现代皮肤科学

CONTEMPORARY DERMATOLOGY

主编　吴志华

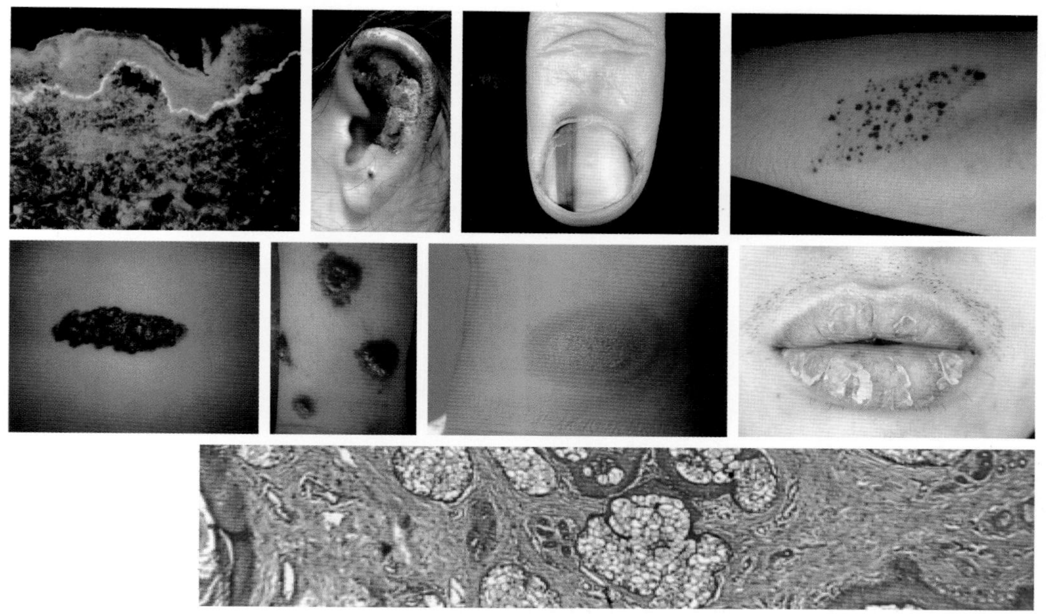

人民卫生出版社
·北　京·

图书在版编目（CIP）数据

现代皮肤科学 / 吴志华主编 . —北京：人民卫生出版社，2021.11

ISBN 978-7-117-31724-5

Ⅰ. ①现… Ⅱ. ①吴… Ⅲ. ①皮肤病学 Ⅳ. ①R751

中国版本图书馆 CIP 数据核字（2021）第 113191 号

现代皮肤科学

Xiandai Pifukexue

主　　编：吴志华
出版发行：人民卫生出版社（中继线 010-59780011）
地　　址：北京市朝阳区潘家园南里 19 号
邮　　编：100021
E - mail：pmph @ pmph.com
购书热线：010-59787592　010-59787584　010-65264830
印　　刷：人卫印务（北京）有限公司
经　　销：新华书店
开　　本：889 × 1194　1/16　　印张：98
字　　数：4240 千字
版　　次：2021 年 11 月第 1 版
印　　次：2021 年 12 月第 1 次印刷
标准书号：ISBN 978-7-117-31724-5
定　　价：860.00 元
打击盗版举报电话：010-59787491　E-mail：WQ @ pmph.com
质量问题联系电话：010-59787234　E-mail：zhiliang @ pmph.com

编委会名单

主编简介

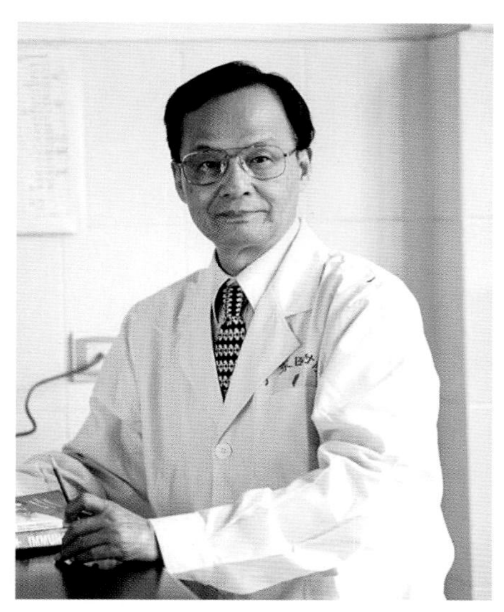

吴志华　教授

1963年毕业于武汉医学院（现华中科技大学同济医学院），广东医科大学皮肤性病研究所首任所长。现任广东省老教授协会医学专家委员会副会长、广东省老教授协会医学专家委员会皮肤性病专业委员会主任委员。曾先后任《中华皮肤科杂志》《临床皮肤科杂志》《中国皮肤性病学杂志》等多家学术期刊编委。毕生献身医学，潜心著书立说，博学耕耘，勤勉精专。主编《皮肤性病学》《现代性病学》《现代皮肤性病彩色图谱》《皮肤科治疗学》《临床皮肤科学》《皮肤性病诊断与鉴别诊断》等专著。1993年入选享受国务院政府特殊津贴专家。1998年荣获"广东省有突出贡献专家"称号，2000年荣获"广东省劳动模范"称号，2008年荣获中国医师协会皮肤科医师分会杰出贡献奖。

主编的图书1996年获国家教委科技进步二等奖，1996年获卫生部科技进步奖三等奖，1996年获卫生部优秀教材二等奖，2002年获广东省科技进步奖。

序

吴志华教授是我国著名的皮肤性病学专家，皮肤科学术专著多产作家。他主编的一系列皮肤科学术专著，被誉为我国皮肤科学界的独特景观。他的著作特点是内容新颖、论述精辟、文字洗炼、图文并茂，深受广大读者欢迎，在我国皮肤科学界享有盛誉。

《现代皮肤科学》是吴志华教授团队的最新著作，是为我国皮肤科医师撰写的一本大型临床学术参考书，注重临床实践和基础理论相结合。《现代皮肤科学》内容涵盖了皮肤科常见病和主要疑难疾病，反映了国内外临床皮肤科学最新成果和进展。基础部分概括得比较全面，还介绍了循证医学与精准医学。临床部分从疾病的概念、发病机制、临床特点、实验室检查、诊断与治疗等方面对疾病进行描述，既传承经典概念，又注重引进本学科的新理念，具备一定广度和深度。

本书的编写仍发扬了作者文字内容清晰简练，图表内容各显风采的文笔风格特点。大量运用图表，化繁为简，使读者在阅读时心中自然有一清晰的概念。本书附精选彩图 1 700 余幅，可谓壮观。这些都加强了临床医师的阅读效果和识病能力。更有特色的是，自编自绘的一系列发病机制、病理生理示意图，主线清楚，逻辑深刻，或简或繁，精湛实用，这种基础理论与临床结合的编著思想，提高了著作的水平，令人瞩目。

吴志华教授在皮肤科著作方面献出了毕生的精力，一朝入梦，终生不醒，他的每一部著作都是新的历程、新的构思、倾尽心血、厚积薄发，为我国医学事业作出贡献。我诚挚地祝贺他和其团队的成就，想必《现代皮肤科学》同样会受到读者的欢迎。

中国工程院院士

中华医学会皮肤性病学分会原主任委员

陈洪铎

2021 年 7 月

前　言

《现代皮肤科学》是为我国皮肤科医师撰写的一部临床参考书。全书分为 18 篇，74 章，共 420 余万字，彩图 1 700 余幅，涵盖了皮肤科常见病和主要疑难病，为皮肤科临床医师提供了较多的最新讯息。本书注重基础理论和临床实践相结合，反映了国内外临床皮肤性病学科新的成果和进展。

《现代皮肤科学》第 1 篇为基础部分，包含皮肤的解剖学和组织学、生理生化、免疫、病理学、分子生物学、遗传学、皮肤病的病因症状与诊断、中医辨证论治、循证医学与精准医学。中医药学是我国的瑰宝，屠呦呦团队青蒿素研究获诺贝尔生理学或医学奖。中医药学在世界大放异彩，在我国引起巨大震撼和反响。中西医结合皮肤病学的研究，成果也如艳丽奇葩绽放，本书基础部分专此选用了原中国中西医结合学会皮肤病学会主任委员秦万章教授撰写的相关文章，彰显了我国皮肤病中西医结合成就。

第 2~17 篇为临床各论部分，每章每节的疾病皆从概念、发病机制、临床特点、实验室检查、处理预防等方面对疾病进行描述，编者们从浩瀚的资料和临床实践中归纳、尽力取材新颖，佐证确切，筛选出精华有益内容，融入了各个章节。既传承经典概念，又注重引进本学科的新理念，具备一定深度和广度。

近 10 年皮肤学科有了惊人的进展，并衍生了许多分支学科，新的成果不断涌现，目不暇接。以往系统性红斑狼疮（systemic lupus erythematosus，SLE）是一种严重威胁生命的疾病。目前，本病发病机制、易感基因位点、表观遗传、新的生物标志物诊断及改良本病的诊断治疗方案，新型生物制剂、靶向治疗的应用，已使 SLE 预后大大改观。国外 Tektonidou MG 实施的一项系统评价和 Meta 分析结果显示：SLE 的生存率在 20 世纪 50 年代至 20 世纪 90 年代中期之间逐渐升高，此后进入平台期，在 2008 年至 2016 年，成人 SLE 的 5 年、10 年和 15 年生存率在高收入国家分别为 95%、89% 和 82%，在低收入 / 中等收入国家分别为 92%、85% 和 79%。

天疱疮是严重的自身免疫性皮肤病，免疫学研究表明，人类免疫可消灭外界病原体的入侵，其自身免疫也能给人类带来严重伤害和疾病。在应用糖皮质激素前，寻常型天疱疮死亡率为 70%~100%，多数于 5 年内死亡。目前天疱疮的分子学水平研究发病机制十分精确。Kridin K（2018）指出，自 20 世纪 50 年代引入糖皮质激素治疗以来，天疱疮的 1 年死亡率由 75% 下降至 30% 以下，20 世纪 80 年代免疫抑制剂辅助治疗的引入进一步降低了死亡率。以色列的一项研究表明，寻常型天疱疮的 5 年、10 年和 15 年生存率分别为 92.9%、89.5% 和 80.2%。

药物反应方面，对其免疫机制与非免疫机制、临床分类、诊治方面取得了全面崭新的成果。其中，新的研究发现药物反应与个体人类白细胞抗原（human leucocyte antigen，HLA）遗传易感性，编码药物代谢的基因多态性，以及药物作用靶受体的基因多态性具有重要关联。其研究成果在于用药前检测HLA，进行风险性预防，尤其重症药疹、Stevens-Johnson综合征（Stevens-Johnson syndrome，SJS）、中毒性表皮坏死松解症（toxic epidermal necrolysis，TEN）和药物超敏反应综合征（drug induced hyper-sensitivity syndrome，DIHS）等的预防；如HLA-B1301阳性，服用氨苯砜，易患氨苯砜综合征；HLA-B*5801阳性，服用别嘌醇易患别嘌醇超敏综合征；如HLA-B*1502阳性者，服用卡马西平易发生SJS/TEN。药物反应方面，我们依据普遍通用方法，分为药物性皮炎、中药不良反应、药物滥用的皮肤表现和化疗药物的皮肤反应四节进行阐述，以此涵盖了药物反应的全貌。

人类免疫缺陷病毒（human immunodeficiency virus，HIV）感染最初更认为是一种灾乱或瘟疫，由于科学家潜心研究和临床实践，现在HIV感染则是一种可以治疗甚或治愈的慢性疾病。

随着科学技术的发展，医学已向更深入疾病的发病学方向研究，如向病理生理学、分子生物学和遗传学等方面发展。皮肤科在基础研究和发病机制方面的进展十分显著，揭示了疾病的本质，因此，《现代皮肤科学》在编写病因遗传易感性和免疫学基础上，除了文字阐明各家学说外，我们选其发病的主线，自编自绘了一系列疾病的发病机制图和病理生理模式图，将其复杂的内容以简明扼要的方式表达出来，使读者易懂易记。只有深刻理解这些内涵，才能从现代医学方面去认识皮肤病的发生、症状、体征、实验室检查异常，从而指导临床诊断和治疗。

本书在疾病分类及病谱上与全科医学接轨，有部分更新分类或归类了的疾病，如皮肤和神经皆源于外胚层，其患病常累及皮肤神经两个系统，故本书编有自主神经系统皮肤病、神经皮肤综合征、神经性皮肤病三个专章，使读者从纵横方面了解这类疾病的本质；其他如多形性红斑（erythema multiforme，EM）与SJS/TEN，最初认为是一个病谱，而现代认为EM不会发展成TEN，重症EM与SJS不是等同的疾病，现在公认为EM与SJS/TEN是不同的疾病，本书也依循将此分类为两类不同疾病。

根据不同读者需要，本书内容叙述以及临床分类分型，有简、有繁不同的表达方法，并汇编了丰富的临床照片，用心设计的发病机制和病理生理示意图，众多的表格用以快速传递重要信息，使读者阅读本书重点核心内容易读、易记、高效。诊疗方面，编者们编写时参考和纳用反映国内外最新的公认的诊断标准，以及学会推荐的诊疗方案。治疗也列表选用了证据质量A、B、C、D分级，一线治疗、二线治疗、三线治疗的循证治疗方案，和少许精准治疗、靶向全新的治疗方案。

在第18篇治疗学中，本篇载入了皮肤病药物治疗、皮肤外科和毛发移植、皮肤病物理治疗及皮肤美容学。

本书汇编了1 700余幅皮肤病彩色图片，其中不乏精品。感谢全国各地新老专家、学者及精英们慷慨惠赠的一些精品临床病理图片，为本书增辉。

我们在33个章节前，挑选了一些精品放大图片，放在该章首页，这种排列的目的是突出彩色图片在皮肤科学中的重要作用。病例图片是传递知识的最好载体，具有艺术性和实用性，进一步激发医师们的学习兴趣，并认识到医学摄影艺术在皮肤科专著及医教研中的特殊作用。

《现代皮肤科学》编者竭尽所能，数易其稿，以期完美。我们的团队将每一部著作都视为新的历程，倾尽心血，厚积薄发。随着皮肤科学的蓬勃发展，我们的著作与现代进展仍有差距，编著者还须终身跟进和完善，书中难免有纰漏和错误，恳请同道和广大读者批评指正，以备再版时修正，渐臻完善。

最后，我要感谢我们团队所有的撰稿者和参与者；感谢各地专家教授撰稿，感谢顾恒教授、冉玉平教授、晋红中教授、赖维教授、刘业强教授、眭维耻教授审阅部分稿件，提出宝贵意见和关键指正；感谢人民卫生出版社编辑们的热情支持鼓励和精心指导；感谢广东医科大学历届众多的研究生、本科各年级同学，数年来超过百人先后为本书的编写做了大量工作，包括打字排版、校对文稿及创造性的劳动，他们在主编指导下和主编一起编绘百余幅发病机制、病理生理等各种插图，始终保持着高度的热情，终于协助我们将本书完成，奉献给读者。

广东医科大学皮肤性病研究所

首任所长

2021年7月

目　录

第一篇　基础学科

第二篇　感染性皮肤病

第三篇　过敏性或变应性疾病

第四篇 血管性皮肤病

第五篇 自主神经系统疾病和神经精神皮肤病

第六篇 代谢、营养、内分泌相关疾病

第七篇 银屑病及扁平苔藓相关疾病

第八篇 水疱和大疱性皮肤病

第九篇 风湿性疾病

第十篇 物理性及职业性皮肤病

第十一篇 遗传性皮肤病

第十二篇 朗格汉斯细胞与巨噬细胞疾病

第十三篇 真皮及皮下组织疾病

第十四篇 附属器疾病

第十五篇 色素障碍性皮肤病

第十六篇 全身性疾病的皮肤表现

第十七篇 皮 肤 肿 瘤

第十八篇 治 疗 学

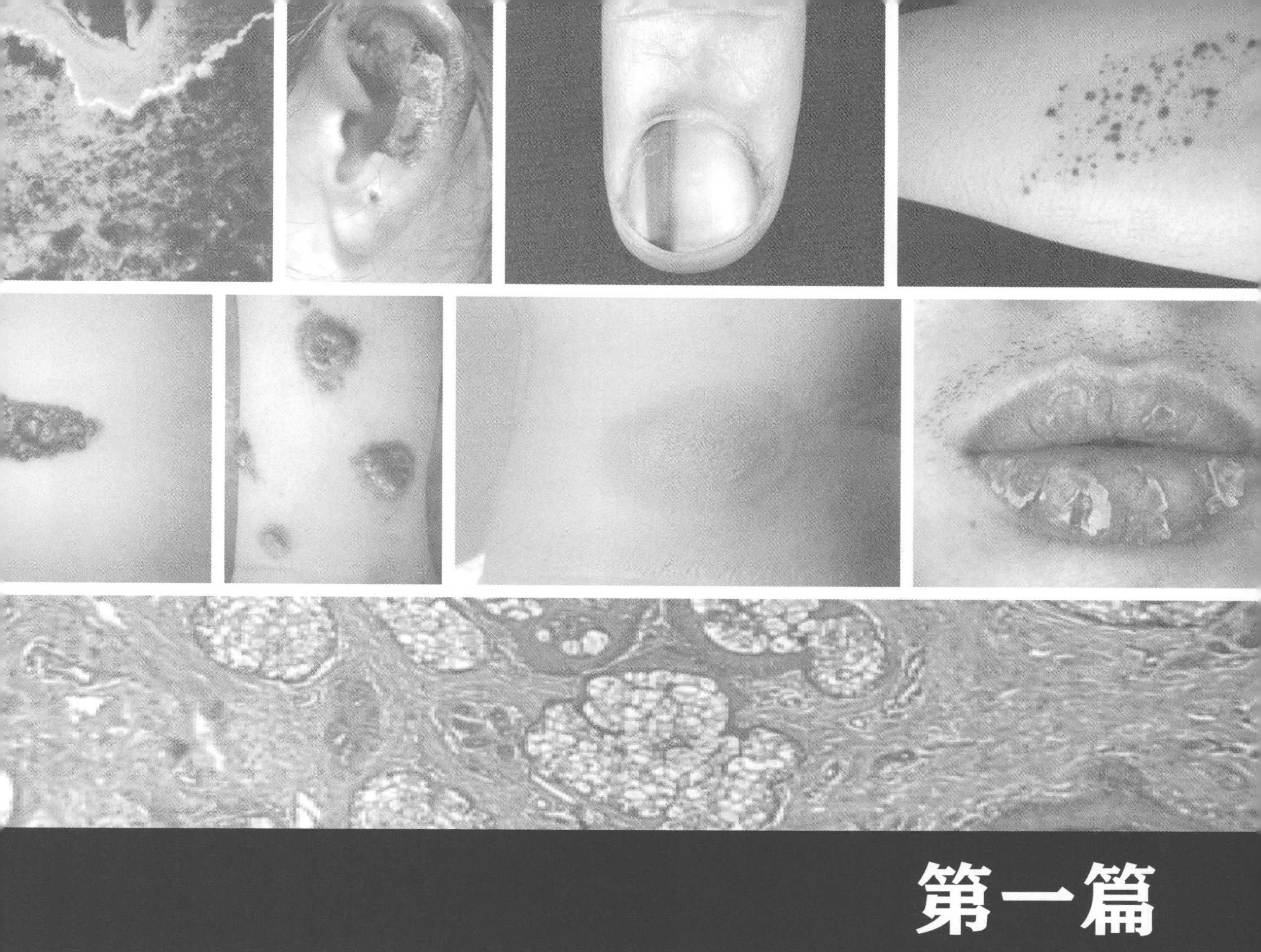

第一篇

基 础 学 科

第一章

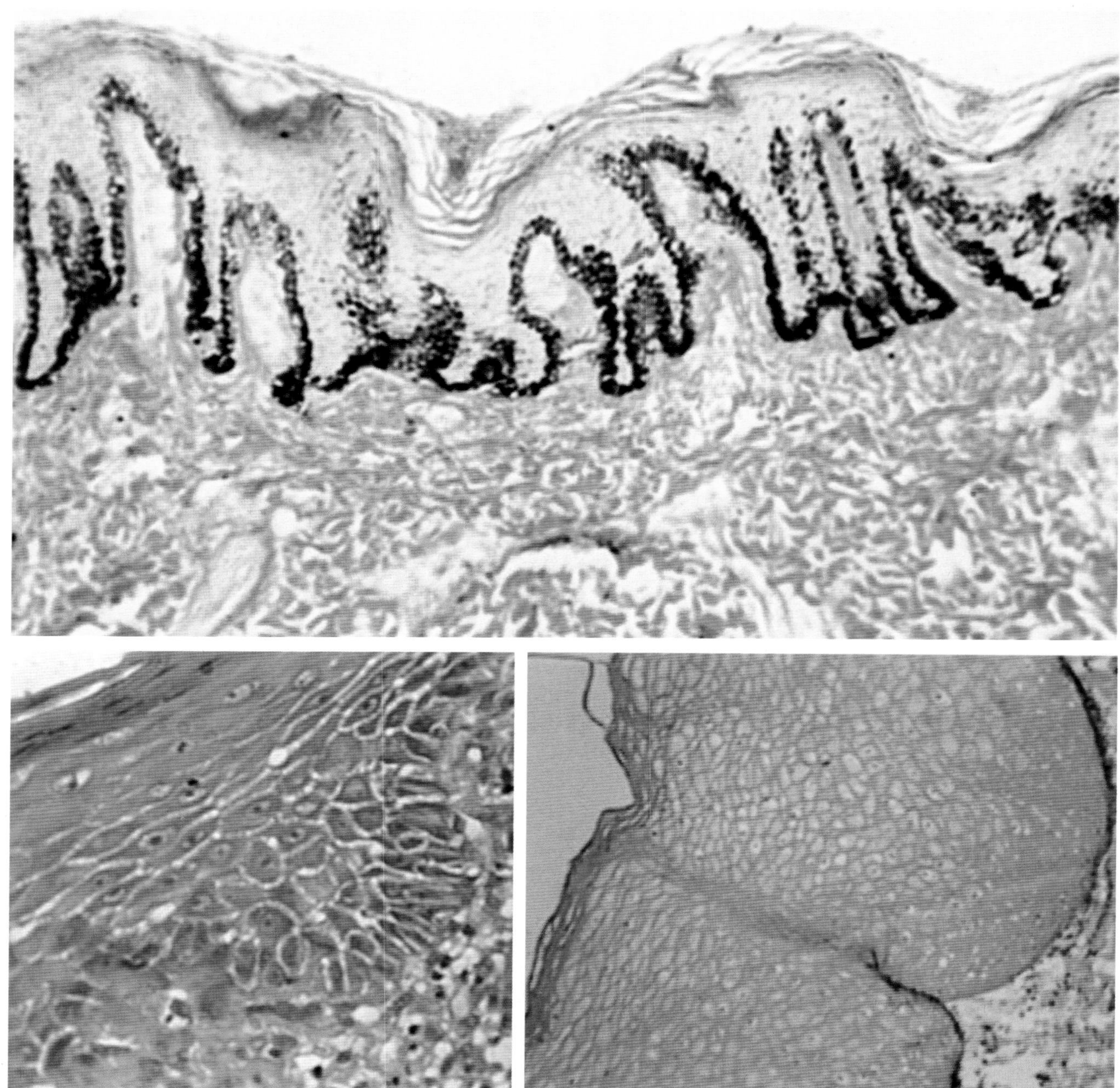

第一章

皮肤的胚胎学、解剖学与组织学

第一节　皮肤的胚胎学

内容提要

- 表皮来自胚胎时期的外胚层;真皮及皮下组织,起源于胚胎时期的中胚层。
- 毛发出现于胎生第3个月左右,表皮细胞向真皮内陷入,称为毛芽。
- 甲的发生,于胚胎第10周,手、足末端细胞增殖形成3~4层,称为甲区。
- 皮脂腺于胚胎第4~5个月由毛栓出芽而成。汗腺的发生始于胎生第4~5个月,由表皮细胞形成。

人体皮肤由皮肤本身(表皮与真皮)与皮肤附属器构成。皮肤的表皮由覆盖于胚胎表面的外胚层分化形成;真皮主要由来自体节的中胚层形成。皮肤附属器包括汗腺、毛发、皮脂腺、乳腺及指(趾)甲,均由表皮增生并分化而成,它们向下长入真皮的不同深度与皮下组织之中。

一、表皮的发生

表皮来自胚胎时期的外胚层,早期阶段仅有一层细胞,胚胎第5周时,便分化成内、外两层。内层细胞为立方形,具有旺盛的分裂能力,即生发层。外层稍扁,称为周皮(periderm),将来演化为角化层。至胚胎第3个月,在两层细胞间,又出现中间层。胚胎第6个月时,各层细胞渐次增多,表层细胞开始角化,并有脱落细胞。与此同时,皮脂腺分泌开始,参与形成胎脂。胎脂覆被于胎身表面,有防止羊水浸渍的功能。表皮的色素颗粒,在出生后才开始形成(图1-1)。

二、真皮及皮下组织的发生

真皮及皮下组织,起源于胚胎时期的中胚层。腹部及躯体两侧真皮和皮下组织,来自胚内体壁中胚层的间充质,背部者可能来自生皮节。表皮与真皮间最初境界膜平坦。至胚胎第3个月以后,一方面由表皮细胞向真皮内深陷形成毛和腺的始基;另一方面真皮的结缔组织向上膨出,形成真皮乳头始基。因此,两者之间呈现起伏凹凸相嵌的连接。真皮的结缔组织,在胚胎第2个月,即已出现胶原纤维,以后纤维渐次增加,因分化过程中的密度不同,逐渐分出真皮与皮下组织。弹力纤维出现稍晚。皮下脂肪出现于胚胎第4个月以后。

三、毛发的发生

毛发出现于胚胎发育第3个月左右,开始时表皮细胞首先增殖肥厚,向真皮内陷入,称为毛芽(hair bud)。毛芽继续深入真皮组织中,细胞密集,即毛乳头始基。毛芽作斜位伸长,形成毛栓。毛栓下端膨大作帽状,包围毛乳头始基,形成毛球与毛乳头。毛球的上皮细胞共有两层。内层自毛栓中轴分生伸展,叫毛锥,将来形成毛根、毛干及内毛根鞘。毛栓外层形成外毛根鞘,周围的间充质组织形成毛囊的结缔组织。在倾斜的毛栓上下,各生一团细胞,上方的形成皮脂腺;下方的叫毛床。毛床当毛发更新时与毛芽的再生有关。毛床下方的间充质,形成立毛肌。

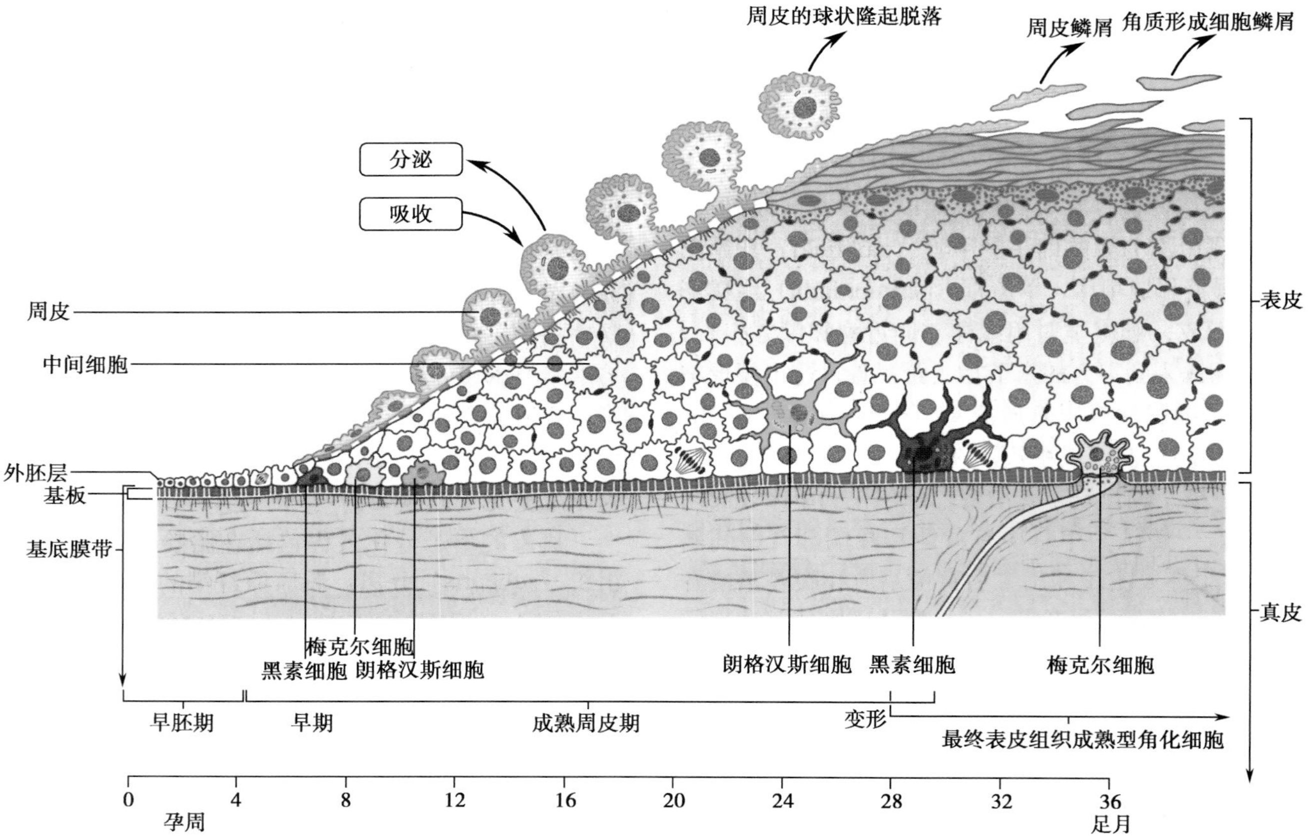

图 1-1　皮肤的发生

四、指(趾)甲的发生

胚胎第 10 周,手、足一定部位的细胞增殖肥厚,形成 3~4 层,称甲区。其细胞向近侧端的真皮中伸入,形成甲母质。由甲母质分生的扁平细胞密集角化后,向指端推进,伸展于表皮层内面,使甲的上、下皆有表皮被覆。上面者为甲上皮至胎生第 7 个月时仍存在,后来断裂,使甲露出。下面者叫甲下皮,将来成为甲床的生发层。

五、皮脂腺、汗腺的发生

皮脂腺于胚胎第 4~5 个月由毛栓出芽而成。分泌功能始于胎生第 6 个月。汗腺的发生始于胎生第 4~5 个月,由表皮细胞形成。手指、手掌与足底者出现较早。汗腺的始基与毛芽相同,呈索状向内伸至真皮深部,其末端卷曲,将来形成分泌部。分泌部细胞索内部发生空隙,管壁内层细胞形成腺细胞,外层者形成肌上皮细胞。以后排泄部也中空成管状,二者相接形成汗腺。

第二节　皮肤的解剖学

内容提要

- 皮肤由表皮、真皮和皮下组织三部分构成
- 皮纹是皮肤表面的沟、嵴和粗、细纹路。指纹在法医学、医学和人类学中有重要意义。

皮肤覆盖在机体的全身表面,包括外耳道、鼓膜外表面和鼻前庭。皮肤与消化道、呼吸道、泌尿生殖道的黏膜在它们的体表开口处延续,此部位分布着黏膜皮肤连接结构的特化皮肤。皮肤还在睑缘处与结膜相延续,在泪点处与泪小管的内表皮(上皮)相延续。皮肤约占人体总重量的 8%,且其表面积随身高和体重的不同而异。成人的皮肤总面积约 1.2~2.0m^2,新生儿约 0.21m^2。厚度随年龄、部位不同而异,不包括皮下组织,其平均厚度为 0.5~4mm,掌跖部最厚,眼睑部最薄。

一、皮肤的构成

皮肤由表皮、真皮和皮下组织三部分构成(图 1-2),其间含有神经、血管、淋巴管、皮肤附属器(毛发、甲、汗腺、皮脂腺)及肌肉,并借皮下组织与深部的深筋膜、腱膜或骨膜相连。皮肤的毛发、指(趾)甲、皮脂腺和汗腺等结构是胚胎发生时由表皮衍生的附属器官。皮肤的机械张力、角化程度、毛和毛囊的大小及数目、腺体的类型和数量、色素化的程度、血管与神经的分布,在人体各部位都有相当的差别,并随着年龄发生变化。

二、皮纹

皮肤表面有明显易见的沟、嵴和粗、细纹路,这些标志统称为皮纹。手掌和足跖及指(趾)的屈侧面有许多细嵴和浅沟,呈平行排列,构成特殊的图形。隆起的细嵴称乳头嵴(又名摩擦嵴),各条嵴之间有窄细的沟。在嵴的正中线上,汗腺按一定的距离开口于表面。每条嵴的深面有一个真皮乳头,乳头

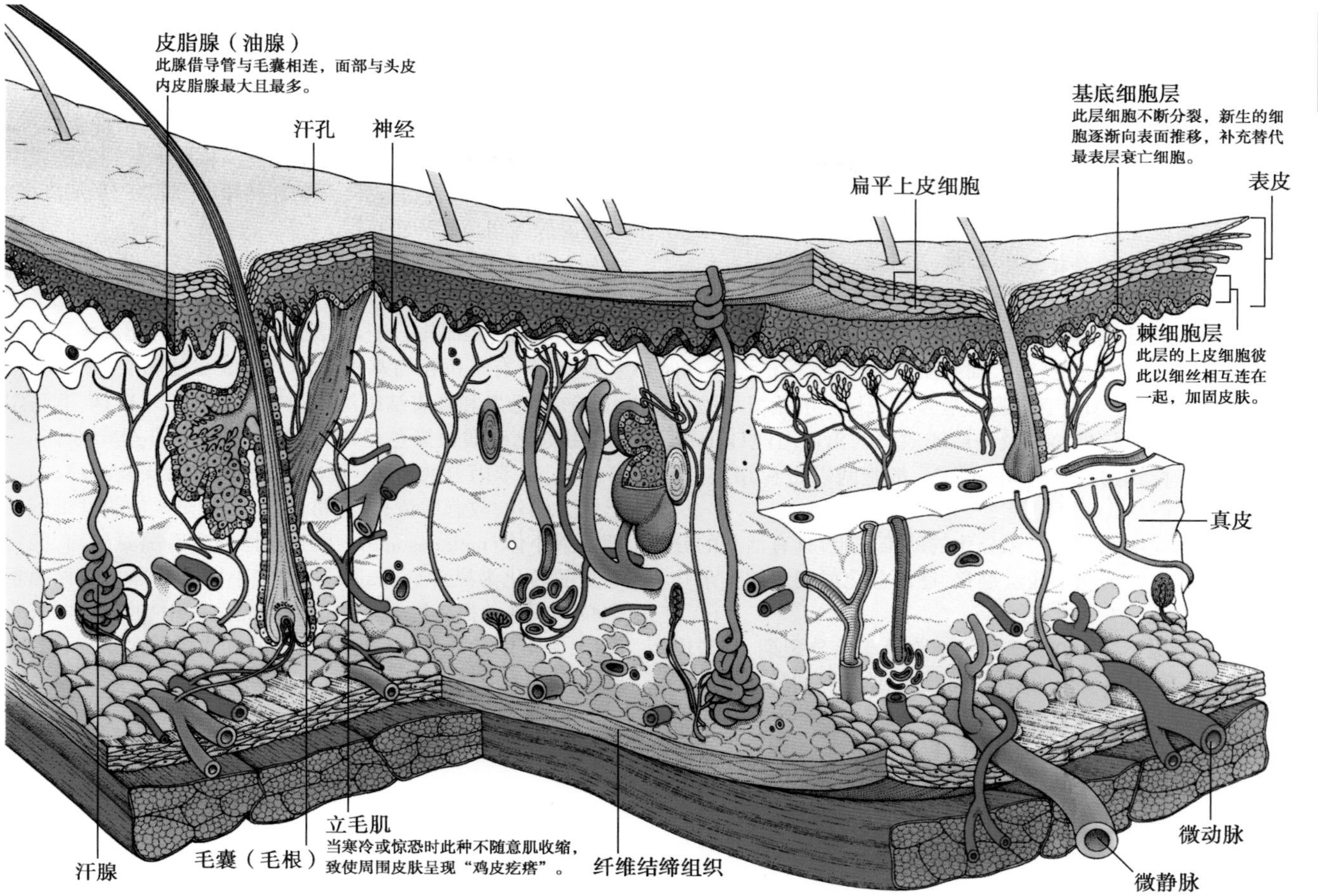

图 1-2 皮肤的构成

的形状和分布决定了嵴的样式，嵴和沟增加了手和足的握力。嵴的真皮乳头中有丰富的触觉神经末梢。手（足）皮肤嵴和沟的图样称指（趾）纹（图 1-3），是由遗传因素决定的，一生中固定不变，且每个人之间都有差别。指纹在法医学、医学和人类学中有相当重要的用途和意义，常作为鉴别个体的可靠依据之一。身体其他各部位的皮肤表面也有形态、大小不同的线状皱纹网，称张力线，它与真皮内结缔组织的纤维束有关。外科切口若平行于张力线，则预后瘢痕组织较小；若横断于张力线，则瘢痕较大。四肢的皮肤张力线一般呈纵行排列，躯干和颈部的张力线则呈横行排列。此外，在关节处的皮肤，特别是手掌、足底和指（趾）外皮肤有明显的褶痕，称屈痕，手术切口应避免横断之。

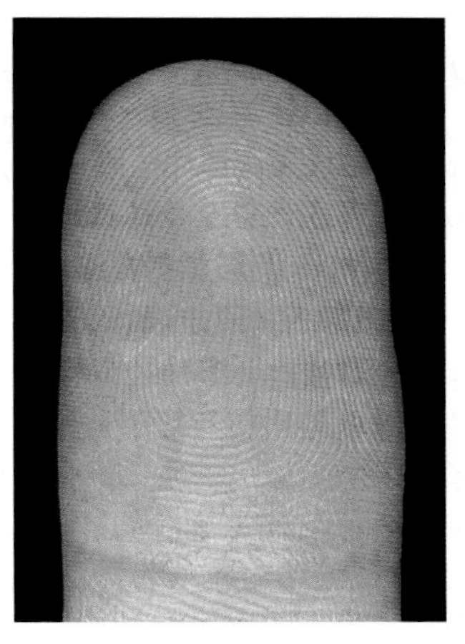

图 1-3 指纹

皮肤具有屏障、保护、调节体温及感觉功能。近年研究证明，皮肤参与免疫应答，是人体免疫系统的重要组成部分。

第三节 皮肤的组织学

内容提要

- 表皮分五层，基底层、棘层、颗粒层、透明层、角质层。
- 真皮起源于中胚层，由胶原纤维、网状纤维、弹力纤维、基质、细胞（成纤维细胞、巨噬细胞和肥大细胞等）组成。
- 皮下组织由疏松结缔组织和脂肪小叶构成，又称脂肪层，即脂膜。

皮肤的表皮来源于外胚层，为上皮组织；真皮来源于中胚层，为结缔组织。

一、表皮

表皮（epidermis）是皮肤的浅层，由角化的复层扁平上皮构成。人体各部位表皮厚薄不一，手掌和足底最厚，为

0.8~1.5mm，其他部位厚0.7~1.2mm。表皮细胞分为两大类，一类为角质形成细胞(keratinocyte)，是表皮的主要细胞，约占80%；另一类为非角质形成细胞，散在于角质形成细胞之间，包括黑素细胞、朗格汉斯细胞和梅克尔细胞。

1. 角质形成细胞 表皮主要由多层角质形成细胞按一定顺序排列组成。在厚表皮，由深至浅，可清晰地分辨出基底层、棘层、颗粒层、透明层和角质层五层结构，其主要功能是合成角蛋白，参与表皮角化。

(1) 基底层(stratum basale)：又称生发层，该层为一层柱状或立方形细胞，称基底细胞(basal cell)。基底细胞的细胞核大，圆形或椭圆形，染色较浅，细胞质较少，通常核仁显著，可见少量核分裂象。HE染色胞质呈强嗜碱性。电镜显示胞质内含丰富的游离核糖体以及分散或成束的角蛋白丝(keratin filament)，也称张力丝(tonofilament)。细胞间以桥粒相连，基底面借半桥粒与基底膜连接。

多数基底细胞是一种未分化的幼稚细胞，具有活跃的分裂能力。新生的细胞向浅层推移，逐渐分化成表皮的其余几层细胞。

正常情况下，约30%基底层细胞处于核分裂期，分裂周期约为13~19天。新生的角质形成细胞从基底层移行至颗粒层表面约需14天，再移行至角质层表面而脱落又需14天左右，共约28天，称为表皮通过时间(transit time)。表皮更新时间(turnover time)指角质形成细胞从基底层增殖、分化，直至到达皮肤表面而脱落所需的时间，正常表皮约为41~47天，而银屑病仅需8~10天。

(2) 棘层(stratum spinosum)：一般由4~8层细胞组成。细胞体积较大，深层细胞呈多边形，向浅层逐渐变扁，细胞向四周伸出许多细短的棘状突起，故称棘细胞。棘细胞核较大，圆形，位于细胞中央。胞质丰富，弱嗜碱性。电镜显示，相邻细胞的突起由桥粒相连。胞质内游离核糖体较丰富，含成束分布的角蛋白丝，附着在桥粒上(即光镜下的张力原纤维)。还可见多个卵圆形的板层颗粒，直径约100~300nm，有界膜包被，内有明暗相间的平行板层。这种颗粒由高尔基复合体生成，其内容物主要是糖脂和固醇。棘层的深层细胞内仍可见黑素颗粒。其浅层细胞黑素颗粒多被降解。

(3) 颗粒层(stratum granulosum)：由2~4层扁梭形细胞组成，但在掌跖部位可多达10层。位于棘层上方，细胞核和细胞器渐趋退化。细胞的主要特点是胞质内出现许多透明角质颗粒(keratohyalin granule)，HE染色颗粒呈强嗜碱性。电镜下，透明角质颗粒形状不规则，呈致密均质状，无界膜包被，角蛋白丝常穿入颗粒中。颗粒层细胞含板层颗粒多，多分布在细胞周边，并与细胞膜融合。其内容物可释放到细胞间隙内，在细胞间形成多层膜状结构，成为表皮渗透屏障的重要组成部分。

(4) 透明层(stratum lucidum)：仅见于掌跖部，由2~3层更扁的梭形细胞组成。HE染色细胞呈透明均质状，细胞界限不清，嗜酸性，折光性强。电镜显示细胞核及细胞器均消失，胞质内充满角蛋白丝，其超微结构与角质层相似。透明层只在无毛的厚表皮中明显易见。

(5) 角质层(stratum corneum)：由5~50层扁平的角质细胞组成。角质细胞是一些干硬的死细胞，已无细胞核和细胞器。HE染色细胞呈粉红色均质状，细胞轮廓不清。电镜下可见细胞质中充满密集的角蛋白丝浸埋在均质状物质中，均质状物质的主要成分是透明角质颗粒所含的富有组氨酸的蛋白质，该物质与角蛋白丝结合的复合体为角质(keratin)。角质是角质细胞中的主要成分。细胞膜内面附有一层不溶性蛋白质，使细胞膜增厚而坚固。细胞间隙中充满板层颗粒释放的脂类物质。浅层细胞间桥粒解体。细胞连接松散，脱落后形成皮屑。口腔黏膜无角质层和颗粒层。

2. 非角质形成细胞

(1) 黑素细胞(melanocyte)：起源于外胚层神经嵴，主要位于基底层，黑素细胞是树枝状细胞，与其相邻的角质细胞无桥粒连接，但有半桥粒与基板相连。分散在基底层细胞间(约占10%)、毛发和真皮结缔组织中，HE染色难于辨认，有嗜银性，用氨化硝酸银染色呈阳性，硝酸银浸染亦呈阳性，多巴(3,4-二羟苯丙氨酸)反应阳性。电镜下，胞核呈圆形，因缺乏张力细丝，故胞质清亮，无桥粒，有形成黑素的膜性细胞器即黑素小体(melanosome)。黑素小体内含有酪氨酸酶，能将酪氨酸转化为黑素(melanin)。黑素小体充满黑素后称黑素颗粒。成熟的黑素颗粒迁入黑素细胞突起中，通过胞吐方式释出，邻近的角质形成细胞以吞噬的方式将黑素颗粒吞入细胞内(图1-4)。

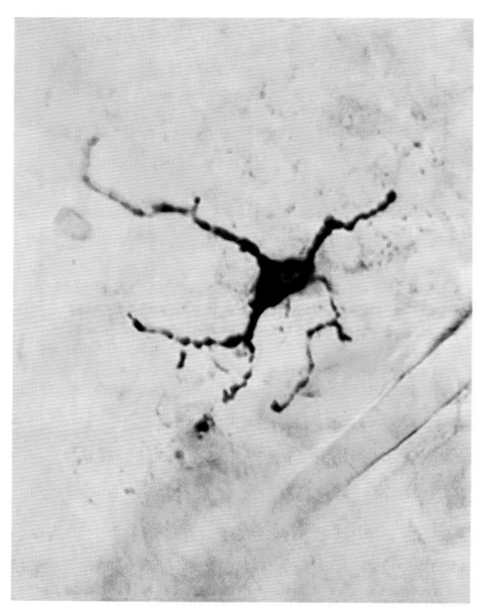

图1-4 黑素细胞

(2) 朗格汉斯细胞(Langerhans cell)：是未成熟的树枝状抗原递呈细胞，规律地分布于表皮及除汗腺以外所有皮肤附属物的基底层和棘层内。它们也存在于其他复层扁平上皮，包括口腔、扁桃体和食管上皮，子宫颈部和阴道黏膜以及膀胱的移行上皮中。结膜内也有朗格汉斯细胞分布，但角膜内没有。在常规的组织切片中，朗格汉斯细胞表现为“明细胞”，在复层扁平上皮中透明度更高。

细胞核为常染色质，呈明显的犬牙交错状，胞质中含有发达的高尔基复合体、溶酶体(常含有摄取的黑素体)和特征性的细胞器即伯贝克颗粒。颗粒呈圆盘形或杯状，或为膨胀的囊泡，与网球拍的头相似，在切面上看颗粒为长约0.5μm宽约30nm有交错条纹的小杆。当受到抗原刺激时，朗格汉斯细胞从表皮移出而进入淋巴细胞中。在一些皮肤的慢性炎症性疾病时，特别是某些免疫病原例如一些皮炎时，朗格汉斯细胞数目增多。

(3) 梅克尔细胞：是透明的椭圆形细胞，单个或成群分布于表皮的基底层中，尤其存在于厚的皮肤中。它们也分布于一些大型毛囊的外毛根鞘中。梅克尔细胞来源于胚胎时期的神经嵴，曾经认为在发育上它与角质形成细胞无关。在组织学上它们仅能从免疫组织化学、超微结构等标准与其他的透明细胞（clear cells）（黑素细胞和朗格汉斯细胞）区分开。

梅克尔细胞的矮小棘状质膜突起借小桥粒与相邻的基底层的角质形成细胞交织在一起。胞质中含有很多排列的中间丝（简单的表皮角蛋白，主要为 K8 和 K18，也有为 K9 和 K20），及特征性的细胞器，即直径 80~100μm 有致密核心的颗粒。胞质的基底侧膜与轴突末梢膜紧密相连。有人认为梅克尔细胞的功能是神经内分泌物感受器，是缓慢适应的机械性刺激感受器，通过致密核心的颗粒中释放物质而能感知表皮形状变化的方向和毛发运动方向。

(4) 表皮与真皮连接：真表皮连接（dermoepidermal junction）由表皮基底层的角质形成细胞与真皮共同参与构成，是高度特化的结构性和功能性的连接。普通光学显微镜观察发现基底细胞下存在一条细带，PAS（periodic acid schiff）法染色为紫红色，厚度约 0.5~1μm，称基底膜带（basement membrane zone），银染染法显示基底膜呈黑色，为位于 PAS 层下面的网状纤维层。表皮基底膜由一系列胶原和非胶原的大分子组成，这些分子成分有着独特的能力，可以相互作用、彼此结合，共同完成细胞黏附、分化及移动等功能。

电镜下所见的真表皮连接与 PAS 染色所见的基底膜带概念不同。以往将真表皮连接的透明板（lamina lucida）、致密板（lamina densa）及致密板下带（sublamine densa zone）三部分合称基底膜带。结合生理及病理意义，宜用真表皮连接这一名称。真表皮连接分为下述四部分：①基底层细胞的基底浆膜及半桥粒（hemidesmosome）；②透明板位于半桥粒及基底层细胞基底浆膜之下；③致密板位于透明板之下，电子密度高；④致密板下带主要由锚原纤维及弹力微原纤维束（microfibril bundles）构成。

真表皮连接的四部分的不同成分有机结合在一起，形成完美的真皮—表皮连接。但由于这一结构高度复杂，任何一个环节的异常，均可导致真表皮的分离，此即各种复杂的大疱病的病理基础。

二、真皮

真皮（dermis）起源于中胚层，位于表皮与皮下组织之间，坚韧而有弹性，由基质、纤维、细胞、血管、淋巴管、肌肉、神经及其感受器组成。真皮可为表皮及其附属器提供营养，并减缓机械因素对人体的冲击。

真皮由浅至深分为乳头层和网状层，两层互相移行，无截然界限。①真皮乳头层或乳头真皮（papillary dermis）：约占真皮厚度的 10%，与表皮突呈锯齿状相连，胶原纤维较细、排列疏松，含有丰富的毛细血管、毛细淋巴管、游离神经末梢和触觉小体；②真皮网状层或网状真皮（reticular dermis）：约占真皮厚度的 90%，胶原纤维较粗、交织成网，含有较大的血管、淋巴管、神经、肌肉和皮肤附属器等。

1. 胶原纤维（collagen fiber）　是真皮的主要成分，约占皮肤干重的 75%。目前在动物组织中已发现 20 多种胶原，成人真皮中主要为Ⅰ型、Ⅲ型和Ⅴ型胶原，三者各约占 80%~90%、8%~12%、<5%。胶原纤维直径 2~15μm，由胶原原纤维（collagen fibril）组成，后者具有周期性横纹。胶原纤维柔软、韧性大，抗拉力强但缺乏弹性。

2. 网状纤维（reticular fiber）　是纤细的未成熟胶原纤维，主要成分为Ⅲ型胶原，主要分布在乳头层、皮肤附属器、血管和神经周围。HE 染色不能显示，银染色呈黑色。

3. 弹力纤维（elastic fiber）　约占真皮基质蛋白干重的 4%，由弹力蛋白（elastin）和微原纤维（microfibril）构成，成熟的弹力纤维含有 90% 的弹力蛋白。弹力纤维直径 1~3μm，醛品红染色呈紫色，具有较强的弹性，呈波浪状，相互交织成网，缠绕在胶原纤维束之间。

4. 基质（ground substance）　为均匀的无定形物质，充填于纤维和细胞之间。成分复杂，主要成分为蛋白多糖、中性黏多糖和电解质。蛋白多糖以曲折盘绕的透明质酸长链为骨架，通过连接蛋白结合许多蛋白质分子形成支链，后者又连接硫酸软骨素等多糖侧链，使基质形成具有许多微孔隙的分子筛立体构型。小于孔隙的物质如水、电解质、营养物质和代谢产物可自由通过，进行物质交换；大于孔隙的大分子物质如细菌则不能通过，有利于吞噬细胞吞噬和杀灭。

5. 细胞　成纤维细胞、巨噬细胞和肥大细胞是真皮内的常驻细胞，也含有少量真皮树突状细胞（dermal dendritic cell）、噬黑素细胞、淋巴细胞及其他白细胞。成纤维细胞可合成与降解基质成分，并通过合成可溶性介质来促进表皮与真皮的相互作用。

三、皮下组织

皮下组织位于真皮下方，由疏松结缔组织和脂肪小叶构成，又称皮下脂肪层，又称脂膜。脂肪的主要生理功能是氧化供能。皮下组织是贮存脂肪的主要场所。此层还有汗腺、毛根、血管、淋巴管和神经等。

四、皮肤附属器

皮肤附属器（skin appendage）是由表皮衍生而来，包括毛囊与毛发、皮脂腺、汗腺和指（趾）甲。

1. 毛　除掌跖、唇、乳头、龟头、阴蒂、小阴唇、大阴唇和包皮内侧等部位外，人体大部分皮肤都被有毛发。毛的粗细和长短不一，头发、胡须和腋毛等较粗长，其余部位的毛较细短。与动物相比，人类的毛已相当退化，但毛囊有丰富的感觉神经末梢，能敏锐地感受外界刺激。

(1) 毛发的结构：毛发由毛干、毛根和毛球三部分组成。

毛干：露在皮肤外面的部分称毛干。

毛根：埋在皮肤以内的部分称毛根。

毛球：包在由上皮和结缔组织组成的毛囊(hair follicle)内，毛根下端与毛囊结合在一起，形成膨大的毛球（hair bulb），毛球是毛发和毛囊的生长点。

毛乳头：毛球底面内凹，富含毛细血管和神经的结缔组织陷入凹内，形成毛乳头（hair papilla）。毛乳头对其生长起诱导和维持作用。

毛囊：毛囊由表皮下陷而成，自皮脂腺开口至毛囊口称为漏斗部；皮脂腺开口至立毛肌附着处称为峡部；立毛肌附着处以下称为下部。成人毛囊总数约为500万个，其中头皮约有10万个；颊和额部的平均密度约为800个/cm^2，而大腿和小腿仅为50个/cm^2。

毛囊由内、外毛根鞘的结缔组织鞘组成：①内毛根鞘由内而外分为鞘小皮、赫胥黎层（Huxley's layer）和亨利层（Henle's layer），其中鞘小皮和毛小皮结构相同，二者借助锯齿状突起紧密地镶嵌，使毛发固着在皮肤内；②外毛根鞘由数层细胞组成，含有糖原，故胞质透明；③结缔组织鞘内层为玻璃膜，相当于增厚的基底膜带，中层为较致密的结缔组织，外层为疏松结缔组织，与真皮结缔组织无明显界限。

毛干和毛根由排列规则的角化上皮细胞组成。细胞内充满角蛋白并含黑色素。在组织学上毛发由同心圆排列的细胞构成，由内向外分为三层：①毛髓质（hair medulla）：由2~3层皱缩的立方形角化细胞构成，其间含有空气，毛发末端和毳毛无髓质；②毛皮质（hair cortex）：由几层菱形角化细胞构成，细胞内含有黑素颗粒；③毛小皮（hair cuticle）：为一层扁平角化上皮，排列成叠瓦状，游离缘向表面。

人类毛发主要有三种类型，也有许多中间类型：①胎毛（lanugo hair）质软、纤细、无髓质、常无色素沉着，妊娠8~9个月时脱落并由毳毛和终毛所取代；②毳毛（vellus hair）质软、无髓质，偶有色素沉着，长度很少>2cm，是面、颈、躯干和四肢皮肤的毛发；③终毛（terminal hair）较长、较粗，常有髓质和色素沉着，头发、眉毛和睫毛是青春期前的终毛，第二性征部位的毳毛在青春期后转化为终毛。

毛球的上皮细胞为幼稚细胞，称毛母质细胞（hair matrix cell）。这些细胞不断分裂增生，向上移动，逐渐分化为毛根和上皮根鞘的细胞。毛的色素由分布在毛母质细胞间的黑素细胞生成，然后将色素输入新生的毛根上皮细胞中。

毛和毛囊斜长在皮肤内，在它们与皮肤表面呈钝角的一侧，有一束斜行平滑肌，一端附着在毛囊上，另一端与真皮乳头层的结缔组织相连，称立毛肌（arrector pilli muscle）。立毛肌受交感神经支配，收缩时可使毛竖起，并可帮助皮脂腺排出分泌物。

（2）毛的生长周期：可分为生长期（anagen）、退行期（catagen）和休止期（telogen），不同部位的毛发各期长短不一。头发的生长期一般为2~6年，休止期约3个月，退行期为3周。头发约有10万根，生长速度每天约0.27~0.4mm，85%~90%处于生长期。正常人头发每日可脱落50~100根，同时也有等量头发再生。眉毛的生长期为2个月，休止期长达8~9个月，故眉毛较短。

毛囊干细胞　Cotsarelis等在20世纪90年代初对小鼠皮肤进行^{3}H-TdR掺入实验发现，干细胞并非像通常所认为的是位于毛囊的毛球部，而是存在于毛囊隆起部（皮脂腺开口处和立毛肌毛囊附着处之间的外根鞘部位）。故毛囊干细胞又称为隆起细胞（bulge cell）。隆起细胞比其他细胞体积小，有卷曲的细胞核，胞质内充满核糖体，但无角蛋白丝束，细胞表面有大量微绒毛。隆起细胞表达高水平的整合素（integrin）及细胞角蛋白（cytokeratin CK）如CK19、CK15等。近年来，由于克隆定位技术的发展，越来越显现出毛发及毛囊在皮肤自身稳定、创伤预后及肿瘤形成中起着潜在的中心作用。隆起细胞可能是毛母质细胞、表皮基底细胞和皮脂腺基底细胞的祖细胞，故这种细胞又称表皮干细胞。

2. 皮脂腺　除掌跖之外，其余皮肤均有皮脂腺分布，其中以头发、面、胸背上部、外阴等处最多，这些部位称为皮脂溢出区。头发、额、和颊部的皮脂腺约有400~900个/cm^2，其余部位少于100个/cm^2。皮脂腺导管一般开口于毛囊，但有许多部位的皮脂腺直接开口于皮肤，称为游离皮脂腺，如睑板腺（眼睑）、Tyson腺（包皮）、Montgomery腺（乳晕），以及颊黏膜、舌、女性生殖器和唇红的皮脂腺。

皮脂腺为全浆分泌腺，由数个小叶组成。每个小叶均有1个内衬复层鳞状上皮的导管，小叶导管聚合成主导管，开口于毛囊漏斗或皮肤表面。皮脂腺通过整个细胞的崩解而排出脂质，此过程称为全浆分泌（holocrine secretion）。在细胞崩解期间，蛋白质、核酸和膜磷脂参与再循环，仅中性脂质到达皮肤表面。人类皮脂腺细胞的平均通过时间（即从细胞形成到排出）为7.4天。皮脂腺发育和皮脂分泌主要受雄激素影响，缺乏自主神经支配，青春期皮脂分泌增加，皮肤较为油腻。

3. 汗腺　汗腺（sweat gland）为单曲管状腺，可分外泌汗腺和顶泌汗腺两种。

（1）外泌汗腺：外泌汗腺（exocrine sweat gland）又称局泌汗腺，或小汗腺。除唇红、乳头、甲床、包皮内侧、龟头、小阴唇和阴蒂外，外泌汗腺遍布全身大部分皮肤中，手掌、足底和腋窝处最多。由分泌部和导管组成。分泌部位于真皮深层和皮下组织中，盘曲成团，为较粗的管，管腔较小，由单层锥体形、立方形或矮柱状细胞组成。HE染色标本上能见到明、暗两种细胞。明细胞（clear cell）较大，顶部窄、底部宽，底部附着于基膜上。细胞核圆形，位于细胞基底部，胞质弱嗜酸性。暗细胞（dark cell）较小，夹在明细胞之间，顶部宽，底部较窄，核近腔面，胞质弱嗜碱性。明细胞是主要的汗液分泌细胞，暗细胞分泌黏蛋白。在腺细胞与基膜之间，有肌上皮细胞（myoepithelial cell），其收缩能帮助排出分泌物。汗腺的导管较细，由两层小立方形细胞组成，胞质嗜碱性，染色深。导管由真皮深层上行，进入表皮呈螺旋形上升，直接开口于皮肤表面的汗孔。

腺细胞分泌的汗液除含大量水分外，还含钠、钾、氯、乳酸盐及尿素。导管能吸收分泌物中的一部分钠和氯。汗液分泌是身体散热的主要方式，对调节体温起重要作用。

（2）顶泌汗腺：顶泌汗腺（apocrine sweat gland）又称大汗腺，主要分布在腋窝、乳晕、肛门及会阴等处。这种腺的分泌部管径粗，管腔大，也盘曲成团。腺细胞呈单层扁平、立方或矮柱状，胞质色浅，嗜酸性。腺细胞与基膜之间也有肌上皮细胞。电镜可见腺细胞胞质内有许多分泌颗粒和溶酶体。导管细而直，由两层上皮细胞组成，开口于毛囊上段。大汗腺在儿童期发育较差，青春期才开始增大，腺体活动主要依赖于雄激素，受肾上腺素能神经支配。大汗腺分泌少量无色、无味的油性液体，皮肤表面细菌分解后产生特殊气味，3-反-2-甲基乙酸是产生这种气味的主要物质。大汗腺在人类嗅觉联系中可能起一定作用，目前认为其可能是一种退化器官。

4. 指（趾）甲　指（趾）甲（nail）为指（趾）端背面的硬角质板。甲的外露部分称甲体（nail body），为坚硬透明的长方形角质板，由多层连接牢固的角化细胞构成，细胞内充满角蛋白丝。甲体深面的皮肤为甲床（nail bed），由非角化的复层扁平上皮和真皮组成，真皮内富含血管，并有特别的动—静脉吻合，称血管球（glomus，glomus body）。甲体的近侧埋于皮内的部分称甲根（nail root），甲根周围为复层扁平上皮，其基底层细胞分裂活跃，称甲母质（nail matrix），是甲的生长区。甲母质细胞分裂增生，不断向指（趾）的远端移动，角化后构成甲体的细胞。甲体两侧和近侧的皮肤形成甲襞（nail fold）。甲襞与甲体之间的沟为甲沟（nail groove）。甲对指（趾）末节起保护作用。甲床真皮中有丰富的感觉神经末梢，故指甲能感受精细触觉。

五、皮肤脉管、神经和肌肉

1. 血管　真皮血管主要由2个相互沟通的血管丛组成：①乳头下血管丛或浅丛，在乳头层内穿行，平行于表皮，为真皮乳头提供丰富的毛细血管、终末小动脉和小静脉；②真皮下血管丛或深丛，位于真皮与皮下组织之间，由较大血管组成，发出分支供应皮肤附属器，并有上行小动脉延伸至乳头下丛。皮下血管丛位于皮下组织的深部，水平走向，分支营养周围各种组织（图1-5）。

在指（趾）、耳廓、鼻尖和唇等处的真皮内有较多的动-静脉吻合，称为血管球（glomus）；其管壁较厚，有较多的环形平滑肌，并有丰富的交感神经支配。外部温度变化明显时，血管球可以收缩或扩张，控制血流，起调节体温的作用。

2. 淋巴管　皮肤淋巴管起源于真皮乳头层的毛细淋巴管，在乳头下层汇合成较大的淋巴管。与毛细血管相比，毛细淋巴管管腔较大、管壁较薄，管壁由一层内皮细胞、不连续的基底膜和弹力纤维组成。乳头下丛淋巴管的内皮细胞之间常有间隙，而在网状真皮中垂直走行的淋巴管内皮细胞间隙少见。淋巴管中有瓣膜，可防止淋巴液反流和淤积。平滑肌细胞仅见于皮下淋巴管管壁。皮肤淋巴管的主要作用：一是通过吸收组织液来调节组织液压力，二是清除细胞、蛋白、脂质、细菌和降解产物。

3. 神经　皮肤的神经网络由感觉神经和自主神经纤维组成。感觉神经一般呈节段性支配皮肤，但在皮节之间可有部分重叠。由于一个交感神经节可与几根不同的脊神经发生突触联系，故自主神经的节后纤维支配皮肤时并无明显的节段性。支配皮肤的传入神经纤维约有100万根，其中以面部及四肢最多，背部很少。主神经干进入皮下组织，继续分支为小神经束；有髓纤维呈扇形展开而形成分支网，其内发出上行纤维（常与血管伴行）至真皮浅层而形成相互交织的神经网。轴突在行程中有Schwann细胞包绕，但其髓鞘逐渐丧失。大多数神经纤维终止于真皮，少数穿过基底膜，但表皮内行程较短。

感觉神经末梢有二类（图1-6）：①小体神经末梢（corpuscular nerve-ending）又分为有被囊感受器（encapsulated receptor）和无被囊感受器；②游离神经末梢（free nerve-ending）起源于无髓纤维，位于真皮浅层及表皮内。有毛皮肤的主要机械性感受器是毛囊感受器，光滑皮肤主要有Meissner小体和Merkel感受器，深部真皮和皮下组织含有环层小体和Ruffini小体。环层小体（Pacinian corpuscle）呈卵圆形，长约1mm，横切面呈板层状（类似葱头），由有髓感觉轴突支配（到达中心时失去髓鞘）。Meissner小体位于光滑皮肤真皮乳头内，直径20~40μm或长达150μm，有板层状厚被囊。Ruffini小体指一根有髓传入纤维发出数个膨大的末梢，与胶原纤维直接相连，仅位于指（趾）。

自主神经仅占皮肤神经的极少部分，其中肾上腺素能神经支配血管、立毛肌和大汗腺，而胆碱能神经支配小汗腺。

4. 肌肉　皮肤的平滑肌包括立毛肌（arrectores pilorum）、血管平滑肌、阴囊肉膜和乳晕平滑肌，面部的表情肌、颈阔肌属于横纹肌。立毛肌一端起自真皮乳头层，另一端插入毛囊中部的结缔组织鞘内，其在精神紧张或寒冷时收缩引起毛发直立。

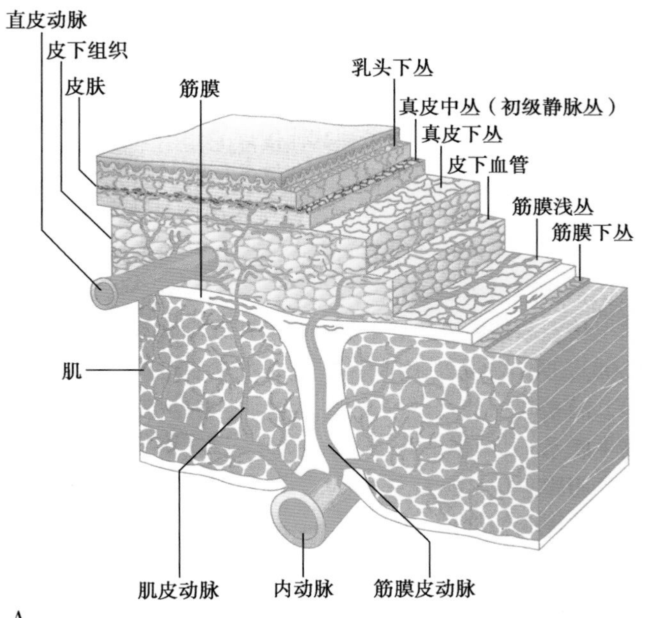

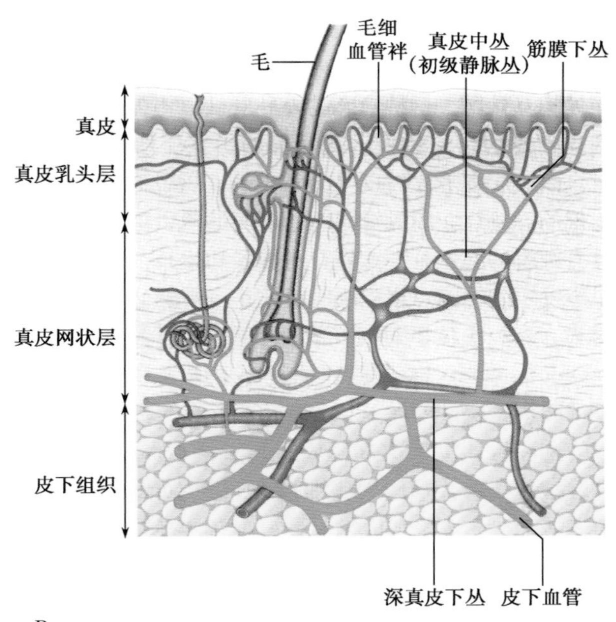

图1-5　皮肤的血液供应
A. 直皮动脉、筋膜皮动脉、肌皮动脉发出的不同平面的血管丛模式图；B. 皮肤血液供应精细模式图。

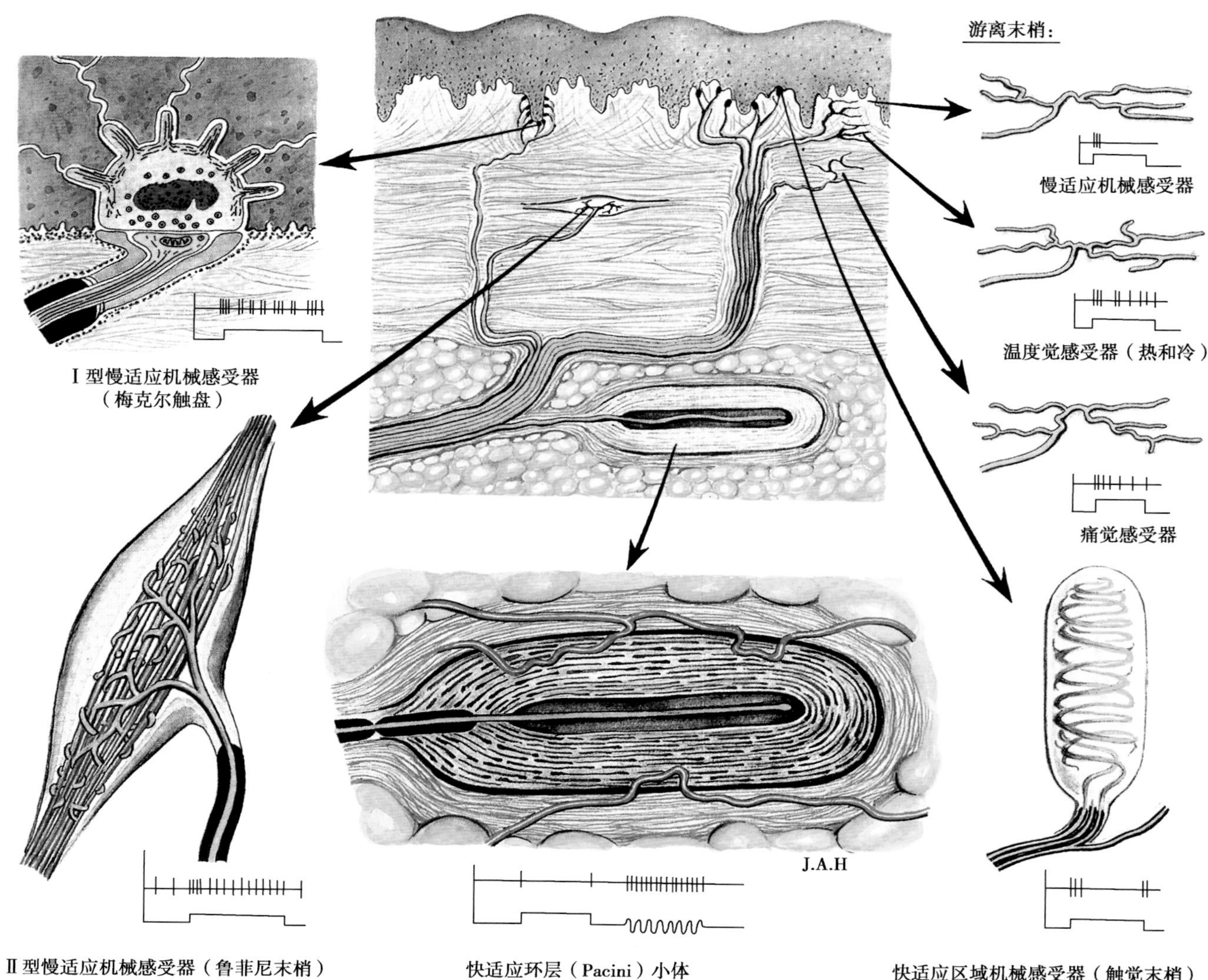

图 1-6　一般传入神经纤维感觉末梢的几种主要类型模式图

（李顺凡　郭义龙　许敏鸿　叶巧园　吴大兴　李莉）

第二章

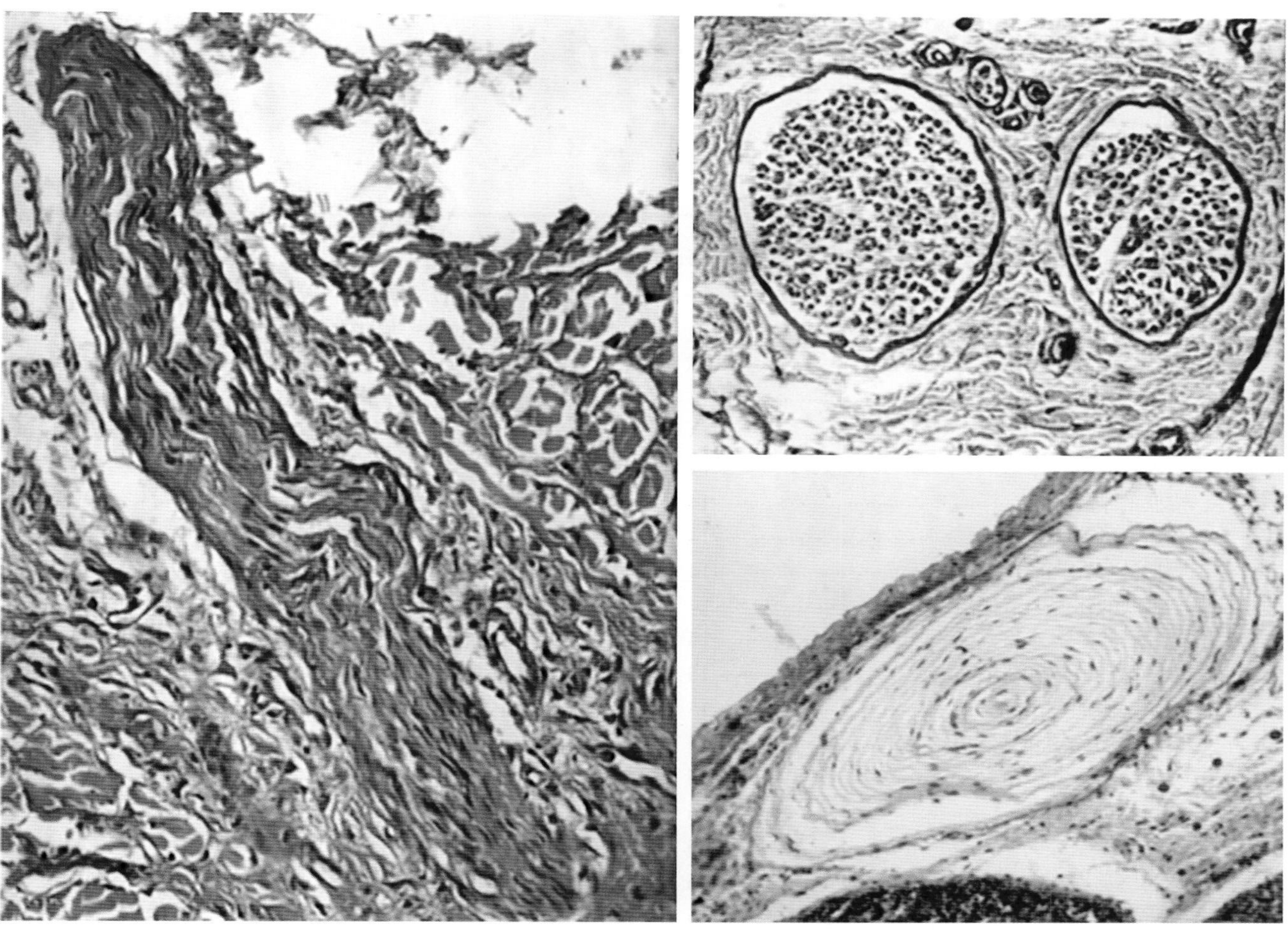

第二章

皮肤的生理学与生物化学

内容提要

- 皮肤的生理功能有屏障作用、吸收作用(通过皮肤毛囊皮脂腺或汗管；角质层细胞间隙；角质层细胞)、体温调节作用、分泌和排泄作用。
- 皮肤的感觉作用：皮肤感觉神经主要受节后副交感性胆碱能和肾上腺素能神经，以及交感性胆碱能神经支配。
- 皮肤的免疫细胞有角质形成细胞、朗格汉斯细胞、淋巴细胞、巨噬细胞、内皮细胞、肥大细胞、真皮成纤维细胞。

- 皮肤的免疫反应是朗格汉斯细胞、皮肤内的巨噬细胞和血管内皮细胞3种细胞起到抗原呈递作用，清除皮肤内和外来抗原。
- 参与黑素生成的酶类主要包括酪氨酸酶、酪氨酸酶相关蛋白-1和多巴互变异构酶。
- 角质形成细胞与黑素细胞混合培养能明显促进黑素细胞生长。
- 表皮通过皮肤表面的弥散获得它所需要的氧气，经皮肤排出二氧化碳。
- 皮肤外源性介质包括细菌、真菌等病原微生物本身及其产物。
- 与炎症有关的介质有组胺、5-羟色胺(5-HT)、激肽、纤维蛋白溶酶、乙酰胆碱、溶酶体酶、补体、前列腺素(PG)、白三烯(LT)、化学趋化因子、神经肽等。
- 皮肤老化的改变：皮肤粗糙、松弛、下垂，出现皱纹、色斑和毛细血管扩张，并可致肿瘤。
- 机体组织细胞的老化受三类基因控制：原癌基因，表皮生长因子受体基因，生长停止和DNA损害基因。

皮肤既是人体最大的器官又是最重要的天然屏障。它不仅可以防止体液丢失和阻止外界有害物质入侵，而且还可感受各种信号刺激，参与全身的各种机能活动并维持内环境的稳定。皮肤还是人体一个重要的免疫器官之一，除参与免疫反应外，还具有免疫监视功能，保持机体内环境的稳定。

第一节　皮肤的屏障作用

皮肤由表皮、真皮和皮下组织构成一个完整的屏障结构，对于机械性、物理性、化学性及生物性刺激有保护作用，并能防止体液丢失。

一、对机械性刺激的防护

表皮角质层既柔韧又致密，对机械性刺激有防护作用。经常摩擦和受压可使角质层增厚，如手掌、足跖部位的角质层，从而对机械性刺激的耐受性增强。真皮中的胶原纤维、弹力纤维和网状纤维交织成网，使皮肤具有抗拉性及较好的弹性。皮肤在短期内一定张力下可以可逆性地延展10%~50%。皮下脂肪作为软垫具有缓冲作用，可减轻外界的冲击。因此，在一定程度上，皮肤能抵抗外来的牵拉、冲撞、挤压和摩擦等损伤。

二、对物理性损害的防护

皮肤的角质层含水分少，电阻值较大，对低压电流有一定的阻抗能力。潮湿的皮肤电阻值下降，易受电击。皮肤对光线有吸收和反射作用，使机体免受光线的损伤。角质层的角化细胞有反射光线和吸收波长较短的紫外线的作用。棘层和基底层的细胞能吸收波长较长的紫外线；其中的黑素对紫外线的吸收作用尤强。黑素细胞受紫外线照射后可产生更多的黑素，并将黑素传递给角质形成细胞，从而增强了皮肤对紫外线辐射的防护能力。皮肤色素一方面是不同肤色人种遗传决定的，另一方面常因个体暴露紫外线程度不同而有所差异。黄种人及黑种人原本皮肤颜色较深，对日光照射的耐受性比白种人皮肤高，这是皮肤中色素含量较高的缘故。

三、对化学性损伤的防护

皮肤的角质层是防止外界化学物质进入体内的主要屏障。角质层细胞具有完整的脂质膜，胞浆富含角蛋白，细胞间有丰富的酸性糖胺聚糖，具有抵抗弱酸、弱碱的作用。但这种屏障作用是相对的，一些化学物质仍可通过皮肤弥散而进入体内，其弥散速度与角质层的厚度、化学物质对角质层的溶解度等有关。

正常皮肤表面偏酸性，pH值约为5.0~7.0。不同部位的皮肤其pH值也不相同，最低达4.0，最高可达9.6。皮肤对酸和碱有一定的缓冲能力，可防止一些弱酸性和弱碱性化学物质对机体的损害。

皮肤经较长时间浸泡后，角质层吸收了较多水分，可增加皮肤的渗透作用。皮肤糜烂及溃疡时角质层缺损，如外用药物时间较长或用量较大，则可导致较多的吸收，甚至引起中毒。皮肤接触某些化学物质(如生漆、升汞)后可发生接触性皮炎，说明皮肤对化学物质的屏障作用不是绝对的，角质层的薄厚与皮肤对化学物质的屏障作用成正比；掌跖部皮肤角质层较厚，故屏障作用较强。

四、对微生物的防御作用

皮肤对微生物的侵害有多种防御功能。致密的角质层和角质形成细胞间借助桥粒等结构互相联系，可以机械地阻挡一些微生物的入侵。角质形成细胞不断脱落，可以排除一些微生物。干燥的皮肤表面和弱酸性的环境不利于微生物的生长繁殖。正常皮肤表面寄生的常驻菌可能产生抗菌成分，抑制金黄色葡萄球菌等致病菌的生长。最新研究表明正常皮肤本身也能产生天然抗菌成分，如具有杀菌或抑菌的寡肽或多肽，即抗微生物肽(antimicrobial peptides，AMPs)，其中包括如β防御素2、α防御素等能起到天然免疫的作用，抑制一些病原微生物的生长并产生炎症反应的组分。迄今发现的α防御素有6种，β防御素有4种，均具有类似的作用。防御素还具有趋化作用，促进记忆T细胞的活化。cathelicidin(LL-37)具有广谱抗菌作用，同时可以促进机体细胞免疫。正常皮肤的一些常驻菌，如痤疮杆菌和卵圆形糠秕孢子菌，具有脂酶，能将皮脂中的甘油三脂分解成游离脂肪酸，这些游离脂肪酸对葡萄球菌、链球菌及白念珠菌等有一定的抑制作用。青春期后皮脂分泌中的某些不饱和脂肪酸，如十一烯酸增多，可抑制一些真菌繁殖，故白癣到青春期后可自愈。真皮基质的分子筛结构能将侵入真皮的细菌限制在局部，以利于白细胞的吞噬。

五、防止体液过度丢失

角质层表面有一层脂膜，主要来自皮脂腺分泌，还包括皮肤角质细胞分化过程中释放的颗粒，脂质存留在皮肤表面和角质层细胞之间，它既能防止皮肤水分过度蒸发，又能阻止外界水分渗入皮肤。角质形成细胞及其表皮表面形成的角质化细胞被膜均可限制皮肤水分的丢失。但因角质层深部含水分多，浅部含水分少，一些水分可通过浓度梯度的弥散作用而丢失。成人24小时内通过正常皮肤弥散丢失的水分约480ml。

如果角质层丧失，水分丢失可增加10倍或更多，还可伴有其他营养成分和电解质的流失。

第二节　皮肤的吸收作用

皮肤有吸收外界物质的能力，称为经皮吸收，主要通过皮肤角质层、毛囊皮脂腺和汗管口等，皮肤吸收提高生物利用度，降低药物不良反应而备受关注，成为一种全新的给药系统。目前FDA已经批准多个透皮给药的制剂，如雌激素。

外界物质经正常皮肤吸收的途径可能有三种：①通过皮肤毛囊皮脂腺或汗管；②透过角质层细胞间隙；③透过表皮角质层细胞本身。事实上，以上三个途径都存在。目前认为，角质层细胞是皮肤吸收的主要途径，毛囊皮脂腺及汗管次之，只有少量物质可透过角质层细胞间隙而被吸收。当然，如果角质层甚至全层表皮丧失，残留的真皮部分就将具有几乎完全的通透性。影响皮肤吸收的主要因素如下。

一、皮肤的结构

不同部位的皮肤，因角质层的厚度不同，吸收能力亦有差异。一般不同部位皮肤吸收能力依次为：阴囊 > 前额 > 大腿内侧 > 上臂屈侧 > 前臂 > 掌跖。婴儿皮肤角质层较薄，吸收作用强于成人，故应特别注意外用药物吸收后可能引起的副作用。因为表皮角质层是皮肤屏障作用的主要部位，所以伴有角质层剥脱或损伤的皮肤病（如湿疹、银屑病等）通常使屏障作用降低而吸收能力增加。例如，硼酸溶液长期大面积地湿敷于皮肤创面，可能因吸收而引起病人死亡。

二、角质层的水合程度

角质层的水合程度高，则吸收作用增强。如封包式湿敷、外用软膏或塑料薄膜封包用药后，汗液蒸发受阻，致使角质层含水量增加。药物吸收亦随之增强，疗效与副作用相应增大。

三、物质的理化性质

完整皮肤能吸收少量水分和微量气体。单纯水溶性物质，如维生素C、维生素B族、葡萄糖和蔗糖等不易被皮肤吸收。皮肤对电解质的吸收通常不显著。但皮肤对脂溶性物质如维生素A、维生素D及某些脂溶性激素吸收作用较强。汞、铅、砷等的化合物可能与皮脂中的脂肪酸结合成复合物而变为脂溶性，故可被皮肤吸收。皮肤对油脂类物质吸收的主要途径是毛囊皮脂腺，其对油脂类吸收的一般规律是羊毛脂 > 凡士林 > 植物油 > 液体石蜡。

另外，皮肤对某些药物的吸收还受药物剂型的影响。如粉剂、水溶液很难被吸收；霜剂中的药物可被少量吸收；软膏及硬膏可促进药物的吸收。一些有机溶剂如氮酮、二甲基亚砜、丙二醇、乙醚、三氯甲烷、苯等可增加皮肤的吸收。皮肤透入物的分子量与通透常数之间并无线性相关，这可能与透入分子的结构、形状等相关。目前有化学促渗、物理促渗、药剂学促渗以及各种技术的联用等促渗技术来增加外用药物治疗的有效性。

第三节　皮肤的体温调节作用

1. 皮肤是体温调节的一个重要器官，它通过温度感受器向体温调节中枢传送环境温度的信息，同时又作为体温调节的效应器，通过辐射、对流、传导、蒸发对体温进行调节。一般情况下，辐射可以散发热量的60%。对流、传导和蒸发散热较少，但当外界温度高于或等于皮肤温度时，辐射、对流和传导散热的方式停止，蒸发成为机体散热的唯一途径。

皮肤在体温调节中起着十分重要的作用。当外界温度或某些疾病使体温发生变化时，皮肤及内脏的感觉神经末梢产生的神经冲动和血液温度的变化作用于视丘的体温调节中枢，然后通过交感神经调节皮肤血管的收缩和扩张，从而改变流经皮肤中的血流量，促进热量的扩散，以调节体温，使体温经常维持在一个稳定的水平。

2. 皮肤的动脉在乳头下层形成动脉网，皮肤的毛细血管异常弯曲，进而形成丰富的静脉丛，足、手、唇、鼻和耳等处的皮肤有丰富的血管球。交感神经系统敏感地控制着流经皮肤血管的口径。当外界温度升高时，交感神经功能降低，使皮肤毛细血管扩张，通过皮肤血管网的血流量增多，散热量增加，使体温不致过度升高。当外界温度降低时，交感神经功能加强，皮肤的小动脉收缩，流经皮肤中的血液量减少，减少热量的丢失，可防止体温过度降低。皮肤中浅层和深层血管丛的扩张和收缩有效地控制了流经皮肤的血液量，从而有效的控制人体体温。

3. 皮肤含有丰富的小汗腺，汗液蒸发（不显性及显性出汗）可带走较多热量，每毫升汗液的蒸发，可带走约2 450J即585cal的热量。当外界温度高、湿度大时，汗液不易蒸发，不利散热，出现闷热感。冬季出汗少，则减少热的消耗，防止体温降低。皮下脂肪组织有隔热作用，在寒冷环境中可以减少体热散失。

第四节　分泌和排泄作用

皮肤的分泌和排泄作用主要通过小汗腺、顶泌汗腺（图2-1）和皮脂腺完成。

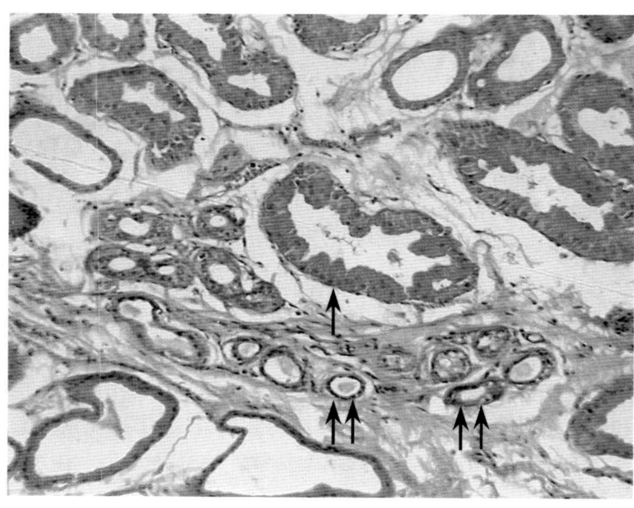

图2-1　大、小汗腺　上方为大汗腺（→），可见顶浆分泌，下方为小汗腺（→→）

一、小汗腺的分泌和排泄

皮肤小汗腺的密度较大，约 100~600 个 $/cm^2$。在正常室温下，只有少数小汗腺处于分泌活动状态，因无出汗的感觉而称为不显性出汗。当环境温度高于 30℃或运动时，活动性小汗腺增多，排汗明显而有出汗感觉，称为显性出汗。中等量运动可导致每小时 1.0L 以上的出汗。小汗腺的分泌及排泄活动既受神经支配，又受体液因素的影响。汗腺的透明细胞在胆碱能神经纤维支配下，排出等渗性液体。在通过汗管过程中，该等渗性液体中的部分钠、氯等离子被重吸收，变为低渗性的汗液而排出体表。汗液的比重约为 1.001~1.006。

汗液是无色透明的液体。正常情况下，汗液呈酸性（pH4.5~5.5），但大量排汗时，pH 可达 7.0 左右。汗液中水分占 99.0%~99.5%，其余为固体成分，主要包括氯化钠、氯化钾、乳酸及尿素等。这与肾的部分排泄产物相似。可见汗腺可部分替代肾功能。汗液排出后与皮脂混合，形成乳状脂膜，对皮肤有一定的保护作用。汗液使皮肤表面呈酸性，可抑制某些细菌生长，排汗可散热降温。临床所见的无汗症病人，如先天性外胚叶发育不良患者，因为不能或极少发汗，调节体温功能欠佳，甚至热惊厥死亡。使用特殊药物，如阿托品，可抑制汗腺分泌。小汗腺的分泌主要受体内外温度影响。大脑皮质活动，如恐惧、兴奋等也可使掌、跖、颈、面及躯干等处发汗增多，称为精神性发汗。食用辛辣性食物可使口周、鼻、面、颈、背等处出汗，称为味觉性发汗。

二、顶泌汗腺的分泌和排泄

顶泌汗腺的分泌方式是断头分泌或顶浆分泌。顶泌汗腺分泌于晨间稍高，而夜间较低。顶泌汗腺液中有铁、脂肪酸、中性脂肪、胆固醇等。某些人的顶泌汗腺尚可分泌一些有色物质，呈黄、绿、红或黑色。可使顶泌汗腺处皮肤甚至衣服变色，临床上称为色汗症。其中一些色汗症是与使用某些药物有关，如利福平；但少数未能发现明确的病因。顶泌汗腺的分泌和排泄，于感情冲动时有所增加，肾上腺素类药物能刺激其分泌，但尚未发现直接连接于顶泌汗腺分泌细胞的神经纤维。顶泌汗腺分泌的意义在人类尚不清楚，但在许多动物中作为信息激素，具有性吸引及标记其活动范围的作用。

三、皮脂腺的分泌和排泄

皮脂腺的分泌方式是全浆分泌，即整个皮脂腺细胞破裂，将内容物排入腺腔。皮脂腺中未发现神经末梢，其分泌不受神经支配而直接受内分泌系统的调控。雄激素、长期大量应用皮质激素均可使皮脂腺增生肥大，分泌活动增加。而大量雌激素则可抑制皮脂腺的分泌活动。垂体对于皮脂腺的分泌具有间接作用，它可通过性腺、肾上腺和甲状腺等其他内分泌器官而影响皮脂腺功能。皮脂腺中高表达维 A 酸受体（RARγ），因此，维 A 酸类药物可以抑制皮脂腺分泌。如异维 A 酸能显著减少皮脂的分泌，可使皮脂分泌减少 75%~90%，并且停药后皮脂分泌仍长期维持在较低水平，从而被广泛应用于痤疮治疗，效果良好。

皮脂腺分泌和排泄的产物称皮脂。皮脂是多种脂类的混合物，包括甘油脂和分解产物游离脂肪酸（57.5%）、蜡酯（26%）、鲨烯（12%）、胆固醇脂（3%）、胆固醇（1.5%）等。其中游离脂肪酸在刚分泌的皮脂中并不存在，而是由毛囊中的痤疮丙酸杆菌和马拉色菌等微生物所产生的脂酶将甘油三酯分解后产生，游离脂肪酸在痤疮的发生中起一定作用。皮脂腺常与毛囊相伴存在，称为毛囊皮脂单位。皮脂具有润泽皮肤、毛发的作用，使毛发亮泽，防止皮肤干裂。还可抑制皮肤表面某些细菌繁殖。皮脂分泌会为致病菌繁殖提供有利条件。

第五节　皮肤的感觉作用

正常皮肤内分布有许多神经纤维（图 2-2，图 2-3）、神经末梢和特殊的感受器。皮肤感觉神经主要受节后副交感性胆碱能和肾上腺素能神经以及交感性胆碱能神经支配。皮肤的感觉可分为两类：一类是单一感觉，皮肤内的多种感觉神经末梢能把施加于皮肤的不同刺激转换成具有一定时间和空间组合的神经动作电位，沿相应的感觉神经纤维传至大脑皮质后而产生不同的感觉，如触觉、压觉、冷觉和热觉。另一类是复合感觉，是皮肤中不同类型的感觉神经末梢共同感受的信

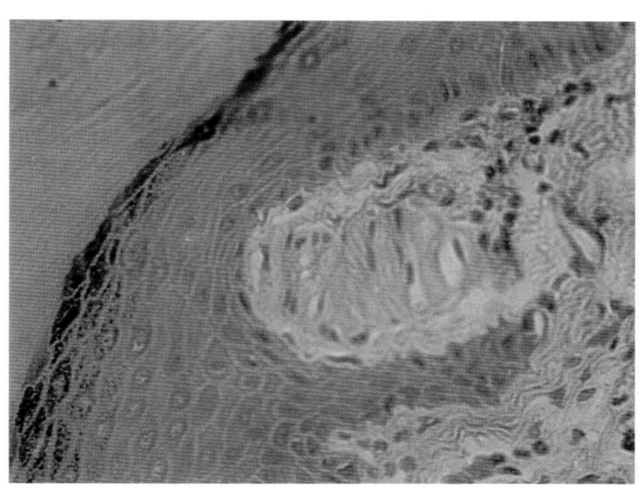

图 2-2　触觉小体（HE 染色）
真皮乳头内，由数层扁平 Schwann 细胞所组成，外有包膜。

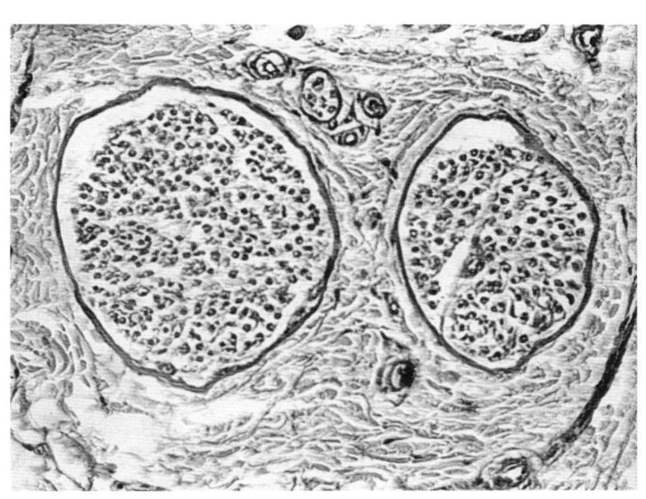

图 2-3　神经横切面（HE 染色）
由神经轴突组成的束，外有束膜包绕（浙江大学医学院附属第二医院　郑敏　杨建强惠赠）。

号传入中枢后，由大脑皮质整理综合而形成的感觉，如干、湿、光滑、粗糙、坚硬、柔软等感觉，以及形体觉、两点辨别觉、定位觉、图形觉等。这些感觉有的经过大脑皮质分析判断，作出有益机体的反应；有的产生非意识的反应，如手触摸到很烫的物体时发出的回缩反射，保护机体免受进一步伤害。

瘙痒是皮肤、黏膜（如眼结膜、阴道黏膜等）的一种引起搔抓欲望的不愉快的特殊感觉。目前认为没有一种专门的感觉神经末梢感受痒觉。但已发现与许多因素有关。机械性刺激、电刺激、酸、碱、植物细刺、动物纤毛及毒刺，皮肤的微细裂隙、变态反应及炎症反应等，以及机体的代谢异常（如尿毒症、糖尿病、黄瘤、胆汁淤积性黄疸等）均可引起瘙痒。某些化学介质，如组胺、蛋白酶及激肽等，均可刺激神经末梢而引起瘙痒，有研究认为内啡肽是引起瘙痒的主要介质。有人认为瘙痒和疼痛系由同一神经传导，或疼痛的阈下刺激可产生瘙痒。例如在皮肤感觉低下区，疼痛刺激可引起瘙痒；而在皮肤感觉过敏区，痛的阈下刺激也可产生瘙痒；搔抓达到疼痛，可减轻或抑制瘙痒；先天性无痛症也无痒感。但有些现象似乎显示瘙痒为一独特的感觉异常形式，例如切除表皮及真皮最上层浅神经网，则痒感消失，但仍有痛觉；将肢体浸于41℃热水中，痒感消失或减轻，但痛觉则加重。中枢神经系统的功能状态对痒感有一定影响，焦虑、烦恼或对痒感过度注意时，瘙痒加重；精神安定或转移注意力，可使瘙痒减轻。

一、瘙痒

痒感由于对痛点施加轻微、持续性刺激时经脊髓前侧索传到大脑皮质而感到发痒。接受痒的受体存在于分布在表皮和真皮交界处的无髓纤维游离神经末梢上，痒点与纤维多的地方相一致。近来研究证明角质形成细胞可以表达诸多神经肽类介质和受体，如蛋白酶激活受体2（proteinase activated receptor type 2，PAR-2）、电压门控的ATP通道等，参与皮肤痒觉的感受。引起痒感的化学物质有组胺、5-羟色胺、内皮素、氨基酸、多肽、乙酰胆碱、蛋白分解酶、神经生长因子等，机械刺激也可使皮肤发痒。上述物质可以单独起作用，也可以是几种物质同时起作用。搔抓和经皮电刺激可以通过对Aβ有髓（鞘）的快传导神经末梢的刺激，后者通过抑制性神经回路，减轻瘙痒感觉。瘙痒可以导致搔抓或主动脱离刺激，对于人体而言也具有保护意义。

二、触觉和压觉

触觉（图2-4）和压觉（图2-5）在感受性质上类似，仅在机械性刺激的强度不同，因此常把两者统称为触压觉。触压觉可以由两种功能不同的感受器介导。一种称之为慢适应感受器（Meissner小体），另一种则称为快适应感受器（Merkel细胞感受器）。触压觉在平滑皮肤上由Meissner小体和Merkel细胞两种感受器感知；在有毛皮肤上主要由毛发毛囊感受器，还有Pinkus小体感受，由有髓神经纤维传导。人体皮肤上感受触压觉最敏感的部位是指端腹侧，而小腿外侧最弱。在平滑皮肤和有毛皮肤的皮下组织及真皮深层，存在两种机械性刺激感受器，即Pacini小体和Ruffini小体，分别感受快适应和慢适应感觉。这两种感受器不同于Meissner小体和Merkel细胞两种感受器，其感受位置较为宽泛。

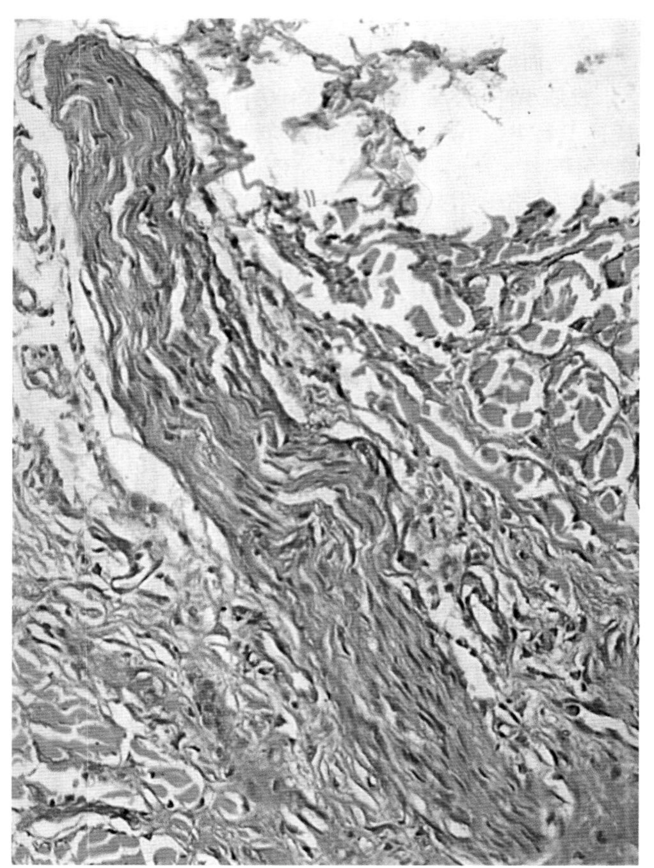

图2-4　神经小支纵切面（HE染色）

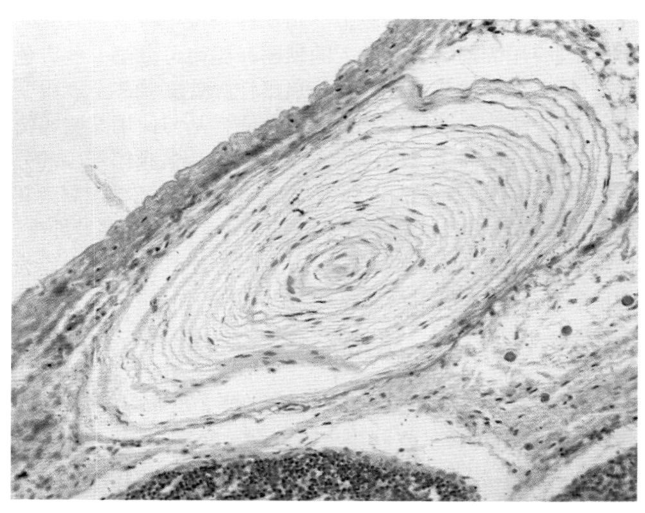

图2-5　环层小体（HE染色）
位于皮下组织，中央有一个内棍，外有厚的板层状被囊。

三、运动感觉

由Pacini小体受理，如变形、旋转性振动感觉。

四、温觉和冷觉

温觉也称热觉，主要由Ruffini小体传导；冷觉是由皮肤内的Krause小体传导。温点和冷点呈点状存在于皮肤和黏膜，冷点多于温点，皮肤温度低于 20℃或高于 40℃时即发生冷温觉感。然而温度超过 45℃时，热所导致的刺激将由伤害性感受器感受为疼痛。

五、疼痛

疼痛有三种：刺痛、烧灼痛、疼痛。刺痛由 Aδ 神经纤维，其兴奋阈值较低，烧灼痛由无髓的 C 纤维引起，其兴奋阈值较高。一般认为，引起痛觉不需要特定的刺激形式，任何形式的刺激，只要达到一定的强度，可能或已经造成组织损害时，都能产生痛觉。产生疼痛的机制一是直接刺激了神经末梢；另一种是某些介质如组胺、5- 羟色胺、乙酰胆碱、缓激肽、前列腺素等刺激神经末梢的结果。

第六节 毛发和甲的生理

一、毛发生理

人的皮肤可以分为有毛皮肤和光滑皮肤。毛发是哺乳动物的特征之一。人体除掌跖、唇红部、乳头、指趾末节背面、龟头、包皮内面、小阴唇、大阴唇内侧及阴蒂等光滑皮肤外，毛发几乎遍及全身。

1. 毛发的一般特征

(1) 终毛和毳毛：终毛长而粗，含有髓质和色素，根据毛发长度不同，终毛可分为长毛和短毛：长度在 1cm 以上者如头发、胡须、腋毛、阴毛等为长毛；长度不超过 1cm 者如睫毛、眉毛、鼻毛等为短毛。毳毛细软，无髓质，颜色较淡。

(2) 直毛、波状毛和卷缩毛：黄种人头发直而粗，其横断面呈圆形。黑种人毛发卷曲，直径变异较大，毛囊在毛球以上就弯曲呈曲线，外毛根鞘一侧比另一侧厚，蓬松弯曲的头发，还可形成“胡椒粒”样发结而难于梳理。白种人的头发呈卵圆形。

(3) 毛发的颜色：主要受毛干中黑素的影响，毛球中的黑素细胞合成并将色素传递给毛基质中的角质形成细胞。毛发有黑色、白色、黄色、棕色及红色等多种。黑素多呈黑色，含色素少时呈灰色，无色素呈白色，如有铁色素则呈红色。黑种人的毛发中具有较多粗大的黑素颗粒；而白种人头发具有膜包裹的细小复合物；红色头发则含有小球状色素颗粒。早年白发可能与毛囊结构中的黑素细胞的衰竭有关。

(4) 毛发的密度：变化很大，人体头皮毛发密度最高，约十万根头发，前额和颞部的毛发密度为躯干和四肢的 4~6 倍。每个毛囊的毛发数：18~40 岁为 2~3 根，40~60 岁为 1~2 根。毛囊密度是先天性的，到成人毛囊数不再增加。

2. 毛发的生长速度　毛发的生长速度受部位、年龄、性别及季节等因素的影响。部位：头发生长最快，每天生长约 0.27~0.4mm（平均 0.37mm/d），须部为每日 0.21~0.38mm，其他部位的毛发每天生长约 0.2mm。毛发生长在不同性别人群中也有差别，头发：女性比男性快；腋毛：男性比女性快；眉毛：男女相等；全身毛发的平均生长速度：男性快于女性。年龄：头发在 15~30 岁时生长最快，30 岁后头发生长减慢，两性别差异消失。夏季生长较快，白天较夜间快。毛发的生长速度与机体健康状况呈平行关系。毛发的粗细与毛囊的大小成正比。

3. 毛发的生长周期

(1) 生长期（anagen）：生长期可分为两个阶段，即前生长期和后生长期。前生长期分为五个阶段：生长Ⅰ期，毛乳头细胞内 DNA 合成增多，细胞增大，毛囊隆突部的干细胞在毛乳头细胞分泌的某些因子的刺激下活化，开始分化、增殖，并向下生长，形成毛母质细胞。生长Ⅱ期，新形成的毛母质细胞进入深部，部分围绕真皮乳头，产生新的毛干和内毛根鞘。生长Ⅲ期，毛球继续增大，包绕全部真皮乳头，黑素细胞开始产生黑素，可见新生的毛干，同时已被内毛根鞘所包裹。生长Ⅳ期，可见明显的毛干生长，其远端到达皮脂腺区。生长Ⅴ期，毛干已生长至毛囊口。后生长期即为生长Ⅵ期，此期毛干已生长至皮肤表面，并继续不断生长直至退行期。

(2) 退行期（catagen）：又称为生长中期。生长期后毛囊在一系列因子的作用下进入退行期，此期毛囊停止生长毛发，也不产生黑素，毛囊底部开始向皮肤表面移动，毛母质细胞与毛乳头逐渐分离。

(3) 休止期（telogen）：又称为生长终期。此期内毛囊毛母质细胞消失，毛乳头细胞变小直至点状，并为下一个毛囊生长周期的开始作准备。毛发随着毛囊底部向上推移而自然脱落或很容易被拔除，每日脱发约 60~100 根，同时有等量新发再生。

头发的生长周期平均 2~5 年，退行期 2~4 周，休止期 3~4 个月，有 80%~85% 的毛囊处在生长期，有 15%~20% 的头发处于休止期，有 1% 处于退行期。眉毛的生长期为 30~60 天，休止期为 105 天，有 90% 处于休止期。胡须生长周期为 7~10 个月，其中生长期为 4~11 个月，休止期为 10~70 天。阴毛的生长期为 11~18 个月，休止期为 12~16 个月。毛发生长周期的异常延长，如在获得性免疫缺陷患者（AIDS）会出现眼睫毛的过长。妊娠期间可使大量的头发毛囊处在生长期，而在分娩后 3~5 个月内大量毛囊脱离生长期，于是出现明显的脱发过程。

4. 毛发生长的调节　毛发的生长受神经、内分泌系统及细胞因子、生长因子的调节。

(1) 糖皮质激素：当肾上腺皮质激素分泌过多时，可引起多毛症，分泌不足则毛发减少。女性妊娠时发生多毛症的机制也与肾上腺皮质功能有关。

(2) 性激素：雄激素有刺激毛母质细胞生长的作用。睾酮能促使躯干、四肢、须部、腋窝及阴部毛发的生长，故对腋毛或阴毛缺失的人，使用睾酮局部注射，可使之重生。雌激素对头发、腋毛、阴毛有刺激作用，而对须毛、胸毛及体毛则有抑制作用。雄激素性脱发患者可见额顶部雄激素敏感部位的头发脱落较为明显。

(3) 甲状腺素：甲状腺功能减退时，常伴有脱发，以枕部和头顶最明显，且发质细软，给予甲状腺素治疗可恢复正常。但是甲状腺功能亢进时亦可出现毛发稀疏和脱落，具体的发病机制有待于阐明。

(4) 细胞因子和生长因子：已证实在毛囊的隆突部存在多种生长因子、细胞因子，及其相应的受体。对毛囊有重要作用的生长因子和细胞因子大致可分为四类：①表皮生长因子（EGF）家族；②成纤维细胞生长因子（FGF）家族；③转化生长因子 β（TGF-β）家族；④其他因子，如胰岛素样生长因子 -1（IGF-1），血管内皮细胞生长因子（VEGF），肝细胞生长因子（HGF），甲状旁腺相关蛋白（PTHRP），白细胞介素 -1、2、6、8（IL-1、2、6、8），神经生长因子（NGF），干细胞生长因子（SGF）等。

近年来研究证实，IGF在真皮毛囊表达，IGF受体在毛基质中表达，IGF结合蛋白在皮肤中广泛表达，IGF通路在毛囊的发育过程中发挥重要调节作用。

5. 毛发的化学成分　毛发的主要成分是角蛋白，分子量为4~6万。在12和17号染色体上存在毛发角蛋白基因。该类角蛋白的基因突变可引起毛发生长和结构异常，如念珠状发。角蛋白是由多种氨基酸组成，其中以胱氨酸的含量最高，达15.5%，其次是蛋氨酸，胱氨酸与蛋氨酸的比例为15∶1。此外，毛发还含有铅、砷、铁等多种金属元素。

二、指(趾)甲生理

甲包括指甲和趾甲，位于手指或足趾末端的伸面，为紧密而坚实的角化上皮。表面光滑平整，有光泽，半透明，具有一定的坚硬度和弹性，有很细的平行沟纹。甲平均长约12.8mm，宽度则不等，甲的厚度，指甲为0.5~0.75mm，趾甲为1.0mm。

1. 甲的功能　甲板的主要功能是对指(趾)末节的保护作用。指甲加上指尖部位的精细功能使微小的物件被区分开并被拾取起来，相邻的手指能挟取物件，甲的支持作用可加强两手指末端间的挤压作用。甲床真皮中有丰富的感觉神经纤维，有些纤维终止在甲床上皮中的梅克尔细胞上，故指甲能感受精细的触觉。甲是一个重要的搔抓器官，甲还有美观和装饰作用。

2. 甲的生长和调节　甲自从胚胎8~9周开始生长后就一直不断地生长，无生长期和休止期的区别。在各指之间存在差异，指头愈长，指甲长的愈快，从快到慢依次为中指、示指、无名指、拇指和小指，右手比左手快。指甲每日平均生长0.1mm。趾甲的生长速度仅为指甲的1/3。当甲受伤脱落或手术拔除后，指甲约4~6个月可恢复原来长度，而趾甲则需9~15个月。

甲的生长从儿童到成人，甲的生长速度稳步增加，以后则随着年龄的增长生长速度逐渐减慢。白天甲的生长速度是夜间的2倍。神经对甲有营养作用，手指受伤去神经后，甲的生长速度仅为正常时的一半。甲生长需要包括含硫氨基酸在内的氨基酸的不断供给，形成角蛋白。正常甲生长还需要维生素、钙、锌、锰、铜、铁和磷酸离子。维生素A和D缺乏可引起脆甲。维生素A与角化相关，维生素D可能与甲母质细胞摄取钙有关。

3. 内分泌因素对甲的生长的影响　甲状腺功能减退时，甲变薄、变脆；甲状腺功能亢进时，甲增厚且有光泽。甲状旁腺的作用是维持血中磷和钙的水平，血浆中钙离子可影响甲母质细胞，甲状旁腺功能减退时甲变脆。垂体功能减退时，甲变薄，拇指甲半月可以消失，提示甲母质萎缩。雌激素和睾酮对甲生长有影响，如妇女妊娠期甲生长加快，而性腺功能减退时，甲生长变慢。

第七节　皮肤的代谢作用

一、糖代谢

皮肤中的糖类主要有糖原、葡萄糖及黏多糖等。糖原主要分布于表皮颗粒层及以下的角质形成细胞、外毛根鞘细胞、皮脂腺边缘的基底细胞、汗管的上皮细胞等处。角质形成细胞合成糖原主要通过单糖缩合及糖醛途径。而糖原降解过程是否被激活，则受血液循环中肾上腺素水平的影响。皮肤含葡萄糖的量为60mg%~81mg%，约为血糖浓度的2/3，表皮中含量最高。在糖尿病时，皮肤中糖含量可更高，易造成真菌和细菌感染。

皮肤内的黏多糖属于多糖。它们或以单纯形式，或与多肽、脂肪或其他糖类结合成复合物而存在。其性质不稳定，易被水解。皮肤内的黏多糖在真皮内最为丰富。角质形成细胞间隙、基底膜带、毛囊玻璃样膜、小汗腺分泌细胞等结构内亦含较多的黏多糖。真皮基质中的黏多糖主要包括透明质酸、硫酸软骨素B及硫酸软骨素C等。它们多与蛋白结合形成蛋白多糖(亦称黏蛋白)。蛋白多糖与胶原纤维静电结合形成网状结构，对真皮及皮下组织有支持、固定作用。

黏多糖的合成及降解主要通过相应的酶催化完成。某些非酶类物质亦可降解一些黏多糖。如透明质酸可被氢醌、维生素B_2、维生素C等降解。某些内分泌因素亦影响黏多糖的代谢。如甲状腺功能亢进症时，某些部位皮肤中透明质酸及硫酸软骨素含量升高，如临床出现胫前黏液水肿。

二、蛋白质代谢

表皮蛋白质一般分两种，即纤维性和非纤维性蛋白质。纤维性蛋白主要包括角蛋白、胶原蛋白和弹力蛋白等。角蛋白至少有30多种，其中包括约20种上皮角蛋白和10种毛发角蛋白。多种角蛋白是皮肤角质形成细胞和毛发上皮细胞的代谢产物和主要成分。皮肤内的胶原蛋白由成纤维细胞合成和分泌，占皮肤干重的70%，主要包括Ⅰ、Ⅲ、Ⅳ、Ⅶ型胶原蛋白。胶原蛋白富含羟脯氨酸、羟赖氨酸和甘氨酸。真皮内胶原纤维的主要成分为Ⅰ型和Ⅲ型胶原蛋白；网状纤维的主要成分为Ⅲ型胶原蛋白；基底膜带的主要成分为Ⅳ和Ⅶ型胶原蛋白。Ⅶ型胶原主要由角质形成细胞产生，作为锚原纤维在基底膜带发挥重要作用。Ⅶ型胶原异常可出现营养不良型大疱性表皮松解症和获得性大疱性表皮松解症。紫外线照射可以抑制胶原合成，这可能与皮肤光老化有关。真皮结缔组织内弹力纤维的主要成分是弹力蛋白，它也由成纤维细胞合成，其主要成分是糖胺聚糖和酸性黏多糖。

皮肤内的非纤维性蛋白质主要分布于真皮的基质和基底膜带，常与黏多糖类物质结合而形成黏蛋白。甲状腺功能低下时，黏蛋白可在真皮中过度沉积。

皮肤内和结缔组织中的胶原结构和组分在某些疾病状态下出现异常，如硬皮病、系统性红斑狼疮、皮肌炎等，以及一些遗传性疾病如X连锁的皮肤松弛症，Ehlers-Danlos综合征等。

三、脂类代谢

皮肤脂类包括脂肪及类脂质(磷脂、糖脂、胆固醇和固醇酯等)。脂肪成分主要存在于皮下组织，其最主要的功能是通过β-氧化降解提供能量。类脂质成分在表皮细胞及未成熟皮脂腺细胞内含量较高，是构成生物膜的主要成分；其中存在于表皮内的7-脱氢胆固醇经紫外线照射后可合成维生素D，对防治软骨病有重要作用。表皮脂质还与皮肤屏障功能有关，并参与表皮分化、角层细胞间粘连和脱屑等生理过程。皮下脂肪组织还发挥各种激素的储存池和转化的作用，如雄烯二酮转化为雌激素，还能产生如瘦素，肥胖抑制素等影响脂质代谢的成分。

1. 屏障作用　神经酰胺是角质层的主要脂质，大部分经羟化而与角层细胞结合，呈多层排列，是皮肤防止水分丢失的主要屏障。

2. 表皮脂质与表皮分化　在表皮基底层向角质层分化过程中，角质形成细胞的脂质含量逐渐升高，脂质的分布也发生变化，其中最突出的是颗粒层细胞中脂质积聚于板层颗粒中。当颗粒层细胞转化为角层细胞时，板层颗粒上的脂质由此排出并填于细胞间隙。

3. 脱屑　硫酸胆固醇在表皮细胞间与钙离子结合而增强细胞间的粘连，在脱屑时可见硫酸胆固醇的水解。如水解硫酸胆固醇的酶(类固醇硫酸酯酶，STS)缺乏，则不能进行正常的脱屑，如隐性遗传X-性联鱼鳞病患者，因缺乏该酶而在临床上表现为鳞屑增厚、增多。

此外，表皮中丰富的必需脂肪酸如亚油酸、花生四烯酸等除参与正常皮肤屏障功能的形成外，参与正常皮肤生理过程，在某些病理情况下，有可能成为炎症因子，参与炎症反应。

四、水代谢

皮肤是机体内的一个主要储水池，其(不包括皮下组织)含水量约为皮肤重量的70%以上。儿童，尤其是婴幼儿皮肤的含水量更高些。一般情况下，女子皮肤的含水量较男子略高。皮肤的水分主要贮存于真皮内，构成皮肤生理活动的重要内环境。皮肤内水分的代谢还随全身水分代谢活动的变化而变化。如机体脱水时，皮肤可提供部分水分以补充循环血容量。

五、电解质代谢

皮肤内含有多种电解质，包括钠、氯、钾、钙、镁、磷、铜、锌、铁等。氯和钠是含量高的电解质，主要存在于细胞间液，对维持酸碱平衡及渗透压发挥重要作用。在某些炎症性皮肤病中，皮损处钠、氯离子及水含量升高。适当限制食盐的摄入有利于炎症性皮肤病的康复。钾主要存在于细胞内，是调节细胞内渗透压及酸碱平衡的重要物质。钾还是某些酶的激活物，且有拮抗钙离子的作用。钙主要存在于细胞内，对维持细胞膜的通透性及细胞间的黏着性有一定作用，同时，一定浓度的细胞外钙离子对于促进角质形成细胞的分化非常重要。镁主要分布于细胞内，与某些酶的活性有关。铜是皮肤黑素形成过程中所需酪氨酸酶的主要成分之一，在角蛋白形成过程中，铜缺乏时，可出现角化不全及毛发卷曲。与蛋白质、碳水化合物、脂类及核酸等代谢有关的许多酶中含锌。锌缺乏时可导致多种物质代谢障碍，如婴儿的肠病性肢端皮炎。铁也是重要的微量元素，参与合成细胞色素和多种金属酶，铁缺乏时可出现皮肤黏膜异常，包括匙状甲、舌炎、口角唇炎、瘙痒和弥漫性休止期脱发等。

第八节　皮肤的免疫作用

皮肤是机体与外界环境之间的屏障，许多外来抗原通过皮肤进入机体，所以许多免疫反应首先产生于皮肤。表皮内能递呈抗原的朗格汉斯细胞、可产生细胞因子的角质形成细胞、亲表皮的T细胞以及局部淋巴结，构成了具有免疫作用的独特功能单位，称为SALT。1986年荷兰学者Bos又称其为皮肤免疫系统(skin immune system)。

一、皮肤免疫系统的细胞成分

1. 角质形成细胞　是表皮的主要结构组成性细胞，同时又可以产生许多细胞因子，包括IL-1、IL-6、IL-7、IL-8、GM-CSF、TNF-α、TGF-β和细胞间黏附分子-1(ICAM-1)等。在受到T细胞产生的细胞因子如IFN-γ刺激后，角质形成细胞可分泌有趋化作用的细胞因子，能趋化和激活白细胞。角质形成细胞表面还可表达多种Toll样受体(TLR)，TLR是重要的模式识别受体，参与机体对多种微生物的宿主防御。TLR的激活能导致细胞因子、趋化因子等产生，并上调共刺激分子和黏附分子的表达，从而参与先天免疫和获得性免疫反应。

2. 朗格汉斯细胞(Langerhans cell，LC)(图2-6)　表面有IgG受体、补体C3b受体以及IgE高亲和力受体。朗格汉斯细胞可以迁移至淋巴器官，形成交错性树枝状细胞，其主要功能是将抗原呈递给$CD4^+$的T细胞。同时还具有吞噬作用，分泌多种细胞因子，如IL-1等。上皮钙黏素(E-cadherin)介导LC和角质形成细胞间反应，将LC滞留在表皮内，使之数量保持稳定。但当炎症发生时，LC在趋化因子等作用下迁移至炎症部位提呈抗原信息。最近的研究显示，朗格汉斯细胞在皮肤中还发挥着免疫调节作用，起到外周免疫耐受的作用。

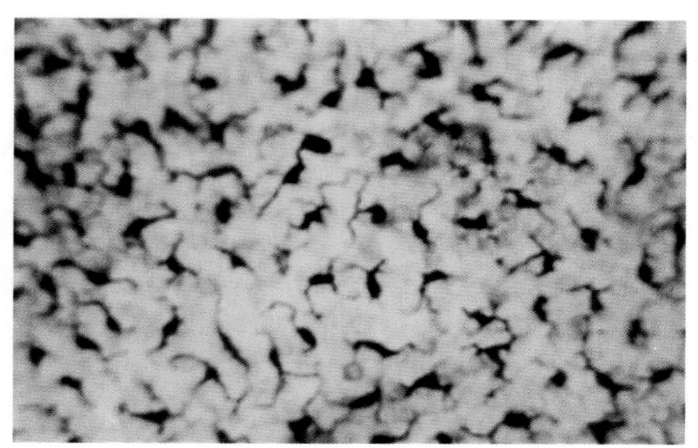

图2-6　正常人表皮朗格汉斯细胞(铺片ATP酶染色)示树突状胞质突起(中国医科大学　陈洪铎　王亚坤惠赠)。

3. 表皮内淋巴细胞　占整个皮肤相关淋巴细胞的2%(其余98%位于真皮)，并且大多数是$CD8^+$的T细胞。表皮内T细胞主要位于基底层，专门识别表皮所遇到的抗原。

4. 真皮淋巴细胞和巨噬细胞　真皮的结缔组织中含有淋巴细胞($CD4^+$或$CD8^+$)，主要位于血管周围，还有散在的巨噬细胞。皮肤中的T细胞通常是已激活的记忆细胞。整个皮肤中的T淋巴细胞数约为2×10^{10}，是循环血中T淋巴细胞的2倍。

5. 内皮细胞　免疫反应过程中，血管内的血细胞、大分子成分等进出血管均需内皮细胞的积极参与，血管内皮细胞还参与合成分泌细胞因子、炎症、修复和抗原呈递等过程。

6. 肥大细胞　真皮内的肥大细胞主要存在于小血管、神经、皮肤附属器周围和乳头下真皮处，肥大细胞表面有与 IgE 结合的 Fc 受体，参与Ⅰ型变态反应，通过 Fc 受体、补体或 TLR 等介导活化的肥大细胞能释放多种生物活性物质，参与机体的生理和病理过程。肥大细胞也具有抗原递呈作用，激活 T 细胞浸润到皮肤慢性皮损中，参与迟发型变态反应。CD117（KIT）是肥大细胞表达的重要免疫组分，它的编码基因 KIT 的突变可导致色素性荨麻疹（urticaria pigmentosa）。肥大细胞表面具有多种受体，其中还包括神经肽类和神经内分泌激素的受体，这可能与在应激状态下皮肤疾病程度的改变有关。

7. 真皮成纤维细胞　在初级细胞因子的刺激下产生大量的次级细胞因子，它还是产生角质形成细胞生长因子的主要细胞，UVB 照射后皮肤中的 TNF-α 大部分也由真皮成纤维细胞产生。成纤维细胞是产生早期趋化因子的关键细胞，组织损伤、微生物感染衍生物或局部微环境改变可以诱导其活化，产生多种趋化因子，启动炎症反应。

二、皮肤的免疫反应

当抗原进入皮肤后，有 3 种细胞可以起到抗原呈递作用。朗格汉斯细胞是向 T 细胞呈递抗原的主要细胞。在静止状态下，朗格汉斯细胞、交错性树突状细胞及其他树突状细胞是体内最强的抗原呈递细胞，这主要是因为树突状细胞表达大量的Ⅱ类 MHC 分子及辅助刺激因子。皮肤内的巨噬细胞和血管内皮细胞也可以向 T 细胞呈递抗原，对于真皮巨噬细胞和内皮细胞所呈递的抗原的反应，主要是针对已接触抗原的再次反应。

皮肤内的朗格汉斯细胞和 T 细胞可以启动免疫应答，而角质形成细胞、成纤维细胞、巨噬细胞、肥大细胞、嗜酸性粒细胞和内皮细胞等通过分泌产物而影响免疫细胞的功能。这些细胞还作为效应细胞直接参加免疫应答，皮肤免疫应答的基本过程是：朗格汉斯细胞携带抗原迁移至淋巴结，将抗原呈递给 T 细饱；致敏的特异性 T 细胞返回皮肤，再次受到Ⅱ类 MHC 分子阳性辅助细胞表面特异性抗原的刺激而进行克隆增殖；增殖的 T 细胞和巨噬细胞等效应细胞以及产生的效应分子或细胞因子等共同作用，清除皮肤内的外来抗原。

三、皮肤的免疫分子

1. 细胞因子　表皮内的角质形成细胞、朗格汉斯细胞、T 淋巴细胞、内皮细胞等均可产生细胞因子，它们通过自分泌和旁分泌而发挥生物学作用。皮肤内的细胞因子主要有以下几类：生长因子与转化生长因子、白细胞介素类、干扰素类、肿瘤坏死因子、趋化性因子、克隆刺激因子等。

2. 神经肽　神经肽主要有 P 物质、神经激酶 A、降钙素基因相关肽、血管活性肠肽和神经生长因子等。它们在维护机体内环境的稳定和创伤愈合方面起重要作用。

3. 补体　皮肤和皮肤的分泌物中均含有补体成分，可通过溶解细胞、免疫吸附、杀菌、促进介质释放等发挥免疫作用。部分补体组分还参与变态反应发生过程。

4. 免疫球蛋白　IgA 抗体存在于汗液等皮肤的分泌物中，可防止皮肤的化脓性感染，IgA 缺乏的病人容易发生皮肤化脓性感染。皮肤还是 IgE 介导的速发型变态反应的重要部位；皮肤速发型变态反应主要是由于肥大细胞受刺激后释放化学介质引起的。

第九节　黑素的生成和代谢作用

人类皮肤可呈红、黄、棕及黑色，主要与黑素有关。黑素小体的数目、大小、形状，分布和降解方式的不同决定种族及部位肤色的差异。黑素是由黑素细胞产生的，成熟的黑素细胞主要分布于表皮的基底层内。参与黑素生成的酶类主要包括酪氨酸酶、酪氨酸酶相关蛋白 -1 和多巴互变异构酶。载有黑素的黑素小体在微管蛋白和肌动蛋白等的协助下被输送到黑素细胞的树突状末端，再转运到邻近的角质形成细胞，分散进入其细胞质。进入角质形成细胞的黑素最终随着角质形成细胞的脱落而降解。在毛囊，黑素细胞可分为两类，一类是在毛母质中的已经分化的黑素细胞，另一类是存在于毛囊底部的黑素干细胞，此类细胞可在不同的毛囊生长周期中分化。全身皮肤内约有 400 万个黑素细胞，黑素细胞属于表皮树枝状细胞体系，其胞浆内有黑素小体，它是形成黑素的主要地方。黑素可以分解为优黑素，是丙氨酸及酪氨酸氧化作用后的产物，主要分布于动物皮肤处。脱黑素，是一种光感性色素。异黑素是邻苯二酚被氧化作用后的产物。黑素代谢受交感神经和内分泌的影响，如下丘脑产生一种促黑素细胞激素抑制因子（MIF）有拮抗促黑素细胞激素的作用，使黑素减少。脑垂体中叶分泌促黑素细胞激素（MSH）可以促使黑素增多。其他性腺、甲状腺释放的某些激素可使黑素增多，肾上腺释放的某些激素可以使黑素减少。黑色素细胞具有黑皮质素和褪黑激素受体，如 G 蛋白偶联受体、肝细胞生长因子（HGF）受体等。角质形成细胞能分泌多种细胞因子，如碱性成纤维细胞生长因子（BFGF）、内皮素 -1（ET-1）、神经生长因子（NGF）、前列腺素 E-2（PGE-2）等。这些因子对黑素细胞生长起重要作用。体外实验已证明角质形成细胞与黑素细胞混合培养能明显促进黑素细胞生长。

第十节　上皮角化作用

角化是表皮细胞的最重要功能之一。角质细胞是由立方形矮柱状的基底细胞逐渐移行到角质层时形成的扁平形细胞，没有细胞核，这个演变所需的时间为生长周期，约需 3~4 周，各层细胞转换时间是不同的，故又称为表皮换新率。角质形成细胞在角化过程中经历两个阶段，即角质合成阶段和角质降解阶段。在前一个阶段，角质形成细胞中中间丝组分大量积聚，后一阶段中，各种细胞器和颗粒状物质降解。角质细胞的胞浆呈网眼状，其中含有大量的角蛋白。角蛋白可以分为硬角蛋白和软角蛋白，硬角蛋白主要存在于毛发，指趾甲处；软角蛋白主要存在于皮肤角层内。用 X 射线衍射仪检查，根据角蛋白的空间结构形式，可分为 α 角蛋白及 β 角蛋白。影响角化的因素有环磷腺苷（cAMP）、环鸟腺苷（cGMP）、前列腺素、表皮生长因子、表皮抑素、维生素 A 和维 A 酸类药物等，它们都可以影响角质形成细胞的增殖与分化。角蛋白基因的异常可出现皮肤、毛发和指（趾）甲等的角化异常，如大疱性表皮松解症、先天性厚甲症、掌跖角化症等。

第十一节 皮肤的呼吸功能

表皮可以通过皮肤表面的弥散获得它所需要的全部氧气，经皮肤排出的二氧化碳，部分来自于皮肤本身，部分来自于浅表血管的血液中。通过皮肤表面发生的整个皮肤呼吸的比例存在不同评价，氧的吸收不到1%~1.9%，二氧化碳排出为2.7%。

一、二氧化碳

表皮角质形成细胞在增殖，分化成熟过程中产生的CO_2已通过角质层弥散进入到空气中，或经过真皮进人皮肤循环，并由血液清除。

皮肤中和碱性物质的能力与其CO_2的释放相关。在皮肤的不同部位，CO_2弥散存在生理学差异。腋窝，前额皮肤是CO_2释放较高的部位，而前胸，背部，腹部及手掌皮肤的CO_2释放较低。汗腺在CO_2释放中可能起一定作用。显性出汗时，CO_2释放增多，所以，环境温度应是影响CO_2排泄率的主要因素。CO_2丢失与角质层破坏之间存在一种对应关系，异位性皮炎，银屑病及正常皮肤在CO_2弥散方面存在差异，而婴儿和成人之间没有差异。

皮肤表面的封包对CO_2释放可能产生较大影响。使用黏附性塑料胶带和多孔纸胶带获得皮肤闭塞和非闭塞状态，利用红外线分析仪检测经皮肤的CO_2释放，结果表明，应用塑料胶带5分钟后CO_2弥散量增加，在30分钟时，与其基线差异具有统计学意义。3小时后CO_2释放达最高水平。24小时检测结果与3小时的结果相类似，去除胶带后在2小时内恢复到正常水平，而多孔非闭塞胶带的应用，在任何时候都不能引起CO_2弥散率的变化。

二、透皮氧分压

皮肤与外界环境间的氧气交换，早在1851年已被证实。角质层是氧气流通的最大阻力，角质层厚度和组成成分(脂类)的变化可引起流通改变。与血流相关的透皮氧分压(transcutaneous oxygen pressure，$TcpO_2$)在局部充血时增高，许多局部因素如角质层和表皮厚度、炎症、紫外线照射、皮肤病和水肿均可影响$TcpO_2$。

$TcpO_2$检测被广泛用于下肢动脉闭塞性疾病的研究。在充血部位进行的检测表明，$TcpO_2$降低，且$TcpO_2$降低与动脉的闭塞程度呈良好的对应关系。较低的$TcpO_2$值是潜在的疗效不佳的信号。$TcpO_2$检测也被应用于研究系统性疾病如硬皮病。在硬皮病皮肤中，组织的氧合作用程度调节成纤维细胞的合成。研究表明，硬皮病皮肤是缺氧的，其$TcpO_2$取决于皮肤厚度(皮肤越厚，$TcpO_2$越低)，但与肺功能及动脉氧分压无关。此外，在银屑病、痤疮患者中，$TcpO_2$降低。下肢慢性溃疡的患者也可利用$TcpO_2$来评估局部组织的血液循环情况。

第十二节 皮肤的内分泌调节

皮肤是激素的靶器官，在激素的作用下，皮肤发生各种生理和病理变化；同时皮肤也是产生激素的器官，能产生、转化内分泌激素，并与其反应。

一、类固醇激素

1. 性激素　包括雄激素、雌激素和孕激素。皮肤中对每种性激素均有对应的特异性受体。表皮，毛囊，皮脂腺，黑素细胞及皮肤成纤维细胞是皮肤中对性激素最敏感的靶细胞。皮肤中含有多种性激素代谢所必需的酶，如线粒体中的5α-还原酶，17羟类固醇脱氢酶等，睾酮在5α-还原酶作用下转变为双氢睾酮，其与受体的亲和力增加3倍。在成年人，对睾酮敏感区域有会阴部组织(包皮、阴囊、大阴唇及阴蒂)、头面部皮肤、腋下等。孕酮和雄激素受体结合后产生的主要作用可以是雄激素的作用，也可以是抗雄激素的作用，孕酮还可以下调雌激素受体的表达。性激素刺激表皮角质形成细胞生长和黑素细胞活性，促进毛发生长，刺激成纤维细胞分泌透明质酸和胶原。皮肤基底细胞和分化的皮脂腺细胞中有ERα和ERβ，体外研究发现ERα和ERβ可以形成杂交体，这两种受体在调节皮脂腺功能方面可能有协同或拮抗作用，从而使雌激素对皮脂腺的生物学作用有很大个体差异。

2. 糖皮质激素　天然和人工合成的糖皮质激素对皮肤具有广泛的作用。在人皮肤中的角质形成细胞、真皮成纤维细胞、血管内皮细胞和平滑肌细胞中均存在特异性糖皮质激素受体。人的皮肤可将皮质醇代谢为可的松、20α醇和20β醇。皮肤的代谢受皮质类固醇激素和甲状腺激素相互作用的调节。糖皮质激素能促进外周的T4转变为T3，甲状腺激素能增加胆固醇的合成，并刺激固醇及固醇酯进入到表皮中。糖皮质激素和甲状腺激素均能促进角质形成细胞对EGF的增殖作用。糖皮质激素也能影响皮肤的色素代谢，在肾上腺功能不全时，皮肤色素增加，补充糖皮质激素后可使皮肤色素恢复正常。糖皮质激素过多还可引起皮肤萎缩变薄、瘀斑、脆性增加、创伤愈合能力减弱、脂肪沉着增多等。

二、蛋白质和多肽

1. 受体和第二信使　蛋白质和肽类激素通过细胞表面的受体结合，引起细胞膜和/或激素受体的自身构形变化，或整个激素-受体复合物内化或上述两种情况同时发生。激素与受体的结合导致细胞内第二信使的产生，导致一系列细胞蛋白质磷酸化，从而产生生物学效应。促甲状腺素释放激素、血管升压素(又称加压素)、血管紧张素D、钙离子等均通过这一途径产生生物学效应。

2. 神经肽(neuropeptide)　大脑激素可直接和/或间接调节皮肤功能。下丘脑的促甲状腺素释放激素(TRH)可直接调节皮肤和血管舒缩运动。TRH还可通过刺激垂体激素如促肾上腺皮质激素(ACTH)、甲状腺刺激素(TSH)、生长激素(GH)、泌乳素和黑素细胞刺激激素(MSH)的释放，间接地影响皮肤功能。ACTH和MSH增加皮肤的色素形成；GH可刺激皮脂的产生，在表皮、毛囊、小汗腺及皮肤成纤维细胞中已经证明存在GH的受体。提示GH可能还控制着其他的皮肤功能，特别是GH通过胶原产生影响皮肤的厚度和机械强度；TSH促进创伤愈合；MSH还可促进皮脂的产生、分泌及脂肪组织中游离脂肪酸的释放。

皮肤C纤维释放快速激肽(tachykinin)家族的神经激肽，如P物质和K物质。P物质和K物质通过影响角质形成细胞的细胞因子产生，促进角质形成细胞生长。P物质作为神经肽类的受体，与降钙素基因相关肽等相互作用，共同参与皮肤的免疫反应。

3. 肠激素（gut hormones）　胃肠道的神经肽称为肠激素。这些激素如生长抑素、降钙素基因相关肽及神经肽等注射到体内，可引起皮肤红斑、肿胀、风团、瘙痒。由十二指肠黏膜产生的由 29 个氨基酸残基组成的血管活性肠多肽可刺激角质形成细胞增殖和腺苷环化酶活性。在 Merkel 细胞中已证明存在这些肽类神经激素。

胰岛素是一种胰腺肽类激素，对角质形成细胞的增殖是一种必需的内分泌激素。胰岛素通过改变 EGF 受体的表达，但不改变受体与 EGF 结合活性来调节角质形成细胞的增殖。胰岛素样生长因子可刺激角质形成细胞增殖，并且比胰岛素的作用强数十倍。

4. 皮肤肽类激素（skin peptide hormones）　皮肤的上皮细胞产生泌乳素、胸腺细胞生成素（thymopoietin）、甲状旁腺素相关蛋白、阿片黑皮素原（pro-opiomelanocortin，POMC）等多种肽类激素。角质形成细胞也能合成许多细胞因子和生长因子，如 IL-1、IL-3、IL-6、IL-8、IL-10、TNF、TGF-α、β、神经生长因子、碱性成纤维细胞生长因子、生长素介素 C、血小板源性生长因子、集落刺激因子、角质形成细胞自分泌因子、角质形成细胞生长因子等，并且对其他细胞释放的细胞因子（如干扰素）进行应答。这些因子可影响不同组织细胞的功能，但它们主要是作为维持皮肤自身稳定功能的自分泌和旁分泌调节因子发挥作用。

角质形成细胞中存在 dermokine 的表达，该组分可分为四种亚型，在角质形成细胞的终末分化中具有一定的作用，还具有类似的细胞趋化因子的作用，一些促炎症因子，如肿瘤坏死因子可以促进该组分的表达，而一些生长因子，如 EGF，可以抑制该组分的表达。在皮肤生理和病理状态下的作用和作用机制还有待于进一步探索。

5. 甲状腺激素（thyroid hormones）　甲状腺素（thyroxine，T4）是一种前体激素，脱碘后成为有生理学活性的 3，5，3- 三碘甲腺原氨酸（3，5，3'-triiodothyronine，T3）。皮肤是 T4 在外周脱碘的一个主要部位，皮肤本身又是甲状腺激素的靶器官，甲状腺激素能刺激皮肤成纤维细胞蛋白聚糖合成。甲状腺激素通过局部组织 EGF 水平介导来诱导表皮成熟。甲状腺对皮肤 EGF 受体表达的调节障碍可引起脱发，如甲状腺功能减退时出现头发细软和稀疏。甲状腺激素也可调节表皮分化，T3 可诱导许多与表皮更替相关的基因稳定表达。甲状腺激素还通过活化纤溶酶原活化因子基因促进角质形成细胞分化。

三、维生素 D

维生素 D 的活性形式是 1，25（OH）$_2$- 维生素 D_3（1α，25-二羟骨化醇）或钙三醇（calcitriol）。在日光的照射下，甚至在模拟日光灯照射下，皮肤中的维生素 D 转化为维生素 -D_3。新形成的维生素 -D_3 在肝脏，其 25 位发生羟化，在肾脏，其 1α 位发生羟化，形成具有生物活性的 1，25（OH）$_2$- 维生素 D_3。一次接近最小红斑量的日光浴可以使人增加约 10 000~25 000IU 的维生素 D，而在天然食物中较少含有维生素 D。维生素 D_3 转变为生物活性形式的最后一步在肾脏进行，并受甲状旁腺素、降钙素、垂体激素、类固醇激素、胰岛素、血磷及钙三醇本身水平的调节。活性维生素 D 的主要作用是促进钙的肠道吸收，保持人体血钙水平和肌肉骨骼的良好功能。维生素 D 受体存在于绝大多数有核细胞的细胞核内，调节基因表达。钙三醇作为活性维生素 D，至少对包括皮肤在内的 28 个靶组织发挥作用，甲状旁腺功能亢进往往伴发维生素 D 缺乏。

此外，维生素 -D_3 还可调节毛发生长，影响骨骼肌的更新，人体免疫和应激反应，全身能量代谢、消化、妊娠和哺乳、血液形成、生育能力、心理过程和情绪等。钙三醇因具有抗分化和增殖作用，尤其是对于肿瘤细胞具有促进凋亡和细胞周期停滞，其抗肿瘤作用也备受关注。

第十三节　皮肤内的有关介质

皮肤中可出现丰富的炎症介质，炎症介质是在炎症过程的发生发展中起关键介导作用的化学物质，亦称生物活性物质。

炎症介质可分外源性介质和内源性介质。外源性介质包括细菌、真菌等病原微生物本身及其产物。内源性介质通常以其前身或非活性状态存在于体内。在致炎症因子作用下，通过释放、活化和旁路机制，从而变成有活性的炎症介质，参与病理过程。内源性炎症介质又可根据其来源分为血浆源性和组织源性介质：如纤维素肽、纤维素原和纤维素的降解产物、血管舒缓素—激肽系统和补体系统等属血浆源性介质。而血管活性物质、化学趋化性物质和神经肽等属组织源性介质。这些介质在功能上往往具有多重性。与炎症有关的介质有组胺、5- 羟色胺（5-HT）、激肽、纤维蛋白溶酶、乙酰胆碱、溶酶体酶、补体、前列腺素（PG）、白三烯（LT）、化学趋化因子、神经肽等。介质的激活和释放是引起变态反应性炎症的直接原因。许多变态反应和非变态反应皮肤病常常有介质系统的异常变化，而且常常不只一种介质或一类介质的改变，介质之间也是相互联系的，抗炎症介质药物可以调整或纠正疾病状态的介质异常改变而达到治疗疾病的目的。炎症介质拮抗剂不仅对一种介质有作用，常能同时拮抗数种介质。

一、血管活性物质

1. 组胺（histamine）　主要存在于肥大细胞和嗜碱性粒细胞的颗粒中，与蛋白多糖结合。脱颗粒时在细胞外液中组胺与钠离子交换而排出。另外，血小板、内皮细胞、脑组织及交感神经节后纤维亦有少量存在。组胺具有强烈的药物活性，可引起皮肤和黏膜毛细血管扩张、血管的渗透性增加、平滑肌收缩、腺体分泌活动增加等。同时组胺刺激神经末梢导致瘙痒和疼痛。目前已知人体细胞膜上至少有四种组胺受体，它们是 H_1、H_2、H_3 和 H_4 受体。H1 受体在多种细胞中表达，与血管舒张和支气管收缩等有关；H_2 受体主要调节胃酸分泌；H_3 受体参与中枢和外周神经反馈调节；H_4 受体选择性表达在造血起源细胞，如树突状细胞、肥大细胞等，可参与肥大细胞、嗜酸性粒细胞等的趋化作用。最近的研究指出，H_4 受体在特应性皮炎、自身免疫性疾病等相关疾病中具有重要的意义。

2. 5- 羟色胺（5-hydroxytryptamine，5-HT）　5-HT 来源于肠黏膜的肠嗜铬细胞和肥大细胞、血小板和嗜碱性粒细胞，由色氨酸羟化和脱羧而成，储存于血小板的颗粒中。血小板激活因子（PAF）能促使其释放。5-HT 可能以失活状态大量与细胞内线粒体结合，在精神因素、体液因子（如血小板激活因子）等作用下，出现具有生物活性的5-HT。5-HT能舒张血管平滑肌，使毛细血管扩张和通透性增高。在速发型超敏反应中，肥大细胞脱颗粒过程中除了释放组胺之外，还同时释放TNF-α、5-HT、蛋白酶、白三烯等，继而皮肤出现红斑、水肿、发绀、出血、疼痛及瘙痒等症状。5-HT还可以通过下丘脑和肾上腺水平反馈调节催乳激素、加压素、ACTH等，发挥复杂的生理调节功能。细胞实验还提示，5-HT还可以通过对黑素细胞5-HT2A受体的激活作用，促使黑素形成。

3. 血小板激活因子（platelet activating factor，PAF） 血小板激活因子是磷脂类炎症介质，在炎症早期即可由多种细胞产生，如中性白细胞，甚至包括角质形成细胞。血小板激活因子能增加血管通透性，导致红斑，风团反应，并能使血小板聚集和脱颗粒，它对人中性粒细胞等有化学趋化作用。血小板激活因子可通过与其受体（属于G蛋白偶联受体家族）的结合，介导哮喘、变态反应等炎症反应。皮肤组织中注射血小板激活因子后疼痛敏感性增加，说明它在致痛和疼痛信号传导过程中具有重要作用。在自身免疫性疾病，如类风湿关节炎、多发性硬化症等疾病中，血小板激活因子上调表达明显，在使用该因子的拮抗剂后症状得到缓解，说明它在自身免疫性疾病中的重要作用。

4. 花生四烯酸氧化产物 花生四烯酸（arachidonic acid，AA）是人类皮肤中最常见的脂肪酸前身物质，是一种20碳多不饱和脂肪酸，有4个双键，存在于细胞膜磷脂中，由磷脂酶A_2作用而释放。后者活性可受糖皮质激素抑制，可能是激素促使合成磷脂酶A_2抑制物。膜磷脂还可被磷脂酶C降解而产生二酰基甘油。花生四烯酸一经释出，由两个主要的酶——环氧化酶和脂氧化酶——作用而生成前列腺素（PG）、白三烯（LT）以及羟二十碳四烯酸等各种代谢产物。

5. 激肽 激肽（Kinin）系统包括一系列具有化学趋化性、血管活性和平滑肌收缩功能的血浆蛋白，习惯上包括缓激肽（bradykinin）、胰激肽（kallidin）、血管紧张素和P物质。其中缓激肽是一种9肽，是已知的最强的血管扩张剂之一，具有引起平滑肌收缩，增加血管通透性，使肥大细胞脱颗粒，增强组织水肿和引起疼痛等效应。缓激肽是C_1酯酶缺陷患者中介导血管性水肿的关键物质。敲除缓激肽B_2受体（bradykinin receptor B_2，B_2R）及C1-INH（补体C_1酯酶抑制剂）基因的小鼠，水肿症状及血管通透性得到明显改善。激肽释放酶抑制剂或B_2R拮抗剂可改善C1-INH大鼠的血管通透性。B_2R拮抗剂艾替班特对Ⅰ、Ⅱ型遗传性血管性水肿均具有一定的疗效。临床上使用的抗激肽药如抑肽酶（Aprotinin，trasylol），具有广谱的蛋白酶抑制作用，能抑制纤溶酶、胰蛋白酶、糜蛋白酶、激肽释放酶及凝血因子Ⅳ~ⅩⅢ等。

6. 蛋白酶 能增加毛细血管通透性，还能通过激活其他血管活性介质而参与炎症过程。其也是一种趋化性介质，能趋化中性粒细胞。蛋白酶还能引起组织损伤。有的蛋白酶又是一种蛋白酶抑制剂，与皮肤分泌的其他抗蛋白酶因子一起，参与炎症反应的调节。

7. 补体成分 补体是抗体发挥溶细胞作用的必要充分条件，可促进抗原抗体结合和溶解靶细胞。多种补体成分如C3a和C5a有促进肥大细胞释放组胺等的作用。C3a、C5a、C5b、C6、C7还对中性粒细胞有趋化作用。

8. 乙酰胆碱 自皮肤的胆碱能神经末梢释放能使血管扩张及发生风团。乙酰胆碱也能增加肥大细胞和嗜碱性粒细胞释放组胺。临床上常用的抗胆碱药有阿托品、安定类。

9. 纤维蛋白溶酶 激活的纤溶酶可对纤维蛋白、纤维蛋白原、凝血酶原等蛋白质起溶解作用，分解大量蛋白质而产生组胺、白细胞毒素等与变态反应及炎症有关的物质，从而使血管壁渗透性增高、平滑肌收缩。临床上常用的抗纤溶药物有6-氨基已酸（EACA）、氨甲苯酸（PAMBA）、氨甲环酸（transamic acid）、抑肽酶等。

10. 溶酶体酶 存在于中性粒细胞、肥大细胞和巨噬细胞的溶酶体中，血小板中也含有溶酶体酶，当存在激发因子时，如抗原抗体免疫复合物可促使溶酶体内中性蛋白酶释放，破坏弹性蛋白而致免疫复合物沉积处血管炎，阳离子蛋白的释放能增加血管的通透性和影响粒细胞运动等作用。临床上凡是能稳定溶酶体膜、抑制肥大细胞等细胞内的磷酸二酯酶，使细胞内的cAMP水平升高的药物均可阻止或减少活性介质的释放，从而使炎症反应减弱。这类药物有近20种，如糖皮质激素和非类固醇类抗炎药物氯喹、乙酰水杨酸、保泰松、吲哚美辛及抗组胺药、秋水仙碱、环磷酰胺等。

二、皮肤中的化学趋化介质

由组织细胞和微生物产生的化学趋化介质对白细胞的化学趋化（chemotaxis）作用，也是机体防御。外源性介质如细菌、真菌等病原微生物本身及其代谢产物。内源性介质包括来源于血浆的化学趋化介质（如补体系统的一些激活成分等）和来源于组织的化学趋化介质（一些血管活性物质、白三烯、细胞因子等）。

所有的化学趋化因子都有4个保守的半胱氨酸残基，从而形成特征性的二硫键，一个较短的氨基端序列和一个较长的羧基端序列。根据首位两个半胱氨酸之间有不等数量残基隔开或仅有单个半胱氨酸等的结构不同，化学趋化因子至少可分为四型：C型、C-C型、C-X-C型和C-X3-C型。多数趋化因子属C-C型和C-X-C型。

新近的重要发现是：化学趋化因子能抑制HIV-1引起的感染，而且化学趋化因子受体联同CD4都是HIV-1侵袭的必需协同受体（obligate co-receptors）。与C-X-C型化学细胞因子家族有关的受体被称为CXCR，并尾随一个数字（如CXCR-1，CXCR-2，CXCR-3，CXCR-4，CXCR-5）。与C-C型化学趋化因子家族有关的受体被称为CCR，并尾随一个数字（如CCR-1，CCR-2，CCR-3，CCR-4，CCR-5，CCR-6，CCR-7，CCR-8，CCR-10）。化学趋化因子是维持正常白细胞移行的重要介质。化学趋化因子是一种能通过诱导化学趋化过程和炎症部位各种炎症细胞的激活过程来局限和加强炎症反应的细胞因子。

已经证实化学趋化因子对一些特殊的细胞亚群有趋化特异性。例如，C-X-C型化学趋化因子能趋化中性粒细胞，但不能趋化巨噬细胞；而C-C型化学趋化因子更能选择性地趋化巨噬细胞；C型化学趋化因子中的淋巴细胞趋化因子（Lymphotactin）仅能趋化淋巴细胞。

现在一般认为各种化学趋化因子和其他炎症介质的综合作用对炎症部位的细胞浸润是至关重要的。许多化学趋化因子也能直接激活细胞。其中一些还能激活粒细胞和/或单核细胞，并引起呼吸爆发级联反应、脱颗粒和释放溶酶体酶。其他一些化学趋化因子则能激活免疫活性细胞，以便使得他们对其他一些炎症介质起反应。还有一些化学趋化因子则能强烈促使嗜碱性粒细胞释放组胺。红细胞还可通过其表面化学趋化因子受体在调节化学趋化因子网络中起着重要作用。许多编码化学趋化因子的基因在包括自身免疫病、癌症、动脉硬化和慢性炎症性疾病的许多病理生理过程中大量表达。某些C-C型化学趋化因子除了化学趋化功能外，还能诱导杀伤细胞的激活和增殖。这种激活过程如同用IL-2激活的LAK细胞一样。已经证实许多化学趋化因子还能调节各种不同类型的造血干细胞的生长，因此也有促进造血功能(如BFU-E，CFU-GM，CFU-GEMM等)。化学趋化因子在炎症情况下的骨髓内外造血干细胞的迁移中可能起着重要作用。同样，也有报告化学趋化因子在肿瘤生长过程中有促进血管生长的作用。

三、皮肤中的神经介质

1. 神经介质的种类　皮肤中存在至少50余种包括神经肽类和神经激素在内的各种神经介质。神经肽类是一组由氨基酸组成并具有生物活性的肽类或蛋白。正常人皮肤组织神经纤维中含有许多种神经肽，其中包括P物质(substance P)、神经肽A(neurokinin A，NKA)、神经肽Y(neuropeptide，NPY)、血管活性肠肽(vaso-active intestinal polypeptide，VIP)、氨基端组氨酸，羧基端蛋氨酸多肽(polypeptide with histidine-at the N-terminal and methionine at the C-terminal，PHM)、生长抑素(somatostatin，SOM)、神经降压肽(neurotensin，NT)、降钙素基因相关肽(calcitonin-gene related peptide，CGRP)、神经激肽(neurokinin)、胃泌素释放肽(gastrin-releasing peptide，GRP)和缓激肽(bradykinin)。神经激素包括催乳素(prolactin)、促黑激素(melano-stimulating hormone，MSH)、促肾上腺皮质激素(adrenocorticotrophic hormone，ACTH)、儿茶酚胺类(catecholamines)、脑啡肽、内啡肽(endorphins)、乙酰胆碱(acetylcholine)等。皮肤细胞可能产生某些神经肽和神经激素。这些神经肽类和激素通过一系列作用影响和调节皮肤免疫和炎症过程，如调节白细胞迁移、黏附分子表达、细胞因子产生、辅佐细胞抗原提呈，影响微血管通透性和皮肤细胞的生长、增殖等。皮肤神经介质的数量因个体、疾病及部位而异。皮肤神经肽的浓度范围随神经肽的种类而异，一般每克皮肤组织中的含量为0.1~5.5pmol。皮肤神经介质既能由神经纤维和Merkel细胞合成，亦可由朗格汉斯细胞、角质形成细胞、黑素细胞、粒细胞、肥大细胞、淋巴细胞、单核细胞和巨噬细胞等合成。

2. 神经介质的功能　VIP与排汗调节有关；SP、NKA、CGRP、VIP、NPY可能起调节皮肤血流的作用；NT、SP能通过影响皮肤血流和汗腺的分泌来调节体温；SP、NKA、CGRP、NPY也被称为血管活性因子，其中VIP可直接作用于血管平滑肌引起血管扩张，而NT、SP则通过使肥大细胞释放组胺作用于血管引起血管扩张效应，SP本身同时也是很强的血管扩张剂，人类皮内注射10pmol的SP可迅速出现皮肤潮红及荨麻疹样风团，其作用效价比组胺高得多。VIP静脉注射可以引起皮肤潮红；在人皮内注射SOM和VIP也可引起风团和皮肤潮红反应。已经证实神经肽在速发型超敏反应中也具有重要作用。神经肽可通过直接和间接两种方式参与速发型超敏反应。

3. 神经介质受体的分布与功能　大多数皮肤组织的细胞上均有神经介质受体的存在。此外，在人体免疫活性细胞上也发现有很多神经介质的受体存在。提示神经介质还可通过对机体免疫功能的调控来维持机体的正常生理功能。例如：①儿茶酚胺受体：血中T和B淋巴细胞以及各种其他白细胞上均有肾上腺素β受体。人的多形核白细胞及小鼠脾小结中的淋巴细胞上可能有肾上腺素β受体。哺乳动物淋巴细胞上还有多巴胺受体。这些儿茶酚胺受体的确切功能还有待进一步研究。②组胺受体：T和B淋巴细胞上有能与组胺特异性结合的受体，但不是所有的T、B淋巴细胞上都有组胺受体。因此，可以将淋巴细胞分成组胺受体阳性和阴性两类。其组胺受体多属H_2型。T辅助细胞(Th)上可能还有H_1型受体。③肽类受体：免疫细胞上有P物质、血管活性肠肽、促生长素抑制素、神经降压肽、降钙素基因相关肽、催乳素、脑啡肽、内啡肽等受体。

大量研究证明神经系统和免疫系统之间存在信息交流。控制产热、行为、睡眠和情绪的神经靶位点受到感染过程中激活的巨噬细胞和单核细胞分泌的炎症性细胞因子的影响。在中枢神经系统内的大脑损伤、细菌和病毒感染、神经退行性变过程中也已经发现各种细胞因子的产生。神经内分泌系统可通过诸如脾、胸腺、淋巴结等免疫器官内的交感神经和感觉神经元的支配来直接调节免疫系统。例如，三分之二的大鼠肠黏膜的肥大细胞与表皮下多肽神经元密切接触。

第十四节　皮肤结缔组织代谢

近年来有关结缔组织成分的研究进展迅速，发现了许多新的成分，阐明了许多疾病的分子机制。

一、参与皮肤结缔组织代谢的主要细胞

1. 成纤维细胞　成纤维细胞的主要功能是合成各种胶原(collagen)、弹性蛋白(elastin)及其他ECM成分，同时还产生分解这些成分的酶类，从而维持其代谢平衡。在受到某些刺激时成纤维细胞能够进行迁移、增殖及加速合成ECM，这些作用在创伤愈合等组织修复中是十分重要的。但成纤维细胞的过度增生和合成ECM过多则可形成病理性纤维增生，如瘢痕疙瘩。此外，成纤维细胞的某些功能缺陷往往是一些遗传性结缔组织病的原因。成纤维细胞很容易在体外培养，对研究其生物学作用极有帮助。利用细胞培养技术，许多成纤维细胞的功能，产生的各种结缔组织成分及其编码基因等得以发现。诸多细胞因子可以影响成纤维细胞的功能，如成纤维细胞生长因子、单核巨噬细胞集落刺激因子(GMCSF)、血小板源性生长因子(PDGF)等，促进其增殖和胶原合成，对于及时有效的组织修复具有重要的意义。

2. 角质形成细胞　也是重要的结缔组织成分，调节和产生细胞，可产生Ⅳ、Ⅶ、Ⅷ型胶原、板层素和一些氨基聚糖，还可产生多种细胞因子和基质金属蛋白酶，积极参与结缔组织成分的合成和调控。

3. 其他细胞　真皮是一个多血管组织，血管内皮细胞、多种白细胞、淋巴细胞及肥大细胞等对结缔组织成分的合成和分解都发挥重要的调节作用，特别是在炎症及创伤等过程

中，由于这些细胞浸润后可产生各种细胞因子，其调节作用就更加明显。如血管内皮生长因子促进血管内皮细胞的迁移、增殖和分化而促进结缔组织的新生。肥大细胞可以通过产生IL-4刺激成纤维细胞的增殖，促进结缔组织的修复。巨噬细胞在结缔组织中对维持胶原的平衡起着复杂和重要的作用，它一方面可以促进纤维增生，另一方面又可以促进胶原降解，这与其中的金属蛋白酶的作用有关。另外，脂肪细胞可分泌瘦素，作用于下丘脑，从而调节脂肪和能量代谢，并发挥脂肪组织重建和维持结缔组织的功能。另有研究证实，瘦素还可以促进胶原合成。

二、胶原

胶原主要位于真皮，约占皮肤干重的80%~85%，是细胞外基质中最主要的成分，是一类具有遗传特异性的蛋白超家族。目前发现的胶原至少有29种，在皮肤表达的至少有12种。尽管这些胶原的聚合方式不一，但它们的初级结构却极为相似。所有的胶原分子均由三条α链组成，再以三螺旋或超螺旋形式形成胶原分子。按分子结构特点的不同，胶原可分为三类：第一类为纤维型胶原，包括Ⅰ~Ⅲ型，Ⅴ型和Ⅺ型胶原。它的特点是分子量大，整个分子均为由三条α链组成的三螺旋结构；第二类胶原包括Ⅵ、Ⅶ、Ⅻ型胶原，除有三螺旋结构外，还有非胶原成分将三螺旋结构隔开，分子量较小。第三类胶原为短链胶原，分子量小，包括ⅩⅢ、Ⅺ和Ⅹ型胶原等。真皮细胞间主要是Ⅰ和Ⅲ型胶原，而在基底膜、真皮血管、神经和皮肤附属器周围的主要是Ⅳ型胶原。胶原的韧性为皮肤提供了有效的抗张强度。在婴儿和青年人皮肤中，Ⅰ型胶原蛋白的含量较多，约占70%，Ⅲ型胶原蛋白相对较少，约占30%。而在衰老过程中，成纤维细胞合成Ⅱ型胶原蛋白增加，Ⅰ型胶原蛋白减少。

三、弹力蛋白（elastin）

弹力蛋白本身是一具有特异弹力及张力的蛋白。弹力纤维（图2-7，图2-8）的力量来自于特殊的交联桥粒结构和异桥粒结构。随着赖氨酸残基的酶促氧化脱氨基作用，这些交联结构产生弹性。弹力蛋白的可溶性前体——原弹力蛋白的发现可帮助了解弹力蛋白的部分性质。原弹力蛋白的分子量大约有70kD，原弹力蛋白的交联发生迅速，其被分泌到细胞外

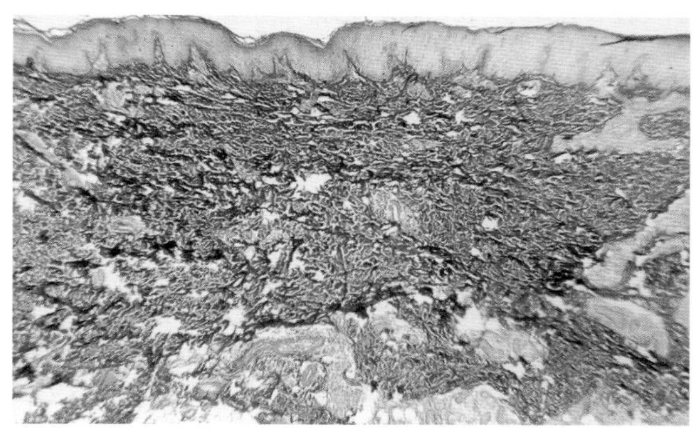

图2-7 弹力纤维（Verhoeff-Van Gieson染色）
弹力纤维呈深蓝黑色。

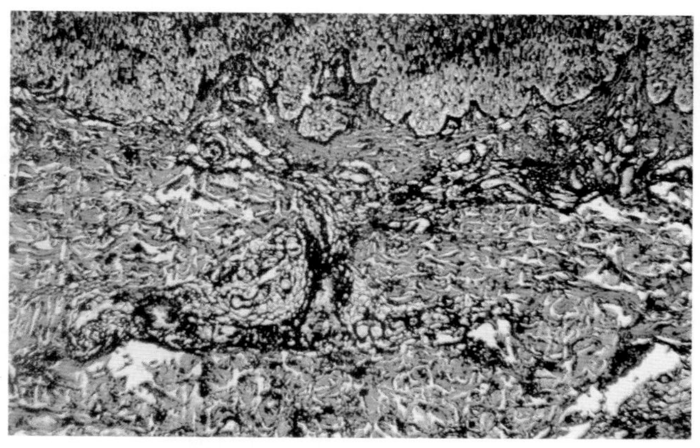

图2-8 网状纤维（硝酸银浸染）
网状纤维呈黑色。

后规则地分布于微丝周围，并且在分子间通过桥联结构形成交联，交联过程需赖氨酰氧化酶催化。每四个原弹力蛋白分子形成这样一个交联。原弹力蛋白的交联迅速发生，最终形成一不溶性的多聚体—弹力蛋白。

弹力蛋白的表达受到多种因素的影响和调控，如在皮肤中，TGF-β1促进弹性蛋白的表达，延缓其降解。IGF和IL-10同样具有上调弹力蛋白表达的作用。在人类皮肤中，弹力蛋白的特征之一就是它在皮肤衰老过程中进行性降解，片段化甚至消失。除了在伤口愈合处的真皮质中，在肺、大动脉等器官中存在大量的弹力蛋白。弹力蛋白的产生始于妊娠中期，在出生前达到高峰，新生儿早期表达减少，到成年期处于较低水平。但在某些疾病过程中可伴随弹力蛋白表达的改变。已有文献报道，在乳房肿瘤、肺气肿及肝纤维化中有弹力蛋白的沉积和表达增加。

四、基质

基质（ground substances）为结缔组织中在细胞及纤维间充满的无定形物质的总称。由多种非胶原性糖蛋白（结构性糖蛋白）、蛋白多糖和氨基聚糖构成，结构性糖蛋白包括纤维连接素（fibronectin）、板层素（Laminin）、玻连蛋白、腱糖蛋白及巢蛋白等。蛋白多糖是由蛋白质与氨基聚糖结合而成。氨基聚糖的基本构成为氨基糖和糖醛酸的重复结构，皮肤的氨基聚糖至少已发现有7种：①透明质酸（HA）；②4-硫酸软骨素；③6-硫酸软骨素；④硫酸皮肤素；⑤硫酸角质；⑥肝素；⑦硫酸乙酰肝素。其中HA是唯一不含硫酸的成分，是由两个糖基、葡萄糖醛酸和N-乙酰氨基葡萄糖组成的超过30 000重复单位的直链多聚糖大分子聚合物。皮肤中氨基聚糖属于生物大分子，对保持皮肤的水分有重要作用，每克可结合约500ml水，尤其是透明质酸，其结合水分子的能力较强。基质不仅有支持、连接细胞作用，而且还可通过其在细胞表面的特异受体-整合素（integrin）的β亚单位参与细胞的形态变化、增殖、分化及迁移等多种生物学作用。基质占皮肤干重的0.1%~0.3%。细胞外基质在组织创伤修复过程中起着重要作用。基质的合成和降解失衡与组织瘢痕形成、纤维硬化症等关系密切。

五、结缔组织成分的分解与调节

1. 胞内金属蛋白酶（MMPs） 结缔组织成分的分解

由一组酶系统来完成，这些酶称为基质金属蛋白酶（matrix metalloproteinase，MMP），它们是一族锌离子依赖的内肽酶。随着认识的深入，人们发现以往所谓的胶原酶（collagenase）不仅能降解各类胶原，同时也能降解蛋白多糖及其他基质蛋白。这些酶组成一个庞大的，在结构和酶学性质上高度相关的蛋白质家族，并且其成员在不断发现。这些酶能由皮肤中不同类型的细胞产生，如成纤维细胞、角质形成细胞、单核巨噬细胞和内皮细胞、肥大细胞和嗜酸性粒细胞。一般来说，MMPs在皮肤中不作为主要组成成分。但 MMPs 在不同的生理情况下扮演重要角色，如组织形态再造、组织修复、血管再生等过程中的 ECM 溶蛋白重塑形过程。另一方面，MMPs 在结缔组织成分的过度降解中起关键作用，如类风湿关节炎、骨关节炎、慢性溃疡、皮肤光照老化等。而肿瘤细胞浸润和转移过程中 MMPs 亦起到重要作用。与真皮基质的胶原一样，新的胶原酶不断被发现，这些酶不仅能降解胶原，也能降解纤维连接素、明胶、蛋白多糖等。这类酶含有金属离子如 Zn^{2+}。同时也需要 Ca^{2+} 作为协同因子。由于该酶极易在缺乏 Ca^{2+} 的情况下变性，因此能被螯合剂如 EDTA 灭活；如果重新加入 Ca^{2+} 则其活性部分恢复。

MMPs 系统是一类包括原纤维胶原、非原纤维胶原、纤维连接素、板层素、以及基底膜或间质基质糖蛋白在内的酶，在 ECM 蛋白质代谢过程中起到关键的作用。根据其特征性的活性，这些酶可用于治疗发病机制涉及组织降解的各种癌症和关节炎等疾病。在诸如伤口愈合、妊娠、血管增生等正常生理过程中，MMPs 参与基质蛋白的细胞外降解和分解，有文献报道 MMPs 也能促使细胞穿越基底膜。各种类型细胞中 MMPs 的释放与许多疾病的发生发展有关，如炎症性皮肤病、关节炎、牙周炎、组织溃疡等。现已证明：疾病过程中的组织损害常常与 MMPs 和 TIMPs（金属蛋白酶组织抑制因子）之间的平衡失调密切相关。

2. 弹性蛋白酶　弹性蛋白酶是一种能降解可溶性弹力蛋白或其合成底物的一组酶的总称。不同的研究者对成纤维细胞的弹性蛋白酶的分类尚不一致，有人把它归类于 MMPs；有人把它归于丝氨酸蛋白酶，因此对其命名亦较为困难。

最有特征的弹性蛋白酶来自多形核细胞，一般称为中性粒细胞弹性蛋白酶，属于丝氨酸蛋白酶。中性粒细胞弹性蛋白酶存在于多形核细胞的嗜苯胺蓝颗粒中，不仅能降解弹力蛋白，亦能分解纤维型胶原的交联区，Ⅲ型和Ⅳ型胶原的螺旋区以及纤维连接素。巨噬细胞弹性蛋白酶是一金属蛋白酶，但更像中性粒细胞酶，它是非特异性的。胰酶与中性粒细胞酶一样，也是一种丝氨酸蛋白酶。这两种蛋白酶水解疏水氨基酸如丙氨酸、缬氨酸、亮氨酸等之间的肽键。

3. 蛋白水解酶　蛋白水解酶（proteolytic enzyme）通过催化多肽链的水解而使皮肤中的蛋白质降解。其种类繁多，由于缺乏严格的底物特异性，故分类较困难。按其作用方式一般分为肽链内切酶（蛋白酶，proteinase）和肽链外切酶（肽酶，peptidase）两大类。

在人类皮肤中发现和提纯的肽链内切酶有：酪蛋白水解酶、糜蛋白酶、胰蛋白酶，胶原酶、白明胶酶和弹性蛋白酶、激肽释放酶、C_1- 酯酶、纤维蛋白溶酶、组织蛋白酶（cathepsin）、钙离子激活蛋白酶等。肽链外切酶也发现较多，但只有少数被纯化，如：氨肽酶、羧肽酶、二肽基肽酶和二肽酶等。在人类皮肤和血浆中尚含有一些这些蛋白水解酶（特别是蛋白酶）的抑制剂，较为重要的为 α_2- 巨球蛋白。蛋白酶和蛋白酶抑制剂之间存在着微妙的平衡关系，在疾病过程中起着重要作用。一种少见的常染色体显性遗传病——遗传性血管性水肿，就是因为血浆中功能性的 C_1- 酯酶抑制剂缺乏，导致皮肤和黏膜的水肿。

皮肤中的蛋白水解酶在正常情况下参与细胞与细胞外结构物质的代谢。前者包括细胞内蛋白质的消化（溶酶体酶）以及表皮角化过程中的蛋白质代谢；后者包括胶原酶、弹性蛋白酶、纤维连接蛋白和蛋白多糖的作用以及酶原、大分子结构物质和激素的激活。除此之外，蛋白水解酶还参与皮肤病发生发展过程中的许多病理生理过程，如皮肤的炎症过程和细胞功能的调节。前者包括释放化学趋化性肽，增加血管通透性，降解结构蛋白及细胞的去附着和细胞毒作用；后者包括加强细胞的分化和增殖、恶性转移及恶性细胞的侵袭。通过研究皮肤病中的蛋白水解酶可能为澄清皮肤病的发病机制提供有用的线索。

第十五节　皮肤老化

皮肤老化（skin aging）包括内在老化（intrinsic aging，或称自然老化）和光老化。新近有学者提出热老化的概念。皮肤光老化表现为中老年人日光暴露部位皮肤出现的外观和组织学变化，UV 一方面可以促使维生素 D 的合成，促进调节人体昼夜节律的内分泌激素的分泌，但更重要的是过度日光暴露可诱导人类皮肤成纤维细胞产生多种基质金属蛋白酶，能特异性降解几乎所有的细胞外基质成分，使皮肤胶原修复能力下降。DNA 是 UV 的主要靶点，UV 可使 DNA 形成嘧啶二聚体，加速端粒的缩短，而端粒控制着与老化有关基因的表达和细胞的增殖。真皮成纤维细胞在长期紫外线的作用下出现线粒体 DNA（mtDNA）的突变及累积，该机制也被证实与皮肤的老化有关。因此，UV 能加速细胞的老化，同时在病因学上与皮肤癌有密切关系。

一、皮肤老化的形态学改变

临床特点：皮肤老化在外观上表现为：皮肤粗糙、松弛、下垂，出现皱纹、不规则色斑和毛细血管扩张，并可能出现各种良性和恶性肿瘤。上述变化的严重程度取决于个体对日光的耐受性和对日光损伤的修复能力，光老化在曾接受过度日光照射的浅肤色人群中更为显著，在人体面部、颈部及上肢的伸侧部位最明显。这些变化的分布与人们的着装样式、发型和日光暴露的方式都有关系，不但如此，还与皮肤结构（如黑素细胞和皮脂腺的解剖分布）等因素有关。

二、组织学及生物学改变

1. 表皮　表皮老化的慢性损伤表现为明显的厚度变化，在不同部位可出现严重的萎缩或增生，角质形成细胞和黑素细胞都可出现一定程度的核异型。角质形成细胞缺乏分化成熟的有序性，黑素细胞不规则地分布在基底膜上方，并且数量也明显减少；朗格汉斯细胞数量有明显减少，白种人光暴露部位皮肤朗格汉斯细胞数量仅为遮盖部位的 50% 左右。

2. 真皮细胞外基质　皮肤老化最明显的变化表现在真

皮细胞外基质上，细胞外基质包括除了水以外的所有细胞间物质，其中最主要的成分是胶原、弹力纤维、氨基聚糖、蛋白聚糖等，主要由真皮内成纤维细胞合成。内在因素如细胞因子和炎细胞、外界因素如紫外线等都能对细胞外基质产生影响。胶原纤维是人体含量最丰富的蛋白，皮肤中的主要成分是Ⅰ型胶原和Ⅳ型胶原。Ⅰ型胶原大约占皮肤胶原成分的80%，是人体组织中最主要的结构蛋白。Ⅳ型胶原又称为胎儿胶原，这是因为它在胎儿组织中含量丰富，约占胎儿皮肤胶原总量的一半，而在成人中Ⅰ型和Ⅳ型胶原的比例为6∶1。尽管弹力纤维只占皮肤干重的1%~2%，但对皮肤的弹性和顺应性起重要作用。氨基聚糖在皮肤中分布广泛，可以结合大量水分，透明质酸是皮肤中含量最多的氨基聚糖。蛋白聚糖由氨基聚糖与核心蛋白共价连接形成，氨基聚糖和蛋白聚糖的作用包括促进细胞在组织中的运动、维持基底膜完整性、调节细胞间相互作用以及调节胶原纤维和弹性纤维的合成。在衰老的皮肤中，胶原原纤维增厚、机化，呈现为一种排列无序的状态。胶原原纤维的半衰期约为17年。随着时间的推移，胶原原纤维碎片在真皮中的堆积对皮肤机构及功能也产生长久而持续的影响。每单位面积皮肤的总胶原含量的减少速度约为每年1%。尽管Ⅰ型胶原是皮肤中含量最丰富、最重要的胶原类型，真皮中的其他类型的胶原也受到皮肤衰老不同程度的影响。

3. 血管　皮肤老化部位皮肤小静脉由于血管壁明显增厚而出现血管屈曲、扩张，真皮中血管减少，血管袢变短。另外，由于血管周围支撑结缔组织的减少和血管内皮细胞的损伤而出现表浅小血管扩张。

4. 附属器　可出现脱发，毛发色素减少，部分终毛转变为毳毛，甲板异常，汗腺、皮脂腺等缩小或减少。结节性弹性纤维病变可出现囊肿和黑头，组织学上表现为毛囊扩张、萎缩的皮脂腺存在于弹性纤维变性的真皮中，这些表现与毛囊失去结缔组织支持有关。

三、皮肤老化对皮肤生理功能的影响

1. 皮肤萎缩、代谢减慢　皮肤萎缩是随年龄自然老化的主要表现之一，也是与光老化在组织学改变方面的重要区别。表现为皮肤变薄，表皮、真皮的细胞数目，细胞外基质以及皮肤附件都不同程度地减少。表皮角质形成细胞层次减少，转换率降低；损伤后的再上皮化过程延迟，创伤愈合较慢。真皮成纤维细胞数目减少、寿命缩短，合成胶原纤维的能力下降，使得皮肤机械保护功能降低。因此，在同样的外力作用下老年人皮肤更容易发生损害并且不易愈合。同时，由于代谢活动的障碍，皮肤的感觉知觉和温度调节功能都有不同程度的缺陷。皮脂腺和汗腺分泌减少，造成皮肤干燥容易发生皲裂。

2. 皮肤水合能力降低　皮肤健康润泽富有弹性的外观依靠多种因素的维持，其中良好的水合能力是关键因素之一。水在角质层的含量约为10%~15%，是角质层重要的塑形物质。随着年龄的增长，皮肤水的含量逐渐下降，其结果是造成外观粗糙无光泽，弹性差并且发生皱纹。维持皮肤水合能力的主要因素是天然保湿因子（natural moisture factor，NMF），实验证明老年人皮肤NMF水平仅为青年人的75%，因而难以保持皮肤的正常含水量。另外，老年人皮肤表面水脂乳化物含量减少是引发皮肤干燥、粗糙的另一重要原因。

近年有人较系统地研究了透明质酸（HA）和皮肤老化的关系，发现皮肤中HA的含量占机体总储量的50%以上。HA结合水的特性使其成为皮肤水合作用的重要标志，皮肤老化和HA含量减少成平行关系。

3. 免疫功能低下　皮肤是重要的免疫器官。表皮角质形成细胞（KC）、朗格汉斯细胞（LC）、真皮成纤维细胞以及移行至皮肤的T细胞、中性粒细胞等以复杂的方式构成皮肤免疫网络系统。伴随着皮肤老化的进程，免疫细胞数目减少并且发生功能障碍。

老龄皮肤表皮中LC数目减少20%~50%，同时其抗原加工呈递作用和刺激同种异体T细胞增生的能力均明显下降。组织巨噬细胞也发生类似的改变，使皮肤免疫系统的防御作用和监视作用障碍，可能是老年人容易发生皮肤各种感染和肿瘤的主要原因。角质形成细胞的免疫学作用已日益受到重视。与青年人相比，老年皮肤角质形成细胞产生白介素-1等细胞因子和表达免疫活性标志的反应迟钝，免疫活性明显下降，从而导致整个调节网络的功能不全。这不仅是皮肤老化的主要表现，同时也是引起进一步的功能缺陷进而继续老化的重要环节。

4. 其他改变　皮肤老化过程中黑素细胞数目和毛母质细胞总数逐年减少，导致色素分布不均，发生老年特发性白斑以及毛发数量和颜色的异常如脱发、白发等。

皮肤老化引起的代谢障碍比较突出的是维生素D合成减少。据报告皮肤经日光照射后血清维生素D浓度升高的比例在老年人仅为青年人的40%。这是老年人维生素D缺乏和骨质疏松的主要原因之一，因此对老年人应强调食物中补充足量的维生素D。

四、皮肤老化的细胞和分子水平研究

体外细胞培养实验证明，年龄因素对包括角质形成细胞、成纤维细胞、黑素细胞等在内的皮肤细胞的生物学特性有着重要影响。随着年龄的增长，其表皮角质形成细胞增生潜能明显下降，表现为对增生刺激的反应迟钝，集落形成变小而少；自分泌和旁分泌细胞因子的功能减退，具代表性的是白介素-1β产生减少。同时还发现成年人的角质形成细胞对干扰素生长抑制作用的反应远较新生儿的角质形成细胞敏感。因此目前普遍认为与年龄相关的角质形成细胞生长功能低下有两个方面的发生机制：对有丝分裂原的反应性下降和对生长抑制因子的反应性增高。另外，自由基与皮肤老化的关系也备受关注，皮肤被覆人体表面，暴露于紫外线，导致皮肤角质层过氧化氢酶系和超氧化歧化酶系的平衡失调，清除自由基的能力下降与皮肤老化将进一步相互负面影响。

皮肤成纤维细胞在老化过程中其增生潜能和产生胶原的能力都明显减退，这可能与成纤维细胞的基因调控异常、细胞凋亡增加、抗氧化损伤能力下降、基质金属蛋白酶（MMP）表达增加等有关。代谢活性低下反映在其细胞膜表面针对特异性生长因子的高亲和力受体丧失；细胞内信号转导功能缺陷等。成纤维细胞合成胶原减少，而MMP合成增加，后者可以促进各种胶原以及其他蛋白质的降解。真皮组织结构的维持除了与MMPs活性有关之外，还与其组织抑制剂TIMP关系密切。近年来相关研究表明，MMPs分泌增加，或者TIMP分泌减少均使胶原分子细胞内降解增加。UV诱导MMPs上调后使其特异性降解几乎所有的细胞外基质。不同类型的

MMP降解不同的真皮细胞外基质蛋白。UV照射可通过多条细胞信号通路诱导MMPs基因表达和活性上调。其中最重要的就是丝裂原活化蛋白激酶(mitogen-activatedprotein kinase,MAPK)和核因子-κB(nuclear factor-κB,NF-κB)信号通路。因此,长期、过度UV照射会导致MMPs产生过量,继而降解胶原蛋白等细胞外基质成分,引起皮肤松弛、皱纹形成等皮肤光老化改变。

老年医学研究证明,机体组织细胞的老化受基因控制,皮肤老化也不例外。对老化进程有调控作用的基因有三类:①原癌基因:包括c-myc、c-fos等,是影响细胞分裂的主要基因,可被分裂原刺激而表达。c-fos还可因紫外线照射、细胞分化信号等诱导表达;②表皮生长因子受体(EGFR)基因:当EGFR被EGF结合或发生信号转导反应时该基因表达;③生长停止和DNA损害基因(growth arrest and DNA-damage-inducible gene 153,GADD153),在生长停止或发生细胞内DNA损伤时表达,同时还对生长因子缺乏信号的诱导发生反应。

在体外实验中应用生长因子刺激,观察其前后过程中各种基因表达水平的改变,发现了一些有意义的规律。新生儿皮肤角质形成细胞c-fos mRNA表达水平在刺激前为弱阳性,刺激之后迅速而且明显上升;成人非暴露部位的角质形成细胞,刺激因子对c-fos有类似的诱导反应,但表达水平较新生儿低;而成年人暴露部位的角质形成细胞,在刺激之前就已有高水平的c-fos表达,对生长因子的刺激无明显反应。这说明c-fos在细胞对生长刺激的应答过程中起重要的调控作用,随着老化的发生其反应能力逐渐下降。同时也提示c-fos表达差异是皮肤自然老化和光老化在基因水平上的主要区别。

c-myc基因在各年龄段的角质形成细胞中都较容易检测到,新生儿和年轻人的表达水平高于40岁以上的人群。生长刺激因子可使EGFR mRNA水平在本已较高的基础上进一步升高,在新生儿角质形成细胞尤为显著,随着年龄的增加这种升高幅度逐渐减低。GADD153基因在刺激作用前表达明显,刺激作用之后24小时之内显著下调,在新生儿更为突出。刺激后14小时成人角质形成细胞又达最大表达,而在新生儿角质形成细胞要到24小时才开始回升,48小时后达到最高峰。这一现象说明各种因素引起的细胞生长迟缓状态在生长刺激因子作用下由GADD153基因的活化而被解除,细胞转而进入活跃增生状态。这一状态持续时间的长短与角质形成细胞供体的年龄相关,较年轻者持续时间较长。而老化则使其持续时间缩短。在分子水平上,随着老化的发生,数种基因协同作用使皮肤细胞编码有丝分裂蛋白的基因稳定期血mRNA合成水平下降,引起细胞对外部刺激的反应性减低,从而导致了一系列皮肤老化的细胞和分子生物学表现。

(杨建强 郑敏)

第三章

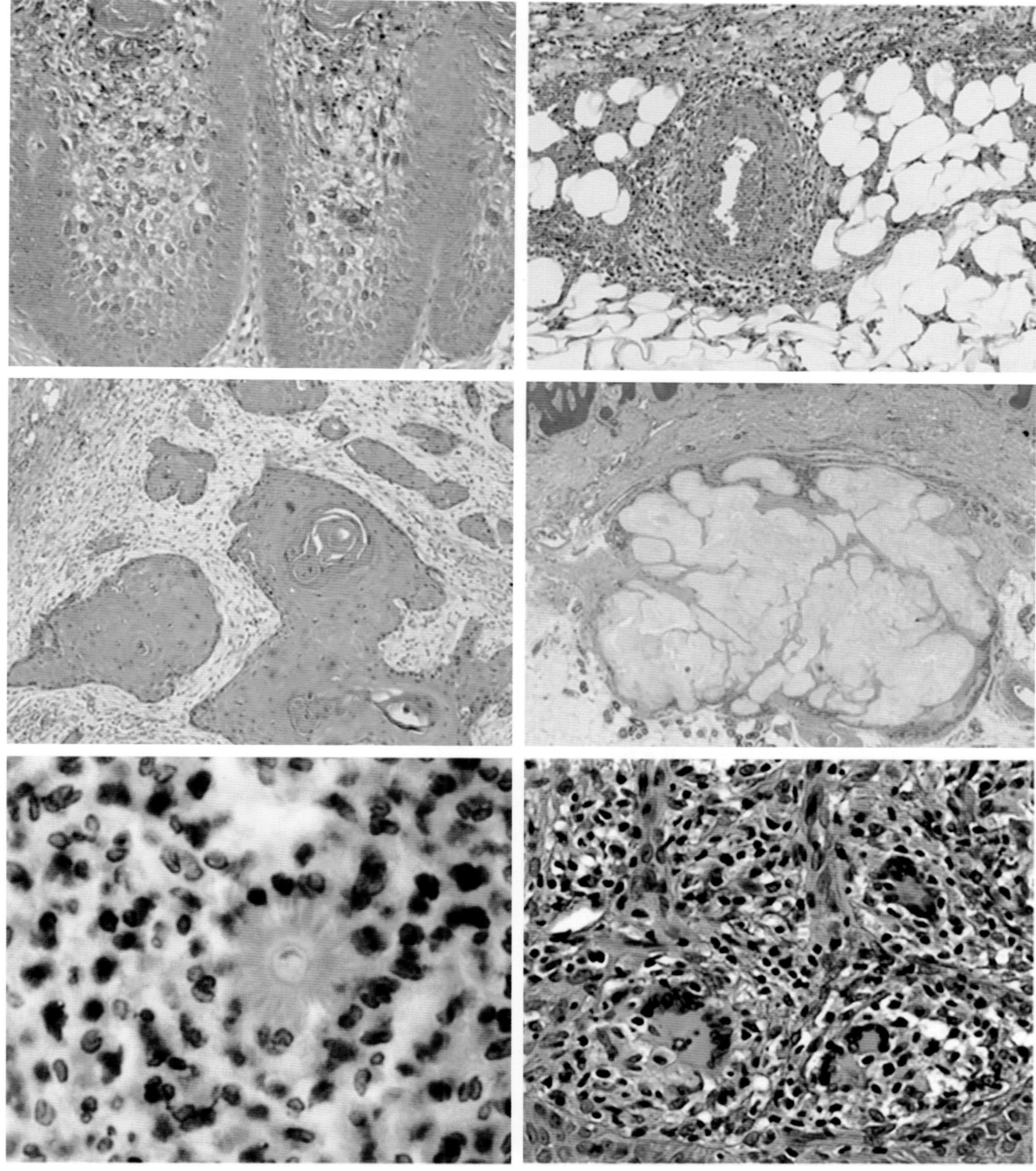

第三章

皮肤组织病理学

内容提要

- 皮肤病的基本病理变化是皮肤科医师的病理学基础，是读片、诊断皮肤病的重要技能。只有将肉眼所见的皮肤损害（大体病理学）与显微镜下观察（组织病理学）结合起来，才能对皮肤病做出正确诊断。
- 皮肤病理打开了一个微观世界，扩大了皮肤科临床医师的视野，皮肤病理可以确定和否定临床医师的诊断，或提供新的线索，甚至可能有意想不到的诊断结果，如皮肤瘙痒症结果可能是早期蕈样肉芽肿，孤立的指节垫样损害有时竟是无色素性黑素瘤。

第一节　皮肤组织病理的价值

但凡从事皮肤病事业的医师，或多或少听说过皮肤病理对诊断重要性的论述。或曰皮肤病理是皮肤科的一只脚，或曰皮肤病理是皮肤科的一个胳膊。可见皮肤病理要占皮肤科的半边天。虽然皮肤病理非常重要，但要指出，皮肤病理不是万能的，需要另一半即临床的支持或联系。皮肤病理诊断的价值可有以下层次：直接给出诊断如基底细胞癌，着色真菌病；给出符合诊断如符合银屑病改变；描述性诊断，诊断结合临床；给出建议如深切蜡块、重新取材或进一步行特殊或免疫组织化学染色。

皮肤活检的适应证：恶性、良性肿瘤的确定诊断；炎症反应性疾病的进一步定性；感染性疾病；皮肤科医师认为可疑的任何疾病，原则上均可取材活检。

第二节　皮肤组织病理的规范化

笔者虽然从事皮肤病理诊断时间不长，有10年余。曾在英国圣托马斯医院作访问学者1年，其间接受了国际上权威机构和专家的培训和熏陶。2010年参加在德国法兰克福的国际皮肤病理资格考试（ICPD-UEMS）并通过。参加过多届皮肤病理会议和皮肤科年会，通过国内外对比和反思发现，虽然我国有许多的可敬老一辈皮肤病理教授和知名专家，但整体来说，我国的皮肤病理领域在一些方面包括诊断医师水平、标本的标记、诊断思维、报告书写方面参差不齐，欠规范化。以下就这几方面稍作展开论述。

一、诊断医师水平

我国目前从事皮肤病理诊断的医师初步估计可能在600名左右，水平差异非常大，有长期从事皮肤病理诊断的一线城市的专家，也有初入皮肤病理的年轻医师。如何判断一个医师是否有水平或资格发病理报告？目前我国还没有合法和权威的评判体系。虽然中国医师协会在此方面做了一些尝试，但是还没有标准化、体系化和客观化。因此我国皮肤病理的诊断水平参差不齐。欧洲和美国都有相应的资质考试，而且考题的难易水平相当，具有客观性。

二、标本的标记

国内目前尚未对标本的边缘标记形成规范标准。仅偶尔可见标记的切片。笔者回国后，皮肤外科医师常常打电话要求判断一个基底细胞癌或鳞状细胞癌边缘是否切干净。但因未对标本进行边缘标记，皮肤病理医师不能作出判断。下图(图 3-1)很好地说明了标记的重要性。不标记时很难说明标本是斜切还是垂直切，若根据斜切的结果判断肿瘤已切干净，则作出了致命的错误判断，而且不符合规范；标记后若未看到如红色标记，则说明组织被斜切，没有切到标记的物理边缘。看到红色标记后，则说明标本处理没有问题，可以判断肿瘤边缘是否切干净。(图 3-2)是一张简单标记的组织病理。如果医师根据(图 3-3)或(图 3-4)做出肿瘤切除干净的判断，而(图 3-5)

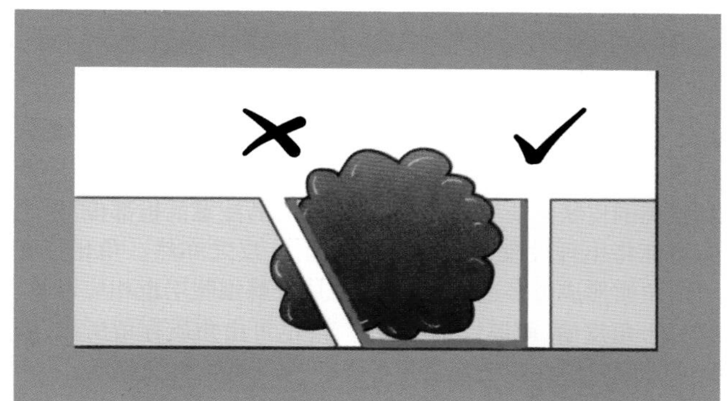

图 3-1　切除活检
正确和不正确的切除边缘(红色示标记)。

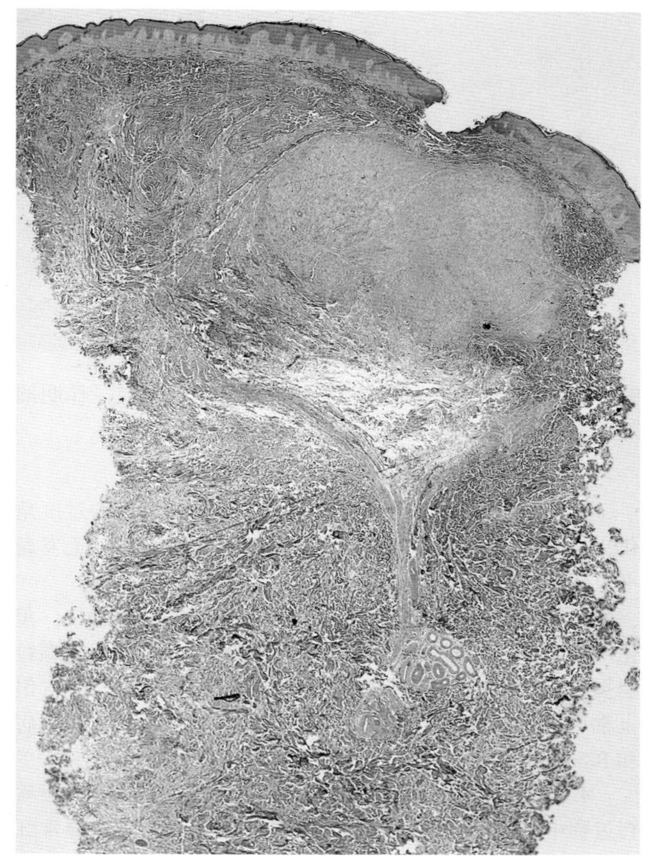

图 3-2　显示蓝色标记(上海市皮肤病医院　徐明圆　刘业强惠赠)

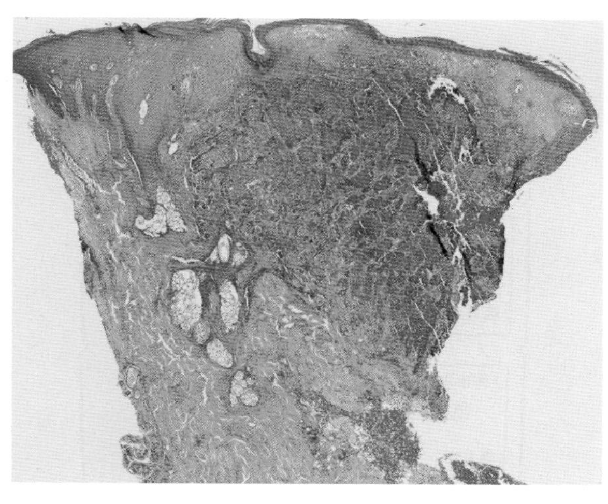

图 3-3　病变旁侧没切除干净(上海市皮肤病医院　徐明圆　刘业强惠赠)

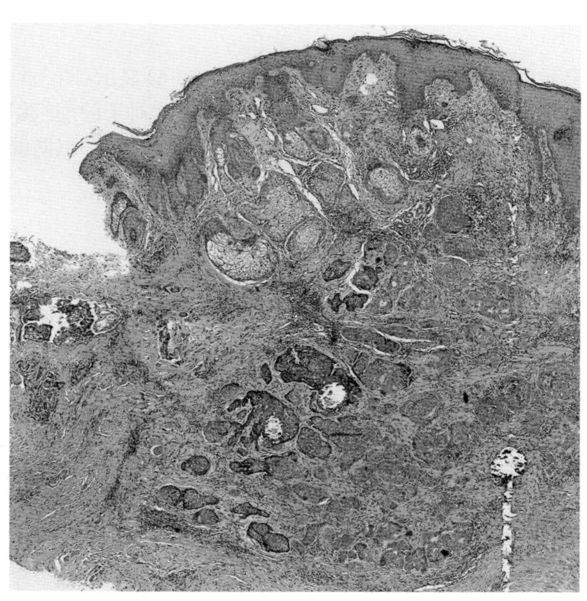

图 3-4　显示肿瘤组织位于组织上部，看似切除干净(上海市皮肤病医院　刘业强惠赠)

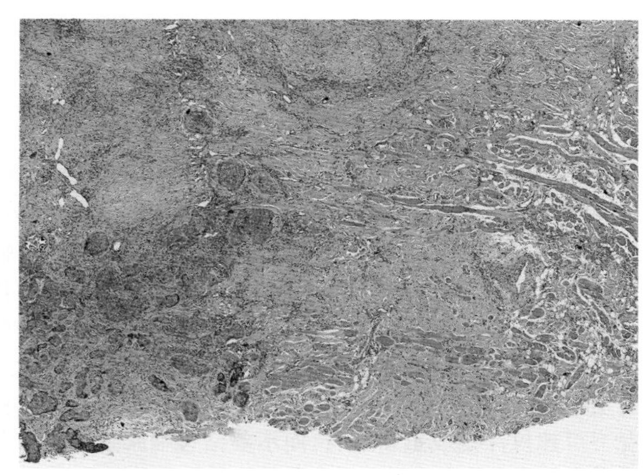

图 3-5　显示肿瘤组织位于基底，没有切除干净(上海市皮肤病医院　徐明圆　刘业强惠赠)

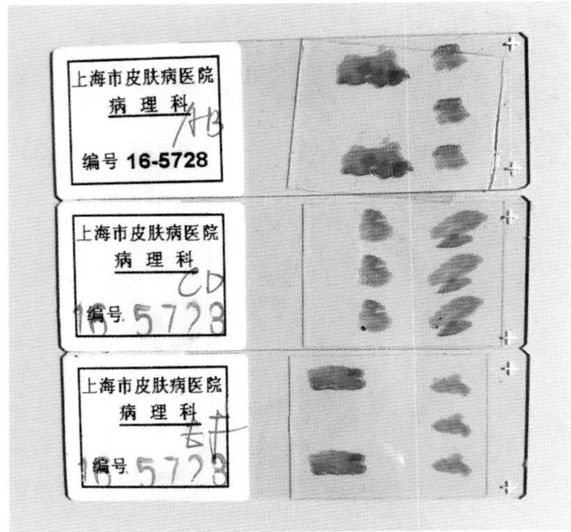

图 3-6 显示图 3-5 是来自同一组织的不同切片（上海市皮肤病医院 徐明圆 刘业强惠赠）

则显示肿瘤没有切除干净。事实上，（图 3-6）显示（图 3-5）是来自同一组织的不同切片。这也进一步说明对于肿瘤组织标本要多处取材或切成多块，每个组织都要做成切片，以防漏诊或误诊。

三、诊断思维

可能是因为国外大多看不到临床，所以病理阅片是一种发散思维，对某种改变的判读形成规范，因而出错的概率较低，但其缺点可能是代价较高。比如说，国外在看到镜下真皮内有中性粒细胞的混合性炎细胞浸润，往往同时行 PAS、革兰氏染色、抗酸染色，待结果回示后再仔细阅片，早期不花太多时间判断。国内 5~6 年前各种皮肤科会议常常报告类似的病例，看临床像结核，病理也像结核，给予抗结核治疗 1~3 个多月，无效，开始考虑真菌感染，PAS 染色为阳性；或者是看临床像淋巴瘤，病理也像淋巴瘤，做了大量免疫组化标记，按淋巴瘤治疗，偶然机会发现是麻风或梅毒。国内的优势是能看到临床，但是这种定向思维，有时是弊病。笔者也在多次会议上主张规范化的病理诊断思维，发散式思维，能更有效避免漏诊或误诊。

四、报告的书写

皮肤病理报告的书写应该坚持“如实报告”原则。眼见为实，对皮肤病理诊断来说最恰当不过了。临床上，有些病理医师，结合临床往往把不典型的病理改变往临床诊断上靠。对于炎症性疾病可能不会造成严重后果；但对于肿瘤，特别是恶性肿瘤，若沿用这一做法，会产生致命的错误。比如说，临床像鳞状细胞癌，组织病理改变不典型，若结合临床给出鳞状细胞癌的诊断，而结果有可能是一种慢性感染，或者是取材没有取到典型改变。因此虽然临床上很像鳞状细胞癌，但镜下接近正常皮肤，笔者仍然坚持按切片的改变发病理报告，这种情况下可建议深切或重新取材，而不要结合临床勉强发鳞状细胞癌的报告。

对于切除基底细胞癌的标记切片，要包括基底细胞癌的类型，距基底和边缘的距离。国内黑素瘤较国外少见，病理报告很多不规范。国外对黑素瘤的报告要求的内容较细致和具体，包括分型（浅表扩散型、结节型、肢端雀斑痣样型、恶性雀斑痣样型、促结缔组织增生型或不能分型）、生长方式（水平或垂直生长）、Breslow 厚度，Clark 水平（Ⅰ、Ⅱ、Ⅲ、Ⅳ、Ⅴ）、核分裂象数目（个 / 每平方毫米）、肿瘤浸润淋巴细胞的多寡（TIL）、有无溃疡（若有需报溃疡深度）、有无血管淋巴管受累、有无侵犯神经、有无退变、有无卫星灶、主要细胞形态（上皮样、梭形、小细胞型或 Spitz 样）、有无结缔组织增生、是否合并良性痣、距切缘的距离等共 15 项内容。

第三节 皮肤组织病理的一般组织改变

一、表皮的组织病理改变

1. 角化过度 系指角质层相对增厚（图 3-7）。正常皮肤由于部位不同，角质层的厚薄不一，如掌跖部角质层与眼睑及黏膜周围皮肤角质层厚薄悬殊，阅片时需注意活检部位，否则有可能将生理性改变误认为是病理性，反之亦然。角化过度可由角质形成过多造成，此时颗粒层及棘细胞层也相应增厚，常见于角皮瘤、肥厚性扁平苔藓等；也可由角质存留所致，则其下方颗粒层及棘细胞层并不增厚，见于寻常性鱼鳞病。

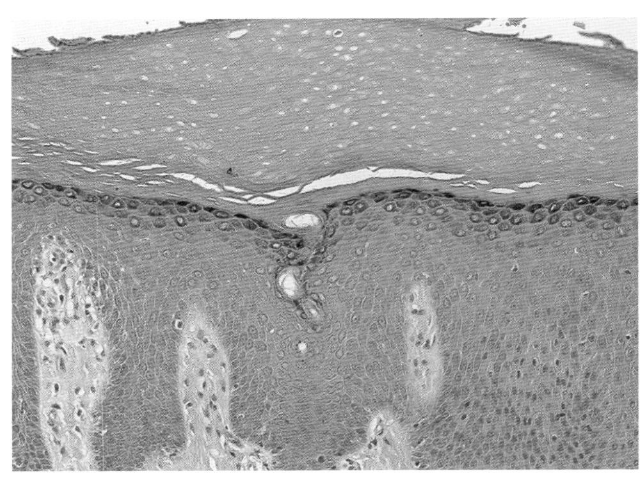

图 3-7 角化过度和棘层肥厚（上海市皮肤病医院 徐明圆 刘业强惠赠）

2. 毛囊口角化过度 指毛囊开口部不同程度的过度角化，可形成毛囊角栓。可见于毛发红糠疹、红斑狼疮、毛发扁平苔藓、萎缩硬化性苔藓等（图 3-8）。

3. 角化不全 指角质层内仍残留有固缩的细胞核。角化不全通常伴有颗粒层变薄或消失，其发生与生发层或颗粒层炎症改变和表皮细胞增殖快有关。典型者见于银屑病，但也常见于亚急性湿疹、糜烂恢复期、苔藓性糠疹、日光角化病和 Bowen 病等疾病。

4. 角化不良 指角质形成细胞在从基底层向颗粒层移行过程中个别或多数细胞出现过早角化，表现为胞浆异常红染和核固缩（图 3-9）。角化不良可分棘层松解性角化不良和肿瘤性角化不良两种，棘层松解性角化不良表现为圆体形成，圆体为中央呈均质性，嗜碱性固缩的核，周围绕有透明晕，晕

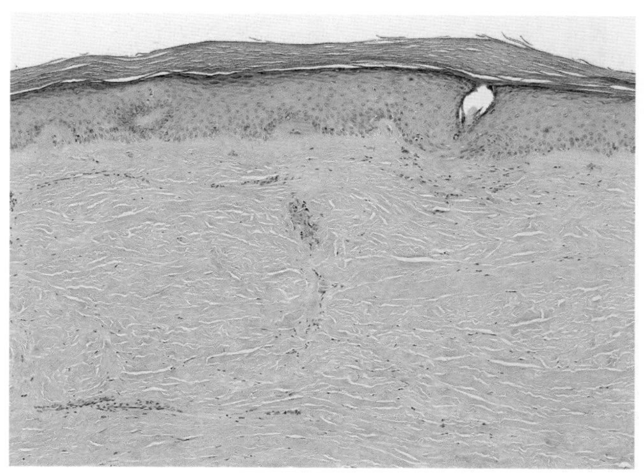

图 3-8　毛囊角栓及胶原硬化（上海市皮肤病医院　徐明圆　刘业强惠赠）

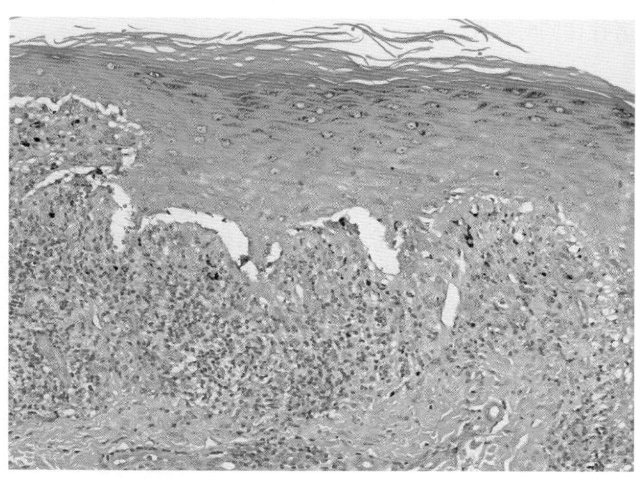

图 3-10　角化过度和颗粒层增厚（上海市皮肤病医院　徐明圆　刘业强惠赠）

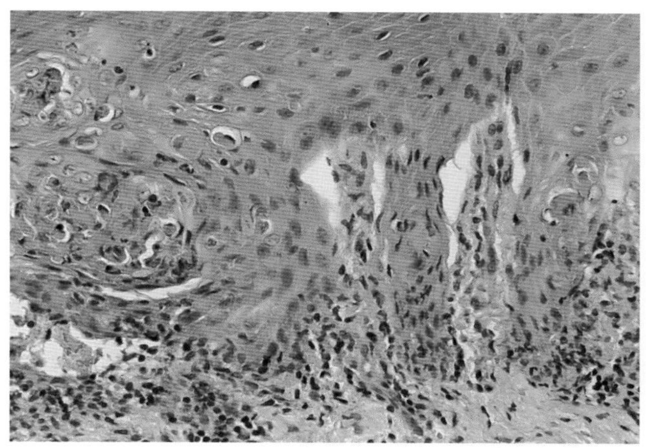

图 3-9　角化不良（上海市皮肤病医院　徐明圆　刘业强惠赠）

的边缘呈嗜碱性角化不良的壳，胞浆通常呈嗜碱性染色，但也可呈嗜伊红性。见于毛囊角化病、疣状角化不良瘤，灶性棘层松解角化不良瘤，偶见于暂时性棘层松解性皮病和家族性良性慢性天疱疮。肿瘤性角化不良又称为个别细胞角化，表现为直径约 10μm 均质性嗜酸性小体，偶见残留的核，见于 Bowen 病、日光性角化病、鳞状细胞癌，但亦可见于某些良性肿瘤，如角化棘皮瘤和增生性毛根鞘囊肿。

5. 颗粒层增厚　指颗粒层厚度增加，常见于角化过度性疾病如扁平苔藓（图 3-10）、掌跖角化过度等。

6. 棘层肥厚　指表皮棘细胞层增厚，通常是由于棘层细胞数目增多所致，常伴有表皮突延长和增宽（图 3-7），如银屑病、慢性单纯性苔藓、慢性湿疹，但亦可见棘层细胞增大引起棘层肥厚者，如尖锐湿疣，称假性棘层肥厚。

7. 乳头瘤样增生　棘层肥厚明显时，真皮乳头向上增生突起，有时伴有角化过度，使表皮表面呈不规则波浪状起伏（图 3-11），如黑棘皮病、疣状表皮痣等。

8. 疣状增生　表皮角化过度，颗粒层增厚，棘层肥厚和乳头瘤样增生，四种改变同时存在称疣状增生，表皮表面犹如山峰状不规则起伏。常见于疣状表皮痣、寻常疣等。

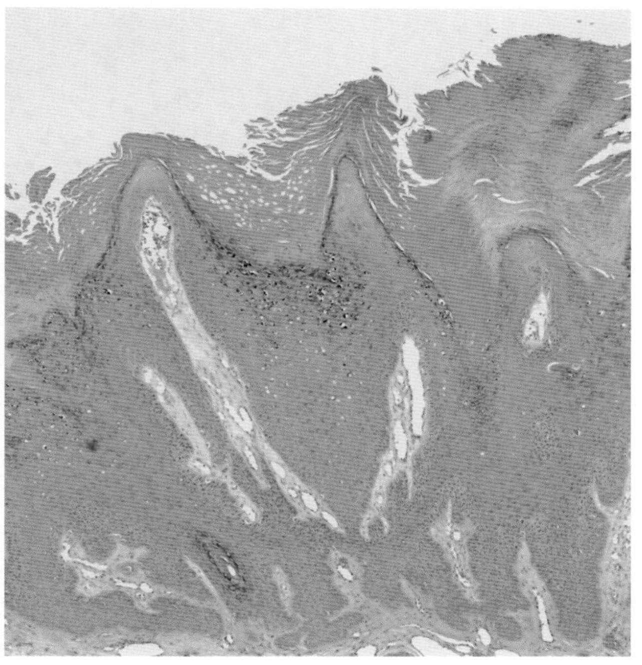

图 3-11　乳头瘤样增生（HE 染色）
真皮乳头不规则地向上延长，其上表皮轻度增生，伴有角化过度（上海市皮肤病医院　徐明圆　刘业强惠赠）。

9. 假上皮瘤样增生　表皮棘层高度增生肥厚并明显向下方真皮内不规则延伸，类似鳞癌，故称假癌性增生，但与鳞癌不同的是细胞分化良好，无异型性，见于慢性肉芽肿病如着色真菌病，寻常狼疮等。

10. 表皮萎缩　表皮萎缩主要由于棘层细胞减少或体积缩小所致，此时表皮突不明显或消失，表皮呈带状，见于老年皮肤，萎缩性皮肤病如硬化萎缩性苔藓、萎缩性扁平苔藓、皮肤异色症等。

11. 乳头上方表皮变薄　常见于银屑病，指真皮乳头上方表皮变薄。

12. 表皮水肿　一般分为细胞间水肿和细胞内水肿，二者往往同时存在。

(1) 细胞间水肿：由于棘细胞层细胞间液体增多，而致细胞间隙增宽，棘细胞突被拉长而清晰可见，类似海绵，故又称海绵形成。常由于炎症，真皮浅层水肿，液体流入表皮所致。严重的细胞间水肿可伴发细胞内水肿，引起表皮网状变性，进一步形成多房性小疱，见于湿疹、皮炎类皮肤病。

(2) 细胞内水肿：又称空泡变性，指棘细胞层细胞内水肿，细胞体积增大，胞浆变淡。胞核常固缩，偏于一侧，呈鹰眼状（图 3-12），常见于湿疹皮炎类皮肤病。

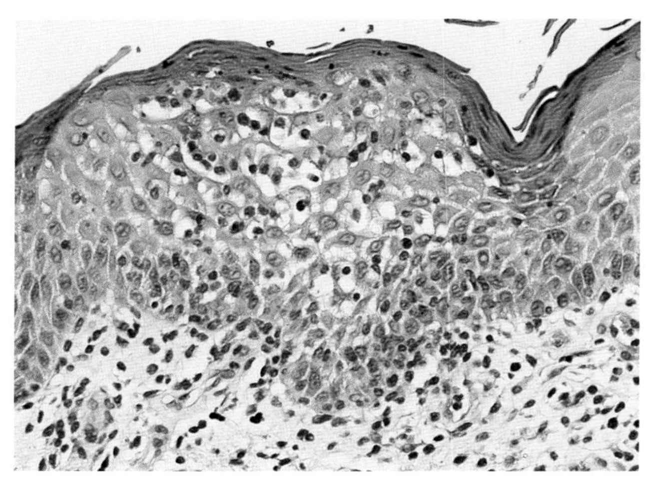

图 3-12　细胞内水肿（HE 染色）
棘层细胞体积增大，胞质变淡，核常固缩并偏于一侧，似鹰眼状，严重时则呈网状变性（上海市皮肤病医院　徐明圆　刘业强惠赠）。

13. 网状变性　指细胞内水肿达一定程度后则细胞肿胀和破裂，相邻细胞壁仍残存，互相连接形成许多网状间隔。进一步发展可形成多房性水疱，网状变性见于急性病毒感染，如疱疹病毒和痘病毒，亦见于急性接触性皮炎的水疱等。

14. 气球变性　由于细胞内明显水肿呈气球状伴发细胞间桥消失，导致细胞松解和表皮内大疱形成，常伴发网状变性（图 3-13）。气球变性为病毒性水疱的特点，有诊断意义。

15. 基底细胞液化变性　指基底细胞空泡化或破裂，基底细胞的栅状排列发生紊乱，甚至基底层消失（图 3-14），使棘细胞直接与真皮接触。可伴发色素失禁。严重者可产生表皮下水疱。多见于红斑狼疮、扁平苔藓、皮肌炎、萎缩硬化性苔藓、血管萎缩性皮肤异色症等。

16. 色素失禁　指表皮基底层细胞损伤，黑色素外漏被吞噬而聚集于噬色素细胞内或游离存在于真皮上部（图 3-15）。见于色素失禁症、扁平苔藓、红斑狼疮、血管萎缩性皮肤异色症、持久性色素异常性红斑和固定性药疹等。

17. 水疱、大疱　水疱直径小于 5mm，为表皮内或表皮下由浆液性或炎性渗出性液体聚集所形成的腔隙。大疱与水疱类似，但为较大的腔隙，往往由水疱融合所形成。水疱和大疱根据其发生的部位分为角层下、表皮内或表皮下水疱或大疱。水疱或大疱亦可根据其发生的可能原因分为：①海绵形成性水疱如湿疹；②空泡变性、网状变性和气球变性所形成的水疱，见于湿疹、接触性皮炎、水痘、带状疱疹等；③棘层松解性

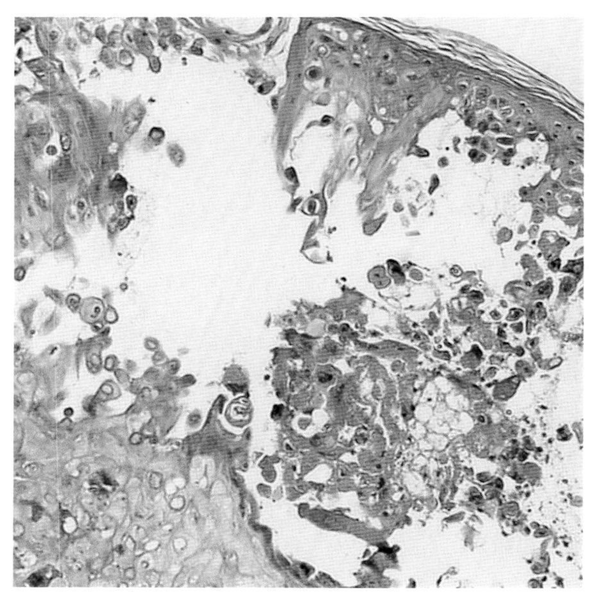

图 3-13　气球状变性（HE 染色）
表皮细胞高度肿胀，细胞间桥消失，游离的棘细胞飘荡在疱液中，甚似气球（上海市皮肤病医院　徐明圆　刘业强惠赠）。

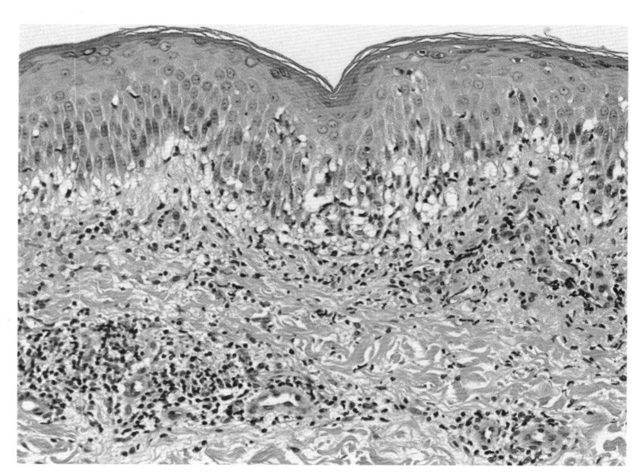

图 3-14　基底细胞液化变性（HE 染色）
基底细胞内空泡形成或破碎，原有的栅状排列发生紊乱或破坏（上海市皮肤病医院　徐明圆　刘业强惠赠）。

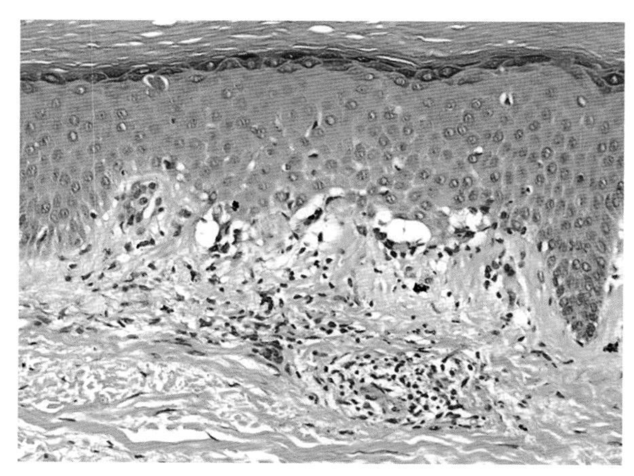

图 3-15　色素失禁和胶样小体（上海市皮肤病医院　徐明圆　刘业强惠赠）

水疱见于各型天疱疮（图 3-16），其中红斑型天疱疮及落叶型天疱疮见于表皮上部，而寻常型天疱疮，增殖型天疱疮则主要见于基底层上；④表皮细胞坏死，如多形红斑，Stevens-Johnson综合征，急性痘疮样苔藓样糠疹，中毒性表皮坏死松解症等；⑤汗管破裂所致的痱；⑥表皮下水疱（图 3-17）可因基底膜缺陷所致，如大疱性表皮松解症和卟啉病，亦可由基底层细胞液化变性或坏死，导致基底膜破坏所引起，如大疱性扁平苔藓、红斑狼疮。或由于炎症累及表皮下结缔组织和基底膜区如大疱性多形红斑（基底层和表皮中层细胞和表皮下结缔组织损伤）以及二度烧伤、摩擦性水疱和严重晒伤。

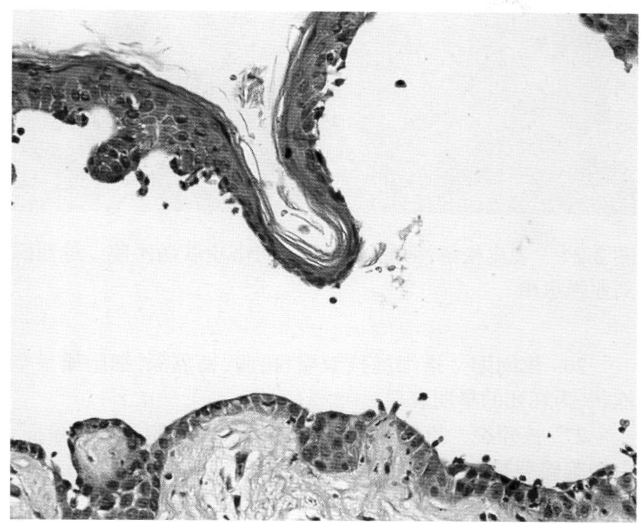

图 3-16　寻常型天疱疮（上海市皮肤病医院　徐明圆　刘业强惠赠）

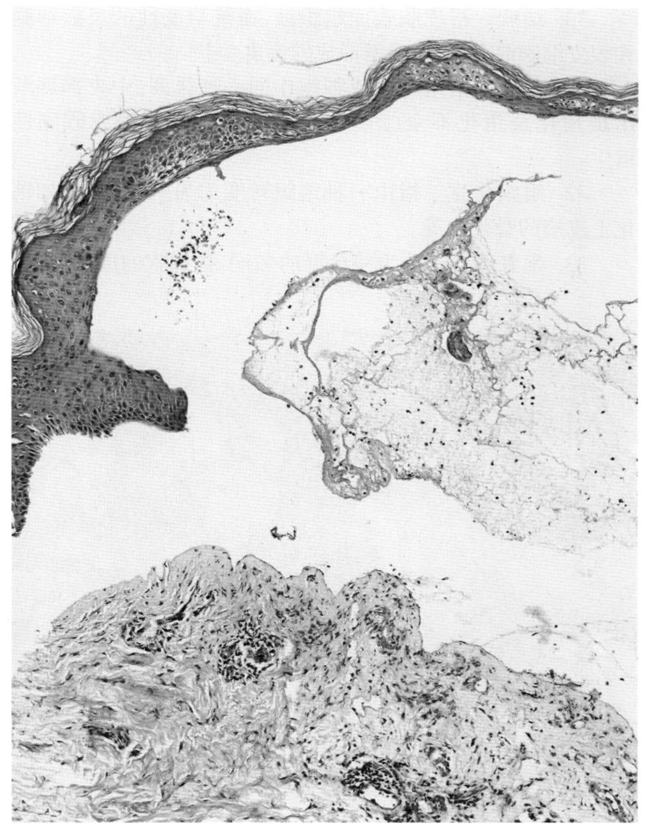

图 3-17　表皮下水疱（上海市皮肤病医院　徐明圆　刘业强惠赠）

18. 脓疱及 Kogoj 海绵状脓疱　指疱内有大量中性粒细胞聚集或嗜酸性粒细胞聚集。中性粒细胞聚集的脓疱见于脓疱疮，掌跖脓疱病等；由嗜酸性粒细胞聚集的脓疱见于增殖型天疱疮，新生儿中毒性红斑。Kogoj 海绵状脓疱位于表皮上层，其特点为由扁平变性的角质形成细胞所引起的海绵状网内有许多中性粒细胞存在，常见于脓疱型银屑病、连续性肢端皮炎、Reiter 病。

19. 微脓疡　指某些细胞小量聚集在表皮内或真皮乳头内。可分三种微脓疡，有诊断价值。

（1）Munro 微脓疡：由碎裂的中性粒细胞构成，位于银屑病角化不全的角质层，对银屑病的诊断有价值。

（2）Pautrier 微脓疡：为小灶性表皮内淋巴样细胞和 / 或蕈样肉芽肿细胞集聚（图 3-18），周围绕以空晕样透明空隙，对蕈样肉芽肿有诊断价值。

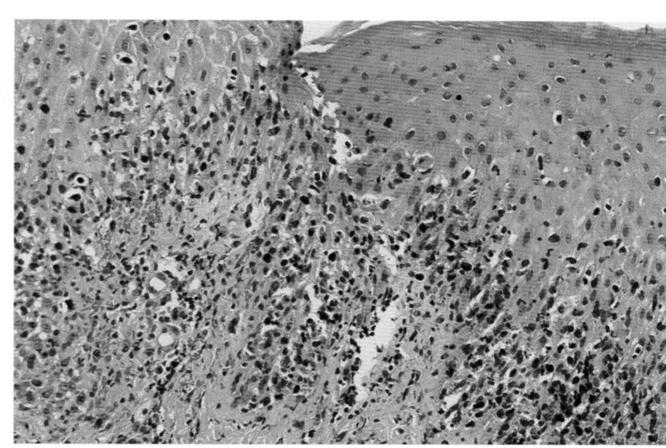

图 3-18　Pautrier 微脓疡（HE 染色），表皮内淋巴样细胞和 / 或蕈样肉芽肿细胞集聚（上海市皮肤病医院　徐明圆　刘业强惠赠）

（3）乳头顶端微脓疡：为小灶性中性粒细胞或嗜酸性粒细胞聚集在表皮下乳头顶端。主要由中性粒细胞构成的乳头顶端微脓疡，见于疱疹样皮炎；主要由嗜酸性粒细胞构成的乳头顶端微脓疡，见于大疱性类天疱疮。

20. 细胞外渗　指炎细胞自真皮内移入表皮，常伴发海绵形成和微水疱形成。可见于各种炎症性皮肤病，特别是亚急性皮炎，应与亲表皮性鉴别。

21. 亲表皮性　在无海绵形成的表皮内出现单一核细胞，周围呈透明晕。单个存在或聚集成 Pautrier 微脓疡。亲表皮性须与细胞外渗区别。

22. 棘层松解　由于细胞间桥粒断裂，角质形成细胞与邻近角质形成细胞丧失连接而松解（图 3-16），导致形成表皮内裂隙（图 3-19）、水疱和大疱；疱内可见单个或成群的松解细胞。棘层松解可分原发性和继发性两种。原发性棘层松解发生于无明显改变的表皮细胞间，由于细胞间粘合物质溶解所致，见于各型天疱疮、家族性良性慢性天疱疮、毛囊角化病、暂时性棘层松解性皮病、疣状角化不良瘤；继发性棘层松解，因

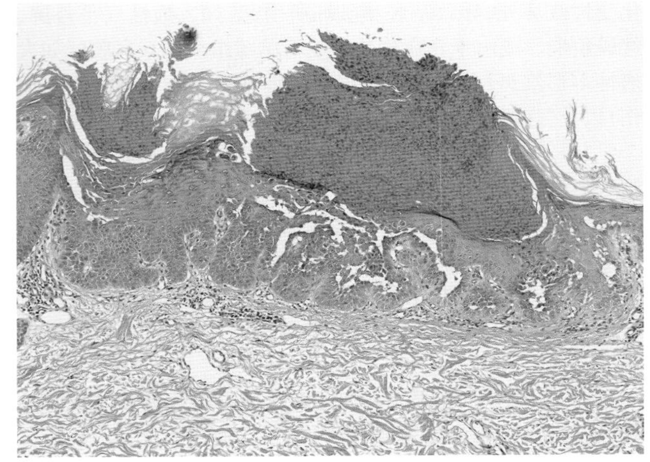

图 3-19　裂隙（上海市皮肤病医院　徐明圆　刘业强惠赠）

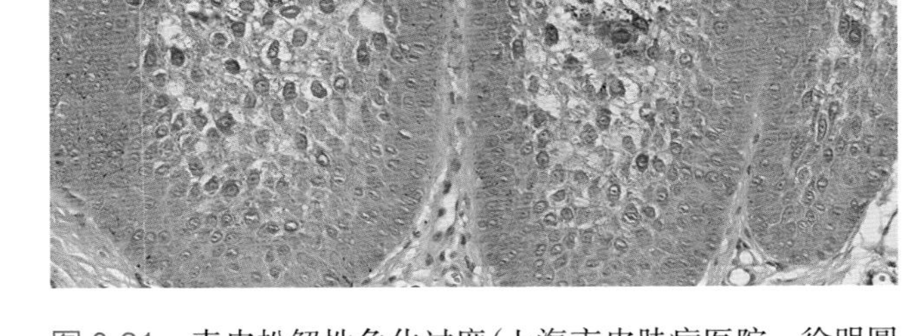

图 3-21　表皮松解性角化过度（上海市皮肤病医院　徐明圆　刘业强惠赠）

表皮细胞改变明显或严重受损所致，见于病毒性水疱病、脓疱病、角层下脓疱病、棘层松解性鳞癌等。

23. 绒毛　为长而扭曲的真皮乳头，其上被覆单层角质形成细胞伸向大疱、小疱或隐窝内（图 3-20），由于基底层上棘层松解所致。见于寻常型天疱疮、增殖型天疱疮、慢性家族性良性天疱疮、毛囊角化病、疣状角化不良瘤和暂时性棘层松解等。

24. 彩球　指真皮乳头呈波浪状，突出于大疱腔内，与绒毛不同之处是其表面无单层表皮细胞覆盖。见于大疱性类天疱疮、皮肤卟啉病、营养不良性大疱性表皮松解症等。

25. 表皮松解性角化过度　也称颗粒样变性（Granular degeneration），其特点为：①棘细胞上层及颗粒层的细胞核周围出现大小不等的透明腔隙。②透明腔隙周围细胞界限不清，形态不规则，呈现大小不等的腔隙。③颗粒层明显增厚，出现大量不规则形态的透明角质颗粒。④角化过度。见于表皮松解性角化过度（图 3-21）又称显性遗传性先天性鱼鳞病样红皮病，棘层松解性掌跖角化，孤立性和播散性表皮松解性棘皮瘤，偶亦见于系统型线状表皮痣。

26. 核固缩　指细胞核皱缩、扭曲、染色深，细胞质呈空泡状，为坏死的早期表现。

27. 核碎裂　指细胞核破碎成碎块，为细胞死亡的象征。白细胞碎裂指白细胞的核碎裂，导致核尘（nuclear dust），常见于变应性血管炎（图 3-22）。

28. 色素增加　指表皮基底层及真皮上部黑色素颗粒增多，见于黄褐斑、黑变病和炎症后色素沉着。

29. 色素减少　指表皮基底层内色素减少或消失。见于白癜风、白化病及炎症后色素减退斑。

30. 结痂　指皮肤表面组织液、血浆与变性的炎症细胞和表皮细胞混合，干涸后所形成的痂皮（图 3-23）。

31. 角珠　指角质形成细胞作同心性排列，中央部逐渐出现角化及角化不全（图 3-24），常见于一级鳞癌或假癌性增生。

32. 组织化生　指由一种组织转变为另一种组织，如钙化上皮瘤的骨化生等。

33. 发育不良　此为一含混的名词，指细胞的成熟性，细

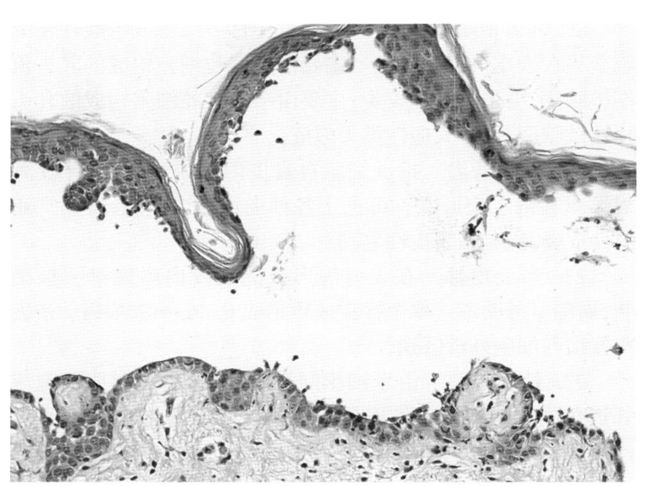

图 3-20　绒毛（HE 染色），水疱或裂隙（狭窄腔隙状的水疱）底部的真皮乳头体向上伸长并增粗，其表面附有 1、2 层表皮细胞，甚似绒毛（上海市皮肤病医院　徐明圆　刘业强惠赠）

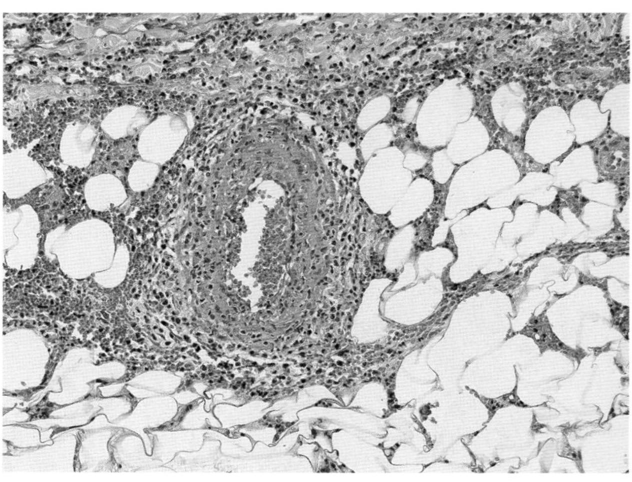

图 3-22　血管炎（上海市皮肤病医院　徐明圆　刘业强惠赠）

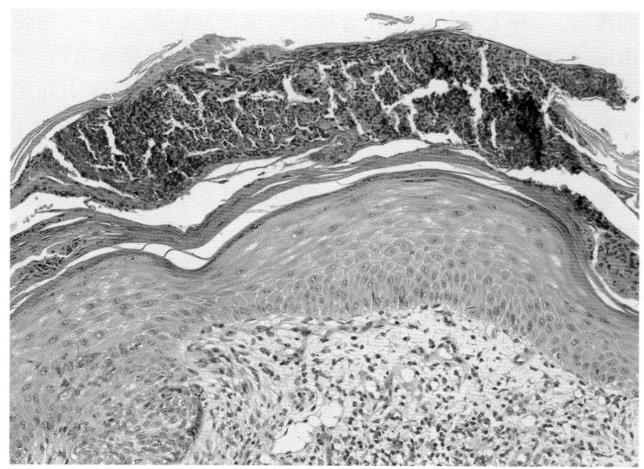
图 3-23　痂皮（上海市皮肤病医院　徐明圆　刘业强惠赠）

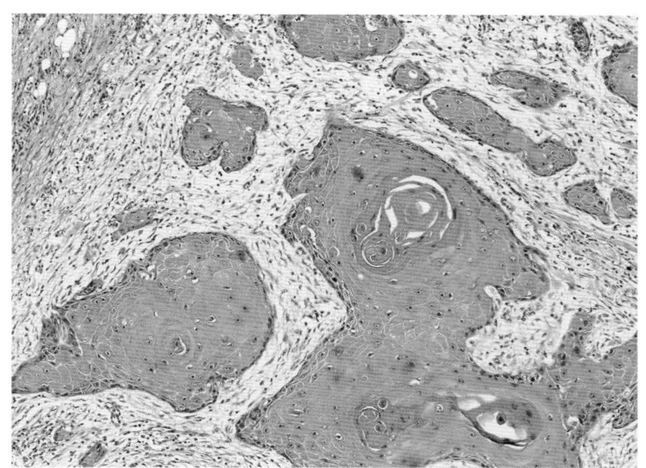
图 3-24　角珠（上海市皮肤病医院　徐明圆　刘业强惠赠）

胞的形态以及在组织结构中细胞与细胞间的某些异常。暗示可能发展为新生物。

34. 多形性　指同一细胞群体中，细胞形态特别是细胞核形态的不一致。可见于恶性肿瘤和癌前病变，但亦可见于良性损害如 Spitz 痣。

35. 间变　指肿瘤组织无论在细胞形态和组织结构上均与其发源的组织有一定的差异，这种差异称间变或异型。可反映肿瘤组织的成熟程度或分化状态。异型小，说明和正常组织相似，肿瘤组织分化程度高；异型愈明显，表明肿瘤组织分化愈差。区别异型性是诊断肿瘤，区别其良恶性的主要组织学依据。恶性肿瘤具有明显的异型性，表现在：

(1) 细胞大小形态改变：恶性肿瘤细胞一般比正常细胞大，细胞彼此大小和形态很不一致，有时出现瘤巨细胞。

(2) 细胞核改变：①胞核大，胞核直径与细胞直径的比例比正常增大[正常为 1∶(4~6)，恶性肿瘤细胞接近 1∶1]；②核大小形态不一致，可出现巨核、双核、多核和奇异形核；③核染色质深，呈粗粒状，分布不均匀，常堆集在核膜下，使核膜显得增厚，核仁数目也增多（可为 3~5 个）；④核分裂象多见，特别是出现不对称性，多极性及顿挫性核分裂等病理性核分裂象（图 3-25）。

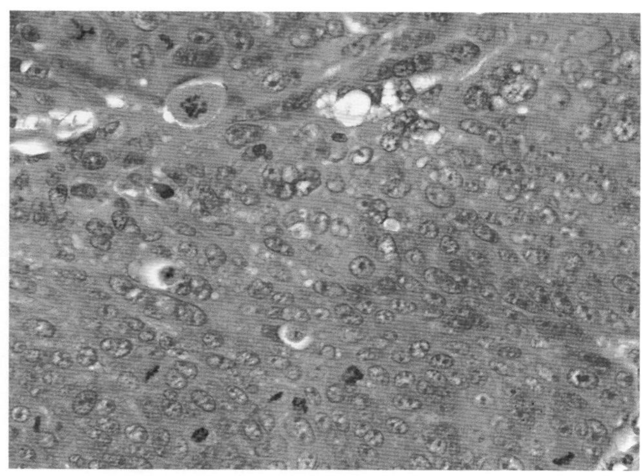
图 3-25　异常核分裂象（上海市皮肤病医院　徐明圆　刘业强惠赠）

(3) 胞浆的改变：胞浆多呈嗜碱性。

二、真皮的组织病理改变

1. 血液及淋巴循环障碍

(1) 血管扩张及充血：在炎症性皮肤病中，在真皮上部及深部，皮下组织均有程度不等的血管扩张及充血，表现为管腔增大，管腔中红细胞增多，管壁变薄。另外在血管周围均有程度不等的血管周围炎症细胞浸润。

(2) 真皮水肿：在大多皮肤病中，均可见到真皮层不同程度的水肿，特别在炎症性皮肤病中，表现为真皮结缔组织纤维之间的间隙内有较多液体潴留，致间隙增宽。纤维本身也肿胀，染色变淡，以荨麻疹最为典型。

(3) 出血：指红细胞溢出于血管外，进入周围组织，早期可见红细胞散在或大量存在于血管周围，晚期则仅见含铁血黄素颗粒存在，典型出血见于各型紫癜。

(4) 血管管腔闭塞及血栓形成（thrombosis）：前者指血管内膜增生，管腔增厚，使管腔闭锁；后者指管腔内可见纤维蛋白血栓（图 3-26）。典型病例如动脉硬化性内膜炎，闭塞性血栓性静脉炎。

(5) 淋巴管扩张：指淋巴管内淋巴液过度充盈。显微镜下原来不明显的毛细淋巴管的管腔扩大成不规则形，腔壁有内皮细胞，与血管扩张不同之处为管腔内无红细胞，见于淋巴管畸形等（图 3-27）。

2. 变性

(1) 透明变性：指真皮结缔组织或血管壁出现均质性嗜酸性物质，此物质外观呈玻璃样，有折射性，可见于卟啉病、类脂质蛋白沉积，有时亦见于苔藓样改变。表皮细胞间亦可见类似改变，如圆柱瘤的肿瘤细胞间有淀粉样物质。

(2) 纤维蛋白样变性：指组织中有嗜酸性、颗粒状或纤维样即类似纤维蛋白的物质沉积。此种酸性无定型物质的构成成分，包括纤维蛋白原、血浆蛋白、免疫球蛋白和真皮基质。最典型者见于坏死性血管炎，亦见于红斑狼疮等结缔组织病。

(3) 淀粉样变性：指组织内或血管壁内出现一种呈特殊反应的均质性、淡嗜酸性物质（图 3-28）。淀粉样物质由于其化学反应类似淀粉即遇碘呈棕色，再滴以 10% 硫酸液则呈蓝色

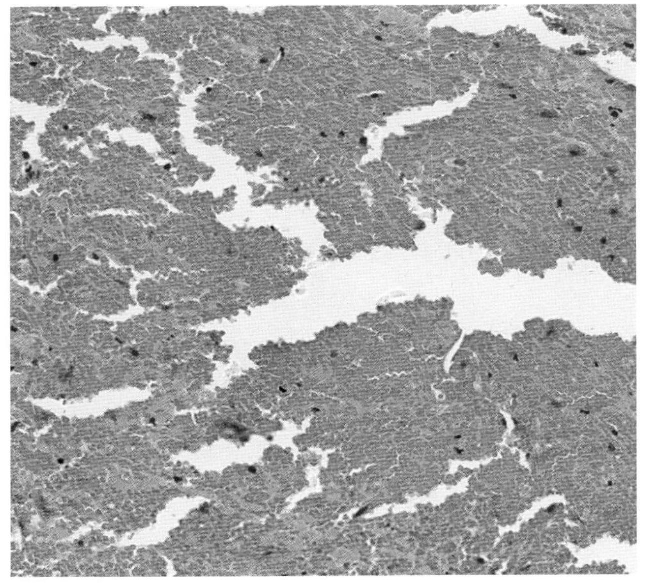

图 3-26 血栓(上海市皮肤病医院 徐明圆 刘业强惠赠)

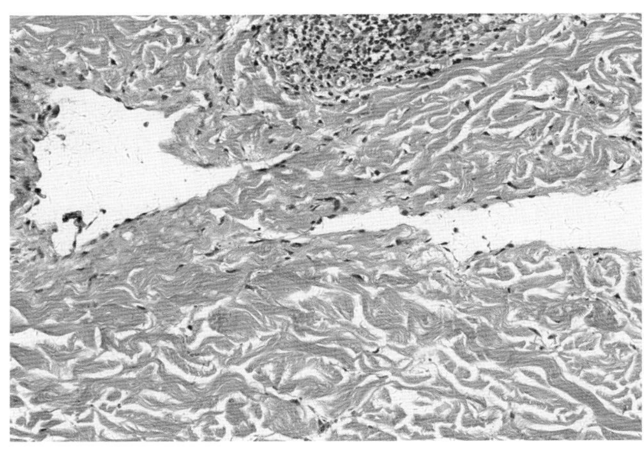

图 3-27 淋巴管扩张(上海市皮肤病医院 徐明圆 刘业强惠赠)

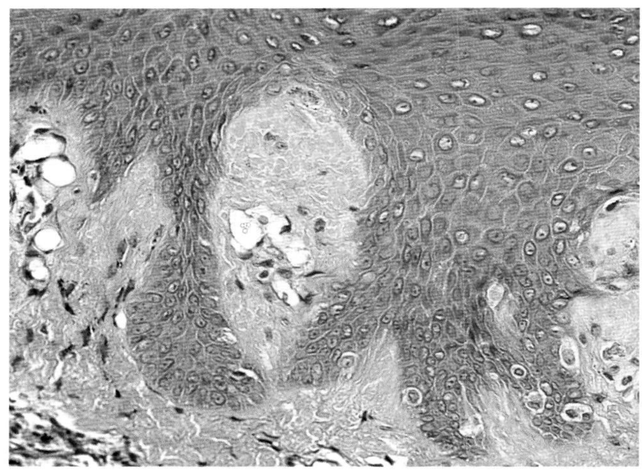

图 3-28 HE 切片下的淀粉样物质,呈均质淡嗜酸性(上海市皮肤病医院 徐明圆 刘业强惠赠)

而得名,实际上它与碳水化合物所构成的淀粉毫无关系,而是由球蛋白和角蛋白等所形成的一种糖蛋白,用结晶紫染色(图 3-29)或刚果红染色呈特殊的反应。由于在切片制作中固定和脱水的影响,该团块常出现裂隙。常见于皮肤淀粉样变。

(4) 胶样变性:指真皮上部沉着的一种弱嗜酸性均质性胶样物质,可出现裂隙及残留的细胞核,多见于面部曝光部位,如胶样粟丘疹。

(5) 嗜碱性变:指真皮上部胶原在 HE 染色时失去其嗜酸性而出现无定型,颗粒状,纤维团块状物质,或呈卷曲状细短纤维。HE 染色呈弱嗜碱性,浅灰蓝色(图 3-30)。变性组织与表皮之间常有一正常的胶原纤维带(境界带)。嗜碱性变性通常被认为是胶原纤维变性所致,但其染色同弹力纤维,见于日光性弹力纤维病。

(6) 弹力纤维变性:指弹力纤维断裂破碎、增粗或粗细不匀及卷曲等变化。严重时弹力纤维可完全消失。变性的弹力纤维呈嗜碱性染色。见于弹力纤维假黄瘤及皮肤松弛症等。

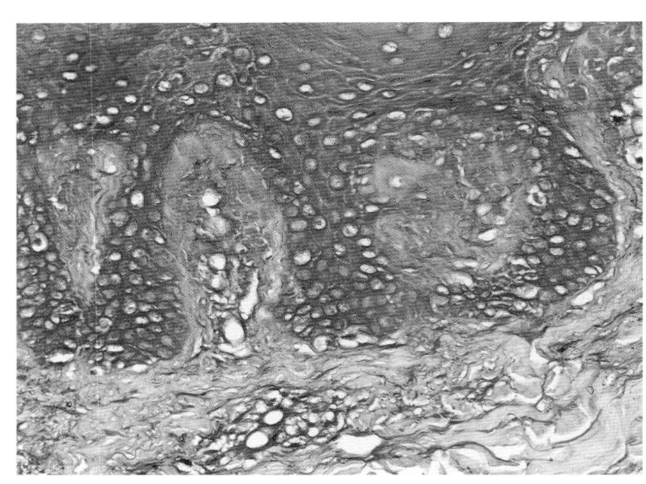

图 3-29 结晶紫染色呈紫红色(上海市皮肤病医院 徐明圆 刘业强惠赠)

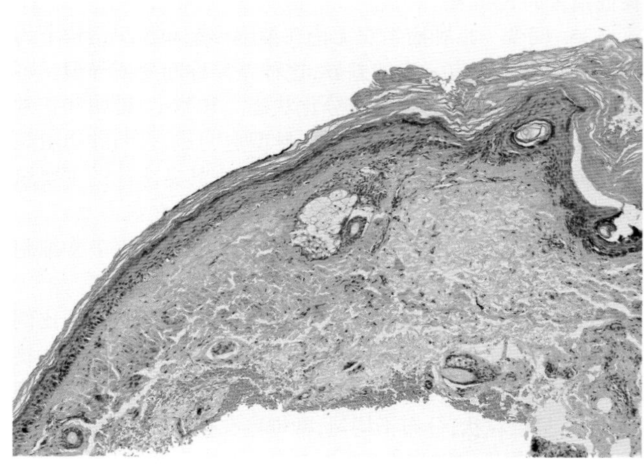

图 3-30 真皮见大量胶原纤维嗜碱性变(上海市皮肤病医院 徐明圆 刘业强惠赠)

(7) 胶原均质化：指真皮上层胶原纤维轮廓消失，着色淡，细胞核消失或减少，呈均匀一致的改变。典型者见于硬化萎缩性苔藓。

(8) 黏液样变性：指真皮胶原纤维基质内出现透明的无结构的黏蛋白沉积，致胶原纤维束分开，纤维间隙增宽，HE 染色呈淡蓝色，PAS 染色呈阳性红色反应。在制片中由于固定和脱水，在黏蛋白沉积处出现腔隙。成纤维细胞数量一般不增多，但在黏蛋白沉积多的部位，成纤维细胞可呈星状，称为黏液细胞。典型者见于皮肤黏液水肿。

(9) 胶样小体：亦称 Civatte 小体，呈圆形或卵圆形，嗜酸性均质性小体，直径约 10μm，见于表皮下部或真皮上部（图 3-15）。虽对疾病无特异性，但常见于扁平苔藓和红斑狼疮，由表皮细胞变性，并脱落入真皮中所致。

3. 坏死　指活体内局部组织和细胞的死亡而言，坏死组织最突出的改变是细胞核的变化。常见为：①核固缩：坏死细胞的胞核缩小，着色加深。②核碎裂：坏死细胞的胞核崩解成许多碎片。③核溶解：坏死细胞的胞核染色极淡，最后完全消失。此外，胞浆着色亦变红且可凝固进而崩解成碎屑而溶解。间质的基质可以降解，胶原纤维崩解断裂，结构变模糊。在 HE 切片上坏死区呈均质性无结构的淡红色物质或呈颗粒状。常见的坏死类型有以下四型：

(1) 干酪样坏死：坏死灶 HE 染色时呈粉红色无定形细颗粒状、团块状，周围有上皮样细胞及朗格汉斯巨细胞反应，见于皮肤结核（图 3-31），晚期皮肤梅毒及结核样型麻风。

(2) 纤维蛋白样坏死：实质是严重的纤维蛋白样变性，有明显的组织结构破坏，常见于红斑狼疮等有纤维蛋白样变性的疾患。

(3) 液化性坏死：指伴有脓液形成（中性粒细胞侵入）的坏死。

(4) 渐进性坏死：指组织和细胞从变性到坏死阶段的渐进性形态学变化，为一种不完全的坏死，表现为渐进性坏死区结缔组织纤维，成纤维细胞，血管等失去着色能力，呈淡嗜酸性红染，但细胞轮廓尚存在。在坏死灶的边缘常见成纤维细胞、上皮样细胞，偶尚可见巨细胞呈栅栏状排列。典型者如环状肉芽肿、类脂质渐进性坏死等。

4. 凋亡　细胞凋亡是机体内的一种生理现象，是细胞分裂、分化的最终结局。在维持体内组织器官更新、修复的平衡中起重要作用。各种体内外环境的变化都将影响细胞凋亡过程，因此它是一种有调控的细胞死亡过程，可为生理性，也可由病理刺激而诱发。细胞凋亡一般只发生于单个细胞，凋亡可发生于各类细胞。表皮角质形成细胞的凋亡，与 γ 干扰素、肿瘤坏死因子，转化生长因子等细胞因子有关。凋亡时细胞变为均质性和嗜酸性。角质形成细胞凋亡形成胶质小体，实际上角化不良细胞中相当一部分也是凋亡细胞。有人认为，凋亡细胞实际上就是细胞坏死，其外观和细胞的坏死程度有助于某些疾病的诊断。

5. 坏死松解　此指因细胞坏死所引起的组织结构分离。见于各种炎症性反应，如多形红斑、中毒性表皮坏死松解症以及与胰高血糖素瘤伴发的坏死松解性游走性红斑。

6. 脂质沉积　指真皮内有脂质沉着，主要沉积于细胞内，但也可见于细胞外。沉着于细胞内者胞质常呈泡沫状，见于黄瘤，瘤型麻风等；细胞外脂质沉积常见于类脂质渐进性坏死。

7. 钙盐沉积　指真皮及皮下组织中，有无定型致密的深嗜碱性颗粒状或块状钙盐沉积，其周围常有异物巨细胞反应（图 3-32）。

8. 结缔组织增生　又称纤维化，指真皮结缔组织及成纤维细胞增多，胶原纤维排列紊乱，常见于伤口愈合过程，瘢痕性毛囊炎等。也可见于一些皮肤良恶性肿瘤。

9. 硬化　指真皮结缔组织增生，胶原纤维增厚，致密融合在一起，常伴有玻璃样变，细胞成分很少或消失，其中的腺体减少。见于硬皮病、成人硬肿病、硬化萎缩性苔藓。

10. 真皮萎缩　指真皮厚度变薄，常伴毛囊和皮脂腺等萎缩或消失。真皮萎缩显著时，较大的血管、汗腺及脂肪组织，均可见于真皮浅层（图 3-33）。见于慢性萎缩性肢端皮炎、浅表脂肪瘤样痣。

11. 境界带　指表皮与真皮病变间的无浸润狭窄间隙，见于面部肉芽肿、瘤型麻风和淋巴瘤。

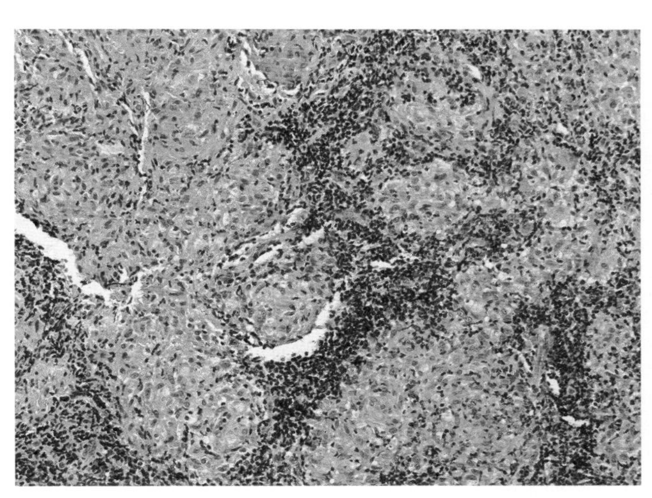

图 3-31　粟粒狼疮，中央干酪样坏死，周边多核巨细胞（上海市皮肤病医院　徐明圆　刘业强惠赠）

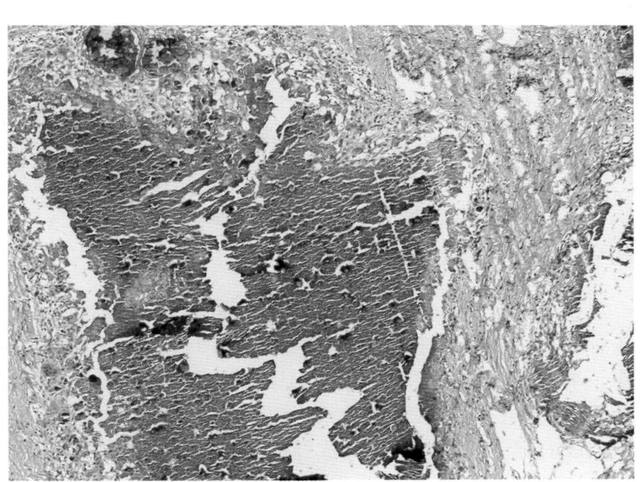

图 3-32　蓝色的物质为钙盐（上海市皮肤病医院　徐明圆　刘业强惠赠）

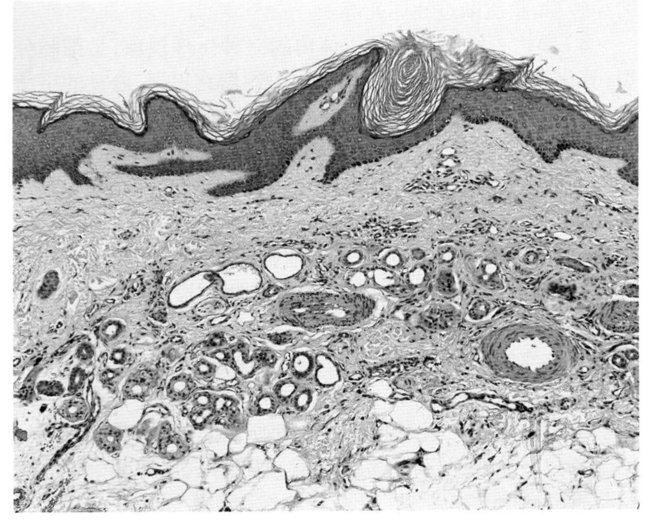

图 3-33 几乎看不到真皮，该例为局灶性真皮发育不良（上海市皮肤病医院 徐明圆 刘业强惠赠）

三、皮下组织的组织病理改变

皮下组织易受外伤、缺血，特别是邻近炎症的影响，引起变性和坏死。真皮内出现的各种病变，也可反映在皮下组织，但由于皮下组织的特点，其病变以血管炎及脂膜炎较常见。

1. 脂膜炎 是指由各种致病因子引起的皮下脂肪组织炎症反应的总称。早期表现为急性或慢性炎症细胞浸润和不同程度的血管改变，后期由于脂肪细胞变性坏死，释放出的脂质被组织细胞吞噬，形成泡沫细胞以及脂肪酸刺激所形成的异物肉芽肿反应为特点的组织反应。最后结缔组织增生表现为纤维化。脂膜炎又可分为间隔性和小叶性脂膜炎两类，前者常见于结节性红斑，后者见于狼疮性脂膜炎等。

2. 增生性萎缩 又称脂肪代谢性萎缩，皮下脂肪组织由于炎症细胞浸润而使脂肪细胞变性萎缩，甚至消失。脂肪细胞大部分被炎细胞及增生的结缔组织所取代，皮下脂肪组织体积并不减少，甚至增加，故称增生性萎缩。

第四节 浸润真皮细胞的基本形态特点

皮肤病中炎症性疾病占大部分，其基本病理改变与普通组织病理相似，是以变质和渗出为主的急性渗出性炎症和以增生为主的慢性增生性改变，现将渗出中的炎症浸润细胞的形态学特点和其分布以及炎症性皮肤病基本组织结构类型分述于下。

一、各种浸润细胞

在炎症性和肉芽肿性皮肤病中，真皮和偶尔见于表皮的各种浸润细胞主要来自骨髓，鉴别这些细胞，对诊断非常重要。来自骨髓的细胞可分三组：①粒细胞组；②淋巴细胞（包括浆细胞）组；③单核或巨噬细胞组。此外，尚有两种在真皮中形成的细胞即肥大细胞和成纤维细胞，见于炎症性和肉芽肿性皮肤病的增生细胞中。

（一）粒细胞组

1. 中性粒细胞 又称中性或多形核白细胞，直径大约10~12μm，由几个节段构成分叶核。弱嗜碱性胞浆含许多嗜中性～弱嗜酸性颗粒（图 3-34）。组织化学检测，发现这些颗粒含溶酶体酶，因而为初级溶酶体。中性粒细胞在以下方面起着重要作用：①炎症反应的早期；②吞噬和杀伤微生物；③在补体存在情况下，固定和吞噬抗原 - 抗体复合物。吞噬微生物和抗原抗体复合物时，中性粒细胞可伴发部分到全部脱颗粒，此时溶酶体颗粒释放出来。中性粒细胞参与早期炎症反应见于原发性刺激性皮炎、早期结节性非化脓性脂膜炎、结节性红斑等。吞噬微生物见于脓疱疮、念珠菌病、葡萄球菌性毛囊炎、丹毒和蜂窝织炎等。中性粒细胞吞噬免疫复合物见于变应性血管炎、持久性隆起性红斑和急性发热性嗜中性皮病（Sweet 综合征）以及中性粒细胞性血管炎和疱疹样皮炎的乳头部微脓疡内。尚不明确中性粒细胞出现于银屑病和其亚型中的 Munro 微脓疡及 Kogoj 海绵状脓疡中的机制，有人认为与银屑病鳞屑中存在某种白细胞趋化因子有关。

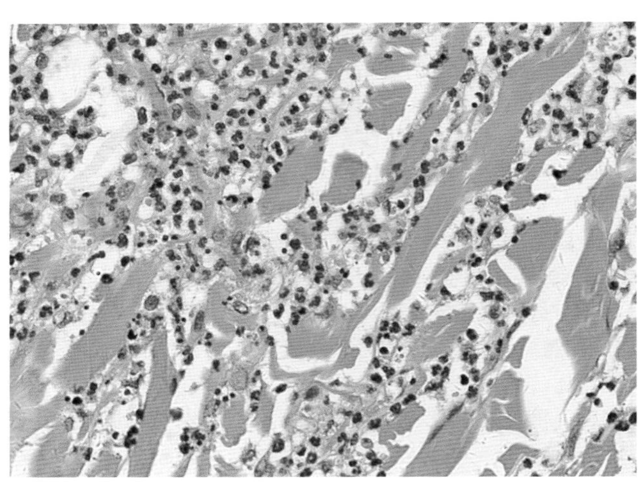

图 3-34 显示中性粒细胞，可见分叶核（上海市皮肤病医院 徐明圆 刘业强惠赠）

2. 嗜酸性粒细胞（eosinophilic granulocytes） 因其胞浆中出现嗜酸性鲜红颗粒而较易辨认（图 3-35），直径为 12~17μm，较中性粒细胞大。虽然常规染色可见，但用 Giemsa 染色则颗粒呈清晰的鲜红色。其核通常为二叶，仅偶呈三叶。

由于嗜酸性粒细胞能吞噬肥大细胞颗粒和某些抗原 - 抗体复合物，因此在皮肤组织中的嗜酸性粒细胞可见于：①由过敏性或特应性过敏所致的疾病；②肥大细胞脱颗粒后；③某些抗原 - 抗体复合物导致的疾病。

组织中嗜酸性粒细胞增多常见于过敏性反应和其他“速发型”变态反应。Ⅰ型过敏反应是由于特异性抗原与特异性抗体在肥大细胞表面结合而导致肥大细胞脱颗粒并释放血管活性物质，特别是组胺所致。嗜酸性粒细胞随肥大细胞脱颗粒的出现而出现，并吞噬肥大细胞所释放的颗粒，从而可减轻过敏反应。在色素性荨麻疹损害上划痕后亦可使肥大细胞脱颗粒而致组织中嗜酸性粒细胞增多。

抗原 - 抗体复合物沉积是嗜酸性粒细胞增多的原因，包括寻常型天疱疮，特别是增殖型天疱疮、落叶型天疱疮、大疱性类天疱疮和面部肉芽肿，在组织细胞增生症 X 和霍奇金病中偶尔出现组织中嗜酸性粒细胞增多，机制尚不明确。

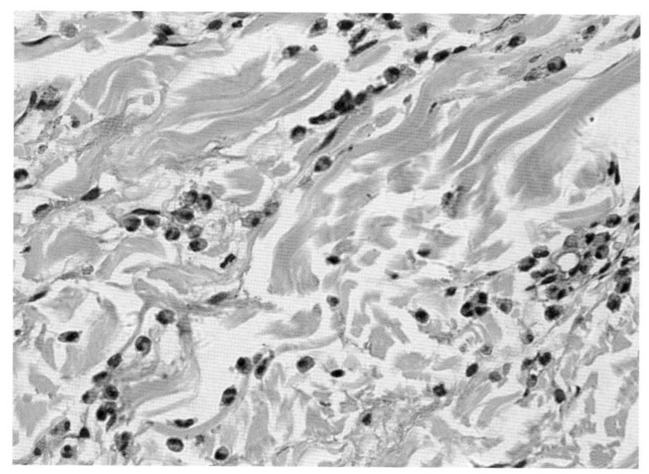

图 3-35 显示嗜酸性粒细胞，呈鲜红色（上海市皮肤病医院 徐明圆 刘业强惠赠）

寄生虫感染在周围血和组织中均常伴发嗜酸性粒细胞增多，这可能是嗜酸性粒细胞起着杀灭寄生虫效应细胞的作用。

3. 嗜碱性粒细胞 虽然肥大细胞与嗜碱性粒细胞具有相似或相同的功能，而且彼此互补，但它们在起源和解剖上，则大不相同。嗜碱性粒细胞起源于骨髓并循环于外周血中，而肥大细胞则由血管周围的间叶细胞衍生。

在光镜下证实嗜碱性粒细胞需应用电镜的固定法和操作技术；活检标本需用 Epon 包埋，切片 1μm 厚，然后用 Giemsa 染色。嗜碱性粒细胞具有多叶核和大而弥散性排列的异染性颗粒；而肥大细胞核为单一核，核周有较小的异染性颗粒。

（二）淋巴细胞组

1. 淋巴细胞 核较小而圆，由于存在大量染色质颗粒，所以核呈深嗜碱性。胞浆很少而不易识别（图 3-36）。常规染色组织切片上，光镜下通常不易与单核细胞区别。在某些疾病如接触性皮炎和结节病，曾一度认为淋巴细胞是其真皮浸润的主要组成成分，但现已证实其细胞内有溶酶体酶。通过电镜观察发现很多细胞是单核细胞而非淋巴细胞。因此，最好将这些组织学上呈淋巴细胞样外观的细胞称作淋巴样细胞为宜。

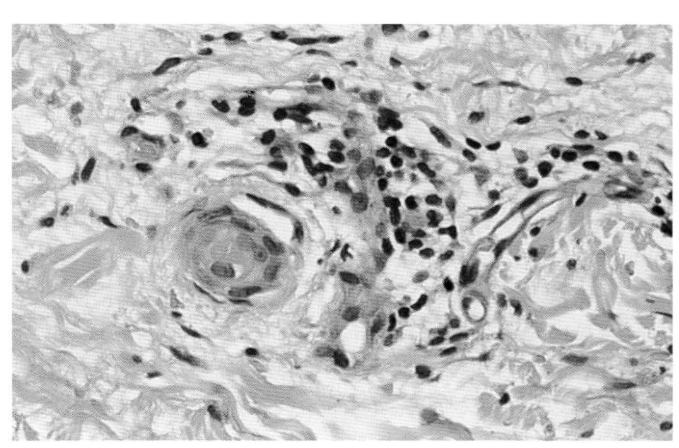

图 3-36 淋巴细胞，呈深蓝色（上海市皮肤病医院 徐明圆 刘业强惠赠）

许多过敏原如接触性过敏原和许多微生物如分枝杆菌、病毒和真菌均可引发迟发型变态反应，此外，同种组织移植反应亦属迟发型变态反应。这些迟发型变态反应中的淋巴细胞能携带抗体到抗原部位引发迟发型变态反应，这种特异性致敏（亦称活化或转化）的淋巴细胞数目通常数量少，不构成主要浸润细胞。因此，在接触性皮炎中以单核或巨噬细胞居多，在抗原抗体反应部位吞噬已受损伤的细胞，巨噬细胞在反应部位通过转化的淋巴细胞释放几种淋巴因子，如巨噬细胞趋化因子，巨噬细胞游走抑制因子和巨噬细胞激活因子数目激增。通过这些因子，单核细胞和巨噬细胞被携带并停留在组织中的免疫反应部位并被激活而增强其吞噬作用。在许多皮肤疾病中，如结核病和很多深部真菌感染，如芽生菌病，针对微生物的迟发型变态反应，则表现为肉芽肿反应。

非致敏淋巴细胞 在大多数慢性皮肤炎症性疾病中，淋巴细胞均为主要的浸润细胞，如银屑病、扁平苔藓和红斑狼疮。也见于淋巴细胞性血管炎，如急性痘疮样苔藓样糠疹。

2. 浆细胞 浆细胞有丰富的胞浆，呈深嗜碱性，均质性，界限清楚。核呈圆形，离心性偏于细胞一侧，沿核膜可见粗大深嗜碱性，规则分布的染色质颗粒，使核的外观呈车轮状（图 3-37）。γ-球蛋白缺乏血症患者缺乏浆细胞这一事实，使人们较早就认识到浆细胞的主要功能是产生循环中的免疫球蛋白，即体液免疫应答的抗体。合成免疫球蛋白的浆细胞主要位于淋巴结、脾脏和骨髓。由于浆细胞为组织内的细胞，不见于周围循环，因此可以推想，出现于真皮的浆细胞是由 B 淋巴细胞衍化而来。

浆细胞在几种传染病中容易大量出现，例如早期梅毒、鼻硬结病和腹股沟肉芽肿。尚不清楚为何在一些疾病如蕈样肉芽肿、日光性角化病、慢性深部毛囊炎等疾病的慢性炎症性浸润中，会含有大量浆细胞，而在大多数病例的浸润中浆细胞很少或缺如。浆细胞性龟头炎出现浆细胞的机制亦不明。在出现大量浆细胞的病例中，特别是鼻硬结病，在浆细胞的内外可见圆形透明嗜酸性小体，称 Russell 小体。这些小体是由于浆细胞合成免疫球蛋白活跃而形成，并最终完全取代产生它的浆细胞。其大小为浆细胞的两倍，直径 20μm，含不等量的糖蛋白，一般 Gram 染色和 PAS 染色呈阳性，耐淀粉酶。

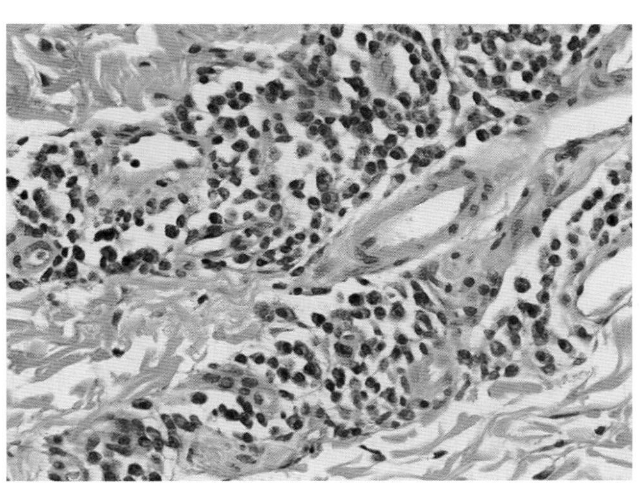

图 3-37 镜下大量浆细胞，本例为一例二期梅毒（上海市皮肤病医院 徐明圆 刘业强惠赠）

（三）单核细胞或巨噬细胞组

1. 单核细胞　单核细胞与淋巴细胞均有小而暗染的胞核和很少量的胞浆，因而二者在常规切片中不易区分。单核细胞与淋巴细胞区别的唯一方法是通过溶酶体酶染色，如酸性磷酸酶。溶酶体酶存在于单核细胞内，而淋巴细胞内则缺如。因此通过酶染色和电镜可以证明出现于接触性皮炎和肉芽肿周围，大多数核小而染色深的细胞为单核细胞。

2. 巨噬细胞　亦称组织细胞，由骨髓产生，循环于血液中，以单核细胞形态进入组织中。单核细胞经适当刺激则发展为巨噬细胞，并进一步发展为上皮样细胞和异物巨细胞。

巨噬细胞较单核细胞大，通常核淡染，呈长形，清晰可见。常规染色胞浆不能辨认。常规染色切片中，除非通过其各自存在的部位和活性不同而鉴别，否则常不易与成纤维细胞区别。但此非可靠的区别标准。酶组织化学染色常有助于鉴别，但亦有例外。在某些疾病如皮肤纤维瘤和 Kaposi 肉瘤中，成纤维细胞也可含许多溶酶体，溶酶体酶染色阳性。

3. 上皮样细胞　上皮样细胞来源于巨噬细胞：①巨噬细胞完全吞噬了可消化产物（如细菌）之后；②在巨噬细胞已通过胞吐作用清除未消化产物（如某些异物或代谢附属产物）之后；③在迟发型变态反应引发的免疫性肉芽肿，只有很少数微生物存在时；④无吞噬物吞噬时亦可转化，如结节病。上皮样细胞在组织学上像上皮细胞，聚集成群，呈“裸上皮细胞结节”或混有单核细胞，巨噬细胞，也常与异物巨细胞混合存在。上皮样细胞通常大而呈卵圆形，淡染泡状胞核，核膜清晰可见。除平均略大些以外，其核与巨噬细胞不易区分。二者不同之处在胞浆的多少，巨噬细胞胞浆在常规染色下，难于看清，而上皮细胞则有丰富、界限不清、弱嗜酸性的胞浆，常伴有长的伪足，相邻上皮样细胞胞浆常融合。

4. 异物巨细胞　巨噬细胞成熟时较少倾向分裂，而较多倾向融合成多核巨细胞（图 3-38）。因此异物巨细胞像上皮样细胞，不再是吞噬细胞。它们倾向聚集在有大量未被消化物质的部位，或甚而完全围绕在这些未消化物质周围。通常已习惯于将发生于迟发型变态反应中与上皮样细胞伴发的朗汉斯多核巨细胞和异物型巨细胞加以区别，即朗汉斯巨细胞的胞核沿巨细胞胞浆周边呈半环形，而异物巨细胞型的胞核不规则分布或成群聚集。但两型细胞可以互相转变，在迟发型变态反应性肉芽肿和异物肉芽肿中，它们也常同时发生，因此从形态上来区分二者，常常是不可能的。典型的异物巨细胞见于：①许多异物肉芽肿反应中，如石蜡瘤和缝线反应；②在代谢产物如痛风（图 3-39）和钙化附近；③角蛋白直接与真皮接触的部位如毛母质瘤、寻常性痤疮的破裂毛囊，红色毛癣菌性肉芽肿，以及破裂的表皮囊肿或粟丘疹；④组织坏死部位如类脂质渐进性坏死。

组织学上，两型多核巨细胞通常胞浆均界限清楚。核的数目多时，可超过 100 个，偶尔在胞浆中出现星状体和 Schaumann 小体，但对疾病诊断并无特异性。

5. 肥大细胞　在正常真皮中仅有少数肥大细胞，细胞呈梭形，核卵圆形，胞浆中含许多在常规染色（如 HE 染色）时不着色的颗粒。因此在正常皮肤中肥大细胞通常不易与成纤维细胞区分，尽管偶尔根据肥大细胞胞浆少和细胞膜特点，可以认出。肥大细胞可被 Giemsa 染色液中亚甲蓝着色，亦可用甲苯胺蓝以及阿新蓝染色。亚甲蓝及甲苯胺蓝染色呈异染性，

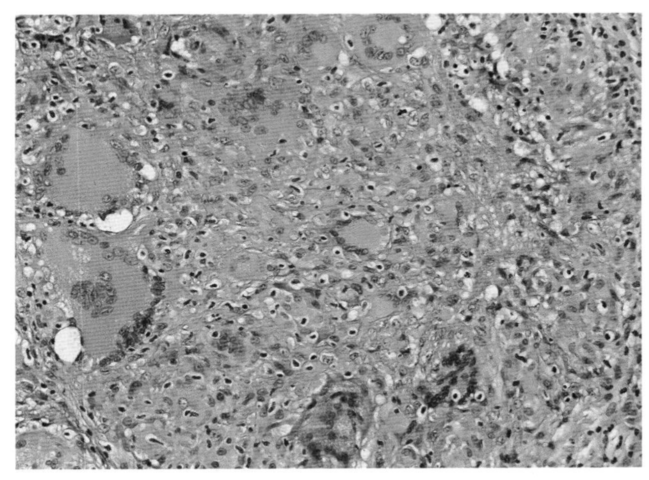

图 3-38　多核巨细胞（上海市皮肤病医院　徐明圆　刘业强惠赠）

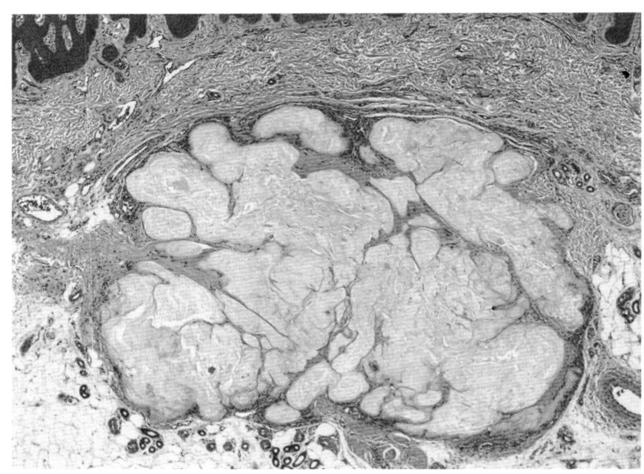

图 3-39　真皮内见痛风盐沉积（上海市皮肤病医院　徐明圆　刘业强惠赠）

即其着色不呈染料本身所具有的颜色，出现紫红色而不是蓝色。颗粒直径 0.8μm。正常真皮中，肥大细胞主要位于毛细血管附近。由于乳头下和皮肤附属器周围毛细血管最多，大多数肥大细胞亦见于这些部位。在很多炎症性皮肤病中，真皮中肥大细胞增多并与炎细胞混合存在，例如创伤愈合的肉芽组织，特应性皮炎，慢性单纯性苔藓和寻常型天疱疮。这些疾病的真皮浸润一般容易与色素性荨麻疹鉴别，后者即使浸润相当轻微，也几乎完全为肥大细胞构成（图 3-40）。另外，由于一些肥大细胞脱颗粒，可见少量嗜酸性粒细胞与肥大细胞混合存在。此外，在许多肿瘤特别是良性肿瘤中，基质中肥大细胞数量增多。在神经纤维瘤中肥大细胞增多明显。

肥大细胞和嗜碱性粒细胞具有密切相关甚至相同的功能。这是由于其细胞浆颗粒的化学性相似和二者都有 IgE 膜受体。两型细胞均参与速发型和迟发型变态反应。在致敏的人群中，肥大细胞及嗜碱性粒细胞可通过存在于其表面的 IgE 特异性抗体，而促发速发型变态反应。当特异性抗原与这些抗体结合后，通过肥大细胞和嗜碱性粒细胞脱颗粒，并从颗粒中释放出组胺，从而引发出变态反应。组胺可增强毛细血管

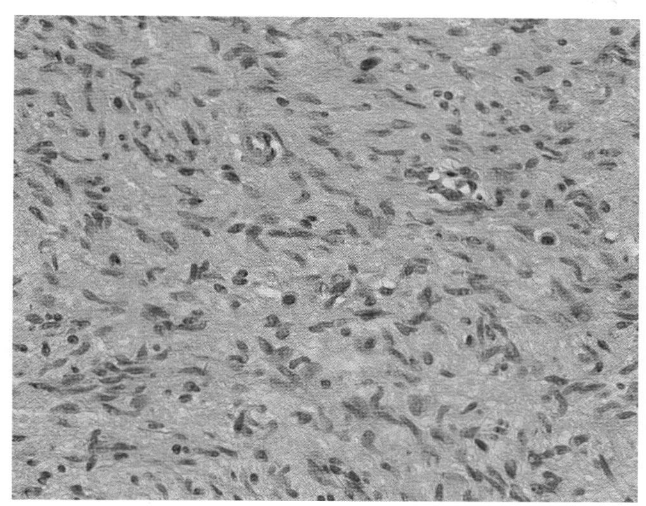

图 3-40 见大量肥大细胞，本例为色素性荨麻疹（上海市皮肤病医院 徐明圆 刘业强惠赠）

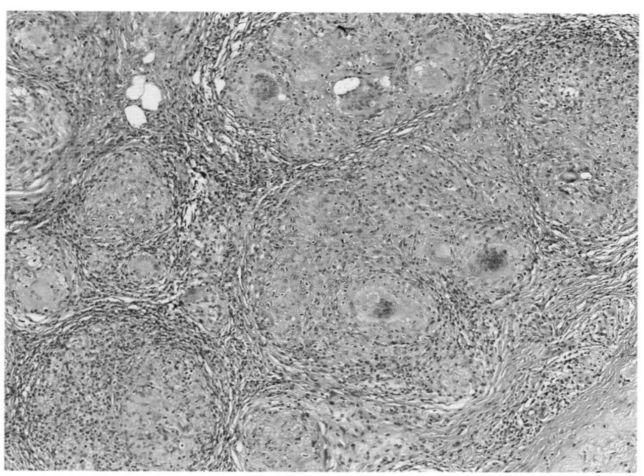

图 3-41 显示结核样结节（上海市皮肤病医院 徐明圆 刘业强惠赠）

通透性，大量释放时，可导致过敏性休克。迟发型变态反应例如变应性接触性皮炎，特异性致敏的淋巴细胞与特异性抗原接触，能释放一种淋巴因子即嗜碱性粒细胞趋化因子，以吸引嗜碱性粒细胞。这些嗜碱性粒细胞是从血液中迅速动员而来，并浸润于变应性接触性皮炎所在部位，这是对抗原刺激的初期反应。几天后，由于抗原刺激部位出现了新的肥大细胞，而使嗜碱性粒细胞数目逐渐减少。在变应性接触性皮炎的嗜碱性粒细胞初期反应期，嗜碱性粒细胞占浸润细胞的 5%~15%，并可见脱颗粒现象。

二、浸润细胞的性质及分布

（一）按浸润细胞性质分类

1. 非特异性炎症浸润 浸润细胞主要有淋巴细胞、组织细胞、浆细胞、纤维细胞及成纤维细胞。

2. 肉芽肿性炎症浸润 是一种界限清楚的慢性增殖性病变；除含有淋巴细胞、单核细胞、巨噬细胞外，尚可见上皮样细胞或多核巨细胞，或两者均有。肉芽肿性炎症可分为异物性肉芽肿和变应性肉芽肿。异物性肉芽肿常见有巨噬细胞和多核巨细胞，但只有少数或无上皮样细胞。变应性肉芽肿的特征是有上皮样细胞，也常有多核巨细胞，后者常称为朗汉斯巨细胞，常比异物性肉芽肿的巨细胞小，细胞核常在外周排列呈马蹄状，而不是不规则排列。但二者间有许多相似之处。根据病原和机体反应性的不同，肉芽肿可表现以下的特殊组织结构：

（1）结核样结节及结核样浸润：前者指上皮样细胞聚集成团，外围绕以淋巴细胞浸润，中央无干酪样坏死，朗汉斯巨细胞可有可无（图 3-41）。但如上皮样细胞不形成结节，分布较弥漫，上皮样细胞排列不规则，则称为结核样浸润。见于皮肤结核、梅毒、结核样麻风、深部真菌病等肉芽肿性病变。

（2）结核结节：结核结节为上皮样细胞集聚成结节，周围有单核细胞环绕。在上皮样细胞中，常有少数巨细胞，结节中央的上皮样细胞可有不同程度的干酪坏死。多见于结核感染或相关的疾病。

（3）麻风结节或麻风瘤：主要指麻风细胞、泡沫细胞和麻风菌球团所形成的肉芽肿。

其他亦有根据肉芽肿中某种细胞成分为主而命名者，如肉芽肿中含有大量中性粒细胞时称化脓性肉芽肿，以浆细胞为主者称浆细胞肉芽肿，以嗜酸性粒细胞为主者称为嗜酸性粒细胞肉芽肿，以上皮样细胞为主者称上皮样细胞肉芽肿，由于吞噬脂肪细胞或脂质的分解产物，则出现较多的泡沫细胞，则称脂肪肉芽肿或噬脂质细胞肉芽肿。

（二）按浸润细胞的分布分类

炎症浸润可分为：①血管周围浸润：在浸润的中央常有血管存在，而且浸润细胞愈近血管壁愈紧密（图 3-42）；②弥漫性浸润：浸润细胞呈弥漫性分布，边界不清楚；③片状浸润：又名灶性浸润，境界清楚；④袖口状浸润：浸润分布于血管周围呈袖口状（图 3-43），见于离心性环状红斑、梅毒的血管及麻风的神经周围浸润；⑤带状浸润：细胞浸润呈带状分布（图 3-44）。如扁平苔藓常见表真皮交界有以单核细胞为主的带状浸润。

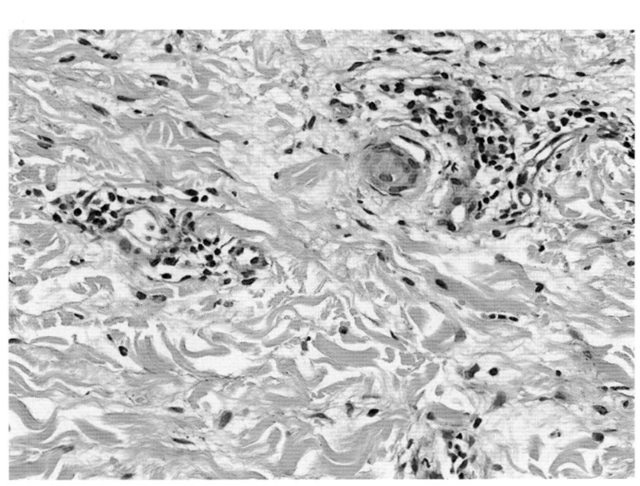

图 3-42 血管周围浸润（HE 染色），血管周围细胞浸润（上海市皮肤病医院 徐明圆 刘业强惠赠）

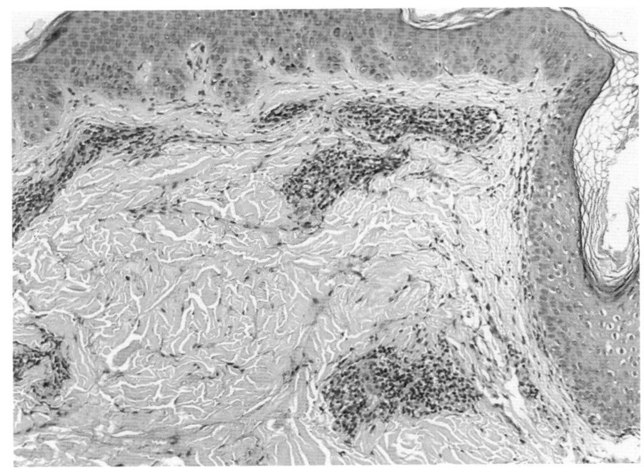

图 3-43　袖口状浸润（HE 染色），浸润细胞环绕血管，分布如袖口状（上海市皮肤病医院　徐明圆　刘业强惠赠）

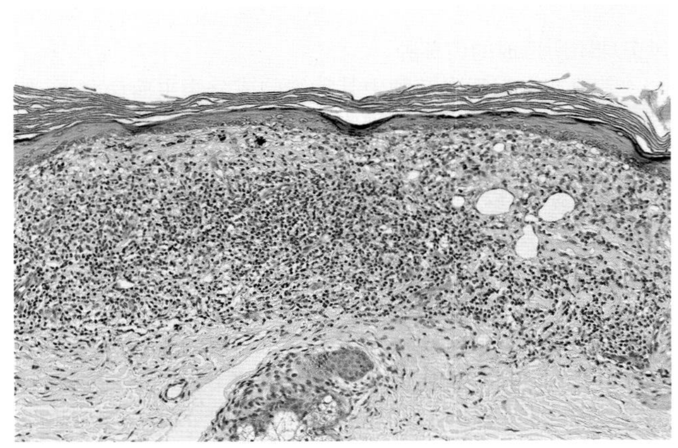

图 3-44　带状浸润（HE 染色），细胞浸润紧密，呈带状分布（上海市皮肤病医院　徐明圆　刘业强惠赠）

三、主要皮肤炎症反应类型

有助于确定主要病变部位，特别是在低倍镜下（2× 或 4×）扫视以确定病变属于下列何种类型及亚型，从而结合有关疾病进行综合分析而作出诊断。

（一）表皮反应模式

1. 海绵状皮炎　指海绵形成和细胞间水肿，角质形成细胞被牵拉，细胞间隙增宽，有时导致表皮内水疱形成，可伴发细胞内水肿和炎症细胞外渗。海绵状皮炎可分为：①传统性海绵状皮炎包括变应性接触性皮炎、刺激性接触性皮炎、特应性皮炎、钱币状皮炎、汗疱疹、Id 反应、脂溢性皮炎、淤积性皮炎、海绵形成性药疹、红皮病、玫瑰糠疹、白色糠疹、光变应性接触性皮炎、多形性日光疹、节肢动物叮咬、回状 / 地图状红斑、皮肤真菌感染、暂时性棘层松解性皮病、色素性紫癜性皮病。②嗜酸细胞性海绵形成包括天疱疮、大疱性类天疱疮、变应性接触性皮炎、海绵形成性药疹、感染、皮肤幼虫移行症、节肢动物叮咬、色素失禁症、嗜酸性粒细胞性毛囊炎。③毛囊性海绵形成包括特应性皮炎、白色糠疹、接触性皮炎、漏斗部毛囊炎、嗜酸性粒细胞性毛囊炎、毛囊性黏蛋白病、Fox-Fordyce 病。④汗疹性海绵形成见于痱子。

2. 界面皮炎　为表皮与真皮交界处的形态改变，基底层角质形成细胞内或基底膜带处，可见空泡形成（空泡或疏散性透明腔隙），常伴发许多不同程度的其他改变，如单个角化不良的角质形成细胞（可能为凋亡细胞），角质形成细胞向表面成熟的规律破坏和由于空泡融合而形成裂隙。界面皮炎根据炎细胞在真皮乳头层的致密度和模式，可再分为：①空泡性界面皮炎：炎细胞少，在真皮乳头层沿血管周围浸润或斑片状浸润。见于多形红斑、固定型药疹、病毒疹、HIV 界面皮炎、结缔组织病如红斑狼疮和皮肌炎、移植物抗宿主病、苔藓样糠疹、先天性皮肤异色症、Bloom 综合征、白癜风、色素性紫癜性皮病。②苔藓样界面皮炎：炎症细胞致密，在真皮乳头层呈致密带状浸润。可见于扁平苔藓及其亚类、苔藓样药疹、苔藓样角化病、线状苔藓、光泽苔藓、苔藓样紫癜。

3. 银屑病样皮炎　指表皮增生，表皮突延长，皮肤表面一般平坦。见于亚急性、慢性炎症性皮肤病如银屑病、Reiter 综合征、脂溢性皮炎、慢性单纯性苔藓、毛发红糠疹、副银屑病、蕈样肉芽肿、银屑病样药疹，红皮病、念珠菌病、二期梅毒、炎性线状表皮痣、疥疮、板层状鱼鳞病、透明细胞棘皮瘤、烟酸缺乏病、肠病性肢端皮炎、坏死松解性游走性红斑、Bazex 综合征。

4. 水疱大疱性皮炎　指组织中出现裂隙或腔隙形成，可伴发嗜酸性粒细胞，中性粒细胞或淋巴细胞浸润。根据裂隙存在的水平而分为表皮内或表皮下两类。表皮内水疱包括角层下或颗粒层内裂隙或表皮浅层或基底层上裂隙。表皮下水疱可进一步分为基底膜带的透明板裂隙或真皮浅层裂隙。

（1）表皮内水疱和脓疱性皮炎

1）角层内和角层下水疱和脓疱：包括脓疱疮，葡萄球菌性烫伤样皮肤综合征（SSSS），浅部真菌感染，落叶型天疱疮，红斑型天疱疮，角层下脓疱病，婴儿肢端脓疱病，中毒性红斑，暂时性新生儿脓疱性黑变病及晶形粟粒疹等。

2）表皮内水疱和脓疱：包括海绵性水疱，病毒性水疱，掌跖脓疱病，摩擦性水疱，大疱性表皮松解症。

（2）表皮下水疱性皮炎

1）表皮下水疱不伴发炎症：包括大疱性表皮松解症，卟啉病，假性卟啉病，大疱性类天疱疮（少细胞型），烧伤，中毒性表皮坏死松解症，糖尿病伴发大疱，大疱性皮肤淀粉样变。

2）表皮下水疱伴发淋巴细胞浸润：包括多形红斑，固定型药疹，多形性日光疹，大疱性蕈样肉芽肿，大疱性真菌感染等。

3）表皮下水疱伴嗜酸性粒细胞浸润：包括大疱性类天疱疮，获得性大疱性表皮松解症，妊娠疱疹，节肢动物叮咬，药物反应。

4）表皮下水疱伴中性粒细胞浸润：包括疱疹样皮炎，线状 IgA 大疱性皮病，瘢痕性类天疱疮和局限性瘢痕性类天疱疮，脓疱性血管炎，大疱性红斑狼疮，Sweet 综合征，获得性大疱性表皮松解症，丹毒，大疱性荨麻疹。

5）表皮下水疱伴肥大细胞浸润：大疱性肥大细胞增多症。

5. 其他表皮反应和重叠类型　以上分类不免有些人为性，总会有例外和不属于所列类型的病。许多皮肤炎症性疾病表现有二或多个上述的表皮反应模式。如有可能，一般仍应以主要反应类型作为分类的基础。以下的形态反应为附加的亚类。

1）糠疹样皮炎：少数而重要的炎症性皮疹的表皮改变，包括局灶性或斑点状角化不全，轻度表皮增生和不同程度的海绵形成和界面改变。以上述特点的某一种为主，本组类型又可分为亚急性海绵性皮炎，银屑病样皮炎或界面皮炎。通常包括玫瑰糠疹，苔藓样糠疹，脂溢性皮炎，发疹性或滴状银屑病，早期蕈样肉芽肿损害（类银屑病），某些药疹，亚急性湿疹样皮炎，毛发红糠疹和表浅性真菌感染。

2）重叠反应类型：下述四种类型强调具有二或多种形态改变：海绵性银屑病样皮炎、海绵性界面皮炎、海绵性银屑病样界面皮炎、银屑病样界面皮炎。

（二）真皮反应模式

在观察表皮形态改变后，应对真皮（包括皮下脂肪和筋膜）的炎症过程进行观察。首先确定血管是否受损伤。

1. 无血管损伤　对无血管损伤的疾病，应判断其类型，炎症的深度，浸润细胞的致密度，炎症浸润细胞的组成，以及是否为肉芽肿性炎症。真皮中炎症浸润细胞的类型一般分苔藓样，血管周围，腺体周围，间质性（胶原纤维束间浸润），结节性和弥漫性（炎症浸润细胞占据整个真皮层）。许多皮疹与深度有关，因此识别浸润累及的深度非常重要，例如药疹和病毒性发疹常仅表现为表浅性血管周围受累，而红斑狼疮，多形性日光疹和二期梅毒疹易侵犯深部真皮血管丛（所谓表浅和深在的血管周围型）。炎症浸润的深度，也可能作为系统性疾病的可能线索，如狼疮和二期梅毒疹。浸润细胞的致密度判断较困难，除非采用相当主观的名词，如稀疏、中度或致密。然而应当看到炎细胞的致密度与某些特殊疾病的病程有关联，如急性荨麻疹（稀疏炎症浸润），图形红斑（中度炎症浸润）和皮肤淋巴样增生或淋巴瘤（致密浸润）。

真皮内浸润细胞，通常由淋巴细胞和不同数量的其他细胞，包括组织细胞（单一核 / 巨噬细胞），肥大细胞，嗜酸性粒细胞，浆细胞和中性粒细胞组成。特殊的细胞组成常具有诊断意义，特别是与上述其他特点，如类型、炎症的深度和浸润细胞的致密度等相结合来进行判断时。因此，有淋巴细胞和嗜酸性粒细胞构成的稀疏表浅血管周围炎症浸润可提示荨麻疹。同样，细胞浸润呈中度致密度者则提示较广泛的变态反应，而上皮样单核细胞 / 巨噬细胞形成的局限性，表浅和深部血管周围浸润则提示结节病性肉芽肿性反应模式。

（1）表浅或表浅和深部血管周围浸润：包括荨麻疹，荨麻疹反应，病毒性发疹，回状 / 圆形红斑，红斑狼疮，多形性日光疹，光过敏性疹，冻疮，麻风（未定类），梅毒，包柔氏螺旋体病，白血病，色素性荨麻疹。

（2）结节性浸润：包括节肢动物叮咬反应，皮肤淋巴样增生，组织细胞浸润，中性粒细胞浸润，淋巴瘤。

（3）弥漫性浸润：包括反应性浸润，白血病，淋巴瘤，组织细胞浸润，肥大细胞浸润等。

2. 出现血管损伤　指出现血管炎的表现，即血管壁增厚，内膜肿胀，管壁有炎症浸润，管壁纤维样蛋白变性或坏死等改变。通常可见红细胞，嗜酸性和中性粒细胞外渗，严重者可见核碎裂（核尘）。此种改变可为原发性或继发性，二者常常不易区分。判断血管损害时必须考虑受损血管的口径、种类，血管损伤的程度，炎症浸润细胞的组成和致密度。血管炎和相关疾病包括：①血管病，②小血管血管炎（中性粒细胞 / 白细胞碎裂性血管炎，淋巴细胞性血管炎，肉芽肿性血管炎），③中等血管血管炎。

3. 肉芽肿反应模式　肉芽肿指单核 / 巨噬细胞呈局限性聚集。这些细胞的细胞学特征不同，从单核细胞具有丰富、淡染、空泡状或脂质化胞浆到具有丰富淡红色胞浆的上皮样细胞。多核巨细胞即异物巨细胞和朗格汉斯巨细胞，常单独或同时存在。肉芽肿常有不等数量的其他细胞混合存在，如淋巴细胞，浆细胞，中性粒细胞和肥大细胞。界限不清的肉芽肿性浸润，常称为肉芽肿性炎症。肉芽肿可以多种方式分类，如感染性肉芽肿或非感染性肉芽肿，或以形态学特点分类，后者在这些病中居多，有相当重叠。一般被大家所接受的分类是：①结节病样或上皮样细胞肉芽肿；②结核样或干酪坏死性肉芽肿；③异物肉芽肿；④化脓性肉芽肿；⑤栅栏状 / 渐进性坏死性肉芽肿；⑥弹力纤维溶解性肉芽肿。

4. 皮肤附属器疾病　主要为毛囊和小汗腺受累。

（1）毛囊病：通常毛囊炎以是否为感染性或非感染性和其深度（表浅，或表浅和深部）而分类。痤疮是最常见的毛囊炎。毛囊亦可显示特殊的毛囊黏蛋白沉积改变，可与许多疾病包括蕈样肉芽肿和炎症性疾病如节肢动物咬伤和红斑狼疮伴发。

（2）秃发：组织学指再生毛囊数目，呈可逆性或不可逆的减少。秃发可分为瘢痕性和非瘢痕性。非瘢痕性秃发可由任何干扰毛发生长周期的因素所引起，可为炎症性秃发，如斑秃，或为非炎症性秃发，如雄激素性秃发和休止期秃发。瘢痕性秃发可由许多疾病引起，如感染性毛囊炎、红斑狼疮、扁平苔藓或外伤性损伤等。

（3）汗腺疾病：小汗腺导管受累的炎症反应称痱子，根据受累的深度分为白痱、红痱和深痱。汗腺炎指汗腺腺体受累的炎症反应，例如感染性或非感染的中性粒细胞性小汗腺炎。

（三）皮下组织炎症反应模式

主要为脂膜炎。传统上脂膜炎分为间隔型和小叶型，事实上大多数病例在小叶间和小叶内均存在炎症。判断脂膜炎时，一些特殊因素包括是否存在感染、血管损伤、冷损伤、人为性疾病和物理损伤均应考虑。活检时取标本是否足够深和取材时疾病的分期，将会影响形态学所见。脂肪组织对损伤的反应类型相当有限，根据受损的性质和严重性，早期为中性粒细胞浸润，继之为单核细胞（淋巴细胞和巨噬细胞），晚期为修复性纤维化。

第五节　实验室检查

皮肤组织病理和普通病理一样，其常规检查手段仍为将皮肤活检标本用 10% 中性福尔马林固定（寒冷季节，为避免标本冻结，可在固定液中加 95% 的乙醇）。固定时间应充足，一般 4mm 的标本需要 8 小时，大的标本如切除的肿瘤则应先切成 4~5mm 厚的薄片再固定、石蜡包埋、切片、苏木素 - 伊红（HE）染色。此种组织检查技术迄今仍在应用，其优点为实用、价廉、方法简单、易于操作。应用这种染色方法可将细胞核染成蓝色，而胞浆、胶原纤维、肌肉等染成红色，能解决大部分诊断问题，但有时为了特殊目的，如显示特殊病菌（图 3-45）或特异性组织结构（图 3-46，图 3-47），常需借助特殊染色方法，酶组织化学，免疫组化等供诊断分析。分述如下：

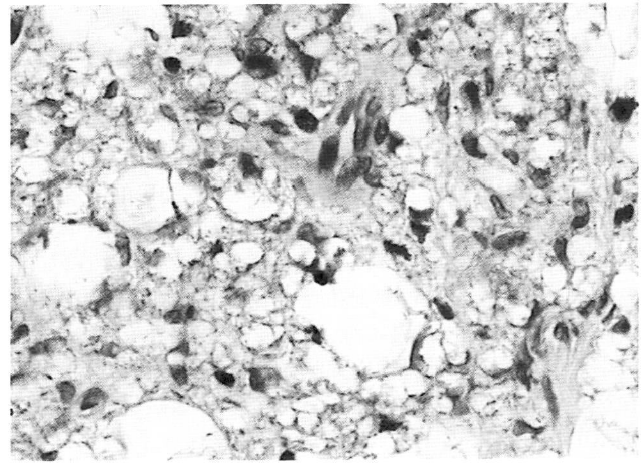

图 3-45 抗酸染色阳性，见于麻风病（上海市皮肤病医院 徐明圆 刘业强惠赠）

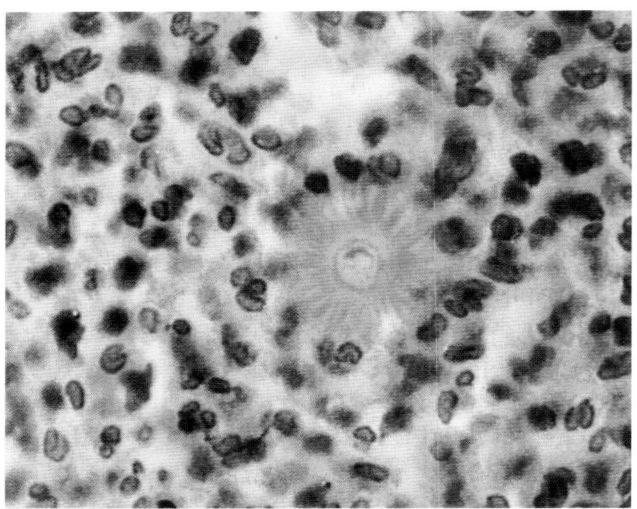

图 3-46 孢子丝菌病星状体外周围有星状的嗜伊红冠，直径 24μm（西安交通大学第二附属医院 冯义国惠赠）

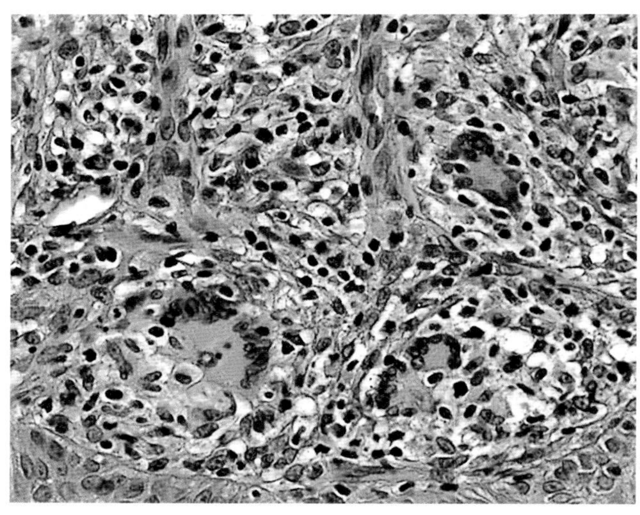

图 3-47 着色真菌病，异物巨细胞内厚壁孢子（上海市皮肤病医院 徐明圆 刘业强惠赠）

一、特殊染色（表 3-1）

表 3-1 皮肤病理学常见特殊染色

染色	应用	结果
HE	常规	核蓝，胞浆红色，胶原纤维，肌肉，神经红色
PAS/ 淀粉酶	真菌，寄生虫糖原（例如毛鞘瘤所见），基底膜肥厚（例如红斑狼疮），冷球蛋白血症。	微生物壁：红色糖原：PAS 染成红色；淀粉酶消化后呈透明。冷沉淀物：鲜红色
黏蛋白胭脂红	腺癌 隐球菌	黏蛋白：红色 囊壁：红色
甲苯胺蓝	肥大细胞	异染呈紫红色
Giemsa	肥大细胞 利什曼原虫	异染呈紫红色 蓝色
Masson 三色	纤维化 婴儿指（趾）纤维瘤病	胶原：绿色；核，肌肉：暗红色 透明蛋白小球：红色
van Gieson	动脉损伤	弹力纤维黑色
von Kossa	钙	黑色
刚果红	淀粉样物质	偏振光镜下呈绿色
Fontana	黑色素	黑色
普鲁士蓝	含铁血黄素 / 铁	黑色
革兰氏染色	细菌	革兰氏阳性菌通常为蓝色 革兰氏阴性菌通常为红色
硝酸银乌洛托品	真菌，寄生物	黑色
Dieterle/steiner/ Warthin-Starry	螺旋体，罗克利马体属	黑色
Ziehl-Neelsen/ Wade-Fite	抗酸杆菌	红色

二、酶组织化学

由于酶组织化学涉及的技术复杂，要求新鲜组织进行检查，以及大多数反应相对为非特异性，目前此种技术应用很有限。在皮肤组织病理上，最常应用的方法是氯乙酸酯酶也称 Leder 染色，用来鉴定肥大细胞或骨髓来源的造血细胞和 dopa 反应用以鉴定黑色素细胞。

三、免疫组化

（一）非肿瘤性疾病

1. 大疱性疾病 免疫荧光检查在评估原发性大疱性疾

表 3-2　大疱性疾病直接免疫荧光表现

免疫沉积部位	沉积类型	免疫反应物	疾病
表皮内	表皮细胞表面	IgG，补体 IgA	天疱疮 表皮内 IgA 皮肤病
真表皮交界处	线状，均质性	多种 Igs 补体和 / 或纤维蛋白 IgA	大疱性类天疱疮、妊娠疱疹、瘢痕性类天疱疮、获得性大疱性表皮松解症、红斑狼疮 线状 IgA 皮肤病（成人）、儿童慢性大疱性皮肤病
	线状，非均质性（表面粗糙，模糊不清原纤维性颗粒状）	多种 Igs 补体，和 / 或原纤维	红斑狼疮
	颗粒状，局灶性	IgA	疱疹样皮炎
其他真皮上部	细胞样体	多种 Igs，补体和 / 或原纤维	扁平苔藓
	间质血管周围（模糊不清，宽广）和 / 或真表皮交界处	多种 Igs，补体和 / 或原纤维	迟发性皮肤卟啉病
血管内	颗粒状	IgM，补体和 / 或原纤维	血管炎、多形红斑

病中有些呈现出相当特异的反应类型（表 3-2）。

2. 结缔组织病　免疫荧光检查对结缔组织病特别是红斑狼疮诊断有帮助。免疫球蛋白（IgG，IgM，IgA，IgE）和补体（C_1，C_3，C_4，C_5）常见于盘状红斑狼疮（DLE）的皮损，沿基底膜呈颗粒状沉积。系统性红斑狼疮（SLE），免疫球蛋白和补体的沉积不仅见于皮损处，亦见于临床上正常外观的皮肤。正常外观皮肤呈现免疫球蛋白和补体沉积的现象，在诊断上称“狼疮带试验（Lupus band test）”。此试验有助于区别 SLE 和 DLE。DLE 狼疮带试验应为阴性，约 60% 的 SLE 患者呈阳性反应。SLE 患者的非曝光部皮肤，狼疮带试验有提示预后的价值，如阳性时则提示预后差。此外，SLE 患者中免疫球蛋白和补体，不仅沿基底膜带沉积，也可围绕血管沉积和弥漫性沉积于胶原纤维束间。

阳性免疫球蛋白沉积，也常见于许多其他结缔组织病如硬皮病或皮肌炎。但大多数病例中，其免疫荧光类型无特异性。

3. 血管炎　免疫球蛋白阳性见于许多皮肤血管炎。常很难判断受损血管免疫球蛋白和补体的沉积是原发还是继发的。在诊断上最有用的是对过敏性紫癜的诊断，免疫荧光检查证明 IgA 沉积对确定诊断是十分重要的。

4. 传染病的免疫病理　制备检测传染物的直接抗体多应用于福尔马林固定，石蜡包埋的组织，通常依靠酶结合抗体（过氧化酶或磷酸酶）而不是依靠荧光。最常应用的抗体为单纯疱疹病毒Ⅰ型或Ⅱ型抗体。亦可应用对其他病毒或细菌的许多抗体。

（二）肿瘤性疾病

免疫组织化学在确定肿瘤细胞来源上起着非常重要的作用。而皮肤科医师常常针对镜下改变，不知该选择何种标记或者选择的标记有遗漏。表 3-3 也许对规范选择免疫标记有帮助。

1. 皮肤淋巴样细胞浸润　免疫组织化学在淋巴样细胞的确定上起着非常重要的作用。

2. 非淋巴样造血细胞浸润　免疫组化检查对评估造血细胞浸润也很重要。造血细胞浸润包括朗格汉斯细胞增生和白血病。朗格汉斯细胞在免疫组化上用 S100，CD1a 和 CD207 能最好识别。

大多数皮肤白血病浸润为骨髓性。识别骨髓性白血病的有用标志物包括过氧化物酶、氯乙酸酯酶、Leu-M1（CD15）和 KP-1（CD68）。

3. 上皮样肿瘤　细胞角蛋白和上皮基底膜抗原（EMA）为鉴别上皮的最重要的标志物。通常用于评估未分化原发性肿瘤或转移癌。有些标志物如甲状腺球蛋白，降钙素或前列腺特异性抗原有助于发现可能的原发灶。

4. 黑色素细胞肿瘤　许多标志物有助于鉴别黑色素细胞起源的损害。对评估分化差（一般为无黑色素性）的原发性或怀疑为黑色素瘤的转移十分需要。类似黑色素瘤的原发性肿瘤包括梭形细胞鳞状细胞癌，非典型性纤维黄色瘤，平滑肌肉瘤，恶性周围神经鞘肿瘤和神经内分泌癌。

尽管已研制出大量黑色素细胞标志物，但目前只有两种标志物即 S-100 蛋白和 HMB-45 是普遍应用的。S-100 蛋白是迄今对黑色素细胞最敏感的标志物，但它并非特异性的。它也可表达于施万细胞，星形细胞，朗格汉斯细胞，软骨细胞和多种其他细胞。HMB-45 能对多种痣，特别是蓝痣，Spitz 痣和表皮内非典型（发育不良）痣和一些普通痣以及许多黑色素瘤细胞染色。它并不完全是特异性的，此标志物的阳性染色亦见于许多非黑色素细胞损害，包括血管肌脂肪瘤，某些乳腺癌和神经胶质肉瘤。应当注意的是大多数结缔组织增生性黑色素瘤对 HMB-45 呈阴性表达，但几乎所有结缔组织增生性黑色素瘤均对 S-100 蛋白呈阳性表达。

表 3-3 常用免疫组化细胞标记

未分化恶性肿瘤标记 MNF116（角蛋白） AE1/AE3（角蛋白） CAM5.2（低分子量角蛋白） 梭形细胞标记 除上述的标记外，另作 Desmin H-Caldesmon Calponin SMA CD34 黑素细胞标记 S100 HMB45 Mart-1（Melan-A） MIFT-1 酪氨酸酶 小蓝细胞标记 Chromogranin Synaptophysin NSE CAM5.2 EMA CEA S100 CK20 CD99 FLI-1 Desmin Myogenin MSA SMA 淋巴瘤标记 LCA（CD45） CD20、CD79a（B 细胞标记） CD2、CD3、CD5、CD7、CD45Ro（T 细胞标记） CD4 CD8	EMA LCA S100 CD31 CD30 κλ 轻链 ALK-1 Bcl-2 CD10、Bcl-6（滤泡中心细胞） Ki-67 CD43 CD56 TIA-1、颗粒酶、穿孔素（细胞毒颗粒标记） MUM-1 FPOX-1 白血病标记 LCA 溶酶体酶 髓过氧化物酶 HLA-DR CD43 KP-1（CD68） PGM1 朗格汉斯细胞标记 S100 CD1a 胰岛蛋白（CD207） 血管标记 CD31、D34 Ⅷ因子相关蛋白 FLI-1 LYVE-1 平足蛋白（D2-40） 肥大细胞标记 CD117 类胰蛋白酶 MIFT

（冯文国　刘业强）

第四章

皮肤病与免疫

内容提要

- 皮肤病与免疫学密不可分。常见皮肤疾病中，炎症（包括感染和非感染性）与肿瘤新生物占了绝大多数，广泛涉及机体免疫过程（图 4-1）。
- 免疫系统是个整体。皮肤病的免疫过程在免疫系统整体内进行，如表皮内定居的朗格汉斯细胞（LC）捕获抗原后，沿淋巴管迁移回流到淋巴结内发挥抗原提呈功能，致敏相应的淋巴细胞。表皮内的朗格汉斯细胞与区域淋巴结在结构上相去甚远，但在功能上密切联系，不能孤立理解皮肤免疫系统。
- 免疫系统各成分既相对固定，又循环更新。如尘细胞、Kupffer 细胞、施万细胞、组织细胞都是定居在不同器官的巨噬细胞，相应具有不同形态和功能，在小鼠胚胎发育早期即从卵黄囊迁移到不同器官处定居，并增殖维持各自形态和功能直到成年个体；但是成年个体来自骨髓的单核细胞也可以迁移到不同器官，并在炎症等因素激发下分化为器官特异性巨噬细胞、树突状细胞进行补充。理解这一过程，对于结节病、分枝杆菌感染和多种类型的组织细胞增多症等多有裨益。
- 外周免疫器官的耐受现象值得特别留意。如肝脏是个免疫耐受器官，是 T 淋巴细胞的坟墓；肠道黏膜免疫系统（gut-associated lymphoid tissue，GALT）可能诱导食入物抗原的免疫耐受，对于特应性皮炎等皮肤疾病有特殊价值。感染性肉芽肿作为一种结构形态，局部炎症状态下有没有类似淋巴滤泡的潜在功能？可能诱导免疫耐受。
- 免疫系统诸项功能颇为精巧，是由进化选择所致，而非按照既定原则设计得来。因为进化过程的不确定性，现在总结的免疫系统规律可能并非确切，也不可能完全确切。本章节力图展示皮肤病与免疫学的关系脉络，着重启发相关兴趣和思考。附录免疫学经典教材和部分文献供深入学习参考，需要留意进展与更新。

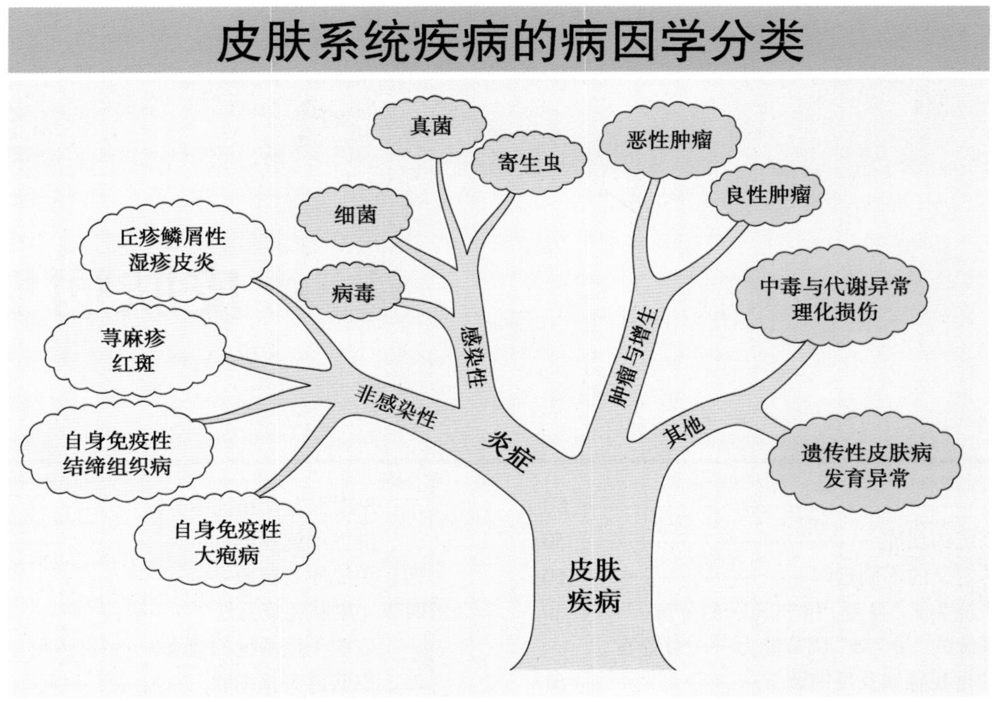

图 4-1 炎症和肿瘤构成了皮肤疾病的主要部分，与免疫学密不可分

第一节 概述

免疫（immunity）是指免除传染病；免疫学（immunology）则是阐明机体抗病机制和防止免疫应答不良后果的学科。免疫系统的重要生理功能就是对“自己”和“非己”抗原的识别应答：在功能正常的条件下，免疫系统对“非己”抗原产生排异反应，发挥免疫保护作用；对“自己”组织成分能够识别并耐受，不诱导免疫损伤。

一、免疫系统的功能

其主要作用有下列几个方面。

1. 免疫防御（immune defense） 主要指抗感染，这仍是免疫系统应该担负的最重要的功能。不仅因为入侵机体的病原体种类繁多，包括细菌、病毒、真菌、支原体、寄生虫等，还因为新的病原体会不时地出现，并攻击机体造成危害。免疫防御功能过低或缺失，可发生免疫缺陷病；但若应答过强或持续时间过长，则可发生超敏反应。

2. 免疫监视（immune surveillance） 主要针对体内出现的非己成分，包括肿瘤和衰变凋亡的细胞，免疫系统需要及时地识别和清除它们。应该说，基因突变可能致癌，这一威胁在机体内一直存在。但绝大多数个体并不罹患肿瘤，也就是说，免疫系统有能力在细胞刚有发生癌变时，就把它消灭在萌芽状态。

3. 免疫稳定（homeostasis） 涉及机体对自身应答的耐受和调节。调节失控，引发自身免疫病和过敏性疾病。同时，免疫系统还可以与神经内分泌系统共处在相互平衡的网络之中，共同营造机体内环境的稳定。

认识免疫系统的三项功能，有助于全面了解免疫学学科的涵盖面和发展特点。

二、免疫学定义的不同理解

基于免疫系统的基本功能，可以从三个方面来理解免疫学：

1. 免疫学是研究免疫系统结构和功能的学科。这条侧重于与机体其他系统相区分的一般性定义。

2. 免疫学是阐述机体抗感染并免除其不良后果相关机制的学科。这条强调免疫系统抗感染并维持机体内环境稳定的定义。

3. 免疫学是分辨自身和非己，并清除非己成分的学科。这是一条具有哲理性，并且高度抽象的定义，对于皮肤科更有价值。

以上从不同的角度和范畴理解免疫学，其中的第三条较好地显示了免疫学学科的特点，对于理解自身免疫性皮肤病、皮肤肿瘤等很有帮助。

三、免疫系统关于“自身”和“非己”的分辨

1. 什么是”自身”？ 生物学中的定义是机体胚系基因（germline gene）的编码产物。体细胞突变后的肿瘤抗原标志成分就不再被视为“自身”，需要免疫清除以对抗肿瘤；对于黑素细胞，如果表面抗原发生突变成为“异己”遭受免疫清除，可以减少黑素瘤的发生。如果这种突变发生在毛囊部位，是否会因为黑素细胞的复制、增殖、远离毛囊的迁移形成“克隆性变异区”，免疫攻击后导致围绕毛囊的圆形白斑？这就可能解释白癜风部位毛发先白、白癜风复色从毛发根部开始的临床现象。类似的思考也适用于白癜风、晕痣和黑素瘤相关

的白斑形成过程，对于晕痣的处理具有借鉴意义。

关于"自身"概念，免疫学中还要特别加上一条：免疫系统早期发育过程中遭遇过的物质。根据这一定义，外来抗原成分一旦接触未成熟的免疫系统，即有可能被视为"自身"。例如，向尚未完成免疫系统发育的新生小鼠体内输入同种异型细胞，受者免疫系统会将该细胞表面的非己抗原视为自身；小鼠长大后，可接受该同种异型细胞供者的移植物而不予排斥。这里，"非己"转化为"自身"，关键是动物在胚胎期或新生期遭遇了"非己"。如此，海边长大的小朋友容易对鱼虾蛋白成分过敏吗？多数临床观察显示，婴幼儿时期添加鱼虾蛋白食物可能有助于防治特应性皮炎，这也符合免疫系统早期发育诱导耐受的一般规律。

2. "自身 - 非己"分辨的差错和失衡引发疾病有两种极端的情况：一是将"非己"视为"自身"，造成免疫系统对"非己"清除不力，典型例子是肿瘤的发生和持续感染。细胞癌变如果因病毒感染或基因突变所致，产生的抗原并非由胚系基因编码，是为"非己"；恶变细胞能逃脱免疫监视而成为肿瘤，说明机体无力清除此类肿瘤抗原，原因之一可能是识别"非己"上出了问题。病原体更是常用各种策略（包括频繁突变和对抗原表位的遮蔽），诱导免疫系统对该"非己"成分的分辨出错，使病原体不能被有效地清除。在另一方面，机体一旦将自身成分视为"非己"而着力进行攻击，自己和自己过不去（body against itself），将演变成自身免疫病。如皮肤科经典疾病天疱疮就是机体针对自身表皮成分桥粒芯蛋白（desmoglein，DSG）产生抗体，并造成免疫损伤；美罗华（利妥昔单抗）能够抑制B细胞增殖、减少致病抗体生成，可能成为天疱疮治疗的一线选择。如果免疫学研究进一步阐明DSG抗原表位致敏T/B淋巴细胞产生特异性抗体的过程，有望开发针对DSG特异性B细胞/T细胞的免疫阻断方式，从而减少美罗华（利妥昔单抗）非特异性抑制大部分B细胞所带来的副作用。

四、免疫系统的"量 - 效"调节能力——对应答强度的自我感知及反馈调节

提起免疫，很容易想到过敏，给人以不可预测、过度无序的印象。近来逐步认识到，免疫系统能够针对自身应答的不足和过强实施反馈性自我调节；对免疫应答的自我调节，是免疫系统不同于其他系统的又一个重要特征。寻常狼疮（结核）镜下应该表现为干酪样（彻底坏死）肉芽肿，也可以表现为不伴坏死的肉芽肿，甚至不出现肉芽肿结构，临床可有果酱样坏死、萎缩瘢痕、疣状增生、结节性红斑、毛囊炎样结核疹等多种表现。若以麻风为例，则可观察到更为典型的免疫应答逐级变化的"量 - 效"关系（图4-2），可与肿瘤的免疫耐受相互借鉴。

抗原数量和浓度的变化是免疫系统感知的重要方面。有效的抗体应答很大程度上取决于抗原的剂量，过高或过低的抗原浓度不会诱导相应抗体的产生，称为低区耐受和高区耐受（图4-3），机制之一是免疫系统对抗原的感知具有量上的敏感性。在这个意义上，免疫耐受的产生也是一种免疫调节。

剂量大小直接决定应答性质的例子很多：抗原抗体复合物的产生严格依赖两者的浓度及适当的比例；抗体应答的产生依赖于初次免疫时抗原的剂量，过低和过高剂量分别引起低区耐受和高区耐受。以上例子表明，对量的精确感知，是免疫系统履行反馈调节的重要因素。

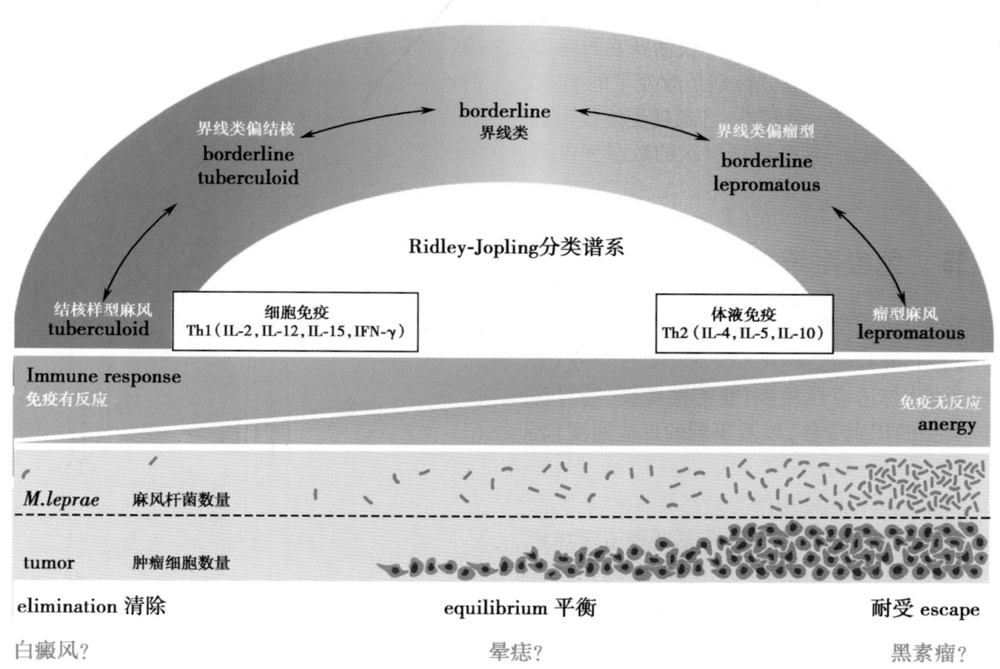

图4-2　麻风免疫应答的"量 - 效"关系模型

在经典的Ridley-Jopling五级分类诊断中，最左端结核样型菌量最少、应答最强（免疫清除、elimination），往右菌量渐渐增加、应答逐次减弱（免疫均衡、equilibrium），最右端菌量最多、免疫耐受（escape）。该模型可与肿瘤免疫耐受模型相比照，最左端可以对应白癜风、中间为晕痣，最右端为黑素瘤。

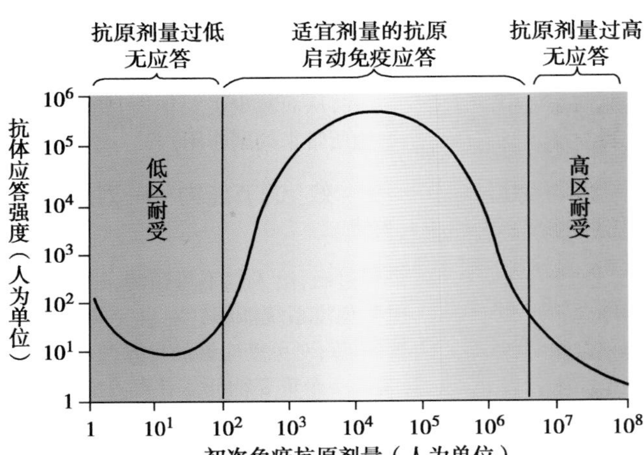

图 4-3 抗体应答的产生依赖于初次免疫时抗原的剂量，过低和过高剂量引起不应答状态（低区耐受和高区耐受）

单个的 TCR-pMHC 复合物难以激活 T 细胞，当免疫突触造成诸多复合物发生聚合，使单一的亲和力演变成为功能性亲和力（functional avidity），激活才能有效地产生；亲和力强弱直接制约胸腺选择，胸腺细胞 TCR 与基质细胞自身 MHC（或 pMHC）结合的亲和力过强或过弱，都将引起胸腺细胞凋亡；适当的亲和力使 T 细胞得以成活并从胸腺进入外周。

NK 细胞对自身 MHC 分子的感知，也具有"量 - 效"强度现象：这类细胞的激活性和抑制性受体都是以经典和非经典的 MHC 分子为主要识别目标。MHC 分子的高度变异性、自身与外来 MHC 的抗原性差异，以及 MHC 表达的异常，直接影响 NK 细胞的活性。表明此类免疫细胞不仅活跃在抗感染和抗肿瘤的第一线，也是感知自身成分特别是改变了的 MHC 分子的重要元件。NK 细胞这样一种特性，已超越受体仅识别病原体等非己成分的传统概念，具有更深层次的数量强度调控意义。

第二节 免疫系统基本构成

免疫系统包括免疫器官、免疫细胞和免疫分子。

免疫系统在功能上可分为两种不同类型：固有免疫（天然免疫、非特异性免疫）与适应性免疫（获得性免疫、特异性免疫），两者有不同类型的识别受体，以及不同的反应速度（表 4-1）。

除外这些相互区别，固有免疫系统与适应性免疫系统也能相互作用、相互影响、协同防御：参与固有免疫和适应性免疫的细胞和分子在结构和功能上高度关联和相似；离开固有免疫细胞和分子的介入，不会出现有效的特异性免疫应答；有些免疫细胞兼有两者特性，如固有类淋巴细胞、NKT、γδT 和 B1 细胞；参与适应性免疫提呈抗原肽供 T 细胞识别的 MHC Ⅰ、MHC Ⅱ类经典分子，与提呈抗原供 NK 细胞和 NK T 细胞识别的非经典 MHC 分子 /CD1 分子立体构型十分近似；在细胞信号转导层面，固有免疫和适应性免疫均以十分相似的原理、途径和信号通路实施信号转导，其下游转录因子的激活和转位均相一致。

表 4-1 固有免疫与适应性免疫的区别

比较项目	固有免疫	适应性免疫
反应速度	迅速	缓慢
免疫记忆	无	有
物化屏障	皮肤、黏膜有形整体	分散、灵活的功能单位
循环分子	补体	抗体
细胞组成	吞噬细胞、NK、DC、粒细胞	淋巴细胞、DC
受体类型	模式识别受体（PRR）：Toll 样受体（TLRs）、NOD 样受体（NLRs）	抗原特异性受体（TCR，BCR）
可溶性介质	细胞因子抗微生物肽	细胞因子
免疫原类型	PAMP、DAMP	蛋白质抗原
受体编码基因	胚系基因直接编码	基因重排和体细胞突变
结构多样性	有限	极其丰富（10^7~10^{11}）
重组酶与抗体库的构成	无	有

这些相似性也可以理解为：免疫系统是在漫长的进化过程中通过一次次的偶然变异累积演化而来，不是依据特定规律设计制造而成。体会到这一点，对于理解皮肤科名目繁多的疾病名称、归纳各疾病谱系（疾病群）的相似性（本质特征）会有帮助。

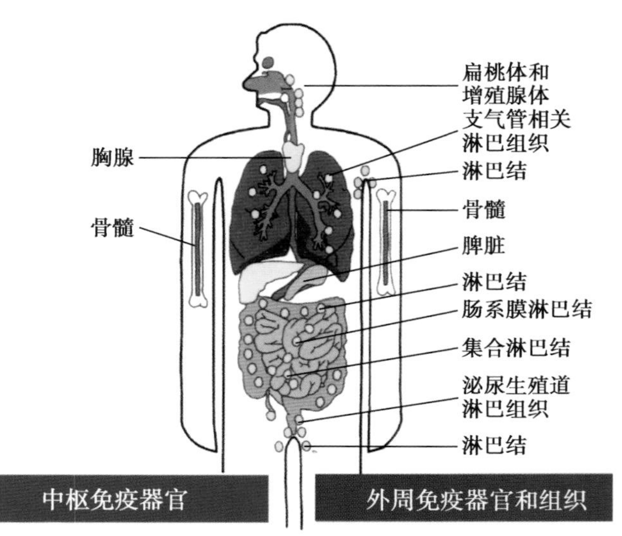

图 4-4 免疫器官
中枢免疫器官为胸腺和骨髓。外周免疫器官主要有脾脏、淋巴结和黏膜免疫系统组成，后者包括呼吸道、胃肠道及泌尿生殖道淋巴组织，以及扁桃体、小肠集合淋巴结和阑尾等。

一、免疫器官

又称淋巴器官，分为中枢免疫器官（图 4-7）和外周免疫器官（图 4-4）。

（一）中枢免疫器官

淋巴细胞等免疫细胞发生和分化的场所。在胚胎早期发生，造血干细胞在中枢免疫器官内增殖、发育、分化为 T 细胞与 B 细胞。淋巴细胞在中枢免疫器官内增殖时无需抗原刺激，他们向外周免疫器官输送 T 细胞及 B 细胞。

1. 胸腺　胸腺位于胸骨后方心脏和大血管之上，是 T 细胞的发源地。胸腺结构包括外层皮质和内层髓质，外层皮质中含有大量不成熟的 T 细胞，缓慢向髓质迁移并接触相应自身抗原和外来抗原，逐渐分化成熟为 T 细胞。T 细胞在胸腺皮质内发育并表达不同的 T 细胞受体（TCR），如果某个 T 细胞亚群的 TCR 能特异性互补识别机体自身 MHC 抗原，相应的 T 细胞亚群就会停止分化发育（负性选择、阴性选择，negative selection）。从皮质到髓质成熟 T 细胞逐渐增加形成梯度，到髓质内部分化为成熟 T 细胞。T 细胞的分化发育过程依赖中枢淋巴器官胸腺，所以叫做胸腺依赖性淋巴细胞（thymus-dependent lymphocytes，T 淋巴细胞），参考图 4-7B。

人类和哺乳动物胸腺从青春期开始萎缩，随年龄增长而逐渐退化、萎缩始于外层皮质，皮质消失后可保留髓质，并且胸腺内 T 细胞的产生和发育过程会持续终生。某些病原体如 HBV 在幼年时期感染容易诱导免疫耐受并转为慢性过程，而成年期感染 HBV 则 95% 以上为急性过程，很少转为慢性乙型肝炎，这一现象已为临床确认，可能与胸腺发育、退化及前述关于幼年时期接触的外来抗原视为“自己”耐受有关。一些自身免疫性皮肤病则随年龄增长而发病率增加，是否与胸腺发育、退化有关待考证。

2. 骨髓　骨髓也是中枢免疫器官，是多能干细胞所在地。骨髓中多能干细胞产生 T 细胞前体及 B 细胞前体。T 细胞前体迁入胸腺，分化为成熟的 T 细胞，最后定位于外周免疫器官，负责细胞介导免疫。B 细胞前体从邻近骨板的骨内膜，逐渐迁移至骨海绵腔中央，到达静脉窦状隙，逐渐分化发育为成熟 B 细胞。

骨髓还兼有外周淋巴器官的功能。这是因为经抗原刺激过的 B 细胞，在外周淋巴组织启动二次应答后，记忆性 B 细胞和长寿浆细胞会进入骨髓永久居留。必要时借助血液循环，启动全身性体液免疫应答。

（二）外周免疫器官和组织

淋巴细胞等定居和发生免疫应答的场所。外周免疫器官（图 4-5）主要行使三项功能：从感染部位捕获抗原；将抗原提呈给淋巴细胞以启动适应性免疫应答；在抗原清除后为抗原特异性淋巴细胞的生存和免疫记忆的维持提供必要的信号。

1. 脾脏由充满血供的红髓及富含淋巴细胞的白髓组成。白髓可分成 T 细胞聚集的动脉周围淋巴鞘（PALS）即 T 细胞区和 B 细胞区，后者亦称初级淋巴滤泡，抗原激发后成为次级淋巴滤泡，特点为中部出现生发中心（germinal center，GC）。脾脏是 T 细胞和 B 细胞的定居地，是初次应答产生抗体的主要场所。脾细胞中 B 细胞约占 60%，其中的边缘区 B 细胞属于固有类淋巴细胞的一个亚群，主要产生 IgM 抗体而参与对 T 细胞非依赖抗原的抗体应答。

2. 淋巴结　属高度器官化的淋巴组织、具有输入淋巴管和输出淋巴管，并有富含 B 细胞的淋巴滤泡和弥散于副皮质区的 T 细胞区。B 细胞识别抗原并与 T 细胞发生相互作用后出现增殖，在淋巴滤泡中形成生发中心，构成次级淋巴滤泡（图 4-5B）。淋巴系统通过淋巴管收集从血管滤出的组织外液（淋巴液）并使其回归血流。因而淋巴液可将抗原或捕获抗原的免疫细胞从感染部位携带至淋巴结，如表皮内定居的朗格汉斯细胞（LC）捕获抗原后，沿淋巴管迁移回流到淋巴结内发挥抗原提呈功能，致敏相应的淋巴细胞。表皮内的朗格汉斯细胞与区域淋巴结在结构上相去甚远，但在功能上密切联系：不能把区域引流淋巴结归类为皮肤免疫系统，也不宜将 LC 专属于皮肤淋巴系统，因为 LC 还有循环更新和动态补充过程。

3. 黏膜免疫系统又称黏膜相关淋巴组织（mucosa-associated lymphoid tissue，MALT），包括呼吸道、胃肠道及泌尿生殖道黏膜表皮层、固有层和一些器官化的淋巴组织，如扁桃体、小肠集合淋巴结（即 Peyer's 集合淋巴结）以及阑尾。图 4-5C 展示了肠相关淋巴组织（GALT）的主要结构，中央部分包括富含 B 细胞的滤泡、滤泡中有生发中心，滤泡周围围绕着 T 细胞区。在肠相关淋巴组织（GALT）靠近肠腔一侧，有一种特化的抗原转运细胞称为微皱褶细胞（M 细胞）。该细胞可将肠腔中的病原体（抗原成分）转运至基底膜侧滤泡结构区。人体小肠和大肠黏膜（包括黏膜绒毛）总面积居然超过 200m^2，足见这是一个防止病原体入侵的重要外周免疫器官，并大量启用各种固有免疫机制和调节耐受的适应性免疫过程。

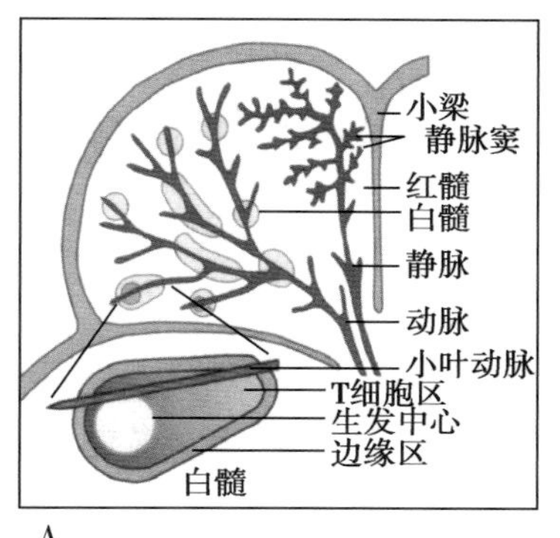

A

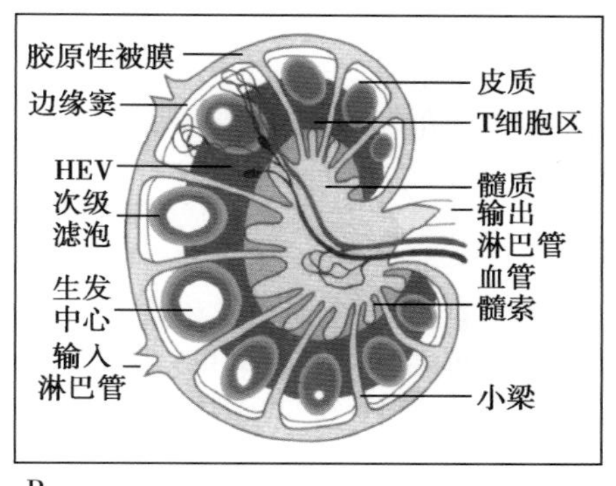

B

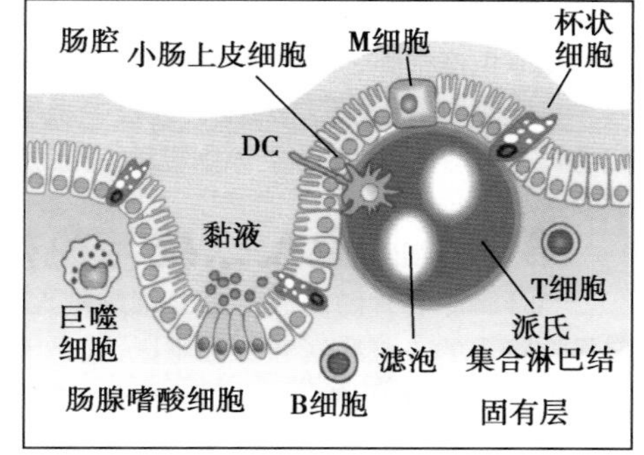

C

图 4-5　外周免疫器官和组织

A. 脾脏及其中的白髓（左下方）；B. 淋巴结；C. 肠道相关淋巴组织（GALT）。

与机体其他部位免疫过程相比较，胃肠道适应性免疫也有其特点。首先，由二聚体IgA抗体介导的体液免疫为其主要形式，此类应答可使共生菌和病原体不易集落化，并难以穿越黏膜上皮屏障。第二，Th17细胞在肠道细胞免疫应答中十分活跃。第三，肠道形成了一种持续的免疫耐受机制，防止针对食物抗原和共生菌产生过强的炎症性应答。因而调节性T细胞的某些亚群，会在黏膜相关淋巴组织（MALT）中被大量激活以维持免疫耐受，其数量多于其他免疫器官。这意味着MALT发展了特定的免疫耐受机制，全方位地实施有效的免疫调节。黏膜适应性免疫的这个特点，与前面阐述的有关黏膜固有免疫的双重功能相互呼应，这些特点与黏膜系统中适应性免疫组织的解剖学构成、抗原获取、淋巴细胞归巢及分化，以及抗体向肠腔转运等一系列特征有关。相应的，评估肠道摄入食物抗原诱发的免疫反应、HPV感染肛管导致的免疫应答减弱与复发过程，值得深入探讨。

二、免疫细胞

（一）分类

1. 按分化谱系分类

（1）淋巴细胞谱系：T、B细胞及NK细胞。

（2）髓样细胞谱系：单核细胞、巨噬细胞、粒细胞和DC（限cDC，pDC属淋巴细胞谱系）。

2. 按参与固有免疫还是适应性免疫分类

（1）固有免疫：巨噬细胞、NK细胞、粒细胞、肥大细胞，属于固有类淋巴细胞的NKT细胞、γδT细胞、B1细胞和边缘区B细胞。

（2）适应性免疫：T细胞、B细胞和DC。

3. 按抗原受体是否经基因重排而具多样性分类

（1）因重排而产生TCR/BCR受体库的细胞：αβT细胞和B细胞。

（2）抗原受体主要由胚系基因编码而缺少多样性的细胞：单核/巨噬细胞、NK细胞、粒细胞、DC和固有类淋巴细胞。

4. 按适应性免疫中的功能分类

（1）淋巴细胞。

（2）辅助细胞（accessory cell）：包括抗原提呈细胞（APC），如DC、巨噬细胞等，表皮中的DC就是朗格汉斯细胞（LC），皮肤巨噬细胞又称为组织细胞，外周神经巨噬细胞是施万细胞。

上述分类往往相互交叉。例如B细胞既是淋巴细胞，又属APC；DC既参与固有免疫、又作为APC介导适应性免疫。另外，还有一类非专职抗原提呈细胞，其成员往往介于免疫细胞和非免疫细胞之间，如血管内皮细胞、皮肤角质形成细胞等。再次提醒，免疫系统乃漫长进程中无序突变、累积、演化成这样，并非按照以上分类原则设计而成，所以会有功能分类上的重叠。

（二）免疫细胞的再循环

离开胸腺和骨髓的成熟T、B细胞进入外周淋巴器官后，定居在特定的T细胞区和B细胞区，这是因为淋巴细胞可表达一类称为归巢受体（homing receptor）的黏附分子。而接待其定居的“巢穴”内会有微血管，其内皮细胞表面表达的相应配体称为血管地址素（addressin）。再加上多种趋化因子及其受体的表达和参与，T、B细胞和其他免疫细胞得以区分性地进入外周淋巴组织的不同区域。

需要指出的是，定居在外周淋巴器官中的淋巴细胞，需要在体内进行广泛地迁移和流动，实施再循环。此举不仅可使局部淋巴组织不断补充新的淋巴细胞，更重要的是，只有通过再循环，淋巴细胞和各种辅佐细胞才能有效地接触抗原，通过外周免疫器官中启动的免疫应答，再将应答产物输送到全身，发挥效应功能。

血液循环和淋巴液循环参与了以上免疫细胞的再循环过程。血液系统和淋巴系统之间的沟通，有赖于两个关键性结构：一是分布在外周淋巴器官中T细胞区的高内皮小静脉（HEV），其血管内皮细胞不仅表达地址素有利于成熟淋巴细胞逗留，还可供淋巴细胞穿越。如此，血流中的淋巴细胞等可通过HEV进入外周淋巴组织，再从淋巴组织汇集成淋巴液输出，进入淋巴系统循环。第二个关键性结构是胸导管，通过该结构淋巴液进入左侧锁骨下静脉，使淋巴细胞回到血液循环。这是淋巴细胞再循环的主要途径，还有淋巴细胞通过毛细血管进入组织间隙后随淋巴液进入淋巴循环，以及通过脾静脉进入血流等其他途径。

三、免疫分子

（一）以结构类型区分

1. 细胞因子、趋化因子及其受体。
2. 补体及其调节分子。
3. 分化抗原（CD分子）。
4. 黏附分子。
5. TCR、BCR和抗体分子。
6. MHC基因产物。

（二）以功能活性区分

1. 参与免疫细胞发育和分化的分子。
2. 参与炎症反应和固有免疫应答的分子。
3. 参与抗原识别，发挥协同刺激和抑制作用的分子。
4. 参与免疫细胞激活和抑制信号转导的分子。
5. 参与免疫细胞凋亡和引起细胞裂解的分子。

以上分类中，涉及免疫学基本原理和关键过程的免疫分子后续详解；更多内容建议按照分类阅读相应免疫学教材或相关综述（*Annual Review of Immunology*/*Nature Reviews Immunology*/*Nature Immunology*/*Immunity*/*Immunological Reviews*）。部分杂志提供邮件推送通知，便于主动追踪免疫分子研究进展。

第三节　淋巴细胞发育与抗原识别

免疫细胞由骨髓中的多能干细胞（hematopoietic stem cell，HSC）分化而来，参与固有免疫及适应性免疫应答。HSC首先分化成共同淋巴样祖细胞（common lymphoid progenitor，CLP）和共同髓样祖细胞（common myeloid progenitor，CMP），再循淋巴样和髓样两个谱系（lineage），分别向T、B细胞、NK细胞，以及DC、粒细胞、单核/巨噬细胞和肥大细胞方向分化。各类免疫细胞在不同分化阶段可表达不同种类和数量的表面膜蛋白或分化抗原（CD），可以作为不同细胞的“身份证”。属于淋巴细胞分化谱系的除了T、B细胞，还包括NK细胞以及NKT细胞，而且T、B细胞中也包括γδT细胞和B1细胞，因为这些细胞主要参与固有免疫应答，被称为固有类淋巴细胞

(innate-like lymphocyte)。本节主要介绍参与适应性免疫应答的淋巴细胞，即T细胞和B细胞(又称B2细胞)，下图给出淋巴细胞等分化来源示意(图4-6)。

一、淋巴细胞发育过程概述

T、B淋巴细胞参与免疫应答的特点是表达多样性极为丰富的抗原受体，能够识别数量很大的抗原物质。这一特性是淋巴细胞从骨髓和胸腺中的淋巴样祖细胞分化为成熟淋巴细胞过程中所获的，称为淋巴细胞发育或淋巴细胞成熟。其中包括抗原受体基因重排，以及淋巴细胞受体库形成等一系列重要事件。

(一) T、B细胞谱系的定向分化

1. 多能干细胞向淋巴细胞的分化 T细胞前体(干细胞)在出生前离开胎肝，其后一直在骨髓中产生，然后通过循环进入胸腺并分化成熟。大部分的T细胞属于αβT细胞(即通常所称T细胞)，都来自骨髓；γδT细胞在皮肤黏膜中较为多见，肠道黏膜可达37%，但在循环中占比极低(0.5%~5%)，这些γδT细胞来自胎肝前体细胞。B细胞在出生前来自胎肝，分化为B1亚群(固有免疫)，出生后来自骨髓的前体细胞主要产生循环性B2细胞，又称滤泡性B细胞，就是通常所说的B细胞。

2. 不同的转录因子参与T、B谱系的发育　早期B细胞因子(EBF)及其拼接体E2A、B细胞激活蛋白(BASP)变构体Pax5等共同驱动淋巴样祖细胞向B细胞谱系分化，最终促进滤泡性B细胞(Fo-B)、边缘区B细胞(Mz-B)和B1细胞亚群发育。Notch-1蛋白和Gata3转录因子驱动淋巴样祖细胞向T细胞谱系分化。

3. 细胞因子信号促进T、B细胞的早期发育 T、B细胞的早期发育涉及已定向的祖细胞发生有效的增殖，这对于形成高度多样性的抗原特异性淋巴细胞储备库是十分必要的，其中IL-7发挥重要作用。骨髓中IL-7由基质细胞产生，胸腺中则由上皮细胞和其他细胞产生。

IL-7驱动的早期淋巴细胞增殖，至抗原受体第一条链的编码基因完成重排后即告停止。随后，增殖只发生于其抗原受体第一条链编码基因已成功地实施重排和表达的一类T、B细胞亚群。然后开始启动T细胞前受体即前TCR(pre-TCR)和B细胞前受体即前BCR(pre-BCR)的发育。

(二) 抗原受体基因的重排和表达

1. 抗原受体基因重排　作为淋巴细胞发育中的重要事件，直接涉及多样性受体库的产生、发育，以及淋巴细胞成活和死亡的选择。受体库是体内各种携带特定抗原受体结构的淋巴细胞克隆的总称，其极端多样的淋巴细胞抗原识别结构的出现，并不需要相等数量的胚系基因编码，而只是在胸腺和骨髓未成熟T、B细胞中，通过数量不多的胚系基因片段重排等机制而产生。对任何一个完成发育的淋巴细胞、其可变区基因片段都是被随机地选择出来的，然后通过与其他受体基因片段的重排而构成能够转录的DNA片段(大部分随机重排后的TCR/BCR基因失效，不能转录)。淋巴细胞抗原受体基因重排过程并不依赖抗原的参与，换言之，在接触抗原之前，多样性的抗原受体已经产生了，抗原的作用只是选择，把那些淋巴细胞受体结构与抗原表位结构互补的克隆挑选出来。

2. 克隆选择和克隆清除造就T、B细胞受体库发生偏移　有功能的受体基因是不同基因片段排列和组合的结果。这一组合不仅具有随机性，而且在相结合的基因片段之间还存在碱基的随机插入和删除，形成受体基因在结构上的高度变异性。由此构成多样性幅度很大的淋巴细胞抗原受体库。

(三) 阳性选择和阴性选择

1. 阳性选择和亚群分化　阳性选择事件同时意味着淋巴细胞亚群的产生，从受体与自身抗原初始的低亲合力识别开始，导致淋巴细胞谱系激活(lineage commitment)，这一过程被称为阳性选择。由于自身抗原涉及自身MHC分子，因而

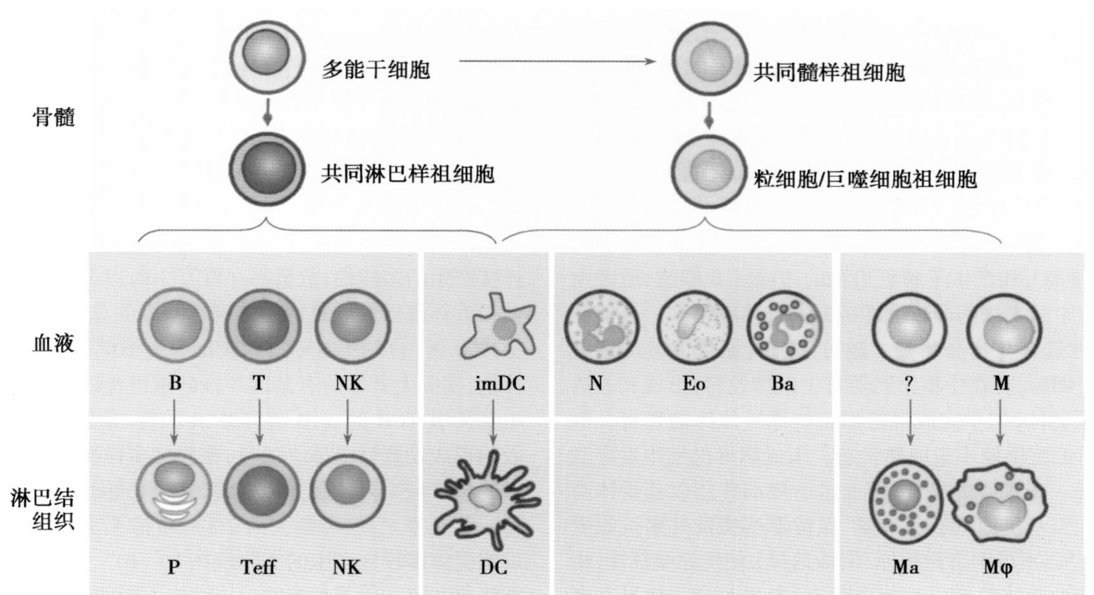

图4-6　免疫细胞分化来源简图

P.浆细胞；Teff.效应T细胞；imDC.未成熟DC；N.中性粒细胞；Eo.嗜酸粒细胞；Ba.嗜碱粒细胞；M.单核细胞；Ma.肥大细胞；Mφ.巨噬细胞。

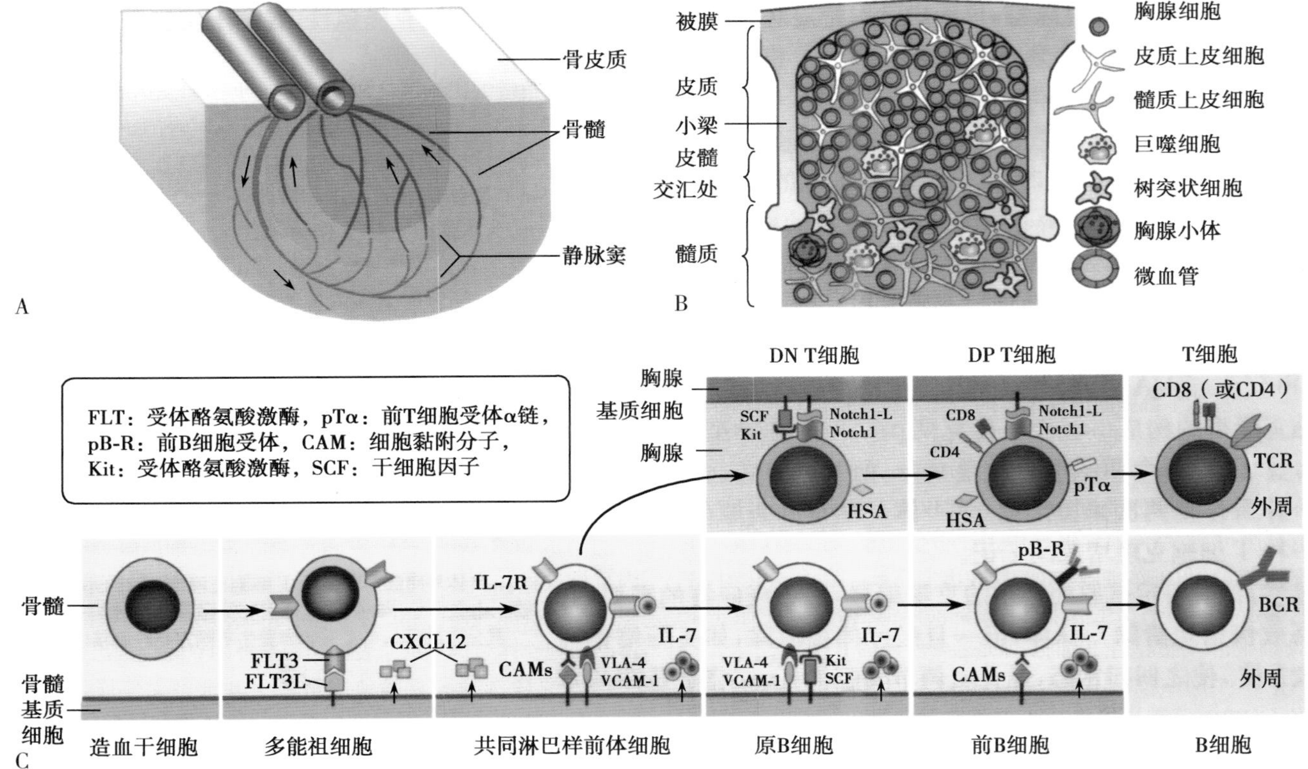

图 4-7　中枢免疫器官及其中淋巴细胞的早期发育分化

A. 骨髓剖面及其血供；B. 胸腺小叶结构及其中的细胞分布；C. 淋巴细胞的早期发育及其表型特征示意图　骨髓中的多能祖细胞（左下）通过 FLT3 分子识别骨髓基质细胞上相应配体后启动淋巴细胞的早期发育，其中表达于共同淋巴样前体细胞上的 IL-7 受体（IL-7R）被基质细胞分泌的 IL-7 激发后，原 B 细胞和前 B 细胞相继发生分化；能表达 Notch1 受体的前体细胞进入胸腺（淡紫色），识别胸腺基质细胞表达的相应配体后，开始双阴性（DN）和双阳性（DP）T 细胞的发育。

被选择出来的淋巴细胞，其抗原受体能够分别结合 MHC Ⅰ类或Ⅱ类分子，产生借助不同识别格局与抗原发生应答的亚群。以 T 细胞为例，只有在胸腺中同时被自身 MHC 分子选择出来的成熟 T 细胞，才能在外周识别由同一种自身 MHC 分子展示的外源性抗原肽，并启动功能性亚群的分化。主要有两类：受 MHC Ⅰ类分子限制的辅助性 CD4 T 细胞（CD4 Th），和受 MHCⅡ类分子限制的杀伤性 CD8 T 细胞（CD8 CTL）。对 B 细胞亦然，涉及的亚群除了固有 B1 细胞，还包括参与循环并在外周淋巴器官中介导针对 T 细胞依赖性抗原的滤泡性 B 细胞（即普通 B 细胞），和产生于脾脏边缘的边缘区 B 细胞，后者主要介导血流中的 T 细胞非依赖性抗原的抗体应答。

2. 阴性选择与自身耐受　越过了前抗原受体装配这一节点的淋巴细胞，将在中枢淋巴器官中继续发育，形成和表达完整的抗原受体，初步完成淋巴细胞抗原受体库的发育。但此时的淋巴细胞仍处于未成熟状态。未成熟淋巴细胞发育阶段中会出现一些重要的事件，即通过清除那些能以其受体高亲和力识别自身抗原的有害克隆、保留那些携带外来抗原受体的有用克隆（不识别自身抗原、阴性选择），使抗原受体库（相当于表达各种受体的淋巴细胞克隆库）发生改变。如果有害克隆可以通过受体编辑而调变其与自身成分结合的亲和力，也可变害为利，被保留下来。其结果是，整个淋巴细胞克隆库中留下来的都是可以与外来抗原起反应的“有用”淋巴细胞克隆。

（四）淋巴细胞抗原受体多样性的基础

前面提到，参与适应性免疫应答的淋巴细胞具有结构极为多样性的抗原受体储备。这一多样性，是个体发育进程中通过受体基因片段重排等机制，从有限数量的胚系基因变化而来，并由此形成带有不同受体的淋巴细胞克隆库（repetoire）。这是适应性免疫显示应答特应性和记忆性的生物学基础。

构成人体 B 细胞和 T 细胞抗原受体多样性的机制，包括可变区 V-J、V-D 二个片段重排、双链组合产生的多样性，还有连接产生的多样性，数量都在百万（10^6）以上。两者协同配合，使得人体淋巴细胞抗原受体编码基因的总体多样性，BCR（即免疫球蛋白）约为 5×10^{13}，TCR 约为 10^{18}。这是一个理论推算值，实际上并非所有基因片段的重组皆以相同的概率发生，也非所有 TCR 的 α、β 链和 BCR 的轻、重链之间皆能随机有效地形成功能性受体。而且，在连接多样性的产生中，随机插入的核苷酸有可能破坏原有编码序列的阅读框而引起无效重排。其概率之高，可使大约 2/3 的重排无法产生。为此，淋巴细胞受体多样性产生的实际值在 10^7~10^{11} 水平。若取其下限，意味着共有一千万种抗原受体结构不同的 T、B 细胞存在于体内。这一千万种，应该不是指细胞而是克隆，意味着体内存在着至少一千万种能识别各种抗原的淋巴细胞克隆，每一个克隆中的淋巴细胞皆表达结构相同的受体，构成淋巴细胞库或

TCR/BCR 库。因为 BCR 基因等于抗体基因，所以 BCR 库也称抗体库。这里的“库”原文为“repetoire”，义指保留剧目，是指一个剧团的剧目储备。因而淋巴细胞库又称淋巴细胞谱，代表的是机体潜在的反应能力：某一抗原来了，可以从中选择出受体结构与之互补的淋巴细胞克隆；另一抗原来了，则挑选出结构与之互补的另一克隆。所以克隆库的库容越大，受体多样性越丰富，能够与各种抗原起反应的潜在能力就越强。

第一，千千万万的淋巴细胞克隆各有其特异性不相同的抗原受体，称为克隆型(clonotype)。对于适应性免疫中淋巴细胞介导的抗原特异性应答，应该理解为那是一类淋巴细胞克隆库中被抗原选择出的一个或数个克隆所介导的特异结合反应。

第二，克隆库的发育与淋巴细胞受体多样性的产生是一致的，发生于中枢免疫器官，对应 T 细胞在胸腺中的 DN(双阴)和 DP(双阳)细胞期；对应 B 细胞，在骨髓中的前 B 细胞期。因而受体库的发育与外界抗原是否出现无关。

第三，克隆库的出现，包括抗原激发后因体细胞高频突变而形成的 BCR 库容的扩展，是个体发育的产物，其构成的多样性是不遗传的。这与固有免疫中识别 PAMP/DAMP 的各种受体直接由胚系基因编码不同(那是可遗传的)，由此构成了固有免疫和适应性免疫一个生物学的基本差异点。

（五）抗原驱动下淋巴细胞受体库的适应性调整

若以某种抗原作用于淋巴细胞受体库后，该抗原结构对应的特定受体克隆涵盖的淋巴细胞可不断分裂增殖，造成其中能够识别该抗原的淋巴细胞比例，较之在原先淋巴细胞受体库(克隆库)中的比例，明显上升。这一现象称为抗原驱动的克隆偏移，其本质是受体库在抗原表位影响下的适应性调整，有助于改善受体库储备的有效性。现在已经可以借助多种技术方法分析受体库克隆型的 V-J 片段属性，包括基于高通量测序的 TCR 测序技术。如果某抗原取用的 V-J 片段不是单纯的一种序列，而是有限的数种形式，那就提示扩增的不是单个克隆，而是寡克隆至多克隆。需要指出的是，由于抗原分子往往有多个表位，而且表位的空间结构与 TCR/BCR 编码序列只有相对特异性而非完全的一一对应关系(类似于“模(拟)-数(字)”转换过程)，致使诸多淋巴细胞受体结构也会呈现交叉性，因而一种抗原只诱导一个克隆发生扩增的情况是很少见的理想状态。

借助分析淋巴细胞克隆型(TCR/BCR 序列特征、B 细胞 V-D-J 基因重排等)，可确定针对特定病原体抗原而扩增的淋巴细胞克隆属性，临床有助于：

1. 分析 T、B 细胞身份特征，如肿瘤细胞是单克隆或寡克隆增生的细胞群落，V-D-J 基因重排分析有助于诊断多发性骨髓瘤(系统性淀粉样变)、鉴别诊断皮肤淋巴瘤与皮肤炎症性红斑(图 4-8)，对于深入理解黑素瘤 - 晕痣 - 白癜风系列疾病的发生机制也有帮助。

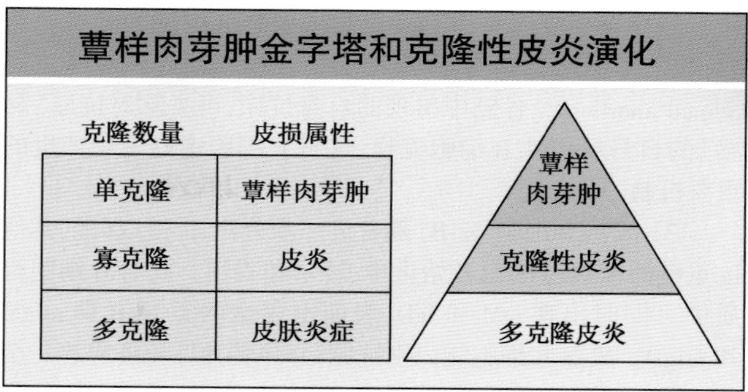

图 4-8 蕈样肉芽肿(MF)金字塔：MF 红斑期与多克隆皮炎的本质区别

2. 天疱疮是免疫系统针对自身暴露抗原 桥粒芯蛋白(DSG)的特异性抗体介导，通常用非特异性免疫抑制剂糖皮质激素治疗，疗效好但副作用也多；改用美罗华(利妥昔单抗)专门抑制 B 细胞增殖分化为浆细胞、减少抗体生成，可以成为天疱疮治疗的更好选择；但是 B 细胞增殖减少、非选择性地抑制了大部分抗体的产生，仍然有相当大的继发感染风险。借助 TCR/BCR 克隆特征研究天疱疮患者体内 DSG 特异性 T、B 淋巴细胞的发育、分化、成熟过程，有助于更高效地特异性阻断 DSG 抗体生成。在类天疱疮(BP)中也有针对特异性 T 细胞表位的研究报道，如能进一步明确与 BP 发生发展相关的特异性 T 细胞表位，利用表位修饰可抑制 NC16A 反应性 $CD4^+$ Th 细胞的活化，从而抑制 B 细胞分化为浆细胞，减少致病性自身抗体的产生。

二、B 细胞发育和抗体分泌

B 淋巴细胞因来源于哺乳动物骨髓(bone marrow)而得名，简称 B 细胞。

B 细胞也是免疫系统重要的免疫细胞，主要功能是分泌抗体介导体液免疫。同时，作为专职抗原提呈细胞(APC)，B 细胞能诱导性表达参与提呈抗原的 MHCⅡ类分子和共刺激分子，具有摄取、加工和提呈抗原，协助启动 T 细胞应答的功能。B 细胞同时还能分泌细胞因子(如 IL-2、IL-4、IL-5、IL-6、IL-10、IFN、TGF-β、TNF、LT 等)调节免疫应答。

哺乳动物 B 细胞一旦在骨髓中成熟，就离开骨髓到外周免疫器官的非胸腺依赖区定居。B 细胞占外周血淋巴细胞总数的 20%~25%，参与淋巴细胞的再循环。

（一）B 细胞的分化成熟

1. B 细胞在骨髓中的分化成熟 骨髓是 B 细胞的发源地，同时也是哺乳动物 B 细胞分化成熟的中枢免疫器官。骨髓中多能祖细胞通过识别骨髓基质细胞上 FLT3 的配体分子后，激活共同淋巴样前体细胞。后者被基质细胞分泌的 IL-7 激发后，推动原 B 细胞进一步遵循前 B 细胞→未成熟 B 细胞→成熟 B 细胞途径分化。其中经历了免疫球蛋白基因重排、基因活化、转录表达等过程，最终出现特有的表面标志即 B 细胞抗原受体(BCR)。BCR 也称表面膜免疫球蛋白(mIg)，包括 mIgM 和 mIgD。

(1) 前 B 细胞在分化早期，免疫球蛋白(Ig)重链(μ 链)的 V 区基因首先重排，在小前 B 细胞阶段胞质中出现 μ 链，但还不能合成完整的免疫球蛋白分子、不表达 BCR，亦不具有任何功能。μ 链 V 区基因的成功重排，可诱导 Ig 轻链(κ 链、λ 链)的 V 区基因重排，并促进 B 细胞的进一步分化成熟。

(2) 未成熟 B 细胞(im-B)im-B 细胞开始合成成熟的轻链，连同已在前 B 细胞阶段出现的 μ 链，胞质中出现完整的免疫球蛋白分子 IgM，并在细胞膜表面表达 mIgM。mIgM 是 B 细胞分化成熟中首先出现的 BCR，并成为 im-B 细胞的表面标志。im-B 细胞尽管已表达 BCR，具有识别抗原的能力，但还不能介导免疫应答；相反，此类未成熟B细胞如受抗原刺激，非但不能活化和增殖，反而会引发凋亡而导致克隆流产（clonal abortion）。骨髓中出现的自身抗原，可去除对抗原"易感"的自身反应性B细胞克隆，这是B细胞中枢耐受产生的重要机制。

（3）成熟B细胞（m-B）随着进一步分化，μ链以外的其他Ig重链的V区基因也开始重排、转录和表达。此时B细胞胞质中可同时出现lgM和IgD，表面也表达两类BCR即mIgM和mIgD。成熟B细胞能识别抗原，介导特异性免疫应答。至此，完成分化的B细胞离开骨髓，到达外周免疫器官非胸腺依赖区定居。

（4）活化的B细胞如无抗原刺激，成熟B细胞在外周免疫器官中寿命一般仅7~10天。随着骨髓中成熟B细胞源源不断进入外周，多样性丰富的B细胞库得以维持。同时，在抗原刺激下B细胞Ig基因（V区）发生体细胞高频突变，进一步丰富了BCR的多样性。并且，B细胞活化后Ig基因表达加快，细胞表面BCR表达下调，向浆细胞分化。

（5）浆细胞（plasma cell）：又称抗体形成细胞（antibody forming cell，AFC），是B细胞分化的终末细胞。此类细胞胞质中出现大量粗面内质网，能合成和分泌特异性抗体，介导体液免疫。

从骨髓干细胞、pre-B、im-B到m-B，B细胞在骨髓内环境中，按既定的程序分化，不受抗原影响，称为B细胞分化的非抗原依赖期。而在外周，成熟的B细胞只有在抗原刺激下才能进一步分化为浆细胞，分泌抗体，进入抗原依赖阶段。

2. B细胞成熟过程中的阴性和阳性选择　同T细胞一样，B细胞在成熟过程中也须经历选择。不同的是，B细胞先在骨髓中进行阴性选择，成熟后在外周进行阳性选择。pre-B细胞在骨髓中分化为im-B后，表达mIgM，此时能识别自身抗原的B克隆以其BCR（mIgM）与骨髓基质细胞表达的自身抗原发生相互作用、产生负信号，诱使未成熟B细胞发生凋亡。其生物学意义类似于T细胞的阴性选择，产生自身耐受。随后，在外周免疫器官的生发中心，在抗原刺激下，Ig基因发生体细胞高频突变，再加上抗原的选择，保留表达高亲和力BCR的细胞克隆，此现象称为亲和力成熟，亦称为B细胞的阳性选择。

三、淋巴细胞亚群

不仅有T、B淋巴细胞，分化过程还产生了其他几种特性不同的淋巴细胞亚群，具有重要的功能差别。概述如下：

（一）T细胞功能性亚群

根据TCR类型不同，T细胞分为αβ细胞（表达TCR1）和γδ细胞（表达TCR2）。根据表面标志和分化抗原的不同，αβT分为CD4 T和CD8 T细胞；根据分泌的细胞因子和介导的功能不同，CD4T再分为Th1、Th2和Th17等细胞。T亚群同时包括近年来属研究热点的CD4调节性T细胞（CD4 Treg）。

1. αβT细胞　αβT细胞是体内最主要的T细胞群，占外周血T细胞总数的90%~95%，表达多样性极为丰富的受体库，识别MHC分子提呈的抗原肽，属MHC约束性T细胞。αβT细胞的主要功能是介导细胞免疫、辅助体液免疫和参与免疫调节。

外周血中成熟的αβT细胞分为CD4阳性和CD8阳性两大亚群。其中CD4 T细胞识别MHC Ⅱ类分子提呈的抗原肽，受MHC Ⅱ类分子的约束；CD8 T细胞识别MHC Ⅰ类分子提呈的抗原肽、受MHC Ⅰ类分子的约束。

2. Th1、Th2和Th17细胞　Th1和Th2是CD4 Th细胞的两个亚型。Th1细胞主要分泌IL-2和IFN-γ，介导细胞免疫；Th2细胞主要分泌IL-4、IL-5和IL-13，介导体液免疫。在辅佐细胞（DC、MΦ、嗜碱性粒细胞）参与下分别由IL-12和IL-4诱导产生（图4-9）。大量研究证实Th1和Th2细胞为一对重要的效应细胞，同时Th1和Th2细胞又相互抑制：Th1细胞分泌的INF-γ可抑制Th2细胞分化和功能，Th2细胞分泌的IL-4可抑制Th1细胞的分化和功能。

Th17细胞是近年来确认存在第三个重要的效应性T细胞亚群。IL-6和IL-23促进Th17分化成熟，主要分泌IL-17、IL-22等促炎症因子。Th17细胞在自身免疫中起重要的作用，如IL-17是具有强大的招募中性粒细胞效应，在银屑病发病机制中发挥重要作用。

3. Tfh细胞　近年发现，Th2细胞在淋巴滤泡中与B细胞发生相互作用后，可分化成一群新的亚群，称为滤泡辅助性T细胞（CD4 Thf）。Tfh分泌IL-21，参与对生发中心B细胞的

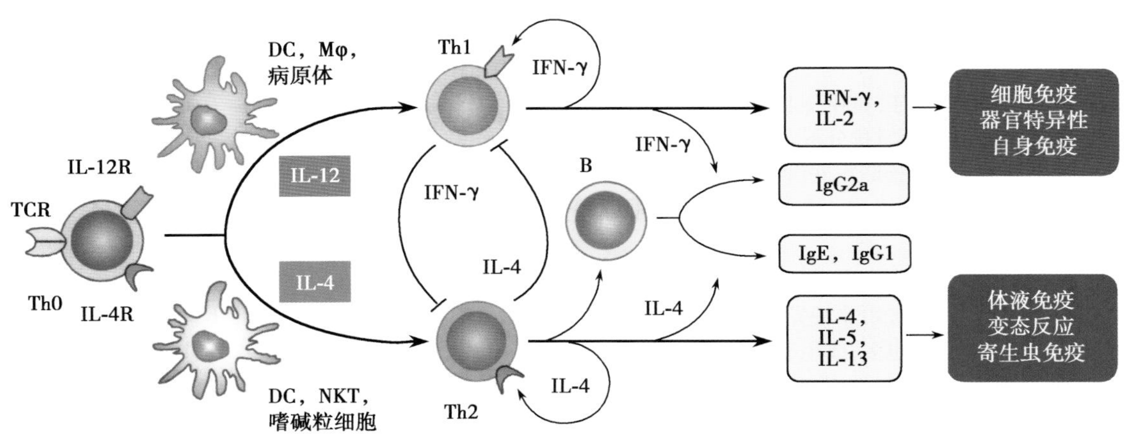

图4-9　Th1、Th2细胞分化途径和功能

激活，启动生发中心反应。

4. CTL 和 Tcl/Tc2 细胞 CD8 CTL 指细胞毒性 T 细胞，是免疫应答的主要效应细胞，可特异性杀伤靶细胞，在肿瘤免疫和抗病毒免疫中发挥重要作用。

近年来发现，除了 CTL，CD8 T 细胞亦可有对应于 CD4 Th1/Th2 的两个亚型——CD8 Tc1 和 CD8 Tc2。它们产生一些共同性细胞因子如 GM-CSF 和 TNF，但分泌的特征性细胞因子类似于 Th1 和 Th2：Tc1 为 IL-2 和 IFN-γ 和 LT（淋巴毒素）；Tc2 为 IL-4、IL-5、IL-6、IL-9 和 IL-10。据称此类 CD8 T 细胞在瘤型麻风的产生和发展中十分活跃。我们再次体会到：免疫系统的发育并非按照现有规律完美设计而来，而是漫长进化过程中随机变异选择累积的结果；因为变异是双向、无规律的，导致最终结果的表现具备某种对称性，如 CD4/Th1/Th2 和 CD8/Tc1/Tc2 的对称性；循着这种对称性的启示，瘤型麻风（分枝杆菌感染）肉芽肿结节部位，可能具备发育不完善（偏离中心的变异累积量不够、选择演化的程度不够）的淋巴滤泡潜在功能。

（二）B 细胞功能性亚群

B 细胞也是一异质性群体，根据 CD5 分子表达与否，将 B 细胞分为 B1 和 B2 两个亚群，而 B2 中再分为常规的 B 细胞（又称滤泡性 B 细胞，Fo-B）和边缘区 B 细胞（Mz-B）。

1. B1 细胞主要确立于小鼠，来自胎肝，识别非蛋白质抗原成分如脂多糖。B1 细胞可直接介导对 T 细胞非依赖抗原的免疫应答而产生抗体，无需 Th 细胞的辅助。B1 细胞介导的免疫应答特点为：一般不发生体细胞突变，无亲和力成熟，产生低亲和力的 IgM 抗体，不产生记忆细胞。

2. B2 细胞主要识别蛋白质抗原。在 Th 细胞的辅助下，B2 细胞才能完全激活并介导对 T 细胞依赖抗原的免疫应答，产生特异性抗体。B2 细胞介导的免疫应答特点为：可发生体细胞高频突变，可通过亲和力成熟产生高亲和力抗体，可分化成记忆细胞。

3. 边缘区 B 细胞（Mz-B）外周淋巴器官脾脏白髓边缘窦中存在另一群 B 细胞，其与淋巴滤泡中产生并参与循环的常规 B 细胞不同，称为边缘区 B 细胞（marginal zone B cell，Mz-B），属成熟的 B 细胞类型。与 B1 细胞相似，Mz-B 可产生分泌 IgM 的短寿浆细胞，并对进入血流的微生物抗原起反应，介导对 T 细胞非依赖抗原的免疫应答。现认为 Mz-B 和 B1 细胞是体内预存的 IgM 天然抗体的主要来源。在这里，我们再次看到了免疫系统分化发育的对称之美。

（三）调节性和记忆性淋巴细胞亚群

1. 调节性 T 细胞　调节性 T 细胞（regulatory T cells，Treg，T_R）是近年来免疫学领域研究的热点，其具有免疫应答低下和免疫抑制两大特征，可“主动”地抑制效应细胞的活性，发挥免疫负向调节作用。调节性 T 细胞介导的免疫抑制，在维持自身耐受、自身稳定和免疫应答的反馈性调节中发挥重要作用，并与临床疾病的发生发展密切相关；IL-10 和 TGF-β 是 Treg 发挥抑制作用的常见细胞因子。

2. 调节性 B 细胞　近年来，首先在小鼠，随后在人体都发现有一群调节性 B 细胞（Breg）。该细胞来自一类被称为过渡 2 型边缘区前体（T2-MZP）的细胞。T2-MZP 借助其 TLR2、TLR4 和 TLR9 接受 PAMP 刺激后分泌 IL-10，然后在 $CD4^+CD154^+$T 细胞的共同激发下，引起 Breg 分化。Breg 表达 BCR 和 B 细胞激活因子（BAFF）受体，大量产生 IL-10，抑制 Th1、Th7 和 MΦ 的激活，对多种病理性免疫应答发挥抑制作用，如脓疱性银屑病发病过程有报道涉及 Breg 细胞活性减低。

3. 记忆性淋巴细胞亚群　记忆性 T 细胞（T_M）由 CD4 T_M 和 CD8 T_M 组成，各自又包括效应性记忆 T 细胞（effective memory T cell，T_{EM}）和中枢性记忆 T 细胞（central memory T cell，T_{CM}）。对 T 细胞应答，T_{EM} 承担保护性记忆（protective memory），该细胞主要分布在外周炎症组织，行使速发性效应功能；而 T_{CM} 则负责反应性记忆（reactive memory），因为该亚群停留在外周淋巴器官的 T 细胞区，不直接行使效应功能，在抗原再次刺激时重新分化为效应细胞。

记忆性 B 细胞的形成与 B 细胞启动的生发中心反应有关。生发中心反应包括体细胞高频突变、亲合力成熟和抗原选择等步骤，在产生高亲和力记忆 B 细胞的同时，分化出长寿性浆细胞或其前体细胞，并从脾脏和淋巴结迁移至骨髓，参加全身循环。当再次遇到抗原时，记忆性 B 细胞可使浆细胞再次分化，产生记忆性应答。

四、免疫原与抗原

免疫原是免疫应答的启动者。

免疫原包括激活固有免疫应答的固有分子模式和激活适应性免疫应答的抗原。

在固有免疫过程里，属于病原微生物（PAMP）或自身损伤细胞和组织在进化和应急状态下形成的保守成分（DAMP），经模式识别受体（PRR）识别，产生促炎性介质，发挥炎症和组织修复功能。

在适应性免疫过程里，淋巴细胞借助表面的 TCR 和 BCR 识别抗原，显示克隆增殖特性，借助产生的抗体和效应 T 细胞启动适应性免疫应答，并显示记忆功能。产生的免疫球蛋白即抗体，是由 B 细胞接受抗原刺激所产生的介导体液免疫的效应分子。抗体具有中和病原微生物及其产物、调理免疫细胞吞噬和激活补体杀伤病原体等主要功能。

（一）免疫原的概念

免疫原（immunogen）指能够启动、激发和诱导免疫应答（包括固有免疫和适应性免疫）的物质，免疫原分为固有分子模式（innate molecular pattern，IMP）和抗原（antigen，Ag）两大类。

IMP 是启动和诱导固有免疫应答的物质，包括病原体等共有的保守成分——病原体相关分子模式（pathogen associated molecular pattern，PAMP）和受损伤的自身细胞和组织释放的成分——损伤相关分子模式（damage associated molecular pattern，DAMP）。感染早期，位于机体皮肤和黏膜表面的固有免疫细胞，通过模式识别受体（pattern recognition receptor，PRR），对 IMP 进行泛特异性的模式识别，介导以炎症效应为主的固有免疫及吞噬杀菌效应，或清除凋亡损伤细胞以维持生理性自稳。IMP 的特点是：主要参与固有免疫的启动和诱导，通常不限于特定类别的成分或单一分子，以一类相聚的分子模式发挥作用。

抗原是指经 T、B 细胞表面的抗原受体（TCR、BCR）识别，能激活 T、B 细胞产生特异性免疫应答，并与应答产物（特异性抗体和淋巴细胞）起反应的物质。理论上，抗原可以是来自外界或者自身产生的某种化学基团。机体免疫细胞识别的大部分抗原是蛋白质，也有多糖和核酸等物质。

固有免疫与适应性免疫在本质上并无二致，均涉及受体对免疫启动物质的识别、受体相关信号的转导、效应分子编码基因的转录激活、免疫细胞的活化、效应分子的产生，从而清除入侵病原体或变异的“自己”成分/受损的“自身”成分。两种应答过程均具有三个时相：识别相、激活相和效应相。

（二）免疫原的分类

1. 固有免疫识别 IMP，包括 PAMP 和 DAMP 等（图 4-10）。

（1）病原体相关分子模式（PAMP）来源于病原体保守的共有成分，也称为外源性危险信号。以模式（pattern）相称，意味着其组成成分相对单一，易于纳入为数不多的结构范畴多还因为这些抗原有其共性，为各种病原体所共有。模式一词还意味着，固有免疫识别的病原体结构，往往是病原体赖以生存，因而变化较少的主要部分，如病毒的双链 RNA 和细菌的脂多糖。对此，病原体很难就模式结构产生突变而逃脱固有免疫的作用。正是这样一些重要的微生物成分，构成了 PAMP：①以糖类和脂类为主的细菌胞壁成分如脂多糖、甘露糖、类脂、肽聚糖、脂磷壁酸、脂阿拉伯甘露聚糖、脂蛋白和鞭毛素等。其中最为常见且具有代表性的是：革兰阴性菌产生的脂多糖（LPS）、革兰阳性菌产生的脂磷壁酸（LTA）、分枝杆菌产生的糖脂和酵母菌产生的甘露糖。②病毒产物及细菌胞核成分如非甲基化寡核苷酸 CpG DNA、单链 RNA、双链 RNA。

上述 PAMP 可以表达在病原体表面或游离于免疫细胞之外，也可以出现在免疫细胞的胞质溶胶，以及胞质溶胶中各种携带病原体的胞内区室，如内体、吞噬体和吞噬溶酶体。如此，要求固有免疫中能识别 PAMP 的受体（PRR），既表达在细胞表面，也存在于胞内区室及胞质溶胶。这一点，与适应性免疫中识别抗原的淋巴细胞受体不同。

另外，PAMP 虽包括蛋白质（如细菌鞭毛素），但种类相对较少。这符合逻辑，因为识别蛋白质抗原的，主要是活跃于适应性免疫的淋巴细胞。机体对非己成分的免疫应答于是落入两个范畴，各自针对相对单一的糖和脂类抗原（快速、粗略、广覆盖），以及结构较为复杂的蛋白质抗原（延时伴记忆、精确、高特异性），并以从简到繁不同的方式逐一实施应答，形成相互有别的反应格局：固有免疫和适应性免疫，在时相上有先后配合，互相交替渗透。

（2）损伤相关的分子模式（DAMP）来源于细胞损伤产物，又称为内源性危险信号。这是一类主要由体内受损细胞和死亡细胞产生和释放的内源性分子，可分为胞内和胞外两种来源。胞内 DAMP 由应急细胞特别是坏死细胞所释放。因为此类细胞内容物的释放，启用的不是生理性的跨膜分泌机制，而是以一种称为无前导序列分泌蛋白（leaderless secretory protein，LSP）的形式。该类蛋白进入胞外酸性环境中不能维持正确的蛋白质折叠而迅速失活，成为具有促炎活性的免疫原，包括：应急产生的热休克蛋白（HSP）、嘌呤代谢物（尿酸单钠结晶）、高迁移率组蛋白 I（high-mobility group box1，HMGB1）和 S100 蛋白等。另一类 DAMP，在坏死细胞释放的蛋白酶和水解酶作用下诱导产生，因而也与细胞死亡有关，包括胞外基质的解离片段和受损的基质成分，如透明质酸和硫酸肝素。

细胞损伤可以由感染引起，也可以由各种无菌性因素诱导，如化学毒物、烧伤、创伤以及血供不足，但是凋亡细胞并不产生 DAMP；倒是一些免疫系统的正常细胞，在受到刺激后会释放 DAMP，并借助固有免疫应答增强抗感染炎症反应；过度产生的 DAMP 如尿酸单钠盐结晶诱导的炎症反应，往往与一些无菌性炎症疾病如痛风等发病密切相关。

2. 抗原（antigen，Ag） 参与激活适应性免疫过程。可根据不同的标准分类，并赋予相应特性。

（1）T 细胞依赖性抗原（T dependent antigen，TD-Ag）：此类抗原刺激 B 细胞产生抗体时依赖于 T 细胞辅助，绝大多数蛋白质抗原如病原微生物、血清蛋白、肿瘤细胞等均属 TD-Ag。先天性胸腺缺陷（裸鼠）和后天性 T 细胞功能缺陷（艾滋病）的个体，TD-Ag 诱导产生抗体的能力明显低下。

（2）T 细胞非依赖性抗原（T independent antigen，TI-Ag）：此类抗原刺激 B 细胞产生抗体时无需 T 细胞辅助。如细菌脂多糖（LPS）既含有抗原表位，又具有 B 细胞丝裂原性质，可非特异性激活多克隆 B 细胞；肺炎球菌荚膜多糖、聚合鞭毛素等，含多个重复 B 细胞表位，通过交联 BCR，能高效地刺激成熟 B 细胞应答。婴儿 B 细胞发育不成熟，可以通过 TI-Ag 途径弥补应答效率（这里再次出现，固有免疫非特异激活过程与适应性免疫特异识别配合协作的现象）。

（3）异嗜性抗原（heterophilic antigen）：最初由 Forssman 发现，又名 Forssman 抗原。是一类存在于人、动物及微生物等不同种属之间的共同抗原。例如，溶血性链球菌的表面成分与人肾小球基底膜具有共同抗原，故链球菌感染产生的抗体可与具有共同抗原的机体组织发生交叉反应，导致肾小球肾炎；又如大肠杆菌 O_{14} 型脂多糖与人结肠黏膜有共同抗原存在，可能导致溃疡性结肠炎的发生。

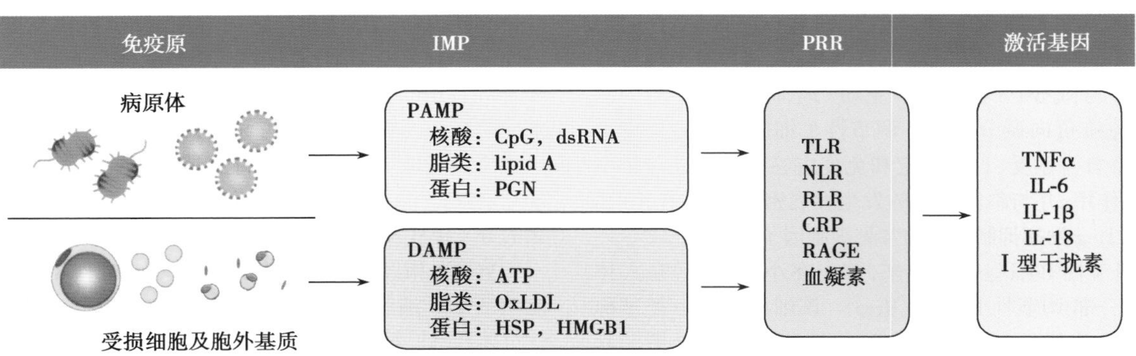

图 4-10 固有免疫识别对象（PAMP/DAMP）、识别方式（PRR）及下游通路

(4) 自身抗原(autoantigen):正常情况下机体对自身组织细胞不会产生免疫应答,表现为自身耐受,但在感染、外伤、服用某些药物等影响下,使通常情况下与免疫细胞隔离的抗原被释放或使自身组织细胞发生改变,可诱发自身免疫应答。这些改变的自身成分称为自身抗原。

(5) 内源性抗原(endogenous antigen):指在抗原提呈细胞(APC)内合成的抗原,如病毒感染细胞后产生于胞内的病毒蛋白、肿瘤细胞内产生的肿瘤抗原等。它们在APC胞质内加工处理为抗原肽,与MHCⅠ类分子结合成复合物,被表达于CD8 T细胞表面的TCR所识别。

(6) 外源性抗原(exogenous antigen):指出现于抗原提呈细胞外的抗原,可以是细菌蛋白等外来成分,也可以是其他细胞产生的自身抗原释出胞浆。外源性抗原经过吞噬、胞饮和受体介导的内吞等作用进入APC,在内体溶酶体中降解为抗原肽后,与MHCⅡ类分子结合为复合物,被表达于CD4 T细胞表面的TCR所识别。

(7) 以上能诱导变态反应的抗原又称为变应原(allergen)或过敏原,可诱导机体产生免疫耐受的抗原又称为耐受原(tolerogen)。

(8) 半抗原:一些小分子化合物及药物被称为半抗原(hapten),因为其只有与大分子蛋白质或多聚赖氨酸等载体交联或结合后,才可成为抗原,被机体特异性识别。如青霉素降解产物青霉烯酸,本身没有免疫原性,但进入人体与组织蛋白结合成为完全抗原,可诱导病理性IgE的产生;青霉烯酸再与特异性IgE结合与交联,导致Ⅰ型超敏反应的发生。

(9) 超抗原(superantigen,SAg):普通蛋白质抗原可激活机体总T细胞库中百万分之一至万分之一的T细胞克隆。然而某些抗原物质,只需要极低浓度(1~10ng/ml)即可非特异性激活2%~20%之多的T细胞克隆,产生极强的免疫应答,这类抗原称之为超抗原。普通蛋白质抗原表位被结合于MHC分子的沟槽中,而后与T细胞的特异性TCR分子相互作用。超抗原与之不同,其一端直接与TCR的外侧非特异区域结合,以完整蛋白的形式激活T细胞,另一端和APC表面的MHCⅡ类分子的抗原结合槽外部非特异结合,因而SAg不涉及与MHC和TCR的特异性识别,不受MHC的限制。超抗原诱导的T细胞应答,其效应不针对超抗原,而是非特异性激活细胞,分泌大量细胞因子参与某些病理生理过程。如金黄色葡萄球菌肠毒素可以作为超抗原,诱发中毒性休克综合征(TSS)。

3. 抗原表位　天然生物蛋白质大分子是良好的抗原,其中包含多个可诱导机体产生特异性抗体的化学基团,称为抗原表位。抗原表位是蛋白质大分子抗原诱导特异性免疫应答的最小结构与功能单位。

(1) 抗原表位的概念:表位(epitope)又称抗原决定簇(antigenic determinant)。它是与T、B细胞抗原受体(TCR、BCR)及抗体特异性结合的基本结构单位。通常由5~15个氨基酸残基组成,也可由多糖残基或核苷酸组成,一个蛋白分子中能与抗体结合的抗原表位的总数称为抗原结合价(antigenic valence)。一个半抗原相当于一个抗原表位,仅能与抗体分子的一个结合部位结合。天然抗原一般是大分子,含多个不同的抗原表位,是多价抗原,可与多个抗体分子结合。

由于大分子抗原蛋白质具有多个表位,因此免疫机体后可产生针对不同表位的多种不同的特异性抗体,即多克隆抗体。抗原反复刺激机体产生免疫应答之所以具有高度的特异性,是携带相应受体的T、B细胞克隆被选择,致使TCR、BCR受体库发生结构性偏移的结果。实际上,实施克隆选择的是该抗原分子中的特定表位。因而抗原表位是决定免疫应答特异性的分子与结构基础。

(2) 抗原表位的分类:根据抗原表位的氨基酸排列空间结构特点,可分为序列表位(sequential epitope)和构象表位(conformational epitope)。序列表位由连续排列的氨基酸构成,又称为线性表位(linear epitope);构象表位则指不连续排列的若干氨基酸,在空间上彼此接近形成特定构象。T细胞仅识别由APC降解并提呈于表面的与自身MHC分子结合的线性表位,这种表位称为T细胞表位(图4-11)。T细胞表位分两种,CD8 T细胞识别的表位为8~10个氨基酸残基,CD4 T细胞识别的表位稍长,为12~18个氨基酸残基。B细胞表面抗原受体(BCR)或者B细胞分泌的特异性抗体所识别的表位,既可以是线性表位,也可以是构象表位,通常以构象表位居多。B细胞表位的氨基酸长度变化较大,为5~15个氨基酸残基,B细胞表位多位于抗原表面,不需要APC提呈而直接激活B细胞(表4-2)。

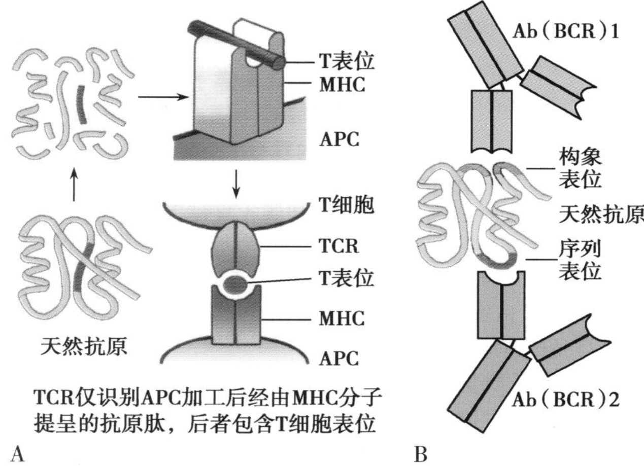

图4-11　抗原表位与抗体、TCR、BCR识别

表4-2　T细胞表位与B细胞表位的特性

	T细胞表位	B细胞表位
识别表位受体	TCR	BCR
MHC分子参与	必需	无需
表位性质	蛋白肽	多肽、多糖、脂多糖、有机化合物
表位大小	8~10个氨基酸残基(CD8 T细胞)12~18个氨基酸残基(CD4 T细胞)	5~15个氨基酸残基或单糖、核苷酸
表位类型	线性表位	构象表位或线性表位
表位位置	抗原分子任意部位	抗原分子表面

共同抗原表位与交叉反应 某些抗原分子中含有多种抗原表位，而不同抗原之间可能含有相同或相似的抗原表位，称为共同抗原表位（common epitope）。因此，某些抗原诱导的特异性抗体或活化淋巴细胞，不仅可与自身抗原表位特异性结合，还可与其他抗原中的相同或相似的表位起反应，这一抗体或活化淋巴细胞对具有相同或相似表位的不同抗原的反应，称为交叉反应（cross-reaction）。

（三）影响免疫原性的因素

免疫原性主要取决于抗原物质本身的异物性和理化特性，同时取决于抗原进入机体的方式和频率，以及机体本身的生物学状态。

1. 抗原分子的理化性质

（1）异物性：除了自身抗原，抗原一般是非己物质。抗原与机体之间亲缘关系越远，组织结构差异越大，异物性越强，其免疫原性越强。如鸡卵蛋白对鸭是弱抗原，对哺乳动物则是强抗原；灵长类（猴或猩猩）组织成分对人是弱抗原，而对啮齿动物则多为强抗原。异物性不仅存在于不同种属之间，如各种病原体、动物蛋白制剂等对人异物性较强，是强抗原；异物性也存在于同种异体之间，如同种异体移植物之间 MHC 差别很大，具有强免疫原性。自身成分如发生改变，也可被机体视为异物；即使自身成分未发生改变，但在胚胎期若未与免疫活性细胞充分接触而未能诱导特异性免疫耐受，也具有免疫原性，如精子、脑组织、眼晶状体蛋白等，这些成分一旦因外伤逸出，与免疫活性细胞接触，即被识别为异物，诱导很强的免疫应答。

（2）化学性质：天然抗原多为大分子有机物。蛋白质一般是良好抗原。糖蛋白、脂蛋白和脂多糖都有免疫原性。脂类和哺乳动物的细胞核成分如 DNA、组蛋白通常没有免疫原性，但组织、免疫细胞和肿瘤在过度活化并凋亡时，其染色质、DNA 和组蛋白发生化学修饰等变化，可产生免疫原性并诱导相应自身抗体的生成。

（3）分子质量大小：分子量通常需在 10kD 以上，且分子量越大、抗原表位越多、结构越复杂的抗原，免疫原性越强。大于 100kD 的抗原为强抗原。

（4）结构的复杂性：分子量大小并非决定免疫原性的绝对因素。明胶分子质量为 100kD，但由直链氨基酸组成，缺乏苯环氨基酸、稳定性差、免疫原性很弱；明胶分子偶联 2% 的酪氨酸后，免疫原性大大增强。胰岛素分子质量仅 5.7kD，但其序列中含芳香族氨基酸使免疫原性较强。

（5）分子构象：某些抗原分子在天然状态下可诱生特异性抗体，但经变性使构象改变后就失去了诱生同样抗体的能力，这是由于含有构象表位且发生了构象改变的缘故。因此，抗原分子的空间构象很大程度上影响抗原诱导抗体应答的免疫原性。例如抗右旋、抗左旋和抗消旋酒石酸抗体仅对相应旋光性的酒石酸起反应，即空间构象也决定抗原表位的特性，即使抗原分子基团结构高度一致。

（6）易接近性（accessibility）：是指抗原表位能被淋巴细胞抗原受体所接近的程度。抗原分子中氨基酸残基所处侧链位置的不同可影响抗原与 BCR 及抗体的结合，从而影响抗原的免疫原性。这一条类似于前述分子构象变化，但是尺度细微到氨基酸残基侧链位置。

（7）物理状态：一般聚合态蛋白质较其单体有更强的免疫原性；颗粒性抗原的免疫原性强而可溶性抗原的免疫原性较弱。因此将免疫原性弱的物质吸附于颗粒表面，可增强其免疫原性。

2. 机体的生物学状态

（1）遗传因素：不同遗传背景的小鼠（对应于不人类的不同个体）对特定抗原的应答能力不同。对某一抗原呈高反应的小鼠品系对其他抗原可能呈低反应性，而不同品系小鼠对同一抗原的反应性也不同。例如 90% 以上的强直性脊柱炎患者发现携带 HLA-B27 基因，Reiter 综合征（反应性关节炎）与之类似；多糖抗原对人和小鼠具有免疫原性，对豚鼠则无免疫原性。机体对抗原应答受遗传（基因）影响，主要组织相容性复合体（MHC）基因多态性是调控抗原特异性免疫应答质和量的关键分子，导致对同一抗原表位的是否应答及应答程度都不一样。

（2）年龄、性别与健康状态：通常青壮年比幼年和老年机体对抗原的免疫应答强，新生动物或婴儿对细菌多糖类抗原不应答，故易引起细菌感染；雌性比雄性机体抗体产生水平高，但怀孕机体的应答能力受到显著抑制；感染或免疫抑制剂能显著干扰和抑制对抗原的应答，所以注射疫苗期间尽量回避感冒或其他明显感染。

3. 抗原进入机体的方式和频率 抗原进入机体的量、途径、次数、频率以及免疫佐剂的应用都影响机体对抗原的应答。适中的抗原剂量诱导免疫应答，而太少和太多的抗原暴露均可诱导免疫耐受。皮内免疫和肌内注射方式易诱导免疫应答、皮下免疫次之，而腹腔注射和静脉注射效果差，可能和前述淋巴回流、APC 循环相关；口服抗原成分则易诱导耐受，涉及肠道黏膜淋巴组织、肝脏的免疫耐受特性。抗原注射间隔时间要恰当，过于频繁的免疫接种易诱导免疫耐受。佐剂类型显著影响免疫应答格局，弗氏佐剂主要诱导 IgG 类抗体，明矾佐剂易诱导 IgE 类抗体产生。

（四）抗原与抗体的结合识别效应

抗体（antibody，Ab）即免疫球蛋白（immunoglobulin，Ig），是 B 细胞被抗原表位特异性刺激后增殖分化为浆细胞所产生的效应免疫分子，介导体液免疫效应。免疫球蛋白可分为分泌型 Ig（secreted Ig，sIg）和膜型 Ig（membrane Ig，mIg）：分泌型主要存在于血液及组织液中，发挥抗感染功能；膜型是 B 细胞表面的抗原受体（BCR，mIgM）。自然界存在着数量巨大的抗原物质，相应地有巨大数量的含有特异性 BCR 的 B 细胞克隆库及诱导后产生的特异性抗体来识别和结合这些抗原。抗体的多样性是抗体发挥功能和在生物医学中广泛应用的基础。

抗体的功能主要有（图 4-12）：

1. 特异性中和抗原 Ig 通过其 V 区 CDR 所组成的抗原结合槽，与相应抗原表位以锁 - 匙（lock-key）互补关系进行特异性识别与结合。当抗体与病原体表面，或者细菌毒素关键表位相结合，则封闭了病原体或毒素的毒力结构，使病毒丧失感染能力、毒素丧失毒力，称为中和作用（neutralization）。中和抗体可有效清除胞外病原体（大部分细菌）和处于裂解复制期的游离病毒，因此是大部分预防性疫苗显示免疫保护机制的关键。血清 IgG 可中和血清游离病原体或毒素。

2. 激活补体作用 IgG1~IgG3 和 IgM 与相应抗原结合后，可因构型改变而使其 CH2/CH3 功能区的补体结合区域暴露，从而激活补体经典途径；IgG4、IgA 和 IgE 的凝聚物可

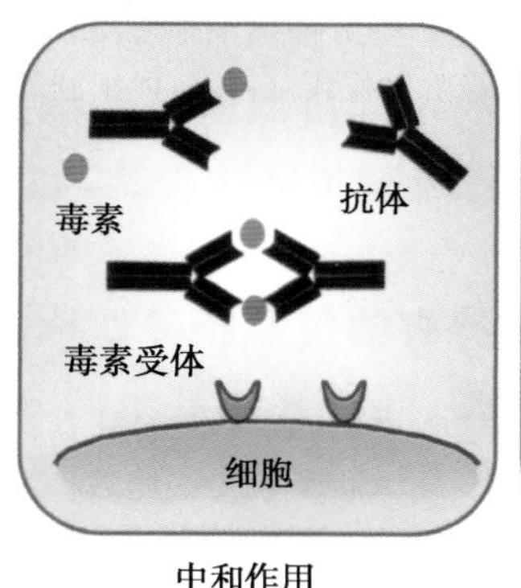

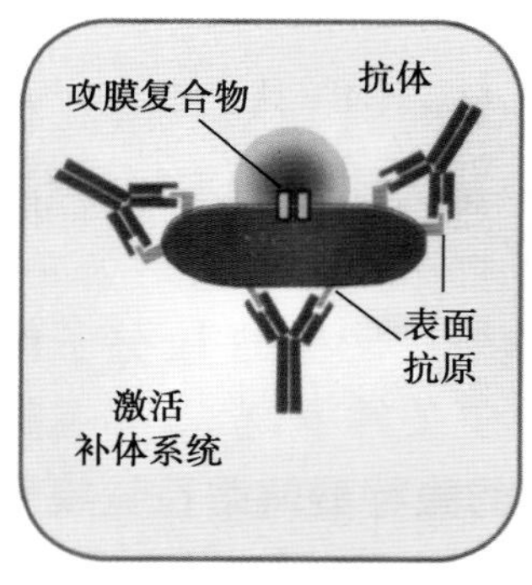

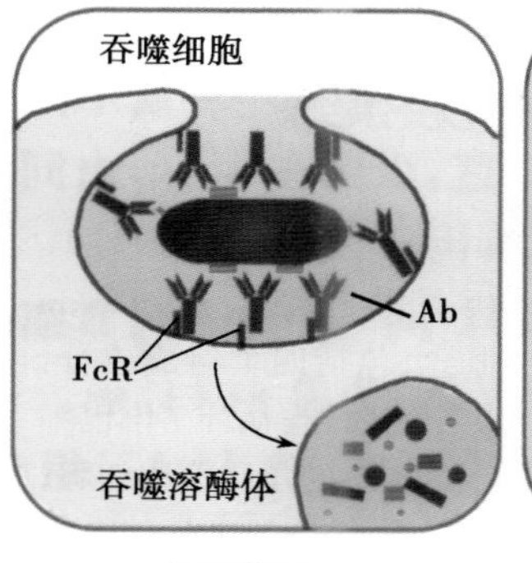

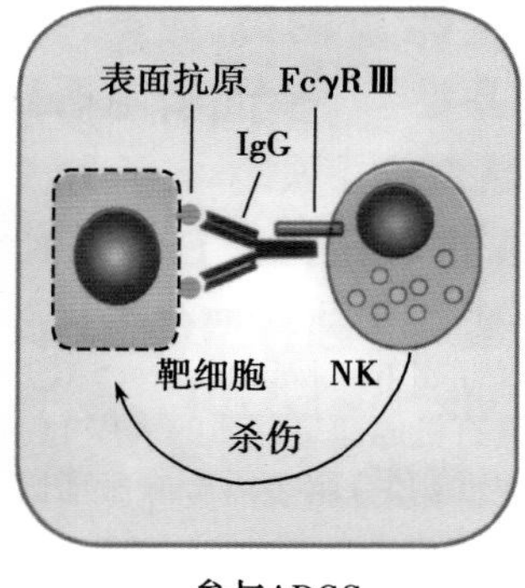

图 4-12 抗体的主要功能（上海市皮肤病医院 杨德刚惠赠）

激活补体旁路途径。补体激活后可在病原体膜表面形成膜攻击复合物（membrane attack complex，MAC）而破坏病原体，这一作用称为补体依赖的细胞毒作用（complement dependent cytotoxicity，CDC）；激活的各类补体片段如 C3a、C5a 等还可发挥趋化、促炎作用，引起血清病、某些荨麻疹、血管炎、类天疱疮及 SLE 的肾损伤等。

3. 调理作用 IgG 的 V 区与细菌等颗粒性抗原结合后，其 Fc 段可与 MΦ 和中性粒细胞表面相应 IgG Fc 受体结合，从而促进吞噬细胞对细菌等颗粒抗原的吞噬。

4. 介导 ADCC IgG 的 V 区与肿瘤或病毒感染靶细胞结合后，其 Fc 段可与 NK 细胞、MΦ 表面相应的 IgG Fc 受体结合，增强 NK 和 MΦ 对靶细胞的杀伤，发挥抗体依赖性细胞介导的细胞毒作用（antibody dependent cell mediated cytotoxicity，ADCC）。ADCC 是特异性抗体抗肿瘤的主要机制，目前临床用于治疗作霍奇金淋巴瘤的"明星"单抗 Rituxan（利妥昔单抗，抗 CD20 单抗），主要依赖于 ADCC 和 CDC 发挥治疗效果。同理如前述，该抗体也推荐用于治疗天疱疮。

5. 介导超敏反应 IgE 抗体具有肥大细胞亲嗜性，变应原初次接触机体可诱导产生 IgE，IgE 可通过其 Fc 段与肥大细胞、嗜碱性粒细胞的高亲和力受体结合，使上述细胞致敏。如相同抗原再次进入机体与致敏细胞表面 IgE 特异性结合，即可使之脱颗粒释放组胺、白三烯等活性介质，引起速发型Ⅰ型超敏反应，如青霉素过敏；由血小板表面吸附抗原或由可溶性自身抗原诱导产生的 IgG 抗体，当与相应抗原结合后，通过激活补体通路，或通过 Ig Fc 受体调理增强 MΦ 吞噬作用，可介导Ⅱ型和Ⅲ型超敏反应性疾病，如青霉素引起的药物性紫癜和系统性红斑狼疮。

6. 免疫调节作用 免疫球蛋白是重要的免疫调节分子，可通过中和作用减少抗原和毒素对免疫系统的刺激，下调免疫应答（临床应用 IVIG 治疗重症药疹 TEN、自身免疫性大疱病、川崎病、某些严重的特发性荨麻疹等）；也可通过受体交联、调理吞噬、ADCC 等作用，激活多种免疫细胞的抗感染功能。

结合以上介绍，总结常见四型超敏反应特点如表 4-3：

表 4-3 超敏反应的分型

型别	参加成分	发病机制	病种举例
Ⅰ型 （速发型）	IgE IgG	1. IgE 等吸附于肥大细胞和嗜碱性粒细胞表面 2. 抗原与 IgE 结合 3. 释放活性物质 4. 作用于效应器官	青霉素过敏，过敏性休克，荨麻疹，支气管哮喘，食物、药物某些超敏反应
Ⅱ型 （细胞毒型）	IgG IgM（补体 ±）	1. 抗体与抗原或半抗原结合 2. 补体参与引起细胞溶解或损伤 3. 补体不参与，为巨噬细胞吞噬	输血反应、粒细胞减少症，自身免疫性溶血性贫血，血小板减少性紫癜
Ⅲ型 （免疫复合物型）	IgG IgM IgA（补体 +）	1. 抗原抗体相结合后，免疫复合物沉积于血管壁基底膜或其他组织间隙 2. 激活补体，吸引中性粒细胞释放酶，引起炎症反应	系统性红斑狼疮，肾小球肾炎，血清病，类风湿关节炎，变应性血管炎等
Ⅳ型 （迟发型）	Th_1 细胞、Th_2 细胞、细胞毒性 T 细胞	抗原使细胞致敏后，再次接触抗原，直接杀伤靶细胞，或产生各种淋巴因子，引起组织损伤	接触性皮炎，同种组织移植排斥反应，某些自身免疫性疾病

第四节 皮肤免疫系统

一、皮肤免疫系统的概念

1978 年，Streilein 提出皮肤相关淋巴细胞组织（skin associated lymphoid tissues，SALT）概念，包括四个组成成分：①具有抗原递呈性质的表皮 LC；②亲表皮性再循环 T 淋巴细胞亚群；③分泌表皮胸腺激活因子（ETAF）的角质形成细胞；④引流皮肤的外周淋巴结。1986 年，Bos 在 SALT 基础上提出皮肤免疫系统（skin immune system，SIS）的概念。皮肤免疫系统除了包括 SALT 中的各种免疫潜能细胞成分外，也包括多种体液成分；皮肤免疫系统的细胞成分可分为三个亚群：常居细胞、可招募细胞和再循环细胞（表 4-4）。

二、皮肤树突状细胞

正常皮肤内含有两类 DC：表皮 LC 与真皮 DC（dermal dendritic cell，DDC），它们是皮肤内的专职的抗原提呈细胞（professional APC）。在某些病理情况下，皮肤还可以出现炎症性树突状细胞，包括炎症性树突状皮肤细胞（inflammatory dendritic skin cell，IDSC）和浆细胞样 DC。

（一）表皮朗格汉斯细胞

在树突状细胞家族中，表皮朗格汉斯细胞（LC）是研究最早、最多的一群。我国对 LC 的研究始于 20 世纪 80 年代初，值得一提的是，我国学者在 LC 研究领域里取得了一些国际瞩目的重要成果。例如，陈洪铎通过动物实验显示表皮 LC 影响皮肤移植物的存活，王秉鹤发现人类 LC 表达高亲和力 IgE FC受体，汤爱民证实 E- 钙黏素介导 LC 粘连于角质形成细胞，康克非发现 LC 分泌 IL-12。

1. 组织分布与起源　LC 主要分布于皮肤及黏膜的复层鳞状上皮。在表皮内，LC 密度随不同的部位而异：头、颈、面部、躯干及四肢有 400~1 000LC/mm^2，掌跖、生殖器、骶尾部皮肤的 LC 密度较低；随着年龄老化，LC 密度减少；暴露部位慢性光化性损害的皮肤中 LC 密度比非暴露部位低。

LC 起源于骨髓，主要证据有两方面：LC 表达白细胞共同抗原 CD45；同种异体骨髓嵌合小鼠及骨髓移植患者的皮肤内存在供体来源的 LC，至于 LC 的前体细胞如何由血液循环而进驻表皮，是当前研究的热门且与皮肤免疫密切相关。真皮的成纤维细胞以及表皮的角质形成细胞分泌的趋化性因子，引导血液中 LC 前体细胞贴附于真皮小静脉的内皮细胞，穿过内皮进入真皮与表皮。内皮细胞与 LC 前体细胞表面表达的粘连分子在这一过程中也起着重要作用。LC 前体细胞通过基质金属蛋白酶（MMP）降解基底膜蛋白，穿过表 - 真皮连接处基底膜而进入表皮，新近，Schulz 等认为 LC 起源自一种不依赖于 Myb 转录因子及造血干细胞的髓样细胞谱系，可能来源于卵黄囊或胎肝。总之，就如免疫学整体认知一样：这些话题非常重要且仍在更新中。

2. 迁移与成熟　居住于表皮内的 LC 尚不成熟，其具有很强的摄取抗原及处理抗原的能力，但刺激 T 细胞的功能则很弱。抗原进入表皮后诱导表皮角质形成细胞分泌多种细胞因子，其中 IL-1β 与 TNF-α 刺激 LC 向真皮迁移。在真皮内，淋巴管内皮细胞分泌趋化因子 CCL21，通过 LC 表面的趋化因子受体 CCR7 而吸引 LC 进入淋巴管，接着汇入淋巴结；淋巴结细胞分泌的趋化因子 CCL21 和 CCL19 通过 LC 表面的 CCR7 引导 LC 进入 T 细胞区，在这里，LC 将抗原提呈给抗原特异性 T 细胞，参与前述淋巴细胞发育、分化过程。

在迁移过程中，LC 逐渐变为成熟的 DC：摄取与处理抗原的能力减弱，而细胞表面的 MHC 分子与协同刺激分子如 B7-1、B7-2 及 CD40 等表达增加，抗原提呈功能明显增强。

3. 功能特征　LC 是 1868 年柏林医学院学生 Paul Langerhans 在用氯化金染色研究皮肤神经时发现的，最初认为其属于神经系统。直至三十多年前，才开始逐步阐明 LC 具有抗原提呈功能，属于树突状细胞（DC）。

LC 的主要生物学功能是在机体针对各种类型抗原（包括接触性变应原、同种异体抗原、肿瘤抗原以及微生物抗原）的皮肤免疫反应中提供致敏信号：

（1）接触性超敏反应（contact hypersensitivity）：LC 在接触性超敏反应的诱导期中起到至关重要的作用。皮肤接触抗原时，表皮 LC 摄取并处理抗原，离开表皮通过真皮淋巴管进入局部引流淋巴结，将处理过的抗原提呈给 CD4 T 细胞或 CD8 T 细胞，引起抗原特异性的 T 细胞激活。最近也有一些研究者对该模式提出了质疑，甚至认为 LC 对接触性超敏反应起负性调节作用。这些目前倍受争议的话题可能再次提示：免疫系统不是按照清晰、明确的规律设计而成，足够多的不定向变异、足够长期（增殖代数）的选择累积，逐渐造就了细节非常丰富、局部可能会有不一致性的免疫过程；就皮肤病与免疫学的关系来说，认识到这些有助于提供新的思路。

（2）同种异体皮肤排斥：LC 具有很强的同种异体免疫原性，天然缺乏 LC 的角膜进行同种异体移植时不会引起致敏而导致移植物排斥反应，所以角膜移植通常不用配型。若用毒

表 4-4　皮肤免疫系统的组成

	常居细胞	可招募细胞	再循环细胞	体液成分
固有性 天然免疫	角质形成细胞 内皮细胞 血管内皮细胞 淋巴管内皮细胞 肥大细胞 组织巨噬细胞	单核细胞 粒细胞 嗜碱性粒细胞 嗜酸性粒细胞 肥大细胞 类上皮细胞	NK 细胞 DC	体液成分 抗微生物多肽 补体 免疫球蛋白 细胞因子 纤溶素 二十烷类衍生物 神经多肽
适应性 获得性免疫	T 淋巴细胞 DC	T 淋巴细胞 B 淋巴细胞	T 淋巴细胞	

性刺激诱导 LC 由角膜缘与结膜移行至角膜中央上皮，新移植角膜则会诱导剧烈的排斥反应。在皮肤移植后的数小时内，表皮 LC 的 MHCⅡ类抗原增加、LC 离开表皮进入真皮淋巴管，进一步移行至局部引流淋巴结，这些迁移的 LC 在表型与功能上都对应于体外培养中细胞因子激活的 LC 成熟过程。后文还将提到 LC 与单核 - 巨噬细胞的密切关系，理解这一过程可能对肿瘤相关巨噬细胞、肿瘤炎症微环境、感染性肉芽肿的演化与功能研究带来启发。

(3) 肿瘤免疫：表皮 LC 能够摄取并处理突变的角质形成细胞新表达的肿瘤抗原、迁移至引流淋巴结，将肿瘤抗原提呈至 T 细胞，诱发 T 细胞介导的抗肿瘤免疫过程，相关认识仍在更新中。

4. 理化因素对 LC 的影响

(1) 中波紫外线(UVB) UVB 具有许多有害的生物学效应，包括诱发皮肤癌。UVB 诱发皮肤癌不仅是由于对宿主细胞基因组的直接致突变作用，也包括诱发宿主免疫缺陷状态。经 UVB 照射的小鼠不能产生对肿瘤的免疫抑制效应；小剂量至中等剂量的 UVB 可明显影响 LC 的功能表型、导致 ATP 酶活性明显降低；UVB 照射小鼠表皮细胞可导致 LC 抗原提呈功能的抑制。

(2) 长波紫外线(UVA) UVA 照射可导致表皮 LC 减少，明显消除 LC 的免疫激发能力，PUVA 疗法可导致表皮 LC 暂时性减少与功能抑制。

(3) 糖皮质激素局部及系统性应用：糖皮质激素可导致表皮 LC 数目减少及功能损害，糖皮质激素的预处理能抑制接触性超敏反应发生。

(4) 其他：如 X 线、环孢素 A、维 A 酸类等也会抑制表皮 LC 的数量与功能。

(二) 真皮树突状细胞(DDC)

前述 LC 定居于表皮内基底层上方，DDC 则定居于真皮浅层血管丛附近。与前述表皮 LC- 样，DDC 也是皮肤内专职的抗原提呈细胞：在皮肤自稳或炎症状态，表皮 LC 与 DDC 不断迁移至局部引流淋巴结、诱导幼稚 T 细胞胞分化成调节性 T 细胞或效应性 T 细胞。DDC 兼具巨噬细胞和 DC 两种细胞的功能特征：一方面具有吞噬能力，另一方面又具有处理抗原、向淋巴结迁移及免疫刺激能力。骨髓来源的单核细胞经血液循环迁移进入皮肤，在皮肤自稳或炎症状态下向巨噬细胞 / 树突状细胞分化发育并迁移进入淋巴系统，可能是这一现象的合理解释。

(三) 炎症性树突状细胞

炎症性树突状细胞是指应答于炎症刺激状态而暂时性形成的一群 DC，它们随着炎症的消散而消失。在炎症皮肤部位出现的炎症性 DC 可分为两个亚群：炎症性树突状皮肤细胞(inflammatory dendritic skin cell，IDSC)和浆细胞样树突状细胞。炎症性树突状皮肤细胞(IDSC)又分为炎症性树突状表皮细胞(inflammatory dendritic epidermal cell，IDEC)及炎症性树突状真皮细胞(inflammatory dendritic dermal cell，IDDC)。

三、皮肤 T 细胞

1. 根据 T 细胞受体(TCR)组成的不同，T 细胞可分为 αβT 细胞和 γδT 细胞两大亚群。通常所讲的 T 细胞多指 αβT 细胞，如 CD4 Th 细胞及 CD8 Tc 细胞等。正常人皮肤含有 T 细胞总数大约 100 万 /cm^2，绝大多数为 αβT 细胞，它们主要位于真皮内，仅 2%~3% 分布于表皮内。

γδT 细胞仅占全身总淋巴细胞的很小比例，主要分布于黏膜的上皮组织如肠道、肺及生殖道，称为上皮内淋巴细胞(intraepithelial lymphocytes，IEL)。表皮内 T 细胞呈 $CD8^+/CD4^+$ 表型，而真皮内 T 细胞多为 $CD4^+/CD8^-/CD45RO^+$，代表记忆性 T 细胞。

特应性皮炎的表皮内常出现炎症性树突状皮肤细胞，这些 IDEC 表达协同刺激分子 CD80 和 CD86，而表皮内的 LC 则不表达。银屑病的真皮内常出现大量的 IDDC，这些炎症性树突状细胞的表型为 $CD11c^+$，分泌多种前炎症性细胞因子(如 TNF-α)以及可诱导氧化物合成酶(iNOS)。这些 IDDC 能诱导 T 细胞分化成 Th1 细胞和 Th17 细胞，分泌 IFN-α 和 IL-17，参与银屑病的发病过程。

2. 浆细胞样树突状细胞(pDC)　这群 DC 的特征为细胞浆内含高度发达的内质网，具有浆细胞样外貌。pDC 能分泌大量的Ⅰ型干扰素(IFN-α)，当其表面 TLR 受体(TLR-7、TLR-9)时，pDC 分泌 IFN 的量可高达其他单核细胞分泌量的上千倍。虽然在健康皮肤内几乎不存在 pDC，但某些皮肤炎症大量出现这种 DC：如银屑病、特应性皮炎、变态反应性接触性皮炎等。

四、角质形成细胞与细胞因子

自 20 世纪纪 80 年代初发现角质形成细胞能产生 IL-1 以来，现已发现角质形成细胞能合成分泌许多种类细胞因子。未受刺激的角质形成细胞仅产生极少的细胞因子。各种刺激如变应原、刺激剂、紫外线、细菌产物以及物理创伤均可诱导角质形成细胞产生细胞因子，包括：多种白细胞介素(IL)、干扰素(IFN)、肿瘤坏死因子(TNF)、集落刺激因子(CSF)、生长因子(KGF、PDGF、NGF、bFGF、VEGF、IGF、TGF-α，TGF-β)、趋化因子(CCL2、CCL5、CCL17、CCL18、CCL20、CCL22、CCL27、CXCL1、CXCL8、CXCL9、CXCL10、CXCL11)、胸腺基质淋巴生成素(TSLP)等。受损的角质形成细胞产生多种细胞因子与介质，直接或间接影响淋巴细胞与周围细胞，包括其他角质形成细胞、LC、内皮细胞、成纤维细胞及肥大细胞等，放大炎症效应；角质形成细胞来源的细胞因子可在局部炎症和免疫反应中发挥重要作用，涉及银屑病、汗孔角化症等皮肤科经典疾病的发生。

第五节　自身耐受与自身免疫

免疫系统的一个主要特征是它能够区分自身成分与非己抗原：功能上成熟的淋巴细胞仅对外来抗原进行识别与应答，但不能识别和(或)应答自身抗原，形成自身免疫耐受。

一、免疫耐受

免疫耐受指机体对抗原刺激的特异性无反应状态，亦称免疫无反应性。免疫耐受根据最初被诱发的部位，分为中枢耐受和外周耐受。前者发生于胸腺及骨髓，而后者则发生于淋巴结及其他组织。中枢耐受与外周耐受的发生机制不同，但产生的效应相似：中枢耐受是区别自身抗原与异己抗原的主要方式，外周耐受是防止免疫系统对外来抗原发生过度反应的关键。免疫耐受对于正常生理至关重要，有些免疫耐受也可产生负面影响：例如肿瘤可诱导局部微环境的外周耐受，防止被宿主免疫系统清除。

总结前述淋巴细胞谱系分化与发育过程，有以下印象：

1. 中枢耐受　指在胸腺及骨髓内，自身反应性淋巴细胞克隆在发育成免疫潜能细胞之前，被清除而建立的免疫耐受。

2. 自身耐受是一个主动学习、主动适应的过程，而不是遗传的特质。潜在自身反应性淋巴细胞被防止变成在功能上对自身抗原具有反应性，或在遇到自身抗原时被失活。

3. 克隆选择　所有淋巴细胞在成熟过程期间都要遇到自身抗原，结果导致耐受性而不是激活，即阴性选择过程。淋巴细胞对自身抗原发生耐受性的主要机制是克隆清除(colonal deletion)与克隆无能(colonal anergy)。

4. T细胞对自身抗原耐受的机制　T细胞在胸腺内发育、经过选择过程而成熟或死亡。某些T细胞株表达的受体(TCR)能特异性识别自身MHC复合物，当这些未成熟的细胞遇到相应自身抗体时，则被清除或灭活，这个过程就是阴性选择；而那些表达不识别自身抗原TCR的细胞株则被保存下来，称为阳性选择。某些弱自身反应性T细胞分化成天然调节性T细胞(nTreg)。

5. B细胞对自身抗原耐受的机制　B细胞在骨髓内发育，其最初表达的抗原受体是IgM。IgM^+B细胞株与相应自身抗原的识别结合，导致相应克隆清除或克隆无能(阴性选择)；在骨髓内未遇到相应自身抗原的B细胞株继续发育成熟、表达IgM与IgD，并进入外周淋巴组织，成为BCR库。IgM^+、IgD^+B细胞与抗原的相互作用引起体液免疫应答。据认为，B细胞表面的IgM释放致死性或抑制性信号(阴性选择)，而IgD则发放刺激信号促进存活、成熟。

6. 外周耐受　指在T细胞与B细胞成熟后，进入外周组织及淋巴结，遇到自身或外源性抗原而产生的免疫耐受。外周耐受的发生机制主要涉及三种过程：

(1) 克隆无能：某些情况下，尽管T细胞或B细胞表达特异性识别抗原的受体(TCR或BCR)，但对抗原不能发生免疫应答，例如缺乏B7协同刺激分子时T细胞不能活化，而缺乏Th细胞时B细胞不能活化。

(2) 活化诱导的细胞死亡(action-induced cell death，AICD)：T细胞-B细胞或T细胞-T细胞之间经Fas L/Fas通路而使自身反应性T细胞、B细胞发生凋亡，抑制过度活化的免疫细胞，维持自稳态。

(3) 调节性T细胞(Treg)：Treg细胞表型特征为$CD4^+CD25^+Foxp3^+$，分两种类型：胸腺来源的天然调节性T细胞(nTreg)和胸腺外来源的可诱导调节性T细胞(iTreg)。Treg诱导外周耐受可能与TGF-β、IL-10等细胞因子有关。

二、自身免疫

自身免疫(autoimmunity)指机体因丧失自身耐受性而导致对机体自身抗原的免疫反应，由此而引起的疾病即称为自身免疫病(autoimmune disease)。

(一) 发生机制

一般认为三种情况下可发生自身免疫：

1. 自身抗原结构的改变　某些外界刺激如紫外线、化学物质、药物、病毒感染等可引起自身组织抗原结构的改变，导致自身抗体的产生。

2. 隐蔽抗原的释放　隐蔽抗原是指机体内某些与免疫系统在解剖位置上处于隔绝部位的抗原成分，如前述眼晶状体、甲状腺、精子等。输精管结扎后可形成抗自身精子的抗体，眼球损伤则可发生交感性眼炎。

3. 交叉抗原　某些细菌和病毒的抗原与人体某种组织抗原结构相同，有共同抗原性，因此在感染这些细菌或病毒后，机体针对细菌或病毒抗原所产生的抗体和致敏淋巴细胞，对自身的有关组织也可发生免疫反应，如猩红热病原体溶血性链球菌与肾小球肾炎。

(二) 自身免疫病的基本特征

1. 患者血液中常可检出高滴度的自身抗体和(或)自身组织发生反应的致敏淋巴细胞。
2. 通过输入患者血清或淋巴细胞可使疾病被动转移。
3. 可用实验动物复制出相似病理模型。
4. 病情与抗体滴度密切相关。
5. 病情常反复发作，迁延不愈。

(三) 皮肤科常见的自身免疫病

血清中可检出特异性自身抗体的皮肤科疾患包括SLE、干燥综合征、系统性硬皮病、皮肌炎、重叠综合征、混合结缔组织病、天疱疮、类天疱疮、妊娠疱疹、疱疹样皮炎、获得性大疱性表皮松解症、多形红斑、多血管炎、肉芽肿病、白癜风、斑秃等。

三、自身抗体

结缔组织病患者体液内含有针对细胞核与胞浆抗原的自身抗体。这些自身抗体尤其抗核抗体可以作为临床诊断、鉴别诊断以及疗效观察的重要指标，总结各类自身抗体与相应临床疾病的关系如图4-13。

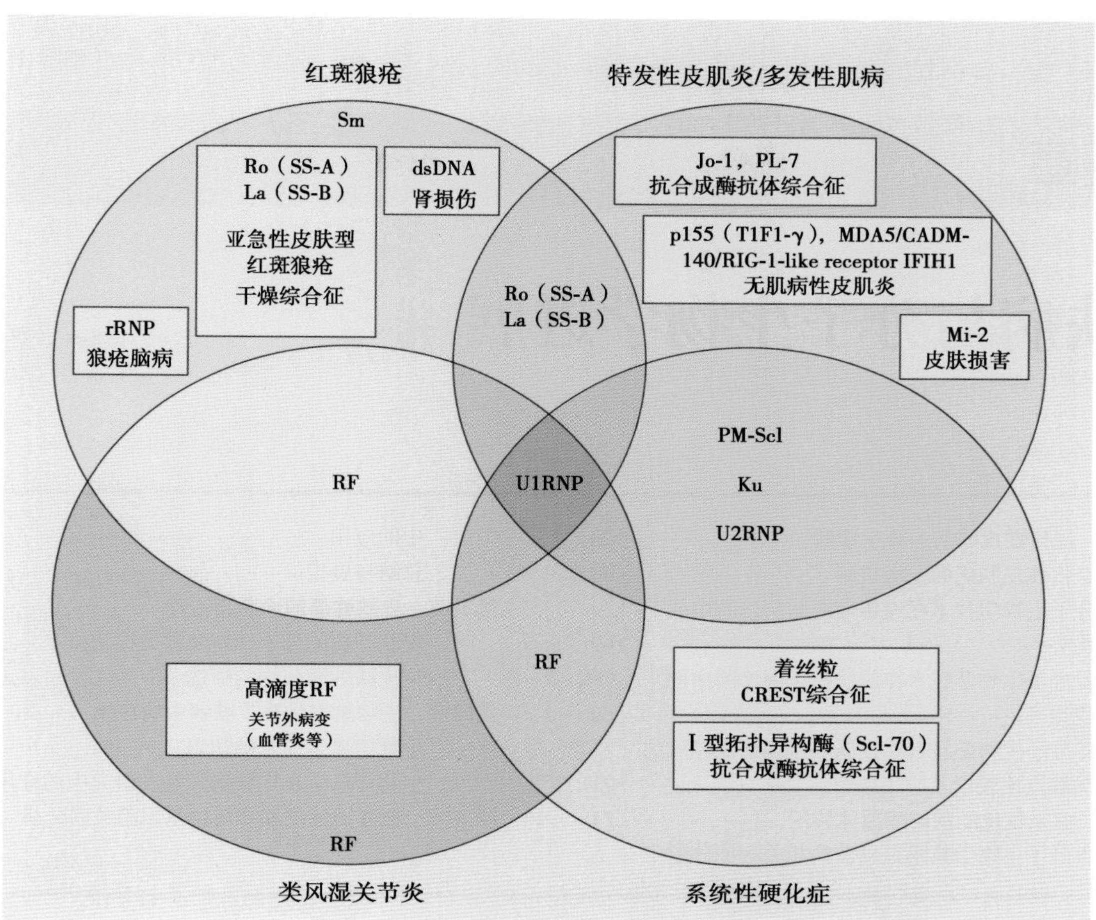

图 4-13　自身抗体与自身免疫性皮肤病对应关系

（杨德刚）

第五章

皮肤病与分子生物学进展

内容提要

- 现代分子生物学是生命科学与医学发展的里程碑，一系列重要生命现象和潜在的发生机制均被其阐明。
- 分子生物学技术检测遗传性疾病，是在对核苷酸序列的突变进行检测，用以在遗传物质分子水平上揭示疾病的本质。
- 高通量测序技术在感染性皮肤病中用于分子生物学技术对病原体的鉴别方法，对诊断、预防和治疗都具有重要意义。
- 大量分子生物学技术研究肿瘤相关基因及表达产物，对肿瘤预防和治疗具有重要作用。如相关基因突变，基因表达、调控异常的检测及抗肿瘤靶向药物的筛选等。
- 全基因的关联研究可更为有效和准确的发现疾病的易感基因。任何一种表型（包括遗传疾病和性状）都可以肯定在基因组中存在相应的基因，其研究会使遗传信息与临床表现成功对接，进而为药物开发、疾病预防、诊断和治疗提供契机。

20世纪分子生物学的理论和技术的迅猛发展，是推动整个生物学和医学发展的主要因素之一。现代分子生物学起源于1953年DNA双螺旋结构的发现。该结构的阐明是生命科学与医学发展的重要里程碑，它不仅开辟了分子生物学这门崭新的学科，而且也为生命科学赋予新的含义。随着它的解读，一系列重要生命现象的潜在发生机制被阐明，一大批与人类疾病如肿瘤、皮肤病、自身免疫性疾病相关的基因被克隆。人们开始从分子水平上逐渐认识到很多生命现象的本质，从而开辟了生命科学的崭新时代。在皮肤病领域，得益于分子生物学方法的进步，使遗传性皮肤病和皮肤肿瘤的基因诊断和基因治疗逐渐深入，也使人们对造成感染性皮肤病的病原体更加了解。本章我们将以多种皮肤科常见疾病为主线，借助遗传性皮肤病、感染性皮肤病、皮肤肿瘤等疾病的研究成果，解读近年来皮肤科在分子生物学、生物信息学等方面的进展，探讨多种分子生物学技术在皮肤病诊断和治疗中的应用。

第一节　遗传性皮肤病的分子诊断

利用分子生物学技术检测遗传疾病，又称遗传疾病的基因诊断，是在分子水平上对核苷酸序列的遗传变异进行检测，用以在遗传物质的分子水平揭示疾病的发病机制和发病根源。分子生物学技术在人类遗传性皮肤病诊断中的应用是近几年分子生物学理论和技术手段不断发展，并在皮肤病临床诊断中逐步运用和普及的结果。本节我们就该领域的发展状况和所应用的新的生物学方法进行简要的介绍。

一、遗传性皮肤病的发病机制

随着遗传学的发展，人们发现自身遗传物质的向下传递并不是一成不变的。而群体遗传学认为正是由于这种DNA的变异，使同一物种个体间存在表型的多样性。随着物种的繁衍，那些有利于个体适应环境和生存的基因型会保存下来，逐渐得到巩固，并最终在繁衍中占有优势。而那些不利于个体生存和发展的突变型，则由于受人类自然婚配的影响，经过一个漫长的过程而逐渐消失。

遗传性皮肤病从分子水平上解释，究其根源正是由于皮肤病患者的遗传物质发生了DNA序列或者染色体片段的改变，而这种改变可能来自其亲代的基因变异，也可能由其自身的基因发生遗传变异而产生。目前所发现的常见遗传变异，可归纳为以下几种：①染色体某个区域的缺失，如类固醇硫酸酯酶（STS）基因的缺失所引起的X-连锁鱼鳞病；②某个基因部分外显子或者内含子的缺失，如NSDHL基因6~8号外显子的缺失引起的CHILD综合征；③基因的单碱基突变，如KRT1和KRT10基因突变引起的环状表皮松解性鱼鳞病。④小的插入缺失突变往往会引起对应的基因发生框移突变，因此与单碱基突变相比更容易影响所编码蛋白质的功能。一般来讲，遗传性皮肤病的发生比较复杂，往往包括上述两种或者两种以上的情况。

二、分子生物学技术在遗传性皮肤病诊断中的优势

运用分子生物学方法诊断遗传性皮肤病是近些年发展起来的新技术。传统遗传病的诊断方法多以疾病的表型病变和生物化学检查为依据，易受外界环境的影响。而以分子生物学为基础的分子诊断方法则是在DNA水平上对遗传疾病进行检测，揭示了发病的遗传本质，不但可以鉴定具有阳性表征的纯合个体，也可以鉴定出没有疾病表型的杂合携带者，从而有利于遗传疾病的早期筛查和遗传咨询。因此，分子诊断方法具有更准确、可靠和诊断时间更早等优点。

遗传性皮肤病的诊断往往非常复杂。目前只有极少数疾病的发病机制和有害基因比较明确，突变位点比较单一，可以通过分子生物学技术进行简单的直接检测。而绝大多数遗传性皮肤病均表现为表型多样、致病基因复杂和突变位点众多等特点，因此传统的遗传病诊断方法并不能真正确定病人所患皮肤病的种类和致病基因。针对此类疾病，以往实验室往往采用间接方法，即通过对与之有连锁关系的遗传标记的多态性进行检测来达到致病基因定位的目的。目前应用较多的包括限制酶酶切片段长度多态性（restriction fragment length polymorphism，RFLP）和微卫星DNA序列（microsatellite DNA）。这种方法耗时较长，准确性较低，大大限制了生物检测技术在临床诊断中的应用。而近几年。随着科技的发展，很多高通量的生物学分析技术如生物芯片、第二代高通量测序（Next-generation sequencing，NGS）被广泛应用多种疾病的机制研究和临床诊断。它们的出现不仅扩大了基因的搜索范围，而且大大简化了临床操作步骤，是生物学史上一场划时代的革命，使临床的生物学诊断成为可能。

三、各分子生物学技术在皮肤病基因诊断中的应用

（一）以PCR为基础的基因诊断技术

1985年Mullis等发明了聚合酶链反应（polymerase chain reaction，PCR），实验室研究人员可以在短时间内对目标DNA序列分子进行大量的扩增，从而突破了DNA研究的瓶颈，在基因研究领域引起了一场新的革命。截至目前，以PCR技术为基础，衍生出了许多灵敏而便捷的基因诊断方法。下面对它们进行简要的介绍。

等位基因特异性PCR（allele specific PCR，AS-PCR）是一种利用引物和模板如果在引物3'末端出现错配可以有效抑制PCR反应的原理，进而达到区分位点基因型目的的方法。临床上常在引物3'最末端加入一个含有突变碱基的序列，通过PCR扩增，如果得到扩增，表明该被测基因含有该种突变。该方法最大的难点在于如何提高AS-PCR对末端碱基错配的分辨力。目前最新的方法包括应用腺苷三磷酸双磷酸酶介导或者应用锁核酸技术（locked nucleic acid，LNA）。后者是由Latorra等人于2003年开发，将经过修饰的RNA分子与DNA分子相结合，从而提高两者结合的特异性。2009年Dian等人通过AS-PCR技术，发现TGM1基因为一例火棉胶样皮肤病胎儿的致病基因，该患儿由于分别携带了来自父亲的一个缺失突变和一个来自母亲的错义突变（Arg155Trp）从而导致发病。

实时荧光定量PCR技术（quantitative Real-time PCR，Q-PCR）是一种在DNA扩增反应中，通过检测荧光化学物质含量来测量每次聚合酶链式反应循环后产物总量的方法。目前应用较广泛的有两种检测方法，一种为SYBR Green法，即在PCR反应体系中加入过量的SYBR荧光染料，随着扩增产物的增多，其染料特异性地掺入DNA双链并发射荧光信号，使荧光信号的强度与PCR产物的增加成正比。另一种为TaqMan探针法，则利用Taq酶的5'-3'外切酶活性将扩增中的DNA探针酶切降解，从而使荧光发射基团和淬灭基团分离，释放荧光信号，使荧光信号的积累与PCR产物的形成完全同步。在遗传病的诊断中，Q-PCR不仅可以检测某固定位点的基因型，还可以对模板DNA进行定量分析，从而广泛应用于遗传相关的DNA拷贝数检测。最近，Bai等人应用Q-PCR和基因芯片相结合，发现一位X连锁的鱼鳞病和先天性葡萄糖醛酸转移酶缺乏症患者在2q37.1和Xp22.3两个区域同时存在拷贝数变异。

（二）基因芯片技术在遗传性皮肤病中的应用

随着研究的深入，研究者们发现很多遗传性皮肤病并不能直接确定发生变异的基因和所发生变异的种类以及位置，因此这就需要一种通量更高的分子生物学方法对病人在全基因组范围内的进行筛查。20世纪80年代，随着基因芯片技术的普及，人们开始借助这种高通量技术来进行染色体定位，再通过位点间的连锁关系寻找可能的致病区域和致病位点，从而大大提高了遗传病的诊断效率。

基因芯片技术，又名DNA微阵列，是将已知序列的数万个核酸探针固定在一块数平方厘米大小的基片表面，将其与荧光标记的靶核酸进行杂交，通过检测荧光的强度来确定靶核酸序列的数量或基因型。由于其通过一次检测，就可以同时获得大量基因的序列或者表达特征，因此已成为基因组学和遗传学研究的重要工具。目前根据其检测目的不同，可分为DNA微阵列（检测样本基因组DNA）、cDNA微阵列（检测样本mRNA表达程度）、miRNA微阵列（检测样本miRNA表达）、染色质免疫共沉淀-芯片（检测蛋白与DNA的结合程度）、CGH芯片（检测样本DNA的拷贝数变异）和SNP芯片（检测样本基因型）。其中，在遗传病研究领域，CGH芯片和SNP芯

片应用更为广泛。

比较基因组杂交芯片（comparative genomic hybridization array，array-CGH）技术是使待测组织和正常组织的全基因组DNA分别标记不同荧光，再竞争性地与微阵列上的靶序列杂交，根据两者的荧光强度差异判断被测样本DNA的拷贝数变异。与传统的比较基因组杂交以及染色体荧光原位杂交相比较，该方法具有精度高、准确性强、高度自动化等特点，一经推出就广泛应用于遗传病研究领域。2011年，Faquer等人借助array-CGH技术对一例带有脂肪代谢障碍、癫痫、鱼鳞病等多种临床特征的患者进行检测，发现在染色体5q31.3-5q33.1有一个长度约为10M的基因组重复区域。另外，Wang等利用array-CGH和荧光定量PCR也证实一位患儿在2q31.1存在一个大小约为3.6Mb的微缺失，从而影响ITGA6基因功能，导致患儿发生大疱性表皮松解症。

（三）外显子测序技术在遗传性皮肤病中的应用

人类基因外显子约占总基因组大小的1%，但却包含了合成蛋白质所需要的全部序列，是DNA重要的功能区，人类疾病约85%的基因突变位于该区域。因此对人类外显子的序列检测将有助于我们揭示多种遗传性疾病的病因。然而由于传统的一代测序存在成本高、速度慢、通量低、操作复杂等技术瓶颈，难以满足大规模基因组测序的需要。2005年，以美国454 Life Science公司、Illumina公司和Applied Biosystem公司为代表，先后开发了新一代大规模平行DNA测序技术（massively parallel DNA sequencing technology）（图5-1）。它一次可以对上百万条DNA分子进行序列测定，克服了传统测序的技术难题，推动基因组学乃至整个生命科学研究进入一个史无前例的发展阶段，因此有文献称其为新一代测序（next-generation sequencing，NGS）技术。

外显子组测序技术则是在NGS基础上进一步利用探针杂交法捕获全部外显子，整个过程主要包括外显子序列的捕获和富集、构建测序文库并测序以及生物信息学分析3个主要步骤。与转录组和全基因组测序技术相比较，外显子组测序在获取编码基因信息方面具有高效、准确、低成本的特点；同时该方法与全基因组关联分析技术（genome-wide association analysis，GWAS）相比，能更有效地检测基因组中的稀有变异，因此更容易发现遗传疾病的致病基因。在捕获技术发展初期，捕获探针主要以固相捕获探针为主，探针被固定在固相载体上进行片段的捕获。该方法由于受到接触面积的影响，因此大大限制了目标DNA与探针的结合。而近几年，Agilent和NimbleGen公司均开发了液相捕获探针，该方法允许目标DNA与核酸探针在一定体积的液体内进行杂交，从而大大提高了结合效率，降低了模板DNA使用量，因此已在临床检测和科学研究中被广泛使用。

目前国内外已经有多篇关于利用外显子组测序成功发现遗传性皮肤病致病基因的报道。家族性剥脱皮肤综合征是一种常染色体隐性遗传病，患者多表现为浅表皮肤广泛无痛性脱皮。2012年，Cabral等利用外显子组测序技术在一个家系中首次发现CHST8基因突变与剥脱皮肤综合征的发病有关。进一步功能试验也证实该突变可以明显降低高尔基体对硫酸化糖胺聚糖的转运。在我国，遗传学家也利用外显子组测序技术在皮肤病领域取得了一些成果。反常性痤疮也称化脓性汗腺炎，好发于青壮年，是一种在腋窝、腹股沟、肛周等部位反复出现囊肿、脓肿、结节的慢性炎症性皮肤病。约40%的患者有遗传性。Wang等通过对3个汉族反常性痤疮家系进

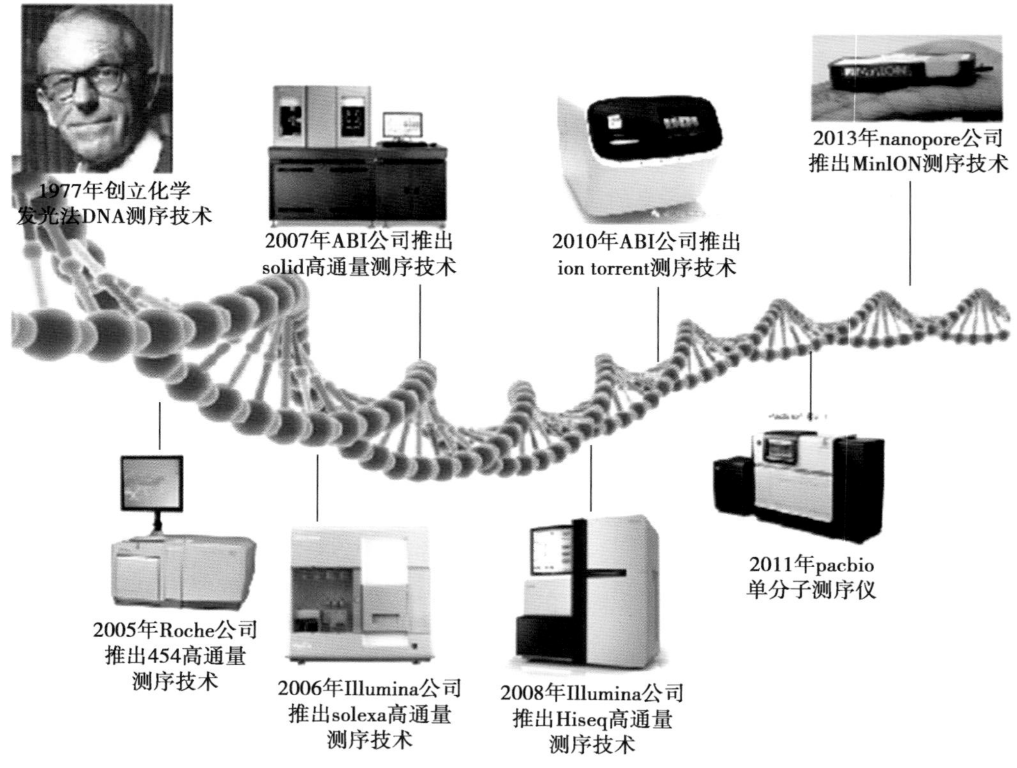

图5-1　测序技术发展简史（上海市皮肤病医院　白云惠赠）

行外显子组测序发现编码 γ- 分泌酶的辅助因子 NCSTN 发生突变。2012 年，Lin 等利用外显子组测序在国际上首先发现 TRPV3 基因是 Olmsted 综合征的致病基因，其后他还通过电生理等试验证实该变异为功能增强性突变，致使角质形成细胞凋亡增加。

四、各分子生物学技术在皮肤病基因诊断领域的优缺点比较以及应用展望

综上所述，目前已开展多种分子生物学技术用于遗传性皮肤病的基因诊断，每种方法均各有自己的优势。PCR 技术主要适用于已知的或者比较确定的遗传变化，其操作简便、周期较短、成本较低，主要用于验证已发现的遗传变异以及精确定量。生物芯片技术则是在全基因组范围内对可能的遗传变异进行定位，其与全外显子组测序相比不仅可以定位遗传变异的位置还可以查看染色体的结构变化。而与前两种方法相比较，全外显子组测序则更容易检测到基因组中的稀有变异，因此定位更加准确。但其实验周期较长，成本较高，且由于该技术为新生技术，目前还未通过我国的诊断资质评审，因此大大限制了该技术的推广。但未来，该技术必将替代现有的诊断方法，成为医疗诊断领域的主流。

在实际遗传性皮肤病的诊断中，往往需要多种方法相结合。例如，当研究者遇到一例疑似遗传病的家系，往往需要先根据患者的临床特征，判断可能的遗传疾病，再利用简单的 PCR 技术对已知的引起该疾病的常见基因变异进行初筛；如未发现任何已知的遗传改变，则需要采用基因芯片和全外显子组测序对整个家系成员进行扫描，找出可能的致病基因；最后再利用 PCR 方法，对该致病位点进行验证，从而确立该家系的致病基因。除此之外，最近一种定制化的捕获芯片技术慢慢兴起，研究者可以有目的地针对某些特定疾病捕获和检测感兴趣的基因，该技术的出现大大简化了研究者的劳动，同时降低了实验的成本，必将成为遗传性皮肤病领域的又一新兴技术。

第二节　感染性皮肤病的病原体鉴定

皮肤是人体最大的防御器官，其覆盖在人体表面，与黏膜共同形成人体的第一道防线。其长期接触多种微生物，是多种细菌、真菌和病毒栖息地，因此构成了一个复杂生态系统。尽管皮肤中的微生物绝大多数无害，甚至有益，但在某些特定条件下，某些微生物已与诸如痤疮、银屑病和湿疹等皮肤病相关联。另外，一些新的感染性病原体持续不断的出现，而原来一些已知的病原体由于抗生素的大量使用而产生广泛耐药，这些均对皮肤感染性疾病的诊断技术提出了更高的要求。本节我们将就现有的感染性皮肤病的实验室检测技术以及研究进展进行简要的介绍。

一、各分子生物学技术在皮肤病相关病原体鉴定中的应用

（一）以 PCR 为基础的检测技术在真菌感染中的应用

以往真菌感染的诊断往往依赖于菌落的形态学检查，即通过直接镜检以及生理生化实验对体外培养的真菌进行综合判断。然而由于此类方法易受培养条件以及人为因素的影响，且皮肤癣菌的菌落本身也易发生变异，因此常常不能反映准确的真菌特征。近年来，随着免疫学和分子生物学的发展，多种生物检测技术被不断应用于真菌菌种鉴定，这些技术克服了表型分型的不足，加快了感染菌种的鉴定，更加便于疾病的诊治。

随机扩增多态性 DNA（randomly amplified polymorphic DNA，RAPD）是一种利用随机引物对目的基因组 DNA 进行 PCR 扩增，产物经电泳分离后通过毛细管电泳测序，分辨 DNA 分子的序列信息。该方法不需要了解对象基因组的任何序列信息，也无需设计引物，操作简便，能够客观反映真菌间的 DNA 差异。目前以此为研究方法对致病菌种进行分子分型已有较多报道，如皮肤癣菌、念珠菌等。研究应用 RAPD 方法对暗色真菌、曲霉等菌种进行分类鉴定及种内分型可获得较为详尽的遗传学资料，敏感性较高，但是重复性相对较差。因此一般采用多种随机引物进行 PCR 扩增并联合应用其他检测方法。

限制性片段长度多态性分析（restriction fragment length polymorphism，RFLP）是一种利用一种或几种限制性内切酶消化来自不同菌种基因组的 DNA 片段，通过消化片段的不同来鉴别菌种的方法。其也可用于真菌的分型研究和临床分离菌株的鉴定。目前应用于检测真菌种属的基因很多，包括 DNA 拓扑异构酶Ⅱ、18S 核糖体 RNA、核糖体 RNA 的转录间区（ITS 区）以及线粒体 DNA 等。曾有学者采用 4 种限制性内切酶（BsYiI、DdeI、HinfI 和 MvaI）比较 12 株皮肤癣菌的 ITS 区，结果除了红色毛癣菌和 T.raubitshekii 表现出酶切图谱相同外，其他任意一株的酶切图谱均可将其与其余菌种进行区分。北京大学医学部真菌和真菌病研究中心采用 HinFI、MspI、BsuRI 和 RsaI 四种外切酶组合对致病性外瓶霉 ITS 区进行检测，可以在分子水平上鉴定常见的 7 种致病菌，给外瓶霉菌种鉴定提供了便捷的方法。由于 RFLP 有极好的分辨能力，所以在解决一些流行病学问题以及分裂鉴定时很有用途，目前已从单纯的实验室研究转向临床应用。除此之外，随着基因测序技术的不断完善，当遇到某些真菌菌种无法用经典限制性片段长度多态性分析法有效区分时，研究者还可以通过 PCR 产物的直接测序来确认该病原体的种类，将两者结合起来，大大提高了真菌的检测效率。

（二）激光捕获显微切割技术在感染性皮肤病中的应用

激光捕获显微切割（laser capture microdissection，LCM）是近些年来出现并已日趋成熟的一项新技术。众所周知，DNA 芯片和高通量测序等高通量平行检测方法在基因组水平和转录水平为研究生理和病理过程中所发生的分子事件带来了突破性的进展。然而，由于生物组织器官的异质性，对混合细胞的研究往往并不能真正反映细胞的生物过程，因此迫切需要一项技术能从混合细胞中提取单一的细胞作为研究材料，从而提高研究结果的客观性和可重复性。有些研究者曾以体外纯化培养的细胞作为研究材料。虽然从表面上看这种纯化的细胞能达到研究要求，但由于细胞建株的永生化过程，使细胞不论是细胞表型、生物学行为还是基因表达产物均与原代细胞相比发生了显著的变化，因此并不能真正代表生理或病理状态下的细胞状态。LCM 技术的出现使这些问题得到了较好的解决。和其他从组织中获取细胞的方法相比，LCM 技术具有省时、准确、不造成细胞损伤且易于掌握等特点。目前，该技术已广泛应用于肿瘤学、细胞发生学等多个学科。

在肿瘤方面，美国国立癌症研究所提出的癌基因组解剖计划，需要对细胞的正常、癌前及癌变三个不同阶段的癌基因表达进行比较。这就要求研究者需要通过细胞形态学以及活细胞免疫组织化学证明所检测的细胞处在相应的生理或病理阶段。LCM 技术则可以作为这项计划研究的有力工具，使研究者方便地得到生物体材料中特定的目的细胞。利用 LCM 技术，捕获来自不同时空组织的细胞，对其进行基因表达模式分析，可为研究多种疾病的发生、发展提供重要的信息。在皮肤鳞状细胞癌，以往研究由于皮肤癌细胞中通常混有肿瘤细胞和肿瘤相关的炎症细胞，再加上皮肤内还存在角质形成细胞和皮肤细胞，这些均使肿瘤 DNA 被非肿瘤细胞所稀释。Moussai 等人结合 LCM 技术，切割分离组织标本中的肿瘤细胞和非肿瘤炎症细胞，发现血管内皮生长因子在皮肤鳞状细胞癌肿瘤微环境形成过程中至关重要。

在感染性疾病方面，无论是病毒、细菌还是真菌，LCM 技术都有非常广泛的应用。其可以有目的的选取被感染的细胞进行检测，大大提高了病原体的检验效率。在病毒感染方面，有研究采用 LCM-PCR 技术，检测 SCSC 中人乳头瘤病毒(HPV)的感染，结果在 3 例疣状和基底细胞样 SCSC 中均检测到 HPV 感染。该结果进一步支持 HPV 感染是 SCSC 的危险因素，特别是对于疣状和基底细胞样 SCSC。在细菌感染方面，Selva 等对比 LCM 与常规方法提取蜡块组织 DNA(需要十张以上的组织切片)，在结核杆菌检测中发现两者结果高度一致。由此，作者认为，LCM-PCR 是一种检测石蜡包埋组织中结核杆菌的好方法。最后，在真菌感染方面，有学者通过 Blankophor 染色对 5 例侵袭性真菌感染的肺组织冰冻标本进行研究，用 LCM 技术切取单个菌丝。其后通过 ITS 区的测序发现 60%~90% 的标本可以检测到烟曲霉。该结果与标本的直接真菌培养法基本一致。

(三) 高通量测序技术在感染性皮肤病中的应用

如前所述，新一代测序技术(NGS)的出现是对传统基因检测技术一次革命性改变。它的出现不仅推动遗传病检测技术的飞速发展，而且还使很多以前疑难的检测领域有了新的解决方法，如微生物种属检测、肿瘤的分子诊断等。本节最后，我们将对高通量测序技术在感染性皮肤病中的应用做一些简要的介绍。

细菌 16S 基因是细菌染色体上编码 16S rRNA 的 DNA 序列，它是由可变区与保守区交错排列而成。保守区在各种细菌中基本保持不变，而可变区则会因不同细菌和不同种属而不同。因此，该特点提示我们可以利用保守区设计通用引物扩增细菌的可变区 DNA 序列，再利用可变区的差异来鉴别菌种。通常情况下 5S rRNA 虽然易分析，但核苷酸少，没有足够的遗传信息用于分类研究；而 23S rRNA 序列长度较长，分析较困难，故目前多数研究仍以 16S rRNA 序列作为主要研究对象。以往 16S rDNA 基因序列的检测主要通过 PCR 产物的克隆测序、探针杂交以及限制性片段长度多态性分析(RFLP)等。这些方法耗时较长，通量较低，无法大规模对所检测菌落的组成进行高通量的分析。

随着二代测序技术的蓬勃兴起，人们意识到利用此技术可以有效解决技术上的瓶颈，一系列颇具影响力的成果于这时期发表，其中包括人类微生物组计划(Human Microbiome Project)。该计划选取 129 名健康男性和 113 名健康女性，分别在男性的 15 个身体部位和女性的 18 个身体部位采集微生物样本，利用罗氏公司的 454 高通量测序仪检测 16S rRNA 的 V3~V5 区的序列变化，发现微生物菌落在人体不同部位以及相同部位的不同个体间均存在明显差异。而这种差异并不受外部影响因素的干扰，如经常接触其他人、衣服和环境等，在一段时间内会保持相对的稳定。因此，也就是说每个人并没有从环境中获得流行的微生物，而是保持各自独特的微生物特征。除此之外，有学者通过 16S 检测还发现一些皮肤部位比其他部位含有更多差异的微生物菌落。比如高度暴露在外的干燥部位(如手掌)在一段时候表现出显著的稳定性。而相反，在一些高度湿润的部位，比如脚部，其稳定性最差，易受个人卫生和接触环境等多因素的影响。

除此之外，宏基因组学(metagenomics)也是新一代高通量测序技术在皮肤微生物检测中的一项重要应用。宏基因组又称环境基因组学，是指不依赖培养直接从微生物的天然环境中提取微生物基因的遗传物质，对微生物群体进行研究分析的方法。其以微生物的群体基因组为研究对象，以功能基因筛选和测序分析为研究手段，以微生物的多样性、种群结构、进化关系、功能活性为研究目的。目前已在人体多种疾病中取得重大研究成果，如肠道微生物构成和数量的失衡与肥胖、2 型糖尿病以及肠道炎症等相关；口腔菌群与龋齿、牙周炎密切相关；鼻咽部菌群改变与急性中耳炎、鼻窦炎、上呼吸道感染等密切相关等。

目前与皮肤病有关的宏基因组研究主要关注皮肤微生物菌群以及肠道微生物菌群。正常皮肤表面生活着大量的细菌、真菌、病毒、衣原体和原虫。不同皮肤部位细菌和真菌的分布特点不同，细菌多分布在手部，而真菌则主要集中在足部。目前根据这些菌群的定植特点，可以分为常驻菌群和暂住菌群。常驻菌群是指长期定居在皮肤表面可以自我恢复的菌群，包括葡萄球菌、棒状杆菌、丙酸杆菌、不动杆菌等。暂住菌群指通过接触，从外界环境中获得的一类菌群。常驻菌群在自身免疫力低下等条件下可以转化为致病菌群，而一些外部或者内部因素的影响也可以导致皮肤菌群失调，从而造成皮肤疾病的发生。

特应性皮炎(atopic dermatitis，AD)是由遗传易感性、食物过敏刺激、吸入过敏原或者感染而造成的皮肤炎症反应。以往宏基因组学研究显示，将 AD 患者发病时的皮肤样本与发病前或者治疗后相比较，葡萄球菌所占比例明显增加，由原来的 35% 增到 90%。而随着治疗，皮肤中链球菌、丙酸杆菌、棒状杆菌的数目逐渐增加，从而提示 AD 的发病与皮肤菌群多样性降低以及金黄色葡萄球菌引起的超敏反应有关。

其次在银屑病(psoriasis)研究方面，有研究采用宏基因组学方法比较 6 例银屑病患者皮损处与正常皮肤菌群的变化，发现在皮损处最主要的优势菌群为硬壁菌门，其含量比正常皮肤和健康人皮肤都明显增高。而与此相反，该研究还发现正常皮肤常见的放线菌和丙酸杆菌在皮损部位明显降低。该结果首次确定了银屑病皮损处的菌群结构不同于健康人皮肤，使人们对银屑病的病因有了更深的认识。Fahlen 等人比较了 10 例银屑病患者和 12 例正常对照的皮肤菌群构成，结果提示银屑病患者皮损处变形菌的比例较健康人皮肤明显增加，而葡萄球菌和丙酸杆菌含量则显著低于健康人群皮肤。

最后在头皮屑研究领域，以往认为头皮屑与脂溢性皮炎是属于同一疾病谱的疾病。头皮的微生物群主要是由细菌和真菌等组成的，主要包括葡萄球菌、丙酸杆菌和马拉色菌。在这之中，马拉色菌感染被认为是导致头皮屑的重要因素。而最近法国学者 Clavaud 等利用宏基因组学技术发现头皮屑患者头皮菌落中限制马拉色菌和表皮葡萄球菌数目明显增加，而痤疮丙酸杆菌却明显减少。该结果纠正了我们以往对头皮屑致病因素的认识，首次表明其发生与头皮表面的微生物菌群失衡有关。

二、总结与展望

综上所述，现代分子生物学技术的应用丰富了临床对皮肤病病原体的鉴定方法，对于判断病原体的来源，治疗后的复发和再感染，了解病原体在不同地理环境中的分布，以及诊断、预防和治疗都具有重要意义。尽管这些技术在皮肤微生物菌落研究中取得一些成就，但由于目前菌群之间的相互作用机制还不清楚，且病原体遗传背景的不同也会引起疾病表型发生很大改变，因此这些都限制我们的研究成果在皮肤病的诊断、治疗和预后中的应用。现有的研究成果只是开端，未来在感染性皮肤病领域还有很多研究值的更加深入探索。

第三节　皮肤肿瘤的诊断与治疗

肿瘤是机体在多种致癌因素作用下，局部组织的某些细胞在基因水平上失去对其生长的正常调控，导致其克隆异常增生而形成新的赘生物。其多发人体肺脏、肝脏、肾脏、脑等实质器官。皮肤由于长期接触各种理化因素刺激或者病毒感染，也是肿瘤的好发部位。临床上根据皮肤肿瘤的病理类型分为良性肿瘤和恶性肿瘤。目前皮肤良性肿瘤主要包括脂溢性角化症、色素痣、血管瘤等。而恶性肿瘤则包括基底细胞癌、鳞状细胞癌、恶性黑素瘤及帕哲病等。除此之外，由机体血液系统 T 淋巴细胞归巢至皮肤而形成的皮肤 T 细胞淋巴瘤也是皮肤科常见的肿瘤，主要包括蕈样肉芽肿。

肿瘤的发生是一个多阶段、多通路、多基因的复杂过程。如何揭示基因和通路的潜在作用，就成为研究和治疗肿瘤的重要课题。而 20 世纪 70 年代，随着分子生物学的蓬勃兴起，研究者们运用了大量分子生物学技术研究肿瘤相关基因及其表达产物在肿瘤发生发展中的作用。截至目前已取得了很多举世瞩目的成果，尤其在皮肤肿瘤领域。因此本节我们简要介绍一些分子生物学技术在肿瘤的预防、诊断和治疗中的作用。

一、皮肤肿瘤的分子诊断及常见检测技术

（一）皮肤肿瘤的相关基因突变检测

如前所述，在癌症发生过程中常伴有细胞遗传物质的改变，因此对突变基因的检测将有利于皮肤肿瘤的分子诊断。在这方面，新一代测序技术无疑具有无可比拟的优点。截至目前，已有多个基因突变与皮肤肿瘤的关系被临床研究所证实。BRAF 突变是黑素瘤中最常见的突变，约 50% 的病例均携带有该变异，其中 80%~90% 的 BRAF 突变位于第 600 位密码子，使原有的缬氨酸被谷氨酸取代。已有研究证实这一替代可以导致 MARK/ERK 通路激活，从而促使肿瘤细胞增殖。其次，KIT 基因编码一种跨膜糖蛋白，分布于细胞表面，其与相应配体 SCF 结合形成二聚体，可以激活酪氨酸激酶途径，从而调控基因表达、细胞生长和增殖。已有研究发现约 23% 的慢性日光皮损相关的黑素瘤患者均具有 KIT 的基因突变，其常见突变位点位于 11 号外显子的 L576P 和 13 号外显子的 K642E。除此之外，RAS 家族成员（NRAS、KRAS、HRAS）也是黑素瘤的突变高发基因，约有 20%、2% 和 1% 的黑素瘤病例存在以上基因的突变。

除了上述黑素瘤的常见基因突变，近几年，随着新一代测序技术（NGS）的广泛应用，探索新的致病基因，发现新的致病位点，也成为黑素瘤的新的研究热点。Nikolaev 等人通过基因外显子测序对 7 例黑素瘤的基因编码区进行检测，发现除 BRAF、NRAS 等常见突变外，在两例未检测到 BRAF 的病例中存在 MAP2K1 和 MAP2K2 基因突变（图 5-2）。进一步扩大样本，作者发现该基因突变率约占 8%，可以导致持续性的 ERK 磷酸化和 MEK 抑制剂的抵抗。同年，Krauthammer 等通过外显子捕获检测 147 例黑素瘤患者，发现 PPP6C 和 RAC1 基因突变与日光暴露性黑素瘤高度相关，突变率约占总病例数的 12% 和 9.2%，仅次于 BRAF 和 NRAS。进一步功能研究也证实 RAC1 的 P29S 基因突变可以促进 Rac1 与下游效应蛋白的结合，从而促进黑素瘤的增生和转移。

在皮肤 T 细胞淋巴瘤（cutaneous T-cell lymphoma，CTCL），新一代测序技术在蕈样肉芽肿遗传背景的研究方面也取得不少的成就。Almeida 等人采用外显子测序技术检测 25 例 Sézary 综合征和 17 例 CTCL 病例，发现在 CTCL 患病组织或者 CTCL 转移白细胞内，存在 TET2、CREBBP、MLL2、MLL3、BRD9 等多个与 T 淋巴细胞白血病有关的致病基因突变，从而提示相似的组织器官可能具有相似的癌症疾病谱和致癌机制。除此之外，该研究还首次证实 CTCL 细胞内存在 MAPK1、BRAF、CARD11 和 PRKG1 的遗传变异，这些变异可以促进 MAPK、NFAT 等多个通路的活化。当然，也有一些研究发出不同的声音，有研究发现不同的研究方案、病例类型，会对肿瘤细胞突变的分析产生影响。早期蕈样肉芽肿没有相关的可重复性的特异性异常改变，而疾病晚期则有较多特异性改变。如：癌基因 p16 和 p53 在疾病早期未发生改变，但常在疾病晚期（肿瘤期）发生突变。

（二）皮肤肿瘤相关的染色体异常检测

DNA 的拷贝数变化（copy number variants，CNVs）是肿瘤遗传变异最常见的一种。比较基因组杂交是扫描全基因组拷贝数变化非常好的方法。在进行染色体比较基因组杂交时，从肿瘤和正常对照细胞中分离出基因组 DNA，分别标记不同的荧光染料，与分裂中期的染色体进行杂交。20 世纪 70 年代，随着荧光标记技术的发展，研究者首次将染色体显带技术和染色体原位杂交联合，使用荧光素标记的探针，将探针和分裂中期的染色体或者分裂间期的染色质进行杂交，形成了新的荧光原位杂交技术（fluorescence in situ hybridization，FISH）。该技术具有安全、快速、灵敏度高、探针能长时间保存等优点，一经推出就被广泛应用于肿瘤等多种疾病的染色体结构检测。

在疑难黑素瘤的诊断中，FISH 技术发挥了越来越重要的作用。其可以在极短的时间内明确鉴别黑素细胞的良恶性质，现已成为判别恶性黑素瘤最准确客观的方法。目前临床上应用 FISH 筛查恶性黑素瘤多采用第 6 号染色体上的三个基因

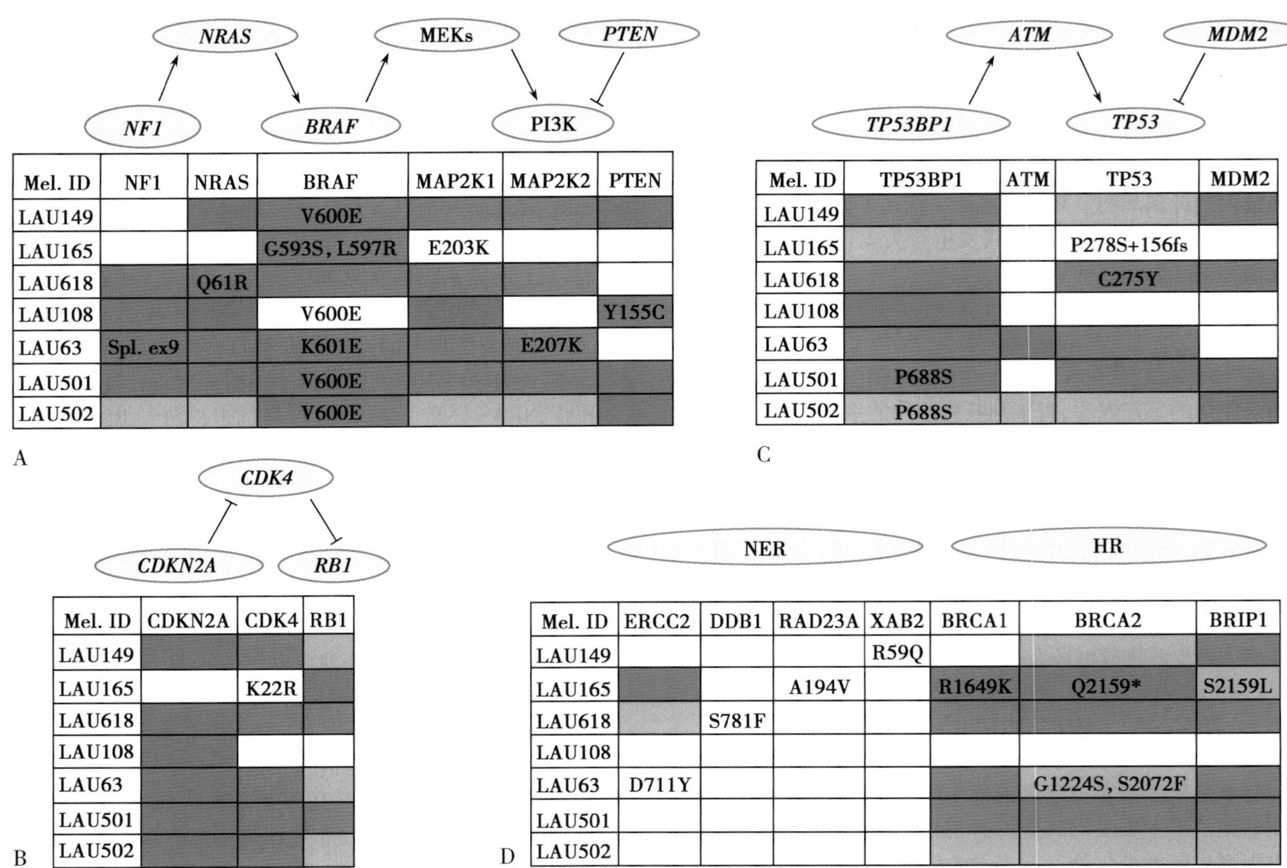

图 5-2 在 7 例黑素瘤患者中基因突变对主要通路的影响

A. MAPK 通路受影响的基因；B. G1/S 期调控；C. DNA 损伤；D. DNA 修复与同源重组；红色：拷贝数增加，橙色：同源二倍体，绿色：拷贝数减低或者缺失。

靶点 6p25/RREB1、6q23/MYB 和第 6 号染色体的着丝粒，以及第 11 号染色体 11q13（CCND1）的靶点组合。有研究报道该 FISH 的阳性预测值大约为 62.5%，而阴性预测值为 80.7%。该结果提示应用 FISH 鉴别恶性黑素瘤时一定要结合组织形态，两者结合可提高黑素瘤诊断的准确性。最后，对染色体异常的检测还有助于肿瘤的病理分型和治疗方案的筛选。如 6p 常见于 30% 的恶性黑素瘤，常预示预后较差。9p 的丢失常和遗传性黑素瘤综合征相关，该染色体异常多提示预后较好。

（三）皮肤肿瘤组织中基因表达调控异常的检测

肿瘤组织癌变过程中常伴有突变的累积，而这种累积会改变正常细胞的理化性质，使细胞内的癌基因与抑癌基因发生表达改变，从而促使正常细胞恶性转化。自 20 世纪 70 年代，采用分子生物学的技术手段，平行观察肿瘤组织和相应的正常组织的基因表达差异，就成为肿瘤致癌机制检测和早期生物标记物筛查的重要技术手段。目前根据检测主体的不同，可将这些检测方法分为两类，即针对转录水平的检测和针对蛋白水平的检测。在转录水平，如果要检测整个基因表达谱，可以做基因表达谱芯片；而如果针对某几个基因，则可以用 RT-qPCR。在蛋白水平，蛋白质芯片或者二维电泳被认为是检测整个蛋白表达谱的合适方法；而如果针对某几个蛋白的检测，可以做免疫印迹分析或者免疫组织化学。以往根据分子生物学的中心法则，蛋白质是由 mRNA 经过转录后翻译而产生的，因此人们一直认为 mRNA 和蛋白质的表达模式应该是近似的。然而近几年，随着人们对转录后修饰过程的认识以及多项研究成果，研究者们发现大多数 RNA 的表达差异与对应的蛋白质丰度变化毫无关系。究其原因，一方面是由于蛋白质表达时间往往滞后 mRNA 的表达时间，即两者时间变化曲线不同；另一方面可能存在其他调控因素，如 miRNA 等转录后的调控、mRNA 的降解速度、修饰折叠等。因此，研究者需要根据自身实验目的，选择不同实验方法。

目前针对皮肤肿瘤的异常表达基因以及潜在的生物标记物，已有一些相关报道。黑素瘤活性抑制蛋白（melanoma inhibitory activity，MIA）是 1989 年 Bogdahn 等在研究恶性黑素瘤细胞株时分离得到的一种新的黏附调节蛋白。其基因位于染色体 19q13，被证实可以通过自分泌方式抑制肿瘤细胞的生长。以往基因表达谱的研究发现该基因特异性表达于黑素瘤细胞，抑制肿瘤细胞与纤维连接蛋白黏附，调节细胞从细胞外基质脱落，从而影响肿瘤细胞转移。而最新的研究也证实该蛋白存在于黑色素瘤患者血浆的外泌体中，可以作为黑素瘤判断预后的生物标志物。具有类似作用的还有 S100B。S100B 蛋白是 S100 钙结合蛋白家族重要的成员，其可以结合 Ca^{2+}，与肿瘤细胞内多种蛋白质发生相互作用，在肿瘤细胞的增殖、分化，转移等过程中均发挥重要作用。其在恶性黑素瘤细胞中特异性表达，可以作为生物标记物协助黑素瘤的预后、疗效和复发的判断。除此之外，在一项关于先天性巨痣和黑素瘤的表达谱研究中，研究者发现 Sox10 的表达明显升高，可以作为转录因子参与调控神经嵴干细胞向黑素细胞的分化。而当降低细胞内 Sox10 的表达，可以有效抑制黑素瘤的形成。

蕈样肉芽肿（mycosis fungoides，MF）是皮肤 T 细胞淋巴瘤最主要的临床类型。多种基因（原癌基因和抑癌基因）表达异常被认为与 MF 发病相关。分离、鉴定这些基因对于理解 MF 发生发展的分子生物学机制具有非常重要的意义。已有研究应用 Meta 分析比较目前已发表的与 MF 相关的基因表达谱数据，发现 718 个基因在 MF 组织内明显高表达。其中，除已发现与 T 细胞增生相关的基因外，该研究发现 GTSF1 和 TRIP13 基因在 MF 患者中的异常升高，而 NF-κB 抑制因子（NFKBIZ）则明显低表达，从而促进 NF-κB 途径活化，导致肿瘤 T 细胞异常增生。此外，研究者们通过基因芯片还证实 STAT4、CXCR3、BIRC3、TOX、PDCD1、BCL2L14 等在 MF 中存在差异表达，并且初步显示 TOX 基因异常表达可以作为早期诊断 MF 的分子标记。

在微小 RNA（MicroRNA，miRNA）和长链非编码 RNA（long non-coding RNA，lncRNA）方面，肿瘤细胞在转录后水平上的失调控，也被认为是造成肿瘤细胞基因异常表达的主要原因之一。miRNA 是一类长约 20~24 个核苷酸的小分子非编码 RNA。它们可以直接与靶基因 mRNA 的 3'UTR 区互补结合，降低特定基因的表达，从而参与细胞的增殖、分化、凋亡以及死亡等过程。在这一调控过程中，如果某一个或者某几个 miRNA 出现明显的异常表达，且这种变化并不能被机体充分代偿，会造成调控的靶基因失平衡，而导致多种病理状态的产生。在皮肤肿瘤中，已有研究借助 miRNA 芯片发现 miR-137 在黑素瘤细胞中差异表达，其可以调控转录因子 MITF，而后者是黑素细胞发育过程中重要调节者。另外，miR-221/222 也被认为是黑素瘤重要的原癌基因，其在肿瘤细胞中高表达，可以抑制 CDKN1B 和 c-KIT 受体，加速黑素瘤的增生和分化。其次，LncRNA 也是一类具有调控功能的非编码 RNA，其长度超过 200nt。它们不具备开放阅读框，不能编码蛋白，却可以以 RNA 的形式在表观遗传调控、转录调控以及转录后调控等多种层面上调控基因的表达。最近，它们在皮肤肿瘤中的作用也逐渐被研究者们所关注。Leucci 等人通过大规模的筛查发现 lncRNA 基因 SAMMSON 在人类黑素瘤中特异性地表达，并在大约 10% 的病例中复制或扩增，但在正常黑素细胞中却不表达。该研究还发现 SAMMSON 的特异性表达是由转录因子 SOX10 所激活，而当采用反义核酸技术阻断 SAMMSON，可以显著减少黑素瘤的生长。除了 SAMMSON，还有一些 lncRNA 包括 BANCR、ANRIL、HOTAIR 和 SPRY4-IT1 也被认为与黑素瘤的生长相关，它们的发现也为未来黑素瘤早期诊断与预后治疗拓展了新的方向。

二、抗皮肤肿瘤药物的筛选

如前所述，尽管黑素瘤的恶性程度高，但其发生基因突变的位点较为集中，因此这就为开发有针对性的抗肿瘤药物创造条件。RAS/BRAF/MEK/ERK 丝裂原活化蛋白酶途径是黑素瘤发生、发展的关键调节分子，BRAF 蛋白位于 MAPK 信号途径的入口，因此，BRAF 突变必然导致异常信号级联放大。BRAF 突变是黑素瘤较为常见遗传变异，发生率约占总病例数的 50%。而该位点涉及的众多信号分子，是人为实施干预的良好靶点，因此 MAPK 信号传导途径已成为药物研究的热点。最近，两种 BRAF 的抑制剂，维罗非尼和达拉菲尼在治疗 BRAF V600E 突变的黑素瘤都显示出 50%~60% 的反应率，同时使患者获得更长的无进展生存期。两者均通过竞争性结合 ATP，与突变型的 BRAF 有更高的亲和力。同时，两者均对非 BRAF V600E 患者无明显疗效，因此治疗早期的肿瘤突变检测，对选择化疗药物至关重要。目前针对该位点的筛查，主要通过传统的 Sanger 测序和 Taqman 探针技术。两方法操作简便、价格低廉，有利于大范围筛查。但它们均对突变发生的频率要求较高，对于早期病变或异质性较强的肿瘤组织缺少足够的准确性。

除此之外，BRAF-MAPK 信号传导通路是人类黑素瘤细胞免疫逃避所必需的，MEK 抑制剂可以增加黑素瘤细胞抗原表达，有利于肿瘤的治疗。目前已经开发出以 BRAF 为特异靶点的抑制剂如多美吉。吡嗪酰胺也可作为微量的 BRAF 抑制剂，但是在黑素瘤模型中这种抑制是可逆的，只针对这一单一信号途径的治疗措施易产生耐受。不过，关于 MAPK 途径外的研究已经给黑素瘤的治疗提供了新的思路。此外，Grbovic 等研究发现 BRAF V600E 的稳定需要 HSP90 分子伴侣，在 HSP90 抑制剂作用下 BRAF V600E 更易降解。这些成果都说明黑素瘤的发生与多种因素有关，其治疗除干预 MAPK 途径外，还有很多其他方面措施可以采取。

除了 BRAF 基因突变，在一些非 BRAF 基因突变的患者中也存在其他高频的基因变异，如 KIT 基因的 L576P 或 K624E 以及 NRAS 基因变异。目前针对这两个突变基因，临床上也已开发了有针对性的药物。2013 年 NCCN 治疗指南首次将治疗胃肠道间质瘤和白血病的 KIT 抑制剂甲磺酸伊马替尼用于转移性黑素瘤的治疗，发现该药物对带有 KIT 外显子 11 或者 13 的突变者有明显疗效。而针对 NRAS，临床上已开发出一些小干扰 RNA，可以抑制黑色素瘤细胞的增殖，并提高化疗的敏感性。替吡法尼作为脂肪酸转移酵素抑制剂，可以通过阻断 RAS 翻译后修饰的关键步骤而抑制 RAS 的激活。

综上所述，肿瘤的产生是一个复杂的过程，涉及细胞周期、细胞凋亡、DNA 修复等多个病理生理学过程。针对以上变化，研究者需要根据不同的研究目的选择合适的分子生物学方法。而随着科技的进步，皮肤肿瘤研究不断有新的方法涌现，其中包括：用于基因功能研究的 siRNA、CRISPR-Cas9；细胞发育相关的单细胞检测技术；以及新的单分子 DNA 检测技术。这些技术的出现，不仅有助于我们对基因功能更加深刻的认识，也为未来肿瘤的发病机制研究以及新的靶向治疗创造条件。

第四节　生物信息学在皮肤病中的应用

生物信息学（bioinformatics）是生命研究领域的一门新兴学科，它的诞生源于 20 世纪生命科学和计算机科学的快速发展。特别是新的分子生物学、国际互联网和生物医药等多学科的推动，使生物信息学进入到一个极速发展的时期。生物信息学的发展大致可分为三个阶段：最初的前基因组时代，主要集中在生物学数据库的构建，检索工具的开发，以及 DNA

和蛋白质序列的比对;第二阶段,即基因组时代,主要集中在对人或者其他模式生物的核苷酸序列的测定、分析以及发现新基因;如今,随着人类基因组计划的完成,生物信息学已进入全新的后基因组时代,研究者需要利用所发现的序列信息来研究基因及其蛋白质产物的结构与功能,以及细胞和组织发生、发展、衰老、死亡的生物学机制。目前从基因组→转录组→蛋白质组的大规模、高通量的研究策略已经初步形成。

在皮肤病领域,随着高通量测序的应用,新的生物信息学技术促使皮肤病研究有了突飞猛进的发展。例如在遗传性皮肤病和皮肤肿瘤领域,新的基因序列匹配方法 BWA 可以在短时间内完成数以万计序列的比对,从而大大提高了关键性致病突变的诊断效率,使遗传性皮肤病和皮肤肿瘤早期分子诊断成为可能。而在感染性皮肤病领域,宏基因组和 16S 测序产生的大量序列可以通过生物信息软件与细菌和真菌序列数据库进行比对,从而轻易对病原微生物的种类进行鉴定。本节我们将就生物信息学的发展状况和在皮肤病中的应用进行简要的介绍。

一、生物信息学的基础知识

(一) 定义

生物信息学是一门新兴的交叉学科,是研究生物信息的采集、管理和分析,并从中提取生物学新知识的科学。其关注的生物信息包括:DNA 序列数据、蛋白质序列数据、生物分子结构数据、生物分子功能数据等,涉及生物学、数据和计算机科学等多个领域。

(二) 常用生物信息学数据库

常用的生物信息学数据库有以下几种:美国生物技术信息中心(National Center for Biotechnology,NCBI)的核苷酸序列数据库(GenBank)、欧洲生物信息中心(European Bioinformatics Institute,EBI)的核苷酸数据库(Ensembl)、美国加利福尼亚大学(University of California Santa Cruz,UCSC)的基因组数据库;与蛋白质相关的数据库有蛋白质数据库(SWISS-PROT)、蛋白质信息资源库(PIR)、蛋白质结构修饰数据库(RESID)、Entrez 的蛋白质三维结构数据库(MMDB)、蛋白质交互作用数据库(DIP)等;与非编码 RNA 相关的数据库有 microRNA 数据库(miRBase)、microRNA 靶基因数据库(TarBase 和 TargetScan)、长链非编码 RNA 数据库(NONCODE);与疾病相关的数据库包括 NCBI 疾病基因数据库、基因卡片(Gene Cards)等;与遗传性疾病相关的数据库,如遗传性疾病数据库(GDB)、人类遗传性疾病数据库(GeneDis)等。

(三) 常用生物信息学分析工具

常用的生物信息学分析工具根据其使用目的不同可分为以下几种(表 5-1):①基因组关联分析软件:包括 LDA 软件对 SNP 位点进行基因连锁分析、Phase 2 软件进行人类基因单倍型的构建、plink 软件进行全基因组关联分析;②Small RNA 分析软件:包括 miRDeep 软件进行已知 miRNA 的定量和未知 miRNA 的预测、RNAfold 和 mfold 等 RNA 二级结构预测软件、miranda 等 miRNA 靶基因预测软件;③RNA-seq 分析工具:包括 tophat 和 Star 等转录组比对软件、cufflink 和 featurecount 等基因表达量计算软件,以及 DESeq 和 EdgeR 等基因表达量比较软件;④基因组重测序分析:包括 BWA 和 Bowtie 等序列比对软件、Samtools 和 GATK 等 SNP calling 软件、ANNOVAR 和 SNPEff 等 SNP 注释软件。

表 5-1 生物信息学研究的内容和主要工具

用途	数据库 / 工具名
基因组数据库查询与搜索	NCBI、Ensembl、UCSC
蛋白质组数据库查询与搜索	SWISS-PROT、PIR、RESID、MMDB
非编码 RNA 相关的数据库	miRBase、NONCODE
基因疾病相关的数据库	Gene Cards、GDB
序列比对	Blast、Blat、wuBlast、BWA、Bowtie
基因预测	HMM、Augustus、Glimmer、GeneMarks
基因组注释	Gene Ontology、KEGG、pfam
分子进化、系统发育	Clustal、Mega、Cluster、TreeView
RNA-seq 数据分析	Tophat、Cufflinks、IGV
RNA 二级结构预测	RNAfold、mfold
蛋白质结构预测	Coils、nnPredict
基因表达数据分析	SAM、DESeq、EdgeR
基因网络分析	Cytoscape
基因组拼接	SOAP denovo、Trinity
基因组重测序	Samtools、GATK
非编码 RNA 分析	miRDeep、miranda

二、生物信息学在皮肤病学基础研究中的应用

(一) 生物信息学在疾病基因组研究中的应用

基因组研究的首要目标是获得生物体的整套遗传密码。有了完整基因组,人类对自身的认识就有了更深入的了解。人类基因组中编码蛋白质区域即外显子部分比例很少,只占 1%,但却含有大多数与个体表型有关的功能变异,人类疾病约 85% 的基因突变位于该区域。因此对人类外显子的序列检测将有利于我们揭示多种遗传性疾病的病因。本章第一节已对遗传性皮肤病的分子诊断技术做了简要的介绍,本节不做重复介绍。下面我们针对基因组重测序后相关生物信息学的分析进行简要的介绍。

众所周知,基因组重测序需要将大量的短序列映射到参考基因组中。传统 BLAST、BLAT 算法适合于长序列的比对,而对于大规模的短序列比对则显得十分笨拙,不能满足大规模测序研究的需求。鉴于此,2007 年,Ruiqiang Li 等提出了 SOAP 算法,使比对性能进一步提高,但需要较多的内存。2009 年 Ben Langmead 等提出了 Bowtie 算法,该算法基于 BWT,使人类基因组的大小可以压缩到 2G 大小,并在此基础上进行索引,大大缩短了比对时间,为短序列的比对提供了新的思路。同年,Richard Durbi 在原有 BWT 算法基础上又进一步提出了 BWA 算法,提高了比对的准确性。

除了比对方法，SNP 的 calling 方法近几年也有了比较明显的改善。以往 SNP 的寻找多采用 Samtools 方法，该方法通过对测序序列的排序和去冗余，可以迅速发现基因序列中与参考基因组不同的 SNP，从而有利于肿瘤和遗传性皮肤病的遗传诊断。而近几年，随着方法的进步，美国的 Broad Institute 开发了 GATK 分析软件（The Genome Analysis Toolkit），其在原有 Samtools 比对算法的基础上进一步参考人类的插入和缺失数据库，最小化插入、缺失对序列比对的影响，从而大大提高 SNP calling 的准确性。基于以上方法，国外已发展出一系列基于基因组重测序的遗传检测，包括肺癌、大肠癌、遗传性血液病等，给很多患者和家庭带来福音。而国内，特别是皮肤科领域，该方法还处于临床起步阶段，还需要进行大量的研究与临床试验。

最后，随着基因组序列数据的大量增加，完整基因组数据越来越多，使对分子水平的进化关系研究日益深入。研究者可以利用这些资料对诸如生命的起源，生命的进化，遗传密码起源等若干重大生物学问题进行分析。进化关系是利用系统发育分析方法进行推断或评估，其结果用进化树来描述。对于基因组研究来说，通过比较不同生物基因组中同源序列结构的异同，不仅可以构建进化树，加深人们对物种进化的认识；而且还可以发现基因进化中高度保守的区域，有效预测遗传变异位点对基因结构和功能的影响。目前国际核酸数据库 ensembl 已经开发出 SIFT 和 PolyPhen 两个评判标准，来量化数据库中 SNP 变化对蛋白质功能的影响。

（二）生物信息学在基因表达谱研究中的应用

获得功能基因的表达谱是生命科学在基因组测定完成之后的又一个核心问题，用以揭示生物体在一定时间和空间上的基因种类和表达丰度。目前以转录组芯片、蛋白质组芯片和高通量测序为基础的大规模基因表达谱分析已应用于肿瘤的分子分型、基因功能研究、基因调控网络构建以及药物靶位识别等许多方面。其可以反映基因在某一生命过程中特定时间和空间的作用，是基因的一种表型数据。通过这一数据，研究者可以揭示基因结构与功能的关系，从而发现某些生命现象的本质。在这一过程中，一个重要的问题就是如何评价基因与基因之间的交互作用。这方面生物信息学可以发挥重要作用。

目前蛋白质间的交互作用主要通过 GO 分析和信号通路富集来评价。GO（gene ontology）是基因功能国际标准分类体系。其可分为分子功能（molecular function），生物过程（biological process）和细胞组成（cellular component）三个部分。GO 分析是对差异表达基因按照 GO 分类，并对分类结果进行基于离散度分布的显著性分析和富集度分析，找出与临床表型有显著联系的、靶向性的基因功能分类，从而发掘功能基因。信号通路是多个蛋白质间相互作用，共同调节细胞功能和代谢活动的过程。而通路分析是通过对差异表达基因按照信号通路的主要公共数据库 KEGG 和 Biocarta 来进行分类，对信号通路中的基因进行富集分析，得到与临床表型有显著联系的关键信号通路。它们两者是目前表达谱分析中最常用的方法。

除此之外，基因调控网络也是从海量的生物实验数据中推断基因调控关系的一种方法。其基本过程也是从基因表达谱推断和识别基因网络，包括：从表达数据识别基因调控网络结构；通过随机扰动，分析个体基因对全局动态网络性能的影响得出网络特性；根据大规模的数据，识别基因网络中的调控关系，获得网络参数，推断网络特征；通过建立静态网络，推断基因在稳态下的相互作用机制；推断基因网络的因果结构等。通过以上方法，可以识别和推测基因网络结构、特征和调控关系。从而对相关基因的表达关系进行整体的研究，全面认识基因间的复杂调控关系。迄今为止，研究网络模型的数学方法很多，有离散网络模型、连续性网络模型、确定型网络模型、随机网络模型等。其中，近几年应用最广泛的是贝叶斯网络模型。它的基本原理是将基因的表达值视为随机变量，因此基因间的调控关系可以用受调控基因（子基因）的表达值对调控基因（父基因）的表达值的条件概率来表示，而整个基因调控网络就可以用所有基因的表达值的联合概率来表示。这种方法不仅可以处理离散的基因表达值，也适用于评价连续变量，因此具有更广泛的应用。

（三）生物大分子结构模拟和药物分子设计

生物大分子结构的模拟是研究蛋白质功能和药物分子设计的基础。蛋白质的结构极其复杂，决定蛋白质的功能。要找到这些蛋白质功能的分子基础，必须根据蛋白质结构数据库，进一步分析它们的三维结构。而对于药物设计，研究者不仅需要了解相应的蛋白质三维结构，同时还需要利用海量生物数据库进行药物潜在靶点的定位与设计。基于生物大分子结构及小分子结构的药物设计首先需要从生物数据库搜索和分析药物靶分子活性位点（如抑制某些催化酶或者分子转运蛋白的活性），然后通过模拟受体与配体的相互作用进行全新药物设计。在皮肤病领域，针对黑素瘤的高发突变位点 BRAF V600E，KIT 基因的 L576P 或 K624，已开发多个抗体类药物，如维罗菲尼、达拉菲尼和伊马替尼。它们对于含有突变的晚期黑素瘤有明显的疗效。目前活性位点分析实用性较强的软件主要有 DRID、GREEN、HSITE 、LUDI、Leapfrog 等，其中 LUDI 应用最为广泛。

第五节　多基因性皮肤病与全基因组关联分析

全基因组关联分析是在一定人群中通过在全基因组范围内检测某些等位基因在病例组与对照组间的分布差异，从而说明遗传变异对该疾病发病或者治疗的影响。该方法可以通过基因位点间存在连锁不平衡现象，确定疾病的致病基因和致病位点，得到某一遗传标记和引起疾病基因关联的相对危险度。2005 年以前开展的关联研究大多是基于连锁定位或者功能候选基因范围内选取 SNPs 进行研究，样本量小，因而只能发现和疾病有很强关联的易感基因，且结果假阳性率较高。而随着全基因组关联研究（GWAS）逐渐兴起，研究者们可以从人类全基因组范围内的常见遗传变异 SNPs 和 CVPs 中筛选出那些与疾病性状关联的遗传变异 SNPs 和 CNVs，从而更为有效和准确的发现疾病的易感基因。

2003 年，随着人类基因组计划完成，该计划的延伸 - 国际人类基因组单体型图计划（HapMap）也随之启动。至 2005 年，该计划在人类基因组中共确定 300 多万个单核苷酸多态性（SNP）和数量众多的拷贝数变异（CNV）。他们分布广泛，携带遗传信息丰富，可以作为多基因疾病的遗传定位标志，在复杂疾病中所起的作用日益引起科学家的高度重视。2006 年，随着分型技术的迅速发展和分型成本的不断降低，商业化的覆盖整个人类基因组的高通量 SNP 和 CNV 检测芯片应运而生，它们的出现大大简化了 SNP 的检测步骤，同时也使基于全基因组分型的 GWAS 研究成为可能。

2005 年 Science 杂志首次报道了利用全基因组分型芯片进行复杂疾病的 GWAS 研究：Klein 等利用 Affymetrix 100K 的基因芯片对年龄相关的视网膜黄斑变性进行了 GWAS 研究，发现一个位于 CFH 基因第 9 外显子的 SNP 位点与该疾病有关。此后一系列有关复杂疾病的 GWAS 报道不断在世界顶级学术杂志上发表。在皮肤病领域，我国安徽医科大学皮肤病研究所已建立了目前国际上最为先进的 GWAS 研究平台，其研究成果银屑病易感基因的 GWAS 研究，已发表在国际顶级学术杂志 Nature Genetics 上（图 5-3）。该研究是与国家人类基因组南方研究中心密切合作，并在人群共约 15 000 例样本中进行了银屑病易感基因研究，发现 LCE 是银屑病的易感基因。它的发现对阐明银屑病发病机制、疾病预警、临床诊断及新药开发具有重大科学价值。该研究还有力地证实了 MHC 和 IL12B 为银屑病的易感基因，同时排除了银屑病的易感基因 IL23R 对中国人群的影响，从而说明在复杂疾病中不同人群、不同种族间确实存在遗传异质性。

目前针对 SNP 和 CNV 的商业化芯片种类很多，他们大多是在 HapMap 计划公开的数据库中选择的 SNPs 和 CNVs。其中应用最广泛的为 Affymetrix 和 Illumina 两个公司的产品。Affymetrix 最早开发 SNP 芯片，目前该芯片已升级到 SNP6.0，

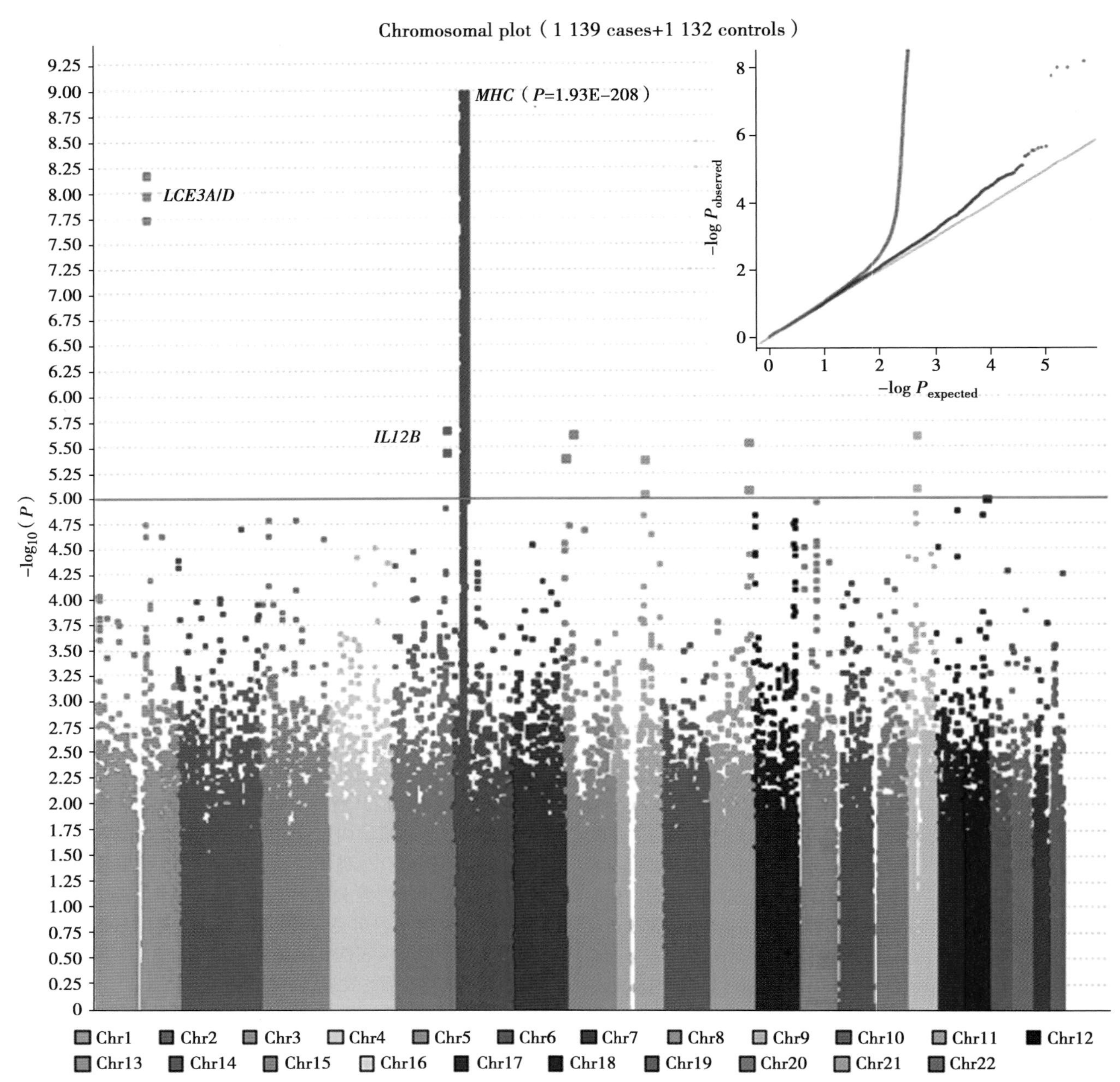

图 5-3　1 139 例银屑病病人和 1 132 例对照的全基因组关联分析

横坐标为染色体位置，纵坐标为位点在两组分布的 P 值（经过 –log10 变换）。红色的水平线代表差异有显著性（10^{-5}）。图为位点的 Q-Q 点图，红色代表所有的 494 902 个位点的 P 值分布，蓝色代表去除 4 083 个 MHC 区域的 P 值分布。

包括482 000个来自前代产品500K和SNP5.0的SNPs和424 000个国际HapMap计划中的标签SNPs。另外，该芯片还包含202 000个用于检测5 677个已知拷贝数变异区域的探针，从而在检测SNP的同时也可对样品的CNV进行检测。与Affymetrix不同，Illumina公司的SNP芯片种类更加多样，其不仅拥有可以检测人类外显子超过245万个SNP位点，还专门开发了针对我国人群SNP芯片。推出之后也受到很多研究者的青睐。

通过GWAS研究对常见重大疾病和性状的易感基因研究已取得很多令人欢欣鼓舞的成绩，其意义深远。第一，GWAS研究的宗旨是从基因组水平发现鉴定疾病或某一性状的易感基因，进而阐述疾病的发病机制。这些功能基因的鉴定与发现是系统生物学研究的基础、对后续阐明疾病的发病机制、临床药物研发、疾病预警、临床诊断及将来的个体化治疗都具有重要的意义。第二，发现大量的位于编码区域之外的关联性SNPs或CNVs，他们在人类基因组中数量众多，提示他们在人类的复杂疾病发病价值中可能起着重要的作用，有望改变传统意义上人们对疾病发病机制的理解。第三，绝大多数与疾病关联的SNPs或CNVs对疾病的影响力比较小，这验证了复杂疾病的病因，即多个基因加上环境因素共同作用引发疾病，以至于将来有望发现更多与疾病相关的易感基因或位点，更加深入的研究疾病的发病机制。

尽管GWAS研究已取得巨大的成绩，但需要进一步完善和发展的方面还很多。首先，GWAS研究所应用的统计方法还不够成熟，如同其他实验一样，GWAS不可避免要排除假阳性，因而需要充足的经费和相当大的样本量，寻求多个中心，多个人群的独立重复验证；其次，GWAS研究主要来自欧洲人群，复杂疾病病因多具有种族差异及遗传异质性，因而未来需要更多的来自非欧洲人群，特别是亚洲人群的GWAS研究，从而阐明我国人群常见疾病的遗传变异和发病机制的关系；再次，GWAS研究往往不能直接发现致病的遗传变异，而且即使确定了相应的遗传变异，后续的研究阐明他们怎样致病依然任重而道远；最后，GWAS研究主要检测人群中>5%的特定等位基因频率，所以仅揭示疾病一小部分的遗传风险，即“常见疾病，常见变异”学说。然而人类基因组中还有许多罕见、重要的疾病相关遗传变异有待发现，因而在GWAS研究复杂疾病和表型的道路上，依然任重而道远。未来的GWAS研究需要多中心（国际和国内）、大样本量（数以万计）、多学科（临床、统计学、伦理、分子生物学、遗传学等）的各行专家互相协作共同完成。

当前，利用GWAS搜寻复杂疾病易感基因的人类基因组研究计划的第3次浪潮已经来到，欧美各国针对复杂疾病和性状的易感基因搜寻“大战”已经开始。我国在此方面的研究急需迎头赶上。任何一种表型（包括遗传疾病和性状）都可以肯定在基因组中存在相应的基因，而GWAS研究刚好可以在全基因组水平上同时研究几万到几十万个甚或几百万个遗传变异，因此其目前仍然是研究复杂疾病易感基因的唯一强力、高效的研究方法。未来，随着高通量测序技术的普及和测序成本的降低，以往的GWAS的研究成果与高通量测序相结合，必将为复杂疾病研究指引新的研究方向，使人类更好地认识自身疾病；最终将会使遗传信息与临床表型成功对接，进而为药物开发、疾病预防、诊断和治疗提供新的契机，为将来实现优化的个体诊断、治疗奠定坚实的基础，推动整体健康水平的提高。

（白云）

第六章

遗传性皮肤病基础

内容提要

- 生物体遗传物质是核酸，可分为脱氧核糖核酸（DNA）和核糖核酸（RNA），DNA 携带着主宰细胞生命活动的全部信息，RNA 则与信息表达有关。
- 基因是指 DNA 分子上具有遗传信息的 DNA 片段，编码蛋白质或 RNA 分子，是控制生物性状的基本单位和遗传物质基础。
- 基因突变是指在紫外线、电离辐射、化学物质、毒素和病毒等各种诱发因素作用下，DNA 分子发生可遗传的变异。
- 根据遗传因素和环境因素，皮肤病分为①遗传因素起主要作用的皮肤病；②遗传因素和环境因素共同起重要作用的皮肤病；③环境因素起主要作用的皮肤病。
- 遗传性皮肤病包括单基因遗传病、多基因遗传病、染色体病、线粒体遗传病、体细胞遗传病和基因组印迹。
- 全基因组关联分析（GWAS）利用高通量基因分型技术，分析数以万计的单核苷酸多态性（SNPs）以及这些 SNPs 与临床表现和可测性状的相关性。
- 本文收集的已定位或已确定致病基因的部分单基因遗传皮肤病 188 种。
- 基因诊断技术具有针对性强、灵敏度高、方便快捷的特点，将在疾病预测、预防和个体化治疗中发挥作用。
- 基因治疗是指在 DNA 水平上对异常基因进行修饰以达到纠正基因缺陷所导致的一系列病理生理的治疗。主要步骤包括目的基因的克隆、基因转移、靶细胞的选择和临床试验观察。

第一节　分子遗传学的基本概念

一、核酸的结构和特征

生物体遗传物质是核酸，核酸是细胞中最重要的分子，可分为两类，即脱氧核糖核酸（DNA）和核糖核酸（RNA）（图 6-1），DNA 携带着主宰细胞生命活动的全部信息，RNA 则与信息表达有关。核酸的基本构成单位是核苷酸，后者由戊糖（在 DNA 中为脱氧核糖，在 RNA 中为核糖）、碱基（DNA 中包含腺嘌呤 A、鸟嘌呤 G、胸腺嘧啶 T 和胞嘧啶 C，RNA 中尿嘧啶 U 取代胸腺嘧啶 T）和磷酸组成。

1953 年 Watson 和 Crick 提出 DNA 的双螺旋结构模型，主要内容为：DNA 分子由方向相反的两条多核苷酸链组成，

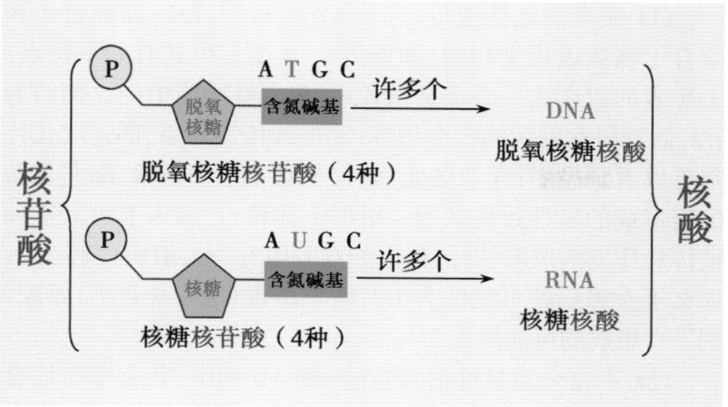

图 6-1　脱氧核糖核酸（DNA）和核糖核酸（RNA）（中日友好医院　崔勇惠赠）

共同围绕一个空心轴绕成螺旋形空间结构（图 6-2，图 6-3）；两条多核苷酸链的碱基在双螺旋的内侧，通过氢键形成互补碱基对（A=T，C≡G）。

四种碱基在 DNA 分子上的不同排列顺序即代表着各种遗传信息，决定着翻译氨基酸的种类及排列顺序。遗传密码是指 mRNA 分子上每三个相邻的核苷酸组成的三联体，决定着蛋白质中的氨基酸排列顺序，进而决定蛋白质的化学构成、生物学功能以及蛋白质合成的起始和终止。每三个碱基可以构成一个密码子，四种碱基有 64 种排列组合，足够 20 种氨基酸所需要的密码。大多数氨基酸有两种以上的密码，称为兼并密码。UAA、UAG 和 UGA 不编码任何氨基酸，称为终止密码子。AUG 既是蛋氨酸（甲硫氨酸）的密码，又是翻译起始信号。

二、遗传信息的传递

1. DNA 的复制　即 DNA 合成过程，通过复制把储存的遗传信息随着细胞的分裂传递给子细胞。DNA 复制过程

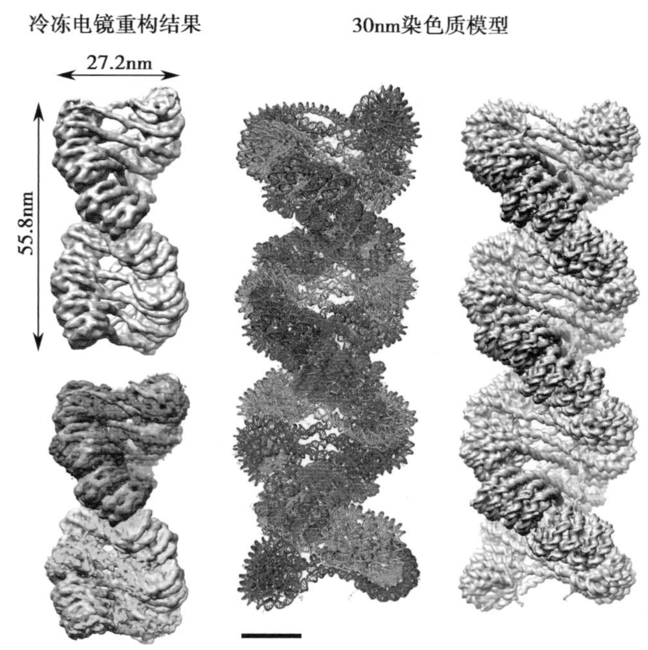

图 6-2　DNA 双螺旋分子（1）

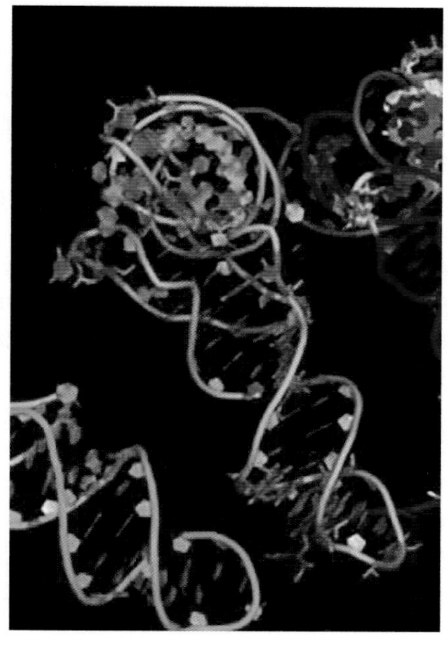

图 6-3　DNA 双螺旋分子（2）

中，以脱氧三磷酸腺苷（dATP、dCTP、dGTP 和 dTTP）为原料，DNA 双链被解旋酶分成两条单链，分别作为模板，在 DNA 聚合酶催化下合成互补的新链，形成两个 DNA 双链。每个子代 DNA 的两条单链一条来自亲代 DNA，另一条是新合成的，因此这种复制方式称为半保留复制。

2. 细胞分裂　细胞的增殖和分裂是生命的基本特征之一。通过细胞增殖和分裂不仅可使细胞数目增加，而且使子细胞获得和母细胞相同的遗传物质。真核生物的增殖方式主要有三种，即无丝分裂、有丝分裂和减数分裂；高等生物中，有丝分裂是体细胞增殖的主要方式，生殖细胞分裂为减数分裂。

三、基因的表达

基因是指 DNA 分子上具有遗传信息的 DNA 片段，编码蛋白质或 RNA 分子，是控制生物性状的基本单位和遗传的物质基础。典型的人类基因具有由外显子和内含子组成的复杂结构，外显子是编码序列，被非编码的内含子隔开，此外基因还含有启动子和其他调节序列，也对基因功能和活性起着重要作用。

基因表达指 DNA 序列所包含的遗传信息经过转录和翻译，实现信息传递和指导蛋白质合成。基因表达呈共线性，即 DNA 的线性核苷酸的序列转录为 RNA 的线性核苷酸序列，RNA 三联体密码子转译成特定多肽的线性氨基酸序列。这种 DNA-RNA- 蛋白质的信息传递原则称为中心法则。

1. 转录　是指以 DNA 双链中的一条链为模板，互补合成 RNA 单链的过程，实现遗传信息从 DNA 向 RNA 的转移。

2. 翻译　是指 mRNA 指导特定蛋白质合成的过程。成熟的 mRNA 从细胞核内进入细胞质，在 tRNA 及核糖体作用下进行翻译。真核生物中，初始翻译产物需要进一步加工修饰才能成为有生物活性的蛋白质，主要包括信号肽切除、某些氨基酸羟化和磷酸化等简单化学修饰或肽链上加不同的糖基团或脂基团。

四、基因的突变

基因突变是指在紫外线、电离辐射、化学物质、毒素和病毒等各种诱发因素作用下，DNA分子发生可遗传的变异，包括碱基对的替换、缺失或增加。

1. 碱基替换 是指一个碱基被另一个不同的碱基所替换，为DNA分子中单个碱基的改变，即点突变。同种碱基之间的替换称为转换，即嘌呤变为嘌呤或嘧啶变为嘧啶；不同种类碱基之间的替换称为颠换，即嘌呤变为嘧啶或嘧啶变为嘌呤。碱基替换可产生以下三种不同的效应，包括同义突变、错义突变和无义突变。

(1) 同义突变：是指碱基替换后一个密码子变成另一个密码子，但所编码的氨基酸不变，不引起表现型的改变。

(2) 错义突变：指碱基替换后形成新的密码子，导致所编码的氨基酸发生改变，可能影响基因产物的功能。

(3) 无义突变：指碱基替换后，使一个编码氨基酸的密码子变成不编码任何氨基酸的终止密码子UAA、UAG或UGA，使多肽链的合成提前终止。

2. 碱基插入和缺失

(1) 插入：是指在DNA编码序列中插入一个或几个碱基对，导致插入点下游的DNA编码框架全部发生改变，结果在翻译水平上引起多肽链的氨基酸顺序和种类的改变。

(2) 缺失：是指在DNA编码序列中丢失一个或几个碱基对，导致缺失点下游的DNA编码框架全部发生改变。

(3) 动态突变：是指DNA分子中一些短串联重复序列在每次减数分裂或体细胞有丝分裂过程中拷贝数明显增加，导致某些遗传疾病的发生。拷贝数增加的重复序列不稳定地传递给下一代，往往倾向于增加几个拷贝数。

第二节 遗传性皮肤病的类型及其特征

根据疾病发生中遗传因素和环境因素所起作用的大小，可以把皮肤病分为以下几大类：①遗传因素起主要作用的皮肤病：这类疾病的发病主要由遗传因素所致，例如各类染色体缺陷引起的皮肤病和单基因遗传性皮肤病。②遗传因素和环境因素共同起重要作用的皮肤病：通常将这类疾病称为复杂疾病或多因子病，如银屑病、白癜风等。③环境因素起主要作用的皮肤病：这类疾病的发病主要由环境因素所致，遗传因素的作用微乎其微，例如物理性皮肤病和感染性皮肤病等。遗传性皮肤病通常存在上下代之间垂直传递和家族聚集发病现象，包括单基因遗传病、多基因遗传病、染色体病、线粒体遗传病、体细胞遗传病和基因组印迹。

一、单基因遗传性皮肤病

单基因遗传性皮肤病指由单个基因突变引起的遗传性皮肤疾患。遗传方式包括常染色体显性遗传（autosomal dominant inheritance，AD）、常染色体隐性遗传（autosomal recessive inheritance，AR）和性连锁遗传（sex-linked inheritance）。同一疾病可有不同的遗传方式。

1. AD 指致病基因位于某一对常染色体上，且只要在这对染色体的等位基因座位有一个突变基因，个体就会发病或表现出某种性状。

(1) 完全型显性遗传：这是AD的典型方式，即纯合子和杂合子临床表现型相同（如雀斑）。该遗传模式有如下特点：①患者的双亲之一必定是患者；②患者在同胞中的比例约为1/2，而且男女发病的机会均等；③连续传递现象，即连续几代都可以看到患者；④双亲无病时，子女一般都正常，除非是新突变形成的显性致病基因。根据上述特点，临床上可对这种遗传病作发病风险估计，如夫妇双方中有一人患病（杂合子），那么子女患病的可能性为1/2；两个患者（均为杂合子）婚配，则子女患病的可能性为3/4。

(2) 不完全型显性遗传：在一些AD病中，杂合子与纯合子的临床表现型存在明显差异，纯合子表现为重症，而杂合子表现为轻症。

(3) 不规则型显性遗传：杂合子的显性致病基因没有表达，不表现出相应的性状或临床表现型，因此在系谱中可以出现隔代遗传的现象（如家族性良性慢性天疱疮）。

(4) 共显性遗传：一些常染色体上的等位基因彼此之间没有显性和隐性的区别，在杂合状态时，两种基因的作用都得以表现，分别独立地产生相应的基因产物(如人类的ABO血型)。

2. AR 由于致病基因为隐性基因，所以只有隐性纯合子才发病，而杂合子不发病，但可将致病基因遗传给后代。这种表现型正常而带有致病基因的杂合子称为携带者。该遗传模式的特点为：①患者的双亲一般都不患病，但都是致病基因的携带者；②在患者的同胞中，患者数量约占1/4，而且男女发病的机会均等；③无家族中连续传递现象，多为散发；④近亲婚配者其后代发病风险比非近亲婚配要高。由于致病基因频率较低，临床上所见到的隐性遗传病患者大多是两个携带者婚配后所生子女。

3. 性连锁遗传病 是由于控制某些性状或遗传病的基因位于X或Y染色体上，这些性状或疾病的传递常与性别有关。根据致病基因的位置及显性/隐性的不同，又可分为X连锁显性遗传、X连锁隐性遗传和Y连锁遗传。

(1) X连锁显性遗传：决定某些性状或疾病的基因位于X染色体上，并且此基因对其相应的等位基因来说是显性的（如色素失禁症）。由于男性只有一条X染色体，其X染色体上的基因在Y染色体上缺少与之对应的等位基因，故称为半合子。其遗传特点为：①人群中女性患者比男性患者约多1倍，前者病情常较轻；②患者的双亲中必有一名是患者；③男性患者的儿子全部正常，女儿全部为患者；④女性患者（杂合子）的子女中各有一半的可能性为该病患者；⑤有连续传递现象。

(2) X连锁隐性遗传：决定某种性状或遗传病的基因位于X染色体上，且为隐性基因。由于女性有两条X染色体，因此只有纯合子才发病；而男性只有一条X染色体，尽管致病基因是隐性的，由于没有相应的等位基因，因此也会发病（如无汗性外胚叶发育不良）。其遗传特点为：①人群中患者多为男性，女性患者很少见；②双亲无发病时，儿子可能发病，女儿则不会发病；儿子如果发病，母亲肯定是一个携带者，女儿也有1/2的可能性为携带者；③男性患者的兄弟、外祖父、舅父、姨表兄弟、外甥、外孙等也有可能是患者；④如果女性是患者，其父亲一定也是患者，母亲一定是携带者。

(3) Y连锁遗传：决定某遗传性状或遗传病的基因位于Y染色体上。Y连锁遗传的传递规律比较单一，具有Y连锁基因者均为男性，这些基因将随Y染色体传递，父传子，子再传孙，女性中既不会出现相应的遗传性状或疾病，也不会传递有关基因，因此称为全男性遗传（如外耳道多毛症）。

二、多基因遗传病

一些常见皮肤病病因复杂，遗传因素和环境因素共同作用促成疾病的发生（图 6-4），称为多基因病，又称复杂疾病或多因子病。这类疾病的发生有一定的遗传基础，常常表现出家族聚集倾向，但系谱又不符合典型的常染色体显性、隐性或性连锁遗传模式，同胞中的患病率大约只有 1%~10%。研究表明，这些疾病的发生不只决定于一对等位基因，而是由两对或两对以上的等位基因所决定；每对基因彼此之间没有显性与隐性的区分，而是共显性；同时受到微效基因和环境因素的共同影响。这种性状的遗传模式称多基因遗传（如银屑病、白癜风等）。

1. 有关多基因遗传的重要概念

（1）易患性与发病阈值：在多基因遗传病中，若干作用微小但有累积效应的致病基因构成个体患某种病的遗传基础。这种由遗传因素决定个体患病的风险称为易感性，而由遗传因素和环境因素共同作用并决定个体是否易患某种遗传病的可能性则称为易患性，如同多基因遗传性状一样，易患性的变异在人群中的分布也呈正态分布。当遗传因素与环境因素使某一个体的易患性高达一定水平，即达到一个限度时就可能发病，这种由易患性决定的多基因病发病的最低限度称为阈值。多基因遗传病属于阈值性状，在一定环境条件下，阈值标志着患病所必需的、最少的有关基因的数量。

（2）遗传度：在多基因遗传病中，易患性的高低受遗传因素和环境因素的双重影响。其中遗传因素即致病基因在决定该疾病发病中所起作用的大小称为遗传度，一般用百分率（%）表示，遗传度愈大，表明遗传因素对病因的贡献愈大。如果一种疾病其易患性变异或发病全由遗传因素所决定，其遗传度为 100%，此情况非常少见；遗传度高的疾病（可高达 70%~80%），表明遗传因素在决定易患性变异或发病上有重要作用，而环境因素作用较少。

2. 多基因遗传病的家系特点　主要表现为以下几方面：①多基因遗传病因有一定遗传基础，所以发病分布表现为家族聚集倾向，但同胞中的发病率大约为 1%~10%；②随亲缘关系级别降低，发病率也相应降低；③近亲婚配，子女的发病风险增高；④当一对正常夫妇生出两个多基因遗传病的患儿后，表明他们携带着更多的易感基因，故再生子女的发病风险增高；⑤多个微效基因的累积效应也表现在病情的严重程度上；⑥当一种多基因遗传病的发病率有性别差异时，发病率低的性别，其一级亲属的复发风险较另一性别患者的一级亲属复发风险要高。

三、染色体病

染色体病又称为染色体畸变，是指染色体发生数量或结

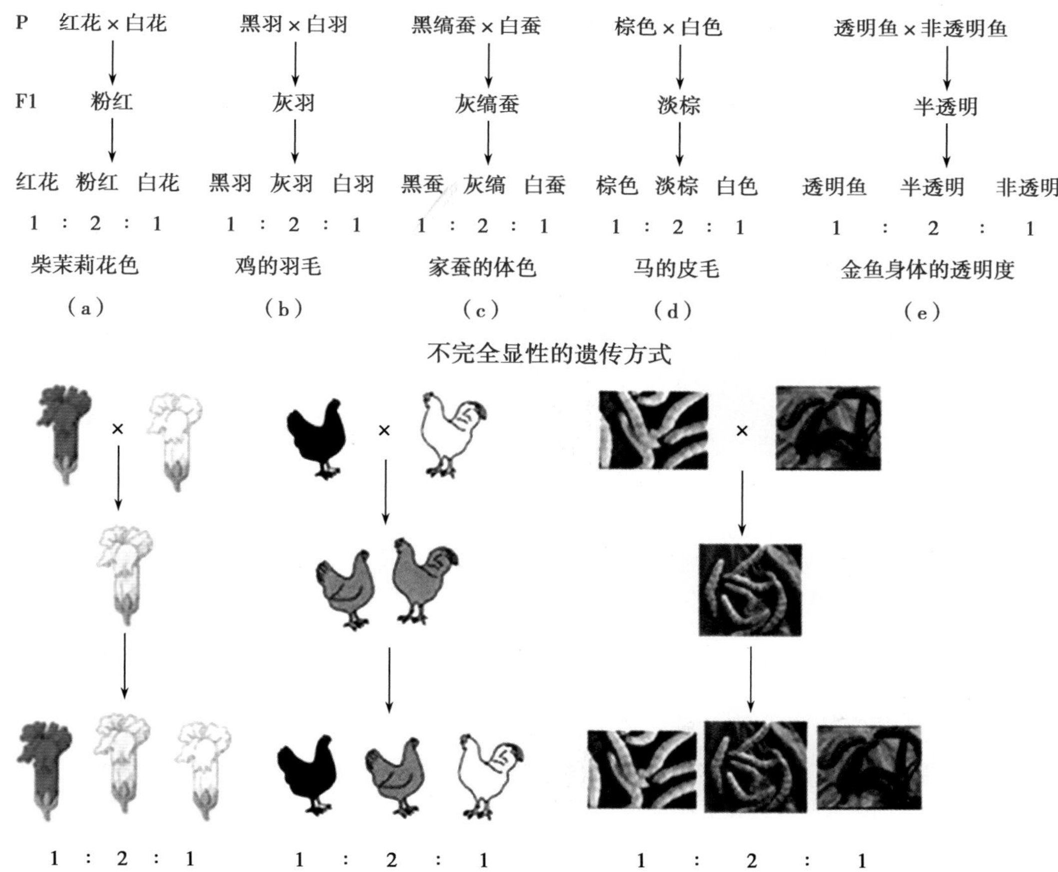

图 6-4　基因分离定律

构上的改变，包括整个染色体组的成倍增加（二倍体除外）、个别染色体整条或某个区段的增减以及结构的改变，如Down综合征。

四、线粒体遗传病

线粒体DNA是细胞核外唯一存在的DNA，其基因组可编码tRNA、rRNA及一些功能蛋白质，如电子传递链酶复合体中的亚基，这些均参与维持线粒体系统的功能。线粒体DNA的基因突变可引起线粒体遗传病（图6-5）。由于精卵结合后的合子或受精卵中的线粒体几乎全来自于卵细胞，所以线粒体遗传往往表现为母系遗传（如神经性肌无力）。

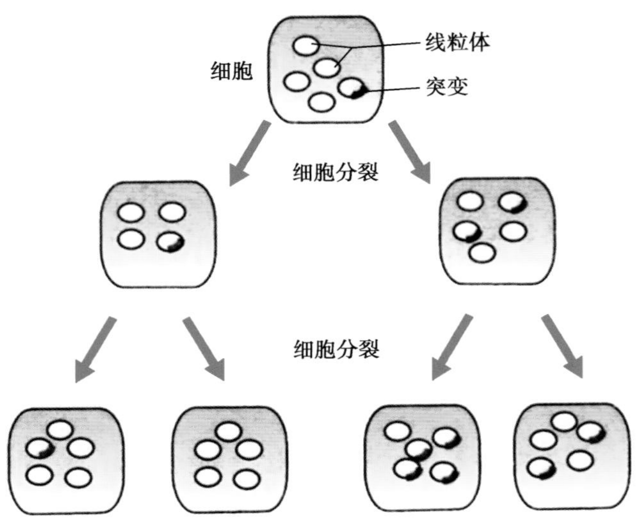

图6-5　线粒体突变

五、体细胞遗传病

肿瘤起因于遗传物质的突变。癌家族可有家族性肿瘤遗传易感性，但体细胞肿瘤具有克隆性，其形成必以体细胞遗传物质突变为直接原因，故各类肿瘤属于体细胞遗传病。

六、基因组印迹

基因组印迹是新发现的遗传现象，不同于经典的孟德尔遗传，其遗传特征是一些来自双亲同源染色体或等位基因在功能上存在差异，即控制某一性状或疾病的基因可能因不同的亲源传递而有不同的表现型（如部分肿瘤）。

第三节　鉴定遗传性皮肤病致病基因的研究策略

遗传性皮肤病致病基因研究策略主要包括定位克隆（包括全基因组连锁分析）、全基因组关联分析和全基因组外显子测序。

一、定位克隆

遗传分析的灵魂是：有表现型（包括遗传性状和疾病）就可以肯定在基因组中存在相应基因；以“基因在基因组中必有其位置”而相信能将其定位；以“两个座位之间的关系，远则重组率高，近则重组率低或不重组”的原理进行连锁分析，可得到两个座位之间的遗传距离。定位克隆（positional cloning）是伴随“人类基因组计划”而发展起来的基因克隆新策略。定位克隆的起点是定位，即建立表现型与基因组中某一区域之间的联系，然后根据这一位置信息，应用物理图的物理标记将经典遗传学信息转变为“物理标记”所代表的明确的基因组区域，再以相关区域的“邻接克隆群”或建立更为可靠精细的局部邻接克隆群来筛选可表达的结构基因，即建立该区域的转录图，然后比较病人与正常人中这些结构基因的区别以确定与疾病相关的改变，最后确定疾病相关的基因。以下为定位克隆的一般步骤：

（一）遗传流行病学调查

1. 双生子研究　双生子分析是分析在疾病发生中遗传因素与环境因素作用大小的有效方法之一，可以通过比较在相似或不同环境中成长起来的同卵双生子及异卵双生子某一疾病或性状发生的一致性，来判断遗传与环境因素的作用。

2. 家族聚集性分析　一种疾病存在家族聚集性现象，除与遗传有关外，也可能系由于家族（家庭）成员暴露于共同的环境因素所致；也可能与教养传递有关，即与发病有关的行为生活方式等通过学习或模仿，由上代延续至下一代。家族聚集性分析为某病与遗传有关的可能性提供重要信息。

3. 相对风险研究　得出有家族史的病例与散发个体发病风险的比值。该值的大小直接影响到相关基因克隆的难易程度。

4. 系谱分析　系谱分析是初步了解某种疾病遗传方式的常用方法。通过系谱分析可初步判断某病为单基因遗传病还是多基因遗传病。如果是单基因遗传病，可判断是常染色体显性遗传还是常染色体隐性遗传或性连锁遗传病。

5. 分离分析研究　现多用Bonney等提出的logistic回归模型，可以将遗传因素和环境因素共同进行研究，把资料按照不同的类型进行拟合，与一般模型进行比较，结果如符合非传递模型或单纯环境模型，则可能遗传因素的作用较小，若符合主基因模型、显性、隐性或共显性模型，则可进一步得到遗传模式。

（二）疾病致病基因的定位研究

1. 定位克隆技术　即利用覆盖在染色体上的遗传多态标记对23对染色体进行全基因组扫描和连锁分析，将易感基因锁定在染色体上某一特定区段内。比较常用的是微卫星DNA标记，它是数量可变的串联重复序列，一般为二核苷酸重复，长度由重复单位的拷贝数决定，在人群中有高度多态性和杂合度，遍及整个基因组，数量多，遵循孟德尔共显性遗传规律，易用多聚酶链反应扩增，对全基因组扫描具有不可比拟的优越性，然而其定位的区域通常较宽，往往难以达到基因克隆的要求，为了使后续的基因克隆变得易行，必须利用更为密集的遗传标记（如SNP）和更新的遗传分析方法进行精细定位。

2. 连锁分析方法　现在最常用的是Morton的优势对数计分（Lods）法，Lods值代表两位点连锁的概率与不呈连锁的概率比的对数值。连锁分析常用的是传统的参数的Lods法和非参数的受累同胞对（ASP）分析及家系成员（APM）以及在其基础上发展起来的其他方法。

基于家系的连锁分析，称为家系连锁分析，Lods 方法在家系连锁分析中比较常用。家系连锁分析法是以二代或二代以上的家系材料为基础，观察标记位点与疾病致病基因位点在家系内是否共传递，并计算出遗传距离及连锁程度。当 Lod 值 >3 肯定连锁，<-2 否定连锁，介于 1 与 -2 之间则需增加家系材料。该法优点在于对连锁的判断能力强，能确定连锁程度，适于孟德尔遗传、外显率高、纯一的单基因突变疾病分析。缺点是需要完整的系谱材料，结果受遗传模型设定的影响，对遗传参数如基因频率、基因传递率、外显率及表现型模拟率等依赖较大，故对一些复杂多基因疾病进行家系连锁分析很难获得满意结果。

除了家系连锁分析法之外，另外比较重要的是等位基因共占法。它是基于观察受累同胞或家系成员间标记位点等位基因的共占情况，即来源于同一祖先的致病基因由受累的亲属共占的概率大于随机分布的概率，包括受累同胞对（ASP）分析及家系成员（APM）分析。在 ASP 中，当标记位点与疾病无连锁时，双亲的标记位点等位基因随机分配给子代；若存在连锁，则受累同胞间共有等位基因概率将高于连锁时的预期值。APM 是 ASP 方法的延伸，它是通过观察家系内所有患病成员标记位点等位基因的共有情况，来提高每个家系的信息量。

连锁分析结果只能确定基因组内 20~30cm 的区域，为了将一个易感区域定位到基因组较小区域，通常还需基于连锁不平衡的进一步精细定位。连锁分析对寻找由单基因控制的简单遗传性状如孟德尔遗传性状基因非常有效。然而，复杂疾病遗传的高度多态性的特征使疾病相关基因很难在一般群体内进行定位研究。过去几十年仅仅只有少数疾病易感基因的范围被缩小到染色体某个区段，很多定位的基因座位仅仅只是统计学结果。事实上基因与疾病的相关性在一些群体中出现，却在另外的群体中消失，这可能要把原因归结于基因座位或者等位基因水平的遗传异质性、群体的样本量不是足够大、统计学方法的不完善等。

连锁不平衡（linkage disequilibrium）：在某一群体中，不同基因座位的两个等位基因出现在同一条单倍型上（共传递）的实际频率与预期出现的随机频率存在明显的差异，称为连锁不平衡。如果一个群体在初始状态下连锁不平衡（$\delta_0 \neq 0$），在随机婚配条件下，在 n 代以后，有 $\delta_n=(1-\theta)^n\delta_0$，因此连锁不平衡状态随着代数增加逐渐演变为平衡状态。当连锁很弱，即重组率 θ 很大（接近 1/2）时，连锁不平衡参数将随着代数的增加而迅速减小。如果两个基因座位紧密连锁，重组率 θ 很小（接近 0），则不平衡状态将持续很多代。连锁分析考察重组，因此考察连锁必须有家庭数据，而等位基因关联性（或连锁不平衡性）可以在一般的群体数据中观察到，有的连锁不平衡现象可能是由于群体混杂造成的，但过大的连锁不平衡通常被视为紧密连锁的证据。传统的连锁分析的结果通常是将基因定位在较大（例如约 30cm）的基因组区域，而连锁不平衡被视为一种精细定位的方法。Ott（1999）指出，对于那些远系繁殖的大群体，连锁不平衡通常只能延伸到 0.3cm。

3. 关联分析方法　在疾病研究中，关联分析是确定与表现型变化相关的遗传变异的常用方法。关联分析与连锁分析最大的区别是不考虑家族遗传的方式，它在本质上属于病例—对照研究的范畴。它是比较无血缘关系的患病与非患病个体某一基因的等位基因出现频率的差异，若某一等位基因的在患病个体中频率较高，则该基因与疾病关联，以期望通过对照组和病例组之间的基因型差异而发现致病原因，确定与疾病关联的基因。在多基因疾病研究中关联分析比连锁分析略胜一筹，前者在分析多基因疾病的微效作用基因时具有更强的统计分析能力。

（1）群体关联分析：传统的病例—对照研究是基于群体而非家系的疾病关联分析，它通过随机选择病例和对照，然后比较其在标记等位基因和基因型频率上的差异来说明位点与疾病的关联性。其缺点是：阳性结果可能由混杂因素造成，如不同分层人群（stratified populations）混杂在一起造成的虚假联系。为了克服不同分层人群混杂的影响，相应产生基于家庭的病例—对照研究方法。群体关联分析法主要是基于人群的关联分析原理，是在一定人群中设置患者组和对照组，在可能的候选致病基因附近选择遗传标记，通过观察标记位点与致病基因位点间存在连锁不平衡现象，得到某一遗传标记和引起疾病基因关联的相对危险度，又称连锁不平衡定位（LDM）法。显然，标记位点与致病基因越近，突变率越低，杂合度越高，则用标记检测致病基因位点的概率越高。LDM 法适合在人口流动极小，相对同源的人群如隔离群体中进行。该类人群遗传背景及环境相近，但患者间亲缘关系远，故其连锁不平衡作用大，此时定位基因所需遗传标记及研究的患者数较一般人群相关性分析少。其优点有：①无亲缘关系患者样本容易随机采集，并完全符合群体中疾病的临床谱；②为非参数分析；③检出力高于家系连锁分析；④可提示相关位点或基因的传递方式及效应性质，并可由亚组分析发现疾病的遗传异质性。但关联分析亦有缺点：在种群组成差异的两组间，会因群体分层现象造成标记位点等位基因频率及易感基因频率的差异而导致假阳性结果。对此，一些新的研究方法如：患者家系对照者分析、单倍型相对风险率分析、基因组对照以及倍受推崇的家系传递连锁不平衡检验（TDT）得以应用。

（2）单倍型相对风险分析（haplotype relative risk，HRR）：单倍型相对风险分析是基于家系的病例—对照研究方法。例如：假定在一个标记基因座位上有两个等位基因，假设确定 n 个患病的子女，他们分别来自 n 个不同的家庭。在这 n 个家庭中，父母将有 4n 个标记基因，其中 2n 个传递给了下一代，构成病例组（受累传递组）个体的基因型；另外 2n 个没有传递，作为对照组（未传递组）虚拟个体的基因型。通过传统的病例—对照研究，比较传递组与未传递组的标记等位基因和基因型频率是否有差异。

（3）传递不平衡检验（transmission disequilibrium tests，TDT）：TDT 法是在家系内进行相关分析，观察双亲（至少一个为杂合子）是否有某种等位基因传递给患者的频率明显增高，而呈现连锁不平衡。TDT 检测可同时对候选基因进行关联分析和连锁分析，并且结果不受群体分层影响。TDT 还可用于全基因组连锁研究，与传统的连锁分析相比，在全基因组连锁分析中，TDT 要求相邻的基因间存在连锁不平衡，且遗传标记的分布要密集得多。既然 TDT 依赖群体连锁不平衡并可同时检测连锁与关联，那么显著性结果便能有力促进对带有功能突变的基因进行精细定位。因此，TDT 特别适合于检测已确定有关联或连锁的候选基因或表现出关联或连锁的候选基因组区域。

（三）定位区域内致病基因搜寻

定位克隆的后一步是“克隆”，即鉴定出已经定位的致病基因或易感基因。如果已知基因在靶组织中表达且功能与疾病发生有一定关系，即可将其确定为候选基因，对其进行突变分析，找出正常人和患者之间的序列差异，然后用功能分析证实这个突变是否是致病性突变。

1. 功能克隆策略（functional cloning） 是利用疾病已知的遗传损伤引起的生化功能如蛋白质氨基酸缺陷的信息，进行基因定位，进而克隆该致病基因。已进行的基因克隆大都是预先测知疾病基因的编码蛋白质，利用其 mRNA 反转录成 cDNA，再用 cDNA 作探针，从人基因组中“钓”出基因。然而，绝大多数遗传病的基因产物不明，就无法用功能克隆策略进行基因克隆。

2. 候选克隆策略 目前，人们对疾病易感基因主要是采取候选基因的病例—对照分析，而候选基因主要是从三个方面获得：代谢通路基因；连锁分析获得的候选区域内基因；表达差异分析获得的基因。由于连锁分析和定位克隆方法在多基因疾病基因的定位方面的不足，例如许多中等或微弱效力的疾病基因，连锁信号很低，通过家系连锁分析很难将其定位，研究者开始探寻其他的路径来确定多基因疾病的相关基因。关联分析中所采用的候选基因策略就是在寻找疾病和特异基因变异之间是否具有统计学关联意义的一种方法。

3. 联合研究策略 以上是利用遗传学手段确定疾病基因的主要策略。在实际的应用中，每种策略都各具优缺点：如功能克隆依赖于明显的功能线索，但可以较快地找到与疾病有关的基因；而定位克隆则依赖于家系和疾病的群体样本，即使对基因功能和生化产物的了解较少时也可以找到与疾病相关的基因，但周期较长。而候选克隆策略是建立在人们对功能候选基因及其变异的预测能力的基础上的，但是往往一些真正的致病基因是人类现有的知识还不足以完全做出预测的，因此基于假说的候选基因策略可能并不如定位克隆策略容易产生预期的结果。这些方法单独应用，均有其优缺点，然而在寻找复杂性状基因的研究中它们却可优势互补。如果能将这些不同的方法有机地结合起来，将有助于解决在复杂性状与疾病基因的定位和鉴定研究中所面临的难题。

（四）基因鉴定

人类基因组计划所提供的全基因组物理图、部分区域的转录图与序列图已使定位克隆的一部分工作简化到前所未有的程度，只要把遗传学信息转化为物理信息，便可以构建基因组重叠群，然后再逐一验证每个克隆。主要是编码序列的筛选，该工作可分为两步：

1. 在基因数据库 UDB 中找到候选区域的整合图以便发现该区域的已知基因，以及这些基因在靶组织中的表达情况。如果已知基因在靶组织中表达且功能与疾病发生有一定关系，即可将其确定为候选基因。

2. 如果排除已知候选基因为致病基因，那么则在候选区域中筛选编码序列，确定新的候选基因，这里有很多方法，如杂交筛选法、Northern 杂交法、种间同源序列杂交法、CpG 岛筛选法、外显子捕捉法、剪切位点筛选法和计算机分析。

（五）基因突变检测

1. 基因突变和单核苷酸多态性 DNA 分子中碱基顺序决定其遗传信息，各种生物的细胞内基因都能保持相对的稳定性，这是因为细胞有许多结构都有利于维护基因的稳定性。但机体内外环境中有许多因子会对基因产生作用，使其产生损伤和变异，出现各种基因突变，突变基因可改变原有功能，导致原有遗传性状发生改变或出现新性状。一部分基因突变是有害的，可以导致各种遗传病甚至死亡，这部分人群会在自然选择过程中逐步淘汰；也有部分突变是有益的，这部分突变随着时间的推移，会在人群中达到一个固定的基因频率；还有一部分突变是中性的，对表现型无影响。

2. 突变分析技术 突变分析技术按其研究对象主要分为两大类：一类是对未知突变进行分析，即确定某一未知基因与某遗传病的关系；另一类是已知突变进行分析，即在临床上对致病基因已克隆的遗传病进行基因诊断与产前诊断。突变分析方法有直接测序、变性凝胶梯度电泳、单链构象多态性、裂解片段长度多态性、蛋白截短检测、DNA 芯片技术、等位基因特异性扩增、引物延伸检测等。

二、全基因组关联分析（genome-wide association study，GWAS）

全基因组关联分析（GWAS）利用高通量基因分型技术，分析数以万计的单核苷酸多态性（SNPs）以及这些 SNPs 与临床表现和可测性状的相关性，且不受与疾病有关的先验性假设的限制。但 GWAS 也存在一些问题，如大量的统计学检验后出现的前所未有的假阳性的可能性，从而需要更加严格的统计学显著性水平标准，并且需要对关联结果进行验证。关于非孟德尔遗传病，GWAS 较家系连锁分析更有意义。连锁分析中，家系收集费力，遗传模式涉及整个基因组的几百个标记，对复杂疾病研究的效力相对较小，主要因为复杂疾病是受多个基因影响，并且家系成员共享大段常染色体区域（通常包含上百个基因），因此在这些疾病中很难完全缩小连锁信号区域以确定一个易感基因。GWAS 吸取候选基因和家系连锁分析的经验教训，在国际 HapMap 计划提出的 SNP 变异体相互作用基础之上建立。

（一）GWAS 使用的研究方案

目前使用最广的 GWAS 方案是病例—对照设计，即对感兴趣疾病的患者与非患者携带此病的等位基因频率进行比较。这些研究通常比其他研究方法简单且花费较少，特别适用于在短期内能收集足够的病例和对照的情况。这些设计也适用于大多数的假设，若不适合会引起重大偏差和假关联。这些偏差主要涉及所选的病例没有代表性。这些病例均为来自临床的典型样本，因此可能不包括致命的、轻的或者不活动而未引起临床注意的病例；缺乏对比性的病例和对照，可能在与遗传风险因子和疾病表现相关某些重要方面存在不同。如果能很好的制定流行病学方案，病例—对照研究则可以得出有效的结论。

三人一组（trio）的设计包括患者自身及其父母。表现型的评估（受累严重程度的分类）仅仅根据受累的子女即患者病情得来，而基因分型则通过三人一组的所有成员共同得出。等位基因的频率可通过杂合的父母传递至子女（患者）而得到。GWAS 的 trio 设计方案的重要挑战是其对基因分型误差的敏感性，该误差可能导致父母和子代间，尤其是稀有等位基因的传递比率的偏差，因此 trio 设计方案的基因分型质量控制标准要比其他方案更加严格。

队列研究涉及收集由遗传性变异决定的群体中的大量个体多方面基线信息，随后对这些个体观察评估疾病的发病率。虽然队列研究比病例—对照研究花费和耗时更多，但其可涵盖比临床系统更具代表性的研究参与者，并且可全面囊括健康相关的个体特征及暴露因素，而这些都与遗传密切相关。鉴于以上原因，全基因组基因分型目前已将队列研究列为其中。许多的全基因组关联性分析研究使用多阶段设计来减少假阳性结果，同时减少昂贵的全基因组扫描的数量，保持检验功效。

（二）GWAS 研究步骤

典型的全基因组关联研究首先在初期的病例和对照中进行，然后在第二或者第三组病例和对照样本中对少量具有相关性的 SNP 位点进行验证。一些研究开始针对大量的 SNP 位点，使用小样本量来减少假阴性结果的发生。还有一些研究开始就运用更多的样本量，针对少量的相关的 SNP 位点。每个阶段最合适的研究样本量和 SNP 位点有待于进一步确定，但是仅对第一阶段 SNP 位点的小部分（<5%）进行验证将会限制发现那些拥有较大效力的突变。

GWAS 分为 4 个步骤：①选择大量的具有典型症状的患病个体和合适的正常对照；②提取 DNA，数据检查来确保高质量的基因分型；③运用统计学方法分析 SNP 和疾病 / 性状之间相关性；④在另外人群中验证或进行功能方面研究。

1. 研究样本的选择　许多遗传学研究，无论是 GWAS 还是其他研究方法，主要选择那些更有遗传背景的病例，例如那些早发病例或者有许多亲属受累的患者。病例选择错误会明显削弱研究效力，造成研究结果偏倚，特别是大量的对照误分到病例组时。但是对于那些很难诊断的疑难疾病，保证病例选择的正确性（通过有创的检查或者影像学来诊断），可能比保证普遍性更重要。对照必须从选择病例的相同人群中抽出，应当都有患该病的环境因素，而且在研究中要被检测。如果是常见的皮肤病，如银屑病和白癜风，应该尽量确保对照真正无病。更值得关注的是假阴性危险性的发现，许多偏倚倾向于缩小关联观察值与零假设间的距离。不过运用较为方便的对照人群（如献血者），在检测环境暴露、社会文化因素对遗传潜在修饰方面和寻找相关性较弱的 SNP 方面也存在一定影响。

2. GWAS的基因分型和质量控制　全基因组关联分析依赖于每个染色体上相近 SNPs 间的典型的关联性，这些 SNPs 趋近于在一起遗传的概率要高于偶然事件。这种非随机的关联叫做连锁不平衡；处于高度连锁不平衡中的 SNPs 的等位基因几乎都是在一起遗传的，可以互为替代。在群体中他们相互关联通过 r 统计量测量，范围从 0（无关）到 1（完全相关）。

GWAS 研究不断鉴定出染色体区域多个关联性 SNP 点，并且依据染色体部分区域中的关联的 SNPs 的基因组位置将关联统计量显示出来。为了方便观察结果，通常将关联统计量显示成 P 值（由偶然事件引起的观察到的关联性的概率）的负对数（-log10），因此 P=0.01 会被作图时在 y 轴上显示为 2，10^{-7} 将显示为 7。这些显示结果也通常描绘每对 SNP 间的 r^2 值，大的 r^2 值的显示阴影较深。这些图可以用来检测包含与疾病关联的 SNPs 的连锁不平衡区域，并可以估计观察到的 SNP 关联性的独立性。

基因分型错误，特别是病例和对照在分型时发生差异是出现假阳性的一个重要原因，因此必须认真寻找并更正。应该针对每一样本和每一个 SNP 采取大量质量控制。应该描述为避免样本混乱针对样本标志的检查并报道每样本的 SNP 成功分型的最小成功率（通常为 80%~90%）。一旦未达到这些阈值的样本被去除，剩下的样本中个别的 SNP 点将被进一步检测或过滤以避免可能的基因分型错误，包括：①SNP 点可被测出的样本比率（SNP 点比率，典型的 >95%）；②较小的等位基因频率（通常 >1%，稀有 SNP 点很难被可靠地检测）；③严重违背 Hardy-Weinberg 平衡；④三人家系研究中的孟德尔遗传错误；⑤重复样本的一致率（典型的 >99.5%）。对基因分型质量的附加检查应包括对基因分型聚类图表进行细致的肉眼检查以及通过对基因分型进行强度值的测定分析以保证最强关联不是基因分型中人为因素产生的假的结果。对最强关联的 SNP 进行基因分型验证也应该通过不同的方法进行。

3. GWAS 结果的分析和描述　通过比较病例—对照中每个等位基因的频率，对每个 SNP 的 2 个等位基因进行相关性研究。因为一个个体带有每个常染色体 SNP 的 2 个拷贝，3 种可能存在的基因型中任何一种的频率也能够比较。累加模式中等位基因的每个拷贝被假定增加同样程度的危险性，尽管累加模式模型是最常见的，探索性的分析还是应对不同的遗传模式（显性、隐性或累加）进行分析。许多研究也计算人群归因危险度，通常根据在人群中某种疾病与一个给定的危险因子（在这里指遗传性变异）相关的比率来确定。这样的评估几乎总是比实际情况大，因为优势比过高评价人群归因危险度计算所需的相对危险度（尤其是常见疾病），发表的报道中的优势比及等位基因频率具有宽的置信区间，以致那些按照超过特定统计显著性的阈值原则选择的数据趋近于向上偏移。这些夸大优势比的初期评估量常导致重复研究，而这些研究常常因缺少充分的样本量及功效以致无法重复相关性，因为检测越小的优势比就需要越大样本量。关联分析的复杂性是由 GWAS 研究中执行的多重检验所导致，如检验涉及 10 万至 100 多万 SNPs。在常规的 P<0.05 水平下，100 万个 SNPs 关联研究中将有 50 000 个 SNPs 与疾病相关，几乎所有都是假阳性和仅仅偶然因素所致的结果。减少假阳性率最常用的办法是 Bonferroni 校正，即 P 值除以检测的次数。一次 100 万个的 SNP 检测使用的阈值为 $P<0.05/10^6$，或 5×10^{-8}，以鉴别不太可能由偶然因素导致的关联。但是这种校正被认为过于保守，因为它假定每个 SNP 与疾病独立关联，即使有些 SNPs 与疾病的相关性是由于连锁不平衡造成的。其他方法包括假阳性率或假的显著关联的估计（实际上是假的阳性关联）、假阳性报告的概率，或给定具有显著统计意义结果时无效假设成立的概率、整合了以疾病特征或特殊 SNP 点为根据关联的先验概率的 Bayes 因子的估计。迄今为止，在 GWAS 报告里 Bonferroni 校正已逐渐成为多重对比最常用的校正法。

4. GWAS 结果的验证和功能研究　GWAS 中面临的重大挑战是从众多假阳性关联结果中分离出很少的真正的关联结果，一个重要的方法就是在独立的样本中验证结果。这通常作为一个独立的 GWAS 或者是一个多阶段设计的组成部分。最近报道验证研究的一致性标准，它包括相同或相近表现型和群体，并证明相同的 SNP 和等位基因的作用具有相似的效果和显著性（在相同的遗传模式和同一方向）。验证研究通常先跟初始研究相似，随后可能会扩展到相关的表现型、不同人群或不同的研究设计来优化和拓展初始研究结果并增强可信度。

遗传关联常常缺乏重复性，而且由于人群的分层、表现型的不同、选择偏倚和基因分型误差等其他因素导致多样性。目前解决这些矛盾的最佳方法是利用大样本量来做进一步的验证研究，但这不适用于罕见疾病或独特人群。确定一个真正与疾病有关的SNP是寻找致病的遗传变异并开展治疗的关键一步，但也仅仅是第一步。关联研究实质上是确定一个与疾病相关的基因位置，但在基因功能方面提供的信息却很少，除非SNPs能预测基因表达或转录产物的作用才能认识其功能。至今关联分析所涉及的基因很少是先前怀疑与疾病相关的，有一些基因组区域至今没有已知基因。检测与相关SNP处于高度连锁不平衡的已知SNPs，可能会找到类似生物学效应，或者对周围适当区域测序可能会找到某一个罕见的变异，该变异能明显影响功能。组织样本或细胞系可以检验基因变异体的表达。其他功能研究包括在细胞或动物模型中的基因操作，如基因敲除或基因敲入。

（三）GWAS的局限性

假阳性结果、基因功能信息少、对罕见突变体和结构变异体的不敏感、需要大规模的样本量、由于病例—对照选择等造成的可能偏倚和基因分型误差等潜在因素严重限制了GWAS的发展。在GWAS中，环境暴露和其他常见非遗传危险因素可获得的信息有限，很难发现遗传和环境间的交互作用或环境因素对遗传与疾病的关系的修饰作用。临床医生和研究人员应该能理解这些研究的独特性，并能为他们自己和他们的病人估计和解释GWAS的结果。

（四）GWAS的临床运用

GWAS距离临床应用还有很远的距离，其可预见的最根本用途就是研究疾病起因和正常人健康发育相关性生物通路。随着治疗策略的快速发展，在不久的将来可能会出现一些早期的成果，就像老年性黄斑变性中的补体激活抑制剂。虽然GWAS的分析结果应用于疾病危险度的筛查还有很多问题，如筛选增加许多已知危险因素（如年龄、肥胖、糖尿病家族史）、有效干预是否可行、明显得到改善的结果是否能证明关联分析的价值、获得的信息对病人及其他们的家庭是否造成严重的不良后果等，但是GWAS的初期成果已经促进人们努力去探索这些问题。

三、全基因组外显子测序

（一）外显子测序的产生

随着新一代测序技术的迅速发展、测序费用降低和时间缩短，全基因组和全基因组外显子测序在大规模人群中的运用成为现实。由于全基因组测序的费用在短时间内很难降到与外显子测序相当的价格，在经费一定的情况下，全基因组外显子测序更适合大批量样本研究以获得高深度的测序数据。更重要的是，目前一致认为大部分功能变异都潜藏在外显子中，这是因为引起孟德尔疾病的突变主要位于基因内造成的。因此，全基因组外显子测序已成为现阶段基因测序工作的重心。

（二）外显子测序的技术路线

主要包括目标区域序列的富集、DNA测序、生物信息学统计3个主要步骤：

1. 目标区域序列的富集　传统的Sanger测序主要是利用Uniplex PCR和Mutliplex PCR方法富集目标区域序列，但其引物合成与PCR反应所需费用都很高，且实验周期长、人力资源耗费大。而新一代测序需要对大量外显子进行测序，进而研究疾病相关区域并验证SNP，传统的方法不能满足这一要求，在此背景下，NimbleGen公司和安捷伦相继开发新的技术以解决这一重大问题，为全基因组外显子测序的广泛运用提供平台。

2. DNA测序　最早的DNA测序技术是1977年Sanger的“双脱氧链末端终止法”和Maxam及Gilbert的“化学降解法”。新一代测序技术的原理是：片断化的基因组DNA两侧连上接头，用不同的方法产生几百万个空间固定的PCR单克隆阵列，所有单克隆同时、独立地进行引物杂交和酶延伸反应，同时拍摄每个延伸所掺入的荧光标记信号来获取测序数据。新一代测序技术广泛运用于De novo测序、重测序、细菌基因组和比较基因组研究、小RNA测序、古生物学和古DNA研究领域以及环境基因组学和感染性疾病等研究领域。近期市面上出现很多新一代测序仪产品，例如美国Illumina公司和英国Solexa technology公司合作开发的Illumina测序仪、美国Roche Applied Science公司的454基因组测序仪等。

3. 数据统计分析　不同的新一代测序仪都能产生大量的数据，但如何在如此庞大的数据中分析出有意义的内容对于新一代测序来说无疑是一个巨大的挑战。数据统计分析主要包括基本的数据分析（如图像的去噪、锐化、定位和偏移校正、依据光强度获得碱基）和生物信息分析（如检验靶区域的测序深度和覆盖度、比对序列、检测和注释SNPs和短小插入或缺失），这对于测序数据的深入发掘具有重要的意义。

（三）外显子测序在孟德尔疾病/罕见综合征和复杂疾病中的运用

过去主要是通过定位克隆、物理作图和候选基因测序的方法研究孟德尔疾病，但这些方法受到诸多因素的限制，如患者人数少、家系少或小、有意识的减少生育等。大多数孟德尔疾病的变异主要在蛋白编码区域，剪接受体和供体位点富含功能突变也是研究的目标；因此大部分在编码区的稀有非同义变异一般认为是有害的，而在非编码区的突变多认为是中性的或对表现型的贡献很小。目前已有一些研究或结合定位研究的结果，运用全基因组外显子测序的方法研究孟德尔疾病的成功案例。如弗里曼谢尔登综合征（Freeman-Sheldon syndrome）、米勒综合征、Schinzel-Giedion综合征、Fowler综合征、家族性β-脂蛋白过少血症等等。而在皮肤病领域，通过外显子测序结合前期的定位克隆研究发现逆向性痤疮的致病基因NCSTN也是一个成功范例。全基因组外显子测序能准确地找到孟德尔遗传疾病的致病基因，那么外显子测序同样也可用于研究常见疾病。早期主要运用传统的Sanger测序方法研究肿瘤患者的外显子以期发现新的体细胞突变；目前已有利用全基因组外显子测序的方法研究复杂疾病的案例，如各种肿瘤（胰腺癌、乳腺癌和多形性恶性胶质瘤等）。

（四）外显子测序的局限性和展望

全基因组外显子测序也存在不足之处：①该技术对结构变异与非编码区变异的研究具有局限性，而结构变异和非编码区变异也可能与疾病相关，可通过全基因组测序研究非编码区变异，同时进行基因组组装，同基因序列对比后发现一些结构变异，如CNV、indels，此外还可以结合芯片研究检测CNV；②在目标区域的捕获时，存在捕获不均、捕获偏差等现象，可以通过增加测序深度，获得更多的序列信息进行统计分析，以尽可能地弥补这些偏差；③研究常见疾病的罕见突变时，需要庞大的样本量，也导致测序的费用的升高。目前用于验证的基因分型的平台如Sequenom、TaqMan主要适用于研究常见变异，需要定制芯片或通过Sanger测序，但这些方法耗时和价格较昂贵；数据分析的方法仍然不够完善，尚待解决，难以从海量的数据中迅速发现具有重大价值的信息。尽管如此，由于外显子是与疾病及表现型相关的最具特征性的区域，并且迄今为止较难评价非编码区域对疾病的影响，所以在全基因组测序费用居高不下的今天，全基因组外显子测序仍然不失为一个很好的选择。外显子测序为阐明疾病的发病机理提供新的线索，在疾病的基因诊断和致病基因的研究方面有广阔的前景；对以后的功能性研究奠定了理论基础，为进一步接近临床应用铺平道路。

四、基因型与表现型的相关性研究

对基因型与表现型关联性的深入了解将更加有利于发病机制的研究及相关遗传咨询的开展。但随着研究的深入，发现了越来越复杂的表现型—基因型相关性，很少有绝对一致的相关性。现已发现毛囊角化病中同一致病基因ATP2A2的140多个突变位点，但还是缺乏基因型与表现型的相关一致性；而某些显性遗传性疾病如单纯型大疱性表皮松解症，突变的特异性位点也能预测疾病表现型，又支持某些疾病，表现型与基因型之间存在着密切相关性。

1. 基因多效性和遗传异质性　目前所知，平均每个致病基因有1.4个表现型，而遗传性皮肤病大约是1.1。当同一基因发生不同突变时，可能引起不同临床表现，称为基因多效性，如桥粒斑蛋白1的基因发生纯合子无义突变时可引起扩张性心肌病和羊毛状卷发。遗传异质性是指不同基因的突变产生相同的临床表现型，如交界性大疱性表皮松解症（JEB）中层黏连蛋白5的三聚体中任一个纯合子或杂合子突变均可产生相同表现型。

2. mRNA补救回复镶嵌现象　研究表明，部分遗传性皮肤病患者可自发的使遗传突变获得完全或部分的补救。营养不良型大疱性表皮松解症的致病基因，一个外显子可以包含无义或错义突变，且都可影响基因的表达，进而引起基因功能的缺失，只是此时不同的是该类突变所导致的是蛋白表达的缩短，而不是完全的缺失，从而产生比严重型隐性遗传的获得型大疱性表皮松解症表现型更轻微的临床表现。

3. 孟德尔遗传的变异　除了经典的孟德尔遗传外，还存在其他的遗传变异。在所有的遗传性皮肤病中，多样的EB表现型也许可以从分子水平上对孟德尔遗传的多样性作出最好的解释。单亲二倍体是指来源于父母一方的特异染色体的个体，此时一个特异染色体的两个拷贝可以是完全或局部相同。现已发现JEB与局部等二聚体和双亲等二聚体有关。此时疾病发生率比父母双方都携带隐性基因者要低得多，这对遗传咨询非常重要。

五、动物模型在多基因疾病研究中的应用

人类作为多基因遗传病研究对象有着不可克服的弊端。首先，由于人类世代较长，三代或三代以上的大家系很少；其次，由于人类遵循随机婚配的原则，近亲结婚受法律约束，这就影响来自不同家系资料的累加分析，加上环境因素对基因表达的影响，使多基因遗传病的病因学研究更加复杂。因此建立良好的疾病动物模型，设法寻找动物与人类相近的病理生理变化及控制这些变化的遗传学基础，是多基因疾病研究的理想途径。

1. 转基因小鼠　将人的某种疾病基因经显微注射或转染ES细胞等实验方法导入到小鼠基因组，并使之整合，建立特定的动物模型，可进行疾病基因功能和新药筛选研究。

2. 基因敲除小鼠　人类基因组图谱完成后，世界各国的生物科学家们都把发现人类基因功能作为竞争的主要领域，而这一研究所必须掌握的手段就是基因敲除。由于人和老鼠的基因非常接近，因此当科学家怀疑人类基因图谱中的某一片段同某种疾病相关时，就将老鼠体内的这个基因去除掉，并观察其表现型，如果小鼠出现毛发不生长的性状，那么被去除的基因可能就是决定毛发生长的基因或是对毛发生长产生某种影响的基因。

动物的正常生理依赖于体内不同类型细胞间的相互作用，后者通过细胞通讯和信号转导实现。由于一个基因功能的实现不仅会对细胞和整体产生作用，同时也会受到来自细胞内外的调控，因此在正常或病理状态下的整体动物中进行基因功能的评价和确证研究更为有效。通过对胚胎细胞进行基因工程改造或基因转染所获得的转基因小鼠和基因敲除小鼠，为在整体水平上研究基因功能和药物作用靶点提供了极为有效的工具和模型。

六、复杂疾病中的交互作用

对于复杂疾病而言，多个基因除了独立作用以外，还可能存在基因与基因之间及基因与环境之间的交互作用。易感位点或易感基因之间的交互作用研究是一种非常有用的方法，糖尿病、哮喘、系统性红斑狼疮及肥胖症等复杂疾病正是通过交互作用研究而发现新的易感位点或易感基因，因此对于检测复杂疾病微效易感位点及易感基因具有重要的作用。

近年来各种研究交互作用的方法也日臻完善。其中综合维数约简（dimension reduction）和家系传递不平衡的MDR-PDT法备受青睐，该方法不仅克服传统的连锁分析及逐步回归模型检测交互作用的局限性，而且可对各种结构的家系资料进行单位点效应或多位点间交互作用的检验。目前用于复杂疾病的交互作用的方法主要有以下几个方法：

1. 采用家系内传递不平衡检验TDT，分析各位点遗传标记与其他位点连锁家系的相关性。

2. 条件连锁分析　用一个位点连锁的证据评估与另一个位点的连锁关系，在ASM1.0软件指数模型通过计算权重LOD值来获得与另一位点的连锁参数值。

3. H-E多重回归模型和变异组成分析：用于检测疾病数量表现型的相关性。

4. 结合维数约简法和家系传递不平衡分析法即MDR-PDT分别对易感基因内单位点效应或易感基因多位点间交互

作用进行分析。

5. 采用病例—父母亲对照设计即患者的双亲为对照，来检测与疾病发病有关的遗传标志或者与之存在连锁不平衡的等位基因，评价易感基因与环境之间的交互作用。

七、目前已定位或已确定致病基因的部分单基因遗传皮肤病

随着分子生物学技术的飞速发展，近年来确定很多单基因遗传性皮肤病的染色体定位或致病基因（表 6-1）。

八、几种常见多基因遗传性皮肤病的易感基因研究

1. 银屑病 迄今为止，国内外的研究小组应用基于连锁定位的方法，在全基因组范围内共发现 10 个银屑病易感基因位点，分别被 OMIM 命名为 PSORS1（6p）、PSORS2（17q）、PSORS3（4q）、PSORS4（1q）、PSORS5（3q）、PSORS6（19p）、

表 6-1 部分单基因遗传性皮肤病的染色体定位及其致病基因

疾病名称	OMIM	染色体定位	致病基因
Bart 综合征	132 000	3p21.3	COL7A1
Kindler 综合征	173 650	20p13	KIND1
伴发肌肉萎缩的单纯性大疱性表皮松解症	226 670	8q24	PLEC1
伴发幽门闭锁的交界性大疱性表皮松解症	226 730	17q11-qter	ITGB4
单纯性大疱性表皮松解症	131 800	12q13	KRT5
单纯性大疱性表皮松解症	131 800	17q12-21	KRT14
家族性良性慢性天疱疮	169 600	3q21-24	ATP2C1
交界性大疱性表皮松解症（Herlitz 型）	226 700	18q11.2	LAMA3
交界性大疱性表皮松解症（Herlitz 型）	226 700	1q32	LAMB3
交界性大疱性表皮松解症（Herlitz 型）	226 700	1q25-31	LAMC3
交界性大疱性表皮松解症（萎缩性良性型）	226 650	10q24.3	BPAG2
交界性大疱性表皮松解症（萎缩性良性型）	226 650	18q11.2	LAMA3
交界性大疱性表皮松解症（萎缩性良性型）	226 500	1q32	LAMB3
交界性大疱性表皮松解症（萎缩性良性型）	226 500	1q25-31	LAMC3
交界性大疱性表皮松解症（萎缩性良性型）	226 500	17q11-qter	ITGB4
营养不良性大疱性表皮松解症	131 750	3p21.3	COL7A1
Gaucher 病Ⅱ型	230 900	1q21	GBA
Gaucher 病Ⅰ型	230 800	1q21	GBA
Refsum 病	266 500	10pter-11.2	PHYH
Refsum 病	266 500	6q22-24	PEX7
肠病性肢端皮炎	201 100	8q24.3	SLC39A4
家族性迟发型皮肤卟啉病	176 100	1p34	UROD
家族性高甘油三酯血症	145 750	11q23	APOA5
家族性高甘油三酯血症	145 750	21q11.2	LIP1
家族性系统性淀粉样变	105 200	11q23	APOA1
家族性系统性淀粉样变	105 200	4q28	FGA
CHILD 综合征	308 050	Xq28	NSDHL
Darier 病	124 200	12q23-24.1	ATP2A2
Papillon-Lefevre 综合征	245 000	11q14	CTSC
Siemens 大疱性鱼鳞病	146 800	12q11-13	KRT2A
Sjogren-Larson 综合征	270 200	17p11.2	FALDH
Vohwinkel 综合征	124 500	13q11-12	GJB2

续表

疾病名称	OMIM	染色体定位	致病基因
X 连锁鱼鳞病	308 100	Xp22.32	STS
板层状鱼鳞病	242 300	14q11.2	TGM1
板层状鱼鳞病	601 277	2q34	ABCA12
表皮松解性掌跖角化症	144 200	17q12-21	KRT9
播散性浅表性光化性汗孔角化症	175 900	12q23.2-24.1	
大疱性先天性鱼鳞病样红皮病	113 800	12q13	KRT1
大疱性先天性鱼鳞病样红皮病	113 800	17q21-22	KRT10
非表皮松解性掌跖角化症	600 962	12q13	KRT1
非表皮松解性掌跖角化症	600 962	17q12-21	KRT16
非大疱性先天性鱼鳞病样红皮病	242 100	14q11.2	TGM1
非大疱性先天性鱼鳞病样红皮病	242 100	17pter-13.1	ALOX12B
非大疱性先天性鱼鳞病样红皮病	242 100	17p13.1	ALOXE3
可变性红斑角化症	133 200	1p35.1	GJB3
可变性红斑角化症	133 200	1p35.1	GJB4
条纹状掌跖角化症	148 700	18q12.1-12.2	DSG1
条纹状掌跖角化症	148 700	6q24	DSP
先天性厚甲症Ⅱ型	167 210	12q13	KRT6B
先天性厚甲症Ⅱ型	167 210	17q12-21	KRT17
先天性厚甲症Ⅰ型	167 200	12q13	KRT6A
先天性厚甲症Ⅰ型	167 200	17q12-21	KRT16
寻常型鱼鳞病	146 700	1q21	FLG
疣状肢端角化症	101 900	12q23-24.1	ATP2A2
Bamforth-Lazarus 综合征	241 850	9q22	FKHL15
Bazex 综合征	301 845	Xq24-q27	unknown
Bjornstad 综合征	262 000	2q34-q36	unknown
Carvajal 综合征	305 676	6p24	DSP
Marie Unna 型少毛症	146 550	8p21	U2HR
Menkes 综合征	309 400	Xq12-13	ATP7A
Naxos 综合征	601 214	17q21	JUP
Netherton 综合征	256 500	5q32	SPINK5
Rothmund-Thomson 综合征	268 400	8q24.3	REQL4
T 细胞免疫缺陷、先天性秃发和甲营养不良	601 705	17q11-q12	WHN
Werner 综合征	277 700	8p12-p11.2	RECQL2
伴发丘疹性损害的先天性秃发(APL)	209 500	8p21	HR
伴青少年斑状萎缩的少毛症	601 553	16q22.1	CDH3
常染色体显性遗传性单纯性少毛症	605 389	18p11.22	APCDD1
常染色体显性遗传性单纯性少毛症	605 389	13q12	RPL21
常染色体显性遗传性羊毛状发	194 300	12q12-14	KRT74

续表

疾病名称	OMIM	染色体定位	致病基因
常染色体隐性遗传性羊毛状发 / 少毛症 1	278 150	13q13-14	P2RY5
常染色体隐性遗传性羊毛状发 / 少毛症 2	604 379	3q26-27	LIPH
点状软骨发育不良	302 960	Xp11.23	EBP
角膜炎—鱼鳞病—耳聋综合征	148 210	13q11-q13	GJB2, GJB6
局限性常染色体隐性遗传性单纯性少毛症 1	607 903	18q12.1	DSG4
局限性常染色体隐性遗传性单纯性少毛症 1	607 903	18q21.1	DSC3
局限性常染色体隐性遗传性单纯性少毛症 2	604 379	3q26-27	LIPH
局限性常染色体隐性遗传性单纯性少毛症 3	278 150	13q13-14	P2RY5
毛发硫营养障碍综合征	601 675	19q13.2-q13.3	TFIIH/XPD
毛囊性鱼鳞病 - 秃发 - 畏光综合征	308 205	Xp22	MBTPS2
念珠状发	158 000	12q13	KRTHB1
念珠状发	158 000	12q13	KRTHB3
念珠状发	158 000	12q13	KRTHB6
软骨毛发发育不良	250 250	9p21-p12	RMRP
少毛症 - 淋巴结病 - 毛细血管扩张综合征 lymphederma	607 823	20q13.33	SOX18
生长期头发松动综合征	600 628	12q13	K6hf
外胚叶发育不良 - 唇裂 - 腭裂综合征	225 060	11q23-24	PVRL1
外胚叶发育不良 - 皮肤脆性增加综合征	604 536	1q32	PKP1
外胚叶发育不良 - 缺指 - 唇裂综合征	604 292	3q27	TP63
外胚叶发育不良 - 缺指 - 肌肉萎缩综合征	225 280	16q22.1	CDH3
维生素 D 依赖性佝偻病	277 440	12q12-q14	VDR
无汗性外胚叶发育不良	305 100	Xq12-13.1	EDA
先天性普秃	203 655	8p21	HR
雄激素不敏感综合征	313 700	Xq11-q12	AR
眼 - 牙齿 - 肢端发育不良综合征	164 200	6q21-q23.2	GJA1
遗传性头皮单纯性少毛症	146 520	6p21.3	CDSN
有汗性外胚叶发育不良	129 500	13q12	GJB6
鱼鳞病 - 白细胞空泡化 - 秃发 - 硬化性胆管炎	607 626	3q27-q28	CLDN1
慢性皮肤黏膜念珠菌病 / 多发性内分泌病	240 300	21q22.3	AIRE
多囊卵巢综合征	184 700	15q23-24	CYP11A1
ADULT 综合征	103 285	3q27	TP73L
Cockayne 综合征Ⅱ型	133 540	10q11	ERCC6
Cockayne 综合征Ⅰ型	216 400	5 号染色体	ERCC8
Gardner 综合征	175 100	5q21-22	APC
Gorlin 综合征	109 400	9q22.3	PTCH
Gorlin 综合征	605 462	1p32	PTCH2
X 连锁慢性肉芽肿病	306 400	Xp21.1	CYBB
常染色体隐性遗传性慢性肉芽肿病	233 690	16q24	CYBA
常染色体隐性遗传性慢性肉芽肿病	233 700	7q11.23	NCF1
常染色体隐性遗传性慢性肉芽肿病	233 710	1q25-31	NCF2

续表

疾病名称	OMIM	染色体定位	致病基因
Wiskott-Aldrich 综合征	301 000	Xp11.23-11.22	WASP
逆向性痤疮	142 690	1q23.2	NCSTN
家族性寒冷性荨麻疹	120 100	1q44	CIAS1
心 - 面 - 皮肤综合征	115 150	12p12.1	KRAS
心 - 面 - 皮肤综合征	115 150	7q34	BRAF
心 - 面 - 皮肤综合征	115 150	15q21	MEK1
心 - 面 - 皮肤综合征	115 150	7q32	MEK2
疣状表皮发育不良	226 400	17q25	EVER1
疣状表皮发育不良	226 400	17q25	EVER2
Carney 综合征Ⅱ型	605 244	2p16	
Carney 综合征Ⅰ型	160 980	17q23-24	PRKAR1A
Carney 综合征变异型	608 837	17p13.1	MYH8
Chediak-Higashi 综合征	214 500	1q42.1-42.2	LYST
Dowling-Degos 病	179 850	12q13	KRT5
LEOPARD 综合征	151 100	12q24.1	PTPN11
McCune-Albright 综合征	174 800	20q13.2	GNAS1
Wener 综合征	277 700	8p12-11.2	RECQL2
X 连锁先天性角化不良	305 000	Xq28	DKC1
斑驳病	172 800	4q12	KIT
斑驳病	172 800	8q11	SLUG
常染色体显性先天性角化不良	127 550	3q21-28	TERC
黑棘皮病和 Crouzon 综合征	134 934	4p16.3	FGFR3
黑棘皮病和胰岛素抵抗综合征	147 670	19p13.2	INSR
色素失禁症	308 300	Xq28	NEMO
血色病ⅡA 型	602 390	1q21	HJV
血色病ⅡB 型	602 390	19q13	HAMP
血色病Ⅰ型	235 200	6p21.3	HFE
眼 - 皮肤白化病ⅠA 型	203 100	11q14-21	TYR
眼 - 皮肤白化病ⅠB 型	606 952	11q14-21	TYR
眼 - 皮肤白化病Ⅲ型	203 290	9p23	TRYP1
眼 - 皮肤白化病Ⅱ型	203 200	15q11.2-12	OCA2
眼 - 皮肤白化病Ⅳ型	606 574	5p	MATP
遗传性对称性色素异常症	127 400	1q21.3	DSARD
着色性干皮病 A	278 700	9q22.3	XPA
着色性干皮病 B	133 510	2q21	XPB
着色性干皮病 C	278 720	3p25	XPC
着色性干皮病 D	278 730	19q13.2-13.3	ERCC2
着色性干皮病 E	278 740	11p12-11	DDB2
着色性干皮病 F	278 760	16p13.3-13.13	ERCC4
着色性干皮病 G	278 780	13q13	ERCC5

续表

疾病名称	OMIM	染色体定位	致病基因
着色性干皮病 V	278 750	6p21.1-12	POLH
Fabry 病	301 500	Xq22	GLA
Klipper-Trenaunay-Weber 综合征	149 000	5q13.3	VG5Q
Noonan 综合征Ⅲ型	609 942	12p21.1	KRAS2
Noonan 综合征Ⅰ型	163 950	12q24.1	PTPN11
共济失调 - 毛细血管扩张	208 900	11q22.3	ATM
遗传性出血性毛细血管扩张症	187 300	9q34.1	ENG
遗传性出血性毛细血管扩张症	600 376	12q11-14	ACVRLK1
遗传性血管神经性水肿	106 100	11q11-13.1	C1NH
原发性红斑肢痛症	133 020	2q24	SCN9A
Ehlers Danlos 综合征Ⅲ型	130 020	2q31	COL3A1
Ehlers Danlos 综合征Ⅲ型	130 020	6p21.3	TNXB
Ehlers Danlos 综合征Ⅱ型	130 010	9q34.2-34.3	COL5A1
Ehlers Danlos 综合征Ⅱ型	130 010	2q31	COL5A2
Ehlers Danlos 综合征Ⅳ型	130 050	2q31	COL3A1
Ehlers Danlos 综合征Ⅰ型	130 000	17q21.32-22	COL1A1
Ehlers Danlos 综合征Ⅰ型	130 000	9q34.2-34.3	COL5A1
Ehlers Danlos 综合征Ⅰ型	130 000	2q31	COL5A2
Ehlers Danlos 综合征ⅥA 型	225 400	1p36.3-36.2	PLOD
Ehlers Danlos 综合征ⅦA 型	130 060	17q21.32-22	COL1A1
Ehlers Danlos 综合征ⅦB 型	130 060	7q22.1	COL1A2
常染色体显性遗传性皮肤松弛症	123 700	14q32.1	FBLN5
常染色体显性遗传性皮肤松弛症	123 700	7q11.2	ELN
常染色体隐性遗传性皮肤松弛症	219 100	5q23.3-31.2	LOX
弹性纤维假黄瘤	264 800	16p13.1	ABCC6
Birt-Hogg-Dube 综合征	135 150	17p11.2	FLCN
Cowden 综合征	158 350	10q23.3	PTEN
Peutz-Jegher 综合征	175 200	9p13.3	STK11
Watson 综合征	193 520	17q11.2	NF1
多发性内分泌肿瘤ⅡA 型	171 400	10q11.2	RET
多发性内分泌肿瘤ⅡB 型	162 300	10q11.2	RET
多发性内分泌肿瘤Ⅰ型	131 100	11q13	MEN1
多发性脂囊瘤	184 500	17q12-21	KRT17
家族性圆柱瘤	132 700	16q12-13	CYLD1
结节性硬化症	191 100	9q34	TSC1
结节性硬化症	191 100	16p13	TSC2
神经纤维瘤病Ⅱ型	101 000	22q12.2	NF2
神经纤维瘤病Ⅰ型	162 200	17q11.2	NF1

PSORS7(1p)、PSORS8(16q)、PSORS9(4q)和PSORS10(18p)。除了MHC区域的PSORS1能被多数研究证实外,其他位点很少得到重复及证实。为克服连锁分析和候选基因研究的不足,GWAS在全世界范围内被广泛开展。自2009年起,中国和欧洲人群相继进行了一系列银屑病GWAS的研究,共发现65个易感SNPs和38个易感基因。其中安徽医科大学研究团队利用高通量基因芯片技术,对中国汉族和维吾尔族人群共约15 000例样本进行银屑病易感基因GWAS研究,发现与银屑病密切相关的易感基因LCE。LCE基因编码表皮终末分化角质外膜蛋白,与银屑病角质形成细胞过度增生密切相关。该研究同时还有力地证实银屑病的易感基因MHC和IL21-2B。在进一步开展的研究工作中,他们联合美国密歇根大学、华盛顿大学,德国吉尔大学和复旦大学等国内外27家单位,分别对来自中国汉族、维吾尔族、美国以及德国等6个独立队列样本近30 000余份银屑病散发病例和对照及254个银屑病核心家系进行易感基因研究,又发现银屑病6个新的易感基因ERAP1、PTTG1、CSMD1、GJB2、SERPINB8和ZNF816A,并发现ERAP1和ZNF816A是I型银屑病(发病年龄小于40岁)特异性易感基因。近期我国又联合欧洲、新加坡、瑞典等国家的多家单位联合开展银屑病全基因组关联研究Meta分析,初步证实中国与欧洲人群银屑病与IL12B、IL13、LCE及TNIP1关联存在一致性,而与IL23R、IL23A、TNFAIP3和ZNF313存在遗传异质性。

2. 白癜风　中国汉族人寻常型白癜风全基因组连锁分析将最主要的易感基因位点定位于染色体4q13-4q21,已被OMIM收录且命名为AIS4。酪氨酸蛋白激酶家族基因PDGFRA及KIT基因突变是少数汉族白癜风患者的致病突变。利用候选基因方法,在染色体22q12区域成功发现XBP1是白癜风易感基因。XBP1基因是一种重要的转录因子,与人类白细胞抗原HLA-DR的表达有关。通过对三个独立样本人群的关联分析发现位于启动子区域的遗传多态rs2269577等位基因C与白癜风发病显著相关;同时还发现该位点与人类白细胞抗原HLA-DRB4*07等位基因之间存在交互作用。

2010年,我国利用GWAS方法发现2个涉及人类白细胞抗原HLA基因(6q27(RNASET2、FGFR1OP和CCR6基因)和ZMIZ1基因)与白癜风发病易感性密切相关,在国际上首次从遗传学上揭示白癜风是一种自身免疫性疾病。

3. 系统性红斑狼疮　2009年,我国利用GWAS方法对12 000多例中国汉族红斑狼疮患者和健康对照样本进行研究,发现5个与汉族人群发病密切相关的易感基因ETS1、IKZF1、RASGRP3、SLC15A4和TNIP1,并确定4个新的易感位点。

4. 特应性皮炎　易感基因研究中发现13q12-q14、5q31-q33、20p,1q21,3q21、17q25上的易感位点已被OMIM收录,其中SPINK5、FceRI-b和PHF11可能是特应性皮炎的易感基因。2011年我国对近2万例特应性皮炎患者和健康对照进行易感基因GWAS研究,在人类基因组2个区域内发现了与特应性皮炎发病密切相关的易感基因,即5号染色体区域的TMEM232、SLC25A46和20号染色体区域的TNFRSF6B和ZGPAT。

5. 麻风　2009年,利用银屑病GWAS研究的成功经验,我国安徽医科大学研究团队与山东省医学科学院、新加坡基因组研究所等合作,利用GWAS方法发现麻风6个新的易感基因CCDC122、C13orf31、NOD2、TNFSF15、HLA-DR以及RIPK2,发现C13orf31、LRRK2、NOD2和RIPK2为多菌型麻风特异性易感基因。

第四节　遗传性皮肤病的基因诊断与治疗

一、基因诊断

1. 从DNA水平入手　可分为直接法与间接法。直接法包括各种PCR技术(如PCR结合特异性寡核苷酸探针斑点杂交、PCR结合单链DNA构象多态性、PCR结合异源双链分析法、PCR结合变性梯度凝胶电泳技术等)、Southern杂交、荧光原位杂交、化学错配裂解法和直接测序法等。直接法一般要求被检基因的正常分子结构及其突变类型均已确定,且突变与疾病的发生有直接的因果关系。

间接法指以临床诊断为依据,应用基因内或基因侧翼与致病基因紧密连锁的多态标记在家系内进行间接的染色体单体型分析,通过判断待诊者是否携带有致病的染色体单体型,从而进行间接的发病风险估计。间接法所用的多态标记包括限制性片段长度多态性、短串联重复序列及SNP,间接法适用于致病基因已定位但尚未克隆,或致病基因虽已克隆但基因太大或突变类型太多且无突变热点的遗传病。

最近得到迅速发展的DNA芯片技术,利用大规模集成电路的手段控制固相合成成千上万个寡核苷酸探针,并把它们有规律地排列在硅片上,然后将所要研究的材料(DNA、RNA、cDNA)用荧光标记后在芯片上与探针杂交,再通过激光共聚焦显微镜对芯片进行扫描,扫描信号经计算机分析后,即可迅速得到所需信息。DNA芯片技术既可用于直接法又可用于间接法,代表基因诊断技术的新方向。

2. 从转录及翻译水平入手　主要是检测发生改变的mRNA及其蛋白质产物,包括RNA-SSCP、逆转录PCR、Northern杂交、截短蛋白试验、Western杂交等。

3. 根据受检者的不同,从时间上可分为现症者诊断、症状前诊断和产前诊断、着床前诊断。产前基因诊断一般是取孕早期少量绒毛、孕中期的羊水、孕妇外周血中分离获取极少量的胎儿有核红细胞等方法进行基因诊断,后一种方法无创,但技术要求较高。

基因诊断技术具有针对性强、灵敏度高、方便快捷的特点,将在疾病预测、预防和个体化治疗中发挥重要的作用,同时应关注基因诊断中的医学伦理和生物安全问题,并加强质量控制。

二、基因治疗

1. 基因治疗是指在DNA水平上对异常基因进行修饰以达到纠正基因缺陷所导致的一系列病理生理的治疗。基因治疗作为医学的一项崭新的、划时代的变革,已经引起全世界的关注。

2. 基因治疗的最终目的是将新的基因信息永久导入受体体细胞并表达治疗性基因产物,已明确突变位点的单基因遗传性皮肤病是理想的候选疾病。目前基因治疗的方式有三种:基因矫正或置换、基因增补、基因封闭。对于隐性遗传性皮肤病来说，应用基因置换或基因修饰方法直接导入正常基因就可使突变的等位基因恢复互补状态，功能性或治疗性多肽可很快表达并发挥疗效，较适用于基因治疗；对于显性遗传性皮肤病来说，导入的外源基因将对其互补部分的活性以及蛋白质的合成或表达产生影响，只有采取突变基因失活或基因修正的方法才能使功能性多肽正确合成、表达并产生疗效，但由于表皮特性和技术等原因，目前这些方法效率较低，因此显性遗传性皮肤病并非基因治疗研究的理想候选疾病。

3. 基因治疗的主要步骤包括目的基因的克隆、基因转移、靶细胞的选择和临床试验观察等。其中基因治疗的关键步骤为基因转移。基因转移技术根据载体可分为四大类：病毒载体法、非病毒性生物载体法、非生物性载体法和非载体法。基因导入体内按基因转移途径不同可分为直接体内法和间接体内法。其中直接体内法是将基因直接导入体内有关的器官组织和细胞内，可通过肌内注射、静脉注射、器官内灌输、皮下包埋等方法实现；而体外疗法是在体外将外源性基因转染病人靶细胞后，再将转染的靶细胞输回病人体内，使携有外源性基因的载体细胞在体内表达基因产物。

4. 遗传性皮肤病的基因治疗　目前应用于临床试验的遗传性皮肤病非常有限，且多数为隐性遗传性单基因皮肤病如隐性营养不良性大疱性表皮松解症、板层状鱼鳞病、X-连锁鱼鳞病、着色性干皮病等，主要是在动物模型方面取得了较大进展，但传递基因的有效性及安全性方面仍存在较多问题。多基因皮肤病（如特应性皮炎）从调节白介素的生成、调节Th1/Th2平衡、调节癌基因及抑癌基因的表达等方面进行尝试性的治疗，取得一定的效果，但总的来说多基因病的致病基因还有待阐明，因此进入基因治疗研究环节还为时尚早。人类基因组计划尤其是功能基因组学的发展，将在致病基因的克隆、基因表达调控以及基因与环境相互作用规律的阐明等方面对基因治疗的进展发挥巨大推动作用。

尽管目前遗传性皮肤病的分子遗传学研究方面已取得很大的进步，但皮肤病的基因治疗还存在很多问题和困难。目前基因治疗仅成功应用于极少数遗传性疾病，基因治疗的广泛应用与开展可能还需要相当长的时间。

（崔勇　张学军）

第七章

皮肤病的病因、症状与诊断

内容提要

- 症状分自觉症状和他觉症状。
- 临床诊断程序，包括识别皮损、皮损疾病归类、临床诊断。
- 临床诊断尚须依据皮肤病的好发部位；依据单个损害的形态；依据皮损排列方式；依据物理和实验室检查。

第一节　皮肤病的病因

一、皮肤病的病因

皮肤性病的病因或致病因素，是指作用于机体的众多因素中，能引起皮肤性病的因素。病因在一定的条件下发挥致病作用，所以病因是能引起某一种疾病的特定因素，它决定疾病的特异性。

皮肤性病的病因很多，包括体内和体外的致病因素及其相互作用，一般分为以下几类。

（一）先天性因素

指那些能够损害胎儿的有害因素，由先天性因素引起的疾病称为先天性疾病。如先天性梅毒，是患梅毒的孕妇体内的苍白螺旋体在妊娠四个月时经胎盘侵入胎儿所致。

此外，先天性因素致病的还有先天性色素痣、先天性自愈性网状组织细胞增生病、先天性网状青斑等。先天性疾病也可以遗传，如先天性皮肤异色综合征，为常染色体隐性遗传；先天性外胚叶缺损，为性联或常染色体遗传等。

（二）遗传性因素

根据疾病发生中遗传因素和环境因素所起作用的大小，可以把皮肤病分为以下几大类：①遗传因素起主要作用的皮肤病：这类疾病的发病主要由遗传因素所致，例如各类染色体缺陷引起的皮肤病和单基因遗传性皮肤病；②遗传因素和环境因素共同起重要作用的皮肤病：通常将这类疾病称为复杂疾病或多因子病，如银屑病、白癜风等；③环境因素起主要作用的皮肤病：这类疾病的发病主要由环境因素所致，遗传因素的作用微乎其微，例如物理性皮肤病和感染性皮肤病等。遗传性皮肤病通常存在上下代之间垂直传递和家族聚集性发病现象，包括单基因遗传病、多基因遗传病、染色体病、线粒体遗传病、体细胞遗传病和基因组印迹。

1. 单基因遗传性皮肤病　单基因遗传性皮肤病指由单个基因突变引起的遗传性皮肤疾患。遗传方式包括常染色体显性遗传（autosomal dominant inheritance，AD）、常染色体隐性遗传（autosomal recessive inheritance，AR）和性连锁遗传（sex-linked inheritance）。同一疾病可有不同的遗传方式。

2. 多基因遗传病　一些常见皮肤病病因复杂，遗传与环境因素共同作用促成疾病的发生，称为多基因病，又称复杂疾病或多因子病。

3. 染色体病　染色体病又称为染色体畸变，是指染色体发生数量或结构上的改变，包括整个染色体组的成倍增加（二倍体除外）、个别染色体整条或某个区段的增减以及结构的改变，如 Down 综合征。

4. 线粒体遗传病　此类疾病是线粒体及其DNA（mtDNA）异常所致的能量代谢异常性疾病，肌肉和神经组织最常受累，呈母系遗传，突变类型包括碱基突变、缺失或插入突变、mtDNA 拷贝数突变。

5. 体细胞遗传病　该机制主要见于肿瘤，癌基因激活和抑癌基因失活等遗传学改变在体细胞中累积，最终导致肿瘤发生。

6. 基因组印迹　基因组印迹的概念属于表观遗传学的范畴，两个亲本等位基因的差异性甲基化导致一个亲本等位基因沉默而另一个等位基因保持单等位基因活性，从而使父亲或母亲的基因组在个体发育中有不同的影响。已在银屑病、红斑狼疮、硬皮病、白癜风和特应性皮炎中观察到了 DNA 异常甲基化的现象。

（三）免疫因素

在某些机体中免疫系统对一些抗原刺激发生异常强烈的反应，从而导致组织、细胞损伤和生理功能障碍。这种异常的免疫反应称为变态反应或超敏反应，如某些类型的荨麻疹、血管性水肿、特应性皮炎、皮肤坏死性血管炎、变应性接触性皮炎、药物性皮炎、湿疹；又有些个体能对自身抗原发生免疫反应，并导致自身组织的损伤，称为自身免疫病，如系统性红斑狼疮、硬皮病、皮肌炎、结节性多动脉炎、天疱疮等。

（四）生物性因素

包括细菌、病毒、真菌、立克次体、衣原体、支原体、寄生虫、节肢动物等，这类病因的致病作用主要与病原体致病力及宿主免疫力有关。如淋球菌所致的尿道 / 宫颈炎，结核杆菌所致的皮肤结核，疱疹病毒所致的单纯疱疹，真菌所致的浅部和深部真菌病，衣原体所致的泌尿生殖道感染，螨立克次体所致的立克次体痘疹，利什曼原虫所致的黑热病，桑毛虫毒毛内毒液所致的桑毛虫皮炎，巴西钩虫和犬钩虫幼虫所致的匐行疹等。

微生物除了致病以外，常引起机体免疫反应，如衣原体感染所致的 Reiter 病；有些微生物自身也可发生变异，产生耐药性，如产青霉素酶的淋球菌给淋病的防治带来了困难。

（五）理化因素

物理性因素有热损伤，如烧伤、火激红斑；冷损伤，如冻疮、冷性荨麻疹、小腿红绀症；光化性损伤，如晒斑、慢性光化性皮炎、多形性日光疹、放射性皮炎；皮肤机械损伤，如胼胝、压疮、黑踵；异物反应，如文身、石蜡瘤、硅肉芽肿等。

化学性因素有药物、染料、化学原料、塑料等原料和制品引起的药物性皮炎、接触性皮炎。

（六）必需物质缺乏或代谢障碍、内分泌紊乱性因素

必需物质缺乏引起维生素 A 缺乏病、烟酸缺乏病；代谢障碍导致皮肤淀粉样变、黄瘤病、卟啉病；内分泌疾病包括腺垂体分泌过多的生长激素而发生的肢端肥大症、甲状腺功能亢进所致的胫前黏液性水肿等。

（七）系统性疾病因素

系统性疾病可以在皮肤上表现出来，如肝病表现有蜘蛛痣、掌红斑；胰腺疾病于小腿内踝上方可见有结节性脂膜炎；糖尿病足部坏疽；恶性肿瘤的皮肤瘙痒、匐行性回状红斑；乳腺癌转移至皮肤的丹毒样癌；此外，皮肤与内脏器官在遗传性疾病中可同时受累，如许多皮肤相关综合征。

（八）精神、心理和社会因素

随着生物医学模式向生物 - 心理 - 社会医学模式的转移，精神、心理和社会因素引起的疾病越来越受到重视。

如应激性疾病、变态人格、身心疾病等逐渐增多。生活中的应激反应引起或加重银屑病，神经精神因素可致多汗症、咬甲癖、拔毛癖、斑秃、神经性皮炎、皮肤性病恐怖症等。

二、皮肤病发生的条件

主要指那些能够影响皮肤性病发生的各种机体内外因素，它们本身不能引起疾病，但可左右病因对机体的影响或直接作用于机体，促进或阻碍疾病的发生。

例如营养情况很差、过度疲劳、或恶性肿瘤及化疗可以削弱机体的抵抗力，这时有少量潜伏不足以引起正常人致病的水痘 - 带状疱疹病毒，就可引起带状疱疹；相反，良好的生活条件、充分营养使免疫功能增强，可抑制该病毒而不发病。

此外，年龄和性别因素也可作为某些皮肤性病的发病条件，新生儿感染凝固酶阳性第Ⅱ噬菌体组金黄色葡萄球菌，引起新生儿剥脱性皮炎，这是新生儿免疫功能不完备所致；女性因雌二醇会损害 T 细胞反应性并显著降低 NK 细胞的活性，故易患系统性红斑狼疮；男性因雄激素（5α- 双氢睾酮）聚积，抑制毛囊代谢而易患雄激素性秃发。

第二节　自觉症状

自觉症状（subject symptom）亦称主观症状，如瘙痒、疼痛、烧灼及麻木感等。自觉症状的轻重与皮肤病的性质、严重程度以及患者的感受能力有关。

一、瘙痒

1. 概念　皮肤神经受到轻微刺激时可发生瘙痒，300 多年前德国医师 Hafenreffer 将瘙痒定义为“一种引起搔抓欲望的不愉快的皮肤感觉”，目前这一概念仍被广泛接受。瘙痒属于正常个体的皮肤感觉范围，也是皮肤科最常见的主诉。

2. 分类　瘙痒存在不同的类型(表 7-1)：①发痒较近似于触觉，持续时间短暂，容易消退；②生理性瘙痒是一种足以引起搔抓的短时皮肤反应，但不导致明显的皮肤刺激；③病理性瘙痒是一种引起剧烈搔抓的严重皮肤不适感知，见于许多原发性和继发性皮肤病以及系统性疾病；④瘙痒皮肤现象是炎性损害周围的皮肤区域出现的一种痒觉过敏状态，类似于痛点周围的痛觉过敏区。

3. 神经传导与感受　痒的周围神经受体在真皮乳头层或真 - 表皮连接处，其厚度不超过 0.2mm，此部位的切除可消除大多数痒觉。同一神经纤维系统携带痒觉和痛觉。痒点(itch spot)的密度在正常人体皮肤表面存在差异，有些部位对痒刺激的敏感性较高。痒点处或痒点之间的痒阈可受许多条件的影响，如精神因素、皮肤温度和血管扩张等。

4. 介质与瘙痒　组胺是引起大多数瘙痒的介质，但其他物质，如内肽酶、木瓜蛋白酶、组织蛋白酶、血浆源性酶(纤维蛋白溶酶、激肽释放酶、Hageman 因子和补体成分)、感染源性酶和动物毒素亦可能起一定的作用。其中内肽酶似可直接引起瘙痒，而木瓜蛋白酶可在用 48/80 化合物预先耗竭组胺的区域引起瘙痒(表 7-2)。

5. 相关疾病　瘙痒是皮肤病最常见的自觉症状，可轻可重，可为阵发性、间断性或持续性，亦可为局限性、泛发性或全身性。人对痒的反应因个体差异而不同，亦可能因发生部位不同而有所不同。肛门生殖器区对痒特别敏感，伴有剧烈瘙痒的皮肤病有：皮肤瘙痒症、神经性皮炎、疱疹样皮炎、荨麻疹、虱病、疥疮及皮炎湿疹类皮肤病。此外，甲状腺功能亢进、糖尿病、慢性肾功能衰竭以及某些肝胆疾病，亦常伴有剧烈瘙痒。霍奇金病、蕈样肉芽肿、淋巴肉瘤、网状组织细胞肉瘤和白血病患者，瘙痒可能十分严重以致难以忍受。

表 7-1　瘙痒的分类

病因	发病机制及疾病
瘙痒感受器性	瘙痒起源于皮肤，由皮肤炎症、干燥或其他皮肤损伤引起，由 C 纤维传导，如疥疮、荨麻疹和虫咬反应
神经病性	瘙痒传入通路上病变引起，如带状疱疹后神经病变、多发性硬化症和脑肿瘤伴发的瘙痒、肱桡肌瘙痒症、感觉异常性背痛
神经源性	瘙痒起源于中枢，但无明显的神经病变，如胆汁淤积性瘙痒
精神性	伴有精神异常的瘙痒，如寄生虫恐怖症的妄想状态、强迫症有关的瘙痒

表 7-2　常见的瘙痒介质与特性

介质	特性
乙酰胆碱	特应性皮炎患者皮损内注射乙酰胆碱可引起瘙痒；是特应性皮炎重要的致痒原
5- 羟色胺(5-HT)	能兴奋 C 神经纤维伤害感受器。皮内注射能引起瘙痒，但较组胺为弱。5-HT 是尿毒症瘙痒的主要炎症介质
蛋白酶及其受体	蛋白酶活化受体在炎症性皮肤病中诱发瘙痒
前列腺素	前列腺素 E2 被证实对特应性皮炎患者有较弱的致痒作用
白介素	IL-1 不引起瘙痒。IL-2 引起轻微痒感，可发生在特应性皮炎患者，也可发生在皮内注射 IL-2 的正常人，以及静脉滴注 IL-2 治疗的癌症患者
神经营养因子和神经生长因子	结节性痒疹皮损中神经生长因子表达明显增多，特应性皮炎皮损中神经营养因子 -4 表达明显增多，表明与特应性皮炎患者炎症和瘙痒有关
冷受体	有两种冷受体，降低皮肤温度和外用薄荷醇可以减轻皮肤瘙痒，可能与这两种受体有关
阿片样肽	阿片样肽引起的瘙痒可发生在组胺缺乏的皮肤上，且不能被组胺拮抗剂所抑制。阿片样肽有外周和中枢致痒作用。吗啡通过使肥大细胞脱颗粒而引起瘙痒。阿片样肽鞘内注射亦可引起瘙痒
缓激肽	诱导肥大细胞脱颗粒释放组胺，缓激肽能显著增加 P 物质、降钙素基团相关肽(CGRP)和前列腺素 E_2 的释放。缓激肽可能参与瘙痒的发生或加重
P 物质	C 类神经纤维被激活会导致神经肽(如 P 物质)的释放。高浓度 P 物质可引起肥大细胞脱颗粒；低浓度则激活肥大细胞释放肿瘤坏死因子 -α(TNF-α)，导致神经末梢伤害性感受器引发瘙痒
白三烯 B_4(LTB_4)	是花生四烯酸经脂氧合酶途径的一个炎症介质。在有些瘙痒性皮肤病(特应性皮炎、银屑病等)的皮损处 LTB_4 浓度明显增高。LTB_4 致痒机制为：①LTB_4 通过致敏皮肤的 C 类神经纤维的伤害感受器作用于无髓鞘的 C 类神经纤维末梢而介导瘙痒；②LTB_4 作用于白细胞或皮肤的其他细胞而释放致痒介质

二、疼痛

1. 概念 疼痛是一种警戒信号，对机体具有保护作用，任何形式的物理和化学刺激，到达一定强度，都能引起疼痛。

2. 致疼痛物质 引起疼痛的物质包括乙酰胆碱、5-羟色胺、组胺、缓激肽、钾、氢离子及组织损伤产生的酸性产物。

3. 感受与传入 疼痛的感受器是游离神经末梢，外周感受器受到刺激后，神经冲动传入脊髓后根神经节细胞，沿脊髓丘脑侧束进入内囊，投射至大脑皮质中央后回的第一感觉区，引起定位的疼痛感觉。

4. 疼痛方式 各种疾病有特定的疼痛方式（表 7-3），搏动痛见于疖、痈、蜂窝织炎；闪电痛见于脊髓痨；内脏痛见于胃肠道荨麻疹，腹型紫癜的腹痛；深部痛见于结缔组织病的肌肉关节痛；牵涉痛为内脏或深部组织疾病引起的疼痛，可在体表的某一部位发生痛感或痛觉过敏区，如带状疱疹。皮神经痛引起的体表疼痛，尿道痛向阴茎、会阴放射，前列腺痛向会阴腰骶部及外生殖器等处放射等。

表 7-3 疼痛相关疾病鉴别诊断

疾病	特征
胃肠型荨麻疹	
感觉异常性背痛	$T_{2\sim6}$ 感觉神经区痛
皮痛	切割、刺痛，可伴有神经官能症、神经梅毒、风湿病、子宫功能障碍、闭经
血管球瘤	疼痛性小结节
神经鞘瘤	压痛明显
平滑肌瘤	阵发性疼痛、寒冷、运动、压迫诱发
鸡眼 / 跖疣	行走压迫疼痛
血管性疾病 *	皮损疼痛
性传播疾病	尿道炎、前列腺炎、附件炎、盆腔炎所致疼痛
接触性皮炎	患部灼痛
生殖器疱疹	患部疼痛
带状疱疹	沿皮神经分布的疼痛、阵发性刀割样
脊髓痨	闪电样疼痛
疖、痈、蜂窝织炎、丹毒	胀痛、持续性
瘢痕疙瘩	痛、灼痛、疼痛随气候变化
皲裂	割痛
胃肠型紫癜	腹痛、绞痛

* 结节性红斑，脂膜炎，皮肤血管炎、雷诺病、坏疽性脓皮病、持久性隆起性红斑、红斑性肢痛、闭塞性血栓性脉管炎。

三、烧灼感

烧灼感（burning）或伴有胀痛见于隐翅虫皮炎、接触性皮炎等。

四、麻木

麻木（numbness）见于麻风患者，由于末梢神经受损致感觉减退或丧失所致（表 7-4）。

表 7-4 麻木感相关疾病的鉴别诊断

疾病	特征
麻风病	深感觉障碍：温觉障碍最早、痛觉次之，触觉最后丧失 感觉障碍类型：末梢神经型、神经干型、多发性神经炎型
股外侧皮神经炎	表现为股前外侧局限性麻木，有烧灼、紧缩或蚁行等异常感觉，时重时轻，检查痛觉与触觉有不同程度的减退或丧失，组胺试验三联反应常不完整。无肌肉萎缩或运动障碍，浅神经不粗大
间质性神经炎	进行性、增殖性、四肢远端呈手套、袜套型麻木或出现感觉异常
脊髓空洞症	表现为一侧或双侧上肢或胸背部呈节段性分离性感觉障碍，即温度觉及痛觉丧失，但触觉存在
面神经麻痹	一侧面部表情肌瘫痪
非麻风性周围神经炎	多由病毒、细菌毒素、营养缺乏、代谢障碍、化学药物中毒等引起，四肢肢端出现对称性手套、袜套型感觉障碍，肌力减弱，肌肉萎缩，腱反射减弱或消失，皮肤营养障碍等症状，但无皮损，周围神经不粗大

五、感觉分离

感觉分离（sensory dissociation）现象即只有冷觉或触觉或痛觉，可见于麻风病，脊髓空洞症也有感觉分离，如手指触觉存在而温度和痛觉丧失。

六、精神神经症状

在皮肤性病的临床工作中，具有精神神经症状的患者越来越多。现将常见的精神症状分述如下（表 7-5）：

1. 强迫性神经症状。
2. 假性皮炎（癔症性皮炎或人工皮炎）。
3. 疑病性症状——疑病症（疑病性神经症）。
4. 躯体疾病所致精神障碍。

七、其他

1. 感觉过敏（hyperesthesia） 指轻度的刺激（如触摸皮肤）引起的感觉增强。

2. 痛觉过敏（hyperalgesia） 指对伤害性刺激的过度反应，见于带状疱疹、异物感或蚁走感等。

表 7-5　精神神经症状及相关疾病鉴别

疾病	症状
疑病症	坚信患有皮肤病或性病，多方检查不能证实
麻风恐怖症、性病恐怖症、艾滋病恐怖症	对麻风、性病、艾滋病极度恐怖，不合情理地回避、恐惧
皮肤垢着病	精神压抑，呆滞，面部腺体分泌增加，黏附鳞屑，灰尘堆积
寄生虫妄想	误认为自己受到蠕虫或其他生物侵染
拔毛癖	患者强迫性拔除头发，抑郁
梅毒麻痹性痴呆	类似各型精神神经表现，精神症状突出，有自大、躁狂、抑郁、痴呆
梅毒脊髓痨	共济失调、闪电样疼痛、感觉障碍及各种危象
艾滋病痴呆	进行性记忆和注意力障碍、运动障碍、平衡丧失，下肢无力，共济失调发展为痴呆
艾滋病脊髓病（空泡性脊髓病）	下肢轻瘫，尿失禁，共济失调，痉挛状态

第三节　他觉症状

他觉症状（objective symptom）也称客观症状和体征（sign），即皮肤损害（skin lesion），亦称皮损或皮疹（skin eruption）。皮损分原发损害和继发损害两大类。原发损害是皮肤病病理变化直接产生的最早损害，继发损害是由原发损害演变或因搔抓所产生的损害。但两者并非均能截然分开，如黄褐斑的色素沉着斑是一种原发损害，而固定性药疹的色素沉着斑则是由红斑或水疱演变而来的继发损害（表 7-6，表 7-7）。

表 7-6　原发损害定义及临床举例

原发损害	定义	举例
斑疹（macule）	为局限性皮肤颜色改变，无隆起或凹陷；斑疹扩大或融合，其直径大于 2cm 者称为斑片（patch）	雀斑，白癜风
毛细血管扩张（telangiectasia）	系毛细血管或小静脉末端扩张形成的鲜红色或暗红色细丝状或网状皮损	酒渣鼻
蜘蛛痣（spider nevus）	皮肤小动脉末端分支扩张所形成的蜘蛛样损害	蜘蛛痣
丘疹（papule）	系局限性、隆起性、实质性损害，直径小于 1cm，病变位于表皮或真皮浅层	寻常疣
斑块（plaque）	为较大的或多数丘疹融合而成的、直径大于 1cm 以上的扁平、隆起性损害	银屑病
水疱（blister）和大疱（bulla）	为高出皮面的、内含液体的局限性、腔隙性损害；直径小于 0.5cm 者称为水疱（vesicle），大于 0.5cm 者称为大疱（bulla）	单纯疱疹，大疱性类天疱疮
脓疱（pustule）	系含有脓液的疱，充满中性粒细胞	脓疱疮
水肿（edema）	是皮下组织的细胞及组织间隙内液体潴留过多所致	血管性水肿
结节（nodule）	为局限性、实质性损害，深度可达真皮深层或皮下组织	结节性红斑
囊肿（cyst）	为内含液体、黏稠物质和细胞成分的局限性、囊性结构	表皮样囊肿
风团（wheal）	为真皮浅层水肿引起的暂时性、瘙痒性、局限性、隆起性损害	荨麻疹
肿瘤（tumor）	局部组织的细胞在基因水平上失控导致异常增生而形成的新生物	基底细胞癌

表 7-7 继发损害定义及临床举例

继发损害	定义	举例
鳞屑(scale)	为脱落的表皮角质层,其大小、厚薄及形态不一	剥脱性皮炎
角化(keratosis)	为堆集在皮肤上的角质细胞	掌跖角化
浸渍(maceration)	为皮肤长期浸水或潮湿所致的表皮松软变白、起皱的损害	浸渍糜烂型足癣
抓痕(excoriation)	为搔抓或摩擦所致的表皮或真皮浅层缺损	瘙痒症
糜烂(erosion)	为表皮或黏膜上皮的缺损,露出红色湿润面	急性湿疹
溃疡(ulceration)	为皮肤或黏膜深层的真皮或皮下组织的局限性缺损	鳞癌
坏疽(gangrene)	为组织坏死后继发腐败菌感染和其他因素而呈现黑色与绿色的损害	坏疽性脓皮病
裂隙(fissure)	亦称皲裂,系皮肤的线条状裂口	皲裂性湿疹
痂(crust)	是由皮损表面的浆液、脓液、血液以及脱落组织等成分混合而凝成的附着物	脓疱疮
硬化(sclerosis)	局限性或弥漫性皮肤变硬	局限性硬皮病
苔藓样变(lichenification)	为皮肤局限性浸润肥厚,皮沟加深,皮嵴突起,表面粗糙,似皮革样,触之有增厚及实质感	神经性皮炎
萎缩(atrophy)	是皮肤组织退行性变所引起的皮肤变薄	萎缩纹
瘢痕(scar)	为真皮或真皮以下组织的缺损或破坏,经新生结缔组织修复而成	溃疡愈合后
瘢痕疙瘩(keloid)	瘢痕损害超过原来创伤的范围	瘢痕疙瘩

一、原发损害(primary lesion)

1. 斑疹(macule) 斑疹可分为四种(图 7-1):

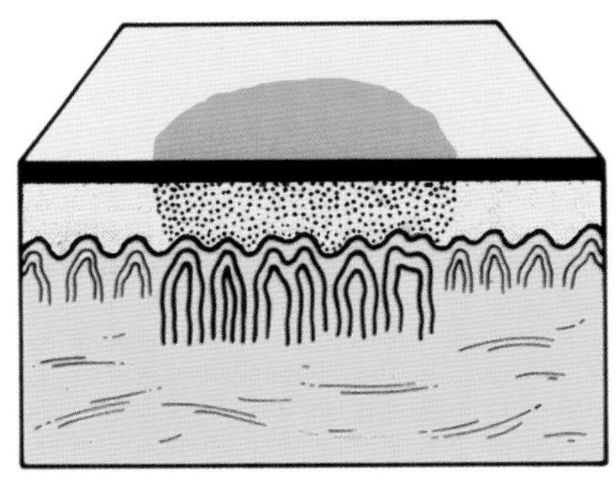

图 7-1 斑疹:系限局性皮肤颜色的改变,不隆起,不凹陷,可分为红斑、出血斑、色素减退斑及色素沉着斑

(1) 红斑(erythema):由于毛细血管扩张或充血引起,压之褪色。有炎症性红斑(表 7-8),如丹毒;非炎症性红斑(图 7-2),如药疹。

(2) 出血斑:亦名紫癜(purpura),由红细胞外渗至真皮组织所致,压之不褪色。直径小于 2mm 者称为瘀点(petechia),大于 2mm 者称为瘀斑(ecchymosis);片状出血并伴有皮肤显著隆起为血肿(hematoma)。

紫癜可分为可触及与不可触及两类。可触及的紫癜有血管炎、落基山斑疹热、坏疽性臁疮;不可触及紫癜有日光性紫癜、类固醇紫癜、单纯性紫癜。

(3) 色素沉着斑(hyperpigmentation):由于表皮或真皮内色素增多所致,呈褐色或黑色。雀斑是典型的色素沉着斑。

表 7-8 全身性红斑应鉴别的疾病

全身红斑	鉴别的疾病
猩红热样红斑	猩红热、药疹(β- 内酰胺抗生素、浓缩红细胞、肝素、苯二氮䓬类、巴比妥类)
麻疹样红斑	麻疹、风疹、药疹
其他病毒疹	埃可病毒、柯萨奇病毒。伤寒和梅毒玫瑰疹
中毒性休克	链球菌、葡萄球菌外毒素引起
川崎病	掌跖皮肤脱屑、散在的类麻疹样的和类猩红热样的红斑,儿童发病率高
红皮病	不同的原因引起,如药物疹、副肿瘤综合征

(4) 色素减退斑(hypopigmentation macule)及色素脱失斑:由于皮肤黑色素的减少或脱失所致,前者如白色糠疹,后者如白癜风(表 7-9)。

2. 毛细血管扩张(telangiectasia) 呈直线形或弯曲状,压之褪色或不褪色(图 7-3),表现多样,如系统性红斑狼疮毛细血管扩张为皮肤黏膜、四肢末端、甲周持久性扩张,红色或紫色细线状、网状、斑状、点状或片状。蜘蛛状毛细血管扩张为针头大略高出皮面的红色斑点,周围呈放射状分布,其鉴别见表 7-10。

3. 蜘蛛痣(spider nevus) 其发生可能与肝脏对体内雌激素灭活减弱有关。肝病患者多见。皮损见于上腔静脉分布区,如面、颈、手背、上臂、前臂、前胸和肩部等处。

蜘蛛痣大小不等,直径可有针头大到数厘米以上,用火柴杆压蜘蛛痣中心(中央小动脉干部),其辐射状小血管网即褪

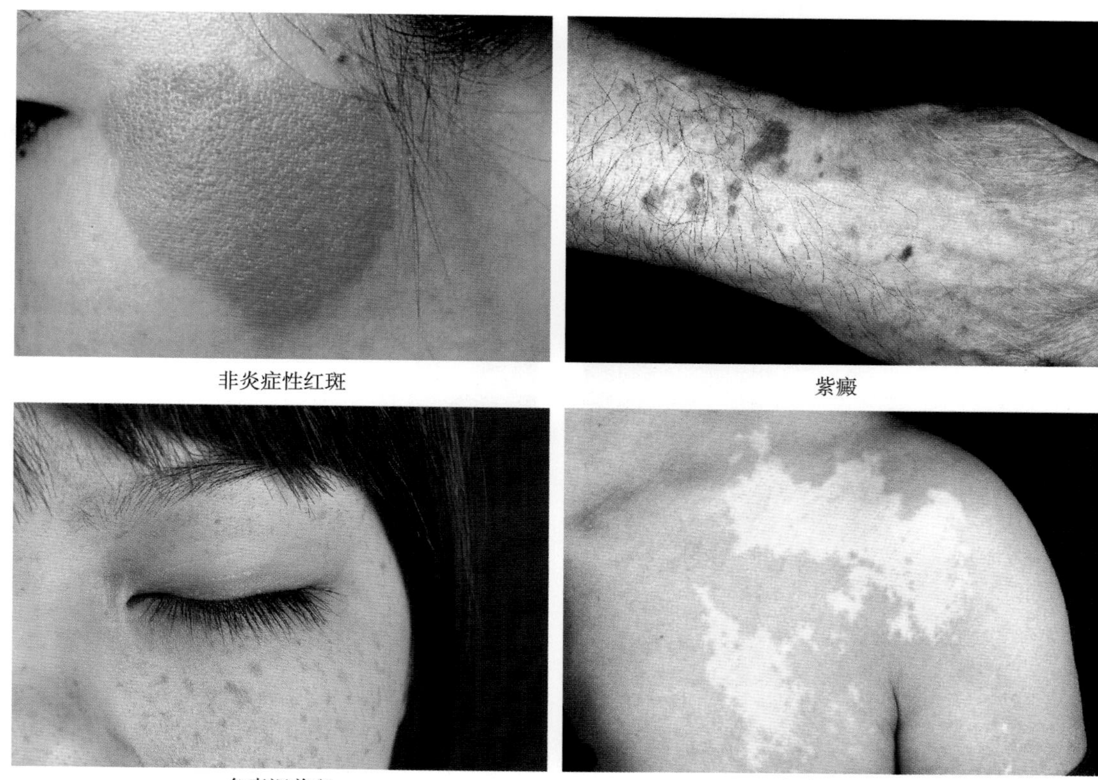

图 7-2　非炎症性红斑

表 7-9　色素沉着 / 减退斑应鉴别的皮肤病

色斑	鉴别疾病
色素沉着	1. 局部性　雀斑、雀斑样痣、黄褐斑、咖啡牛奶斑
	2. 泛发性　色素失禁症、Addison 病、血色病、慢性砷中毒、迟发性皮肤卟啉病、黑变病、恶黑转移所致弥漫性皮肤黑变病
	3. 化学药物性　排卵抑制药和 ACTH（面部色素斑）、细胞抑制药（博来霉素可致皮肤色暗）、氯丙嗪、砷、雷琐辛、苯妥因、米诺环素、金（金沉着病）、银（银沉着病）、氯法齐明
色素减退	1. 局限性　白癜风、斑驳病、无色素痣、花斑癣、炎症后色素减退、白色糠疹、结节性硬化（叶状白斑）、无色素性色素失禁症、结核样型麻风色素减退斑、老年病人白斑常伴糖尿病、甲状腺疾病和恶性贫血
	2. 泛发性　眼 - 皮肤白化病、苯丙酮尿症

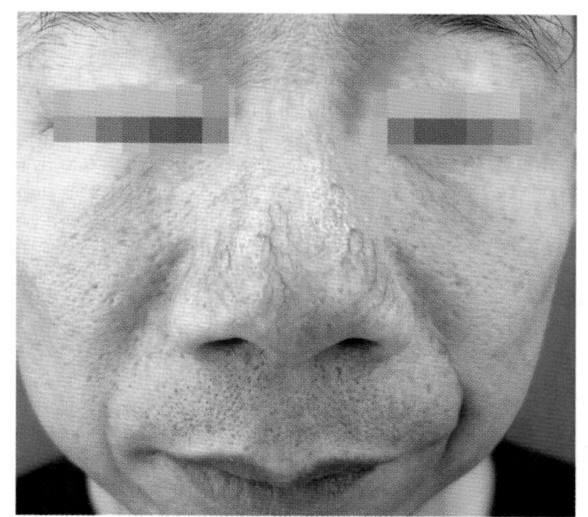

图 7-3　毛细血管扩张

表 7-10　毛细血管扩张应鉴别的皮肤病

分类	鉴别疾病
原发性皮肤病	遗传性出血性毛细管扩张症、共济失调毛细血管扩张症、泛发性原发性毛细血管扩张症、蜘蛛痣状毛细血管扩张症、先天性大理石样毛细血管扩张症
继发性皮肤病	静脉高压、酒渣鼻、紫外线皮肤损伤、放射性皮炎、皮肤异色病、类癌综合征、Raynaud 病、甲周毛管扩张（甲周红斑）、系统性红斑狼疮、皮肌炎、硬皮病、盘状红斑狼疮、系统性硬皮病、面部斑状毛细血管扩张、激素依赖性皮炎

色，解除压迫后又复现。孕妇可出现，偶可见于正常人。

4. 丘疹（papule）　丘疹为圆形、类圆形、圆锥形或多角形，表现为尖顶、平顶、圆顶或脐凹状，位于真皮内，在皮脂腺周围、汗腺导管开口处或毛囊处（图 7-4，图 7-5）。介于斑疹和丘疹之间者称斑丘疹（maculopapule）；丘疹顶端伴有小疱者称丘疱疹；伴有小脓疱者称丘脓疱疹。其鉴别见（表 7-11）。

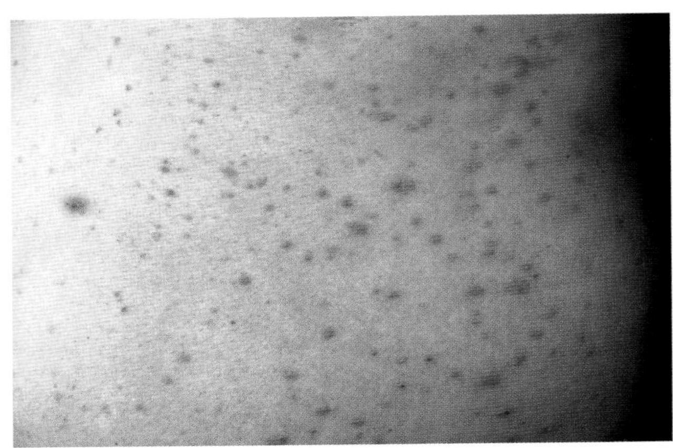

图 7-4　丘疹
非炎性丘疹。

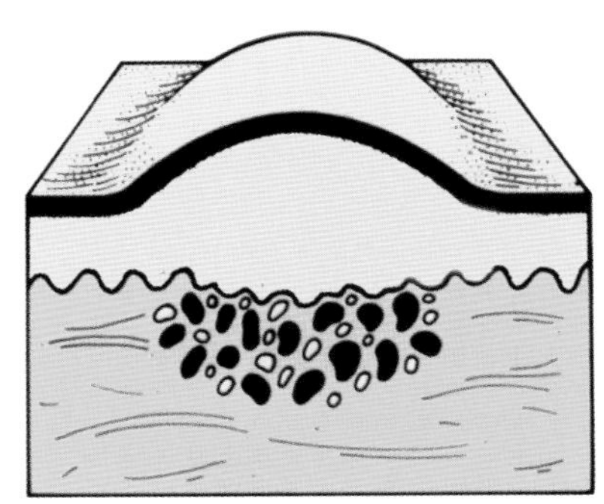

图 7-5　丘疹
系局限性、隆起性、实质性损害，直径小于 1cm。

表 7-11　斑丘疹应鉴别的皮肤病

疾病分类	常见疾病
病毒感染	麻疹、风疹、埃可病毒、肠病毒、HIV、登革热、腺病毒、EB 病毒感染
细菌及其他感染	脑膜炎球菌血症、淋球菌血症、二期梅毒、立克次体感染性疾病（落基山斑点热及其他）、莱姆病、支原体
过敏反应	荨麻疹性反应、药物引起的反应、放射造影剂引起的反应
其他	髓细胞白血病、移植物抗宿主反应、Still 病、多形红斑、系统性红斑狼疮、皮肌炎

5. 斑块（plaque）　高出皮面，表面粗糙或平滑，触之有坚实感（图 7-6）。其鉴别（表 7-12）。

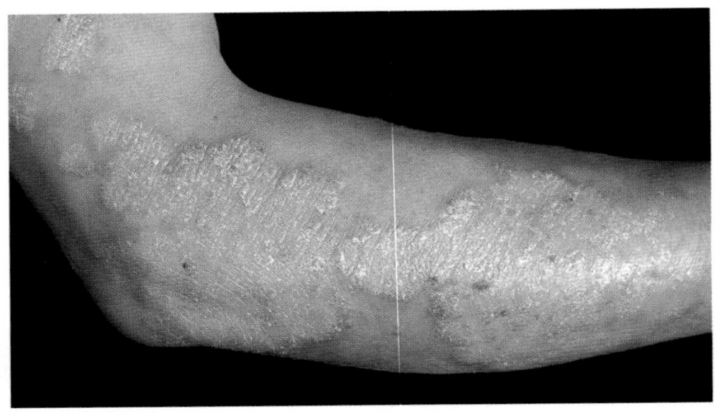

图 7-6　斑块（寻常型银屑病）

表 7-12　斑块损害应鉴别的皮肤病

受累部位	鉴别疾病
累及表皮	鲍恩病：红褐色，覆有鳞屑，角化不全，棘层肥厚，棘细胞排列紊乱，有异型性 脂溢性角化病：褐色，角化过度，棘层肥厚
累及真皮	睑黄瘤：黄色，表面光滑，真皮上部分泡沫样巨噬细胞浸润，真皮脂质蓄积 胫前黏液性水肿：肤色，硬结样，结缔组织黏蛋白弥漫性沉积 慢性单纯性苔藓：肤色，皮肤增厚，表皮和真皮乳头层增生
累及表皮和真皮	盘状红斑狼疮：红色，可伴色素脱失，表皮变薄，抗原 - 抗体沉积于真 - 表皮交界处

6. 水疱（blister）和大疱（bulla）　水疱顶部可呈圆形、尖形或脐凹状，如牛痘样湿疹。如疱内含浆液，呈淡黄色；疱内含血液，呈红色（称血疱）；疱内含淋巴液则澄清透明。损害可位于角质层下，如白色粟粒疹（白痱）、表皮中下部如寻常型天疱疮，或表皮下如疱疹样皮炎。水疱可直接发生或由斑疹或丘疹演变而来，水疱可为单房性或多房性。分布散在，或成簇如单纯疱疹。水疱疱壁可松弛或紧张（图 7-7~ 图 7-9），其鉴别见表 7-13，表 7-14。

表 7-13　表皮内的水疱和大疱应鉴别的皮肤病

水疱类别	疾病与特征
海绵水肿	变应性接触性皮炎：瘙痒，丘疹、水疱、大疱，棘层海绵水肿，真皮炎症
气球样变	手 - 足 - 口病：手、足及口腔黏膜的卵圆形疱疹，表皮气球样变性，真皮炎症
棘层松解	Hailey-Hailey 病：红色，皮肤擦烂处形成浸渍斑，棘层松解和表皮增生

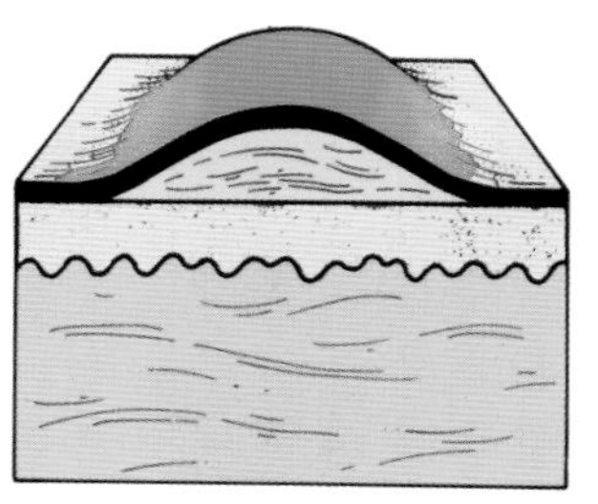

角层下水疱

表皮内水疱

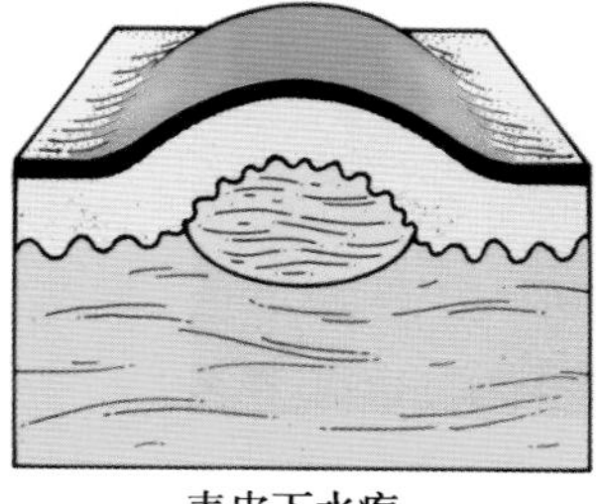

表皮下水疱

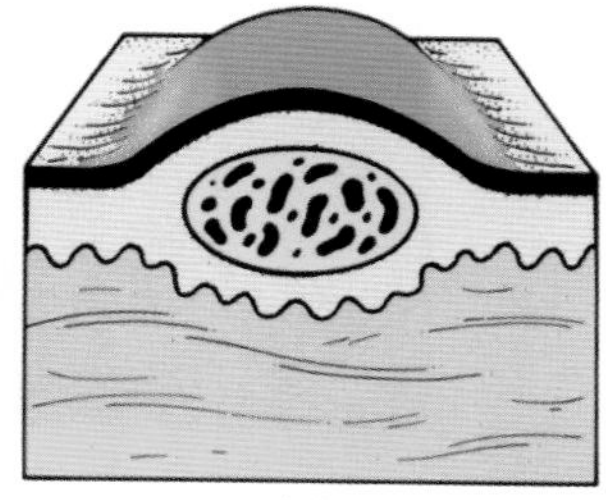

脓疱

图 7-7 水疱与大疱
为高出皮面的、内含液体的局限性、腔隙性损害。直径小于 0.5cm 者称为小疱，大于 0.5cm 者称为大疱；疱液浑浊为脓疱。

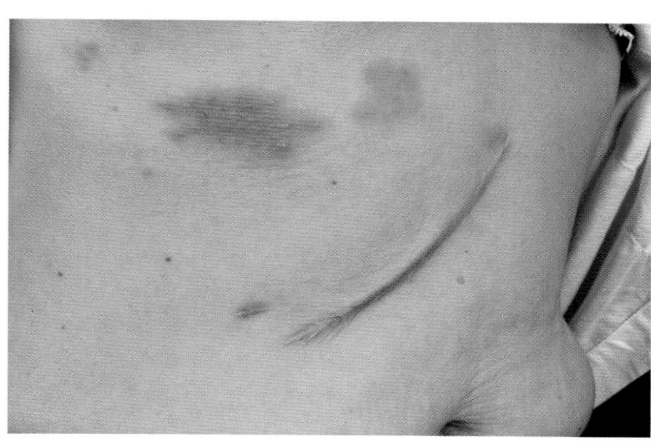

图 7-8 水疱（带状疱疹）

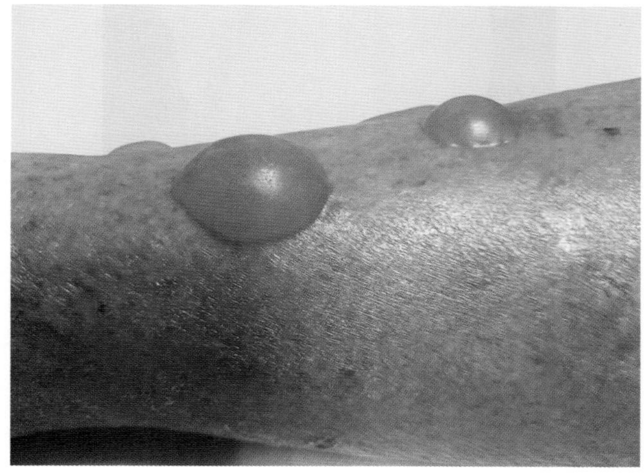

图 7-9 大疱（暨南大学医学院附属医院 郑炘凯惠赠）

表 7-14 表皮下水疱和大疱应鉴别的皮肤病

大疱类别	疾病与特征
以中性粒细胞为主	疱疹样皮炎：剧烈瘙痒的疱疹
以嗜酸性粒细胞为主	大疱性类天疱疮：疱壁紧张大疱
以淋巴细胞为主	多形红斑（真皮型）：虹膜状损害，黏膜受累

7. 脓疱（pustule） 疱液混浊，可稀薄或黏稠，周围可有红晕（图 7-10）。脓疱可为单房，也可为多房。脓疱可位于角层下，如脓疱疮和角层下脓疱病，可位于表皮内如天花；丘疹上的脓疱称为丘脓疱疹，大多由化脓菌感染所致如脓疱疮，少数由非感染因素引起，如脓疱性银屑病、脓疱性粟粒疹。

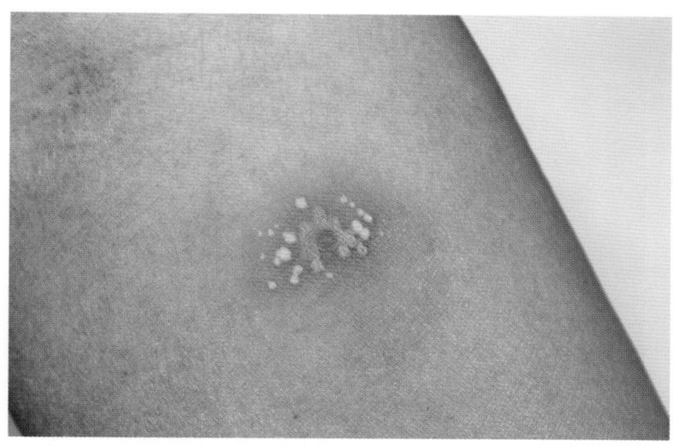

图 7-10 脓疱（脓疱性银屑病）

8. 水肿（edema） 如手指加压组织发生凹陷，称凹陷性水肿，有的指压并无凹陷，称非压陷性水肿，如胫前黏液性水肿、象皮肿；药物性水肿见于使用糖皮质激素、性激素、胰岛素者；结缔组织病水肿，见于硬皮病、皮肌炎。

9. 结节（nodule） 呈圆形或类圆形，大小为粟粒样至樱桃样，有一定硬度。结节可位于表皮内，如鲍恩病；可位于表皮和真皮内，如疖；可位于真皮或皮下组织，组织学可有肉芽肿改变，如深部真菌病。结节可高出皮面，如皮肤结核；可不高出皮面，如脂肪瘤。结节可自行吸收，亦可破溃而形成溃疡。结节直径大于 2~3cm 者称肿块。肿瘤可表现为结节（图 7-11~ 图 7-13）。其鉴别（表 7-15）。

表 7-15 结节性损害应鉴别的皮肤病

结节分类	鉴别疾病
良性结节	疣、皮脂腺增生、角化棘皮瘤、脂肪瘤、结节性痒疹、结节病、皮肤纤维瘤、色素痣
恶性结节	恶性黑素瘤、基底细胞癌、鳞状细胞癌
炎性结节	结节性红斑、鼻硬结病、挤奶人结节
代谢性结节	黄瘤、痛风结节
血管肿瘤	血管瘤、化脓性肉芽肿、Kaposi 肉瘤

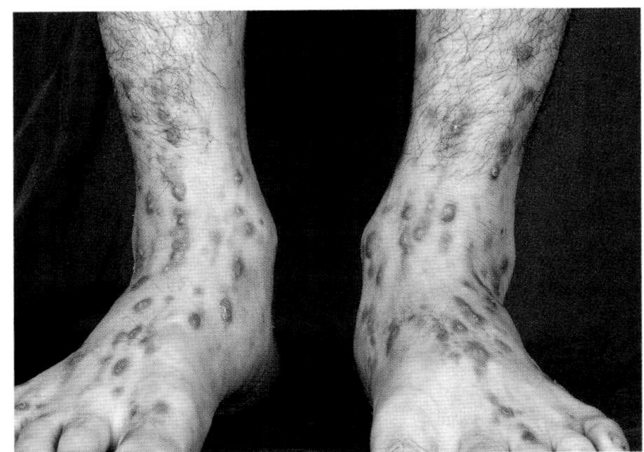

图 7-11　结节

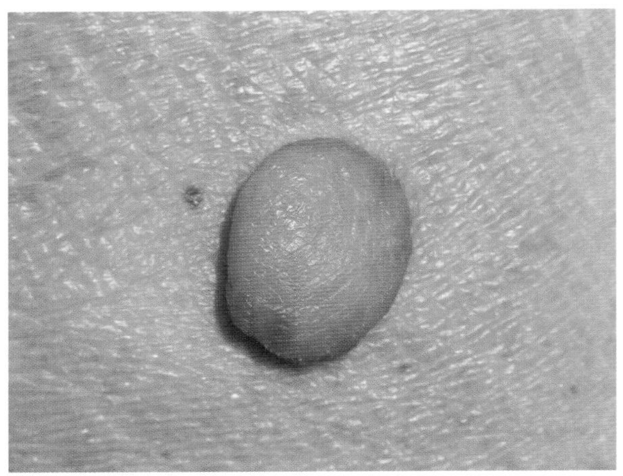

图 7-12　结节
高出皮面。

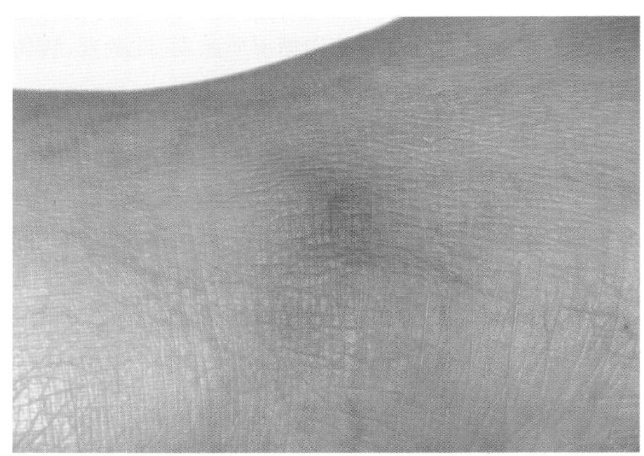

图 7-13　结节
稍高出皮面。

10. 囊肿(cyst)　呈圆形或类圆形,触之有弹性感。一般位于真皮或皮下组织。如表皮样囊肿,其壁为表皮样,囊内为排列成层的角质。表皮样囊肿包括植入性表皮样囊肿和粟丘疹。其他囊肿尚有多发性脂囊瘤、皮样囊肿、毛发囊肿(图 7-14,图 7-15)。

11. 风团(wheal)　是真皮内毛细血管和小静脉通透性增加所致(图 7-16,图 7-17)。呈淡红或苍白色,圆形、卵圆形或

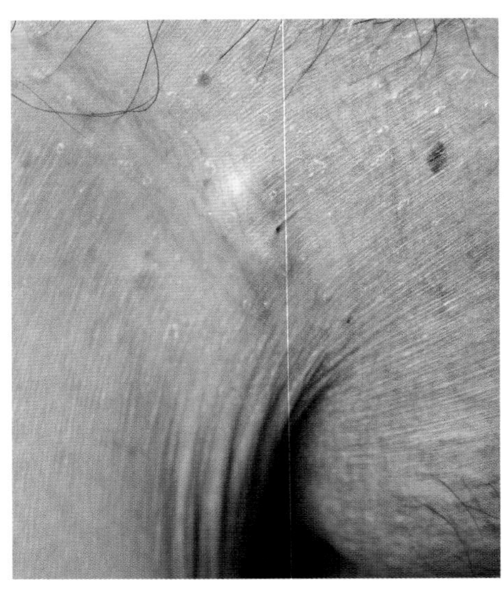

图 7-14　囊肿
内含液体、黏稠物质和细胞成分的局限性囊性损害。

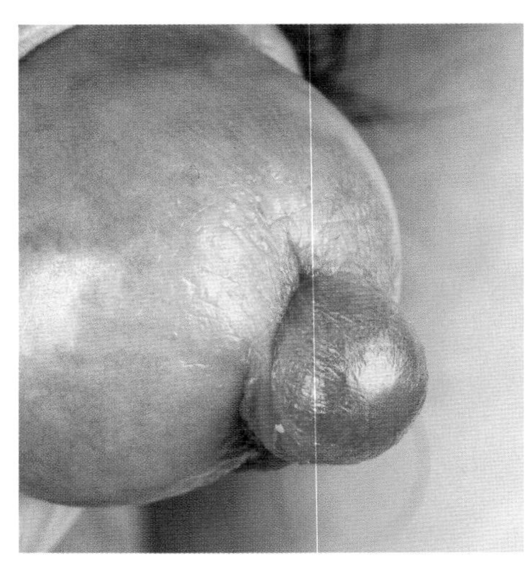

图 7-15　囊肿(阴茎中线囊肿)

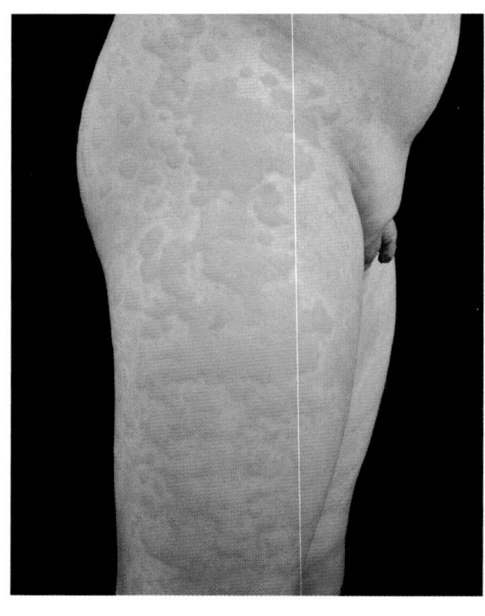

图 7-16　风团

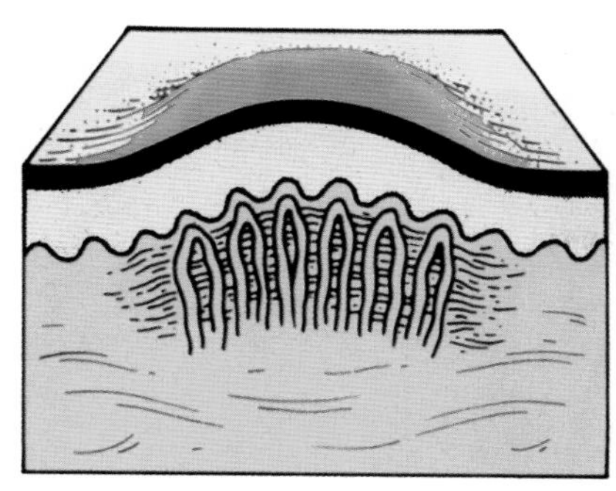

图 7-17　风团
系因真皮浅层水肿所引起的暂时性、局限性隆起性损害。

图案状，边缘不规则，常于数小时至 10 余小时内消退，消退后不留痕迹，如荨麻疹。有荨麻疹样反应的还有色素性荨麻疹（肥大细胞增生症）、恶性疾病、感染、消化、内分泌等全身疾病亦可引起风团损害。其鉴别（表 7-16）。

12. 肿瘤（Tumor）　表现为多种多样，如乳头状、蕈状、息肉状、结节状、囊状、弥漫肥厚状、溃疡状。

表 7-16　风团损害相关病因及疾病鉴别

病因 / 疾病	举例
药物	阿司匹林、抗生素、阿片类。血管性水肿可与血管紧张素转换酶抑制剂（ACEI）如卡托普利相关
食物	鱼、贝壳类海鲜、胡桃及鸡蛋
感染	乙肝病毒、EB 病毒、寄生虫、白念珠菌、局部细菌感染
吸入物	动物皮屑、花粉、食物、化学物质
昆虫叮咬	IgE 介导所致如蜘蛛、蚂蚁、蚊虫叮咬，相关疾病有丘疹性荨麻疹
接触性荨麻疹	动物皮屑或唾液、食物、药物、昆虫（如蛾、毛虫）和水母直接释放的介质物质
系统疾病	结缔组织病、肿瘤、内分泌疾病、色素性荨麻疹、血清病、荨麻疹性血管炎
精神因素	精神因素可以加重荨麻疹
遗传基因	常染色体显性遗传，如遗传性血管性水肿、振动性血管性水肿及迟发寒冷性血管性水肿。其他的遗传性荨麻疹类型包括 Muckle-Wells 综合征（荨麻疹、听力减退、淀粉样变）、家族局限性迟发性热性荨麻疹、红细胞生成性血卟啉病伴日光性荨麻疹、C3b 激活抑制因子缺乏伴荨麻疹
物理因素	如冷刺激、压力、振动、光诱发的荨麻疹，物理因素导致的荨麻疹及血管性水肿占总数的 15%
特发性	15%~20% 的慢性荨麻疹和血管性水肿能被归类到上述各种类型中，而特发性占 80%

二、继发损害（secondary lesion）

1. 鳞屑（scale）　正常人有看不见的细小而菲薄的表皮脱落，然而当角蛋白迅速形成或正常角化受到干扰时，则引起病理性表皮剥脱而产生鳞屑。花斑癣、白色糠疹有糠秕状鳞屑；剥脱性皮炎有大片鳞屑；脂溢性皮炎呈淡黄色油腻性鳞屑；银屑病因空气渗入而呈银白色鳞屑（图 7-18，图 7-19）。

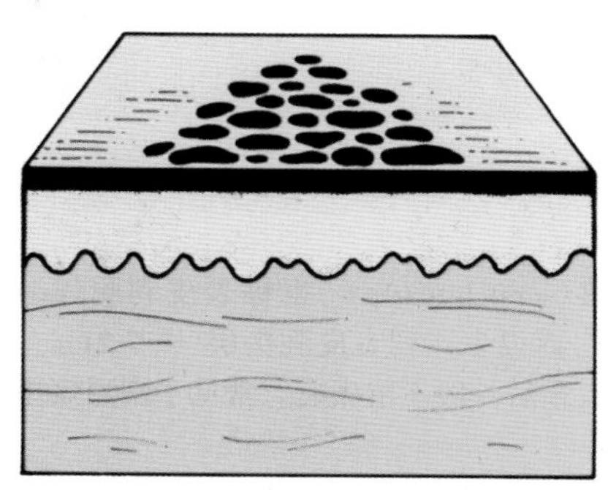

图 7-18　鳞屑
为脱落或即将脱落的角质层。

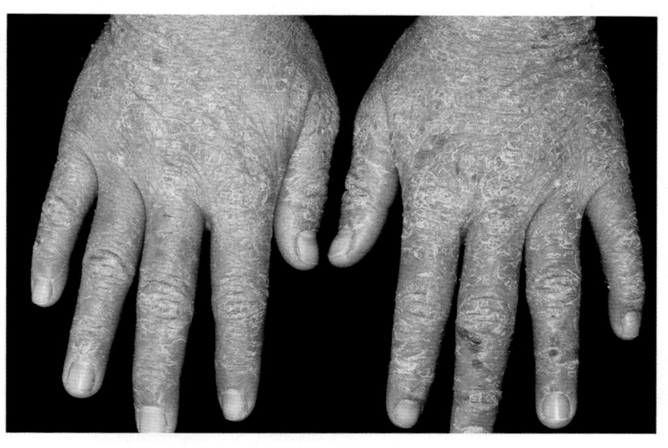

图 7-19　鳞屑（红皮病患者双手大片鳞屑）

2. 角化（keratosis）　皮面上的鳞屑、棘刺、角化物、或毛孔的栓塞或棘刺。角化可位于表皮、毛孔、汗孔。表皮角化与皮面平行排列如鳞屑，或垂直如棘刺。其鉴别（表 7-17）。

表 7-17　皮肤角化损害应鉴别的皮肤病

类别	疾病及特征
角化过度	寻常性鱼鳞病：层状，角化异常
角化不全	银屑病：角质层的角化不全区和角质层下包含中性粒细胞形成小丘样，Munro 脓肿
角化过度和角化不全	毛发红糠疹：角化过度周围有角化不全

3. 浸渍（maceration）　常发生在指 / 趾缝等皱折部位（图 7-20）。如水稻农民或糜烂型足癣趾间浸渍，浸渍处如受摩擦，则可发生表皮脱落，形成糜烂。在多汗症中浸渍可累及整个足底。

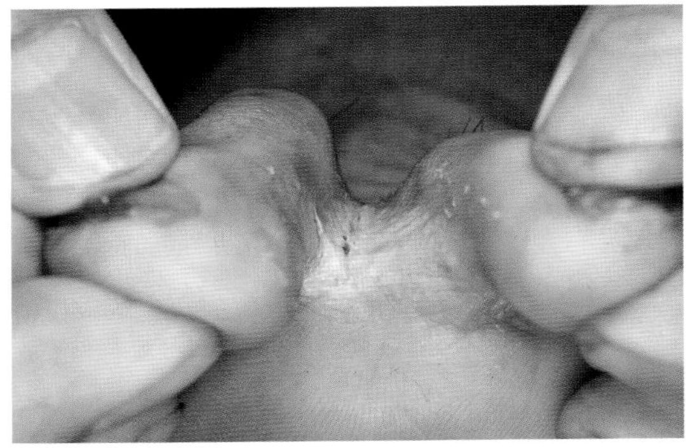

图 7-20 浸渍

4. 抓痕(scratch marks) 也称表皮剥脱(excoriation),常仅累及表皮,而很少达到真皮乳头层(图 7-21)。表面常呈线条状或点状,预后一般不留瘢痕。常见于剧烈瘙痒性皮肤病。

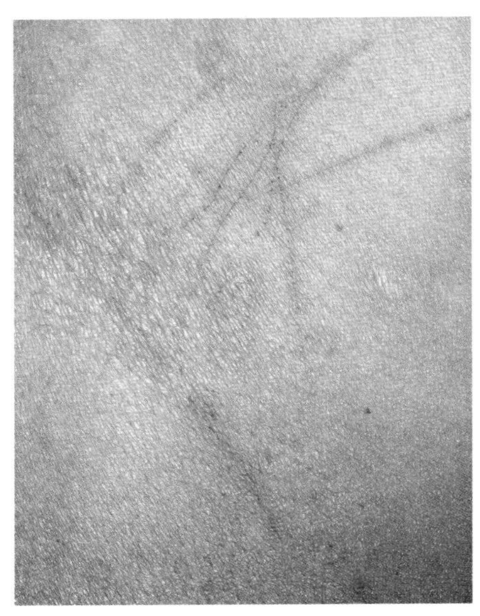

图 7-21 抓痕

5. 糜烂(erosion) 常由水疱或脓疱破溃,浸渍表皮脱落或丘疱疹表皮的破损等损伤所致。因损害表浅,基底细胞未全损害,故预后不留瘢痕。如湿疹和天疱疮的糜烂。中毒性表皮坏死松解症可有大片糜烂(图 7-22,图 7-23)。

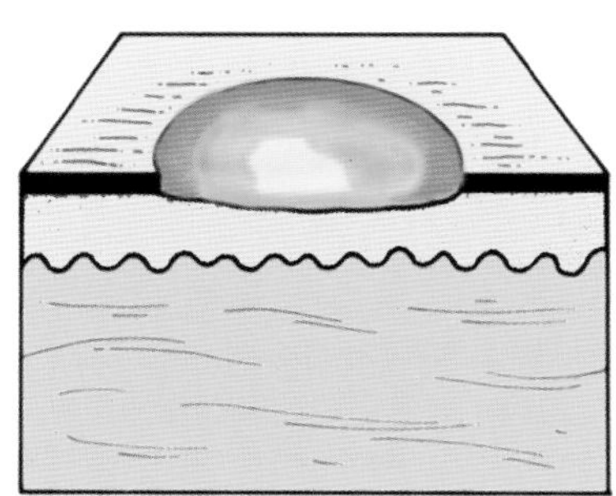

图 7-22 糜烂
为表皮或黏膜上皮的缺损,露出红色湿润面。

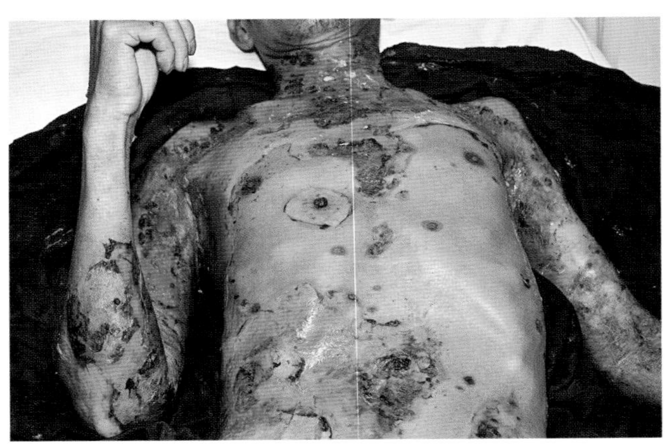

图 7-23 糜烂(寻常型天疱疮,表皮剥脱后露出鲜红色糜烂面)

6. 溃疡(ulceration) 其形态、大小及深浅,可因病因和病情轻重而异。主要是由结节或肿块破溃、或外伤后而形成(图 7-24,图 7-25)。溃疡愈合后可形成瘢痕。感染性溃疡,如下疳样脓皮病;肿瘤性溃疡,如鳞状细胞癌。其鉴别见(表 7-18)。

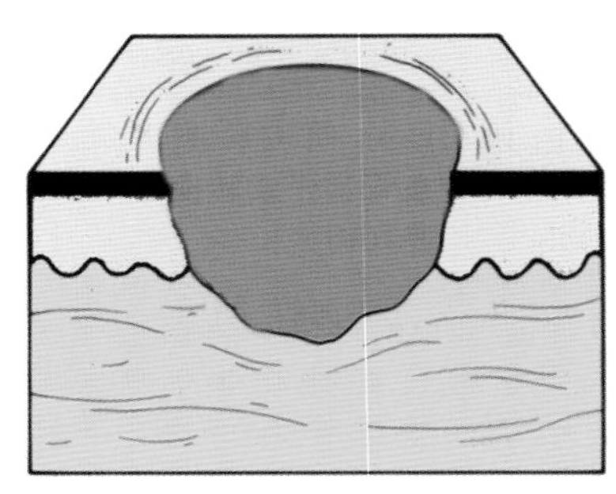

图 7-24 溃疡
为皮肤或黏膜深层真皮或皮下组织的局限性缺损。

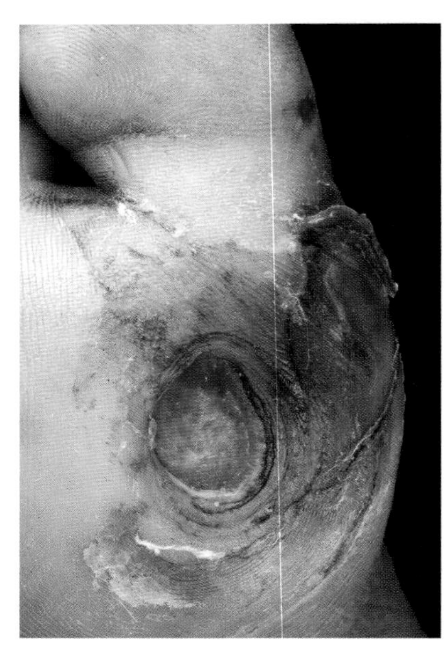

图 7-25 溃疡

表 7-18　皮肤溃疡应鉴别的皮肤病

溃疡分类	鉴别疾病
原发性皮肤病	静脉曲张性溃疡、动脉性硬化性溃疡、青斑血管炎、鳞状细胞癌、深脓疱疮、硬下疳、深部真菌病
系统性疾病	白细胞碎裂性血管炎、血红蛋白病、胆固醇栓塞、类脂质渐进性坏死、铬溃疡、Raynaud 现象、坏疽性脓皮病、糖尿病性溃疡、白塞病

7. 坏疽(gangrene)　坏死组织经腐败菌分解，产生硫化氢，与血红蛋白中铁结合，形成硫化铁，使坏死组织呈黑色。边界清楚，疼痛。坏疽可分为：①干性坏疽；②湿性坏疽。

8. 裂隙(fissure)　深度常可达真皮，并伴有疼痛或出血。多发生于掌跖、指/趾关节部位以及口角、肛周等处，可与皮线一致。常由于局部皮肤干燥或慢性炎症等引起皮肤弹性减弱或消失，再加外力牵拉而形成。常见有皲裂的皮肤病有感染性如角化型足癣，物理性如手足皲裂(图 7-26、图 7-27)。

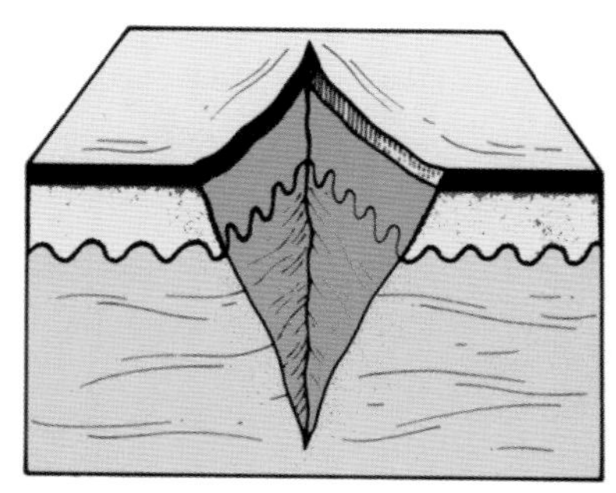

图 7-26　裂隙(皲裂)：系皮肤的线条状裂口

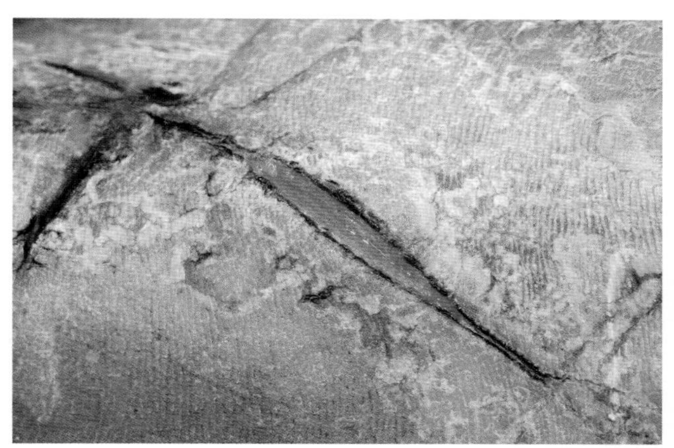

图 7-27　裂隙(皲裂)

9. 痂(crust)　其颜色可因内含成分不同而异，例如浆液性痂呈淡黄色，脓痂呈黄绿色，血痂则呈棕色或黑褐色(图 7-28、图 7-29)。有特异的黄癣痂，梅毒疹的蛎壳状痂。

10. 硬化(sclerosis)　局限性或弥漫性皮肤变硬，硬皮病中最典型，其他有慢性淋巴水肿、慢性淤积性皮炎等。

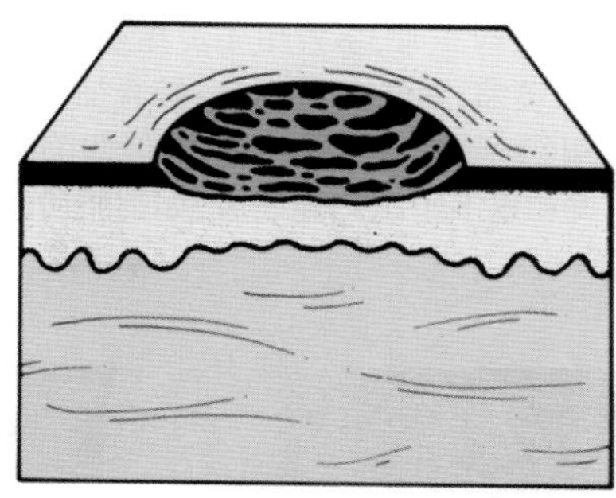

图 7-28　痂

是由皮损表面的浆液、脓液、血液及脱落组织等干燥、凝合而成的附着物，常因水疱、脓疱破裂所致。

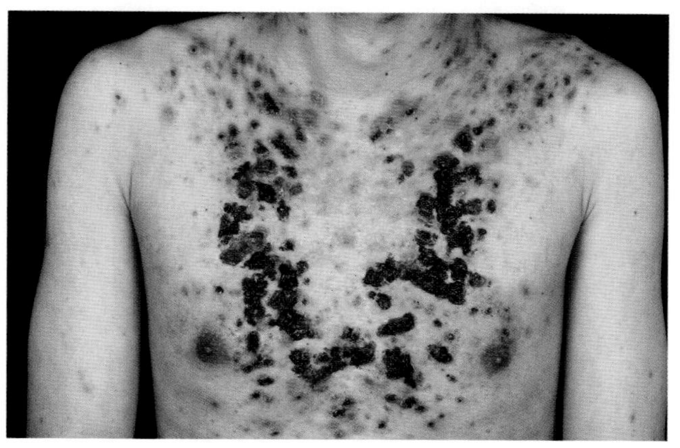

图 7-29　浆痂

11. 苔藓样变(lichenification)　亦称苔藓化。表现为多角形丘疹，群集或融合成片，触之有增厚及实质感。系由经常搔抓或摩擦使角质层及棘层增厚，真皮产生慢性炎症等改变所致(图 7-30)，常见于神经性皮炎、慢性湿疹。

12. 萎缩(atrophy)　可分为①表皮萎缩：为局部表皮菲薄，表皮细胞层数减少，呈半透明羊皮纸样，表面可有细皱纹，正常皮纹多消失，如老年皮肤表皮萎缩；②真皮萎缩：为真皮结缔组织减少所致，常伴有皮肤附属器萎缩。表现为局部皮

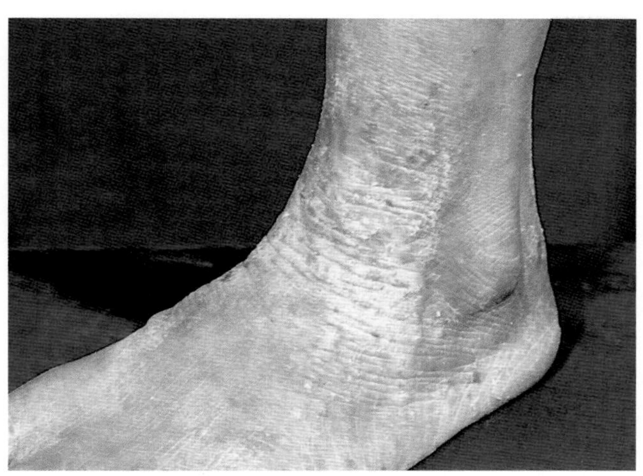

图 7-30　苔藓样变

肤凹陷、变薄，但皮纹正常，多发生于炎症或外伤之后。表皮与真皮同时发生萎缩，如妊娠、Cushing 综合征中的萎缩纹（图 7-31）；③皮下组织萎缩：局部皮纹正常，但凹陷明显，如脂肪营养不良，真皮和皮下组织均萎缩者，如类脂质渐进性坏死。其疾病及特征（表 7-19）。

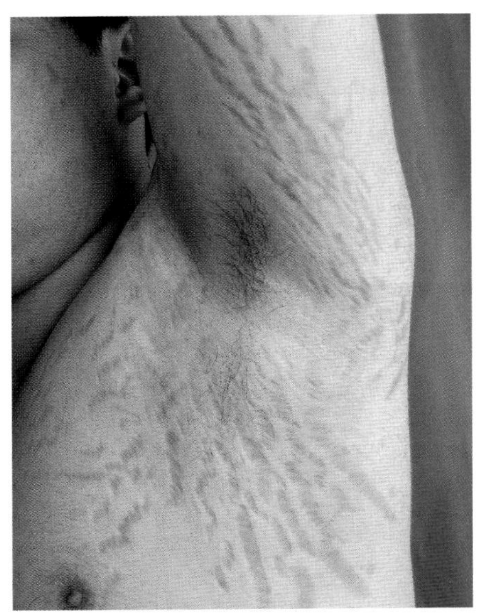

图 7-31　萎缩纹

表 7-19　皮肤萎缩特征及应鉴别的皮肤病

类别	疾病及特征
表浅部萎缩	硬化性萎缩性苔藓：萎缩性白色丘疹，伴毛囊角栓，瘙痒 血管性萎缩性皮肤异色症：萎缩处色素形成障碍，毛细血管扩张，和皮肌炎相关
深部萎缩	真皮网状层缺失 斑状萎缩性皮炎：皮肤局限性松弛，柔软，凹陷，弹力纤维缺失 皮下脂肪缺失 脂肪层营养不良：脂肪区深凹陷，常于注射部位发生。

13. 瘢痕（scar）　为正常修复和愈合的过程。纤维化的肉芽组织颜色灰白，质地较硬，缺乏弹性，与皮面齐平，为一般损害之瘢痕（图 7-32）。表皮呈粉红、紫色或棕色的光滑、无皮纹亦无毛发等皮肤附属器，增生明显而隆起的坚实损害，称增生性瘢痕（图 7-33）；局部凹陷，皮肤变薄，柔软而发亮者，称萎缩性瘢痕。

14. 瘢痕疙瘩（keloid）　或称瘢痕瘤，是皮肤损伤后结缔组织大量增生形成，为蟹足状样的坚硬结节和斑块，损害超过原来创伤的范围，这点可与增生性瘢痕鉴别，瘙痒或疼痛。

三、各类皮肤黏膜损害的特点

1. 部位与分布　皮损的部位与分布常是诊断皮肤病的重要依据之一（图 7-34，图 7-35），如皮损是暴露部位还是遮盖

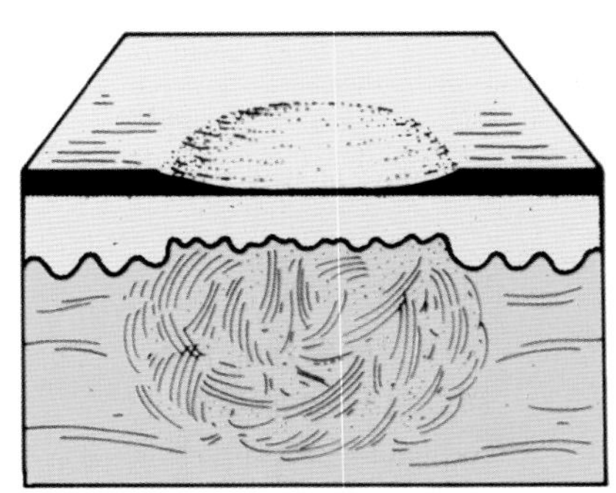

图 7-32　瘢痕

为真皮或真皮下组织的缺损或破坏，经新生结缔组织修复而成。

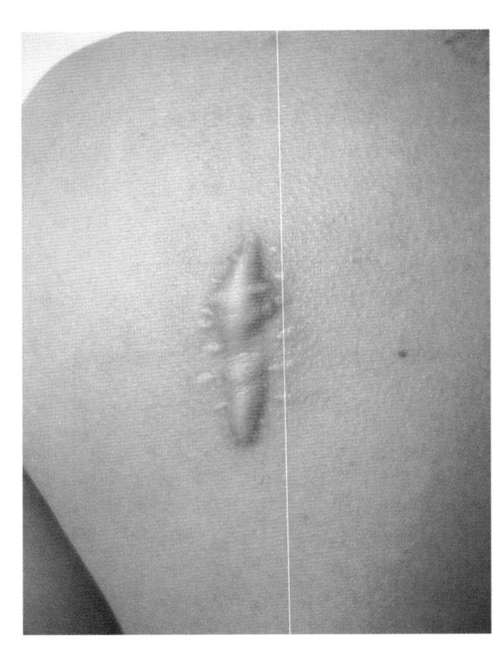

图 7-33　增生性瘢痕（广东医科大学附属医院　谢嘉豪惠赠）

部位，是伸侧、屈侧或间擦部位，是全身性、泛发性、播散性还是局限性，是对称性、双侧性还是单侧性；是否沿神经、血管分布等，如近关节部位结节多为风湿性结节。群集成簇、沿皮神经分布，见于带状疱疹，呈同心形见于环形红斑。如皮肤黏膜交界处多为单纯疱疹，肘窝和腘窝对称者多为特应性皮炎，掌跖深在水疱多为汗疱疹。头皮、眉弓、鼻唇沟是脂溢性皮炎的好发部位（表 7-20，表 7-21）。

2. 性质　应明确是何种皮损，是原发损害还是继发损害，如瘙痒症仅有继发损害而无原发损害；是单一皮损还是多种皮损，如为多种皮损则又以何种为主。

3. 形态　为圆形、椭圆形、环形、弧形、地图形、多角形或不规则形等。如皮肤损害为环状或弧形者，有体癣、荨麻疹、离心性环状红斑、环状肉芽肿；与全身疾病有关者有匐行性回形红斑、慢性游走性红斑；此外，还有二期梅毒环状损害、亚急性红斑狼疮的环形皮疹。靶形红斑为多形红斑所特有；边缘匐行见于晚期梅毒树胶肿（表 7-22）。

4. 排列　为散在或融合，孤立或群集，呈线状、带状、弧形或不规则形排列等。对称排列可能为湿疹、特应性皮炎；群

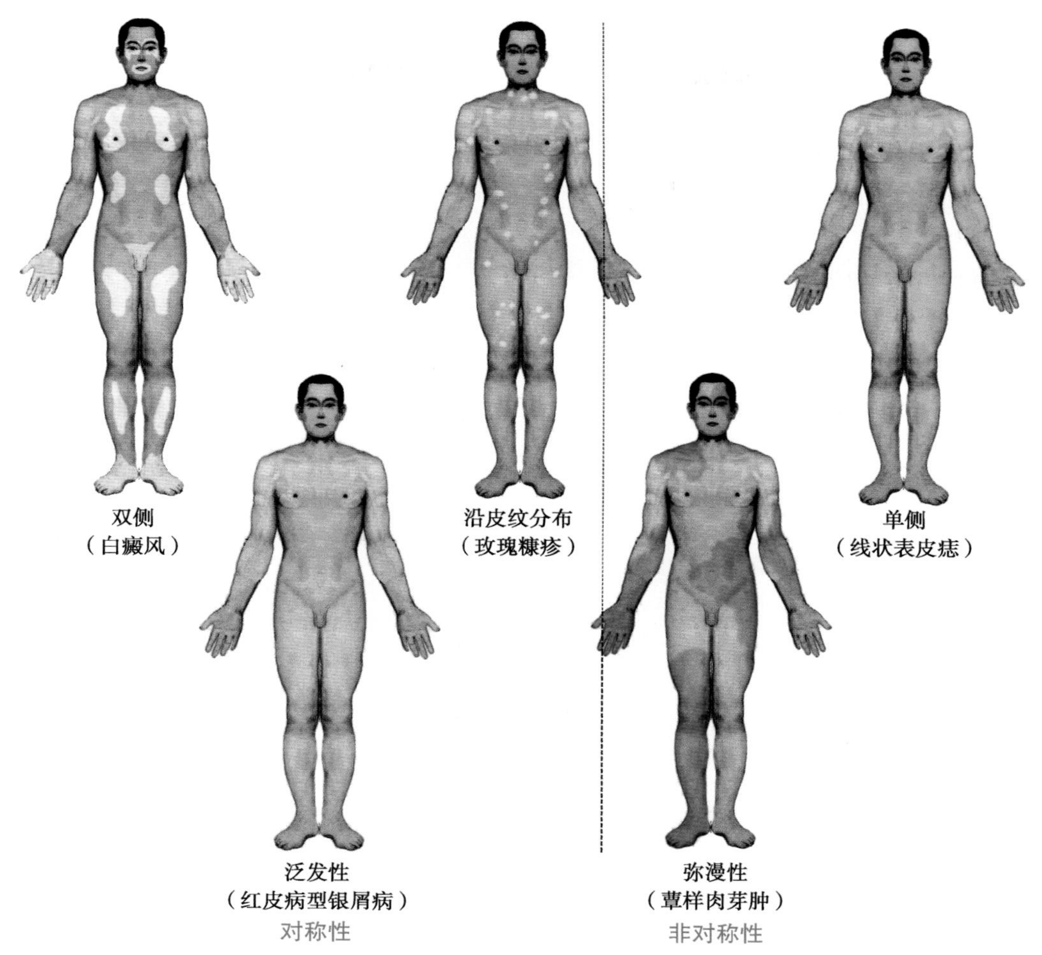

图 7-34　皮损广泛分布模式图

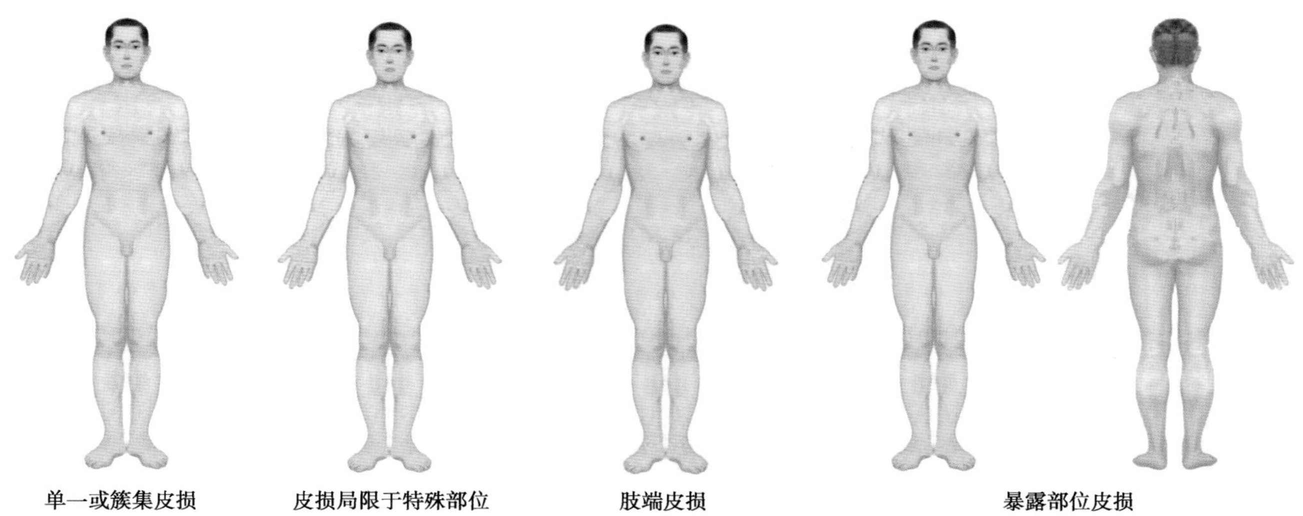

图 7-35　皮损局限性分布模式图

表 7-20　常见皮肤病的好发部位

病名	好发部位
单纯疱疹	唇、口周、颊黏膜、上腭、外生殖器
带状疱疹	肋间神经、三叉神经支配皮肤区域
水痘	面部、躯干，四肢较少
花斑糠疹	面颈、躯干、腋下等汗腺丰富处
念珠菌病	腹股沟、乳房下、阴道、包皮、龟头、口腔、甲沟
皮肤癣菌病	趾间、腹股沟、腰、发、头皮
疥疮	指缝、腕、屈面、肘窝、下腹、股内侧、阴囊
虫咬皮炎	暴露部位
寻常痤疮	面、胸、背部等皮脂腺发达区
玫瑰痤疮	鼻、面颊、颏部
脂溢性皮炎	头皮、眉弓、鼻唇沟、腋窝、会阴等皮脂腺较多部位
特应性皮炎	面颊、肘窝、腘窝、小腿伸侧
淤积性皮炎	踝部、小腿下段
汗疱疹	掌、跖、指 / 趾侧
银屑病	头皮、肘、膝、臀、指甲，可泛发
扁平苔藓	腕、踝、前臂、胫前、口腔，可泛发
毛周角化病	上臂、股外侧、臀部
玫瑰糠疹	躯干（圣诞树样模式）、四肢近心端
黄褐斑	颧颊部、前额、上唇部
白癜风	面、颈、手指、外生殖器等处
日光角化病	日晒区
固定性药疹	口唇、外生殖器、手足背
脂溢性角化病	面部（尤其是颞部）、手背、躯干、上肢
基底细胞癌	面部
瘢痕疙瘩	上胸，尤其是胸骨前区
樱桃样血管瘤	躯干
湿疹样癌	单侧乳头及乳晕、男性阴囊、女性外阴
软纤维瘤	颈、腹股沟、腋窝

表 7-21　身体各部好发的皮肤病

部位	皮肤病
头皮	银屑病、脂溢性皮炎、石棉状糠疹、皮脂腺痣、毛囊炎、脓癣、疣、硬皮病、盘状红斑狼疮
面部	蠕形螨病、丹毒、黄褐斑、黑变病、痤疮、酒渣鼻、皮脂腺增生、皮脂腺瘤、毛囊炎、念珠菌性肉芽肿、脂溢性皮炎、红斑狼疮、皮肌炎、日光性皮炎、带状疱疹、单纯疱疹、单纯糠疹、基底细胞癌、鳞状细胞癌、黑素瘤、角化棘皮瘤、脂溢性角化病、日光角化病、汗管瘤、粟丘疹、睑黄瘤
躯干	银屑病、花斑癣、玫瑰糠疹、毛发红糠疹、疥疮、带状疱疹、皮肤白血病、蕈样肉芽肿、天疱疮、大疱性类天疱疮、疱疹样皮炎、二期梅毒疹、病毒疹、药疹、麻风、痣、脂溢性角化病、基底细胞癌、瘢痕疙瘩、神经纤维瘤、血管瘤、多发性脂囊瘤、痤疮
上肢	接触性皮炎、特应性皮炎、扁平苔藓、湿疹、脂溢性角化病、日光角化病、硬皮病、皮肌炎、皮肤纤维瘤
小腿	接触性皮炎、特应性皮炎、银屑病、扁平苔藓、紫癜、丹毒、孢子丝菌病、结节性红斑、Kaposi 肉瘤、血管炎、色素性紫癜性皮病、胫前黏液性水肿、湿疹、硬皮病、静脉曲张性湿疹、虫咬皮炎、网状青斑
手部	接触性皮炎、汗疱疹、手癣、癣菌疹、疥疮、二期梅毒疹、甲沟炎、多形红斑、迟发性皮肤卟啉病、疣、鳞状细胞癌、化脓性肉芽肿、环状肉芽肿、掌跖脓疱病、连续性肢端皮炎、指节垫、进行性指掌角皮症、白癜风、手足皲裂、剥脱性角质松解症、硬皮病、皮肌炎
足部	足癣、窝状角质松解症、大疱性表皮松解症、多形红斑、稻田皮炎、掌跖角化病、硬皮病、疣状肢端角化病
外阴和腹股沟	接触性皮炎、脂溢性皮炎、疥疮、阴虱病、银屑病、股癣、念珠菌病、扁平苔藓、间擦疹、生殖器疱疹、重症多形红斑、瘙痒症、尖锐湿疣、硬下疳、扁平湿疣、软下疳、性病性淋巴肉芽肿、湿疹样癌、黏膜白斑、白塞病、固定性药疹、阴茎珍珠样丘疹、女阴假性湿疣、增殖性红斑、鳞状细胞癌、皮脂腺囊肿

表 7-22　皮损形态与皮肤病

形态	皮肤病
球形水疱	汗疱疹、湿疹
脐形水疱	水痘、夏令水疱病
扁平丘疹	扁平苔藓、扁平黄疣、扁平湿疣、扁平疣、疣状表皮发育不良
棘状丘疹	小棘苔藓、毛发红糠疹、尖锐湿疣、寻常疣
脐状丘疹	传染性软疣、匍行性穿通性弹力纤维病、反应性穿通性胶原病、马尼菲青霉病、隐球菌病
带状结节	皮赘、神经纤维瘤
鳞屑性丘疹	银屑病、癣、玫瑰糠疹、扁平苔藓、副银屑病
环形、回形、靶形	多形红斑、麻风、梅毒疹、蕈样肉芽肿、叠瓦癣
网状	扁平苔藓（Wickham 纹）、网状青斑

集排列可能为单纯疱疹、多发性平滑肌瘤、寻常狼疮、局限性淋巴管瘤；皮神经排列可能为疣状痣、带状疱疹；网状分布可能为网状肢端色素沉着症、网状青斑；淋巴管分布可能为孢子丝菌病、淋巴管炎。有关线状和环形排列与皮肤病关系(表7-23)。

表 7-23　皮损排列与皮肤病

排列	皮肤病
对称	湿疹、特应性皮炎
线状	接触性皮炎、匐行疹、线状苔藓、同形反应(扁平疣、银屑病)、色素失禁症、表皮痣、苔藓样念珠状疹、硬皮病
群集	单纯疱疹、带状疱疹、疱疹样皮炎
环状	离心性环形红斑、亚急性皮肤型红斑狼疮、匐行性回状红斑、荨麻疹、钱币状湿疹、疱疹样皮炎、环状肉芽肿、结节病
皮神经走向	疣状痣、带状疱疹、麻风、扁平苔藓
网状分布	青斑样血管病、网状肢端色素沉着症、网状青斑、Franceschetti-Jadassohn 综合征
淋巴管走向	淋巴管瘤、孢子丝菌病、丹毒、淋巴管炎

5. 颜色　皮肤的颜色由黑素、氧合血红蛋白、还原血红蛋白和胡萝卜素等色基构成：①白色皮疹如白癜风、白化病、花斑癣、皮肤钙沉着症等；②肤色皮疹如脂肪瘤、神经纤维瘤、类风湿性结节等；③红色皮疹如虫咬皮炎、樱桃状血管瘤、皮肤白血病、丹毒、银屑病等；④粉红色皮疹如有丘疹性黏蛋白病、淀粉样变、多中心网状组织细胞增生症的丘疹及结节等；⑤红棕色皮疹如结节病、肥大细胞瘤、持久性隆起性红斑、寻常狼疮等；⑥橘红色皮疹如毛囊角化性丘疹、毛发红糠疹、幼年黄色肉芽肿等；⑦蓝色皮疹如静脉湖、文身、蓝痣、胆固醇栓子、银沉着病等；⑧黄色皮疹如黄瘤、痛风石、类脂质渐进性坏死、皮脂腺增生、弹力纤维假黄瘤、黄疸等；⑨紫色皮损如 Kaposi 肉瘤、扁平苔藓等；⑩光散射现象(丁达尔现象)能使皮损颜色为不同波长的光波散射而有所改变，如蒙古斑和蓝痣为灰蓝色或青黑色。

6. 大小及数目　皮损大小常用直径多少厘米或毫米或用实物对比描述，如针头、绿豆、黄豆、鸡蛋或手掌大小等。皮损数目少者应以具体数字表示，皮损数目多时，可以用较多或甚多等来说明。如神经纤维瘤可巨大呈袋状，光泽苔藓细小如针尖来表示。

7. 表面与基底　如表面隆起、凹陷、平顶、尖顶，或呈乳头状、半球状、菜花或脐窝状(图 7-36)，有无鳞屑或痂，基底的宽窄，是否呈蒂状等，如无蒂可为扁平湿疣，有蒂可为皮赘、神经纤维瘤或尖锐湿疣。

8. 边缘与界限　清楚、比较清楚或模糊，整齐或不整齐等。边界清楚如鲜红斑痣，边界不清楚如急性湿疹。

9. 其他　如溃疡的深浅，是否呈潜行性；水疱的大小，是紧张性还是松弛性，疱壁的厚薄以及是否易破；疱液是澄清、混浊还是血性等。溃疡如菜花向外翻卷，可能为鳞状细胞癌；溃疡为潜行性，可能为梅毒树胶肿。

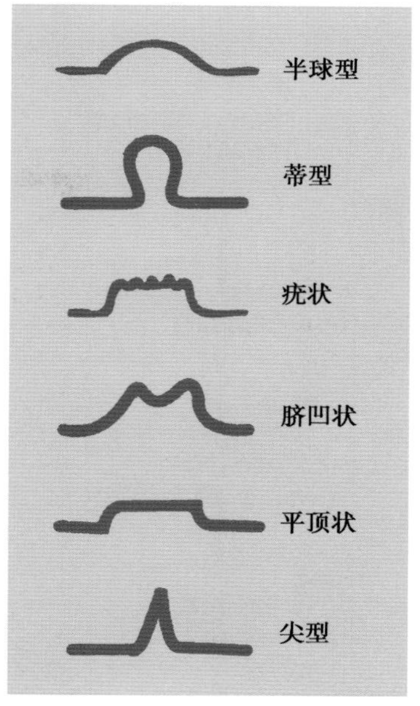

图 7-36　丘疹形态

第四节　临床诊断

诊断和鉴别诊断是临床医师的基本技能，是一个医师医疗水平的重要标志之一。

一、诊断的概念

诊断是医师在对病人进行了一系列病史采集、体格检查和必要的实验室检查以后作出的病情判断。

二、诊断的意义

诊断不仅只是为了判断病情，而且也是为了取得一个科学的、正确的治疗方案。

三、诊断的程序

要得到一完全正确的诊断，需要有一个诊断程序，即诊断的基本资料、诊断思路、诊断依据和诊断标准。第一步是收集完善诊断资料，第二步是根据资料思考诊断，第三步是确立诊断的依据，第四步则是最完全地运用诊断标准。

临床诊断程序　皮肤病的诊断程序与其他临床学科一样，临床诊断也必须根据系统的病史、全面的体格检查和必要的实验室检查，并对所获得的资料进行综合分析，才能作出正确的诊断。临床诊断程序(图 7-37)。

(一) 病史

详细而准确的病史，是最重要的诊断依据。询问和采集病史十分重要，详细的病史应包括如下各项内容：

1. 一般项目。
2. 主诉。
3. 现病史　①病因；②皮损及其演变；③皮损相关的症状；④全身症状：发热、乏力、食欲不振、消瘦；⑤其他：与季节、气候、饮食、环境、嗜好、职业及精神状态等有无关系；⑥诊治经过。
4. 既往史。
5. 个人史。

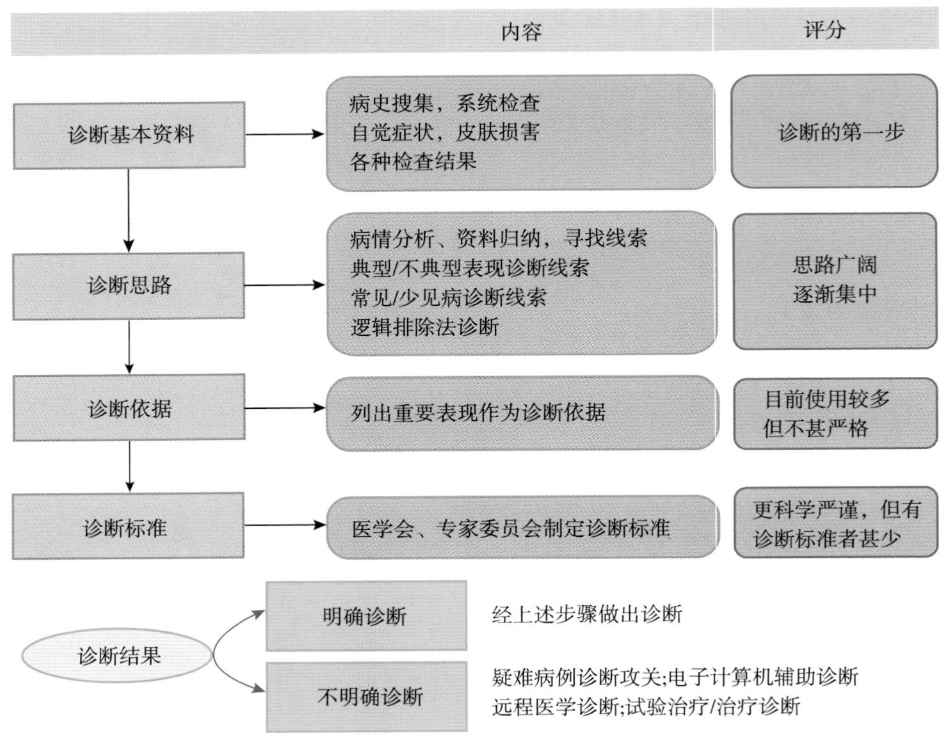

图 7-37 临床诊断程序

6. 家族史。

（二）体格检查

有经验的医师，通过体格检查再结合病史即可对一些典型病例作出印象诊断或初步诊断。

1. 全身检查 皮肤病常伴有全身性或系统性症状，故应注意全身检查。要求基本同内科。

2. 皮肤黏膜检查 皮肤黏膜损害（详见第二章皮肤损害的鉴别诊断）的确认是皮肤诊断的重要方面，检查者的肉眼和放大镜是最重要的检查工具。为了准确地反映皮肤黏膜的损害，应注意如下事项（表 7-24）：

3. 淋巴结检查

（1）全身淋巴结肿大：HIV 感染 /AIDS、二期梅毒、巨细胞病毒（CMV）感染、Reiter 综合征、地方性螺旋体病、品他等（表 7-25）。

（2）腹股沟淋巴结肿大：淋病、硬下疳、软下疳、性病性淋巴肉芽肿、生殖器疱疹、盆腔炎、地方性螺旋体病。

（三）典型临床表现与诊断线索

皮肤性病的临床表现有一些典型的表现，可为诊断的线索，甚至是诊断的依据。现分别叙述：

1. 变态反应性疾病 ①湿疹：对称发生的有聚集倾向丘

表 7-24 皮肤黏膜检查的注意事项

检查光线	应在充足的自然光线下检查，或类似日光的荧光灯均可，因为人工光线或强烈的日光均可影响皮肤的观察效果。有时为了检测轻度隆起或凹陷的损害，可在暗室内用侧光检查。某些皮损需从不同角度和距离进行观察
诊室温度	诊室温度应适宜，过冷可引起毛细血管收缩，使红斑颜色变淡或发生手足发绀
全身检查	从头部至脚趾进行全身检查，以便全身皮肤包括头发、指甲和黏膜均可被检查到
其他方面	检查皮损时，除检查患者主诉部位及有关部位外，还须观察皮肤老化的表现，色素沉着、外伤、营养和卫生状况，如潜在的全身疾病，以及患者未察觉的而又有意义的皮肤损害，如黄色瘤、黑素瘤及皮肤转移癌等
视诊	是医师用视觉来观察病人全身或局部表现的诊断方法。观察皮损颜色或表面变化时，一定要用酒精棉球或生理盐水擦去皮肤上的化妆品、油或其他物质
触诊	是医师通过手触摸的感觉进行判断的一种诊断方法，了解皮肤质地的变化、温度和湿润度，判断皮肤的坚固性和柔韧性。触诊应注意下列各项：皮损的大小、形态、深浅、硬度、弹性感及波动感；表面光滑、粗糙、湿润、干燥，有无浸润增厚、萎缩变薄、松弛、凹陷等。有无触痛、感觉过敏或减退。局部皮肤温度有无升高或降低。表浅淋巴结有无肿大、触痛或粘连等

表 7-25 全身淋巴结肿大的相关疾病（逻辑排除法诊断）

部位	可能的疾病
锁骨上	90% 恶性肿瘤，皮肌炎常伴恶性肿瘤
枕骨后	头皮感染、头癣、风疹、玫瑰糠疹、脂溢性皮炎、传染性单核细胞增多症、弓形体病、非霍奇金淋巴瘤
腋窝	免疫接种、上肢感染、猫抓病、结核、乳腺癌、淋巴瘤
滑车上	化脓性感染、结节病、梅毒
腹股沟	下肢感染、性传播疾病
全身性	红斑狼疮、类风湿关节炎、HIV/AIDS、组织胞浆菌病
颈部	川崎病（单侧肿大）、成纤维细胞瘤、霍奇金病和非霍奇金淋巴瘤、喉部鳞状细胞癌

疱疹，多形皮损，瘙痒；②自身敏感性皮炎：局部湿疹或感染灶恶化，致躯体远处发生皮炎；③中毒性表皮坏死松解症（TEN）：有服药史，导致全身超过 30% 面积的表皮松解坏死。

2. 丘疹鳞屑性皮肤病 ①银屑病：尽管皮损有各种变化，但可找到多层鳞屑性丘疹或斑块，体格检查有薄膜现象和点状出血。病史有冬重夏轻，时好时发；②扁平苔藓：紫色和淡紫色多角形扁平丘疹，口腔有特殊的网纹状损害。

3. 大疱性皮肤病 松弛性大疱，尼氏征阳性，受摩擦部位创面难以愈合，考虑天疱疮，而紧张性大疱、尼氏征阴性，创面结痂较少，考虑大疱性类天疱疮。

4. 感染性皮肤病 ①猫抓病：猫抓伤处附近出现丘疹、红斑、水疱、溃疡，随后局部淋巴结肿大及化脓是猫抓病的诊断线索；②恙虫病：主要发生于南方沿海，恙螨幼虫叮咬处呈现红色丘疹，转为水疱及焦痂，周有红晕，血清 OX_K 阳性；③皮肤炭疽病：有屠宰和与牲畜、畜皮毛接触史。皮肤暴露部位出现水肿、水疱、溃疡、出血性坏死，皮损上有黑色干痂；④放线菌病：皮肤慢性溃疡瘘道或病变处分泌物发现硫磺样小颗粒。

5. 结缔组织病 ①皮肌炎：肌无力及肌痛、上睑及眶周紫红色水肿、四肢关节、掌指关节及指间关节伸面呈紫红色斑丘疹并覆盖鳞屑（高登氏征）；②白塞病：结膜角膜炎、外阴溃疡、口腔溃疡、皮肤结节，结节中央略凸起，由中心向周围有逐渐变浅的红晕，针刺处出现红点或脓疱。

6. 其他 ①Sweet 综合征：皮损鲜红或暗红，疼痛，直径多在 5cm 以下，扁平隆起，周边呈坝样高起、中心有自愈倾向，针刺皮肤亦可呈现红点或脓疱，皮肤病理示中性粒细胞密集浸润；②脂膜炎：发热，皮肤结节，偶或破溃流出脂油样物，但不化脓；③硬肿病：对称性皮肤硬肿，可伴有非凹陷性或凹陷性水肿及疼痛，皮肤萎缩不明显。

（四）不典型临床表现与诊断线索

某些病例缺乏常有的或应有的临床表现，而被错误地否定，这是延误诊断或误诊的另一种原因。一切疾病均有典型与不典型之分，熟悉不典型病例的不典型表现，对诊断同样重要。

1. 感染性疾病 ①二期梅毒疹：近期银屑病皮损，或躯干隐约可见无痛痒的斑疹，可能为梅毒疹，梅毒血清试验可证实；②麻疹：可发于老年人，亦有发生于青年者，近年尤应重视，卡他症状可不明显，易被误诊为药物疹或药物热；③带状疱疹：仅有局部疼痛、皮肤触痛而无疱疹，或出现疱疹较晚，称无皮疹性或迟发性带状疱疹，可分别被误诊为肋间神经痛、阑尾炎、胆石症、尿路结石、胸膜炎、急性心肌梗死、急性胰腺炎等；④恙虫病：2%~35% 的恙虫病找不到特征性的焦痂，有的焦痂隐匿，在腋窝处或会阴部，易被漏检。

2. 结缔组织病 ①系统性红斑狼疮：可长期无皮损，更无蝶形红斑，而仅表现为关节肿痛及发热，一直诊断为风湿热；②脂膜炎：仅表现为原因未明的持续性发热，皮下找不到结节，而肠系膜型脂膜炎仅表现为发热和腹痛。

3. 其他 ①无皮损的药物热：原因不明的发热，而一般情况好，没有皮疹，但有服药史；②5- 羟色胺综合征：有使用与 5- 羟色胺综合征相关的药物的病史，如单胺氧化酶抑制剂、三环类抗抑郁药、5- 羟色胺再摄取抑制剂，致使过多 5- 羟色胺产生全身症状，是一种严重的药物反应综合征，表现为各系统疾患，病情危重，死亡率高，临床表现无皮疹，属于无皮疹的药物反应，这些线索应认真追问；③浅表型基底细胞癌：淡红色，黄褐色不规则斑片，边界不清，覆鳞屑；④家族性良性天疱疮：仅颈项部的红斑、糜烂、结痂，可能长期误诊为湿疹，而可能是临床表现不典型的家族良性天疱疮，应予病理检查证实。

（五）少见病及综合征诊断线索

1. 少见病 少见病在诊断中常不予考虑。因此，建议凡被列入疑难病例，特别是经集体讨论对诊断仍感困惑，即应广开思路，想到少见疾病，进行鉴别性检查或排除性检查，这也是诊断线索或诊断的主要思想方法或手段。

2. 综合征 有些皮肤病可出现不相干的症状和体征，同时出现或先后出现，不能用通常的诊断方法诊断。因而，诊断这类疾病似乎令人困惑，无从着手，此时应考虑为综合征。常见的综合征是临床医师所熟悉的，而不常见的综合征要查阅文献资料，或上网查找，以求诊断。

（六）物理检查协助诊断

临床医师在给病人体检，很多情况需物理检查来协助诊断。现分述如下：

1. 玻片压诊法 用玻片压皮损，可鉴别毛细血管扩张性红斑和血液外渗引起的出血性红斑，前者红色消退，后者红色不变。再如玻片压皮损显示出苹果酱色或呈玻璃样淡黄褐色外观，则提示结节病、皮肤结核和其他皮肤肉芽肿性炎症的可能。玻片压诊法还可诊断和鉴别贫血痣与白癜风。

2. 皮肤划痕试验 用钝器如压舌板划压皮肤时，如局部在 1~3 分钟内出现条状风团，则称皮肤划痕征阳性，见于某些荨麻疹患者。

3. 感觉检查 包括温觉、痛觉及触觉等，检查方法见麻风章。

4. 针刺现象 为病理性反应，是指针刺部位发生脓疱性和溃疡性损害，见于白塞病和坏疽性脓皮病。

5. 拔发试验 用于评估头发的脱落，常用于：①确定头发脱落的数量是否增加，正常情况下以拇指和示指用力拔一束毛发时，仅能拔下 1~2 根；②确定生长期与休止期毛发的比率；③在镜下观察毛发发干的各种先天畸形。正常情况下，10%~15% 的头发处于休止期，而休止期脱发时该比例明显升高。

6. Darier征检查 强力摩擦皮肤肥大细胞损害(色素性荨麻疹)后,出现荨麻疹样损害,称Darier征,发生机制是由于摩擦使肥大细胞脱颗粒而释放组胺所致。

7. 棘层松解征检查 又称尼氏征(nikolsky sign)检查,表现为:①用手指推压水疱,可使疱壁移动;②稍用力在外观正常皮肤上推擦,表皮即剥离。此征在天疱疮及某些大疱性疾病如大疱性表皮松解型药疹中呈阳性。

8. Kobner现象或同形反应(isomorphic reaction) 见于某些皮肤病,患者的正常皮肤外伤后,该处有发生新的皮损倾向。Kobner现象是银屑病的一个典型特点,也见于扁平苔藓、白癜风、湿疹活动期及其他一些皮肤病。

9. 放大镜检查法 一些特殊的表现可用放大镜检查,如基底细胞癌珍珠状乳白色边缘纤细的毛细血管扩张,盘状红斑狼疮的毛囊角栓。

10. 透光法检查 囊肿可透过某些光线,而由细胞浸润形成的结节不能透过光线。在暗室用小手电筒直接照射结节性损害,可了解其密度和结构。

11. Wood灯检查 利用Wood滤过器(氧化镍)将所有可见光滤过后获得一种紫外线,是一种有助于诊断和治疗的重要检查方法(表7-26)。

12. 刮削检查法

(1) 鳞屑刮除法:有鳞屑、糠秕的斑疹和丘疹性皮损,可刮除鳞屑和糠秕进行检查。花斑癣可检查出马拉色菌,多层鳞屑确定为银屑病。

(2) 削除角质:可鉴别胼胝、跖疣或鸡眼。

(七) 诊断步骤

临床诊断经过上述的步骤,如询问病史,查看皮肤损害,并进行了物理检查或者实验室检查,可能对所诊察的疾病已有初步的诊断,然而一些皮肤病仍需认真严肃地运用下列方法进行诊断。

1. 诊断思路 通过询问病史,体格检查和实验室检查,细致地将零散的资料综合分析,并进行科学的思维,用疾病的一般规律来判断特定的个体所患疾病,并列举哪些情况可以考虑本病诊断,哪些阳性发现可以支持本病诊断,哪些要素可以肯定诊断,初步归纳出临床印象。

诊断思路早已见于临床实践中,如医院查房,听完病史汇报,教授就有一个非常精辟的分析,从病史、检查各项,并提出可能涉及的诊断与鉴别,都作了透彻的说明,使大家豁然开朗,这就是诊断思路。

2. 逻辑排除法诊断疾病 皮肤性病有数百种、上千种,因此需要运用逻辑的方法,排除法来缩小可能的范围,将皮肤损害归类于相应疾病组别进行排除,最后诊断为某病。其步骤首先要识别皮损,其次就要进行皮损的相应疾病归类,然后一一排除得出初步诊断。

(1) 识别皮损:首先是检查确定皮肤性病的基本损害,是原发损害还是继发损害,继而确定是何种性质的基本损害。无论皮肤性病的种类如何繁多复杂,但都不会超出皮肤性病的几十种基本损害的范围。

(2) 皮损归类:根据损害的特点判断属哪一类皮肤性病。一般可按皮损的形态,归类于下列皮肤性病类中(表7-27):

3. 排除法确定诊断 经过检查识别皮损,进行归类后,就可以做出初步诊断。虽然同一类皮肤性病仍然很多,但可根据皮损的分布、形态、排列和特殊体征来进行鉴别与排除:

(1) 依据皮肤的特殊分布:在皮肤病的损害分布方面,有一些特殊的好发部位,如单纯疱疹好发于皮肤黏膜交界处,如鼻孔、口唇、眼睑处;玫瑰糠疹于躯干沿肋骨方向呈圣诞树样排列;疥疮的损害最常见于指缝和阴囊;接触性皮炎发生的部位往往与致敏物接触的部位相符,如表带皮炎、镀镍皮带扣所致的镍皮炎等。

(2) 依据皮损的特殊形态:最后确定是哪一种皮肤性病,或许还可依据单个损害的形态或排列方式:①例如传染性软疣为珍珠白或肉色有脐凹的丘疹;角化棘皮瘤为迅速增长、坚实、半球形火山口样结节;多形红斑有典型的靶形损害;黄褐

表7-26 Wood灯检查在皮肤科的诊断应用

疾病	表现
头癣	小孢子菌属感染引起的白癣和黄癣在Wood灯下发出绿色荧光,必须与脂质、水杨酸等发出的淡蓝色荧光鉴别
其他真菌和细菌感染	红癣在Wood灯下发出珊瑚红色荧光,花斑癣的皮损和刮取的鳞屑有淡黄色荧光;铜绿假单胞菌在Wood灯下其绿脓菌素发出淡黄绿色荧光;痤疮丙酸杆菌产生卟啉,引起毛囊发出珊瑚红色荧光;股癣在Wood灯下发出砖红色
卟啉	迟发性皮肤卟啉病患者的尿、粪便、疱液(偶尔)发出荧光;红细胞生成原卟啉病患者的牙齿、原卟啉病患者的血液均可发出荧光
色素性疾病	1. Wood灯对判断色素沉着的细微区别有很大帮助,黑色素吸收全波段紫外线,若黑色素减少则折光强,显浅色,而黑色素增加则折光弱,显暗色 2. Wood灯可用于检查皮肤中黑色素的深度,如检查表皮的色素损害,如雀斑,照射时可使色素变深,而真皮内色素,则无此反应,据此可确定黑色素位置。Wood灯不能用于黑种人。结节性硬化中的叶状白斑在Wood灯下明显可见
药物	偶尔可发出荧光,如四环素可将牙齿和皮脂染色,阿的平能将甲染色
接触性皮炎	Wood灯可检查出皮肤上或美容用品和工业用品中的光过敏原如卤化水杨酰苯胺、呋喃香豆素、沥青中的成分,它们可发出荧光

表 7-27 皮肤损害的疾病归类

类别	相关疾病
斑丘疹性皮肤病	皮损为斑疹、丘疹：相关皮肤病有病毒疹、药物反应、寻常疣、麻疹、猩红热、梅毒
丘疹鳞屑性皮肤病	皮损为鳞屑性丘疹、斑块：相关皮肤病有银屑病、副银屑病、玫瑰糠疹、扁平苔藓、鱼鳞病、梅毒疹
多形性皮损或皮炎湿疹类	皮损有红斑、炎性丘疹、水疱、结痂、脱屑、抓痕、苔藓样变：相关皮肤病有接触性皮炎、特应性皮炎、传染性湿疹样皮炎、自身敏感性湿疹、静脉曲张性湿疹、药疹
水疱 - 大疱性皮肤病	皮损有红斑、水疱、大疱：相关皮肤病有水痘、单纯疱疹、带状疱疹、昆虫叮咬、天疱疮、类天疱疮、妊娠疱疹、疱疹样皮炎、多形红斑
脓疱性皮肤病	皮损有脓疱、毛囊性丘疹、脓痂、炎性结节、炎性硬块：相关皮肤病有脓疱疮、角层下脓疱病、寻常痤疮、脓疱型银屑病、毛囊炎、疖、痈
风团、环形红斑	皮损有风团、环形或隆起性红斑、脱屑：相关皮肤病有荨麻疹、离心性环状红斑、丘疹性荨麻疹
结节性损害	皮损为结节和肿瘤，伴糜烂、溃疡：相关皮肤病有鲍恩病、黑素瘤、基底细胞癌、鳞状细胞癌、类风湿结节、黄瘤、结节性梅毒疹
血管炎性皮肤病	皮损有紫癜、斑块、坏死、血疱、溃疡性结节、皮肤梗死、甲周红斑：相关皮肤病有过敏性紫癜、坏死性血管炎、低补体血症性血管炎、系统性红斑狼疮、类风湿性血管炎、动脉周围炎、变应性血管炎
色素障碍性皮肤病	皮损为色素沉着或减少：相关皮肤病有雀斑、黄褐斑、黑变病、咖啡斑、着色性干皮病、褐黄病、爆炸粉粒沉着病、白癜风、白化病、特发性点状白斑

斑为颧部双侧对称的灰褐、黑褐色斑点，而无眼及口腔损害；②例如线状的排列方式有许多种病如 Blaschko 线（图 7-38），但若线状排列的损害是乳头瘤样丘疹，表面粗糙，则为疣状痣；若线状排列的损害形态是圈状、火山口角化性丘疹，边缘堤状隆起，中央轻度萎缩，则为线状汗管角化病。

（3）依据皮肤病的特殊体征：许多皮肤病具有特征性体征，它们是临床诊断的重要线索，皮肤病学家对这些典型征象进行了细致地观察和总结，许多都以首次描述者的名字命名（表 7-28）。

（4）依据实验室检查：经过上述临床诊断过程，有些皮肤性病还须进一步检查，如结缔组织病尚须做自身抗体的检测，恶性组织细胞增生症尚须骨穿寻找病灶，梅毒还需做螺旋体检查和梅毒血清试验。

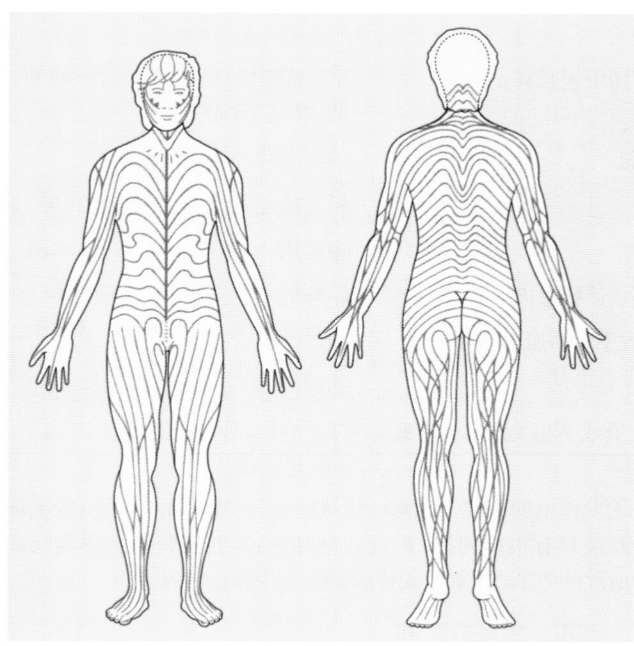

图 7-38 Blaschko 线

4. 运用诊断依据诊断 根据长期临床观察，学者将各种疾病归纳出一些重要的临床表现与特征，将此作为主要的诊断依据，根据这些诊断依据对特定的疾病可作出该病的诊断。或许该病较易诊断，而这些诊断依据并不十分严谨。虽然如此，但却能作出诊断，且有实用价值。举例如下：

（1）获得性大疱性表皮松解症的诊断依据：中老年发病，常在外伤及摩擦部位发生水疱，组织病理表皮下水疱，无棘层松解，基底膜带（BMZ）有线状 IgG、C3 沉积，沉积在致密层板下，血中有抗 BMZ 抗体，抗体沉积在真皮侧。

（2）癣菌疹的诊断依据：①有癣菌病的病灶；②有炎性感染灶；③癣菌素反应阳性；④原发病灶治疗或炎症减轻，皮疹可不医自愈。

（3）药物性黑棘皮病的诊断依据：①有过量应用致病药物史，如糖皮质激素、烟酸、雌激素、胰岛素；②停药后皮损可逐渐消退；③皮损基本同假性黑棘皮病。

5. 应用诊断标准诊断 诊断标准是各国（专业）医学会或专家组及学者经过实践研究，在循证医学的基础上提出，经不断验证、修订和完善而成。准确的诊断是有效的治疗依据，使疾病的诊断标准化、规范化、科学化，临床上较为复杂的疾病可选用诊断标准，一些疾病仅有诊断依据，而无诊断标准，亦可选用诊断依据。现介绍几种诊断标准，供临床医师广开思路，更好地进行疾病的诊断。

（1）系统性红斑狼疮诊断标准：美国风湿病学会（ACR）1982 年及 1992 年修订的诊断标准最有代表性，已经得到了医学界的广泛认可，同时被大量临床研究和内科学及风湿免疫学教科书所引用。

（2）过敏性紫癜诊断标准：由欧洲抗风湿病联盟（EULAR）、国际儿童风湿病试验组织（PRINTO）和欧洲儿科风

表 7-28 皮肤科常见的典型体征

典型征象	描述	疾病
Auspitz 征	刮除银屑病斑块表面鳞屑后出现的点状出血现象	银屑病
苹果酱征	以玻片按压损害呈现黄褐色	肉芽肿性疾病如皮肤结核
Bazex 综合征	又称副肿瘤性肢端角化，为手、足，尤其是手指角化过度，偶可累及鼻部	上消化道鳞癌、颈淋巴结转移癌
Beau 线	甲板的横向线条或沟槽	化疗、高热、疟疾、心肌梗死
Braverman 征	甲周细小的毛细血管扩张	结缔组织病
纽孔征	肤色质软丘疹，压之似乎可通过“纽孔”压入皮肤内	神经纤维瘤
Crowe 征	腋窝雀斑	I型神经纤维瘤病
Darier 征	皮损受摩擦后出现风团、红斑和瘙痒	皮肤肥大细胞增生症、皮肤白血病、非霍奇金淋巴瘤
Dennie 征	下睑下方皮肤的继发性皱纹	特应性皮炎
Fitzpatrick 征	以拇指和示指从侧面捏起皮肤纤维瘤时，皮损表面出现小的凹陷	皮肤纤维瘤
Gottron 征	指间或掌指关节伸侧出现紫红色或肤色丘疹或斑块	皮肌炎
毛领征	环绕先天性损害的一圈黑色长毛	脑膨出、脑脊膜膨出位
Hutchinson 甲征	甲床、甲母质和甲板的色素扩散至邻近的表皮和甲皱襞，在黑甲的基础上出现甲周色素沉着	甲下黑素瘤
Hutchinson 鼻征	面部带状疱疹患者鼻尖水疱	带状疱疹眼部受累
Janeway 损害	在心脏病基础上发生的掌跖多发性、无触痛的出血性损害	急性或亚急性细菌性心内膜炎
Koebner 现象	某些皮肤病患者未受累皮肤由于外伤或创伤而发生与原发损害相同的皮疹	银屑病、扁平苔藓、白癜风
Koplik 斑	麻疹患者口腔黏膜第二磨牙对面近出血性斑疹或轻度隆起性丘疹，直径数毫米，中央有黄色小点	麻疹早期
Leser-Trélat 征	内脏恶性肿瘤导致的体积和数量突然迅速增多的脂溢性角化损害	胃肠道腺癌
Lindsay 甲	又称对半甲，指甲被一条横线分为两部分，近端暗白色，远端粉红色	慢性肾功能衰竭
Muehrcke 线	与甲半月平行的成对的横向白色条带，不随甲生长移动	重度低白蛋白血症如肾病综合征、肝病、营养不良
Muir-Torre 综合征	发疹性面部皮脂腺瘤或多发性角化棘皮瘤	内脏恶性肿瘤
Osler 征	掌跖部触痛性红色斑点	慢性或亚急性细菌性心内膜炎
油滴征	甲床远端颜色发黄似油滴，提示甲剥离	银屑病
Peutz-Jeghers 综合征	口腔内和口周直径小于 5mm 的色素性斑点伴肠息肉	肠腺癌
Russell 征	反复自行诱发呕吐时手指与牙齿摩擦导致手背胼胝形成	神经性贪食症、妄想症
Trousseua 征	皮肤复发性游走性浅表血栓性静脉炎	胰腺癌、白塞病、立克次体感染
Wolf 同位反应	在已痊愈的皮肤病部位发生另一种不同性质或不相关疾病的现象	带状疱疹、环状肉芽肿

湿病学会（PRES）联合制定：在主要标准以下肢为著的紫癜或瘀点基础上，具备以下 1 项以上可诊断：①急性发作的弥漫性腹痛；②组织学显示白细胞碎裂性血管炎或增殖性肾小球肾炎，以 IgA 沉积为主；③急性发作的关节炎或关节痛；④肾脏受累，表现为蛋白尿或血尿。

（3）雷诺病的诊断标准：Allen 和 Brown 提出的诊断标准：①发作由寒冷或情绪激动所诱发；②两侧对称性发作；③无坏死或只有很小的指 / 趾端皮肤坏死；④排除任何器质性疾病所致的“雷诺现象”；⑤症状持续发生在 2 年以上。

四、完整的诊断

临床诊断是一个综合性诊断，严格来讲，完整的诊断应该包括病因诊断、病理生理诊断和病理诊断等。①病因诊断 在诊断中能明确疾病的病因,如接触性皮炎、过敏性紫癜、念珠菌病等都是病因诊断;②病理诊断 在诊断中能明确疾病的病理改变,如坏疽性脓皮病、线状 IgA 大疱性皮病、皮肤淀粉样变;③病理生理诊断 在诊断中能明确病理生理过程,如梅毒性心脏病(心功能三级)、梅毒脊髓痨共济失调、梅毒麻痹性痴呆。对许多病人,上述几个方面的诊断都不能完全达到,只能作出其中一项或部分诊断。有时只能作出一个初步结论,即所谓"印象",或称为症状诊断。

五、循证医学及精准医学原则

诊断应遵循循证医学和精准医学的原则,在临床工作中,根据可靠的诊断依据和诊断方法。

循证医学 在疾病诊断方面,对每位患者病情的判断上十分注意科学信息,而临床医师的个人经验只是一个组成部分,其经验有局限性,更重要的是依据循证医学提供的科学信息,制定诊断程序和诊断标准来诊断疾病。

"精准医学"就是指根据每位患者的个体特征量体裁衣地制定个性化治疗方案,是一个建立在了解个体基因、环境以及生活方式基础上的新兴的疾病诊断治疗和预防方法。它涵盖了个体化医学和基因组医学的内容。二代测序技术极大地加速了单基因遗传病致病基因的发现。全基因组关联分析能发现复杂疾病位点。

第五节 实验室检查

一、常用实验室检查

1. 常规检查 许多内科所用的血液学和生化学检查在皮肤科中也常用到(表 7-29)。

2. 卟啉检查

(1) 尿色检查:尿色可正常,但将其置于日光下或将尿液酸化即可转为暗红至棕色。

(2) 胆色素原定性试验:即二甲氨基苯甲醛定性试验(Walson-Schwartz 试验),将试剂 2ml(二甲氨基苯甲醛 0.7g,浓盐酸 150ml,蒸馏水 100ml)混匀,静置 2~3 分钟;再加饱合醋酸钠液 4ml,混匀。如有 PBG、尿胆原或吲哚类化合物,皆为红色,如无红色即为阴性。在显示红色的尿中,加三氯甲烷 3~5ml,加塞,用力振摇 1 分钟,静置待分层。如上层(尿层)仍为红色,表示有 PBG;如为橙黄色或仅微粉红色,则为阴性。如上层无色,下层(三氯甲烷)为红色,则为尿胆原。如上下层都显红色,可能两者皆有。本试验呈红色为阳性反应,提示 24 小时尿中 PBG 排出量在 6~8mg 以上。此试验尿胆原也呈阳性,但可被三氯甲烷提取,而 PBG 则不被提取。

(3) PBG 定量测定:离子交换色谱法检测患者 24 小时尿中 PBG 排出量在 20~200mg,正常人 <2mg,无症状患者约 32mg(16~60mg)。

(4) δ-氨基-γ-酮戊酸(δ-aminolevulinic acid,ALA)定量测定(离子交换色谱法):正常人 24 小时尿中 ALA 排出量 <5mg,无症状患者约 10mg(6~18mg),急性发作期时显著增多。

3. 蛋白免疫印迹 又称为 Western blot 法,用于测量标本中蛋白质的大小和数量。使用聚丙烯酰胺凝胶电泳分离溶解的蛋白质混合物,通过电泳转移至膜上,采用抗体作探针,再与辣根过氧化物酶或同位素等标记的第二抗体反应进行显影,从而显示是否含有目标蛋白并对其进行半定量分析。

4. 质谱分析法 质谱分析通过使蛋白质、肽或肽片段带正电荷(离子化),然后测量带正电荷的肽离子通过离子漂移管到达接收器的时间(飞行时间),肽离子的质量与飞行时间精确相关,肽离子越小飞行时间越短,肽离子越大飞行时间越长。质谱分析具有高度敏感性,可用于早期检出与特定肿瘤

表 7-29 常用实验室诊断

项目	疾病
中性粒细胞增多($>7.5\times10^9$/L)	①感染:如丹毒、痈;②其他炎症性皮肤病:脓疱型银屑病、红皮病、坏疽性脓皮病、Sweet 综合征、Muckle-Wells 综合征;③系统的恶性肿瘤(包括白血病);④对系统性激素治疗的反应
嗜酸性粒细胞增多($>0.44\times10^9$/L)	①特应性疾病:尤其是哮喘和湿疹;②寄生虫感染:线虫、疥疮;③对食物或药物的过敏反应;④嗜酸性粒细胞增多 - 肌痛综合征;⑤胶原血管疾病:结节性多动脉炎及其变型、皮肌炎、嗜酸性筋膜炎、嗜酸性淋巴肉芽肿、嗜酸性脓疱性毛囊炎;⑥恶性肿瘤:尤其是霍奇金病和嗜酸性粒细胞白血病;⑦大疱性疾病:疱疹样皮炎、天疱疮、类天疱疮;⑧新生儿毒性红斑;⑨嗜酸性粒细胞增多综合征
淋巴细胞增多($>3.5\times10^9$/L)	①病毒感染:尤其是病毒疹和传染性单核细胞增多症;②细菌感染:结核病、梅毒、布鲁菌病、伤寒;③淋巴增生性疾病
血沉(ESR) 正常值: 男性 <10mm/h 女性 <12mm/h ESR>50mm/h 与严重疾病有关	①生理性、妊娠、月经、随着年龄增大;②感染;③炎症性疾病,如血管炎;④系统性红斑狼疮;⑤组织毁损;⑥恶性肿瘤;⑦副蛋白血症;⑧红细胞增多症
抗核抗体	①胶原血管疾病,尤其是 SLE;②慢性肝病;③桥本甲状腺炎、胸腺瘤、重症肌无力;④恶性贫血;⑤结核病;⑥麻风;⑦弥漫性肺纤维化;⑧淋巴瘤或其他恶性肿瘤;⑨溃疡性结肠炎;⑩正常老年人
其他	葡萄球菌血培养、真菌涂片及糖原染色,Sézary 细胞学形态检查

或系统疾病相关的少量血清蛋白。

二、皮肤试验

1. 斑贴试验 是测定机体迟发型接触性变态反应的一种诊断方法，它以低于刺激性浓度的过敏原激发变态反应，为可疑过敏原筛查提供依据。

(1) 适应证：①皮损分布提示变应性接触性皮炎如损害位于面部、眼睑或手足，特别是单侧发病；②有提示变应性接触性皮炎的病史；③患者从事特殊职业，如医疗、园艺、美容美发等从业者；④病因不明或此前稳定的皮炎又加重；⑤疗效不佳。

(2) 方法：根据受试物的性质配制成适当浓度的浸液、溶液、软膏或用原物作试剂；将 1cm × 1cm 大小的 4 层纱布用试液浸湿，或将受试物置于纱布上，然后贴于前臂屈侧或背部，其上用稍大的一块透明玻璃纸覆盖，用橡皮膏固定边缘。48 小时取下试物并查看结果（试验后一旦出现痒、痛或炎症反应时，应立即取下试物并用清水洗净及作适当处理）。在第 4~5 天时评价试验结果，则更为可靠。如同时作多个不同试验物时，彼此之间的距离至少为 4cm。必须有阴性对照试验。

(3) 结果判定：①阴性反应 为受试部位无任何反应；②阳性反应 “±”为可疑，皮肤出现痒或轻微发红；“+”为弱阳性，皮肤出现单纯红斑、瘙痒；“++”为中等阳性，皮肤出现水肿性红斑、丘疹；“+++”为强阳性，皮肤出现显著红肿伴丘疹或水疱。

(4) 临床意义：阳性反应表示患者对试验物过敏，也可能是由于原发刺激或其他因素所致的阳性反应，但后者一旦将试物除去，反应很快消失，而阳性反应则在试物除去后 24~48 小时内反应一般是增强而非减弱。阴性反应则表示患者对试验物无敏感性。

(5) 注意事项：急性皮炎未消退前不应作斑贴试验。应保留斑贴试剂 48 小时，使过敏原充分渗透。在去除斑贴试剂时应观察试剂与皮肤贴合是否紧密，并进行首次结果判读，判读前应留出充分的时间使封包反应如暂时性红斑消退。在 72~168 小时再次进行判读，此次判读对区分刺激反应与真性过敏反应至关重要。

2. 光斑贴试验 适用于检测光接触变态反应。

3. 划痕试验 该试验主要用于测定产生速发型变态反应的变应原。对高度敏感的患者，有一定危险性。

(1) 方法：在前臂屈侧皮肤以 75% 乙醇消毒后，用消毒注射针在皮肤上划 1cm 长的划痕，以不出血为度，然后将 1 滴试液滴于其上，再用针柄轻轻擦压一下，在对侧相应部位作对照试验，经 30 分钟观察结果。

(2) 结果判定：①阴性反应：与对照试验相同；②阳性反应：“±”为可疑，皮肤出现水肿性红斑或风团，直径小于 0.5cm；“+”为弱阳性，皮肤出现风团有红晕，直径为 0.5cm；“++”为中等阳性，皮肤出现风团有明显红晕，直径为 0.5~1cm；“+++”为强阳性，皮肤出现风团有明显红晕及伪足，直径大于 1cm。

(3) 临床意义：用于检测速发型变态反应的过敏原，如荨麻疹及遗传过敏性皮炎等的致病因素。阳性反应表示患者对该试验物过敏，但应注意假阳性反应。

(4) 注意事项：抗组胺药可减弱试验反应，故需停药 48 小时后再行测试。有高度变应性病史（如过敏性休克）者禁止施行本试验。试验前应准备 0.1% 肾上腺素以备抢救可能出现的过敏性休克。

4. 皮内试验 原理同划破试验。用于检查患者的Ⅰ型变态反应或Ⅳ型变态反应。前者如青霉素试验，后者如麻风菌素试验。

(1) 方法：一般先以低稀释度的试液开始，常用结核菌素注射器抽取抗原液 0.01ml 作皮内注射，使成直径 0.3~0.4cm 大小的皮丘。通常于 30 分钟内出现反应，如出现风团及红晕为即刻反应阳性；6 小时至 24~48 小时后才出现反应，如为浸润性结节即为迟发型反应阳性。如为阴性而仍有可疑时，可增强试物浓度后重复试验。

(2) 临床意义：①即刻反应阳性，表示患者对试验物过敏；②迟发反应：麻风菌素试验及结核菌素试验常用此方法。

(3) 注意事项：①对测试物质有高度敏感或曾有过严重反应者，不宜作此试验；②试验前应准备好抢救过敏性休克的各种治疗措施。

三、组织病理检查

组织病理检查常有助于诊断和分型。

1. 皮肤活检

(1) 皮损选择：①通常选择成熟而未经治疗的典型损害，同时带一部分损害周围的正常皮肤，以便与病变组织作对照；②水疱、脓疱或需寻找病原体的损害，应选择早期损害，并切取完整的水疱或脓疱；③如系较大的损害，应取其活动性的边缘。如同时存在几种皮肤病的损害时，应分别取其皮损作检查。

(2) 取材方法（表 7-30）

2. 细胞学检查

(1) Tzanck 氏涂片检查：这种细胞学检查法最常用来诊断单纯疱疹、水痘 - 带状疱疹病毒感染等。选择早期未破的水疱，用解剖刀背轻刮水疱底部，刮取细胞镜检。不能取脓疱或痂皮，将刮取物置于载玻片上，制成涂片，在空气中干燥，用 Giemsa 或 Wright 染色，见多核巨细胞。

(2) Sézary 细胞检查：取患者耳垂血作冷片，干燥后用甲醛固定，再用 0.1% 淀粉酶消化 30~60 分钟，PAS 染色后镜检（图 7-39）。Sézary 细胞呈明显扭曲核，超微结构检查易见明显的扭曲（脑回样）核。

3. 免疫荧光检查 免疫荧光检查是血清学方法结合显微示踪的技术，由于抗原与抗体的结合反应具有高度特异性，采用荧光染料标记的已知抗原或抗体通过荧光光源，可发现未知抗体或抗原。抗体球蛋白本身是一种良好的抗原，可通过标记抗球蛋白抗体的方法来发现未知抗体，目前多采用荧光抗体技术。根据抗原 - 抗体反应的不同，免疫荧光方法有以下三种：①直接法；②间接法；③补体结合法。临床应用包括：

(1) 微生物感染：用于细菌、病毒、立克次体、衣原体、支原体等病原体的快速诊断以及血清中微生物抗体的测定。

(2) 免疫性皮肤病：是许多免疫性皮肤病的重要检查，甚至是不可或缺的诊断依据（表 7-31）。

4. 微循环检查 某些皮肤病如红斑狼疮、硬皮病、银屑

表 7-30　皮肤活检取材方法

方法	操作要点
切除活检	常规消毒皮肤和局麻后，手术刀沿皮纹方向作长 1cm，宽 0.3~0.5cm 的梭形切口，刀锋沿皮面垂直，切取的标本应包括皮下组织，底部与表面宽度一致。切忌钳夹所取组织，以免造成人为的组织变化，切取的标本应平放在吸水纸上，以防标本卷曲，或立即放入盛有 10% 福尔马林液或 95% 乙醇的小瓶中固定。
切开活检	此法是通过损害正中横向切开活检，梭形切取皮损，两端都包含正常皮肤。适用于病变太大不能全部切除的损害，如角化棘皮瘤、鳞状细胞癌等
钻孔活检	以左手固定，右手持皮肤组织钻孔器钻孔，轻轻旋转，达到一定深度后，用有齿镊小心提取组织，取小弯剪刀从其根部剪下，取出环状皮肤标本。压迫创口止血，外用碘仿加压包扎。在颜面部不宜用此法
削取活检	用手术刀与皮肤平面平行削取皮肤和损害突出部分。适用于诊断良性病变如脂溢性角化或皮赘，恶性肿瘤，如蕈样肉芽肿，但不能用于恶性黑素瘤，因太浅不能进行组织学分期

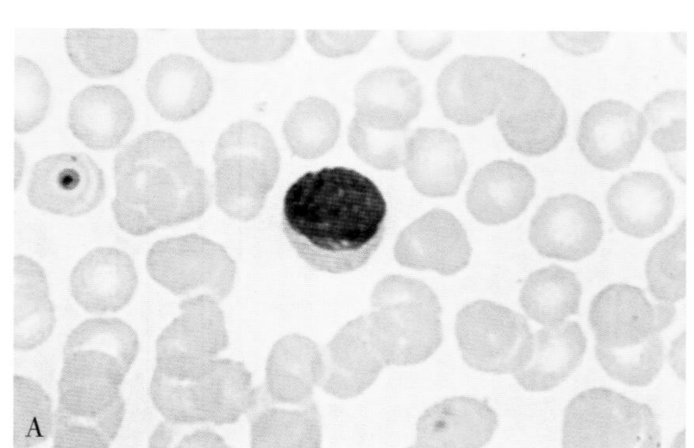

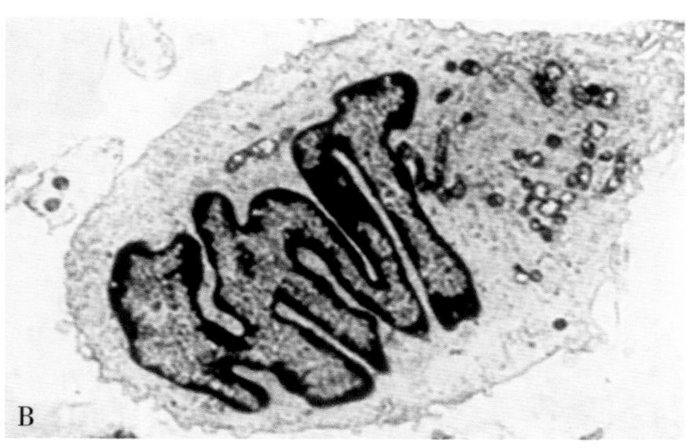

图 7-39　Sézary 细胞形态学：(A) 血涂片；(B) 超微结构显示特征性的扭曲细胞核

表 7-31　免疫性皮肤病的皮肤免疫荧光诊断

疾病	直接免疫荧光表现（DIF）	间接免疫荧光表现（IIF）
大疱性疾病		
天疱疮	角质形成细胞间 IgG 沉积	抗角质形成细胞 IgG 抗体
大疱性类天疱疮	基底膜带 IgG 和 / 或补体沉积	抗基底膜 IgG 抗体
疱疹样皮炎	真皮乳状层 IgA 和补体沉积（呈颗粒状）	无循环抗体
获得性大疱性表皮松解症	基底膜 IgG 沉积	无循环抗体
结缔组织病		
盘状红斑狼疮	皮损区基底膜 IgG、其他免疫球蛋白和补体沉积	无抗基底膜循环抗体，35% 抗核抗体阴性
系统性红斑狼疮	基底膜 IgG 呈带状沉积	抗核抗体阳性

病、皮肌炎的疾病过程中有毛细血管改变。常检查的部位有甲皱、皮损、球结膜、舌、唇、齿龈等处。使用特殊的微循环显微镜，观察指标有：①管袢的形态；②管袢的血流状态；③管袢周围的变化。该检查临床意义包括：

(1) 协助诊断：某些皮肤病的微循环象有一定的变化，如银屑病皮损处微血管呈团球状管袢，毛发红糠疹微血管有显著扭曲；系统性红斑狼疮有管袢畸形，袢周出血与渗出，血流缓慢，红细胞重度聚集；系统性硬皮病有管袢重度模糊畸形、管袢数严重减少或消失并呈棒状或环状扩张，排列严重紊乱，血流重度减慢、红细胞重度聚集，袢周大量出血。

(2) 评价疗效。

(3) 判断预后。

四、基因诊断技术

1. 概念　基因诊断技术是在 DNA 重组技术迅速发展和对生物基因组结构的认识不断深化的基础上发展起来的最新的生物学检测技术（图 7-40）。其实质是应用 DNA 重组技术对人体、生物体的遗传物质 DNA 和 / 或 RNA 进行直接分析，以确定某一特定的基因是否存在，有无 DNA 片段插入、缺失、点突变或其他变异情况。

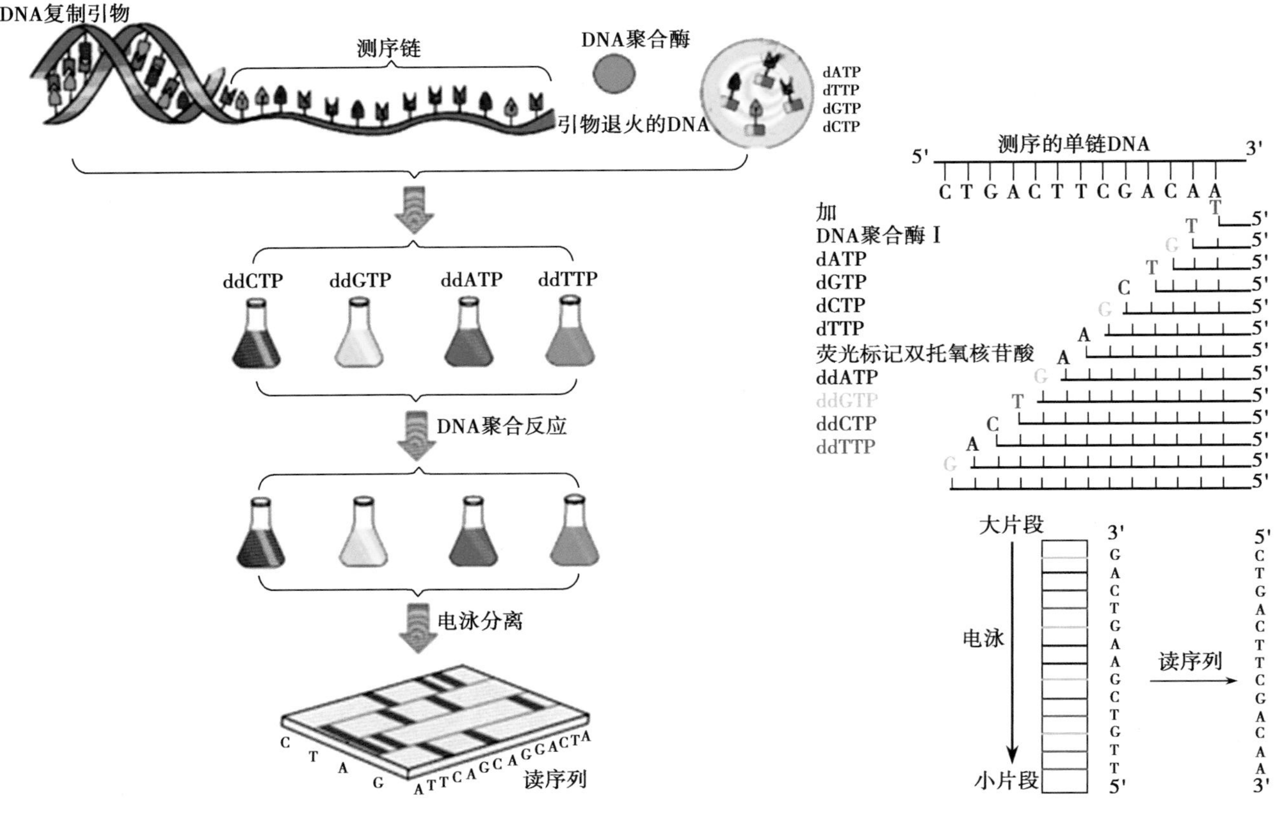

图 7-40 外显子测序步骤图解

2. 应用 ①遗传性疾病的诊断，例如常染色体隐性遗传鱼鳞病，通过直接对基因进行检查，即能确定是否患相应的遗传性疾病及何种类型的遗传病；②与遗传相关的疾病，例如红斑狼疮等，在症状并未充分表现之前，通过相关基因的分析，可达到预测预报的目的。另外，通过相关基因的检测，可达到追踪观察、评价疗效的目的；③感染性疾病的诊断，感染性疾病的明确诊断依赖微生物涂片、培养和组织病理等方法。然而，临床上经常遇到上述方法找不到病原体的情形，提取组织标本中的 DNA 进行 PCR 扩增检测细胞色素 b 基因能够快速地诊断利什曼原虫病，而且能将大多数病原体鉴定到种。基于 PCR 的方法还能快速地诊断甲真菌病、组织胞浆菌病。通过对病毒感染如单纯疱疹、带状疱疹、人类乳头瘤病毒感染；细菌感染如淋球菌、结核、麻风杆菌；衣原体、支原体感染、梅毒螺旋体、真菌感染等各种病原体的特异性基因检测，达到诊断的目的；④其他，如皮肤肿瘤、皮肤 T 细胞淋巴瘤等。

3. 常用技术 ①特异性核酸探针杂交技术和非同位素标记的核酸探针，通过 DNA（RNA）杂交技术，检测样品中同源序列，以达到诊断目的；②限制性片段长度多态性技术（restriction fragment length polymorphism，RFLP），使不同序列的 DNA 产生不同长度的 DNA 片段；③多聚酶链反应技术（polymerase chain reaction，PCR），该技术能短时间内在试管里特异性地扩增靶 DNA 或 RNA 中的特定片段，放大程度达 10^6~10^8 倍；④联合检测技术，即应用各种技术的长处及相互结合的基础，形成许多具有准确、灵敏、快速和操作方便的技术。常用的有 PCR- 限制性片段长度多态性技术（PCR-RFLP）；PCR- 等位基因特异性探针检测技术（PCR-ASO 或 PCR-SSO）；PCR- 寡核苷酸连接测定（PCR-OLA）；PCR- 单链构象多态性技术（PCR-SSCP）；PCR- 酶联 DNA 寡核苷酸分型法（PCR-ELDOT），是一种将 PCR 技术与酶联法或酶联免疫法结合的技术；荧光扩增技术（fluorescence amplification 或 PCR-CCA）；PCR 引入酶切位点技术（PCR-PSM）；PCR 直接序列分析技术。

4. 皮肤病分子诊断 基于核酸测序的快速分子诊断方法是皮肤科学家一直在探索和努力的方向。随着技术的进步，二代测序的成本大大降低。该方法已成功运用于某些单基因遗传病的诊断，如先天性大疱性表皮松解症和弹力纤维假黄瘤。

五、远程皮肤病学

是指应用远程通讯技术交换医学信息，以达到皮肤诊断、咨询、治疗和教学目的。智能手机能够拍摄高清临床皮肤病、皮肤镜、皮肤病理图片，而且具有很方便的网络功能。手机远程诊断与面诊的符合率为 61%~80%。远程皮肤镜对皮肤病的诊断准确率为 75%~95%。远程皮肤病理与直接阅读实体病理切片的一致性非常高。

（吴志华 徐峰 颜艳 李璟蓉 吴大兴 吴丽峰 马慧群 陈紫嫣 于世荣 范敏 苏禧 杨桂兰 史建强 陈秋霞 李定 陈嵘祎）

第六节　皮肤镜

皮肤镜又称皮表透光显微镜，是一种非侵入性显微图像分析技术，可将皮损放大 10~150 倍甚至更大倍数，快速评估表皮、表皮真皮结合部和真皮乳头层的形态结构和色素分布模式。根据成像原理，皮肤镜可以分为浸润型与偏振光型，前者类似油镜，需要在镜头和皮肤之间滴加油性或其他液体介质。根据镜头是否接触皮肤，又可将皮肤镜分为接触式和非接触式。皮肤镜还可分为便携式和工作站式。皮肤镜早期主要用于色素痣、恶性黑素瘤等色素性皮肤病的诊断及鉴别诊断。目前皮肤镜对于肿瘤性、感染性、炎症性皮肤病、以及毛发和甲病等能提供简便易行的非侵入性辅助诊断和鉴别诊断依据，明显提高诊断准确率，目前已被视作皮肤科医师的“听诊器”。

一、皮肤镜观察图像的基本概念

1. 皮肤镜下颜色　皮损的颜色能提供重要的形态学信息（图 7-41）。黑色素、血管、血管容量、角质形成细胞和胶原的数量和位置都影响皮肤镜下的颜色。皮肤镜观察到的颜色有助于临床医师预测含有黑色素细胞的解剖学位置。

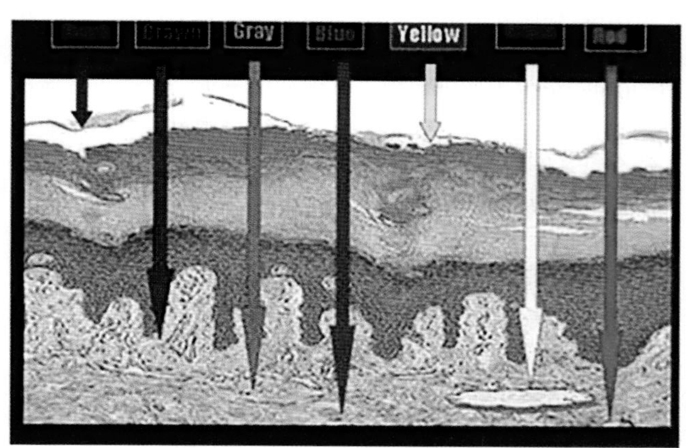

图 7-41　皮肤镜下组织结构

黄色与缺乏血液和黑色素的角质层及皮脂腺分化区有关，红色和粉色与血管和血管容量有关，白色与色素脱失、纤维化、胶原基质的改变或者囊肿内角质有关。皮肤镜下观察到的黑色素可以有不同颜色，与黑色素解剖学位置和聚集程度有关。黑色素位于角质层表现为黑色，位于真皮表皮连接处为褐色，位于真皮乳头层为灰色，位于真皮深处为蓝色。黑色素位于皮肤多个层次时显示为黑色。其他，墨黑色也可以是凝固血，橘黄色可以是糜烂或浅表溃疡处的浆液。

2. 血管结构　血管结构包括血管形态和模式。血管的主要形态分为分支状血管、发夹状血管、点状血管、乳红色球/区、肾小球状血管、逗号样血管、线状不规则血管、多形性血管、螺旋状血管。主要的血管模式包括皇冠状血管（提示皮脂腺增生或传染性软疣）、草莓状模式（提示日光性角化）、珍珠链模式（提示透明细胞棘皮瘤）、毛囊红点（提示活动性盘状红斑狼疮）等。特异性血管结构有助于诊断及鉴别。

3. 皮肤镜基本结构与组织病理的联系

（1）色素网络

1）色素网：定义为由交叉的色素“线条”和色素减少“孔”组成的网格样或蜂巢状模式，其病理学基础是沿表皮突的角质形成细胞和/或黑素细胞内黑色素。多提示病变为黑素细胞来源，典型网络常见于痣，非典型网络常见于黑素瘤和发育不良痣。可分为以下四种：

典型色素网：色素线颜色、粗细、间距差异小，分布对称：

不典型色素网：色素线颜色、粗细、间距差异大，分布不对称，呈灰色

纤细网：浅棕色，色素线较细

粗大网：色素线增宽

掌跖和面部的表皮突模式解剖形态与有毛皮肤不同。相应地，这些部位色素网络通常缺如，或由面部假网络模式和掌跖平行色素模式取代。

2）面部假性网状结构：在面部病变中，无色素的附属器开口分布于弥漫的色素沉着中，产生了网络样外观。病理基础为表皮或真皮的色素被面部毛囊和附属器开口分隔。

3）掌跖皮肤

皮沟平行模式：皮沟内掌跖色素沉着形成的平行细实线或虚线，偶尔可为双线，位于皮沟两旁。病理对应黑素细胞沿皮沟下表皮突分布。

皮嵴平行模式：掌跖色素沉着沿着皮嵴形成不规则的分散的平行线。病理对应黑素细胞沿皮嵴分布。

网格样模式：掌跖色素沉着在皮沟形成平行细线并垂直穿过皮嵴。

纤维状模式：一端起于皮沟并与皮沟成一定角度穿过皮嵴、长度相似的细丝状线状色素沉着。

（2）无结构区域：大于病变表面 10%，且缺乏可识别结构的区域。其色素较病变其他区域少，但与外周正常皮肤相似。其病理基础为表皮突变平和/或伴或不伴有 Paget 样细胞的黑色素聚集度降低。也可能仅由于孔和网络线条间对比度缺失所致。可见于痣，在黑素瘤中出现于皮损外周。

（3）污斑：大于病变表面 10%，且有重度色素沉着的区域。病理基础为角质层、表皮和真皮浅层处黑色素的聚集。痣内污斑为均质性且位于皮损中央。黑素瘤中污斑可出现多种颜色，位于皮损周边。

（4）点：直径 <0.1mm 色素结构，可为黑色、褐色、灰色或浅蓝色。病理基础为黑素细胞或黑素颗粒聚集。黑点表示色素位于表皮浅层或角质层。褐色点表示色素位于真皮表皮连接处或棘层。灰蓝色点表示色素位于真皮乳头层。痣的点多位于病变中央和/或网络线上。黑素瘤的点与网络无关和/或多位于病变外周。当有血管时为红色。

（5）小球：圆形至卵圆形，境界清楚，直径 >0.1mm。对应表皮、真皮表皮连接处或真皮乳头的黑素细胞巢。均匀分布于整个皮损的多角形球状结构称为鹅卵石样模式。聚集小球的出现提示病变为黑素细胞来源。痣内小球大小、形状和颜色相似，对称分布。黑素瘤中的小球大小、形状和颜色不同，随机分布。

（6）条纹：包括伪足（伴顶端球根状突起的条纹）和放射流（顶端无球根状突起的条纹），放射状排列，病变周围深色色素（褐色至黑色）线状突起，自肿瘤发出并向正常皮肤放射。

黑素细胞的融合连接巢。外周条纹的出现提示病变为黑素细胞来源。Spitz 痣内条纹为围绕病变外周的圆周排列。黑素瘤内条纹主要位于外周。

(7) 负性色素网络：匍行性相互连接的色素减退线，围绕不规则形的褐色结构分布，后者类似细长的曲线状球状结构。可能与细长表皮突及增宽的真皮乳头内大的黑素细胞巢有关。也可能与表皮突桥连或异形黑素细胞巢有关。提示病变为黑素细胞来源。常见于黑素瘤，也可见于 Spitz 痣和先天性色素痣。

(8) 蝶蛹样 / 晶体状结构：仅偏振光皮肤镜可见，为白色线状条纹。可平行或垂直排列。可能与真皮浅层处增多的或变性的胶原有关。可见于瘢痕、皮肤纤维瘤、基底细胞癌和扁平苔藓样角化病、黑素瘤和 Spitz 痣。

(9) 退行性结构：白色、瘢痕样色素脱失，常合并蓝灰色区域或胡椒粉样结构。白色、瘢痕样色素脱失对应真皮乳头层纤维变性，散在淋巴细胞浸润和数量不等的噬黑素细胞。胡椒粉样模式：多个小的(<0.1mm)、缺乏特征、蓝灰色点的聚集，对应真皮浅层的黑色素。

(10) 蓝白幕：为融合性蓝色色素沉着，表面有白色毛玻璃样浑浊。真皮大量色素性黑素细胞和 / 或噬黑素细胞聚集，合并角质层致密角化过度和棘层肥厚。黑素瘤中蓝白幕局灶性非对称分布。痣内常为浅色均质性，位于病变中央。蓝痣为弥漫均匀分布，也可见于脂溢性角化病和色素性基底细胞癌。

(11) 血管模式：粉红色 / 乳红色区域和不同形态的孤立血管。病理基础为真皮乳头层血管扩张或血管数增加。可能因为血管容量增加(血管红色)或新血管形成。

(12) 粟粒样囊肿：圆形浅白色或浅黄色结构，非偏振光皮肤镜下发出亮光(如“星空”样)。对应表皮内角蛋白的假性角囊肿。通常见于脂溢性角化病，也可见于黑素瘤和先天性痣。

(13) 粉刺样开口：病变表面“黑头”样栓子。对应皮肤表面凹陷裂隙，常有角质。通常见于脂溢性角化病，也可见于有乳头状表面的痣。

(14) 皮嵴和皮沟(大脑样或脑回状模式)：本质上皮沟是表皮上的线状凹槽，与粉刺样开口类似，对应于表面凹陷。组织病理学上对应表皮的楔形，充满角质的凹陷。常见于脂溢性角化。

(15) 指纹样结构：平行排列的嵴，产生一种类似指纹的外观。病理对应细长的表皮嵴。提示扁平的脂溢性角化病(日光性黑子)。

(16) 虫蚀状边缘：扁平的脂溢性角化边缘凹陷，以致色素终止于半圆形凹槽，类似虫蚀样外观。

(17) 枫叶状区域：多为褐色至灰蓝色分散的球根状斑点，呈枫叶状区域。病理对应真皮浅层色素性基底细胞癌形成的结节，这些结节与表皮底面紧密相连。同时缺乏色素网时，需高度怀疑色素性基底细胞癌。

(18) 轮辐样结构：界限清楚的褐色至灰蓝褐色放射状突起，交汇于深褐色中心。病理为基底细胞癌色素聚集，从表皮底面发出多个突起至真皮。高度提示基底细胞癌。

(19) 大的蓝灰色卵圆形巢：为大的界限清楚的色素性卵圆形区域，比小球大。为大的真皮基底细胞肿瘤巢。缺乏网络时高度提示基底细胞癌。

(20) 多发性蓝灰色非聚集性小球：圆形、界限清楚的结构，类似于小的卵圆形巢。对应小的真皮基底细胞肿瘤巢。缺乏色素网络时，此结构提示基底细胞癌。

(21) 腔隙：为多发性簇状界限清晰的红色、深褐红色、蓝色的斑点，呈圆形或椭圆形。对应扩张的血管腔。见于血管瘤和血管角皮瘤。

(22) 草莓样模式：毛囊角栓、毛囊周围“白晕”及背景的弥漫性血管扩张组成的假性网状红斑 / 血管扩张。常见于日光性角化。

二、皮肤镜的诊断方法

1. 两步法则　区分黑色素细胞性与非黑色素细胞性病变。

(1) 第一步，确定病变是否来源于黑色素细胞。一旦确定病变是黑色素细胞来源，需要实施第二步决策。第二步，需要鉴别黑色素细胞性病变为良性、可疑恶性或恶性。皮肤镜两步法则的第一步有 7 个不同级别的诊断标准。此法则只能用来评估有毛或无毛皮肤，不能用来评估指甲、黏膜及毛发异常，每个级别要求观察者按照下列顺序评估病变的特异性标准。

1) 第 1 级黑色素细胞性病变的标准：寻找色素网络、分支条纹(如不典型网络)、条纹(即放射流及伪足)、负性网络、聚集小球、均质蓝色色素沉着、假性网络或者平行模式(掌、跖和黏膜)。如果存在这些结构或表现，则考虑系黑色素细胞来源。因此，可以直接进行两步法则的第二步。第二步是评估推测黑色素细胞性病变是否为良性、可疑恶性或恶性。如果不符合第 1 级标准，那就需要进入第 2 级评估。

2) 第 2 级基底细胞癌的标准：基底细胞癌特异性的形态学标准包括分支状血管(毛细血管扩张)、枫叶状区域、大的蓝灰色卵圆形巢、多个蓝灰色非聚集性小球、轮辐样结构、亮白色区域或溃疡。缺乏色素网络时，这些标准高度提示基底细胞癌。如果未见这些模式，则进入第 3 级。

3) 第 3 级脂溢性角化病的标准：寻找多个粟粒样囊肿、粉刺样开口、隐窝、虫蚀状边缘、网状结构，有时表现为大脑样或脑回外观的皮沟和皮嵴(又称脑沟和脑回)、胖手指样结构或浅褐色指纹样结构。如果未见上述任何标准，需要进入第 4 级。

4) 第 4 级血管性病变的标准：红色、栗色或红蓝色及黑色腔隙的存在提示病变为血管瘤或血管角化瘤。如果 1~4 级标准均不符合，则需要进入第 5 级。

5) 第 5 级非黑色素细胞性病变的特异性血管：如果上述级别的形态学标准均未出现，病变不显示任何明显的黑色素细胞性病变或 4 种常见非黑色素细胞性肿瘤的特征，那么病变通常为无色素性或低色素性或无特征性病变。然而，在所谓的无特征性病变中也可能找到血管模式，评估这些血管的形态及分布可辅助诊断。有浅白晕环绕的发夹样血管是角化性肿瘤的特征，如角化棘皮瘤及脂溢性角化病。小球形血管通常在皮损外周呈局灶性聚集，这种皮损考虑鳞状细胞癌。除了血管的形态与分布，血管的排列与血管周围的颜色也可以辅助诊断。血管排列成珍珠链或匐行模式是透明细胞棘皮瘤的标志，皇冠状血管考虑皮脂腺增生或传染性软疣。

6) 第 6 级黑素细胞性病变的特异性血管：以“逗号”形态

为主的血管是皮内痣的典型结构。恶性黑素瘤的血管类型有点状、线性不规则形、粉红色背景上不典型发夹状(匍行)血管、螺旋状或弯曲血管。如果在同一个皮损中看见一种以上的血管类型,称为多形性血管。这种多形性血管最常与黑素瘤相关,由居中的点状和线状/匍行性血管构成。除了上述描写的血管模式外,黑素瘤也可见多种色深的粉红色,称为乳红色区域。病变不显示上述1~6级的结构被认为是"无结构",这种病变需要进行第7级法则判定。

7)第7级"无结构"病变:没有1~6级任何表现的病变常是无结构或无特征的肿瘤。第7级是简单地默认分类,包含那些不显示用以分类黑素细胞性或非黑素细胞性病变的特异性诊断结构。例如,皮损中可存在小点、胡椒粉样、蓝白幕、晶体状结构和污斑。上述结构不能用于鉴别黑素细胞性与非黑素细胞性肿瘤,但可以提供辅助诊断黑素瘤和基底细胞癌的线索。第7级的所有病变(所谓无结构病变)必须排除黑素瘤,避免漏诊缺乏特异性结构的黑素瘤。因此,这些皮损需要活检或者进行短期的观察来确定其生物学行为。

(2)第二步:良性痣与可疑的黑素细胞性病变及黑素瘤。

两步法则第一步用于确定黑素细胞来源的病变,包括以上第1、6和7级判定法。第二步是用于评估推测黑素细胞肿瘤是良性、可疑恶性或恶性。

2. 多种法则 皮肤镜在诊断黑素细胞性病变及黑素瘤方面,学者们提出了很多不同的方法,如模式分析法、CASH法、ABCD法(表7-32)、七分测评法(表7-33)、Menzies法、三分测评法等。

表7-32 皮肤镜ABCD法

皮肤镜特征	定义
A=不对称性	两条呈90°直线将病变平分,第一条线以"最佳对称性"将病变平分,第二条线与之垂直。需要考虑病变轮廓、颜色和结构的对称性,病变在两个轴均对称为0分,一条轴对称为1分,均不对称为2分。因此分数为0-2分。
B=边界清楚程度	首先将病变8等分,随后对突然终止于周边的部分进行计数。因此分数为0-8分。
C=色调	出现以下色调的数量:浅褐色、深褐色、黑色、红色、白色以及蓝灰色。因此分数为1-6分。
D=皮肤镜下结构	出现以下5种结构的数量:点、小球、无结构(均质)区域、网络和分支条纹。因此分数为1-5分。

注意:无结构区域可为色素减退或沉着(污斑)。
分支条纹包括条纹、伪足、放射流和分支条纹,见第1章。

● 皮肤镜的ABCD法则:皮肤镜总积分(TDS)=不对称性 ×1.3+边界 ×0.1+色调 ×0.5+特定结构 ×0.5。TDS>5.45在高度怀疑黑素瘤。TDS在4.75~5.45时为可疑恶性,应切除或密切监测。TDS<4.75为良性黑素细胞损害。

表7-33 皮肤镜鉴别良性黑素细胞病变与黑素瘤的七分测评法

皮肤镜标准	定义	得分
主要标准		
1. 不典型色素网络	伴有不规则孔和粗线条的黑色、褐色或者灰白色网络	2
2. 蓝白幕	融合性蓝色色素沉着的不规则无结构区域,其上为白色"毛玻璃样"膜。不是整个皮损都有色素沉着,通常见于临床上皮损隆起的部位	2
3. 不典型血管模式	线状不规则或者点状血管,不出现在有退行性结构的病变区	2
次要标准		
4. 不规则条纹	病变边缘不规则分布的褐色至黑色、球状或手指状突起。它们可能来源于网络结构,但通常不是	1
5. 不规则的点/小球	病变中不规则分布的黑色、褐色、圆形至椭圆形大小不一的结构	1
6. 不规则污斑	病变中不对称分布的黑色、褐色和/或灰白色无结构区域	1
7. 退行性结构	通常为临床上病变扁平部位的白色瘢痕样色素脱失和/或蓝色胡椒粉样颗粒。退行性结构中没有不典型的血管结构	1
将各项得分简单相加,总分≥3符合黑素瘤的诊断,反之,总分<3则诊断为色素痣		

(1)Menzies方法诊断黑素瘤的敏感性为92%,特异性为71%。怀疑为黑素瘤的病变必须有一种以上的色调且不对称。可疑病变只要有9种阳性特征中的任何一个就可以考虑为黑素瘤。黑素瘤的阳性特征为蓝白幕、多发性褐色点、伪足、放射流、瘢痕样色素脱失、外周黑点/小球、5~6种色调、多发性蓝灰点/胡椒粉样、增宽的色素网络。

(2)三点测评法

1)不对称性:在一条或两条垂直轴上皮肤镜色调和/或结构在分布上的不对称。病变的形状或轮廓不是确定病变是否对称的因素。

2)不典型色素网络:色素网络线条局限性增粗以及呈不规则或混乱的分布。

3)蓝白结构:包括病变内任何可见的蓝色和/或白色。

符合上述三点标准中一项以上时提示恶性疾病(基底细胞癌或黑素瘤)。

三、皮肤镜的临床应用

1. 黑素细胞来源性皮肤肿瘤

(1)交界痣主要表现为褐色的网状模式,可伴有点和球(图7-42)。皮损中央的色素网较周围密集。

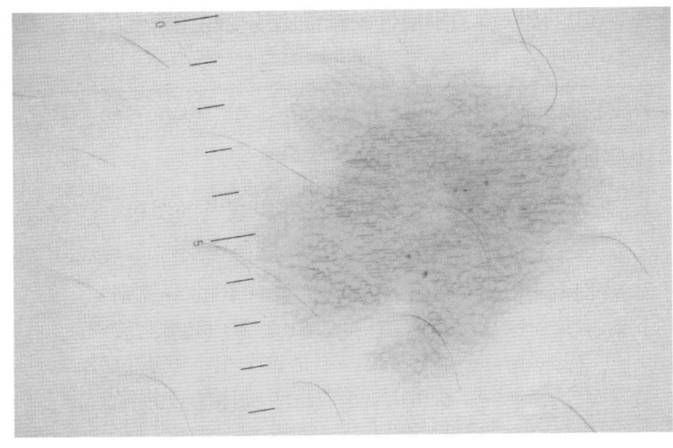

图 7-42 交界痣（复旦大学附属华山医院 徐峰惠赠）

（2）复合痣主要表现为球状模式，球的大小差异较小，外周分布网状模式（图 7-43）。

（3）皮内痣常表现为均质模式，颜色为褐色，偶尔为球状模式，最常见的血管类型为逗号状血管，常有毛发（图 7-44）。皮肤镜头轻微按压，可使皮内痣压缩移动，这点可用于鉴别基底细胞癌和皮内痣，一般基底细胞癌中不会见到毛发。

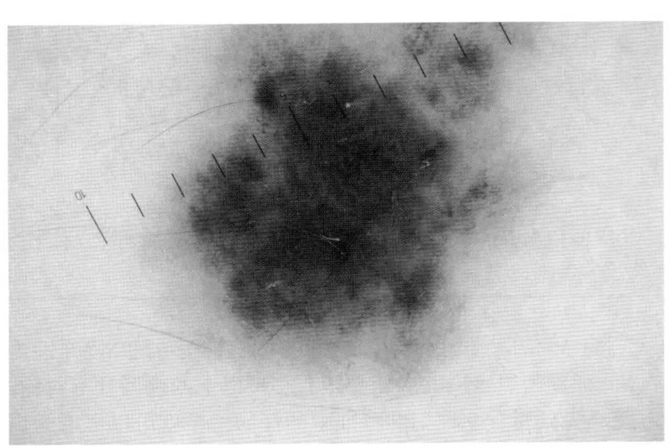

图 7-43 复合痣（复旦大学附属华山医院 徐峰惠赠）

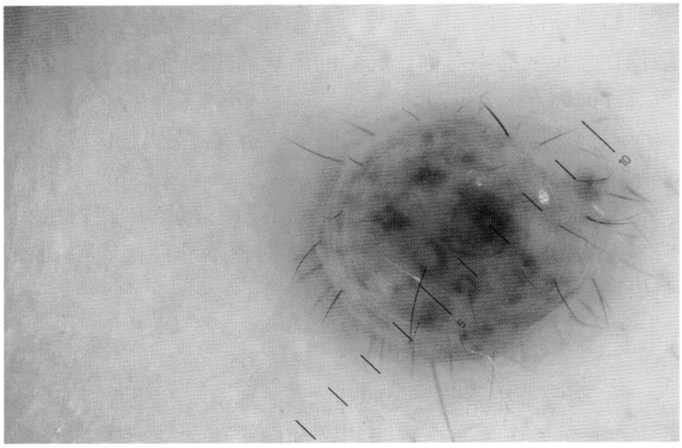

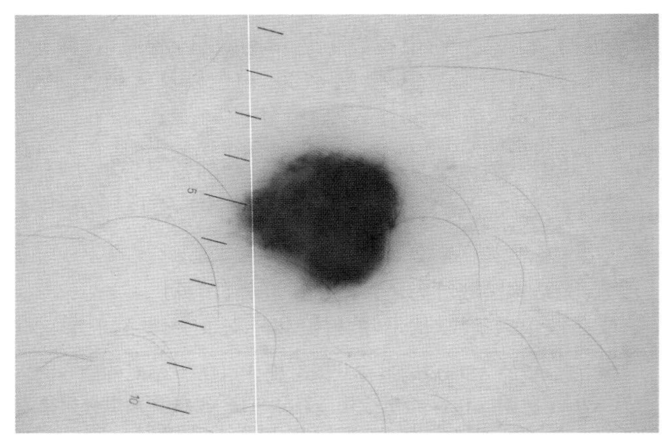

图 7-44 皮内痣（复旦大学附属华山医院 徐峰惠赠）

（4）先天性色素痣表现球状模式、网状模式、均质模式及多组分模式，多毛，毛囊周围色素减退，也可见粟粒样囊肿（图 7-45）。应与脂溢性角化病鉴别。

（5）蓝痣常表现为均质模式，大部分仅包含一种（蓝色、灰色或褐色）或两种颜色（蓝褐色、蓝灰色或蓝黑色）（图 7-46）。皮肤镜下应与恶性黑色素瘤鉴别。

（6）晕痣中央的色素痣皮肤镜下为球状或均质模式，其周边为色素减退斑（图 7-47）。

（7）肢端色素痣常表现为平行沟模式、网格模式（图 7-48）、纤维状模式（图 7-49）等。掌跖部色素痣需与角层下出血（图 7-50）鉴别。

（8）甲下色素痣常表现为甲板规则的带状模式，色素带由褐色和宽度都很均匀的平行线组成（图 7-51）。需要与甲黑色素瘤和甲下出血（图 7-52）鉴别。

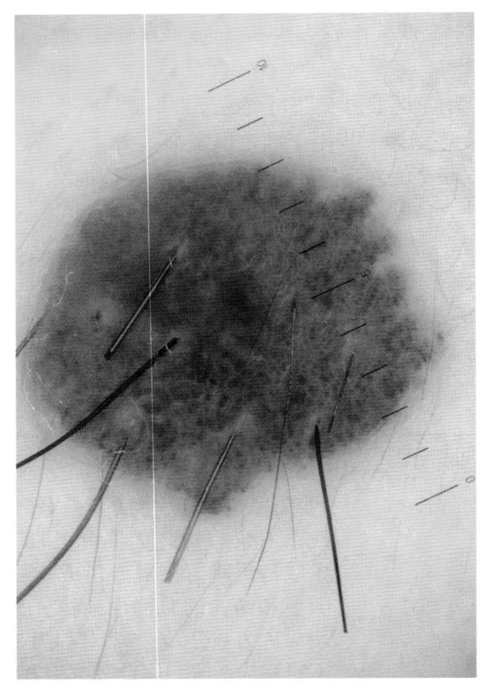

图 7-45 先天性色素痣（复旦大学附属华山医院 徐峰惠赠）

图 7-46 蓝痣（复旦大学附属华山医院 徐峰惠赠）

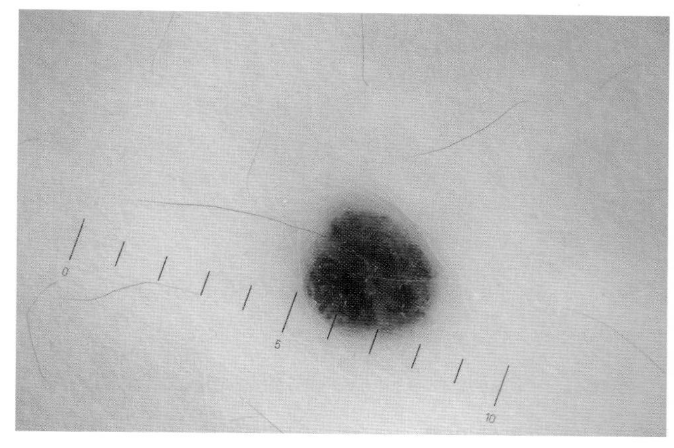

图 7-47　晕痣（复旦大学附属华山医院　徐峰惠赠）

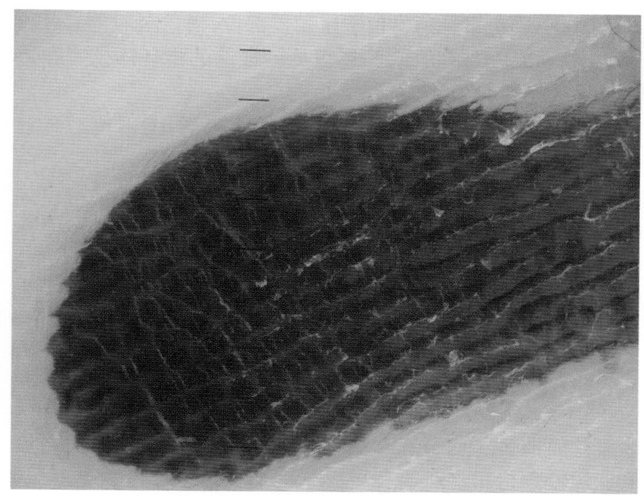

图 7-50　角层下出血（复旦大学附属华山医院　徐峰惠赠）

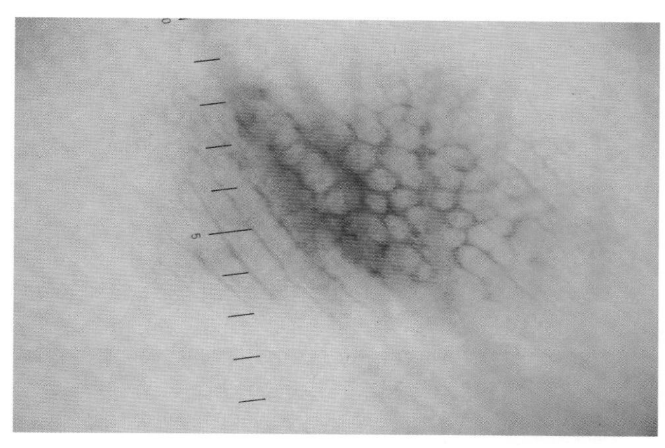

图 7-48　肢端交界痣网格模式（复旦大学附属华山医院　徐峰惠赠）

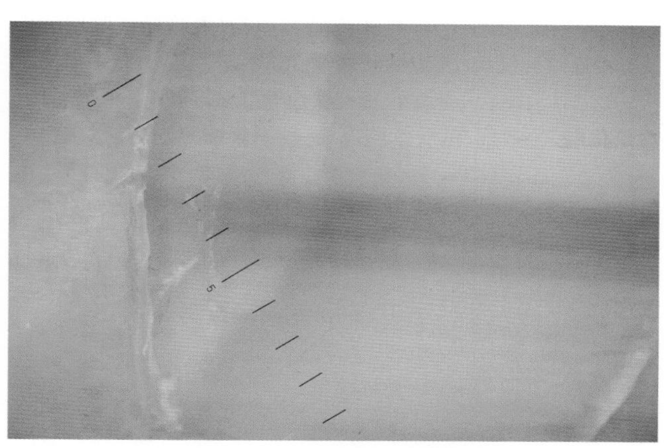

图 7-51　甲母痣（复旦大学附属华山医院　徐峰惠赠）

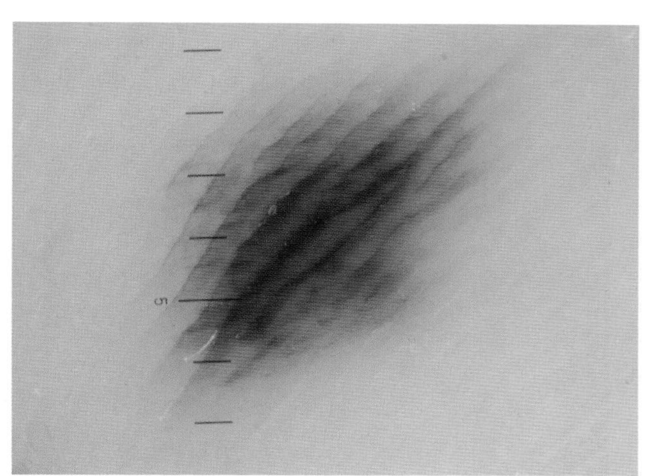

图 7-49　肢端交界痣纤维状模式（复旦大学附属华山医院　徐峰惠赠）

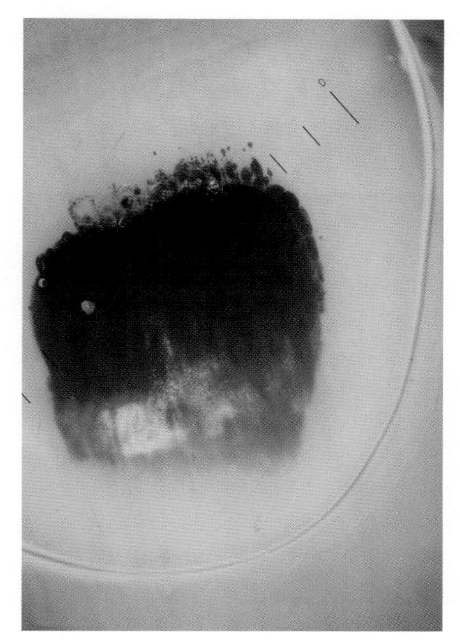

图 7-52　甲下出血（复旦大学附属华山医院　徐峰惠赠）

(9) 黏膜色素痣通常位于生殖器部位，褐色至灰色。可表现为球状模式或网状模式，还可见特征性的指环样模式和鱼鳞样模式（图 7-53）。

(10) 恶性黑素瘤（MM）皮肤镜结构包括：①不典型色素网；②不规则条纹；③不规则点和球；④不规则污斑；⑤蓝白幕；⑥不典型的血管结构。在掌跖部位常形成皮嵴平行模式（图 7-54）。应与色素痣、脂溢性角化病、角层内出血、色素性 BCC 鉴别。

2. 非黑色素来源性皮肤肿瘤

(1) 基底细胞癌（BCC）可分色素性和无色素性。色素性 BCC 的皮肤镜特点包括：①大的蓝灰色卵圆形巢；②多发性蓝灰色小球；③枫叶状区域；④轮辐样结构；⑤分支状血管；⑥浅表糜烂及溃疡。（图 7-55~ 图 7-57）。应与色素痣、恶性黑素瘤和脂溢性角化病鉴别。

无色素性 BCC 的主要特点则包括：细小或分支状毛细血管扩张、浅表糜烂和亮白色区域（图 7-58）。

(2) 脂溢性角化病（SK）皮肤镜（图 7-59）特点包括：①粟粒样囊肿；②粉刺样开口；③皮嵴和皮沟（大脑样或脑回状模式）；④指纹样结构；⑤虫蚀状边缘；⑥网络模式；⑦胖手指样结构；⑧边界清晰；⑨典型的发夹状血管。SK 应与扁平疣、日光性角化病、色素痣、基底细胞癌、恶性黑素瘤鉴别。

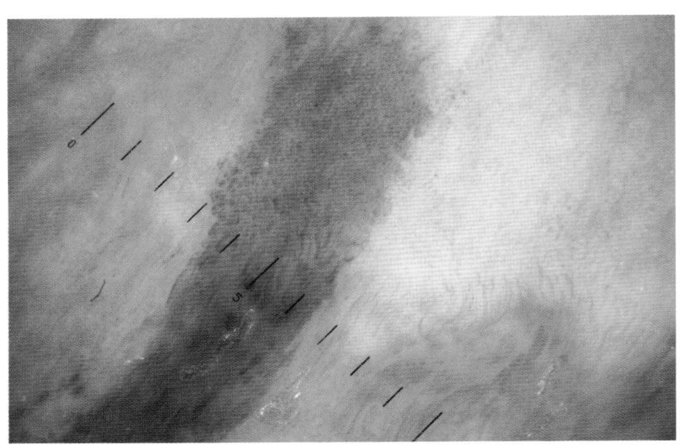

图 7-53　阴茎部雀斑样交界痣（复旦大学附属华山医院　徐峰惠赠）

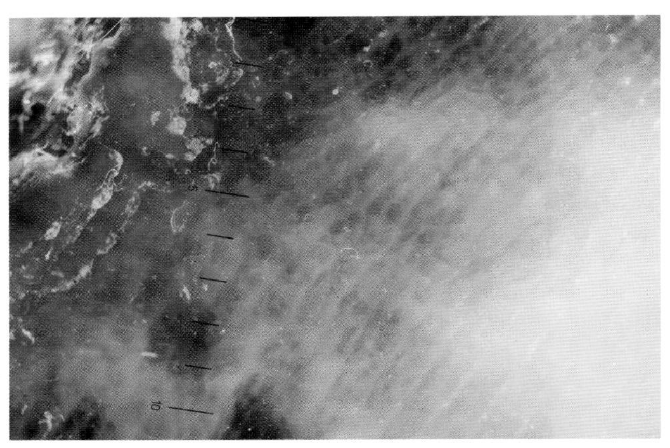

图 7-54　足底恶性黑色素瘤（复旦大学附属华山医院　徐峰惠赠）

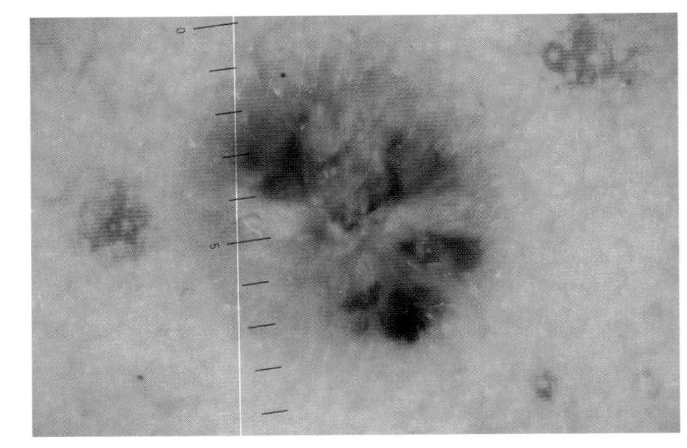

图 7-55　色素性 BCC（复旦大学附属华山医院　徐峰惠赠）

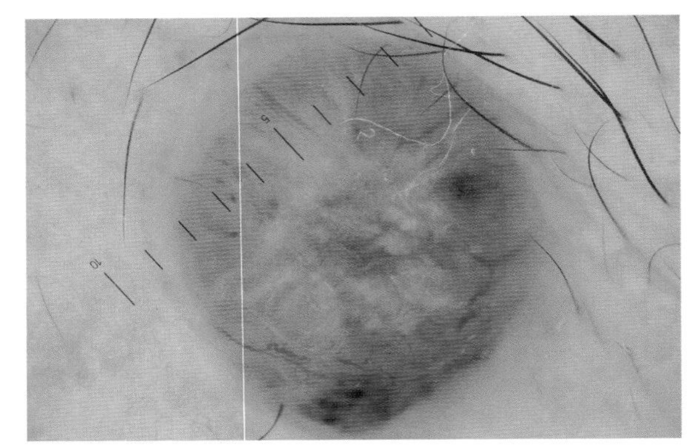

图 7-56　结节型 BCC（复旦大学附属华山医院　徐峰惠赠）

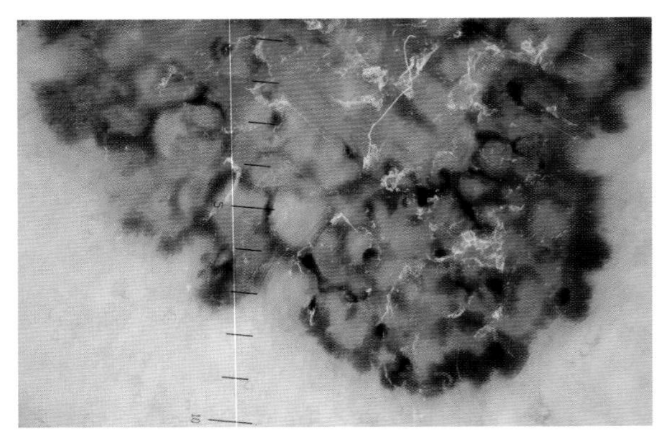

图 7-57　浅表型 BCC（复旦大学附属华山医院　徐峰惠赠）

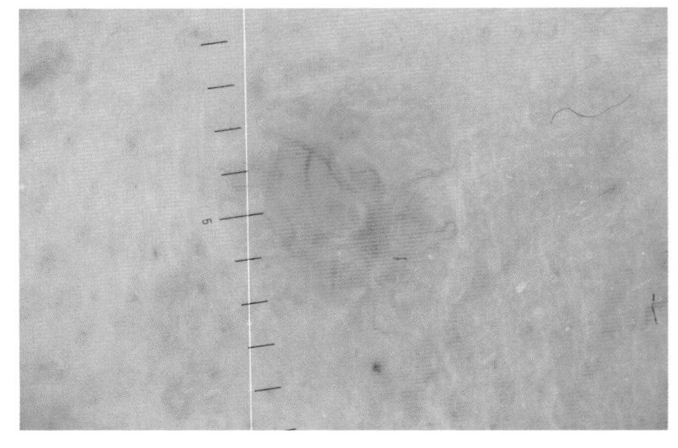

图 7-58　无色素性 BCC（复旦大学附属华山医院　徐峰惠赠）

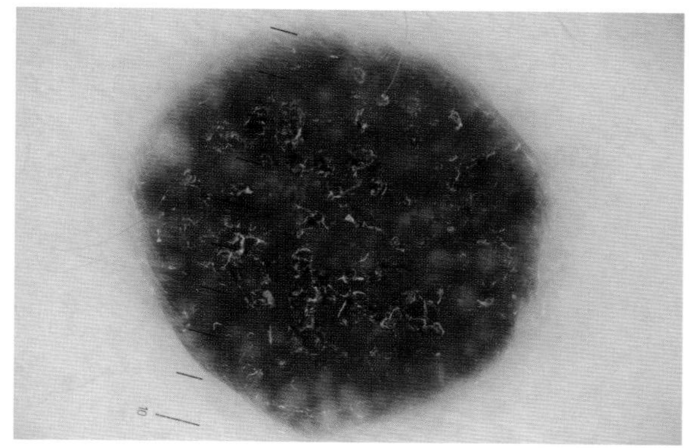

图 7-59　脂溢性角化病（复旦大学附属华山医院　徐峰惠赠）

(3) 日光性黑子的皮肤镜（图 7-60）特点：包括①虫蚀状边缘；②均质浅褐色色素沉着；③色素网络；④指纹样结构；⑤假性网络；⑥对称性毛囊色素沉着。

(4) 日光性角化病（AK）可分为色素性和无色素性，其皮肤镜特征：①红色假网状结构，典型的草莓征；②黄白色鳞屑；③毛囊周围不规则线状血管；④"玫瑰花瓣"征（图 7-61）。色素性 AK 除了以上特征外，还伴有毛囊口角栓之间明显的浅棕色假网状结构（图 7-62）。

(5) 鲍恩病（BD）可分为色素性和无色素性。无色素性 BD 皮肤镜特征（图 7-63）：①表面黄白色鳞屑；②局灶性簇集分布的血管模式；③肾小球状血管。临床上需与银屑病、扁平苔藓、钱币状湿疹以及日光性角化病相鉴别。色素性 BD 除以上皮肤镜特征外还有皮损周围放射状排列的褐色或灰色小点（图 7-64）。

(6) 角化棘皮瘤病（KA）皮肤镜（图 7-65）下表现为：①中央角化珍珠结构；②表面角化及鳞屑；③周围细长的发夹样或不规则线状血管。皮肤镜下 KA 需与结节型基底细胞癌、非色素性黑素瘤等鉴别。

(7) 皮肤纤维瘤最常见皮肤镜特征为中央白色瘢痕样斑片及外周纤细色素网络（图 7-66）。

(8) 血管瘤表现为红色或紫红色腔隙（图 7-67）。

(9) 血管角化瘤表现为黑色、红色或红蓝色腔隙和蓝白幕（图 7-68）。

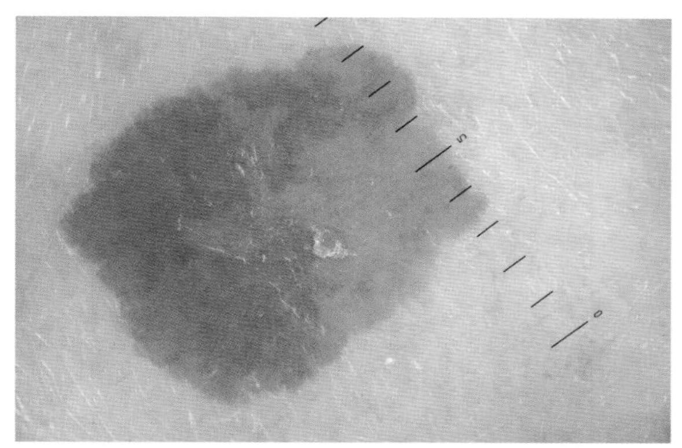

图 7-60　日光性黑子（复旦大学附属华山医院　徐峰惠赠）

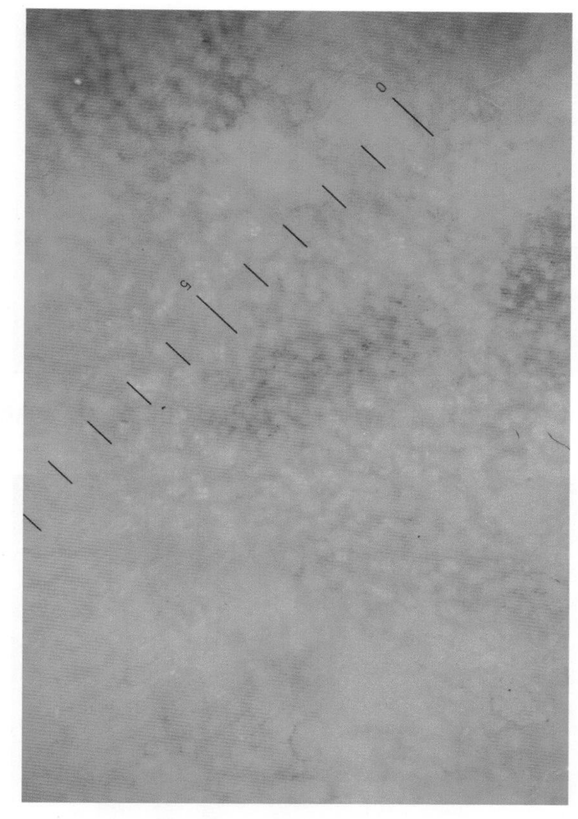

图 7-61　日光性角化病（复旦大学附属华山医院　徐峰惠赠）

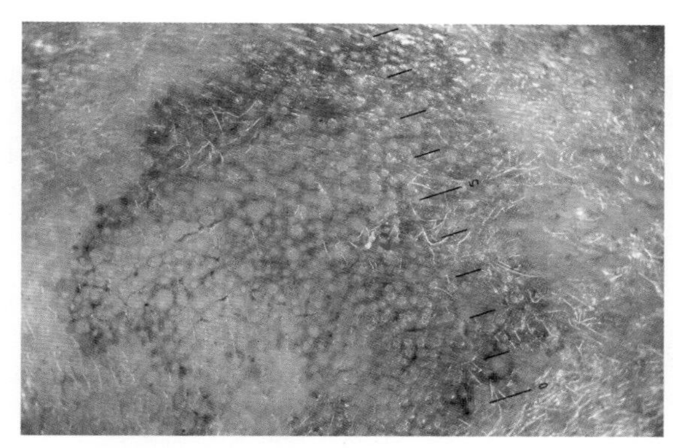

图 7-62　色素性日光性角化病（复旦大学附属华山医院　徐峰惠赠）

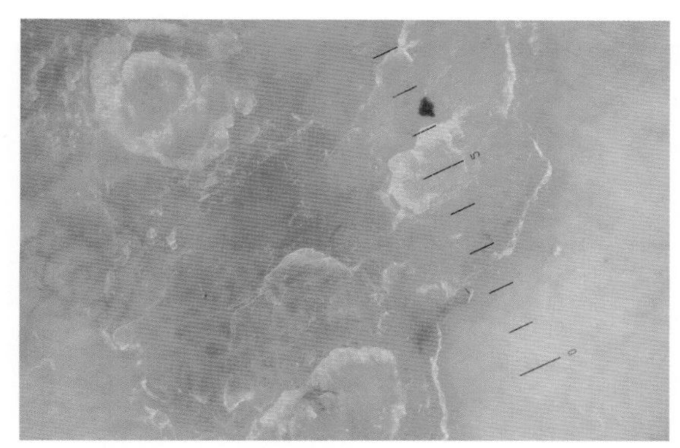

图 7-63　无色素性鲍恩病（复旦大学附属华山医院　徐峰惠赠）

图 7-64 色素性鲍恩病（复旦大学附属华山医院 徐峰惠赠）

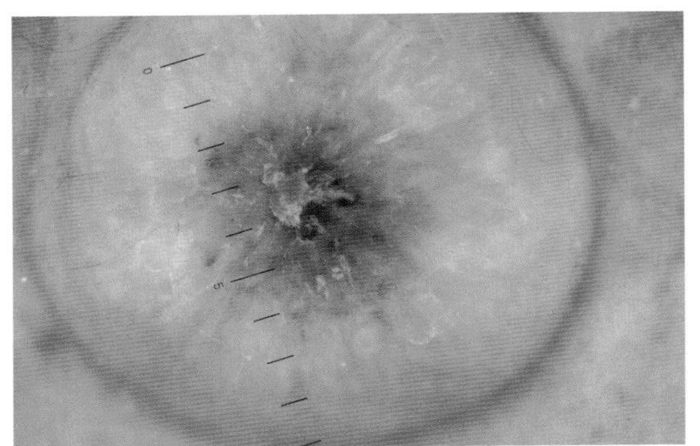

图 7-65 角化棘皮瘤（复旦大学附属华山医院 徐峰惠赠）

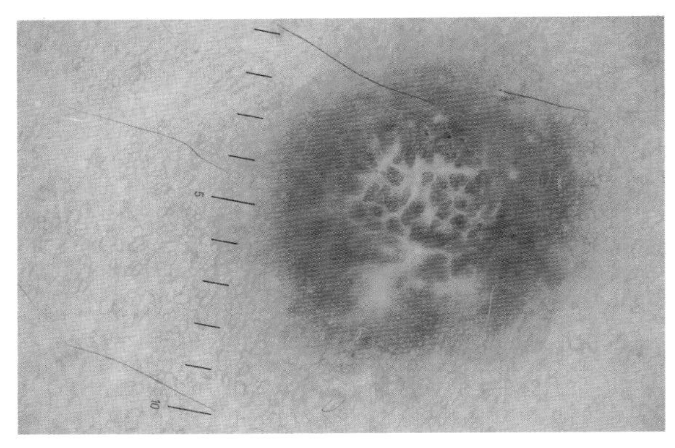

图 7-66 皮肤纤维瘤（复旦大学附属华山医院 徐峰惠赠）

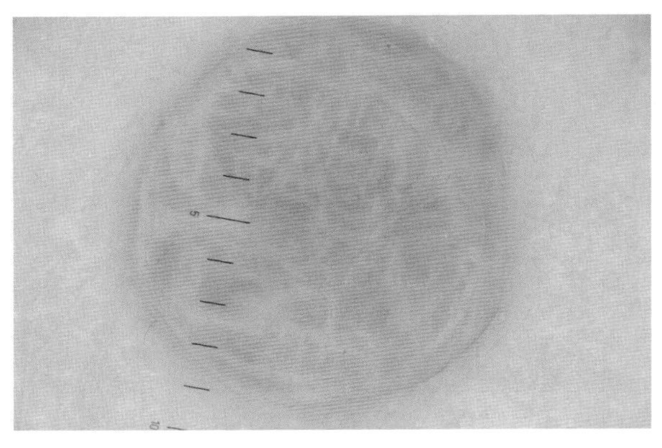

图 7-67 血管瘤（复旦大学附属华山医院 徐峰惠赠）

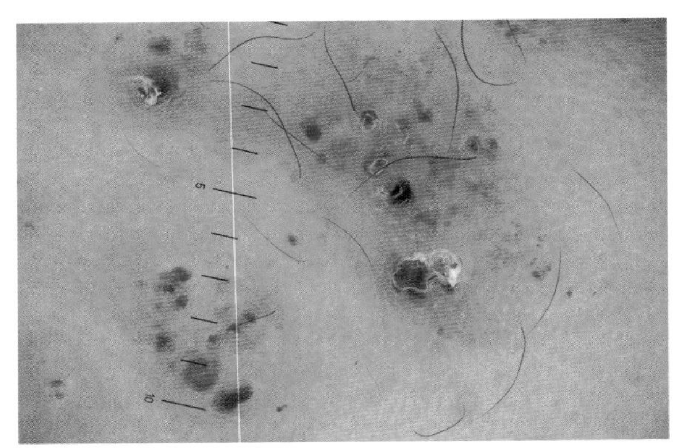

图 7-68 血管角化瘤（复旦大学附属华山医院 徐峰惠赠）

(10) 化脓性肉芽肿表现为中央红色均质区域及白色轨道线，部分可见圈状鳞屑、彩虹模式（图 7-69）。

3. 感染性皮肤病

(1) 传染性软疣：中心无定形白色结构，病变外周放射分布的皇冠状血管（图 7-70）。

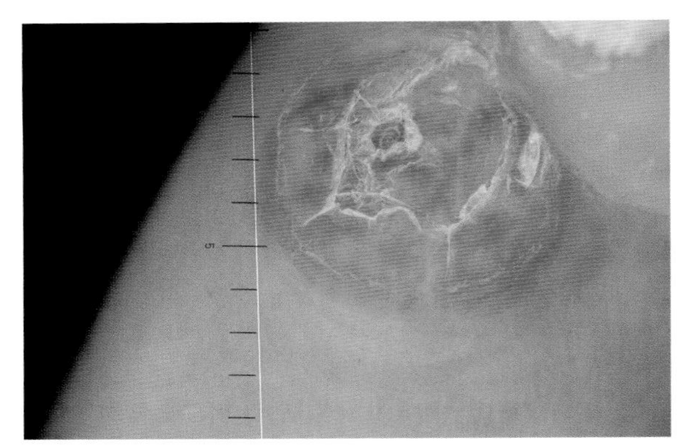

图 7-69 化脓性肉芽肿（复旦大学附属华山医院 徐峰惠赠）

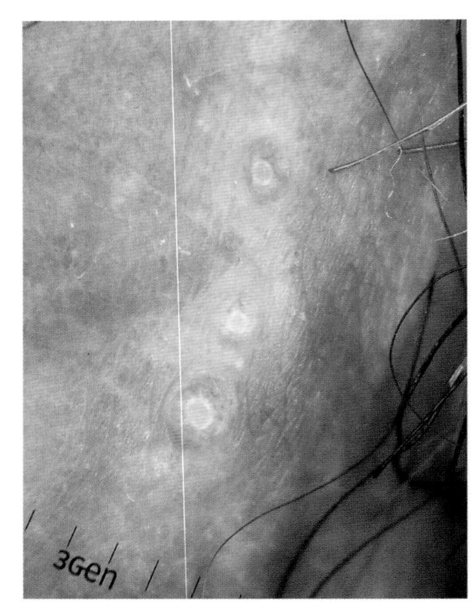

图 7-70 阴茎部传染性软疣（复旦大学附属华山医院 徐峰惠赠）

（2）扁平疣：褐色或黄色背景上规则分布的点状血管，常夹杂白线（图 7-71）。

（3）寻常疣：呈多数紧密排列的乳头状瘤结构，中心可见红色点状或袢状血管，周围绕以白色的晕，蛙卵样模式，伴有出血点及毛细血管血栓（图 7-72）。

（4）掌跖疣：黄色无结构区域，其上有多数不规则分布的红褐色至黑色小点或线状条纹。

（5）疥疮：深褐色的三角形模式，代表成年雌性疥螨的虫体前部，类似于喷气式飞机。

（6）虱病：皮肤镜下见到黏附于毛干上的虫体或虱卵，可快速可靠诊断虱病。

（7）掌黑癣：浅表纤细灰色或褐色线条，与皮损处无毛皮肤的解剖结构的皮嵴皮沟不一致。用刀片刮去角质层，可轻易去除表面的色素沉着。

（8）体癣：粗糙的鳞屑，脱屑方向杂乱，混合血管模式。

（9）毛囊炎：毛囊内具有白色或黄色点，有时周围可见点状血管。

4. 炎症性皮肤病

（1）银屑病：亮红色背景，规则分布的点状血管、白色鳞屑（图 7-73）。

（2）湿疹 / 皮炎：灶性分布的点状或球状血管和黄色鳞屑（图 7-74）。

（3）脂溢性皮炎：典型皮疹表现为黄红色斑片，上覆油腻性鳞屑或结痂，可见点状血管或线状血管。

（4）玫瑰糠疹：皮肤镜表现为黄色背景白色鳞屑呈边缘分布（领圈状），可见灶性分布的点状血管、线状血管（图 7-75）。

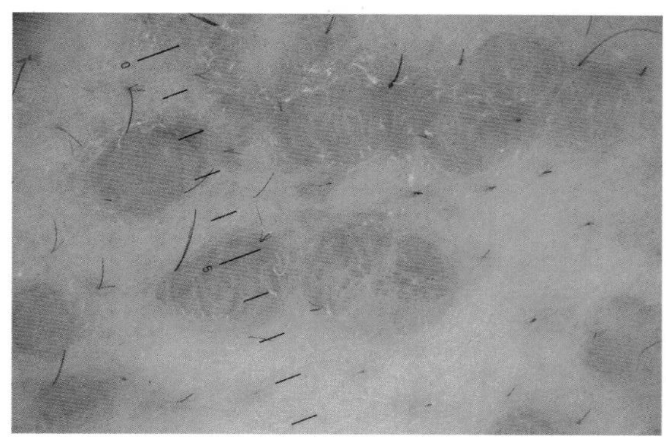

图 7-71　扁平疣（复旦大学附属华山医院　徐峰惠赠）

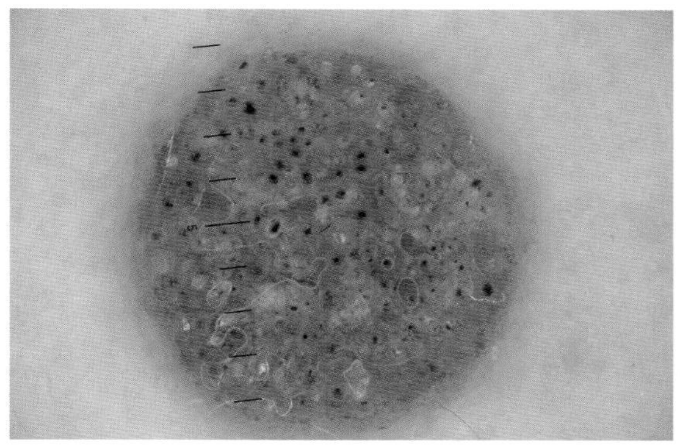

图 7-72　寻常疣（复旦大学附属华山医院　徐峰惠赠）

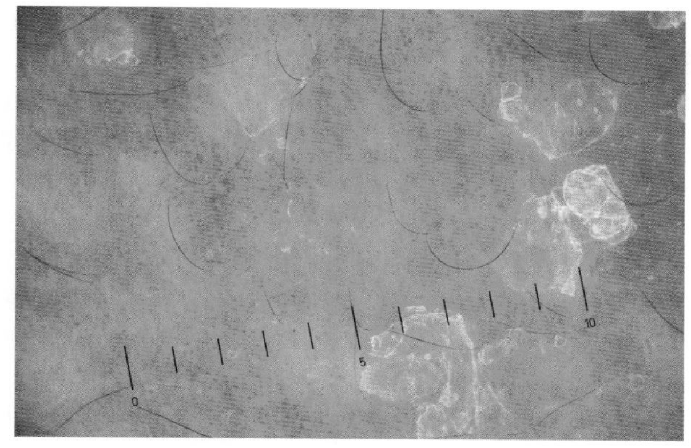

图 7-73　银屑病（复旦大学附属华山医院　徐峰惠赠）

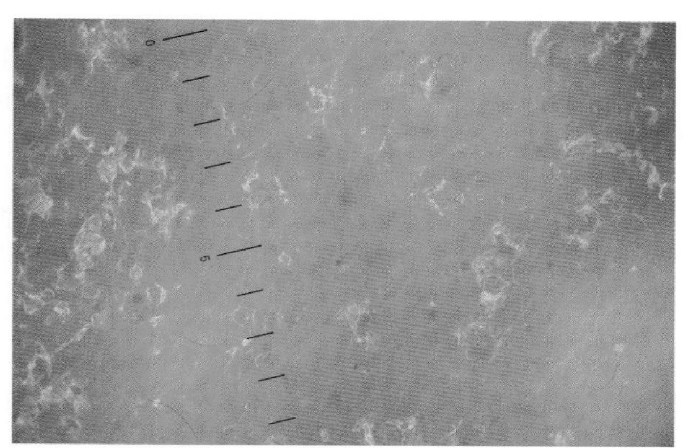

图 7-74　湿疹（复旦大学附属华山医院　徐峰惠赠）

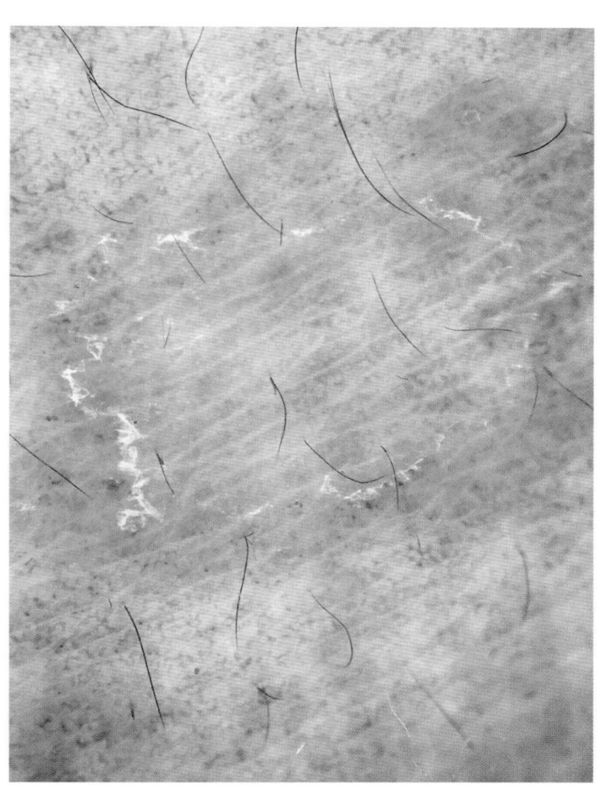

图 7-75　玫瑰糠疹（复旦大学附属华山医院　徐峰惠赠）

(5) 色素性紫癜性皮病：弥漫红褐色或红色背景上的紫色圆形或卵圆形红点、小球或斑片（图 7-76）。

(6) 扁平苔藓：可见点状、线状分布的血管，暗红色背景上可有白色网纹、即 Wickham 纹（图 7-77）。消退期皮损的皮肤镜表现血管减少或消失，可见蓝灰色点（图 7-78）。

(7) 荨麻疹性血管炎：不规则分布的红色或紫色小球。

(8) 色素性荨麻疹：黄褐色斑片和灰白色色素网格。

(9) 汗孔角化症：黄白色、红斑样或肤色环状模式，如"俯视的火山口"轮廓（与双层边缘鳞屑有关），皮损中央为大量点状血管（图 7-79）。

(10) 早期蕈样肉芽肿：表现为橘黄色区域上，一致性分布或灶性分布的细的短棒状血管和精子样血管结构，可见灶性分布的白色鳞屑（图 7-80）。

(11) 外阴硬化萎缩性苔藓可见黄白色无结构区，白色角栓，亮白色条纹，点状和线状血管（图 7-81）。

5. 毛发疾病　在毛发疾病的诊断中，毛发镜能够提供毛囊单位在皮面开口处、皮表微细结构、毛干形态、毛细血管和发根形态的信息。

(1) 观察毛发的要点

1) 毛干形态：观察直径、色泽、粗细是否均匀、末端是否异常。毛干的形态异常的毛发镜分类包括断发、缩窄、结节样结构、扭曲或卷曲、条带和短发等。

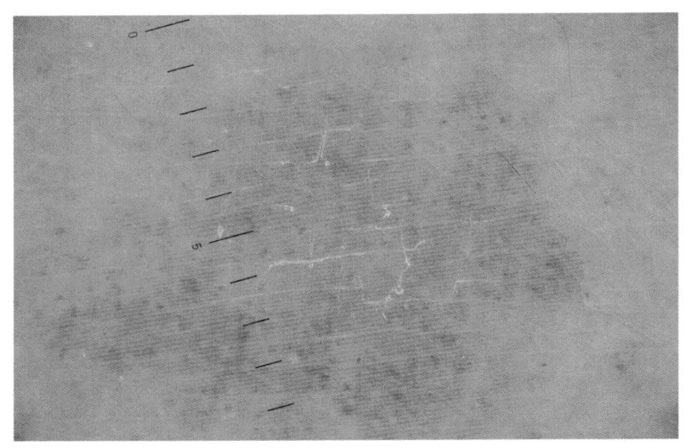

图 7-76 色素性紫癜性皮病（复旦大学附属华山医院 徐峰惠赠）

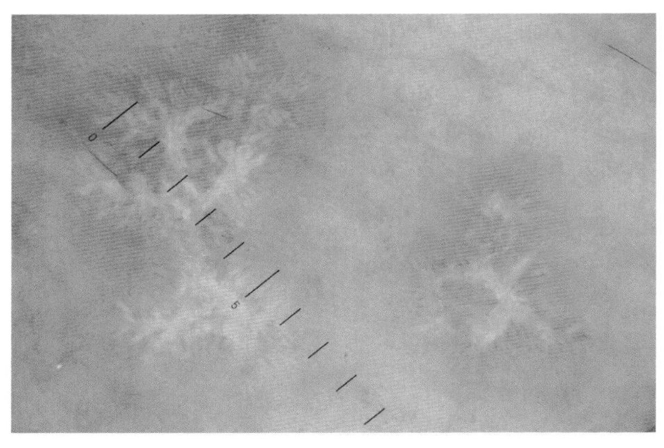

图 7-77 扁平苔藓（复旦大学附属华山医院 徐峰惠赠）

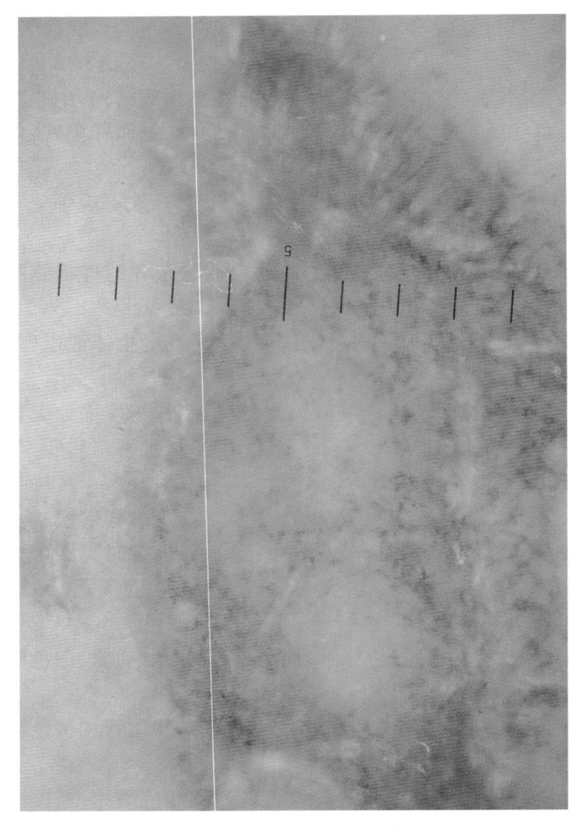

图 7-78 扁平苔藓 消退期（复旦大学附属华山医院 徐峰惠赠）

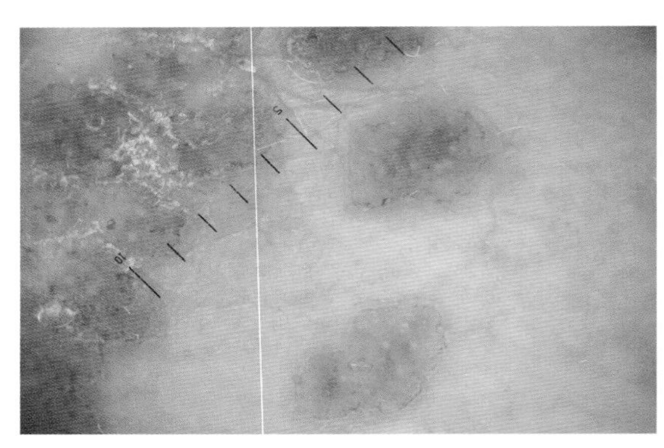

图 7-79 汗孔角化症（复旦大学附属华山医院 徐峰惠赠）

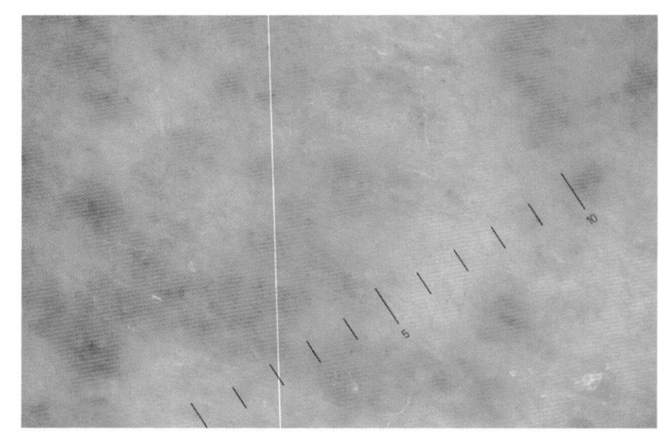

图 7-80 早期蕈样肉芽肿（复旦大学附属华山医院 徐峰惠赠）

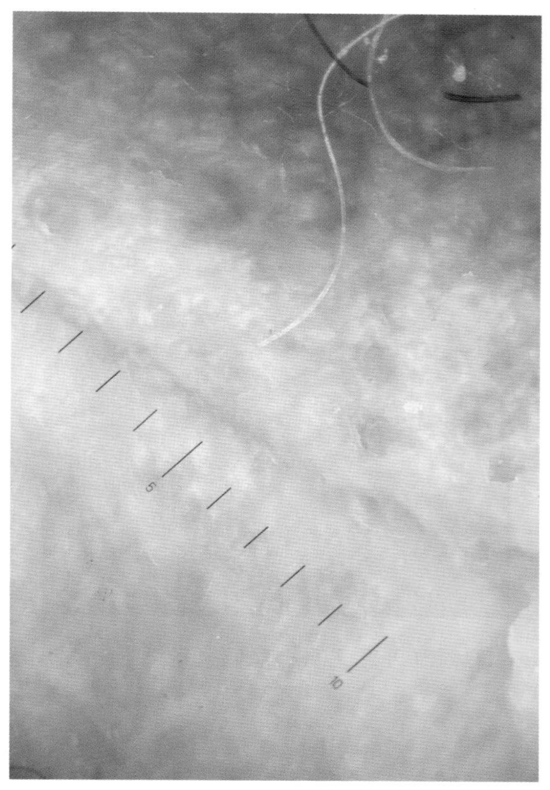

图 7-81　外阴硬化萎缩性苔藓（复旦大学附属华山医院　徐峰惠赠）

2）毛囊开口：毛囊开口是毛囊单位在皮面的孔状结构，也是永久毛囊存在的标志物，在鉴别诊断瘢痕性和非瘢痕性脱发中十分重要。在皮肤镜下称作“点”。包括黄点征、黑点征、毛囊周红点征、毛周角化过度、毛周褐色晕、簇状发等。

3）皮面结构：皮面结构的一场改变包括不同模式和颜色的鳞屑，皮肤沉着，皮肤表面黄色、白色或粉 - 白色的区域，渗出及皮肤增生等。

4）毛细血管：主要观察由毛细血管扩张的形态和排列特点而组成的类型。这些血管结构包括逗号样血管、点状血管、伴白色晕的血管、发夹状血管、细长的发夹状血管、线状血管、细分支状血管、毛细血管渗血、毛周向心性血管、乳红色球、线状螺旋形血管、蕾丝样血管、肾小球状血管、匐行性血管、皇冠样血管、粗根样血管和血管网等。

（2）常见非瘢痕性脱发疾病的皮肤镜诊断要点

1）斑秃：其毛发镜征象包括规则分布的黄点征、感叹号发、短毳毛、黑点征、断发和直立的、规则卷曲的（圆圈状、猪尾状）再生发。感叹号发具有诊断意义，与毛囊营养不良有关，多发生于斑秃的活动期。黄点征和短毳毛是敏感性指标，黑点征、感叹号发和断发是特异性指标，而黑点征、感叹号发和短毳毛与疾病活动性相关（图 7-82）。

2）雄激素性脱发：毛干粗细不一，直径变细的毛干增多，占全部毛干比例大于 20%，其他征象包括褐色毛周征、黄点征、空毛囊和头皮色素沉着（图 7-83）。

3）拔毛癖：最具特征性的是毛发在不同的长度断裂、纵裂（末梢分叉）的短发、不规则的卷曲无定性的毛发残端、黑点征（图 7-84）。

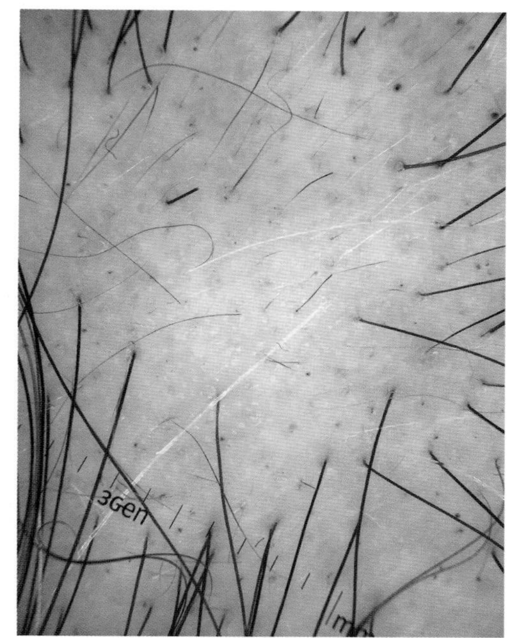

图 7-82　斑秃（复旦大学附属华山医院　徐峰惠赠）

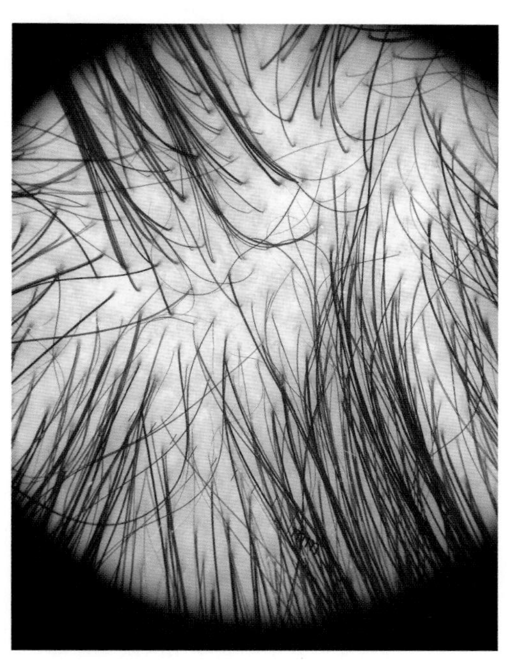

图 7-83　雄激素性脱发（复旦大学附属华山医院　徐峰惠赠）

4）休止期脱发：皮肤镜下常见空毛囊、单一毛发毛囊单位为主，毛周褐色色素异常（毛周征）以及直立再生发。急性休止期脱发拉发试验可为弱阳性。最大的特点是直径变细的毛干比例小于 20%，可与雄激素性脱发鉴别。

5）梅毒脱发：皮肤镜下可见黄点征、黑点征和断发，可见大量的小的脱发斑。

6）头癣：典型毛发镜下特点为逗号样发和螺旋状发，但无感叹号发（图 7-85）。紫外线增强型毛发镜有助于头癣的鉴别。

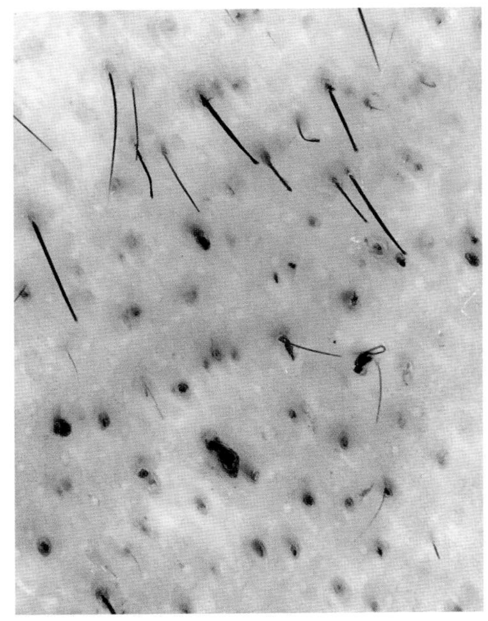

图 7-84 拔毛癖（复旦大学附属华山医院 徐峰惠赠）

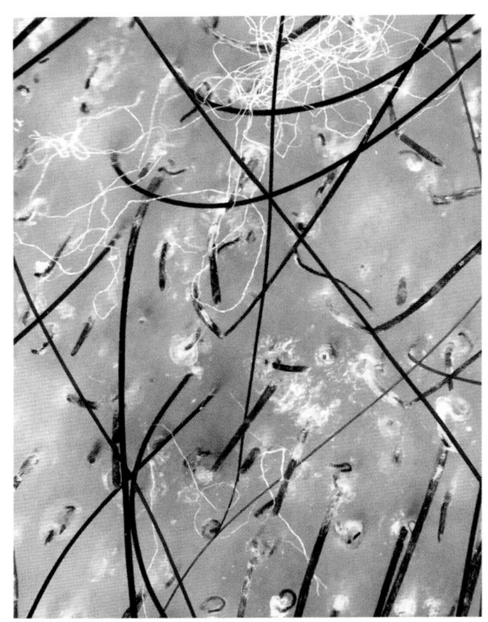

图 7-85 头癣（复旦大学附属华山医院 徐峰惠赠）

(3) 常见瘢痕性脱发疾病的皮肤镜诊断

1) 盘状红斑狼疮：活动性盘状红斑狼疮最具特征性的毛发镜表现为大的黄点征（毛囊角栓）、粗分支状血管、散在深褐色改变、红点征（图 7-86）和蓝灰色点；慢性的非活动性盘状红斑狼疮的特点为无结构的乳红色区域或白色区域和毛囊开口消失，也可存在粗的分支状血管。

2) 毛发扁平苔藓：皮肤镜下见银白色毛囊周鳞屑（鳞屑呈管状围绕毛干，高出皮面 2~3mm），毛囊角栓及色素失禁导致的蓝紫色斑片，晚期出现白点征，毛囊开口减少或消失。

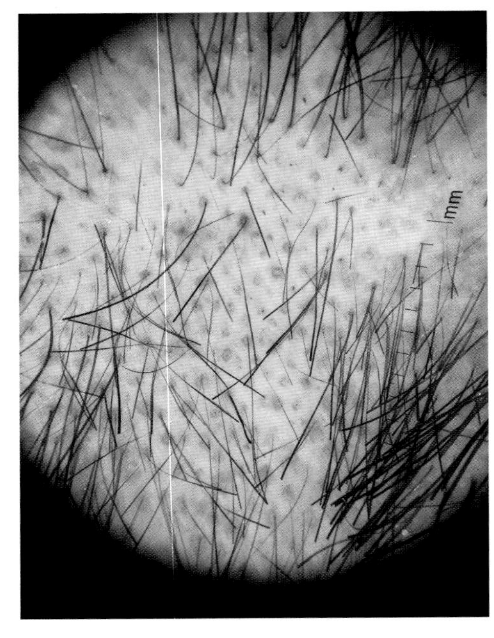

图 7-86 盘状红斑狼疮（红点征）（复旦大学附属华山医院 徐峰惠赠）

3) 前额纤维性秃发：其毛发镜特点包括毛囊开口缺失和毛囊周围轻度鳞屑、孤立毛发，偶见毛囊周围红斑，背景为象牙白至象牙黄色。在眉区，皮肤镜下可见规则分布的红色和灰色小点。（图 7-87）

4) 秃发性毛囊炎：皮肤镜征象为簇状发和毛囊周围脓疱、浅表溃疡、血痂，可见毛囊开口消失。

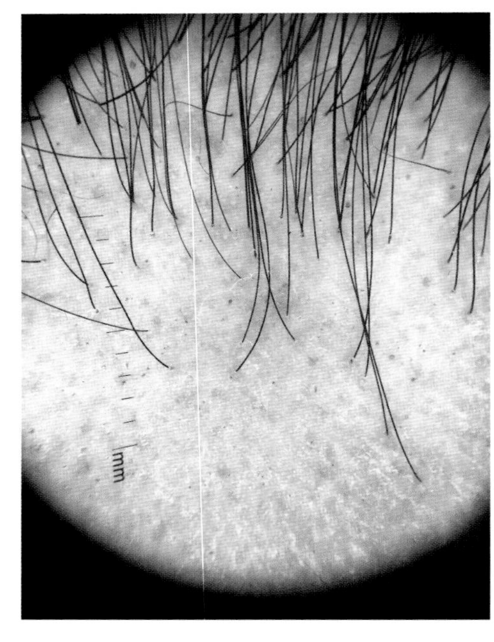

图 7-87 前额纤维性脱发（复旦大学附属华山医院 徐峰惠赠）

（徐峰）

第七节　反射共聚焦显微镜在皮肤科的临床应用

一、反射共聚焦显微镜简介及发展

皮肤影像技术是以激光、超声和电磁波为基础等多种影像技术的总称，是国内外皮肤病诊断领域发展较迅速的一个分支；是对皮损进行在体、无创、实时、动态观察，有助于疾病诊断和病情评估；通过呈现的二维或者三维图像，便于临床医师掌握。反射式共聚焦激光扫描显微镜（reflectance confocal miscroscopy，RCM）是20世纪80年代发展起来的一种先进的细胞生物学分析仪器，是近代生物医学图像分析仪器最重要的发展之一。只有RCM能以足够的分辨率提供形态学成像，识别单一细胞，产生准组织学水平图像。

二、反射共聚焦显微镜的历史

共聚焦显微镜是由Marvin Minsky在1957年发明的；1997年，Lucid公司生产出了VivaScope 1000，它具有1.5mm^{2}的图像采集区域，具有顺序采集和图像拼接技术。每个单独的图像都显示了500μm的视野。第二代产品VivaScope 1500（图7-88）诞生在2000年，具有拼接起来的4mm^{2}的采集区域。第三代产品VivaScope 2500用于外体样本并提供了高达20mm^{2}的采集区域。最新一代产品VivaScope 3000（图7-89）开发于2006年，是为活体皮肤成像的易于操作的共聚焦显微镜。

三、反射共聚焦显微镜的光学原理及操作方法

RCM是采用830nm的半导体激光点光源代替传统光镜的场光源，是探测点与照明点相对于物镜焦平面是共轭的，只

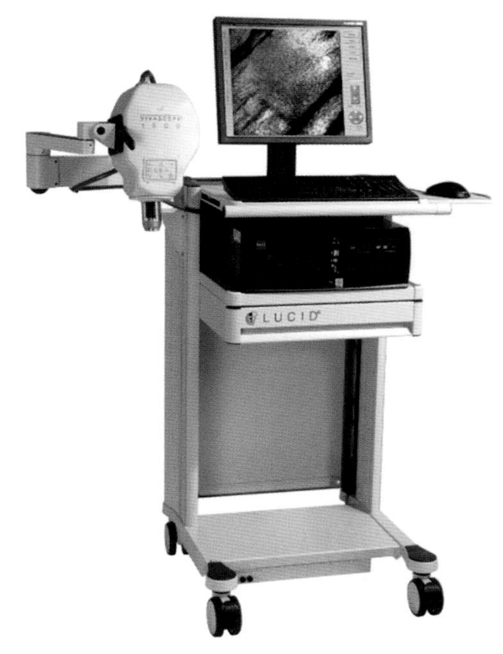

图7-88　第二代反射共聚焦显微镜（新疆维吾尔自治区人民医院　于世荣惠赠）

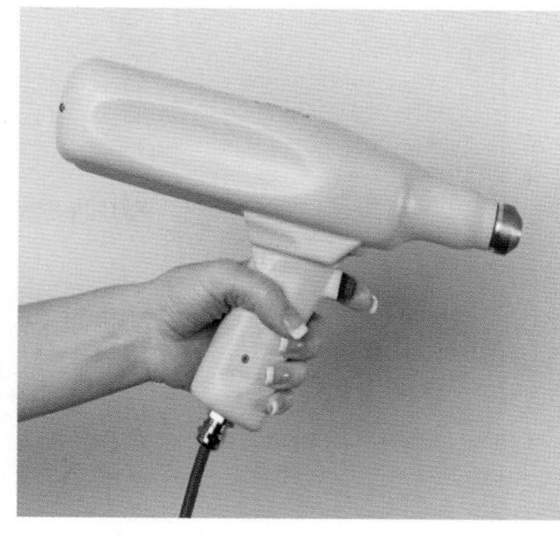

图7-89　第三代最新一代vivasevpe 3000（新疆维吾尔自治区人民医院　于世荣惠赠）

有焦平面上的点同时聚焦于探测点和照明点，焦平面以外的点不会在探测点处成像，即共聚焦，可有效抑制同一焦平面上非测量点的杂散荧光及来自样品中非焦平面的荧光，从而获得普通光镜无法达到的分辨力。同时，RCM系统配置的在体扫描装置，可以精确控制逐层对皮肤表皮和真皮浅层进行成像，RCM利用不同层面不同组织细胞结构对光的反射和折射的差异实现的灰度图像。RCM可以实现同一个深度（XY轴）和同一点不同深度（Z轴）的成像，相当于在皮肤活体生理状态下进行无损伤的系列"光学切片"。因而，RCM在中国又被形象地称为"皮肤CT"。

具体原理：一个共聚焦显微系统包括了一个点光源，空气冷凝器和物镜，一个探测器（图7-90所示）。点照明（如三维像素）是通过聚焦点光源或小光源到样品上实现的。点探测（如像素）是通过在探测器前放置一个小孔来实现的。小孔只允许来自焦点的光（图7-90中的实线）通过而阻止了其他地方的光（图7-90中的虚线）。点光源、样品中的三维像素以及放置在焦平面共轭处的小孔共同构成了共聚焦的概念。这样的结构只对照射到焦点处的三维像素敏感，而对焦点以外其他位置的光不敏感。在物镜焦平面扫描三维像素侧可得到光学切片：厚样品的小于5μm的薄切片的无损成像。共聚焦显微镜的光学切片能力是现有组织学中常用的物理切片的有效补偿。

反射共聚焦显微镜的操作方法：图7-90所示。

带聚合物口或玻璃口的金属环用医用级黏合剂附在皮肤上，它能使皮肤与物镜外罩用磁性相吸，以固定成像的位置（图7-91）。在皮肤损伤处涂上一些浸油，因为油的折射率（通常1.50）与角质层（1.55）和聚合物口或玻璃口（1.52）很接近。浸油将窗口与样品光学相连。水浸镜需要用水（1.33）或水性凝胶如超声导电膏（1.35）或发胶（1.34）置于窗口与物镜之间。水性浸渍介质与表皮（1.34）有着相近的折射率，因此使得成像能够穿透表皮进入真皮。

四、反射共聚焦显微镜的特点

快速、动态、原位、实时成像，可对同一组织多次成像，动态监测；能观察皮肤血流的动态变化；观察角度有别于组织病理学：皮肤CT呈现皮肤横向的光学切面；立体，沿矢状面方向逐层扫描，立体反映皮损；无创；资料易于管理。

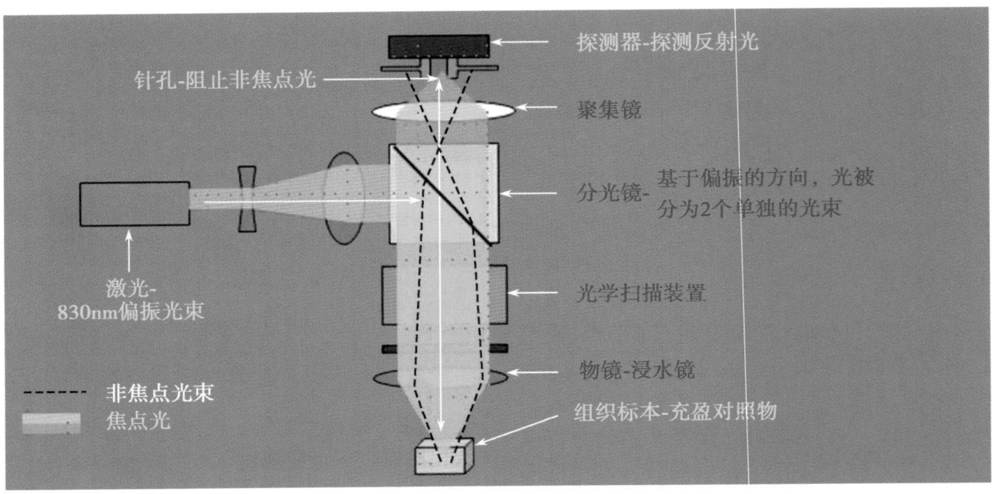

图 7-90 反射共聚焦显微镜的操作方法

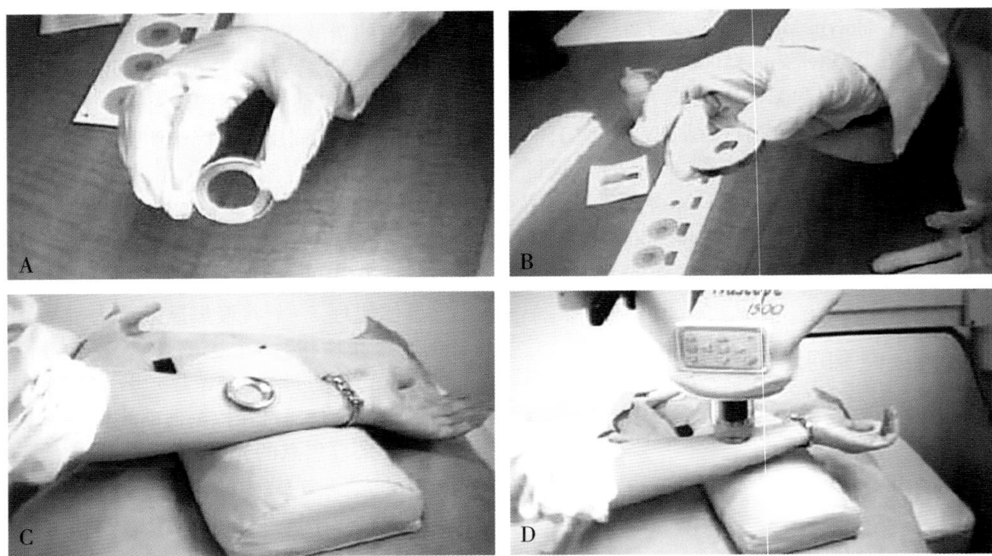

图 7-91 反射共聚焦显微镜在皮肤科的临床应用，RCM 图像为横断面图像（新疆维吾尔自治区人民医院 于世荣惠赠）

五、反射共聚焦显微镜在皮肤科的应用原理

表皮层中的黑素细胞拥有比角蛋白更高的反射率。肉眼看，由于黑色素对可见光的吸收，呈现出特征性的棕黑色。黑色素对红外线的吸收大大减少，对光吸收的减少和较高的折射率导致较强的背景散射，因此肉眼看来棕黑色的黑色素在 RCM 下显示为白色。皮肤中黑色素含量的多寡和人种以及紫外线照射量等有关，因此 RCM 图像的对比度也因人而异。又由于黑色素在各层皮肤中分布的不同，RCM 图像的对比度在不同皮肤层次之间也不同。表皮基底层的黑色素含量最高。

在表皮中，角质形成细胞分化组成表皮的四层结构。在 RCM 下，可根据形态结构和细胞学特性以及位置 / 深度来辨别表皮各层。在体 RCM 成像的最深深度为 150~350μm（根据不同组织），成像范围一般可以从皮肤表面直至真皮乳头层，但在表皮较薄的部位，如前臂屈侧可达到真皮网状层上部，反之，在表皮较厚的部位，如掌跖部位的皮肤则成像只能达到非常表浅的真皮乳头层。

图 7-92 RCM 图像为横断面图像：

RCM 目前在国内大型综合性医院及专科医院应用较广泛，此技术评价药物疗效及科研中有广泛用途。目前主要用于浅表皮肤病（良恶性黑素细胞肿瘤、基底细胞癌等）、血管性皮肤病和色素性皮肤病，尤其是色素减少性皮肤病（白癜风等）具有独特优势。此外对接触性皮炎、银屑病、扁平苔藓等炎症性皮肤病具有协助诊断意义。

（1）色素性皮肤病：①色素减少性皮肤病：白癜风是皮肤科常见的色素脱失性疾病，早期往往与其他色素减退性疾病如贫血痣，无色素痣等难以鉴别。但无色素痣在 RCM 下呈现程度不等的色素减少，但不会出现白癜风那样色素完全缺失情况，而贫血痣相对来说色素减退情况较轻；②色素增加性皮肤病：刘华绪等对 210 例黄褐斑皮损进行分析，并对其中的 10 例同时进行病理学分析，两者的结果基本一致，大多数皮损表现为表皮内黑素颗粒的明显增多，少部分真皮内亦可见

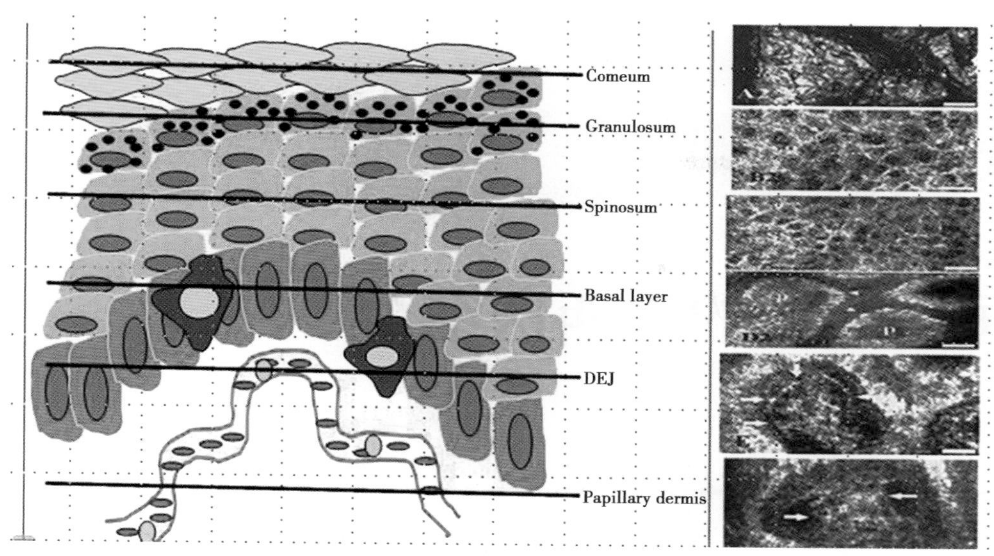

图 7-92　RCM 图像为横断面图像(新疆维吾尔自治区人民医院　于世荣惠赠)

少许色素颗粒,基于此研究,黄褐斑可以分为单纯的表皮型和混合型这对于既往黄褐斑的分型是一个修订。

(2) 银屑病:刘华绪等通过对银屑病皮肤 RCM 成像及组织病理学分析,发现银屑病的几大特点 RCM 下均可见到,并与病理结果高度一致,如角化过度,角化不全,Munro 微脓肿,颗粒层的消失或变薄,棘层肥厚,真皮乳头上延,浅层血管扭曲扩张。这种非创伤性检查可以避免传统的组织病理检查中取材对人体的损伤和制片过程中的人为因素的影响,可作为银屑病诊断及治疗随访中的有效监测工具。RCM 可在细胞水平上监测疾病治疗后的反应。

(3) 其他炎症性皮肤病:如扁平苔藓、光泽苔藓、线状苔藓、小棘苔藓、掌跖脓疱病、硬化萎缩性苔藓、盘状狼疮等都在 RCM 下有特异性图像改变。另外,感染性皮肤病,如扁平疣、传染性软疣、疱疹病毒感染性皮肤病、浅表真菌感染性皮肤病及毛囊虫病、疥疮的 RCM 图像特点均有文献报告。

(4) 皮肤良、恶性肿瘤及癌前病变:如色素痣、脂溢性角化病、血管瘤、汗管瘤、粟丘疹、淋巴管瘤、皮脂腺痣;基底细胞癌、鳞状细胞癌、日光角化病、鲍恩病、Paget 病、蕈样肉芽肿等的 RCM 图像均有较高敏感性和特异性。

(5) Mohs 显微外科:Mohs 手术通过每次的切除进行快速冰冻切片检查,能将对周围正常组织的损伤降到最小。作为非创伤性检查可以观察某些需要 Mohs 显微外科手术治疗的疾病的损害边界,以确定手术范围,特别对恶性黑素瘤、基底细胞癌及一些很难诊断的疾病。如无黑素性黑素瘤、硬化性浸润性基底细胞癌等。这种技术可以明确定位,彻底切除肿瘤,促进了 Mohs 显微外科发展。

六、反射共聚焦显微镜的应用进展与缺陷

RCM 图像为黑白色,分辨度相对较差,穿透深度只达到乳头层,对 400μm 以下的组织难以成像,非平坦部位成像不佳,以上都限制了应用范围。

综上所述,RCM 是一种令人振奋的在体皮肤成像新技术。可在病人床头实时无创地提供皮肤水平方向的准组织学切片。目前需进一步建立各疾病在 RCM 诊断标准。RCM 正被广泛地认识和应用,在皮肤科领域将有广阔的应用前景,相信随着这一技术不断完善和发展,必将为某些皮肤病的诊断和治疗、随访提供新的有效的监测方法,推动皮肤科学发展。

(吴志华　徐峰　颜艳　李璟蓉　吴大兴　吴丽峰　马慧群　陈紫嫣　于世荣　范敏　苏禧　杨桂兰　史建强　陈秋霞　李定　陈嵘祎　朱团员)

第八章

论中国皮肤病的中西医结合

第一节　中国中西医结合皮肤病研究的过去、现在和未来

回顾我国中西医结合皮肤病研究的历史、现状，展望我国中西医结合皮肤病研究的未来，值得总结，值得思量，值得畅想。

一、中国中西医结合皮肤病研究的历史

回顾过去，我国中西医结合皮肤病事业已经走过了60年的历程，应当说它的成就是辉煌的，是历史进程中耀眼的路标，是我国皮肤科医药科学的特色。

中医学是一个伟大的宝库，中西医结合是在传统的中医学和现代科学包括现代医学的基础上发展起来的，从1954年起，我国举办了一系列的西医学习中医研究班、进修班，培养了一大批中西医结合的骨干队伍，建立了中西医结合医院和研究机构，广泛开展了中西医结合的临床研究、实验研究和理论研究。出版了多种中西医结合的专著和杂志，中西医结合已经成为我国医学发展中不可缺少的一部分，中西医结合在皮肤性病学方面也取得了令人瞩目的成绩。

（一）著书立说促进皮肤性病学中西医结合研究的发展

1971年中国医学科学院皮肤病研究所编写了《皮肤病中医治疗手册》，1975年原上海第一医学院附属华山医院皮肤科秦万章编写《中医皮肤病诊疗参考》，同年由北京中医医院编写的《赵炳南临床经验集》，1976年边天羽主编的我国第一部中西医结合皮肤性病学专著《中西医结合治疗常见皮肤病》，1977年中医研究院广安门医院编写的《朱仁康临床经验集》等，此后，又有现代中医和中西医结合皮肤病的专著及经验总结书籍相继出版，如1987年边天羽编著的《中西医结合皮肤病学》、1988年秦万章编著的中西医结合研究丛书《皮肤病研究》、1994年秦万章编著的《现代中医应用与研究大系·皮肤病研究》、2000年张志礼编著的《中西医结合皮肤性病学》、2001年刘巧编著的《中西医结合皮肤治疗学》以及2003年范瑞强等编著的《中西医结合临床皮肤性病学》，前后还有全国各省市的专家如管汾、张曼华、袁兆庄、徐汉卿、吴志华等均有相应的中西医结合的皮肤病学问世。除此之外，还有不少专著如《红斑狼疮》《银屑病学》《雷公藤研究》等也陆续出版，值得一提的，供中西医结合专业用的、新世纪全国高等医药院校规划教材《中西医结合皮肤性病学》亦于2005年进入高等院校。改革开放以来试编了多期《中国中西医结合皮肤性病学杂志》，近年来已步入正轨，可喜的已成为核心期刊。这些书籍和杂志整理研究了中医学关于皮肤性病学的论述和临床经验，为西医学习中医提供了很好的教材，为发展中医皮肤科和创建中西医结合皮肤科以及培训中西医结合皮肤性病学人才奠定了坚实的基础（图8-1）。

（二）组织建设促进皮肤性病学中西医结合研究的发展

1. 学科建设　就中西医结合皮肤科发展的历史来说，有几个里程碑的建设是值得我们怀念的：①1955年成立了中医研究院和相应的附属医院皮肤科（外科）；②1955年中央皮肤病研究所成立了中医科；③1955年试办了西医学习中医研究班；1958年《人民日报》发表党中央批示在全国范围内举办西医学习中医研究班；④1956年相继在北京、上海、南京、广州、成都等地成立中医学院和相应的附属医院皮肤科（外科）；⑤1970年12月，周恩来总理亲自主持召开了第一届全国中西医结合工作会议；⑥继后又有天津市长征皮肤病中西医结合医院和北京市中医院赵炳南中西医结合皮肤病研究所的建立；⑦1978年改革开放以后，科学研究有了蓬勃的发展和生机，全国各省市的中医院或西医院基本上分别创立了中医或中西医结合皮肤科；同时全国在各省市成立了多所大型的以皮肤病为主的中西医结合医院，比较有影响的如天津市长征

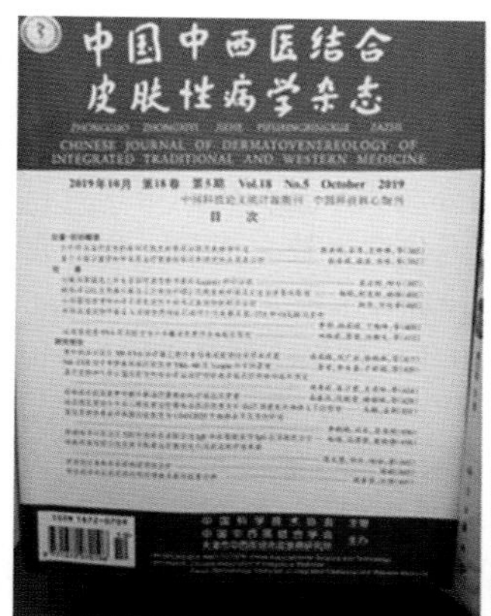

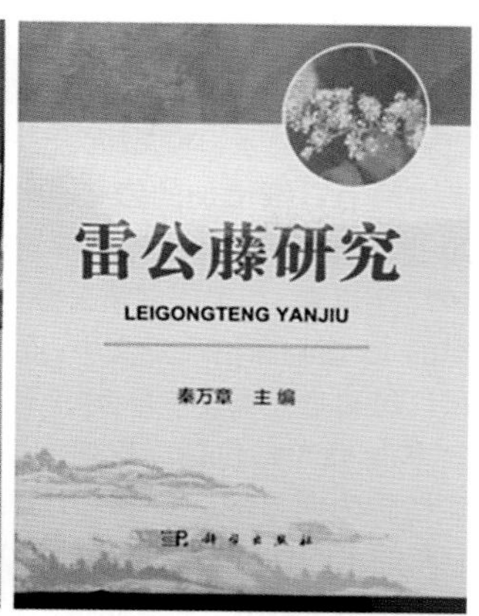

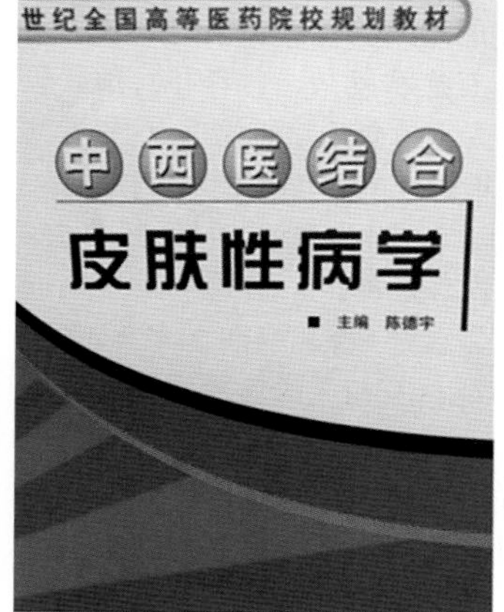

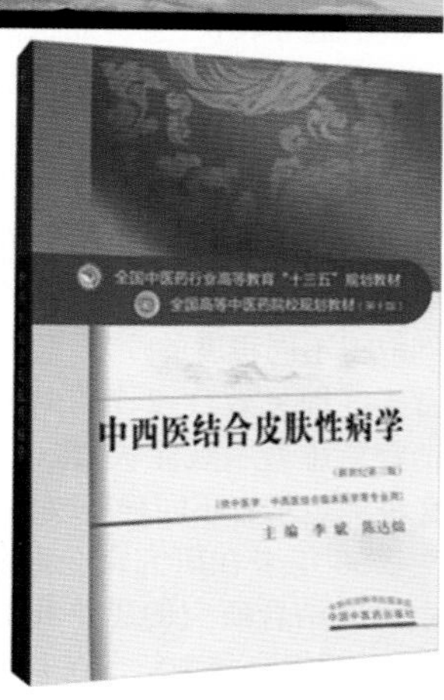

图 8-1　中西医结合杂志和专著

医院、沈阳市第七人民医院、武汉市中西医结合医院，杭州市第三人民医院，就是著名的通称“大专科、小综合”医院，他们每家门诊接待的病员数每天均在 1 000 人以上，住院病床数均在 100 张以上，他们互相交流、互相协作，通称“强强联合”，是中国中西医结合皮肤科一支有生力量。要重点提出的全国的中医院或西医院的皮肤科也在不同程度地开展中西医结合的相关工作，促进皮肤科中西医结合事业的发展，不少已成为全国的重点专科，如广东省中医院皮肤科、北京市中医院皮肤科、上海市岳阳中西医结合医院皮肤科、湖南中医药大学第二附属医院皮肤科。各种大型协作中心也如雨后春笋诞生，如全国红斑狼疮研究协作中心、色素病研究协作中心、活血化瘀研究协作组、肾本质研究协作组、雷公藤研究协作中心等，都大大促进皮肤科中西医结合研究的发展。

2. 学会建设　再从学术团体来说，1981 年，经卫生部批准成立了中国中西医结合研究会，1990 年更名为中国中西医结合学会，建立了包括皮肤病学在内的 20 多个专业委员会，标志着我国中西医结合研究发展到了一个新的阶段。全国性中国中西医结合学会皮肤性病专业委员会于 1984 年成立，接着各省市还建立有自己的中西医结合皮肤病分会。此外，在全国性皮肤病学会的管辖下还成立了 15 个专题学组或研究会，他们包括结缔组织病、银屑病、色素障碍、真菌、美容、化妆品、性病、痤疮、脱发、皮肤外科、基础研究以及皮肤病治疗等，拥有会员 6 500 余人，学会委员 288 人，是一支发展皮肤科中西医结合的骨干力量。全国性学会自 1984 年成立以来，坚持以皮肤科中西医结合学术交流为重点，共召开过大型学术交流会 40 余次。其次，各型的专业会议也十分活跃，如全国中西医结合银屑病会议 6 次，全国红斑狼疮会议 3 次，全国白癜风会议 6 次以及全国性雷公藤学术会议 5 次，这些学术交流都大大促进皮肤科中西医结合研究的进展。为了培养后继力量，还召开了中青年会议若干次。全国性及地方性（各省市）学会举办各型皮肤病中西医结合学习班 50 余次，接受培训的学员 5 500 余人，颇有建树。为使中西医结合走出国门，我们在韩国、日本、英国举办了双边中韩会议、中日会议、中英会议，如中韩第三、第五次会议，中国皮肤科学界都有近 200 人庞大的代表团，英国的第一次会议亦有 50 人的代表团，这不仅显示皮肤科中西医结合研究的实力，同时也显示中国国力不断强大，近几年来学会举办的几次大型会议中均邀请了多个以上国家学者参与，包括英、美、德、法、日及东南亚等国家的著名专家，学术空气浓厚，代表收获较大，社会反映颇佳。

3. 人才培养促进皮肤性病学中西医结合研究的发展　没有人才就没有成果，中西医结合同样是这样。中西医结合必须抓队伍建设和人才培养这一重要环节。早在新中国成立初期的 20 世纪 50~60 年代，中西医皮肤科一代大师的加盟可以称是皮肤科中西医结合的萌芽，如北京中央皮肤病研究所胡传揆所长、北京协和医院的李洪迥教授聘请了著名的中医大师赵炳南院长作顾问；上海华山医院的杨国亮教授聘请上海中医药大学的夏少农教授作顾问，他们定期来院来所坐诊、查房和讲课，不仅中西医大师们互相交流、沟通，也培养了一批少壮派骨干，全国皮肤科也如此效仿，这是皮肤科中西医结合的早期阶段。中西医结合人才和队伍的来源，根据国家计划，组织安排，早期主要是靠西医学习中医或中医学习西医研究班，从实际来说，这些成员是中西医结合的先导，我常常说他们是中西医结合的革命家，他们中的大多数都具备两个医科大学毕业的水平，一个是西医医科大学的，一个是中医医科大学的，这样就容易融会贯通，有中西医结合的基础，全国加起来有近 5 000 人，其中皮肤科工作者约占 200 人，这些中西医结合专家们多年来从临床和基础研究工作中进行了辨病与辨证相结合，宏观与微观相结合，整体与局部相结合，治本与治标相结合都取得了长足的进步。由于他们的楷模和榜样作用，在医学界发挥较大影响，是谓“星星之火，可以燎原”，因而自学成材或业余学习的也不少，全国均进行了效仿，随之，中西医结合事业不断壮大。值得重点提出的，现今全国各地从事中西医结合皮肤科工作的老专家是促进我国中西医结合事业的重要资源，在他们中间蕴涵着许多宝贵的经验，如何能让他们的知识发挥作用，近年来，中国中西医结合学会皮肤性病专业委员会建立了 60 人的咨询顾问委员会，学会通过这些顾问们组织全国性的学术交流会议和各种继续教育学习班，培养了一批又一批中西医结合事业的青年骨干力量。要使中西医结合不断得到发展，我国政府已经把人才培养纳入正规的教育体系，在举办各型的长、短期学习班的同时，建立独立的中西医结合学院，同时在西医体系的医科大学或中医体系的医科大学互设一定比例的中或西医课程，不少医科大学还成立了中西医结合系，为中西医结合培养队伍创造了条件。据我们近阶段调查和了解，目前在中国有 25 000 名皮肤科工作者，其中约有 80% 以上从事不同程度的中西医结合医疗、教学和科研工作。此外，从 1978 年各中医学院或西医学院开始零星的招收皮肤科中西医结合医学硕士及博士研究生，已成为从高层次开展皮肤科中西医结合研究的新生力量。近年来皮肤科中西医结合的研究生工程，硕士生、博士生以及博士后体系也在不断完善壮大。

4. 中西医结合皮肤病研究的概况　在中西医结合皮肤病的研究方面，已经取得较多进展。从过去研究的情况来看，其研究范围已相当广泛，中医学典籍的许多独特经验已经发掘或正在进一步发掘。分析50年来发表的近20 000篇文献，中西医结合治疗的皮肤病种中疗效好的和比较好的有180余种，其中不仅包括各种常见病和多发病，如银屑病、神经性皮炎、湿疹、真菌病、荨麻疹等；而且对一些少见病和疑难杂症也有较好的疗效，如红斑狼疮、硬皮病、天疱疮、鱼鳞病等。另一方面，中医预防某些皮肤病亦有一定优越之处，如脱发、痤疮的预防等。近年来，在已发表的5 500多篇有一定水平的论文中，更反映了我国皮肤病在中西医结合研究方面的新进展，其中临床研究涉及的病种更加广泛，疗效有所提高。在基础理论方面已有若干突破和进展，如血证理论在皮肤科中的应用：其活血化瘀研究已经引起广泛重视；清血、凉血研究对变态反应性、炎症性疾病如药疹、接触性皮炎、多形红斑、环形红斑、结节性红斑以及胶原病性疾病均已取得较好效果。其中病情骤急、原因不明的皮肤黏膜淋巴结综合征（川崎病）采用清血、凉血法获得了满意的疗效；养血研究对银屑病、慢性湿疹、进行性红斑角化症以及肥厚性、红斑鳞屑性皮肤病也均有较好效果，如当归饮子加减治疗毛发红糠疹、皮肤瘙痒病、神经性皮炎、原发性皮肤淀粉样变、鱼鳞病等。脏象学说在皮肤科的研究也较为普遍，如肾的本质研究在结缔组织病中的应用；温肾阳治疗遗传过敏性湿疹；养心阴治疗慢性荨麻疹；脾胃论在小儿皮肤病领域中的应用。经络与皮肤病的研究以及辨证论治和辨病论治研究均已取得一批成果。此外，中医中药是一个伟大的宝库，是创制现代中药的丰富源泉，也是最具有我国民族特色独特优势的一个领域，在现已查明12 772种中药中，皮肤科领域中应用及研究的不下千余种，已经取得成果的如雷公藤、丹参、黄芪、黄芩、苦参……等多种中草药都有较好的开拓领域，如雷公藤对20余种皮肤病（红斑狼疮、皮肌炎、血管炎、白塞病、银屑病等）均有明确的疗效，可称是“立竿见影”，市售的有雷公藤片、雷公藤合剂、雷公藤巴布剂、雷公藤软膏、雷公藤多苷片等剂型，并已提取100余种单体，他们中的甲素、红素、萨拉子酸、去甲泽拉木醛、氯内酯醇、内酯甲等经药理证实具有抗炎、调节免疫、抗艾滋病毒、抗肿瘤等较好的功效，引起国内外广泛重视。

二、中国中西医结合皮肤病研究的现状

我国中西医结合皮肤病研究的现状可谓是百花齐放、百家争鸣，从中西医结合研究的思路与方法来说有：①一方一药的结合；②辨病与辨证相结合；③从微观辨证到辨证微观化的结合。这些研究都取得可喜的成绩。纵观全局，成果和内容颇多，不尽其说，从其研究的发展趋势来说，主要集中在几个重要的研究热点：①变态反应和自身免疫病；②银屑病；③美容性皮肤病。

现就其中有代表性的疾病的部分内容加以探讨，来了解皮肤病中西医结合的研究现状。

（一）红斑狼疮的研究

红斑狼疮为自身免疫性疾病之一，按其病情轻重度波谱，可分为慢性盘状红斑狼疮（DLE），深部红斑狼疮（PLE），亚急性皮肤型红斑狼疮（ScLE），系统性红斑狼疮（SLE），重叠型红斑狼疮（OLE）及其亚型混合性结缔组织病（MCTD）等。近年来本病有日渐增加的趋势，国内外颇为重视。中西医结合自20世纪60年代起已初见端倪，近代取得较多成果。我们自1977年以来，首次探索雷公藤治疗红斑狼疮的观察，在先后研究的15篇临床治疗论文中，近30年来共系统观察1 107例各型红斑狼疮。其中997例有不等程度疗效，有效率为90%，显效率占48.5%，包括以皮损为主的DLE、PLE及SCLE，其中炎症性较为明显的红斑、多形红斑、环形红斑、廻旋状红斑以及SLE的水肿性蝶形红斑疗效最为显著，对PLE的炎症性结节、斑块消退亦较快，全身症状，有关体征以及实验室观察改善亦很明显。其中，大家最为关注的是系统性红斑狼疮（SLE），它是红斑狼疮的代表性疾病，素有症状复杂，病情凶险，预后较差的概念，我们亦选择SLE作为雷公藤治疗研究重点，先后共观察885例SLE。在先后30年研究的跨度里，885例SLE一般治疗2~5个疗程（每8周为1个疗程），治疗结果：其中789例取得不同程度的疗效，总有效率为89.1%，显效率46.7%，通常1~3周见效，1~2个月达到显著疗效，观察期2~4年不等，治疗后患者主观症状、客观体征以及相关的实验室检查包括免疫测定均有不同程度改善。

30年来在研究雷公藤治疗红斑狼疮有效基础上，按照中西医结合研究的思路我们一直对其进行制剂和内容的改革，希望提高和创新。在制剂改革过程中，我们遵循以下指导原则：

（1）雷公藤原生药不变，即30年来我们一直坚持沿用和采购福建武夷山区、大金湖地区的建宁、泰宁、光泽的雷公藤去皮根原药材，即我们所说的“雷公藤之乡”的道地药材。

（2）目的是提高疗效，减少不良反应，从简、验、便、廉着眼。

（3）根据中西医结合理论指导的原则：即中医对红斑狼疮的认识，关于其病因病机，目前有两大论述：一是肾虚发病学说，亦即是以“肾”为主的阴阳不平衡及其调节机能的障碍，阴虚阳亢是本病的主要表现。故有“阴虚内热”“阴虚火旺”“气阴两虚”“阴阳两虚”等有关证治；二是血证发病学说，认为阴阳不平衡，气血失去调节，就易产生气的停滞和血的瘀积，导致血瘀、血热、血虚，按血证立说，采取调血论治有其现实意义。

（4）从改变的沿革来说，我们30年来由单纯的雷公藤糖浆及片剂改革成复方三藤糖浆进而发展成三藤片剂、三色糖浆再进而发展为三色片剂。在此基础上，我们又开展复方颗粒剂的研究，进而发展到抗敏1号袋泡茶和抗敏3号袋泡茶的研制，从多年的临床观察应用来看，都各有长处，深得病员的欢迎。如早期的三藤糖浆（片）和三色糖浆（片）的观察（图8-2）：

1）三藤糖浆（片）由雷公藤、红藤、鸡血藤组成，雷公藤主要有活血化瘀、清热凉血、消炎消肿作用；红藤主要有清热凉血、活血化瘀作用；鸡血藤主要有补血行血、活血调经功能，它们均有许多化学成分及活性，实验证明诸药相辅相成，协同应用，不仅抑制B细胞的多克隆抗体产生，对其抗体形成途径的调节亦有明显作用，更重要的还在于有增强细胞免疫的调节功能。

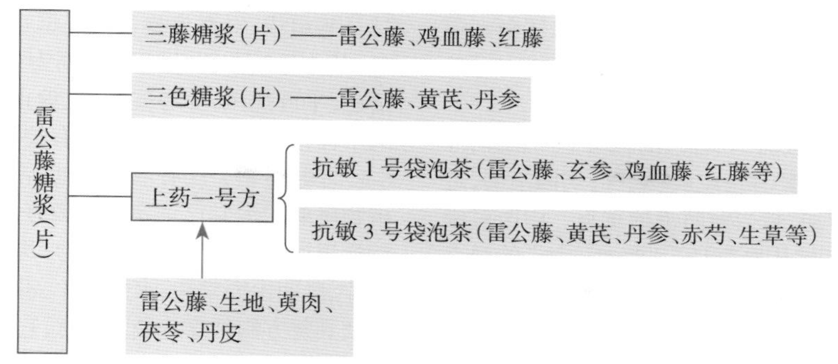

图 8-2 雷公藤糖浆及片剂的改革和发展

2）三色糖浆（片）以雷公藤、丹参、黄芪等为主药，雷公藤主要有清热凉血、活血化瘀、消炎消肿等作用，是治疗本病的基础；丹参自古以来即为活血养血的要药，其主要功能有活血化瘀、凉血消肿、祛瘀生新、除烦安神等功用；黄芪主要作用有补气、利水、益肺肾的功能，近代研究它们均有许多有效的化学成分及活性。上述诸药，相辅相成，发挥协同作用，不但能提高疗效，而且能减少不良反应，通过具有清热凉血、活血化瘀、养血益气作用的三色糖浆（片）治疗，随着临床表现改善的同时，多项免疫指标亦有相应的改善，故而考虑三色糖浆（片）治疗红斑狼疮的主要作用机制是影响体液免疫、细胞免疫及其有关调控的改变。

3）上药一号方治疗 SLE 的研究，由于受到速溶咖啡服用方便的启发，同时配合中药饮片改革的需要，我们研制上药一号方，此方治疗 SLE 的指导思想，即在雷公藤有效的基础上，加上中医传统益肾养阴的六味地黄汤为组方，制成两种颗粒剂即合煎颗粒剂和分煎颗粒剂与饮片煎剂进行对照研究，上药一号方具体由雷公藤、生地、萸肉、茯苓、牡丹皮等组成，符合 SLE 多阴虚血瘀的治疗见证，经对照比较，三种剂型均有良好的疗效，颗粒剂不管是合煎颗粒或分煎颗粒均比饮片服用方便，而且不易霉变、易保存、质控稳定、体积小、易携带，深受患者欢迎。

4）抗敏袋泡茶治疗 SLE 的对照观察研究：选择颗粒剂及袋泡茶服用方便等优越性，我们研制抗敏袋泡茶治疗 SLE 的观察，共分三种袋泡茶：抗敏 1 号袋泡茶（雷公藤半量加三藤糖浆改良方制成）、抗敏 2 号袋泡茶（不含雷公藤，主要为麻黄连翘赤小豆汤，作为对照方）、抗敏 3 号袋泡茶（雷公藤全量加三色糖浆改良方制成），以上三种袋泡茶，每包 3g，用开水冲泡后口服，1 包 / 次，3 包 / 天，孕妇忌服，经期停服。从观察结果可以看出，含有雷公藤的 1 号、3 号袋泡茶对 SLE 具有较好疗效，有效率分别为 80.0% 及 90.1%，显效率分别为 44.6% 及 50.6%，可贵的是在不良反应观察方面，在治疗过程中，极少数病例出现轻微胃肠道不适，均在服药开始时产生，继续服药后消失，一般不影响治疗。其中特别是抗敏 1 号方，其疗效虽逊于抗敏 3 号方，但其不良反应十分轻微，究其原因，除该方是袋泡茶剂型外，一方面是雷公藤采用小剂量，二是采用三藤方的鸡血藤具有调理月经，红藤具有抗炎增效作用，临床常推荐治疗小儿红斑狼疮及年青女性红斑狼疮，袋泡茶有诸多优点，是值得推广的雷公藤复方制剂（表 8-1）。

(5) 从总的评价来说，自主创新中西医结合新药雷公藤用于红斑狼疮已有 30 年历史，见诸报道也不少，总结起来，雷公藤治疗 SLE 具有以下优势（表 8-1）：

表 8-1 雷公藤治疗 SLE 优势

雷公藤治疗 SLE 优势
1）各型有效：轻、中型 SLE 可单用雷公藤治疗；中、重型 SLE 联用糖皮质激素。激素与雷公藤结合组疗效优于单纯激素和雷公藤组，统计学分析差异有显著性
2）改善临床症状及内脏功能：如发热、关节痛、手足心烦热、腰腿痛，头昏耳鸣、皮肤损害及肝肾功能等
3）改善实验室指标：如血沉下降，c- 反应蛋白减低，抗核抗体滴度下降或转阴等
4）减轻激素及免疫抑制剂不良反应，减少激素或免疫抑制剂的用量
5）雷公藤未见到激素的戒断反应
6）改善预后，降低病死率，延长患者寿命等均有较好作用

以上表明雷公藤不失为治疗红斑狼疮等自身免疫病的重要药物，目前一般主张在病情活动期，有发热、关节疼痛、斑疹等病情骤急状态，宜采用激素为主，雷公藤为辅；待病情稳定后，以雷公藤治疗为主，同时撤减激素用量，一般中、轻型的 SLE，酌情少用或根本不用激素；亚急性皮肤型红斑狼疮、深部红斑狼疮、盘状红斑狼疮及 MCTD 以不用激素为宜，可单用雷公藤治疗，若有必要再用激素不迟。从起效速度来看，一般 1~2 周见效，我们临床上把他称为“亚快速度”，次于“激素”而优于一般的免疫抑制剂。

在雷公藤治疗红斑狼疮和相关疾病过程中最受关注和引起我们困惑的即是它的不良反应。诚然，任何药物都是有不良反应，包括雷公藤在内，人们最关心的就是它对生殖器官的影响，包括月经不调、停经和闭经，男性的性功能减退。其次是胃肠道不适，少数还有白细胞减少、肝功能影响、骨密度减弱等等。实际上，近年来为了提高疗效和减少不良反应作了大量工作。如有效剂量和临界剂量的控制，用原生药量的三分之一，如带皮根的 1/4 到 1/2 量即可达到与原量相当的效果，自然不良反应就相对减少；生药部位和产区的选择，如福建武夷山区、大金湖地区的雷公藤去皮根，不仅疗效提高，不良反应也减少；此外在剂型改革上也作了不少工作，如变生药酒精、乙醇乙酯、氯仿提取片为雷公藤双层片；有效单体的开发，如雷公藤内酯醇片；我们主张的还是雷公藤复方制剂的采用，如三色糖浆、三色片、三藤糖浆、三藤片、抗敏Ⅰ号、抗敏Ⅲ号袋泡茶等。几十年来，我们一直沿用这类自制制剂，已作为常规用药，体现出疗效好，不良反应少的优点，并未体会到雷公藤是一“毒药”的弊端。

（二）银屑病的研究

银屑病是慢性、复发性、红斑鳞屑性、细胞增生性、难治性皮肤病，中医有“白疕”“干癣”“松皮癣”之称，病因不明，近年来发病较以往有明显增加，是当前防治的重点。中医对银屑病的看法，近年来银屑病“从血辨证”“调血论治”的观点基本上达到一定共识，即认为临床所见“风”“热”“燥”为标，“血”为本的指导思想，中医有“血虚生风”“血热生风”“血燥风患”之说，符合“血虚生风、风盛则痒”“血燥风犯、白屑为患”“治风先治血、血行风自灭”等等观点。银屑病之“血证”，有血热、血燥、血虚、血瘀、血寒、血毒之分，所谓调血，即理血、治血大法，实际上包括凉血、养血、补血、和血、活血、破血、温血、清血等等范畴，他概括于“血证论”的范围，又称“新血证论”，有广阔的研究前途。

1. 临床研究

(1) 血证论治：银屑病的血证治疗，各家分型较多，有二型论治、三型论治，见解不一，我之看法，综合起来，可归纳为六型论治。①血热型：相当于进行期或红皮病性银屑病，治宜清热凉血。常用牡丹皮、山栀、金银花、生地、大青叶、赤芍、红藤、板蓝根。②血燥型：相当于缓解期银屑病，病期多较久，常反复发作，根据中医“阴虚血燥”之说，治宜养阴润燥，常用白芍、何首乌、黄精、鸡血藤、生地、玄参、天冬、麦冬、知母、玉竹、小胡麻加减。③血虚型：多为老年患者及关节病性银屑病，或病期日久，或处于寻常性静止期。④血瘀型：银屑病患者存在着：肌肤甲错，关节不利；损害处鳞屑刮除后可见点状出血；30% 患者舌质偏紫或有瘀斑；微循环检查可见皮肤毛细血管扭曲或出血；血液物化特性测定常有全血黏度增高；血管通透性明显升高；皮肤病理检查显示真皮乳头毛细血管扩张、僵直等血瘀指征，近年来人们重视采用以活血化瘀法为主辨证加减治疗本病取得了一定的疗效。实际上，血瘀贯穿着疾病全过程。常用活血中药有三棱、莪术、六月雪、狼毒、丹参、乳香、没药、桃仁、红花等加减。⑤血寒型：常冬季加重或复发，夏季减轻，病期多较久，伴有形寒肢冷等阳虚血寒之全身症状，治宜温血散寒，常用桂枝、麻黄、当归、赤芍、制川乌、鸡血藤、附子、细辛、通草、黄藤等加减。⑥血毒型：相当于红皮病性银屑病、泛发型银屑病或脓疱性银屑病，治宜清解血毒，常用药有黄连、生山栀、牡丹皮、生地、犀角、羚羊角、黄藤、青黛、生草、紫草、地丁草、土大黄等加减。

总的来说，《新血证论》对银屑病之见解，银屑病以血为本，血热为先，血虚、血燥、血寒在后，血毒是疾病的恶性发展，血瘀贯穿疾病的全过程。因此不少研究者认为银屑病与血瘀密切相关，各型银屑病均可以从活血化瘀论治。临床习惯上寻常性银屑病从血热、血瘀、血虚、血燥论证，脓疱性银屑病以血毒、血热、血瘀为主，红皮病性银屑病则多以血热、血瘀、血毒为主辨证，关节病性银屑病则按血寒、血虚、血瘀论治。

(2) 治血复方和单方（经验方）：①养血活血合剂：本方由黄藤、丹参、黄芪等组成，此方更适合血瘀型及血虚型银屑病，服法为 3 次 / 天，20ml/ 次（成人量），4 周为 1 个疗程。该合剂有凉血、活血、养血益气之功效，对病情缓解发挥较好的效果。从 T 细胞功能测定显示此合剂能调节细胞免疫功能。②乌灵袋泡茶：本方由乌梅、灵磁石、生煅牡蛎、丹参、赤芍、茯苓、生甘草等组成，对血瘀型及血燥型疗效更好。服法为 3 次 /d，1 包 / 次（成人量）开水泡服，4 周为 1 个疗程。该袋泡茶有养血活血，平肝熄风，养心安神，收敛止痒之功效，对烦躁不安，睡眠不佳，瘙痒明显，皮损肥厚有较好的针对性。③雷公藤（图 8-5，图 8-6）：雷公藤有清热凉血、活血化瘀功能，该药及其同属植物昆明山海棠已证实具有较好的抗炎及免疫调节作用，是治疗银屑病有肯定疗效的药物，其制剂有雷公藤片、雷公藤多苷片、昆明山海棠片、火把花片、雷公藤糖浆等，其中雷公藤糖浆及其复方制剂疗效最为满意，它符合中药煎剂之特色，有吸收好，疗效佳，副作用小的优点，综合先后多年观察，近期有效率为 70%~90%。除银屑病皮损改善外，对其伴发之关节病变亦有相应独特的疗效。研究发现雷公藤的效果可能是通过调节银屑病的免疫紊乱环节和抗炎作用而取得的。又雷公藤提取物，包括某些单体，经观察对银屑病亦有一定功效，值得进一步探讨。④丹参：丹参是活血养血、养心安神的药物，适合于各型银屑病，其对于血虚型及血瘀型疗效更佳。临床上多采用静脉滴注及肌内注射，一般开始治疗阶段多采用静脉滴注，巩固阶段用肌内注射或丹参煎剂，丹参对止痒，烦躁不安，睡眠不佳及皮损消退较为明显。丹参的提取物丹参素制成针剂静脉或肌内注射治疗银屑病，与丹参有同样效果。丹参或丹参素的用量及用法：丹参（丹参素）注射液（每支 2ml，含生药 4g）4~8 支加于 5%~10% 葡萄糖溶液 500ml 内静脉滴注，1 次 /d，临床上如与雷公藤等药物配合应用，可以提高对银屑病的疗效。⑤其他有调血作用的单味中草药，如姜黄与竹黄、三棱与莪术、青黛与紫草、川芎与牡丹皮、银杏叶与大青叶等等，对银屑病均有一定的研究前途。

2. 基础研究　近年来随着生物医学科学的发展，中西医结合治疗对银屑病的实验研究也不断取得进展，现简要的从血证方面举几个例。

(1) 证型研究：曾研究对血热型、血瘀型、血虚型不同证型的银屑病患者淋巴细胞凋亡，结果显示，银屑病患者对细胞凋亡诱导起促进作用的 APO-1 和 APO-27 水平明显高于健康对照组，在各型之间的表达情况为：血热型 > 血瘀型 > 血虚型；对能防止和抑制多种因素触发的细胞凋亡、延长细胞寿命的 bcl-2 在银屑病患者外周血淋巴细胞上的表达显著低于健康对照组，各型间按血虚、血瘀、血热依次降低，提示各型银屑病患者外周血淋巴细胞凋亡程度的不同与证型有关。又将银屑病患者分成血瘀、血燥、血热型并测定其红细胞变形能力及膜 ATP 酶活性，结果患者的红细胞变形能力下降，Na^+-K^+-ATP 活性增高，而 Ca^{2+}-Mg^{2+}-ATP 酶活性酶降低，异常的程度依次是：血瘀型 > 血燥型 > 血热型，提示血证银屑病患者有上述功能异常，且各型之间亦有差异。从凉血和活血中药对银屑病患者进行期和静止期血清中细胞因子影响，探讨中医“血分论治”银屑病的作用机制。其方法是观察寻常性银屑病患者（进行期、静止期）白介素 -2（IL-2）、干扰素 -γ（IFN-γ）、IL-4、IL-6 细胞因子变化，以及凉血和活血中药对其干预作用。结果发现治疗前进行期（血热证）与静止期（血瘀证）之间，在细胞因子中存在差异。治疗后清热凉血方能降低 IL-2、IFN-γ 水平。益气活血方能降低 IL-4、IL-6 细胞因子影响，从而起到调节免疫作用。

(2) 调血单方研究：已知多种调血中草药对银屑病有较好治疗作用，现选择部分概括如下：调节炎症介质：口服具有活血化瘀作用银杏叶提取物可使银屑病患者治疗2~4周后IL-6水平下降，与治疗前比较有显著差异。提示银杏叶提取物可能有抑制IL-6分泌的作用。研究活血、养血的丹参素对银屑病患者外周血单个核细胞黏附分子表达的影响，免疫组化显示，在活动期银屑病患者皮损及皮损周围角质形成细胞中观察到多种黏附分子（如FLA-1、ICAM-1）表达的增高，丹参素能抑制银屑病患者黏附分子的表达而达到治疗效果。已知血小板活化因子（PAF）是一种磷脂类强效炎症介质，银屑病皮损鳞屑中存在PAF活性，且含量高于正常人，中性粒细胞表面存在PAF受体，PAF与PAF受体的结合使真皮血管内的中性粒细胞表皮趋化、聚集，从而促使银屑病的发病。银杏叶有效成分银杏叶内脂能拮抗PAF受体活性，从而抑制PAF活性表达，抑制中性粒细胞向表皮的趋化反应而治疗本病。改善微循环及血液流变学：丹参和复方丹参注射液治疗银屑病的实验研究发现银屑病患者存在血液黏度高和甲襞微循环异常。活血化瘀治疗后甲襞微循环示其形态、流态及袢周状态均有明显改善。流态改变主要为：血流速度加快，由原来的粒流变为线流；袢周状态表现为乳头由平坦变为浅波纹或波纹状，渗出减少或消失；形态改变为：甲襞微循环清晰度增加，管袢长度增加，其计分均数较治疗前差异均有显著性；抑制细胞增殖：利用小鼠银屑病实验模型及PCNA免疫组化方法，观察6味调血药（当归、丹参、赤芍、鸡血藤、三棱、莪术）对鼠尾鳞片表皮颗粒层形成有显著促进作用，除鸡血藤外，以当归、莪术作用更显著，与氨甲蝶呤（MTX）比较差异无显著性；通过用多种中药灌胃小鼠观察其对小鼠上皮细胞增殖和表皮细胞分化及血浆内皮素（ET）-1的影响。结果其中具有调血作用的中药中，生地、赤芍、牡丹皮、大青叶、丹参、桃仁、红花及三棱多味中药分别具有抑制上皮细胞分裂、降低血浆ET-1水平的作用；凉血、活血的靛玉红和紫草素对银屑病体外角质形成细胞株凋亡的影响，结果表明靛玉红和紫草素可诱导角质形成细胞的凋亡，并随着浓度的增高，细胞凋亡程度也增加，从而达到治疗银屑病的目的。

（三）美容性皮肤病的研究

随着人们物质文明和生活水平的提高，中医和中西医结合美容和美容性皮肤病的研究越来越受到人们的重视，有着广阔的研究前景。目前日益增多的科研机构对此进行了更为详尽的实验研究，极大地丰富了皮肤科中西医结合的理论体系和治疗范围。从其中医美容范围和内容来说，浩如烟海，北京联大中医药学院曾作了《中医美容咨询系统的整理与研究》，该系统涉猎了自春秋战国时期到1993年底的古今医籍350余种，期刊38种，针对治疗美容的38个损美性病证和保健美容的21个美容项目，收集了中医美容方剂9 600余首，食谱800余张，针灸推拿处方1 100余张，其他美容方法500余条，1 200余味药物和食物的相关文献4 800余段，300余个穴位和14条经脉的相关文献1 100余段，基础理论和基本知识文献1 000余段，总计18 000余条信息。此系统是用计算机多媒体技术研制的有关古今中医和中西医结合美容信息，对推动和发掘祖国医学美容研究发挥极好的作用。究其中西医结合皮肤美容研究现状和范围来说，他在中药美容研究、针灸美容研究、按摩美容研究、气功美容研究都取得较好进展，限于篇幅，现就中药在皮肤美容中的应用研究现状作些叙述。

1. 白癜风的研究　白癜风是一种自身免疫有关的皮肤色素脱色症，是由皮肤和毛囊的黑素细胞内酪氨酸酶系统的功能减退或丧失而引起。中医称之为“白癜”“白驳风”，是我国研究重点美容性皮肤病。临床对白癜风的治疗，中药占有很重要的位置，有学者分别从内服和外用两种给药途径对162首和186首文献报道治疗白癜风有效的中药方剂治疗规律进行了总结。如在内服方剂方面，其治则包括了活血化瘀、疏肝理气、平肝熄风、补益肝肾、活血祛风、祛风除湿、温补脾肾、清热利湿、滋阴补肾、温经通络、养血润燥、祛风润燥、解表散风、补益气血、活血理气等，但其中半数以上是以活血化瘀、疏肝理气为法；大部分以多治法组方，其中以4种治法组合的方剂最多，集中在活血化瘀、疏肝理气、平肝熄风、补益肝肾。用药规律则表现为：①药物的功效特点：主要涉及补益、理血、解表、清热、熄风等。其中补益药中以补血补气类占比例最高；理血药中主要为活血类药；解表药中包括辛温解表和辛凉解表类，以前者所占比例最高。清热药中以清热凉血类在方中出现频率最高，清虚热药出现频次最低。②药物的归经特点：共涉及肝、肺、肾、脾、心、胃等12经络，其中以归肝经的药物为最多。③药物的气味分类特点：在四气分类方面以温平为主，热为最少；在五味分类方面以甘、辛为主，而咸、酸为少。

根据白癜风可能的发病机制，中药治疗白癜风主要从以下几方面进行了研究和筛选：一是调节免疫功能的药物，如黄芪、党参、山茱萸、白术、茯苓等；二是能够激活酪氨酶活性的药物，如旱莲草、无花果、丹皮、刺蒺藜、蛇床子、补骨酯、白术、紫草、地黄、骨碎补、女贞子、甘草、细辛、驱虫斑鸠菊等；三是能促进黑素细胞形成的药物，如透骨草、旱莲草、茜草、益母草等；四是增强光敏感的药物，如补骨酯、白芷、独活、无花果叶、马齿苋、决明子、姜黄、虎杖、茜草根、沙参、麦冬等；五是富含微量元素的药物，如自然铜、浮萍、珍珠母、牡蛎、银杏叶等；六是活血化瘀改善微循环药物，如当归、桃仁、丹参、红花、川芎、赤芍、丹皮等。

其中对其作用机制研究较多的药物包括：①补骨脂：补骨脂含有补骨脂素和异补骨脂素，属于呋喃香豆素类物质。研究表明此类物质能提高皮肤对紫外线的敏感性，抑制表皮中巯基，增加酪氨酸酶活性，刺激黑素细胞，使其恢复功能而再生色素。②白芷：白芷总香豆素是中药杭白芷提取的，含有欧前胡素、异欧前胡素及氧化前胡素等线型呋喃香豆素类成分。③驱虫斑鸠菊：是我国新疆特有的一种药材，有增强酪氨酸酶活性作用。在治疗白癜风的单味中药及有效单体方面，如补骨脂提取物、白芷总香豆素等，用以治疗白癜风获得了满意的疗效。另外，对作用机制尚不明晓的中药，如乌梅、菟丝子、斑蝥等，也对白癜风有一定疗效。

2. 黄褐斑的研究　黄褐斑属于中医“肝斑”“黧黑斑”等范畴，是一种色素代谢障碍引起的面部色素沉着性疾病，也是难治性美容性皮肤病之一。当前中医治疗黄褐斑临床上有不同的辨证分型，以补肾、疏肝、养血活血为主要原则，故有疏肝养血法、养血活血法、调补肝肾法等主要治法和相应的分型。从总体研究的情况来看，辨证分型和分型论治的实验研究不多，而复方和单方的辨病论治实验研究是琳琅满目。主要集中如下几个领域：①抑制黑素细胞以及酪氨酸酶活性的研究；②提高SOD活性、清除多余氧自由基的研究；③调节微量元素含量的研究；④改善异常血液流变学的研究；⑤调节机体激素水平的研究;⑥对抗紫外线作用的研究等。现就抑制黑素细胞以及酪氨酸酶活性研究方面简略举些实例作些介绍。黑素代谢障碍是黄褐斑产生的主要病机。黑素在黑素细胞内由酪氨酸经酪氨酸酶氧化而合成,酪氨酸酶是黑素合成的关键酶,它的活性决定着黑素的合成及合成量的多少,同时也是黑素细胞分化成熟的特征性标志之一。因此,抑制酪氨酸酶的活性可以减少黑素的形成。研究六味地黄丸对体外培养的黑素细胞的抑制作用,结果表明:六味地黄丸对黑素细胞的增殖有抑制作用,能使细胞数明显减少、黑素合成显著下降、酪氨酸酶活性减弱,从而为六味地黄丸治疗黄褐斑提供了实验依据。在通过计算机排序选定5个应用频次较高的治疗黄褐斑的复方中药(六味地黄丸、补中益气汤、逍遥丸、桃红四物汤、金匮肾气丸),采用蘑菇酪氨酸酶多巴速率氧化法体外测定酪氨酸酶活性。结果显示六味地黄丸、补中益气汤水提物对酪氨酸酶活性有明显抑制作用。养颜青娥丸由青娥丸加沙苑子及制首乌2味药组方而成,常用于治疗肾虚型黄褐斑。在研究养颜青娥丸对小鼠B-16黑素瘤细胞株细胞增殖、黑素合成的影响及对细胞内酪氨酸酶的影响的实验中,结果表明养颜青娥丸可能是通过抑制黑素细胞增殖和降低酪氨酸酶活性来达到治疗黄褐斑的目的。测定6种中药对酪氨酸酶活性的抑制率,白芷、白附子、当归、云苓、蒺藜、银杏叶对酪氨酸酶活性的抑制率分别为35.14%、55.86%、30.63%、21.62%、54.46%、39.29%,白附子对酪氨酸酶活性抑制作用最强。又常用复方中的茯苓、山药、山茱萸能使酪氨酸酶活性降低。单体18-甘草酸双氨盐、芦荟素、肉桂酸、苦参碱对酪氨酸酶活性和黑素形成有抑制作用。在对中医治疗色素增加性皮肤病方剂69首进行计算机拆方排序,选出高频次出现中药82味,观察这些中药乙醇提取物对蘑菇酪氨酸酶和无细胞系统多巴色素自动氧化生成黑素量的影响:结果显示11味中药乙醇提取物在3个不同浓度对酪氨酸酶活性和黑素生成量呈剂量依赖性抑制,其中白术、白僵蚕、藁本、白芨、白附子、沙苑子、六月雪、柿叶对酪氨酸酶活性抑制率与单体化合物熊果苷无统计学差异;进一步研究这些中药的皮肤脱色机制及评估其临床应用,发现白术、茯苓等体外可显著抑制蘑菇酪氨酸酶活性。

3. 痤疮的研究 痤疮是一种毛囊皮脂腺慢性炎症性皮肤病,多发于青春期男女,好发于面部、胸背部毛囊皮脂腺旺盛部位,中医称“肺风粉刺”“粉疵”,其朴素的认识和治法有深刻的内涵。近几十年来,在继承发扬祖国医学遗产的基础上,对本病的认识又有很大的发展,首先对本病病因病机的认识,除了古人提出的肺风、血热、肺热之外,认为本病与血瘀、湿热、痰结、胃肠实热、热毒蕴结有关,并据此拟定了新的治则。中西医结合对本病的研究是多方面的,有从理论方面进行论述,有从临床实际来验证古方疗效,也有通过外治、针刺、按摩、倒膜等方法进行临床观察,更进一步则有运用现代医学实验室检查对本病病机及治疗的药物进行研究。比较集中的有如下几个领域:①中医方药的抑菌研究;②中医方药调节内分泌代谢的研究;③中医方药对皮脂腺分泌的影响研究;④中医方药对角化影响的研究;⑤中医方药杀灭毛囊虫作用的研究;⑥中医方药抗炎及免疫抑制作用的研究;⑦中医方药对微循环及血液流变学影响的研究等。限于篇幅,现就抑菌研究相关成果作些介绍:在选用48种中药对痤疮丙酸杆菌进行了体外抑菌实验,结果显示对痤疮丙酸杆菌高度敏感的中药有丹参、连翘、虎杖、黄柏、山豆根、大黄、黄连和茵陈;中度敏感的中药有黄芩、龙胆草、大青叶、金银花、地榆、百部、秦皮、椒目、当归、川芎、重楼、紫花地丁。其中15种属于清热药,3种属于活血药。可见能抑制痤疮丙酸杆菌的中药,其作用符合祖国医学对痤疮清热活血的治疗原则。用22种具抗菌消炎作用的中药有效成分进行抑制痤疮丙酸杆菌的实验,结果显示痤疮丙酸杆菌对丁香酚与桉叶素高敏;对大黄、丹参、黄芩等的主要成分大黄素、小檗碱、丹参酮、黄芩甙等中度敏感。在采用姜黄挥发油对痤疮丙酸杆菌的抑制作用,结果显示痤疮丙酸杆菌对姜黄挥发油中等敏感,强于公认的抗厌氧菌感染药物甲硝唑。在对蛇丹方及其11味构成生药进行痤疮丙酸杆菌的抑制作用试验时。结果显示抑菌作用最强的是制大黄;其次为丹参、黄芩、蒲公英及蛇丹方;连翘、生山楂、夏枯草、白蒺藜、白花蛇舌草、益母草抑菌效力较弱。又对15种生药乙醇提取物的体外抑制痤疮致病菌活性进行敏感性测试。采用最大浓度抑菌试验和最低抑菌浓度(MIC)比较其抑菌效果,结果发现丁香生药挥发油对痤疮致病菌痤疮短棒菌苗、金黄色葡萄球菌、表皮葡萄球菌均有强烈的抑制作用,厚朴、艾叶油、金银花、蒲公英等有中等程度的抑菌作用。在复方研究中,清肺愈痤丸(黄芩、枇杷叶、丹参、白花蛇舌草、夏枯草等)能非常显著地降低毛细血管的通透性,对痤疮丙酸杆菌、金黄色葡萄球菌、表皮葡萄球菌有抑制作用。复方蛇草汤进行体外抑制痤疮丙酸杆菌的试验时,结果显示痤疮棒状杆菌对100%复方蛇草汤煎液高度敏感,对75%、50%煎液中度敏感。研究还发现痤疮颗粒(紫草、苦参、凌霄花、赤芍、连翘等)对5种47株临床致病菌有不同程度的体外抑菌作用,其中对金黄色葡萄球菌、表皮葡萄球菌、丙酸痤疮杆菌的生长有较强的抑制力,同时对急性渗出性炎症有明显的抑制作用,对毛细血管通透性亢进亦有一定抑制作用。总的来说,中医药治疗痤疮的作用可能是多方面的。整体治疗是需要的,中西医结合,内外结合,不但要有普遍性,而且要因人而异。

三、中国中西医结合皮肤病研究的展望

从以上一些研究历史和现状来看,皮肤病中西医结合研究发展迅速,成绩显著,令人鼓舞。我们处于新世纪的重要时刻,回顾既往,了解国内水平,掌握国际情况,找出差距,提出奋斗目标,希望在皮肤病中西医结合研究方面有一个质的飞跃。

纵观未来中西医结合皮肤病研究发展的方向和趋势,以下一些问题是值得我们畅想、期盼和思考的:

(一)中西医结合认识的不断提高

随着我国广大皮肤科医务人员对中西医结合认识的不断提高,皮肤科中西医结合研究会不断深入和提高,从中医领域来说,中医现代化是什么?实际就是中西医结合。我在中华医学会曾经讲过一段话:“什么是中华牌?什么是中华医学?我说应该是祖国医学,创立中国有特色的医学,要提高、要创新、要用现代科学包括现代医学发扬和研究祖国医学”。中西医结合是我国医学向前发展的必然趋势,或者说是我国医学发展的必由之路。思想统一了,认识提高了,皮肤科中西医结合研究队伍会不断壮大,研究领域不断扩大,研究成果也会不断增多。

(二)中西医结合研究水平的提高

1. 中西医结合研究思维方法水平的提高 可以这样认为,熟练掌握中西医结合两套基本理论是指导中西医结合开

展皮肤病研究的基础；辨病与辨证相结合，是中西医结合的重要手段；从微观辨证到辨证微观化是中西医结合的飞跃和必然发展之路。这些都是我们探讨皮肤病中西医结合研究的正确思路与方法。从发展来看，中西医结合研究皮肤病，其探讨范围相当广泛，浩如烟海的中医学典籍的许多独特经验已经发掘和有待进一步发掘。更重要的是有所发现，有所提高，有所发明，有所创造。

2. 中西医结合研究技术水平的提高　中西医结合要提高研究水平，必须全面掌握近代的科学技术，如近代生物学技术包括免疫学及基因工程等重要手段的迅速进展，并逐渐渗透到医学科学的各个领域，皮肤科同样是如此，显然皮肤科的自身免疫性疾病、银屑病及美容性皮肤病等与其密切相关，若能紧紧抓住这一特点，应用先进的免疫技术如基因芯片、蛋白质图谱和微量分析鉴定技术以及蛋白质数据库、信息网络集成系统等来研究其中医理论的物质基础及其作用原理，掌握其新的契机，这对于中西医结合研究和创立我国统一的新医药学都具有重要意义。

（三）理论创新和创新成果的不断涌现

我们知道“科技的发展、知识的创新，越来越决定着一个国家、一个民族发展进程，创新是不断进步的灵魂，中华民族自古以来就具有自强不息、锐意创新的光荣传统，如果不能创新，不去创新，一个民族难以发展起来，难以屹立于世界民族之林”。中西医结合皮肤科和其他中西医结合医学一样，他是一个新型医学，他的灵魂也在于创新。

1. 中西医结合皮肤科人才的阵容不断壮大　没有人才就没有成果，随着中西医结合皮肤科发展的大趋势、大潮流，那就是国家重视，国情需要，综合国力，管理决策的加强，随之中西医结合皮肤科的队伍会不断壮大。回顾我国皮肤科几项重大成果，如活血化瘀研究、雷公藤研究等，无不是中西医结合大协作的结晶，我主张“大兵团作战”，大协作才会出大成果，随着皮肤科领域各种研究中心、各种疾病协作组的建立，学术团体的加强，如从皮肤科学会团体来说，在全国即将要成立中国医师协会中西医结合皮肤科学会，三个学会，中国中西医结合学会皮肤性病专业委员会，中华中医药学会皮肤科分会和中国医师协会中西医结合皮肤科学会，拧成一股绳，力量会不断壮大，未来会有更多成果。

2. 中西医结合理论不断创新　随着中西医结合皮肤科学术的发展，将会有而且也必须有新的理论来充实发展中西医结合皮肤病学学术的内涵，并有效地来指导临床实践。中医理、法、方、药的研究最为现实而实际，通过研究许多疾病的中医发病机制将不断达成一定共识，如药疹有热毒、血热、阴虚之分，银屑病有血热、血燥、血虚、血瘀之别，痤疮有肺风、肺热、湿热、血瘀、痰凝之说，脱发有心脾气虚、肝肾不足、气血两虚、肝郁血瘀之见解。又对自身免疫病刍议较多，总结起来有两大学说：一是血瘀发病学说，二是肾虚发病学说。根据多年来的观察和体会可以把诸多自身免疫病分成两大类型：一是肾阴虚血瘀型，其代表性疾病有系统性红斑狼疮、干燥综合征；二是肾阳虚血瘀型，其代表性疾病有系统性硬皮病、混合性结缔组织病等。以上疾病均相应有他们的治疗大法和具体方药，从理念和思路来说属于宏观调控范畴。血热、血虚、血瘀是什么？凉血、养血、活血化瘀的作用机制又是什么？肾阴虚、肾阳虚是什么？不能单独用各种症状和体征的“综合征”来解释，补肾阴、壮肾阳作用道理如何？这些方药为什么会发挥很好的治疗效果，都需要阐明他们的本质。要阐明自然少不了广泛和深入的研究，所谓“实践出真知”“真知”是什么？归根到底要拿出成绩，拿出成果，成绩和成果是什么？疗效的肯定，本质的阐明，概括起来就是科学性、先进性和新颖性，有理论指导意义和社会实用价值。前面提及“要创造世界一流成果”，“要做原创性研究”。我说雷公藤的研究正符合这一要求，它是我国的医药学特色和创造。雷公藤的疗效立竿见影，作用机制多样，其毒性可以驾驭，具有很大发掘潜力。从雷公藤研究发展趋势来看已从原有雷公藤粗制剂研究开拓逐步走向和重视单一化合物的研究，实际上也就是为我国原创性一类新药而奋斗。

（四）中西医结合研究学术水平的提高

可以大胆而豪放地肯定，通过皮肤科几代人的广泛而深入努力研究，中西医结合学术研究水平会出现更好的局面，我预知不久的未来几件现实的事可以达到：①有几本中西医结合融会贯通的《中国中西医结合皮肤性病学》和几本专著陆续会和大家见面；②《中国中西医结合皮肤性病学杂志》内容会不断丰富和提高，影响亦会不断增大，国内其他的几本皮肤科杂志刊载的中西医结合内容的比例和质量亦会不断增加和提高；③有更多的皮肤科中西医结合研究的新理论、新成果、新发现会在国内、国际的讲坛上和国际一流的皮肤科杂志上发表；④会出几个或更多的中西医结合皮肤科著名的大师或理论家。

从总的来说，中国是一个发展中国家，中国的医学事业在发展，中国的皮肤科中西医结合事业也在发展，我们由不同层次早期一方一药、对号入座的结合；到在辨证论治的广泛应用，探讨对常见病、多发病中西医结合治疗规律；到在辨证论治的基础上，深入进行中医理论和现代科学理论的结合，对一些疑难病症进行中西医结合诊疗规律的深入研究；以至进行运用现代科学先进手段，深入探讨中医理论辨证论治的实质；同时从分子生物学，基因工程学再度深入研究中西医结合的原理，这是一个艰难和深入的过程，相信今后会有更大的突破，取得更大的成绩。

（秦万章）

第二节　微观研究促进皮肤科中西医结合

内容提要

- 中西医结合的辨证论治和辨病论治，必须将辨证引向微观化，提高辨证论治的水平。
- 近代中西医结合的重大成就都是通过微观研究所取得的。譬如青蒿素走向世界，三尖杉酯碱的抗癌，砷剂诱导细胞分化凋亡等。
- 宏观研究用雷公藤治疗SLE，具有免疫调节和抗炎作用。用微观研究雷公藤可抑制T细胞增殖反应，且可降低小鼠脾细胞产生IL-2的水平，对体液免疫则能抑制胸腺依赖性抗原诱发的抗体反应。
- 从微观辨证到辨证的微观化是中西医结合研究新的趋向，标志我国中西医结合会飞跃。

皮肤病中西医结合研究已经取得较多进展。从研究现状来看，其范围相当广泛，中医学典籍的许多独特经验已经发掘或正在进一步发掘，从近几十年来发表的近2万篇文献分析，中西医结合治疗皮肤病疗效好的和比较好的有170余种，它不仅有各种常见病和多发病，如银屑病、湿疹、真菌病、荨麻疹等，一些少见病和疑难杂症也有较好疗效，如红斑狼疮、硬皮病、天疱疮等。中西医结合预防某些皮肤病也有优越之处，如脱发、痤疮的预防等。从发展趋势来看，在已发表的4 000多篇有一定水平的论文中，更反映了我国皮肤病在中西医结合研究方面的新进展。其中基础理论研究方面有了进一步深入，临床研究病种更加广泛，且有新的突破，如活血化瘀在皮肤病中的应用已经引起应有的重视，其他如脏象学说、气血学说在皮肤科的研究也较为普遍。

中医理、法、方、药的研究最为现实且实际，许多疾病的中医发病机制已达成共识：如药疹有热毒、血热、阴虚之分，银屑病有血热、血燥、血虚、血瘀之别，痤疮有肺风、肺热、湿热、血瘀、痰凝之说，脱发有心脾气虚、肝肾不足、气血两虚、肝郁血瘀之见解。对结缔组织病刍议较多，总结起来有两大学说：血瘀发病学说，肾虚发病学说。根据多年来的观察和体会可以把诸多结缔组织病分成两大类型，一是肾阴虚血瘀型，其代表性疾病有系统性红斑狼疮、干燥综合征；二是肾阳虚血瘀型，其代表性疾病有系统性硬皮病、混合性结缔组织病等。以上疾病均相应有他们的治疗大法和具体方药，从理念和思路来说属于宏观调控范畴。血热、血虚、血瘀是什么？凉血、养血、活血化瘀的作用机制又是什么？肾阴虚、肾阳虚是什么？不能单独用各种症状和体征的“综合征”来解释，补肾阴、壮肾阳作用道理如何？这些方药为什么会发挥很好的治疗效果，都需要阐明他们的本质。要阐明自然少不了微观研究。

一、从微观辨证到辨证微观化是中西医结合的飞跃

中西医结合治疗皮肤病，过去开展了辨证论治和辨病论治两方面的研究。实践证明，要突出中医特点深入开展辨证论治的研究。许多皮肤病病例病情复杂，多有兼证，而且有的病例在整个病程中“证”常有变化。因此，在深入进行辨证论治的研究中，在治疗上找主证的同时，也需照顾兼证，这样才能收到较好的治疗效果。因此，要提高辨证论治的水平，必须将辨证引向微观化，才能有所进展。辨证微观化是现阶段中西医结合的新战略思想，随着这种战略思想的提出，为了证候辨证的微观化，应以识病辨病为基础。现代医学诊断皮肤病，不仅依靠皮疹，体征和病史资料，还结合许多物理、化学、组织病理、免疫学检查和细胞因子测定等帮助确诊。因此，微观辨证，微观辨病，可以从西医诊断的许多客观化的指标中提供一些中医辨证微观化的线索。

中医四诊的望、闻、问、切，由于历史条件关系，只能限于感官直觉的观察。譬如临床上遇到系统性红斑狼疮，如果不作血尿常规和免疫方面的检查，特别是抗体检查如抗核抗体，抗dsDNA抗体、抗sm抗体等，而只凭证候诊断，恐怕只能下“红蝴蝶”“水肿”“痹症”的诊断；再如，当系统性红斑狼疮皮疹消退或皮疹不明显时，若没有作免疫球蛋白、补体、各种抗体复查时，单凭皮疹就难以确定疾病的转归如何。这些充分说明原有“四诊”宏观考察有一定局限性，确有不足之处。近年来，国内外科学工作者应用电子显微镜，揭示了细胞亚微结构的变化与中医的基础理论、诊法、治则及药物方剂方面的关系，为微观辨证及辨证微观化提供了依据。从而使人们对中医学的认识从宏观向微观逐步深化，为探讨其中的未知领域，继承和发扬中医学精华，使中西医结合向纵深发展开拓了思路。有学者用电镜观察中药克银方治疗银屑病前后的皮肤变化，用药前显示表皮棘细胞核及核仁增大，出现核仁细丝，染色质小团块，治疗后核及核仁缩小，核仁细丝及染色质团块消失。说明本药通过抑制细胞的DNA合成而达到治疗目的。

细胞因子、白细胞介素的研究是当前免疫学中一个十分重要的课题。临床研究表明，许多疾病与白细胞介素产生水平有关，或伴有白细胞介素产生异常。例如银屑病角质形成细胞有分泌IL-6、成纤维细胞有分泌IL-6和IL-8的异常，而系统性红斑狼疮、获得性免疫缺陷症和肿瘤病人白细胞介素-2的产生减少，T淋巴细胞对白细胞介素-2的应答机能也降低。又SLE患者外周血单核细胞IL-4、IL-6、IL-10和TNF-α基因高表达，IL-1β、IL-2、INF-γ基因则呈低表达。很明显，白细胞介素的研究从一开始就同祖国医药学的研究紧密结合在一起，对中医的“证”同白细胞介素的关系，中药免疫调节剂对白细胞介素的产生和作用的影响进行了一系列很有意义的探索，展现出独特的研究方向。白细胞介素的研究为深入了解中医理论，进一步揭示中药调节免疫反应的机制提供了一种新的手段。利用这一手段，可以从细胞间相互作用及其分子基础上对中医学作更深入的探讨。随着现代科学技术飞跃的发展，无疑会给中西医结合皮肤病研究带来新的契机。因此，更要开阔视野，积极努力地去掌握运用新技术、新方法、为皮肤科领域里中西医结合工作开创一个新局面。

随着中西医结合研究的深入，以及引进现代医学的先进技术对中医“证”本质的研究，越来越明确显示病与证的结合必须从深入的“微观”层次上才能找到结合点。在临床与实验研究中，并不应以微观辨证取代宏观辨证。事实上，前者是后者的发展、延伸，以弥补用肉眼来观察事物之不足，提高宏观辨证水平。因此，从微观辨证到辨证的微观化是中西医结合研究向纵深发展的一个新的趋向，将标志着我国中西医结合会有一次新的飞跃和突破。

二、从宏观调控到微观研究是中西医结合的必由之路

在一次基因研究的研讨会上，一位中国著名的科学家预言：“遗传病的基因治疗要靠中草药单体来解决”，这虽属断言，但我坚信这种说法是有道理的。基因是什么？基因是生物工程的微观模式，单体是中草药分离出的微观分子结构，这些都需要现代的科学方法加以研究，加以微观调控，进行微观分析。近代在中西医结合取得的重大成就中，无不都是通过微观研究所取得的成果。譬如青蒿素走向世界，三尖杉酯碱的抗癌，砷剂诱导细胞分化凋亡等。

这些中西医结合疗效肯定的例子，从本质的阐明，概括起来就是科学性、先进性和新颖性，有理论指导意义和社会实用价值。我们十余年来研究“新血证论”的体会就是从宏观调控走向微观研究的道路，可以说这是历史的必然，这是中西医结合的飞跃，这是中西医结合的必由之路，有着广阔的前景。中医的气血学说在皮肤科领域内应用是十分广泛的，“益气

养血”“补气活血”是气血理论指导下的大法，按照这一思路我们研制了“三色片”方剂，由丹参、黄芪、黄藤组成，用于红斑狼疮、皮肌炎、白塞病、银屑病、异位性皮炎、白癜风等疾病均有一定疗效。这是从宏观调控到微观研究的初级阶段。有效物质基础是什么？需要我们深入地展开研究，这条道路必将是微观调控的必由之路。根据我们的工作体会，结合国内外的研究成果，微观世界里有无穷的宝藏，值得我们去挖掘探索。

1. 丹参的研究　丹参化学单体有 50 余种（图 8-3），可分水溶性和脂溶性两大类，水溶性成分中提取的单体有丹参素，并分离出含甙物质、强酸性物质及黄酮类物质，目前用于临床的水溶液成分多系丹参素。丹参脂溶性成分先后分离出 15 种单体，其余都是二萜醌类化合物，包括有丹参酮Ⅰ、丹参酮Ⅱ-A、隐丹参酮、丹参酮Ⅱ-B、羟基丹参酮Ⅱ-A、丹参酸甲酯、异丹参酮Ⅰ、异丹参酮Ⅱ-A、异隐丹参酮、丹参新酮等。通过近十年来对丹参化学成分活性物质的研究，其中有些单体对系统性硬皮病、银屑病、痤疮均有较好效果。

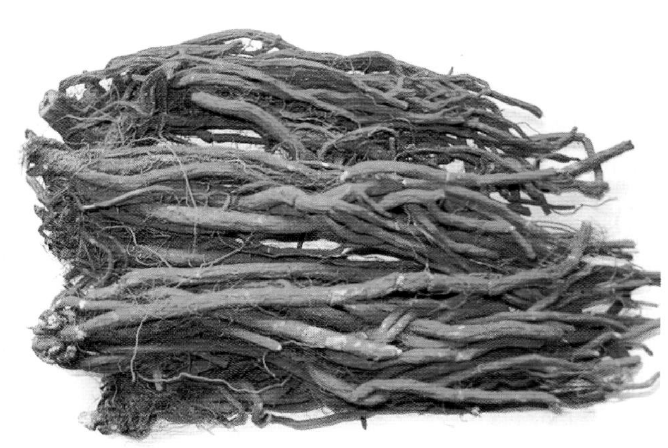

图 8-3　丹参

丹参的药理作用也是多方面的：

(1) 对微循环的作用：以实验家兔外周微循环障碍病理模型，观察丹参和丹参素对微循环的影响，结果表明给药后血液流速显著加快，毛细血管网开放数目增多，60% 以上的动物的血液流态改善，血细胞有不同程度的解聚现象，血液流动由粒状或断线状变为正常。说明丹参具有改善微循环障碍，从而改善细胞缺血缺氧所致的代谢障碍作用。

(2) 对血凝的作用：①对纤维蛋白溶解（纤溶）的作用，纤维蛋白的溶解活性处于低水平成为血瘀患者病变过程中的危险因素之一。根据血凝试验和葡萄球菌聚集试验的结果，证明丹参能强有力地使纤维蛋白降解。②在电镜下观察丹参对应激大白鼠心肌小血管内血小板解聚的影响，发现给药后血小板解聚。又在试管中证实丹参制剂能使血小板内 cAMP 浓度明显增高，高浓度时能促使血小板解聚。③丹参中 3 种化学提取物均有抗凝作用，以丹参酮最强，原儿茶醛次之，第三为丹参素。

(3) 抗菌消炎作用：丹参脂溶性成分中的丹参酮，其抗菌范围有较多方面：①体外试验对金黄色葡萄球菌及其耐药菌株有较强的抑菌活性，比小檗碱强。②小白鼠耳局部应用，有明显的抗菌消炎作用。③对铁锈色毛癣菌和红色毛癣菌以及奥杜盎氏小芽胞癣菌和星形奴卡菌有一定的抑制作用。丹参酮Ⅰ的抗炎效应研究表明，当健康人白细胞（5×10^7/ml）与 50mg/ml 的丹参酮Ⅰ共同孵育 1 小时后，可使白细胞趋化性发生明显抑制，而对白细胞的随机运动无影响。若孵育时间持续 19 小时，则 5mg/ml 的丹参酮Ⅰ足以使白细胞趋化性及随机运动均发生有意义的抑制。体外实验丹参酮与中性粒细胞混合，可抑制其趋化性。体内给药对中性粒细胞趋化性明显减低，并抑制 β- 葡萄糖醛酸释放，可能是丹参抗炎作用环节之一。

(4) 对血液流变学的影响：血瘀证除有微循环障碍外，均有不同程度的血液流变学异常。经用丹参注射液治疗后全血黏度、血浆黏度、红细胞电泳时间的恢复明显。

(5) 对结缔组织的作用：对丹参治疗前后的瘢痕组织的超微结构观察，治疗后纤维母细胞的数量显著减少，分泌胶原的功能低下，组织细胞增多，肥大细胞增加，血管数量增多。表明丹参有促进增生变性的结缔组织转化、吸收，抑制亢进的胶原合成作用，对硬皮病皮肤成纤维细胞的增殖也有抑制作用。

2. 黄芪的研究　黄芪含有多种化学成分（图 8-4），以甙类、多糖、氨基酸、微量元素为主。①甙类：从膜荚黄芪的根中分离出羽扇豆醇、β- 谷甾醇，胡萝卜甙、膜荚黄芪皂甙甲、乙等。从蒙古黄芪的根中得到了黄芪皂甙Ⅰ、Ⅱ、Ⅳ、大豆皂甙、刺芒柄花素和毛蕊异黄酮等。②多糖：从蒙古黄芪中得到了 5 种多糖，多糖Ⅰ、多糖Ⅱ、多糖Ⅲ、多糖Ⅳ和多糖Ⅴ均具有一定活性。③氨基酸：如膜荚黄芪含有 25 种游离氨基酸，金翼黄芪含有 22 种游离氨基酸。④微量元素：黄芪中含有人体生命活动需要的多种微量元素。

黄芪有多方面药理作用，能促进各类血细胞的生成、发育和成熟，证明黄芪有促进骨髓的造血机能；黄芪尚有改善心、肾功能的作用；在体内对 LAK 细胞抗瘤活性具调节作用；黄芪能增强大白鼠的应激能力，提高抗疲劳作用，该作用是通过增强其肾上腺皮质功能而产生的。黄芪中含硒量较高，可以刺激某些细胞生长，参与多种酶的合成和活化、保护细胞免受生物氧化过程的损害。黄芪的免疫调节作用倍受重视，它能促进病毒和自身诱生干扰素，从而抑制病毒增殖，增强自然杀伤细胞（NK）活性和免疫调节作用。黄芪能明显增加亚适量 PHA、ConA 和 PWM 引起的淋巴细胞增殖反应，且能抑制 Ts

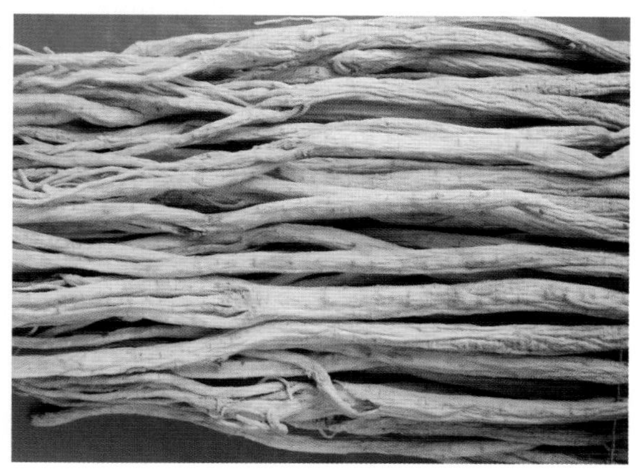

图 8-4　黄芪

细胞活化。同时,一定浓度的黄芪在 PHA 存在下,可促进 Th 加强 IL-2 的产生。对抗体产生的影响表明,黄芪可促进浆细胞增生、B 细胞增殖分化和抗体合成。

3. 黄藤的研究　黄藤即雷公藤,是皮肤科领域中应用甚广、研究较多的药物,已知雷公藤化学成分有 100 余种(图 8-5,图 8-6),很受国内外医药界的关注,其中有:①生物碱类:雷公藤的生物碱可以分为两类,一类是烟酰倍半萜类,有雷公藤碱、雷公藤晋碱、雷公藤增碱、雷公藤定碱、雷公藤亭碱等;另一类是精脒类,含生物碱 A、B、C、D 等;②二萜类:已分得较多二萜成分,即雷公藤内酯酮、雷公藤内酯醇、雷酚内酯、雷酚酮内酯、雷公藤内酯二醇等;③三萜类:雷公藤的三萜成分有雷公藤红素、雷公藤内酯甲和雷公藤内酯乙、雷公藤三萜内酯酸 A 等。除此之外,自雷公藤中分得的还有许多新的单体,如 TRY_{16}、TZ-93,萨拉子酸等均有较好的药理活性。

雷公藤的药理作用,包括抗炎、抗癌、抗病毒、抗生育、免疫调节等等。用雷公藤治疗 SLE,发现其具有免疫调节和抗炎作用。雷公藤可抑制 T 细胞增殖反应,且可明显降低小鼠脾细胞产生 IL-2 的水平,对体液免疫则能明显抑制胸腺依赖性抗原诱发的抗体反应,另外,可抑制胸腺和网状内皮系统吞噬功能。其对炎症早期血管通透性增高、渗出、水肿有明显抑制作用,可以减少炎症介质的产生和释放。还发现,雷公藤可以减少 SLE 患者体内补体活化,不仅能抑制补体经典途径的激活,也能抑制补体旁路的激活。又观察到雷公藤甲素对细菌内毒素(LPS)诱导的人 PBMC 产生 IL-6 和 TNF 具有显著抑制作用。此外,雷公藤可以抑制巨噬细胞 J774 的免疫活性。体外实验表明,其能显著抑制 ConA 与 LPS 诱导的 T、B 淋巴细胞增殖反应。雷公藤 T4 单体可以抑制本病及正常人 PBMC 的增殖反应及体外培养的肾小球细胞的增殖及正常人外周血单个核细胞及淋巴细胞株多种黏附分子的表达及 PBMC 与人脐静脉内皮细胞(HUVEC)间的黏附能力。研究还表明雷公藤红素能够以剂量和时间依赖方式诱导人 T 淋巴细胞株的凋亡,并对机制进行了深入研究。

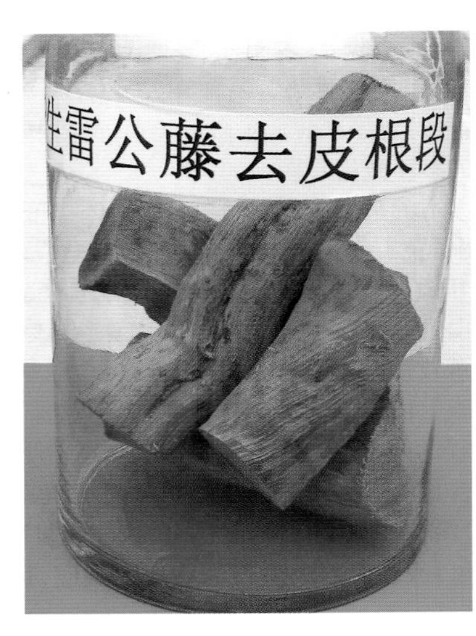

图 8-5　雷公藤　去皮根段(复旦大学附属中山医院　秦万章惠赠)

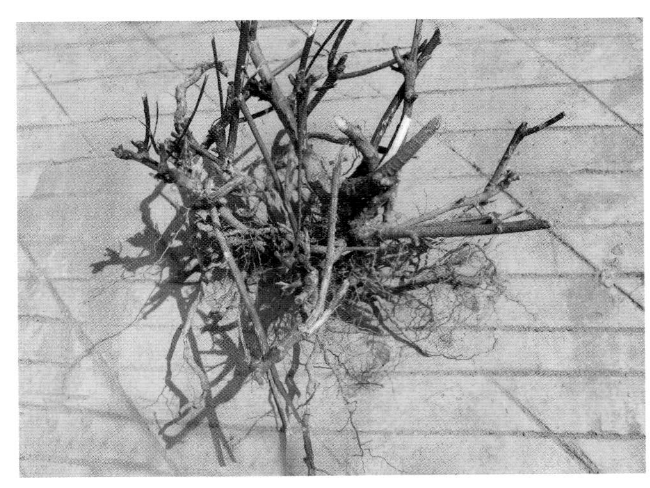
图 8-6　雷公藤(福建建宁)(复旦大学附属中山医院　秦万章惠赠)

总结研究"三色片"的经验,使我们体会到"一味丹参功同四物"的内涵,根据黄芪和雷公藤的物质基础以及其药理作用,现代医学可以发挥"一味黄芪效超十全","一味黄藤功盖百药"的论述,这正是中医理法方药的提高和发展,显然不是"废医存药",而是医药结合。我们从宏观的角度,用辨证论治的方法观察到"三色片"中丹参、黄芪、黄藤的协同作用,还预测到在微观研究水平,它们单体之间的组合也可能发挥协同作用。药的发展会焕发医的创新思路,是医在指导药的研究,是从宏观调控到微观研究。丹参素之全合成,TZ-93 之半合成,开拓了我们微观研究的视野。从微观研究看到了中西医结合的前景,看到了中西医结合的光明,皮肤科中西医结合大有作为。

(秦万章)

第九章

第九章

中医皮肤病辨证论治

概述

中国医药学有数千年的历史，是中国人民长期与疾病作斗争的经验总结，对于我国民族的生息繁衍有着巨大贡献。

在中医学体系中，皮肤病学属于中医外科学的范畴。有关皮肤病学的文字记载最早可以追溯到公元前14世纪的殷商时代。在当时盛行于世的甲骨文中就有了关于"疥"和"疕"的记载。据《周礼·天官冢宰第一》的记载，当时医学界已有了疾医、疡医、食医和兽医的分科，其中疡医即主要负责诊治包括皮肤病在内的中医外科疾病。此外，该书中还有"凡疮疡，以五毒（石胆、丹砂、雄黄、礜石、慈石）攻之"的记载，据考证，这是世界上应用砷、汞制剂来治疗皮肤病和外科疾病的最早记载。

长沙马王堆出土的《五十二病方》约成书于战国晚期，是我国目前发现最早的一部方书。其中便有冻疮、疣、诸虫咬伤等皮肤病名的出现和应用葱熨治疗冻疮、以灸治疣的记载。我国现存较早的医学典籍《黄帝内经》全面总结了秦汉以前的医学成就，被认为是中医学发展的基石，其中有关皮肤病的论述颇多。汉代名医张仲景所著的《伤寒论》和《金匮要略》虽然主要论述外感疾病及内科杂病，但其中也有较多关于皮肤病及性病的描述。

至晋代，出现了我国现存的第一部中医外科学专著——《刘涓子鬼遗方》，书中有相当多的内容是论述皮肤病的，为中医皮肤病学的发展做出了重要贡献。其中关于使用水银膏治疗"疥癣恶疮"等皮肤病的记载比其他国家要早600余年。隋代巢元方的《诸病源候论》和唐代孙思邈《备急千金要方》中对皮肤病的病因病机、症状及治疗更是有了比较全面的论述。《诸病源候论》50卷中有15卷涉及皮肤病，列述了成人皮肤病百余种、小儿皮肤病40余种。书中对瘾疹、风瘙痒等多种皮肤病的病因病机，症状及疗法均有详细的记述。而宋代的大型方书《太平圣惠方》《圣济总录》等还记载了许多慢性皮肤病的生活调摄和食补方法。

明清时期是中医学发展的鼎盛时期，中医皮肤病学的理论和临床也在这一时期得到了进一步的完善和提高，其中以汪机所著的《外科理例》、陈实功所著的《外科正宗》和陈司成所著的《霉疮秘录》的影响和贡献最大。《外科理例》比较全面地论述了皮肤疮疡的证治方法，提出"外治必本于内，知乎内以求乎外"，强调外病内治。《外科正宗》全书共4卷论述的病种有100多个，将近一半属于皮肤病的范畴，其中"奶癣"的病名最早即见于此书。《霉疮秘录》是我国最早的关于梅毒的专著，该书明确指出梅毒始于16世纪初期，由西方经广东传入我国，首次介绍了使用雄黄、丹砂等砷、汞制剂治疗梅毒的方法，比欧洲要早300多年。清代对皮肤病的论述最多和最为详细的要数吴谦编撰的《医宗金鉴·外科心法要诀》和高秉钧《疡科心得集》。例如《医宗金鉴·外科心法要诀》提出梅毒感染有"气化"和"精化"的不同，"气化"相当于间接传染，"精化"相当于性接触传染。此外，在这一时期还先后出现了有关麻风病的3部主要著作，包括明代沈之问的《解围元薮》、薛己的《疠疡机要》和清代肖晓亭的《疯门全书》，这3部著作充分反映了当时中国防治麻风病所积累的丰富经验及其独具的特色，将人类防治麻风病的理论和实践推到了一个新的水平。

新中国成立以来，中医事业得到了党和政府的重视，中医皮肤病学也因此得到了较快的发展，并逐渐从中医外科学中分化出来。从1960年开始，原上海中医学院、原广州中医学院、原成都中医学院等中医院校先后7版主编了包含有中医皮肤病学内容的高等院校统编教材——《中医外科学》。

第一节　中医皮肤病学基础

一、中医对皮肤生理功能的认识

中医学认为，人体形质由“五体”即皮、肉、筋、骨、脉所构成，其中“皮”即皮肤，它被覆在体表，其生理功能及状态与气血、津液直接相关。皮肤需要气血、津液的营养、温煦和濡润，从而进行正常的生理活动并发挥其相应的生理功能，而气血津液的旺盛和正常地运行、输布，离不开脏腑、经络和其他组织器官的调和。因此，皮肤的生理功能和气血津液、脏腑经络的关系十分密切。

（一）皮肤的结构

中医学认为覆盖于体表的皮包括皮肤、腠理、汗孔、毛发、爪甲等部分。

1. 皮肤　皮肤，身体之表也，如《杂病源流犀烛》所述：“皮也者，所以包涵肌肉、防卫筋骨者也”。

2. 腠理　腠理是指皮下筋肉之间的空隙和皮肤的纹理。腠指皮下肌肉之间的空隙，又称肌腠，而理则指皮肤的纹理。唐代王冰在注释《素问·皮部论》时指出：“腠理，皆谓皮空及纹理也。”皮肤与肌肉通过腠理以沟通、联系。同时，腠理也是气血津液的中转站，使皮肤得以濡养。《金匮要略·脏腑经络先后病脉证》说：“腠者是三焦通会元真之处，为气血所注。”故腠理也是外邪入侵人体的门户。

3. 汗孔　又称“玄府”，是汗液排泄的通道。汗孔的开阖与腠理的疏密关系密切，腠理密则汗孔闭，体表无汗；腠理疏则汗孔开，汗外泄。而在正常情况下，卫气充斥于腠理，并控制和调节腠理的开合。如《灵枢·本脏》云：“卫气者，所以温分肉，充皮肤，肥腠理，司开阖者也。”在病理状态下，腠理也是外邪入侵的通道之一。

4. 毛发和爪甲　《杂病源流犀烛》说“毛发也者，所以为一身之仪表，而可验盛衰于冲任二脉者也。”毛发包括头发、毫毛等。爪，手足甲也。无论是毛发还是爪甲，均与气血的盛衰、脏腑的强弱关系密切。故毛发、爪甲是机体重要的外征。

（二）皮肤的生理功能

1. 卫气固表　皮肤是人体最外层的器官，也是外邪入侵人体的第一道屏障，皮肤、腠理覆于表，卫气贯其中，卫气强则腠理密、肌肤紧，外邪不得而入；卫气弱则腠理疏、毛孔开，邪气乘虚而入，导致疾病的发生。故《灵枢·百病始生》曰：“是故虚邪之中人也，始于皮肤，皮肤缓则腠理开，开则邪从毛发入，入则抵深。”

2. 调节体温，代谢津液　人的正常生理功能是阴阳平衡协调的结果，机体的阴阳平衡是通过五脏六腑、五体协调来进行调节，皮肤、腠理、毛孔亦起着重要作用。当内热或外热郁于肌腠则腠理疏、汗孔开，同时热郁肌肤，灼津为汗，热随汗出；相反，寒袭肌表，则腠理密、汗孔闭，卫气得以温煦肌表，从而保证机体阴阳得以平衡。

3. 呼吸功能　肺合皮毛，主气司呼吸，所以汗孔（毛孔）的开阖亦有助于肺气的升降和宣泄。中医学把汗孔也称作“气门”，即汗孔不仅排泄由津液所化之汗液，实际上也是随着肺的宣发和肃降进行着体内外气体的交换，所以，唐容川在《医经精义》中指出，皮毛亦有“宣肺气”的作用。

（三）皮肤与气血津液、脏腑、经络的关系

1. 皮肤与气血津液的关系　气血是维持皮肤生理功能的基础，气是构成人体和维持人体生命活动的最基本物质，也是脏腑功能活动的动力，包括元气、宗气、营气、卫气等四种，其生理功能是固表、充身、泽毛。血是脉管内流动着的红色液体，源于先天之精和后天水谷之精华，有润肤、濡毛、泽甲之功能。津液是机体一切正常水液的总称，布散于肌表的津液，具有滋润、濡养皮毛肌肤的作用。

2. 皮肤与脏腑的关系　在中医学中，人体是一个完整的整体，皮肤的生理和病理变化与五脏、六腑紧密联系。故《洞天奥旨》指出：“有诸中必现于外……况疮疡之毒，皆出诸脏腑。”

(1) 皮肤与肺：皮肤与肺的关系十分密切，《素问·阴阳应象大论》曰：“肺主皮毛”。主要表现在以下方面：①肺输布津气，营养肌肤。《素问·经脉别论》指出：“食气入胃，浊气归心，淫精于脉，脉气流经，经气归于肺，肺朝百脉，输精于皮毛。”正是由于肺的输布、精的濡养，毛发肌肤才得以润泽。②宣发卫气，卫外固表。卫气运行，赖于肺的宣发。卫气有三方面的作用，一是濡养肌肤；二是抵御外邪；三是调节毛孔的开阖。③皮肤感邪，常传于肺。正是由于肺合皮毛，一旦外邪入侵，常传于肺。

(2) 皮肤与心：心主血脉，其华在面。血液在心气的推动下，通过脉管运行于皮肤，皮肤得以血液的濡养，才能保持其润泽柔韧的特性。心气亏、心血不足则肌肤失养，心气旺盛则面色光泽红润，心气不足则面色皓白无华，心血瘀阻则面色晦暗。

(3) 皮肤与脾：脾为后天之本、气血生化之源，脾气健运、气血充足则肤韧肌坚。脾主运化水湿，脾运健，则水湿化为津液，输布正常，肌肤润泽。脾统血，脾气充盛统摄有权，血不溢出脉外。

(4) 皮肤与肝：肝藏血、主筋，其华在爪。肝血充足，筋强力壮，爪甲坚韧光泽；肝血虚弱，筋弱无力，爪甲软薄、枯槁，甚至变形、脆裂。

(5) 皮肤与肾：卫气“循皮肤之中，分肉之间”，卫气和津液在维持皮肤正常生理功能活动中起重要作用，而卫气和津液的化生、输布与肾息息相关。“卫出下焦”，卫气根源于肾，肾为元气之本，寓真阳存命门火，为人体阳气之根，对各脏腑组织包括皮肤起着温煦化生作用，故卫气温煦功能禀受于肾。其次，卫气运行始于足少阴，肾气充盛则卫气“温分肉、充皮肤、肥腠理、司开阖”功能正常。

《灵枢·本脏》篇说“肾合三焦膀胱，三焦膀胱者，腠理毫毛其应。”《素问·逆调论》说“肾者水脏，主津液”。在肾中阳气的熏蒸之下，分清别浊，清者为津，润养皮肤黏膜，浊者通过皮肤和膀胱，以汗、尿的形式排出体外。肾气虚，津液化源不足，则皮肤黏膜失润而干萎。肾主藏精，其华在发，发为血之余，为肾之外候。发的生长与脱落、润泽与枯槁，均与肾的精气盛衰有关。肾精充沛，毛发光泽；肾气虚衰、毛发变白而脱落。

（四）皮肤与经络的关系

经络是皮肤与气血津液、脏腑联系的纽带和通道，气血津液的输布，营气、卫气的滋养、温煦均有赖于经络的通畅。经络循行分布于皮肤的部位，称为皮部。《素问·皮部论》说“皮有分部。”十二经脉及其所属络脉，在体表的分布范围，称十二皮部，不同部位皮肤的变化，可以反映相应脏腑经络的病变。此外，十二经脉气血的多少，可以判断不同部位疾病的预后、并采取相应的治则，正如《医宗金鉴·外科心法要诀》“十二经气血多少歌”云：“多气多血惟阳明，少气太阳厥阴经，二少太阴常少血，血亏行气补其荣。气少破血宜补气，气血两充功易成，厥阴少阳多相火，若发痈疽最难平。”

二、中医对皮肤病病因、病机的认识

（一）病因

中医对皮肤病病因学的认识，是从整体观念出发的。不仅注意到外感六淫、虫毒、疫疠侵袭等，而且重视内因七情以及饮食、劳倦等致病因素，并注意内因和外因的相互影响。机体在各种致病因素的作用下，发生邪正消长，阴阳失调、气血、津液和脏腑的功能紊乱，通过经络的联系，在体表出现皮肤病变。皮肤病种类繁多，病因病机复杂，但常见病因主要为六淫、毒邪、虫咬、饮食、七情、体质、外伤、瘀血、痰饮等。

1. 外感六淫，即风、寒、暑、湿、燥、火六种病邪的总称。正常情况下，风、寒、暑、湿、燥、火是随自然界季节时令更替而出现的六种气候，称之为六气。但如果六气发生太过、不及、反常的情况下，六气就作为致病因素侵犯人体，发生疾病，此时六气即称之为六淫。

（1）风邪：风为春令主气，风邪为六淫之首，百病之长，为皮肤病常见病因之一。人体腠理不密，卫外不固，风邪乘虚侵入人体，郁于皮肤之间，内不得疏通，外不得表散，使营卫不和，气血运行失常，肌肤失于濡养而致病。风邪可单独致病，亦可与寒、热、湿、燥等邪气相合致病。风邪的性质和致病特点可概括为：

1）风邪趋上，其性轻扬、开泄。因此，风邪致病时多侵犯人体头面、上部，如白屑风、面游风等；并使腠理开泄，出现汗出、恶风等症状。

2）风善行而数变。故风邪所致皮肤病常发无定处，游走不定，骤起骤消，如瘾疹、赤白游风等。

3）风为阳邪，其性燥烈，常易损伤阴液，致肌肤失养。故风邪所致皮肤病可表现为皮肤干燥、粗糙、皲裂，如白疕、鹅掌风等。

4）风性主动。故风邪所致皮肤病常表现为瘙痒无度，搔抓不止，如风瘙痒、瘾疹等。

5）风邪为百病之长，常合并其他邪气侵袭人体，成为复合性病因，如风寒之邪、风热之邪、风湿之邪。

（2）寒邪：寒为冬之主气，故寒邪致病多发生于冬季或冬季加重。寒邪的性质和致病特点可概括为：

1）寒为阴邪，易伤阳气。故寒邪所致皮肤病，束表，卫阳不振，皮损色白，伴恶寒、无汗、头痛、脉浮紧；入里，脏腑阳气受损，皮损色白，肌腠不温，伴相应脏腑阳气受损的症状。

2）寒性收引，侵于腠理皮毛，致毛窍收缩，卫阳闭束。故寒邪所致皮肤病皮损常见色白、青黯或发绀，如冻疮。

3）寒性凝滞、主痛，侵入经脉，致气血运行凝滞。故寒邪所致皮肤病可有疼痛或麻木感，遇冷加重，得热则缓，如皮痹、手足逆冷症等。

4）寒邪常与其他邪气兼夹致病，形成复合性病因，如风寒、寒湿之邪。

（3）暑邪：暑为夏令之主气，其致病有明显的季节性。暑邪的性质和致病的特点可概括为：

1）暑为阳邪，其性炎热。暑邪蕴结于皮肤肌腠，常致暑疖等。

2）暑性升散，易伤津耗气。故暑邪所致皮肤病可伴有口渴、气短、便干溲赤等症状。

3）暑邪多夹湿邪致病，暑湿之邪是夏季常见的复合性病因，如暑湿之邪蕴结于皮肤肌腠可致黄水疮、痱子等，伴见胸闷、恶心、食欲减退、四肢困倦等症。

（4）湿邪：湿为长夏之主气，湿邪的性质和致病特点可概括为：

1）湿为阴邪，其性黏滞，故湿邪所致皮肤病，常病程较长，缠绵难愈，如湿疮。

2）湿性重浊、趋下，“伤于湿者，下先受之”。故湿邪所致皮肤病常见于下焦、下肢、会阴，如脚湿气、肾囊风等。

3）湿邪常与风、寒、热邪夹杂致病，形成复合性病因，如湿热之邪所致湿疮、蛇窜疮等。

（5）燥邪：燥是秋令之主气，有温、凉之分，燥邪的性质和致病特点可概括为：

1）燥性收敛、干涩，易伤津化燥生风，故燥邪所致皮肤病多表现为皮肤干燥或皲裂，毛发失荣，瘙痒无度，如风瘙痒、鹅掌风等。

2）燥易伤肺，因肺合皮毛且为娇脏，燥邪侵袭皮肤肌腠，易损伤肺津，故燥邪所致皮肤病可伴有口鼻干燥、干咳无痰等症状。

（6）火邪：火为热之甚，热为火之渐，火热皆可化毒。火热之邪，可由直接感受温热邪气引起，也可由风、寒、暑、湿、燥邪入里化热而成，火邪的性质和致病特点可概括为：

1）火为阳邪，其性炎上，故火邪所致皮肤病多发生于头面、上肢，如热疮。

2）火为阳邪，其势急迫走窜，故火邪所致皮肤病多发病急，发展快，容易扩散，如颜面疔疮、抱头火丹等。

3）火为阳邪，易灼伤经脉，迫血妄行，故火邪所致皮肤病可出现血溢脉外的出血、紫斑等。

4）火为阳邪，易损伤津液，故火邪所致皮肤病可伴有口渴喜冷饮，大便干，小便赤等症状。

六淫发病多与季节气候有关，如春多风病，夏多暑（火）病，长夏多湿病，秋多燥病，冬多寒病。六淫可单独致病，也可以两种或三种邪气同时侵犯人体而发病，如风热、风寒、风湿、湿热、风湿热、风寒湿等。地理环境亦可使六淫外证出现差异。六淫在发病过程中，既可互相影响，又可在一定条件下互相转化，如风寒不解可化火化热；暑湿久羁可以化燥伤阴等。

除了自外界感受六淫不正之气，脏腑功能失常时亦可产生类似风、寒、湿、热、燥邪所致的证候，称之为内生五邪，为外感六淫与内生五邪之间尽管有区别，可又有密切联系。六淫伤人，由表入里，损及脏腑，则易致内生五邪；脏腑功能失调，内生五邪，则又易感六淫之邪，形成内外合邪。

2. 毒又称毒邪，是一种具有强烈致病性的致病因素，毒邪一般可分为外感毒邪和内生毒邪两大类。导致皮肤病的毒邪常为外感毒邪，包括虫毒、药毒、食毒、漆毒、六淫化毒、疠气疫毒等。

（1）药毒，古代医家早有认识，如明代·陈实功《外科正宗·中砒毒》记载：“砒毒者，阳精大毒之物，服之令人脏腑干涸，皮肤紫黑，气血乖逆，败绝则死。”由药物引起的皮肤病，中医又称为“中药毒”。现代，随着中西药物的泛用，中药毒者呈上升趋势。

(2) 食毒，隋代·巢元方《诸病源候论·食鲈鱼肝中毒候》记载：“此鱼肝有毒，人食之中其毒者，即面皮剥落”，表明古代医家已认识到某些食物可引发皮肤病的产生。

(3) 虫毒，包括蛇毒、蜘蛛毒、蜈蚣毒、蝎子毒等。毒虫咬伤后不仅导致局部皮肤的红肿溃烂、瘙痒、疼痛、麻木，严重者可危及生命。

(4) 疫气疠毒是一类具有发病剧烈，具有传染性的致病邪气。多由天行不正之气、大风苛毒、疫死畜禽等感染所致，传染可由口鼻而入，也可通过皮肤接触或胎传而致，如大头瘟、麻风、梅毒等。

毒邪致病在临床上具有如下特征：①多为外感所致；②发病急骤，来势凶猛，症状剧烈，呈进行性加重；③传变迅速，侵袭经络，病情危重，易于内陷营血、毒攻脏腑；④继发性毒邪多从火化，有明显的兼火兼热的特征；⑤毒邪好入营血，凝结气血、燔灼津液，故毒邪致病多夹痰夹瘀；⑥毒邪致病，多病情顽固，反复发作，缠绵难愈，⑦部分毒邪有传染性或流行性。

3. 虫又称为虫邪，是瘙痒性皮肤病常见的病因，一般可分为有形之虫和无形之虫。有形之虫包括仅凭肉眼可见的有形之虫，如蚊虫、跳蚤、臭虫、虱子、疥虫、蜈蚣、蝎子、黄蜂、蜘蛛、蚂蟥、桑毛虫、松毛虫、隐翅虫、蛔虫、绦虫、蛲虫等，以及需借助仪器设备才能发现的有形之虫，如真菌、滴虫、螨虫等。有形之虫邪蜇咬、寄居引起局部皮肤腠理的损伤，化湿、化热、化毒，从而出现红斑、丘疹、水疱、大疱、潮红、肿胀，自觉疼痛、瘙痒，甚至溃烂、出血，严重者出现全身症状，危及生命。无形之虫是指非皮肤有虫，而是皮肤瘙痒、灼热等不适症状，似有虫行皮肤之感的一类皮肤疾病，此类皮肤病亦被认为乃虫邪作祟而致，实则多为湿热、风热之邪所致。

虫邪为患以瘙痒为最，凡患处皮损瘙痒，状若虫行，患处有红斑，风团、丘疹、水疱、脓疱、渗液，遇热加重，传染性强，或伴有灼热、疼痛，或伴有纳呆、腹痛、腹泻或面有虫斑等，均可辨为虫证。

4. 外伤是外来伤害的简称，广义之外伤泛指物理、化学、机械、生物等一切外源性损害；狭义外伤主要指跌仆、刀刃所伤。如水火烫伤、强酸强碱灼伤、放射线损伤、低温冻伤等，可直接造成皮肤损害，造成局部的红斑、水疱、糜烂、渗液、坏死、溃疡等；外伤跌仆可造成局部的气血凝滞，出现皮下瘀斑肿胀；刀刃刺伤可使皮破血流，引发静脉炎和流注；长途跋涉，掌跖经常受摩擦压迫，可引发鸡眼、胼胝等。

5. 饮食所伤是指饮食不当所导致的人体健康受损，是皮肤病的重要病因之一，包括饥饱失常、饮食偏嗜、饮食不洁，主要损伤脾胃，脾胃受损后，生湿、化热、动风、化毒，从而引起各种皮肤病的发生。

6. 七情内伤，七情即喜、怒、忧、思、悲、恐、惊七种情志表现，泛指人的一切精神情绪活动，是正常的生理精神活动，并不致病。七情内伤则是指由于精神情绪活动长期过度，或者遭受突然的极端的精神创伤刺激，所导致的气血、阴阳、脏腑功能失调而出现的病症，是皮肤病重要的病因之一。《素问·阴阳应象大论》说“怒伤肝”“喜伤心”“忧伤肺”“思伤脾”“恐伤肾”……；《素问·举痛论》记载：“怒则气上，喜则气缓，悲则气消，恐则气下……，惊则气乱……，思则气结”，许多皮肤病的发生、发展和加重都与情志过激有关，诸多瘙痒性皮肤病与气郁等气机紊乱有关。如心神不宁，烦忧不安，心火内生，火热伏于营血，外发肌肤，则可出现红斑，丘疹、鳞屑，可见于牛皮癣、白疕；如突然遭受强烈的精神刺激，大怒伤肝，悲忧伤肺，可致油风、白驳风；肝气郁结，气滞血瘀，气血不荣于面则可生黧黑斑等。

7. 体质是指人体以先天禀赋为基础，在后天的生长发育和衰老过程中所形成的结构、功能和代谢上的个体身体特殊性。泛指人体正气的盛衰，包括气血的盈虚，脏腑功能的强弱，还包括对某些疾病的易感性和发病的倾向性。体质由先天遗传和后天获得所形成，一般可分为平和质、气虚质、阳虚质、阴虚质、痰湿质、湿热质、血瘀质、气郁质和特禀质9种基本体质类型。体质因素在皮肤病发病学上有三方面的意义：其一，禀赋系秉承于父母（先天）的生理和病理特性，相当于西医学所说的遗传素质，在体质形成过程中起着决定性作用。许多皮肤病都与胎禀遗传有关，即在禀受父母身体素质的同时把某些疾病也承受下来，例如蛇皮身、雀斑、白疕、红蝴蝶疮等。其二，体质的特异性决定着对致病因素或某些皮肤病的易感性，如阴虚体质的人，干性皮肤比较多，易患风瘙痒；血瘀质的人，面色晦暗或出现较多色素斑，易患雀斑、黧黑斑；湿热体质易患面游风、肺风粉刺等。其三，体质因素决定皮肤病的发展过程，如特禀体质人进食蚕豆、白扁豆、牛羊肉、鹅肉、海鲜、虾蟹、酒、辣椒、浓茶、咖啡等辛辣之品、腥膻发物后易出现湿疮、瘾疹等。

8. 瘀血、痰凝是脏腑功能失调的继发性病理产物，反过来又作为致病因素导致其他皮肤病的发生。

瘀血是指体内有血液停滞，包括离经之血积存体内，或血运不畅，阻滞于经脉及脏腑内的血液，均称为瘀血。多因外伤、跌仆，离经之血未及时排出或消散；或气滞血行不畅，或因寒而血脉凝滞，或因热而血液浓缩壅聚，或气虚推动无力，血行缓慢等，导致瘀血内阻，是疾病过程中常见的病理产物。由于瘀血未除，新血不生或经脉阻隔，瘀血又成为某些皮肤病的病因，常可致局部皮损色黯、青紫或疤痕形成，伴面色黧黑、唇甲青紫、肌肤甲错、皮肤干燥、毛发干枯、舌质紫暗或见紫斑、紫点，舌下脉络曲张，脉涩，如皮痹。

痰凝是指痰浊内生，聚于肌肤，凝结不散。痰的生成与肺、脾二脏有关，肺主呼吸，输布津液，外邪犯肺，肺失输布，津液凝聚成痰；脾主运化，思虑过度、劳倦及饮食不节，损伤脾胃，脾失健运，水湿内停，凝结成痰。故有“脾是生痰之源，肺是贮痰之器”之说。痰凝作为病因也可导致皮肤病的产生，表现为局部结节、肿块、瘢痕等。

瘀血与痰凝虽属不同病理因子，但两者间常可互相影响，瘀血可致痰凝，痰凝亦可生瘀血，两者常相合为病，引发皮肤结节、肿块，故常相提并论。

（二）病机

病机是疾病发生、发展、变化与转归的机理，是人体受邪后所发生的病理变化。人体五脏六腑、四肢百骸、五官九窍、筋脉皮毛肌腠被经络联为一体，形成一个有机的整体。皮肤病虽然表现在外表、局部，但与全身有密切联系。皮肤的症状是全身疾病在局部的表现，脏腑功能失调可以反映于体表而发生皮肤病，即“有诸内者必形诸外”。因此，皮肤病的发病与阴阳失调、气血失和、脏腑功能紊乱等内在因素关系密切；但由于皮肤病是发生在体表为主的疾病，其病位在肌腠皮肤，发病病机则主要为邪客体表、肌腠失养、经络失疏。

1. 阴阳失调是皮肤病发病之总纲 阴阳是代表一切事物或现象相互对立统一的两方面。《素问·阴阳应象大论》曰："阴阳者，天地之道也，万物之纲纪，变化之父母，生杀之本始，神明之府也"。所以，阴阳是自然界一切事物，包括皮肤病发生、发展、变化的基础，是疾病的本源。人体抗病机能的正气与致病因素的邪气，以及它们之间的相互作用、相互斗争的情况，都可以用阴阳来概括说明。人体阴阳处于对立统一的动态平衡，才能维持正常的生理活动。在各种致病因素的影响下，人体阴阳出现偏盛偏衰，失去相对平衡，称之为阴阳失调，从而引发疾病的出现。皮肤病发病虽有脏腑功能紊乱、气血失和、邪客体表、肌肤失养、经络失疏等千变万化之病机，但总不外乎阴阳失调。因此，阴阳失调是皮肤病发病之总纲。

2. 皮肤病发病与气血失和、脏腑功能紊乱关系密切

(1) 气血失和：气血由脏腑而生，为人体生命活动的动力与物质基础。气血循行全身，周流不息，如环无端，具有温煦机体、濡养脏腑之作用。气与血的关系谓之"气为血之帅，血为气之母"，即气能生血、行血、摄血；血能载气、养气。在各种致病因素的影响下，气血生化不及或运行障碍，称之为气血失和。包括气虚、气滞、血虚、血瘀、血热、血燥、气滞血瘀、气虚血瘀、气血两虚、瘀遏清窍、瘀着脏腑等。凡外因六淫、疫毒之所伤，内有营血、津液之亏损，使得气血生成、运行功能失常，肌肤失却温煦、濡养，或气血运行阻滞于经络脉络中，则可出现或痒或痛、皮肤斑疹、毛发脱落等皮肤疾病。因此，气血失和为百病之始，气血失和为百病之机。

(2) 脏腑功能紊乱：皮肤病虽发于外，但与脏腑功能紊乱关系密切。脏腑内在的病变可以循经影响体表而发生皮肤病，而体表病变又可通过经络的传导影响脏腑功能。

1) 心：主血脉，藏神，其华在面，开窍于舌。若心火随血脉影响肌腠则皮肤出现红斑、丘疹；心血不足，阴血虚弱，肌肤失养，则出现皮肤瘙痒；心火下移小肠，则出现小便短赤，阴茎、龟头、包皮糜烂；心气虚衰，心阳不足，则出现皮肤白斑或色斑，皮肤萎缩，面色苍白无华；心阳不足，不能助脾运湿，心脾两虚，面部出现暗红色蝴蝶斑，或眼睑水肿性紫红斑等。

2) 肺：主气，外合皮毛，其华在毛，开窍于鼻。如肺气虚则卫阳弱，营气不足，卫外失固，肌腠易受外邪侵袭；肺阴亏损，阴伤痰火凝聚，则易形成皮下肿块、结节、红斑、粟粒丘疹；肺胃湿热，上蒸于面，则易出现面部红色丘疹、脓疱等。

3) 肝：主疏泄、藏血，其华在爪，开窍于目。若肝胆湿热循经外发于肌肤，则出现皮肤潮红、肿胀、红斑、水疱、糜烂、渗液，伴灼热、瘙痒、疼痛；肝郁气滞，气滞则血瘀，肌肤不荣，则出现皮肤白斑或暗褐色斑片；肝火上炎，则易出现颜面红斑、丘疹、灼热、疼痛；肝血不足，筋气不荣，筋脉失养，腠理失固，复感外邪，凝聚肌肤则发赘生物，或皮肤痛痒、干燥、脱屑、颜色枯槁；肝肾不足，爪甲失荣，则指甲厚而干枯或脆裂；肝肾阴虚，阴虚内热，则皮损暗红，或有鳞屑，轻度灼热、痛痒。

4) 脾：主运化，主肌肉四肢，其华在唇，开窍于口。如脾虚湿阻，水湿停聚肌肤，则出现水疱、丘疹、丘疱疹；脾湿外溢，则出现糜烂流滋；脾虚蕴湿生痰，痰入经络，留于肌腠之间，则成痰核；脾不统血，血溢肌肤，则皮肤出现瘀斑、瘀点；脾胃湿热，湿热蕴结肌肤，则出现红斑、水疱、脓疱、糜烂、滋水，伴有痛痒。

5) 肾：主水，藏精，其华在发，开窍于二阴，为先天之本，元气之根。若阴虚内热，则出现红斑紫滞；若伴心火上亢，不能下交于肾，可致心肾不交，则口腔黏膜溃疡、面颊潮红；肾阴不足，发失所养，毛发干枯脱落，可致脱发；脾肾阳虚，水湿流溢肌肤，则皮肤肿胀；肾阳不足，阳气不达四末，肢体失于温煦，则肢端逆冷、皮肤青紫、手足汗多湿冷、面色萎黄。

3. 皮肤病主要病机

(1) 病位：人体表面包括皮肤、腠理、毛发、汗孔、爪甲等，经络行循其中，是人体与自然界接触最密切的部位，具有防御外邪、调节体温、代谢津液、辅助呼吸等作用。致病因素，包括外感六淫、虫邪、毒邪、疫疠之邪等首先侵犯体表；跌仆刀刃损伤体表；体内脏腑功能失调、气血逆乱、阴阳失衡等均可循经影响体表，导致皮肤、腠理、汗孔、毛发、爪甲异常，从而引发皮肤病的发生。因此，皮肤病其病位在肌腠皮肤。然而，一但皮肤腠理发生病变又可能会通过经络，影响到体内脏腑功能的正常、阴阳的平衡、气血的盛衰，从而导致其他疾病的发生。故《灵枢·百病始生》云："虚邪之中人也，始于皮肤，皮肤缓则腠理开，开则邪从毛发入，入则抵深"说明了皮肤病向体内传变的可能。

(2) 病机

1) 邪客体表：《素问·评热病论》记载："邪之所凑，其气必虚"。皮肤、腠理之所以发病，"邪"是皮肤病发病的外在原因，体表"虚"是发病的内在依据，"虚"包括腠理不密、卫气不充、营卫失调、经络失疏等。"邪"包括了外感六淫之邪、毒邪、虫邪、疫疠之邪，以及脏腑功能失调所产生的病理产物，如痰饮、瘀血、内生五邪等。邪客于体表，或化热、化湿、化火、化毒，故产生潮红、肿胀、红斑、紫斑、瘀斑、丘疹、水疱、脓疱、糜烂、渗出；或化燥生风，出现皮肤干燥，瘙痒；或邪气不去，蕴结不散致反复发作，缠绵不愈；或气滞血瘀，经络阻隔，出现皮损色黯，色紫，自觉疼痛、麻木等。

2) 经络失疏：经络系统包括十二经脉、奇经八脉、十二经别、十五络脉、十二经筋、十二皮部，起到网络周身，联通表里，运行气血，协调阴阳，传导感应，调整虚实之作用。经络在体表各有其循行及归属部位，若情志内伤，肝郁气滞、肺失肃降、脾失运化、肾之阴阳亏虚等脏腑功能失调，气血逆乱，血瘀痰凝，或外伤跌仆，或外邪侵袭均能致体表经络失疏，所属肌腠皮肤失常，从而导致皮肤病的发生。故《素问·调经论》曰："五藏之道，皆出于经隧，以行血气，血气不和，百病乃变化而生，是故守经隧焉。"说明经络失疏是皮肤病发病的病机之一。

3) 肌腠失养：《素问·阴阳应象大论》曰："肺主皮毛"，肺输布精气，充养皮肤，宣发卫气，外达皮肤，其华在毛；脾为后天之本，气血生化之源，脾主肌肉，统血，参与津液的生成和输布，其华在唇；肝藏血，主疏泄，在体合筋；肾为先天之本，主骨，藏精，生髓，开窍于前后二阴，发为肾之余；心主神明，主血脉，其华在面。体表皮肤肌腠红润光泽，健康御邪，全靠五脏之滋养，六腑之通泄。若脏腑功能失调，或气血不足，或经络失疏，或邪羁肌腠皮肤，均能使肌腠皮肤失养，出现肌腠皮肤干燥、粗糙、鳞屑、萎缩、皮色异常，自觉瘙痒，所谓"血虚生

风”“燥能生风”也。

第二节　皮肤病的诊断与辨证

一、皮肤病的临床表现

皮肤病的临床表现是皮肤病和性病在发生、发展过程中所产生的症状和体征。在皮肤科习惯上将症状和体征(主要是皮损)分为自觉症状和他觉症状。

（一）症状

症状又称自觉症状，是指患者自己能感受到的不适或影响生活质量的感觉。其主要包括瘙痒、疼痛、麻木、灼热及蚁走感等。症状的轻重与皮肤病的性质、严重程度以及自身的感受能力有关。

1. 瘙痒(简称痒)　是一种可诱发搔抓或摩擦的皮肤感觉，是皮肤病常见的自觉症状。瘙痒多见于神经性皮炎、荨麻疹、湿疹、疥疮及皮肤瘙痒症等。糖尿病、慢性肾衰、某些恶性肿瘤(如淋巴瘤)以及某些肝胆系统和造血系统疾病等亦常伴有剧烈瘙痒。

中医对瘙痒的辨证分为风痒、热痒、湿痒、虫痒及血虚痒，临床表现各异。①风痒：痒无定处，走窜不定，遍身作痒。因风性上行，故尤以头面为多，皮损呈干性，舌红或淡红、苔薄，脉浮。如瘙痒症、荨麻疹等。②热痒：皮疹色红、肿胀、焮红灼热作痒，遇热加重，痒痛相间，舌红、苔黄，脉数。如毛囊炎、脓疱疮、丹毒等。③湿痒：水疱、糜烂、渗液浸淫成片，缠绵难愈；其因为湿性趋下，故以会阴、下肢多见；舌淡红或红、苔腻或黄腻、脉濡，如急性湿疹、接触性皮炎等。④虫痒：痒若虫行，部位不定，奇痒难忍，夜间尤甚，如疥疮。⑤血虚痒：皮肤干燥、脱屑、日久则皮肤肥厚，瘙痒日轻夜重。其因气血不足，肝失所养，肌肤失润、血虚生风所致，舌淡或有齿痕、苔净，脉沉细，如老年性皮肤瘙痒症。

2. 疼痛　系因疾病或创伤所致的感觉苦楚，为辨别伤害机体刺激强度的感觉。疼痛常见于带状疱疹、丹毒、结节性红斑、红斑肢痛症等。疼痛的性质各异，可为烧灼样、针刺样、刀割样、电击样等。

中医认为，疼痛多由气血凝滞、经络不通所致。疼痛固定多属血瘀；痛无定处，当情绪变化时加重或减轻多属气滞。对疼痛的辨证如下：①寒痛：痛而畏冷，皮温不高，得热则减，温药、热敷则痛缓，如冻疮。②热痛：痛而灼热，皮色鲜红，得冷则减，凉药、冷敷则痛缓，如丹毒等细菌感染性皮肤病。③风痛：临床特点为痛处不定，发生突然，游走迅速。④虚痛：特点为痛势和缓，无胀闷感，喜温喜按。⑤实痛：其以痛势急剧，胀闷疼痛，拒按喜冷为特点。

3. 灼热　系患者自觉患处或全身皮温升高的感觉，可单独出现也可与瘙痒与疼痛同时出现，多见于急性皮肤病，如接触性皮炎等。中医认为灼热多由热邪蕴结，或火邪炽盛，炙灼肌肤所致。

4. 麻木　是指机体失去痛、触、冷、热等各种知觉的表现，常见于伴有感觉神经受损的皮肤病，如麻风等。中医认为麻木系因气血不运，或湿痰瘀血阻络，导致经脉失养；或气血凝滞，经脉不通所致。

5. 蚁走感　即皮肤内外有物爬行的感觉，多见于疥疮、虱病等动物性皮肤病或寄生虫妄想症等。中医认为蚁走感是由虫淫为患或气血失和所致。

此外皮肤病尚可有发热、畏寒、乏力、食欲减退及全身不适等症状。

（二）体征

1. 原发损害

(1) 斑疹：为局限性仅有皮肤颜色改变的与皮面相平的损害。直径大于 2cm 称斑片。斑疹可分为 4 种。

1) 红斑：由毛细血管扩张、增多或充血引起。有炎症性红斑如丹毒；非炎症性红斑如鲜红斑痣。中医认为红斑多由热邪所致。红斑稀疏者多为热轻，密集者多为热重；红而带紫者为热毒炽盛；压之褪色者多属血热；压之不褪色者多为血瘀。

2) 出血斑：是由血液外渗至真皮组织所致，压之不褪色。中医认为出血斑由血热或血瘀所致：可因血分热盛，迫血妄行，溢于脉络，积于皮下所致；或可由脾不统血，溢于脉外；或寒邪外袭，气滞血凝而成。

3) 色素沉着斑：是由表皮或真皮内色素增多所致，呈黑色或褐色，压之均不褪色，如黄褐斑常由肝肾不足、气血瘀滞所致。

4) 色素减退斑或色素脱失斑：是由皮肤色素减少或缺失所致，前者如白色糠疹，或者如白癜风。中医认为白斑是由气血凝滞或血虚所致。

(2) 丘疹：是指高起于皮面的局限性实质性损害，其直径一般小于 1cm，病变常位于表皮或真皮上部。中医认为，丘疹色红细密伴瘙痒者属风热；疹色红较大者属血热；疹色暗红而压之不褪色者多见于血瘀；丘疹色暗淡或皮色为气虚、血虚或血燥。丘疱疹和丘脓疱疹多属湿热或热毒。

(3) 斑块：为较大的或多数丘疹融合而成的扁平隆起性损害，直径大于 1cm。皮疹呈圆形或不规则形，大小不一。常见于睑黄疣、肥厚性扁平苔藓、盘状红斑狼疮及银屑病。中医认为斑块与丘疹相同，多为血热、风热或血瘀引起。

(4) 水疱和大疱：为高出皮面的内含液体的局限性腔隙性损害。中医认为，水疱和大疱多属湿，疱周有红晕者多为湿热，大疱伴有局部红肿者多属毒热，皮色不变的深在性水疱多属脾虚湿蕴或寒湿不化。

(5) 脓疱：为含有脓液的疱。脓疱大小不等，周围常有红晕，疱液可混浊、稀薄或黏稠。可由细菌感染(如脓疱疮)或非感染性炎症(如脓疱型银屑病)引起。中医认为脓疱多由湿热或毒热炽盛所致。

(6) 风团：为真皮浅层水肿引起的暂时性局限性隆起性损害，一般大小不一，形态不规则。风团的特点是发生突然，时隐时现，伴有明显瘙痒，皮疹消退快(一般不超过 24h)，消退后不留痕迹，最常见于荨麻疹。中医认为风团色红者为风热所致，色白者为风寒所致。

(7) 结节：为可触及的圆形或类圆形局限性实质性损害，可隆起于皮面，亦可不隆起，病变可深达真皮或皮下组织，触之有一定硬度或浸润感。中医认为结节多为气血凝滞或痰湿凝滞所致。

(8) 囊肿：为含有液体或黏稠物质和细胞成分的囊样结构，多呈圆形或卵圆形，触之有囊性感。常见者有表皮囊肿、皮样囊肿等。中医辨证多属痰湿。

2. 继发损害

(1) 鳞屑：系指脱落或即将脱落的角质层，表现为大小、厚薄及形态不一的干燥碎片。中医认为，鳞屑发生于急性病之后，多属余热未清。当慢性病时，皮损基底潮红而起干燥鳞屑者为血热风燥；基底色淡而皮屑多者，为血虚风燥；鳞屑油腻多属湿热。

(2) 糜烂：系指表皮或黏膜上皮的浅在性缺损，露出红色湿润面。多由水疱或脓疱破溃所致，愈后不留瘢痕。中医认为糜烂多属湿热。

(3) 浸渍：系指皮肤角质层吸收较多水分后出现的皮肤松软、发白，甚至起皱的状态，常发生在指(趾)缝等皱褶部位。浸渍处受摩擦后表皮易脱落形成糜烂，容易继发感染。中医认为浸渍多由湿邪所致。

(4) 溃疡：是指皮肤或黏膜的深达真皮以下的局限性缺损，其形态、大小、深浅随病情而异，愈后有瘢痕形成，可由感染、外伤、肿瘤、血管炎等引起。溃疡面可有浆液、脓液、坏死组织或痂皮等覆盖。中医认为溃疡若红肿疼痛为热毒所致；慢性溃疡多由寒湿或气血亏虚、气血瘀滞所致。

(5) 痂：也称结痂，系指皮损表面的浆液、脓液、血液及脱落组织等干涸而成的附着物。依据凝结物不同而分脓痂，浆(滋)痂或血痂。中医认为浆痂多为湿热，脓痂多为毒热结聚，血痂为血热或血燥。

(6) 抓痕：也称表皮剥脱(excoriation)为搔抓或摩擦所致的表皮或真皮浅层点线状缺损，常伴血痂，常见于瘙痒皮肤病。中医认为抓痕多由风盛或内热所致。

(7) 裂隙：也称皲裂，系指皮肤的线条状裂口，深度可达真皮，并伴有疼痛或出血。裂隙多发生于掌跖、指(趾)关节部位以及肛周及口角等处，多因局部皮肤干燥或慢性炎症等引起的皮肤弹性降低，加之外力牵拉作用所致。中医认为皲裂与寒、燥或血虚风燥有关。

(8) 瘢痕：系指真皮或深部组织缺损或破坏后，由新生结缔组织修复而形成的损害，可分为增生性和萎缩性两种，前者呈隆起、表面光滑、无毛发的索状或形状不规则的暗红色略硬斑块，如瘢痕疙瘩；后者较正常皮肤略凹陷，表皮变薄，皮肤光滑，局部血管扩张，见于红斑狼疮等。中医认为瘢痕多由瘀血凝结不化或痰湿凝滞所致。

(9) 萎缩：系指皮肤组织的一种退行性变所致的皮肤变薄，可发生于表皮、真皮或皮下组织。中医认为萎缩是由气血不运，肌肤失养所致。

(10) 苔藓样变：也称苔藓化，是指皮肤局限性浸润肥厚，表面粗糙，皮沟加深，皮嵴突起等似皮革样的表现。苔藓样变是由于经常摩擦或搔抓使角质层及棘层增厚，真皮慢性炎症浸润所致，常见于神经性皮炎、慢性湿疹等。中医认为苔藓样变多由血虚风燥，肌肤失养或气血瘀滞所致。

二、皮肤病的辨证

辨证论治是中医认识疾病和治疗疾病的基本原则，是中医学对疾病的一种特殊的研究和处理方法。辨证，即是认证、识证的过程，是论治的前提。“证”是对机体在疾病发展过程中某一阶段病理反映的概括，包括病变的部位、原因、性质以及邪正关系，反映这一阶段病理变化的本质。所谓辨证，就是根据四诊所收集的资料，通过分析、综合，辨清疾病的病因、性质、部位，以及邪正之间的关系，概括、判断为某种性质的证。

(一) 四诊

望、闻、问，切是中医诊断疾病的四种诊察方法，亦称“四诊”。其对皮肤病的诊断，亦不例外。

1. 望诊 就是医者借助视觉来观察病人神态、皮肤、毛发、爪甲和舌、苔等异常变化，以测知机体功能状态和病情的诊断方法。

(1) 望神态：观察病人精神状态，包括面部表情、眼神和动态，从而得出有神、无神的印象，这对病情的轻重可以有一个初步了解。一般而言，患者目光有神，精神奕奕，表情自如，意识清楚，反应敏锐，是为“有神”，表明患者正气未伤，脏腑功能未衰，虽得病，其势轻浅；若目光晦暗，精神萎靡，表情淡漠，意识不清，反应迟钝，则为“无神”，表明患者正气亏损，脏腑功能已衰，病情严重。就皮肤病而言，新病或病情轻浅者，一般神态改变不大，若病久或病传入里，伤及脏腑气血者，则可表现为无神或失神之象。如痈、疖所致的脓毒血症、严重的药物性皮炎、天疱疮及系统性红斑性狼疮等。

(2) 望皮损：这是诊断皮肤病的一种重要方法，就是观察皮肤损害的不同特点，包括：

1) 类型：如红斑、丘疹、风团、水疱、鳞屑、脓疱等。不同类型的皮损，常提供辨证的重要内容。如红斑，一般提示营血有热，风团提示有“风邪”，脓疱一般提示有“热毒”。

2) 部位：很多皮肤病有其好发部位，这往往有助于诊断。例如扁平疣常发于颜面部、手背部；硬红斑多发于小腿屈侧等。中医还可根据皮损的部位，联系经络脏腑进行治疗。如发于唇部者多系脾胃经，鼻部者多属肺，大肠经；胸胁部者多为肝、胆经。

3) 颜色：不同皮肤病的损害，其色泽亦可不同，如白癜风和黄褐斑。此外，在一种皮肤病的不同发展过程中，也可表现出不同的颜色，如结节性红斑、紫癜的早、晚期皮疹。中医根据皮损色泽的不同，也可判断出其阴阳、气血、脏腑、经络的盛衰。如红色多主热证、里证；白色多属虚证、寒证，或属气滞，肾阳不足；黄色多主湿热、脾运失健；青紫色主寒，或属气血不通、经脉阻滞；黑色则为寒证、痛证，其脏象则属肾之功能衰退。

4) 形状：有点滴状、圆形、椭圆形、环形、蛎壳形、半月形、地图状等。

5) 边缘：清楚或模糊不清，整齐或不规则如锯齿状，隆起或平坦。

6) 分布：局限或播散性，单侧或对称性，散在或密集，孤立或融合性。

7) 排列：呈线状、带状、环形、泼水状等。

8) 数目：皮损可为单个、少数或多数。

9) 大小：常以实物比拟，如针头、粟粒、绿豆、花生、杏核、鸡卵、手掌等；或用厘米测量直径。

10) 脓：脓液的形成多为热盛肉腐所致。脓质稠厚、色泽黄白鲜明，多属气血充盈之顺证，脓汁稀薄、色泽晦暗或夹有败絮样物，则为气血衰竭之逆证；脓色绿黑，多为热毒；脓中夹血，则为血络受损之象等。

(3) 望毛发、黏膜、爪甲：毛发光泽乌黑、生长茂盛，为精血充盈之象；若毛发干枯发白、生长稀疏或脱落者，则为肾脏精血不足，发失所养所致。有的皮肤病往往伴发黏膜病变，如扁平苔藓，白色念珠菌病，白塞病等，常可帮助诊断。爪甲的枯荣，反映肝血之盛衰。一般常人爪甲红润、光亮、平滑；若血虚无以养肝，爪失所养，则爪甲可有变形、肥厚、脆裂、混浊、干枯等改变。

（4）望舌：（图 9-1~ 图 9-7）

1）望舌体：以色而言，淡白舌主虚证、寒证；红舌主热证；绛舌主营血热证，津液耗损；紫舌多主瘀血。以形态而言，舌体纹理粗糙为“老”，多属实证、热证，纹理细腻为“嫩”，属虚证或寒证；舌胖色淡、边有齿痕者，属气虚或脾肾阳虚；舌体瘦薄、淡红而嫩者，多属心脾两虚，气血不足；舌面裂纹或光红无苔，多属热盛阴伤；舌多芒刺，则为热邪亢盛。

2）望舌苔：白苔一般主表证、寒证；黄苔多主里证、热证；灰黑苔主实热或虚寒证。苔干表示津液耗伤；苔腻为痰湿内盛。此外，苔的厚薄，反映病邪之深浅和病情之轻重。

2. 闻诊

（1）闻声音：闻语声之高低，呼吸之粗微，咳声之轻重，呃逆之有力或无力，叹息之有无等。

（2）嗅气味：主要是嗅病人口气、汗气、痰、涕，以及二便等气味。皮肤病中如腋臭可嗅到狐臭味；黄癣有鼠尿味，足癣感染有腐臭味。

3. 问诊　问诊是医生询问病人及其家属，了解现有征象及其病史，为辨证提供依据的一种方法。

（1）问一般情况：包括姓名、性别、年龄、婚姻、职业、籍贯、地址、单位及联系方式等，以了解一般情况，取得与疾病有关的资料。

（2）问发病情况：发病的时间、原因、症状、部位，病情的演变和发展等。

（3）问治疗情况：包括中、西药物及各种方法的治疗，治疗的效果以及反应等。

（4）问既往史、家族史、个人史、过敏史：了解患者过去发病情况，家族中有无同样患者，以及个人思想、工作、学习、生活、月经、生育、过敏等情况。

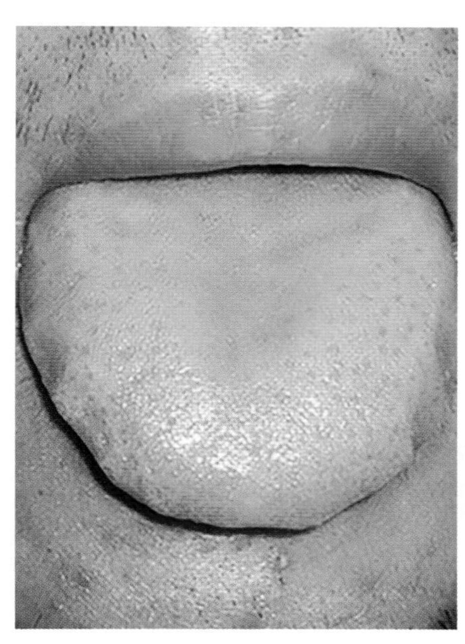

图 9-1　舌体胖大，色淡，舌质纹理细腻，边有齿痕，苔薄色白（上海中医药大学附属岳阳中西结合医院　李斌惠赠）

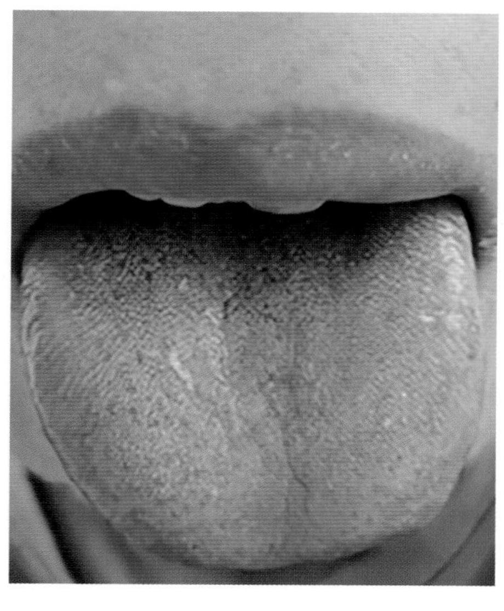

图 9-2　舌体胖大，色红，舌质纹理细腻，舌面光红无苔（上海中医药大学附属岳阳中西结合医院　李斌惠赠）

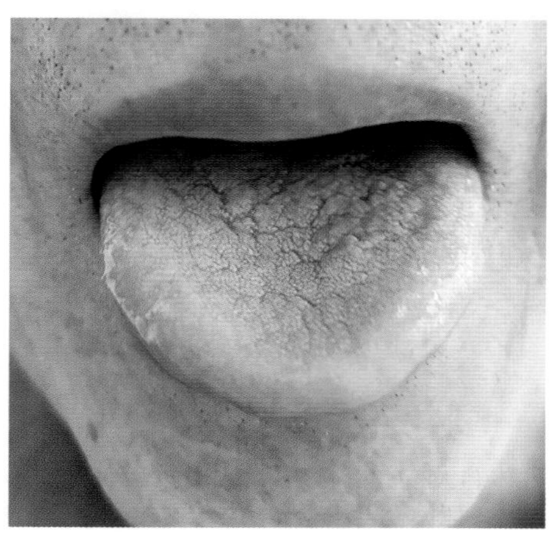

图 9-3　舌质纹理粗糙，色淡，舌苔分布不均匀，舌体中部舌苔厚腻，色黄（上海中医药大学附属岳阳中西结合医院　李斌惠赠）

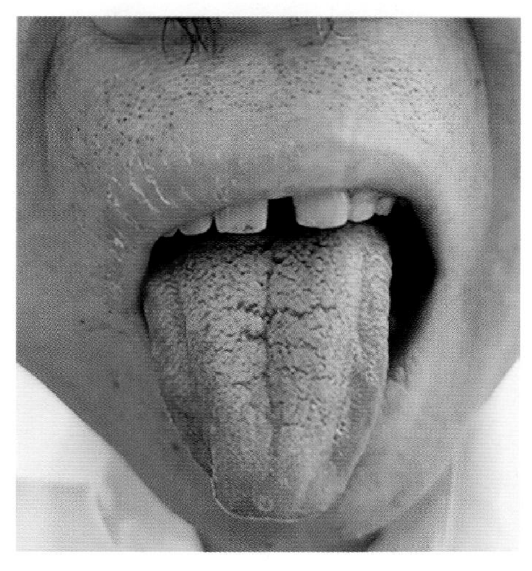

图 9-4　舌体瘦小，色红，舌质纹理粗糙，舌苔干燥，色黄（上海中医药大学附属岳阳中西结合医院　李斌惠赠）

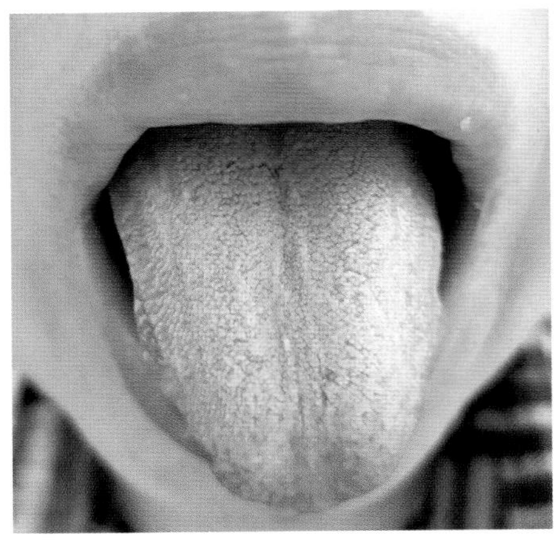

图 9-5 舌体瘦小，色红，舌苔厚腻，色白（上海中医药大学附属岳阳中西结合医院 李斌惠赠）

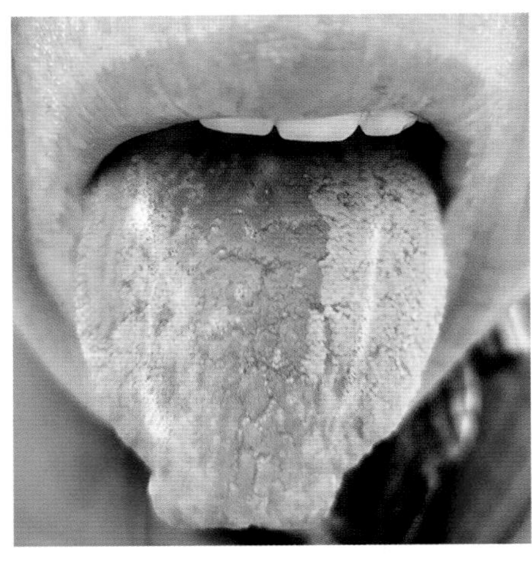

图 9-6 舌体胖大，色红，舌质纹理粗糙，舌苔分布不均匀，舌体中部无苔，舌体两侧苔薄黄（上海中医药大学附属岳阳中西结合医院 李斌惠赠）

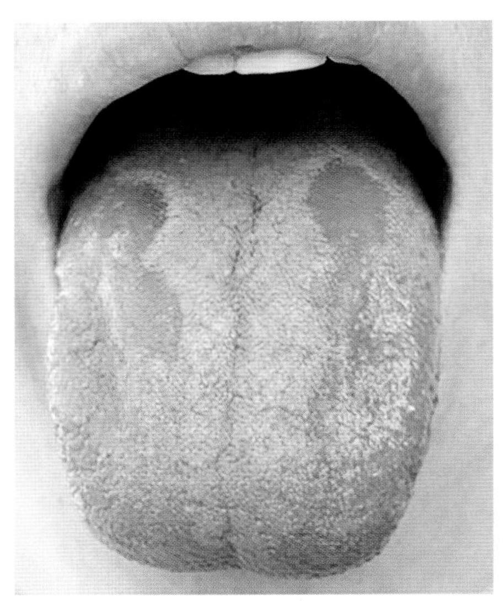

图 9-7 舌体色红，舌质纹理细腻，舌苔分布不均匀，舌体中部苔薄白，舌体两侧少苔或无苔（上海中医药大学附属岳阳中西结合医院 李斌惠赠）

(5) 问刻下症状：局部症状，即皮肤损害的情况和自觉症状，全身症状，中医学传统的问诊法，有十问歌诀可作为参考：

一问寒热二问汗，三问头身四问便，
五问饮食六胸腹，七聋八渴俱当辨，
九问旧病十问因，再兼服药参机变，
妇女尤必问经期，迟速闭崩皆可见，
再添片语告儿科，天花麻疹全占验。

4. 切诊

(1) 切脉（图 9-8，图 9-9）：中医脉象种类很多，与皮肤病关系较密者大约有以下几种：浮脉（图 9-10），多主表证。沉脉（图 9-11），多主里证。洪脉（图 9-12），多主热盛。细脉（图 9-13），多主血虚证。虚脉（图 9-14），多主虚证。实脉（图 9-15），多主实证。滑脉（图 9-16），多主痰滞、实热。涩脉（图 9-17），多主精伤血少、气滞血瘀。弦脉（图 9-18），多主肝胆病、诸痛及痰饮证。濡脉（图 9-19），多主湿证及气虚证。迟脉，多主寒证。数脉，多主热证。

(2) 触皮损

1）触冷热：皮损温度降低、触之冰冷者，多为气血运行不畅，肾阳不足之象，如冻疮，硬皮病、肢端动脉痉挛病等。皮温升高、按之灼热者，则属热证，如丹毒、猩红热。

2）触疼痛：疼痛的病机，系经络阻塞、气血凝滞。皮肤病如结节性红斑之皮下结节，有自觉痛及压痛感。

3）触麻木：一般多指麻风的检查方法，可用棉棒、针尖等来触知其皮肤知觉消退与否。

4）触干湿：正常皮肤光滑润泽，若皮肤干燥或肌肤甲错

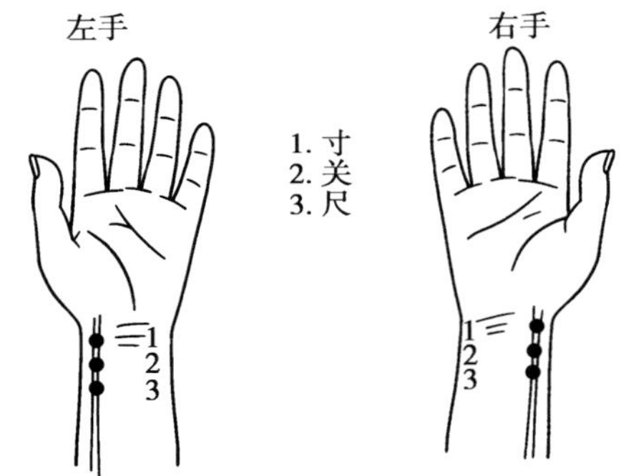

图 9-8 切脉

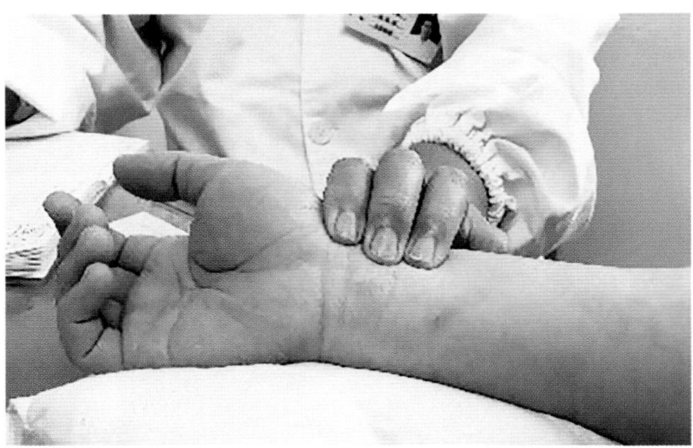

图 9-9 切脉（上海中医药大学附属岳阳中西结合医院 李斌惠赠）

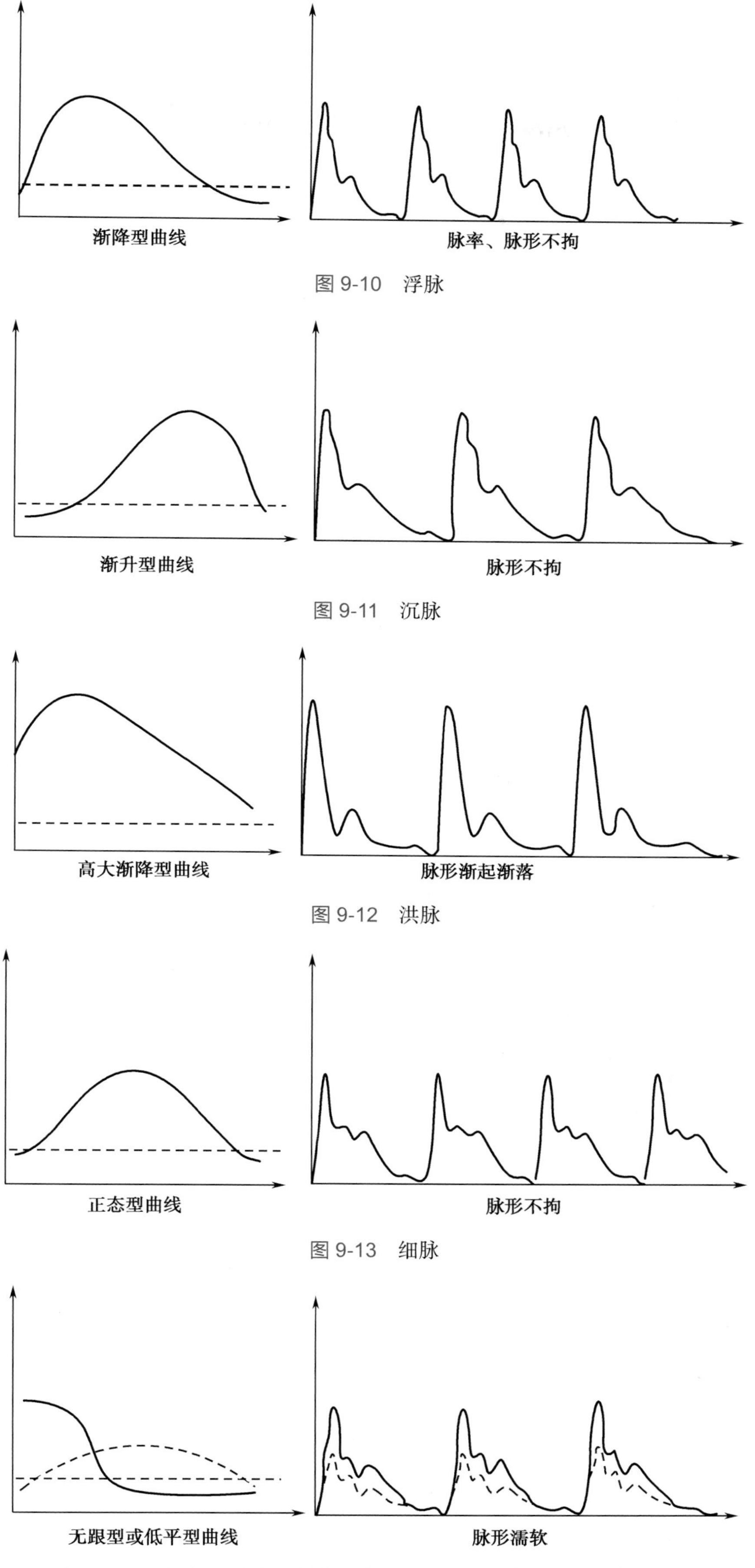

图 9-10　浮脉

图 9-11　沉脉

图 9-12　洪脉

图 9-13　细脉

图 9-14　虚脉（上海中医药大学附属岳阳中西结合医院　李斌惠赠）

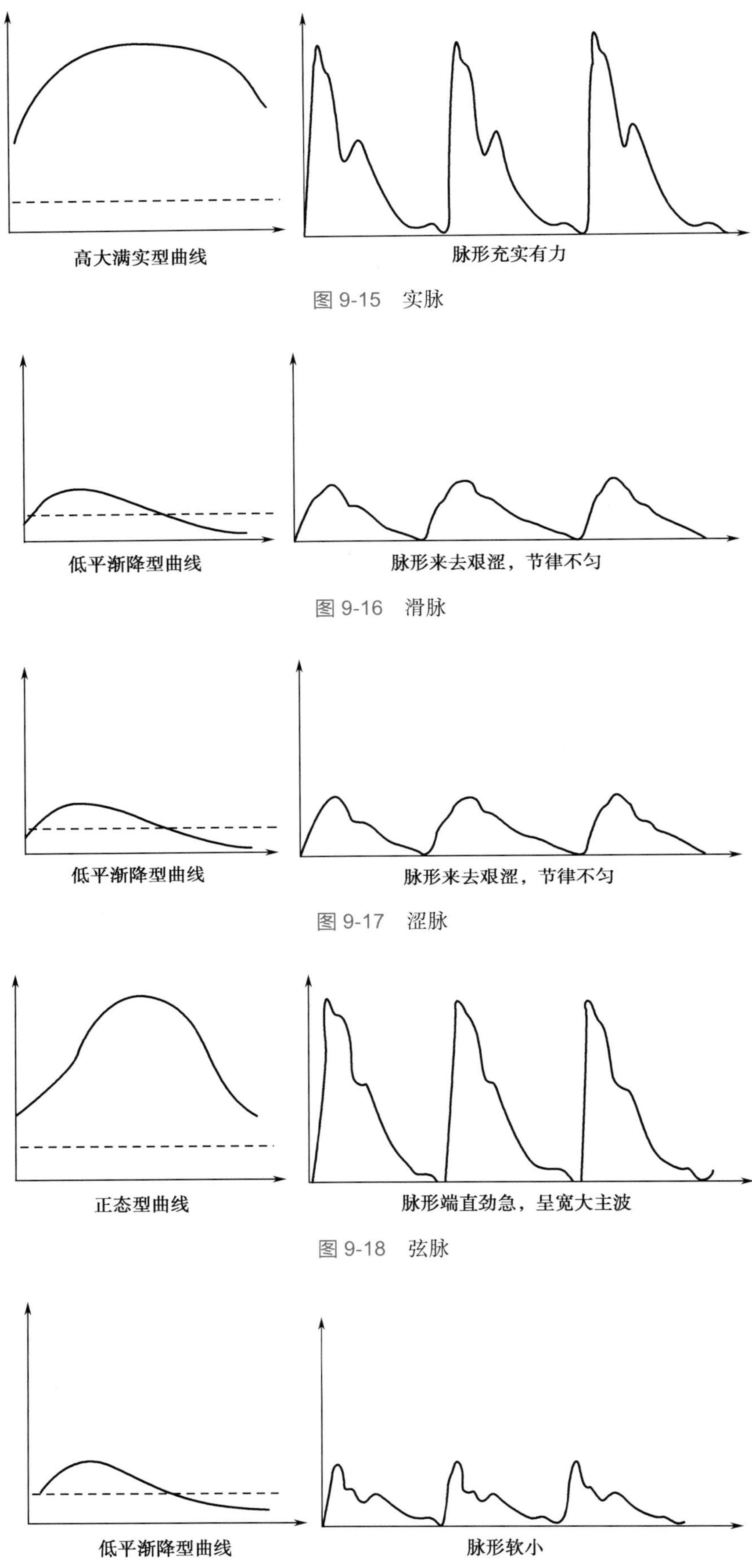

图 9-15　实脉

图 9-16　滑脉

图 9-17　涩脉

图 9-18　弦脉

图 9-19　濡脉（上海中医药大学附属岳阳中西结合医院　李斌惠赠）

者，属血燥或瘀血，皮损湿润、糜烂、渗液，则为水湿泛肤，重手按之不能即起、凹陷成坑者为水肿，按之凹陷，举手即起者为气肿。

5）触硬度及肿块：检查皮肤有无浸润、结节、肿瘤、囊肿、瘢痕等。

6）压色泽：用玻片压迫红斑，红色可消者为毛细血管扩张；压之不褪色者为紫癜或瘀斑。

7）触脓肿：一般多用于检查外科疮疡之证。如疮疡按之肿硬不热，根盘平塌而漫散者，多属阴证；焮肿灼热、根盘紧束者，多属阳证。按之坚硬固定者，为无脓；边硬顶软者，多为有脓。按之陷而不起为脓未熟，有波动感者为脓已成。

（二）辨证方法

中医辨证是认识和治疗皮肤病的前提。其辨证方法有多种，临床主要以八纲辨证为基础，但应与其他辨证方法有机结合起来。

1. 八纲辨证　八纲辨证即辨表里、寒热、虚实及阴阳，是中医辨证最基本的方法，也是其他辨证方法的基础。

(1) 辨表里：表里系指疾病病位的内外和病势的深浅。它是相对的两个纲领，如外有疾属表，内有病属里；皮毛、肌腠、经络为外，脏腑骨髓为内。又如将躯壳和脏腑相对而言，躯壳为表，脏腑为里。而脏与腑相比，则腑属表，脏属里。可见表里是一个相对的概念。

1）表证：系六淫邪气经皮毛、口鼻侵入时所产生。其具有起病急、病程短、病势浅等特点。外邪袭表、卫气不和、正邪相争，表现为发热、怕冷、有汗或无汗、头身及四肢关节酸痛、鼻塞流涕、咽喉痒痛、舌苔薄白、脉浮等。按其外邪性质及机体的反应，又将表证分为表寒和表热、表虚和表实。

2）里证：系疾病深入于里的证候。里证是与表证相对而言。凡病邪由表入里，累及脏腑、气血及骨髓者均属里证。它可分为里寒、里热、里虚、里实等证。常表现为壮热、口渴、烦躁、谵语、神昏、气粗、便秘、小便短赤、舌苔黄或白厚腻、脉洪或沉等。

表里辨证以察知病情轻重深浅及变化趋势，表证病浅而轻，里证病深而重，辨表里是采用汗法或攻里治法的依据。

(2) 辨寒热：寒热系辨别疾病性质的两个纲领。张景岳认为“寒热乃阴阳之化也”，其反映了机体阴阳的偏胜偏衰。阴盛或阳虚表现寒证证候，阳盛或阴虚表现为热证证候。

1）寒证：系由寒邪入侵或阴盛阳虚所致的证候。“阴盛则寒，阳虚则外寒”，其表现为恶寒喜暖、肢冷踡卧、面色㿠白、口淡不渴、喜热饮食、皮疹色淡或青紫、痰涕清稀、大便稀溏、小便清长、舌质淡、苔白而滑、脉迟或紧。

2）热证：系由热邪、阳盛阴虚、人体机能活动亢进所致的证候。“阳盛则热、阴虚则内热”，其表现为恶热喜冷、口渴饮凉、面红目赤、烦躁不宁、吐血衄血、皮疹色红、烦热、脓疱、瘀斑、痰涕黄稠、大便秘结、小便短赤、舌红苔黄而干燥、脉数。

寒热辨证以指导临床治疗，即“寒者热之”、“热者寒之”。

(3) 辨虚实：虚实系正气强弱和病邪盛衰的状况。虚指正气不足，实反映邪气盛实，即“邪气盛则实，精气夺则虚”。

1）虚证：系指正气不足的表现。其包括阴、阳、气、血、精(津)及脏腑各种不同的虚损。在此仅介绍阴虚和阳虚两大类。①阴虚：证见五心烦热、消瘦颧红、潮热盗汗、口咽干燥、舌红少苔、脉细数。②阳虚：证见面色苍白、精神萎靡、形寒肢冷、神疲乏力、心悸气短、大便滑脱、小便失禁、舌胖嫩、脉沉迟无力。

2）实证：系指邪气盛实的表现。多由外邪侵入机体和内脏功能失调致使痰饮、水湿、瘀血等停留体内引起。常表现为发热面赤、声高气粗、胸闷烦躁、腹痛拒按、大便秘结、里急后重、小便不利或短赤、舌质苍老、舌苔厚腻、脉实有力。

虚实辨证以别邪正盛衰，为实证宜攻、虚证宜补的治法提供依据。

(4) 辨阴阳：阴阳是八纲辨证的总纲。阴阳用以概括其他六纲，即表、热、实证属阳，里、寒、虚为阴，故有“二纲六要”之称。《素问·阴阳应象大论》云：“善诊者，察色按脉，先别阴阳”。在中医诊断上，可根据临床证候将疾病分为阴阳两个方面，如多将虚寒证称阴证，实热证又称阳证。

1）阴证：系指一切符合阴之属性的证候。即里证、寒证及虚证均可概属于阴证范畴。其表现为：面色暗淡、形寒肢冷、精神不振、倦怠无力、语声低怯、肤色苍白或紫暗、小便清长、舌淡胖嫩、脉沉迟或细弱。

2）阳证：即凡符合阳的属性的证候，称为阳证。表、热、实证概属阳证范畴。多表现为：面色偏红、发热神烦、躁动不安、语声粗浊、呼吸气粗、喘促痰鸣、肌肤灼热、皮疹色红、口干喜饮、大便秘结、小便短赤、舌质红、苔黄、脉浮数洪大或滑实有力。

阴阳辨证以探究疾病的属性及变化规律，是对病证进行综合概括的方法。明代医家张景岳云：“凡诊脉施治，必先审阴阳，乃为医道之纲领”。治之得当，阴阳平衡，疾病得以痊愈。

2. 脏象辨证　脏象辨证是指以中医脏象学说为基础，依据脏腑表现于外的生理、病理现象进行辨证的方法。内脏与皮肤的关系极为密切，《类经》云：“藏居于内，形居于外，故曰藏象。”

(1) 心病辨证：心为神之居、血之主、脉之宗，开窍于舌，在五行属火。《素问·灵兰秘典论》谓之“君主之官”。故心病多表现在神志和血脉方面。可表现为：心悸烦热、口舌糜烂、口干少津、失眠健忘、吐血衄血、皮肤灼热、红疹血痂、舌红苔黄、脉数等。如天疱疮、红斑狼疮性脑病及红皮病。心与小肠相表里，因心热下移小肠表现出心烦口渴、口舌生疮、小便赤涩、尿血等小肠里热炽盛的证候。

(2) 肺病辨证：肺主气、司呼吸，外合皮毛，开窍于鼻，在五行属金。可见肺与皮肤的关系密切。肺病常有口干咽燥、咳嗽无痰、气喘无力、胸痛咯血、鼻红脂多、皮肤粗糙、干燥脱屑、苔薄少津，脉浮细而数等，如痤疮、酒渣鼻、毛周角化病、寒冷性荨麻疹等。

肺与大肠相表里，可致大肠传导功能失常，主要表现有便秘、腹泻、腹痛及肛周灼热瘙痒等。

(3) 肝病辨证：肝主疏泄、主藏血、开窍于目，在五行属木。肝的阴血不足，筋失所养可出现手足震颤、肢体麻木、屈伸不利、皮肤瘙痒、干燥脱屑；肝经湿热可致胸胁满闷疼痛、口苦不欲饮、红斑灼热、糜烂渗液等。常见皮肤病有带状疱疹、阴囊湿疹、鱼鳞病及皮肤瘙痒症等。

足厥阴肝经与足少阳胆经相互络属于肝胆之间，而互为表里。湿热常同时蕴结于肝胆，称为肝胆湿热证；湿热随经下注，如睾丸肿痛、外阴瘙痒、湿疹等。

(4) 脾病辨证：脾主运化、升清、统摄血液，开窍于口，在五行属土，具有喜燥恶湿的特性。《素问·至真要大论》曰："诸湿肿满，皆属于脾"，所谓脾虚生湿。脾病证候常表现有：腹胀纳少、食不消化、肢体困重、周身浮肿、丘疹水疱、糜烂渗液、皮下痰核、泄泻便溏、舌淡、苔腻，脉沉缓，如湿疹、天疱疮、黏液性水肿、腺性唇炎及皮肌炎等。

脾与胃相表里，胃病以受纳腐熟功能障碍，主气上逆为主要病变。其常见证候有胃寒证、胃热证、食滞胃脘证及胃阴不足证等。

(5) 肾病辨证：肾藏精，主骨生髓，在体为骨，其华在发，开窍于二阴，在五行属水，为先天之本。肾病多表现为：腰膝酸软而痛、阳痿遗精、耳聋耳鸣、牙齿动摇、发白早脱、面色㿠白或黧黑无泽、动则喘息、肢凉浮肿、舌淡苔白、脉沉弱；肾阴虚证者为潮热盗汗、五心烦热、咽干颧红、舌红少津、脉细数。见于艾迪生病、黄褐斑、黑变病、脱发、白发及系统性红斑狼疮等。

肾与膀胱相表里，膀胱病多与肾的气化功能有关。常见症候的有膀胱虚寒证和膀胱湿热证。后者由湿热下注膀胱所致，可表现为：尿频、尿急、尿痛、小便淋沥或脓血、舌苔黄腻、脉数。《素问·宣明五气篇》云："膀胱不利为癃，不约为遗溺"。淋病即属此范畴。

3. 三焦辨证　三焦辨证是清代医家吴鞠通依据《黄帝内经》三焦所属部位的概念，在卫气营血辨证的基础上所创的温病三焦辨证法则。因为温热病中的三焦辨证方法重点针对的是湿热，故三焦辨证是根据湿邪的特点、湿热伤人的重点脏腑部位及先后次序，将其划分为初、中、末三个阶段，即上焦湿热、中焦湿热及下焦湿热。

(1) 上焦湿热证：系指湿热病邪所致的手太阴肺经和手厥阴心包经络的证候。证见微恶风寒、身热自汗或无汗身重着、口渴或不渴而咳、神疲乏力、嗜睡少言、不思饮食、舌苔白腻、脉濡无力；邪入心包者，可见舌謇肢厥、神昏谵语。

(2) 中焦湿热证：系指湿热病邪中伤足阳明胃经和足太阴脾经的证候。证见头胀身重、面色淡黄、胸腔闷胀、身热不扬、不饥不食、大便不爽或溏泄、尿短而黄、苔黄腻、脉细而濡数等太阴湿热证候；阳明燥热证候则表现为：面目俱赤、呼吸俱粗、身热腹满、口燥咽干、唇裂口焦、便秘、苔黄或黑、脉沉涩。

(3) 下焦湿热证：系指湿热病邪久羁中焦，传入下焦所致的下焦湿热证候。病位在大肠和膀胱，以小便、大便方面表现的症状突出。症状可分为湿滞膀胱和湿滞大肠两方面。湿滞膀胱，则小便不通、脘腹痞闷、头痛头昏、神疲乏力、大便不爽、苔白或黄腻、脉濡；湿滞大肠，则大便不通、小腹结满、头胀乏力、脘闷不适、舌苔灰黄、脉濡。皮肤病下焦湿热时，一般中、上焦症状较轻。

4. 经络辨证　《灵枢·卫气篇》曰："能别阴阳十二经者，知病之所生"。皮肤病的经络辨证主要依据疾病所患部位和按经络在人体的循行分布，以推求疾病属何经络而进行辨证。

(1) 发生于人体上部者多为三阳经受病，多因风热、风温引起。如发生于面部者属足阳明胃经，耳旁患病属足少阳胆经，头顶者属足太阳膀胱经。鼻部患病与手太阴肺经有关；眼部属足厥阴肝经；口唇部属足太阴脾经；舌部属手少阴心经。

(2) 皮损发生于人体中部，即腰背、胁肋部，多属肝经和胆经受病，多为气郁、火郁或肝胆湿热所致。女子乳房属胃经，乳头为肝经所主。腹部正中属任脉，背部正中属督脉。

(3) 下部患病多由湿热或寒湿所致，因湿性趋下之故。臀部内侧属足三阴经，外侧属足三阳经。腿部内侧属足三阴经，外侧属足三阳经。皮损发生于阴部者与肝、肾二经有关。

5. 卫气营血辨证　卫气营血辨证是清代医家叶天士运用于外感温热病的辨证方法。其将湿热病概括为卫、气、营、血四类不同的证候，并表示病变发展过程中浅深轻重的四个阶段。这种辨证方法在皮肤病中多用于一些全身症状较重的疾病。

(1) 卫分证：系指风热或湿热病邪侵犯肌表，卫气功能失常所表现的证候。多因风邪犯卫、营卫不和或卫气不固、外风易袭引起。卫分证主表，病在肺与皮毛。证见发热、微恶风寒、无汗、口微渴、咽痛、鼻塞、皮疹色红、局部灼痒或肿痛、舌红、苔薄白或薄黄、脉浮数。常见于荨麻疹、重症多形红斑发病初期及急性化脓性疮疡早期。

(2) 气分证：系风热、热毒病邪内入脏腑，正盛邪实，正邪剧争，阳热亢盛所表现的证候。气分证主里，病在胸膈、肺、胃、肠、胆等脏腑。证见发热、不恶寒反恶热、口渴饮凉、汗出气粗、心烦口渴、皮肤红肿热痛明显、皮疹红、小便黄赤、大便秘结、舌红苔黄、脉洪数。常见于急性疮疡发展阶段、变应性接触性皮炎等。

(3) 营分证：系湿热病邪内陷、传入营分，营阴受损、心神被扰所表现的证候。营分证是邪热入血的轻浅阶段，病在心营及包络。证见高热稽留不退、身热夜甚、口干但渴不甚、皮肤潮红肿胀、大疱或脓疱、心烦不寐、神错谵语、大便秘结、舌质红绛、苔黄糙、脉细数。多见于天疱疮、剥脱性皮炎及感染性荨麻疹等。

(4) 血分证：系邪热不解入于血分，血热扰心，热炽甚极或迫血妄行所表现的证候。血分证是卫气营血病变的最后阶段和病情发展过程中最为深重的阶段。可见于系统性红斑狼疮、皮肌炎、重症药疹、重症多形红斑及紫癜等。此证分为血分实热证和血分虚热证。

1) 血分实热证：多因营分证病邪不解传入血分，亦有由气分邪热直入血分者，其病位偏重于心、肝二经。证见烦热躁扰、昏狂谵妄、皮肤紫斑、吐血、衄血、便血、尿血、舌质深绛或紫、脉细数或弦数。

2) 血分虚热证：由血分实热证演变而来，亦可从营分证候转变或迁延而成。其病位常偏重于肾、肝二经。证见持续低热、暮热朝凉、身热面赤、五心烦热、热退无汗、心烦不寐、肢体干瘦、口干咽燥、舌红少津、脉虚而细。

6. 六淫辨证　六淫系指风、寒、暑、湿、燥、火等六种病邪。六淫辨证属中医病因辨证范畴，对指导临床论治具有重要作用。

(1) 风证：风为百病之长，其性轻扬，善行数变。风邪为病，具有发病急、消退快、游走不定的特点。证见发热恶风、鼻塞流涕、红色或白色风团、皮肤瘙痒或肢体麻木、苔薄白或薄黄、脉浮。如皮肤瘙痒症、荨麻疹、玫瑰糠疹等。

(2) 寒证：寒为阴邪，其性清冷，具有凝滞、阻滞气血运行及易伤阳气等特点。证见恶寒无汗、鼻塞喘咳、皮肤青紫、手足冰凉、苔薄白、脉浮紧。如寒冷性荨麻疹、冻疮、寒冷性多形红斑等。

(3) 暑证：暑为阳邪，易耗气伤津，暑性炎热，为病必见热象；暑多挟湿，多与湿邪相混成病。证见恶热、汗出、口渴、疲乏、皮疹红赤、丘疹水疱或伴糜烂渗液、痛痒相兼、尿黄、舌红、苔白或黄、脉数。如红痱、暑疖、多形性日光疹及夏令皮炎等。

(4) 湿证：湿为阴邪，湿性黏腻、重着，易伤人体下部，为病缠绵留着，慢性病程。证见皮肤水疱、丘疹、糜烂、渗出，自觉瘙痒；如湿伤关节，则见关节酸痛、屈伸不利；舌苔白腻、脉濡或缓。如稻田皮炎、足癣、湿疹及天疱疮等。

(5) 燥证：燥为秋令主气，其性干燥，易伤津液，所谓"燥胜则干"(《素问·阴阳应象大论篇第五》)。证见皮肤干燥、皲裂、瘙痒，口渴、咽干，苔白而干，脉浮。如皲裂性湿疹、瘙痒症等、皲裂症及单纯糠疹等。

(6) 火证：火为阳邪，火与热同类，温邪与火热同性，故有火为热之极，温为热之渐之说。火、热、温邪，其性燔灼迫急，耗津伤液，火性炎上。证见发热、面红目赤、皮肤灼热、皮疹鲜红、衄血吐血、口苦咽干、舌质红绛、脉洪数。如带状疱疹、药疹、变应性接触性皮炎及丹毒等。

7. 病因辨证　病因辨证是以皮肤病的临床表现为依据，通过观察皮肤病的症状，综合其他方面表现，来分析其发病原因和病机。由于皮肤病的症状大多表现在皮肤表面，故临床上多习用此法。皮肤病的临床症状有主观和客观症状之分，故病因辨证亦分别从这两方面来进行。此部分辨证在第四章第一节中已有论述，此处不复赘述。

8. 皮肤附属器症状辨证

(1) 辨毛发干枯或脱落：肾"其华在发"，"发者血之余"，故血虚肾亏，均可使毛发失荣，以致毛发变白或枯槁脱落，如斑秃、白发症等。久治不愈的脱发，亦可因气滞血瘀、营养受阻而成。

(2) 辨皮脂过多：系过食油脂，溢出毛孔所致。如皮脂溢出症，或为脾胃湿热过盛所致。

(3) 辨汗出增多：清醒时容易自行出汗者为自汗，系阳气不足，卫表不固所致，夜寐汗出湿衣者为盗汗，属阴虚之症。但头汗出，多属湿热上蒸之候；手足汗多为脾胃湿蒸，旁达四肢所致，腋汗为少阳挟热使然；汗出偏于一侧者，为气血运行不调。

(4) 辨爪甲：肝肾不足，则爪甲多薄而软；血燥可致甲面干燥而脆裂变形；气血瘀滞或虫蚀可引起爪甲变色。

在临床实践中，还应该注意以下两个方面：

其一，中医认为，人体的生命活动主要是依赖脏腑的功能，而脏腑的功能活动所需的物质基础是气血。气血通过经络，输布到各个脏腑，以及包括皮肤在内的全身组织。因此，脏腑、气血、经络、皮肤之间的关系极为密切。外邪通过皮肤侵入机体，导致脏腑、气血功能失调，就可引起全身疾病。反之，脏腑、气血病变，亦可通过经络反映到体表。为了叙述方便起见，上面我们虽然分别介绍了皮肤病辨证的多种方法，但在临床实际应用过程中，却不能孤立或分割对待，常须以一种为主，二、三种方法结合起来进行辨证。

其二，一种皮肤病在其发病的不同阶段中，临床表现可以有所相异；另一方面，数种不同的皮肤病，其临床表现在某个阶段，又可有所相似。所以，在临床上中医辨证最好与西医辨病结合进行。如中医瘾疹一症，按医书描述之证候，符合现代医学的荨麻疹，按西医观点是一种过敏性疾患，可以抗过敏方法治疗。按中医辨证，则可根据其症状表现不同，而分为风寒、风热、气血两虚、胃肠实热及冲任不调等数型。故虽同属一病，证候不同，其治法亦应各有所异，才能药到病除。再如四肢急性湿疹与胸胁部带状疱疹，临床表现虽均可为红斑、水疱、灼热、痒痛等湿热证候，但以脏腑经络辨证，则四肢湿疹多系脾蕴湿热，而后者多属肝经湿热，用药自当各有侧重。

基于以上，我们认为皮肤病的辨证，应当根据具体情况的不同，而灵活运用以上所述的辨证方法，不能拘泥于一法，而且还应辨证与辨病结合进行，才能对皮肤病作出正确而全面的诊断和治疗。

第三节　皮肤病的治疗

中医对皮肤病的治疗有悠久的历史和丰富的经验。我国劳动人民在与疾病的长期斗争中，总结了对疾病辨证论治的原则，并创造了丰富多彩的方剂和药物。除了药物疗法以外，还有针灸疗法、手术疗法等。皮肤病的中医治疗，分为内治和外治。在具体应用中应做到审证求因，辨证施治，将局部治疗和整体治疗有机地结合起来。治疗法则的拟定，应根据皮损表现、致病因素及患者体质强弱(患者先天禀赋及正气盛衰)等情况综合考虑。

一、内治法

(一) 解表法

1. 疏风散寒解表用于风寒证。证见皮疹色淡或白、遇冷即发；恶寒重而发热轻、无汗、口不渴；舌质淡，苔白，脉浮紧。如寒冷型多形性红斑及风寒型荨麻疹等。方用桂枝麻黄各半汤、麻黄汤加减。常用药物有桂枝、麻黄、细辛、羌活、苏叶及防风等。

2. 疏风清热解表用于风热证。证见皮疹色红或红肿焮痛；发热、微恶寒、口渴、无汗或有汗不畅、小便短赤；舌质红，苔薄白或黄，脉浮数。如玫瑰糠疹、风热型荨麻疹、单纯疱疹等。方用银翘散加减。常用药物有金银花、连翘、赤芍、荆芥、防风、桑叶、菊花、浮萍及蝉蜕等。

(二) 清热法

1. 清热解毒用于实火热毒之证。证见皮疹局部焮热发红、或红肿热痛；恶寒发热、口渴口苦、小便短赤、大便秘结；舌质红，苔黄，脉数或弦数。如丹毒、疖病、接触性皮炎、酒渣鼻红斑期等。方用五味消毒饮、黄连解毒汤、清瘟败毒饮加减。常用药物有金银花、野菊花、蒲公英、黄柏、黄连、黄芩、栀子及大青叶等。

2. 清热凉血用于血热证或毒入营血者。证见局部焮红灼热、皮疹色红或紫红、甚则紫斑、水疱、血疱；口渴饮冷、高热烦躁、便干尿黄；舌质红绛，苔黄，脉数。如系统性红斑狼疮急性期、过敏性紫癜、重症多形红斑型药疹、天疱疮、银屑病进行期等。方用清营汤、犀角地黄汤加减。常用药物有生地黄、水牛角、牡丹皮、赤芍、紫草、槐花、青黛等。

(三) 祛湿法

1. 健脾利湿用于脾虚湿阻证。证见皮疹色淡不鲜、丘疹、水疱、糜烂、渗液、结痂、鳞屑；纳差、便溏；舌淡、苔白腻、脉濡细等。如亚急性湿疹、特应性皮炎、脂溢性皮炎等。方用除湿胃苓汤、参苓白术散加减。常用药物有党参、白术、苍术、山药、茯苓、猪苓、厚朴、生薏苡仁等。

2. 清热利湿用于湿热互结，热重于湿证。证见红斑、丘疹、水疱、糜烂、渗液，瘙痒剧烈或灼痛、溢脓；口渴不欲饮、小便短赤、大便秘结或黏滞；舌质红，苔黄腻，脉滑数。如带状疱疹、急性湿疹、接触性皮炎、生殖器疱疹、淋病等。方用龙胆泻肝汤、二妙散、萆薢渗湿汤加减。常用药物有龙胆草、山栀子、黄芩、竹叶、滑石、萆薢、薏苡仁、黄柏、苍术、泽泻、车前子等。

3. 滋阴除湿适用于肝肾阴亏、湿热未解之证。证见皮肤干燥，脱屑，瘙痒；口干不欲饮，便干结或黏滞；舌质红，苔少，脉细或濡。如银屑病、慢性湿疹、天疱疮等。方用滋阴除湿汤。常用中药生地、当归、玄参、茯苓、泽泻、黄柏等。

（四）祛风法

1. 祛风胜湿适用于风湿浸淫证。证见皮肤发红，丘疹，水疱，糜烂，渗液；或轻度浸润肥厚，鳞屑；口干、咽痛、自觉瘙痒；舌质淡红，苔薄黄，脉濡或数。如湿疹、丘疹性荨麻疹及扁平苔藓等。方用消风散加减。常用药物有防风、荆芥、蝉蜕、苦参、茯苓、泽泻、牛蒡子、石膏、苍术、知母及木通等。

2. 平肝熄风用于血虚肝旺、肝风内生证。证见皮疹色淡，干燥脱屑或增厚皲裂；头晕眼花，口燥咽干，肌肤隐隐作痒；舌质淡，苔白，脉细或弦。如神经性皮炎、皮肤瘙痒症及慢性荨麻疹。方用天麻钩藤饮、当归饮子加减。常用药物有天麻、钩藤、石决明、山栀子、黄芩、牡蛎、当归、鸡子黄及白芍等。

（五）补益法

1. 益气固表用于表虚卫气不固证。证见皮疹色淡、遇冷受风即发风团、反复发作；气短懒言、声低倦怠、自汗怕冷；舌质淡，苔薄白，脉细无力。如慢性荨麻疹等。方用玉屏风散加味。常用药物有黄芪、白术、防风、党参等。

2. 养血润燥用于血虚风燥证。证见皮疹色淡、增厚粗糙、皲裂、干燥脱屑、毛发枯槁脱落；头晕目眩、心悸失眠、口眼干燥、瘙痒夜间尤甚；舌质淡，苔薄白，脉细无力。如神经性皮炎、慢性湿疹、银屑病静止期、特应性皮炎、皮肤瘙痒症等。方用当归饮子、四物汤、当归补血汤加减。常用药物有熟地黄、当归、女贞子、白芍、何首乌、胡麻及鸡血藤等。

3. 滋阴降火用于肝肾不足或阴虚火旺证。证见皮疹不鲜或潮红、水疱反复、易破易溃、干燥脱屑；潮热盗汗、虚烦不眠、两颧红赤、腰膝酸软、耳鸣目眩，口咽干燥；舌红少苔或苔光剥，脉细数。如系统性红斑狼疮、天疱疮、皮肤结核等。方用六味地黄丸、知柏地黄丸、大补阴丸加减。常用药物有生地黄、黄柏、知母、玄参、女贞子、鳖甲及枸杞子等。

4. 温补肾阳用于肾阳虚证。证见皮疹暗红或紫红、肢冷、肢端发绀；面色㿠白、精神不振、乏力畏寒、腰膝酸软、腹胀便溏、自汗；舌质淡胖，苔白，脉沉细或虚。如皮肌炎、硬皮病、重症药疹、长期大量使用激素后的天疱疮、系统性红斑狼疮等。可选用金匮肾气丸、真武汤加减。常用药物有肉桂、附子、仙茅、淫羊藿、肉苁蓉、补骨脂及菟丝子等。

（六）行气法

1. 疏肝解郁用于肝郁气滞或肝郁化火证。证见皮疹色黯淡、多呈深褐色或白色、病程迁延、多随情绪波动而加重；烦躁易怒、胸胁胀满、口苦咽干、月经不调；舌边尖红或有瘀点，苔薄黄，脉弦或弦数。如白癜风、黄褐斑、瑞尔黑变病等。方用柴胡疏肝散、逍遥散、加味逍遥散加减。常用药物有柴胡、枳壳、香附、当归、白芍、延胡索、丹参等。

2. 解郁祛痰用于气郁夹痰证或气滞痰凝证。证见结块结实，皮色，不痛或微痛；伴有胸闷憋气，两胁作痛或乳房胀痛，性情急躁；舌苔白或腻，脉滑或弦而虚。如淋巴结核。宜解郁化痰，方用逍遥散合二陈汤。常用药物有白芍、当归、柴胡、白术、茯苓、半夏、陈皮、南星、白芥子、夏枯草、昆布、海藻、浙贝母等。

3. 理气活血用于气滞血瘀证。证见皮疹结块肿痛，不红不热，寒热已除、毒热已退而肿硬不散者；胸闷不舒、口苦；舌质黯，苔薄，脉弦细。如带状疱疹后遗神经痛、结节性痒疹等。方用桃红四物汤。常用药物有桃仁、红花、当归、青皮、川芎、赤芍、熟地黄、枳壳等。

（七）活血法

1. 活血化瘀用于经络阻遏、气滞血瘀证。证见皮疹紫红、瘀斑、局部肿胀、结节、肥厚、质硬、色素沉着、苔藓样变、或疼痛如针刺、有定处、拒按，口唇爪甲紫暗；舌质暗红或紫暗，苔白，脉涩。如结节性红斑、皮肤变应性血管炎、带状疱疹后遗神经痛、银屑病静止期、硬皮病等。方用血府逐瘀汤、桃红四物汤加减。常用药物有桃仁、红花、枳壳、当归、赤芍、牡丹皮、三棱、莪术、川芎等。

2. 软坚散结用于湿热内蕴，痰浊瘀阻证。证见皮损常为有形肿物、质软如棉或质硬、疼痛、久难消散；舌淡或暗红，苔白腻，脉弦滑。如聚合性痤疮、结节性红斑、脂肪瘤、瘢痕疙瘩等。方用海藻玉壶汤、桃红四物汤合二陈汤加减。常用药物有海藻、昆布、浙贝母、桃仁、大黄、川芎、当归、赤芍、当归尾、牡丹皮、瓜蒌仁及槟榔等，

（八）温通法

温阳通络，用于寒湿阻络或寒凝气滞证。证见皮疹苍白或青紫，肢冷、麻木、疼痛、遇寒加重；口不干，小便清长；舌质淡，苔薄白或白滑，脉沉缓或迟。如结节性红斑、关节病型银屑病、皮肤变应性血管炎等。方用当归四逆汤、阳和汤、独活寄生汤加减。常用药物有当归、桂枝、细辛、白芍等。

二、外治法

外治疗法是指运用药物，以及手术、物理方法或使用一定的器械，直接施于患者体表或病变部位，以达到治疗目的的一种治疗方法。外治法是与内治法相对而言的治疗法则，是中医辨证施治的另一种体现。《理瀹骈文》说："外治之理，即内治之理，外治之药，即内治之药，所异者法耳。" 指出了外治法与内治法治疗机理相同，但给药途径不同。外治法的运用同内治法一样，除了要进行辨证施治外，还要根据疾病不同的发展过程，选择不同的治疗方法。

（一）药物外治疗法

1. 湿敷法　用敷料浸吸药液、敷于患处的一种外治疗法。根据药液的温度分为冷湿敷和热湿敷。

功效燥湿收敛、清热止痒、祛腐洁肤、活血止痛。

适应证：

(1) 冷湿敷（药液温度在 10℃左右）：适用于急性皮肤病，潮红、肿胀、糜烂、渗出明显者，如急性皮炎、急性湿疹、痤疮、带状疱疹、银屑病急性期、扁平苔藓等。

(2) 热湿敷（药液温度在 40℃左右）：适用于亚急性、慢性皮肤病，肥厚、角化性皮损，或仍有轻度糜烂、少量渗液者，如慢性湿疹、结节性痒疹、带状疱疹后遗神经痛等。

用法：将敷料（6~8 层消毒纱布或毛巾）置于药液中浸透，稍拧挤至不滴水为度，敷于患处，每次湿敷 20~30 分钟，每日

湿敷次数据病情而定。

注意事项：

(1) 敷料要紧贴皮损，敷料大小与皮损相当，药液应新鲜配制。

(2) 对于老年患者或体质虚弱者，宜分次进行湿敷，每次湿敷面积不宜过大，注意保温，防止感冒。

2. 洗药法　用药液洗涤皮损局部的外治疗法。

功效清热解毒、收湿敛疮、杀虫止痒、软坚散结。

适应证：感染性皮肤病、慢性局限性瘙痒性皮肤病以及浸渍、角化、增生、肥厚性皮损等。

用法：

(1) 淋洗法：以药液自上而下淋洗皮疹或创面。适用于各种感染性皮肤病，如脓疱疮、脓疥、脓癣、天疱疮继发感染、趾间糜烂型手足癣及继发感染等。

(2) 熏洗法：初时利用中药煎煮后产生的蒸汽热熏患处；待药液温度适宜时，再浸洗患处的外治疗法。适用于浸润、增生、肥厚性皮损等，如泛发性神经性皮炎、慢性湿疹、银屑病、硬皮病、扁平苔藓、疥疮结节等，及荨麻疹、体癣等全身泛发性皮损。

(3) 浸泡法：以药液浸泡患处或全身的外治疗法。如：药浴疗法，系指根据皮损进行辨证论治，开具处方，煎取药液加入水中进行洗浴的外治疗法。适用于全身慢性、肥厚浸润性、瘙痒性皮肤病，如皮肤瘙痒症、泛发性神经性皮炎、特应性皮炎、银屑病静止期等。坐浴法，系指用药物煮汤置盆中，坐浴，使药液直接浸入肛门或阴道。适用于某些特殊部位的皮损，如肛门湿疹、肛门瘙痒症、女阴瘙痒症等。

注意事项：

(1) 药液温度要适宜，以防烫伤皮肤。

(2) 治疗感染性皮肤病使用的药液淋洗后应随即流走弃去，不可重复使用。

3. 撒药法　将中药粉末撒扑于患处的外治疗法。根据中药粉末接触皮损的情况，分为直接法和间接法。

功效收湿敛疮、燥湿解毒、散热止痒。

适应证：

(1) 直接法：急性炎症性皮肤病以及溃疡、窦道腐肉未脱者，或为爽身、防护之用，如趾间糜烂型手足癣、带状疱疹、湿疹、脓疱疮、接触性皮炎等。

(2) 间接法：亚急性、慢性皮肤病，如亚急性及慢性湿疹、酒渣鼻等。

方法：

(1) 直接法：用棉球、粉扑、毛笔、纱布蘸药粉或用孔盒、纱布袋装药粉，于皮损上方均匀扑撒。

(2) 间接法：根据治疗需要，先在皮损上涂适当厚度的药膏、药油等，然后再在这些药物上面扑撒药粉。

注意事项：

(1) 直接法：为减轻刺激及增加蘸取药粉的面积，棉球及纱布要经拉扯使尽量松软。

(2) 间接法：

1) 以保护膏药为目的时，应选用作用缓和的粉剂，如滑石粉等，用力宜轻。

2) 以治疗亚急性皮肤病为目的时，药膏宜薄，药粉宜厚，特别注意扑药粉时适当用力，以使药粉颗粒进入药膏中，达到类似糊剂而起一定吸收分泌物的作用。

3) 以治疗慢性皮肤病为目的时，药膏宜薄，药粉应选用作用较强者。

4. 中药面膜法　将中药细粉用水或蛋清、蜂蜜调成糊状涂于面部，再将倒模粉调成糊状涂于中药面膜之上的外治疗法。

功效清热消疮、化瘀祛斑、消肿止痒、润肤抗皱。

适应证：痤疮、黄褐斑、面部皮炎等。

方法：

(1) 清洁面部，运用摩、揉、搓、按、叩、梳等手法进行面部按摩。

(2) 将中药细粉用水等调成糊状涂于面部，15~20 分钟后将倒模粉调成糊状涂于中药面膜之上。

(3) 约 30 分钟后去除面膜，清洁面部。

注意事项：

(1) 过敏性皮肤病、急性炎症性的皮肤病禁止按摩。

(2) 面部有渗出、溃疡等感染性疾病以及面部过敏进展期的患者忌用。

5. 涂擦法（又称涂药法）　将各种外用药物直接涂于患处的一种外治方法。药物剂型有洗剂、油剂、酊剂、糊剂、膏剂等。

功效清凉止痒、祛风杀虫、软坚散结、润肤去痂

适应证：适用于各种急性、亚急性或慢性皮肤病。

方法：清洁皮肤，用棉签、棉球、纱布等，蘸取药物均匀涂于患处。皮损面积较大时，可用镊子夹棉球蘸药液涂布。

注意事项：某些药物如汞、砷制剂等时，避免大面积使用且不宜用于头面部，以免引起中毒。

6. 贴敷法（又称封包法）　指以软膏剂、乳膏剂、糊剂等厚涂患处，然后用敷料覆盖并保持密封的一种外治疗法。敷料常用纱布、保鲜薄膜或橡皮膏等。

功效软坚散结、促进吸收、固定药物。

适应证：

(1) 慢性肥厚浸润增生性皮肤病，如神经性皮炎、慢性肥厚性银屑病、结节性痒疹等。

(2) 结节性皮肤病，如结节性红斑、硬红斑等。

方法：先将药物厚涂于皮损处，然后用胶布粘贴或纱布、保鲜膜包扎，每日 1 次。

注意事项：

(1) 敷药后，如局部有瘙痒疼痛等不适反应，及时终止封包，按接触性皮炎处理。

(2) 糜烂、渗出明显的皮损慎用。

7. 薄贴法（又称膏药疗法）　用膏药外贴穴位或患部以达到治疗目的的一种外治疗法。

功效消肿软坚、护肤愈裂、保护创面。

方法：根据皮损，将膏药裁剪如皮损大小而用，用时将膏药稍加热微融，贴于穴位或患处。

适应证

(1) 局限性、角化性及慢性肥厚性皮损，如鸡眼、胼胝、跖疣、瘢痕疙瘩、神经性皮炎、皮肤淀粉样变等。

(2) 皲裂性皮损，如手足皲裂等。

注意事项：

(1) 根据患处情况适时更换膏药，如有溃疡、分泌物，则应每天换 1~2 次；慢性皮损，可 5 天左右更换 1 次。

(2) 贴膏药后,如出现水疱、糜烂、渗液或剧痒,应及时将膏药取下,按接触性皮炎处理。

8. 热烘疗法(又称吹烘法) 指在病变部位涂药后或敷用吸透药液的纱块后,再加热烘的一种外治方法。

功效活血化瘀、祛风止痒、剥脱坚皮。

适应证:皲裂型手足癣、慢性湿疹、神经性皮炎、瘢痕疙瘩、皮肤淀粉样变性等。

方法:根据具体病情选用不同的制剂。操作时,把药膏涂于患处或者浸透药液之纱块敷于患处,然后用电吹风(或火烘)患处,每日1~2次,每次15~20分钟,在吹烘时,如药已干,可再加药。

注意事项:急性皮肤病禁用。

9. 热熨法(又称药熨法) 指将药物或其他物品加热后,布包熨摩患处或穴位的一种外治疗法。

功效温经通络、活血行气、散寒止痛、祛瘀消肿。

适应证:带状疱疹后遗神经痛、局限性硬皮病、皮肤淀粉样变、神经性皮炎、冻疮等。

方法:把药物研成粗末炒热或煮热,用布包裹,乘热熨摩患处或穴位上,稍冷即更换。每日1~2次,每次15~20分钟。

注意事项:

(1) 身体大血管处、皮肤损伤早期、溃疡、炎症、水疱等禁用。

(2) 腹部包块性质不明、孕妇腹部、腰骶部,局部无知觉处或反应迟钝者禁用。

(二) 针灸疗法

1. 毫针疗法(又称体针疗法) 指用毫针刺入人体有关穴位的一种外治疗法。

功效疏通经络、调和阴阳、扶正祛邪。

适应证:荨麻疹、带状疱疹后遗神经痛、湿疹、神经性皮炎、瘙痒症、痒疹、痤疮、银屑病、酒渣鼻、斑秃、黄褐斑、白癜风以及其他疼痛、正气虚损性皮肤病。

方法:

(1) 常用穴位:取穴以阿是穴、循经取穴及邻近取穴为主。皮肤病常用穴位有合谷、曲池、血海、风市、肺俞、肾俞、足三里、三阴交、中脘、气海、关元、天枢等。

(2) 根据"虚者补之""实者泻之"的原则,分别施以有关补泻手法。

注意事项:如发生晕针、折针、弯针应及时作好相应处理。

2. 耳针疗法 指采用短的毫针或皮内针扎在耳部特定部位上,留针或不留针的一种外治疗法。

功效疏通经络、调理气血。

适应证:皮肤瘙痒症、神经性皮炎、荨麻疹、痒疹、银屑病、湿疹、带状疱疹、扁平疣、斑秃等。

方法:

(1) 局部常规消毒。

(2) 找准穴位(可以压痛点取穴),局部消毒,左手固定耳壳,右手以短毫针,垂直刺入,以不刺穿对侧皮肤为宜(或捻转进针法),留针30分钟左右,每隔10分钟捻转1次,一般每2天1次,3~6次为一疗程,也可用皮内针留针3~7天。

(3) 常用穴位:肺、神门、内分泌、肾、肾上腺、皮质下、交感、肝、枕等。

注意事项:耳廓针刺部位有化脓感染或创伤应尽量避开,妊娠期应慎用耳针,尤以不采用子宫、卵巢、内分泌、腹部等穴为宜。

3. 梅花针疗法(又称七星针、皮肤针疗法) 指用皮肤针叩刺病变部位或人体浅表穴位以治疗疾病的一种外治疗法。

功效活血化瘀、清热泻火、软坚散结。

适应证:亚急性、慢性皮肤病,如神经性皮炎、慢性湿疹、斑秃、皮肤淀粉样变、痒疹等。

方法:

(1) 叩刺部位:多为皮损处,或循经取穴。

(2) 具体操作:选好治疗部位后,按常规消毒,用弹刺法,以手腕弹力上下叩打,每日1次。

(3) 叩刺强度:一般根据皮损情况、患者的体质、年龄和叩刺部位的不同,选择轻、中、重不同强度的叩刺。

注意事项:皮肤糜烂、溃疡者不宜用,急性传染疾病和有凝血功能障碍者禁用。

4. 三棱针疗法(又称砭法、刺络法、刺血法) 是用三棱针刺破皮损局部,特定穴位、放出少量血液的一种外治疗法。

功效疏通经络、泄热解毒、活血散瘀、通行气血。

适应证:急性、慢性皮肤病,如:痤疮、进行期银屑病、斑块型银屑病、结节性痒疹等。

方法:

常用穴位:多为阿是穴(病变处),或循经取穴,如:委中、背部俞穴、耳穴、耳背静脉、阿是穴等。

具体操作:

(1) 常规消毒穴位或局部皮损处。

(2) 点刺时,用一手固定被刺部位,另一手持针,露出针尖3~5mm,对准所刺部位速刺疾出。

(3) 点刺后使血液自动流出,或辅以挤压或负压吸引增加出血量。

(4) 最后用消毒干棉球按压针孔止血。

(5) 每隔2~3天1次为宜。

注意事项:

(1) 针刺放血时应注意进针不宜过深,创口不宜过大,避开较大的血管。

(2) 凝血机制障碍者、传染病患者禁用。严重心脑血管疾病者,贫血、晕血、低血压者,孕妇、女性经期者,病人过饥过饱过劳、醉酒者慎用。

5. 火针法 将针在火上烧红后,施刺于病变部位或穴位,速刺疾出的一种外治疗法。

功效引热外泄、散毒止痒、温经散寒、活血通络。

适应证:

(1) 皮肤附属器疾病,如:痤疮、毛囊炎、酒渣鼻等。

(2) 病毒性皮肤病:带状疱疹及其后遗神经痛、疣类等。

(3) 瘙痒、顽固性皮肤病,如湿疹、结节性痒疹、神经性皮炎、皮肤淀粉样变、掌跖脓疱病、扁平苔藓、白癜风等。

方法:局部常规消毒,将针在火上烧红,迅速刺入皮损,随即迅速出针,针眼出血者,以消毒干棉签按压针眼片刻即可,每周1次,4次为一疗程。

注意事项:

(1) 针刺后局部避免沾水,以防感染,待针眼处结痂后方可沾水。

(2) 对初次接受火针治疗的患者,应作好解释工作,消除恐惧心理，积极配合治疗。

(3) 瘢痕体质、孕妇、高血压、心脏病、血液病患者禁用。具有严重免疫系统疾病，老年人及幼儿慎用。

6. 艾灸法　用艾绒或中药粉剂与艾绒混合制成艾炷或艾条，灸患处或穴位，使局部产生温热或轻度灼痛的刺激，从而达到治疗作用的一种外治疗法。

功效温经活络、杀虫止痒、通达气血。

适应证：奇痒难忍或肥厚性皮肤病，如神经性皮炎、湿疹、结节性痒疹、以及真菌性皮肤病、带状疱疹后遗神经痛等。

方法：

(1) 艾炷灸，是把艾炷置于应灸的皮损或穴位上，以火点燃尖端，也可在艾炷与皮肤之间垫生姜片(称隔姜灸)、蒜片(称隔蒜灸)、葱(称隔葱灸)或食盐(称隔盐灸)等物。

(2) 艾条灸，是把艾条一端点燃，置于离穴位 3~5cm 处，使皮肤潮红又不致烫伤皮肤为度。

(3) 温针灸，在体针疗法留针时，用艾绒裹在针柄上燃烧，使热力通过针身到达穴位。

注意事项：施灸时防止艾炷脱落，以免烧伤病人皮肤或烧毁衣物。

(三) 其他外治疗法

1. 穴位贴敷疗法　指在一定的穴位上敷贴药物的一种外治疗法。其中用有较强烈刺激性的药物敷贴某一特定点或穴位，使皮肤发疱如“灸疮”，则此时又称为“天灸”“自灸”，现代也称发疱疗法。若将药物敷贴于神阙穴，通过脐部吸收或刺激脐部以治疗疾病时，又称敷脐疗法或脐疗。

功效泄毒消肿、活血祛风、调和气血，扶正祛邪。

适应证：荨麻疹、特应性皮炎、慢性湿疹、白癜风、银屑病、结节性痒疹等。

方法：

在需要敷药的穴位温水洗净或常规消毒后敷药，之后用胶布固定。一般情况下，刺激性小的药物，每隔 1~3 天换药 1 次，不需溶剂调和的药物，还可适当延长至 5~7 天换药 1 次；刺激性大的药物，应视患者的反应和发泡程度确定贴敷时间，数分钟至数小时不等，如需再贴敷，应待局部皮肤基本正常后再敷药。对于寒性病证，可在敷药后，在药上热敷或艾灸。

注意事项：

(1) 黏膜部位及颜面部位不宜用发疱疗法。水疱破后注意防止感染。

(2) 对刺激性强、毒性大的药物，贴敷穴位不宜过多，时间不宜过长。

2. 穴位注射疗法　指将药液注入相应的穴位或部位内以达治疗目的外治疗法。

功效疏通气血、渗透药物、改善功能。

适应证：荨麻疹、湿疹、带状疱疹、皮肤瘙痒症、银屑病等。

方法：

(1) 常用穴位：合谷、足三里、曲池、内关、外关、血海、膻中、大肠俞、长强。

(2) 具体操作

1) 施术前严格消毒。

2) 取药及穿刺进针：根据病情辨证选择穴位和药物，用一般注射器配细长针头，吸入药液(每穴位常用量为一般注射量的 1/10~1/2，每穴以 0.5~1ml 为宜)，对准穴位快速刺入皮下。

3) 调整得气：缓慢进针达适当深度，小幅度提插，调整针头的方向、角度，至出现酸、胀的得气反应。

4) 注入药液：回抽无血时将药液徐缓注入。

5) 出针：出针时用左手持无菌棉签压于穴位旁，右手快速拔针而出。

6) 每日或隔日 1 次，5~10 次为 1 个疗程。

注意事项：彻底了解所注药物的效应、浓度、剂量与副作用，使用致敏药如青霉素、普鲁卡因等，宜先作皮肤试验，以防过敏反应。

3. 穴位埋线疗法　指将羊肠线或其他可吸收线体埋植到穴位内，持续刺激该经络穴位以发挥治疗作用的一种外治疗法。

功效疏通经络，调和气血，扶正祛邪。

适应证：慢性荨麻疹、皮肤瘙痒症、慢性湿疹、神经性皮炎、斑秃、红斑狼疮、银屑病、带状疱疹及其后遗神经痛等。

方法：

(1) 常用穴位：肺俞、大肠俞、足三里、阿是穴等。

(2) 具体操作

两种常用操作方法是：①辨证选穴，常规消毒，把消毒过或药液浸泡过的羊肠线剪成 1~2cm 长(线体长短由患者体型及穴位决定)，放于穿刺针管内的前端，后接针芯。用左手拇、示指绷紧或捏起进针部位皮肤，右手持针快速穿入皮肤，把针送到所需深度，待出现酸麻胀痛感后，边推针芯边退针管，把羊肠线留于穴位内，消毒针孔后.盖消毒纱块，胶布固定。②用直或弯的三角皮肤缝针，穿好消毒或药液浸泡过的线体，在距穴位 1cm 处进针，穿过皮下组织，到穴位另一端 1cm 处出针，剪去露在皮肤外两端的线，提起皮肤使线头完全埋入皮下，消毒针孔，盖消毒纱块，胶布固定。2 周 1 次，3~5 次 1 个疗程；巩固期：1~2 个月 1 次，3 次为 1 个疗程。

注意事项：

(1) 深度：埋线深度以穴位解剖为主要依据，一般以皮下组织与肌肉之间为宜，肌肉丰满的穴位可以深入肌肉层。羊肠线头不能暴露在皮肤外面。

(2) 感染：严格无菌操作，术后 4~5 天局部不要沾水，以防感染。一旦操作不当发生红、肿、热、痛等表现，需及时抗感染处理。

(3) 过敏：羊肠线过敏发生率较高，埋线后局部出现红肿发热、瘙痒、丘疹等，及时抗过敏处理。

(4) 埋线疗法间隔时间较长，注意对患者随访观察，以了解埋线后的反应。

4. 拔罐法　以罐为工具，利用燃烧、抽气等方法排出罐内空气形成负压，使罐吸附在皮肤上，达到通经活络、行气活血、消肿止痛、祛风散寒等作用的外治疗法。

功效温经通络、祛风散寒、消肿止痛、吸毒排脓。

适应证：皮肤瘙痒症、神经性皮炎、慢性湿疹、毒虫蜇伤、疖痈、痤疮、黄褐斑、带状疱疹及其后遗神经痛等。

方法：

(1) 具体操作：有投火法、闪火法、滴酒法及贴棉法。常用的为闪火法，点燃的火焰在罐内转动，使罐内形成负压后并迅速扣至已经选择的拔罐部位上，待罐稳定后方可离开，适时留罐，起罐时，按压罐边皮肤，使外界空气入罐中，消除负压而把罐取下。

(2) 拔罐部位:取阿是穴或循经取穴,亦可在局部皮损附近取穴。

(3) 走罐:在病变皮损处涂上润滑油,将抽吸空气后的罐在皮肤上进行滑动治疗。

(4) 闪罐:在病变皮损处以较快的速度进行连续的拔罐、起罐操作,直至皮肤局部潮红为止。

(5) 根据病情,1~2 日治疗 1 次。

注意事项:

(1) 拔罐部位以肌肉丰满,皮下组织松弛及毛发稀少部位为宜。

(2) 皮肤溃疡、水肿及大血管处,心脏部位及孕妇腹部、腰骶部均不宜拔罐。

5. 划耳疗法　是指割划耳部皮肤使其少量出血的一种外治疗法。

功效调和气血、疏通经络。

适应证:神经性皮炎、斑秃、白癜风、脂溢性皮炎、银屑病、扁平疣等。

有两种常用方法:

(1) 术者以左手中指顶住耳郭背后,用拇指、示指提起耳尖部,常规消毒,用手术刀片在双侧对耳轮下脚部划破皮肤约 2~3mm 长,放血 2~3 滴,压以消毒棉球,胶布固定。每 5~7 天 1 次,5~10 次为 1 个疗程。

(2) 术者以左手中指抵住耳郭内侧,以拇指、示指固定耳尖部,在耳背部找到静脉,常规消毒,用手术刀片与静脉呈垂直方向切开皮肤,放血 2~3 滴,压以消毒棉球,胶布固定。每日或隔日 1 次,可单侧或双侧操作,5~10 次为 1 个疗程。

注意事项:贫血、体弱或者出血倾向者不宜使用。

6. 挑治疗法　指在患者一定部位的皮肤上,用三棱针等粗针挑断皮下白色纤维样物以达治疗目的的一种外治疗法。

功效开窍泄热、消肿止痛、疏通经络、调和气血

适应证:化脓性皮肤病如毛囊炎、疖、痈、痤疮,以及湿疹、会阴或肛门瘙痒症、神经性皮炎、瘰疬性皮肤结核、慢性荨麻疹等。

方法:

(1) 挑治部位:①可根据辨证选用有关穴位,一般以背部穴位为主。②在上起第七颈椎棘突平面,下至第五腰椎,两侧至腋后线的范围内,找明显压痛点或找针头大、略带光泽的丘疹 2 个作挑治点。③靠近皮损部位选 2~3 个点作挑治点。

(2) 具体操作:充分暴露挑刺部位,常规消毒,用三棱针把挑刺部位表皮纵行挑破 0.3~0.5cm,然后自表皮下刺入,挑出白色纤维样物,并把其挑断 5~10 根即可,消毒后,用消毒纱布覆盖,胶布固定,每周 1 次。

注意事项:孕妇、严重心脏病和身体过度虚弱者慎用。瘢痕体质者不宜用。

三、中成药的临床应用

中成药是指在中医药理论指导下,针对某种病、证所制定的,以中药材(饮片)为原料,遵循君、臣、佐、使配伍原则,并按照国家药品管理部门规定的处方、生产工艺和质量标准加工、制成一定剂型的药品,使用方法根据剂型不同而有内服、外用、注射、腔道给药等。中成药是我国历代医药学家经过长期的医疗实践创造、总结的有效方剂的精华,具有疗效显著、适用面广、便于携带、使用方便、副作用小等特点,尤其方便适用于急危病症患者的治疗及需要长期治疗的患者使用。当然也应看到,中成药因成分组成、药量配比固定不变,因此不能像临方调配的饮片处方那样灵活多变、随症加减,这使得中成药的实际应用和临床疗效受到了一定的限制。

1. 中成药的常见剂型　目前市售中成药剂型众多,不同剂型的中成药适用的范围以及使用后产生的疗效、持续的时间、作用的特点会有所不同。因此,正确选用中成药应首先了解中成药的常用剂型。

(1) 口服剂:口服给药是药物治疗中最常采用的给药方式,药物经口进入人体,由消化道黏膜吸收而发挥疗效,故而口服制剂也是中成药中最常见的一类剂型。口服制剂优点在于给药方式简便、适用人群广泛、安全性较注射剂型高。其不足之处则在于意识不清的患者不方便给药、吸收较慢且药效受胃肠功能及其内容物影响以及可能会对胃肠产生不良刺激作用等。常见的口服剂型包括丸剂、片剂、散剂、锭剂、颗粒剂、胶囊剂、口服液、合剂、酒剂、糖浆剂、喷雾剂、膏滋剂等。

(2) 外用剂:外用制剂系药物与适宜的溶剂或分散介质所制成,在体表皮肤、腔口黏膜以及毛发、指(趾)甲等部位涂抹、贴敷、喷淋、浸洗、熏蒸或填塞,以治疗某些局部或者系统性疾病的一类制剂。皮肤病多发生于体表,外用药可以直接作用于皮肤病变部位,使用简单、方便又安全、有效,因此外用治疗法及外用制剂是皮肤科治疗的重要方法和重要手段。常见的外用药剂型有乳剂、软膏剂、凝胶剂、溶液剂、洗剂、酊剂、喷雾剂、贴膏剂、油剂、糊剂、涂膜剂、栓剂、散剂、搽剂等。不同的皮肤疾病以及不同的皮损类型,所适用的外用中成药种类和剂型也有所不同,其应用原则和方法之前章节已有详述,此处从略。

(3) 注射剂:中药注射剂是指以中医药理论为指导,采用现代科学技术和方法,从单味中药或者中药复方中提取的有效物质所制成的可供注入人体(包括肌内注射、穴位注射、静脉注射和静脉滴注)使用的灭菌溶液或乳状液、混悬液以及临用前配成溶液的无菌粉末或浓溶液等制剂。中药注射剂是传统医药与现代生产工艺相结合的产物,突破了传统的中药给药方式,是中药现代化的重要产物。与其他中药剂型相比,注射剂具有生物利用度高、作用迅速的特点,在抢救神志昏迷、不能口服的重症病人和急救等方面发挥着独特作用。但是近年来,多个品种的中药注射剂发生严重不良事件或存在严重不良反应的报道也层出不穷,甚至有些中药注射液品种被停止生产或暂停销售使用。质量稳定、标准控制、提纯等安全性问题是中药注射剂未来发展亟待解决的问题。目前临床应用中药注射制剂应严格掌握其适应证和禁忌证,按照药品说明书推荐的剂量、调配要求、给药速度和疗程使用药品,注射过程中应密切观察、监护,发现异常应立即停药,必要时采取积极救治措施。

2. 皮肤病中成药使用的原则

(1) 辨证论治原则:辨证论治是中医诊断和治疗疾病的基本原则,中成药是在中医理论指导下,结合现代技术制成的成品药剂,其使用也必须在辨证论治思想的指导下才能保证安全、有效、合理地用药。而皮肤科疾病辨证特色之一即为全身辨证与局部辨证相结合、辨证与辨病相结合。一种中成药可能适用于多种皮肤病,而一种皮肤病在发病的不同阶段或

者不同人群中，也可能适用不同种类的中成药。因此在皮肤科临床实践中，将西医的诊断(辨病)与中医的辨证相结合，合理选用中成药，使中成药的临床应用更具针对性，可以大大提高临床疗效，但应注意不能仅根据西医诊断选用中成药。

(2) 安全合理原则：许多中成药的不良反应都与超剂量、长期使用以及超适应证范围使用有关。因此应针对病情的轻重缓急、患者的体质强弱，合理选择、正确使用中成药，中病即止，不可过用，以防过量和蓄积中毒。在医疗实践中，应仔细阅读药品说明书给出的各项信息，保证安全、有效、合理地用药，尽可能避免和减少药品的不良反应。

(3) 中成药的联合使用原则：当病情复杂，一种中成药不能满足所有证候的治疗需求时，可以联合应用多种中成药。多种中成药联合应用，应遵循药效互补及增效减毒原则。功能基本相同的中成药原则上不宜叠加使用，药性峻烈或含毒性成分的中成药应避免重复使用。还有一些病证可采用中成药口服与外用制剂联合应用。

(4) 中成药与西药的联合使用原则：中成药与西药如无明确禁忌，可以联合应用，但在诊疗方案中应考虑中西药物的主辅地位，并确定给药剂量、给药时间、给药途径。给药途径相同的，应分开使用。如必须同一途径用药时，应将中西药分开使用。谨慎考虑中、西两种注射剂的使用间隔时间和药物相互作用，严禁混合配伍。

（李斌）

第十章

循证医学和精准医学

内容提要

- 循证医学是遵循现代最佳医学研究的证据，将其应用于临床对患者进行科学诊治的一门学科。
- 循证医学医师针对患者诊治，是在充分收集病史、体检及检查基础上，进行检索、查找、评价当前最新最佳的研究证据，结合患者的实际意愿形成科学的诊治决策。
- “精准医学”就是根据每个病人的个人特征量体裁衣地制订个性化治疗方案，是一个建立在了解个体基因、环境以及生活方式基础上的崭新治疗和预防方法。
- 经验医学，循证医学，精准医学代表了人类对疾病认识不断深入的过程，三者不能互相代替。

概述

医学发展和演进形成了从待证医学、传统（经验）医学、循证医学到精准医学 4 个阶段。

待证医学，是指不依靠现代医学的理论和机制来诊断、预防和治疗疾病，是尚未证实的某种医疗方法，包括生物性医疗、手法和躯体性疗法、身心干预、能量疗法。其中还包括美洲土著人的疗法、印度草医、顺势疗法、自然疗法等西方称为另类医学（alternative medicine）。西方甚至中医药个别治疗也归于此类，殊不知中医药许多瑰宝，如活血化瘀、银杏叶浸膏、针灸、按摩推拿、青蒿素、复方丹参滴丸、雷公藤等已被循证医学证明有效，强势进入世界。一种疗法如果已被充分证明并广泛接受，不应再看成待证医学。

传统医学，也称经验医学，以现代医学为基础，是长期临床实践中积累的行之有效的办法，并被广泛地应用。

循证医学是其医学评价核心，其他待证医学、传统医学、精准医学均需经循证医学采用系统评价或 Meta 分析等方法对其进行循证。

循证医学、精准医学更是现代医学的精髓，其关系（图 10-1）。

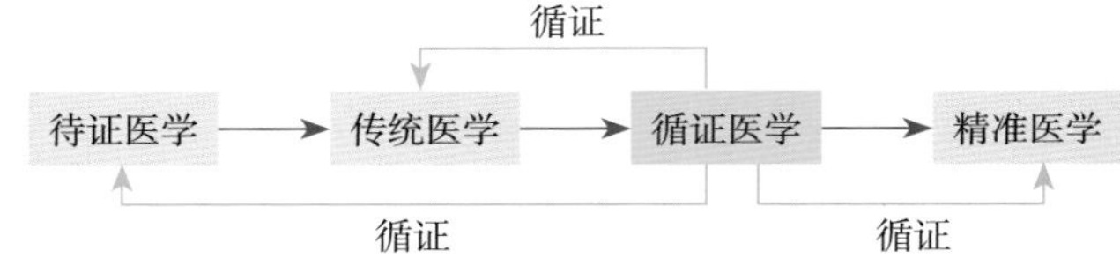

图 10-1 几种医学的关系

第一节 循证医学

一、循证医学的基本知识

循证医学（evidence-based medicine，EBM）是遵循证据的临床医学，其核心思想是任何医疗干预都应建立在新近最佳科学研究结果的基础上。证据是 EBM 的基石，它来源于设计合理、方法严谨的随机对照试验（randomized controlled trial，RCT）及对这些研究所进行的系统评价或 Meta 分析结果。因此它被认为是评价临床治疗的“金标准”，无论医师处方、专家制定医疗指南，还是政府制定医疗政策都应根据现有的最可靠的科学依据（图 10-2）。

（一）循证医学发展的背景

1. 随机对照试验的发现 长期以来，医学工作者往往把经验、直觉、基础理论或动物试验结果的推理、或零散的非系统的人体研究结果作为临床决策的依据。20 世纪 80 年代，随着在临床医学等学科的发展，学者们进行了许多人体 RCT，发现一些被临床经验认为有效并长期使用的药物并无疗效，甚或弊大于利，正如美国哈佛大学医学院原院长 S.Burwell 曾

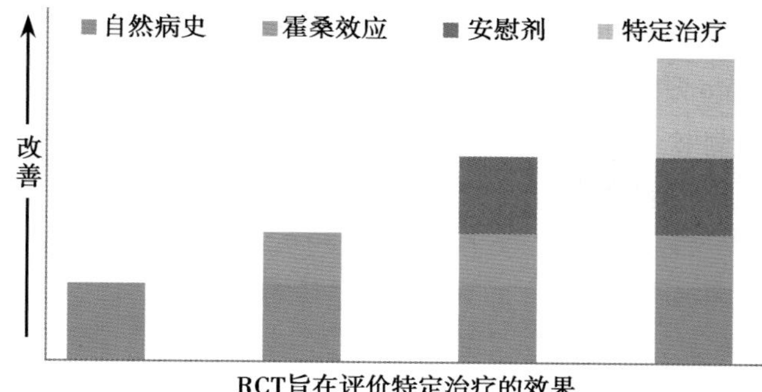

图 10-2　RCT 旨在评价特定治疗的效果
治疗的整体效果包括自发改善（自然病史）、霍桑效应、安慰剂及特定治疗效果的总和，RCT 旨在评价特定的治疗效果。
* 霍桑效应（Hawthorne effect），是指某些病人喜欢、迷信或厌恶某经治医师或医院而产生正负两方面的影响和效应。

指出："在大学里教授给学生的知识，在 10 年后约有 50% 是错的，而教师往往不知道错误的一半是哪些"。

2. 随机对照试验被认可　随机对照试验（RCT）得到了临床医师的广泛认可。RCT 减少了偏倚，从而使结论更加真实可信。通过 RCT 而发表的结果使临床医师越来越有据可循。

3. EBM 的确立　EBM 的核心思想是应用当代最佳证据，对个体病人的医疗作出决策。最佳证据主要指临床研究证据，特别是以患者为中心的关于诊断、预后、治疗、预防及康复等各方面的高质量临床研究证据。

4. 循证医学与传统（经验）医学的区别（表 10-1）。

（二）证据合成 - 系统评价与 Meta 分析

文献综述常为人们获得本专业研究进展和最新信息的重要途径。然而，传统的叙述性文献综述因为方法学上的局限，往往不能提供真正科学可靠的医学信息。近年来，随着方法学的日益完善，采用系统评价的方法，对文献进行系统检索和严格评价（表 10-2）。

系统评价（systematic review）是一种严格的评价文献的方法，它针对某一个具体的临床问题，采用临床流行病学减少偏倚和随机误差的原则和方法，系统、全面地收集全世界所有已发表或未发表的临床研究结果，筛选出符合质量标准的文献，进行定性分析和定量合成，获得较为可靠的结论。

传统的叙述性文献综述（narrative review）和系统评价都是对临床研究文献的分析和总结。然而两者是有差别的，文献综述和系统评价相比，前者主要缺点是主观性强，容易产生偏倚和误差。

Meta 分析（荟萃分析）是对目的相同、性质相近的多个医学研究所进行的一种定量综合分析，包括提出研究问题、制定纳入和排除标准、检索相关研究、汇总基本信息、综合分析并报告结果等在内的一系列过程。

Meta 分析与系统评价的区别与联系：广义上人们常常将 Meta 分析也称为系统评价。实际上，两者是有区别的，Meta 分析是用统计分析的方法将多个独立的、可以合成的临床研究的结果综合起来进行定量合成。而系统评价并不意味着一定要对相关研究的结果进行定量合成，它可以是定性系统评价，也可以是定量系统评价即包含 Meta 分析。

表 10-1　循证医学与传统医学的区别

	传统医学	循证医学
医疗模式	以疾病和医师为中心	以患者为中心，重视个性化治疗
证据来源	主要来自动物实验、实验室研究、零散的临床研究和教科书、杂志、专家意见	个人经验和外部最佳证据临床随机对照试验（RCT）相结合
证据收集	限于时间和条件，不够系统全面	强调系统全面、尽量收集全世界大样本 RCT
治疗方法选择	注重基础研究或动物实验的推论和个人临床经验	强调当前能够得到的最好临床证据
疗效判定	关注症状改善，如实验室或影像学结果	强调终点结局（病死率、致残率、生存质量、卫生经验指标）
证据评价	不重视	强调系统评价、Meta 分析
临床决策	以疾病和医师为中心，病人不参与选择	强调考虑病人选择

表 10-2　系统评价与一般综述的差别

项目	文献综述	系统评价
问题	涉及面较广	通常为临床需要解决的某一具体问题
资料检索	无严格规定，易产生偏倚	全面收集，有明确的检索策略及要求
文献筛选	无严格规定，筛选时，易混入人为主观因素	有严格的方法学评价，公平应用，较少混入人为因素
评价	无一定标准	
数据合成	通常只为定性归纳	有严格的评价指标
推论	有时有根据	多以定量的 Meta 分析为主，通常有根据

表 10-3　系统评价、Meta 分析、传统综述的主要区别

系统评价	Meta 分析	传统综述
必须预先制订详细周密的研究计划书	可有研究计划书	无研究计划书
根据研究目的严格纳入采用不同设计类型的研究，文献来源广，有详细的检索策略	纳入研究可为各种设计类型	不规定纳入研究的类型和文献来源，无详细检索策略
严格评价纳入研究的质量并据此解释结果	不一定进行质量评价	不评价纳入研究质量
定量系统评价包含 Meta 分析；定性系统评价不包含 Meta 分析	可单独进行，也可作为定量系统评价的一部分	对研究结果进行定性描述

系统综述可分为两种类型：定性系统综述（non-quantitative systematic review）和定量系统综述（quantitative systematic review），后者即 Meta 分析（图 10-3）。系统评价、Meta 分析、传统综述的主要区别见表 10-3。

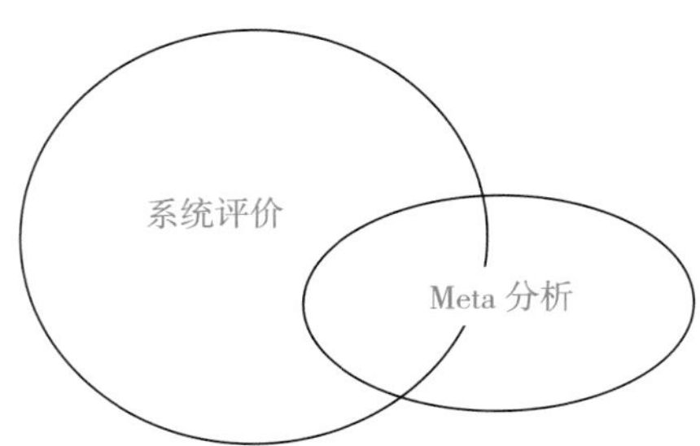

图 10-3　系统评价与 Meta 分析的关系

（三）证据的来源，分类，分级和推荐

1. 证据分类及来源

（1）MEDLINE：美国国立医学图书馆建立的数据库。

（2）欧洲 EMBASE 数据库。

（3）中国生物医学文献数据库（Chinese Biomedical Literature Database，CBM）。

（4）中国循证医学 /Cochrane 中心数据库（Chinese Evidence-Based Medicine/Cochrane Center Database，CEBM/CCD）。

（5）Cochrane 图书馆；循证医学评价（Evidence-Based Medicine Reviews，EBMR）。

（6）期刊：①*Evidence Based Medicine*（循证医学杂志）；②《中国循证医学杂志》。

（7）指南：①国立指南库（National Guideline Clearinghouse，NGC）；②指南（Guideline）。

目前世界上有大量医学研究证据来源，包括数据库（互联网在线数据库、公开发行的 CD、循证医学中心数据库等）、杂志、指南及专著等。

2004 年证据质量和推荐强度分级系统（GRADE）首次定义证据质量和推荐强度，EBM 证据的分级　GRADE2011 版将证据质量分为高、中、低、极低 4 级，推荐强度分为强弱 2 级，具体描述见表 10-4。

二、循证医学在皮肤科治疗学中的应用

（一）循证医学治疗学的四个组成

EBM 的临床实践，临床治疗学应包括四个组成部分（图 10-4）。

表 10-4　证据质量与推荐强度分级

	具体描述
证据质量分级	
高（A）	非常确信真实疗效接近估计疗效
中（B）	对估计疗效信心一般：真实疗效有可能接近估计疗效，但可能差别很大
低（C）	对疗效估计的信心有限：真实疗效与估计疗效可能有很大差别
极低（D）	对疗效的估计几乎没什么信心：真实疗效与估计疗效可能有
推荐强度分级	
强（1）	明确显示干预措施利大于弊或弊大于利
弱（2）	利弊不确定或无论质量高低的证据均显示利弊相当

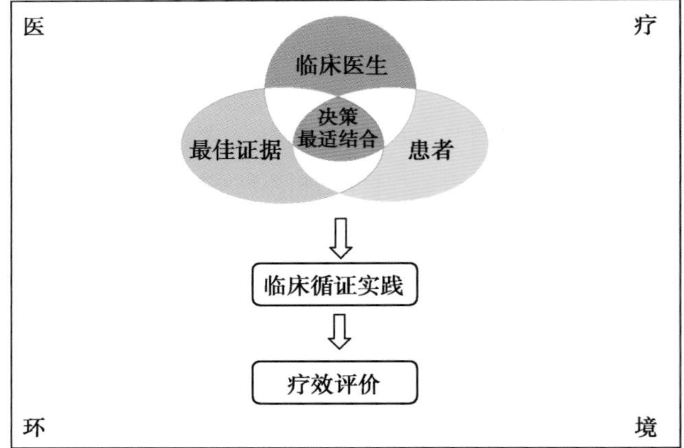

图 10-4　循证医学实践过程及其四要素之间关系的图解

第一，医师：系循证医学实践的主体。医师，首先要具备良好医学理论基础与过硬的临床经验和技能，才可能去发现患者的临床问题，解决患者的问题，促进循证医学实践、以提高自己的临床学术水平。

第二，病人：系循证医学实践服务的主体。实践循证医学，务必要取得患者的合作，具备对诊疗措施良好的依从性。

第三，最佳证据：要去发掘和掌握当前研究的最佳证据，

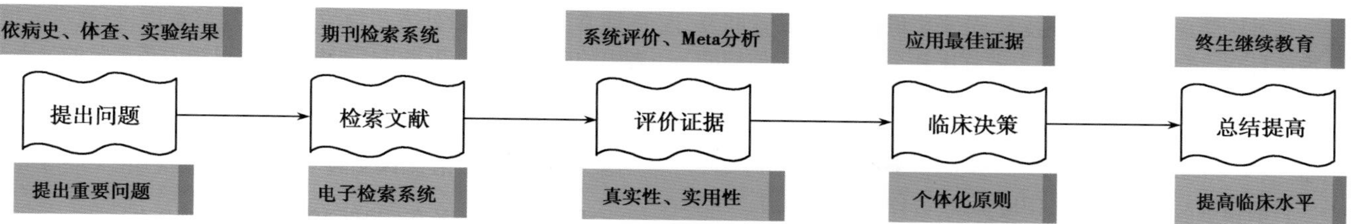

图 10-5　实践循证医学"五步曲"

表 10-5　皮肤科相关问题举例

疾病	提出问题
甲真菌病	患者右示指近端型红色毛癣菌甲真菌病，甲癣临床治疗选择有特比萘芬、伊曲康唑、氟康唑及灰黄霉素等药物，哪种疗效最好，具体剂量及疗效如何。
关节型银屑病	① 氨甲蝶呤和环孢霉素，哪一种药物对患者疗效最佳 ② 其最佳剂量和疗程如何
中毒性表皮坏死松解症	① 糖皮质激素、IVIG，哪一种最适合该病人 ② 免疫抑制剂，环孢素、吗替麦考酚酯，哪一种最适合该病人

其中包括既往的可靠研究成果以及最新 12 个月以内的研究成果。

第四，医疗环境：有相应的医疗环境，依据不同的级别医院、结合具体医疗条件和结合临床经验作出科学决策，达到最佳诊疗的效果。

（二）循证医学的实践 5 个步骤

实践循证医学"五步曲"（图 10-5）

1. 针对病人提出问题　具体提出一个明确、可回答的临床问题，是循证医学实践中的第一步。例如怎样为病人选择利大于弊和有确定疗效的治疗方法？在临床治疗实践中，试图一次解决所有的临床问题是不可能的。

提出问题不能太大或太小，一定要具体，是医师和患者主要关心的问题，与皮肤科相关问题举例如下（表 10-5）。

2. 检索有关医学文献　根据第一步提出的临床问题，确定有关"关键词"，应用电子检索系统和期刊检索系统，检索相关文献。

3. 严格评价证据　对收集的研究证据，应用临床流行病学和循证医学质量评价的标准。如果收集的合格文献有多篇，则可用系统评价（systematic review）和 Meta 分析（meta-analysis）这样的评价结论则更可靠。

4. 应用最佳成果于临床决策　将经过严格评价的文献，从中获得最佳证据，并依据个体化原则，服务于临床。

5. 总结提高　通过循证医学临床实践，总结成功和不成功的经验和教训，从中获益，提高临床水平。

第二节　精准医学

一、精准医学含义

精准医学是以基因组、蛋白质组、表型组和其他前沿技术为基础，对大样本人群与特定疾病进行生物标志物的分析、验证与应用，确定疾病原因和治疗靶点，对疾病不同状态和过程进行精确亚分类，最终实现对特定患者的个体化精准治疗。

从狭义上讲，精准医学是根据个体的基因特征，结合对环境和生活方式等因素的评估，从药物基因组学的角度对个体实施精准的药物治疗或干预，以提高安全性、有效性和经济性。

早已在实践精准医学，但却没有具体提出这一概念。早在很多年前，人类在治疗肿瘤的过程中，就已经运用了精准医学，例如：选择癌症的靶向药物、制定个性化的治疗手段；使用曲妥珠单抗来治疗 HER2 基因过度表达的乳腺癌就是一个典型的代表。精准医学从某种意义上来说，并不是一个全新的概念，如血型指导输血已经有 100 年以上的历史。但是现在提出"精准医学"这个概念，是因为大规模的生物数据，如人类基因测序、各种组学数据乃至移动健康技术，以及大规模数据的计算分析技术都有了飞速提高（图 10-6）。

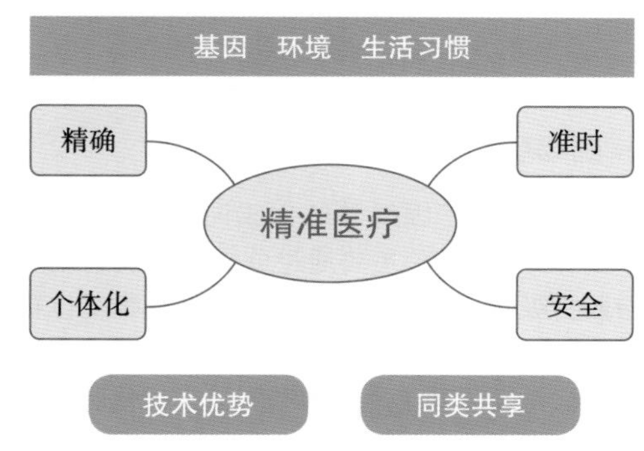

图 10-6　精准医疗的优势

精准医学将改变目前临床疾病诊断方式、疾病的分类类型、临床诊疗路径、规范指南标准。

二、精准医学的发展和研究范围

精准治疗、个体化治疗是精准医学的核心。

精准医学应用现代遗传技术、分子影像技术、分子诊断及生物信息和大数据技术，结合患者临床和个体信息，实施精准大风险预测和精准的疾病分类、诊断及治疗，制定具有个性化的疾病预防和治疗方案，以实施疗效的准确评估、预后的精准判断。

目前精准医学已在各个领域实践，诊疗和预防干预。

三、精准医学与个体化医疗

个体化医疗通常是指根据患者的个体化体征为其制订个体化的医疗方案。对于不同的亚群患者，应采取能使他们最大受益、副作用最小和花费最少的治疗方案或预防措施。“精准医学”的概念与“个体化医疗”相似，但又有所不同。精准医学更强调精确性和准确性，更重视“病”的深度特征和“药”的高度精准性；精确性即通过各种科学的检测方法所得的结果应尽可能地接近于其真实值，例如精确到毫米即比厘米要精确得多。而准确性即在同一条件下多次检测的结果应该完全相同或具有比较小的波动性，即具有可重复性。

基因的差异也决定了每个人的生理学特征。精准医学是生物医学发展的趋势，也是个性化医疗高水平医疗技术的最终体。

四、精准医学与转化医学

转化医学即是将基础医学研究和临床治疗连接，和公共卫生事业的连接转换的医学。即旨在把基础研究所得的知识、成果快速应用于临床事业和公共卫生事业。转化医学是一个方向性的阐述，而精准医学则更强调具体医疗策略。“转化医学”“精准医学”“个体化医疗”这三个概念并不是完全独立的，它们之间是紧密相关的。可以认为精准医学、个体化医疗都是转化医学的实践表现（图 10-7）。

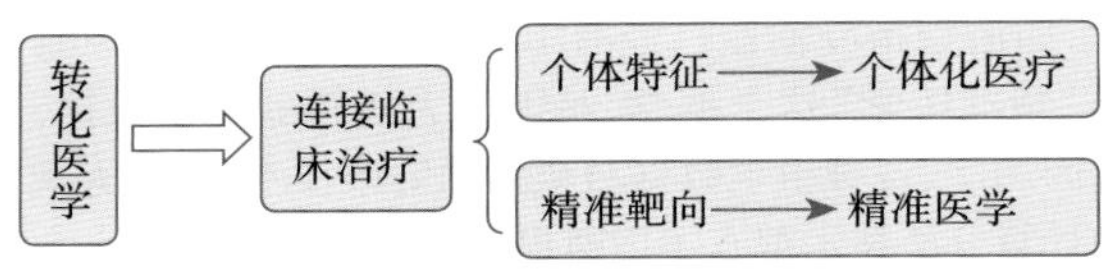

图 10-7　转化医学、个体化医疗及精准医学之间的联系

五、药物基因组学（PGX）

PGX（药物学和基因组学的合成词）是关于遗传学在药物反应中的作用的研究，主要通过分析基因表达或单核苷酸多态性与药物吸收、分布、代谢、清除，以及药物受体靶向效应之间的相关，来研究遗传的或基因变异对患者的药物反应的影响。其目标是发展基于患者的基因型来优化药物治疗的可以避免反复试验的处方方法，以获得最好的疗效及最小的副作用。

精准医学是指基于“将人群分类为以对某种特定疾病的易感性或对某种特定疗法的反应来区分的亚群的能力”而“根据每个患者的个体特征来调整医学治疗”。药物基因组学（PGX）是指将来自人类基因组的信息用于预测药物作用和患者反应，它的目标是发展对患者进行个体化治疗的策略。

传统的治疗性药物检测（TDM）的实践始于约 40 年前，它的通常方式是测量处方药物的血清或血浆浓度，检测指定患者中的药物疗效。药物基因组学（PGX）可视为药理学的分支，主要研究基因变异对患者对某种药物的反应的影响。PGX 测试可以提供更有意义的信息以优化治疗。虽然 PGX 的前景广阔，但目前 TDM 在临床实践中仍较广泛地应用。

六、精准医学在皮肤科的应用（图 10-8）

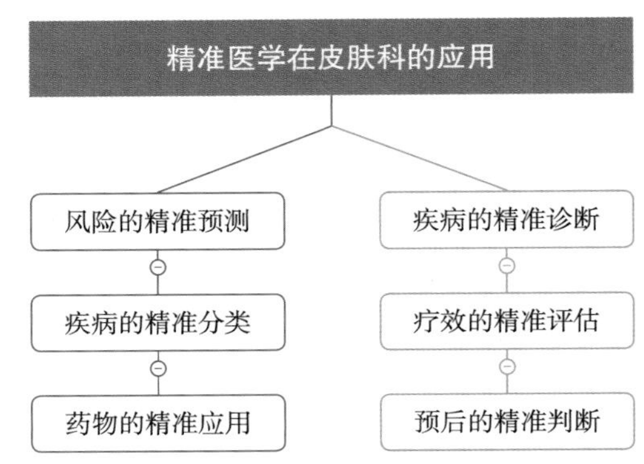

图 10-8　精准医学在皮肤科的应用

（一）对疾病风险的预测

1. 遗传性血色病：这一疾病主要由 HFE 突变基因的遗传引起，该基因与染色体 6p 上的 HLA-A 位点紧密连锁。该基因突变的纯合子个体铁负荷过重的风险增加。

2. 血色病：患者的所有成年人一级亲属应该进行 C282Y 和 H63D 突变的检测，并给予适当的咨询和建议。

3. 其他：通过全基因组关联研究（GWAS）及相关研究手段发现大量的麻风、银屑病、SLE 易感基因。通过对这些突变位点或遗传学标记的检测，可得到基因的状态，可评估个体对相关疾病的患病风险率，用于发病风险的预测。

（二）疾病的精准诊断

1. 急性间歇性卟啉病（AIP）：胆色素原脱氨酶（PBGD 缺陷引起，在杂合子突变的患者中，仅 10 位患者有临床症状，其余则为隐性；家族 HMBS（HMB 合成的基因）突变检测能够为无症状家族成员做出诊断。而酶活性检测不能作为诊断依据，基因检测可以用于确定诊断。

2. 红细胞生成卟啉病中，X 连锁铁幼粒细胞性贫血、红细胞形态相关 ALA 合成酶（ALA 合成酶 2）的活力缺陷导致 X 连锁铁幼粒细胞性贫血，伴有无效的红细胞生成、乏力和苍白。确诊需要通过红细胞 ALAS2 基因突变的检测以明确。

（三）疾病精准分型

基因的检测，使诊断分型更为精准，如嗜酸性粒细胞增多综合征（HES），有 FIP1L1-PDGFRA 融合基因和 PDGFRB 重排，使该病诊断分型更为精确。融合基因阳性者，诊断为骨髓增生性 HES（m-HES）；融合基因为阴性者，诊断为淋巴增生性（L-HES）。

（四）疾病的鉴别诊断

基因检测血色病中的有无肝病鉴别，是否出现严重纤维化可以使用临床和生化指标，既往肝活检来进行预测。而今凡经 C282Y 突变的基因检测，则可以排除血色病中几乎没有肝纤维化的存在。

（五）基因修饰

交界型大疱性表皮松解症在既往临床治疗中只能缓解症状。目前以干细胞为基础的基因治疗在交界型大疱性表皮松解症中取得良好疗效，可获取患者手掌部位的皮肤干细胞，纠正其基因缺陷（LAMB3），然后将修正后的细胞植入患者的双腿，使患者的皮肤基本恢复正常。

（六）药物的精准治疗

治疗方法的演进：既往在给一群患者使用同样的治疗，继而演变为分类治疗，医师在确定循证治疗的治疗方案中有，一线治疗、二线治疗、三线治疗，临床实践中患者可能对一线、二线、三线治疗方案中的某一种敏感，假如一些患者仅仅对三线治疗方案敏感，那么这些一线或二线治疗用药既延长了治疗时间又浪费了资源。而精准医学，基于基因组学技术的发展，可找出特异性的药物靶点（图 10-9），药物基因组学可以提供更好的治疗效果，更小的药物毒性和不良药物反应。这就是精准医学用药与其他的医学中的不同。

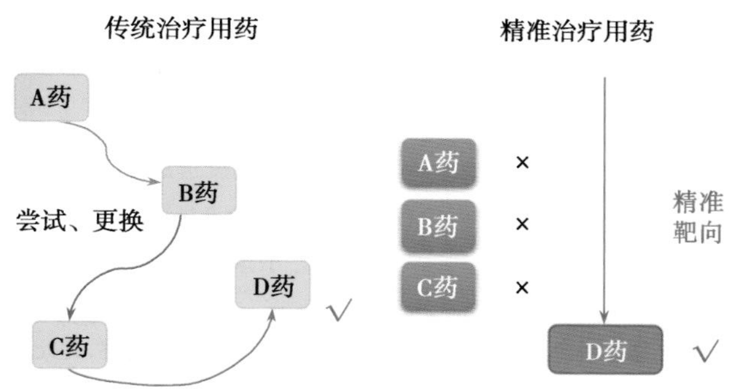

图 10-9　精准医学用药与传统医学治疗用药的区别

1. 嗜酸性粒细胞增多综合征：国外一项多中心前瞻性Ⅱ期临床试验的研究结果显示，FIP1L1-PDGFRA 融合基因阳性的患者口服伊马替尼每日从 100mg 逐步增至 400mg，疗效极好，可使患者取得完全血液学缓解及融合基因转录本转为阴性，但需要维持治疗。

2. 恶性黑素瘤：基因的检测，使治疗更为精准。

伊马替尼：伊马替尼是针对 KIT 突变的小分子靶向药物，属于酪氨酸激酶受体抑制剂。治疗 c-Kit 基因变异的转移性黑素瘤获得较高疾病控制率。

3. 结节性硬化，TSCI、TSC2 基因突变所致，应用 mTOR 抑制剂依维莫司（everolimus）治疗。

4. 银屑病，多个易感基因变异可用于预测药物疗效，指导临床用药。例如 HLA 区域中 rs610604 与阿达木单抗疗效正相关，rs12191877 及 rs1048554 均与抗 TNF 制剂疗效正相关，而 rs13437088TT 基因型与依那西普疗效负相关。

5. SLE 股骨头坏死，根据个体基因型规避药物的不良反应，SLE 患者常发生激素诱发的股骨头坏死，目前研究发现有两个风险基因 PAI-1 和 ABCB1。4G5G-CC 基因型股骨头坏死发生率高达 57.1%，而 4G4G-CC 基因型也高达 50%，4G4G-CT 基因型也只有 14.3%，5G5G-CT/TT 基因型几乎不发生股骨头坏死。

（七）疗效的精准评估

1. 维罗非尼（BRAFV600E）：Ⅰ期和Ⅱ期临床试验已经证明了其对 BRAFV600E 突变的黑素瘤患者的疗效，有效率为 60%~80%。在 103 个中心共治了 675 例不能手术切除的Ⅲ期或Ⅳ期的黑素瘤患者，维罗非尼组的客观有效率（RR）达到 48.8%（图 10-10）。

2. 伊马替尼（KIT 抑制剂）：中国的一项 43 例 KIT 基因突变的黑素瘤患者Ⅱ期临床研究，接受伊马替尼治疗，显示 6 个月的无进展生存（PFS）率为 36.6%，中位 PFS 为 3.5 个月。虽然有效率不如 BRAFV600E 抑制剂，但其 1 年生存率达到 51.0%，中位总生存期（OS）达到 14 个月，并且获得部分缓解（PR）或病情稳定（SD）患者的中位 OS 为 15 个月，中国黑素瘤诊治指南（2011 版）因此将伊马替尼作为该类患者的Ⅱ类证据推荐（图 10-10）。

（八）药物不良反应的预防

检测等位基因用药前预防，人类白细胞抗原（HLA）可降低严重药物反应的风险。

氨苯砜治疗麻风时，约有 1.0% 的患者会出现氨苯砜超敏反应综合征，死亡率约为 11.1%。HLAB*13:01 是中国人群该综合征的风险因子。HLA 等位基因频率检测，可以预测药疹的发生。

通过检测某些特定基因型，可以避免药品严重不良反应。治疗癫痫的药物卡马西平，人白细胞抗原 HLA-B*1502 等位基因阳性使用该药时容易发生重型大疱型多形红斑等严重不良反应。建议首次服用该药物前进行 HLA-B*1502 检测。

阿巴卡韦是 HIV-1 的核苷逆转录酶抑制剂。阿巴卡韦的使用已被证实与某些患者中的严重甚至致命性超敏反应相关。阿巴卡韦超敏反应（AHR）与主要组织相容性复合物的人类白细胞抗原（HLA）B*5701 存在强相关。HLA B*5701 筛查降低了 AHR 的发生率。目前，市场上已有针对 HLA B*5701 变异的基因检测可用于在处方药物前对阿巴卡韦候选患者进行筛查。

（九）预后的精准判断

BRAF 突变的晚期黑素瘤①标准治疗是联用 BRAF 抑制剂与 MEK 抑制剂（图 10-10），联合治疗较 BRAF 抑制剂单药疗法更有效，2/3 以上的患者获得客观缓解，至进展时间为 10~12 个月，中位 OS 约 25 个月；②RAF 抑制剂对脑转移患者也有效，缓解率 30%~39%，OS 为 8 个月。

KIT 抑制剂：伊马替尼，我国黑素瘤大多为黏膜和肢端型，可检测到 c-kit 基因突变。用伊马替尼（KIT 抑制剂）治疗 43 例中国晚期黑素瘤患者 6 个月的 PFS 率 36.6%，疗效不如 BRAF（图 10-10）。

KIT 基因和 BRAF 基因突变为皮肤黑素瘤的独立预后不良因素。

皮肤病与精准医学概要见表 10-6。

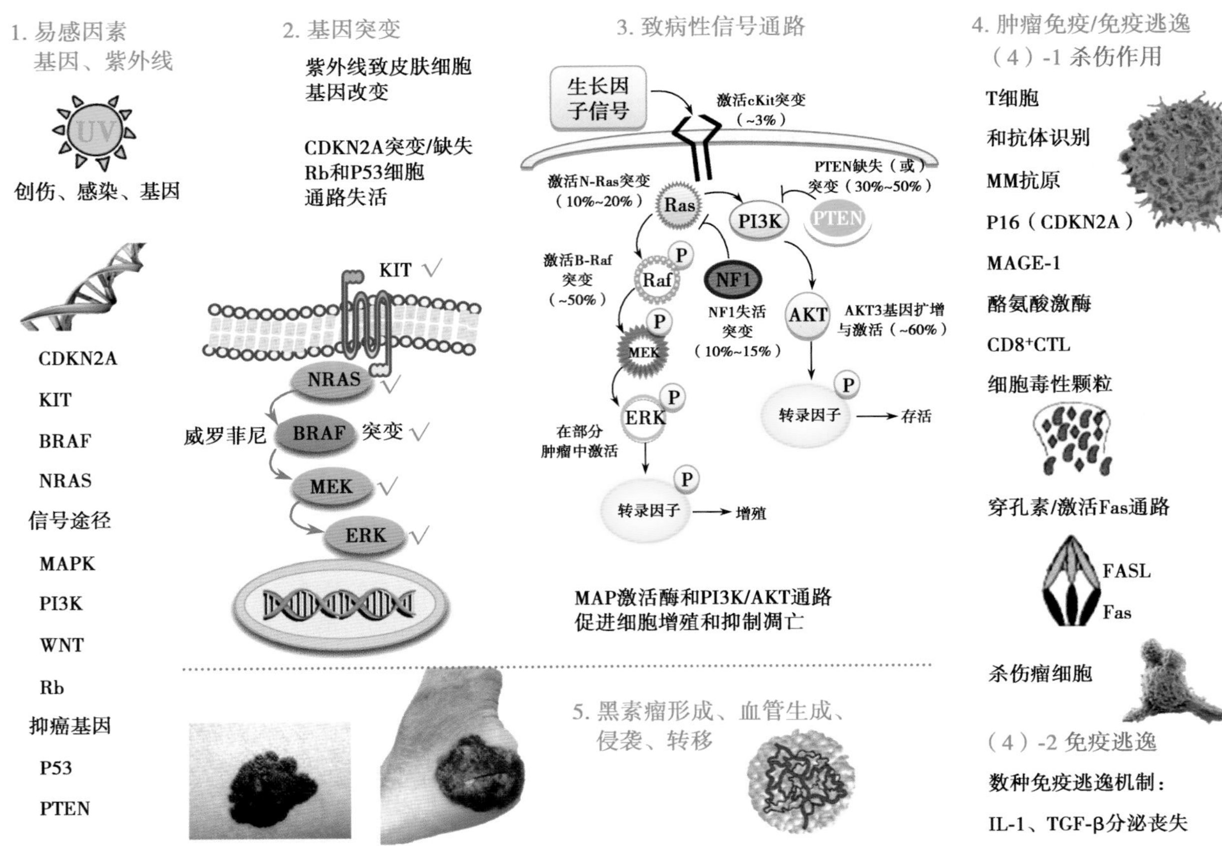

以图 68-47 恶性黑色素瘤发病机制为例说明，针对基因突变，给予靶向治疗。本图用红色√标记的 5 个基因突变点，皆可用基因突变抑制剂治疗，如 KIT，使用其基因突变抑制剂伊马替尼可获高效控制率。图 68-47 恶性黑色素瘤发病机制图中有详细的发病机制阐述，此处仅选用其中的基因突变阐述精准医学的靶向治疗。

图 10-10 举例恶性黑色素瘤的靶向治疗（√标记）

表 10-6 皮肤病与精准医学概要

1. 预测疾病风险 (1) 遗传性血色病：由 HFE 突变基因引起，该基因与染色体 6p 上的 HLA-A 位点紧密连锁。基因突变的纯合子个体铁负荷过重的风险增加 (2) 血色病：患者一级亲属应该进行 C282Y 和 H63D 突变检测预测其患病的风险 (3) 其他：通过全基因组关联研究（GWAS）发现大量的麻风、银屑病、SLE 易感基因可预测发病风险 银屑病，特应性标志，INF816（19q13.14） 基底细胞癌，PTCH 基因
2. 疾病的精准诊断 (1) 急性间歇性卟啉病：家族 HMBS 杂合性突变检测能为无症状家族成员做出诊断 (2) 红细胞生成卟啉病，X 连锁铁幼粒细胞性贫血。通过红细胞 ALAS2 基因突变的检测以确诊蕈样肉芽肿（MF），TOX，早期诊断 MF 可排除鉴别该患者的肝病的存在
3. 疾病的精准分类　嗜酸性粒细胞增多综合征检测 FIPIL1-PDGFRA 融合基因，阳性——骨髓增生性（m-HES）；阴性——淋巴增生性（L-HES）
4. 疾病的鉴别诊断　血色病中的肝病诊断：凡经 C282Y 突变的基因检测
5. 基因纠正治疗　大疱性表皮松解症，LAMB3 基因修正后植回患者双腿，可使皮肤恢复正常
6. 药物精准治疗　嗜酸性粒细胞增多综合征（骨髓增生型）融合基因（+），选用伊马替尼精准
7. 疗效精准评估　黑素瘤 BRAF 突变，选用维罗非尼（BRAF 抑制剂）有效率 60%~80%，我国 BRAF 变异率为 26%，作为一类证据推荐（图 10-10）
8. 预后精准判断　黑素瘤 KIT 基因突变者，用伊马替尼（KIT 抑制剂），6 个月 PFS 率 36.6%
9. 药物反应预防　HLA 等位基因频率检测，如卡马西平 HLA-B*1502 基因，规避重症药疹（图 10-10）

（吴志华　顾恒　颜艳　马慧群　郭义龙　刘栋　许敏鸿　杨蓉娅　吴江　朱团员）

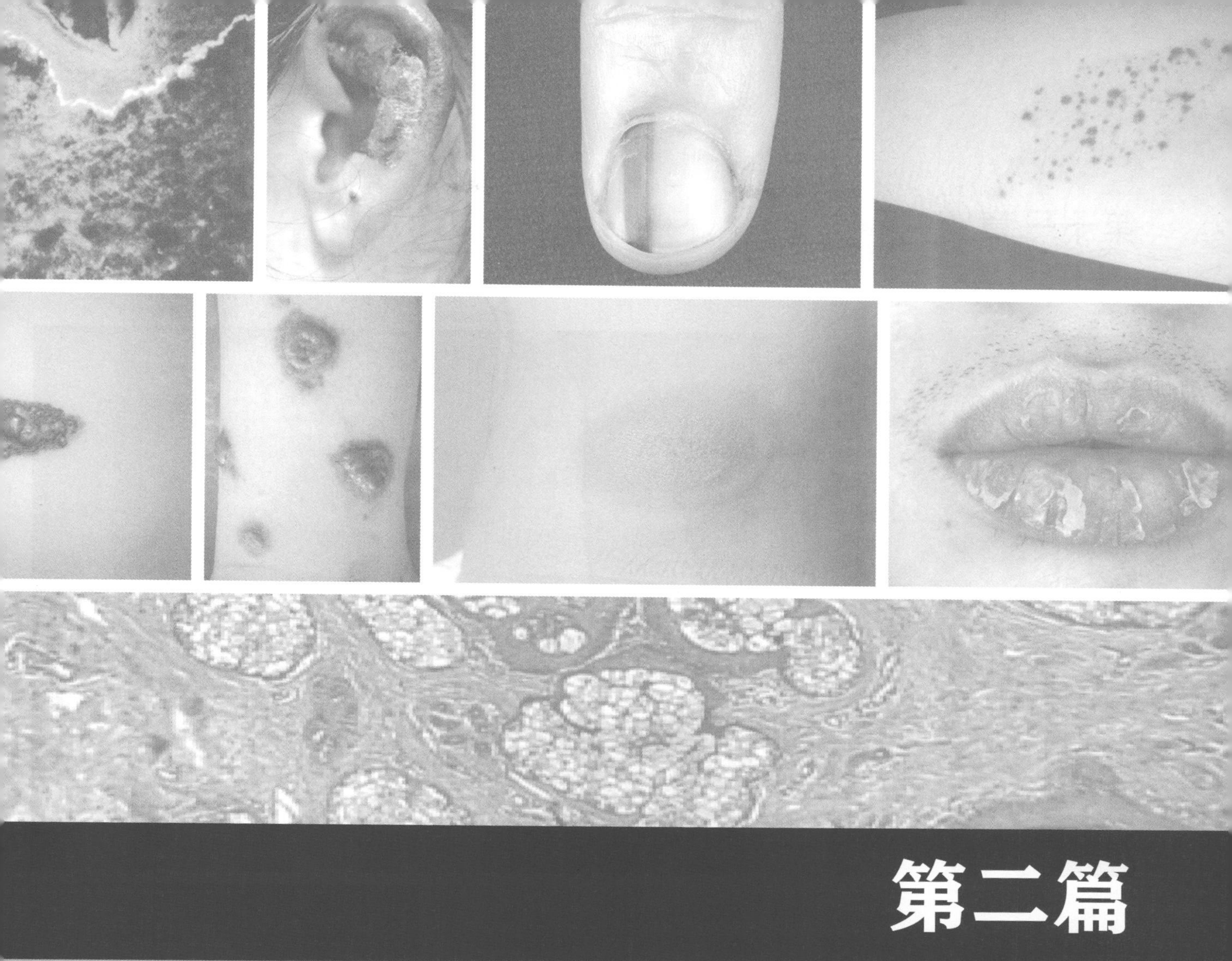

第二篇

感染性皮肤病

第十一章

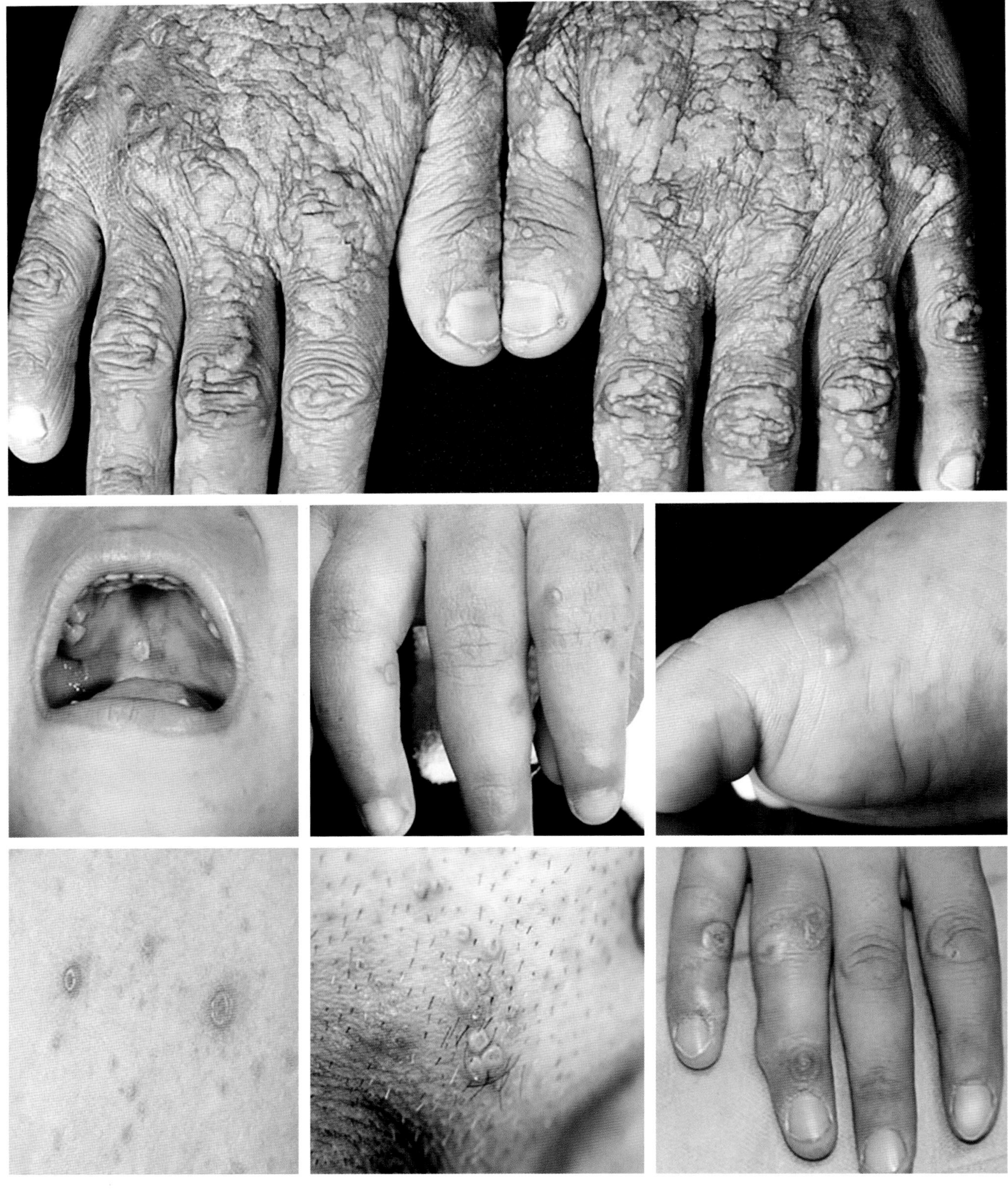

第十一章

病毒及立克次体感染性皮肤病

第一节　病毒感染

引起皮肤、黏膜病毒感染的病毒(virus)是在活细胞内专一性寄生的非细胞型微生物。病毒在自然界分布非常广泛,可在人、动物、植物和真菌的细胞中寄居并引起感染。病毒与人类疾病的关系极为密切,人类传染病约75%由病毒所致。

(一)病毒形态

1. 病毒形态的多样性　不同病毒形状不同,但多数呈球形和近似球形,少数为子弹形、砖块形。噬菌体(细菌病毒)呈蝌蚪形,而植物病毒多数为杆状。大部分病毒的形态较为固定,但有些病毒则具有多形性,如正黏病毒形状可呈球形、丝状和杆状。

2. 病毒的结构　病毒体的主要结构是由核心(core)和衣壳(capsid)构成的核衣壳(nucleocapsid),有些病毒的核衣壳外部还有包膜(envelope)包裹。

(二)病毒的增殖

病毒缺少增殖所需的酶系统、能量和许多原材料。病毒严格的寄生性决定了它必须在活细胞内进行生命活动和增殖。病毒的增殖不是二分裂方式,它是以其基因组为模板,在DNA多聚酶或RNA多聚酶以及其他必要因素的作用下,经过复杂的生化合成过程,复制出的病毒基因组。病毒基因组则经过转录、翻译过程,产生大量病毒蛋白质,再经过装配,最终释放出子代病毒。

(三)病毒的遗传和变异

作为生命体,病毒也有遗传性和变异性。最早发现的病毒变异是病毒性状的变异,如毒性、抗原性、抵抗性、依赖性和空斑变等。传统遗传学就是利用不同表型的病毒株之间遗传物质交换来分析病毒基因的生物学功能。随着分子遗传学的兴起,人们对病毒的遗传和变异有了更深入的认识。病毒基因组的差异决定了病毒的生物学性状不同,也决定了病毒遗传变异的机制。

(四)病毒的分类

国际病毒分类委员会(international committee on taxonomy of viruses,ICTV)定期对病毒的分类进行重新修订。现在,ICTV重视病毒与细胞的相互作用,特别对病毒的复制、转录、翻译和生物合成予以关注。第一次把病毒分为三大组:DNA病毒、RNA病毒、DNA和RNA反转录病毒(包括DNA病毒中的嗜肝病毒科)。

一、疱疹病毒感染

人类疱疹病毒(human herpes viruses,HHV)分为三个亚类:α、β和γ疱疹病毒。病毒均包含一个线性双链DNA核心和直径100~110nm的二十面体衣壳,其表面封包糖蛋白刺突。疱疹病毒感染一般经历原发感染、潜伏和病毒再激活的序贯过程。

1. 八种人类疱疹病毒　目前已发现的人类疱疹病毒有8种(表11-1)。它们具有以下共同特征:①结构相似,成熟病毒体呈球形,直径120~200nm。核心含有线性双链DNA;衣壳呈二十面体立体对称,衣壳外有一层均质的皮层(tegument)围绕,最外层为脂质包膜。②病毒在细胞核内复制和装配,释放时导致细胞裂解。③病毒基因可特异性编码产生多种参与核酸代谢的酶类,如胸苷激酶(thymidine kinase,TK)和DNA多聚酶。上述两种酶同时也是抗病毒化学药物的作用靶点。

表 11-1 人疱疹病毒所致的主要疾病

亚科	人类疱疹病毒（HHV）	儿童	成人	免疫受损者
α- 疱疹病毒	HHV-1 单纯疱疹病毒 1 型	口内炎	单纯疱疹 角膜炎 多形红斑	播散
	HHV-2 单纯疱疹病毒 2 型		原发性生殖器疱疹 复发性生殖器疱疹	播散
	HHV-3 水痘 - 带状疱疹病毒	水痘	带状疱疹	播散
β- 疱疹病毒	HHV-5 巨细胞病毒	先天性疾病		肺炎 视网膜炎 胃肠道炎症
	HHV-6 人类疱疹病毒 6 型	幼儿急疹、玫瑰糠疹		肺炎
	HHV-7 人类疱疹病毒 7 型	幼儿急疹、玫瑰糠疹		
γ- 疱疹病毒	HHV-4 EB 病毒		传染性单核细胞增多症 Burkitt 淋巴瘤 鼻咽癌	淋巴瘤
	HHV-8 人类疱疹病毒 8 型		Kaposi 肉瘤	Kaposi 肉瘤

④疱疹病毒可在体内不同部位潜伏和感染，这是疱疹病毒感染的重要特征之一。

2. 感染范围　大多数疱疹病毒在人群中感染广泛，可引起临床多种疾病，尤其在免疫低下人群中易引起严重感染。HSV-1 主要感染人的口腔、皮肤黏膜、眼黏膜及中枢神经系统，引起龈口炎、唇疱疹、咽炎、角膜结膜炎和疱疹性脑炎；HSV-2 通常为性传播，引起生殖器疱疹和新生儿疱疹。CMV 导致先天性巨细胞包涵体病或胎儿先天性畸形，在免疫缺陷人群中引起严重感染。EBV 是传染性单核细胞增多症的病原体，与 B 细胞淋巴瘤、鼻咽癌等恶性肿瘤的发生有关。HHV-6 导致幼儿急疹，也是器官移植者合并感染最为重要的病毒之一。HHV-8 是 AIDS 患者卡波西肉瘤（Kaposi sarcoma，KS）的致病因子。HHV-7 原发感染与疾病的关系目前尚不明。

3. 感染类型　各种疱疹病毒的复制过程较为相似。疱疹病毒基因转录主要在宿主细胞的 RNA 聚合酶Ⅱ的控制下完成。疱疹病毒感染宿主细胞后，可引起多种感染类型。

(1) 显性感染（apparent infection）：初次感染（原发感染）疱疹病毒，少数人可表现为显性感染，主要见于小儿和无特异性免疫力者。病毒大量增殖并导致细胞破坏，出现临床症状。

(2) 潜伏感染（latent infection）：指原发感染（primary infection）后少数病毒不被清除，以非活化状态存留于机体内。病毒不增殖，也不破坏细胞，与宿主细胞处于暂时平衡状态。一旦病毒被再激活（reactivation），可转为显性感染，疾病复发。不同的疱疹病毒其体内潜伏部位不同，如 HSV-1 主要潜伏于三叉神经节、HSV-2 潜伏于骶神经节，而 EBV 则主要潜伏于 B 淋巴细胞内。

(3) 整合感染（integration）：病毒基因组的一部分整合于宿主细胞的 DNA 中，导致细胞转化。这种作用与某些疱疹病毒（如 EB 病毒）的致癌机制有关。

(4) 先天性感染（congenital infection）：某些疱疹病毒（如 HCMV、HSV）经胎盘感染胎儿，可引起先天性畸形。

（一）单纯疱疹

内容提要

- HSV1 型和 HSV2 型终生感染，复发率不定。
- 原发性和复发性 HSV1 型（口唇、口周、鼻周）和 HSV2 型（生殖器区域）。
- 典型皮损为红斑基础上出现成簇的水疱，疼痛，出现溃疡，上方被覆痂。

单纯疱疹（herpes simplex）系单纯疱疹病毒（herpes simplex virus，HSV）引起的皮肤黏膜感染。HSV-1（人类疱疹病毒 HHV-1）主要经呼吸道、消化道或受损的皮肤黏膜传播，HSV-2（人类疱疹病毒 HHV-2）则主要经过性接触传播，新生儿可经产道感染。HSV 感染持续终身。

1. 病因与发病机制

(1) 病原：单纯疱疹病毒（HSV）是双链 DNA 病毒，有一个复杂的衣壳蛋白和糖蛋白包膜。基因长度为 152kb，共 34 个基因，能编码 70 多种多肽。临床上根据抗原性的差异将 HSV 分为 1 型和 2 型，二者 DNA 有 50% 的同源性。法国研究者在 13 例西方和中非人体内发现了 HSV-2 的变种 HSV-2v，经基因测序发现 HSV-2v 的 UL30 基因序列发生了高度变异，原因可能是 UL30 与猩猩疱疹病毒发生了基因重组。

(2) 发病机制

1) HSV 免疫：单纯疱疹病毒感染人体后能激发人体固有和获得性免疫应答，包括固有免疫细胞、细胞因子和 T 淋巴细胞都参与病毒的清除；宿主细胞还可通过启动凋亡机制抑制单纯疱疹病毒的复制及扩散。但是在某些情况下，该病毒都能通过潜伏感染和某些机制逃逸免疫细胞的清除，这也是单纯疱疹病毒不能根除的重要原因。

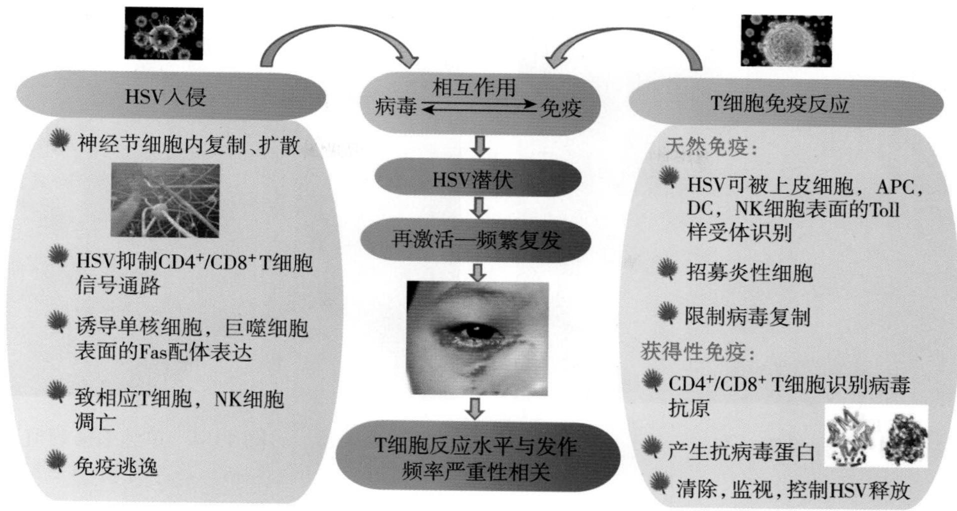

图 11-1 单纯疱疹感染发病机制

HSV. 单纯疱疹病毒；APC. 抗原提呈细胞；NK. 自然杀伤细胞；DC: 浆细胞样树突细胞。

2）入侵与潜伏：HSV 原发感染后（图 11-1），机体很快产生特异性免疫，能将大部分病毒清除而使症状消失。但少数病毒可长期潜伏在神经节中的神经细胞内，与机体处于相对平衡状态。HSV-1 的潜伏场所是三叉神经节和颈上神经节，而 HSV-2 潜伏于骶神经节。潜伏相关转录体（LAT）：不但在 HSV 的潜伏与激活中起作用，还与 HSV-1 和 HSV-2 在不同神经元亚型中建立潜伏的能力相关。HSV-1 主要潜伏于 $A5^+$ 神经细胞中，也可终身潜伏于脑干组织和角膜中；而 HSV-2 主要潜伏于 $KH10^+$ 神经元中。

3）潜伏再激活：潜伏状态不产生病毒蛋白，宿主不能识别。当机体过度疲劳、发热、月经及应用免疫抑制制剂时，潜伏的 HSV 被激活而发病，发病往往与后发感染是在同一部位。

4）免疫逃逸机制：HSV-1US3 蛋白通过抑制 T 细胞白细胞介素 2 的转录和表达，逃逸宿主的免疫应答。HSV-2 的早期蛋白 US1 能够结合宿主细胞 DNA 中的 IFN 调节因子 3 的 DNA 结合域，抑制 IFN 调节因子 3 与 IFN-β 启动子的结合，抑制 IFN-β 的分泌，US1 的第 217-414 氨基酸序列在此过程中起作用。

5）病毒释放：皮肤黏膜周期性释放病毒，无论有无皮损皆可释放病毒，所释放的病毒可传播给新宿主。

2. 临床表现 临床分型 ①原发型：可有发热（体温高达 39℃左右）、周身不适，局部淋巴结肿大，病程 7~10 天。②复发型：本病可能被日光、发热、月经、怀孕、HIV 感染、精神压力及局部损伤所诱发。口面部疱疹复发率为 16%~45%，而生殖器疱疹复发率为 50%~65%。生殖器部位 HSV-2 及口面部 HSV-1 常反复发作，但频率随时间延长逐渐减少。复发的临床症状较轻，病程短。

潜伏期 2~12 天，平均 6 天，几乎所有的内脏或黏膜表皮部位都可分离到 HSV。首次出现的 HSV 疾病，特别是初次感染（即首次感染 HSV-1 或 HSV-2，此时宿主急性期血清中无 HSV 抗体）常伴有全身症状，可累及黏膜及黏膜外部位（表 11-2）；两种亚型病毒均可引起生殖器及口唇感染，在临床上很难区分。但是此后发生的感染复发，受解剖部位及病毒型别的影响。生殖器 HSV-2 感染较 HSV-1 感染的复发率高 8~10 倍。反之，口唇 HSV-1 感染较 HSV-2 感染更易复发。

表 11-2 HSV 感染临床病谱

口 - 面感染 HSV 口齿炎 HSV 咽炎 Kaposi 水痘样疹 湿疹性疱疹（特应性皮炎者） HSV 相关多行红斑 面神经麻痹
生殖器感染（见第 17 章性病及相关性疾病）
疱疹性甲沟炎（瘭疽）
角斗士疱疹 喉、面和手及摔跤皮肤损伤 HSV 感染
眼疱疹 单纯疱疹性角膜炎 角膜性眼盲 脉络膜视网膜炎
中枢和外用神经系统感染 单纯疱疹性脑炎 三叉神经支配区感觉减退 前庭功能受损
内脏感染 单纯疱疹性食管炎 单纯疱疹性肺炎 关节炎
新生儿 HSV 感染 内脏 HSV 感染 中枢神经系统感染

（1）皮肤疱疹：好发于皮肤和黏膜交界处，以眼角（图 11-2）、唇缘（图 11-3）、口角、鼻孔、周围等处多见。初起局部皮肤发痒、灼热或刺痛，进而充血、红晕，后显出米粒大小水疱，几个或几十个小疱聚成一簇，但互相间少融合；同时可发 2~3 簇。疱液清、壁薄易破，2~10 天后干燥结痂，脱痂后不留瘢痕。

原发者可有发热（体温高达 39℃左右）、周身不适、局部淋巴结肿大，病程 7~10 天。

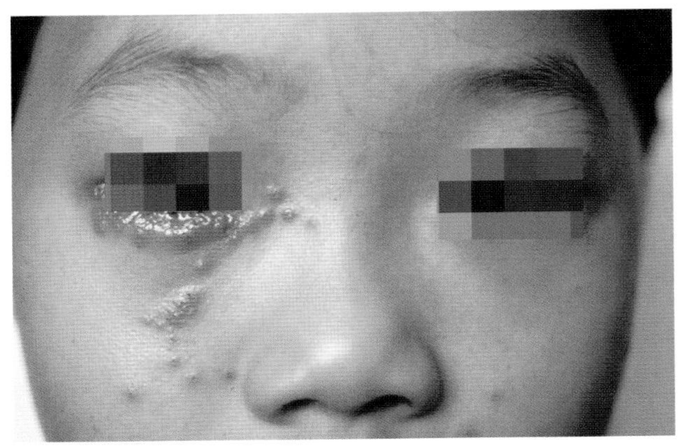

图 11-2 单纯疱疹(1)

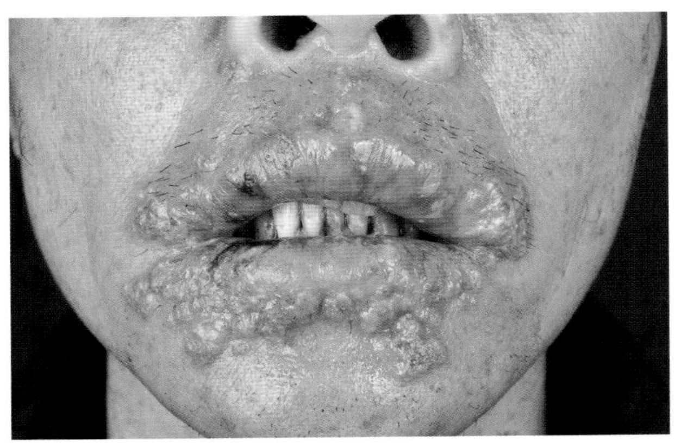

图 11-3 单纯疱疹(2)

疱疹继发感染则呈脓疱样或湿疹样,病程延长且预后可留有瘢痕。

(2) 口腔疱疹:齿龈口腔炎、溃疡性咽炎,多为 HSV-1 原发感染,儿童与青年人多见,口腔前部、后部、或舌部有数个疱疹或浅在溃疡,直径 2~3mm 大小,淡黄色,周围红晕,甚至累及硬腭、软腭,牙龈红肿、疼痛,可波及食管引起食管炎。发热,颈淋巴结常肿大,病程 3~14 天。HSV 性咽炎在临床上很难与细菌性咽炎、支原体感染及非感染性咽部溃疡(如重症多形红斑)相区别。

三叉神经节内 HSV 复活致使发生无症状地从唾液中排出病毒、口腔黏膜溃疡、唇周或面部疱疹性溃疡。大约 50%~70%HSV 抗体阳性患者在行三叉神经根减压术后、及 10%~15% 患者在拔牙术后平均三天左右会发生口 - 唇 HSV 感染。

免疫抑制患者的感染可扩展到黏膜内及表皮深层。持续性溃疡性 HSV 感染是 AIDS 患者最常见表现之一,特应性皮炎患者也可发生严重的口 - 唇 HSV 感染(湿疹性疱疹),病变迅速累及大面积皮肤,多形红斑也可能与 HSV 感染有关,有证据表明约 75% 的多形红斑由 HSV 感染诱发,对严重的 HSV 相关性多形红斑患者可长期口服阿昔洛韦作抑制性治疗。

(3) 疱疹性瘭疽(herpetic whitlow):手指的 HSV 感染是原发性口或生殖器疱疹的一种并发症,病毒可经手指上皮破损处进入或由于职业及其他原因而直接进入手内。临床表现为

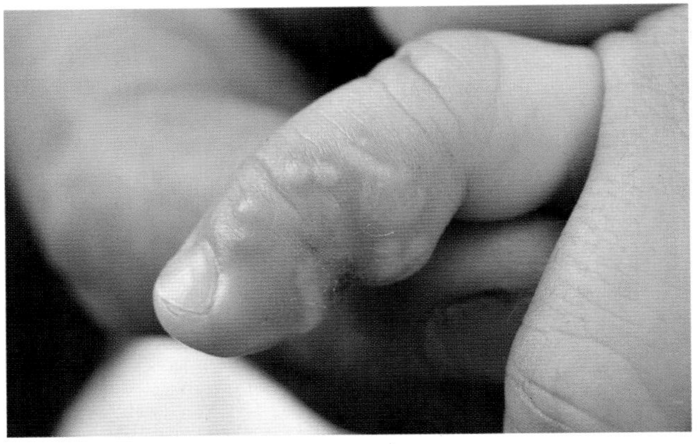

图 11-4 单纯疱疹瘭疽

感染的手指突发水肿、红斑、局部压痛、水疱和脓疱(图 11-4),常出现发热、肘窝和腋窝淋巴结炎。可有感染复发。

(4) 眼疱疹:表现为一种急性角膜结膜炎,多为单侧性,初起眼睑红肿、疼痛、视觉模糊,继而出现小疱(滤泡性结膜炎),约 2/3 侵犯角膜,表现为树枝状或葡萄状角膜溃疡。原发者常伴有耳前淋巴结肿大和疼痛,反复发作者可导致角膜混浊及视力障碍。在新生儿和 AIDS 患者中,可发生脉络膜视网膜炎。局部应用糖皮质激素可加重症状并累及眼深层结构,而局部应用抗病毒药或干扰素可加快愈合。

(5) 中枢及外周神经系统的 HSV 感染:急性脑炎 95% 以上由 HSV-1 引起,初发性(约 30%)或复发性(约 70%)感染,年龄分布在 5~30 岁和 50 岁以上两个高峰,HSV-2 可引起新生儿急性脑炎,临床表现多呈暴发性或急性发作,发热、头痛、呕吐、意识障碍和抽搐,常有颞叶受损表现,如性格改变、行为异常、幻觉和失语等。发病 10 天以上,大多数 HSV 脑炎患者脑脊液和血清中 HSV 抗体增高。病情大多严重,病死率 30%~50%,抗病毒治疗可减少 HSV 脑炎的死亡率,幸存者常有神经系统后遗症。

急性脑膜炎、脊髓炎和神经根炎亦可因原发性或复发性 HSV 感染引起。HSV 脑膜炎常与初次生殖器 HSV 感染有关。HSV 脑膜炎是一种急性自限性疾病,表现为头痛、发热及轻度畏光,持续 2~7 天。脑脊液中淋巴细胞增多是其特点。神经系统后遗症罕见。与 HSV 复活相关的非化脓性脑膜炎的复发也可发生。

(6) 播散性感染:播散性 HSV 感染常见于免疫功能缺陷者,如妊娠或新生儿,也见于皮肤有损伤者如烧伤及湿疹,不过也有正常人中发生的病例报道。播散性感染可累及皮肤黏膜和内脏,原发性生殖器疱疹不常发生皮肤黏膜播散。内脏 HSV 感染通常由病毒血症所致,且常累及多个器官。有时 HSV 感染临床上仅累及食管、肺脏或肝脏。

1) 食管炎:可由口咽 HSV 感染直接扩展而致,或 HSV 复活并经迷走神经而播散到食管黏膜。症状是吞咽疼痛、吞咽困难、胸骨后疼痛及体重下降。食管黏膜可出现多发性卵圆形溃疡,其红斑样基底覆盖有或无小片状白色假膜,最常累及远端食管。

2) 肺炎:HSV 肺炎并不常见。疱疹性气管支气管炎扩散到肺实质则引起 HSV 肺炎,通常是局灶性坏死性肺炎。病毒也可经血播散到肺脏而导致双侧间质性肺炎。

3）肝炎：肝脏 HSV 感染可表现为发热、胆红素与血清转氨酶突然升高以及白细胞减少，也可出现弥漫性血管内凝血。

4）其他：包括单关节的关节炎、肾上腺坏死、特发性血小板减少症以及肾小球肾炎。免疫受抑制可波及其他内脏器官，孕妇的HSV感染能引起播散并可能与母亲和胎儿的死亡有关。

（7）新生儿 HSV 感染：新生儿内脏和中枢神经系统感染发病率最高。如不进行治疗，70% 以上的新生儿疱疹将会播散或引起中枢神经系统感染，新生儿疱疹病死率将达 65%。新生儿 HSV 感染中约 70% 由 HSV-2 所致，皆因出生时接触生殖道分泌液而被感染。但是先天性感染常是原发性 HSV 感染的母亲在孕期传播给胎儿的。新生儿 HSV-1 感染通常发生在出生后，是与口 - 唇 HSV-l 感染的家庭成员直接接触或院内感染所致。新生儿 HSV 感染包括：①皮肤、眼及口腔疾病；②脑炎；③播散性感染。生后 4~7 天出现发热、咳嗽、气急、黄疸、出血倾向、抽搐、肝脾肿大、皮肤及口腔疱疹、发绀及意识障碍，常在生后 9~12 天死亡；尸检可见肝、肺、脑、消化道、肾上腺、脾等有播散性疱疹病变。抗病毒治疗可使新生儿疱疹病死率降到 25%，但其发病率（特别是婴儿中枢神经系统 HSV-2 感染率）仍很高。

3. 实验室检查　单纯疱疹疱底刮片见多核巨细胞（图 11-5），详见性传播疾病　生殖器疱疹。

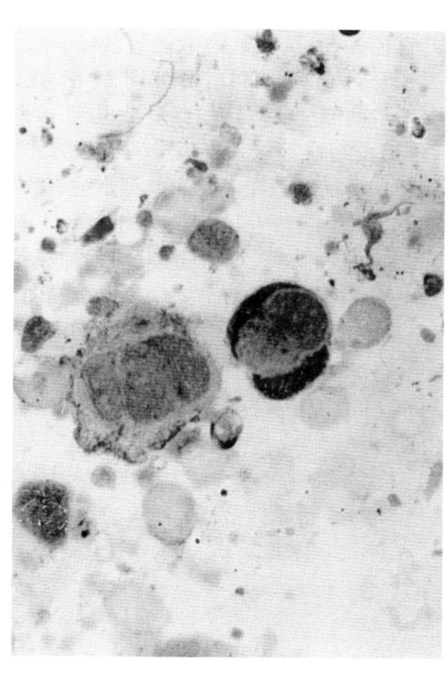

图 11-5　单纯疱疹
疱底刮片见多核巨细胞。

4. 诊断　依据病史，典型皮疹，集簇性水疱，好侵犯皮肤与黏膜交界处，自觉灼热和瘙痒，易复发。必要时可作疱液涂片、培养、接种、免疫荧光检查和血清抗体测定等。有病毒分离出即可明确诊断。

5. 鉴别诊断

（1）带状疱疹：带状疱疹疼痛明显，发生于一侧的神经分布区，无反复发作史。

（2）脓疱疮：单纯疱疹结痂期应与脓疱疮鉴别。

（3）其他：有手足口病、水痘、阿弗他口炎、多形红斑（表 11-3）。

6. 治疗　缩短病程，防止继发感染和并发症（表 11-4）。

支持及对症治疗　对全身性严重感染者，应积极抢救处理。对皮肤黏膜感染，阿昔洛韦和其类似物泛昔洛韦、伐昔洛韦是主要治疗药物。泛昔洛韦、伐昔洛韦其生物利用度比阿昔洛韦高。

（1）局部治疗：皮肤外用 3% 阿昔洛韦软膏，1% 喷昔洛韦乳膏或 0.1%~0.5% 疱疹净（碘苷）溶液滴眼，1% 西多福韦乳膏和三氟胸苷软膏，干扰素 -β 凝胶。咪喹莫特和雷西莫特（resiquimod）其诱导细胞因子释放，增强抗病毒作用，局部使用防晒霜可防治口唇单纯疱疹。

（2）系统治疗：严重者可用阿昔洛韦（acyclovir，ACV）200mg，5 次 /d，或 400mg，3 次 /d，初次发病，连用 7~10 天，复发，连用 5 天。伐昔洛韦（valacyclovir，ACV）和泛昔洛韦（famciclovir，FCV）7~10 天（表 11-4）。

单纯疱疹性脑炎：静脉阿昔洛韦（10mg/kg，每 8 小时 1 次或 30mg/kg，每天 1 次）疗程 10 天。

新生儿 HSV 感染：阿昔洛韦［60mg/（kg·d），分 3 次给予，每 8 小时 1 次］。推荐疗程 21 天。

HSV 相关多形红斑：口服阿昔洛韦（400mg/ 次，每天 2~3 次）能抑制多形红斑。

耐阿昔洛韦 HSV：①膦甲酸钠是 FDA 唯一批准的治疗耐阿昔洛韦 HSV 的药物，用于耐阿昔洛韦的单纯疱疹。膦甲酸钠 40mg/kg，每 8 小时一次，静脉输注直至皮损消退。胃毒性大。②西多福韦（静滴），是治疗耐阿昔洛韦 HSV 的药物，并经 CDC 推荐，其副作用小。

HIV 感染者：严重者需要静脉给予阿昔洛韦，如皮损持续存在，应考虑阿昔洛韦耐药，给予膦甲酸钠。

（3）其他药物：阿糖腺苷（静滴）、干扰素、白介素 -2 酌情选用。

（4）预防：口服阿昔洛韦可预防复发，单纯疱疹（Ⅰ型、Ⅱ型）灭活疫苗皮下注射预防单纯疱疹复发。

7. 病程与预后　口唇疱疹未经治疗自然病程为 1~2 周。抗病毒治疗不能清除体内潜伏的 HSV，故不能防止复发。

表 11-3　HHV-1 与 HHV-2 的分型和鉴别诊断

人类疱疹病毒	分型	鉴别诊断
单纯疱疹病毒 1（HSV-1）（HHV-1）	α- 疱疹病毒亚科	口腔疱疹：疱疹性咽峡炎，溃疡性口炎，Stevens-Johnson 综合征，咽炎（如 EB 病毒引起），口腔念珠菌病，继发于化疗的黏膜炎
单纯疱疹病毒 2（HSV-2）（HHV-2）	α- 疱疹病毒亚科	生殖器疱疹：外伤，硬下疳（一期梅毒），阿弗他溃疡，软下疳，腹股沟肉芽肿，性病性淋巴肉芽肿

表 11-4 单纯疱疹分类治疗

疾病	药物和剂量
单纯病毒感染	喷昔洛韦：1% 乳膏，q2h×4d 伐昔洛韦：1.5g，p.o .qd×1d 泛昔洛韦：2g，p.o.，b.i.d.×1d
口咽单纯疱疹（复发性）	阿昔洛韦：200mg，p.o.，5/d×10d 或 400mg，p.o.，t.i.d.×10d 伐昔洛韦：1g，p.o.，b.i.d.×10d 泛昔洛韦：250mg，p.o.×10d
新生儿疱疹	阿昔洛韦：10mg/kg，i.v .，q8h×10~21d
HIV 感染者的慢性抑制	阿昔洛韦：400~800mg，p.o.，b.i.d. 或 t.i.d. 伐昔洛韦：500mg，p.o.，b.i.d. 泛昔洛韦：500mg，p.o.，b.i.d.
阿昔洛韦抵抗的免疫抑制患者	福米西多：40mg/kg，i.v.，q8~12h×2~3 周（或至皮损完全消失） 西多福韦：1% 乳膏，qd×2~3 周

（二）水痘

内容提要

- 水痘 - 带状疱疹病毒原发性感染（飞沫和直接接触）可导致水痘，潜伏感染的再发则引起带状疱疹。
- 临床检查可见脓疱、结痂以及痂脱落后遗留的粉红色凹陷。

水痘（varicella）是由水痘 - 带状疱疹病毒（varicella-zoster virus，VZV）、人类疱疹病毒 3（HHV-3）所致的疾病。水痘有高度传染性，多见于儿童，特征性表现是躯干部散在的水疱。主要由呼吸道呼出飞沫在空气中传播。水痘主要在冬春季节出现。人对水痘的免疫常持续终生。

流行病学：

VZV 的基因型分布具有密切的地理相关性，不同基因型的毒株在各个国家和地区的分布不同。J 型主要分布于日本、朝鲜、蒙古等亚洲国家。M1、M2 型主要分布在热带和亚热带。E 型主要分布在温带、欧美等国家。中国 VZV 分离株基因型的报道也逐渐增多，主要为 J 型。西藏基因呈多样型，J1 型、A1 型、A2 型。新疆屈园园、杨洪、普雄明报道 120 份 VZV 分离出 J 型 79 株，M1 型 40 株和 E 型 1 株。

VZV 基因组保守，为 124 884bp 的线状双链 DNA，包含 71 个开放读码框，病毒株间的差异小于 0.2%，但是不同毒株间在基因序列上却存在差异，因此从基因学上探索不同毒株间的差异及基因分型对水痘 - 带状疱疹病毒疫苗的研究及 VZV 感染的控制具有重要意义。

水痘减毒活疫苗预防接种显著降低了水痘和带状疱疹后遗神经痛发生率，但水痘疫苗不能提供 100% 的保护，约 5% 儿童和 10% 成人仍有可能感染 VZV，其中由疫苗株引起的占 40%，称为“突破”感染，这些感染者的临床表现比野生毒株所引起的轻得多。因此在广泛使用减毒活疫苗的同时，有必要检测水痘和带状疱疹病例中 VZV 毒株是否由疫苗引起。

在新疆地区也出现了疫苗的“突破”感染，这种突破由野生株所引起，新疆对这 2 例发生疫苗突破感染的患者进行临床资料分析，发现其临床症状与未接种疫苗的水痘患者无明显差别。因为水痘突破病例的临床特征通常表现为症状轻、皮损少于 50 个，较少有发热症状出现，无严重并发症发生。新疆所研究的带状疱疹均为野生株感染所致。为水痘及带状疱疹的防治提供理论依据的临床参考。

1. 病因与发病机制

（1）入侵与发病：VZV 经呼吸道侵入人体，首先在呼吸道黏膜细胞中繁殖复制，然后进入血液和淋巴液，在单核 - 巨噬细胞系统内再次增殖后释放进入血流，引起病毒血症。病毒相继侵入皮肤和内脏引起病变而发病。当人体特异抗体出现后，病毒血症消失，症状随之好转。VZV 侵入人体，仅有 30% 会发生水痘。

（2）激活 - 发生带状疱疹：儿童初次感染水痘时，病毒可以从皮肤感觉神经纤维向心传入脊髓背侧神经根和三叉神经节的神经细胞内，形成慢性潜伏性感染。随着年龄增长，机体细胞免疫水平下降，带状疱疹发生率增高。

2. 临床表现

潜伏期：通常为 14~17 天，10~23 天。前驱期低热及乏力。于出疹前 1~2 天发生。

出疹期：有以下特点①皮疹初为小的红色斑丘疹，1~2 天后变成疱疹，直径 3~5mm，初起疱液透明，1~2 天变成浅黄色，周围红晕，3~5 天后疱疹呈脐样凹陷（图 11-6），逐渐结痂，数日痂皮脱落，不留瘢痕。②皮疹相继分批出现，故同时可见到红斑、丘疹、疱疹及结痂等。③皮疹呈向心性分布，头面躯干皮疹密集，四肢发疹稀疏散在。④非典型水痘有大疱型、出血型、坏疽型（图 11-7）。⑤新生儿水痘（图 11-8）。

系统损害：水痘性肺炎、水痘脑炎、细菌肺炎等。其他并发症有心肌炎、角膜损害、肾炎、关节炎、出血倾向、急性肾小球肾炎及肝炎。

3. 实验室检查　可取水疱疱液作 Tzanck 涂片，涂片可见多核气球状细胞和细胞内特征性包涵体；PCR 检查可扩增出水痘 - 带状疱疹病毒。

VZV 抗原检测：取疱液或溃疡刮取物，涂片，直接荧光抗体法（DFA）检测 VZV 特异性抗原。

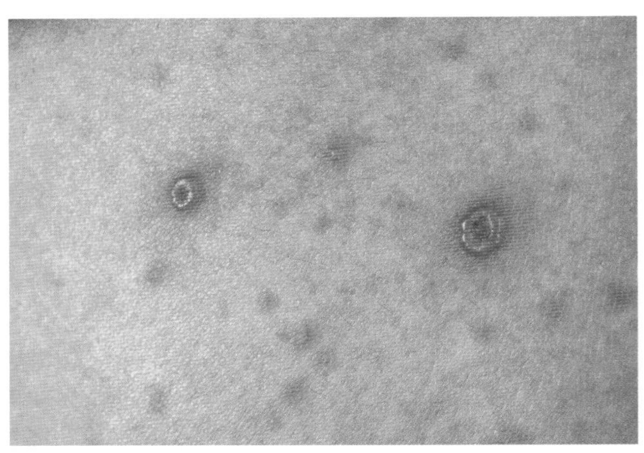

图 11-6 水痘
水疱中央见脐凹。

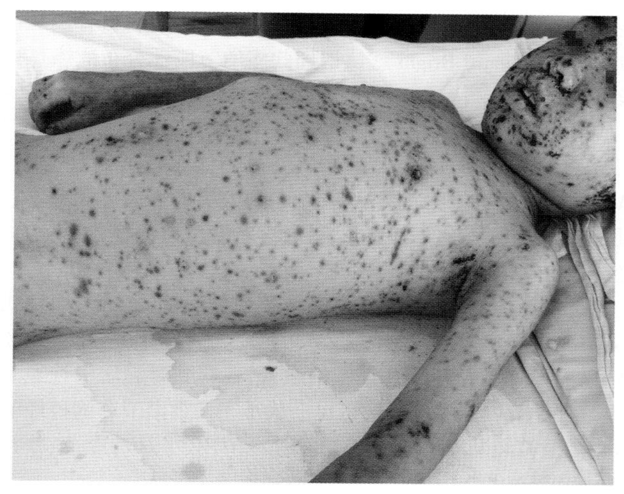

图 11-7 出血坏疽性水痘

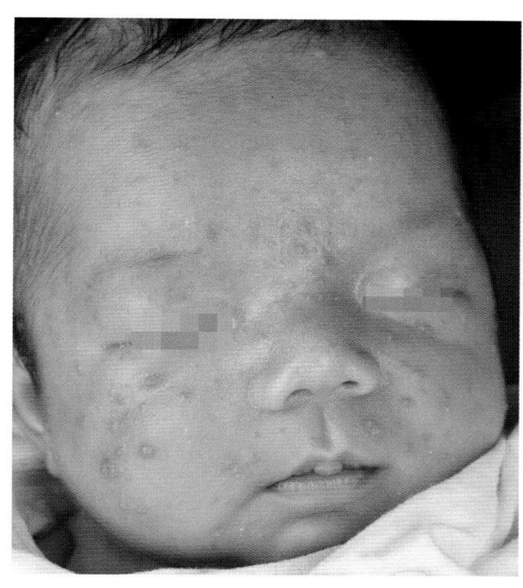

图 11-8 新生儿水痘

4. 诊断 依据流行病学史、特征性皮损及向心性分布，结合流行病学史即可做出诊断。实验室检查，有助于诊断。

5. 鉴别诊断 本病需与丘疹性荨麻疹、手足口病、播散性单纯疱疹、疱疹样湿疹、播散性带状疱疹、小囊泡病毒疹(ECHO、柯萨奇病毒)、急性苔藓样糠疹、立克次痘疹、疱疹性湿疹、肠道病毒感染、脓疱疮、天花及牛痘鉴别。

6. 治疗 阻止病毒复制、减轻病毒血症的毒性，改善皮肤和全身症状，免疫功能正常的儿童和成人水痘患者，在发病早期(出现皮疹 24 小时以内)可应用阿昔洛韦治疗。如果治疗开始于 24~72 小时以内，阿昔洛韦能使水痘的严重程度减轻和病程缩短。本病传染性强，应隔离至疱疹结痂为止。

(1) 对症治疗：外用 0.25% 炉甘石洗剂、阿昔洛韦软膏，口服抗组胺药物止痒；疱疹破后，可涂 2% 龙胆紫和抗菌药物软膏。

(2) 抗病毒治疗：FDA 已批准口服阿昔洛韦用于治疗成人以及 2 岁以上儿童水痘，对于免疫低下患者可采用静脉途径给药。伐昔洛韦和泛昔洛韦也常用于治疗青少年和成人水痘，每天 3 次，但目前这两种药物尚未被 FDA 批准用于此类疾病的治疗。儿童阿昔洛韦治疗，20mg/kg，每天 4 次，连用 5 天；青少年、成人(14 岁以上)阿昔洛韦口服，严重者静注；静脉给予阿昔洛韦，无效时可用水痘带状疱疹免疫球蛋白(VZIG)。免疫缺陷或全身播散者，可静脉应用阿昔洛韦 5~7.5mg/kg，每 8 小时一次，连续 5~7 天。亦可选用泛昔洛韦、伐昔洛韦。对阿昔洛韦耐药的 VZV 患者，及 HIV/AIDS 的 VZV 患者选用膦甲酸钠(表 11-5)。若无 VZIG，可静脉滴注免疫球蛋白。

表 11-5 正常水痘患者和免疫抑制水痘患者的治疗处理

病人分组	用法
正常	
新生儿	阿昔洛韦 500mg/m^2，q8h×10d
儿童	对症治疗，或阿昔洛韦 20mg/kg，p.o.，q.i.d.×5d
青少年，成年人或糖皮质激素使用者	阿昔洛韦 800mg，p.o.，5/d×7d
肺炎，孕妇	阿昔洛韦 800mg，p.o. 5/d×7d 或阿昔洛韦 10mg/kg，i.v.，q8h×7d
免疫低下者	
轻度水痘或轻度免疫低下	阿昔洛韦 800mg，p.o.，5/d×7d
重度水痘或重度免疫低下	阿昔洛韦 10mg/kg，i.v.，q8h×7d 或更长时间
阿昔洛韦抵抗者(中晚期艾滋病患者)	膦甲酸钠 40mg/kg，i.v.q8h，直到痊愈

(3) 孕妇 / 新生儿：孕妇有明显接触史 72~96 小时内给予 VZIG，孕妇已发生水痘者，不应给予 VZIG。

易感者接触病人 4 日内，应肌注丙种球蛋白 0.4~0.6ml/kg；接触后 72 小时内也可肌注带状疱疹高价免疫球蛋白 0.1ml/kg，可减轻症状，降低发病率(表 11-6)。

表 11-6 水痘 - 带状疱疹免疫球蛋白推荐方案

暴露标准
1. 暴露于水痘或带状疱疹患者
持续家庭接触
在同一房间超过 1 小时
医院接触(同一房间或长期面对面接触)
2. 接触后 96 小时(72 小时内最佳)
候选者
1. 免疫依赖敏感的儿童
2. 免疫正常的青少年(年龄大于 15 岁)和成人，特别是妊娠妇女
3. 在分娩前 5 天到分娩后 2 天患水痘的母亲的新生儿
4. 住院的早产儿
大于 28 周，母亲无水痘病史
小于 28 周或出生体重小于 1 000g，无论母亲的病史

所有病人都要符合全部 4 条标准；

新的血清实验可以快速鉴定易感个体，这增加了 VZIG 的使用性，现在它可能用于给已被认定暴露于水痘的易感孕妇和未成年人。无水痘及带状疱疹病史的正常成年人一般认为有抵抗力，除非他们无 VZV 抗体。

儿童可并发水痘性脑炎和 Reye 综合征，阿司匹林与 Reye 综合征的发生可能有关，故应慎用解热药物。

7. 病程与预后 本病传染性强，应隔离至疱疹结痂为止。无并发症或处理好并发症，预后一般良好。免疫功能缺陷者预后差。围产期水痘的死亡率高，当母亲在分娩前5天或分娩后48小时内患水痘，胎儿死亡率高。

（三）带状疱疹

内容提要

- VZV初次感染后可潜伏于脊髓后根神经节中，病毒再活动则引起带状疱疹。
- 带状疱疹好发于成人。最初表现为受累区域的异常疼痛和痛觉过敏，疼痛为烧灼样、撕裂样或深在性疼痛。
- 典型者沿皮区分布，皮损表现为红斑基础上的集簇水疱。皮损呈单侧分布。
- 一种与水痘疫苗相同但滴度更高的减毒疫苗已被批准用于预防带状疱疹。

带状疱疹（herpes zoster，HZ），病原为水痘-带状疱疹病毒（VZV），即人类疱疹病毒3（HHV-3）。是脊髓后根神经节潜伏的或脑神经节内的水痘-带状疱疹病毒再激活所致的感觉神经节、神经、皮肤的疾病。本病春季最易流行，所有年龄均可罹患，常在年轻人群中发病，但随年龄增长T细胞对病毒免疫功能减弱，发病率增加。好发于成年人，特别是老年患者。复发性带状疱疹可见于免疫缺陷者，特别是艾滋病患者。早在1834年，Richard Bright就认识到此病的节段性分布疱疹是神经受累所致。

1. 病因与发病机制（图11-9A）

（1）病原学：原发性VZV感染可引起水痘或隐性感染，VZV属于人类疱疹病毒α科，命名为人类疱疹病毒3型。它是一种DNA病毒，基因组包含70多种开放读码框，编码多种蛋白质。

（2）传播与潜伏：VZV可经飞沫和（或）接触传播，原发感染主要引起水痘。残余的VZV可沿感觉神经轴突逆行，或经感染的T细胞与神经元细胞的融合，转移到脊髓后根神经节或脑神经节内并潜伏。病毒也潜伏于三叉神经节和胸神经节处、背根神经节或脑神经的感觉神经节内、半月神经节、膝状神经节等神经细胞内。

（3）激活、复制带状疱疹发生：当机体细胞免疫功能下降时，潜伏的病毒被激活，大量复制，通过感觉神经轴突沿外周神经移行至皮肤，通过感觉神经轴突单侧下行，到达该神经支配的皮肤细胞内增殖，引起皮肤病变，称为带状疱疹，并出现神经痛。多数人为水痘病毒携带者，终身不发病。

在引起皮肤疱疹的同时，浸润破坏了神经细胞，引发了神经细胞变性，导致了痛觉传导功能异常，使患者出现异常疼痛，神经细胞变性很难再恢复原状。

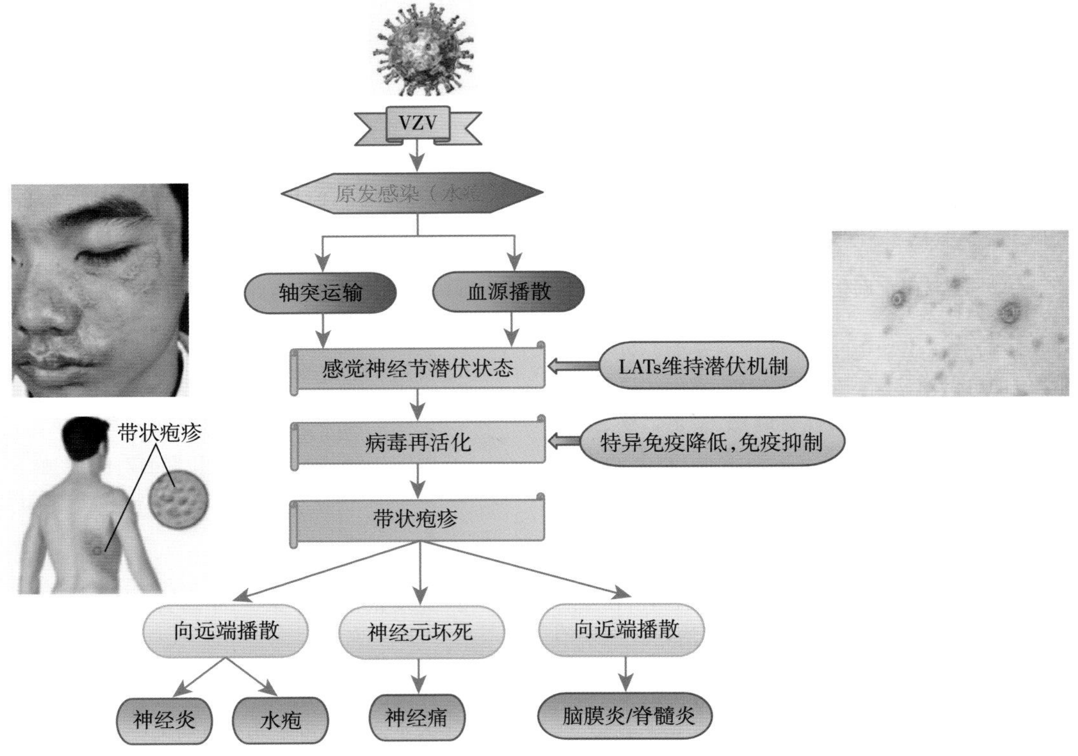

图11-9A 带状疱疹的发病机制示意图

在原发感染后，水痘-带状疱疹病毒（VZV）通过受感染的皮肤经轴突运输或通过受感染的T细胞经血源播散进入感觉神经节内建立终生潜伏，病毒基因组以环状DNA的形式存在于2%~5%的感觉神经元胞核中。潜伏相关转录物（latency-associated transcripts，LATs）等潜伏机制维持VZV的潜伏状态，防止其自发活化。在VZV特异性免疫降低、高龄、免疫抑制等诱因作用下，VZV再活化和复制，发生带状疱疹。直接导致神经元坏死和炎症，引起神经痛；沿感觉神经纤维向远端逆向播散至皮肤引起水疱，同时造成神经炎引起痛觉过敏；向近端播散至脑膜和脊髓，引起脑膜炎、脊髓炎和局部瘫痪。

(4) 免疫：病前可有诱因，如受凉、过劳、创伤。T 细胞免疫功能抑制的患者具有很高的发病危险。免疫缺陷患者(包括免疫抑制剂治疗和器官移植)或近期化疗的肿瘤患者或艾滋病患者发生带状疱疹的危险性增高。在免疫抑制宿主中 VZV 呈高发病率和高死亡率。抗病毒治疗以及接种水痘疫苗可减少或消除疾病相关的严重后遗症，降低 VZV 感染的发病率。水痘、带状疱疹可有终身免疫力，极少数者可重复发生。

2. 流行病学

(1) 易感者

1) 高龄：随年龄增长，机体针对 VZV 的 T 细胞介导细胞免疫(T-CMI)逐渐降低，发病率因此升高，终身发病风险约 30%，50 岁后急剧升高，在 >85 岁人群更高达 50%。

2) 免疫力低下：美国带状疱疹患者 6.6%~8.0% 呈免疫力低下。接受器官或造血干细胞移植，接受免疫抑制治疗，伴恶性肿瘤如淋巴瘤或白血病，合并慢性病如糖尿病、SLE 或抑郁症，HIV 感染等均导致 T 细胞免疫功能受损，发生带状疱疹及严重并发症的风险因此增加。

(2) 发病率：北美和欧洲 >95% 年轻人呈血清 VZV 抗体阳性，因而有罹患带状疱疹的风险。我国大陆和台湾地区分别为(3.4~5.8)/(千人·年)和(4.89~5.67)/(千人·年)每年约有 3~5/1 000 人患病，该病的发病率呈逐年上升趋势，15%VZV 感染者可发生带状疱疹。带状疱疹发生率在一般人群中为 0.2%~0.3%，常见于 60~80 岁的人。Hope-Simpson 曾估计如果 1 000 个人 85 岁以上老年人中为 50%，其中 10 人会发作 2 次。我国尚缺乏带状疱疹大样本流行病学调查。2011—2013 年广东 50 岁及以上人群带状疱疹发病率分别为 4.1/1 000、3.4/1 000 和 5.8/1 000 人年。

出生 2 个月内感染水痘的正常婴儿其带状疱疹的发病率增加。国内夏丹英报道 100 天婴儿患带状疱疹，带状疱疹可于生后数周或数月发生，甚至有生后数分钟发病者。带状疱疹患者并不一定有基础疾病，在 AIDS 高危人群中带状疱疹可能是最早的临床现象。带状疱疹可发生于 10% 的淋巴瘤和 25% 的霍奇金淋巴瘤患者。

某些带状疱疹患者，尤其是儿童可无水痘病史，病毒可能经过胎盘传播。有报道带状疱疹经过直接接触活动性水痘或带状疱疹患者而传染，但属罕见。病毒激活通常一生中只有一次，二次发生率不超过 5%。罹患一次带状疱疹不能获得永久免疫，因此，一生中仍有可能发病 2~3 次。

3. 临床表现　带状疱疹是一种散发疾病。大部分患者并没有近期和其他 VZV 感染患者接触的病史。复发性带状疱疹更少见，除非是免疫缺失者，特别是艾滋病患者。儿童所发生的通常呈良性经过，而成人发生的急性神经炎及后遗症使病人痛苦不堪。

(1) 前驱症状：皮疹出现前数天周身不适及发热，90% 以上患者相应的皮区还伴有瘙痒，局部可触及肿大的淋巴结，皮肤感觉过敏、压痛、刺痛、烧灼感或神经痛，疾病的首发症状是脊髓后根神经分布区内的疼痛、剧烈疼痛，可误诊为阑尾炎、胸膜炎、胆囊炎，可在皮损出现之前 48~72 小时发生。即 2~5 天后出现皮损，有的患者可无前驱症状，尤其是儿童。当皮疹出现时，前驱症状消失。

(2) 皮肤黏膜损害

1) 皮肤损害：表现为沿单一皮节的单侧发疹，发疹的过程为红斑、丘疹、水疱、脓疱、最后结痂。初起出现红色斑疹，并很快发展成水疱，约 1mm 大小，集簇性，基底部分皮肤发红。免疫正常的患者水疱数目少。疱疹初期清晰透明或呈浅黄色半透明，约 3 天后疱液混浊或呈出血性。疱壁较厚不易破溃，经 5~10 天疱疹干瘪结痂。数日内，在受累神经所支配的皮区内皮损成片，病损沿感觉神经分布区发生(图 11-9B)，成簇分布呈带状。以肋间神经及三叉神经支配区多见(图 11-10，图 11-11)。在近期的外科手术瘢痕上，也可出现带状疱疹损害。本病伴有轻度痒感。

皮损轻重各异，局部大片红斑，不形成水疱，症状轻，病程短(顿挫型)；形成大疱，直径 1cm 以上(大疱型)；或水疱呈血性(出血型)；水疱基底部组织坏死，呈紫黑色结痂，预后遗留瘢痕(坏死型)。在正常宿主，这些皮损数目不多，且仅在 3~5 天内连续形成，总病程 7~10 天，但皮肤完全恢复正常则需 2~4 周。在年龄较大的患者皮损需要 6 周或更长时间才能愈合。如无合并症，皮疹愈合留下浅表瘢痕，有时有色素沉着或色素脱失。受累皮区可能感觉缺失。

2) 黏膜损害：可在口腔、阴道和膀胱黏膜发生水疱和糜烂。

3) 皮损分布：病损见于任何感觉神经分布区。①T_3(胸 3)到 L_3(腰 3)支配的皮肤最易受累。(图 11-12)②在颈胸部者占 53%，三叉神经部位者(三叉神经带状疱疹)占 15%(上支累及角膜和眼的其他部位，中支受累则在腭垂及扁桃体发疹，下支受累则舌前部、颊黏膜及口底部可见发疹)，累及三叉神经分支，皮损可以出现在面部、口腔、眼睛和口舌。侵犯面神经上颌或下颌分支的带状疱疹，可以出现口腔黏膜的损害；③侵犯 S2 或 S3 皮节的带状疱疹。腰骶部者(骶部带状疱疹)占 11%。④如果波及第Ⅲ、Ⅳ脑神经，往往提示脑干及其他神经根亦已受累。⑤约 15% HZ 皮疹在上肢，发生在下肢的亦为 15%。其他部位可能出现卫星状皮肤损害的小灶区。⑥尽管带状疱疹通常只局限在一个皮节部位，但皮疹可波及 1~2 个相邻的皮节区域，偶可见超过中线的水疱。⑦双侧对称或不对称的皮疹罕见。早前有学者总结了 28 例双侧带状疱疹，并区分为双侧对称性和不对称性的，双侧对称性带状疱疹少于 0.1%。报道的双侧带状疱疹皮损分布如面、颈、胸、腰、臀部位多见。如累及三叉 - 肋间、颈胸 - 胸腰、臂丛 - 胸神经等也并非十分对称。

(3) 中枢神经系统受累：发生病毒性脑炎和脑膜炎。局限性带状疱疹可有中枢神经系统受累。许多患者没有脑膜刺激征，但是脑脊液淋巴细胞增多、蛋白轻度升高。有症状的脑膜脑炎以头痛、发热、畏光、脑膜炎以及呕吐为特征。肉芽肿性脉管炎合并对侧偏瘫是较少见的中枢神经受累，可通过脑动脉造影诊断。其他神经系统表现包括：横断性脊髓炎，可有或无运动麻痹。

(4) 带状疱疹神经痛：带状疱疹性神经痛分为 4 期：①潜伏期：发疹前数日(两周内)的疼痛；②发疹期：发疹期间 1 个月的疼痛；③恢复期疼痛，发疹后 1~3 个月内的疼痛；④带状疱疹后神经痛：发疹后第 4 个月仍然有持续的疼痛。最常见的合并症是急性神经炎引起的疼痛和治疗后神经痛。疼痛为阵发性、深在性、跳痛、针刺样跳痛、锐痛、电击痛、刀割样疼痛；此对带状疱疹患者尚有感觉过敏，有瘙痒、烧灼感，对温和刺激的感觉过强，腹部疱疹在发疹前数小时到数天出现严重的腹痛或胸痛。疼痛可与胸膜炎、心肌梗死、腹部疾病或偏头

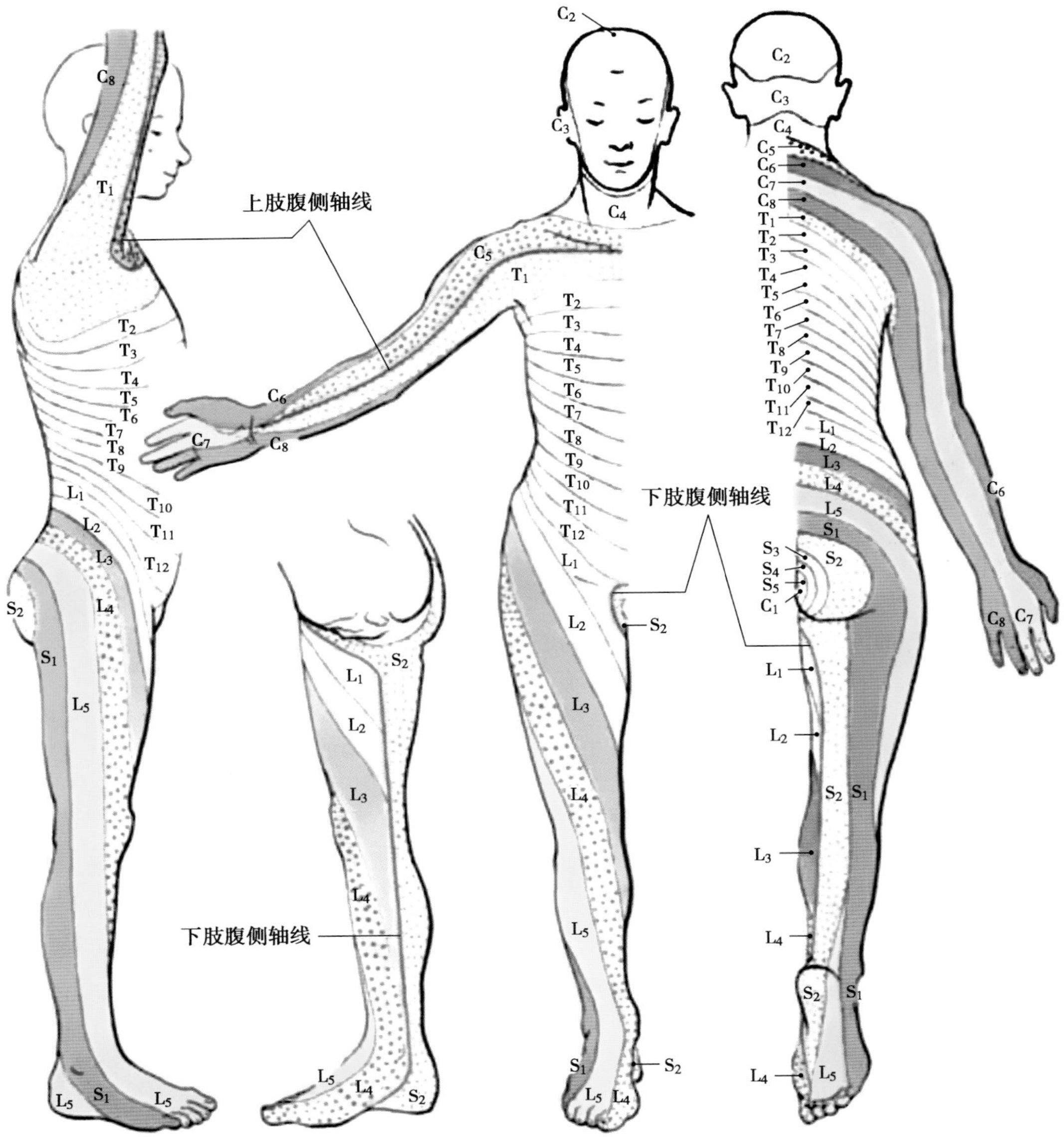

图 11-9B　带状疱疹外周神经分布图

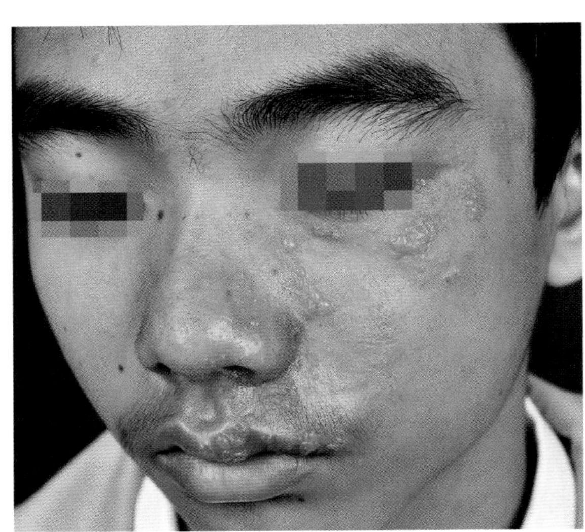

图 11-10　带状疱疹 - 累及三叉神经上颌支

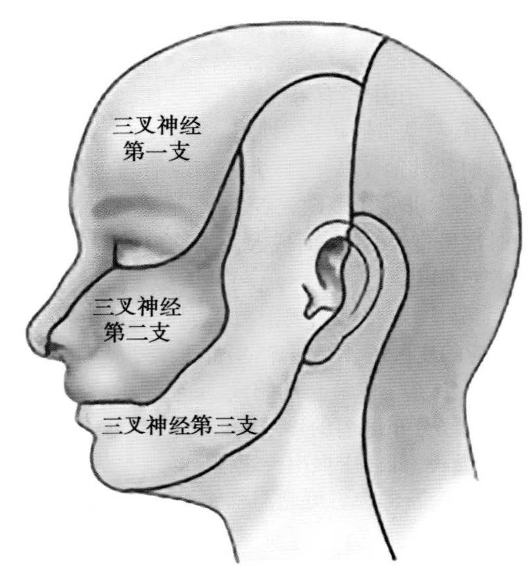

图 11-11　带状疱疹三叉神经分布图

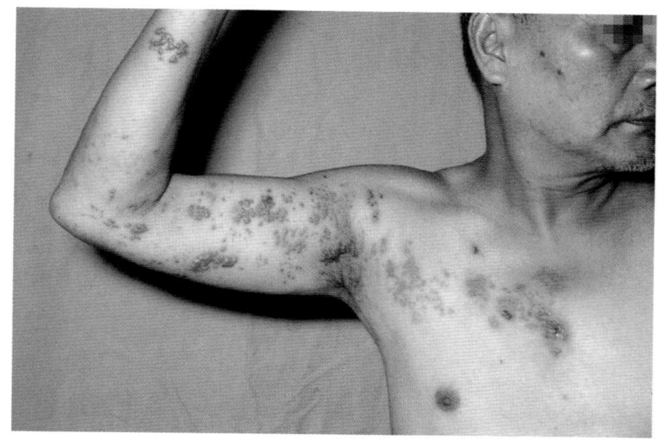

图 11-12　带状疱疹

痛引起的疼痛相似。

典型皮损出现之前有时很难做出诊断。疼痛剧烈时可误诊为心肌梗死，胸膜炎，和急腹症。儿童带状疱疹没有疼痛或很轻微，青年患者疼痛少见，而年老者疼痛十分剧烈，常可发生带状疱疹后遗神经痛。

(5) 特殊类型

1) 无疹型：只在某一感觉区内出现典型疼痛而不见皮损。

2) 顿挫型带状疱疹：仅出现红斑、丘疹而不发生水疱。

3) 耳带状疱疹：由于病毒侵犯面神经及听神经，部分患者可同时影响同侧舌咽神经、三叉神经、迷走神经及外展神经。可伴有耳及乳突部位疼痛，外耳道或鼓膜有疱疹、面瘫及味觉障碍，泪腺、涎腺分泌减少，出现内耳功能障碍时，可产生耳鸣、眩晕、恶心、呕吐、眼球震颤等症状（图 11-13）。

4) 眼带状疱疹：第 5 对脑神经即三叉神经有三个分支：眼支、上颌支及下颌支。眼支进一步分出三个主要分支：前额神经、泪神经及鼻睫状神经。发生在眼支中任何分支的带状疱疹都称为眼带状疱疹，10%~15% 的带状疱疹为眼带状疱疹，表现为同侧眼睑肿胀，结膜充血、红斑、水疱，是为脑神经支配的区域及同侧前额和上眼睑；疼痛较为剧烈，常伴有同侧头痛，可累及角膜，形成溃疡性角膜炎。20%~72% 的眼受累，前葡萄膜炎及各种角膜炎最常见，发生率分别为 92% 和 52%。影响视力的并发症包括神经性角膜炎、角膜穿孔、溃疡

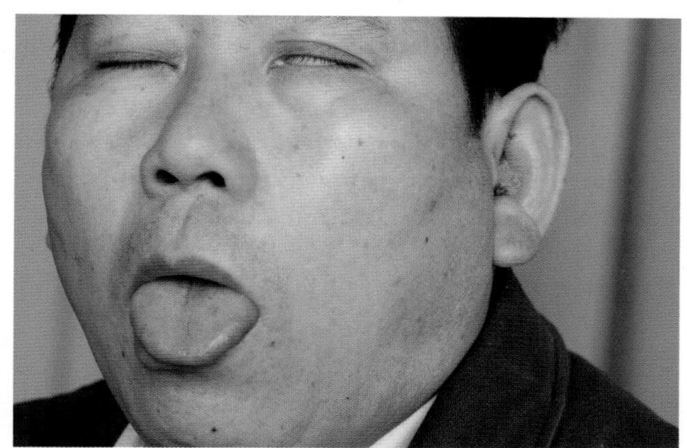

图 11-13　带状疱疹（耳）Ramsay-Hunt 综合征（中山大学附属第一医院　罗迪青惠赠）

失明、继发性青光眼、后巩膜炎、眶顶综合征、视神经炎以及急性视网膜坏死。严重者可发生全眼球炎、脑炎甚至死亡。美国眼带状疱疹患者约 2.5% 发生眼损害，其中 6% 致死。

上颌支带状疱疹常常在上颌黏膜、腭垂、扁桃体出现水疱。下颌支带状疱疹则出现在舌前部、口底部和颊黏膜。

5) 严重免疫缺陷带状疱疹：潜伏 VZV 的重新激活可能与细菌免疫缺陷有关，见于霍奇金淋巴瘤、非霍奇金淋巴瘤、系统性红斑狼疮、接受放疗及化疗的人群。皮肤损害分布广泛，通常表现为水疱、脓疱、血疱、溃疡和黑痂，偶有疣状、角化过度性损害。内脏损害最常见于肺、肝和脑组织。AIDS 患者感染 VZV 可有不寻常的表现，包括类似病毒疣的疣状皮肤损害及播散性带状疱疹。带状疱疹可能是 AIDS 发病的最早现象。

接受骨髓移植的患者最易受 VZV 感染。30% 的移植后 VZV 感染发生于移植后 1 年（其中 50% 于移植后 9 月），45% 的患者有播散性皮肤或内脏损害，可引起胃肠道及泌尿道症状、节段性胃肠炎及单侧性膀胱黏膜溃疡。死亡率达 10%。

6) 多发性带状疱疹：若分布于两个不相邻神经节支配区域时称为多发性带状疱疹。临床上将多发性带状疱疹分为单侧多发性、双侧伴潜在疾病或合并症，如糖尿病、系统性红斑狼疮、霍奇金淋巴瘤。

7) 泛发性 / 播散性带状疱疹：泛发性带状疱疹：免疫功能低下者，病毒可通过血行播散至全身。仅有稀疏的泛发性水痘样疹，伴以节段性发疹，损害可有出血性或坏疽性。播散性带状疱疹：恶性肿瘤或年老体弱患者，病毒经血液播散导致广泛性水痘样疹并侵犯肺和脑等器官，可致死亡。病毒由脊髓后根神经元侵及交感及副交感的内脏神经纤维，则引起胃肠道和泌尿道症状。当胸膜受侵则可引起刺激，甚至积液等症状。侵犯神经纤维时，引起急性胃肠炎、膀胱炎，表现为腹部绞痛、排尿困难、尿潴留等。

8) 水痘免疫后的带状疱疹（varicella immunity after herpes zoster）：免疫后的带状疱疹发生率可能比自然感染低，如在白血病患儿接种疫苗后其带状疱疹发病率低于自然感染水痘的白血病患儿。

9) 妊娠期带状疱疹（herpes zoster during pregnancy）：妊娠期带状疱疹，无论是发生在妊娠早期或晚期，对母婴均无明显损害。

10) 儿童带状疱疹：儿童患者自觉症状较成年人轻，大部分只有一支神经受累，患儿或仅有皮损而无疼痛。带状疱疹的神经损害为炎性脱髓鞘改变，可修复；而老年人神经纤维修复能力差，易发生带状疱疹后遗神经痛，儿童则不发生。

(6) 合并症（表 11-7）

1) Ramsay-Hunt 综合征（膝状神经带状疱疹）：其定义是耳部或口腔疱疹并发周围神经瘫痪。Ramsay-Hunt 综合征是由于面神经感觉分支的膝状神经节受累，局部炎症性水肿压迫神经，影响面神经的运动和感觉纤维时，产生面神经麻痹、耳痛和外耳道疱疹三联症，称为 Ramsay-Hunt 综合征。症状包括外耳道水疱疼痛和 / 或硬腭水疱，舌前 2/3 失去味觉、口干和面瘫，患侧眼干、不能闭合。病毒侵犯膝状神经节，导致面神经及听神经（前庭耳蜗神经）受累，表现为外耳或鼓膜的水疱、面瘫、眩晕、听力丧失、恶心、呕吐、耳鸣、耳聋、眼球震颤等。与 Bell 面瘫相比，Ramsay-Hunt 综合征引起的面瘫症状

表 11-7 带状疱疹合并症

皮肤	内脏	神经
合并细菌感染	肺炎	带状疱疹后神经痛
瘢痕形成	肝炎	脑膜脑炎
带状坏疽	食管炎	横贯性脊髓炎
表皮播散感染	胃炎	周围神经麻痹
	心包炎	运动神经麻痹
	膀胱炎	自主神经麻痹
	关节炎	脑神经麻痹 感觉缺失
		耳聋
		眼并发症
		肉芽肿性血管炎(导致对侧偏瘫)

重且很少完全康复。约 14% 的患者面瘫后出现水疱，因此疾病初期 Ramsay-Hunt 综合征与 Bell 面瘫很难区别。

2) 带状疱疹性脑膜脑炎：病毒侵犯中枢神经系统所发生的变态反应，而非病毒扩散，三叉神经带状疱疹、播散性带状疱疹以及免疫抑制患者发生脑炎的危险性更高，发生脑炎时脑脊液细胞计数和蛋白浓度均升高。表现有头痛、呕吐、惊厥或其他进行性感觉障碍、共济失调等。病死率为 10%~20%。

3) 迟发性对侧偏瘫：当三叉神经第一分支受累时，数周到数月(平均 7 周)后，可发生一种少见但严重的带状疱疹合并症，迟发性对侧轻偏瘫。患者可出现头痛和偏瘫。动脉造影可显示大脑前部或中部血管的狭窄和血栓形成。

4) 颌骨或颌骨牙槽骨坏死：在三叉神经上颌骨或下颌骨分支受累的带状疱疹，平均感染 30 天之后，可发生上颌骨或下颌骨牙槽骨坏死。可导致局限或广泛的牙齿脱落。

5) 运动神经麻痹：发生率占带状疱疹的 3%，头部带状疱疹发生率为 12%，其中 Ramsay-Hunt 综合征占头部运动神经病的一半以上。通常在皮疹出现 2~3 周发生。主要表现为肌无力，这是由于病毒从脊神经节向前角侵犯所致。运动神经性瘫痪一般为短暂性。近 75% 患者完全康复，余下 25% 则残留有运动损害。

6) 其他：腰骶部带状疱疹合并症：在 S_3 神经支配区或较少情况下累及 S_2 或 S_4 时的带状疱疹病人中有神经源性膀胱炎、排尿踌躇或尿潴留。也可出现血尿和脓尿。累及胸神经(T_6~T_{12})、腰神经或骶神经的带状疱疹，可发生假性肠梗阻、结肠痉挛、肠扩张、顽固性便秘和肛门括约肌张力降低等症状。但可完全恢复。

4. 实验室检查

(1) 疱疹刮片：早期基底部刮屑涂片，以吉姆萨(Giemsa)或苏木精 - 伊红(HE)染色镜检，可查到多核巨细胞及核内包涵体，但与单纯疱疹病毒(HSV)感染所见难以鉴别，须以荧光标记抗体特异染色，检测病变细胞内 VZV 抗原。

(2) 病毒分离：早期疱疹液和某些带状疱疹患者的脑脊液标本可分离到 VZV。

(3) 抗体检测：取患者急性期和恢复期双份血清，以酶联免疫吸附测定或免疫荧光测定技术检测 VZV 抗体，如恢复期呈 4 倍以上增长，即证实为 VZV 急性感染。

(4) PCR 检测：病程早期应用 PCR 检测患者呼吸道上皮细胞和周围血白细胞中的水痘—带状疱疹病毒 DNA，比病毒分离简便，周围血白细胞阳性率为 74% 左右，口咽上皮细胞阳性率为 62% 左右。

(5) 组织病理：带状疱疹 HE 染色见表皮内融合性水疱，疱底可见气球样变性(图 11-14)。

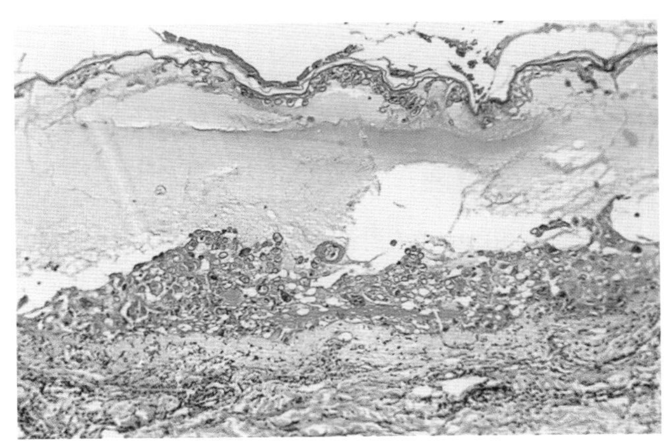

图 11-14 带状疱疹(HE 染色)
表皮内融合性水疱，疱底可见气球样变性。

5. 诊断 本病主要依据典型的皮疹、集簇性水疱，沿感觉神经分布区发生，成簇分布呈带状及明显的神经痛。实验室检查：可通过 PCR 检测法、病毒培养予以确诊。

HZ 和 HSV 会损害基底所取细胞，风干并以 Wright 或 Giemsa 染色(Tzanck 试验)皆可见多核巨细胞。水疱基底刮液以直接荧光抗体法检查，可以迅速作出诊断，亦可作病毒培养。无疹带状疱疹诊断仍甚困难。全面检查隐匿皮疹极为重要。很多病例因未作彻底诊断检查，只能保留印象诊断。

6. 鉴别诊断(表 11-8) 有时 HZ 可能与 HSV 感染混淆，但 HZ 的皮区性分布、瘢痕化和疱疹后疼痛等，有助于二者的鉴别。本病可能将神经痛疑为其他疾病，如肋间神经炎、胸膜炎、心绞痛、阑尾炎、青光眼等，应予鉴别。有时需与单纯疱疹、丹毒、蜂窝织炎、手足口病鉴别。不典型带状疱疹需与坏疽性深脓疱病、播散性真菌感染、播散性分枝杆菌感染、不典型单纯疱疹。

表 11-8 水痘 - 带状疱疹病毒的鉴别诊断

水痘	带状疱疹	不典型带状疱疹
播散性单纯疱疹	单纯疱疹	坏疽性深脓疱病
播散性带状疱疹	蜂窝织炎	播散性真菌感染
手、足、口病	丹毒	播散性分枝杆菌感染
肠道病毒感染		不典型单纯疱疹
脓疱病		
天花		
牛痘		

7. 治疗　尽早(72 小时内)给予抗疱疹病毒类药物治疗，治疗上通常以止痛、缩短病程和预防继发性感染为原则。目前国内外倾向于止痛、抗病毒及三环抗抑郁药早期联合应用。近年来，组胺 H_2 受体拮抗剂如西咪替丁等亦用于带状疱疹的治疗，据报道该药能显著缩短病程、减轻神经痛，对肿瘤伴发的带状疱疹效果显著(表 11-9)。

表 11-9　带状疱疹的治疗

抗病毒药	首选阿昔洛韦、伐昔洛韦、泛昔洛韦、溴夫定、FV-100(双环核苷类似物)、膦甲酸钠(用于耐药病毒株)
糖皮质激素	有选择地使用
干扰素	选用
水痘带状疱疹免疫静脉注射丙种球蛋白(IVIG)	预防特效
神经痛的治疗药物:局部	辣椒素(capsaicin)、阿司匹林溶解在氯仿或乙醇、局部麻醉药、利多卡因贴片、穿柔软衣服、紧身膜、冰敷、刺激
神经痛的治疗药物:全身	单用或合用止痛剂、三环抗抑郁药(如阿米替林)、加巴喷丁、普瑞巴林神经阻断，全身用利多卡因或口服美西律、氟卡尼，麻醉药，外科神经切断术
监测和处理潜在疾病	恶性肿瘤，免疫性疾病，AIDS
中医中药	清肝祛湿热

局部治疗:局部以紫外线照射，有利于疱疹干燥结痂、减轻疼痛，阿昔洛韦软膏、炉甘石洗剂、抗生素软膏、0.025%~0.075% 辣椒素软膏、9% 利多卡因软膏外用。

局部外用制剂:扶他林乳膏、利多卡因贴片、芬太尼透皮贴剂、外用辣椒素、麻醉剂。尚无有效的局部抗病毒治疗药物。目前局部抗病毒治疗均无效，学者不推荐使用。

系统治疗:

(1) 抗病毒治疗:发病后 24~72 小时内及时治疗，可减轻病情及疼痛，减少内脏并发症。①阿昔洛韦(acyclovir，ACV)400~800mg，口服，每天 5 次，7~10 天，或 5~10mg/kg 静脉滴注，每 8 小时 1 次，急性或慢性肾功能不全者不宜用本品静脉滴注，因为滴注过快时可引起肾衰竭;静脉给药者可见静脉炎;阿昔洛韦可引起急性肾衰竭;肾损害患者接受阿昔洛韦治疗时，可造成死亡。②伐昔洛韦(1g/ 次，3 次 /d)。③泛昔洛韦(250mg/ 次，3 次 /d)，连服 7 天。④溴夫定片(左代)125mg，成人每天 1 次，共 7 天。用于免疫功能正常的成年急性带状疱疹患者的早期治疗。患者应于出现皮疹 72 小时内或水疱出现 48 小时内用药，尽量在每天相同时间服药。短期应用，7 天后不再继续服用本品。肝功能及肾功能不全者，无须调整剂量。勿将溴夫定与氟尿嘧啶(或类似的抗癌药物卡培他滨、氟脲苷、替加氟)同时服用。而且服用溴夫定结束与开始服用氟尿嘧啶或类似的抗癌药物之间的间隔时间不得少于 4 周。溴夫定较泛昔洛韦 PHN 持续时间缩短 11.5 天，65 岁以上患者缩短 18 天。

(2) 免疫低下者:阿昔洛韦 10mg/kg 或 500mg/m^2，i.v.，q8h，7~10d 或更长。阿昔洛韦抵抗者(晚期艾滋病患者)可用膦甲酸钠 40mg/kg，i.v.，q8h，直到痊愈。

带状疱疹治疗选择　①一线治疗:抗病毒药物:阿昔洛韦(A)、泛昔洛韦(A)、伐昔洛韦(A)。②二线治疗:减轻疱疹后遗神经痛的药物:抗惊厥药(A)、三环类抗抑郁药(A)、利多卡因贴剂(A)、羟考酮(A)。③三线治疗:成人疫苗接种(A)、糖皮质激素(E)、外用辣椒素(A)、曲马多(B)、交感神经阻滞(B)、经皮电刺激疗法(C)。

(3) 中枢神经系统受累的带状疱疹的治疗:①带状疱疹脑膜炎、脑炎和脊髓炎可用阿昔洛韦 10mg/kg 静脉点滴治疗。轻中度病例，静脉滴注 10mg/kg，每 8 小时 1 次，连续治疗 10~14 天，而严重病例应持续治疗 14~21 天。推荐使用阿昔洛韦或膦甲酸钠治疗。②眼带状疱疹:需尽快使用静脉或口服抗病毒药。③耳带状疱疹:第Ⅶ / Ⅷ对脑神经受累可引起耳带状疱疹。大剂量抗病毒药(静脉最佳)联合糖皮质激素治疗。

(4) 免疫增强剂:加用 α- 干扰素、转移因子等。

(5) 口服糖皮质激素:对其使用有争议。有认为早期应用糖皮质激素可抑制其过程，减少后遗神经痛。可用泼尼松 30~40mg/d，疗程 1~2 周。年龄大于 50 岁、出现大面积皮疹及重度疼痛、累及头面部的带状疱疹、疱疹性脑膜炎及内脏播散性带状疱疹可使用糖皮质激素。推荐使用泼尼松治疗带状疱疹引起的面瘫 - 耳旁及外耳道疱疹三联症(Ramsay-Hunt 综合征)和中枢神经系统并发症，如脑炎或 Bell 麻痹，但有可能使疾病播散。亦有报道，应用泼尼松龙治疗，仅能轻微加快皮疹愈合、减轻疼痛。还有报道，阿昔洛韦联合泼尼松与单用阿昔洛韦在疼痛治疗方面无统计学差异。而发生面瘫 - 耳旁外耳道带状疱疹综合征时，糖皮质激素治疗疗效肯定，联合阿昔洛韦治疗效果更好。

(6) 耐药病毒株治疗:静脉点滴膦甲酸钠 40mg/kg 每天 3 次。或 50mg/kg，每天 2 次。聚合酶基因突变时膦甲酸钠治疗可无效，则用静脉点滴西多福韦。

(7) 预防:目前，带状疱疹疫苗主要有默克制药生产的 Zostavax(2006 年获 FDA 批准)和葛兰素史克生产的 Shingrix(2017 年获 FDA 批准)。

两者相比较:

Zostavax 是一种减毒活疫苗，能够降低带状疱疹的发病率和并发症，均以 vOka 株制备而成，但其病毒滴度和抗原含量分别为水痘疫苗的 14 倍和 10 倍。Zostavax 通过激发机体病毒特异性 T-CMI 而预防带状疱疹，如诱导多功能 CD_4^+ 和 $CD8^+$T 细胞分泌高水平细胞因子(IFN-γ、IL-2 和 TNF-α)参与针对 IE63、IE62、gB、ORF9 和 gE 的免疫反应。但疫苗保护作用逐年下降，在接种后 8 年返回基线水平。疫苗的局限性包括:作用仅持续约 5 年，不适合免疫抑制患者或 80 岁以上人群。

Shingrix 是一种新型亚单位疫苗，采用水痘 - 带状疱疹病毒的糖蛋白 E(gE)而非完整的病毒颗粒作为抗原，故不存在病毒播撒风险，在骨髓移植和 HIV 患者中也显示了安全性。该新型疫苗的保护作用更持久。

但接种疫苗随年龄增长而降低。严重免疫抑制、孕妇是接种禁忌证。低剂量阿昔洛韦预防用药可能降低 HIV 感染者带状疱疹的发病率。

(8) 带状疱疹神经痛：轻中度疼痛，对乙酰氨基酚、非甾体类抗炎药或曲马多；中重度疼痛使用阿片类药物，如吗啡或羟考酮，或治疗神经病理性疼痛的药物，如钙离子通道调节剂加巴喷丁、普瑞巴林等。普瑞巴林可显著降低带状疱疹期疼痛评分，尤其在疱疹发生 7 天内使用能显著降低 PHN 发生率。普瑞巴林联合羟考酮能进一步降低 PHN 发生率。早期应用止痛剂或麻醉剂控制疼痛，若疼痛持续，开始给予作用强的镇痛剂，加巴喷丁：300mg，每天 3 次。三环类抗抑郁剂，如多塞平，10~100mg 睡前口服。0.025%~0.075% 辣椒素乳膏每 4 小时 1 次。芬太尼（阿片类）透皮贴剂，普瑞巴林。

(9) 特殊人群：婴儿带状疱疹口服阿昔洛韦 20mg/kg，4 次 / d；或权衡利弊、与患儿家属慎重口服泛昔洛韦，体重 <40kg 者每次 12.5mg/kg 每 8 小时 1 次，体重≥40kg 者 250~500mg 每 8 小时 1 次。重症患者可静脉滴注阿昔洛韦，≤500mg/m^2 或≤15mg/kg 每 8 小时 1 次。妊娠晚期患者可口服阿昔洛韦或伐昔洛韦，严重者静脉滴注阿昔洛韦，但妊娠 20 周前应慎用。老年人易出现皮肤、内脏播撒，宜采用高效低毒的抗病毒药物积极治疗。排除禁忌证也可使用糖皮质激素治疗。哺乳期口服阿昔洛韦未见乳儿异常，但口服泛昔洛韦需停止哺乳。

8. 病程与预后　本病可自愈，儿童和青年一般为 2~3 周，老年人为 3~4 周。带状疱疹累及少数患者的眼部，可造成眼角膜及眼球的损害，严重者引起失明。累及面神经和听神经及膝状神经节可造成耳鸣、耳聋或面瘫。病毒侵犯中枢神经系统而出现脑膜炎等症状。后遗神经痛是一重要的并发症，对此，应尽早做出诊断，及时给予治疗和处理。本病患病后数月至数年局部可发生恶变，以基底细胞癌和鳞状细胞癌为主。

（四）带状疱疹后遗神经痛

带状疱疹后遗神经痛（postherpetic neuralgia，PHN）是指新损害疱疹已不再出现、皮肤已完全愈合而疼痛仍持续 1 个月及以上存在的后遗神经痛。关于时间界定，Row bo tham 等指带状疱疹皮损消退后，其受累区皮肤出现疼痛或持续性疼痛 3 个月以上。国内部分学者将 PHN 定义为带状疱疹后遗神经痛持续超过 1 个月。

荟萃分析数据显示 PHN 人群每年的发病率为 3.9~42.0/10 万。带状疱疹的年发病率为 3‰~5‰。9%~34% 的带状疱疹患者会发生 PHN。60 岁及以上的带状疱疹患者约 65% 会发生 PHN，70 岁及以上者中则可达 75%。资料估计我国约有 400 万的 PHN 患者。

3%~5% 病人 HZ 后发生持续 1 年以上的疼痛。年龄是重要因素，它几乎只见于 25%~50% 50 岁以上病人，60 岁以上患者中，约 50% 发生疱疹后神经痛。而且大约 50% 的 PHN 患者并未得到合理而有效的治疗。

1. 发病机制

(1) 外周神经机制：病毒感染引起初级传入神经损伤和膜离子通道发生变化，疼痛阈降低，神经绝缘减弱，放电增大，传导连接异常，兴奋损伤神经元。

(2) 中枢神经机制：脊髓后角接受敏感性增大，激活疼痛信号传递神经元而产生疼痛。神经根剧烈炎症，末梢神经器和周围组织因来自神经根的剧烈炎症和破坏而致疼痛。

2. 临床表现

(1) 疼痛：带状疱疹后神经痛与女性分娩一样，属于疼痛的最高级别，临床表现复杂多样，可呈间断，也可为持续性，特点有：

1) 疼痛部位：常见于单侧胸部，三叉神经（主要是眼部）或颈部，其中胸部占 50%，头面部、颈部及腰部分别各占 10%~20%，骶尾部占 2%~8%，其他部位 <1%。PHN 的疼痛部位通常比疱疹区域有所扩大，极少数患者会发生双侧疱疹。

2) 疼痛性质：疼痛性质多样，可为烧灼样、电击样、刀割样、针刺样或撕裂样。可以一种疼痛为主，也可以多样疼痛并存。

3) 疼痛特征：①自发痛：在没有任何刺激情况下，在皮疹分布区及附近区域出现的疼痛。②疼痛过敏：对伤害性刺激的反应增强或延长。③痛觉超敏：非伤害性刺激引起的疼痛，如接触衣服或床单等轻微触碰或温度的微小变化而诱发疼痛。④感觉异常：疼痛部位常伴有一些感觉异常，如紧束样感觉、麻木、蚁行感或瘙痒感，也可出现客观感觉异常，如温度觉和振动觉异常，感觉迟钝或衰退。

(2) 其他临床表现：PHN 患者常伴情感、睡眠及生命质量的损害。45% 患者的情感受到中重度干扰，表现为恐惧、煎熬、焦虑、抑郁、注意力不集中等。有研究报道，60% 的患者曾经或经常有自杀想法。超过 40% 的患者伴有中重度睡眠障碍及日常生活的中重度干扰。

(3) 病程：在皮肤损害最终结痂愈合后，炎症消散、组织愈合还要经历数月时间。如疼痛持续 1 年，则自行缓解的可能性就很小。30%~50% 患者的疼痛持续超过 1 年，部分病程可达 10 年或更长。

3. 治疗　采用个体化的综合性治疗方案，尽早足量、足疗程及联合治疗，实施治疗。

使用一些抗惊厥药要行等位基因（HLA）检测，预防重症药物疹（详见药物性皮炎）。

(1) 三环类抗抑郁药（TCAs）：该类药物是 PHN 治疗的常用药物，主要包括阿米替林、去甲替林及地昔帕明，临床疗效相近，对缓解中度疼痛效果良好，尤其适用于感觉过敏和持续性烧灼样疼痛。药物起效缓慢，主要不良反应有过度镇静、认知障碍和心脏毒性（窦性心动过速、直立性低血压、心室异位搏动增加、心肌缺血甚至心源性猝死），限制了其临床使用。有缺血性心脏病或心源性猝死风险的患者应避免使用。老年患者发生的不良反应风险高，使用过程中要加强监测。

TCAs 的作用机制可能与抑制神经突触部位的 5- 羟色胺和去甲肾上腺素的再摄取，以及阻断神经元钠离子通道有关。该类药物止痛起效常需 5~7 天。TCAs 的副作用主要有胆碱能作用、心律失常、体重增加、直立性低血压。新型 TCAs 文拉法辛（venlafaxin）对多种神经痛有效，且无胆碱能作用，可用于 PHN 的治疗。

(2) 钙通道调节剂（抗惊厥药物）

1) 加巴喷丁：是新一代抗癫痫药，对包括 PHN 在内的多种神经痛疗效确切，尤其适用于尖锐的刺痛、刀刺样或电击样疼痛，且可明显改善情绪和睡眠，老年人更为适用，已获美国 FDA 批准用于治疗 PHN，并成为 PHN 治疗的一线药物。

2）普瑞巴林：普瑞巴林为第二代钙通道调节剂与加巴喷丁的类似物，其作用机制与加巴喷丁相似，疗效与加巴喷丁相当，但其血浆药物浓度具有更好的可控性，故在治疗上更优于加巴喷丁。

两药均应遵循：夜间起始、逐渐加量和缓慢减量的原则（表 11-10）。

不推荐使用抗惊厥药如苯妥英钠、卡马西平和丙戊酸盐，神经镇静剂如氯普噻吨和吩噻嗪，以及西咪替丁，因疗效不肯定，或老年人难以耐受，或部分患者会出现严重的不良反应。

（3）利多卡因贴剂：利多卡因贴剂起效快（≤4h）。在为期 4~12 周的临床研究中，有约 1/4~1/3 的患者疼痛缓解≥50%。对利多卡因贴剂或普瑞巴林单药治疗无效的 PHN 患者，采用利多卡因贴剂或普瑞巴林联合治疗可以有效缓解疼痛。

（4）曲马多：本品是一种弱效阿片受体激动剂和单胺再摄取抑制剂，既具有阿片样止痛作用又具有非阿片样止痛作用，可明显减轻神经痛。曲马多可显著缓解 PHN 的烧灼痛、针刺痛及触觉超敏现象，但对闪电样、刀割样疼痛效果不明显，其疗效弱于强阿片类药物，而耐受性优于强阿片类药物。曲马多与选择性 5- 羟色胺再摄取抑制剂（SSRIs）及单胺氧化酶抑制剂合用，可引起癫痫和 5- 羟色胺综合征。

（5）阿片类药：被列为二线药。该类药物主要包括吗啡、羟考酮、美沙酮以及左吗南，可通过激动阿片受体而明显缓解神经痛，可用于中度—重度疼痛的治疗。其中，羟考酮能显著缓解异常性疼痛和持续性疼痛，左吗喃则可用于治疗难治性神经痛。缓释制剂可以用于慢性疼痛的控制。阿片类药有便秘、呼吸抑制、恶心呕吐、认知功能影响、滥用以及成瘾性等副作用。一般不超过 8 周。

（6）微创介入治疗：指在影像引导下以最小的创伤将装置或药物置入到病变组织，对其进行物理、机械或化学治疗的技术。临床用于 PHN 微创介入治疗主要包括神经介入治疗技术和神经调控技术。药物治疗是镇痛的基础，微创介入与药物联合应用治疗 PHN 可有效缓解疼痛。普瑞巴林联合神经脉冲射频、神经阻滞及经皮神经电刺激等微创介入方式对 PHN 患者疗效肯定。

1）神经介入治疗：主要包括神经阻滞、选择性神经毁损和鞘内药物输注治疗。

2）神经调控技术：神经调控技术是通过电脉冲适当地刺激产生疼痛的目标神经，反馈性调整神经的传导物质或电流，或产生麻木样感觉来覆盖疼痛区域，从而达到缓解疼痛的目的。

（7）其他治疗：针刺治疗、臭氧治疗等技术在临床上显示有一定的效果。

（五）带状疱疹同位反应

带状疱疹同位反应（isotopic response following herpes zoster）：Wyburn-Mason 首先对这一现象进行描述，指在一个已经治愈的皮肤病的发病部位上发生另一种与原发皮肤病无关的新的皮肤病。1995 年，Wolf 等将这一现象命名为同位反应，因此又称 Wolf 同位反应。多报道同位反应易发生在恶性肿瘤或 HIV 感染的免疫抑制的患者，但也可以发生在正常无其他疾病的人群。目前国内仅报道 5 例，3 例为带状疱疹后继发银屑病，1 例为湿疹，1 例未明确指出继发何种疾病。国外报道 Wolfs 同位反应 200 余例。

【发生机制】

（1）局部免疫改变　同位反应是由于病毒感染改变局部皮肤的免疫状态，引起局部的免疫高反应性而形成肉芽肿、假性淋巴瘤、血管炎、湿疹等损害，或者引起局部免疫抑制而引发细菌、真菌、病毒的感染及皮肤肿瘤等。水痘带状疱疹病毒（VZV）可能通过对神经的改变来影响局部的免疫状态，如神经肽的释放可能是免疫异常及同位反应发生的关键。

（2）迟发型超敏反应　Schena 等认为，带状疱疹同位反应的发生是由于 VZV 感染后，VZV 是 IV 型超敏反应的抗原，导致一种非典型的迟发型超敏反应和一个长时间的免疫学改变，致使相关的易感区域产生第 2 种疾病。Ruocco 等认为，病毒、免疫、神经及血管源性因素均参与同位反应的发生机制。病毒首先损伤皮肤神经纤维，导致神经肽分泌，随后产生免疫功能损伤，通过影响 T 淋巴细胞、单核细胞、内皮细胞、肥大细胞的功能，致使局部免疫功能改变及促进血管生成的反应，从而形成炎症性或肉芽肿性皮肤反应。

表 11-10　带状疱疹后遗神经痛的治疗

钙通道调节剂	起始剂量	递增方案	常见不良反应	禁忌证 / 注意事项	注解
普瑞巴林	50mg，t.i.d. 或 75mg，b.i.d.	每周剂量 300~600mg	共济失调、眩晕、嗜睡、外周性水肿、体重增加、视力模糊、欣快感	肾功能受损者应根据肌酐清除率减量 50% 或更多	慎与血管紧张素转化酶抑制剂合用；同时使用噻唑烷二酮类抗糖尿病药，则易出现外周性水肿、体重增加
加巴喷丁	100~300mg	口服。成人：第 1 天 300mg，睡前服；第 2 天 600mg，分两次服；第 3 天 900mg，分 3 次服，此剂量随疗效而定，多数患者在 900~1 800mg 之间有效或可加更大剂量，第 4~7 天 1 200mg 分 3 次服，以后每周增加 300mg	嗜睡、眩晕、共济失调、外周性水肿、体重增加、肌痛、疲乏	肾功能受损者减量	容易发生药物相互作用，应避免突然停药

【临床表现】 同位反应临床表现皆为带状疱疹痊愈后，于带状疱疹的部位出现新的皮肤病，时间间隔从2周、1个月至3年不等。

(1) 同位反应的疾病 文献报道疾病的种类较多，有慢性荨麻疹、肉芽肿性毛囊炎、环状肉芽肿、离心性环状红斑、丛状血管瘤、多汗症、结节性痒疹、银屑病、局限性的线状结节病、皮肤黏膜蛋白病、局限性硬皮病变态反应疾病、肉芽肿疾病、感染性疾病、免疫性疾病。其疾病可经组织病理直接或间接免疫荧光或病原学检查而确诊。

2011年，Wolf等对Wolf同位反应的相关临床病例进行了综述，共176例，其中初发疾病带状疱疹156例，单纯疱疹20例，继发的同位反应中最多的是肉芽肿性疾病(56例)，其中32例为环状肉芽肿，其次为恶性肿瘤、白血病、淋巴瘤、扁平苔藓、局限性硬皮病、反应性穿通性胶原病、感染以及其他皮肤病等。其他报告有乳腺癌、鳞状细胞癌、基底细胞癌、鲍恩病、血管肉瘤、Kaposi肉瘤等。

(2) 同位反应和同形反应的区别 同形反应是相同疾病在不同部位的表现，同位反应则是同一部位出现又一新的皮肤病表现。同位反应出现在已经治愈、且表面健康的皮肤上，而同形反应则发生在外伤或炎症等受损伤的皮肤上。同位反应是指两种不相关疾病，第二种病是新出现的，而同形反应是指相同的疾病。

【诊断】 当带状疱疹治愈后在同一位置出现新的皮肤损害应该考虑到同位现象。

【治疗】 在短时间内若出现这种同位反应，易被误诊为带状疱疹复发或VZV重激活，导致不必要的抗病毒治疗。对于同位反应相关皮肤病进行相应治疗。

(六) Kaposi水痘样疹

Kaposi水痘样疹(Kaposi varicelliform eruption)是指在原有特应性皮炎或湿疹基础上，感染牛痘病毒或单纯疱疹病毒的一种皮肤病。

1. 临床表现 本病潜伏期5~9天。好发于3岁以下婴儿或儿童，常有种痘或接触单纯疱疹患者史。皮肤损害特点是在原有皮肤病基础上突然发生多数密集扁平发亮的水疱，很快变成脓疱，疱中央有脐凹，周围红晕，基底红肿(图11-15)，约8~14天后皮损干燥结痂(图11-16)。可伴有高热等全身症状，局部淋巴结肿大。极少数并发树枝状角膜溃疡、脑炎及内脏损害。

2. 伴发疾病 湿疹、脂溢性皮炎、脓疱疮、落叶性天疱疮、家族性慢性良性天疱疮、毛囊角化病、毛发红糠疹、鱼鳞病样红皮病、蕈样肉芽肿、原发和继发免疫抑制者。

3. 诊断与鉴别诊断 依据病史和发病突然，在原有皮损部位，突然发生密集的水疱，迅速变为脓疱，疱中央有脐窝。可诊断。病毒培养、接种可证实为单纯疱疹病毒感染，或电镜检查可见病毒颗粒。应与湿疹、水痘、脓疱疮、手足口病、湿疹继发细菌感染、天花等鉴别。

4. 治疗 对患有湿疹等皮肤病患者应避免接种牛痘、防止与单纯疱疹患者接触。

治疗，重者可使用阿昔洛韦、丙种球蛋白、局部0.5%新霉素液、0.1%利凡诺外涂或用阿昔洛韦霜、抗生素软膏。

5. 病程与预后 经上述处理，疗效明显，经1~2周干燥结痂。并发症少见，多数预后良好。

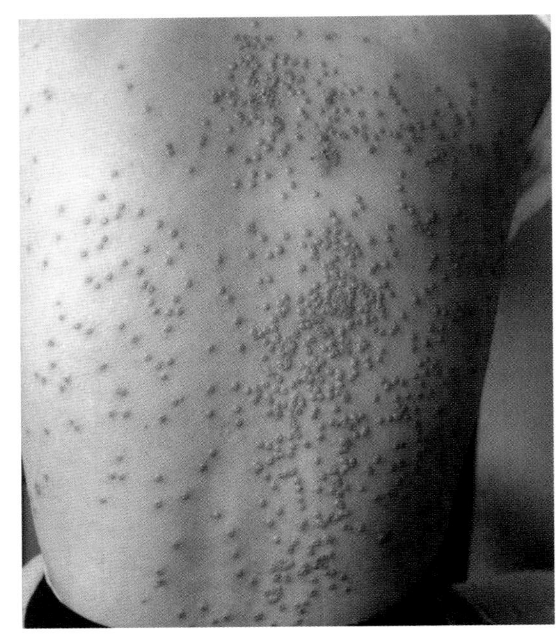

图11-15 Kaposi水痘样疹

泛发性水痘样皮疹，中央有脐凹(中国医学科学院皮肤病研究所 顾恒 常宝珠惠赠)。

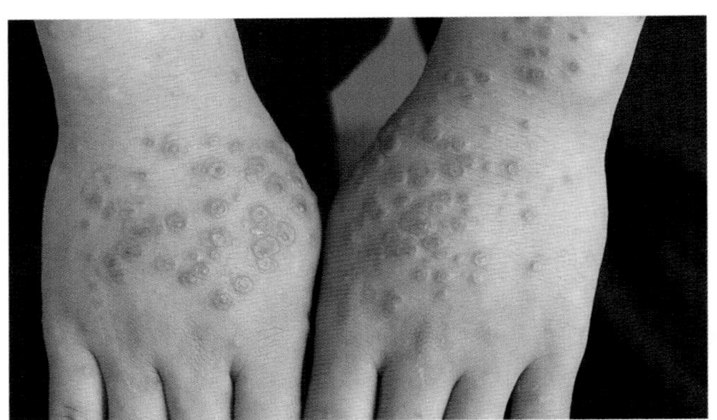

图11-16 Kaposi水痘样疹(新疆维吾尔自治区人民医院普雄明惠赠)

(七) 巨细胞病毒感染

内容提要

- 先天性感染可致耳聋和智力发育障碍。
- 后天性感染表现为类似传染性单核细胞增多症。

巨细胞病毒感染(cytomegalovirus infection，CMV)人类疱疹病毒5(HHV-5)感染，是由人巨细胞病毒引起的一种全身性感染综合征。超过50%的成人有病毒潜伏感染的血清学证据，尽管感染通常是无症状的。CMV在人体内以潜伏感染的形式持续存在，其裸露的DNA位于动脉壁上皮细胞和T淋巴细胞的细胞核中染色体之外。

1. 病因与发病机制

(1) 病原：CMV的形态结构与HSV极为相似。病毒生长慢，出现细胞病变需2~6周，表现为细胞肿胀，核增大，形成巨大细胞。核内和细胞质内均可形成嗜酸性包涵体。CMV有5

种基因型，包括 gB1、gB2、gB3、gB4、gB5，不同基因型病毒株有不同的嗜组织性和临床特征。病毒复制周期需 48~72 小时。CMV 广泛存在于全身各组织器官内，可直接损伤宿主细胞。

(2) 传播与感染：CMV 在人群中的感染极为普遍，60%~90% 成人已有 CMV 抗体，可长期带毒。病毒潜伏在唾液腺、乳腺、肾脏、白细胞及其他腺体，长期或间歇从尿、唾液、泪液、乳汁、精液、宫颈及阴道分泌物中排出病毒，传播方式是人与人的密切接触，譬如通过口 - 口或手 - 口传播；垂直传播是重要的途径，病毒可通过胎盘传播至胎儿、通过产道传播至新生儿；以及通过乳液和唾液至婴儿的母婴传播；亦可通过性接触、输血和器官移植等方式传播。

(3) 免疫：CMV 感染可引发机体产生特异性 IgG、IgM、IgA 抗体。但体液免疫对防御 CMV 感染的保护作用不强。而 NK 细胞和细胞免疫在限制病毒播散和潜伏病毒激活、限制病毒感染的发生和发展起重要作用。

(4) 发病：原发感染：宿主初次感染，无症状或症状较轻。潜伏感染：CMV 感染后，常潜伏于机体内。脑、肝、肺、骨髓及血液中的粒细胞、单核细胞和骨髓血管周围间质都是 CMV 感染的储库；在潜伏感染时，CMV DNA 复制停止，或以极低的水平进行，无感染性病毒颗粒存在。病毒再激活：被激活的病毒活化并攻击靶细胞时，先以其衣壳黏附于靶细胞膜上，其后病毒基因和宿主细胞的基因融合，继而宿主细胞出现变形增大，出现巨细胞化，进而崩解，也导致局部炎症及坏死。组织器官损伤：CMV 的直接毒性作用；毒性 T 淋巴细胞杀伤溶解作用；$CD4^+$T 淋巴细胞产生细胞因子作用；自然杀伤(NK)细胞作用；CMV 诱导的免疫病理所致的损伤；抗体介导的补体反应等。

2. 临床表现

(1) 先天性和围生期传播：孕期 3 个月内感染，死胎或先天性疾病，称为巨细胞包涵体病(cytomegalic inclusion disease, CID)，有肝脾肿大、黄疸、溶血性贫血及神经系统损伤。部分病儿在出生后数月至数年才出现耳聋和智力发育低下等症状。在分娩时新生儿可经产道感染。

(2) 儿童和成人原发感染：通常呈隐性感染。少数出现临床症状，表现为巨细胞病毒单核细胞增多症，出现疲劳、肌痛、发热、肝功能异常和单核细胞增多。

(3) 免疫功能低下者感染：可引起严重的 CMV 感染。发生肺炎、视网膜炎、结肠炎和脑膜炎等严重感染。

(4) 皮肤损害：皮肤 CMV 感染可认为是 CMV 病的一种类型。由组织证实的皮肤 CMV 感染很少见，老年女性皮肤 CMV 感染表现为肛周溃疡。随着器官移植及 AIDS 患者的增多，皮肤 CMV 感染报道逐渐增多，但往往只见于这两类患者，其他情况很罕见，包括生殖器、肛门、会阴、臀部及股部的溃疡，血小板减少，斑丘疹样、麻疹样皮疹，瘀斑和紫癜，水疱，结节性红斑，皮肤血管炎，色素沉着性结节，以及斑片；类似结节性痒疹、多形红斑、表皮松解症、疣状斑块、结节和色素沉着斑疹、荨麻疹及血管大疱性疾病。

3. 实验室检查　收集咽喉洗液、尿液等。标本经离心后取沉渣涂片，吉姆萨染色镜检，观察巨大细胞及包涵体。病毒分离，PCR 检测标本中病毒 DNA 可用于快速诊断。近年来应用 ELISA 检测 CMV-IgM，可以帮助诊断 CMV 的近期感染。CMV 磷酸化糖蛋白 65(pp65)抗原进和 CMV DNA 检测可辅助诊断及检测治疗效果。

组织学被病毒感染的细胞肿大变圆，出现特征性巨细胞，其核内可见透明晕包绕的圆形、嗜碱性鹰眼样包涵体，胞质内也可见群集分布的包涵体。

4. 诊断　血清学检测可以鉴别潜伏性(IgG)或初次(IgM)感染。需从临床标本中分离出病毒，同时血清抗体呈现 4 倍以上增加或持续抗体滴度升高，也可以通过对组织进行组织学染色或直接免疫荧光检查，DNA 探针、PCR 检测，有助于诊断。

5. 治疗　目前尚无有效的 CMV 疫苗，免疫功能正常者的 CMV 感染通常是自限性的，不需要特殊治疗。但可用高滴度抗 CMV 免疫球蛋白及更昔洛韦等抗病毒药物治疗严重感染，可分诱导和序贯治疗两个阶段。免疫抑制者可用更昔洛韦，每天 5mg/kg，连续 14~21 天。已经报道艾滋病和移植受者中有耐药。其他两种药物，即膦甲酸钠和西多福韦，也可用于治疗 CMV 感染，但是两者均有肾毒性，仅限于重症患者使用。

（八）人疱疹病毒 7 型感染

7 型疱疹病毒疹(eruption of human herpesvirus 7 infection) HHV-7 是一种嗜淋巴细胞病毒，本病毒与 HHV-6 相似，与部分幼儿急疹患者的 HHV-6 再活化有关。其与 HHV-6 相关，但又与之不同。有报道 HHV-7 感染可出现幼儿急疹(婴儿玫瑰疹)样临床表现，也有报道玫瑰糠疹患者的外周血和皮损中可检测出 HHV-7 DNA，有时与 HHV-6 同时存在。

（九）人疱疹病毒 8 型感染

8 型疱疹病毒疹(eruption of human herpesvirus 8 infection) HHV-8 是一种潜伏病毒，广泛存在于全球各种类型的 Kaposi's 肉瘤(KS)。该疱疹病毒在 95% 的 Kaposi 肉瘤组织中呈阳性，尚可见于副肿瘤天疱疮、血管肉瘤、多发性皮肤纤维瘤、浆母细胞性淋巴瘤(plasmablastic lymphoma, PBL, $CD45^+$)、AIDS 相关淋巴瘤和 Castleman 病。

有研究显示，HHV-8 感染淋巴和血管内皮细胞，诱发重新编程转录，导致淋巴管生成分子的表达。

（十）传染性单核细胞增多症

传染性单核细胞增多症(infectious mononucleosis, IM)，又称腺热病，是 EB 病毒(EBV)人类疱疹病毒(HHV-4)所致的急性传染病。该病的分布呈世界性，隐性感染者和患者是该病的传染源。本病经唾液传播，口 - 口传播(如接吻)是主要传播途径，飞沫和输血传播虽有可能，但并不重要。该病多发于儿童及青少年，6 岁以下多呈隐性或轻型感染。90% 的成年人已被 EBV 感染过，并有抗 EVB 抗体。一次得病后可获较持久的免疫力。

1. 病因与发病机制

(1) 病毒入侵：EBV 是一种嗜淋巴细胞 DNA 病毒，可选择性感染 B 淋巴细胞，偶尔感染鳞状上皮细胞。其感染可能只限于上皮和 B 淋巴细胞组织，因为只有这些细胞有 EBV 受体。病毒需与细胞表面的 CD21 分子结合后才能进入细胞内。初次感染后，EB 病毒潜伏于休眠的记忆淋巴细胞内，EB 病毒在感染后将终身潜伏在 B 细胞内。

(2) 免疫：EBV 侵入 B 细胞，导致 B 细胞表面抗原改变，继而引起 T 细胞防御反应，形成细胞毒性效应细胞直接破坏感染 EBV 的 B 细胞。扁桃体和局部与系统淋巴结，皆可因滤泡增生而增大,部分是由于病毒感染B淋巴细胞,以及反应性非典型T细胞对窦隙和皮质旁的浸润。在原发性EBV感染后很长时间内,末梢血中仍有相当数量的T淋巴细胞,能抑制或杀死表达EBV。本病发病机制主要有B、T细胞交互作用外,还有免疫复合物沉积及病毒对细胞的直接损伤。

2. 临床表现 急性发病,未免疫的青少年受感染后,经过2~3周潜伏期,大多出现畏寒、头痛、发热、咽炎和淋巴结病,持续一周至数周(表11-11)。

表11-11 传染性单核细胞增多症的症状和体征

临床表现	出现比率
症状	
咽喉痛	75(50~87)
全身不适	47(42~76)
头痛	38(22~67)
腹痛、恶心、呕吐	17(5~25)
寒战	10(9~11)
体征	
淋巴结肿大	95(83~100)
发热	93(60~100)
咽炎或扁桃体炎	82(68~90)
脾大	51(43~64)
肝脏肿大	11(6~15)
皮疹	10(0~25)
麻疹样、荨麻疹、猩红热样、水疱、紫癜样、瘀点样、Gianotti-Crosti综合征、多形红斑、结节性红斑、肢端青紫症、离心性环形红斑、苔藓样糠疹、掌皮炎	
眼眶周围水肿	13(2~34)
腭部黏膜疹	7(3~13)
黄疸	5(2~10)

(1)发热:占90%,自38~40℃不等,多数为弛张型,少数稽留型或不规则。伴头痛、乏力、出汗及关节肌肉酸痛等症状。热程数日或数周,甚至数月,但中毒症状一般不明显。

(2)淋巴结肿大:占70%以上,最常见于颈部、肱骨内上髁及腹股沟等。黄豆至蚕豆大,无压痛,不粘连,不化脓,中等硬,消退缓慢,需数周至数月。肠系膜淋巴结累及可有腹痛及压痛。

(3)咽峡炎:约占半数以上。扁桃体充血、肿大,有灰色假膜,易剥脱。腭部及咽弓处可见小出血点,牙龈肿胀、溃疡。严重者可因局部水肿而致喉部梗阻。

(4)皮疹:10%~15%患者于发病后第4~10天出现皮疹,呈多样性,常见红色斑丘疹,也有猩红热样、麻疹样、水疱样、荨麻疹样皮疹,1周后消退,不留痕迹。

(5)系统损害:肝脾肿大占50%以上,多数在起病第1周触及脾脏1~3cm,伴轻度压痛,第2周则急骤增大。30%病例肝脏肿大,肝区压痛。10%病例出现纳差、恶心、呕吐、腹痛、腹泻、黄疸等肝炎症状。约2/3病例出现肝功能异常,个别发生肝昏迷。任何年龄组均能见到脑、小脑或脑膜炎症、Guillain-Barré综合征、肺炎、肝炎、心肌炎、自身免疫溶血性贫血或血小板减少,而非典型淋巴细胞增多及嗜异性抗体则可能不很突出或缺失。

(6)HIV感染:感染HIV的儿童和成人,也有发生严重EBV感染和淋巴组织增生病的风险,艾滋病患者的舌毛状黏膜白斑中,亦有EBV复制发现。

(7)鼻咽癌:在我国华南地区,鼻咽癌(nasopharyngeal carcinoma)是最常见或居第二位的恶性肿瘤。临床就可利用EBV抗体从华南血统的高危群体中,找出今后最可能发生鼻咽癌的人。

(8)其他:是艾滋病和Hodgkin淋巴瘤患者患Burkitt淋巴瘤、鼻咽癌、移植后淋巴瘤和免疫母细胞淋巴瘤的主要致病因素。

3. 诊断 根据流行情况、典型临床表现(发热、咽痛、肝脾及淋巴结肿大)、外周血异型淋巴细胞>10%、嗜异性凝集试验阳性、EB病毒特异性抗体(VCA-IgM、VCA-IgG)和EBV-DNA检测阳性可作出临床诊断,特别是VCA-IgM阳性或急性期及恢复期双份血清VCA-IgG抗体效价呈4倍以上增高是诊断EBV急性感染最特异和最有价值的血清学试验,阳性可以确诊。

4. 鉴别诊断 麻疹、猩红热、急性荨麻疹、多形红斑、链球菌、巨细胞病毒、肝炎病毒A或B、HIV感染、HHV-6、腺病毒、弓形体感染及白血病、淋巴瘤。

5. 治疗

(1)一般治疗:急性期卧床休息,对症治疗。可用扑热息痛或阿司匹林降低体温,减少咽部疼痛。

(2)系统治疗

1)阿昔洛韦及其衍生物:在试管中能有效抑制EBV,可酌情选用。有口腔毛状白斑的艾滋病患者和已被充分确诊的慢性进行性EBV感染患者,可用阿昔洛韦治疗。CMV所致类传染性单核细胞增多症,可用更昔洛韦。

2)静滴免疫球蛋白:对糖皮质激素反应不好或禁忌者可用免疫球蛋白静滴。少数糖皮质治疗无效的严重血小板减少性出血,静脉注射免疫球蛋白可能有效。

(3)内脏损害:肝功能异常应保肝治疗,对心肌受损者给予能量合剂。应注意防止脾破裂,破裂者手术切除。

6. 病程与预后 本病多为自限性,预后良好。病死率1%~2%,死于并发症有脑干脑炎、脾破裂、胃肠出血、心肌炎。少数会遗留后遗症,如失语、足下垂、翼状肩和偏盲等。

(十一)幼儿急疹

内容提要

- 突发不可解释的高热。
- 退热时或退热后发疹,麻疹样红斑,损害周围常有白色晕环。

幼儿急疹(exanthema subitum),又称婴儿玫瑰疹(roseola infantum)、猝发疹(exanthema subitum)、第六病(sixth disease),是人疱疹病毒-6(HHV-6)原发感染相关的儿童发疹性疾病。见于6个月到4岁儿童。

1. 病因与发病机制

(1) HHV-6、HHV-7感染：HHV-6分为A、B组，其中B组可引起人类疾病。HHV-7也可引起类似病变，HHV-7与部分婴儿玫瑰疹患者的HHV-6再活化有关。在1岁以内婴儿和成人中，HHV-6抗体阳性率分别为75%、90%。病毒可经唾液、尿液、气管分泌物传播。

(2) 相关疾病：包括丘疹紫癜样“手套及袜套”综合征、持久性隆起性红斑、传染性单核细胞增多症、移植物抗宿主反应、Gianotti-Crosti综合征和药物过敏综合征。

2. 临床表现　本病潜伏期为5~15天。起病急骤，突然发热，体温可高达40.6℃，持续3~5天。可有咽炎、淋巴结肿大、高热惊厥。临床特征包括发热、淡红色斑丘疹及类似风疹或麻疹样皮损，偶尔类似猩红热或荨麻疹，退热时或随后突然出现大量的皮疹。于颈部和躯干有直径2~3mm的暗色斑疹或斑丘疹并向大腿及臀部播散，几小时或1~2天后即消失。

体温恢复正常，于病程第4~5天，体温可突然降至正常或正常水平以下。

3. 实验室检查　发热初期白细胞总数及中性粒细胞增多，早期周围血细胞常可分离到HHV-6。

4. 诊断与鉴别诊断　依据典型病史和临床表现易于诊断。血清学检查，血清中人类疱疹病毒-6的IgM和IgG抗体。

PCR方法　可检测病毒特异核酸。组织病理检查，在病毒感染的组织器官中可见到典型的气球样细胞。本病需与风疹、麻疹、猩红热和药疹鉴别。

5. 治疗　对症治疗，无有效预防方法。治疗可能存在的免疫抑制。一般支持疗法，可选用输液、降温、重症者可用阿昔洛韦静脉滴注，必要时静滴丙种球蛋白。病毒复活可导致严重的疾病，特别是对免疫功能受损的患者。病毒复活可表现为发热、骨髓抑制、肝炎、肺炎、淋巴组织增生疾病以及脑炎。对于这些患者，一些专家建议用更昔洛韦和膦甲酸钠。更昔洛韦和膦甲酸钠在体外可抑制HHV-6复制。更昔洛韦和膦甲酸钠可用于治疗HHV-6相关疾病。更昔洛韦可用于治疗HHV-7型相关疾病。

二、痘病毒感染

痘病毒(poxvirus)属于痘病毒科，可以引起人类与多种脊椎动物的自然感染。其中天花病毒(variola virus)和传染性软疣病毒(molluscum contagiosum virus，MCV)仅感染人类，但猴痘病毒、牛痘病毒，以及其他动物痘病毒也可以引起人类感染。

(一) 天花

天花(smallpox)为正痘病毒属天花病毒所致的烈性传染病。该病毒通过呼吸道飞沫颗粒传播。自1796年英国人琴纳(Jenner)发明种痘术以来，天花的流行逐步得到控制。1977年世界卫生组织(WHO)启动全球消灭天花计划(global smallpox eradication program)，至1980年在全球范围内消灭了天花。

虽然在自然界天花病毒已不存在，但在研究室尚有保藏，而且可能作为生物恐怖主义武器。人为的病毒释放会在人群中产生破坏性效果。在缺乏有效的抑制措施时，最初感染的50~100人，每个人可能会再传染给10~20人。这些情况使得天花病毒成为可怕的生物武器。

1. 病因与发病机制　天花是由天花病毒两条紧密连接的双链DNA中的一条导致的，包括重链和轻链。两种病毒都是正痘病毒属，痘病毒科。感染轻链通常病情较轻，死亡率低。感染重链是由接触已感染病人的斑丘疹的小脓疱所致。感染可以通过有损伤的口咽黏膜接触，吸入带有病毒的唾液飞沫。

2. 临床表现　潜伏7~17天(平均10~12天)。前驱症状2~3天，高热，40℃，头痛和背痛。本病发病特征初期为病毒血症，继而出现皮疹(图11-17)。皮疹呈离心性分布，头部四肢等暴露部位多。本病传染性强，病死率高。

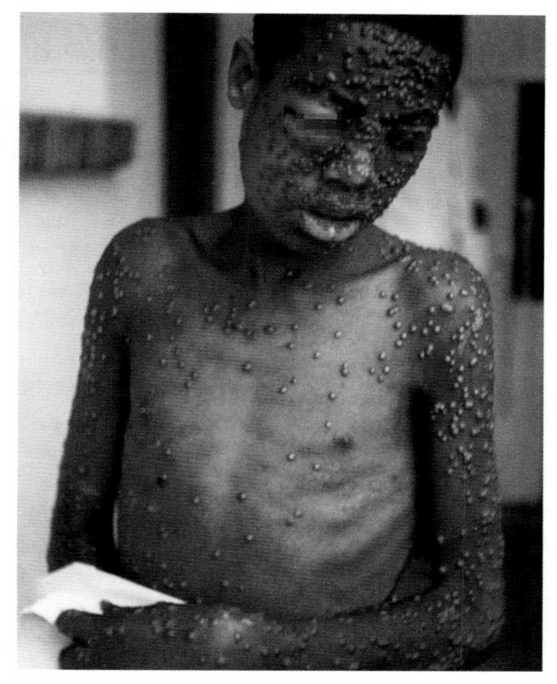

图11-17　天花

天花皮疹　皮肤成批出现斑疹、丘疹、疱疹、水疱或脓疱。疱疹呈多房性，硬于豌豆，周围隆起，有发硬的红晕，中心凹陷，可变成脓疱疹，最后结痂、脱痂，病愈后面部等部位留下明显的瘢痕。

临床分型　有重型天花(占90%)，轻型天花(占2%)，无疹天花，扁平型天花，出血性天花。

3. 实验室检查/诊断　取皮损、血液，扁桃体拭子，PCR扩增正痘病毒基因鉴定天花病毒，采活细胞培养分离病毒，鉴定病毒DNA，电子显微镜，依据典型病史和临床特征表现和实验室检查。

4. 鉴别诊断　应与水痘、猴痘鉴别(表11-12)。

5. 治疗　近年来多数的可疑病例是成人疱疹。如果被证实是天花，就需查找病毒来源，是从实验室无意还是有意释放。可疑病人必需严格隔离并且进一步进行流行病学调查。

治疗以支持对症治疗为主，并无特异性治疗，西多福韦可能有效。可用抗天花丙种球蛋白6~12ml肌内注射。本病可获终生免疫。

表 11-12　天花与水痘的鉴别诊断

症状及体征	天花	水痘
发热	出疹前 2~4 天即出现	出疹时出现
皮疹表现	痘疹处于同一发展阶段	不同发展阶段的皮疹同时存在
发展	慢	快
分布	离心性分布，四肢比躯干多	向心性分布，四肢比躯干少
出现在手、脚掌	许多痘疹可出现在手、脚掌	痘疹很少或不出现在手、脚掌
死亡率	>10%	很少见

免疫接种　全世界已于 1972—1982 年相继停止接种天花疫苗，自 2001 年生物恐怖主义威胁以来，美国已有选择的为相关人群进行了接种。接触病毒后 2~3 天内接种疫苗可提供有效保护。

6. 病程与预后　病死率为 5%~40%。幸存者终生遗留瘢痕。多种并发症可发生，如肺炎、角膜破坏、脑炎、关节积液及骨炎。

（二）传染性软疣

内容提要

- 传染性软疣由软疣病毒感染引起，儿童发病率最高，成人可通过性传播。始发于面部和躯干。
- 损害为坚硬的中央可见脐形凹陷的珍珠样丘疹。具有免疫力的患者能自行消退，HIV 感染的免疫抑制患者可长期存在。

传染性软疣（molluscum contagiosum，MC）是由痘病毒中的传染性软疣病毒（MC virus，MCV）所致的表皮增生性传染病。本病可接触传染、自体接种或通过性接触传染以及通过共用装备及游泳设施传染。免疫功能受损的患者本病发病率升高。

1. 病因与发病机制　MCV 分为 4 个亚型，即 MCV-1、MCV-2、MCV-3、MCV-4。75%~90% 病例由 MCV-1 感染所致，其余亚型多见于免疫功能缺陷者。成人的表皮及毛囊漏斗部可有 MCV 定植。主要传播途径是直接接触（包括性接触），也可通过污染物间接传染。

2. 临床表现　本病潜伏期 1 周 ~6 个月。典型损害为表皮细胞增生形成的丘疹，呈肉色或粉红色，直径 2~8mm，单发或多发，圆形或半球形，有蜡样光泽，中心脐凹状（图 11-18）。初期质地坚硬，成熟变软，可挤压出干酪样物。无自觉症状。本病持续数月至数年，可自发性消退，不留瘢痕。尽管传染性软疣的单个皮疹可持续 6~8 周，但由于自体接种，病程可达 8 个月。

临床可分为①儿童型：皮肤接触感染，软疣见于面部、躯干及四肢。②成人型：可为性传播，多见于外生殖器（图 11-19）、耻区及大腿内侧。③HIV 感染型：不能自发性消退（图 11-20）。

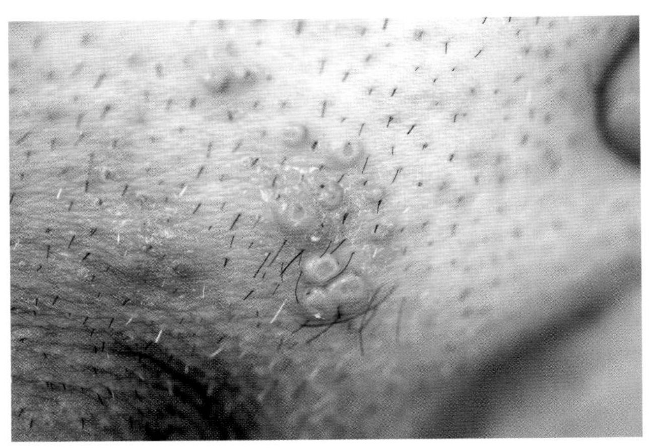

图 11-18　传染性软疣
皮色丘疹具有蜡样光泽，中央有脐凹。

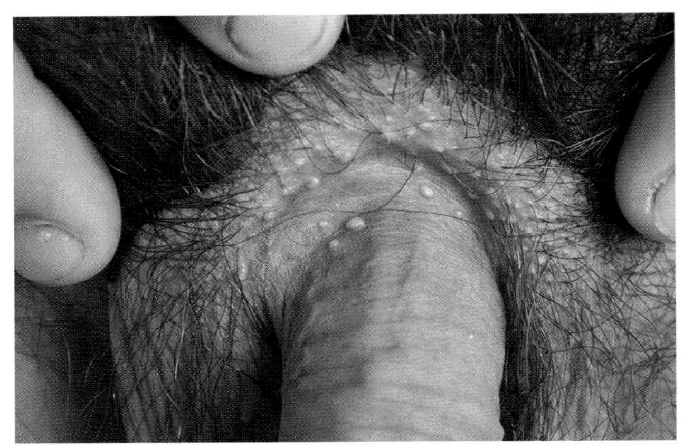

图 11-19　传染性软疣

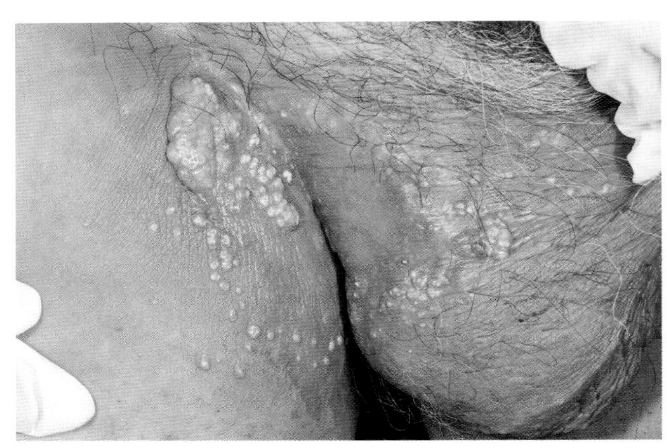

图 11-20　HIV 感染型传染性软疣

3. 组织病理　表皮细胞内出现多数细胞质内包涵体（软疣小体），软疣小体由嗜伊红变成嗜碱性。表皮细胞排出软疣小体，形成有中心的火山口样（图 11-21）。

4. 诊断　诊断主要依据临床皮损的表现，有蜡样光泽的脐形丘疹，可挤出乳酪样物质。组织或细胞学 HE 染色检查细胞浆内有包涵体存在。

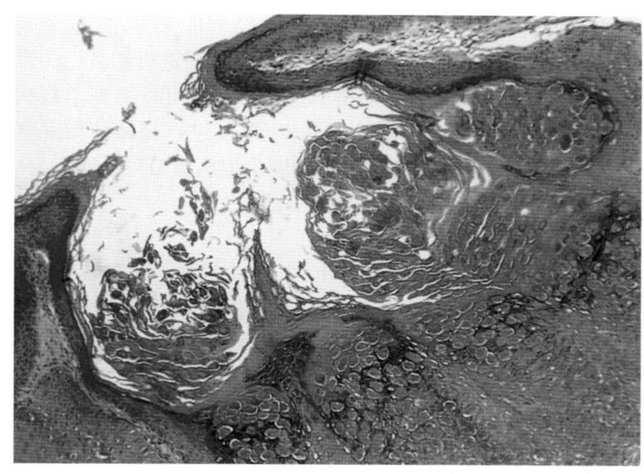

图 11-21　传染性软疣
表皮上部可见多数胞质内包涵体，即软疣小体。

5. 鉴别诊断　扁平疣，生殖器疣，单纯疱疹，汗管瘤。特殊类型较大皮损如巨型和角化型传染性软疣应与基底细胞癌、角化棘皮瘤鉴别，还应与多发性平滑肌瘤鉴别。

6. 治疗　根据临床情况来决定治疗方案，注意有无免疫抑制和 HIV 感染，儿童要注意有无性虐待。

推荐治疗　一线治疗有：待其自愈或用小摄子夹出包涵体。二线治疗有：外用 5% 亚硝酸同时外用 5% 水杨酸、外用 40% 硝酸银糊剂、外用 0.5% 足叶草毒素、外用 10% 聚维酮碘和 50% 水杨酸、冷冻治疗。三线治疗有：刮除术、电干燥法、外用氢氧化钾溶液、外用 1%~5% 咪喹莫特、外用酚、斑蝥素、口服西咪替丁、外用西多福韦、口服西多福韦（艾滋病人）、α- 干扰素病灶内注射、外用维甲酸（维 A 酸、阿达帕林）、ALA-POT、CO_2 激光、脉冲染料激光

HIV 患者局部和系统性应用西多福韦可使 AIDS 患者的软疣迅速地消退。对 HIV 感染使用蛋白酶抑制剂等综合治疗。

儿童病损在洗浴后，应用外科胶带贴每个皮损，每天重复，持续 16 周，可使 90% 的儿童病例治愈。

将损害中的软疣小体用小镊子夹住，挤出或挑出，或者用针或粉刺挤出器或 11 号解剖刀刀尖挑出，然后点入浓石炭酸或 33.3% 三氯醋酸。

7. 病程与预后　多数皮损有自限性，6~9 个月内自行消退，也可持续 2~4 年或更长时间。本病预后良好。而 HIV 感染型，治疗成功数月后可复发。

（三）牛痘及种痘并发症

牛痘（cowpox）是由于天花病毒感染牛乳头及乳房，通过接触传染给人的皮肤病。

1. 临床表现　潜伏期 5~7 天，在接触部位（大多数在手上）出现原发性牛痘损害，初为丘疹，很快变成水疱和脓疱，脓疱中央有脐凹，周围绕以红晕，后结痂。皮损不向全身发展，常有淋巴结炎。该病易与挤奶人结节相混淆，种痘并发症，患儿种牛痘，引起发疹（图 11-22，图 11-23）。

2. 实验室诊断　通过从绒毛膜中分离出的病毒所引起的特征性痘疹而作出。

3. 治疗　本病无特效治疗，可对症处理，防止继发感染，

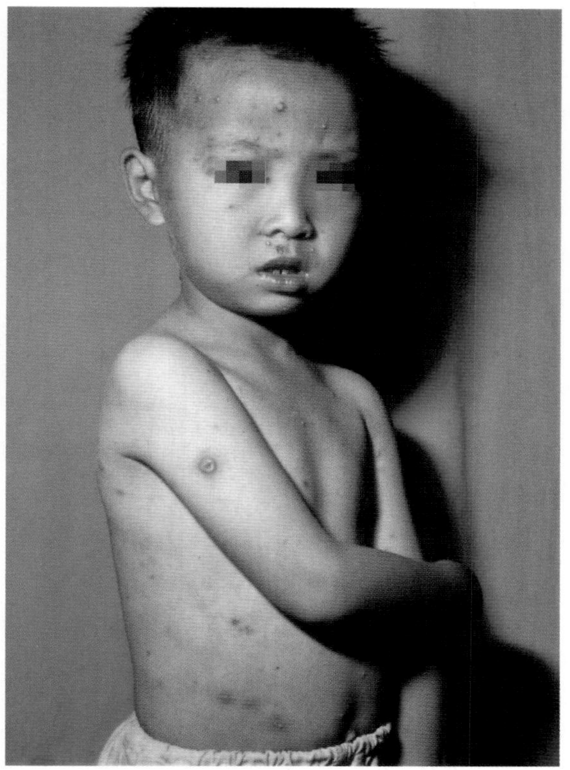

图 11-22　种痘并发症（牛痘接种于上臂）

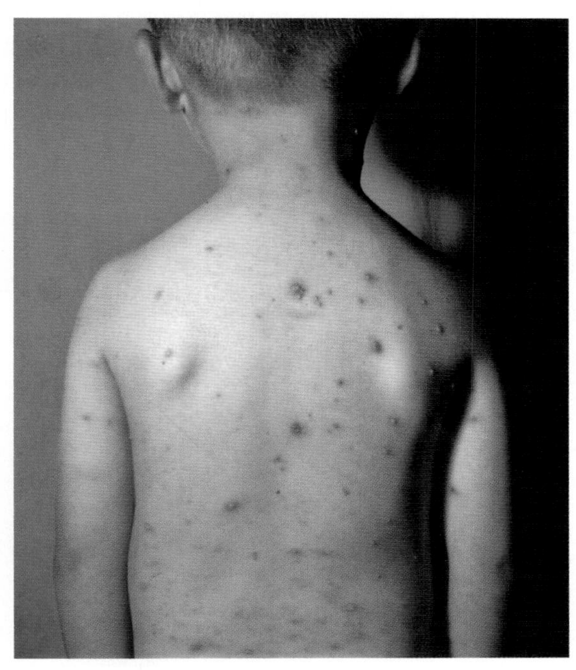

图 11-23　种痘并发症（牛痘散发全身）

皮损外用 40% 碘苷，全身使用干扰素、高价痘苗抗体。亦可冷冻或手术切除以缩短病程。

（四）挤奶人结节

挤奶人结节（milker's nodules）又称为副牛痘（paravaccinia），系接触副牛痘病毒感染的乳牛引起，出现红色结节性病变并发展成为坚硬的紫色丘疹（图 11-24），一般不痛，常在 4~6 周

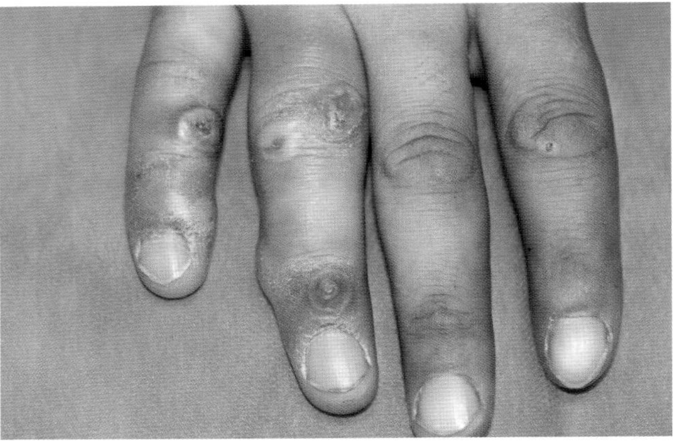

图 11-24　挤奶人结节（新疆维吾尔自治区人民医院　普雄明惠赠）

内消失。治疗同牛痘。

（五）羊痘

羊痘（orf）是接触感染羊痘病毒的羊后引起，亦名传染性脓疱性皮炎（contagious pustular dermatitis），羊痘是绵羊的一种疾病，羊痘病毒系 DNA 副痘病毒属，天然宿主为绵羊和山羊。本病与挤奶人结节临床与组织病理表现均较相似。

1. 临床表现　潜伏期 5~6 天，临床可分斑丘疹期、斑疹期、急性渗出期、结节期、乳头状期、消退期。皮损单个或数个，好发于手指、手背或前臂。初期表现为坚硬的红色或蓝色小丘疹，逐渐增大，并形成平顶的出血性脓疱或大疱，中心有脐凹和结痂（图 11-25）。成熟的损害直径常为 2~3cm，中央结痂的周围绕以灰白色或紫色环，外周有红斑环绕。常有淋巴管炎和淋巴结炎。病程自限性，3~6 周消失。本病具有自限性，感染后可获终身免疫。

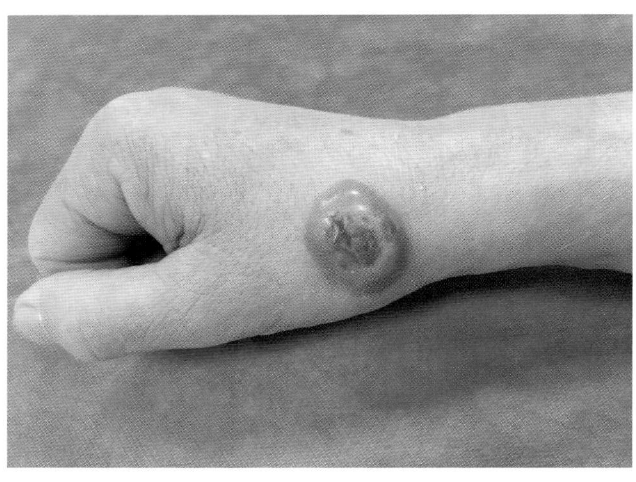

图 11-25　羊痘（新疆维吾尔自治区人民医院　普雄明惠赠）

2. 实验室检查　皮损或痂皮在电镜下找到病毒包涵体。

本病组织病理早期表现为表皮细胞内及细胞间水肿或气球样变性，真皮内严重的出现灶性表皮坏死及表皮下水疱，可发现病毒包涵体，确诊可采用电镜对皮损进行病毒学检查。

3. 鉴别诊断　应与化脓性肉芽肿和传染性软疣鉴别。挤奶人结节、牛痘、疱疹性瘭疽、类丹毒、游泳池肉芽肿、炭疽、角化棘皮瘤等相鉴别。本病与挤奶人结节临床与组织病理表现均较相似，前者有明确的患羊接触史，皮损进行超微结构观察可发现羊痘病毒，聚合酶链式反应（PCR）可检测到羊痘病毒 DNA；后者有明确的病牛接触史，皮损进行超微结构观察可发现副牛痘病毒，PCR 可检测到副牛痘病毒 DNA。

4. 治疗　同牛痘，仅对症治疗。

（六）猴痘

猴痘（monkeypox）是由猴痘病毒（monkeypox virus）引起的极似天花的传染病。猴痘病毒是正痘病毒属的一个成员，于 1958 年首次在丹麦某实验室猴中发现。人类猴痘主要通过与野生动物，如草原土拨鼠等直接接触传播，近来美国等地也有感染。感染不在人与人之间传播，迄今发现的病例尚不到 100 例。

流行病学　猴痘于 1970 年在非洲中西部雨林国家初次发现。2003 年 6 月，美国 CDC 宣布发生了猴痘流行，实验室检查也证实了该结果，患者几乎都有草原土拨鼠密切接触史。

1. 临床表现　人类猴痘的潜伏期 1~2 周。表现类似天花，有高热，头痛，肌肉痛，淋巴节肿大等症状，但皮损数少而轻，有水疱和脓疱，可伴有出血倾向，颈和腹股沟淋巴结肿大较天花更多见。病程通常为 2~4 周，成人死亡率 1%~2%，儿童死亡率 17%。诊断要根据 1~2 周前在非洲热带森林地区是否有与动物接触史。

2. 实验室检查　包括皮损刮片电镜找猴痘病毒颗粒，病毒绒毛膜培养时痘的特征性形态以及荧光抗体法或放射免疫法检测血清特异抗体。

3. 预防与治疗　接种牛痘疫苗具有较好的预防猴痘的效果。暴露后接种也可能会防止发病或减轻症状。所有在过去 14 天内接触过猴痘的人均应接种牛痘疫苗，包括 1 岁以下儿童、孕妇、皮肤疾病患者，通常在接触后 14 天内接种。治疗为对症处理，使用静脉注射丙种球蛋白（IVIG），亦可应用西多福韦。

三、人类乳头瘤病毒感染

人类乳头瘤病毒（human papillomavirus，HPV）主要引起人类皮肤、黏膜和增殖性病变。感染可以导致很多种病变，包括寻常疣、丝状疣、扁平疣、生殖器疣以及 Bowen 样丘疹病。除了 HPV 在宫颈癌发病中的作用外，HPV 在一些肿瘤的发病中亦起重要作用，包括 Bowen 病、肛门及外生殖器和其他部位的恶性肿瘤。

1. 病因与发病机制

（1）病原学：HPV 呈球形，直径为 52~55nm，衣壳 20 面体立体对称，由 72 个壳微粒组成，无包膜。病毒基因组为以一双链环状 DNA，约 7.0~8.0kb，其中一条 DNA 是有义链，含有 3 个基因区。

目前 HPV 尚不能在常规组织细胞中培养，HPV 的复制增殖与上皮细胞的分化阶段相关。上皮细胞分化过程分为基底细胞层→棘细胞层→颗粒细胞层→角质层。HPV DNA 隐藏于基底细胞层，早期基因在棘细胞层开始表达，而晚期基因的表达及病毒体的装配则在颗粒细胞层进行。成熟的病毒体仅在终末分化的上皮细胞中产生，分化成熟的角质层细胞很快脱落，故 HPV 抗原接触免疫系统的机会较少，这也是导致 HPV 免疫原性低，易形成持续性感染的重要因素之一。

HPV感染是由直接接触具有临床或亚临床HPV相关病变的个体，或间接接触污染的表面和物品引起。经常见到病变向周围皮肤自体接种。细胞介导免疫的个体间差异可导致感染的严重程度及持续时间的不同。细胞介导免疫功能受损与病毒性疣的高发生率有关。

(2) 发病机制：HPV感染后的主要病理改变是引起上皮增生性病变，其特征性表现之一是形成"凹空细胞(koilocytes)"。病毒感染仅停留于局部皮肤和黏膜中，不产生病毒血症，易形成持续性感染。不同型的HPV侵犯的部位和所致疾病也不相同。嗜皮肤性HPV主要感染鳞状上皮，常引起青少年、儿童的扁平疣、手足部跖疣等。嗜黏膜性HPV则主要侵犯黏膜，其中HPV6型和HPV11型可引起生殖器疣、口腔及喉的乳头状瘤等良性病变，称为低危型HPV(lowrisk HPV types)；而HPV16、18及HPV45、58等型与宫颈癌、肛门癌、口腔癌等恶性肿瘤的发生有关，称高危型HPV(high-risk HPV types)。

(3) HIV与癌的关系

1) 转化基因表达：HPV诱发宫颈癌的机制主要与转化基因产物E6和E7蛋白有关。E7蛋白与Rb抑癌蛋白结合并使之失活是E7转化作用的主要机制；E6蛋白可通过结合并降解P53抑癌蛋白、激活端粒酶等，使细胞异常增殖而发挥致癌作用。

HPV感染并非宫颈癌发生的唯一因素，感染过程中宿主基因突变、野生p53基因突变或其他环境因素的作用等均可影响宫颈癌的发生、发展。

2) 病毒逃逸宿主细胞的调控：HPV可通过降解酪氨酸激酶，抑制IFN的作用等，来逃逸细胞对其的调控。HPV自然感染后产生特异性中和抗体的能力较弱，近来发现，HPV16 VLP血清抗体的产生可降低再次感染的危险性。用基因工程技术表达的HPV VLP刺激机体产生特异性中和抗体的作用强，被认为是最有希望的HPV预防性疫苗。

人类乳头状瘤病毒类型的临床相关性(表11-13)，HPV可分为嗜皮肤性和嗜黏膜性两大类，两类之间有一定交叉。

2. 实验室检查

(1) 微生物学检查法：HPV至今尚不能在常规细胞培养中增殖，因而无法作病毒的分离鉴定。

(2) 组织学检查：收集脱落细胞，进行涂片、H-E染色后镜检。提示有HPV感染的特征性组织学改变是：皮肤、黏膜表层过度角化崩解、基底层肥大及生成凹空细胞。

免疫学检查 采用免疫组化法检测病变组织中的HPV抗原。如用免疫电镜检查HPV病毒颗粒可提高检出率。

(3) 核酸检测：采用核酸杂交或PCR方法，对HPV感染进行早期诊断及型别鉴定。核酸杂交常用Southern杂交及斑点杂交。PCR法不但可检测新鲜标本，还可以用于石蜡切片中HPV DNA的检测进行回顾性研究。杂交捕获技术(hybrrid capture，HC)是目前美国FDA批准唯一可在临床使用的HPV DNA检测技术。

(4) 血清学诊断：可用基因工程表达的L1和L2晚期蛋白，或用病毒样颗粒(VLP)检测患者血清中型特异性HPV抗体进行血清学诊断。

(一) 病毒疣

病毒疣(viral warts)或疣(warts)是由人类乳头状瘤病毒(HPV)引起的常见的传染性上皮肿瘤，有各种各样的表现，它能通过接触转播，疣通常出现在手部、咬伤的甲周、足底表面等有创伤的部位，跖疣还可以通过公共游泳池的潮湿表面感染。大部分疣体在数周或数月内自发的被清除，但其余疣体可多年持续存在甚至终生。HPV可引起潜伏、亚临床和临床感染，分子生物学技术可检测到潜伏感染，亚临床感染通过阴道镜或显微镜发现。

在艾滋病、淋巴瘤及应用免疫抑制剂的患者中，疣的发病率更高、持续时间更长且数目更多。然而特应性湿疹患者不会增加感染病毒疣的危险。

表11-13 人类乳头状瘤病毒(HPV)类型的临床相关性

皮肤	HPV类型	最常见的临床病变	较少发生的病变	潜在的致肿瘤性
	1,2,4,27,57	深在性掌跖疣	寻常疣	
	1,2,4,27,29	寻常疣	掌跖疣和镶嵌疣	
	3,10,28,49	扁平疣	在疣状表皮发育不良(EV)中的扁平疣	HPV-10相关罕见宫颈和外阴癌
	7	屠夫疣		
	3,5,8,9,10,12,14,15	疣状表皮发育不良(EV)	正常皮肤	与HPV-5,HPV-8,HPV-9相关鳞癌
	17,19~26,36,47,50	免疫抑制性疣		
黏膜	13,32	喉乳头瘤、口腔乳头瘤		
	6,11	肛门生殖器疣，宫颈尖锐湿疣	鲍恩样丘疹病，寻常疣；呼吸道乳头状瘤病，寻常疣	Buschke-Lowenstein瘤，罕见于阴茎，外阴宫颈，和其他泌尿生殖系统肿瘤，为低危型
	16,18,31,33-35 39,40,51~60	宫颈尖锐湿疣，肛门生殖器疣，鲍恩样丘疹病	寻常疣	生殖器和宫颈发育不良和癌；很少发生皮肤鳞癌；为高危型

1. 临床表现 皮肤和黏膜 HPV 是不同的两组，分别感染皮肤和黏膜。然而，这种趋向性并不是绝对的，如皮肤型 HPV 的 DNA 也可在生殖器和口腔疣中被发现。而某些少见情况下，黏膜型也可以涉及皮肤的病变。疣能破坏正常皮纹，这是重要的诊断特征。当皮纹重新建立后，提示疣消退。

(1) 皮肤感染：皮肤型 HPV 包括一小类病毒，只感染皮肤并引起寻常疣、手足疣、镶嵌疣(mosaic warts)或是扁平疣和屠夫疣(butcher warts)。

1) 寻常疣：是由 HPV 引起的一种良性鳞状细胞乳头状瘤病变。

皮损是一种肉色至棕色丘疹，黄豆大或更大，表面角化粗糙，坚硬，呈乳头状(图 11-26)。有些疣的表面可看到细小的黑点，这是由于这些突起的小血管被血栓栓塞所致，将有助于诊断。尽管疣仅局限在表皮，但大量增生的细胞团可突向下方取代真皮层，钝性分离疣体可见疣体下方光滑平整。

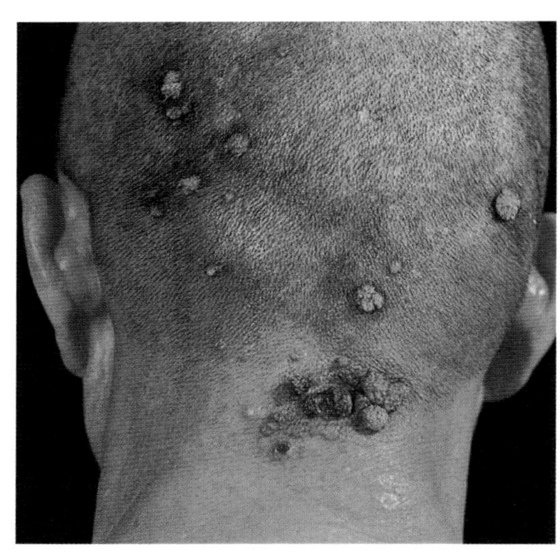

图 11-26 寻常疣
颈后部大的初发性损害，周围有卫星状损害。

好发于手背、手指(图 11-27，图 11-28)及足缘(图 11-29)处。发生在甲周者称甲周疣，甲床者称甲下疣。

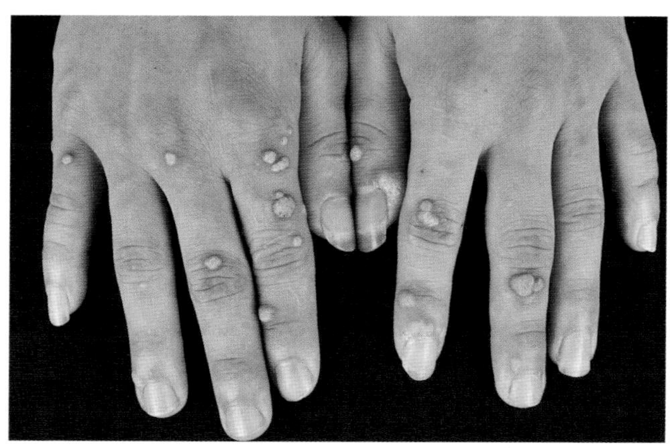

图 11-27 寻常疣

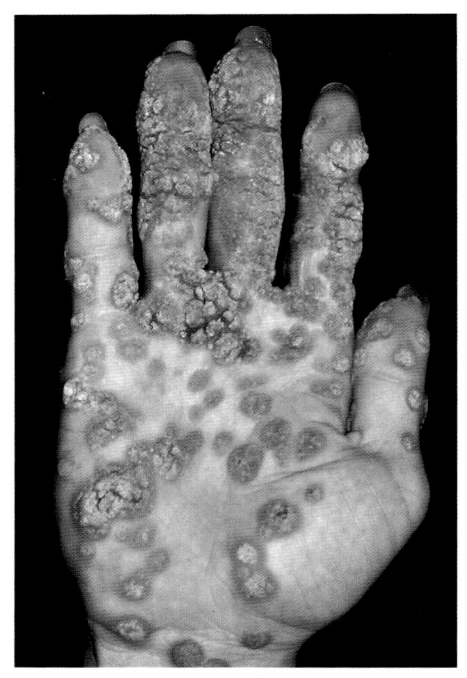

图 11-28 寻常疣
左手背、手掌、手指及甲周多发性寻常疣，患者为屠夫。

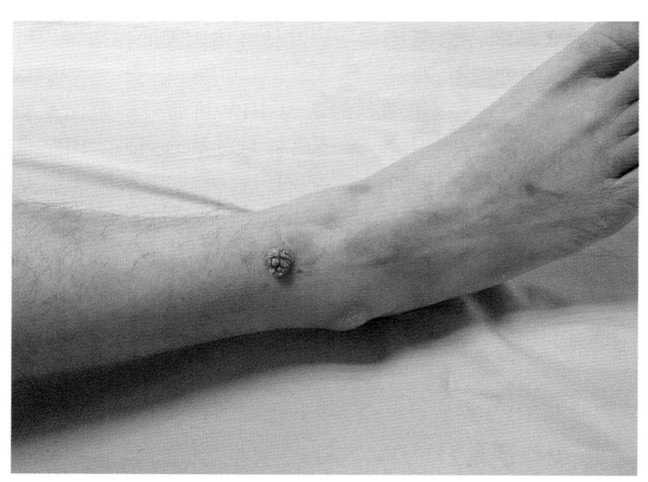

图 11-29 寻常疣(暨南大学附属第一医院 郑炘凯惠赠)

特殊类型有：①丝状疣(filiform warts) 好发于眼睑、颈部，为细软的丝状突起，长度一般不超过 1cm。②指状疣(digitate warts) 好发于头皮、趾间，为一簇参差不齐的指状突起。多数寻常疣可在 2 年内自然消退。经治疗后，1 年内大约有 35% 病人复发或出现新的损害。

少数情况下，鲍恩病或鳞状细胞癌可以发生在寻常疣中，通常发生在免疫抑制病人。

2) 跖疣：跖疣是足底发生的一种由 HPV 引起的良性上皮增生。以形成厚的角化过度病变为特征。

跖疣最常见于儿童和青年，可能由于免疫系统不成熟或运动相关的反复微损伤。最常发生在受力点。因足底压力，跖疣形成扁平的乳头状角质增生(图 11-30)，疼痛明显。剥去角层后，其下有疏松的角质软芯，边缘有散在的小黑头，是

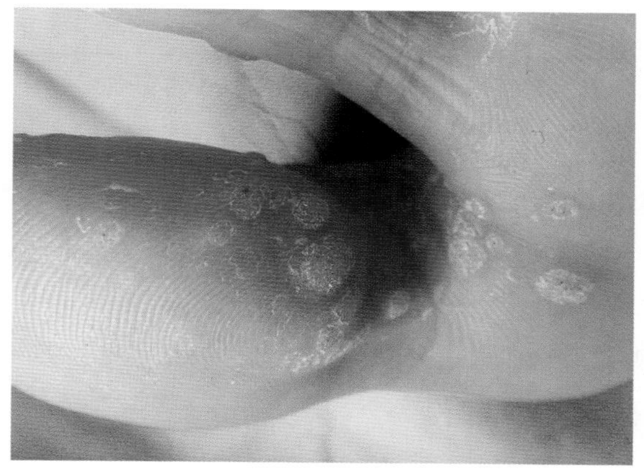

图 11-30　跖疣
足底（东莞市常平人民医院　曾文军惠赠）。

乳头血管破裂出血点，可见有血栓的毛细血管，此点与胼胝区别。

镶嵌疣（mosaic warts），为跖部的一群密集的疣，呈镶嵌状（图 11-31）。

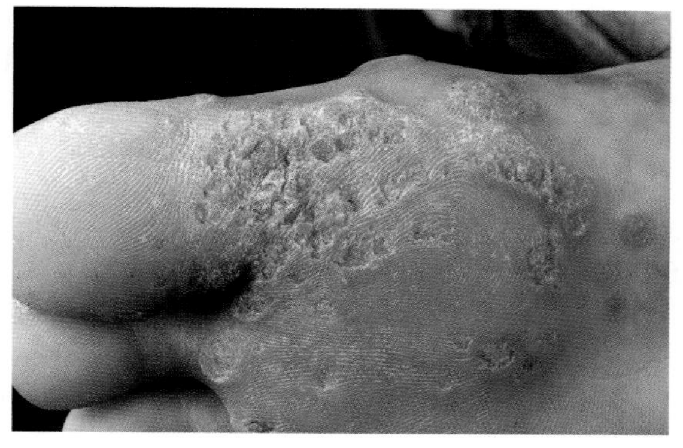

图 11-31　跖疣
镶嵌型。

在儿童可以在数个月内自行消退，但是在成人和免疫抑制病人可以持续数年。少数慢性病变与疣状癌的发生有关。

3）扁平疣：扁平疣是 HPV 引起的略微隆起的、顶端扁平的良性光滑丘疹。微小创伤、局部皮炎和免疫抑制是可能的易感因素。皮损为米粒至黄豆大圆形、椭圆形，境界清楚的扁平丘疹，表面光滑、质坚实，皮色、褐色或淡红色（图 11-32）。

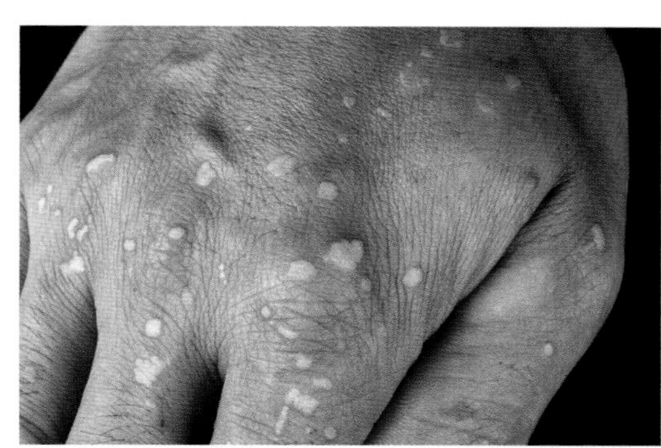

图 11-32　扁平疣

扁平疣通常比寻常疣小，直径为 1~4mm，皮疹数目较多，从 1 个到数百个，散在或密集分布。可有同形反应，皮疹沿抓痕呈串珠状排列）。好发于儿童、青少年，见于面部、手背、颈、胸部及前臂。本病可数周或数月后突然消失，且无复发的报道，但亦可多年不愈。

（2）黏膜感染：超过 40 型 HPV 可引起肛门生殖器和上呼吸消化道的黏膜部位感染。使用 5% 醋酸（醋酸白实验）可将亚临床病变显示为白色有助于诊断。

临床亚型：①肛门外生殖器疣；②鲍恩样丘疹病，表现为外生殖器、会阴、肛周红棕色疣状斑块或斑片；③Buschke-Lowenstein 瘤（巨大尖锐湿疣），是一种罕见的肛门直肠和外生殖器肿瘤，组织学可表现为明显的类似于尖锐湿疣的良性样变，不过后期可恶性转化；④口腔疣，为细小柔软的粉色或白色的轻度隆起的丘疹和斑块，发生在口腔颊部、齿龈、唇部、舌和硬腭的黏膜部位。口腔尖锐湿疣与 HPV-6、11 相关，可源于手指或口 - 生殖器性传播；⑤在口腔菜花状乳头瘤病（Ackerman 瘤）中，在口腔和鼻窦内可有多发融合的疣样病灶，该病灶与 HPV-6 或 11 相关；⑥复发性呼吸道乳头状瘤（recurrent respiratory papillomatosis，RPR）为 HPV-6 和 11 引起的喉部的喉部外生性乳头瘤病。典型的临床三联症为：声嘶、喉喘鸣和呼吸窘迫，常被误诊为哮喘、假膜性喉炎和支气管炎、声带小结。

2. 诊断　有直接或间接接触 HPV 感染者或被 HPV 污染的物品的病史，各种疣的临床特征性表现，即可做出诊断；病毒核酸检查和组织病理检查可明确诊断。

3. 鉴别诊断　寻常疣：传染性软疣，皮肌炎的 Gottron 丘疹，皮赘；扁平疣：疣状表皮发育不良，扁平苔藓；跖疣：鸡眼，获得性指（趾）纤维角化瘤；生殖器疣：扁平湿疣，鲍恩病样丘疹病，鳞状细胞癌，阴茎珍珠状丘疹病，皮赘。

4. 治疗　目前，治疗疣的药物和方法很多（表 11-14），但疗效均难以肯定。由于疣有一定的自愈性，且采用局部破坏性治疗仍有 1/3 的疣会复发，故多数学者认为，对疣的各种局部治疗的疗效评估应特别慎重，对能造成永久性瘢痕的方法则不予使用。手部疣的治疗如果产生瘢痕，亦可试尝让其自然消退。

（1）寻常疣

1）破坏除去疣体：液氮冷冻、电灼、二氧化碳激光、脉冲染料激光、光动力疗法、刮除法或手术切除或剪刀剪除均可选用。

2）皮损内注射药物：0.1% 博来霉素生理盐水或 0.05% 平阳霉素（与博来霉素相近）普鲁卡因液注射于疣基底部，至疣表面发白，每次 0.2~0.5ml，每周 1 次，通常 2~3 次疣即脱落。

3）外用药：有 5%~10% 福尔马林液、20% 水杨酸火棉胶、0.7% 斑蝥素、17% 水杨酸和 17% 乳酸弹性火棉胶溶液外涂，25% 足叶草脂、咪喹莫特、用前要浸泡疣体使表面角质软化，涂搽咪喹莫特乳膏后封包以促进药物渗透。氟尿嘧啶软膏及三氯醋酸点涂。

4）免疫治疗干扰素，损害内注射，每周 3 次，连用 3~5 周，或肌注，适用于难治疣。口服阿维 A、异维 A 酸。口服西咪替丁，能激活 Th1 细胞产生 IL-2 和干扰素。局部常用二苯基环丙烯酮或方正酸二丁酯免疫治疗，以及皮损内注射假丝酵母

表 11-14 人乳头瘤状病毒（HPV）感染病毒疣治疗

1. 破坏疣体	结扎术，电灼，红外线凝固，局部热疗，激光，液氮冷冻，光动力学治疗、X 线治疗，手术切除。
2. 激惹治疗	他扎罗汀凝胶，3% 过氧化氢，3% 水杨酸软膏
3. 局部免疫	咪喹莫特，或咪喹莫特与他扎罗汀凝胶交替使用，DNCB 致敏。二苯基环丙烯酮、方正酸二丁酯、腮腺素 - 白念珠菌抗原免疫治疗
4. 药物皮损内注射	博来霉素、平阳霉素
5. 外涂药物	福尔马林浸泡，冰醋酸，戊二醛溶液、硝酸银棒
6. 免疫 / 抗病毒治疗	左旋咪唑，干扰素、阿维 A，异维 A 酸、西咪替丁、西多福韦
7. 中医中药	活血化瘀，平肝潜阳
8. 循证治疗	一线治疗：水杨酸（B）、戊二醛溶液（B）、硝酸银（B） 二线治疗：液氮冷冻治疗（B） 三线治疗：皮损内注射博来霉素（A）、手术、刮除术、腐蚀和激光治疗（C）、局部外用咪喹莫特（C）、局部外用氟尿嘧啶（A）、光动力治疗（A）、局部外用维 A 酸（B）、皮损内注射干扰素（C）、甲醛浸泡（C）、局部热疗（C）

菌属或流行性腮腺炎抗原有效。

(2) 顽固的甲周疣：试用 40% 疱疹净霜、40% 疱疹净二甲基亚砜溶液、5% 氟尿嘧啶或 10% 水杨酸火棉胶。

(3) 扁平疣

1) 少数散在者：参照寻常疣，或外用他扎罗汀乳膏、0.025%~0.05% 维 A 酸乳膏、蒽林膏、5% 水杨酸霜、胶带封包、氟尿嘧啶软膏、5% 咪喹莫特，5% 咪喹莫特乳膏每天或隔日局部应用有效。

2) 数目较多者：左旋咪唑，每天 150mg，分 3 次口服，服 3 天停 11 天，连用 3 个月，西咪替丁 300mg，一日 2 次。光动力疗法，低能量激光治疗。

试用干扰素，皮损内注射假丝酵母菌抗原。

(4) 跖疣：参见寻常疣治疗。

1) 表面胼胝样角质层厚者，应先用 20% 水杨酸火棉胶或软膏除去后再于皮损内注射药物。

2) 镶嵌疣可用 10% 福尔马林溶液外涂，咪喹莫特，10% 冰醋酸外涂，湿敷或浸泡患部，每天 1 次，每次 15~30 分钟，连续 4~8 周。

3) 20%(W/V) 戊二醛溶液外用，每天 1 次，疗程 12~24 周。斑蝥素，外用。

4) 皮损内注射硫酸平阳霉素治疗跖疣，使用皮肤喷注器注射平阳霉素有效率相似，经 5 次治疗后 90% 的难治性跖疣获得完全或部分清除。

5) 热水疗：热水（45℃）浸泡 1/2~3/4 小时，每周 2~3 次，连续 16 次，部分跖疣患者有效。

6) 外科手术：钝性分离快速有效（治愈率 90%），通常不产生瘢痕。

7) 激光：多种激光可用于难治性疣的治疗。试用光动力治疗。

(5) 难治性跖疣

1) 光动力治疗：应用 5- 氨基酮戊酸或其他光敏剂的光动力疗法。

2) 外用咪喹莫特未达到预期效果可能是由于穿透性差。

3) 白假丝酵母菌皮肤试验抗原注射：有报道皮损内注射白假丝酵母菌抗原提取物，87 例患者中 44 例（51%）经过平均 2.3 次治疗完全清除。另有报道 47 例难治性疣患者采用局部皮损内注射腮腺炎病毒 / 假丝酵母菌抗血清，每 3 周 1 次。最大的疣体平均治疗 3.8 次。22 例患者完全治愈（47%），其中 14 例患者未经治疗的其他部位的疣体也完全消失。

4) 联合治疗：37 例难治性疣患者外用咪喹莫特，西多福韦，每天 2 次，经过平均 19 周治疗后 10 例患者痊愈。

5. 病程与预后　有些病损在发病后 1~2 年内可自行消退。难治性甲周疣应首先排除其他更为严重疾病的诊断，完整的甲周损害活组织检查标本必须包括骨膜在内的组织，甲部鳞状细胞癌罕见，疾病包括血管球瘤、指甲下外生骨疣、甲床瘤和其他肿瘤。难治性的疣约 2/3 的患者可自愈。

鲍恩病或鳞状细胞癌可发生在寻常疣中，通常发生于免疫抑制的病人。掌 - 跖疣消退常伴有表浅血管血栓形成，出血和表皮坏死，以及炎性细胞浸润。扁平疣通常持续数年。由于某些病例长期的免疫排斥，病变几乎在一日间消失，这种病例没有关于复发的报道。

6. 系统治疗　西多福韦（cidofovir）是一种开环核苷酸类似物，具有广谱抗 DNA 病毒作用，包括 HSV 和传染性软疣，被证实系统用药能用于治疗 AIDS 患者的 CMV 性视网膜炎，还能有效治疗 HPV 相关性肿瘤，包括严重的喉部乳头瘤形成。病灶内注射西多福韦或外用含有 1% 西多福韦药膏。

（二）鲍恩样丘疹病

鲍恩样丘疹病（bowenoid papulosis）又称多中心色素性鲍恩病（multicentric pigmented bowen disease），常由 HPV-16 引起，表现为生殖器部位的多发性色素性丘疹，组织学上可与 Bowen 病相混淆，但临床有明确特征。可自行消退，但复发也不少见，罕见发展成为侵袭性鳞状细胞癌。

1. 病因与发病机制

(1) HPV 感染：鲍恩样丘疹病主要是由高危型人乳头

瘤病毒感染引起，特别是16、18型，但31~35、39、42、45、48、51~56、58、67和69型也有报道。

(2) 免疫因素：机体免疫系统改变对其有促进作用。感染细胞致癌蛋白p53和p16的异常表达、端粒酶活性的增高与鲍恩样丘疹病的发生发展密切相关。细胞凋亡在鲍恩样丘疹病的良性生物学行为中可能起一定作用。

2. 临床表现　多见于青壮年，本病多发生于21~30岁之间性活跃的年轻患者，女性略多于男性。亦有报道鲍恩样丘疹病发生于2岁男孩。部分病例有生殖器疣或生殖器疱疹史。

皮损好发于腹股沟、外生殖器和肛门周围皮肤黏膜，阴茎、龟头、大小阴唇(图11-33)，除生殖器或周围区域外，个别的生殖器外鲍恩样丘疹病也有报道。

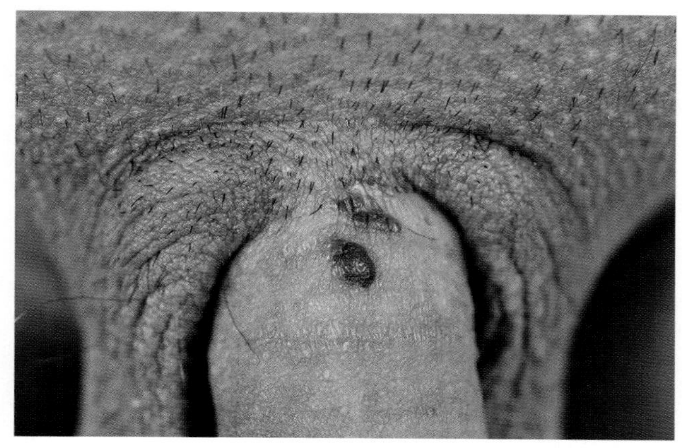

图11-33　阴茎鲍恩样丘疹病

皮损有多种临床表现，表现为单个或多发性色素性丘疹，孤立或融合，大小不等，直径2~10mm，呈圆形、椭圆形或不规则形，境界清楚，红褐色、紫色或黑色丘疹，丘疹表面光滑或呈疣状，有时伴有脱屑类似苔藓样或银屑病样损害。散在分布或呈线状、环状排列，可融合成斑块。常无自觉症状，偶有瘙痒或烧灼感。病程慢性，少数病例的皮损可自行消退。临床常被误诊为扁平型的尖锐湿疣，因此，需做组织病理检查。

3. 组织病理　表现以局灶性颗粒层增厚为主，棘层增厚、呈银屑病样增生，角质形成细胞结构混乱，个别细胞核大深染、呈多形性，可见多核角质形成细胞及不典型性核分裂象，可见散在发育异常的角质形成细胞。极少数有鲍恩样丘疹病及尖锐湿疣两种病理共存现象。

4. 诊断　依据病史，外生殖器部位有散在或群集的色素性丘疹。组织病理显示原位癌，或免疫组化检查可显示HPV DNA可诊断。

5. 鉴别诊断

(1) 鲍恩病：老年人多见，好发于头、颈和女性下肢。外生殖器部位的Bowen病常在龟头，表现为单个缓慢扩大的浸润性斑块，红色或有轻度色素沉着，上覆少许鳞屑。

鲍恩样丘疹病不同于鲍恩病之处，前者表现为肛门生殖器区域多发丘疹样或融合病变，显微镜下见受累皮肤黏膜病变中零散分布的非典型上皮细胞和核分裂，常有HPV阳性挖空细胞。

(2) Paget样型鲍恩病：有时难与乳腺外Paget病区别，后者见黏液卡红、Cam5.2和CEA阳性肿瘤细胞单独或呈小巢状存在于表皮中，在表皮真皮交界处形成腺样结构。这些特征不出现在鲍恩病中。鲍恩病中空泡状细胞含有糖原而不含黏液。

(3) 黑素细胞痣：外生殖器部位的黑素细胞痣常为交界痣，为单个扁平或略隆起的丘疹，表面光滑、无毛，呈褐色或黑色。黑色素细胞不含54kd和66kd细胞角蛋白，而鲍恩病细胞则相反。

(4) Queyrat增殖性红斑：好发于龟头，表现为单个斑片或斑块，边界清楚，鲜红或淡红色，表面光滑或呈天鹅绒样。

6. 治疗　可用电灼、激光、冷冻或外用5-FU霜、手术切除。鲍恩样丘疹病大多是良性，可自行消退或治愈，然而需密切随访。

7. 病程与预后　鲍恩样丘疹病作为一种HPV相关的良性经过且可能发生癌变的疾病。少数患者的皮损可自然消退，少数患者的皮损可持续多年，多年未经治疗或高龄(>40岁)或免疫系统抑制的患者有进展成为鲍恩病或侵袭性鳞状细胞癌的可能。

(三) 疣状表皮发育不良

疣状表皮发育不良(epidermodysplasia verruciformis，EV)又称泛发性扁平疣。是一种遗传性疾病，本病特点是发生播散性HPV感染和皮肤鳞状细胞癌。1992年为Lewandoowski和Lutz首次报道，属罕见慢性疾病。其特征是对一组基因种系相关的HPV皮肤感染具有特殊的易感性，特指EV型。

1. 病因与发病机制

(1) 遗传因素：多为常染色体隐性遗传，常染色体显性遗传和X连锁显性遗传也有报道。一些家系研究显示17q25、2p21-24上两个基因位点与本病有关。最近，TMC6(EVRE1)和TMC8(EVRE2)这两个基因的截断突变被鉴定为EV的病因。这些新基因编码位于内质网膜上的不明功能的跨膜蛋白。

(2) HPV感染：目前发现至少有24个HPV亚型与本病有关，如HPV3、5、8、9、10、12、14、15、17、19-25、28、29、36-38、46、47、49、50，一个病例中可同时存在多个亚型。HPV5、8是与恶变有关的主要亚型，HPV14、17、20、47偶见。

(3) 免疫功能变化：多数病例存在细胞免疫功能受损，特别是Th细胞。在致癌型HPV感染者中，NK细胞活性增加。

2. 临床表现　此病与遗传因素有关，某些家族高发，有多个病例发生。

多自幼年发病，终生不愈。表现为高度多形性和播散性病灶。皮损为平顶丘疹，皮损较典型的扁平疣更扁平，数目多，可相互融合。多形态疣样病损，圆形或多角形皮色、褐色或暗红扁平丘疹或色素脱失斑，似花斑癣样，有鳞屑的扁平斑片疣状(图11-34~图11-36)。逐渐泛发、广泛分布、分散或融合病变。分布于面部、为多发性以及手臂和四肢末端，亦可泛发全身。可伴发掌跖角化、雀斑样痣、智力发育迟缓及指甲改变。

临床类型：①扁平疣型　临床上类似扁平疣，是由HPV-3和10引起，正常人的扁平疣也是由这两种病毒引起；②花斑癣型　色素脱失斑、薄斑块及轻微鳞屑类似花斑癣；③点状瘢痕型　罕见，皮损轻度凹陷，角化轻微。

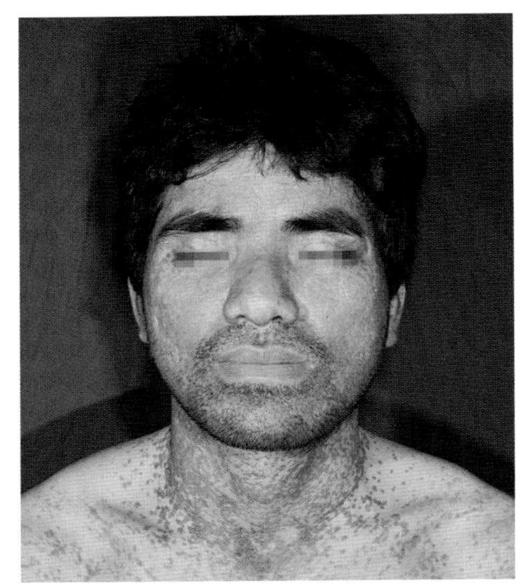

图 11-34 疣状表皮发育不良 泛发性扁平疣样损害

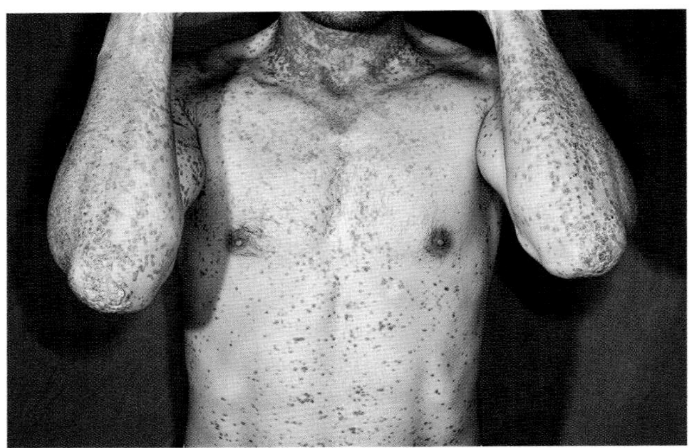

图 11-35 疣状表皮发育不良

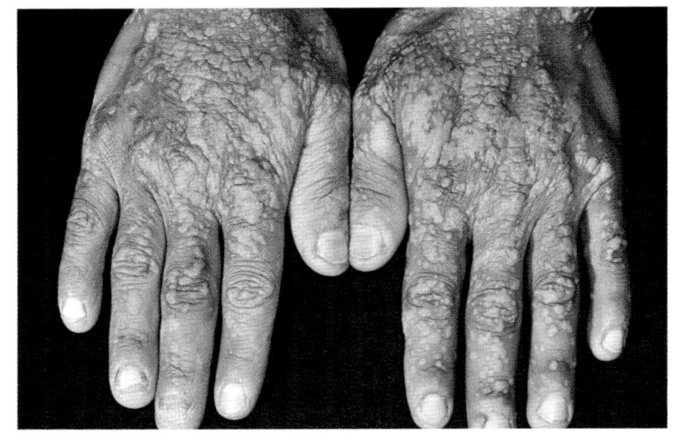

图 11-36 疣状表皮发育不良

癌变 本病 30 岁患者发生日光性角化症，至 30~35 岁此类患者开始出现多发性肿瘤。1/3 EV 病损多年后转变为鳞癌，肿瘤发生较慢，且较少转移，只发生于斑状损伤处，且常见于由 HPV5、8 和 14 引起者。转移瘤中含有病毒基因组，肿瘤常发于身体日照较多的部位：如前额、耳朵、手，提示 UV 是重要的辅助致病因素，紫外线、放射、免疫抑制是致病因素。

3. 诊断与鉴别诊断 根据病史、临床皮损特征、体格检查及实验室检查综合分析。有家族史，早期发病。病程持续时间长。组织病理示棘层和颗粒层空泡形成，角质层松解呈网状表现（图 11-37）。因为单靠组织学难以区别扁平疣和疣状表皮发育不良，如有怀疑者可检测疣状表皮发育不良的特异性 HPV-DNA 有助于确诊。本病有时需与疣状肢端角化症、扁平苔藓鉴别。疣状肢端角化症：在手背、足背、膝、肘等处出现扁平疣状丘疹，手掌有弥漫性增厚，掌跖部损害呈疏散分布的半透明角化丘疹。病理检查表皮上部细胞无空泡形成。扁平苔藓：为紫红色丘疹，有瘙痒，常伴黏膜损害。病理有其特征性改变。

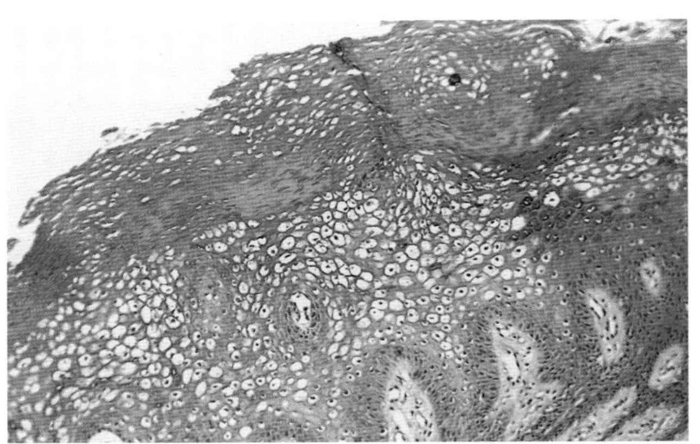

图 11-37 疣状表皮发育不良

4. 治疗 应严格避光和采取保护措施。类似于对着色性干皮病的儿童的处理，本病也应采取类似的方法进行预防。避免日晒，禁止使用放射治疗，由于其系一种细胞介导免疫的特定缺陷，EV 患者不对 DNCB 致敏。试用异维 A 酸或芳香维 A 酸。刮除法、电干燥法、冷冻和激光治疗有效。此外可用电灼、光动力、外擦芥子气、蒽林、咪喹莫特、但均存在创伤较大或停药后皮损复发的缺点。治疗方案以系统使用维 A 酸药物 0.2~1.5mg/(kg·d)及局部使用咪喹莫特为主。为防止复发，在口服维 A 酸类药物，外用咪喹莫特使皮损缓解停药后，适当延长外用咪喹莫特治疗时间对皮损复发有一定抑制作用。疣状表皮发育不良的循证治疗表 11-15。

5. 病程与预后 本病自幼发病，终身不愈。只能对症处理，由于 30%~60% 患者会发生鳞状细胞癌，应密切观察，免疫抑制者则预后差。

表 11-15 疣状表皮发育不良的循证治疗

项目	内容	证据强度
一线治疗	避光 / 防晒	E
	液氮冷冻 / 激光	E
	皮肤肿瘤筛查	E
	口服维 A 酸类药物	E
二线治疗	皮损内用干扰素	A
	系统应用干扰素	C
	咪喹莫特 / 光动力治疗	E
	西咪替丁	E

四、肝病毒感染

儿童丘疹性肢端皮炎（papular acrodermatitis of childhood）又称 Gianotti-Crosti 综合征。与多种病毒感染有关。以肢端、面部及臀部对称性丘疹性皮疹为其临床特征。

1. 病因与发病机制　本病主要由乙肝病毒感染所致，多为急性病毒性肝炎，少数与 EB 病毒、呼吸道合胞病毒、柯萨奇病毒（A16、B4、B5）、埃可病毒、副流感病毒、细小病毒 B19、脊髓灰质炎病毒、甲肝病毒、巨细胞病毒和 HIV 感染有关，极少数病例未发现病毒感染。有学者提出病毒抗原血症和免疫复合物介导是其发病的机制。

1955 年意大利米兰大学 Gianotti 首次报道，并提出本症与 HBsAg 有关。患者 HBsAg 可阳性，且有肝炎表现。皮肤表现可能与乙肝病毒的抗原抗体复合物沉积有关。但以后出现很多临床特点相似，但在病因上与乙型肝炎无关，这些病例中其致病因子以 EB 病毒最为多见，其他病毒如前述。第 5 次世界小儿皮肤病学大会认为两者单从皮损无法鉴别，故将其分为 HBV 阳性型和 HBV 阴性型。许多文献所述的 Gianotti 病、Gianotti-Crosti 综合征是本病的同义语。

2. 临床表现　多见于 2~6 岁小儿，可在成人中发生，但少见。一般无前驱症状而突然发疹。发疹时腹股沟和腋窝淋巴结中度肿大，持续 2~3 个月。皮疹出现的同时或 1~2 周后，发生急性非黄疸型肝炎（肝大，但无压痛）；血清转氨酶值明显增高，尤其是醛缩酶和碱性磷酸酶升高，于起病第 10 天起直至 2 个月，血清 HB_SAg 阳性。

皮疹为针头到绿豆大坚实性丘疹。暗红、紫红或淡褐色，好发于四肢末端（图 11-38），逐渐扩展至股、臀、上肢伸侧及面部（图 11-39），躯干常不受累。皮疹对称分布，散在而不融合，有时皮疹在膝、手、足背呈线状排列（Koebner 现象）。无瘙痒，经 2~8 周自然消退。

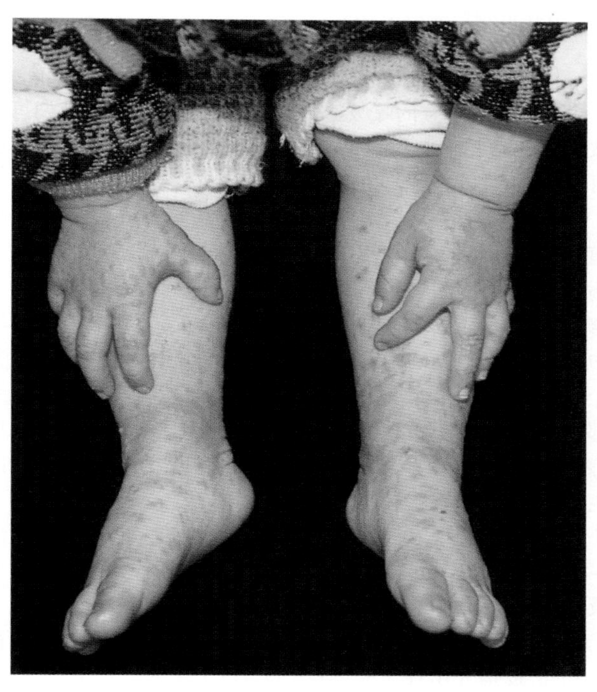

图 11-38　小儿丘疹性肢端皮炎（HBsAg 阳性）
扁平、红色丘疹　对称突发于肢端、面部和臀部，无瘙痒。

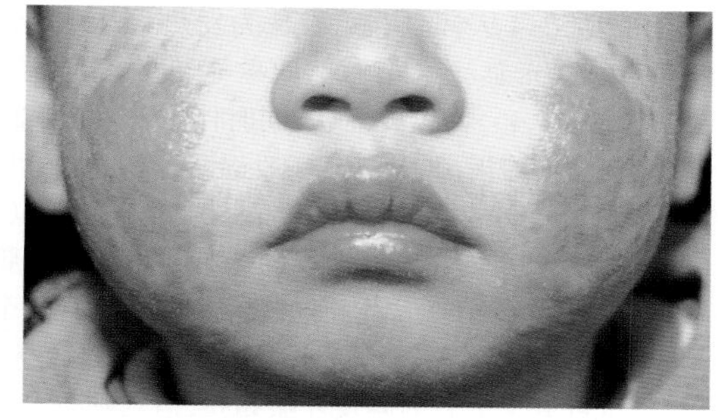

图 11-39　小儿丘疹性肢端皮炎

3. 实验室检查　免疫组织化学染色显示为 $CD4^+$ 辅助 T 细胞和 $CD8^+$ 细胞毒 T 细胞混合浸润。

4. 诊断　根据皮疹特点，皮疹为针头到绿豆大坚实性丘疹及无黄疸型肝炎的临床及实验室证据，易于诊断。过去认为应与不伴有肝炎的小儿丘疱疹性肢端皮炎相鉴别，目前根据第 5 届世界小儿皮肤病学大会资料，认为两者皮损无法鉴别（表 11-16）。

表 11-16　Chuh 提出 Giantti-Crosti 综合征诊断标准

1. HBV 阳性临床特点顶部扁平、红褐色、直径 1~10mm 大小的丘疹或丘疱疹，皮疹形态单一。面部、臀部、前臂和下肢伸侧任何三处或四个部位全部受累。对称性出现。病程至少 10 天
2. HBV 阴性临床特点　躯干部泛发皮疹。鳞屑性损害

5. 鉴别诊断　丘疹性玫瑰糠疹、急性扁平苔藓、药疹和摩擦性苔藓样疹。

6. 治疗　治疗乙肝病毒和其他病毒感染，本病因有自限性，故多对症处理，主要为保肝治疗，皮疹可外用炉甘石洗剂等。

7. 病程与预后　皮肤病一般预后良好。病程 20~40 天。治疗不能使病程缩短，但本病有自限性。

五、副黏膜病毒感染

（一）麻疹

麻疹（measles）是一种副黏病毒属麻疹病毒所致的高度传染的急性传染病。

麻疹病毒由壳蛋白包绕 RNA 形成的螺旋形核心和环绕其外的小刺突状结构的脂蛋白包膜组成，直径为 120~200nm，属副黏病毒。

1. 流行病学　在有主动免疫之前，麻疹 2~3 年流行一次，并且多在春季发病，病毒通过鼻咽分泌物直接或以飞沫形式间接传播到易感者的呼吸道黏膜或结膜。受染者在感染后的第 5 天到出现皮肤损害后的第 5 天都具有传染性。该病的传染性极强。该病发病年龄为 6 个月至 5 岁，6~8 个月的婴儿可经胎盘从母体获得抗体，因而感染很少。患麻疹后可获持久免疫力。近年我国部分地区因长期疫苗免疫的结果，使其发病率下降了约 99%。

2. 临床表现

（1）潜伏期：8~12 天，曾接受被动或主动免疫者可延至 3~4 周。

(2) 前驱期：2~4 天，起病急，表现为发热（在 39℃左右）、上呼吸道炎、结膜充血、流泪、流涕、咳嗽等卡他症状。畏光及麻疹黏膜斑（图 11-40）为主要症状，同时伴全身不适、食欲减退，幼儿常有呕吐、腹泻。①发热：一般逐渐升高，小儿也可骤发高热伴惊厥。②Koplik 斑（Koplik spots）：见于 90% 以上的病儿，发生在病程 2~3 天，出现于双侧近第一臼齿颊黏膜上，为 0.5~1mm 大小白色小点，周围有红晕，最初可只有数个，在 1~2 天内迅速增多，有时融合扩大成片，似鹅口疮，2~3 天内消失。黏膜斑也可见于下唇内侧及牙龈黏膜，但软硬腭上少见。此外，偶尔在出疹前于前额、胸腹部有类似风疹或猩红热样皮疹，经数小时消失，称麻疹前驱疹。

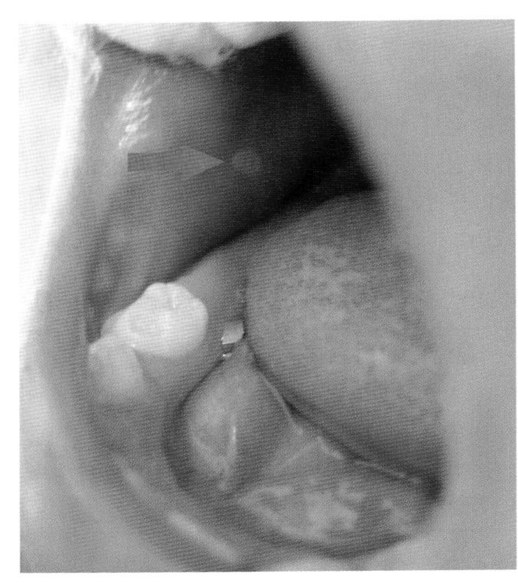

图 11-40 麻疹 口腔黏膜斑

(3) 出疹期：3~5 天，多于发热后 4~5 天开始，皮疹先见于耳后、发际，渐及额、面、颈，自上而下蔓延到胸、背、腹及四肢，最后达手掌及足底，2~3 天遍布全身。皮疹初为淡红色斑丘疹，大小不等，高出皮肤，呈充血性皮疹，压之退色。初发时稀疏，色较淡，直径 2~5mm，部分融合，呈暗红色，少数有出血性皮疹。毒血症症状，高热可达 40%，烦燥，惊厥。结膜红肿，畏光，舌乳头红肿，全身表浅淋巴结及肝脾轻度肿大。

(4) 恢复期：2~3 天，皮疹出齐出透，体温随之下降，1~2 天降至正常。皮疹随之消退，伴糠麸样脱屑，历时约 1~2 周完全消失。病程为 10~14 天。成人麻疹全身症状多较小儿者重，但并发症较少。

(5) 并发症：麻疹病毒肺炎、细菌性肺炎、结膜炎、脑脊髓炎及其他内脏损害，如肝炎、心肌炎。

3. 实验室检查 前驱期常有白细胞减少，若白细胞增多提示有细菌二重感染，严重的淋巴细胞减少（$<2\times10^9$/L）是预后不良的指征。

4. 诊断 皮疹出现前，依靠 Koplik 斑可以确诊。淋巴细胞和中性粒细胞减少常见。呼吸道分泌物麻疹抗原免疫荧光染色或分泌物多核巨细胞包涵体检查可以帮助确定诊断。呼吸道分泌物和尿中可以分离到病毒。PCR 方法可以用于诊断，麻疹 IgM 抗体在出皮疹前 1~2 天出现。

5. 鉴别诊断 麻疹因有前驱症状、Koplik 斑、特征性皮疹，很少需要与其他疾病进行鉴别诊断（表 11-17）。

表 11-17 麻疹鉴别诊断

	结膜炎	鼻炎	咽痛	黏膜疹	白细胞增多	特殊检查
麻疹	++	++	0	+	0	+
风疹	±	±	±	±	0	+
猩红热	±	±	++	0	+	+
传染性单核细胞增多症	0	0	++	±	±	+
药疹	0	0	0	0	0	0
幼儿急疹	±	±	0	0	0	0
肠病毒感染	0	±	±	0	0	+
腺病毒感染	+	+	+	0	0	+

6. 治疗 对症治疗 麻疹尚无有效的抗病毒疗法，然而，近期有报道口服或单独静脉注射利巴韦林或联合免疫球蛋白，对治疗严重的麻疹具有显著效果。有效的抗病毒治疗非常必要。如无并发症可对症治疗。

抗菌药物 抗菌药物对无并发症的麻疹病程并无影响，如有并发症，针对病原可选用适当抗菌药。

免疫 接种麻疹减毒活病毒，免疫球蛋白使用。

（二）风疹

内容提要

- 先天性风疹综合征是由妊娠期头三个月内患有风疹的母亲而感染，特点是有白内障、耳聋、先天性心脏病（动脉导管未闭、室间隔缺损）以及中枢神经系统异常。
- 活疫菌预防接种有高效。

风疹（rubella）又称德国麻疹（german measles）、3 天麻疹。是由风疹病毒所致的呼吸道传染病，儿童多见，但在孕妇可导致严重的胎儿感染和胎儿畸形。多见于 1~5 岁儿童，成人也可发病，病后可获持久免疫力。

风疹病毒主要经空气飞沫传播，病毒首先侵入上呼吸道，然后侵犯局部淋巴组织，在其中繁殖并形成为时 7 天的病毒血症。出疹前呼吸道排病毒及病毒血症发展至高峰，出疹后病毒血症不再能被检测出，此后 5~15 天呼吸道分泌物中病毒量逐渐减少。出疹前及出疹期传染性最强，病毒侵犯上呼吸道黏膜，引起上呼吸道炎症。继之侵入耳后、枕部、颈部等浅表淋巴结，并可发展为病毒血症。当孕妇在妊娠早期感染风疹病毒时，病毒可经胎盘感染胎儿，直接影响胎儿的生长发育。

1. 临床表现 潜伏期平均 18 天（14~21 天）。前驱期约 1~2 天，低热或中度发热 1~3 天、轻咳和流涕等，耳后、后颈部及枕部淋巴结肿大。

发疹期：①发热 1~2 天后出疹，淡红斑丘疹，直径 2~3mm，皮疹先出现于面部（图 11-41），1 天内波及全身，躯干皮疹较多，面部和四肢较少，掌跖无疹。脾轻度肿大。②皮疹迅速演变，皮疹出现后第 2 天即可消退，很少超过 3 天。第一

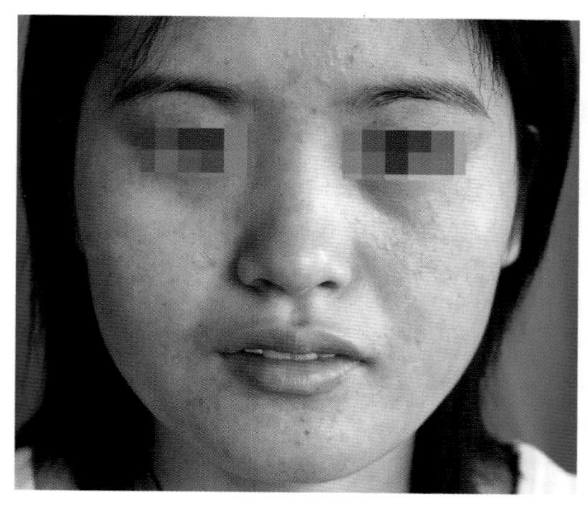

图 11-41　风疹

天似麻疹，第二天似猩红热，第三天消退。③退疹后不留痕迹，全身症状消失。

系统损害：脾肿大、风疹脑炎、关节痛、肺部细菌感染。

先天性风疹综合征：妊娠妇女孕期前 3 个月发生风疹，在此期间感染风疹的婴儿出现该综合征。多于出生时即有各种畸形或多个脏器损害，包括眼白内障、视网膜病变、听力损害、心脏及大血管畸形，亦可出现活动性肝炎、贫血、紫癜、脑膜炎，长期影响还包括精神发育障碍、糖尿病。

2. 实验室检查　确诊依靠从细胞培养中分离出风疹病毒。出疹时血清中已能检测到特异性抗体，随即检出循环免疫复合物。捕获酶联免疫吸附测定特异性 IgM，出疹早期可阳性，1~2 个月 100% 阳性。

3. 诊断

(1) ELISA 方法检测 lgG 和 lgM 抗体。

(2) 先天风疹可以通过分离病毒、检测 lgM 抗体、一岁后持续存在的抗原得到确诊。

4. 鉴别诊断　本病需与麻疹及猩红热鉴别（表 11-18）。

5. 治疗　防治结合，鉴于可对胎儿造成严重损害，因而风疹的控制策略主要在预防。

目前尚无特效的抗风疹病毒药物，仅对症治疗。偶有头痛、肌痛或关节炎需用解痛剂。

孕妇在妊娠 3 个月内应避免与风疹病人接触，若有接触史可于接触后 5 天内注射丙种球蛋白，可减轻或控制症状，但不能避免胎儿受染。对已确诊风疹的早期孕妇，应考虑终止妊娠。

风疹可通过免疫接触预防，对儿童及易感育龄妇女，可接种国产 BRDⅡ株风疹疫苗预防。

六、小核糖核酸病毒感染

小核糖核酸病毒（picornavirus group）分为三组，即鼻病毒组（rhinoviruses）、肠道病毒和甲型肝炎病毒（hepatitis A virus）。肠道病毒包括脊髓灰质炎病毒（poliomyelitis polio）1~3 型、柯萨奇病毒（coxsackie virus）及埃可病毒（echoviruses）。

非脊髓灰质炎肠道病毒包括柯萨奇病毒 A 和 B、埃可病毒和肠道病毒，包含了 64 个血清型。这些病毒含单链 RNA 和未封闭的衣壳。

（一）肠道病毒感染

肠道病毒感染（enterovirus infection）迄今已发现有 100 多种不同血清型的肠道病毒。大部分见于夏季和秋季。皮疹包括红斑型、水疱型和瘀点型，可发生脑膜炎和脑炎。

除脊髓灰质炎病毒外，许多肠道病毒可引起皮疹，其中包括：埃可病毒（echo virus），血清型为 1~7、9、11、12、14、16、18~20、25、30；柯萨奇病毒（coxsackie virus），血清型为 A4~6、A9、A10、A16、B2、B3。除柯萨奇病毒 A16 型或肠病毒 71 型感染与手足口病有关外，没有一套能帮助鉴定特异性病例中有关特异性肠道病毒的临床或流行病学特征。

人类肠道病毒分类　肠道病毒（表 11-19）是因其通常感染消化道且从大便中排毒而得名。在人类和较低等动物中，它引起多种多样的疾病。如灵长类细胞培养中的生长、对乳鼠的致病作用、对猴的致病作用。

（二）柯萨奇病毒感染疹

柯萨奇病毒（cox virus infection eruption）是 1948 年从柯萨村居民粪便中分离出，其分类在微小 RNA 病毒科、肠道病毒属。根据其对乳鼠致病性的不同，将柯萨奇病毒分成 A、B 两组，即 CoxAl~24 型和 CoxB1~6 型。病后获得对同型病毒较

表 11-18　风疹、麻疹及猩红热的发疹鉴别表

	风疹	麻疹	猩红热
前驱期	1~2 天的轻微发热和呼吸道症状	2~4 天发热和中到重度呼吸道症状	1~2 天，突然高热及咽痛
皮疹持续时间	平均 1~2 天	平均 3~5 天	随治疗变化
皮疹颜色	淡红色	紫红色到棕红色	猩红色（压之退色）
分布	稀疏分布于全身	全身性（随病情改变） Koplik 斑（早期）	全身性（随治疗变化） 口周苍白 草莓舌
皮疹形态	斑疹及斑丘疹，稀疏分散，胸部极少聚集	斑疹和斑丘疹，面部、胸部明显融合	在红色皮肤上出现点状损害，皮肤皱褶处，皮损密集，形成深红色线条
发疹后脱屑	偶呈糠状	常见呈糠状	严重且典型，手、足常见

表 11-19　人类肠道病毒的分类

肠道病毒组	血清型数目	数字命名
灰质炎病毒	3	1~3
A 组柯萨奇病毒	23	A1~22，A24
B 组柯萨奇病毒	6	B1~6
埃可病毒	31	1~9，11~27，29~34
肠道病毒	5	68~72

持久的免疫力，但仍可感染异型病毒而再发病。

柯萨奇病毒感染有明显季节性，多发生在夏季。婴幼儿感染发病者占绝大多数，成年人多为隐性感染。患者、隐性感染者及健康带毒者是传染源，主要通过粪—口途径传播。2015 年冯晓波等发现了新的病毒重组体（柯萨奇 A4 和 A6 重组病毒），表明该病毒重组体引起了上海地区 2012-2013 年手足口病的暴发流行。

1. 临床表现

（1）柯萨奇 A 组病毒

1）柯萨奇病毒 A4：显著的食欲不振、流涎、咽炎、鼻炎、发热、疱疹性咽峡炎和黏膜疹。早期即伴有皮疹或在退热后发生皮疹，通常在躯干和面部有 2~5mm 斑疹或丘疹，1~4 天可消退，或发展成水疱，散发于肢端和掌跖。

2）柯萨奇病毒 A9：这是无菌性脑炎的常见病因，皮疹开始于面、颈部，并播散到躯干和肢端，持续 1~7 天，可以是麻疹样、荨麻疹样、瘀点样或水痘样。

3）柯萨奇 A5、A10 和 A16 病毒：是导致手足口病的病因，见手足口病。

（2）柯萨奇 B 组病毒

1）柯萨奇 B1 病毒：伴有各样的皮疹，包括风疹样、玫瑰疹样、手足口病综合征和疱疹性咽峡炎黏膜疹。

2）柯萨奇 B3 病毒：皮疹常发生于儿童，而不见于成人。皮疹常为麻疹样，偶见瘀点，手足口综合征也有报道，其他有头痛、发热、腹泻和肝脾肿大。

3）柯萨奇 B5 病毒：伴有脑炎、无菌性脑膜炎、胸膜炎、心肌炎、心包炎、腹膜炎、免疫病、睾丸炎、咽炎、肝炎。非特异的发热性疾病，伴有皮疹，好发于 18 个月龄以下的婴儿。这种麻疹样皮疹和斑疹多在退热后 36 小时发生，开始于面部和颈部，数小时播散到躯干、肢端，少数发生在掌跖，没有肝脾肿大和黏膜疹。

2. 实验室检查

（1）分离和鉴定病毒：发病早期，取咽拭子、含漱液、疱液、粪便、眼分泌物等作接种细胞培养或乳鼠分离并鉴定病毒。

（2）检查抗原：用电镜、免疫荧光和酶联免疫吸附测定法检查标本和培养物中病毒抗原，有利于快速诊断。

（3）血清学检查：患者急性期和恢复期双份血清作病毒中和试验或补体结合试验，抗体效价升高 4 倍以上者，具有诊断意义。疾病早期检测到特异性 IgM 抗体有较大的诊断意义。

3. 诊断　依据临床、流行病学和实验室检查可以诊断。

4. 防治　无特效药物，重症者可考虑使用干扰素。一般采用对症和支持疗法以减轻症状，皮疹对症处理。注意饮食卫生，做好消毒隔离，做好粪便管理以免污染水源是预防柯萨奇病毒感染的积极措施。因血清型别多，无疫苗可用。

（三）柯萨奇湿疹

柯萨奇湿疹类似 Kaposi 水痘样疹，是遗传过敏性皮炎患者感染了柯萨奇病毒 A16，在原来皮肤病的基础上发生水疱，重者可泛发全身。

（四）埃可病毒感染疹

埃可病毒感染疹（echovirus infection eruption），埃可病毒（ECHO virus）系 50 年代初在健康儿童粪便中分离到，能使多数灵长类产生细胞病变，而对小鼠及猴类不致病，当时命名为人肠细胞病变孤儿病毒，简称 ECHOV（enteric cytopathogenic human orphan virus）。

ECHO 病毒致病　此病毒有 38 个血清型，散发流行于世界各地，常见轻症或隐性感染；但很多型别对不同人群可引起严重临床综合病征，如无菌性脑膜炎、瘫痪性疾病、脑炎、多发性神经根炎、心肌炎、心包炎、流行性肌痛、呼吸道或出疹性疾病、婴幼儿腹泻、肝炎等。

1. 流行病学　感染埃可病毒的患者及带病毒者为传染源。主要经粪—口途径传播，也可通过呼吸道传播，污染的手、食品、衣服、用品可引起传播。患者的脑脊液、血液、胸水、疱液、骨髓、唾液、尿液均可分离出病毒，均具传染性。苍蝇可作为传播媒介。

2. 临床表现

（1）埃可病毒 2：前驱症状有流涕、发热、颈淋巴结肿大、咽炎。风疹样皮疹常见，开始于腹和背，然后蔓延至胸、面、颈，1~2 天转成铜红色，通常 2~7 天消退。无菌性脑膜炎和瘫痪罕见。

（2）埃可病毒 4：常在儿童中引起无菌性脑膜炎，并伴有红斑疹，开始于躯干，偶在面部并扩展到肢端，皮疹无瘙痒。

（3）埃可病毒 5：在婴儿引起发热、腹泻，肢端有粉红色斑疹。

（4）埃可病毒 6：常见无菌性脑炎，偶尔伴有麻疹样皮疹。

（5）埃可病毒 9：是最常见伴有皮疹的致病病毒。症状和体征包括发热、头痛、恶心、呕吐、肌痛、咳嗽、鼻炎、咽炎、颈强直、颈淋巴结肿大、腹痛和畏光。皮疹在儿童中常见，可见于 50% 以上病例中，常同时有发热或几天前有发热。皮疹为全身性，常为风疹样，开始在面、颈，迅速播散至躯干、肢端和掌跖。伴有瘀点，甚至发生于足底，特别是当无菌性脑膜炎存在时。

（6）埃可病毒 11：在儿童中多见，伴有变异的全身表现。皮疹为麻疹样、荨麻疹样和水疱。

（7）埃可病毒 16：感染称为波士顿疹（boston exanthem），有发热、食欲不振、咽炎，一些病人有与疱疹性咽峡炎相似的黏膜疹。皮疹瘙痒，开始是小的、稀疏、粉红色斑疹，发展成丘疹，首先在面及上胸，然后离心播散，甚至累及掌跖。皮疹持续 1~5 天，玫瑰疹常在退热时见到。全身症状和体征有寒战、高热、肌痛、头痛、结膜炎、腹痛、咽喉炎和颈、枕、耳后淋巴结肿大。

（8）埃可病毒 17：特征有发热、腹泻、无菌性脑膜炎，1/3 的病人有皮疹，可为风疹样、丘疹水疱性皮疹，伴有疱疹性咽峡炎黏膜疹。

(9) 埃可病毒 25：有发热、咽炎、疱疹性咽峡炎黏膜疹，皮疹主要在躯干，通常在退热开始时发生风疹样皮疹。

3. 实验室检查

(1) 病毒分离时，早期采集患者多种标本同时进行组织培养能提高分离阳性率。

(2) 在测定双份血清特异抗体水平和 IgG 同时，感染组织用直接荧光抗体染色法可快速鉴定病毒或采用免疫电镜技术，若与病毒分离配合可提高诊断阳性率。

4. 治疗　目前无特殊治疗，可采用对症治疗及支持治疗。

（五）手足口病

内容提要

- 由肠道病毒柯萨奇病毒 A16 和 A73 引起。
- 可引起手足损害、口腔损害、系统损害。
- 特征性皮损为周围有红晕的卵圆形水疱。

手足口病（hand-foot and mouth disease，HFMD）是由肠道病毒（以柯萨奇 A 组 16 型（CVA16），肠道病毒 71 型（EV71）多见）引起的急性传染病，包括柯萨奇病毒、埃可病毒和新型肠道病毒。多发生于学龄前儿童，尤以 3 岁以下年龄组发病率最高。主要症状表现为手、足、口腔等部位的斑丘疹、疱疹。多数呈良性过程，可自愈，少数可再发，但须高度警惕极少数中枢感染重症病例，预后差。2008 年 5 月被列入法定丙类传染病。

1. 病因与发病机制

(1) 致病病毒：柯萨奇病毒 A16 和肠道病毒 71 引起，其中以 A16 为主。手足口病（HFMD）可由 20 余种肠道病毒感染所致，包括柯萨奇病毒、埃可病毒和新型肠道病毒等。常见病原体是柯萨奇(Coxsackie，Cox)A 组 16、4、5、9、10 型，B 组 2、5 型和肠道病毒 71 型（EV71），其中 CVA16 和 EV71 最常见。EV71 基因分型为 A(仅有原型)、B(1-5 亚型)、C(1-5 亚型）三型，目前国内流行的主要是 C4 亚型。

(2) 致病机制：本病病毒经口鼻侵入机体，首先在呼吸道内进行繁殖，然后产生病毒血症，病变主要发生在皮肤及黏膜，真皮上层的毛细血管充血，内皮肿胀，随后表皮棘细胞层上皮细胞发生退行性变性，细胞溶解，形成皮疹或水疱疹。

2. 临床表现

(1) 前驱症状：潜伏期为 3~6 天。低热、不适、腹痛、呼吸道症状，持续 12~24 小时。

本病通常累及儿童，有季节性变化（夏秋季多发），表现为小范围流行。4 岁以前的儿童高度易感。本病同时在口腔、手、足出现疱疹，较为特殊（图 11-42），皮疹偶可全身泛发，病程持续 1 周。

(2) 手足疱疹：1~2 天后出现手足斑丘疹，很快变为疱疹。为米粒大小硬性疱疹伴红晕，分布于指(趾)背面及指、趾蹼处，甚或掌跖，数个至数十个不等。

(3) 疼痛性口腔炎：发热、咽痛，于口腔黏膜、齿龈、舌和腭部出现小疱疹 5~10 个，继而成小疼痛性溃疡。

(4) 成人手足口病：成人手足口病少见（图 11-43~ 图 11-45）。

(5) 系统损害：柯萨奇病毒 A16 型伴发无菌性脑膜炎、肠病毒 71 型并发脑炎、无菌性脑炎和脊髓灰质炎。①呼吸系统　呼吸浅促、呼吸困难或节律改变，口唇发绀，口吐白色、粉红色或血性泡沫液（痰）；肺部可闻及湿啰音或痰鸣音。②循环系统　面色苍灰、皮肤发花、四肢发凉，指（趾）发绀；出冷汗；心率增快或减慢，脉搏浅速或减弱甚至消失；血压升高或下降。

3. 实验室检查

(1) 病原学检查：肠道病毒（CVA16、EV71 等）采用 RT-PCR 分子生物学方法，EV71 的基因组 RNA。特异性核酸阳性或分离到肠道病毒。咽、气道分泌物、疱疹液、粪便阳性率较高。

(2) 血清学检查：可对近期感染者，检测抗 -EV71 的 lgM 型抗体。急性期与恢复期血清 EV71、CVA16 或其他肠道病毒中和抗体有 4 倍以上的升高。

4. 诊断　依据病史和临床表现，手足口部位出现周围绕以红晕的水疱，实验室病原或血清学检查可确诊。

5. 鉴别诊断　疱疹性咽峡炎、损害限于口腔后部，如扁桃体、软腭，疾病伴有高热。阿弗他口炎、病人无发热，易于复发。其他应与猩红热、麻疹、药疹、幼儿急疹鉴别（表 11-20）。

6. 治疗　支持、对症治疗，试用抗病毒药物。

(1) 普通病例：患儿应予隔离，卧床休息。支持对症治疗，对症处理，必要时可服抗病毒药，如吗啉胍，成人 100~200mg，3 次 /d，口服，儿童 10~15mg/kg，分 3 次口服。使用干扰素、利

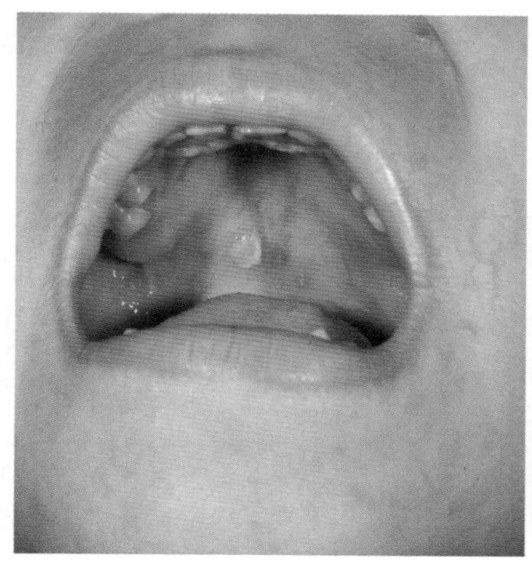

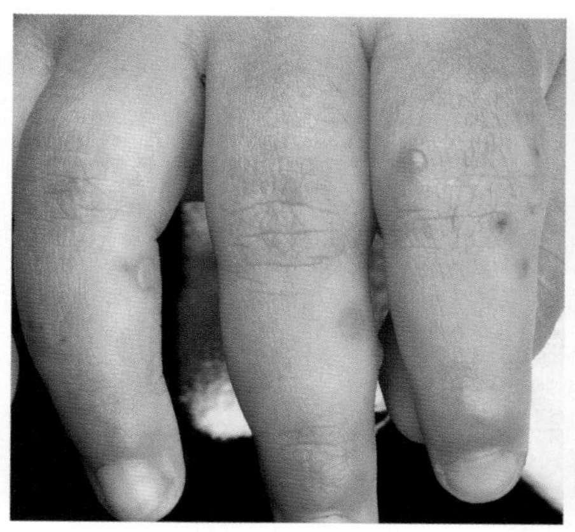

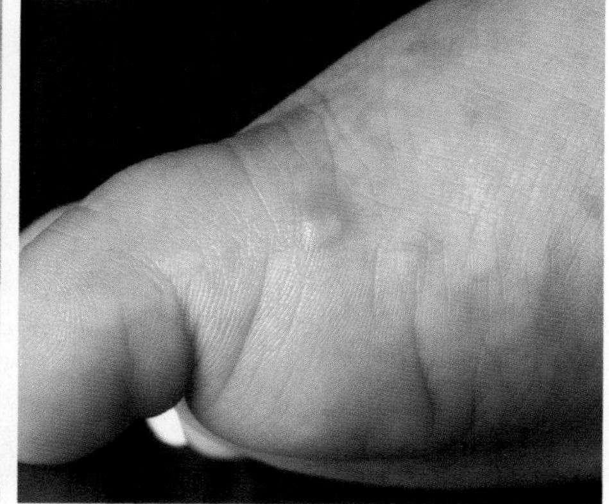

图 11-42　手足口病
手、足底、口腔上腭水疱。

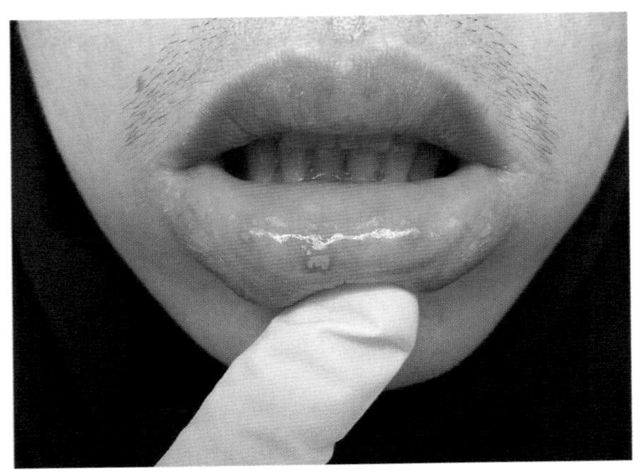

图 11-43　手足口病
口唇(东莞市常平人民医院　曾文军惠赠)。

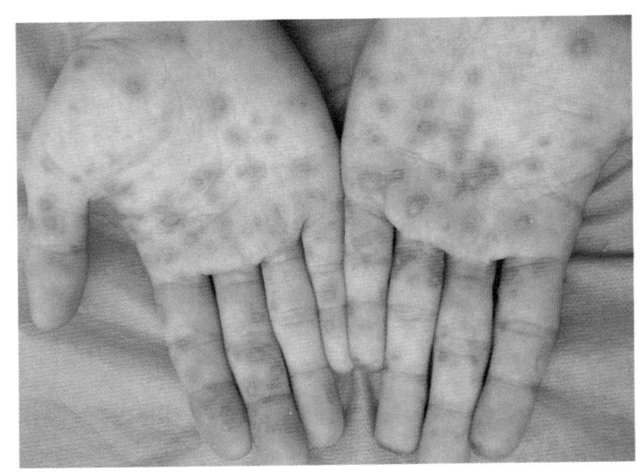

图 11-44　成人手足口病
手掌(东莞市常平人民医院　曾文军惠赠)。

巴韦林,含片含服或利巴韦林注射液 10~15mg/(kg·d),加入 10% 葡萄糖分 2 次静滴、阿昔洛韦、干扰素,中药清热解毒。疱疹及溃疡局部涂以阿昔洛韦软膏、莫匹罗星软膏、龙胆紫。

(2) 重症病例:神经系统受累治疗　控制颅内高压、静脉注射免疫球蛋白、酌情应用糖皮质激素治疗。呼吸、循环衰竭治疗。

有报道,普来可那立是一种抗病毒药,可阻止病毒黏附与脱壳,并可能降低肠道病毒感染相关疾病的发病率与死亡率。

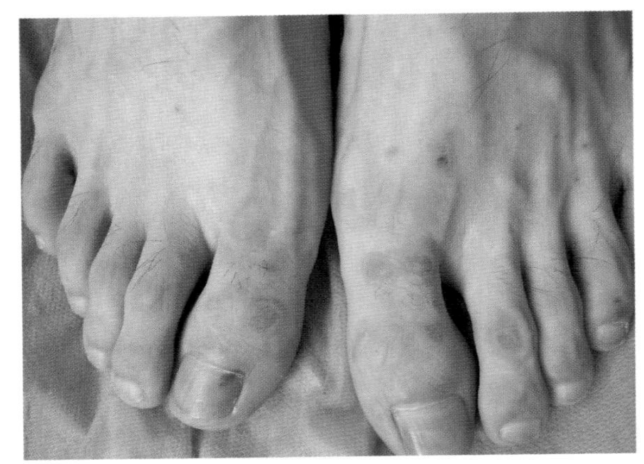

图 11-45　成人手足口病
脚掌(东莞市常平人民医院　曾文军惠赠)。

目前,普来可那立仅用于肠道病毒感染危重患者及肠道病毒性脑(脊)膜炎患者。普来可那立可缩短部分肠道病毒感染的过程。

7. 预防　国产肠道病毒 71 型灭活疫苗 EVA71 疫苗(人二倍体细胞)已研发上市,该疫苗对肠道病毒 71 型引起的手足口病的保护率可达 97.3%。

8. 病程与预后　上述支持对症治疗可缓解症状,本病病程一般 5~10 天,多数不治自愈。

手口足病的重症,危重症和死亡病例多由 EVA71 感染引起,其中神经性肺水肿 EVA71 感染所致的重要并发症和病人死亡的主要原因。

(六) 口蹄病

口蹄病(foot and mouth disease,FMD),也称足 - 口病,由柯萨奇 A 组病毒感染所致。病畜是主要传染源,偶可传染于人。

1. 临床表现　潜伏期 2~10 天。起病急,有中度发热、头痛、恶心。局部淋巴结肿大、瘙痒及烧灼感。本病好发于牧民、兽医及儿童,预后良好,但在儿童有死亡的报道。

皮肤损害有口唇、颊黏膜、舌、掌跖、指(趾)等处发生水疱,疱液透明,渐变混浊,破溃后成浅表溃疡,疼痛,经 10 天至 2 周愈合。

2. 诊断与鉴别诊断　依据流行病学,如在 1~2 周内有接触病畜或饮用未消毒牛乳史。典型足 - 口临床表现。可从疱液中分离出病毒或血清学检测补体结合试验而确诊。

需与手足口病鉴别(表 11-21)。

表 11-20　手足口病的鉴别诊断

	疱疹性咽峡炎	手足口病	急性淋巴小结性咽炎	原发性疱疹性龈口炎
症状体征	轻微发热,寒战,疼痛,7 天内缓解	轻微发热,寒战,疼痛,7 天内缓解	轻微发热,寒战,疼痛,7 天内缓解	中到重度寒战,疼痛
皮损形态	丘疱疹,浅溃疡,边缘红斑	口腔:丘疹水疱,浅溃疡 皮肤:手足斑丘疹	黄白色结节,无小囊泡或溃疡	泛发性脱屑性龈炎、溃疡性口腔黏膜炎
持续时间	4~7 天	7~10 天	7~10 天	10~14 天
诊断检测	临床	临床	临床	血清学,培养,细胞涂片

表 11-21　手足口病与口蹄病的鉴别

鉴别	手足口病	口蹄病
病毒	柯萨奇 A16 为主肠道病毒 71 型	柯萨奇 A 组
潜伏期	4~7d	2~18d
传染途径	人→人	家畜→人
好发人群	学龄前儿童	牧民、兽医及儿童
皮疹特点	①掌、跖及指(趾)背面及侧缘水疱,不易破,周围红晕;②颊、硬腭、齿龈及舌疼痛性小水疱	①掌、跖及指(趾)间等处水疱,疱易破,浅溃疡;②舌、齿龈、颊部、口唇水疱
全身症状	低热或无	倦怠、头痛、发热、口腔黏膜烧灼感
预后	自愈,重者死亡	轻者自愈,重者致死

3. 治疗　本病无特效治疗,仅对症处理。因高度接触传染,住院隔离,并发细菌感染可选用合适抗菌药物。

口腔局部病变用 3% 过氧化氢或 1% 高锰酸钾漱口。眼结膜炎可局部滴氯霉素眼药水。受染牛群要屠杀和严格隔离。

4. 病程与预后　常于 2 周内完全恢复,预后良好。婴幼儿和体弱儿童和老年患者,可有严重呕吐、腹泻或继发感染。

(七)疱疹性咽峡炎

疱疹性咽峡炎(herpangina)是由肠道病毒引起的疾病。特征为急起的发热和喉痛,在软腭的后部、咽、扁桃体等处可见红色的晕斑,周围有特征性小水疱疹或白色丘疹(淋巴结节)。大多数为轻型病例,有自限性(1~2 周)。暴发流行一般多发生于夏季,散发病例亦可见到。主要见于 3~10 岁的儿童。

1. 病因　多次暴发流行是由 A 组柯萨奇病毒(A1~6、A8、A10 和 A22 型)所致,但也可由其他肠病毒引起,包括柯萨奇 B1 和埃可病毒 16 和 25 型。另外,这些病毒,也包括柯萨奇病毒 A7、A9、A16 和 B2~5 型以及埃可病毒 6、9、11、17 和 22 型,已从散发病例中分离出来。

2. 临床表现　潜伏期 3~10 天。突然发热,24~48 小时体温可达高峰,升至 39~40℃,伴有咽不适、肿痛,幼童可发生高热惊厥,年长儿童和成人常诉头痛和四肢肌痛、腹痛。咽部初起为小丘疹,24 小时内发展为水疱和溃疡,水疱(1~2mm)和浅溃疡周围绕以 1~5mm 的红晕为其特征性的病变。病变数量不多,平均每个病人 4~5 个,可从 1~30 个不等,常见于扁桃体前柱、软腭后缘和腭垂,较少见于扁桃体、咽后壁和后颊黏膜。溃疡具有中度疼痛,2~3 天内扩大至 3~4mm 直径以上。经 1~5 天溃疡愈合,一般 3 天内退热、症状消失。本病预后良好,偶伴有皮疹、无菌性脑膜炎或严重的肠病毒感染。

急性淋巴性咽峡炎是由柯萨奇病毒 A10 型引起的一种变异的疱疹性咽峡炎,有如典型咽峡炎同样的损害分布,但无水疱和溃疡,仅有淋巴细胞浸润形成的灰白色丘疹,周围绕以红晕。

3. 诊断　依据临床与血清学检查,可以确定诊断。本病疱疹不发生于齿龈部位,可与单纯疱疹引起的龈口炎鉴别。

4. 防治　对症处理,防止继发感染。

七、细小病毒感染

传染性红斑

内容提要

- 病程分四期,第一期为面颊部红斑,突然在颊部"掌掴颊"具有特征。
- 当皮疹出现时,病毒已停止排毒。

传染性红斑(erythema infectiosum)又称第五病(fifth disease)或掌掴面颊病(slapped cheek disease)是一种由人细小病毒(human parvovirus)B19 所致的轻型发热性传染病。常在 4~12 岁儿童集体中发生,好发于冬春季。

1. 病因与发病机制　细小病毒 B19 是唯一可引起人类感染的细小病毒,主要感染红细胞系祖细胞,一次感染可获得终身免疫。在 5~9 岁美国儿童中,21% 曾有细小病毒 B19 感染;在英国成人中,血清 B19 抗体阳性率达 60%。本病的传染源为显性和隐性感染者,主要通过飞沫传播,春天可发生小流行。孕妇经胎盘传播率约为 33%,约 10% 孕妇发生胎儿宫内死亡;妊娠前期可引起自发性流产,妊娠中期则导致胎儿水肿。

2. 临床表现　主要皮疹是四肢网状红斑,之后出现颊部红斑。因母红细胞对细小病毒 B19 有明显亲和性。所以胎儿感染后可产生贫血、胎儿积水或死亡。

(1) 潜伏期:为 5~14 日,皮疹常突然发生。传染性红斑的皮疹是免疫复合物介导的,所以当皮疹出现时,已无传染性。

(2) 面颊红斑期:有面颊红斑和躯干四肢红斑。初发为面颊红斑(图 11-46),典型者为两侧面颊部红斑,呈蝶形,边界清楚,被称为"掌掴面颊",鼻梁及眶周无皮损,口周、眼睑及颏部往往无皮疹。可出现口腔黏膜的损害,最常见的是上腭瘀点、溃疡。

(3) 全身发病期:躯干四肢红斑于 1~4 天后,进入第二阶段,躯干、四肢出现点状红斑、斑丘疹,呈花边状或网状。边界清楚,对称分布,掌跖亦可受累,颊和生殖器黏膜可发生暗红色斑疹,自觉微痒及烧灼感。病程约经 3~9 天皮疹开始消退,不留痕迹。病程平均 11 天。

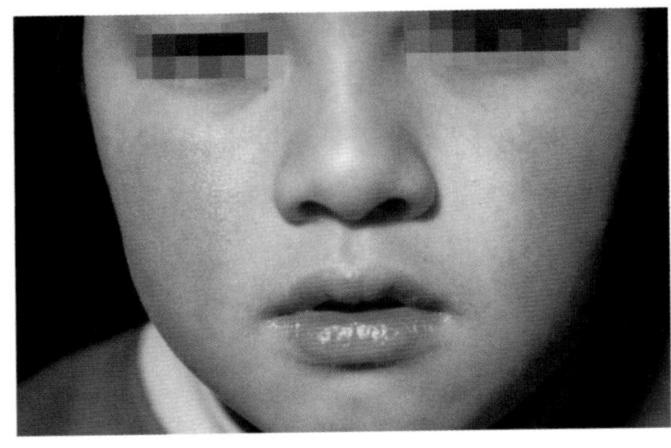

图 11-46 传染性红斑

(4) 恢复期:皮疹消退后可出现皮疹复发,10% 患者皮疹忽隐忽现,皮疹消退数周后可出现关节痛、关节炎。

(5) PPGSS 综合征:又称丘疹 - 紫癜手套和袜子综合征。有紫癜样皮疹,最常见的是丘疹紫癜性"手套袜套"综合征(PPGSS),表现为小腿和足部的瘙痒、疼痛性水肿、红斑和瘀斑。在受累的足背侧和未受累的足底有明显的分界线。PPGSS 患者出现皮疹时同时伴有病毒血症,因此具有传染性。PPGSS 与急性病毒 B19 感染有关,但其他传染性病因也有报道,包括科萨奇病毒 B6 和人疱疹病毒 6。

3. 临床分型 ①儿童型 发病前 2 天出现前驱症状,发热、头痛,发疹同时出现头痛、咽痛、发热、恶心、腹泻、结膜炎,关节痛少见。②成人型 皮损为四肢的网状红斑,而无"掌掴面颊"。全身症状更严重,发热、淋巴结肿大、关节炎、关节痛,皮损可有可无。

4. 诊断与鉴别诊断 有一定的流行病史,多见于儿童。面颊部的片状、水肿性、玫瑰色红斑。实验室检查:患者血清中的细小病毒 B19 的抗体。患者血液或骨髓中的病毒 B19DNA。需与风疹鉴别,风疹的皮疹为斑丘疹,其出现与消退较快,伴耳后、枕后淋巴结肿大。其他应与猩红热、药疹、幼儿急疹鉴别。

5. 治疗 隔离患儿,无特殊治疗,对症处理。患儿应隔离至皮疹完全消退为止,一般可不必服药。系统治疗可用非甾体类抗炎药,糖皮质激素、IVIG、干扰素。局部可涂炉甘石洗剂。中医中药清热解毒。

第二节 立克次体病

立克次体(rickettsia)是一类严格细胞内寄生、以节肢动物为传播媒介、革兰阴性原核细胞型微生物。立克次体由巴西学者 Da Rocha Lima 于 1916 年首先发现,为了纪念因研究斑疹伤寒而献身的美国青年医生 Howard Taylor Ricketts,将这一类微生物统称为立克次体。

立克次体革兰染色阴性,但不易着色。常用吉姆萨染色,立克次体被染成紫色或蓝色,常有两端浓染,用 Macchiavello 法染成红色。生长速度缓慢,9~12 小时分裂一代。

我国较常见的立克次体病有流行斑疹伤寒、地方性斑疹伤寒、恙虫病和 Q 热等。

一、落基山斑点热

落基山斑点热(rocky mountain spotted fever,RMSF)是经蜱传播的立氏立克次体所致的急性发热性疾病。人类患此病一般是由受蜱叮咬所致。输血偶尔也可传播立氏立克次体。

(一) 临床表现

1. 潜伏期 潜伏期为 2~14 天,平均 7 天。

2. 发病 典型病例是突然起病,表现为剧烈头痛、突然寒战、衰竭。可有严重腹肌疼痛。

3. 发热 发热持续 15~20 天,儿童热程可较短。高热达 40.5℃以上是预后不良的表现。

4. 皮肤表现 80%~90% 患者出现皮疹,其皮疹特点突出,具有诊断价值。皮疹常在发热第 3~4 天出现,极少超过 5 天才出现,但在发热第 1 天也可出现压之退色的淡粉红色斑疹。皮疹先见于腕、踝、手掌、足底和前臂,为不固定、不规则、大小约 2~6mm 的粉红色斑疹。6~12 小时后,皮疹呈向心性扩散到腋、臀、躯干、颈及面部(斑疹伤寒皮疹与此相反,先见于躯干,呈离心性扩展,很少发展到面部、手掌和足底)。2~3 天后,皮疹融合,呈暗红色或紫色,约第 4 天变成压之不退色的出血性皮疹。预后留棕色色素沉着。

5. 全身症状 可发生休克、肾功能衰竭、心肌炎、肺部异常、颅内高压、肝脾肿大。

(二) 诊断

前 3 天内诊断困难,因为只有 3% 患者具有典型的三联症,即发热、皮疹及已知的蜱暴露史。出现皮疹时,应考虑该病诊断。在急性期,对皮损处皮肤活检标本进行免疫荧光或免疫酶染色的免疫组织学检查是唯一有用的诊断试验。最常用的血清学检查是间接免疫荧光抗体试验,通常是在发病后 7~10 天出现阳性,滴度≥1∶64 具有诊断意义。

(三) 治疗

氯霉素和四环素为首选药物,成人为 1.5~2g/d,分 3~4 次口服,3~6 天为 1 个疗程,退热后继续服用 1~2 天。

二、立克次体痘

立克次体痘(rickettsial pox)是一种由小蛛立克次体(R.akari)引起的,由鼠及它们的螨所传播的疾病。

(一) 临床表现

螨叮咬部位形成丘疹,渐渐的中心形成水疱,变为一种无痛性黑色痂壳的焦痂,周围绕以红斑。焦痂引流部位淋巴结肿大。在 10~17 天的潜伏期后,不适、寒战、发热、头痛及肌痛标志疾病的发作。在发病后 2~6 天出现斑疹,随之进展至丘疹、水疱并结痂,愈合后不留瘢痕。患者可有恶心、呕吐、腹痛、咳嗽、结膜炎或畏光。疾病在 6~10 天内缓解,为非致命性。

(二) 治疗

多西环素(每次 100mg,每天 2 次,用 1~5 天),环丙沙星(750mg,每天 2 次,用 1~5 天)或氯霉素(500mg,每天 4 次,用 7~10 天)。

三、流行性斑疹伤寒

流行性斑疹伤寒(epidernic typhus)由普氏立克次体(R.prowazekii)引起,经人体虱传播。

(一) 临床表现

在 1 周左右潜伏期后(7~14 天),患者突发高热、衰弱、剧烈头痛、咳嗽、严重肌痛。第5天前后在躯干上部出现皮疹，并向除面部、手掌及足底以外的身体表面扩展，出现畏光、结膜充血、眼睛疼痛。在严重病例可出现意识模糊及昏迷、皮肤坏死、肢端坏疽。如未治疗，在7%~40%患者可为致死性的。患者出现肾衰竭、多器官病变以及突出的神经系统病变。

（二）诊断与治疗

在适宜的临床实验室，应用免疫荧光法进行抗体检测，如血清抗体滴度≥1∶128，可确定诊断。

治疗用多西环素（每次200mg，每天1次，直到患者体温正常后24小时）。

四、恙虫病（见第十一章）

（普雄明　吴志华　吴丽峰　李莉）

第十二章

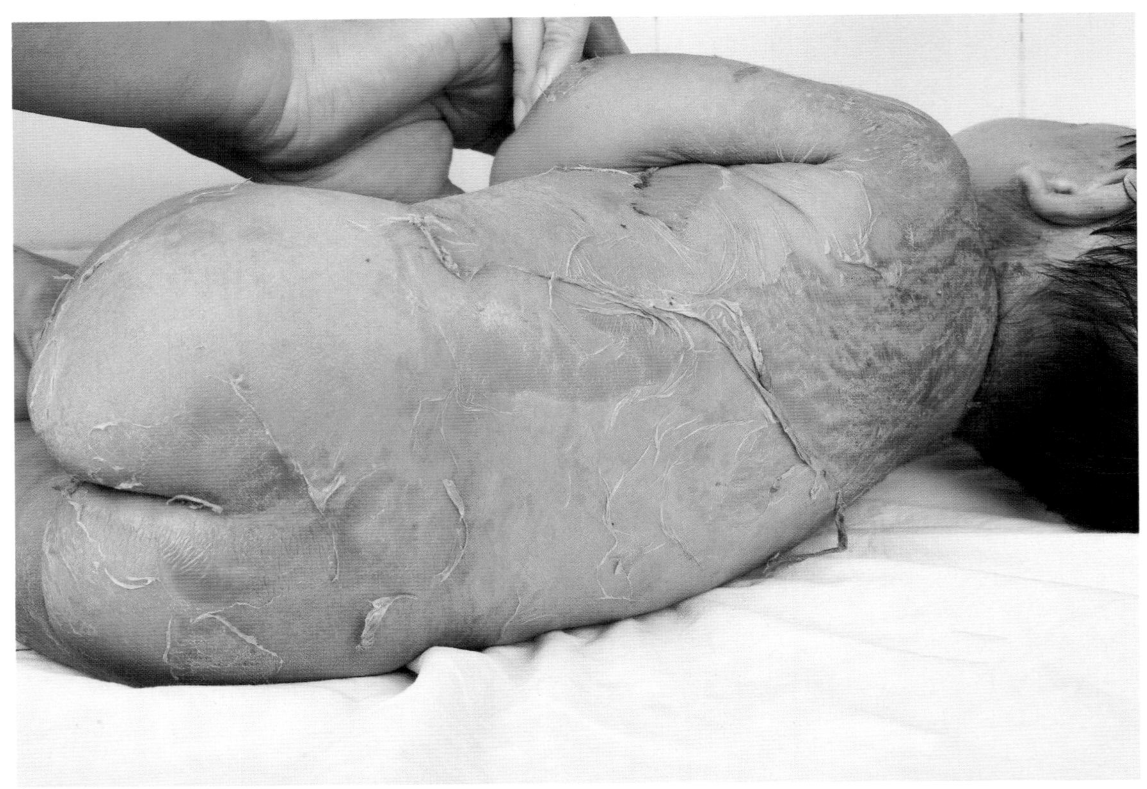

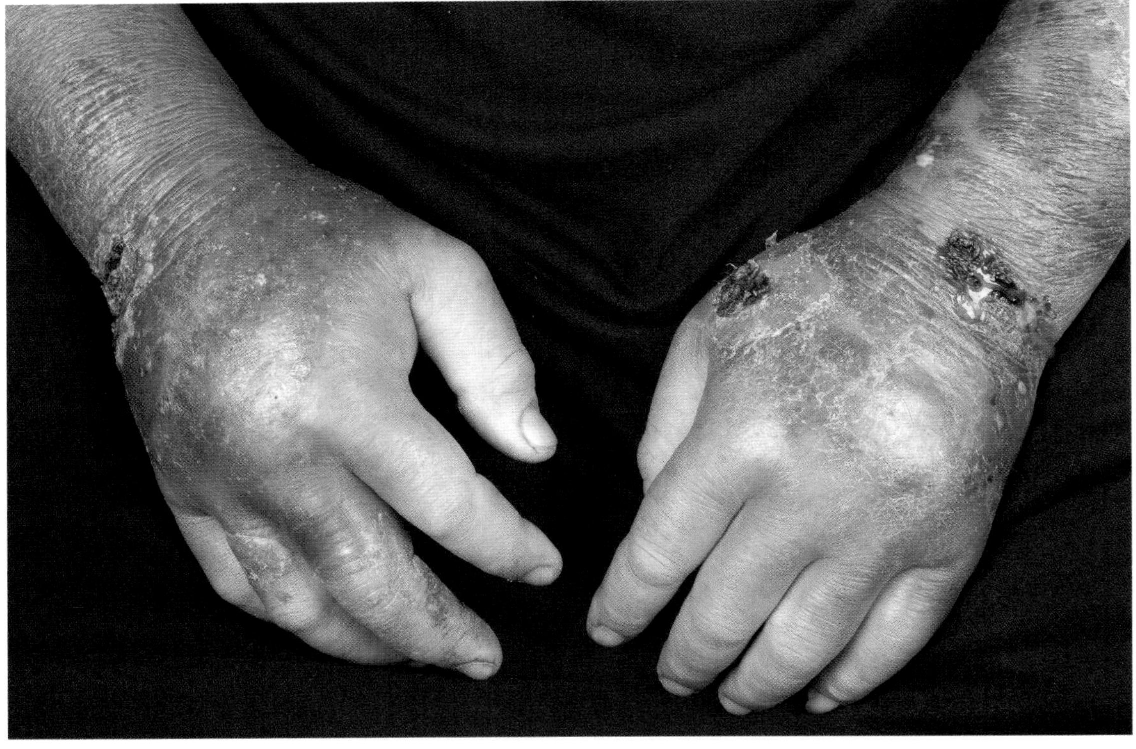

第十二章

球菌感染性皮肤病

大多数皮肤和表皮软组织感染是由于皮肤表面的细菌进入真皮或皮下组织所致。感染通过毛囊、昆虫叮咬、刀割伤、擦伤或者浅表真菌感染导致的皮肤破损而发生。有时动物咬伤或者穿入的异物也会引起感染：在这些病例中可能会发现不常见的病原体。人们易患蜂窝织炎和其他软组织感染皮肤和软组织感染的易感因素：糖尿病、慢性淋巴管性水肿、外周血管病、类固醇治疗、营养不良。一些免疫缺陷状态（如 Job 综合征），鼻部金黄色葡萄球菌携带者。

病原体进入机体后，最早出现的免疫识别和应答发生在 0~4 小时内速发。在该时相中，参与识别非己成分的是一些现存的效应分子，如溶菌酶、C 反应蛋白、甘露醇结合凝集素、血清淀粉样蛋白、血纤蛋白原等，亦可包括一些可与病原体起反应的预存抗体。然后，进入早期诱导应答时相（4~96 小时），在病原体的激发下，各种参与固有免疫的效应细胞如巨噬细胞和 NK 细胞被激活，行使对感染物的清除。如果病原体未被清除进入外周淋巴器官和组织，为适应免疫应答迟发。将被淋巴细胞识别，通过免疫细胞相互作用和抗原特异性克隆扩增，发生效应性淋巴细胞的分化，最终清除感染物，时间约在病原体入侵后 96 小时（图 12-1）。

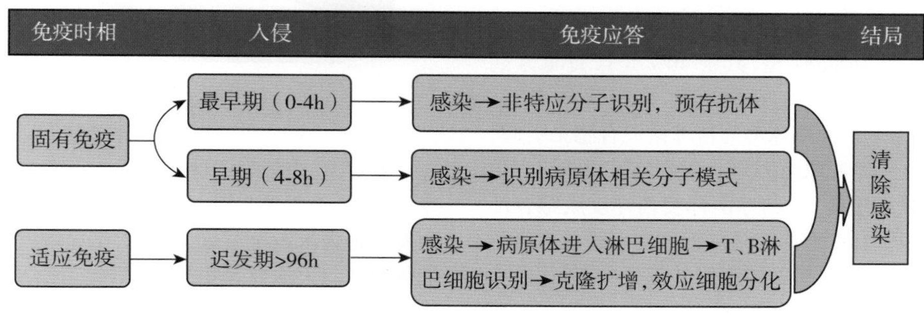

图 12-1　病原体入侵免疫应答时相

第一节　脓皮病

化脓球菌所致的皮肤感染常见。虽然在皮肤和软组织感染中发现很多致病细菌，但是大多数感染由革兰氏阳性球菌如金黄色葡萄球菌和化脓性链球菌引起。人体皮肤经常附有正常菌群，常住菌有表皮葡萄球菌、厌氧类白喉杆菌（粉刺棒状杆菌）和需氧类白喉杆菌等。暂住菌有金黄色葡萄球菌、链球菌属、西球菌属、厌氧葡萄球菌、酵母菌属、奈瑟菌属、革兰氏染色阴性杆菌（大肠杆菌、铜绿假单胞菌、变形菌、产碱杆菌）等。但皮肤的正常菌群并非一成不变。葡萄球菌是人体皮肤和鼻咽部正常菌群，多达25%的人是金黄色葡萄球菌携带者。正是这种金黄色葡萄球菌引起了大部分葡萄球菌感染。有关浅表皮肤和软组织感染的情况（表12-1）。

表12-1　浅表皮肤和软组织感染的细菌性原因

亚组	部位	常见原因
脓疱病	皮肤	化脓链球菌、金黄色葡萄球菌
大疱性脓疱病	皮肤	金黄色葡萄球菌
深脓疱疮 毛囊炎	皮肤和皮下组织 皮肤、毛囊	化脓性链球菌、金黄色葡萄球菌 金黄色葡萄球菌
疖	皮下组织	金黄色葡萄球菌
化脓性汗腺炎（反常性痤疮）	多个顶泌腺（腋窝、腹股沟）	金黄色葡萄球菌（继发感染）
痈	疖的密集感染：颈后、肩部	金黄色葡萄球菌
蜂窝织炎	皮肤和皮下组织	金黄色葡萄球菌、化脓性链球菌 C、G组化脓性链球菌
丹毒	皮肤	化脓性链球菌

一、脓疱疮

脓疱疮（impetigo）是由金黄色葡萄球菌和溶血性链球菌或二者混合感染所致的化脓性皮肤病。

（一）病因与发病机制

1. 致病菌种　大疱性和非大疱性脓疱疮的主要致病菌为金黄色葡萄球菌，其次为A组β型溶血性链球菌（化脓性链球菌）。主要由凝固酶阳性的金黄色葡萄球菌引起，以71型及其亚群常见，有时为80/81型，其中40%是产青霉素酶的金黄色葡萄球菌；约10%为链球菌所致，多为A族3、13、2、8、49及57型；约10%由葡萄球菌与链球菌混合感染引起；少数由凝固酶阳性白色葡萄球菌引起。金黄色葡萄球菌产生的毒素可导致大疱性脓疱疮、葡萄球菌性烫伤样皮肤综合征（SSSS）。在这两种疾病中，水疱形成是由于表皮剥脱毒素与桥粒的桥粒芯糖蛋白1结合，使桥粒的细胞外部分分裂，从而形成表皮颗粒层内棘层松解（图12-2）。

2. 感染条件　感染的先决条件是带菌状态或宿主接种。

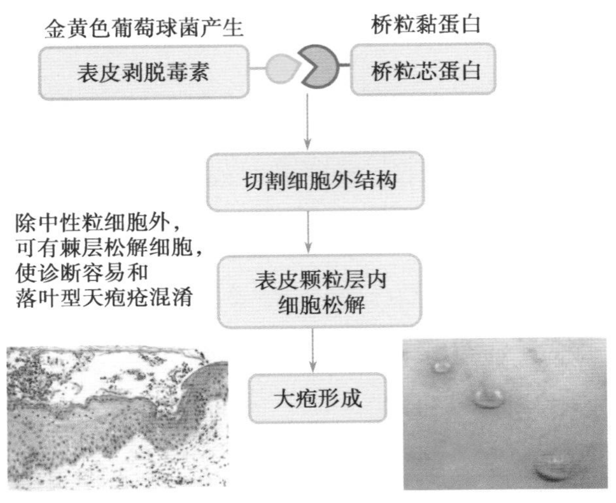

图12-2　大疱性脓疱疮病理生理

病原体附着于损伤区域，牢固附着于纤维连接蛋白及Ⅳ型胶原和层粘连蛋白。病原体毒力和宿主的防御能力决定了感染的进程，但细菌若产生凝固酶、透明质酸酶及脂酶，则可显著加速感染进程。

（二）临床表现

1. 非大疱性脓疱疮（non-bullous impetigo）　或称结痂性脓疱疮（图12-3），占70%的脓疱疮。由溶血性链球菌或金黄色葡萄球菌混合感染，是儿童最常见的皮肤感染性疾病，传染性强，常在托儿所中引起流行。皮损初发为红色斑疹，迅速出现米粒至黄豆大小的水疱或脓疱，常群集。周围有明显红晕，疱壁薄而易破，故有时不易见到初发脓疱。疱破后露出糜烂面，脓液干涸结痂形成蜜黄色厚痂，约经数日后，痂脱落自愈。自觉瘙痒，常因搔抓可将病菌接种到其他部位，病程迁延数周至数月。重症者可有高热，伴有淋巴管炎、淋巴结炎，败血症；由链球菌引起感染者，可诱发急性肾炎。

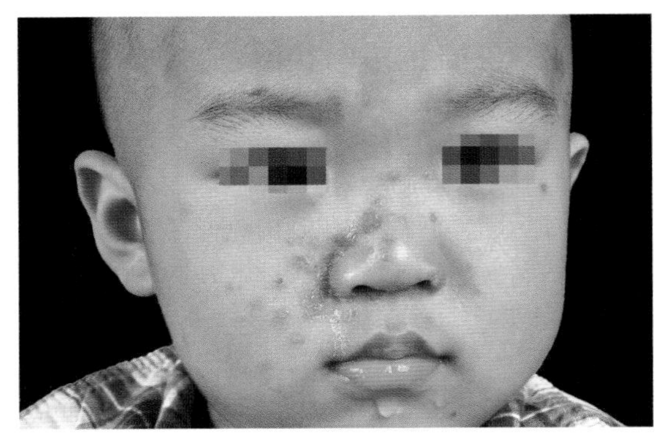

图12-3　脓疱疮

2. 大疱性脓疱疮（bullous impetigo）　较非大疱性脓疱疮少见，常见于新生儿期，儿童也可累及。为金黄葡萄球菌感染，初发损害为米粒至黄豆大水疱，迅速增大如蚕豆或更大，周围红晕较轻。大疱内容物初起呈淡黄色，后化脓变混浊，开始紧张丰满，数日后松弛。脓液沉积于疱底呈半月形坠积状，为本型特征（图12-4）。疱壁薄，破溃后有的可形成似烫伤样糜烂面。

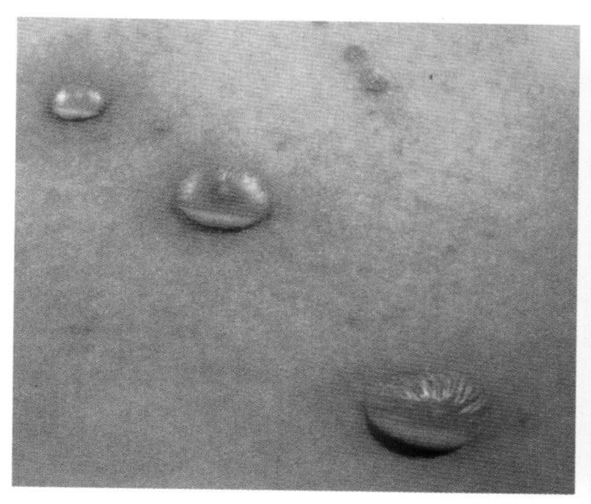
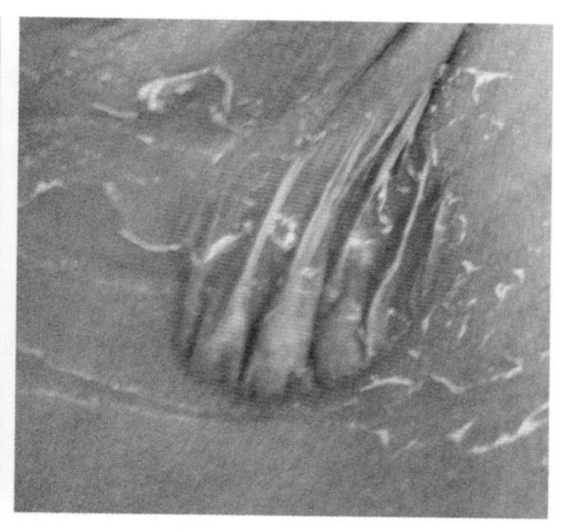

图 12-4　大疱性脓疱疮

脓液干燥结痂，一般经数日渐脱落而愈。自觉瘙痒，本病常继发于虫咬等瘙痒性皮肤病。有的皮损中央自愈，边缘有脓液向四周扩延，在四周发生新的脓疱，排列呈环状，称为环状脓疱疮（impetigo circinata）。好发于颜面、四肢、躯干等部位。大疱性脓疱疮和非大疱性脓疱疮的特点（表 12-2）。

（三）实验室检查

65% 的患者白细胞总数升高，56% 中性粒细胞偏高，脓液培养 90% 为金黄色葡萄球菌、噬菌体分型以Ⅱ组 71 型最多。组织病理示脓疱位于角质下，内含纤维蛋白及破碎的中性粒细胞。

（四）诊断

1. 非大疱性脓疱疮　米粒或黄豆大脓疱，常群集。脓液涂片可见革兰氏阳性球菌，培养有金黄色葡萄球菌或（和）A 组 β 溶血性链球菌生长。

2. 大疱性脓疱疮　大疱开始丰满，数日后松弛，脓液沉积于疱底呈半月形坠积状，有的中央自愈，四周发生新脓疱，排列呈环状。脓液培养有Ⅱ组 71 型金黄色葡萄球菌生长。

（五）鉴别诊断

水痘、丘疹性荨麻疹、感染性湿疹。此外，需与 Bazin 硬红斑、变应性血管炎、疖、梅毒树胶肿鉴别。

（六）治疗

注意个人卫生，在托儿所患儿应隔离，衣物、玩具应消毒。

依据细菌培养及药敏试验，有无并发症，选用局部或系统抗生素治疗（表 12-3）。

表 12-2　大疱性脓疱疮和非大疱性脓疱疮的特点

	非大疱性脓疱疮	大疱性脓疱疮
病原学	溶血性链球菌和金黄色葡萄球菌	金黄色葡萄球菌
流行病学	占所有脓疱疮的 70%，最常见于儿童，感染起于外伤、水痘、虫咬、擦伤	没有非大疱性脓疱疮常见，好发于婴儿和儿童，偶见成人，可发生于完整皮肤
临床损害	2~4mm 小水疱或脓疱，浅表性糜烂面上结“蜜黄色痂”，感染扩展至周围正常色皮肤	1~2cm 的浅表性大疱，增大至直径 5cm、松弛的、透明的大疱，脓液沉积于疱底呈半月形，疱壁薄
分布	鼻、口周和四肢	好发面部，身体任何部位皆可发生
全身症状	可能伴有轻微的淋巴结炎	一般无全身损害，淋巴结炎不常见
病程	未治疗皮损常在 2 周内消退，退后不留瘢痕	未经治疗 3~6 周可痊愈
并发症	5% 能引起急性链球菌感染后肾小球肾炎（APSG），抗链球菌素 O（ASO）滴度不升高	免疫衰竭时，骨髓炎、化脓性关节炎、肺炎、葡萄球菌性烫伤样皮肤综合征（SSSS）

表 12-3　脓疱病的疗法

	局部用药		系统用药	
一线用药	莫匹罗星	每天 2 次	双氯西林	口服 250~500mg/ 次，每天 4 次，5~7 天
	夫西地酸	每天 2 次	阿莫西林加克拉维酸	儿童每天 50~100mg/kg，分 3~4 次服
二线用药 （青霉素过敏者）			阿奇霉素	首剂 500mg/ 次，然后每天 250mg，4 天
			克林霉素	15mg/（kg·d）每天 3 次
			红霉素	250~500mg，每天 4 次，5~7 天

1. 局部治疗　用抗菌皂或氯己定洗浴，去除痂皮。对水疱或脓疱，用消毒针穿破，以无菌棉球吸取疱液，避免疱液溢到正常皮肤上。外用10%硫黄炉甘石洗剂、龙胆紫液、2%莫匹罗星软膏、聚维酮碘液（原液含5%，一般用10%湿敷或清洗，小儿按原液1：10稀释后外用）。

2. 系统治疗　β-内酰胺酶抗生素，大环内酯类。可口服青霉素V钾、红霉素或头孢菌素、新青霉素Ⅱ、双氯西林等。铜绿假单胞菌属于机会病原菌，造成局部伤口感染、软组织感染以及进一步的血行播散。最好作脓液培养及药敏试验。

二、深脓疱疮

深脓疱疮（deep impetigo）又名臁疮（ecthyma）。本病的致病菌开始由A组β-溶血性链球菌感染，很快变为链球菌、葡萄球菌混合感染。

（一）临床表现

主要发生在儿童下肢，也可能累及成人及其他部位。皮损可能与微小创伤和疥疮感染有关。细菌毒素导致的血管炎和坏死。或继发于水痘和带状疱疹，边缘较锐利且呈环状。

原发损害为在炎性红斑基础上的水疱或脓疱，向外周及深处发展中心坏死，形成溃疡，表面形成蛎壳样厚痂（图12-5）。痂下有边界清楚的圆形或卵圆形溃疡，基底较硬，上附灰绿色脓性分泌物，皮损数目一般少于10个，2~4周后愈合，遗留瘢痕。儿童多见，皮损泛发亦较常见。

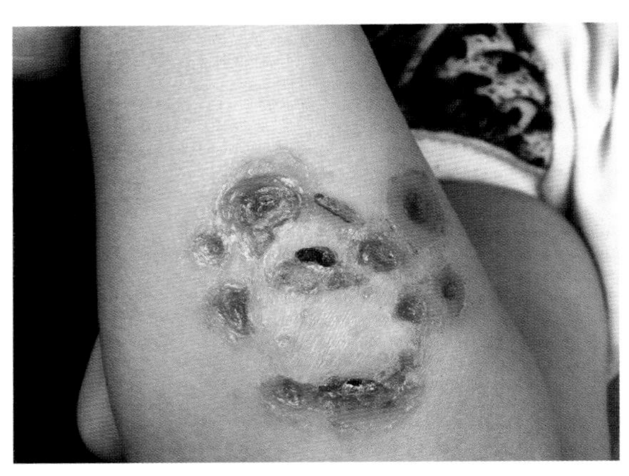

图12-5　深脓疱疮（臁疮）

（二）诊断

营养不良的体弱儿童或老年人。可有疥疮、水痘、虫咬、糖尿病等病史。深在性脓疱或表面有污褐色厚脓痂的溃疡，可自身接种传染。细菌镜检查到革兰氏阳性球菌或培养出乙型β溶血性链球菌。

（三）鉴别诊断

主要与脓疱疮相鉴别，脓疱疮的痂比臁疮少，且痂下无溃疡。此外，需与Bazin硬红斑、变应性血管炎、疖、梅毒树胶肿相鉴别。

（四）治疗

本病多见于体弱、营养不良、静脉吸毒和HIV感染者，应予支持疗法，提高免疫功能。先去除痂皮，外用抗生素软膏，如莫匹罗星软膏。红霉素或双氯西林口服常有效，口服或静脉给予氯唑西林或第一代头孢菌素。

物理疗法　紫外线、红外线、超短波、音频电、氦氖激光均可促进愈合，防止复发。

三、Bockhart脓疱疮

Bockhart脓疱疮（Bockhart impetigo）又名浅表性脓疱性毛囊炎（superficial pustular folliculitis），为毛皮脂腺开口处的表浅性圆顶形小脓疱，毛发生长不受影响。

常见致病菌为金黄色葡萄球菌，多发生在接触石油、煤油及沥清的工人中，常因昆虫叮咬、搔抓和其他皮肤损伤而诱发。

四、水疱型远端指炎

水疱型远端指炎（blistering distal dactylitis）的病原菌是A组β型溶血性链球菌、金黄色葡萄球菌，罕见表皮葡萄球菌。主要发生2~16岁的儿童，经典表现常在指（趾）近端的部分。其特征为单个或多个手指的第1、2、3节掌皮肤发生紧张表浅性水疱（图12-6），基底潮红，触之疼痛，在甲沟处可有同样的水疱。疱液涂片检查可见大量中性粒细胞和革兰氏阳性球菌。鉴别诊断包括疱疹性瘭疽、热或化学烧伤、急性甲沟炎、大疱性脓疱疮（水疱更表浅）和摩擦性水疱。口服抗生素有效，局部湿敷，形成脓疱时切开引流。

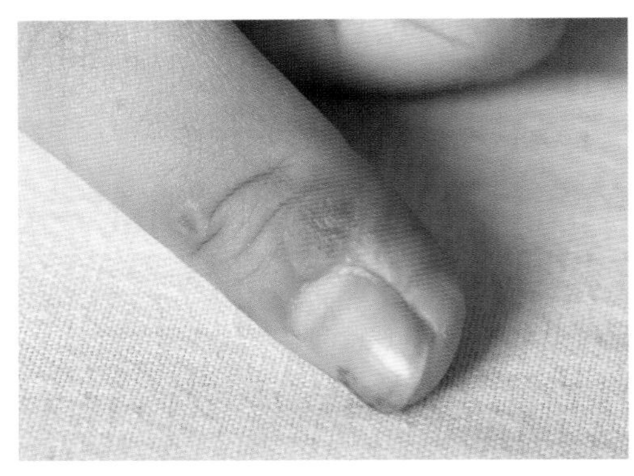

图12-6　水疱性远端指炎（中山大学附属第一医院　罗迪青惠赠）

五、面部脓皮病

面部脓皮病（pyodenm faciale）少见，急性发作，好发于无痤疮的健康年轻女性。与痤疮的关系仍不确切，脓液中常可培养出凝固酶阳性葡萄球菌。

（一）临床表现

起病突然，皮损局限于面部。大量的脓肿和囊肿形成、广泛的红斑为本病特征。窦道常见，深部皮损间有瘘管相连。如不治疗，皮损可持续数月，遗留严重瘢痕。其他部位无粉刺和痤疮样皮损出现，而且发病急骤，可与痤疮相鉴别。

（二）治疗

给予适当抗生素常能取得比痤疮更好的疗效。但仅用抗生素治疗可能不够，有些患者对抗生素无反应。每天服用异维A酸1~2mg/kg，连用20周，常可治愈。外用药物治疗在本病中并非主要，大体上同Ⅳ级痤疮。糖皮质激素系统应用有时是必要的。如感染性瘘管持续存在，则需手术治疗。

第二节　毛囊炎

概述

广义的毛囊炎(folliculitis)并非仅由球菌感染所致，还包括刺激性毛囊炎、革兰氏阴性毛囊炎、皮肤癣菌毛囊炎、马拉色菌性毛囊炎、假丝酵母菌性毛囊炎、单纯疱疹性毛囊炎、蠕形螨性毛囊炎、药物诱发的毛囊炎(痤疮样发疹)、光线性毛囊炎、嗜酸性毛囊炎、嗜酸性脓疱性毛囊炎、艾滋病相关嗜酸性毛囊炎、婴儿嗜酸性脓疱性毛囊炎、播散性复发性漏斗部毛囊炎、深在性毛囊炎等。

一、细菌性毛囊炎

狭义的毛囊炎也称细菌性毛囊炎，是一种原发于毛囊的脓皮病，主要分为浅部和深部毛囊炎。常由凝固酶阳性葡萄球菌引起，其他致病菌也可以致病。

(一) 病因与发病机制

1. 致病菌种　主要为金黄色葡萄球菌，其次为白色葡萄球菌。铜绿假单胞菌与游泳池、水塘和浴盆相关的流行性毛囊炎有关，其氯成分降低而造成碱化，易被铜绿假单胞菌污染。革兰氏阴性细菌如克雷伯杆菌、大肠杆菌、肠球菌和变形杆菌，亦可使长期接受抗生素治疗的痤疮及酒渣鼻患者发生毛囊炎。

2. 感染条件　瘙痒性皮肤病、糖尿病、免疫功能低下促发本病。播散性毛囊炎可能是HIV感染的早期表现，定植的微球菌也是病因之一。

(二) 临床表现

好发于头皮和四肢，尤以股部和小腿最为常见。皮疹常成批发出，数天内可自愈。

基本损害为围绕毛囊口的表浅丘疹、或脓疱，绿豆到黄豆大小，黄白色，圆硬，疱壁极薄，其中多穿有一根毛发，疱周绕以红晕(图12-7)。

(三) 临床类型

1. 浅部毛囊炎　炎症限于毛囊上部。表现为无痛性或触痛的脓疱，最终愈合不留瘢痕。

2. 深部毛囊炎　感染可侵入深部毛囊，特别在胡须区或头皮可引起慢性感染，反复发作。整个毛囊或毛囊深部的炎症最初表现为肿胀性红色肿块，比表浅毛囊炎更大的脓疱。深在的皮损可引起疼痛，预后留有瘢痕。

3. 葡萄球菌性毛囊炎　最常见，初起出现一个或一群脓疱，可因外伤、擦伤或邻近的手术伤口或脓肿引流而产生，也可为外用糖皮质激素封包疗法的并发症。毛囊炎脓疱的培养应采用15号刀片刮除整个脓疱并将其放置在转运培养基的棉拭子上，而非用棉拭子直接接触脓疱。

(四) 鉴别诊断

主要鉴别诊断包括脓痱、疖、马拉色菌性毛囊炎、寻常狼疮、须部假性毛囊炎(剃须引起)、寻常痤疮。

(五) 治疗

1. 常规治疗　避免搔抓，保持皮肤清洁，局部用2%碘酊或1%龙胆紫、依沙吖啶液、5%聚维酮碘溶液、2%莫匹罗星软膏等，长期携带金黄色葡萄球菌的部位如鼻腔、腋窝、腹股沟和(或)乳房下可外用2%莫匹罗星软膏每天2次，治疗5天。重者可全身使用抗生素，如β-内酰胺类抗生素，林可霉素，氟氯西林，克拉霉素或阿奇霉素。

2. 顽固者治疗　可注射多价葡萄球菌或自身疫苗，每周1次，首次0.5ml，以后每次1ml，5次为一疗程。

3. 物理治疗　①紫外线照射。②超短波治疗。③多源红外治疗仪照射。④氦氖激光、二氧化碳激光治疗。

二、瘢痕疙瘩性毛囊炎

瘢痕疙瘩性毛囊炎(folliculitis keloidalis)，是一种累及项部毛囊的慢性炎症，在丘疹和斑块上发生增生性瘢痕。常分离出金黄色葡萄球菌。衣领的摩擦可能是引起本病的病因。

(一) 临床表现

发生于项部发际下的毛囊性丘疹或脓疱，常排列成不规则的线状，皮损可向上扩展累及头皮(图12-8)。早期炎症阶段可为隐匿性，患者可首先察觉到发生于毛囊炎之后坚实的瘢痕疙瘩。丘疹可散在或融合成不规则的斑块，部分病例长期发展伴潜行的脓肿和脓溢性窦道。病程慢性，间歇性发生新的皮疹，持续数年。

(二) 组织病理

为致密的增生性瘢痕组织和血管周围浆细胞斑状浸润，可类似于梅毒。连续切片可显示毛囊炎或对毛发和毛囊残余物的一种异物反应。

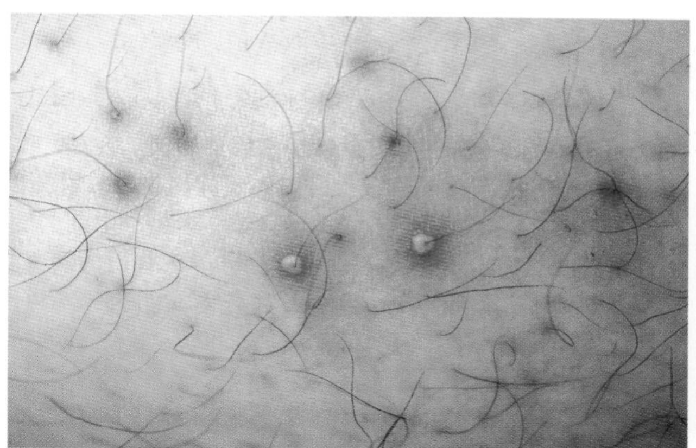

图12-7　毛囊炎

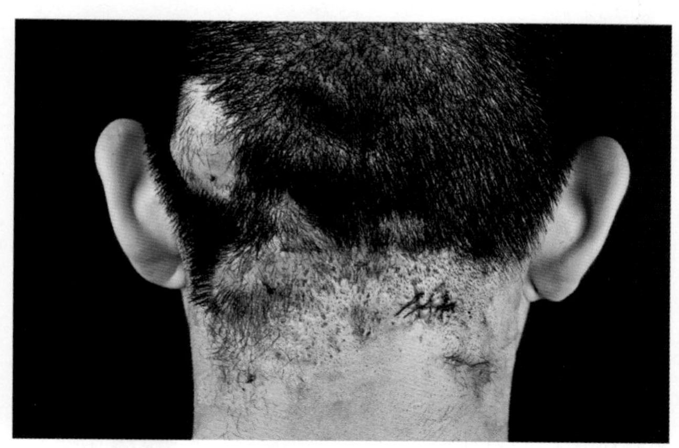

图12-8　瘢痕疙瘩性毛囊炎(项部)

（三）治疗

如果出现细菌感染应给予治疗。皮损内注射糖皮质激素可减少瘢痕和炎症，口服糖皮质激素有一定帮助。顽固病例可切除受累区域并给予植皮，或给予二氧化碳激光治疗。

三、鼻部穿通性毛囊炎

鼻部穿通性毛囊炎（perforating folliculitis of the nose），本病少见，为发生在鼻前庭鼻毛的深毛囊炎。初发损害为毛囊口处小脓疱，常疼痛明显，消退后无后遗症。本病的显著特征为病灶在深部组织分割，最终在皮肤表面出现丘疹或脓疱，即存在从鼻翼内侧通向外表的感染性通道。鼻部原发损害不易发现，因而未引起重视。当鼻翼外侧皮损出现并引起注意时，可能被误诊为上皮瘤。

只有对鼻内真正原发病灶进行治疗，才可治愈。若将受累鼻毛拔除，外用抗生素软膏，常可获得痊愈。

四、寻常须疮

须疮（sycosis barbae）系发生于胡须部的化脓性毛囊炎和毛囊周围炎。

病原菌为金黄色葡萄球菌，常与鼻腔内分离的菌型一致。常伴有皮脂溢和睑缘炎，室内工作者多见。

（一）临床表现

多见于30~40岁男子。多发生于上唇部胡须处，有时眉毛、腋毛、阴毛亦可受损。

1. 典型损害　为毛囊性丘疹或脓疱和毛囊周围炎中心贯穿毛发（图12-9），脓疱破后，干燥结痂，皮疹多孤立散在，邻近毛囊受累可产生浸润斑块，自觉灼热或瘙痒。经2~3周痂脱而愈，没有明显的瘢痕，但不断有新疹出现，呈慢性过程。

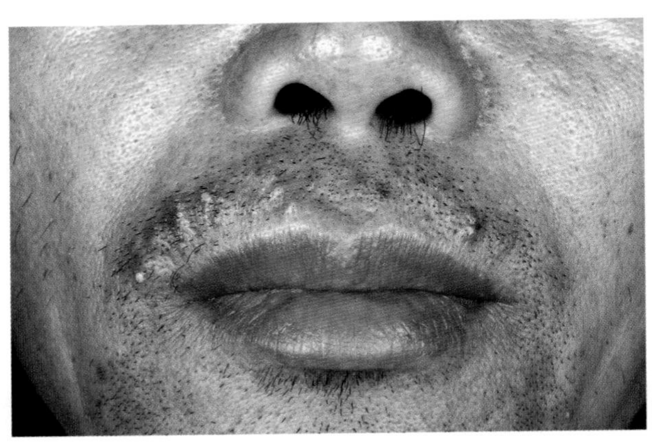

图12-9　须疮　上唇红肿、毛囊性丘疹或脓疱，中央有毛发贯穿

2. 狼疮样须疮（lupoid sycosis）　是须疮的一种深在表现形式，慢性病程，有瘢痕形成。皮损特点为逐渐扩大的环状斑块，发生在须部和颞部，斑块中央可见毛发脱落和皮肤萎缩，在活动性边缘可见毛囊性丘疹、脓疱。

（二）鉴别诊断

1. 须癣　损害为境界清楚的红色斑片，干燥脱屑。有时炎症较显著可呈局限性斑块，但触痛较轻。真菌检查阳性。

2. 须部假性毛囊炎　由于剃须刮破表皮，胡须毛干长入皮肤，引起异物炎症反应。损害为胡须区炎性丘疹或结节，细菌学检查阴性，病理改变为慢性异物反应。

（三）治疗

病须可用镊子拔除，不宜刀剃，局部可外用抗菌制剂。如用1：5 000高锰酸钾溶液湿敷后，用莫匹罗星软膏或新霉素软膏，全身亦可选用敏感的抗生素。顽固者可用理疗如MS多源治疗或浅层X线治疗。

五、须部假性毛囊炎

须部假性毛囊炎（pseudofolliculitis of the beard）是发生在毛发生长部位的慢性炎症性疾病，是由于刮须或拔除卷曲毛发时尖锐的毛发断端穿透表皮或毛囊而导致的一种异物反应。主要发生在胡须区，特别是颈的下颌下区；本病仅限于剃须者，如患者放弃剃须，则病情缓解。

近来对本病的发病机制观点认为本病不是毛囊炎，而且细菌感染是继发的。

（一）临床表现

典型皮损为炎性丘疹，其次为脓疱，里面埋着毛发，毛尖易于拔出。在某些弯曲的毛囊里可生长出卷曲的毛发，卷曲的毛发又再次进入皮肤，向下生长，好像完成了360°循环，事实上大部分人的胡须区迟早有内生毛发的出现。内生毛发可诱发炎性反应，这时正常皮肤微球菌侵入而致继发感染。

（二）治疗

1. 放弃剃须　放弃剃须则病情自然缓解。由于细菌感染为继发性事件，局部应用抗生素也可使病情减轻或缓解，但不能根治，因原发因素内生毛发并未去除。

2. 化学脱毛法　是控制本病的一种实用方法。它的优点在于去除了暴露在皮肤表面的毛尖。市售含有巯基乙酸盐的脱毛剂是目前最好的，刺激性小，可每2~3天用一次。

3. 激光脱毛　带有表皮保护性制冷装置的长脉冲激光［翠绿宝石激光，810nm半导体（二级管）激光，Nd：YAG激光］可以用于永久性脱毛。

六、毛囊闭锁四联症

内容提要

- 毛囊闭锁四联症包括聚合性痤疮、化脓性汗腺炎、穿掘性蜂窝织炎和藏毛窦
- 四种疾病有明显相似的临床和病理特征
- 治疗为抗炎、抗雄激素、服用异维A酸，手术治疗

毛囊闭锁四联症（follicular occlusion tetrad）包括聚合性痤疮、化脓性汗腺炎、头皮分割性蜂窝织炎和藏毛窦（图12-10~图12-12）（藏毛窦见表皮性肿瘤和囊肿图62-20~图62-22），它们有明显相似的临床和病理特征。本病早中期的变化为毛囊过度角化，导致毛囊口的闭塞和囊内物质的潴留。四种疾病常见临床特征为多发性粉刺，有穿通性脓肿、窦道，预后留有萎缩和瘢痕。本组疾病中常二种或三种发生在同一患者。

目前普遍认为此病起源于毛囊，毛囊漏斗部的角化过度所导致的毛囊阻塞、膨胀、破裂是此病的早期事件。发病可呈散发性，也可呈家族聚集性。根据此病临床特点诊断较容

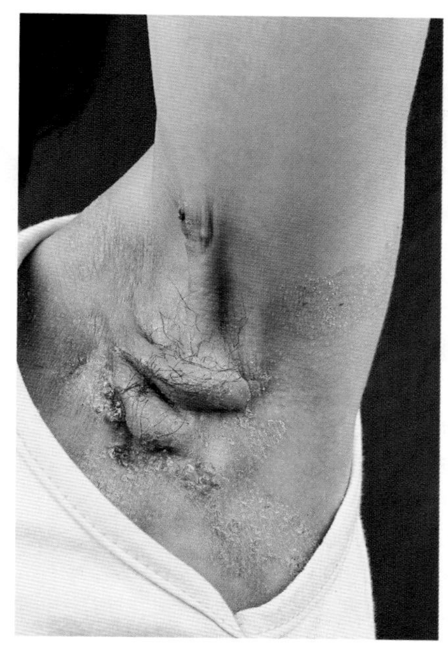

图 12-10　化脓性汗腺炎　腋窝多发炎性病变，可见结节、窦道、脓肿

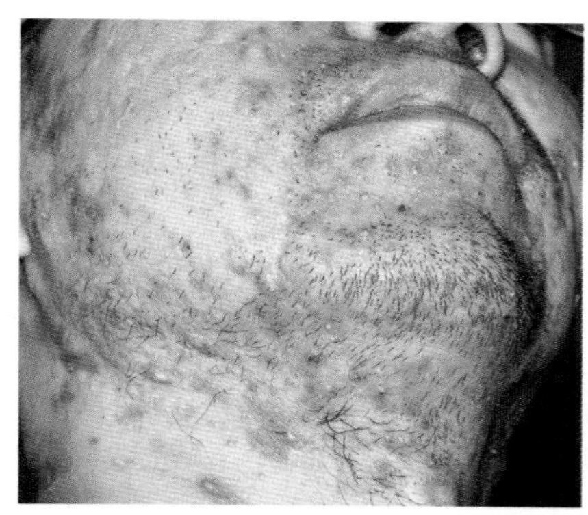

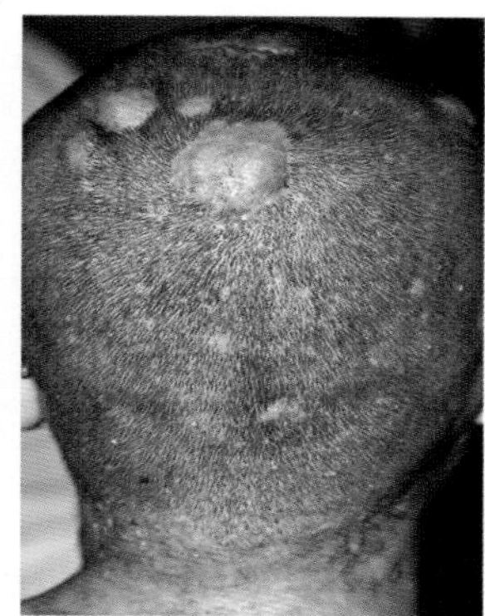

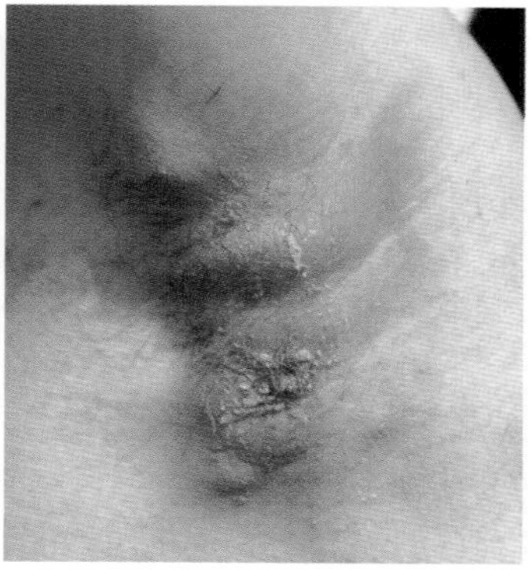

图 12-11　毛囊闭锁三联症（北京京城医院　朱宝国惠赠）

易，需要与腹股沟淋巴肉芽肿、增殖性脓皮病、克罗恩病等相鉴别。大约 40% 的毛囊闭锁四联症患者具有家族史。Wang 等对 6 个国家汉族家系进行遗传学研究发现，部分家族的发病是由 γ- 分泌酶的不同亚单位的基因发生突变所引起的。Miskinyte 等也分别证明了法国和中国毛囊闭锁四联症患者编码 γ- 分泌酶的 nicastrin（辅因子）的基因突变。毛囊闭锁四联症患者常查不到病原体，而抗炎药物使用有效，提示此

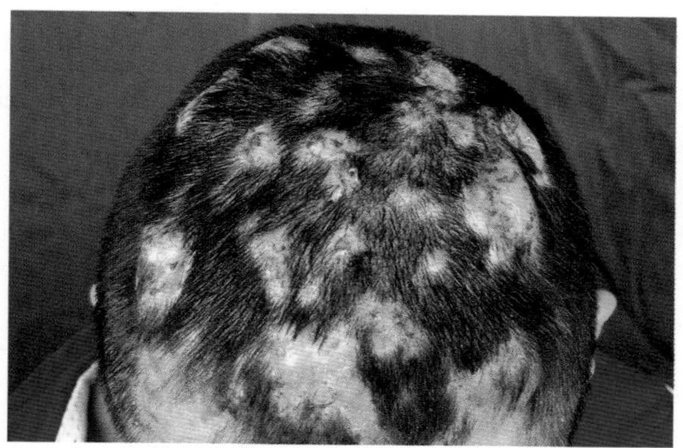

图 12-12　头部脓肿性穿掘性毛囊周围炎　头部多发丘疹、结节、脓肿，伴有瘢痕性脱发

病有可能与免疫异常相关。患者通常血中肿瘤坏死因子 -α（TNF-α）水平升高。角质形成细胞在炎症过程中会产生大量炎症趋化因子和细胞因子。与健康皮肤相比较，皮损中树突状细胞和巨噬细胞的 Toll 样受体表达增高。Toll 样受体通过损伤相关分子模式将免疫应答激活可能是毛囊闭锁四联症发病的原因。患者各毛囊之间外表正常的皮肤均有明显的 $CD8^+$ 淋巴细胞浸润，$CD8^+$ 淋巴细胞可能是毛囊闭锁四联症炎症反应的核心。轻症患者通常首选敏感抗生素、小剂量糖皮质激素、维 A 酸类、免疫抑制剂等常用药物治疗。对药物治疗疗效差可进行外科手术。轻症毛囊闭锁四联症的外科疗法有切开引流法，广泛彻底切除病灶后覆盖创面，直接缝合、二期愈合、皮片移植和皮瓣移植。晚期病变多采用广泛根治性切除术联合局部皮瓣覆盖的方法。

（一）聚合性痤疮

聚合性痤疮（acne conglobata）为痤疮的重型，特点为深在性脓肿和排放脓液的窦道。脓疱或囊肿型痤疮常常并非继发感染。

治疗：同Ⅳ级痤疮，严重者可作窦道和囊肿引流术。

（二）化脓性汗腺炎

化脓性汗腺炎（hydradenitis suppurativa，HS），又名反常性痤疮，是一种病变首发于毛囊的慢性化脓性炎症性皮肤疾病，其特征性表现为反复发生的痛性结节、脓肿、窦道及瘢痕形成。

1. 病因与发病机制　化脓性汗腺炎与遗传因素、免疫失调、环境因素、吸烟、肥胖、超重等多种因素综合作用有关。

HS 在女性中较为多见，发病可呈家族性或散发性，家族性表现为常染色体显性遗传。遗传和免疫因素占据主导地位，其中 γ- 分泌酶亚单位基因的单倍体不足是 HS 的发病基础，而 γ- 分泌酶 -Notch 信号通路也被认为是参与疾病发生的重要分子机制。大多数学者认为 HS 的病变首发于毛囊水平，与毛囊漏斗部位的过度角化有关。毛囊漏斗部的过度角化进一步导致了毛囊的阻塞、膨胀和破裂（图 12-13）。

窦道和纤维化是严重的并发症。可找到的微生物包括金黄色葡萄球菌、大肠杆菌、奇异变异杆菌、克雷伯杆菌、铜绿假单胞菌和厌氧性微生物。多数学者认为细菌感染是继发性的。

HS 是一种毛囊性疾病，而不是以往认为的顶泌汗腺疾病。与痤疮一样，此类患者汗腺雄激素代谢水平更高，汗腺对性激素刺激反应更强。患者皮损中炎性细胞因子和抗炎细胞因子水平升高。患者为原发性顶泌汗白介素 -12- 白介素 -23

1. 家族遗传
三种基因突变
NCSTN
PSENI
PSENFN
γ-分泌酶复合体

2. 通路与介质
Notch 细胞信号
通路
缺陷
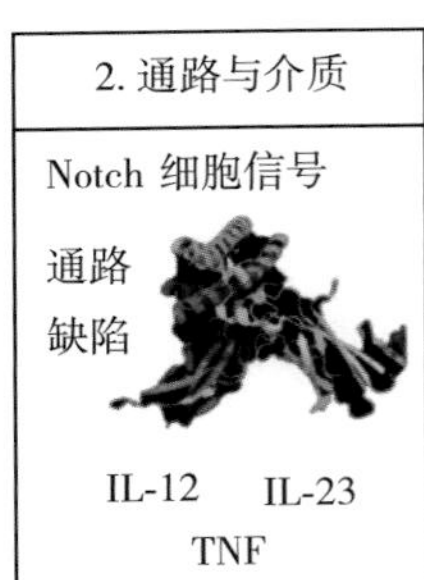
IL-12 IL-23
TNF

3. 终末毛囊*
角化过度
阻塞
膨胀
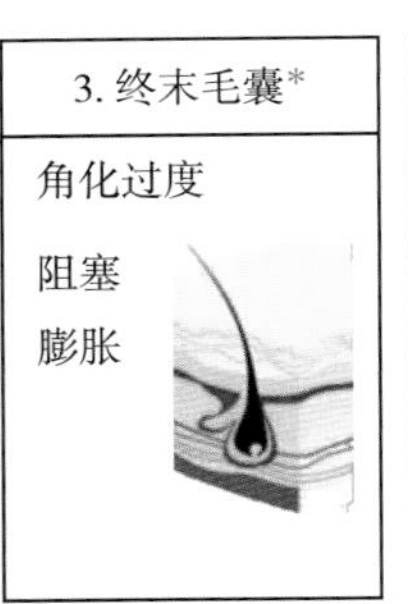

4. 真皮受累
毛囊上皮破裂
角蛋白、
皮脂、
细菌、
毛发溢出

5. 炎症反应
化学趋化反应
脓肿
窦道
纤维化
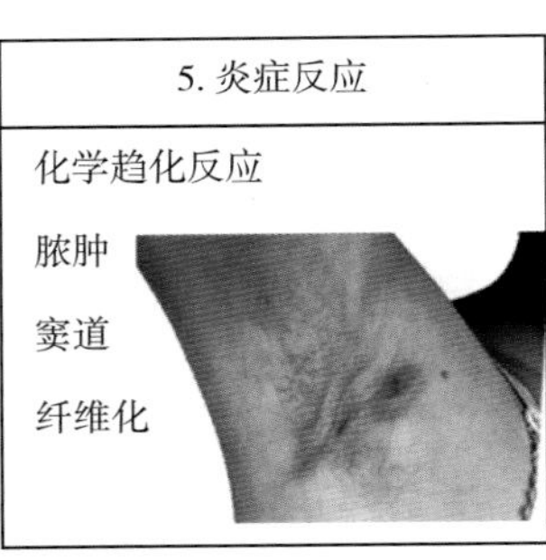

图 12-13 化脓性汗腺炎的病理生理 毛囊漏斗部闭塞继发毛囊破裂，炎症主要在终末毛囊，而不在腺体

途径和肿瘤坏死因子 α（TNF-α）参与了 HS 的发病，这支持该病为免疫或炎症性疾病的观点。

2. 临床表现 好发于青壮年，好发部位依次为腋窝（图 12-10）、腹股沟、肛周、乳腺、臀、腹、胸、头皮和眼睑。男性以腋窝和肛门生殖器部位常见，女性则以腋窝、腹股沟和乳腺多发。

（1）初期损害：为“盲疖”，即大汗腺部位的皮肤红、肿和疼痛，无脓头，从而被称为盲疖，圆形且深在；这些深在脓肿在病程早期常为单发，即使多发，亦很少超过 3 个。在数小时至数天内，脓肿增大，最后破溃流出脓液或浆液脓性分泌物，发生纤维化而愈合。此后，病情反复发作，出现窦道形成和带状瘢痕。大多数慢性病例中，脓肿不会完全消退而愈合，遗留少量脓液溢出和轻度炎症。淋巴结肿大常不明显。病变部位的大汗液减少（系大汗腺炎性损害之故），腋窝广泛受累时，可使腋臭消失。

（2）肛门生殖器区汗腺炎：本病能扩展至肛门和直肠，导致肛瘘和直肠炎。深在的阴茎损害可形成尿瘘，但极为罕见。外阴或阴囊损害常见，可累及臀部、会阴和腹股沟。许多患者在面、胸和背部有陈旧性或活动性痤疮，少数有头皮慢性瘢痕性毛囊炎或藏毛窦感染。

（3）腹股沟乳腺 HS：摩擦是重要的促发因素；除非病变极为严重和广泛，一般不会伴有肛周汗腺炎。腹股沟者多发于肥胖患者；乳腺汗腺炎多见于乳腺下方，但亦可发生于乳腺两侧和乳晕旁。

（4）感染细菌：以葡萄球菌、链球菌和大肠杆菌最多见，慢性病例可有变形杆菌和假单胞菌感染。厌氧菌一般在早期损害中未发现。

（5）分期：Hurler（1989）将 HS 分为三期，包括Ⅰ期：单发或多发性孤立脓肿，无瘢痕或窦道；Ⅱ期：复发性脓肿伴窦道和瘢痕形成，单发或多发性、广泛分隔性损害；Ⅲ期：弥漫性累及，或有多发性相互连接的窦道和脓肿累及全部病变区域。

（6）相关疾病：相关疾病据报告，在克罗恩病的患者中 HS 的发病增多，根据一项报告，17% 的克罗恩病患者可受累。临床、组织学及流行病学相似性如窦道、肉芽肿性炎症、瘢痕及青春期后起病支持这两种疾病之间存在相关性。HS 患者中的关节炎（类风湿因子阴性和 HLA-B27 阴性）也较一般人群更多见，并且常常以不对称的模式累及周围关节。

3. 组织病理 早期病变特征是毛囊口和大汗腺导管的角质性阻塞、导管扩张和单个腺体的炎性改变。多形核细胞浸润初期见于腺体内，晚期则累及邻近的真皮和皮下组织。腺体内及其周围和淋巴管中可能有细菌存在。在晚期病例中，炎症和瘢痕破坏大、小汗腺和皮脂腺结构，皮肤附属器内及其周围可有致密的纤维化、窦道形成和假上皮瘤样增生，伴有异物肉芽肿反应。

4. 诊断及鉴别诊断

（1）诊断依据：①中青年女性多见；②好发于腋窝，会阴或肛周；③皮损为单发或多发的结节、脓肿、溃疡和瘘管，脓肿无中心脓栓，常伴发多数黑头粉刺，预后遗留瘢痕；④病程迁延，反复发作。

（2）鉴别诊断：①表皮或角化囊肿继发性感染；②疖；③痈；④淋巴结炎；⑤汗腺周围炎及多发性汗腺脓肿；⑥前庭大腺肿大；⑦中性粒细胞性小汗腺炎；⑧皮肤结核；⑨放线菌病。

5. 治疗 治疗方法依赖于临床分期，大多数病例需行外科处理。对于以轻度、非瘢痕形成性病变为特征的Ⅰ期疾病，有限的临床试验数据支持局部用克林霉素的有效性，虽然尚无数据支持病变内应用曲安西龙，但临床经验提示其在一些孤立性病变中可能是可以应用的。对于Ⅱ期疾病，尝试抗生素联合治疗（克林霉素和利福平，300mg，2 次 / 日，疗程为 6 个月），临床实践显示其可能有效。对于Ⅱ~Ⅲ期的 HS 患者使用肿瘤坏死因子 -α 抑制剂阿达木单抗和英夫利昔单抗治疗有效。

免疫抑制剂，环孢素（3~6mg/kg）治疗患者的病情可得到迅速控制。

在一项随机对照试验中，疾病为Ⅱ期或Ⅲ期的患者接受为期 3 个月的每月 1 次钕，钇 - 铝石榴子石激光治疗，结果显示，在治疗完成后的 1 个月随访期间，疾病严重程度显著减轻（基于经验证的疾病严重程度评分系统降低了 65%）。

同样，另一项病例系列（研究）也显示，二氧化碳激光治疗的病变局部活动发生率较低。

（三）头部脓肿性穿掘性毛囊周围炎

头部脓肿性穿掘性毛囊周围炎（perifolliculitis capitis abscedens et suffodiens），又称头皮层间蜂窝织炎，是头皮的一种慢性化脓性疾病，有人认为本病可能为一种自身免疫反应。以毛囊和毛囊周围大量炎性结节为特征。

1. 病因与发病机制 本病被认为可能是寻常性痤疮的变异型，极像聚合性痤疮和化脓性汗腺炎。皮损处可发现凝固酶阳性的金黄色葡萄球菌。它是一种深在的毛囊炎，是由于毛囊口或漏斗水平的阻塞所致。角质碎屑的堆积使毛囊进行性扩张，并最终破裂而引起真皮强烈的炎症反应。

2. 临床表现 基本损害为数个毛囊炎和毛囊周围炎，逐渐增大成为深部的结节，结节软化而形成脓肿，破溃后形成多数窦道（图 12-12）。相邻的结节可互相沟通，有大量脓液流出。探针可在窦道内穿过数厘米。好发于头部，尤其是枕部多见，慢性经过，头皮不断出现新的皮损，病程可达数年至数十年。由于瘢痕形成所致毛发脱落。

3. 实验室检查

(1) 细菌培养：多数培养阴性，有时可培养出金黄色葡萄球菌和链球菌。

(2) 组织病理：损害是由角蛋白碎片造成的闭塞性毛囊炎和毛囊周围炎，进一步发展有肉芽肿形成，靠近毛囊残余处尚有异物巨细胞，在愈合区有广泛的纤维化。

4. 诊断　好发于头部、枕部。表现为数个毛囊炎和毛囊周围炎。有深部的结节、脓肿、窦道。慢性经过，由于瘢痕形成所致毛发脱落。

5. 鉴别诊断

(1) 脓癣：外观如“脓肿”，但无细菌性脓肿的大量脓液及严重的红肿热痛。内毛发松动，折断，易拔出。断发镜检真菌阳性可鉴别。

(2) 项部瘢痕疙瘩性毛囊炎：为一慢性炎症性硬结性和瘢痕性皮炎。触之甚硬，压之偶有少量脓液溢出。病理检查主要是异物小体型肉芽肿改变。

6. 治疗

(1) 局部治疗：本病需长期治疗，手工拔除残留病发对治疗有帮助。局部应用抗生素作用常不大，损害内用 0.5% 碘伏溶液病灶内注射冲洗，曲安奈德 40mg 加庆大霉素 8 万 U 混合液推注囊内，每周一次，外用 0.5% 碘伏溶液作持续加压湿敷。

(2) 系统治疗：疾病活动期应给予大量抗生素，或抗生素加糖皮质激素内服。雌激素可减少皮脂腺分泌，有一定疗效。异维 A 酸每天 2mg/kg，分三次口服，服用 20 周，常常有效。

(3) 物理治疗：X 线脱毛法可获良效，此外浅层 X 线照射，自家疫苗注射亦可选用。

(4) 手术治疗：外科手术切开排脓，切开脓肿间窦道。消除窦道内壁，手术切除植皮。Moschella 等报道，通过去除整块头皮并植皮，可获得良好疗效。

7. 病程与预后　病情迁延顽固，需长期综合治疗，常能控制。

（四）藏毛窦（详见第六十二章）

七、疖与疖病

疖与疖病（furuncle and furunculosis）系葡萄球菌侵入毛囊深部及毛囊周围组织的急性化脓感染。多发及反复发作者称为疖病。

（一）病因与发病机制

病原菌主要为金黄色葡萄球菌，其次为白色葡萄球菌，少数为表皮葡萄球菌。营养不良、恶病质、贫血、糖尿病及长期使用免疫抑制剂是本病的促发因素。疖病的流行是由特殊的金黄色葡萄球菌菌株引起。

（二）临床表现

初起为毛囊性炎症性丘疹，后渐增大，成红色硬性结节，有疼痛及压痛。疖为深部毛囊炎和毛囊周围炎，疖病则为复发性多发性疖。损害为红、热、肿、痛的毛囊性丘疹或结节，中央有脓栓，破溃排出脓血（图 12-14）。在 1~2 周内愈合形成瘢痕。

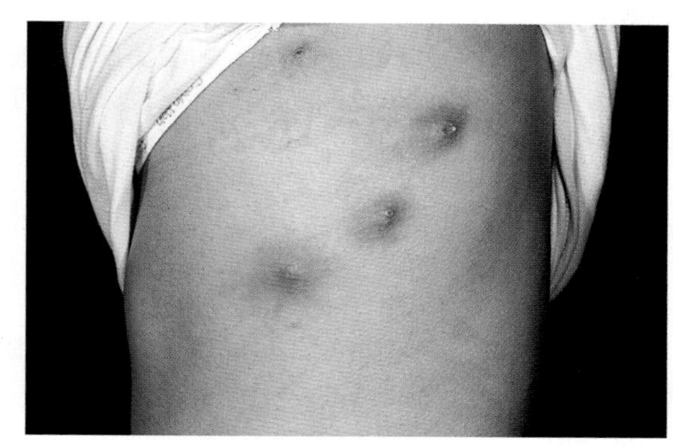

图 12-14　疖　红色结节，基底红晕较宽，中央有脓栓，伴有疼痛或压痛

可有发热、头痛等全身症状，近卫淋巴结肿大。好发于面颈、臂及臀部等。发生于面部危险三角区的疖，因淋巴管及血管网和颅内血管相通，切勿挤压，以免引起海绵窦血栓性静脉炎、败血症、脑脓肿。

（三）鉴别诊断

1. 毛囊性脓疱疮　毛囊口可见成群的小脓疱，损害表浅。

2. 汗腺周围炎及多发性汗腺脓肿　又称假疖，为汗腺排出口化脓所致，皮损为皮下脓肿，浸润较局限，似疖但无脓栓。

3. 化脓性汗腺炎　结节多发生于腋窝或会阴部，可单发或多个聚集，脓肿破溃可形成溃疡和瘘管，局部和全身症状较轻。

（四）治疗（表 12-4）

表 12-4　疖病的治疗

慎重评价未确诊病例	
系统疾病	治疗糖尿病、HIV 感染、免疫功能受损
特异性局部因素	化学物质工业暴露，油类，不注意卫生，肥胖，多汗症，内生发，紧身衣服或腰带受压
源于接触葡萄球菌	家庭中化脓性感染，接触性运动如摔跤，自身接种
鼻部金黄色葡萄球菌	此部位扩散的病原体可发生于其他部位。鼻部发生率：1 岁婴儿发生率 10%~15%，大学生 38%，住院内科病人和军训人员发生率 50%
全身皮肤护理：减少皮肤的金黄色葡萄球菌数量，水和肥皂在包括双手和躯干的全身洗涤（抗菌皂液，如 4% 氯己定溶液，用于减少皮肤葡萄球菌落）	
衣物护理：尽可能穿宽松、透气的衣服。患者床单和内衣裤存在大量葡萄球菌可引起再次感染和传染给家人	

续表

清除鼻部(和皮肤)的金黄色葡萄球菌菌落(甲氧西林敏感或甲氧西林耐药):
鼻前庭局部用药 减少鼻部金黄色葡萄球菌菌落,进一步减少其菌群菌落以及皮肤上的病原体。2% 匹莫罗星软膏或 2% 夫西地酸乳膏放在一白色、软石蜡基质上敷于鼻内部,共用 5 天,能使 70% 健康个体鼻部金黄色葡萄球菌落清除长达 3 个月。在反复感染且具有正常免疫能力的金黄色葡萄球菌携带者中,每个月鼻部用莫匹罗星软膏或 2% 夫西地酸乳膏 5 天,维持 1 年,治疗组中鼻部培养阳性率仅 22%,而安慰剂组高达 83%。培养阴性患者在治疗期间皮肤感染显著减少
口服抗生素 在大部分鼻部金黄色葡萄球菌携带者的清除中已取得一定疗效,且长达 12 周(如利福平,每天 600mg,共 10 天)。单用利福平,可致利福平耐药菌株的产生。二线用药可减少利福平耐药菌株的出现和治疗复发的疖病(双氯西林,对于甲氧西林敏感金黄色葡萄球菌;对于甲氧西林耐药金黄色葡萄球菌:甲氧苄啶 - 磺胺甲基异噁唑,环丙沙星,米诺环素)

1. 全身疗法 可给予抗生素,如青霉素、新型青霉素、头孢菌素,或依药敏试验选择,面部疖肿应给予大量抗生素,局部热敷,切忌挤压、针刺。

2. 局部治疗 未成脓头者可用 3% 碘酊、聚维酮碘液外涂,或 10% 鱼石脂软膏、2% 莫匹罗星软膏,已成脓肿者可切开排脓。

3. 物理疗法 可应用热敷、紫外线、红外线、超短波、透热疗法。

4. 特殊处理

(1) 特殊部位如:外耳道,鼻部,上唇危险三角区治疗。

(2) 特殊治疗方法:细菌培养加药敏试验,自家菌苗,细菌干扰。

(五) 预防

用多价葡萄球菌或自家疫苗进行预防,预防复发关键在于避免自体接种。鼻部金黄色葡萄球菌携带状态极易产生慢性疖病。肛周和擦烂部位的污染也可能是原因之一。

第三节 毒素介导的皮肤疾病

许多皮肤疾病虽然是由细菌引起,但是系外毒素介导引起而非由直接的局部组织损伤介导。

一、葡萄球菌性烫伤样皮肤综合征

内容提要

- SSSS 大多由噬菌体Ⅱ组金黄色葡萄球菌(3A,3C,55,71 型)引起,A 型和 B 型表皮剥脱毒素能够使表皮剥脱。
- 有时患有慢性肾功能不全或免疫抑制的成人也可发病。
- 治疗可选用耐青霉素酶青霉素如双氯西林,或依培养选择敏感的抗生素。
- 成人患者几乎 100% 患有基础疾病。

葡萄球菌性烫伤样皮肤综合征(staphylococcal scalded skin syndrome,SSSS),又称新生儿剥脱性皮炎(dermatitis exfoliativa neonatorum),本病是由于金黄色葡萄球菌分泌的表皮剥脱毒素作用于表皮层的桥粒芯蛋白 -1(desmoglein-1,Dsg-1),造成角质形成细胞间桥破坏而致使表皮连接断裂而致病,表皮剥脱,形成烫伤样外观,是一种以全身泛发性红斑、松弛性大疱及大片表皮剥脱形成烫伤样外观为特征的急性皮肤病。

(一) 病因与发病机制

1. 病原菌 主要为噬菌体Ⅱ组金黄色葡萄球菌(1、3、55、71 型),Ⅰ组、Ⅲ组少见。金葡菌在新生儿和婴幼儿的鼻咽部隐性感染、化脓性结膜炎、中耳炎、大疱性脓疱疮或脐带根部定植。在自然界中约有 5% 的金黄色葡萄球菌可产生 ET 在脓疱疮和 SSSS 中发挥主要作用的为 ETA 和 ETB。

2. 表皮松解毒素(epidermolytic toxin,ET) 噬菌体可产生表皮剥脱毒素,主要发挥作用的为 ET-A、ET-B,ET-A 由位于金黄色葡萄球菌染色体上的噬菌体基因编码。ET-B 由 RWOO 质粒编码。有报告 ET-A、ET-B 均阳性报告占 70%。ET 主要破坏角质形成细胞间的桥粒芯蛋白 1,在蛋白酶的参与下发生 SSSS,造成表皮剥脱。其中,ETA、ETB 与人类的 SSSS 关系紧密。

表皮剥脱毒素作为一种丝氨酸蛋白酶,能作用于表皮颗粒层,特异性结合并水解桥粒芯糖蛋白 1,从桥粒芯糖蛋白 1 的胞外区 EC3 和 EC4 之间劈开谷氨酸 381-X 肽键,从而形成表皮内大疱。此外,表皮剥脱毒素还可能作为超抗原参与发病(图 12-15)。

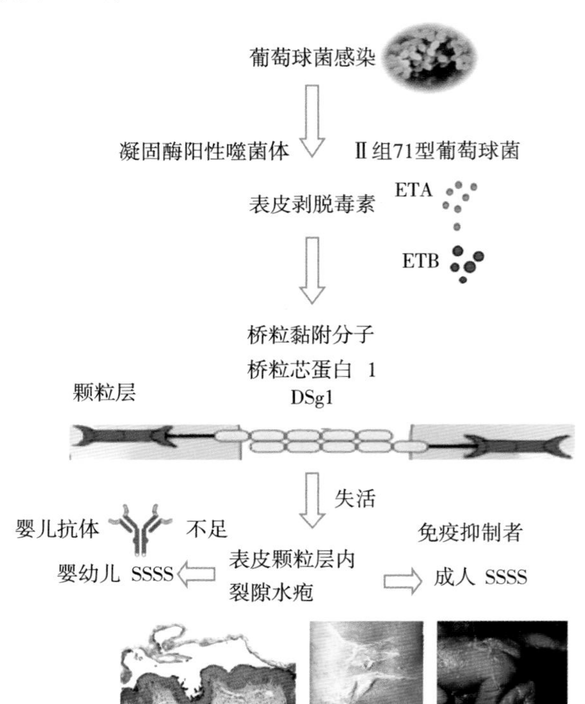

图 12-15 葡萄球菌性烫伤样皮肤综合征(SSSS)发病机制

3. IgG 抗体与疾病的发生　表皮剥脱毒素 IgG 抗体可使机体感染金葡菌后迅速局限，避免毒素入血，因而降低 SSSS 发生率。IgG 抗体可通过胎盘，婴儿出生后该抗体滴度逐渐降低，1~3 岁达到低点，从而患 SSSS 的风险增加；3-8 岁体内产生抗表皮剥脱毒素 IgG 抗体滴度逐渐升高并于 8 岁以后趋于稳定。

4. SSSS 与大疱性脓疱疮的关系　感染金葡菌后发生 SSSS，还是导致局限性大疱性脓疱疮，可能取决于多方面因素，包括金葡菌的产毒素情况、宿主的年龄、免疫状态及肾脏清除率等。

流行病学有报道称近年来 SSSS 发病率逐渐升高，且无明显性别差异。目前已发现并证实有 4 种 ET 存在：ET-A、ET-B、ET-C 和 ET-D。该蛋白主要在角质形成细胞间分布。1 型主要在浅层，2 型分布在基底层的桥粒间连接组织中，3 型只在基底细胞交界处分布，4 型仅存在于角质层之下。

（二）临床表现

本病多见于出生后 1~5 周婴儿，出生后第一天或在出生时，提示感染是在生产过程中或在子宫内获得的，本病也可在年龄更大的儿童中见到。偶可见于成人，报道的成人病例少于 50 例，这些患者大部分处于免疫抑制状态(包括 HIV 感染)，肾功能衰竭。

突然发病，初于口周或眼睑四周发生红斑（图 12-16），随后累及躯干和四肢，2~3 天后迅速蔓延至全身（图 12-17），皮损触痛明显。

1. 皮肤损害　泛发性红斑上表皮层起皱褶或为松弛性大疱，尼氏征阳性，稍摩擦表皮即脱落，露出鲜红色糜烂面，似烫伤（图 12-18）。手、足皮肤呈手套或袜套样剥脱。

病后 1~2 天口周痂皮脱落，可见放射状皲裂。口腔、鼻黏膜、睑结膜亦可受累。创口、口膜、鼻黏膜、睑结膜多部位受累，SSSS 损害包括皮肤、肠膜、肺、眼结膜及中耳等感染部位。

2. 全身症状　有发热、厌食，一般 1~2 周内痊愈；可有心肌受累；病情重者可继发败血症、支气管肺炎、细菌性心内膜炎而导致死亡。

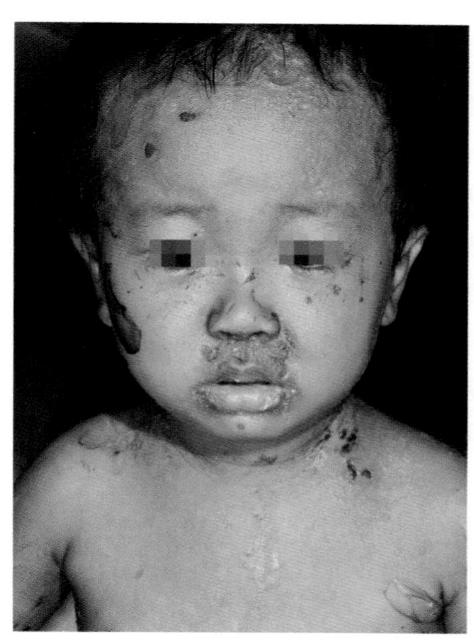

图 12-16　葡萄球菌性烫伤样皮肤综合征

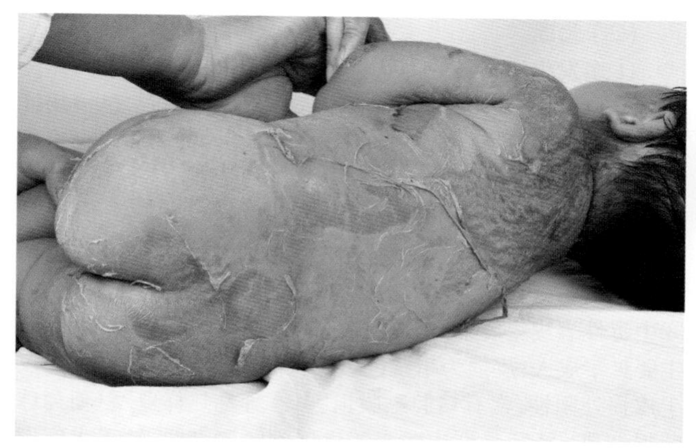

图 12-17　葡萄球菌烫伤样皮肤综合征
皮肤弥漫性发红，伴有大片脱屑，形似烫伤。

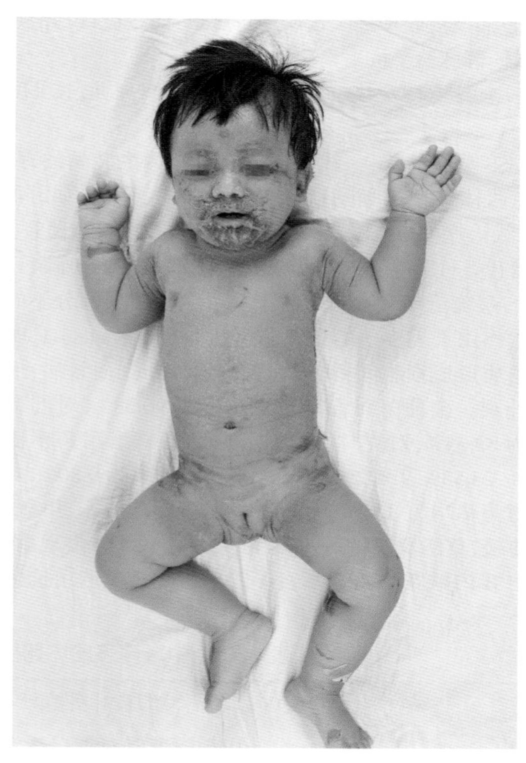

图 12-18　葡萄球菌烫伤样皮肤综合征
躯干、四肢红斑、水疱，口周放射状皲裂。

3. 临床分型　①泛发型　表皮松解毒素或表皮剥脱毒素 A 和 B；②局限型(大疱性脓疱疮)，即 ET-A、ET-B；③顿挫型　即造成表皮剥脱。

（三）实验室检查

培养应从黏膜取材，因红斑和脱屑是由剥脱性毒素所致，不像大疱性脓疱疮那样金黄色葡萄球菌出现于皮损中。疱液培养常无葡萄球菌生长，因为水疱是由毒素引起的。这种毒素通过血液循环播散，葡萄球菌可从原发化脓部位分离出。可有心肌酶异常占 68.42%，其中以 α- 羟基丁酸脱氢酶，乳酸脱氢酶升高为主，考虑均与感染相关。

组织病理示表皮颗粒层和棘层分离，浅层血管周围少许淋巴细胞浸润。

（四）诊断

①多发生于1~5周的新生儿，偶可见于成人。②突然发病，全身症状明显。③广泛红斑，大面积表皮剥脱，呈烫伤样外观，皮损有明显触痛。④Nikosky征阳性。⑤黏膜取材培养有金黄色葡萄球菌生长。

（五）鉴别诊断

①脱屑性红皮病：常发生在1岁以内婴幼儿，以头皮及全身反复脱屑为主；②新生儿脓疱疮：以脓疱为主，尼氏征阴性；③中毒性表皮松解症(TEN)（表12-5）：大多是药物过敏所致，主要见于成人，皮损为暗紫色斑及大面积表皮剥脱，尼氏征仅于皮损处阳性，常有口腔黏膜损害；④猩红热样亚型（葡萄球菌猩红热），特征是红皮病直接进展到鳞屑剥脱，缺乏水疱形成的过程。

（六）治疗

治疗包括抗生素、支持治疗、水、电解质平衡、体温调节、营养、止痛及皮肤护理。本病相对严重，应积极认真治疗或进行抢救。静脉给予抗生素药物。

1. 全身支持疗法，如体液疗法。隔离患儿，按Ⅱ度烫伤护理。

SSSS分级治疗：一线治疗可用耐β内酰胺酶的青霉素，如氟氯西林(E)；二线治疗可用糖肽类抗生素(E)，如万古霉素(E)；三线治疗可用喹诺酮类(E)、四环素类(E)、头孢菌素类(E)、氨基糖苷类(E)、混合人免疫球蛋白(E)、新鲜冷冻血浆(E)。

2. 系统治疗 本病是由于金黄色葡萄球菌分泌的表皮剥脱素作用于表皮层的桥粒芯蛋白-1(desmoglein-1，Dsg-1)，造成角质形成细胞间桥破坏，表皮连接断裂而致病，形成烫伤样外观。金葡菌对青霉素耐药率为96.08%，对红霉素耐药率为82.35%，对克林霉素、四环素、氯霉素耐药率依次为76.47%、23.53%、13.72%，对庆大霉素耐药率为9.80%，对环丙沙星耐药率均为3.92%。对头孢唑林、头孢呋辛、甲氧西林、头孢曲松、莫匹罗星、万古霉素和夫西地酸均未发现耐药菌。选用耐β内酰胺酶的青霉素。依据药敏试验选用抗生素可采用新青霉素Ⅱ、苯唑西林钠，小儿每天用量50~100mg/kg，分次给予静滴；氯唑西林钠，小儿每天用量30~50mg/kg，分次给予静滴；氟氯西林，50mg/(kg·d)，年龄<7天；75mg/(kg·d)，年龄>7天，或每天25~50mg/kg，分次静滴。或用第二代、第三代头孢菌素。当抗生素使用效果不佳，亦可联合糖皮质激素后免疫球蛋白治疗，但单用糖皮质激素效果不佳，而免疫球蛋白0.4g/(kg·d)，可静滴5天。

3. 局部治疗 不粘连的敷料覆盖在剥裸面上，避免胶带直接接触皮肤。可用0.1%依沙吖啶液、新霉素软膏、2%莫匹罗星软膏、夫西地酸软膏等外涂。结膜受累者用左氧氟沙星滴眼液，氧氟沙星眼膏，分别3次/d滴眼。

（七）病程与预后

病情重者可继发败血症、支气管肺炎而导致死亡。病死率仍偏高，统计达5%。婴幼、儿童死亡率<3%，成人接近60%。而慕珍珍等2018年报告228例本病患儿则全部治愈。

成人SSSS预后不佳，一定程度上是因为它继发于虚弱及免疫功能受损患者。

二、中毒性休克综合征

中毒性休克综合征(toxic shock syndrome，TSS)是由金黄色葡萄球菌产生的一种或多种毒素引起的一种以发热、皮疹、晕厥、低血压或休克和多系统病变为特征的综合征。

葡萄球菌性TSS有月经期和非月经期两种发病模式。

（一）病因与发病机制

金黄色葡萄球菌产生中毒性休克综合征毒素-1，引起葡萄球菌性TSS。GAS是链球菌性TSS的病原菌。

月经期TSS多见于月经期使用阴道塞；非月经期TSS则见于非手术伤口（烧伤、皮肤溃疡、皮肤和眼损伤、昆虫咬伤）和手术伤口，水痘重复感染，产后感染，阴道避孕海绵/隔膜，流感或急性鼻窦炎后重复感染。

链球菌性TSS 多见于糖尿病及外周血管病变患者。

表12-5 中毒性表皮坏死松解征和葡萄球菌烫伤样皮肤综合征的鉴别

	中毒性表皮坏死松解征	葡萄球菌烫伤样皮肤综合征
病史	用药史；常是早期轻微发作	不定的用药史，初次发作
家族史	无相关性	家庭成员有脓疱疮或潜在的葡萄球菌感染
流行病特征	单个或散在发生	有时与脓疱疮的流行有关
皮疹	泛发、境界不清	局部分布和连续发展（始发面部、颈部、腋窝、腹股沟）
发病年龄	40岁以上	5岁以下儿童
皮肤压痛（触痛）	轻度到中度	显著
尼氏征	仅皮损部位阳性	未受累皮肤亦为阳性
黏膜	严重受累	不受累
病程	较长(2~3周)	短(2~4天)
死亡率	高(25%~50%)	非常低，自然恢复率极高
系统治疗	糖皮质激素、IVIG	耐青霉素酶的青霉素，禁用糖皮质激素
组织学特征	表皮坏死松解，始于基底层	皮肤棘层松解
表皮脱落细胞特征	表皮细胞坏死，多形性，碎片	无明显的皮肤棘层松解细胞

金黄色葡萄球菌增殖并产生 TSST-1 和葡萄球菌肠毒素血清型 B(SEB)。这些毒素被吸收入血后,以超抗原形式作用于 T 细胞,使后者分泌大量细胞因子,引起发热、低血压、皮疹、器官血流灌注不足或多系统衰竭等综合征。

（二）临床表现

1. 一般症状　90% 病例为月经第 1~6 天的青年女性,尤其经期应用卫生棉塞者,但也可发生于绝经期妇女、男性及儿童。突发性高热,体温高于 38.9℃,常伴有畏寒。低血压常于发热 72 小时内发生,成人血压低于 90mmHg,有直立性晕厥或休克。

2. 多器官系统损害　胃肠系统损害有呕吐、腹泻;肌肉系统损害有肌痛、肌酸磷酸激酶升高;肾脏系统损害有肾功衰竭,尿肌酐升高,血尿素氮升高;肝脏损害有胆红素、ALT、AST 升高;血液系统损害有血小板 <10 万 /mm^3;中枢神经系统损害有定向障碍或意识改变等。

3. 皮肤黏膜损害　红斑性皮疹,起病后 1~3 周脱屑。皮疹发生于第一天,最常见的表现为广泛的红斑,在 3 天内消退。也可发生猩红热样皮疹和丘脓疱疹,手足明显肿胀。可有广泛的黏膜红斑,结膜受累尤其严重,结膜下可有出血,口腔、食道、阴道和膀胱黏膜可产生溃疡。偶可发生水疱和大疱。大多数病人发生瘙痒、斑丘疹,有时为风团(认为大多数病例并非由药物引起),血小板减少可引起紫癜。脱屑具有高度特征性,发生于起病后 10~21 天,可局限于指尖,可累及整个掌跖皮肤或泛发。可逆性斑状脱发或休止期脱发、甲横嵴和甲部分脱失是晚期非特异性表现(表 12-6)。

表 12-6　中毒性休克综合征的皮肤表现

红皮症(100%)	弥漫性猩红热样累及胸、腹部或背部及四肢
脱屑(100%)	手掌、足底、指尖和脚趾不伴有结痂
手足水肿(50%)	与滑膜炎不相关的非凹陷性水肿
瘀斑(27%)	首先出现于四肢
结膜充血(85%)	双侧,非化脓性睑结膜和球结膜结膜炎
口咽充血(90%)	牛肉样红不伴有渗出或膜形成,草莓舌,一些有多发的、斑点状、非化脓性口腔溃疡
阴部充血(100%)	外生殖器常有触痛
指甲和头发脱落(45%)	2 个半月后发生静止期脱发

（三）组织病理

无特征性组织学表现。真皮可有血管周围单个核细胞浸润和乳头层水肿。在有水疱形成的病例,裂隙发生于表皮下。

（四）诊断

葡萄球菌中毒性休克诊断标准表 12-7。

（五）鉴别诊断

应除外脓毒性休克和其他感染,如成人川崎病病例可有中毒性休克综合征,葡萄球菌性猩红热可能是一种轻的中毒性休克综合征。应做血、阴道、鼻腔、尿等培养,以观察有无金葡菌,并排除其他病原菌感染的可能。

表 12-7　葡萄球菌中毒性休克诊断标准

1. 发热(通常 >38.9℃或 102℉)
2. 皮疹(弥漫性红斑、晒斑或猩红热样皮疹)
3. 在疾病发作后 1~2 周,表皮剥脱,特别在手掌和足底
4. 低血压(收缩压 >90mmHg 或直立性晕厥)
5. 累及 3 个或更多脏器的症状:胃肠道(恶心和呕吐)、肌肉(肌病)、黏膜(充血)、肾、肝、血液系统(血小板↓)、中枢神经系统、或肺(ARDS)
6. 金黄色葡萄球菌感染或黏膜定植

（六）治疗

1. 局部治疗　去除异物,引流并冲洗感染部位。

2. 系统治疗　应用针对葡萄球菌的抗生素,如克林霉素(900mg 静脉给药,每 8 小时 1 次);萘夫西林或苯唑西林;I 代头孢菌素。万古霉素治疗。

3. 辅助治疗　积极监视并及时处理特定器官系统的衰竭(处理水、电解质平衡,代谢及营养需要)。严重患者可用甲泼尼龙。

人免疫球蛋白(IVIG,每天 2g/kg,2 天)可降低死亡率。市售的 IVIG 制剂中含有能够中和毒素的抗体。这些抗体可通过中和毒素加速患者的好转。有许多例子说明使用 IVIG 可以有效地治疗葡萄球菌所致的 TSS。

三、猩红热

猩红热(scarlet fever)为 A 组乙型溶血性链球菌引起的急性呼吸道传染病,临床特征有化脓性病变、中毒性病变和变态性反应性病变,表现有发热、咽峡炎、皮疹和皮疹消退后脱屑。A 组 β 型溶血性链球菌产生致热性外毒素(pyrogenic exotoxin)即红疹毒素(erythrogenic toxins),能致发热和猩红热疹。

（一）发病机制

A 组 β 型溶血性链球菌产生致热性外毒素即红疹毒素,能致发热和猩红热疹。红疹毒素使皮肤血管充血、水肿,上皮细胞增殖,白细胞浸润,以毛囊周围最为明显,形成典型的猩红热样皮疹。

（二）临床表现

以发热、化脓性咽峡炎、全身弥漫性潮红疹为特点。退疹后有脱屑。部分病人后期有心、肾、关节等处的变态反应性并发症。

1. 典型猩红热　潜伏期多为 2~3 天,多起病急骤,少数可有短暂前驱症状。

(1) 发热:常在 39℃左右。可伴头痛、全身不适等全身中毒症状。

(2) 化脓性咽峡炎:病初即明显咽痛,咽部红肿、扁桃体肿大。扁桃体上有脓性分泌物,但容易被擦掉。

(3) 草莓舌与杨梅舌:舌乳头红肿,如舌被白苔,其上有突出的红肿乳头,称"草莓舌"。2~3 天后白苔脱落,仅在充血的舌面分布红肿的乳头,称"杨梅舌"。

(4) 皮疹:在发热 1~2 天即出现,是本病的特征性表现之一。

2. 出疹顺序及分布　多从耳后、颈部、上胸开始，很快波及全身。但口鼻周围常无明显充血，形成“口周苍白圈”。

3. 皮疹特点　在皮肤弥漫性潮红基础上散在帽针头大小的充血性红点疹，加压可完全褪色。另有随毛囊分布的、高出皮肤、类似鸡皮样的“鸡皮疹”。有时疹子呈小水疱或脓疱状，称“粟粒疹”。皮疹严重时可表现为出血性疹，尤其在腋窝、肘窝等皮肤皱褶处，因摩擦与挤压常有出血性条纹，称“巴氏线”。口腔黏膜亦可有充血或出血性皮疹，称“黏膜疹”或“内疹”。

4. 退疹与脱皮　皮疹一般于2天内达高峰。然后依出疹顺序逐渐消退。2~7天可以退净。退疹时可出现表皮片状脱屑，甚至呈手套或袜套状脱皮。

5. 变态反应性改变　部分病人在病期第2~3周可出现风湿病（心肌炎、心包炎、心内膜炎、关节炎）和急性肾小球肾炎改变。

（三）临床亚型

①轻型：多见轻至中度发热，咽峡炎，皮疹仅见躯干部。②中型：少见，中毒症状明显，有心肌炎、肝炎。③脓毒型：罕见，严重咽部化脓炎症，坏死、溃疡、败血症。

（四）实验室检查

皮疹由A组链球菌产生的致红斑毒素引起，咽拭子或偶尔外伤或烧伤处培养可发现致病菌。如果早期未做培养，抗链球菌溶血素O（ASO）滴度的升高可提供近期感染的证据。

（五）诊断

依据接触史、临床表现和实验室检查可以诊断。

（六）治疗

给予青霉素、红霉素或邻氯青霉素治疗。预后良好。

第四节　软组织感染

一、丹毒

内容提要

- 丹毒是一种主要累及淋巴管的真皮感染。
- 皮损特点为局部发红、发热、肿胀，隆起性坚实边缘。
- 诱发因素为手术伤口、鼻孔、外耳道、肛门、趾间处的病原菌。
- 青霉素可迅速起效，耐药菌株用达林霉素、利奇霉素。

丹毒（erysipelas）是指皮肤淋巴管网的真皮急性炎症感染，为乙型溶血型链球菌侵袭所致。好发部位是下肢和面部。

其与蜂窝织炎累及真皮深部和皮下组织不同。

（一）病因及发病机制

病原菌主要为A群乙型溶血性链球菌，多由皮肤或黏膜微小破损处，也可经血行感染。小腿丹毒常由足癣引起，而面部丹毒常由鼻尖引起，见于有挖鼻孔习惯者。发病后淋巴管同分布区域的皮肤出现炎症反应，常累及引流区淋巴结。

（二）临床表现

发病急骤，常先有畏寒、发热、头痛、恶心等全身中毒症状。好发于面部和下肢（图12-19，图12-20），四肢及生殖器亦常受累。

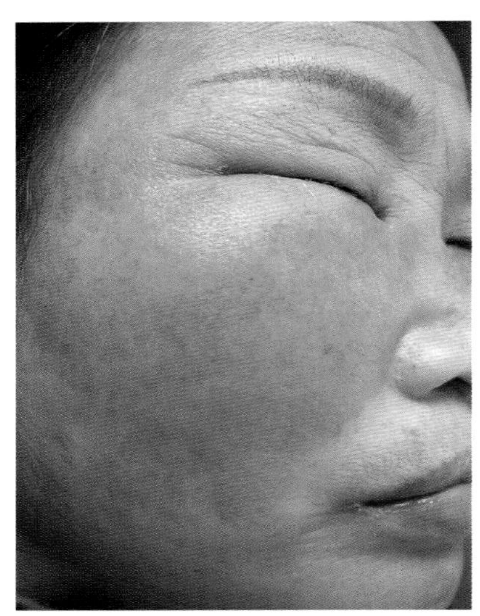

图12-19　面部丹毒

水肿性红斑［华中科技大学协和深圳医院（南山医院）　陆原惠赠］。

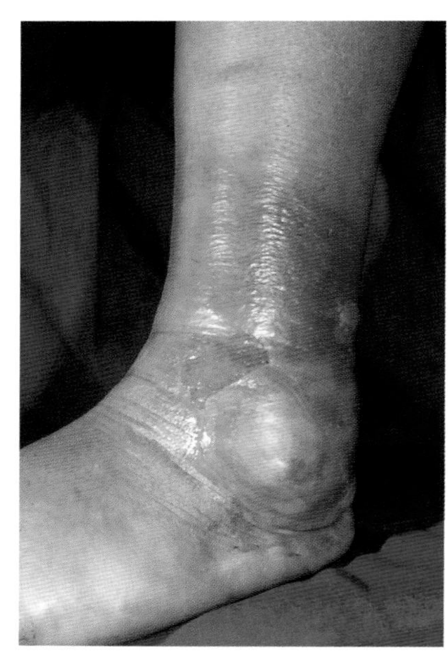

图12-20　丹毒

小腿下部及外踝鲜红色斑，边界清楚，中央有水疱形成。

皮损为水肿性红斑，表面灼热，紧张发亮，境界清楚。红肿向四周蔓延，中央红色消退、脱屑，呈棕黄色，边缘隆起，损害上可发生水疱或血疱。自觉灼热、疼痛，局部淋巴结肿大。

并发症：象皮肿，因反复发作，皮肤淋巴管受损阻塞所致，尤多见于小腿。如眼睑、颊和其他部位的持续肿胀则致假性象皮病（亦称慢性链球菌性淋巴水肿）。

临床亚型/少见部位丹毒：少见部位丹毒多与手术有关，其中乳腺癌术后诱发上肢丹毒最为常见，宫颈癌等诱发腹股沟区或下肢丹毒、大腿和臀部丹毒、生殖器丹毒。

（三）实验室检查

白细胞及中性粒细胞升高，偶有蛋白尿及管型尿。血沉加快，抗链球菌溶血素升高。活检示真皮高度水肿、血管及淋巴管扩张、中性粒细胞浸润，严重者表皮发生水肿和大疱。

（四）诊断

有皮肤、黏膜破损史或原发感染灶。发病急，好发于颜面、小腿、手足、前臂等处。基本损害为水肿性红色斑片，界限清楚，局部灼热和胀痛，严重者可发生坏疽。血白细胞总数及中性粒细胞计数显著升高。慢性丹毒有反复发作和象皮肿。

（五）鉴别诊断

①类丹毒：常发生于手和手指，皮损无发热、无触痛，颜色不如丹毒鲜红，常有接触海鲜食品史。②蜂窝织炎：红肿境界不清，中央部位红肿最显著，边缘部炎症逐渐减轻，浸润深，化脓现象显著。丹毒主要累及皮肤浅层皮肤淋巴管，可有红线，而蜂窝织炎则累及皮下组织（见蜂窝织炎）。③丹毒样癌：表现为局部潮红、广泛水肿、类似丹毒，但局部温度不高，质地较硬，且患者常有乳腺癌病史。

（六）治疗

积极去除诱因，治疗足癣、鼻炎、糖尿病等。阻断和消除链球菌入侵途径，如手术伤口、鼻孔、外耳道、耳垂下方、肛门、阴茎和趾间裂隙或外伤等，应积极处理和保持清洁。

丹毒和蜂窝织炎的循证治疗：一线治疗有青霉素G（B），青霉素G联合氟氯西林（B），青霉素V（B），阿莫西林联合克拉霉素（B），口服联合静脉使用抗生素（B），头孢曲松与氟氯西林（A），罗红霉素（B）；二线治疗有环丙沙星（B），替考拉宁（B），亚胺培南/西司他丁（B）；三线治疗有泼尼松龙，抗生素的辅助治疗（A），粒细胞集落刺激因子（G-CSF）（A），- 高压氧（E）。

1. 系统治疗　青霉素疗效好，每天480~800万U静滴。头孢菌素、红霉素及氧氟沙星等，症状消失后，仍须继续用药5~7日，停药过早，容易复发。

2. 局部治疗　卧床休息，抬高患肢，可用50%硫酸镁液热湿敷或0.1%依沙吖啶湿敷。

3. 新型治疗药物　对可产生耐药万古霉素肠球菌、耐甲氧西林金黄色葡萄球菌株，临床上常规使用的抗耐万古霉素已不能完全控制感染，可造成严重后果，甚至死亡。目前达托霉素和利奈唑胺是现在最常用对抗耐万古霉素肠球菌的新型抗生素，两种药物都可以用于耐万古霉素肠球菌感染和丹毒患者。用利奈唑胺代替万古霉素治疗耐甲氧西林金黄色葡萄球菌菌株感染。泰地唑利磷酸盐也可用于临床，与利奈唑胺治疗复杂性皮肤感染等效。达托霉素、泰地唑利磷酸盐可用于一般抗生素无法控制的耐药或难治型丹毒。

4. 外科治疗　对慢性链球菌性淋巴水肿，上述治疗无效时可外科治疗。

二、蜂窝织炎

蜂窝织炎（cellulitis）为疏松结缔组织弥漫性皮肤深部和皮下组织化脓性炎症。可发生在皮下、筋膜下、肌间隙或深部蜂窝组织。

（一）病因与发病机制

主要由金黄色葡萄球菌、A群乙型溶血性链球菌引起，以及大肠杆菌或其他型链球菌等也可致病。大多为原发感染，细菌通过皮肤微小创伤侵入；少数由其他化脓性感染直接扩散或由淋巴、血行播散所致。病菌释放毒性强的溶血素、链激酶、透明质酸等，可使病变扩散，附近淋巴结常受累。

（二）临床表现

皮肤损害初起为局部弥漫性浸润性红肿（图12-21），境界不清，有显著的凹陷性水肿，其上可有水疱。局部表现为红、肿、热、痛。全身症状有畏寒、高热、头痛等，组织渐溶解软化而出现波动，破溃而成溃疡。复发性蜂窝织炎亦可导致象皮病样损害。

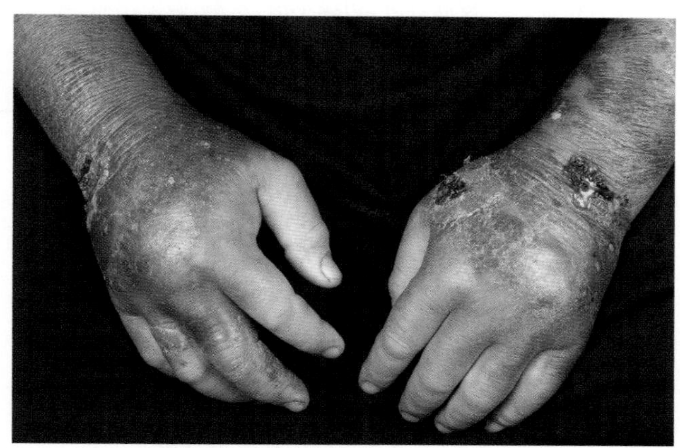

图12-21　蜂窝织炎

本病好发于四肢，易并发局部淋巴管炎、淋巴结炎。可发生坏疽、转移性脓肿及败血症。病程经2周结疤而愈，不破溃者可自行吸收消退。

（三）实验室检查

组织病理示真皮及皮下组织广泛急性化脓炎，有中性粒细胞、淋巴细胞浸润，血管及淋巴管扩张，可见血管血栓。

（四）诊断

有全身症状。表现为皮肤和皮下疏松结缔组织弥漫性化脓性炎症。皮肤弥漫性浸润性红肿，境界不清，局部疼痛显著。附近淋巴结肿大、触痛、淋巴管炎。血白细胞总数升高、脓液细菌培养阳性。

（五）鉴别诊断

1. 痈　浸润较深，有时与蜂窝织炎不易区别，但痈有多个脓头。

2. 丹毒　皮损为局限的炎性红斑，境界清楚，炎症处于较浅层即真皮和皮下组织浅层以及皮肤淋巴管，浸润较轻，不形成深在性脓肿。无凹陷性水肿，可产生水疱。而蜂窝织炎炎症深达皮下层，浸润性红肿较弥漫，境界不清。亦有认为丹毒是蜂窝织炎的一种类型（表12-8）。

（六）治疗

寻找诱发因素，如创伤、足癣和潜在疾病，如糖尿病、吸毒或心血管疾病，并对症处理。

1. 局部治疗　抬高患肢，用50%硫酸镁溶液热湿敷或外涂抗生素软膏。也可作紫外线或超短波物理治疗。局部形成脓肿后，需切开引流，无脓肿亦可切开，以减轻组织张力或压迫。

2. 系统治疗　给予大剂量抗生素治疗。选择敏感抗生素，常用青霉素，金葡菌所致者选用新青霉素Ⅱ。

3. 中重度蜂窝织炎　对于中重度蜂窝织炎的最初经验性抗微生物治疗，主要为静脉输入头孢菌素（头孢唑林或头孢曲松）或萘夫西林（对青霉素过敏的病人用万古霉素），以后继

表 12-8　蜂窝织炎与丹毒鉴别诊断

	蜂窝织炎	丹毒
病因	乙型溶血性链球菌，金黄色葡萄球菌，其他型链球菌	乙型溶血性链球菌
侵犯部位	皮下疏松结缔组织，累及深部组织筋膜及肌肉，可导致坏死性筋膜炎	皮内淋巴管网，出现红线
损害特征	皮肤红肿，边缘不清，水疱，破溃出脓，坏死严重	水肿性疼痛性红色斑块，边界清楚，高起，少见化脓破溃
并发症	脓毒血症、菌血症	淋巴管阻塞，象皮肿反复发作

续使用双氯西林或一种口服头孢菌素治疗，通常治疗一个疗程，时间为 7~14 天。

三、坏疽性蜂窝织炎

坏疽性蜂窝织炎（gangrenous cellulitis）是皮肤和软组织发生坏疽的总称，也称为坏死性皮炎和传染性坏疽。感染发展迅速，有弥漫性红斑，伴有皮肤和皮下组织的坏疽，有高热、定向力障碍等明显的全身症状。治疗应选择敏感的抗生素，并积极行手术治疗。

四、原发性化脓性肌炎

原发性化脓性肌炎（primary suppurative myositis）是一种特发性骨骼肌细菌感染，常形成脓肿。它是一种原发疾病，不包括继发性肌炎（如从伤口渗透而来）或原发病直接扩散（骨髓炎、筋膜炎或阑尾炎）。它是一种地方病，发生在非洲、南美、西印度群岛和马来西亚，在这些地方本病又称为热带化脓性肌炎，本病在温和气候条件下很少见到。

常见致病菌为金黄色葡萄球菌，血培养则少见阳性。典型病例的化脓发生迅速，并且有可触摸的肿物形成。经切开引流和有效抗生素治疗后，病变可迅速消退。

五、坏死性筋膜炎（necrotizing fasciitis）

本病又称为溶血性链球菌性坏疽，罕见。它是浅部和深部筋膜的暴发性感染，导致皮下血管的栓塞和组织的坏疽，最常累及部位为下肢，亦可侵犯头皮、上臂、生殖器、乳房、躯干或面部（表 12-9），发生在生殖器部位的称 Fournier 坏疽（Fournier's gangrene）。

表 12-9　坏死性筋膜炎的特点

诱发因素	传染病、糖尿病、外伤、外科手术、免疫抑制、肿瘤
受累部位	肢体、躯干、腹部、会阴
临床特征	全身中毒症状，皮肤变色、红斑、水疱、水肿、溃疡、坏死，捻发音，麻木，疼痛
组织病理	水肿，坏死，皮肤、皮下脂肪、筋膜的炎症（有时肌肉也有）；汗腺和导管透明变性，血管栓塞及血管炎
治疗	外科清创，必要时截肢，大量有效抗生素及支持治疗

（一）临床表现

多发生于皮肤损伤之后，如针刺、叮咬或裂伤，但亦有无明确外伤史。疾病早期可见境界清楚的痛性红色肿胀，皮温高，皮损渐扩大，2~4 天后出现特殊的病征：受损皮肤表现为灰蓝色。水疱亦可出现，继续发展则成为症状明显的伴有腐烂的皮肤坏疽，这时可以出现皮肤迁徙感染。此时患处皮肤麻木，有黑色焦痂，极似三度烧伤。部分病人软组织常有捻发音，X 线检查大部分患者软组织中有气体存在。

皮损边缘或疱液可检出链球菌，血培养亦能培养出链球菌。在本病的中晚期作 X 线检查对诊断有很大价值。

（二）治疗

应早期切开和清创，感染部位要充分暴露。静脉可给予大剂量青霉素、半合成青霉素或广谱抗生素，同时予以全身支持疗法，后期可作皮肤移植。

六、痈

痈（carbuncle）系由多个相邻毛囊的深部及其周围组织化脓性感染，或由数个疖肿相互融合的皮肤深层组织感染，真皮及皮下组织皆有明显炎症反应。

（一）病因及发病机制

病原菌为金黄色葡萄球菌，营养不良、糖尿病、心力衰竭、肾炎、低丙种球蛋白血症、严重的泛发性皮肤病（如剥脱性皮炎、天疱疮）、药物滥用及长期使用糖皮质激素是本病的易感因素。

（二）临床表现

多发生于成人，常见于颈部、背部、肩部、臀部及大腿等处。

本症一开始即有发热、畏寒、头痛等全身症状，邻近淋巴结常肿大。白细胞总数及中性粒细胞增加。

初起为弥漫性炎性浸润硬块，呈紫红色，紧张发亮，继而化脓及组织坏死，其上出现多个脓点，脓液由多个毛囊口排出，形成蜂窝状脓头，其中有坏死性脓栓，尔后脓栓与血性脓液排出。损害向四周深部发展，达皮下组织，严重者患处全部坏死，脱落成深溃疡。

损害有剧烈疼痛和触痛，严重者可继发败血症而死亡。

（三）实验室检查

活检示多数相邻毛囊炎、毛周围组织及皮下组织急性化脓炎和脓肿。

（四）诊断

发病较急，早期全身症状明显。损害为多个相邻的急性深毛囊炎和毛囊周围炎。红、肿、热、痛明显的炎性浸润斑块，红肿斑块表面多个溃破口，状如蜂房。附近淋巴结肿大。血白细胞总数及中性粒细胞数明显升高。脓液检出革兰氏阳性球菌或培养出金黄色葡萄球菌。

（五）鉴别诊断

1. 疖　炎症较轻，浸润较浅，表面有单个脓栓，无蜂窝状脓栓及多个溃孔，坏死组织不明显，全身症状轻。

2. 假疖　为小汗腺炎，多见于婴幼儿及产妇，浸润较局限，周围炎症较轻，不形成脓栓，预后不留瘢痕。

3. 蜂窝织炎　局部呈弥漫性红肿、浸润，境界不清，表面无多个脓头。

（六）治疗

1. 系统治疗　提高免疫力，治疗基础疾病。全身可使用有效的抗生素。

2. 创面处理　局部可用50%硫酸镁溶液或75%乙醇湿敷、2%莫匹罗星软膏。对病变范围大而炎症不断扩展者，应作切开引流。病情发展，应十字、双十字、井字形切开引流（图12-22），清除坏死组织，伤口用3%过氧化氢液或碘伏液湿敷。

3. 植皮　若皮肤切除较多，可植皮、以加速愈合。

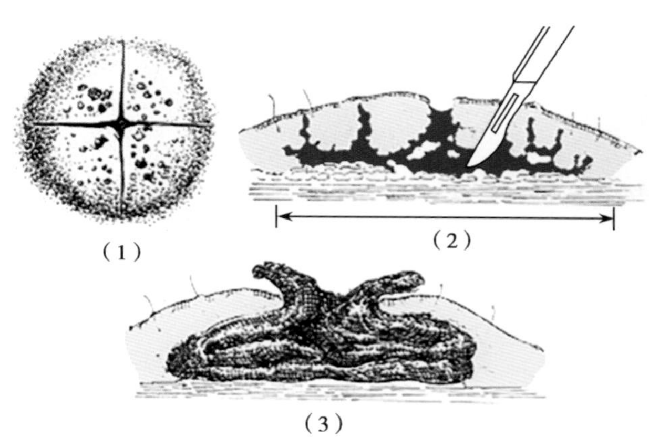

图12-22　痈的切开引流

第五节　甲沟炎

甲沟炎（paronychia）是指甲沟及其周围组织的感染。急性病例致病菌常为葡萄球菌和链球菌，单纯疱疹感染，慢性可为其他细菌、铜绿假单胞菌和假丝酵母菌。修甲、职业性损伤、周围循环障碍和糖尿病可为促发因素。

近期发现慢性甲沟炎还可因一些少见原因造成，如嵌甲。在服用某些药物时可能会发生甲沟炎及假性化脓性肉芽肿，如系统应用维A酸类药物；抗反转录病毒药物，如茚地那韦或拉米夫定；抗表皮生长因子抗体西妥昔单抗和表皮生长因子酪氨酸激酶抑制剂吉非替尼。

（一）临床表现

1. 急性甲沟炎　甲皱襞红、肿，有触痛，甲周炎、甲下脓肿。累及甲下可见有黄色脓液积聚，甲板与甲床部分分离。常见于细菌感染，且于甲微创伤后发生（图12-23）。

2. 瘭疽　单纯疱疹感染，即疼痛性瘭疽，属急性甲沟炎对反复发作者应进行病毒检测。

3. 慢性甲沟炎　为袭击物及变应原所致的接触性反应，甲沟近端甲皱襞炎症，轻度红肿、疼痛，挤压有少量脓液从甲皱襞流出，假丝酵母菌性甲沟炎其中继发假丝酵母菌性甲沟炎，甲沟红肿，但触痛不明显且常无化脓，指（趾）甲变厚，呈淡褐色。甲沟有结节状肉芽组织，或指甲松动甚至脱落。

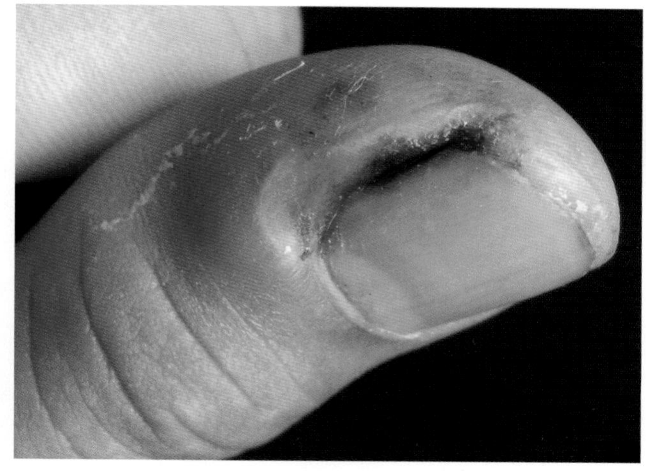

图12-23　急性甲沟炎

拇指（东莞市常平人民医院　曾文军惠赠）。

4. 铜绿假单胞菌性甲沟炎，铜绿假单胞菌感染，可为绿甲综合征。

（二）实验室检查

在急性甲沟炎中脓液可查见革兰氏阳性球菌或其他细菌。血液白细胞计数及中性粒细胞数升高。

在慢性甲沟炎中脓液可查见假丝酵母菌孢子和铜绿假单胞菌或其他细菌。

（三）鉴别诊断

需与银屑病或肠源性肢端皮炎伴发的甲沟炎进行鉴别。

（四）治疗

1. 急性甲沟炎　局部应用抗生素，由于渗透力差，故治疗作用有限，可用超短波、红外线等理疗。对急性化脓性甲沟炎，应口服半合成青霉素或头孢类抗生素。Brook等报道，如果治疗无效，检查常可以找到厌氧菌，推荐使用阿莫西林-克拉维酸钾。化脓时应行手术，沿甲沟旁纵行切开引流。

2. 慢性甲沟炎　避免潮湿，避免接触刺激物或过敏原，儿童应避免吮拇指。可用氯碘羟喹、2%麝香草酚丙酮。复方雷锁辛搽剂，每天涂数次，连续数月，治疗有效。疑有假丝酵母菌感染者可用益康唑溶液，每天4次、克霉唑滴剂、克林霉素溶液。如局部治疗无效可口服咪唑类抗真菌药。亦可选用X线治疗。

3. 其他单纯疱疹感染　用阿昔洛韦抗病毒治疗。由嵌甲造成，可拔除甲板。药物诱发的甲周肉芽肿，可服用莫匹罗星和丙酸氯倍他索。西妥昔单抗引起的甲沟炎，可服用多西环素，每天2次，每次100mg。

4. 假丝酵母菌性甲沟炎　假丝酵母菌感染是造成慢性甲沟炎的主要因素这一观点目前受到争议，一些学者认为其他因素，如刺激或过敏性皮炎也是造成慢性甲沟炎的原因。因此，在治疗上除了选择多烯类和咪唑类药物外，应合并使用外用糖皮质激素。

（叶巧园　吴大兴　赖俊东　吴志华）

第十三章

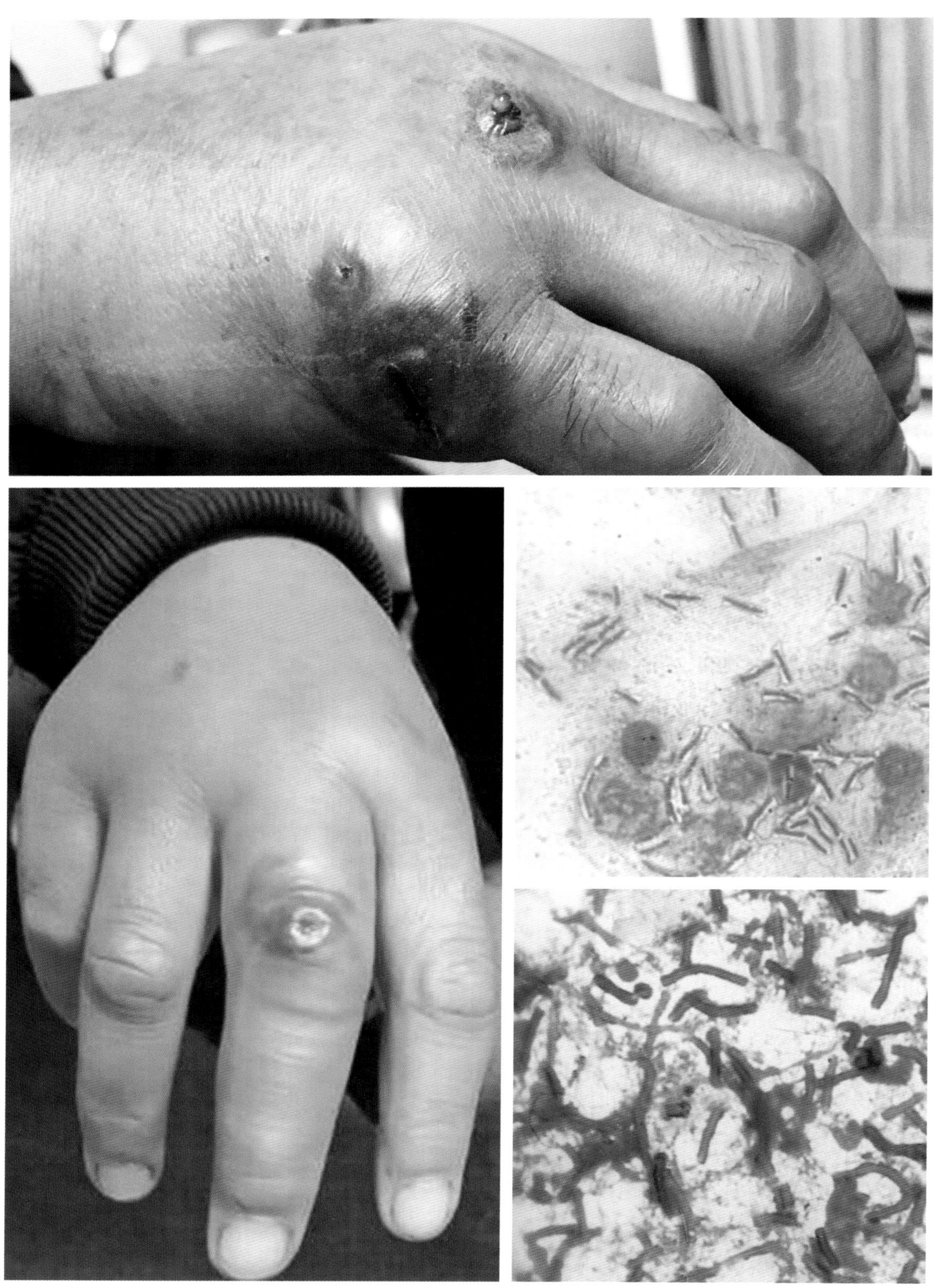

第十三章

杆菌感染性皮肤病

概述

分枝杆菌是一个庞大的家族，普遍存在于自然界中。人致病的分枝杆菌主要有 3 类：结核分枝杆菌、麻风杆菌和非结核分枝杆菌。分枝杆菌感染易感基因有 IL12B、IL12RB1、IFNGR1、IFNGR2、TLRs、NOD2、MRC1、IRGM、NRAMP1、VDR 及 LTA4H 等，基因为揭示分枝杆菌感染免疫机制提供可能，同时为麻风和结核高危人群的筛查，预防提供理论依据。

第一节　麻风

内容提要

- 麻风分枝杆菌主要侵犯皮肤、鼻黏膜及外周神经。
- 麻风谱系的一端为结核样型麻风，为少菌型，皮损较少。另一端为瘤型麻风，为多菌型，皮损较多。两极之间为界限类偏结核样型、中间界限类及界限类偏瘤型麻风。

- 大多数未定类麻风皮损可自愈，但近25%的患者可进展。
- 麻风反应状态可分为两型，即Ⅰ型反应（逆向反应和降级反应）和Ⅱ型反应（麻风性结节性红斑）。
- 组织学特征，Fite染色可见麻风杆菌，瘤型麻风具有泡沫状组织细胞，类似于黄色瘤，称为麻风细胞。
- 目前有多种不同的治疗方案对本病有效，其治愈率超过80%。

麻风（leprosy），又名汉森病（Hansen's disease），是由麻风分枝杆菌所致的一种慢性传染病。主要宿主是人，麻风分枝杆菌主要侵犯皮肤和末梢神经，引起各种皮肤损害，并使神经丧失传导功能。临床表现主要取决于宿主应对细菌及其抗原产生细胞免疫（CMI）反应的能力，各种类型的麻风代表了宿主的免疫反应，本病表现为局限性或播散性肉芽肿性病变和亲神经性为特征的慢性疾病。

中国曾是全球公认的麻风病流行最严重的国家之一，新中国成立前，麻风病人被杀、遭活埋的事件时有发生，图为20世纪20~30年代的麻风病患者（图13-1）。

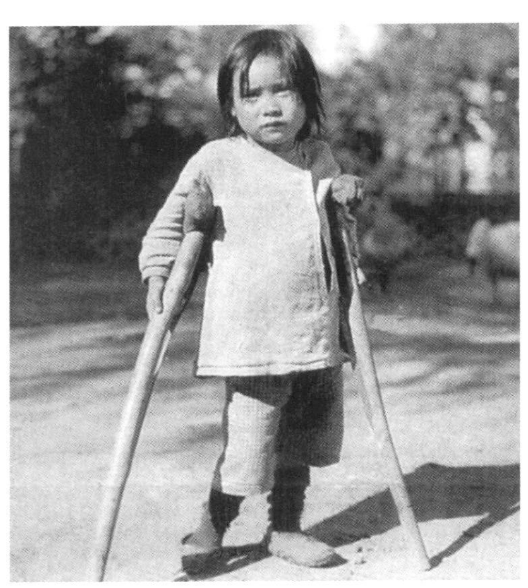

图13-1　20世纪20~30年代的麻风病患者

（一）病因

1873年，Hansen发现了麻风分枝杆菌（图13-2），麻风分枝杆菌外形上酷似结核分枝杆菌，革兰氏染色阳性、抗酸染色弱阳性，富含分枝菌酸（mycolic acid）的细胞壁和单层细胞膜，DNA-DNA杂交及RFLP检查皆未发现菌株变异。该菌最适宜繁殖的温度为27~30℃，感染皮肤及皮神经（施万细胞基底膜）；主要寄生于巨噬细胞和施万细胞胞浆内，结核样型麻风以$CD4^+$Th1细胞反应为主，瘤型麻风以Th2细胞反应为主。麻风杆菌产生一些未知的毒素，使其穿入巨噬细胞并在细胞内寄生。麻风杆菌能在体外存活7~10天的细胞中发现，呈束状排列。该菌是典型的胞内寄生菌，某些类型患者的渗出物标本中可见有大量麻风分枝杆菌存在的感染细胞，这种细胞的胞质呈泡沫状，称为泡沫细胞（foam cell）或麻风细胞，这是与结核分枝杆菌感染的一个主要区别。可以在九带犰狳中大

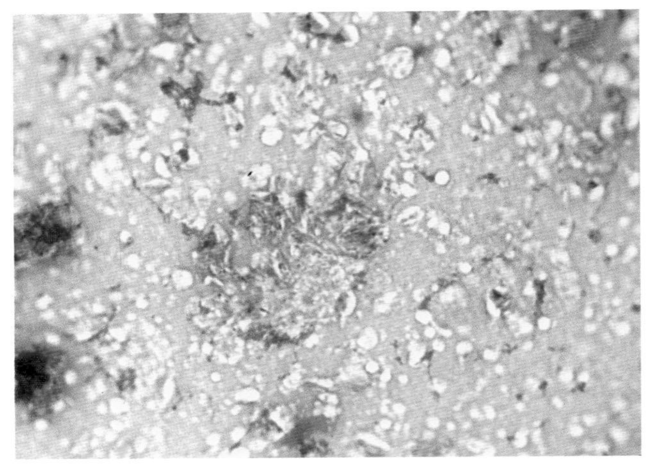

图13-2　麻风杆菌（抗酸染色）

量繁殖。麻风分枝杆菌是至今唯一仍不能人工培养的细菌。以麻风分枝杆菌感染小鼠足垫或接种至九带犰狳（图13-3A，图13-3B）可引起动物的进行性麻风感染，是研究麻风病的主要动物模型。

（二）流行病学

麻风病在全世界传播，目前发病率最高的3个国家为印度、巴西和印度尼西亚，我国也被世界卫生组织列为18个麻风高负担国家之一。据世界卫生组织20世纪末调查显示：

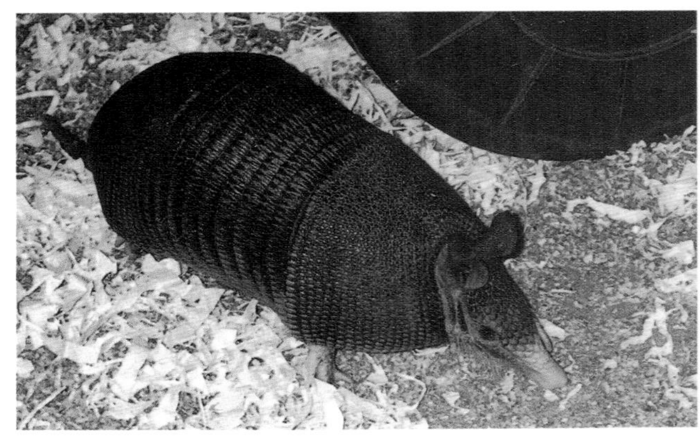

图13-3A　摄于美国夏威夷国家麻风中心（1991年）(1)

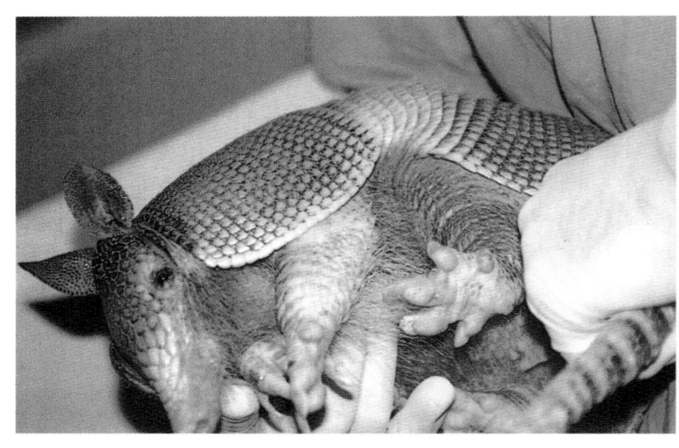

图13-3B　摄于美国夏威夷国家麻风中心（1991年）(2)

全世界约有 1 200 万麻风病人。在欧洲,14 世纪中叶以后始转下降,感染人数已从 20 世纪 80 年代中期的 500 万人急剧降低至 20 世纪 90 年代中期 80 万人现在美洲的巴西、巴拉圭、阿根廷、哥伦比亚、古巴、乌干达、委内瑞拉、海地等中南美国家仍有麻风流行。美国每年仍能发现 200~300 例病人,据 1999 年统计,亚洲、非洲和南美的麻风病人占全球麻风病人总数的 90%。

我国各省都有麻风病人,1949~2004 年,全国累计登记患者近 50 万名。目前发现率和发病率显著下降;2015 年报道我国麻风现症患者的 60% 分布在云、贵、川、藏、湘地区。1981 年我国政府提出的"力争 20 世纪末在我国实现基本消灭麻风病"的目标(患病率≤1/10 万),现今 2018 年 12 月已有 96.9% 的县(市)达到。新发现病例数从 1958 年约 3.5 万例,下降到 2018 年 521 例(不含复发病例),目前仅有不到 2 500 例麻风患者,麻风的流行在我国得到有效的遏制。

（三）麻风遗传易感性

等位基因变异和麻风感染易感性相关的遗传位点包括 NRAMP1、TNF 和两个紧密关联和共同调节的基因 PARK2 和 PACCRC。和麻风不同的临床形式(即瘤型麻风与结核样型麻风)的易感性相关的基因多态性包括 HLA-DRB1☆1501 和 HLA-DRB1☆1502、NRAMP1、TNF、IL-10 和 TAP2。遗传流行病学、双生子研究及家族聚集性分析已经证实麻风具有较强的遗传易感性,其遗传度达 57%。麻风的全基因组关联研究(GWAS),先后定位了 18 个中国人群的易感基因位点。

1. 易感人群　暴露人群中发病者不足 1%,反映了人群对麻风分枝杆菌易感性的差异。HLA-DR、NOD2、IL23R、TNF-α、FLG 等基因在人感染麻风分枝杆菌的过程中起重要的作用。

2. 新的麻风易感基因　2016 年张福仁发表麻风最新遗传研究成果,发现 4 个新的易感位点,定位于 SYN2、BB89、CTSB 和 MED30 基因,本研究首次证明神经功能相关基因与麻风发病的相关性,张福仁团队还发现了 22 个麻风发病相关遗传标志物。

3. 人类 NRAMP1 基因　Able 等对居住在越南的 20 个麻风高发家系(16 个为当地越南人家系和 4 个中国人家系)中的 168 例进行 NRAMP1 基因多态位点检测。提示 NRAMP1 是控制麻风易感性基因中的一个基因。

4. Geluk 等研究显示,HLA 高度显示等位基因特异多肽结合的能力,从而限制麻风杆菌反应性 T 细胞抗原提呈并调控随后的免疫反应程度。与麻风遗传易感性有关。

5. IL-10 基因　巴西一研究小组研究 IL-10 与麻风易感性的关系,发现启动子单核苷酸多态性(SNP)-819T 为麻风的易感因素,印度的一项研究亦证实(SNP)-819T 的相关性,而马拉维的研究则认为两者不相关。之后,报道 IL-10 的 2 个单倍型为麻风的保护基因:3575A-2849G/2763C 和 3575T/2849G/2763C/1082A/819C/592C。

6. 维生素 D 受体基因　维生素 D 受体基因 3' 端密码子 352TC 与麻风易感性相关。

7. PARK2 和 PACRG 基因　可在麻风杆菌的宿主细胞中表达证实了这两个基因同麻风存在关联。然而,Malhotra 等研究人群的麻风易感性无显著相关,因此认为不同人群麻风的易感基因可能存在不同。

8. LTA 基因　LTA 基因与儿童麻风(16 岁之前发病)显著相关。

9. 干扰素 -γ　干扰素 -γ 受体基因可限制细菌生长。

随着人类基因组学研究的发展,麻风由环境和遗传因素共同作用,可能受多种基因控制,通过发现新的易感基因,揭示麻风发生、发展、预后的相关机制。

（四）传染方式

1. 直接传染　吸入这种带大量麻风杆菌的鼻分泌物悬滴是麻风杆菌侵入人体的主要途径。经 PCR 技术检测,流行区 20% 的无症状个体鼻部存在麻风分枝杆菌。多菌型麻风病人皮肤、黏膜破溃部也可排出较多的麻风杆菌,而接触者的皮肤或黏膜同时又有破损,也是传染的重要途径。目前尚无证据表明完整的皮肤可感染麻风。哺乳期妇女乳汁中含大量麻风杆菌,并不传染其孩子。

2. 间接传染　由于使用多菌型麻风患者用过而未经消毒的衣物用具而被传染者属于间接传染。已有的报道包括经皮肤接种(咬伤、抓伤、小创伤和文身)和吸入至鼻道或者肺部的麻风感染。甲下含有麻风杆菌,可通过挠抓而接种皮肤。

3. 其他传染方式　麻风以昆虫为媒介进行传播的证据为麻风病院附近的臭虫和蚊子经常携带着麻风杆菌,而且通过试验感染上麻风的蚊子能使老鼠感染。一般认为皮肤接触不是麻风传播的重要途径。仅文身接种麻风较罕见。

4. 传染发病的主要条件　只有 1%~4% 的配偶发病。而且与多菌型麻风患者生活接触后最终发生麻风的可能性在流行区约为 10%,而在非流行区仅为 1%,与结核样型麻风患者接触后感染率非常低。

我国麻风防治专业人员万余人,至今还没有一人被传染,麻风传染发病的条件相当严格,必须同时具备以下 3 个条件。①传染源:主要是未经规则治疗的多菌型麻风患者。多菌型患者只占所有麻风患者的 30% 左右,因此麻风患者的大多数(70% 左右)一般并不具有传染性。②传染途径:与多菌型麻风患者接触的皮肤或黏膜必须同时有破损。③易感者:主要指儿童及麻风杆菌特异性细胞免疫功能低下或缺陷者。95% 以上的青壮年,对麻风杆菌都具有天然免疫力。易感因素有流行区居民、有患麻风的血缘亲属、贫穷、营养不良,接触感染的犰狳。

5. 潜伏期可短至 1~2 年,但平均约 3~5 年,可长达 10 年以上。

（五）发病机制

1. 感染　麻风最可能的感染方式为鼻腔分泌物和手指接触皮肤而传染,因为指甲下可携带麻风杆菌,并可通过搔抓而接种皮肤。

2. 发病　麻风分枝杆菌侵入机体后,要经过一个较长的潜伏期方可发病。对感染的反应取决于遗传易感性,与人类白细胞抗原(HLA)有关(如 DR2 和 DR3)。麻风的各种临床表现与一系列因素有关,包括宿主的细胞免疫反应。随着病情的发展,按照免疫力强弱向临床各型发展,典型症状逐渐明显。免疫力较强者向结核样型一端发展,免疫力较弱者向瘤型一端发展,或向免疫力不稳定的界线类发展。

3. 肉芽肿病谱　麻风分枝杆菌能够侵入周围神经并繁殖,能感染多脏器上皮细胞和吞噬细胞并在细胞内存活。肉芽肿形成标志着麻风临床症状的出现。麻风的肉芽肿病谱包括：①高抵抗力的结核样型(TT)；②低或无抵抗力的瘤型(LL)；③双相型或界限型(BB)和两个中间型；④界限类偏瘤型(BL)；⑤界限类偏结核样型(BT)。病谱依照抵抗力降序排列是：TT、BT、BB、BL、LL。

（六）免疫学

1. 免疫病谱　麻风的临床表现为疾病的病谱，并有相应的病理和免疫。疾病临床表现/损害从局限到泛发，细菌由少到多，和机体对麻风杆菌的特异性细胞免疫力逐渐丧失的演变相对应（图 13-4）。

2. 特异性细胞免疫差异　结核样型麻风以 CD4⁺Thl 细胞反应为主，瘤型麻风以 Th2 细胞反应为主。在 LL，不能产生大量针对麻风杆菌的 T 细胞介导的迟发型变态反应。LL 的高水平抗体并无有益作用，但与免疫复合物介导的 ENL 损害有关。瘤型麻风则以 T 抑制细胞为主，IL-2 生成细胞稀少，其发生率是 TT 的 10 倍。

瘤型麻风　存在特异性免疫缺陷，患者的 T 细胞对麻风杆菌选择性反应缺失，表现为皮肤试验（光田氏 <Mitsuda> 皮试）无反应，还可由体外淋巴细胞对麻风抗原的转化试验看出（表 13-1）。在麻风杆菌特异性 T 细胞反应缺失的情况下，Th1 型细胞因子生成减少或无，组织巨噬细胞不能激活到抗菌状态。因此瘤型麻风患者皮肤巨噬细胞捕获的杆菌，仍能在细胞内繁殖，而有多菌空泡出现。

结核样型麻风　特征是持久性慢性迟发型变态反应，伴 Th1 型免疫反应。患者的 T 细胞能对麻风抗原做出正常反应。细胞介导的皮肤反应、T 细胞在损害内的聚集和组织中麻风杆菌数的联系（表 13-1）。表中参数都是反相关的。结核样型麻风患者巨噬细胞被激活，主要是由于局部干扰素 -γ（IFN-γ）的释出，这种淋巴因子即可促使这些细胞产生毒性氧中间物。病人的杆菌大多都被破坏，只有少数幸存，因而细胞免疫反应仍延续发生。

3. 体液免疫　瘤型麻风具有多克隆高丙球蛋白血症，并有梅毒学血清学假阳性反应，类风湿因子和抗核抗体阳性。

麻风分枝杆菌可以侵犯施万细胞和外周神经胶质细胞。除了麻风分枝杆菌对外周神经的直接损害，麻风的免疫损害也加重了神经损伤，特别是在少菌型（结核样型）麻风中，这类麻风中细菌或酚糖脂 -1（或两者）数量不足而不足以引起广泛的神经损伤，并且在逆转反应中，炎症尤其显著。当发生显著的、不可逆的神经损害时，促炎细胞因子如 TNF-α、Ⅱ-1β、γ 干扰素在逆转反应的病灶中尤其突出。逆转反应的另一个特征是病灶中 CD4⁺T 淋巴细胞的增加，并且这些 CD4⁺ 细胞至少有部分表现为细胞毒性表型，能够通过抗原和Ⅱ类组织相容性复合物依赖的毒性颗粒的分泌杀灭被麻风杆菌感染的施万细胞。

4. 其他　瘤型麻风患者对麻风杆菌抗原虽无反应，但对他们也已致敏的其他抗原，仍能做出充分反应，包括皮试抗原如纯蛋白衍生物（结核菌素试验 PPD），腮腺炎、假丝酵母菌、发癣菌素（trichophytin）、破伤风类毒素等。麻风患者的免疫学特征（表 13-1）。

（七）麻风的分类

为了便于没有完善实验设施的流行地区对麻风的分型和治疗，世界卫生组织（WHO）于 1997 年成立了一个专门机构。他们将麻风病分为三组：①少菌型，单病灶麻风（1 个皮损）；②少菌型麻风（2~5 个皮损）；③多菌型麻风（超过 5 个皮损）。这个简化的分类完全基于皮损的数量，而不论其大小、位置或组织学特征。然而，最常用的方法仍是基于全球公认的分类方法（表 13-2）。

（八）临床表现

麻风杆菌感染后在人体内的过程高度多变，男性多于女性，潜伏期为 2~30 年或更长，平均为 5 年。发病高峰为 10~20 岁，流行高峰为 30~50 岁，其临床表现变异较大，主要为皮肤及周围神经受累的表现，麻风杆菌在温度较低的组织，如皮肤、外周神经、眼前房、上呼吸道及睾丸中生长良好，不侵犯温度较高组织的皮肤，如腋、腹股沟、头皮及背部正中线。但在免疫功能低下者，麻风杆菌可播散至全身各个器官。

1. 神经受损　表浅或纤维骨质表面的神经最易受累，如尺骨（肘）、正中（腕）、桡侧皮肤（腕）、腓总（膝）、胫后和腓肠（踝）、面部（颧弓）和颈后三角的神经。

神经粗大、神经纤维变性、神经脓疡与钙化、神经疼痛（神经功能障碍、感觉障碍、运动障碍、营养障碍）。临床上的皮损

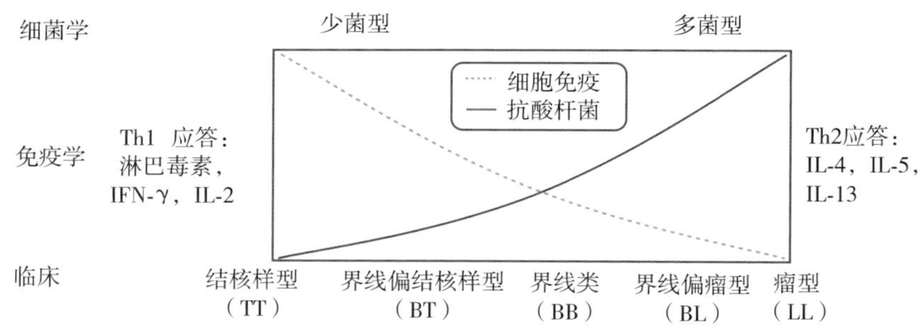

结核样型（少菌型）麻风为一端以Th1细胞免疫应答为特征，病变皮肤的活检或涂片标本中仅检测到很少或检测不到细菌。在疾病谱的另一端，瘤型麻风（多菌型）以Th2细胞免疫应答反应为特征，有大量皮肤病变，皮肤活检或涂片上可见大量抗酸细菌。中间类型可根据它们和结核样型或瘤型麻风的相似程度来归类。

注：IFN：干扰素，IL：白介素

图 13-4　麻风的细菌学、免疫学和临床谱

表 13-1　麻风的免疫学特征

	TT	BT	BB	BL	LL
皮肤损害中抗酸杆菌	–	–/+	+	+++	+++
麻风菌素(光田氏)反应	+++	+++	–	–	–
淋巴细胞转化试验	95%	40%	10%	1%~2%	1%~2%
抗麻风杆菌抗体	–/+	–/++	++	+++	+++
损害中 $CD4^+/CD8^+$ T 细胞之比	1.35	1.11	未测	0.48	0.20

表 13-2　麻风的分类

临床表现	LL	BL	BB	BT	TT	I
皮损类型	斑疹、丘疹、结节，弥漫性浸润	浸润性斑疹、丘疹、斑块	斑块和类圆形、侵蚀性损害	浸润性斑块	浸润性斑块，常有色素减退	斑疹，常有色素减退
数量	大量	较多	较多	单一，常有卫星病灶，或多于 5 个	1~5 个皮损	一个或几个
发布	对称分布	倾向对称分布	明显不对称	不对称	局限且不对称	不确定
界限	模糊，皮损与正常皮肤边界线难以区分	不是很清楚的边界	不是很清楚的边界	边界清楚	边界清楚	不一定
感觉	无感觉障碍	减退	减退	消失	消失	障碍
皮损内细胞	较多(球菌)	多	多	较少(1+)，如能查到	常查不到	常查不到

LL. 瘤型麻风；BL. 界限偏瘤型；BB. 中间界线类；BT. 界限偏结核样型；TT. 结核样型麻风；I. 未定类。

内感觉缺失(少菌型和中间界线类麻风)这种神经病变称为“原发性损害”。损害是神经病变的结果，包括皮肤皲裂、外伤，手指足趾呈爪状、挛缩、短缩，以及失明。少菌型麻风患者有 1.3%~3.5% 患者出现神经损害，多菌型患者经过联合化疗后也有 7.5%~24% 患者出现神经损害。继发性损害发生在 33%~56% 的多菌型患者。

2. 眼受损　眼三叉神经受损后引起角膜、结膜麻木、面神经受损引起兔眼、暴露性角膜炎。虹膜睫状体炎主要见于LL型患者Ⅱ型麻风反应时。多菌型麻风患者中，2.8%~4.6% 患者在诊断时失明。

3. 鼻受损　鼻黏膜是麻风杆菌最好侵犯的部位。LL 患者可有鼻塞和鼻衄黏膜充血、浸润、溃疡、中隔穿孔、鼻骨穿孔、鼻梁塌陷，如马鞍病，鼻孔缩小，成品字形外观。

4. 淋巴结肿大　主要见于 LL 型患者，腋窝、腹股沟、颈部等可触及不同程度的淋巴结肿大，中晚期的 LL 患者尚能发生腹壁后、肠系膜及纵隔内淋巴结的麻风病变。

5. 内脏损害　脾脏肿大、肾损害、生殖系统的损害。除胃肠道、肺、脑以外，实际上每个器官均可含有麻风杆菌。淋巴结、骨髓、肝、脾和睾丸受累最为严重。睾丸萎缩所致的男性乳房女性化。

6. 皮肤病损　斑疹(浅色斑、红斑、色素沉着斑、徽章样斑)，丘疹，结节，斑块，弥漫性浸润，水疱、溃疡，萎缩，皮肤附件病变(图 13-5)引起的症状(毛发脱落、闭汗、皮脂腺分泌障碍)。

现以“五级分类”为基础，将各型麻风的临床特点分述如下(表 13-2)。光田反应(皮内注射来源于犰狳的麻风杆菌)可

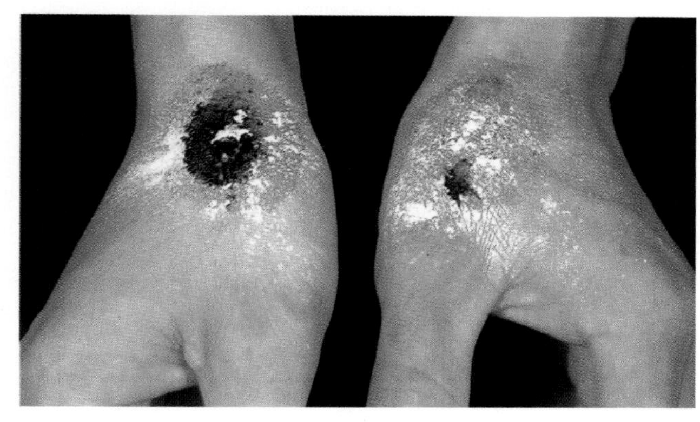

图 13-5　麻风

出汗试验显示右侧病损处出汗障碍(中国麻风防治研究中心杨理合惠赠)。

用于麻风分型。结核样型麻风表现为肉芽肿性反应；瘤型麻风则无反应。

(1) 未定类麻风(IL)：常见于儿童。早期表现、临床及病理无两极型麻风特点，表现为单个或数个浅色斑或粉红色斑(图 13-6)，平坦，表面光滑，皮损较多时常呈非对称性分布；皮损可累及身体各部。皮损处有轻至中度感觉障碍，一般无神经粗大。皮损一般可自行消退，约 30% 病例进展为其余各型麻风(LL 较多见)。皮肤涂片查菌多阴性。光田试验反应可用于预测未经治疗的 IL 的预后，阴性者转变为 LL 的可能性较大，而阳性者可能转变为 TT 或自愈。

(2) 结核样型麻风(TT)：皮损为单个或数个边界清楚的

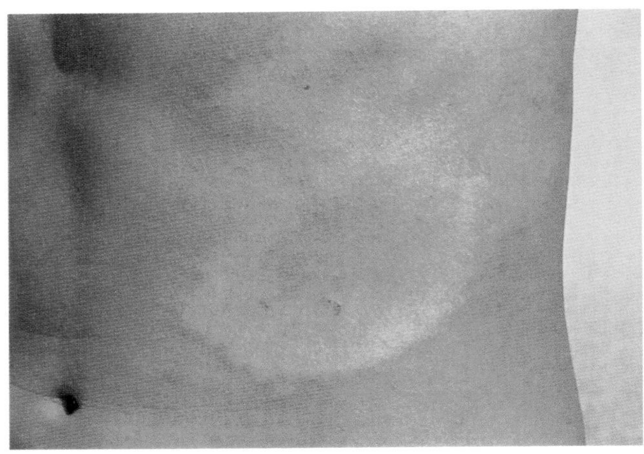

图 13-6　未定类麻风

斑疹或红色斑块，边缘隆起，中央扁平伴色素减退（图 13-7A，图 13-7B）。结核样型麻风的特征是 5 个以下的皮肤病灶，当多个病灶存在时，其分布不对称，表面干燥、闭汗、粗糙；毛发脱落，触觉、温觉和痛觉减弱或丧失（面部较少见）；皮损可能局限于臀部、四肢后外侧、背和面部。然而，在腋窝、腹股沟或会阴或头皮不会出现皮疹，可能是因为麻风分枝杆菌喜好温度低于 37℃的地方。在临床上，斑块比斑疹多见，此系免疫反应增强之故；皮损倾向于中央愈合，遗留中央凹陷、轻度萎缩的浅色斑。神经受累发生较早，可为唯一症状（纯神经炎麻风）或早期表现，皮损附近常可触及增粗的周围神经，或可感觉到粗大的皮神经进入或离开皮损；由于麻风杆菌易于感染机体温度较低的部位和组织，故最表浅及易受伤的部位常有神经病变，特别是肘部的尺神经（图 13-8）。另外指（趾）骨吸收，溃疡易出现（图 13-9），且发生较早。皮肤 / 神经损害数量较少是 TT 的特征。皮肤涂片查菌阴性，麻风菌素试验强阳性。结核样型麻风是一种稳定的形式，不会向界线型或瘤型麻风转变。

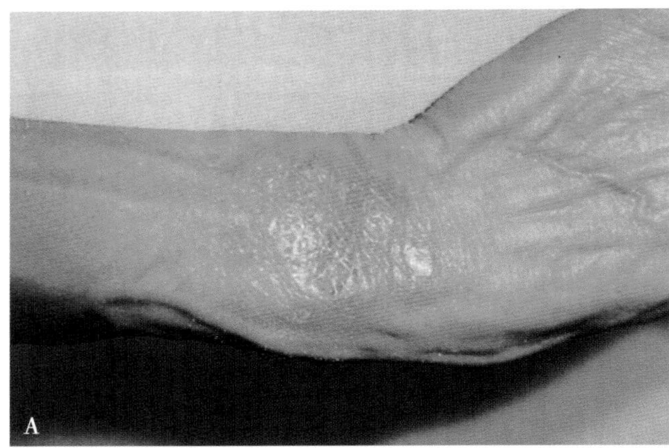

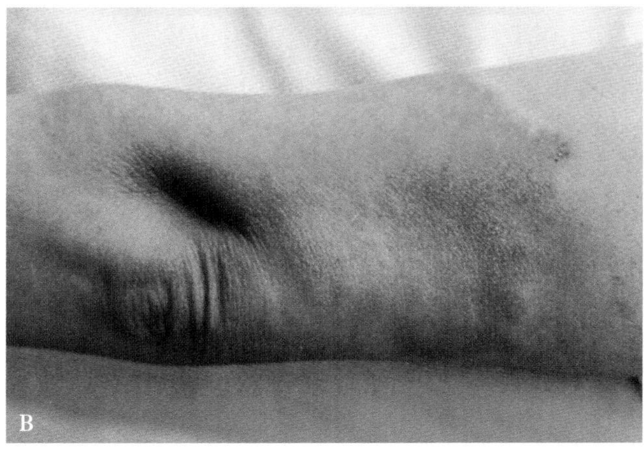

图 13-7　A. 结核样型麻风（中国协和医科大学　刘季和、章青惠赠），B. 结核样型麻风肘部红斑，边缘高起（西安医科大学邓云山惠赠）

(3) 界限类偏结核样型麻风（BT）：皮损多发，一般有 10~20 个，分布较对称，同一患者的皮损在大小、形态和质地上可能差异很大。常见皮损为斑疹或斑块（图 13-10），红色或铜色，表面轻度发亮或呈多汁状，毛发可脱落，边界清楚或呈匐行状，有时出现卫星状损害；部分皮损有中央色素减退区，形成内、外界均清楚的环状损害。周围神经受累多见，为非对称性，感觉中度或明显减退。BT 易于发生 I 型反应。皮肤涂片阴性或弱阳性，麻风菌素试验阳性。

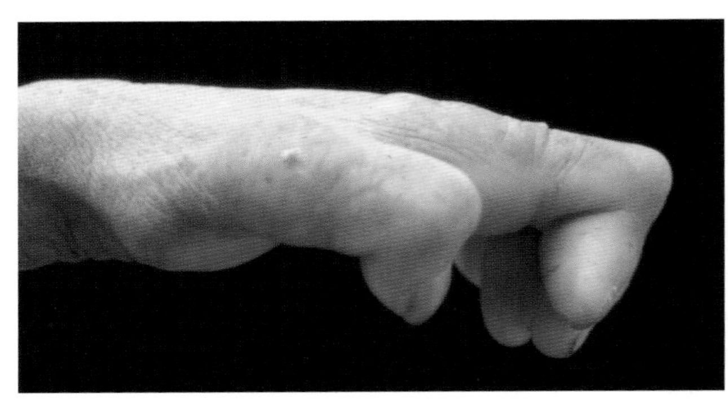

图 13-8　结核样型麻风
爪型手，尺神经受累。

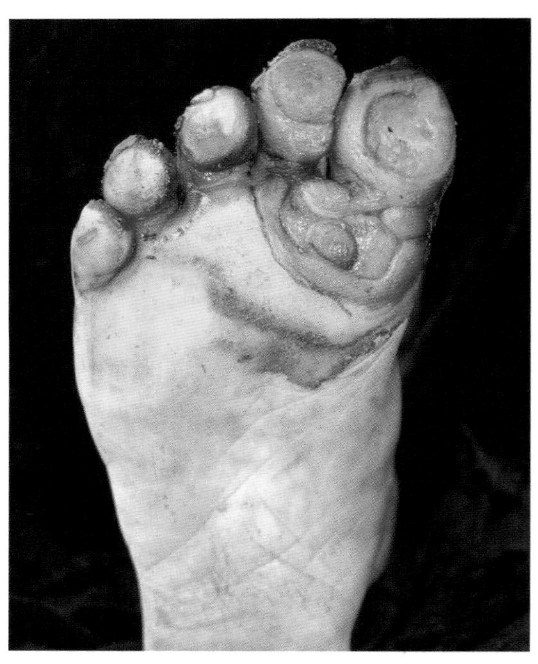

图 13-9　麻风溃疡

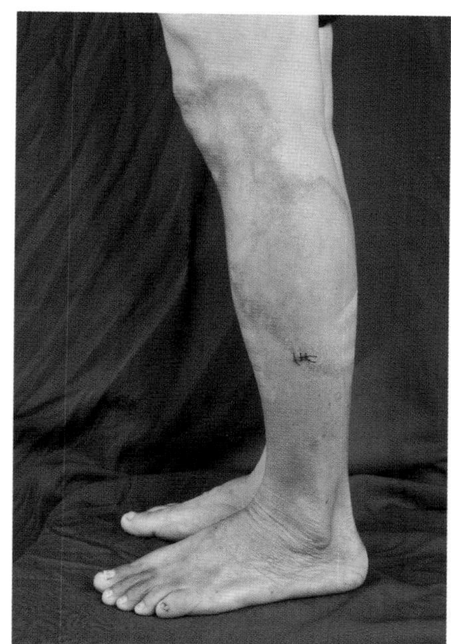

图 13-10 界线类偏结核样型麻风
淡棕色斑块，边缘清楚。

（4）中间界限类麻风（BB）：BB 极为罕见。患者可降级转向 LL，或升级而转向 TT。皮损数目较 BT 多，分布广泛，不对称；形态多样，可有斑疹、斑块和浸润性损害；色泽可为浅色、红色、红褐色、橘黄色或黄褐色等，有时同一皮损掺杂着几种颜色。斑块可呈奇特的地图状外观，中央有内缘清楚的“钻孔区”或“打洞区”（图 13-11）。有的面部皮损似蝙蝠状，称“蝙蝠状”面貌，有的皮损呈靶形。有的同一病例或同一皮损，同时有两极型特征。皮损处感觉轻度或中度减退，周围神经损害变异较大。如果 BB 源于 BT 的恶化，则有周围神经的较广泛、非对称性受累；如果 BB 源于 BL 的改善，则周围神经呈对称性病变，且感觉或运动功能很少受损（除非已伴发Ⅰ型反应）。皮肤涂片有中等量的抗酸杆菌，麻风菌素试验阴性。

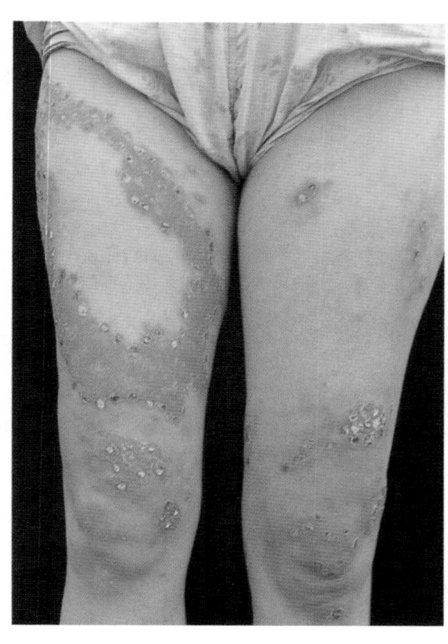

图 13-11 麻风
中间界限类型具有“空洞区”（打洞斑）特点的界线类损害，皮损中心感染消失（西安医科大学 邓云山惠赠）。

（5）界限类偏瘤型麻风（BL）：皮损数量比 BB 者多，较小，广泛分布；早期有斑疹，以后发展为丘疹、结节和斑块。临床表现可能受既往病变类型的影响，如 BT 恶化者可有较大的皮损，伴有中央部分愈合；大多数 BL 患者有大量的小皮损，伴有中央浸润，边缘模糊（图 13-12）。周围神经可能广泛受累，倾向于对称性分布；感觉和运动功能明显受损，特别是发生Ⅰ型反应者；此外，BL 患者亦可能发生Ⅱ型麻风反应。早期可累及黏膜，晚期常累及淋巴结、睾丸、眼及内脏，出现狮面、鞍鼻等。皮肤涂片强阳性，麻风菌素试验阴性。

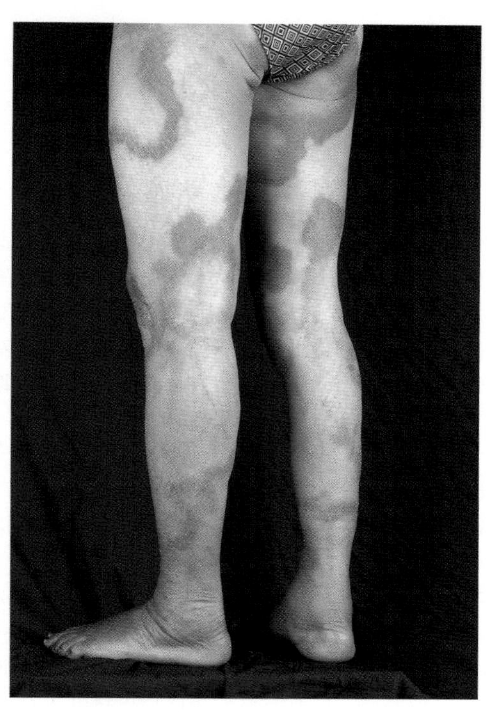

图 13-12 麻风
界限类偏瘤型。

（6）瘤型麻风（LL）：LL 是一种伴有持续性菌血症的系统性病变，大部分机体组织内可发现麻风杆菌。初期表现为皮肤、黏膜损害，随后出现神经、眼、网状内皮系统、骨骼及睾丸的病变。皮损可为斑疹、斑块、结节及弥漫性浸润（图 13-13）。

斑疹常为最早期表现，数量众多，较小，边界不清，浅色或红色，表面有光泽，对称性广泛分布，无感觉障碍；好发于面部、四肢和臀部，但身体温暖部位不受累，后者亦称免疫区，包括头皮、腋窝、腹股沟、会阴及背中部。

随着疾病的进展，皮损发生浸润并形成斑块、结节，常呈暗红色；结节最常见于耳缘周围、颏、肘、臀、膝、手背和足背，眉部及额的病变常导致狮面。神经损害在早期 LL 可能并不明显；晚期出现的表浅神经病对称性分布，瘤型麻风中的神经累及为特征性对称分布，呈手套 - 袜套样分布，和皮肤病变的分布无相关性。面部神经的累及可能会造成角膜暴露、溃疡和失明。表现为神经变粗，质地坚实，支配区域有感觉及运动

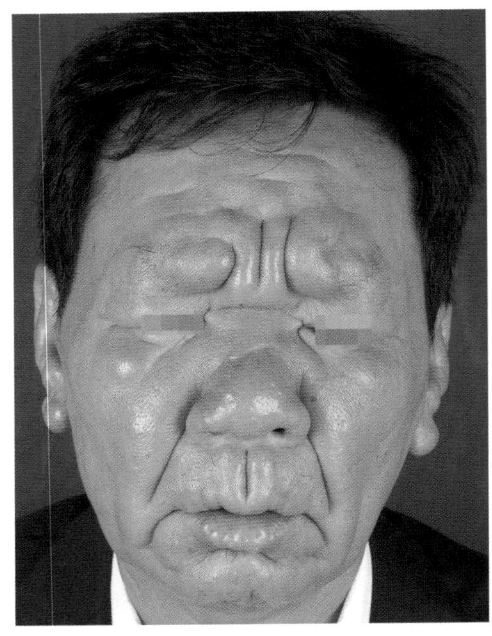

图 13-13　瘤型麻风

功能丧失。眼受累引起疼痛、畏光、青光眼和视力下降或丧失。继发性睾丸萎缩导致不育、阳痿及女性型乳房。长毛部位的浸润引起毛发脱落，一般累及外侧 1/3 的眉毛、睫毛和体毛，而头发很少脱落。指、趾、腕、跖骨的破坏和吸收系细菌侵犯、神经血管病及反复的无痛性创伤(引起无菌性坏死、骨髓炎)所致。

在未经治疗的患者中，早期斑疹、进展期皮损、皮损间正常外观皮肤及鼻损害内均有大量细菌。

未治疗的瘤型麻风患者的淋巴细胞通常不能识别麻风杆菌及其蛋白质成分，麻风菌素试验阴性。

和结核样型麻风一样，瘤型麻风是稳定的，很少向其他形式转化。

(九) 麻风少见的临床表现

1. 单皮损麻风　患者只有一块浅色斑或红斑，可有明确的感觉丧失，但无周围神经干受累。单皮损麻风作为临床的一个类型已得到 WHO 麻风专家委员会认可。单皮损麻风诊断的特异性尚不肯定。其诊断如应结合其他主要体征，应防止过度诊断(过宽诊断)。

2. 纯神经炎麻风　此型麻风没有皮损，指仅累及一根或多根周围神经，大部分病例报道来源于印度。部分病例可能实际上为既往治疗或治疗不足的患者，其皮损在就诊时已经消失。因此，本型麻风在诊断时应注意：①在良好灯光下仔细检查整个体表，注意有无皮肤色素沉着的轻微变化(其可提示皮损)；②肯定患者以前未接受治疗；③神经活检应由经验丰富的医生施行；④麻风菌素试验无诊断意义，但有助于分类，TT 及 BT 者强阳性，余者则为阴性。

3. 组织样麻风瘤　一般见于 BL 或 LL 患者，最常见于砜类药物单一治疗治预后的复发病例。由 Wade(1963) 首次描述，其临床特点为突然发生类似于神经纤维瘤的皮肤及皮下结节，边界清楚，质地坚实，表面有光泽，红色或铜色，好发于颏中部、肘窝及眼表面等部位，活检标本显示梭形或伸长的组织细胞呈漩涡状排列，大量染色完整的杆菌排列成簇，类似于小麦捆，表皮变薄。

4. 麻风反应　麻风反应是指在麻风的慢性病程中由于机体免疫状态的改变而突然发生的一种急性临床表现，或伴有严重的神经炎、淋巴结炎和发热等症状与体征。麻风患者突然出现急性或亚急性病变，如原有皮损或神经损害加重、发生新的皮损或神经损害、或伴有畏寒、发热、疲乏、不适等症状，这种现象称为麻风反应。麻风反应在治疗前、中、后都可能发生。除早期未定类外，任何类型麻风患者均可发生Ⅰ型反应，瘤型麻风患者可发生 2 型反应。麻风反应的发生率在未经治疗和开始治疗的麻风患者中分别约为 25%、50%。除抗生素治疗外，间中的感染、免疫接种、妊娠、维生素 A、碘化物和溴化物均可激发此反应。其可分为下述三种类型。(表 13-3)

(1) Ⅰ型麻风反应：Ⅰ型麻风(逆向)反应常发生于 BL 患者，与升级转向抵抗力低较强的结核样端以及出现阳性的光田反应有关。少数情况下Ⅰ型麻风反应与降级有关。也可能因治疗加速杆菌破坏而诱发。表现为逆向反应或降级反应，结核样型、界线型或界线瘤型麻风的临床表现和预先存在的皮肤病变的急性炎症反应，伴或不伴有神经病变的恶化。

(2) Ⅱ型麻风反应：亦称为麻风结节性红斑(erythema nodosum leprosum，ENL)，与 CIC 有关，发生于 LL 和 BL，常发于治疗过程中。或可因身体或精神压力、受伤、其他感染、疫苗免疫或妊娠而激发。是一种有补体参与的抗原抗体复合物反应。目前没有 ENL 的诊断实验或生物标记，皮肤活检也不能把 ENL 和经典的结节性红斑区分开来。(图 13-14)

(3) Lucio 反应(Lucio reaction)：亦称露西奥现象(Lucio phenomenon)，1852 年由 Lucio 和 Alvarado 在墨西哥发现。由于麻风病人患者免疫力低下，大量的麻风杆菌在血管内皮细胞内定植导致血管闭塞及免疫反应。

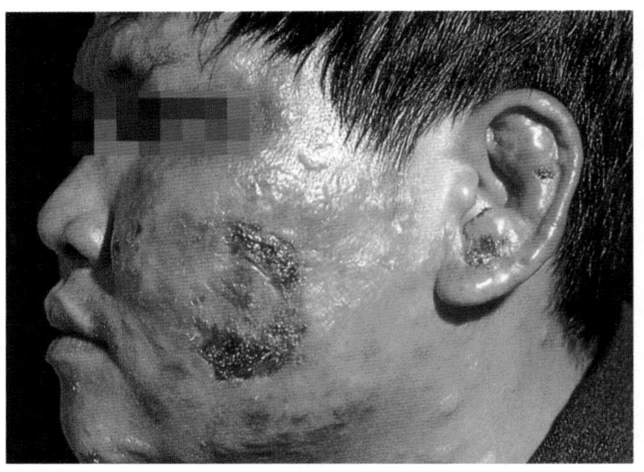

图 13-14　Ⅱ型麻风反应　多发性结节或斑块，上有大疱或脓疱，伴高热和白细胞增多(白求恩国际和平医院　李成龙惠赠)

(十) 实验室检查

1. 皮肤涂片查菌　75% 乙醇消毒后，手指捏紧皮肤，尖刀切开，切口长约 5mm，深约 2~3mm；刀尖刮取切口边缘及底部的组织液，立即涂片，使其成为一圆形薄膜，干燥固定后用抗酸染色或改良的 Ziehl-Neelsen 法染色。查菌结果可用

表 13-3 麻风反应摘要

	Ⅰ型麻风反应(逆向和降级反应)	Ⅱ型麻风反应(麻风结节性红斑)	露西奥(Lucio)现象
发病机制	迟发型超敏反应	循环免疫复合物介导 Ⅲ型反应	循环免疫复合物介导
易发麻风类型与治疗相关性	界线类 50% 以上 治疗前——降级反应(向瘤型) 治疗后(几个月 ~ 几年)——逆向反应(向结核样型)	瘤型占 50%(LL 和 BL) 治疗后 2 年内发生	LL(弥漫性麻风结节) 没有治疗的初诊患者
临床特征	1) 典型炎症反应 已有皮损加重,出现新皮损 2) 神经损害 逆向反应导致神经肿胀,疼痛,可致垂足,垂腕,面瘫,眼睑闭合不全	1) 结节性红斑(ENL) 触痛、泛发 2) 多系统损害 全身不适,发热,神经炎(反应比Ⅰ型轻),淋巴结炎,葡萄膜炎,睾丸炎,肾小球肾炎,严重者可死亡	1) 皮肤弥漫性浸润,紫癜,瘀斑,坏死,深在溃疡直径 1~5cm,2~4 周愈合。 2) 系统损害 淋巴结增大,发热,脾大,肾小球肾炎,继发感染、败血症
免疫特征	逆转反应在特征是 Th1,细胞因子谱,以 $CD4^+$ Th 为主,IFN-γ 和 IL-2 水平升高	ENL 中肿瘤坏死因子(TNF)水平升高,在 2 型麻风反应中起核心作用,尚有 Th2 细胞因子和 IL-6 和 IL-8	大量麻风杆菌在血管内皮细胞内定植,致血管闭塞及免疫反应
治疗	泼尼松	沙利度胺	早期诊断治疗效果好

细菌指数及形态指数来表示。一般应检查 4 个部位,如双侧耳垂及 2 个活动性皮损。

(1) 细菌指数(bacterial index,BI):采用 Ridley(1964)提出的对数分级法(表 13-4),其不仅有助于麻风的分型,而且可判断药物疗效及病变复发。

表 13-4 细菌指数的计算

0	100 个油镜视野(oil-immersion field,OIF)内未见细菌
1+	100 个 OIF 内有 1~10 条菌
2+	每 10 个 OIF 内有 1~10 条菌
3+	平均每个 OIF 内有 1~10 条菌
4+	平均每个 OIF 内有 10~100 条菌
5+	平均每个 OIF 内有 100~1 000 条菌
6+	每个 OIF 内菌数 >1 000 条
细菌指数 = 各部位查菌“+”号数的总和 / 查菌部位数	

(2) 形态指数:正常大小、形态及染色完整的细菌数 / 细菌总数 ×100%;因其与细菌的生活力密切相关,如 MI 为 0 时,小鼠足垫接种阴性,故其是判断药物疗效的敏感指标。

细菌学指数以真皮中麻风杆菌密度的对数表示,在未治疗的患者高达 4+~6+。经过有效治疗,每年下降 1 个单位。细菌学或形态学指数升高提示病情复发,若患者正在接受治疗则提示有耐药的可能,后者可用鼠模型证实或排除。

2. PCR 此法查麻风分枝杆菌 DNA,能对少菌型麻风进行诊断。

3. 组织病理 ①结核样型麻风血管周围和附属器官周围出现上皮样细胞肉芽肿,外周淋巴细胞浸润。结核样型麻风中可见显著的巨噬细胞反应,T 辅助细胞($CD4^+$)占优势且无抗体产生。此点与细菌的清除有关,所以在结核样型皮损中难以发现细菌。静止期皮损伤的染色阴性,活动期阳性。因此结核样型麻风的特征是持久性或慢性迟发型变态反应。TT 的组织学特征为皮肤小神经周围上皮样组织细胞浸润。在免疫力较强的患者,浸润可完全局限于神经附近,但常扩展至邻近真皮(表 13-5)。②瘤型麻风示巨噬细胞浸润广泛,表皮下有一狭窄的正常胶原纤维的无浸润带。真皮内甚至皮下脂肪层有大量泡沫细胞浸润,胞质灰色,真皮内很少有淋巴细胞或炎症反应,与神经关系不明确。抗酸染色查见大量抗酸杆菌。巨噬细胞的胞质呈泡沫状或空泡状,故称为泡沫细胞或麻风细胞。瘤型麻风皮损只有少量淋巴细胞,和炎症反应与神经关系不明确。且以 T 抑制($CD8^+$)细胞为主,IL-2 产生细胞稀少。一种解释是 LL 患者的 T 辅助细胞缺陷或缺如。③BT 的组织学变化与 TT 相似,病理改变为表皮梗死;浅静脉充血,偶见静脉血栓,内皮细胞增生、肿胀,有白细胞破碎性血管炎表现,主要累及中等大小的血管和小血管。抗酸染色示内皮细胞内有大量杆菌。真皮内可见上皮样细胞肉芽肿。④BB 表皮下的无浸润带很明显,上皮样细胞肉芽肿内抗酸杆菌较多,皮肤神经束间有炎性细胞浸润。⑤BL 的组织学变化与 LL 相似,表皮下有明显的“无浸润带”。皮肤内甚至皮下脂肪层有大量泡沫细胞,泡沫细胞浸润中可见聚集成小团的淋巴细胞或向上皮样细胞发展的组织细胞。抗酸染色查见大量抗酸杆菌。⑥未定类麻风组织学上通常很难诊断,常常只有淋巴细胞或组织细胞在血管或附属器周围片浸润。没有肉芽肿或 Virchow 细胞,也找不到麻风杆菌。

4. 梅毒生物学假阳性 麻风,尤其是瘤型麻风和界限偏瘤型麻风均可出现 VDRL 和 / 或 FTA-ABS 生物学假阳性。

(十一) 诊断

WHO 于 1990 年曾提出麻风早期诊断的定义,其主要的体征是:①单个或多个浅色或红色皮损,不具备其他皮肤病的

表 13-5　麻风的临床、细菌学、组织学和免疫学谱

特征	结核样型麻风（TT、BT）	界限类麻风（BB、BL）	瘤型麻风（LL）
皮肤损害	一个或几个不对称的、边界清楚的斑点或斑块，中间可见圆形空白区，边缘突起	介于 BT 和 LL 之间，界限不清的斑块，偶尔边缘清楚；皮肤病变可多可少	对称、边缘不清、多发浸润结节和斑块或弥漫浸润；黄瘤样或皮肤纤维瘤样结节；狮面和眉毛、睫毛脱落
神经病变	皮肤病变、感觉障碍、出现早；病变附近神经有时增大，神经脓肿最常见于 BT。	皮肤病变处感觉减退或感觉障碍；神经干麻痹，有时对称	感觉减退出现晚；神经多发病变；肢端、远端、对称性感觉障碍常见
抗酸杆菌（BI）	0~1+	3+~5+	4+~6+
淋巴细胞	2+	1+	0~1+
巨噬细胞分化	上皮样分化	BB，上皮样分化；BL，通常未分化，但可能与泡沫样分化	泡沫样分化；早期病变可能未分化
朗格汉斯巨细胞	1+~3+	—	—
麻风菌素皮肤试验	+++	—	—
淋巴细胞转化试验	一般为阳性	1%~10% 阳性	1%~2% 阳性
病变中 $CD4^+/CD8^+T$ 细胞比例	1.2	BB，NT；BL，0.48	0.50
麻风分枝杆菌 PGL-1 抗体	60%	85%	95%

注：BB：中间界限类；BL：偏瘤型界限型；BT：偏结核样型界限类；TT：极型麻风型；BI：细菌学指标；NT：未检测；PGL-1：酚糖脂 -1。

特点；②皮损或非皮损处有感觉丧失；③神经粗大（神经干或皮神经）；④皮肤涂片查抗酸杆菌阳性；⑤有明确的麻风组织病理学证据（如神经内及神经周围炎症和 / 或神经破坏，或典型部位抗酸染色阳性）。仅发现上述一个主要体征者为可疑麻风，应予随访观察；对此种病例可主动随访，也可被动随访，最好是鼓励可疑病例定期到门诊检查。如发现有两个只要体征，但未发生残疾，可谓早期麻风；早期少菌型麻风，皮损数目少；早期多菌型麻风，浸润轻。如果皮损广泛和 / 或有残疾，则为晚期麻风。

（十二）鉴别诊断

麻风斑疹　应予鉴别的有单纯糠疹、玫瑰糠疹、白癜风、花斑癣、贫血痣、鱼鳞病。

环状损害　应予鉴别的有环状肉芽肿、体癣、离心性环状红斑、环形红斑。

结节性疣状损害　应予鉴别的有神经纤维瘤、传染性软疣、结节病、皮肤淋巴细胞浸润、结节性黄色瘤、疣状皮肤结核。

播散性弥漫性浸润　应予鉴别的有蕈样肉芽肿、梅毒、弥漫性皮肤利什曼病。

神经炎　应予鉴别的有多发性神经炎、神经肿瘤、面神经麻痹、脊髓空洞症、神经原性肌萎缩、外伤性周围神经损伤、股外侧皮神经炎。

Ⅰ型麻风反应应与急性红斑狼疮、蜂窝织炎和药物反应鉴别。2 型麻风反应的患者，应排除其他原因的血管炎和脂膜炎。脂膜炎包括结节性红斑，麻风结节红斑皮损分布广泛，可成群出现，但不如结节性红斑持久，后者持续时间长且好发于下肢。

（十三）预防与治疗

1. 治疗原则　①抗麻风治疗，杀灭麻风杆菌；②调整宿主免疫状态，抑制炎症反应和消除麻风肉芽肿损害，终止传染；③调节免疫功能；④指导患者进行自我护理，保护麻木肢体；⑤及时处理神经损害所致的并发症；⑥对患者进行社会 - 心理 - 经济康复，帮助其回归社会。

2. 治疗措施　建立麻风防治网，争取早发现，早隔离治疗。

对患者家属及密切接触者应定期进行体检，必要时可用氨苯砜或二乙酰氨苯砜进行预防性用药，或接种结核菌苗。

WHO 推荐的麻风联合治疗方案

（1）多菌型方案（成人）：利福平（REP）600mg 每月 1 次，监服（监督服药）；氯法齐明（B663）300mg 每月 1 次，监服及 50mg/d 自服；氨苯砜（DDS）100mg/d 自服；疗程 24 个月。

（2）少菌型方案（成人）：利福平 600mg 每月 1 次，监服；氨苯砜 100mg/d 自服；疗程 6 个月。

各年龄段药物剂量见（表 13-6）。

3. 单皮损少菌型方案　由利福平 600mg、氧氟沙星 400mg 和米诺环素 100mg 3 种药物组成，又称 ROM 方案，仅服用 1 次，适用于单皮损少菌型麻风比例较高的国家。

（1）麻风反应的治疗：轻微的逆向反应可用非甾体抗炎药，严重的需要口服泼尼松 0.5~1mg/（kg·d）。麻风结节性红斑可用泼尼松 0.5~1mg/（kg·d）和 / 或沙利度胺 100~400mg/d。沙利度胺在服用数月后可以逐渐减量，维持剂量为 50~100mg/d。加巴喷丁 300~900mg，每日 3 次或普瑞巴林 50~100mg，每日 1 次可以缓解神经性疼痛。Lucio 现象采用支持疗法。麻风反应情况较紧急，可出现不可逆的眼和神经的损害。此时抗

表 13-6　各年龄段药物剂量表

药物	服法	药物剂量(mg)			
		<5 岁	5~9 岁	10~14 岁	≥15 岁
REP	每月 1 次(监服)	150	300	450	600
B_{663}	每月 1 次(监服)	50	100	200	300
B_{663}	每日 1 次(自服)	50(隔日)	50	50	50
DDS	每日 1 次(自服)	25(隔日)	25	50	100

麻风治疗不能停止。

Ⅱ型麻风反应可予镇痛、氯喹、氯法齐明和退热药处理。沙利度胺以前被用于麻风结节性红斑(ENL)的治疗,而且疗效很好,沙利度胺可作为麻风结节性红斑的有效的辅助治疗药物。但由于有致畸性,应予以注意。泼尼松龙 40~60mg/d,连服 3~6 个月对Ⅰ型麻风反应有效。首先应寻找和除去诱发因素。

麻风反应循证治疗药物有:非甾体抗炎药(逆向反应和麻风结节性红斑)(E)、泼尼松(逆向反应和麻风结节性红斑)(D)、沙利度胺(麻风结节性红斑)(D)、环孢素(逆向反应)(D)、硫唑嘌呤(逆向反应、麻风结节性红斑有效)(D)、英夫利西单抗(麻风结节性红斑有效)(E)、氨甲蝶呤(逆向反应、麻风结节性红斑)(D)、加巴喷丁(缓解神经疼痛)(E)、阿米替林(E)、己酮可可碱(结节性红斑有效)(E)、B663、雷公藤。

(2) 巩固治疗:达到临床治愈标准后,瘤型、界线类应继续巩固治疗不少于 5 年,结核样型不少于 3 年(表 13-7)。

表 13-7　麻风的其他治疗

免疫调节治疗	重组淋巴因子能增强巨噬细胞的杀菌作用并刺激 CMI 的表达。 最初研究的 T 细胞分裂原(mitogen) IL-2 已应用于瘤型麻风病人。皮内注射 IL-2 引起局部细胞介导反应伴有硬结,受侵袭的巨噬细胞破坏,细菌量明显减少。
整形外科手术	纠正足下垂、手畸形、睫毛脱落、兔眼
足底溃疡治疗	外科引流减压:周围神经冷脓疡,在疼痛和功能丧失时突然加重,需外科立即引流减压
康复治疗	功能锻炼按摩、电疗、体疗、牵引、戴防护工具

(十四) 病程与预后

以往麻风患者的预后十分悲惨,然而经有力的综合防治和联合化疗,近年来其预后得到根本改观。目前推广的联合化疗能够在很短时间内消除传染性。对麻风病人实行隔离措施已不再采用,世界各国现已废除了对麻风病人的人身隔离制度。

第二节　皮肤结核病

内容提要

- 结核疹损害中,应用聚合酶链反应(PCR)技术可以检测到分枝杆菌的 DNA。
- 粟粒性结核病是宿主免疫状态最低的形式。
- 在疣状皮肤结核和寻常狼疮中,宿主的免疫状态较高。
- 皮肤对结核分枝杆菌的免疫反应形成结核疹。
- HIV 感染的患者中,粟粒性结核是皮肤结核病最常见的形式。
- 3%~12% 的皮肤结核病患者胸部 X 片有异常,最常见的是淋巴结结核病。
- TST 已经成为确诊存在结核分枝杆菌感染的金标准。

一、概述

皮肤结核病(tuberculosis cutis)是由结核分枝杆菌,俗称结核杆菌引起的慢性皮肤病。

皮肤结核病的发生率显著低于其他各脏器结核。据报道,皮肤结核病占全部结核病的 1%~2%,也有报道少于 1%。近年来,由于耐药结核和艾滋病的播散,结核病已成为全球的公共卫生问题,其中皮肤结核约占肺外结核的 1.5%,目前呈现上升趋势,皮肤结核可由结核杆菌直接侵犯皮肤。

(一) 病原学

结核分枝杆菌是一种抗酸杆菌,根据其致病性可分为人型、牛型、鸟型、鼠型、冷血动物型和非洲型等。引起人体皮肤结核病的病原体主要为人型(70%~80%),其次为牛型(5%~25%)及非洲型。

结核杆菌为细长稍弯的杆菌,长 2.5~3.5μm,宽约 0.3μm,常聚集成团,有抗酸性,需氧,在细胞内生长。结核分枝杆菌细胞壁中含有大量脂质,其脂质在抗吞噬中具有重要作用。是主要毒力因子,故对某些理化因素有较强的抵抗力,结核分枝杆菌对湿热紫外线及脂溶剂均敏感,在液体中加热 62~63℃ 15 分钟即被杀死,直接日光照射 2~7 小时可以杀死。在结核性初疮、皮肤瘰疬、腔口损害和粟粒性皮肤结核等损害中很容易发现病原菌,但在寻常狼疮、树胶肿和疣状皮肤结核却很难发现或无病原菌。结核分枝杆菌对异烟肼、链霉素、利福平等抗生素易发生耐药性,目前临床上甚至出现对多种抗结核药同时耐药的多耐药株。

（二）感染途径

1. 内源性感染是皮肤结核病的主要感染途径。患者内脏或深部组织先有结核病，结核杆菌通过下列途径感染皮肤：①经血液循环传播；②经淋巴液传播；③直接蔓延到皮肤；④自体接种，即通过自然腔道将结核杆菌带至腔口附近皮肤或黏膜。

2. 外源性感染　初次接种可引起，见于少数病例，是由于皮肤本身有轻微的破损，接触含有结核杆菌的痰、粪便或其他污染物质，结核杆菌直接侵入皮肤致病。

皮肤结核的分类（表 13-8）。

表 13-8　皮肤结核分类

外源性感染	原发接种性结核（结核性下疳、未免疫宿主感染）
	皮肤疣状结核、寻常狼疮（已免疫宿主感染）
内源性传播	瘰疬性皮肤结核
	急性粟粒性结核、寻常狼疮
	腔口结核
结核疹	结核疹
	瘰疬性苔藓
	丘疹坏死性皮结核、硬红斑
	兼性的结核疹
	结节性血管炎
	结节性红斑
	非结核疹
	这些情况与结核疹无关但在文中简短讨论
血源性	寻常狼疮，急性粟粒性皮肤结核，结核性溃疡，结核蜂窝织炎，树胶肿或脓肿
BCG 免疫接种所致	依据病变部位结核杆菌数量多少
多菌型	原发性接种性结核病、瘰疬性皮肤结核、腔口皮肤结核、急性粟粒性皮肤结核病、结核性溃疡、结核性树胶肿或脓肿等
少菌型	寻常狼疮、疣状皮肤结核以及各种结核疹

本病病程呈慢性经过，除急性粟粒性皮肤结核外，其他类型皮肤结核病较长，半年或更长时间，如寻常狼疮单个皮损局限于一定范围内可达几十年。少数皮肤结核病如结核性初疮，疣状皮肤结核有自愈倾向。多数局限性皮肤结核缺乏全身症状，但全身性粟粒性皮肤结核、丘疹坏死性结核疹、瘰疬性皮肤结核可有乏力、低热、消瘦、倦怠、盗汗和关节疼痛等结核中毒症状。约有 1/3 患者可以合并其他脏器结核，尤其是肺结核，然而，多数皮肤结核病如寻常狼疮、外源性结核杆菌感染及结核疹难以找到内脏结核的证据。

（三）病理检查　详见各型皮肤结核的组织病理检查。

（四）实验室检查

病原学检查

1. 染色涂片　抗酸染色（高度提示，但不能区分结核杆菌和非结核杆菌），荧光染色镜检（敏感度高、特异性强，缺乏质控）。

2. 结核菌培养　固体培养基：生长缓慢，需要 4~12 周；改良罗氏培养基：可获得较高的敏感性；液体培养基：结合改良 Middlebrook7H9 肉汤和荧光检测技术，培养时间为固体培养基的 1/3，敏感度更高；半自动培养系统 BACTEC MGIT 960：是依赖氧敏感荧光化合物检测分枝杆菌生长，产生橙色荧光。

3. 生化鉴别　分析分枝杆菌的形态、生长速度、色素形成、耐热触酶试验和硝酸盐还原试验进行鉴别，但生化鉴定结果准确性受限，临床少用。

4. 免疫学检测

1）结核菌素皮肤试验：通过测量结核菌素注射部位硬结大小，判断结核感染。判断结果主观性强，且受卡介菌接种、多种非结核分枝杆菌干扰，此外，免疫抑制人群敏感性极低。

2）干扰素 γ 释放试验：阳性表示感染过，阴性可排除，用于试验的有三种，T-SPOT.TB 试验敏感性高，但与海鱼分枝杆菌、戈尔登分枝杆菌等有交叉阳性。

5. PCR 检测　其敏感度、准确度高，耗时短。

序列在结核分枝杆菌复合群中以多拷贝形式存在，其应用使 PCR 检测敏感度升高。分枝杆菌中 16SrRNA、hsp65、rpoB、16S-23SnRNA 间隔区序列有种内多态、种间保守的特征，PCR 扩增后进行酶切或测序对鉴别菌种有重要价值。hsp65、rpoB、间隔区序列有更大的核苷酸多态性，有种、亚种特异性的等位基因存在，因此鉴别能力相对较强。

与普通 PCR 相比，巢式 PCR 和多重 PCR 的引入提高了检测的敏感度，在菌量少的皮肤结核中显示出良好的应用价值，并能鉴别结核分枝杆菌复合群内的分枝杆菌。环介导等温扩增法（LAMP）有简单、快速、耐受 PCR 抑制剂的特点，其敏感度高于巢式 PCR 和多重 PCR，LAMP 有望成为取代 PCR 的检测方法。

新开发的 The Xpert MTB/RIF 实验（Xpert 实验）是一种商品化分子检测实验，Xpert 实验已被 WHO 许可用于肺结核的检测，但对于肺外结核不同的样本类型诊断价值不一，且在皮肤结核中的应用介质仍未证实。

6. 药敏试验与耐药检测　3.6% 的新发结核病例和 20% 继发性结核病例出现多重耐药。耐药检测方法包括比例法、临界药物浓度法，方法准确可靠，但均步骤复杂，耗时很长，至少需要 3 周培养时间。DNA 测序技术的成熟和价格的显著降低使耐药基因检测越来越多地用于临床。利福平耐药与 rpoB 突变导致，异烟肼耐药主要由 katG、inhA 和 ahpC 基因突变引起，链霉素耐药与 rrs 和 rpsL 基因突变相关，乙胺丁醇耐药是因为 embB 基因发生突变，克拉霉素耐药是由于 23sRNA 肽酰转移酶基因突变所致，喹诺酮类耐药是由 gyrA 基因突变引起。

（五）诊断与鉴别诊断

当出现慢性、非对称分布的皮损是，需怀疑皮肤结核。分枝杆菌培养阳性、抗酸染色阳性的病例，还需要与非结核分枝杆菌感染鉴别，可借助分子生物学方法进行实验室诊断和鉴别诊断。临床上一般需要与结节病、盘状红斑、淋巴瘤以及其他感染性肉芽肿性疾病如真菌感染、梅毒树胶肿等鉴别。硬红斑需要与结节性红斑、血管炎鉴别。丘疹坏死性结核疹需要和急性痘疮样苔藓样糠疹等鉴别。

（六）治疗

推荐治疗：2个月强化治疗和4个月维持治疗。

药物：强化治疗乙胺丁醇、异烟肼、利福平、吡嗪酰胺四联，维持治疗异烟肼、利福平二联药物治疗，如异烟肼可疑耐药，则维持阶段用吡嗪酰胺替代。

评价：由于我国皮肤结核菌株对传统抗结核药物耐药发生率低，因此一旦确诊皮肤结核便可及时给予上述标准抗结核治疗方案，绝大部分患者均能获得满意疗效。

二线治疗药物：二线的抗结核药物有阿米卡星、卡那霉素、链霉素、环丙沙星、氧氟沙星、左氧氟沙星、加替沙星。对于结核疹患者，需要查找内脏结核，加用抗结核药物如利福平。

多重耐药结核的流行是目前全球结核病疫情控制的严峻挑战。多重耐药结核，莫西沙星和左氧氟沙星被认为是安全有效的替代药物，利奈唑胺可能对复发的多重耐药结核有效。

新药研发：迪拉马尼、贝达喹啉、PA-824已在进行Ⅲ期临床试验，乙二胺同类物SQ-109正在进行Ⅱ期临床试验。

二、原发性皮肤结核综合征

原发性皮肤结核综合征（tuberculous chancre），又称结核性下疳，是结核杆菌进入一个没有患过结核的人体（无特异性免疫），在接种部位的皮肤反应及局部淋巴结受累。本病罕见，好发于幼儿，也可见于结核菌素试验阴性的成年人，多见于面部和四肢。

发病部位常常先有皮肤轻微破损，接种结核杆菌后2~4周，首先形成棕红色丘疹，以后扩大形成结节或斑块，最后破溃成为坚实溃疡，形似下疳（图13-15），故名结核性下疳。最终形成溃疡，皮损常在3~12个月内可自愈，也可在周围出现狼疮样结节。局部淋巴结肿大，可有淋巴管炎，持续存在，有时可溃破形成瘘管，无自觉症状。在溃破和肿大的淋巴结中可找到大量结核杆菌，结核菌素试验早期阴性，后期可转为阳性。

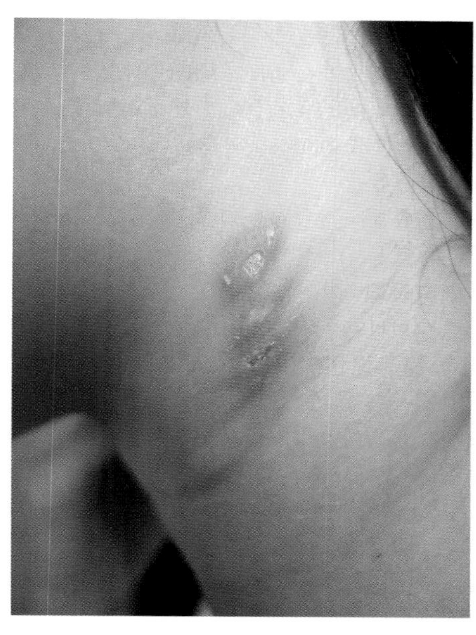

图13-15　原发性皮肤结核综合征

早期组织病理改变为大量中性粒细胞浸润，伴有坏死区。是为中性粒细胞微脓疡。经抗酸染色可发现大量结核杆菌，2周以后，单个核细胞和巨噬细胞逐渐增多，3~6周后，以淋巴细胞和上皮样细胞为主，并出现典型的结核结节，有干酪样坏死结核菌素试验转为阳性。

主要与梅毒性硬下疳、孢子丝菌病、芽生菌病、组织胞浆菌病、球孢子菌病、奴卡氏菌病、利什曼病、雅司等鉴别。主要依据血清学检查、病原体检查和培养以及相关病史、体格检查鉴别。

三、急性粟粒性皮肤结核

急性粟粒性皮肤结核（acute miliary tuberculosis of the skin），又称播散性粟粒性皮肤结核（tuberculosis cutis miliaris disseminata），本病罕见，见于身体衰弱的婴幼儿，或在麻疹、猩红热后发病。

（一）传播途径

免疫低下者内脏结核大量扩散侵入血流后引起的急性粟粒性结核，预后不良。

（二）临床表现

发病急速，全身症状明显，表现为发热、寒战、头痛、乏力、肌痛和盗汗，常伴有严重内脏播散性结核的表现。

皮肤损害为粟粒大小的棕红色斑疹、丘疹，丘疹中央可发生小脓疱、坏死、溃疡（图13-16，图13-17），溃疡小而圆，呈暗红色边缘，基底苍白，有浆液及脓性分泌物。皮损大量泛发全身，以躯干、臀部、股部和生殖器最常见。结核菌素试验常为阴性，溃疡处可查到结核杆菌。

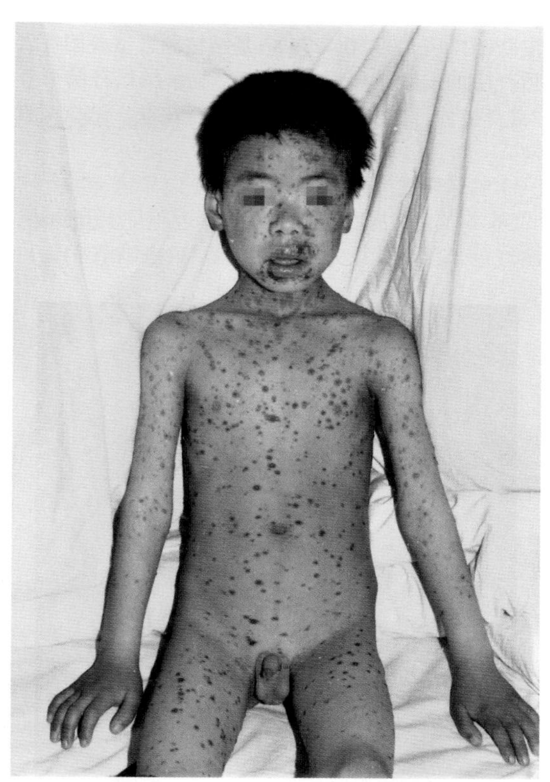

图13-16　全身性急性散播性粟粒性结核

全身播散性暗红色小丘疹、水疱或紫癜，中央有脐凹（大连医科大学　孙令惠赠）。

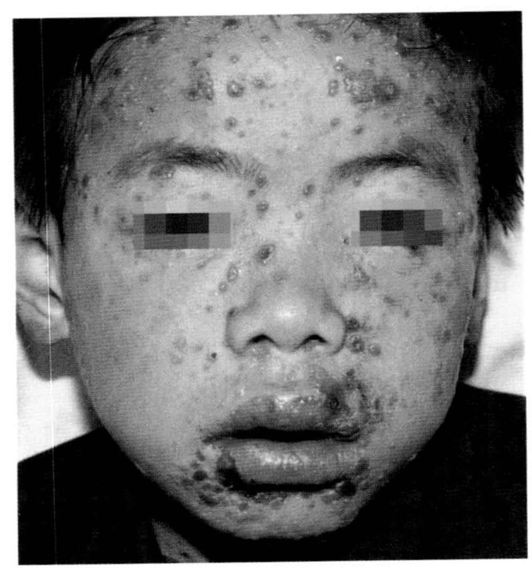

图 13-17　急性播散型粟粒性皮肤结核
部分水疱中央结痂坏死或形成脐凹（大连医科大学　孙令惠赠）。

（三）组织病理

早期为非特异性炎症性浸润，浸润细胞为中性粒细胞、淋巴细胞及少量浆细胞，但可查到大量结核杆菌，后期有巨噬细胞在周围环绕，类似结核样结构。

四、寻常狼疮

寻常狼疮（lupus vulgaris）是最常见的皮肤结核，具有一定的免疫力个体的接种，但更常见于结核灶的血行或淋巴播散，约占皮肤结核病人的 50%~75%，是结核菌素试验阳性者再次感染后产生的皮肤结核病，青少年多见。结核杆菌可经局部接种、自身接种、直接蔓延或血行播散至皮肤。结核菌素实验常阳性。

（一）临床表现

1. 基本损害　皮肤结核的发病率近年呈上升趋势，为鲜红或暗红色米粒至黄豆大的软性结节（狼疮结节）（图 13-18），可逐渐增大增多，融合成片，境界明显，可不断向周围扩展。玻片压时呈淡黄或褐黄色结节，如苹果酱状，称之为苹果酱现象。如用探针轻压就可刺破，称为探针刺破现象，为诊断特征之一。结节自行吸收成溃疡，溃疡边缘不整，潜行性，形状不规则，表面有结痂。溃疡愈合后形成萎缩性或肥厚性或条索状瘢痕，在瘢痕及其边缘上又产生新的结节。患部常可见结节、溃疡和瘢痕同时存在。有报告面部损害可累及眼，可致鼻中隔穿孔、鼻翼局限性缺失和眼睑损害。

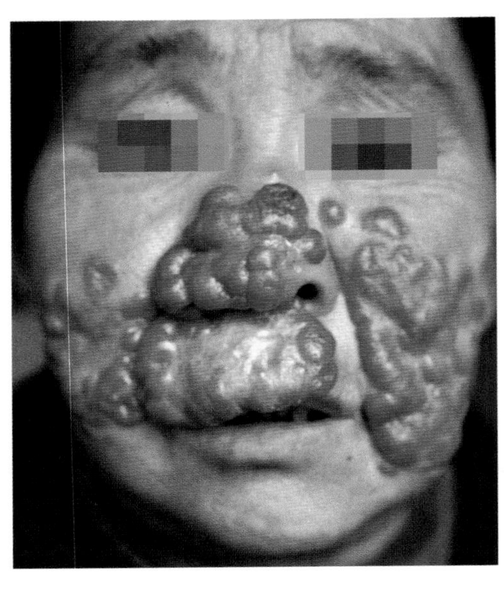

图 13-18　寻常狼疮（西安交通大学　李伯埙惠赠）

2. 发病特征　损害好发于面部（约 50%）、臀部和四肢，亦可累及黏膜。面部损害多见于鼻、上唇和颊部，鼻唇部肥大及溃疡，病程长达 13 年。颜面可因瘢痕收缩导致眼睑外翻、削鼻、口鼻偏斜、小口、耳郭缺损等，发生于上肢者可导致指节断缺，关节强直。

寻常狼疮病程慢性，多年不愈，一般无自觉症状。患者常伴有内脏结核，及其他类型的皮肤结核。溃疡和瘢痕收缩可毁容，皮损或瘢痕上可继发生癌变，常见为鳞状细胞癌。

3. 临床亚型　①扁平寻常狼疮：损害略高出皮肤，表面光滑。②增殖性寻常狼疮：狼疮结节密集、互相融合，浸润性肿块或大小不等的乳头状增殖。③溃疡性狼疮：溃疡边缘呈潜行性。基底呈污红色或紫红色，又不新鲜的肉芽组织。④播散性狼疮：常为突然出现的狼疮结节，散在分布，排列不规则，互不融合。

（二）组织病理

典型改变为真皮中上部的结核样或结核性结节，中央干酪性坏死少见，多数为上皮样细胞和几个 Langhans 巨细胞，外周为单个核细胞、淋巴细胞浸润。后期上皮样细胞增多，并有结缔组织增生，正常组织萎缩或破坏。后期常表现为增生，出现棘层肥厚、角化过度、乳头瘤样、假上皮瘤样增生。必要时可行 PCR 检测皮损中结核分枝杆菌。

（三）鉴别诊断

主要与瘤型麻风、结节性梅毒疹、深部真菌病、结节病、盘状红斑狼疮、淋巴瘤、皮肤黑热病鉴别。

五、疣状皮肤结核

疣状皮肤结核（tuberculosis verrucosa cutis）本病少见，发生在具有一定免疫力或活动性感染的个体接种结核分枝杆菌后。约占皮肤结核病的 4%~5%，为外感染所致，也称剖尸疣，是处理结核病尸体或动物时接种所致。

（一）传播途径

经皮肤和或黏膜接种，见于感染过结核杆菌，有中或高度特异性免疫的患者。

（二）临床表现

成年男性多见，约为 70.8%，好发于手背、指背及足部、臀部、小腿等暴露易损伤部位，损害大多为单个，少数为多个单侧分布。

皮损初起时为黄豆大暗红色丘疹、质硬，丘疹逐渐向周围扩大变成斑块，表面增厚粗糙不平，呈疣状增殖（图 13-19），有较深沟纹分隔，加压时常有少许脓液从缝中溢出。损害可向四周或一侧缓慢扩展，中央愈合留下不规则或光滑柔软的萎缩性瘢痕。病程慢性，不发生溃疡，结核菌素试验弱阳性，数年后斑块可自愈。

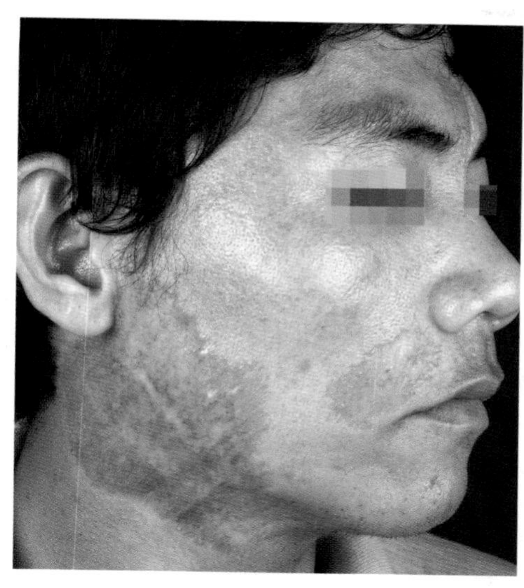

图 13-19　疣状皮肤结核

（三）组织病理

表皮角化过度、角化不全、棘层肥厚，可呈假上皮瘤样增生。棘细胞间水肿，可形成小脓肿。真皮上部有炎细胞浸润，可形成小脓肿，真皮中部可见结核结节，有中度干酪样坏死。抗酸染色不易查到结核杆菌。

主要与疣状寻常狼疮、慢性增殖性脓皮病、着色真菌病和孢子丝菌病鉴别。

疣状损害可持续存在多年，但最终可消退。

六、瘰疬性皮肤结核

瘰疬性皮肤结核（scrofuloderma），又称液化性皮肤结核，简称瘰疬，多见于儿童及青少年。本病是继发于淋巴结、骨或关节的结核，经直接扩散到邻近皮肤而发病，占皮肤结核的10%~15%。

皮损表现为皮下结节、结节质硬、边界清楚、活动、无压痛，其上皮肤正常。以后结节向表皮发展，渐与表皮粘连（图 13-20），局部皮肤变红或暗红色，并软化，称为“冷性脓肿”，结节破溃，形成溃疡和窦道，有干酪样物质和脓液排出，溃疡口小底大，呈潜行性，基底不平有肉芽组织增生，易出血。邻近皮肤可陆续发生新的皮下结节、溃疡或窦道。损害可相互连接或贯通，呈带状分布，非常特殊。病程迁延多年，预后留下凹凸不平的不规则或桥状瘢痕。

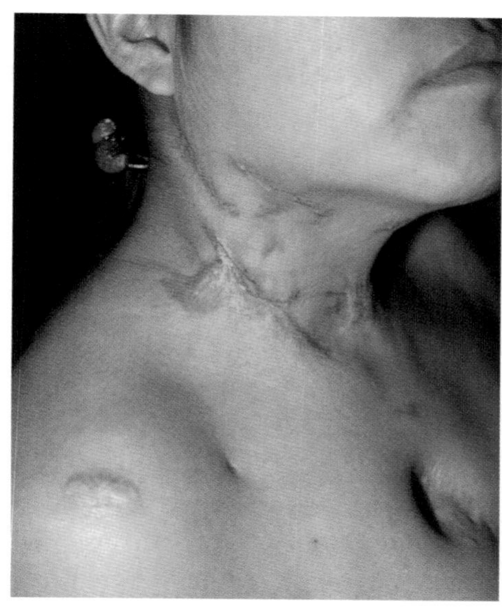

图 13-20　瘰疬性皮肤结核

损害好发于颈部，其次为腋下、腹股沟及上胸部等处。结核菌素试验阳性。

组织病理：有乳头瘤样增殖。在损害深部与边缘有结核性结节，肉芽组织增生，中央为干酪样坏死和形成充满液化残渣的腔，周围炎症细胞浸润明显。抗酸染色易找到结核杆菌。

主要与梅毒性树胶肿、放线菌病和硬红斑鉴别。

七、腔口部皮肤结核

腔口部皮肤结核（tuberculosis cuffs orificialis），又称溃疡性结核病，本病罕见。通常发生于患严重内脏结核的年轻人，尤其是喉、腭、肺、消化道和泌尿道结核。内脏结核杆菌通过自然腔道蔓延至体表腔口部的皮肤黏膜交界处发病。常发生于鼻、口、肛门、尿道周围。

皮损最初为小结节，约针头大的黄色或淡红色颗粒状。以后增大，破溃形成表浅溃疡，溃疡边界不整，基底不平，有少量脓液，周围有红晕，可伴有局部淋巴结肿大。

自觉症状为明显的疼痛。病程慢性，由于内脏结核严重，故全身症状严重。可有发热、消瘦、结核菌素反应常阴性，预后不佳。

组织病理：浅部溃疡为非特异性炎症，主要为中性粒细胞浸润。周围有棘层肥厚，真皮深部可见结核样结构，明显的干酪样坏死，抗酸染色很易查到结核杆菌。

需与梅毒、软下疳、溃疡性癌及一般腔口溃疡鉴别，除临床经过明显不同外，病原体检查和组织病理可以鉴别。

八、结核疹

结核疹是机体对于其他部位结核病的皮肤免疫反应。结核疹中不能检出特异菌，结核杆菌培养阴性。

1. 丘疹坏死性结核疹（papulonecrotic tuberculid）　本病较少见，一般认为体内结核杆菌经血行播散至皮肤，并在皮肤迅速被消灭所致，常合并有肺结核或内脏结核。但近年来有人根据血管病变的特征推测，本病很可能是血管炎的一种类型。

多见于青年人，好发于四肢伸侧，尤以肘膝关节伸侧多见，也可见于臀部及躯干，对称散在分布，有群集倾向（图 13-21）。病程慢性，反复发作，常成批发生，春秋季较多发。基本损害位于真皮深处，为 2~8mm 大的硬性丘疹或结节，呈暗红或紫红色。部分丘疹可自行吸收消失，多数丘疹或结节，经1个月左右，中央出现脓疱、坏死，继而干涸，形成黑色痂，去痂后可见小溃疡。可逐渐自愈，预后留有萎缩性色素沉着性瘢痕，检测分枝杆菌 DNA 的 PCR 反应和结核菌素试验阳性。

鉴别诊断：①急性痘疮样糠疹；②淋巴瘤样丘疹病；③二期梅毒丘脓疱疹；④穿透性环状肉芽肿。

2. 阴茎结核疹（penis tuberculid），是丘疹坏死性结核疹的一种特殊类型。

主要发生于龟头，表现为丘疹和小结节（图 13-22），以后部分可自行消失，多数出现坏死、化脓、溃疡，可逐渐自

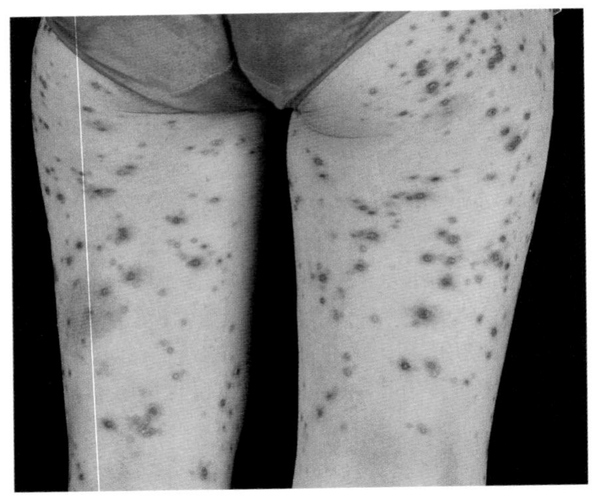

图 13-21 丘疹坏死性结核疹

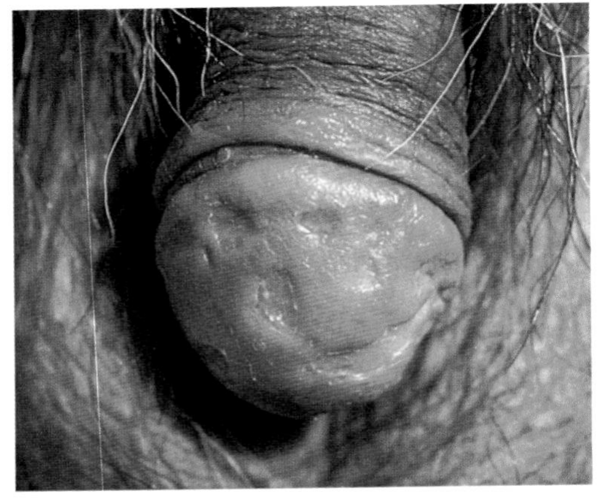

图 13-22 阴茎结核疹 龟头小结节坏死破溃，形成不规则形溃疡

愈，预后留有凹陷性瘢痕。病程慢性，可反复发作多年。后期龟头变硬，呈橡皮样改变。好发于青年，无自觉症状，本病少见。

鉴别诊断：同丘疹坏死性结核疹。

3. 瘰疬性苔藓（lichen scrofulosorum），本病又称瘰疬性苔藓样皮肤结核，现本病少见，好发于儿童和青年人。常并发于其他皮肤结核或内脏结核。皮损好发于躯干两侧及四肢伸侧，对称分布。典型皮损为针头大小的群集性毛囊性丘疹，形成苔藓样改变，呈正常肤色或红褐色，质硬，平顶或尖顶，偶有小脓疱，常有细小鳞屑。病程慢性，皮损可自行消退，不留痕迹，或有色素沉着。PCR 检查可在皮损中检测到结核分枝杆菌的 DNA，结核菌素试验阳性。

真皮浅层毛囊和汗管周围有小结核样肉芽肿，主要为上皮细胞和少量巨噬细胞，无干酪样坏死，周围有淋巴细胞浸润。毛囊上皮细胞变性，有白细胞侵入，有时形成小脓疱，可有毛囊口角栓。

可根据临床表现、皮疹分布、病理改变与光泽苔藓、扁平苔藓、毛发红糠疹、癣菌疹和结节病鉴别。

4. Bazin 硬红斑（Bazin erythema induratum），又称硬结性皮肤结核，是与结核分枝杆菌有关的结核疹，在血源性皮肤结核中较常见。

本病好发于青年女性，多数有结核病史。冬春季发病或加重，与下肢循环不良有关。典型皮损早期表现为皮下结节，豌豆至蚕豆大小，肤色，与皮肤不粘连，质硬。以后逐渐增大，表面呈暗红或紫红色，与皮肤粘连。皮损对称分布，绝大多数位于小腿屈侧中下部（图 13-23），数月不定，易反复发生多年，可有自觉疼痛和压痛。结节经 3~4 个月后大部分可自愈消退，留有轻度萎缩，少数可融合成大的斑块，形成溃疡，为深在性、不规则坑穴样伴以陡峭或潜行性溃疡。经久不愈，预后遗留萎缩性瘢痕和色素沉着。

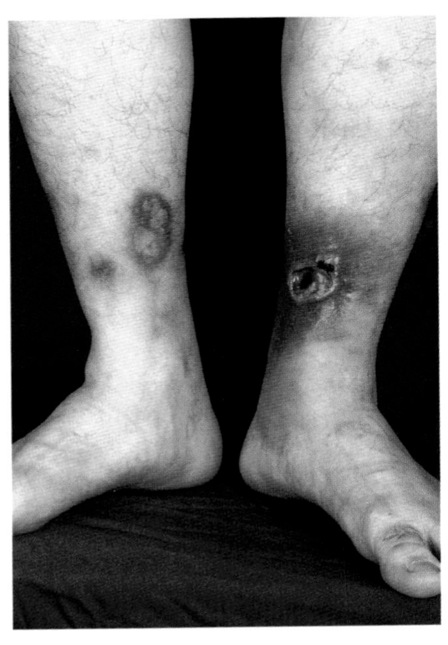

图 13-23 硬红斑

最早期的改变为中心动静脉血管炎，也可累及较大血管。出现内皮细胞肿胀、水肿、管壁炎症细胞浸润，早期多为中性粒细胞，晚期多为淋巴细胞和组织细胞。可有血管壁增厚，血栓形成，管腔阻塞。

脂膜炎也是最常见的表现，表现为小叶性脂膜炎，小叶脂肪细胞坏死，呈大片红染，核碎，核固缩和核溶解，即干酪样坏死。部分在皮下组织间隔中可见结核样肉芽肿，结核菌素试验强阳性，组织病理检查结核杆菌阴性。

主要与结节性红斑鉴别，本病发病较急，皮损好发于小腿伸侧，色鲜红，局部疼痛和压痛明显，结节不破溃，常伴有发热和关节疼痛等全身症状。组织病理病变主要在脂肪间隔，小叶改变轻微，血管炎改变不明显．无坏死。

5. 结节性结核性静脉炎，是一种发生于下肢的结核性血管炎，有人认为归属于硬红斑。欧美文献将它归属于 Bazin 硬红斑，认为是后者的一种变型，但日本学者认为本病属于结核性血管炎，属于硬红斑和结核性结节红斑之间的中间型。结核菌素试验阳性。

青年男性较多见，发病前可有发热、疲乏、不适等全身症状，多数急性发病，部分可反复发作。典型皮疹为绿豆至蚕豆大小的结节，淡红色或正常肤色。结节之间可触及条索状硬结，自觉疼痛或压痛。皮损好发于小腿及足部包括足背、足缘、足底，少数为腕部、手部，可对称分布。

典型改变为真皮内静脉炎，静脉壁肥厚，有巨噬细胞、上皮细胞、淋巴细胞和中性粒细胞浸润，管腔闭塞，呈闭塞性肉芽肿性静脉炎改变。

治疗　抗结核治疗。

九、面部播散性粟粒性狼疮

1. 面部播散性粟粒性狼疮（lupus miliaris disseminatus faciei），以往认为本病系一种血源性皮肤结核病，但皮损处查不到结核杆菌，结核菌素试验阴性或弱阳性，对抗结核治疗无效，不归类为结核疹。

目前多认为是一种与酒渣鼻、痤疮类似的对皮脂腺脂质的一种特殊的肉芽肿样反应。但是亦有报道部分患者既往有结核感染史，在面部播散性粟粒性狼疮皮损 PCR 试验发现结核杆菌 DNA，由于皮损可自行消退且抗结核治疗无效，有人认为其病因是对异物的变应性肉芽肿反应；故本病的真正病因尚未确定。

本病好发于中青年男性，皮损主要分布于面部，特别是眶周、眉间、鼻唇沟、上下唇和颊部，即腔口周围，在眼睑下方成堤状排列，少数可泛发到躯干以上部位。下眼睑处堤状皮损有提示意义。

典型皮损为多发性、散在、小而表浅的结节，直径约 2~3mm，半球形稍高出皮面，色淡红或褐红色（图 13-24），用玻片压之呈果酱样，即狼疮结节。探针易刺入，中心可化脓破溃、结痂。皮损常成批出现，但不融合。病程慢性，有自限性，1~2 年可自行消失，预后遗留天花样点状萎缩性瘢痕。一般不再发。

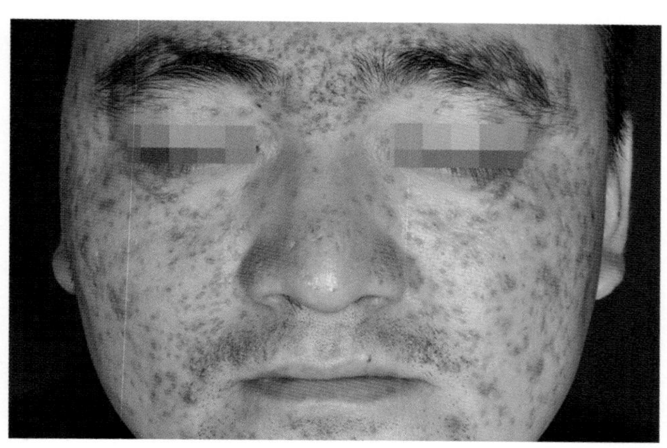

图 13-24　面部播散性粟粒性狼疮

在真皮内可见典型结核结节，中心有干酪样坏死，周围为上皮样细胞和单个核细胞浸润。

组织病理：表现曾被认为是典型的伴干酪样坏死的上皮样细胞肉芽肿，但近来发现，并不是所有的患者都伴有干酪样坏死。Virendra 等研究本病发现早期皮损缺乏肉芽肿，主要是淋巴细胞浸润，伴有少量的组织细胞及中性粒细胞；中期皮损首先表现为上皮样细胞肉芽肿，其间逐渐出现中性粒细胞微脓肿，最后演变为干酪样坏死的上皮样肉芽肿；晚期皮损主要表现为表皮萎缩变薄，胶原纤维透明变性，其间散在组织细胞和淋巴细胞；该研究中 12% 的切片可见典型为干酪样坏死，而国内瓦庆彪、陈前明等报告 21 例病理切片约 42.8% 见典型干酪样坏死。

鉴别诊断

（1）酒渣鼻：皮损好发于鼻部，有典型的红斑和毛细血管扩张。而本病有狼疮样结节。

（2）寻常性痤疮：青少年多见，皮损有多形性，有丘疹、粉刺、脓疱，常反复发生。

系统治疗可选用糖皮质激素、氨苯砜、四环素、羟氯喹、异维 A 酸，局部可试用糖皮质激素、他克莫司软膏。抗结核药物无效。

2. 酒渣鼻样结核疹（rosacea-like tuberculid），目前多认为本病即是酒渣鼻，或酒渣鼻的一种特殊表现，即肉芽肿性或结节性酒渣鼻，结核菌素试验结果不定。目前认为本病即系酒渣鼻。

好发于成年人，皮损主要分布于面部外周部分，即前额、发际、后颊部、颊部，典型皮损为黄红色或黄褐色半球形丘疹或结节，米粒到绿豆大小，数量不定，部分可密集分布。玻片压之可见"苹果酱"样改变，有少量红斑、脓疱、鳞屑，皮损消退后留有凹陷性瘢痕。

真皮上部有结核样肉芽肿，中心可有干酪样坏死。结节常发生于毛囊周围。

可按酒渣鼻治疗。

3. 苔藓样结核疹（lichenoid tuberculid），归属不明，有人认为更接近于结节病。

见于婴儿，皮损分布于四肢，对称分布，常突然发病。典型皮损为疏散的褐紫色扁平丘疹，顶端有细小脱屑。丘疹可成群出现，呈环形，皮损消退后留有褐色斑，无瘢痕。

真皮上部可见结核样结节，中央可有干酪样坏死。

可试用氨苯砜治疗。有报告采用异维 A 酸联合雷公藤多苷，急性皮损加用小剂量激素治疗 1~3 个月，取得较好近期疗效。

十、皮肤结核病的诊断与治疗

（一）诊断与鉴别诊断

当出现慢性、非对称分布的皮损是，需怀疑皮肤结核。分枝杆菌培养阳性、抗酸染色阳性的病例，还需要与非结核分枝杆菌感染鉴别，可借助分子生物学方法进行实验室诊断和鉴别诊断。临床上一般需要与结节病、盘状红斑、淋巴瘤以及其他感染性肉芽肿性疾病如真菌感染、梅毒树胶肿等鉴别。硬红斑需要与结节性红斑、血管炎鉴别。丘疹坏死性结核疹需要和急性痘疮样苔藓样糠疹等鉴别。

试验性治疗可以作为某些皮肤结核病的补充手段。必要时要采取试验性治疗。通常使用异烟肼和利福平二联疗法，连续使用 4~8 周，观察治疗后皮损消退情况，可有效提示或否定皮肤结核病的诊断。如果治疗超过 8~12 周仍然无效，应考虑中止治疗。由于利福平对多种非结核分枝杆菌感染有效。因此试验性治疗不是皮肤结核的确诊依据。

（二）组织病理

各型皮肤结核病理改变有所不同，典型者为结核结节。结核性肉芽肿反应是诊断皮肤结核病重要线索，可不伴或伴有不同程度干酪样坏死，后者反映机体对结核感染免疫力强弱。也可以呈非特异性炎症反应，尤其是早期，如结核性初疮、丘疹坏死性结核疹等。

1. 结核杆菌 细菌学检查是诊断皮肤结核病的金标准。组织切片或分泌物可查到抗酸杆菌。而荧光显微技术可检测组织切片和分泌物中的分枝杆菌,培养与接种试验亦可应用,PCR可检测结核杆菌DNA,提高灵敏性,但要注意假阳性。

2. 结核菌素试验(PPD) 通常用纯化蛋白衍生物(PPD)代替结核菌素作检测,故又称PPD试验。强阳性者有结核杆菌感染,PPD试验于感染后2~10周时出现阳性反应,可持续数年,并随着时间延长而反应减弱。

不同人群,其阳性反应程度及其临床诊断价值不一,在HIV感染者、其他免疫功能缺陷者,或长期使用免疫抑制者,即使注射处硬结为5mm,也可认为阳性反应。对结核高发区人群、静脉吸毒以及易感染结核的医护人员,硬结大于10mm则视为阳性反应。

如果硬结直径≥15mm,则所有人群均考虑为阳性反应。卡介菌(BCG)接种可以使儿童PPD呈阳性反应,持续时间少于10年。因此,儿童PPD阳性反应其诊断价值小于成人。PPD阴性不能排除结核,特别是机体免疫力低下的人群和一些多菌型结核者,PPD可能与其他非结核分枝杆菌感染交叉反应,但一般比较弱。

(三)治疗

1. 系统治疗 抗结核治疗,以全身抗结核治疗为主。

第一线药物:

杀菌剂 ①异烟肼:成人每次0.1g,每日3次;②异烟腙:成人每次0.5g,每日2~3次;③链霉素:肌内注射每次0.5g,每日2次,共2~3次;④利福平:早饭前1小时服用,0.45g/d。

抑菌剂 ①对氨基水杨酸钠(PAS-Na):每次3g,每日3次;②乙胺丁醇:每次0.25g,每日3次。

联合治疗是各种类型皮肤结核早期强化治疗的选择,可以选择异烟肼[300mg/d,儿童10~15mg/(kg·d)]、利福平[450~600mg/d,儿童15~25mg/(kg·d)],必要时加用乙胺丁醇(750mg/d,儿童15~25mg/(kg·d)),连续使用8周后,可改为异烟肼和利福平二联疗法,继续使用16周,或视病情变化决定继续使用疗程。

对寻常狼疮及瘰疬性皮肤结核宜选用两种杀菌药和一种抑菌药,称"三联"化疗;疣状皮肤结核、硬结性红斑及丘疹坏死性结核疹只选用一种杀菌药和一种抑菌药,称"二联"化疗。疗程一般2~6个月。

Ramam等建议以利福平、异烟肼,乙胺丁醇、吡嗪酰胺四联抗结核药连续服用6周。

疗效观察 通常局限型效果较好。寻常狼疮通常在治疗2周后即可以有好转,有些溃疡型特别是累及黏膜甚至在治疗后1~2周内即见缩小。对治疗4周以上无反应者应警惕结核杆菌耐药性产生,或诊断有误,以误诊的可能性更大。

第二线药物:卡那霉素、卷曲霉素、乙硫异烟胺、丙硫异烟胺及环丝氨酸等,这类药物因疗效差,或毒副作用大,或价格昂贵,一般不用,个别对"一线"药耐药者才慎用。

2. 局部治疗

(1)局部外用抗结核药物:常用制剂有5%异烟肼软膏、15%~20%对氨基水杨酸软膏、10%链霉素软膏、10%庆大霉素软膏、1%卡那霉素软膏、10%鱼肝油软膏、0.025%~0.1%维A酸软膏,每日涂搽2~4次。

(2)病灶局部封闭:常用链霉素0.5~1.0g加1%普鲁卡因5~10ml,根据病情可加醋酸曲安奈德5~10mg,注射于皮损基底部和其周围,每周1次,6次为一疗程。亦可选用异烟肼、丁胺卡那霉素作局部治疗。

3. 手术治疗 手术切除适用于早期较小的局限性孤立的损害,如寻常狼疮、疣状皮肤结核、瘰疬性皮肤结核受累的淋巴结及瘘管,切除范围应略大于皮损及有足够的深度,以免复发。

4. 物理治疗 X线照射可促进结核组织吸收,增殖肥厚的皮损变平,瘢痕软化。紫外线照射,能促进皮损局部血液循环,增强患者的抵抗力,降低对结核菌的易感性。二氧化碳激光、氦氖激光、电凝、液氮或干冰冷冻。

(四)病程与预后

寻常狼疮如不治疗可数十年不愈。瘰疬性皮肤结核预后留下凹凸不平的不规则或桥状瘢痕。丘疹性坏死性结核疹可逐渐自愈,预后留有萎缩性色素沉着性瘢痕。颜面粟粒性狼疮1~2年可自行消失,预后遗留天花样点状萎缩性瘢痕。播散性粟粒性结核常因粟粒性肺结核或结核性脑膜炎死亡。

卡介苗接种 预防接种卡介苗(BCG)是用减毒牛型分枝杆菌接种卡介苗,使全球结核病发病率在得到控制。但是,BCG也可以引起并发症,包括局限性和泛发性结核疹、寻常狼疮、瘰疬性皮肤结核和其他非特异性反应,如发热、局部炎症、皮下脓肿伴或不伴有溃疡形成,严重的局部淋巴结炎、骨炎和远隔脏器的结核灶。

第三节 非结核分枝杆菌病

内容提要

- 本病发生率逐年增加。常根据菌落着色、适宜温度及生长速度分类。
- 临床表现包括脓疱、角化性斑块、结节以及溃疡和窦道形成,呈孢子丝菌病样模式排列。
- 确诊有赖于细菌分离和鉴定。
- 海分枝杆菌感染常可自愈,抗生素治疗可加速感染的清除。溃疡分枝杆菌感染的治疗为系统服用抗生素,外科切除。鸟分枝杆菌复合体感染应联合多种药物治疗。

一、概述

除结核杆菌和麻风杆菌外的称为非结核分枝杆菌(nontuberculous mycobacterium,NTM),也被称为非典型分枝杆菌(atypical mycobacterium)或环境分枝杆菌、机会分枝杆菌、产色分枝杆菌、或未分类的分枝杆菌或称为除结核杆菌以外的分枝杆菌。通过实验室鉴定试验可与腐生的和弱抗酸的放线菌相区别。现已发现50多种非结核分枝杆菌,但对人致病的有10多种(表13-9),近年来在我国也有逐渐升高的趋势。

我国蔡林,张建中等报告分枝杆菌在北京水源环境中的分布:

从30份养鱼水分中分离出35株分枝杆菌。通过以上研究,提示养鱼水中有大量NTM存在,RunyonⅡ群暗产色菌群占28.6%,Runyon Ⅲ群不产色菌群占45.7%,Runyon Ⅳ群快生

表 13-9　皮肤非结核分枝杆菌病及病原菌

临床病变	病原菌（RUNYAN 分类）	
	常见	次常见
皮肤	海分枝杆菌（Ⅰ）	鸟分枝杆菌复合菌组（Ⅲ）
	偶然分枝杆菌（Ⅳ）	堪萨斯分枝杆菌（Ⅰ）
	龟分枝杆菌（Ⅳ）	土地分枝杆菌（Ⅲ）
	脓肿分枝杆菌（Ⅳ）	耻垢分枝杆菌（Ⅳ）
	溃疡分枝杆菌（Ⅲ）	嗜血分枝杆菌（Ⅲ）

Ⅰ= 光照产色菌；Ⅲ= 不产色素；Ⅳ = 生长快速。

长菌群占 25.7%，故鱼缸水可能为 NTM 的重要来源。分子生物学鉴定方法比常规表型鉴定更特异、更准确，可作为常规表型鉴定的有效补充。

1. 快生长分枝杆菌感染　菌落的生长时间少于 7 天包括偶然分枝杆菌感染、龟分枝杆菌感染、脓肿分枝杆菌、耻垢分枝杆菌感染、外来分枝杆菌感染等。

大于 90% 分枝杆菌的皮肤感染为快生长分枝杆菌感染。其中 2/3 为偶然分枝杆菌感染，1/3 是龟分枝杆菌感染。快生长分枝杆菌的皮损特征为：定植部位的点状皮损、斑丘疹、结节、蜂窝织炎、窦道、溃疡、脓肿、瘘管。

快生长分枝杆菌多发生于医院和社区中，如皮肤注射部位、外科手术、动物接触、外伤中皮肤的屏障功能受到破坏。

在正常人中，快生长分枝杆菌感染常没有症状。在免疫力缺陷患者中，可以表现为系统症状、分枝杆菌和脓肿分枝杆菌皮肤感染。

2. 相对的慢速分枝杆菌感染　指 7 天以上肉眼可见，单个菌落的分枝杆菌，有结核杆菌、瘰疬分枝杆菌、堪萨斯分枝杆菌、鸟分枝杆菌、嗜血分枝杆菌、麻风杆菌、海分枝杆菌、溃疡分枝杆菌。

3. 病原学生物学特性　它与结核杆菌不同，不能由人传播给人，对人和实验动物毒力较低，不能使豚鼠发病，而对小白鼠有致病性。形态变化比结核杆菌少，培养时产色素，不产尼克酸，能产生强触酶活性，在室温下能生长。

4. 感染条件　病人有免疫抑制、脏器损害或恶性肿瘤，老年人易感。

5. 分枝杆菌分布　在室内粉尘中已发现偶发龟分枝杆菌和鸟胞内分枝杆菌，在自来水中发现堪萨斯分枝杆菌和蟾分枝杆菌，在土壤中发现鸟胞内分枝杆菌、瘰疬分枝杆菌和偶发龟分枝杆菌，在游泳池和鱼池里发现海分枝杆菌。

6. 分枝杆菌耐药　这些分枝杆菌在水中对消毒剂耐药，水库里的堪萨斯分枝杆菌对日光耐受，对抗结核药物的反应较差，其他抗菌药物可能有效。

7. 临床感染　分枝杆菌感染可引起角膜溃疡、滑膜炎、腱鞘炎、滑囊炎、肺、肾感染和附睾炎、颈淋巴结炎、局限性或播散性皮肤肉芽肿、溃疡和脓肿（图 13-25、图 13-26）。

二、堪萨斯分枝杆菌感染

堪萨斯分枝杆菌感染为堪萨斯分枝杆菌所致感染。该菌最早于美国堪萨斯城（1953）发现，以后世界各地均有发现，感染率呈上升趋势。

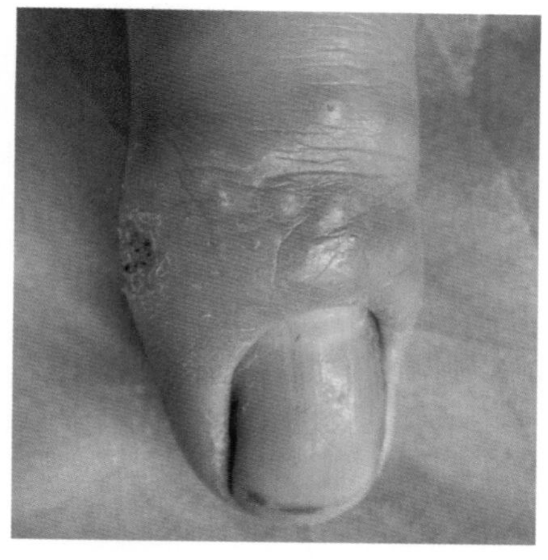

图 13-25　海分枝杆菌　脓肿　［华中科技大学协和深圳医院（南山医院）　陆原惠赠］

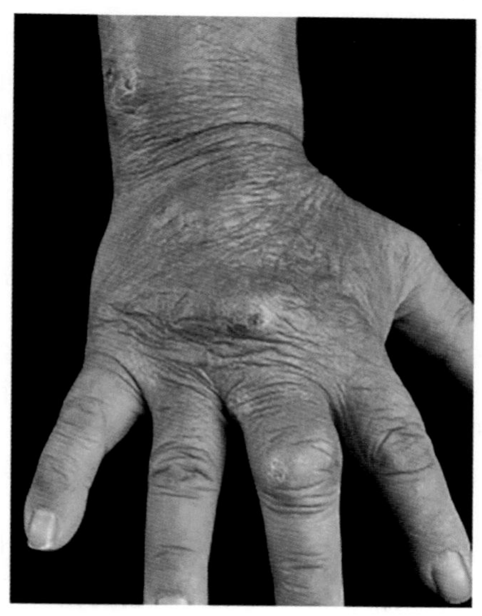

图 13-26　海分枝杆菌感染　脓肿（广东医科大学　吴玮惠赠）

（一）流行病学

本菌主要在温带地区流行。在 HIV 感染者中发病报告有增加（目前本病是艾滋病患者第 2 个常见分枝杆菌感染），艾滋病患者中发病率为 647/10 万。男性和女性患者之比为 3∶1。成人多于儿童。老年患者多见，发病年龄与 HIV 感染有关。

（二）病因与发病机制

堪萨斯分枝杆菌：为慢生长、光产色分枝杆菌。在抗原性上与结核分枝杆菌密切相关，该分枝杆菌感染可增加对结核的免疫力。最适生长温度 37℃，1~2 周可形成菌落。25℃和 40℃生长缓慢，45℃不能生长。菌落经光照射后，可产生红色结晶样、胡萝卜素样色素。涂片抗酸染色可见交叉棒状杆菌，多含一至数个异染颗粒。硝酸盐还原试验阳性，吐温水解试验阳性。

致病：水可能是其真正的栖息地。对小鼠有致病力，腹腔内接种可引起肝、脾、淋巴结自限性肉芽肿，少数可导致死亡。

（三）临床表现

肺、生殖器、泌尿道、肌腱、关节和皮肤均可受累，有局限性或播散性皮肤受累。在免疫抑制的病人及 HIV 感染晚期可出现本病感染。甚至出现弥散性蜂窝织炎。

1. 皮肤感染　是主要的感染部位，表现为疣状斑块、溃疡和结节，皮损可以沿皮肤淋巴管走向呈孢子丝病样模式排列。可见丘疹坏死性损害及蜂窝组织炎。Sasaky 将堪萨斯分枝杆菌引起的皮肤分枝杆菌分为三类：①慢性肉芽肿；②化脓性；③急性散播性化脓性，主要发生于免疫功能低下的患者。

2. 肺部感染　最常见的表现为慢性肺部疾病，类似鸟一胞内分枝杆菌感染和结核病的症状和体征，治疗反应较好。

3. 播散性感染　发热、肺部受累、肝脏肿大、白细胞减少或各类细胞减少，淋巴结、骨、肾、肠道和泌尿生殖系统亦可受累。

4. 其他感染　可累及淋巴结、肌肉、骨骼系统，肌肉骨骼受累可见腕骨综合征、肉芽肿性骨膜炎、关节炎、肌腱炎、筋膜炎和骨髓炎。HIV 抗体阳性的病人感染本菌后有 20% 者可发生疾病播散损害。

（四）组织病理

在疣状或孢子丝菌样损害中，主要病理改变是结核样肉芽肿。在化脓性损害及肉芽肿的坏死中央可找到抗酸杆菌。在艾滋病病人或其他免疫抑制病人中却缺乏典型特征。

（五）治疗

该菌对抗结核药物较敏感，治疗容易成功。伴有肺及肺外疾病的患者通常用 2 种或 2 种以上的抗菌药物治疗。应用乙胺丁醇和利福平治疗可使痰细菌转阴率达 95%。该菌引起的感染尽管治疗效果较好，但可复发，故有人提出治疗应不少于 18~24 个月。Dore 报道应用米诺环素治疗堪萨斯分枝杆菌所致的皮肤孢子丝菌病样损害，获得成功。

关于治疗当前各家报道尚无一致意见：英国胸科学会主张用 RF+EMB，疗程 9 个月。我国则据药敏高低顺序，选择下列方案：①RF+EMB+INH；②RF+1321Th+EMB+INH；③INH+SM+EMB。疗程为 12 个月。

三、偶然分枝杆菌感染

偶然分枝杆菌感染（mycobacterium fortuitum complex infection，MFC）为偶然分枝杆菌所致。其为快速生长的杆菌。

（一）流行病学

在快生长分枝杆菌感染中发病率最高。外科手术部位发生本菌感染有较多病例报告。中国香港报道 102 例机会性感染者中，有 61 例是包括偶然分枝杆菌在内的快速生长分枝杆菌引起的。美国从 1993—1996 年，报告率为 4.65/100 万 ~ 5.99/100 万。我国近年来相关报告分析亦有增高的趋势，似长江以南居多。

（二）病因与发病机制

在接种处（手术、注射、刺伤、创伤）引起感染，经刺伤、手术或注射接种，硅胶注入，指甲美容院中的漩涡足浴等传播。其特征为创伤后数周发生伤口感染。皮肤感染占 MFC 感染的 60%。病原菌包括偶然分枝杆菌，龟分枝杆菌和脓肿分枝杆菌。

（三）临床表现

潜伏期通常在 1 个月内（1 周 ~2 年）。

外伤感染表现为暗红色浸润性结节，有或无脓肿形成，有或无浆液排出。皮损多于切口上线状排列。外伤感染多发生于肢体。外科感染在乳房增大成形术和正中胸骨切开术的瘢痕上发生。足浴并发疖病。在免疫受损个体中，感染能血行播散到皮肤（多发性、复发性肢体脓肿）和关节。

肺部有损害时，有慢性咳嗽。眼部损害时有角膜炎、角膜溃疡。心内膜炎时有瓣膜杂音，腹膜炎时可有弥漫性触痛。

（四）组织病理

镜下显示真皮和皮下有急性炎症、微脓肿、肉芽肿炎症（无或伴干酪样坏死）。这些变化可混合存在，抗酸染色查到抗酸杆菌。

（五）诊断

依据临床表现，皮损标本活检分离 MFC 确诊。细菌培养排除继发的细菌感染。分枝杆菌培养常在 20~30 天后在初始培养中分离到 MFC 微生物。

（六）治疗

局部清创和引流适用于局限感染。

这些分枝杆菌对抗结核药物有耐药性，几乎所有龟分枝杆菌和 80% 偶然分枝杆菌菌株对克拉霉素敏感。推荐单独或联合用药的抗生素，可选择的有环丙沙星、左氧氟沙星、阿奇霉素、米诺环素等。

四、海分枝杆菌感染

海分枝杆菌感染（mycobacterium marinum infection）为海分枝杆菌所致。

（一）流行病学

感染淡水或海水鱼，偶尔可感染人类。海分枝杆菌于 1926 年分离，该菌全球分布，但以温暖地区的自然水塘、海水中多见。1961 年美国的科罗拉多州游泳池暴发了一次大范围的皮肤感染，自此，如上述该病被称为游泳池肉芽肿。在美国等发达国家估计其发病率为 0.27/10 万，多为皮肤感染。我国在北京、大连、江苏等省市均发现有本菌的皮肤感染病例。

（二）病因与发病机制

海分枝杆菌：为慢生长、光产色分枝杆菌，最适生长温度 30~32℃，25℃时生长迅速，初次分离 37℃不生长，40℃完全不生长。在含氨硫尿的培养基上生长，硝酸盐还原试验阴性，在 7 天内不水解的光产色分枝杆菌几乎都是海分枝杆菌。

栖息与感染：自然栖息地为水。海水或淡水鱼、海豚、虾、蜗牛、水蚤是人类皮肤感染的媒介。人类与湖水、河水和海水、游泳池、鱼池接触时，可通过损伤的皮肤而感染。

（三）临床表现

感染主要发生于皮肤，很少累及关节、肌腱等结构。接种 2~3 周后局部出现紫蓝色丘疹、斑块或结节，通常单个出现在接种部位，有小的外伤史，多见于手、肘、膝和足部。破溃后形成结痂性溃疡或化脓性脓肿，也可一直呈疣状改变。约有 20% 的海分枝杆菌感染可呈现“孢子丝菌样”损害。

偶尔呈多发性、播散性损害，特别是在免疫抑制患者，在免疫正常者也能发生。孢子丝菌病样型损害不常见，可有一个或多个结节（图 13-27，图 13-28），沿淋巴引流区发展，可化脓和溢脓，引流区淋巴结轻度肿大但从不破溃。在躯干和四肢可发生狼疮样损害，皮肤外的表现有滑膜炎、腱鞘炎、关节炎、骨髓炎，喉受累也有报道。

疾病有自限性而自发痊愈，时间为数月到数年不等，有患者可达 10 年以上。

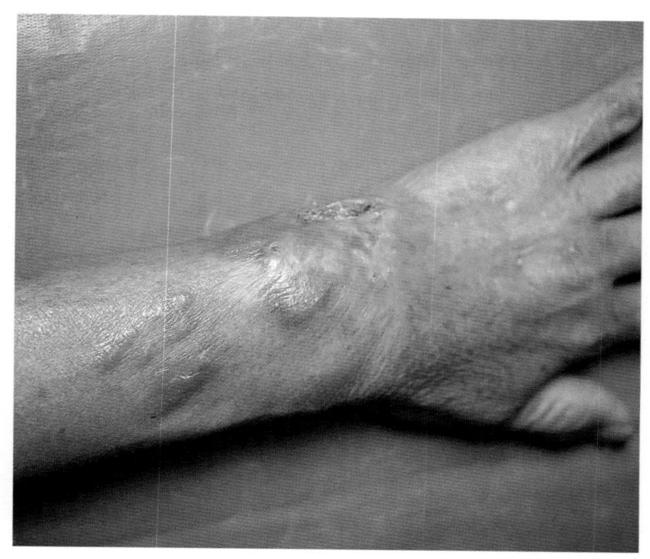

图 13-27　海分枝杆菌：左手前臂伸侧散在数个暗红斑、结节，部分已破溃，有少量脓性分泌物（广东医科大学　黎兆军　窦舒慧惠赠）

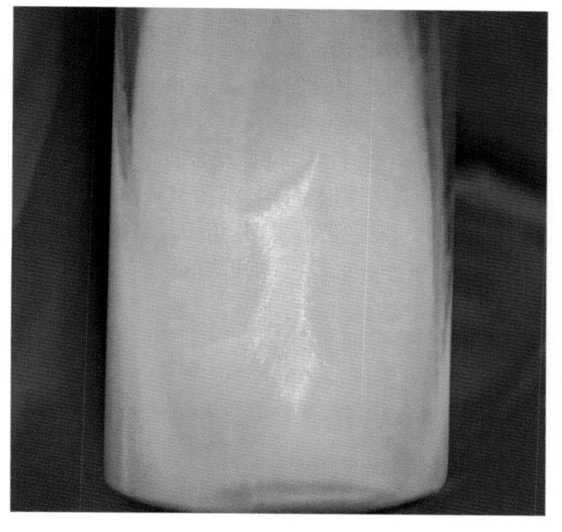

图 13-28　海分枝杆菌：改良罗氏培养基，27℃，90 天，油腻，奶黄色菌落（广东医科大学　吴玮　窦舒慧惠赠）

（四）组织病理

早期损害，为多形核细胞聚积，晚期损害炎性浸润为淋巴细胞、上皮样细胞、朗罕巨细胞，有纤维素样坏死灶。大多数找不到抗酸杆菌，分枝杆菌通常在组织细胞内，比结核分枝杆菌大、宽，常交叉排列。涂片抗酸染色阴性和非特异性的组织学表现应进一步细菌培养，培养的阳性率为 70%~80%（图 13-29，图 13-30）。

（五）诊断及鉴别诊断

确诊应依据微生物的分离和鉴定，斑块或结节损害应注意与皮肤利什曼病、皮肤疣状结核、寻常狼疮、三期梅毒、结核样麻风和异物反应相鉴别，孢子丝菌病样表现应注意与堪萨斯、瘰疬、龟、戈登分枝杆菌感染、孢子丝菌病、梅毒、雅司、皮肤利什曼病、猫抓病鉴别。约 80% 患者皮肤结核菌素试验阳性，50% 患者 12 年以后皮肤结核菌素试验仍可阳性。

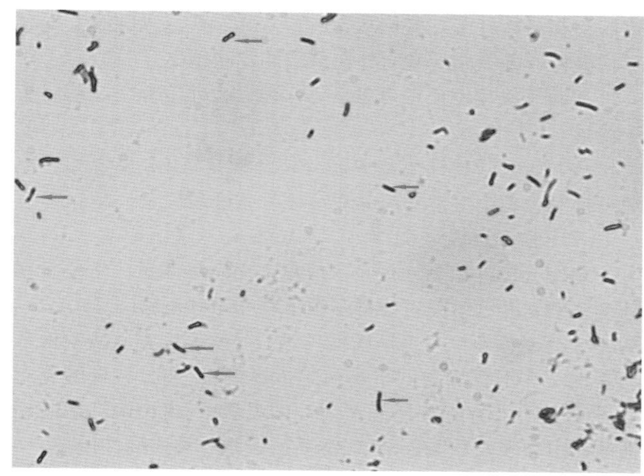

图 13-29　海分枝杆菌抗酸染色涂片：镜下见散在分布双头圆钝，粗，比结核分枝杆菌略长，抗酸染色阳性的短棒状杆菌（60X）（广东医科大学　窦舒慧惠赠）

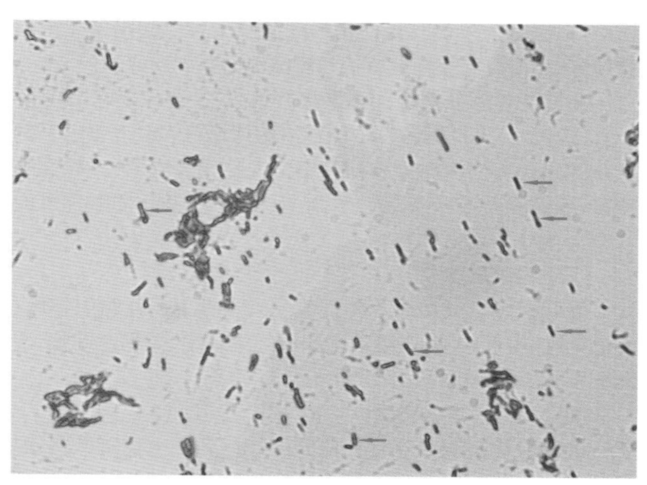

图 13-30　海分枝杆菌抗酸染色涂片：镜下见散在分布双头圆钝，粗，比结核分枝杆菌略长，抗酸染色阳性的短棒状杆菌（60X）（广东医科大学　窦舒慧惠赠）

（六）治疗

单个斑块或偶尔发生的结节性损害，大约 3 个月至 3 年内可治愈或自愈，但孢子丝菌病样损害能持续很长时间。米诺环素、复方磺胺甲噁唑或利福平和乙胺丁醇联合应用可有效。多西环素、环丙沙星、克拉霉素、利福平、乙胺丁醇亦可运用，热敷可有效地辅助治疗。该菌对异烟肼、链霉素、对氨基水杨酸（PAS）耐药。本病有自限性，一般坚持有效治疗可获痊愈。

五、瘰疬分枝杆菌感染

瘰疬分枝杆菌感染（mycobacterium scrofulaceum infection）为瘰疬分枝杆菌所致。本菌是儿童颈部淋巴结炎的原因之一，偶尔可引起肺部和皮肤感染。

（一）病因与发病机制

瘰疬分枝杆菌分布广泛，为慢速生长的分枝杆菌。能够从自来水和土壤中分离。随着结核病发病率下降，环境分枝杆菌感染上升，已有报道在麻风患者的皮疹和健康正常人的皮肤存在分枝杆菌。我国从 20 世纪 80 年代以来陆续发现有瘰疬分枝杆菌引起的颜面外伤部位的皮肤感染。

该菌于改良罗氏培养基上 25~42℃暗处培养 2~3 周后长出菌落。

鸟 - 胞内分枝杆菌和瘰疬分枝杆菌是 AIDS 患者和其他免疫抑制患者中最常分离的非结核分枝杆菌。

（二）临床表现

瘰疬分枝杆菌多通过吸入或食入而感染儿童。主要表现肺部感染和淋巴结炎主要累及颌下腺和下颌下腺。

呼吸道感染 特点是病程长，症状轻，痰标本直接镜检常为阴性。在不育妇女的子宫内膜标本中，瘰疬分枝杆菌分离率可达 7.1%。在糖皮质激素治疗的患者中，可由隐性菌血症播散而引起多发性深部结节、继而形成脓肿和溃疡性损害。

临床上无发热、寒战、盗汗、体重减轻、咳嗽、关节痛或其他系统性症状。Regas 等认为儿童颈部慢性淋巴结炎病例大多是由瘰疬分枝杆菌和鸟分枝杆菌引起的，而不是结核分枝杆菌所致；主要是玩耍时吸入，入侵部位主要是颌下淋巴结，淋巴结经数周逐渐增大，形成溃疡，窦道和瘘管，损害可呈孢子样排列，常为单侧。经外伤的皮肤感染可引起孢子丝菌病样损害，类似海分枝杆菌所致的游泳池肉芽肿反应。

播散性瘰疬分枝杆菌感染报告很少，主要发生在 HIV 感染者或其他免疫抑制者。中国台湾薛博仁（1996）等报道一例既往健康的男性瘰疬分枝杆菌感染者临床表现为：粟粒性肺损害、纵隔淋巴结炎、肉芽肿性肝炎、骨髓炎、皮下脓肿和可能肾损害。

（三）组织病理

皮肤组织呈炎性肉芽肿性改变。可见上皮样组织细胞、淋巴细胞、中性粒细胞、浆细胞和成纤维细胞，偶见巨细胞、泡沫细胞和少量抗酸杆菌。

（四）诊断及鉴别诊断

皮肤活检组织和穿刺物培养能分离到慢生长暗产色、耐多种药物的分枝杆菌。根据特异性抗原皮肤试验、组织病理学和细菌培养，结合临床可诊断。

（五）治疗

本病对多种药物耐药，但也有用异烟肼和利福平治疗成功。克拉霉素可能是一个可供选择的有效治疗药物。瘰疬分枝杆菌对抗结核治疗不敏感，皮肤和淋巴结的手术切除是推荐的治疗方法。

六、溃疡分枝杆菌感染

溃疡分枝杆菌感染（mycobacterium ulcerans infection）为溃疡分枝杆菌所致。澳大利亚（1948）最先报道，世界许多地区也有报道。

（一）流行病学

世界上主要在中非和西非流行。在澳洲、墨西哥亦有报告。本病为世界性的，特别在热带和亚热带国家的潮湿土壤地区。在我国广西、山东、陕西都发现过病例，广西报告居多。

（二）病因与发病机制

溃疡分枝杆菌为环境腐生菌，主要发生于热带雨林地区。该菌自然宿主和人类的传播途径尚不清楚，昆虫可能是传播媒介，也可通过刺破的小伤口引起感染。溃疡分枝杆菌可产生一种可溶性多肽毒素，破坏组织，抑制机体 T 细胞反应。溃疡分枝杆菌为慢生长、非光产色分枝杆菌，特点是生长温度在 24~31℃，生化反应为阴性。该菌有群集倾向，对纤维素有嗜好。该菌是引起小鼠死亡的少数分枝杆菌之一。

（三）临床表现

潜伏期 3 个月或更长。最初侵犯表皮，向真皮扩展，引起皮肤溃疡，可向下扩散累及筋膜、骨骼肌，很少累及骨。几周后坏死组织吸收，由周围长出肉芽组织，逐渐愈合。不出现淋巴结肿大，病人无发热和全身症状。

临床上可分为溃疡期和慢性坏死性溃疡期。最初损害为小的皮下结节，可直接触之，常无症状，偶有痒感；结节逐渐增大并发展成坏死性溃疡，也可不发生溃疡而自愈。儿童可发生于身体任何部位，成人好发于肢端部位。溃疡可持续数天至数年，可自愈，并留有瘢痕，偶继发性细菌感染和淋巴结炎。该病一个重要特征是尽管病人皮肤广泛受累，但症状并不严重，病人无明显发热，疼痛轻微。

（四）组织病理

其特征是皮下脂肪广泛受累，表现为间隔性脂膜炎、脂肪坏死及钙化。在细胞外和溃疡底部的脂肪间隔里，可见球形成群的分枝杆菌。皮神经、血管及附件破坏，可见到群集的抗酸杆菌黏附在皮下纤维上。可看到白细胞血管炎或小血管血栓形成，但急性炎症浸润少见或缺如。

（五）诊断及鉴别诊断

病史、组织病理检查、培养和 PCR 检测（含菌种鉴别）是确诊本病的有效方法。散发病例或不典型病例可与皮肤结核、深部真菌病混淆。异物性肉芽肿、结节性筋膜炎、脂膜炎、附属器肿瘤相鉴别，溃疡性损害应与细菌性蜂窝织炎、化脓性脂膜炎、血管炎、树胶肿相鉴别。坏死组织基底部组织液涂片可查到抗酸杆菌。培养 6~8 周可见到菌落。

（六）治疗

早期切除结节，晚期溃疡广泛清创、皮肤移植。利福平和复方新诺明联合应用可辅助治疗，促进治愈。利福平加链霉素至少用 4 周。物理治疗、局部热疗和高压氧疗法。

七、龟分枝杆菌感染

龟分枝杆菌感染（mycobacterium chelonei infection）所致疾病，与偶然分枝杆菌相似，因此常称偶发龟复合分枝杆菌。龟分枝杆菌（M.chelonei）为迅速生长分枝杆菌，既存在于处理加工的水源，亦存在于下水道中。美国从 1993—1996 年，疾病报告率为 0.93~2.64/100 万。痰是最常报告发现本分枝杆菌的标本。二者均能在 37℃培养 2~5 天长出光滑型或粗糙型菌落，并能产生芳香硫酸酯酶，硝酸盐还原试验和铁吸收试验阴性，能引起肺部和皮肤伤口感染。

皮肤受累表现为皮下结节，可破溃形成溃疡。部位深时可形成瘘管。眼部受累表现为角膜溃疡或角膜炎。心脏受累可表现为心内膜炎。腹部受累多见于有腹膜透析史的患者，可发生腹膜炎，肺部受累可出现啰音。对红霉素、头孢菌素类、四环素、丁胺卡那、妥布霉素、磺胺类等较敏感。由于菌株对药敏差异很大，对最初分离的菌株应做药敏试验。对耐药者，治疗时应同时使用 2 种以上药物治疗。

八、鸟分枝杆菌感染

鸟分枝杆菌感染（mycobacterium avium infection），鸟分枝

杆菌为慢生长、非光产色分枝杆菌，与胞内分枝杆菌和瘰疬分枝杆菌在细菌形态、生化反应、培养特性及药物敏感性试验等方面极相似，故亦被称为MAIS复合型分枝杆菌。首次分离通常为细小光滑的菌落，吐温水解阴性，能利用硝酸盐和亚硝酸盐作为氮源。能引起鸟类肺结核样病变，也能引起猴、鸡结核样病变。

（一）临床表现

皮疹表现为脓肿、溃疡、窦道形成、肉芽肿或有黄色痂皮的红斑，皮损可为原发或继发乃至播散感染。感染人可致肺结核样疾病、淋巴结炎和播散性感染。皮肤感染较少见，在AIDS患者中可出现皮肤损害和淋巴结脓肿及肛周溃疡。AIDS病人伴MAC感染时有发热、多汗、体重减轻、腹痛、腹泻、疲劳、呼吸短促、贫血、触痛性肝脾大、淋巴结炎和皮肤苍白。

脓液中有较多抗酸杆菌，培养可分离到鸟分枝杆菌。

（二）治疗

可给予抗结核治疗，脓肿可切开引流。理想的治疗方案尚未建立，可同时用几种药物联合治疗。如果疗程太短，可复发；如太长，可能发生药物不良反应。

九、嗜血分枝杆菌感染

嗜血分枝杆菌感染（mycobacterium haemophilum infection）最常见于免疫缺陷患者，与之有关的原因有HIV感染、器官移植、淋巴瘤和化疗。

从1984~1994年在美国Arizona报告了40例以上的嗜血分枝杆菌感染，大多数为免疫抑制患者。在全球有澳大利亚、法国、加拿大、以色列、英国和南非有散在病例报告。

（一）临床表现

大多数病例有皮肤或皮下损害，脏器受累不常见，可能由于该菌最适生长温度在37℃以下。皮损表现为触痛性红斑或紫色丘疹、结节和囊肿，继而形成脓肿和皮肤溃疡。好发于四肢、关节，也可见于躯干和面部，有的患者有骨或关节受累。从滑膜液中能培养出该菌，在AIDS患者中可发生播散性感染。可见骨髓炎，通常同时存在皮损和脓毒性关节炎。

（二）组织病理

取活检组织、滑液或血液分离培养该菌。

淋巴瘤和组织移植患者的标本，呈典型的结核样肉芽肿。从淋巴瘤和移植的患者获得标本可检测结核样肉芽肿，可没有干酪样坏死，能见到大量抗酸杆菌。皮损内显示肉芽肿性脂膜炎。艾滋病病人可见到典型的肉芽肿，但大多数肉芽肿不典型，多核巨细胞和中性粒细胞浸润。

（三）治疗

一般对异烟肼、链霉素和乙胺丁醇耐药，但许多菌株体外试验对环丙沙星、利福平、红霉素、多西环素和米诺环素敏感，克拉仙可能特别有效。米诺环素可单独应用，或与利福平或环丙沙星联合应用。局限性损害，在患淋巴结炎的儿童，外科切除是首选。其他联合方案有利福平+环丙沙星、或利福平+米诺环素、或利福平+克拉霉素+米诺环素等。

第四节　棒状杆菌感染

棒状杆菌属（corynebacterium）是一群革兰氏染色阳性杆菌。本属细菌种类多，与人类皮肤感染有关的有微小棒状杆菌、溃疡棒状杆菌、痤疮棒状杆菌。

一、红癣

红癣（erythrasma）又称棒状杆菌癣样红斑，是微小棒状杆菌（corynebacterium minutissimum）所致，慢性细菌感染性皮肤病好发于肥胖和糖尿病患者。表现为腋窝、腹股沟和臀股的边界清楚的鳞屑性红斑。

（一）病因与发病机制

纤细棒状杆菌为革兰氏阳性菌，是趾缝的正常菌群。温暖和潮湿气候、糖尿病是本病的促发因素。

（二）临床表现

经典型：发生于腹股沟、臀沟、腋窝和乳房下皱褶。损害为淡红色、褐色斑片（图13-31），边缘清楚、表面干燥、上覆细小鳞屑，逐渐向外扩展。无自觉症状或轻度瘙痒。

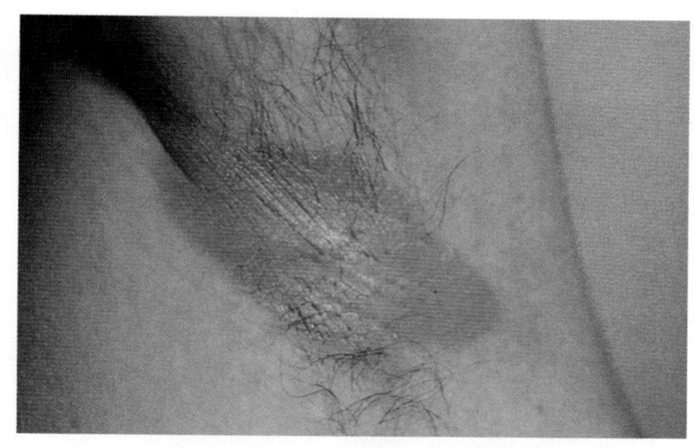

图13-31　棒状杆菌癣样红斑（红癣）
腋窝砖红色斑，境界清楚，上有细的皱纹和鳞屑。

趾蹼型：本病型常见，常发生于第4、5趾间或第3、4趾间，可见鳞屑、裂隙和浸渍。

泛发型：有鳞屑的板层状斑片，分布于躯干和四肢近端，主要发生在气候温暖地方。

（三）实验室检查

Wood灯照射皮损，可见珊瑚红荧光，这是由细菌产生粪卟啉Ⅲ的结果，极少病例可见荧光。直接镜检可见革兰氏阳性细微棒状杆菌。皮损处鳞屑接种于含20%胎牛血清琼脂培养基上，生长出的菌落Wood灯下荧光呈红珊瑚色，可以确诊本病。

（四）治疗

局部外用抗生素和角质剥脱剂，如红霉素软膏、过氧苯甲酰凝胶、克林霉素软膏、2%莫匹罗星软膏、咪康唑、克霉唑软膏、克林霉素软膏、2%夫西地酸软膏或硫磺水杨酸软膏。

口服红霉素1g/d，连用14天。皮损很快消退，但常在6~12个月复发。克拉霉素1.0，单次服用，2周后皮损消退。

（五）病程与预后

不治疗可长期存在。治疗反应良好。连续服用2~3周可根治。

二、腋毛癣

腋毛癣（trichomycosis axillaris）又称腋毛棒状杆菌病，由纤细棒状杆菌（corynebacterium tenuis）所引起的感染性皮肤病。

（一）病因与发病机制

正常腋窝菌丛中存在不同类型的棒状杆菌。电镜观察显示毛干上结节几乎均由致密的细菌构成，毛小皮细胞内、外都有细菌生长，可侵犯毛皮质。细菌培养发现许多类型的需氧棒状杆菌参与本病的发生，并非以前认为仅由纤细棒状杆菌（corynebacterium tenuis）引起。这些细菌可产生不同的色素，使结节呈不同的颜色。

（二）临床表现

本病腋毛多见，阴毛少见。其特征为在毛干上产生黏着的黄色、红色或黑色的凝结物（图 13-32）。细菌大量寄居在毛发表面，因此肉眼可见黏着的、细小的软结节不规则地分布在毛干上或形成一连续的薄膜样鞘。受损毛发脆弱，用扫描电镜观察发现毛护膜和浅层毛皮质遭到破坏。但由于细菌寄居表浅，因而不致引起毛发折断，其下皮肤正常。患者常诉由于出汗导致毛干上黄色硬痂及弄脏衣服，可被误诊为色汗症。患者可有腋窝部臭味。

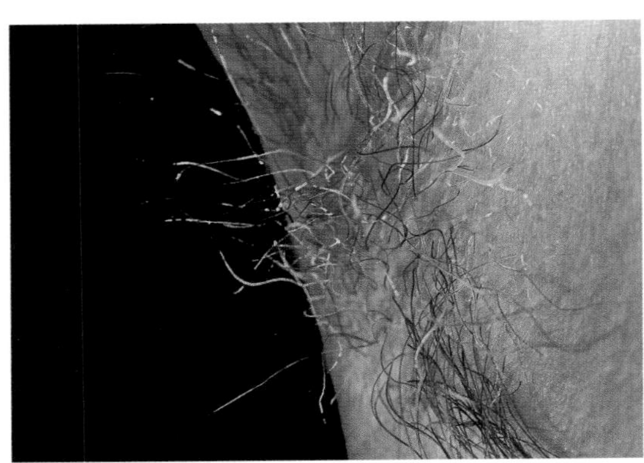

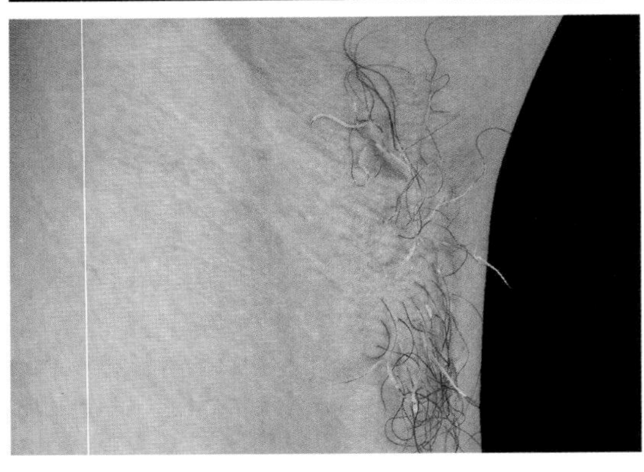

图 13-32 腋毛棒状杆菌病

将结节压碎加 10% 氢氧化钾溶液处理，不规则菌鞘包绕毛干，高镜检见较短而纤细的杆菌。

（三）诊断与鉴别诊断

典型临床表现：腋毛或阴毛有黄红色蜡样小结节；镜检见革兰氏阳性纤细棒状杆菌，培养纤细棒状杆菌菌落生长良好。

应与白毛结节病、黑毛结节病、虱病、结节性脆发病和念珠菌形毛发相鉴别。

（四）治疗

剃去受累部位毛发，外用 5% 硫磺软膏、复方雷锁辛搽剂、2% 福尔马林液。口服克林霉素或红霉素，抗生素药皂冲洗。

第五节 其他杆菌感染

一、窝状角质松解症

窝状角质松解症（pitted keratolysis）又名沟状跖部角质松解症（keratolysis plantare sulcatum）是一种非炎症性细菌感染。

（一）病因与发病机制

病原菌尚未完全明了。多见于热带雨水丰富的地区，潮湿是其诱发因素。几种细菌被认为与本病有关，包括刚果嗜皮菌和栖息微球菌，分枝杆菌属等。其产生一些胞外酶（角蛋白酶），当皮肤在水合状态且 pH 高于中性时，降解蛋白并在角质层内产生凹点。

（二）临床表现

主要见于湿热地区，好发夏季，多见于足多汗者，常累及足趾下面、跖前部及足跟。

皮疹为多数散在的浅表角质层剥蚀，呈环状或点状，直径约 2~4mm，边缘可绕以深色黑沟而呈火山口状（图 13-33）。病损沿着跖纹分布，手掌很少受累，呈肤色、褐色或黑色。伴多汗者可呈白色浸渍，有恶臭。

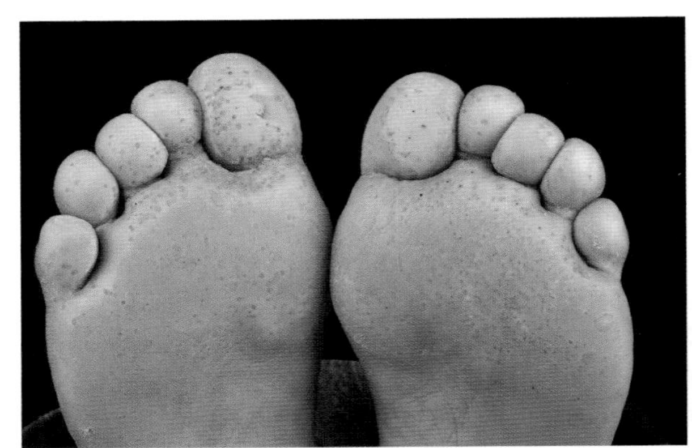

图 13-33 窝状角质松解症

（三）组织病理

角质层刮屑革兰氏染色可见丝状和球状菌。组织病理可见角质层上部局限性缺损，其壁与病变垂直，有革兰氏（或亚甲胺银染色，PAS 或吉姆萨染色）阳性球菌和丝状菌。

（四）鉴别诊断

本病需与点状掌跖角化症、点状汗孔角化症、跖部基底细胞癌综合征鉴别。

（五）治疗

敛汗、杀灭致病菌。告知患者注意足部卫生及避免着密封不透气的鞋袜。

1. 局部治疗 应局部清洁、干燥。多汗者用 10% 明矾液浸足，或外用 5% 过氧苯甲酰，10%~20% 氯化铝液。5% 福尔马林，2% 夫西地酸乳膏外涂，3~4 次 / 日，电离子透入（电渗）法，对掌跖多汗症有效。外用红霉素或克林霉素液，5%~10% 硫黄软膏、四环素软膏、2% 莫匹罗星软膏，40% 福尔马林软膏。

2. 系统治疗 口服红霉素 250mg，4 次 / 日，1 周可使此病消退。本病治疗 4 周可治愈，但窝状皮损仍可存在。

二、皮肤铜绿假单胞菌感染

铜绿假单胞菌(paeruginosa),是假单胞菌属(pseudomonas)中的一种革兰氏阴性杆菌,大小宽为0.5~1.0μm,长1.5~3.0μm。无芽胞,有单鞭毛、运动活泼。临床分离的菌株常有菌毛和微荚膜。铜绿假单胞菌主要致病物质是内毒素和外毒素A,此外尚有菌毛、荚膜、胞外酶等多种致病因素。

铜绿假单胞菌(pseudomonas aeruginosa)在生长过程中能产生绿色水溶性色素,感染后使脓汁出现绿色,故俗称绿脓杆菌。很多(不是所有)菌株都能产生荧光蓝绿色素,即绿脓菌素(pyocyanin)。

该菌在自然界分布广泛,存在于水、空气、土壤、医院环境及人和动物机体皮肤及肠道中,是人体的正常菌群之一,属于条件致病菌,容易在免疫力低下的住院患者中定植。铜绿假单胞菌定植都可以引起局部侵袭,造成局部伤口感染、软组织感染。中耳炎、角膜炎、尿道炎、胃肠炎、心内膜炎、肠炎,也可引起菌血症、败血症。特征是在生长过程中产生绿色水溶性色素,感染后的脓液或敷料上出现绿色。铜绿假单胞菌的主要致病物质见(表13-10)。

表13-10　铜绿假单胞菌的主要致病物质

致病性	生物学活性
黏附素	对宿主细胞具有黏附作用
荚膜多糖	抗吞噬作用
内毒素	致发热、休克、DIC等
杀白细胞素	抑制蛋白质的合成,引起组织坏死

正在研究铜绿假单胞菌DNA疫苗,重组OprF-OprI(由成熟外膜蛋白I(OprI)和OprF的190-142氨基酸组成)疫苗等。铜绿假单胞菌容易形成耐药性,应根据药物敏感试验指导用药。可选用氨基酸糖苷类和β-内酰胺类抗生素联合治疗。皮肤铜绿假单胞菌感染的临床表现及治疗见表13-11。(图13-34,图13-35)

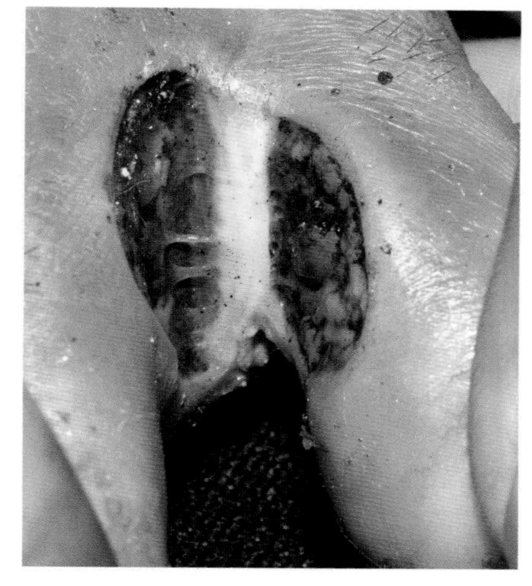

图13-34　铜绿假单胞菌感染
趾间感染。

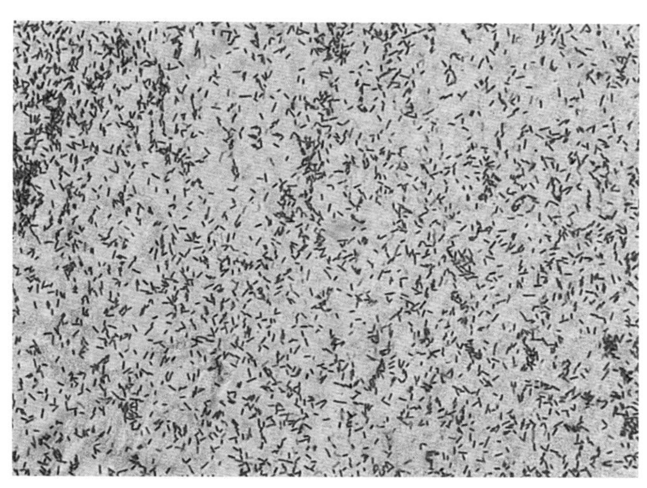

图13-35　铜绿假单孢菌
血培养涂片(HE染色×1 000)。

表13-11　皮肤铜绿假单胞菌感染的临床表现及治疗

病名	摘要	治疗
坏疽性臁疮(ecthyma gangrenosum)血管炎症、闭塞、坏死	孤立的红色,紫癜性斑丘疹,水疱、脓疱、硬结,中心出血和坏死,灰黑色焦痂,坏疽性溃疡	抗铜绿假单胞菌药物,β-内酰胺抗假单胞菌青霉素。联合氨基糖苷类药物和青霉素
绿甲综合征(green nail syndrome)鉴别黑素瘤及曲霉菌感染,黑素细胞痣	病灶在甲下、呈绿色,远端甲分离,合并甲沟炎,足、趾染成绿色	外用氟喹铜类或妥布霉素1~4个月。手指每天浸泡于1%醋酸溶液
铜绿假单胞菌趾蹼感染	趾间糜烂、浸渍,第二、三、四趾蹼最常见(图13-33)	系统性抗生素治疗。如第3代头孢菌素或氟喹诺酮类
铜绿假单胞菌毛囊炎(pseudomonas aeruginosa folliculitis)	毛囊性斑丘疹、水疱,脓疱,好发于躯干、腋下、四肢、耳痛、咽痛、头痛、发热	外用庆大霉素,口服第三代头孢菌素,环丙沙星、氧氟沙星
铜绿假单胞菌龟头炎	龟头较深的糜烂,疼痛。	用磺胺嘧啶乳膏或庆大霉素乳膏
铜绿假单胞菌外耳道炎(external otitis)	肿胀、浸渍、耳郭剧痛排出绿色脓液,局部淋巴结和腮腺肿大。	抗炎的cortisporin滴耳液(含有新霉素、多粘菌素和氢化可的松) 2%醋酸湿敷
铜绿假单胞菌耳部软骨膜炎(perichondritis of auricle)	耳部手术、针灸及外耳道炎后耳郭肿痛、发热、脓肿、软骨坏死、耳郭畸形	铜绿假单胞菌敏感的药物或手术治疗

三、猫抓病

内容提要

- 猫爪处丘疹或结节，自愈3~12周后复发。
- 猫爪后3~5天内出现原发皮肤损害，淋巴肿大于原发损害出现1~2周后发生。

猫抓病(cat scratch disease)由汉赛巴尔通体(Bartonella henselae)，属革兰氏阴性细小微弯曲杆菌，经猫抓或咬伤后引起的传染病。

主要由家猫抓人或咬人引起的急性传染病。该病为良性、自限性疾病，多数病人均在2、3个月内自愈。1950年首次报道。该病潜伏期一般10~30天，少数的可以几个月乃至1~2年。人被猫轻微抓伤后3~10天后，患者在抓伤处出现皮损。

（一）病原学

巴尔通体感染所致的疾病有以下3大类：①血管增生病变；②伴有原发性菌血症的血管内皮病；③肉芽肿性病变主要致病性巴通体及其所致疾病(表13-12)。

巴尔通体，其储存宿主是猫。迄今发现导致猫抓病的巴尔通体有2种亚型，即B. henselae和B. quintana。它是一类革兰氏阴性、氧化酶阴性、营养条件要求苛刻的需氧杆菌。镜下观察可看到一群微小的、弯曲状的革兰氏阴性棒状小体。对于无其他临床症状的猫抓病患者，淋巴标本要优于血液标本。对于反复发热、心内膜炎、杆菌性血管瘤，紫癜性肝炎及其他系统损伤的病人来说，血培养的效果较好。对于血液和淋巴标本来说，细胞培养也是有价值的方法。

（二）流行病学

1. 传染源 主要是带菌的猫(猫龄通常在1岁以内)。病原体存在于猫的口咽部，猫受染后可形成菌血症，并可通过猫身上的跳蚤在猫群中传播，故猫的带菌率相当高，有报道宠物猫的感染率达40%。

2. 传播途径 人通常是在被猫抓伤、咬伤或与猫密切接触后而感染。

3. 易感人群 养宠物者以青少年和儿童居多。

（三）发病机制

巴尔通体为革兰氏阴性短小棒状杆菌。此菌存在于猫口咽部，猫受感染后可形成菌血症。病原菌通过猫抓伤或咬伤直接引起感染，无症状菌血症在家猫尤其是凶猛的猫中相对常见。偶见于狗或猴抓咬之后，也可通过猫身上的跳蚤叮咬引起。

宿主免疫系统状态是决定巴尔通体感染时表现形式的重要因素，如亨氏巴尔通体对免疫功能障碍的宿主通常引起杆菌性血管瘤病，免疫功能正常宿主则为猫抓病。

（四）临床表现

潜伏期10天，皮疹在被猫抓咬处发生(图13-36)。偶可发生于被狗、猴抓咬之后发生。

1. 全身症状 25%~75%病人有低度发热、不适、头痛和食欲不振。

2. 原发损害 在猫抓或接触猫后，经数天至数周潜伏期，在抓伤处出现一红色丘疹，类似昆虫咬伤。这种原发损害为0.5~1cm大小的苔藓丘疹、脓疱、结节或表浅溃疡。50%的病例其原发损害在臂或手，然而有1/3的病人没有原发损害，1/3的病人损害持续少于一个月，1/3的病人损害持续2个月以上，接近4%的病人有持续几天的病毒样、非瘙痒斑疹和丘疹。此外，还有报告的损害有结节性红斑、多形红斑、圆形红斑及血小板减少性紫癜。

3. 淋巴结炎一般在被抓后约两周(5~50天不等)发生局部淋巴结肿大，但无淋巴管炎。在开始第一或第二周，80%病人的淋巴结肿大出现在头部、颈部或腋窝，肱骨内踝、腹股沟、股骨或枕骨部位淋巴结很少受累。肿大的淋巴结持续2~4个月，罕有持续6~24个月者。约10%病人发生化脓性病变。

4. 其他 单侧结膜肉芽肿或结膜炎、肺门淋巴结肿大、伴肉芽肿的肝脾肿大、视网膜炎、脑病、血管瘤样丘疹、骨髓炎亦有报道。

5. 获得性免疫缺陷综合征(AIDS)患者免疫抑制，病情严重，病人伴有猫抓病时常出现多种病变：在身体任何部位出现粉红至深红色丘疹或固定的结节，好发于头部、躯干或四肢，但也可出现在结膜、口腔或鼻等处的黏膜。淋巴结质硬，直径1~6cm。这种病变在临床上不能与Kaposi肉瘤、或化脓性肉芽肿相区别。典型猫抓病的主要临床特征见(表13-13)。

（五）实验室检查

1. 检验 血白细胞计数及分类、血小板计数；淋巴结穿刺或活检，作细菌培养、涂片染色镜检；或制超薄切片后染色镜检，观察有无革兰氏阴性小杆菌，呈分散、短链或簇状分布。口服抗生素治疗一次就可导致血培养和皮损培养阴性。除了免疫功能低下的患者，很少能从猫抓病患者体内分离出汉赛巴尔通体。

2. 猫抓病菌全抗原皮内试验 连续两次(间隔1周)是否出现迟发型过敏反应。

3. 皮损、淋巴结或结膜活检 用Warthin-Starry银染色见汉赛巴尔通体，PCR可检测到汉赛巴尔通体，PCR可测到汉赛巴尔通体DNA。组织病理皮损示中性粒细胞脓肿，淋巴结示化脓性肉芽肿。

表13-12 主要致病性巴通体及其所致疾病

	病原体	所致疾病	宿主	传播媒介	感染方式	分布	病死率
免疫功能正常者	汉赛巴尔通体	猫抓病	猫、其他猫科动物	猫蚤	被猫抓伤或咬伤，感染性蚤粪污染皮肤	世界性分布?	极少死亡
免疫功能低下者	汉赛巴尔通体	杆菌性血管瘤、杆菌性紫癜、菌血症、心内膜炎	猫、其他猫科动物	猫蚤	同猫抓病	世界性分布，多见HIV/AIDS较多的国家	极少死亡

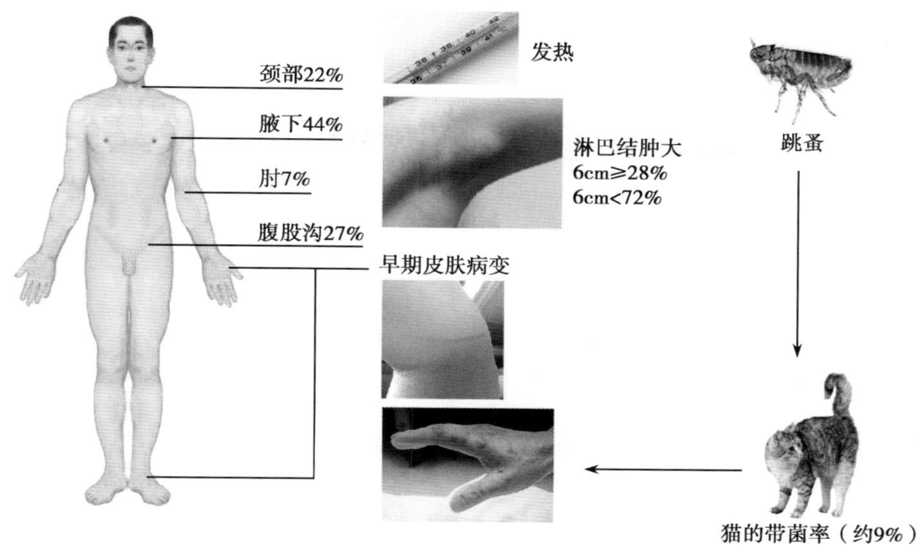

图 13-36　猫抓病传播示意图

表 13-13　典型猫抓病的主要临床特征

特征	患者比例(%)
淋巴结病部位	
腋下	25~52
颈部	26~39
腹股沟	7~8
肘	2~13
耳前区	5~7
单个淋巴结受累	43~85
仅限淋巴结病	48~51
发热	31~48
脾大	11~12
住院	9~17

（六）诊断标准

猫抓病的诊断标准（见表 13-14）。

表 13-14　猫抓病的诊断标准 *

猫接触史和抓伤史的存在或原发性皮肤或眼损害
猫抓病皮肤实验阳性
淋巴结肿大的其他原因调查阴性
淋巴结活检组织病理学特征
淋巴结或原发皮肤或眼病变组织病理学发现病原菌

* 前 4 项中的 3 项或第一项和第 5 项即可确诊。

（七）鉴别诊断

需与淋巴结炎的疾病如细菌性淋巴结炎、非典型分枝杆菌感染、布氏杆菌病、孢子丝菌病、淋巴瘤等鉴别。

（八）治疗

本病有自愈倾向，淋巴结肿大通常 2~4 个月消退，局部作消毒处理，淋巴结化脓时可抽脓。

阿奇霉素有效，成人第 1 天 500mg，第 2~5 天，250mg (>45kg)。环丙沙星、四环素、多西环素可能有效。也可用庆大霉素及复方磺胺甲噁唑，庆大霉素每日 5mg/kg，静脉滴注；复方磺胺甲噁唑中甲氧苄啶每次 6~12mg/kg，磺胺甲噁唑为 30~60mg/kg，口服，每日 2 次，连续 7 天。此外，亦可试用氟哌酸及红霉素。

（九）病程与预后

本病属良性自限性疾病，在 2~3 个月可自行缓解，绝大多数患者预后良好，免疫功能正常者患猫抓病未见有死亡的报道，但免疫功能障碍者（例如艾滋病）患播散性猫抓病有个别死亡的报道。

四、杆菌性血管瘤病

杆菌性血管瘤病（bacillary angiomatosis），由 Stoler 等于 1983 年首次作为艾滋病伴发的不典型皮下感染而报道，系一种感染性血管增生，常见于 HIV 感染者，其他免疫功能受损者和免疫功能正常者罕见。有二种微生物引起本病，是革兰氏阴性杆菌汉赛巴尔通体（B.henselae）和五日热巴尔通体（B.quintana）感染所致。

（一）临床特征

宿主的免疫状态很大程度上决定了皮损的分布和数量，免疫功能正常的患者在接种部位会出现一个单一皮损，而在免疫缺陷的患者中可波及全部皮肤。皮损多形性，为淡红色或褐色血管瘤样丘疹，或苔藓样斑块和溃疡，有深部皮下结节，浅表型类似化脓性肉芽肿，皮损中央可有脐凹。皮肤外表现有所不同，昆塔纳巴尔通体感染可以发生于皮下和骨，而汉赛巴尔通体感染更易引起内脏损害。一般数量较多，可至数百个，身体各部均可发生，包括红色到紫色血管样丘疹，类似于 Kaposi 肉瘤。

（二）组织病理

表皮变平或增生，真皮内有单个或多结节性毛细血管增生，伴有水肿及炎性浸润，中性粒细胞和单个核细胞数目不等，白细胞破碎常见。细胞外有淡紫色颗粒状物质沉积，

Warthin-Starry 染色示其为短杆菌致密团块。

（三）诊断依据

从组织标本分离出巴尔通体。本病主要应与 Kaposi 肉瘤、化脓性肉芽肿、樱桃样血管瘤、血管球瘤鉴别。

（四）治疗

适当的抗生素（如第一代和第二代大环内酯类或者四环素类药物）治疗可以缓解病情。推荐最短为 2 个月。未经治疗的患者会死于肺衰竭或肝衰竭。口服红霉素有效。

五、类丹毒

内容提要

- 丹毒由红斑丹毒丝菌感染，见于渔民和肉类加工者。
- 临床分三型：局限型；弥漫型；败血症型。
- 治疗首选青霉素。

类丹毒（erysipeloid）为猪丹毒杆菌（又称红斑丹毒丝菌）所致的皮肤感染，皮肤症状酷似丹毒。

（一）病因与发病机制

红斑丹毒丝菌（erysipelothrix rhusiopathiae），为一种瘦小、多形、无孢子形成、微需氧革兰氏阳性杆菌。在鱼、猪、鸟等动物的体表和肠腔都有本菌分布，人类可因接触带菌的动物及其制品而感染。主要经外伤的皮肤而感染，多见于鱼贩、屠宰工人。

红斑丹毒丝菌的毒力至少部分是与多形核白细胞的吞噬作用受阻是相关的。由于缺少特异性抗体，红斑丹毒丝菌逃避了吞噬作用，但是即使有吞噬能力，细菌也可以在细胞内复制。神经氨酸酶也是一种毒力因子。

（二）临床表现

1. 局限型　感染 1~7 天，平均 3 天。内在侵入部位出现红斑、肿胀。疼痛、灼热或瘙痒，皮损呈紫红或略呈紫色，红斑向周围扩展，3~4 天后直径可至 10cm 左右，中央部分消退，边缘微隆起成环状，境界清楚。可能出现水肿，但不致化脓。偶尔有水疱或大疱，多发生在手（图 13-37）及腕部。20% 病例发生淋巴腺瘤或淋巴腺炎，2% 病例有低热。

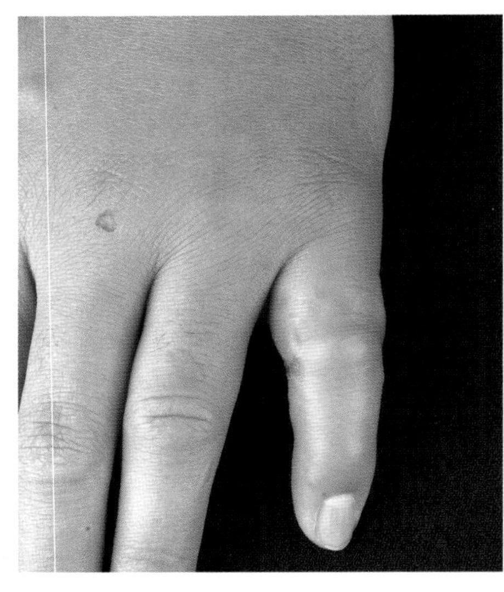

图 13-37　类丹毒

2. 弥漫型　少见。皮扶损害可由接种部位向近端发展或远隔部位出现，常发生在手指，沿着手、腕、前臂和上臂扩展，呈弥漫性或全身性，常有发热及关节痛，血培养阴性。

3. 菌血症型　罕见，有报道菌血症约 60 例。临床表现为三联征：皮疹、心内膜炎和关节痛。血培养阳性。患者 90% 皆为心内膜炎。免疫机能障碍者发生菌血症较多。

（三）鉴别诊断

局限型类丹毒主要与丹毒相鉴别，本型无全身症状，皮损中央炎症消退可与丹毒相鉴别。弥漫型类丹毒须与多形红斑鉴别；败血症型须与风湿热鉴别。由于病原菌居于真皮，故常规拭子不能找到细菌，明确诊断须作组织活检。

（四）治疗

首选青霉素，剂量为 240~2 000 万 U/d。7~10 天，合用利福平也有效。还可选用四环素、红霉素、链霉素、氯霉素和头孢菌素。对 β- 内酰胺过敏者可考虑喹诺酮类。治疗能加速愈合，但复发难以避免。大部分轻型病例经过约 3 周的过程后可自行愈合。皮损可在原发部位复发。

（五）病程与预后

大部分轻型病例经过约 3 周的过程后可自行愈合。有些患者经过一个短暂的明显愈合后，皮损愈合后可在原发部位复发，或邻近未受累部位复发。菌血症型可致死亡。

六、鼻硬结病

鼻硬结病（rhinoscleroma）是一种慢性、有潜在致命性和轻度传染性疾病，由鼻硬结克雷伯杆菌（klebsiella rhinoscleromatis）引起。

（一）临床表现

病损最初在鼻咽部，常呈慢性进行性，患者多在损害出现数年后才就医，病程分为三期。

1. 渗出、鼻炎或萎缩期　症状类似感冒，表现为头痛、呼吸困难。长期（数周或数月）脓涕，伴恶臭，鼻腔有脓痂形成，喉干，偶伴鼻出血，鼻黏膜（尤其是鼻中隔黏膜）肥厚，症状类似于萎缩性鼻炎。

2. 增生或肉芽肿期　鼻前庭阻塞，肉芽组织、结痂、硬结，蔓延至咽、喉。以后并发结节期，结节相互融合成斑块，质硬如软骨。损害侵犯鼻小叶和上唇。从最初局限于鼻中隔部位，产生 Hebra 鼻（图 13-38），外观像犀牛、河马和貘的鼻。

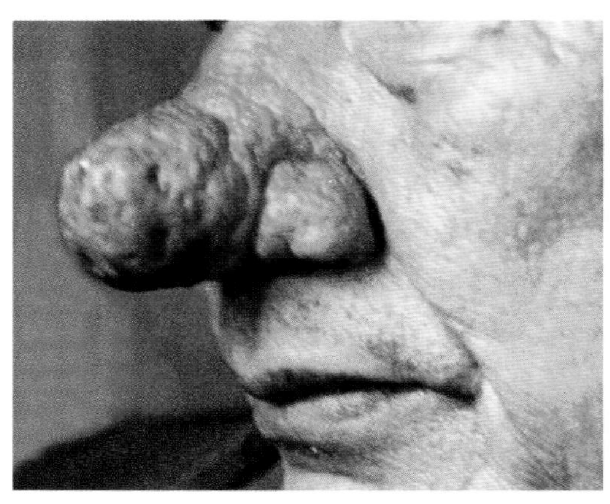

图 13-38　鼻硬节病　鼻部暗红色硬结，互相融合造成鼻部畸形，貌似鼻赘（白求恩医科大学　张民夫惠赠）

3. 纤维化(硬化)期 愈合过程有导致解剖结构变形和增生过程中受累结构的狭窄,可有严重的骨损害。X 线检查发现包括副鼻窦、混浊,鼻甲萎缩,鼻肿块伴骨破坏。

(二)组织病理

特点为大量浆细胞浸润及特异性 Mikulicz 细胞和 Russell 小体。Gieirsa 或革兰氏染色可见胞质中有大量鼻硬结克雷伯杆菌。

(三)治疗

1. 全身抗生素 该菌对 SMZ、链霉素、四环素、金霉素、三乙酰竹桃霉素、克拉霉素、庆大霉素、头孢噻啶和利福平敏感。

2. 联合治疗 某些病例联合应用糖皮质激素和抗生素有效,但需几个疗程。

3. 手术治疗 纠正狭窄和功能异常,如鼻前庭狭窄、鼻咽部狭窄,鼻内镜技术和二氧化碳激光可用于治疗引起阻塞的瘢痕。

七、鼻疽

鼻疽(glanders)是原发于马、猴或骡的一种疾病,山羊、绵羊、猫和狗偶可感染本病。本病在动物身上出现的结节溃疡型称马鼻疽(farcy)。人类对本病易感,特别是实验员偶尔可患本病。

(一)病因

致病菌为鼻疽伯克菌(burkholderia mallei)(过去称为鼻疽假单胞菌)引起的主要感染马、骡和驴等的疾病,其病原体为非运动的、严格需氧、不产色素的革兰阴性杆菌。传播途径主要为直接接触和接触病畜污物。病菌主要通过擦伤皮肤进入人体,也可通过眼结膜、呼吸道吸入和饮食传染。

(二)临床表现

1. 急性型 病菌进入人体后 1~5 天发病。表现为突发寒战、高热和虚脱。原发损害常在暴露部位,如手、面部或颈部,但口鼻黏膜亦可累及。

皮损初起为疼痛性炎性丘疹或水疱,很快变成坏死、溃疡。溃疡特征为油污状基底,有脓性分泌物和不规则边缘。局部淋巴结肿大,有触痛,常形成持续不愈的脓肿。可沿淋巴管蔓延,形成新的脓肿、溃疡和坏疽。

2. 败血症型 血行播散可在皮下组织、肌肉、肺和其他内脏产生弥漫性粟粒性损害,常有上呼吸道溃疡、肺浸润和巨脾。严重患者可出现脑膜炎、骨髓炎和多发性关节炎,全身皮肤出现广泛的丘疹和脓疱。预后严重,约 2~3 周迅速死亡。

3. 慢性型鼻疽 起病隐匿,皮肤损害与急性相同,但全身症状较急性明显减轻。病情波动大,病程中可出现暂时缓解。黏膜损害较急性型少见,感染可持续存在数月至数年不等,约半数以上患者可痊愈。

4. 局限型 局限型者约 1~5 天后在接种部位出现脓疱、结节或水疱、周围出血性水肿,皮损表面溃疡,累及鼻部引起鼻中隔和腭部溃疡或穿孔。

(三)诊断

正确的诊断有赖于血清学检查。

(四)治疗

主要包括迅速切除接种部位皮损以及抗生素治疗。抗生素治疗:阿莫西林或克拉维酸、四环素或 TMP-SMX 有效,替代治疗包括环丙沙星、链霉素、庆大霉素、亚胺培南和头孢他啶。

八、类鼻疽

类鼻疽(melioidosis)由类鼻疽伯克菌(burkholderia pseudomallei)(过去称为类鼻疽假单胞菌)所致,发生在热带的东南亚地区,特别泰国和马来西亚。

(一)病因与发病机制

类鼻疽伯克菌为无芽胞的杆菌。栖息地为土壤和水,特别是稻田。通过与水接触,细菌进入人的胃肠道黏膜、眼结膜或擦伤的皮肤。由于实验意外和吸毒者使用污染的注射器而感染本病也有报道。由于潜伏期长,本病可处于休眠状态,直到机体抵抗力下降(如烧伤、感染或外科手术)才发病。

(二)临床表现

本病可呈急性或慢性经过。急性呼吸道感染可表现为轻微的支气管炎到严重肺炎和伴多发脓肿的败血症等。水样腹泻常见。慢性系统性疾患表现为肉芽肿性病变,累及皮肤、淋巴结、骨骼和肺。特别在皮肤,浅表溃疡可能是细菌进入的门户,在局部形成脓肿,很快发生淋巴管炎、淋巴结炎和败血症。本病的皮损表现呈多样:蜂窝织炎、皮下脓肿、肉芽肿病变、坏疽性深脓疮、紫癜、脓疱和风团。此外继发于慢性肺类鼻疽的荨麻疹也有报道。

(三)治疗

有效治疗需在特异菌株的抗生素敏感性指导下进行。急性败血症期,应用头孢他啶或亚胺培南,慢性皮肤感染对复方新诺明和多西环素有良效。类鼻疽复发率高(约 10%),类鼻疽伯克菌可在体内潜伏达 25 年以上,故要长期用药。

九、皮肤白喉

皮肤白喉(cutaneous diphtheria),是由白喉杆菌侵入皮肤的伤口所引起的溃疡。白喉有强力的外毒素,皮肤白喉不经治疗可以致死。病原菌常存在于活动性白喉患者或带菌者的喉部,通过人与人直接传播。

(一)临床表现

1. 白喉溃疡 具有典型特征溃疡表浅、境界清楚,边缘卷起坚实。早期表面有灰黄或棕灰色坚韧假膜,可完整地剥去假膜,表面干净。晚期出现有诊断价值的损害:黑色或棕黑色粘着坚韧的壳或焦痂,不能完全覆盖溃疡。焦痂不易撕去,若强行撕去,溃疡表面易出血。皮肤白喉典型皮损为有凿孔状边缘的溃疡。

2. 发病特征 感染常发生在原有的小皮损部位,类似如昆虫叮咬、擦伤、烧伤或湿疹样皮疹,可发生白喉后麻痹和可能致命的心脏并发症。皮损常见于四肢,但全身任何部位均可发生。

(二)诊断

有黏着性假膜的溃疡应考虑本病的可能,在皮损中可找到白喉杆菌。涂片可见革兰氏阳性棒状杆菌,确诊须培养分离出病原菌。Loftier 或含亚碲酸盐的琼脂培养基有利于白喉杆菌生长而抑制其他细菌生长。

(三)治疗

采用适当抗生素和特殊抗毒素联合治疗很有效。首选青霉素,剂量为 200~400 万 U/d,替代药物为红毒素 2g/d,疗程为

10天。白喉抗毒素2~4万单位肌内或静脉注射，注射前需作皮试。皮损周围局部注射抗毒素似无治疗意义。患者还需卧床休息，接受全身支持治疗。

第六节　动物源性传染病

由共同病原体引起的动物和人类的传染病，称为人畜（兽）共患病；其中绝大多数以动物作为传染源的称为动物源性疾病。动物源性细菌主要有布鲁氏杆菌、鼠疫杆菌、炭疽杆菌等，人类主要通过直接接触动物或其污染物及昆虫叮咬等不同途径而感染得病。

一、皮肤炭疽

内容提要

- 皮肤炭疽传播途径包括吸入、皮肤接触和胃肠道感染，皮肤炭疽周围绕以显著的红肿带，凹陷性坏死性溃疡，结炭末样黑痂而无疼痛。
- 大剂量青霉素治疗。

皮肤炭疽（anthrax cutis）由炭疽芽孢杆菌感染所致。为牛、山羊、绵羊、羚羊、猪、马等动物传染病。人由于受伤皮肤接触病畜、死畜或含芽孢的土壤而致病，多见于牧民、屠宰工人，为人畜共患疾病。目前，炭疽病（炭疽孢子）已成为一种生物武器。人类中炭疽的最大量暴发流行主要为皮肤炭疽。在美国，通过邮递信件中的炭疽杆菌的生物恐怖事件除了引起11例吸入性病例之外，还引起了11例皮肤炭疽。2001年美国的生物恐怖事件导致出现多例皮肤和吸入炭疽的患者。

流行病学

牛与羊等食草动物的发病率最高，人可通过接触患有炭疽的动物及其畜产品，或通过存在于空气、土壤中的炭疽杆菌芽孢而被感染。与动物相关的制品包括肉类、羊毛、皮革、兽骨以及毛发也能传播感染。被污染的土壤中的芽孢可以持续存活数年，也是感染的来源。炭疽病在世界各地均有发生，发达国家由于普遍疫苗接种和广泛动物类医疗工作的施行，动物和人类炭疽病几乎消灭；在发展中国家，本病仍在一定范围内流行。全球每年发病数估计为1万~20万，中国近两年的发病人数为600例次左右。我国部分地区时有皮肤炭疽散发病例。

（一）病因与发病机制

1. 炭疽杆菌　为革兰氏阳性需氧菌，有荚膜（图13-39、图13-40），芽孢在土壤中可存活20多年。该菌产生毒力很强的毒素。炭疽杆菌主要感染草食动物，接触患病的动物或动物制品可引起人类感染。

2. 入侵　炭疽杆菌侵入伤口及破损皮肤后，芽胞即复苏繁殖，出芽生成细菌的生长型，接着引起临床疾病。产生外毒素和形成抗吞噬的荚膜。炭疽芽孢杆菌的主要致病物质是荚膜和炭疽毒素，其致病力取决于生成荚膜和毒性的能力。由质粒DNA控制荚膜和炭疽毒素的产生。大多数炭疽芽孢杆菌的毒力主要和两个质粒（PXO1；PXO2）相关。PXO1主要编码三种毒力因子及其它相关因子；PXO2编码荚膜相对因子。荚膜有抗吞噬作用，有利于细菌在宿主组织内繁殖扩散。炭疽杆菌的毒力取决于其产生的外毒素和其形成的抗吞噬作用的多聚二谷氨酸荚膜。

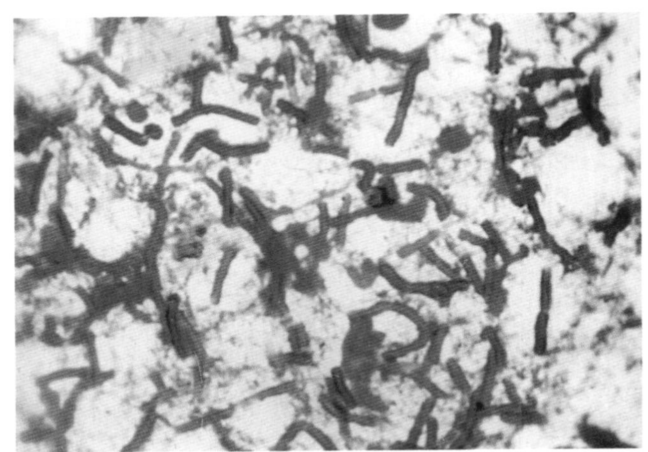

图13-39　炭疽杆菌　革兰氏染色

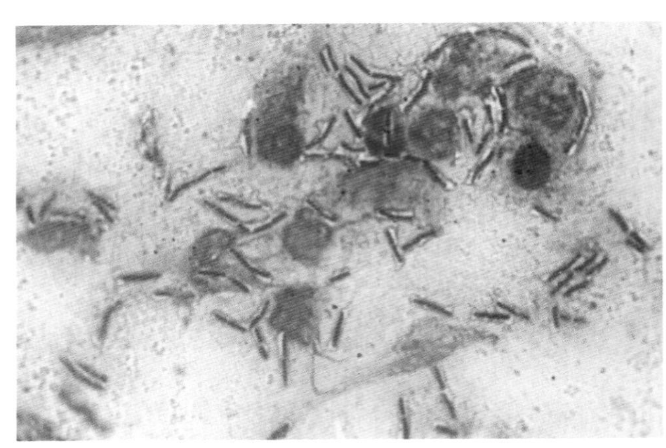

图13-40　炭疽杆菌　荚膜

3. 三种外毒素致病　已克隆出3种炭疽杆菌的外毒素，即蛋白抗原、水肿因子EF、致死因子LF。外毒素直接引起局部组织水肿、出血、坏死，并可同时引起全身毒血症状。抗吞噬多聚-D-谷氨酰荚膜亦使细菌更易于扩散，引起邻近淋巴结炎，甚至侵入血流发生败血症。扩散全身，引起各组织器官的炎症。

（二）临床表现

经过2~5天的潜伏期后，在细菌侵入部位形成损害，水疱破裂之后出现特征性黑痂。

1. 全身症状　全身轻度发热、头痛。严重者畏寒高热，不及时抢救可短期内死亡。淋巴结炎、淋巴管炎　局部淋巴结红肿压痛。

2. 临床亚型

（1）皮肤炭疽（95%）：潜伏期通常为1~12d。皮肤炭疽一般是由稍感瘙痒的小红斑丘疹开始，逐渐变成中央型水疱或大疱样损伤，周围非凹陷性水肿，并且最后发展为坏死性和出血性中心损伤，进展为典型的无痛性黑色焦痂伴周围水肿。常见于颜面、颈、手、前臂等处，多单发。

1）溃疡与黑痂：初于病菌入侵处出现红斑、丘疹，迅速发展为脓血性大疱，疱破形成凹陷性坏死性溃疡，结炭末样黑痂（图13-41、图13-42）。周围绕以显著的红肿带，不痛，微痒。

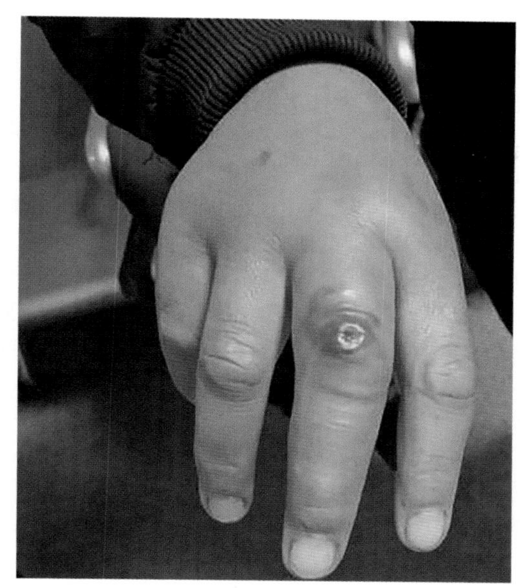

图 13-41　炭疽　血疱伴中央坏死(吉林大学第二医院　吉林省人民医院皮肤科　李博平、单百卉、朱磊、巫毅惠赠)

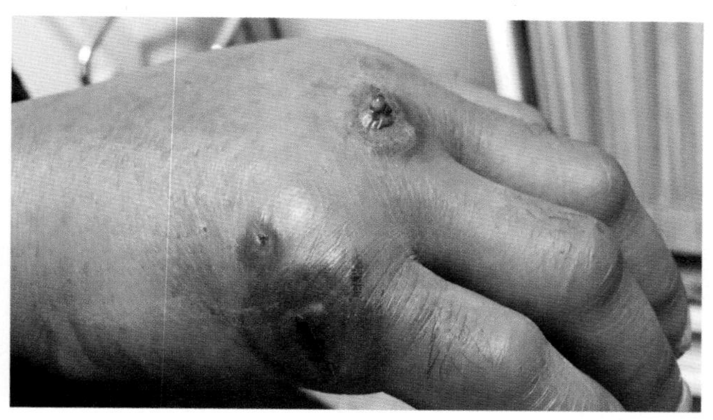

图 13-42　炭疽　吉林大学第二医院　吉林省人民医院皮肤科　李博平、单百卉、朱磊、巫毅惠赠

2）恶性脓疱：偶尔多个水疱还可融合成大疱，随即形成一浅的火山口样皮损，预后留下瘢痕。恶性水肿，皮肤炭疽还有一种罕见类型，即局部强烈反应，可见多发性大疱、硬结，并伴有败血症。

(2) 肺炭疽：吸入含有大量细菌芽孢的尘埃可发生肺炭疽。吸入性炭疽主要引起纵隔的腺体肿大致纵隔增宽，同时出现胸腔积液，常为血性。吸入性炭疽的潜伏期通常是 3~14 天，人类是 2~43 天。

(3) 胃肠道炭疽：食入未煮熟的病畜肉类、奶或被污染食物引起肠炭疽。被分成口咽型及肠型。潜伏期是 2~144 小时。口腔损伤可出现溃疡并进展引起白色假膜、声音嘶哑，及吞咽困难。人们已经知道了肠道疾病的 3 个阶段：第一期为前驱期，表现为发热、不适以及晕厥；第二阶段为进展期，表现为腹痛、恶心、呕吐、腹胀 / 腹水以及严重的虚弱；第三阶段为暴发期，表现为腹围突然增大以及腹水大量增加、阵发性腹痛以及休克。

(4) 炭疽性脑膜脑炎的发生与吸入性、皮肤或者胃肠道炭疽有关，极少数其发生侵入门户不明。表现为脑水肿、脑实质出血、血管炎及蛛网膜下腔出血。炭疽性脑膜炎是典型出血性和嗜中性病变。粗大的革兰氏阳性杆菌能与其他原因的革兰氏阳性杆菌脑膜炎相鉴别。炭疽性脑膜炎几乎均为致死性。

(5) 注射炭疽：在静脉注射药物滥用者中可见。

(三) 临床类型

皮肤型、吸入型(羊毛工病，肺炭疽)、胃肠型、口咽型。可血行播散，炭疽性脑膜炎、败血症型炭疽。

(四) 实验室检查

能在含羊血的琼脂上生长，培养 15~24 小时以后形成“落地玻璃样形状”，2~5mm，不溶血，黏性特强(“敲碎的蛋清样”)菌落；芽孢卵圆形，居中或近中；通过印度墨汁染色荚膜能显色，并且能够通过血或者脑脊液涂片检测到。应当在开始使用抗生素之前立即采血进行血培养；吸入性炭疽的患者将会在 24h 内培养出典型的粗大的革兰氏阳性杆菌。作为单个患者临床诊断的检测，鼻黏膜拭子的培养不能作为临床诊断的检测方法，但是作为流行病学的调查可能部分有用。脓汁涂片、培养，可检出革兰氏阳性炭疽杆菌，有荚膜和芽孢。炭疽快速 ELISA 检测(酶联免疫吸附分析)能检测出血液中存在的炭疽的最终抗体。

(五) 组织病理

表皮及真皮浅层出血性坏死，可形成溃疡，真皮层有弥漫性中性粒细胞浸润。组织革兰氏染色可查到炭疽杆菌。

取患者血液、组织、脑脊液或痰液行革兰氏染色及培养。涂片染色时查见较大的革兰氏阳性菌则高度提示感染存在，但要证实炭疽仍需行细菌培养。此外，血清学方法也已用于炭疽的诊断，包括 ELISA 及免疫印迹法。必要时做动物接种实验。血清补体结合试验亦可辅助诊断。

(六) 诊断

有职业、病原接触史；典型皮肤表现，无痛性凹陷性坏死性溃疡，覆盖炭末样黑痂；或系统中毒症状；按不同临床类型取材直接涂片或培养出炭疽杆菌可以确诊。

(七) 鉴别诊断

与疖、痈、丹毒、蜂窝织炎、皮肤利什曼病、羊痘、土拉伦斯菌病鉴别。

(八) 治疗

患者应强制住院，严格隔离。皮肤损害禁忌挤压及手术切开。尽早应用抗菌药物。

1. 系统治疗　青霉素治疗是最有效的药物，可给予青霉素 G 320 万~480 万 U 静脉注射，每 8 小时一次，持续 4~6 天，待水肿消退后可改用口服青霉素 7~10 天，直至结痂脱落。

(1) 多西环素和环丙沙星：美国推荐作为一线药物，推荐剂量环丙沙星 400mg，静脉滴注，每 12 小时 1 次，或多西环素 100mg，静脉滴注，每 12 小时一次。成人环丙沙星 400~500mg/ 次，每日 2 次口服；多西环素 100mg/ 次，每天 2 次口服。皮肤炭疽疗程一般 7~10 天，但生物恐怖相关炭疽疗程应延长至 60 天。

(2) 治疗选择：目前青霉素已出现耐药。也可选用氨基糖甙类如庆大霉素、大环内酯类如红霉素、氯霉素。然而国内的几项报告青霉素仍为有效或首选治疗药物，青霉素耐药者可选择四环素、红霉素、氯霉素、环丙沙星、左氧氟沙星等。

炭疽杆菌对多种抗菌药物敏感，炭疽抗毒素(如炭疽免疫球蛋白)和多种其他的候选抗毒素的使用就会成为可能。这样的炭疽毒素抑制剂与抗生素合用，对于治疗进展超越早期-前驱期阶段的患者是部分有用的。

(3) 抗炭疽血清：皮试后首日100~125ml，第3天各30~50ml。

(4) 炭疽疫苗：流行病区为牛、马、羊、猪等家畜实施预防注射。对从事畜产品的工作人员注射疫苗。用于暴露于炭疽孢子的危险人群。

2. 局部治疗　可用敏感的抗生素，如四环素、红霉素、喹诺酮类溶液湿敷，皮肤破损处可立即涂搽3%~5%碘酊，用1∶2 500碘液10分钟以上可杀灭芽孢，用5%高锰酸钾液局部湿敷15分钟以上也可杀灭芽孢。

3. 暴露后预防　多西环素100mg，每天2次，或环丙沙星500mg，每天2次，连用8周。儿童和哺乳妇女，可服用阿莫西林，每天3次。

(九) 病程与预后

美国2001年死亡率为45%，比1990—1976年的80%的死亡率改善不少。如果不接受治疗，皮肤炭疽的死亡率大约是20%，包括上气道压迫形成颈部损伤或形成继发性炭疽性脑膜炎。皮肤炭疽，经过治疗病死率仅有1%，未经治疗者病死率仍可高达20%。肺炭疽，若未及时抢救，多在24~48小时内死于中毒性休克。

二、布氏杆菌病

布氏杆菌病(brucellosis)又名布鲁菌病或波浪热，是由布氏杆菌引起的人畜共患的自然疫源性疾病。病原菌主要是通过皮肤及消化道黏膜进入人体，偶可通过呼吸道黏膜及眼结膜。传染源主要是病畜，以羊为主，牛、猪次之。人传人虽有可能，但极少发生。

(一) 流行病学

本病分布于世界各地。我国主要是内蒙古、西北、东北等地区。多发生在农牧区，农牧民及皮毛肉类加工工人，与牲畜尤其羊、猪、牛有密切接触者，或因接生、剥皮肉类加工及挤奶等经过皮肤黏膜受染；亦可因进食病畜肉、奶及奶制品而经过消化道传染。主要是羊型，牛型较少，猪型仅见于广西等个别地区。

(二) 病原学

布氏杆菌(brucella)为革兰氏阴性的短小球杆菌，大小一般为0.4~0.8μm×0.4~1.5μm。该菌可分6型：羊型、牛型、猪型、犬型、森林鼠型、绵羊副睾型。其中羊型对人的致病力最强，猪型次之，牛型较弱，犬型偶可感染人。

(三) 临床表现

轻重不一。羊型常较重，猪型次之，牛型最轻，有时无症状。潜伏期一般1~3周，最短3天，最长可数月。

1. 全身表现

(1) 急性期：病多缓起，少数急骤发病。主要表现：①发热，典型热型为波状热：每波一至数周，波间间歇数日至数周，2~3个波后常自然缓解。②全身乏力、多汗，湿透衣被，而中毒症状常不明显。③关节炎　疼痛剧烈，主要见于大关节，常呈游走性。④生殖系统症状　男性可发生睾丸炎(占20%~40%)、附睾炎，常为单侧。女性可发生卵巢炎、输卵管炎、子宫内膜炎，偶可致流产。⑤神经系统症状　头痛、神经痛。⑥50%有淋巴结与脾脏肿大，25%有肝脏肿大。

(2) 慢性期：常类似神经官能症，表现为疲乏、多汗、头痛、低热、抑郁、烦躁、失眠、肌肉和关节酸痛等。亦可侵犯许多器官系统，如骨骼肌肉、神经、泌尿生殖、心、肺、肝、脾等。

2. 布鲁菌皮炎　占10%。病人在接触感染动物的分泌物后几小时内，主要有麻疹样红斑、猩红热样红斑、紫癜、风团，几日后可消退。严重者在48h出现多发散在的毛囊性丘疹，继而成水疱、脓疱、结痂、痂下溃疡。

(四) 诊断与鉴别诊断

流行病学资料及职业接触史，同时有典型临床表现，血、骨髓、脓液等培养的阳性结果为确诊的依据。

本病应与风湿热、伤寒、败血症和结核病相鉴别。

(五) 防治

①病人、病畜应彻底治疗及隔离。②注意个人防护。③对可能受染者预防接种，可用M-104冻干活菌苗皮肤划痕接种，第二年复种一次。④早期应用四环素、链霉素、复方新诺明、利福平有效，须采用几种抗生素联合疗法和多疗程法。⑤局部皮损应按皮炎湿疹的治疗。

三、鼠疫

鼠疫(plague)，是由鼠疫杆菌(yersinia pestis)引起的一种自然疫源性烈性传染病，人类鼠疫由鼠蚤叮咬而受染。

(一) 病因及发病机制

鼠疫杆菌是革兰氏阴性杆菌，大小为0.5~0.7×1~2μm，无鞭毛及芽胞，有荚膜，在外界抵抗力弱，菌体可产生鼠毒素(murine toxin，MT)为质粒DNA编码产生的外毒素，对鼠类有剧烈毒性，可致使毒血症、休克。

通过鼠蚤叮咬，细菌经皮肤侵入，经淋巴管入淋巴结，引起出血坏死性淋巴结炎和全身毒血症症状；亦可经呼吸道或消化道侵入，引起肺及肠的出血性炎症，严重者可引起败血症，而引起心、肝、肾的出血性炎症，脑膜亦可有出血化脓性炎症。肺鼠疫患者死亡，皮肤常呈黑色，故称"黑死病"

(二) 临床表现

潜伏期2~3天，预防接种后可延至9~12天。

1. 全身表现　临床上大多表现为腺型、肺型及二者继发的败血症型。近年来轻型及隐性感染也相当常见。

2. 临床类型　腺鼠疫(最常见、急性淋巴结炎、全身毒血症症状)、肺鼠疫(肺部感染、全身毒血症症状)、败血型鼠疫(全身毒血症状、中枢神经系统症状、出血症状、休克、心力衰竭)、其他少见类型(皮肤鼠疫、眼鼠疫、扁桃体鼠疫、肠鼠疫、脑膜型鼠疫)。各型鼠疫病程一般为1周左右。

3. 皮肤鼠疫　约10%出现皮肤损害。①病菌侵入处局部皮肤出现红斑、疱疹和脓疱，表面可形成黑色痂皮，局部淋巴结炎症反应不重，亦无明显全身毒血症症状。②菌血症期，可见红斑、瘀点或瘀斑，躯干偶见水痘样的水疱和脓疱。

(三) 诊断与鉴别诊断

依据流行病学资料和一些特殊临床表现，一般即可作出诊断

细菌学检查，可取淋巴结穿刺液、脓、痰、血、咽部及眼分泌物做涂片，可检出革兰氏阴性杆菌；细菌培养亦可检出鼠疫杆菌。

(四) 治疗

患者应行隔离，一般支持疗法，全身使用抗生素。必须争

取早期足量和注射给药，轻症也可口服，首剂宜大，疗程视不同类型而异，热退后继续用药4~5天。氨基糖苷类最为有效，早期以静脉为宜。四环素、氯霉素和磺胺药均可选用。败血型鼠疫等以联合用药为宜，首选为链霉素加氯霉素或四环素，次选为庆大霉素加氯霉素或四环素。淋巴结炎可酌情予以湿敷，炎症完全局限者可切开引流。

四、兔热病

兔热病（tularemia，rabbit fever）由土拉杆菌（francisella tularensis）引起，是经野生动物宿主感染的自然疫源性疾病，通常由皮肤溃疡、局部淋巴结肿发展为菌血症。

（一）流行病学

1. 流行情况　兔热病是一种散发性疾病，我国西藏、青海、内蒙古、黑龙江、山东等边远地区曾有病例报告，内地兔肉加工车间亦有爆发的报告。野兔是人类兔热病最常见的传染源。

2. 传播途径　①直接接触病死动物的血、肉和排泄物可引起传染，病菌可经皮肤、黏膜侵入人体。②可经吸血昆虫如某些蜱类（主要为矩头蜱）、家蝇、鼠蚤及蚊的叮咬。③进食未煮熟的含菌兔肉、其他污染食物和饮水、或吸入含菌的尘埃等而引起传播。

（二）临床表现

潜伏期1~10日，一般为3~4日。起病大多急骤，高热可达39~40℃以上，伴寒战及毒血症症状如头痛、肌肉酸痛、出汗、明显乏力等。热型多呈持续型，少数呈弛张或间歇型。未治疗者热程可持续1~3周，甚至可迁延数月。

临床可分为①溃疡腺型和腺型：前者多见，约占75%~85%，后者较少。该二型见于因节肢动物叮咬或处理染菌动物皮毛而得病者。病原菌侵入后1~2天，局部皮肤出现丘疹，继而化脓、坏死，中心脱落而形成溃疡，边缘隆起有硬结感；周围红肿不著，伴一定程度的疼痛，有时覆以黑痂。腺型患者仅出现上述淋巴结的病变，而无皮肤损害。②肺型（表现为肺炎和胸膜炎，重症者有明显毒血症）。③胃肠型（腹痛、呕吐、腹泻）。④伤寒型或中毒型（高热、寒战、剧烈头痛、肌肉关节痛、肝肿大、皮疹、脑膜炎、心包炎、腹膜炎。⑤眼腺型（眼部感染时结膜或角膜出现黄色小结节或溃疡，耳前淋巴结肿大，可致角膜穿孔）及咽腺型（扁桃体肿大，周围水肿，小溃疡，颈、颌下淋巴结肿大）。

（三）诊断及鉴别诊断

有上述临床表现，2周内曾接触过患病动物或进食染菌兔肉者，应疑及本病。病原检查，取病灶分泌物、淋巴结穿刺液、血液培养分离病原体。血清凝集试验于病后2周开始出现阳性，双份血清效价升高4倍以上，或单份血清1∶160以上有诊断意义。须注意与布鲁氏杆菌有交叉反应。用提纯抗原作迟发型皮内试验，其反应较血清凝集抗体出现稍早。早期诊断须作聚合酶链反应（PCR）。

兔热病须与立克次体病、伤寒、结核病、布氏菌病、多种病原的肺炎相鉴别。

（四）治疗

1. 一般疗法和对症疗法　补充热量和适量蛋白质。局部溃疡无需特殊处理，肿大淋巴结若无脓肿形成，不可切开引流，宜用50%硫酸镁溶液作局部湿敷。

2. 病原治疗　土拉杆菌对氨基糖苷类、四环素类、氯霉素等均很敏感。临床上以链霉素应用为最多，疗效也较好；30mg/（kg·d），分2次肌内注射。或庆大霉素5mg/（kg·d），分3次肌内注射，疗程10天。给药后患者的病情于24小时内即有显著进步，48小时内可退热，很少复发。复发再治仍有效。

（郭义龙　许敏鸿　李莉　窦舒慧　石超　吴志华）

第十四章

螺旋体所致皮肤病

第一节　雅司、地方性梅毒及品他

非性病性螺旋体感染所致的雅司(yaws)、地方性梅毒(endemic syphilis)及品他(pinta),是一组非性交所致,可通过一般接触传播的传染病,均有皮肤损害,甚或有骨与关节病变。

（一）流行病学

1. 雅司　遍及全世界,见于南北回归线之间潮湿而温暖的地区。通过直接接触有感染性的病灶或经昆虫被动传播螺旋体可造成疾病蔓延。

在美洲,本病持续存在于海地、多米尼加、圣卢西亚、圣文森特、秘鲁、哥伦比亚、厄瓜多尔、巴西部分地区以及圭亚那和苏里南。1956年夏卫生部组织了我国老一辈著名专家于光元、杨国亮、朱仲刚、刘季和教授赴苏北进行梅毒、雅司、麻风调查。雅司大多消灭,梅毒主要为二期或三期。

2. 地方性梅毒　又称Bejel,发生于生活在原始环境的农村地区及卫生水准低下的人群,如中东地区、叙利亚、伊朗及邻近地区不定居的部落以及非洲原始沙漠地区。地方性梅毒主要侵犯幼年儿童,自家庭成员中受感染而患病,特别是通过共用污染的饮水器皿及用口内食物喂食而传播。国外学者如Rook Fitzpatnck所著皮肤病学书中,称中国内蒙古和西藏有此病,但我国从未有人报道。

3. 品他　仅见于西半球,典型的品他起病较雅司或地方性梅毒为迟,患者年龄多在10~20岁。品他仅局限于中美洲和南美洲的北部,似乎现已缩减到偏僻的印第安部落,目前的发病率不到20年前的1%。品他在我国尚未见报道。

（二）病原学

雅司和品他是由按惯例命名的螺旋体引起的,即雅司螺旋体(*T.pertenue*)引起雅司;品他螺旋体(*T.carateum*)引起品他。雅司、地方性梅毒、品他及性病性梅毒在临床和流行病学上的差异(表14-1)。

表14-1　密螺旋体及其相关疾病的比较

特征	地方性梅毒	雅司病	地方性梅毒	品他病
病原体	苍白螺旋体梅毒亚种	苍白螺旋体雅司亚种	苍白螺旋体地方亚种	苍白螺旋体品他亚种
常见传播方式	性传播或经胎盘传播	皮肤接触传播	经口传播或共用餐具传播	皮肤接触传播
好发年龄	性成熟后或宫内	儿童早期	儿童早期	儿童晚期
原发病灶	皮肤溃疡(下疳)	乳头状瘤,常为溃疡状	黏膜丘疹,较罕见	非溃疡形丘疹及周围卫星灶,伴瘙痒
常见受累部位	生殖器、口腔、肛门	肢体	口腔	肢体或面部
继发病灶	皮肤黏膜损伤、扁平湿疣	皮肤丘疹样病变、扁平湿疣、骨性骨膜炎	黏膜皮肤病变(黏膜斑、裂丘疹、扁平湿疣)、骨性骨膜炎	品他疹、色素斑、瘙痒
复发	约25%	常见	未知	未知
远期并发症	牙龈、心血管及中枢神经系统感染	皮肤、骨骼、软骨的破坏性树胶肿	皮肤、骨骼、软骨的破坏性树胶肿	非破坏性脱色素斑

雅司、品他及地方性梅毒患者可产生针对梅毒螺旋体的特异性抗体。荧光螺旋体抗体吸收试验(FTA-ABS)、梅毒螺旋体血凝试验(TPHA)以及梅毒螺旋体制动试验(TPI)不能鉴别不同的螺旋体病。已患雅司和品他的人对梅毒有相对免疫力。实验性接种不能使活动性品他或梅毒患者重叠感染雅司。

（三）临床表现

1. 雅司(yaws)　也称 pian，boubas，framboesia tropica 等。患者为主要传染源，可通过破损皮肤接触含螺旋体渗液而传播，密切接触为传染必要条件，儿童及青少年多见。

潜伏期为 2~3 周。螺旋体由皮肤进入血液，引起骨骼、淋巴结及皮肤损害(图 14-1)。早期皮损棘层内有大量螺旋体，潜伏期可有头痛、全身不适以及其他轻微全身症状。晚期有动脉内膜炎、溃疡性肉芽肿性结节以及皮肤和骨的树胶肿，骨骼病变可引起广泛畸形。

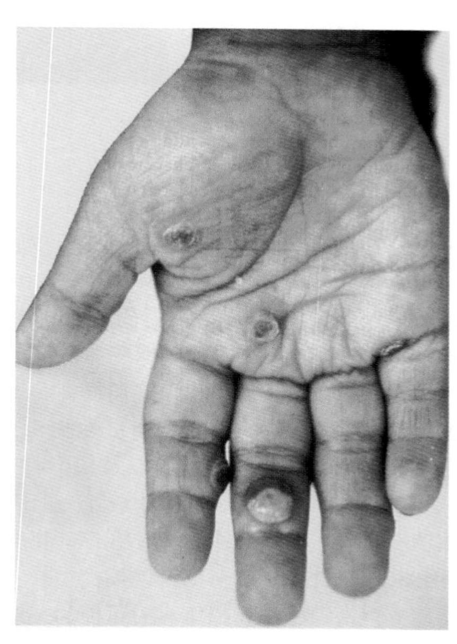

图 14-1　雅司早期感染
结痂，水疱及乳头瘤样改变。

(1) 第一期(母雅司期)：感染后数周，于病原体入侵处出现单个丘疹，逐渐增大为结节，多在小腿，婴幼儿则常发生在臀部或会阴。损害上有琥珀黄色痂，擦去后，显出红色果肉样颗粒状溃疡，这种圆形结痂、基底较宽的肉芽肿损害就是典型的雅司损害，即母雅司(primary or mother yaws)，在痂皮中可找到病原体，触之硬似橡皮。自觉有痒或痛感，局部淋巴结肿大。病程长，常于 3~6 个月内自愈。溃疡愈合需更长时间，愈后遗留具有诊断价值的萎缩性瘢痕。

(2) 第二期(雅司疹期)：本期损害相当于二期梅毒疹，约在母雅司出现后 1~3 个月。在初期病损愈合前后，由于螺旋体菌血症和自身接种的结果，发生广泛性的二期发疹。可有发热、发冷、食欲不振、全身酸痛及体重减轻。皮疹有多种形态，包括脱屑斑、丘疹、结节，结节可分为两型：

1) 小结节：初为微红小丘疹，逐渐形成小结节(图 14-2)，黄豆至玉米粒大小，高出皮面，表面粗糙，覆以灰色薄痂，有时皮疹数目可较多，特别多见于颜面及四肢。

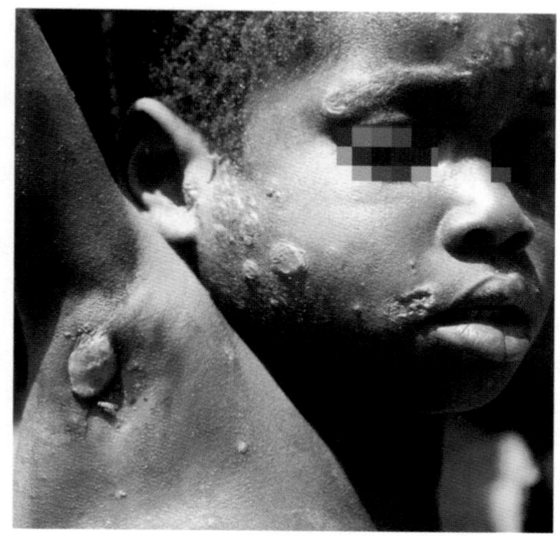

图 14-2　雅司二期

2) 大结节：皮疹似杨梅或更大的结节，有干燥的黄色或深褐色厚痂，去痂后见鲜红色杨梅状肉芽，常有少许渗出液或出血，内含大量螺旋体，触之硬如橡皮，有压痛。主要分布于头部及四肢外侧，躯干较少，皮疹可反复多次发生，迁延数年。足底疼痛的乳头状瘤可导致蟹样步态而被称为“蟹雅司(crab yaws)”。

二期损害特殊表现有：①钱癣样雅司(ringworm yars)，皮疹中央吸收，边缘皮疹排列呈环形。②类似梅毒扁平湿疣样损害，发生在肘窝、腹股沟、肛门处。③苔藓样雅司，粟米状皮损，好发于肩部。④近关节结节(juxta-articular nodule)是一种类似纤维瘤样的结节，好发于四肢关节附近。

(3) 第三期(结节溃疡性雅司期)：在感染 5~6 年后发生三期损害，骨骼和骨膜炎较常见。本病一般终止于二期，但有 10% 的患者可进展到三期，表现有：①皮肤树胶肿(图 14-3)，

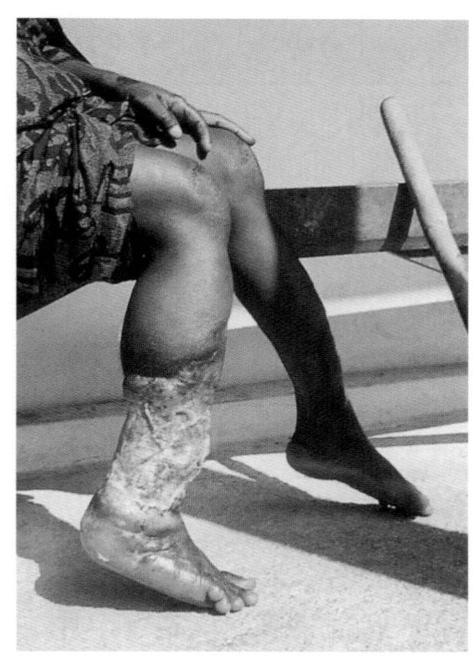

图 14-3　骨改变雅司溃疡晚期(西非)

形成无痛性溃疡，有刀切状或潜行边缘，或相互融合成图案形、蛇行状，临床不能与三期梅毒区别，溃疡痊愈时，因瘢痕而导致变形；②足底色素沉着斑和角化过度，弥漫性或点状，有很高的诊断价值；③胫骨和其他长骨的骨质或骨膜发生树胶肿性损害，导致佩刀状胫骨。上腭骨或鼻骨树胶肿可致上腭穿孔或鼻骨破坏。骨受损有骨痛，尤以夜间为甚。

由于雅司十分少见，因此诊断雅司，必须结合临床表现、病人生活在流行区，还要采用螺旋体检查与血清学试验，如快速血浆反应素（RPR）纸片试验。暗视野检查可在早期皮损中找到雅司螺旋体，但要与热带溃疡中所见其他螺旋体鉴别。血清反应素抗体试验于感染 1 个月后转阳性，FTA-ABS 试验亦呈阳性，血清反应可持续多年阳性。青霉素治疗可伴有吉海反应。雅司与性病性梅毒的鉴别（表 14-2）。

表 14-2 雅司与性病性梅毒的鉴别

	鉴别点	雅司（yaws）	性病性梅毒（venereal syphilis）
性接触史		无	有
第一期	初疮部位	生殖器外	常在生殖器
第二期	黏膜损害	无	有
	痒	剧	无
	秃发	无	可有
	眼损害	无	有
	血管内皮损伤	无	有
第三期	神经系统损害	无	脊髓痨、痴呆
	内脏损害	无	有
	脑脊液梅毒血清反应	阴性	常阳性
	全身症状	轻微	较重
	预后	较好	严重

2. 地方性梅毒 地方性梅毒（endemic syphilis） 又名 Bejel，系家庭接触，口对口或经饮食用具传染，在家庭及儿童中流行，其病原体与梅毒螺旋体无法区别。本病经过一个潜伏期后进入第二期，然后再经过一个潜伏期，进入第三期（晚期）。在其他密螺旋体疾病中可见到第一期，但在本病中并不能经常看到，也很少发生产前感染及心血管与神经系统病变，如有发生反而要怀疑有无梅毒的可能。

潜伏期与其他密螺旋体疾病相似，9~90 天，平均 3 周。

（1）第一期：损害为下疳，在成年人常见，而在儿童则往往看不到，特征性的表现是婴儿口唇及口腔中有病损，而其母亲在乳头上发生下疳，然而通常本病最初的表现是第二期的症状。

（2）第二期：接触感染后平均经过约 5 周潜伏期即出现典型黏膜白斑，发生于口唇、硬软腭、舌及咽部，随后出现泛发斑丘疹及丘疹（图 14-4），在屈侧及肛门生殖器可融合，形成扁平湿疣。口角常见具有裂口的丘疹，并有类似二期梅毒的甲沟炎，病人声音嘶哑，可有全身淋巴结肿大，在湿润的早期病损处和局部淋巴结穿刺液中可找到大量螺旋体。皮肤损害可有多次复发。

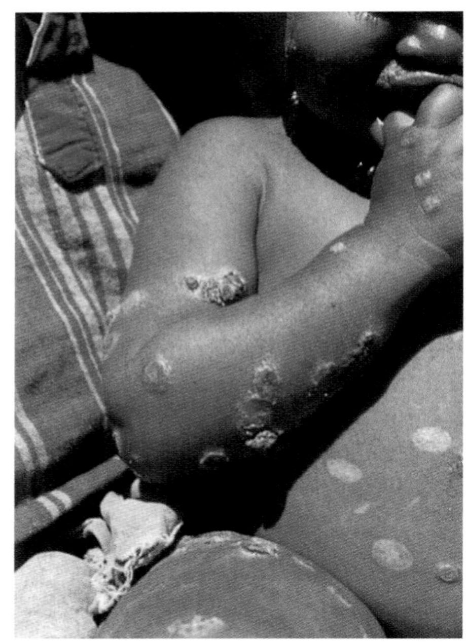

图 14-4 地方性梅毒
二期病损（埃塞俄比亚）。

（3）潜伏期：第二期以后，又进入潜伏期，此期没有临床表现，但梅毒血清试验包括螺旋体及非螺旋体的反应素试验均呈阳性，这个阶段长达 4 年，然后出现晚期损害。

（4）第三期：本期损害类似于晚期良性梅毒，包括骨或皮肤的树胶肿。破坏性树胶肿、骨炎以及毁形性鼻咽炎（图 14-5）比晚期雅司更为常见。发生于母亲乳头上的树胶肿是因为母亲本人先前患有地方性梅毒，或给有口腔病灶的婴儿哺乳所致，因此，地方性梅毒的早期及晚期类型损害可并存于同一家庭。地方性梅毒的三期损害有时可能为一个先前已致敏的宿主对再感染的反复暴露的结果。地方性梅毒与先天性梅毒的区别在于前者极少发生牙齿的改变、间质性角膜炎以及神经性梅毒。心血管并发症在地方性梅毒和先天性梅毒均

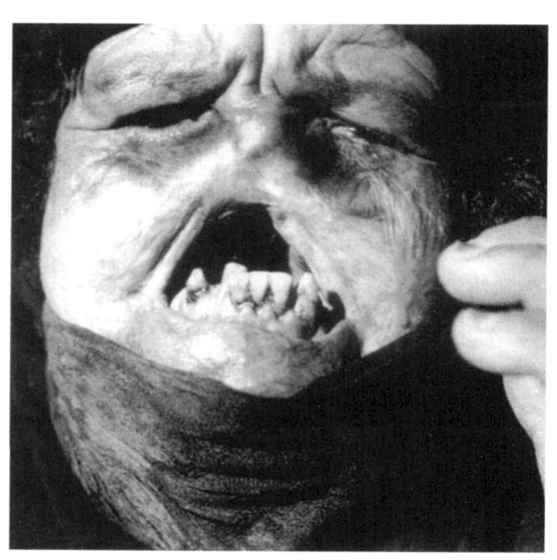

图 14-5 毁形性鼻炎，性病性和非性病性梅毒及雅司

属罕见。实验室检查可发现，早期梅毒血清反应素试验阳性，螺旋体抗原试验如 FTA-ABS 也呈阳性，但在晚期可呈弱阳性或阴性。

地方性梅毒的诊断和其他非性病密螺旋体病一样，依据临床特征和病人生活在流行区，以及抗密螺旋体抗体和血清反应素试验。地方性梅毒和性病性梅毒的鉴别(表 14-3)。

表 14-3　地方性梅毒和性病性梅毒的鉴别

	地方性梅毒(endemic syphilis)	性病性梅毒(venereal syphilis)
病原体	苍白螺旋体Ⅱ型	苍白螺旋体Ⅰ型
流行区域	特定的流行区	世界各地
传染途径	非性接触	性接触
发病年龄	儿童(4~10 岁)	年龄范围大，以性活跃期最多
原发下疳	少见，不在阴部	有，绝大多数在阴部
心血管及神经梅毒	极少	相当比例发生
胎传	否	能
间质性角膜炎	极少	见到
侵犯牙齿	极少	见到

3. 品他　品他(pinta)也称品他病(mal de pinto，carate，cute 等)。品他为一种接触性传染、非性病性、以皮肤损害产生无色素改变(achromia)为特征的地方性螺旋体病。

(1) 第一期(丘疹期)：接种后 7~10 天出现损害极小的红色丘疹，经历 2~3 月渐变成红色鳞屑性斑块，5 个月后，斑块四周出现卫星样斑疹或丘疹，逐渐融合成图案状。初期损害多见于小腿和其他暴露部位。皮损消退后，往往留下色素脱失(图 14-6)。

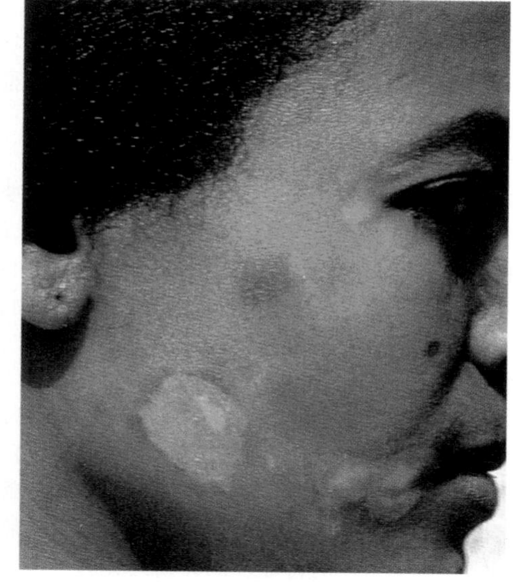

图 14-6　品他

(2) 第二期(品他疹，pintid)：感染后 5 个月至 1 年或更长时间发生，皮疹数量较多，临床上有色素减退(图 14-7)、色素沉着及红斑鳞屑疹，似银屑病、体癣、湿疹、梅毒或麻风，多发生于四肢和面部，略呈环形，许多病人二期皮疹不明显或不出现。

(3) 第三期(皮肤变色期)：感染后 2~5 年发生。常见于青少年或年轻的成人，呈隐袭性，表现为奇形怪状。①皮肤色素沉着，淡灰色、石板色、灰色或淡蓝色的斑疹；②色素减退如白癜风样，好发于正常腰围部和转子部位；③皮肤变厚角化过度，常有鳞屑，好发于四肢及掌跖；④萎缩，晚期所遗留的改变，1/3 以上的病人损害呈对称出现。品他另有一种少见类型，即色素异常，仅累及身体一侧，偶可见近关节结节。

品他除皮肤外，内脏与骨骼不受累，胎内不发生感染。活动性皮损的暗视野检查可发现品他螺旋体，梅毒血清试验，反应素或抗梅毒螺旋体抗体试验两者皆为阳性，但出现阳性所

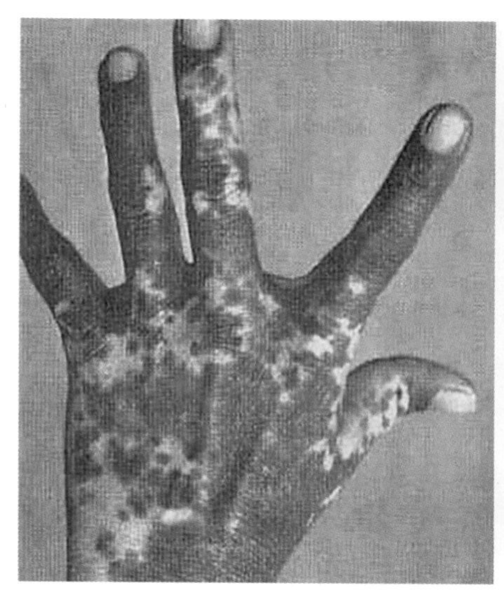

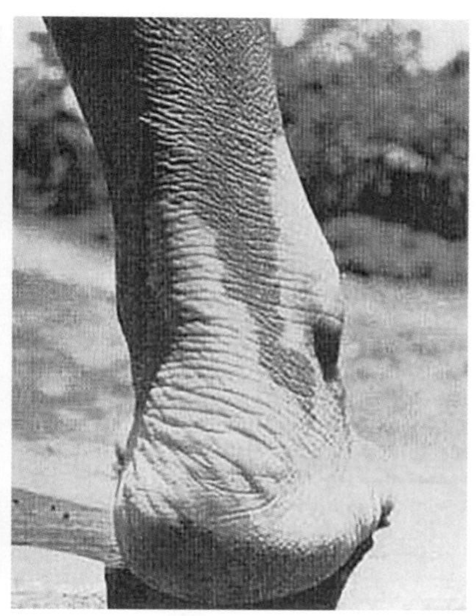

图 14-7　品他
脱色斑。

需时间要比性病性梅毒长4倍以上。青霉素治疗无吉海反应，白癜风样皮疹对治疗无反应，血清学试验阴转很慢。

常见密螺旋体病（包括性病性梅毒、地方性梅毒、雅司、品他）的临床特点归纳如下（表14-4）。

（四）组织病理

1. 雅司 一期雅司有棘层肥厚及乳头瘤病样改变，表皮水肿伴中性粒细胞外移。真皮有浆细胞、中性粒细胞、淋巴细胞、组织细胞和成纤维细胞浸润。二期雅司有类似的改变。晚期损害可有溃疡及类似三期梅毒的改变。早期骨损害为炎症反应。近关节结节有一中央坏死带，中间肉芽组织带及周边层纤维变性。

2. 地方性梅毒 一期损害显示表皮萎缩及血管周围浆细胞、淋巴细胞浸润。可有苍白螺旋体。二期损害可见真皮血管周围致密的浆细胞浸润。扁平湿疣内存在大量的螺旋体。晚期损害可由浆细胞、淋巴细胞、组织细胞、成纤维细胞、上皮样细胞和巨细胞所组成的特征性的异物肉芽肿，近关节结节与雅司的改变相同。

3. 品他 一期品他显示轻度的角化过度，棘层肥厚，海绵形成及淋巴细胞和中性粒细胞外移。陈旧性损害可见基底层黑素含量减少和增多。晚期品他可见不规则棘层肥厚及表皮萎缩。色素沉着部位的表皮及真皮可见黑素细胞，色素脱失部位的表皮及真皮可见黑素细胞，色素脱失部位的基底层黑素缺失。早期损害表皮可有大量螺旋体，而晚期损害极少或无。肿大的淋巴结呈慢性非特异性炎症改变。

（五）诊断

各种非性病性螺旋体疾病依据流行病学特点，患者是否来自或到过流行区，各自临床表现的特异性，暗视野显微镜检查找到螺旋体，血清学试验及活组织检查可明确诊断。

（六）治疗

非性病性螺旋体感染的雅司、地方性梅毒和品他的治疗基本相同。成人苄星青霉素G240万U，儿童120万U，一次肌注，可使疾病痊愈，一般不再复发，青霉素过敏者可用四环素或红霉素0.5，每日4次，口服，儿童减半，疗程2周。

（七）预防

1948—1969年，世界卫生组织和联合国儿童基金会援助的根治非性病性螺旋体病的群众运动，取得了显著成果。但运动过后疾病又有发生和复活，由此看来，根除这些疾病不及天花那样容易实现。故有关当局仍主张持续不懈的主动监测、

表14-4 密螺旋体的临床特点

临床特点	性病性梅毒（venereal syphilis）	地方性梅毒（endemic syphilis）	雅司（yaws）	品他（pinta）
初发损害（初疮）	常见	罕见	常见	常见
部位	生殖器	口腔黏膜	肢体	肢体
播散损害发生率	80%~100%	90%~100%	90%~100%	常见
部位	系统性	间擦部位	皮肤、骨骼	局部
范围	广泛	局限	广泛	局限
全身症状	常见	罕见	罕见	无
局部淋巴结肿大	常见	常见	常见	少见
感染复发	25%的患者	不明	75%~90%患者	无
一期皮损	硬下疳	小的侵蚀性丘疹（常缺如）	增生性、柔软、溃疡倾向的丘疹（母雅司），可有卫星灶	红色丘疹渐演变为银屑病样斑块
二期皮损	玫瑰疹、扁平湿疣	黏膜斑、扁平湿疣、梅毒样皮损	瘤状或印度痘样结节、丘疹鳞屑性斑块、掌跖斑块（雅司瘤）	红色脱屑性和银屑病样皮损（品他疹）；色素沉着和色素脱失
三期皮损	树胶肿	匐形性树胶肿、肘关节旁结节	树胶肿、品他样异色症、关节旁结节、毁形性鼻咽炎、鼻骨增殖性骨膜炎、	皮肤异色、色素减退、色素脱失、多色素斑片
晚期损害	35%的患者	常见	过度角化	很常见
树胶肿/溃疡	10%~15%	25%~50%	10%患者	罕见
部位	皮肤、骨骼、内脏	骨骼	10%	皮肤
神经损害	10%	不明	骨骼、皮肤	无
心血管损害	10%~15%	不明	无	无
治疗	青霉素	青霉素	青霉素	青霉素

暴发流行的调查以及活动性病例和接触者的治疗。

如果证实了10%以上人口有活动性雅司，WHO推荐15岁以上的人用普鲁卡因青霉素或苄星青霉素防治，剂量疗程参照梅毒治疗方案。

广泛使用青霉素治疗其他疾病可减少品他的发病率。

第二节　莱姆病

莱姆病（lyme disease）由伯氏疏螺旋体感染引起。以硬蜱为传播媒介。皮肤表现为慢性游走性红斑。

（一）临床表现

潜伏期3~32天，多在7天以内（表14-5）。

1. 慢性游走性红斑（第一期）　①原发性游走性红斑：初起于蜱叮咬处发生一红色斑疹或丘疹，逐渐扩展形成同心圆或环状红斑。②继发性游走性红斑：螺旋体经血流扩散至其他部位，数日内发生继发性环状红斑。

2. 系统损害（第二期）　①神经系统症状：包括无菌性脑膜炎、脑炎、颅神经炎、脊神经根病。②心血管系统损害：为房室传导阻滞，急性心肌心包炎。

3. 关节炎（第三期）　数月至数年可出现大关节炎，以膝关节多见。

慢性萎缩性肢端皮炎：阿弗扎疏螺旋体感染（B.afzelii）与慢性萎缩性肢端皮炎有关。

（二）鉴别诊断

本病应与蜱咬伤（皮损直径小，无移行）、多形红斑、离心性环状红斑鉴别。

（三）防治

一旦被蜱叮咬，出现游走性红斑时，应立即去医院就诊，早期治疗可预防神经、心脏和关节炎等并发症的发生。

由于本病首选青霉素类药物治疗，国内外的学者均强调应大剂量、足疗程。有报道用四环素、甲硝唑、替硝唑等治疗亦有效。对于有脑及心脏受损者应加用糖皮质激素，有助于减轻脑部和心脏受累的症状。有慢性关节炎症状者可给予抗疟药物和对症治疗（表14-6）。

1. 早期莱姆病　①多西环素，100mg，b.i.d.，共10~21天；②氨苄青霉素，500mg，t.i.d.，共10~21天；③红霉素，250mg，q.i.d.，共10~21天（比多西环素或羟氨苄青霉素疗效差）。

2. 神经系统病变

（1）面神经麻痹：孤立性表现，病早期口服多西环素0.1g，b.i.d.，至少使用21天。

（2）莱姆脑膜炎：①头孢曲松，每天2g，i.v.，每天1次，共14~21天；②青霉素G，每天2 000万U，分次给药，共10~21天。

（3）莱姆心脏炎：①头孢曲松，每天2g，i.v.，共14天；②青霉素，每天2 000万U，i.v.，共14天；③多西环素，100mg，p.o.，t.i.d.，共10~21天；④羟氨青霉素，500mg，p.o.，t.i.d.，共14~21天。

（4）莱姆关节炎：①多西环素，100mg，p.o.，b.i.d.，共30天；②羟氨苄青霉素500mg，p.o.，t.i.d.，共30天；③青霉素G，每天2 000万U，静脉滴注，共14~21天；④头孢曲松，每天2g，共14~21天。

3. 妊娠

（1）早期局部莱姆病：羟氨苄青霉素，500mg，t.i.d.，共10~21天。

表14-5　莱姆病的皮肤表现

一般表现	发病	诊断/鉴别诊断
游走性红斑	数周至数月（早期）	节肢动物咬伤，环形肉芽肿多形性红斑，荨麻疹，丹毒，棕色隐士蛛咬伤，固定性药疹
慢性萎缩性肢端皮炎	数月至数年（晚期）	静脉功能不全，硬化性苔藓，硬皮病，生理年龄相关性萎缩，皮质类固醇所致萎缩
罕见表现		
皮肤硬化症	数月至数年（晚期）	
硬斑病		原发硬斑病
硬化萎缩性苔藓		原发硬化萎缩性苔藓
关节周围纤维小结		类风湿病小结，痛风
进行性面部偏侧萎缩		原发进行性面偏侧萎缩/帕-罗综合征
嗜伊红细胞筋膜炎		原发嗜伊红细胞筋膜炎/舒尔曼综合征
皮肤萎缩		
皮肤松垂	数月至数年（晚期）	原发皮肤松垂
皮肤淋巴细胞增多症		
显性B细胞(包括B细胞淋巴瘤）	数月至数年（晚期）	节肢动物咬伤反应，疫苗接种反应，肉芽肿，新生物
显性T细胞		苔藓样糠疹，多形性日光疹
其他皮肤病变		
脂膜炎	数周至数月至数年（早期或晚期）	结节性红斑
环形肉芽肿		昆虫咬伤反应
多形性红斑		药疹
梅毒样鳞屑丘疹		二期梅毒

表 14-6 莱姆病的循证治疗

项目	内容	证据强度
一线治疗	局限性早期病变	
	1. 多西环素 100mg,2 次 /d,持续用 14~21 天(孕妇、小于 8 岁儿童禁用)	A
	2. 阿莫西林 500mg,3 次 /d,持续用 14~21 天	A
	有神经系统症状或(晚期的)心脏传导阻滞	
	1. 头孢曲松钠 2g/d,静脉用,持续 14~28 天	B
	2. 青霉素 G,18~24 万 U/d,每隔 4 小时用 1 次,持续 14~28 天	B
	关节炎	
	1. 多西环素 100mg,2 次 /d,持续 28 天	B
	2. 阿莫西林 500mg,3 次 /d,持续 28 天	B
	慢性神经病变	
	1. 头孢曲松钠 2g/d,静脉用,持续 14~28 天	B
	2. 青霉素 G,18~24 万 U/d,隔 4 小时给药 1 次,持续 14~28 天	B
	慢性关节炎	
	1. 多西环素 100mg,2 次 /d,持续 28 天	B
	2. 阿莫西林 500mg,3 次 /d,持续 28 天	B
	3. 如规则口服药物治疗无效,可用头孢曲松钠或青霉素 G 肠道外用药	B
二线治疗	局限性早期病变	
	1. 头孢呋辛酯 500mg,2 次 /d,持续 14~28 天	B
	2. 红霉素 250mg,口服,4 次 /d,持续 14~28 天	B
	3. 阿奇霉素 500mg/d,持续 7 天	B
	有神经系统受累或(晚期的)心脏传导阻滞	
	多西环素 100mg,2 次 /d,持续 14~28 天	
三线治疗	莱姆病疫苗	A

(2) 晚期或播散性莱姆病:青霉素 G,每天 2 000 万 U,共 14~21 天。

(3) 无症状血清阳性者:无须治疗。

(四) 预后

1. 病程 如不经治疗,游走性红斑和继发性皮损在 28 天后消退,有一些也可存在达数月。10% 的未经治疗的病例在皮损消退数月后游走性红斑可复发。最终 10% 的患者发生膝关节炎,关节炎通常经 2~3 年后消失,其中半数导致严重的残疾。

2. 预防 户外活动回家后在身上寻找硬蜱是一种好的预防方法。硬蜱需要接触 24 小时以上才能传播疾病。蜱很小,可能不易看见。对移动的雀斑样斑应予以注意。

第三节 钩端螺旋体病

钩端螺旋体病(leptospirosis)是钩端螺旋体引起的急性传染病。属自然疫源性疾病,人是间接接触传播。多在夏秋季流行,鼠、猪、犬及病人为主要传染源。

1. 临床表现 早期以发热、结膜充血、腓肠肌压痛、全身淋巴结肿大为特征。中期有内脏损害,临床分为流感伤寒型、肺出血型、黄疸出血型、脑膜脑炎型。晚期可有发热、眼与神经系统等后发症。

皮肤黏膜损害有瘀点、紫癜、斑疹、丘疹、荨麻疹、猩红热样和麻疹样皮疹。胫前热(pretibial fever)是一种急性发疹性传染性红斑,患病第四天出现红斑,一般在胫前,可发生在身体的各个部位或为全身性。

2. 治疗 钩端螺旋体对多种抗菌素敏感,如青霉素、庆大霉素、四环素等,国内常首选青霉素 G。

(陈秋霞 郭红卫 范文葛 王晓华
吴江 朱团员 何玉清 叶萍)

第十五章

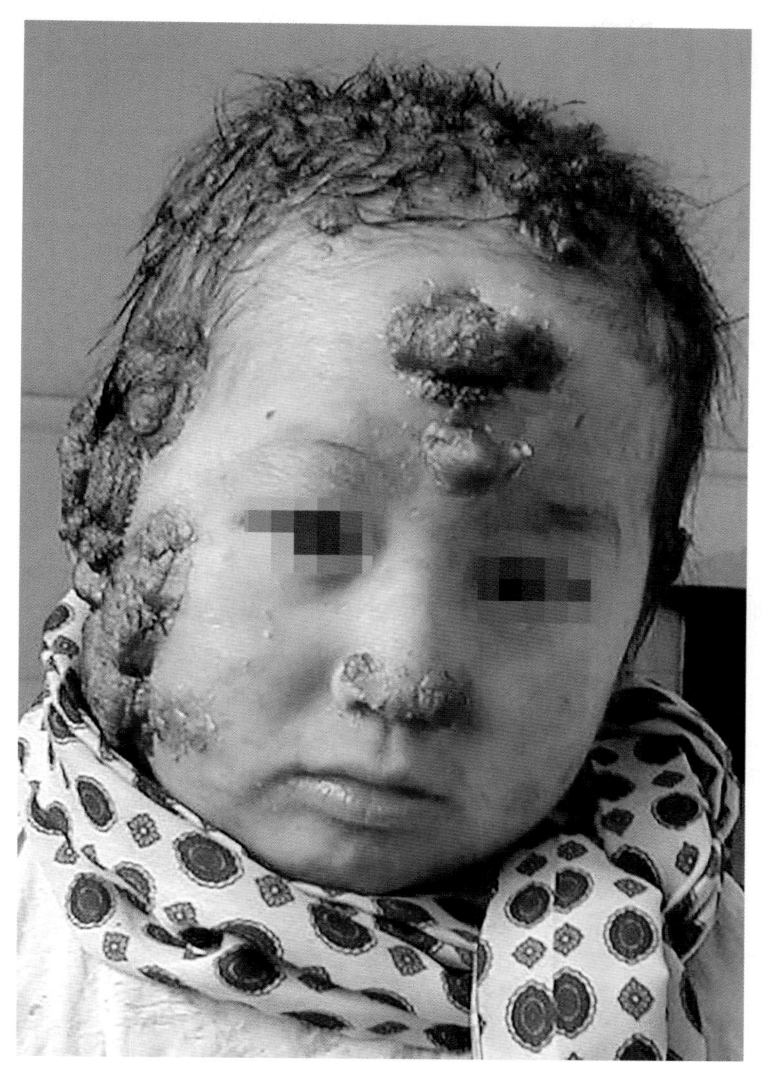

第十五章

真菌感染性皮肤病

概述

真菌(fungus)是一大类真核细胞型微生物。细胞核高度分化,有核膜和核仁,胞浆内有完整的细胞器。细胞壁由甲壳质、甘露聚糖、葡聚糖组成,不含叶绿素,不分化根、茎、叶。少数为单细胞、多数为多细胞结构。

真菌以腐生或寄生方式生存,按有性或无性方式繁殖。在自然界中分布广泛、种类繁多,估计地球上超过150万个种、已经描述的超过十万种。其中绝大多数对人有益,如酿酒、发酵、生产抗生素等;少数对人类有害,可引起人类及动、植物的疾病。

与医学有关的真菌达400余种,常见的有50~100种,可引起人类感染性、中毒性及超敏反应性疾病。近年来,由于抗生素、抗肿瘤药物、免疫抑制剂等的使用,器官移植、介入性治疗技术的发展,艾滋病、糖尿病、恶性肿瘤等引起机体免疫功能低下等原因,导致真菌病的发病率呈明显上升趋势,已引起医学界的高度重视。

目前真菌在生物界的位置尚未统一。大多数学者认为真菌应作为一个独立界—真菌界分为黏菌、真菌两个门。真菌门分为鞭毛菌亚门、接合菌亚门、子囊菌门、担子菌亚门及半知菌亚门。与医学有关的真菌包括4个亚门:①接合菌亚门:绝大多数为无隔、多核菌丝体,属机会致病性真菌,如毛霉属、根霉属、根毛霉属、犁头霉属等;②子囊菌亚门:具有子囊和子囊孢子,如芽生菌属、组织胞浆菌属、小孢子菌属、毛癣菌属及酵母菌属等;③担子菌亚门:具有担子和担孢子,如食用菌蘑菇、灵芝及机会致病性真菌隐球菌属等;④半知菌亚门:对此类生活史了解不完全,未发现其有性阶段,故称为半知菌。在医学上有重要意义的真菌绝大部分在半知菌亚门中,如球孢子菌属、念珠菌属、曲霉属、镰刀菌属等。最新的分类法是把真菌归于菌物界,与动物界、植物界并列。菌物界中与医学真菌关系密切的有4个门,即接合菌门、子囊菌门、担子菌门及壶菌门,而把原属于半知菌亚门中的真菌划分到前3个门中。

真菌的生物学性状

（一）真菌形态

真菌按形态分两大类：

1. 单细胞真菌又称酵母（yeast）　形态较为简单，包括酵母型和类酵母型真菌。为芽生孢子，无菌丝。

2. 双相型真菌（dimorphic fungi）　部分真菌的形态会因温度、营养或氧与二氧化碳浓度的改变而由霉菌型变为酵母型或由酵母型变为霉菌型，称为双相型真菌，都可以致病。

(1) 菌丝：菌丝是由成熟的孢子在基质上萌发生芽管，芽管进一步延长形成管状结构，其横径一般为5~6μm。菌丝可长出许多分枝，并交织在一起被称为菌丝体（mycelium）。根据菌丝的功能，菌丝分为①营养菌丝体：是吸取营养物质的菌丝体。②气生菌丝体：是指向空气中生长的菌丝体。③生殖菌丝体：是指气生菌丝体中可产生孢子的那部分菌丝体。菌丝直径最小的不到0.5μm，最大可超过100μm，一般为5~6μm。根据菌丝的结构，菌丝分为有隔菌丝和无隔菌丝。按其形态分类，菌丝有球拍状、螺旋状、结节状、梳状和鹿角状菌丝等。

(2) 孢子：孢子（spore）是由生殖菌丝产生的一种繁殖体。繁殖阶段通过无性或有性的方式产生新个体。真菌的孢子分为有性孢子和无性孢子两大类。

有性孢子是由同一菌体或不同的菌体两个细胞或性器官融合，经减数分裂后所产生的孢子。无性孢子是由菌丝上的细胞直接分化或出芽形成，不发生细胞融合。

无性孢子形态，有分生孢子、叶状孢子和孢子囊孢子三大类。

1) 分生孢子：由生殖菌丝末端及其分枝的细胞分裂或浓缩形成的单个、成簇或链状的孢子，称为分生孢子。分生孢子又分为大分生孢子和小分生孢子。

2) 叶状孢子：它包括①芽生孢子多由单细胞的营养体(如酵母菌)以芽殖的方式形成，其形态与母细胞相似，如念珠母菌、隐球菌、马拉色菌等。②厚膜孢子厚壁孢子是菌丝遭遇不良环境条件时形成，是为度过恶劣条件而产生的一种结构，如白念珠菌、着色芽生菌。③关节孢子关节孢子是由菌丝分支的顶端细胞不断增加隔膜以断裂的方式形成的。呈单细胞、短柱状、多为串生。如毛孢子菌、地霉菌等。

3) 孢子囊孢子：孢囊发生于菌丝分支或其顶端，菌丝的核及胞浆移至菌丝顶端，顶端肿胀产生孢囊，中央有囊轴产生，发育时胞浆中产生孢囊孢子，成熟时孢囊破裂，释放孢囊孢子。孢子囊孢子由接合菌产生，见于毛霉、根霉、犁头霉等，孢子囊、包囊孢子和孢囊梗各有不同，可作为菌种鉴定。

（二）真菌繁殖方式

包括有性繁殖和无性繁殖两种。无性繁殖是真菌的主要繁殖方式，主要形式有四种：

1. 芽生　从母细胞的细胞壁发芽，同时母细胞进行核分裂，一部分核进入子细胞，而后在母细胞和子细胞之间产生横隔，成熟后从母体脱离。常见于酵母型和类酵母型真菌。

2. 裂殖　细胞分裂产生子细胞，多发生在单细胞真菌中，如裂殖酵母菌。

3. 芽管　孢子出芽后产生芽管，芽管伸延后形成菌丝。

4. 隔殖　在分生孢子梗某一段落形成一隔膜，随之原生质浓缩而形成一个新的孢子。孢子可再独立繁殖。

（三）真菌的致病性

真菌感染需要一定的毒力和致病条件。在侵袭力方面，新生隐球菌的荚膜具有抗吞噬的作用；白念珠菌具有黏附人体细胞的能力，双相性真菌如组织胞浆菌、皮炎芽生菌等进入机体后便转换成酵母型真菌而致病。在毒性物质方面，白念珠菌、黄曲霉素和烟曲菌的细胞壁糖蛋白有内毒素样活性，可引起休克和化脓性反应。

1. 致病性真菌感染　属于外源性感染。可分为深部和浅部的致病性真菌感染。

2. 机会致病性真菌感染　多发生在机体免疫力降低时，最常见的是白色念珠菌，其次是新生隐球菌，以及耶氏肺孢子菌、曲霉菌和毛霉菌等。

3. 真菌超敏反应　吸入或食入某些真菌的菌丝或孢子引发超敏反应。引起超敏反应的真菌主要有曲霉菌、青霉菌、镰刀菌、交链胞菌和着色真菌等，常引起哮喘、超敏性鼻炎、荨麻疹及接触性皮炎等疾病。

4. 真菌性中毒　真菌可产生有毒的次级代谢产物，称为真菌毒素，迄今已发现3 200多种真菌毒素，人食用后导致中毒和器官损伤。

5. 真菌毒素与肿瘤　多种真菌毒素可以致癌、致畸和致突变，已发现黄曲霉素有20多种衍生物，其中黄曲霉素B_1的致癌作用最强，可诱发产生肝癌。青霉菌产生的灰黄霉素可诱发小鼠的肝脏和甲状腺瘤。

抗真菌免疫

（一）非特异性免疫

完整的皮肤表面是防御真菌感染的屏障。其他因素包括温度、胃酸和溶解酶、活组织低氧化还原能力、血清中天然存在的抑制因子、汗液、皮脂和唾液等。

1. 黏附机制　是真菌与宿主之间的黏附，是特异性配体-受体反应，即真菌通过表面的多肽分子与宿主细胞上的特异性底物互相识别、黏附、结合。

2. 免疫应答　真菌侵入会引发炎症及吞噬反应。真菌激活补体旁路，而补体的其他成分（C3a和C5a）则引起肥大细胞释放化学介质，进而导致吞噬细胞在感染部位的积聚。

3. 多核白细胞、淋巴细胞可以杀伤真菌细胞。NK细胞能有效抑制新生隐球菌和巴西副球孢子菌，抵抗念珠菌感染、组织胞浆菌病等。

（二）特异性免疫

1. 体液免疫　大多数真菌病在感染期间都会有抗体产生。但抗体的保护作用却仍没有明确令人信服的证据。

2. 细胞介导的免疫　其中Th1反应为主的细胞免疫应答在抗深部真菌感染中具有重要作用，真菌感染常引起迟发型超敏反应。树突状细胞（DC）能诱导特异性免疫反应。DC能吞噬酵母菌相的念珠菌、曲霉孢子和二者的菌丝。

真菌病分类：一般分为五大类，浅部真菌病、皮肤真菌病、皮下组织真菌病、系统性真菌病、侵袭性真菌病（见表15-1）。

地方性真菌病和机会性真菌病：

解剖学分类常分为皮肤黏膜感染和深部器官感染；流行病学分类常分为地方性感染和机会性感染。地方性真菌病(如

表 15-1 真菌病分类表

1. 浅部真菌病	感染限于皮肤角质层的最外层，极少或全无组织反应，毛发仅累及毛发表面，很少损伤毛发。浅表真菌病有掌黑癣、花斑糠疹、毛结节病等
2. 皮肤真菌病（感染表皮、黏膜、毛发、甲板）	能广泛破坏皮肤组织结构并伴有宿主免疫反应 (1) 皮肤癣菌感染 1) 三个属：①毛癣菌属（侵犯毛发、皮肤、甲板）；②小孢子菌属（侵犯毛发、皮肤）；③表皮菌属（侵犯皮肤、甲板） 2) 亲嗜性：①亲人性（红色毛癣菌、紫色毛癣菌、断发毛癣菌等）；②亲动物性[须癣（趾间）、毛癣菌、犬小孢子菌等]；③亲土性（石膏小孢子菌等） (2) 马拉色菌感染：18 种菌种，常见花斑糠疹、马拉色菌毛囊炎、脂溢性皮炎 (3) 念珠菌感染：白念珠菌、近平滑念珠菌、光滑念珠菌
3. 皮下组织真菌病	侵犯真皮、皮下组织和骨骼，常为外伤植入土壤和腐败植物中腐生的病原体而发生。见于孢子丝菌病、着色芽生菌病、足菌肿等
4. 系统性（深部）真菌病	是经血液播散或由其下方组织扩散而来。除侵犯皮肤和皮下组织外，还累及组织和器官。病原体可以分为：①真正的致病菌，由少数致病菌组成，如荚膜组织胞浆菌和粗球孢子菌等，侵入免疫正常的宿主。②条件致病菌，如烟曲霉、念珠菌等组成，只能侵犯免疫低下的宿主
5. 侵袭性真菌病	指真菌侵入人体，在组织、器官或血液中生长，并导致炎症及组织损伤的感染性疾病。见于患者免疫功能下降，如侵袭性肺炎，实体器官移植受者，血液病，恶性肿瘤者，ICU 患者的侵袭性真菌病

球孢子菌病）是由真菌引起的，这些真菌不属于人类常驻微生物群的一部分，而是从环境获得的。机会性真菌病通常是由组成常驻人类微生物群的病原体（如念珠菌和曲霉）引起的，因其在自然界的普遍性使它们很容易被免疫受损宿主获得（表 15-2）。当宿主的免疫反应失效时，机会性真菌会引起严重的感染，使生物体从无害的共生体转变为侵入性病原体。通常现代的治疗方法可能巧合地导致宿主微生物群失衡，也可能直接干扰宿主的免疫反应，导致免疫系统的效力减弱。相比在免疫功能正常的个体，免疫功能低下的患者获得的地方性真菌病往往引起更严重的疾病。

表 15-2 地方性真菌病和机会性真菌病

地方性真菌病[a]	机会性真菌病
球孢子菌病	念珠菌病
组织胞浆菌病	曲霉病
芽生菌病	隐球菌病
暗色丝孢霉菌	毛霉病（接合菌病）
青霉病	赛多孢子菌病
孢子丝菌病	毛孢子菌病
副球孢子菌病	镰刀菌病
	耶氏肺孢子菌病

[a] 地方性真菌病也可作为机会性感染发生。

真菌感染的防治原则：主要是注意清洁卫生，保持鞋袜干燥、透气性好。治疗上，可局部使用丙烯胺类或咪唑类制剂如特比萘芬喷剂或乳膏、酮康唑软膏、咪康唑霜或克霉唑溶液，但较难根治，易复发。预防真菌性食物中毒，应严禁销售和食用发霉的食品，加强市场管理及卫生宣传。

真菌病学的进展：迄今还没有发现有真菌产生的内毒素或外毒素，因而要阐明真菌的致病机制，首先应该进一步深入研究真菌的超微结构及其功能。

在真菌病的诊断方面，已逐步向分子水平深入。对真菌组成成分的血清学分析，可将白念珠菌分为 A 和 B 血清型，将新生隐球菌的荚膜分为 A、B、C、D 和 AD 等 5 个血清型。其他新技术还包括对真菌 DNA-DNA 或 DNA-rRNA 间同源性分析、随机扩增多态性 DNA（RAPD）、PCR 限制性酶切片段长度多态性分析（PCR-RFLP）等。目前，已有 100 余种真菌基因组序列已组装完成或正在组装。已有 1 500 个种完成全基因测序，如白念珠菌、新生隐球菌、烟曲霉、红色毛癣菌、马尔尼菲蓝状菌等。

将真菌感染部位分为浅部真菌感染、皮下真菌感染和深部真菌感染，并不意味着皮肤癣菌和角层癣菌的感染就只限于浅层。皮肤癣菌和角层癣菌也可引起深部感染，甚至出现菌血症或败血症。马拉色菌虽然主要侵犯皮肤浅层而引起花斑糠疹，现已发现它也可以引起菌血症、毛囊炎、浆膜炎和骨关节炎等。所以，有必要以动态的观点加强临床防治。

目前机会致病性真菌感染的临床意义显得更为重要。其感染多发生于机体免疫力降低的情况下。也有部分是菌群失调者。近年机会性真菌感染的上升应高度重视和关注。

真菌毒素是一个重要研究领域。真菌毒素分子量较小，对热稳定，很难被破坏，真菌毒素致真菌毒素中毒，以及致癌或辅助致癌作用，如白念珠菌产生的念珠菌毒素和糖蛋白就具有致癌性和辅助性。

第一节　表浅真菌病

一、花斑糠疹

内容提要

- 致病为球形马拉色菌，该菌是皮肤常驻菌。
- 部分有家族易感性，很少接触传染。
- 损害为斑疹，有少量糠样鳞屑，呈肤色、灰白色、淡黄色、淡红色或褐色，多种颜色共存，故为花斑。

花斑糠疹（pityriasis versicolor，tinea versicolor）是由马拉色菌属（*Malassezia spp.*）所致的疾病。马拉色菌属是一类嗜脂性酵母，分为 18 个种，包括亲人性 12 种：糠秕马拉色菌（*M.furfur*）、合轴马拉色菌（*M.sympodialis*）、钝性马拉色菌（*M.obtusa*）、球形马拉色菌（*M.globosa*）、限制马拉色菌（*M.restricta*）、斯洛菲马拉色菌（*M.slooffiae*）、皮肤马拉色菌（*M.dermatis*）、日本马拉色菌（*M.japonica*）、大和马拉色菌（*M.yamatoensis*）、纳那马拉色菌（*M.nana*）、阿鲁纳洛基马拉色菌（*M.arunalokei*）、巴西马拉色菌（*M.brasiliensis*）；亲动物性 6 种，包括：厚皮马拉色菌（*M.pachydermatis*）、羊马拉色菌（*M.caprae*）、马马拉色菌（*M.equina*）、兔马拉色菌（*M.cuniculi*）、鹦鹉马拉色菌（*M.psittaci*）和蝙蝠马拉色菌（*M.vespertilionis*）等。

（一）病因与发病机制

引起花斑糠疹最常见的是球形马拉色菌 *M.globosa*（96%）和限制马拉色菌 *M.restracta*（92%）、其次为日本马拉色菌 *M.japonica*（67%）、皮肤马拉色菌 *M.dematis*（63%）、钝形马拉色菌 *M.obtusa*（42%）、合轴马拉色菌 *M.symopdialis*（33%）、斯洛菲马拉色菌 *M.slooffiae*（29%）、大和马拉色菌 *M.yamatoenis*（25%）、糠秕马拉色菌 *M.furfur* 和厚皮马拉色菌 *M.pachydermatis*（各 12%）。马拉色菌是人体表常驻菌群，花斑糠疹时马拉色菌产生的壬二酸等物质干扰黑素细胞活性，致黑素细胞产生、输送黑素颗粒的功能下降或丧失，故可引起花斑糠疹的色素减退斑，另外，有些能产生各种色素，表现为各种不同颜色的斑疹。

马拉色菌感染与皮脂腺分泌过盛有关，所以常见于青少年，促发因素有温度和相对湿度高、油性皮肤、糖皮质激素应用、遗传因素、免疫功能降低和多汗。本病部分有家族或遗传易感性，很少通过接触传染，夫妻之间同患花斑糠疹者罕见。马拉色菌致病及病理生理（图 15-1）。

（二）临床表现

皮损好发于胸、背、腹和肢体近端，面、头皮和生殖器较少见。为黄豆至蚕豆大小的圆形或类圆形斑疹，边界清楚；表面覆盖糠秕样鳞屑，有光泽，该真菌对色素细胞有抑制作用，因而临床出现色素减退斑，在深色皮肤的个体中，皮损颜色相对更浅，皮损可为白色、红褐色或淡黄褐色。儿童特别是婴幼儿皮损常发生在前额或面额部，常为色素减退斑，容易误诊为白癜风。

当皮疹累及屈侧部位，称为反向型花斑糠疹。由于宿主的因素，花斑糠疹的复发很常见，治疗后 2 年内复发率高达 60%~90%。

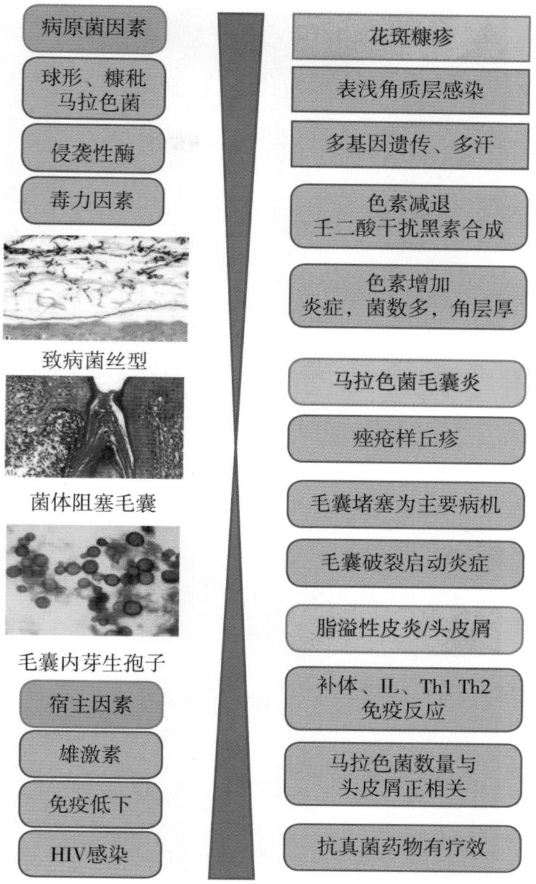

图 15-1　花斑糠疹 / 马拉色菌毛囊炎 / 脂溢性皮炎病理生理

花斑糠疹可分为 4 型：①斑疹型；②毛囊型：皮损从毛囊口发生，沿毛囊分布，呈扁平丘疹上覆鳞屑；③色素增加型；④色素减退型，马拉色菌产生二羟酶抑制多巴酸酶反应使黑素细胞损伤（图 15-2，图 15-3）。

偶有轻度瘙痒。病程为慢性，常在冬季减轻或消退，夏秋季加重。

（三）实验室检查

用培养法分离皮损标本的菌落鉴定以糠秕、合轴或球形马拉色菌为主，而用非培养法分子测序鉴定的主要菌种为球形和限制马拉色菌。

1. 直接镜检　刮取鳞屑加 10% KOH 液直接镜检，见短粗、两头钝圆、微弯曲的菌丝。一般长为 10~40μm，宽为 2.5~4.0μm；或经 50% 派克墨水染色，可见成群、厚壁、圆形或芽生孢子和弯曲成 S 形、腊肠状的菌丝，分别形似葡萄和香蕉。用钙荧光白染色后在荧光显微镜下观察能清楚地看到细胞出芽的芽颈处和菌丝分隔处荧光最亮（图 15-4），提示甲壳质合成活跃。直接镜检阳性即可确定诊断。

2. 培养　在 Sabouraud 琼脂或其他常规培养基表面加 1~2ml 橄榄油或其他植物油，接种鳞屑后 37℃培养，3 天后即有奶油色酵母样菌落生长。镜检见酵母样细胞为主，出芽。培养一般不作为诊断的常规。

3. 伍德灯检查　Wood 灯检查花斑糠疹皮损或刮取的鳞屑有淡黄色或浅褐色荧光。

4. 分子生物学检测技术，灵敏度大大提高，阳性率

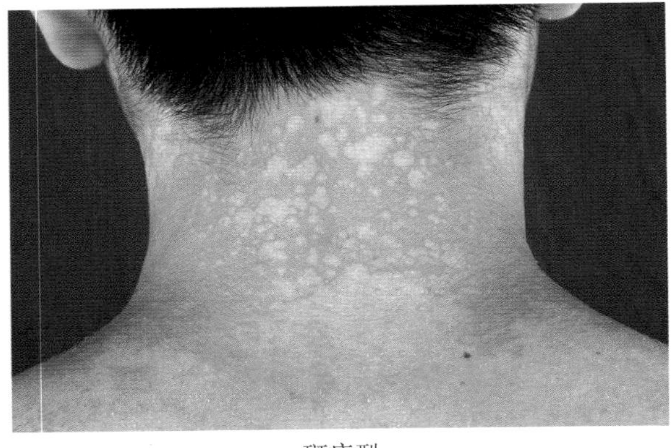

斑疹型

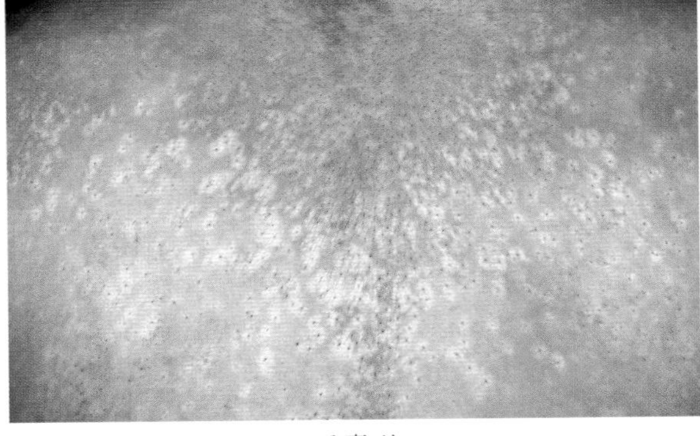

毛囊型

图 15-2　花斑糠疹 - 斑疹型与毛囊型

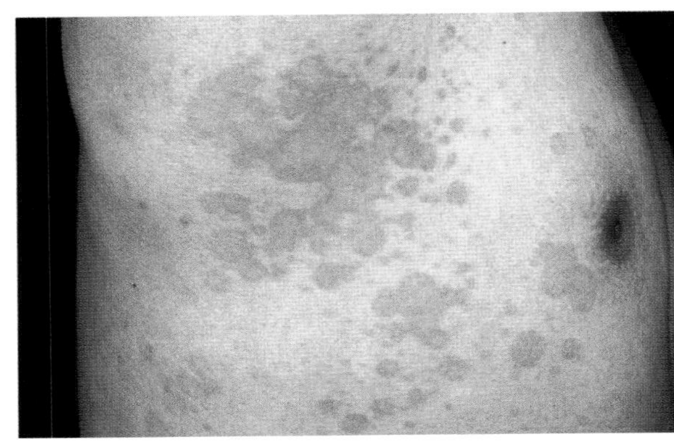

色素增加型

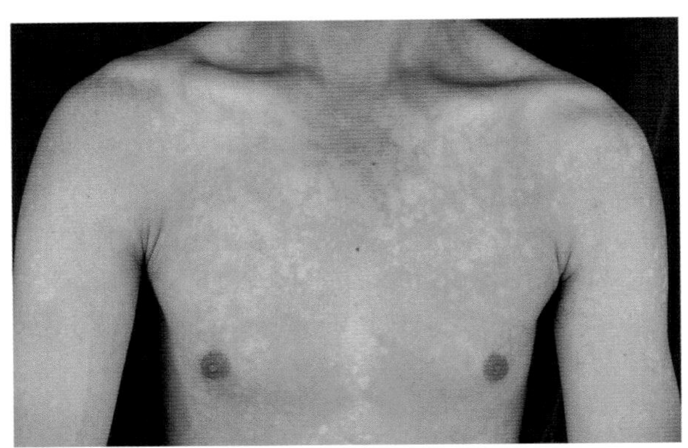

色素减退型

图 15-3　花斑糠疹
色素增加型与色素减退型（广东医科大学　李文惠赠）。

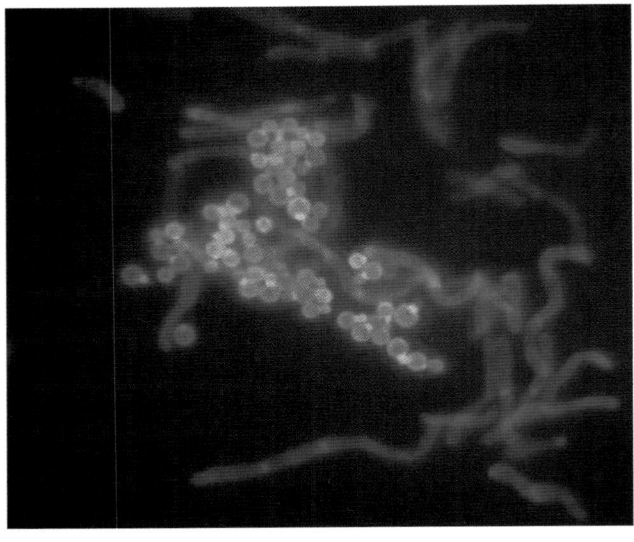

图 15-4　花斑糠疹
鳞屑经钙荧光白染色后在荧光显微镜下所示球形出芽孢子和分隔短弯菌丝。孢子出芽处和菌丝分隔处荧光最亮，提示甲壳质和葡聚糖合成活跃（四川大学华西医院　冉玉平赠）。

100%。而且可同时检测出数个种，球形马拉色菌是花斑糠疹的优势菌种。

（四）诊断与鉴别诊断

①典型临床表现；②真菌学检查阳性和 / 或培养分离到马拉色菌；③滤过紫外灯（Wood 灯）照射皮损可见黄色荧光或浅褐色荧光；④病理检查：经过碘酸雪夫染色（PAS）和 / 或氯胺银染色（GMS）角质层中见大量孢子和菌丝；

需鉴别的疾病有白癜风、单纯糠疹、脂溢性皮炎、炎症后色素减退斑、皮肤念珠菌病、玫瑰糠疹、色素性毛发性表皮痣。

（五）治疗

1. 局部治疗　咪唑类、三唑类、硫化硒、环吡酮胺、吡硫锌、硫磺制剂、丙烯甘油和过氧化苯甲酰外用有效。

1）2% 酮康唑洗剂：每天外洗 1 次，保留 5~15 分钟后清洗之，持续 2 周；以后每月用药 1~2 次，以防复发。

2）2.5% 硫化硒洗剂：每天外用 1 次，保留 5~15 分钟后清洗之，持续 2 周；以后每月用药 1~2 次，以防复发。

3）2% 酮康唑霜、1% 萘替芬 -0.25% 酮康唑霜：外用有效，每天 1~2 次。

4）1% 特比萘芬霜：外用有效。由于口服特比萘芬后汗液中未能测得药物，故在治疗花斑糠疹时只有外用特比萘芬霜剂。

5）其他：如 20%~30% 硫代硫酸钠溶液、复方雷锁辛洗剂、联苯苄唑、布替萘芬、环吡酮胺、咪康唑、克霉唑霜或 50% 丙二醇溶液、5% 水杨酸酒精等。

2. 系统治疗　抗真菌药物①伊曲康唑：200mg/d，饭后用牛奶顿服，连用 7 天。本品有良好的药物后效应，停药后 3 周仍有效。②氟康唑：50mg/d，顿服，连服 2~4 周；或 150mg/ 周，顿服，连服 4 周。③口服特比萘芬无效，因其不经汗腺分泌，灰黄霉素也无效。

3. 防止复发　如果没有给予预防性服药，2~12 个月后可能复发。在花斑糠疹好发期每隔 30~60 天单次使用酮康唑或益康唑、硫化硒香波是可减少复发。花斑糠疹发病与遗传易感性有关，虽然治疗有效，但治愈后第 1 年复发率为 60%，第 2 年复发率为 80%。

伊曲康唑 0.2g 或氟康唑 0.15g 口服，每月 1 次，可用于预防本病复发。

二、马拉色菌毛囊炎

内容提要

- 致病菌与花斑糠疹一样，患者有时伴有花斑糠疹。
- 发病多在 30 岁左右，主要为毛囊炎性丘疹，间有毛囊性小脓疱。
- 抗真菌药治疗效果满意，但停药后易复发，故需间歇用药以巩固疗效。

马拉色菌毛囊炎（*Malassezia* folliculitis）曾称糠秕孢子菌毛囊炎（*Pityrosporum* folliculitis），是马拉色菌侵犯毛囊引起的毛囊炎，但并非接触传染性疾病。热带和亚热带、青春期和青年、潮湿、夏季和多汗者常见，免疫受损者易发病，以球形马拉色菌与本病关系密切。

（一）病因与发病机制

马拉色菌（*Malassezia*）曾称为糠秕孢子菌（*Pityrosporum*），为皮肤表面的常驻菌，属嗜脂性酵母菌。嗜脂性酵母马拉色菌属是人类和动物皮肤上的常驻菌群，由于生长依赖于脂质（厚皮马拉色菌除外），主要分布于皮脂丰富部位，约占健康人皮肤定植真菌总量的 50%~80%。作为条件致病菌，直接感染皮肤组织所致的花斑糠疹、马拉色菌毛囊炎；通过免疫机制参与某些疾病的发生发展，如脂溢性皮炎、特应性皮炎、痤疮、甲真菌病、银屑病、包皮龟头炎、外耳道炎、融合性网状乳头瘤病等。

球形马拉色菌（*Malassezia globosa*）是马拉色菌毛囊炎的主要致病菌。正常情况下毛囊内有少量马拉色菌但不致病，当各种因素引起皮脂腺分泌旺盛、毛囊内细菌被抑制，马拉色菌过度增长既可发病。

本菌在毛囊内大量繁殖，其脂肪分解酶使毛囊的甘油三酯变成游离脂肪酸，刺激毛囊口脱屑，引起导管堵塞。由于毛囊口阻塞所致微环境（脂质成分、氧分压、pH 值、其他菌群等）改变及菌种的生物学特性（如脂酶、蛋白酶活性）等因素。应用糖皮质激素、广谱抗生素是本病的促发因素。

致病为综合作用，自身致病因素包括侵袭性酶、代谢产物、表皮细胞的相互作用、酵母相和菌丝相的形态转变、自身细胞壁脂质层特殊结构等。

（二）临床表现

1. 马拉色菌毛囊炎　皮损好发于胸、背部，上臂外侧、胸部和颈部，上臂、腰腹也可累及。面部损害主要位于前额、下颌和两侧，合并寻常痤疮、花斑糠疹。散在对称分布，数十至数百个，数目多者较密集而不融合。基本损害为圆顶状毛囊性暗红色小丘疹或脓疱，直径 2~3mm，散在分布。周边有红晕，中度瘙痒。临床分三型①青年型：常见于青年背、上胸部（图 15-5，图 15-6），发生散在瘙痒性毛囊性丘疹或脓疱性毛囊炎（图 15-7），日晒、运动、用抗生素或免疫抑制剂后发生；②脂溢性皮炎型，患者有脂溢性皮炎，于胸背部多发性毛囊性丘疹；③艾滋病型，分布于躯干、面部和下肢，呈多发性，皮损广泛，合并严重脂溢性皮炎，对治疗高度抵抗。

2. 系统性马拉色菌感染　吴日铭报道 1 例系统性马拉色菌感染。45 岁，临床表现为持续性发热、全身关节疼痛、躯干和四肢出现红斑结节及双肺纵隔病变。从患者的皮损组织、

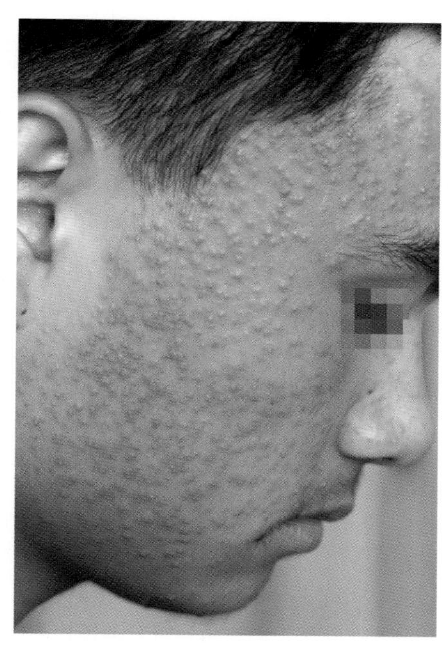

图 15-5　马拉色菌毛囊炎（中山大学附属第一医院　罗迪青惠赠）

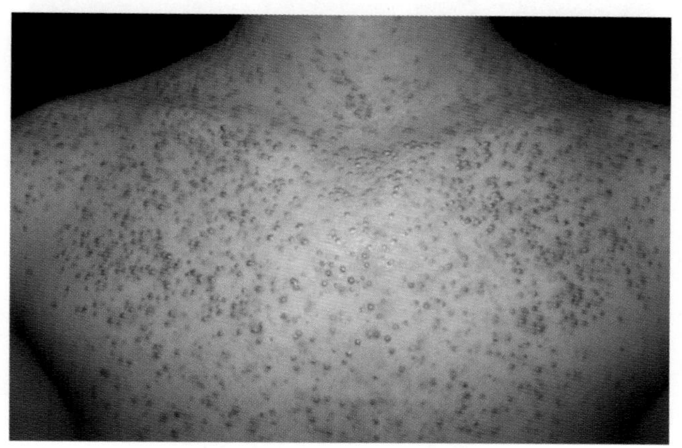

图 15-6　马拉色菌毛囊炎
毛囊性孤立性红色丘疹，中央有脓栓。

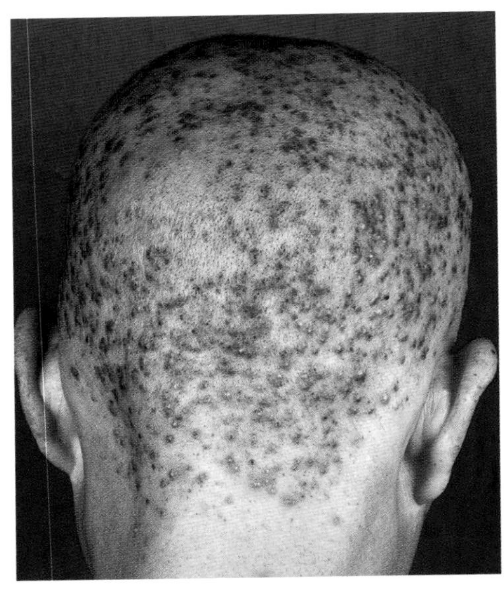

图 15-7　马拉色菌毛囊炎（头皮）

前列腺液分离并鉴定出马拉色菌。诊断为系统性马拉色菌感染。

本病常伴发脂溢性皮炎、特应性皮炎、银屑病、融合性网状乳头瘤病、皮肤垢着病等，同时还可引起深部和系统感染。

（三）实验室检查

选择典型的皮损，用镊子用力将毛囊角栓小心挤压出，加 10% 氢氧化钾或 50% 派克墨水染色后可作直接镜检，孢子为圆形至卵形、厚壁、芽颈较宽，常成簇分布，很难见到菌丝；将挤出的毛囊角栓按花斑糠疹鳞屑培养方法可培养分离出马拉色菌（图 15-8）。

组织病理显示扩张的毛囊漏斗部被嗜碱性染色的角蛋白残渣及成堆的圆形芽生酵母细胞堵塞，PAS 染色显示染成深玫瑰红色厚壁、单极出芽的孢子（图 15-9）。钙荧光白染色呈亮绿色出芽孢子。

（四）诊断

典型临床表现处挤出毛囊角栓行真菌镜检阳性和 / 或培养分离到马拉色菌可确定诊断，必要时做病理检查。

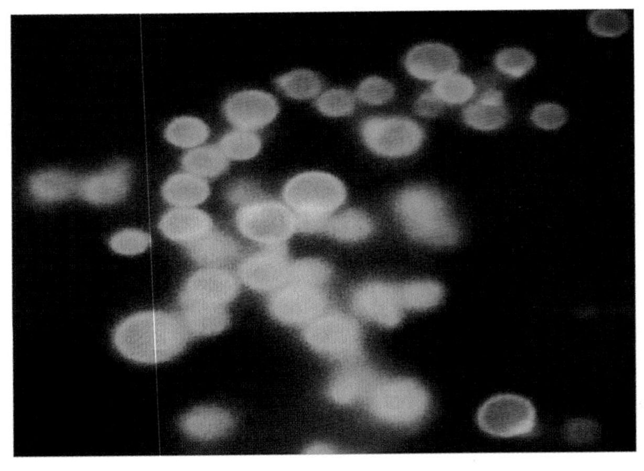

图 15-8　球形马拉色菌
毛囊角栓图片钙荧光白染色在荧光显微镜下所见大量球形出芽孢子，×1 000（四川大学华西医院　冉玉平惠赠）。

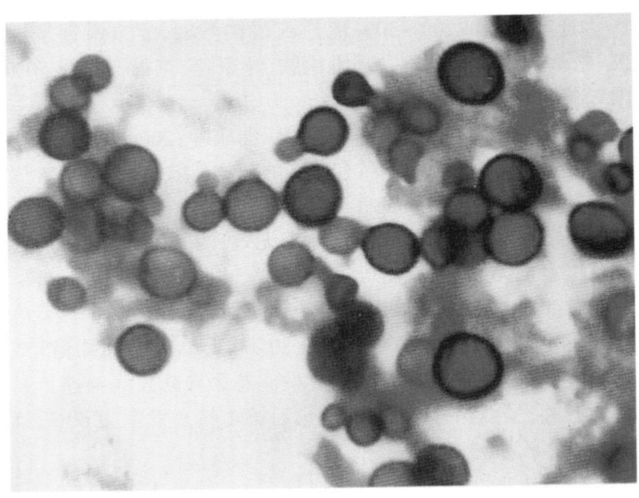

图 15-9　球形马拉色菌　组织病理切片（PAS 染色 ×1 000）可见大量球形出芽孢子（广东医科大学　李宇宁惠赠）。

诊断标准　①典型临床表现：丘疹在伍德灯下呈黄绿色荧光；②挤出毛囊角栓做真菌镜检阳性和 / 或培养分离到马拉色菌（应鉴定到种）；③病理检查：取病变毛囊，经过碘酸雪夫氏染色（PAS）和 / 或氯胺银染色（GMS）可见大量出芽孢子位于扩张的毛囊内。

（五）鉴别诊断

主要应与细菌性毛囊炎、寻常型痤疮、丘疹型皮肤念珠菌病、嗜酸性脓疱性毛囊炎等疾病鉴别。与寻常痤疮相鉴别：马拉色菌毛囊炎主要为背部中央受累，而面部皮损相对较少；相反，躯干寻常痤疮多累及背部周边及面部。马拉色菌毛囊炎皮损在 Wood 灯下呈蓝白色荧光，皮损涂片和活检 PAS 染色都为阳性，而痤疮组 Wood 灯检查可出橘红或黄白色荧光。但也有马拉色菌毛囊炎与痤疮同时存在或先后出现。

（六）治疗

轻者以外用抗真菌药物为主。可选择外用 50% 丙二醇、酮康唑、萘替芬 - 酮康唑、益康唑、咪康唑、联苯苄唑霜等。可用 2% 酮康唑香波或硫化硒香波洗澡，保留 15~20 分钟后再清洗。严重而单独外用治疗效果不满意者可服用伊曲康唑。

1. 伊曲康唑　每天 200~400mg，疗程 2~4 周，治疗应坚持到真菌培养阴性为止，以后改为每月可服 1 次伊曲康唑（200~400mg），加外洗 2% 酮康唑洗剂。

2. 氟康唑　50mg/d，顿服，连服 2~4 周；或 150mg/ 周，顿服，连服 4 周。

内服伊曲康唑的治愈率 72%，治愈 + 显效率 94%，显著高于氟康唑片的 46% 和 60%。伊曲康唑的真菌清除率 94%，均高于氟康唑的 62%。

3. 特比萘芬 / 灰黄霉素　体外实验证实特比萘芬和灰黄霉素对马拉色菌抑制作用甚微，故不主张口服或外用特比萘芬及灰黄霉素治疗马拉色菌毛囊炎和花斑糠疹。

4. 物理治疗　冷冻治疗也是一种简便方法。窄谱中波紫外线（NB-UVB）联合低剂量伊曲康唑有效，UVA/UVB 治疗有效，难治性病例可选用局部敷甲基氨基乙酰丙酸（MAL）的光动力疗法（PDT）。

口服和局部抗真菌治疗无效病例用局部敷氨基酮戊酸甲酯(MAL)的 PDT 治疗。在背部每个皮损表面涂上 MAL 乳膏用聚氨酯膜封包 3 小时后擦掉，红光照射 7.5 分钟，每 2 周 1 次，共照射 3 次。6 例用 MAL-PDT 治疗者 4 例患者炎性皮损减轻或改善，1 例轻度改善，1 例无效。

5. 防止复发　马拉色菌是人体皮肤和毛囊内的常驻菌群，药物治疗只是将菌量抑制到发病阈值之下，避免促发因素，改变环境因素如穿透气性好的衣服，出汗后立即擦干。单纯外用药物不如花斑糠疹的疗效快，通常需用药 4~6 周。内服伊曲康唑，每天 200~400mg 治疗应坚持到真菌培养阴性为止，以后可改为每月一次服 200~400mg 伊曲康唑，每周用硫化硒香波或 2% 酮康唑洗剂洗一次，或每月外用 5 天 2% 酮康唑霜。

三、掌黑癣

内容提要

- 表现为一个或几个棕色或黑色的斑点或斑疹，在掌跖部。
- 色素限制于角质层并且容易刮掉。
- 亚洲主要由曼松或东方型分枝孢子菌引起。真菌菌丝产生一种黑色素样色素。

掌黑癣(tinea nigra palmaris)是一种皮肤角质层真菌病。以手掌出现棕褐色至黑色无鳞屑的斑疹为其特征，亦可见于足底及其他部位。

(一) 病因及发病机制

美洲主要是由魏尔尼克(*hortaea werneckii*)或西方型分枝孢子菌所引起，在亚洲及非洲主要由曼松或东方型分枝孢子菌(*cladosporium mansonii*)所引起。本病常见于热带。我国首例是在华南发现的，郭艳阳、王刚等 2016 年于西安报道一例魏尔尼克外瓶霉所致本病。

(二) 临床表现

表现为一个或几个棕色或黑色的斑点，在掌部或足底。皮损可误为色素痣或黑色素瘤。色素限制于角质层并且容易刮掉。

19 岁以下女性多见。好发于手掌和手指掌面，跖或掌跖同时受累少见。开始为淡褐色斑点，边界清楚，不高出皮面，常为单个。以后逐渐离心性扩大，色泽变深，尤其是边缘，呈黑绿色，酷似硝酸银染色(图 15-10)。偶有少许鳞屑，无自觉症状。

(三) 实验室检查

直接镜检：可见棕色分支、分隔菌丝，直径约 1~5μm，弯曲，可见关节孢子。

培养：沙堡弱琼脂加氯霉素和放线菌酮，刮取鳞屑接种后置室温培养。菌落生长较慢，开始为酵母样，湿润、扁平、发亮、黑色；2~3 周后中央隆起，表面有灰黑色气生菌丝；外周仍有一圈酵母样菌生长，表面黑色。

镜检见圆形、椭圆形或不规则形孢子，无色或棕色。随着菌龄增大，出现厚壁、分隔、着色深的菌丝，顶端或两侧短分生孢子梗(环痕梗)上产生孢子。

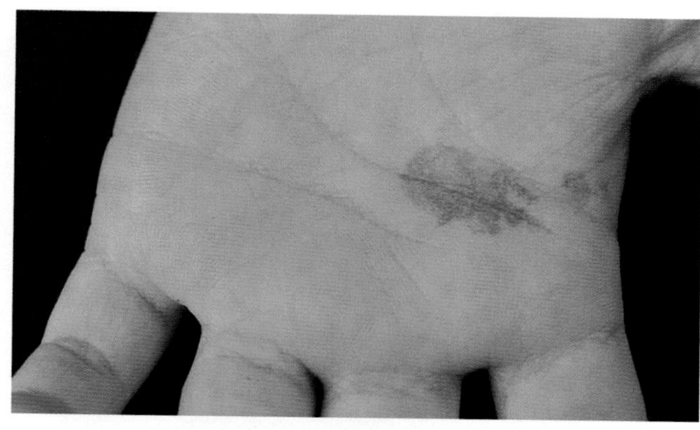

图 15-10　掌黑癣(皮损类似硝酸银染色)(广东医科大学李文惠赠)

(四) 组织病理

角层上部易见到褐色分支状菌丝。

(五) 鉴别诊断

需与交界痣、黑素瘤鉴别。

(六) 治疗

用刀单纯刮掉浅表的表皮组织常有诊断和治疗作用。

外用角质剥离剂和抗真菌制剂可治愈，如复方苯甲酸软膏、2% 碘酊、5% 硫黄软膏、克霉唑霜、咪康唑霜等，应持续 2~3 周以防止复发。有报道给予 5% 硝酸舍他康唑乳膏每天 2 次外用，连用 2 周皮损完全消退。

四、毛结节病

毛结节病(piedra)指毛干真菌感染，该病分为两种形式：一为黑色毛结节菌病，另一为白色毛结节菌病，其发干相互粘连形成结节。

(一) 病因及发病机制

黑毛结节病由何德毛结节菌引起，常见于美洲、亚洲、非洲的热带地区，可在野生灵长类动物及人的毛发上生长，曾有因共用梳子、发刷、洗发器具而感染的报道。白毛结节病由阿萨希毛孢子菌、因肯毛孢子菌，阿萨希毛孢子菌是最常见的致病菌，卵圆形毛孢子菌常引起头部的毛结节菌病，因肯毛孢子菌常引起阴毛区的毛结节病，白毛结节病多见于美洲的热带地区、中欧的英国及亚洲的日本等国，我国也有报道。

(二) 临床表现

1. 黑毛结节病(black piedra)　沿发干上分布好有紧密附着的棕黑色、黑褐色结节，质坚硬，与毛干附着紧密，触之有沙砾感，肉眼难识别，直径数毫米大小；一根发干上可有多个结节，有时尚可出现白色结节。梳头时可闻及金属音。可使毛干断裂。

2. 白毛结节病(white piedra)　结节灰白色，但也有一些呈红色、绿色或棕色，结节柔软，附着在阴毛毛干(图 15-11)。在皮肤镜下观察可见灰白色附作物全部或部分包绕毛干形成菌套，部分呈节段性排列(图 15-12)。

3. 免疫受损者　随着艾滋病的流行，会阴区的白色毛结节菌病发病率有所增加，在免疫受损患者中，伴菌血症的严重系统感染。阿萨希毛孢子菌还可引起播散性感染，几乎均发生于免疫功能受损者；播散性感染的皮肤病变可表现为红斑、紫癜性丘疹或丘疱疹，皮损培养及活检可发现致病菌。

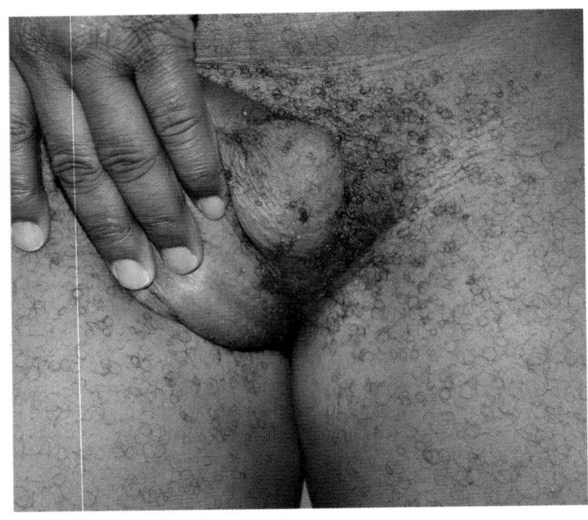

图 15-11 白毛结节病
外阴阴毛上有灰白色沙粒样附作物(四川大学华西医院 冉玉平惠赠)。

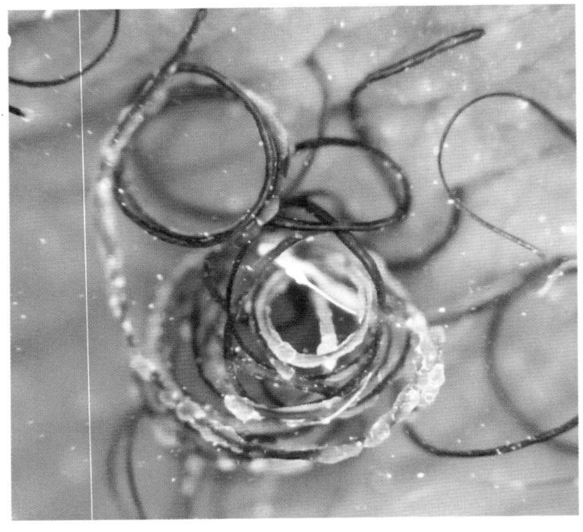

图 15-12 白毛结节病
皮肤镜下所见外阴阴毛上灰白色附作物形成菌套,部分呈节段性排列(四川大学华西医院 冉玉平惠赠)。

(三) 实验室检查

1. 黑毛结节病 KOH 标本镜检:可见大量棕色分隔状菌丝,结节内有子囊,内含 2~8 个子囊孢子。

培养:在沙堡弱琼脂培养基上培养,生长缓慢,暗绿色到深黑褐色菌落。

2. 白毛结节病 KOH 标本镜检:可见淡绿色的菌丝、孢子和芽孢。孢子由菌丝断裂而成,圆形、卵圆形或长方形或关节型,直径 2~4μm,无子囊。

培养:在沙堡弱琼脂培养基上培养,潮湿、乳酪色、酵母样菌落。

(四) 治疗

剃除病发,外用抗真菌制剂。黑毛结节病,口服和外用特比萘芬有效。对白毛节病,口服伊曲康唑,外用咪唑类、环吡酮胺、2% 硫化硒、吡硫锌、两性霉素 B 洗剂。

第二节 皮肤癣菌病

一、头癣

内容提要

- 目前我国 3 种头癣常见的病原菌:黄癣是许兰黄癣菌,白癣多为小孢子菌,黑点癣为毛发癣菌。
- 脓癣为疾病的加重与宿主的过度反应。
- 治疗选用伊曲康唑、特比萘芬、氟康唑或灰黄霉素。

头癣(tinea capitis)是由皮肤癣菌引起的头皮和毛发感染。本病好发于儿童,主要由直接或间接接触患者。常在幼儿园、小学及家庭中相互传染。致病菌污染的物品。理发工具如剃刀、梳子、毛巾等是主要的传播媒介。

(一) 病因与发病机制

1. 病原菌 目前我国 3 种头癣常见的病原菌:黄癣是许兰黄癣菌,一些皮肤癣菌如紫色毛癣菌、石膏样小孢子菌也能引起黄癣样头癣。白癣多为小孢子菌,如犬小孢子菌和石膏样小孢子菌,极少数是红色毛癣菌。黑点癣为毛发癣菌,多见为紫色毛癣菌、断发毛癣菌和须癣毛癣菌。随着家庭饲养宠物的增多,导致亲动物性皮肤癣菌如犬小孢子菌所致的头癣发病率明显升高。另外,在一些免疫受损个体,亲人性皮肤癣菌所致头癣的发病也有增高趋势。

2. 发病机制 根据致病菌侵犯毛干的方式,头癣可分为发外型和发内型两大类。毛发在生长期中晚期易为发外型皮肤癣菌感染。真菌孢子在表皮角质层内繁殖,逐渐在毛囊口内形成大量菌丝,菌丝深入毛囊,继而侵入毛根,深达毛球上部的角质形成区,以后在发内或发周繁殖,形成紧密的孢子或分节菌丝,引起头发病变及头皮炎症。当头发向外生长(约经 14 天),病发可逐渐移出毛囊。由于真菌破坏了毛干,致使毛发失去光泽而折断。

(二) 临床表现

头癣常见于儿童,感染可通过人传染人(亲人性真菌,人是第一宿主),或者动物传人(亲动物性真菌)。表现为局限性鳞屑及脱发,伴发不同程度的炎症反应,可发生相关区域的颈部淋巴结肿大。某些皮肤癣菌可诱发非常重的炎症反应、脓疱形成、最终导致瘢痕形成及永久性脱发。

1. 黄癣(tinea favosa) 目前黄癣在我国除外新疆极少见到。黄癣多在儿童期发病。初起为毛囊周围发红,继之出现小脓疱,脓疱干涸后形成黄色薄痂,痂逐渐变厚,边缘翘起,中心微凹而呈碟状,有 2~3 根头发穿出,痂捏之易粉碎,称黄癣痂(图 15-13),是由黄癣菌及表皮碎屑组成,硫黄色,嗅之有鼠尿味,日久黄痂逐渐增大、增厚,与头皮黏着较紧,除去黄癣痂,可见发红的湿润面。黄癣痂有时可呈灰白色,此时如用酒精涂搽,可恢复呈黄色。患者头发干燥,无光泽,但无断发;最后毛囊破坏,遗留萎缩性瘢痕和秃发,可脱落。皮损及周围皮肤发生萎缩性瘢痕。病程慢性,不经治疗可患至成年,甚至老年,毛发除发际线附近毛发不受侵犯外,几乎所有头发都被破坏脱落。自觉瘙痒。

黄癣除侵犯头发、头皮外,尚可侵犯平滑皮肤及指甲。碟

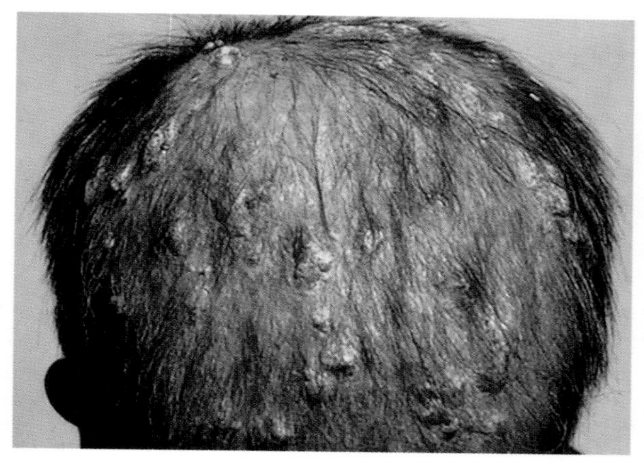

图 15-13　黄癣
灰黄色菌痂，侵犯大部分头皮，有鼠臭味。

形黄癣痂、萎缩性瘢痕、永久性秃发是黄癣三大特征。

2. 白癣（gray-path ringworm）　又称小孢子菌头癣。白癣多见学龄前儿童，男性多于女性。开始在头顶或枕部发生一局性红斑，上覆白色或灰白色糠样鳞屑，皮损缓慢扩展呈圆形、椭圆形或不规则形（图 15-14，图 15-15）。患部头发呈灰白

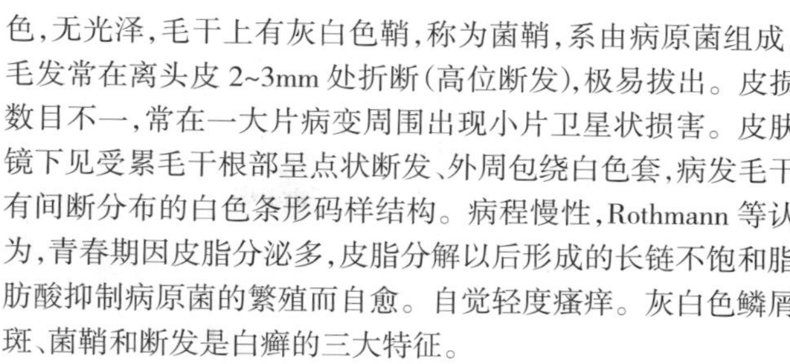

色，无光泽，毛干上有灰白色鞘，称为菌鞘，系由病原菌组成，毛发常在离头皮 2~3mm 处折断（高位断发），极易拔出。皮损数目不一，常在一大片病变周围出现小片卫星状损害。皮肤镜下见受累毛干根部呈点状断发、外周包绕白色套，病发毛干有间断分布的白色条形码样结构。病程慢性，Rothmann 等认为，青春期因皮脂分泌多，皮脂分解以后形成的长链不饱和脂肪酸抑制病原菌的繁殖而自愈。自觉轻度瘙痒。灰白色鳞屑斑、菌鞘和断发是白癣的三大特征。

3. 黑点癣（black-dot ringworm）　又称黑癣。儿童及成人均可患黑点癣。起初为 1~2 个鳞屑状小点，逐渐扩大为点滴状或小片状鳞屑斑，病发极为脆弱，出头皮即断（低位断发），断端呈黑点状，故名黑点癣（图 15-16，图 15-17）。皮肤镜下见受累毛干呈点状断发、逗点状发、问号状发及螺旋状发（图 15-18）。病程慢性，青春期不自愈。如不及时治疗，毛囊可破坏，留下小片和点状瘢痕性秃发。

4. 脓癣（kerion）　为头癣的一种特殊类型。有的白癣或黑点癣患者由于机体反应强烈炎症反应，头皮皮损呈圆形、暗红色隆起性肿块，质地柔软，有波动感，毛囊口有黄色脓液流出，称为脓癣（图 15-19），预后常有瘢痕。近年发现脓癣还有脓疱、疖肿样或溃疡等表现。此种病变多由亲动物和亲土壤

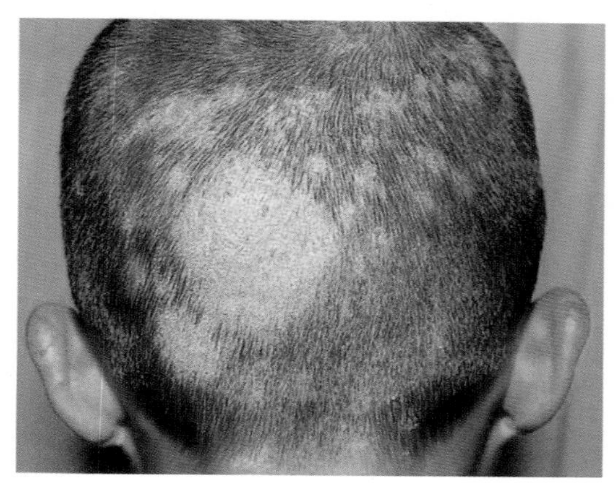

图 15-14　白癣
头发多发性灰白色鳞屑斑块。

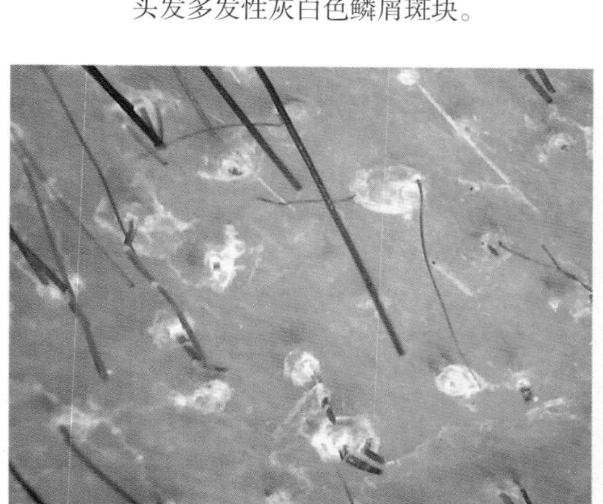

图 15-15　白癣
皮肤镜下见受累毛干根部呈点状断发、外周包绕白色套，病发毛干有间断分布的白色条形码样结构（四川大学华西医院　冉玉平惠赠）。

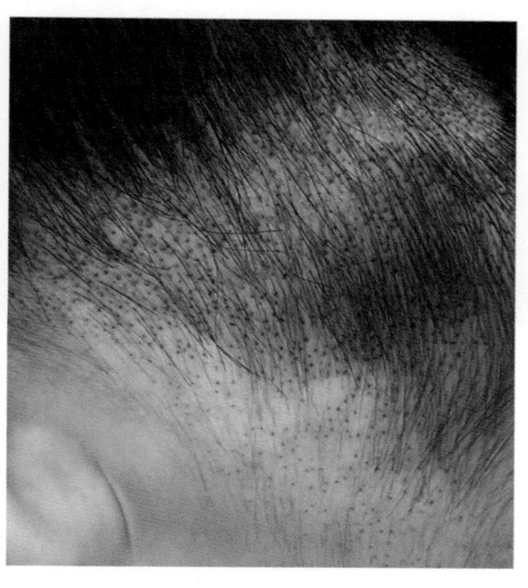

图 15-16　头癣（黑点癣）（四川大学华西医院　冉玉平惠赠）

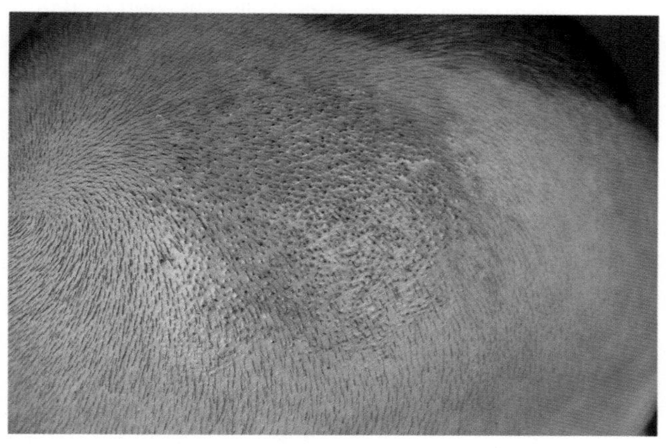

图 15-17　黑点癣（广东医科大学　李文惠赠）

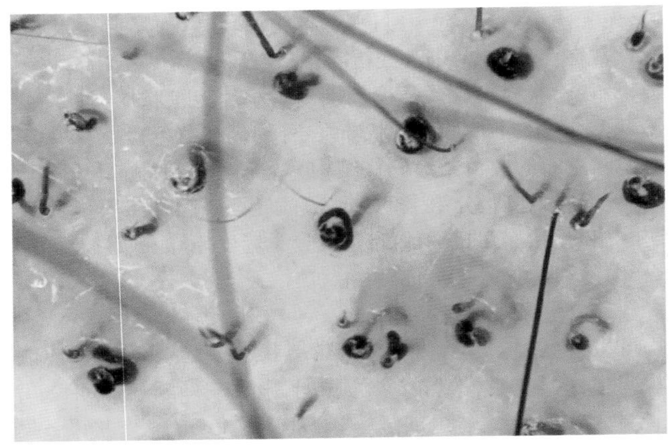

图 15-18　头癣(黑点癣)
皮肤镜下见受累毛干呈点状断发、逗点状发、问号状发及螺旋状发(四川大学华西医院　冉玉平惠赠)。

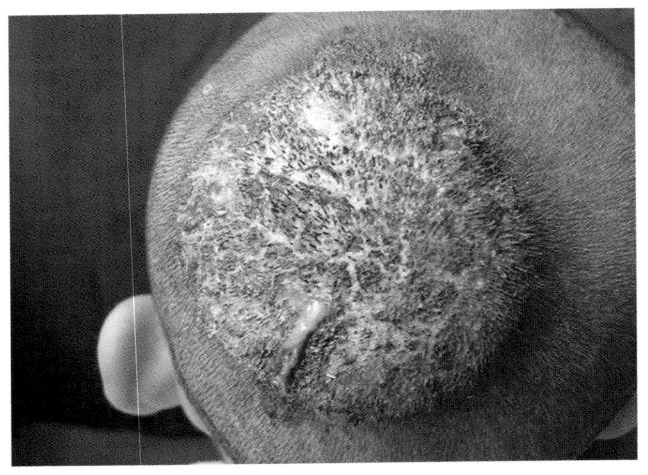

图 15-19　脓癣
头皮卵圆形脓肿,柔软,轻压有脓溢出。

性(须癣(趾间)毛癣菌、犬小孢子菌、石膏小孢子菌、疣状毛癣菌)或由亲人性真菌(断发毛癣菌、紫色毛癣菌、红色毛癣菌)引起。

脓癣的临床特征:①区域性炎症性秃发、毛囊化脓、患区断裂毛发松动及脱落、邻近毛发周围脓性分泌物伴痂皮,可继发细菌感染;②临床分型:经典型、脓疱型、疖肿样型和溃疡型。

(三) 实验室检查

1. 真菌直接镜检　病发真菌镜检可以区分不同类型的头癣,如发外孢子型一般为白癣,发内孢子型为黑点癣,发内菌丝型为黄癣。①黄癣:黄癣痂内可见鹿角状菌丝及孢子,病发内可见关节孢子和菌丝,气泡(图 15-20);②白癣:病发外见成堆或呈镶嵌状小孢子(图 15-21);③黑点癣:病发内成串的链状大孢子(图 15-22)。近年采用真菌荧光染色技术能使真菌细胞壁上的甲壳质在紫外光显微镜下显色,可大大提高真菌镜检的阳性率和准确率,并能在数分钟内发现真菌菌丝和孢子等结构(图 15-23)。

2. 真菌培养　确定和鉴定菌种。真菌学检查是诊断和判断治愈的金标准。

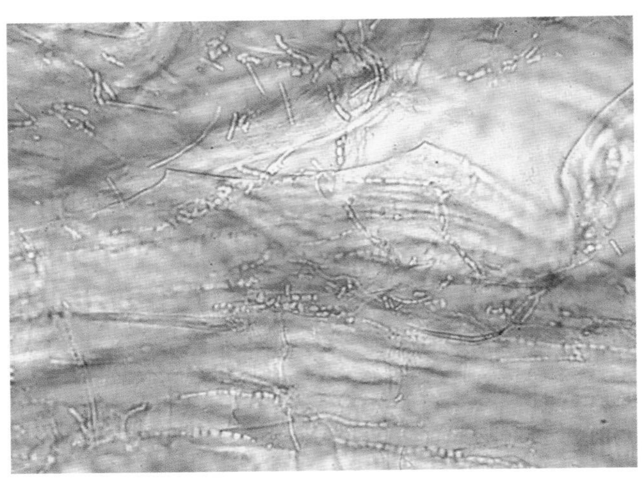

图 15-20　黄癣
发内关节孢子和菌丝。

图 15-21　白癣
发外小孢子。

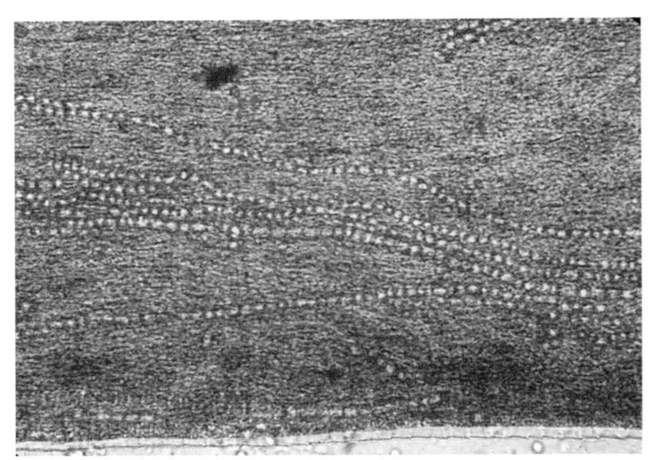

图 15-22　黑点癣
发内链状大孢子。

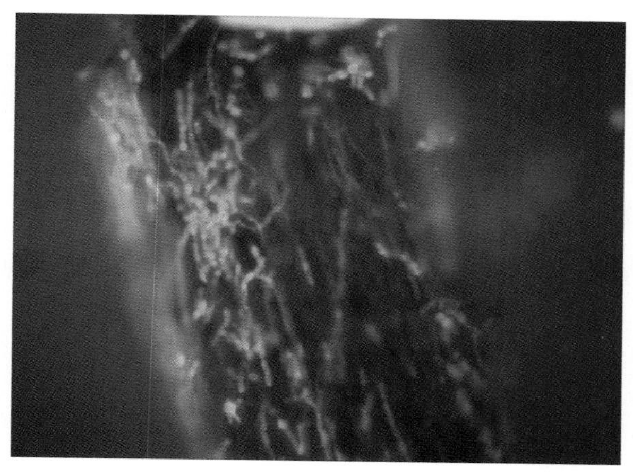

图 15-23　真菌荧光染色所见头癣病发内外的真菌菌丝和孢子等结构（四川大学华西医院　冉玉平惠赠）

3. Wood 灯检查　黄癣病发有暗绿色荧光，白癣病发有亮绿色荧光，黑点癣病发无荧光。传统上使用 Wood 灯进行检查，但仅应用于感染菌属能发出荧光的病例，如小孢子菌感染，而断发毛癣菌是不产生荧光的发内癣菌（表 15-3）。

表 15-3　致头癣的皮肤癣菌的实验室特征

发外型	发内型
黄绿色荧光	暗灰绿色荧光
奥杜盎小孢子菌	许兰毛癣菌
犬小孢子菌	
铁锈色小孢子菌	
无荧光	无荧光
黄褐色小孢子菌	格威利发癣菌
石膏样小孢子菌	苏丹奈斯发癣菌
麦格尼发癣菌	断发毛癣菌
石膏样毛癣菌	紫色毛癣菌
红色毛癣菌	杨德发癣菌
疣状毛癣菌	

（四）诊断

头癣的诊断依据：①典型的临床表现，符合黄癣、白癣、黑点癣和脓癣的症状和体征；②病发镜检，白癣为发外镶嵌性小孢子，黑点癣为发内链状大孢子，黄癣为发内外链状大孢子、菌丝及发内气泡、气沟，脓癣或如白癣，或如黑点癣；③滤过紫外线灯下白癣病发呈亮绿色，黄癣为暗绿色，黑点癣无荧光；④培养进一步鉴定菌种。

（五）鉴别诊断

1. 黄癣　应与湿疹、脂溢性皮炎、脓疱疮、瘢痕性秃发鉴别。

白癣 / 黑点癣应与脂溢性皮炎、石棉状糠疹、头皮银屑病、斑秃、假性斑秃鉴别。

脓癣应与脓疱疮、细菌性脓肿、痈、慢性毛囊炎、头皮穿凿性毛囊炎鉴别。

2. 石棉状糠疹　头顶部的白屑层层堆积如石棉状，将病发近端黏着成块。白色毛发鞘粗糙松动，随毛干上下移动。毛囊口有石棉状棘状隆起。无断发，无瘢痕，真菌检查阴性。

3. 头部银屑病　为边界清楚的鲜红色斑片上有多层银白色鳞屑。皮损上的头发呈束状，不折断。身体其他部位常有同样损害。真菌检查阴性。

4. 脂溢性皮炎　患者多为油性皮肤。为毛囊性炎性丘疹，头皮有弥漫灰白色油腻细屑，奇痒。真菌检查阴性。

（六）治疗

内服抗真菌药物为主，综合治疗，仍需坚持服（药）、搽（药）、洗（头）、剪（发）、消（毒）五字疗法方针。灰黄霉素曾经是主要的治疗药物，特比萘芬、伊曲康唑和氟康唑在疗效和安全方面不亚于灰黄霉素。服药 3 周后进行真菌检查，如病发真菌镜检仍阳性，需延长疗程，以后每 10~14 天复查 1 次，连续 3 次阴性判定治愈（表 15-4）。

系统用药：灰黄霉素是唯一获批准可用于治疗儿童头癣的口服抗真菌药物。鉴于对灰黄霉素敏感的许兰黄癣菌现已罕见，而对灰黄霉素不甚敏感的小孢子菌等皮肤癣菌感染的白癣及脓癣逐渐增多，灰黄霉素在治疗头癣的地位逐渐被伊曲康唑、特比萘芬替代，其疗效优于灰黄霉素且安全性更高。

系统用药中还包括唑类中的氟康唑、伊曲康唑、酮康唑和丙烯胺类中的特比萘芬。多个研究显示在各种头癣的治疗中这些药物至少和灰黄霉素的作用相当，有助于提高患者的依从性和缩短其传染时间，疗程因所累严重程度而定，以便 6~8 周，必要时延长疗程、直至真菌培养阴性，新发长出。

灰黄霉素对于小孢子菌属有较高的清除率，而新型抗真菌药物对毛癣菌属更有效。但尚没有药物能达到 100% 的治愈率。

外搽药物：服药期间，用 1% 萘替芬 -0.25% 酮康唑乳膏，5%~10% 硫软膏，2.5% 碘酊或 3% 克霉唑霜、1% 联苯苄唑霜等，连续 1 个月。涂药前先洗头，脓癣可用 1% 呋喃西林溶液湿敷，外用抗生素软膏。

洗头：每天用 2% 酮康唑洗剂或温水硫磺肥皂水洗头，以洗去带菌鳞屑和痂皮。

剪发：服药前将头发剪去，然后每 7~10 天理发 1 次。有学者不主张剃头，以避免损伤头皮。

消毒：对患者用过的物品，如帽子、枕巾、理发工具，要消毒处理，病发应焚毁。

自然病程：黄癣发展慢，多无自愈倾向，可遗留瘢痕，形成永久性秃发。白癣发展快，不经治疗者，可在大约 15 岁时自然痊愈，不留疤。黑点癣经久不愈。

二、体癣和股癣

内容提要

- 体癣指发生于除头皮、毛发、掌跖、甲板以及阴股部以外皮肤上的浅表性皮肤真菌感染。
- 股癣是侵犯腹股沟内侧的皮肤真菌感染。
- 叠瓦癣、股癣是体癣的异型。

体癣（tinea corporis）是除头皮、毛发、掌跖、甲板，以及阴股部以外光滑皮肤上发生的皮肤癣菌感染。股癣（tinea

表 15-4　头癣治疗

头癣，一般采用服用药物	我国传统的治疗。即服、搽、洗、剪、消五字治疗方案
系统治疗 一线治疗	灰黄霉素（治疗地位已下降） 儿童 15~20mg/(kg·d)，口服 成人 0.6~0.8g/d，分 3 次口服，连续 3~4 周 被 FDA 批准用于儿童头癣治疗，以后每 10~14 天复查一次，连续 3 次阴性为治愈。多食油脂性食物，以促进吸收 特比萘芬 儿童　体重 <20kg，每天 62.5mg 体重 20~40kg，每天 125mg 体重 >40kg，每天 250mg 疗程 4~8 周 对毛癣菌头癣较好，安全，可用于 2 岁以上儿童 成人　250mg/d 伊曲康唑 成人　100~200g/d，疗程 4~8 周 儿童　3~5mg/(kg·d)，饭后立即口服，推荐用纯牛奶或可乐送服，疗程 4~8 周 对小孢子菌和毛癣菌头癣疗效安全性均好
二线治疗 氟康唑	氟康唑 儿童　6mg/(kg·d)，疗程 4~8 周 目前尚未被 FDA 批准用于儿童。禁用 2 岁以下儿童，6 岁以下儿童慎用
脓癣	口服灰黄霉素或伊曲康唑或特比萘芬，急性期加用小剂量短期糖皮质激素治疗，疗程 1~2 周。如脓癣合并在细菌药物结果指导下加用敏感抗生素，对肉芽肿性斑块切忌切开引流
局部治疗 三线治疗（缩短疗程，提高治愈率）	**搽：**外涂抗真菌剂，如 5% 硫软膏，5% 水杨酸软膏，1% 萘替芬 -0.25% 酮康唑乳膏，2% 酮康唑乳膏，1% 联苯卡唑乳膏，2% 酮康唑乳膏，1% 特比萘芬乳膏等，脓癣可外涂复方制剂，毛囊性脓疱加用 2.5% 碘酊 **洗：**每天早晚用 2% 酮康唑或联苯苄唑香波洗头 **剪：**每周剪发、理发一次，不用剃发，以免损伤。用镊子拔除病发，并火焚 单独外用局部治疗头癣疗效有限 污染物品如理发用具、毛巾、被子、枕套、床单煮沸或其他方法消毒

cruris）是腹股沟、会阴部和肛周皮肤癣菌感染，是发生在特殊部位的体癣。所有毛癣菌属、小孢子菌属和表皮癣菌属的皮肤癣菌均引起体癣。我国以红色毛癣菌、须癣毛癣菌、絮状表皮癣菌、犬小孢子菌为主。患者常由自身感染，或直接接触患者、患癣的猫和狗，或间接接触污染物。

（一）病因与发病机制

1. 病原菌　致病真菌为皮肤癣菌，其中毛癣菌属（*Trichophyton*）、小孢子菌属（*Microsporum*）和表皮癣菌属（*Epidermophyton*）的所有致病性皮肤癣菌均可引起体癣。我国的病原菌主要为红色毛癣菌、须癣（趾间）毛癣菌、絮状表皮癣菌、犬小孢子菌、石膏小孢子菌等，后者致病与接触感染的动物有关。这些皮肤癣菌按生物学特征可分为亲人性如红色毛癣菌，亲动物性如犬小孢子菌，亲土性如石膏小孢子菌。须癣（趾间）毛癣菌种内可分为亲人性和亲动物性两种变种。一般而言，亲动物性和亲土性癣菌较亲人性的癣菌引起的癣病症状和体征重，表现为炎症反应更明显，瘙痒更剧烈。

股癣常由红色毛癣菌、须癣毛癣菌、絮状表皮癣菌等引起。

2. 发病机制　真菌在角质层内经 1~3 周潜伏期，然后向四周扩散。在感染灶活动性边缘处炎症反应更重，故表现为环状隆起性损害，中心因脱屑而出现消退现象。除侵犯角质层外，有些癣菌如红色毛癣菌和疣状毛癣菌也侵犯毛囊，引起炎症，亲土性和亲动物性癣菌引起的炎症亦较重。

（二）临床表现

体癣和股癣基本损害相同。皮肤损害为丘疹或丘疱疹，干燥后脱屑，皮损逐渐向周围扩展，形成环状，中心常可自愈，有活动进展的边缘，边界清楚，有鳞屑，自觉瘙痒。

本病好发于潮湿多汗部位，如腰部、腹股沟等处。

1. 体癣

（1）一般特征：体癣可发生于身体各部；亲动物性癣菌感染常见于暴露部位，如头、颈、面（图 15-24）、前臂；而亲人性癣菌感染一般发生于封闭部位或创伤处，如妇女小腿毛囊周围炎可有小腿剃毛史。原发损害为针头至绿豆大小丘疹、水疱或丘疱疹，从中心逐渐向周围等距离扩展蔓延，中心有自愈趋向（图 15-25），边缘为环状或匐行状，由散在的丘疹、水疱、丘疱疹、痂和鳞屑连接成狭窄隆起，具环状排列倾向与活动性。中心部可再次出现第二、第三层同心圆样损害。此环状损害显示宿主对真菌感染具有免疫反应，常发生于鳞屑出现之后；可为单发或多发。亲动物性癣菌感染常形成水疱和脓疱，亲人性者一般为红斑之类的较轻微的大斑块，而亲土性者常有

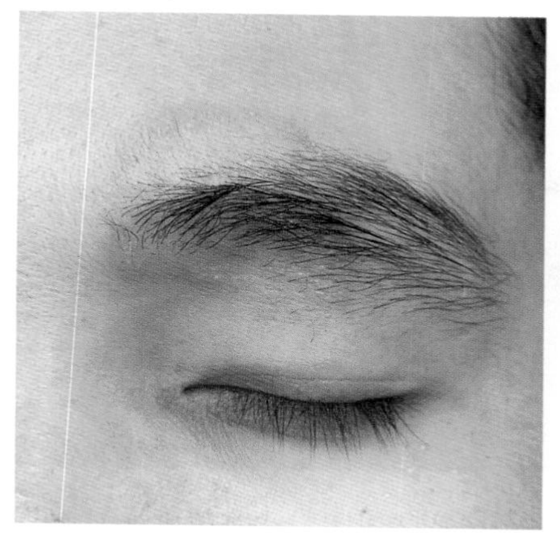

图 15-24　体癣(1)

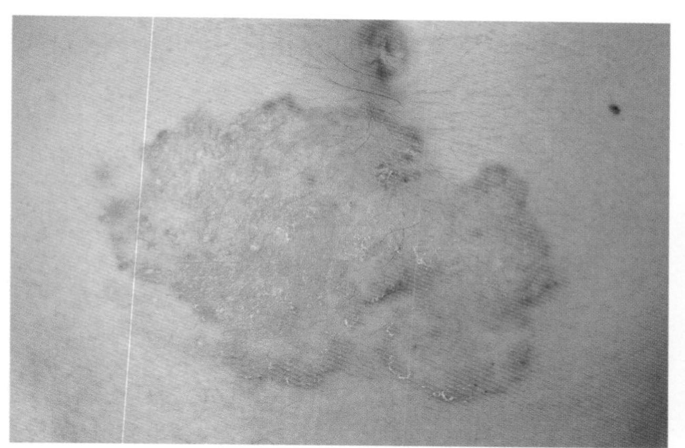

图 15-25　体癣(2)

较明显炎症。皮损处的毳毛也可累及，形成“毳毛癣”，皮肤镜下皮损背景颜色偏粉红，部分毳毛明显比正常毳毛短，且呈不规则卷曲呈螺旋状、弯折，或条形码样改变。毳毛受累常难消除，是复发的根源。

(2) 体癣的临床类亚型分为①深在性体癣：系机体对皮肤癣菌的过度炎症反应所致，表现为肉芽肿性或疣状损害，可被误诊为皮肤结核、皮下真菌感染或鳞状细胞癌；②Majocchi 肉芽肿：是由红色毛癣菌引起，其特征为毛囊周围脓疱或肉芽肿，皮损可广泛，可为增殖性，可见于免疫抑制者；③叠瓦癣：是由亲人性皮肤癣菌同心性毛癣菌引起的一种皮肤癣菌病。

2. 股癣　男性比女性易感染，儿童患股癣者少见。皮损表现为单侧或双侧，初发于股部皱褶处，当界限清楚的鳞屑性或有时为水疱性的边缘从股部皱褶扩展到大腿，形成半月形斑块时，阴囊可完全正常或仅轻微受累，或波及阴茎根部。即使是镜检和培养阳性时亦是如此。絮状表皮癣菌引起的病变一般有活动性、扩散性丘疱疹边缘，中央消退，扩散范围很少超过生殖器股皱褶和大腿根部内侧(图 15-26)，红色毛癣菌感染常融合成片，累及耻区、下腹部、臀和肛周区域，皮肤镜下皮损背景偏粉红，不规则点状血管，伴白色薄层卷曲鳞屑。常伴瘙痒，受累区域浸渍或继发感染时可有疼痛；长期搔抓可导致苔藓样变，类似于神经性皮炎。如果应用刺激性或致敏性外用制剂治疗，可出现继发性刺激性或变应性接触性皮炎。

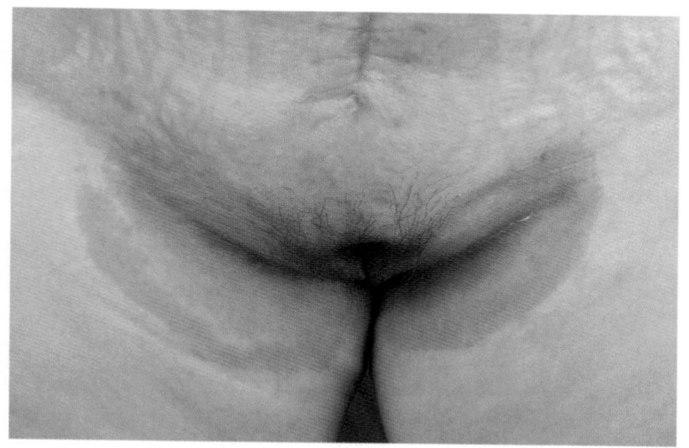

图 15-26　股癣(广东医科大学　李文惠赠)

3. 难辨认癣　或称激素修饰癣，长期外用糖皮质激素可增强真菌致病力，降低机体免疫功能。皮损不典型，边缘模糊，中央失去自愈倾向，可缺乏炎症、脱屑，可有脓癣样损害，常有真皮结节，表现多样(图 15-27)。

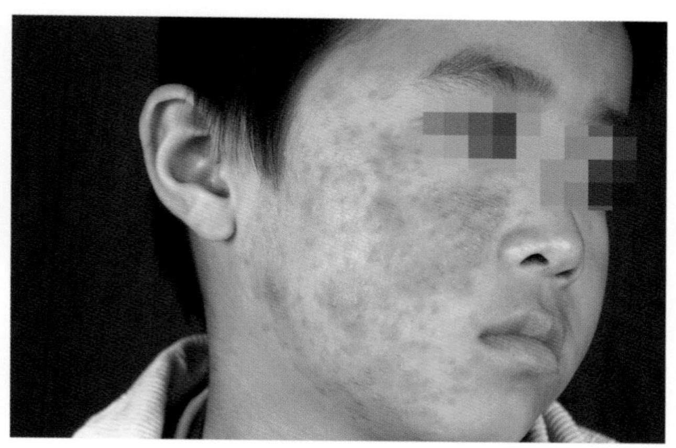

图 15-27　面癣
面部难辨认癣。

(三) 实验室检查

皮损活动性边缘取鳞屑加 10% 氢氧化钾可检出病原真菌。亦可加乳酸酚棉蓝或 10% 氢氧化钾 -50% 派克墨水染色后观察，可见菌丝和孢子。近年采用真菌荧光染色在荧光显微镜下观察真菌细胞壁使阳性率显著提高，且特异性高。若需鉴定菌种可做真菌培养及分子生物学鉴定。

(四) 诊断

典型临床表现；真菌镜检阳性和 / 或培养分离到皮肤癣菌，真菌荧光染色能清楚地看到亮绿色分隔真菌菌丝(图 15-28)；病理检查：除非必要，一般不做。经过碘酸雪夫染色(PAS)和 / 或六胺银染色(GMS)可见角质层中有菌丝。

依据典型的皮损表现，直接镜检找到菌丝或孢子，可以确诊。组织病理检查可见到菌丝。培养可进一步鉴定菌种。

(五) 鉴别诊断

1. 体癣应鉴别的疾病　钱币状湿疹、银屑病、玫瑰糠疹。

2. 股癣应鉴别的疾病　神经性皮炎、脓疱疮、红癣、反向银屑病。

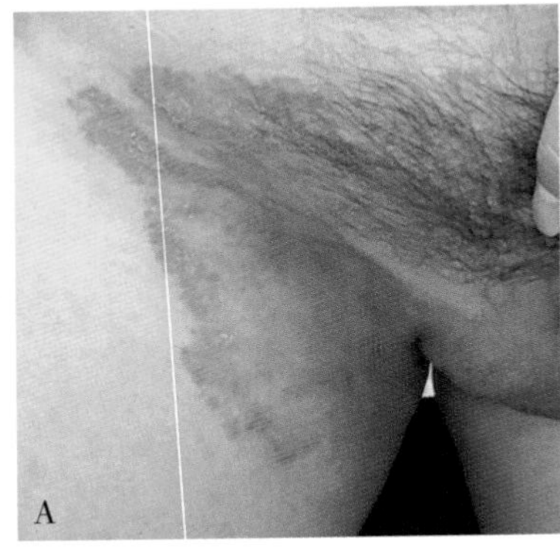
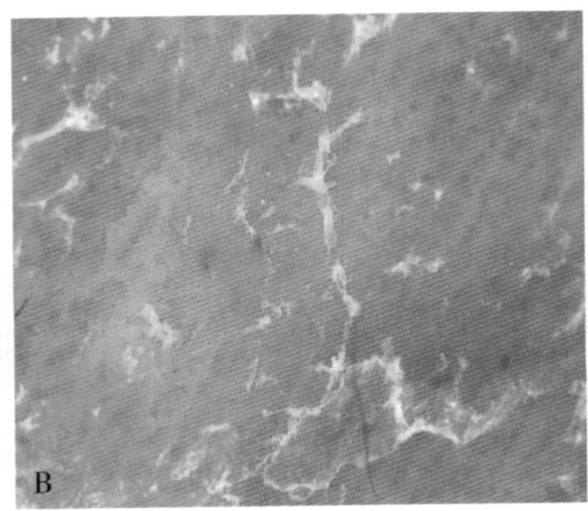
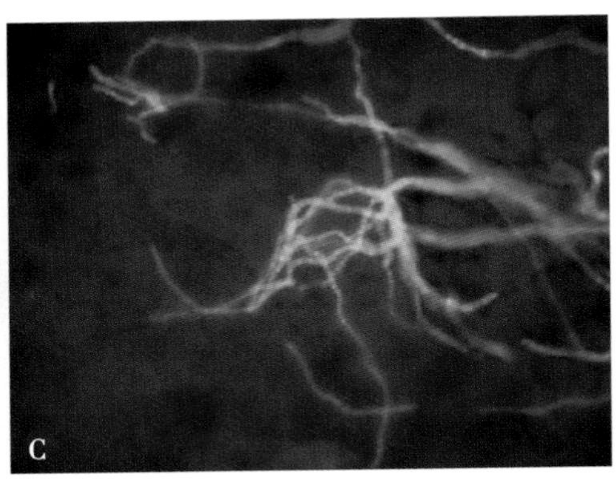

图 15-28　股癣临床(A),皮肤镜下皮损背景偏粉红,不规则点状血管,伴白色薄层卷曲鳞屑(B),刮取鳞屑做真菌荧光染色见大量分隔菌丝(C)(四川大学华西医院　冉玉平惠赠)

(六) 治疗

体癣对局部用抗真菌剂反应良好,原则上以外用药为主。亦可外用药、口服药或二者联合均可,但应进行个体化选择(表 15-5)。

表 15-5　体股癣的治疗

局部治疗	常为首选治疗方案: 唑类、丙烯胺类、吗啉类、环吡酮类和硫脲类制剂外用,先洗去鳞屑痂皮后再涂药,涂搽时自外向里,要超过皮损以外 3~5mm,损害消退后再用 1 周,以消灭毳毛内真菌 一般每天 1~2 次,疗程 2~4 周 唑类:联苯苄唑、咪康唑、益康唑、克霉唑、酮康唑、舍他康唑、卢立康唑 丙烯胺类:特比萘芬、布替萘芬和萘替芬 唑类和丙烯胺类的复合制剂:萘替芬 - 酮康唑 其他:马啉类(阿莫罗芬)、环吡酮类(环吡酮胺)、硫脲类(利拉萘酯) 复方抗真菌制剂:含有抗真菌药物和糖皮质激素,如复方硝酸益康唑乳膏,用于较重体股癣,建议用 1~2 周,以免出现糖皮质激素不良反应
系统治疗	适用外用效果不佳、泛发或反复发作及免疫功能低下者 特比萘芬:成人 250mg/d,疗程 1~2 周 伊曲康唑:成人 200mg/d,疗程 2 周,或 200~400mg/ 次,每天 2 次,疗程 7 天 氟康唑:150~200mg,每周一次,2~4 周

1. 外用治疗　常用药物有:1%~2% 咪唑类药物　联苯苄唑、咪康唑、克霉唑、酮康唑、益康唑;1% 丙烯胺类药物　萘替芬、特比萘芬、布替萘芬;1% 萘替芬 -0.25% 酮康唑乳膏;其他 1% 可莫罗芬、2% 环吡酮、2% 利拉萘酯、1% 卢立康唑乳膏;复方水杨酸酊(水杨酸 3~6g,苯甲酸 6~12g,乙醇加至 100ml),复方雷锁辛擦剂(饱和碱性复方酒精液 10ml、15% 碳酸溶液 100ml、硼酸 1g、丙酮 5ml、雷锁辛 10g)等。

2. 全身治疗　面积较小的体癣和股癣,外用药一般唑类或丙烯胺类已足够,足疗程是指保证治疗时间不少于 2 周。对于广泛的感染,尤其是免疫抑制的患者,以及对于某些对外用药有耐药性者,可采用口服抗真菌药物如伊曲康唑或特比萘芬、氟康唑进行治疗。

三、手癣和足癣

内容提要

- 手癣指手掌和指间皮肤癣菌感染。足癣是累及足底和趾间的皮肤癣菌感染。
- 足癣大多数由红色毛癣菌引起,这型感染可能有常染色体显性遗传倾向。

手癣(tinea manus)为手掌及指间皮肤癣菌感染。足癣(tinea pedis)为足跖部、趾间的皮肤癣菌感染,可延及到足跟及足背,但发生于足背者属体癣。主要通过间接接触传染,如公共浴室、澡盆、浴巾、拖鞋等。

(一) 病因与发病机制

1. 病原菌　手足癣由致病性皮肤癣菌引起,我国常见足癣病原菌为红色毛癣菌、须癣毛癣菌复合体、絮状表皮癣菌等,少见有断发毛癣菌、犬小孢子菌等,近年可见酵母菌如念珠菌、毛孢子菌感染。手癣的病原菌与足癣基本相同,常见有红色毛癣菌、须癣毛癣菌,可见酵母菌感染。

2. 发病机制　掌跖部由于汗腺丰富,出汗多,无皮脂腺,皮肤表面偏碱性等原因,有利于真菌生长繁殖。掌跖部角质层厚,又为真菌生长繁殖提供了丰富的营养。红色毛癣菌和絮状表皮癣菌在鳞屑内可形成关节孢子,可在自然环境中长期生存,容易引起手足癣,对于有免疫易感性的个体,更易感染。

(二) 临床表现

1. 足癣　男性多见,儿童罕见。可有下述 1 种或多种类型的表现(Martin 和 Kobayashi,1993),后两种类型常伴有水疱性疹形反应,汗疱疹样损害分布于手、足外侧或趾区,疱液真菌培养阴性。

(1) 浸渍糜烂(间擦)型:好发于趾间(趾蹼感染),第 4 和第 5 趾间最常受累。表皮角质层因湿润而浸渍发白松软(图 15-29),剥去浸软的腐皮,露出鲜红糜烂面。

(2) 慢性丘疹鳞屑型:常见致病菌为红色毛癣菌,偶为须癣毛癣菌复合体。常为双侧受累,炎症轻微,足底有斑片状或

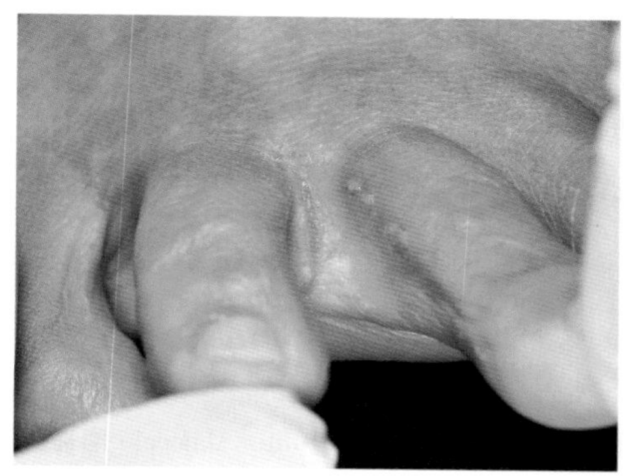

图 15-29　糜烂型足癣

弥漫性软鞋样白色鳞屑，手及多个趾甲可同时受累。红色毛癣菌常引起单手、双足病变，与遗传易感性有关。

(3) 水疱型：或称炎症型，与癣菌疹反应有关。好发于掌跖侧缘或指(趾)间，发展至足底或足背，皮疹为 3mm 大小的丘疱疹或水疱，群集或散在，疱壁厚而紧张，不易破裂，数天后疱液吸收干涸，呈领口状脱屑。

(4) 角化过度型：皮疹为暗红色斑片，边界清楚，角化过度，被覆点片状白色鳞屑和皲裂(图 15-30)。

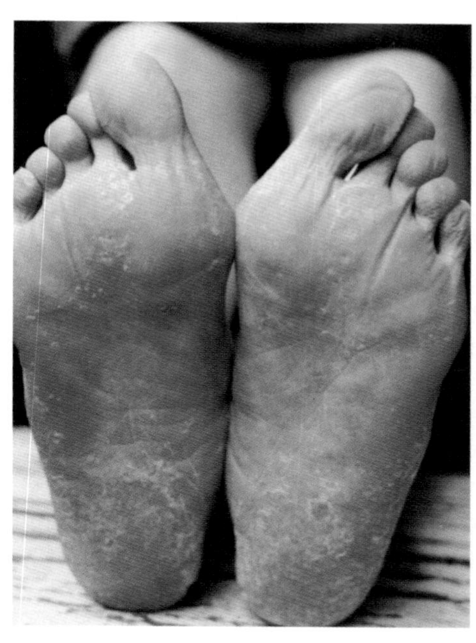

图 15-30　足癣　鳞屑角化型

(5) 溃疡型：趾间可见渗出、剥脱、溃疡和糜烂；伴有明显的白色角化过度和刺鼻的臭味。常继发细菌感染；可引起丹毒、淋巴管炎，多见于免疫抑制患者和糖尿病患者。

2. 手癣　手癣与足癣临床表现大致相同，但分型不如足癣明显。损害初起时常有散在小水疱发生，而后常以脱屑为主(图 15-31)，皮纹增深，触之粗糙，病久者呈现角化增厚。患区与正常皮肤之间常可见一定界限。损害多限于一侧，初起时常始于掌心、第 2、第 3 或第 4 指掌处，久之累及整个手掌。自觉症状多不明显。

临床可分为角化过度型、丘疹鳞屑型，两足一手综合征，

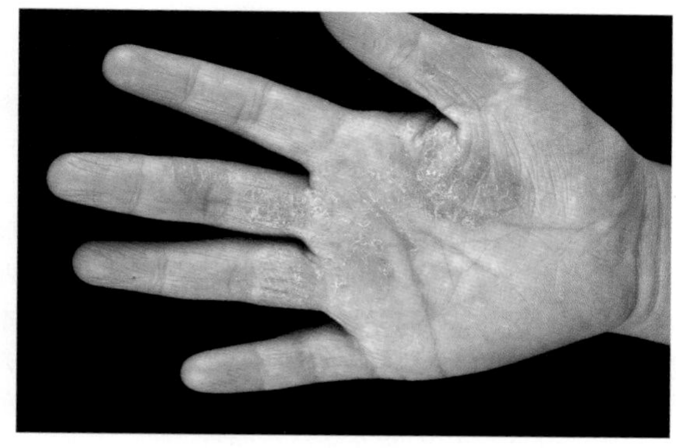

图 15-31　手癣

手为单侧，两足有足癣。

病程慢性，易继发感染或湿疹化。

(三) 实验室检查

取鳞屑或疱壁直接镜检，可查到菌丝或关节孢子，培养可阳性，手癣、角化型手足癣真菌阳性率低。

(四) 诊断

依据典型临床表现，符合间擦型、丘疹水疱型、鳞屑角化型特征；直接镜检可见菌丝、孢子即可确诊；培养进一步鉴定菌种。

(五) 鉴别诊断

手足部湿疹、银屑病、掌跖脓疱病、幼年跖部皮炎(足前部湿疹)、二期梅毒疹。

(六) 治疗

与体股癣相似。外用抗真菌药物，泛发和严重病例选用系统性抗真菌治疗，防止和治疗合并细菌感染。

1. 外用药为主　①鳞屑角化型：用角质剥脱剂(如水杨酸、乳酸、羟酸)用塑料薄膜封包，然后用常规抗真菌剂。复方苯甲酸软膏、3% 克霉唑霜、布替萘芬软膏、1% 益康唑霜或 1% 联苯苄唑霜、5%~10% 冰醋酸液浸泡、2% 咪康唑霜、1% 卢立康唑乳膏、2% 酮康唑乳膏、1% 布替萘芬 -0.25% 酮康唑乳膏；或用 30%~40% 尿素加角质松解剂封包，待角质变薄后用抗真菌剂，每天 2 次，连续 4 周以上。②水疱型：2% 醋酸铅浸泡，干燥后再涂搽上述外用药。③浸渍糜烂型：先用 0.1% 依沙吖啶溶液、1∶5 000 高锰酸钾溶液湿敷，然后撒足癣粉，或咪康唑、联苯苄唑粉，干燥后外用上述霜剂和软膏。④溃疡型：局部抗真菌制剂；如继发细菌感染可能需外用或口服抗生素。

有继发细菌感染者首先抗感染，然后再用抗真菌药。

新型外用药物，美孚特皮肤抗菌液(主要成分：苯扎氯铵、纳米银等)，用于水疱浸渍型足癣，推荐使用 1 次，泡足 2 小时；对于顽固难治性的鳞屑角化型足癣，可间隔 14 天使用第 2 次，以巩固疗效。

2. 系统治疗　六种类型手足癣，推荐使用口服抗真菌药：①顽固、泛发者；②外用治疗依从性差、疗效欠佳者；③角化增厚型皮损；④受累面积较大；⑤浸渍糜烂型；⑥合并其他不利于治愈的系统疾患(如免疫功能缺陷)等，可选用系统治疗。

方案有：伊曲康唑 200mg 口服，每天 2 次，连续 7 天。氟康唑 150mg 口服，每周 1 次。特比萘芬 250mg 口服，每天 1 次，连续 2~6 周。

四、叠瓦癣

叠瓦癣（tinea imbricata）是一种由亲人性同心性毛癣菌（*T. concentricum*）引起的皮肤癣菌病。临床表现为同心性环状圈，与匐行性回状红斑类似。本病多见热带，但温带亦有。发生于南太平洋、东南亚及南美的一些地区。大部分本地居民可发病，好发于幼小儿童，并能终身存在，但非本地居民即使在流行区居住很长时间亦不受累。Ravine 等（1980）认为本病的易感性可能为常染色体隐性遗传。本病传染力很低，夫妻间一方患病而另一方可终身不被感染。我国曾在长江和黄河下游、江淮地区发现患者，近年来已经罕见。

（一）临床表现

开始为一炎症不明显的丘疹或斑丘疹，粟粒大小，呈淡红色或皮肤色。逐渐扩大，很快形成环状鳞屑，以后又可在环中央出现丘疹，继续向外扩展，形成同心性双环及多环脱屑。圆环一般不超过 10 个，各环间距 0.2cm 左右，皮损大者直径可达 10~30cm，可形成更大的多轮状或涡纹状斑片。当充分发展时，皮疹的特征性同心环和鳞屑彼此重叠，犹如屋顶盖瓦。

全身各处均可发病，但以躯干最多见（图 15-32）。自觉症状奇痒难忍，由于长期搔抓刺激，可使局部浸润肥厚，此时同心圆皮损可不明显。皮疹一般多从躯干或臀部开始，可波及四肢、掌跖、面部、头皮及外生殖器，偶尔侵犯指（趾）甲，但不累及头发。损害范围广泛时可累及3/4的体表面积。病程缓慢，可不断扩展，如不治疗，可终身不愈。

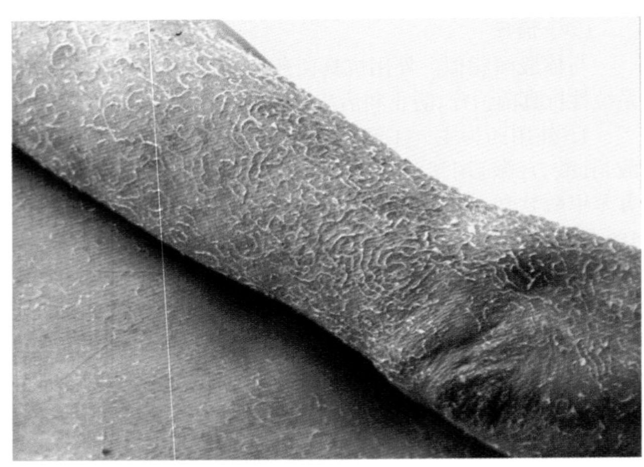

图 15-32　叠瓦癣　鳞屑性损害，呈同心圆状排列（第三军医大学　刘荣卿惠赠）

叠瓦癣：躯干上同心圆损害。

镜下显示交织、分隔、菌丝的二分叉细丝，多角孢子也可出现。培养叠瓦癣脱落的皮屑中的菌丝较易失去活力，故直接镜检虽为阳性，但培养却往往是阴性。

（二）治疗

由于叠瓦癣真菌常可深达棘层，故单纯外用抗真菌药物较难治愈，可同时口服抗真菌药物，且治疗疗程一般需要 2~3 个月以上，皮损全部消退后还应巩固治疗 1~2 周。

1. 系统治疗　选用灰黄霉素、氟康唑、伊曲康唑、特比萘芬，疗程至少 1 个月以上。灰黄霉素每天 1g，分 2 次口服，至少连续用药 1 个月以上。Buolimulja 等（1992）用特比萘芬（250mg，每天 1 次，连续用药 6 周）治疗 30 例患者，并用灰黄霉素（500mg，每天 1 次，连续用药 6 周）治疗 25 例作为对照，治疗组的临床和真菌学治愈率均为 100%，对照组则为 70%，停药后 2 个月和 5 个月的复发率分别为 7%、31% 和 26%、33%。伊曲康唑、氟康唑亦可选用。

2. 局部治疗　难以痊愈，应以系统治疗为主。克霉唑或咪康唑霜，一般需要 2~3 个月，皮损消退后还应巩固治疗 1~2 周。

五、真菌性毛囊炎和难辨认癣

真菌性毛囊炎（fungal folliculitis，Majocchi 肉芽肿）和难辨认癣的特点是皮肤癣菌常沿着毛囊向下生长并进入真皮层，引起真菌性毛囊炎和毛囊周围炎。

1. 临床表现　局部滥用强效糖皮质激素或钙调磷酸酶抑制剂可使真菌沿毛干向下生长，引起真菌性毛囊炎和真菌性肉芽肿，特称难辨认癣。其中损害是一种真菌性毛囊炎，最常由红色毛癣菌或须癣毛癣菌感染受累部位的毛发而引起。本病常见于免疫功能受损的患者，表现为红斑、毛囊炎和脓疱，部分损害常有鳞屑环绕。

2. 治疗　外用抗真菌药不能到达真皮，故不能治愈本病；应给予系统性抗真菌治疗。

六、面癣

面癣（tinea faciale）指面部光滑皮肤的皮肤癣菌病，占体癣的 3%~4%，常由红色毛癣菌引起。接触动物的儿童发病危险性较大，而犬小孢子菌、断发毛癣菌是婴儿感染的常见病因。

1. 临床表现　可表现为典型环状损害，但不一定具有活动性边缘；此外，尚可伴有持久性红斑、丘疹、毛细血管扩张、皮肤萎缩和光加重病史。

2. 鉴别诊断　面癣需与红斑狼疮、皮肌炎、多形性日光疹、接触性皮炎和酒渣鼻鉴别，大多数面癣损害缺乏毛囊角栓和结缔组织病的皮肤异色病变。本病如错误地外用糖皮质激素制剂，可引起 Majocchi 肉芽肿。

3. 治疗　抗真菌治疗。

七、须癣

须癣（tinea barbae）是面、颈、胡须部位毛发和皮肤的皮肤癣菌感染。

常见的病原菌有须癣毛癣菌复合体、疣状毛癣菌、红色毛癣菌、紫色毛癣菌、断发毛癣菌、石膏样小孢子菌和犬小孢子菌等。我国新疆少数民族地区多见，常通过动物接触或理发店剃须感染。

（一）临床表现

1. 浅表型　类似体癣，为边界清楚的环形红斑（图 15-33），由细屑、丘疹、水疱或脓疱组成活跃边缘，皮损内胡须枯黄，易折断、拔除。

2. 深在型　为毛囊性脓疱、结节或脓肿，有时类似脓癣，瘙痒。

（二）实验室检查

直接镜检：见分枝分隔菌丝，病须可见发内或发外型感染（图 15-34）。Wood 灯检查仅适用于犬小孢子菌感染，可有亮绿色荧光。

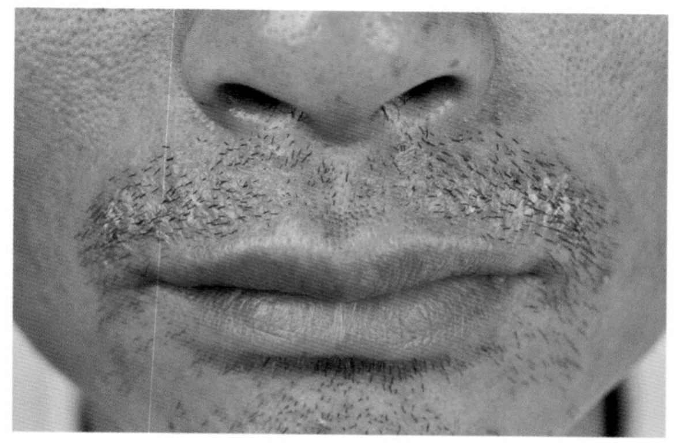

图 15-33 须癣

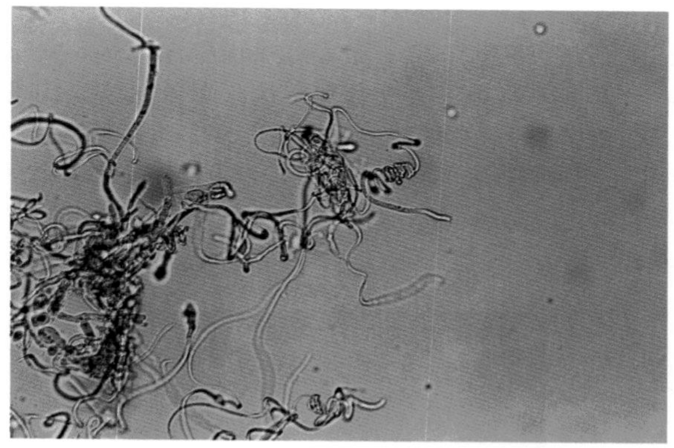

图 15-34 须癣 毛癣菌螺旋菌丝(复旦大学附属华山医院 章强强惠赠)

(三) 诊断

发生在胡须区域,典型皮损为胡须枯黄无光泽、松动折断。病须真菌检查阳性即可确诊。

(四) 鉴别诊断

须癣主要应与须疮相鉴别。须疮为细菌性感染,局部红肿热痛明显,胡须松动但不折断,培养有细菌生长。其他有狼疮样须疮(为须疮的深部表现)口周皮炎、脱发性痤疮(脱发性毛囊炎)、白念珠菌感染、接触性皮炎、单纯疱疹。

(五) 治疗

需抗真菌药物治疗,而外用药物仅用来辅助治疗。系统用药同头癣同样剂量和疗程。

大面积者需采用头癣治疗方法。内服伊曲康唑、氟康唑或特比萘芬等以加速治愈,小范围者拔须和外用药物。

外用抗真菌药如咪康唑、益康唑、酮康唑、特比萘芬。

(六) 病程与预后

经规范治疗,病情得到控制和治愈,预后良好。

八、皮肤癣菌疹

内容提要

- 癣菌疹即"菌样"疹(或称"id"疹,"id" eruption)。
- 由皮肤癣菌感染,病灶释放出的抗原引起远隔部位的皮肤损害,皮疹有水疱、苔藓样,为丘疹鳞屑或脓疱。
- 在治疗原发真菌感染后癣菌疹可迅速消除。

皮肤癣菌疹(dermatophytid),又称疹形反应("id" reaction),是指真菌感染的远隔部位继发性皮肤炎症反应。这种继发性皮疹真菌检查阴性,癣菌素试验呈阳性,随着原发真菌感染灶的治愈,皮疹逐渐消失。

1. 病因与发病机制 为皮肤对所感染真菌的一种变应性炎症反应。局部真菌代谢产物具有抗原性,随着血液循环达皮肤,引起发疹。其发生与局部炎症反应程度密切相关,局部炎症愈重,皮疹愈重。也与致病真菌种类有关,亲动物性癣菌如犬小孢子菌、须癣毛癣菌常引起癣菌疹,而亲人性癣菌如红色毛癣菌、絮状表皮癣菌一般不易引起癣菌疹。

2. 临床表现 患者有原活动性病灶,其周围皮肤或远离病灶部位皮肤突然发生红斑、丘疹或水疱,常伴瘙痒。当有足部感染时,手几乎总是首先发生癣菌疹的部位,表现为手掌、手指侧缘出现绿豆大小的厚壁水疱,分散存在,少数群集,周围无红晕,不融合或扩大,干涸后伴点状脱屑,可反复发作,自觉瘙痒,称为水疱性皮肤癣菌疹或出汗不良性皮肤癣菌疹,常是对足癣的一种反应。

临床类型:Peck 依据癣菌疹的临床表现及组织病理变化的不同分为 4 类。

①表皮类:有湿疹样、苔藓样、银屑病样损害。②真皮类:有猩红热样红斑、红皮病、泛发性毛囊丘疹、毛囊性斑丘疹、渗出性皮疹、丹毒样损害。③皮下类:有结节红斑样损害。④血管类:有游走性静脉类、荨麻疹、紫癜等。

3. 实验室检查 角质层角化过度或角化不全层之间可见菌丝,菌丝为规则的、有分隔的,PAS 或 GMS 染色下最好识别。原发性感染灶处真菌检查阳性,而癣菌疹处阴性。Kaaman 和 Torssander(1983) 发现仅半数患者出现毛癣菌素皮试阳性。培养红色毛癣菌:正面为绒毛状奶油色,背面为粉红色至暗红色。许兰毛癣菌:正面为皱褶状,鹿角样菌丝。

4. 诊断与鉴别诊断 依据一个已证实的活动性皮肤癣菌感染灶;感染灶周围或远处发生癣菌疹;在皮肤癣菌疹处皮损无真菌;对一组特殊的癣菌素抗原的皮肤试验阳性;当杀灭真菌后皮肤癣菌疹消退。

癣菌疹有时可以与汗疱疹、结节性红斑、离心性环状红斑、脉管炎、丹毒、荨麻疹等相混淆,故临床应根据其症状、结合实验室检查进行鉴别。

5. 治疗 积极治疗原发性真菌感染,外用药物应尽量避免刺激原有皮疹,最好是内服抗真菌药。必要时可内服伊曲康唑、氟康唑、特比萘芬等。变应性炎症反应,内服抗组胺药,重时可加用糖皮质激素。外用安抚止痒药。

九、甲真菌病

内容提要

- 甲癣是指皮肤癣菌侵犯甲板或甲下所致的疾病,甲真菌病是由皮肤癣菌、酵母菌和非皮肤癣菌性霉菌等致病的甲感染。
- 甲真菌病分为 4 型。
- 局部治疗用阿莫罗芬,系统治疗用特比萘芬、伊曲康唑、氟康唑。

甲真菌病(onychomycosis)指由皮肤癣菌、酵母菌和霉菌等致病真菌引起的甲感染,发病率2%~18%,70岁以上人群50%,糖尿病患者26.2%。由皮肤癣菌引起的甲感染亦可称甲癣(tinea unguium),约占甲真菌病的77.6%。约占甲病的50%。

(一)病因与发病机制

甲真菌病中皮肤癣菌病原真菌常为红色毛癣菌和须癣毛癣菌复合体,絮状表皮癣菌、紫色毛癣菌、断发毛癣菌,许兰毛癣菌亦可见到。引起甲感染的酵母菌主要是念珠菌,引起甲感染的霉菌常见为短帚霉属、曲霉、镰刀菌、枝顶孢、柱顶孢等。

1. 病原菌 皮肤癣菌在自然界的生态分布及寄生宿主的不同又可分为亲人性、亲动物性和亲土性三类。皮肤癣菌是甲真菌病最常见的致病菌,在我国约占65%以上,酵母菌占10%~30%,非皮肤癣菌性霉菌约占病原菌的3%~12%。近年来酵母菌和非皮肤癣菌性霉菌的分离率似有上升的趋势。嗜脂性酵母马拉色菌(*Malassezia*)也有报道。

2. 发病机制 皮肤癣菌具有亲角质性,是甲真菌病的主要致病菌。促发因素包括潮湿环境、老年人、甲外伤、慢性静脉功能不全、外周神经病变、糖尿病、HIV感染等,手、足癣患者易伴发甲真菌病。致病菌常由甲游离缘或侧缘侵入,然后沿甲上皮向甲根部角化较软部位生长,也可先向甲板结构层生长,然后侵犯甲根底层。角蛋白不断沉积使甲板增厚,而脆性较大的软性角蛋白使甲板松脆。甲下角质增生,甲板游离缘翘起,导致甲板与甲床分离。

(二)临床表现

甲真菌病的发病率随年龄增加而上升,踇甲最易受累。在大多数甲真菌病患者中合并有角化型及趾间型足癣,若不同时治疗,常常成为复发的感染源。

甲真菌病的体征有甲床甲板增厚,甲下碎片,甲床甲板分离,甲变色失去光泽,甲皱褶,甲凹陷

1. 远端侧位甲下甲真菌病(distal lateral subungual onychomycosis,DLSO) 此型最为常见。甲前缘和侧缘甲下混浊肥厚,表面凹凸不平。由于炎症刺激,使甲下角质增生,甲板与甲床分离,甲板游离缘翘起,甲板脆弱易折断(图15-35A)。甲前缘呈虫蚀状缺损,随着病变发展,甲板可全部损毁(图15-35B)。此型常由皮肤癣菌引起。

2. 白色表浅甲真菌病(superficial white onychomycosis,SWO) 常见于趾甲。在甲板浅层形成雾状白色混浊,又称真菌性白甲(图15-36),日久颜色变黄,甲板脆弱破损。此型多见为须癣毛癣菌,其次为小孢子菌等引起。

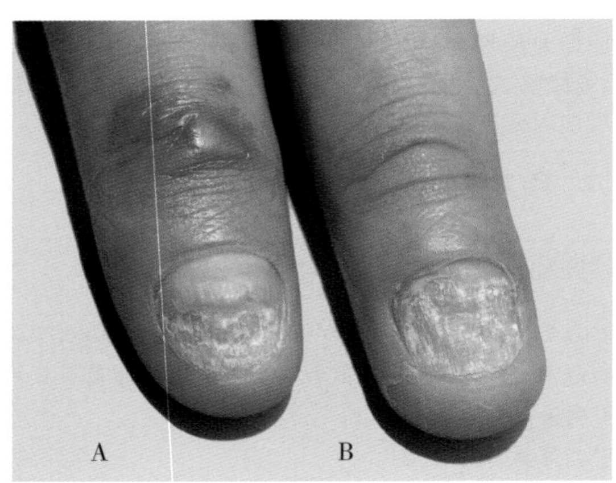

图15-35 甲真菌病
A. 远端型;B. 全甲型。

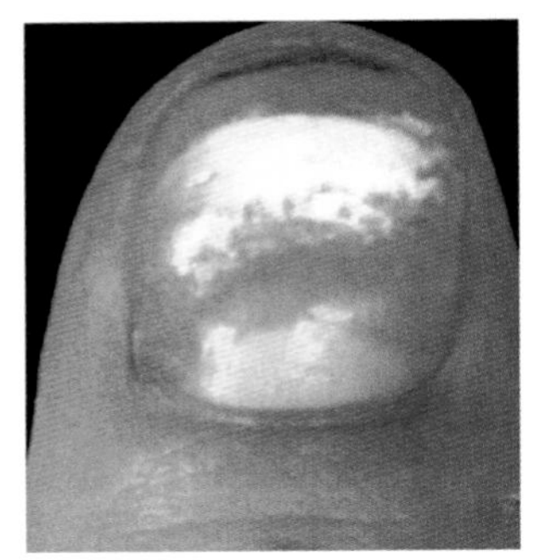

图15-36 浅表白色甲真菌病

3. 近端甲下甲真菌病(proximal subungual onychomycosis,PSO) 本型较少见,提示机体免疫状态低下,如艾滋病患者等。病变始于甲表皮护膜,并沿近端甲根部下面和甲上皮发展,甲板粗糙凹凸不平(图15-37),常伴甲沟炎。此型病原菌主要为红色毛癣菌、其次为紫色毛癣菌,絮状表皮癣菌等,念珠菌亦可引起本型损害。

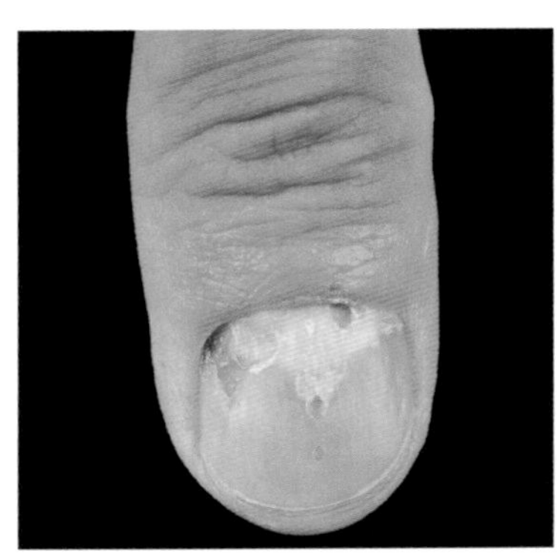

图15-37 甲真菌病(近端甲下型)

4. 黑色甲下甲真菌病(black subungual onychomycosis,BSO) 黑色、甲板增厚,多由其他真菌或念珠菌感染。

5. 甲板内型(endonyx onychomycosis,EO) 奶白色斑片,无甲下角化过度或甲分离。而真菌菌丝在甲内形成团块。

6. 全甲破坏型甲真菌病(total dystrophic onychomycosis,TDO) 由各种类型最终可进一步发展成此型。甲板、甲结构完全丧失。原发性TDO只见于慢性皮肤黏膜念珠菌病(CMCC)。念珠菌引起的甲真菌病多合并有甲沟炎。

(三)实验室检查

直接镜检:先用小刀刮取病甲表面疏松甲屑,再刮取甲屑于载玻片上,滴10%氢氧化钾后加热溶解角质,皮肤癣菌感染可查见分枝分隔的菌丝,常断裂为关节孢子样。培养阳性率低。正确采集甲碎屑样本是取得准确的真菌学检查结果的重要环节。在常见的远端甲下型甲真菌病,取样越靠近感染甲的近端培养敏感性越高。为提高阳性率,可用20%氢氧化钾,在56℃加热30分钟,将甲屑溶解,经离心、洗涤后取未溶解的菌体成分涂片,用派克墨水染色镜检。新近采用的真菌荧光染色技术能清晰地显示甲标本中的真菌菌丝(图15-38),可快速准确的诊断甲真菌病。

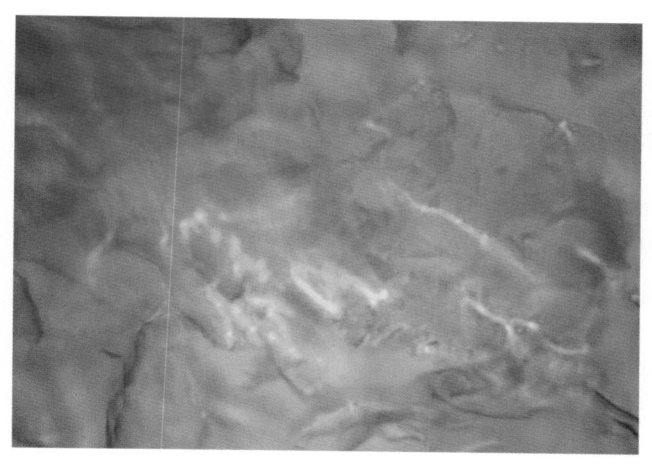

图 15-38　真菌荧光染色能清晰显示甲标本中的真菌菌丝

（四）鉴别诊断

1. 皮肤病所致甲损害　银屑病性甲病、手部湿疹甲病、甲扁平苔藓、斑秃甲病、毛发红糠疹甲病、Reiter 病甲病、毛囊角化病甲病。

2. 全身疾病所致甲损害　甲营养不良：甲板全部变薄、混浊，失去光泽，有纵嵴。多见于维生素缺乏病，甲状腺功能亢进、心脏病、肝硬化等。白甲病：有点状、线状、部分或全部白甲，多因外伤、遗传或全身疾病所致。

（五）治疗

明确甲真菌病诊断，获得真菌学证据即刻治疗；皮肤癣菌目前最常见；对酵母菌和非皮肤癣菌霉菌的培养结果的解释应慎重。酵母菌常为继发感染，而非皮肤癣菌霉菌可能是受损甲上的腐生菌。施行综合疗法，且要根据病原菌、临床类型的不同和损害面积的大小而选用不同的药物及疗法；并坚持循证医学与个体化治疗相结合的原则（表 15-6，表 15-7）。

表 15-6　广泛的癣和甲真菌病的推荐治疗

抗真菌药物	推荐剂量	评价
广泛的皮肤癣感染		
特比萘芬	250mg/d，1~2 周	短期治疗时不良反应很轻微
伊曲康唑[a]	200mg/d，1~2 周	短期治疗时除了药物相互作用外，不良反应很轻微
甲真菌病		
特比萘芬	250mg/d，3 个月	略优于伊曲康唑；检测肝功能
伊曲康唑[a]	200mg/d，3 个月	药物相互作用常见；检测肝功能
	或	
	200mg/d，每天 2 次，1 周，每月 1 次，3 个月	很少引起低钾血症、高血压、水肿；充血性心力衰竭患者慎用

[a] 伊曲康唑胶囊需要食物和胃酸吸收，伊曲康唑口服溶液需要空腹吸收。

表 15-7　甲真菌病的治疗

	项目	用法	说明
系统治疗	特比萘芬	每天 0.25g，指甲真菌病 6~9 周，趾甲真菌病 9~12 周	对皮肤癣菌有杀菌作用，其疗效肯定，安全性好。患红斑狼疮或光敏感的患者服用该药物可能诱发或加重原有疾病。与其他抗真菌药物相比特比萘芬具有高效性
	伊曲康唑	①间歇冲击疗法：每天 2 次，每次 0.2g，服药 7 天，停药 21 天为 1 个疗程，指甲真菌病 2~3 个疗程，趾甲真菌病 3~4 个疗程 ②连续疗法：每天 0.2g，连续服药 2~4 个月	皮肤癣菌、酵母菌和 / 或非皮肤癣菌性霉菌引起的甲真菌病有效。餐中或饭后即服，临床认可并广泛应用，疗效较理想，安全性高。最好与高脂饮食或酸性饮料同服，以增加药物的吸收。增加胃液碱性的药物会减少其吸收
	氟康唑	每周 0.3g，顿服，指甲真菌病 9~12 周，趾甲真菌病 12~18 周	国内外有氟康唑治疗甲真菌病的报道，对念珠菌引起的甲真菌病，可用氟康唑治疗
	评价：特比萘芬的真菌学治愈率为 78%±6% 至 76%±3%、伊曲康唑为 75%±10% 至 63%±7%、氟康唑为 53%±6% 至 48%±5%		
局部治疗	常用 5% 阿莫罗芬甲搽剂和 8% 环吡酮胺甲搽剂。5% 阿莫罗芬，为高效抗真菌药物，外用，每周 1 次，疗效肯定。8% 环吡酮胺甲搽剂，甲涂剂亦有效。除白色浅表型甲真菌病外，单纯外用制剂难以治愈其他类型的甲癣。8% 环吡酮胺甲搽剂（每天外用 2 次，指甲连续用药 16 周，趾甲连续用药 24 周）、5% 阿莫罗芬（每周 2 次，共 6 个月）等		

续表

项目	用法	说明
	除去病甲：若病甲显著增厚（>3mm），在口服药和/或外用药的同时，可采用手术拔甲或40%尿素软膏包封后拔甲。注意除去病甲后立即削平修理甲床，以便长出外形美观的新甲；若仅有1个指（趾）甲真菌病，可除去病甲后坚持外用药治疗，可达痊愈 **疗法个体化**：下列情况应适当延长疗程：合并甲沟炎及甲母质损伤；甲生长速度慢（指甲<4mm/月，趾甲<2mm/月）；近端甲下型、全甲损毁型病甲显著增厚形成真菌瘤者；伴有糖尿病者；70岁以上的老年患者	
口服药物联合治疗	灰黄霉素和伊曲康唑联合治疗、特比萘芬和伊曲康唑联合治疗。可以拓宽抗菌谱，加速起效，增加疗效	
外用和口服药物联合	外用5%阿莫罗芬联合口服灰黄霉素或特比萘芬。口服伊曲康唑加外用5%阿莫罗芬联合疗法。28%噻康唑溶液与灰黄霉素联合治疗	
与外科方法联合应用	清创术和剥脱术，与药物联合应用	
疗效判定	**疗效判定时间**：指甲真菌病停药后6个月，趾甲真菌病停药后9个月 疗效标准：痊愈为病甲消除90%以上，真菌清除；显效为病甲消除50%~90%，真菌清除；有效为病甲清除25%~50%，真菌未清除；无效为病甲清除25%以下，真菌未清除	

治疗选择：①对皮肤癣菌感染者口服特比萘芬250mg/d（手指甲真菌病服药6周，足趾甲真菌病服药12周）；②对皮肤癣菌、酵母菌和霉菌感染者宜口服伊曲康唑400mg/d，连服7天后停药3周，指甲真菌病2~3个冲击，足趾甲真菌病3~4个冲击，但还需根据指（趾）甲生长速度适当增加1~2个周期，直至新指趾甲全部长出；③口服氟康唑300~450mg/周（手指甲真菌病服药6个月，足趾甲真菌病服药9个月）；④应定期清理甲碎屑，外用5%阿莫罗芬或8%环吡酮胺甲涂剂每周2次，连用6~12个月，适用于所累指（趾）甲个数较少且未累及到甲母质患者；也可在口服抗真菌药物基础上同时外用阿莫罗芬甲涂剂；⑤光动力治疗，可单独或与内服药物同时进行。

以上口服药物均需在肝功能正常时服用，建议治疗前和/或治疗中监测肝功能，也应注意药物间相互作用的问题。

联合治疗：因为即使是新的抗真菌药物，治疗也有20%以上的失败率。吴绍熙、郭宁如指出，综合口服药物结合外治的方法是提高甲真菌病疗效的重要方法。

局部用药：口服药有禁忌证的患者，或者远端侧缘甲下型的病甲面积小于全甲的1/3或白色浅表型可单用外用药治疗。除上述表中的阿莫罗芬、环吡酮胺外，还可用：①外用40%尿素软膏：甲软化后刮去病甲，再用抗真菌药物。②用0.1%醋酸铅溶液浸泡：约30分钟后用刀片将病甲刮薄，将3%或5%的乳酸碘酊涂于病甲上，每天1次，直至新甲长出。③化学拔甲：常用角质剥脱剂为10%~40%尿素软膏。目前有1%联苯苄唑和40%尿素软膏混合制剂、2%布替萘芬和20%尿素软膏混合制剂和2%托萘酯和20%尿素软膏混合制剂。④其他：可选用28%噻康唑溶液、1%硝酸硫康唑溶液、1%硝酸益康唑溶液和联苯苄唑甲药盒。激光可增加甲真菌病的疗效。

（六）预后

治疗目标是清除病原体，使镜检和培养结果转阴。临床完全治愈几乎不可能达到。真菌的清除并不总意味着甲恢复正常，因为甲可能在感染前有营养不良。甲营养不良可因外伤和非真菌感染，其真菌培养可分离出酵母菌或非皮肤癣菌的霉菌（继发的致病菌和腐生菌）。甲真菌病的不良预后因素包括甲板受累范围>50%、甲侧缘受累、甲下过度角化>2mm、白/黄或橙/棕色条纹状甲损害（包括真菌瘤）、弥漫性甲基质受累以及免疫抑制。甲真菌病的再次发作（复发及再感染）比较常见，根据报道其发生率在10%~53%。

第三节 皮下组织真菌病

一、孢子丝菌病

内容提要

- 本病由申克孢子丝菌复合体所致。常由于较小的刺伤而直接接种所致。
- 初期是一个小结节，可以愈合消退。几个星期内小结节沿着淋巴管走向发展。
- 临床可分四型，局部淋巴管型孢子丝菌病（占75%），固定型占20%，播散型是最少见的一型，皮肤外型称系统型孢子丝菌病。
- 组织病理可见雪茄烟型孢子形态及星状小体。

孢子丝菌病（sporotrichosis）是申克孢子丝菌复合体（*Sporothrix schenckii* complex）引起的皮肤、皮下组织、黏膜和局部淋巴管的慢性感染，偶可播散至全身。申克孢子丝复合体菌存在于土壤中和植物上，孢子通过皮肤外伤处植入。

（一）病因与发病机制

1. 病因 过去一直认为孢子丝菌病是由申克孢子丝菌（*Sporothrix schenckii*）单一菌种引起，新近基于分子生物学的基因型分类结果显示，申克孢子丝菌实属一种复合体，包括申克孢子丝菌、球形孢子丝菌（*Sporothrix globosa*）、巴西孢子丝菌（*Sporothrix brasiliensis*）、墨西哥孢子丝菌（*Sporothrix mexicana*）和卢艾里孢子丝菌（*Sporothrix luriei*）等。

孢子丝菌菌种间在地理分布不同。巴西孢子丝菌和墨西哥孢子丝菌主要分布于巴西和墨西哥；申克孢子丝菌和球形孢子丝菌世界范围内广泛分布。我国人类孢子丝菌病病原菌主要是球形孢子丝菌。皮肤外伤后接触到被孢子丝菌污染的物质是该病传播的主要途径。

本病以东北地区报道病例数最多，1916年，我国刁信德报道首例孢子丝菌病。之后陆续有报道。金学洙等在吉林省自然环境中（如腐烂芦苇、玉米秸、腐木、土壤）分离出了本菌。

1963—1979年我国吉林省白城地区、1993—1995年芦苇密集的黑龙江省肇东地区分别有地方性流行报道。1997年戴耕武曾报告经由注射器污染引起25例婴幼儿肌内注射部位群发孢子丝菌病。

罕见病例因蚊虫叮咬、人与人密切接触而感染。吸入分生孢子可导致肺部感染，也可经皮肤黏膜、消化道而引起眼、骨骼关节、消化系统等损害。在免疫低下及免疫缺陷者中易经血行播散引起播散型或系统型损害。

申克孢子丝菌复合体是一种双相真菌，室温培养为菌丝相，组织中为酵母相。申克孢子丝菌复合体为土壤、木材及植物的腐生菌，马为其自然宿主。主要通过损伤的皮肤或黏膜而传染，少数可通过呼吸道吸入所致。申克孢子丝菌复合体分泌两种蛋白酶，即丝氨酸蛋白酶及羧氨酸蛋白酶，两酶协同作用可分解破坏皮肤结构，引起皮肤慢性肉芽肿和溃疡。

2. 发病制剂

（1）菌株毒力因素：孢子丝菌毒力因子主要包括黑素、黏附力、过氧化麦角甾醇、耐热性及相关蛋白等。

（2）宿主免疫因素：补体在孢子丝菌的抗感染免疫应答中起重要作用。该菌侵入宿主，转变为酵母相细胞，激活补体途径后，一方面可以通过裂解片段C3b包被在真菌细胞壁上，促进宿主对酵母相细胞吞噬作用；另一方面，膜攻击复合体对裂解真菌细胞也起一定作用。

孢子丝菌感染后机体的免疫机制以细胞免疫为主，是由特异性T细胞介导的免疫反应，活化后的巨噬细胞可启动机体的防御机制。

宿主对申克孢子丝菌复合体感染的典型反应是中性粒细胞增多性和肉芽肿性混合反应。抗体无保护作用，限制感染主要是靠T淋巴细胞。申克孢子丝菌复合体更易累及骨关节和肺。感染人类免疫缺陷病毒（HIV）的人，感染广泛播散，正常宿主很少如此。

（二）临床表现

本病主要发生在农民，偶尔在矿工中成批发生。自觉症状轻微，可有微痒，继发感染可有疼痛。皮损主要表现为慢性炎症性肉芽肿损害，可形成丘疹、脓疱、结节、斑块、溃疡、肉芽肿、结痂等改变，常累及面部、四肢等暴露部位。

1. 淋巴管型　占病例数的75%。在损伤处出现圆形、坚韧无痛的皮下结节，结节逐渐增大与皮肤粘连表皮浅红或紫红色，最后坏死形成溃疡，流出少量脓液，称孢子丝菌性下疳。1~2周后结节沿淋巴管向心性出现，排列成串，多达10个以上。但很少超过腋窝或腹股沟淋巴结。好发于单侧上肢或下肢（图15-39A，图15-39B），偶发于其他部位，发生于面部者（图15-40），结节呈上下放射状排列，若发生于鼻周围者可呈半环状排列。这与该部淋巴管引流不呈带状分布有关。有的病例出现毛囊炎样丘疹，小结节，溃疡而类似痤疮表现。局部淋巴管可粗大，但淋巴结很少肿大。病程慢性，老的损害自行愈合，新的损害不断出现，经久不愈。

2. 固定型　本型占病例数的20%，原发结节固定于孢子丝菌性下疳部位，不沿淋巴管蔓延。皮损为溃疡、乳头状增殖或浸润性斑块（图15-41）。固定型可能系病原菌对温度耐受性不同，（温度在35℃以上不能生长，而其他两型分离的病原菌可在35℃以上生长）。皮损表现称为孢子丝菌病“初疮”，此型皮损临床表现多样，除上述表现外，还可见鳞屑性斑片、疣状斑块、痤疮样、肉芽肿及囊肿等改变。一般不侵犯近卫淋巴结，无自觉症状。此型在我国最多见，多见于儿童，面部皮疹常表现为此型。

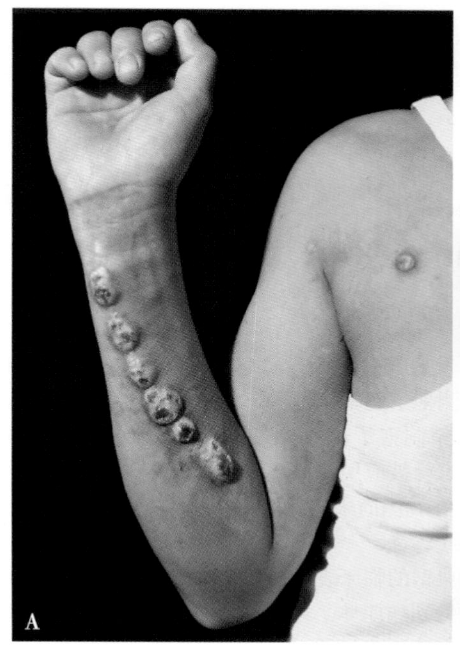

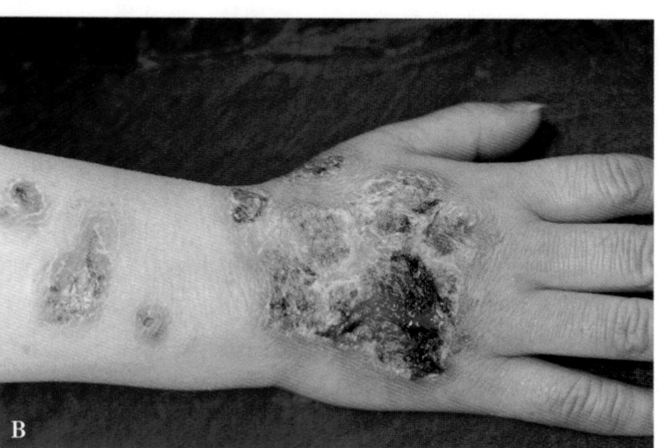

图15-39　A. 孢子丝菌病（淋巴管型）；B. 孢子丝菌病（复旦大学附属华山医院　章强强惠赠）

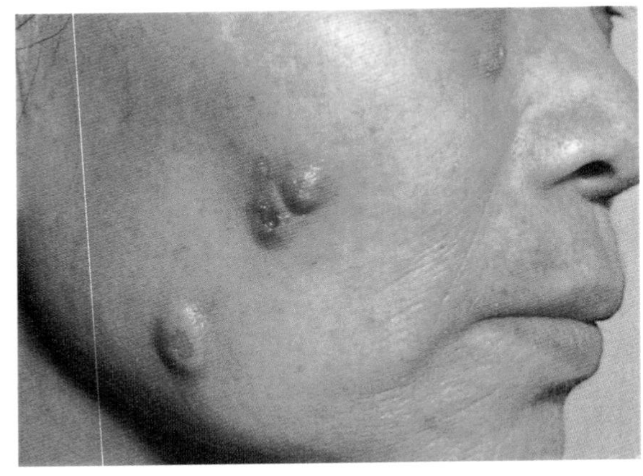

图 15-40　孢子丝菌病(淋巴管型)

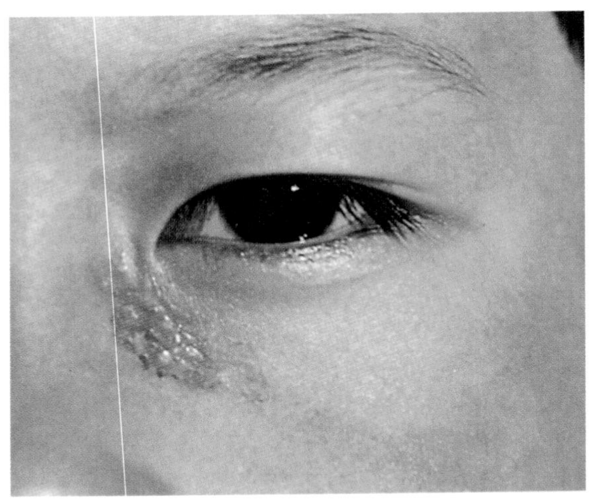

图 15-41　孢子丝菌病(固定型)

3. 皮肤播散型　本型罕见。初发为隐袭性或以淋巴管型开始,经血行播散或自身接种,致使多处发生皮下结节。常伴有较重的全身症状。皮损有炎性结节、斑块、囊肿、脓肿、溃疡等,分布广泛,全身散在或局部密集。可伴有发热、疲乏等症状。主要发生于免疫低下或免疫缺陷患者,如酗酒者、糖尿病、结节病、结核病、恶性肿瘤、器官移植、长期应用免疫抑制剂和 AIDS 患者。

4. 皮肤外型　又称内脏或系统型孢子丝菌病。最常累及肺、骨、关节、眼、脑膜,肝、脾、肾、甲状腺,睾丸也可受累。可为骨/关节孢子丝菌病;气管/肺孢子丝菌病;眼孢子丝菌病以及孢子丝菌病以及孢子丝菌病脑膜炎等。常见于糖尿病、肉样瘤及长期糖皮质激素使用者,诊断困难,预后差。

(三)实验室检查

1. 直接镜检　取皮损处脓液和组织,涂片做革兰氏染色或 PAS 染色,可见染色阳性的卵圆形、梭形或雪茄烟形菌体。临床标本加 10% 氢氧化钾直接镜检常由于菌数少而阳性率低,但采用真菌荧光染色后能显著提高镜检阳性率。PCR、巢式 PCR、肽指纹图谱分析等分子生物学诊断技术可用于孢子丝菌的鉴定,并在菌种分类上有显著的优势。病变组织提取核酸分子生物学鉴定的成功率低。

2. 真菌培养　真菌培养是诊断孢子丝菌病的金标准。室温下早期菌落为白色,随后颜色加深至深褐色,绒毛状,小培养可见梅花状分生孢子(图 15-42)。而在 37℃条件下培养菌落为酵母型,涂片观察为单细胞真菌孢子。

3. 组织病理　PAS 染色可找到孢子或星状体(图 15-43),具有特征和诊断意义。组织病理的特征性改变是混合性炎性细胞肉芽肿改变,可见典型的“三区病变”,中央为“化脓区”,由中性粒细胞及少量嗜酸性粒细胞构成;其外为“结核样区”,由组织细胞、上皮样细胞及少量的多核巨细胞构成;最外层为“梅毒样区”,由淋巴细胞及浆细胞构成。

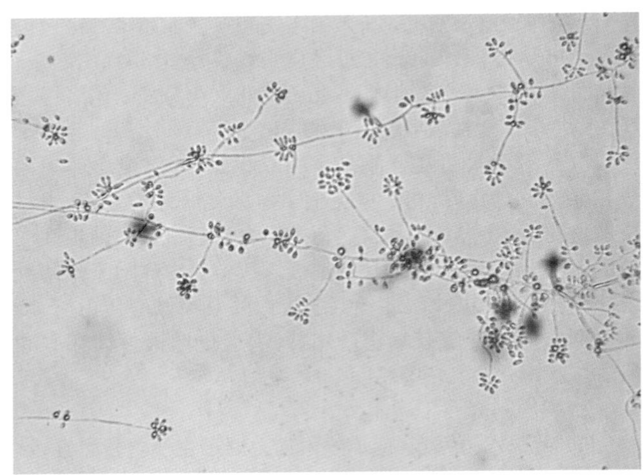

图 15-42　孢子丝菌小培养镜下形态似梅花样结构(四川大学华西医院　冉玉平惠赠)

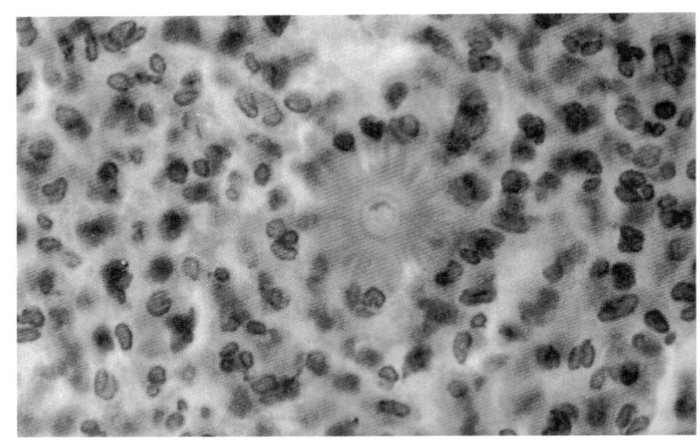

图 15-43　孢子丝菌病(星状体)(白求恩医科大学　张民夫惠赠)

4. 免疫组化诊断　ELISA、间接免疫荧光法、直接免疫荧光法检测孢子丝菌,均显示有高特异性及高敏感性。

5. 精制孢子丝菌素皮肤试验　该方法在墨西哥和其他拉美国家已被应用,有研究显示,该皮内试验诊断的阳性率为 100%。在我国尚未广泛推广应用。

(四)诊断

①典型的临床表现。②真菌培养阳性及病理检查活组织标本中见到病原体。③涂片革兰氏染色或 PAS 染色,阳性结果。④血清凝集试验、孢子丝菌素皮试及动物接种。⑤美国疾控中心(CDC)有一种试管凝集试验,但敏感性和特异性都

未肯定。

（五）鉴别诊断

1. 局限性皮肤型（固定型）　应与皮肤结核、猫抓病、异物肉芽肿、着色真菌病、化脓性肉芽肿、结节病、足菌肿、利什曼病等。

2. 皮肤淋巴管型　海分枝杆菌、巴西诺卡菌、巴西利什曼原虫。

其他应与下列疾病鉴别：

1. 着色芽生菌病　本病早期损害的结节或斑块表面多呈疣状，周围绕以浸润带，渗出物中可见黑头粉刺样小黑点。从分泌物镜检中可查到棕色成群、厚壁的圆形孢子。

2. 疣状皮肤结核　皮疹不沿淋巴管径路分布，结节表面呈疣状或乳头状，表面可有裂隙，从侧方挤压，可有少量脓液从裂隙中渗出。脓液中可查到结核杆菌。

3. 梅毒树胶肿　既往有梅毒史。初发亦为无痛的坚硬结节，表面暗红，但其排列不沿淋巴径路。分泌物呈树胶状。梅毒血清学检查阳性。

（六）治疗

确定本病的类型，选定治疗方案。

美国传染病学会指导原则，典型皮肤类孢子丝菌病首选药物是伊曲康唑，尚须持续治疗数周，总疗程一般3~6个月，碘化钾用于孢子丝菌病治疗已有一个世纪以上的历史，但副作用很多。氟康唑疗效虽不如伊曲康唑，但个别病例可能用达每天400mg。特比萘芬对孢子丝菌病有效。以不同加热器材热敷或水浴法造成局部高温，治疗固定型皮肤损害亦有效。骨关节和肺孢子丝菌病一般是以伊曲康唑治疗，病情严重的肺孢子丝菌病，开始治疗即应选用两性霉素B，病情好转后，再改为伊曲康唑。两性霉素B是播散性孢子丝菌病的首选药物。获得性免疫缺陷综合征（AIDS）患者的播散性孢子丝菌病，伊曲康唑每天200mg的维持疗法须持续终身（表15-8）。

表15-8　孢子丝菌病的循证治疗

一线治疗	伊曲康唑（淋巴管型、固定型）（A），碘化钾（影响患者对病原菌的应答）（B），特比萘芬（B）
二线治疗	氟康唑（B），局部热疗（D）
三线治疗	5-氟胞嘧啶（E），两性霉素B（重症及播散性）（E）

1. 系统治疗

（1）10%碘化钾：开始小剂量，逐渐增加至每天3g，分3次口服。最大可逐渐增至6~8g/d。有报道伊曲康唑治疗无效的病例用碘化钾治疗同样有效。副作用有眼睑肿胀、流泪、头痛、咽喉炎等感冒样症状，以及腮腺肿大、恶心、呕吐、纳差等。对口服不能耐受者可用碘化钠，每天1g，静脉推注。皮损消退后应继续治疗1个月，一般1~2周可见疗效。疗程一般2~3个月。肺结核病患者不宜用碘化钾。

（2）抗真菌剂：伊曲康唑，我国推荐成人200~400mg/d，儿童5mg/（kg·d）口服，持续3~6月。特比萘芬推荐成人剂量250~500mg/d；2岁以上儿童可酌情使用，剂量5~6.5mg/(kg·d)，疗程3~6个月或更长。氟康唑，由于氟康唑对孢子丝菌是一种中等效力的抗真菌药物，只应用于对其他药物无法耐受者，推荐剂量为400~800mg/d。

播散型或系统型孢子丝菌病常需用两性霉素B，对于两性霉素B脂质体，肺及散播型孢子丝菌病的推荐剂量为3~5mg/（kg·d），孢子丝菌性脑膜炎推荐剂量为5mg/（kg·d），治疗总量应达1~2g/d，疗程4~6周。治疗有效后，改用伊曲康唑400mg/d作为阶梯疗法维持治疗，总疗程最少12个月。注意药物不良反应。

（3）其他：包括新型抗真菌药物、手术疗法、物理疗法（如温热、冷冻）、光动力疗法等。泊沙康唑治疗孢子丝菌病的疗效有待进一步积累资料；冷冻疗法目前很少应用；国外有光动力疗法联合伊曲康唑治疗孢子丝菌病的报道。对于一些无法接受药物治疗的患者，如妊娠期妇女或严重肝肾疾病患者，可给予温热疗法。对固定型皮损患者，如药物治疗效果不理想、皮损局限、周围纤维组织包裹明显，可配合手术治疗。

联合治疗：对皮肤型孢子丝菌病的药物联合治疗包括伊曲康唑与特比萘芬联合、伊曲康唑与碘化钾联合、特比萘芬与碘化钾联合。

2. 局部治疗　2%碘化钾或0.2%碘溶液外用或10%聚维酮碘外敷。2%球红霉素二甲基亚砜溶液外用，每天2次。国产两性霉素B（250~500mg，二甲基亚砜30ml，甘油20ml，水50ml）外用。微波透热（申克孢子丝菌病超过38.5℃不能耐受），液氮冷冻，碘化钾离子透入。局部加温至45℃，每天3次，每次60分钟，对孤立损害有效。原发性肺孢子丝菌病可局部切除，病灶周围用饱和碘化钾或两性霉素B处理。局限型皮肤损害也可选择手术切除，同时系统治疗。

（七）病程与预后

固定型或淋巴管型若不治疗很少自愈，正确治疗可在1~3个月内痊愈。播散型未及时治疗可引起死亡。

二、着色芽生菌病

内容提要

- 常因皮肤被带菌物刺伤接种感染。
- 在伤口愈合后数月至一年，在原刺伤处出现丘疹并逐渐增大为结节，或融合成斑块，有呈环状或马蹄状。深部组织破坏，淋巴回流障碍。
- 分泌物直接镜检或组织病理检查，可见棕黄色厚壁的圆形分隔孢子，称硬壳细胞。

着色芽生菌病（chromoblastomycosis）曾称着色真菌病（chromomycosis），是由暗色丝孢科的一组真菌引起的皮肤和皮下组织感染，病程缓慢，可累及整个肢体，并可经淋巴和血行播散。Rudolph于1914年首先报道了发生在巴西的病例，1915年Mddlar和Lane描述了北美首例病例及其致病菌疣状瓶霉。2009年席丽艳等报道*Fonsecaea monophora*所致的着色芽生菌病。

（一）病因与发病机制

常见病原菌为暗色孢科中8种真菌，即裴氏着色霉（*F.pedrosioi*）、紧密着色霉（*Fonsecaea compacta*）、卡氏枝孢霉（*Cladosporium carrionii*）和疣状瓶霉（*Phialophorae verrucosa*）、嗜脂色霉（*Rhinocladiella cerophilum*）、*Fonsecaea nubica*和啄枝孢霉以及*F. monophora*。这些真菌均为腐生菌，广泛存在土壤、腐木、腐草等及一些植物枝叶中。

本病多因外伤后孢子植入皮肤而引起。

（二）流行病学

近30年国内外报道的225例着色芽生菌病患者中，90%以上的患者为男性，90%患者无系统性疾病。225例患者中35%因感染裴氏着色真菌而起病，大多来自中国南方，以及日本、印度和巴西。20%的患者因感染卡氏枝孢霉菌起病，多数来自中国北方。1985年吴绍熙等首次报道疣状瓶霉所致的皮肤着色真菌病3例，其后至2004年，山东、北京、广东各报道1例。国内外共报道5例患者因疣状瓶霉菌感染，由此可见，疣状瓶霉菌引起的着色芽生菌病较为少见。尽管暗色丝孢霉菌病和着色芽生菌病都可由疣状瓶霉菌引起，但罹患暗色丝孢霉菌病的多数患者有潜在的免疫缺陷，而着色芽生菌病患者多身体健康。

（三）临床表现

1. 发病特征　着色芽生菌病主要发生于热带地区的农村，常发生于外伤后。国外多见于下肢（68%），国内的统计则发现上肢损害居多（71%），其中又以手部皮损为著（50%）。其他的损害部位包括面颈部、躯干、肩及臀部等。

着色芽生菌病病变在皮肤或皮下组织损害，损害可数月甚至数年中大小不变，但在无特异治疗下，大多仍会有所发展。

皮损好发于足部和下肢，皮损发展缓慢，逐渐向外扩展，中心区域渐结痂。一般皮损为局限性，但可通过自身接种和淋巴转移泛发至远离原发灶的部位。此病的并发症有溃疡、继发细菌感染、淋巴水肿等。极少数慢性皮损可发生恶变（鳞状细胞癌），皮肤损害一般只限于某一解剖部位，但也能发生由结节性淋巴管炎和自身接种所致多灶性皮肤损害。波及脏器的播散性病变罕见。但系统受累也有报道。

2. 皮肤损害　可能见到单个或多个损害，也可发生溃疡。早期损害不明显，初起为于局部外伤后出现炎性丘疹，脓疱，以后增大为硬结，顶端有脓性肉芽肿性或疣状突起，逐渐扩大，形成红色结节或斑块，周围浸润，表面破溃、结痂。痂下有乳头状肉芽肿（图15-44~图15-46），有脓栓或脓液溢出。典型损害呈疣状或菜花状境界清楚之斑块或结节，中心往往消退，形成瘢痕，周围继续进展，可形成散在的卫星状损害。在一处损害上可见静止与发展的病变共存。在疣状增生的表面可见到黑色点状血痂，内含较多经过表皮排除的菌体成分，有助于诊断，在皮肤镜下可见到"红黑点征"，刮取此次标本做真菌镜检和培养的阳性率更高。

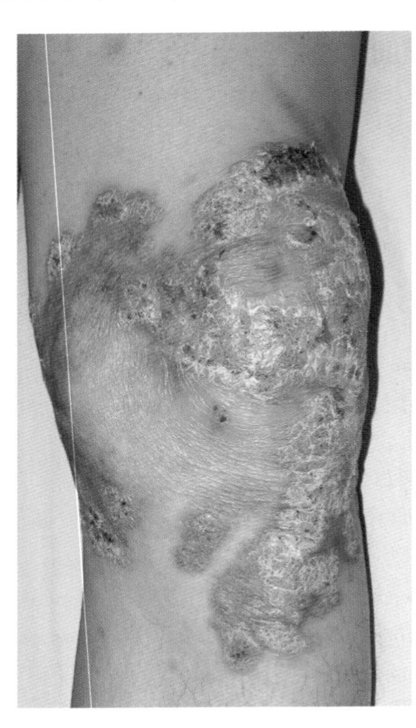

图15-44　裴氏着色芽生菌病（四川大学华西医院　冉玉平惠赠）

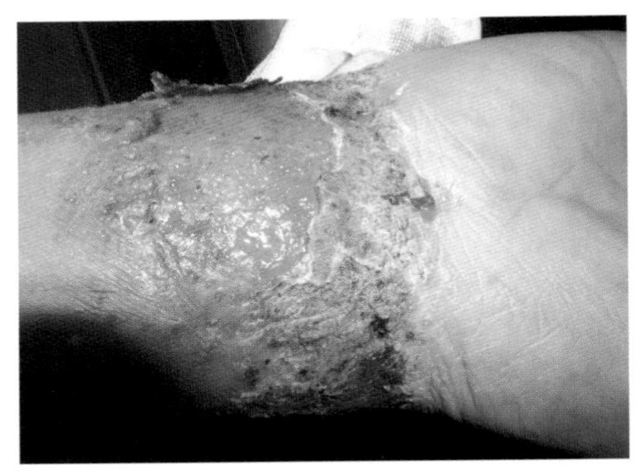

图15-45　疣状瓶霉所致皮肤着色真菌病（复旦大学附属华山医院　章强强惠赠）

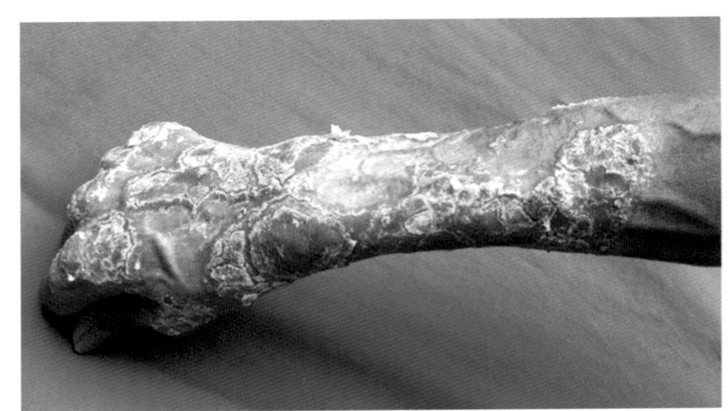

图15-46　着色芽生菌病

3. 皮损分型　临床分型并不是绝对的，在同一病人可以出现多种类型的损害，而且在不同阶段可表现为不同的皮损。Pardo Castello将此病分为5型：①疣状或乳头瘤型；②疣状皮肤结核样型；③结节性梅毒疹样型；④银屑病样型；⑤象皮肿和瘢痕型。后来，Romero和Trejos又将上述分型归纳为2型：①干燥疣状型；②湿性增殖型。

根据山东省人民医院对312例的分析资料表明：多数病例为疣状增殖性损害，类似疣状皮肤结核，皮损边界清楚，高出皮肤表面1~3cm，上附不易剥离的鳞屑痂，去除痂皮后易出血，暴露出鲜红色颗粒状肉芽，颗粒间有少量脓液。

4. 并发症　①肢体挛缩：由于瘢痕挛缩而继发肢体挛缩；②象皮肿：由于瘢痕增生而形成淋巴淤滞导致象皮肿；③继发感染：由于继发感染可导致分泌物增多，有恶臭并出现疼痛症状；④癌变：本病病程较长，久而久之在其瘢痕基础之上可继发鳞癌。

（四）实验室检查

1. 直接镜检　可见单个或成群的棕黄色圆形厚壁孢子。疣状瓶霉菌所致的皮肤着色芽生菌病的标本直接涂片可见大量散在或群集的棕色黄色圆形厚壁孢子，该菌特征性的镜下结构为瓶型分生孢子梗和花瓶型分生孢子梗生于菌丝的侧面或顶端，瓶颈部深棕色非常明显，瓶口呈明显喇叭状，分生堆集于瓶口呈花朵样(图 15-47)。

2. 组织病理　假性上皮瘤样增生，真皮多种细胞浸润，和巨细胞内可查见棕色、厚壁、圆形或卵圆形孢子(图 15-48、图 15-49)。真菌为圆形至多面体形，直径 5~12μm，有分隔，被认为是介于酵母和菌丝之间的营养体型，被称为 Medlar 小体、硬壳小体或砖样细胞，其中心比外周更苍白。

（五）诊断

依据临床症状和皮肤损害，疣状增生性斑块和结节，可伴有脓肿和溃疡。在皮损分泌物或活检组织中可以发现暗色分隔厚壁的硬壳小体。真菌培养有致病性暗色真菌生长；皮肤试验阳性反应亦有助于确诊。主要依靠真菌直接镜检、培养及组织病理学的检查结果，发现纵横分隔的硬壳小体对诊断有决定作用，暗色丝孢霉病的组织寄生形态为暗色菌丝而非硬壳细胞。

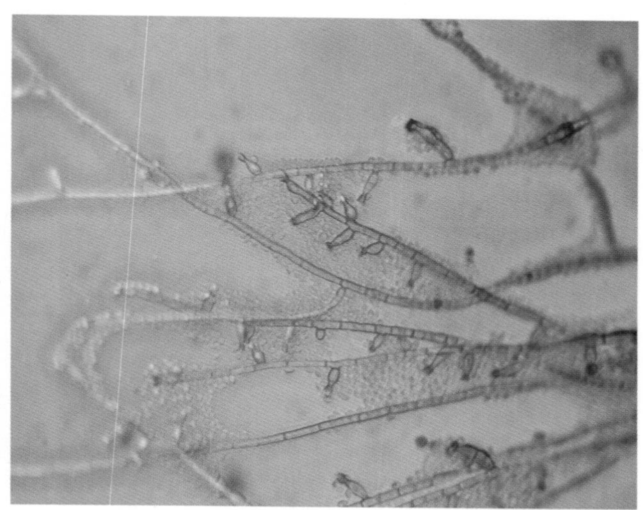

图 15-47　疣状瓶霉小钢圈培养（复旦大学华山医院　章强强惠赠）

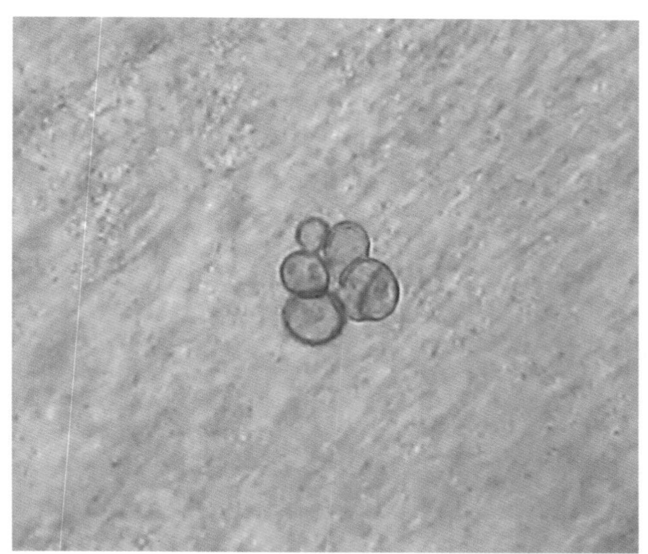

图 15-48　裴氏着色芽生菌病（组织皮损内见硬壳细胞）（四川大学华西医院　冉玉平惠赠）

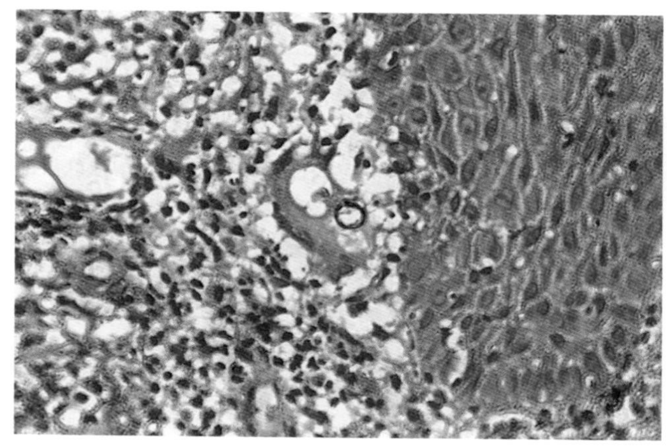

图 15-49　着色芽生菌病
组织病理，HE 染色，异物巨细胞内厚壁孢子。

（六）鉴别诊断

1. 寻常狼疮 / 疣状皮肤结核　溃疡分泌物中可查到结核杆菌。

2. 结节性梅毒疹　有梅毒史。结节簇集成群分布。梅毒血清学检查阳性。

3. 寻常狼疮　本病结节柔软，可用探针刺入（探针贯通现象），用玻片压诊，可见苹果酱色结节。溃疡分泌物中可查到结核杆菌。

4. 增殖性溴疹　有应用溴剂史。皮疹主要为浸润明显的斑块。局部无外伤史。真菌检查阴性。

5. 结节性梅毒疹　有梅毒史。结节簇集成群分布。梅毒血清学检查阳性。

6. 其他　孢子丝菌病、足菌肿、麻风瘤、利什曼病、鳞癌。

（七）治疗

本病应早期诊断、早期治疗。系统使用抗真菌药物为主，治疗时需根据临床类型、不同部位、病情的轻重、患者的体质条件和经济条件分别对待（表 15-9）。

表 15-9　着色芽生菌病的治疗循证

一线治疗	伊曲康唑（B），特比萘芬（B），泊沙康唑（D）
二线治疗	冷冻外科技术（C），局部加热（D），外科切除术（D）
三线治疗	氟胞嘧啶（C），噻苯达唑（E），两性霉素 B（D），CO_2 激光（E）

1. 局部治疗　手术切除：局限性损害，较大者切除后植皮。严格无菌操作，一次性彻底切除后严密封闭创面。术前要给予抗真菌和细菌双重治疗，切除范围要足够，切线距离皮损边缘不得少于 1cm，深度达深筋膜。术后系统性抗真菌治疗。

物理疗法　冷冻、二氧化碳激光、电灼、电凝固、硫化铜电离子透入疗法均可用于较小皮损的治疗。Juliana Pereira Lyon 报道，光动力抗真菌治疗对治疗着色芽生菌有一定疗效，它能够减轻患者的疼痛、控制病灶的扩大及瘢痕的形成。

局部温热疗法　由于着色霉菌病的致病真菌在 40℃便停止生长，温热疗法使局部温度达到 40~50℃，以抑制真菌生长。

两性霉素B　0.25%两性霉素B溶液皮损内注射。或用酒精加丙二醇及二甲基亚砜作溶剂配成3~6mg/ml浓度的两性霉素溶液外擦，或外用高浓度的冰醋酸溶液。

2. 系统治疗　①氟胞嘧啶(5-FC)：100~200mg(kg·d)，每天4次，因易产生耐药，故常与两性霉素B 0.5~1.0mg/(kg·d)或噻苯达唑25mg/(kg·d)联用。②酮康唑：200~400mg/d，常与5-FC合用，需连续用药3~12个月(此药肝毒性大，不使用)。③伊曲康唑：成人100~400mg/d，连用1.5年。④氟康唑：200~400mg/d，静脉滴注，病情控制后改为150~200mg/d，疗程半年。⑤两性霉素B：目前仍为治疗本病最有效的药物，特别适用于多发型或顽固病例(用法参见隐球菌病)。该药还可与氟胞嘧啶合用(50~150mg/kg，餐后分3次服用)。⑥碘化钾：1~9g/d，疗程数年，有报道碘化钾对本病治疗不明显，本药应与其他药物配合治疗。泊沙康唑适用于严重的真菌病且抗菌谱较广，其与特比萘芬及5-氟胞嘧啶的联合使用可能会成为治疗难治着色芽生菌病的最有潜力的选择。伊曲康唑，大多数联合应用特比萘芬，部分患者给予热敷的辅助疗法。

（八）病程与预后

早期治愈率高，预后好。一旦发展至晚期，病损面积较大或泛发者，治疗难度较大，疗效差且易复发。

三、足菌肿

内容提要

- 可分为放线菌性足菌肿、真菌性足菌肿。
- 表现为皮下组织及骨骼慢性化脓性疾病，足肿胀畸形。
- 治疗放线菌性足菌肿首选青霉素，真菌性足菌肿选用伊曲康唑等。

足菌肿(mycetoma)又称马杜拉足(madura foot)或马杜拉菌病(maduromycosis)，是由真菌(真菌性足菌肿)、放线菌(放线菌性足菌肿)或细菌引起的皮肤、皮下组织感染，累及筋膜和骨骼。本病三个典型特征为①局限性肿胀；②窦道形成；③颗粒排出。

（一）病因与发病机制

1. 放线菌性足菌肿　由放线菌类细菌引起，包括巴西诺卡菌、星形诺卡菌、豚鼠诺卡菌、索马里链丝菌、白乐杰放线马杜拉菌、马杜拉放线马杜拉菌、以色列放线菌。

2. 真菌性足菌肿　致病菌种类繁多，常见的有甄氏外瓶霉、波氏假性阿利什霉、曲霉、枝顶孢霉、弯孢霉、镰刀菌、马杜拉霉、帚霉、小球腔菌等。

3. 假性足菌肿(葡萄状霉菌病)　也有少数由细菌(如葡萄球菌、非溶血性链球菌、大肠杆菌和铜绿假单胞菌)引起的假性足菌肿。

这些病原菌广泛存在于自然界，常腐生于土壤、植物中，多经破损皮肤侵入而致病。

（二）临床表现

患者有外伤史，可能在受伤后许多年(20~30年)才出现症状。无论是真菌还是放线菌引起的足菌肿临床特点基本相同。均有三个典型特征：①局限性皮肤肿胀；②窦道形成(图15-50)；③颗粒排出，大小为0.3~0.4μm直径不等。初为丘疹或坚硬的无痛性结节，随后，结节逐渐融合成肿块。在皮肤表面可形成暗红色丘疹、结节、脓疱，逐渐融合成肿块和多发性脓肿，与皮肤粘连，破溃后形成窦道，溢出脓液呈脓性及血性(图15-51，图15-52)。日久结节、肿块、瘘管及瘢痕布满肢体受损区域变硬、肿胀，但无明显疼痛。向下扩展至肌肉、肌腱、筋膜，产生骨膜炎、骨坏死、骨周围炎、骨髓炎和关节炎。这些窦道可开放数月或可闭塞后再开放，或者被新的窦道所取代。流出液可为脓性或浆液脓性，含有黑、红、白、黄色颗粒。病变进展缓慢，但最终导致受感染的足肿胀或严重的毁损，造成肢体残疾，亦可出现内脏损害。

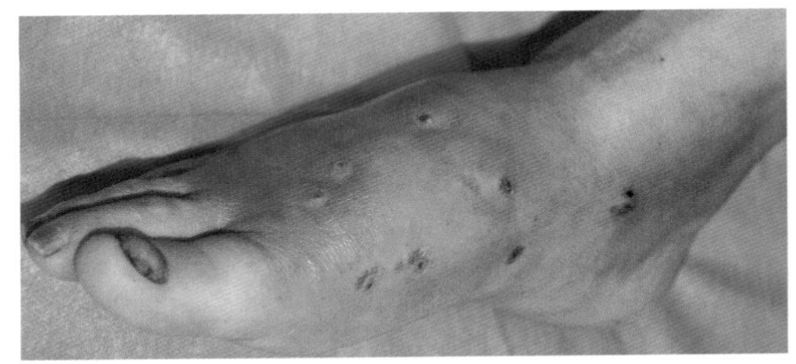

图15-50　足菌肿(四川大学华西医院　冉玉平惠赠)

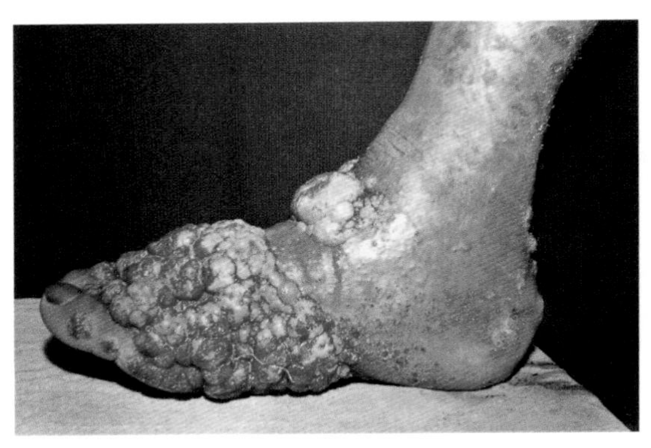

图15-51　足菌肿

足部丘疹、结节性或硬结融合成肿块(第三军医大学　刘荣卿惠赠)。

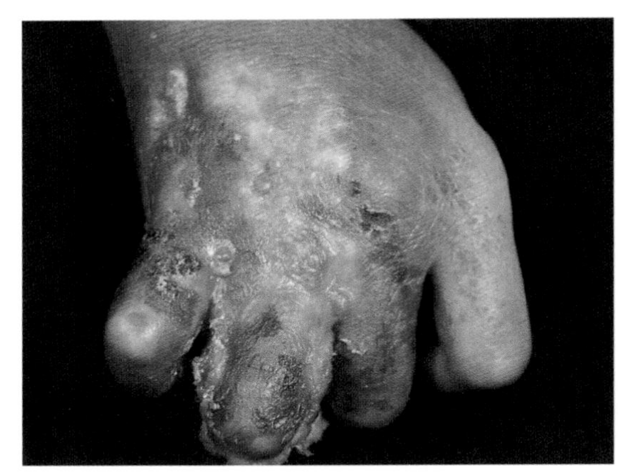

图15-52　足菌肿

手指骨骼和肌肉破坏性改变(北京医科大学　李若瑜　王端礼惠赠)。

好发部位　本病多见于中年人。好发于四肢，尤以足部、胸部、手、头皮，常有外伤史。临床上三种亚型表现相似，患者无明显自觉症状。

（三）实验室检查

组织学检查或直接检查，若是真菌性足菌肿感染，当挤压盖玻片下的颗粒时，可见大量的真菌菌丝团，菌丝直径在2~5μm。在颗粒周围或中央常形成大分生孢子。放线菌足菌肿的颗粒则由大量更细的菌丝（直径0.5~1.0μm）组成。

颗粒直接镜检可发现真菌或放线菌菌丝。脓液或颗粒培养可鉴定致病菌种。

足菌肿的组织病理学特征是以反应性纤维化和颗粒（菌核，sclerotia）出现的慢性化脓性肉芽肿，即病原微生物增殖性集合体和宿主炎症反应构成的基质改变。显示化脓性肉芽肿，脓肿内可见颗粒，内含真菌或放线菌菌丝。

（四）诊断（表15-10）

典型临床表现：具有三大特征，即①局限性皮肤肿胀；②窦道形成；③颗粒排出。

组织病理　组织中存在由病原体和机体的坏死组织共同形成的颗粒。放线菌性颗粒呈白色、红色或者黄色，0.5mm大小。中央均匀，边缘包绕着嗜酸性物质，含有纤细的分枝细菌丝。

X线检查显示特征性的表现为局灶性骨质破坏伴空洞形成。一般放线菌性损害范围小而数量多，真菌性损害常单发，较大（直径>10mm），界限清楚。其他异常可见骨膜反应、钙化、皮质缺损、骨质疏松和关节损害。

（五）鉴别诊断

应与下列疾病鉴别：疣状皮肤结核、肿瘤、孢子丝菌病、细菌性或结核杆菌性骨髓炎、球孢子菌病、着色芽生菌病、象皮肿。

慢性细菌性或结核杆菌性骨髓炎可与足菌肿相似，尤其是在早期阶段。其他如肿瘤、孢子丝菌病、着色芽生菌病、象皮病均需鉴别。

（六）治疗

1. 治疗原则　足菌肿治疗方法有很多种：如保守治疗、化疗以及外科手术等。一般来说，真菌性足菌肿因药物治疗多无效，应把手术治疗放在更突出地位。反之，放线菌肿（即放线菌性足菌肿）药物治疗常有良效（有效率达90%），手术后还有发生淋巴性蔓延的风险，故治疗当以长期抗生素疗法为主。

2. 治疗目的　是杀灭致病菌，达到病原学和临床治愈、降低致残率。有骨损害或严重组织破坏可考虑外科治疗。针对三种不同病因治疗（表15-11）。真菌性足菌肿用抗真菌药物；真菌性足菌肿有时可用保守疗法，因为该病常常是慢性的，很少危及生命，亦可选择手术治疗。放线菌性足菌肿需各种抗生素联合治疗，通常抗生素治疗有效。提倡联合用药以防止产生药物耐药性，以及根除残存的感染。假性足菌肿抗葡萄球菌治疗；外科治疗严格选择适应证，外科清创，手术切除，或截肢。放线菌性足菌肿很少需要外科治疗。

3. 抗放线菌药物　用于放线菌和细菌性足菌肿，联合治疗治愈率较高。常用氨苯砜（50~100m/d）+链霉素（0.75~1g）；复方新诺明（2片，每天2次）+链霉素；磺胺+链霉素或利福平（450mg/d）等。其他有氨苄青霉素、红霉素、四环素等交替使用，以减少耐药，疗程4月~2年，丁胺卡那霉素可用于顽固性奴卡菌感染。

表15-10　足菌肿常见致病菌的颗粒特点

致病菌	颜色	质地	形状	大小(mm)
巴西诺卡菌	白色	柔软	分叶状	<1.0
星形诺卡菌	白、黄色	柔软	不规则	<0.5
豚鼠诺卡菌	白、黄色	柔软	分叶状	<1.0
索马里链丝菌	黄色	坚硬	圆、卵圆	1.0
白乐杰放线马杜拉菌	粉红	坚硬	卵形、叶状	0.5
马杜拉放线马杜拉菌	白、黄色	柔软	卵形、叶状	1.0~5.0
枝顶孢霉	白、黄色	柔软	不规则	0.2~0.5
曲霉	白色	柔软	卵形、叶状	1~2
镰刀菌	白色	柔软	卵形	0.2~0.5
波氏假性阿利什霉	白、黄色	柔软	卵形、叶状	0.5~2.0
帚霉	黄、白色	柔软	圆形、不规则	0.5~2.0
弯孢霉	黑色	硬	卵形	0.5~1
甄氏外瓶霉	黑色	柔软	不规则	0.2~0.3
马杜拉霉	黑色	软或硬	卵形、叶状	<1.0
小球腔菌	黑色	柔软	不规则	0.5~2

表 15-11 足菌肿的循证治疗

项目	内容	证据强度
一线治疗	真菌性足菌肿	
	病灶切除	E
	伊曲康唑	C
二线治疗	特比萘芬	B
	酮康唑	C
	伏立康唑	E
三线治疗	两性霉素 B	B
一线治疗	放线菌足菌肿	E
	病灶切除	B
	甲氧苄啶 + 磺胺甲噁唑	B
二线治疗	氨基糖苷类(如阿米卡星)	D
三线治疗	亚胺培南 / 噁唑酰酮	E
	利福平	

疗程取决于临床反应。临床症状消退,颗粒消失和培养阴转者判定为治愈。

4. 抗真菌药物 用于真菌性足菌肿,但疗效不佳。足菌肿马杜拉菌对治疗最敏感,60% 病例酮康唑治疗有效。两性霉素 B,仍为相当敏感药物,静脉滴注,渐增量,维持 6~12 周,也可 1~2mg/ml 局部注射;伊曲康唑每天 100~200mg,连续 3 个月。5-FC,对暗色真菌感染有效,每天 3~4g,可与酮康唑联合应用。

有报道称新的广谱三唑类药物具有更好的耐受性和疗效,如用伏立康唑和泊沙康唑治疗马杜拉足菌肿菌和尖端赛多孢子菌感染。

药物治疗需在症状消失后继续 1~3 个月才停药,以防复发。

5. 葡萄状菌病 依据分离菌种选用敏感的抗菌药治疗。

6. 外科治疗 早期局限性损害,手术切除。切除需彻底,以防复发。对严重侵犯骨质的损害,应手术清除坏死组织和坏死骨质,对严重肢体破坏的病例,可考虑截肢术。

(七) 病程与预后

足菌肿损害特点是自局部向周围缓慢扩展,造成肢体残疾,少数致病菌种可经血行播散,引起内脏感染。本病病程长,治疗易复发。早期足菌肿患者用烧灼法对损害区域进行彻底的清除,可以治愈。

四、暗色丝孢霉病

内容提要

- 暗色孢科为主的真菌感染性疾病。
- 病原菌不同而临床表现有差异,初为皮下蚕豆或核桃大小结节或囊肿,日久有波动,亦可扩大成斑块。
- 采用两性霉素 B 和氟胞嘧啶联合疗法。伊曲康唑 100~400mg/ 日,一般至少 6 个月。

暗色丝孢霉病(phaeohyphomycosis)是由暗色丝孢科(Dematiaceae)的霉菌引起的皮肤、皮下组织、肌肉和骨骼的真菌感染。有些菌种可侵犯脑和其他内脏,引起系统性感染。暗色丝细孢霉病的概念由 Ajello 等在 1974 年提出。

(一) 病原及发病机制

1. 暗色丝孢科真菌 为条件致病菌,在自然界为腐生菌,广泛分布于土壤、烂木、腐叶以及腐烂的水果中。也是气生真菌,其孢子和菌丝在空中到处飘荡。多发生于热带地区。我国有少数散在的病例报道。

其病原真菌目前已发现 100 余个种,分布于 60 多个属的暗色孢科真菌均能引起暗色丝孢霉病,主要病原菌如表 15-12。

表 15-12 引起暗色丝孢霉病的病原菌及其病名

病原菌	所引起的感染性疾病名称
外瓶霉	暗色丝孢霉病
瓶霉	
链格孢	链格孢病
枝孢霉	枝孢霉病
尾孢霉	尾孢霉病
弯孢霉	弯孢霉病
茎点霉	茎点霉病
长蠕孢	长蠕孢病
德勒霉	德勒霉病
离蠕孢	
明脐霉	

2. 入侵与感染 主要经皮肤破损处植入或吸入真菌孢子而引起感染。多见于户外工作或常与腐生物接触者,发达国家。暗色丝孢霉病是重要急症真菌感染,特别是免疫缺陷病人如实体脏器移植和造血干细胞移植受体长期中性粒细胞缺乏时,以及其他长期免疫缺陷宿主。

(二) 临床表现

暗色丝孢霉病分为 5 种临床类型:浅表型暗色丝孢霉病、暗色真菌性角膜炎、皮肤和皮下组织暗色丝孢霉病、暗色丝孢霉所致的甲真菌病、系统性暗色丝孢霉病。

1. 皮下囊肿和脓肿型暗色丝孢霉病 初起为皮下孤立性硬性结节,边界清楚,无明显炎症,或有轻微疼痛(图 15-53A、B~ 图 15-55)。有时为皮下囊肿,内有渗出物。形成皮下脓肿后,内有稀薄的脓液,脓肿一般不破溃,偶尔破溃可形成窦道,长期不愈,脓液和渗出物中可找到棕色菌丝团。少数病例呈肉芽肿性损害或形成疣状结节,类似着色芽生菌病。皮损向深部蔓延可侵犯肌肉和骨骼。引起皮下囊肿和脓肿性损害的暗色丝孢真菌多为瓶霉。

鼻旁窦暗色丝孢霉病,鼻窦感染主要病原菌为链格孢、离蠕孢、弯孢霉和明脐霉等。临床表现与曲霉性鼻窦炎相似,为进展缓慢的破坏性疾病,可播散至眼眶及脑。鼻阻塞或面部疼痛,有时突眼。检查见鼻窦中有黑色稠厚的液体伴鼻黏膜坏死,CT 检查有助于确定诊断。

2. 真菌性窦炎 常与暗色真菌有关,表现如变应性真菌性窦炎,窦腔内真菌球(真菌菌肿),侵袭性真菌性窦炎并向骨、软组织和中枢神经发展。

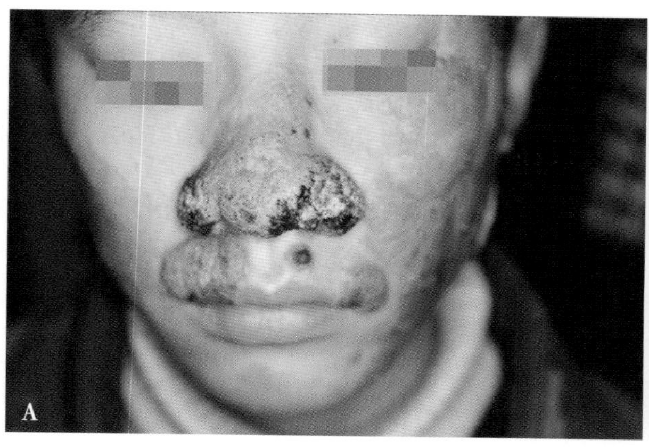

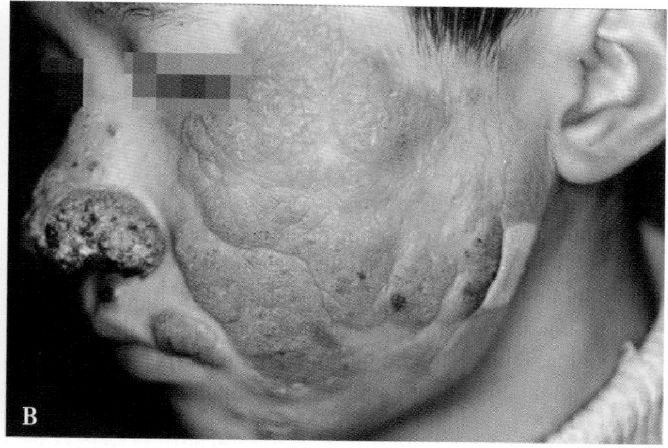

图 15-53　A. 皮肤棒状弯孢霉病（复旦大学附属华山医院　章强强惠赠），B. 皮肤棒状弯孢霉病（复旦大学附属华山医院　章强强惠赠）。

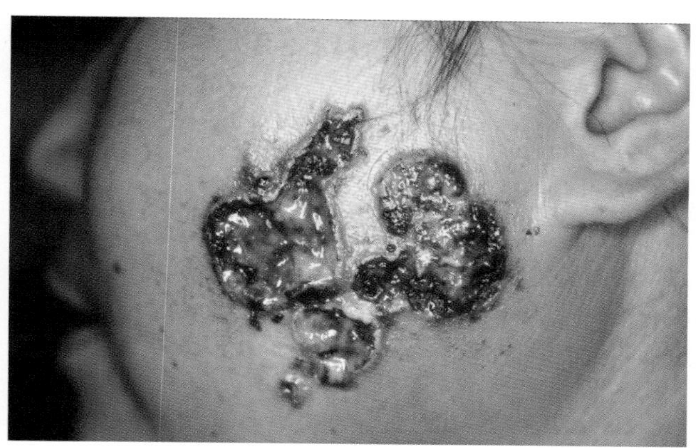

图 15-54　暗色丝孢霉病 - 班替木丝霉所致（复旦大学附属华山医院　章强强惠赠）

3. 系统性暗色丝孢霉病　局限性暗色丝孢霉病经血循播散，可引起系统性感染，主要累及肺、脑、心内膜和骨骼。斑替外瓶霉和皮炎外瓶霉常引起脑脓肿，为单发或多发性，少数病例可发生脑内肉芽肿和脑膜炎。临床表现为占位性病变和脑膜炎症状。可有头痛、偏瘫、麻痹、精神错乱或脑神经受压迫而出现相应症状，病人多昏迷而死。甄氏外瓶霉可引起眼部和球后组织感染，最终导致脑受累而致死。棘状外瓶霉可引起扁桃体化脓和坏死，并可播散至周围淋巴结。皮炎外瓶霉也可经血循播散累及肝、脾、肾、脑等而致死。

（三）组织病理

囊肿和脓肿外壁可见肉芽肿和小脓肿，可见淋巴细胞、中性粒细胞、上皮样细胞及巨细胞浸润，囊壁外侧有结缔组织包绕（图 15-56）。在脓液和囊壁肉芽肿组织边缘及巨细胞内可见棕色肿胀的、念珠状分隔菌丝或棕色酵母样芽生孢子。

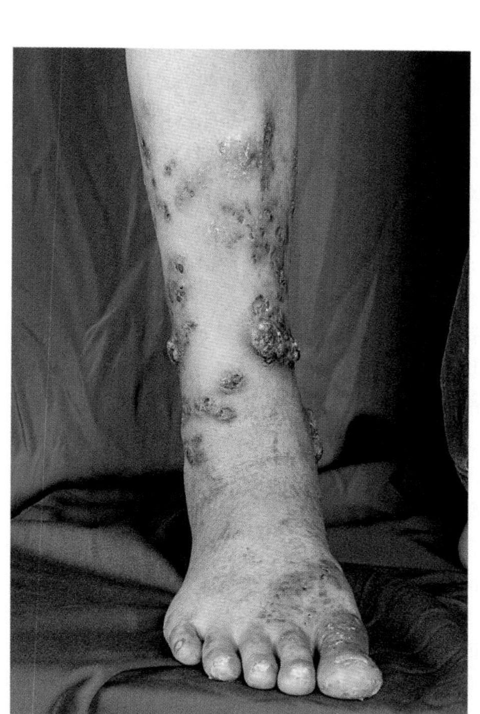

图 15-55　棘状外瓶霉（广东医科大学　林映萍惠赠）

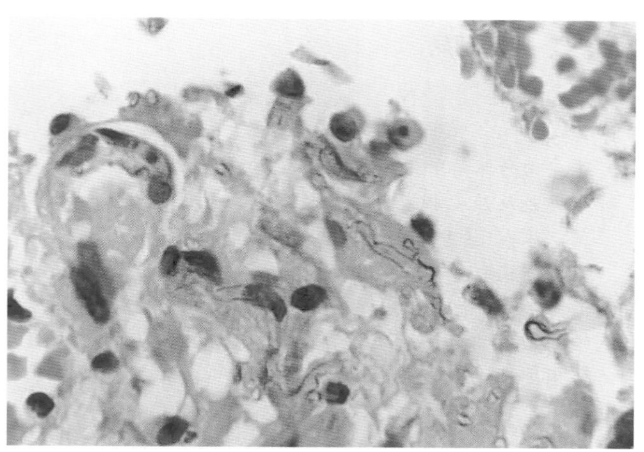

图 15-56　班替木丝霉所致暗色丝孢霉病组织病理相（复旦大学附属华山医院　章强强惠赠）

（四）实验室检查

1. 直接检查　取脓液或囊肿液或囊肿内刮取物，经 KOH 处理，直接镜检，可找到棕色分隔或分枝的菌丝。

2. 培养　取临床标本接种于沙堡弱琼脂培养基上，室温培养，根据菌落形态、颜色及镜下菌丝和孢子的形态特征以及生化试验可鉴定菌种。

（五）诊断及鉴别诊断

直接检查和组织病理检查发现棕色分隔菌丝可诊断暗色丝孢霉病。

培养可确定菌种，由无菌部位标本中分离到暗色丝孢霉有诊断意义。由污染的标本中需反复培养出同一菌种，并结合临床表现、直接检查和病理检查综合考虑。

（六）治疗

暗色丝孢霉病患者常需长期、大量服用抗真菌药物，但疗效往往欠佳。对于皮肤、鼻窦、脑的某些局限性损害，可考虑手术治疗。但已有一些关节暗色丝孢霉病复发、治疗抵抗的报道。新的抗真菌药物的开发和联合治疗可能改善暗色丝孢霉病的疗效。

1. 手术治疗暗色丝孢霉病　早期局限性皮下孤立性损害可手术切除。单纯手术切除皮损成功地治愈该病。使用 Mohs 显微外科手术便于根除局限性的皮肤暗色丝孢霉病。

2. 手术与药物联合治疗　手术切除联合抗真菌治疗（通常为伊曲康唑）仍是暗色丝孢霉病的标准治疗。

3. 常用抗真菌药物治疗　系统性损害两性霉素 B 和 5-FC 联合治疗；氟康唑静注或损害内注射；伊曲康唑 100~400mg/d，连服 6 个月。特比萘芬和三唑类药联合使用已经获得临床成功。对中枢神经系统疾病，两性霉素 B、5- 氟胞嘧啶和伊曲康唑结合使用可以增进存活率。

4. 新型抗真菌药物治疗　泊沙康唑是三唑类抗真菌药，具有广谱的体外抗真菌活性。泊沙康唑口服混悬剂 800mg/d 成功率在暗色丝孢霉病为 80%。伏立康唑 4mg/(kg·d) 和卡泊芬净 0.7mg/(kg·d)，连续 4 周治疗免疫缺陷儿童发生的由斑替枝孢瓶霉引起的脑暗丝孢霉病有效。

第四节　系统性真菌病

一、念珠菌病

内容提要

- 主要由念珠菌中白念珠菌引起，为条件致病菌。
- 当免疫反应受损或局部条件有利于生长时才成为致病菌。尿布、紧身内裤和其他的包裹物升高皮肤的 pH，能触发皮肤白念珠菌感染。
- 治疗：局部外用唑类抗真菌药（如克霉唑、益康唑、酮康唑、咪康唑）和多烯类（两性霉素 B 和制霉菌素）。口服使用氟康唑和伊曲康唑。

念珠菌病（candidiasis）是由念珠菌属的某些种所引起的皮肤、黏膜和内脏系统的感染。

（一）病因

念珠菌属（*Candida spp.*）有 80 余种，其中以白念珠菌（*C. albicans*）最常见，占 70%~80%，近年来非白念珠菌有些上升，如光滑念珠菌（*C. glabrata*），克柔念珠菌（*C. krusei*），都柏林念珠菌（*C. dubliniensis*）。假丝酵母存在于健康人皮肤、口腔、阴道及肠道中，假丝酵母为条件致病菌，营养不良婴儿、慢性消耗性疾病患者易患此病。近年来随着广谱抗生素、糖皮质激素、免疫抑制剂的广泛使用，以及血管介入和器官移植等手术的大力开展，念珠菌感染的发生率明显升高。在艾滋病人中，念珠菌常为首先出现的感染。

致病力：白念珠菌致病力最强。在抗真菌药物氟康唑应用临床后，出现了流行病学转换现象，即对氟康唑敏感的白色念珠菌感染比例下降，而对氟康唑不敏感的都柏林念珠菌和其他念珠菌感染逐渐增多。临床上白色念珠菌感染仍占据重要比例。

（二）发病机制

细胞免疫功能减退，是最重要的因素，中性粒细胞和巨噬细胞功能缺陷是侵袭性念珠菌感染的原因。

1. 病原体分布与发病　念珠菌常为一种腐生菌，存在于温血动物的黏膜表面，而土壤、植物或空气标本中很少分离出此菌。80% 正常人体的口咽、胃肠道和阴道有念珠菌定植，正常人体皮肤表面亦能分离出。

念珠菌一旦进入血流，一般就能发生广泛性血源性播散。

2. 黏附、毒力及致病性　病原菌与上皮细胞的黏附及随后的侵犯是启动念珠菌感染的重要因素，侵犯机制可能涉及到蛋白酶以及角蛋白溶解酶、磷脂酶或菌株特异性蛋白水解酶等。

Ray 等（1979）随后证实念珠菌的纯化甘露聚糖细胞壁多糖能通过旁路途径激活补体，产生一些物质（如 C5a），诱导中性粒细胞趋化；此种物质亦可在体外表达内毒素样活性。白念珠菌分泌的蛋白酶同时也是中性粒细胞的趋化因子。因此，念珠菌的强抗原产物或毒性产物能诱导强大的宿主反应机制来局限感染和产生典型皮损。

相反，念珠菌的其他细胞壁“毒性”产物可干扰宿主的中性粒细胞趋化和吞噬作用，且细胞壁多糖产物亦可能干扰 T 细胞介导的防御反应。

3. 宿主反应　包括免疫及非免疫因素。非免疫因素包括：①菌丛内微生物的相互作用；②角层功能的完整性；③炎症诱导表皮增生所致的脱屑过程；④调理作用及吞噬作用；⑤其他血清因子。微生物菌丛通过与念珠菌竞争营养素与上皮黏附部位、以及产生对酵母菌有毒性作用的物质来提供保护作用；正常完整皮肤亦为对抗念珠菌的有效屏障，而皮肤表面脂质对其尚有部分抑制作用；机械方法去除这种屏障或封包可促进感染。

4. 多形核白细胞（PMN）、巨噬细胞、血清因子　念珠菌的吞噬和杀灭主要依赖于多形核白细胞和巨噬细胞，PMN 可能最为重要；中性粒细胞减少症或 PMN 功能障碍患者特别易于发生念珠菌感染。PMN 是念珠菌感染早期的主要炎症细胞，其聚积部分是由于甘露聚糖激活了补体旁路途径并产生强效趋化因子；但一些病原菌在吞噬后不能被杀灭；较大的菌丝可能根本不被吞噬，中性粒细胞可通过识别、粘附和细胞外氧化机制来破坏之。

血清凝集因子、转铁蛋白和乳铁蛋白是抗念珠菌感染的重要血清因子。

5. 细胞免疫与体液免疫　在体液免疫正常或增强的情况下，细胞介导免疫缺陷仍可导致广泛性表浅念珠菌病。T 细胞免疫也是对念珠菌感染的重要防御。T 细胞免疫控制黏膜表面的念珠菌。AIDS 病人发生率与 $CD4^+$ 计数降低有关。但与中性粒细胞缺乏时不同，T 细胞免疫缺陷病人更易发生持续性和复发性皮肤黏膜念珠菌病，其保护作用仍有争议，可能系年幼时胃肠道念珠菌定植的一种反应；目前的观点是宿主的抗念珠菌感染防御作用主要涉及到先天性非免疫因素、细胞介导免疫和补体激活，而体液免疫的作用较小。

（三）临床表现

皮肤黏膜念珠菌病可表现为以下临床综合征。

1. 口腔念珠菌病

(1) 急性假膜型口腔念珠菌病或鹅口疮(thrush)：是口腔念珠菌病最常见的表现形式，超过 1/3 的 HIV 感染者患有口腔念珠菌病，而发展为 ADIS 的患者在整个病程中 90% 以上患有口腔念珠菌病。临床表现为颊黏膜、舌头、硬腭及齿龈出现不连续性假膜样白斑(图 15-57)，部分融合成片，似奶酪，由脱落的上皮细胞、真菌成分、炎细胞、纤维蛋白及食物残渣构成，刮除白斑，其下见鲜红色斑片，镜检可发现大量假菌丝及孢子，严重者黏膜表面可形成溃疡。

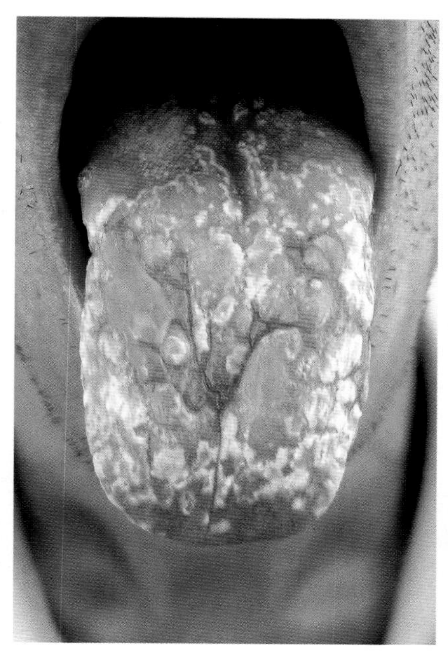

图 15-57　念珠菌舌炎

(2) 急性萎缩型口腔念珠菌病(红斑型念珠菌病)：通常发生于鹅口疮假膜脱落之后，多与广谱抗生素、糖皮质激素的应用及人免疫缺陷病毒感染有关。最常见发生于舌背，可无症状，也可自觉烧灼感或疼痛。

(3) 慢性萎缩型口腔念珠菌病(chronic atrophic candidiasis)(义齿性口炎)(denture stomatitis)：是口腔念珠菌病的另一常见类型，24%~60% 佩戴义齿的人群可发生本病，女性较男性更为多见。临床研究发现上腭部黏膜的慢性红斑、水肿同口角炎一样与义齿有关，义齿引起的局部黏膜慢性创伤容易导致念珠菌定植及感染。

(4) 念珠菌性唇炎(candidal cheilosis)：又叫念珠菌性口角炎(candidal perleche)，以口角红斑、皲裂、浸渍伴疼痛为特征。常发生于习惯性舔唇者，年轻人居多，也可发生于口唇处皮肤松弛的老年人。牙齿脱落，义齿不正，牙合畸形及核黄素缺乏是本病的诱发因素。

2. 外阴阴道念珠菌病　外阴阴道念珠菌病(vulvovaginal and vaginal candidiasis，VVC)，大约 3/4 女性一生中患 VVC，80%~90% VVC 患者为白念珠菌感染，其次为光滑念珠菌。患 VVC 的危险因素包括糖尿病、应用糖皮质激素、宫内节育器的植入、穿过紧或人造材料的内裤及免疫抑制患者。一项回顾性研究发现，VVC 与口服抗生素有明确关系，阴道乳酸杆菌能抑制念珠菌的生长，而抗生素的应用可破坏阴道乳酸杆菌的正常生长，诱发 VVC。

VVC 临床表现为阴道分泌物粘稠，常伴有局部烧灼感、痒，偶有排尿困难，阴道壁有白色豆腐渣样分泌物(图 15-58)，其下为红斑，周围水肿，严重者可累及阴唇及会阴。

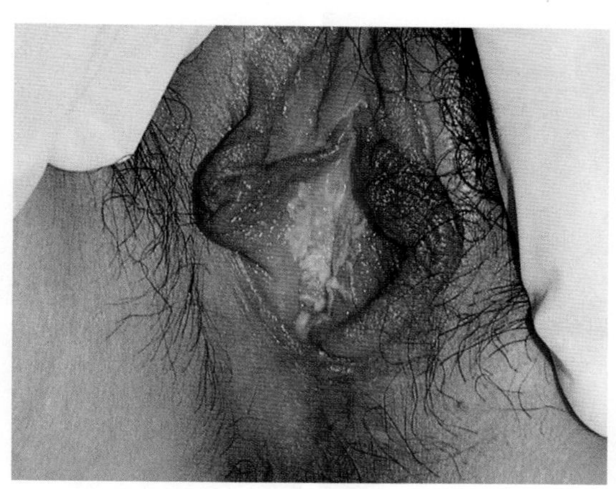

图 15-58　外阴阴道念珠菌病　外阴充血，豆腐渣样白带

每年发作 4 次及以上称为复发性 VVC，5% 以上女性表现为复发性 VVC。激素水平的改变，如妊娠、月经周期的黄体期可诱导 VVC 的复发；此外阴道用药或冲洗也与念珠菌的复发有关；另外还可能与应用抗生素、免疫抑制剂或患糖尿病有关；性生活频繁也能导致复发性 VVC，推测与性交时阴道摩擦及对精液过敏有关。

3. 男性生殖器念珠菌病　即念珠菌龟头包皮炎(candidal balanoposthitis)。30%~35% 龟头炎由念珠菌感染引起。诱发因素包括糖尿病、包皮过长及性伴侣为阴道念珠菌感染者。白念珠菌性包皮龟头炎表现为龟头及冠状沟的小片状红斑、丘疹，其上附着白色领圈状鳞屑(图 15-59)。感染可蔓延至阴

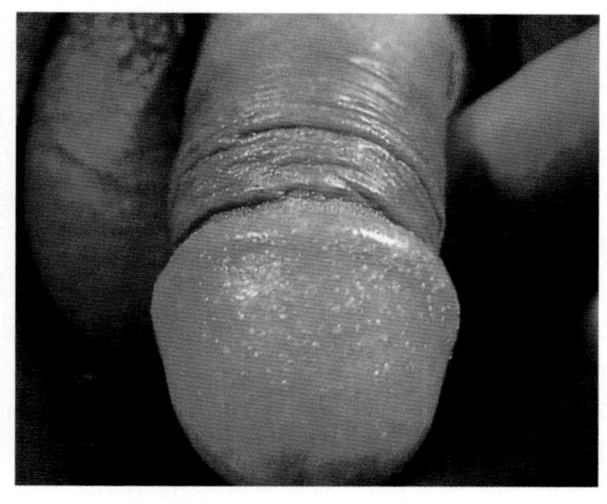

图 15-59　念珠菌包皮龟头炎　龟头和包皮红肿，上有特征性细小脓疱

囊及腹股沟。在糖尿病或免疫抑制患者中，可出现严重的水肿、龟头溃疡。偶有患者表现为性交后出现短暂的红斑及烧灼痛。夫妻之间因交叉感染可同患念珠菌包皮龟头炎（图 15-60A）和念珠菌性外阴阴道炎（图 15-60B），需同时接受抗真菌治疗才能达到治愈（图 15-60C，图 15-60D）。

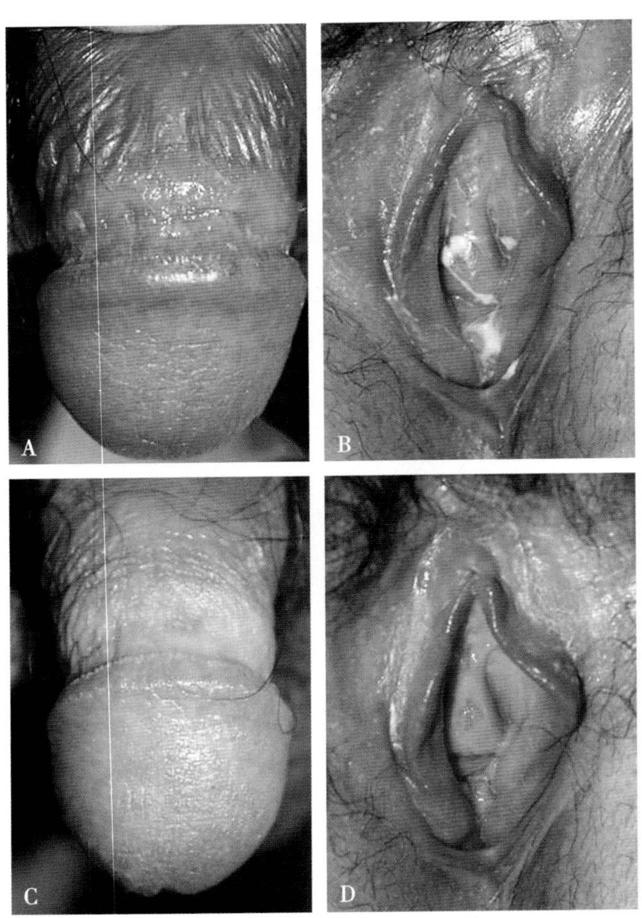

图 15-60 一对夫妻共患念珠菌包皮龟头炎（A）和念珠菌外阴阴道炎（B），培养、鉴定及随机引物多态性分析确认夫妻感染同一株白念珠菌，经口服伊曲康唑治疗 1 周后临床症状缓解（C，D），真菌培养阴性（四川大学华西医院 冉玉平惠赠）

4. 皮肤念珠菌病（cutaneous candidiasis）

（1）一般特征：白念珠菌易侵犯潮湿的皮肤褶皱处，如外生殖器、腹股沟、腋下、指（趾）间、乳房下及腹壁褶皱区。诱发因素包括肥胖、衣服过紧、糖尿病及职业因素。皮肤念珠菌病表现为在褶皱区出现瘙痒、红斑及浸渍，周围可有水疱、脓疱。脓疱破裂后见一领圈状脱屑，基底潮红，上覆易剥脱的坏死表皮细胞。

皮肤念珠菌病的诊断主要依靠典型的皮损表现及周围卫星状水疱、脓疱。临床诊断仍需要真菌镜检及培养进一步证实。

（2）临床亚型：①先天性皮肤念珠菌病（congenital cutaneous candidiasis），胎儿早破水并通过感染白念珠菌的产道后，可能导致先天性皮肤念珠菌病。或宫内感染，皮损为弥漫性。②念珠菌性尿布疹（diaper candidiasis），由来自患者胃肠道的酵母菌定植引起，湿尿布的长期接触有利于念珠菌生长，皮损首先出现在肛周，渐泛发至会阴及腹股沟区，表现为明显红斑（图 15-61）；③念珠菌性间擦疹（candidal intertrigo）：白念珠菌可引起生殖器皱襞间、腹股沟、腋窝、臀沟、大而悬垂的乳房下、凸垂的腹部皱襞下或脐部的瘙痒，擦烂性皮疹，出生时即有或生后 12 小时内发病，系宫内感染所致。损害弥漫性分布于躯干、四肢、头、颈部，口腔和尿布区域不受累；表现为红色斑疹、丘疹水疱疹或脓疱，疱破裂后遗留糜烂面，逐渐干燥、脱屑而痊愈；④念珠菌性指间糜烂（erosio interdigitalis blastomycetica），由手足的指间念珠菌或多种微生物感染引起，好发于第三或第四指（趾）间；⑤念珠菌性粟粒疹（candidal miliaria），好发于长期卧床不起的患者背部，表现为含有芽生菌的孤立性水疱、脓疱；⑥肛周念珠菌病（perianal candidiasis）：白念珠菌感染可以表现为肛周瘙痒。表现为有红斑、渗出和浸渍的肛周皮炎。此外，念珠菌还能引起敷料覆盖的创口周围感染。局部外用广谱的抗生素可促使念珠菌感染伤口；⑦婴儿臀部肉芽肿（granuloma gluteale infantum）是发生在肛门生殖器部位的尿布皮炎的并发症。表现为红斑、紫红色的丘疹和斑块、自限性新生物、脓疱、卡波西肉瘤样增生或者化脓性肉芽肿。臀部肉芽肿需要和假疣样丘疹结节区分。

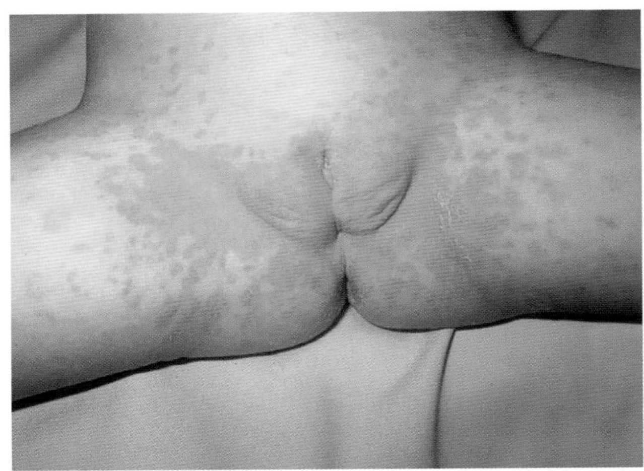

图 15-61 念珠菌性尿布疹

5. 念珠菌性甲沟炎（candidal paronychia） 好发于长期接触潮湿工作环境的人群，如家庭主妇、面包师、渔夫及调酒师。典型表现为甲沟区出现红、肿，偶有脓性渗出。其次，甲改变包括甲剥离及甲横沟，沿甲外侧缘有褐色及绿色改变。念珠菌性甲沟炎需与细菌性甲沟炎及甲状旁腺功能减退、脂肪泻、肠病性肢端皮炎、反应性关节炎综合征、副肿瘤性肢端角化症及维生素 A 治疗等引起的相关甲沟炎相鉴别。

6. 慢性皮肤黏膜念珠菌病（chronic mucocutaneous candidiasis，CMC） 本病应具备以下临床特点，病程慢性、治疗抵抗及皮肤、甲、口咽部浅表性念珠菌感染，无侵犯内脏器官的特性。好发于细胞免疫功能异常者。

（1）发病特征：CMC 发病为家族性或散发，当发生于儿童时，皮损多在 3 岁之前出现，口腔炎及尿布皮炎常为最早临床表现，继而可出现念珠菌性口角炎、唇皲裂、甲板变形、甲沟炎、外阴阴道炎及皮肤念珠菌感染。皮损表现为红斑，可有活动性边缘或暗红斑基础上的褐色脱屑。属于原发性免疫缺陷病，CMC 不能对白念珠菌产生免疫答应，发病较早，症状较重者提示 AIRE 基因突变，患者发生重症念珠菌病，临床表现为皮肤指甲，黏膜的进行性复发性念珠菌病感染。CMC 临床严重程度不一，轻者仅为顽固的复发性鹅口疮，严重者可发生泛发的结痂性肉芽肿性斑块（图 15-62A，图 15-62B）。头部感染可导致瘢痕性秃发。受累指甲可增厚（图 15-63）、易脆、脱色并伴甲沟炎。儿童和青少年 CMC 亚型：家族性 CMC；慢性局限性念珠菌病（念珠菌肉芽肿）；念珠菌内分泌综合征通常为自身免疫性多发性内分泌 - 念珠菌 - 外胚层营养不良（APECED），外胚层发育不良主要是指牙釉质发育不良。迟发性 CMC；家族性慢性念珠菌病；伴有角膜炎的 CMC；与其他免疫缺陷相关的 CMC；伴有其他免疫缺陷综合症的 CMC。患者为重症免疫缺陷，可检测到 T 细胞数量减少。CMC 患者 T 细胞功能缺陷不能清除念珠菌。

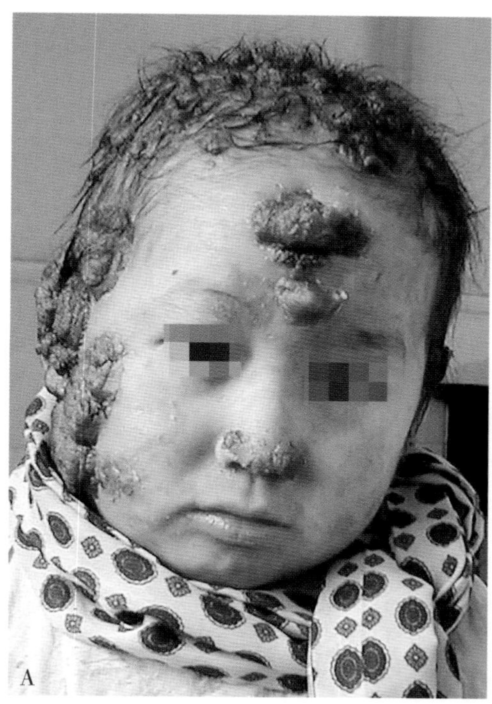

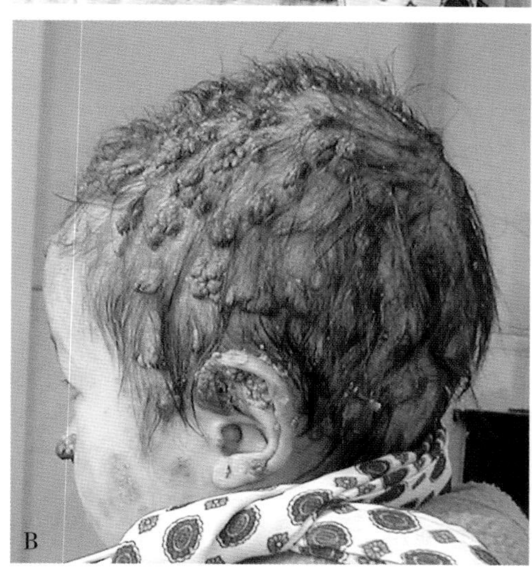

图 15-62　A. 慢性念珠菌病（川北医学院　眭维耻惠赠）B. 慢性念珠菌病（川北医学院　眭维耻惠赠）

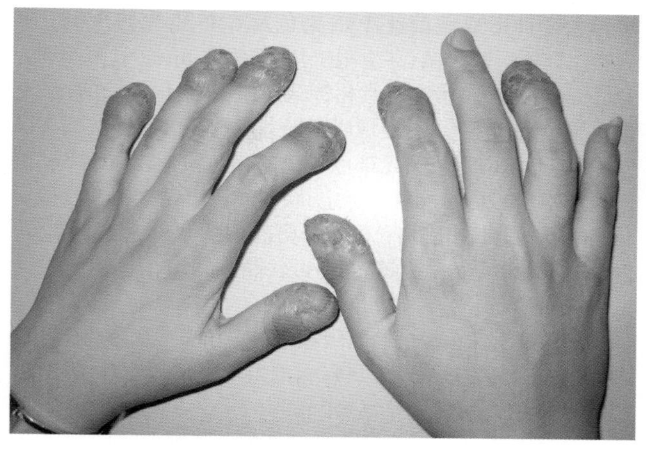

图 15-63　慢性念珠菌甲沟炎

（2）伴发疾病：多种疾病与 CMC 有关，最为常见的是念珠菌食管炎或喉炎，此外，一些内分泌疾病（如甲状腺、甲状旁腺及肾上腺功能减退），糖尿病，白癜风，铁缺乏也与 CMC 有关。CMC 可伴发复发性细菌、病毒或其他真菌感染。当 CMC 首发于成年时，经常与胸腺瘤有关。

7. 甲部损害　通常表现为甲板的显著增厚及甲板营养不良，整个增厚的甲板均为念珠菌侵犯。甲沟炎处出现红、肿，可有脓性分泌物溢出，指尖常呈球型改变。

8. 儿童 CMC　分为常染色体显性遗传，常染色体隐性遗传，伴内分泌疾病型，非遗传内分泌疾病型。

儿童和青少年 CMC 亚型：家族性 CMC、慢性局限性念珠菌病（念珠菌肉芽肿）、念珠菌内分泌病综合征、迟发性 CMC、家族性慢性甲念珠菌病、伴有角膜炎的 CMC、与其他免疫缺陷相关的 CMC、伴有其他非免疫缺陷综合征的 CMC。

9. 系统性念珠菌病

（1）肺念珠菌病：见于衰弱或中性粒细胞减少患者，它可由病原体血行播散所引起，亦可由肺的支气管内接种所引起。

（2）消化道念珠菌病：主要表现为念珠菌食管炎及肠炎。有鹅口疮的病人如吞咽困难或疼痛，尤其胸骨下的灼痛时应想到病变已波及食管。

（3）泌尿道念珠菌病：常发生肾盂炎或膀胱炎。患者可见尿频、尿急、蛋白尿等，尿中可见有红细胞、白细胞和管型。

（4）其他：念珠菌尚可引起心内膜炎、脑膜炎、骨髓炎及内眼炎等，从而表现相关症状。

10. 播散性念珠菌病

（1）念珠菌血症：一次或多次血培养阳性但无器官受累的证据。可见于中性粒细胞减少或非中性粒细胞减少的患者。最常见于血管导管留滞的患者。

（2）急性散播性念珠菌病：是一种发生于中性粒细胞减少或非中性粒细胞减少患者，来势凶猛，危及生命的感染。常见并发症包括脑膜炎、脑脓肿、肾脓肿、肌炎、心肌炎和心内膜炎。

（3）慢性播散性念珠菌病：慢性播散性念珠菌病是一种隐匿性疾病，病患者经诱导治疗缓解后重新获得适度白细胞计数时。此病有时被称为肝脾念珠菌病，但其他器官亦可受累。

（四）实验室检查

组织学特征，HE 染色切片中可见淡紫色的卵圆形出芽酵母菌延伸形成假菌丝，PAS 染色及 GMS 染色切片中更易观察。卵圆形酵母菌（芽生孢子）直径为 3~6μm，假菌丝宽为 3~5μm。标本加 10% 氢氧化钾或 10% 氢氧化钾 -50% 派克墨水染色后镜下检查，发现卵圆形芽生孢子、假菌丝，偶有厚壁孢子，近年用真菌荧光染色能快速、准确的发现真菌丝、假菌丝及孢子。培养及菌种鉴定，鳞屑或渗出物接种在沙堡弱琼脂培养基上长出乳白色酵母样菌落，进一步生理生化实验，以及分子生物学方法可鉴定到种及株的水平。

（五）诊断

播散性念珠菌病的诊断困难，发热、丘疹性皮疹和广泛性肌肉触痛为其三联征，仅 25% 病例出现血培养念珠菌阳性；如果不予治疗，可迅速导致死亡。

诊疗依据：①皮肤黏膜念珠菌病临床表现；②涂片镜检发现菌丝、假菌丝和孢子；③涂片有大量菌丝，提示念珠菌为致病状态，对诊断有重要意义；④真菌培养鉴定菌种，但白色念珠菌是口腔常驻菌群，故单纯培养阳性并不能确定感染；⑤深部念珠菌病的诊断较为困难而且慎重，应尽量采取各种标本进行组织病理学检查，在染色的组织切片上发现芽孢和菌丝具有诊断意义。

（六）鉴别诊断

1. 念珠菌性龟头炎应鉴别的疾病　单纯疱疹、传染性软疣、银屑病、刺激性接触性皮炎。

2. 擦烂红斑应鉴别的疾病　泛发性皮肤黏膜念珠菌病应与急性湿疹和尿布皮炎鉴别；念珠菌性口角炎应与核黄素缺乏病鉴别；口腔念珠菌病应与黏膜白斑和扁平苔藓鉴别。

3. 其他　应鉴别的疾病有银屑病、脂溢性皮炎、脓疱疮、红癣、湿疹。

（七）治疗

避免易患因素，治疗基础疾病。根据不同的临床类型，选择药物，局部或系统治疗。严重、顽固的感染合用免疫增强剂或免疫调节剂。联合用药：尤其播散性念珠菌感染。

1. 皮肤念珠菌病　外用各种唑类和丙烯胺类抗真菌剂等。甲沟炎或间擦疹，外用 1% 联苯苄唑液、2% 酮康唑霜、1% 特比萘芬、1% 环吡酮、1% 龙胆紫溶液、复方雷锁辛溶液（卡氏搽剂）。甲板远端可用 5% 阿莫罗芬（每周一次）。

2. 口腔黏膜损害　外用 1% 龙胆紫溶液、1% 克霉唑溶液、10% 聚维酮碘漱口，制霉菌素口腔混悬液（10 万 U/ml）漱口或涂口腔局部，或两性霉素 B 口腔含服悬液（100mg/ml）片剂口含，对婴儿每次喂奶后或间隔 4~6 小时滴入口中。

3. 阴道念珠菌病　注意外阴卫生，穿宽松不穿紧身衣及非棉织物裤，避免口服含有高浓度求偶素的避孕药。

治疗首选阴道用药：效果好、使用安全、妊娠期可用。硝酸咪康唑栓：200mg/ 枚，每晚一次，共 7 天；硝酸咪康唑阴道软胶囊：400mg/ 粒，每晚 1 次，共 3 天；克霉唑片：500mg/ 片，单次使用。盐酸特比萘芬阴道泡腾片：50mg/ 片，每晚 1 次，共 7 天。环吡酮胺阴道栓：100mg/ 粒，每晚 1 次，疗程 3~6 天。制霉菌素泡腾片：10 万 U/ 片，每晚 1 次，共 14 天。经期、处女、较严重的患者口服伊曲康唑，400mg/d，分两次口服，共 1 天；或 200mg，每天 1 次，连服 3 天。氟康唑，150mg，单次或 3d 治疗。

单纯性外阴阴道念珠菌病的疗程一般不超过 2 周。对于反复复发的患者，疗程可延长至 6 个月：局部可外用克霉唑栓 500mg/ 周，或口服氟康唑 10mg/ 周，或口服伊曲康唑 400mg/d×3~7 天。

4. 念珠菌性甲沟炎治疗　外用咪唑类药物或复方雷锁辛溶液等常能治愈，细菌感染，宜采用抗生素合并外用。避免甲沟的长期浸渍。若侵犯甲板，则应按念珠菌性甲病进行治疗。如感染波及甲板，首选伊曲康唑为口服治疗药物，推荐使用短程冲击疗法：即 200mg，每天 2 次，连用 1 周，停 3 周，仅指甲受累者连用 2~3 个月，趾甲受累时 3~4 个月。此外，氟康唑每周 150mg，连用 16~24 周也有效，必要时可延至 9 个月。

5. 系统性念珠菌病　减少或停止应用广谱抗生素、糖皮质激素及免疫抑制剂。

氟康唑为首选，一般每天 200mg，静脉滴注或口服，深部念珠菌病、严重念珠菌性角膜炎和内眼炎一般首剂 400~800mg/d，静注或口服，以后 200~400mg/d 维持。亦可选用两性霉素 B 脂质体或两性霉素 B，酮康唑、5-FC 或伊曲康唑。此外尚有伏立康唑、卡泊芬净、米卡芬净、大蒜新素（表 15-13）。

表 15-13　系统性抗念珠菌药物治疗

药物	用法
氟康唑	对系统性念珠菌病疗效最佳。首剂 400mg/d，静脉注射或口服，以后用 200mg/d 维持，系统性感染 2~4 周；皮肤黏膜感染 150mg/d，连续 1~2 周。龟头、阴道念珠菌 150mg，单剂即可；甲念珠菌病每天 50mg，或每周 150mg 顿服，连续 4 个月
伊曲康唑	100~200mg/d，系统性感染 3~4 周，皮肤损害 2 周，阴道和龟头感染 400mg 单次口服。甲病：每月服药 1 周，即 200mg 每天 2 次，连续 7 天，停药 3 周为 1 个疗程，可用 2~3 个疗程
酮康唑	曾用 200mg/d，连服 1 周。现国内已经停止口服应用
咪康唑	600~1 200mg/d，静脉注射，2~16 周
5-FC	3~6g/d，持续数周
两性霉素 B	从 1mg/kg 开始，持续数周，播散性病变有效

6. 慢性皮肤黏膜念珠菌病　系统使用氟康唑、伊曲康唑，且需长期反复使用。

（八）病程与预后

1. 单纯皮肤黏膜念珠菌病　一般外用抗真菌制剂治疗 1~2 周可愈。

2. 播散性或深在性念珠菌病　粒细胞数量有上升者一般较粒细胞数量低下者预后为好。粒细胞持续低下的感染者疗效较差。

二、隐球菌病

隐球菌病（cryptococcosis）主要是由新生 / 格特隐球菌复合体（The *Cryptococcus neoformans/C. gattii speices complex*）引起的感染。可侵犯皮肤、肺部、骨骼等全身各脏器，但以侵犯中枢神经系统最常见（80%），预后严重，病死率高。

（一）病因与发病机制

1. 病原真菌　数十年来，隐球菌病的致病菌被分成两个变种即新生隐球菌新生变种和新生隐球菌格特变种，包括5种血清型：新生隐球菌变种A、D和AD血清型，以及格特变种的B和C血清型。随着有性世代的发现、分子生物学和分类学的研究进展，新生/格特隐球菌复合体分类学定位经历了很多变化，现已公认新生隐球菌和格特隐球菌是两个相互独立的种，都属于担子菌门、伞菌亚门、银耳纲、银耳目、隐球酵母科、隐球酵母属、新生/格特隐球菌复合体。新生隐球菌和格特隐球菌都有致病性，引起相似的临床症候，其中新生隐球菌约占80%，格特隐球菌小于20%。新生隐球菌在人皮肤、土壤、灰尘、鸽粪和树洞中都能找到，我国的研究显示52%~76%鸽粪中可分离出新生隐球菌，鸽子等鸟类本身不受感染，但能在干燥的鸽粪中大肆繁殖，因为鸽粪中氮含量高。格特隐球菌首先从澳大利亚的桉树中分离出来，1999年开始在北美（温哥华地区）暴发流行引起国际关注。我国廖万清院士1980年12月发现格特隐球菌ITS C型（S8012）新种。*Cryptococcu gatti* ITS C型（S8012 Liao，Shao，Wu）已被美国、比利时、荷兰等国真菌保藏中心永久收录保藏。

2. 入侵与易感因素　主要是从呼吸道吸入环境中的病原菌导致肺部感染，消化道及皮肤亦为本病的入侵途径。易感因素包括SLE、恶性肿瘤、糖尿病、大剂量糖皮质激素、器官移植等，艾滋病患者的播散性损害发生率可达50%。

3. 免疫与毒力　宿主的主要防御机制是补体依赖性巨噬细胞和中性粒细胞的吞噬与杀菌作用。自然杀伤（NK）细胞也能杀死隐球菌。但最终限制新生隐球菌繁殖的最重要因素还是T细胞免疫。当宿主免疫功能受到抑制时，隐球菌又会活化，并向其他处播散。隐球菌特有的荚膜、黑素（melanin）及脲酶等毒力因子能抵御胞内杀伤作用，有别于念珠菌等其他致病性酵母。感染通过吸入肺入血，亲神经而侵入中枢神经系统引起脑膜脑炎。脑中抗体和补体水平都不高，故对微生物的吞噬作用甚微。脑组织还能为新生隐球菌产生黑素的酚氧化酶系统提供高浓度底物如儿茶酚胺类，有利于隐球菌的存活。

（二）临床表现

1. 皮肤黏膜隐球菌病　可分为原发和继发两型。隐球菌病的皮肤感染受累发生率在10%~15%，但是HIV感染患者的皮损发生率较低。皮肤损害可在明显的系统性疾病之前2~8个月时出现。皮肤的原发性接种是一种很罕见的疾病。确定诊断应当有明确的植入史或与致病菌一起发现异物。原发性接种性疾病在暴露部位表现为孤立的皮损，常常表现为瘰疽。继发型皮肤黏膜隐球菌病，继发于系统损害或其他病灶经血液循环播散，表现为丘疹、水疱、脓疱（图15-64，图15-65）、传染性软疣样丘疹、痤疮样脓疱、皮下组织肿块、浸润性结节、脓肿、结节、蜂窝织炎、水痘样皮疹、疖肿样损害、疣状增殖、溃疡，可单个或多个，表面覆以黏性渗出性薄膜。

黏膜损害常由血循播散引起，或由皮肤损害扩展所致。可发生在口腔内软腭、硬腭、舌、扁桃体、牙龈（图15-66）、鼻中隔或咽部、上颌窦等处。表现为结节（图15-67）、肉芽肿、慢性溃疡（图15-68）和窦道（图15-69）。

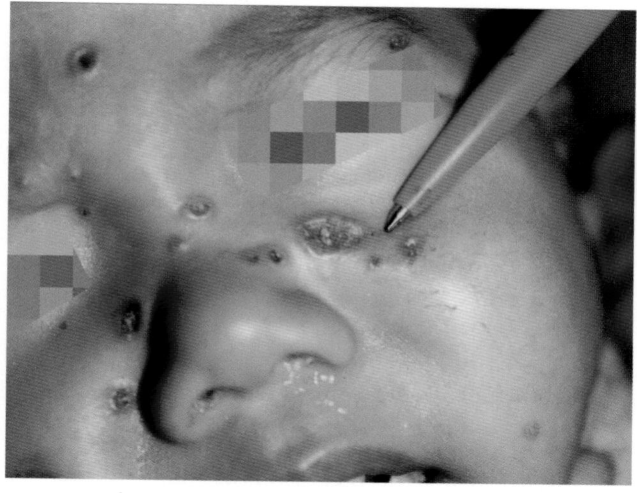

图15-64　皮肤隐球菌病（复旦大学附属华山医院　章强强惠赠）

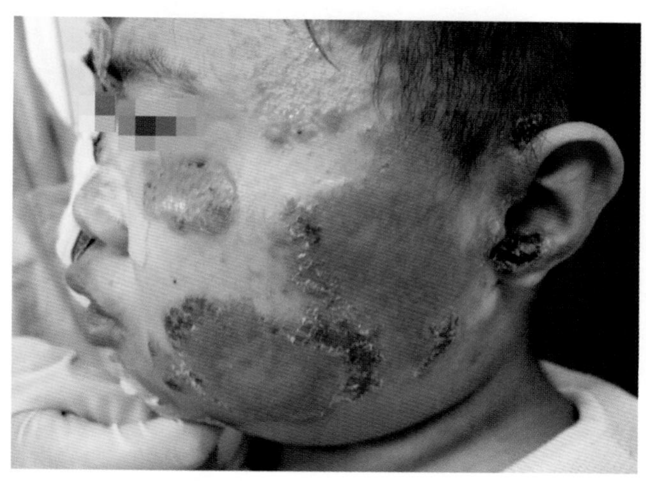

图15-65　皮肤隐球菌病（复旦大学附属华山医院　章强强惠赠）

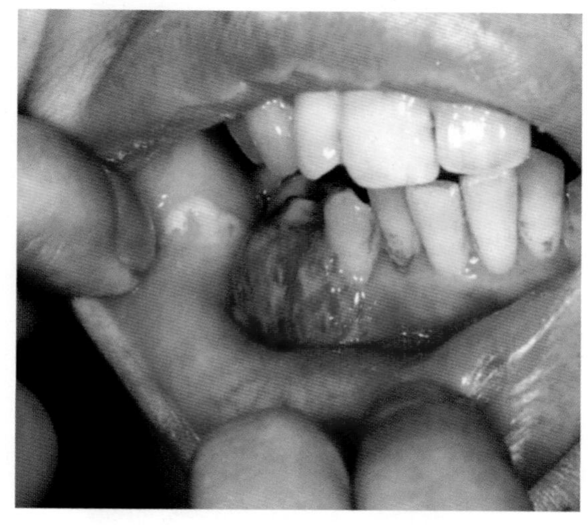

图15-66　播散性隐球菌病
牙龈脓肿和口腔黏膜白斑（四川大学华西医院　冉玉平惠赠）。

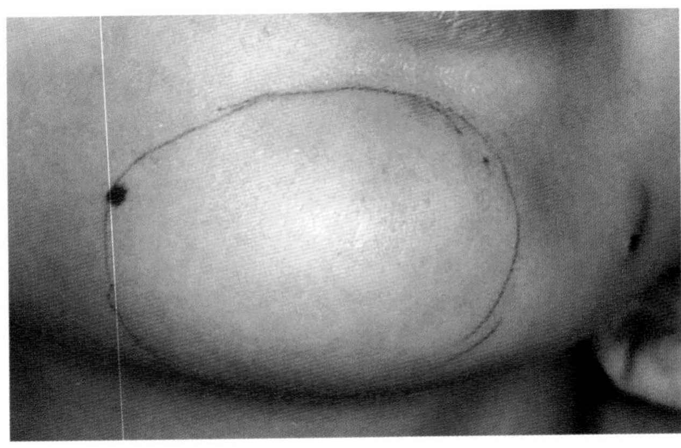

图 15-67　播散性隐球菌病
下颌肿块及结节（四川大学华西医院　冉玉平惠赠）。

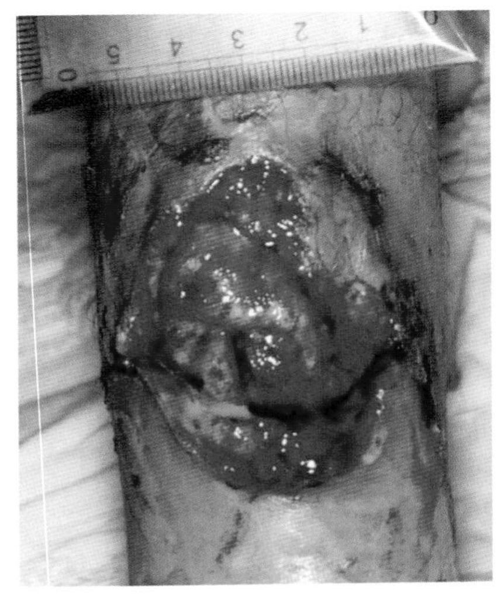

图 15-68　播散性隐球菌病
小腿皮肤溃疡（四川大学华西医院　冉玉平惠赠）。

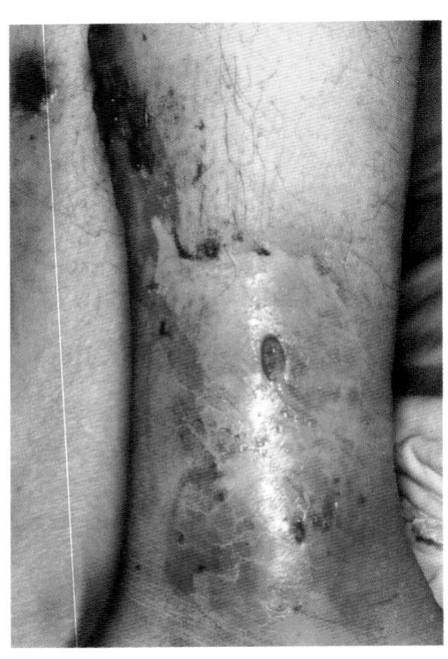

图 15-69　播散性隐球菌病
小腿皮肤溃疡和窦道（四川大学华西医院　冉玉平惠赠）。

2. 中枢神经系统隐球菌病　可分为脑膜炎型、脑膜脑炎型、肉芽肿型和囊肿型。

隐球菌脑膜炎起病缓慢，少数患者可呈急性表现。主要症状是头痛，为额部、颞部或眶后间歇性疼痛，发作频率逐渐增加。有低热、恶心、意识障碍，如嗜睡、昏睡或昏迷，视物模糊，球后疼痛、复视、畏光和视力减退，50% 的患者有视乳头水肿和视神经炎。CSF 中常含有大量隐球菌，10%~35% 的病例 CSF 细胞数增高，主要为淋巴细胞，50% 的病例 CSF 蛋白增高，25% 的病例 CSF 葡萄糖降低。75%~100% 伴有脑膜炎的 AIDS 患者，血清隐球菌荚膜抗原为阳性。

3. 肺隐球菌病　为支气管炎或肺炎，痰中可有多量菌体。

肺是最初受累部位。原发性肺部感染多无临床症状，仅在胸片常规检查时才发现损害，有自愈倾向。少数患者可发生侵袭性损害，咳嗽、不适、发热、胸痛，可咳胶冻样痰、黏液样痰、黄色黏稠的痰和血丝痰，也可咯血，痰中有大量菌体。严重可有高热、呼吸困难。可侵犯单侧或双侧肺部，局限性或广泛性。少数患者有胸腔积液，有些病例在胸透时被发现，常误诊为肿瘤。胸片检查可见多发性绒毛样浸润、广泛性粟粒性损害、钱币样损害、致密的肺部浸润和局部胸腔积液等。

肺部隐球菌感染可治愈而不留瘢痕；或被纤维组织包裹，形成肺隐球菌体；亦可经血循播散引起中枢神经系统或全身各系统的感染。

4. 其他脏器受累 /HIV 感染　其他尚有骨隐球菌病、隐球菌性败血症。播散性感染期间，侵袭大多数脏器特别是 AIDS 病人发病率的增高，成为 AIDS 最常见的侵袭性真菌病。AIDS 患者病变包括肺、脑膜、皮肤、骨髓、泌尿生殖系统和前列腺。

（三）实验室诊断

1. 直接镜检　取脑脊液等标本置玻片上，加一滴印度墨汁混匀，加盖玻片。新型隐球菌在镜下为圆形或椭圆形的双层壁孢子（图 15-70、图 15-71），外有一层宽阔荚膜，边缘清楚完整，单个出芽。

2. 培养及鉴定　将标本接种于沙堡弱培养基上，28~37℃培养，2~4 天开始生长，少数 2~3 周才生长。菌落为白色乳酪状，尿素酶试验阳性（图 15-72）。鉴定到种还需要做分子测序等。

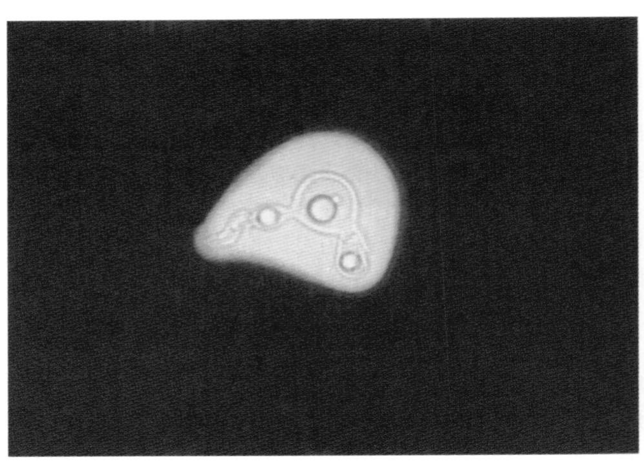

图 15-70　隐球菌　脑脊液墨汁涂片镜检（海军军医大学廖万清惠赠）

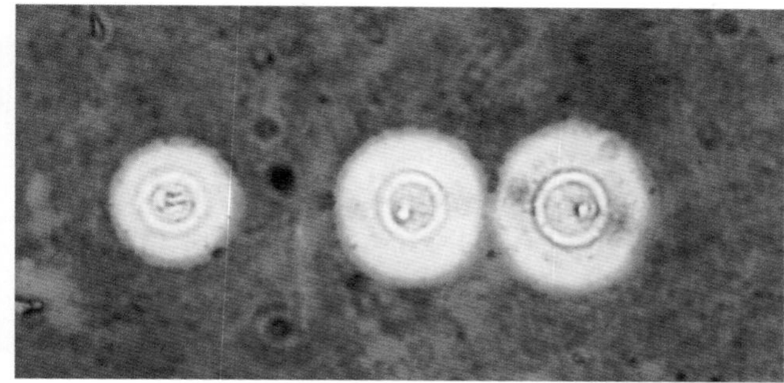

图 15-71　新型隐球菌　墨汁染色镜检

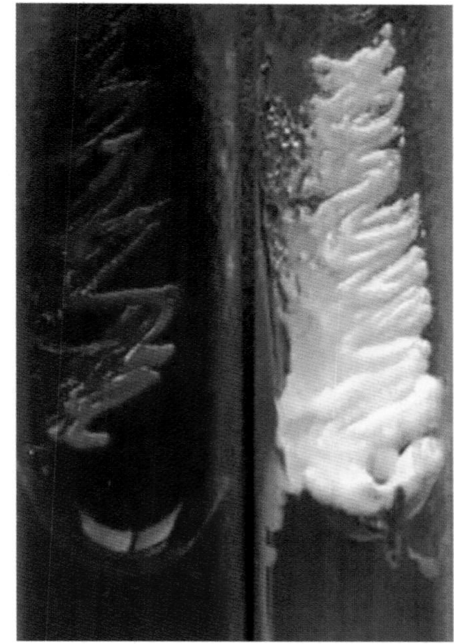

图 15-72　隐球菌尿素酶试验阳性(左),念珠菌尿素酶试验阴性(右)(四川大学华西医院　冉玉平惠赠)

3. 组织病理　主要有 2 种病变:①胶状型病变在泡沫状基质内有许多出芽酵母,很少或没有炎症反应;②肉芽肿型特征为病原菌较小、数量极少,并有肉芽肿性炎症浸润。黏液卡红或 AB 染色可见带有厚的透亮包膜的孢子;4~12μm 直径的有折光的壁(PAS 或 GMS 染色阳性),窄基出芽(图 15-73)。

(四) 诊断

①各型隐球菌病的临床表现,肺、脑及皮肤、黏膜、骨和内脏的临床表现和体征。②免疫功能低下者、有养鸽或有鸽粪接触史者,更应高度怀疑。

实验室检查具有重要的诊断价值,包括涂片镜检(常用墨汁染色)、培养、隐球菌特异性抗原检测和组织病理检查发现隐球菌。

(五) 鉴别诊断

①中枢神经系统隐球菌病应与结核性脑膜炎、化脓性脑膜炎鉴别。②皮肤黏膜隐球菌病应与孢子丝菌病、着色真菌病、传染性软疣、痤疮样脓疱、水痘样疹、疖肿、溃疡相鉴别。

(六) 治疗

1. 相关研究治疗方案及循证治疗　隐球菌病的中枢神经系统感染治疗。

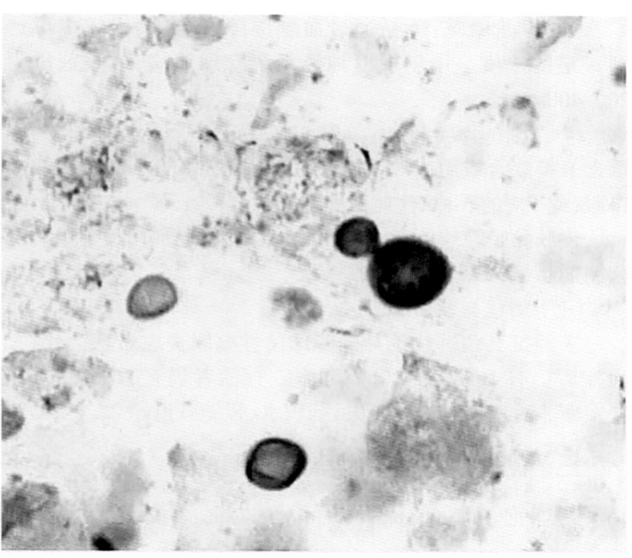

图 15-73　组织病理中的隐球菌孢子及出芽酵母细胞(GMS 染色)(四川大学华西医院　冉玉平惠赠)

(1) 两性霉素 B 和氟胞嘧啶:早期在非 AIDS 病个人中所作多中心随机试验已证明:两性霉素 B 和氟胞嘧啶联合治疗 6 周,比单用两性霉素 B 治疗 10 周收效为优。

(2) 氟康唑和伊曲康唑:同时证明氟康唑初治疗效不如两性霉素 B。伊曲康唑疗效较差,但若因某种原因不能应用氟康唑,仍可选用。

(3) 推荐方案:现在的推荐方案是两性霉素 B 静脉注射(每天 0.7~1mg/kg),佐以氟胞嘧啶口服(日剂量 100mg/kg,4 次分服)至少 2 周,必要时应更长,直至 CSF 培养阴性,病人开始好转。

(4) 隐球菌病的循证治疗(表 15-14)。

表 15-14　隐球菌病的循证治疗

一线治疗	两性霉素 B(B),氟胞嘧啶加用两性霉素 B(氟胞嘧啶用量需监测)(B),氟康唑(B)
二线治疗	氟胞嘧啶(C),氟胞嘧啶加用氟康唑(C),伊曲康唑(B),伏立康唑(B)
三线治疗	重组 γ 干扰素、b(B),两性霉素 B 合用氟康唑(C)

对已明确病原真菌的深部真菌感染患者,采用针对病原真菌抗真菌药治疗。

2. 治疗措施

(1) 氟康唑:易穿过血脑屏障,已成为隐球菌脑膜炎首选药,首次 400mg,以后可改为 200~400mg/d,静脉滴注。直至脑脊液转阴后改为 50~150mg/d 口服维持 3~4 个月。可与两性霉素 B 联用。

(2) 两性霉素 B:中枢神经系统隐球菌病首选,静脉滴注,首次 1~5mg,以后每天递增 3~5mg(儿童剂量日增加 1~2mg),直至 0.6~1mg/(kg·d)。危重者鞘内注射治疗,一般从 0.1mg 开始,每次递增 0.1mg,直至 1mg,将两性霉素 B 与地塞米松 1~2mg 及适量脑脊液混匀后缓慢注入,每周 1~2 次。脂质体两性霉素 B 毒副作用明显降低,现已在国内应用。

(3) 伊曲康唑：不易通过血脑屏障，但在脑组织中可达到一定的浓度。用于中枢神经系统隐球菌病，口服剂量为200~400mg/d。

(4) 氟胞嘧啶(5-FU)：单用5-FC易产生耐药性，多与两性霉素B等联合应用。常用剂量为50~150mg/(kg·d)，分3~4次口服，或1%的5-FU注射液静脉输入。

皮肤黏膜隐球菌病：除全身抗真菌外，局部尚须外用抗真菌制剂。

(七) 病程与预后

未经抗真菌药物治疗的隐球菌性脑膜炎患者均会死亡，治疗后仍有10%~40%的病死率。存活者仍有20%~25%的复发率。后遗症有视力丧失、脑积水、智能减退。

三、副球孢子菌病(南美芽生菌病)

副球孢子菌病(paracoccidioidomycosis)又称南美芽生菌病(south america blastomycosis)、副球孢子菌性肉芽肿(paracoccidioidalgranuloma)，是由巴西副球孢子菌(*paracoccidioides brasiliensis*)引起的一种慢性肉芽肿性疾病，可侵犯皮肤、黏膜、淋巴结和内脏。

(一) 病因及发病机制

1. 副球孢子菌　副球孢子菌为土壤寄生菌，巴西副球孢子菌是温度性双相真菌。在外界温度<35℃时为菌丝相，产生分生孢子、芽孢；在37℃组织中为酵母相，有多个窄芽。本病多发生于拉丁美洲，南美最常见。

2. 感染与传播　副球孢子菌病是因吸入环境中气雾化分生孢子而发生的。一旦进入肺泡，就由菌丝相转为酵母相，雌激素对此转变有抑制作用。感染可能局限于肺，也会发生无症状性血源性播散。宿主对巴西副球孢子菌的防御机制以细胞免疫和中性粒细胞的杀菌作用为主。

(二) 临床表现

发病年龄30~50岁，男女发病率之比约为38∶1，据认为雌激素能抑制菌丝相向酵母型的转化。

1. 皮肤黏膜损害　口腔痛性溃疡或皮肤溃疡、疣状损害，多见于面部。多发性、单个化脓性损害或皮下脓肿，引流性窦道较少见。黏膜损害也较常见，尤其是慢性副球孢子菌病，口腔有难治性溃疡。累及表皮和皮下组织的溃疡性和疣状皮肤损害是皮肤副球孢子菌病的典型表现。皮肤瘰疬性损害也可见。

2. 淋巴结肿大　局部淋巴结受累，偶尔淋巴结肿大和溢脓，尤其是颈部淋巴结肿大和溢脓可能是患者最先发现的体征。

3. 系统损害　大多数感染者不发生症状，急性肺副球孢子菌病呈急性流感样表现。原发肺副球孢子菌病有发热、厌食、咳嗽、多痰，偶尔有胸痛和咯血。可播散到骨、肾上腺、中枢神经系统和脾脏。

4. 临床亚型

(1) 急性、亚急性(幼年性)副球孢子菌病：发生病例中不到10%，可以考虑为网状内皮系统疾病，并向肝、脾、淋巴结和骨髓播散。30岁以下常见，老人特别是免疫抑制者亦可为此型。

(2) 慢性(成年型)副球孢子菌病：90%以上为此型，患者都是年龄较大的男性。病变进展徐缓，历时多年。肺受累突出，临床表现类似结核病及其他慢性真菌性肺炎。大多还有溃疡或结节性黏膜损害，主要见于前鼻孔和口腔。皮肤损害也常见。

(三) 实验室检查

1. 直接检查　取痰和其他体液标本、溃疡痂皮或脓液加10% KOH处理，镜检可见直径10~60μm圆形至卵圆形或多芽的厚壁大细胞。其特征性结构为“水手轮状”，有多个2~10μm的芽，芽颈狭窄，链状出芽结构也可见。

2. 培养　生长缓慢，菌落光滑、乳白色到棕黄色或呈疣状和蜡样。25℃~30℃培养，是系统性真菌中生长最慢的，2~3周或2个月后长出小的菌落。镜下可见细小的分隔菌丝、厚壁孢子和关节分生孢子。在菌丝两侧可有无蒂梨形小分生孢子。

(四) 组织病理

组织病理学特征为肉芽肿性和化脓性，皮损中常有假上皮瘤样增生，即朗罕氏型肉芽肿和化脓性炎性细胞浸润。主要为中性粒细胞、淋巴细胞、浆细胞和巨噬细胞。组织学改变类似芽生菌病，在组织切片中可见到酵母样出芽的真菌孢子，特征性“水手轮状”出芽孢子有助于确定真菌种类。

(五) 诊断及鉴别诊断

直接检查和培养证实病原菌为双相真菌，但最后确定诊断要依据分离菌株特异抗原的检测。

本病应与芽生菌病、瘰疬性皮肤结核、雅司、梅毒、孢子丝菌病和利什曼病相鉴别。

(六) 治疗

治疗选择方案。

1. 一线治疗　伊曲康唑(B)、磺胺类药物(B)、两性霉素B(B)；

2. 二线治疗　氟康唑(B)、伏立康唑(B)、特比奈芬(B)；

3. 三线治疗　葡聚糖(β-1,3-多聚糖，免疫增强剂)(D)，联合抗真菌治疗(B)。

治疗药物选择首选伊曲康唑。两性霉素B适用于病情进展快或严重的感染者。氟康唑在实验性研究中有效，但仍未获得临床试验结果。

(1) 伊曲康唑：200mg/d，连用6个月，或酮康唑(因有肝毒性风险国内已不使用)400mg/d，连用6~18个月，并且90%以上的患者有效。Borgia等报道，用伊曲康唑治疗一例61岁该病患者，开始用400mg/d，服2个月后减为200mg/d。通过2年治疗后病情完全缓解。

(2) 磺胺嘧啶：疗效较好，但数年后常复发。在HIV感染者中，甲氧苄嘧啶/磺胺甲噁唑分散片仍保留用抑制剂量。

(3) 两性霉素B：静脉给药，总量1~8g，鉴于该药的肾脏毒性和某些病人对低剂量的反应，限制总量在3g以下，每天1mg/kg，4~8周。两性霉素B和磺胺类有效，但大多被更有效、低毒性的口服唑类药物所取代。

(七) 预后

本病广泛播散至皮肤和全身所有器官，若不治疗，患者最终死亡。

四、芽生菌病(北美芽生菌病)

芽生菌病(blastomycosis)是由双相型皮炎芽生菌(*Blastomyces dematitidis*)所致的一种慢性化脓性肉芽肿性感

染，流行于北美，为一种地方性真菌病。正常人如吸入该菌可引起肺部感染，且常扩散至皮肤、骨骼和泌尿生殖道等器官。

（一）病因与发病机制

皮炎芽生菌是温度依赖性双相真菌，在自然环境中为菌丝相，产生分生孢子，气雾化吸入即可感染。在37℃培养基和组织中为酵母相，直径5~20μm，胞壁厚而折光，产生单个宽基出芽。

菌丝相的分生孢子吸入后，皮炎芽生菌即转为酵母相，引起肺感染。多数病人为无症状血源性播散。皮肤损害即是血源性播散的表现。宿主对皮炎芽生菌感染的细胞免疫反应中T细胞和巨噬细胞都起重要作用，中性粒细胞可能起作用。免疫受抑制者病情常更严重。

（二）临床表现

1. 肺芽生菌病　大多数吸入芽生菌孢子者无临床症状。有症状发生时，常为急性自限性流感样症状，典型表现有发热、寒战、头痛、咳嗽。半数患者胸部X线检查有异常，呼吸道分泌物真菌培养阳性。

2. 肺外芽生菌病　40%~80%临床上诊断为芽生菌病的患者都有肺外播散性疾病，最常受累的部位是皮肤、骨、男性泌尿生殖道，尤其是睾丸。

(1) 皮肤损害：典型的皮肤损害呈疣状或溃疡性，疣状损害早期为丘疹或脓疱，边缘渐隆起，伴有焦痂形成，揭之有脓液溢出（图15-74）。大的损害周围常有小的微脓肿，中心有自愈倾向，并伴有细小的色素减退性萎缩性瘢痕，周围边界向一边扩展，呈半圆形，匍匐状，约50%的患者有多发性损害。溃疡性皮肤损害为典型的浅表性和红斑性基底，触之易出血。足部皮损常因病原菌直接植入创伤的皮肤而引起，并限于局部皮肤，数周或数月后自愈。约1/4的患者有口腔和鼻黏膜损害。

(2) 其他：1/3的患者有骨损害，表现为骨髓炎。最常受累的有胸椎和腰椎、骨盆、骶骨、头颅骨、肋骨和四肢长骨。有些病例可扩展到皮下组织，形成大的脓肿，临床上表现为受累部位疼痛和触痛。1/3男性患者可发生前列腺、精囊、睾丸感染，表现为腹部闷痛或阴囊肿胀感，1/4的患者有白细胞增多、贫血，2/3的患者血沉加快，3/4的患者有高球蛋白血症。

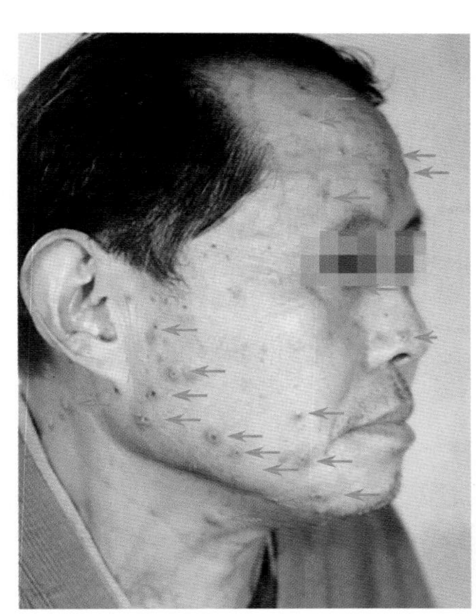

图15-74　芽生菌病典型的皮肤损害呈疣状丘疹丘疹或脓疱，边缘渐隆起，中心溃疡伴有焦痂形成（红色箭头）（四川大学华西医院　冉玉平惠赠）

（三）实验室检查

1. 直接检查　取脓液、痰、病灶周围组织、骨组织或其他体液标本加10%KOH溶液处理后直接镜检，可见8~15μm，单个双层厚壁的出芽细胞，芽颈宽（图15-75），发芽细胞可长至与母细胞等大。

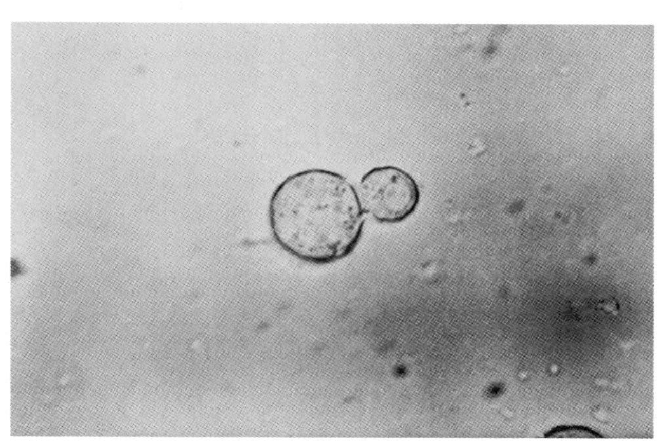

图15-75　从芽生菌病皮肤损害取脓液加10%KOH溶液处理后直接镜检，可见8~15μm，单个双层厚壁的出芽细胞，芽颈宽（四川大学华西医院　冉玉平惠赠）

2. 培养　接种标本于沙堡弱琼脂或脑心浸膏血琼脂上，同时进行37℃和25~30℃的培养。37℃培养时可产生酵母相菌落和假菌丝，可见单个和多个出芽细胞，类似于组织中的形态，37℃培养不产生特征性小分生和大分生孢子。25~30℃培养时开始呈酵母样生长，然后迅速生长形成菌丝，形成白色棉花样菌落。菌丝直径2~3μm，有分隔。培养2~3周后形成短的侧生分生孢子，直径2~10μm，圆形或微卵圆形，单个、透明、壁光滑。有些菌株分生孢子呈梨形，随着分生孢子大量产生，菌落表面变平，呈粉状或颗粒状。

（四）组织病理

为化脓性和肉芽肿性混合反应，在炎症部位，尤其是巨细胞内可见厚壁出芽的真菌。在皮肤损害中可见特征性的假上皮瘤样增生。

（五）诊断及鉴别诊断

由标本中镜检发现特征性出芽细胞可初步诊断，但最后确诊应根据培养结果。皮炎芽生菌的细胞易与杜波变种组织胞浆菌相混淆，前者芽基部宽，而后者芽基部窄。该菌胞浆不染色，应与新型隐球菌相鉴别。皮炎芽生菌病的皮肤损害应与鳞状细胞癌、结核、三期梅毒、麻风、葡萄球菌感染、溴中毒所致的慢性皮肤损害相鉴别。

（六）治疗

根据本病的类型和免疫状况确定治疗方案（表15-15）。

脓肿和慢性病变组织可切开引流和切除。

1. 美国传染病学会芽生菌病治疗原则

(1) 轻至中度肺或播散性芽生菌病应以伊曲康唑治疗，200mg每天1~2次，持续6~12个月，以达到真菌学治愈，防止再发。氟康唑疗效不如伊曲康唑。如病人不能服用伊曲康唑，亦可用氟康唑，剂量应增至每天400~800mg，持续6~12个月。

表 15-15 芽生菌病的治疗[a]

疾病	初始治疗	替换治疗
肺炎	AmB 脂质体，3~5mg/kg 或 AmB 脱氧胆酸盐，0.7~1.0mg/(kg·d)(总剂量：1.5~2.5g)	伊曲康唑 200~400mg/d(一旦患者病情稳定)
散播性		
CNS	AmB 脂质体，3~5mg/kg 或 AmB 脱氧胆酸盐，0.7~1.0mg/(kg·d)(总剂量：至少 2g)	氟康唑 800mg/d(若患者对全程 AmB 不能耐受)
非 CNS	AmB 脂质体，3~5mg/kg 或 AmB 脱氧胆酸盐，0.7~1.0mg/(kg·d)(总剂量：1.5~2.5g)	伊曲康唑 200~400mg/d(一旦患者病情稳定)
免疫功能正常的患者 / 非威胁生命的疾病		
肺部或播散性(非 CNS)	伊曲康唑 200~400mg/d 或 AmB 脂质体 3~5mg/(kg·d)或 AmB 脱氧胆酸盐 0.5~0.7mg/(kg·d)(对伊曲康唑不能耐受者的患者或者治疗过程中疾病进展)	氟康唑 400~800mg/d 或酮康唑 400~800mg/d
免疫受损患者[b]		
各种感染	AmB 脂质体，3~5mg/kg 或 AmB 脱氧胆系酸盐，0.7~1.0mg/(kg·d)(总剂量：1.5~2.5g)	伊曲康唑 200~400mg/d(非中枢神经统疾病，临床表现改善)

[a] 治疗通常持续 6~12 个月。对于骨关节疾病，通常需要 12 个月的疗程。[b] 伊曲康唑的辅助治疗可考虑用于免疫功能持续受损的患者。氟康唑(800mg/d)可能对中枢神经系统感染或不能耐受伊曲康唑的患者有用。

省略词：AmB，两性霉素 B；CNS，中枢神经系统。

(2) 严重肺或播散性芽生菌病，所有中枢神经系统感染，以及大多数免疫抑制病人，初治就应选用两性霉素 B，剂量为 0.7~1mg/(kg·d)，总量可用到 1~2g，或待临床病情改善后，改为伊曲康唑 200mg，2 次 /d，整个疗程 6~12 个月。

2. 伏立康唑和泊沙康唑 新一代唑类药物，伏立康唑和泊沙康唑在体外试验和动物实验中均显示出抗皮炎芽生菌活性。有伏立康唑治疗中枢神经系统芽生菌病成功的病例报道。

(七) 预后

原发性肺芽生菌病多数病例可自愈，少数可以转变成播散性芽生菌病。慢性皮肤及骨骼芽生菌病预后较佳。接种性芽生菌病局部淋巴结可肿大，但可自愈而不扩展。

五、球孢子菌病

球孢子菌病(coccidioidomycosis)是由粗球孢子菌(*Coccidioides immitis*)引起的一种急性或慢性感染性疾病。由呼吸道感染，主要影响肺，偶尔通过血液循环播散到皮肤、皮下组织、骨和脑膜。本病属于地方性真菌病，好发于美国西南部、美洲中部以及南部沙漠地区，1958 年在天津发现我国首例原发性皮肤球孢子菌病，患者为归侨，曾在流行区居住过。

(一) 病因与发病机制

本病主要由粗球孢子菌引起，此菌属双相型真菌，在人或动物组织内呈大的厚壁球囊，很易识别。球囊通过内部胞浆分裂形成内生孢子，充满球囊。在组织内球囊破裂后释放内生孢子，每个内生孢子又可发展形成新的球囊及内生孢子。在自然界和标准培养基上 25℃条件下为菌丝型，镜下可见透明的分隔菌丝和长方形关节孢子。关节孢子被释放到空气中，具有很强的传染性。

吸入关节分生孢子到达终末细支气管层面，几乎都会引起球孢子菌感染。真菌增生引起肉芽肿性炎症和急性炎症，局灶性肺炎常伴有同侧肺门淋巴结病。其他部位的损害则是血行性播散所致。感染后数周内，正常即有牢固的 T 细胞免疫发生，以制止真菌繁殖，感染也可能是在损害未被清理的情况下受控的，这样当宿主细胞免疫削弱时，蛰伏的感染又会活化，或发生二次感染(图 15-76，表 15-16)。

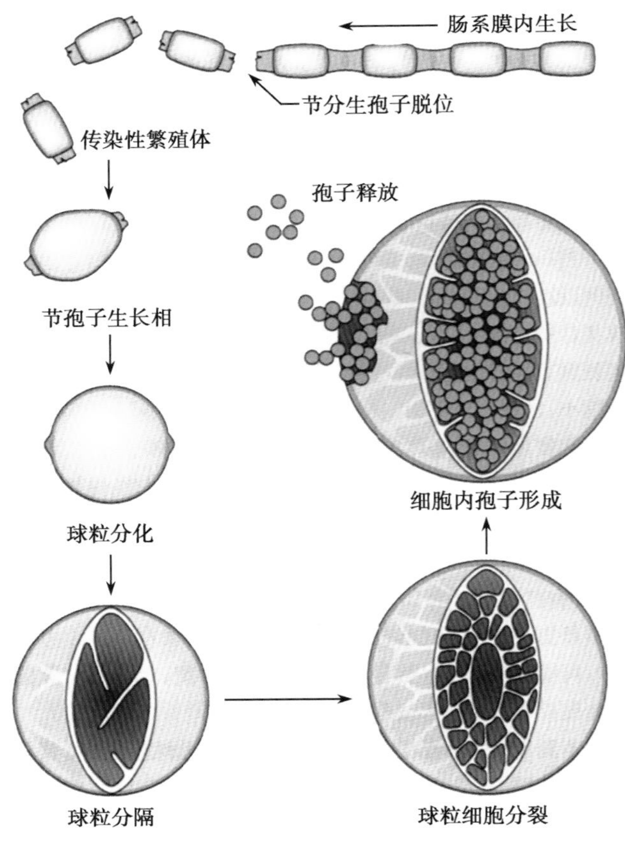

图 15-76 粗球孢子菌的生命循环

表 15-16　球孢子菌病的临床特征

特征	摘要
病原真菌	粗球孢子菌和波萨球孢子菌
主要地区分布	西半球下索诺兰沙漠地带，包括亚利桑那州部分地区，加利福尼亚州，新墨西哥州，得克萨斯州西部，中美和南美洲
主要感染途径	呼吸道（吸入节分生孢子）
主要病变部位	肺最常见；蔓延至皮肤、骨、脑膜和其他内脏者虽罕见，但甚严重
免疫缺陷宿主机会性感染	T- 淋巴细胞缺陷或接受大剂量皮质激素治疗的患者，常致弥散性肺炎和广泛扩散性感染

（二）临床表现

1. 原发性肺球孢子菌病　吸入粗球孢子菌子，可引起肺原发性感染。仅 40% 的感染者出现症状，潜伏期 1~4 周后，临床表现为轻中度流感样症状，包括发热、胸痛、咳嗽、不适、寒战、盗汗、关节痛和厌食等。胸片检查约 50% 病例为节段性肺炎改变，约 30% 的病例可见肺部轻度浸润，20% 可见肺门淋巴结肿大或胸膜渗液。此外，也可发现肺部存在厚壁或薄壁的空洞、纵隔淋巴结肿大、单发或多发结节。在 1~3 周内，多数病例的胸片检查异常可逐步恢复。

2. 皮肤球孢子菌病　原发性皮肤球孢子菌病少见，呈下疳样损害。大多数由于病原菌通过血液循环播散至皮肤引起。表现为结节性红斑或多形红斑，也可见皮下蜂窝织炎和脓肿、多发性瘘管。面部损害可呈疣状肉芽肿。损害组织活检可查到球孢子菌。本型可自愈，也可播散全身，侵犯其他器官。

3. 播散性球孢子菌病　仅不到 1% 的球孢子菌感染者，病原菌通过血液循环播散引起播散性球孢子菌病。免疫抑制和免疫受损的患者及 HIV 感染的患者易发生播散性球孢子菌病。可累及皮肤、软组织、骨骼、关节、脑脊膜、泌尿生殖系统、胃肠系统等处。如不治疗，可迅速恶化死亡。

（三）实验室检查

取痰、脓液标本加 10% KOH 直接镜检圆形厚壁孢子，30~60μm 大小，内含 2~6μm 直径的内生孢子。

1. 培养　粗球孢子菌为双相真菌，37℃培养可产生酵母相（组织相），室温条件下生长迅速，3~4 天可形成白色膜状菌落，周围长出菌丝，很快变成棉花样菌落，随着关节孢子的增多，菌落颜色不断加深变成黄色或棕色，即菌丝相。

2. 血清学检查　主要有补体结合试验、沉淀试验、乳胶凝集试验、荧光抗体检测和外抗原试验。

（四）组织病理

肺部早期损害为化脓性反应，较大的孢子囊周围的炎症反应呈肉芽肿性。在组织内可见典型的特征性的孢子囊，但在 70% 切除的损害里可见到菌丝体和关节孢子。在 HE 染色、见真菌由大的厚壁小球构成，直径可达 80μm，其内含小的内生孢子（2~4μm），GMS 和 PAS 染色的组织切片中能使球孢子菌着色。

（五）诊断及鉴别诊断

根据临床表现、直接镜检和组织标本中球孢子菌即可诊断。

播散性球孢子菌病应与结核病、芽生菌病、放线菌病、金黄色葡萄球菌引起的化脓性感染相鉴别。球孢子菌性脑膜炎应与芽生菌病、结核病、三期梅毒、新型隐球菌和细菌所致的脑膜炎相鉴别。

（六）治疗　（表 15-17）

表 15-17　球孢子菌病的治疗

首选药物	无并发症的肺炎无须抗真菌治疗；进行性感染可用氟康唑或伊曲康唑
备用药物	两性霉素 B（弥漫性肺炎或迅速进行性感染）；伏立康唑

1. 唑类药物　由于很多球孢子菌感染都是慢性的，初期治疗常为唑类药物口服，如酮康唑，氟康唑，伊曲康唑等，剂量都是每天 400mg 或更大，持续 1 年以上。约 2/3 病例治疗有效。氟康唑治疗球孢子菌脑膜炎有效，停药又复发，很多病人都须长期甚至终生治疗。非脑膜炎性球孢子菌病时，氟康唑和伊曲康唑效果相似。在脑膜炎患者，伊曲康唑无效。

2. 两性霉素 B　唑类药物治疗无效的病例，两性霉素 B 仍为合理选项。剂量为 0.4~1mg/（kg·d），累积药量 0.5~3g。脑膜炎患者两性霉素除静脉给药还需要鞘内给药。

慢性空洞性损害的患者或严重的急性原发性肺感染者，可行肺切除术。

3. 泊沙康唑、伏立康唑和卡泊芬净　目前用于难治性病例的药物包括泊沙康唑和伏立康唑，有体外试验证实有效，但并没有它们和其他唑类药物的对照试验。之前有报告卡泊芬净（一种棘白菌素）成功治疗球孢子菌病。伏立康唑已经成功用于脑膜炎患者。

4. 手术治疗　手术切除坏死组织亦常属必要，以防由特异性损害引起的相关病变。

（七）病程与预后

在流行地区大多数受感染的居民不发生疾病，或症状较轻，能自愈。无症状的患者球孢子菌素皮肤试验阳性，表明既往有感染。非脑膜炎型播散性球孢子菌病，如果不治疗，死亡率达 50%。脑膜炎型如不治疗，两年内死亡率达 100%。

六、荚膜组织胞浆菌病

荚膜组织胞浆菌病（histoplasmosis capsulatum）是一种传染性很强的地方真菌病。主要见于北美和中美洲。常由呼吸道传染，先侵犯肺，再波及其他单核巨噬系统如肝、脾，也可侵犯肾、中枢神经系统及其他脏器。本病由荚膜组织胞浆菌所引起。

（一）病原及流行病学

本病广泛分布于世界 30 多个国家，流行最多的是美国东部和中部地区。我国首例于 1955 年在广州发现，患者为归侨，以后国内又有数例报道，多为归侨。在流行区，80% 的成人皮肤试验阳性。60 岁以上和 10 岁以下婴幼儿的患者多见，儿童患者易发展为进行型。

（二）病因与发病机制

荚膜组织胞浆菌荚膜变种（*Histoplasma capsulatum var. capsulatum*）是一种温度依赖性双相真菌。在外界温度 <35℃时，它以菌丝相出现，产生分生孢子，有表面指状凸起像齿轮状大分生孢子（直径 8~14μm）和小分生孢子，前者可用于实验室鉴定，后者可能就是传染形式。小分生孢子吸入肺泡，引起局限性肺感染。数周后，被荚膜组织胞浆菌抗原特异性致敏的 T 细胞，激活巨噬细胞，后者才能杀死胞内真菌。发生严重感染者大多数都是免疫缺陷宿主。

发病程度决定于吸入的分生孢子数，也决定于宿主的免疫反应（图 15-77）。免疫低下者吸入少量分生孢子也能发生严重肺感染，或急性显症性播散性组织胞质菌病。

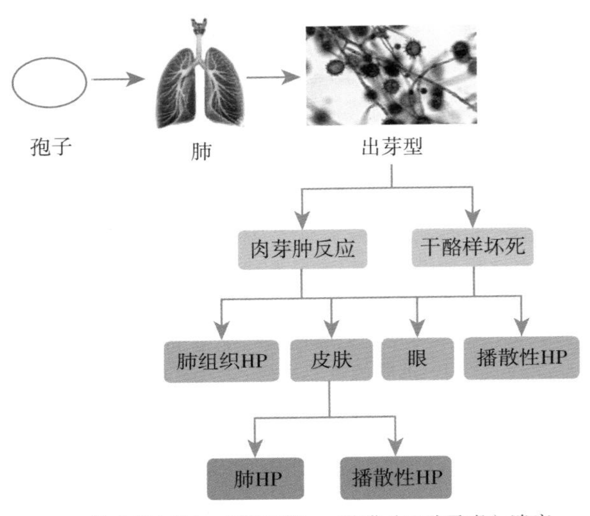

图 15-77　组织胞浆菌病（Histoplasmosis，HP）发病机制

（三）临床表现

1. 肺组织胞浆菌病

（1）良性无症状型：90%~95% 的感染者为良性无症状型。感染者仅通过皮肤试验证明既往感染过，或常规胸部 X 线检查时发现粟粒性钙化点。

（2）轻症感染：患者仅有无痰咳嗽、胸痛、呼吸短促、声音嘶哑等感冒症候。

（3）中度感染：可有发热、盗汗、体重减轻，稍有发绀，间有咯血，有时可从患者痰及骨髓中培养出病原菌。

（4）急性肺部感染：有流感样症状和胸痛。患者有干咳，或出现发热、不适、寒战、肌痛、体重减轻、声嘶、发绀、盗汗等症状。胸部 X 线检查显示弥漫性或散在性损害。关节炎或关节病皮肤损害可见结节性红斑或多形红斑。该型常为自限性，潜伏期通常为 10~15 天。荚膜组织胞浆菌感染深重和免疫抑制宿主，急性肺组织胞浆菌病可能危及生命。

（5）慢性肺部感染：多见于成人。有些患者曾有过急性组织胞浆菌病，或为原发性肺部感染的结果，呈慢性空洞。症状类似空洞型肺结核，有低热、间歇性咳血、咳痰，可引起肺气肿或发展为播散型。

2. 播散性组织胞浆菌病　大多发生在免疫抑制病人，像 CD4 计数 <150/μL 的 AIDS 病人，婴儿，血癌病人，器官移植受体，接受皮质激素治疗期间等。临床症侯有呼吸困难，肝脾大，皮肤黏膜损害等。皮肤损害有红斑、丘疹、结节、脓疱、瘀斑、紫癜、剥脱性皮炎、肉芽肿性溃疡、脓肿、蜂窝织炎和脂膜炎。

慢性进行性播散性组织胞浆菌病是致死性病变，主要见于无已知免疫抑制的中年和老年人。播散性感染时，几乎任何脏器都有受累，以 AIDS 病人较多。皮肤损害也以 AIDS 病人较多，为丘疹、脓疱或溃疡性损害。

3. 儿童暴发性感染　流行区 1 岁以下儿童患者多为暴发性感染，死亡率很高，多于数天内死亡。

（四）实验室检查

组织胞浆菌病的确诊实验室培养有组织胞浆菌生长。组织取样，支气管肺泡灌洗液，痰，血等，都可用于培养。急病患者应由组织病理活检观察到 2~4μm 卵形芽殖酵母，从而尽快作出印象诊断。血清学检查在某些类型组织胞浆菌病的诊断中能起到重要作用。现已有补体结合（CF）法（利用两种不同抗原）和免疫扩散（ID）法。酶免疫法检查尿和血清中荚膜组织胞浆菌多糖抗原，可诊断 AIDS 病人的播散性感染。荚膜组织胞浆菌素皮试意义不大。地方性流行区成人大多皮试阳性，因此前与该真菌已有过接触。

组织病理　真皮可见大量包含群集性圆形到卵圆形酵母菌样的巨噬细胞，真菌直径常达 5μm，薄壁，嗜碱性胞质与真菌细胞壁之间有一个透明晕分割。

（五）诊断

依据实验室检查而确诊。

（六）治疗

1. 治疗原则　美国真菌研究组和传染病学会组织胞浆菌病治疗原则：轻型和中型组织胞浆菌病，首选药物是伊曲康唑，危及生命的严重感染或有 HIV 感染则为两性霉素 B。两性霉素 B 脂质体制剂能减轻肾脏毒性，但价格较贵。氟康唑作用较差，应考虑为二线药物。酮康唑因肝毒性已为二线药物。

2. 新型三唑类制剂　新型三唑类药物伏立康唑和泊沙康唑体外实验显示可以治疗组织胞浆菌，并有成功用于各型组织胞浆感染的个案报道。

3. 手术治疗　大的肺部空洞及肉芽肿性损害可考虑手术切除。为了防止手术时病变播散或加重，可预防性给予两性霉素 B。

（七）预后

急性肺组织胞浆菌病一般是自限性疾病。需要治疗的病人，经抗真菌药物治疗一般都能迅速奏效。但慢性空洞性肺组织胞浆菌病收效常差。

七、非洲组织胞浆菌病

非洲组织胞浆菌病（african histoplasmosis）又称杜波组织胞浆菌病（histoplasmosis duboisii），病原菌为荚膜组织胞浆菌的一个变种，称杜波变种(*Histoplasma capsulatum var. duboisii*)，毒力稍弱。可侵犯皮肤、骨骼和淋巴结，多为局限性，预后良好。酵母期孢子较大，圆形或卵圆形，7~15μm。在组织切片、脓液涂片或培养物中，其大小和厚壁类似皮炎芽生菌。出芽的细胞芽颈细，子细胞可与母细胞等大而不分离。1990 年吴绍熙曾发现国内首例杜波变种感染者。

（一）临床表现

发病缓慢，主要感染部位是皮肤、皮下组织和骨骼。广泛播散的感染波及其他器官时表现为一种发热性、消耗性疾病，如不治疗，数周或数月内可死亡。

皮肤损害多见于面部和躯干，开始为丘疹，可成群出现，融合成斑块，或呈环状损害，或类似传染性软疣。丘疹和斑块可发生溃疡和继发其他真菌或细菌感染，类似恶性肿瘤。皮下结节初起发热、发硬，以后变冷，能活动，可化脓，破溃后形成溃疡和瘘管，并伴有全身或局部淋巴结及骨受累。损害常为无痛性。30% 患者可能有骨髓炎、脊柱、肋骨、颅骨、胸骨和长骨感染。

口咽黏膜、肠道、肝、脾也可受累，伴有或不伴有持续发热、贫血、体重减轻。组织反应为化脓性和肉芽肿性，在巨细胞内可找到病原体。

10%~20% 患者中枢神经系统可受累，10%~20% 患者有发热、低血压、肝肾衰竭。

（二）诊断及鉴别诊断

根据临床表现、X 线检查证实有局部骨损害和脓液标本中或活检标本中发现大的出芽细胞，结合患者居住和旅游史可做出诊断。

应用单克隆抗体技术可与荚膜组织胞浆菌病相区别。此外，还应与其他深部真菌病、化脓性细菌感染、骨感染性疾病、皮肤结核、传染性软疣等相鉴别。

（三）治疗

1. 首选两性霉素 B，0.5~0.7mg/(kg·d)，总量 1~2g。
2. 氟康唑，每天 200~400mg 顿服，至少 6 个月。

八、马尔尼菲蓝状菌病

内容提要

- 我国先后由李菊裳、韦兴国等于 1985 年报告本病。
- 主要见于免疫障碍者，如艾滋病患者。在我国，银星竹鼠是其重要宿主。
- 在组织细胞内为有分隔的腊肠样酵母细胞，常温培养产生红色色素为其特征。
- 治疗选择有二性霉素 B、伊曲康唑等。

马尔尼菲蓝状菌病(*Talaromycosis marneffei*)既往称马尔尼菲青霉菌病(*Penicilliosis marneffei*)主要侵犯网状内皮系统，与组织胞浆菌类似。马尔尼菲蓝状菌感染人群局限于东南亚地区，尤其是泰国、越南和南亚地区如印度。我国先后由李菊裳、韦兴国等于 1985 年正式报道。中国的广西、广东和东南亚地区是马尔尼菲蓝状菌病的地方性流行区，竹鼠是马尔尼菲蓝状菌的携带动物。美国等其他国家也有报道，但感染源多来自东南亚。马尔尼菲蓝状菌病近年来随 HIV 感染的增加发病率明显上升。

（一）病因与发病机制

马尔尼菲蓝状菌既往称为马尔尼菲青霉，Samson 于 2011 系统进化分析发现应该归于蓝状菌属，故更名。马尔尼菲蓝状菌属于双相型真菌：在组织中呈酵母相，在室温培养呈菌丝相。

认为通过吸入含马尔尼菲蓝状菌孢子的粉尘而引起感染，并可经血行播散至全身各个内脏器官，并非竹鼠直接传染给人类。竹鼠(在我国主要是银星竹鼠)是马尔尼菲蓝状菌的天然宿主，通过粪便排出该病原菌而污染环境。竹鼠咬过的甘蔗被人吃后可能传播此病。随着人流和物流的日趋频繁，马尔尼菲蓝状菌病的流行区域有可能扩大。患者本身潜在性疾病或应用免疫抑制剂等，也可能是重要的诱发因素。近来全世界报道的病例主要继发于艾滋病。

（二）临床表现

1. 单核巨噬细胞系统损害　主要表现为发热、贫血、咳嗽、表浅淋巴结肿大、肝脾肿大。最初多见于结核病、血液病、霍奇金淋巴瘤患者，近来随着艾滋病患者增加，播散性马尔尼菲蓝状菌病发病率逐渐增高。

2. 局限型　罕见，继发于其他疾病，常被原发疾病症状所掩盖，极易误诊。冉玉平教授团队 2012 年报道一例原发性口腔马尔尼菲蓝状菌病，最初被误诊为皮肤黏膜利什曼病，经组织病理、分子测序和透射电镜确认病原菌为马尔尼菲蓝状菌(图 15-78，图 15-79)，口服伊曲康唑治愈。

3. 进行性播散型　多见，患者肺部受累可表现为呼吸道症状，也可累及全身骨骼，其他常见表现为全身淋巴结肿大、贫血、肠穿孔、肝脾肿大等。

4. 皮肤损害　68%~71% 患者有皮肤和皮下损害。常见为广泛的丘疹、结节、溃疡，多发生于面部、耳廓(图 15-80)，合并 HIV 感染者在头面部、躯干上部、手臂可见到密集分布粟粒至绿豆大暗红色丘疹，部分顶端有脐凹或血痂，似传染性软疣(图 15-81)。皮损也可表现为多发性皮下脓肿，脓肿黄豆至鸭蛋大，开始质硬后有波动感。穿刺抽出黄色脓液。生殖器溃疡也有报道，直径为 1~3cm，口腔损害包括丘疹或溃疡。

（三）实验室检查

1. 细胞学检查　取骨髓涂片、皮肤印片或淋巴结活检组织作瑞氏染色，可见圆形或卵圆形有明显横隔的细胞，常在巨噬细胞内(图 15-82，图 15-83)。

2. 真菌培养及镜检　标本接种于沙堡培养基，25℃培养为菌丝相，37℃培养为酵母相(图 15-84)。

3. 组织病理　在组织细胞内外和坏死组织中有圆形或卵圆形孢子，HE 染色呈蓝色，周围有空晕环绕，应与组织胞浆菌相鉴别。

（四）诊断

培养出马尔尼菲蓝状菌为诊断金标准，骨髓培养阳性率为 100%，皮损为 90%，血培养为 76%。感染中毒症状、白细胞增高或降低、多器官病变、皮肤及多器官脓疡；皮肤有丘疹、结节、传染性软疣样损害、痤疮样小脓疱、皮肤脓肿和溃疡；患者来自疫区或曾到过疫区；取骨髓涂片、皮肤印片或淋巴结活体组织瑞氏染色后镜检，可见到典型圆形或卵形有明显横隔的酵母细胞，常在巨噬细胞内。

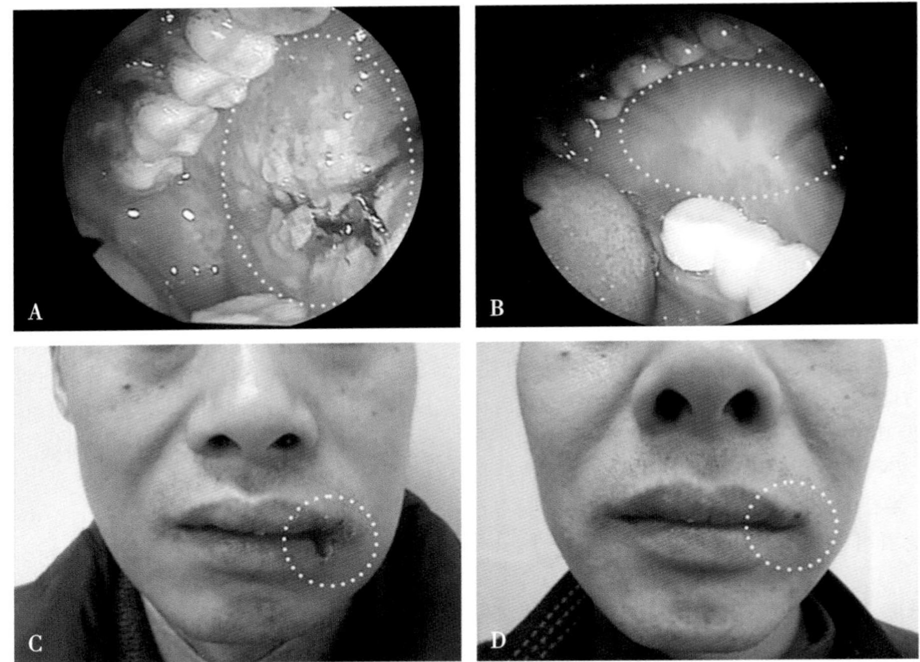

图 15-78 口腔颊黏膜及口角局限性马尔尼菲蓝状菌病治疗前后(四川大学华西医院 冉玉平惠赠)

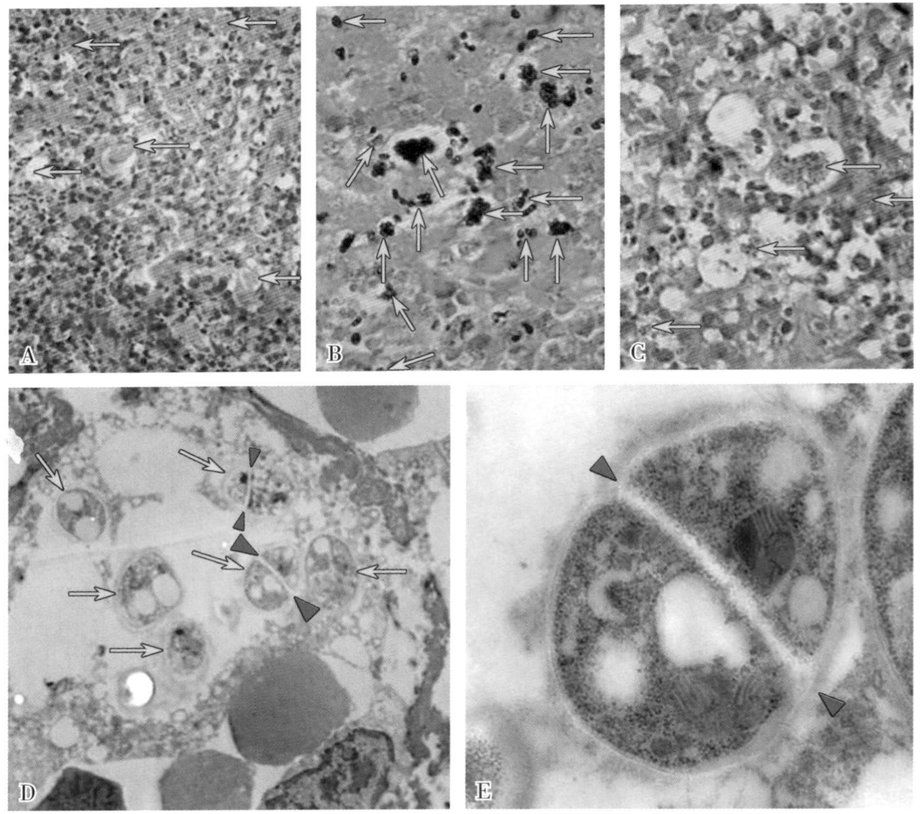

图 15-79 口腔颊黏膜局限性马尔尼菲蓝状菌病病理检查

口腔颊黏膜局限性马尔尼菲蓝状菌病病理检查发现大量圆形至卵形的酵母细胞被巨噬细胞吞噬，聚集成团，部分有横膈。(A) HE×400，(B) PAS×1 000，(C) GMS×1 000。透射电镜观察到一个巨噬细胞吞噬了 6 个酵母细胞，其中 2 个酵母细胞有横膈(D) ×4 000。一个放大酵母细胞可见典型的横膈，此是马尔尼菲蓝状菌的特征性结构。(E) ×16 000(四川大学华西医院 冉玉平惠赠)。

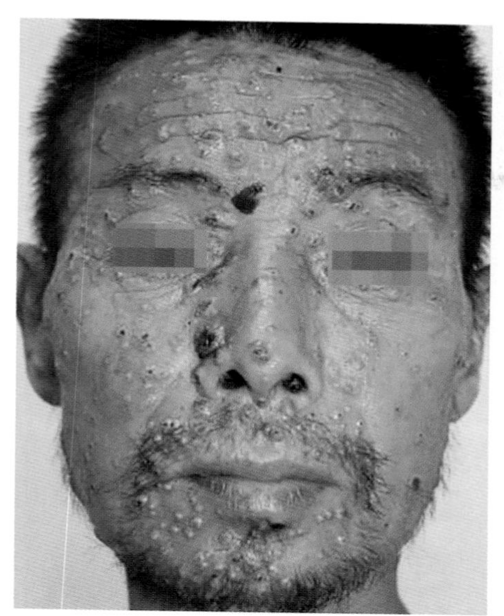

图 15-80　马尔尼菲蓝状菌病
面部密集播散分布粟粒至绿豆大暗红色丘疹，部分顶端有脐凹或血痂（四川大学华西医院　冉玉平惠赠）。

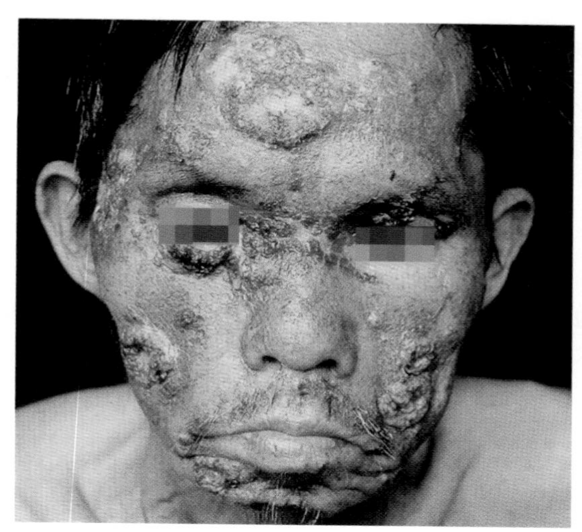

图 15-81　马尔尼菲蓝状菌病（广东医科大学　李顺凡惠赠）

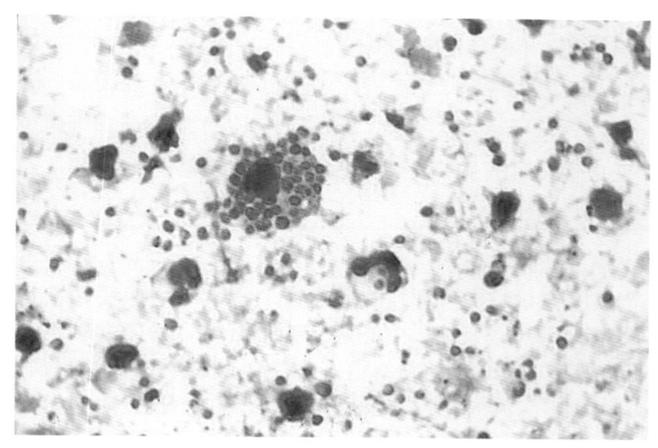

图 15-82　马尔尼菲蓝状菌，面部脓液涂片（革兰氏染色 ×1 000）

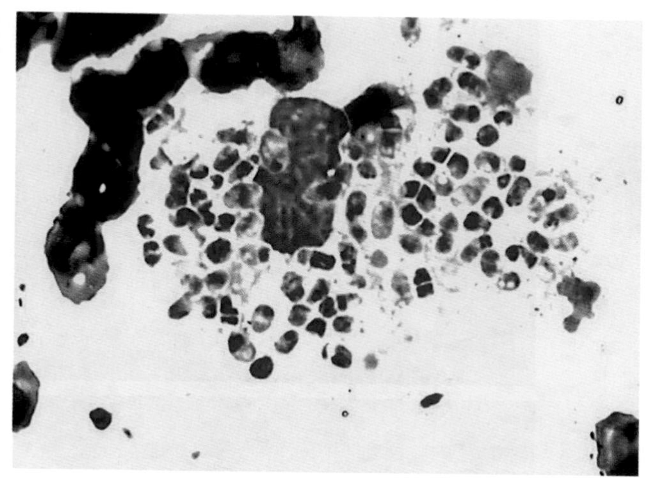

图 15-83　马尔尼菲蓝状菌，骨髓涂片可见大量腊肠样酵母细胞，中间有分隔（瑞氏染色 ×1 000）（四川大学华西医院　冉玉平惠赠）

（五）鉴别诊断

应与其他播散性真菌病，如组织胞浆菌病和隐球菌病鉴别。这两种疾病也可发生于地方性流行地区的艾滋病人。其中主要应与隐球菌病鉴别，两病临床表现有相似之处，组织病理都有细胞内孢子，但马尔尼菲蓝状菌经特殊染色有特征性的腊肠型分隔酵母细胞，真菌培养可以鉴别。

（六）治疗

监测潜在疾病，HIV 感染及免疫抑制，全身用抗真菌药物，轻症患者首选伊曲康唑等唑类；重症患者用两性霉素 B。治疗应有足够的时间。复发者可维持治疗，并需终身预防性使用抗真菌药。

（1）两性霉素 B：对马尔尼菲蓝状菌的 MIC 为 0.04~1.56mg/L，从 1mg/d 开始逐渐加量至 1mg/（kg·d），不能耐受者可用两性霉素 B 脂质体，疗程 2 周或更长。早期治疗，常可收到一定的疗效，当病情趋向晚期则治疗较棘手，预后较差。

（2）5- 氟胞嘧啶：马尔尼菲蓝状菌对 5-FC 敏感，MIC 为 0.04mg/L，可两性霉素 B 和 5-FC 联合应用。

（3）伊曲康唑：对马尔尼菲蓝状菌的 MIC 为 0.04mg/L。口服 0.2g/ 次，每天 2 次，治疗 2 周体温正常，皮疹、咳嗽减轻，治疗 1 个月所有症状消失，X 线检查肺部炎症亦吸收。症状控制后剂量改为每天 1 次 0.2g，长期维持治疗。

（4）氟康唑：氟康唑对马尼尔菲蓝状菌 MIC 为 50mg/L，亦可试用。但疗效不如伊曲康唑好。

（5）酮康唑：对马尔尼菲蓝状菌 MIC 为 0.04mg/L，有报道用酮康唑 400mg/d 治疗 1 个月显效，减量至 200mg/d 后症状复发，再加至 400mg/d 治疗无效，改用两性霉素 B 5~50mg/d 治疗 1 个月而痊愈。因口服肝毒性大，现国内已停止使用。

（6）免疫治疗：积极采用免疫辅助治疗。

（七）病程与预后

本病早期及时治疗常可收到一定疗效，若不治疗，死亡率达 91.3%。当病情发展成晚期，治疗相当困难，预后较差。而免疫功能低下者，预后不良，尤其并发于艾滋病患者。

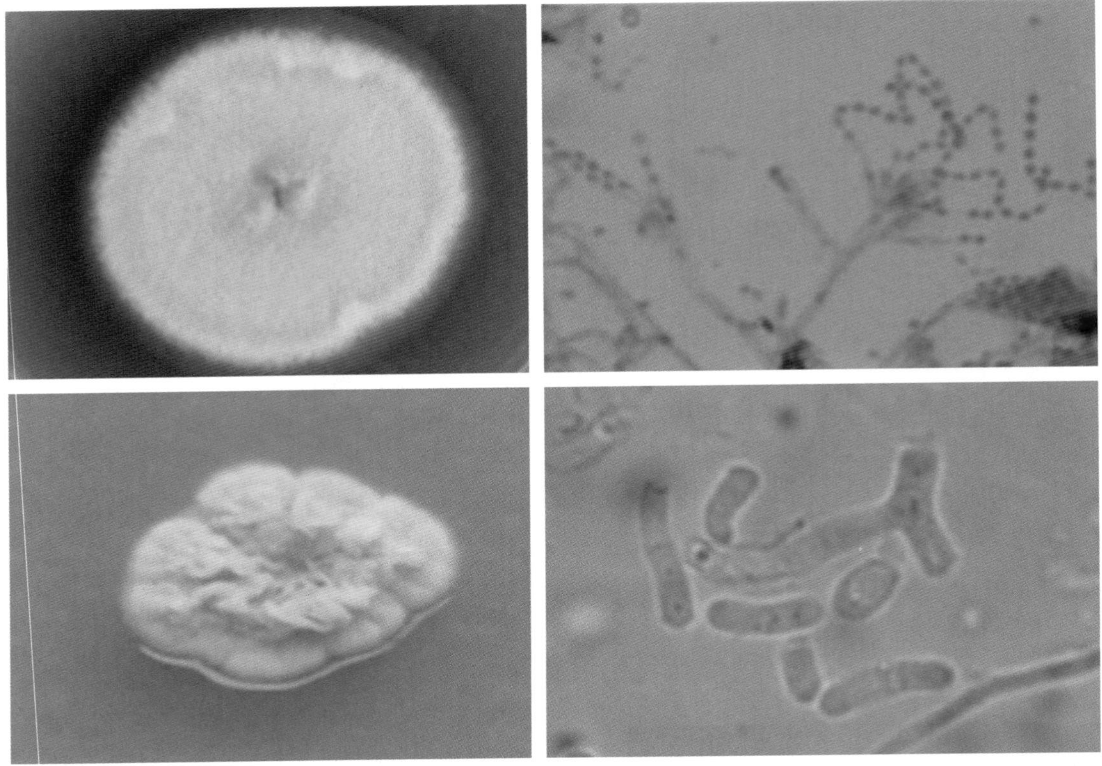

图 15-84　皮损接种于沙堡弱培养基（SDA）25℃培养呈绒毛状菌丝相，产生酒红色色素向培养基扩散；小培养可见帚状枝和链状分生孢子（美兰染色，×400）；37℃培养呈淡黄色脑回状酵母相，镜下见腊肠状分隔孢子（×1 000）（四川大学华西医院　冉玉平惠赠）

九、曲霉病

曲霉病（aspergillosis）由曲霉属（*Aspergillus*）的多种曲霉菌种所引起。常侵犯皮肤、黏膜、肺、脑、眼、耳、鼻窦、胃肠道、神经系统和骨骼，引起急性炎症和慢性肉芽肿改变。本病为外源感染，主要感染途径为呼吸道，并可侵入血流播散至全身。其次为皮肤创伤性接种感染。

（一）病因与发病机制

曲霉为常见的腐生菌之一，存在于空气灰尘、土壤及腐烂的有机物中，鸟类尤其是鸽粪易受曲霉感染。主要致病菌种有烟曲霉、黄曲霉、构巢曲霉等。

曲霉为条件致病菌，在免疫功能低下或中性粒细胞减少时，曲霉可经破损的皮肤黏膜或呼吸道进入人体。曲霉具有细胞毒性抗原片段，可与肺曲霉患者的 IgG、IgE 特异性结合，通过细胞毒性和变态反应起致病作用（表 15-18）。

表 15-18　曲霉病概要

真菌病原	曲霉：烟曲霉、黄曲霉、黑曲霉、土曲霉
主要分布	广泛存在：人类栖息场所、土壤、水、空气、植物
主要感染途径	孢子吸入
主要致病部位	肺、胸膜、皮肤、眼、神经系统、心内膜、外耳、鼻、骨髓
免疫缺陷宿主的机会性感染	侵袭型，肺

（二）临床表现（表 15-19）

可分为原发性皮肤曲霉病与继发性皮肤曲霉病。前者主要为致病菌直接侵入皮肤的破损部位，后者常为血源性播散，而大多自肺或上颌窦入侵扩散。

表 15-19　曲霉病临床主要类型

侵袭性病变（免疫缺陷）	哮喘（空气传播的分生孢子所致）
曲霉肿（肺上叶空洞，真菌球）	侵袭性气道病
线表性支气管病	支气管中心肉芽病
外源性变应性肺泡炎（与病原接触 4 小时后发生）	胸膜病（结核术后发生）
混合型	局限性病变（耳曲霉病，鼻窦炎，眼内炎，声带曲霉病）
变应性支气管肺病（嗜酸性粒细胞性肺炎）	心内膜炎（心脏手术后）

1. 肺曲霉菌病

（1）过敏性支气管肺曲霉菌病：此型为Ⅰ型变态反应，也可能有Ⅲ型变态反应。主要见于制曲车间工作的酿酒工人和收获季节的农民，常在吸入含有曲霉孢子粉尘 8 小时内发病，有眼睛刺痒、流泪、咳嗽、咯痰、胸闷、气短、哮喘、发热、关节疼痛、头晕，甚至虚脱。病程至数日，痰中有大量嗜酸性粒细胞，血中 IgE 升高，嗜酸性粒细胞增多，肺部 X 线检查可为阴性或纹理增粗。

（2）曲霉球：典型表现是肺上叶空洞中出现真菌球（为菌丝和碎屑混合物）。曲霉菌丝在空洞或空腔内（如肺空洞、支气管囊肿、扩张的支气管、支气管腔、鼻窦、膀胱、胆囊或胆管）大量繁殖，形成菌块或真菌球。菌球可单个或多个，直径1~10cm。临床可见咯血或痰中带血，或无明显症状，少数病例可咯出咖啡色颗粒状物。

陈旧性结核性空洞中，报道有此并发症的多达11%。多数病人痰培养阳性。

（3）支气管肺炎型曲霉菌病：可为原发或继发性，以继发性感染多见。表现为弛张热、胸痛、咳嗽、咳痰、食欲减退、乏力、消瘦等全身不适。若曲霉侵犯组织引起坏死、空洞形成，则可有中等至严重的咯血。痰为黏稠或黏稠脓性，且常带血丝，痰中可有针头大的灰绿色颗粒，镜检可查到菌丝及孢子。

肺部X线检查常可见散在的片状、结节状或团块状阴影，主要分布于肺的中下部，亦可形成空洞。

2. 皮肤曲霉菌病　皮肤曲霉病临床上较为少见，原发性由曲霉在受损皮肤直接种植引起，原发性皮肤曲霉菌病临床特征为皮肤增厚、皮肤结节、水肿、呈紫色，表面有黑痂（图15-85，图15-86）。继发性皮损呈小而红色的散在丘疹、脓疱。烧伤创面易继发曲霉菌感染，严重时可发生曲霉菌性败血症。

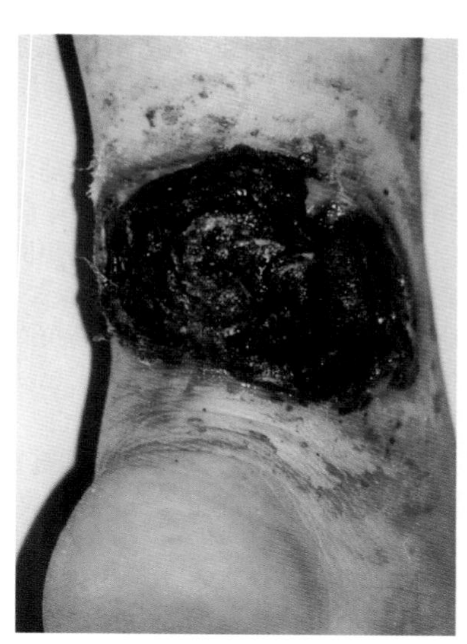

图15-85　原发性皮肤曲霉病
烟曲霉引起（中国医学科学院皮肤病研究所　吴绍熙惠赠）。

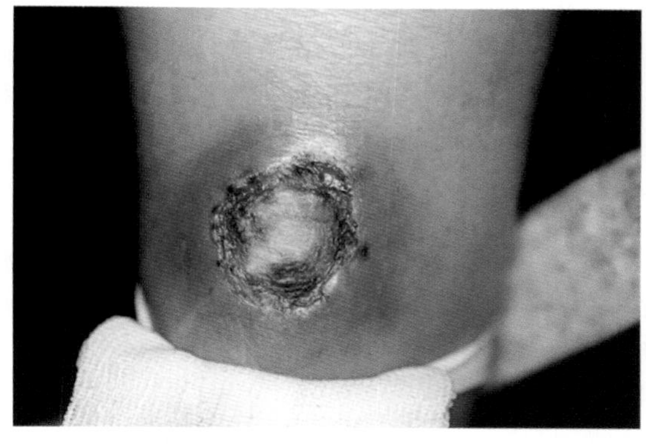

图15-86　皮肤黄曲霉病（复旦大学附属华山医院　章强强惠赠）

3. 侵袭性曲霉病　侵袭性曲霉病一般见于免疫缺陷宿主，免疫抑制和抗癌疗法是发生曲霉感染的重要原因。此型常见，可侵袭肺部或其他脏器或经血液播散，死亡率高。

免疫正常者，吸入大量的病原体，可引起急性肺炎的表现，即原发性肺侵袭性曲霉菌病。

4. 其他部位曲霉病

（1）耳曲霉病：易发生于耳鼓膜穿孔或反复使用不清洁掏耳工具掏耳者，病原菌包括烟曲霉、黑曲霉及土曲霉等。耳镜检查显示耳道水肿及红斑，并覆以结痂（图15-87），取痂壳镜检可见45度角分支分隔菌丝（图15-88）。在中性粒细胞减少的患者，可引起坏死性的外耳道炎。耳道堵塞可引起听力部分丧失、耳鸣和眩晕。

（2）眼曲霉病：①曲霉性角膜炎：患者常有外伤史，也可由鼻腔或鼻旁窦侵袭眼眶所致。表现为疼痛、畏光和视力模糊。裂隙灯检查可见隆起的角膜溃疡，角膜穿孔而致失明。②曲

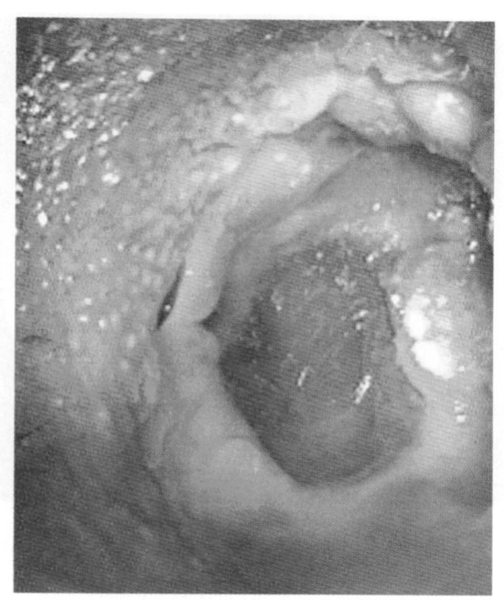

图15-87　耳曲霉病
大量黄色乳酪状卷曲物质（四川大学华西医院　冉玉平惠赠）。

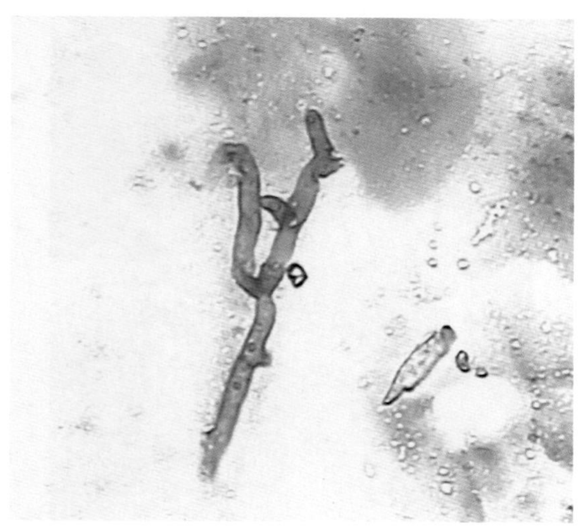

图15-88　耳曲霉病
耵聍直接镜检查见45°角分支分隔菌丝（亚甲蓝染色×400）（四川大学华西医院　冉玉平惠赠）。

霉性内眼炎：少见。眼痛和视力受损，有虹膜睫状体炎或玻璃体炎，也可有眼前房积脓。③眼眶曲霉病：可由鼻旁窦感染扩散而致，症状有眼眶痛、眼球突出或视力丧失。或可侵入脑部造成死亡。

(3) 脑曲霉肉芽肿：播散性曲霉病中有10%~20%脑部受累。脑曲霉肉芽肿损害可出现在脑室或脑实质内，位于脑实质内者，其症状与脑瘤相似。位于脑实质者，症状与脑瘤相似。眼底检查可见视神经乳头明显水肿，火焰状出血及渗出。CT检查均可发现脑部占位性病变。

(4) 鼻窦曲霉病：曲霉菌在鼻旁窦内大量繁殖可形成曲霉球，致过敏性曲霉性鼻窦炎、鼻侧曲霉肉芽肿、侵袭性坏死性鼻窦炎。

(5) 声带曲霉病：常在大剂量使用糖皮质激素及抗生素后发生，表现为声嘶、声带结节(图15-89)，似声带肿瘤，直接镜检、培养和病理可确定诊断(图15-90)。

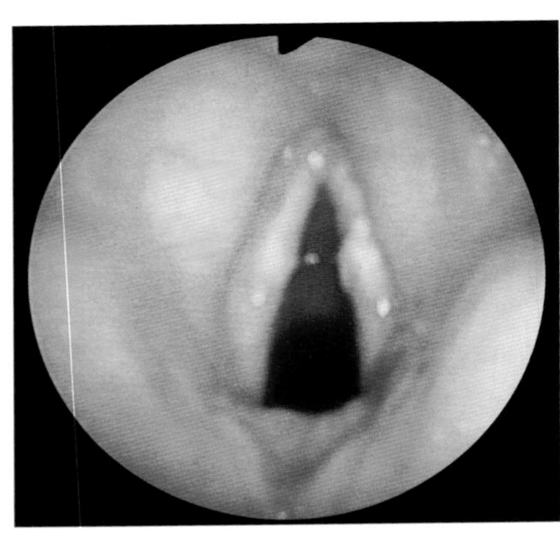

图15-89 声带曲霉病

声带增厚呈结节状，表面有白色附着物(四川大学华西医院 冉玉平惠赠)。

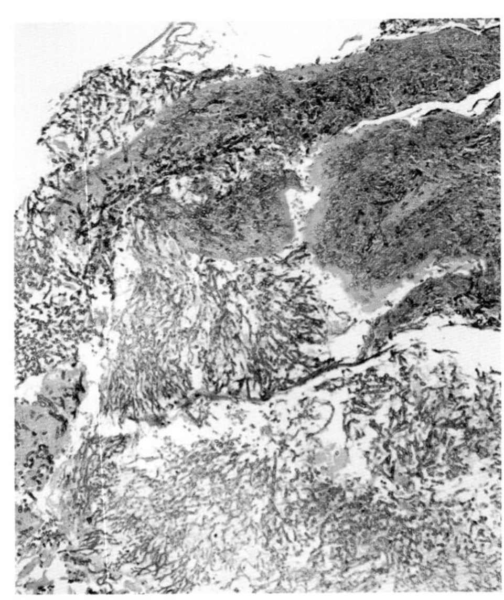

图15-90 声带曲霉病

病理所见菌丝呈45°角放射性排列，破坏声带组织(氯胺银染色)(四川大学华西医院 冉玉平惠赠)。

(三) 组织病理

皮肤损伤表现为真皮脓肿，有中央坏死和化脓，外周由肉芽组织包绕。有时可见大量嗜酸性粒细胞。表皮通常表现为假上皮瘤样增生。病变中央坏死区可见致病菌，通常是烟曲霉。血源性播散患者中，在真皮血管栓塞的管腔内可以发现菌丝。该菌可以依据其特殊的分枝分隔菌丝和放射状菌丝(具有树枝状生长方式)来识别，分枝呈对等的45°角(叉状分枝)，粗细相等。菌丝在HE染色中显示不清，但在氯胺银染色很明显。

(四) 诊断

对可疑标本需反复作真菌镜检和培养为同一菌种才有诊断价值。一次性痰培养阳性不能作为诊断，如多途径、多次分离出同一菌种，即可以确诊。正常的血、脑脊液及心包积液等体液内无任何真菌存在，只要一次培养阳性即有重要的诊断意义。光镜下检查发现具有隔膜的分枝菌丝是传统的深部真菌病的诊断方法。组织病理学检查对诊断有决定性意义，肺内咯出物、活检组织或手术切除组织，组织病理检查发现有曲霉时，则有肯定意义。

(五) 鉴别诊断

皮肤曲霉病 应与各种病因引起的脓肿、坏死、肉芽肿、耳道感染和甲部感染鉴别，主要靠病原菌的分离培养。

系统曲霉病 肺部曲霉病应与肺结核球、肺脓肿、肺肿瘤、肺结核等鉴别；脑部曲霉病肉芽肿与颅内肿瘤鉴别。

(六) 治疗(表15-20)

变态反应者应脱离接触过敏原。抗真菌药气雾化吸入可缓解病情，但不能防止复发。治疗首选两性霉素B及其脂质体、伊曲康唑。两性霉素B有良好的作用，而伊曲康唑口服的随机试验则证明可使病情缓解。使用两性霉素B后，改以伊曲康唑口服延续治疗也是合理和安全的。新抗真菌药棘白菌素和卡泊芬净，已证明在体内有抗曲霉作用，已获准应用。临床试验发现伏立康唑疗效良好。

联合用药：伊曲康唑+尼可霉素Z；两性霉素B+利福布汀。两性霉素B+氟胞嘧啶；两性霉素B+伊曲康唑；咪唑类+氟胞嘧啶。

细胞因子治疗：G-CSF、M-CSF、IL。

手术治疗：适用于肺曲霉球、脑曲霉肉芽肿、鼻窦曲霉肉芽肿等。

手术切除+抗真菌治疗：抗真菌药物有两性霉素B及其脂质体、伊曲康唑、氟胞嘧啶。

(七) 病程与预后

一些曲菌病的预后较差，肺曲霉病患者有严重肺部症状，全身情况不断恶化，最终死亡。脑曲霉病多数即使予以积极抗真菌治疗，病死率仍非常高。

十、毛霉病

毛霉病(mucormycosis)又称接合菌病、藻菌病或丝状霉菌病，是由接合菌门-接合菌纲-毛霉目-毛霉科的毛霉菌引起的一种侵袭性真菌感染。

(一) 病因与发病机制

毛霉病是由毛霉目真菌感染人体所致的一种机会真菌病。当机体的固有免疫或适应性免疫受损时可能致病，病情多迅速发展。毛霉菌具有亲血管特点，其机制可能与毛霉菌

表 15-20　曲霉病的治疗[a]

分类	首选方案	证据级别[b]	注意事项	备选方案	评价
侵袭性[c]	伏立康唑	AⅠ	药物相互作用(特别是与利福平)、肾衰竭(仅静脉用药)	AmB、卡泊芬净、泊沙康唑、米卡芬净	作为首选方案,伏立康唑的治疗反应比 AmB 多 20%。对于非中性粒细胞减少的患者,可考虑联合棘白菌素治疗
预防	泊沙康唑、伊曲康唑溶液	AI	伊曲康唑会引起腹泻、呕吐,可与长春新碱相互作用	米卡芬净、雾化吸入 AmB	一些中心建议检测伊曲康唑和泊沙康唑的血药浓度
单个曲霉球	手术治疗	BⅡ	多发空洞性病变:手术预后差,首选药物治疗	伊曲康唑、伏立康唑、腔内注射 AmB	最好切除带有曲霉球的单个大的空洞
慢性肺曲霉病[c]	伊曲康唑、伏立康唑	BⅡ	质子泵抑制剂或 H_2 受体阻滞剂会引起伊曲康唑胶囊吸收不良	泊沙康唑、静脉使用 AmB 或米卡芬净	在治疗过程中可能会出现耐药,特别是血药浓度低于治疗浓度时
ABPA/SAFS	伊曲康唑	AⅠ	与糖皮质激素有相互作用,包括吸入制剂	伏立康唑、泊沙康唑	在多数病例中,长期治疗可能获益。没有证据证明治疗可以改善支气管扩张或肺纤维化

[a] 治疗疗程参见正文。[b] 证据级别指指南中的级别。[c] 这些患者需要感染病专家的会诊咨询。

注意:伏立康唑、伊曲康唑的口服剂量一般为 200mg,每天 2 次,泊沙康唑悬浮液的口服剂量一般为 400mg,每天 2 次。成人静脉注射伏立康唑的剂量为 6mg/kg,每 12 小时 1 次,连用 2 次(负荷剂量),之后给予 4mg/kg,每 12 小时 1 次;儿童和青少年需要更大的剂量。血药浓度检测有助于优化治疗剂量。卡泊芬净的治疗剂量为首剂 70mg,之后给予 50mg/d;一些权威机构建议对体重 >80kg 的患者使用 70mg,每天 1 次的剂量,肝功能不全的患者需要降低剂量。米卡芬净的预防剂量为 50mg,每天 1 次,治疗剂量至少为 150mg,每天 1 次;这种药物尚未被美国 FDA 批准用于预防性治疗。AmB 脱氧胆酸的剂量为 1mg/kg(若患者可以耐受),有几种策略可用于最小化肾功能不全。脂质相关 AmB 的剂量为 3mg/kg 或 5mg/kg。对于 AmB 的雾化剂量有不同的推荐方案,但均未得到 FDA 的批准。其他可能影响治疗剂量的因素包括年龄,伴随药物,肾、肝和肠道功能障碍和药物的耐受性。

省略词:AmB. 两性霉素 B;ABPA. 过敏性支气管肺曲霉病;SAFS. 真菌致敏性严重哮喘。

的同源化孢子包被蛋白 3 与分布在宿主血管壁上的内皮细胞葡萄糖调节蛋白 78 结合,更易侵入血管壁导致血管栓塞组织坏死有关。其特征为血管壁破坏、血栓形成,组织坏死形成黑痂,死亡率高。

呼吸道如鼻窦和肺的感染可以是由于吸入孢子所致,但肺受累也可能来自血液。易感宿主的巨噬细胞和中性粒细胞功能缺陷,糖皮质激素也能削弱组织对其孢子出芽的正常抑制。侵袭、血栓形成和坏死是本病典型表现。真菌孢子在感染处芽生后,其菌丝极富侵袭性,可向血管、神经、淋巴管和组织侵袭。缺乏肉芽肿性反应也是本病的一大特征。有时菌丝周围炎症反应甚微或无。

(二)临床表现(表 15-21)

表 15-21　毛霉病的临床特征

病原	毛霉目;以根霉属及毛霉属最常见
主要环境分布	无处不有:空气,面包,水果,蔬菜,土壤,肥料等
主要感染途径	孢子吸入
主要病变部位	鼻,脑,肺,皮肤,胃肠道,播散性,中枢性神经系统
免疫缺陷宿主的机会性感染	肺,鼻,脑

临床多见于糖尿病、血液病、肿瘤化疗、器官移植后应用免疫抑制剂、艾滋病患者以及烧伤或外伤患者。常见受累部位为鼻、脑部、肺部、皮肤以及消化道等处。皮肤毛霉病发病率占第 3 位,两种类型。慢性肉芽肿型,病程持续数年不能自愈,这类患者免疫功能多正常,常由外伤所致,引起的病原菌多为不规则毛霉和瓶霉属。侵袭性感染,这一类型感染病情凶险,多见于免疫功能低下者。依据病人诱因类型和微生物入侵门户,可分为此下亚型:

1. 鼻脑毛霉病　指始于鼻旁窦然后波及眼眶、面部、腭和/或大脑的感染,局部黏膜和鼻窦感染期有面部和鼻窦的疼痛、鼻塞、流涕和头痛。鼻腔排出褐色血性黏稠分泌物,局部黏膜有坏死性溃疡,鼻窦表面的皮肤出现肿胀和压痛。眼眶侵犯可出现眼痛、眼球突出、结合膜和眼睑肿胀和充血,甚至失明。鼻、眼睑和面部的皮肤可发生坏疽。从眼眶向海绵窦、颅内动脉和脑扩展,导致前叶坏死和脓肿形成,一般在 7~10 天内死亡,死亡率达 80%~90%。该型的病原菌多为不规则毛霉及米根霉和少根根霉等。

2. 肺毛霉病　是毛霉自呼吸道侵入肺所致,个别也有因吸入鼻脑毛霉病的分泌物继发引起。表现为进行性非特异性支气管炎和肺炎,有胸痛、咳嗽、发热。伴大咳血或肺部形成较大的空洞而致死,短者 3 天,长则 30 天内死亡。少数肺毛霉病患者为慢性局限性损害,及时治疗预后较好。侵袭性曲霉病或其他真菌病,诺卡菌病,其他细菌感染(如假单胞菌感染），恶性损害侵袭，出血，肺栓塞或梗死等，也都可能与肺毛霉病混淆。

3. 皮肤毛霉病　原发性感染常由外伤、手术等引起。一般不经血行传播，预后好。继发性感染多来自鼻、脑、肺或其他部位毛霉的播散。皮损形状多样，可为丘疹、斑块（图 15-91）、脓疱、溃疡、皮下结节、隆起性红斑或进行性增大的皮肤梗死性结节性红斑，可达数厘米，边缘有一苍白圈，可有坏死、焦痂、中心溃疡和糜烂。可能发展为坏疽性蜂窝织炎。

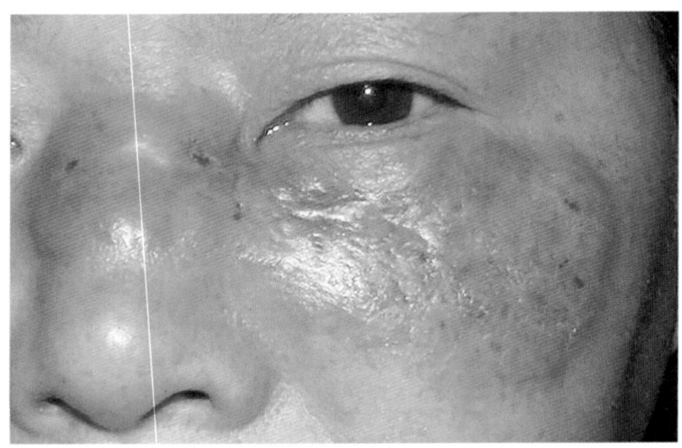

图 15-91　继发于泪囊冲洗术后的毛霉病，病原真菌为不规则毛霉（四川大学华西医院　冉玉平惠赠）

4. 胃肠型毛霉病　少见，以胃和十二指肠最多，占该型 95% 以上，回肠末端和结肠等亦可累及。典型改变如肠壁侵袭，缺血性梗死，溃疡形成等。可出现呕血、便血、腹部局限性压痛、胃穿孔、肠梗阻等表现。部分患者呈慢性肉芽肿性改变。

5. 播散性毛霉病　脑是最常见的播散部位，也可在脾、心和其他器官。常见于有中性粒细胞减少的肺部感染病人，其次是经胃肠道、烧伤处和其他皮损播散。任何脏器都能受累，但以肺和脑最为常见。最后转归皆为死亡。

（三）实验室检查

直接镜检可见直角分支、无分隔菌丝（图 15-92），在组织内菌体为粗大、不规则的分枝菌丝，很少分隔，宽 10~15μm，菌丝分枝不对称，呈直角，偶见孢子囊。HE 染色着色较好，呈嗜碱性或嗜中性。毛霉培养生长迅速，呈毛状生长，顶端可见小球结构，扫描电镜观察顶端可见小球结构为孢子囊孢子（图 15-93）。

（四）诊断

直接检查、培养、血清学及免疫学诊断。用不含有放线酮的沙堡弱培养基培养多为阳性，但培养阴性不能排除诊断。还没有一种皮试和血清学检查方法用于毛霉病的诊断。

（五）治疗

外科手术治疗，最有效治疗的治疗手段之一（表 15-22）。

毛霉有亲血管性，易引起血管栓塞而致血管坏死，多次重复进行扩大范围的清创或病灶切除。进行手术干预，提高了患者生存率，降低毛霉病死亡率。过早清创反而死亡率增高，两性霉素 B 抗真菌治疗，延迟清创时间至抗真菌治疗后 10 天或更长时间进行，抗真菌治疗后毛霉菌受到抑制，此时清创可

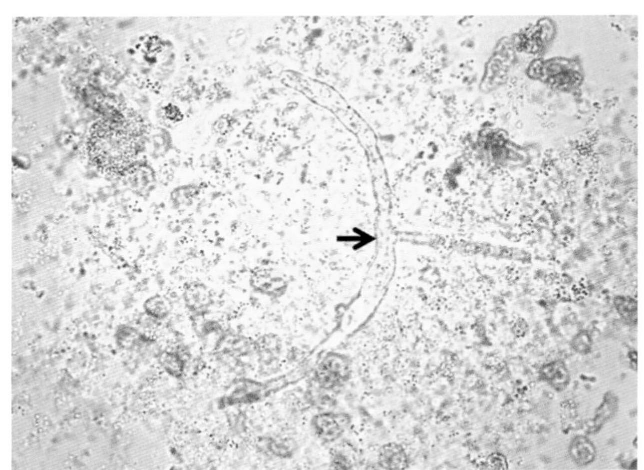

图 15-92　毛霉病直接镜检查见宽大直角分支菌丝（四川大学华西医院　冉玉平惠赠）

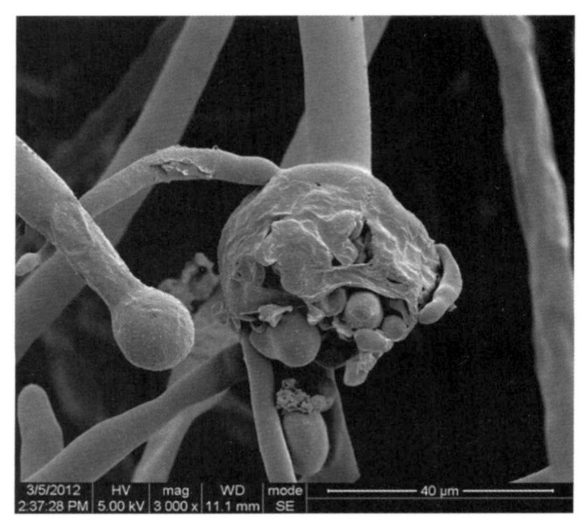

图 15-93　不规则毛霉小培养扫描电镜示毛状菌丝顶端的孢子囊孢子（四川大学华西医院　冉玉平惠赠）

表 15-22　毛霉病的治疗

1. 外科手术	最有效的手段之一，提高生存率 在抗真菌药前提下，扩大清创和病灶切除
2. 药物治疗	（1）多烯类抗真菌药：两性霉素 B、两性霉素 B 脂质体、两性霉素 B 脂质复合物 （2）唑类抗真菌药：抑菌作用，伏立康唑、泊沙康唑 （3）棘白霉素类：卡泊芬净、米卡芬净、 （4）铁络合剂：去铁胺、去铁酮、地拉罗斯
3. 高压氧	
4. 联合治疗	①多烯类的两性霉素 B 脂质体与唑类的泊沙康唑联合治疗；②两性霉素 B 脂质体与棘白霉素类的卡泊芬净联合治疗；③多烯类与铁络合剂联合；④也可采用 3 种以上的方法联合治疗，多烯类与唑类或棘白霉素类再加上铁络合剂或高压氧联合治疗

以提高生存率。

多烯类抗真菌药：多烯类是治疗毛霉病的首选药物。两性霉素B脂质体以及两性霉素B脂质复合物，因肾毒性低、不良反应较两性霉素B轻，已在临床广泛治疗毛霉病。两性霉素B脂质体治疗剂量为3~10mg/(kg·d)(平均5mg/(kg·d))，疗程6周。

唑类抗真菌药：体外研究及动物实验均表明，唑类抗真菌药仅对部分毛霉目真菌有抑制作用。临床单用唑类药物治疗毛霉病的报道很少，其常作为两性霉素B或两性霉素B脂质体治疗病情控制后的维持治疗或与两性霉素B联合治疗。有伏立康唑、泊沙康唑、艾沙康唑。

棘白霉素类抗真菌药：单一药物尚无成功治疗毛霉病的报道。与两性霉素B联合后有明显协同作用，优于两性霉素B与特比萘芬联合治疗。

铁络合剂：毛霉有亲血管性，毛霉感染的部位铁的负荷量显著增高，应用铁络合剂可以有效降低机体铁负荷，从而可控制毛霉病进展速度。

高压氧：改善毛霉菌亲血管性所致的栓塞、血栓形成引起的局部组织缺氧。

对于不同类的毛霉病均采用联合治疗，联合治疗的方法因发病部位、年龄以及基础疾病对内脏的影响以及个体对于药物的耐受情况而有不同的联合方法。外科手术清创，在此基础上选用两种或两种以上的抗真菌药物联合。体内外实验均表明，两种抗真菌药物联合治疗有协同作用，优于单个药物的疗效。多烯类的两性霉素B脂质体与唑类的泊沙康唑联合治疗，两性霉素B脂质体与棘白霉素类的卡泊芬净联合治疗；多烯类与铁络合剂联合。另外也可采用3种以上的方法联合治疗，多烯类与唑类或棘白霉素类再加上铁络合剂或高压氧联合治疗。

十一、虫霉病

虫霉病(entomophthoramycosis)主要见于非洲、印度、印度尼西亚和拉丁美洲，其病原菌主要寄生于昆虫，以虫霉门中的蛙粪霉(*Basidiobolus ranarum*)所致的蛙粪霉菌病(basidiobolomycosis)为代表。我国秦启贤报道2例蛙粪霉菌病。

1. 临床表现　蛙粪霉菌病皮损为皮下结节，开始质软，逐渐变硬，无触痛，无痛和溢脓，可融合成斑块，臀部和小腿最常受累，淋巴结病和系统症状罕见。活检可见肉芽肿性反应，可见8~20μm长的无分隔的大分支菌丝，壁薄，其外围可见不规则的嗜酸性物质即Splendore-Hoeppli现象，需做组织培养鉴定菌种。

2. 治疗　唯一有效的是碘化钾，连用1个月或更长。制霉菌素、灰黄霉素、两性霉素B均无效，咪唑类全身治疗可以选用。一例由冠状耳霉(*Conidiobolus coronatus*)引起的病例用酮康唑200mg，每天2次，连续2个月治疗有效。

十二、镰刀菌病

镰刀菌病(fusaridiosis)是由一组条件致病性镰刀菌引起的皮肤、眼睛及内脏器官感染。免疫受损者可引起播散性感染。自国内1963年首次报告镰刀菌致病及国外1973年首次报告茄病镰刀菌引起的播散性感染以来，镰刀菌引起人类感染尤其是在免疫缺陷病人正逐年增多。

(一) 病原菌

镰刀菌生态适应性强，广泛分布于自然界土壤、植物的地上及地下部分或植物碎片，沙漠及北极地区，在动植物体上营寄生生活，有的在动植物残骸上营腐生生活。农业性眼外伤多见，为镰刀菌的角膜种植性感染提供了机会。同仁医院眼科研究所报告的775例真菌性角膜炎，镰刀菌占58.7%。

(二) 临床表现

1. 皮肤镰刀菌病　70%的镰刀菌感染者发生皮肤损害，疼痛性红斑或丘疹，黑色坏死性溃疡。

2. 眼部镰刀菌病

(1) 角膜镰刀菌病：因眼角膜被谷物擦伤或碰伤，镰刀菌侵入角膜而发生感染。眼部疼痛、畏光、红肿、视物模糊、眼角有浅表溃疡，严重者可有前房积脓，可以引起角膜穿孔，导致失明(图15-94~图15-96)。

(2) 镰刀菌性内眼炎：由真菌播散引起，有眼部肿胀、疼痛、视图损伤等。

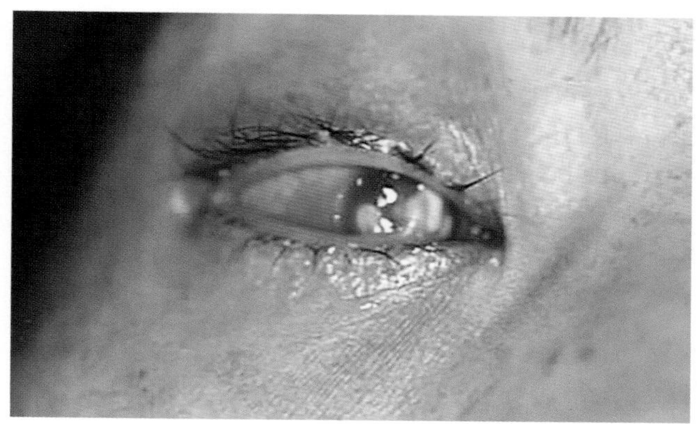

图15-94　镰刀菌所致角膜化脓、失明(四川大学华西医院　冉玉平惠赠)

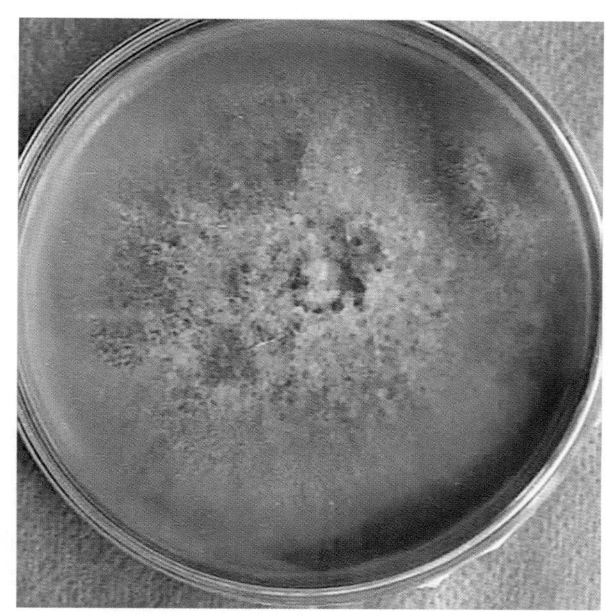

图15-95　角膜脓液培养生长的镰刀菌菌落(四川大学华西医院　冉玉平惠赠)

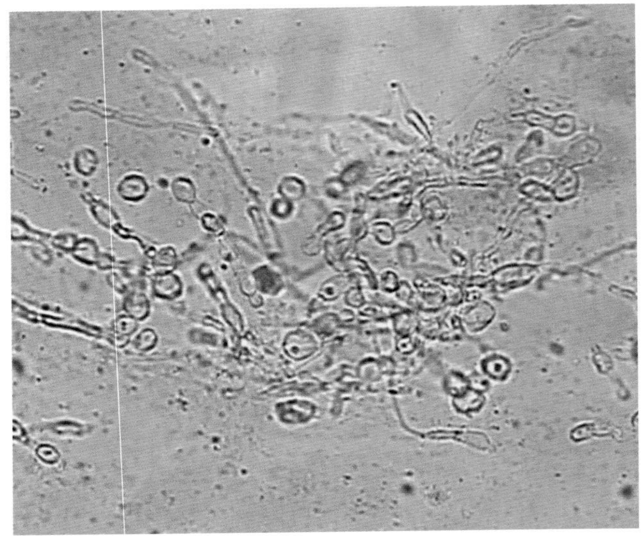

图 15-96 镰刀菌所致角膜脓液涂片所见菌丝和孢子（四川大学华西医院 冉玉平惠赠）

3. 播散性镰刀菌病 最常见于中性粒细胞减少症患者和骨髓移植接受患者，临床表现类似于曲霉病，镰刀菌好侵犯血管，引起血栓形成和组织坏死。

4. 足菌肿 假性肿瘤、窦道瘘管和排出白色颗粒。

5. 其他局限性损害 耳炎、关节炎、骨髓炎、镰刀菌性腹膜炎、鼻内和鼻窦感染、脑脓肿、心内膜炎等。

（三）实验室检查

可见分支、分隔的菌丝，与曲霉的镜下特征相似。镰刀菌鉴定的培养燕麦培养基（OA）、马铃薯葡萄糖琼脂（PDA）、石竹叶琼脂（CLA）、合成琼脂（SNA）、KCl 培养基和土壤琼脂。CLA 和 SNA 是低营养成分培养基，可刺激产孢，大多数镰刀菌可大量产生分生孢子菌和分生孢子梗。PDA 和 OA 可用以观察菌落形态和色泽，产孢有时较少。KCl 培养基可用以观察分生孢子链的形成。

（四）诊断

组织病理切片中有真菌，结合培养分离出病原菌，应与其他真菌病相鉴别。

（五）治疗

1. 系统治疗

(1) 两性霉素 B。

(2) 伊曲康唑。

(3) 氟康唑。

(4) 联合治疗：①两性霉素 B 和利福平和氟胞嘧啶；②两性霉素 B 和利福布汀；③两性霉素 B 和阿奇霉素。

2. 其他

(1) 皮肤镰刀菌病：皮损对症处理，有的需要局部外科治疗。

(2) 眼病：镰刀菌性角膜炎，主要外用抗真菌药物治疗。前 48~72 小时，用药 1 次 / 小时，以后 1 次 /2 小时，在症状和体征有所改善后，1 次 /4 小时。常用 0.1%~0.5% 两性霉素 B 水溶液、10mg/ml 咪康唑溶液和 0.1%~0.2% 特比萘芬溶液等治疗角膜炎、咪康唑 10mg/ml 的静脉制剂点眼对各种真菌都有效。感染播散到前房，才应用系统治疗。口服氟康唑 400mg/d 治疗有些效果，玻璃体内滴注两性霉素 B 有效，用药量最高可达 10μg。卢立康唑对镰刀菌的抑制活性最强。

十三、耶氏肺孢子菌肺炎

耶氏肺孢子菌肺炎（*Pneumocystis jirovecii* pneumonia）以前也称卡氏肺孢子菌肺炎是由耶氏肺孢子菌（*Pneumocystis jirovecii*）即卡氏肺孢子菌（*Pneumocystis carinii*）感染引起的间质性肺炎。目前肺孢子菌肺炎已成为艾滋病、器官移植、肿瘤等免疫抑制患者最常见死因之一，耶氏肺孢子菌肺炎是艾滋病极为常见的机会感染。耶氏肺孢子菌最初由 Chagas 在 1909 年在豚鼠中鉴定出，长期被认为是一种原虫。对耶氏肺孢子菌的基因分子生物学研究发现耶氏肺孢子菌与真菌有平均 60% 的相似性，与原虫有 20% 的相似性，支持其应为真菌的观点，于 2001 年重新分类为真菌。

20 世纪 90 年代后期，由于耶氏肺孢子菌治疗方法的成功，以及抗反转录病毒药物的应用，且耶氏肺孢子菌肺炎的发病率也有了明显下降，1995—1998 年间发病率下降了 65%。耶氏肺孢子菌肺炎也可散发于其他免疫缺陷人群中，尤其是急性淋巴细胞白血病儿童及实体器官移植受者。

（一）临床表现

1. 流行型 又称经典型、婴幼儿型。潜伏期为 1~2 个月，起病缓慢，逐渐加重。最早出现的症状为全身不适、呼吸增快，稍后出现干咳、呼吸困难，肺部异常体征却很少。部分患儿可发生皮下气肿、纵隔气肿或气胸。

2. 散发型 又称现代型、儿童 - 成年型，多见于先天性获得性免疫缺陷的儿童和成人。病人有前驱症状、食欲下降或呼吸困难、心动过速及发绀，最终导致呼吸衰竭。可于起病 4~8 天死于呼吸衰竭，或死于其他感染并发症。

3. 特殊宿主的耶氏肺孢子菌肺炎 是艾滋病最常见的并发症，其发生率可高达 85%，死亡率也高达 80%。

（二）诊断

对有进行性呼吸困难而肺部体征很少，并经肺部 X 线检查具有间质性肺炎影像者，应考虑本病。取痰液或支气管肺泡灌洗液病原学检查如发现耶氏肺孢子菌包囊即可确诊。

（三）治疗

取决于患者的免疫状态。免疫功能有缺陷者，本病对抗原虫药（如戊烷脒、磺胺类药）敏感，而对抗真菌药（如两性霉素 B、酮康唑）不敏感。

1. 对症和支持治疗 耶氏肺孢子菌肺炎患者多数一般情况较差，因而加强支持疗法及恢复正常免疫功能是治疗成功的基础。对全身衰竭患者应输新鲜血浆。

2. 病原治疗 ①TMP-SMZ（倍增片：TMP 160mg，SMZ 800mg，或单增片；TMP 80mg，SMZ 400mg）每天 1 片口服；②氨苯砜每天 100mg 口服，气雾剂喷他脒 300mg 每月吸入 1 次。

(1) 轻至重度肺炎（氧分压 >70mmHg）：TMP-SMZ 2 片 Tid~Qid（120mg/kg 应用 21 天）。替代疗法：克林霉素 600mg Bid 合用伯氨喹 30mg Qd，共用 21 天。或氨苯砜 100mg Qd 合用 TMP 300~400mg，每天 4 次，共应用 21 天。

(2) 中度至重度肺炎（氧分压 <70mmHg）：TMP-SMZ 5mg/kg，静脉滴注，6~8 小时 1 次，共应用 21 天，可同时加用泼尼松 40mg，每天 2 次，5 天后减量至 40mg，每天 1 次，5 天后再减为

20mg 每天 1 次，应用 11 天。替代疗法：克林霉素 900mg，静脉注射，每 8 小时 1 次，合用伯氨喹 30mg，每天 1 次，共用 21 天（G-6-PD 缺乏症患者禁用伯氨喹），或戊烷脒 4mg/kg，静脉注射，每天 1 次，应用 21 天。泼尼松用法同上。

十四、无绿藻病

无绿藻病（protothecosis）是由无绿藻属（*Prototheca*）的藻类引起的疾病，可感染人和动物，引起皮肤和皮下组织感染。

（一）临床表现

多发生于暴露部位，有外伤史。皮损多局限于原发部位，有丘疹、小结节、水疱，可伴有溃疡或局限性蜂窝织炎。约 50% 病例有鹰嘴滑囊炎，主要表现为慢性持久性疼痛和软组织肿胀。在免疫功能受损、糖尿病或晚期癌症患者偶可发生系统性无绿藻病，表现为皮下组织多发性结节、脓疱或溃疡。

（二）实验室检查

取感染的组织，培养为白色酵母样菌落在沙堡弱培养基（32℃）上生长 2 天，长出表面光滑的酵母样菌落（图 15-97），菌落涂片可见圆形或卵圆形，大小 8~20μm 的厚壁孢子，不出芽，大的孢子内含许多内生孢子（图 15-98），单个孢子易与着色芽生菌和杜波伊斯组织胞浆菌相混淆。

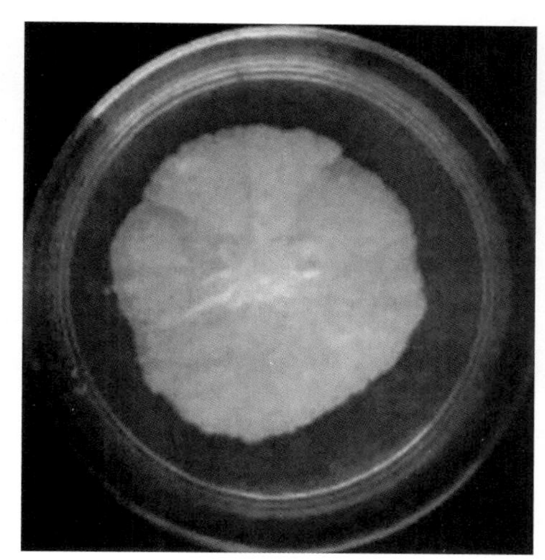

图 15-97　在沙堡弱培养基（32℃）上生长 2 天，表面光滑呈酵母样菌落。（四川大学华西医院　冉玉平惠赠）

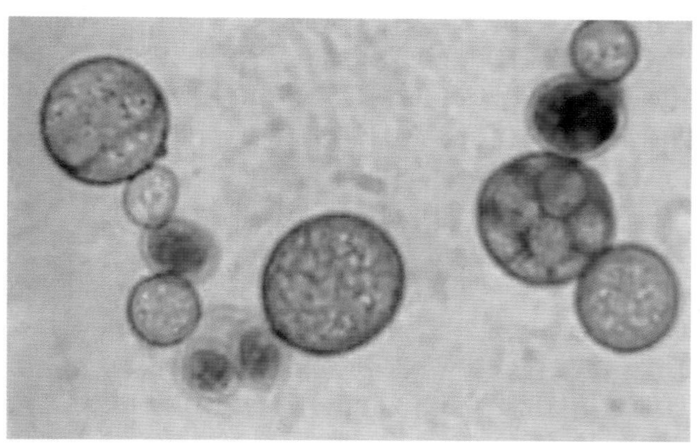

图 15-98　圆形或卵形的不规则的裂殖内生孢子（亚甲蓝染 ×1 000）（四川大学华西医院　冉玉平惠赠）

（三）组织病理

在无绿藻孢子周围有时可见嗜酸性粒细胞、组织细胞、淋巴细胞或中性粒细胞和巨噬细胞浸润，HE 染色不易鉴别，PAS 或乌洛托品银染色，分别染成红色和黑色，可见于巨细胞内或分布于组织内。

（四）治疗

局限性皮损手术切除效果较好，两性霉素 B、制霉菌素、伊曲康唑或氟康唑也可用于无绿藻病的治疗。

十五、鼻孢子菌病

鼻孢子菌病（rhinosporidiosis）是由西伯鼻孢子菌（*Rhinosporidium seeberi*）引起的一种慢性肉芽肿性霉菌病，侵犯黏膜，引起息肉样损害。其病原体多年来一直被认为是一种真菌。近期其病原体才第一次被培养出来，并且分子生物学分析显示其可能属于水生原生生物或蓝细胞的一种异常进化支。其病原体已命名为铜绿色微囊藻。

本病发生于世界各地，但非常罕见。在印度和斯里兰卡引起地方性流行，但也可发生在东亚的部分地区和拉丁美洲，还见于美国南方、英国、意大利。我国广州已有报道。

（一）临床表现

任何黏膜表面可发生无蒂或有蒂的血管性息肉，根据临床表现可分为：①鼻咽型　3/4 病例有鼻（鼻孔、鼻中隔等黏膜）、鼻咽部或软腭黏膜受累。损害从鼻孔向咽部延伸或向外超过唇，表面为粉红色或红色，分叶状或菜花状，可引起呼吸道阻塞；②眼型　部分病人有睑结膜、球结膜或泪囊受累，为粉红色小结节，后变为暗红色息肉样，可有结膜炎、畏光和睑外翻；③皮肤型　原发皮肤损害罕见，表现为丘疹，并可逐渐转变为疣状和肉芽肿性损害。巨大皮肤损害也有报道；④其他型　损害也可发生于其他黏膜表面，如喉、阴茎（损害可类似于尖锐湿疣）、阴道、直肠。亦可发生于皮肤及皮肤黏膜交界处，初起为小丘疹样疣状，渐融合成斑块；⑤播散型　极为罕见的播散性病例亦有报道。播散性病变表现为泛发的皮肤或皮下结节、软组织肿块甚或溶骨性损害。此病可持续数年，偶可自然缓解。

（二）组织病理

组织学上像鼻息肉，但为边界清楚的球形囊肿，直径可达 0.5mm，有时可见微脓肿。

（三）实验室检查

致病微生物培养未成功，诊断依赖于组织病理中见到孢子囊。孢子囊直径可达到 0.5mm，肉眼很容易辨认。表面或表面下方可见坚硬的白色囊肿，在镜下可表现为单个厚壁，球形，当分化完全时，可见紧密排列的大量圆形内生孢子，直径为 6~7μm，也可见未成熟的孢子囊。

（四）诊断及鉴别诊断

根据粉红 - 紫色外观、易碎的特点和在息肉内出现白色孢子囊，很容易诊断。不典型的损害应与疣、息肉、尖锐湿疣和痔疮相鉴别。

（五）治疗

外科切除是当前唯一的根治方法。

1. 氨苯砜（DDS）　鼻及鼻咽孢子菌病，效果较好。播散性皮肤鼻孢子菌病可作首选药物。

2. 两性霉素 B　有人采用静脉滴注治疗播散型鼻孢子菌

病未能成功，局部注射此药可作为外科手术的辅助治疗。

3. 酮康唑　200mg/d 加 5-FC 10g 治疗有效。吴绍熙用酮康唑每天 200mg 治疗 3 个月左右治愈 5 例本病。

第五节　类似真菌微生物感染

一、放线菌病

内容提要

- 类似真菌感染病，常见致病菌为以色列放线菌。
- 我国于 1904 年在宜昌首先发现本病。
- 表现为皮肤出现脓肿或炎性肿块，破溃后形成瘘道，表面形成瘢痕，伴系统损害。
- 脓液中可以找到硫黄色颗粒。
- 治疗用青霉素。

放线菌病（actinomycosis）是一种不常见的慢性细菌感染，引起化脓性和肉芽肿性炎症，特别是因化脓、脓肿形成、组织纤维化和引流窦道而致局部肿胀。感染向外发展常有窦道形成，排出典型但却非本病特有的“硫黄颗粒”。我国于 1904 年在宜昌首先发现本病。本病主要侵犯口腔、面部和胸腹部，亦可发生于身体各部，侵犯皮肤和皮下组织以及中枢神经系统。本病与奴卡菌病属细菌感染，因其临床表现与真菌病相似，故列入此章。

（一）病因与发病机制

放线菌（*Actinomycetes*）由于菌丝在感染组织中呈放射状排列，因此称为放线菌。放线菌在自然界中广泛分布，但以土壤、空气和水中为主，多数放线菌不致病，致病的放线菌主要在放线属和诺卡菌属，可引起放线菌病、诺卡菌病、足分枝菌病等。

人类放线菌病的病原菌为人型放线菌（以色列放线菌）、牛型放线菌，偶见其他种放线菌。放线菌属于放线菌科细菌，厌氧，革兰氏染色阳性。具有发育良好的菌丝和孢子，菌丝无隔，无形态固定的细胞核，胞质中无线粒体、叶绿体等细胞器，细胞壁化学组成类似细菌而异于真菌。以色列放线菌，存在于口腔的正常菌群，也可见于胃肠道和女性生殖道。外伤，尤其是牙科操作是最重要的易感因素。

（二）临床表现

世界范围发病，以偏远地区多见，30~60 岁易发，儿童罕见，男性远多于女性。

1. 颈面放线菌病（cervicofacial actinomycosis）　占 32%~63%，又称下颌肿块（lumpy jaw），常因拔牙，口腔手术或其他口腔损伤引起，表现为发生在下颌或上颌的牙周脓肿，然后感染向邻近组织播散（急性或慢性），形成开口于皮肤或口腔的窦道，向外排出脓液，有时脓液中含有硫黄颗粒。硬结性肿块皮肤呈现紫红色，常无局部淋巴结肿大。感染可直接播散，累及骨骼，表现为骨膜炎和骨髓炎；颌或耳部病灶可向中枢神经系统渗透，可形成脑脓肿或脑膜脑炎。

2. 胸部放线菌病（thoracic actinomycosis）　占 13%~34%，常由于口腔脓液吸入后引起。可累及肺实质、胸膜、纵隔和胸壁。如原已有结核、支气管扩张症和肺癌则更易感染。胸膜炎、心包炎、脓胸，由此可形成排脓瘘管，脓中有“硫黄颗粒”。有助诊断的 X 线特点有：①肺部感染病灶向胸壁穿透；②病灶附近肋骨破坏；③感染沿叶间裂扩散；④椎体和椎突的破坏。

3. 腹部放线菌病（abdominal actinomycosis）　占 13%~23%，最常累及盲肠。由于炎性疾病、溃疡、穿孔、外科手术等致肠黏膜受损部位首先起病。典型病例可有脓肿形成、瘘管、硬块和肠梗阻。宫内放置避孕环则易引起盆腔感染。胸部放线菌病常继发血行播散，发生率约为 10%。感染可经血行播散至中枢神经系统、肾、肝、脾、肠道、心包、皮肤和软组织等。好发于回盲部，似阑尾炎，局部肿块板样硬度，腹壁可见瘘管，脓液可见“硫黄颗粒”。

4. 脑型放线菌病　罕见，为单个或多个有包膜的脑脓肿，CT 扫描及对比剂静注时为环形增强损害，壁厚，不规则或为结节样。

5. 皮肤放线菌病（cutaneous actimomycosis）　可有脓肿（图 15-99）和瘘管形成。皮肤直接接触病原菌所致，可发生体表各部，为皮下结节，破溃成窦道，脓肿有“硫黄颗粒”，病程慢性，有坚硬的瘢痕。

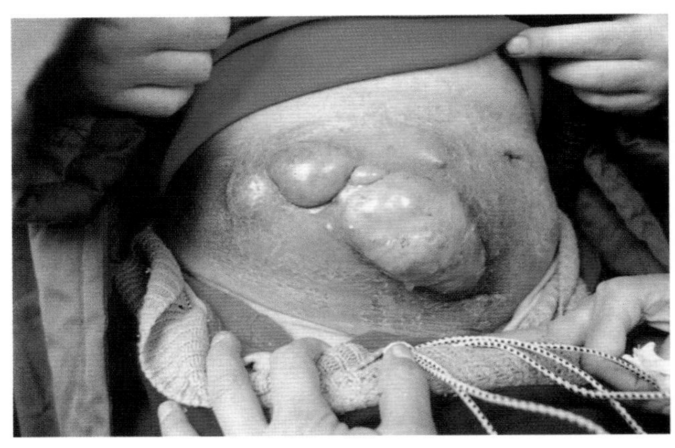

图 15-99　皮肤放线菌病（山东医科大学　李春阳惠赠）

（三）组织病理

为慢性肉芽肿，有嗜中性嗜酸性粒细胞浸润。脓肿内可见“硫黄颗粒”，直径 100~300μm，HE 染色，其中有不均质性物质，周围有栅栏状短棒样细胞。

（四）诊断

①根据典型临床表现，面、颈部皮损，为皮下结节、破溃窦道、脓肿，由于浸润性样硬结聚合在颌骨处，面颈部出现粗颌外观。②X 线检查的特殊变化。③脓肿中找到“硫黄颗粒”可以作出诊断。④病原菌直接检查及培养可以确定。

（五）鉴别诊断

应与结核、肿瘤、肝脓肿、腰肌脓肿、骨髓炎、阑尾炎、葡萄状菌病、诺卡菌病等鉴别。

脓液中颗粒的出现除放线菌病外，还见于足菌肿和葡萄状菌病。鉴别要点有：①放线菌病颗粒边缘为呈放射状排列酸性粒细胞，而足菌肿和葡萄状菌病则没有；②由真菌引起的足菌肿，菌丝比放线菌菌丝更宽，且有分隔，GMS 或 PAS 染色后看得更清楚；③诺卡菌引起的足菌肿，其颗粒聚集较放线菌病疏松；④葡萄状菌病其颗粒由球菌组成，而放线菌则为革兰氏染色阳性的丝状菌。

表 15-23 放线菌病的治疗

	药物	剂量
主要治疗	首选青霉素 G 青霉素 V 外科手术 四环素	1 000~2 000 万 U/d，静脉滴注 2~4g/d，分次口服 500mg，每 6 小时 1 次
替代治疗	红霉素 林可霉素	500mg，每 6 小时 1 次 300~400mg，每 6 小时 1 次
其他	放线菌病治疗时间为青霉素静脉用药 4~6 周后，改为口服青霉素 6~12 个月 多西环素、米诺环素、亚胺培南 - 西拉司丁钠、左氧氟沙星、利福平	
物理治疗	可选择高压氧疗，有报告治疗抵抗的以色列放线菌引发泪小管炎，采用高压氧治疗后治愈	

（六）治疗（表 15-23）

1. 系统治疗　大剂量、长疗程（数周到数月）青霉素治疗对本病有效，可每天 600 万 ~2 000 万 U 肌内注射或静脉滴入。最高可达 1 000 万 ~5 000 万 U，或口服青霉素 V 200 万 ~500 万 U/d，轻症者用药 2 个月或更长。用药 30~45 日后可手术，术后需用药 12~18 个月。其他如阿莫西林、头孢曲松、林可霉素、多西环素、红霉素、亚胺培南、氯霉素、链霉素、磺胺嘧啶等也有作用。

过去放线菌病采用长疗程的抗生素治疗。如果能早期诊断，放线菌病可采用短疗程（<6 个月）治疗。

青霉素治疗失败者极少见，一旦发生主要是由于在初始感染中产 β- 内酰胺酶细菌与放线菌属共同感染。需要改变抗生素的治疗法案以覆盖这些协同菌（如换用亚胺培南或克林霉素）。

2. 手术切除　适用病灶局限者。切除和清除坏死组织。面颈部放线菌病还可采用 X 线局部治疗。

（七）病程与预后

以上几种类型中，通常颈部放线菌病治疗效果最好。当可以行外科治疗并长期使用青霉素时，有望治愈。

二、诺卡菌病

内容提要

- 类似真菌感染病。致病菌主要有巴西诺卡菌和星型诺卡菌。
- 临床分为肺、脑、心、肝诺卡菌病及皮肤诺卡菌足菌肿，浅表皮肤诺卡菌病，淋巴皮肤诺卡菌病。
- 治疗首选甲氧苄嘧啶、磺胺甲噁唑、米诺环素、阿莫西林等。

诺卡菌病（nocardiosis）由不同种属的诺卡菌引起，诺卡菌与放线菌相似，是原核生物界—细菌门—真细菌纲—放线菌目—诺卡菌属。人类致病的主要有巴西诺卡菌和星形诺卡菌。

（一）病因与发病机制

诺卡菌属（*Nocardia*）为放线菌科细菌，是革兰氏阳性需氧菌，诺卡菌属为一种丝状的、革兰氏阳性、抗酸的微生物病原体。存在于土壤；共有 130 余种，其中 4 种可引起人和动物患病，即巴西诺卡菌、星型诺卡菌、豚鼠诺卡菌、鼻疽诺卡菌，前 2 种尤为多见。95% 以上病例是吸入带菌的尘土感染，污染的灰尘植入皮肤（如外伤或刺伤）亦可发生感染。

诺卡菌属是免疫缺陷人群的条件致病菌，可导致播散性系统性疾病，而皮肤诺卡菌病通常发生在免疫力“正常”的宿主。

（二）临床表现

1. 系统损害

(1) 肺型：如肺结核表现。约 85% 的病例为肺和系统性感染，大多由星形诺卡菌引起，且常为机会性感染。诺卡菌肺感染可引起坏死性肺炎、空洞形成、肺脓肿、胸腔积液及穿透胸壁的瘘管。

(2) 脑型：中枢神经系统受累常见（高达 1/3 病例），血源性播散可波及脑，脑膜炎，脑脓肿。

(3) 播散型：肺诺卡菌病播散到脑的有 27%，皮肤 9%，肾 8%，胸膜与胸壁 8%，眼、肝或淋巴结分别为 3%。肾常受累，是第三个易被波及的器官，由皮质渐渐延及髓质。心、肝、脾、肾上腺、胃肠、淋巴结、肋骨、椎骨、骨盆和关节均可累及。

(4) 皮肤型：占 10%~15%，巴西诺卡菌常见（图 15-100，图 15-101），其次为星形诺卡菌（图 15-102，图 15-103）。常由植物刺伤皮肤而植入，亦可由胸壁或肺部灶扩展而来。①孢子丝菌病样诺卡菌病：臂部可呈链状皮下结节群，脓肿、慢性窦道或疣状皮损，皮肤结节；②坏疽性皮肤诺卡菌病：痛性皮下结节，扩展并溃破，边缘不规则且内陷，其上有黏性黄白色脓液；③足菌肿：原发性皮肤病与软组织感染常表现为足菌肿，常发生于下肢，表现为下肢无痛性肿胀，有瘘管。其下骨骼常受累，与放线菌或其他真菌引起的相似。有三个基本损害，假性肿瘤，窦道及瘘管、颗粒；④儿童可出现面颈部感染，表现为面部红色丘疹或脓疱、下颌淋巴结肿大和发热。

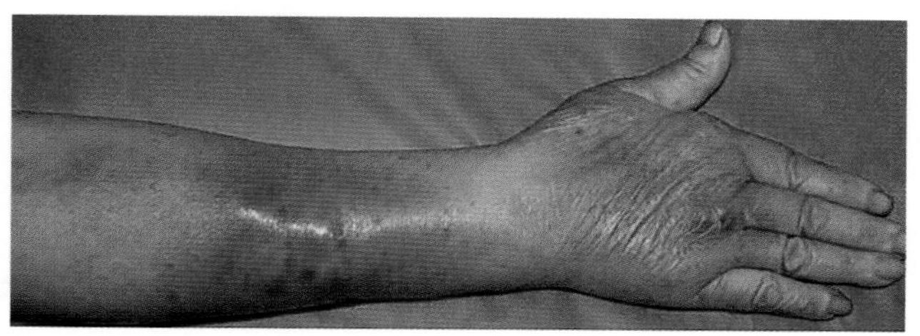

图 15-100　巴西诺卡菌所致化脓性蜂窝织炎（四川大学华西医院　冉玉平惠赠）

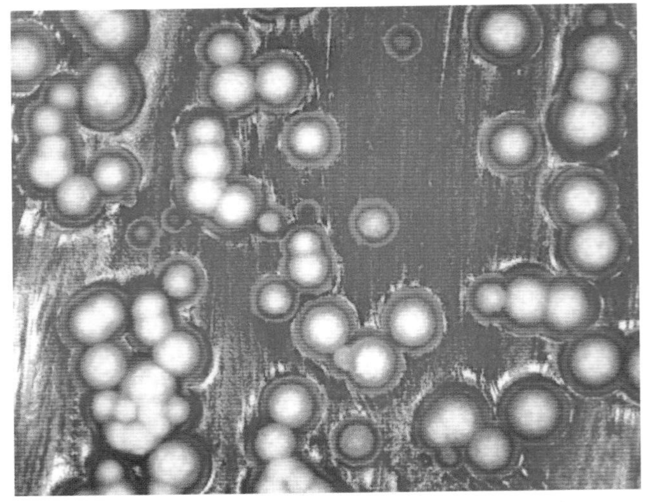

图 15-101　化脓性蜂窝织炎穿刺液接种在兔血营养琼脂平板 37℃培养 5 天有白色均一菌落生长，皮肤镜下放大观察菌落较干燥且周围可见微绒毛样结构，提取菌落 DNA，经 PCR 扩增后测序比对，结果为巴西诺卡菌

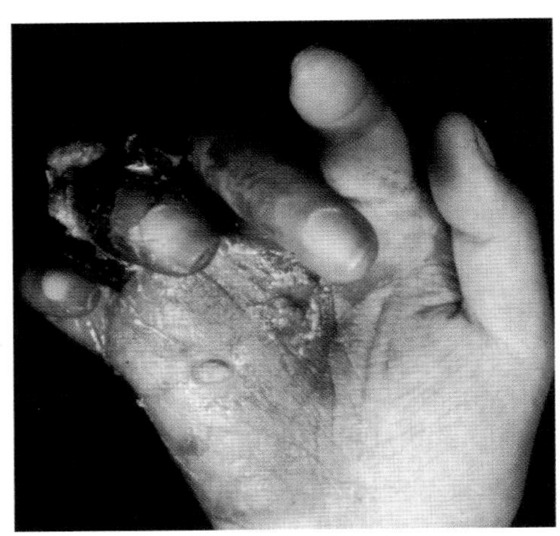

图 15-102　星形诺卡菌感染(1)

（三）实验室检查

组织病理显示为化脓性肉芽肿，损害区可见许多革兰阴性的分枝菌丝。

真菌学检查，直接镜检可见 Gram 染色阳性之纤细分枝菌丝，耐酸染色多为阳性，培养、生化学及分子测序等方法鉴定菌种。

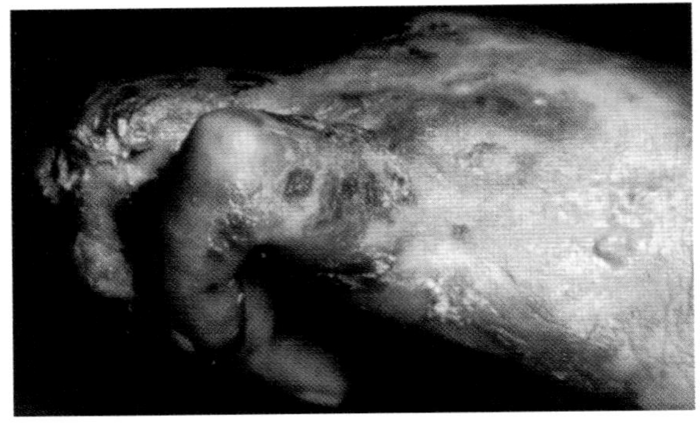

图 15-103　星形诺卡菌感染(2)

（四）诊断

依据临床表现，真菌学检查尤为重要。又因本菌广泛存在于自然界，单分离出本菌不能完全证明有临床价值。痰中查出菌也不一定代表肺部侵袭性感染。根据临床症状配合实验室检查可以确定诊断。

（五）鉴别诊断

皮肤型诺卡菌病应与孢子丝菌病、足菌肿、肿瘤鉴别。

1. 放线菌病　病变多较局限，较少播散。如侵犯皮肤则多呈脓肿、窦道及瘘管，可以找到“硫黄颗粒”，而诺卡菌病有时也可见到“颗粒”，但此种颗粒较小，是菌丝聚集在一起的表现，称假性颗粒。

2. 足菌肿　一部分诺卡菌病可表现为足菌肿，将在足菌肿病中叙述。

3. 孢子丝菌病　诺卡菌病也有像淋巴管型孢子丝菌病样表现，可通过病原学检查鉴别。

（六）治疗

主要是抗生素治疗，辅以外科切除、微波治疗等。杀灭诺卡菌，抗微生物化学治疗须延长用药时间，常须手术排脓。磺胺类，如磺胺嘧啶和复方新诺明是最有效的抗生素。

1. 系统治疗　首选复方磺胺甲噁唑 2 片，每天 2 次，疗程 1~3 个月。严重者而菌种尚未分离鉴定时可用左氧氟沙星(400mg/d)、亚胺培南西司他丁(3 000mg/d)静脉输液，症状控制后改为复方磺胺甲噁唑口服。磺胺过敏者可选左氧氟沙星 500mg/d 口服。

2. 手术治疗　脓肿或脓胸可行手术切开，引流脓肿、切除瘘管、修补缺损。

（七）病程与预后

本病治疗易出现耐药和复发。

（冉玉平　眭维耻　章强强　叶巧园）

第十六章

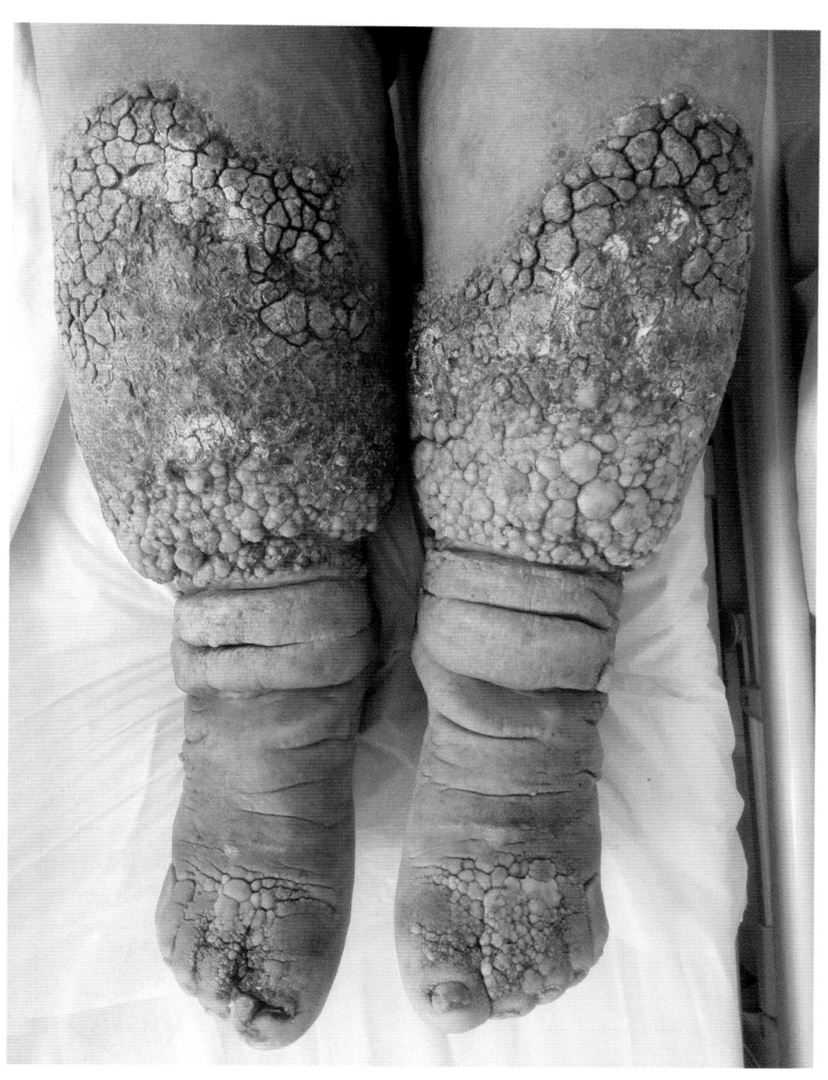

第十六章

寄生虫、昆虫叮咬及其他生物性皮肤病

原虫(protozoon):医学原虫传播有3种类型:人际传播型、循环传播型、虫媒传播型。原虫对宿主的损害主要包括①毒性作用:原虫的代谢产物、分泌物(包括多种酶类)和死亡虫体的崩解物对宿主都有毒性作用。阴道毛滴虫分泌的4种表面蛋白参与对阴道黏膜上皮细胞的黏附和杀伤。②机会性致病:当机体抵抗力下降或免疫功能不全时,则发生急性感染。常见的机会性致病原虫如人类免疫缺陷病毒(human immunodeficiency virus,HIV)感染有肺孢子虫、弓形虫、隐孢子虫和蓝氏贾第鞭毛虫等。

蠕虫(helminth):对人体的损害包括机械性损伤、毒素、化学损伤(酶及抗原的作用)和夺取营养。幼虫在人体内的移行和成虫在体内的寄生常可引起局部组织内出现细胞浸润,成虫、幼虫或虫卵引起的细胞浸润可进一步导致形成肉芽肿甚至组织纤维化。虫体的分泌物和排泄物可直接损伤宿主组织或引起宿主的免疫病理反应,导致超敏反应。

医学节肢动物是指通过骚扰、蜇刺、吸血、致病、毒害、寄生和传播病原体等方式危害人类健康的节肢动物。节肢动物门分为10多个纲。

医学节肢动物 ①骚扰和吸血：如蚊、蚋、蠓、虻、蜱、革螨和恙螨等昆虫。②刺蜇和毒害：有些节肢动物有毒腺、毒毛、毒刺或体液有毒，刺蜇时由口器或蜇器将毒液注入人体皮下而使人受害。如蜂类蜇人，微小毒毛，呈箭针形，内贮毒液，蜇伤的皮肤继而出现水肿性斑疹、斑丘疹。③超敏反应：节肢动物涎腺成分是重要抗原，如蚊、蜱叮刺宿主可引起速发型超敏反应。④寄生：蝇蛆病。蠕形螨若虫引起蠕形螨病。某些螨类，引起超敏反应。

第一节　原虫性皮肤病

一、利什曼病

内容提要

- 利什曼病是由杜氏利什曼原虫引起，经雌性白蛉叮咬而传播。中华白蛉是我国利什曼病的主要传播媒介。
- 根据原虫寄生部位的不同，利什曼病可分为三种类型，即①内脏利什曼病也称黑热病（kala-azar）；②皮肤利什曼病；③黏膜利什曼病。
- 皮肤利什曼最初表现为种植部位小的丘疹，继增大呈结节或斑块，溃疡或疣状物。见于暴露部位。
- 治疗上主要靠非锑剂。

利什曼病（leishmaniasis），包括：内脏利什曼病（黑热病，kala-azar）、皮肤利什曼病、黏膜利什曼病和黑热病后皮肤利什曼病。本病是由利什曼原虫引起的一组疾病，是无鞭毛体侵犯皮肤、黏膜和内脏所引起的损害。利什曼原虫寄生于白蛉体内，雌性白蛉叮咬人，感染人而发病。利什曼原虫在人体内称利杜体无鞭毛体。

1901 年由 W.B. 利什曼发现了此种病原体，而以他的名字命名，发现的病原体是 W.B. 利什曼取材于死于内脏利什曼病的一位印度患者的脾脏涂片标本。

利什曼原虫匿居人类及其他哺乳动物的单核吞噬细胞内。传播需有受染动物或人类宿主、合适的虫媒白蛉以及易感宿主。感染后临床症候不一，与寄生虫的致病性以及人类宿主由遗传决定的细胞免疫应答有关。很多利什曼感染者无症状，并能自行消失。有些只限于皮肤，引起皮肤利什曼病，或侵害鼻、口腔及口咽黏膜，引起黏膜利什曼病。内脏利什曼病时，寄生虫播散到整个网状内皮系统。

（一）流行病学

1. 传染源　利什曼原虫能感染多种哺乳动物，包括啮齿类、犬类、贫齿类、有袋动物、原始有蹄类和灵长类等可作为储存宿主而存在。作为一种人畜共患病，大多数情况下动物作为传染源（主要指犬类），但人际也可见作为传染源的情况。患者和亚临床感染者可能是南亚内脏利什曼病最重要的传染源。

2. 传播途径　主要通过白蛉叮咬传播，偶可经口腔黏膜、破损皮肤、胎盘或输血传播。流行病学调查显示，在我国传播媒介有 4 种白蛉。

中华白蛉为我国利什曼病的主要媒介，长管白蛉仅见于新疆维吾尔自治区；吴氏白蛉为我国西北部地区荒漠内最常见的蛉种、野生野栖；亚历山大白蛉分布于甘肃省、新疆维吾尔自治区吐鲁番的荒漠内。

利什曼病是由杜氏利什曼原虫引起，经雌性白蛉叮咬传播的慢性地方性寄生虫传染病。也存在其他传播途径，包括输血、垂直传播、共用针管、性接触、人与人之间接触传播。

3. 流行特征　我国主要为杜氏利什曼原虫引起的内脏利什曼病，亦称黑热病（图 16-1），其在我国河北省、山东省、江苏省、安徽省、河南省、陕西省、甘肃省及辽宁省等省份发生。1958 年基本消灭。

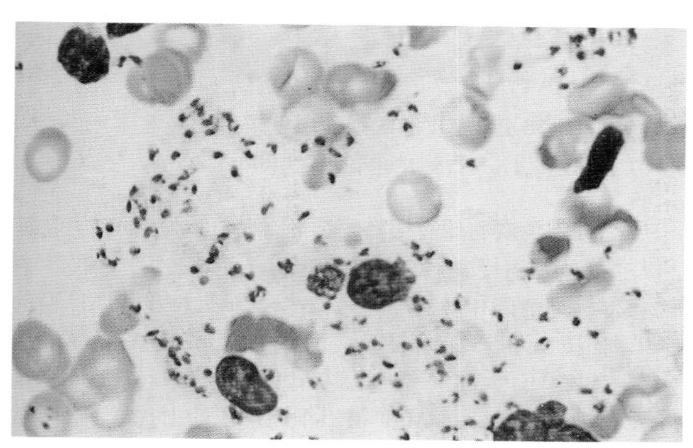

图 16-1　黑热病

皮损组织液图片见 LD 小体（西安医科大学　邓云山　徐汉卿惠赠）。

2015 年我国新发内脏利什曼病 507 例。近年来，内脏利什曼病主要分布在我国西北部地区，西南也有部分地区有较多病例报道。2005—2010 年 98% 的病例集中在新疆维吾尔自治区、甘肃省和四川省 3 省当中，内蒙古自治区、陕西省和山西省 3 省也为流行区。

我国 2010 年南京报道 1 例国内罕见的利什曼病患者，该患者曾到沙特阿拉伯务工，2 年后皮肤红色结节溃疡，培养出利什曼原虫鞭毛体。

1984 年新疆维吾尔自治区克拉玛依任灏远报道 8 例皮肤黑热病。

（二）病原学

利什曼原虫归类于原生动物亚界，动体目，锥虫科，利什曼属。分为利什曼亚属和维纳尼亚亚属两大类，进一步又可分为 30 种利什曼原虫，其中约 20 种能致病，利什曼亚属有杜氏利什曼原虫、热带利什曼原虫、硕大利什曼原虫、墨西哥利什曼原虫等，维纳尼亚利什曼亚属有巴西利什曼原虫、巴拿马利什曼原虫、秘鲁利什曼原虫等。

利什曼原虫寄生于人体组织巨噬细胞内，属于组织细胞内鞭毛虫。当白蛉在叮咬人体时，前鞭毛体从白蛉消化道释出并反流至人体血液循环。前鞭毛体随即入侵巨噬细胞，形成无鞭毛体后在细胞内复制（图 16-2）。然后无鞭毛体不断入侵新的巨噬细胞。白蛉吸食受感染者的血液时，无鞭毛体进入白蛉体内，转变为迅速分裂的前鞭毛体，如此周而复始。

（三）发病机制

利什曼病的临床表现取决于利什曼原虫的亚种，宿主细胞应答能力，以及寄生虫入侵宿主防御机制的能力。

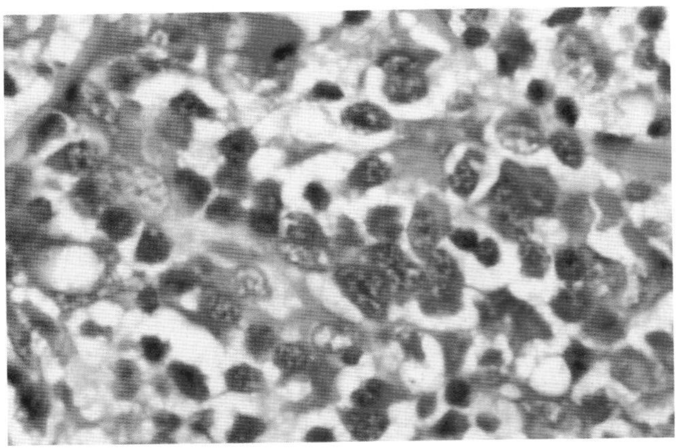

图 16-2　真皮组织细胞内见较多无鞭毛体
吉姆萨染色　×1 000。

1. 细胞免疫利什曼感染的结局，视感染种属的毒力特征和人类宿主由遗传决定的细胞免疫反应而定。

2. 感染消失和对复感的保护性，与辅助性 T1（Th1）型的 CDT 细胞扩充相关，它们能对利什曼抗原分泌干扰素 -γ 和白介素 -2（IL-2）。干扰素 -γ 或与利什曼特异性 $CD4^+$ T 细胞直接接触，接触 Th1 或 $CD4^+$ T 淋巴细胞产生的干扰素 -γ，能激活巨噬细胞，杀死细胞内无鞭毛体。

3. 肿瘤坏死因子 -γ（TNF-γ）似与保护性反应有关。感染消失后，除非存在免疫缺陷，一般都会取得对所染利什曼原虫种属的抵抗力。

4. 两种细胞因子，即白介素 -10 和转化生长因子 -β，估计在干扰保护性 Th1 反应的发生中起到重要作用。感染期间虽也有抗利什曼抗体产生，但并无保护作用。抗体效价以进行性内脏利什曼病和原虫负荷量大的病人最高。

（四）临床表现（图 16-3）

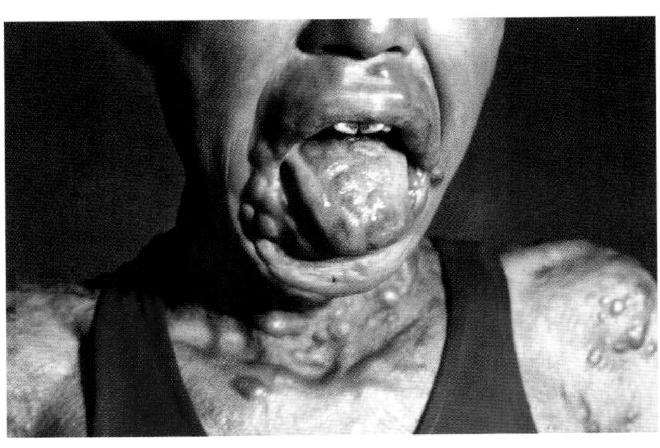

图 16-3　黑热病后皮肤利什曼病

1. 内脏利什曼病　大多数是由杜氏利什曼原虫、婴儿利什曼原虫或恰氏利什曼原虫引起，最初损害为皮肤结节或利什曼瘤。黑热病得名于内脏利什曼病晚期，黑素沉着导致皮肤呈片状暗褐色色素斑。利什曼原虫首先侵及网状内皮系统，累及肝、脾、骨髓和淋巴结。进行性内脏利什曼病时，肝脾因单核吞噬细胞增多而肿大，肝内库普弗细胞大小和数量皆剧增，其内有众多无鞭毛体。脾常极度肿大，脾淋巴滤泡为含原虫的单核细胞所取代。骨髓、淋巴结、皮肤、肠道和其他脏器中，皆有含无鞭毛体的单核吞噬细胞。

（1）免疫正常内脏利什曼病：潜伏期常为 3~8 个月，但也有短至 10 余天者。患者以青少年为主，婴儿少见。起病常隐匿，可无自觉不适，但已有明显异常体征。常见发热，以低热为主，也可为高热、间歇热；体温 1 天内有 2~3 次升降，双峰热型在早期患者中较为常见。肝大（53.3%~100%），脾肿大（98.9%~100%）更明显；肝脾进行性肿大是内脏利什曼病的标志性体征。淋巴结病常见于非洲黑热病。皮肤粗糙且伴有色素沉着。未经治疗的患者将出现贫血（100%）、全血细胞减少、严重恶病质和免疫抑制，对利什曼抗原及其他抗原均无反应。继发感染，常在一年内死亡，细菌感染和不受抑制的出血为常见死因。

（2）HIV 感染者：内脏利什曼病同时感染 HIV 的病人，绝大多数出现在严重的免疫抑制患者中（CD4+<200×10^6/L），感染后较快发病，可出现丘疹、结节性皮肤损害，最常见报告有皮肤纤维瘤样或卡波西肉瘤样的褐色至紫色的结节。外观正常皮肤的随机活检也可发现病原体。治疗效果较 HIV 阴性者差。表现大多与典型病例相同，但可能无脾肿大，肺、胸膜、口腔黏膜、食管、胃、小肠及皮肤亦可有不典型受累证候及再生障碍性贫血。无症状利什曼病感染在 HIV 感染者中亦有报道。

（3）黑热病后皮肤利什曼病（post kalaazar dermal leishmaniasis，PKDL）：黑热病发病过程中，无鞭毛体利什曼原虫（无鞭毛体）可广泛分布于正常皮肤。在疾病恢复过程中或之后，可出现本型。非洲因内脏利什曼病而接受治疗的病人中，诸证候皆已消失后，少数患者治疗后很快发生此症，持续数月。印度则是在治后长达 2 年时发生此症，持续 20 年之久。皮损有两种类型：一种为色素脱失斑，主要分布于面部、手臂和躯干上部；一种为疣状丘疹，其内可发现无鞭毛体。皮肤损害内含杜氏利什曼原虫无鞭毛体。皮肤损害可能误诊为麻风。

2. 皮肤利什曼病　任何种类的利什曼原虫感染均可引起，但通常由维纳尼亚亚属的利什曼原虫及利什曼亚属的热带利什曼原虫、硕大利什曼原虫和婴儿利什曼原虫所致。

（1）热带利什曼原虫所致利什曼病：热带利什曼原虫、皮肤利什曼病损害单个、多发不一，为相对异质性，因感染原虫种属和宿主免疫应答的差异而不尽相同。一般发生在皮肤裸露区。典型损害开始为一红色丘疹，发生在白蛉接种前鞭毛处，缓慢增大为一结节，终至破溃。亦称为东方疖（oviental sore），可分为潮湿型或早期溃疡型、干燥型或晚期溃疡型、慢性利什曼病、非溃疡性乳头瘤样结节（图 16-4）。

（2）播散性皮肤利什曼病：特征为全身两处以上不相邻的皮肤区域上出现多形性病灶，主要为痤疮或丘疹形态，病灶内原虫少见。29% 患者同时存在黏膜损害。

（3）弥漫性皮肤利什曼病：见于细胞免疫缺陷患者。全身散在斑疹、丘疹和结节，或皮肤弥漫浸润性病变，但不溃烂，无鞭毛体在皮内播散。当头面部皮肤受累时临床表现类似结核样麻风。黏膜病变局限于口唇及鼻腔黏膜边界。病灶内富含原虫，不形成溃疡。未经治疗无法自愈。本型利什曼病类似瘤型麻风，为罕见的应答缺失型病变。真皮巨噬细胞内含大量原虫，不累及内脏，始于局限性丘疹，形成卫星损害。最终面部和四肢出现多发性皮肤结节，发展缓慢，可能延续数十年。

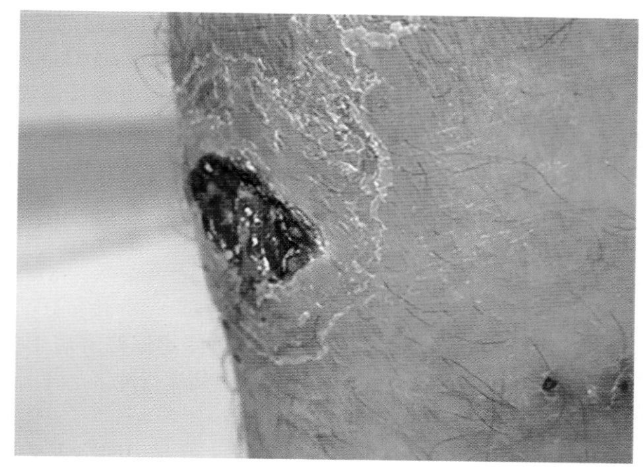

图 16-4　利什曼病
腿部结节及溃疡。

(4) 复发性皮肤利什曼病：主要见于中东热带利什曼原虫感染，为一慢性综合征，面部或肢体裸露区皮肤损害缓慢增大，毁容中心部分常已愈合，持续多年，极难愈合。活检为慢性炎症性改变，无鞭毛体极少。

3. 黏膜利什曼病(mucocutaneous leishmaniasis)　由巴西利什曼原虫(Leishmania brasiliensis)感染，少数在原发皮肤损害愈合数月至数年后，鼻、口腔或咽喉出现黏膜损害。一般以鼻炎和鼻塞开始，继以黏膜溃疡，常为鼻中隔充血，继之形成溃疡，最终导致鼻中隔穿孔。损害特征为慢性肉芽肿性反应。黏膜破坏，最终波及鼻中隔及腭部软骨。巴西利什曼原虫可以导致鼻咽黏膜利什曼病，必须给予系统治疗。患者应该被监控直至皮损已经完全愈合，6 个月的随访。

内脏利什曼病患者偶有黏膜受累，特别是同时尚有获得性免疫缺陷综合征(acquired immunodeficiency syndrome, AIDS)时。黑热病后皮肤利什曼病、接触传染性蔓延的单纯性皮肤利什曼病时也可有黏膜受累。

（五）实验室检查

寻找杜氏利什曼原虫(LD 体)。骨髓、淋巴结和脾脏穿刺液镜检仍是内脏利什曼病最可靠的确诊试验。通过吉姆萨染色，发现胞浆呈蓝色，细胞核和动基体呈紫色的无鞭毛体。脾脏穿刺液诊断价值最高(特异性和敏感性均 >90%)，其次为骨髓(敏感性 53%~86%)和淋巴结(敏感性 53%~65%)。皮肤病灶镜检或培养敏感性较低(15%~70%)。

聚合酶链反应可为诊断提供一个快速、高敏、特异性方法。也可使用间接免疫荧光抗体试验，直接凝集试验，快速凝集扫描试验，及酶联免疫吸附测定。直接凝集试验的敏感性和特异性均高，抗体检测一般不用于皮肤利什曼病的诊断。

（六）组织病理

皮肤利什曼病的基本表现为在单核吞噬细胞内发现无鞭毛体以及伴随的肉芽肿性炎症反应。特殊类型的皮肤利什曼病中，弥漫性皮肤利什曼病炎症反应低下，见大量含有原虫的巨噬细胞，但坏死及溃疡缺如，而黏膜利什曼病的病灶炎症反应则强烈，原虫数量稀少，但病灶已形成溃疡及肉芽组织，见多核巨细胞及淋巴浆细胞浸润，黏膜下区可见含有原虫的巨噬细胞。

内脏利什曼病患者病理显示脾脏白髓显著萎缩，伴胸腺依赖区坏死和纤维化，淋巴细胞减少而含有原虫的组织细胞聚集和浆细胞增生，红髓则有大量浆细胞和组织细胞，脾血窦内皮细胞增生。淋巴结副皮质区小淋巴细胞消失，浆细胞和组织细胞增生。

（七）诊断

利什曼病流行地区居住史。临床出现长期不规则发热伴寒战、肝脾大、进行性贫血、淋巴结肿大及消耗症状或有相应的皮肤黏膜表现，根据病原学检查结果可予以确诊。

（八）鉴别诊断

1. 感染性疾病　真菌感染：副球孢子菌病、着色芽生菌病、孢子丝菌病；细菌感染：麻风，寻常狼疮，疣状皮肤结核，其他分枝杆菌病；脓疱病，臁疮，疖病，昆虫叮咬等继发感染；螺旋体病：品他，雅司，梅毒；寄生虫病：阿米巴病，疟疾；病毒感染：羊痘。

2. 炎性疾病　银屑病，扁平苔藓，肉样瘤病，异物肉芽肿。

3. 肿瘤　皮肤 T 细胞淋巴瘤，基底细胞癌，鳞状细胞癌，角化棘皮瘤。

（九）治疗

1. 皮肤利什曼病治疗　利什曼亚属原虫导致的单纯皮肤利什曼病还可进行局部病灶内锑剂注射或者物理治疗。因可能并发严重的黏膜病变，维纳尼亚亚属原虫导致的皮肤利什曼病须接受系统治疗。出现以下情况时亦应给予系统治疗：如皮损在面部、耳或其他影响美观的部位；皮损几个月不愈；皮损位于关节部位、手和脚；多处皮损(>5~10 个)或较大损伤(>4cm)；皮损有局部扩散。

2. 内脏利什曼病治疗　抗利什曼原虫治疗包括锑剂和非锑剂。非锑剂主要是选用两性霉素 B 脂质体或两性霉素 B 治疗，因其疗效好而不良反应较少，目前已成为一线用药。

(1) 非锑剂

1) 两性霉素 B 及其脂质剂：两性霉素 B 脂质体(liposomal amphotericin B，L-AMB)：对于本病具有良好的疗效，新提出的短疗程、大剂量方案有望改善这一现状。有研究显示单剂量 10mg/kg 的 L-AMB 与传统的两性霉素 B 方案(每次剂量为 1mg/kg，每 2 天用药 1 次，15 次为 1 疗程)在疗效上无明显差异，且不良反应较轻。比两性霉素 B 的肾毒性小。

2) 其他非锑剂：其他非锑剂类药物还包括喷他脒、米替福新，以及巴龙霉素，可作为二线用药，一般用于其他治疗无效者的补救方案，但这些药物目前国内未提供。抗真菌药物如泊沙康唑、伊曲康唑以及氟康唑亦有治疗成功的报道。

(2) 五价锑剂：首选五价锑制剂葡萄糖酸锑钠(sodium stibogluconate)，为五价锑，在体内还原为三价锑，通过选择性细胞内胞饮摄入，进入巨噬细胞的吞噬体，与巯基结合，对利什曼原虫产生抑制作用，然后网状内皮系统将其消灭。一般成人一次 6ml(1 支，含葡萄糖酸锑钠 1.9g，约相当于五价锑 0.6g)，肌内注射或静脉注射，1 天 1 次，连用 6~10 天；或总剂量按体重 90~130mg/kg(以 50kg 为限)，等分 6~10 次，每天 1 次。小儿总体剂量按体重 150mg/kg，分为 6 次，每天 1 次。对敏感性较差的虫株感染，可重复 1~2 个疗程，间隔 10~14 天。对全身情况较差者，可每周注射 2 次，疗程 3 周或更长。

主要由肾排泄，如肾功能受损，则可妨碍锑的排泄，可致中毒。

本品可发生恶心、呕吐、咳嗽、腹泻，偶见白细胞减少。可出现注射部疼痛、肌痛、关节僵直。

(3) 治愈标准：体温正常，症状消失，一般情况改善。增大的肝脾回缩。血象恢复正常。原虫消失。治疗结束随访半年以上无复发。患者经特效药物治疗后，痊愈率较高，一般不会再次感染。

（十）病程与预后

早期治疗，免疫功能正常无合并症者预后好。已研制了一种疫苗能保护防患皮肤利什曼病，结果显示接种疫苗后体内存在持久的保护性免疫。但亦有作者报告目前还没有疫苗或药物能完全根除或提供对利什曼病的长期有效的免疫力。近来的利什曼原虫基因组测序可能指引出一条预防、控制和治疗此病的新的道路。预防包括：管理传染源，治疗患者，控制病犬；消灭传播媒介，杀灭白蛉；加强个人防护，装纱窗或蚊帐，用邻苯二甲酸二甲酯涂皮肤，以防白蛉叮咬。

二、皮肤阿米巴病

皮肤阿米巴病（amebiasis cutis）是溶组织内阿米巴的滋养体所致的皮肤病，在损害中可找到该病原体。

（一）临床提要

表现为肠道疾病，如无症状感染、急性直肠结肠炎（痢疾）、暴发性结肠炎伴穿孔、中毒性巨结肠和慢性非痢疾性结肠炎；肠道外疾病，如肝脓肿、腹膜炎、脓肿、心包炎、肺脓肿、脑脓肿和泌尿生殖道疾病。

1. 阿米巴肠病蔓延至邻近组织，使会阴、肛门周围皮肤出现慢性皮炎、结节、脓肿、肉芽肿和慢性溃疡。

2. 阿米巴滋养体直接植入皮肤，婴儿常为此型，为尿布粪便感染。

3. 非特异性皮损　瘙痒、荨麻疹、面部黑变病、痤疮、湿疹样皮炎和结节性痒疹。

结合肠道或肠外阿米巴感染病史、皮肤损害找到阿米巴原虫即可确诊。

（二）治疗

首选甲硝唑，对阿米巴大、小滋养体及包裹均有效，800mg，每日 3 次，连用 5~7 天，孕妇禁用；替硝唑，1g，每日 2 次，连服 3 天。

三、弓形体病

弓形体病（toxoplasmosis）是由鼠弓形体引起的感染病，多为隐性感染，显性感染常表现为淋巴结、中枢神经系统（如脑炎、脑膜炎）、眼（如脉络膜炎、脉络膜视网膜炎）和心脏（如心肌炎）等病变。近年来，在 HIV 感染者，弓形体病日益增多，估计全世界有 5 亿 ~10 亿人为弓形体感染者，我国已有报道。

1. 临床表现　先天性感染急性有高热、皮疹、肝脾淋巴结肿大和脑炎等，慢性有瘫痪、智力低下，后遗症为小脑畸形。先天性弓形体病以斑疹与出血性皮疹为主，偶见正常毛发生长与剥脱性炎。后天性弓形体病的皮肤表现有斑疹、斑丘疹、丘疹、出血性皮疹、猩红热样皮疹以及皮下结节。

2. 诊断　确诊需靠血清中检测特异性抗体、分离病原体、体液或组织切片中找到滋养体或包囊。

3. 治疗　①乙胺嘧啶和磺胺嘧啶联合治疗：乙胺嘧啶第1 日，成人 50mg，儿童 1mg/kg，分 2 次口服；第 2 天起剂量减半，同时服用磺胺嘧啶，成人 2~4g/d，儿童 50~100mg/(kg·d)，分 4 次口服，并加服等量碳酸氢钠，连续 4~6 周。②螺旋霉素：2~4g/d，儿童 50~100mg/(kg·d)，分 4 次口服，连续 4~6 周。

第二节　蠕虫性皮肤病

一、皮肤猪囊虫病

皮肤猪囊虫病（cysticercosis cutis）是猪囊尾蚴寄居于皮下组织所引起的皮肤病，常见于猪肉绦虫病流行地区。

（一）病因与发病机制

猪是猪肉绦虫的天然中间宿主，而人既是中间宿主又是终末宿主。猪囊虫是猪肉绦虫的幼虫，食用未熟的含有猪囊虫的猪肉或被虫卵污染的生水、蔬菜、食物即可感染。猪囊尾蚴沉积于身体各处，如皮下组织、肌肉、内脏、眼和脑组织中，形成囊肿。

猪囊尾蚴引起的病变可分 3 个阶段：①激惹组织产生细胞浸润。②组织结缔样变、胞膜坏死及干酪变性等。③最终钙化。整个过程 3~5 年。囊尾蚴常被宿主组织所形成的包囊包绕。

（二）临床表现

猪囊尾蚴在人体组织内可存活 3~10 年，甚至 15~17 年。

猪带绦虫的成虫和幼虫均可寄生小体。成虫寄生小体引起绦虫病，幼虫寄生人体引起囊尾蚴病。

1. 绦虫病　成虫寄生人体常为一条，重度感染时，也可有多条寄生。

2. 猪囊尾蚴病　猪带绦虫病患者，平均 14.9%(2.3%~25%)的患者有囊尾蚴寄生。囊尾蚴对人体的危害远大于成虫，其危害，因寄生的虫数、寄生的部位及寄生时间的不同有很大差异。依囊尾蚴寄生部位的不同可分为：

(1) 皮下及肌肉囊尾蚴病：皮下有无痛性结节，常为多个，大小为 0.5~2cm（图 16-5），广泛分布。为圆形或卵圆形肤色皮下结节，约黄豆至花生米大小，质硬，活动。皮损常无症状，亦可引起肌肉疼痛、发热和嗜酸性粒细胞增多。

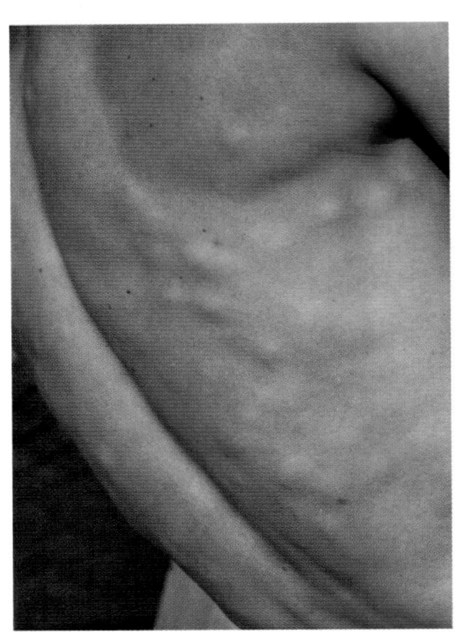

图 16-5　皮肤猪囊虫病：黄豆至核桃大无痛性皮下结节

(2) 脑囊尾蚴病：其危害一方面与囊尾蚴寄生部位、数量有关，但更重要的与机体的免疫反应有关。患者可终身无症状，也可突然致死，将脑囊尾蚴病分为5型：癫痫型、高颅压型、脑膜脑炎型、精神障碍型和脑室型。可引起急性脑炎、脑膜脑炎、癫痫、神经受损或精神失常。

(3) 眼囊尾蚴病：占囊尾蚴病2%以下，囊尾蚴可寄生在眼的任何部位，其寿命1~2年，虫体死后可导致葡萄膜、视网膜、脉络膜的炎症、并发白内障、青光眼，终至眼球萎缩而失明。

(三) 实验室检查

肌肉内的囊尾蚴，活时肉眼观察呈囊状，1.2~1.9cm，表面光滑，囊壁菲薄，灰白色，囊内有半透明液体，一端可见灰白色小颗粒。死后的肉芽肿性肿块，约2~5cm，表面粗糙。在切面的病变中心部可见囊状、裂隙状或不规则的囊腔，囊内液混浊，内壁参差不齐。皮下结节有的钙化，活检可找到囊内猪囊尾蚴(图16-6)。

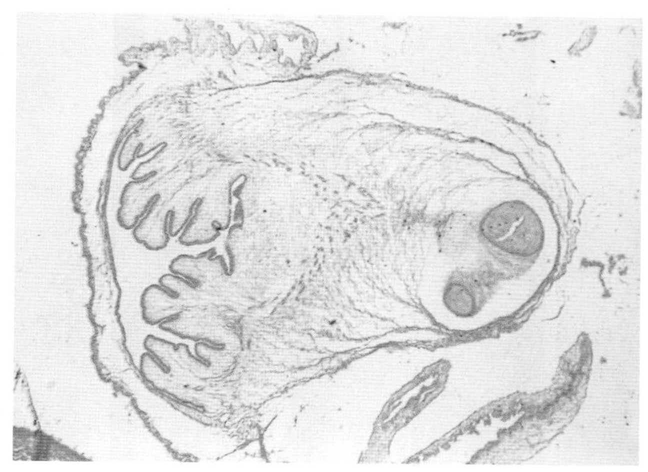

图16-6 皮肤猪囊虫病
组织病理示囊腔内有猪囊尾蚴，头节。

(四) 诊断

有进食未煮熟的猪肉或蔬菜或饮生水史。典型皮肤损害可有侵犯心、脑、肝、肺和骨等相应症状。大便检查可见虫卵或绦虫节片。组织病理示囊肿内有猪囊尾蚴的头节。

(五) 鉴别诊断

1. 皮样囊肿　好发于眶前或头颈部中线，表现为进行性缓慢增大的圆形囊性肿物，表面光滑，略有弹性，可压迫骨骼引起骨凹陷，病理下囊壁中含有皮肤附属器成分。

2. 表皮囊肿　损害为直径0.5~5cm的皮内肿物，可移动，质地结实有弹性。可呈半球形隆起于皮面上，中央有扩张孔，可从孔中挤出乳酪样角质性物质。组织病理易于鉴别。

3. 多发性脂囊瘤　起病于青少年期，有遗传性，呈常染色体显性遗传。损害多发，位于真皮内，皮损为圆形有弹性的结节，肤色，淡黄色或淡青色，穿刺见有油状或奶油状液体溢出。

(六) 治疗

1. 手术治疗　囊肿数目不多可手术切除。囊腔内注射，取纯酒精或1：1 000升汞液或盐酸依米丁0.5~1ml注入囊内可杀死虫体。眼囊尾幼病不可采用杀虫治疗，因为活虫患者尚可耐受，一旦虫被杀死后异性蛋白引起葡萄膜炎，引起的炎症会加重视力障碍，甚至失明，故必须手术治疗。

2. 内服药　①阿苯达唑，15~20mg/(kg·d)，分2次口服，10天为1个疗程，一般需2~3个疗程。②吡喹酮，20mg/kg，每日3次，共2~3天，总量120~180mg/kg，2~3个月后重复用药。

(七) 病程与预后

囊虫可侵入人体各个脏器，以侵入脑组织者最严重。囊尾蚴的寿命一般为3~10年，个别达10~19年。肌肉囊尾蚴病病程在10年以上。

二、血吸虫病尾蚴皮炎

血吸虫病(schistosomiasis)，动物血吸虫仅引起游泳者瘙痒或尾蚴皮炎(cercarial dermatitis)，而人血吸虫可致皮肤、消化道、肺、脑等部位的损害。

(一) 临床表现

1. 血吸虫皮炎　人接触疫水，尾蚴约需15分钟钻入皮肤。可出现轻微红斑、丘疹，伴有瘙痒。瘙痒一般持续数小时，红斑可能持续更久，在致敏的患者，丘疹和瘙痒持续1周左右才能消退。

2. 荨麻疹反应　尾蚴穿过皮肤后4~8周，可出现发热、荨麻疹、紫癜、不适、关节痛、腹绞痛、腹泻、肝脾肿大和嗜酸性粒细胞增多，日本血吸虫引起的这些症状特别严重，一般在4~6周消失。

3. 生殖器周围肉芽肿和瘘管　系成虫直接播散至邻近脉管所致。肛门、外生殖器、腹股沟和臀部出现坚硬的肿块、湿疣样损害、瘘管和蜂窝状窦道。

4. 异位皮肤血吸虫病　虫卵可沉积在结膜、肺、中枢神经系统，这是异常部位(如椎旁血管丛)寄生的成虫产卵所致。躯干几乎总是受累，尤以脐周多见。面部呈节段性分布。皮损为坚硬的肉色丘疹，卵圆形，直径2~3mm，多个丘疹聚集而成轻微隆起的不规则斑块，并出现乳头状增生。可能形成溃疡。皮损的治疗约5个月方能缓慢消退。

(二) 实验室检查

粪或尿、皮肤及直肠活检可找到虫卵，皮肤试验及补体试验阳性。

(三) 鉴别诊断

本病在荨麻疹反应期应与荨麻疹鉴别，生殖器周围肉芽肿损害应与二期梅毒扁平湿疣、肛周脓肿相鉴别。

(四) 治疗

在血吸虫病区，应检查患者有无血吸虫感染，并进一步进行血吸虫病治疗。

血吸虫皮炎行对症处理，内服抗组胺药，外用安抚止痒剂。其他类型皮肤病口服吡喹酮，每次20mg/kg，1天3次。血吸虫病应系统使用吡喹酮等内科治疗。

(五) 病程与预后

仅仅血吸虫尾蚴性皮炎，预后良好，患血吸虫病者需接受系统治疗。

三、钩虫皮炎

钩虫皮炎(uncinarial dermatitis)又称钩蚴皮炎，是钩虫蚴虫侵入皮肤而引起的皮炎。钩虫病病原是十二指肠钩虫和美洲钩虫，寄生小肠而致病。我国广大农村几乎均有流行。虫卵随粪便排出体外，成为杆状蚴、第二期杆状蚴、丝状蚴，经人体皮肤侵入，体内移行至小肠发育为成虫。

（一）临床表现

丝状蚴侵入皮肤后数分钟至1小时内，于入侵处可出现红色丘疹，1~2天内出现水疱、局部充血、水肿及细胞浸润性炎症，感染后24小时内，大多数幼虫仍滞留在真皮及皮下组织内，然后经淋巴管或微血管抵达肺部。钩虫皮炎皮疹始发于足趾、足侧缘、手或臀部，有红色斑疹和丘疹，分散或群集，消肿、严重瘙痒。

皮疹好发于足趾、足侧缘、手或臀部。一般3~4天减轻，一周左右皮疹消退，少数可有荨麻疹、匐行疹（见匐行疹）。

（二）实验室检查

3~8天血液嗜酸性粒细胞可增多，4~5周后粪便中可查到钩虫卵。

（三）诊断

有丝状蚴皮肤接触史。钩蚴钻入处皮肤烧灼、针刺感和瘙痒，皮损为丘疹或荨麻疹、匐行疹。3~8天可有血嗜酸性粒细胞增高或哮喘。4~5周后粪便中查到虫卵。

（四）治疗

1. 抗过敏治疗　可口服抗组胺药物，并外用左旋咪唑涂剂（左旋咪唑750mg，硼酸3g，薄荷3g，加乙醇至100ml），或15% 噻苯唑软膏，每日2~3次，可止痒、杀虫。

2. 驱虫治疗　①甲苯咪唑：100~200mg，口服，每日2次，连用3~4天；儿童酌减。②阿苯达唑：成人，400mg，1次顿服，或1日2次分服。③双羟萘酸噻嘧啶：5~10mg/kg，晚间1次口服，连服3天。

四、匐行疹

匐行疹（creeping eruption）又称皮肤幼虫移行症，是指动物线虫或钩虫的幼虫在人体皮肤内移行所致的线状皮炎。

本病主要由猫、狗体内寄生的钩虫幼虫引起，如巴西钩虫、犬钩虫，其他线虫、丝虫、绦虫的幼虫偶见。

（一）临床表现

在一定的环境条件包括温度和湿度下，虫卵发育成第三期幼虫才能感染人体，动物出入和排便的河滩及潮湿的沙土地是危险的疫源地。

幼虫侵入皮肤后数小时即出现症状，幼虫在皮内移行引起严重瘙痒。

初起为红色的丘疹，随后发展成红斑样匐行疹样损害，该病损移行每日约1cm，并演变成大疱。在1周左右发展成不规则、弯曲、红色线状、高出皮肤的匐行病损，可长15~20cm。皮损发生暴露部位，常见于足部、下肢、臀部和手（图16-7，图16-8）。

幼虫可在皮内存活数周至数月。肛门匐行疹由粪类圆线虫引起疱疹，发生于肛周、臀部、大腿、肩背部和腹部。剧烈瘙痒。

系统损害：内脏幼虫移行症，表现为持续的嗜酸性粒细胞增多症，肝大，伴有肺炎，称为Loeffler综合征（表16-1）。可由犬弓蛔虫、猫弓蛔虫、蚯蚓状钩虫引起。

（二）实验室检查

血嗜酸性粒细胞常增多，活组织检查皮损前端可发现幼虫。

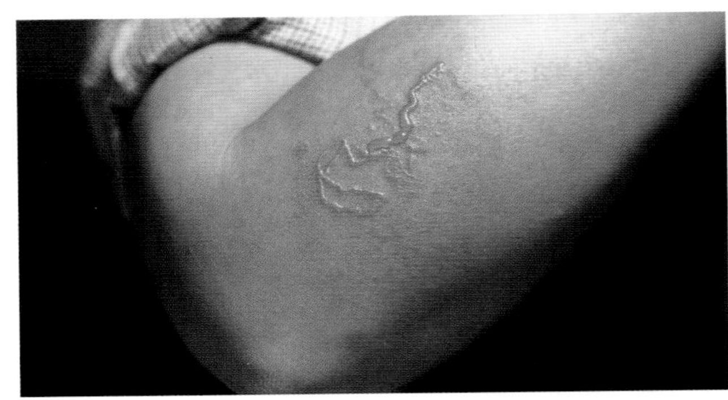

图16-7　匐行疹（幼虫移行症）

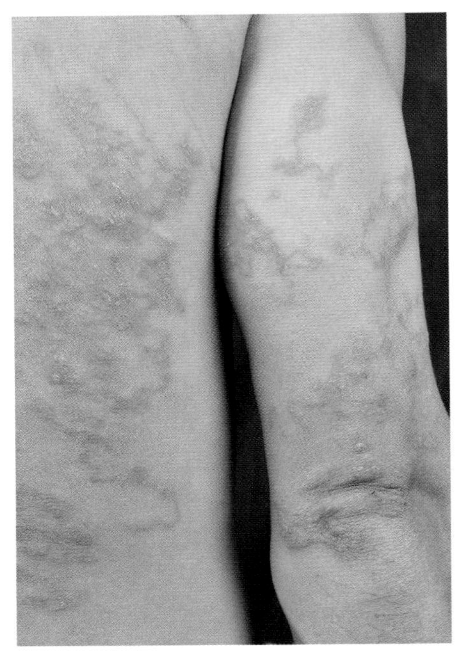

图16-8　匐行疹

表16-1　引起匐行疹的幼虫及皮疹特点

幼虫	宿主	流行	皮疹特点
巴西钩虫	猫、狗	多见	红色线状的蜿蜒爬行隧道，呈绣花样，奇痒，持续数周至数月
犬钩虫	狗	少见	红色丘疹为主，有时呈线状，2周内消失
牛钩虫	牛	罕见	匐行疹，持续10天左右
羊钩虫	羊	罕见	匐行疹，持续10天左右
狭头刺口钩虫	狗	罕见	匐行疹，持续10天左右

（三）诊断与鉴别诊断

皮损特征为蜿蜒曲折的略隆起的匐行性线状红斑，末端斑块或水疱。皮损活检发现幼虫，则为确诊依据。应与单纯性回状红斑、风湿性边缘性红斑鉴别。应与莱姆疏螺旋体病的移行性红斑、环状肉芽肿相鉴别。

（四）治疗

1. 局部可用液氮冷冻，找到隧道的前端冷冻杀死幼虫，或涂 10%~15% 噻苯达唑软膏。

2. 系统治疗

（1）阿苯达唑：成人和 2 岁以上儿童口服 400mg/d，连续 3~5 天。治愈率为 45%~100%。

（2）伊维菌素：儿童口服，150μg/kg，一般可用 12mg，单次服用。

（3）噻苯达唑：50mg/(kg·d)，分 2~3 次口服，疗程 5 天，2 周后可重复 1 个疗程。

（五）病程与预后

本病有自限性，一般 10 天至数周数月，幼虫死亡，皮疹自愈。

五、淋巴管丝虫病

淋巴管丝虫病（lymphatic filariasis ）是由丝虫成虫寄生于人体淋巴系统而引起的慢性地方性寄生虫病。主要流行于热带、亚热带地区，我国见于黄河以南各省。

（一）病因与发病机制

1. 丝虫入侵　我国丝虫病主要由斑氏丝虫和马来丝虫引起。人是丝虫成虫的终末宿主，蚊是幼虫的中间宿主。成虫寄生在人体淋巴管内，不断产生微丝蚴。传染性幼虫随蚊虫叮咬进入人体，最终达到淋巴系统定居发育成成虫。成虫在体内可存活数十年，所产的幼虫称微丝蚴，白天位于肺、心等内脏微血管内，夜间出现在末梢血中，可检出微丝蚴。

2. 致病　一是由宿主免疫系统对丝虫抗原免疫应答引起，另一是由丝虫成虫活动的机械作用和丝虫分泌排泄物的化学作用所致。丝虫的代谢产物与排泄物可引起过敏性淋巴管（结）炎，其变化与宿主抗丝虫免疫反应有关。免疫原性成虫和微丝蚴抗原大量释放，造成梗阻并引起肉芽肿及增生过程；结果成虫在淋巴管内被嗜酸性粒细胞、淋巴细胞及淋巴管内皮细胞包围形成肉芽肿，导致淋巴管阻塞。

（二）临床表现

潜伏期为 4 个月 ~1 年。

1. 急性期

（1）急性淋巴结炎和淋巴管炎：下肢多见，周期性发作，局部淋巴结肿大，疼痛；皮肤发红，有“离心性红线”，或呈丹毒样皮炎。

（2）丝虫热：周期性发热，可达 40℃。

（3）生殖系统损伤：有精索炎、附睾炎、睾丸炎、鞘膜积液等。

（4）Löffler 综合征：有畏寒、发热、咳嗽及哮喘等。

2. 慢性期（淋巴管阻塞性病变）①淋巴结肿大和淋巴管扩张见于大腿内侧与趾蹼部。②阴囊鞘膜淋巴性积液、淋巴尿及淋巴腹水。③乳糜尿　尿中大量蛋白及脂肪颗粒。④象皮肿　感染后 10 年左右常见，淋巴系统阻塞是引起象皮肿的因素，但并非唯一因素；成虫的活动破坏了淋巴管瓣膜的功能，引起回流障碍及淋巴滞留。下肢多见，亦可见于阴囊、阴唇、阴蒂和乳房（图 16-9~ 图 16-11）。

（三）实验室检查

无症状微丝蚴血症：即微丝蚴携带者，常在普查中发现。血中发现微丝蚴或免疫学试验阳性，可确诊为丝虫病。

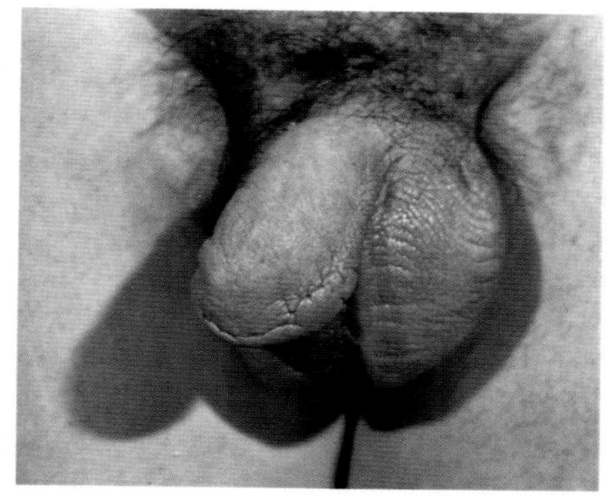

图 16-9　皮肤丝虫病
阴囊象皮肿（北京大学医学部　施曼绮惠赠）。

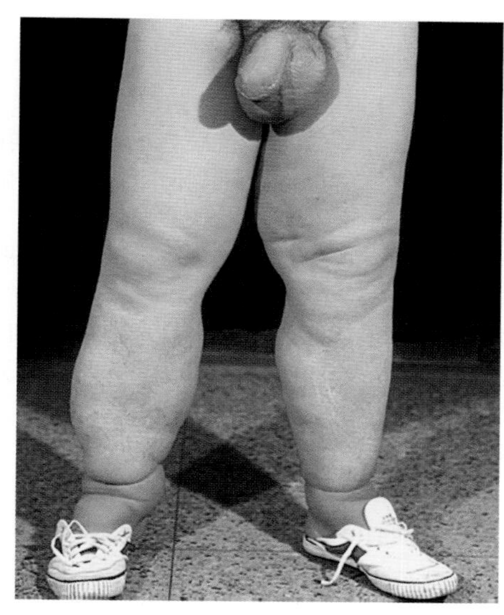

图 16-10　皮肤丝虫病
下肢淋巴管阻塞，阴囊淋巴水肿及象皮肿。

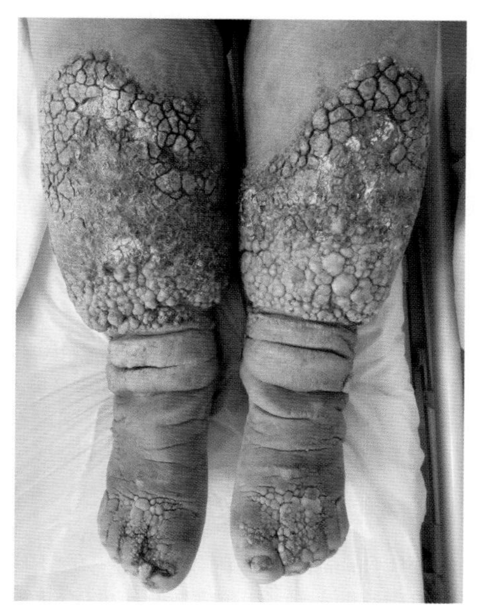

图 16-11　慢性丝虫病象皮肿（湖北医学院附属人民医院　裴丹　汪小兰惠赠）

（四）诊断

1. 疑似病例　有在流行区居住史，反复发作的淋巴管炎、象皮肿、鞘膜积液、乳糜尿、酶联免疫吸附测定（enzyme linked immunosorbent assay，ELISA）或免疫荧光法（immunofluorescence assay，IFA）检测抗体试验阳性者。

2. 确诊病例　从夜间采集患者的血中（或有时在尿及抽出液内）查到微丝蚴，或在淋巴结、淋巴管内找到成虫。外周末梢血、乳糜尿或腹水中发现微丝蚴即可确诊。

（五）鉴别诊断

微生物感染引起的淋巴结炎、淋巴管炎　这一类疾病常突然发病，有畏寒、高热等全身症状，淋巴管、淋巴结明显红肿，抗生素治疗常有效。

丹毒起病前常有外伤史，常伴有明显的畏寒、高热等全身症状，用青霉素等抗生素通常有显著疗效，可与丝虫病鉴别。

（六）治疗

追踪传染源，防治结合。

1. 伊维菌素　100~400μg/kg，单剂口服。

2. 海群生　0.6g/d，分2~3次，连服7天；4个月后再顿服1g。

3. 卡巴胂　仅能杀成虫，卡巴胂0.25mg，海群生50mg，每日2次，连服10天。

4. 其他　左旋咪唑，每日4~5mg/kg，分2次口服，连服5天；呋喃嘧酮，20mg/（kg·d），连服7天。

5. 象皮肿　下肢可用25%桑叶注射液2~4ml，肌内注射，每日1次，2~3周为一疗程，隔10天可重复疗程，第3~4日加用弹力绷带，日绑夜松（坚持2年）。外科旁路分流术，可减轻梗阻肢体症状。

（七）病程与预后

急性期治疗预后好，慢性期视治疗方法和治疗反应而定。

六、盘尾丝虫病

盘尾丝虫病（oncocerciasis）是由盘尾丝虫所致，感染性幼虫通过雌性弓背黑蝇叮咬皮肤引起人类感染。

（一）临床表现

1. 皮肤损害为一坚硬的皮下结节直径0.5~3cm，无痛，活动或与基底组织粘连，常成团出现，多见于骨突起附近，如髂嵴、尾骨、股骨大粗隆及头部、其他有皮疹、水肿性红斑，自觉瘙痒，以后皮肤增厚、干燥、斑点样色素沉着，最后导致皮肤萎缩、弹性丧失及色素减退，腹股沟淋巴结常肿大。

2. 眼病变早期为结膜炎，以后发生角膜炎、前葡萄膜炎、脉络膜炎、视神经炎最终引起失明。

皮肤活检或裂隙灯检查发现病原体即可确诊

（二）治疗

①伊维霉素：150mg/kg，单剂空腹口服，每年或每6个月一次；②海群生：对成虫有杀灭作用，用法为第1天，0.5mg/kg，一次服用，第2天服相同剂量2次，若能耐受，则增至2mg/kg，分3次服用，连用10天；③皮下结节可手术切除。

七、罗阿丝虫病

罗阿丝虫病（loaiasis）是罗阿丝虫寄生于皮下组织、结膜下或其他组织所致的一种疾病，感染性幼虫通过虻叮咬传播给人。

本病的中间宿主为分斑虻及静斑虻，微丝蚴在虻体内经10~12天发育成感染性幼虫，虻再次叮咬时就可感染人体。幼虫约在1年后发育为成虫。成虫可在皮下或结膜下移行，亦可移行至任何内脏，存活15年或更久，本病流行于非洲，近年援非回国人员（浙江、福建）中有本病感染。

1. 临床表现　本病主要表现为暂时性皮肤肿块，好发于肢体远端或眼周围软组织，肿块可自发疼痛，偶尔成虫穿过巩膜或结膜组织。流行地区渔民感染后反应轻微或完全无症状，而外来人感染后可出现发热、红斑、血管性水肿及嗜酸性粒细胞增多，与热带嗜酸性粒细胞增多症相似。

2. 治疗　海群生，6~10mg/（kg·d），连服2~3周；预防可用海群生，每周300mg。

八、蛲虫病

蛲虫病（enterobiasis）是由蛲虫引起的人类肠道感染，以肛门周围瘙痒为特征。本病经粪—口途径感染，虫卵在小肠上段孵化为幼虫，而在大肠内发育为2~13mm长的成虫。雌虫夜间移行直肠外，在肛周和会阴部产卵，每条虫可产1 000个卵，卵孵化成幼虫，经肛门逆行进入大肠而发育为成虫。

1. 临床表现　肛门周围及会阴部瘙痒，尤其夜间为著可影响睡眠，因搔抓可致局部皮肤、黏膜损伤、湿疹样变及化脓感染。蛲虫成虫误入迷途，可致女性阴道炎、尿道炎和经输卵管进入腹腔引起腹膜炎。

2. 诊断　肛周查虫，在患儿入睡1~3小时后肛门、会阴处找到2~13mm乳白色小线虫；肛周查虫卵，清晨以透明胶纸反复粘贴肛门周围皮肤皱襞，然后将胶纸贴于载玻片上，在镜下找虫卵。

3. 治疗　蛲虫自然寿命很少超过2月，如能切断自体感染即可自愈。甲苯咪唑100mg，2次/d，连服3天，小儿量同；也可采用200mg顿服，治愈率可达100%或阿苯达唑一次顿服，成人400mg，小儿200mg局部可用各种杀虫软膏，如10%，硫软膏或蛲虫膏。继发湿疹样皮炎行对症处理。

九、类圆线虫病

类圆线虫病（strongyloidiasis）由粪类圆线虫引起。我国东起中国台湾，西至甘肃省，南及海南省，北至辽宁省，均有本病的报道。感染率自0.03%至2.0%，亦有达11%者。本寄生虫为兼性寄生虫，包括自生世代和寄生世代。丝状蚴侵入人体后，在肺发育为童虫，大部分定居小肠，发育为成虫。

（一）临床表现

1. 肺部病变，表现为过敏性肺炎、哮喘。

2. 消化道症状，表现为肠炎、腹泻、黏液血便。

3. 移行至其他器官如心、胃、肝，有各种症状。

4. 皮肤损害幼虫侵入皮肤，可有小的出血点、斑丘疹、水肿，伴有瘙痒和刺痛，或移行性线状和带状荨麻疹幼虫在皮肤内移行较快，故所致荨麻疹蔓延速度也快，每小时可达10~16cm。此外，若体外自身感染，于肛门、会阴、腹股沟、臀部等处有多形皮疹。

典型临床表现和粪便或皮损中找到幼虫可确诊。

（二）治疗

噻苯达唑效果最好，其次为碘化噻唑青胺及扑蛲灵。皮损可对症处理。

十、麦地那龙线虫病

麦地那龙线虫病（dracunculosis）由麦地那龙线虫成虫寄生引起，本病流行于东南亚、阿拉伯半岛，临床上以慢性皮肤溃疡为特征。我国曾有犬感染本虫而未见人体寄生病例。传染源是患者，通过寄生成虫的皮肤溃疡处与水接触，而成虫将幼虫释于水中，被中间宿主剑水蚤吞食。含感染性幼虫的剑水蚤随饮水被人误食，经人的消化作用，幼虫到达十二指肠，穿过肠壁经胸腹肌肉到达皮下结缔组织，最后移行至四肢远端；成虫在此交配，雄虫死亡，雌虫侵犯组织并继续发育，虫体内大量幼虫成熟，如遇水时排虫到水中。上述全部寄生过程产生系列病变，引起局部或全身症状。

（一）临床表现

1. 成虫移行到皮肤，出现红斑、剧烈瘙痒、腹泻、恶心、呕吐、头晕、局部水肿，这是雌虫释放代谢产物产生的宿主反应。

2. 虫体继续发育时，大量幼虫自虫体前端破裂排出，局部有微红丘疹，可发展成水疱，水疱大至数厘米，伴有瘙痒、灼痛。常见于小腿、足部，但身体各处亦可波及。水疱中有大量巨噬细胞、淋巴细胞、酸性、中性粒细胞。可有脓肿形成或蜂窝织炎。

3. 其他损害虫体可侵犯中枢神经系统、眼、心脏及泌尿生殖系统，引起各种病变。

4. 不能侵犯至皮肤处产幼虫的虫体，在退化中释放大量抗原物质，导致无菌性脓肿和关节炎。

依据病史和临床表现，找到幼虫和雌虫体可确诊。

（二）治疗

雌虫摘除，即将暴露的虫头端缠缚于一根小棒上，慢慢卷绕其虫体，每次约可卷出 5cm 长，每天重复一次，约 3 周可将全虫卷出，切忌卷动太快，否则虫体断裂可引起组织反应。

可口服甲硝唑、甲苯咪唑，虫体较深者可行外科手术取出。

预防　改善饮水卫生，杀灭中间宿主剑水蚤。

十一、裂头蚴病

裂头蚴病（sparganosis）是曼氏迭宫绦虫（spirometra mansoni）的幼虫寄生所致。我国多发于东南沿海各省，但其他部分省市亦有报道。

人类受感染是由饮用剑水蚤（cyclops）污染的水、进食受染动物的生肉或用蛙肉敷贴皮肤溃疡或眼部而感染。

1. 临床表现　成虫和裂头蚴可寄生于人体，但成虫致病力不大，主要为裂头蚴致病、裂头蚴可引起皮下、眼、口腔、颌面、脑、内脏裂头蚴病。

皮肤裂头蚴病常见，占患者总数 36.8%. 多累及四肢、腹壁之外生殖系统；表现为蚓形、椭圆形、索状或不规则的皮下结节，有弹性，局部常水肿，直径 0.5~5cm，有瘙痒或虫爬感，如有炎症可有疼痛。

2. 治疗　皮下结节注入乙醇或手术摘除。

十二、旋毛虫病

旋毛虫病（trichinosis）是因旋毛虫寄生于人体引起的一种人畜共患的寄生虫病。人因生食或半熟食含有旋毛虫包裹的猪肉或其他动物肉引起。

（一）临床表现

潜伏期 2~14 天，多数 9 天，临床分为 3 期：

1. 侵入期（小肠期）　伴腹痛、腹泻、恶心、呕吐症状。

2. 幼虫移行期　此期 3~6 周，有畏寒、发热（可高达 41℃）、皮肤瘙痒、荨麻疹或小丘疹，最突出的是全身肌痛，肌肉肿胀有硬结感，压痛及触痛显著，以四肢及腓肠肌最重，疼痛难忍常呈强迫屈曲位，甚至瘫痪：吞咽、咀嚼、眼球运动均引起疼痛，极度乏力。眼睑、面部、四肢、躯干水肿。全身肌痛，尤其腓肠肌、肱二头肌和肱三头肌。

3. 包囊形成期　感染后 1~2 个月，包囊形成，肌痛可达数月之久，包囊在肌肉内钙化。

（二）诊断

主要根据病史与典型临床表现，急性期酸性粒细胞增高，可达 0.20%~0.40%，确诊仍需从腓肠肌、肱二头肌或三角处取肌肉活检找到旋毛虫幼虫。本病需与风湿病、伤寒、钩端螺旋体、皮肌炎等鉴别。

（三）治疗

①阿苯达唑：30mg/(kg·d)，分 2 次口服，用 5~7 天为一个疗程；本品毒性低，为首选药物。②甲苯咪唑：300mg/d，分 3 次口服，连用 5~9 天。③噻苯达唑：50mg/(kg·d)，分 2~3 次口服，连续服 5~7 天。

第三节　节肢动物性皮肤病

昆虫纲

一、桑毛虫皮炎

桑毛虫皮炎（euproctis similis dermatitis）是由桑毛虫毒毛刺入皮肤所致。

桑毛虫又称金毛虫，是桑毒蛾的幼虫，在我国南方的桑园及果园多见（图 16-12）。桑毛虫生活史分卵、幼虫、蛹、成蛾四个时期。成熟幼虫体表的毒毛多达百万根，毒毛极易脱落，内含毒性液体，刺入皮肤后引起原发性刺激性皮炎。接触幼虫、茧及蜕皮均可发病。

（一）临床表现

本病发病以 6~10 月份多见，常成批发病。好发于颈、肩、上胸部、上背部及上肢屈侧等暴露部位。如毒毛揉进眼内，可

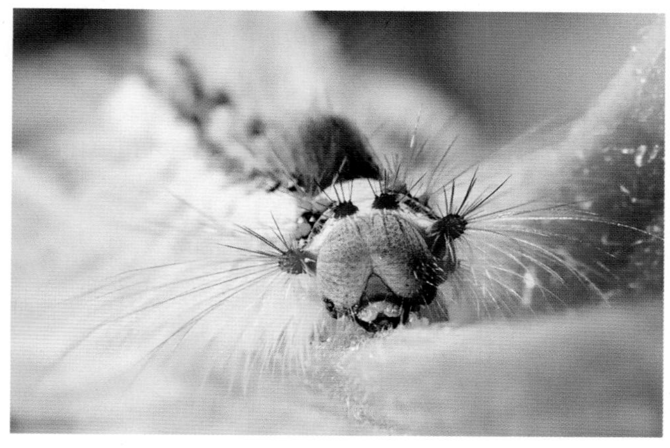

图 16-12　桑毛虫（南海战区海军第一医院　唐新平惠赠）

引起结膜炎、角膜炎，处理不及时，可致失明。皮疹在 1~2 周痊愈，留下色素沉着。

皮肤损害有皮疹为绿豆至黄豆大水肿性丘疹及风团，色淡红或鲜红(图 16-13)，几个至十余个，与大量毒毛接触则可多至几百个，但多不融合。由于搔抓或摩擦，可出现糜烂、结痂及鳞屑。皮损中心可见一水疱或黑点，即毒毛刺入处，用透明胶带粘在皮损处揭起可检出毒毛。

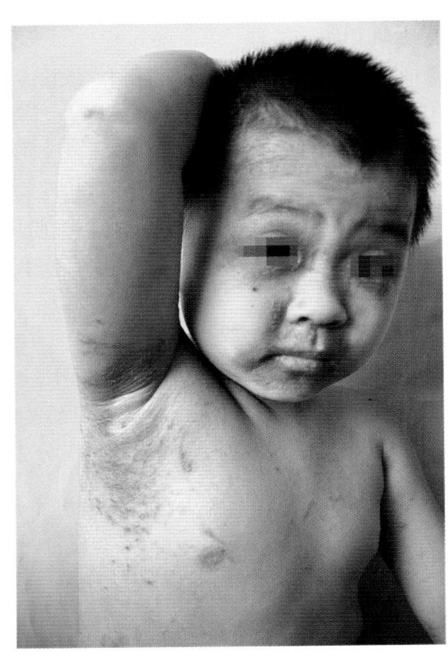

图 16-13 桑毛虫皮炎

（二）诊断依据

①依据疾病高发季节，患者有树木周围活动史。②特征性皮损。③透明胶带黏取到毒毛或病理检查看到毒毛有助于诊断，找到虫体可确诊。

（三）鉴别诊断

1. 刺毛虫皮炎 刺毛虫皮炎有外痒内痛的特点，通常会出现明显的红斑、水疱，伴有烧灼感。

2. 蜂蜇伤 起病前常有明确的蜂蜇伤史，皮疹以局部的红斑、水疱为主，皮疹中央可见瘀点或毒刺。

3. 隐翅虫皮炎 主要为露出部位的点状、条索状红斑，表面分布水疱、脓疱，发现虫体有助于诊断。

（四）治疗

阻断和对抗桑毛虫所释放的激肽、酯酶和其他多肽等介质，减轻炎症反应。防治结合。可采取摘除卵块、喷农药、黑光灯诱杀及生物杀虫等方法杀灭桑毒蛾，戴防护衣帽、风镜、口罩。治疗可采用胶布粘去皮疹上毒毛，然后外用炉甘石洗剂。亦可内服抗组胺药。

（五）病程与预后

对症处理疗效好，病程一般一周左右，但反复接触桑毛虫，病程可达 2~3 周以上，亦有因搔抓刺激而复发者。

二、松毛虫皮炎

松毛虫皮炎(dendrolimus dermatitis)由松毛虫毒毛刺人皮肤所致。马尾松毛虫(dendrolimus punctas walker)是我国松毛虫中分布最广的一种。成虫俗称松蛾，幼虫通称松毛虫。松毛虫的毒毛棕黑色，有倒刺状小棘，刺入皮肤后不易拔出。毒腺细胞分泌毒液进人毒毛管腔。活虫毒毛与虫尸均可致病。

1. 临床表现 松毛虫致病可分为皮肤型、骨关节型、肿块型、眼型、混合型。①皮肤型：即松毛虫皮炎，常表现为红斑、丘疹，以四肢暴露部位多见，呈不对称性，亦可蔓延全身，一般 3~5 日可愈，重者可长达 1 个月以上。②骨关节型：可出现骨、关节损害，以手足小关节为主，多为单个关节受累。临床表现为关节红肿、疼痛、活动受限，经治疗后一般 1~2 周渐退。重者可反复发作，形成骨、关节畸形，其 X 线表现与类风湿关节炎相似。③肿块型：为软组织处出现肿胀、隆起，单发，以四肢为主，尤其下肢，有时以会阴部及臀部较严重。④眼型：为急性巩膜炎和虹膜睫状体炎。⑤混合型：以皮肤型合并骨关节型为多。

2. 防治 以消灭松毛虫为主。如接触松毛虫及其污染物后，立即用肥皂、草木灰等碱性水擦洗干净。皮炎治疗参见桑毛虫皮炎。骨关节炎治疗以消炎止痛、防止关节畸残为主。严重者可用糖皮质激素。

三、隐翅虫皮炎

隐翅虫皮炎(paederus dermatitis)是由毒隐翅虫(paederus)所致的线条状、点状或片状皮肤炎症。

可引起皮炎的隐翅虫有 20 种，我国只有梭毒隐翅虫、大黄足隐翅虫、黑足蚁型隐翅虫。隐翅虫昼伏夜出，有趋光性。夏季是隐翅虫繁殖高峰期，也是隐翅虫皮炎高发季节。隐翅虫(图 16-14)身体各段均含有毒素，为一种强酸性毒液。当隐翅虫夜间落在裸露的皮肤表面爬行时并不释放毒液，只有在虫体受到拍打或被击碎时才会释放毒液，引起皮肤损害。

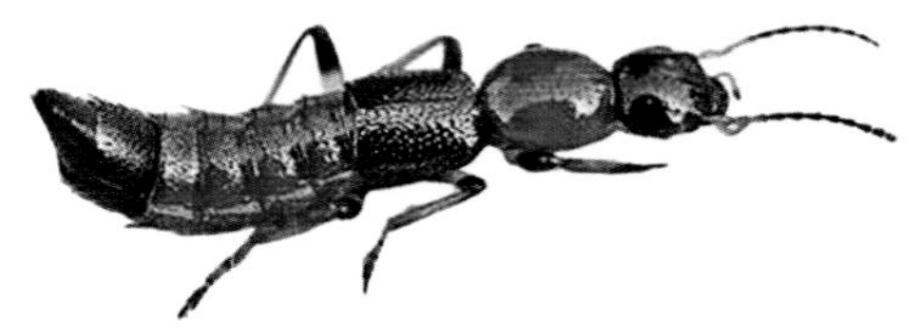

图 16-14 隐翅虫

1. 临床表现 本病多见于夏秋季节，雨后闷热天气尤多。本病以暴露部位多见，如面、颈、胸、四肢等。严重者可有头痛、头晕、发热、局部淋巴结肿大等。1~2 周痊愈后，常留有色素沉着。

皮损损害为多呈条状水肿性红斑，其上密集有针头大小的脓疱(图 16-15)，部分损害中心可融合成片，表面稍下陷呈灰褐色，抓破可致糜烂及结痂。轻者有瘙痒及烧灼感，重者剧痛。

眼损害 有角膜损害者 15 例，个别发生角膜溃疡。治疗后 3 例遗有薄的角膜云翳，矫正视力不足 0。

2. 诊断与鉴别诊断 本病诊断主要依据夏秋高发季节，患者在清晨发现皮肤露出部位的点状、条索状红斑，表面有水疱、脓疱，发现虫体有助于诊断。

①桑毛虫皮炎：有水肿性红斑、斑丘疹，患处丘疹中可见黄色或黑色毒毛。②松毛虫皮炎：丘疹等皮损中心有黄色毒毛，常伴小关节剧痛。③粉螨虫皮炎：皮损呈风团样，中央有小水疱，有谷物接触史。④其他应与接触性皮炎、刺毛虫皮炎、蚰蜒皮炎鉴别。

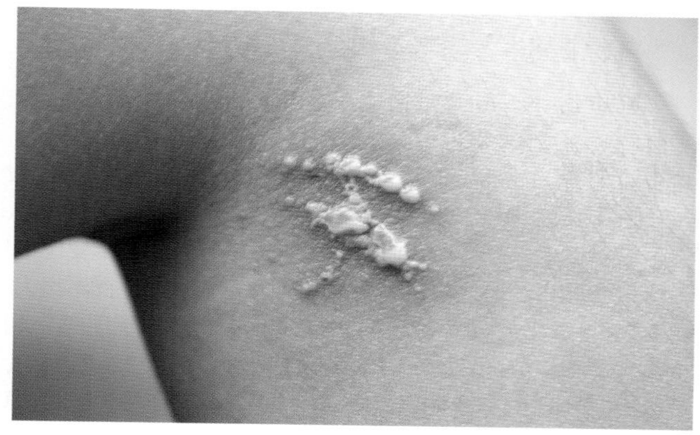

图 16-15　隐翅虫皮炎

3. 治疗

(1) 及时清除破碎虫体，冲洗中和毒素。当隐翅虫附着于皮肤时，不用手指揉捏或拍打，最好用嘴吹掉或用器物拨落后踩死。

(2) 及时用肥皂水、4% 苏打溶液洗净皮肤或涂 10% 氨水，局部可用 0.1% 依沙丫啶、3% 硼酸水湿敷，或搽炉甘石洗剂，或云南白药加水调成糊状外敷。可用蛇伤急救散或蛇药片以食醋或水调搽。

(3) 抗组胺药、消炎止痛剂，必要时用糖皮质激素。皮损广泛者，可口服蛇药片。

4. 病程与预后　如无继发感染，经 1 周左右皮疹干涸结痂，疱膜及皮屑逐渐脱落，可留下暂时性色素沉着。

四、甲虫皮炎

甲虫种类很多，地胆科的斑蝥(cantharides)和隐翅虫科的隐翅虫含有一种起疱物质，前者称斑蝥素(cantharidin)。有的甲虫被挤压时排出一种透明的琥珀色血性淋巴液，刺激皮肤，几分钟内发生烧灼感或刺痛，一日之内发生大疱。

治疗　抽出疱液，冷湿敷，外用糖皮质激素霜。

五、蚁蜇伤

某些蚁科的蚁能蜇伤人体引起严重疼痛，如水蚁、红火蚁和收获蚁；其他种类蚁也能刺伤人的皮肤。对蚁蜇伤的反应是烧灼感或刺痛，伴随风团样损害，严重时可出现水疱、小脓疱(图 16-16，图 16-17)，周围红肿，中央可见针头大的瘀点；可有全身反应，如眩晕、恶心、大汗、发绀和哮喘，多处严重蜇伤的全身反应甚至可引起死亡。

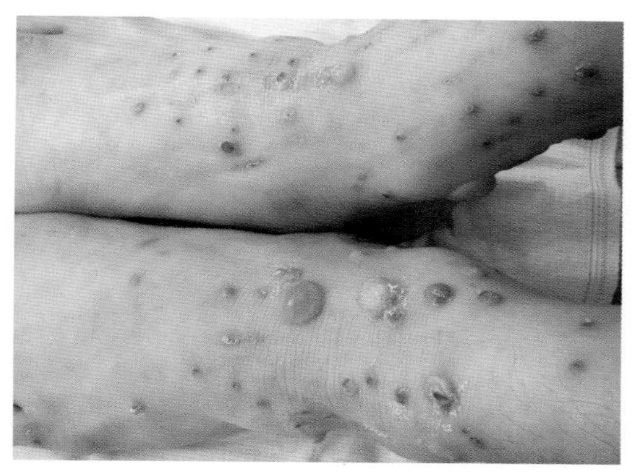

图 16-16　红火蚁蜇伤[华中科技大学协和深圳医院(南山医院)　陆原惠赠]

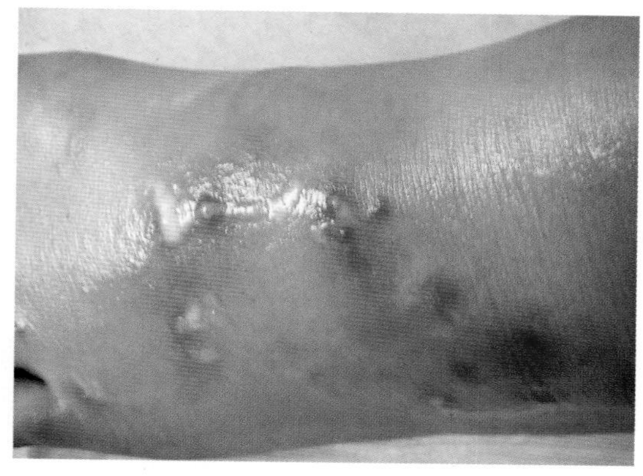

图 16-17　红火蚁蜇伤[华中科技大学协和深圳医院(南山医院)　陆原惠赠]

防治　同蜂蜇伤。

六、白蛉叮咬

白蛉(phlebotomus)是一种小型吸血昆虫，能传播白蛉热、黑热病。雌蛉叮咬吸血，雄蛉仅能吸取植物汁液通常白蛉黄昏至黎明前叮咬人，每次吸血持续 2-5 分钟，引起瘙痒、疼痛、丘疹、荨麻疹、水疱或大疱样损害。

防治：消灭白蛉，用 223 或 666 室内喷洒，涂搽驱避剂防叮咬，局部可用炉甘石洗剂或糖皮质激素。

七、蚋叮咬

蚋又名黑蝇(black fly)，也叫牛蚊(buffalo gnat)个体小，长 1-5mm，呈驼背状，棕褐色或黑色。仅雌蚋吸吮动物和人血，蚋多数在白昼吸血，蚋吸血时间为 2-10 分钟，蚋很少进入室内，均属野栖或半栖在河流、溪涧岸边的植物上。

蚋病是人被蚋刺叮产生的皮肤反应，蚋的刺叮(特别是大量刺叮)，可引起皮肤有红斑、水疱，中央有咬口，渗血可达数小时，伴有剧痛及瘙痒，搔抓后可有湿疹样变、化脓和坏死，继发感染时出现淋巴结炎、淋巴管炎，严重者有过敏性休克。“蚋热”(black fly fever)的表现有头痛、发热和恶心，重症患者可致死。此外，蚋还传播盘尾丝虫病、欧氏曼森线虫等。

防治：同虻叮咬。

八、虫咬皮炎

虫咬皮炎(insect bite dermatitis)包括蚊、蠓、白蛉、跳蚤、臭虫、虻等节肢动物叮咬人类引起的炎性皮肤病。这些昆虫的唾液中有多种抗原成分，进入皮内可引起毒性反应和/或过敏反应而致皮炎。

(一) 病因与发病机制

1. 蚊　蚊属于双翅目，长角亚目、蚊科，我国已知蚊类，已达 18 属 48 亚属 371 种或亚种，雄蚊因口器退化而不吸血，以花蜜、植物汁液为生。雌蚊除摄食上述物质外还必须吸取人或动物的血液才能促使卵巢发育，产卵。绝大多数雌性成虫都吸血。蚊唾液中含有腺苷三磷酸双磷酸酶，葡萄糖苷酶，α-淀粉酶，溶菌酶，抗凝剂、凝集素，组胺等物质，在叮刺时注入人体，以稀释血液和防止血液凝固。可出现Ⅰ、Ⅲ、Ⅳ型变态反应。蚊叮刺吸血后，血检发现 IgG、IgE 升高。曾有报道蚊叮刺引起“恶性组织细胞增多症”。

2. 蚤 俗称跳蚤，属于节肢动物门，昆虫纲蚤目。蚤目是一类很特化的，小而无翅、善跳的全变态昆虫。

蚤类叮刺吸血时分泌的唾液随口器注入皮下，以防止宿主的血液凝固。因唾液中含有某些过敏原物质，导致宿主局部皮肤产生过敏反应。潜蚤寄生症由潜蚤属的雌蚤钻入皮下寄生引起，称为潜蚤病。

3. 臭虫(bedbug) 发球半翅目，异翅亚目，臭虫科。该科有 6 个属，在其栖息的床板、褥垫、帐角、墙缝或墙纸的缝隙中常大量发现。雌、雄成虫及若虫都吸血。

4. 蠓(biting midges) 俗称墨蚊，是一类很小的双翅目昆虫，属长角亚目蠓科。

库蠓叮刺，由含腺苷三磷酸双酸酶的唾液蛋白为抗原，引起马过敏性皮炎或库蠓变态反应，是军马的多发病和常见病。

5. 虻 俗称牛虻，属双翅目短角亚目虻科，是一类大型的吸血昆虫，主要危害家畜，也叮刺人类传播疾病。我国已知 12 个属 440 多种。

(二) 临床表现

1. 一般特征 夏秋季好发。皮疹顶端常有虫咬痕迹。皮肤损害多见于暴露部位，损害有水肿性丘疹、风团或瘀点，偶有丘疱疹或水疱。损害疏散分布或群集。自觉症状有刺痛或灼疼，多伴奇痒。一般一周左右消退。

2. 蠓咬皮炎 蠓唾液抗原引起的皮炎一般表现为红斑、风团、小结、肿胀、水疱及渗出。同体库蠓皮炎分为：①红斑型；②丘疹性荨麻疹型；③休克过敏型。

3. 虻叮刺反应 虻叮刺引起疼痛和损伤，常继发感染，严重的伴有蜂窝组织炎。还可引起淋巴管炎和发热。澳大利亚虻变态反应 11 例占 1.5%(Solley 1990)。虻对畜体叮刺时，当吸血受扰中断，可导致畜体大量流血。

(三) 诊断与鉴别诊断

有虫叮咬病史。损害为水肿性丘疹、风团或瘀点、丘疱疹或水疱。皮疹顶端有虫咬痕迹。刺痛、灼痛及瘙痒。找到虫体能确诊。

虫咬皮炎应依据这类节肢动物，进一步明确诊断，从相似的虫咬皮炎中进行鉴别，找到虫体则确定诊断。

(四) 治疗

1. 系统治疗 可选用抗组胺药，严重者可用泼尼松 30mg/d。

2. 局部治疗。

(1) 消炎止痒：外用炉甘石洗剂或糖皮质激素。0.25% 樟脑和薄荷醇霜剂，虫咬皮炎药水(浓氨水 10.0g，薄荷脑，香料适量，75% 乙醇加至 100.0g)外搽。局部麻醉剂如普莫卡因、利多卡因、苯佐卡因，局灶性严重瘙痒可采用普鲁卡因和利多卡因低熔混合物合用。

(2) 糖皮质激素皮损内注射：曲安奈德 3~10mg/ml，剂量不应超过 10mg/ml。节肢动物咬伤可用局部抗痒剂合并局部和皮损内糖皮质激素一起治疗。

(3) 冰块或冷湿敷：局部可间断放置冰块或冷湿敷。

(五) 病程与预后

对症处理疗效好，预后好。

九、虱病

虱病(pediculosis)是由虱子(pediculus)寄生于人体、反复叮咬吸血所致，寄生于人体的虱有头虱(pediculus humanis capitis)、体虱(P.humanis corporis)、阴虱(P.pubis)三种。

(一) 病因

虱是寄生于恒温动物体表的无翅昆虫。虱具有半变态的生活史，分为卵、若虫和成虫 3 个时期。人虱若虫日夜不离人体，自若虫孵化最后蜕变为成虫，需时 8~9 天，如夜间脱衣，若虫离体，则需 16~19 天。人头虱最长为 30~38 天，最短 7~11 天，雄性平均 16 天，雌性 27 天；人体虱最长为 44~60 天，最短 5~8 天，平均 30 天左右。

人虱适宜的温度是 29~30℃，当人体温度升高、出汗或体温下降时，虱自动脱离人体寻找新的宿主。

(二) 临床表现

1. 头虱病 在头发上发现头虱及虱卵(图 16-18)。虱咬处有红斑、丘疹，瘙痒剧烈，搔抓后引起头皮抓破及血痂。

2. 体虱病 在内衣的衣领及衣缝等处发现体虱及虱卵。被咬处可见到红斑或风团块，常伴有线状抓痕或血痂。

3. 阴虱病 主要通过性接触传染。在外阴毛囊口可找到阴虱(图 16-19)，毛干处可找到铁锈色虱卵。被咬处发生丘

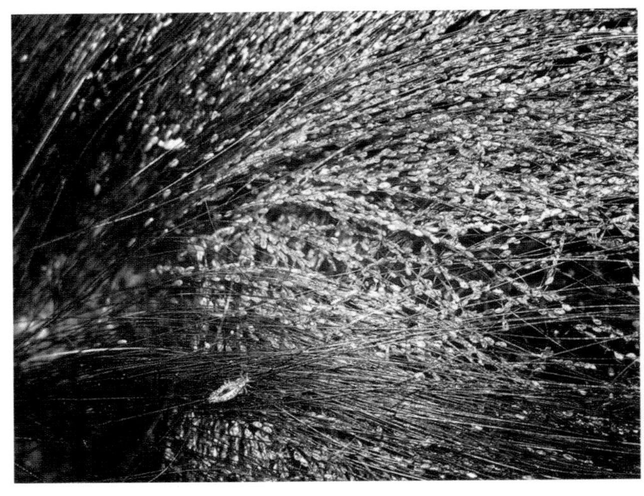

图 16-18 头虱

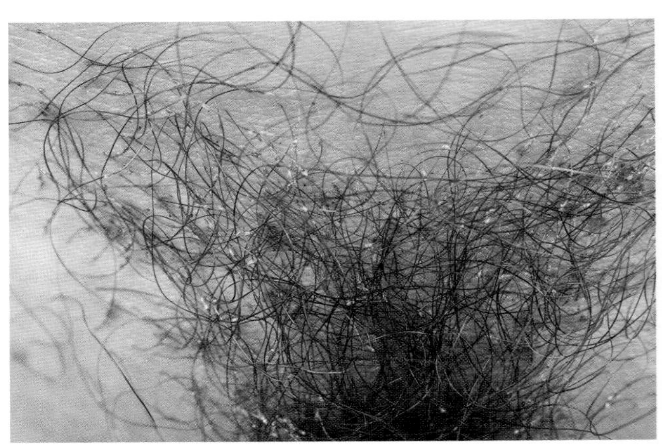

图 16-19 阴虱病

疹、血痂，瘙痒剧烈。有时被咬处可见豆大或指甲大青斑。活的虱卵在 Wood 灯下发珍珠样荧光，死虱卵则无荧光。

4. 人虱传播的疾病　包括斑疹伤寒(typhus fever)，战壕热(trench fever)和回归热(relapsing fever)。目前仅证实人体虱能传播疾病，人头虱虽在实验中感染成功，但无自然感染的报道，亦尚未能证明阴虱能传染疾病。

（三）诊断与鉴别诊断

有流行病史和接触史。虱咬处有红斑、丘疹。剧烈瘙痒。特定的好发部位在头部、躯体、阴部好发部位，确诊需找到虱或虱卵。

疥疮、痒疹、皮肤瘙痒症、丘疹性荨麻疹、蚤叮咬、臭虫叮咬。

（四）治疗(表 16-2)

消灭头虱男性最好剃头。

可用 50% 百部酊、25% 苯甲酸苄酯乳、0.8% 伊维菌素洗剂、0.3% 除虫菊酯、3% 胡椒基丁醚、二氯苯醚菊酯洗剂、6% 硫软膏(婴儿用)、10% 硫软膏等搽后蒙盖头皮及头发，2 次 /d，第三日用热水、肥皂洗头，用密篦子将虱及卵篦尽。

阴虱病则需剃除阴毛，外用上述药物。

系统治疗　伊维菌素 200μg/kg，单剂量 1 次口服，第 10 天重复治疗，以杀死新的若虫。

（五）病程与预后

杀灭虱及虱卵治愈本病，但要采取措施预防控制本病。

十、蜂蜇伤

内容提要

- 蜂毒素、激素肽、胺类和酶类，引起溶血、出血、神经毒作用和中毒性肝、肾损害。
- 变态反应及其介质，可分泌组胺、5- 羟色胺、胆碱酯酶、缓激肽等。

蜂蜇伤(bee sting)是由蜜蜂、黄蜂、大黄蜂和土蜂尾部毒刺蜇入皮肤所致。

（一）病因

毒蜂为节足动物，膜翅类，其种类繁多；我国主要有大黄蜂、黄蜂等。我国古称露蜂，因其巢裸露于树木枝条或屋檐下，又称露蜂房。马蜂包括中华马蜂、黄星长脚马蜂、约马蜂、中国台湾马蜂。蜜蜂包括中华蜜蜂、意大利蜂。木蜂包括中华木蜂、灰胸木蜂等。

（二）发病机制

参阅昆虫蜇伤变态反应。

（三）临床表现

1. 局部表现　蜇伤的皮肤灼痛、瘙痒与红肿，蜇伤处有一瘀点和水疱，红肿一般在 2 小时内消退。如受群蜂蜇伤，可出现全身症状。蜂毒和蛇毒相似，含有抗原性质的蛋白质混合物、激肽、组胺和血清素。可产生大面积肿胀、红斑、风团、血管性水肿，甚至组织坏死。

2. 全身中毒表现　蜂毒的过敏反应，患者产生抗蜂毒蛋白磷脂酶 A 的 IgE 抗体，此类速发型反应在 20 分钟内发生，由肥大细胞释放的组胺及其他介质所介导。一旦反应成为全身性，可引起血压下降，荨麻疹和支气管痉挛，呼吸困难、喉头水肿、喘鸣、胸部压迫感、恶心、呕吐、意识障碍等，严重时出现呼吸肌麻痹而死。

大多数死亡的原因是严重的变态反应而不是毒液的直接作用。蜇伤后 10~14 天甚至可能发生类似血清病的迟发型超敏反应。广西柳州地区常有被黑尾胡蜂群攻击而猝死的报道。

（四）诊断

根据有蜂蜇史，蜇伤处出现潮红肿胀，中心有一瘀点和水疱，明显疼痛可以诊断。找到毒蜂则确诊。

（五）鉴别诊断

1. 虻叮咬　夏季多见，由牛虻(外形似大苍蝇)叮咬，有叮咬痕迹，但一般无水肿和水疱，无全身症状。

2. 蜈蚣咬伤　常在阴暗潮湿的地方发病，蜈蚣咬伤部位可见两个瘀点，周围皮肤出现肿胀，有灼热感，伴有剧痛或剧痒。

3. 蝎蜇伤　常发生于阴暗潮湿的地方或在夜间，被蜇咬时突然出现的皮肤剧烈疼痛，局部明显红肿，或有全身症状。

蜂蜇伤的治疗(表 16-3)。

表 16-2　虱病的循证治疗

	头虱		阴虱		体虱	
一线治疗	1% 扑灭司林(permethrin)洗发液	A	1% 卡巴立溶于水性基质	B	清洗衣物和被褥	E
	5% 马拉硫磷(malathion)洗剂	A	1% 林丹香波	B	5% 扑灭司林乳膏或洗剂	E
	5% 卡巴立(胺甲萘)carbaryl 洗剂	B	0.5% 马拉硫唑水溶液或 1% 乳膏剂香波	B	口服伊维菌素	E
			1% 扑灭司林溶液	B		
			5% 扑灭司林乳膏	C		
二线治疗	局部克罗米通外用	B	1% 林丹(lindane)香波	B		
	局部凡士林外用	D	口服伊维菌素	E		
			甲氧苄啶 / 磺胺甲噁唑	E		
三线治疗	1% 林丹(lindane)香波	A				
	局部伊维菌素使用	B				
	口服伊维菌素	B				
	口服复方磺胺甲噁唑	B				

（六）治疗

表 16-3 蜂蜇伤的治疗

治疗	内容
靶向治疗	降解蜂毒汁中组胺、儿茶酚胺、神经毒素、蜂毒素及透明质酸酶；阻断 IgE 所致过敏性休克
除去刺激	小心拔出毒刺
局部治疗	氨水、苏打液、食醋
系统治疗	盐酸吐根碱、抗组胺药、蛇药片、糖皮质激素
严重病例和休克	抢救，用肾上腺素、氢化可的松或地塞米松静脉滴注

蜂蜇后应立即拔出毒刺，可用胶布粘贴后再揭起。

如为黄蜂蜇伤，其毒液为碱性，可涂食醋；若是蜜蜂蜇伤，其毒汁为酸性，局部敷 5% 苏打溶液、肥皂水或 3% 氨水溶液。并发蜂窝织炎或坏疽可用抗生素。

用 20% 醋酸铝溶液冷湿敷，可止痛消肿。如疼痛剧烈，可于患处近心端皮下注射盐酸吐根碱水溶液（每毫升含 0.03g 或 0.06g）以减轻疼痛，或 2% 普鲁卡因溶液注射于损害周围。季德胜蛇药片开水溶化涂局部，有止痛消肿作用。

系统治疗 盐酸吐根素碱、抗组胺药、蛇药片、糖皮质激素。严重病例和休克，应立刻抢救，用肾上腺素、氢化可的松或地塞米松静滴。

（七）病程与预后

严重者可出现痉挛、昏迷、肺水肿、心脏及呼吸肌麻痹，往往于数小时内死亡。但亦有经过数天而死亡者。重症抢救及时预后好。

十一、皮肤蝇蛆病

蝇蛆病（myiasis）是蝇类幼虫寄生于人或动物的组织或腔道内而致的疾病。有关的蝇蛆主要属于麻蝇科、丽蝇科、胃蝇科、皮蝇科、狂蝇科及蝇科等 20 多科。按蝇蛆寄生的程度分为三种类型。

1. 专性蝇蛆病 蝇蛆必须侵入人或动物的活组织中生长发育，才能完成其生活史。这类蝇蛆几乎都寄生在家畜，少数寄生于野生动物，偶然侵入人体。

2. 兼性蝇蛆病 蝇蛆大多为粪食性与尸食性，在某些情况下也可在人或动物的组织或脏器中生活，但多聚集在坏死组织中。

3. 偶然性蝇蛆病 蝇蛆多由误食进入宿主的消化道，很少寄生于伤口。

（一）临床表现

1. 深部组织蝇蛆病 螺旋蝇中有些可在完整的皮肤，或伤口、耳、鼻上产卵。孵化出的幼虫钻进组织，包括眼睛、鼻窦、头颅，可在局部造成带恶臭的毁坏性损伤。

2. 肠道蝇蛆病 当人类食入污染某些种类的蝇卵或幼虫的食物后，通常在胃内存活者可在肠道中生长发育，最后随大便排出。

3. 皮肤幼虫移行症（cutaneous larva migrans） 通常由大的马蝇引起，体长 1~2cm，属于胃蝇属。幼虫在皮肤上孵化后钻入皮下。由于在人体内不能成熟，幼虫可以在皮肤内游走数月。临床上局部表现为一种瘙痒性带状匐行疹。与巴西钩口线虫引起的皮肤幼虫移形症相似。放一滴矿物油在虫体区域的皮肤上，可直接看到虫体的黑色背部，据此即可诊断。用锐利的针头很容易把幼虫取出。有时幼虫还可以钻进眼睛。牛皮蝇的幼虫有时也可引起相似的临床表现，但这种幼虫常钻入更深的皮下组织，疼痛比胃蝇幼虫更为严重，瘙痒较轻。

4. 皮肤蝇蛆病 主要发生在牛，偶然也寄生在人体的皮内或皮下。

（1）疖肿型：蝇蛆可以通过正常的皮肤侵入组织而寄居，并在寄居处形成疖肿，其上通出一小孔（图 16-20，图 16-21），供蝇蛆呼吸。引起这类蝇蛆病的蝇蛆为皮蝇、污蝇、瘤蝇、锥蝇等属。我国报道的病例多由纹皮蝇所致。

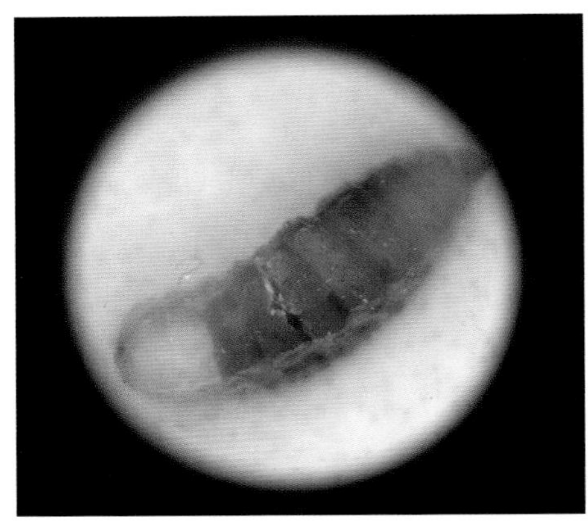

图 16-20 皮肤蝇蛆病

手术切除见蝇蛆［华中科技大学协和深圳医院（南山医院）陆原惠赠］。

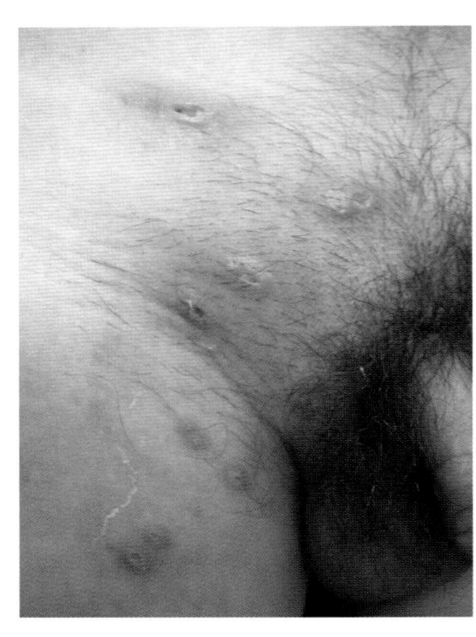

图 16-21 皮肤蝇蛆病［华中科技大学协和深圳医院（南山医院）陆原惠赠］

(2) 爬行型：侵入人体的蝇蛆如胃蝇，在皮肤的上层凿成弯曲的隧道，其上略有隆起的匍行疹。姚文炳(1965)在内蒙古自治区报道1例3个月的女婴，由黑角胃蝇侵入其颈部皮内引起皮肤蝇蛆病。若为皮蝇，蝇蛆则在皮下结缔组织中活动，隧道较宽，界限亦不甚清楚，而且蝇蛆不时可以向上移动。

5. 创伤蝇蛆病　幼虫发生在创伤处，以伤口腐烂组织为食物而生长发育，一般为害不严重，但如幼虫深入人的正常组织，病情即严重。引起这种蝇蛆病的蝇蛆有丝光绿蝇、黑须污蝇、锥蝇、大头金蝇、红头丽蝇、蛆症金蝇和棕尾别麻蝇等。

6. 其他　胃肠蝇蛆病、口腔、耳鼻咽蝇蛆病、眼蝇蛆病、泌尿生殖道蝇蛆病。

(二) 治疗

1. 局部下切开肿块，取出幼虫。外用伊维菌素。

2. 溃疡面蝇蛆处理　15%~20%氯仿加入植物油喷雾或灌洗伤口，或用乙醚。

3. 氯喹0.25g，每日2~3次，或海群生0.2g，每日3次，连服2周。系统用伊维菌素。

4. 继发感染，可使用抗生素。

十二、潜蚤病

潜蚤病(tungiasis)又称沙蚤，寄生人体皮下引起潜蚤病。可见于美洲的中部和南部、非洲、加勒比海和巴基斯坦，可引起皮肤损害。我国已知有两种潜蚤，盲潜蚤如鼠耳蚤和俊潜蚤。成虫攻击人或动物，钻入皮下寄生，故又称穿皮潜蚤。沙蚤在干燥温暖阴凉处的沙土中非常常见。有孕卵的沙蚤可钻进皮肤，最常见的部位有足侧缘、指趾间隙和甲下，其他许多部位也可累及。

1. 临床表现　皮肤会出现白色或红色丘疹结节，伴有瘙痒或疼痛。皮疹中央有黑点是皮损的典型特点。有孕卵的沙蚤进入表皮处会有红斑点，这也是孕卵排出的开口。皮损可逐渐扩大，直径最终可达1cm。孕卵经过幼虫阶段发育到成虫，后者的跳跃高度可达35cm——是它自身长度的350倍。雌虫排卵之后死亡，皮损随之凹陷和脱屑而愈合。

皮损本身有刺激性，但本身无害；然而皮损的继发感染如蜂窝织炎、破伤风和坏疽，危害更大。脚趾自行离断是一个严重并发症。

2. 组织学　大部分沙蚤位于表皮内，通过角质层的孔向外排泄、呼吸和产卵。沙蚤的喙可穿透基底层进入真皮。在相应的真皮内可见混合性炎症细胞浸润，包含淋巴细胞、组织细胞和嗜酸性粒细胞。在切片中经常可见到沙蚤的外壳、外壳内的组织、气道和孕卵，其头部很少见到。

3. 治疗　虫穴可手术切除。继发感染对症处理。

蛛形纲

一、革螨皮炎

革螨皮炎(gamasid dermatitis)由寄生在鸟和啮齿动物的革螨叮咬皮肤后引起。革螨属蛛形纲，有许多寄生在脊椎动物上，可叮刺人，吸人血或吸淋巴液。最常见的是家鼠体上的柏氏禽刺螨，鸡体上的鸡皮刺螨、囊禽刺螨，鸽体上的林刺螨，野鼠体上的桥胸血革螨。常在春秋繁殖高峰期间，叮咬袭人，引起革螨皮炎。此外，草堆中的茅舍血厉螨常从屋顶上跌落，叮吸人血。

1. 临床表现　损害皮肤剧痒，颈、上胸、腕和四肢弥漫分布米粒大小丘疹或风团、水疱，在革螨叮刺处出现0.5~1.0cm直径的红色皮疹，皮疹一般3~5日可消退。

2. 防治　搞好鸡舍、鸽棚卫生，避免鸡与人同室，消灭老鼠。局部治疗及全身治疗与蒲螨皮炎相同。

二、尘螨皮炎

内容提要

- 尘螨是强变应原，释放各种介质。
- 致螨性哮喘，鼻球结膜炎，特应性湿疹和荨麻疹。

尘螨皮炎(acarodermatitis)或尘螨病是尘螨所致的变应性疾病，可致螨性哮喘、变应性鼻球结膜炎、特应性湿疹、变应性荨麻疹。

(一) 病原学

尘螨(dust mites)也称屋尘螨。尘螨(图16-22，图16-23)呈世界性分布，属节肢动物门、蜘蛛纲、真螨目、蜱螨科，到目前已发现5 000多种，最重要的是户尘螨和粉尘螨。我国住家螨类有22种16属，以户尘螨为优势。

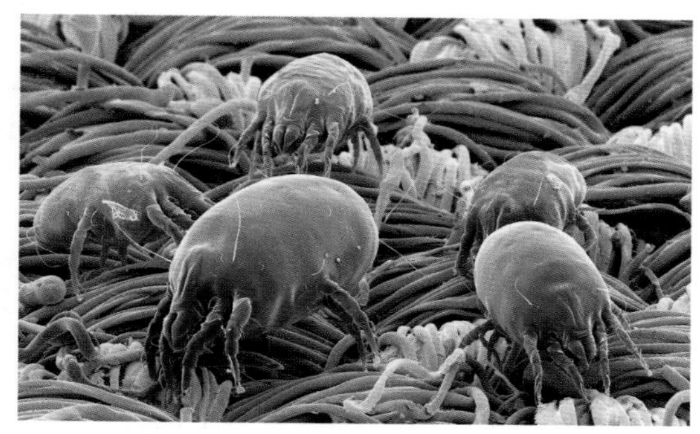

图16-22　尘螨(1)

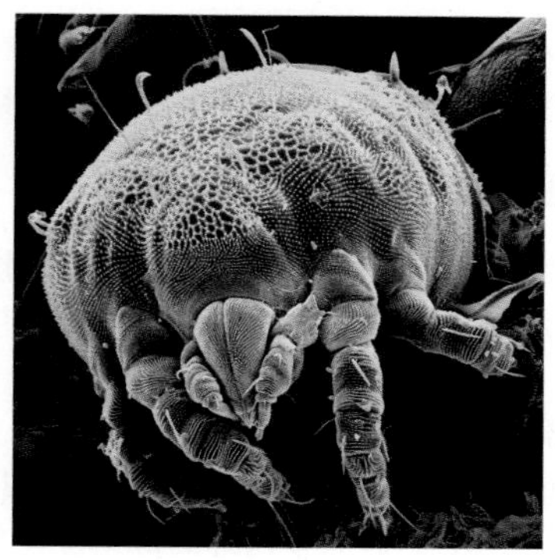

图16-23　尘螨(2)

尘螨变应原：屋尘螨及粪便排泄物和死亡后的虫体降解产物均为强变应原。可从尘螨浸液中提取3组纯化抗原：DerⅠ、DerⅡ、DerⅢ。尘螨变应原含有多种蛋白酶，具有蛋白水解活性。

(二) 临床表现

尘螨，其代谢物是强烈的变应原，引起人体变态反应，且与遗传因素环境因素等有关。患者往往有家族过敏史。

1. 螨性哮喘(mite asthma)　开始出现婴儿湿疹,经久不愈,可出现咳嗽变异性哮喘,到 3~5 岁时变为哮喘,病程可延续到 40 岁以上。

2. 变应性鼻炎球结膜炎　为阵发性,以鼻炎为主,表现为鼻塞、鼻痒,喷嚏不止,流清鼻涕、流泪和头痛,伴发球结膜炎。

3. 特应性湿疹(AD)　尘螨过敏是诱发 AD 的重要原因,室内尘螨密度与 AD 发病关系成正相关。每克屋尘含 100 个尘螨时,便足以引起异位性体质患者处于致敏状态;当尘螨数目 >500 个 /g 屋尘浓度时,足以诱发临床症状。当屋尘中的 DerⅠ组变应原含量下降至 2mg/g 屋尘以下时,可明显改善症状。临床证实,大多数 7 岁以上的 AD 患者的尘螨特异性 IgE 水平较高。

4. 变应性荨麻疹　出现米粒至手掌大小不等风团,用螨苗皮试呈阳性反应。

(三) 实验室检查

①变应原皮肤试验;②螨变应原支气管或鼻腔激发试验;③血清总 IgE 和特异性 IgE 测定。

(四) 诊断及鉴别诊断

诊断:根据病史,实验室皮试,或其他免疫过筛测定,螨阳性者可确诊。

(五) 治疗与预防

1. 脱敏治疗　①WHO 疫苗治疗;②尘螨滴剂;③联合治疗:螨苗联合使用对症的药物治疗,包括糖皮质激素。

2. 对症治疗　按哮喘、过敏性鼻炎、球结膜炎、特应性湿疹 / 皮炎综合征、荨麻疹治疗。

3. 抗组胺药　沙丁胺醇、白三烯拮抗剂、糖皮质激素。

4. 尘螨控制　①降低室内相对湿度(RH),控制在 50% 以下。②使用包装套:包装床垫和枕头是减少暴露于尘螨及其过敏原。③床上用品处理:清洗、烘干和干洗　床单、枕套、毛毯和床垫套每周用≥55℃热水洗一次可杀死螨和去掉绝大多数螨过敏原。用温水或冷水清洗则否,普通洗衣粉可去除绝大多螨和猫毛过敏原。④地毯、窗帘和家庭装饰的不断更换。⑤地毯真空吸尘:地毯应该每周真空吸尘一次,蒸汽清洁地毯,温度足够高,可杀死螨并能去除表面的过敏原。⑥空气清洁 / 过滤。可过滤能捕获螨过敏原,除去致敏原。⑦化学杀螨剂。

三、粉螨皮炎

粉螨皮炎(acaridae dermatitis)或粉螨病是粉螨与人接触引起非特异性螨侵染,如发生螨性皮炎、肺螨症、肠螨症和尿路螨症等。

(一) 病原学

1. 螨类(mites)　已知螨约 5 万种。粉螨属真螨目,疥螨亚目,粉螨总科一大类,在人体内外的常见粉螨有十余种。

2. 生物学特征　粉螨一般很小,120~400μm,体上往往有大量的长毛(图 16-24),多为白色,故多如粉末。粉螨孳生在仓储粮食、中药材、粮面加工厂、纺织厂以及家室等的积尘中。

3. 致病　粉螨易与人体接触,或随污染食品被人吞食,可浮悬在空气中被人吸入。粉螨在人体生存繁殖。

(二) 临床表现

1. 粉螨皮炎　仓储工作人员常与大量粉螨接触,引起粉螨皮炎,以前亦称谷痒症、杂货痒症等,因与谷物接触或发生场所在杂货店。皮炎有出现红斑,小丘疹、疱疹和脓疱(图 16-25),表皮脱落、或呈湿疹样变化。

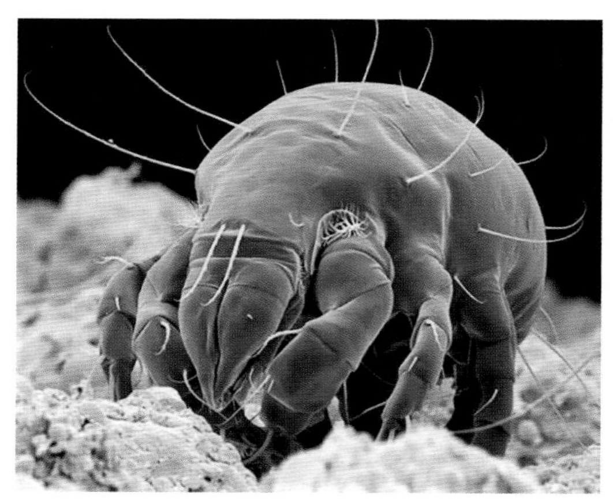

图 16-24　粉螨

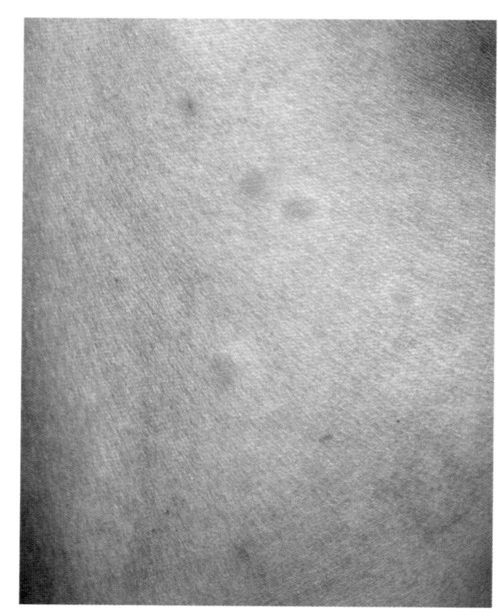

图 16-25　粉螨皮炎

2. 肺螨症　最常见的是腐酪食螨。肺螨症具职业性,如粮食、中草药加工场所除尘设备差,反复暴露粉尘中而被侵染。表现轻者似感冒和支气管炎,类似肺结核、胸膜炎和哮喘等疾病。痰检粉螨阳性是确诊的依据。

3. 肠螨症　粉螨进入消化道引起肠螨症。出现腹痛、腹泻症状。

4. 尿路螨症　螨在尿检时发现。表现为尿路刺激症状,可有尿痛、龟头尿痛、血尿、脓尿、蛋白尿。

5. 实验室检查　粉螨与尘螨有交叉抗原性,能出现 IgE 升高,嗜酸性粒细胞增多等。

(三) 治疗

1. 预防　室内保持干燥,通风;降低湿度,不利于其孳生,杀螨剂对粉螨有一定杀灭效果,尤其像倍硫磷、杀螟松、合成菊酯、伊维菌素等,也有用氯化苦或二硫化碳等薰仓。

(1) 粉螨皮炎:10% 硫软膏,或萘酚 2g 加沉降硫 2.66g,再加凡士林 30g 调成油膏,局部涂搽。

(2) ①肺螨症：甲硝唑 0.2g，3 次 /d，7 天 1 个疗程，共 3 个疗程，每两疗程间隔 7~10 天。亦可用伊维菌素，0.1mg/kg，每天 1 次顿服，连续 7 天，两个疗程间隔 7 天，连续 3 疗程。②肠螨症：氯喹 60mg，每天 1 次，连续 4 天；驱虫净 150mg，每晚 1 次，连服 2 晚；伊维菌素 0.1mg/kg，1 次 /d，连续 7 天，共 3 个疗程，两个疗程间隔 7 天。③尿路螨症：试用甲硝唑或伊维菌素。有报道用氯喹治疗亦有效。

2. 脱敏治疗　螨疫苗治疗粉螨有效，一般从小剂量开始，每周逐渐增加。

四、昆虫蜇刺变态反应

昆虫蜇刺变态反应（insect sting allergy）昆虫蜇刺过敏是对昆虫唾液毒液蛋白质的一种由 IgE 介导的超敏反应。

（一）病原学

蜇刺的昆虫是昆虫纲，膜翅目的成员（表 16-4）。蜜蜂在蜇刺过程中会致使部分内脏脱落，导致蜜蜂的自身死亡。

表 16-4　常见蜇刺昆虫（膜翅目昆虫）[a] 的特征

昆虫种类	特征性毒素
蜜蜂	透明质酸酶，磷脂酶 A，组胺，磷脂酰胆碱效素，平滑肌收缩素
大黄蜂	组胺，血清毒，透明质酸酶，磷脂酰胆碱效素
胡蜂	组胺，血清毒，黄蜂激肽素，乙酰胆碱
小黄蜂	组胺，血清毒，黄蜂激肽素
火蚁、收割蚁	细胞毒和溶血毒素

[a] 通常，对蜜蜂过敏的患者不会对黄蜂，胡蜂和小黄蜂过敏。在黄蜂，胡蜂，小黄蜂三者之间有 50% 的交叉过敏。

常见蜇刺变态反应的昆虫种类见图（图 16-26）。

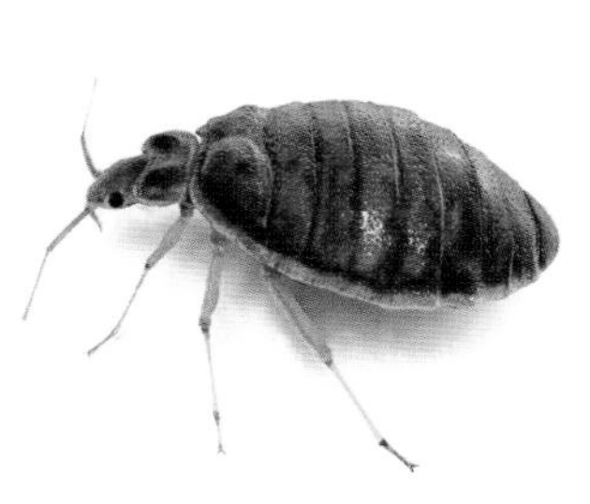

臭虫

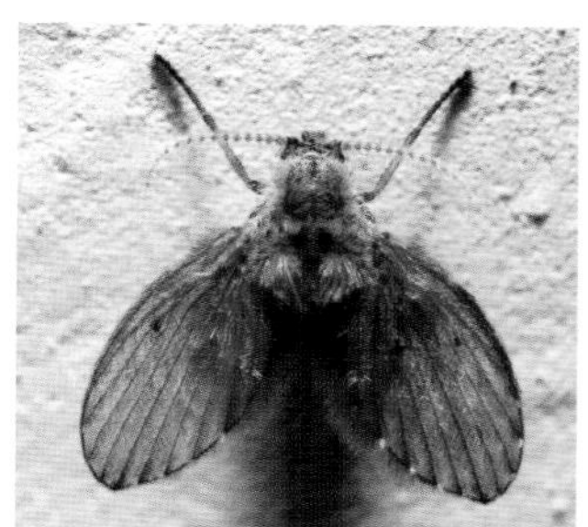

蛾蠓

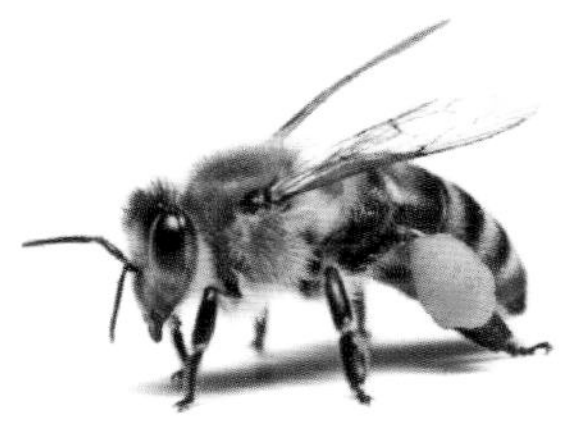

蜂

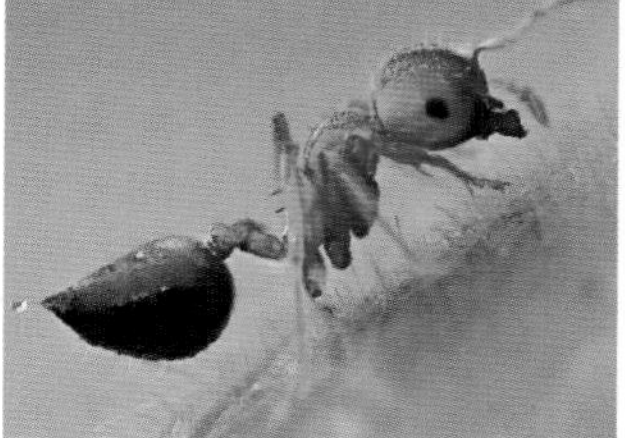

火蚁

图 16-26　常见蜇刺变态反应的昆虫种类

病因：

1. 蜂毒素　是毒蜂毒腺中分泌的一种酸性（如蜜蜂为酸性），或者碱性（如黄蜂毒素为碱性）毒液。毒蜂的蜂尾有管状尾刺，毒液由此注入伤口，蜂毒成分，主要为多肽（蜂毒中的一种多肽，是由 26 个氨基酸组成。蜂毒素是多种不同磷脂酶的激活剂，可导致多种不同的生理反应），缓激肽，胺类，酶类和其他多种活性物质等，可引起溶血，出血，神经毒作用和中毒性肝，肾损害等。

2. 变态反应及其介质　蜂毒素进入体内可后产生急剧的抗原抗体反应，从而出现 IgG-Ag 复合物。该复合物与肥大细胞结合，最终会在体内产生大量的组胺等物质。黄蜂可分泌组胺，5- 羟色胺，胆碱酯酶，缓激肽等。

昆虫唾液中的抗原会引起大面积的局部炎症反应。儿童的这种多重反应叫作“昆虫叮咬综合征”。

（二）发病机制

1. 昆虫叮咬后，可产生毒液特异性 IgE 抗体。IgE 抗体与组织肥大细胞和循环内嗜碱性粒细胞结合而致敏，再度与致病变应原相遇时，激发超敏反应的介质释放。

2. 致敏嗜碱性粒细胞和肥大细胞释放介质引起超敏反应。涉及多种类型的细胞和机制，如嗜酸性粒细胞、嗜碱性粒细胞、淋巴细胞和淋巴因子及化学因子。

3. 叮咬的特异 IgG 抗体反应通常仅持续几个月。反复叮咬（如养蜂者）伴有高滴度的 IgG 抗体，对变态反应有保护作用。养蜂者不发生超敏反应者，有高滴度 IgG 抗体。保护性抗体与 IgE 竞争结合变态反应性毒液蛋白，阻断变态反应，故称“阻断”抗体。

昆虫蜇刺发病机制见图 16-27。

4. IgE 介导　①局部反应为疼痛、发红、肿胀。速发型(小于 4 小时）和较轻的反应可以是 IgE 介导的；较重的反应和迟发型反应多是 IgG 介导的。②全身过敏反应，有荨麻疹和血管性水肿，随后发生的过敏症累及到呼吸和心血管系统；及胃肠道症状。

5. 非 IgE 介导　在昆虫蜇刺 1~2 周后可以出现血清病样反应，伴有发热、关节痛、淋巴结病；血清病主要是 IgG 介导的（也可为 IgE）。

6. 毒性反应　遭受数百次的蜇刺，大量毒素被注入引起毒素反应，可导致死亡。

（三）临床表现

昆虫变态反应的发生率为 3%，而 20% 以上的人群对昆虫毒液试验阳性。过敏反应可分成速发型（蜇伤后几分钟至几小时）；迟发型（蜇伤后几小时到几周）（表 16-5）。

表 16-5　蜇伤反应的分类

速发型	局部肿胀（通常小于 10cm），短暂疼痛，发红，持续时间 <24h
全身型	全身症状，可能是非致命的症状（如远端荨麻疹、血管性水肿）、或致命性的症状（如喉头水肿、支气管痉挛、低血压）
迟发型	包括血清病样反应、心肌炎、横断性脊髓炎、肾病

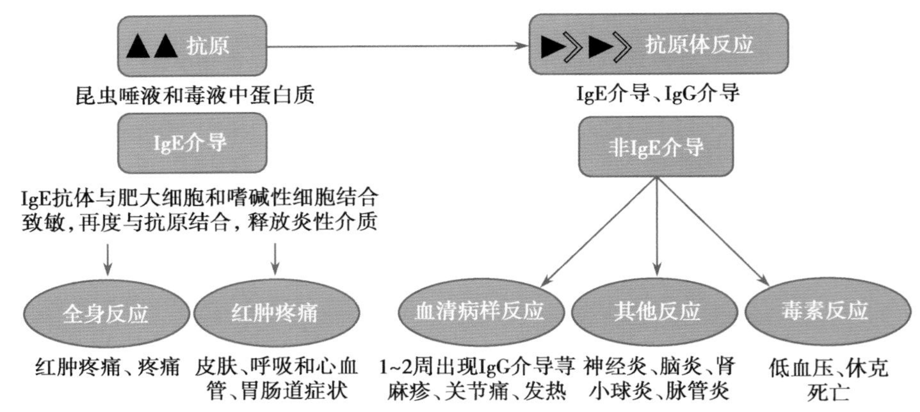

图 16-27　昆虫蜇刺变态反应发病机制

1. 正常反应　正常反应是蜇刺部位轻微发红和肿胀，瘙痒或烧灼感，这是由昆虫的唾液（咬）或毒液（叮）里的多种成分引起，包括活性酶蛋白及血管活性胺类，如组胺及黄蜂激肽素，这种反应往往在数小时内缓解。

2. 大面积局部反应　为迟发型过敏反应，可见蜇刺部位周围区域严重肿胀。血管性水肿出现于蜇刺后 6 个多小时，24~48 小时达高峰，之后逐渐缓解，持续 2~7 天。可有腹股沟或腋窝淋巴结的淋巴管炎，在蜇刺后 24~48 小时出现时。发生在头部和颈部可能会导致气道局部受压，呼吸受阻。

3. 全身反应　在 2~3 分钟内发生，很少在叮咬后 30 分钟以后发生。症状包括全身性荨麻疹、发红和血管性水肿。上呼吸道水肿导致死亡，休克导致的循环衰竭以及低血压造成死亡。

4. 血清病型反应　其特点包括荨麻疹、关节疼痛、不适感以及发热，蜇刺 7 天后发生，与毒液特异 IgE 抗体有关。

5. 中毒性反应　昆虫毒液含有神经毒素、溶血毒素。中毒症状与毒蛇咬伤类似。

（四）实验室检查

免疫检测，如血组胺、类胰蛋白酶、IgE 及 IgG，抗体或 IgG4 亚组抗体、过敏毒素 C3a、组织型血浆素原（tPA）、血浆素原 -α_2、抗血浆原素 PAP-c 及触酶系统 vW 因子等，具有特异的鉴别诊断价值。

（五）诊断

根据典型的症状和体征容易作出诊断。该地区确有某种蜂类存在，蜂尸是诊断的重要参考；有明确的蜇刺史及局部症状或全身中毒症状；蜇伤后出现过敏症状和（或）体征。

（六）治疗

1. 全身反应和过敏反应　急性过敏反应均要立即注射肾上腺素。并给予输液，吸氧及心电图血压监控。过敏患者需要观察 4~8 小时，因为其中 20% 或更多的人会发生延迟或双期过敏反应。

2. 除去蜇叮物　蜇叮物需要迅速取出（不能挤压），但仅仅在蜇咬后 3~5 分钟内取出蜇叮物有效；在 3~5 分钟以后，蜇叮物的内容物常已在蜇叮部位全部释放。

3. 小的局部反应（直径小于 5cm）通常不需要治疗，可用冷敷可以促使症状减轻。

4. 大的局部反应（直径大于 5cm）清洁创面，冰敷或冷敷，可用抗组胺药、镇痛剂。可给予中剂量泼尼松。

五、疥疮

疥疮（scabies）是由疥螨引起的传染性皮肤病，通过密切接触而传染。有家庭与集体流行史，成人疥疮也可通过性接触传染。

（一）病原学

1. 形态　寄生于人的疥螨为人疥螨。疥螨圆形或椭圆形，黄白色，雌虫体长 0.3~0.5mm，肉眼刚可见到，雄虫较小，长 0.2~0.3mm。

2. 生活周期　卵→幼虫→两期若虫（前若虫→后若虫）→成虫五期，时间大约为 2 周。雄虫和雌虫的第二若虫（青春期雌虫）于夜间在皮肤表面交配，雄虫多在交配后死亡。雌螨寿命 30~60 天。尽管一个患者可以带有数千、偶尔达数百万个成熟疥螨，但一般平均每人感染仅 11 个雌性成虫。

（二）免疫与发病机制

1. 流行间隔　疥疮似乎以 10~30 年的间隔周期性流行。流行与贫困、性乱、免疫功能衰退、旅行以及其他一些因素可能有关。

2. 细胞免疫与体液免疫　患疥疮者病损如荨麻疹、结节和丘疹，其与免疫应答（包括被 IgE 抗体致敏的肥大细胞）以及细胞应答（由从 Th2 细胞和 / 或肥大细胞释出的细胞因子引起）有关。病损周围有细胞浸润和免疫球蛋白沉积，循环血液中也有免疫复合物。

3. 疥螨与尘螨交叉反应　疥疮皮损中有 IgE 沉积。疥螨与尘螨之间存在着广泛的交叉反应。

4. 疥疮与特应性皮炎　几乎所有患特应性皮炎的成人都有针对疥螨的高滴度的 IgE 抗体。

（三）临床表现

1. 主要症状

（1）瘙痒：为主要的症状，尤其是在夜间，对疥螨的过敏反应出现在瘙痒之前。首次感染的过敏反应在 3~4 周后才发生。然而，当疥螨再次侵袭，瘙痒则可在数小时内发生。

（2）皮疹：皮疹主要为红色小丘疹、丘疱疹、小水疱、隧道、结节和结痂。水疱常见于指缝（图 16-28），结节常发于阴囊（图 16-29）、阴唇和阴茎。

（3）好发部位：皮疹好发于皮肤薄嫩处，如指间、腕屈侧、肘窝、腋窝、乳房下、下腹部、股内侧、外生殖器等部位。

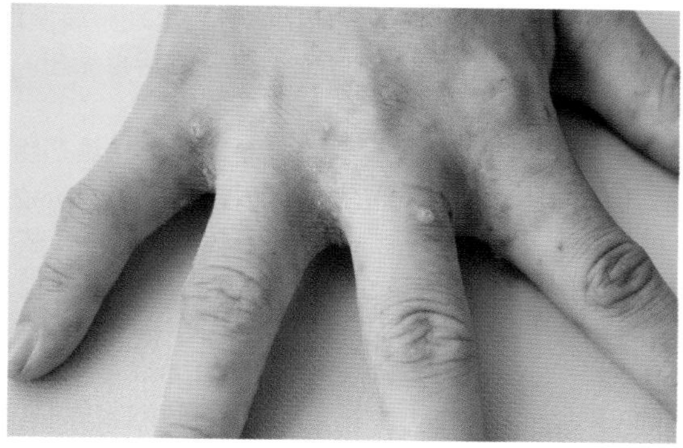

图 16-28　疥疮

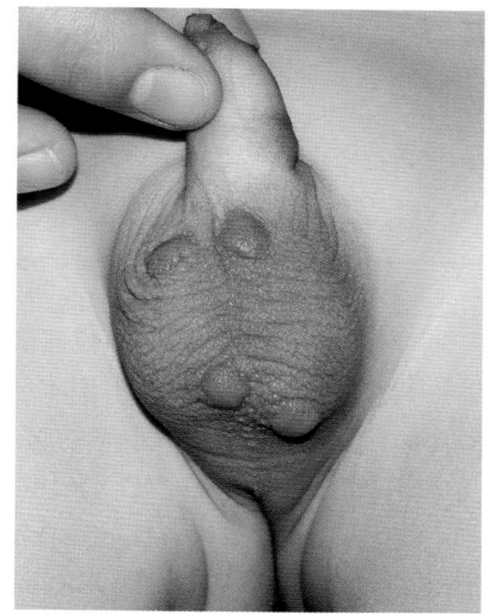

图 16-29　疥疮阴囊疥疮结节

(4) 疥疮隧道：隧道为疥疮的特异性皮疹，长 5~15mm，弯曲，微隆起，呈淡灰色或皮色（图 16-30，图 16-31），三分之二的隧道分布于上肢，尤其在手指间、腕屈侧面，隧道外表呈一条波浪状短线，末端有丘疹或水疱，雌性成虫即在此处。

(5) 过敏反应：对疥螨及其产物的过敏反应（Ⅳ型）约在感染后 1 个月开始。宿主的免疫系统对螨或其分泌物致敏常需 2~6 周，之后产生瘙痒和表皮的损害。

(6) 继发感染：如脓疱疮、毛囊炎、疖病、淋巴结炎等。

2. 疥疮的特殊类型

(1) 难辨认疥疮（scabies incognito）：局部或全身使用糖皮质激素可使疥疮的症状和体征发生改变。

(2) 婴幼儿疥疮（scabies in infants and young children）：好发部位及皮疹形态不典型，婴幼儿皮疹更广泛，呈湿疹样，还易发生水肿性丘疹，类似结节损害，尤其多见于胸腹部。

(3) 结节性疥疮（nodular scabies）：或称疥疮结节，为人体对疥螨、卵及其分泌毒素产生的超敏反应有关。疥疮病程中或治愈后，在阴囊、阴茎或其他部位可发生和存留直径 3~6mm 的暗红色结节，其中一般很难找到疥螨。其组织病理表现为真皮全层乃至皮下血管周围致密的混合型细胞浸润，以淋巴细胞及嗜酸性粒细胞为主。

(4) 挪威疥（norwegian scabies）：又称结痂性疥疮（crusted scabies）。由 Danielssen 和 Boeck 于 1848 年在挪威首次报道，当时认为其可能是麻风病的一种变异，直至 1851 年发现疥螨是致病原。常发生在免疫缺陷、体弱、营养不良或 HIV 感染患者。本型疥疮更有传染性。掌、跖、躯干及肢端的角化过度斑片（图 16-32），与丘疹鳞屑的脂溢性皮炎相似。常缺乏瘙痒或轻微瘙痒，偶也有严重瘙痒。因有大量的疥螨存在和患者的免疫功能受损，治疗十分困难。艾滋病患者易患结痂性疥疮，可发生菌血症和金黄色葡萄球菌等感染。

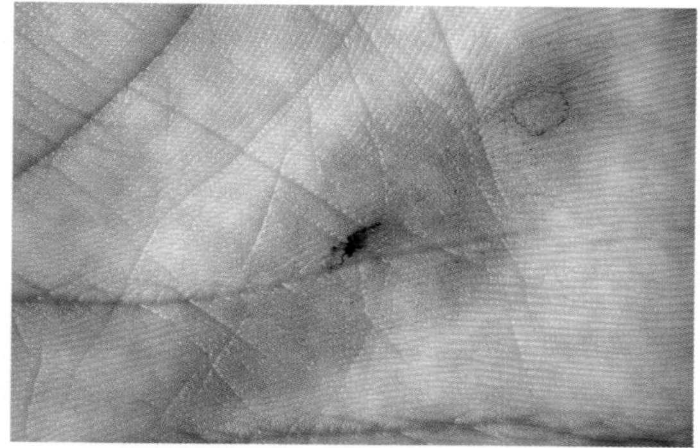

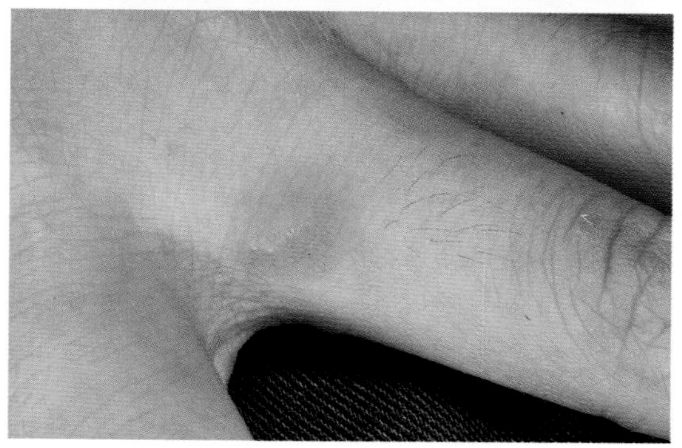

图 16-30　疥疮隧道（广东医科大学　李文惠赠）

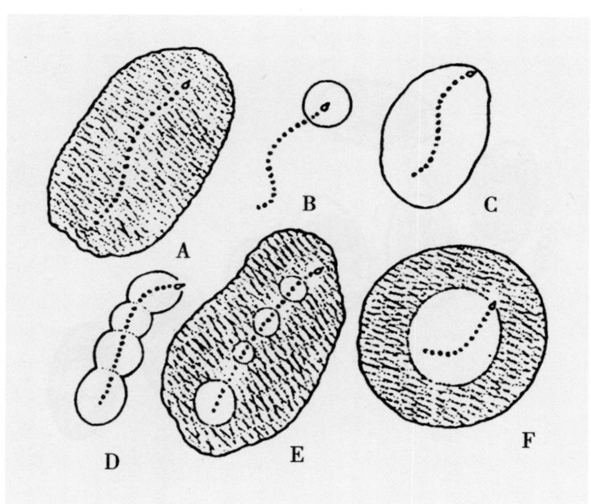

图 16-31　疥疮隧道（上海市皮肤病医院　苏敬泽惠赠）

挪威疥可并发红皮病，需要与其他皮肤病或内脏肿瘤等所致的红皮病相鉴别。

（四）实验室检查

1. 隧道墨汁试验　用蓝墨水滴在可疑隧道皮损上，再用棉签揉擦 30 秒钟至 1 分钟，然后用乙醇棉球清除表面墨迹，可见染成淡蓝色的隧道痕迹。

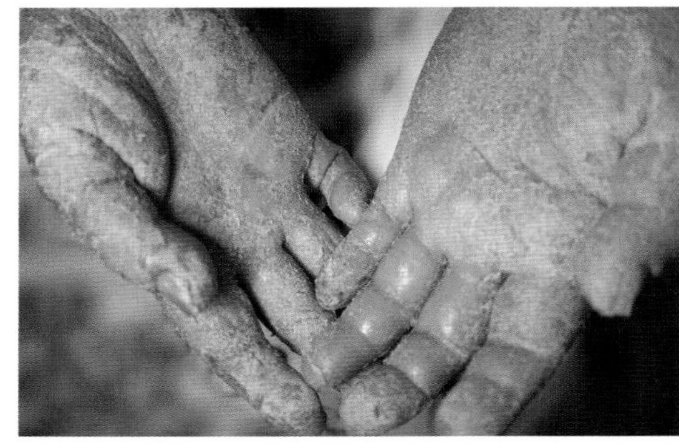

图 16-32 挪威疥
双手弥漫性角化过度(广东医科大学 陈佳玲惠赠)。

2. 针挑法 虫点多在水疱边缘。选用 6 号注射针头,持针与皮肤平面成 10°~20°角,针口斜面向上,在隧道末端虫点处,距离虫点底部 1mm,垂直于隧道长轴进针,直至虫点底部,并绕过虫体,然后放平针杆(5°~10°角),稍加转动,疥虫即落入针口孔槽内,缓慢挑破皮肤出针。

3. 刮片法 对丘疹提倡此法检查,先用消毒外科刀片沾少许矿物油,寻找新发的炎性丘疹,平刮数下以刮取丘疹顶部的角质部分,至油滴内有细小血点为度。连刮 6~7 个丘疹后,移至载玻片,镜下可发现的常是幼虫,偶有虫卵及虫粪(图 16-33)。

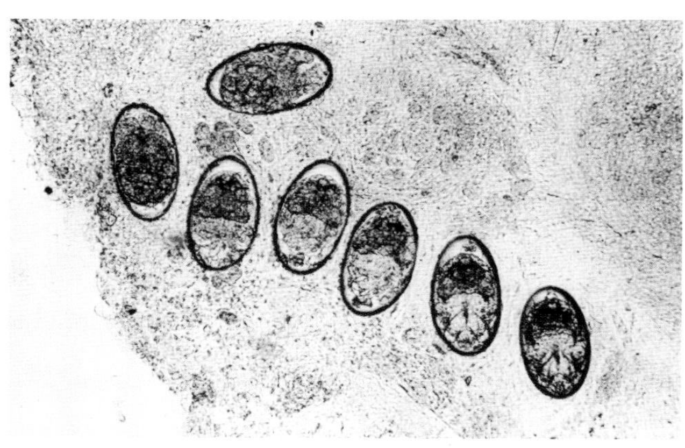

图 16-33 疥虫成虫:10%KOH 涂片 ×40

(五) 诊断与鉴别诊断

根据流行病学特点,接触传染患者史、皮疹形态、好发部位、隧道及查到疥螨可以诊断。

应与特应性皮炎、痒疹、虫咬皮炎、脓皮病、妊娠瘙痒性皮病、传染性湿疹样皮炎、虫咬皮炎、疱疹样皮炎、寄生虫病妄想等鉴别。

(六) 治疗

1. 推荐方案 5% 扑灭司林霜,自颈部向下涂遍全身,8~14 小时后洗去。扑灭司林治疗疥疮安全有效,但已有耐药报道。

2. 替代方案 1% 林丹洗剂或霜剂 30g,薄薄地自颈部向下涂遍全身,8 小时后彻底洗去。

注意:不可在浴后立即使用林丹,而且该药也不能用于患有广泛性皮炎的患者、孕妇和哺乳期妇女,以及 2 岁以下的儿童。沐浴后和广泛性皮炎患者使用林丹后出现癫痫发作、再生障碍性贫血;因此,如沐浴则需待皮肤干燥后再涂药。该药不能用于广泛性皮炎患者。

伊维菌素:伊维菌素是一种广谱抗寄生虫感染药物。单剂量口服伊维菌素 150~200μg/kg 可以治愈大多数疥疮。其作用机制是通过阻止神经突触的谷氨酸或 γ- 氨基丁酸(GABA)信号传导,引起昆虫周围神经末梢运动神经的瘫痪。而对挪威疥和伴有免疫紊乱的病例,单次给药治愈率从 70%~100% 不等。两次给药治愈率可达 100%。尽管动物实验提示给药时间间隔应为 7 天,但多数文献中给药间隔为 14 天,这样可以最有效地干扰疥螨的生活周期。副作用轻微,有厌食、无力、头疼、关节疼痛、肌痛、发热、皮疹、瘙痒、嗜酸性粒细胞增多等。伊维菌素不宜与具有抑制中枢神经系统活性的药物共同使用,不宜与 P- 糖蛋白抑制剂共同使用;年龄小于 5 岁或体重小于 15kg 的儿童不建议使用;老年人、孕妇、哺乳期妇女不宜应用。

3. 疥疮的循证治疗(表 16-6)

表 16-6 疥疮的循证治疗

项目	内容
一线治疗	5% 扑灭司林霜(A),0.5% 马拉硫磷洗剂(C),苯甲酸苄酯(Benzyl benzoate)(B),1% 的林丹(A)
二线治疗	10% 硫黄(B),10% 克罗米通霜(优力肤)(B),伊维菌素(A)
三线治疗	单硫化四乙秋兰姆(Monosulfiram)香皂(C),外用噻苯达唑溶液(D),天然除虫菌菊酯(C)

4. 其他治疗

(1) 5%~10% 硫软膏:涂抹全身,尤其结痂的部位和指甲周围。先擦皮损的部位或好发部位,再擦全身,早、晚各一次,连续 3~4d,擦药期间不洗澡,第 4d 晚上洗澡。消毒衣服、被褥。待 2 周后检查发现疥疮皮疹者,可重复第二疗程。

(2) 25%~30% 苯甲酸苄酯(benzyl benzoate)乳剂:使用前可用肥皂洗澡,待干燥后涂搽苯甲酸苄酯于颈以下全身。24 小时后洗去残留药,每晚涂搽 1 次,总共涂搽 3 次。本药相对无毒,疗效较好。但对皮肤和黏膜有刺激,尤其在外生殖器及头皮。

(3) 10% 优力肤(Eurax):亦称克罗他米通(crotamiton),涂搽全身,每晚 1 次,连用 2 天,用药 24 小时后彻底洗去。与三氯苯醚菊酯、林丹相比,优力肤治愈率较低。对有耐药性病例,1 周后可用本药重复治疗,或改用另一种药。

5. 婴幼儿疥疮 可用 5% 三氯苯醚菊酯或 10% 优力肤。婴幼儿、孕妇最好外用 5% 硫软膏、或 10% 硫软膏,每晚外搽一次,连续 3 天为一疗程。婴幼儿疥疮的病程稍长,因只能选择浓度较低的药物,其次是婴幼儿的超敏反应。

6. 疥疮结节 外用中效—强效糖皮质激素,或皮损内注射糖皮质激素。

(七) 防治的相关事项

1. 治疗以后瘙痒仍可能持续 2 周。即使治疗有效,症状可能仍然持续甚至加重,这是由于过敏性皮炎所致。

2. 可于 1~2 周后再次治疗那些仍然有症状的患者,或查到活的疥螨时才进行复治。

3. 婴儿、幼儿、孕妇和哺乳期妇女忌用林丹，可选用扑灭司林。不推荐孕妇和哺乳期妇女使用伊维菌素。关于轻于15kg儿童使用伊维菌素的安全性尚未得到肯定。

六、大疱性疥疮

大疱性疥疮(bullous scabies)是Bean于1974年首次报道，至今报道了40多例。我国罗迪青教授团队在国外文献先后报道了3例。患者年龄范围1~89岁，中位发病年龄70.6岁，男性多于女性。皮疹形态类似于大疱性类天疱疮(图16-34)，表现为张力性大疱。可发生于四肢、外阴生殖器、臀部、躯干等，目前还没有累及面部及黏膜的报道。普通病理及免疫病理与大疱性类天疱疮类似，没有特异性。患者常有瘙痒性丘疹，或者有其他典型的疥疮皮疹。诊断依靠临床表现以及对治疗的反应。

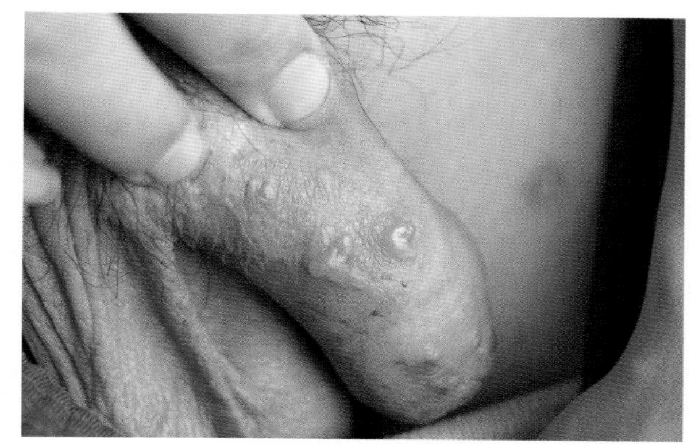

图16-34 大疱性疥疮(中山大学附属第一医院 罗迪青惠赠)

大疱性疥疮的治疗方法与普通疥疮一样，使用硫软膏、林旦等药物。激素、免疫抑制剂等治疗无效。

七、结痂性疥疮

1. 概述 结痂性疥疮(crusted scabies)，又称挪威疥(norwegian scabies)1848年Danielssen和Bloeck在挪威报道了一种类型的疥疮，这种疥疮患者身上有大量的疥螨。目前有学者建议应摒弃Norwegian一词，改用“结痂性(crusted)”一词。

结痂性疥疮是疥螨人类变种引起的感染，患者身上有大量的疥螨，有时可达数百万。并有大片增厚的角质层，中有许多疥螨的洞穴，其内含有大量的疥螨，这些疥螨又被排出并扩散于患者周围的环境中，引起普通疥疮的爆发。

2. 流行病学 结痂性疥疮最初发现于老年人和智力迟钝的患者，皮肤敏感性差的患者(麻风、脊髓痨和脊髓空洞症)，患有严重系统性疾病患者(白血病和糖尿病)及免疫抑制的患者。目前在AIDS患者中结痂性疥疮的发生率增高。结痂性疥疮具有很高的传染性，只短暂接触感染的皮肤或污物的人也可被感染，且常引起疥疮的流行。

有大量报道，在医院内、集体或家庭中疥疮的暴发可累及患者、医务人员和一起居住者。疥疮的暴发常是由一例因疏忽未诊断出的结痂性疥疮病例引起。有报道护理人员和医务人员接触了这类患者后而发生普通疥疮。

3. 发病机制 在普通的疥疮，仅有少量的疥螨，可能是因为搔抓破坏了隧道。良好的卫生习惯有助于控制疥螨的数量。

患有感觉神经病变或脊髓损伤而皮肤麻木的患者或患有痴呆或智力迟缓，感染疥疮后没有瘙痒，因此也不搔抓。但许多结痂性疥疮的患者并无感觉丧失，在许多患者可仅有轻微的瘙痒或缺乏瘙痒。缺乏瘙痒的感觉可能是重要的一个原因。

发生结痂性疥疮的主要原因可能是由于体弱而不能对瘙痒起反应，因而不搔抓。结痂性疥疮可发生于免疫抑制的患者，也可由于不恰当外用强效氟化激素引起，对疥螨敏感性的抑制降低了瘙痒。因此，搔抓和对隧道的破坏也减少。

4. 临床表现 患者皮肤附有大量银屑病样鳞屑；手和足上可有大的疣状结痂；掌、跖部位结痂呈不规则增厚和裂隙；大量的角质碎屑堆积于增厚和变色的甲下；红斑和脱屑可发生于面、颈、头皮和躯干，并可泛发(图16-35，图16-36)，还可发生红皮病和疣状斑块，但临床表现差异很大。生殖器及臀部的严重皲裂与鳞屑，面部及头皮结痂性化脓性损害，重度角化性损害好发于受压部位。目前认为金黄色葡萄球菌在隧道的定植可能在诱发红皮病中起了部分作用。患者常缺乏瘙痒或有轻微瘙痒，但偶尔也可出现严重瘙痒。在某些病例可发生泛发性淋巴结病变，血嗜酸性粒细胞增多症常见。结痂性疥疮可与角化过度性湿疹、银屑病、Darier病和接触性皮炎相似。

结痂性疥疮的炎症少见，他与一般的疥疮相差极大，以致常是在接触的人员发生了疥疮之后才被诊断出来。

5. 诊断 应提高警惕，凡遇有类似上述临床表现的患者，应想到结痂性疥疮。本病通过刮片检查很容易确诊。在此情况下，所有的患者和居住者均应检查，以便查找有无严重的疥疮或结痂性疥疮患者。

6. 防治 治疗同普通的疥疮，但需应用几种杀疥螨的药物，联合治疗，否则，本病长期迁延不愈。对顽固性病例可给予伊维菌素口服。任何结痂性疥疮患者均应隔离直至疥疮治愈。任何需与结痂性疥疮接触的人均应穿长袖衣服和戴手套，在感染的病区或宿舍中床上用品应消毒，并建议在治疗时，尤其应注意到甲，因为疥螨可能隐藏于甲下。

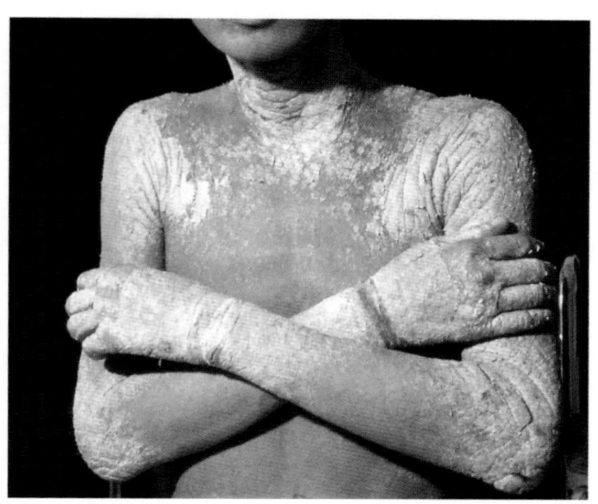

图16-35 结痂性疥疮(挪威疥)泛发性红斑、结痂，伴有指甲破坏(1)

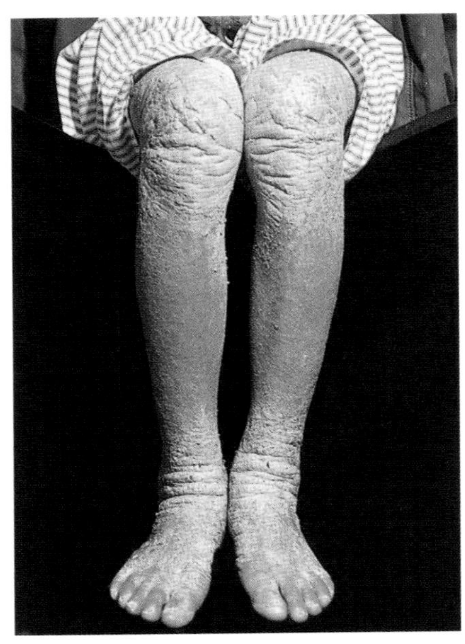

图 16-36 结痂性疥疮(挪威疥)泛发性红斑、结痂,伴有指甲破坏(2)

八、动物疥疮

各种疥螨侵犯动物,当人与动物密切接触时可发生类似疥疮感染。动物的皮损多发生于耳或耳内,这些动物寄生虫不喜欢栖居人的皮肤,因此人受染后的病情大都温和。人疥螨也可侵犯多种哺乳动物。

由于疥螨对宿主的相对特异性,动物疥疮传染人类少见。然而,反复接触动物疥螨可引起感染,产生不十分典型的皮损。

引起动物疥疮的疥螨涉及到许多疥螨的变种,包括以下:①引起马、牛、公牛、猪、猴、羊和山羊疥疮损害的疥螨;②犬疥螨:常接触受感染的狗可引起暂时性皮肤损害。

改善环境卫生,用杀虫剂、杀灭成虫和幼虫,如喷洒杀螟松水液、马拉硫磷及除虫药等。

九、蠕形螨病

蠕形螨病(demodicidosis)又称毛囊虫皮炎,是由蠕形螨寄生于人的毛囊或皮脂腺内所引起的慢性炎症。

(一) 病因与发病机制

蠕形螨,亦称毛囊虫,寄生在毛囊皮脂腺的主要有毛囊蠕形螨和皮脂蠕形螨两种。是一种永久性寄生螨。多寄生在人皮脂腺发达部位。

1. 非致病观点 绝大多数为无症状的带虫者,所以持蠕形螨是非致病性观点,且认为凡有病状者均为化脓性细菌感染所致。

2. 致病观点 蠕形螨的寄生因其颚体发达、足爪锐利,必然对宿主造成机械性损伤,还有其代谢产物、排泄物的化学刺激均使组织出现炎症反应,如虫体较多使皮脂腺肿胀增生,其代谢产物和死亡虫体崩解物的刺激,可使局部产生炎症。认为蠕形螨具致病性观点。

(二) 临床表现

本病好发于青壮年,男性较多。蠕形螨在毛囊中不断繁殖和破坏,使毛囊和皮脂腺扩张,增生肥大(图 16-37)。发病部位为面部、肩、背、前胸、上肢等处。春末夏初较剧。

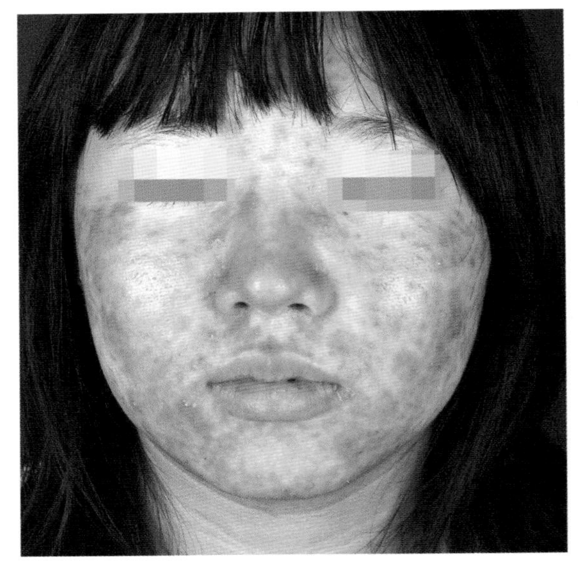

图 16-37 毛囊虫皮炎

1. 皮肤损害 表现为毛囊性栓塞伴细小、白色鳞屑,或红斑、脓疱,为酒渣鼻样和痤疮样皮疹。

2. 临床分型 酒渣鼻型、痤疮型、脓疱型、色素沉着型、糠疹型、粟粒狼疮型及花斑癣型。

(三) 实验室检查

根据临床症状及皮损情况,以病原检查镜检蠕形螨而确诊。查螨方法如下:

1. 手指挤压或刮螨器法 用手指或各种刮螨器材(骨膜勺、金属耳挖、纺织刮针片等),挤压或刮取鼻翼和局部皮疹患处,挤出的皮脂或刮下的皮屑用解剖针挑至载玻片上,滴加50%~70% 的甘油一滴与之混合,覆以盖玻片轻压,使油脂均匀摊开,随即镜检(图 16-38)。

2. 透明胶纸粘贴法 用 1.2cm 宽的透明胶带剪取 5cm 长,于睡前洗脸后贴在受检者的皮肤上,通常可贴于颜面部的颊部及鼻部,次晨取下贴回载玻片上镜检,此法安全简便,检出率高,并有捕捉灭虫效果,也可按胶纸面积定量计算螨的感染度。

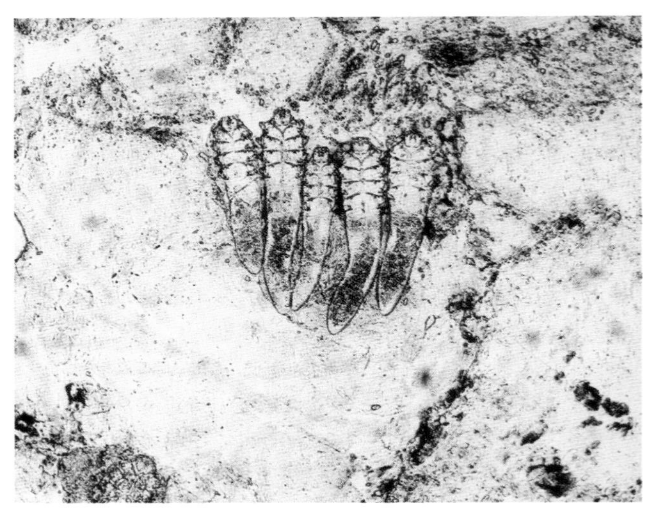

图 16-38 毛囊虫全家福 ×40

睑缘炎、脱皮等患者亦可拔除睫毛、头发置于载玻片上，滴油封片镜检。

（四）诊断与鉴别诊断

皮损为毛囊性栓塞伴细小、白色、鳞屑、持久性红斑及脓疱，伴干性脱屑，表面毛细血管、毛囊口扩张。皮脂腺中可找到毛囊虫（蠕形螨）。

1. 寻常痤疮　本病主要表现为黑头粉刺和白头粉刺，皮脂镜检一般不能发现毛囊虫。

2. 脂溢性皮炎　本病分布范围较广，不局限于面部，皮疹以油腻性鳞屑红斑为主，不发生毛细血管扩张。

3. 酒渣鼻　常表现为明显的以鼻部为中心的红斑、丘疹、结节。本病患者毛囊口可扩张，皮脂腺中能或不能发现毛囊虫。

（五）治疗

1. 系统治疗　甲硝唑 0.2g，口服，3 次 /d，10~15 天为一疗程。氯喹 0.25g，每日 2 次，1 周后减为 0.125g。

2. 局部治疗　20% 苯甲酸苄酯乳剂、2% 甲硝唑乳膏、10% 硫软膏或 5% 过氧苯甲酰洗剂、林丹洗剂、扑灭司林乳膏等。

（六）病程与预后

正常人皮脂腺中有蠕形螨，属条件致病螨。适当治疗，本病预后良好。

十、毒蝎蜇伤

毒蝎蜇伤（scorpion sting）是蝎尾部的毒钩刺伤皮肤所致。其毒腺内含有强酸的毒液，引起皮炎和全身中毒症状。

全世界蝎有 6 科约 600 种，我国记载仅有蝎 15 种。钳蝎科的毒蝎 4 种，最常见的是东亚钳蝎，分布在内蒙古、辽宁、河北、河南、山东、安徽、江苏、福建等地。尾部的刺蜇器与腹部背侧的毒腺相连。毒腺内含有强酸性毒汁，称为蝎毒素，为神经毒素、溶血性毒素和抗凝血毒素等。

（一）临床表现

溶血毒素，被蜇后部位剧烈疼痛，继而伤口处皮肤潮红肿胀、瘀斑、水疱，严重者坏死，淋巴结或淋巴管发炎（图 16-39）。

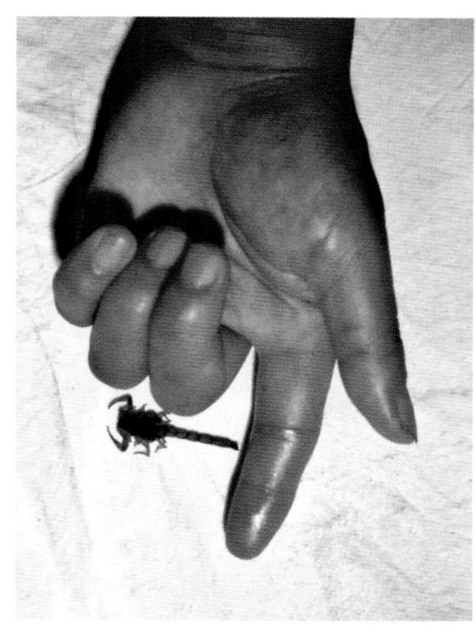

图 16-39　蝎蜇伤

神经毒素，中枢神经及血管严重反应，如头痛、高热、恶心、呕吐、心悸、发绀、喉水肿、吞咽困难、血压下降、反射性痉挛，尿闭、肺水肿、精神错乱，最后可呼吸麻痹而死亡。

呼吸中枢毒素，某些山蝎（centruroides）刺蜇后毒素直接作用于呼吸中枢，可不引起局部红肿，而迅速出现严重中毒症状而死亡。

（二）诊断与鉴别诊断

皮肤明显红肿，疼痛剧烈，或出现中毒症状，发现虫体可获确诊。

应与毒蜘蛛蜇伤、蜈蚣咬伤、蛇咬伤鉴别。

（三）治疗

1. 阻滞毒素吸收　立即用止血带扎紧蜇伤处的近心端，在伤口寻找、拔出毒刺（必要时切开），并用负压吸出毒液，减少毒素的吸收及扩散。

2. 清洗伤口毒液　用吸奶器或拔火罐将毒液吸出，必要时要扩创伤口，用肥皂水或稀释的氨水或 1∶5 000 高锰酸钾溶液充分冲洗，再用 5% 小苏打溶液进行湿敷，然后用 5%~10% 氨水调碱粉涂于患处，以中和酸性毒汁。

3. 减轻毒性反应　酚妥拉明可阻滞毒素引起的交感和副交感神经急性刺激，阿托品能消除胆碱能反应。巴比妥类抑制中枢神经兴奋性和惊厥效果最佳，对刺尾声蝎蜇伤尤为有效。应使用特效抗毒血清。哌唑嗪有抑制毒素的外周作用，0.25g 口服，2~3 次 /d。

4. 止痛　1% 盐酸吐根碱水溶液 3ml 注射于伤口的近心端的皮下或伤口周围，可迅速止痛。亦可注射 2% 利多卡因或 1% 普鲁卡因。

中毒症状要及时抢救，同时给予阿托品和静脉给予糖皮质激素。口服季得胜蛇药。

（四）病程与预后

及时抢救，预后好。

十一、蜱蜇伤

蜱蜇伤（tick sting）由蜱叮咬引起。蜱能传播由病毒（如东方蜱媒脑炎）、立克次体（如落矶山斑点热）、细菌（如布鲁菌病）、螺旋体（如蜱媒回归热）等所致的疾病；由于携带伯氏疏螺旋体，可致莱姆病（慢性游走性红斑）。

（一）病因与发病机制

1. 蜱（tick）　属蛛形纲蜱螨亚纲寄螨目后气门亚目蜱总科。我国只有硬蜱科和软蜱科。蜱因饱食雌蜱极像蓖麻子，故名。我国已知 2 科 11 属约 110 种。为体外寄生虫，其幼虫、稚虫及成虫均能吸血。引起皮炎及全身症状，且可传播森林脑炎、Q 热、鼠疫、蜱媒回归热、莱姆病等疾病。

2. 两种抗原 / 宿主应答反应　目前已知蜱唾液腺抗原成分有两种，即唾液腺组织上清液抗原和唾液腺组织沉淀物抗原，蜱唾液腺抗原激活肥大细胞介导过敏反应，而致宿主真皮嗜碱性粒细胞浸润，组织水肿。宿主血液和局部组织中组胺水平增高。研究者还发现蜱唾液腺抗原能够激发免疫过的宿主淋巴细胞体外特异性抗原应答反应，宿主巨噬细胞具有产生肿瘤坏死因子、白细胞介素 -1、白细胞介素 -2 和 γ- 干扰素的作用。

（二）临床表现

蜱嗅觉敏感，常隐藏在树叶或草中，可在人或动物经过时突然跳到宿主身上。蜱用喙器刺入皮肤吸取血液，吸血时将螯肢和口下板同时刺入宿主皮内，口器固定在宿主皮肤上，受惊吓时也不离去，若强行拔除，易将假头断折于皮肤内。

吸血时可分泌抗凝剂和毒性物质(图 16-40，图 16-41)，为蜱叮咬后 24~48 小时引起瘀斑、疼痛、水肿、溃疡、坏死性损害，自觉瘙痒。典型损害是周围有红斑的小硬块。多数硬蜱的叮咬吸血直到脱落离开几乎不被人发觉，甚至吸饱血液时可仍附着皮肤数日不引起疼痛或不适，吸足血的蜱可被误认为一颗痣或疣。被叮咬后的结节状损害可持续数年。

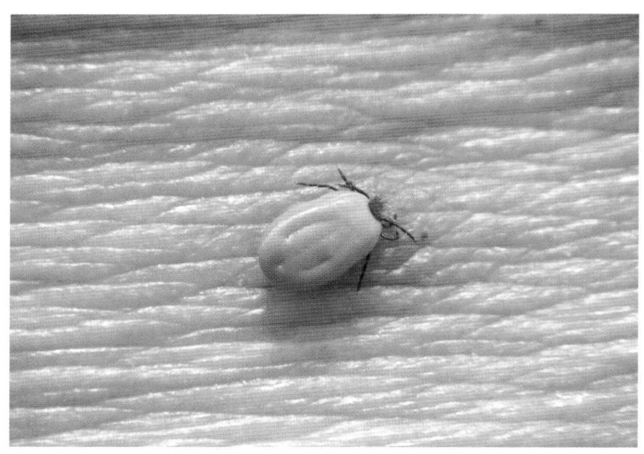

图 16-40　蜱螫伤[华中科技大学协和深圳医院(南山医院)陆原惠赠]

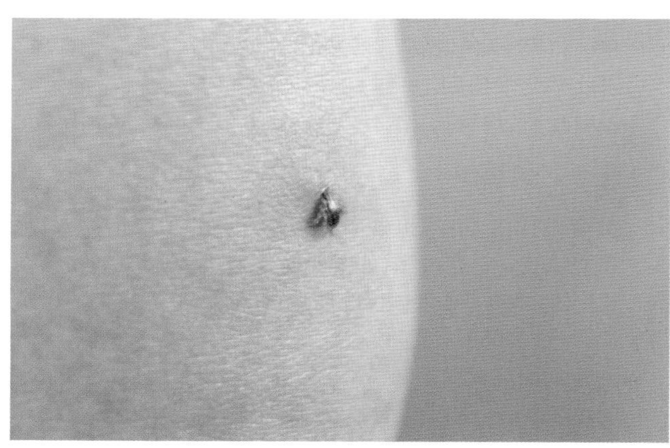

图 16-41　蜱螨虫(新疆维吾尔自治区人民医院　普雄明惠赠)

蜱麻痹 / 蜱瘫痪，神经毒素引起，常发生于儿童。可发生延髓麻痹，死于呼吸衰竭。

蜱咬热，叮咬数日后有发热、寒战、头痛、腹痛、呕吐等症状。

蜱虫叮咬所致发热伴血小板减少综合征。2010 年 9 月中旬，多家媒体报道，河南、湖北、安徽、山东等地相继发生了人被蜱虫叮咬后，出现发热、血小板减少等症状的病例，个别重症病例甚至会出现多脏器损伤而导致死亡。

本综合征为人粒细胞无形体病，属于传染病(须在 24 小时内上报)，该病是由嗜吞噬细胞无形体侵染人末梢血中性粒细胞引起，以发热、多脏器功能损害等为主要临床表现的蜱传疾病。无论是人粒细胞无形体病，还是新发现的布尼亚病毒感染，在临床上均存在许多尚未解决的问题。若患者病原学方面已明确诊断为布尼亚病毒，则不建议应用抗生素类药物，可考虑应用利巴韦林。在国家正式诊疗指南出台前，治疗仍主要参照人粒细胞无形体病，即采用多西环素治疗，但不建议使用激素，因人粒细胞无形体和布尼亚症结均是细胞内寄生病原体，使用激素对清除病原体不利。

(三) 诊断与鉴别诊断

诊断本病主要依据患者有野外活动史，蜱叮咬无特殊临床症状，唯有在体表发现虫体才能确诊。

应与蝎螫伤、蜂螫伤鉴别，其特点皆有红肿、剧痛，其他应用皮肤软纤维瘤鉴别，蜱叮咬时可完全侵入皮肤，可误诊为皮肤软纤维瘤，必要时可考虑皮肤组织病理检查鉴别。

(四) 治疗

1. 取出蜱体　附着的软蜱不可用力拉出，以防撕伤组织及口器折断而产生继发性损害，可用氯仿、乙醚、煤油、松节油或烟油滴在蜱的头部，蜱就会自然落出。也可在蜱的附近点燃蚊香，几分钟后蜱就可以自行松口，这时再用镊子轻轻将虫体拉出，伤口处外用碘酊消毒。如果是虫体已死或是虫体口器已折断，只能手术切除。在外耳道的硬蜱，试用凡士林覆盖，2 小时蜱可脱落而被除去。耳后发际、腋下和会阴部等处，切不要用力过猛，以免把蜱头留在皮下。皮内若有残留的蜱体，要予以手术切除。

2. 系统治疗　抗组胺药，糖皮质激素，静脉滴注免疫球蛋白。对蜱麻痹，蜱咬热患者进行抢救。

(五) 病程与预后

患者在发展至严重阶段之前找到并去除蜱虫将很快痊愈。有人曾统计 332 例蜱瘫患者，死亡率可高达 12%。蜱麻痹预后严重，患者在发展至严重阶段之前找到并去除蜱虫将很快痊愈。

十二、毒蜘蛛咬伤

毒蜘蛛咬伤(latrodectus bite)的毒液可为神经毒，尚有溶血性和透明质酸酶类因子，使血管内膜增厚和闭塞，产生溶血和肾功能衰竭。

(一) 病因与发病机制

1. 神经毒素　具有剧毒的蜘蛛为毒蛛，主要分为两类：一类蛛毒能引起全身中毒的神经毒素，注入人体除局部疼痛烧灼感外，能引起全身肌肉痉挛强直。最著名的是红斑蛛属，俗名黑寡妇。我国上海市、北京市和东北地区等地的红斑蛛属管巢蛛科，在灌木丛或森林中的草地上蜇人，但无致命危险。

2. 溶血毒素　另一类蛛毒是引起局部坏死性的溶血性毒素，能引起局部剧痛、水肿和缺血，中心出现坏死灶。两类蛛毒严重时均能致死。

3. 双重剧毒　我国南方如广西、广东、海南等地有洞穴生活的大毒蛛，如虎纹捕鸟蛛，俗称“王蛛”，因体型巨大，在 50cm 以上，具神经毒和溶血性毒双重剧毒，可致牛或幼童中毒而死。

(二) 临床表现

1. 全身症状　因神经毒而引起，非溶血性毒素。人被刺螫后，首先出现局部剧烈疼痛，烧灼感，可出现微水肿，毒素通过淋巴系统的吸收和血管播散，能引起手足、胸背、腹部等的肌肉痉挛，特别典型的是腹壁肌呈板状强直。全身出现畏寒、体温轻度升高、头痛、眩晕、乏力、恶心、呕吐、便秘、尿潴留、心率减慢至每分钟 40 次、脉搏微弱、发绀、呼吸困难、语言障碍、烦躁不安。经过 2 天后症状开始消退，但年幼儿童可致死亡。

2. 局部坏死　主要是溶血性毒素引起，非神经毒。人被蜇后局部立即出现剧烈疼痛，水肿和缺血。被刺蜇如在眼部周围出现水肿，在隆起的红色风团中心有一坏死灶，以后变成紫色、黑色、干枯，最后坏死。

（三）诊断

被具神经毒素的毒蜘蛛蜇刺后，局部仅见小红点，仔细观察可见到由一对螯肢刺入皮肤的咬迹。其余则主要根据病史。被具溶血毒素的毒蜘蛛蜇刺后，其坏死灶和症状都具特征性。依据咬伤症状和体征及全身中毒症状严重，找到虫体可证实诊断。

（四）鉴别诊断

蝎咬伤、蜈蚣蜇伤、蛇咬伤。

（五）治疗

毒蛛的治疗，基本原理与治疗蝎毒相同。药物方面可用抗蛛毒血清。坏死性病灶在早期用皮质激素可控制其发展。针对各种毒蜘蛛毒素，如神经鞘磷脂酶 D，溶血性和透明质酸酶类因子，阻止细胞膜破坏及皮肤坏死和溶血，阻止神经毒素所致的严重痉挛、谵妄、局部麻痹、改善中毒症状。近端紧紧结扎，切开咬伤部位吸出毒液，尽早使用抗组胺药及糖皮质激素。

1. 延缓毒素吸收　在伤处涂抹碘酊并用止血带结扎伤处近心端，每 15 分钟放松 1 分钟；伤处用冰块冷敷，延缓毒素吸收。给予对症处理，并严密观察 72 小时；出现毒素吸收，给予抗毒血清。

2. 使用抗毒血清　这是特效药物，先给 1 个剂量（6mg），以后每 3~4 小时给 1 个剂量，至全身和局部症状消失止。

3. 治疗及抢救参考蝎咬伤。近端紧紧结扎，切开咬伤部位吸出毒液。尽早使用抗组胺药及糖皮质激素。可注射哌替啶等止痛，或应用新斯的明或箭毒素以解除肌肉痉挛。阿司匹林能防止深静脉血栓形成。

（六）病程与预后

早期积极抢救，预后较好，严重并发症者可致死亡。国外报道，黑寡妇蜘蛛咬伤死亡率为 5% 左右。

多足纲

一、恙螨皮炎

恙螨皮炎（trombidiosis）是由恙螨叮咬所致，恙螨可传播携带东方立克次体（R.orientalis），引起恙虫病等。

恙螨属于真螨目，绒螨亚目，已知约有 3 000 种和亚种。我国已知恙螨约 500 种。

恙螨幼虫叮咬传染给人。鼠类是传染源，恙螨（图 16-42，图 16-43）是传播媒介。我国证实地里恙螨、高湖恙螨等为本病的传播媒介。

1948 年我国首次在广州分离病原体成功，以后各地陆续有此病报道，主要见于浙江省、福建省、海南省、广东省和广西壮族自治区等地区，尤以海南省多发。

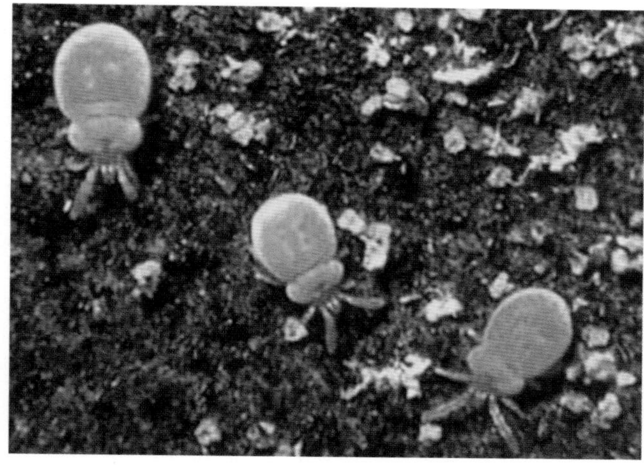

图 16-42　恙螨

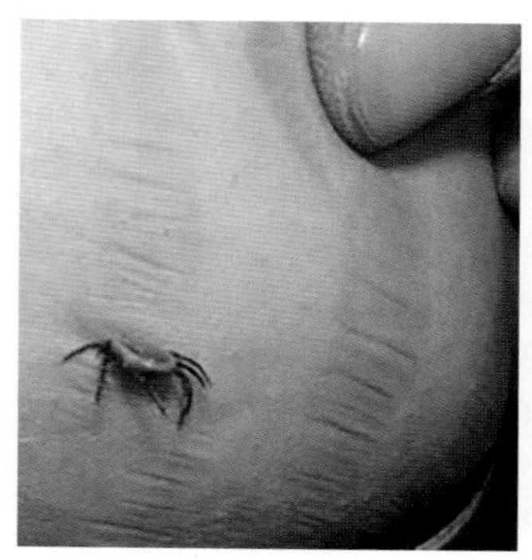
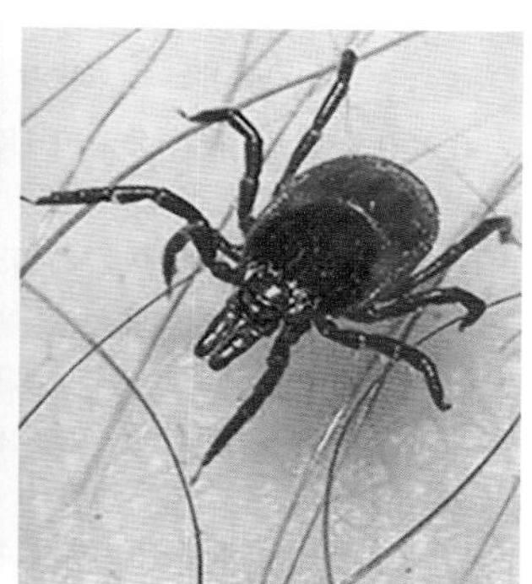

图 16-43　恙虫

病原体由恙螨幼虫叮咬后先在局部繁殖，并经淋巴系统进入血液循环，病原体死亡后释放毒素，导致组织器官充血、水肿，细胞变性以致坏死等小血管炎，出现毒血症症状器官功能损害甚至衰竭。恙虫病东方体主要存在 Gilliam，Karp，Kato，ta686，TA716，TA763 和 H1817 共 8 个抗原型，各型间有交叉保护力，再次感染者极为罕见。

（一）临床表现

孙彩虹报道 24 例恙虫病患者以发热（100%，24/24）、焦痂或溃疡（87.50%，21/24）、斑丘疹（70.83%，17/24）及外周淋巴结肿大（50.00%，12/24）为主要表现。特征为恙螨咬伤处的原发性损害、发热约 2 周、发病后第 5 天左右出现皮疹、以及于第 2 周末出现抗变形杆菌 OX-K 株的凝集素。　我国恙虫病的分型为夏季型、冬季型、秋冬型和全年型 4 种，长江以南地区流行季节以夏季为主，而长江以北地区流行类型主要为秋冬型。秋冬型恙虫病具有典型的 10 月份高发特点，且容易发生暴发流行。

1. 焦痂与溃疡　为本病特征，见于大多数患者（67.12%~98.67%）。人被受染的恙螨幼虫叮咬后，局部遂即出现红色丘疹，不痛不痒，继成水疱，然后发生坏死和出血，随后结成黑色痂皮，称为焦痂（图 16-44）。焦痂多见于腋窝、阴囊、外生殖器、腹股沟、会阴、肛周和腰带压迫等处。

2. 恙虫皮炎（trombidiosis）　恙螨的唾液能够溶解宿主皮肤组织细胞，引起组织局部凝固性坏死，故能出现炎性反应。皮疹出现于病程的第 2~8 天，较多见于第 4~6 天，少数病例可

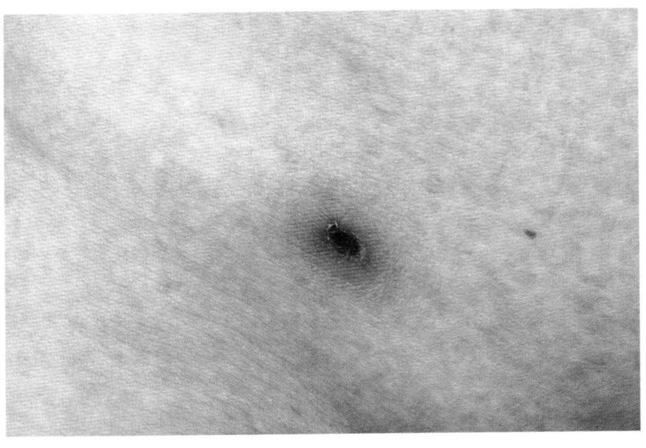

图 16-44　恙虫病 - 焦痂

自发病开始即出现皮疹,或迟至第 14 天才出现皮疹。皮疹多呈暗红色充血性斑丘疹,也有呈出血性者,无痒感,大小不一,为 0.2~0.5cm,多散在分布于躯干部,向四肢发展,多经 3~7 天后逐渐消退。

3. 恙螨病 / 恙螨热　临床表现,高热,寒战,焦痂附近及全身淋巴结肿大。皮肤损害,恙螨咬处焦痂或溃疡。潜伏期 4~20 天,一般为 10~14 天。感染后第 1 周发热呈进行性升高,一般达到 40~40.5℃。肝脾肿大,50% 有脾肿大,10%~20% 有肝大。

(二) 实验室检查

用放大镜检查可在皮肤上找到恙螨(红恙螨或地里纤恙螨),血清变形杆菌 OX_K 凝集反应 1∶160 以上。

(三) 诊断与鉴别诊断

典型临床表现和实验室检查易于诊断,应与其他斑疹伤寒、斑疹热组疾病及麻疹、伤寒、流感、脑膜炎球菌感染相鉴别。恙虫病的地理局限性、原发病灶和 OX-K 凝集素的出现,对确诊有意义。

1. 恙虫皮炎　局部对症处理。

2. 恙虫病　成人可选用氯霉素和多西环素,儿童选用氯霉素和罗红霉素。

(四) 病程与预后

未经治疗患者的病死率为 0%~30%,取决于致病力和抵抗力两种因素。

二、蜈蚣蜇伤

蜈蚣蜇伤(centipede bite)是由蜈蚣的一对毒爪刺入皮肤放出毒液引起的皮肤炎症或全身中毒症状。

蜈蚣属多足纲或唇足纲,两前足各具有一对附肢,这是一对毒肢(毒爪),中央有管状与体内毒腺相通,当毒爪刺入皮肤时即释放毒汁而使人致病。

(一) 病因与发病机制

1. 蜈蚣　是一种陆生多足类节肢动物。世界上约有 3 000 种。我国主要分布在长江中下游地区的少棘蜈蚣、和分布在南方地区的多棘蜈蚣两大类。其头部有一对颚足(爪),其尖端有一锋利针状刺,内连毒腺分泌酸性毒液。通过锋利的爪子,刺穿动物皮肤,毒液即沿着导管从尖端处注入动物引起中毒。

2. 毒性　蜈蚣的毒液呈淡黄色,具酸性反应。毒液中含有蚁酸、组胺样物质、5- 羟色胺、类脂质、蛋白酶、酯酶及毒性蛋白等,可被乙醇、强碱所破坏。毒液有致敏作用、溶血作用,对离体动物回肠、结肠、子宫等平滑肌的收缩作用,对实验动物的呼吸有抑制作用,还能增加毛细血管的通透作用。

(二) 临床表现

被蜈蚣蜇伤部位皮肤出现两个瘀点,周围呈水肿性红斑,严重者皮肤坏死。局部伴有剧痛和刺痒。常继发近卫淋巴结炎和淋巴管炎。严重者可并发全身性中毒症状,如发热、头痛、恶心、呕吐、眩晕、谵妄、痉挛、抽搐,儿童可危及生命。

1. 中小型蜈蚣蜇伤后表现　出现局部疼痛,被咬伤处有白色圆形隆起,其后潮红,可有水肿,表皮坏死,淋巴结炎,一般在 1~3 星期内好转、消失。部分患者未经有效治疗,伤后 1 个月仍有局部肿胀、瘙痒等。

2. 大型蜈蚣蜇伤后表现　局部灼热肿胀、剧痛、灼痛难忍。重者可出现局部水疱或坏死,有明显淋巴管和淋巴结炎。毒素吸收可发生全身中毒症状。如头昏、眩晕、恶心、呕吐、发热等,甚至出现谵妄、抽搐、昏迷。幼儿因体重轻,往往全身症状重。

3. 过敏反应　部分患者有类似蜂毒过敏反应,出现过敏症状,甚至出现过敏性休克,及致死病例的报道。

(三) 诊断

典型表现为蜇伤部位两个瘀点,全身中毒症状,周围红肿。蜇伤处剧烈疼痛,见证蜈蚣可确诊。

(四) 鉴别诊断

应与毒蛇咬伤相鉴别,但两者有时不易区别,发现毒虫才易于鉴别。

(五) 治疗

1. 伤口处理

(1) 清除毒素:局部清洗和除去毒汁,应用碱性液清洗,如搽 3% 氨水或 5% 碳酸氢钠溶液搽洗。外搽 1% 氨水或虫咬药水(浓氨水 10.0、薄荷脑 1.0、香料适量,75% 乙醇加至 100.0)。伤口周围用季德胜蛇药片或紫金锭溶化后涂敷。

(2) 吸毒:在伤处拔罐或用吸乳器吸出毒汁后再敷药。

(3) 止痛防毒液扩散:被蜇肢体近心端注射盐酸吐根碱。

(4) 及时抢救:全身中毒严重者要及时抢救,使用糖皮质激素、季得胜蛇药、抗组胺药。

2. 中成药

南通蛇药片、上海蛇药、季德胜蛇药片等内服或研末水调敷。

安宫牛黄丸,适用于热毒内闭出现神昏者。

(六) 病程与预后

多数患者,经过数天后,炎症即可消退。年幼患者偶可危及生命。

第四节　其他生物性皮肤病

一、水母(海蜇)皮炎

水母(海蜇)皮炎(jellyfish dermatitis),水母又称海蜇,其肩板、吸口周围的水母小触手内的刺丝囊及其内毒液,能刺激皮肤产生皮炎及全身中毒症状。也可因海蜇皮加工而发病。

据报道,美国佛罗里达州每年夏季约 2 万人遭到水母蜇伤,其中超过 1 万人需要紧急救治。在我国沿海,水母蜇伤也是危害较严重的海洋生物伤之一。1987 年 7 月 29 日至 8 月

5 日仅 8 天时间，北戴河海域即有 1 583 人因水母蜇伤就诊，最多一天达 322 人。

（一）病因与发病机制

1. 刺胞或刺丝囊　是一类执行特殊功能的细胞，是水母、海葵等刺胞动物门（腔肠动物门）生物蜇伤人的主要器官。刺胞的形状像一个袋，主要由囊壁、中空的刺丝、感受器三部分组成。静止时，刺丝倒翻在囊内，一旦感受器受到物理或化学刺激，中空的刺丝便迅速发射刺入人体或动物体内，发射毒素，引起中毒损伤。刺丝上有倒刺，一旦刺入目标体内，便很难除去。

2. 刺胞发射　关于刺胞发射刺丝的具体生理过程有两种不同的理论。但却共同认为刺胞发射刺丝的动力是由刺胞内外金属阳离子（Ca^{2+}、Mg^{2+}、K^{+} 等）的巨大浓度差所产生的强大的静水压。

（二）临床表现

主要发生于渔民、渔场养殖工、潜水及游泳者、海蜇加工工人。受到海蜇触手内刺丝囊刺蜇 3~5 分钟即发病。突然发生刺痛、灼痛或刺痒。刺痛半分钟内在蜇伤处出现红斑、丘疹、风团样损害，重者有瘀点、瘀斑及水疱和大疱，皮损呈点状、条状或地图状排列（图 16-45，图 16-46），具有特征性。一般历时 1~2 周可痊愈。

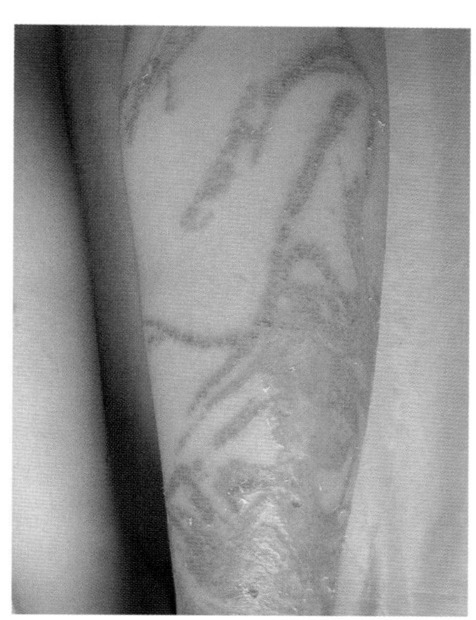

图 16-45　水母（海蜇）蜇伤　皮损呈线条状分布，伴有灼痛或刺痒［华中科技大学协和深圳医院（南山医院）　陆原惠赠］

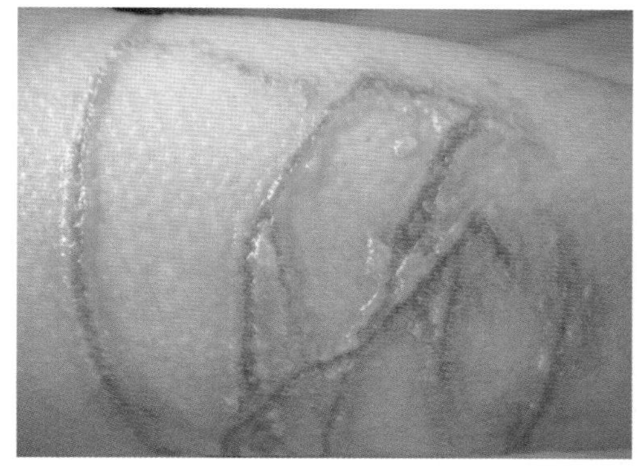

图 16-46　水母蜇伤［华中科技大学协和深圳医院（南山医院）陆原惠赠］

全身多处蜇伤，常在 1~4 小时出现畏寒、恶心、发热、倦怠、肌肉疼、胸闷、冷汗。少数可出现呼吸困难、肺水肿和血压下降甚至死亡。姜志高等报告，山东威海水浴场水母蜇伤致死三例，均系口冠水母（沙海蜇）蜇伤，导致严重肺水肿，休克，经正规治疗及抢救，分别于蜇伤后 3.2h、8h、24h 内死亡。

（三）诊断

有下海与水母接触史，突然发生的刺痒、麻痛或烧灼感。典型皮损，如红斑、丘疹、水疱、大疱，皮疹外观多呈点状，长条状或地图样排列。

（四）鉴别诊断

应与海葵刺伤、珊瑚皮炎、海胆刺伤、海星皮炎鉴别。

（五）治疗

对抗海蜇所释放的类蛋白、肽类、组胺、5- 羟色胺等介质或神经毒，缓解症状，治愈本病（表 16-7）。发现刺胞皮炎后要尽早治疗，以破坏刺胞，控制病情的发展。

表 16-7　水母（海蜇）皮炎的治疗

轻度	避光，1% 氨水，5%~10% 碳酸氢钠或明矾水湿敷。口服抗组胺药物、糖皮质激素。
中度	冰袋及镇痛剂，静脉 10% 葡萄糖酸钙，地塞米松 5~10mg，必要时应用麻醉剂对乙酰氨基酚止痛，吗啡。
重症	进入重症监护室，防止窒息，抗休克，控制肺水肿，防止肾衰

在海水中勿接触海蜇，防止毒液溅至皮肤。已接触者，应尽快去除黏在皮肤上的触手，以防刺胞进一步释放毒液。

清除刺丝囊，用食醋清洗患处 30 秒 ~1 分钟；或 1% 明矾溶液或碳酸氢钠溶液或直接用海水清洗患处。

蛋白水解酶：水母毒素主要为肽类毒素，可以利用蛋白水解酶对蛋白质的消化作用来减弱水母毒素对人体的伤害；同时，局部应用蛋白水解酶也可以消化坏死的组织，减轻局部炎症，从而缓解局部症状。以蛋白水解酶为主要成分的配方，机制不在于阻止刺胞刺丝的发射，而在于降解已释放的水母毒素。常用的蛋白水解酶有菠萝蛋白酶、纤维蛋白酶、木瓜蛋白酶及其衍生物。国外研究较多的是木瓜蛋白酶，并申请以木瓜蛋白酶为主要成分的配方专利，其浓度为 7.5mg/ml（约 3mmol/L）。

（六）病程与预后

严重者抢救及时可化险为夷，病程经 1~2 周结痂或脱痂而愈，留有色素沉着。

二、海水浴者皮疹

海水浴者皮疹（seabather's eruption）是指在海水浴或海滨游泳后数小时至数天内主要发生于游泳衣遮盖部位的皮肤病。

1. 病因与发病机制　本病的病因仍未阐明，可能的病因有水母触须、海藻、海水水血吸虫尾蚴、甲壳纲动物、腰鞭毛虫及腔肠动物的刺丝囊等。推测其发病可能与海葵幼虫或水母幼虫附着于体毛而引起的机械性刺激有关。

2. 临床表现　典型瘙痒症状常出现在离开海水后数小时内，偶可在数天内才发生，多表现为针刺感，最常见且症状较重的发病部位是泳衣遮盖部分的皮肤，常表现为单一形态的丘疹或丘疱疹，也可出现水疱、脓疱或荨麻疹。瘙痒与皮疹一般持续1~2周，虽长可达28天。少数患者还可复发。有些患者还伴有全身症状，如发热（3~40℃）、头痛、寒战、腹痛、腹泻、恶心、呕吐、疲乏及咽痛。

3. 诊断与鉴别诊断 诊断时应与游泳者瘙痒症相鉴别，根据受累部位可将二者区别开来；海水浴者皮疹主要累及泳衣遮盖的部位，并且仅发生于海水中；而游泳者瘙痒症（即尾蚴皮炎）则累及未被泳衣遮盖的部位，在淡水和海水中均可发生。此外，还需与腔肠动物刺伤、病毒疹、荨麻疹及接触性皮炎相鉴别（表16-8）。

4. 治疗 治疗主要是对症处理。轻症病例可给予止痒剂外用，并口服抗组胺药物；重症病例可外用强效糖皮质激素，有时还可口服糖皮质激素。

三、海参皮炎

海参（sea cucumber）是一种生活于海底的舌肠状棘皮动物，它可分泌一种毒索，称为海参毒素（holothurin），其组成成分有强心苷（cardiac glycoside） 和皂素（saponin）；此外，海参还可吞入腔肠动物的刺丝囊后再将其完整的排泄出来，这也是海参的自卫功能。

1. 临床表现 由于海参体壁可产生毒液，所以海参皮炎实际上是一种刺激性丘疹性接触性皮炎，症状包括接触部位出现红斑、瘙痒、疼痛；若眼睛也接触毒素，则可引起严重的结膜炎，甚至可因角膜受累而致盲。

2. 防治 海滨游泳时不要接触这些海参，并告诫儿童不要将海参当作玩具相互抛掷。若发生皮炎，应及时用清水和肥皂清洗患处，其余处理原则与接触性皮炎相同。

四、海绵皮炎

海绵是一种生活于海底且附着于悬浮物上的多细胞生物，这些细胞可形成组织，完成特定的功能；此外，海绵中还有由碳酸钙或二氧化硅形成的骨刺及硬蛋白。

1. 临床表现 现已知可引起皮炎的海绵有13种，最常见的则有闪光海绵（fire sponge）、毒性发髻状海绵及红海绵。海绵可通过其直接毒性或刺激效应而使人致病。

人在接触上述有毒海绵数分钟至数小时后即出现瘙痒、刺痛或灼痛，先发生红斑，后可出现丘疹、水疱，水疱破裂后可伴渗液、结痂；若为手指受累，则可发生手指肿胀、僵硬、剧痛，24小时内不能动弹。

2. 诊断及鉴别诊断 诊断时除注意观察典型皮损外，还应了解患者有无毒接触海绵的病史。

3. 防治 避免接触有毒海绵，并在下海作业或海水浴时采取相应的防护措施，由骨刺引起的皮炎处理时可用粘贴法去除骨刺，然后用异丙醇外涂。皮炎及刺伤反应可作对症处理。

五、棘皮动物、软体动物及毒鱼刺所致的咬伤与刺伤

海水中有许多水生生物可通过咬伤或刺伤人的皮肤而引起皮肤损害，在大多数病例中，疼痛与皮损局部的炎症反应不一致。

（一）棘皮动物刺伤

海胆与海星均属棘皮动物门，呈放射状对称，包藏于钙质贝壳内，上有许多棘刺，人多因不慎接触后被刺伤。

1. 能引起人致病的海胆有许多种，其长的棘刺有时还可划破手套及泳衣，而刺进皮肤，这种棘刺易折断，其尖端则残留于皮内，患者被刺伤后即有剧烈灼痛，折断的棘刺可在刺伤部位释放一种粉红色染料样物质使局部染色，在刺伤部位可出现感觉异常、红肿，甚至出血。

全身症状较少见，但是若遇到毒性较强的海胆，则可出现中毒症状，包括恶心、晕厥、感觉异常、共济失调、肌肉痉挛、瘫痪及呼吸窘迫。

2. 引起刺伤的海星中最多见的是棘冠星鱼，其棘刺可长达4~6cm，刺伤人皮肤后可引起剧烈疼痛，有时伴局部麻木或感觉异常，全身症状较少见，包括恶心、呕吐、肌无力等。

（二）鸡心螺刺伤

鸡心螺是一种以蛀船虫鱼类及其他软体动物为食的水生软体动物，其毒器位于齿板（raduLar teeth）内，所释放的毒素可从不同作用位点侵犯神经肌肉系统。

鸡心螺刺伤多见于贝类采集者，刺伤后疼痛程度不一。早期可在刺伤部位周围出现水肿、缺血及感觉异常，后期则可出现全身感觉异常；此外，还可有其他神经中毒症状，如视物模糊、复视、失声、吞咽困难、昏迷及局限性肌肉麻痹，严重时可发生全身麻痹而导致呼吸窘迫。

（三）章鱼咬伤

章鱼咬伤后多无严重症状，仅由锐利的硬腭产生两个小的刺伤，周围皮肤可出现红斑、水肿，伴有瘙痒，后期并发症少见，亦有报告称可在章鱼咬伤后发生环状肉芽肿。有毒章鱼咬伤后可有麻木及感觉异常，澳大利亚蓝环章鱼咬伤后可导致死亡，现已发现其毒素中含有类似河豚毒素（tetrodotoxin）的成分，可引起瘫痪及呼吸衰竭。

（四）魟刺伤

魟刺伤在水生生物引起的皮肤病中仅次于腔肠动物刺伤而居第二位，魟分为4科：燕魟科、扁魟科、鲼科和魟科。魟在尾部有一根锐利的毒刺，刺入皮肤后可引起划伤及异物反应。

表16-8 海滨游泳所致皮肤病的鉴别诊断

	游泳者瘙痒症	海水浴者皮疹	海草皮炎	水螅皮炎
水域	淡水或海水	海水	海水	海水
受累部位	暴露部位	泳衣遮盖部位	泳衣遮盖部位	暴露部位
原发皮损	红斑、丘疹、丘疱疹	红斑、丘疹	红斑、水疱、靡烂	荨麻疹或鳗状丘疹
病因	血吸虫尾蚴	海葵或水母的刺丝囊	蓝 - 绿藻所分泌的毒素	水螅的刺丝囊

魟的毒刺可引起划伤与刺伤，伴剧烈疼痛，划伤部位皮肤可出现水肿、红斑及缺血，严重者还可发生肌肉及脂肪坏死。患者可出现全身症状，如全身水肿、低血压、恶心、呕吐、腹泻、心动过缓或心动过速、肌肉麻痹及癫痫。

魟刺伤好发于足背及小腿，偶尔其毒刺穿人胸腔或腹腔而导致死亡。

（五）鲇鱼刺伤（catfish sting）

鲇鱼胸背部有3根粗而尖的棘刺，其毒器就位于其中，当刺伤人皮肤时，其中的毒素可进入伤口内，导致疼痛，而且伤口大小与疼痛表现并不一致。

（六）鲉鱼刺伤（scopion fish puncture wounds）

鲉鱼分为三个科，即蓑鲉（lionfish，pterois），鲉鱼（scorpion fish）和毒鲉（stonefish）。这些鲉鱼体表有毒刺，刺入人的皮肤后可即刻引起剧烈疼痛，并可向周围放射，若被毒鲉刺伤后可引起刺伤部位的蜂窝织炎，随后可并发组织坏死，与此同时，患者伴有全身中毒症状，如头痛、呕吐、腹痛、谵妄、癫痫、肢体麻痹、高血压、呼吸窘迫、心律失常及充血性心力衰竭。

（七）治疗处理

这些水生生物所致咬伤或刺伤的处理基本相同（表16-9）。

表16-9　有毒水生生物咬伤或刺伤的处理

项目	处理
镇痛	1. 用温水清洗伤口30~90分钟，疼痛一般能缓解 2. 重症病例可给予强效镇痛药 3. 较小的伤口可局部使用1%~2%利多卡因
残留毒刺的处	1. 若海胆毒刺未侵及神经或关节间隙，则不需要做特殊处理 2. 若海胆毒刺入已侵及神经或关节，可行外科手术探查 3. 毒鱼类刺伤所致伤口可行清洗及清创，确定有无残留毒刺或异物碎片，必要时行X线检查 4. 所有伤口不应缝合，以免影响引流 5. 肌注破伤风抗毒素 6. 较深的刺伤可外用抗生素制剂
全身症状的处	1. 若发生毒鱼刺伤，可使用抗蛇毒血清 2. 对于危及生命的并发症，应先维持正常生命体征，近端肢体结扎并及时进行抢救、对症处理

六、水蛭咬伤

水蛭咬伤（hirudiniasis，leech Bite），水蛭又称蚂蟥，栖于浅水中，在云南、广东、广西丛林有旱蚂蟥。水蛭的腹面均有2个吸盘，前吸盘围有一圈牙齿，蚂蟥用其吸盘吸附皮肤上（图16-47），并逐渐进入皮内，吸血过程持续半小时或更长，因其分泌液有抗凝血作用，故伤口流血暂时不止。

1. 临床表现　咬伤处有水肿性丘疹，中心出现一瘀点，有微痒。未发育成熟的水蛭可随水被饮入，并寄生于上呼吸道及上消化道，或侵入游泳者的口腔、鼻腔、眼、阴道、尿道或肛门。水蛭寄生所致的出血可以很严重，特别是儿童。

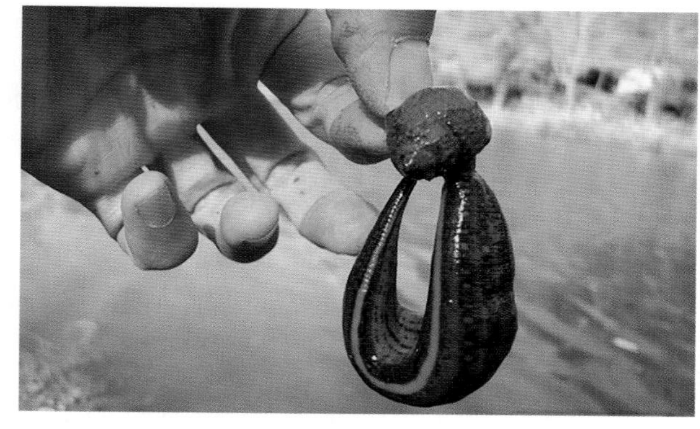

图16-47　水蛭

2. 治疗　吸附在皮肤上的水蛭不可强力拉下，以免口器残留皮内导致流血不止，可用手掌或鞋底拍打，使其脱落，也可用食盐、浓醋、白酒或烟油涂在水蛭上，使其松开吸盘自行脱落。进入鼻腔或阴道内的水蛭，可涂以蜂蜜或香油，待伸出体外将其除去；或将2%普鲁卡因加0.1%肾上肾素浸湿棉球，塞入鼻腔或阴道内，几分钟后可取出失去活性的水蛭。

紧扎衣领裤口，穿靴子，外露皮肤可涂清凉油、肥皂、烟油水等防蚂蟥吸附。外用驱虫剂十分有效，需每隔数小时重复使用。

七、毒蛇咬伤

内容提要

- 毒蛇有毒蛇毒素、神经毒素、心脏毒素、出血毒素。
- 死亡原因有呼吸麻痹、休克、循环衰竭、急性肾功能衰竭、出血及凝血障碍、多器官系统损害、肾上腺皮质功能衰竭。
- 识别有毒蛇和无毒蛇咬伤的特点。

毒蛇咬伤（thanatophidia bite）是由蛇毒所致的疾病，可导致死亡。据不完全统计，我国每年蛇伤病例达10万~30万人之多，且70%以上是青壮年，病死率在3%~5%，蛇伤致残而丧失或影响劳动力者达25%~30%。蛇伤患者以每年3%的速度逐年上升。以广州市为例，20世纪90年代的蛇咬伤病例是20世纪80年代的10倍以上。

（一）病因与发病机制

1. 毒蛇种类　目前已知我国有蛇类9科62属209种，比1983年公布的173种多了36种。根据蛇毒性质可分为三大类：神经毒为主的有金环蛇、银环蛇、海蛇等；以血液毒为主的有竹叶青、五步蛇、蝰蛇、龟壳蛇等；混合毒素有蝮蛇、眼镜蛇、眼镜王蛇等。

2. 毒蛇毒素

（1）神经毒素：主要阻断运动神经—肌肉接头的传导，引起全身横纹肌松弛性瘫痪，导致呼吸肌麻痹。

（2）心脏毒素：对心肌、横纹肌和平滑肌有先兴奋后抑制作用。

（3）出血毒素：出血毒素是最重要的血液循环毒素。有凝血毒素、抗凝血毒素、纤维蛋白溶解毒素、出血毒素可引起弥散性血管内凝血。

3. 临床效应 蛇毒中毒后主要死亡原因有呼吸麻痹、休克、循环衰竭、急性肾功能衰竭、出血及凝血障碍、感染、其他有多器官系统损害、肾上腺皮质功能衰竭。

(二)临床表现(表 16-10)

蛇咬伤部疼痛、肿胀,可见牙痕。其表现可为:

1. 神经毒素 局部红肿不重,疼痛较轻,早期脑神经特别是舌神经受损症状明显。头昏、嗜睡、视物模糊、眼睑下垂、舌活动不灵、全身瘫痪、呼吸麻痹和心力衰竭,可导致死亡。

2. 血液毒素 局部症状严重,伤处红肿、疼痛如刀割,出血不止,严重化脓感染或肢端坏死。出血性休克和肾功能衰竭可致死亡。

3. 混合毒素 兼有上述两种毒素的症状,死亡的原因仍为神经毒。

表 16-10 毒蛇咬伤后临床表现

症状、体征或功能损害	例数(个)	死亡数
局部症状:		
疼痛	326/360(90.6%)	0
咬伤后即刻疼痛	83(56.1%)	3
肿胀疼痛	143(43.9%)	0
伤肢肿胀	356/360(98.9%)	
轻度肿胀	71(19.9%)	0
中度肿胀	265(74.4%)	1
严重肿胀	20(5.7%)	2
系统或脏器功能损害	173/360(48.1%)*	
循环异常	42(24.3%)	0
凝血功能异常	38(22.0%)	0
肾功能异常	34(19.7%)	0
呼吸异常	27(15.6%)	
意识损害	17(9.8%)	
全身多个脏器功能损害	21/360(5.9%)*	0
2 个系统以上的功能异常	14(66.7%)	3
3 个及以上系统功能异常	7(33.3%)	

* 均以第 4 届全国蛇伤学术交流会确定的临床病情分型标准进行分类。

(三)诊断

蛇咬伤处疼痛或剧痛、红肿或出血。牙痕是可靠诊断依据。无毒蛇没有毒牙,咬伤后留 4 行细小牙痕;毒蛇有毒牙,咬伤后留有两个大而深的毒牙痕,有时可见 3~4 个牙痕。全身中毒症状,神经毒素、血液毒素所致症状(图 16-48,图 16-49)。

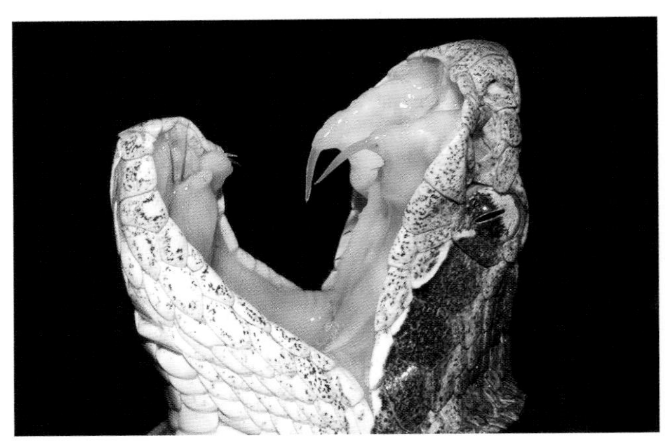

图 16-48 毒蛇(中国科学院成都生物研究所 赵蕙惠赠)

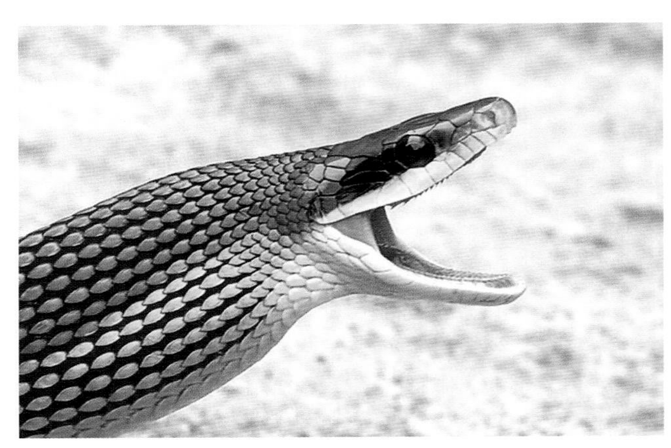

图 16-49 无毒蛇(中国科学院成都生物研究所 赵蕙惠赠)

(四)鉴别诊断(表 16-11)

1. 蜈蚣蜇伤 常发生在阴暗潮湿处,突然感觉局部疼痛,蜈蚣咬伤部位可见两个瘀点,周围皮肤出现肿胀,有灼热感,伴有剧痛或剧痒。发现虫体可确诊。

表 16-11 毒蛇咬伤与无毒蛇咬伤的鉴别

鉴别点	毒蛇咬伤	无毒蛇咬伤
牙痕	有一对(或 3~4 个)深且较大的牙痕	只有锯齿状,浅小,呈弧形排列牙痕
疼痛	剧痛、灼痛且明显加剧(神经毒除外)	疼痛不明显,不加剧
出血	伤口常出血不止,伤周皮肤有瘀斑或血疱(神经毒类除外)	出血少或不出血、无瘀斑或血泡
肿胀	肿胀严重,迅速扩展(神经毒除外)	无肿胀或稍肿胀,不扩大
淋巴结	附近淋巴结肿大,触痛	不肿大,无触痛
坏死	血循毒、混合毒类咬伤,局部皮肤发紫,形成坏死,甚至溃疡	除伤口有时感染外,无坏死
全身症状	头昏,视物模糊,复视,疲倦,胸闷广泛的内外出血,休克,昏迷,出现“三衰”	除精神紧张,出现虚脱外,其他无症状
实验室检查	血、尿有异常改变	血、尿检查正常

2. 蝎蜇伤 常发生于阴暗潮湿的地方或在夜间，常表现为被咬时突然出现的皮肤剧烈疼痛，局部出现明显红肿，有时出现明显的全身症状。发现虫体可确诊。

（五）治疗

辨别毒蛇还是无毒蛇，尽早急救处理。如一时辨别不清，可按毒蛇咬伤处理。对所有肢体的蛇咬伤，患者在1小时内如果送达医院，就应立即用止血带阻断静脉和淋巴回流，但还要保持动脉通畅。伤口切开和毒液抽吸只有在受伤后15~30分钟内有效，故应越快越好。

应紧急抢救。及早防止毒素扩散，于近心端绑扎伤肢，防止毒素吸收，全身使用糖皮质激素。如氢化可的松300~500mg，静脉滴注，连用3~5日。

切开伤口排出毒液，用胰蛋白酶2 000u加入0.25%普鲁卡因10~20ml中，在牙痕周围注射，破坏伤口内蛇毒。

1. 中和毒素和解毒疗法 注射单价或多价抗蛇毒血清，首次肌内注射4ml，以后每次2ml，每天4~6次。也可以将10ml抗蛇毒血清加入25%~50%葡萄糖液20~40ml，缓慢静脉注射。注射前应先做皮试。

2. 全身支持疗法及对症处理 输新鲜血、吸氧、扩容、强心和利尿等。肌肉瘫痪时注射新斯的明；有抽搐时静脉注射葡萄糖酸钙。禁用中枢神经抑制剂、抗凝剂和横纹肌松弛剂。必要时给予足量抗生素和预防破伤风。

3. 外用治疗 外敷，蛇咬伤的伤口扩创排毒彻底后，可外敷蛇药。上药可敷于伤口周围，或敷于伤口的近心端，防止肿势向上蔓延。

（六）病程与预后

病情的严重程度与进入身体的毒素量多少有关。蛇大、咬伤深、咬住不放，则注入毒量大。如蛇毒直接进入血液循环，可在短时间内引起死亡。积极抢救，正确处理，预后良好。

（唐新平 吴江 李莉 苏敬泽 陆原）

第十七章

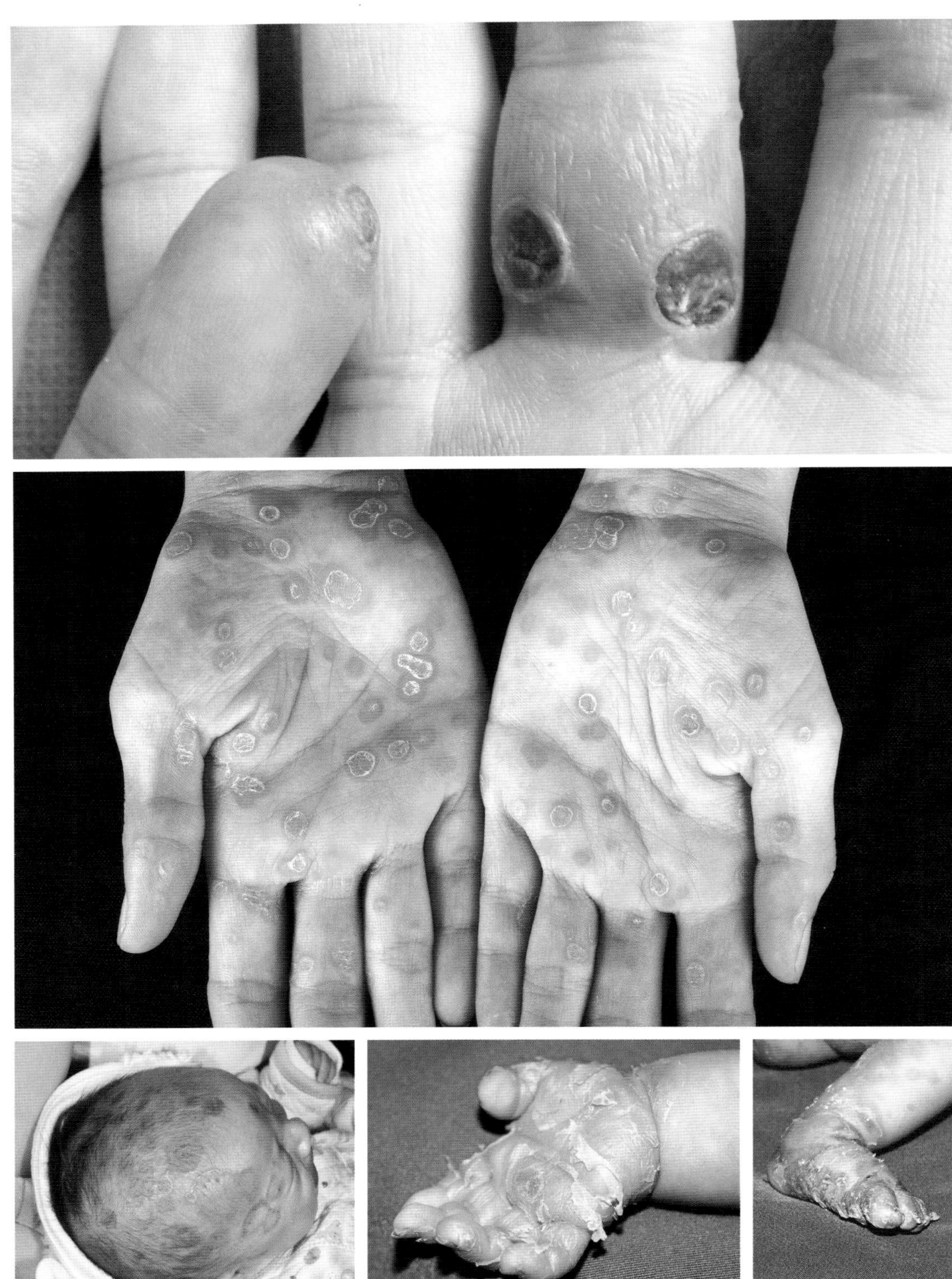

第十七章

性病及相关性疾病

第一节　性病

内容提要

- 我国《性病防治管理办法》规定的性病(2013 年 1 月 1 日起施行)所称性病包括以下几类：
  1.《传染病防治法》规定的乙类传染病中的梅毒和淋病。
  2. 生殖道沙眼衣原体感染、尖锐湿疣、生殖器疱疹。
  3. 在新修订的《性病防治管理办法》中删除了软下疳、性病性淋巴肉芽肿，将非淋菌性尿道炎调整为生殖道沙眼衣原体感染。

概述

性传播疾病(sexually transmitted diseases，STDs)，简称性病，是由一些生物学上完全不同的微生物引起的各种感染(表 17-1)，通过性传播而传播，因其具有某些共同的临床流行病学特征，故将其归纳为性传播疾病(表 17-2)。性传播指的是一切异性或同性的性行为，包括生殖器 - 生殖器、口腔 - 生殖器、口 - 肛门及生殖器 - 肛门的接触。STDs 和获得性免疫缺陷综合征(acquired immunodeficiency syndrome，AIDS)的发现，提高了公众对性传播疾病的警惕，并认识到不安全性行为的危险性。

表 17-1　性传播及可能经性行为传播的微生物

细菌	病毒	其他[a]
主要经成人性行为传播		
淋病奈瑟菌	HIV(1 型或 2 型)	阴道毛滴虫
沙眼衣原体	人嗜 T 细胞病毒 1 型	阴虱
梅毒螺旋体	单纯疱疹病毒 2 型	
杜克雷嗜血杆菌	人乳头瘤病毒(多种生殖道基因型)	
肉芽肿克雷伯菌(肉芽肿荚膜杆菌)	乙型肝炎病毒[b]	
解脲支原体	传染性软疣病毒	
生殖道支原体		

续表

细菌	病毒	其他[a]
非严格定义描述或非主要途径性传播		
人型支原体 阴道加德纳菌和其他阴道细菌 B组链球菌 动弯杆菌属 同性恋螺杆菌 芬纳尔螺杆菌	巨细胞病毒 人嗜T细胞病毒2型 丙型肝炎病毒 丁型肝炎病毒(可能) 单纯疱疹病毒1型	EB病毒(可能) 人疱疹病毒8型 白色念珠菌 疥螨
经肛口等性行为传播,男男性行为中次等重要传播途径		
志贺菌素 弯曲菌属	甲型肝炎病毒	蓝氏贾第鞭毛虫病 溶组织内阿米巴

[a] 包括原生动物、体外寄生虫和真菌。[b] 在美国患者可以确定的危险因素中,大多数乙型肝炎病毒感染经性行为传播。

表 17-2　主要性传播疾病综合征和性传播病原微生物

疾病	性传播病原微生物
AIDS	HIV1型和2型
尿道炎(男性)	淋病奈瑟菌、沙眼衣原体、生殖器支原体、解脲支原体(脲支原体亚种)、阴道毛滴虫、HSV
附睾炎	沙眼衣原体、淋病奈瑟菌
下生殖道感染(女性)	
膀胱炎/尿道炎	沙眼衣原体、淋病奈瑟菌、HSV
黏液脓性宫颈炎	沙眼衣原体、淋病奈瑟菌、生殖器支原体
外阴炎	白色念珠菌、HSV
外阴阴道炎	白色念珠菌、阴道毛滴虫
BV	BV相关细菌
急性盆腔炎	淋病奈瑟菌、沙眼衣原体、BV相关细菌、生殖器支原体、B组链球菌
不孕	淋病奈瑟菌、沙眼衣原体、BV相关细菌
生殖器溃疡	HSV-1、HSV-2、梅毒螺旋体、杜克雷嗜血杆菌、沙眼衣原体(LGV菌株)、肉芽肿克雷伯(肉芽肿荚膜杆菌)
妊娠/产后并发症	多种因素相关
肠道感染	
直肠炎	沙眼衣原体、淋病奈瑟菌、HSV、梅毒螺旋体
直肠结肠炎或小肠结肠炎	弯曲菌属、志贺菌属、溶组织内阿米巴、螺杆菌属及其他肠道病原体
小肠炎	阴道加德纳菌
伴急性关节炎	淋病奈瑟菌(如DGI)、泌尿生殖道沙眼衣原体(如反应性关节感染或病毒血症炎)、HBV
生殖器及肛周疣	HPV(30种类型)
单核细胞增多综合征	CMV、HIV、EBV
肝炎	肝炎病毒、梅毒螺旋体、CMV、EBV
肿瘤	
宫颈、肛周、外阴鳞状细胞非典型增生和鳞癌	HPV(尤其是16、18、31、阴道及阴茎鳞状细45型)
卡波西肉瘤、体腔淋巴瘤	HHV-8
T细胞白血病	HTLV-1
肝细胞癌	HBV
热带痉挛性截瘫	HTLV-1
疥疮	疥螨
阴虱病	阴虱

注:BV. 细菌性阴道炎;CMV. 巨细胞病毒;DGI. 散播性淋病奈瑟菌感染;EBV. EB病毒;HBV. 乙型肝炎病毒;HHV-8. 人疱疹病毒8型;HPV. 人乳头瘤病毒;HSV. 单纯疱疹病毒。

第二节　梅毒

内容提要

- 梅毒的分期，以感染时间2年为界，分早期梅毒和晚期梅毒。
- 人体在感染后约经3周的潜伏期，在入侵部位发生初疮，即硬下疳，为一期梅毒。
- 二期梅毒，梅毒螺旋体血症期，复发与潜伏交替，未被杀灭的梅毒螺旋体仍在机体内繁殖。
- 早期梅毒，早期隐性梅毒均具有传染性。染后超过4~8年失去传染性。
- 晚期梅毒出现树胶样肿，可侵犯皮肤、骨骼、肝和其他器官。
- 晚期心血管梅毒可引起主动脉炎、主动脉瘤、主动脉瓣关闭不全、冠状动脉狭窄。
- 梅毒早期梅毒螺旋体就侵入神经系统，可使脑脊液异常，为无症状神经梅毒，其可进展至晚期有症状神经梅毒。
- 早期梅毒超过2年或晚期梅毒超过3年血清不转阴者称为血清固定。血清固定患者应该检查脑脊液和人类免疫缺陷病毒(human immunodeficiency virus，HIV)感染情况。
- 梅毒的治疗首选青霉素，替代方案为头孢曲松、多西环素、四环素。
- 世界卫生组织倡议：无论母体怀孕期间是否接受过治疗，对特异性和非特异性梅毒血清学试验均阳性母亲分娩出的婴儿，都应该给予一次苄星青霉素(5万U/kg)预防性治疗。

一、梅毒概述

梅毒(syphilis)是由梅毒螺旋体(microspironema pallidum)又称苍白密螺旋体(treponema pallidum，TP)所致的一种慢性系统性传染病。主要经过性交传染。

(一) 传播途径

梅毒通常是由性接触获得，梅毒螺旋体毒株(Nichols株)对人类志愿者通过皮内接种的半数感染量(median infective dose，ID_{50})约为57个，这与对兔的ID_{50}是相似的；梅毒感染后不久，就成为系统性疾病。

1. 性接触传染　占95%，主要通过性交。几乎所有梅毒都是与活动性一期或二期梅毒的患者直接性接触获得的，梅毒螺旋体大量存在于皮肤黏膜损害表面，也见于唾液、乳汁、精液、尿液中。

2. 垂直传播　血液循环感染，梅毒孕妇在妊娠4个月可通过胎盘感染胎儿。

3. 羊膜感染　上行感染，可首先透过胎膜感染羊膜液，侵入胎儿血液循环引发感染。

4. 产道感染　新生儿的头部或肩部经产道擦伤处发生硬下疳，称为获得性梅毒，它是区别于垂直传播的标志。

5. 血源性感染　如输血或共用针头，意外直接接种等。

6. 其他　口淫、指淫、接吻、哺乳、接触患者污染的衣物、毛巾、食具、牙刷、便器、剃刀、烟嘴、意外直接接种或经医疗器械也可传染。

(二) 发病机制

1. 梅毒初疮　体外试验发现梅毒螺旋体能穿通上皮及内皮细胞、结缔组织及肌层。梅毒螺旋体可穿透正常黏膜，亦可由微小擦伤的表皮进入人体。随后黏附于宿主细胞并开始繁殖，并在几小时内进入淋巴细胞组织和血液。梅毒的潜伏期同梅毒螺旋体的接种数量成反比，梅毒螺旋体的浓度一般达到每克组织中至少有10^7个时才会引起症状。大约经3周的潜伏期，在入侵部位发生初疮，即硬下疳，这是一期梅毒。梅毒螺旋体侵入机体至硬下疳出现这段时间称第一潜伏期。

2. 梅毒螺旋体的消除和隐匿　在感染24天后，原发损害处免疫荧光检测未发现梅毒螺旋体的存在。螺旋体大部分被杀死，剩余梅毒螺旋体多隐藏于淋巴系内，病征渐渐减轻，硬下疳自然消失，进入潜伏期。在潜伏期内，螺旋体于各处造成微小之损害，破坏组织，使一部分器官发生坏变及纤维性变。梅毒螺旋体间或侵入淋巴管或血流，潜伏期及一期梅毒患者血液具有传染性。

3. 二期梅毒(梅毒螺旋体血症期)　未被杀灭的梅毒螺旋体仍在机体内繁殖，硬下疳出现后6~8周，大量螺旋体进入血液循环引起二期梅毒。皮肤黏膜、骨骼、眼等器官及神经系统受损。梅毒螺旋体可以在多种组织中发现，包括眼的房水和脑脊液(cerebrospinal fluid，CSF)等。患者的血液、淋巴结、肝活检物及脑脊液等，皆可对易感动物转移感染。二期梅毒的病灶在2~6周内自然消失，再进入潜伏状态，称为二期潜伏梅毒。此期抗体增加，且抗体反应调控二期梅毒疹的形态，尽管迟发型超敏反应极度低下，但此时仍能防止新感染发生。

4. 潜伏与复发　抗生素问世之前，在感染后2~4年内，25%未经治疗的患者，可经历一次或多次全身或局部的皮肤黏膜复发，且90%的复发是在病后第一年中。以后随着机体免疫的消长，病情活动与潜伏交替。

5. 早期梅毒持续时间　在Oslo研究中，一期梅毒的平均持续时间男性为30天，女性为27天，二期梅毒男性约2.1个月，女性3.5个月，约25%的患者有复发性梅毒，且1/4有多次发作史。

6. 晚期梅毒树胶肿　少量具有毒力的梅毒螺旋体进入致敏的宿主体内，通过炎症激发的细胞组分(脂蛋白)和激发宿主迟发超敏反应造成组织损伤。树胶肿可累及眼、中枢神经系统、骨骼、肝、胃、上呼吸道、心脏、皮肤黏膜等。尽管感染5年后，直接传播的危险性极低，但有从肉芽肿接种传染的报道。1891—1910年未治疗的梅毒953例中，9.6%的患者发展成心血管梅毒，6.5%的患者发展成有症状的神经梅毒，16%的患者发展为良性三期梅毒(皮肤、黏膜、骨骼的树胶肿)。

7. 心血管梅毒　感染后20~30年，梅毒螺旋体侵及心脏和主动脉，心血管系统损害通常由主动脉壁内密螺旋体增殖诱发的炎症反应所致。合并症有胸主动脉瘤、主动脉炎、主动脉心内膜炎等。尸解可在大多数主动脉找到梅毒螺旋体，主要损害是大血管的脉管炎。中枢神经系统受累一般在感染后发生，短则1~2年，长至30年。

8. 神经梅毒　主要临床类型是脑膜、脑膜血管和脑实质梅毒。后者包括麻痹性痴呆(paresis)(脑实质破坏)、脊髓痨(tabes dorsalis)(脊神经背根破坏)或二者兼具称脊髓痨性麻痹性痴呆(taboparesis)。

以上是未经治疗梅毒的典型变化，但由于免疫差异与治疗影响，表现并不完全相同。以往认为未经治疗的大约 1/3 的潜伏梅毒患者可以痊愈，并有血清学转阴。1/3 的患者持续终身为隐性感染，另外 1/3 的患者发展成晚期梅毒。然而，现代更敏感的抗螺旋体抗体试验阴转是少见的，近 70% 未经治疗的潜伏梅毒不会发展成晚期显性梅毒，但自然痊愈的可能性仍属疑问（图 17-1）。

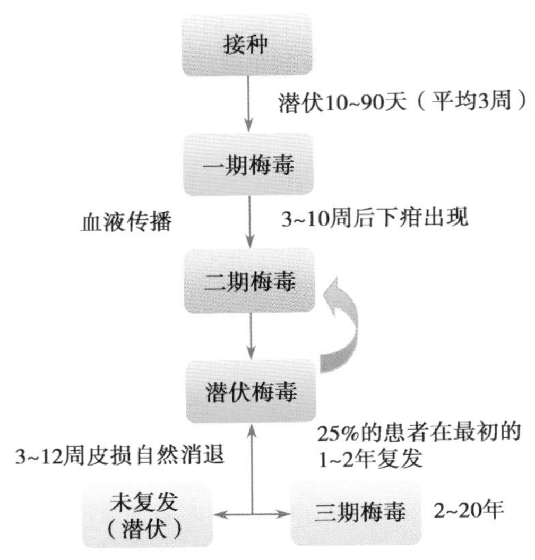

图 17-1　未治疗梅毒的自然病程

二、成人早期梅毒

早期梅毒（early syphilis）包括一期和二期梅毒。一期梅毒原发损害即初疮，表现为硬下疳；二期梅毒梅毒螺旋体经血行播散，或称播散性梅毒，表现多样，呈局限或广泛对称性皮肤黏膜梅毒疹，泛发性无痛性淋巴结肿大，以及相对少见的系统损害。早期梅毒具有传染性。

（一）病原学

梅毒螺旋体是专性人体的寄生菌，人体是唯一宿主。动物和外界环境皆无此菌贮存宿主。

生物学性状：

1. 形态与染色　直径 0.10~0.15μm，波幅 0.3μm，波长 0.6μm，全长 6~20μm。有 8~14 个致密而规则的小螺旋（图 17-2），两端尖直。运动活泼。

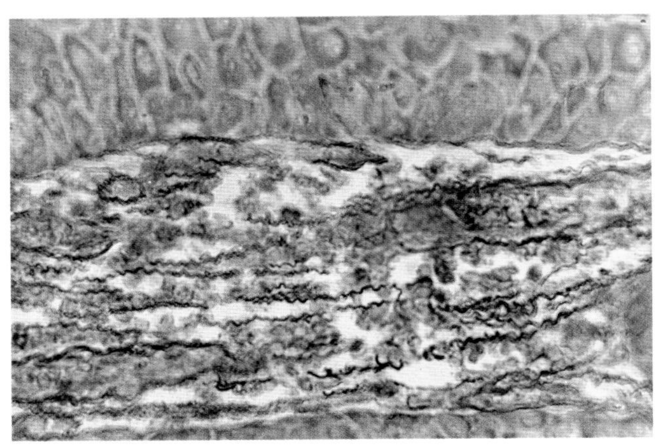

图 17-2　梅毒螺旋体（河北省人民医院　刘铁忱惠赠）

电镜下观察，有细胞壁和细胞膜。细胞壁外尚有包膜，细胞膜内为含细胞质和核质的螺旋形原生质圆柱体。圆柱体上紧绕着 3~4 根周浆鞭毛（periplasmic flagella），也称轴丝或内鞭毛（endoflagella），与运动有关。运动方式多样，有移行、屈伸、滚动等。

革兰氏染色呈阴性，但不易着染。Fontana 镀银染色法可将螺旋体染成棕褐色，在光镜下易于查见。新鲜标本不用染色，电镜下呈各种形态，在暗视野显微镜下，可观察其形态和运动方式。

2. 培养　苍白密螺旋体苍白亚种不能在无活细胞的人工培养基中生长繁殖。Nichols 株对人和家兔均有致病性，接种家兔睾丸或眼前房能保持毒力且缓慢繁殖。若将其接种至含多种氨基酸的兔睾丸组织碎片中，在厌氧条件下虽能生长繁殖，但失去致病力，此种菌株称为 Reiter 株。Nichols 株和 Reiter 株已广泛用作多种梅毒血清学的诊断抗原。采用棉尾兔（cotton tail rabbit）单层上皮细胞，在需氧条件下（1.5%O_2、5%CO_2、93.5%N_2）33℃培养的梅毒螺旋体可生长繁殖并保持毒力。

3. 抵抗力　苍白密螺旋体苍白亚种的抵抗力极弱。对温度和干燥特别敏感。加热至 41.5℃经 1 小时死亡，在 50℃时 5 分钟死亡；血液中的苍白亚种螺旋体，在 4℃时放置 3 天后可死亡，因此 4℃血库存放 3 天以上的血液无传染梅毒的危险。苍白亚种螺旋体离体后 1~2 小时将死亡。对常用化学消毒剂亦敏感，1%~2% 石炭酸内数分钟即死亡。对青霉素、四环素、红霉素或砷剂均敏感。

4. 致病物质　迄今已发现有些基因产物只存在于有毒菌株。例如有毒株可产生与宿主细胞表面发生黏附作用的外膜蛋白；可产生透明质酸酶，利于螺旋体扩散到血管周围组织。有毒株尚能以宿主细胞的纤维粘连蛋白覆盖于其表面，以保护菌体勿受宿主吞噬细胞的攻击。梅毒中出现的组织破坏和病灶，主要是患者对该螺旋体感染的免疫损伤所致。

5. 免疫性　梅毒的免疫是感染性免疫，即有苍白亚种螺旋体感染时才有免疫力，一旦螺旋体被杀灭，其免疫力亦随之消失。

苍白亚种螺旋体侵入机体后，可被中性粒细胞和巨噬细胞吞噬，但不一定被杀死。只有当特异性抗体形成后，并在补体协同下，才能使吞噬加强并具杀伤作用。在梅毒免疫中，细胞免疫比体液免疫重要。从实验资料发现，Ⅰ、Ⅱ期梅毒病变中的细胞因子类型呈现典型的 Th1 细胞免疫应答，同时亦有 CD8 CTL 参与。

6. 梅毒螺旋体基因　尽管梅毒螺旋体人工培育尚未成功，但梅毒螺旋体的全部基因组已全部破译（Fraser 等，1998）。苍白螺旋体的基因组序列提供了有关该微生物代谢能力的信息。苍白螺旋体缺少能够合成酶辅因子、脂肪酸和核酸基因。还缺少编码 Krebs 循环和氧化磷酸化所需酶的基因。作为补偿，这种微生物包含了大量的用来编码氨基酸、碳水化合物和阳离子载体的基因。

1998 年在 *Science* 上公布了梅毒螺旋体的全部基因组序列，总共有 1 138 006 对碱基，其中含有预期的 1 041 个编码序列（开放性读码框架）。基因组序列的分析得出了梅毒螺旋体的能量代谢和转动载体有独特的特点。这将对梅毒的诊断、治疗和预防开拓新思路。

青霉素应用以来，全球很少有梅毒螺旋体耐药的报道。近十多年来，全球有报道梅毒螺旋体对大环内酯类药物（主要为阿奇霉素和克拉霉素）存在耐药基因突变株，阿奇霉素治疗失败的报道越来越多，我国亦有临床治疗失败的耐药菌株的报道。采用 Real-Time PCR 对阿奇霉素耐药株分析显示是因为 TP23SrRNA 基因发生突变，在 2 058 位的剪辑有 A 突变为 G。Matejkova 等报道了 23SrRNA 基因的一个新的突变位点，2 059 位的碱基由 A 突变为 G，该位点的突变则导致耐螺旋霉素株的出现。Stamm 等发现梅毒螺旋体 SS14 株高水平耐克林霉素可能是由于 A2058G 突变的加性效应而所致该菌株对克林霉素耐药。Pringle 等推测梅毒螺旋体是否与 B.hyodysenteriae 一样在 16SrRNA 基因发生了点突变，导致该菌对多西环素的敏感性下降。

（二）临床表现（图 17-3）

1. 一期梅毒（primary syphilis）　潜伏期 9~90 天，平均 3 周，自感染至发生初期症状的时间称为第一潜伏期。

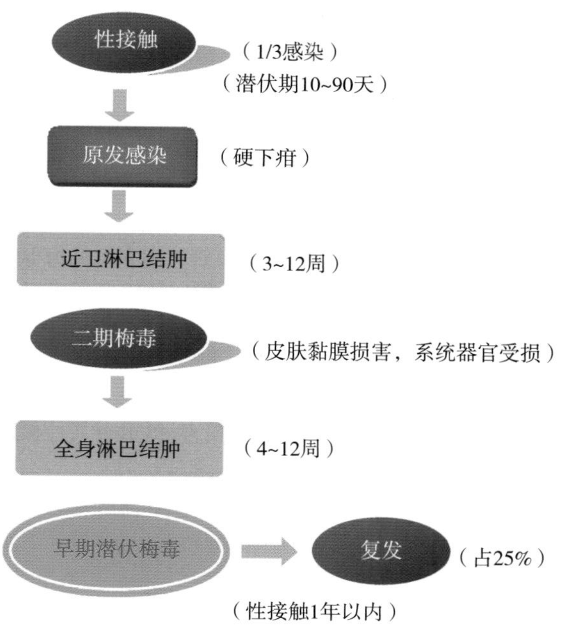

图 17-3　早期梅毒演变示意图

（1）硬下疳（chancre）：是入侵部位发生的炎症反应，自感染至发生初期症状的时间称为第一潜伏期。

1）好发部位：90% 发生在外生殖器（图 17-4），亦见于唇、乳房、舌、面部、手指（图 17-5）等处。

2）下疳形态：呈圆形或椭圆形，直径常为 1~2cm，无痛性溃疡，边界清楚，周围呈堤状隆起，基底平整、清洁，呈肉红色，上有少量浆液渗出物，内含大量梅毒螺旋体，传染性很强。

3）下疳特点：①损害常为单个；②软骨样硬度；③不痛；④表面较为清洁。一期梅毒硬下疳特征（表 17-3）。

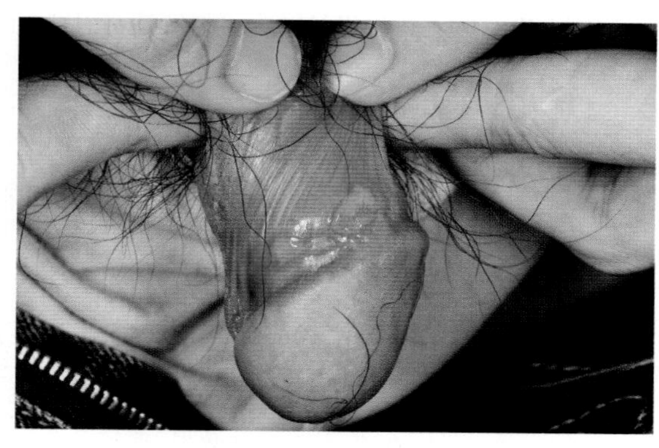

图 17-4　一期梅毒硬下疳

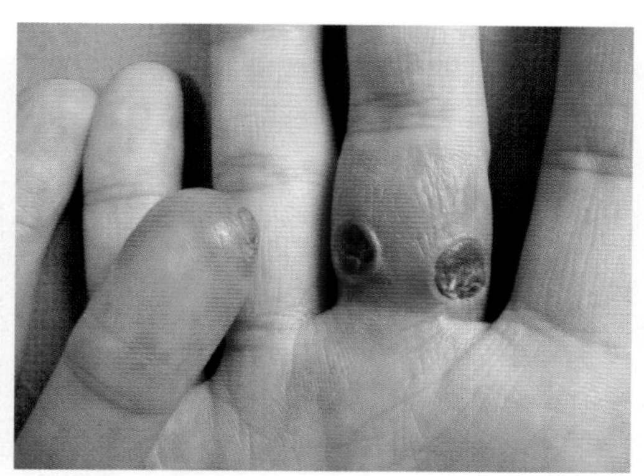

图 17-5　双手指部多发性硬下疳［华中科技大学协和深圳医院（南山医院）　陆原惠赠］

表 17-3　一期梅毒硬下疳特征

项目	特征
发生部位	男性发生在龟头、包皮、系带上，男性同性恋常发生于肛门、直肠等处；女性发生在大、小阴唇、阴唇系带、子宫颈上。5%~6% 其他部位，如唇、口腔、扁桃体、舌、口腔、手指、头颅、面、耳、眼、乳房、躯干、前臂、臀部、腿
数目	1~10 个，8%~47% 为多发性，有报道 1 例有 20 个硬下疳损害，多发的原因由于生殖器原有破溃糜烂损害，利于梅毒螺旋体穿透
大小、形态	直径 1~3cm，圆 / 椭圆形，周围堤状隆起，硬肿，糜烂
基底	表面少许浆液渗出，去痂有紫红色肉形疮基
边缘	分界清楚，整齐不下陷，边缘有毛细血管扩张而成的红晕
硬度	软骨样
疼痛	无
消退时间	3~8 周

4）硬下疳可在 3~6 周自行愈合。

（2）近卫淋巴结炎：腹股沟淋巴结轻度肿大，单侧或双侧。于硬下疳出现 1~2 周后发生。

80% 病例出现，为一期显症梅毒主要病征之一。淋巴结肿大通常是数个蚕豆大或栗子大硬结，不与覆盖的皮肤粘连，无红肿热痛现象。发生在阴部的硬下疳，常一侧或双侧腹股沟淋巴结同时肿大；发生在手指、乳房、口唇、舌、眼睑等处的硬下疳，则肘后、腋窝、颌下、颈部等处淋巴结肿大；子宫颈及阴道壁上 2/3 处的硬下疳，腹股沟淋巴结通常不肿大；直肠硬下疳导致直肠周围淋巴结肿大，宫颈和阴唇硬下疳导致髂骨或直肠周围淋巴结肿大。淋巴结肿大可持续数月，比硬下疳愈合晚。

2. 二期梅毒（secondary syphilis） 梅毒螺旋体血行播散，又称播散性梅毒，发生在感染后 7~10 周或硬下疳出现后 4~12 周。因此有些患者会有一期与二期损害的重叠，仔细检查还可能发现一期下疳。自硬下疳消失至二期皮疹发生前的时期，称为第二潜伏期。

（1）前驱症状：可有发热、乏力、头痛、肌痛、关节痛、厌食、恶心、呕吐、咽喉痛。

（2）二期皮肤黏膜梅毒：有斑疹、斑丘疹、丘疹、毛囊疹、脓疱疹、掌跖梅毒疹（图 17-6）色素沉着与减退、溃疡及秃发（图 17-7）等。非典型性临床表现为环状红斑（图 17-8）、单发口腔溃疡、银屑病样鳞屑性皮疹、水痘样疹等。

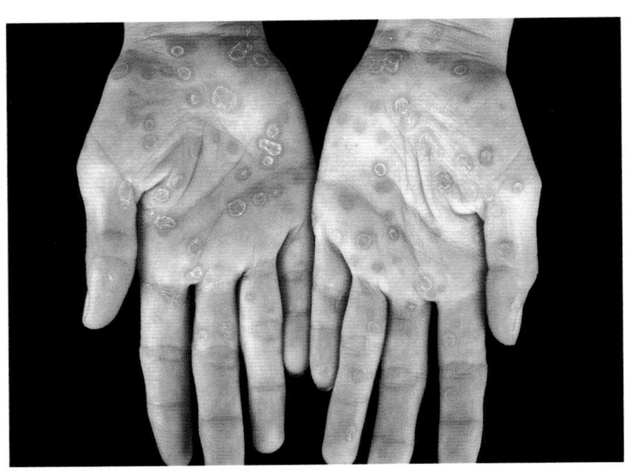

图 17-6 二期梅毒掌跖梅毒疹

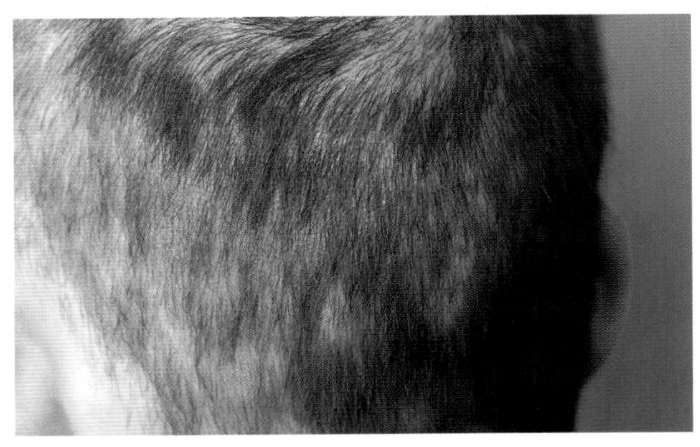

图 17-7 二期梅毒虫蚀样脱发

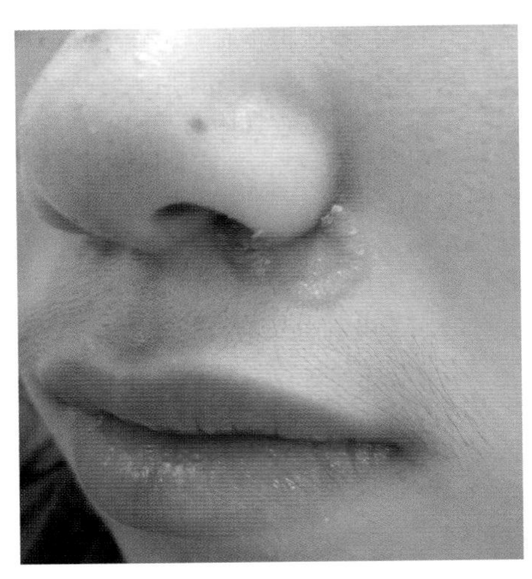

图 17-8 梅毒左侧面部、鼻下方一肉色环形丘疹，表面覆薄鳞屑，类似“环状肉芽肿”［华中科技大学协和深圳医院（南山医院） 陆原 何雯 翁翊惠赠］

发生率 80%~95% 病例有皮疹。超过 95% 的皮疹依次为红斑、斑丘疹、丘疹或环状疹，结节状或脓疱疹不常见，而水疱 - 大疱性皮疹仅见胎儿。

（3）发生机制

1）梅毒螺旋体直接侵入：梅毒螺旋体在皮肤形成病灶，引起淋巴细胞及浆细胞在血管周围浸润，病变内可见梅毒螺旋体，大多数在表皮内，真皮乳头的血管周围亦可见梅毒螺旋体。梅毒疹与硬下疳发生机制相同，唯病灶较多而组织反应较轻而已。

2）免疫因素：从梅毒螺旋体进入真皮到这些皮疹的出现，须经 3 周以上时间，发生时间上的这段迟延，以及受累处未能发展为类似一期硬下疳那样的损害，提示有某种程度的体液或细胞免疫发生。

3）各种皮疹的病理基础：如丘疹鳞屑性或称银屑病样梅毒疹其机制为动脉内膜炎血管阻塞和缺血引起，可导致中心坏死而成脓疱性梅毒疹，溃疡与痂皮堆积，形成蛎壳样病损；毛囊性梅毒疹，由于梅毒螺旋体侵入可导致秃发；扁平湿疣（图 17-9）中有更多的梅毒螺旋体侵入，更具浸润性，像晚期皮损，可能反映了细胞免疫的增强。

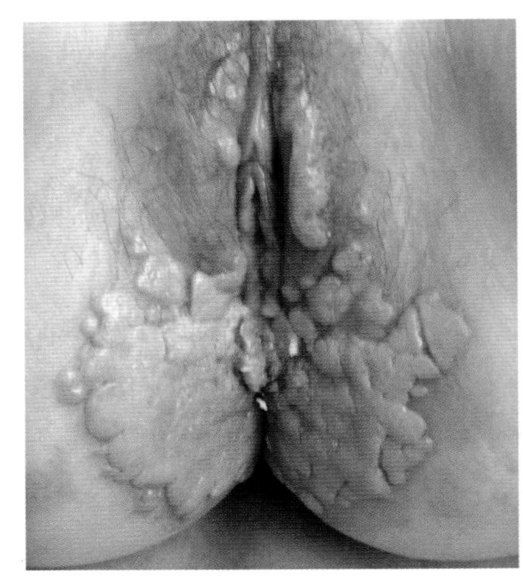

图 17-9 二期梅毒扁平湿疣（女性）

(4) 皮疹分类：二期梅毒疹主要表现为分批出现新生和陈旧性皮疹，呈泛发和对称性分布，手足常被侵犯。

1) 早二期梅毒疹：发疹时间早，几乎都在下疳发生后8~12周内。皮疹泛发全身。

2) 晚二期梅毒疹：发疹时间晚，发生于下疳出现后5~6个月或1年内。皮疹分布较局限或近似三期梅毒的皮肤损害。

3) 二期再发(复发)梅毒疹：亦称二期复发疹。二期梅毒疹出现后，由于接受抗梅治疗剂量或疗程不足，或未接受过抗梅治疗者，经过数月后再出现皮疹。皮疹数量较早期梅毒疹少，可群集或呈环状排列分布。

(5) 皮疹的分布：分布广泛、对称，然各类皮疹却有不同分布的趋向。斑疹通常限于腹、肋、背、前胸下部、大腿上部及上臂屈面；丘疹分布大致与斑疹相同，但更广泛，有偏好面部及手足掌的趋向；脓疱疹以发于头面及躯干者为多；毛囊性损害好发于背部及四肢伸面。此为各类皮疹的一般分布概况，但亦罕见有与上述分布不同者。

(6) 皮疹的颜色：二期梅毒皮疹的颜色依其存在时间的长短而变化。初起时为紫红色，较急性皮炎的颜色为深或呈铜红色，存在已久或将消退时则带棕色。因其他非梅毒性的皮疹，于其发展或消退程序中可有同样的颜色，故不能单凭皮疹的颜色以鉴别其性质。

(7) 皮疹的形态：二期梅毒各型皮疹中除环形疹、伞形疹及毛囊疹外，无特异形态。环形疹初发时为一斑疹或丘疹，因其边缘向外蔓延，中心消退而成环形，通常为正圆或椭圆形，可与邻近的损害合并而成多弧形；伞形疹有奇特的形态，其中心为一较大的丘疹，四周有多数小丘疹围绕如花伞；毛囊疹有互相结聚的趋势，故常有数个至十余个皮损发于一处，成圆形或椭圆形排列。

(8) 皮疹的自觉症状：二期梅毒疹多无症状，除扁平湿疣外，其他二期皮疹少有刺痒或灼痛等症状，故有局部自觉症状的皮疹，大都非梅毒所致。但有报道8%~42%患者可有瘙痒，在免疫受损的患者中常见。当有继发感染的脓疱疹或鳞屑性丘疹可有少许刺痒或灼痛，其他型皮疹则无自觉症状。

(9) 其他特征：①一、二期皮疹共存，二期梅毒疹出现时硬下疳未消失，见于15%~25%二期梅毒患者。②二期梅毒疹具有传染性。③二期梅毒经治疗或未经治疗2~10周后消退，而粟粒状梅毒疹存在时间较长，未经抗梅治疗2~3周内不会消退。④未治疗及治疗不彻底的二期梅毒易于复发。

(10) 瘙痒：皮损一般无自觉症状，但有时有瘙痒，或有剧烈瘙痒。

(11) 淋巴结病：75%感染者能触及腹股沟淋巴结，38%腋淋巴结肿大，28%颈后、18%股、17%滑车上淋巴结肿大。

(12) 系统损害：虹膜睫状体炎、脉络膜炎；肾小球肾炎或肾病综合征，无症状神经梅毒、梅毒性脑膜炎、脑血管梅毒。

(13) 二期复发梅毒(recurrent secondary syphilis)：第一批出现的皮疹为二期早发梅毒，经2~3个月后可自行消退。在1~2年内又复发者称二期复发梅毒。

3. 早期梅毒合并HIV

(1) 使梅毒病程发生改变：HIV导致细胞免疫抑制，HIV感染使梅毒进展快，甚至出现暴发，如急进的恶性梅毒。

(2) 梅毒血清学异常：滴度异常高或异常低，波动较大。伴有很高效价的VDRL或RPR，测定时可能出现前带现象而呈假阴性。

(3) HIV感染对梅毒的神经系统病变影响较大：早期梅毒迅速发展为神经梅毒。

(三) 实验室检查

1. 一期梅毒硬下疳处取材，暗视野找到梅毒螺旋体；非梅毒螺旋体血清试验(如RPR)80%阳性，滴度≤1∶16，螺旋体血清试验90%TPHA/MHA-TP阳性。

2. 二期梅毒皮肤损害取材可找到梅毒螺旋体，但不常作此检查。非梅毒螺旋体血清试验滴度很高(如RPR≥1∶32)，可有前带现象，因未稀释血清中封闭抗体使阳性不显，稀释后阳性可出现。梅毒螺旋体血清试验，如MHA-TP为阳性。

一期梅毒非梅毒螺旋体阳性77%，梅毒螺旋体阳性86%；二期梅毒非梅毒螺旋体阳性98%，梅毒螺旋体阳性100%；早期潜伏梅毒非梅毒螺旋体阳性95%，梅毒螺旋体阳性99%；晚期潜伏梅毒非梅毒螺旋体阳性73%，梅毒螺旋体阳性96%。

两种血清学试验(非梅毒螺旋体血清试验和梅毒螺旋体血清试验)可以推测诊断梅毒。单项血清学试验用于梅毒的诊断还不够，因为许多疾病都可以引起非螺旋体试验假阳性。

前带反应(prozone reaction)：前带反应指在行非密螺旋体试验时，未稀释血清呈弱阳性或阴性反应但在稀释后呈阳性反应，其在二期梅毒中的发生率为1%~2%。其机制是血清中抗心磷脂抗体过多而阻止了正常抗原-抗体反应。

梅毒血清学诊断意义(表17-4)。

表17-4　获得性梅毒不同病期中不同血清学试验的结果

VDRL	EIA	TPHA	FTA-ABS	IgM	主要说明
+	–	–	–	–	假阳性反应，应重复检查以除外一期梅毒
–	+	–	–/+	–	EIA和(可能FTA-ABS)为假阳性反应，应重复检查以除外一期梅毒
+/–	+/–	+/–	+/–	+	一期感染，损害的暗视野检查可能是阳性
+	+	+	+	+	未治疗的(或最近刚治的)二期或早期隐性梅毒
+/–	+	+	+	–/+	未治疗的晚期或已治疗的隐性或不完全治疗的任何阶段的梅毒
–	+/–	+/–	+/–	–	已有过治疗史的梅毒(可能许多年前)

注：+/–多为低滴度阳性但也可为阴性，–/+多为阴性但也可为低滴度阳性。

EIA：酶免疫测定

3. 梅毒血清的假阳性反应（false positive reaction）

(1) 急性假阳性：时间 <6 个月，当有强的免疫刺激物（如急性细菌或病毒感染、接种疫苗、早期 HIV 感染）刺激机体时，会出现急性短暂的非螺旋体试验假阳性。

(2) 慢性假阳性：时间 >6 个月，胃肠道外药瘾、自身免疫或结缔组织病，特别是系统性红斑狼疮、老年人（70 岁以上的老人超过 10%）、高丙种球蛋白人群，阳性反应可持续几个月，这类假阳性的患者常会出现一些自身免疫性疾病抗体，如抗核抗体、抗甲状腺抗体、抗线粒体抗体、类风湿因子和冷球蛋白等。

(3) 其他螺旋体病假阳性：其他螺旋体病，回归热、雅司、品他、钩端螺旋体病、鼠咬热，也可出现非螺旋体和螺旋体试验阳性。莱姆病会出现 FTA-ABS 试验阳性，但非螺旋体抗体检测试验（VDRL or RPR）阴性。

(4) 非梅毒螺旋体血清试验生物学假阳性结果：占阳性结果的 1%~2%，取决于检测的人群。与梅毒螺旋体的类脂样抗原作用的非特异性抗体（反应素），也可引起人类细胞的线粒体及核膜起反应（自身抗体）。

类脂样抗原可存在正常组织，但在胞核破坏的疾病中特别明显。这些疾病产生自身抗体，可以产生假阳性结果。大多数假阳性反应的自身抗体为 IgM 类（类风湿因子），90% 的病例滴度 <18。生物学假阳性结果为暂时性（一过性）或急性（<6 个月），或更长，及表现为慢性（>6 个月）。

常在毒品成瘾者中出现，且于戒毒 14 个月后仍可阳性。有慢性假阳性的患者发生自身免疫性疾病的风险增高。所以当滴度高时，有必要检查结缔组织疾病及抗心磷脂综合征。

(5) 非梅毒螺旋体及梅毒螺旋体血清试验假阳性原因（表 17-5，表 17-6）。

表 17-5　非梅毒血清学试验生物假阳性的原因

急性	生理性妊娠、钩端螺旋体病、莱姆病、兔咬热、回归热、巨细胞病毒感染、传染性单核细胞增多症、肝炎、单纯疱疹、水痘 - 带状疱疹病毒、麻疹、腮腺炎、肺炎支原体感染、弓形虫感染、病毒性败血症
慢性	生理性年老、地方性梅毒、品他、雅司、人 T 细胞白血病 / 淋巴瘤病毒 1（HTLK1）HIV-1、麻风瘤样型麻风、性病性淋巴肉芽肿、结核病、黑热病（内脏利什曼病）、锥虫病、淋巴组织增生性疾病、自身免疫性溶血综合征、自身免疫性甲状腺炎、特发性血小板减少性紫癜、混合结缔组织病、结节性多动脉炎、原发性胆汁性肝硬化、类风湿关节炎、干燥综合征（Sjögren syndrome）、SLE、吸毒者、蛋白异常血症、肝硬化、营养不良、恶性肿瘤

表 17-6　梅毒螺旋体血清试验假阳性常见原因

传染性单核细胞增多症
麻风瘤样型麻风
钩端螺旋体病
莱姆病（Lyme disease）
疟疾
回归热
系统性红斑狼疮

4. 成人梅毒各期脑脊液检查适应证（表 17-7）。

表 17-7　成人梅毒各期脑脊液检查适应证

所有患者
神经系统受累的体征或症状[如脑膜炎、听力损失、脑神经功能障碍、精神状态改变、眼科疾病（如葡萄膜炎、巩膜炎、瞳孔异常）、共济失调、振动感丧失]，或 RPR 或 VDRL 效价≥1 ∶ 32，或 活跃的三期梅毒，或 疑似治疗失败
HIV 感染患者的额外检查
$CD4^+$ T 细胞计数≤350/μl，或 所有 HIV 感染者（有一些专家推荐）

（四）诊断依据

1. 一期梅毒　①有不洁性交史，潜伏期 3 周；②典型症状，如单个无痛的硬下疳，多发生在外生殖器；③实验室检查：硬下疳处取材以暗视野、直接免疫荧光抗体或其他相当的方法查到梅毒螺旋体，梅毒血清试验阳性（下疳出现后 1~2 周开始阳性），早期可阴性。此两项检查有一项阳性即可。

2. 二期梅毒　①有不洁性交、硬下疳史；②多种皮疹，如玫瑰疹、斑丘疹、扁平湿疣、脓疱疹，黏膜损害，虫蛀状脱发，全身症状，全身淋巴结肿大，一期下疳可能仍存在；③实验室检查：在扁平湿疣、黏膜损害处取材，以暗视野、直接免疫荧光抗体（DFA-TP）或其他相当的方法找到梅毒螺旋体；梅毒血清试验强阳性。

（五）鉴别诊断（表 17-8）

表 17-8　早期梅毒的鉴别诊断

早期梅毒	鉴别疾病	
一期梅毒	生殖器疱疹	腹股沟肉芽肿
	软下疳	性病性淋巴肉芽肿
	接触性皮炎	创伤
	固定性药疹	
二期梅毒	玫瑰糠疹	病毒疹，生殖器疣（与扁平湿疣鉴别）
	扁平苔藓	风疹，环状肉芽肿
	银屑病	皮肤癣菌病
	药疹	Reiter 综合征

（六）治疗

早期足量，按推荐方案治疗；严格坚持定期随访。

药物选择：首选青霉素，临床实践证明青霉素 G 能有效地治愈梅毒。注射青霉素 G 是各期梅毒的首选治疗方案。各种药物制剂（苄星青霉素、水剂普鲁卡因青霉素、水剂结晶青霉素）、剂量、疗程取决于疾病的分期和临床表现。但是，不应将普鲁卡因青霉素和苄星青霉素联用，也不应用口服青霉素治疗梅毒。

治疗方案（表 17-9，表 17-10）

表 17-9　早期梅毒治疗方案

病期	青霉素类	头孢曲松钠	其他抗生素（只限青霉素过敏者）	临床及梅毒血清复查
早期梅毒(包括一期、二期及病期在 2 年以内的隐性梅毒)	推荐方案：①普鲁卡因青霉素 G 80 万 U/d，连续 15 天。②苄星青霉素 240 万 U，1 次 / 周，分二侧臀部肌内注射，共 2~3 次	替代方案：头孢曲松 0.5~1g/d，肌内注射或静脉给药，连续 10 天	对青霉素过敏者用以下药物：四环素，0.5g，2 次 /d，连服 15 天；或盐酸四环素 500mg，4 次 /d，共 15 天（肝、肾功能不全者禁用）	随访 2~3 年，第 1 年每 3 个月 1 次，以后每半年 1 次

表 17-10　妊娠梅毒治疗方案

青霉素类	其他抗生素（限于青霉素过敏者）	复查及复治
根据梅毒分期的不同，采用合适的青霉素方案治疗，必要时增加疗程 1. 普鲁卡因青霉素，（不论各期）普鲁卡因青霉素 G 80 万 U/ 天，肌内注射，共 15 天 1 个疗程。 2. 苄星青霉素（不论各期）240 万 U，两侧臀部肌内注射，每周 1 次，共 3 次一疗程 3. 青霉素过敏：青霉素脱敏后用青霉素治疗	1. 头孢曲松可能是一种选择 2. 禁用四环素和多西环素 3. 由于梅毒螺旋体的耐药性，不用红霉素等大环内酯类药物，母亲若用红霉素在治疗后应加强随访，在停止哺乳后，用多西环素复治。因红霉素不能通过胎盘，对胎儿无治疗作用。所生婴儿要用青霉素补治	分娩前每月 1 次，如 3 个月内血清反应滴度不下降 2 个稀释度，应予复治。分娩后按一般梅毒病例治疗。观察到血清阴转为止

* 美国和加拿大指南已不推荐红霉素和阿奇霉素作为梅毒的替代治疗。

迄今为止，尚未见有梅毒螺旋体对四环素类抗生素耐药的报道。Ghanem 等于 2006 年做的一项对比研究显示多西环素治疗，其血清治愈率 100%，表明多西环素对治疗早期梅毒疗效显著。

青霉素仍然是治疗梅毒的一线药物适用于各期梅毒，对青霉素过敏者，多西环素和头孢曲松因其具有较小的耐药性可作为首选的替代药物，而大环内酯类抗生素特别是阿奇霉素的临床耐药性较高，疗效不佳，只能作为特殊情况下次选替代药物。

（七）评估及随访

1. 早期梅毒按推荐治疗方案治疗后，患者血清学试验高滴度缓慢下降，6~12 个月内血清非螺旋体抗原试验阴转。治疗早期梅毒的随访期为 2~3 年，第 1 次治疗后隔 3 个月复查，以后每 3 个月复查 1 次，1 年后每半年复查 1 次。进行临床和血清学检查。

2. 当患者的症状和体征持续和复发，或当非螺旋体试验滴度出现 4 倍以上的增高时（相当于 2 个稀释度的增高，如从 1∶4 升至 1∶16，或从 1∶8 升至 1∶32）应考虑治疗失败或再感染，对此应进行再治疗。

3. 早期梅毒患者接受治疗 3~6 个月，应在 3、6、9、12 个月复查，1 年后半年复查 1 次，若非螺旋体试验滴度未出现 4 倍以上的下降（相当于 2 个稀释度的下降，如未能从 1∶16 降至 1∶4，或从 1∶32 降至 1∶8），则该患者可能属治疗失败，应给予复治，还应同时做脑脊液、HIV 检测。一般而言，非梅毒螺旋体血清反应若能在随访期内连续 3 次在同一个实验室显示阴性，则可终止随访。

4. 关于血清固定及其处理

（1）定义：梅毒患者经过规范的抗梅毒治疗和充分随访（一期梅毒随访 1 年，二期梅毒随访 2 年，晚期梅毒随访 3 年），非梅毒螺旋体血清学试验维持在一定滴度（一般在 1∶8 或以下，但超过 1∶8 也不鲜见）超过 3 个月，排除再感染、神经梅毒、心血管梅毒和生物学假阳性等，即为梅毒血清学固定或血清抵抗。

（2）发生率：血清固定发生率较高，一期梅毒为 3.80%~15.20%，二期梅毒 11.64%~35.80%，三期梅毒 45.02%~45.90%，潜伏梅毒 27.41%~40.50%。

学者周平玉研究发现，仅根据梅毒的分期来判断梅毒非梅毒螺旋体抗原试验不转阴不够，病程长短对于患者的治疗后非梅毒螺旋体抗原试验阴转中起到重要作用。我们尚未发表的研究发现，一期梅毒病程 <2 周在驱梅治疗后 3 个月时 RPR 转阴率可达 100%，病程 >3 周 12 个月时 RPR 转阴率才达 95.7%。同样在二期梅毒中，病程 <3 个月的患者一年内 RPR 转阴率高于病程 >3 个月的患者。1981 年至 1987 年 Romanowski 等对 Alberta 地区接受驱梅治疗的所有患者的随访资料也显示出：病程越长，RPR 转阴所需时间越长，转阴率越低。

（3）机制：影响患者治疗后血清反应的因素较多，如初治药物种类、剂量及给药途径。为抗梅毒药物剂量不足或治疗不规则，或使用非青霉素药物治疗；梅毒的病期长，开始治疗的时间晚；有过复发或再感染，体内仍有潜在的病灶；发生隐性神经梅毒；或合并 HIV 感染。有报道，梅毒螺旋体膜多肽抗原、脂蛋白及基因发生改变导致不能被机体免疫清除，机体免疫异常，包括免疫失衡及免疫抑制，T 细胞亚群、自然杀伤细胞及细胞因子分泌紊乱等。

国外对“血清固定”的研究相当有限，因为大多数专家认为这种状态与梅毒螺旋体的持续存在可能无关。

（4）判断：常用血清固定，主要是指临床判断患者体内已无潜在病灶而非梅毒螺旋体抗体滴度固定于低滴度的情况。

而体内残存的螺旋体和潜在病灶都可能造成血清固定，很难判断血清固定者体内是否存在梅毒螺旋体。但真正的血清固定很难找出原因，也不是复治能解决的问题。即使在排除上述因素、经过正规驱梅治疗的早期梅毒患者中，也能见到血清固定现象。

(5) 处理：如因药物剂量不足或治疗不规则者应该补治一个疗程；进行全面体检，包括神经系统和脑脊液检查(必要时反复多次检查)HIV 检测，以早期发现无症状神经梅毒、心血管梅毒。严格定期随访：如血清滴度有上升趋势，应予复治。

学者周玉平认为不能以非梅毒螺旋体抗原试验滴度的高低作为梅毒血清固定的判断依据。判断梅毒血清固定的前提是经过驱梅正规治疗后医务人员判断无需再治疗的状态，若怀疑患者有神经梅毒、再感染或治疗不正规，应进行相应处理后再判断，一旦确认梅毒血清固定，即认为无需治疗。

梅毒血清固定可能是机体的一种特定免疫状态而非梅毒螺旋体的持续存在。有关梅毒血清固定的成因基本认为与治疗失败、治疗剂量不足、重复感染以及机体免疫状态相关。在判断梅毒血清固定前应先排除治疗失败、治疗剂量不足、再感染以及内脏受累等因素。

(6) 中医药辅助治疗：中医认为病机主要是正气不足，邪毒内蕴，正虚邪恋。治疗原则是补脾益气、利湿解毒。可选用北芪、白术、淮山药、灵芝、土茯苓、茵陈、白花蛇舌草、蒲公英、甘草等进行治疗。

基于梅毒血清固定的原因基本不明，不建议用“免疫治疗”，或寻求其他“有效的”治疗方法，盲目治疗对患者的身心伤害极大。

(7) 随访预防：非梅毒螺旋体血清学试验长时间内维持在 1∶8 以下滴度，可不必治疗，但需定期(一般每 6 个月)随访。建议随访时有条件者加做梅毒螺旋体特异性 IgM 抗体检测，其可作为梅毒复发和再感染的标志物。

(8) 怀孕：梅毒血清固定患者怀孕需定期随访，亦可予预防性治疗，在妊娠期间按妊娠梅毒规范治疗。研究表明，其可阻断 98.5%~100% 的病例发生先天梅毒。

这些治疗需循证结果解答。一旦判定为梅毒血清固定，就意味着患者无需再进一步治疗。有学者建议对孕妇梅毒血清固定再治疗，而临床证实显示，孕前经过正规驱梅治疗的梅毒血清固定孕妇，即使孕期未经治疗，所生婴儿均为非梅毒儿。因此即使是梅毒血清固定的孕妇，也无证据表明需要进一步治疗。

(八) 性伴处理

凡与梅毒患者(无论哪期)发生过性接触，都应该按下列建议进行临床和血清学检查。

1. 对一期、二期或早期潜伏梅毒患者，在其得到诊断之前的 90 天内与其有过性接触者，可能会感染梅毒，尽管此时的血清学检查结果是阴性的，应该接受推断性的梅毒治疗。

2. 对一期、二期或早期潜伏梅毒患者，在其得到诊断之前的 90 天以上与其有过性接触者的性伴，如果无法立即做血清学检查或不能保证进行随访，应该接受推断性的梅毒治疗。

3. 为了性伴通知和对接触的性伴进行推断性治疗起见，病期不明但非螺旋体抗体滴度很高(如≥1∶32)的患者可以作为早期梅毒对待。但是血清学滴度不应在决定梅毒治疗时用来区分早期和晚期潜伏梅毒(见潜伏梅毒的治疗)。

(九) 梅毒疫苗

近年来，大量疫苗的研究采用核酸疫苗初次免疫，继而用相应蛋白疫苗加强免疫的联合疫苗策略，显示免疫保护性应答效应较单一核酸疫苗或蛋白疫苗有所提高。

pcD/TP92 核酸疫苗肌内注射初免，CpG ODN 联合 TP92 重组蛋白鼻饲加强免疫的接种策略能在新西兰兔体内诱导最强的黏膜免疫和免疫保护效应。

当然这几项指标尚不能客观准确地反映各实验组免疫策略的保护性免疫效应。

三、成人晚期梅毒

晚期梅毒(late syphilis)也称三期梅毒。在二期梅毒结束后，一般有 0.5~1 年的无症状期，称为第三潜伏期。晚期梅毒最早的病例可发生于感染后 2 年，但绝大多数在感染后 3~4 年，如未经充分治疗，可以延长到 5~10 年或更长。约 40% 未经治疗的梅毒患者发生一种或多种活动性晚期梅毒，晚期梅毒有三种主要类型：①晚期良性梅毒(late benign syphilis)，15% 患者发生，良性梅毒指梅毒侵犯非致命的组织与器官，如皮肤、软组织、骨骼、软骨或睾丸等。②心血管梅毒，占 10%。③神经梅毒，占 10%。

(一) 晚期良性梅毒和心血管梅毒

晚期良性梅毒(late benign syphilis)以树胶肿为代表。

心血管梅毒三期梅毒时，主动脉、冠状动脉口、心瓣膜和心肌都有梅毒性损害发生，但最常见的则是主动脉炎。

1. 发病机制

(1) 晚期良性梅毒：树胶肿是对苍白螺旋体的炎症(变应)性反应。很难从这种损害中找到梅毒螺旋体；但动物接种可为阳性，因此本期梅毒传染性弱或无传染性。晚期良性梅毒是一种树胶肿性炎症性过程，有增生或破坏性。损害绝大多数发生在皮肤和骨，其次为黏膜、某些脏器、肌肉和眼组织。产生的瘢痕组织可能影响到受累组织的功能。亦可累及心肌、脑、脊髓和气管等处，发生树胶肿。

(2) 心血管梅毒：梅毒螺旋体在梅毒早期通过淋巴管蔓延到心脏，进入主动脉壁，在此可能潜伏多年。螺旋体对主动脉滋养血管更具偏好，特别是近端主动脉，产生的贯壁性炎症性损害，引起动脉内膜炎(图 17-10)。冠状动脉靠近开口处的近端部分有时可被闭塞性动脉内膜炎波及。

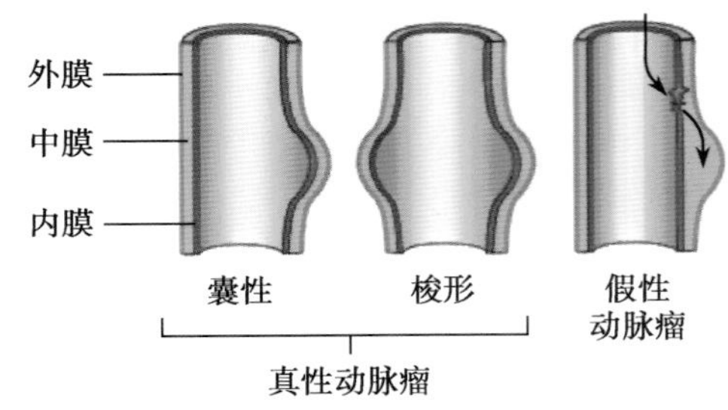

图 17-10　梅毒性动脉瘤的类型

2. 临床表现

(1) 晚期良性梅毒

1) 晚期皮肤梅毒(late cutaneous syphilis)：结节性梅毒疹(nodular syphilid)，多发生于感染后 3~4 年内。好发于头、面、

肩、背及四肢伸侧，为浸润性结节，直径 0.3~1.0cm，呈铜红色，表面光滑或附有鳞屑，质硬，无自觉症状。结节可吸收或溃疡。发生于关节附近者称近关节结节。

树胶肿，主要发生在皮肤黏膜（占 80%），亦可发生于骨骼、口腔、上呼吸道、喉、肝、脑，其他任何器官都可波及。损害数目 1 个或 10 余个不等（表 17-11）。

表 17-11　皮肤树胶肿临床特征

分类	特征
数目与分布	可单个或多发，常为不对称性成簇分布
皮损	始为一浅表红色或暗红色结节或斑块，直径数毫米到数厘米，继而破坏形成凿孔状边缘溃疡，有树胶样分泌物，无痛感，溃疡缓慢进展，边缘弯曲或多环形状，触之有硬感，中心愈合其边缘色素沉着的萎缩性瘢痕
组织病理	为上皮样细胞及巨细胞组成的肉芽肿，中间有广泛的干酪样坏死
青霉素治疗反应	极好

初为无痛性坚韧结节，暗红，0.5~3cm 不等，增大，破溃，呈肾形或马蹄形溃疡，境界清楚，基底紫红，溢出黄或乳黄色浓稠似阿拉伯胶样分泌物，直径 2~10cm 不等，疼痛轻微。常侵蚀破坏骨质，如头顶骨或额部缺损，露出脑膜，上腭穿孔破坏鼻骨者形成鞍鼻。树胶肿消失后，又会在原处或另处复发。

三期黏膜梅毒（tertiary mucous syphilis）　主要有舌、上腭鼻树胶肿（图 17-11）及喉梅毒。

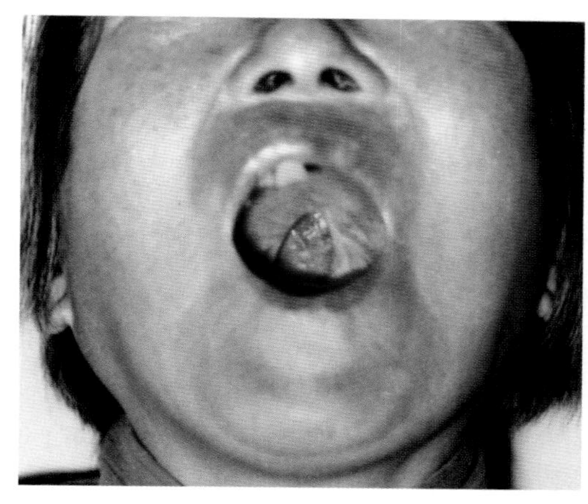

图 17-11　三期梅毒上腭穿孔（上海市皮肤病防治所　乐嘉豫惠赠）

2）晚期良性梅毒各系统病变：①晚期骨梅毒：骨膜炎、骨髓炎、骨炎、骨树胶肿、关节炎。②晚期眼梅毒：视神经萎缩、视神经炎、视神经周围炎、视神经视网膜炎。阿 - 罗（Argyll-Robertson）瞳孔见于脊髓痨及麻痹性痴呆（见神经梅毒）。

（2）心血管梅毒（cardiovascular syphilis）：占晚期梅毒的 10%。有 10%~25% 心血管梅毒与神经梅毒共存。最常见的是主动脉炎。有 15~30 年的潜伏期，多数患者年龄都在 40~55 岁，男子受累人数是女子的 3 倍。

1）单纯性梅毒性主动脉炎：未经治疗的梅毒患者中，70%~80% 发生梅毒性主动脉炎。典型病例可在梅毒感染 15~30 年后经 X 线检查时偶然发现。可有胸骨后不适感或钝痛。主动脉瓣区第二心音亢进，可伴有轻度喷射样收缩期杂音。

2）梅毒性主动脉瓣关闭不全：占 20%~30%。感染后 20~30 年出现症状。早期无明显症状，或仅有轻度心悸，后期可出现左心衰、左室扩大。伴有冠状动脉口病变者，有阵发性或劳力性气急症状，可伴有心绞痛。

3）梅毒性冠状动脉狭窄或阻塞：占 20%~36%，梅毒性主动脉炎常波及冠状动脉口，使之逐渐缩小，血供减少，引起心绞痛，心肌梗死。

4）梅毒性主动脉瘤：是梅毒性主动脉炎最少见并发症，发生于主动脉炎后 3~5 年间。主动脉瘤可呈囊形（多见）、梭形，但不会导致夹层动脉瘤。

5）心肌梅毒树胶肿：常位于左心室的间隔底部位，局部或弥漫性心肌树胶肿的诊断很困难，往往由尸检确定，临床表现有传导阻滞或心肌梗塞，局部性病变无症状。

（二）实验室检查

1. 非梅毒螺旋体血清学试验一般皆有反应，特别是软组织广泛受累时（如皮肤或肝树胶肿）。血清学试验可能效价甚高。有些患者出现“前带现象”，对血清适当稀释后复查，即可取得阳性结果。但局限性损害（如骨）时亦可出现阴性反应。

2. 心血管梅毒尚需作 X 线检查和心电图、超声心动图检查协助诊断。亦应作脑脊液检查，以排除神经梅毒。

（三）诊断依据 / 诊断标准

1. 晚期良性梅毒和心血管梅毒的诊断依据 ①有不洁性交、早期梅毒史；②典型症状：如结节性梅毒疹、树胶肿、主动脉炎、主动脉瓣关闭不全、主动脉瘤；③实验室检查：非螺旋体抗原血清试验约 66% 阳性，螺旋体抗原血清试验阳性。

2. 美国 CDC 诊断标准（表 17-12）除神经梅毒以外的其他晚期梅毒（晚期良性梅毒和心血管梅毒）。

表 17-12　美国 CDC 晚期梅毒诊断标准

项目	内容
临床描述	除神经梅毒外，其他晚期梅毒的临床表现包括心血管系统、皮肤和骨骼的炎症性损害。偶也累及其他组织（如上下呼吸道、腔、眼、腹部脏器、生殖器官、淋巴结及骨骼肌）未经治疗的梅毒，一般须经过 15~30 年后，才在临床上出现晚期梅毒的表现
实验室诊断标准	在晚期损害的，通过免疫荧光抗体或特殊染色，查到苍白螺旋体（但在晚期损害中很少查到螺旋体）
病例分类	
可能报道的病例	心血管系统、皮肤和骨骼和其他组织的特征性异常或损害，伴有螺旋体试验阳性，没有引起上述异常的其他原因存在，无脑脊液异常，无符合神经梅毒的症状和体征
确诊病例	临床上符合的病例经实验室检查证实
讨论	评估有临床症状的晚期梅毒时，必须做脑脊液检查来证实有无神经梅毒

（四）鉴别诊断

晚期良性 / 心血管梅毒鉴别（表 17-13）。

（五）治疗

1. 晚期梅毒 / 心血管梅毒治疗方案（表 17-14）。

2. 评估

(1) 此处晚期梅毒专指树胶肿及心血管梅毒，不包括神经梅毒。

(2) 晚期梅毒应以青霉素治疗为主，其他药物疗效很差。抗梅毒治疗对已产生的组织损伤、破坏不能恢复并产生瘢痕，血清阴转困难，反应素持续阳性，临床症状视病情可以消失、改善或无改善、或加剧。而树胶肿对青霉素 G 的治疗反应十分良好。

(3) 心血管梅毒的治疗，不用苄星青霉素，对梅毒性主动脉瓣关闭不全或伴有心力衰竭或心绞痛者，必须先予以控制，然后用青霉素治疗应从小量开始，避免发生吉海反应。晚期主动脉瓣关闭不全症状很难改变。驱梅治疗后仅有 20%~30% 血清阴转。

(4) 有症状的晚期梅毒患者在治疗前应进行脑脊液检查。一些医师对所有的心血管梅毒亦按神经梅毒的方案治疗。

（六）神经梅毒

神经梅毒（neurosyphilis）是一种临床综合征，各期梅毒均可发生中枢神经系统病变。有急性梅毒性脑膜炎、脑血管性梅毒，从无症状性神经梅毒到神经梅毒的主体形式，麻痹性痴呆和脊髓痨，可以在很长的间隔期之后出现。

如果梅毒患者具有神经受累的临床表现（如感知障碍、运动或感觉障碍、视觉或听觉症状、脑神经麻痹及脑膜炎症状或体征）应该进行脑脊液检查。

脑膜很早可有梅毒螺旋体侵袭，有证据表明，未治一期梅毒人中，13% 有脑脊液改变，25%~40% 患者为未治二期梅毒，14% 为未治一期和二期梅毒。15%~40% 未治一期和二期梅毒患者即使无其他异常，亦能通过动物接种证实脑脊液中有梅毒螺旋体存在。

1. 分类及自然病程　在梅毒早期，就可出现脑脊液异常，常在感染后第一周或最初数月内，可伴有或不伴有神经系统受损的表现。因此，三期神经梅毒代表着早期梅毒侵犯的继续，引起脑（脊）血管、神经实质（神经细胞及其突起和神经胶质）等的损害。

近年来作为神经梅毒早期形式的急性梅毒性脑膜炎，已随着 HIV 增加，而较晚期神经梅毒的各种表现形式如麻痹性痴呆（paresis）、树胶肿、眼和耳的合并症等，也逐渐增多。

中枢神经系统被梅毒螺旋体感染后，是否出现临床表现，除了与上述黏多糖酶致病性、IFN-γ 清除能力相关外，还与局

表 17-13　晚期良性 / 心血管梅毒鉴别

分类	鉴别疾病	
良性梅毒	寻常狼疮 硬红斑	溴疹 麻风
皮肤损害	丘疹坏死性结核疹 皮肤瘰疬性结核 非黑素瘤性皮肤癌 银屑病	结节病，淋巴瘤 孢子丝菌病，肉瘤 着色芽生菌病，Wegener 肉芽肿 环状肉芽肿，利什曼病，皮肤转移癌
心血管梅毒	梅毒主动脉炎 梅毒主动脉瓣关闭不全	高血压、主动脉粥样硬化 风湿性主动脉瓣关闭不全 高血压、主动脉粥样硬化

表 17-14　晚期良性 / 心血管梅毒治疗方案

病期	青霉素类	其他抗生素（只限青霉素过敏者）	临床及梅毒血清复查
晚期梅毒（三期皮肤、黏膜、骨骼梅毒，晚期隐性梅毒或不能确定病期的隐性梅毒）	推荐方案：①普鲁卡因青霉素 G 80 万 U/d，连续 20 天。也可以根据情况 2 周后进行第 2 个疗程。②苄星青霉素 240 万 U，1 次 / 周，肌内注射，共 3 次	对青霉素过敏者用以下药物：多西环素 100mg，2 次 /d，共 30 天；或四环素，0.5g，4 次 /d，共 30 天（肝、肾功能不全者慎用）	随访 3 年，第 1 年每 3 个月 1 次，以后每半年 1 次
心血管梅毒	推荐方案：①预备治疗，水剂青霉素 G，第 1 日 10 万 U，一次肌内注射；第 2 日 10 万 U，肌内注射，每日 2 次；第 3 日 20 万 U，肌内注射，每日 2 次；自第 4 日起按正规方案治疗。②即正式用普鲁卡因青霉素 G 80 万 U/d，肌内注射，15 天为 1 个疗程，共 2 个疗程（疗程间停药 2 周）。必要时可给予多个疗程，疗程间停药 2 周。③或苄星青霉素 240 万 U，分二侧臀部肌内注射，每周 1 次，共 3 次	对青霉素过敏者用以下药物：多西环素 100mg，2 次 /d，共 30 天；或四环素，500mg，4 次 /d，共 30 天（肝、肾功能不全者禁用）	随访至少 3 年

部神经实质与间质能否代偿有关。病变发展到失代偿后，即可出现临床表现，成为显症神经梅毒。

患者可无炎症反应而表现为自然清除状态。Marra 等利用猕猴研究机体清除梅毒螺旋体的机制，结果显示，接种 2~8 周后猕猴脑脊液中发现梅毒螺旋体，脑脊液中 CD4T 淋巴细胞显著升高，同时在脑脊液中性粒细胞产生的肿瘤坏死因子 γ 增多，进而推测，局部 Th1 型免疫反应可能参与梅毒螺旋体的清除过程。

神经梅毒分为 4 种主要类型（表 17-15），这些类型代表一个病谱，常有部分重叠。即无症状型梅毒、（脑脊膜梅毒、脑脊膜血管梅毒）、脑实质梅毒（麻痹性痴呆和脊髓痨）和树胶肿性神经梅毒间质型。亦有学者将其分为早期（无症状、脑脊膜、脑脊膜血管梅毒）和晚期神经梅毒（麻痹性痴呆和脊髓痨）。

表 17-15 神经梅毒的分类

1. 无症状神经梅毒（隐性）
2. 间质型
（1）脑（脊）膜炎型
急性脑膜炎（头痛、发热、畏光、颈项强直、意识模糊）
伴有脑积水（严重头痛、恶心、呕吐、视乳头水肿）
累及脑皮质损害（癫痫、失语症、偏瘫）
累及脑基底部损害（耳鸣、耳聋、面神经麻痹）
脊柱硬脊膜炎（颈项痛、肌萎缩、感觉缺失、强直性截瘫）
（2）脑膜血管梅毒
大脑的脑膜血管梅毒（前驱症状：轻偏瘫、偏瘫、失语症、癫痫）
脊柱
梅毒性脊髓脊膜炎（感觉异常、双下肢强直、感觉缺乏、括约肌功能障碍）
急性梅毒性横断性脊髓炎（突发软截瘫、偏瘫、感觉缺失、尿液潴留）
3. 实质性梅毒
麻痹性痴呆（判断力下降、易怒、妄想、构语困难、震颤、大小便失禁）
脊髓痨 / 运动性共济失调（感觉异常、闪电样疼痛、共济失调、大小便失禁、阳痿，瞳孔调节异常）
视神经萎缩（失明）
4. 树胶肿
脑（压迫症状）
脊髓（压迫症状）

2. 临床表现 抗生素广泛应用以及 HIV 合并感染等的存在干扰了梅毒的自然病程，使现代梅毒的临床表现变得不典型，给诊断和鉴别诊断带来很大的困难，文献报道误诊率达 45% 以上。

（1）晚期神经梅毒（late neurosyphilis）：多在感染后 3~20 年发病，可分为：

1）无症状型神经梅毒：无神经系统症状及体征，仅脑脊液 VDRL 阳性。

2）间质型神经梅毒：梅毒螺旋体侵犯脑（脊）膜和小动脉，引起神经系统功能障碍，又称脑（脊）膜管型神经梅毒，可分为：

急性梅毒性脑膜炎：症状常发生于感染后 3~7 个月，也可发生于感染后 6 年。约 10% 患者的脑膜炎与二期梅毒皮疹同时发生。主要的神经症状包括：①脑神经麻痹；②颅内压增高；③脑血管梅毒。

脑脊膜血管梅毒：①脑血管梅毒血管神经梅毒可累及中枢神经系统，常见的共同特征是继发于梅毒性动脉内膜炎的梗死。②脊髓脊膜血管梅毒本病基本的过程为慢性脊髓炎，可直接导致脊髓的实质变性，或为血栓形成的一种结果。因此，在某些病例表现慢性脑脊膜炎伴脊髓损伤；在另一些病例则表现为脊髓梗死或脊髓软化。

3）实质性神经梅毒

脊髓痨：常于感染后 20~30 年（5~50 年）发病。起病隐袭，受累部位为脊髓后柱及后根，从而导致末梢反射逐渐丧失及震动位置觉障碍，进行性感觉性共济失调闭目难立征。

典型三联症包括闪电样疼痛、感觉障碍和尿潴留。最常见和最早出现的三联症为瞳孔异常、下肢反射消失和昂伯征（Romberg's sign）。脊髓痨也常伴有视神经萎缩。

症状：闪电样疼痛（75%）、共济失调（42%）、膀胱功能障碍（33%）、感觉异常（24%）、内脏危急（18%）、视力丧失（视神经萎缩）（16%）、大便失禁（14%）。

体征：瞳孔异常（94%）、阿 - 罗瞳孔（48%）、跟腱反射消失（94%）、膝反射消失（81%）、Romberg 征（55%）、震动觉受损（52%）、位置觉受损（45%）、触觉和痛觉受损（13%）、眼肌麻痹（10%）、Charcot 关节（7%）。

麻痹性痴呆：为梅毒螺旋体直接侵入大脑所致的脑脊髓炎，引起渐进性皮质功能脱失。最大破坏是对精神智能的影响。麻痹性痴呆的表现说明有广泛的脑实质的损害，并有相应的记忆“麻痹”，包括个性、情感、反应、反射（亢进）、眼睛阿 - 罗瞳孔、感觉中枢（错觉、妄想、幻觉）、智能（包括定向、计数、判断、识别及近期记忆的减退）及语言能力的异常。多数发病隐袭。临床表现为类似于任何类型的精神疾病和神经疾病的精神、神经表现。精神症状有自大型、躁狂型、抑郁型、痴呆型 4 种。

麻痹性痴呆的症状：

早期：兴奋增强、记忆丧失、人格改变、思维不集中和学习能力受损、粗心大意、头痛、失眠。

晚期：判断缺陷、情感易变性（压抑、焦虑、欣快）、缺乏洞察力、意识模糊和定向不能、夸大妄想、偏执狂、癫痫发作。

麻痹性痴呆的体征：

常见表现：瞳孔异常（57%）、阿 - 罗瞳孔（26%）、语言含糊（28%）、无表情面容（*）、震颤（舌、面、手）（18%）、书写受损、反射异常（↑或↓）（52%）、

不常见表现：病灶征（1%~2%）、眼肌麻痹、视神经萎缩、跖反应伸性（2%）。

4）树胶样肿型神经梅毒临床较为少见，且已报道病例多发生于脑组织，以颅内压增高或局灶性神经系统体征为首发症状，国内刘俊、蒋秋华等人发现一例脑左侧额叶梅毒树胶肿，疑诊为肿瘤，手术切除后经病理诊断为梅毒树胶肿。发生于脊髓者少见。国内李福斌等报道脊髓内树胶样肿型神经梅毒，系由炎性细胞（浆细胞为主）浸润、损伤形成肉芽肿所致，以脊髓压迫症状与体征为主要表现。以脊髓压迫症状起病，MRI 扫描显示髓内占位性病变，常规检查发现快速血浆反应

素试验、梅毒螺旋体抗体阳性，均不能为其诊断提供直接依据。术后病理以及脑脊液检查得以确诊。有文献报道本病可呈单发或多发，发生于椎管内时与硬脊膜关系密切。

(2) 神经梅毒合并 HIV 感染

1) 非典型神经梅毒：20 世纪 70 年代还有很多非典型神经梅毒表现和青霉素治疗失败的病例报道，其可能合并有 HIV 感染（因为 80 年代初艾滋病才被认识）。

2) HIV 感染与神经梅毒

HIV 与急性梅毒性脑膜炎：HIV 感染还可加快梅毒发展成为早期神经梅毒。

HIV 与脑膜血管梅毒：HIV 感染者的活动性神经梅毒的患病率在 1%~2%。

神经梅毒伴 HIV 感染特点　①神经梅毒发生在已感染 HIV 但尚未发展为艾滋病的人。②有 25 例中，11 例（44%）HIV 感染是在神经梅毒就诊时诊断的，因此神经梅毒可能成为识别 HIV 感染的先证感染。③HIV 感染者的无症状神经梅毒，如未治疗可能发展为显症性神经梅毒，通常以脑血管意外出现。

3. 实验室检查

(1) 脑脊液检查：细胞数 >5 个 mm^3(5×10^6 个 /L)，总蛋白 >400mg/L，表明在正常血 - 脑屏障功能存在的情况下有特异性和非特异性炎症。

(2) CSF-VDRL 试验：特异性很高，VDRL 试验极少假阳性。因此，CSF-VDRL 阳性是诊断神经梅毒的重要依据，但其敏感性低于 100%。

(3) IgM 抗体：一般不能通过血 - 脑脊液屏障，所以在脑脊液中检出 TP-IgM 是神经梅毒的有力佐证。

4. 诊断依据　不能用任一单独试验来确诊所有的梅毒。应根据梅毒血清学试验阳性，脑脊液细胞数及蛋白异常，或脑脊液 VDRL 阳性，临床症状可有可无。

神经梅毒的诊断需综合流行病学史、临床表现和实验检查结果进行诊断（表 17-16）。急性发作的头痛、呕吐和脑神经乳头水肿需考虑脑脊膜梅毒的可能性，而缺血性脑卒中患者，特别是年轻的患者，应考虑是否存在脑脊膜血管梅毒。廖非等指出有以下表现者应怀疑麻痹性痴呆：①50 岁之前出现脑萎缩的影像，尤其排除高血压、血脂、血糖异常后；②精神症状伴有不同程度的躯体症状，如行走不稳、大小便障碍者；③精神症状伴记忆力明显下降，尤其是近期记忆下降；④磁共振成像表现为脑萎缩、脑实质多发点片状异常信号、颞叶、双侧额叶、侧脑室体部外侧和胼胝体，尤其是颞部信号异常者。而双下肢麻木、撕裂样疼痛、共济失调等则提示脊髓痨的可能。

部分临床诊断指南建议脑脊液梅毒螺旋体特异性抗体试验阴性可排除神经梅毒，但 Harding 等文献复习结果显示，当临床高度怀疑神经梅毒时脑脊液的梅毒螺旋体特异性抗体试验阴性并不能完全排除神经梅毒。

5. 鉴别诊断　急性梅毒性脑膜炎与结核性脑膜炎、脑脓肿、脑炎相似，应予鉴别。此外，神经梅毒尚须与脑血管硬化症、脑肿瘤、第Ⅷ神经肿瘤、老年性痴呆、糖尿病性神经病、多种神经病及 HIV 感染所致神经损害等相鉴别。

6. 治疗

(1) 神经梅毒、眼梅毒的治疗方案（表 17-17）。

多西环素治疗合并 HIV 的神经梅毒有较好的疗效，Kang-Birken 等在 2010 年报道了多西环素 0.2g 口服，每天 2 次，持续 28 天治疗，治疗两例合并 HIV 的神经梅毒患者，大剂量多西环素口服是一种安全有效地替代静脉或肌内注射青霉素的方法。

表 17-16　神经梅毒的诊断标准

无症状性神经梅毒

血清密螺旋体试验阳性
和 CSF-VDRL 阳性
如果 CSF-VDRL 阴性：
CSF 密螺旋体试验阳性
和

- 未感染 HIV 的患者：CSF WBC>5/μl 或 CSF 蛋白 >45mg/dl
- HIV 感染患者伴有外周血 $CD4^+$ T 细胞 <200/μl，血浆 HIV RNA 无法测得，并且正在接受抗反转录病毒治疗：CSF WBC>5/μl
- HIV 感染患者伴有外周血 $CD4^+$ T 细胞 >200/μl 或血浆 HIV RNA 可测得或未接受抗反转录病毒治疗：CSF WBC>20/μl

症状性神经梅毒

血清密螺旋体试验阳性
和
神经梅毒的症状和体征
和
CSF-VDRL 阳性
或 CSF WBC>5/μl 或 CSF 蛋白 >45mg/dl

注：CSF，脑脊液；RNA，核糖核酸。

神经梅毒的诊断应结合临床表现、梅毒血清学试验和 CSF 确证试验，早期症状（数周至数年）包括无症状神经梅毒、症状性脑膜炎、树胶肿、脑膜血管炎，晚期症状（数年至数十年）包括轻瘫性神经梅毒和脊髓痨。

脑脊液 VDRL 为美国 CDC 唯一推荐非螺旋体试验，VDRL 的敏感性较低，但特异性极高，我国《梅毒、淋病、生殖器疱疹、生殖道沙眼衣原体感染诊疗指南（2014）》指出在没有条件做 VDRL 的情况下，可用快速血浆反应素环状卡片试验（RPR）或甲苯胺红不加热血清学试验（TRUST）替代。

引自：GONZALEZ H，KORALNIK IJ，MARRA CM. Neurosyphilis[J]. Semin Neurol，2019，39(4)：448-455.

(2) 评估及随访

1) 梅毒用推荐的方案治疗，90% 的神经梅毒患者可获得满意的临床效果，但如单用标准剂量的苄星青霉素或每天用少于 240 万单位的普鲁卡因青霉素 G，皆达不到杀灭脑脊液中梅毒螺旋体的水平。

2) 梅毒性色素层炎或其他眼部表现（如神经视网膜炎或视神经炎）经常与神经梅毒有关；有这些症状的患者应该按照神经梅毒进行治疗。所有此类患者均应进行脑脊液检查，如发现有异常者，还要做脑脊液随访检查，以评价疗效。

3) 许多专家建议不管脑脊液检查结果如何，只要有梅毒引起的听觉障碍症状，均按照神经梅毒的治疗方案进行处理。尽管临床常用系统性类固醇附加治疗梅毒性耳病，但其疗效还没有被证实。无症状或有症状的神经梅毒应在治疗后的 3 年内每隔 3~6 个月做 1 次脑脊液检查。直至细胞数恢复正常。95% 的治疗有效患者在 3~12 个月脑脊液细胞数降至每毫升 10 个或 10 个以下。脑脊液蛋白浓度的降低更为缓慢，

表 17-17　神经梅毒和眼梅毒的治疗方案

分类	青霉素方案	替代方案	复查
神经梅毒 眼梅毒	推荐方案： 1. 水剂青霉素 G 1 800 万 ~2 400 万 U/d，静滴，每 4 小时 1 次，连续 10~14 天，必要时，继以苄星青霉素 G 240 万 U/ 周，肌内注射，共 3 次。或 2. 普鲁卡因青霉素 G 240 万 U/d，肌内注射，1 次 /d，同时口服丙磺舒 0.5g/ 次，4 次 /d，共 10~14 天；必要时，继以苄星青霉素 G 240 万 U/ 周，肌内注射，共 3 次 3. 为避免吉海反应，应加用泼尼松。在注射青霉素前一天开始口服泼尼松，每次 5mg，每天 4 次，连服 3 天	1. 青霉素过敏：头孢曲松静脉给药头孢曲松 2g，疗程为 10~14 天 2. 青霉素过敏：可用 (1) 多西环素 100mg，2 次 /d，口服，连服 30 天。或 (2) 四环素 500mg，4 次 /d，连服 30 天。(肝、肾功能不全者禁用) 3. 青霉素是治疗神经梅毒的唯一选择，其他用于神经梅毒的治疗方案还没有得到足够证实，必要时对青霉素进行脱敏并请专家会诊处理	治疗后 3 个月作第 1 次，包括：脑脊液检查，以后每 6 个月 1 次，直至脑脊液正常；此后，每年复查 1 次或更长，至少 3 年，包括脑脊液检查
合并 HIV 感染	与 HIV 阴性患者相比，合并 HIV 感染的早期梅毒患者更易侵犯神经，按照推荐方案治疗失败的可能也增加。尽管未准确计算发生这些危险的概率，预计非常小。与推荐的 HIV 阴性的梅毒治疗方案相比，对 HIV 阳性的梅毒患者没有更有效的梅毒治疗方案防止神经梅毒的发生。疗后应作密切的随访是必要的		

而 CSF-VDRL 效价则在数年内缓慢下降。但如果到 6 个月时，脑脊液中增加的细胞数仍不降低，或到 2 年时脑脊液仍未完全恢复正常，则应对患者进行再次治疗。

四、潜伏梅毒

潜伏梅毒（latent syphilis），是指有梅毒感染史，无临床症状或临床症状已消失，物理检查、胸部 X 线均缺乏梅毒的表现，脑脊液检查正常，仅有梅毒血清反应阳性者。

（一）临床表现

1. 流行病学资料患者有不洁性交史，既往有过梅毒病史。2009 年全国报道的梅毒病例中，潜伏梅毒 158 397 例，与 2008 年相比，增加 23.68%。在梅毒中，潜伏梅毒报道的病例数量最多。

2. 临床特征潜伏梅毒无其他患病表现，但梅毒血清学试验为阳性。

感染期限在 2 年以内的称为早期潜伏梅毒，体内仍存在梅毒螺旋体，特别是脾与淋巴结。这类患者（20%）可一次或多次发生二期复发损害，所以应视为是有传染性的。病期在 2 年以上者，称为晚期潜伏梅毒，这类患者发生复发者少见，一般认为没有传染性，但女性患者仍可能经过胎盘而传给胎儿发生先天梅毒。潜伏梅毒如不加治疗，一部分患者可发生晚期梅毒。

成人诊查所有潜伏梅毒患者均应认真检查所有能查及的黏膜表面（即口腔、女性会阴、未行包皮环切术的包皮内面），从而发现内部黏膜损害。所有梅毒患者都应进行 HIV 感染的检测。

新生儿诊查对新生儿期后诊断的潜伏梅毒患儿，应进行脑脊液检查以排除神经梅毒，还应仔细分析母亲的病史和患儿的出生情况，以确定患儿是先天还是后天梅毒。

（二）实验室检查

①物理检查、胸部 X 线检查均无梅毒证据；②脑脊液正常；③梅毒血清学如 RPR 及 FTA-ABS 均阳性。

（三）诊断依据

如在既往一年内获得感染为早期潜伏梅毒。如果就诊的过去一年内发生下列情况者则可定为早期潜伏梅毒：①确有血清学试验阳转；②确有过一期或二期梅毒的症状；③其性伴确有一期、二期或早期潜伏梅毒。病期不明的潜伏梅毒应按晚期潜伏梅毒处理。早期潜伏梅毒的非螺旋体抗体滴度通常高于晚期潜伏梅毒。但是，不能仅凭这一项来区分早期潜伏梅毒。所有潜伏梅毒患者均应认真检查所有能查及的黏膜表面（即口腔、女性会阴、未行包皮环切术的包皮内面），从而发现内部黏膜损害。所有梅毒患者都应进行 HIV 感染的检测。

（四）治疗

早期潜伏梅毒按早期梅毒治疗方案；晚期潜伏梅毒按晚期梅毒治疗方案。

梅毒治疗必须明确梅毒的正规治疗方案：正规驱梅治疗必须基于梅毒病期、类型的正确诊断，而若将早期梅毒中的无症状神经梅毒或脑膜血管梅毒等按早期梅毒治疗，就是非正规驱梅治疗，为以后梅毒的判愈留下隐患。不明病期潜伏梅毒、晚期潜伏梅毒、晚期梅毒、心血管梅毒、骨梅毒、其他内脏及眼梅毒等均建议先排除神经梅毒。建议在明确诊断的前提下选择最适治疗方案才是正规驱梅治疗的关键。

（五）预防

①宣传梅毒防治知识；②严禁卖淫嫖娼；③重点发现一期早发梅毒，早期彻底治疗，防止播散；④婚前、产前检查，坚持做梅毒血清试验；⑤严格挑选血源，供血者一律行梅毒血清试验；⑥可使用避孕套，但仍有 10%~30% 失败率。

五、先天性梅毒

先天性梅毒（congenital syphilis）亦称胎传梅毒，指经胎盘传染的梅毒，一般发生在妊娠 4 个月。2015 年全国共报道 7 251 例胎传梅毒，较 2010 年（12 084 例）下降了 40.00%。先天梅毒包括孕期获得梅毒的婴儿和小孩，也包括梅毒死胎。

（一）发病机制

1. 梅毒螺旋体经胎盘或胎膜羊水感染胎儿先天性梅毒发生系母体梅毒螺旋体由血流经胎盘侵入胎儿。虽然母亲梅毒螺旋体血症经胎盘感染胎儿是传播的主要途径，但梅毒螺旋体也能上行感染，先经胎膜感染羊水而进入胎儿循环。

2. 胎传时间患梅毒的妇女妊娠的每一个阶段中，梅毒螺旋体可通过胎盘传给胎儿，但先天性梅毒的病灶多在妊娠的4个月后出现，即免疫反应能力开始形成时。

3. 梅毒螺旋体于妊娠早期即进入胚胎 ①先天性梅毒婴儿的脐静脉血常有梅毒螺旋体。②Uhlenhuth 与 Mulzer 由静脉注射梅毒螺旋体于孕兔，注射 5 分钟后，可见胎盘已有梅毒螺旋体。③有研究证明，至少 9~10 周妊娠的流产儿就能找到梅毒螺旋体。④Nathan 等在妊娠 17 周的羊水内找到梅毒螺旋体，进一步证实在妊娠早期梅毒螺旋体即可侵袭胚胎。⑤目前一致认为先天性梅毒螺旋体感染可发于梅毒母亲孕期任何阶段，并且随着孕期增长，胚胎感染的概率亦随之增长。

（二）临床表现

1. 流行病学资料

(1) 患儿母亲有梅毒，或其父亲患梅毒，先天性梅毒的发生直接和母亲孕期梅毒相关。

(2) 梅毒母婴传播主要通过宫内感染方式（先天性梅毒）。

(3) 梅毒螺旋体也可首先透过胎膜感染羊膜液，然后侵入胎儿血液循环引发感染。

(4) 分娩时经产道传染（后天性梅毒）也有可能。

2. 临床特征

早期先天性梅毒（early congenital syphilis）一般在生后1~3 周出现临床症状。

(1) 营养障碍：常早产、消瘦、皮肤干皱，貌似老人。

(2) 皮肤黏膜损害：与成人二期梅毒疹相似。有斑疹、斑丘疹、脓疱疹、瘀点、丘疹鳞屑性损害、黏膜斑。手足发生掌跖大疱（图 17-12），称梅毒性天疱疮，破后糜烂、脱皮。口角与肛周早期损害有皮肤黏膜斑，以后出现皲裂、出血，形成晚期先天性梅毒的放射性皲裂或瘢痕。扁平湿疣（图 17-13）较后天梅毒少见。

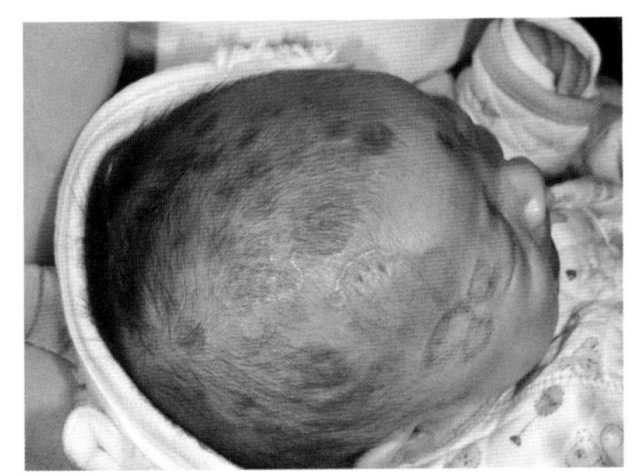

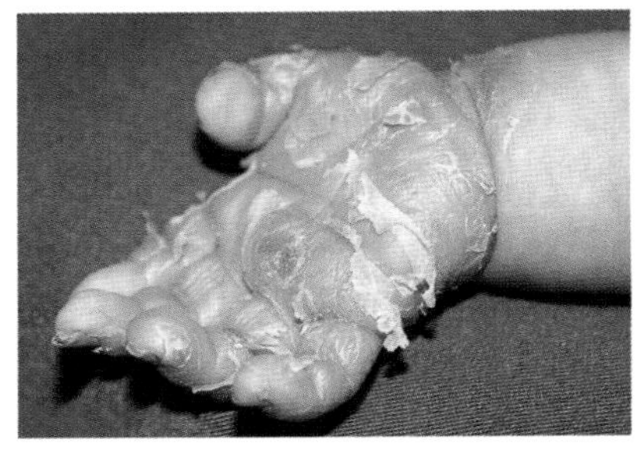

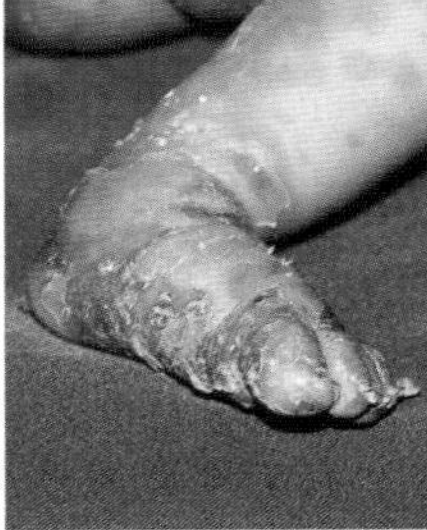

图 17-12　先天性梅毒

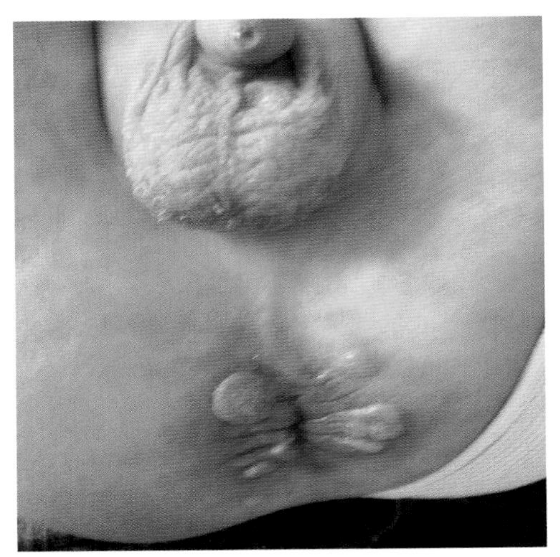

图 17-13　先天性梅毒扁平湿疣［华中科技大学协和深圳医院（南山医院）　陆原惠赠］

(3) 梅毒性鼻炎、梅毒性鼻骨炎，脾大。早期先天梅毒皮肤黏膜损害见（表 17-18）

表 17-18　早期先天梅毒皮肤黏膜损害

损害	发生率(%)	损害	发生率(%)
皮肤及黏膜丘疹	74	疱疹	24
口周及肛周皲裂	70	甲床及甲沟炎	23
鼻炎	58	表皮剥脱及皲裂	20
硬腭溃疡	52	喉炎	17
斑疹	45	表浅溃疡	4
舌溃疡	27	牙龈溃疡	4

晚期先天梅毒（late congenital syphilis）：

(1) 眼损害：间质性角膜炎占 90%，其次有视网膜炎。

(2) 神经系统损害：1/3~1/2 为无症状神经梅毒，有症状神经梅毒少见。主要为神经性耳聋。本症是由于迷路早期受侵犯所致（迷路炎）多见于 15 岁以下儿童，发病突然，通常侵犯两耳，经过时轻时重；有时伴有头晕及耳鸣，骨传导及气传导均减少，但气传导仍大于骨传导。本症对驱梅治疗有抵抗性；驱梅疗法不能抑制其进行，而最终导致耳聋。

(3) 骨损害：①佩刀胫（骨膜炎引起胫骨前面肥厚隆起，呈弓形）。②关节积水（Clutton 关节肿）。③前额圆凸。④胸锁关节肥厚。⑤舟形肩胛。⑥硬腭高耸。⑦哈钦森（Hutchinson）氏半月形门齿，其特点为恒齿的中上门齿的中央有半月形凹陷；患齿短小，前后径增大，游离缘狭小，齿角钝圆，往往呈螺丝刀形、楔形或桶形。同时齿列不整，距离疏松。本症为先天梅毒特征之一。⑧哈钦森征：哈钦森齿、神经性耳聋、间质性角膜炎合称哈钦森三联症，有诊断意义。

(4) 皮肤黏膜损害：树胶肿，上腭、鼻中隔穿孔，鞍鼻。

(5) 晚期先天梅毒的标志：①特征：角膜云、赫秦生齿、桑葚齿、硬腭高耸、马鞍鼻、前额圆凸、短上颌骨、下颌突出、佩刀胫、舟形肩胛、锁骨内端增厚。②活动性疾病：视网膜炎、间质性角膜炎、鼻树胶肿或腭树胶肿、骨膜炎、指（趾）炎、Clutton

关节(关节积水)、神经性耳聋、神经性梅毒、树胶肿、树胶肿性炎症。

先天潜伏梅毒无临床症状,仅梅毒血清反应阳性。

（三）实验室检查

1. 不推荐以新生儿血清和脐带血做梅毒常规筛查,用母亲血清进行血清学试验优于婴儿血清,因为当母亲的血清学抗体滴度很低或在怀孕晚期感染梅毒时,婴儿的血清学试验可为阴性。

2. 螺旋体和非螺旋体血清学试验阳性的母亲所生的婴儿,均应取婴儿血清进行非螺旋体血清学定量试验(VDRL或RPR),不能用脐带血,后者可被母血污染而产生假阳性结果。婴儿血清没必要做螺旋体抗体检测(如TP-PA或FTA-ABS)。

3. 血清结果判断母亲可经胎盘将非梅毒螺旋体及梅毒螺旋体抗体IgG传递给胎儿(该抗体分别在婴儿体内留存至生后6个月和15个月),因而使胎传梅毒的诊断变得复杂,难以解释婴儿的梅毒血清学试验阳性结果。

4. 先天梅毒实验室诊断的标准 ①暗视野显微镜检查找到梅毒螺旋体;②患儿非梅毒螺旋体抗体滴度高于母亲(高4倍更有意义);③患儿非梅毒螺旋体抗体滴度持续上升;④检出抗TP19s-IgM抗体。

先天性梅毒:IgM抗体分子量大,一般不能通过胎盘。妊娠末3个月的胎儿如被梅毒螺旋体感染等可合成针对IgM的抗体,IgM抗体检测在国外被推荐作为早期先天性梅毒的确证试验,出生时和生后不久测定血清IgM水平是早期确诊先天性梅毒的重要手段。但是感染的胎儿不一定都出现IgM阳性的结果,有研究提出母体的IgM检测比对新生儿的IgM检测更能提示先天性梅毒的发生,所以对梅毒孕产妇尤其是未经治疗者的IgM抗体检测可以更好地评估发生先天性梅毒的风险。

（四）诊断依据/诊断标准

1. 先天梅毒的诊断依据 ①家族史:其母患梅毒;②有典型症状和体征;③实验室检查:从损害、鼻分泌物或胎盘脐带取材查到梅毒螺旋体;④梅毒血清(非脐带血)试验阳性。

2. 美国疾病预防控制中心(centers for disease control and prevention,CDC)先天梅毒诊断标准(表17-19)。

（五）治疗

1. 先天性梅毒治疗(表17-20)。

表17-19　美国CDC先天梅毒诊断标准

项目	内容
临床表现	由梅毒螺旋体在宫内感染引起。病情严重程度相差很大,只有严重病例在出生时才有明显的临床表现。婴幼儿(<2岁)可表现肝脾肿大、皮疹、扁平湿疣、鼻塞、黄疸(非病毒性肝炎)、假性麻痹、贫血或水肿[肾病综合征和/或营养不良]。较大的儿童可有永久性标记(如间质性角膜炎、神经性耳聋、佩刀胫、前额圆凸、桑葚齿、赫秦生齿、马鞍鼻、皲裂或Clutton关节)
实验室诊断标准	损害、胎盘、脐带或尸检组织标本中,通过暗视野显微镜、荧光抗体或其他特殊染色,查到梅毒螺旋体
可能报道的病例	母亲在分娩时患有未经治疗的或未经充分治疗的梅毒,婴儿不论有无症状,或梅毒血清试验阳性的婴儿或儿童,并具有下列表现之一者:①体检时发现胎传梅毒的任何证据。②长骨X线检查发现胎传梅毒血清的任何证据。③CSF-VDRL阳性。④CSF细胞计数或蛋白含量升高(无其他原因)。⑤19s-IgM-FTA-ABS或IgM-ELISA试验阳性
确诊病例	经实验室检查证实的病例

表17-20　先天性梅毒治疗方案

分类	方法
早期先天梅毒(2岁以内)脑脊液异常者	1) 水剂青霉素G,10~15万U/(kg·d),出生后7日以内的新生儿,以每次5万U/kg,静脉注射,每12小时1次;出生7天以后的婴儿,每8小时1次,总疗程10~14天。或 2) 普鲁卡因青霉素G,5万U/(kg·d),肌内注射,每日1次,连续10~14天
脑脊液正常者	苄星青霉素G,5万U/(kg·d),1次分两臀部肌内注射。如无条件检查脑脊液者,可按脑脊液异常者治疗。对青霉素过敏者,无头孢曲松过敏史情况选用头孢曲松,剂量125mg(脑脊液正常者)~250mg(脑脊液异常者),每日1次,肌内注射,连续10~14天
晚期先天梅毒(2岁以上)	
(1) 水剂青霉素G	20~30万U/(kg·d),每4~6小时1次,静脉滴注或肌内注射,连续10~14天
(2) 普鲁卡因青霉素G	5万U/(kg·d),肌内注射,连续10天为一疗程,对较大儿童青霉素用量,不应该超过成人同期患者的治疗用量
(3) 对青霉素过敏者	可用红霉素治疗,既往用过头孢类抗生素而无过敏者在严密观察下可选择:头孢曲松250mg,1次/d,肌内注射,连续10~14天。8岁以下的儿童禁用四环素

注:① 水剂青霉素G,10~15万U/(kg·d),出生后7日以内的新生儿,以每次5万U/kg,静脉注射或肌内注射,每12小时1次;出生7天以后的婴儿,每8小时1次,总疗程10~14天。或

② 普鲁卡因青霉素G,5万U/(kg·d),肌内注射,每日1次,连续10~14天。

2. 评估新生儿用青霉素驱梅以后，几乎有近 100% 的临床治愈，生后 6 个月内的新生儿梅毒血清试验可阴转，出生 6 个月以后采用青霉素驱梅治疗，其梅毒血清试验阴转率明显减低。在治疗过程中，患儿漏过一天以上的治疗，则应重新开始整个疗程。婴儿应在治疗后第 1 个月和 2 个月、3 个月、6 个月及 12 个月分别随访，若抗体滴度保持不变或增加，则应对患儿进行包括脑脊液在内的检查，并进行彻底治疗。

对脑脊液内细胞增多的患儿，应每隔 6 个月检查 1 次，直到细胞数正常。

若 2 年后细胞数仍未正常，或连续检查并非呈下降趋势，则应对患儿再次治疗。治疗 6 个月后，亦应检查脑脊液中的 VDRL 试验，若仍为阳性，则应再次治疗。

第三节 淋病及其他性病

一、淋病

内容提要

- 淋病奈瑟球菌感染的临床病谱，男性尿道炎，女性宫颈炎最常见。
- 播散性淋病奈瑟球菌感染有皮肤损害和系统性症状。
- 急性期在多形核白细胞内找到革兰氏阴性双球菌，此法阳性率男性 90%，女性 50%~60%。
- 女性患者应同时做涂片和培养。
- 淋病奈瑟球菌培养是淋病的实验室诊断金标准。
- 目前我国推荐治疗方案药物有头孢曲松或大观霉素。
- 2016 年出台了《中国遏制细菌耐药国家行动计划》。

淋病(gonorrhea)是由淋病奈瑟球菌所致的泌尿生殖系统化脓性炎性疾病。

成人淋病奈瑟球菌感染，淋病奈瑟球菌最初是侵入非角化上皮，最常见的为泌尿生殖道上皮，也见于直肠、口咽和结膜等处淋病奈瑟球菌感染。几乎皆由性接触或围产期传播，最早感染一般只限于最初接种处，如阴茎龟头处，若未能及时诊断和治疗，可发生合并症，如生殖系上行感染(输卵管炎、附睾炎)，而菌血症也相对常见。

流行病学淋病是常见性传播疾病，由淋病奈瑟球菌感染所致，2012 年全球新发病例 78 000 000 例。全球每年约有 7 800 万新发感染。我国 2016 年淋病报道病例为 115 024 例，较 2015 年上升 14.7%。在全世界范围内，淋病依然是公共健康领域的主要难题，是发展中国家的主要病因之一，而且淋病奈瑟球菌的感染尚可促进 HIV 的传播。在全球和我国的淋病流行中，淋病奈瑟球菌耐药菌株的出现和流行发挥了一定作用，特别是 2009 年日本首次发现了“超级淋病奈瑟球菌”，对淋病的治疗和控制带来了更大的挑战。

(一) 生物学性状

1. 形态与染色形态与脑膜炎奈瑟菌相似，直径 0.6~0.8μm。常成双排列(图 17-14、图 17-15)，两菌接触面平坦，似一对咖啡豆。急性淋病的淋病奈瑟菌常位于中性粒细胞内。慢性淋病患者的淋病奈瑟菌多分布在细胞外。无芽胞，无鞭毛；有荚膜和菌毛。革兰氏染色呈阴性，用碱性美蓝液染色时，菌体呈深蓝色。

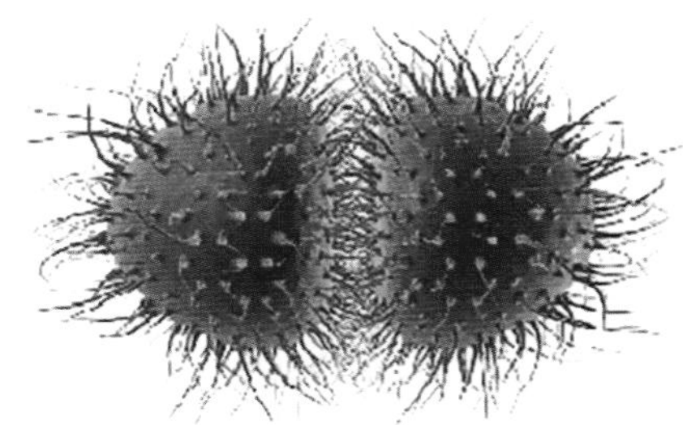
淋病双球菌

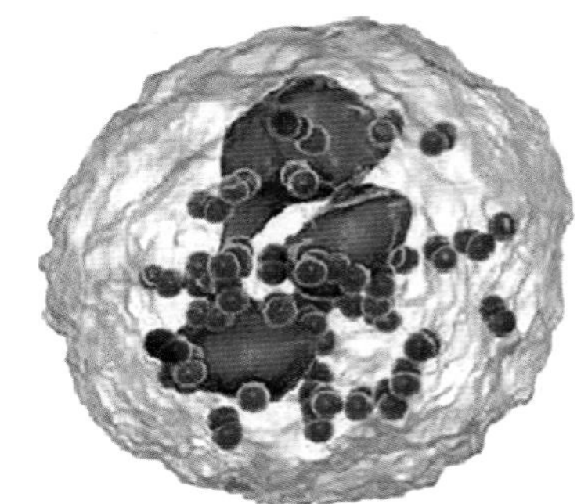
细胞内淋病双球菌

图 17-14 淋病双球菌

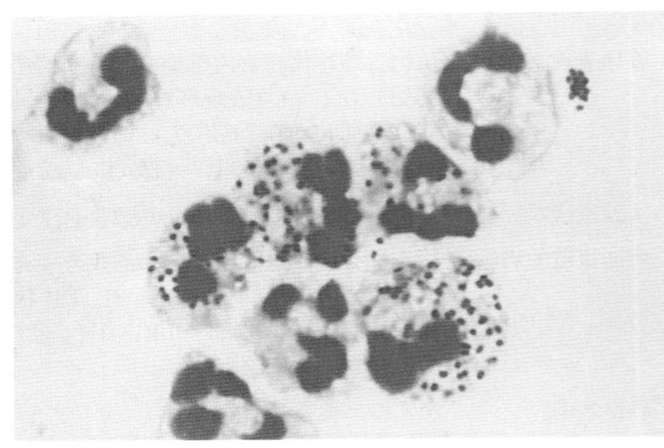

图 17-15 淋菌性尿道炎，尿道分泌物涂片白细胞内革兰氏阴性双球菌 ×100

2. 培养特性巧克力(色)血琼脂平板是适宜培养基。分离培养时须供给 5% CO_2。最适生长温度为 35~36℃，低于 30℃或高于 38.5℃生长停止，最适 pH 为 7.5。孵育 48 小时后，形成凸起、圆形、灰白色、直径 0.5~1.0mm 的光滑型菌落。根据菌落大小、色泽等分 T1~T5 五种类型，新分离株属 T1、T2 型，菌落小，有菌毛。人工培养基转种后可转变为 T3、T4 和 T5 型。

3. 抗原构造与分类淋病奈瑟菌的外膜抗原至少可以分为三类。

(1) 菌毛蛋白抗原：菌毛存在于有毒菌株，直径约 6nm，每根菌毛是由 10×10^3 个相同的蛋白质单位组成的单丝状结构。

(2) 脂多糖抗原：又称作脂寡糖(LOS)抗原。LOS 与其他革兰氏阴性菌的 LPS 在结构上类似，均含有脂质 A，典型的

LOS 基本结构由寡糖链 - 庚糖链 -2- 酮 -3- 脱氧辛酮糖酸 - 脂质 A 所组成。

(3) 外膜蛋白抗原：包括 PⅠ、PⅡ和 PⅢ。PⅠ为主要外膜蛋白，分子量 32~40kD，是淋病奈瑟菌分型的主要基础，可分成 16 个不同血清型。

4. 抵抗力淋病奈瑟菌对热、冷、干燥和消毒剂极度敏感，干燥环境 1~2h 死亡，在 55℃下 5 分钟即可死亡。一般消毒剂容易将它杀灭，在不完全干燥条件下，附着衣裤和被褥中能生存 18~24 小时(表 17-21)。

表 17-21　淋病奈瑟球菌致病物质

毒力因子	生物学效应
菌毛蛋白	介导与非纤毛化上皮细胞(生殖道上皮细胞)的黏附；易变异，逃避免疫监视
脂寡糖	由脂质 A 和核心寡糖组成，具有内毒素活性，引起局部炎症和全身反应
Por 蛋白	介导淋病奈瑟球菌与敏感细胞的黏附，阻止吞噬溶酶体形成，有利于细菌在细胞内生存
Opa 蛋白	促进细菌牢固黏附于上皮细胞或细菌间的黏附形成微菌落
Rmp 蛋白	保护表面抗原(Por 蛋白，LOS)免受杀菌抗体作用
IgA1 蛋白酶	破坏黏膜表面 IgA1，有利细菌对黏膜表面的黏附
铁蛋白受体	乳铁蛋白结合蛋白、转铁蛋白结合蛋白和血色素结合蛋白；结合蛋白为铁的受体，介导细菌获取铁

(二) 耐药性及逃避宿主抗体的机制

1. 耐药性淋病奈瑟菌有很强的改变抗原结构的能力，因而其耐药问题十分突出，其耐药性由质粒或染色体介导，尤以质粒介导的耐药严重且传播迅速。1976 年，由美国首先分离出质粒介导的产 β- 内酰胺酶耐青霉素的 PPNG 株，1985 年分离出由质粒介导高度耐四环素的 TRNG 株。

对红霉素、四环素、氨基糖苷类等抗生素的耐药性也比较严重。最近又有喹诺酮耐药的报道。

我国 2013—2015 年 7 个淋病奈瑟球菌耐药监测点数据显示，头孢曲松低敏率高达 10.8%，阿奇霉素耐药率高达 18.6%，均明显高于欧美等国家。提示我国淋病奈瑟球菌耐药流行趋势十分严峻。目前淋病奈瑟球菌几乎对曾经的一线治疗药物都发生了耐药：磺胺类药物、青霉素、四环素及喹诺酮类药物。现今一线药物为头孢曲松，但近年监测数据显示，淋病奈瑟球菌对头孢菌素类药物最低抑菌值呈逐年上升趋势，继 2003 年日本报道淋病患者头孢克肟治疗失败后，加拿大、英国、南非、奥地利及挪威等国也相继报道了头孢克肟治疗淋病失败的病例。2011 年日本又报道了头孢曲松治疗淋病奈瑟球菌性咽炎失败的病例，头孢菌素类药物作为淋病治疗一线药物已经受到了威胁，2012 年世界卫生组织(WHO)发布了"控制淋病奈瑟球菌耐药菌株传播和影响的全球行动计划"。

淋病奈瑟菌主动外排系统是引起该菌多重耐药的主要机制。至今发现淋病奈瑟菌 4 个外排泵系统，分别为：MtrCDE、MacAB、NorM 和 FarAB，在一些菌株还发现 MtrF 泵蛋白。目前临床尚未有针对淋病奈瑟球菌外排泵抑制剂的药物。

2. 淋病奈瑟球菌逃避宿主抗体作用的机制淋病奈瑟菌采用数种对策来逃避抗体的破坏作用。第一，引发封闭破坏性抗体。第二，产生 IgA 蛋白酶摧毁抗体。第三，释放膜泡与抗体吸附而使局部抗体消失。最后，细菌通过三种方式改变其抗原结构：①LPS 唾液酸化，使它与哺乳动物寡糖相似，以致促进补体快速去除；②发生相变异，表面抗原分子表达改变；③编码菌毛亚单位基因发生同源性重组，形成突变株。

世界各地不断分离出对头孢曲松和头孢克肟敏感性下降的淋病奈瑟球菌菌株。penA、mtrR、porB1b 和 ponA 基因是与淋病奈瑟球菌对头孢菌素敏感性下降的主要相关基因。mtrR、porB1b 和 ponA 基因突变与淋力对头孢克肟和头孢曲松敏感性下降有明确关系，镶嵌状 penA、mtrR、porB1b 和 ponA 基因多态性可能共同导致淋病奈瑟球菌对头孢曲松和头孢克肟的敏感性明显降低。

(三) 免疫与发病机制

1. 机体对淋病的免疫　表现在各个方面，宿主防御淋病奈瑟球菌的机制主要依赖于 IgG 和 IgM，而 IgA 也能在黏膜表面起预防感染作用。淋病奈瑟球菌感染后，宿主会产生许多作用于淋病奈瑟球菌抗原的抗体，如 Pil、Por、Opa、Rmp 和 LOS 抗体。人类对淋病奈瑟菌的感染无天然抵抗力，感染后免疫不持久，可发生再感染和慢性感染。

以淋病奈瑟菌为例，说明细菌采用数种对策来逃避抗体的破坏作用。第一，引发封闭破坏性抗体的抗体。第二，产生 IgA 蛋白酶摧毁抗体。第三，释放膜泡与抗体吸附而使局部抗体消失。最后，细菌通过三种方式改变其抗原结构：①LPS 唾液酸化，使它与哺乳动物寡糖相似，以致促进补体快速去除；②发生相变异，表面抗原分子表达改变；③编码菌毛亚单位基因发生同源性重组，形成突变株。

2. 感染率差异　淋病的性接触感染，GI 从感染的妇女传播至男性为 5%~22%，而感染的男性传播至妇女为 50%~90%。男女之间的明显差异可能部分是由于感染的精液在阴道内潴留所致。

3. 黏附及相关因素　淋病奈瑟球菌对单层柱状细胞和移行上皮细胞(如前尿道、子宫颈、后尿道、膀胱黏膜)敏感；而对复层鳞状上皮细胞(如舟状窝、阴道黏膜)不敏感。因此，淋病奈瑟球菌首先侵入前尿道或宫颈黏膜，淋菌借助其菌毛、LOS、不透明蛋白(Opa 或 P.Ⅱ)、LOS 和它释放的 IgA1 分解酶与上皮黏附，菌毛是淋病奈瑟球菌表面丝状的蛋白质结构，对黏附上皮细胞起着重要的作用。

4. 入侵与炎症反应　淋菌经黏附作用后，即被柱状上皮细胞吞饮，淋病奈瑟球菌在细胞内大量繁殖，从而导致细胞的损伤和崩解。细胞损伤崩解后淋菌逸至黏膜下层，通过其内毒素、脂寡糖与补体、IgM 等的协同作用，在该处引起炎症反应，多核白细胞浸润，黏膜糜烂、脱落，形成典型的尿道脓性分泌物。

5. 转归　若不及时治疗，淋菌可进入后尿道或宫颈，向上蔓延引起泌尿生殖道和附近器官炎症，如尿道旁腺炎、尿道球腺炎、前列腺炎、精囊炎、子宫内膜炎、输卵管炎等，严重者经血行播散全身。

（四）流行病学

淋病在世界广泛流行，是 STDs 中发病率最高的一种，其中以欧美和非洲一些国家尤甚。近 15 年来淋病在西方国家已明显减少。淋病是我国当前流行的主要性传播疾病之一，发病率在近年有下降趋势。2009 年全国报道淋病 122 053 例，报道发病率 9.19/10 万，与 2008 年相比，淋病报道发病率下降 9.58%。

淋病主要通过不洁性交传染，但也可以通过污染的衣裤、床上用品、毛巾、浴盆、马桶等间接感染；孕妇淋病患者胎膜破裂、继发羊膜腔内感染，也可感染胎儿；产道感染引起新生儿淋菌性结膜炎；轻症或无症状的淋病患者是重要的传染源。英国伦敦圣玛丽医院对 103 对性伴所作的实验研究表明，性伴的淋病奈瑟球菌血清型和营养型双方皆相同。这种研究可能用来作为追踪性伴的标志。

（五）临床表现

淋病奈瑟球菌感染临床病谱（表 17-22）。

表 17-22 淋病奈瑟球菌感染临床病谱

分类	疾病
无并发症淋病奈瑟球菌感染	1. 男性尿道感染：尿道炎 2. 女性泌尿生殖道感染：宫颈炎、尿道炎、前庭大腺炎 3. 男女两性：直肠感染、咽部感染、结膜炎、皮肤原发感染
有并发症淋病奈瑟球菌感染	1. 男性局部并发症：尿道球腺炎、附睾炎、精囊炎、前列腺炎、阴茎水肿、尿道周围脓肿、尿道狭窄 2. 女性局部并发症：盆腔炎、输卵管炎、子宫内膜炎或子宫旁组织炎、盆腔腹膜炎
系统性并发症	肝周围炎、脾周炎、播散性淋病奈瑟球菌感染、关节炎 - 皮炎综合征、淋病奈瑟球菌性心内膜炎或脑膜炎

1. 男性无并发症淋病

（1）急性淋菌性尿道炎：潜伏期为 1~14 天，常为 2~5 天。

（2）急性前尿道炎：初起尿道口红肿、轻微刺痛，并有稀薄透明黏液流出（图 17-16），24 小时后分泌物变得黏稠，尿道口溢脓，脓液呈深黄色或黄绿色，尿痛、排尿困难。可有腹股沟淋巴结肿大，红肿疼痛。阴茎及尿道解剖结构见（图 17-17）。

（3）急性后尿道炎：急性前尿道炎发病 2 周后，约有 60% 的患者发生（图 17-18）。

在有效抗生素问世前，淋病奈瑟球菌隐伏于尿道体、尿道隐窝、尿道旁腺，尿道球腺，使病情转为慢性，目前已罕见。

（4）男性无并发症淋病：20% 可无症状。

（5）男性有并发症淋病：有附睾炎、前列腺炎、精囊炎。

2. 女性无并发症淋病

（1）淋菌性宫颈炎：性接触后 2~5 天发病。感染 10 天内表现明显局部症状。阴道分泌物异常或增多，子宫颈红肿，糜烂，黄绿色脓性分泌物。

（2）淋菌性尿道炎：常于性交后 2~5 天发生，有尿频、尿急、尿痛。尿道口红肿、溢脓或按压尿道有脓性分泌物（图 17-19）。

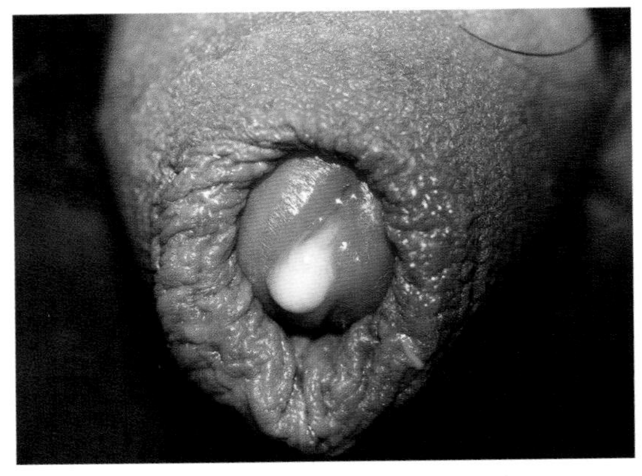

图 17-16 淋病尿道口红肿、溢脓

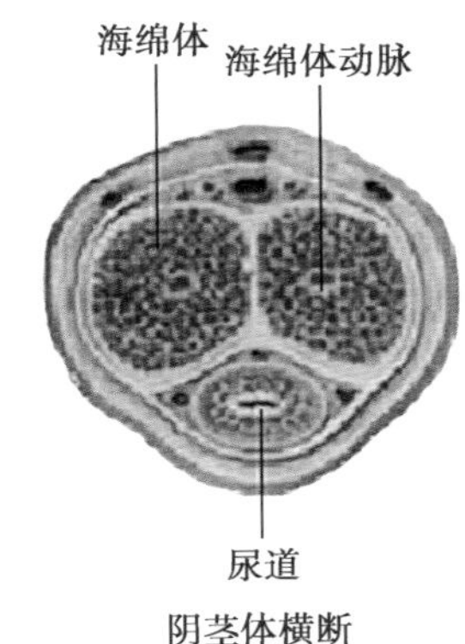

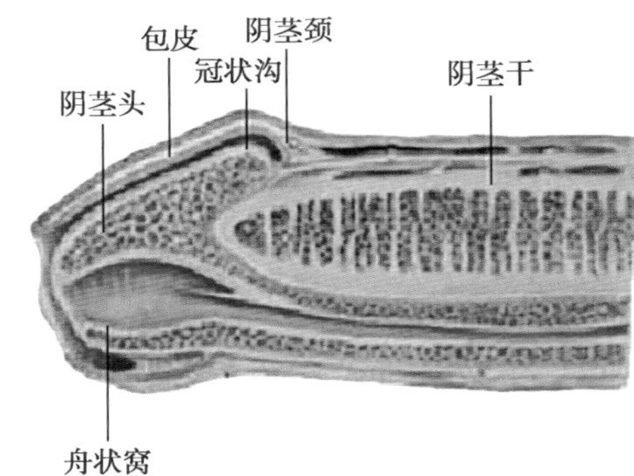

图 17-17 男性阴茎及尿道解剖图

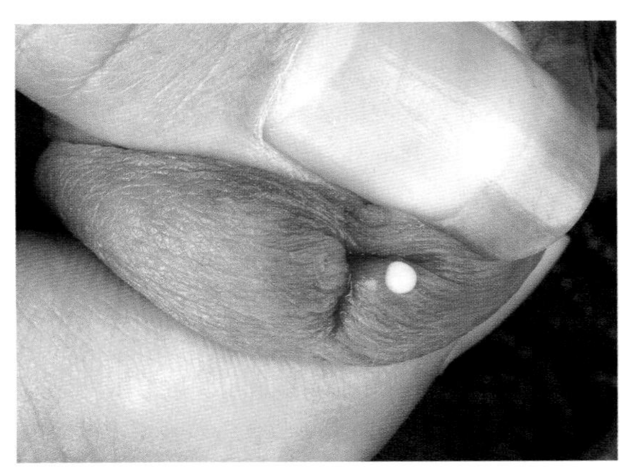

图 17-18 尿道旁腺感染

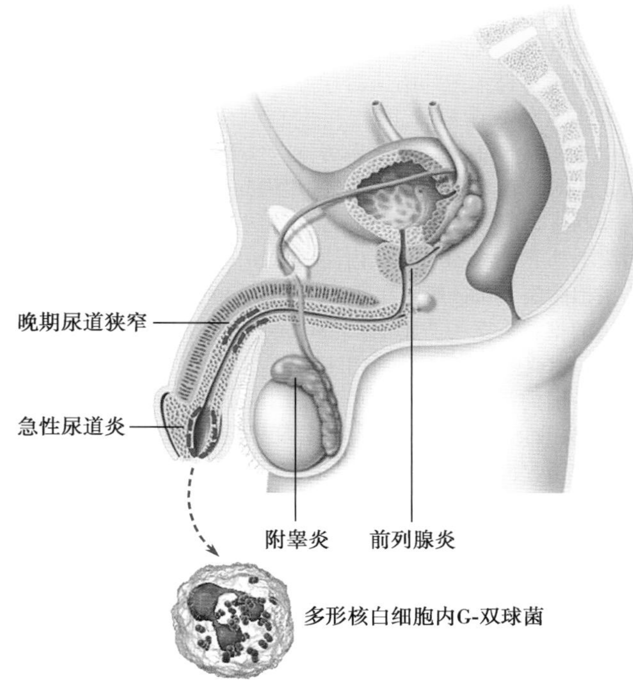

图 17-19　淋菌性尿道炎并发症

(3) 淋菌性前庭大腺炎：急性感染常为单侧，于腺体开口处红肿、剧痛，腺管闭塞可形成脓肿。

(4) 女性有并发症淋病：盆腔炎，包括输卵管炎、子宫内膜炎。

3. 新生儿及儿童淋病

(1) 新生儿眼炎(即新生儿淋菌性结膜炎)：常于出生后 2~3 天发病，多为双侧；初为结膜炎，分泌物较多，24 小时后呈脓性(图 17-20)，结膜水肿，继而角膜混浊、溃疡、虹膜睫状体炎，可造成眼球穿孔、失明。

(2) 幼女淋菌性阴道炎：外阴红肿、灼痛、阴道有脓性分泌物。

(3) 其他部位淋病：成人淋菌性结膜炎、淋菌性咽炎、淋菌性肛门直肠炎。

4. 播散性淋病奈瑟球菌感染(disseminated gonococcal infection，DGI) 淋病奈瑟球菌可通过血行播散到全身。在 20 世纪 70 年代，在未治疗的黏膜部位淋病奈瑟球菌感染的患者中，播散性淋病奈瑟球菌感染的发病率为 0.5%~3%。目前较低的发病率可能与容易播散的特殊菌株减少有关。DGI 分离物淋病奈瑟球菌 AHU- 营养型常见，其对正常人血清具有稳定的抵抗力，并对青霉素高度敏感。正常人血清中有对淋病奈瑟球菌脂多糖的 IgM 抗体，在补体的协助下，对大多数淋病奈瑟球菌具有杀菌作用。缺乏 C5~C9 等补体成分的患者，很容易患淋病奈瑟球菌菌血症或淋病奈瑟球菌性脑膜炎。

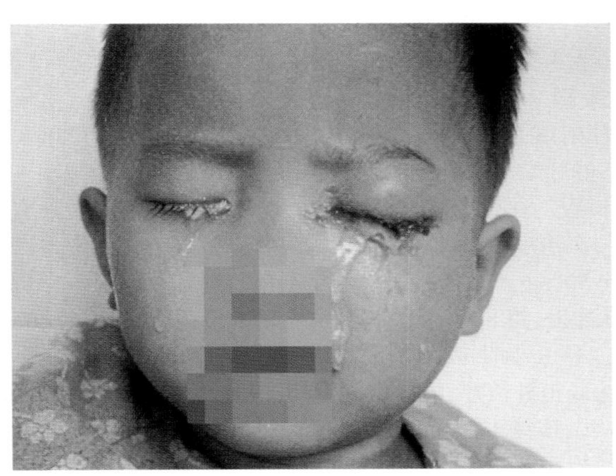

图 17-20　淋菌性眼炎

(1) 潜伏期：通常为 7~30 天，患者 2/3 是妇女，多在月经开始的几天和妊娠中后期发生，引起 DGI 的淋病奈瑟球菌菌株一般只引起轻微的生殖器感染。

(2) 临床病谱：DGI 临床表现为一个病谱，常见型为关节炎 - 皮炎综合征。最初的菌血症阶段，有发热、白细胞增加和皮肤损害，接着的第二阶段，有腱鞘炎或脓毒性关节炎。

(3) 淋病奈瑟球菌菌血症(gonococcemia)：发热，可高达 40℃，但常在 38~39℃，全身不适、食欲不振。而有些患者没有发热。有多个关节痛及皮损。此阶段可出现循环免疫复合物，全身症状在 1 周内缓解。此后进入脓毒性关节炎阶段。患者病后 48 小时血培养阳性率逐渐减少。

(4) 淋菌性皮炎(arthritis dermatitis)：3%~20% 发生红斑、丘疹、瘀斑、脓疱性、出血性或坏死性皮肤损害。皮损好发于四肢、手足等处，尤其上肢肢端关节处，3~4 天后消退，遗留棕色色素沉着或浅瘢痕。约有 2/3 的淋病奈瑟球菌性皮损，用荧光免疫染色可查到淋病奈瑟球菌或培养出淋病奈瑟球菌。

(5) 淋病奈瑟球菌性关节炎(gonococcal arthritis)或腱鞘炎(gonococcal tenovaginitis)：占 30%~40%，为多关节炎，于腕、指、肘、膝、踝关节发生，一般不对称，偶可累及髋、肩和脊柱关节。随着病程延长，关节滑膜液中淋病奈瑟球菌的检出率增加。有关节疼痛、肿胀，并发化脓性滑膜炎、化脓性关节周围炎。用水杨酸盐治疗无效。受累关节常伴有腱鞘炎。表现为腱鞘部位红肿和触痛。血清及关节液中可检出免疫复合物。

(6) 淋菌性心内膜炎(gonococcal endocarditis)及脑膜炎(gonococcal meningitis)：淋菌性心内膜炎是淋病奈瑟球菌性菌血症的罕见并发症，约见于 1%~3% 的 DGI 患者。因可能发生进展迅速的瓣膜损害而危及生命。淋菌性脑膜炎迄今报道还不到 25 例。有急性细菌性脑膜炎的表现，但一般皆无 DGI 的典型症状。

(7) 淋病与 HIV 感染：资料还表明淋病能促进艾滋病的传播。有淋病的 HIV 感染者比没有淋病的 HIV 感染者的病毒播散率高 5 倍。新近 HIV 病毒载量测定方法的建立为研究淋病增强 HIV 传播提供了生物学的解释。淋病时，黏膜的炎症将带有 HIV 的淋巴细胞吸引到黏膜表面，提供了病毒的高接种量。有人还测得患淋病的 HIV 感染者的精液中病毒的载量是没有淋病的 HIV 感染者的 8 倍。淋病患者感染 HIV 的危险性也较大。

(六) 实验室检查

1. 显微镜检查　取男性尿道分泌物涂片作革兰氏染色，镜检见多形核白细胞内革兰氏阴性双球菌为阳性。适用于男性急性尿道感染患者的诊断，不推荐用于口咽、直肠部位感染和女性淋菌性子宫颈炎的诊断。

2. 培养法　为淋病的确诊试验。适用于男、女性及各种临床标本的淋病奈瑟球菌检查。

3. 药物敏感性试验 主要有纸片扩散法和琼脂稀释法。多用于对淋病奈瑟球菌的耐药监测，对指导临床用药有一定的意义。

4. 其他实验室检查 分子生物学检测如聚合酶链反应(polymerase chain reaction，PCR)的敏感性高、特异性强。目前国内主要用于流行病学调查及研究。

（七）诊断依据

①有不洁性交的传播史；②男性：尿道脓性分泌物，尿痛，排尿困难；③女性：宫颈炎：白带增多，脓性白带；尿道炎：尿道分泌物异常或增多，尿痛；④皮炎—关节炎综合征伴播散性感染；⑤尿道、宫颈、皮肤或关节取材涂片见革兰氏阴性双球菌；⑥女性需做培养；⑦ PCR 或 LCR 检测证实。

有些奈瑟菌(灰色奈瑟菌)与相关细菌(反硝酸化金氏菌)可误诊为淋病奈瑟球菌，尤其给法医鉴定带来问题。

（八）鉴别诊断

非特异性尿道炎，如机械性刺激、创伤、器械损伤、泌尿生殖道或邻近脏器炎症等。

淋菌性尿道炎应与衣原体性尿道炎相鉴别。

（九）治疗

淋病奈瑟球菌逐渐对青霉素类、四环素类、喹诺酮类药物产生耐药。目前头孢菌素类药物作为治疗淋病奈瑟球菌感染的一线药物，主要有头孢曲松和头孢克肟等。但引起人们高度关注的是，世界各地均有报道淋病奈瑟球菌对头孢菌素类药物的敏感性逐渐下降，特别是 2010 年分别在日本、法国和西班牙报道“超级淋病奈瑟球菌”。目前世界卫生组织提出各国应根据耐药监测数据制订适合本国淋病奈瑟球菌感染的治疗方案，主要是增加头孢曲松的剂量或者联合用药来治疗淋病奈瑟球菌感染。

WHO 提出每个国家和地区根据淋病奈瑟球菌耐药监测数据制定适合本国的临床治疗方案。2009 年日本的推荐方案为头孢曲松 1g 静脉注射，不再推荐口服头孢菌素类药物。2010 年澳大利亚城区的推荐方案为头孢曲松 500mg 肌内注射。2009 年欧洲的推荐为头孢曲松 25mg 肌内注射或头孢克肟 400mg 口服或大观霉素 2g 肌内注射。2011 年英国的推荐方案为头孢曲松 500mg 肌内注射。2010 年美国的推荐方案为头孢曲松 250mg 肌内注射，头孢克肟 400mg 口服。2000 年中国的推荐方案为头孢曲松 250mg 肌内注射或大观霉素 2g 肌内注射或头孢噻肟 1g 肌内注射。

各国的指南均不推荐单独使用阿奇霉素治疗方案治疗淋病，头孢克肟推荐减少，部分国家已经不推荐口服头孢菌素类药物治疗淋病。头孢克肟 400g 单剂量口服曾经广泛应用于淋病治疗。但是随着治疗失败案例及 400mg 头孢克肟单剂量有效性不足的药物动力学研究的出现，在使用头孢克肟 400mg 单剂量口服治疗的患者咽部淋病奈瑟球菌感染时，推荐加服 2g 阿奇霉素。

目前应对淋病奈瑟球菌耐药最直接的策略是增加药物剂量、联合用药和开发新药。日本推荐增加头孢曲松用量至 1g 静脉注射治疗淋病奈瑟球菌感染，这一方案在日本的一项研究中证实对淋病奈瑟球菌感染 100% 有效。以前联合用药是为了防止沙眼衣原体感染，而现在是因为联合用药可能阻止淋病奈瑟球菌耐药的产生，英国和美国均推荐同时应用两种药物治疗淋病奈瑟球菌感染。其疗效尚有待进一步研究。大环内脂类药物 solithromycin 在体外对淋病奈瑟球菌菌株以及耐药菌株敏感性较好，但应用于临床治疗淋病奈瑟球菌感染还需进一步的临床验证。淋病的治疗方案见(表 17-23)。

表 17-23 淋病的治疗方案

淋病分类	治疗方法
淋菌性尿道炎 (直肠炎、宫颈炎)	推荐方案：①头孢曲松钠 1.0g，一次肌内注射；或大观霉素 2.0g(子宫颈炎 4.0g)，一次肌内注射 替代方案：②头孢噻肟 1.0g，一次肌内注射；或其他第三代头孢菌素类，如已证明疗效较好，亦可选为替代药物。如果衣原体感染不能排除，加上抗沙眼衣原体感染药物
合并症淋病	
1. 淋菌性附睾炎、前列腺炎、精囊炎	推荐方案：头孢曲松 1.0g，肌内注射，每天 1 次，共 10 天。如果原体感染不能排除，加上抗沙眼衣原体感染药物 替代方案：头孢噻肟 1.0g，肌内注射，每天 1 次，共 10 天。如果衣原体感染不能排除，加上抗沙眼衣原体感染药物
2. 淋菌性盆腔炎	门诊治疗方案：头孢曲松 1.0g，肌内注射，每天 1 次，共 10 天；加多西环素 100mg，口服，每天 2 次，共 14 天；加甲硝唑 400mg，口服，每天 2 次，共 14 天 住院治疗推荐方案 A：头孢曲松 1.0g，肌内注射或静脉滴注，每 24 小时 1 次，或头孢替坦 2.0g。静脉注射，每 12 小时 1 次；加多西环素 100mg，静脉给药或口服，每 12 小时 1 次 注意：如果患者能够耐受，多西环素应尽量口服。在患者情况允许的条件下，头孢替坦治疗不应短于 1 周。对治疗 72 小时内临床症状改善者，在治疗 1 周时的酌情考虑停止肠道外治疗并继之以口服多西环素治疗 100mg，每日 2 次，加甲硝唑 500mg，口服，每天 2 次，总疗程 14 天 住院治疗推荐方案 B：克林霉素 900mg，静脉注射，每 8 小时 1 次，加庆大霉素负荷量(2mg/kg)，静脉注射或肌内注射，随后给予维持量(1.5mg/kg)，每 8 小时 1 次，庆大霉素也可每日给药 1 次(7mg/kg) 注意：①患者临床症状改善后 24 小时可停止肠道外治疗，继以口服治疗，即多西环素 100mg，口服，每天 2 次；或克林霉素 450mg，口服，每天 4 次，连续 14 天为 1 个疗程。②多西环素静脉给药疼痛明显，当患者可以经口服药时，它与口服途径相比没有任何优越性。③孕期或哺乳期妇女禁用四环素，多西环素。妊娠前 3 个月内应避免使用甲硝唑

续表

淋病分类	治疗方法
淋菌性眼结膜炎	推荐方案 (1) 新生儿：头孢曲松 25~50mg/kg（总量不超过 125mg），静脉或肌内注射，每天 1 次，共 3 天 (2) 儿童：体重≥45kg 者按成人方案治疗，体重≤45kg 的儿童：头孢曲松 50mg/kg（最大剂量 1.0g），肌内或静脉注射，单次给药 (3) 成人：头孢曲松 1.0g，肌内注射，每日 1 次，共 3 次。或大观霉素 2.0g。肌内注射，每日 1 次，共 3 日 注意：同时应用生理盐水冲洗眼部，每小时 1 次。新生儿不宜应用大观霉素。新生儿的母亲应进行检查，如患有淋病，应同时治疗。新生儿应住院治疗，并检查有无播散性感染
淋菌性咽炎	推荐方案：头孢曲松 1.0g，肌内注射，或静脉注射，单次给药；或头孢噻肟 1.0g，肌内注射，单次给药。如果衣原体感染不能排除，加上抗沙眼衣原体感染药物 注意：大观霉素对淋菌性咽炎的疗效不佳，因此不推荐使用
播散性淋病	
1. 新生儿播散性淋病	推荐方案：头孢曲松每日 25~50mg/kg，静脉注射或肌内注射，每日 1 次，共 7~10 天；如有脑膜炎疗程为 14 天
2. 儿童播散性淋病	体重≥45kg 者按成人方案治疗，体重≤45kg 的儿童按如下方案给药 推荐方案：①淋菌性关节炎：头孢曲松 50mg/kg，肌内或静脉注射，每日 1 次，共 7~10 天。②脑膜炎或心内膜炎：头孢曲松 25mg/kg，肌内注射或静脉注射，每日 2 次，共 14 天（脑膜炎），或 28 天（心内膜炎）
3. 成人播散性淋病	推荐住院治疗。需检查有无心内膜炎或脑膜炎。如果衣原体感染不能排除，加上抗沙眼衣原体感染药物 推荐方案：头孢曲松 1.0g，肌内注射或静脉注射，1 次 /d，共 10 天或以上 对淋病奈瑟球菌脑膜炎，上述治疗约需 2 周；心内膜炎疗程约需 4 周以上 注意：淋菌性关节炎者，除髋关节外，不宜施行开放性引流，但可反复抽吸，禁止关节腔内注射抗生素
儿童淋病	体重≥45kg 者按成人方案治疗，体重≤45kg 的儿童按如下方案治疗 推荐方案：头孢曲松 25~50mg/kg（最大不超过成人剂量），肌内注射，单次给药；或大观霉素 40mg/kg（最大剂量 2.0g），肌内注射，单次给药如果衣原体感染不能排除，加上抗沙眼衣原体感染药物
孕妇淋病	按照不同感染类型应用的非妊娠期患者的治疗方案，如有沙眼衣原体感染，可加用红霉素或阿莫西林治疗

（十）随访

泌尿生殖道无并发症淋病患者经推荐方案规范治疗后，临床症状和体征全部消失而达到临床治愈的患者，不必常规做病原学检查进行判愈。

在下列情况时应做淋病奈瑟球菌培养检查：症状或体征持续存在，咽部淋病奈瑟球菌感染，接触未经治疗的性伴侣，并发盆腔炎症性疾病或播散性淋病奈瑟球菌感染，妊娠期感染，儿童患者。淋病奈瑟球菌培养检查宜在治疗结束后至少 5 日进行，如果应用核酸扩增试验宜在治疗结束后 3 周进行。

部分淋菌性尿道炎经正规治疗后，仍有尿道不适者，查不到淋病奈瑟球菌和其他微生物，可能是尿道感染受损后未完全修复之故。

有关淋病治疗的一些问题：

1. 耐药淋病奈瑟球菌株新变化　淋病奈瑟球菌对抗生素的耐药性可由质粒介导、染色体介导或二者共同介导。质粒介导的耐药性往往传播较快。某种抗生素的耐药率 >5% 时，则不应考虑将该种抗生素作为首选药物，当耐药率 >10% 时，应停用该抗生素。

2. 由于质粒介导的高度耐青霉素及四环素淋病奈瑟球菌的出现和传播，青霉素与四环素已不再作为治疗淋病的首选药物。

3. 耐喹诺酮　淋病奈瑟球菌菌株增加耐喹诺酮淋病奈瑟球菌感染在世界许多地区流行。

在我国，QRNG 急剧增加。因此，在我国已不适合作为治疗淋病的一线药物。目前的治疗方案不再推荐喹诺酮。

4. 大观霉素　耐大观霉素淋病奈瑟球菌在世界范围内少见。在西太区各国偶有报道检测出大观霉素耐药性淋病奈瑟球菌。苏晓红等在我国南京地区 2001 和 2002 年各检测出 1 株耐大观霉素淋病奈瑟球菌，均从临床治疗失败患者中分离。虽然耐大观霉素淋病奈瑟球菌的阳性率很低（仅占 1%），尚不影响其作为淋病的一线治疗药物，但应密切监测大观霉素耐药性的动态变化。大观霉素对咽部感染疗效不可靠，治愈率只有 52%，因此不推荐大观霉素治疗咽部 GI。

5. 三代头孢菌素

(1) 近年淋病奈瑟球菌对三代头孢菌素的敏感性有所下降。美国 1998—2001 年淋病奈瑟球菌耐药监测资料显示，头孢曲松的最小抑菌浓度（minimal inhibitory concentration，MIC）有微小的上升，共检测出 4 株对头孢曲松敏感性下降的淋病奈瑟球菌（头孢曲松 MIC 0.5mg/l）。在西太区一些国家（包括我国）检测出极少数对头孢曲松敏感性下降的淋病奈瑟球菌。

值得注意的是，在日本已发现对口服三代头孢菌素（包括头孢地尼、氨曲南、头孢克肟、头孢卡品、头孢泊肟）发生耐药而治疗失败的淋病病例，这些淋病奈瑟球菌菌株同时也对非 β- 内酰胺抗生素，如氟喹诺酮类药物和四环素耐药。

（2）在我国，推荐为淋病一线治疗药物是头孢曲松。苏晓红等 2002 年报道中没有发现对头孢曲松耐药的淋病奈瑟球菌，但对头孢曲松低敏的菌株的比例呈上升趋势。应加强淋病奈瑟球菌对头孢曲松敏感性趋势的监测。

近年来中国大陆 NG 对头孢曲松的耐药率较低（<1%），仍可作为淋病治疗的一线药物。淋病奈瑟球菌的头孢曲松耐药率仍较低，但有增加趋势。2000—2006 年中国大陆地区淋病奈瑟球菌头孢曲松耐药呈波动趋势，2004—2006 年低 / 中敏率及耐药率呈上升态势。

6. 防止耐药菌株的产生的办法是在临床中应强调规范化治疗，避免不规则用药。

7. 混合感染泌尿生殖道淋病奈瑟球菌感染常同时合并沙眼衣原体感染（在男性约占 20%，在女性约占 40%）。因此，推荐对成人淋病患者常规进行衣原体筛选或同时加用治疗衣原体的药物。

8. 有并发症淋病的治疗附睾炎、盆腔炎及前庭大腺炎。对有并发症淋病的治疗除疗程要足够（10 天）外，还应考虑到多种病原体的混合感染，如合并衣原体和 / 或厌氧菌感染，治疗方案应包括针对这些病原体的抗生素。

9. 迄今在人体中进行过 2 个淋病奈瑟球菌疫苗（菌毛疫苗和孔蛋白疫苗）临床试验，但均不能提供有效的保护作用。淋病奈瑟球菌表面成分易发生抗原变异，尚未全面了解人体对淋病奈瑟球菌感染的免疫反应，使得淋病奈瑟球菌疫苗研究工作面临很大挑战。目前正在研究的淋病奈瑟球菌疫苗所针对的靶抗原包括孔蛋白、铁调节蛋白和脂寡糖等。研究者们正采取新的策略和方法，包括改变抗原形式或制备方法、改变免疫途径、采用新的佐剂和抗原传递系统等，期望设计出更合理的淋病奈瑟球菌疫苗，从而能诱导有效的能阻断感染的黏膜和系统性免疫。

（十一）治愈标准

治疗结束后 1~2 周复查。治愈的标准是：①临床症状消失；②尿液清晰，不含淋丝；③前列腺按摩液或宫颈分泌物涂片及培养检查淋病奈瑟球菌连续 2 次阴性，可判治愈。

二、生殖道沙眼衣原体感染

内容提要

- 生殖道沙眼衣原体感染是由沙眼衣原体生殖生物型所致。
- 我国学者汤飞凡于 1955 年采用鸡胚卵黄囊接种法首次分离出沙眼衣原体。
- 衣原体分为原体和始体，原体无繁殖能力，但有传染性；始体网状小体繁殖能力强，但无传染性。
- 沙眼衣原体在细胞外的原体代谢处于停顿，抗生素对其无作用；细胞内网状体代谢活跃，其生命周期较长，因而要求抗生素具有较好的细胞穿透性。疗程应延长或使用半衰期长的抗生素。

生殖道沙眼衣原体（chlamydia trachomatis），可累及眼、生殖道和其他脏器。在女性，有宫颈炎、肝周围炎、输卵管炎，在男性，有尿道炎和附睾炎。男女两性均可发生衣原体直肠炎、Reiter 病。沙眼衣原体所致的尿道感染称为非淋菌性尿道炎。

（一）病因

衣原体（chlamydiae）是一类严格真核细胞内寄生，具有独特发育周期，并能通过细菌滤器的原核细胞型微生物，归属于细菌学范畴。1957 年，我国学者汤飞凡分离出了世界上第一株沙眼衣原体命名为 TE8。T 代表沙眼，E 代表鸡卵，8 代表第八次实验。

衣原体的共同特性：①有细胞壁，革兰氏阴性，呈圆形或椭圆形；②具有独特的发育周期，类似细菌的二分裂方式繁殖；③有 DNA 和 RNA 两种核酸；④含有核糖体；⑤具有独立的酶系统，但不能产生代谢所需的能量，须利用宿主细胞的三磷酸盐和中间代谢产物作为能量来源，因而具有严格的细胞内寄生性；⑥对多种抗生素敏感。

对人致病的衣原体主要有 3 种，即沙眼衣原体种、鹦鹉热衣原体种和肺炎衣原体种。根据侵袭力和引起人类疾病的部位不同，将沙眼衣原体分为两个生物型，即沙眼生物变种（biovar trachoma）、性病淋巴肉芽肿生物变种（biovar lymphogranunloma venereum，LGV）。根据两个生物型 MOMP 表位氨基酸序列的差异，将沙眼衣原体分为 19 个血清型，其中沙眼生物型包括 A、B、Ba、C、D、Da、E、F、G、H、I、Ia、J、Ja 和 K 共 15 个血清型；LGV 生物型包括 L1、L2、L2a 和 L3 共 4 个血清型。泌尿生殖道感染由沙眼生物型 D~K 血清型引起。泌尿生殖道感染主要有 D、E、F、G、H、I、J、K 等 12 个血清型所致，临床症侯酷似淋病奈瑟球菌所致的感染。LGV 有 L1、L2、L2a、L3 四个血清型。

衣原体是专性细胞内致病微生物，由于它们在中间代谢和能量生成方面存在极端缺陷，导致其完全依靠宿主细胞才能生长和繁殖。

（二）沙眼衣原体分类及特征

形态和生活周期：衣原体有两相生活环。即具有感染性的原体（elementary body，EB）期和无感染性的始体（initial body），即网状体（reticulate body，RB）期。EB 颗粒呈球形，小而致密，直径为 0.2~0.4μm（图 17-21）。EB 是发育成熟了的衣原体，吉姆萨呈紫色，Macchiavello 染色为红色。EB 主要存在细胞外，较为稳定，具有高度传染性。EB 利用肝硫素作为“桥梁”，吸附至敏感的上皮细胞上。沙眼衣原体在细胞培养中的生活环（图 17-22）。

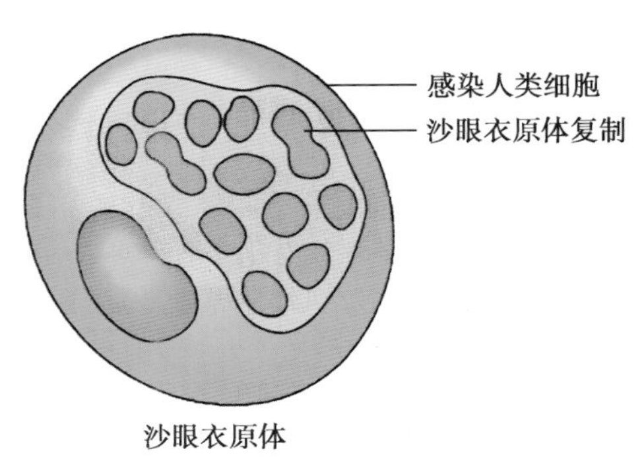

图 17-21 沙眼衣原体

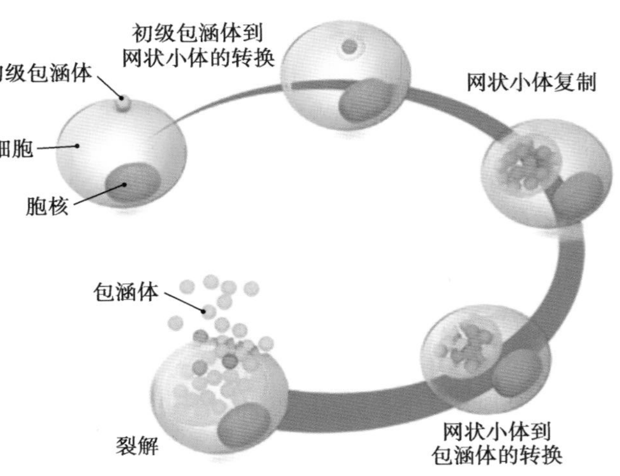

图 17-22 衣原体生长周期

抵抗力:衣原体对热敏感,55~60℃仅存活 5~10 分钟。衣原体耐冷,在 -50℃可保存数年。常用的消毒剂也能迅速杀灭衣原体,如 0.5% 石炭酸 24 小时可将其杀死。75% 乙醇半分钟即有效。衣原体对利福平、四环素、红霉素和磺胺类药物均敏感。

（三）流行病学

生殖道沙眼衣原体感染已成为全球热点的公共卫生问题。世界卫生组织报道每年约有 1.31 亿新感染者。美国疾病控制中心报道 2015 年新发病例达 152 万,较 2014 年增长 5.9%。我国 105 个性监测点报道生殖道沙眼衣原体感染发病率由 2008 年的 32.48/10 万增长到 2015 年的 37.18/10 万,以年均 2% 的比例持续增长。

50%~70% 沙眼衣原体感染者表现为无症状感染,可导致病原体的逆行感染并对组织产生持续性破坏,引起严重的并发症。

传播途径:成人主要通过性接触传播,新生儿则由母亲生殖道分娩时感染。成人男性以尿道、女性以宫颈为感染靶位,新生儿主要引起结膜炎和肺炎。

（四）发病机制

1. 损害宿主细胞沙眼衣原体的靶细胞是女性子宫颈及其上部生殖道黏膜的扁平、柱状上皮细胞,以及女性和男性的眼结膜、直肠、泌尿道的上皮,男性的附睾和前列腺、新生儿呼吸道的柱状上皮通常也会受感染。衣原体的致病机制首先借助表面脂多糖和蛋白质吸附于易感细胞,使受染细胞的代谢被抑制,宿主细胞最终被破坏。

2. 免疫及持续感染衣原体还能产生类似革兰氏阴性细胞的内毒素样物质,此外,受染机体可产生炎症反应和迟发型超敏反应,以及形成肉芽肿等。因为衣原体感染往往为一高度自限性急性过程,即转为低度感染,并可持续多年。这类感染可被多种刺激所激活,类固醇即其中之一。

（五）临床表现

沙眼衣原体感染病谱见(表 17-24)

表 17-24 沙眼衣原体感染病谱

男性感染	女性感染	婴儿
结膜炎	结膜炎	结膜炎
尿道炎	子宫颈炎	肺炎
附睾炎	尿道炎	咽炎
前列腺炎	前庭大腺炎	鼻炎
直肠炎	子宫内膜炎	
Reiter 综合征	输卵管炎 肝周围炎 不孕 异位妊娠	

1. 男性非淋菌性(沙眼衣原体)尿道炎潜伏期 7~21 天。

(1) 症状和体征:症状与淋菌性尿道炎相似,但程度较轻,可有尿道刺痒、烧灼感和排尿疼痛,少数有尿频。尿道口轻度红肿,分泌物稀薄,量少,为浆液性或脓性,多需用力挤压尿道才见分泌物溢出。常于晨起尿道口有少量黏液性分泌物或仅有痂膜封口,或见污秽裤裆。部分患者无症状。50% 的患者初诊被忽略或误诊,有 10%~20% 患者合并淋病奈瑟球菌感染。

非淋球菌性尿道炎(non-gonococcal urethritis,NGU)与淋菌性尿道炎的临床特征有不同之处:①如果尿道分泌物与排尿困难发生,溢脓量大,发病急骤,符合淋菌性尿道炎的表现。②NGU 患者仅少数有排尿困难(15%)或尿道分泌物(47%),其分泌物为黏液样,量少(图 17-23);仅 29% 患者晨起尿道口有分泌物。③虽然淋菌性尿道炎与 NGU 的症状和体征有明显区别,但临床上还是不易分辨,准确的鉴别诊断有赖于实验室检查。

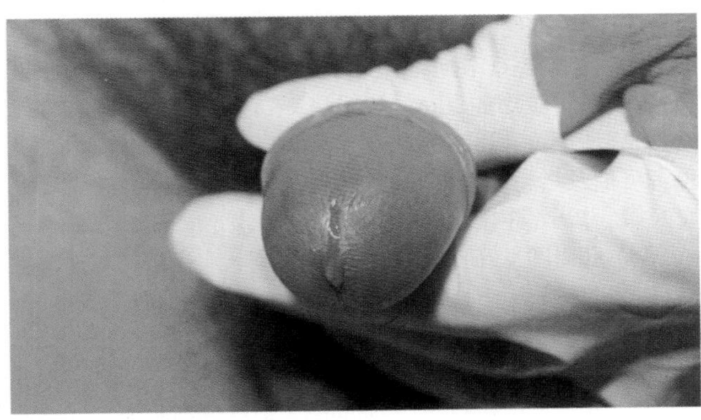

图 17-23 沙眼衣原体尿道尿道口少量混浊稀薄分泌物

未经治疗的衣原体性尿道炎症状可自行减轻,病情缓解,但无症状的衣原体感染可持续数月至数年。

(2) 并发症:附睾炎(epididymitis):典型症状为尿道炎与附睾炎并存。较常见者为急性附睾炎,多为单侧,部分患者的抗 CT 抗体、抗支原体抗体升高,可直接从附睾抽吸液中分离出 CT 和 UU。

前列腺炎(prostatitis):有人对 30 例 CT 感染的尿道炎患者,经直肠前列腺活检,10 例从活检物分离出 CT。另有资料表明 11.2% 前列腺炎为 UU 所致。

Reiter 综合征(Reiter's syndrome,RS):即关节炎、结膜炎、尿道炎三联症,有 0.8%~3% NGU 患者发生 RS(详见 Reiter 综合征)。

其他：眼色素膜炎、强直性脊柱炎等。

2. 女性非淋菌性泌尿生殖道炎　多以宫颈为中心扩散到其他部位。

(1) 宫颈炎：发生率次于淋菌性宫颈炎。妇女的衣原体感染部位主要是宫颈。

49% 患者无症状。宫颈炎有特征的肥大性滤泡外观，并有水肿、发红、糜烂及宫颈黏液脓性分泌物，可有白带增多及异常的阴道出血(如性交后出血)。

体检可发现宫颈接触性出血("脆性增加")、宫颈管脓性分泌物、宫颈红肿、异位。拭子试验阳性(将白色拭子插入宫颈管，取出后肉眼可见变为黄绿色)。这种情况称为"黏液脓性宫颈炎"，具有这种表现的妇女 35%~70% 可从宫颈分离到沙眼衣原体，在没有病原学检测的条件下，据此可指导治疗。有 70% 宫颈炎患者沙眼衣原体培养阳性。在子宫颈分泌物革兰氏染色每个显微镜视野(×1 000)可见≥30 个中性粒细胞。

未治疗的衣原体性黏液脓性宫颈炎可有各种表现和并发症，如尿道炎、急性尿道炎综合征、子宫内膜炎、成人 CT 眼部感染等。

(2) 尿道炎：可有尿道灼热或尿频症状，尿道口充血、微红或正常，挤压常见分泌物溢出，不少患者无任何症状。性活跃的青年妇女如有尿痛尿频症状和脓尿或尿道分泌物，应想到沙眼衣原体性尿道炎的可能。尿痛尿困难妇女如尿道革兰氏染色异常，多形核白细胞数 >5 个 /HP 视野(×1 000)，但尿中无大肠菌类微生物，则可提示衣原体性尿道炎，亦可见于尿道淋病奈瑟球菌及毛滴虫感染。

(3) 前庭大腺炎：从前庭大腺导管渗出液中分离到沙眼衣原体。前庭大腺导管的化脓性感染可能是单由衣原体所致，也可能尚伴有淋病奈瑟球菌感染。

(4) 盆腔炎：①输卵管炎(salpingitis)：主要为急性输卵管炎，起病时下腹疼痛、压痛、反跳痛，或有膀胱刺激症状，常伴发热，病情严重者可有高热、寒战、头痛、食欲不振等，约 25% 患者可扪及增粗的输卵管或炎性肿块；慢性输卵管炎表现下腹隐痛。②子宫内膜炎(endometritis)。③异位妊娠。

(5) 肝周围炎：研究认为衣原体感染其实比奈瑟双球菌更易引起肝周围炎。对年轻、性活跃的女性如发生右上腹疼痛，发热、恶心、呕吐，应怀疑肝周围炎。

3. 孕妇衣原体感染

(1) 妊娠不良转归：妊娠期间的衣原体感染与大量妊娠不良转归相关，包括早产、胎膜早破、低出生体重、新生儿死亡和产后子宫内膜炎。

(2) 分娩感染婴儿：妊娠期间的衣原体感染可以在分娩时传染给婴儿。活动感染母亲所生的婴儿在所有解剖部位获得感染的危险是 50%~70%。在衣原体阳性母亲所生的婴儿中，大约 30%~50% 会患结膜炎，并且至少 50% 的衣原体结膜炎婴儿还会发生鼻咽部感染。大约 30% 的鼻咽部感染婴儿会发生衣原体肺炎。

4. 婴儿及儿童感染　孕妇感染沙眼衣原体，如未经有效治疗，可传播给胎儿或新生儿。新生儿沙眼衣原体感染包括新生儿结膜炎及肺炎。传播途径主要是围生期传播，在阴道分娩时通过子宫颈而被感染。是否经胎盘传播目前还有争议。

(六) 实验室检查

在我国，大多数的实验室采用快速胶体金方法检测沙眼衣原体，该方法具有及时性的优点，但检测阴道样本与宫颈样本的敏感性分别仅为 32.8% 和 49.7%。

1. 细胞培养法培养法的敏感性为 80%~90%，阳性即可确立诊断。CT 淋巴细胞培养法检测 CT 的特异性为 100%。因此，自 20 世纪 70 年代以来一直被作为诊断 CT 感染的"金标准"，但该法敏感性较低，技术要求高，操作不方便，已逐步被非培养法所取代。现在越来越倾向于采用几种方法(如培养法、核酸扩增法)结合起来作为"扩大的金标准"。

2. 细胞学检查法衣原体的原体及包涵体可在感染细胞中见到，但敏感性差(40%)，已较少采用。

3. 直接免疫荧光法　此法诊断沙眼衣原体感染的敏感性为 70%~90%，特异性为 83%~99%。优点是快速、价廉、操作简便、标本的贮存和运送方便。

4. 酶联免疫吸附试验　此法诊断沙眼衣原体感染的敏感性和特异性与直接免疫荧光法相当。此法的优点是自动化程度高，可同时检测大批量标本，结果判断客观性强。

5. 快速免疫(扩散)试验　已有商品化试剂盒用于沙眼衣原体感染的快速诊断(如 Clearview)。结果可在 0.5 小时内得到。缺点是标本中需要足够数量的沙眼衣原体抗原，因而敏感性还不够。

6. PCR　PCR 将标本中数目有限的目标 DNA 或 RNA 序列(MOMP 的 129 碱基对)成百万倍的放大，使敏感性和特异性大为提高，检测迅速，对高危人群筛选较好，但有假阳性结果。

(七) 诊断依据 / 诊断标准

NGU 及 MPC 的诊断应根据临床及实验室检查结果综合分析。

(八) 鉴别诊断

1. 衣原体尿道炎　需要与淋病奈瑟球菌、其他病原体引起的尿道炎等鉴别。

2. 衣原体性附睾炎　需要与淋病奈瑟球菌、大肠埃希菌、铜绿假单胞菌等引起的附睾炎和睾丸扭转等鉴别。

3. 衣原体性直肠炎　需要与淋病奈瑟球菌、肠道细菌(志贺菌、沙门菌等)、原虫(蓝氏贾第虫、溶组织阿米巴、隐孢子虫)、病毒(巨细胞病毒、腺病毒)等引起的直肠炎鉴别。

4. 衣原体子宫颈炎　需要与淋病奈瑟球菌性子宫颈炎鉴别。

5. 新生儿衣原体性结膜炎　需要与淋病奈瑟球菌、大肠埃希菌、金黄色葡萄球菌、化脓性链球菌引起的结膜炎鉴别。

6. 新生儿衣原体性肺炎　需要与病毒(呼吸道合胞病毒、巨细胞病毒、腺病毒和流感病毒)、细菌(链球菌、金黄色葡萄球菌、大肠埃希菌、流感杆菌、肺炎球菌)等引起的肺炎鉴别。

(九) 治疗

沙眼衣原体的生命周期较长，所用抗感染药物应延长或使用半衰期长的药物(表 17-25)。

衣原体感染附睾炎 / 盆腔炎治疗方案(表 17-26)。

治疗衣原体的有关问题：

1. 独特生物学特性沙眼衣原体在细胞外的原体代谢处于停顿，抗生素对其无作用；细胞内网状体代谢活跃，要求抗生素具有较好的细胞穿透性。还要考虑沙眼衣原体的生命周期较长，并有 48~72 小时的生活周期，故 CT 感染的效果一般较差。所用的抗生素疗程应延长或使用半衰期长的抗生素。

表 17-25　沙眼衣原体治疗方案

	推荐方案	替代方案
成人 沙眼衣原体尿道炎、子宫颈炎、直肠炎	阿奇霉素第 1 日 1g，以后每日 0.5g，共 3 天；或 多西环素 0.1g，2 次 /d，疗程 10~14 天	米诺环素 0.1g，2 次 /d，共 10~14 天；或 四环素 0.5mg，4 次 /d，共 2~3 周；或 红霉素 0.5g，4 次 /d，共 10~14 天；或 罗红霉素 0.15g，2 次 /d，共 10~14 天；或 克拉霉素 0.25g，2 次 /d，共 10~14 天；或 氧氟沙星 0.3g，2 次 /d，共 10 天；或 左氧氟沙星 0.5g，1 次 /d，共 10 天；或 司帕沙星 0.2g，1 次 /d，共 10 天；或 莫西沙星 0.4g，1 次 /d，共 7 天
婴儿 / 儿童	1. 婴儿沙眼衣原体眼炎 / 肺炎： 红霉素干糖浆粉剂 30~50mg/(kg·d)，分 4 次口服，共 14 天。如有效，延长 1~2 周 2. 儿童沙眼衣原体眼炎 / 肺炎： 体重 < 45kg 者，红霉素或红霉素干糖浆粉剂 50mg/(kg·d)，分 4 次口服，共 14 天；体重≥45kg 者，同成人的阿奇霉素治疗方案 红霉素治疗婴儿或儿童的沙眼衣原体感染的疗效 80%，需 2 个疗程	
妊娠期感染	阿奇霉素第 1 日 1g，以后每日 0.5g，或 阿莫西林 0.5g，3 次 /d，共 7 天。	红霉素 0.5g，4 次 /d，共 10~14 天 妊娠期忌用四环素及氟喹诺酮类 红霉素 2g/d 疗法治愈率 84%~94%

表 17-26　衣原体感染附睾炎 / 盆腔炎治疗方案

综合征	推荐方案
男性 附睾炎	多西环素 100mg，口服，2 次 /d，连续 10 天；或氧氟沙星 0.3g，2 次 /d，连续 10 天；或左氧氟沙星 0.5g，2 次 /d，连续 10 天；或司帕沙星 0.2g/d，连续 10 天。
女性 盆腔炎 门诊患者	氧氟沙星 400mg，口服，2 次 /d，连续 14 天，或左氧氟沙星 500mg，口服，1 次 /d，连续 14 天，加或不加甲硝唑 500mg，口服，2 次 /d，连续 14 天；或者是，头孢曲松 250mg，肌内注射（单剂），或头孢西丁 2g，肌内注射（单剂），加丙磺舒 1g，口服，加多西环素 100mg，口服，2 次 /d，连续 14 天，有或没有甲硝唑 500mg，口服，2 次 /d，连续 14 天
住院患者 *	头孢替坦 2g，静脉输注，每 12 小时 1 次，或头孢西丁 2g，静脉注射，每 6 小时 1 次，加多西环素 100mg，口服或静脉注射，每 12 小时 1 次，或者是，克拉霉素 900mg，静脉注射，每 8 小时 1 次，加庆大霉素 2mg/kg 体重（负荷量），静脉注射，然后 1.5mg/kg，每 8 小时 1 次；也可以每天给药 1 次

* 对于盆腔炎的治疗，在临床症状发生改善后，仍然必须再治疗 24~48 小时，然后，采用下列药物进行持续口服治疗：多西环素 100mg，口服，2 次 /d，或克拉霉素 450mg，口服，4 次 /d，共 14 天。盆腔炎的治疗，不仅限于衣原体感染，此方案系综合治疗。

2. 衣原体对抗生素的敏感性从实验室细胞培养的衣原体生长情况来评价：①四环素、利福平、红霉素、某些喹诺酮类（特别是奥氟沙星）和大环内酯类都对衣原体有较高的杀伤性。②磺胺类和氯林可霉素也对沙眼衣原体有效，但是作用较弱。③青霉素和氨苄青霉素可抑制衣原体繁殖并不能杀死衣原体。④链霉素、庆大霉素、新霉素、卡那霉素、万古霉素、瑞斯托菌素、大观霉素和制霉菌素在对大多数细菌和真菌的抑制浓度时对衣原体无效。⑤新型喹诺酮类药物对沙眼衣原体的作用不一，环丙沙星和氧氟沙星对其有杀灭作用，但临床上环丙沙星治疗沙眼衣原体感染常常失败。诺氟沙星对沙眼衣原体无效，而司帕沙星（司氟沙星）对沙眼衣原体的杀灭作用较强。

目前广泛使用的单剂量阿奇霉素治疗无并发症生殖道沙眼衣原体感染的疗效已受质疑。英国报道 16~24 岁女性中每年复发感染率为 29.9%，美国则达 34%。Golden 等发现，尽管使用了推荐治疗方案且患者治疗期间无性行为，依然有 8% 的患者治疗失败。Batteiger 等报道女性生殖道沙眼衣原体感染患者在治疗期间严格执行医嘱且无性行为，13.7% 仍出现治疗失败。不同患者人群的研究发现，沙眼衣原体感染经规范化治疗后失败率为 5%~23%。直肠沙眼衣原体感染，阿奇霉素治疗失败率高达 22%。

3. 衣原体对抗生素的耐药性

（1）相对耐药：四环素和红霉素有治疗失败的报道，治疗后仍分离到衣原体，但衣原体对这些抗生素仍完全敏感，有学者提出对红霉素和四环素可能存在相对耐药性。

（2）多重耐药：2002 年，Somani J 对 3 例沙眼衣原体进行体外敏感实验和基因分型，2 例被证实为阿奇霉素临床治疗失败，1 例为其中一患者的妻子。所有 3 菌株证实为多西环素、阿奇霉素和氧氟沙星多重耐药,MIC 浓度 >4.0mg/ml。由于相同耐药株复发感染引起疾病复发已在两株基因分型的基础得到证实。这种多重耐药沙眼衣原体导致感染的复发和持久感染的报道对临床医师来说将是一个棘手的问题。

(3) 沙眼衣原体变异:2001 年 Bragina EY 等研究治疗后衣原体持续感染的电镜表现:16 例阿奇霉素治疗后的持续感染中,观察到一例子宫颈内的标本和一男性尿道标本出现沙眼衣原体形态上的变异。报道者发现细胞内的包涵体只有始体和细胞外的单层膜,以及多层膜吞噬体包含原体,始体在细胞外分型过程中出现异常的外膜。沙眼衣原体在体内形态上变异的能力可能是它对抗生素持久感染和抵抗的促成因素。

目前推荐使用的单剂量阿奇霉素治疗沙眼衣原体感染的疗效已受质疑。既往的研究表明单剂量(1.0g)的阿奇霉素比多日的多西环素(100mg,2 次 /d,用 7 天)在治疗生殖道沙眼衣原体感染方面疗效差。如在治疗泌尿生殖道沙眼衣原体感染方面,两者的治愈率分别为 94% 和 97%。在治疗直肠沙眼衣原体感染方面,这两种治疗的治愈率分别为 83% 和 99%。为此,欧盟 2015 年颁布的指南中提及阿奇霉素 5 天疗法。

(十) 随访

治疗结束一周应随访复查。治愈标准是症状消失、尿道分泌物涂片中多形核白细胞≤4 个 /HP,并进行病原体复查。持续性或复发性 NGU 给予复治。

生殖道衣原体感染在按照推荐的治疗方法治疗完毕后一般不需要复查,但是孕妇、症状未缓解者以及怀疑再次被感染者需要进行复查。此外,在治疗结束的 3 周内进行的复查不准确,因为仍然可能有小部分衣原体存活导致假阴性结果的出现,同时也可以由于衣原体的碎片导致核酸扩增试验(nucleic acid amplification tests,NAATs)检测出现假阳性结果。有学者建议所有感染生殖道衣原体的女性在正规治疗后的 3 个月进行复查。还没有明确的理由建议男性衣原体感染者进行复查。

三、生殖道支原体感染

内容提要

- 生殖道支原体主要有解脲支原体(ureaplasma urealyticum,Uu)、生殖支原体(mycoplasma genitalium,Mg)、人型支原体(mycoplasma hominis,Mh)。
- 支原体没有细胞壁,对干扰细胞壁合成的抗菌药物如青霉素、头孢菌素、磺胺等不敏感。
- 支原体对抗生素的耐药较为普遍。支原体感染治疗应依抗生素敏感试验选择抗生素。
- 学者观察到支原体"正常携带"现象,尤其是 Uu 和 Mh。人们对支原体的致病性提出了疑义,并在临床上采用了不同的处理方式。
- 有学者认为,无症状 Uu 和 Mh 可不必治疗,而 Mg 感染应予治疗。

生殖道支原体感染(mycoplasma infection),人型支原体与解脲支原体、生殖支原体、发酵支原体可引起泌尿道、阴道、子宫颈及子宫内膜感染,如尿道炎、盆腔炎、阴道炎、前列腺炎及肾盂肾炎等,并可致不育症及早产。

(一) 病原学

支原体是一类缺乏细胞壁、呈高度多形性、能通过滤菌器、在无生命培养基中能生长繁殖的最小原核细胞型微生物。该微生物由 Noccard 等于 1898 年分离出来,1967 年被正式命名为支原体。

1. 分类　支原体没有细胞壁,归属于柔膜体纲、支原体目、支原体科,下分 4 个属。与人类疾病有关的是支原体属有 119 个菌种和脲原体属有 7 个菌种。从人体中分离出的支原体有 16 个菌种。人体支原体至少有 16 个菌种,大多是正常菌群,已明确有致病作用的有 4 个菌种。即肺炎支原体(mycoplasma pneumoniae,Mp)、解脲支原体、人型支原体、生殖支原体。此外,先后从 AIDS 患者中分离出三种支原体,发酵支原体 incognitus 株,穿透支原体,梨支原体。学者认为这 3 种支原体均为 HIV 的协同因子,能促使无症状的 HIV 阳性者进展为 AIDS。

用 IFA 证实解脲支原体有 14 个血清型。根据 MB 抗原基因不同,将解脲支原体分为 A、B 两大群,A 群各型(2、4、5、7、8、9、10、11、12、13 型)均有 16kDa 和 17kDa 多肽;B 群各型(1、3、6、14 型)仅有 17kDa 多肽。

2. 形态与结构支原体具多形性,基本形态有 3 种,即球形、双球形及丝状(图 17-24)。细胞大小悬殊,球形者直径为 100~800nm。丝状体一般直径为 100~400μm,长度为 50~100μm,甚至达 150μm。支原体、衣原体与其他 STD 病原体大小比较。平均生长周期为 1~3 小时、长者达 6~9 小时。支原体在液体培养基中作滑行、旋转或屈伸等运动。支原体不易被革兰氏染料着色,吉姆萨染料着色较好,但需染色 3 小时以上。

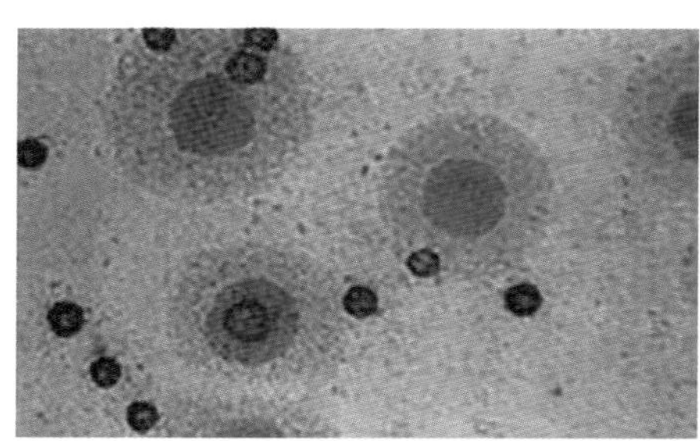

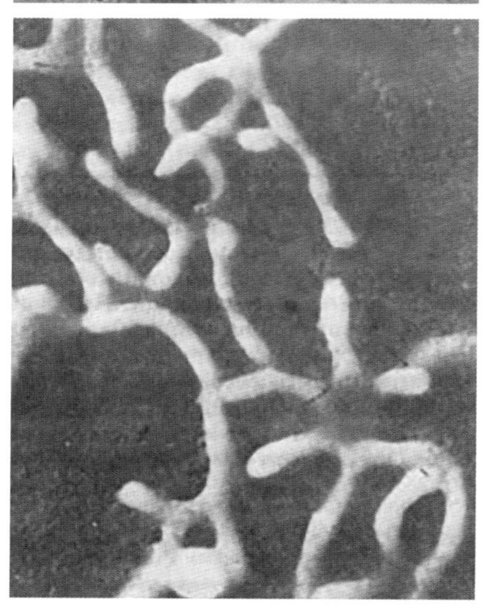

图 17-24　支原体

3. 培养特性支原体培养基是以牛心浸液作基础，生长的温度范围为 22~41℃，最适温度为 36~37℃，一般在含 5%~10% 二氧化碳生长良好。支原体在固体培养基上形成细小菌落，直径为 50~500μm，低倍显微镜下绝大多数支原体的菌落呈特征性"荷包蛋"状，少数支原体菌落呈圆形隆起颗粒状。

4. 抵抗力支原体因无细胞壁，对理化因素的抵抗力比细菌弱。对化学消毒剂敏感，支原体容易被脂溶剂、清洁剂及常用的消毒剂，如酚、甲醛等灭活。能被乙醇、特异性抗体和补体溶解。对紫外线、干燥和热很敏感。支原体在 56℃ 30 分钟可以灭活，一般在 4℃能存活 1~2 周，-20℃存活半年左右。支原体对干扰细胞壁合成的抗菌药物耐药（青霉素、头孢菌素、万古霉素等），对干扰蛋白质合成的药物（四环素、红霉素和林可霉素）敏感，对作用于 DNA 旋转酶而阻碍 DNA 复制的喹诺酮类药物如左氧氟沙星、司帕沙星等敏感。对抗癌药物也敏感。

（二）发病机制

致病性：支原体广泛存在于人和动物体内，大多不致病。对人致病的支原体主要通过以下机制引起细胞损伤：①黏附素：有些支原体（肺炎支原体、生殖支原体等）具有黏附素，能黏附于呼吸道或泌尿生殖道上皮细胞的黏蛋白受体上，导致宿主细胞损伤；②荚膜或微荚膜：具有抗吞噬作用；③毒性代谢产物：如神经毒素、磷脂酶 C、核酸酶、过氧化氢和超氧离子均能引起宿主黏膜上皮细胞或红细胞的病理损伤；④超抗原（superantigen）：它是支原体产生的一类具有免疫调节活性蛋白，能在感染部位刺激炎细胞，分泌大量的细胞因子，开始为 TNF-α 和 IL-1，随后为 IL-6，从而引起组织损伤。另外，穿透支原体能黏附并侵入 $CD4^+$T 淋巴细胞，导致免疫损伤。

1. 解脲支原体（Uu）致病物质和发病机制　Uu 主要包括以下几个方面：①黏附于宿主细胞表面，从宿主细胞膜吸取脂质与胆固醇，引起细胞膜损伤；②定居在泌尿生殖道上皮细胞，产生毒性代谢产物如 NH3，对宿主细胞有急性毒性作用；③细胞膜有磷脂酶，以宿主细胞膜上的卵磷脂为底物，溶解磷脂，损伤宿主的细胞膜，影响膜的生物合成与免疫功能。近年的研究表明，解脲支原体感染还与不孕症有关，其主要原因可能是：①吸附于精子表面，阻碍精子运动；②产生神经氨酸酶样物质，干扰精子与卵子结合；③与精子有共同抗原，机体感染后产生的抗体对精子造成免疫损伤。

(1) Uu 脲酶：在胞浆中分解尿素产生 NH_3，获得质子后变为 NH_4^+。NH_4^+ 能引起细胞间质坏死和许多纤毛损伤。NH_4^+ 能使磷酸镁盐和磷酸钙盐形成结晶，与尿路结石有关。

(2) Uu IgA 蛋白酶：能破坏泌尿生殖道黏膜表面存在的特异性 IgA 1 抗体，使 Uu 能黏附于泌尿生殖道黏膜的表面。

(3) Uu 磷脂酶：Uu 吸附宿主细胞后，磷脂酶以宿主细胞膜上的卵磷脂作为底物，产生代谢物质影响宿主细胞的生物合成及免疫功能。

(4) Uu 发病机制：Uu 吸附于宿主细胞表面，从宿主细胞膜吸取脂质与胆固醇，引起细胞膜损伤；Uu 定居在泌尿生殖道上皮细胞，产生毒性代谢产物，如 NH_3 对宿主细胞有急性毒性作用；Uu 细胞膜有磷脂酶直接作用于宿主细胞膜上底物，引起宿主细胞损伤。

2. 人型支原体（Mh）发病机制　Mh 吸附于宿主细胞表面后，通过磷脂酶水解宿主细胞膜上的卵磷脂，影响宿主细胞的生物合成、膜的功能及免疫功能，同时释放有毒代谢产物，如 H_2O_2、NH_3 等，导致宿主细胞受损。Mh 吸附于泌尿生殖道黏膜表面，出现明显的纤毛肿胀，输卵管和纤毛损伤或输卵管阻塞，引起输卵管炎。

3. 生殖支原体（Mg）基因组大小约为 0.58Mb，GC 含量为 31.7%，截至 2017 年 2 月，共有功能注释的基因为 557 个，共编码 507 种蛋白质。Mg 是能够维持自我生存的最小微生物。Mg 与非淋菌性尿道炎、宫颈炎、盆腔炎、早产、自发性流产及直肠炎相关，此外尚能加速艾滋病病毒的传播，是继淋病奈瑟球菌和沙眼衣原体之后引起泌尿生殖道感染的重要性传播病原体。但无足够证据表明与男性不育症及生殖道肿瘤存在关联性。Mg 的感染率因调查的目标人群不同而差异较大，在非淋菌性尿道炎患者中比例为 6%~50%，普通人群中感染率低于 5%。免疫学检测手段主要是基于脂结合蛋白的酶联免疫吸附试验检测法（LAMP-ELISA），其特异性较高，但结果判定受干扰因素多，限制了其应用。值得临床推广的检测手段包括 DNA 及 RNA 检测技术，其中 RNA 检测有较高的推广前景，其具有取样便捷、灵敏度高、特异性好的特点，因检测的是在活的病原体中表达的 RNA，从而避免了检测已经死亡病原体 DNA 会出现干扰疗效判定的缺陷，值得临床推广。一般人群中 Mg 感染的汇总患病率在发达国家为 1.3%，发展中国家为 3.9%，男女性之间无明显差异。10%~35% 的非淋菌性非衣原体尿道炎由 Mg 感染所致。Mg 感染的患病率在全球有增高的趋势。Mg 感染在治疗面临着严峻挑战，一线药物大环内脂耐药性在大多数国家达到或超过 50%，二线药物氟喹诺酮耐药性在亚太地区达到或超过 10%，双重耐药 M g 感染的报道也在增加。

4. 穿透支原体（Mp）　1991 年 Lo 首次从 1 例 HIV 阳性艾滋病患者尿中分离出一种新支原体，命名为穿透支原体。其形态为杆状或长烧瓶状，一端为顶端结构，具有黏附与穿入细胞的作用。穿透支原体的顶端结构能黏附于人红细胞，单核细胞、CD_4^+T 淋巴细胞及人尿道上皮细胞，并能穿过细胞膜进入细胞内繁殖，导致宿主细胞受损或死亡。目前认为穿透支原体可能是 AIDS 发病的一个辅助因素。

（三）流行病学

1. Uu、Mf、Mp　一些证据表明，解脲支原体并不都发生临床症状，仅是在部分患者中出现尿道炎症状。无证据表明人型支原体在 NGU 中起主要作用。其他从人类尿道分离出的支原体，如发酵支原体和穿透支原体似乎与急性尿道炎不相关。

2. Mg　目前大量研究倾向于 Mg 引起 NGU。Taylor-Robinson 等研究发现有尿道炎者 Mg 的阳性率显著高于无尿道炎者。荟萃分析发现从 19.8%（399/1225）的急性 NGU 及 8%（98/1225）的非尿道炎中检出 Mg（$P<0.000\,01$，OR=2.84，95% 的可信区间：2.24~3.16）；在非沙眼衣原体非淋菌性尿道炎（NCNGU）患者中，23.5%（181/769）Mg 阳性，而无尿道炎者阳性率为 5.6%（30/530），$P<0.000\,01$，OR=5.14，95% 可信区间：3.38~7.87。研究表明，Mg 感染独立于沙眼衣原体外，且出现频率似乎与沙眼衣原体相似。

（四）临床表现

支原体感染临床病谱（表 17-27，表 17-28）。

表 17-27　生殖道支原体感染病原体

疾病	支原体或脲原体类
尿道炎	生殖支原体（Mg） 解脲支原体（Uu）
附睾炎	解脲支原体（Uu）
盆腔炎症性疾病	人型支原体（Mh）
产后热及流产后发热	人型支原体（Mh） 解脲支原体（Uu）
肾盂肾炎	人型支原体（Mh）
尿路结石	解脲支原体（Uu）
儿童及成人肺炎	穿透支原体（Mp） 发酵支原体（Mf）
低体重新生儿肺炎和慢性肺疾病	解脲支原体（Uu）
正常免疫患者的关节炎	发酵支原体（Mf） 生殖道支原体（Mg）
反应性关节炎	解脲支原体（Uu） 人型支原体（Mh） 其他支原体

表 17-28　生殖道支原体感染相关疾病

男	女	男女共同
尿道炎	尿道炎、前庭大腺脓肿	尿路结石
前列腺炎	细菌性阴道病	肾盂肾炎和尿路感染
附睾炎	宫颈炎 / 盆腔炎	男女不育
Reiter 综合征	尿道炎、产后和流产后发病机制 尿道炎、习惯性自发性流产和死产 尿道炎、低出生重量	支原体和 HIV 感染的协同因子

注：新生儿疾病：Uu 菌血症，Uu 肺炎。

1. 尿道支原体感染　30%~40% 病例主要由 Uu 及 Mh 引起。其尿道炎与衣原体感染尿道炎相似。

Uu 可引起部分，尤其是非沙眼衣原体非淋菌性尿道炎（non-chlamydial non-gonococcal urethritis，NCNGU）的病原体之一。Uu 血清型与 NGU 显著相关。临床上血清 4 型与 NGU 强相关。近年来国外研究表明，在排除了沙眼衣原体或 Mg 感染后，与男性 NGU 相关的 Uu 为生物 2 群（血清型 2、4、5、8、9 等），而生物 1 群（血清型 1、3、6 和 14）与尿道炎无关，可能是尿道正常定植的菌群。国内研究提示 Uu 生物 2 群在男性尿道的分离与高危性行为有关，但与尿道炎无相关性，在普通男性尿道内分离的 Uu 以生物 1 群为主。还有研究发现 Uu 生物 2 群与淋病后尿道炎相关，淋病合并 Uu 生物 2 群感染者发生淋病后尿道炎的危险性增加 3.64 倍。

近来大量流行病学研究提示 Mg 感染率正逐步上升。有症状患者中 Mg 阳性率高达 12%。慢性 NGU 患者 Mg 感染率较高。临床上许多有症状的复发性 NGU 患者经抗生素治疗后 Mg 仍阳性，提示 Mg 持续存在于尿道可能是导致 NGU 复发的原因。

2. 附睾炎（epididymitis）　Mh、Uu 可引起附睾炎。

3. Reiter 病病因大多数为衣原体，但 Mh、Uu 和 Mg 的作用还不十分清楚。

4. 前列腺炎（prostatitis）　所报道 60 例慢性前列腺炎患者中 10% 检测到人型支原体，但相匹配的正常对照组中对无一例发现。有人用 PCR 技术对前列腺炎的前列腺活检组织进行检测，4% 发现生殖支原体（Mg）。PCR 检测慢性顽固性前列腺炎患者中的病原体，结果显示 Mg 感染与慢性前列腺炎可能有一定联系。Mg 在慢性前列腺患者精液中检测率亦高于正常健康人群。

5. 细菌性阴道病（bacterial vaginosis，BV）　患者的阴道标本检测出人型支原体。

6. 宫颈炎（cervicitis）/ 盆腔炎　从盆腔炎患者阴道和宫颈标本中较正常妇女的能更常检到人型支原体。Uu 和人型支原体可能是盆腔炎的病因。

7. 男女不育（infertility）　Uu 阳性的精液精子少，Uu 吸附精子上，影响对卵细胞的穿透能力，可妨碍受精卵的发育及种植。不育夫妇生殖道 Uu 分离阳性率高于生育正常夫妇。但亦有认为 Uu 与不育无关。一项对 234 例包括不育、精索静脉曲张、隐睾、睾丸扭转、泌尿生殖道感染等病症的就诊者精液的研究发现，精液中无论 Uu 培养是否阳性，或者半定量培养是否达到致病浓度，对精子的质量包括精子运动、密度和形态均无影响，对男性不育无影响。此外，Mg 亦可引起盆腔炎，继发不孕。

8. HIV 感染 / 艾滋病与支原体感染

（1）几种特殊的支原体（发酵支原体、穿透支原体、梨支原体）：在 HIV（+）者分离率明显高于 HIV（-）者。HIV 感染者对这些支原体易感。这三种支原体在 HIV 感染及 AIDS 进程中的作用基础有以下几个方面：①作为免疫系统的激活剂；②超抗原的产生。

（2）发酵支原体：试管中观察到发酵支原体可明显加强 HIV 的细胞毒作用，促进 HIV 在细胞内增殖，提示发酵支原体与 HIV 有协同作用，是 HIV 感染的协同因子。此外发酵支原体本身即可引起严重的免疫抑制，甚至引致与 AIDS 类似的免疫缺陷综合征。诸方面的因素，很可能激发 HIV 感染自潜伏状态转化为活动期，或使 AIDS 病情加重，甚至死亡。

（3）穿透支原体：能诱导单核细胞母细胞转化及表达 TNF-α，对单核细胞有细胞毒作用，增强 HIV 复制尤为突出。穿透支原体有尖端结构黏附蛋白，能黏附于人和动物的红细胞、人 CD4 细胞和单核细胞等，导致宿主细胞受损或死亡。

（4）梨支原体：在一些 AIDS 患者及 HIV（-）者血中曾测出该支原体抗体。穿透支原体与梨支原体是否为 HIV 感染的协同因子，尚需进一步研究。

（五）实验室检查

Uu 的实验室诊断最好的方法是分离培养、标本中 Uu 抗原的检测和核酸成分的检测。

1. Uu 的分离培养与鉴定

（1）菌落形态：平皿上菌落很小，15~50μm，多数呈颗粒状，有时呈“油煎蛋”状。

(2) 尿素酶试验：只分解尿素，不分解葡萄糖与精氨酸。

(3) 计数方法：①菌落形成单位(colony forming unit,CFU)计数；②颜色变化单位(colour change unit,CCU)计数。

(4) 血清学鉴定：①代谢抑制试验(metabolic inhibition test,MIT)：将Uu接种在含有抗血清与酚红的尿素培养基中，若抗体与其相应，则可抑制其生长，酚红不变色。②生长抑制试验(growth inhibition test,GIT)：是将吸有型特异抗血清的滤纸片置于种有Uu的固体培养基上，孵育后，如有抑制生长现象出现，表示该支原体与所采用的血清同型。

2. Uu的快速诊断

(1) 测Uu抗原：方法有反向间接血凝试验、免疫斑点试验(immunodot test,IDT)、酶联免疫吸附试验(enzyme-linked immunoadsordent assay,ELISA)。

(2) Uu核酸的检测

1) DNA探针技术：直接检测用缺口翻译法制备^{32}P标记的DNA探针。

2) PCR检测法：用于PCR检测的基因有三个，即尿素酶基因、多带抗原(MB-Ag)基因和16SrRNA基因。

(六) 诊断

对支原体感染的诊断应根据临床特征及实验室检查结果作出。

(七) 鉴别诊断

鉴别诊断同衣原体感染。

(八) 治疗

Uu、Mh、Mg的活性仍有争议，流行病学调查可从5%~10%的其他健康人群的泌尿生殖道或咽部分离到UU。1996年赵季文等在性病、性滥交人群中生殖道分离培养出Mg，检测出Mg的抗体和DNA片段，另外，在妇产科患者、健康人群中也检测出Mg DNA片段，但其流行率远低于性病和性滥交人群。有学者认为无临床症状的支原体携带者可不予以治疗，支原体培养阳性有临床症状者，M-IgM滴度高至1∶80以上，应予以治疗。亦有学者认为，无症状Uu和Mh可不必治疗，而生殖支原体(Mg)感染应予治疗。而这些其正确与否，尚待更多的循证支持。

有关治疗的问题

1. 由于支原体缺乏细胞壁，故β-内酰胺类抗生素、万古霉素对其无效。四环素类、喹诺酮类、大环内酯类抗生素为治疗支原体感染症的首选药物，但耐药菌株不断增加。

2. 克林霉素　①对耐四环素的人型支原体，克林霉素是一种可接受的取代药物。②由于同样原因，应用上述方法可治疗由人型支原体引起的流产和正常阴道分娩后发热。

3. 其他抗生素人型支原体与盆腔炎性疾病有关，因而初期的抗生素治疗应包括支原体、淋病奈瑟球菌、沙眼衣原体和厌氧菌，可用头孢西丁和多西环素、克林霉素、庆大霉素。

4. 发酵支原体治疗

发酵支原体特别是Mf(i)株能引起严重的全身感染及使HIV感染进展加重。发酵支原体对影响DNA、RNA蛋白合成的抗菌素敏感。对干扰细胞壁合成的抗生素耐药。

解脲支原体治疗有条件时作支原体的培养及药物敏感试验，寻求最敏感的药物。根据炎症过程、临床表现、微生物检测，排除其他原因的不育、妇产科疾病史和妊娠史等，一般疗程2周左右。常用：多西环素，第1次0.2g，以后每次0.1g，2次/d，10~14天；米诺环素，第1次0.2g，以后每次0.1g，2次/d，10~14天；交沙霉素，0.2g，，4次/d，10~14天；红霉素，0.5g，4次/d，10~14天；阿奇霉素，1g，1次顿服，饭前1小时或饭后2小时服用；克林霉素，0.15~0.30g，3次/d，10~14天；环丙沙星，0.52g/d，10~14天。

妊娠期间建议用红霉素或阿奇霉素，儿童(体重≤45kg)可用红霉素50mg/(kg·d)，分4次内服，或克林霉素，10~20mg/(kg·d)。

生殖支原体(Mg)治疗治疗Mg感染可选用不同抗生素，四环素类、喹诺酮类、大环内酯类等均有不同疗效。大环内酯类抗生素，尤其是阿奇霉素在近期一项随机对照研究中发现对Mg感染的男性尿道炎患者有84%清除率；喹诺酮类抗生素，如莫西沙星在体外研究中发现对Mg有较好的治疗作用(环丙沙星和氧氟沙星作用较差)。阿奇霉素比多西环素或红霉素治疗Mg更有效。

观察到阿奇霉素1g顿服，Mg感染清除率为85%；而改良后的5天长期治疗：阿奇霉素第1天500mg，后4天250mg/d，对Mg感染的清除率可高达95%。

阿奇霉素治疗失败的患者予400mg/d莫西沙星共10天，治疗有效。人型支原体(Mh)的治疗Mh对红霉素天然耐药，而林可霉素或克林霉素对Mh作用较强，为当前治疗药物。多西环素、米诺环素、交沙霉素亦可选用。

5. 治疗方案(表17-29)。

表17-29　我国《性传播疾病临床诊疗与防治指南》(2014)生殖道支原体感染治疗方案

多西环素100mg，2次/d，共10~14天；或
米诺环素100mg，2次d，共10~14天；或
交沙霉素200mg，4次/d，共10~14天；或
红霉素500mg，4次/d，共10~14天；或
阿奇霉素1g，1次顿服，饭前1小时或饭后2小时服用；或
克林霉素150~300mg，3次/d，共10~14天；或
氧氟沙星300mg，2次/d，共10~14天；或
司帕沙星200mg，1次/d，共10~14天

(九) 判愈标准与随访

治疗结束1周应随访复查。治愈标准是症状消失、尿道分泌物涂片中多形核白细胞≤4个/HP，并进行病原体复查。持续性或复发性NGU给予复治。

在治疗失败的病例中，完成治疗后不足3周所做的支原体培养试验的价值尚不清楚，因为支原体数量较少，可能出现假阴性结果。另外，对治疗成功的病例，完成治疗后小于3周进行的非培养检测，有时可因持续排泄已死亡的病原体亦可出现假阳性。

(十) 预防

①避免婚外性行为；②使用避孕套有部分预防作用；③淋病患者同时使用其他有效药物防止衣原体或支原体感染；④对性伴侣同时进行治疗。

四、生殖器疣

内容提要

- 人乳头瘤病毒(human papilloma virus,HPV)含100种DNA基因型的肿瘤病毒,可感染皮肤或黏膜上皮。
- 肛周和生殖器HPV感染非常普遍,>90%由HPV-6或HPV-11引起,其属于低危型HPV。
- 高危型HPV感染,特别是HPV-16和HPV-18是宫颈癌发生的主要病因。
- 治疗除传统足叶草毒素、咪喹莫特外,新近尚有15%茶多酚外涂,茶多酚是FDA批准的第一个植物药。
- 西多福韦被证实能有效地治疗HPV及相关的肿瘤。
- 2006年FDA批准宫颈癌疫苗,已在160多个国家和地区使用。能够预防70%~80%的宫颈癌。

生殖器疣(genital warts,GW),又名尖锐湿疣(condyloma acuminatum,CA)、肛门生殖器疣(anogenital warts),系人类乳头瘤病毒(human papillomavirus,HPV)感染所致的生殖器、会阴和肛门部位的表皮瘤样增生。除了外生殖器(阴茎、女阴、阴囊、会阴、肛周皮肤)外,生殖器疣还可见于子宫颈、尿道、阴道、肛门。HPV的传播主要通过性接触,大多数生殖器HPV感染为潜伏或亚临床感染。临床可见的生殖器疣常由HPV-6或HPV-11型引起。感染肛门生殖器部位的HPV其他型别(如16、18、31、33及35型)则与宫颈肿瘤强相关。

(一)病原学

人乳头瘤病毒是一种环状双链DNA病毒,具有噬上皮特性,是一大组包含96种DNA基因型的肿瘤病毒,可感染皮肤或黏膜上皮,多数引起良性乳头瘤或疣。详见十七章人类乳头瘤病毒感染中临床表现和相关的HPV类型。

1. 生物特征　本病是人类乳头瘤病毒感染所致。HPV属于乳头瘤病毒科的乳头瘤病毒属,球形无包膜,病毒颗粒直径约45~55nm,20面体对称,有72个壳粒(图17-25),病毒颗粒中仅含有DNA和蛋白质,其基因组是一个双链环状DNA分子,以共价闭合的超螺旋结构、开放的环状结构、线性分子3种形式存在。乳头瘤病毒具有种属特异性,HPV尚不能在组织培养或实验动物模型中繁殖。

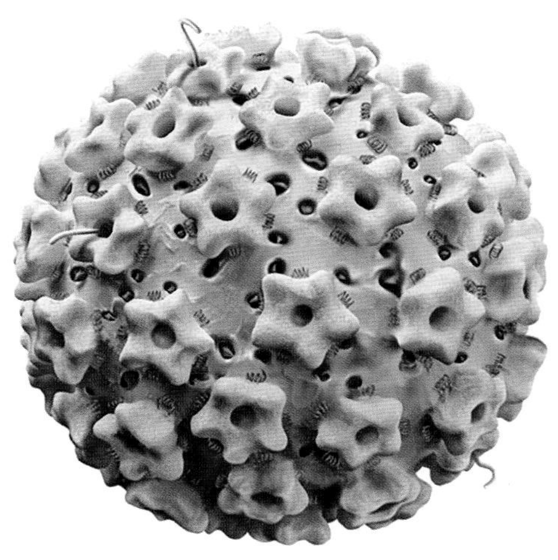

图17-25　人乳头瘤病毒病毒体结构

2. 抵抗力　HPV抵抗力较强,HPV能保留在与GW接触过的不同物品上。检查过GW患者的阴道窥器、手套、GW患者内裤都能查到HPV-DNA。检查在30% Savlon溶液中浸泡30分钟后的作过活检的1把镊子,以及在90%乙醇中浸泡1分钟的22个冷冻头的任取其中之一仍能查到HPV的DNA。此结果表明,由于HPV的抵抗性较强,消毒困难,较好的方法是高压消毒或用2%戊二醛消毒剂。检查患者用过的器械,用后应浸泡在甲酚皂溶液、新洁尔灭或过氧乙酸等溶液中灭菌,然后用自来水或蒸馏水冲洗,最后再经过高压灭菌或煮沸消毒。

3. 基因分型与致癌性　HPV精液中主要由三个部分组成,即早期基因、晚期基因、上游调节区。E6、E7基因组位于早期基因区,该区还编码E1~E5及E8 6个蛋白,与E6、E7配合共同参与HPV病毒DNA的复制、转录、蛋白合成。晚期基因主要编码L1和L2,构成病毒蛋白衣壳,而上游调节区则参与病毒复制转录的调控。HPV致皮肤肿瘤的机制,一般认为,E6/E7蛋白所致的P53及Rb蛋白失活是各类致癌机制中最为重要的。高危型HPV在感染的早期阶段,就可引起一系列的基因、转录因子及蛋白质的改变,加强HPV的致癌作用。HPV所致氧化应激内环境的致癌作用。E6蛋白主要通过抑制P53引起表皮细胞分化异常。E6蛋白还可直接抑制细胞凋亡。在β-HPV中,E7蛋白可通过刺激形成转录抑制性复合物△Np73α来影响P53通路,进而导致细胞癌变。多种信号通路的紊乱也是E7蛋白致癌的主要机制。1995年,国际乳头瘤病毒会议提出,新型HPV指与已知HPV型的L1开放读框的同源性<90%。迄今已发现100多种HPV类型;目前已知感染生殖道的HPV有45型。这些型别根据致癌性又分为低危型(如HPV-6、HPV1-1、HPV-42~HPV-44)和高危型(如HPV-16、HPV-18、HPV-45、HPV-56);HPV 6和/或HPV-11见于83%~97% GW损害中,且大多数损害中含有多型HPV;半数宫颈侵袭性鳞状细胞癌与HPV-16有关。

大量分子流行病学研究已证实HPV在肛门生殖器癌的致癌作用。高危型HPV之E6、E7癌基因蛋白可以刺激细胞发生无限增殖,在肿瘤发生中起重要作用。

(二)流行病学

HPV感染是世界上常见的病毒性STDs之一。

1. 流行情况　GW在全世界发病率增高,成为STDs中的最常见疾病,近10多年本病在美国发病数增加了5倍。GW在发达国家是常见的性传播疾病。2015年英格兰尖锐湿疣发病率为125.8/10万。我国解放初极少见,近年来却迅猛增加。2003年全国报道GW 154 922例,构成比21.21%,发病率12.02/10万,病例数仅次于NGU和淋病,居第3位。

我国GW报道发病率从2008年29.47/10万下降到2016年24.26/10万,年均下降2.21%。2008—2010年女性报道发病率高于男性,2011—2016年男性高于女性。高发年龄段为20~39岁的性活跃人群,以25~29岁年龄组报道发病率最高(68.78/10万~91.12/10万)。中国性病监测点尖锐湿疣发病总体上呈稳中有降趋势,但仍维持在较高水平,一些低发地区监测点仍呈增长趋势,应引起重视。

在HPV疫苗批准上市之前,发达国家GW呈上升趋势。国外HPV疫苗批准上市后性活跃人群尖锐湿疣患病率大幅下降。在美国,4价HPV疫苗(HPV 6/11/16/18型)分别于 2006 年 7 月和 2009 年 11 月被批准用于女性和男性。Flagg 等发现，2007—2010 年 15~19 岁女性尖锐湿疣患病率较 2003—2007 年有大幅度下降。20~24 岁女性尖锐湿疣患病率在 2003—2007 年呈大幅上升，2007—2010 年则稳中下降。

2016 年 7 月，2 价 HPV 疫苗（HPV-16/ HPV-18 型）在我国批准上市，为宫颈癌的控制带来了曙光，但对尖锐湿疣有免疫效果的 4 价疫苗尚未批准上市。

2. 传染源　临床型和亚临床型感染患者为其主要传染源。潜伏感染者（带毒者）不仅是 HPV 的储存宿主，亦可作为传染源。

3. 传播途径　①性接触是主要传播途径。性接触、性滥交是本病流行的主要原因。生殖器湿疣估计一次性交感染的危险度为 50%~60%。患病期 3 个月内传染性最强；②间接（非性）接触，通过带有病毒的污染物，许多污染物可检出 HPV-DNA，如外科手套、活检钳和患者内衣，或在家庭中通过非性行为（浴盆、便器、毛巾等）的接触受染，而皮肤和黏膜损伤是其重要诱因；③母婴传播，在分娩过程中经产道，或产后的密切接触，使母亲的 HPV 感染传给婴儿；④幼儿复发性呼吸道乳头状瘤病是从母亲生殖道感染获得的另一种罕见 HPV 疾病；⑤自体接种，极少数生殖器疣可能源于非生殖器皮肤疣 HPV-DNA 的自体接种，如 HPV1、HPV2 既可引起皮肤疣又能导致生殖器疣。从手指损害上就已发现过 HPV-16 DNA，从生殖道损害中也已发现 HPV-1、HPV-2、HPV-4 等型号（跖疣和寻常皮肤疣的病原型号）的分子学证据。

4. 易感者普遍易感，生殖器疣多发生于 16~25 岁（平均男性 22 岁，女性 19 岁），高峰发病年龄 20~24 岁。发病率高与性紊乱、性伴侣数、吸烟、长期使用避孕药或免疫抑制剂（如器官移植，长期应用激素等）治疗有关，使用免疫抑制剂可引起疣的泛发。妊娠妇女 HPV 感染危险性增加。此外，HIV 阳性男性患者比阴性者 HPV-DNA 检出率高 3.1 倍。

（三）发病机制

1. 侵犯鳞状上皮所有类型鳞状上皮都能被 HPV 感染。HPV 经直接或间接接触传播到达宿主皮肤和黏膜上皮细胞。通过微小糜烂面的接触而进入细胞内，停留在感染部位的上皮细胞核内复制并转录。HPV 感染的发生与 HPV 进入上皮细胞的基底层有关。基底层整合蛋白（integrin）α_6 可能是病毒附着的受体，L1 蛋白在病毒结合、进入细胞时起协调作用。

2. 潜伏与复制病毒 DNA 还可以整合入宿主细胞 DNA 中，随细胞 DNA 同步复制，致使被感染细胞的所有子细胞处于潜伏感染状态。在潜伏感染期中，病毒是以染色体外自我复制的质粒或游离基因形式存在。这些基因组也能感染邻近细胞。在良性病变中，HPV-DNA 以游离状态存在；在癌前病变中，HPV-DNA 约有半数处于整合状态；在恶性肿瘤中，HPV-DNA 大部分以整合状态存在。

3. 表皮疣状增生　HPV 复制始于感染的基底细胞。随着细胞的分化而进行 HPV-DNA 复制和翻译。这一过程与除了基底层以外的所有上皮层细胞增生有关，可产生棘皮症、角化不全症和过度角化症。颗粒层可出现中空细胞，即大而圆的细胞内有一个固缩核。组织学正常的上皮细胞也可含有 HPV-DNA。治疗后残存的 DNA 与疾病复发有关（图 17-26）。

4. 血中检出 HPV-DNA 和抗体　肛门生殖器疣、皮肤疣和呼吸道乳头瘤病的患者血清中可检出抗病毒衣壳抗体。外

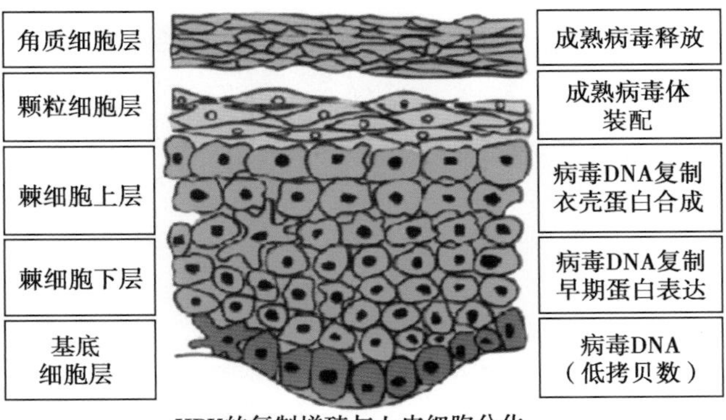

图 17-26　人乳头瘤病毒（HPV）的增殖与细胞的分化

周血、外周血单个核细胞和羊水中亦已检出 HPV-DNA，提示病毒可能穿过胎盘屏障并引起胎儿宫内感染。虽然 HPV 血源性传播尚未见报道，但却表明持久性 GW 患者的血液中亦含有 HPV，提示 HPV 可能转移至体内其他部位。

5. 免疫作用有 10%~18% 的 CA 可自行消退，机体的细胞免疫在 CA 消退中起重要作用。机体对 HPV 的免疫主要以 T 淋巴细胞介导的细胞免疫为主，细胞免疫机制的有效建立涉及病毒抗原的递呈、免疫细胞、效应细胞清除病毒感染细胞的能力等，主要依靠 T 淋巴细胞及其亚群、朗格汉斯细胞、自然杀伤细胞、细胞因子等。

（四）临床表现（表 17-30）

表 17-30　生殖器疣的临床特征

临床类型	①显性感染；②亚临床感染；③潜伏（隐性）感染
皮损类型	①尖锐湿疣；②光滑丘疹性疣；③角化疣；④扁平状疣；⑤巨大尖锐湿疣
疾病演变	①早期消退；②持续存在；③进一步发展；④后期消退；⑤复发

肛周和生殖器 HPV 感染非常普遍，但性传播性感染主要见于年青成人。尖锐湿疣和良性的肛周生殖器一般由 HPV-6 或 HPV-11 引起，都属于低危型 HPV。高危型 HPV 的持续感染，特别是 HPV-16 和 HPV-18 是宫颈癌发生的主要病因，也是引起阴道、外阴、肛门、阴茎、口咽部瘤样变的主要亚型。基于病毒样颗粒（virus-like particles，VLP）的高效预防性，HPV 疫苗已获得批准用于预防生殖器疣和相关的外阴、阴道和宫颈癌。

潜伏期为 1~6 个月，平均 3 个月，部分病例长达 2 年。

皮肤和黏膜 HPV 是不同的两组，分别感染皮肤科黏膜。生殖器疣属黏膜 HPV 组感染。

1. 显性感染

(1) 典型症状：初起为淡红色丘疹，针头至绿豆大小，渐次增大增多，向周围扩散、蔓延、融合成乳头状、菜花状或鸡冠状或团块状赘生物（如尖锐湿疣）（图 17-27），根部可有蒂，因分泌物浸润表面呈白色（严重角化性皮损）、污灰色或红色（非角化性皮损）乃至棕黑（色素沉着性皮损），可有痒感、异物感、压迫感、灼痛和恶臭。肛门、直肠、阴道、子宫颈生殖器疣有疼痛或性交痛和白带增多。但约 70% 的患者无任何症状。少数

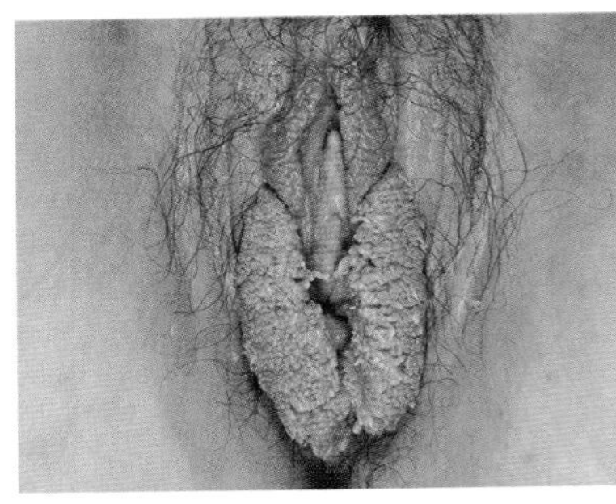

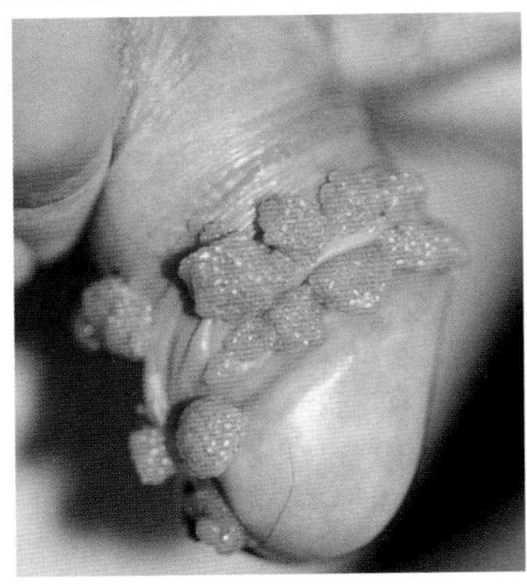

图 17-27　尖锐湿疣

病例因免疫功能低下或妊娠而发生大体积疣，可累及整个外阴、肛周以及臀沟过度增生，成为巨大尖锐湿疣，如 Buschke-Lowenstein 疣。妊娠期生殖器疣生长快，可能与雌激素增高有关。生殖器疣可有 5 种形态：

(2) 好发部位：男性在阴茎龟头、冠状沟、系带；同性恋者发生于肛门、直肠；女性好发于阴唇、阴蒂、宫颈、阴道及阴道口和肛门(图 17-28)；亦可见靠近生殖器部位。

2. 亚临床感染　70% 生殖器疣为亚临床型，通常指临床上肉眼不能辨认的病变，表现可为：

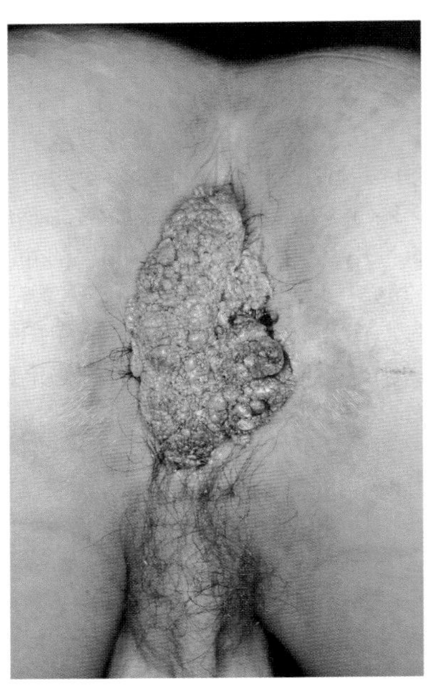

图 17-28　生殖器疣

用 3%~5% 醋酸局部外涂或湿敷 5~10 分钟可在 HPV 感染区域发白，即所谓“醋酸白现象”(acetowhitening phenomenon)。其损害表现有如下 3 种形态：

(1) 微小无蒂疣：直径大小 1~3mm，主要见于干燥部位，特别是阴茎体部。单个或数个，常见病毒为 HPV-16 型，若病损太小，则易被忽略。

(2) 微小的乳头状隆起：见于女阴前庭和阴道，多发，呈绒毛状隆起，有时多数小的突起融合形成颗粒状外观，与 HPV-6 有关，发生于女阴前庭者可有瘙痒和烧灼感。

(3) 外观正常的环状病损：此种病损只有涂布醋酸使之发白后，才能识别。见于阴茎、女性外阴、阴道和宫颈。西方国家大多数宫颈 HPV 感染是亚临床型，30% 以上的宫颈 HPV 亚临床感染为 HPV-16 所致。目前认为 GW 的复发常是由于亚临床感染的再活动，较之从性伴中再感染更为常见。

儿童 CA 传播途径多种多样，主要包括性传播和非性传播。近来儿童患病有上升趋势，而女童患者比例远远高于男童。国外数据表明，14 岁以下儿童肛门生殖器疣 31%~48% 源于性侵。黄丹、鞠梅、常宝珠、陈崑、顾恒等报道 5 例女童生殖器疣表明仅 1 例有明确被性侵史，阴道和宫颈发疹也印证了感染途径，推测性侵犯可能不是国内儿童 CA 患病的主要原因。一般认为 <4 岁儿童非性传播途径更重要。该报道中大部分患儿生活在卫生环境和公共设施条件相对较差的城镇和农村，如穿开裆裤的比例较高(23.6%)，在母婴店和公共浴室、游泳池进行洗浴的比率较高(47%)。此外，本研究中有 7.8% 的患儿同时患有寻常疣，自体接种也是可能的传播途径，但无法确认。该报道患儿发病年龄集中在 1~5 岁，病程 6 个月，这些女童发病年龄普遍较早。本研究中治愈率 90.2%。大部分病例转归较好，完成访视的患者全部治愈。因无高危型 HPV 感染，理论上儿童 CA 患者较成人预后更好。国内有调查显示，80% 以上儿童 CA 患者为低危型 HPV-6、HPV-11 感染，高危型 HPV 有 HPV-16、HPV-18、HPV-35、HPV-58 型，另有少量患者携带 HPV33 感染。美国一项多中心研究调查 576 例儿童(534 例被性侵儿童、42 例健康法对照)，被性侵组中 14 例(年龄 1~13 岁，13 例为女童)出现生殖器疣，其中 5 例 HPV 检测阳性，全部有 HPV6 感染，2 例分别合并 HPV-39、HPV-42 型，无 1 例有高危型感染。

3. 潜伏感染或称 HPV 携带者，组织或细胞中含有 HPV，而皮肤黏膜外观正常，病变增生角化不明显，而且醋酸白试验阴性的病变称为潜伏感染，可通过一些实验室检查，如免疫组化、HPV 杂交、PCR 检查，可发生潜伏感染。潜伏感染的确诊有赖于检测出生殖器部位的 HPV，检测病毒核酸 CDNA 或 RNA 或包壳蛋白。

研究发现 GW 患者尿道、阴囊 HPV 阳性率分别为 60%、22%，是 HPV 的潜在储存库。HPV 潜伏感染亦可能是 GW 复发的主要原因之一。

4. 生殖器疣的演变未经治疗的生殖器疣可自行消退、增大或保持不变，10%~30% 损害在 3 个月内消退。大多数感染为暂时性，特别是年龄 <30 岁者；约 70% HPV 感染在 1 年内消退，2 年与 5 年的清除率分别为 91%、92%。GW 的演变分为六种情况：①早期消退；②持续存在；③从临床上可查到的病损到不能查到病损的演变；④病情进一步发展；⑤后期消

艮；⑥复发。目前普遍认为 HPV 感染多为暂时性，只有少数患者感染可持续 2 年以上。

5. 复发与再感染

(1) 复发：复发时间及原因生殖器疣复发的间隔时间为 2 个月 ~23 年，常见于治疗后，3 个月，可能与损害周围未经治疗的亚临床感染有关。

复发概念与标准经治疗后可见的损害全部消失至少 1 个月，在排除再感染的情况下，于治疗区或其他部位又出现可见的损害，3 个月以内复发者称为早期复发，3 个月以上者则为晚期复发。多数患者皮损会多次复发，复发的间隔时间为 2 个月 ~23 年，常见于治疗后 3 个月。潜伏感染与 GW 复发密切相关。其原因可能是：①治疗不彻底皮损未完全清除、亚临床感染皮损持续存在或皮损周围存在潜伏感染。②局部伴发因素的存在如男性包皮过长、女性阴道炎或宫颈炎等。③患者全身或局部免疫状态低下。

(2) 再感染：指患者临床治愈后又出现新的 HPV 感染，或与新的性伴或未愈的配偶发生性行为而导致新的损害发生。再感染的诊断应结合病史和 HPV 型别检测，同型 HPV 感染可能支持复发，而异型 HPV 可能支持再感染。

6. 生殖器疣与生殖器癌　现已充分肯定人类乳头瘤病毒(HPV)在肛门生殖器癌中的病原作用。根据世界 22 个国家收集的约 1 000 例侵袭性子宫肿瘤的研究，发现 93% 皆能由 PCR 检出 HPV-DNA，其中 50% 为 HPV-16。有报道 4.7%~10.2% 宫颈生殖器疣可发展成癌，有 5% 女性外阴癌是在生殖器疣基础上发生的。HPV-16、HPV-18 最常见，其他有 HPV-31、HPV-33 及 HPV-35 型偶可从临床可见的生殖器疣检出，它们与外阴(即女阴、阴茎及肛门)的鳞状上皮内瘤(即原位鳞癌、鲍温样丘疹病、Queyrat 红斑或生殖器鲍温病)有关。HPV 的这些型别亦与阴道、肛门及宫颈的上皮内发育不良和鳞癌有关。HPV-6 及 HPV -8 型很少和外阴侵袭性鳞癌有关。另有资料显示 HPV 感染和肿瘤的关系如下：

(1) 宫颈癌：低危型主要 HPV-6、HPV-11 型，高危型是指 HPV-16、HPV-18 型(图 17-29)。

(2) 皮肤鳞状细胞癌(SCC)：皮肤鳞状细胞癌均发现 HPV-11 DNA、HPV-16 DNA、HPV-18 DNA。

(3) 鲍温病样丘疹病：常见于阴茎、女阴和肛门周围，曾在皮损内发现 HPV-16 DNA。

(五) 实验室检查

1. 醋酸白试验(acetowhitening test)　将 3%~5% 醋酸液涂抹或敷贴在可疑的损害上，外阴和阴茎损害在 3~5 分钟后变白，宫颈损害在 1 分钟内变白，而肛周损害可能需要 15 分钟，应用放大镜或阴道镜可更清楚显示醋酸白损害。典型的醋酸白损害呈圆形增厚区，边界清楚，色泽雪白、有光泽，边缘稍隆起。

其机制尚不清楚，HPV 感染的棘层细胞过度表达细胞角蛋白 10 及醋酸引起的细胞肿胀是上皮变白的必备条件。本法诊断 HPV 感染敏感性高，但特异性较低，假阳性率高达 25%。假阳性损害边界不清，色泽不均匀。任何引起角化异常或伴有表皮屏障功能改变的疾病均可出现假阳性，如擦伤、白念珠菌感染、外阴炎或包皮龟头炎等。

2. 阴道镜检查(colposcopy)　可观察阴道内点状血管袢来判断潜在的 HPV 感染。单独应用阴道镜或联用醋酸白试验有助于确定男女生殖器 HPV 亚临床感染及其范围。

3. 细胞学检查　Pap 涂片(宫颈涂片)可发现凹空细胞是 HPV 感染的诊断依据。

乳头瘤或疣状增生、角化过度、片状角化不全、表皮棘层肥厚、基底细胞增生、真皮浅层血管扩张，并有淋巴细胞为主的炎细胞浸润。在表皮浅层(颗粒层和棘层上部)可见呈灶状、片状及散在分布的空泡细胞；有时可在角质形成细胞内见到大小不等深染的颗粒样物质，即病毒包涵体。

4. 组织病理检查在棘层上方及颗粒细胞层出现空泡化细胞，也称凹空细胞。

5. 免疫组化检查表皮有凹空细胞，核内有棕褐色颗粒状沉着(HPV 抗原)，阳性率为 40%~60%。

6. 分子生物学检测包括原位杂交、免疫印迹和 PCR 等，这些方法敏感性较高、可鉴别 HPV 亚型，但可有假阳性。

7. HPV-DNA 的定位、定性、定量检测扩增 HPV 特异性基因(L1、L2、E6、E7 区基因)。目前有多种核酸检测方法，包括荧光实时 PCR、核酸探针杂交试验等。应在通过相关机构认定的实验室开展。

(六) 诊断

1. 绝大多数外生性疣仅凭临床检查即可确诊，偶尔需要组织病理检查。

2. HPV 亚临床感染的确诊需要结合临床检查、组织学检查和 HPV-DNA 检测。最敏感和最特异的病毒学诊断方法必须采用聚合酶链反应或分子杂交方法查出 HPV 核酸，鉴定特异性病毒类型。

(七) 鉴别诊断

生殖器疣的临床鉴别诊断(表 17-31)。

(八) 治疗

治疗目的：生殖器疣的治疗方案应该根据患者的病情选择、亦可根据本地医疗条件及医生的经验而定。

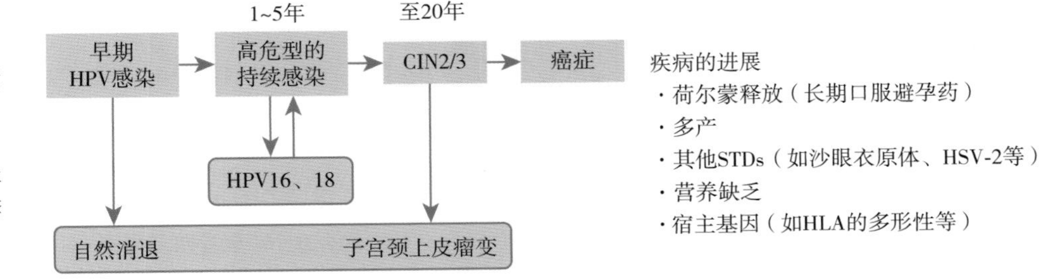

图 17-29　HPV 感染和宫颈癌的自然病程
CIN：宫颈上皮内瘤样病变；HSV：单纯疱疹病毒；STDs：性传播疾病。

表 17-31　生殖器疣的分型鉴别诊断

类型	鉴别疾病
尖锐湿疣	梅毒扁平湿疣
丘疹性疣	皮赘(软垂疣)、传染性软疣、黑素瘤、阴茎珍珠状丘疹病、女阴假性湿疣、皮脂腺异位、鲍恩样丘疹病
角化疣	脂溢性角化、黑素瘤
扁平状疣	梅毒扁平湿疣、扁平苔藓
巨大尖锐湿疣	鳞状细胞癌

1. 细胞毒药物

(1) 足叶草脂:含数种化合物,包括抗有丝分裂的足叶草木脂素类。足叶草脂常用安息香酊,按10%~25%的浓度配制。足叶草脂因长期应用有潜在致癌性,已不推荐临床使用。

(2) 鬼臼毒素:优于足叶草脂,浓度低,局部刺激小。0.5%足叶草毒素,2 次 /d,3 天为一疗程,重复用药需间隔 4 天或 4 天以上,治愈率为 49%~82%。此药有致畸作用,孕妇禁用。

(3) 80%~90% 三氯乙酸/二氯乙酸溶液外涂,可每周使用。

2. 免疫疗法

(1) 5% 咪喹莫特(imiquimod)软膏:用后 6~10 小时洗净,1 周 3 次。

(2) 咪喹莫特(imiquimod,IMI):外用免疫调节剂,可刺激单个核细胞、巨噬细胞和角质形成细胞产生 TNF-α、IL-1、IL-6、IL-8 和 IFN。对 Th1/Th2 细胞因子谱亦有调节作用,诱导 IL-12、IFN-γ 产生而抑制 IL-4、IL-5 形成,增强免疫反应,抑制 HPV 复制,最终清除病毒感染。用药后,局部常先出现轻至中度炎症反应,最后疣才消退。妊娠期其安全性尚未确定,孕妇忌用。

(3) 茶多酚(Veregen):食品药品监督管理局批准的第一个植物药茶多酚,用于局部治疗生殖器疣。本品主要组成 Kunecatechins 是从绿茶(茶树)茶叶中进行部分萃取而得。为含有茶素(儿茶素)及其他绿茶成分的混合物。没食子儿茶素、没食子酸酯(epigallocatechin gallate EGCG)具有抗氧化损伤、诱导凋亡、抗增殖作用。10% 或 15% 使用方法是每天 3 次外用,直至疣体完全消退,或用至 16 周,外用后不可洗去。忌用于妊娠期。临床研究表明,该药外用 12~16 周对疣体的清除率为 47%~59%。疣体清除后,随访 12 周复发率为 7%~11%。

(4) 二硝基氯苯:2% 二硝基氯苯丙酮外擦,4 天后致敏,再用 0.2% 二硝基氯苯丙酮攻击。如局部水肿,可继续反复使用 0.2% 二硝基氯苯,促使皮损消退。

(5) 5% 氟尿嘧啶霜(5-FU)每天外擦 1~2 次,孕妇禁用。

(6) 干扰素:已有 αβ 和 γ3 种干扰素用于治疗生殖器疣,可系统性给药(即远隔部位皮下注射或肌内注射)或损害内注射(即疣体内注射)。损害内注射干扰素,疗效及复发率与其他疗法相似。干扰素由于有抗病毒和/或免疫刺激作用,可能有效。然而,考虑到给药途径不便,需多次就诊治疗,系统性副作用发生率高,所以 CDC 不推荐常规应用干扰素治疗。

全身应用:一般 100 万 ~800 万 U,皮下注射,一天 1 次,连用 10~14 天,然后改为一周 3 次,连用 4 周,也可以肌内注射,1 天 1 次,连用 4 周。

病损内注射:可使 CA 明显消退。IFN-α_2,200 万 U,病损内注射,每周 3 次,连续 3 周。

西咪替丁,能激活 Th1 细胞产生 IL-2 和干扰素。西多福韦,损害内注射 1% 西多福韦有效。

3. 物理治疗

(1) 冷冻疗法:如疣个数多或疣体大,局麻(表面麻醉或浸润麻醉)将有助治疗。用液氮或 CO_2 干冰,适用于外生殖器疣、肛门疣、阴道疣、尿道口疣,治疗 1~3 次,治愈率达 90%。4 组随机试验有效率为 63%~88%,复发率为 21%~39%,不推荐冷探头治疗阴道疣,以免发生阴道穿孔。治疗中要保护损害周围皮肤黏膜,尿道、阴道内治疗要待解冻后才能取出阴道镜、尿道镜,以免冻伤正常黏膜。

(2) 激光治疗:二氧化碳激光可治疗任何部位的疣,用钕 -YAG 激光治疗位于尿道近端 2/3 的疣,通常一次可愈,治愈率达 95%。美国 CDC 报道,有效率为 43%,复发率为 95%。

光动力疗法(photodynamic therapy,PDT)(光动力疗法是尿道尖锐湿疣治疗的首选)将对光敏感的药物(常用卟啉类或二氢卟吩类)外用在皮损处,封包作用一段时间后,用适当的光照射,产生单线态氧或其他自由基等细胞毒性物质,选择性杀伤感染 HPV 的表皮细胞,而对正常细胞无影响,从而达到治疗目的。适用于尿道口、阴道壁等特殊部位的治疗。具有安全、有效、复发率低、患者耐受性好等优点。

光动力疗法治疗 CA 的操作一般包括以下几个步骤:①配制 20% 艾拉溶液;②湿敷:取 1ml 注射器吸取新鲜配制的艾拉溶液适量滴于脱脂棉球,并覆于疣体上,使湿润的棉球能完整覆盖皮损;③封包 3~4 小时;④使用光动力治疗仪照射 20 分钟,病损部位光照的能量密度为 80~120J/cm^2。一般 7~10 天可以进行下一次治疗。

电干燥术或电烙术,剪除加冷冻法、手术切除。生殖器疣的循证治疗见表 17-32。

表 17-32　生殖器疣的循证治疗

项目	内容	评价
一线治疗	5% 咪喹莫特霜(FDA 批准)	A
	外用鬼臼毒素(妊娠禁用)	A
	外用鬼臼树脂(妊娠禁用)	A
	冷冻	A
二线治疗	手术切除(使用冷刀或剪刀)	A
	电干燥法	B
	电外科切除术	B
	二氧化碳激光	D
	三氯醋酸	B
三线治疗	皮损内注射 α- 干扰素	A
	干扰素凝胶	E
	口服异维 A 酸	E
	皮损内注射 5-FU 或肾上腺素凝胶	E
	尿道内 5% 5-FU 膏	E
	全身干扰素	E
	口服西咪替丁	E
	全身西多福韦	E
	病灶内注射或外用 1% 西多福韦	E
	二苯基环丙烯酮(diphenylcyclopropenone)局部致敏	B

4. HPV治疗的相关问题

(1) CA复发和顽固HPV感染的推荐治疗方案：目前比较可靠的是以光动力为主的综合方案：①先用微波、射频、CO_2激光、或冷冻、手术等方法尽量去除肉眼可见的病变；②用光动力治疗肉眼不可见的HPV感染；③结合局部环境调理和心理调适，改善局部和全身的免疫状态。

(2) HPV分型与载量监测的应用：指导光动力治疗的全过程：①治疗前，不同部位予以照相定位，然后取材——分型定量；②治疗过程中观察其型别、特别是载量的变化；③载量的变化指导治疗方法及次数的选择；④有效者：病变消失、症状消失、HPV(-)；⑤不理想：分析原因，调整治疗方案。

(3) 监测过程中的常见情况及分析：理想的情况：①治疗1~2周后全部HPV(-)，或HPV载量大大减少。提示：治疗有效(判断准确、方法得当、操作可靠)，可按计划完成疗程(4~6次)；②完成后每月复查1次，3次(-)后过3个月再查1次(疗程结束后共复查6个月)，HPV(-)，提示治愈。

不理想的情况：①HPV型和量无明显变化——治疗抵抗？药量不足？方法有误？要分析原因并加以改进；②HPV型不变，量却升高，可能原因：治疗抵抗？发展中的隐性病灶？方法不当(药量不足或操作有误)？——分析原因，提出对策；③HPV型别增多——新感染？新发病灶？

(九) 预防

尖锐湿疣治疗后的最初3个月，应嘱咐患者每2周随诊1次，如有特殊情况(如发现有新发皮损或创面出血等)应随时就诊，以便及时得到恰当的临床处理。同时应告知患者注意皮损好发部位，仔细观察有无复发，复发多在最初的3个月。3个月后，可根据患者的具体情况适当延长随访间隔期，直至末次治疗后6个月。尖锐湿疣的判愈标准为治疗后疣体消失，目前多数学者认为，治疗后6个月无复发者，复发机会减少。尖锐湿疣的预后一般良好，虽然治疗后复发率较高，但通过正确处理最终可达临床治愈。

避免与感染部位接触，使用避孕套有一定预防效果。

两种有效的预防性疫苗：包含16、18型HPV病毒样颗粒和16、18、6、11型HPV病毒样颗粒的疫苗。已经在许多发达国家作为以及预防措施开始投于使用。预防生殖器疣和相关的外阴、阴道和宫颈癌。2006年FDA批准宫颈癌疫苗，已在160多个国家和地区使用。能够预防70%~80%的宫颈癌。

全球现有3种HPV疫苗，分别是二价、四价和九价，其中在中国大陆已上市的是二价和四价。“二价、四价HPV疫苗可预防高达84%的宫颈癌，而九价疫苗可预防90%的宫颈癌”。

“引起宫颈癌的高危型HPV亚型有10余种，即便是九价HPV疫苗也覆盖7种亚型的高危病毒”。二价和四价HPV疫苗都是三针免疫程序。

我国2017年7月首个2价宫颈癌疫苗上市，适用于9~25岁女性，其预防保护效力达到100%。因其对其他致癌型HPV的良好交叉保护效果，对所有型别HPV所引发的宫颈癌前病变的总体保护效力达到93.2%。

五、生殖器疱疹

内容提要

- HSV感染在体内终身潜伏，并可有病毒排出。亚临床再激活/无症状排毒(脱落)是重要的传染源。
- 本病在初发感染后1年内复发较为频繁，生殖器HSV-2感染较HSV-1感染者更易复发。
- 2015年美国CDC生殖器疱疹指南指出，HSV无致癌性。
- 常规抗HSV治疗有：首发/原发治疗；复发/间歇治疗(复发前驱症状时治疗)；和每日/长期抑制治疗。每年发作6次以上的患者常建议每日抑制治疗。
- 膦甲酸是FDA唯一批准用于治疗耐阿昔洛韦HSV的药物。西多福韦也用于耐HSV病毒株治疗。

单纯疱疹病毒(herpes simplex virus，HSV)有两个血清型：HSV-1和HSV-2。大多数生殖器疱疹(genital herpes)由HSV-2引起，本病可呈慢性复发过程，尚未有根治的良药。

血清流行病学调查和临床病例报道均显示本病的发生率显著升高。本病主要通过皮肤/黏膜的直接接触传染，其他方式感染的可能性极小。

流行病学

(一) 病因

HSV可分为HSV-1和HSV-2两个亚型。生殖器疱疹的病原体主要是HSV-2，少数为HSV-1。

1. 两种亚型HSV-1和HSV-2的基因组中，约50%的核苷酸序列同源。两种病毒亚型感染的临床表现很难区别。但是，疾病的复发率和感染部位与病毒亚型相关。HSV-2是GH的主要病原体，90%生殖器疱疹病例由HSV2型引起，10%由HSV-1型引起。但HSV-2比HSV-1所致者更易出现临床复发，二者的复发率分别为80%及55%，故大多数复发性GH由HSV-2引起。

2. 抵抗力 HSV病毒可在毛巾、马桶座圈或柜台表面上存活达30分钟，但接触这些物品并不发生HSV感染，病毒亦可在水中或潮湿的表面短期存活，但水中的卤化物能使其迅速丧失传染力。HSV对热、干燥、紫外线较敏感，50℃湿热或90℃干燥环境下30分钟即可灭活，对紫外线的半数致死期为5~7秒，一般消毒剂也可使之灭活，但在50%甘油中4~8℃可保存半年，冻干后可保存数年。

经产道分娩时，原发性和复发性GH孕妇发生垂直传播的概率分别为20%~50%、<8%。

(二) 发病机制

1. 入侵与复制 HSV通过皮肤裂口或易感黏膜(如口咽、宫颈、结膜)进入体内，并在表皮或真皮细胞内复制，从而引起细胞的气球样变和局灶性坏死、单核巨细胞的形成以及嗜酸性核内包涵体(A型Cowdry小体)的产生。初期的浸润细胞主要为多形核白细胞，随后出现淋巴细胞浸润。当病毒复制受抑时，损害出现上皮再生。

2. 上行神经节——潜伏初次感染的同时，HSV沿着周围感觉神经上行，并进入感觉或自主神经根的神经节，在其中主要分离出HSV-2(HSV-1罕见)。HSV感染某些神经细胞并导致细胞死亡。相反，病毒基因在细胞内处于抑制状态，这种状态被称为潜伏，不管初次感染有无症状，均可产生潜伏性感染。

3. 激活——复发病毒的基因能被激活，恢复病毒的表达、复制和释放。病毒从神经细胞中释放并到达表皮细胞，导致单纯疱疹复发。这一过程被称为再活化。已提出的二种假说：①神经节触发假说（ganglion trigger hypothesis）：激素、免疫或物理刺激影响宿主神经节细胞与病毒之间的相互作用，使病毒粒子沿着周围神经下行，感染表皮细胞及形成特征性的皮损，从而导致感染复发。②皮肤触发学说（skin trigger theory）：神经节细胞产生的少量感染病毒经常通过神经到达皮肤细胞，宿主的防御机制在正常状况下可消除这些微小感染灶，免疫抑制可使其形成明显的损害，且局部皮肤创伤（如晒伤、脱毛、手术）可促使感染的复发。

（三）临床表现

既往HSV-1感染者再感染HSV-2时症状较轻，病程缩短，减轻全身症状，女性感染HSV-2的危险性大于男性，多性伴者HSV-2抗体阳性率较高。HSV感染的临床过程及临床常见类型（表17-33）。

初发生殖器疱疹原发感染可以不发病，因为初次感染中80%~90%为隐性感染，显性感染只占少数，一般初次感染恢复后多数转为潜伏感染。故患者初发感染可分为原发感染与非原发感染。

1. 原发性生殖器疱疹　原发感染即首次感染HSV-1或HSV-2，既往无HSV感染史，血清中无HSV抗体。潜伏期1~45天，平均为6天。

(1) 全身症状：严重，常需住院治疗。发热、头痛、乏力和肌痛，病初头3~4天达到高峰，随后3~4天逐渐消退。

(2) 局部症状：①先有烧灼感或轻微感觉异常，后在红斑上出现丘疹，而更多为小的水疱，单个或成簇（图17-30），继而成脓疱，点状或融合的溃疡，损害于外阴的两侧散在发生。男性水疱主要分布在阴茎包皮、冠状沟、龟头及阴茎体、尿道内。女性水疱出现在阴唇、阴蒂、阴道、宫颈。②损害有瘙痒或疼痛，疼痛和刺激症状在病程的头6~7天时逐渐加重，在第7~11天之间达到高峰，然后逐渐消退。③溃疡表浅，基底不硬，持续4~15日，然后结痂。④有75%在病程中出现新的病损。⑤病中有病毒排出，皮损和宫颈排放病毒时间平均为12天。⑥病程从开始出现病变，到上皮重新形成，男性平均16.5天，女性19.5天。⑦预后一般不发生瘢痕。

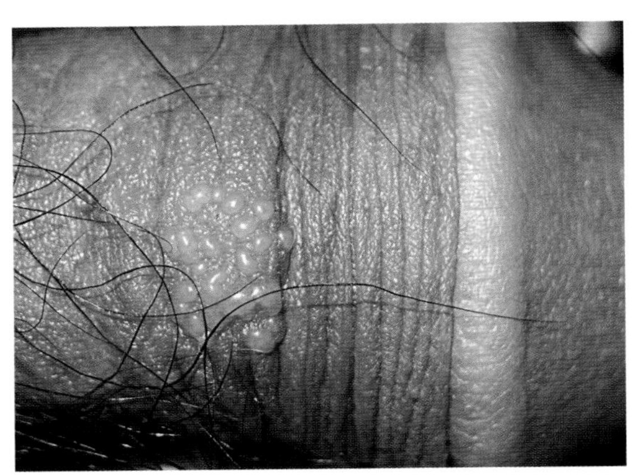

图17-30　生殖器疱疹[华中科技大学协和深圳医院（南山医院）陆原惠赠]

(3) 腹股沟淋巴结肿大：常出现于2~3周，淋巴结肿大，坚实压痛。无波动。化脓性淋巴结炎罕见。

2. 非原发的初发生殖器疱疹以往有HSV感染史，血清中有HSV抗体，其症状比原发感染轻，此外，以往感染过HSV-1的患者，其全身症状较少且生殖器疱疹愈合较快。非原发性感染症状比原发性轻，但与复发性相比，则生殖器疱疹较重，排毒时间也长。

复发感染：

1. 复发因素感染、发热、皮肤创伤、月经、日晒、寒冷、恶性肿瘤等。

2. 前驱症状发作前1~5天有臀部、大腿和髋部的放射性疼痛；另一种为出疹前0.5~48小时局部有轻微的麻木和刺痒。

3. 复发症状　①比原发性感染轻，且每次复发往往发生在同一部位。②痛、痒等局部症状轻微或中度。③复发性所发生的水疱，常局限在一侧，轻者数个，重者15~20个，时间通常为6~12天。④复发感染的2~5天内，可从生殖器损害部位排出病毒分泌物。平均排毒时间4天。⑤从出现水疱到病变的上皮重新形成，平均6~10天。

4. 亚临床感染　指无临床症状和体征的HSV感染，HSV-2抗体阳性。

5. 不典型生殖器疱疹　非特异性红斑、裂隙硬结、毛囊炎、皮肤擦破、包皮红肿渗液等非典型/亚临床HSV感染（表17-34）。

特殊感染：

1. 疱疹性子宫颈炎、疱疹性尿道炎、疱疹性直肠炎、疱疹性咽炎　口淫使咽部感染常见，同性恋及女性异性恋常见直肠肛门感染。

2. 孕妇、胎儿和新生儿感染HSV　可经子宫内、分娩和出生后感染。

(1) 新生儿感染HSV因素：是母亲首次感染HSV的时间。妊娠期，特别是临产前GH首次发作的孕妇较妊娠前感染者更易将病毒传播给胎儿或新生儿。妊娠期首次感染HSV的母亲所产婴儿HSV的发病率接近50%，而复发性GH患者所产婴儿HSV的发病率<3%。

表17-33　生殖器疱疹主要常见类型

分类	特征	病程	排毒时间
初发生殖器疱疹	初次感染80%~90%呈隐性感染，显性只占少数	18~21天	12天
原发生殖器疱疹	既往无HSV感染史，血清中无HSV抗体		
非原发生殖器疱疹	既往有HSV感染史，血清中有HSV抗体		
复发性生殖器疱疹	常有一定诱因，多见于HSV-2感染	9~10天	3~4天
亚临床/无症状感染	亚临床HSV感染再激活，无症状排毒		感染6个月内

表 17-34　非典型 / 亚临床 HSV 感染

分类	症状
非典型 HSV 感染	1. 病变无典型的外阴溃疡 2. 为小型的线状溃疡，误认为是由外伤或酵母菌阴道炎 3. 表现为红斑、丘疹、毛囊炎、硬节、小裂隙裂纹 4. 从上述非典型病变的妇女中 33% 分离出 HSV
亚临床 / 无症状感染	1. 亚临床 HSV 再激活，即无症状排毒，HSV-2 感染的无症状排毒比 HSV-1 感染更为常见 2. 获得性 HSV-2 感染在最初的 12 个月内的无症状排毒率最高。甚至 10 年之后仍可检出亚临床排出的病毒 3. 在男性，无症状排毒部位为阴茎皮肤、尿道和肛门 4. 女性为宫颈、尿道、外阴和肛门 5. 亚临床 / 无症状排毒者是重要的传染源，大多数性传播和垂直传播都在此排毒期受染

有 17% 的孕妇可在宫颈阴道分泌物中检测到单纯疱疹病毒，且 90% 以上为隐性感染，引起新生儿 HSV 感染等不良后果。2017 年 1 月，Looker 等的最新研究估计，全球新生儿疱疹的发病率为 10.3/10 万活产数。我国由于缺乏新生儿 HSV 感染的报道数据，其发病率尚不清楚。

（2）垂直感染方式（图 17-31）

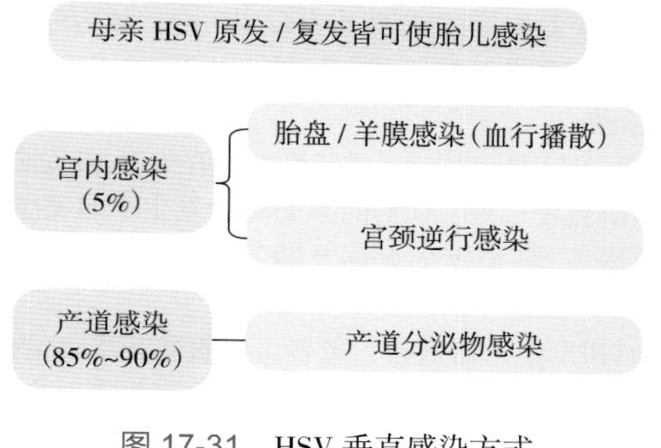

图 17-31　HSV 垂直感染方式

（3）妊娠早期感染：HSV 可经胎盘感染胎儿，引起流产、胎儿畸形，如小头畸形、小眼球畸形、视网膜发育不全等，在此情况下可能存活的胎儿极少。妊娠月份越小发生畸形的可能性越大，表现越严重。

（4）妊娠中、后期感染：无论有无症状的首次感染都可能与早产和胎儿发育迟缓有关，而无症状的复发并不增加早产或低体重儿的发生率，母亲患原发性 GH 其新生儿受到传染的机会为 20%~50%。

（5）产后 HSV 感染主要由 HSV-1 引起，多由于患儿与排出 HSV-1 的医务人员或家庭成员密切接触所致。

（6）新生儿 HSV 感染临床分类：①局限于皮肤、眼部和口腔的新生儿 HSV 感染。占 45%，表现为皮肤、眼部和黏膜的水疱，无中枢神经系统或内脏器官受累。②中枢神经系统 HSV 感染。30%，通常表现为嗜睡、喂养困难、癫痫发作、易激惹、震颤、体温不稳和囟门膨出。HSV-2 感染比 HSV-1 感染具有更高的致残率。③播散性 HSV 感染。占 25%，感染往往累及多个器官（如肺、肝和脑），在新生儿 HSV 感染中死亡率最高。

3. 亚临床 HSV 再激活，即无症状排毒，最常发生于感染后 6 个月内，有报道患病 10 年之后仍可检出亚临床排出的病毒。大多数性传播和垂直传播都在此无症状排毒期受染。

4. HSV 感染与宫颈癌　研究发现 HSV-2 感染与子宫颈癌发生有密切关系。但各国研究结果不一致，关于 HSV-2 与宫颈癌关系尚待进一步研究，目前没有 HSV-1 与宫颈癌相关的报道。然而，新近 2015 美国 CDC 生殖器疱疹治疗指南：指出应消除对 HSV（HSV-1，HSV-2）导致癌症的误解。

5. HSV 与 HIV 感染　生殖器感染发作频繁，症状严重。

6. HSV 耐药持续接受核苷类药物治疗或反复接受这类药物治疗的患者，可以发生耐药。免疫功能减弱的 HSV 感染者，其分离率为 3.0%~6.0%。骨髓移植的 HSV 感染者中，耐药株分离率可高达 10.9%，HIV 感染人群中可达 4.2%。耐药株通常是在胸苷激酶基因或 DNA 聚合酶基因上发生了突变，尤其前者更为常见。

（四）实验室检查

确诊 HSV 感染的实验室检查方法分为两类：病毒检测技术和抗体检测技术。病毒检测技术主要包括病毒培养、PCR 法检测病毒 DNA。抗体检测技术包括基于实验室的和实时现场（point-of-care testing）的型特异性血清学检测方法检测 HSV-1（无针对 HSV-1 的实时现场检测方法）或 HSV-2 抗体。

1. 病毒培养　此法是生殖器疱疹实验室诊断的“金标准”，敏感性和特异性好，但对实验室条件要求较高，也较费时。斑丘疹、水疱、脓疱、溃疡、结痂性标本作 HSV 分离培养的敏感性，分别是 25%、94%、87%、70% 和 27%。

2. 细胞学检查　通常用 Tzanck 涂片，即吉姆萨或赖特吉姆萨（Wright-Giemsa）染色检查，或巴氏染色法检查。此法敏感性和特异性差，多不主张用于生殖器疱疹的诊断。

3. 抗原检测　用免疫学方法检测 HSV 抗原，包括免疫荧光试验、免疫酶染色和酶联免疫吸附试验，较为简便，敏感性是病毒培养法的 70%~90%。

4. 核酸或基因检测　包括核酸分子杂交技术和 PCR。核酸分子杂交技术的敏感性和特异性相当于免疫荧光法，但操作较复杂，试验要求高。PCR 敏感性和特异性好，并可同时对 HSV 进行分型，但 PCR 及其相关技术在生殖器疱疹诊断中的价值有待评价。

5. 血清学检查　型特异性血清学诊断方法（蛋白印迹和部分 ELISA 试验）采用 HSV 和糖蛋白 G 为抗原，可敏感特异地检测并区分两型 HSV 血清抗体。该方法可用于下列几种情况。①血清流行病学调查。②鉴别原发性及非原发性 HSV

感染。③患者性伴的HSV感染状况的判断。④孕妇产前监测，有助于决定分娩方式及采取预防措施。⑤不典型生殖器疱疹的辅助诊断。⑥发现亚临床感染者。但目前对血清学检查的临床应用价值尚有较多争议。

（五）诊断依据

①病史：有非婚性接触史或配偶感染史，可有生殖器水疱、糜烂反复发作史；②临床表现：生殖器部位出现疼痛性水疱、糜烂或浅溃疡；③实验室检查：细胞学检查、HSV抗原检测及病毒培养阳性。

（六）鉴别诊断主要与硬下疳、软下疳鉴别（表17-35）。

表17-35 生殖器疱疹与硬下疳、软下疳鉴别要点

	生殖器疱疹	硬下疳	软下疳
皮损	红斑、成群水疱，可发展成糜烂或溃疡	单个质硬的溃疡	质软的溃疡
疼痛	++	-	++
反复发生	常有	无	无
实验室检查	HSV-2(+)或HSV-1(+)	USR(+)或RPR(+)，梅毒螺旋体(+)	链杆菌(+)

（七）治疗

HSV的治疗要根据其复制和使用阿昔洛韦阻断复制的机制进行。

局部治疗：阿昔洛韦外用较口服效果差，故不提倡外用，而1%、3%、5%西多福韦凝胶、0.01%雷西莫特凝胶外用有效。

系统治疗：

1. 首次发作治疗 推荐方案：阿昔洛韦(acyclovir，ACV) 400mg，口服，3次/d，7~10天；或阿昔洛韦200mg，口服，5次/d，用7~10天；或泛昔洛韦250mg，口服，3次/d，用7~10天；或伐昔洛韦500mg，口服，2次/d，7~10天。如10天后仍未完全愈合，疗程可延长。

2. 复发治疗 用于HSV感染的复发，当出现前驱症状或损害出现1天之内，就开始治疗，大多数对此有效。

治疗方案：阿昔洛韦400mg，口服，3次/d，用5天；或阿昔洛韦200mg，口服，5次/d，用5天；或泛昔洛韦250mg，口服，3次/d，用5天；或伐昔洛韦500mg，口服，2次/d，用5天。

3. 每日抑制治疗 对频繁复发的患者（即每年在6次或以上）治疗方案：阿昔洛韦400mg，口服，2次/d；泛昔洛韦250mg，口服，2次/d；伐昔洛韦500mg，口服，1次/d；疗程为4个月至1年。

4. 耐HSV毒株 可选用膦甲酸，是FDA批准唯一药物，剂量为40~60mg/kg，静脉注射，每8小时1次，直至临床缓解。最常见的毒性是肾功能障碍。西多福韦是另一种治疗耐阿昔洛韦HSV有效药物，推荐5mg/kg，静脉注射，1次/周，共3周。1%西多福韦凝胶外用，1次/d，连用5天有效。

5. 免疫抑制者 免疫缺陷者或HIV/AIDS感染者的生殖器疱疹：

间歇疗法推荐方案：

阿昔洛韦400mg，口服，3次/d，共5~10日。或

伐昔洛韦1 000mg，口服，2次/d，共5~10日。或

泛昔洛韦500mg，口服，3次/d，共5~10日。

抑制疗法推荐方案：

阿昔洛韦400mg，口服，2~3次/d。或

伐昔洛韦500mg，口服，2次/d。或

泛昔洛韦500mg，口服，2次/d。

6. 伴HIV感染者的复发

(1) 复发治疗：阿昔洛韦400mg，口服，3次/d，共5~10天；或伐昔洛韦1 000mg，口服，2次/d，共5~10天；或泛昔洛韦500mg，口服，2次/d，共5~10天。

(2) 每日抑制治疗：阿昔洛韦400mg，口服，2~3次/d；或伐昔洛韦500mg，口服，2次/d；或泛昔洛韦500mg，口服，2次/d。疗程一般为4~12个月。

(3) 局部处理：外用3%阿昔洛韦乳膏或1%喷昔洛韦乳膏。

7. 妊娠HSV感染 复发性GH患者因其免疫系统已经产生抗HSV抗体，虽可经脐血传递给胎儿，但对胎儿或新生儿的传染性低。然而妊娠期，尤其是妊娠晚期所发生的原发性GH，病毒滴度高，且母体来不及产生保护性抗体传递给胎儿，新生儿易被HSV感染。因此，预防胎儿或新生儿感染的主要措施是妊娠期HSV感染的预防和控制。

(1) 首次发作：可用阿昔洛韦口服治疗。如为危及生命的HSV感染（如播散性感染、脑炎、肺炎或肝炎），则阿昔洛韦适于静脉给药。

对孕妇使用阿昔洛韦、伐昔洛韦尚有争议，其安全性尚未肯定，但研究发现，用ACV的孕妇畸胎发生率与正常人群相比，并无增高，但ACV对妊娠及胎儿的危险性尚未得出可靠结论。

孕妇初发生殖器疱疹 患者可口服阿昔洛韦治疗，有严重并发症而可能危及生命者，应静脉滴注阿昔洛韦治疗。

(2) 复发治疗：复发频繁或新近感染的生殖器疱疹患者，或近足月时，用阿昔洛韦治疗，可通过减少活动性损害的出现而降低剖宫产率。然而，仅仅既往有生殖器复发史的孕妇，但近足月时无复发迹象的孕妇，不推荐此时用口服阿昔洛韦治疗。

亦有认为在复发性GH患者的妊娠各个时期均不主张抗病毒治疗，其母体的免疫系统已经产生抗HSV抗体，并可经脐血传递给胎儿，故其对胎儿或新生儿的传染性低。

(3) 妊娠GH分娩处理：分娩时如无活动性生殖器损害，可从阴道分娩，无需剖宫产。剖宫产并不能完全防止新生儿感染HSV。只有在分娩时排放HSV的妇女才应考虑剖宫产。

妊娠末3个月，若症状性复发是短暂的，只要分娩时无活动性损害，可经阴道分娩。

临产时有活动GH临床证据者，可作如下处理：①剖宫产；②羊膜已破，孕妇不发热，胎儿尚未成熟，应延缓分娩；③如系足月妊娠，羊水已破，胎儿肺已成熟，应行剖宫产。

近年法国推荐对此类患者从34周开始口服阿昔洛韦治疗，若母亲在分娩时无皮损可经阴道分娩，并认为无皮损时行剖宫产不能降低新生儿HSV感染率，且会增加孕妇病死率。目前，关于剖宫产术能降低HSV垂直传播的有效性证据不足，故剖宫产术不宜广泛推广。因为即使在破膜前进行剖宫产手

术，也不能完全阻断 HSV 的传播，仍会有新生儿感染，这可能与宫内感染有关。

(4) 新生儿的处理：如孕妇产道有 HSV-2 感染，分娩后可给新生儿立即注射丙种球蛋白预防，用碘苷（IUDR）、阿糖胞苷眼水等滴眼，治疗疱疹性角膜炎有效，但不能防止复发，对接触了 HSV 的新生儿应酌情选用阿昔洛韦 30~60mg/(kg·d)，静脉滴注，连续 10~21 天。

静脉给予阿昔洛韦抗病毒治疗能将新生儿播散性 HSV 感染的死亡率从 85% 降低到 31%，将中枢神经系统 HSV 感染的死亡率从 50% 降到 6%。一般来讲，治疗局限于皮肤、眼睛或黏膜部位的新生儿 HSV 感染的疗程为 14 天，而对中枢神经系统感染或者播散性感染则延长为 21 天。对于频繁复发的生殖器疱疹和产前、产时具有活动性感染的孕妇，都应预防性给予阿昔洛韦或伐昔洛韦。

对于具有生殖器皮损或前驱症状提示生殖器疱疹感染的孕妇，推荐其采用剖宫产术以预防新生儿感染。一项队列研究的结果支持采用剖宫产术：采用剖宫产术的新生儿 HSV 感染率为 1.2%，而经阴道分娩新生儿 HSV 感染率为 7.7%。

8. 疫苗疫苗接种预防 GH 和新生儿单纯疱疹，在动物实验中有明显效果，但在临床试验中未得到证实。

（八）预防

告诫患者，无症状期也可发生病毒排放而具传染性，阴茎套可能减少疾病传播，但出现生殖器损害时，应避免性生活。

六、软下疳

内容提要

- 病原菌为革兰氏阴性、兼性厌氧性杜克雷嗜血杆菌。
- 软下疳表现为生殖器的痛性溃疡和腹股沟淋巴结化脓性病变。
- 10% 软下疳患者合并有梅毒螺旋体及生殖器疱疹病毒的感染。
- 推荐治疗药物为阿奇霉素和头孢曲松。

软下疳（chancroid）是一种由杜克雷嗜血杆菌（haemophilus ducreyi，HD）引起的急性痛性溃疡性疾病，损害常局限于生殖器，伴有腹股沟淋巴结炎。

已清楚软下疳是 HIV 感染的促发因素，美国及其他一些国家已经发现在软下疳患者中 HIV 感染率增高，此外，约 10% 软下疳患者合并有梅毒螺旋体及生殖器疱疹病毒的感染。

（一）病因与发病机制

特性 HD 为革兰氏阴性短杆菌，二端钝圆，无芽胞，多寄生于细胞外，常呈链状或鱼群状排列。兼性厌氧，需要氯高铁血红素（X 因子）才能生长，猿、黑猩猩、兔和小鼠接种均可致病。

致病 HD 经过皮肤黏膜的微小创伤进入表皮，细菌不产生毒素或细胞外酶。皮损处杜克雷嗜血杆菌通常在巨噬细胞和中性粒细胞中，亦可见于间质组织中。

（二）临床表现

潜伏期 3~14 天，4~7 天最常见。特征为痛性溃疡，首发症状为炎性小丘疹，2~3 天内变成脓疱，迅速形成溃疡，疼痛较剧烈。溃疡边缘不整齐，呈潜行状，质软，周围绕以红晕，基底肉芽组织上覆盖灰黄色渗出物，常有恶臭；直径 1mm~2cm，常为多发性；溃疡可持续 1~3 个月。

男性好发于远端包皮、系带、冠状沟和龟头。女性好发于阴唇、阴唇系带、前庭、阴蒂和肛周区域。

隐性病灶女性的症状常常不明显，她们可有小便疼痛、大便疼痛、直肠出血、交媾困难和阴道溢液。

50% 病例发生疼痛性腹股沟淋巴结炎。

损害分型：①巨大软下疳；②矮小软下疳；③暂时性软下疳；④毛囊性软下疳；⑤丘疹性软下疳；⑥匐行性软下疳。8 种异型软下疳特征（表 17-36）。

表 17-36 8 种异型软下疳特征

异型	特征
一过性软下疳	损害小，4~6 天内消失，2 周后发生腹股沟淋巴结病
丘疹性软下疳	像二期梅毒的扁平湿疣
矮小软下疳	像生殖器疱疹所致的糜烂，多样小的痛性溃疡
崩蚀性软下疳	溃疡发展迅速，大片坏死，外阴部破坏
毛囊性软下疳	原发为毛囊性丘疹，类似毛囊炎，不久形成毛囊深部小溃疡
匐行性软下疳	多个损害互相融合，形成长而窄的浅溃疡
巨大软下疳	溃疡向外扩展增大所致
混合性软下疳	初为软下疳，后感染梅毒螺旋体而发生硬下疳

并发症：

1. 尿道瘘、尿道狭窄、直肠阴道瘘尿道瘘为软下疳溃疡所致。瘢痕愈合时可继发尿道狭窄，女性可见直肠阴道瘘。

2. 阴茎干淋巴管炎为条状的红肿或炎性结节、溃疡，呈半球状分布。由于病原体沿淋巴管侵犯所致。

3. 阴囊、阴唇象皮肿由于淋巴管炎或淋巴结炎而使淋巴回流障碍引起。

4. 与 HIV-1 的关系已知软下疳是传播 HIV 的一个重要危险因子，软下疳引起 HIV-1 感染比其他病因的生殖器溃疡更多见。软下疳促使 HIV-1 疾病传播的机制尚不明了。溃疡面可能增加了与 HIV-1 感染性分泌物的接触，杜氏嗜血杆菌的感染导致 $CD4^+$ 淋巴细胞和巨噬细胞聚集到生殖器的浅表，而这些细胞是 HIV 最早侵袭的主要目标。

（三）实验室检查

唯一可靠的诊断方法是细菌培养，从临床标本中分离杜克雷嗜血杆菌和生化鉴定。阳性率不超过 80%。PCR 用于检测杜克雷嗜血杆菌 DNA 序列。

生化鉴定杜克雷嗜血杆菌氧化酶试验阳性，硝酸盐还原酶试验阳性，碱性磷酸酶试验阳性，过氧化氢酶试验阴性，乳糖发酵试验和蔗糖发酵试验阴性。

抗原检测用荧光素标记的单克隆抗体检测杜克雷嗜血杆菌。

敏感性较高。用DNA探针鉴定杜克雷嗜血杆菌，敏感性、特异性都很高。

PCR检测杜克雷嗜血杆菌中的DNA序列，其敏感性、特异性均高，可用于确诊。由于很多临床标本中存在Tag酶抑制剂，需要认真评价，需要灭活或去除这些抑制物才能广泛应用。

（四）诊断标准（表17-37）

表17-37 软下疳的诊断标准

软下疳的诊断标准
临床描述：由杜克雷嗜血杆菌感染引起的性传播疾病，特点为疼痛性生殖器溃疡和炎症性腹股沟淋巴结病。
实验室诊断标准：从临床标本中分离出杜克雷嗜血杆菌。
病例分类：
可能报道的病例临床上符合下列二项：①用暗视野显微镜检查溃疡渗出物或在溃疡发生≥7d作梅毒血清学试验无梅毒螺旋体感染的证据；②临床上溃疡不是单纯疱疹病毒（HSV）引起的典型表现，或HSV培养阴性
确诊病例临床上符合且经实验室检查证实的病例

（五）鉴别诊断（表17-38）

表17-38 软下疳与硬下疳鉴别

	软下疳	硬下疳
潜伏期	2~3d	21d
数目	常多发	75%单发
溃疡	基底软，表面污秽，分泌物多，脓性	基底硬，表面清洁，分泌物少，浆液性
疼痛	显著	无
局部淋巴结	肿大，软，痛，化脓，易破溃	肿大，硬，不痛，不化脓
病原体	杜克雷嗜血杆菌	梅毒螺旋体
梅毒血清试验	阴性	阳性

需与本病鉴别的疾病包括梅毒、硬下疳、生殖器疱疹的溃疡、下疳样脓皮病、腹股沟肉芽肿、性病性淋巴肉芽肿、Behcet病、肠外Crohn病和固定性药疹。

生殖器溃疡疾病的感染原因（表17-39）。

（六）治疗

1. 系统治疗 可选用下述药物：阿奇霉素1g，一次口服（孕妇及哺乳期妇女慎用）；头孢曲松，0.25g，一次肌内注射；红霉素，0.5g，4次/d，连续7天；环丙沙星，0.5g，2次/d，连续3天（孕妇及哺乳期妇女和年龄小于18岁者禁用）。抗生素治疗可使损害在7~14天内消退，约5%病例复发。

2. 局部治疗 溃疡用1/5 000高锰酸钾或双氧水冲洗，外用红霉素软膏或聚维酮碘敷料覆盖。

淋巴结脓肿可通过正常部位皮肤进针进行抽吸，亦可全身使用抗生素时切开引流。

包皮环切术包茎患者在活动性损害愈合后应行包皮环切术。

（七）病程与随访

软下疳不经治疗的自然病程可持续数月，小的病损可在2~4周内愈合。有报道，未经治疗的生殖器溃疡和腹股沟脓肿可持续数年。

治疗3~7天后，应对患者进行再次检查，若治疗有效，3日内溃疡症状即有改善，7日内溃疡即可见明显愈合。否则，应考虑：①诊断是否正确；②是否同时合并另一种STD病原体感染；③是否同时有HIV感染；④杜克雷嗜血杆菌是否对抗生素耐药。通常，溃疡愈合的时间和溃疡大小有关，较大的溃疡可能需要两周才能愈合，淋巴结的临床消退要比溃疡慢。

七、性病性淋巴肉芽肿

内容提要

- LGV病原体是沙眼衣原体L1、L2、L3三种血清型引起。
- 本病病程分3个阶段：早期生殖器初疮、中期淋巴结病、晚期生殖器象皮样肿和直肠狭窄。
- 治疗首选多西环素，其次为大环内酯类药物。

性病性淋巴肉芽肿（lymphogranuloma venereum，LGV）亦名腹股沟淋巴肉芽肿（lymphogranuloma inguinale），性接触传染，主要累及淋巴系统。L1、L2和L3血清型沙眼衣原体是本病的病原体。

（一）病因与发病机制

L1、L2、L3型沙眼衣原体均可引起本病，其中以L2型多见。抵抗力较低，一般消毒剂可将其杀死。在体外存活2~3天，于50℃，30分钟或90~100℃，1分钟即可被灭活。70%乙醇、2%

表17-39 生殖器溃疡疾病的感染原因

疾病	潜伏期	临床表现	诊断	微生物
生殖器疱疹	3~7天	小囊泡，糜烂，溃疡，疱疹感染史，疼痛	DFA，Tzanck涂片（若有小囊泡），培养，PCR	HSV-2>1
一期梅毒	10~90天，平均3周	无化脓，常为单一溃疡，硬结的，无痛	暗视野显微镜检查，血清学	梅毒螺旋体
软下疳	3~10天	化脓的，常为多发性溃疡，软，潜行性边缘，疼痛	培养	杜克雷嗜血杆菌
LGV	3~12天	暂时硬结溃疡，无痛	血清学，培养，PCR	L1~L3血清型
腹股沟肉芽肿	2~12周	慢性硬橘红色肉芽肿	涂片，病理组织学	荚膜菌属（克雷伯菌属）肉芽肿病

甲酚皂溶液、2% 氯胺、紫外线及干燥室温中均可将其杀灭。L 型沙眼衣原体比其他类型衣原体具有更强的侵袭性，主要侵犯局部淋巴系统，发生淋巴管炎、淋巴腺炎、淋巴脉周围炎，可导致深层组织感染。

入侵：衣原体通过微小裂伤或擦伤进入人体。L1、L2 和 L3 血清型 CT 是本病的病原体，其毒力和侵袭性大于其余的 13 种血清型，这三种血清型感染巨噬细胞，并在其内复制，通过二分裂方式增殖，48~72 小时内引起细胞溶解。更易侵犯淋巴结和引起系统性病变。

类似梅毒三个阶段：

1. 初疮是外生殖器上的无痛性小丘疹，并迅速成为溃疡。

2. 淋巴结病初期原发感染部位的淋巴结增大。邻近的淋巴结亦受累、破溃、形成瘘管或窦道，并阻塞淋巴道。

3. 生殖器 - 直肠 - 肛门综合征 病损水肿以及硬化性纤维变性，导致病损部位的硬结和肿大。其上方的皮肤黏膜溃疡。直肠黏膜破坏和溃疡，淋巴引流阻塞，纤维性的炎症性狭窄形成。

免疫细胞介导的免疫和体液免疫可以限制但不能完全消除局部和全身感染的扩散。即使到了晚期长达 20 年，仍可以从感染组织中分离出有活力的衣原体。

(二) 流行病学

本病主要流行于热带及亚热带地区，在南美洲、印度、东南亚、非洲及加勒比等地区的国家均有发病，我国少见。患者及无症状感染者是本病的传染源；主要通过性接触传播，少数经间接接触传染。

(三) 临床表现

潜伏期为 10~30 天，也可迟至 4~6 个月，临床经过可分为 3 期(表 17-40)。

表 17-40 性病性淋巴肉芽肿临床特征

病期	病损特点	特点
早期	原发损害	
(Ⅰ期)	丘疹、溃疡、糜烂，或	多发生于阴茎、外阴
	小疱疹样损害	就诊时多不见
	非特异性尿道(宫颈炎)	病损位于尿道或宫颈
中期	淋巴结病	
(Ⅱ期)	腹股沟淋巴结	原发感染：阴茎、前尿道、肛门、外阴
	直肠周、髂深淋巴结	原发感染：后尿道、直肠
晚期	生殖器 - 直肠 - 肛门综合征	
(Ⅲ期)	直肠结肠炎	继发直肠狭窄
	生殖器象皮肿	继发淋巴水肿

1. 初疮 生殖器上出现无痛性小损害(直径 5~6mm)，如表浅丘疹、糜烂、溃疡或疱疹样损害，男性好发于龟头、冠状沟、阴囊和尿道口，女性多见于阴唇、阴道后壁和宫颈。

2. 淋巴结肿大 常在初疮出现后 2~6 周(10 天 ~6 个月)内发生。一般为单侧发病，双侧者占 1/3。可触及髂 / 股部淋巴结。腹股沟首先出现分散的触痛性皮下结节；以后融合，肿大的淋巴结被腹股沟韧带上下分开形成沟槽征(groove sign)

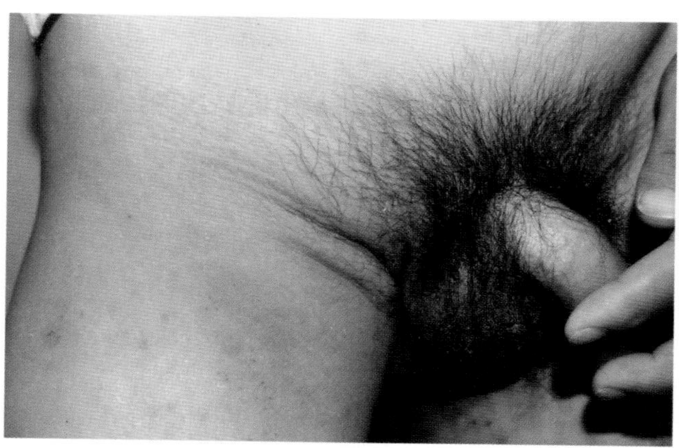

图 17-32 性病性淋巴肉芽肿沟槽征

(图 17-32)，1~2 周淋巴结破溃形成多发性瘘道。女性的局部淋巴引流至髂深和肛周淋巴结。

在中期过程中，可出现全身症状，如发热、寒战、肌痛、头痛、恶心、呕吐、关节痛等。亦可有皮肤多形红斑、结节性红斑、眼结膜炎、无菌性关节炎、假性脑膜炎、脑膜脑炎及肝炎等。脑脊液和血液中也曾发现为 LGV 感染，提示发生了感染播散。吸入飞沫所致的实验室感染，可引起纵隔淋巴结炎、局限性肺炎和胸膜炎。

LGV 感染损害部位及相应受累淋巴结(表 17-41)。

表 17-41 LGV 感染损害部位及相应受累淋巴结

原发感染部位	受累淋巴结
阴茎，前尿道	浅和深部腹股沟淋巴结
后尿道	髂深，直肠周围
外阴	腹股沟
阴道，子宫颈	髂深，直肠周围，腰骶部
肛门	腹股沟
直肠	髂深，直肠周围

3. 生殖器直肠肛门综合征 直肠结肠炎、肛周脓肿、溃疡、瘘管和直肠狭窄。淋巴管慢性纤维化和淋巴水肿引起象皮肿，男性阴茎、阴囊和下肢及女阴阴唇明显肿大。

(四) 实验室检查

1. 血清学试验 可采用补体结合试验、微量免疫荧光(MIF)试验、单一包涵体免疫荧光试验和酶联免疫吸附试验等。高滴度的衣原体抗体(补体结合试验滴度≥1 : 64，MIF 滴度≥1 : 512)，或者间隔 2 周以上前后 2 次的抗体滴度相比有 4 倍增加对本病有诊断意义。

2. 培养法 沙眼衣原体细胞培养阳性。

3. 核酸检测 聚合酶链反应法等检测沙眼衣原体核酸阳性。核酸检测应在通过相关机构认定的实验室开展。

(五) 诊断标准

根据患者有不洁性交史，起病早期生殖器部位有小水疱或糜烂或溃疡的“初疮”，及随后出现腹股沟疼痛性肿大淋巴结，男性有“沟槽征”，瘘管呈喷水壶状及瘢痕形成。女性患者有直肠周围炎，外阴象皮肿及直肠狭窄。实验室检查结果可作出诊断(表 17-54)。

（六）鉴别诊断

1. LGV 主要应与性传播疾病中梅毒、软下疳、腹股沟肉芽肿、单纯疱疹等鉴别。

2. LGV 各期病变应鉴别的疾病(表 17-42)。

表 17-42 LGV 鉴别表

分类	鉴别疾病
早期 LGV	梅毒、药疹、软下疳、单纯疱疹、瘰疬性皮肤结核、霍奇金病、化脓性汗腺炎
中期 LGV	腹股沟肉芽肿、腺鼠疫、输卵管卵巢脓肿(深部盆腔淋巴结受累)、伴淋巴结炎的生殖器溃疡性疾病
晚期 LGV	皮肤肿瘤、深部真菌病、化脓性汗腺炎、丝虫病象皮肿、直肠癌、直肠结肠炎、淋巴瘤等

LGV 主要应与性传播疾病中梅毒、软下疳、下疳样脓皮病、腹股沟肉芽肿、单纯疱疹、丝虫病性象皮肿、直肠癌等鉴别。

（七）治疗

可选用下述抗生素治疗:①多西环素,0.1g,2 次 /d,连续 21 天;②四环素,0.5g,每天 4 次,连用 21~28 天;③红霉素,0.5g,4 次 /d,连续 21 天;④复方新诺明,2 片,2 次 /d,连续 21 天;⑤米诺环素,0.1g,2 次 /d,连续 14~21 天;⑥阿奇霉素,1.0g,每周 1 次,连用 3 周。

淋巴结化脓时行抽吸,并注入抗生素,一般不主张切开排脓。晚期并发症需手术治疗,但效果常不理想(广泛纤维化和局部血供受损之故)。

（八）判愈与预后

经正规治疗后,患者活动性症状和体征消失。早期治疗预后良好,晚期可发生直肠狭窄、象皮肿等后遗症。

八、腹股沟肉芽肿

内容提要

- 本病由肉芽肿克雷伯杆菌(以前称为肉芽肿荚膜杆菌)引起。
- 性接触传染、非性接触皆有可能致病。
- 有 4 种主要类型:溃疡肉芽肿型、高起肉芽肿型、坏死型、硬化或瘢痕型。

腹股沟肉芽肿(granuloma inguinale)又称杜诺凡病(donovanosis disease),是一种由肉芽肿荚膜杆菌引起的慢性进行性性传播疾病。表现为无痛性溃疡,常累及生殖器和肛周皮肤和淋巴组织。我国尚未见报道。

（一）病因与发病机制

肉芽肿荚膜杆菌为革兰氏阴性短杆菌。在肉芽肿损害的组织细胞中,此菌为别针状卵圆形小体(即 Donovan 小体),1~2μm×0.5~0.7μm,是本病的特征;涂片用 Giemsa、Wright 或革兰氏染色均可显示。用电子显微镜观察到其与肠道细菌具有共同噬菌体,说明此菌可通过粪便污染环境来传播,也可解释肛交男性的发病原因。

（二）临床表现

潜伏期为 2 周 ~3 月。原发性损害,为丘疹或结节,在数天内剥脱和形成无痛性溃疡。病变一般通过直接扩散或自身接种而累及腹股沟及会阴皮肤。男性好发于包皮、冠状沟或肛周区域;女性常累及小阴唇、阴阜和阴唇系带。

临床类型:①溃疡增殖型(图 17-33);②结节型;③肥厚型;④瘢痕型。

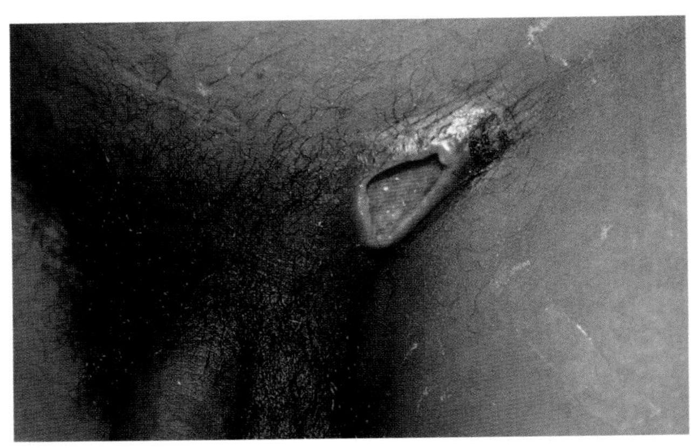

图 17-33 腹股沟肉芽肿腹股沟淋巴结炎所致溃疡

病程慢性,平均病期 2 年半,如不治疗,本病可为残毁性;瘢痕形成和纤维化可能较明显。淋巴水肿和外生殖器假性象皮肿。

（三）实验室检查 详见诊断标准。

（四）诊断标准(表 17-43)

表 17-43 美国 CDC 腹股沟肉芽肿的诊断标准

临床描述:由肉芽肿荚膜杆菌(C.granulomatis)感染引起的生殖器和肛周皮肤和淋巴管慢性进行性溃疡性疾病。临床上符合的病例在肛门生殖器部位上有一个或以上无痛或微痛的肉芽肿损害
实验室诊断标准:涂片或肉芽肿组织活检用瑞氏或吉姆萨染色显示出胞浆内杜诺凡(Donovan)小体
病例分类:确诊病例:临床上符合且经实验室检查证实的病例

（五）鉴别诊断(表 17-44)

鉴别诊断包括肿瘤、性病淋巴肉芽肿、软下疳、下疳样脓皮病、梅毒及其他溃疡性肉芽肿疾患。

（六）治疗

系统治疗:可选用下列抗生素。①复方新诺明 2 片,2 次 /d,至少 3 周;②多西环素 0.1g,2 次 /d,至少 3 周;③环丙沙星 750mg,2 次 /d,至少 3 周;④红霉素,0.5g,4 次 /d,至少 3 周;⑤阿奇霉素 1g,口服,每周 1 次,疗程 4~6 周。⑥头孢曲松,1g,静注;⑦庆大霉素,1mg/kg 静脉注射,每 8 小时 1 次。

手术:晚期并发症(狭窄、瘘管、象皮肿)或盆腔脓肿需行手术治疗。

表 17-44　腹股沟肉芽肿的鉴别

	腹股沟肉芽肿	LGV	软下疳
病原体	Donovan 小体	衣原体血清型 L1~3	杜克雷链杆菌
潜伏期	多在 30 天	平均 7 天	2~5 天
初疮	结节、溃疡	丘疹、丘疱疹、溃疡	多发性表浅性溃疡
疼痛	–	–	严重
溃疡基底	牛肉红色,污秽	–	轻,污秽
溃疡边缘	卷曲高起,呈乳头瘤样	–	不齐,下陷
腹股沟淋巴结	腹股沟肉芽肿,假性淋巴结炎	急性淋巴结炎,瘘管、瘢痕	急性淋巴结炎,破溃后呈鱼口状,疼痛

九、艾滋病

内容提要

- 确定本病的传播途径为血液、性接触及母婴传播。
- 男男性行为者(MSM)和男性性工作者(MSW)传播 HIV 极为常见。
- 90% 的 HIV 感染患者可发生皮肤病。
- 2014 年国际抗病毒学会推荐意见:对所有 HIV 感染者均推荐抗反转录病毒治疗,无论 CD4 细胞计数多少。

艾滋病,即获得性免疫缺陷综合征(acquired immunodeficiency syndrome,AIDS),是由人类免疫缺陷病毒(human immunodeficiency virus,HIV)所致的传染病,主要是通过性接触或血液,血制品及母婴传播传染。HIV 特异性侵犯辅助性 T 细胞($CD4^+$ 细胞),引起人体细胞免疫严重缺陷,导致顽固的机会性感染,恶性肿瘤和神经系统损害。

HIV 感染后形成一个病谱,从感染后的"窗口期"、潜伏期或无症状感染进展到晚期的 AIDS。

(一) 病原学

HIV 属于反转录病毒科慢病毒属,至少可分为两型:HIV-1 和 HIV-2 型。HIV-2 几乎仅见于西非。(图 17-34)

根据 DNA 测序,可将 HIV-1 分为四型:M 型、N 型、O 型和 P 型。其中 95% 以上的病毒株书 M 型,M 型有 9 个亚型(A、B、C、D、F、G、H、J、K)和 15 个重组体(CRF)。

HIV 有结构基因(gag、pol、env)和调控基因(tat、rev、vpu、vpr、nef、vif)。gag 编码核心抗原(图 17-35),pol 编码逆,env 编码包膜蛋白。而 tat、rev 与 HIV 复制有关(图 17-36)。

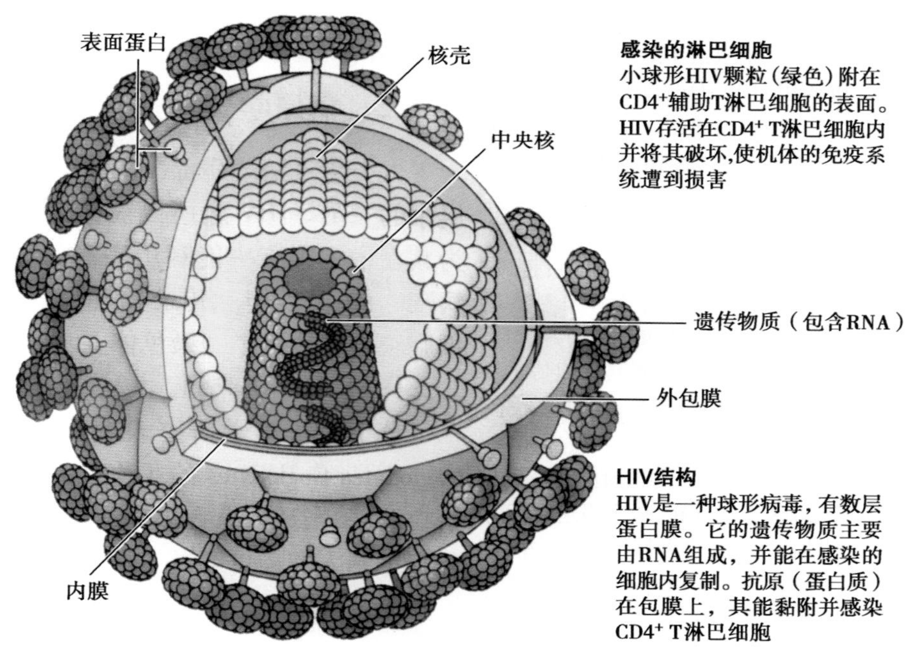

图 17-34　HIV 结构

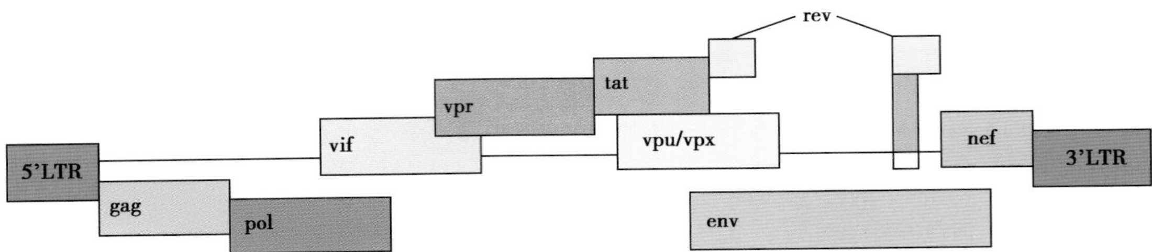

图 17-35　HIV 结构基因和调控基因

基因	编码的蛋白及其功能
组抗原基因(gag)	其编码的核心蛋白前体 P55 裂解后为成熟 P24、P17、P9 和 P6
多聚酶(pol)基因	编码 RNA 酶 H、反转录酶和整合酶，即 P66、P51、P32
包膜蛋白(env)基因	糖基化后为包膜蛋白前体 gp160、成熟裂解成 gp120 和跨膜蛋白
病毒蛋白调节因子(rev)基因	能增加 gag 和 env 基因表达
病毒颗粒感染因子(vif)基因	在其他细胞因子协同下促进 HIV 细胞内复制
负调节因子(nef)基因	编码的蛋白质有抑制 HIV 增殖作用
病毒蛋白 R(vpr)基因	编码的 R 蛋白能使 HIV 在吞噬细胞中增殖
HIV-1 病毒蛋白 U(vpu)基因	促进 HIV-1 从细胞膜上释放
反式激活(tat)基因	激活 HIV 末端重复序列启动的基因表达，加强 HIV 复制

图 17-36　HIV 结构基因和调控基因编码的蛋白及其功能

病毒基因的重组，可以产生多种循环重组形式，更增加了遗传差异。目前正在研究遗传差异与其生物效应，尤其是病原性、传播率以及治疗反应之间的联系。

HIV 对热敏感，在 56℃下经 30 分钟可灭活，50% 乙醇或乙醚、0.2% 次氯酸钠、0.1% 家用漂白粉、0.3% H_2O_2、0.5% 甲酚皂溶液处理 5 分钟即可灭活，但对紫外线不敏感。

脱膜后，病毒 RNA 反转录产生双链 DNA。在病毒编码的整合酶的作用下，病毒 DNA 以 HIV 原病毒形式插入宿主基因组。细胞激活导致转录，产生病毒 mRNA。产生结构性蛋白并装配。病毒从宿主细胞出芽，产生游离的 HIV 病毒。游离病毒内发生进一步装配，在病毒编码的蛋白酶的作用下，大的前体蛋白裂解为小的核心蛋白，最终产生成熟的病毒颗粒。

（二）流行病学

1. 流行情况最新数据表明，2008 年新感染者中 70% 以上是通过性传播途径感染，其中同性恋占 32%。目前，我国艾滋病疫情处于总体低流行，地区分布差异大，性传播成为主要的传播途径，到 2009 年底我国活的艾滋病感染者和艾滋患者约为 74 万人。

2018 年 11 月 23 日，国家卫生健康评估我国估计存活艾滋病感染者月 125 万，截至 2018 年 9 月底，全国报道存活感染者 85.0 万，死亡 26.2 万例估计新发感染者每年 8 万例左右，全人群感染率约为 9.0/ 万。传播率从 2012 年的 7.1% 下降至 2017 年的 4.9%，处于历史最低水平；抗病毒治疗工作取得明显成效，接受抗病毒治疗人数从 2012 年的 17.1 万人增加到 2017 年的 61.0 万人。

2. 传染源为艾滋病患者及 HIV 携带者(图 17-37，图 17-38)。

3. 传播有以下几个方面　①性接触，包括同性恋和双性恋；②血及血制品传染，或共用受 HIV 污染的注射器和针头，如静脉药瘾者；③母婴传染，又称围产期传播。围产期：指妊娠 20 周 ~28 周至胎儿分娩后 1 至 7 周。

4. 易感人群主要是男子同性恋(图 17-39，图 17-40)及双性恋者和静脉药瘾者，其次为输血者和经常使用血制品者(如血友病患者经常使用第Ⅷ因子)；异性间滥交者及父母是艾滋病患者的儿童，性病患者。

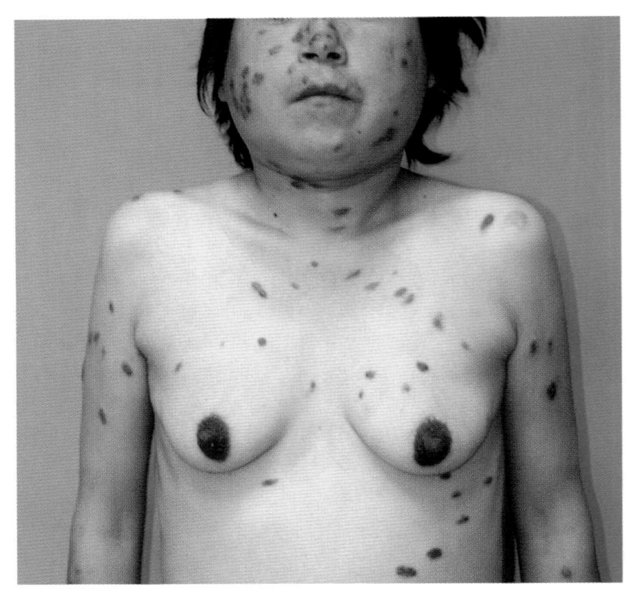

图 17-37　艾滋病患者，伴发卡波西肉瘤(新疆维吾尔自治区人民医院　普雄明惠赠)

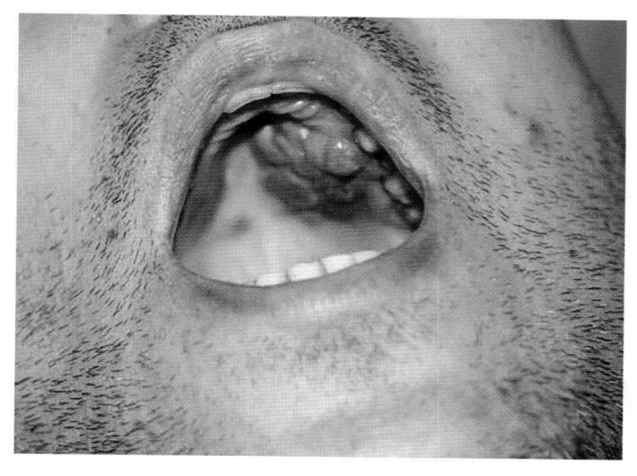

图 17-38　艾滋病型卡波西肉瘤(新疆维吾尔自治区人民医院普雄明惠赠)

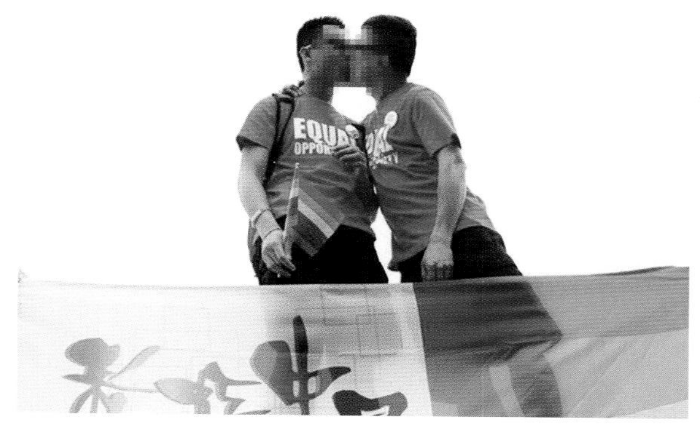

图 17-39　中国同性恋(1)

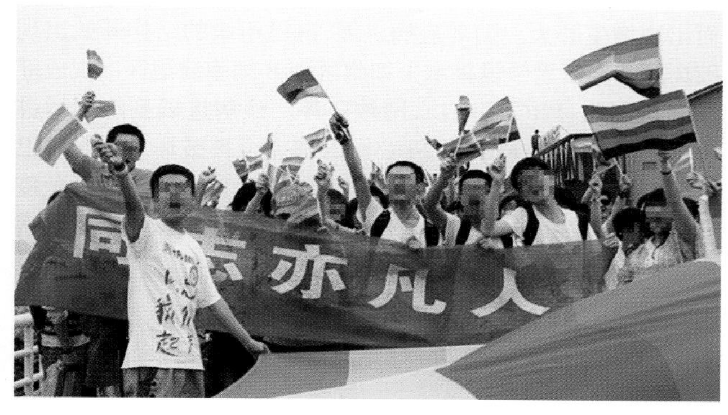

图 17-40　中国同性恋(2)

HIV 感染者体液传播:

(1) 从感染者的血液、精液、羊水、支气管液、泪液、宫颈分泌液、乳汁、尿液、脑脊液、唾液和淋巴结中都曾分离到 HIV,理论上说来接触任何这些液体均有感染 HIV 的可能。然而目前尚没有证据显示接触泪液、汗液和尿液传播 HIV。

(2) 体液的危险分类:①低危险:包括尿液、唾液、便、呕吐物;②高危险:包括精液、阴道分泌物、乳汁、脑脊液、血液、羊水、腹腔液、心包液、滑膜液。

(3) 证实能传播的体液:传播上已经流行病学证实的是血液、精液和宫颈分泌液,乳汁也证实能使婴儿受感染。最新研究,唾液也可传播 HIV。

其他不能证实的传播目前尚不能证明 HIV 可通过空气、食品、饮水、食具、吸血节肢动物或日常生活接触传播。有学者对 700 多名与 HIV 感染者有接触的成人及儿童进行了前瞻性研究,发现与 HIV 感染者密切的生活接触,包括共用浴室及厨房用具、经常礼仪性的接吻(应理解为非情人接吻,如朋友、同事、长幼,指吻前额、面颊)、拥抱等未见感染 HIV 的报道。给昆虫饲以高浓度的 HIV 和注射 HIV 感染的血液后,在昆虫体内没有发现 HIV 的复制。对美国、海地和中非的流行病学研究亦没有迹象表明昆虫能携带及传播 HIV。

(三) 发病机制

1. HIV 入侵机体途径

(1) HIV 入侵:HIV 的主要靶细胞是细胞表面表达 CD4 分子的细胞,主要是 $CD4^+T$ 淋巴细胞,还有单核细胞,巨噬细胞,树突状细胞和神经胶质细胞也表达 CD4 分子。HIV 病毒借助 CD4 受体结合到病毒细胞表面,在 HIV 包膜糖蛋白 gp120 和靶细胞(T 淋巴细胞)表面的 CD4 受体相互作用下,通过靶细胞的内吞饮作用和 gp41 的融化作用穿透其细胞膜,HIV 去外壳并与靶细胞的细胞膜相融合,其核心蛋白和 HIV-RNA 进入细胞质(图 17-41)。

(2) 第二受体:HIV 进入机体宿主细胞需要有第二受体,HIV 进入人体后,在 24~48 小时内到达局部淋巴结,5 天左右在外周血中可检测到病毒。继而产生病毒血症,导致急性感染,以 $CD4^+T$ 淋巴细胞数量短期内一过性迅速减少为特点,大多数感染者未获特殊治疗,$CD4^+T$ 淋巴细胞数量可自行恢复至正常水平或接近正常水平。含无症状感染期和有症状感染期。无症状感染期持续期时间各异(数月至十数年不等),平均约 5~8 年,表现 $CD4^+T$ 淋巴细胞数量持续而缓慢减少(多在 800~350 个 /μl 之间)。$CD4^+T$ 淋巴细胞数量减少的原因有二,其一为 HIV 在细胞内大量复制,导致细胞溶解破坏;其二为间接损伤,包括:①融合性损伤,②免疫损伤,③细胞凋亡,④$CD4^+T$ 淋巴细胞生成减少。除数量变化外,其功能也异常,表现为识别功能障碍、淋巴因子减少、白细胞介素受体表达减少、对抗原的反应减低、对 B 细胞的辅助功能减弱等。一是由嗜巨噬细胞素毒株的主要受体,称 CCR-5,另一是由嗜 T 细胞素毒株的协同受体,称 CXCR-4。在纽约 1% 的同性恋中,发现缺乏第二受体的基因使得这些对 HIV-1 感染有抵抗力。

2. HIV 的免疫应答在 HIV 感染过程中,人体通过适应性免疫和固有免疫反应对 HIV 的感染,以适应性免疫反应为主。HIV 进入人体后 2~12 周,人体即反应针对 HIV 蛋白的各种特异性抗体,其中仅中和性抗体具有抗病毒作用。机体可产生高滴度的抗 HIV 多种蛋白的抗体,包括抗 gp120 的中和抗体。这些抗体具有一定的保护作用,但不能清除体内的病毒。HIV 感染也刺激机体产生细胞免疫应答,包括抗体依赖性细胞介导的细胞毒作用(antibody dependent cell mediated cytotoxicity,ADCC),细胞毒性 T 细胞(cytotoxic T lymphocyte,CTL)和自然杀伤细胞(natural killer cell,NK cell)反应等。特异性细胞免疫应答,特别是 CTL 对杀伤 HIV 感染的细胞和阻止病毒经细胞接触而扩散有重要作用。但 CTL 亦不能彻底清除体内潜伏感染的细胞。

3. HIV 与淋巴器官

无论 HIV 经何种途径进入体内,淋巴组织都是建立组织和传播 HIV 的主要解剖部位。最初的人类研究认为外周淋巴结是淋巴组织受累的主要部位。近期对猴和人类的研究都集中在肠道黏膜相关淋巴组织(gut associated lymphatic tissue,

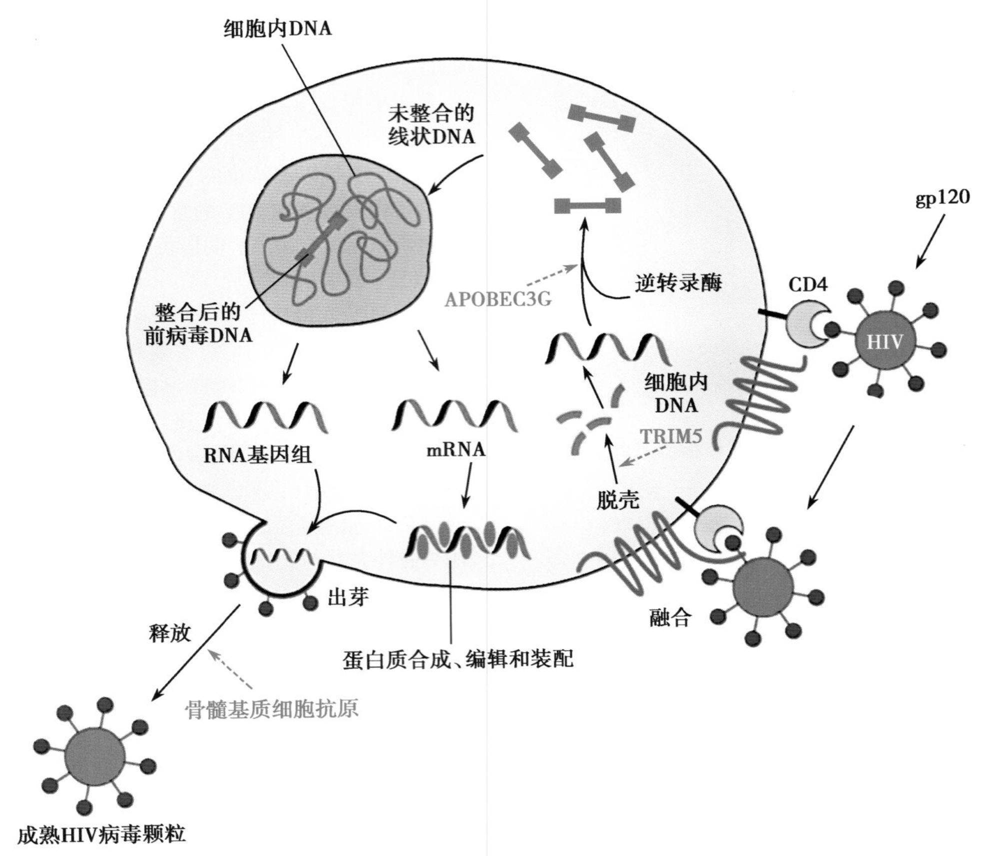

图 17-41　HIV 侵入宿主细胞并进行复制、装配、病毒释放

GALT)上,病毒最先在此处出现复制暴发并伴随 CD4⁺T 淋巴细胞显著破坏。GALT 在病毒复制的扩增中起主要作用,病毒在 GALT 内复制并播散到外周淋巴组织。大量的细胞外病毒被淋巴结生发中心的滤泡树突状细胞(follicle dendritic cell, FDC)捕获。被捕获的病毒都是 CD4⁺T 细胞的持续激活剂,使病毒的进一步复制。血浆病毒血症水平直接反映了淋巴组织中的病毒复制情况。

HIV 感染早期和慢性 / 无症状期淋巴组织的正常结构通常得以保留,甚至可能因主要生发中心区 B 细胞和称为特异性滤泡辅助 CD4⁺T 淋巴细胞的特异性 CD4⁺ T 淋巴细胞增殖而出现增生肿大。随着疾病进展,淋巴组织的结构开始出现破坏。共聚集显微镜显示 T 细胞区和 B 细胞滤泡区出现成纤维网状细胞(FRC)和 FDC 网被破坏。疾病进展到晚期后淋巴组织结构伴随 FRC 和 FDC 网溶解完全被破坏。此时淋巴结"燃尽",这种对淋巴组织的破坏加重了 HIV 感染后的免疫缺陷,并导致 HIV 复制无法控制,患者出现高水平的血浆病毒血症,且对机会性病原体无法产生的免疫应答。从原发感染到免疫系统最终被破坏的机制见图 17-42。

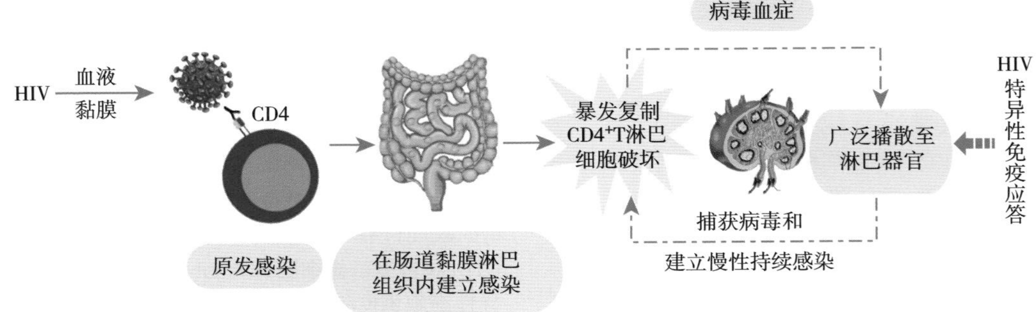

图 17-42　从 HIV 原发感染到建立慢性持续性感染再到最终破坏免疫系统的过程

无论 HIV 经哪种途径进入体内,淋巴组织都是建立组织和传播 HIV 的主要部位。最初的人类研究认为外周淋巴结是淋巴组织受累的主要部位。近期对猴和人类的研究都集中在肠道黏膜相关淋巴组织(GALT)上,病毒最先在此处出现复制暴发并伴随 CD4⁺ T 淋巴细胞显著破坏。

GALT 在病毒复制的扩增中起主要作用,病毒在 GALT 内复制并播散到外周淋巴组织。大量的细胞外病毒被淋巴结生发中心的滤泡树突状细胞(FDC)捕获。被捕获的病毒都是 CD4⁺ T 细胞的持续激活剂,使病毒进一步复制。血浆病毒血症水平直接反映了淋巴组织中的病毒复制情况。

（四）临床表现

1. 窗口期和潜伏期

（1）“窗口期”：是指从人体感染 HIV 后到形成抗体所需要的时间。人体感染 HIV 1 个月后 95% 以上的人可产生血清抗体。一般在感染后 5 周左右出现 HIV 抗体阳性，通过输血感染者，出现血清抗体阳性时间为 2~8 周，性交感染出现血清抗体阳性时间为 2~3 周。国内“窗口期”长短尚未确定，目前暂沿用美国 CDC 公布的“窗口期”为 1~3 个月，个别 3 个月，极个别 6 个月。

（2）潜伏期：是指从感染 HIV 起，至出现艾滋病症状和体征的时间；儿童平均 12 个月，成人平均 29 个月，个别可超过 5 年，最长达 14.2 年，最短仅 6 天（输血感染的急性病例）。最近研究，从 HIV 感染到发展为 AIDS 时间从数月到 17 年（平均 10 年）。

2. 感染临床分期

（1）急性感染期：特点有非特异性的表现，如发热、皮疹、僵直、淋巴结肿大、关节痛、肌痛、斑丘疹、荨麻疹、腹痛、腹泻及罕见的无菌性脑膜炎，症状 2~3 周自行缓解。

（2）无症状 HIV 感染：可从急性期进入此期，或无明显的急性期症状而直接进入此期。此期持续时间一般为 6~8 年。无症状或少数可有持续淋巴结肿大。

（3）艾滋病：$CD4^{+}T$ 淋巴细胞数明显下降，低于 $0.2\times10^{9}/L$，伴有各种机会感染和恶性肿瘤。

3. 艾滋病的条件致病性感染（表 17-45）。

表 17-45　HIV 相关的机会性感染的主要病原体

原生动物	细菌
鼠弓形虫	沙门杆菌
小球隐孢子虫	结核分枝杆菌
微孢子	鸟胞内分枝杆菌
利什曼杜诺凡原虫	肺炎链球菌
贝氏等孢子球虫	金黄色葡萄糖球菌
病毒	流行性感冒嗜血杆菌
巨细胞病毒	黏膜炎莫拉菌
单纯性疱疹病毒	诺卡放线菌属
水痘带状疱疹	红球菌属
人类乳头瘤病毒	巴尔通体属
乳头状多瘤空泡病毒	
真菌和酵母菌	
卡氏肺囊虫	
新型隐球菌	
念珠菌病	
皮肤真菌（发癣菌）	
烟曲菌	
荚膜组织胞浆菌	
球孢子菌	

有报道占 74.8%，表现有：

（1）肺部综合征：80% 是卡氏肺囊虫肺炎（penumocystis carini pneumonia，PCP），为最常见的机会感染，常为致死原因。严重时发热、紫绀、呼吸困难，两肺片状阴影，低氧血症等。痰、气管灌洗液可找到囊虫滋养体。

（2）胃肠综合征：少量或大量腹泻、腹痛及吸收不良，最常见由隐孢子虫引起。

（3）中枢神经系统综合征：头痛、呕吐、抽搐、意识障碍、局灶性感觉或运动紊乱，最可能由鼠弓形体、隐球菌、巨细胞病毒引起。

（4）不明原因发热：长期发热、消瘦。可能由巨细胞病毒、鸟型结核分支杆菌引起。

4. 恶性肿瘤：为 Kaposi 肉瘤（Kaposi sarcoma，KS），30% 的艾滋病患者合并本病，KS 是艾滋病的标记性病之一，KS 临床表现为皮肤有青红色或紫色的斑块结节，AIDS-KS 型与经典型 KS 有许多不同（图 17-43，图 17-44）。此外，尚有淋巴瘤，占 5%~10%。

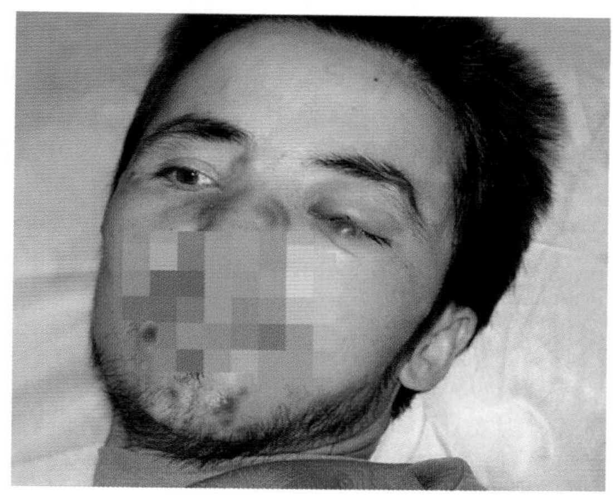

图 17-43　艾滋病
卡波西肉瘤（新疆维吾尔自治区人民医院　普雄明惠赠）。

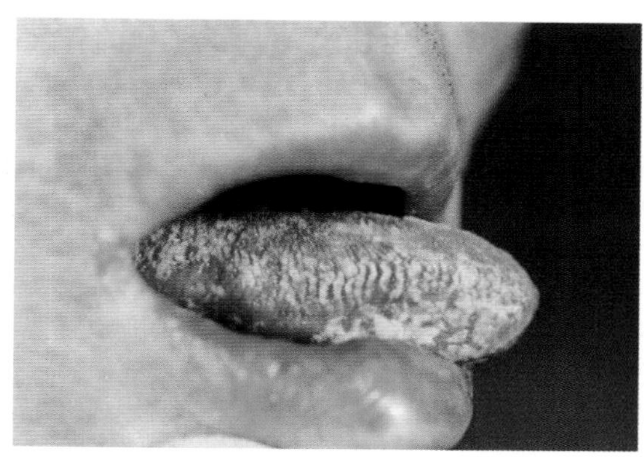

图 17-44　艾滋病口腔毛状黏膜白斑（上海交通大学医学院　张苏苏　上海市皮肤病防治所　乐嘉豫惠赠）

5. 艾滋病的皮肤表现

（1）机制：皮肤感染的发生主要与 Th 细胞数量减少有关。Kaplan 等人随访 222 例 HIV 感染患者，外周血辅助 T 淋巴细胞 $<0.1\times10^{9}/(100/mm^{3})$ 的 118 人中有 193 个皮肤病变。所有 HIV 阳性者在观察期发生过一次至数次黏膜皮肤疾病。说明 HIV 感染患者皮肤疾病发病率明显高于非 HIV 感染的人。

（2）各种皮肤病损表现

1）急性 HIV 皮疹：发疹原因可能是宿主对 HIV 感染的一种反应。30%~50% 的 HIV 原发性感染者伴有皮疹和黏膜疹，皮疹多为斑疹和丘疹，可为几个或数百个，2~5mm 大小，互相不融合的皮色丘疹，伴有瘙痒。急性 HIV 感染有全身症状，如疲劳、发热和体重下降，全身症状一般比皮疹先出现 2 天至 3 周。与 HIV 有关的皮疹似乎与其他病毒引发的皮疹相似，如腺病毒或 EB 病毒所致皮疹。此外，患者也可能发生黏膜疹。皮疹和黏膜疹一般会在 1 至 2 周内（通常在几天内）消失。

2）感染性皮肤病

口腔毛状黏膜白斑（oral hairy leukoplakia，OHL）：是 HIV 感染特异性相当高的早期体征，电镜发现 OHL 有 HPV 和 EB 病毒。

口腔念珠菌病：是 HIV 感染进展的先兆症状。由于 $CD4^+$ 细胞减少，OHL 处朗格汉斯细胞减少或缺乏，使病毒易于繁殖，导致上皮的过度增生。OHL 损害多位于舌缘的一侧，有时为双则。皮疹为稍隆起、边界不清的白膜，表面呈毛状，一组研究表明，HIV 感染者中 42% 伴有口腔白念珠菌感染，随访 42 周内全部发展成艾滋病。OHL 和口腔白念珠菌病通常见于 $CD4^+$ T 细胞计数 <300/μl 的患者。

带状疱疹 10%~20% 的 HIV 感染者可出现复发性带状疱疹，并可作为 AIDS 的预报。HIV 感染者容易出现带状疱疹的复发，复发率大约为 20%。这种复发提示免疫功能的轻度下降。

HSV 感染可累及口、生殖道和肛周，当 HIV 疾病进展且 $CD4^+$ T 细胞计数下降时，感染更为频繁和严重。损伤通常为牛肉红色，伴有剧痛。尚可有广泛的皮肤糜烂的疱疹性甲沟炎。

HPV 感染生殖器疣，低 $CD4^+$ T 细胞计数的患者的尖锐湿疣的损伤可能更为严重，分布更广。泛发性疣还包括扁平疣、丝状疣、跖疣。寻常疣、足底疣可很大、疼痛，难以治愈。

嗜酸性毛囊炎发生在 HIV 感染的晚期（CD4 计数 <200 个细胞 /μl）。病因不明，有认为与毛囊蠕形螨或真菌感染有关。表现为慢性瘙痒性丘疹和脓疱，主要分布在面部及躯干上部。可有外周嗜酸性粒细胞增多。典型患者的血清 IgE 水平增高。活检显示毛囊有炎症，并有大量嗜酸性粒细胞，难以治疗。

杆菌性血管瘤（bacillary angiomatosis，BA）病原体为巴尔通体。在皮肤上常见单个或多个血管受损的 BA。常见于晚期免疫抑制的 HIV 感染患者（CD4 计数 <100 个细胞 /μl）。表现为红色丘疹和结节，容易破溃，周围环绕一圈鳞屑，与 Kaposi 肉瘤、化脓性肉芽肿相似。可有发热、盗汗、体重下降和疲劳。

3）非感染性皮肤病

脂溢性皮炎普通人群发病率为 3%，HIV 感染者达到 50%。当 $CD4^+$ T 细胞计数下降时脂溢性皮炎的发病率和严重程度增加。有油性鳞屑、红斑、瘙痒，皮损可扩展到胸部、肋部、腹部。HIV 感染者合并糠秕孢子菌而使皮病更加恶化，而一般治疗效果不佳。病理有角质细胞坏死，似移植物抗宿主改变，这可能是免疫功能紊乱的证据。

未发现 HIV 感染者的银屑病和鱼鳞病的发病率增高，但病情可能极为严重。如既往患有银屑病则在 HIV 感染时可能变为难以治疗的滴状银屑病。

药物反应 HIV 感染者药疹发生率比 HIV 阴性的人高。而且，在免疫系统处于晚期功能障碍时，发生药物过敏反应的危险性会增加。造成这种敏感性增加的机制可能是 T 细胞敏感性增加和 / 或由于谷胱甘肽缺乏而继发的药物在肝脏代谢的减少。皮肤组织是药物反应的靶器官，特别是对磺胺类药物、非核苷类反转录酶抑制剂、abacavir 和安泼那韦的反应时，严重的反应包括红皮病和 Stevens-Johnson syndrome。同样，HIV 感染者经常有光过敏，接触日光后或因放射治疗的副作用易于灼伤。氯法齐明治疗可能引起皮肤的橘黄色变。

指甲发黄和头发变直 HIV 感染者，尤其非洲裔美国人更是如此。约 50% AIDS 患者在接受齐多夫定治疗过程中可出现甲床纵形色素沉着、甲新月状天青色变和甲横沟。齐多夫定的治疗已同睫毛变长和指甲的淡蓝色变色相联系，也常见于非洲裔美国人。

接受齐多夫定治疗的患者可出现甲板色素沉着，反映黑素细胞黑素增多以及真皮噬黑素细胞增多。患者可以发生甲的纵行、水平或弥漫性的色素沉着。

4）肿瘤性皮肤病：①KS（见前）；②NHL（见前）。

占 92%，另有一系列报道了常见皮肤表现（表 17-46）。

（五）诊断

1. 诊断依据 ①流行病学及临床表现。②实验室检查。

（1）中度以上细胞免疫缺陷：$CD4^+$ T 淋巴细胞耗竭：CD4<200/μL；CD4/CD8<1.0（正常人 1.25~2.1）。

（2）HIV 检测

1）抗体检测：主要有：①酶联免疫吸附法（ELISA）；②明胶颗粒凝集试验（PA）；③免疫荧光检测法（IFA）；④免疫印迹检测法（Western blot，简称 WB 法）；⑤放射免疫沉淀法（RIP）。其中前三者常用于筛选试验，后二者用于确证试验。

2）检测病毒：①细胞培养分离病毒；②检测 HIV 抗原。

（六）鉴别诊断

须与原发性和继发性免疫缺陷病；传染性单核细胞增多症；血液病、肺部真菌感染和中枢神经病变相鉴别。

（七）检查和监测

1. 初始评估应详细采集病史，并进行彻底检查。基线实验室检查以临床环境为基础。

2. 监测应定期对患者进行监测，以评估感染的进展。临床检查需鉴定免疫抑制体征（如口腔毛状白斑），并检测出主要的机会性感染的早期证据。可决定适当的干预措施。

（八）抗病毒治疗

2014 年国际抗病毒学会美国专家组推荐意见：对于所有 HIV 感染者，均推荐抗反转录病毒治疗，无论 CD4 细胞计数如何均推荐 HAART。

HIV 感染的 cART 治疗并不能根除或治愈 HIV。目前报道的唯一可能的例外是，一个 HIV 感染患者为治疗急性髓性白血病接受了同种异基因干细胞移植，此前该患者进行了化疗、全身放疗和抗胸腺细胞免疫球蛋白等治疗。供体细胞存在 CCR5△32 的纯合突变，因此对 HIV 感染具有抵抗力。尽管移植当日停止了 cART，但随访 8 年多时间，该患者并未出现明显的 HIV 感染迹象。

1. 国内现有抗反转录病毒药物 目前，国际上将此类药物分为 4 类，共 24 种，即核苷类反转录酶抑制剂（NRTIs）、非核苷类反转录酶抑制剂（NNRTIs）和蛋白酶抑制剂（PIs）及融合抑制剂（FIs）。而国内的 ARV 药物共 12 种，分为 3 类，即核

表 17-46　艾滋病常见的皮肤表现

疾病	百分率	疾病	百分率
急性 HIV 皮疹	30%~50%	**非感染性**	
感染性	20%	1. 干皮症(xeroderma)	4%~15%
1. 口腔毛状黏膜白斑	3%~4%	2. 脂溢性皮炎	20%~80%
2. 带状疱疹	40%~60%	3. 丘疹性痒疹	20%~72%
单纯疱疹	95%	4. 毛发异常	
同性恋单纯疱疹	3%~6%	5. 获得性鱼鳞病	4%~5%
3. 生殖器疣	40%	6. 银屑病	1.3%~5%
同性恋生殖器疣	40%	7. 黄甲综合征	
4. 巨细胞病毒(CMV)感染	42%	8. 药疹	50%~70%
5. 传染性软疣	2%~7%	9. 毛细血管扩张症	43%~73%
6. 口腔念珠菌病	2%~9%	10. 血管炎	
7. 浅表真菌感染	10%	**肿瘤性**	11%~15%
8. 皮肤隐球菌病	占隐球菌病的 10%	1. KS	4%~15%
9. 皮肤组织胞浆菌	占组织胞浆菌病 10%	2. NHL	
10. 皮肤粗球孢子菌病	占粗球孢子菌的 5%	3. 皮肤鳞状细胞症	
11. 嗜酸性脓疱性毛囊炎	10%	4. 基底细胞癌	
12. 皮肤分枝杆菌感染	罕见	5. 恶性黑色素瘤	
13. 杆菌性血管瘤病			
14. 挪威疥	少见		
15. 皮肤利什曼病	少见		
16. 皮肤弓形虫病	罕见		
17. 播散性卡氏肺囊虫(皮肤)感染			
18. Reiter 综合征(脓溢性皮肤角化病)			

苷类反转录酶抑制剂、非核苷类反转录酶抑制剂和蛋白酶抑制剂。国内现有抗反转录病毒(ARV)药物(中华医学会感染病学分会艾滋病学组．艾滋病诊疗指南(2011 年版)[J].中华传染病杂志，2011，29(10):629-640.)如下所示:

(1) 核苷类反转录酶抑制剂:齐多夫定、拉米夫定、去羟肌苷、司坦夫定、阿巴卡韦、齐多拉米双夫定(AZT+3TC)、阿巴卡韦双夫定(AZT+3TC+ABC)。

(2) 非核苷反转录酶抑制剂:奈韦拉平、依法韦仑。

(3) 蛋白酶抑制剂:茚地那韦、利托那韦、洛匹那韦 / 利托那韦。

(4) 融合蛋白抑制剂:恩夫韦特。

联合治疗:应用 2 种反转录酶抑制剂和 1 种蛋白酶制剂的三联疗法可取得最佳疗效。

现有的研究数据显示，对初治患者较好的方案是在 2 种 NRTI 作为骨干药物基础上再加上 1 种 NNRTI 或者 1~2 种 PI，即基于 NNRTI(NNRTI+2NRTI)和基于 PI(1~2PI+2NRTI)的治疗方案。

早期发现、诊断和治疗会降低发病率，控制传播。

2. 抗反转录病毒疗法　药物在病毒各个生命周期阻断 HIV 的复制

3. 机会性感染的防治　①弓形虫病联用乙胺嘧啶和磺胺嘧啶;②隐球菌性脑膜炎给予两性霉素 B 或氟康唑;③巨细胞病毒肺炎或视网膜炎给予更昔洛韦或膦甲酸;④卡氏肺囊虫肺炎常给予复方磺胺甲噁唑或戊烷脒。

Kaposi 肉瘤冷冻或电干燥法、激光和红外线凝固治疗，手术切除。肿瘤对放疗和化疗敏感，给予 600~900cGy 单剂放疗。小于 1cm 的皮损对皮损内注射化疗药物有效。泛发性皮损，常用单一的长春新碱、博来霉素、多柔比星或依托泊苷化疗。

4. 妊娠 HIV 感染 $CD4^+$ T 淋巴细胞 >200/μl 的艾滋病孕妇，用 AZT 于产前、产程内及婴儿治疗，有一定的保护效果。新近，1999 年 Jackson 研究成功在母亲生产时和婴儿出生后一次性给予奈韦拉平(nevirapine)即可达到怀孕后期到婴儿出生后连续使用 AZT 阻断母婴传播的效果。

(九) 预防

1. 特异性预防　依据 $CD4^+$ 淋巴细胞减少($<0.2\times10^9/L$)，给予一定的投药。阻断母婴传播 $CD4^+$ 淋巴细胞 $>200/mm^3$ 的艾滋病孕妇，用 AZT 于产前、产程内及婴儿治疗，有一定的保护效果。新近使用奈韦拉平(nevirapine)于孕妇分娩时服用 200mg，新生儿 2mg/kg，可达到预防效果。被污染针头刺伤者，在 2 小时内用 AZT 治疗，疗程 4~6 周;或尽早或在 72 小时内用 2~3 种药物联合治疗 1 个月。

2. 疫苗相关研究　2009 年 9 月 24 日，RV144 临床实验室在泰国进行的针对 B 和 E 亚型的艾滋病(AIDS)疫苗Ⅲ期临床试验结果公布。文章发表于《新英格兰医学杂志》(*N Engl J Med*)。

结果显示，该疫苗可使受试者的 HIV 感染危险降低 31.2%。这是过去一年中，艾滋病防治领域取得的最重要研究成果之一。

3. 综合预防　①宣传艾滋病的预防知识，阻断传播途径。②禁止静脉药瘾者共用注射器、针头。③使用进口血液、血液成分及血液制品时，须经 HIV 检测。④血液、器官、组织及精液捐献者应做 HIV 检测。⑤提倡使用避孕套（使 HIV 传播率降低 70%~80%），但非绝对安全。男性包皮环切术可将 HIV 男传女的概率下降 46%。⑥HIV 感染者应避免妊娠，所生婴儿应避免母乳喂养。⑦不共用剃须刀、牙刷等。⑧医疗人员接触 HIV/AIDS 者的血液、体液时应注意防护。

（吴志华　普雄明　曾文军　朱慧兰　陆原　范文葛）

第四节　性病相关疾病

一、细菌性阴道病

内容提要

- 细菌性阴道病是加德纳菌、厌氧菌等增多，乳酸杆菌减少，阴道生态系统改变所致。阴道无炎症。
- 诊断标准：阴道均质性分泌物，阴道分泌物胺试验阳性、pH 值 >4.5、出现线索细胞。
- BV 的治疗是杀灭相关微生物，如加德纳菌、专性厌氧菌，可选用甲硝唑。

细菌性阴道病（bacterial vaginosis，BV）是加特纳菌、厌氧菌（类杆菌、好动弯弧杆菌）、人型支原体等增多，而乳酸杆菌减少，阴道的生态系统改变而引起的疾病。

（一）病因与发病机制

乳酸杆菌占正常育龄妇女阴道细菌的 90% 以上，可抑制其他致病性杂菌的生长，在阴道内形成了一个正常的微生态平衡。当某些原因引起阴道微生态平衡失调时，产生过氧化氢的乳酸杆菌优势菌群减少或消失，阴道加德纳菌、厌氧菌（如类杆菌、胨链球菌、游动钩菌属）、人型支原体等过度生长。本病的发病与多性伴、阴道过度冲洗、雌激素水平降低等因素有关（表 17-47）。

表 17-47　正常妇女与 BV 患者阴道菌群

	正常妇女		BV 患者	
	数量（CFU/ml）	检出率（%）	数量（CFU/ml）	检出率（%）
乳酸杆菌	10^{10}	100	10^{7}	25~65
加特纳菌	10^{5}	40	10^{8}	92
厌氧菌	10^{4}	50	10^{7}	95

（二）临床表现

性活跃女性，与多性伴、阴道冲洗及乳酸杆菌减少有关。本病是否由性传播病原体感染所致仍不清楚，然而，非性活跃的女性很少罹患此病。

1. 典型症状阴道分泌物轻度到中等度地增多，常在月经或性交后加重，部分患者会出现阴道和阴道周围瘙痒或灼热感，但此症状比滴虫病和念珠菌病轻。BV 患者很少发生下腹疼痛、性交困难或尿痛等症状。大约 50% 的 BV 妇女无症状。

2. 阴道分泌物特点

（1）均质性分泌物：白带为灰色或灰绿色，均质如面糊样黏稠（图 17-45），在阴道壁上形成薄薄一层，量多少不定。

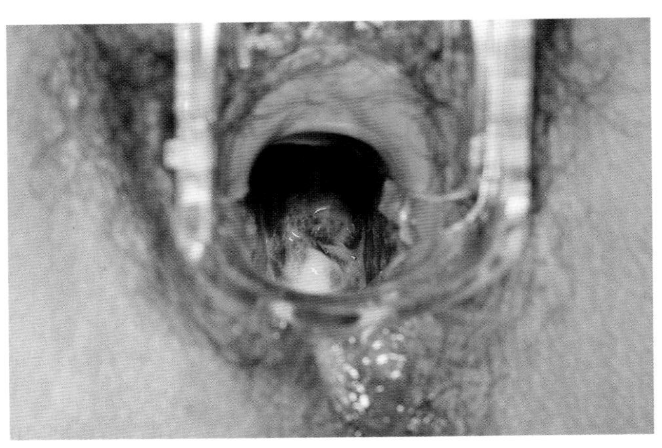

图 17-45　细菌性阴道病

（2）pH 值高：达 5.0~5.5，阴道液 pH 值 >4.5 是 BV 一个敏感的指标，但特异性不高。正常阴道菌群的妇女在性交后或在月经期也可有阴道 pH 值的升高，若在阴道标本中混入宫颈黏液也将有较高的 pH 值。Amel 等的研究表明，97% BV 患者阴道 pH 值大于 4.5；Thomason 等调查则发现 92% 的 BV 患者阴道 pH 值大于 4.5，但 35% 的非 BV 患者也达到了这个标准。因此，如果将 pH 值定为 4.7，诊断最准确。

阴道 pH 值最好通过取阴道侧或后穹窿拭子，然后将拭子标本直接涂于 pH 值试纸上。取材必须避开子宫颈黏液，因为其 pH 值高于阴道液。

（3）鱼腥样臭味：系胺量较高之故，恶臭是由异常胺的存在所致，特别是三甲胺，采用胺试验可产生氨气味。这个测定通常是特异性的，但仅有中等的敏感性，Amsel 研究结果 76% 的 BV 患者胺试验阳性。而 Eschebach 等的研究结果 43% 的 BV 患者和 1% 的非 BV 患者有阳性的结果。

（4）线索细胞（clue cell）：此细胞是一种上皮细胞，表面附有大量加特纳菌以及游动钩菌等厌氧菌，由于阴道 pH 值的升高，使大量细菌牢固地黏附在阴道上皮细胞上，因而外观呈点彩状或颗粒状。在显微镜下观察到阴道上皮细胞的边缘模糊不清。线索细胞（图 17-46）的检查是诊断标本中最为敏感的和特异的，线索细胞可在 78%BV 妇女中和 5% 非 BV 妇女中出现，但必须防止把碎片或退化的细胞误认为线索细胞。

3. 并发症有关的妇科并发症　①盆腔炎；②异常出血和子宫内膜炎；③妇科术后感染；④增加了 HIV 感染的传播，因其提高了阴道分泌物的 pH 值。

与产科并发症　①早产、低体重儿。②分娩及分娩后感染。

（三）实验室检查

①阴道分泌物 pH 值测定，pH 值 >4.5；②阴道分泌物涂片找线索细胞和革兰氏染色阴性球杆菌，即加特纳菌；③胺试验：用 10% KOH 溶液一滴加入分泌物中，可嗅到“鱼腥”样氨味，这是胺类遇碱后放出氨所致；④加特纳菌培养：诊断 BV 的敏感性为 92%，而特异性仅为 64%，因为该菌也可在 40%~50% 正常妇女中分离到。因此认为阴道加特纳菌培养不是 BV 满意的诊断方法；⑤加特纳菌荧光抗体检查。

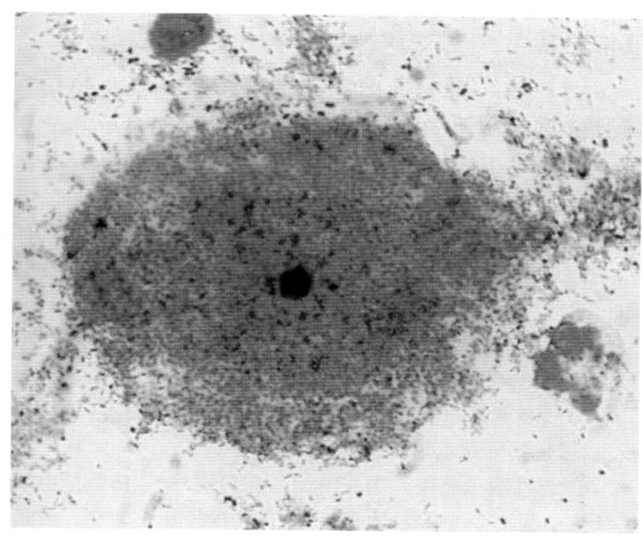

图 17-46　线索细胞(广东医科大学　黄文明制作)

(四) 诊断标准(表 17-48)

表 17-48　细菌性阴道病的诊断标准

BV 可根据临床表现或革兰氏染色标准来诊断。诊断应包括下列四项标准中的 3 项(Amsel 标准):①阴道均质性分泌物;阴道壁上覆盖一薄层、均质、白色、非炎症性分泌物。②阴道分泌物 pH 值 >4.5;③胺试验阳性;④阴道分泌物中找到线索细胞。对于只有阴道菌群失调而无症状者,即称为无症状 BV

(五) 鉴别诊断

本病应与生殖器念珠菌病和阴道毛滴虫病等鉴别。

(六) 治疗

1. 药物选择

(1) 甲硝唑:500mg,口服,2 次 /d,共 7 天。或甲硝唑 2g,单剂量 1 次口服。妊娠头 3 个月禁用甲硝唑,因可能有致畸作用,头 3 个月可选用克林霉素阴道给药,中晚期妊娠,可口服甲硝唑。

不耐受口服甲硝唑可改为阴道用甲硝唑栓剂 500mg,每晚 1 次置入,共 7 天,治愈率 71%~79%;或 0.75% 甲硝唑凝胶 5g,每天 2 次置入,共 7 天,治愈率为 87%~91%。但口服甲硝唑过敏者不能改为阴道内用甲硝唑。服用甲硝唑不能饮用酒精饮料,以免产生戒硫样作用。

(2) 克林霉素(clindamycin):300mg,2 次 /d,共 7 天。治愈率为 94% 以上。局部治疗可用 2% 克林霉素阴道霜 5g,每晚睡前 1 次,共 7 天,或每天 2 次,共 5 天;治愈率为 92%~94%。在整个妊娠期包括妊娠早期,都可口服克林霉素,其治疗 BV 的效果与口服甲硝唑相同。

(3) 氨苄青霉素(ampicillin):0.5g,口服,4 次 /d,共 7 天,40%~50% 有效。本药杀灭 BV 相关微生物,但也杀灭乳酸杆菌。

(4) 乳酸杆菌制剂:(每个含 10^8~10^9 个菌落形成单位),1 个置入阴道,每天 2 次,共 6 天,治愈率为 52%。

避免阴道冲洗,以降低 BV 的发生。

2. 妊娠期 BV 的治疗　BV 可能是引起羊膜早期破水和早产的病因之一,产后或剖宫产后子宫内膜中也存在大量 BV 的病原菌,应密切随访。

(1) 在整个妊娠期包括妊娠早期,都可以口服克林霉素,其治疗 BV 的效果与口服甲硝唑相同。

(2) 妊娠头 3 个月禁用甲硝唑,因可能有致畸作用。但多项研究未证明妊娠时应用甲硝唑和婴儿畸形发生或诱变有相关性。口服替硝唑(tinidazole),疗效与甲硝唑类似,副反应较少。然而有人认为头 3 个月可选用克林霉素阴道给药,中晚期妊娠,可口服甲硝唑。且认为阴道内使用甲硝唑凝胶或克林霉素可能更好。

(3) 局部用药:不支持妊娠期间局部用药,3 项临床试验表明阴道内使用克林霉素霜可增加不良结果的危险(如早产儿和新生儿感染),尤其是对新生儿的影响。

(4) 无症状感染:对无症状的 BV 低危孕妇是否给予治疗而降低妊娠不良结果的资料意见不一致。有一项试验采用口服克林霉素证明可降低自发早产,另一项试验表明可降低产后感染的并发症。

对无症状的 BV 高危孕妇给予治疗可能预防妊娠不良结果。因此,应当考虑在完成治疗 1 个月后进行随访评估其治疗是否有效。亦有认为,对无症状感染者,可不作治疗。

3. HIV 感染　BV 患者治疗与无 HIV 感染的 BV 治疗大体相同。

(七) 复发与随访

1. 过敏或不耐受如果患者对甲硝唑过敏或不能忍受,可选用克林霉素霜或口服克林霉素。

2. 性伴处理临床试验结果表明,患者的疗效及重复感染或复发的可能性不受性伴治疗的影响,因此不推荐对性伴进行常规治疗。

3. 复发　70% 的妇女治疗后 3 个月内 BV 复发。另报道,长期复发率约为 50%。复发的原因尚有 4 种可能:①因定居 BV 相关微生物的男性性伴侣而重新感染;②因治疗期间受抑制而未被杀灭的 BV 相关微生物持续存在而复发;③治疗后未能建立正常的以乳酸杆菌为主的菌群;④因其他尚未识别的宿主因素持续存在。

二、毛滴虫病

内容提要

- 女性表现为阴道有恶臭的黄绿色泡沫状分泌物,外阴刺激症状。男性感染阴道毛滴虫多无症状。
- 男性滴虫感染表现为 NGU、前列腺炎、附睾炎、龟头包皮炎等。
- 治疗以局部和系统应用甲硝唑为主。

滴虫病(trichomoniasis),是由滴虫或称毛滴虫所致的一种疾病。男性感染阴道毛滴虫大多无症状,但女性大多有症状,表现为阴道炎,有恶臭的黄绿色带泡沫分泌物,并有外阴刺激症状。

(一) 病因与发病机制

1. 三种人类滴虫

(1) 阴道毛滴虫,寄生阴道、尿道及前列腺,主要引起滴虫性阴道炎(图 17-47)。

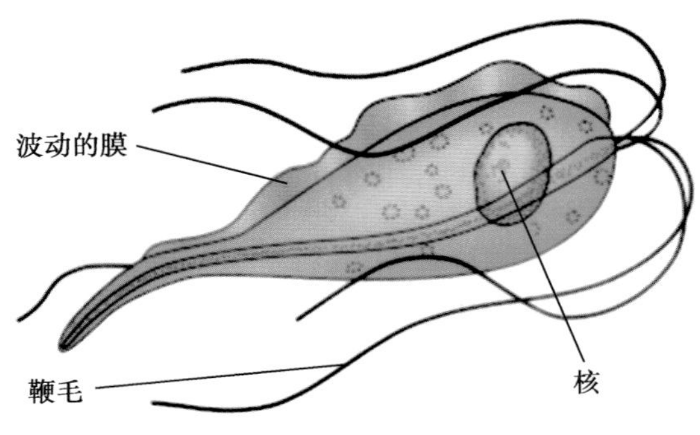

图 17-47 阴道毛滴虫

(2) 人毛滴虫,寄生于肠道,引起肠道滴虫病。

(3) 口腔毛滴虫,寄生于口腔、齿垢及蛀穴,引起口腔滴虫病(图 17-48)。三种滴虫在形态上很相似,阴道毛滴虫是最大的一种。

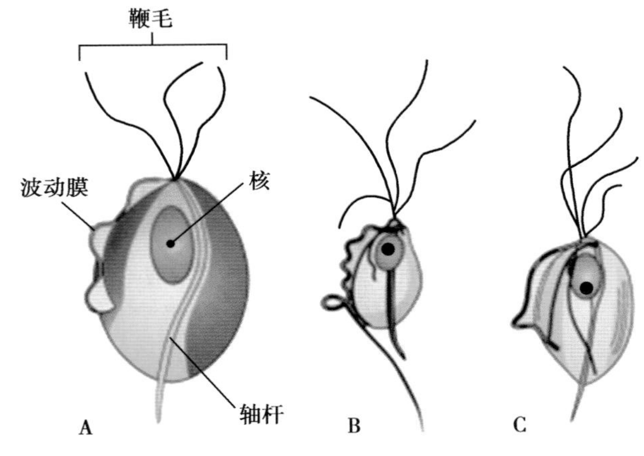

图 17-48 人毛滴虫

A. 阴道毛滴虫(泌尿生殖器病原体);B. 口腔毛滴虫(很少致感染);C. 肠毛滴虫(很少致病)。

2. 生物学特性 阴道毛滴虫属兼性厌氧寄生原虫,主要寄生在相对缺氧的阴道内,其次为尿道、子宫、尿道旁腺等处。虫体主要通过渗透方法吸取营养,也可依靠伪足将黏附在其表面的固体食物吞进体内。

3. 致病性 有认为阴道毛滴虫可能引起单纯疱疹病毒的传播,因为毛滴虫能吞噬病毒并保持病毒活性,并且引起宿主的炎症反应。在体外,阴道毛滴虫能消化且能杀灭乳酸杆菌和其他细菌。

以雌激素水平较高的生育年龄妇女最多,感染常复发。男性感染阴道毛滴虫多无症状,但女性多有症状。阴道毛滴虫可由尿液而非阴道黏液中发现,并可见于男子尿道及尿道旁腺和导管。

(二) 临床表现

潜伏期通常为 4~7 天(几天至 4 周)。

1. 滴虫性阴道炎 白带增多,黄绿色、带泡沫,排尿困难,外阴瘙痒,性交疼痛,月经期后症状加重。急性期持续 1 周或数月,阴道穹窿及子宫颈内膜轻度充血到广泛糜烂、瘀点,颗粒状易碎及潮红的子宫颈内膜(草莓状子宫颈)。后穹窿及常充满稀薄灰黄色且有泡沫的白带,具有特征性。患者可成为带虫者,50% 无症状。

2. 滴虫性尿道炎 / 膀胱炎 毛滴虫性尿道炎、膀胱炎。

3. 草莓状宫颈炎 阴道穹窿及子宫颈内膜轻度充血到广泛糜烂,瘀点及肛周擦烂,颗粒状易碎及潮红的子宫颈内膜(草莓状子宫颈)。后穹窿常充满稀薄灰黄色且有泡沫的白带,具有特征性。

4. 其他 阴道毛滴虫能吞噬精子,可致不孕,并与胎膜早破和早产有关。

5. 癌症 阴道毛滴虫还能引起阴道细胞发育异常及细胞核异常,癌症的发生率显著高于无滴虫妇女。

妇女毛滴虫性尿道、膀胱炎。阴道毛滴虫能吞噬精子,可致不孕。

男性表现为非淋菌性尿道炎、前列腺炎、附睾炎、龟头包皮炎、尿道狭窄和不孕症。

6. 男性滴虫感染 为非淋菌性尿道炎(5%~15% 是由阴道滴虫引起)、前列腺炎、附睾炎、龟头包皮炎和不孕症。大多数无症状,少数可从男性尿道、精液、尿道分泌物、前列腺液中分离出滴虫。

7. 新生儿滴虫感染 有 2%~7% 的女婴患有阴道感染,可有阴道排出物。由于有母体滴虫感染和雌激素,新生儿阴道上皮与成人相似,对阴道毛滴虫易感而患病。

(三) 实验室检查

显微镜检查阴道分泌物盐水湿片,敏感性 38%~82%,阴道分泌物滴虫培养阳性,为诊断滴虫病的"金标准",特异性 100%,敏感性 95%。

(四) 诊断

女性:滴虫性阴道炎的诊断须依据症状或体检,如脓性、黄绿色泡沫状阴道分泌物,其确诊有赖于阴道分泌物湿制片、染色、培养或其他方法鉴定阴道毛滴虫。

男性:其生殖系或尿液标本及前列腺液中发现阴道毛滴虫。可考虑培养和流行病学(经验)诊断。

(五) 治疗

1. 局部治疗 局部用药现仅推荐在不能进行系统治疗的情况下应用,其疗效不如系统治疗。

(1) 甲硝唑凝胶:塞入阴道后穹窿或喷洒阴道内,每晚一次,7~10 次为 1 疗程,可连用 2~3 疗程,停药后容易复发。甲硝唑制剂用于阴道局部治疗的效果不好。

(2) 壬苯醇醚 -9:外用治疗,用于对甲硝唑高度耐药的阴道毛滴虫株。

(3) 克霉唑:一种咪唑抗真菌制剂,在体外能杀灭阴道毛滴虫,100mg,阴道内使用 6 天,能治疗 48%~66% 患者。

(4) 聚维酮碘栓:每晚阴道内放置。对耐药甲硝唑阴道毛滴虫有效,阴道内应用聚维酮碘,可使血清碘浓度增高。因而孕妇禁用,孕妇血清碘水平增高,可抑制胎儿甲状腺的发育。

2. 系统治疗 口服甲硝唑,2g,一次口服,或甲硝唑 400~500mg,口服,2 次 /d,疗程 7 天。

由于甲硝唑具有戒酒硫样作用,治疗期间及治疗结束后 24 小时内禁止饮酒。

耐药的阴道滴虫株,上述方案失败时,可用下列方案:①甲硝唑 500mg,口服,3 次 /d,疗程 7 天。同时阴道内应用甲硝唑栓剂 500mg,1 次 /d,疗程 7 天。②甲硝唑 2g,口服,1 次 /d,疗程 3~5 天。③替硝唑 400~500mg,口服,2 次 /d,疗程 7 天。其他硝基咪唑类药物如奥硝唑、塞克硝唑等,也在临床试用中。可以用硝基咪唑类以外的外用药，但疗效较低(50%)。对甲硝唑过敏者可进行脱敏。

甲硝唑对啮齿动物有致癌作用，在妊娠头3个月内不应使用，可在妊娠3个月以后，一次口服甲硝唑2.0治疗。

三、生殖器念珠菌病

生殖器念珠菌病(genital candidiasis)，主要是由白色念珠菌引起，表现为念珠菌性阴道炎和念珠菌性龟头炎。

(一) 病因

1. 菌种　白色念珠菌最多，而光滑白色念珠菌和热带白色念珠菌分别居第二位和第三位。最近有资料表明，球拟酵母感染所致的病例有增多趋势。性接触传播目前阴道念珠菌病已取代了滴虫病，成为白带异常增多的最主要病因。

2. 特性　白色念珠菌(图17-49)属条件致病菌。在人体中，无症状时常表现为酵母细胞型；侵犯组织和出现症状时常表现菌丝型。正常情况下，寄生于健康人体的白色念珠菌呈酵母细胞型，一般不致病，当机体免疫功能下降，白色念珠菌菌变为菌丝型而致病。

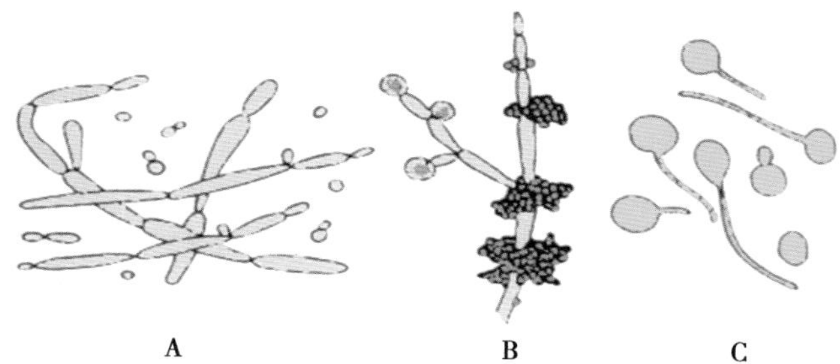

图17-49　白色念珠菌　A. 芽生孢子及缩窄环假菌丝；B. 20℃培养下芽生孢子、假菌丝及白色念珠菌；C. 血清中37℃培养3小时形成的芽孢管

3. 抵抗力　白色念珠菌对热抵抗力不强，加热60℃ 1小时即可死亡，但对干燥、日光、紫外线及化学制剂等抵抗力较强。

(二) 发病机制

1. 易感染因素　妊娠、糖尿病、口服避孕药、长期应用广谱抗生素、糖皮质激素及免疫抑制剂等均可降低机体免疫功能，改变阴道内环境而诱发白色念珠菌感染。

2. 黏附、侵袭宿主　白色念珠菌感染，首先是黏附在宿主的上皮细胞上，然后在以上所述的白色念珠菌致病因素作用下形成感染灶。

白色念珠菌的黏附机制表现在下列方面：①宿主细胞膜表面上有白色念珠菌的黏附受体，即岩藻糖和N-乙酰葡萄胺。②白色念珠菌胞壁上具有多种黏附介导体，其中较为重要的有甘露聚糖—蛋白质复合物(M-P)和几丁质。③白色念珠菌胞壁具有纤维蛋白原、纤维连接蛋白等成分的黏着受体。与宿主细胞间的黏附，侵袭宿主。

3. 激发炎症　白色念珠菌侵入细胞激发补体的活化及释放系列趋化、炎症等因子，同时激发抗原抗体反应产生特异免疫及迟发超敏，并再次释放单核细胞的炎症介质。

4. 白色念珠菌的产物抑制机体正常免疫反应　Dimond证实白色念珠菌丝可释放特异作用于PMN的物质，抑制了PMN的趋化、吸附及吞噬作用。

5. 白色念珠菌毒素、白色念珠菌分泌的蛋白酶　是促进菌黏附、入侵、炎症坏死，可致宿主死亡；其分泌物如磷酸酯酶、卵磷酸酯酶等均可加速组织的损伤。

(三) 临床表现

1. 念珠菌性阴道炎(表17-49)外阴阴道瘙痒和白带增多，呈水样或脓性，其中有白色凝乳样物或豆腐渣样物，略有臭味。大小阴唇、阴道黏膜水肿发红，其上可见乳白色薄膜，去除薄膜可见糜烂面，易出血。有性交痛、排尿疼痛或困难。

2. 复发性念珠菌性阴道炎　指每年发作4次或4次以上者，危险因素有糖尿病、免疫抑制及使用皮质类固醇，HIV感染等，或口服抗菌药物后发作。

表17-49　念珠菌性阴道炎的分类及特点

单纯性念珠菌性阴道炎	复杂性念珠菌性阴道炎
偶发或非经常发作念珠菌性阴道炎	复发性念珠菌性阴道炎
轻度至中度念珠菌性阴道炎	重度念珠菌性阴道炎
白色念珠菌所致	非白色念珠菌所致
宿主免疫功能正常	伴糖尿病、妊娠或应用免疫抑制剂

3. 念珠菌性龟头炎　包皮及龟头潮红，可见散在性小丘疹，干燥光滑，包皮内板及龟头冠状沟处伴有白色奶酪样斑片。刺痒明显。此病常在无保护的性交后几分钟或几小时发生。

(四) 实验室检查

①直接镜检阴道分泌物盐水湿片，或10% KOH湿片或革兰氏染色涂片，见假菌丝和芽生孢子。②培养可见大量乳白色菌落生长，并作鉴别和药敏。

(五) 诊断标准(表17-50)

表17-50　生殖器念珠菌病的诊断标准

(1) 直接镜检：镜下可见成群的卵圆形孢子，生理盐水制片，镜下可见成群的卵圆形孢子和假菌丝，尤其是找到较多的假菌丝时，表明白色念珠菌处于致病阶段，更具诊断意义
(2) 培养：可见大量乳白色菌落生长

(六) 鉴别诊断

1. 阴道毛滴虫病　本病表现为白带增多，呈白色或黄绿色，分泌物为泡沫状，可找到活动的阴道毛滴虫。

2. 细菌性阴道病　白带增多，呈灰白色的均质糊状，有鱼腥臭味，见线索细胞。

(七) 治疗

目前已有一些外用及内服抗真菌药，如内服氟康唑150mg，一剂即可治愈。但对一些天然耐药白色念珠菌如克柔白色念珠菌、光滑白色念珠菌感染，有时治疗可能无效，此时可用伊曲康唑或伏立康唑有效。

1. 念珠菌性阴道炎

1) 局部用药：咪唑类抗真菌药治疗，80%~90%的患者症状消失，白色念珠菌培养阴性。

1∶200 聚维酮碘(碘伏)涂于阴道及外阴,1 次 /d,连续 2~3 次。

3% 碳酸氢钠溶液冲洗外阴阴道或 1∶5 000 龙胆紫溶液灌注阴道,1~2 次 /d(如同 BV 一样,阴道灌洗是有争议的治疗)。

抗真菌药栓剂,如克霉唑阴道片、咪康唑阴道栓剂顿服、益康唑、布康唑(butoconazole)或特康唑(terconazole)等,每晚一个,塞入阴道深处,共 1~2 周。制霉菌素阴道栓剂,10 万单位,每次 1~2 个,连用 14 天。

外阴炎,外涂克霉唑霜、咪康唑霜、益康唑霜、酮康唑霜或联苯苄唑霜等。

2)系统治疗:①氟康唑 150mg,连用 2 天;②伊曲康唑 200mg,2 次 /d,连用 2 天;或 200mg,每日一次,连服 3 天;③伏立康唑,首剂 400mg,继以 200mg,2 次 /d,连用 7 天;④妊娠期,只能局部使用咪唑类药物治疗。

2. 复发性念珠菌性阴道炎 氟康唑 150mg,一周 1~2 次,连服 4~6 次。

伊曲康唑 400mg,1 次 /d,连续 3 天为一疗程,次月的月经第 1 天 200mg,连续 3 天,持续应用 6 个月经周期。

1)月经前抑制疗法:急性期治疗后,每次月经期前服氟康唑 150mg/d,共 2 天;或伊曲康唑 0.4g/d×2 天,每月 1 次,共 6 个月。

2)长期抑制疗法:复发性念珠菌性阴道炎患者若不长期抑制治疗,约 50% 的患者会在 3 个月内复发。可选用①局部克霉唑(500mg),每周 1 次;②氟康唑 150mg,每周 1 次口服。

3)复发性念珠菌性阴道炎替代方案:先用短期口服或外用唑类药控制症状,再继以抗真菌维持治疗。

4)控制症状治疗:口服氟康唑 150mg,3 天后重复治疗 1 次,或采用阴道局部用药治疗,适当延长用药时间(如 7~14 天)。

5)抑制性抗真菌维持疗法:可选用下列方法之一。①克霉唑阴道片剂 500mg,每周 1 次,连用 6 个月。②氟康唑 100~150mg,口服,每周 1 次,连用 6 个月。③伊曲康唑 200mg,口服,2 次 /d,每月应用 1 天,连用 6 个月。

3. 念珠菌性龟头炎 用生理盐水或 0.1% 依沙吖啶溶液冲洗皮损处,2~3 次 /d。冲洗后外涂 1%~2% 龙胆紫液或上述咪唑类霜剂。包皮过长者应做包皮环切术。并发尿道炎者可内服酮康唑、氟康唑或伊曲康唑。

(八)随访

如果念珠菌性阴道炎患者经治疗后症状持续存在或症状复发,应复查。念珠菌性阴道炎患者每年发作 3 次或 3 次以上应按复发性念珠菌性阴道炎处理。

(吴志华 曾抗 叶巧园 李莉 普雄明)

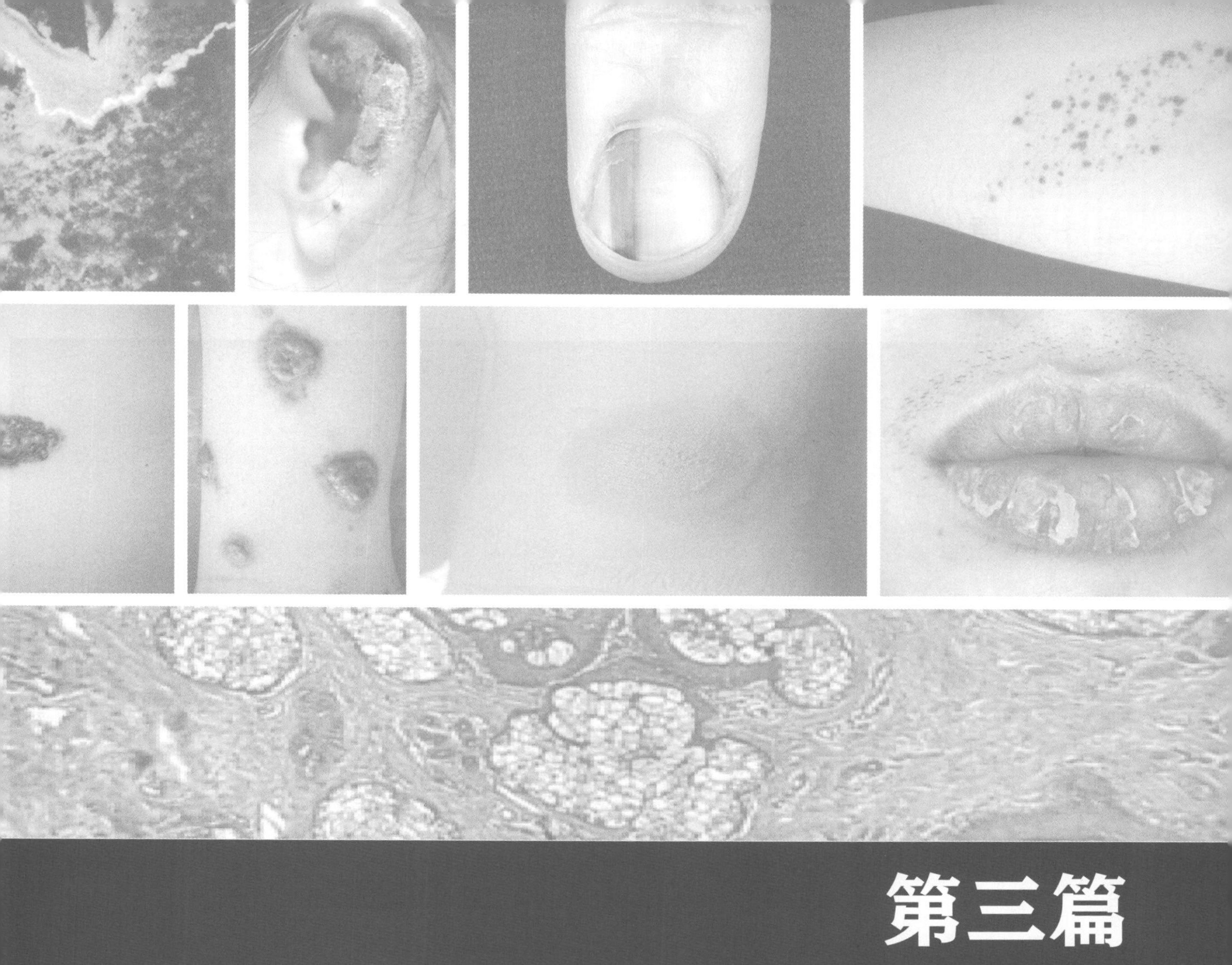

第三篇

过敏性或变应性疾病

第十八章

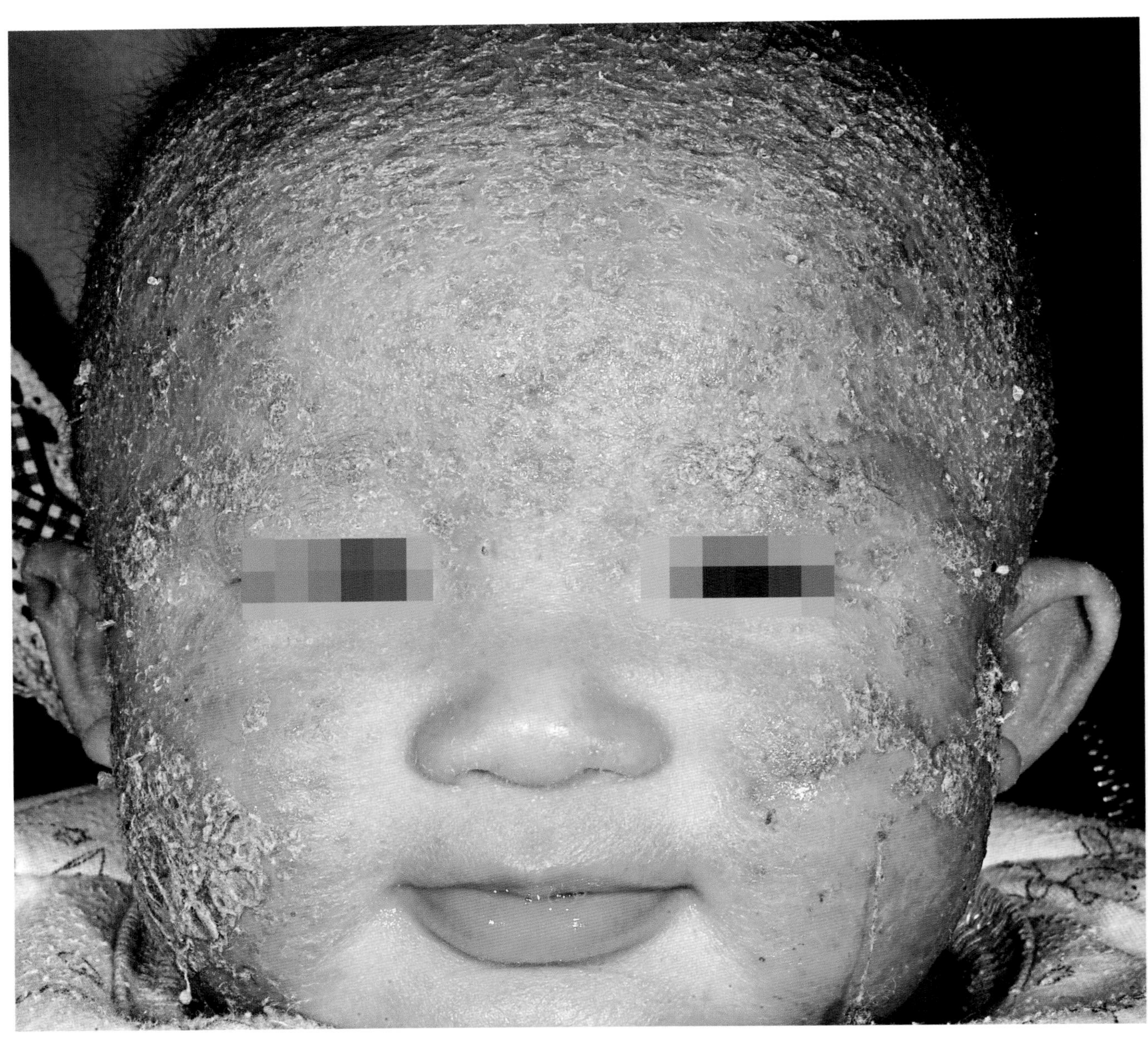

第十八章

皮炎和湿疹

第一节　皮炎湿疹的概念与湿疹

内容提要

- 皮炎湿疹是常见的一类疾病，具有典型临床症状，如瘙痒、红斑、丘疹、斑丘疹、渗出、水疱、脱屑、脱痂、苔藓化，皮损呈多形性，并有组织病理学特征，如海绵水肿、角化不全、浅层血管周围淋巴细胞浸润等，其发病多与超敏反应有关；部分病因相对明确，但相当一部分的病因不明。
- 皮炎和湿疹在国外这两个词可以互相使用，然而诊断名称尚存在一定混乱和争议。
- 在我国，将湿疹与皮炎描述为相对独立的两类疾病，湿疹病因尚不明确，皮炎病因和临床特征明确，如特应性皮炎，接触性皮炎等。

一、皮炎湿疹的概念

皮炎(dermatitis)与湿疹(eczema)是累及表皮和真皮，具有多形性皮疹的炎症性疾病。然而，在临床上皮炎和湿疹的名称可互用。

皮炎湿疹在临床上极为常见，长期以来，由于对皮炎湿疹概念上的认识很难把握，众多的学术观点至今仍在不断的争论中。

1. 湿疹的概念　湿疹病因不明，是一种形态学诊断，临床表现为多形性皮损，有红斑、丘疹、水疱、鳞屑等，而以丘疱疹为主，其皮损有聚集倾向。

2. 皮炎的概念　皮炎病因清楚，是一种病理学诊断，临床上将病因清楚，发病机制和临床表现具有特征的一组疾病诊断为皮炎，代表病种为接触性皮炎。

对于皮炎湿疹的诊断治疗，首先在概念和分类上要有一个清晰的认识，要能把握皮炎湿疹的分类全局，准确开展临床分类诊断，这是提高临床诊治水平的基础。皮炎湿疹分类模式有多种，但较为公认的是2004年世界变态反应组织提出的皮炎分类模式（图18-1）。

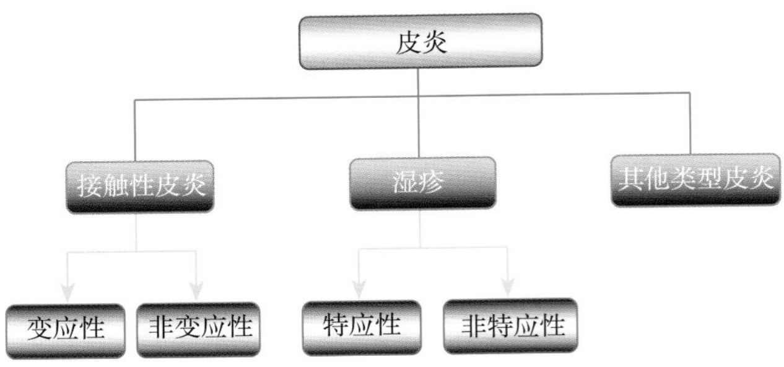

图18-1 世界变态反应组织推荐使用对皮炎的分类方式

此分类模式简明，但在明确非特应性皮炎的概念上有些模糊不清，使临床医师对分类的把握上有时比较困难。

我国学者宋志强、顾恒发表了《加强皮炎湿疹疾病诊断术语规范化》，认为"皮炎"和"湿疹"已不再作为独立的临床疾病诊断术语的观念，"皮炎""湿疹"名称而非具体诊断用词，临床遇到湿疹性皮疹时，应积极寻找其临床特征和/或实验室特点，建立相对的特异性诊断。这将会进一步促进皮炎和湿疹的学术研究和疾病分类管理，并为治疗和预防皮炎湿疹奠定基础（《中华皮肤科杂志》2021年8期）。

二、湿疹

湿疹（eczema）是一种炎症性皮肤反应，它包括一大类疾病，临床表现包括瘙痒、红斑、脱屑及成群的丘疱疹。组织学特征为表皮细胞间水肿，海绵形成，伴有不同程度的棘层肥厚及浅表血管周围淋巴组织细胞浸润。目前"皮炎"和"湿疹"两词通常被视为同义词。

（一）湿疹的分类

1. 根据皮损的阶段 分为急性湿疹、亚急性湿疹及慢性湿疹。

2. 根据外源性和内源性 分为外源性湿疹和内源性湿疹。外源性湿疹以接触性皮炎为代表，内源性湿疹以特应性皮炎为代表。

3. 根据分布范围及部位 分为泛发性湿疹、局限性湿疹。前者有自身敏感性湿疹，钱币状湿疹；后者有手部湿疹、肛周湿疹、阴囊湿疹。

Burton根据湿疹的发病部位及临床特点，把湿疹分为内源性湿疹与外源性湿疹两大类，代表了许多皮肤科学者的意见。但这一分类并未完全反映出实际情况，比如临床上大量病人符合湿疹的诊断，但却不能归入表中任何一类。

现介绍Burton分类供参考（表18-1）。

国内有学者主张，凡临床上表现有瘙痒、红斑、丘疹、水疱、脱屑、肥厚等表现，有渗出和融合倾向的皮疹，暂时难以明确病因的先拟诊为湿疹。皮炎湿疹的分类并非一成不变，有些诊断可相互转化。比如，有些原因不明的成人湿疹，随着检测方法的进步可以找到病因，从而划归为接触性皮炎。国内外学者已经有这样的共识，即真正被诊断为湿疹的疾病会越来越少。

（二）流行病学

1. 发病率 美国的一项调查显示所有类型的湿疹的发病率为18‰，特应性皮炎的发病率为7‰。汗疱疹和钱币状湿疹分别占2‰。Horn记录了英国全科医师执业中自1958—1985年大约3 000—4 000例患者，6 819次就诊的具体情况，湿疹患者占就诊者的19%。新加坡国家医疗中心报告了1989—1990年的湿疹病例，并分析了25 448例新病例，其占该中心新病例的34%；湿疹病例中67%的为内源性湿疹，13.7%为接触性皮炎。

表18-1 湿疹性皮疹分类*

分类	皮炎（特征、病因相对明确）	湿疹（特征、病因尚不明确）
	特应性皮炎	手（足）湿疹
	接触性皮炎	小腿湿疹
	脂溢性皮炎	肛门湿疹
	尿布皮炎	外生殖器湿疹
	感染性皮炎	眼睑湿疹
	自身敏感性皮炎	……
	乏脂性皮炎	
	……	

*结合病史、临床特征和实验室检查并进行随访和评估。

2. 湿疹和年龄

（1）婴幼儿及儿童：大多数婴幼儿湿疹为特应性，但有许多病例无特应性表现，并且有与特应性皮炎不同的病程。

英国的一项调查发现：466例儿童湿疹中，330例为特应性皮炎，44例为白色糠疹，其余92例为特殊类型的湿疹。在美国一项调查中，特应性皮炎在11岁发病年龄组中最多见。口周湿疹或舌舔皮炎常见于特应性皮炎患儿，少见于无特应性素质的儿童。湿疹的其他特殊类型，如线状苔藓、幼年跖部皮病、婴儿脂溢性皮炎、尿布皮炎，几乎仅限于儿童。

（2）青年人：常见脂溢性皮炎、神经性皮炎、接触性皮炎、汗疱疹。

（3）成年人：盘状湿疹好发于冬季，淤积性皮炎、小腿干燥性湿疹也常见于年龄较大的男性，家庭主妇易患刺激性手部湿疹。

（三）病因与发病机制

1. 内因与外因 湿疹可分为外源性湿疹与内源性湿疹，由许多外源性和内源性因素单独或共同作用引起。内源性湿疹与患者自身体质或遗传因素相关，外源性湿疹与环境因素有关。内外因素有很多，但往往不易查清，易反复发作。

外因：包括生活、气候条件、日光、紫外线、寒冷、湿热、干燥、搔抓、摩擦、化妆品、肥皂、皮毛、植物、染料、人造纤维等。

内因：过敏素质是主要因素，与遗传有关，可随年龄、环境而改变。神经精神因素如焦虑紧张、情绪激动、失眠、劳累、内分泌、代谢及胃肠功能障碍、肠道寄生虫、感染病灶、某些食物（如鱼、虾、蛋等）也可使湿疹加重。

2. 迟发型变态反应 发病机制可能与迟发型变态反应有关。诱因、角质形成细胞和T淋巴细胞的相互作用可能在大多数类型湿疹中起主要作用。

根据临床和组织病理学研究，一些患者的发病机理可能与迟发型变态反应有关。对内源性湿疹目前所知甚少，而对原发刺激性和变应性接触性皮炎却有大量的研究（另见接触性皮炎）。

3. 发病机制

(1) 变应性接触性皮炎：是湿疹形成的一个可复制的代表模型。条件是小分子的免疫反应（半抗原）。在首次接触到半抗原，朗格汉斯细胞和真皮树突细胞携带抗原迁移到局部淋巴结并遇到初始T细胞。通过与携带抗原的树突状细胞相互作用，T淋巴细胞分化成分泌不同细胞因子的多种亚型（Th1和Th2），以及具有调节功能的特异性$CD4^+$ T淋巴细胞调节变应性接触性皮炎。

在随后暴露于接触变应原，$CD8^+$ T细胞显示出Th1细胞因子的特征，它以分泌γ干扰素（IFN-γ）为主。皮肤中的半抗原可通过朗格汉斯细胞、角质形成细胞或其他的T细胞呈递给T细胞。T细胞随之活化，使细胞因子释放和上调杀伤分子如穿孔素、颗粒酶-B和Fas配体。IFN-γ促进MHC-Ⅱ类分子、细胞间黏附分子ICAM-1的表达，并增加Fas在角质形成细胞中的表达。此外，IFN-γ刺激角质形成细胞产生细胞因子和趋化因子，这些因子吸引淋巴细胞的表皮内流。浸润细胞释放的趋化因子也调节了反应。

T细胞介导的细胞毒性，尤其是Fas诱导角质形成细胞凋亡而导致表皮损伤和海绵水肿，这可能是许多类型湿疹的最终共同途径。电镜显示，在过敏性皮炎中，表皮的最早变化开始于基底层，可见胞浆空泡化和内质网扩张，角质形成细胞通过微绒毛和桥粒回缩破损而失去接触。

(2) 刺激性接触性皮炎：湿疹也可能由非过敏性方式引起。发生在刺激性皮炎的3个主要方面包括屏障功能障碍、表皮细胞改变以及炎症介质和细胞因子释放。

某些刺激物能引起慢性反应，其中对表皮细胞的作用变成主导，导致苔藓样变，而在急性刺激性反应，炎症介质和细胞因子释放类似于急性变应性接触性皮炎。

细胞因子释放、免疫途径激活和炎症细胞聚集的进展，产生明显的形态学和组织学变化。在过敏性接触性皮炎中，变应原接触皮肤3~6小时后，通过光学显微镜可观察到某些早期改变，包括血管扩张以及外渗的单核细胞进入真皮浅层。8小时后，可见单核细胞进入表皮和海绵水肿。原发性刺激性皮炎的病理变化相似，但似乎更迅速。在3~6小时内可见细胞内和细胞间水肿，24小时内可出现表皮坏死、细胞空泡化和核固缩。在严重情况下，表皮损伤可发展到表皮下水疱形成。

（四）临床表现

1. 一般特征　各型湿疹的共同表现是：①显著瘙痒，在大部分湿疹中，严重瘙痒是突出症状。引起瘙痒的刺激阈（痒阈）因紧张而下降。瘙痒常在夜间明显。热和疲劳也可刺激瘙痒发作；②皮疹以小丘疹、丘疱疹为主，急性期红斑、糜烂、渗出，慢性期苔藓化、皮肤肥厚浸润，亚急性多见脱屑、结痂，但临床上可多种疹型同时存在；③皮损呈聚集性；④皮疹可泛发或局限，多呈群集特点，对称分布，好发四肢屈侧、手、足、肘窝、腘窝、耳后、乳房、脐、外阴和肛门等处。

2. 湿疹的分期　分为急性期、亚急性期及慢性期三期（表18-2）。

多数湿疹由急性期开始，向亚急性期到慢性期转变，或可

表18-2　湿疹各期临床表现

急性湿疹	皮疹多形性，红斑、水肿、丘疹、丘疱疹和水疱，糜烂、渗出，皮疹有聚集倾向，易融合成片，边界不清。皮疹对称性，常见于头、面、手、足、四肢远端暴露部位及阴部、肛门等处。剧烈瘙痒（图18-2）
亚急性湿疹	亚急性期水疱渗出减少，出现结痂及脱屑。皮损边界不清。皮疹以小丘疹、鳞屑和结痂为主，仅有少量丘疱疹、水疱及糜烂，中到重度瘙痒。常由急性期迁延而来，红肿、渗出等急性炎症减退（图18-3）
慢性湿疹	慢性期主要以皮肤肥厚革样化为主，红斑不明显，可以伴有脱屑、色素沉着或色素减退。表现为皮肤粗糙、抓痕、结痂、浸润肥厚，呈苔藓样变、色素沉着，皮损多较局限。可由急性、亚急性湿疹反复发作转变而来，亦可开始即为慢性。中到重度瘙痒。病程不定，易复发（图18-4）

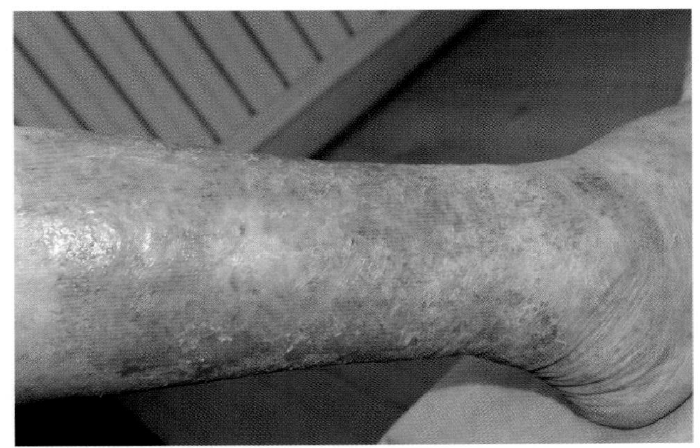

图18-2　急性湿疹（新疆维吾尔自治区人民医院　普雄明惠赠）

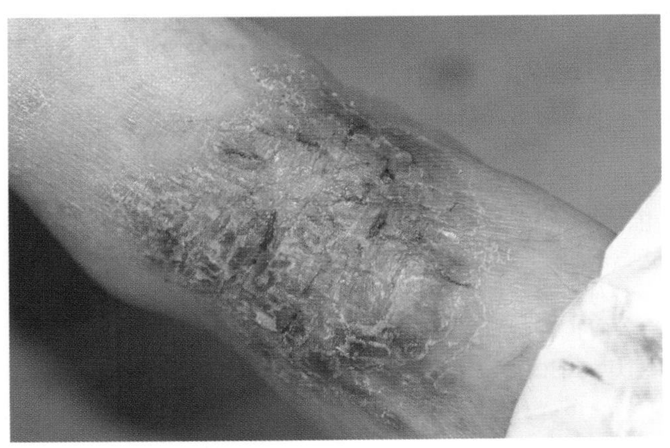

图18-3　亚急性湿疹（新疆维吾尔自治区人民医院　普雄明惠赠）

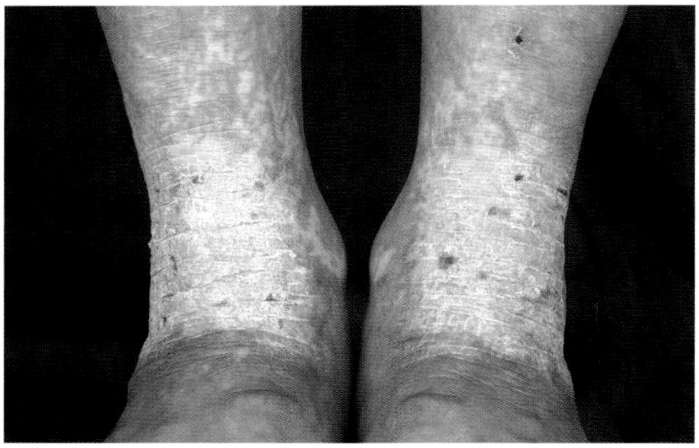

图 18-4　慢性湿疹（广东医科大学　李文惠赠）

逆行发展。有的急性湿疹痊愈后无慢性期，或一开始即为慢性。而反复发作的湿疹可以同时存在不同期的表现。

3. 继发改变　摩擦或搔抓可引起浅表糜烂、出血或苔藓样变。虽然在慢性湿疹中总是有一定程度的苔藓样变，但苔藓样变主要见于特应性皮炎。有时可形成明显的角化过度和乳头瘤病。伴继发感染时，形成毛囊性脓疱或角层下脓疱，外观与脓疱疮相似，皮损边缘仍可见典型的湿疹损害。

4. 继发播散　湿疹的另一特点是倾向于从原发部位向远处播散，尤其是当湿疹的原发部位在小腿或足部时。在播散前湿疹可存在数天或多年，播散前原发部位湿疹加重；继发播散性皮疹最初可能为小的水肿性丘疹，但很快演变为成群的丘疹、水疱，或融合成小的斑块，偶尔形成红斑或风团，分布常对称。

继发性播散现象通常被称为自体致敏或自体湿疹化，可能涉及多种机制，包括循环活化的 T 淋巴细胞数量增加；在自体皮肤组织匀浆中，外周血单核细胞与对照组相比增加，表明对自体皮肤抗原反应是异常细胞介导的；感染的存在可能会导致感染性湿疹；另外，非免疫过程如神经机制的可能性尚未完全排除。

继发性皮疹的病程在很大程度上取决于原发损害，如果原发损害为急性炎症，继发播散性皮疹也较严重，并可泛发。在少数病人，泛发的继发皮疹可发展为红皮病。

不断接触外源性致敏原，即使极少量接触也可促发湿疹反应。在这些病例中，皮损扩展的方式不对称。如由羊毛脂过敏引起的小腿接触性皮炎，患者用手涂搽羊毛脂，在手部出现播散皮疹，随后手又可把致敏原带到面部形成播散。在不伴继发播散的小腿慢性淤积性皮炎中，50% 的病例斑贴试验可显示外用药过敏。在有播散的小腿慢性淤积性皮炎中，90% 的病例外用药斑贴试验阳性，提示播散呈患者高敏状态。

对细菌高度过敏的严重感染性湿疹有时在无局部药物过敏时也可引起播散，可能由于对细菌或其代谢产物过敏所致，应用细菌滤过液作斑贴试验或划痕试验来评价较困难，因为某些正常人和许多慢性局限性湿疹患者也可表现出强阳性反应。

临床医师常使用“自体敏感”一词来描述原因不明的继发性湿疹播散。长期以来，自身抗原被怀疑在湿疹播散中起到了重要作用，但仅在少数病例中证实了自身抗体。有人认为自身抗体在导致高度过敏中可能并非起到重要作用。

5. 湿疹的亚型　根据主要皮疹形态、发生部位和病因不同，临床上对湿疹常有不同的命名，如耳部湿疹（图 18-5）、乳房湿疹、脐窝湿疹、肘部湿疹、小腿湿疹、阴囊湿疹（图 18-6）、女阴湿疹、肛门湿疹、手部湿疹、钱币状湿疹和干燥性湿疹等。各种命名基本都包括在急性、亚急性和慢性三个阶段内。

由于特定的环境或致病条件，有些部位的湿疹有其各自的特点，比如：

湿疹性药疹（eczematous drug eruptions）湿疹性药物反应可能为局部性如脂溢性或盘状湿疹，或为全身性如卡马西平

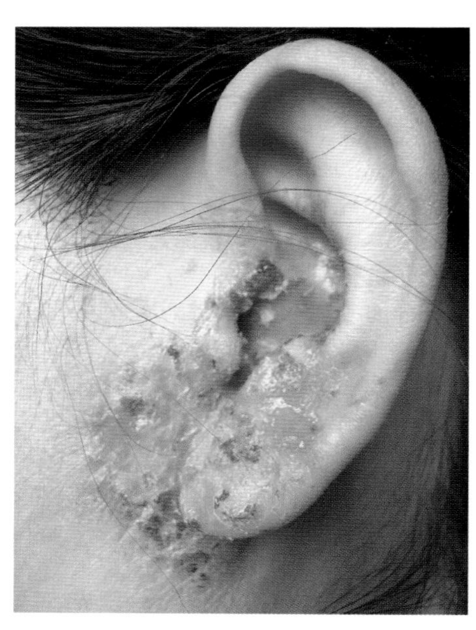

图 18-5　耳部湿疹（东莞市常平人民医院　曾文军惠赠）

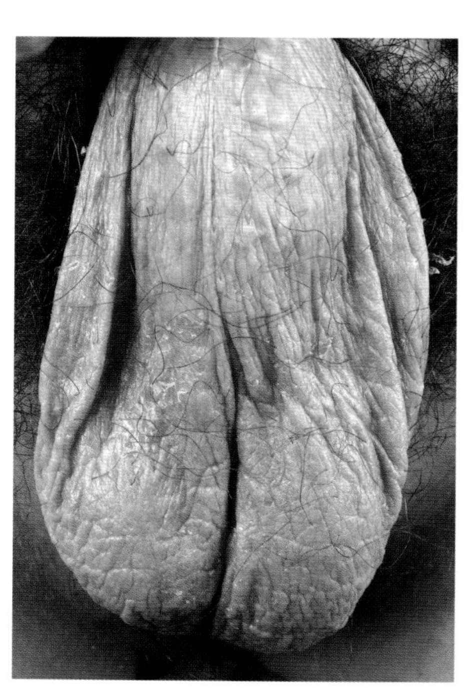

图 18-6　阴囊湿疹（东莞市常平人民医院　曾文军惠赠）

所致的湿疹样反应，它最初可能累及屈侧，类似特应性皮炎，严重时可迅速进展为红皮病。

眼睑湿疹（eyelid eczema）主要累及眼睑，临床常见，也是特应性皮炎的常见特征，因此，它很可能代表了无其他表现的轻度特应性皮炎。有些则由脂溢性皮炎、接触眼妆致敏成分、指甲油、香水、橡胶或眼科药物引起。变应性接触性皮炎通常累及上睑，特应性皮炎常导致上、下眼睑同时出现皮炎。

6. 伴发疾病　慢性肉芽肿病、选择性 IgM 缺乏症 /IgA 缺乏症、Wiskott-Aldrich 综合征、X 连锁无丙种球蛋白血症、高免疫球蛋白 E 综合征、重度联合免疫缺陷病。

（五）实验室检查

血中嗜酸性粒细胞可增加，斑贴试验或点刺试验可呈多种物质阳性，但亦可阴性。

组织病理示急性期为表皮细胞内水肿、海绵形成，棘层内或角层下水疱，真皮上部血管扩张，管周轻度炎细胞浸润；慢性湿疹表皮角化过度，角化不全，棘层增厚，表皮突延长或增宽，真皮上部血管周围炎症细胞浸润（图 18-7）。亚急性期可有上述两种变化混合存在。

（六）诊断

依据病史：剧烈瘙痒。皮疹呈多形性、对称性。急性期境界多弥漫，易渗出，呈群集性。慢性者皮肤浸润肥厚，苔藓化。亚急性期可界于两者皮疹特点。病程较慢，易反复发作及病理学特征易于诊断。

（七）鉴别诊断

1. 接触性皮炎　皮疹表现可有红肿、丘疹、水疱、渗出、结痂与湿疹相似，但此病皮疹发生较突然，多由外因所致，在接触部位或身体暴露部发病，境界清楚，可因搔抓将抗原带至其他部位，皮疹疹型多较单一，去除原因后，处理得当一周可愈，可资区别。

2. 特应性皮炎　婴儿期为婴儿湿疹，儿童期或成人期瘙痒皮疹与亚急性慢性湿疹相似，有个人或家族过敏史（哮喘、枯草热、过敏性鼻炎等），血液检查中嗜酸性粒细胞增多、IgE 升高，有些患者从 2 岁前发病，全身皮肤干燥，受累部位以肘窝、腋窝屈侧、外踝前或颈周常见。

3. 脂溢性皮炎　虽有不同程度的瘙痒、红斑、小丘疹，有时渗出、结痂，似湿疹，但患者有脂溢性素质，典型损害为皮脂丰富区如头皮、眉、鼻翼两侧、脐窝、耻区、腋窝等处的黄红色斑片伴油腻性鳞屑，可以鉴别。

4. 神经性皮炎　皮肤苔藓样变伴瘙痒与慢性湿疹相似，但神经性皮炎先有痒反复搔抓后皮肤改变，苔藓化程度更显著，多角形扁平丘疹密集成片，边缘可有发亮丘疹，而浸润肥厚不如慢性湿疹；皮疹境界较清，好发部位以颈项、肘膝关节伸侧或骶尾部（表 18-3）。

表 18-3　湿疹的鉴别诊断

急性湿疹	接触性皮炎、玫瑰糠疹样药疹、特应性皮炎、脂溢性皮炎、渗出性盘状苔藓样皮炎
慢性湿疹	神经性皮炎、斑块型银屑病、淤积性皮炎
手足湿疹	手癣、足癣、接触性皮炎、幼年跖部皮病、掌跖脓疱病

（八）治疗

1. 一般治疗　避免激发性因素，包括避免各种外界刺激如搔抓、热水烫洗、肥皂擦洗，以及易过敏和刺激性食物如海鲜、咖啡、辣、酒等。

2. 系统治疗

(1) 抗组胺药：第一代抗组胺药如扑尔敏片 4~8mg，每日 3 次；赛庚啶片 2mg，每日 3 次可减轻瘙痒，有镇静、安眠作用。亦可选择无中枢镇静副作用的第二代抗组胺药如咪唑斯汀 10mg，每日 1 次；氯雷他定 10mg，每日 1 次。必要时两种联合或交替使用。

(2) 多塞平：兼有拮抗 H_1 和 H_2 受体的作用，以及镇静和嗜睡作用。多塞平 25mg，每日 3 次或睡前口服。患青光眼、前列腺肥大及心脏病者慎用。

(3) 非特异性脱敏治疗：10% 葡萄糖酸钙 10ml 或 10% 硫代硫酸钠 10ml 加 5%~10% 葡萄糖 20mL，加维生素 C 1.0~2.0g，静脉注射，每日 1 次。普鲁卡因静脉封闭疗法。

(4) 糖皮质激素：一般不主张用，但对经一般治疗效果不佳的严重患者，可短期服用。如泼尼松 20~40mg/d，见效后酌情逐减。

(5) 免疫抑制剂：环孢素、环磷酰胺或硫唑嘌呤对严重的慢性湿疹有一定疗效，但不良反应多。

3. 局部治疗

(1) 急性湿疹：有渗液者用 3% 硼酸溶液、0.1% 雷夫奴尔液、1 : 20 醋酸铝液或生理盐水冷湿敷，湿敷间期可用氧化锌油外涂。无渗液者可用炉甘石洗剂。

(2) 亚急性湿疹：可选用油剂、霜剂、糊剂，如氧化锌油、氧化锌糊、5% 糠馏油糊，糖皮质激素霜剂配合焦油类制剂疗效较好。

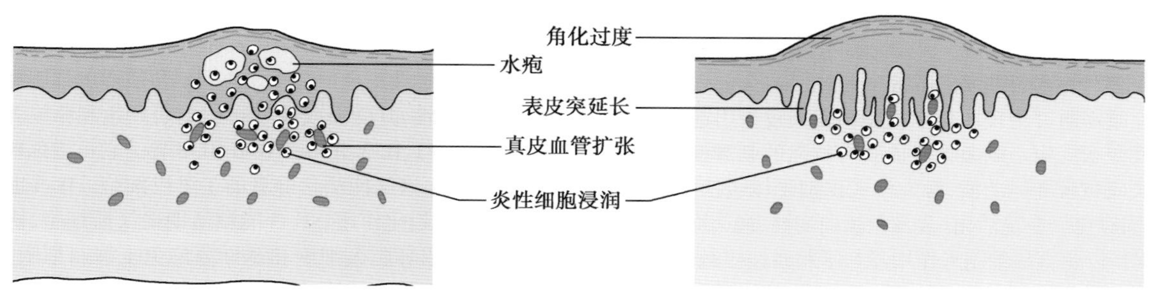

图 18-7　湿疹病理变化示意图

外用钙调磷酸酶抑制剂他克莫司软膏或吡美莫司乳膏，可抑制T淋巴细胞及肥大细胞产生炎症细胞因子，并可阻止后者释放已合成的炎症介质。不诱发皮肤萎缩。可有效治疗特应性皮炎、过敏性/刺激性接触性皮炎等炎性皮肤病。可用于2岁及以上儿童。但较外用糖皮质激素起效慢。使用前可先外用糖皮质激素数日以求迅速控制症状。

(3) 慢性湿疹：糖皮质激素外用选择：面部和皱褶部用弱效激素如氢化可的松乳膏和钙调磷酸酶抑制剂，其他部位用中效如丁酸氢化可的松乳膏或地奈德乳膏，肥厚皮损用强效激素如氟氢松或超强效卤米松乳膏。苔藓化皮损可加用0.05%~0.1% 维A酸乳膏。光化学疗法[补骨脂素(psoralen)加长波紫外线(ultraviolet A，UVA)照射即为PUVA]和长期中波紫外线(ultraviolet B，UVB)治疗。局限性损害可皮损内注射得宝松、曲安奈德混悬液。

4. 中医中药

(1) 内治：①急性湿疹：用清热利湿为主，佐以祛风，方用消风导赤散或萆薢渗湿汤；②亚急性湿疹：用疏风清热、佐以利湿，方用消风散加减；③慢性湿疹：以养血疏风润燥，选用四物消风散或地黄饮加减。

(2) 外治：中草药水煎待温凉后外洗，切忌烫洗，因其加重病情。苦参12g、土大黄15g、荆芥9g、苏叶12g、薄荷9g、地肤子15g、枯矾9g，用于急性、亚急性湿疹，燥湿(收敛)、止痒。

(九) 病程与预后

本病易于复发，但每次复发常较前一次轻，仅需要短期、较弱效的治疗。此病可以在1~2年后痊愈。

第二节　接触性皮炎及其他

一、接触性皮炎

内容提要

- 接触性皮炎按发病机制可分为原发性刺激和过敏反应两种。
- 刺激性接触性皮炎不涉及免疫反应，刺激物直接损伤皮肤或黏膜屏障功能。
- 过敏性接触性皮炎是T细胞介导的迟发型超敏反应(Ⅳ型变态反应)所致。

接触性皮炎(contact dermatitis)为外源性皮炎(exogenous dermatitis)的代表病种，是接触外源性物质或变应原所致的一种皮肤炎症反应。经典的接触性皮炎通常分为原发刺激和变态反应两种(表18-4)。

(一) 发病机制

1. 刺激性接触性皮炎(iritant contact dermatitis，ICD)　是外源性刺激物通过物理或化学机制损伤表皮而引起的反应，并不涉及变态反应。刺激物对皮肤有较强的刺激性，可直接损伤皮肤或黏膜屏障功能，触发模式识别受体包括Toll样受体，推动固有免疫系统活化。表皮角蛋白变性、通透屏障破坏、细胞膜损伤以及直接细胞毒作用参与了刺激性接触性皮炎的发病机制。炎症反应的轻重主要与刺激物的性质、浓度和接触时间有关，也与个体因素(如年龄、性别、种族、接触部位等)和环境因素(如温度、湿度、摩擦、压力等)有关。强酸、强碱等腐蚀性物质可直接破坏组织，引起化学烧伤。弱刺激性物质需长期多次接触才能致病，引起累积性刺激性接触性皮炎，如反复应用碱性肥皂或有机溶媒可使皮肤脱脂，弱酸性物质可与皮肤内水结合而引起脱水。一旦表皮角质层屏障被破坏，一些在正常情况下无害的物质可使刺激性接触性皮炎持续存在。急性刺激性接触性皮炎通常由单一刺激物引起。而慢性刺激性接触性皮炎则通常与多种刺激物的暴露接触有关，并常与内因相关，如特应性体质或应激状态。慢性累积性刺激性接触性皮炎常见于手部。

2. 变应性接触性皮炎(allergic contact dermatitis，ACD)是T细胞介导的皮肤免疫反应。引起这一迟发型应答的T细胞因过去接触过有关的抗原已被特异性致敏，并能招募巨噬细胞和其他淋巴细胞到反应部位。变应性皮炎机制图(图18-8)。

(1) 半抗原：大多数变应原是小分子化合物称为半抗原，分子量通常小于500Da，由于体积小，半抗原能穿透大分子难以通过的皮肤屏障，到达基底层。引起变应性接触性皮炎的半抗原常不稳定，它们以共价形式与表皮屏障蛋白结合形成完全抗原。

(2) 参与变应性接触性皮炎的细胞：朗格汉斯细胞、角质形成细胞以及其他免疫活性细胞在接触型超敏反应中起重要作用。

1) 朗格汉斯细胞(langerhans cell，LC)：是主要的抗原递呈细胞，抗原必须先被“加工”，然后以适当的形式在LC表面被递呈出来。变应性接触性皮炎最初是表皮的反应，位于基底层的LC特别适合递呈接触性变应原，它们把小分子化合物表达在自己表面的能力很强。类似的抗原递呈细胞存在于脾和淋巴结中，它们都来源于骨髓前体细胞，LC表达CD1、主要组织相容性复合体(MHC)-Ⅱ类抗原和Fc受体及补体受体。LC活化与诱导细胞因子(IL-1β、IL-6、IL-12、趋化因子等)分泌、促进细胞表面分子(MHC-Ⅰ类和MHC-Ⅱ类分子、黏附分子、共刺激分子等)表达，以及改变抗原摄取、加工和递呈能力有关。

LC通过胞饮摄入半抗原修饰的蛋白，在角质形成细胞和其他细胞分泌的IL-1和TNF影响下，逐渐成熟，增加MHC和协同刺激分子表达，向引流淋巴结迁移。

2) 其他免疫活性细胞：固有免疫细胞如自然杀伤细胞在变应性接触性皮炎中起重要作用。皮肤树突状细胞也作为抗原递呈细胞而补充LC的作用。调节性T细胞(Treg)抑制T细胞，在炎症消退中起关键作用，Treg活性丧失可能在慢性炎症中起作用。肥大细胞在决定炎症反应强度中起关键作用。

3) 角质形成细胞(keratinocyte)：产生一系列细胞因子，在变应性接触性皮炎中起重要作用。角质形成细胞维持表皮结构的完整性，其受损或被“活化”时可产生和释放多种细胞因子包括IL-1、IL-3、IL-6、TNF-α、IL-8等。它可增强树突状细胞的活化，而这又能活化静息的T淋巴细胞。IL-8也对T细胞有很强的趋化作用。IL-3能激活朗格汉斯细胞，协同刺激增殖应答，招募肥大细胞和诱导分泌免疫抑制细胞因子(如IL-10和TGF-β)。活化的角质形成细胞产生有免疫刺激作用的细胞因子(TNF-α、GM-CSF)，可激活LC。

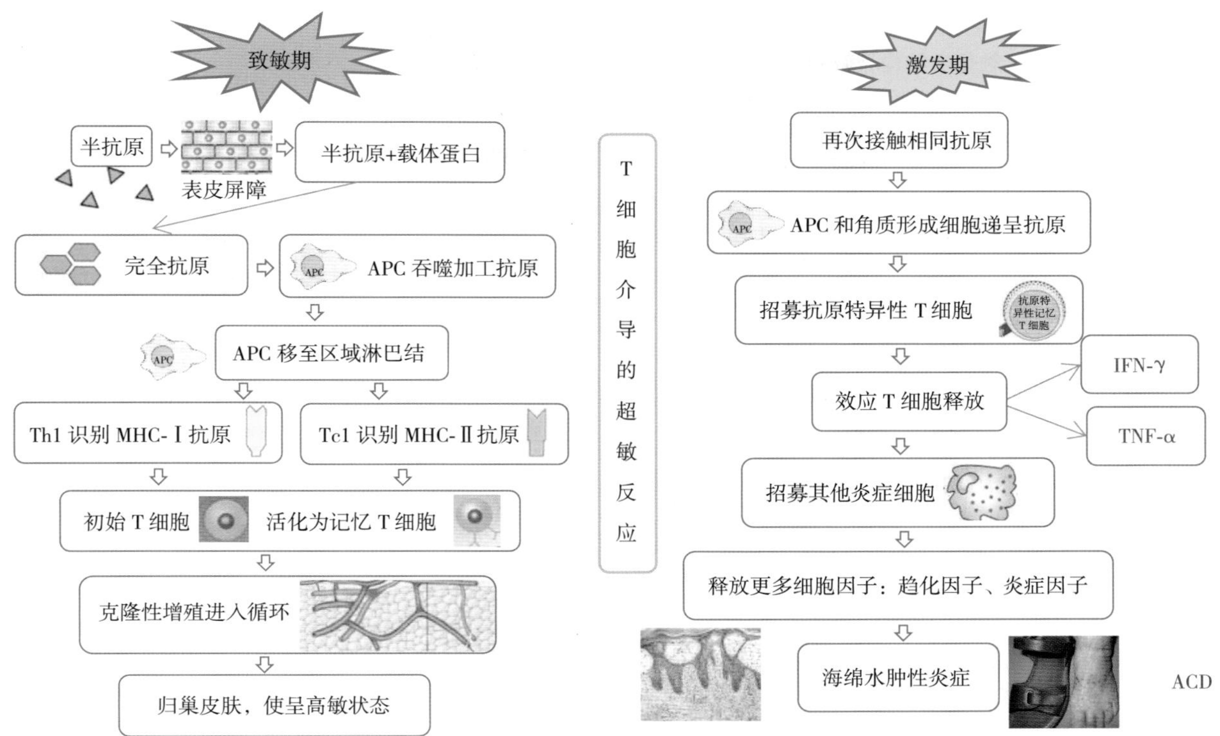

图 18-8　变应性接触性皮炎发病机制示意图

说明：(1) 致敏期：环境致敏物（半抗原）透过少数遗传易感个体的表皮，与表皮屏障蛋白结合形成完全抗原；朗格汉斯细胞和树突状细胞等抗原递呈细胞（APC）吞噬、处理抗原，以 MHC 复合物的形式表达于细胞表面；APC 迁移至区域淋巴结，在此，CD4 阳性 T 细胞（Th1）识别与 MHC-Ⅰ结合的脂溶性抗原，CD8 阳性 T 细胞（Tc1）识别与 MHC-Ⅱ结合的极性抗原；初始 T 细胞活化、克隆性增殖并进入循环，达到皮肤等组织；(2) 激发期：皮肤再次接触相同抗原后，APC 和角质形成细胞递呈抗原，招募抗原特异性 T 细胞；效应 T 细胞释放 IFN-γ 和 TNF-α 等细胞因子，进一步趋化炎症细胞尤其是巨噬细胞，并释放更多细胞因子；在 24~48 小时内产生表皮海绵水肿性炎。

注：ACD= 变异性接触性皮炎；APC= 抗原递呈细胞；MHC= 主要组织相容性复合体。

3. 接触性变应性反应有两个阶段——致敏期和激发期　变应性接触性皮炎由 T 细胞诱导的Ⅳ型变态反应所致，可分为致敏期和激发期。

(1) 致敏期（sensitization phase）：致敏产生一群记忆性 T 细胞，致敏在人体需 10~14 天。如前述，半抗原一旦吸收，与皮肤屏障蛋白结合，被表皮 LC 胞饮，后者离开表皮作为隐匿细胞通过输入淋巴管迁移到局部淋巴结构副皮质区。在此将加工过的半抗原 - 蛋白结合物同 MHC-Ⅱ类分子一同递呈给 $CD4^+T$ 淋巴细胞，产生一群记忆性 $CD4^+T$ 细胞和 $CD8^+T$ 细胞，例如，毒藤的脂溶性漆酚可进入抗原递呈细胞的胞浆，并进入 MHC-Ⅰ类分子加工途径，导致变应原特异性 $CD8^+$ T 细胞克隆活化。后者直接裂解表皮细胞或通过释放 IFN-γ 而引起炎症反应。

(2) 激发期（elicitation phase）：当皮肤再次暴露于该半抗原，经过与致敏期相同的过程，形成半抗原载体结合物，被 LC 吞噬处理，递呈给已致敏的 T 细胞，引起多种细胞因子和转化因子释放，从而导致变应性接触性皮炎临床表现。

朗格汉斯细胞在皮肤和淋巴结内进行抗原递呈。来自许多种细胞尤其是巨噬细胞的 TNF-α 和 IL-1，是内皮细胞黏附分子强有力的诱导剂。这些局部释放的细胞因子产生梯度信号，趋化单个核细胞向真 - 表皮交界处和表皮移动。

在 4~8 小时后，最早的组织学变化是在皮肤附属器和血管周围出现单个核细胞，接着是表皮浸润。到 48 小时，巨噬细胞进入真皮和表皮，浸润的细胞数量在 48~72 小时达到高峰。棘层水肿形成海绵状水疱。浸润的淋巴细胞中大部分是 $CD4^+T$ 细胞，少量为 $CD8^+T$ 细胞，小于 1% 的浸润细胞为抗原特异性记忆性 $CD4^+Th1$ 细胞。48~72 小时后，炎症反应逐渐减弱，巨噬细胞和角质形成细胞产生前列腺素 E（PGE），抑制 IL-1 和 IL-2 的产生，半抗原结合物发生酶解和细胞内降解，反应下调。

嗜酸性粒细胞和嗜碱性粒细胞的出现提示 IgE 抗体以及皮肤嗜碱性粒细胞超敏反应在发生变应性接触性皮炎中的作用。神经因素也在变应性接触性皮炎中发挥重要作用，破坏支配引流淋巴结的神经纤维可使过敏反应消失。

变应性接触性皮炎的代表是野葛和镍引起的反应。皮肤免疫活性细胞包括角质形成细胞、朗格汉斯细胞和 T 细胞产生的细胞因子可招募抗原非特异性 T 细胞和巨噬细胞。如果暴露于接触性变应原的局部皮肤无足够多的功能性 LC，角质形成细胞也可作为抗原递呈细胞。如果未发生角质形成细胞受损活化，产生一系列细胞因子，则无从激活 LC，就不会形成足够的抗原递呈。在这种情况下，可能发生对特定抗原的免疫耐受。

由于免疫系统不能准确地区分某些化学结构相似的变应原,故致敏个体在首次接触化学结构相似的新变应原时也可能发生变应性接触性皮炎,称为交叉过敏(cross sensitization),如对外用药中秘鲁香脂过敏者在接触安息香酊后也会出现过敏反应。

变应性接触性皮炎不是经典的Ⅳ型变态反应,表现在以下几个方面:①效应细胞可以是 $CD8^{+}T$ 细胞为主;②$CD4^{+}$ 效应 T 细胞可以是 Th2 亚类 T 细胞;③B 细胞在某些变应性接触性皮炎的发生过程中可以起重要作用。

神经因素也在变应性接触性皮炎中发挥了重要作用。神经肽也可能影响变应性接触性皮炎的发展,因为皮肤中的神经纤维可与 LC 直接接触。

是否发展为接触性过敏的易感性受遗传控制,研究显示某些 HLA 类型的频率增加,如 HLA-B7、-B21、-B22、-B12、-Bw22、-B35、-B40、-DR4 和 -DRw6。TAP-1 和 TAP-2 基因(和抗原处理有关的载体基因)的基因产物参与了抗原加工。

接触性皮炎的皮肤记忆现象可能由趋化因子 CCL27 所致,接触变应原的皮肤区域保留了特定类型的 T 细胞。在背部进行斑贴试验,可使此前接触过相应的变应原而发生过接触性皮炎的其他部位再次发病或症状加重。

4. 系统性接触性皮炎 皮肤接触致敏者可在摄入、吸入、注射或经皮透入变应原后诱发系统性接触性皮炎(systemic contact dermatitis),如野葛过敏者进食生腰果后发生弥漫性过敏反应,原因是腰果油与野葛的油树脂化学结构相似。

系统性接触性皮炎的另一种常见变应原是金属镍。虽然变应性接触性皮炎是镍过敏最常见的表现,但口服镍研究表明,有些患者可表现出系统性接触性皮炎的特征。镍过敏个体的镍容许剂量为 50μg。豆类富含镍,因此,建议患者避免进食豆制品如豆奶、豆腐、酱油及豆荚等。铁缺乏会导致镍吸收增加,高铁低镍食品包括牛肉、猪肉、鸡肉、羊肉、野生鱼和动物肝脏等,食用富含维生素 C 的水果如柑橘、草莓、椰菜等可促进铁吸收而减少镍吸收。另外,烹饪食物最好不用含镍的铝、不锈钢或玻璃器皿。

(二) 临床表现

1. 刺激性接触性皮炎 刺激性接触性皮炎是最常见的职业性皮肤病,约占全部职业性皮肤病的 70%~80%。在手部,刺激性接触性皮炎则是最常见的接触性皮炎。尽管发病机制不同,变应性接触性皮炎和刺激性接触性皮炎临床表现相似,尤其是慢性病例。

(1) 急性刺激性接触性皮炎:除化学烧伤外,常为单次长时间接触刺激物或腐蚀剂所致,连续性短期接触也可引起。病情的严重程度不等,轻者仅有暂时性红斑,重者出现皮肤红肿、水疱、大疱(图 18-9),甚至坏死、溃疡。皮损一般局限于接触部位,伴有灼痛或刺痛。停止接触后,轻者在数天内愈合,重者需要数周。

有些刺激物如地蒽酚、苯扎氯铵(防腐剂 / 消毒剂)和环氧乙烷可引起急性迟发型刺激性接触性皮炎。在暴露后 8~24 小时以上出现炎症,因此可模拟变应性接触性皮炎,但症状多为灼痛而非瘙痒。

(2) 慢性刺激性接触性皮炎:又称累积性刺激性接触性皮炎,为长期反复性皮肤刺激或损伤所致。致病因素包括化学

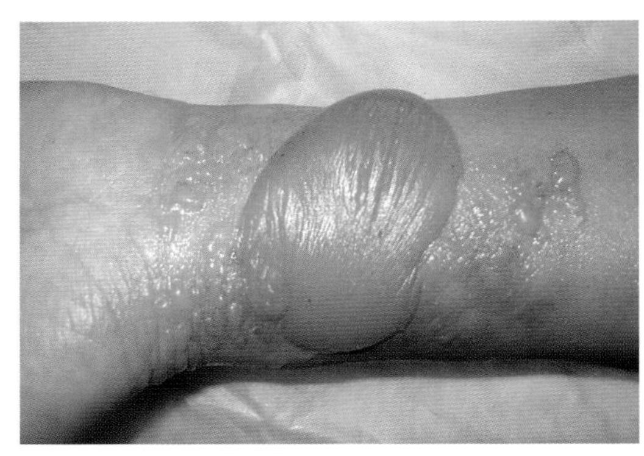

图 18-9 刺激性接触性皮炎,敌敌畏引起[华中科技大学协和深圳医院(南山医院) 陆原惠赠]

刺激物和许多有害的物理因素,如摩擦、轻微创伤、低湿度、粉末的去湿效应、泥土、水和温度。一旦角质层屏障被破坏,在正常情况下无害的物质也可使刺激性接触性皮炎继续存在。许多弱刺激因素本身并不足以引起刺激性接触性皮炎,但它们的累积作用却可导致累积性刺激性接触性皮炎。本病好发于暴露部位或薄嫩皮肤,如手背、指尖、指缝、面部等。初为局限性轻微红斑、干燥或皲裂,逐渐扩展,伴有瘙痒或疼痛,停止接触后需较长时间才能缓慢恢复。与变应性接触性皮炎相比,本病的皮疹形态单一、稳定、扩展范围较小。

(3) 其他类型刺激性接触性皮炎

1) 干燥性湿疹样刺激性接触性皮炎,也称乏脂性皮炎(asteatotic dermatitis):多发于干燥的冬季。洗澡频繁而不进行保湿护理的老年人是乏脂性皮炎的高危人群。

2) 创伤性刺激性接触性皮炎:可发生在急性皮肤创伤如烧伤、撕裂伤或急性刺激性接触性皮炎之后。好发于手部,表现为持续性红斑、脱屑和裂隙性湿疹样损害,可持续数周至数月。

3) 脓疱性和痤疮样刺激性接触性皮炎:多由接触特定刺激物所致,如金属、巴豆油、矿物油、焦油、润滑油等。在典型的痤疮好发部位以外出现毛囊炎或痤疮样疹时应考虑本病可能。

4) 非红斑性刺激性接触性皮炎:是皮肤刺激的早期阶段,表现为非临床可见的角质层屏障功能改变。

5) 主观或感觉性刺激性接触性皮炎:其特点是在无明显皮肤刺激体征的情况下,患者主诉刺痛或烧灼感。丙二醇、羟酸、苯甲酸、过氧化苯甲酰、维 A 酸可引起该反应。

6) 气源性刺激性接触性皮炎:好发于暴露于刺激物的面部及眶周的敏感皮肤,常见的刺激物有飘尘、玻璃纤维和挥发性溶剂等。

7) 摩擦性刺激性接触性皮炎:由反复轻度摩擦性创伤引起。

刺激性接触性皮炎与变应性接触性皮炎在临床上常无法辨别,需要进行斑贴试验确定和排除可疑变应原。

2. 变应性接触性皮炎 临床表现取决于接触程度、敏感性、变应原和接触部位,变应性接触性皮炎占 20%(表 18-4)。

(1) 急性变应性接触性皮炎:常突然发病,表现为接触部位境界清楚的水肿性红斑(图 18-10)、丘疹、丘疱疹,严重时有水疱、大疱,破溃后形成糜烂。自觉瘙痒或灼痛,少数出现畏

表 18-4　接触性皮炎的分型

刺激性接触性皮炎
变应性接触性皮炎
临床类型
植物性皮炎
毒葛(漆树科)皮炎
芒果皮炎
鞋类皮炎
金属和金属盐皮炎　镍、铬、汞、砷(除镍以外,其他纯金属通常不引起过敏反应,仅其合成盐引起反应)
气源性接触性皮炎　空气中的化学悬浮物可导致暴露部位发疹,包括喷雾剂、香水、化学粉尘、植物花粉。空气源性物质易聚于上眼睑,而易挥发物质多集中于衣物上
橡胶皮炎
合成树脂性皮炎
染发剂皮炎
化妆品皮炎
遮光剂皮炎
速发型接触性反应(接触性荨麻疹)
光毒性及变态反应
系统性接触性反应　指对某种变应原接触致敏后,在系统吸收该物质所引起的皮肤反应。如镍过敏者,食入镍后可发生双手汗疱疹样损害
非湿疹样接触性反应　多种类型,如毛囊炎样、剥脱性皮炎样、紫癜样等

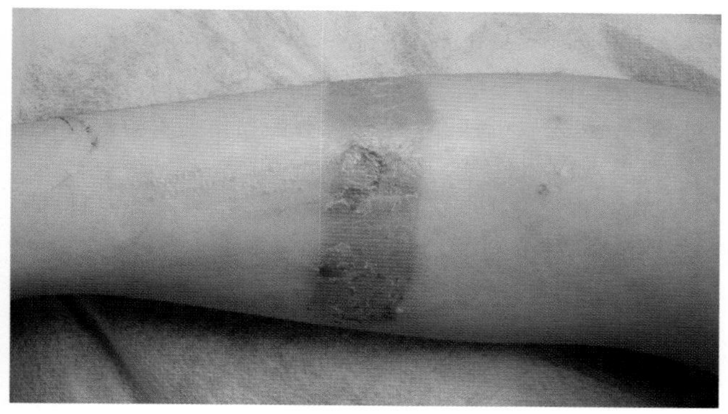

图 18-10　创可贴引起的接触性皮炎(东莞市常平人民医院　曾文军惠赠)

寒、发热、头痛等全身症状。病程有自限性,去除病因后皮损常在 1~2 周内消退。

(2) 慢性变应性接触性皮炎:持续或反复接触变应原,则变应性接触性皮炎变为慢性,此时表现为皮肤干燥、脱屑、增厚,晚期发生苔藓样变和皲裂。变应性接触性皮炎在发病初期一般只累及接触部位,但在疾病进展期时可由于无意接触后的过敏反应或超敏反应或自身敏感而扩散至周围或远隔部位。这一点是变应性接触性皮炎的特征性表现,临床上区别于刺激性接触性皮炎(表 18-5)。

(3) 其他类型变应性接触性皮炎

1) 紫癜性变应性接触性皮炎:主要见于小腿和足部,可由包括织物染料在内的各种变应原所致。

2) 苔藓样变应性接触性皮炎:临床表现类似扁平苔藓,与文身所用的金属染料相关。牙科汞合金所致的口腔苔藓样变应性接触性皮炎类似口腔扁平苔藓。

3) 色素性变应性接触性皮炎:主要见于亚洲人群。

4) 淋巴瘤样变应性接触性皮炎:临床特征无特异性,主要基于组织学标准,即存在以假性淋巴瘤为特征的显著性真皮浸润。

表 18-5　刺激性与变应性接触性皮炎的鉴别要点

	刺激性接触性皮炎	变应性接触性皮炎
危险人群	任何人	遗传易感者
发病机制	非免疫性,表皮的理化刺激	迟发型超敏反应
致敏与发病	无须致敏,初次接触或反复接触后发病	致敏期为 4~25 天,致敏后再次接触 12~48 时发病
物质性质与浓度	刺激物(腐蚀剂、有机溶媒、肥皂等),浓度常较高	变应原(小分子半抗原),浓度可能极低
发病部位	接触部位	接触部位,但可扩展至周围或远隔部位
皮损特点	同变应性接触性皮炎,易发生大疱、坏死、溃疡或皮肤干燥、皲裂、脱屑	急性、亚急性或慢性湿疹,如红斑、水肿、水疱、脱屑、苔藓样变
自觉症状	灼痛或刺痛	瘙痒
诊断试验	—	斑贴试验
转归	停止接触后皮损迅速消退	停止接触后皮损在 1~2 周内消退

3. 光毒性及光变态反应　接触或全身吸收某种化合物后,再经日光或人工光源照射所引起暴露部位湿疹样皮炎。由非免疫机制引起的反应称光毒性反应,由免疫机制产生的反应称光变态反应。最早发现的光变应原是用作肥皂抗菌剂的四氯水杨酰苯胺,现已发现了多种致敏物如遮光剂(最常见)、抗菌剂、香水和某些药物。

4. 纺织品皮炎　变应原来自用于染色的染料(特别是分散蓝 106 和 124)以及使衣物抗皱、抗缩的树脂(如乙撑脲、密胺甲醛)。纺织品皮炎通常出现于衣服与皮肤紧密接触的部位,女性多见。斑贴试验可筛查变应原。用患者的衣服进行斑贴试验也可出现阳性反应。

5. 系统性接触性皮炎(systemic contact dermatitis)　罕见,可能与致敏皮肤区域的长期免疫记忆有关。局部致敏的个体,再次系统性用药(注射、口服、植入、吸入、直肠或阴道给药)后可发病,表现为泛发性红斑丘疹或皮炎、掌指深在性水疱、四肢屈侧红斑、肛门生殖器和皱褶部位融合性红斑、唇和口周皮炎、眼周肿胀或皮炎、既往斑贴试验阳性部位或局部皮炎复发、血管性损害，也可发生奇异的泛发性皮炎或红皮病，还可出现皮肤外症状如发热、败血症样表现、胸痛或荨麻疹。

6. 伴发疾病　免疫缺陷疾病如艾滋病、联合免疫缺陷病。免疫反应减退或无反应性如淋巴瘤结节病、特应性皮炎、瘤型麻风和聚合性痤疮。

（三）实验室检查

1. 斑贴试验　斑贴试验以非刺激性浓度的变应原激发过敏反应，为可疑变应原筛查提供依据，是诊断变应性接触性皮炎最重要的检查手段。

（1）适应证：包括①皮损分布提示变应性接触性皮炎，例如手足、面部和眼睑，特别是单侧发病；②病史提示变应性接触性皮炎；③特殊职业，如医务人员、理发师、建筑工人和园丁；④不明原因的皮炎；⑤此前稳定的皮炎恶化；⑥皮炎疗效不佳。

（2）操作要点：首选上背部进行试验，如不合适，也可采用上臂伸侧。四肢和腹部为非标准部位，可产生假阴性或假阳性结果。保留斑贴试剂48小时，使变应原充分渗透。去除试剂时应观察试剂与皮肤贴合是否紧密，然后进行首次结果判读，判读前应留出足够的时间使封包产生的反应如暂时性红斑消退。在72~48小时再次判读，此次判读对区分刺激反应与真性过敏反应很重要。

（3）结果解读：在解读结果时应考虑假阴性或假阳性可能。假阴性原因包括：①未在72小时后再次判读；②变应原浓度过低；③选择部位不当或松脱；④存在免疫抑制因素，如日晒、外用或口服糖皮质激素或其他免疫抑制剂。

假阳性的原因包括：①使用临界刺激剂如金属、甲醛和环氧树脂进行检测；②检测物超过了刺激阈；③原有基础皮炎。

筛选出变应原后，应结合临床确定变应原的相关性，一般可分为既往相关（变应原与既往皮炎发作相关）、目前相关（目前环境中存在该变应原，去除后皮炎消退）和相关性不详（患者既往或当前未暴露于该变应原）。

2. 其他诊断试验　有些诊断试验可用于补充或验证斑贴试验的结果，包括：

（1）重复开放外用试验（repeat open application tests，ROAT）：用于证实斑贴试验筛选出的变应原在当前使用浓度下是否会导致皮炎。可在肘前或上臂5cm×5cm范围内每日2次外用约0.1mL供试品，通常可在2~4天内发生阳性反应，建议延长涂药时间至7天以上，以观察迟发型反应。

（2）淋巴细胞转化试验（lymphocyte transformation tests）：斑贴试验需3次就诊才能完成，泛发性患者可能无足够的正常皮肤用于试验，此时可选择淋巴细胞转化试验，它是一种体外试验，将外周血淋巴细胞与各种抗原和胸腺嘧啶孵育7天，致敏个体的抗原特异性T细胞增殖即表明存在过敏。该试验常用于评估药物、镍和其他金属过敏。

（3）特应性斑贴试验（atopy patch tests）：适用于特应性皮炎患者，以外用蛋白质变应原实施，可引出皮肤点刺试验的IgE依赖性反应，在48~72小时后评价结果。点刺试验反映了IgE介导或食物激发的早期反应，而特应性斑贴试验可诊断迟发相反应。研究证实了该试验筛选牛奶、鸡蛋、小麦和黄豆过敏的价值。

3. 组织病理　刺激性接触性皮炎主要表现为表皮浅层坏死，常伴有淋巴细胞和中性粒细胞浸润。变应性接触性皮炎是一种典型的海绵水肿性皮炎，真皮内有混合性炎细胞浸润，包括淋巴细胞、组织细胞和不同数量的嗜酸性粒细胞。在中重度的炎症反应中，显著的海绵水肿会形成表皮内疱。在亚急性到慢性期，出现表皮增生，常为银屑病样。

（四）诊断与鉴别诊断

1. 诊断　变应性接触性皮炎的诊断依据临床表现、接触史和斑贴试验结果。皮炎分布是变应性接触性皮炎最重要的诊断线索，湿疹样改变最严重的部位往往是接触致病性变应原最多的部位。

皮损部位有助于推测变应原的来源，例如发际和耳后（染发剂、洗发膏、美发产品）；面部、眼睑、口唇和颈部（化妆品）；仅颈部（指甲油、香水、含镍或钴的项链、珠宝）；唇炎（唇膏、口红、唇彩、保湿剂、指甲油、牙膏、牙线）；口腔黏膜（牙科金属）；躯干（香水、洗浴用品中的香料、防腐剂、表面活性剂、衣物中的染料、甲醛释放剂）；腋窝（除臭剂、止汗剂）；手部（理发师、医务人员、建筑工、农民、园丁和食品工业的职业接触）；脐周（金属纽扣或皮带扣）；足背（鞋面材料如皮革、橡胶、染料）；足底（橡胶、粘合剂）；肛周（直肠内给药的制剂如苯佐卡因）。

2. 鉴别诊断

（1）刺激性接触性皮炎：变应性接触性皮炎、特应性皮炎、癣菌感染、丹毒。

（2）变应性接触性皮炎：刺激性接触性皮炎、特应性皮炎、蜂窝织炎、玫瑰痤疮、皮肌炎、湿疹、神经性皮炎、汗疱疹、脂溢性皮炎。

（五）治疗

1. 一般治疗　寻找和去除刺激物或变应原，避免再次接触。皮损对症处理。避免了变应原，皮损需6周或更长时间清除。

2. 局部治疗

（1）去除刺激物或变应原：对于强刺激物所致的刺激性接触性皮炎，立即用大量自来水冲洗局部10~30分钟；强碱损伤可用醋酸、柠檬汁、硼酸溶液中和，强酸损伤则用弱碱性液体如苏打水、肥皂水冲洗。

（2）外用药选择：根据皮损炎症情况，急性期、亚急性期、慢性期选择适当的外用药和剂型（参见湿疹）。

（3）防护：最有效的预防是戴有防护作用的手套，但应尽量短时间戴，并应在不透气的橡胶或皮革手套里戴一层棉质手套，以防对橡胶促进剂及铬酸盐过敏。

（4）PUVA：对于戴防护手套或外涂屏蔽霜仍不能工作者，长期UVB或PUVA维持治疗可消除变态反应的临床症状。

3. 系统治疗

（1）糖皮质激素：如急性严重性变应性接触性皮炎可静脉使用激素或口服泼尼松[1mg/(kg·d)]，3周内逐渐减量。

（2）抗组胺药、非特异性脱敏治疗（参见湿疹）。

（3）免疫调节抑制剂：硫唑嘌呤2~3mg/(kg·d)和雷公藤多苷20mg，每日3次。

4. 方案选择

（1）刺激性接触性皮炎治疗选择：一线治疗有皮肤物理保护，油脂霜，外用糖皮质激素，外用钙调神经磷酸酶抑制剂他克莫司或吡美莫司；二线治疗有环孢素，紫外线光疗（UVB 或 PUVA），贝沙罗汀凝胶；三线治疗可浅表放射治疗。

(2) 变应性接触性皮炎治疗选择：一线治疗有避免变应原接触，外用糖皮质激素，外用钙调神经磷酸酶抑制剂，口服泼尼松；二线治疗有紫外线光疗，低镍饮食，硫唑嘌呤，环孢素，阿维 A，浅层 X 线境界线治疗。

（六）病程与预后

急性和亚急性接触性皮炎通常在脱离致敏原后短期内痊愈。慢性接触性皮炎重在去除病因，如找不到病因或无法避免则可长期存在。

二、漆树皮炎

漆树皮炎（toxicodendron dermatitis）是接触漆树科植物如栎叶毒漆树、槲叶毒葛、沼泽漆树等所致的变应性接触性皮炎，漆树科植物所致的变应性接触性皮炎多于其他植物所致的总和。此类变应原为水溶性，须尽快洗去。应治疗至少 2 周，否则易反跳。由于抗原浓度及角质层 / 表皮厚度不同，皮疹会“扩散”到“新的区域”。

（一）病因与发病机制

致敏物质漆酚含有邻苯二酚（1，2- 二羟基苯）和间苯二酚（1，3- 二羟基苯），容易和皮肤结合，但是可被水迅速降解。儿茶酚类和其烷基侧链无免疫原性，但是它们结合会产生强致敏性。

一般而言，植物受损伤后才会释放出漆酚，所以轻触未损伤的叶子无害。但在晚秋，植物会自发释放漆酚。漆酚可随污染的衣物、狗、猫、油漆的家具、锯屑及烟雾而扩散。含有变应原的烟雾会导致严重的呼吸道炎症、严重的皮炎，甚至暂时失明。

（二）临床表现

与漆酚接触后，敏感者常在两天内（4~96 小时）产生红斑、瘙痒性皮疹。一般在出现水疱和大疱前有红斑条纹和水肿性丘疹。

约 70% 的人对漆酚过敏，敏感个体接触数小时后即可发疹（图 18-11），但通常在 1~3 天内出现条状红斑、丘疹、水疱或大疱，瘙痒明显，在 1~14 天达到高峰。皮炎也可能在初次接触 3 周或者再次接触后数小时内发生。漆树皮炎可通过污染的手播散至其他部位如生殖器，甚至可通过性生活传播。

漆树皮炎可与腰果油、芒果、银杏果等发生交叉过敏。

（三）诊断

有接触漆树科变应原的病史和典型表现斑贴试验可协助诊断。

（四）治疗

如果发现与毒常春藤等漆树科植物接触，立即用大量清水彻底清洗全身。之后可以使用肥皂。已证明漆酚可以在水中降解，如果在接触后立即清洗可除去大部分，10 分钟后只能除去 50%，15 分钟后只能除去 25%，30 分钟后只有 10%，60 分钟后就无法除去。

对所有急性变应性接触性皮炎，渗出性皮损最好应用湿敷、温浴、由湿到干浸泡，无渗出者使用温和洗剂（炉甘石洗剂）。外用超强效皮质激素早期使用有效。吡美莫司和他克莫司治疗漆树皮炎无效。系统使用糖皮质激素十分有效，可口服泼尼松 1~2mg/（kg·d），在 2~3 周内逐渐减量，也可肌内注射长效曲安奈德注射液（1mg/kg）联合速效倍他米松注射液（0.1mg/kg）。口服抗组胺药不一定能减轻瘙痒，但能使瘙痒患者镇静。

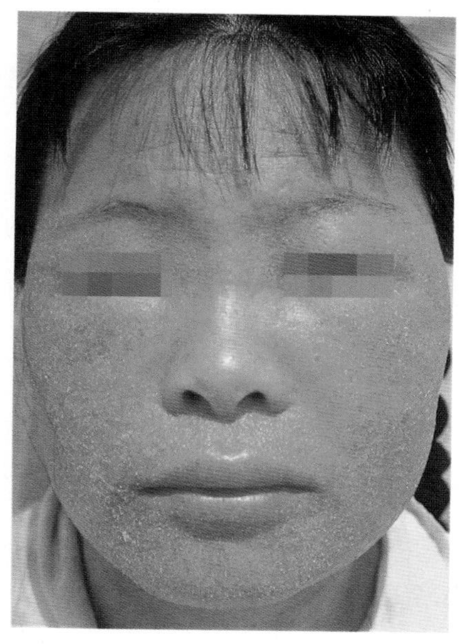

图 18-11 漆树皮炎

三、镍皮炎

内容提要

- 镍普遍存在人类生活中，镍引起的变应性接触性皮炎超过所有其他金属的总和。
- 女性患者最常见的原因是佩戴珠宝，男性主要由于职业暴露和含镍金属皮带扣。
- 豆类、坚果、谷物、马铃薯、巧克力和鱼等食物镍含量较高；生锈的水龙头可向自来水中释放镍。绿色涂料中的氧化镍也能导致镍皮炎。
- 镍皮炎表现为红斑和湿疹样皮疹和苔藓化，采用 2.5% 硫酸镍溶液进行斑贴试验可确诊。

镍皮炎（nickel dermatitis）是人体接触变应原镍所致的皮炎，镍普遍存在于日常生活，镍引起的变应性接触性皮炎超过所有其他金属的总和。以至于欧盟在 1994 年立法禁止贸易每周释放游离镍超过 0.5μg/cm^2 的产品，此举明显降低了镍过敏的发生率。

（一）病因与发病机制

女性患者较男性多 2~6 倍，最常见的原因是佩戴珠宝，特别是穿耳洞、戴手表，其他还包括从事金属工业、发型装饰和裁缝业者。在男性中，镍皮炎主要是由于职业暴露所致（表 18-6）。由于工业镍溶液可透过橡胶手套，所以应改戴乙烯树脂手套。

有些食物如豆类、坚果、谷物、马铃薯、巧克力和鱼中镍含量较高，啤酒、葡萄酒（特别是红葡萄酒）、鲱鱼、鲭鱼、鲔鱼、番茄、洋葱、胡萝卜以及一些水果（果汁），尤其是苹果和柑橘类也含有镍。生锈的水龙头可向自来水中释放镍；绿色涂料中的氧化镍也能导致镍皮炎。

表 18-6 工业性镍暴露

碱性电池	硬化脂肪(作为催化剂)
锌合金和黄铜	杀虫剂
陶器	磁铁核心
涂料(电镀)	染料和印刷织物的媒染剂
湿式复印和钎焊剂(铜焊)	镍合金
燃料	镍电度
电线	眼镜涂漆
绿色釉(氧化镍)	图画和墙纸的色素
烯料添加剂	试剂和催化剂(塑料制品)

一旦发生镍皮炎,患者对镍的敏感性就会持续存在。从头皮到足底,全身皮肤均可能患镍皮炎。

(二)临床表现

镍皮炎表现为红斑和湿疹样皮疹及苔藓化,常发生在接触耳环、手镯、发夹、戒指、手表、扣子、睫毛夹、金属眼镜框、乳罩托、项链的皮肤。接触门把手、手提袋和水龙头亦可引起。镍皮炎最常见于女性耳垂,用镀镍仪器穿耳孔或佩戴镀镍珠宝,都可诱发镍过敏。

1. 原发与继发镍皮炎 Calnan 将镍皮炎分为两类:①原发性:出现在直接接触部位;②继发性:当皮疹扩散时,选择性出现在对称部位。继发性皮疹的表现类似血源性自体敏感性播散,可发生在肘部屈侧、眼睑、颈侧和面部。继发性皮疹偶尔会表现出非湿疹样皮炎,诸如多形红斑、荨麻疹或痒疹。

2. 手部镍皮炎 镍过敏者体外接触或体内摄入镍,即使极低剂量或短暂接触镍也可造成手部皮炎。在男性中,手部镍皮炎通常由工业接触所致;而对女性而言,常由戴劣质戒指、接触编织针或者长期接触镀镍饰品造成。

3. 食物所致的镍皮炎 手是系统性镍皮炎的好发部位,可表现为汗疱疹或普通手部皮炎。食物中的镍发挥作用的证据包括:①口腔内镍激发试验引起了湿疹发作和/或斑贴试验阳性;②限镍饮食可缓解皮炎症状;③口服双硫仑可缓解症状,该药可螯合镍并促进其排泄。

4. 输液反应中的镍过敏 皮损包括手部的水疱、大疱,变应原是从输液金属针头洗脱的微量镍,实验已明确导致上述症状的最小镍剂量。

5. 汗疱疹或出汗障碍型皮炎 手部汗疱疹样湿疹的发生与特殊职业无关。金属过敏病史与斑贴试验阳性反应之间存在强相关性。个人和家族特应性素质发生率升高。

6. 穿耳洞和镍过敏 患者在耳部打孔后开始对镍敏感,镀镍耳环诱发了过敏性镍皮炎,接下来穿刺过的耳垂与含镍珠宝接触,迅速造成了镍敏感。

7. 牛仔裤镍纽扣皮炎 牛仔裤镍纽扣皮炎通常在脐周最为显著(图 18-12),这种镍皮炎患者 2/3 还出现了手部湿疹。应使用无镍金属材料制作的牛仔裤纽扣,如用锌合金、黄铜或骨纽扣进行替代,或设法避免让纽扣与皮肤直接接触。

8. 眼睑镍过敏 可由金属镜架或睫毛夹所致。也有报道镍敏感患者使用某种眼影化妆品后出现了过敏反应,研究者发现某些眼影中有 13~70mg/kg 镍。

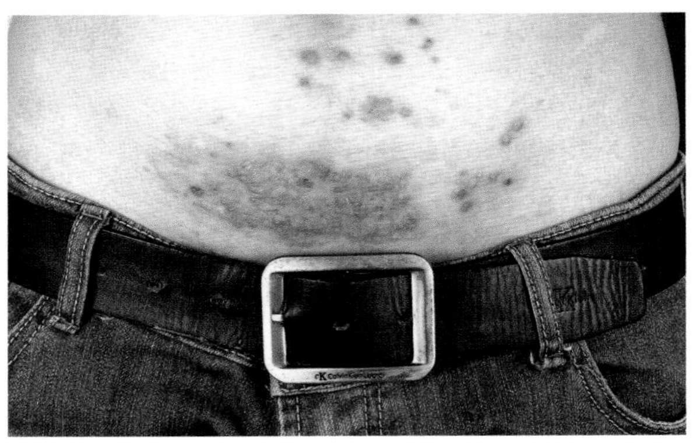

图 18-12 镀镍金属扣引起的镍皮炎

9. 无针(高压)喷射注射器镍皮炎 喷管内的金属部分浸出了部分镍,通过组织液造成反应。

10. 其他镍皮炎 发型师电烫发液可诱发镍皮炎,粉笔里的镍可能让教师患上手部皮炎。绿色涂料中的氧化镍也能导致镍皮炎。

(三)诊断

病史结合斑贴试验。有人采用不同的镍硫酸盐进行斑贴试验,发现 5% 硫酸镍凡士林偶可出现阴性反应,但同样浓度的水溶液出现了强阳性反应,2.5% 二甲基亚砜(DMSO)硫酸镍溶液则可导致更强的反应。氯化镍则是一种更可靠的斑贴试验变应原。

(四)防治

避免接触含镍金属,使用代替物或低镍物品,使用胶带或创可贴包裹含镍物品,用塑料替换金属编织针、纽扣、钢笔、办公用品和发卡,塑料袖套以及眼镜框和镍手柄塑料套皆可使患者避免镍暴露(表 18-7)。

表 18-7 镍过敏人士生活指南

1. 汗液可溶解出金属物品镍,天热或出汗易发生皮疹
2. 极微量的镍即可导致皮疹,可通过手播散远处
3. 含镍金属制品,如 14K 黄金、白金和不锈钢、不会被溶解
4. 一些耳环上标明“低变应原”,但仍可释放出镍导致皮疹
5. 吊袜带、拉链、内衣钩带、鞋子的金属孔眼等含镍
6. 硬币可以释放镍,建议放入塑料袋中
7. 金属钥匙可导致皮疹,建议使用铝制钥匙
8. 勿长期接触含镍用品:缝纫机、针、剪刀、办公设备、切纸机等
9. 许多镀铬物品含有镍,可用木制品代替或者套上纺织套
10. 接受矫形金属植入手术,选择不含镍的材料

避免食用镍含量高的食物,替换镀镍厨具,尽量不食用罐装食品,不用早晨自来水管里的第一升水做饭,因其夜间镍会从水管释放入水中。低镍饮食如不能避免内外致敏原,可以试服双硫仑每日 4 次,每次 250mg,该药与镍结合并使其通过尿及粪便排泄。对症治疗,服用抗组胺药,外用糖皮质激素。

四、其他金属皮炎

1. 黑色皮肤划痕 戒指、金属腕带、手镯和扣子可导致的皮肤发黑或发绿，皮肤内有金属颗粒沉积，其中含有金、银、铂的粉末。

2. 铬皮炎 常由六价铬如铬酸、三氧化铬、铬酸盐和重铬酸盐所致，主要来源是水泥，其他包括防锈漆、电镀盐、合金、切削油、胶印材料、冷却水、铸造砂、木材防腐剂、火柴、兽皮胶、铬合金、打火机、皮革、铬酸锌涂料等。铬酸盐对皮肤有强烈的腐蚀性和刺激性，导致变应性接触性皮炎。

铬皮炎的皮损有时为急性伴渗出，更多是干燥、皲裂或苔藓样变，皮疹还可模拟钱币状湿疹、特应性皮炎、神经性皮炎、足部癣菌疹样损害。

3. 汞皮炎 金属汞、无机汞盐如氧化汞、白降汞、有机汞化合物如红汞、硫柳汞均可作为刺激物和致敏剂。氯化汞甚至在很低浓度（1∶1 000）下即有刺激性。汞皮炎主要见于外科医师、护士、动物标本剥制工和经常使用杀虫剂的人。牙科医师接触的汞合金、镀金工和用于干电池的焊药都经常受到汞的污染。

吸入汞蒸气引起的狒狒综合征以臀部红斑和褶皱部位皮炎为特征，常见原因是接触破碎的温度计，其流出的汞珠可引起严重反应，常在接触水银或接受牙科治疗后1~2天发生，比如皮炎、发热、不适、口腔黏膜炎、脑炎甚至死亡。吸入金属汞蒸气后出现多形红斑，称为水银疹，表现为褶皱部位弥漫均匀的红斑。硫柳汞是大多数斑贴试剂中用于检测汞过敏的变应原。

4. 钴皮炎 钴是镍中无法去除的杂质，对钴过敏者常对镍也过敏。在水泥中，钴与铬共存。珠宝和食物中的钴也可致钴皮炎，钴含量较高的食物包括杏、豆类、啤酒、甜菜、卷心菜、丁香、可可粉和巧克力、咖啡、肝脏、坚果、扇贝、茶、全面粉等。

钴皮炎可能发生在从事多聚树脂和涂料制造工人中，也可发生在从事陶器、陶瓷、合金、玻璃、碳化合物和色素制造的工人。钴偶可引起荨麻疹反应、血管性水肿和光敏性皮炎。

5. 砷皮炎 急性砷中毒可发生在生产杀虫剂、杀真菌剂、除草剂，冶炼含砷矿石或处理矿渣的过程中，引起刺激性或变应性接触性皮炎、全身瘙痒、毛囊炎以及继发性脓皮病和疖肿、手足末端溃疡、鼻黏膜干燥、刺痛、鼻衄和鼻中隔溃疡。

长期饮用含砷量高的水或服用含砷制剂如雄黄可引起慢性砷中毒，典型皮损包括：①以躯干为中心的色素沉着和黑皮病，可在色素沉着斑上散在点状色素减退，形似“雨滴落在蒙尘的道路上”；②掌跖角化性丘疹，呈淡黄色鸡眼样，粗糙，中央稍凹陷，可融合。

6. 金皮炎 金盐如三氯化金、氰化亚金是公认的致敏剂和刺激剂，金斑贴试验阳性率高达9.5%，是位居第六位的常见变应原。变应性金皮炎可表现为慢性丘疹样隆起，也可发生口腔苔藓样损害。即使停止暴露，皮炎和金斑贴试验阳性反应都会持续数月。用于筛查金过敏的斑贴试验通常采用硫代硫酸钠金（0.5%凡士林），也可使用硫代苹果酸钠金作为变应原。

7. 金沉着病 金在皮肤中沉积可导致蓝灰色色素沉着，称为金沉着病。这种现象发生在用金制剂进行治疗后，通常是治疗类风湿关节炎。累积剂量小于50mg/kg时很少发生，而大于150mg/kg时则较常见。真皮浅层可见“金微粒”。

8. 银沉着病 由长期摄入过量银制剂或含银物质，超出肝肾排泄能力，导致银颗粒沉积于皮肤及附属器、黏膜和内脏器官（如眼、肾、脾、骨髓和中枢神经系统）所致。临床上，皮损呈灰石或蓝灰色，暴露部位明显，可累及甲和黏膜，毛发可呈金属外观，牙龈呈蓝色，结膜有蓝灰色色素沉着。

9. 治疗 防治结合，小心了解金属物件的成分，避免接触，皮炎对症处理。对于铬酸盐所致的铬皮炎，可使用“隔离霜”，其成分包括酒石酸、硅树脂、氨基乙酸等螯合剂，可将六价铬还原成三价铬，降低致敏性。

五、系统性接触性皮炎

系统性接触性皮炎（systemic contact dermatitis）是指已致敏的个体因系统用药将相应的半抗原摄入人体，通过循环系统到达皮肤而引起的一种血源性接触性皮炎。虽然这种湿疹状态是由系统用药所致，但是首次暴露于变应原的致敏过程可能是通过局部接触完成的。

系统性接触性皮炎的表现包括既往斑贴试验阳性反应复发、既往皮炎部位皮损复发、汗疱疹、泛发性斑丘疹、多形红斑、血管炎、狒狒综合征和荨麻疹。

（一）病因与发病机制

引起系统性反应的药物有抗生素、磺胺类、吩噻嗪类、水杨酸类、抗惊厥药和阿司匹林、心血管用药、防腐剂、调味剂。引起系统性接触性皮炎的金属有镍、钴、铬酸盐，还有食用香脂。可能与既往致敏皮肤区的长期免疫记忆有关。

一般认为系统性接触性皮炎是T细胞介导的迟发型免疫反应。食用腰果做的香蒜酱可引起本病，表现为“狒狒综合征”，其发病机制可能涉及Ⅲ型或Ⅳ型变态反应。

（二）临床表现

1. 既往皮炎部位的皮损复发 系统摄入变应原后，在曾患接触性皮炎的部位出现皮炎复发，表现为初次致敏部位的局限性皮炎。

2. 既往斑贴试验阳性反应复发 在镍和铬激发试验研究中观察到了系统性接触性皮炎，观察对象为对这些金属、药物和野葛过敏的患者。有人报告过布洛芬引起的固定性药疹患者，在一处原皮疹处，用1%布洛芬凡士林制剂进行斑贴试验能激发所有其他此前的皮疹。

3. 汗疱疹 对镍接触过敏者，口服镍（2.5mg）、钴（1mg）和铬酸盐（2.5mg）可激发汗疱疹。

4. 泛发性湿疹 与湿疹泛发的临床表现相同，如庆大霉素过敏者，在肌内注射庆大霉素后可发生泛发性湿疹。

5. 狒狒综合征（baboon syndrome） 狒狒综合征又称为对称性药物相关性间擦部位和屈侧红斑，由青霉素、氨苄西林、头孢曲松、特比萘芬、氨茶碱、西咪替丁、疫苗、汞、镍等引起，表现为臀部、会阴、腹股沟等部位鲜红色皮疹，似狒狒的红臀。其他皱褶部位如腋窝也可出现类似红斑。

6. 血管炎 对镍过敏的患者，全身摄入镍可引起过敏性血管炎。

（三）诊断

依据病史、斑贴试验和口服激发试验。

（四）治疗

参照接触性皮炎和湿疹的治疗。

六、香菇皮炎

病人在食入生的或烹制的香菇后1~2天可出现线状红斑样风团。现认为这种所谓的中毒性皮病或香菇鞭状皮炎是由香菇多糖（蘑菇中的一种多糖成分）引起的毒性反应。1997年Nakamura首先描述23例患者因食用香菇出现特征性的SD后，日本、欧洲及美洲等地相继有多篇文献报道。

（一）病因与发病机制

本病确切发病机制尚未完全清楚。大部分报道显示本病皮损非搔抓引起且在发病期间搔抓皮肤不会出现新的皮损，但有个别患者出现同形反应现象。一般认为是易感个体对香菇多糖的一种毒性反应。香菇多糖是一种存在于香菇细胞壁里的不耐热的多糖，在充分的烹制过程中因构象变化而被灭活。

（二）临床表现

本病患者几乎均为成年人，男性略多于女性。主要发生于食用生的或未制熟的香菇后24~48小时内，临床表现为线状或条索状、鞭打样红斑（图18-13），上有散在或群集分布的细小丘疹、丘疱疹或瘀斑，几乎所有患者躯干都会受累，而四肢、颈部、面部和头部出现皮损的概率依次减退，患者会伴有不同程度的瘙痒，皮肤黏膜一般不被累及。

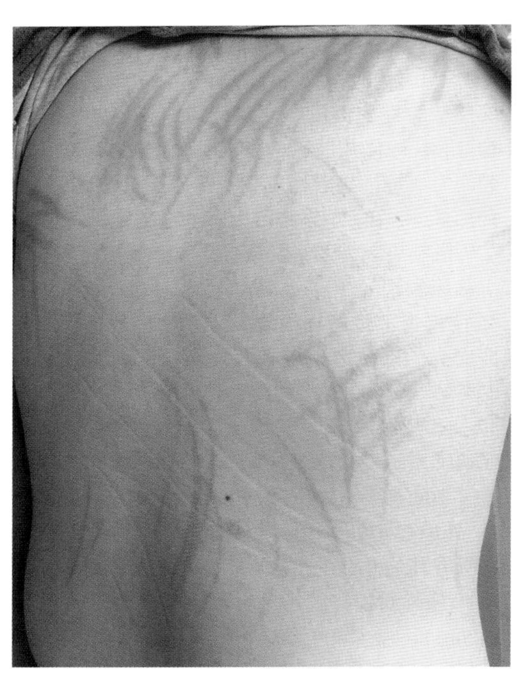

图18-13　香菇皮炎［华中科技大学协和深圳医院（南山医院）陆原惠赠］

（三）鉴别诊断

本病主要与化学药物博来霉素所致的鞭索样色素沉着过度相鉴别，二者均有鞭索皮炎样表现，但是博来霉素所致的鞭索样色素沉着过度多在线状红斑后出现色素沉着，而SD缓解后无色素沉着改变，且博来霉素所致鞭索样色素沉着过度无丘疹样皮损。另外，隐翅虫皮炎也可呈条索状皮炎样表现。其他可能出现鞭索样皮炎表现的疾病还有皮肌炎、成人Still病及乳腺癌，另外使用紫杉萜治疗患者亦有出现类似皮损的报道。

（四）治疗

本病呈良性经过，多在1-3周内自行消退，可以不予治疗，若有瘙痒不适等症状可以口服抗组胺药或外用糖皮质激素类药物对症治疗。

七、气源性接触性皮炎

气源性接触性皮炎（airbone contact dermatitis）是由飘浮在空气中的粉尘、纤维以及挥发性化学物质引起的皮炎。气源性变应原接触皮肤可能引起几种不同的反应，包括变应性接触性皮炎和刺激性接触性皮炎。

（一）临床表现

豚草皮炎是典型的气源性接触性皮炎，面部皮损最显著。长期反复暴露于气源性变应原通常会引起变应性接触性皮炎，表现为苔藓化、干燥性皮损，主要分布于暴露部位，如面部（图18-14）、眼睑、颈部V形区、双上肢、臀部和小腿。

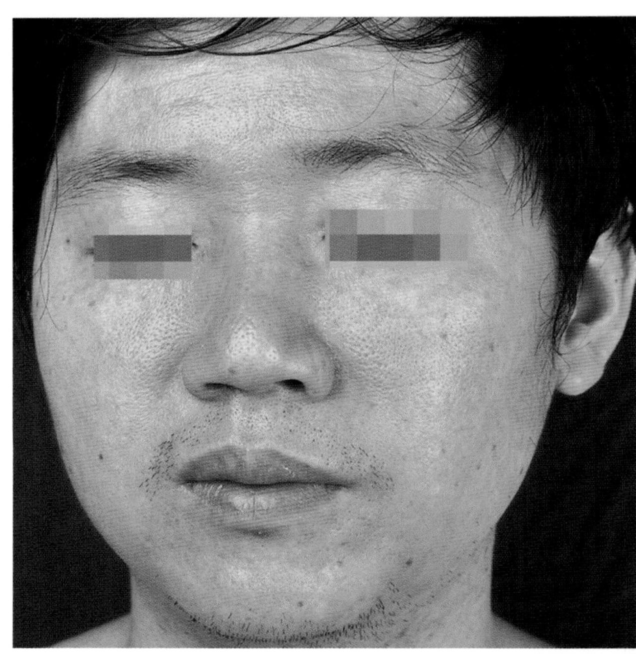

图18-14　气源性接触性皮炎

常见的变应原有植物（尤其是菊科）、动物皮毛、天然树脂、木材、塑料、橡胶、胶水、金属、药用化合物、喷雾剂、杀虫剂及农药，挥发性物质如氨、清洗剂、福尔马林、工业溶剂、环氧树脂，粉末如铝、金属氧化物、清洁剂、水泥、植物花粉（如豚草）、无水硅化钙，颗粒如锯末、植物颗粒、矿石颗粒等。

气源性接触性皮炎的临床亚型包括：

1. 气源性刺激性接触性皮炎（airbone irritant contact dermatitis）　由挥发性化学物质或粉尘引起。多见于皮肤外露部位。

2. 气源性变应性接触性皮炎（allergic airbone contact dermatitis）　由挥发性化学物质，如树木挥发油、香料、药物等引起。

（二）诊断

依病史、临床表现和斑贴试验确诊。

(三) 治疗

参照接触性皮炎。

八、鞋类皮炎

鞋类皮炎是由于接触鞋类加工材料而发生接触性皮炎。

主要变应原有橡胶、粘合剂、皮革(通常含铬酸盐)和染料。天然和合成布料的成分,以及鞋类加工过程中加入的杀菌剂或染料也属于可疑变应原。

1. 典型的鞋类皮炎　皮损常为红斑、鳞屑,可呈急性或慢性湿疹样改变,常见于接触部位,如穿凉鞋所致的皮炎见于鞋面与足背接触处(图 18-15)。皮炎首先出现在趾背,特别是拇趾。趾背过敏性皮炎可能与一些网球鞋足趾部外层的橡胶密切相关。足底皮炎可发生于对鞋垫中的橡胶、粘合剂或皮革成分过敏的人群,不累及足背和足趾屈侧褶缝。鞋类皮炎也可引起手部继发性水疱疹。

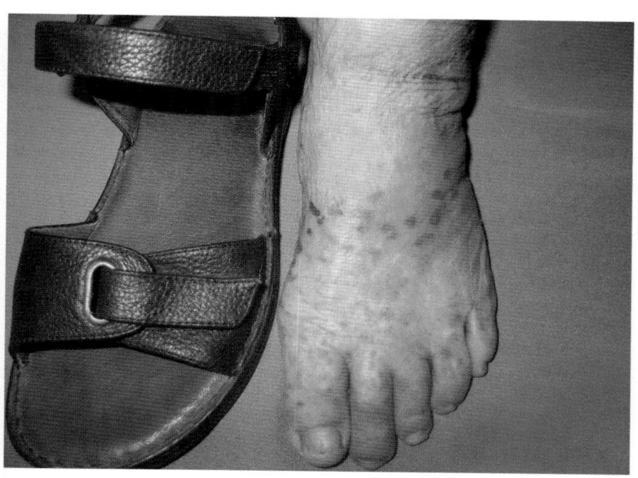

图 18-15　凉鞋引起的接触性皮炎

2. 色素脱失及其他　色素脱失性白斑可能由橡胶中所含的苯酚所致。另外,黑色橡胶靴还可引起瘀斑和紫癜。

3. 诊断　依据临床表现,特别是皮损部位、斑贴试验。用来筛查相关变应原的主要试剂包括甲醛、对叔丁基酚甲醛树脂、分散染料、基础染料、铬酸盐、橡胶和镍。

4. 治疗　更换鞋子、鞋皮炎的对症处理。

九、服装皮炎

服装皮炎是指因着装接触相关纺织品及其配件所致的皮炎。纺织品中存在着许多不同种类的变应原,所引起皮炎也各有不同。

(一) 临床表现

1. 好发部位　服装皮炎通常分布在衣服与皮肤贴合最紧密的部位。

2. 临床亚型

(1) 合成纤维皮炎:尼龙、涤纶、人造丝、丙烯酸酯所致;

(2) 橡胶皮炎:含橡胶包括弹性纤维在内的衣服可使橡胶过敏者发生皮炎;

(3) 树脂皮炎:皮疹在肩、腰和股部等衣物紧贴皮肤的部位往往最严重;

(4) 甲醛皮炎:由抗皱处理工序中所用的甲醛树脂导致的皮炎起病相对隐匿,并呈慢性经过,表现为泛发性红斑;

(5) 染料皮炎:偶氮染料引起急性皮炎;

(6) 光毒性纺织品皮炎:分散蓝 35 是一种蒽醌染料,它具有潜在的光毒性;

(7) 玻璃纤维皮炎:玻璃纤维嵌入其他衣服中可引起类似疥疮的瘙痒性丘疹性皮炎;

(8) 饰物皮炎:金属纽扣、松紧带等装饰物所致皮炎;

(9) 刺激性接触性皮炎:可因摩擦刺激或材料本身(如羊毛)导致。紧身衣物可刺激毛囊而导致痱子或毛囊炎。

(二) 诊断

可行斑贴试验,最常用的筛查试剂为乙烯脲三聚氰胺甲醛树脂和二羟甲基脲甲醛树脂。许多患者对甲醛和防护青 -15 等释放甲醛的防腐剂过敏。对于染料过敏,用可疑布料的碎片进行斑贴试验很有帮助,通常都呈阳性反应。

(三) 治疗

对症治疗。

十、晕皮炎

Meyerson 医生在 1971 年首次描述了在先天性黑素细胞痣周围出现的红斑、脱屑和瘙痒等湿疹样反应,该现象被称为晕皮炎(Halo dermatitis)或迈尔逊现象(Meyerson phenomenon),相应的痣则被称为迈尔逊痣。

(一) 病因与发病机制

晕皮炎的发病机制不明,有报告过度日晒、紫外线辐射和某些药物如干扰素 α-2b 治疗可能诱发。有学者认为,晕皮炎和晕痣是机体对结构相似或相同的抗原作出不同的免疫反应而产生的不同终点。

(二) 临床表现

本病好发生于健康年轻男性的躯干和四肢近端。湿疹样改变境界清楚,对称性围绕中央的痣。在 2/3 的病例中存在多个痣同时或先后受累。症状常在几个月内自然消退,而痣不消退。也有晕皮炎导致中心痣消退的个案报告。

迈尔逊现象并不限于良性黑素细胞痣,它也可发生于不典型痣(图 18-16)、雀斑以及非黑素细胞性损害如瘢痕疙瘩、疣、传染性软疣、皮肤纤维瘤、血管瘤、脂溢性角化病、灰泥角化病、基底细胞癌和鳞癌等。继发于非黑素细胞性损害者通常见于老年人,可能由于原发皮损发生较迟的缘故。

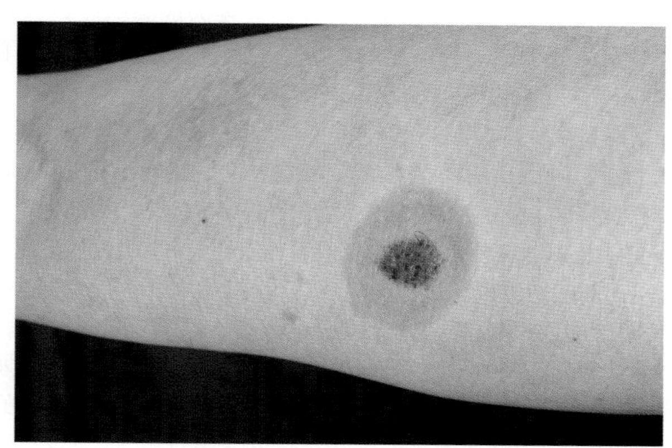

图 18-16　晕皮炎

(三) 组织病理

组织学显示在一良性痣周围围绕着真皮淋巴细胞和酸性粒细胞浸润,其上有棘层肥厚、海绵形成和角化不全。

(四) 治疗

对症处理。

十一、尿布皮炎

尿布皮炎(diaper dermatitis)是发生于尿布区的化学刺激性皮炎,是婴幼儿中最常见的皮肤病之一。

(一) 病因与发病机制

未及时更换尿布或使用塑料尿布,皮肤局部温度过高,摩擦损伤,屏障受损,pH 值升高,微生物定植,粪便中蛋白酶和脂酶活性升高,氨生成菌分解尿液产生氨等,刺激皮肤导致炎症。

(二) 临床表现

分为原发性刺激性接触性皮炎和继发性微生物(主要是念珠菌)感染两类。发生于臀部、外生殖器、肛周,皮损为弥漫性红斑、丘疹、水疱、大疱、脓疱或结节(图 18-17)。

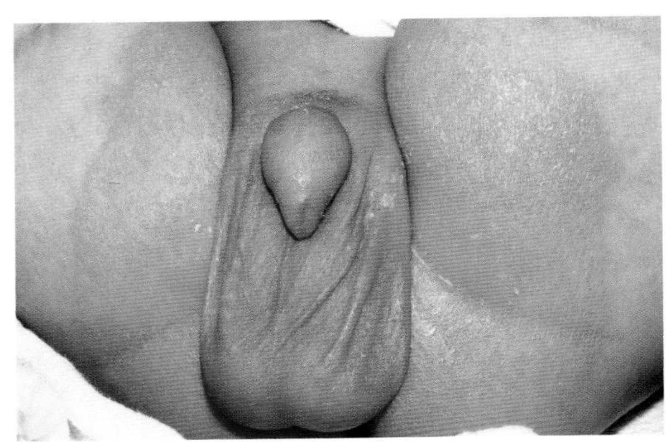

图 18-17 尿布皮炎

(三) 临床亚型

根据皮肤损害,一般可分为:①脂溢性皮炎型:尿布接触区轻度发红和脱屑;②红斑浸渍型:境界清楚的融合性红斑,累及皮肤皱褶;③糜烂溃疡型:稀疏的浅溃疡可累及整个尿布区包括生殖器;④银屑病样型:鲜红色融合性红斑,继发白念珠菌感染时,累及整个肛周伴有卫星状皮损。

根据病因则可分为:①原发刺激物接触性尿布皮炎:最常见,表现为境界不清的红斑、丘疹、水疱和表浅糜烂;②微生物(主要是念珠菌)感染:尿布皮炎开始表现为成簇的红色丘疹和脓疱,后来变成边界清楚的牛肉色融合性皮疹,常可出现卫星状皮损(损害的外周有红色丘疹)。

(四) 诊断

发生于婴儿,有不洁尿布接触史。皮损发生于尿布区,以红斑、丘疹、水疱为主。有原发性刺激性接触性皮炎或继发微生物(主要是白念珠菌)感染,早期真菌检查阴性,晚期可呈阳性。

(五) 鉴别诊断

需与脂溢性皮炎、特应性皮炎、肠病性肢端皮炎、银屑病、间擦疹、大疱性脓疱疮、疥疮、手足口病、单纯疱疹、朗格汉斯细胞组织细胞增生症相鉴别。尿布皮炎主要累及紧贴尿布的皮肤,而无法接触到尿布的皮肤皱褶处受累较少,这一点与脂溢性皮炎不同。

(六) 治疗

针对粪尿中胺、脂肪酶、蛋白酶等物所致炎症及刺激反应,减轻水肿、糜烂或浅溃疡,改善症状。防治并重。

1. 一般护理 勤换尿布,便后尽快更换。婴儿入睡后尽量打开尿布透气。便后用清水清洗局部,但应避免摩擦或揉搓受损的皮肤。

2. 局部保护 使用氧化锌糊、凡士林或其他不含药的温和屏障保护剂保护尿布区皮肤,为其提供一层连续的屏障,必要时每次换尿布重新涂擦。不建议在尿布区扑粉。

3. 药物治疗 中 - 重度炎症可短时间外用弱效糖皮质激素如 1% 氢化可的松乳膏。继发念珠菌感染时外用抗真菌剂,合并口腔念珠菌病(鹅口疮)时可口服制霉菌素。继发细菌感染时酌情使用抗生素。

(七) 病程与预后

本病预后良好。

十二、感染性湿疹

感染性湿疹(infective eczema),又称传染性湿疹样皮炎(infectious eczematous dermatitis),是由微生物或其代谢产物引起的湿疹。

(一) 病因与发病机制

微生物引起湿疹的机制包括刺激、中毒和超敏反应等理论。细菌抗原导致对皮肤产生刺激、过敏或细胞毒性反应,使皮肤出现湿疹样改变。

(二) 临床表现

发病前在患处附近先有一处感染灶,如外耳道炎、溃疡瘘管或外伤感染等,病灶产生的脓性分泌物或渗出物引起周围皮肤出现湿疹样改变(图 18-18)。皮疹特点为红斑,有时有细小水疱、鳞屑、糜烂、渗出及结痂,边界较清楚。脂溢性皮炎患者易患传染性湿疹样皮炎。

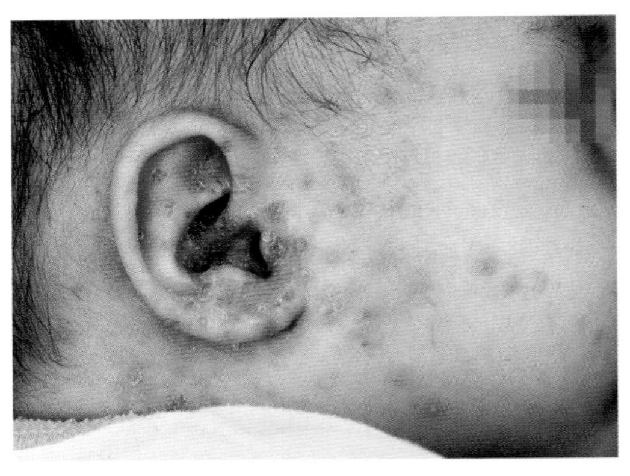

图 18-18 传染性湿疹样皮炎 外耳道口有脓性渗出物,周围散在性丘疹、丘疱疹

(三) 伴发疾病

外耳道炎、溃疡、瘘管、外伤、糜烂、蛲虫病(肛周皮炎)、皱褶部皮炎。

(四) 诊断与鉴别

依据发病前有中耳炎、压疮、溃疡、瘘管等附近慢性细菌性感染灶的病史和症状,湿疹样皮损易于诊断。本病须与自体敏感性湿疹、湿疹或湿疹继发感染鉴别。

（五）治疗

消除微生物及其代谢产物等致敏原，抑制自身致敏反应，减轻炎症。治疗潜在的疾病，如中耳炎、瘘管。避免使用有刺激性的药物。皮肤感染时局部或全身应用有效抗生素、抗组胺药和糖皮质激素抑制变态反应。局部皮炎按湿疹治疗原则进行处理。

（六）病程与预后

消除感染及过敏状态，预后良好。可以口服或肠外给予适当的抗生素。

十三、糖皮质激素依赖性皮炎

外用糖皮质激素（本节简称为“激素”）在1951年被用于临床，使皮肤病治疗进入了一个新时代。激素对多数炎症性皮肤病疗效显著，但如滥用，可引起一种皮损类似玫瑰痤疮但对激素有依赖性的皮肤病。对此，国内外尚无统一的命名，国外有人称之为类固醇性玫瑰痤疮、玫瑰痤疮样类固醇皮炎或糖皮质激素诱发的玫瑰痤疮样皮炎等，国内临床医生则习惯称之为糖皮质激素依赖性皮炎（glucocorticoids dependent dermatitis）。

（一）病因与发病机制

本病由不恰当地长期外用激素所致，例如激素的适应证、强度或疗程选择不当，或使用添加激素的伪劣化妆品。诱发激素依赖性皮炎平均约需外用激素2个月，同时与激素的品种、强度和用药部位有关，也有外用强效激素数周即发病者。

激素有强大的抗炎和血管收缩作用，能迅速缓解丘疹、红斑和瘙痒等表现，但不能去除病因，原发病在激素停药后常加重，诱导部分患者继续长期使用。

激素依赖性皮炎的发病机制可能涉及以下方面：①皮脂腺丰富的区域对外用激素耐受性差；②激素抑制细胞增殖和分化，导致表皮和真皮变薄，角质层屏障功能障碍；③由于角质层变薄，输送至角质形成细胞的黑素减少而引起色素减退，而激素对黑素细胞本身的活化作用又可能引起色素沉着；④在中和激素缩血管作用的过程中，内皮细胞中一氧化氮蓄积，一旦停用激素，即可导致反跳性血管扩张，另外，真皮和血管壁胶原纤维合成受抑制也加剧了毛细血管扩张；⑤激素的免疫抑制作用使细菌、酵母菌、毛囊虫或其他微生物过度生长，这些微生物可作为超抗原介导免疫反应，释放促炎症因子而致炎症反应。

（二）临床表现

1. 糖皮质激素依赖　当停用激素2~5天后原发病复发或加重，并持续数天或3周左右，重新使用激素后，上述症状和体征很快消退，再次停药，症状又发。如此反复，皮损向四周扩散。

2. 皮肤损害　最好发于面部、腋窝和腹股沟，尤其是面部，可能与面部角质层薄、皮脂腺丰富，激素更易渗透有关。表现为潮红、水肿、红斑、丘疹、脓疱、表皮萎缩、菲薄、发亮、起皱、色素减退或色素沉着、毛细血管扩张、多毛、痤疮样及酒渣样皮损（图18-19）。可伴重度不适、干燥紧绷、烧灼、刺痛感和剧烈瘙痒。

3. 面部损害分型　可分为①口周型：围绕口周有散在或中等程度的红斑、丘疹和脓疱，距下唇缘3~5mm区域内可不受累。②面部中央型：双面颊、下眼睑、鼻、前额和眉间受累，通常口唇周围皮肤正常。③弥漫型：全面部、前额和颈部均受累。

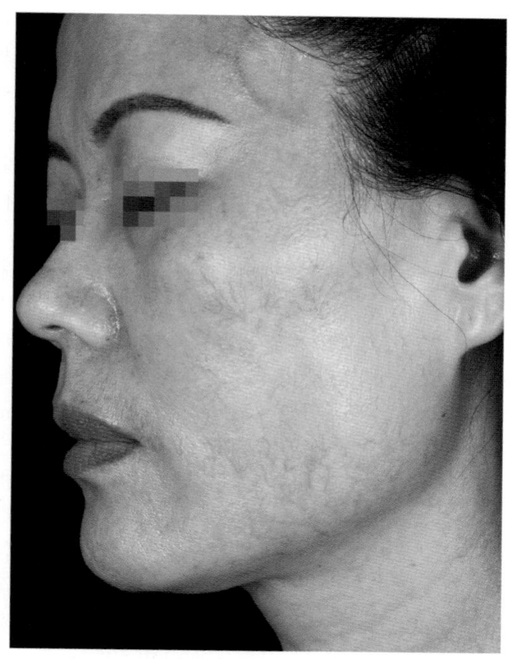

图18-19　糖皮质激素依赖性皮炎

4. 临床分期　①急性水肿期：指停药后出现反跳现象，皮损以红斑、水肿为主要表现，症状持续数天或数周，以后经常发作；②消退期：红斑、水肿消退，可伴有皮肤干燥、脱屑等改变。

（三）诊断与鉴别诊断

依据长期外用激素或含激素化妆品史，以及特有的皮损可以诊断。有人提出的诊断标准为：①既往有3个月以上外用激素或可疑含激素护肤品史；②在停用激素后2~5天后出现“三联征”-干燥、瘙痒、灼热，伴/不伴紧绷、肿胀和蚁行感；③皮损形态类似下列慢性皮炎之一：玫瑰痤疮、脂溢性皮炎、接触性皮炎或湿疹。

本病需与面癣、痤疮、酒渣鼻、脂溢性皮炎、冻疮样狼疮、多形日光疹、面部播散性粟粒狼疮等疾病相鉴别：

1. 玫瑰痤疮（酒渣鼻）　常位于面部中央，无粉刺，常有鼻赘。

2. 脂溢性皮炎　主要位于耳后、鼻唇区、眉和头皮，主要症状为脱屑。

3. 结节病（冻疮样狼疮）　主要位于面颊、鼻部的紫色斑块。

4. 颜面播散性粟粒状狼疮　可自行消退，有小的瘢痕。

5. 多形日光疹　日晒后出现瘙痒性红丘疹、水疱或斑块。

6. 皮肌炎　面部水肿性红斑，有其他系统症状。

（四）治疗

在治疗措施上主要停止激素应用，帮助恢复皮肤屏障功能。避免日光、热、洗涤剂等刺激，适当应用凡士林或保湿剂。

1. 撤停激素　激素依赖性皮炎的主要治疗措施是停用激素和避免诱发因素，但停用激素通常导致症状反跳，应向患者解释反跳现象是预期的结果，需数周才能缓解，提高患者的信心和依从性。

也可选用替代法或递减法逐步撤停激素，例如：①用弱效激素(如 1% 氢化可的松)代替强效激素(如丙酸氯倍他索);②用低浓度代替高浓度;③减少用药频率;④使用激素替代品,如钙调磷酸酶抑制剂(他克莫司软膏、吡美莫司乳膏)、非甾体类抗炎药(丁苯羟酸乳膏、氟芬那酸丁酯软膏)。

2. 恢复屏障功能 使用润肤保湿剂,如多磺酸黏多糖乳膏、烟酰胺软膏、丝塔芙系列护肤品、肝素软膏。但也有研究者主张停用一切化妆品、肥皂、保湿剂,仅用清水洗脸。

3. 抗生素治疗 首选亲脂性四环素类如土霉素、米诺环素或多西环素,年龄小于 11 岁的儿童禁用四环素,可用红霉素、阿奇霉素替代。有研究显示口服阿奇霉素每周 500mg 或多西环素 100mg,2 次 /d,共 4~6 周,同时外用 0.03% 他克莫司软膏效果满意。另一项研究显示口服多西环素 100mg/d 联合外用他克莫司软膏和四环素软膏效果良好。

4. 对症治疗 ①口服 β 受体阻滞剂降低副交感神经张力,减轻面部红斑;②面部干燥者使用保湿剂;③皮损红肿渗出者可用硼酸溶液冷湿敷、冷喷剂;④有痤疮样皮炎者,待皮肤屏障功能恢复后使用过氧化苯甲酰软膏等;⑤色素沉着可用 3% 氢醌、熊果苷、壬二酸等;⑥可口服抗组胺药缓解瘙痒。

5. 物理治疗 ①面部丘疹、脓疱可用 595nm 波长脉冲染料激光;②非炎性毛细血管扩张,选用 585nm 染料激光、强脉冲光、1 064nm Nd:YAG 激光治疗;③有报告氦氖激光照射每天 1 次,每处 10 分钟,连续 10 天为 1 疗程,间隔 10 天再行第 2 疗程,疗效较好;④有毳毛增生者可在皮肤屏障功能恢复后行激光脱毛。

十四、丘疹性荨麻疹

丘疹性荨麻疹(papular urticaria)亦称急性单纯性痒疹,是节肢动物如跳蚤、螨、蚊、臭虫、甚至毛虫等叮咬产生的超敏反应,多见于儿童。

(一) 病因与发病机制

节肢动物叮咬而引起的超敏反应,节肢动物叮咬皮肤,其唾液含异种蛋白,诱发 IgE 介导的速发型反应。对昆虫或节肢动物包括跳蚤、地毯甲虫、虱子、臭虫、蚊子甚至毛毛虫参与本病的发病。受累患者有针对臭虫的 IgG 抗体,这一证据提示其在发病机制中的应用。多次叮咬可诱导免疫耐受。产生脱敏作用,故本病可随年龄增长而减轻,较大的儿童常不再发病。

(二) 临床表现

夏季多见,常见于 2~7 岁的儿童,成人也可发病。多次受到叮咬后,很快被致敏。皮疹多发于腰、臀部位、四肢伸侧、躯干(图 18-20),散在或群集分布,为花生米大小的红色水肿性纺锤形风团样丘疹,直径 1~2cm,可伴有中央凹点,其长轴多与皮纹平行,顶端可有水疱或紧张性大疱。自觉瘙痒。急性叮咬可引起远处陈旧性损害复发或未被叮咬处发疹。新旧皮损常同时存在。由于节肢动物叮咬与发疹之间存在一定的时间延迟,常使患儿父母不相信该病因解释。

丘疹约经 3~7 天消退后遗留短暂色素沉着。皮疹可成批发生,约经数周逐渐痊愈。反复叮咬可产生脱敏作用。

(三) 鉴别诊断

应与荨麻疹、早期水痘、小儿丘疹性肢端皮炎、色素性荨麻疹、ID 反应、多形红斑、妊娠瘙痒性荨麻疹性丘疹及斑块相鉴别。

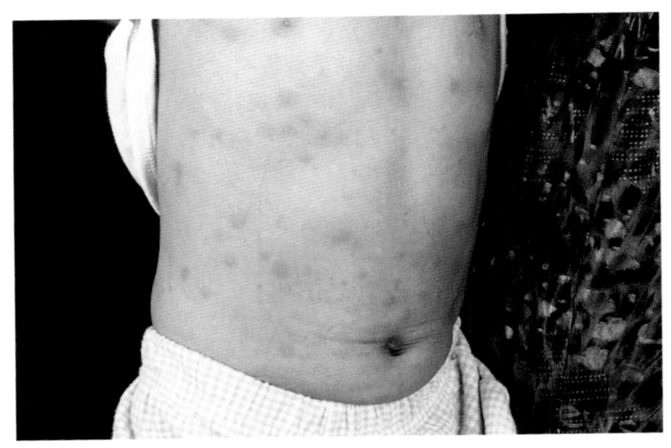

图 18-20 丘疹性荨麻疹

(四) 治疗

1. 去除病因 驱除节肢动物,包括清除宠物身上的跳蚤和螨虫。避免蚊虫叮咬。

2. 药物治疗 口服抗组胺药,外用糖皮质激素或炉甘石洗剂。

十五、舌舔皮炎

舌舔皮炎(licking dermatitis)又称舔唇症,是由于舌舔唇周皮肤所致的接触性皮炎。

(一) 临床表现

多见于儿童。因经常舌舔,唾液浸渍而引起局部炎症反应。皮损为唇周皮肤红斑、丘疹、皲裂和脱屑。边界清楚,近唇缘皮损炎症较轻(图 18-21)。由于局部干燥不适、瘙痒或疼痛,促使患儿舌舔以湿润局部,反而又加重症状,形成恶性循环。

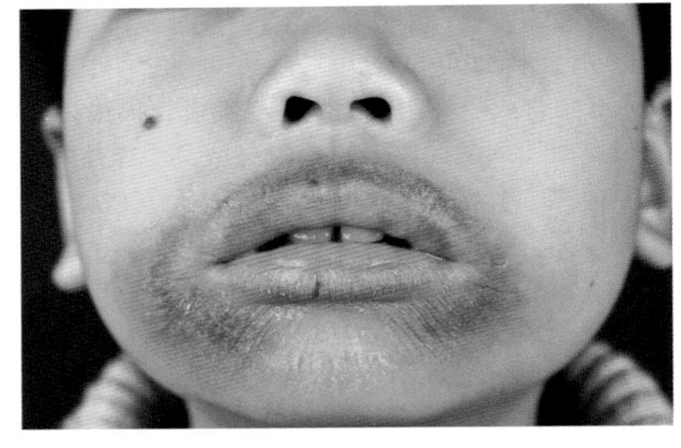

图 18-21 舌舔皮炎

(二) 治疗

要纠正患儿舌舔不良习惯。可在唇周皮肤涂点带苦味的黄连煎液,以遏制舌舔动作。局部处理同皮炎湿疹。

十六、幼年跖部皮病

幼年跖部皮病(juvenil plantar dermatosis),又称足前部湿疹。病因不明。特应性体质为易感因素,穿合成材料制作的鞋袜和穿密闭鞋(如运动鞋)可形成封包环境,导致浸渍和汗液潴留,从而发生本病。

（一）临床表现

大多数病例为3~14岁儿童，男性略多见。大多数病例在6个月到数年后缓解，但也可能持续至青春期（图18-22）。

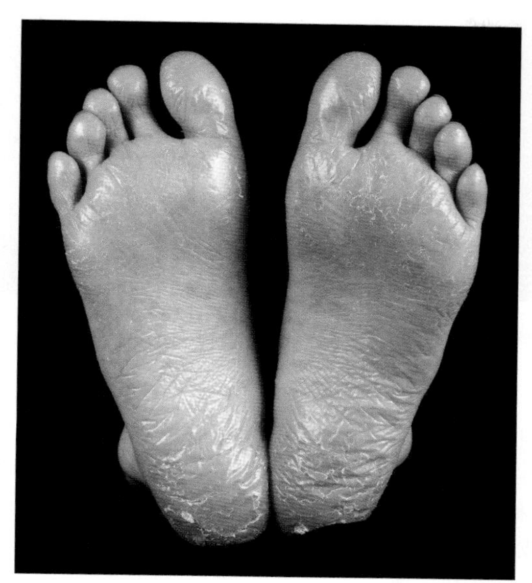

图18-22 幼年跖部皮病 双侧跖部红斑、发亮，伴有皲裂，趾缝未受累

本病特征是掌跖皮肤正常纹理消失，附有鳞屑。基本损害为双跖前部及趾屈面对称性出现红斑、细小裂纹，表面干燥、有光泽，边界清楚，伴有疼痛。非负重部位常不受累，趾缝正常。双手偶有受累，手掌或指尖出现裂纹及疼痛。

（二）诊断

青少年，有着密闭鞋（如运动鞋）史。双跖前部及趾面对称红斑、细小裂纹、干燥、光亮、界清、疼痛。真菌检查阴性，组织病理示非特异轻度湿疹样改变，可见汗管堵塞。

（三）鉴别诊断

应与足部湿疹、足癣、掌跖角化病相鉴别。还需与皮革中所含化学品（如铬酸盐）或橡胶引起的变应性接触性皮炎相鉴别。

（四）治疗

患儿应改穿棉袜及透气鞋类，可使用足粉、厚的吸汗袜和吸汗鞋垫，并且准备多双可备换的鞋，让鞋保持干燥。外用尿素霜、与润肤剂交替使用也许有用。

（五）病程与预后

大多数病例诊断后4年内自行消退，最终在青春期全部痊愈。

十七、红色阴囊综合征

红色阴囊综合征（red scrotum syndrome）由Fisher在1997年首次报道，是一种病因不明的慢性疾病，以阴囊前方或阴茎根部持续性红斑伴瘙痒、烧灼和痛觉过敏为特征。

可见于任何年龄，皮疹发生于阴囊（图18-23）前半部及阴茎根部，但也可累及会阴、肛周、臀部等部位。临床表现为阴囊持续性、边界清楚的红斑，可伴毛细血管扩张，但皮疹无浸润肥厚、渗出、脱屑、苔藓样变，一般不伴有其他系统的损害及其他皮肤病症状。伴有程度不等的瘙痒、疼痛或烧灼痛、痛觉过敏。症状遇热加重，遇冷减轻。部分患者有局部长期外用糖皮质激素史。

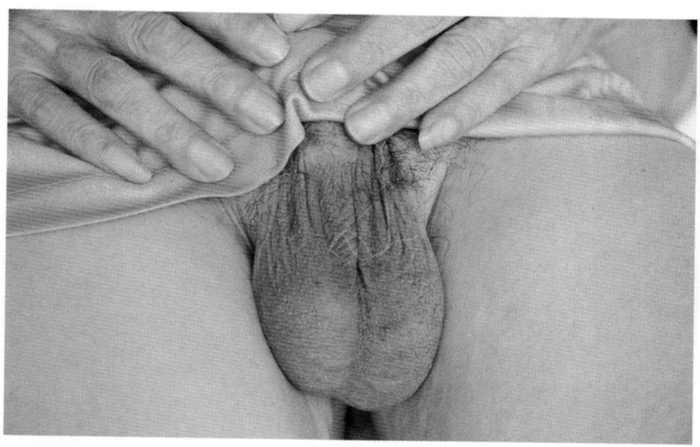

图18-23 红色阴囊综合征（中山大学附属第一医院 罗迪青惠赠）

根据临床表现，排除接触性皮炎、固定性药疹、银屑病、核黄素缺乏性阴囊炎、股癣、红癣、特应性皮炎、间擦疹、乳房外Paget病等，即可诊断。

对症治疗 本病治疗困难。抗组胺药、外用及内服糖皮质激素、抗真菌药等通常无效。口服四环素、多西环素、加巴喷丁、阿米替林或普瑞巴林对部分患者有效，可以单独或联合使用；此外，还可联合外用钙调磷酸酶抑制剂（如他克莫司或吡美莫司）。

十八、掌跖对称性发绀

掌跖对称性发绀（symmetric cyanosis of palms and soles）由Pernet在1925年首次报告。此后，陆续有文献报道，国内曾先后以“汗渍性跖部红斑疼痛症”“汗渍性跖部红斑”“汗渍性掌红斑”以及“掌跖对称性发绀”等名字进行过报道。本病在临床上并不少见，但因对患者的影响不大，常被医师或患者所忽视。

（一）病因与发病机制

不明，可能与多汗及穿不透气的鞋子有一定关系。

（二）临床表现

可发生于任何年龄，但多见于10~20岁的健康人群。病程可持续数月至数年不等。常见于足底负重部位，包括跖及趾部（图18-24），也可同时累及手掌及手指。少数情况下，可仅发生在手掌及手指。皮疹形态为境界清楚、形状不规则的斑块，呈发绀色，对称发布，急性发作，可伴有瘙痒。常伴有多汗症或臭汗症，控制多汗后皮损可消退。

（三）组织病理

病理改变多无特异性。可有轻度表皮细胞内外水肿，局灶性角化不全及真皮水肿；以及颗粒层和棘层增厚，管周少量淋巴细胞浸润。

（四）诊断

诊断标准为：①主要发生在健康儿童或年轻人；②急性发作；③常伴有多汗或臭汗症；④皮损对称分布；⑤好发于掌跖部及其周围皮肤；⑥皮损为紫色斑块，周围有一边界清楚的红色边缘；⑦排除固定性药疹、离心性环状红斑和多形红斑等疾病。

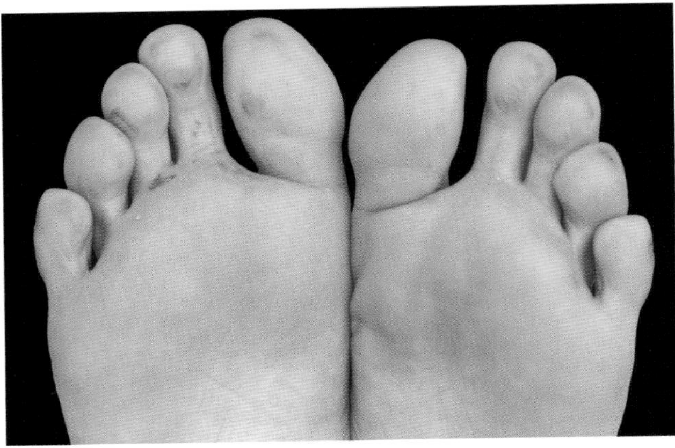

图 18-24　跖部对称性发绀(中山大学附属第一医院　罗迪青惠赠)

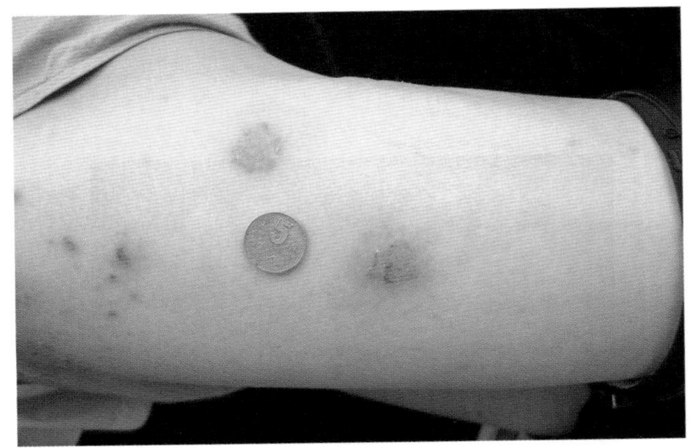

图 18-25　钱币样湿疹　皮损呈圆形,形态似硬币

(五) 治疗

主要是对症治疗。控制多汗后皮疹常可以消退。严重患者可以口服止汗剂或吲哚美辛治疗。外用糖皮质激素软膏也常有较好效果。

第三节　钱币状湿疹及其他

一、钱币状湿疹

钱币状湿疹(nummular eczema),也称盘状湿疹(discoid eczema)是一种具有特殊形态的湿疹,为多数境界清楚的钱币状斑片伴瘙痒,急性期有渗出,多见于四肢,其次为躯干,面部和皱褶部位少见。

(一) 病因与发病机制

钱币状湿疹病因复杂,老年患者常为特发性,但接触过敏、手足湿疹、特应性皮炎均可表现为钱币状。多数钱币状湿疹患者并无特应性素质个人或家族史。

一般认为钱币状湿疹皮炎是"微生物"所致,或继发于细菌定植,或直接由细菌毒素血源性播散所致,这一观点尚未得到证实。但临床发现许多患者有龋齿、呼吸道感染等体内感染灶,还发现如果皮损处细菌数超过 10^8 个 $/cm^2$,皮损将进一步加重。有时,它是特应性皮炎表现之一,特应性皮炎患者的损害倾向于慢性和苔藓化。有些钱币状湿疹与接触性皮炎关系密切,如镍、铬酸盐、钴等金属致敏物引起的钱币状湿疹常见,故斑贴试验应包括上述物质。其他有物理 / 化学性创伤、情感应激、户尘螨、服用异维 A 酸或金制剂。

(二) 临床表现

1. 基本损害　原发损害是散在的钱币状红斑、斑片、水肿、水疱或结痂(图 18-25),直径 5~50mm 或更大。亦可由小片状皮疹发展成融合的斑块,外伤可引起皮损,称为 Koebner 现象,当新损害出现时,旧损害扩大,小的丘疱疹性卫星状病变出现在外周,并与中央的斑块融合。皮损中央可消退呈环状。在严重的病例,损害会发展成手掌大小或更大的斑片,并伴有丘疹、丘疱疹和渗出。

2. 发病特征　钱币状湿疹通常从小腿、手背或手臂伸侧开始。最常见于 50~60 岁的中年人,其次是 15~25 岁的女性。本病以一种独特的方式发展。单个或数个损害在一侧肢体出现数月后,散在的新损害开始出现在四肢,经数天至数周后,出现在躯干。一种对治疗抵抗的钱币状湿疹被称为 Oid-Oid 病,又称渗出性盘状苔藓样皮病,常在阴茎、躯干、面部出现卵圆形皮疹。

(三) 组织病理

可见到各型湿疹的典型变化,在破损皮肤神经邻近处可见肥大细胞,皮损中神经肽物质 P 和降钙素基因相关肽增加。

(四) 诊断与鉴别诊断

根据特征性的钱币状斑片或斑块,好发于手背及四肢伸侧,一般诊断不难。但钱币状湿疹是一个临床诊断,有些疾病与其临床表现相似,需加以鉴别。首先应排除体癣,其次是变应性接触性皮炎、淤积性皮炎、特应性皮炎,再次包括脓疱疮、银屑病、蕈样肉芽肿、乳房 Paget 病、固定性药疹、连圈状糠疹和白色糠疹。

(五) 治疗

1. 治疗原则　病因治疗,如能找到潜在病因,应予以纠正,抗过敏治疗,局部对症处理,如继发葡萄糖球菌感染应抗感染。充分睡眠,避免应激。

2. 一般治疗　局部外用润肤剂,或糖皮质激素加抗生素,他克莫司或吡美莫司,口服抗组胺药。

3. 系统治疗　严重病例可口服糖皮质激素,或免疫抑制剂如硫唑嘌呤、氨甲蝶呤、吗替麦考酚酯,或使用英夫利昔单抗。

4. 其他　光疗法如宽谱或窄谱中波紫外线(NB-UVB,311nm)和 PUVA(表 18-8)。

二、乏脂性湿疹

乏脂性湿疹(asteatotic eczema),又称干燥性湿疹、裂纹性湿疹(eczema craquele),由皮肤干燥,外露于寒冷空气中所致。

(一) 病因与发病机制

1. 天然保湿因子合成减少　使角质层的保水能力下降。天然保湿因子是一种吸湿的混合物,包括氨基酸、尿素及其他成分。

2. 角质层功能缺陷　细胞间脂质的减少及角质层重要脂质的缺乏、酯化脂肪酸与神经酰胺比率改变、角质层桥粒的持续存留、角质层细胞滞留以及受损屏障功能恢复的障碍。

表 18-8　钱币状湿疹的循证治疗

一线治疗	局部外用糖皮质激素 ± 抗生素(C),润肤剂(C),焦油制剂(C),口服抗组胺药(C),口服抗生素(C)
二线治疗	他克莫司 / 吡美莫司(E),环孢素(特应性皮炎患者)(E),皮损内注射糖皮质激素(E)
三线治疗	口服糖皮质激素(E),硫唑嘌呤(E),吗替麦考酚酯(E)

推荐治疗步骤说明:本书所列出的推荐治疗步骤,依照循证医学将文献进行了证据强度分级,共分 5 级,即 A、B、C、D、E 级,其可靠性依次降低。A 表示已发表的支持该类治疗方法的临床证据是最多的,而 E 则表示是最少的,依此类推。

A. 双盲试验。至少有 1 项无重大设计缺陷的前瞻性随机双盲对照试验。

B. 多于 20 例研究对象的临床试验。不少于 20 例研究对象的前瞻性临床试验。

C. 少于 20 例研究对象的临床试验,且这些研究对象需符合特定的限制条件。属于大样本病例报道(不少于 20 篇),为回顾性分析。

D. 不超过 5 例研究对象的试验。对该治疗方法有效的不少于 5 篇系列报道。

E. 个案报告。属少于 5 例病例的个案报告。

3. 继发某些疾病　皮脂缺乏症可继发于免疫抑制(淋巴瘤、癌症或人免疫缺陷病毒感染,艾滋病患者中有 5% 患干燥性湿疹)或损伤、烟酸缺乏症、帕金森病、维生素 B_6 缺乏、锌缺乏、医源性因素(使用利尿剂、H_2 受体拮抗剂)。

4. 环境因素　环境中温度较低或干燥冷风均对外露皮肤有损害。皮肤干燥可出现瘙痒,而搔抓使表面脂质平衡破坏。清洗剂或去污剂导致除脂作用和皲裂。

（二）临床表现

多见于老年人,特应性体质者更易患本病,冬季好发,皮肤干燥而皮脂分泌减少,由于洗澡过勤并外用刺激性肥皂激发。特征性的好发部位为小腿,特别是胫前(图 18-26、图 18-27),基本损害为淡红色、干性鳞屑和细小裂隙,皮肤出现破碎瓷器样裂纹,伴细小鳞屑是其特征,“裂纹性湿疹”因而得名。严重者可出现深而宽的裂隙,手部特别是指背可以出现干燥性裂隙。类似皮损可波及躯干、上肢。常伴全身性瘙痒。

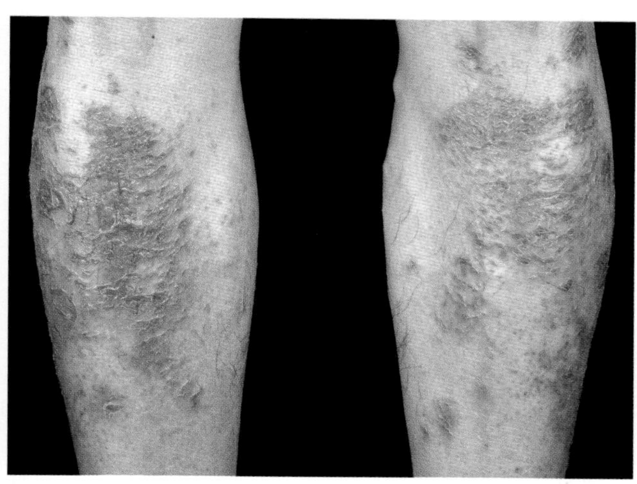

图 18-26　乏脂性湿疹(1)

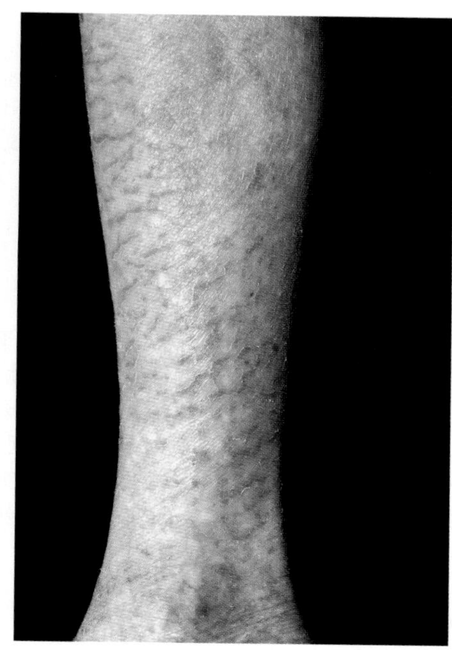

图 18-27　乏脂性湿疹(2)

（三）伴发疾病

淋巴瘤、癌肿、人免疫缺陷病毒感染、黏液性水肿、肾病。尤其在泛发累及躯干、小腿者应警惕癌症。

（四）诊断

多见于老人、特应性体质者,冬季发病。发病部位以下肢、胫前明显。皮疹以皮肤干燥伴糠秕状脱屑为特征,有似破碎瓷器样细小裂纹,其裂纹可呈同心性和辐射状。手部出现干燥性裂隙。组织病理类似亚急性皮炎。

（五）鉴别诊断

鱼鳞病、皮肤瘙痒症、脂溢性湿疹、维生素 A 缺乏病、特应性皮炎、干燥综合征、淤积性皮炎、接触性皮炎。

（六）治疗

维持皮肤角质层适当的水合作用,阻止水分丢失,恢复皮肤的正常保护屏障。

增加空气湿度,保暖防止温度急剧变化,避免洗澡过勤、过烫,使用肥皂替代品,避免接触羊毛有利于缓解病情。保湿、避免干燥,洗澡时使用沐浴油剂或浴后立即涂沐浴油。皮肤干燥可外涂润肤剂、水合凡士林或其他温和油脂、10% 尿素霜、5% 乳酸铵洗剂,但如果在皲裂的皮肤上涂乳酸铵感到刺痛,使用糖皮质激素较好。

PUVA 或窄谱中波紫外线非常有效。

（七）病程与预后

使用 10% 尿素和 12% 乳酸铵治疗干燥症极为有效。

三、特应性皮炎

内容提要

- 特应性皮炎是一种以剧烈瘙痒的湿疹样损害为主要特征的慢性炎性皮肤病,在遗传(如 *FLG* 基因突变)和环境因素共同作用下发病。
- 按年龄可分为婴儿期、儿童期、青少年或成人期 3 型。

多数于婴儿期自愈，约 10% 患者移行到成人期，有时可无婴儿期症状，而自青春期发病。

- 随年龄增长，皮损呈现典型的动态变化，好发部位由头面部逐渐发展至躯干、四肢伸侧，再逐渐转至肘窝、腘窝等屈侧部位；基本特征由急性期湿疹，逐渐过渡至亚急性或慢性期改变。
- 综合治疗，局部用保湿剂、糖皮质激素、钙调神经磷酸酶抑制剂。

特应性皮炎（atopic dermatitis，AD）是一种最常见于婴儿早期和儿童期的慢性复发性皮肤疾病，患儿多由特应性素质，包括个人或父母过敏性哮喘、过敏性鼻炎、结膜炎和/或 AD 史，皮肤屏障功能障碍和变应原刺激在 AD 发病中共同起作用。

AD 不存在可据之作出诊断的单一临床特征或实验室检查。因此，诊断是基于 Hanifin 和 Rajka 描述的一系列临床发现（表 18-9）。

（一）流行病学

自 1960 年以来，AD 的患病率升高了 3 倍以上，成为全球范围内的一项重要的公共健康问题，在欧美等工业化国家儿童中的患病率高达 10%~20%，在成人中约为 1%~3%。国内顾恒等 1998 年对 11 个省市的 78 586 人进行了调查，发现 AD 患病率为 0.69%，其中男性为 0.84%，女性为 0.51%，城市为 1.10%，农村为 0.73%。后续的流行病学调查显示，我国城市儿童中 AD 患病率在 2002 年为 2.78%，在 2012 年为 10.2%，在 2014 年的一项大样本调查中已升高至 12.94%。1~12 个月婴儿 AD 患病率 30.45%，AD 患病率随年龄增大而显著降低，美国的一项研究表明，20 岁以下人群的 AD 患病率为 13%，20 岁以上仅为 2%。

AD 患病率不断升高的原因还不清楚，可能与西式生活方式有关，包括家庭规模小、受教育和收入水平提高、从农村向城市迁移以及抗生素使用增加。有人据此提出了“卫生学假说”，认为在儿童早期与年长同胞之间不卫生接触而传播的感染有助于预防过敏性疾病。

约 40%~80% 的患者有家族过敏史，如家族成员中患有 AD、过敏性皮炎、过敏性哮喘、过敏性鼻炎、过敏性结膜炎等。

根据是否合并其他过敏性疾病，可将 AD 分为单纯型和混合型，前者仅表现为皮炎，后者还合并过敏性哮喘、鼻炎和或结膜炎等。单纯型又分为内源性和外源性，外源性患者血清总 IgE 水平升高、特异性 IgE 水平升高和外周血嗜酸性粒细胞升高，而内源性上述变化不明显或缺如。

（二）病因与发病机制

AD 是一种瘙痒明显的炎症性皮肤病，由于遗传易感基因导致的皮肤屏障功能降低或障碍使固有免疫系统缺陷，对过敏原和微生物抗原的免疫反应增强。AD 发病机制（图 18-28）。

1. 遗传因素　AD 是一种多基因遗传病，具有母系遗传倾向。AD 患者家族基因筛查显示染色体区域与其他炎症性皮肤病如银屑病重叠。

本病家族遗传倾向明显，母方患病，25% 的子女在 3 个月内患病，50% 在 2 岁内患病；父方患病，22% 的子女患病；双方患病，子女患 AD 的概率高达 79%；而无家族史的儿童仅占 1.3%~19%。目前报道与 AD 有关的连锁基因达 100 多个，这些基因所处的染色体分别为 20p、3p、4p、18q、16q、3q、5q、13q、14q、15q、17q、18q。全基因组扫描已确定了 5 个 AD 易感区域，存在于染色体 3p26-22，3q13-21，15q14-21，17q21-25 和 18q11-12。近来，研究集中于 5 号染色体长臂 5q31-33 区。研究显示，59% 的 AD 患者有呼吸道变态反应，73% 有家族特应性病史。寻常型鱼鳞病是一种常见的角化异常性疾病，半数 AD 患者伴发此病。寻常性鱼鳞病存在编码中间丝相关蛋白基因（*FLG* 基因）的功能缺失性突变，该蛋白在角质形成细胞终末分化时聚集成角蛋白丝，与其缺陷相关的 AD 似乎以半显性的方式遗传。

2. 环境因素　患者对多种环境抗原有异常的免疫反应，导致产生 IgE 抗体和 T 细胞反应。尘螨、细菌、病毒等抗原激活表达皮肤淋巴细胞相关抗原（CLA）的 T 细胞，导致细胞因子产生，机体产生 IgE 与其受体结合诱导肥大细胞和嗜碱性粒细胞释放多种炎症介质，介导急性炎症反应。

3. 免疫因素

（1）变应原

1）气源性变应原：在引发本病中可能起重要作用。斑贴试验阳性率依次为：屋尘螨（70%）、螨虫（70%）、蟑螂（63%）、霉菌混合物（50%）和草混合物（43%）。AD 患者常对多种抗原表现为划痕试验和皮内试验阳性反应；然而，避开这些抗原也很少能加快皮炎消退。

2）食源性变应原：可能是婴儿期 AD 的诱因之一，食物反应的发生率为 90.5%（鸡蛋 83.5%，牛奶 51.5%，大豆 33.5%，小麦 20.0%，大米 2.5%），但食物过敏大多随年龄增加而逐渐耐受，例如鸡蛋过敏 66% 在 5 岁前缓解，75% 在 7 岁前缓解，牛奶过敏 76% 在 5 岁前缓解。

3）接触性变应原：AD 患者镍过敏很常见，合成纤维、羊毛、洗涤剂、自来水、日光、汗液也可加重病情。

（2）Th1/Th2 失衡：急性期皮损中 Th2 细胞占优势，AD 患者对环境抗原产生过多的 IgE，43%~80% 患者出现血清 IgE 升高，升高程度常与皮损严重性一致。慢性肥厚性皮损中产生 IFN-γ 的 Th1 细胞占优势。80% 的 AD 患者存在细胞免疫缺陷，表现为严重皮肤病毒感染、特异性接触性变应原的易感性降低、二硝基氯苯（DNCB）致敏性相对缺乏、迟发型皮肤试验反应减弱。

（3）炎症介质释放：变应原特异性 IgE 在局部皮肤中的合成可导致肥大细胞交联、活化，从而释放组胺、白三烯和细胞因子（IL-3、IL-4、IL-5）等炎症介质，产生瘙痒、湿疹、痒疹或苔藓样皮损等临床症状。

4. 免疫病理　临床上，AD 患者未受累的皮肤表现为轻度表皮增生和血管周围稀疏的 T 细胞浸润。

（1）急性湿疹样损害：特征为显著的表皮细胞间水肿。皮损内树突状抗原递呈细胞（如朗格汉斯细胞、巨噬细胞）存在的范围较小，在非皮损部位皮肤呈现出膜表面连接的 IgE 分子。最常观察到的是表皮稀疏的 T 淋巴细胞浸润。急性期损害的真皮内存在 T 细胞聚集，偶有单核 - 巨噬细胞。浸润的淋巴细胞主要表型为 CD3、CD4 和 CD45RO 阳性 T 细胞（被认为最早与抗原相遇）。急性期 AD 很少出现嗜酸性粒细胞。肥大细胞在不同脱颗粒时期的数量都是正常的。

（2）慢性苔藓样损害：特征为表皮增生伴表皮嵴延长，显著的角化过度和少量棘细胞水肿。表皮中表达 IgE 的朗格汉

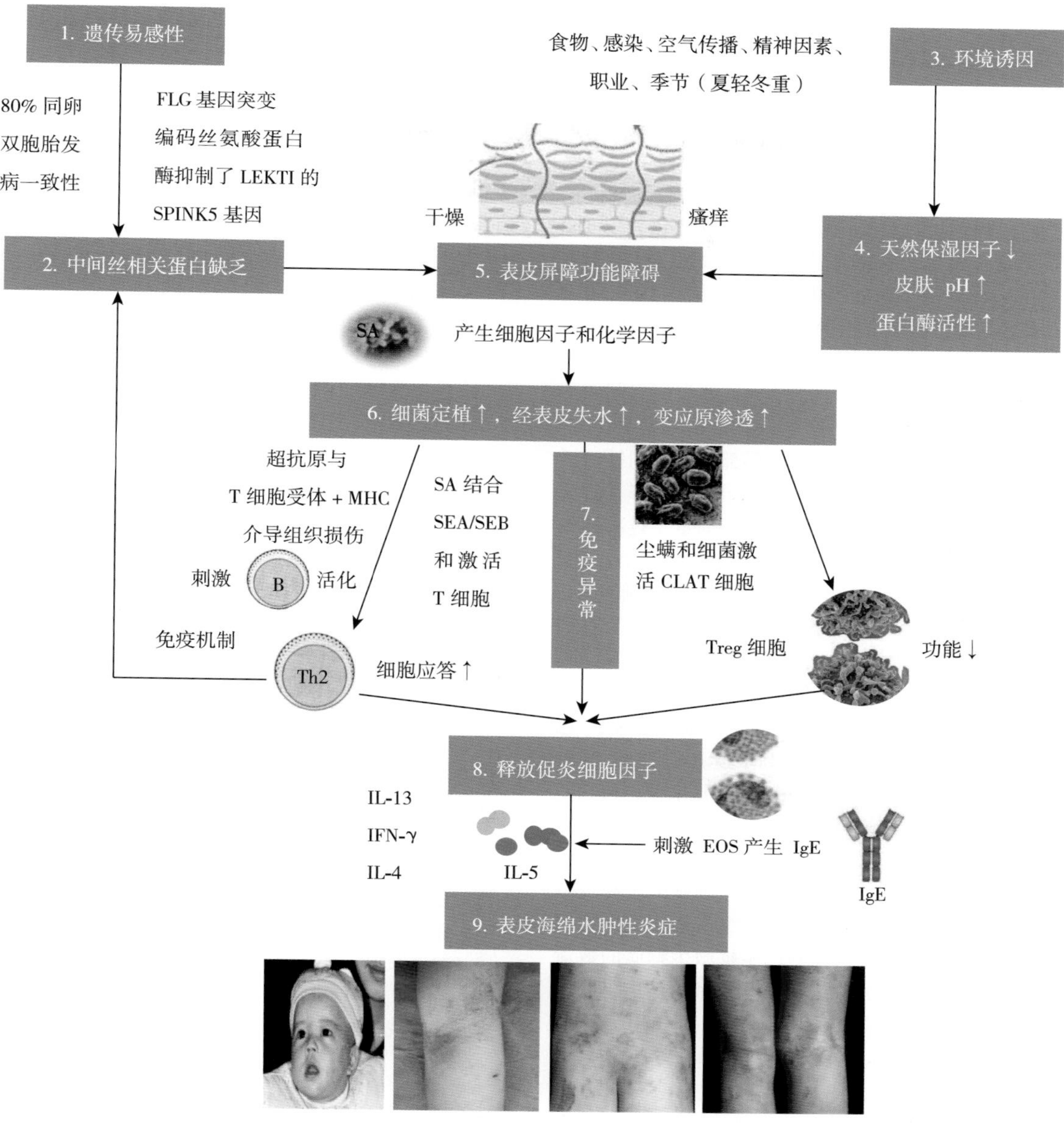

1. 遗传缺陷个体的 FLG 基因功能缺失性突变
2. 致使中间丝相关蛋白缺乏
3. 环境中的化合物、去污剂、污染物和食品添加剂等变应原 / 刺激物的不良刺激
4. 引起天然保湿因子减少、皮肤 pH 值升高、蛋白酶活性增加和细胞外脂质减少等异常
5. 表皮屏障功能障碍
6. 细菌定植、经表皮失水和变应原渗透增加
7. 皮肤免疫功能异常，主要体现为 Th2 细胞应答增强而调节性 T 细胞（Treg）功能降低 Th2 细胞应答增强还能下调中间丝相关蛋白的表达
8. 促炎细胞因子如 IL-4、IL-5 和 IL-13 分泌增加
9. 最终产生表皮海绵水肿性炎症，出现 AD 的临床表现

图 18-28　特应性皮炎发病机制图

注解：SEA= 葡萄球菌超抗原 A；SEB= 葡萄球菌超抗原 B；SA= 金黄色葡萄球菌；FLG= 编码丝聚蛋白原的基因；EOS= 嗜酸性粒细胞；MHC= 主要组织相容复合物；CLAT= 皮肤淋巴细胞抗原；IFN-γ= 干扰素 -γ；LEKTI= 丝氨酸蛋白酶抑制剂。

斯细胞数量增加，巨噬细胞在真皮单核细胞的浸润中占优势。肥大细胞数量增加，但通常是完全的颗粒状。AD 皮损中无中性粒细胞，甚至在金黄色葡萄球菌定植和感染加重时也是如此。在慢性 AD 皮损中嗜酸性粒细胞数量增加，它通过分泌细胞因子和介质加重过敏性炎症，并通过产生活化的氧媒介物和释放毒性颗粒蛋白来诱导组织损伤。

5. 主要细胞类型

(1) 抗原递呈细胞：AD 皮肤包含两种具有高亲和力 IgE 受体的树突状细胞，它们来源于骨髓：朗格汉斯细胞和炎症性树突状表皮细胞（IDEC）。表达 IgE 受体的朗格汉斯细胞在将皮肤变应原递呈给产生 IL-4 的 Th2 细胞的过程中起重要作用，捕获抗原的朗格汉斯细胞可激活皮肤中的特异性记忆 Th2 细胞，也可移行到淋巴结刺激初始 T 细胞分化为以 Th2 细胞为主的效应 T 细胞。在体外，以抗原刺激朗格汉斯细胞表面的受体 FcεRI 可诱导释放趋化信号以及招募 IDEC 和 T 细胞的前体细胞。刺激 IDEC 上的 FcεRI 导致大量的促炎症信号释放，放大过敏性免疫反应。

(2) T 细胞：皮肤归巢记忆 T 细胞在 AD 的发病机制中扮演重要角色，特别是在急性期阶段。在 AD 动物模型中，缺乏 T 细胞时，不会出现湿疹样皮疹。此外，局部使用专门针对活化 T 细胞的钙调磷酸酶抑制剂明显减少了 AD 皮疹。研究显示，在急性期，Th2 样细胞产生的细胞因子加重了过敏性炎症。在慢性阶段，转化成 Th1 样细胞，主要产生 IFN-γ。Th2 样细胞诱导角质形成细胞活化和凋亡。调节性 T 细胞（Treg）是具有调节功能的 T 细胞亚型，具有免疫抑制功能以及有别于 Th1 和 Th2 细胞的细胞因子分泌型，可抑制 Th1 和 Th2 反应。

(3) 角质形成细胞：在 AD 中，角质形成细胞暴露于促炎症细胞因子后会分泌一系列独特的趋化因子和细胞因子，包括受到 TNF-α 和 IFN-γ 刺激后产生的高浓度 RANTES。同时也是胸腺基质淋巴细胞生成素（TSLP）的重要来源，TSLP 使树突状细胞活化为原始幼稚 T 细胞，产生 IL-4 和 IL-13（Th2 细胞分化）。角质形成细胞也通过表达 Toll 样受体而在皮肤固有免疫应答中扮演关键角色，产生促炎症细胞因子和抗微生物肽（如人类 β 防卫素和抗菌肽），对组织损伤或微生物侵入作出应答。AD 中的角质形成细胞产生抗微生物肽的数量减少，使患者容易发生金黄色葡萄球菌、病毒和真菌的皮肤定植和感染。这种缺陷是由于 Th2 细胞因子（IL-4、IL-10、IL-13）介导的抑制 TNF 和 IFN-γ 诱导的抗微生物肽的产生所致。

6. 皮肤屏障功能障碍

(1) 神经酰胺减少：脂质中神经酰胺含量的减少是皮肤屏障功能受损的主要原因之一。神经酰胺在皮肤保水中发挥重要作用，由于神经酰胺含量减少，皮肤屏障功能的破坏主要体现在角质层含水量减少。功能主要有调节皮肤水分流失（水化作用）、维持皮肤屏障功能、黏和作用、抗衰老、抗肿瘤、美白等，对角质层内环境的稳态尤其重要，其中水合作用是形成皮肤物理障碍的重要基础。AD 患者不仅在皮损部位表现为神经酰胺的含量明显降低，非皮损区也表现为屏障功能障碍及神经酰胺含量较正常人降低。含有神经酰胺的保湿剂可延缓皮肤水分的挥发，显著改善患者的皮肤干燥症状，具有良好的修复表皮屏障的功能。因此开发保湿剂，原料应首选表皮内存在的天然保湿因子 - 神经酰胺。

(2) *FLG* 基因突变：*FLG* 基因突变所致的中间丝相关蛋白减少和缺失，参与了 AD 的发展，由此导致的天然保湿因子减少或缺失，产生了 AD 的干燥症状。在 AD 皮损及非皮损区中间丝相关蛋白均减少。

(3) 水通道蛋白异常：水通道蛋白（Aquaporin，AQP）是细胞膜上的一种转运蛋白，参与对水通透性的调节。提高 AQP 转运功能后，AD 皮肤干燥症状有所改善，皮肤含水量明显增加。

(4) 外源性蛋白酶的破坏作用：外源性添加的肥皂和清洁剂提高了皮肤 pH 值，增强了内源性蛋白酶活性，导致表皮屏障功能进一步破坏。AD 皮肤上缺乏某些内源性蛋白酶抑制剂可以加重这种情况。

(5) 微生物定植：表面屏障破坏使患者皮肤对环境因素如刺激物、变应原及微生物高度易感。微生物尤其是金黄色葡萄球菌在 AD 皮损处的定植率超过 90%。AD 患者（尤其是 IgE 水平升高者）易发生皮肤病毒及浅部真菌感染，可能与迟发型超敏反应受损有关。

（三）临床表现

AD 是一种慢性复发性瘙痒性皮肤病，在男童稍微更常见，具有一系列临床特征（表 18-9A）。大部分患儿发病年龄为 2~6 个月，但也可在任何年龄起病，有些病例甚至早于 2 月龄。皮疹的分布随年龄而不同。

表 18-9A 特应性皮炎（AD）临床表现与临床意义主要特征

瘙痒
婴儿和幼童的面部和 / 或伸侧皮疹
年龄较大的儿童屈侧苔藓样变
慢性或慢性复发性皮炎
特应性疾病的个人或家族病史：哮喘、过敏性鼻炎、特应性皮炎
口周、耳周皮炎
皮肤干燥
眶下褶（下眼睑下方的黑色线条或凹痕）
过敏性眼晕（眼睑底下发黑）
面色苍白
白色糠疹
毛发角化病
寻常型鱼鳞病
掌纹症
皮肤白色划痕症（皮肤在钝器划过后 1 分钟内出现白色线条）
结膜炎
圆锥形角膜
前囊下白内障
血清 IgE 值升高
速发型皮肤试验反应

临床类型 日本皮肤病协会将特应性皮炎分型：屈面型、伸侧型、儿童干燥型、头面颈胸背型、痒疹型、红皮病型和复合型。

1. 主要特征

(1) 瘙痒：剧烈瘙痒是最突出的症状，瘙痒发生于皮疹出现之前，可为全身或局限性，耳、头皮、颈、肘窝、腘窝、腕、手、踝和足背为著。皮肤异常干燥和痒阈降低是 AD 的重要特征。AD 的绝大多数特征性表现由搔抓所致。瘙痒可为间歇性，夜晚明显，临睡尤甚。重度瘙痒可以诱导反射性搔抓，形成严重的瘙痒 - 搔抓循环。搔抓变成习惯性动作，疾病逐渐恶化。

(2) 分期：婴儿期（年龄 <2 岁）、儿童期（2~12 岁）、青少年期 / 成人期（年龄 >12 岁，但 <60 岁）和老年期（年龄 ≥60 岁）。

1) 婴儿期（0~2 岁）：常在 2 月龄后发病，皮损最常始于面颊和额部，但可出现在任何部位的皮肤。尿布区通常较少受累。当婴儿开始爬行时，暴露部位特别是膝盖伸侧，最易受累。

损害包括红斑和散在/融合的水肿性丘疹/斑块，剧烈瘙痒，搔抓后可以发展为渗出和结痂（图 18-29~ 图 18-32）。继发感染和淋巴结炎常见。病情呈现慢性复发性过程，随着出牙、呼吸道感染、情绪失常和空气湿度变化而变化。有些瘦弱患儿的炎性损害上可无明显水疱、渗出，而有显著的皮肤干燥和糠秕状脱屑。

2）儿童期（2~12 岁）：自 18 至 24 个月，典型受累部位为肘膝关节屈侧（屈侧湿疹），皮损为不同程度的红斑、结痂、脱皮、色素沉着/减退和肥厚，其他常见部位包括眼睑、颈侧、手、腕、踝和足部（图 18-33~ 图 18-35）。皮肤干燥变得显著而广

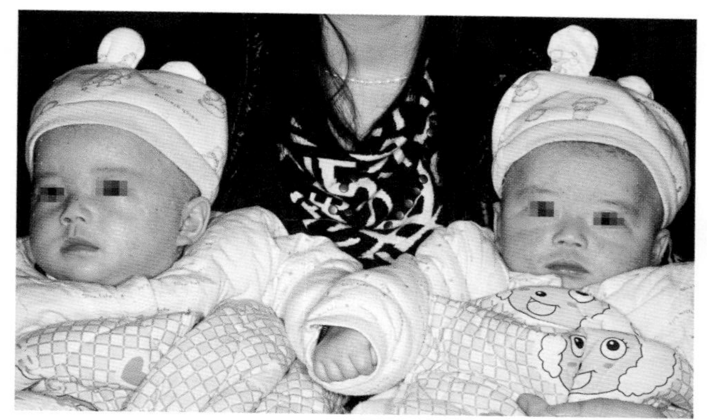

图 18-29　特应性皮炎（1）

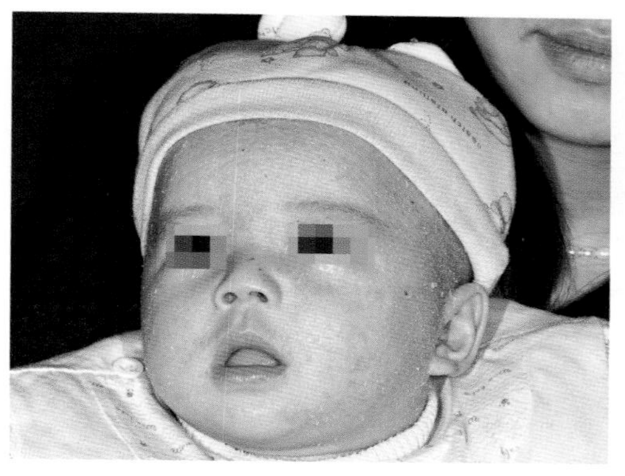

图 18-30　特应性皮炎（2）

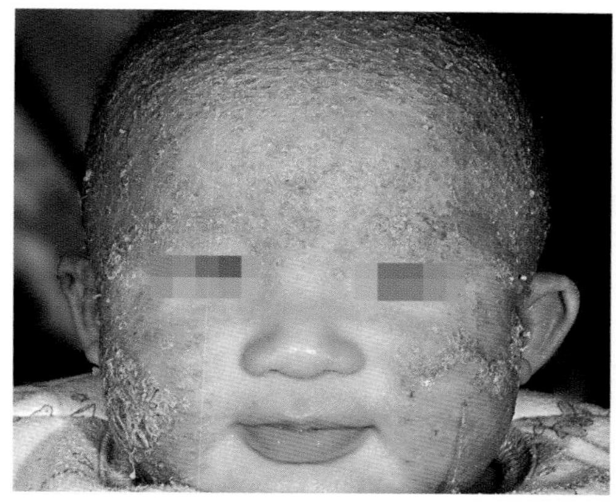

图 18-31　脂溢性皮炎（摇篮帽）头皮上大量厚层黄色油腻性鳞屑堆积（1）（广东医科大学　李文惠赠）

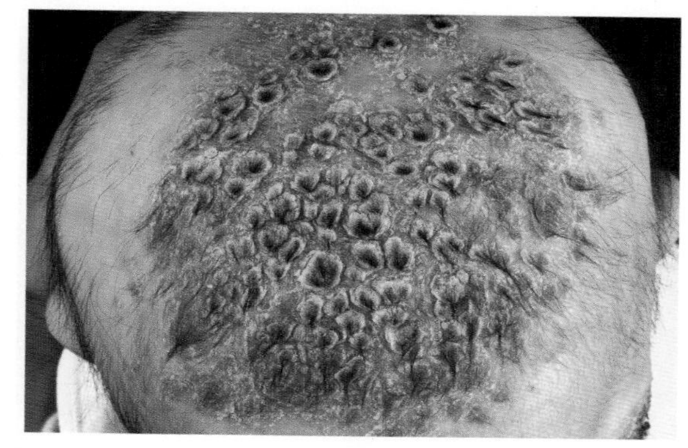

图 18-32　脂溢性皮炎（摇篮帽）头皮上大量厚层黄色油腻性鳞屑堆积（2）

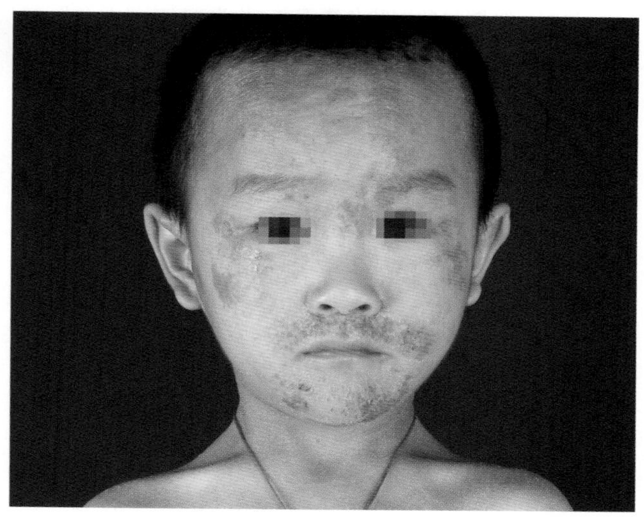

图 18-33　特应性皮炎儿童

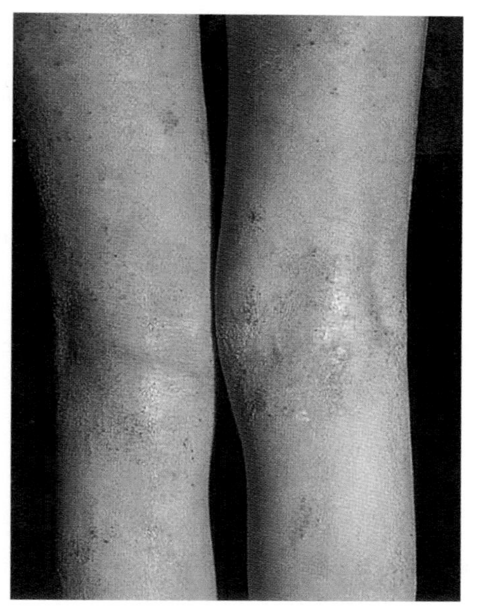

图 18-34　特应性皮炎　屈侧

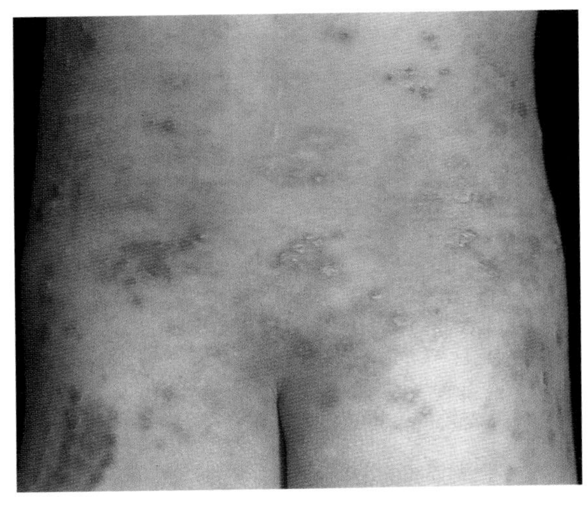

图 18-35 特应性皮炎

泛。颈侧可见明显的网状色素沉着，称为“特应性脏颈”。有时仅有一个部位受累。红斑和渗出性损害趋向于被苔藓样变替代。有些患儿即使长期摩擦也不发生苔藓样变，但对治疗却十分抵抗。在儿童后期表现为伸侧湿疹的患儿不常见，但可能需要更长时间缓解。手部受累常见，常为渗出性损害，有时伴有指甲改变。急性泛发或局限性水疱提示继发细菌或病毒感染的可能。有些患儿表现为全身散在肤色或褐色质硬丘疹和抓痕，类似结节性痒疹。

3) 成人期（≥12 岁）：类似于儿童晚期，也表现为累及屈侧的亚急性至慢性、苔藓样损害。成人 AD 常表现为慢性手部皮炎，或面部皮炎伴眼睑受累。年轻女性的乳头可出现局限性斑片。唇红及邻近皮肤受累一种常见的特应性表现。面、上臂和背部的分布可能与这些部位受热后出汗或马拉色菌敏感有关。光敏感常见，相关机制复杂，有人提出红外线和紫外线照射均可诱发，这些病例的治疗需采用针对普通 AD 与光敏感的联合方法。

4) 老年期（≥60 岁）：老年 AD，存在三种主要发病模式：老年期首次发病；有儿童 AD 病史，到老年期病情复发；青少年期和 / 或成年期首发 AD，慢性复发病程直至老年期。

老年 AD 病因：AD 病因复杂，除了遗传背景，由衰老所引发的免疫失衡、皮肤屏障功能障碍是老年 AD 发病的内在病因，此外老年人生活方式中的触发因素和刺激因素等外在病因也起着重要作用。

老年 AD 临床表现：老年 AD 的临床特征基本上类似成人 AD：AD 在成人中的特征性表现通常是面颈部的慢性湿疹样改变，躯干四肢部位的苔藓样或渗出性病变伴或不伴瘙痒性丘疹和手部湿疹样改变。老年 AD 的不同之处在于：弯曲部位的苔藓样皮损变得不常见，也可以看到褶皱部位皮损反转的征象，比如肘部和膝盖的伸侧出现苔藓样皮损，而肘窝和腘窝却未受到影响。在老年 AD 中也可以观察到一些 AD 的其他表现，如面部红斑和苍白、Hertoghe 征、颈前褶皱和瘙痒样皮损。由于这些皮肤表现具有可变性，患者往往被诊断为湿疹和 / 或红皮病。

老年 AD 诊断：老年 AD 常常不符合儿童发病的典型皮损和分布。通常在有儿童 AD 病史以及自青少年期就持续存在湿疹表现的前提下，老年 AD 的诊断相对简单；而在成人期或老年期首次出现湿疹样皮损，同时这些皮损表现不同于儿童常见的屈侧皮炎，往往难于诊断。在这些情况下，老年 AD 是一种排除性诊断，通常需要一些血液检查、组织病理学检查和斑贴试验来排除其他严重疾病，如药物不良反应、特发性 / 继发性红皮病和皮肤 T 细胞淋巴瘤。

以皮肤显著干燥为特征。多数患者已无儿童和年轻成人中典型的苔藓样屈侧皮炎。特应性皮炎（AD）血清 IgE 相关的临床表型（表 18-9B）特应性皮炎好发部位的动态变化见图 18-36。

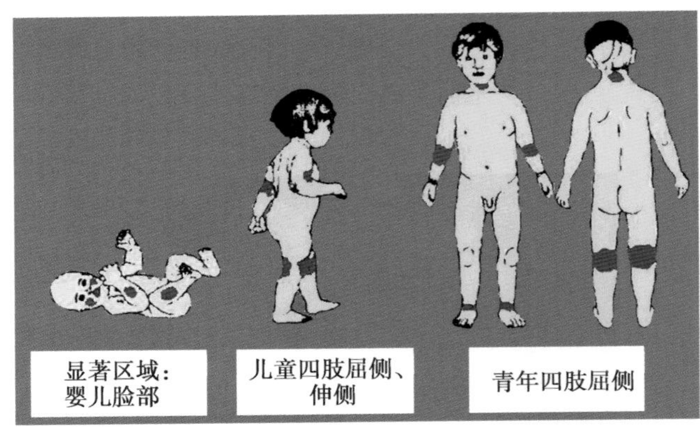

图 18-36 特应性皮炎的好发部位

2. 其他特征

(1) 眶下褶：亦称 Dennie-Morgan 眶下褶（图 18-37），是下睑皮肤上的皱褶。婴儿期或儿童期，在紧靠下眼边缘下方，可见一条明显对称的皱褶，亦可伴有眶周水肿及苔藓化或眶下黑晕。大多为双侧，亦可为单侧。这条线是患者不断摩擦眼睑所致。它也可见于非 AD 人群，因此不是特应性疾病的可靠体征。

表 18-9B 特应性皮炎（AD）血清 IgE 相关的临床表型

	临床表现	实验室检测
内源性 （占 16%~45%）	符合 Hanifin 和 Rajka 诊断标准 皮损以面颈多见，4 岁以内发病，不合并变应性鼻炎，哮喘，荨麻疹，食物过敏	气传 / 食物变应原 / 点刺试验（-） 血清总 IgE 正常 体外特异性 IgE（-）
外源性 （占 60%~80%）	符合 Hanifin 和 Rajka 诊断标准 皮损可泛发全身，2 岁以内发病 更易发生屈侧皮肤苔藓样变，过敏性皮炎	血清总 IgE 显著增高，可测出多种变应原特异性 IgE，外周嗜酸性粒细胞升高

* 非特异性手足皮损，眼眶变黑，面色苍白，前颈褶皱，在内源性和外源性 AD 之间无明显差异。

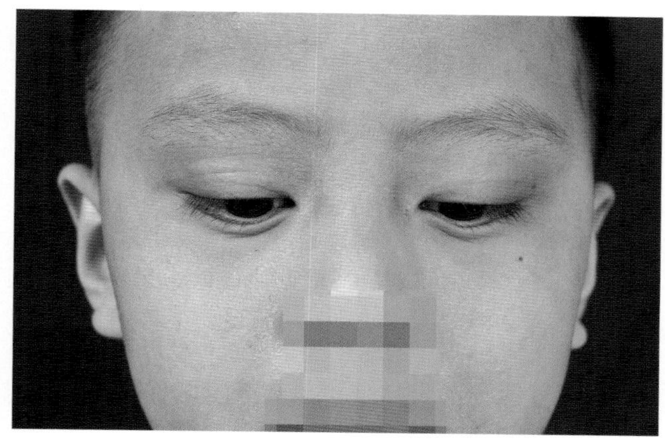

图 18-37 特应性皮炎，眶下褶

(2) 眶周黑晕：许多成人 AD 炎症局限于上眼睑，习惯性以手背揉搓眼睑，眶周出现境界不清的暗灰色晕，约见于半数病例。

(3) 白色划痕症：划痕后 15~20 秒钟，红晕为苍白替代，持续 5~20 秒。反映了 AD 患者自主神经功能紊乱。特应性体质者常表现有口周、鼻周和眶周苍白以及白色划痕症。

(4) 掌纹症：表现为掌跖或双掌上与大 / 小鱼际直角交叉的线状深沟，见于 1/3~1/2 病例。然而，半数寻常性鱼鳞病亦可出现此征。掌纹加深的患者躯体炎症似乎更广泛且病程更长。个别情况下，无 AD 的患者也有掌纹加深。

(5) 色素异常：炎症后色素沉着和色素减退，常伴有发白色糠疹。

(6) 其他：伴随皮肤特征有耳根裂隙、非特异性手足皮炎、乳头湿疹、复发性结膜炎、圆锥形角膜、苍白脸、颈前皱褶等。

3. 相关皮肤损害

(1) 白色糠疹：表现为淡红色或淡白色斑，圆形或椭圆形，表面有白色鳞屑，好发于面颊部。色素减退斑常随时间而减轻。

(2) 地图舌：又称游走性舌炎，好发于舌背中央，舌尖或舌外侧缘，损害形似地图状。近半数患者可出现游走性舌炎。随年龄增长而减轻。

(3) 苔藓样变：表现为慢性皮炎的皮肤增厚，纹理加深，苔藓样变，因反复搔抓引起，屈侧更易出现。

(4) 结节性痒疹：可能出现多发、严重的阵发性瘙痒和结节，主要见于四肢。

(5) 毛周角化症：也称为毛发角化症，皮损为针头大小，坚硬的毛囊性丘疹，受累毛囊周围绕一小圈红斑，不融合，顶端有角栓，好发于上肢伸侧，股外侧和臀部。面颊可有融合性红斑。

(6) 眼白内障：白内障发病率约为 10%，可能由于特应性患者发生白内障的阈值较低所致，尤其是全身应用糖皮质激素者。对于需短期控制病情而系统性使用糖皮质激素的患者，必须考虑上述情况。

(7) 婴儿脂溢性皮炎：早期区分困难，部分脂溢性皮炎患儿之后发展为典型的 AD。

(8) 接触性皮炎：AD 患者更容易发生刺激性接触性皮炎，然而，AD 患者是否也更易发生变应性接触性皮炎尚有争议，但患者对多种接触性变应原更敏感，例如局部用药包括外用糖皮质激素。蛋白接触也可致敏，如橡胶手套中的乳胶。

(9) 唇炎：表现为口唇干燥、结痂、皲裂或口角炎，婴儿和儿童常见，随着 AD 好转而减轻。

(10) 药物敏感：AD 患者易发生 IgE 介导的药物过敏反应，局部用药引起的过敏反应也很常见。

(11) 食物过敏：AD 患者更易发生食物过敏所致的腹部症状，但也可发生其他症状。食物过敏在过敏性鼻炎和哮喘中的作用可能不大。

(12) 斑秃：有报告斑秃与 AD 之间存在相关性。

(13) 荨麻疹：与普通荨麻疹患者相比，在伴有特应性体质的荨麻疹患者中更常发现变应性基础。AD 患者常发生手部接触性荨麻疹，可表现为手部皮炎急性加剧，尤其在食品加工业和屠宰场工人，以及对乳胶蛋白过敏的医护工作者中。

4. 伴发病

(1) 寻常性鱼鳞病：50% 的 AD 患者伴发常染色体显性遗传的寻常性鱼鳞病，也有约半数的寻常性鱼鳞病患者伴发 AD。皮肤表面覆盖细小的白色、淡灰褐色透明的脱屑，鳞屑附着牢固。轻者仅表现为皮肤干燥和油脂缺乏，类似于干皮症。

(2) 特应性手部湿疹：活动性 AD 患者手部湿疹的发病率为 58.9%，并随着年龄增长而逐渐升高。儿童期 AD 患者手部湿疹的常见症状是水疱和苔藓样变。常累及指甲，引起甲凹点和纵嵴。严重者常发生更为弥漫的手部慢性苔藓样湿疹，持续至成人期。足部湿疹也常见。

(3) 干燥症：AD 患者皮肤干燥来自遗传，伴发鱼鳞病或同时具有这些病变。皮肤干燥(80%~98%)、出现鳞屑和皲裂，可泛发全身，以小腿和前臂伸侧为著。皮肤干燥可发生在任何年龄段。在冬季空气湿度低时，皮肤干燥更严重，皮肤脱屑，出现裂隙。反复洗涤干燥部位使表皮屏障不完整，出现红斑和湿疹。

5. 并发症

(1) 精神心理：AD 对患者和家属的生活影响广泛，类似哮喘和糖尿病，或者更甚。儿童最烦恼的症状是瘙痒、洗澡时不适和睡眠障碍，并因此而对家人产生困扰，造成疲惫、睡眠不足和情绪应激。

(2) 生长延迟：儿童身高与湿疹受累体表面积明显相关。受累体表面积小于 50% 的儿童身高可正常，但更大面积受累时生长受限。无证据表明合理外用糖皮质激素会对患儿生长产生不良影响。

(3) 细菌感染：金黄色葡萄球菌定植增多，高达 78%~100%，还分离到了其他需氧菌、兼性厌氧菌或厌氧菌。金黄色葡萄球菌多来源于自身感染或内源性感染，也可为接触传播，它可通过超抗原介导的途径或其他途径加重 AD。金黄色葡萄球菌感染通常会伴有渗液、结痂、毛囊炎和淋巴结肿大。

(4) 病毒感染：易伴发病毒感染，如单纯疱疹、水痘、牛痘、疣和传染性软疣。伴单纯疱疹病毒感染时，可发生疱疹样湿疹。AD 患者禁忌接种牛痘预防天花，即使在病情缓解时也是如此，否则会出现播散性、甚至致命的牛痘疹。

(5) 其他：AD 患儿常可出现软骨外耳道假性囊肿，或者鹰嘴和胫前黏液滑膜炎。曾报道一例 Sézary 综合征患者有严重的 AD，然而，AD 患者罹患癌症的总体风险是降低的。

（四）辅助检查

1. 实验室检查　实验室检查在非复杂性 AD 的常规评估和治疗中并非必需，常用项目包括嗜酸性粒细胞计数、IgE、特异性 IgE（放射变应原吸附法、免疫荧光法或 ELISA 法）、点刺试验、特应性斑贴试验、免疫状态指标（T 细胞亚群、免疫球蛋白）。血清 Th2 细胞趋化因子（胸腺活化调节趋化因子）水平可反映 AD 的近期状况。

多数 AD 患者外周血嗜酸性粒细胞增多。约 70%~80% 的 AD 患者血清 IgE 水平升高，伴有吸入性和食物变应原过敏和 / 或过敏性鼻炎和哮喘。20%~30% 的患者血清 IgE 水平正常，这种患者不存在对吸入或食物变应原致敏的 IgE。有患者可以检测出具有对微生物抗原如金黄色葡萄球菌毒素和白念珠菌或马拉色菌的致敏作用。有些患者斑贴试验呈阳性反应，斑贴试剂中应包括镍和外用药成分。

2. 组织病理　为非特异性皮炎，与湿疹相同，可分为急性、亚急性、慢性期改变。免疫组化在真皮处可检出嗜酸性粒细胞脱粒证据。在慢性期皮损中，朗格汉斯细胞和肥大细胞增多。在浸润细胞中 $CD4^+/CD8^+$ 细胞比为 7∶1（正常 2∶1）。

3. 疾病严重度评估　可采用特应性皮炎评分（SCORAD）、湿疹面积及严重度指数评分（EASI）、研究者整体评分（IGA）（表 18-10）、瘙痒程度视觉模拟评分（VAS）、皮肤病生活质量指数问卷（儿童皮肤病生活质量指数、皮肤病生活质量指数）等工具评估 AD 的严重程度，作为制定治疗方案的依据。也可简单地通过皮损面积或发作频率进行评估：如轻度为皮损面积小于 5%；中度为 5%~10%，或皮损反复发作；重度为超过 10% 的体表面积，或皮炎呈持续性，瘙痒剧烈影响睡眠。

表 18-10　特应性皮炎的严重度评估

分值	皮损情况	说明
0	无皮损	没有特应性皮炎的炎症体征
1	几乎没有皮损	仅有可察觉的红斑和丘疹 / 浸润
2	轻度	轻度的红斑和丘疹 / 浸润
3	中度	有中度的红斑和丘疹 / 浸润
4	重度	严重的的红斑和丘疹 / 浸润
5	非常严重	伴有渗出和结痂的严重的红斑和丘疹 / 浸润

在临床试验中得到了广泛应用，但临床评分的定义主观性非常强。

（五）诊断

常用的诊断标准有 Hanifin-Rajka 标准和 Williams 标准，后者相对简便，应用更广泛。Williams 标准包括：

(1) 主要标准：皮肤瘙痒。

(2) 次要标准：①屈侧皮炎湿疹史，包括肘窝、腘窝、踝前、颈部（10 岁以下儿童包括颊部）；②哮喘或过敏性鼻炎史（或在 4 岁以下儿童的一级亲属中有 AD 史）；③近年来全身皮肤干燥史；④有屈侧湿疹（4 岁以下儿童面颊 / 前额和四肢伸侧湿疹）；⑤2 岁前发病（适用于 4 岁以上患者）。符合主要标准和 3 条或以上次要标准即可确诊。

（六）鉴别诊断

应根据 AD 的临床表现进行相应的鉴别诊断：①以红斑、渗出或鳞屑为主的 AD 应与钱币状湿疹、接触性皮炎、神经性皮炎、银屑病、鱼鳞病、肠病性肢端皮炎和朗格汉斯细胞组织细胞增生症相鉴别；②以丘疹、结节、水疱 / 脓疱为主者应与新生儿痤疮、毛发角化病、疥疮、疱疹样皮炎、大疱性类天疱疮、嗜酸性粒细胞增多症、痒疹型隐性遗传营养不良型大疱性表皮松解症和高 IgE 综合征相鉴别；③以红皮病为主者应与 Netherton 综合征、Omenn 综合征、生物素缺乏症、Wiskott-Aldrich 综合征、皮肤 T 细胞淋巴瘤、先天性低丙种球蛋白血症和共济失调性毛细血管扩张症相鉴别。除此之外，还有 Blau 综合征、嗜酸性粒细胞增多综合征（SAM）、肠病性肢端皮炎等。具体如下：

1. 湿疹　皮肤损害与 AD 相似，但湿疹无一定好发部位，无特应性家族史。

2. 婴儿脂溢性皮炎　该病与 AD 鉴别困难，无特应性家族史。

3. Wiskott-Aldrich 综合征　为 X 连锁隐性遗传性免疫缺陷病，典型的三联症为反复化脓性感染、出血和顽固性湿疹。

4. 高免疫球蛋白 E 综合征　又称为 Job 综合征，临床表现为婴儿皮肤及呼吸道反复感染，AD 样皮疹及血清高 IgE，中性粒细胞趋化作用障碍。皮肤初发症状类似 AD 或慢性湿疹，瘙痒剧烈，抓破后易发生葡萄球菌化脓性感染。

5. 朗格汉斯细胞组织细胞增生症　疗效不佳的婴儿 AD，尤其尿布区出现皮炎或腹股沟糜烂的病例应与其鉴别。

6. 寻常性鱼鳞病　30%~50% 的 AD 患者伴发寻常性鱼鳞病；而 50% 寻常性鱼鳞病可伴发 AD，35% 表现出掌纹增多。最近研究表明，掌纹增多和干性皮肤在大多数情况下只是 AD 的表型标记，而非伴发鱼鳞病的表现。在组织学上，只发生于皮肤干燥的 AD 患者的颗粒层缺失，并不是相伴发的鱼鳞病的特征。

7. 系统损害与疾病　可能是特应性体质一部分，如变应性鼻炎、支气管哮喘、白内障、嗜酸性粒细胞性胃肠炎、溃疡性结肠炎。

（七）治疗

特应性皮炎的循证治疗（表 18-11）

表 18-11　特应性皮炎的循证治疗

一线治疗	保湿（D），润肤剂（B），外用糖皮质激素（A）
二线治疗	抗组胺药（C），抗生素（C），外用钙调磷酸酶抑制剂（A）
三线治疗	口服 PUVA/UVA1/UVB/UVA-UVB*（A），窄谱 UVB（B），避免变应原，在饮食中去除（B），减少接触尘螨（A），系统用糖皮质激素（严重，短期）（B），母乳喂养（A），益生菌（A），硫唑嘌呤（A），吗替麦考酚酯（B），氨甲喋呤（B），静注丙球（B），环孢素（A），γ- 干扰素（A），生物制剂，依法珠单抗、英夫利昔单抗（B~C）

1. 治疗原则　治疗原则是避免诱发和加重因素，基础护理与药物治疗相结合，食物干预，恢复皮肤屏障功能。AD 的治疗目标是达到或维持无症状或症状轻微不影响日常活动并

无需药物治疗的状态。指导患者，建立长期治疗和慢病管理的理念。

2. 一般治疗

(1) 保湿润肤：皮肤屏障功能障碍和皮肤干燥是AD发病的重要环节，必须强调保湿的重要性。应足量和频繁使用润肤剂，通常每周需使用250g软膏。常用的润肤剂有2%尿素乳膏乳剂、12%乳酸铵、10%尿素霜、肝素钠、白凡士林、亲水性凡士林（含羊毛脂）等。有人推荐以富含神经酰胺的润肤剂作为AD的基础治疗，保护和恢复皮肤屏障功能。

沐浴可清除皮肤污垢和微生物，可每日或隔日1次温水浴(32~37℃)10~15分钟，水使角质层水化，可增强保湿剂和外用糖皮质激素的效果。在沐浴时加入次氯酸钠有抑菌、止痒作用。皮炎部位避免使用肥皂，肥皂可使皮肤干燥，产生刺激。油剂有助于润滑皮肤，在沐浴后3分钟内，皮肤干燥之前外用保湿润肤剂。如果沐浴后不擦润肤剂会使皮肤更干燥。

对治疗抵抗的慢性重度受累部位可采用湿敷裹治疗，但应在医生监督下进行，并与润肤配合使用。

有一些证明润肤剂可能减少激素外用，也可以预防湿疹的复发。缺乏高质量的临床试验并不影响润肤剂在特应性湿疹润肤治疗中的重要性。

(2) 避免诱发及加重因素：如羊毛及尼龙织物的刺激，尽量少接触洗涤剂。应尽量避免接触吸入性和食物变应原。

(3) 心理疗法：关怀患儿，正确认识本病，积极配合治疗。

3. 局部治疗

(1) 糖皮质激素：外用糖皮质激素是AD的一线治疗，应根据病情、年龄、部位和皮损类型选择不同的强度和剂型。①初治时应选用强度足够高的制剂（强效或超强效），炎症控制后逐渐过渡到弱、中效制剂；②儿童、皮肤薄嫩部位如面部、腋窝、腹股沟、外阴应选择弱/中效制剂，或用润肤剂适当稀释，短期使用后逐步减量或与外用钙调磷酸酶抑制剂交替使用；③肥厚性皮损可封包治疗；④在使用润肤剂后10~15分钟外涂糖皮质激素软膏有助于提高渗透和减少用量；⑤炎症控制后可采用每周外用2次的“主动维持疗法”减少复发次数；⑥应向患者父母解释合理外用激素安全性良好，不能滥用，也无需对激素恐惧，未获得控制的AD继发感染的风险更高。

关于外用药物剂量，Bewle等提出了指尖单位(fingertip unit, FTU)的概念，从示指指尖到第一指间关节的量（管口5mm）作为1个FTU，约等于0.5g，手掌或腹股沟区需要1个FTU，面部或足部需要2个FTU，上肢需要3个FTU，下肢需要6个FTU，躯干需要14个FTU。成人最大外用剂量为5~10g/d。患儿的FTU量依据其年龄及应用部位不同。

(2) 钙调磷酸酶抑制剂：具有大环内酯结构，有免疫调节活性，可长期使用，止痒抗炎，不导致皮肤萎缩。外用钙调磷酸酶抑制剂是AD的二线治疗，用于其他治疗效果不佳或不耐受时，但在面部和皮肤皱褶部位也可作为一线治疗。也可作为每周2次“主动维持疗法”减少复发次数。

1) 他克莫司软膏：有0.03%和0.1%两种规格，可短期或长期间断用于治疗儿童（2岁及以上，0.03%浓度）及成人中重度AD。0.03%及0.1%的他克莫司治疗儿童中重度特应性湿疹的疗效比弱效糖皮质激素（氢化可的松）效果更佳。0.1%的他克莫司外用的效果可能不如强效糖皮质激素。每周外用他克莫司2~3次可以预防稳定期特应性湿疹的复发，但对急性湿疹效果不如氟替卡松。用药部位烧灼感及红斑是他克莫司最显著的副作用，但多次使用后可耐受。应用他克莫司治疗时，患者应避免过度暴露于日光或人造阳光（日光浴或UVA/UVB治疗），因为它可能增强紫外线的致癌性。有关使用他克莫司相关的局部及系统感染、皮肤癌发生率、其他肿瘤（如淋巴癌）方面需要长期的数据研究。

2) 吡美莫司乳膏1%：多用于轻中度AD，效能与0.03%他克莫司软膏相似。可用于所有皮肤，包括面部、头颈和间擦部位。每日2次涂药，疗程不限，如果病情消退应停用。吡美莫司很少被身体组织吸收，不应封包使用。1%的吡美莫司疗效可能不如丙酸倍他米松。1%的吡美莫司不会引起皮肤变薄。

FDA警告：他克莫司和吡美莫司有潜在的致癌危险，这种担心来自动物实验，可能需要10年的临床研究是否有致癌作用，FDA建议只有在其他药物无效时，才选用他克莫司和吡美莫司。

(3) 其他：①焦油类：煤焦油、焦油凝胶及2.5%~5%煤焦油溶液；②辣椒碱：0.025%辣椒碱可改善皮损，减轻瘙痒；③多塞平搽剂减轻瘙痒；④维生素E乳膏(2%)可防止皮肤干燥。

4. 系统治疗

(1) 抗组胺药：抗组胺药可作为AD的辅助治疗。某些抗组胺药不仅有抗组胺作用，同时还有一定的抗炎作用。国内广泛使用抗组胺药治疗AD相关性瘙痒，但疗效的个体差异较大。严重AD患者或伴有严重瘙痒或荨麻疹的患者可服用第二代抗组胺药；年龄>6个月的急性发作期患儿如有严重睡眠障碍可服用第一代抗组胺药。抗组胺药安全性良好，但儿童需注意中枢神经系统不良反应，特别是抽搐。

(2) 糖皮质激素：应慎用。

(3) 免疫抑制剂：适用于病情严重且常规治疗控制欠佳的患者，包括环孢素、环磷酰胺、硫唑嘌呤和霉酚酸酯等。

环孢素是目前AD治疗中使用较多的免疫抑制剂，其疗效得到了临床验证，已被批准用于传统治疗无效的重度成人AD（受累体表面积≥30%），起效快，可迅速缓解瘙痒症状。初始剂量为2.5~3.5mg/(kg·d)，分2次口服，根据症状调整剂量，不超过5mg/(kg·d)，疗程8~12周。

硫唑嘌呤治疗成人AD也有多年历史，其不良反应发生率稍高，应用较环孢素少。

(4) 抗感染药：AD患者感染金黄色葡萄球菌最为常见，其释放的外毒素如超抗原和穿孔溶血素等会加剧AD炎症。早期使用抗生素有利于控制病情，推荐外用抗生素制剂不超过2周，或短期口服抗生素或抗真菌药，疗程一般为7~10天。对于在糖皮质激素制剂内加用抗生素（如莫匹罗星、夫西地酸）的疗效是否优于单用激素尚有争议。

(5) 生物制剂：Dupilumab是白细胞介素4(IL-4)/β受体α链的全人源单克隆抗体，可阻断IL-4和IL-13的生物学作用，对成人中重度AD有良效，已在欧美上市，用法首次600mg皮下注射，之后每周300mg皮下注射，4~6周起效，加外用药物及保湿剂可长期维持。

(6) 物理治疗：紫外线通过诱导炎症细胞凋亡、抑制朗格汉斯细胞和改变细胞因子产生而发挥免疫调节作用，还具有抗微生物，减少金黄色葡萄球菌定植，改善皮肤屏障功能的作用，是治疗 AD 的有效方法。优先选择安全有效的窄谱中波紫外线（NB-UVB）和中大剂量 UVA1 治疗，外用糖皮质激素和保湿剂，但不宜与钙调磷酸酶抑制剂联合，NB-UVB 不推荐，急性期治疗，而 UVA1 可用于急性期控制症状。12 岁以下儿童应避免使用全身紫外线治疗。

（八）被动治疗与主动治疗

1. 被动治疗 以往 AD 的长期治疗的理念为每日应用润肤剂，在发作期则外用抗炎药物如糖皮质激素或钙调磷酸酶抑制剂等对症治疗。这种发作期给药，以按需为基础的常规方案被称为被动治疗。研究显示，AD 外观正常的未受累的皮肤也存在皮肤结构、屏障功能以及免疫功能异常，活动期皮损消退后，看似正常的皮肤也存在临床炎症反应。

2. 主动治疗 概念是发作早期使用集中强化的抗炎、外用糖皮质激素治疗至皮损全部、大部分消退后，在原本受损部位继之以长期、小剂量、间歇使用抗炎、外用糖皮质激素治疗，联合外用润肤剂，称为主动治疗。目的通过皮损部位使用最少量药物和具有修复皮肤屏障功能作用的保湿剂来控制残留的亚临床炎症，从而阻止、推迟和减少 AD 发作，保持长期临床缓解状态。国内 7 个中心开展的随机、开放、对照临床试验观察，观察期为 6 个月。0.03% 他克莫司软膏每周 2 次（周一和周四）长期间歇维持治疗对减少中国儿童中重度 AD 复发次数、延长复发间隔时间有效。且耐受性良好，维持 AD 的长期稳定，与欧洲、美国的类似研究一致。

（九）自然进程和预后

临床研究表明 75% 的患者发病年龄小于 6 个月，80%~90% 在 5 岁之前发病。通常认为 75% 的患者在青春期前缓解，也有研究显示在仅 50% 的病例在成人早期缓解，如果在儿童期后尚未缓解则倾向于变成慢性。

个体患者的预后难以预测，然而，病情严重，发病早，伴有哮喘、花粉病、家族 AD 的患者预后很差。成人患者皮损累及头部和颈部的病程更长。

四、汗疱疹

汗疱疹（pompholyx）亦称出汗不良性湿疹（dyshidrotic eczema），是掌跖部湿疹的类型之一，占手部湿疹的 5%~20%，手掌及指侧缘出现瘙痒和水疱，其发病与汗腺或出汗无明显关系。

（一）病因与发病机制

可能系一种皮肤湿疹样反应，是对多种内源性和外源性因子的反应。与特应性体质、多汗、精神紧张、气候改变、外源性刺激物或与变应原、细菌或真菌感染、接触重铬酸盐、香脂、钴及镍合金等因素有关。也有用静注丙球（IVIg）及吗替麦考酚酯引起汗疱疹的报告。

（二）临床表现

基本损害为突然发生的成群的深在性水疱，粟粒至米粒大小，疱液清亮，无红斑（图 18-38）。轻者仅有手指侧缘受累。典型病例水疱对称发生于掌跖。发疹前手掌可有烧灼或刺痛感，出皮疹时严重瘙痒。多数在 2~3 周内缓解，继而出现 0.1~0.3cm 大小的领圈状或片状脱屑。少数病例因反复发作使症状持续存在。常与手足多汗症并存。好发于温暖的季节，有些患者每年夏季复发。病程可持续数月至数年，复发常见。有些患者斑贴试验阴性，但摄取上述物质仍可发生汗疱疹。

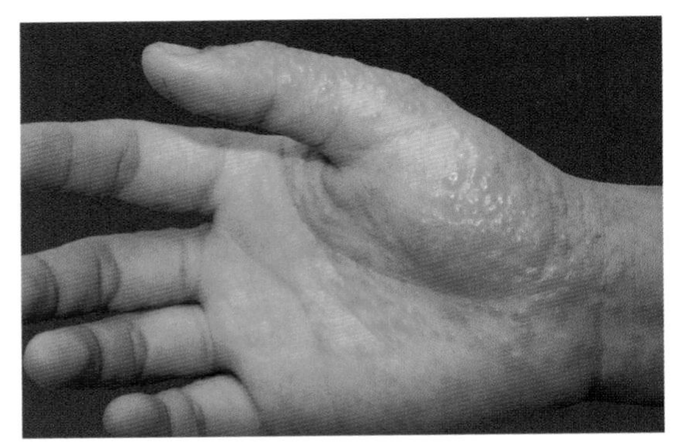

图 18-38 汗疱疹 指部（东莞市常平人民医院 曾文军惠赠）

患者可伴发下列疾病：手足多汗、特应性皮炎、癣菌感染、神经功能紊乱。

（三）实验室检查

镍敏感者的手掌行硫酸镍、钴、铬斑贴试验，可产生疱疹样反应。40% 患者对一种或多种变应原有反应，硫酸镍、重铬酸钾、苯二胺、呋喃西林、芳香混合物和钴是常见变应原。镍斑贴试验阳性率最高，高达 20%。另有 6% 的患者镍口服激发试验阳性。

（四）组织病理

连续切片显示汗管常被水疱挤到一边，水疱扩大并破坏导管后，汗液进入小水疱。

（五）诊断

依据病史，好发于手掌、手指侧面及背端。皮损为多数群集或散在分布的深在性小水疱。常每年定期发作。有瘙痒及灼热感，易于诊断。

（六）鉴别诊断

本病须与水疱型手足癣、癣菌疹、变应性接触性皮炎、剥脱性角质松解症、掌跖脓疱病、疱疹性瘭疽、水疱性末端指炎相鉴别。

（七）治疗

对症治疗：①轻症者：局部用低效糖皮质激素、止痒剂、润肤剂、湿敷剂，口服抗组胺药；②重症：系统用糖皮质激素、UVA；③顽固性：免疫抑制剂，如硫唑嘌呤、氨甲蝶呤、环孢素、吗替麦考酚酯及依那西普。

1. 低镍饮食 对于顽固性病例和对镍过敏的患者，可试用低镍饮食，必要时使用镍螯合剂如双硫仑。镍含量高的食物有罐头食品、含镍器皿烹制的食物、青鱼、牡蛎、芦笋、豆类、蘑菇、洋葱、玉米、菠菜、西红柿、豌豆、全麦粉、新鲜熟梨、大黄、茶、可可、巧克力、发酵粉。避免摄入重铬酸盐，避免使用含铬和钴的牙托。难治性病例也可试通过排除饮食疗法控制。

2. 局部治疗 早期可用 1% 醋酸铝溶液，干燥脱屑者用糖皮质激素乳膏，0.03% 和 0.1% 他克莫司乳膏，1% 吡美莫司乳膏，皮内注射 A 型肉毒毒素有效。

3. 物理治疗 放射治疗，手足使用 UVA 联合 / 不联合口服或外用补骨脂，自来水离子导入有效。

（八）病程与预后

多数患者并无致病的病因，疗效不甚满意，但皮疹可自然消退。

五、手部湿疹

手部湿疹(hand eczema)又称手部皮炎(hand dermatitis),是一组由不同原因所致的手部皮炎湿疹类皮肤病。临床主要表现为红斑、水疱(小水疱)、斑块、水肿、脱屑、皲裂、糜烂以及角化过度、胼胝样增厚,上述症状可以同时出现在不同的部位。

(一) 流行病学

大样本研究显示,10% 的女性和 4.5% 的男性患有手部湿疹,发病年龄为 30~60 岁,其中 50% 为刺激性接触性皮炎,15% 为变应性接触性皮炎,其余则是两者的混合型或其他类型,如特应性皮炎或钱币状湿疹。研究人员对 141 例患者进行了斑贴试验,20% 呈镍阳性反应(26% 的女性,7% 的男性),其他各类的变应原则不显著。在家务劳动者、护士、食品加工人员和理发师中,手部湿疹的患病率接近 68%~81%。

(二) 病因与发病机制

1. 病因(表 18-12) ①外源性 接触刺激物和变应原;②内源性 特应性素质。

表 18-12 手部湿疹的潜在病因

外源性	接触刺激物
	化学性:如肥皂、清洁剂、溶剂等
	物理性:如摩擦、轻微损伤、干冷的空气等
	接触变应原
	迟发型超敏反应:如铬、镍、重铬酸钾、乙二胺、苯二胺、橡胶、防腐剂
	速发型超敏反应:如海鲜
	摄入变应原:如药物、镍、铬、钴
	食品添加剂:丁羟基苯甲醚、丁羟基甲苯、亚硫酸氢钠、没食子酸十二烷基酯、没食子酸丙酯、过硫酸钾、过硫酸铵、过氧化苯甲酰,蜡、胶、色素添加剂、香料和增味剂
	感染:如继发于手外伤后的细菌感染
	继发性播散:如足癣的皮肤癣菌疹反应
内源性	特发性:如盘状,角化过度性掌皮炎
	免疫学或代谢性缺陷:如特应性皮炎
	精神性:精神压抑
	汗疱疹:出汗增多刺激,经口摄入镍、铬

2. 发病机制 包括原发性刺激、迟发型 / 速发型变态反应、光毒性和光变态反应等。单纯发生于手部的皮炎,以原发性刺激最常见。

对某些蛋白质的速发型超敏反应也是致病因素,尤其是那些加工海鲜者易患手指水疱性湿疹。近年对乳胶手套中天然乳胶蛋白过敏的发生率增加。发病机制尚不清楚,血清中 IgE 水平常增高,偶有个人或家族性特应性病史。

肥皂和清洁剂在手部湿疹中所起的作用目前还存在争议。Suskind 发现将双手浸在推荐浓度的肥皂或合成清洁剂溶液中后手部皮炎反而得以改善。肥皂曾被认为是导致家务劳动者手部湿疹的原因之一,但家庭主妇湿疹的发病率既未随肥皂和清洁剂的使用而明显升高,也未随洗碗机和洗衣机的广泛应用而显著下降。家庭主妇湿疹、洗碗盆手、清洁剂手的发病率相对于暴露人群总数而言并不高。

(三) 临床表现

手部湿疹可呈急性、亚急性和慢性表现,急性有红斑、丘疹、水疱、渗液,慢性表现干燥、粗糙、皲裂、脱屑、浸润肥厚(图 18-39)。多发生于指背及指端掌面和手掌,可累及掌侧、甲周、手背及手腕。

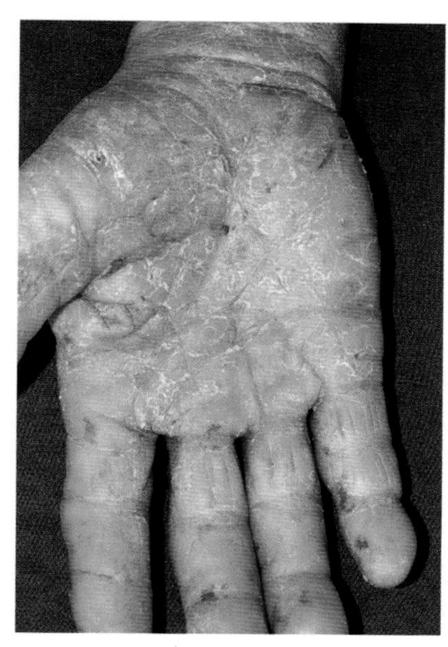

图 18-39 手部湿疹

1. 角化过度性手部湿疹(hyperkeratotic palmar eczema)也称为胼胝性湿疹,男性多见,发病年龄晚,初为浸润性红斑、渗出,以后为干燥性角化过度、皲裂和疼痛性裂隙。需与角化过度型手癣、银屑病、掌跖角化病相鉴别。

2. 指尖湿疹(fingertip eczema) 局限于指腹、指尖,干燥、光滑、裂纹、伴疼痛;有两种模式,第一种侵犯大多数或所有手指,第二种为拇指和示指。牙医接触牙科材料如丙烯酸酯常发生指尖过敏性接触性皮炎。

3. 盘状手部湿疹(discoid eczema) 发于手背,为渗出或鳞屑性皮疹,呈盘状。

4. 戒指湿疹(ring eczema) ①原发刺激:可由于肥皂、清洁剂、蜡、抛光剂、化妆品在戒指下聚集,引起原发性刺激性皮炎。某些材质的戒指特别是铜银合金在一定浓度的盐存在时极易腐蚀皮肤,形成原发性刺激。②变态反应:镀镍戒指可导致过敏反应。黄金和钯金偶可引起过敏,而银和铂几乎不引起变应性接触性皮炎。

5. 汗疱疹(见汗疱疹) 单一形态的深在性水疱或大疱,好发于手指和掌侧缘。变型为干燥性板层汗疱疹(dyshidrosis lamella sicca),表现为手掌反复脱屑,无水疱。

6. 家庭主妇湿疹 主要见于家庭主妇、清洁工,浸水和接触清洁剂所致。碱性肥皂、消毒液、洗洁精化学刺激,皮肤轻微创伤,皮脂缺乏,表皮完整性破坏都是诱因。早期表现为轻度干燥、潮红和脱屑。如持续暴露于肥皂和水,皮疹逐渐加重，出现皲裂、结痂，最终演变为慢性湿疹。

7. 刺激性接触性皮炎 刺激性接触性皮炎中的一种亚型曾被称为“家族主妇湿疹”或“洗碗盆手”。所有需频繁洗手或接触清洁剂的人员均容易罹患此病。

8. 变应性接触性皮炎 斑贴试验可以明确诱发变应性接触性皮炎的变应原。

9. 特应性皮炎 个人或家族病史阳性，手指远端亚急性和慢性皮损。

10. 慢性肢端皮炎（chronic acral dermatitis） 表现为掌跖角化过度性丘疹、水疱，瘙痒，IgE 升高，不伴异位性家族史。伴有甲营养不良，变色和横嵴。

11. 接触食物所致手部皮炎 见于家庭主妇、厨师、面点师和其他食品加工人员。致敏食物有右旋柠檬烯、肉桂醛、异丁香油酚、小麦、黑麦、大麦、燕麦、豆粉、α 淀粉酶或仓储螨呈阳性反应。

12. 其他 其他临床亚型包括慢性单纯性苔藓、复发性局灶性掌部角质剥脱（剥脱性角质松解症）、指套状角化过度、ID 反应（自身敏感性湿疹）。

伴发疾病：包括遗传过敏体质（特应性皮炎、呼吸道特应性疾病）、皮肤干燥、鱼鳞病、职业病。

组织病理 显微镜下，手部湿疹的病理表现为不同程度的棘层增厚伴海绵样水肿，浅表血管周围淋巴细胞及组织细胞浸润。

（四）诊断

斑贴试验 采用镍、重铬酸盐、乙二胺盐酸盐、橡胶化合物、对苯二胺和外用防腐剂做斑贴试验，有报告显示 21.5% 的湿疹患者镍斑贴试验呈阳性反应（表 18-13）。

表 18-13 手部湿疹检测方法一览表

类型	检测试验
刺激性皮炎	无特异性试验
变应性皮炎	
接触性（迟发型）	斑贴试验
接触性（系统型）	斑贴试验
接触性（速发型）	即刻斑贴试验、点刺试验、划痕试验
内源性	无特异性试验

（五）鉴别诊断

不同原因引起的手部皮炎临床表现可能非常相似，因此需经过长期观察和借助特定试验才能明确诊断。应询问患者使用过的药物、手霜和乳液以评价它们对病情的影响。工作环境和各种兴趣爱好中的接触史也很重要，应仔细询问。

应与手部接触性皮炎、手癣、钱币状湿疹、癣菌疹、银屑病、汗疱疹、掌跖脓疱病、细菌性脓疱、毛发红糠疹、迟发性皮肤卟啉病、扁平苔藓、疥疮、多形红斑、化疗引起的手足综合征、副肿瘤性肢端角化症相鉴别。

（六）预防与治疗

针对内外源性、特应性、变应性反应，阻断致敏物，减轻炎症，保护皮肤屏障功能，改善症状。

1. 预防 尽量有争议，经常接触清洁剂的人确实易患皮炎，有炎症的皮肤常不能耐受肥皂和清洁剂，故在急性期消退前应尽量避免接触。应特别注意排除家务或工作、娱乐场所的其他刺激物或过敏原。

对于职业暴露所致的手部皮炎，戴手套避免弄脏手和减少洗手频率，戴手套时间尽量短，戴前擦干手，长时间从事潮湿工作时在密封手套下加戴棉手套。仅在明显变脏时才洗手，洗后冲洗干净，使用保护性乳膏和润肤剂。有人提出了“三步骤护肤概念”，即在暴露前使用保护性乳膏防止刺激物损伤皮肤，暴露后使用温和的清洁剂清洗，然后使用皮肤护理产品加强表皮屏障。

2. 治疗 手部湿疹的防治参见湿疹、接触性皮炎的处理原则。

（1）局部治疗：糖皮质激素、保湿剂（如尿素乳膏）或角质促成剂（1%~3% 水杨酸软膏）、维 A 酸乳膏、吡美莫司乳膏、他克莫司软膏。润肤霜、护肤膜、防护手套（聚乙烯手套）、A 型肉毒毒素。

（2）系统治疗：①口服抗组胺药；②必要时口服小剂量泼尼松；③阿维 A：慢性手部皮炎良好的替代疗法，但起效慢，需 3~6 个月才能获得最大疗效；④免疫抑制剂 + 局部糖皮质激素，免疫抑制剂如环孢素、氨甲蝶呤。

（3）特殊疗法：①光疗：包括外用 PUVA、UVB 和 UVA1；②放疗：据报告境界射线和浅层 X 射线治疗难治性慢性手部湿疹有效，但很少使用；③指尖疼痛性裂纹，用油性制剂尽可能保留角蛋白，夜间外用聚乙烯封闭，亦可用复方安息香（苯甲酰苯基甲醇）酊剂封包。

3. 治疗评价 尽管润肤剂被广泛地用于手部湿疹治疗，但没有证据证明可以在没有外用激素治疗的情况下，对疾病产生治疗作用。口服维 A 酸类药物可以有效治疗手部湿疹，并且有较好的耐受性，尤其是角化过度型手部湿疹患者。没有足够的证据证明低镍饮食或镍螯合剂可以有效治疗手部湿疹伴镍过敏的患者。没有足够证据证明外用抗菌剂对手部湿疹治疗有效。没有足够证据证明外用钙调磷酸酶抑制药疗效优于外用糖皮质激素。

硫唑嘌呤组的患者在手部湿疹程度评分以及瘙痒方面疗效显著优于对照组。环孢素可能有利于疾病短期病情的控制，但是并不推荐用于长期维持治疗。

（七）病程与预后

手部皮炎在医生指导下认真接受治疗，有望治愈。Christensen 对镍敏感女性手部湿疹患者进行调查发现，30% 的患者在 6 年后痊愈，其中汗疱疹型预后最差。由于低镍饮食很难实现，目前已开始使用如双硫仑（安塔布司）之类的螯合剂治疗手部湿疹。

刺激性手部皮炎预后不良，在确诊 5 年后，50% 的患者仍有中度手部皮炎，32% 的患者病情严重。半数以上的患者虽已更换工作，并采取预防措施，但多数病情并未明显改善。

六、家庭主妇皮炎

家庭主妇皮炎（housewife dermatitis），又称磨损皮炎（“Wear and tear” dermatitis）。

此病累及经常浸泡在水和清洁剂中的家庭主妇和清洁工的双手，可能是由于皮脂缺乏、暴露于温和刺激物如肥皂以及轻微损伤如拧洗碟布等综合因素引起。由于角质层受损，皮肤干燥，在红斑基础上出现纵横交错的浅表裂纹。

某些幼年跖部皮病的患者也有手部受累，表现为干燥、抓痕、红斑、皲裂，有轻微瘙痒，无渗出，称为手掌干燥性皮炎（dermatitis palmaris sicca）。

按湿疹皮炎处理。

七、淤积性皮炎

淤积性皮炎（stasis dermatitis）也称淤积性湿疹（stasis eczema）、静脉曲张性湿疹（varicose eczema）、重力性湿疹、充血性湿疹，系下肢静脉压升高所致的湿疹样改变。

淤积性皮炎是下肢慢性静脉功能不全的一种常见临床表现，慢性静脉高压是淤积性皮炎发病的首要原因。另有多种病因学因素具有协同作用。

（一）病因与发病机制

1. 静脉高压　细胞缺氧，下肢深静脉瓣膜关闭不全。静脉高压导致微脉管系统的血流速度减慢，组织缺氧，毛细血管扩张，通透性增加，导致液体和血浆蛋白（水肿）以及红细胞外渗（紫癜和含铁血黄素沉积）

2. 蛋白沉积　蛋白（特别是纤维蛋白）沉积在脉管周围，可抑制氧气弥散和代谢物质交换。血流速度减慢可导致血管内皮细胞 ICAM-1 及 VCAM-1 上调，促进中性粒细胞 L- 选择蛋白增加并激活中性粒细胞和巨噬细胞。

3. 炎性介质　中性粒细胞释放炎症介质、自由基及蛋白酶，可导致毛细血管周围炎症，白细胞激活后释放蛋白质和自由基，引起组织损伤甚或静脉溃疡。

4. 纤维组织重建　毛细血管网失调导致纤维组织增生重建，脂肪皮肤硬化症、硬化性脂膜炎，致淋巴系统失调，出现星状硬化区域。出现小片白色萎缩性瘢痕形成伴毛细血管扩张，即白色萎缩。

（二）临床表现

1. 早期水肿期　慢性静脉功能不全最早的表现通常是小腿内侧近踝部周围的软垫样可凹性水肿，淤积性紫癜导致斑点状含铁血黄素沉积。皮肤可有干燥及瘙痒，但尚未出现淤积性皮炎或很轻微。

2. 硬化溃疡期　经数年后，皮肤、皮下脂肪及深筋膜出现渐进性硬化，可自发出现静脉性溃疡，甚至形成环状溃疡。

3. 淤积性皮炎　可发生于慢性静脉功能不全的任何阶段，表现为红斑、脱屑、瘙痒、糜烂、渗出、结痂，偶可出现水疱，以内踝周围最明显，逐渐扩展，可累及整个下肢远端。

本病可为急性、亚急性和慢性。慢性皮肤损害为局部呈暗红色、密集的丘疹、丘疱疹、水疱、糜烂、渗液和结痂，皮损反复难愈，继而有皮肤干燥、脱屑、皲裂、肥厚、苔藓样变、色素沉着，久之发生营养性溃疡（图 18-40）。常伴发其他静脉高压的体征，如静脉曲张、慢性水肿、静脉性溃疡、含铁血黄素沉积及脂肪皮肤硬化症、硬化性脂膜炎。

4. 慢性病程　本病起病缓慢，小腿有不同程度的静脉曲张。常发生于小腿下 1/3 处的伸侧及侧面、内踝部位。易继发感染、接触性皮炎、自体敏感性湿疹和短袜状（从膝至足背）红皮病。

（三）组织病理

依其临床表现分别出现急性、亚急性、慢性皮炎的组织学

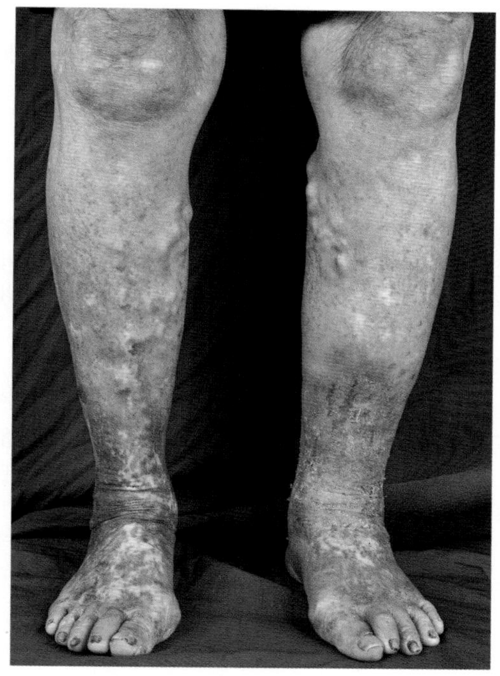

图 18-40　静脉曲张性湿疹

特征，可见静脉高压的征象。真皮内可见含铁血黄素沉积以及增生的（血栓形成）静脉。陈旧皮损可见包埋于纤维化的真皮内有纤维蛋白套袖状包绕扩张的毛细血管。在急性、亚急性阶段，皮下组织有多种炎细胞浸润，伴脂肪坏死。病程较长者脂肪组织被大量纤维取代。

（四）诊断

中老年人发病，伴有下肢静脉曲张。小腿下 1/3 处湿疹，皮肤红斑、丘疹、水疱，有棕褐色色素沉着，萎缩或溃疡，易于诊断。

（五）鉴别诊断

应与湿疹、色素性紫癜性皮肤病鉴别。湿疹样改变需与接触性皮炎、肥厚性扁平苔藓、自体敏感性湿疹以及进行性色素性皮病相鉴别；如出现溃疡则需与引起小腿溃疡的各种疾病相鉴别。

（六）治疗

控制静脉高压，增强静脉回流，包括尽可能长时间将腿抬至高于心脏水平。避免长时间、约束性坐姿（如乘飞机或汽车）和长时间站立。避免创伤。抬高患肢，患肢可用弹性绷带或穿弹力袜以增加压力，促进静脉回流。

1. 局部治疗　按皮炎湿疹局部用药原则处理，以使用润肤剂和糖皮质激素为主。有溃疡及时清创、湿敷或换药，外涂抗生素软膏，提高愈合率。

2. 系统治疗　口服阿司匹林、硫酸锌；有微生物感染时可根据细菌培养结果选用抗生素。安慰剂对照临床试验证实口服阿司匹林 2~4 月可显著提高伤口愈合率。口服硫酸锌有辅助治疗效果。司坦唑醇 2~4mg/d，连用 6~9 个月，对复发性溃疡患者有效，但其应用受到一些禁忌证的限制。

3. 外科治疗　长期不愈的溃疡可行皮肤移植或角质形成细胞移植。依病情可作曲张静脉根治术，结扎功能不全的交通静脉或切除功能不全的隐静脉。

(七) 病程与预后

病因治疗及各种对症治疗，尤其早期曲张静脉的根治术可使病情缓解。

八、自身敏感性湿疹

自身敏感性湿疹(autoeczematization)，又称播散性湿疹、泛发性湿疹、疹性反应(id reaction)。患者在原发性皮肤病(通常为变应性接触性皮炎或淤积性皮炎)的远隔部位发生泛发性湿疹样皮炎，如果原发灶治愈，则该泛发性湿疹样皮炎即可缓解，这一现象被称为自体敏感性反应。

(一) 病因与发病机制

1. 抗体介导　最初认为是患者自身所患皮肤病产生的某种物质被系统吸收后发生的过敏反应。致敏物质可能是细菌或真菌产物，或自体组织蛋白经过某种过程形成的自体抗原。然而，在大部分患者并未发现自身抗体。

2. T 细胞介导　也有人认为自体湿疹化或许是由于抗原特异性 T 细胞而非抗体介导的，但也未能证实这种自身反应性 T 细胞克隆。

3. 皮肤高反应性　结合上述两点，“自身敏感”一词可能并不恰当。目前认为本病更可能是由于免疫或非免疫学刺激诱导的皮肤高反应性，原发灶释放的多种细胞因子提高了皮肤对正常情况下无害的非特异性刺激的敏感性。

4. 常见诱因　最常见的诱因是变应性接触性皮炎和 / 或淤积性皮炎。另外，还包括皮肤癣菌(足癣)、细菌、结核、组织胞浆菌感染所致的疹性反应；各种感染所致的非湿疹样反应如多形红斑、中性粒细胞性小叶性脂膜炎；以及非感染性外用刺激性 / 致敏性化合物、电离辐射等。

(二) 临床表现

本病有原发病灶，原发病灶常有湿疹、传染性湿疹样皮炎、真菌感染、溃疡等，发病前常有原发病灶加重。皮损向远处扩散(图 18-41)，出现对称性的丘疱疹。皮损特点为边界不清或边界较清的湿疹斑片，多见于前臂屈侧、手背和大腿伸侧。在严重病例中，丘疱疹可融合成湿疹样斑片，波及面、颈、掌跖和躯干，甚至引起剥脱性皮炎，剧烈瘙痒。病程经过取决于原发病灶，并随其减轻或消退，反之亦然。病程常迁延数周。

伴发疾病　接触性皮炎、淤积性湿疹、钱币状湿疹、脂溢性皮炎、特应性皮炎。

(三) 诊断

多突然发生，剧烈瘙痒。发病前常有原发病灶的恶化。皮损向远方扩散，表现为多数散在丘疹、丘疱疹、小水疱，呈群集性，可互相融合，泛发或对称分布。从原发疹至全身泛发约经 7~10 天左右，可以诊断。

(四) 鉴别诊断

本病应与湿疹、感染性湿疹、气源性接触性皮炎、特应性皮炎、光敏性接触性皮炎、纺织品接触性皮炎、药疹及疱疹样皮炎鉴别。

(五) 治疗

治疗和控制原发灶，以及减轻泛发性皮疹，对原发灶酌情针对性使用抗细菌或抗真菌药。抗过敏首选系统使用糖皮质激素，次选抗组胺药，钙剂、维生素 C。

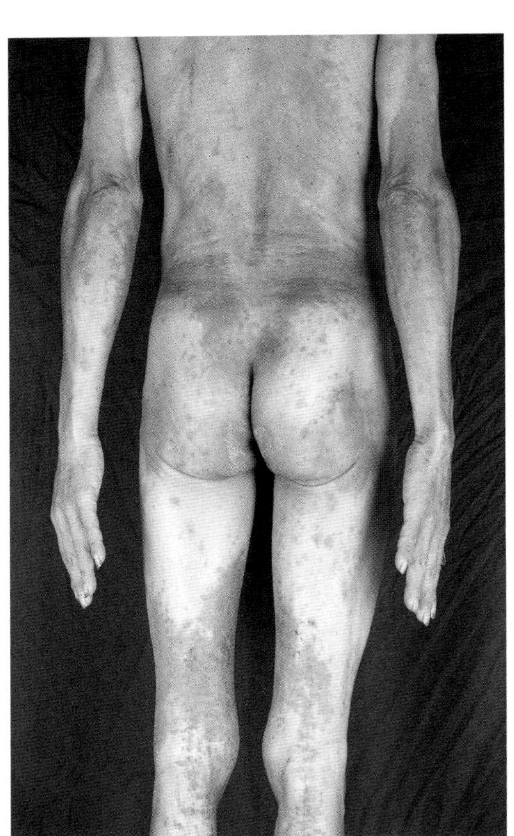
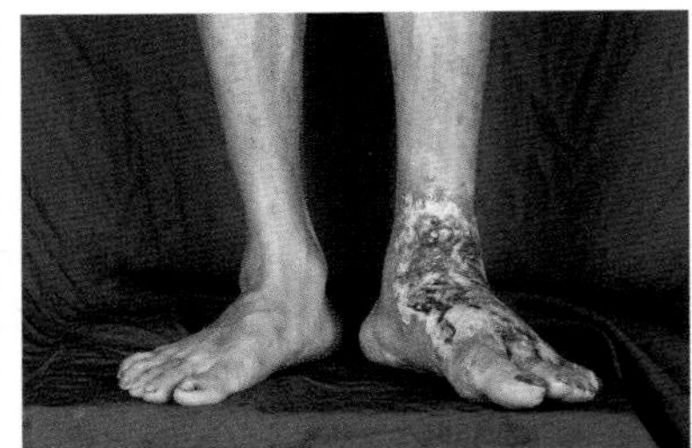
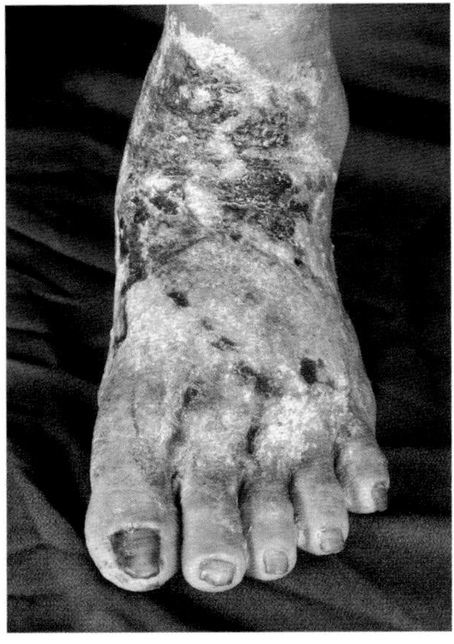

图 18-41　自体敏感性皮炎(原发病变系左足背溃疡)

局部处理按急性、亚急性、慢性皮炎对症处理(参见湿疹)。

糖皮质激素的使用剂量和时间应足够,过早停药可导致复发。如复发,再次使用糖皮质激素仍有效,可能需维持更长时间。

(六) 病程与预后

用抗菌药物控制原发灶,全身使用糖皮质激素,局部对症处理,病情很快痊愈。

九、自身免疫性孕酮(黄体酮)皮炎 / 自身免疫性雌激素皮炎

自身免疫性黄体酮皮炎(autoimmune progesterone dermatitis,APD)系妇女经前及经期出现的皮疹,由孕酮(黄体酮)过敏所致。雌激素过敏也可产生类似症状,称为自身免疫性雌激素皮炎(autoimmune estrogen dermatitis)。两者统称为月经疹。

(一) 临床表现

自身免疫性黄体酮皮炎是内源性黄体酮或其代谢产物或人工合成的黄体酮(孕酮)类药物所诱发的一种超敏反应,临床表现有多形性。

1. 经前综合征(premenstrual syndrome) 经前7~10天开始,月经开始缓解后4天消失,面部痤疮,头皮多油,头皮干燥,眶周色素沉着。原有皮肤病如酒渣鼻、痤疮、银屑病、红斑狼疮皮疹加重。

2. 自身免疫性黄体酮皮炎(autoimmune progesterone dermatitis) 是一种孕酮引发的自身免疫反应,也应称为孕酮超敏反应(progestogen hypersensitivity),本病最早于1921年由Geber等报道。1964年,Shelley等命名为自身免疫性孕酮皮炎。

孕酮主要存在于黄酮体中,在卵母细胞成熟和胚胎着床中均有重要作用。孕酮能够直接影响免疫细胞功能。抗原提呈细胞摄取外源性的孕酮,继而激发T辅助细胞,可能导致孕酮过敏发生。

发病机制可能与针对患者自身黄体酮的自身免疫有关,并由Th1型细胞因子介导。目前已知部分自身免疫性黄体酮皮炎与直接接触外源性黄体酮有关,如口服避孕药。在月经初潮及妊娠期这两个特殊时期,自身免疫性黄体酮皮炎的发生与内源性黄体酮有关。50%的患者在发生APD前都接受过外源性孕酮治疗。在未接触过外源性孕酮患者中APD发病机制可能为部分患者仅能耐受低浓度孕酮水平。在特定的生理情况下,孕酮水平升高可能导致炎症反应。孕期孕酮水平为平时10~5 000倍,因而可解释本病在孕期高发的原因。

此外本病发病也可能与激素交叉敏感有关,因为部分患者在发病前并没有接触过外源孕酮,这些患者用氢化可的松、11-脱氧皮质醇和17-a-羟基孕酮等孕酮前体物质进行皮肤斑贴实验阳性,APD患者临床表现多样,在荨麻疹样患者中可能为IgE介导的Ⅰ型超敏反应,而在迟发性红斑样皮疹提示患者可能为T细胞介导的Ⅳ型超敏反应(图18-42)。

APD发病年龄12~47岁,多数患者表现为与月经周期相关的皮疹发作,多数患者在月经周期前3~10天出现皮疹。发病前有诱因,包括妊娠、药物等,或首次发病在妊娠期,也可在产后甚至妊娠时出现。此外,口服避孕药雌二醇-孕酮、含有孕激素的避孕环以及进行试管受精进行的孕酮注射液可导致APD。皮疹具有多形性(见表18-14),风团、紫癜、水疱、大疱、多形红斑、汗疱疹、疱疹样皮炎、湿疹等;始发于面部、躯干、四肢等处,同时还可伴有血管性水肿和过敏性反应、哮喘和过敏性休克。皮损发生于月经周期的黄体期(月经前5~10天),经前达到高峰,月经来潮后,皮损自然缓解消退,下次月经周期又重新出现。许多患者在接受外源性黄体酮制剂后病情加重。

表18-14 APD临床表现

(一) 皮疹 月经前5~10天发生
多形性:
荨麻疹样皮炎(50%)
水疱大疱性皮疹(16%)
多形红斑样皮疹(10%)
斑丘疹(10%)
湿疹样皮疹(10%)
少见:紫癜、固定性药疹样、口腔炎、黏膜损害
其他:血管性水肿、肢体水肿
(二) 系统表现:哮喘、气促、过敏性休克

3. 自身免疫性雌激素皮炎 可出现丘疹、大疱、荨麻疹以及全身或局部的损害,瘙痒。皮疹可能呈慢性,但月经前加重或仅在月经即将来潮前出现,而妊娠期和绝经期皮损消失。Mayou等报告雌激素可使原有皮肤病皮疹加重,并提出引起荨麻疹的是雌激素而不是黄体酮。

(二) 实验室检查

1. 黄体酮皮内试验 用生理盐水将50mg/ml浓度的黄体酮混悬浊液0.01ml分别稀释至0.1mg/ml、0.01mg/ml和0.001mg/ml,以生理盐水作对照。30分钟内可出现风团为阳性,但更为常见的是在24~48小时表现为迟发型超敏反应(并非必然出现)。

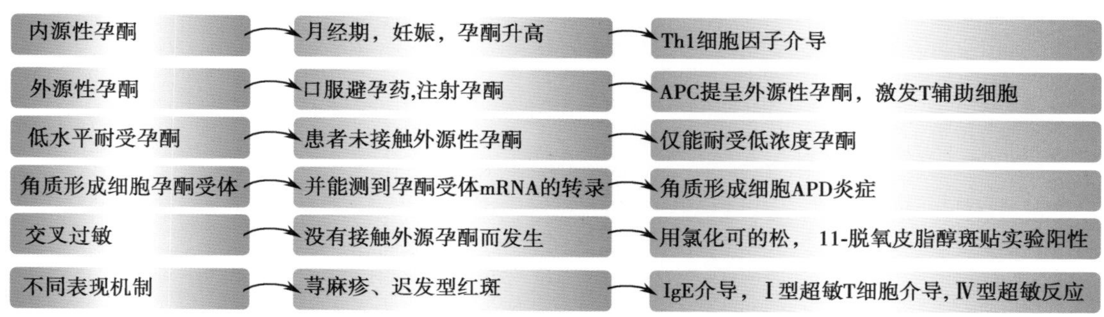

图18-42 自身免疫性孕酮(黄体酮)病理生理

2. 黄体酮激发试验 在月经周期前半阶段肌内注射黄体酮(合成的黄体酮,即甲羟孕酮)10~20mg或口服黄体酮10mg。但黄体酮激发试验可导致症状加重,不作为诊断试验首选。

3. 其他检测,孕酮点刺试验(用孕酮原液50mg/ml)、嗜酸性粒细胞比例、免疫球蛋白定量、补体水平、卵泡刺激激素、黄体生成素、孕酮和雌激素水平检测。皮内试验需警惕过敏性休克。

4. 雌酮皮内试验 如黄体酮试验为阴性,应考虑雌激素皮炎。应以雌酮(0.1ml浓度为1mg/ml)进行皮内试验。阳性反应可立即或于数小时后出现,并能持续超过24小时。

(三)诊断

自身免疫性黄体酮皮炎的诊断标准:与月经周期相关的周期性发作的皮疹;黄体酮皮试阳性;黄体酮通过抑制排卵可防止皮疹的发生。

自身免疫性雌激素性皮炎与自身免疫性黄体酮皮炎相似,自身免疫性雌激素性皮炎皮内注射雌激素试验呈阳性,而孕酮试验为阴性,此外应鉴别:①药疹;②面部红斑鳞屑性疾病,面部接触性皮炎、面部激素依赖性皮炎、玫瑰痤疮等。结合病史及孕酮皮内试验可鉴别。

(四)治疗

治疗APD缓解症状,减少黄体期时患者体内孕酮水平。

1. 自身免疫性黄体酮皮炎 肌内注射或口服黄体酮可诱发病情,而常用口服避孕药治疗,它可抑制排卵,从而降低黄体酮水平。口服避孕药常作为APD起始治疗,其主要作用机制为减少排卵。目前所有避孕药中均含有孕酮,故口服避孕药仅使一部分APD患者症状完全消退,在另外一部分患者中,疾病症状不能完全缓解甚至还会加重。多数患者对糖皮质激素和抗组胺药无反应,但部分患者对雌激素或他莫昔芬有效。倍美力(如马雌酮)1.25mg/d,连续21天为一疗程,他莫昔芬10mg,2次/d;他莫昔芬是一种可与激素受体结合的非激素类抗雌激素制剂。治疗APD时该药也有雌激素水平降低导致的潮红、骨质疏松等不良反应。长期应用他莫昔芬可导致血栓形成及子宫癌风险增加。间断使用他莫昔芬可减少这些不良反应发生。达那唑是合成雄激素,具有弱雄激素活性和抗雌激素作用,但无孕激素和雌激素活性。个案报道达那唑对治疗APD有效。

孕酮脱敏在常规口服避孕药效果不佳,或需要大量孕酮激素治疗时应用。糖皮质激素,月经前及月经期20mg/d,连续7天;达那唑200mg,2次/d,在月经开始之前1~2天开始使用并持续3天。局限性病变,可口服抗组胺药及外用糖皮质激素。一成耐药患者需接受卵巢切除术来缓解病情。所有采取手术治疗的患者,皮损和症状均在1月内获得完全缓解。自身免疫性黄体酮皮炎循证治疗(表18-15)。

表18-15 自身免疫性黄体酮皮炎循证治疗

项目	内容	证据强度
一线治疗	结合型雌激素/他莫昔芬	D
	口服糖皮质激素/服用抗组胺药	E
	外用强效糖皮质激素	E
二线治疗	乙炔基雌二醇	E
	达那唑/促性腺激素释放激素类药物	E
三线治疗	双侧卵巢切除术	E

2. 自身免疫性雌激素皮炎 其治疗方法中,他莫昔芬、孕酮和卵巢切除术均有效。他莫昔芬系抗雌激素药,月经前服用,每天1~3次,每次10mg,共服10~14天。参考方案,慎重选择双侧卵巢及子宫切除。

(五)病程与预后

1. 自身免疫性黄体酮皮炎 最常采用口服避孕药治疗,达那唑和他莫昔芬也有效,严重者行卵巢切除术,可使病情消退。

2. 自身免疫性雌激素皮炎 他莫昔芬主要用于乳腺癌,而使用本品可能有增加子宫内膜癌的危险。动物实验证实,本品可致癌、致畸。

(李常兴 李永双 李文 曾文军 赖俊东 刘金花 黄百佳 路涛 林映萍 吴志华)

第十九章

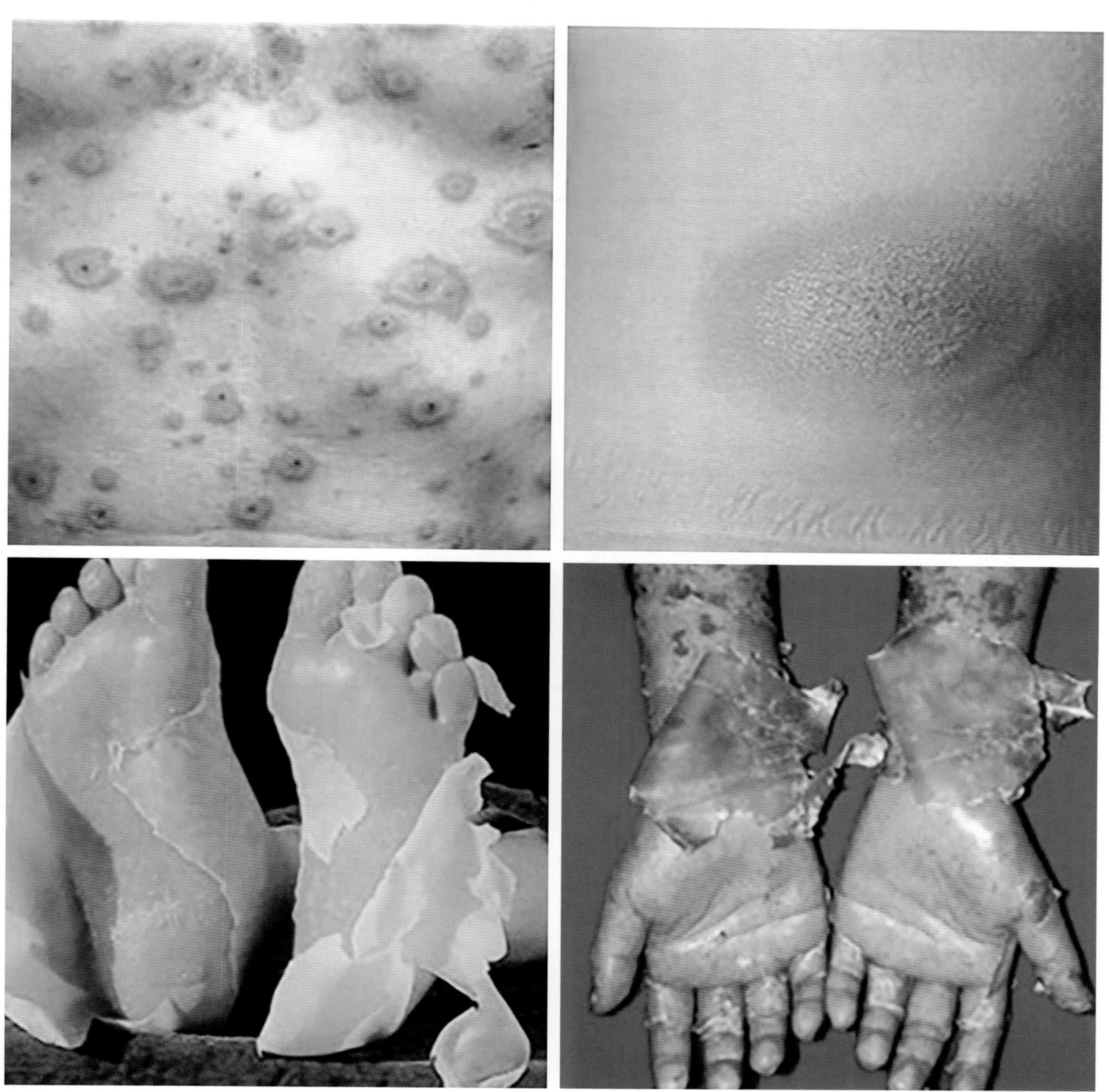

第十九章

药 物 反 应

药物不良反应(adverse drug reaction,ADR)是指不符合用药目的并为病人带来不适或痛苦的有害反应。

药物不良反应分型:药物不良反应可以分为三种类型:A型、B型和C型(表19-1)。

A型药物反应:与药物作用和代谢产物有关,包括副作用、药物毒性、药物相互作用。

B型药物反应:非变态反应性,包括特异质的药物反应、使原有疾病加重、假变态反应性药物反应。

C型药物反应:变态反应,容易引起变态反应的药物包括抗生素、抗惊厥药、化疗药物、肝素、胰岛素、鱼精蛋白和诸如干扰素和生长因子等生物学制剂。引起变态反应的机制包括:IgE介导(Ⅰ型)、细胞毒型(Ⅱ型)、免疫复合物相关(Ⅲ型)、迟发型超敏反应(Ⅳ型)。

表19-1 药物不良反应分类

A型	B型	C型
副作用药物毒性药物互相作用	非变态反应 特异质药物反应 原有疾病加重 假变态反应	变态反应

1. A型药物反应

(1) 过量反应:用药剂量过大,超过了病人的正常耐受毒性作用。

(2) 副作用:是在常用剂量下,伴随药物的治疗作用而发生的不良反应。例如,任何人服用常用剂量的阿托品后,除有解除肠绞痛的治疗作用外,都会发生口干、视力模糊和眼内压增高等副作用。又如,异丙嗪有镇静作用和抗组胺作用,用于抗组胺治疗时,它的镇静作用属于副作用。

(3) 药物间相互作用:药物间的相互作用可使其中某一药物的药理学作用增强或减弱,有时甚至会引起药源性疾病或不应有的毒性反应。

2. B型药物反应

(1) 不耐受:绝大多数人服用水杨酸类或奎宁后可发生耳鸣,而服常用量则无,但个别人在服常用量或小量也可发生耳鸣。

(2) 特异体质的药物反应:是由遗传性酶缺乏引起的药物不良反应,如有人服用一般剂量伯氨喹后,出现溶血性贫血,是因为患者红细胞内缺乏葡萄-6-磷酸脱氢酶（G-6-PD）。

（3）假性变态反应：是一种药物反应，它表现出类似变态反应的临床症状和体征，但不是免疫机制介导的。这些假变态反应（pseudoallergic reaction）可能由肥大细胞及嗜碱性粒细胞直接释放组胺，补体活化，花生四烯酸代谢产生的炎症性介质或为接触凝固系统的活化。假性变态反应的实例如阿司匹林诱导性哮喘、放射造影剂所致过敏反应，血管紧张素转化酶（ACE）抑制剂所致的血管性水肿。它的临床表现可轻可重，危及生命的反应不易与过敏反应相区别。严重的反应被描述为一种过敏样反应，因为它与过敏反应很相似但没有IgE的产生。

3. C型药物反应　表现出变态反应的临床症状与体征。

第一节　药物性皮炎

内容提要

- 药疹多在治疗开始后7~10天出现，如既往使用过相同或结构相似的药物则经数小时或1~2天出现。
- 药疹是多因素作用的结果，包括：药物代谢、免疫状况、病毒感染、种族背景、遗传因素、药物的化学结构和剂量等。
- HLA多态性与药疹风险显著，例如我国汉族人群HLA-B1502阳性者使用卡马西平易发生SJS/TEN，HLA-B5801阳性者易发生别嘌醇药疹，用药前行基因检测可预防重症药疹。
- 药物可通过数种机制引起免疫介导的反应，T细胞特别是Th1细胞是药物不良反应的重要机制。
- 药疹的全身反应包括：药物热、平滑肌痉挛、造血反应、肝脏反应、肾脏反应、炎性反应、毛细血管通透性增高和过敏性休克等。
- 最常见的药疹是发疹型或荨麻疹型药疹，最严重的是中毒性表皮坏死松解症（toxic epidermal necrolysis，TEN）。
- 除了药物以外，固定型药疹也可由非药物性化学物质如食物色素、添加剂、防腐剂、茶叶、酒类、药物包膜或胶囊、洁齿剂，甚或紫外线照射引起。

药物性皮炎（dermatitis medicamentosa）亦可称为药疹（drug eruption），是指药物经口服、注射、吸入和外用途径进入机体后所诱发的皮肤、黏膜反应，是最常见的药物不良反应。《国家药物不良反应监测年度报告（2020年）》共报告167.6万份，化学药品占83%，中药占13.4%，无法分类药品占2.5%，生物制品占1.1%。药物不良反应涉及化学药品中，例次排名前5位者为抗感染药、心血管系统用药、肿瘤用药、电解质/酸碱平衡及营养药、神经系统用药。

（一）发病机制

药物性皮炎的发病机制较复杂，遗传、免疫和非免疫机制均参与了发病。

1. 免疫机制　多数药疹由变态反应机制引起。引起免疫性药物反应的药物少数是大分子物质，属全抗原，如血清、疫苗及生物脏器和蛋白制品等。而多数药物是小分子化合物，分子量低于1 000D（青霉素的分子量为300D），属半抗原或不完全抗原，本身无抗原性，需在体内与载体蛋白或组织蛋白共价结合形成完全抗原，才具抗原性而引起药物过敏反应，大部分反应针对半抗原。药疹的发病机制和症状均较复杂，同一药物可引起不同的皮疹和症状，而同一类皮疹和症状又可由不同的药物引起。在既有体液免疫又有细胞免疫的药物反应中，试图对每一种药疹提出独特的机制很困难，总体上，变应性药疹的发生机制包括以下4型（表19-2）：

（1）IgE依赖性药物反应（Ⅰ型）：即IgE介导的药物反应，速发型反应可在用药物后数分钟内发生，以青霉素发生率最高，皮肤、消化道、呼吸道和心血管均可受累，一般有不同程度的瘙痒、荨麻疹、支气管痉挛和喉头水肿，严重时可致过敏性休克或死亡。主要由肥大细胞、嗜碱性粒细胞释放各种化学介质所致，包括组胺、腺苷、类脂如淋巴因子、前列腺素、血小板活化因子和各种酶类。

（2）细胞毒性药物反应（Ⅱ型）：为药物诱发的细胞毒反应，可累及各种器官包括肾、心、肺、肝、肌肉、周围神经和造血系统如血小板减少性紫癜等，有3种可能机制：①药物直接与组织发生反应而在细胞表面形成半抗原簇，提高细胞对抗体易感性而遭受抗体或淋巴细胞介导的毒性反应；②药物抗体复合物可结合于细胞表面而损伤细胞；③药物可诱导抗组织特异性抗原的免疫反应，如服用α-甲基多巴的患者可形成抗红细胞抗原的抗体。

（3）免疫复合物药物反应（Ⅲ型）：即免疫复合物介导的药物反应，该型的特征为发热、关节炎、肾炎、神经炎、水肿、荨麻疹和斑疹、血管炎、血清病，引起上述反应的前提是抗原在循环中长期存留，形成抗原-抗体复合物。血清病由该机制所致，发生于药物摄入后6天或更长，潜伏期即为合成抗体所需的时间。产生免疫复合物型反应的抗体主要是IgG和IgM。能产生类似血清病样反应的药物包括青霉素、磺胺类、丙硫氧嘧啶、胆囊造影剂、染料、二苯基乙内酰胺、对氨基水杨酸、链霉素等。

（4）迟发型药物反应（Ⅳ型）：即细胞介导的迟发型反应，此型在局部接触药物后发生的皮肤过敏反应中已得到证实。另外，该型反应还参与了麻疹样药疹、湿疹型药疹、SJS/TEN的发病。

2. 非免疫机制

（1）非免疫性反应：为非抗体依赖性，除经典的变态反应理论外，目前认为病毒感染、遗传、药物和代谢酶效应等因素亦与药疹的发病相关。药物可直接导致肥大细胞释放介质，表现为荨麻疹和/或血管性水肿，如阿片类物质、多黏菌素B、右旋筒箭毒碱和造影剂在体内能直接刺激肥大细胞和嗜碱性粒细胞释放组胺。

1）药物副作用：副作用是在常用剂量下，伴随药物治疗作用而发生的不良反应。例如，任何人服用常用剂量的阿托品后，除有解除肠绞痛的治疗作用外，都会发生口干、视力模糊和眼内压增高等副作用。

2）迟发型药物毒性：迟发型药物毒性可发生在用药后数月到数年，例如砷角化病。

3）药物积累：药物毒性由药物本身或其代谢产物逐渐蓄积引起，例如米诺环素或胺碘酮沉积引起的色素沉着。

4）药物过量：任何人服用大剂量巴比妥类药物后均会出现昏睡或意识丧失；肾功能不全者，因链霉素和卡那霉素排泄

表 19-2 免疫性药物不良反应类型

分型	关键途径	关键免疫介质	药物不良反应类型
Ⅰ型	IgE	IgE	荨麻疹、血管性水肿、严重过敏反应
Ⅱ型	IgG 介导细胞毒性	IgG	药物诱发的溶血、血小板减少(如青霉素)
Ⅲ型	免疫复合物	IgG + 抗原	血管炎、血清病、药物性狼疮
Ⅳa 型	T 淋巴细胞介导的巨噬细胞炎症反应	IFN-γ、TNF-α Th1 细胞	结核菌素试验、接触性皮炎
Ⅳb 型	T 淋巴细胞介导的嗜酸性粒细胞炎症反应	IL-4、IL-5、IL-13 Th2 细胞 嗜酸性粒细胞	药物超敏反应综合征(DIHS) 麻疹样疹
Ⅳc 型	T 淋巴细胞介导的细胞毒性 T 淋巴细胞炎症反应	细胞毒性 T 淋巴细胞 颗粒酶 穿孔素 颗粒溶素(仅见于 SJS/TEN)	SJS / TEN 麻疹样疹
Ⅳd 型	T 淋巴细胞介导的嗜中性粒细胞炎症反应	CXCL8、IL-17、GM - CSF 中性粒细胞	急性泛发性发疹性脓疱病 (AGEP)

GM-CSF,粒细胞 - 巨噬细胞集落刺激因子;IFN,干扰素;IL,白介素;TNF,肿瘤坏死因子;CXCL,趋化因子配体。

障碍,易发生听神经损害。

5) 效应途径的非免疫性活化:①药物直接导致肥大细胞和嗜碱性粒细胞释放介质,表现为过敏反应、荨麻疹和 / 或血管性水肿,如阿片类物质、多黏菌素 B、筒箭毒碱、造影剂和右旋糖酐即可通过此机制诱发荨麻疹样过敏反应;②药物在无抗体存在的情况下激活补体,可能是造影剂引起皮肤反应的另一种机制;③有些药物如阿司匹林及其他非甾体抗炎药(NSAID)通过影响花生四烯酸代谢途径而诱发荨麻疹。

6) 激发原有皮肤病加重:许多药物可加重原有皮肤病。例如,锂剂以剂量依赖性方式加重痤疮和银屑病,β 受体阻滞剂和 IFN-α 可诱发银屑病。

7) 免疫状态改变:患者的免疫状态改变可影响药物反应的发生风险。骨髓移植、HIV 感染和 EB 病毒感染者的发病风险升高。在 HIV 感染者中,氨苯砜、甲氧苄啶和阿莫西林克拉维酸也常引起皮肤反应。

8) 光毒性:光毒性反应可由药物引起,也可出现在某些代谢病中,代谢异常产生过多的光敏性化学物质。当足量的色基(药物或代谢产物)充分吸收光能后与靶组织相互作用便会产生光毒性反应,常表现为日晒伤样反应。

9) 不耐受:绝大多数人服用大剂量水杨酸类或奎宁后可发生耳鸣,而服常用量则否,但个别人在服常用量或小剂量时也可出现耳鸣,可能是遗传因素使受体功能异常所致。

10) 药物相互作用:药物相互作用可使其中某一药物的药理作用增强或减弱,有时甚至会引起药源性疾病或不应有的毒性反应。药物相互作用对老年人、免疫抑制患者和使用多种药物的患者都易发生。

11) 特异体质:因个体体质异常而影响药物代谢,常表现为药物在肝内代谢异常,例如正常人接受常规剂量的肼苯达嗪治疗时,极少出现红斑狼疮样药物反应。

12) 其他:致畸及对胎儿的影响、对精子的影响、吉 - 海反应、传染性单核细胞增多性、嗜酸性粒细胞增多性反应。

(2) 病毒感染:病毒感染可升高药疹,尤其是发疹型药疹的发生率。在 EB 病毒感染患者中,氨苄西林药疹的发生率可达到 80%~100%,巨细胞病毒感染患者中也有类似现象。病毒感染可通过损伤细胞代谢药物酶活性而引起药物代谢异常,同时病毒感染可提高非特异性细胞毒性反应而引发药疹。

(3) 药物和酶代谢效应:有些药物在体内被代谢,代谢酶可因遗传缺陷而发生改变,例如机体中某些药物代谢酶(乙酰化酶、谷胱甘肽转移酶、环氧化物水解酶等)发生缺陷,从而引起机体反应。此外,某些中间产物还可与细胞中大分子蛋白质发生共价结合引起变态反应。

(4) 遗传因素:药物反应与个体 HLA 等位基因、药物代谢酶编码基因以及药物靶受体基因的多态性存在重要关联。基因多态性可通过改变药物在体内的代谢或免疫反应而发生特定类型的药疹。在我国汉族人群中,HLA-B1502 阳性者更易对卡马西平发生严重过敏而发生 SJS/TEN;HLA-B5801 阳性者则更易于发生别嘌醇严重过敏反应;HLA-B5701 与阿巴卡韦引起的超敏反应综合征显著相关;HLA-B*1301 等位基因是氨苯砜超敏综合征的遗传标记分子,相关性达 90%;HLA-B 等位基因可能通过表达某种肽段与药物或药物代谢产物结合从而激活 T 淋巴细胞;HLA-DRB1*1302 与 HLA-DQB1*0609 等位基因的同时存在与阿司匹林所致的荨麻疹或血管性水肿相关。

(二) 引起药物反应的常见药物

(1) 砷剂:可在数次注射后出现过敏的急性中毒症状。有的在长期应用后出现皮损,可表现为广泛的大疱、丘疹、脓疱,严重时可引起剥脱性皮炎,少数可引起副银屑病、扁平苔藓、玫瑰糠疹或斑点状色素沉着等损害。

(2) 解热镇痛药:常引起猩红热样或麻疹样红斑、固定型药疹、剥脱性皮炎等损害。

(3) 镇静催眠药：麻疹样红斑、血管性水肿、多形红斑、扁平苔藓样皮炎、固定型药疹及剥脱性皮炎。

(4) 抗生素：尤其是青霉素注射可引起过敏性休克，迟发型反应包括瘙痒症、麻疹样红斑、麻疹及血管性水肿，甚至剥脱性皮炎。四环素可引起牙齿色素沉着，称为四环素牙（图19-1）。

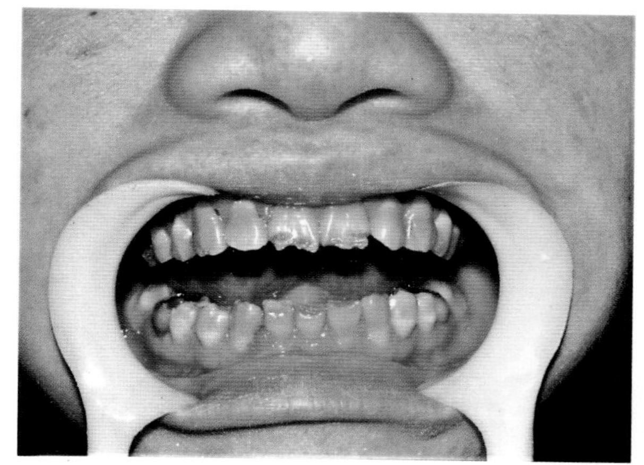

图 19-1 药疹四环素牙（广东医科大学 徐明珠惠赠）

(5) 糖皮质激素：可诱发猩红热样或麻疹样红斑、药疹、狼疮样皮疹、固定型红斑，严重类型包括剥脱性皮炎、恶性大疱性红斑或 TEN。有的出现粒细胞减少症或再生障碍性贫血而死亡。

(6) 免疫抑制剂和抗肿瘤药：常引起脱发、剥脱性皮炎、黄疸和粒细胞减少。

(7) 中药：中药引起的过敏反应逐渐增多，最常见的包括荨麻疹、麻疹样红斑、固定型药疹及口腔黏膜糜烂。

（三）临床表现

1. 系统反应 药物反应的系统反应（表 19-3）

表 19-3 药物变态反应的系统表现

药物热	一般发生于应用抗菌药物后 7~12 天，短者仅 1 天，长者达数周
平滑肌痉挛	如支气管哮喘、腹痛、腹泻
嗜酸性粒细胞浸润	眼分泌物增多、流涕、多痰
胶原 - 血管病变	红斑狼疮样综合征、结节性多动脉炎、变应性血管炎、结节性红斑
造血反应	贫血、白细胞减少或血小板减少
肝脏反应	中毒性肝炎、胆汁淤积和酶水平升高
肾脏反应	镜下血尿和肾功能不全
炎性反应	淋巴结肿大、组织溃疡坏死或慢性肉芽肿形成
毛细血管通透性增高	组织水肿、渗出和分泌物增多，呼吸道梗阻、过敏性休克，出现各种皮疹、瘙痒

(1) 血清病样反应（serum sickness-like reaction）：是一种免疫复合物介导的Ⅲ型超敏反应，可在初次接触后 5 天至 3 周内发病，与血清病症状相似。引起该反应的药物包括异种血清、免疫球蛋白、阿司匹林、抗生素、注射用链激酶和葡萄球菌蛋白 A。血浆中可出现循环免疫复合物、血清 C4 和 C3 水平降低、C3a 过敏毒素水平升高。直接免疫荧光示 IgM、C3、IgE 和 IgA 在真皮血管壁沉积。典型表现有发热、关节疼痛和肿胀、蛋白尿、荨麻疹和淋巴结肿大，不累及黏膜。皮损在停药后很快消失。5% 患者会出现长期后遗症，包括关节肿胀或持续性荨麻疹反应，持续 1~2 个月。

(2) 药物热(drug fever)：发热是药物超敏反应的常见表现，也可能是唯一表现，许多药物都可引起发热反应，伴或不伴其他变态反应症状。以青霉素类和头孢菌素类最为常见，其次为磺胺类、对氨基水杨酸钠、巴比妥类等。多数中药制剂皆为复方制剂，其中以注射制剂最常诱发药物热（占 9.09%）。药物热一般为中度发热（≥38℃），但偶可高达 40℃，无特定热型。药物热有其特点，寒战（53%）、头痛（16%）、肌痛（25%），热度虽高达 39~40℃，但患者一般状况较好。实验室检查示白细胞增多，核左移，可能有轻度嗜酸性粒细胞增多。多数病例有血沉增快和肝功能异常。药物热最具特征性的表现是撤除有关药物后，发热在 48~72 小时内迅速消退，再次应用同一药物，体温又在数小时内升高。一般说来，药物热的诊断在排除其他可能的致热病因后才能确定。

药物热的发生机制大约有以下几个方面：①梅毒患者注射青霉素后产生的发热反应，是梅毒螺旋体大量死亡后释放内毒素所致；②恶性肿瘤化疗期间，由于肿瘤细胞被破坏，释放出致热原导致发热；③药物变态反应所致，有时伴有过敏性皮疹或嗜酸性粒细胞增多，停用相关药物后发热消退；④中药所致药物热的发病机制属于制剂不纯或可能是假药物变态反应所致。

(3) 药物介导的血管炎 / 血管炎性药物反应：通常是小血管炎，相对少见，属于免疫复合物介导的血管炎。部分患者发生 p-ANCA 阳性的皮肤小血管炎。许多药物可引起真正的白细胞碎裂性血管炎，潜伏期为服药后 7~21 天。据统计，在 10 000 例血管炎患者中，8.8% 与药物有关。可诱发血管炎的药物包括青霉素、别嘌醇、硫唑嘌呤、磺胺类、胺碘酮、血管紧张素转化酶抑制剂(ACEI)、西咪替丁、呋塞米、奎尼丁、肼屈嗪、华法林、噻嗪类、硫尿嘧啶、碘化物及乙内酰脲、卡马西平和头孢菌素。临床表现为四肢末端出现明显的对称性紫癜和斑丘疹、糜烂、皮肤梗死、荨麻疹样损害、溃疡、结节、出血性水疱、脓疱或指（趾）端坏死；多器官系统受累，可出现发热、关节痛、网状青斑、皮下结节；肾脏受累从镜下血尿到肾病综合征和急性肾衰竭；肝脏损害包括肝大、肝酶升高。组织学改变见粒细胞沉积在小动脉和静脉血管壁。停用致病药通常很快消退。

(4) 自身免疫药物反应：有些药物可使机体产生自身免疫状态，特点是有自身抗体形成，表现为类似 SLE 的综合征。除传统药物外，生物制剂如依那西普、英利昔单抗、阿达木单抗也可致狼疮样症状、抗 -dsDNA 阳性。线状 IgA 大疱性皮病常与药物暴露有关，特别是万古霉素，在治疗 2 周内发病，基底膜带有 IgA 线状沉积。

2. 器官特异性反应

(1) 肝损害：包括：①药物变态反应性肝病，导致肝细胞损伤,磺胺类、对氨基水杨酸钠、氯丙嗪等引发的肝病多属于本机制;②药物特异质肝病,由易患个体的药物代谢异常所致,在应用特定药物时发病,如异丙烟肼引发的黄疸很可能是药物代谢异常所致;③直接肝脏毒性药物如对乙酰氨基酚过量,导致肝细胞死亡;④另有某些药物如利福平可通过影响胆红素代谢而造成胆汁郁积症。

(2) 肾损害:引起肾衰竭的常见药物有庆大霉素、磺胺类、利福平、青霉素及头孢菌素类,发病机制为药物过敏、药物中毒。血清病样反应和药物过敏性休克患者可发生肾小球肾炎;青霉素引发的间质性肾炎少见,多并发皮疹和嗜酸性粒细胞增多,可能是变应性机制;利福平诱发的急性间质性肾炎,有 IgA、IgM、C4 沉积,说明有抗原抗体免疫复合物参与其发病。

(3) 血液反应:由Ⅱ型变态反应引起。药物毒性可引起免疫性血细胞减少,例如粒细胞减少症、血小板减少症和淤血性贫血,相关药物包括氯霉素、氯丙嗪、β- 内酰胺类抗生素、普鲁卡因胺等。免疫性血小板减少的症状有寒战、发热、皮肤瘀点和黏膜出血;粒细胞减少症的临床表现有寒战、发热、关节痛和白细胞计数减少,抗生素是最常见的致敏药物。在药源性血液病中,再生障碍性贫血最为严重。

(4) 肺损害:可发生:①支气管哮喘,被认为是全身综合反应类的一部分,多数是药物的副作用,而非真正的变态反应,包括各种抗生素的气雾剂,可引发哮喘,尤其含青霉素者;②嗜酸性粒细胞性肺部浸润,引发此型反应的药物包括对氨基水杨酸、青霉素、磺胺类,可出现肺炎到急性肺水肿。

(四) 常见药疹的类型

药物反应最常见的临床表现是皮肤损害,可出现许多不同类型的皮肤反应。药物反应有轻有重,表 19-4 总结了严重药物反应的临床症状。

表 19-4　预示可能发展为严重药物反应的临床征象

系统症状
发热和 / 或内脏器官症状,例如:咽炎、全身乏力、关节痛、咳嗽、假性脑膜炎
淋巴结肿大
皮肤表现
红皮病演变
面部肿胀,可为水肿或凸起
黏膜,特别是糜烂或累及结膜
表皮压痛、水疱,或剥脱
紫癜

1. 发疹型药疹(exanthmatous drug eruption)　包括麻疹样发疹(图 19-2)和猩红热样发疹(图 19-3)或斑丘疹型药疹,是最常见的药疹类型。

流行病学:国外报道 26%~94% 的药物皮肤反应为发疹型药疹,国内报道发疹型药疹占药物性皮炎的 25%~52%。HIV 感染者中复方磺胺甲噁唑药疹的发生率升高。由于发疹型药疹和红皮病型药疹与药物超敏反应综合征(DRESS)相关,故显得尤为重要,如有黏膜损害或皮肤疼痛、暗黑,则可能发展成剥脱性皮炎、DRESS、SJS/TEN。

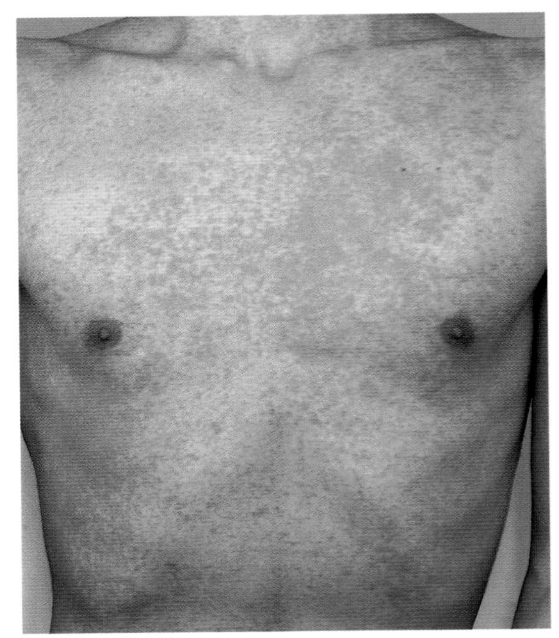

图 19-2　麻疹样药疹

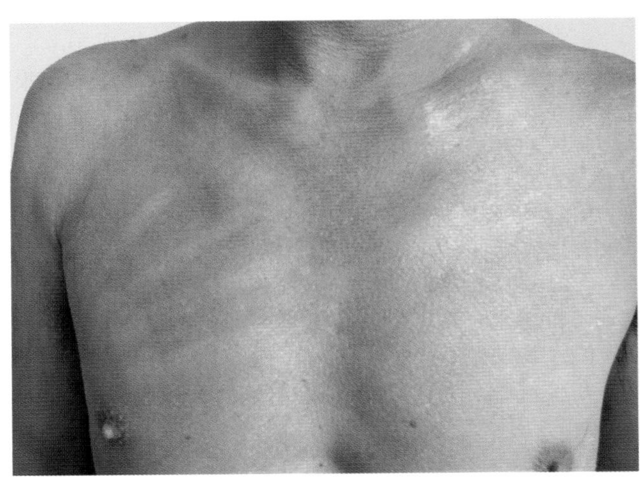

图 19-3　猩红热样皮损　手压红斑松开后留下手指压痕

病因与发病机制:常见诱发药物包括氨苄西林、磺胺类、头孢菌素类、卡马西平和别嘌醇。发病机制可能为免疫性,细胞介导的超敏反应。角质形成细胞与 MHC-Ⅱ类分子结合将药物抗原递呈给 T 细胞,Th1 和 Th2 细胞因子分泌并激活穿孔素 / 颗粒蛋白酶 B 依赖性机制。此外,病毒感染可升高麻疹型药疹的发生率,如氨基青霉素引起的发疹型药疹在传染性单核细胞增多症患者中高达 80%~100%。

临床表现

潜伏期:通常为 7~14 天,也可在用药 2 周后出现,甚或停药后 10 天还可发生。已致敏个体的出现复发药疹的潜伏期为 6~48 小时。

皮损形态:以斑疹、斑丘疹为主,外观酷似麻疹,称麻疹样药疹;红斑有时明显互相融合成片,外观与猩红热相似,称为猩红热样药疹。黏膜不受累，踝和足部可见紫癜性皮损，有时可见不规则的环状斑块或不典型的"靶形"损害。

发病特征：皮损首先发生于近心端、腹股沟和腋窝，药疹常在1~3天内遍布全身。皮疹颜色鲜艳，分布不对称、伸侧重于屈侧，有不同程度的瘙痒。系统症状可包括药物热、药物性肝炎、肾炎、粒细胞减少症等。药物热通常在用药后6~10天后发生，患者精神状态较好，停药24~48小时后体温开始下降。病程有自限性，在1~2周内自行消退，消退时可有糠秕状脱屑。通常无并发症和后遗症。发疹型药疹应与病毒疹、毒素介导的红斑或急性移植排斥反应相鉴别。

2. 固定型药疹（Fixed drug eruption） 固定型药疹的特征为局灶性复发性圆形水肿性红斑，在摄入相同药物后于原处复发（图19-4，图19-5），但随着暴露次数增加，累及的部位也会有所增加。通常仅有单处损害，偶有多发性皮损。发生固定型药疹之后常会有一个不应期，此时再次使用致敏药物皮疹并不加重。

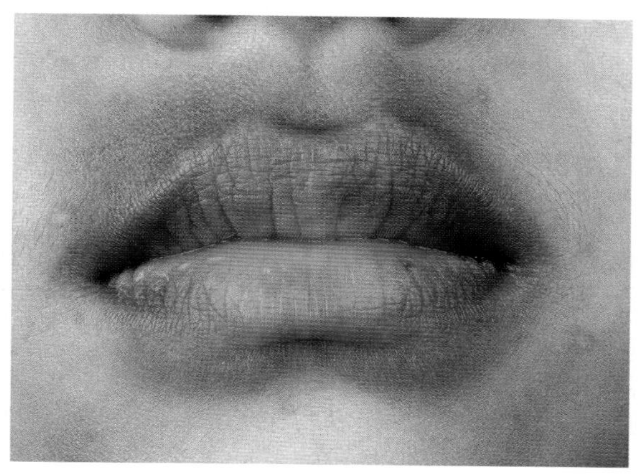

图19-4 固定型药疹

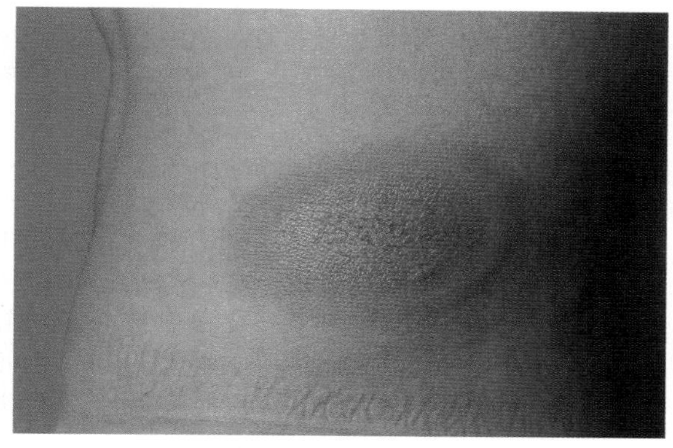

图19-5 药物性皮炎 固定型红斑

流行病学：固定型药疹是最常见类型的药物皮肤反应之一，根据研究人群不同，本病在用药患者中的发生率约为0.67%~22%。

病因与发病机制：固定型药疹的表皮内有记忆T细胞效应因子表型标记的$CD8^+T$细胞。皮肤内的T细胞接触致敏药物后很快产生IFN-γ，引起固定型药疹。本病还与HLA-B22相关。最常见的致敏药物为磺胺类、NSAID、巴比妥类、四环素类、卡马西平，其他较少见者有萘普生、安乃近、茶苯海明、对乙酰氨基酚和口服避孕药（表19-5）。不同药物所致的交叉过敏也有发生，如保泰松与羟基保泰松之间、四环素类药物之间、以及抗惊厥药之间。有报道，非药物性化学物质如食品色素、添加剂、防腐剂、茶叶、酒类、药物包膜或胶囊、洁齿剂甚或紫外线照射也可诱发固定型药疹。甚至某些食物也可诱发与固定型药疹相似的皮损，称为"固定型食物疹"，例如草莓、乳酪、扁豆、乳糖、花生、腰果、芦笋、鱼和海鲜等。

表19-5 固定型药疹的常见致敏药物及其适应证

致敏药物	适应证
巴比妥类、NSAID、水杨酸盐、对乙酰氨基酚	头痛
含酚酞的缓泻剂	便秘
口服避孕药	避孕
四环素类、磺胺类抗生素、甲硝唑、制霉菌素、抗疟药	感染
磺胺类（噻嗪类、袢利尿剂）	高血压
奎宁	酒精饮料
含有人工染料，尤其是含有柠檬黄的各种包装食品	食品添加剂
含有黄色燃料/柠檬黄的非处方药	感冒药

临床表现

好发部位：可发生于任何部位，以四肢、手足、生殖器黏膜、口唇和肛周区域常见，也可发生于此前皮肤外伤部位，如烧伤或咬伤部位。男性生殖器部位损害通常只累及龟头，最常见的药物是复方新诺明、四环素和氨苄西林；口周固定型药疹最常见的致敏药物是复方新诺明、保泰松和四环素；舌部色素沉着见于海洛因成瘾者。愈合、结痂和脱屑后的色素沉着非常持久，偶尔泛发，尤其深肤色个体，甚至为唯一的皮疹。

皮损特征：常发生在给药后0.5~8小时，典型损害为边界清晰的圆形或椭圆形瘙痒性红斑和水肿性斑块，可转变为暗紫红色或褐色，有时出现水疱、大疱或糜烂。皮疹最初可为麻疹样、猩红热样或红斑样、荨麻疹样，而结节状或湿疹样病变较少见。多灶性大疱性固定型药疹由甲芬那酸所致，似多形红斑，可很快发展为与多形红斑完全相同的虹膜状或靶状损害。急性炎症迅速消退后，遗留灰色或褐色色素沉着，持续时间很久。再次服药时可在同一部位复发，但其他部位亦可发生。有时，广泛损害类似于SJS/TEN。有些固定型药疹患者再次使用相关药物后发展为TEN，这些患者可能最初就是泛发的大疱型SJS/TEN。

临床亚型：包括：①无色素沉着的固定型药疹，该型不引起长期色素沉着，特征是出现大片的对称性红斑块，有触痛，在数周内可完全消失，与拟交感神经药伪麻黄碱和四氢唑啉、盐酸二氟尼柳、硫喷妥钠、造影剂碘酞酸盐等有关；②多线状固定型药疹；③泛发性固定型药疹。

3. 结节性红斑型药疹 结节性红斑的发病机制通常被认为属变态反应，其发病可能由于Arthus反应或迟发型超敏反应，已有报道的诱发药物有口服避孕药、磺胺类、青霉素、水杨酸盐、氨替比林、碘剂和溴剂等。结节性红斑好发于双胫前，为红色皮下结节，自觉疼痛或压痛。根据临床形态特点，诊断不难，但确定是否为药物所致则不容易。

4. 药物诱发色素改变　可能为炎症后色素沉着，或药物在皮肤内沉积。米诺环素、抗疟药、胺碘酮、氯丙嗪、米帕林、化疗药、重金属等众多药物可导致色素沉着。

米诺环素可引起许多类型的色素沉着：Ⅰ型为蓝黑色斑疹，通常发生在痤疮或手术瘢痕处；Ⅱ型为蓝黑色、褐色或蓝灰色色素沉着，发生于胫前区正常皮肤；Ⅲ型为污褐色弥漫性色素沉着，还可累及巩膜、结膜、骨骼、甲状腺、耳部软、甲床、口腔黏膜和恒牙等部位。米诺环素引起的皮肤色素沉着消退很慢，牙齿色素沉着可能会保留多年。

女性服用避孕药后可发生黄褐斑；砷剂能引起色素沉着或色素减退；吩噻嗪类可引起色素沉着和光敏反应，黑素与吩噻嗪类结合导致黑素样物质沉积；抗疟药能诱导皮肤鲜黄色变；米帕林的色素沉着为黄色，沉积在表皮，皮肤和巩膜可出现酷似黄疸的泛发性黄色色素沉着，停药后 4 个月内可消退；重金属如金、银和铋可引起蓝色至蓝灰色的色素沉着，色素沉着发生在接触后数年，在曝光部位，持久存在，治疗困难；氯法齐明引起淡红色色素沉着，逐渐变为蓝红色或棕色；齐多夫定可引起蓝色或棕黄色色素沉着，最常出现在指甲，停药后色素可逐渐消失；阿的平停药后 3~4 个月方能消退。

5. 糖皮质激素的皮肤不良反应　包括：痤疮、毛囊炎；局部外用可引起萎缩纹、毛细血管扩张、皮肤变脆和紫癜、痤疮、小脓疱、真菌感染；注射部位皮下萎缩。

受累体表面积超过 50% 的特应性皮炎患儿长期外用糖皮质激素可引起身材矮小、骨密度降低、变应性接触性皮炎。糖皮质激素也可沿淋巴管转移，产生线状萎缩、色素减退、无毛性皮肤条纹。面部不良反应常有激素依赖性皮炎。

6. 扁平苔藓样药疹　诱发药物有金制剂、血管紧张素转换酶抑制剂（ACEI）、抗疟药、阿司匹林、D- 青霉胺、吩噻嗪衍生物、噻嗪类利尿剂、磺酰脲类降糖药和奎尼丁，潜伏期从开始用药到出疹前 3 周至 3 年。表现为紫红色丘疹，伴或不伴口腔黏膜受累，皮疹广泛，侵及四肢、躯干时瘙痒显著。皮损在临床和组织学方面与特发性扁平苔藓相似，呈慢性经过，在停用诱发药物后可持续存在数周至数月。皮损消退有褐色色素沉着。

7. 溴疹与碘疹（bromoderma and Ioderma）　溴化物用作镇静剂，小剂量或长期应用均可诱发溴疹，常引发特征性毛囊性皮疹、痤疮样皮疹、丘疹和脓疱，组织学表现为表皮增生伴中性粒细胞脓疡。碘疹因系统性接触碘造影剂、聚维酮碘伤口冲洗、碘治疗甲状腺疾病而致病，有痤疮样皮疹，为急性炎症性毛囊性脓疱，损害周围绕以红晕。溴疹 / 碘疹需与毛囊炎、芽生菌病、Sweet 综合征、坏疽性脓皮病、增殖性天疱疮鉴别。治疗用利尿剂加速溴碘排泄，局部及系统使用糖皮质激素。

8. HIV 感染药疹反应　药疹常见于 $CD4^+$ 细胞计数在 100~400/mm^3 的 HIV 感染患者。在使用甲氧苄啶 - 磺胺甲噁唑治疗卡氏肺囊虫肺炎时，超过 45% 的患者会发生麻疹样反应。AIDS 患者用药物后发生严重的大疱反应、SJS/TEN 的风险显著高于普通人群。固定型药疹在 HIV 感染患者中也常见。

9. 狒狒综合征（baboom syndrome）　为系统性变应性接触性皮炎，患者系统摄入青霉素、氨苄西林、阿莫西林、镍、肝素、汞、特比萘芬和羟基脲后，在臀部、股内侧上方和腋窝等部位出现弥漫性红斑、丘疹等损害。斑贴试验通常阳性，出现水疱反应。组织病理主要表现为白细胞碎裂性血管炎。在使用双硫仑治疗伴有镍过敏的酒精中毒患者时，由于该药可致患者血中镍浓度急剧升高，故可诱发该综合征。由于吸入破碎温度计中的汞蒸气所致“汞疹”也表现为狒狒综合征。

10. 内源性接触性湿疹（endgenic contact eczema）　是指湿疹患者接触最初口服治疗过敏的药物时发生的湿疹样药物反应，同样，长时间外用药物也可发生药物相关性皮炎。在使用青霉素、甲基多巴、别嘌醇、吲哚美辛、磺胺类药物、金制剂、奎宁、氯霉素、可乐定或博来霉素等药物治疗时，可发生发疹性湿疹。膀胱癌患者在膀胱内灌注烷化剂丝裂霉素 C 类时，可出现发疹性湿疹，患者面部出现较多皮疹，有些患者的掌跖亦可出现，药物斑贴试验可为阳性。

11. 发疹性湿疹（eczematous eruption）　患者首次接触致敏药物时可发生过敏性接触性皮炎，当再次接触同样药物或相同化学成分的药物时，可发展成为泛发的系统性湿疹样皮损，这种发疹性皮损往往对称，原皮损可再次出现，在皮损扩散至全身时，原皮损变得更加严重。

12. 大疱性药疹（bullous drug eruption）　可由各种不同化学药物引起，涉及多种不同的临床反应和发病机制，表现为孤立性水疱，通常分布于四肢（表 19-6）。

表 19-6　大疱性药疹及其类型

类型	说明
药物过量的大疱性药疹	见于过量使用巴比妥类、美沙酮、眠尔通、丙咪嗪、硝西泮或导眠能的昏迷患者，发生于受压部位
线状 IgA 大疱性皮病	致敏于 1~15 天出现，类似 IgA 大疱性皮肤病特发型。药物有万古霉素、β- 内酰胺类抗生素、NSAIDS、磺胺、苯妥英、利福平
药物性大疱性类天疱疮	类天疱疮 IgG 抗原分子为 230kDa。药物有速尿、丁尿胺、螺内酯、柳氮磺胺吡啶、非那西汀、依那普利、氟西汀、氟尿嘧啶和 PUVA 治疗。在依那普利诱发的大疱性类天疱疮中。青霉胺和可乐定与良性黏膜类天疱疮相关
药物性天疱疮	基因背景和特发性天疱疮患者的 HLA 相同，临床表现、组织病理、免疫荧光与特发型天疱疮相似。多见于巯基类药物（80%），少数为非巯基类药物。前者有青霉素、氨苄西林、阿莫西林、头孢唑林等，后者有利福平、阿司匹林、依那普利等。潜伏期 1 天 ~ 数月和数年。药物致天疱疮常为落叶型和红斑型，而非巯基药物所致则为寻常型

13. 紫癜（purpuric eruption）　许多药物会干扰血小板聚集，细胞毒性药物可导致非过敏性紫癜，有些药物可引起过敏性血小板减少症。肝素也可导致紫癜。补体介导的血小板破坏的典型实例是药物（半抗原）与血小板表面 IgG 类抗体结合形成免疫复合物，如烯丙异丙乙酰脲引起的紫癜。

14. 毛细血管炎（色素性紫癜疹）　可由阿司匹林、卡溴脲或更少见的硫胺素或氨甲丙二酯、卡马西平所致，可能与药物 - 毛细血管内皮细胞复合物抗体形成有关。慢性色素性紫癜可由硫胺素、氯氮草和氨氯米特所致。

15. 玫瑰糠疹样反应 引起玫瑰糠疹样药疹最有名的药物是金制剂,皮疹酷似玫瑰糠疹。其他可能的诱发药物还包括甲硝唑、巯甲丙脯酸、异维A酸和奥美拉唑。意大利的一项病例系列研究显示下列药物可引起玫瑰糠疹样药疹:ACEI单独或联合使用氢氯噻嗪,其次是氢氯噻嗪缬沙坦、别嘌醇、尼美舒利和乙酰水杨酸。

16. 银屑病样疹(psoriasiform eruption) 有些药物可诱发或加重银屑病包括β-受体阻滞剂(普萘洛尔等)、抗疟药、锂盐、非甾体抗炎药、布洛芬、吲哚美辛、甲氧胺苯酸钠、吡唑啉酮衍生物(保泰松/羟基保泰松)。四环素对银屑病的影响有争议,但有许多致病的报告。

17. 环形红斑(annular erythma) 据报告氯喹和羟氯喹、雌激素、西咪替丁、青霉素、水杨酸盐和吡罗昔康以及氢氯噻嗪、螺内酯、氨硫脲、吩噻嗪类、左美丙嗪、依替唑仑和非那雄胺可引起离心性环状红斑。据报告维生素K也可引起环形红斑。

18. 光敏性药疹(photosensitiveey euption)(详见光敏性疾病),(图19-6)。

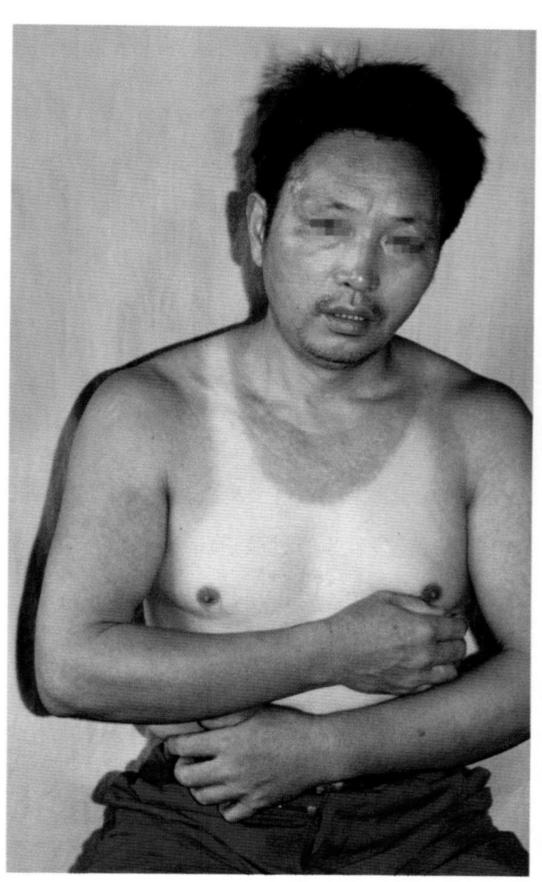

图19-6 光敏性药疹
服用磺胺所致(南华大学医学院 车锦云惠赠)。

19. 光毒性和光变应性药物反应(phototoxic and photoallergic eruption) 光毒性药物反应常表现为过度的晒伤,光变应性反应是细胞介导的超敏反应。

20. 多形红斑型药疹(erythema multiforme drug eruption)皮损呈多形性,出现红斑、虹膜状丘疹、小水疱和靶形损害(图19-7,图19-8),磺胺类、吩噻嗪类、巴比妥类、别嘌醇是最常见的诱发药物。

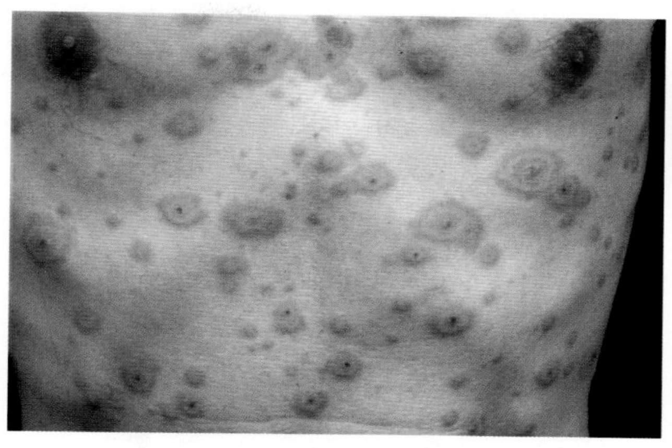

图19-7 多形红斑型药疹
典型靶形损害。

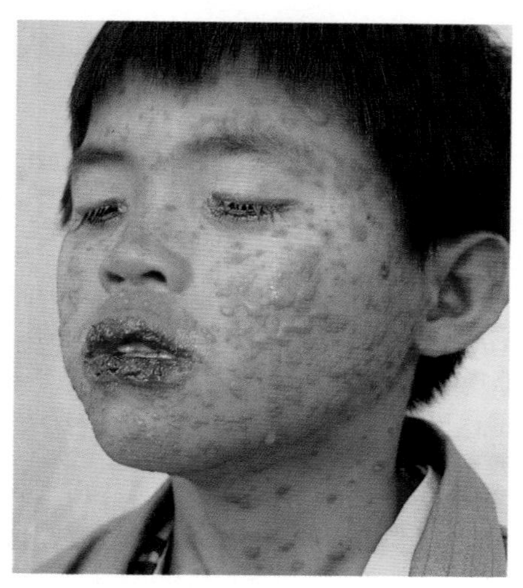

图19-8 药物性皮炎
重症多形红斑型,面、颈部多数水疱及红斑,眼及口腔黏膜受累。

21. 荨麻疹样和血管性水肿样药疹(urticaria drug eruption and angioedema) 通常发生于药物摄入后24~36小时,最常见的致敏药物为青霉素类、磺胺类和非甾体抗炎药(图19-9)。青霉素作为引起急性荨麻疹的常见药物已得到公认,但在慢性荨麻疹中的作用尚有争议。输血患者中荨麻疹发生率约为1%。食品和药物添加剂、防腐剂,例如黄色染料柠檬黄、苯甲酸、丁基化羟基苯甲醚、丁基羟基甲苯、亚硫酸盐、阿斯巴甜以及酒石黄染料可潜在地诱发荨麻疹,但有研究表明常用食品添加剂在荨麻疹中的意义很小。

阿司匹林和其他某些非甾体抗炎药可直接导致肥大细胞脱颗粒,诱发假性变态反应,此类药物还包括阿片类、可待因、安非他命、多黏菌素B、筒箭毒碱、阿托品、戊烷脒、奎宁和造影剂。

血管性水肿不如荨麻疹常见,在服用特殊药物的患者中发生率<1%。最严重的血管性水肿可发生在用药后数分钟内,

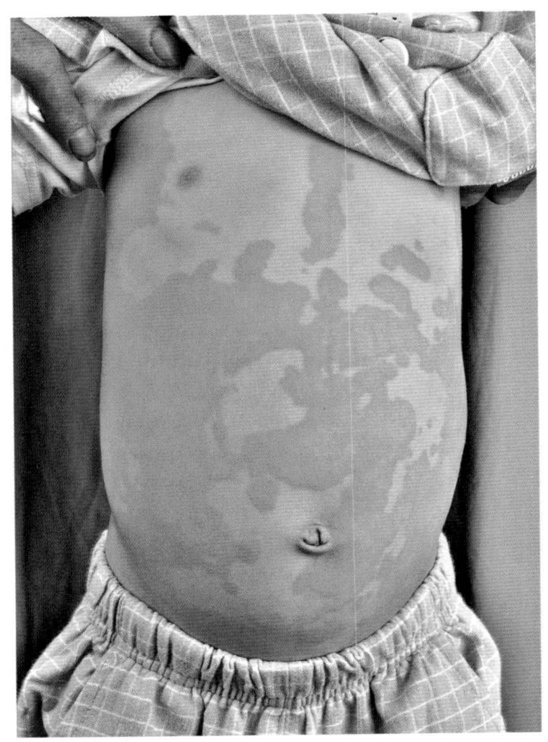

图 19-9　荨麻疹型药疹

ACEI 引起的血管性水肿可发生于用药后 1 天至数年，长期使用可能导致特发性血管性水肿发生频率增加。注意血管性水肿也可能为获得性 C1 抑制物缺乏。对于荨麻疹样药疹，必须考虑到随后发生全身过敏反应的可能。

22. 痤疮样药疹　临床表现为丘疹和脓疱，好发于面部与躯干上部，与痤疮的发病部位相同，但通常无粉刺。

（五）重症药疹和药物超敏反应综合征

重症药疹病情发展快，皮损广泛并伴有全身中毒症状和内脏受累，主要包括 Stevens-Johnson 综合征（Stevens-Johnson syndrome，SJS）/ 中毒性表皮坏死松解症（toxic epidermal necrolysis，TEN）、药物超敏反应综合征（drug-induced hypersensitivity syndrome，DIHS）、剥脱性皮炎型药疹、急性泛发性发疹性脓疱病（acute generalized exanthematous pustulosis，AGEP）等。重症药疹发病率虽低，但易出现全身中毒症状和内脏受累等严重并发症，死亡率高。

HLA 等位基因多态性与药物免疫机制密切相关，例如，在中国汉族人群中，HLA-B1511、-B1502 阳性者服用卡马西平易患 SJS/TEN，HLA-B1502、CYP2C9*3 阳性者服用苯妥英钠易患 SJS/TEN，HLA-B5801 阳性者服用别嘌醇易患 DRESS 和 SJS/TEN，HLA-B1301 阳性者服用氨苯砜易患 DRESS。

1. 急性泛发性发疹性脓疱病　是一种与药物、病毒及多种因素有关的急性发作性非毛囊性脓疱性皮肤病，由 Baker 等在 1968 年首先报告。90% 的 AGEP 发病与药物有关，其次是病毒感染（肺炎支原体、柯萨奇病毒、细小病毒 B19 和巨细胞病毒），也有接触汞剂和蜘蛛咬伤后发病的报告。此外，也有报道中草药、油漆、贡及有害异物也可诱发本病。本病通常有自限性，预后良好，但仍有少数患者可伴有系统受累，不容忽视。

病因与发病机制：本病药物诱发潜伏期短，主要与药物有关，由药物引起，药物以氨基青霉素、大环内酯类、喹诺酮类、磺胺类和特比萘芬最多见，其次包括糖皮质激素、非甾体抗炎药、地尔硫䓬、头孢菌素、米诺环素和多西环素。AGEP 是由 T 细胞介导的超敏反应，有证据表明，药物特异性 $CD4^+$ T 细胞分泌的 IL-8 引起了中性粒细胞聚集。

临床特征：用药后数小时至 2~3 天发病，属记忆超敏反应，潜伏期短。皮损最常见于皱褶部位如颈部、腋窝、乳房下和腹股沟，为弥漫性水肿性红斑上多发的非毛囊性小脓疱，AGEP 的皮损特征为水肿性红斑基础上密集的针尖至粟粒大脓疱，直径 <5mm，偶可见紫癜、瘀斑、多型红斑样靶形疹、水疱、血管炎样疹、面部水肿及黏膜糜烂。多数患者的脓疱可达数百个（图 19-10），尼氏征阳性，数小时内迅速蔓延至躯干及四肢，从摄取药物至发病通常在 48 小时内。脓疱可融合形成脓湖，主要症状为瘙痒和灼热感。多数患者出现 39℃以上的高热。90% 患者有中性粒细胞计数增多（$>7.0 \times 10^9/L$）。急性病程，脓疱可持续 5~10 天，随后开始脱屑，一般在半月内自行缓解。

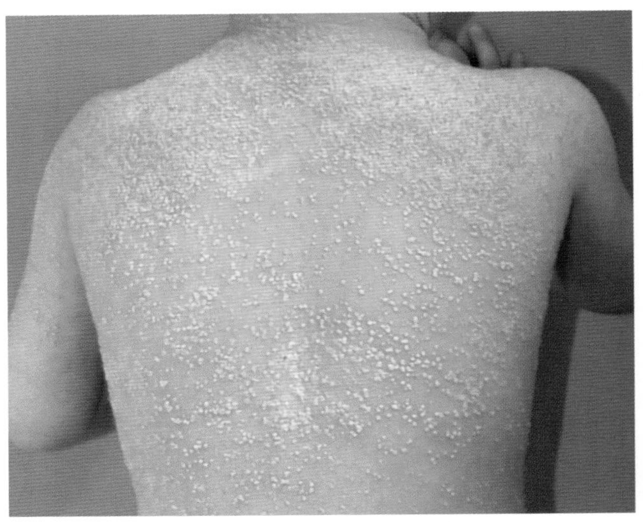

图 19-10　急性泛发性发疹性脓疱病（新疆维吾尔自治区人民医院　普雄明惠赠）

组织病理：脓疱位于表皮内角质层下。ACEP 的典型病理学特征为角层下和 / 或表皮内海绵样脓疱，真皮乳头水肿、血管周围中性粒细胞浸润及少量的嗜酸性粒细胞。有时也可见到角质形成细胞坏死和白细胞碎裂性血管炎改变。有报道 AGEP 可与 TEN 和药物超敏反应综合征同时存在，AGEP 应与脓疱型银屑病相鉴别。

诊断与鉴别诊断：Roujeau 等提出的 AGEP 诊断标准如下：①皱褶部位出现上百个非毛囊性无菌性脓疱；②体温 >38℃；③组织学显示海绵水肿和表皮脓疱形成；④外周血中性粒细胞增多（$>7 \times 10^9/L$）；⑤损害迅速消退。

本病的主要鉴别诊断包括：AGEP 在临床上与脓疱型银屑病、角层下脓疱病、疱疹样脓疱病等其他无菌性脓疱性疾病相似，非常容易混淆。①脓疱型银屑病（Von-Zumbusch 型），鉴别点为有银屑病史，脓疱范围更大，脓疱和发热持续时间更长，多无前驱用药史，约 1/3 有关节炎；②角层下脓疱病，病程更慢，表现为松弛性脓疱和积脓；③药物反应伴嗜酸性粒细胞增多和系统症状（DRESS）也可出现脓疱，但通常数量少于 AGEP，并有系统症状。

治疗：停用致敏药物，AGEP 常自行消退。酌情选用抗组胺药，外用或口服糖皮质激素药物。外用润肤剂、炉甘石洗剂或扑粉，勤换内衣及被褥床单，防止继发感染。

2. 剥脱性皮炎型药疹　药物诱发的红皮病分为剥脱性（图 19-11～图 19-13）和非剥脱性两型。本病可一开始即为红皮病，也可继发于皮炎或荨麻疹样损害。本病发病机制不明，迟发型超敏反应可能起一定作用。常见于对砷剂和重金属的反应，后续发展为剥脱性皮炎。皮疹可发生于开始治疗后数周。既往接触致敏的患者同样可泛发。

引起剥脱性皮炎的常见药物为磺胺类、抗疟药和青霉素。印度的一项研究显示最常见的致敏药物为异烟肼（20%）、氨硫脲（15%）、外用焦油（15%），以及多种顺势疗法药物（20%）包括保泰松、链霉素和磺胺嘧啶（各 5%）。其他相关药物还包括卡托普利、头孢西丁、西咪替丁和氨苄西林。由氨苯砜或各种抗惊厥药引起的红皮病，同时伴有前述药物超敏反应综合征，应属于潜在的高危型药疹。

3. SJS/TEN/ 大疱性表皮坏死松解症　两者同属一个连续的病谱，是严重且危及生命的药疹。大疱性表皮松解型药疹（图 19-14，图 19-15）。

4. 药物超敏反应综合征　药物超敏反应综合征（drug induced hyper-sensitivity syndrome，DIHS）又称药物反应伴嗜酸性粒细胞增多，是一种少见且可危及生命的药物不良反应，其特征是潜伏期较长，伴皮疹、血液系统异常和内脏损害。流行病学：本病的确切发病率不详（其中抗癫痫药物及磺胺类药物约为 1/10 000），致死率可达 10%。

病因：最常见的致敏药物为抗惊厥药苯妥英钠、卡马西平、苯巴比妥（以上最常见）和拉莫三嗪（抗惊厥药超敏综合征），其次包括甲氧苄啶 - 磺胺甲噁唑、米诺环素（米诺环素超敏综合征）、甲基苄肼、别嘌醇（别嘌醇超敏综合征）、特比萘芬、氨苯砜（氨苯砜综合征）、阿巴卡韦和奈韦拉平。这种综合征应该与药物引起的假性综合征，尤其是抗惊厥药引起的症状相鉴别。不同药物诱发的 DIHS 在临床特征有一定区别。不同的抗惊厥药之间可发生交叉过敏。

发病机制：DRESS、AGEP 和 TEN 均可部分地以免疫机制和遗传易感性来解释。遗传因素在 DRESS 发病中起重要作用，某些 HLA 型别的个体在暴露于特定药物时发生 DRESS 的风险升高，例如在汉族人群中 HLA-B5801 阳性者服用别嘌醇，HLA-B1301 阳性者服用氨苯砜易患 DRESS。另外，在药物诱发的免疫抑制状态下，体内疱疹病毒再激活（如 HHV-6、HHV-7、EB 病毒和巨细胞病毒等）也可参与了严重皮疹或迟发型超敏反应多脏器综合征的发生（图 19-16）。遗传易感性、影响药物代谢或排泄的基础疾病、机体免疫状态、潜伏感染病毒的再激活等因素。携带编码具有药物代谢作用的相关酶突变基因的个体发生 DIHS 的风险较高。据推测，N- 乙酰转移酶 2、人类白细胞抗原不同等位基因的表达、细胞色素 P450 亚型等药物代谢酶异构体及 P 糖蛋白等药物转运体相关的基因变异，可能影响个体对药物超敏反应的遗传易感性。HLA-A*3101 与卡马西平、HLA-B*1301 与氨苯砜和苯妥英

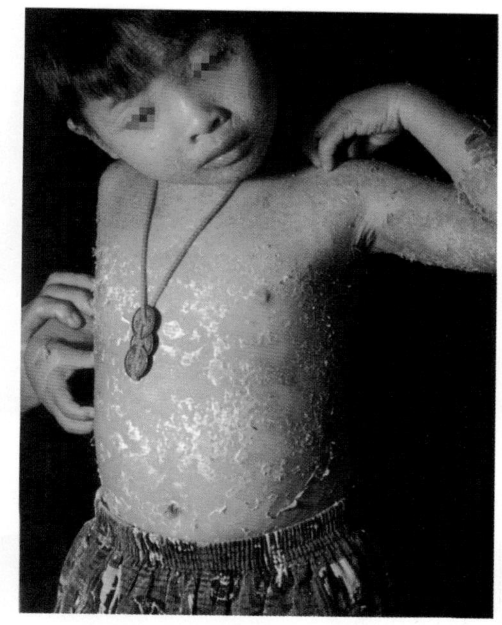

图 19-11　剥脱性皮炎型药疹

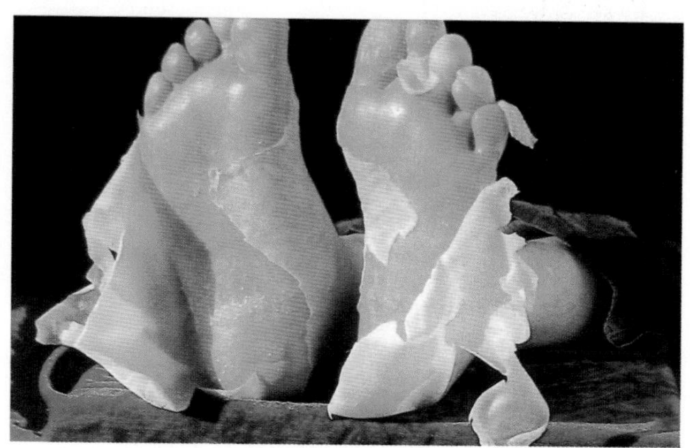

图 19-12　剥脱性皮炎型药疹
足部大片脱屑，呈破袜状。

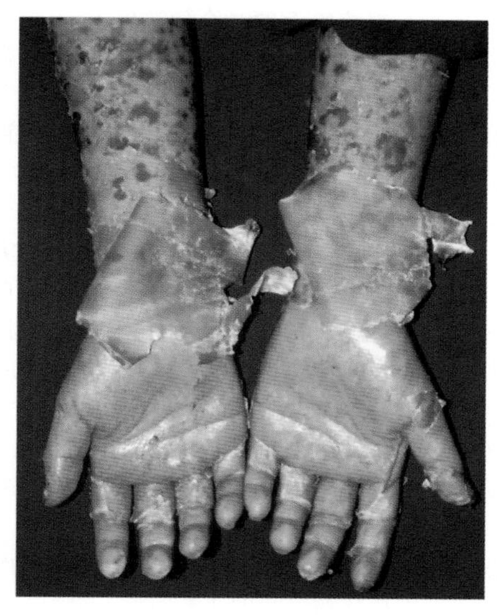

图 19-13　剥脱性皮炎型药疹

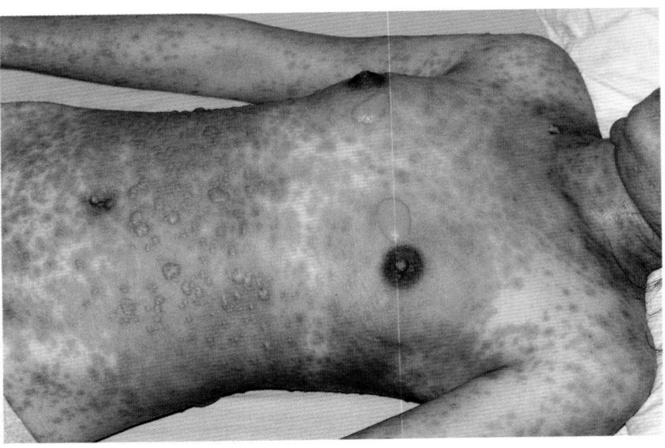

图 19-14 大疱性表皮松解型药疹

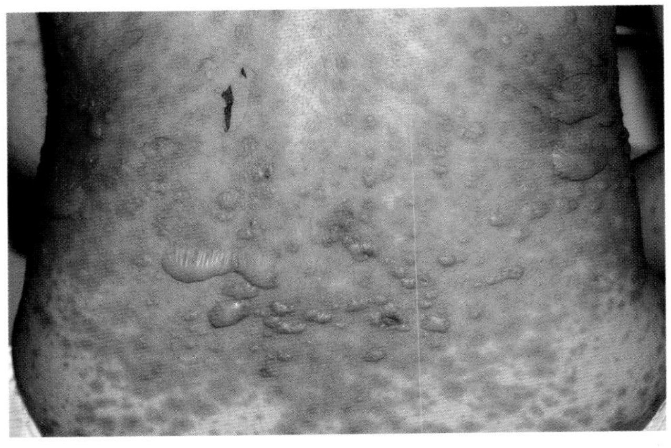

图 19-15 大疱性表皮松解型药疹

钠、HLA-B*5801 与别嘌醇等诱发的 DIHS 的关系在中国人群中已得到证实。DIHS 患者可出现疱疹病毒的激活，包括人疱疹病毒（HHV）6/7、EB 病毒、巨细胞病毒、人类免疫缺陷病毒等。

临床表现：DRESS 多在致敏药物摄入后 2~6 周至数月（平均 3 周）发病。延迟性发病是本病特征之一，通常认为在服药 2 周内发病者不属于 DRESS。苯妥英钠的发病潜伏期在 60 天以内，该综合征包括发疹前发热（38~40℃），瘙痒用药物数周后即出现以结节或浸润性斑块为表现的症状，因浸润性斑块导致的面部水肿（25%），泛发的发疹样（图 19-17）、荨麻疹样丘疹脓疱疹或可进展为剥脱性皮炎，或见无菌性脓疱、紫癜、Stevens-Johnson 综合征（SJS）、中毒性表皮坏死松解症（TEN）等皮损。淋巴结肿大（75%），血液学异常（90% 病例中有嗜酸性粒细胞增多，40% 的病例有异型淋巴细胞 / 单核细胞增多）。有时可模仿皮肤淋巴瘤。总死亡率约为 10 %，该综合征可进展为 SJS/TEN，或同时存在。目前对于药物所致多器官受损所表现的各种症状或体征是否应该被归类为单一、明确、统一的疾病仍存在争议，但 DRESS 的定义已被普遍接受。

器官受累如肝炎、肾炎、肺炎、心肌炎、甲状腺功能减退症和脑炎，通常发生在药物治疗的 3~6 周后。组织病理显示为淋巴细胞浸润，与普通药疹不同的是，停止使用致敏药物后皮疹不会加快消退，可出现再次加重（双峰）或多次加重（多峰）现象，这可能与药物交叉反应、药物诱导的免疫抑制及病毒再激活有关。肝脏是最常受累的器官（发生率 75%~94%），表现为肝大，谷丙转氨酶、谷草转氨酶和碱性磷酸酶升高，可伴脾大。12%~40% 的患者可出现不同程度肾损害。1/3 的患者可见肺脏损害，表现为肺功能降低、急性间质性肺炎、胸膜炎。4%~27% 的患者可出现心脏损害，出现胸痛、呼吸困难、心悸和血压下降，神经受累可出现脑脊髓膜炎、脑炎，表现为头痛、昏迷、运动功能障碍。

DRESS 的特殊临床亚型包括抗惊厥药超敏综合征、米诺环素超敏综合征、氨苯砜超敏综合征、别嘌醇超敏综合征、磺胺药超敏综合征。

DIHS 诊断：2018 年中国医师协会皮肤科医师分会变态反应性疾病专业委员会根据中国人群的临床特征和国内外诊断现状，制定 DIHS 共识，如果患者出现以下临床表现或实验室指标异常，应考虑 DIHS 可能（表 19-7）。

表 19-7 药物超敏反应综合征（DIHS）诊断标准

1）迟发性皮疹	从服药到皮疹出现时间大于 3 周
2）淋巴结肿大	≥2 个部位的淋巴结肿大
3）发热	体温 >38℃
4）内脏损害	谷丙转氨酶为正常值 2 倍以上、间质性肾炎、间质性肺炎或心肌炎
5）血液学异常	白细胞升高或降低，嗜酸性粒细胞 $\geq 1.5\times10^9$/L 或不典型淋巴细胞 >5%
6）复发病程	尽管停用诱发药物并给予治疗，疾病仍出现病情复发或加重。符合前面 5 条可确诊 DIHS

DIHS 鉴别诊断：病毒感染相关疾病（如传染性单核细胞增多症、麻疹、川崎病）、其他类型药疹（剥脱性皮炎、SJS/TEN、急性泛发性发疹性脓疱型药疹等）和淋巴瘤相关疾病（如血管免疫母细胞淋巴结病、淋巴瘤性红皮病、药物性假性淋巴瘤）等相鉴别。在出现系统症状前，DIHS 的皮疹通常很难与普通药疹相鉴别。

DIHS 治疗：一线治疗为系统性糖皮质激素治疗，推荐剂量为泼尼松龙 1mg/（kg·d），在 1~3 个月内逐渐减量；对于糖皮质激素抵抗的患者，二线治疗为环孢素和静脉滴注丙种球蛋白（IVIG）；文献报告的三线治疗包括血浆分离置换、利妥昔单抗、缬更昔洛韦，环磷酰胺可减少糖皮质激素用量。

糖皮质激素治疗：可口服 1mg/（kg·d），静脉给予 0.5~1.0g/d（儿童 20mg/（kg·d））甲泼尼龙冲击治疗 3 天。需要注意使用糖皮质激素可能会导致病毒（HHV 或巨细胞病毒）的再激活进而加重病情。免疫球蛋白冲击疗法：免疫球蛋白（IVIg），0.2~0.4g/（kg·d），3 天后如果效果不明显，剂量可增至 0.6~0.8g/（kg·d）。联用糖皮质激素优于单用免疫球蛋白大剂量冲击疗法。免疫抑制剂治疗：免疫抑制剂如环磷酰胺、环孢素和单克隆抗体（如肿瘤坏死因子 α 拮抗剂）。

（六）特殊类型药疹

1. 药物诱发的红斑狼疮（drug-induced lupus erythematosus，DILE） 是一种药物诱发的自身免疫病。

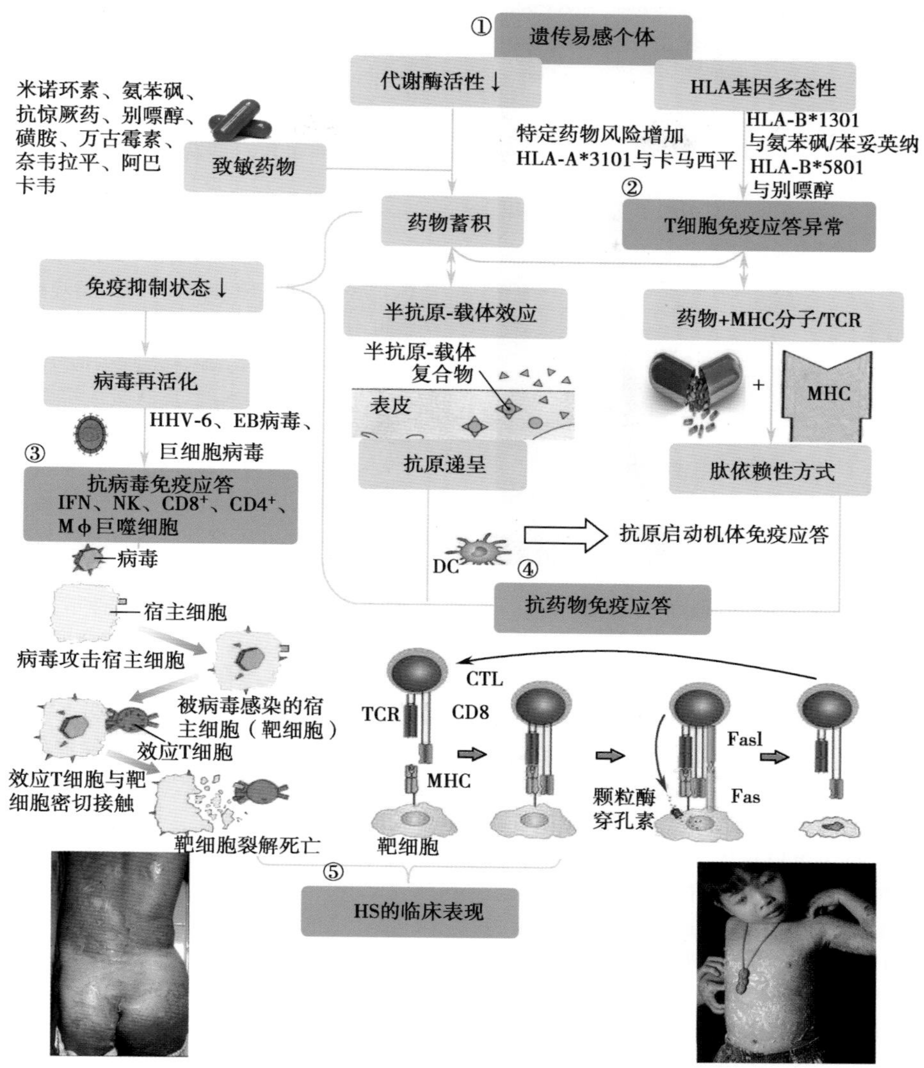

图 19-16　药物超敏反应综合征的发病机制示意图：是由 $CD8^+$ T 细胞介导、针对药物及其活性代谢药物的迟发性超敏反应。致病药物：抗癫痫药、抗生素、别嘌醇、奈韦拉平、解热镇痛。四种重要机制：①遗传易感性：遗传易感个体的药物代谢酶如细胞色素 P450 系统和 N- 转乙酰酶的编码基因多态性导致这些代谢酶活性降低，在摄入致敏药物后，药物成分或代谢产物蓄积；②免疫应答异常：HLA 等位基因多态性也影响抗原递呈和后续 T 淋巴细胞应答；③抗药物免疫应答：药物（半抗原）通过半抗原 - 载体效应与内源性蛋白共价结合，形成完全抗原，经抗原递呈细胞处理和递呈，被免疫系统识别为外来抗原，引起 T 细胞应答；致敏药物还可通过药理学相互作用，与 MHC 蛋白或 T 细胞受体（TCR）非共价结合，以肽依赖性方式引起 T 细胞应答，CTL（细胞毒性 T 细胞）、穿孔素、颗粒酶、Fas/Fas-L 致靶细胞凋亡；④抗病毒免疫应答：药物的直接作用或抗药物免疫应答所致的免疫抑制状态导致某些人类疱疹病毒（HHV）尤其是 HHV-6 再活化，从而诱发机体产生抗病毒免疫应答；⑤抗药物与抗病毒免疫应答共同造成了 HS 的临床表现。

病因与发病机制：目前已知的相关药物超过 80 种，其中：①明确相关的药物：肼屈嗪、普鲁卡因胺、异烟肼、甲基多巴、氯丙嗪、奎尼丁和米诺环素；②很可能相关的药物：柳氮磺胺吡啶、氢氯噻嗪、特比萘芬、他汀类药物、IFN-α 和氟尿嘧啶类药物；③可能相关的药物：氯金化钠、青霉素、链霉素、四环素、保泰松、雌激素和口服避孕药、锂制剂，对氨基水杨酸、利血平、灰黄霉素、钙通道阻滞剂、卡托普利、环丙沙星、利福平、可乐定、羟基脲、除 IFN-α 以外的各种干扰素、吉非贝齐；④最新报道的相关药物：IL-2、氯巴占、氯氮平、妥卡尼、赖诺普利、依那西普、英利昔单抗、扎鲁司特。

发病机制包括诱导 T 和 B 淋巴细胞过度活化机制，药物活化代谢物机制，破坏中枢免疫耐受机制。与 DILE 发生相关的遗传因素主要有两种：HLA 等位基因和药物代谢影响因子。

临床亚型

1）药物诱发的系统性红斑狼疮：90% 的患者可出现关节痛，或仅以关节痛为惟一症状。肌肉酸痛约占 50%。可出现发热、胸膜炎和心包炎。普鲁卡因胺、肼屈嗪、柳氮磺吡啶、

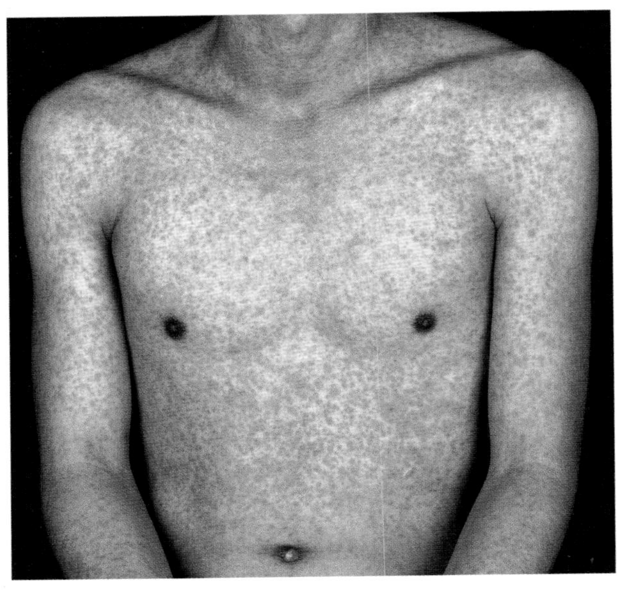

图 19-17 药物超敏反应综合征(麻疹样型)

异烟肼和卡马西平等药物可引起心包炎,造成心脏填塞。皮肤损害如蝶形红斑、脱发、盘状损害、光敏症状、口腔溃疡、淋巴结肿大和 Raynaud 现象较少见,常见皮损为紫癜、结节红斑或红斑性丘疹。通常不伴有中枢神经系统和肾脏受累,贫血、中性粒细胞减少或血小板减少也较少见。ANA 阳性可达 90%,多为均质型。抗组蛋白抗体阳性是本病的特征性表现,阳性率可达 75%,而特发性 SLE 中抗组蛋白抗体阳性率为 20%。患者停药后临床症状可消退,但血清学异常持续时间较长。皮肤病理和直接免疫荧光检查与特发性 SLE 类似。

药物诱导性亚急性皮肤红斑狼疮:氢氯噻嗪、特比萘芬和钙通道阻滞剂等药物可诱发,临床表现类似于特发性,女性多见。血清学表现为抗 SSA/SSB 抗体、ANA 和抗组蛋白抗体阳性。

药物诱导性慢性皮肤红斑狼疮:较少见,多由氟尿嘧啶类药物如氟尿嘧啶、替加氟、优福定诱发。

诊断标准:多数情况下,DILE 并不满足 ARA-SLE 分类标准推荐的 11 项中的 4 项。诊断 DILE 主要依据临床表现、可疑用药史及其与疾病的关联。DILE 分类标准包括:①至少出现 SLE 分类标准中的一项临床症状,加上 ANA 阳性或其他血清学异常;②出现 SLE 临床症状前 3 周至 2 年内有使用可疑药物史;③停止使用可疑药物后症状迅速缓解或消退,但血清学异常可能持续一年或更长。再次使用该可疑药物后,临床症状复发。

2. 药物诱发的假性淋巴瘤 指接触某些药物引起的类似淋巴瘤的皮肤炎症,发病机制是药物抑制免疫功能,导致异常淋巴细胞增殖。常见诱发药物包括抗惊厥药、抗精神病药、磺胺类(包括噻嗪类利尿剂)、氨苯砜和抗抑郁药。皮损表现为红色至紫色丘疹、斑块和结节。通常发生在治疗数月后的老年白人患者,也可出现淋巴结肿大和循环 Sézary 细胞,在临床和组织学上类似淋巴瘤,但生物学行为良性。假性淋巴瘤可在停药后而消退。

3. 硬皮病样反应 青霉胺、博来霉素、溴麦角环肽、维生素 K、5- 羟基色氨酸联合卡比多巴可引起局限性、广泛性或系统性硬皮病样反应。有些嗜酸性筋膜炎病例与色氨酸、苯妥英钠摄入有关。

4. 皮肌炎样反应 青霉胺、尼氟酸、双氯芬酸、卡马西平、疫苗接种和 BCG 等药物可引起皮肌炎样反应。曾报道肢端皮损引起慢性皮肌炎与羟基脲长期治疗有关。苯扎氯胺过敏也会引起皮肌炎样反应。

5. 假性卟啉病 大剂量利尿剂呋塞米、萘普生和其他非甾体抗炎药、肌安宁和阿司匹林,萘啶酸,四环素类和磺脲类药物可引起假性卟啉病,此病光敏性机制较复杂,有报告服用维生素 B_6 片诱发者。临床表现类似卟啉代谢异常,表现为四肢暴露部位紧张性水疱、皮肤脆性增加、光敏感、瘢痕形成和粟丘疹。

6. 指端红斑与指端坏死 是一种指端皮肤表现。

临床表现:①掌跖紫红色斑、脱屑和色素沉着:5- 氟尿嘧啶、多柔比星和阿糖胞苷等抗有丝分裂药可引起掌跖紫红色斑,伴脱屑和色素沉着。另有两种新化疗药替加氟和多西他赛(用于治疗卵巢癌)也有此种不良反应;②雷诺综合征、指端坏死:α- 干扰素可致雷诺综合征和指端坏死,β- 干扰素可致严重的雷诺综合征,博来霉素可致雷诺综合征,加用长春新碱可致指端坏死,右芬氟拉明直肠给药也可引起指端坏死;③手足水疱:手足受压部位发生水疱,最常见于大剂量氨甲蝶呤治疗时,水疱区也可发生全层缺血性坏死,但极为罕见。

治疗:局部冷敷和抬高患肢有益,治疗期间冷却手部可减轻反应严重度,调整药物剂量对该综合征的恢复也有帮助。维生素 B_6 和泼尼松可能减轻氟尿嘧啶(5-FU)引起的肢端红斑疼痛。肢端红斑可在再次化疗时复发,但很少需要停药。雷诺综合征可使用改善微循环的药物;指端坏死可使用改善微循环的药物,加用抗生素软膏。

7. 5- 羟色胺综合征 5- 羟色胺综合征是 SSRI 所致的一种潜在性危及生命的药物不良反应,由治疗性使用、故意服药自杀或意外药物相互作用所致,超过 85% 的医师不认识该综合征。

病因与发病机制:选择性 5- 羟色胺再摄取抑制剂(SSRI)属第二代抗抑郁药,已成为抑郁症的首选治疗药物,包括氟西汀、帕罗西汀、氟伏沙明、舍曲林和西酞普兰。5- 羟色胺综合征有一系列 SSRI 的不良反应发生率与剂量正相关,主要为 5- 羟色胺副作用,包括失眠、焦虑、激动或嗜睡等神经精神症状;厌食、恶心、腹泻、便秘等胃肠道症状;射精障碍、性欲减退等性功能障碍;尿频、尿急、排尿困难等膀胱功能障碍以及头痛、头晕、气短、疲乏、出汗、肢体震颤和口干等。

临床表现:5- 羟色胺综合征的典型表现为精神状态改变、自主神经功能亢进和神经肌肉异常三联症,但并非所有患者均出现全部三联症。临床症状可从轻微的震颤和腹泻到威胁生命的谵妄、神经肌肉强直和高热。有学者统计了 2 222 例患者的症状,显著相关的主要有以下 4 类:①神经肌肉表现,包括反射亢进,可诱发的阵挛、肌阵挛、自发性阵挛、外周肌张力亢进及寒战;②自主神经紊乱,包括心动过速、瞳孔散大、出汗、有肠鸣音和腹泻;③精神状态异常(躁动性谵妄);④肌张力升高引起的高热(体温 >38℃)与 5- 羟色胺综合征的诊断并不强烈相关,但重度中毒病人会发生这种高热。5 种 SSRI

的主要不良反应比较(见表 19-8)。另外,SSRI 治疗双相抑郁症时转躁狂的发生率约为 1%,大剂量可诱发癫痫。

表 19-8 五种 5- 羟色胺再摄取抑制剂(SSRI)的主要不良反应比较

氟西汀	帕罗西汀	氟伏沙明	舍曲林	西酞普兰
失眠、焦虑	性功能障碍	恶心	腹泻	恶心、呕吐
头痛	膀胱功能障碍	嗜睡	震颤	头痛
厌食	疲乏	便秘	口干	出汗
气短	头晕	厌食		口干
	出汗			震颤
				失眠

治疗:表 19-9 总结了 5- 羟色胺综合征的治疗。

表 19-9 5- 羟色胺综合征的治疗

作用靶位	阻断 5- 羟色胺产生,避免相关药物再暴露。拮抗 5- 羟色胺及其所造成的症状
轻症	支持治疗,去除诱发药物,应用苯二氮䓬类
中等病症	纠正心肺异常和热量异常,应用 5- 羟色胺拮抗剂
重症	除接受上述各种治疗外,联合快速镇静、神经肌肉麻痹和气管插管

(七)药物注射部位皮肤反应

1. 维生素 K 反应 注射后 1~2 周,注射部位可出现过敏反应。皮损为瘙痒性红色斑块,损害位置深在,累及真皮和皮下组织,可能会形成表浅水疱,或皮下硬化。

2. 注射部位反应 除过敏反应外,也可发生皮肤坏死。相关药物包括化疗药、钙盐、造影剂和新青霉素Ⅲ。肌内注射可引起药物性皮肤栓子或 Nicolau 综合征,表现为注射后立即出现局部剧痛和皮肤苍白(缺血性苍白),接着注射部位出现红色斑疹,随后发展为树枝状网状青斑样紫色斑片、出血及溃疡,数周至数月后痊愈。

3. 抗凝剂引起的皮肤坏死 华法林和肝素均可引起皮肤坏死,损害易发生在皮下脂肪较丰富的区域,如胸、腹和臀部。损害初为红色痛性斑块,随后坏死。静脉注射肝素既可引起注射部位局部坏死,也可引起广泛性坏死。局部反应最常见。与坏死综合征不同,肝素还可在注射部位引起过敏反应。

若不处理,该反应可能致命。应停用诱发药物,局部对症处理。由华法林所致者应停用华法林,维生素 K 治疗可逆转华法林反应;使用纯化 C 蛋白能加快该综合征的康复。由肝素所致者停用肝素,如果仍需抗凝治疗,可改用华法林。局部治疗通常采用保守治疗,即更换敷料、局部清创、卧床休息和控制疼痛,很少需要外科治疗。

在预后方面,维生素 K 反应通常持续 1~3 周,但也可能更长,或消退,或自发地复发。硬化性皮肤反应可持续若干年。抗凝剂引起的皮肤坏死,可引起四肢、心脏、肺和脑部动脉血栓形成,导致发病率和病死率明显升高。

(八)实验室检查

1. 体内试验

(1)激发试验:服用小剂量可疑致敏药物,观察是否可引起症状再发,是确认该药是否为致敏药物的最可靠方法。但有时小剂量致敏药物也可引起危及生命的过敏反应或免疫复合物型溶血性反应,不能轻易应用。

(2)皮肤划痕试验:用钝针在受试皮肤上横划两条长约 3mm 的划痕,不使出血,两条划痕相距 2~3cm。将试验药液滴 1 滴于前臂近端划痕处,另将不含药物的稀释液 1 滴,滴于远端划痕处作为对照。将液体轻轻擦入划痕内,在 15~30min 后观察结果。本法准确性不高,但较其他方法安全。

(3)皮内试验:用皮试针管及针头,皮内注射试验药液 0.02ml,使局部产生一个小皮丘。药物皮肤试验应在药物反应痊愈后 6 周 ~6 个月内进行。

(4)斑贴试验与光斑贴试验:对外用药引起的接触性皮炎及内用药引起的湿疹样发疹,都有诊断价值。但其他皮肤反应无价值。

2. 体外检测 放射性变应原吸附试验和酶联免疫吸附试验可用于青霉素特异 IgE 抗体检测。

特异性淋巴细胞转化试验主要用于检测细胞介导的迟发型免疫反应以及特异性 IgG 及 IgM 抗体检测。

HLA 等位基因频率检测可预测药疹的发生,在美国、加拿大和我国台湾地区卡马西平说明书中已纳入了相关信息,提示 HLA-B1502 阳性患者服用该药存在高风险,并建议在首次服用该药物前接受该基因检测。

(九)诊断

发疹前有明确用药史;有一定的潜伏期,初次用药多在 1~2 周内出现,致敏患者再次用药时,可在数分钟至数天内发疹。

药疹的诊断包括两步:第一,检查皮损形态,例如发疹样(斑丘疹型药疹为较常见的类型);第二,检查有无系统受累,如发热、淋巴结肿大、肝肾功能损害或其他不适。亦有认为超过一半的药疹发生于用药 3 个月内,少数药疹发生于用药后 1~2 年(如药物性狼疮)。

诊断应考虑以下几点:①有足够时间发生免疫反应。初用药一般须经 7~10 天。反应发生较快,考虑假性变态反应,或过去应用该药已致敏,或为药物交叉反应;②以上各条非都须具备。

反应发生后 4~6 小时血清类胰蛋白酶水平升高可作变态反应的诊断。非免疫反应、药物作用有其特点,遗传因素对特定的药物作用有诊断价值,如卡马西平、别嘌醇、氨苯砜等可做等位基因检测支持诊断。SJS/TEN 疱液检测颗粒溶解素进行快速诊断。

(十)鉴别诊断

药疹有多种表现,与许多内科病、皮肤病及传染性疾病有相似的皮损,需依据用药史、潜伏期及药疹的特殊表现加以鉴别。下文主要介绍药疹与非药物性发热发疹的鉴别。

1. 病毒感染 ①根据病原体,如多形红斑与Ⅰ型单纯疱疹病毒(HSV-I)感染有关;DRESS 与传染性单核细胞增多症鉴别要点在于后者异嗜性抗体和吸收实验阳性;②根据病史和受累脏器分析;③根据免疫应答类型。

2. 系统性血管炎 系统性血管炎的皮疹呈多形性，但紫癜是其共同特征，其次是有不同程度的溃疡与坏死，抗中性粒细胞胞浆抗体（ANCA）阳性是重要鉴别依据。

3. 肿瘤 实体肿瘤往往有器官受累的症状；淋巴源性肿瘤有浅表淋巴结和腹膜后、纵隔淋巴结肿大；而骨髓源性肿瘤会有异常外周血和骨髓象。

药疹至今仍然缺乏可靠的实验诊断方法。皮肤试验阳性者在用药后不一定发生药疹，而阴性者仍有可能出现药疹。而且，皮内试验可使高敏感个体发生严重药疹或其他药物反应，甚至引起过敏性休克而死亡。再有服药试验也不安全可靠，仅可慎用于固定型药疹或不致发生严重反应的患者。在临床上用药后发生药疹，停药后消失及再次使用复发的用药史很有诊断意义。

（十一）治疗

阻断免疫反应（如Ⅰ、Ⅱ、Ⅲ、Ⅳ型变态反应，肉芽肿反应，光敏反应）和非免疫反应（如非免疫性活化）所致的药物反应，减轻其对全身多系统和多器官的损害（表 19-10）：①停用一切可疑药物；②促进体内药物排泄；③对症及支持治疗；④防治并发症。

表 19-10 药物性皮炎的治疗

类型	治疗
病因治疗	确定并停用致敏药物
致敏药特殊处理	替代治疗：用化学结构不同药物，取得同样疗效
轻型药疹	1~2 种抗组胺药，非特异性抗过敏药，糖皮质激素
重型药疹	糖皮质激素或糖皮质激素冲击疗法；①IVIG（尤其适用于重型药疹及 TEN）；②支持疗法，水电解质平衡，依感染的可能性小心选用抗生素，防治继发感染
紧急病例抢救	休克者应及时抢救
促进排泄和降解	二巯丙醇（BAL），用于致敏药金、汞、砷剂解毒
一线治疗	外用糖皮质激素（E），口服抗组胺药（E），非甾体抗炎药（E）
二线治疗	系统糖皮质激素（E），环孢素（D），IVIG（C），眼部护理（E），清创术和人造皮肤黏膜（E），控制疼痛（E）

1. 轻型药疹 皮疹少、无自觉症状者，仅予停药观察，不必用药。皮疹较多、瘙痒明显者，可选用抗组胺药，必要时给予小量非特异性脱敏药物。

2. 重型药疹 包括重症多形红斑、荨麻疹、血管性水肿、过敏反应、SJS/TEN、剥脱性皮炎、血管炎、DRESS。伴有心、肺、肝、肾受累的病例按重型药疹处理。TEN 应在重症监护病房救治。支持疗法尤为重要，纠正电解质紊乱，补充热量及预防败血症。

（1）药物治疗

1）糖皮质激素：糖皮质激素能减轻药物超敏反应综合征的皮肤及内脏（如心肺）损害，挽救生命。如口服泼尼松 1.5~2.5mg/（kg·d），或静脉滴注氢化可的松 200~500mg/d 或地塞米松 10~20mg/d。必要时采用糖皮质激素冲击疗法。

2）IVIG：剂量为 5~20g/d，连用 3 天。对于重型药疹 SJS/TEN，并无标准推荐治疗方案。糖皮质激素或 IVIG，与支持疗法相比，均未显著减少死亡率（详见 SJS/TEN 章节）。

3）抗生素：合并感染者，则需采用副作用较小的抗生素，并避免致敏药物。

4）环孢素：主要作用为抑制 T 细胞功能，剂量为 5~10mg/（kg·d），连用 8 天至数周。

5）抗组胺药和非特异性脱敏药物：参见轻型药疹治疗。

（2）血浆去除法：可迅速清除循环中的药物抗原、抗体和免疫复合物。

（3）支持治疗：维持水、电解质平衡和纠正酸碱代谢紊乱。鼓励患者进食，并间断补充白蛋白、血浆和鲜血。

（4）局部治疗

1）皮肤损害：根据皮损情况选用温和外用药（参见湿疹）。

2）眼部损害：每天用生理盐水洗眼 1~2 次，每隔 2~3 小时用氢化可的松眼药水点眼，睡眠时应用抗生素眼膏如红霉素眼膏并遮盖无菌纱布。使用清洁无菌的玻璃棒分离结膜，防止粘连。

3）口腔损害：用 2% 碳酸氢钠溶液或 3% 硼酸溶液漱口。

（5）预防：①用药前询问患者有无药物过敏史，避免使用致敏药及结构类似的药物；②杜绝滥用药物；③严格执行常规皮试制度；④注意监测药疹的早期症状，尽早诊断，立即停用可疑致敏药物，应注意与发疹性传染病和感染引起的皮疹相鉴别；⑤注意处方中复方制剂的组成成分，了解其中可能的易致敏成分，特别是感冒药、解热止痛药及中西药复方制剂；⑥对于已出现药疹者，医生应明确告知患者且在病历显著位置记载致敏药物，以避免再用相同和结构类似药物。

（十二）病程与预后

预后决定于药疹的类型和严重度。一般轻型药疹如发疹型药疹，经治疗 1 周后病情好转，湿疹型药疹经治疗 1 个月左右好转，光感性药疹经治疗数周痊愈。扁平苔藓样药疹，愈后可留色素沉着，而固定型药疹消退后色素进一步加深呈蓝黑色，这种色素斑有特征性并具有诊断价值。

重型药疹，如有内脏损害，例如剥脱性皮炎，病情较为凶险，疗效较差，可致死亡；TEN 的眼部损害可致失明，广泛的表皮坏死松解剥脱可继发严重感染、毒血症或败血症、肝肾衰竭、酸碱平衡及电解质紊乱或内脏出血而引起死亡。

第二节 中药的不良反应

中药不良反应是指合格药品在正常的用法用量下，出现的与用药目的无关的或意外的有害反应。

中药不良反应，包括过量反应、副作用、毒性作用、继发反应或间接反应、药物间的相互作用、不耐受、特异质、变态反应、假变态反应、致癌作用、致畸作用和致突变作用。

一、病因

1. 中药本身的因素

（1）品种来源多样：其所含的化学成分、生物活性和毒性也会有所差异。如马兜铃科的关木通导致的肾损害就是由于木通类植物品种混乱。

(2) 产地、采集、炮制和贮存差别：产地、采集时间将直接影响其生物活性和毒性，通过合理的炮制，一些原本有毒的中药会减少甚至消除毒性。

(3) 结构复杂和作用多靶点：中药中常见的化学成分有多糖、蛋白质及氨基酸类、鞣质、醌类化合物、香豆素类、木脂素、黄酮类化合物、强心苷、皂苷、甾体化合物、挥发油、萜类化合物、生物碱、微量元素等十余类。

(4) 不良反应与绿原酸相关：在清热解毒类的处方中，金银花、忍冬藤、鱼腥草、茵陈、栀子等均含有绿原酸。TCMI 普遍含有绿原酸。例如，双黄连、茵栀黄、清开灵等注射剂均含有绿原酸，而绿原酸被认为是半抗原物质，可与蛋白质结合后具有致敏性。

(5) 异性蛋白：是某些注射剂产生过敏反应的原因，蝮蛇抗栓酶含有近 30 种毒素蛋白、酶及少量其他蛋白，清开灵含有水牛角、鹿茸精，这些制剂所含有的异型蛋白具有抗原性，容易产生过敏反应。

2. 中药的不合理使用 不遵守辨证论治的原则，辨证不当、组方不合理等现象。或配伍不合理，或超量使用等。

中药变应反应发病机制：

(1) 免疫原性：中药中除某些无机物以外，大多数属于大分子有机物质，如蛋白质、多肽、多糖等，它们同时具有免疫原性和反应原性，可刺激机体免疫系统引起免疫应答。

(2) 杂质致敏：如双黄连针剂的主要成分之一金银花中含有的绿原酸和异绿原酸对机体有致敏作用。

(3) 其他：复方制剂，各种中药物成分相互作用。用药剂量与给药速度，肌内注射，大剂量用药与静脉内快速给药易引发过敏性反应。

二、临床表现

1. 临床类型 从 1975—2001 年文献报告，中药不良反应的类型主要包括①变态反应；②毒性作用；③副作用；④特异质反应；⑤药物依赖性。

中药注射剂的不良反应以变态反应为主(69.9%)，其中过敏性休克 266 例，占总例数的 10.2%，而且，在所有的 25 例死亡报告中大多数是因过敏性休克抢救无效致死的。其次，消化道症状亦比较多见。第三是神经系统症状，占 5.6%，如蝮蛇抗栓酶致可逆性复视(共 57 例)。

药物不良反应，以静脉注射最多，依次为肌内注射、腹腔注射和皮下注射，外用药不良反应报告的较少，但不一定最低。

2. 症状 表现为食欲不振、腹部疼痛或绞痛，腹泻、恶心、呕吐，或消化道出血等。

3. 变态反应型特点 临床表现也多种多样，也可损害各系统各器官。国内医药期刊上报告的及《药物不良反应题录集》中收集的中药变态反应患者的皮肤表现，包含了绝大多数见于抗生素和各种化学药物所致变态反应中所见者，但未见血清病样综合征及变应性血管炎两种类型。

4. 类变态反应特点 也称假性变态反应，类变态反应，指的是反应的表现有速发型反应的特点，但其发生与免疫机制无关，而是由没有抗原抗体参与的非免疫机制所致。

三、诊断

药品不良反应的判断，即药品不良反应的因果关系评价(causality assessment)有多种方法，如 Karch 和 Lasagna 方法、计分推法以及贝叶斯不良反应诊断法。其中以 Karch 和 Lasagna 法最常用，它的评价准则是：①用药与反应出现的时间顺序是否合理；②以往是否有该药反应的报道；③发生反应后撤药的结果；④反应症状清除后再次用药出现的情况；⑤有否其他混杂因素。依据符合以上 5 项条件的多少，判断为“肯定”“很可能”“可能”“可疑”和“否定”。我国不良反应监测中心应用此评价标准。

(一) 变态反应的确定

引起反应的药物，其剂量多为常用量或小量，故可以与毒性反应及蓄积作用相区别；由各种原因用药过量引发的毒性反应，无论其表现为何，则不属于变态反应。

(二) 致敏药物的确认

1. 复方中药难以确认 目前虽有极少数中成药变态反应经证实的报告，过去也有个别病例服羚翘解毒丸引发过敏性休克后用被动转移试验证实的报告，但只有证明该复方中成药的致敏作用，不能说明究竟对何种成分过敏。

2. 单味中药较易判断 极少数单味中药制剂引起的变态反应有皮内实验证实。

3. 再暴露试验阳性或交叉过敏 药物变态反应消退后，再用原致病药物或与其化学构造相似的药物时，即使用量很少也可引起再发。

4. 确定致敏药物参考线索

(1) 引起药物不良反应的药物：严重性依次为雷公藤片、感冒通片、双黄连针、丹参注射液、清开灵针、牛黄解毒丸、参麦注射液、猪苓多糖、茵栀黄针、斑蝥、复方青黛丸、霍香正气、六神丸、穿琥宁、风油精、正红花油。有些病例可有嗜伊红白细胞增多。抗组胺制剂，糖皮质激素有效。

(2) 中药注射剂：有一组报告，统计中药注射剂不良反应共 2 600 例，其中前 10 位不良反应的致敏药物见表 19-11。

四、治疗

参照药物性皮炎治疗方法处理。

1. 正确诊断是有效救治的重要条件。

2. 严重中药药物反应，过敏性休克应立即抢救。

3. 清除尚未吸收的毒物 催吐法，洗胃法，导泻法，灌肠法。

4. 阻止毒物的吸收 保护剂、吸附剂、中和剂、氧化剂、沉淀剂。

5. 促进吸收毒物排泄 硫酸阿托品、烯丙吗啡、亚硝酸异戊酯、亚甲蓝。

6. 解毒药物的应用 硝酸毛果芸香碱、硫代硫酸钠、二硫基碘酸钠。

7. 对症治疗 皮肤损害可酌情系统使用糖皮质激素，抗组胺药，外用药按皮炎湿疹用药原则。

五、预防

同西药药物性皮炎。

表 19-11 中药注射剂发生例数前 10 位药物

药名(例数)	不良反应症状(例数)
双黄连(518)	过敏反应(90),药疹(299),过敏性休克(39),胃肠反应(64),黄疸(2),血尿(4),静脉炎(6),一过性无尿(1).瘀点瘀斑(4),心律失常(2),全身或四肢疼痛(2),胡萝卜素沉着症(3),死亡(2)
蝮蛇抗栓酶(518)	过敏反应(31),药疹(104),过敏性休克(17),过敏性哮喘(1),关节疼痛(43),皮肤瘀点、瘀斑(57)、牙龈、鼻出血(32)、消化道出血(4)、阴道出血(2)、溶血性贫血(1),手术切口渗血(1),诱发 Evens 综合征(1),胃肠反应(76),肝功能损害(6),胆囊炎(2),少尿、水肿(2),蛋白尿(42),血尿(1 5),心律不齐(4),心肌梗死(4),血压升高(1). 脑出血(6),可逆性复视(57),多器官损害(1),失眠(1),死亡(7)
清开灵(252)	过敏反应(125),过敏性休克(41),药疹(64),药物热(3),过敏性哮喘(3),急性左心衰(4),诱发洋地黄中毒(2),胃肠反应(5),幻想烦躁(3),死亡(2)
葛根素(189)	发热(119),药疹(25),过敏反应(23),腹痛(8),过敏性休克(6),肝功能异常(2),一过性血红蛋白尿(1),注射部位胀痛(1),心律失常(3),死亡(1)
穿琥宁注射液(143)	过敏反应(44),药疹(8),药物热(9),休克(21),严重呼吸困难(1),泄泻(33),肝损害(1),血小板减少(21),白细胞减少(3),房室传导阻滞(1),静脉炎(1)
复方丹参(133)	过敏反应(58),药疹(23),过敏性休克(13),药物热(9),低血压(1),心脏停搏(1),心绞痛(1),剧烈头痛(4),双下肢剧痛(1),肌肉震颤(1),局部疼痛、红肿(10),肝损害(2),腹泻(1),精神异常(1),溶血尿毒综合征(1),性机能下降(3),阴道出血(1),死亡(2)
藻酸双酯钠(129)	过敏反应(31),药疹(9),过敏性休克(12),白细胞减少(25),血压下降(12),胃肠反应(23). 关节肌肉疼痛(2),心动过速、S-T 段下移(10),肝损害(3),脱发(1),死亡(1)
榄香烯乳(87)	局部红肿刺痛(37),静脉炎(15),过敏反应(14),过敏性休克(2),过敏性哮喘(1),呼吸衰竭(1),胃肠反应(16),溶血(1)
茵栀黄(78)	过敏反应(19),过敏性休克(15),药疹(33),致乳房增大(3),腹痛腹泻(1),腰痛(1),半身麻木(1),精神症状(1),死亡(4)
脉络宁(68)	过敏反应(28),过敏性休克(18),药疹(4),药物热(1),诱发内痔出血(6),血尿(1),微循环障碍(1),诱发心绞痛(5),呼吸困难(2),急性肾衰(2)

六、治疗评价及预后

停用致敏中药药物,积极治疗,预后良好。中药变态反应死亡率为 0.79%,致死亡中药有雷公藤片、感冒通、消咳喘、鸦胆子、正红花油。在对 225 例药源性死亡病例的分析中,由中草药不良反应致死者占 3.56%。由于确定中药的致敏药物较为困难,再因其仍有可能发生化学结构相似的药物交叉过敏,所以在治疗用药上更应慎重。

尽管中药注射液有其独特疗效,专家提醒谨慎使用中药注射液。中药注射液由于身份问题,中、西医界长期以来一直有着不同的意见和争议。针对中药注射危机,著名中西医结合内科、心脑血管科专家陈可冀院士表示,强化对中药注射液的监管是当务之急。

第三节 药物滥用的皮肤表现

概述

药物滥用(drug abuse)是指用药方式违背了特定文化背景认可的医学或社会模式。

一、流行病学

全球有 3%~5% 的人滥用药物,其中大约 1 300 万静脉药物。国际药物使用及健康调查估计 1 950 万 12 岁或老年人早期滥用药物,静脉注射是最危险的源头。吸毒者由于暴力犯罪或家庭暴力。药物的滥用和依赖引发一系列社会问题,犯罪的增加。

《国家药物滥用监测年度报告(2013 年)》显示 2013 年我国医疗用药品滥用率较低,为 6.0%,以冰毒为代表的合成毒品滥用比例逐年增长,人群呈年轻化趋势。我国药物滥用情况呈现以下特点:一是新发生药物滥用者持续增多,其中合成毒品滥用者占 80.5%;二是海洛因滥用率为 66.8%,仍是药物滥用者滥用的主要物质;三是合成毒品滥用形势逐年恶化,其中冰毒滥用者占合成毒品滥用人群的 77.9%;四是药物滥用者年轻化趋势明显,35 岁以下为主;五是医疗用药品滥用下降为 6.0%。

二、病因

滥用药物的因素有遗传易感性、吸食该药的社会影响以及同时存在的精神障碍被认为有重要影响作用。社会背景在药物滥用的发生影响极为重要。

三、诊断条件（表19-12，表19-13）

表19-12 药物依赖性和滥用（吸毒）的诊断条件

依赖性（≥3条）	滥用（≥1条已历时12月以上）
1. 耐受性	1. 反复吸食已不能完成其主要职责
2. 戒断反应	2. 反复吸食者已对身体产生有害影响
3. 常以更大剂量服药，用药时间也比要求时间为长	3. 反复发生与吸食者相关的法律问题
4. 一直想要戒断或控制使用，或有过失败经历	4. 已因毒品影响引起持续或复发性社会或人际问题而仍然持续吸食
5. 为获得该药或由其副作用中恢复过来而付出大量时间	5. 不符合诊断依赖性的任何条件
6. 为吸食此药而放弃或减少重要社交、职务或娱乐时间	
7. 明知吸食该药可能引起严重后果，但仍不能自已，继续用药	

表19-13 由尿检测药物滥用

药物	检出物	尿检时间
海洛因	吗啡	1~3天
	6-乙酰吗啡	
可待因	可待因	1~3天
美沙酮	吗啡	
	美沙酮	2~4天
可卡因	苯甲酰芽子碱	1~3天
苯丙胺	苯丙胺	2~4天
甲苯丙胺	甲苯丙胺，苯丙胺	2~4天
大麻	四氢大麻酚	偶用1~3天，长期服用可至30天
苯二氮草类	奥沙西泮，地西泮，其他苯二氮草类	可达30天
苯环利定	苯环利定	速效类2~7天，长效类可至30天
巴比妥盐	异戊巴比妥，司可巴比妥，其他巴比妥盐	短效制品2~4天，长效制品可至30天

四、常用的滥用药物

1. 海洛因及其阿片类 阿片（opium）类药物 可分为激动剂（吗啡、海洛因、美沙酮）、部分激动剂—拮抗剂（丁丙诺芬）和拮抗剂（纳洛酮、纳曲酮）。海洛因来源于鸦片，其起始效应有一种“刺激”或“冲动”的强烈欣快感。

2. 可卡因及其他精神刺激剂 可卡因（由古柯叶提取的生物碱）和其他精神刺激剂如苯丙胺、甲苯丙胺。可卡因的急性效应包括强烈的欣快感，精力和自信增加，思维和感觉敏锐（包括性感受）。

3. 大麻类 大麻的主要的有效化学成分为四氢大麻酚（简称THC），其作用最强，而大麻亦含有超过400种化学物质。作用有轻度的快感，共济失调，自发大笑，记忆障碍，口干。通常以烟雾吸入，但亦可掺入食品或茶内食用。

4. 麦角二乙胺（LSD）及其他致幻剂 致幻剂主要引起思维、感受和情感的改变。LSD一般是以浸润不同剂量LSD的邮票大小纸片出售的，含量50~300μg以上。20μg即有精神效应，100μg可在1~2小时内产生致幻性精神症候。

5. 新滥用药：如3,4-亚甲基二氧基甲基苯丙胺（3,4-methylenedioxymethamphetamine；MDMA） MDMA即通常所谓“摇头丸”，合成的苯丙胺同类物，作用为致幻剂。美国8%以上高中生反映吸食过MDMA。不良反应常见，如出汗、肌痉挛、非随意性咬牙、晕倒、发冷、心动过速等。

五、临床表现

药物滥用的可发生各种皮损，而这些皮损在其他疾病中也能见到，应予以鉴别。

1. 瘢痕 注射刺激性药物，导致血管发炎并留下瘢痕。多数毒瘾新手开始常常注射前臂和手背的血管或注射大腿和足部的血管，使得部位伤痕累累，毒瘾者也注射颈部、腹部、腋下、腹股沟、舌下、生殖器及任何明显的静脉或动脉。因不能找到完整的血管时，甚至会用刀片或小刀浅浅地将皮肤割开，后把药粉涂到裂隙里。皮下和皮内注射引起硬的、线性、肥厚皮肤损害或瘢痕疙瘩等表现。

2. 溃疡 皮内注射或者某些药物外渗可引起组织的损害，海洛因和其他强效药通过乳糖、甘露醇、苏打水、粉剂频繁破坏组织。吸入海洛因会引起皮肤和肌肉的坏死。鼻内冲击强效海洛因造成鼻周和上唇广泛坏疽。

氯苯吡胺，一种抗组胺药，经常与喷他佐辛或其他阿片类药物连用，也会引起组织坏疽和溃疡。可有深部穿透性溃疡，常累及皮下和肌肉。

3. 肉芽肿 30%成瘾者尸检有异物肉芽肿。静脉或皮下注射药物后潜伏期需数月甚至50年。多数肉芽肿是由于注射水合硅酸镁引起的。皮损为硬质，可移动的皮肤结节。滑石粉（滑石粉辅料）肉芽肿可出现在肝脏、淋巴结、脾和骨髓组织。

4. 色素的改变 滥用甲基苯丙胺者，皮肤常常变成浅灰色、干燥、呈皮革样。

5. 血管病变/血管炎 瘀斑和血肿是因为注射后出血造成的。向动脉里注射药物有造成血管变色和水肿。动脉收缩或栓子形成能造成手指或肢端的坏疽。手臂静脉注射可卡因，可引起远端血栓的形成，大面积梗死性皮肤损害。可卡因可引起表浅或深在性静脉血栓形成，注射丙氧芬造成血栓性静脉炎和皮肤坏疽。其他有过敏性紫癜，结节性多动脉炎，坏死性脉管炎并伴有肾脏和肺病变的病例。

注射药物可造成颈部或下肢坏死性血管炎，可能误诊断为脓肿。严重鼻损坏的假性血管炎以及口腔和皮肤溃疡可能被诊为韦格纳肉芽肿病。

6. 痤疮 合成代谢类固醇类药物可引起痤疮、囊肿、头发和皮肤出油多、男女性脂溢性脱发、女性头发生长快、男性乳房发育、皮肤粗糙、肿胀、睾丸萎缩、阴蒂肥大。

7. 瘙痒及感觉异常 长期用可卡因和吸食大麻可引起瘙痒。长期吸食可卡因会产生幻觉、蚁走感，海洛因给予的欣快感伴随着皮肤潮红、瘙痒、口干、流泪和流鼻涕。海洛因成瘾者常常皮肤干燥，过敏和瘙痒。低剂量的苯环己哌啶可造成感觉迟钝。

8. 黏膜损害 吸食海洛因引起鼻甲、鼻咽和软腭的红斑和糜烂，坏疽和萎缩，鼻中隔和腭部穿孔。其他有慢性鼻炎、鼻出血、溶骨性鼻窦炎、牙龈萎缩、磨牙症。甲基苯丙胺和海洛因成瘾者常表现为唇干燥，甲基苯丙胺成瘾者也会表现为干燥、鼻部潮红，阿片类药物滥用者可出现眼睑水肿，常使用大麻者及有时吸食可卡因或苯环己哌啶者出现典型的红眼和布满血丝的眼。有报道男性龟头擦可卡因增加性欲，而造成阴茎异常勃起、刺激性皮炎，溃疡，吸食粉剂后引起阴茎勃起异常，迷幻剂引起口干、龋齿。

9. 细菌感染 / 真菌感染 皮肤和软组织感染在药瘾者最常见。一组研究表明，诊断蜂窝织炎(40.9%)、脓肿性蜂窝织炎(32.3%)、单独脓肿(16.5%)、感染性皮肤溃疡(10.2%)、坏死性筋膜炎(7.1%)、感染性静脉炎伴蜂窝织炎(5.5%)。可卡因吸食者可能感染鼻内隔或鼻窦。侵袭性真菌性鼻窦炎是鼻内麻醉剂滥用独特的一种并发症。

注射海洛因引起中毒性休克，静脉用药者常见的是感染性心内膜炎。

真菌病，包括甲癣、股癣、体癣。注射棕色海洛因引起播散性假丝酵母菌病，源于溶有海洛因的柠檬汁内酵母菌过度生长，

10. 滥用药物诱导反应 滥用药物引起过敏反应，如荨麻疹、固定型药疹、白细胞破碎性血管炎、多形性红斑及中毒性表皮坏死松解症、皮肤划痕症(表 19-14)。

麻醉剂成瘾可致非梅毒螺旋体抗原血清试验假阳性，而有梅毒的药瘾者，治疗后其滴度难以下降。

长期使用可卡因者可致湿疹、接触性皮炎。

表 19-14 一些药物滥用的皮肤损害

阿片	①海洛因 吸入：荨麻疹、皮肤脓肿 注射：皮肤潮红、口唇干、乙型肝炎、真菌感染、HIV 感染、假性黑棘皮病、唇炎、唇干燥、剥脱性痤疮、环状带样压力性色素沉着、热力烧伤、外渗血栓静脉炎血栓，皮肤肌肉坏死、败血症 ②喷他佐辛(pentazocine)(对阿片受体有混合性激动 - 拮抗作用，碾碎的片剂静脉注射) 注射：刺激性、热感、色素变化、皮下结节、溃疡和硬化。“硬皮病样”，中毒性表皮坏死松解症
可卡因	吸入：引起鼻黏膜红斑、鼻溢、鼻中隔穿孔，眉毛，睫毛脱落 静注：瘙痒、幻觉、蚁走感、疼痛、斑状阴影、水疱、瘀斑和紫癜、血栓、广泛性皮肤损死、瘢痕形成、表皮剥落、注射部位反应，霉菌性动脉瘤 特殊反应：滥用可卡因可引起大疱性多形红斑、脂溢性皮炎、湿疹、肢端血管痉挛、抗着丝粒抗体或抗核抗体滴度升高
甲基苯胺	皮肤灰色、干燥、皮革样
大麻	瘙痒
尼古丁	(烟碱，nicotine)血管痉挛、血栓形成、血小板凝聚、损伤内皮细胞，手和甲褐色变、小腿溃疡、发绀、血栓闭塞性脉管炎

六、治疗

皮肤损害对症处理，须专科治疗，可用镇痛药(美沙酮、左旋美沙酮、丁丙诺啡)，拮抗剂的维持(环丙甲羟二羟吗啡酮)，戒断症状的药物治疗(可乐定、洛非西定、胍法辛)，心理治疗，针灸，辅导治疗。

第四节 化疗药物的皮肤表现

概述

化疗药物治疗肿瘤或免疫性疾病。可抑制增生的肿瘤细胞、抑制免疫反应，同时也抑制增生迅速的组织，如黏膜、皮肤、毛发和甲等。临床常见诸多反应。

一、过敏反应

Ⅰ型超敏反应 最常见。特征是在给药后1小时内发生，而紫杉醇引起的超敏反应经常在开始输液的初始 10 分钟内发生。如化疗后引起的发疹性药疹(图 19-18)。

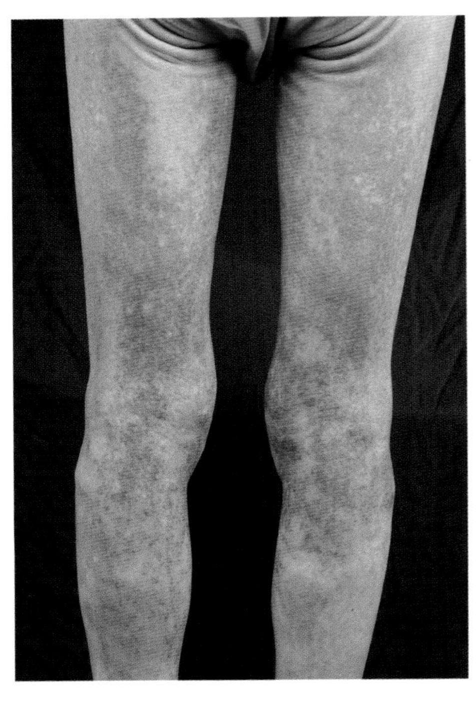

图 19-18 化疗药物所致发疹性药疹

常见可致过敏反应的化疗药物 左旋门冬酰胺酶，博来霉素，环磷酰胺，多柔比星，干扰素，氮芥，米尔法兰，氨甲蝶呤，甲基苄肼，紫杉醇，替尼泊苷，顺铂，蒽环霉素，抗 CD20 单克隆抗体，美罗华，曲妥珠单抗，紫杉萜，脂质体多柔比星，脂质体柔红霉素

二、脱发

化疗导致秃发，为生长期秃发，包括头发，眉毛、睫毛、腋窝、耻区及其他部位的体毛。化疗药物最易影响生长活跃的(毛发生长初期)毛发。有丝分裂的阻断造成结构脆弱的毛发很易因如梳头这样的轻微创伤而折断。由于 80%~90% 的头发处在毛发生长初期，脱发可以很严重。常在化疗 2~3 周后发生。脱发常为暂时性，在化疗完成的 1~2 个月后恢复头发生长。

化疗药物或放疗可以使毛囊的生发功能受到抑制甚至破坏，可以导致暂时性或永久性脱发。因多数化疗药物对毛囊干细胞没有损伤，脱发通常是暂时性的，但如果毛囊干细胞损伤，则可能导致永久性脱发。

在过去，曾采用头皮降温冰帽、头皮加压器的方法，通过限制头皮循环而达到减轻脱发的目的。因为担心头皮部位癌转移如血液系统肿瘤或头皮成为癌症的庇护所，故头皮降温，头皮加压技术不再推荐使用。引起脱发的化学药物(表 19-15)。

表 19-15 引起脱发的化疗药物

常见	环磷酰胺，氟尿嘧啶，放线菌素 D，柔红霉素，多柔比星，博来霉素，长春地辛，紫杉醇，伊立替康，表柔比星，紫杉萜等
偶尔发生	氮芥，硫替派，氨甲蝶呤，长春碱，长春新碱，卡莫司汀，羟基脲，阿糖胞苷，托泊替康，吉西他滨，放线菌素 D，5-FU，白介素 -2 等

三、指甲改变

指甲和趾甲的生长被抑制。甲母细胞有丝分裂活动的减少或停止，导致甲板水平方向生长受抑制。在几周内，Beau 线这些苍白的水平线(Beau 线)开始在甲床上出现。常见于接受化疗≥6 个月的患者。

所有的指甲均受累，而大拇指尤其明显，短程大剂量化疗后就可见到。指甲可出现纵带或横带或色素沉着。这种变化从近端向远端发展，当停药时也从近端向远端消退。

甲分离 指甲脱离或甲板从甲床分离，甲剥离发生于治疗开始后数周或数月。氟尿嘧啶和羟基脲化疗可以引起脆性指甲。引起甲病变的化疗药物见表 19-16。

表 19-16 引起甲病变的化疗药物

甲营养不良 / 甲剥离	博来霉素，环磷酰胺，多柔比星，5-FU，羟基脲
皮肤、甲萎缩	羟基脲，博来霉素，环磷酰胺，多柔比星，米托蒽醌
甲色素沉着	环磷酰胺，异环磷酰胺，美法仑，博来霉素，柔红霉素，多柔比星，5-FU，培洛霉素，羟基脲，白消安
多重横行白色纹	环磷酰胺，多柔比星，长春新碱，泼尼松，博来霉素，氨甲蝶呤，丙卡巴肼，卡莫司汀，司莫司汀，顺铂
甲脱离 / 甲板分离	5-FU，卡莫司汀

四、皮肤色素变化

白消安治疗的患者也可出现艾迪生综合征，为弥散的色素沉着，发生率为 5%~15%；环磷酰胺可引起全身皮肤色素沉着，且光敏性加重(图 19-19~ 图 19-20)，也可致掌跖和指甲色素沉着。指甲色素沉着可以是纵行或横行带状；氮芥局部用药可以产生弥散性皮肤色素沉着；美法仑可引起指甲床色素沉着，呈纵行带状；博来霉素引起特殊的线形或鞭笞样的条纹；蒽环类抗癌药可致四肢末端部位(掌跖、手背和面部)的色素沉着，指(趾)间和手掌皱纹色素沉着；氨甲蝶呤可致浅色头发的色素沉着过渡带；氟尿嘧啶局限性色素沉着可产生暴露区域和既往放疗区域的皮肤色素沉着、手小关节产生带状色素沉着、手掌弥散性色素沉着、掌跖和足底的斑点状色素沉着、指甲横带状色素沉着，口腔内黏膜色素沉着。引起皮肤，黏膜色素沉着的化疗药物(表 19-17)。

表 19-17 引起皮肤，黏膜色素沉着的化疗药物

皮肤	阿柔比星，博来霉素，白消安，环磷酰胺，多柔比星，5- FU，羟基脲，氨甲蝶呤，培洛霉素，氮芥
黏膜	氟尿嘧啶，多柔比星，顺铂，环磷酰胺，多柔比星，5 - FU，白消安
局限性	博来霉素(鞭笞样，线状)，环磷酰胺，多柔比星，5- FU，氮芥(外用)，亚硝脲(外用)，噻替哌
掌趾	多柔比星，氟尿嘧啶
弥漫性	白消安，环磷酰胺，羟基脲，氨甲蝶呤，博来霉素，氮芥，5- FU
皮肤 - 非特异性头皮色素沉着	柔红霉素，普卡霉素，丝裂霉素，氨甲蝶呤

五、皮肤溃疡和渗出

蒽环类抗生素，尤其是多柔比星，因为渗出可致化学性蜂窝织炎，组织溃疡和坏死。

黏膜皮肤溃疡常见于使用博来霉素后。这种溃疡也见于口腔。

引起皮肤溃疡和渗出的化疗药物：①化学性蜂窝织炎：放线菌素 D，博来霉素，柔红霉素，多柔比星，5-FU，氮芥，氨甲蝶呤，普卡霉素，丝裂霉素，链脲霉素，长春新碱；②静脉炎：放线菌素 D，卡莫司汀，达卡巴嗪，柔红霉素，多柔比星，氮芥，丝裂霉素；③血管漏出性皮肤损伤，组织溃疡、坏死，发疱反应：多柔比星，氮芥，普卡霉素，丝裂霉素，阿奇霉素，长春花生物碱，放线菌属。

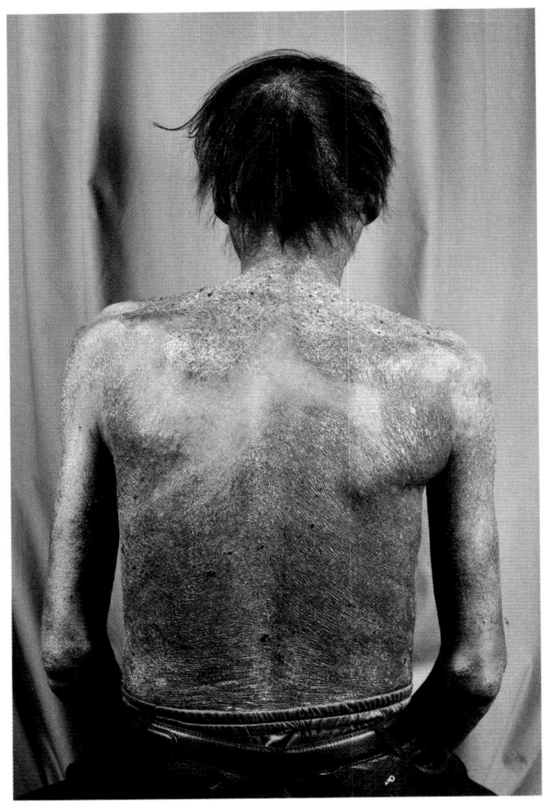

图 19-19　药疹
全身色素沉着，光敏加重，化疗药物环磷酰胺所致（1）。

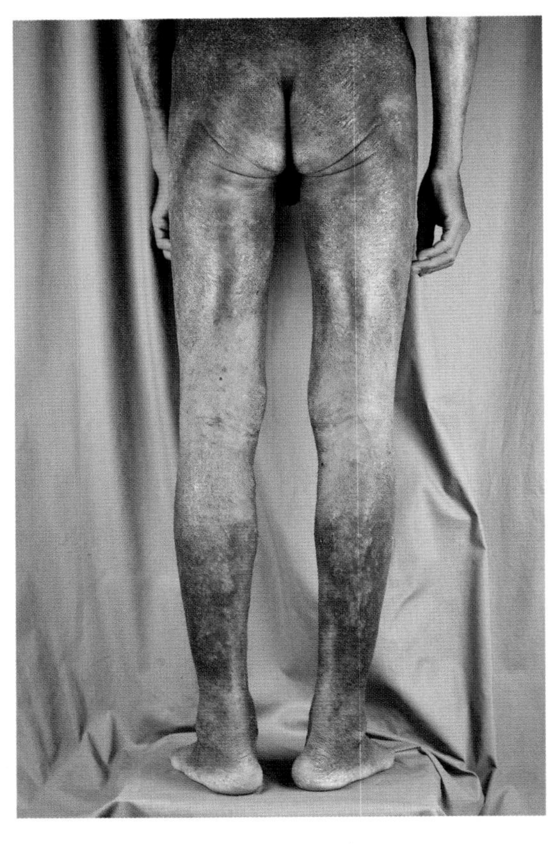

图 19-20　药疹
全身色素沉着，光敏加重，化疗药物环磷酰胺所致（2）。

六、放射性记忆反应（化疗与放疗的相互作用）

放射记忆性皮炎，这种反应只发生于既往放射过的区域，而放疗当时并不一定有皮肤反应。症状在用药数天到数周后于既往放射过的区域出现反应，可发生于放疗后任何时间，甚至许多年后。皮肤表现包括红斑和斑丘疹、水疱形成和脱皮。皮肤反应强度可从轻微皮疹到皮肤坏死。其他器官反应可有胃肠黏膜炎症，口炎、食管炎、小肠炎、直肠炎、肺炎和心肌炎。引起放疗与放射反应的化疗药物（表 19-18）。

表 19-18　引起放疗与放射反应的化疗药物

放射增强反应	博来霉素，多柔比星，羟基脲，放线菌素 D，5-FU，氨甲蝶呤，依托泊苷
放射回忆反应	以上全部 + 长春碱，表柔比星，卡培他滨，依托泊苷，紫杉醇，长春新碱
光毒反应	达卡巴嗪，硫脲嘌呤，氨甲蝶呤，5-FU，丝裂霉素，长春碱
晒斑的再活化	氨甲蝶呤

七、手 - 足综合征

可能与药物聚集于肢端组织的直接损伤有关。

外渗，或药物在掌跖汗腺处的积聚。用药超过 3~4 周手足瘙痒麻刺感、麻木、疼痛、干燥、红斑、肿胀、皮疹、水疱形成。又被称作化疗相关肢端红斑病或手掌·足底感觉迟钝综合征。引发药物包括阿糖胞苷、氟尿嘧啶、多柔比星、氨甲蝶呤、卡培他滨和羟基脲。停止使用化疗药后症状逐渐消失。

八、其他口炎 / 黏膜炎

病变始于与牙齿和牙龈摩擦的黏膜，如舌的侧面、下唇内侧面和颊黏膜糜烂或溃疡。晚期黏膜损伤可发生于硬腭、软腭和口咽后部。

引起化疗的口炎（黏膜炎）药物（表 19-19）。

表 19-19　引起化疗的口炎（黏膜炎）药物

抗代谢类	氨甲蝶呤、5-FU（尤其持续静脉给药时）、卡培他滨、阿糖胞苷、依立替康
抗肿瘤抗生素类	多柔比星、伊达比星、放线菌素 D、丝裂霉素、博来霉素
植物生物碱类	长春新碱、长春碱、长春瑞滨
紫杉烷类	多烯紫杉醇、紫杉醇
烷化剂	大剂量白消安、环磷酰胺
生物制剂	白细胞介素，淋巴因子激活的杀伤细胞治疗

九、中性粒细胞外分泌汗腺炎

儿童和成人均可发生。组织病理学真皮和外分泌汗腺的中性粒细胞浸润，引起中性粒细胞分泌性汗腺炎药物有：博来霉素，顺铂，环磷酰胺，阿糖胞苷，丙卡巴肼，多柔比星，放线菌素 D，柔红霉素，长春新碱，长春碱。

本病于发病的 7~10 天开始恢复，痊愈不残留瘢痕。须与白血病皮肤改变、皮肤转移瘤、多型性红斑、脉管炎、细菌或真菌皮肤感染、Sweet 综合征、坏疽性脓皮病等疾病鉴别。

十、鉴别

其他化疗药物所致皮肤反应（表 19-20）。

表 19-20 其他所致皮肤反应的化疗药物

皮肤反应	化学药物
雷诺现象	长春新碱 + 博来霉素
皮肤硬化症	博来霉素
扁平苔藓样疹	羟基脲
角化性皮肤病	脱氧柯福霉素，多柔比星，5-FU
剥脱性皮炎	氨甲蝶呤，苯丁酸氮芥 / 白消安
多毛症	环孢素
瘙痒	干扰素
睫毛生长	干扰素
血管水肿	顺铂，IL-2
皮肤潮红	多柔比星，普卡霉素
丘疹鳞屑性皮炎	别嘌醇
系统性红斑狼疮样皮疹	IFN-a、IFN-2a、IFN-2b
皮肤脱色素变化	卡莫司汀，顺铂，达卡巴嗪，IL-2
皮肤脉管炎	白消安，环磷酰胺，氨甲蝶呤，羟基脲
皮肤癌（局部用药）	氮芥
感觉迟钝	环磷酰胺，多柔比星，依托泊苷，5-FU，洛莫司汀，氟尿嘧啶脱氧核苷，氨甲蝶呤，巯嘌呤

第五节 分子靶向抗癌药物治疗的皮肤反应

分子靶向药物或生物制剂在抗癌症的治疗中可出现独特的皮肤反应（表 19-21），其常见的机制和类型主要有：①丘疹脓疱性皮疹：以发生于毛囊的丘疹脓疱性皮疹常见，相关药物有拉帕替尼、舒尼替尼和索拉菲尼，其机制是表皮生长因子受抑制，对毛囊 EGFR 信号转导的抑制而导致毛囊损伤；②手 - 足皮肤反应：为独特的痛性掌跖皮肤红斑、刺痛、灼痛，相关药物有索拉菲尼、舒尼替尼及威罗菲尼，其机制与血管内皮生长因子受体抑制有关，影响血管完整性和创面愈合；③鳞状细胞癌：BRAF 抑制是可能的发病机制，其导致 MAPK 信号通路的激活及鳞状细胞癌的发生，临床表现有经典的鳞状细胞癌和角化棘皮瘤。相关药物有索拉菲尼、威罗菲尼。

表 19-21 分子靶向抗癌药物的皮肤反应

抗癌药物	相关皮肤不良反应
EGFR 抑制药 西妥昔单抗 帕尼单抗	毛囊丘疹性皮疹（>90%）、甲沟炎、化脓性肉芽肿、毛发生长异常（50%）、脱发、睫毛粗长症、毛发卷曲、干燥病（4%~35%）、光敏感、黏膜炎（2%~36%）、色素沉着过度、银屑病加重（吉非替尼）、Gover 病（西妥昔单抗）
多激酶抑制药 伊马替尼	色素沉着 / 减退、麻疹样皮疹、瘙痒、移植物抗宿主反应、结节性红斑、小血管炎、Stevens-Johnson 综合征、嗜中性外分泌性汗腺炎、毛囊性黏蛋白病、甲营养不良、酒糟鼻样皮损、Sweet 综合征、皮肤卟啉病加重、银屑病加重、口腔炎、头皮和体毛色素再分布、光敏性
V600E-BRAF 抑制药 威罗菲尼	全身性皮疹、鳞状细胞癌和角化棘皮瘤（18%~33%）、新发痣 / 痣变化、黑色素瘤、基底细胞癌（6%~13%）、光敏感（12%~80%）、超敏反应 / 麻疹样皮疹（13%）、脂膜炎（20%）、粟丘疹或囊肿（7%~26%）、痤疮样或丘疹脓疱疹（7%）、脱发（36%~70%）、脂溢性皮炎

（吴志华 刘栋 叶巧园 李莉）

第二十章

荨麻疹和血管性水肿

第一节　荨麻疹

内容提要

- 荨麻疹是一种常见于皮肤、黏膜小血管扩张及血浆出现渗漏的一种局限性水肿反应。
- 荨麻疹分型较多，50% 以上的慢性荨麻疹是自发性的。
- 抗组胺药对 80% 荨麻疹病例有效。

荨麻疹（urticaria）是由于皮肤、黏膜小血管扩张及渗透性增加出现的一种局限性水肿反应。临床上表现为大小不等的风团伴瘙痒，约 20% 的患者伴有血管性水肿。慢性荨麻疹是指风团每天发作或间歇发作，持续时间 >6 周。

一、流行病学

荨麻疹可在任何年龄发病，20% 的个体在其一生中至少发病 1 次，报道的范围为 1%~30%，真实统计的数字可能为 1%~5%。特应性患者发病多见。急性荨麻疹以儿童和年轻人多见，而慢性荨麻疹多发于成人，女性多于男性（2∶1）。迟发性压力性荨麻疹则相反，男性多于女性。40% 的病例仅有荨麻疹，11% 仅有血管性水肿，而两种病并存者占 49%。

二、病因与发病机制

（一）病因

病因分为外因和内因，外因包括食物（高蛋白食物、食物添加剂、植物等）、药物（抗生素、抗癫痫药物、解热镇痛药物、血清制剂、疫苗等）、接触刺激物质、吸入致敏物质（甲醛、植物花粉、尘螨等）、物理刺激（热、冷、日光、摩擦等）等；内因包括自身免疫疾病（甲状腺相关性疾病、红斑狼疮、溃疡性结肠炎、风湿结缔组织病等）和非免疫性疾病（精神压力疾病、内分泌疾病、肿瘤、幽门螺旋杆菌感染）等。荨麻疹的病因较复杂，将近 3/4 的患者往往没法找到病因。

1. 药物　青霉素类最常见，日常食品和软饮料中所含的微量青霉素也能发生反应。阿司匹林诱发的过敏性荨麻疹往往与酒石黄、黄色偶氮基染料和其他偶氮基染料、水杨酸盐、苯甲酸及其衍生物存在交叉反应。多数药源性荨麻疹属于Ⅰ型变态反应，但阿托品、吗啡、奎宁、阿司匹林、可待因、可卡因等进入体内后直接刺激肥大细胞使其释放组胺等产生风团。生物制品如抗狂犬疫苗血清、精制破伤风抗毒素、乙肝疫苗也可致荨麻疹。

2. 食物及其相关添加剂　食品引起荨麻疹的发生机制有：①食物抗原性强；②消化道通透性增强；③患者肝脏对异种蛋白处理及解毒功能降低。最多见致敏食物有巧克力、贝类(虾蟹)、坚果、花生、番茄、草莓、甜瓜、乳酪、大蒜、洋葱、鸡蛋、牛奶和调味品;酒类有果酒、葡萄酒、黄酒、白酒等;200余种食品添加剂中防腐剂、调味品和色素(偶氮染料最易引起荨麻疹)可诱发风团。

3. 物理刺激　由压力、振动、冷、热、光、水和运动等物理因素所致,也包括人工植入物如人工关节、吻合器、心脏瓣膜、骨科钢板、钢钉及妇科节育器等。

4. 接触物或吸入物　花粉颗粒、真菌孢子、香料、动物皮毛、尘螨及其排泄物、植物种子等均为吸入变应原,最易引起过敏性鼻炎和哮喘,但偶尔也引起荨麻疹。

5. 遗传　遗传性血管性水肿、自发炎症综合征和一些其他罕见的荨麻疹为常染色体显性遗传。人类白细胞抗原DR4以及它相关的等位基因DR8与组胺释放的自身抗体阳性的慢性荨麻疹有高度意义的相关性。FcεRⅠα(IgE)诱导的多样性和白三烯C4合成酶基因与阿司匹林过敏性荨麻疹相关,也有报道称其与等位基因的相关。

6. 感染　急性荨麻疹可能与上呼吸道感染有关,特别是链球菌感染。扁桃体、牙齿、鼻窦、胆囊、前列腺、膀胱或肾脏局部感染及幽门螺杆菌可致荨麻疹。慢性病毒感染,如乙型和丙型肝炎病毒可引起荨麻疹。急性传染性单核细胞增多症和鹦鹉热也可诱发荨麻疹。

7. 精神压力　精神紧张、抑郁可诱发荨麻疹,已充分证明精神压力是胆碱能性荨麻疹的一项激发因素。

8. 系统疾病　结缔组织病往往在形成免疫复合物后激活补体,可出现荨麻疹性血管炎的临床表现。低补体血症荨麻疹性血管炎往往与此有关。慢性荨麻疹与艾迪生病、1型糖尿病、溃疡性结肠炎、恶性贫血和白癜风等疾病密切相关。

9. 肿瘤　荨麻疹可与癌症和霍奇金病伴发。已报道伴冷球蛋白血症的冷性荨麻疹与慢性淋巴细胞白血病伴发。

(二) 发病机制

1. 肥大细胞及其相关机制

(1) 肥大细胞:肥大细胞在荨麻疹的发病机制中居于中心地位,是荨麻疹发病的主要效应细胞。可经不同的途径包括免疫和非免疫机制被活化。肥大细胞表面有高亲和力IgE受体(FcεRI),胞浆内有大量电子致密颗粒,内含已形成的组胺、细胞因子和趋化因子等效应介质,在细胞表面的IgE受体交联活化后被迅速释放,而后续合成的花生四烯酸代谢产物如白三烯D_4和前列腺素D_2则缓慢释放。在慢性荨麻疹患者的皮肤和外周血中发现肥大细胞合成的介质包括肿瘤坏死因子(TNF)α、IL-1、IL-4、IL-5、IL-6、IL-8、IL-16、CCL-2、CCL-3、转谷氨酰胺酶(TG)2等,这些介质可作为嗜酸性粒细胞、中性粒细胞和T细胞的化学趋化物。阿片类制剂、造影剂、万古霉素以及补体成分C3a和C5a也能诱发肥大细胞脱颗粒。

(2) 脱颗粒刺激:肥大细胞膜邻近有两个或者多个高亲和力IgE受体(FcεRI),在细胞表面的IgE受体交联活化后被迅速释放,导致储存颗粒与细胞膜合并和分泌内容物。

(3) 炎症介质释放:肥大细胞颗粒含有多种炎症介质,包含组胺、前列腺素、白三烯及较多细胞因子(TNF-α、IL等),其中组胺、白三烯、前列腺素D_2等为促进炎性物质释放作用,而前列腺素E_2则为抑制肥大细胞脱颗粒的作用。

(4) 血管因素:肥大细胞脱颗粒后释放组胺、白三烯、前列腺素D_2等促进炎性介质可与毛细血管的静脉受体相结合,进而引起毛细血管的扩张和血管的通透性增加,引起组织液的渗出和蛋白是释放,进而导致真皮浅层的水肿。

(5) 神经因素:P物质、肠血管活性多肽、各种神经肽物质促进肥大细胞不稳定和脱颗粒,引起组胺等炎症介质的释放。

(6) 自身免疫抗体:近年来发现功能性IgG自身抗体,与FcεRI相结合,与IgE竞争结合FcεRI,可引起肥大细胞不稳定和脱颗粒,并促进组胺等炎症介质的释放。

2. 荨麻疹免疫与非免疫机制研究(图20-1)

(1) 免疫机制

1) IgE相关性:IgE介导的主要为Ⅰ型超敏反应。患者体内IgE与肥大细胞上特异的FcεRI相结合,受体交联活化后,引起肥大细胞不稳定和脱颗粒,最终引起组胺、白三烯等炎症介质的释放。

2) IgG相关性:IgG介导的主要为Ⅱ型超敏反应,属于细胞毒型的免疫反应。功能性IgG自身抗体,与FcεRI相结合,与IgE竞争结合FcεRI,可引起肥大细胞不稳定和脱颗粒,并促进组胺等炎症介质的释放。

3) 免疫复合物性:免疫复合物性介导的主要为Ⅲ型超敏反应,属于血管炎型荨麻疹。免疫复合物与肥大细胞的Fc受体相结合,引起肥大细胞的活化,最终引起脱颗粒和炎症介质的释放。

4) T细胞相关性:$CD4^+$T细胞已有文献报道参与了荨麻疹发病机制,属于Ⅳ型超敏反应,属于迟发型免疫反应性荨麻疹。Th1细胞活化后引起TNF-α、IFN-γ、IL-2等炎性因子的释放,使肥大细胞不稳定及脱颗粒,并促进组胺等炎症介质的释放。

(2) 非免疫机制　肥大细胞除FcεRI之外,还有较多其他膜受体,与相对应的配体结合后引起肥大细胞的活化。

1) 物理性刺激:潮热、寒冷、运动、光照等,可直接激活肥大细胞,使得肥大细胞脱颗粒和组胺等炎症介质的释放。

2) 某些药物、食物或动植物的毒素可直接激活肥大细胞,不需要经过膜受体的介导,引起炎症介质的释放。

3) 补体的活化:补体与肥大细胞相对应的受体结合后,其中C3a、C5a可引起肥大细胞脱颗粒和组胺等炎症介质的释放。而C2a有激肽样作用,能引起血管的通透性增加,出现炎症性充血。

4) 血管刺激物:某些物质可直接刺激毛细血管,进而引起毛细血管的扩张和血管的通透性增加,引起组织液的渗出。

5) 神经递质、神经肽等物质:与肥大细胞相对应的受体结合后,引起精神神经性相关的荨麻疹。

三、临床表现

各国和地区的分类模式不同,本章选用《中国荨麻疹诊疗指南(2018年)》荨麻疹的分类及其定义(表20-1),病程界定为6周并非唯一区分急慢性荨麻疹的唯一标准。传统上将慢性荨麻疹定义为风团或伴红斑每天发作或几乎每天发作,持续超过6周定义为慢性荨麻疹。英国变态反应和临床免疫学协会在2007年指南中明确提出,间歇性发作的患者,每次发作持续时间少于6周,但可以反复发作数月或数年,这一类患者同样归为慢性荨麻疹的范畴。

荨麻疹可伴有血管性水肿,不与血管性水肿混淆,发生的血管性水肿属于荨麻疹范畴,而不是遗传或其他药物相关的

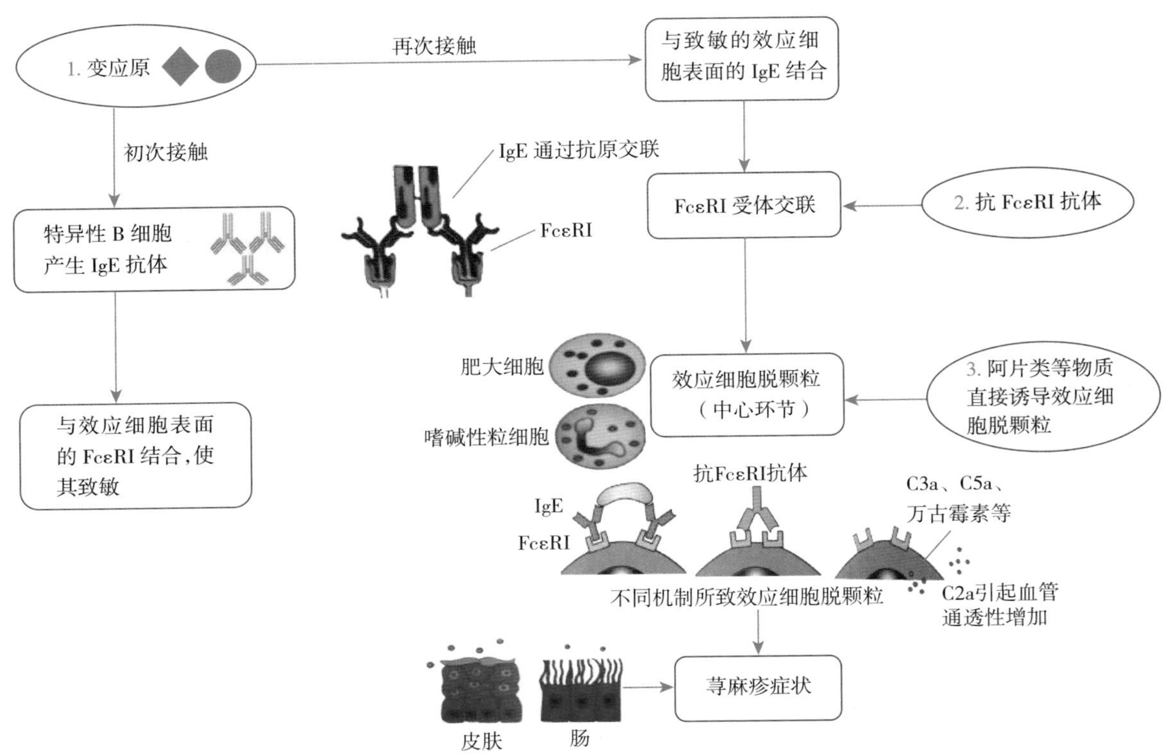

图 20-1 荨麻疹的发病机制示意图

有 3 种途径可产生荨麻疹的表现：

1. I 型变态反应：变应原进入机体，诱导机体产生特异性 IgE，与肥大细胞膜表面高亲和力 IgE 受体（FcεRI）结合。当抗原再次进入机体后与 FcεRI-IgE 结合并使之发生交联，肥大细胞被活化，释放组胺、白三烯、前列腺素 D2 及细胞因子等介质引起症状；
2. 自身免疫反应：在慢性荨麻疹中，抗自身抗原的 IgE 抗体、抗 FcεRI 的 IgG 自身抗体或抗 IgE 本身的 IgG 自身抗体均可通过自身免疫机制引起 FcεRI 交联而致病；
3. 非免疫学机制：阿片类介导的肥大细胞脱颗粒、C5a 毒素、干细胞因子、神经肽（P 物质和血管活性肠肽）可通过非免疫学机制产生荨麻疹的表现。

表 20-1 荨麻疹的分类及其定义 *

类别	类型	定义
自发性	急性自发性荨麻疹	自发性风团和 / 或血管性水肿发作 <6 周
	慢性自发性荨麻疹	自发性风团和 / 或血管性水肿发作≥6 周
诱导性		
1. 物理性	人工荨麻疹（皮肤划痕症）	机械性切力后 1~5min 内局部形成条状风团
	冷接触性荨麻疹	遇到冷的物体、风、液体、空气等在接触部位形成风团
	延迟压力性荨麻疹	垂直受压后 30min 至 24h 局部形成红斑样深在性水肿，可持续数天
	热接触性荨麻疹	皮肤局部受热后形成风团
	日光性荨麻疹	暴露于紫外线或可见光后诱发风团
	振动性荨麻疹或血管性水肿	皮肤被震动刺激后数分钟出现局部红斑和水肿
	胆碱能性荨麻疹	皮肤受产热刺激如运动、进辛辣食物、情绪激动时诱发的直径 2~3mm 风团，周边有红晕
2. 非物理性	水源性荨麻疹	接触水后诱发风团
	接触性荨麻疹	皮肤接触一定物质后诱发瘙痒、红斑或风团

* 应被排除在荨麻疹之外的疾病或综合征。欧美指南指出，相关综合征也被排除在外，色素性荨麻疹（皮肤肥大细胞增生症）、荨麻疹性血管炎、家族性寒冷性荨麻疹和非组胺性血管性水肿（如遗传性或获得性 C1 胆碱酯酶抑制剂缺乏症）因其发病机制与一般荨麻疹不同而不再被视为荨麻疹的亚型。一些荨麻疹如 Muckle-Wells 综合征（荨麻疹 - 耳聋 - 淀粉样变）、Schnizler 综合征（γ 单克隆病、反复发热、关节炎）、Gleich 综合征（发作性血管性水肿伴嗜酸性粒细胞增多和 IgM 球蛋白增高）、Well 综合征（嗜酸性粒细胞性蜂窝织炎、肉芽肿性皮炎和嗜酸性粒细胞血症），被明确排除在外。

血管性水肿。病情程度较严重，荨麻疹活动评分更高，患者生活质量更差。自然病程通常比单纯风团长 2~5 倍，对抗组胺药治疗反应较差。

（一）自发性荨麻疹

风团的发生自发而无外部因素的刺激，又可分为急性及慢性自发性荨麻疹。

1. 急性自发性荨麻疹 短期内痊愈者，6 周以内完全消失称为急性荨麻疹。

本病起病急，先有皮肤瘙痒，很快出现风团，风团呈扁平水肿性隆起损害（图 20-2，图 20-3），呈红色、皮色或白色，呈圆

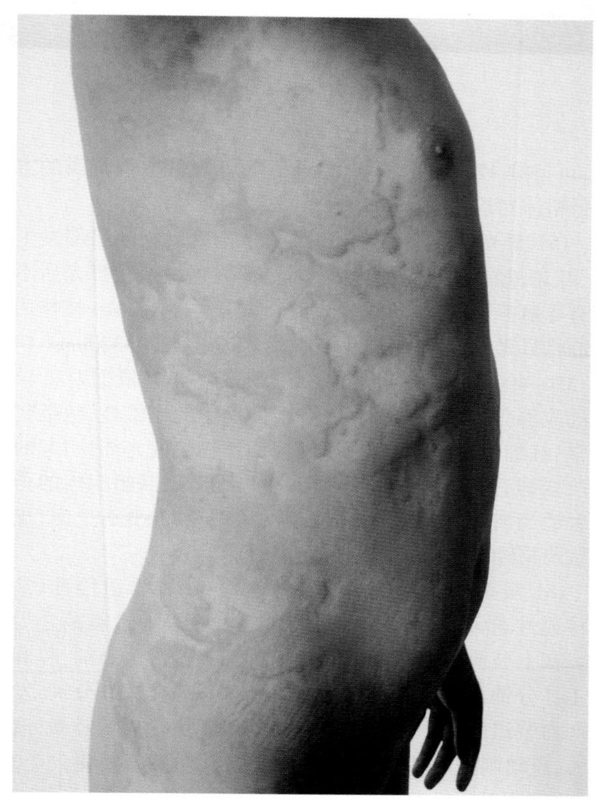

图 20-2 荨麻疹

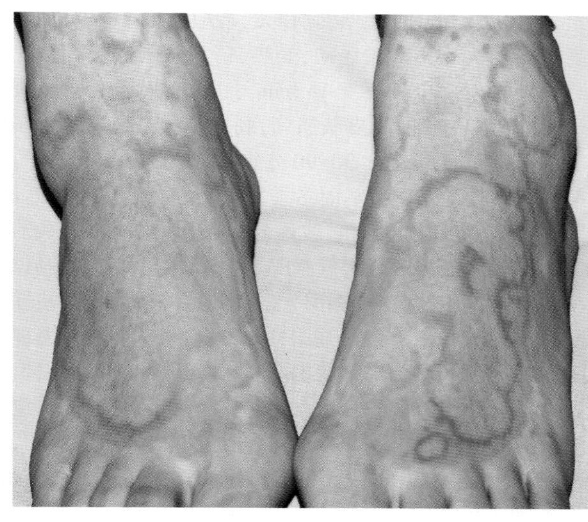

图 20-3 急性荨麻疹（北京京城医院 朱宝国惠赠）

形或不规则形，直径为几毫米或更大，单发或多发，大小不等。周围可被清晰或红色的晕环围绕。风团持续数分钟或数小时（12~24 小时）即消失不留痕迹，但新的可不断出现。

风团可发生在体表皮肤黏膜任何部位，而掌跖则可幸免，血管性水肿的肿胀可累及真皮深层和皮下组织和黏膜下组织，可有全身症状，胸闷，发热、恶心、呕吐不适，面色苍白，心率减慢，血压下降；黏膜受累时出现鼻炎、呼吸窘迫、腹痛和声嘶，后者是一种严重症状，因喉头水肿能导致严重的呼吸困难。

可全身泛发，风团密集融合成片，自觉剧痒、灼热。一般经历数天至 3 周左右逐渐痊愈。

特殊类型：①大疱性荨麻疹：风团表面出现大疱；②感染败血症相关荨麻疹：细菌感染或败血症所致，有畏寒、高热、血细胞升高的表现。

2. 慢性自发性荨麻疹 慢性荨麻疹是指风团每周至少发作 2 次，持续 6≥周者。少数慢性荨麻疹患者也可表现为间歇性发作。病情迁延，持续时间 6 周以上，而单个皮损可持续达 36 小时。风团阵发性复发或持续性复发，阵发性者的无症状间隔期长短不一，可为数天至数周或数月；而持续性者几乎每天均有风团形成，无间隔期。经过一段长时期后，荨麻疹的发作不再如此频繁，则最好称其为间断性（或复发性）荨麻疹。急性荨麻疹常见于有特应性皮炎的幼儿，但慢性荨麻疹在 40 岁的患者中高发。荨麻疹可发生于任何时间，但常见于夜间或刚睡醒时。高达 40% 患有慢性荨麻疹的患者由于自身免疫而出现过敏反应，这些自身免疫的抗体包括针对 IgE 的抗体（5%~10%），或更常见的，出现 FcεRIα 链的自身抗体（35%~45%）。将这些患者的血清注入自身皮肤，能够活化肥大细胞，诱发风团、潮红反应。这些自身抗体可以促进组胺释放，活化嗜碱性粒细胞标记物 CD63 或 CD23 等。

（二）诱导性荨麻疹

由物理因子及其他因子诱发，可分为物理性荨麻疹与非物理性荨麻疹。

1. 物理性荨麻疹 特殊的物理性刺激是大约 20% 的荨麻疹患者的病因。它最常见于 17~40 岁年龄段的人群。这些刺激物可触发风团、血管性水肿或过敏性休克。

（1）人工荨麻疹（皮肤划痕症）：因搔抓或用钝器划皮肤后几秒钟或几分钟内，该处出现条状风团。它累及 2%~5% 的人群。皮肤划痕症持续数周、数月至数年，平均持续 2~3 年，可自愈。少数人皮肤划痕症周围绕以红晕，症状较严重，血浆被动转移试验阳性，提示 IgE 抗体可能以某种方式起到作用。见于病毒感染、抗生素治疗。甲状腺功能减退、甲状腺功能亢进、糖尿病和绝经期间。不累及黏膜和发生血管性水肿。其特殊类型：①速发性皮肤划痕症（图 20-4），表现搔抓处及其他受摩擦的部位出现线状的风团，可以认为是放大的生理反应。损害通常在 1 小时内消失；②迟发性皮肤划痕症，患者皮肤受机械性刺激后 0.5~9 小时发生风团，风团表现为小段，可持续 10~72 小时，平均 12~24 小时；③特应性皮炎中的白色皮肤划痕症，局限性皮肤划痕症；④胆碱能性皮肤划痕症；⑤红色皮肤划痕症，摩擦后 2~3 分钟局部可有红斑、水肿，伴瘙痒，5~6 分钟后明显，15 分钟后消失；⑥肥大细胞增生症合并皮肤划痕症。

（2）冷接触性荨麻疹：病人在受寒时发生荨麻疹，好发于面部和手部，潜入冷水游泳池游泳时，可能发生低血压，患者遇寒即有肥大细胞脱颗粒和组胺释出。把冰块（方冰）在皮肤

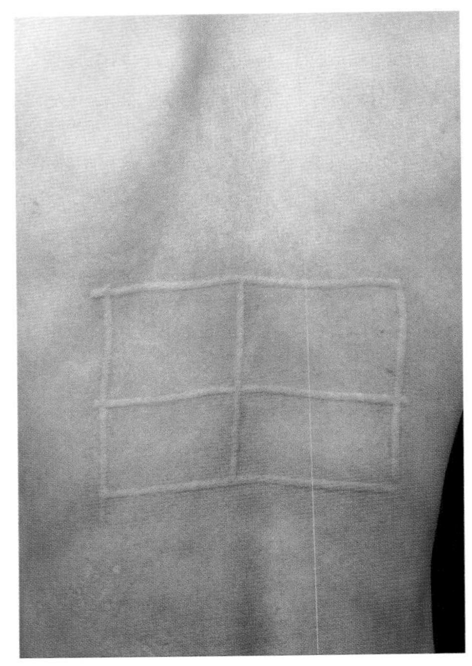

图 20-4 皮肤划痕症
钝器轻划皮肤，数秒钟内出现条状隆起性风团。

上放置 5 分钟，取除后可见皮肤出现块形发白，继而水肿，周围充血发红。发作期间血中组胺和肿瘤坏死因子水平皆增高。有些病人能把这种敏感性被动转移给正常皮肤。很多与病态球蛋白如冷沉球蛋白、冷沉纤维蛋白原有关。

1）获得性冷性荨麻疹可分为：①原发性冷接触荨麻疹：不伴有潜在的系统性疾病或者冷反应性蛋白。约 50% 病例有阳性的被动转移试验，可能涉及 IgE 介导。②继发性冷接触荨麻疹；伴有潜在的系统性疾病，如冷球蛋白血症。可伴有冷蛋白血症冷疑集血症、乙肝或丙肝等。

2）家族性冷接触荨麻疹：常染色体显性方式遗传，突变发生在常染色体 Iq44 上的基因 CIASl 可表达。患者受冷 9~18 小时后，发生的荨麻疹瘙痒可持续 48 小时，可有发热、头痛和白细胞增多。被动转移阴性，可进一步分为①速发性(3 小时内)和②迟发性(9~36 小时)两种类型，皮损并非真性风团，而是灼痛性红斑和丘疹，可持续数天。从婴儿开始，持续终身。极少数可致休克而溺水死亡者。

(3）延迟压力性荨麻疹：压力刺激后 4~6 小时内出现深部弥漫性水肿、风团。如长时间坐硬椅，可在臀部发生荨麻疹性损害，或在长时间站立后，足部出现血管性水肿或荨麻疹。伴有灼痛和瘙痒，持续 8~72 小时，有流感样症状。嗜酸性粒细胞和大碱性蛋白可能起作用，局部大范围肿胀似血管性水肿，易发生于掌（图 20-5）、跖或臀部，发病前可有 24 小时的潜伏期，可能由激肽活性的异常变化而引起，抗组胺药无效，病情严重者可用强的松治疗。该病的预后不定，平均病程是 6~9 年，普通性荨麻疹的患者中有 37% 的人合并有 DPU。

(4）热接触性荨麻疹：发病机制上本病可与肥大细胞和组胺有关，肥大细胞和嗜碱性粒细胞参与其发病，亦可与补体有关，其血总补体水平降低，C3 降低、C4、C5 正常。热接触性荨麻疹，以盛有 45℃热水试管置于皮肤上 5 分钟，可发生风团，持续 1 小时，遗传性热性荨麻疹，接触热水后 1~2 小时出现风

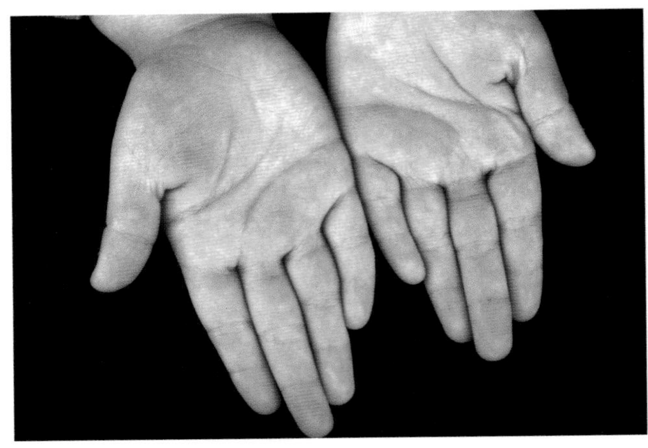

图 20-5 延迟压力性荨麻疹

团，可持续 12~24 小时。治疗可用逐渐增加水温洗澡的方法降低机体对热的敏感性。

(5）日光性荨麻疹：皮肤照射日光后数分钟局部发生风团、红斑，经数 10 分钟至数小时消退。这种接触日光后不久即有荨麻疹反应，还可按日光波长再分类。Ramsey 按作用光谱的将日光性荨麻疹分为 3 型，即 UVB 型（290~320nm）、UVA 型（320~400nm）和广谱型（290~700nm）。亦有依据对特异光谱的应答分为 6 种类型。还有很多类型的光敏性，包括代谢异常（红细胞生成型卟啉病，其代谢产物吸收光能，引起的化学改变即有毒性作用），光毒反应（局限于皮肤组织内的药物接触适当波长的光线后，直接损伤组织）和光变态反应（皮肤致敏药物经日光照射引起变态反应等。

(6）震荡性荨麻疹或血管性水肿：一种为遗传性（常染色体显性遗传病），一种为获得性，在长期职业性震荡之后发病。在上肢放置振荡器或涡动搅拌器 5 分钟诱导的，荨麻疹在 1~5 分钟内出现。局部的水肿和红斑，持续 30 分钟，发作期间血浆组胺水平升高。获得性的患者往往症状轻微，遗传性者，震动刺激可以引起患者全身泛发的红斑及头痛。

(7）胆碱能性荨麻疹（ChU）：约占慢性荨麻疹患者的 4%。支配皮肤血管的副交感神经系统释放出乙酰胆碱和神经肽（如血管活性肠肽），乙酸胆碱作用于肥大细胞，促使组胺介质释出，亦可能与 IgE 介导反应有关，特应质的年轻人发生率较高，老年人少见，常在运动、受热、精神紧张、饮酒后、洗浴后数分钟诱发。全身泛发 1~3mm 小风团，周围有明显淡白晕（图 20-6）。发疹前有皮肤瘙痒，刺痛，烧灼感，风团有瘙痒或轻度痛感。皮损持续 30~90 分钟，随后出现 24 小时的不应期。有些患者夏季缓解而冬季加重。好发于躯干和面部，不累及掌跖。皮肤用冷水浴，或移至凉爽环境中，皮损消失。全身症状有头痛、眩晕、晕厥、低血压、过敏性休克、可有胃肠道反应、恶心、呕吐、腹部痉挛、腹泻以及哮喘等系统症状。在皮肤局部受热 2~5 分钟后，有发生局限性热性荨麻疹的报道，表现为风团潮红反应，可称为局限性热性荨麻疹，可见卫星状风团。

除了乙酰胆碱，还有其他多种因素参与本病发病，包括汗液过敏。患者对汗液中的某种物质过敏继而产生风团，对 ChU 患者进行自体汗液皮下试验结果阳性，这些患者针对自体汗液，嗜碱性粒细胞释放出组胺，患者汗液中出现特异性 IgE，而健康对照组则无。由于自体汗液本身包含许多炎性酶

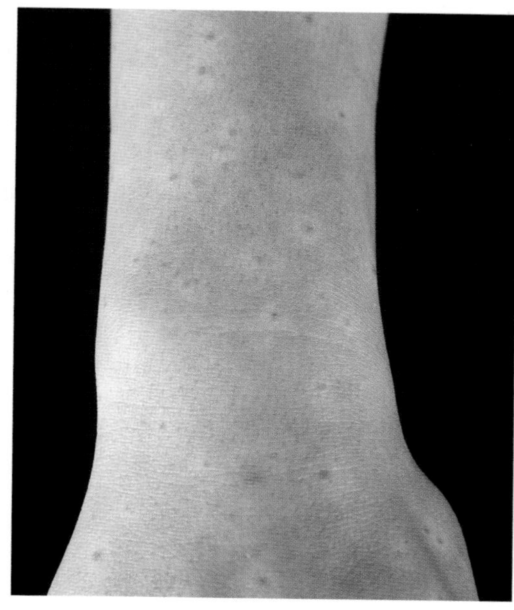

图 20-6 胆碱能性荨麻疹

及细胞因子，其他机制不能被排除。另一排汗异常学说认为排汗不畅是 ChU 发生的另一个原因。出汗不畅可以划分为有一定程度出汗的少汗区和完全不出汗的无汗区。无汗区和少汗区在 ChU 患者中交叉存在。

ChU 的鉴别：①运动性荨麻疹 ChU 荨麻疹、热荨麻疹及肾上腺素能性荨麻疹，均可由运动（或体育锻炼）而引起。但只有 ChU 在被动性体温增高时引发风团。通常运动性荨麻疹在运动开始后 5~30 分钟出现风团，风团色淡，比 ChU 的风团大。可伴发其他过敏症状。不发生哮喘。它们的鉴别可用被动（外源性）热激发的方法，如高温毯或将肢体浸入 40~42℃热水，仅 ChU 患者出现所有表现。②热性荨麻疹 用 50~55℃热圆柱体贴于身体上部小面积皮肤 30 分钟，仅热荨麻疹产生风团。③肾上腺能性荨麻疹，其发生与去甲肾上腺素有关，其特征是小的红色斑疹及丘疹（1~5mm），有苍白晕。在情绪烦恼、使用咖啡或巧克力后 10~15 分钟发生。在发作时血清儿茶酚胺、去甲肾上腺素、多巴胺及肾上腺素可明显升高，而组胺及 5 羟色胺水平保持正常。用去甲肾上腺素皮内注射 3~5ng 可激发出肾上腺素能荨麻疹典型症状。

ChU 治疗：服用抗组胺药治疗部分有效，其他治疗有效的药物报道如：东莨菪碱、达那唑、β_2 受体阻滞剂、β_2 受体激动剂等。自体汗液过敏型，用纯化的自身汗液进行脱敏治疗，对汗液过敏且对多种抗组胺药治疗抵抗的顽固患者取得良效。抗 IgE 抗体（奥马珠单抗每 2 周 300mg） 对部分自体汗液过敏型患者也有效。

(8) 运动诱发的荨麻疹：虽然胆碱能性荨麻疹和运动性荨麻疹两者都是由运动所致，但它们是两个不同的疾病。体温升高不会导致运动性荨麻疹，不会在深部体温增高（如热浴）时发生荨麻疹，并且其风团较胆碱能荨麻疹的细小风团要大。荨麻疹损害在运动开始后 5~30 分钟时出现，可以伴发过敏反应，但不发生支气管痉挛，有些病例已证明为食物过敏。重型病例可致变态反应。此症一般见于青年人。有时症状与胆碱能性荨麻疹不易鉴别，抗组胺治疗收效亦差。运动前服用 β 激动剂或肥大细胞稳定剂（如色甘酸钠）可能防止发作。

(9) 肾上腺素能性荨麻疹：表现为由突然的压力引起的粉色小风团，外围皮肤因血管收缩所致而比较苍白。在情绪烦恼、食用咖啡或巧克力后 10~15 分钟发生。发作时血清儿茶酚胺、去甲肾腺素及肾上腺素可明显升高，而组胺及五羟色胺水平保持正常。

2. 非物理性荨麻疹

(1) 水源性荨麻疹：患者皮肤遇水（水温 35°~36°）后 2~30 分钟内即有荨麻疹反应，接触水或出汗后于毛囊周围引起风团，而掌跖无风团。发病机制可能与水溶性抗原有关，这种抗原弥散到真皮内，引起致敏的肥大细胞释放组胺。一般是在盆浴或淋浴期间发生，甚至微温的水也能发生。可能是对水中的添加剂如氯高度敏感，但也有少数病例，是对蒸馏水发生反应，应与水源性瘙痒症鉴别。水源性瘙痒症是仅发生瘙痒而无明显风团，可能是水源性荨麻疹的一种顿挫型。治疗可在皮肤接触水后立即擦干，接触水的皮肤最好涂油防水，或者戴手套、穿防水服或用东莨菪碱预防。

(2) 接触性荨麻疹：①免疫性，由变应原和特异性 IgE 介导，接触某些致敏物，如衣裤、唾液、氮芥等后局部出现风团，可伴有血管性水肿。②非免疫性，不依赖于 IgE，接触原发刺激物如二甲基亚砜、苯唑卡因等刺激肥大细胞释放组胺等化学介质所致。

（三）慢性荨麻疹

慢性难治性荨麻疹、抗组胺类药物抵抗性荨麻疹，好发于 20~60 岁女性，病程多数 >2 年。常规剂量二代抗组胺药治疗 2 周后，疗效不佳；症状依然存在，每周≥3 天出现风团或瘙痒。常规剂量非镇静二代抗组胺药作为慢性荨麻疹的一线治疗，有 10%~50% 的患者不能有效控制症状，这些慢性荨麻疹被学者称为慢性难治性荨麻疹。其中一部分即使将抗组胺药物增加至 4 倍剂量，依然无效，称为抗组胺类药物抵抗性荨麻疹。

慢性难治性荨麻疹诊断标准，需要符合慢性荨麻疹的诊断标准。常规剂量二代抗组胺药治疗 2 周后，症状依然存在，每周≥3 天出现风团或瘙痒。根据国际荨麻疹指南：单日荨麻疹活动度评分 >2 分或每天评分连续 7 天荨麻疹活动度评分总分下降 <25%，即使在服药期间患者生活质量也较差。增加至常规剂量的 4 倍，治疗 1~4 周后，仍出现上述的症状和评分，则被称为抗组胺药物抵抗性荨麻疹。抗组胺药物抵抗性荨麻疹是慢性难治性荨麻疹的重型。

四、实验室检查

血常规可有嗜酸性粒细胞增多，补体降低。如疑有物理性荨麻疹，可选择适当的激发试验如为寻找诱因可作冰块、运动、日光、热水试验、皮肤变应原检测。胆碱能性荨麻疹可通过致出汗的运动和皮内注射乙酰胆碱或醋甲胆碱产生微小丘疹性风团而诊断。

抗组胺药物抵抗患者易出现外周血嗜碱性粒细胞数量减少，平均血小板体积增大，血清转氨酶轻度升高，C 反应蛋白及血清补体 C3、C5a 水平升高。

慢性荨麻疹的发作期，患者外周血嗜碱性粒细胞数目降低，在风团及正常皮肤中可以检测到嗜碱性粒细胞。疾病缓解期外周血嗜碱性粒细胞则恢复正常，研究发现，嗜碱性粒细胞可以抑制抗 IgE 抗体引起的 IgE 受体介导的组胺释放。高达 5% 的寒冷性荨麻疹患者体内存在冷凝蛋白或冷凝集素。

荨麻疹的病理学特点为真皮浅层水肿，皮下组织以及真皮深层的血管性水肿。受累区域的胶原束广泛分离，有时伴有小静脉扩张。静脉周围伴随淋巴细胞、单核细胞、嗜酸性粒细胞和中性粒细胞的多种细胞浸润。

皮肤活检的主要目的是鉴别荨麻疹血管炎，有些荨麻疹组织病理学检查可以见到明显的淋巴细胞、中性粒细胞或者嗜酸性粒细胞浸润，这些情况单纯抗组胺治疗往往效果较差。

五、诊断依据

1. 皮损为风团。

2. 患者所描述的皮损演变过程，即风团可自然消退，消退后无痕迹。

3. 血常规可有嗜酸性粒细胞增高，如感染引起的可有中性粒细胞增高。

分类诊断：结合病史和体检，将荨麻疹分为自发性和诱导性。可以有两种或两种以上类型荨麻疹在同一患者中存在，如慢性自发性荨麻疹合并人工荨麻疹。

常见荨麻疹的检测与操作　①皮肤划痕症，用压舌板或皮肤划痕测量仪用力划肩胛间的皮肤；②迟发性压力性荨麻疹，肩背 15 磅（约 6.80kg）重物步行 20 分钟；③日光性荨麻疹，皮肤暴露于特定波长的光线下；④胆碱能性荨麻疹，乙酰胆碱皮试或全身浸泡在热水（42℃）中洗热水澡使体温升高 0.7℃；⑤局灶热性荨麻疹，前臂热敷；⑥寒冷性荨麻疹，装有冰的试管贴于前臂 4 分钟，观察 10 分钟。或者在寒冷环境中运行观察是否出现胆碱能样荨麻疹（冷诱发胆碱能性荨麻疹）；⑦水源性。将 35℃的温水贴敷皮肤 30 分钟（荨麻疹分类诊断临床路径，图 20-7）。

六、诊断及鉴别诊断

应与下列疾病相鉴别：①多形红斑　可有典型的虹膜状红斑。②色素性荨麻疹　多自幼年发病，初为持续不退的风团，逐渐演变成黄褐色或灰棕色斑，也可为斑丘疹或结节，Darier 征阳性。③荨麻疹样血管炎　风团持续时间长达 24~72 小时，伴有发热、关节痛、血沉增快、低补体血症。④丘疹性荨麻疹　好发于儿童、四肢及躯干，为散在花生米大水肿性红色纺锤形风团样丘疹，或水疱，3~7 天消退。

表 20-2 中所示的荨麻疹 - 血管性水肿的分类重点讲述了产生临床疾病的不同机制，对于鉴别诊断较为实用。

表 20-2　荨麻疹和 / 或血管性水肿的不同机制

1. IgE- 依赖
(1) 特异性抗原敏感性（花粉、食物、药物、真菌、霉菌、膜翅目昆虫毒液、蠕虫）
(2) 物理因素：皮肤划痕，遇冷，太阳光照，压力，乙酰胆碱皮试
(3) 自身免疫
2. 缓激肽 - 介导
(1) 遗传性血管性水肿：C1 抑制剂缺乏：无效（1 型）、无功能性（2 型）；突变因子Ⅻ（3 型）
(2) 获得性血管性水肿：C1 抑制剂缺乏：抗独特型、抗 -C1 抑制剂
(3) 血管紧张素转化酶抑制剂

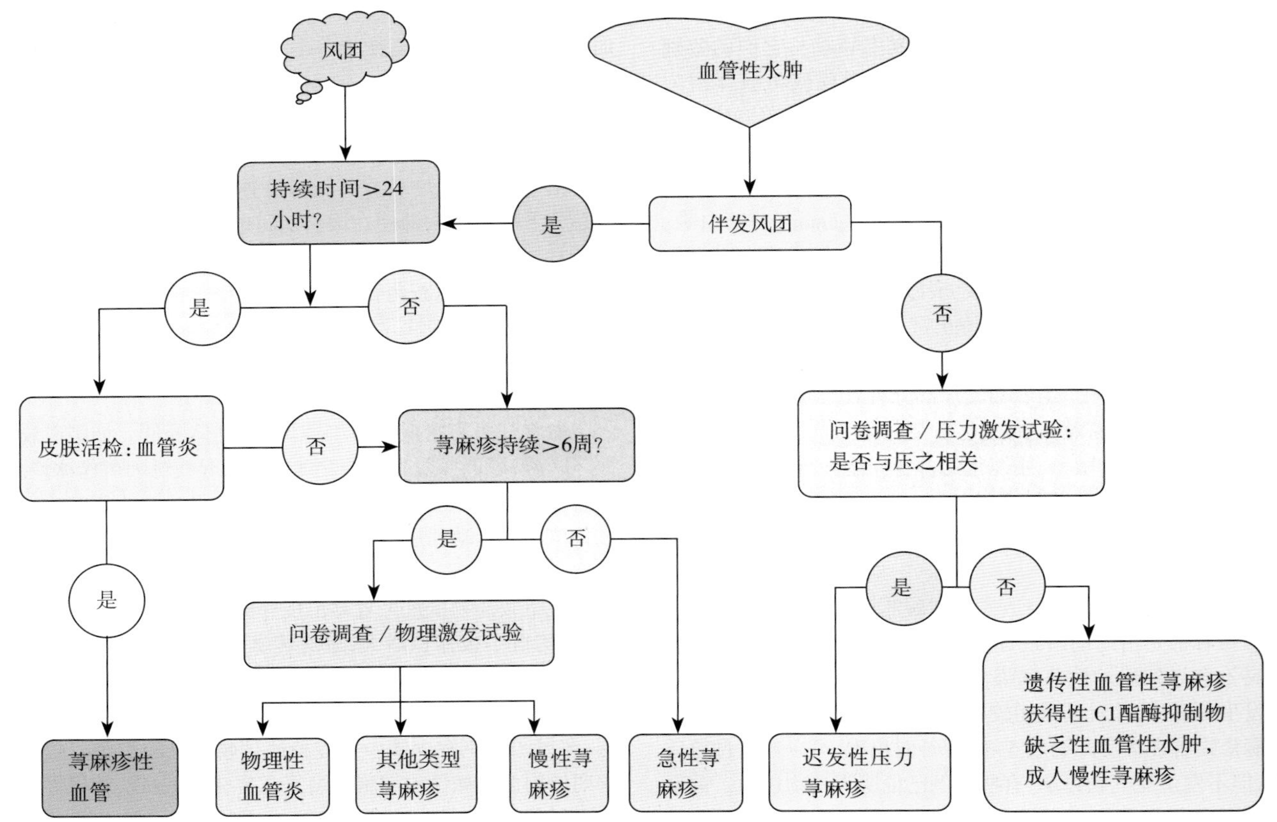

图 20-7　荨麻疹分类诊断临床路径

续表

3. 补体介导
(1) 坏死性血管炎
(2) 血清病
(3) 对血液制品的反应
4. 非免疫性
(1) 直接肥大细胞释放制剂(阿片类、抗生素类、箭毒、D-筒箭毒碱、放射性增强造影剂)
(2) 改变花生四烯酸代谢的制剂(阿司匹林与非类固醇类抗炎药、偶氮染料、苯甲酸盐类)
5. 特发性

七、治疗

(一) 治疗原则

1. 病因治疗 / 靶向治疗

(1) 阻断感染:如药物,物理因素,自身抗体、饮食等诱因。

(2) 靶向治疗:针对肥大细胞活化后3个环节脱颗粒、炎症因子(细胞因子和趋化因子)合成,白三烯释放和前列腺的合成,花生四烯酸分别通过脂氧合酶途径和环氧化酶途径合成白三烯和前列腺素治疗。

(3) 治疗:选择靶向药物,主要是肥大细胞及其释放的介质(如组胺、白三烯、前列腺素、白介素等)。

2. 阶梯治疗 / 循证治疗(表20-3)

(1) 阶梯治疗

表20-3　荨麻疹的阶梯治疗

一线药物:抗组胺药,首选第二代 H_1 受体拮抗剂;若疗效不佳,可改换第二代 H_1 抗组胺药物,疗效再不佳可增加第二代 H_1 抗组胺药物剂量,仍不佳可选择抗组胺药物的联合治疗用
二线药物:糖皮质激素、肾上腺素、甲状腺素、白三烯受体拮抗剂、磺胺吡啶、秋水仙碱、羟氯喹、氨苯砜、吲哚美辛
三线药物:环孢素、IVIG、血浆置换疗法、硫唑嘌呤、MTX、生物制剂

注:对使用第二代抗组胺药无效的患者,可以考虑联合治疗。①联合第一代抗组胺药,如马来酸氯苯那敏(扑尔敏)、赛庚啶。②联合第二代抗组胺药,同类药物联合,以提高抗炎作用;③联合稳定肥大细胞膜、抑制肥大细胞释放介质的有效药物,如酮替芬;④联合 H_2 受体拮抗剂,如与西咪替丁、雷尼替丁,但多数研究疗效不确切;西咪替丁或雷尼替丁不应单独使用,因可干扰抑制组织胺释放的反馈抑制;⑤联合抗白三烯药物,如孟鲁司特等。

(2) 循证治疗(表20-4)

表20-4　荨麻疹的循证治疗

一线药物:抗组胺药,首选第二代 H_1 受体拮抗剂(氯雷他定、非索非那定、西替利嗪、奥洛他定)(A)
二线药物:饮食治疗(B)、糖皮质激素治疗(A)、H2受体拮抗剂(B)、多虑平(B)、清除幽门螺杆菌(B)、硝苯地平(C)、PUVA(C)、华法林(C)、白三烯拮抗药(A)
三线药物:环孢素(A)、血浆置换(C)、静脉滴注丙种球蛋白(C)、霉酚酸酯(C)、口服他克莫司(C)、奥马珠单抗(B)

首选第二代抗组胺药,若2~3周无效,可增加原来使用药物剂量2~3倍,或联合第一代抗组胺药(睡前服),或联合第二代抗组胺药物;提倡同类结构药物联合,如氯雷他定+地氯雷他定;或联合抗白三烯药物如孟鲁司特(10mg)。IVIG,每天2g,连续5天,用于自身免疫性荨麻疹;生物制剂,奥马珠单抗用于难治性荨麻疹。

(二) 自发性荨麻疹治疗

1. 急性自发性荨麻疹　伴有畏寒、发热、白细胞升高,警惕有无败血症所致的急性荨麻疹。①以皮疹、瘙痒为主者可首选第二代 H_1 受体拮抗剂或同时服用第一代 H_1 受体拮抗剂;②重症者(特别是伴有血管性水肿者)应选用糖皮质激素,静滴或口服;③急性喉头水肿者应立即皮下或肌内注射0.1%肾上腺素0.3~0.5ml,同时静脉滴注地塞米松(5~10mg)或氢化可的松(100~200mg)、维生素C(2~3g)及氨茶碱(0.25g)增加细胞内cAMP,从而抑制组胺等介质释放。

2. 慢性自发性荨麻疹　首选第二代抗组胺药,无效时可考虑更换第二代 H_2 抗组胺药物品种,例如氯雷他定可换成左西替利嗪。再无效则增加该药剂量,日剂量可增加2~3倍。第二代抗组胺药治疗无效时应与第一代抗组胺药应联合治疗。

(三) 常用药物和治疗方法

1. 抗组胺药　最佳适应证是Ⅰ型变态反应引起的荨麻疹。抗组胺药对80%荨麻疹病例有效。

(1) 常规简单的用药:单一常规剂量二代抗组胺药是慢性荨麻疹的一线用药,适合成人及儿童。一代抗组胺药由于有中枢抑制作用,影响学习和认知功能,不推荐长期使用。但急性荨麻疹及慢性荨麻疹急性发作,影响患者工作及生活时可以短期使用,比如症状重者可以早晨使用1种二代,晚上联合1种一代,使用1~2周或更长。

(2) 复杂的用药:对于一种二代抗组胺药常规治疗1~2周效果不佳的难治性病例,换用其他结构二代可能有效。此种情况,欧洲指南推荐首选增加原药剂量(最高可以加至4倍),不推荐联合使用两种以上药物。考虑我国国情,换其他结构药物或直接联合使用2~4种抗组胺药可能更合适。是否联合相同结构的药物(相当于加量)疗效更好值得研究。酮替芬有稳定肥大细胞膜的作用及强镇静作用,可以在瘙痒剧烈者联合使用。合并焦虑的患者,可以睡前加用多塞平25mg。应该依据指南采用三线治疗。

(3) 慢性疗程:抗组胺药常规剂量使用至少1~2周,直至完全缓解。慢性荨麻疹的疗程为3~6个月或更长。临床症状完全消失后即可考虑减量,由每天1次改为隔日1次,逐渐增加间隔时间,直至停药。症状控制后,抗组胺治疗还需维持,目的是降低组胺受体活化状态,防治因立即停药而引起疾病的反复。

(4) 第一二代联合:第一代 H_1 受体拮抗剂　副作用多,但其更多作用包括抗肾上腺素、抗5羟色胺、抗嗜碱粒细胞脱颗粒以及针对 H_4 受体的作用(H_4 受体与瘙痒等关系密切),因此联合治疗常用的第二代 H_1 抗组胺药物有:阿伐斯汀、氯雷他定、咪唑斯汀、西替利嗪(羟嗪的活性代谢产物),新型 H_1 第二代抗组胺药物有:地氯雷他定、非索非那定、左西替利嗪,常用

第一代 H_1 抗组胺药物有：氯苯那敏、羟嗪、苯海拉明、多塞平(具有 H_1 和 H_2 抗组胺作用)，与 H_1 拮抗剂联合应用的 H_2 拮抗剂有：西咪替丁、雷尼替丁。

(5) 无效的剖析与选择：慢性荨麻疹治疗无效的原因是抗组胺药不能全面阻断肥大细胞活化后三个环节(即脱颗粒、炎症因子合成和释放以及前列腺素代谢等。)抗组胺药物治疗无效的病例，血中除存在组胺外，还有白三烯、前列腺素、细胞因子等多种炎症介质不同程度的水平升高。可选用白三烯受体拮抗剂，孟鲁司特 10mg，每天 1 次，如针对阿司匹林所致荨麻疹，一些 H_1 受体拮抗剂治疗抵抗的患者还需使用抑制细胞因子合成的药物，如环孢素。常用二线药物有泼尼松、肾上腺素、孟鲁司特、甲状腺素、硝苯地平、秋水仙碱(中性粒细胞抑制剂)、柳氮磺砒啶。

(6) 第二代 H_1 受体拮抗剂差异比较及毒性作用：首选氯雷他定和西替利嗪起效较阿斯咪唑快，但阿斯咪唑药效作用又比氯雷他定、西替利嗪稍久。咪唑斯汀和氯雷他定起效指数(分别计算风团和红斑的抑制率及计算出服药后某一时间点的起效比率)的研究结果显示，急性荨麻疹单次服用咪唑斯汀起效迅速，服药后 1 小时、2 小时分别有 76%、97% 的受试者达到起效标准；服用氯雷他定的分别为 46%、83%，二者起效指数差异均有显著性。西替利嗪和阿斯咪唑对妊娠及哺乳妇女慎用。特非那定和阿斯咪唑有引起一种少见的室性心律失常(尖端扭转型室性心动过速)导致死亡报道。

(7) 色甘酸盐和酮替芬：作用有限，虽然在皮肤血管上有组织胺 H_2 受体，使用 H_2 受体拮抗剂疗效有限。色甘酸盐并不像治疗呼吸疾病那样疗效好，对皮肤中的肥大细胞无效。而酮替芬具有抗组胺和稳定肥大细胞的作用。

2. 糖皮质激素　系统性糖皮质激素对荨麻疹性血管炎或血清病的荨麻疹样皮损有效，主要针对重型、血清病型或血管炎性荨麻疹，短期使用。避免在慢性荨麻疹中采用。肾上腺素及相关药物用于急性重症型、呼吸道急性血管性水肿威胁生命者。

3. 免疫抑制剂　对自身血清皮肤试验(ASST)阳性或证实体内存在针对 FcεRIa 链或 IgE 自身抗体的患者，常规治疗无效且病情较重时可酌情考虑加用免疫抑制剂、自身血清注射治疗或血浆置换等。环孢素，30%~50% 的慢性普通性荨麻疹患者的血清中检测出功能性 IgG 自身抗体，其可使肥大细胞释放组胺和其他介质。环孢素 A［3~5mg/(kg·d)］起始剂量为 5mg/kg，之后渐渐减量，用 8 周或 16 周，有明显改善，但只有 25% 的患者在治疗结束后 4~5 个月内疾病没有复发。

4. IVIG　静脉滴注丙种球蛋白［0.4g/(kg·d)治疗 5 天］，对大部分慢性自身免疫性荨麻疹患者有效，一些患者症状消失的时间可长达 3 年。

5. 生物制剂　奥马珠单抗(抗 IgE 单抗)对难治的慢性荨麻疹有肯定的疗效。奥马珠单抗已经成功用于治疗寒冷性荨麻疹、延迟压力性荨麻疹、热接触性荨麻疹、日光性荨麻疹及人工荨麻疹等。

6. PUVA　PUVA 和 NB-UVB 减少真皮上层肥大细胞的数量，并且已经成功地应用在肥大细胞增生症的治疗中，对难治性荨麻疹治疗有帮助。

(四) 诱导性荨麻疹治疗

1. 人工性荨麻疹　用第 2 代抗组胺药物，联合酮替芬 1mg，每天 1~2 次，和具有抗组胺作用的其他药物。或联合 H_2 受体拮抗剂，宽谱 UVB，光化学疗法(PUVA)；

2. 胆碱能性荨麻疹　用第 2 代抗组胺药物，联合达那唑 0.2g，每天 3 次，或联合酮替芬(1mg，每天 1~2 次)，或联合美喹他嗪(5mg，每天 2 次)，以后逐渐增加水温和运动量。

3. 冷接触性荨麻疹　用第 2 代抗组胺药物，有镇静作用的第 1 代抗组胺药物，如赛庚定 2mg，每天 3 次，或联合多塞平 2mg，每天 2 次。寒冷耐受(冷脱敏)、抗白三烯药物，如孟鲁司特，每天 10mg；或西替利嗪，每天 10mg 联合扎鲁司特，20mg，每天 2 次。环孢素 3mg/(kg·d)，奥马珠单抗有效。

4. 延迟性压力性荨麻疹　抗组胺药物通常无效，口服糖皮质激素有效，外用新型泡沫剂糖皮质激素，仅在手部或足部有短期疗效。可选用白三烯受体拮抗剂，孟鲁司特，每天 10mg 联合氯雷他定，每天 10mg。柳氮磺胺吡啶 2~4g 每天，联合口服糖皮质激素；氨苯砜，每天 50~150mg。

5. 日光性荨麻疹　羟氯喹 0.2g，每天 2 次；光疗和光化学疗法；单独使用抗组胺药物治疗效果不佳，可联合紫外线治疗；环孢素 4.5mg/(kg·d)，阿尔诺肽 16mg 皮下单次注释。

6. 肾上腺能性荨麻疹　β 受体阻滞剂，如普萘洛尔外用 20% 肾上腺素乳膏缓解外阴疼痛、水肿。用 β 受体阻滞剂治疗可以作为肾上腺素能性荨麻疹与胆碱能性荨麻疹鉴别的依据。

7. 慢性难治性荨麻疹治疗　参考上述治疗方法进行治疗，上述方法均有成功治疗难治性荨麻疹的案例。研究发现，当抗组胺药物增加剂量到 2 或 3 倍时，症状缓解率明显提高。增加至 4 倍时将近 75% 的慢性难治性荨麻疹患者可以控制症状。

超出药品说明书剂量用药也存在一定困难，因此有学者建议用 2~4 种抗组胺药物联合治疗，也可以联合白三烯拮抗剂。白三烯拮抗剂孟鲁司特联合西替利嗪及法莫替丁治疗难治性荨麻疹可将有效率提高至 66.7%。疗程 3 个月。泼尼松能控制 50% 抗组胺药物治疗无效的慢性难治性荨麻疹。国际指南推荐剂量 20~50mg/d。环孢素可完全或基本控制约 2/3 的抗组胺药抵抗性慢性难治性荨麻疹的症状。剂量 3~5mg/(kg·d)，分 2~3 次口服。奥马珠单抗(抗 IgE 单抗)对慢性抗组胺药物抵抗性慢性难治性荨麻疹有肯定疗效。剂量为 150mg 或 300mg，每隔 4 周皮下注射，有效率可达 75% 以上。

8. 妊娠及哺乳期妇女

(1) 妊娠期应尽量避免使用抗组胺药物：如必须采用抗组胺药治疗，应告知患者目前无绝对安全可靠的药物。现有的研究仅为西替利嗪的小样本研究和氯雷他定、西替利嗪和左西替利嗪。现有的临床试验也证实孕期使用奥马珠单抗具有安全性，无致畸性，可在抗组胺药疗效不佳时酌情使用。

(2) 哺乳期用药：大多数抗组胺药物分泌到乳汁中，H_1 受体拮抗剂为母亲服用药物量的 0.1%，此类药物还可抑制乳汁分泌。比较而言，西替利嗪、氯霉他定、地氯雷他定，在乳汁中分泌水平较低，因此可在哺乳期中使用，氯苯那敏可降低婴儿食欲和引起嗜睡，建议应避免使用。羟嗪在孕妇最后 3 个月可引起新生儿的抽搐症状，故妊娠最后 3 个月应避免使用第 1 代 H_1 受体拮抗剂。

9. 儿童用药　非镇静类 H_1 受体拮抗剂是儿童荨麻疹治疗的一线药物，多数规定使用在 12 岁以上。但氯雷他定规定为 1~5 岁；氯苯那敏和羟嗪 1 岁以下儿童可以使用，白三烯受体拮抗剂可用于 6 个月以上儿童。在治疗无效的患儿中，建议在患者监护人知情同意的情况下酌情增加剂量（按体重调整）。要关注镇静类抗组胺药给患儿学习等带来的影响。

老年人应优先选用二代抗组胺药，以避免一代抗组胺药可能导致的中枢抑制作用和抗胆碱作用，防止由此引起的跌倒风险及青光眼、排尿困难、心律失常等不良反应的出现。

对于合并肝肾功能异常的荨麻疹患者，应在充分阅读药物使用说明书后，根据肝肾受损的严重程度合理调整抗组胺药物的种类和剂量。如依巴斯汀、氯雷他定等主要通过肝肾代谢，西替利嗪等则经由肾脏代谢，在出现肝肾功能不全时，这些药物应酌情减量或换用其他抗组胺药物。

（五）中医治疗

中医疗法对荨麻疹有一定的疗效，荨麻疹中医辨证分为：①风热型，宜疏风清热，用消风散加减；②风寒型，宜祛风散寒，用荆防败毒散加减；③胃肠湿热型，宜祛风解表，通理深热，用防风通圣散加减；④冲任不调型，宜调摄冲任，用四物汤合二仙汤加减。

八、病程与预后

根据 Champion 报道 554 例荨麻疹，单独发生荨麻疹的病程平均为 6 个月。约有半数的慢性荨麻疹在 2 年内自然痊愈，另有作者报道约 50% 的荨麻疹患者在 1 年内停止发作，65% 在 3 年内停止，85% 的在 5 年内停止发作；仅不到 5% 的皮损持续发作超过 10 年。血管水肿改变了自然病程，只有 25% 的患者在 1 年内消退。

本病有自限性，不影响健康，但有报道突然发生胸闷、心率加速、喉头水肿、血压下降造成严重后果者。

第二节　血管性水肿

内容提要

- 可分为遗传性血管性水肿（hereditary angioedema，HAE）、获得性血管性水肿（acquired angioedema，AAE）。
- HAE 分为：1 型 C1- 酯酶抑制物（C1-INH）缺乏（占 85%）；2 型 C2- 酯酶抑制物功能异常（占 15%）；3 型 C3- 雌激素依赖性 HAE（C1-INH、补体 C4 正常）。
- AAE 分为：AAE-1 C1-INH 缺乏（恶性肿瘤所致）；AAE-2 C1-INH（自身免疫，自身 C1-INH 抗体）；AAE-3 特异性 AAE；药物所致 AAE：ACE 抑制物、青霉素等。
- 遗传性血管性水肿可用新鲜全血浆或 C1 酯酶抑制因子。治疗本病应考虑到以下三个方面：急性血管性水肿，长期预防（达那唑），外科手术前预防。

血管性水肿（angioedema），与荨麻疹很相似，但受累组织更深，通常分布不对称。大量血浆渗出到真皮或皮下组织形成皮下水肿和较厚斑块，称为血管性水肿。也可能累及肠壁组织。由于深层组织肥大细胞和感觉神经末梢较少，血管性水肿瘙痒少见，更多地表现为刺痛或烧灼感。荨麻疹与血管性水肿常同时存在具有共同的病因。血管性水肿分类见表 20-5。

表 20-5　血管性水肿分类

分类
1. 遗传性血管性水肿（HAE）
1 型 C1- 酯酶抑制物（C1-INH）缺乏（占 85%）
2 型 C2- 酯酶抑制物功能异常（占 15%）
3 型 C3- 雌激素依赖性 HAE（C1-INH、补体 C4 正常）
2. 获得性血管性水肿（AAE）
AAE-1 C1-INH 缺乏（恶性肿瘤所致）
AAE-2 C1-INH 缺乏（自身免疫，自身 C1-INH 抗体）
AAE-3 特异性 AAE
药物所致 AAE：ACE 抑制物、青霉素等

一、病因与发病机制

1. 遗传性血管性水肿（hereditary angioedema，HAE）　是一种罕见的常染色体遗传性疾病，C1INH 基因突变是 HAE 发病的分子基础，基因突变导致 C1INH 浓度和 / 功能的改变为 HAE 的主要发病机制。原因是由于 11 号染色体(11q12-q13.1) 上的以 C1- 酯酶抑制物（C1-INH）基因发生突变引起。C1 酯酶抑制物缺乏或功能异常是本病的主要病因。

C1-INH 是一种丝氨酸蛋白酶抑制物（serpin），它是体内 C1r 和 C1s 唯一的抑制成分，其参与调控包括经典补体激活途径、凝血、纤溶和激肽合成级联反应在内的多种生理病理过程，对维持局部血管稳态起到重要作用。C1INH 基因突变导致其编码蛋白合成减少或功能缺陷，失去对接触系统的有效抑制，过量缓激肽释放入血使局部血管通透性增加，最终导致皮下和 / 或黏膜下水肿。另外，HAE 患者由于体内 C1 的自发活化使得下游底物 C_2 和 C_4 被大量分解，故部分Ⅰ/Ⅱ型 HAE 患者除血清 C1INH 浓度降低外还有补体 C_2、C_4 浓度的降低。由于体内补体 C_2 浓度极低，故将补体 C_4 浓度作为 HAE 的筛查指标。

2. 获得性血管性水肿（acquired angioedema，AAE）

（1）急性血管性水肿：IgE 介导的物质（药物、食物、花粉、昆虫毒素），造影剂，血清病，冷性荨麻疹。

（2）慢性复发性血管性水肿：①特发性（大多数病例）；②获得性 C1 酯酶抑制物缺乏症（伴发恶性肿瘤型和自身免疫型）；③血管性水肿—酸性粒细胞增多综合征。

二、临床表现

多发于眼睑、口唇、外生殖器（及口腔、舌、喉的黏膜，重者可发生喉头水肿乃至窒息，亦可见于手掌、足跖、四肢、躯干。肿胀发生在皮下深部或皮下组织，通常无瘙痒，症状主要是烧灼感和疼痛性肿胀。

消化道及呼吸道受累时导致吞咽困难、呼吸困难、腹部绞痛及呕吐及腹泻。胃肠道症状在遗传性血管性水肿更常见。创伤亦可引起血管性水肿。遗传性或获得性血管性水肿极少发生荨麻疹。

1. 遗传性血管性水肿（图 20-8）　遗传性血管性水肿为常染色体显性遗传，病人的子代 50% 可罹患，男女发病相等。

本病虽然罕见，发病率为 1/10 000，但对本病应给予关注，因为其致死性和并发症发生率高。HAE 的临床特征为：可累及身体任何部位、反复发作的血管性水肿。

荨麻疹不是本病的特点。喉头水肿常见，是遗传性血管

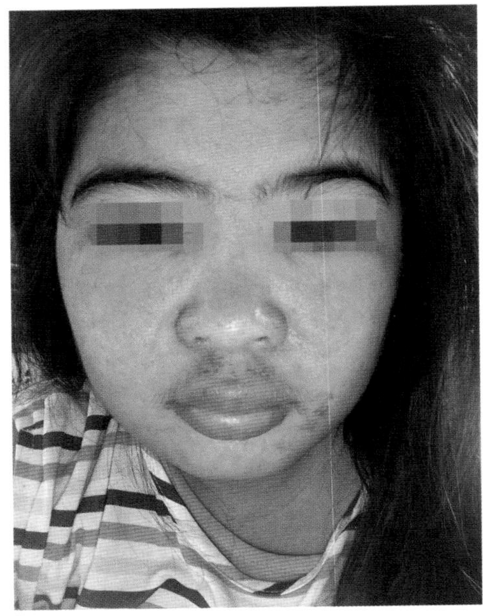

图 20-8　遗传性血管性水肿

性水肿的主要死因。

分型：根据血清 C1INH 浓度及功能水平可将 HAE 分为三型。

HAE Ⅰ型(85%)——C1 酯酶抑制物缺乏；突变基因产生的蛋白结构异常而不能被正常分泌，因而血清活性 C1INH 浓度显著降低。

HAE Ⅱ型(15%)——C1 酯酶抑制物功能障碍。不出现风团和瘙痒症；突变基因表达的蛋白可被正常分泌，C1INH 浓度正常或升高，但功能缺陷。

HAE Ⅲ型——雌激素依赖性遗传性血管性水肿。

2. 雌激素依赖性遗传性血管性水肿(图 20-9)

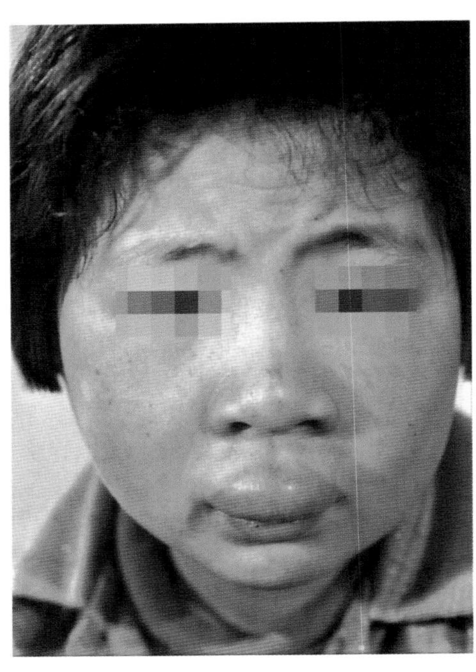

图 20-9　雌激素依赖性遗传性血管性水肿

3. 获得性血管性水肿。

4. 急性获得性血管性水肿　好发于唇、眼睑和外生殖器，为突发局限性皮下水肿。约 0.1%~0.2% 血管紧张素转换酶抑制剂(ACE1)服用者发生血管性水肿，多见于服药后 3 周，患者继续服药症状可自行消退。短效血管紧张素转换酶抑制剂(ACE1)(卡托普利)所致者多见，症状较轻，抗组胺药和糖皮质激素有效，长效血管紧张素转换酶抑制剂(ACE1)(依那普利、赖诺普利)引起者少见，病情严重。可有全身症状，低血压、呼吸困难，作为血清病伴发则有低热、关节痛、淋巴结肿大(图 20-10)。

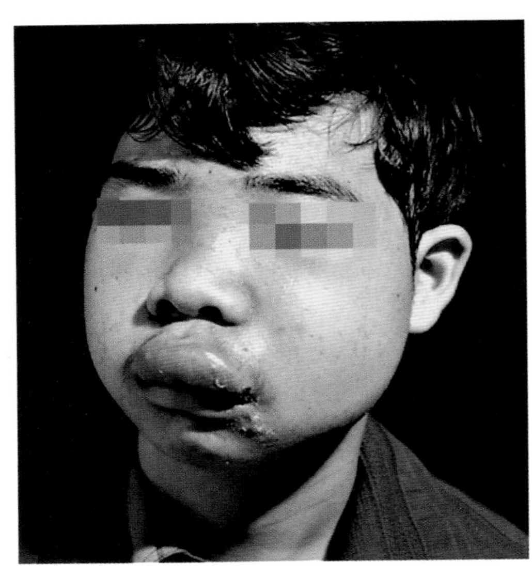

图 20-10　获得性血管性水肿

5. 获得性 C1 酯酶抑制物(C1-INH)缺乏性血管性水肿　临床表现类似 HAE，但无家族史，中年人多见，反复发作。

血管性水肿 - 嗜酸性粒细胞增多综合征：表现为反复发作性水肿、荨麻疹，尚有全身症状，如发热、肌痛、少尿、瘙痒、嗜酸性粒细胞增多(占 88%)，可自然缓解，用糖皮质激素有效。

6. 特发性血管性水肿　任何年龄均可发病，高发年龄为 40~50 岁，女性多见，可伴有消化道和呼吸道症状。

分型：

AAE Ⅰ型：Ⅰ型病人多为 B- 淋巴细胞增多症所引起，如良性、恶性及细胞增生异常的多发性骨髓瘤、淋巴瘤等。

AAE Ⅱ型：病人体内查不到任何淋巴瘤的证据，而是体内产生针对 C1-INH 的自身抗体，患者常伴有系统性自身免疫性疾病，如慢性丙型肝炎、SLE 等。

AAE Ⅲ型：特发性获得性血管性水肿。

三、实验室检查

特殊检查：①补体水平；②C1-INH 水平；③C1-INH 功能测定。

1. 遗传性血管性水肿　Green 等报道，本病具有 2 型：Ⅰ型(85%)、Ⅱ型(15%)。

Ⅰ型特点为抗原血浆水平低下的 C1-INH，C1-INH 功能正常。

Ⅱ型特点为正常或升高的抗原水平的 C1-INH，但 C1-INH

包括变异的无功能的 C1-INH 与正常功能 C1-INH。

对于 C4 水平下降，C1-INH 水平正常的患者应行 C1-INH 功能测定，以诊断Ⅱ型 HAE 获得性的血管性水肿，特点则为 C1q 水平低下，并有低 C4 及 C1-INH 水平。

Arreaza 等认为 C4 水平是最好的筛选检查，无论疾病症状明显或发生时仅有不易察觉的症状，C4 水平均有明显地降低。

Laurent 等报道，Ⅰ型患者大部分 C1-INH 水平低于正常值 30%。

2. 获得性血管性水肿　C1-INH、C1、C2、C4 均下降，但无家族史（图 20-11）。

四、伴发疾病

慢性淋巴细胞性白血病、非 Hodgkin B 细胞淋巴瘤、自身免疫性疾病。

五、诊断依据（表 20-6）

表 20-6　血管性水肿的诊断依据

获得性血管性水肿，依据急性、易消散的局限性皮肤(眼睑、唇和外生殖器）和皮下组织深层水肿 遗传性血管性水肿，儿童晚期或青少年早期发病，多数有家族史，C1 酯酶抑制物缺乏或功能异常，当有以下临床表现可提示诊断：①反复发作的局限性水肿；②有明显自限性，1~3 天可自然缓解；③反复发作的喉水肿；④反复发生不明原因的腹痛；⑤水肿的出现与情绪、月经、特别是外伤有一定关系；⑥不痒、不伴有荨麻疹；⑦抗组胺药和肾上腺皮质激素治疗无效；⑧阳性家族史

六、鉴别诊断

色素性荨麻疹、荨麻疹样血管炎、丘疹性荨麻疹、多形红斑、Melkersson-Rosenthal 综合征。血管性水肿偶尔需与脂膜炎、蜂窝织炎、淋巴管炎和肉芽肿唇炎鉴别，这些疾病初期损害类似于血管性水肿者，但其持续时间超过 24 小时，累及胃肠道时易于急腹症相混淆。

七、治疗

依据遗传性和获得性水肿不同发病机理进行治疗。

1. 遗传性血管性水肿　HAE 的治疗包括急性发作期的治疗，长期及短期的预防性治疗。静脉给予 C1INH 替代治疗是急性发作期的基础治疗方案。达那唑用于遗传性血管性水肿长期治疗，急性期可用新鲜全血浆或 C1 酯酶抑制因子。治疗本病应考虑到以下三个方面：急性血管性水肿，长期预防，外科预防，本病急性发生，应首先静脉滴注经蒸汽消毒的 C1-酯酶抑制剂。当无法获得 C1- 酯酶抑制剂时，新鲜冰冻血浆由于含有 C1-INH 可以代替，但是使用新鲜冰冻血浆可能会带来病毒传播及加重本病病情。肠胃外使用糖皮质激素、肾上腺及抗组胺药并不十分有效。发生喉头水肿时应行气管切开，气管插管及 / 或其他一些生命支持治疗。

参照荨麻疹治疗（表 20-7，表 20-8），喉头水肿应立即进行抢救。

表 20-7　血管性水肿的治疗

系统治疗	遗传性：急性发作治疗，长期预防，长期治疗 获得性：同荨麻疹治疗，血管紧张素转换酶抑制剂（ACEIs）诱发者治疗，C1 酯酶抑制物治疗
药物选择	遗传性：新鲜干冻全血浆（含有 C1 酯酶抑制物），达那唑、纯化 C1 酯酶抑制物、抑肽酶、氨甲环酸 获得性：司坦唑醇，抗组胺药，肾上腺素，氢化可的松，C1 酯酶抑制剂（C1-INH 缺乏者）、停用血管紧张素转化酶抑制剂（ACEI 诱发者） Ⅰ型：雄激素：达那唑；Ⅱ型：免疫抑制剂（如环孢素）
急性处理	喉头水肿应立即行气管切开术

2. 获得性（普通型）血管性水肿　与一般荨麻疹相同，包括去除病因，给抗组胺药、肾上腺素及必要时予糖皮质激素可

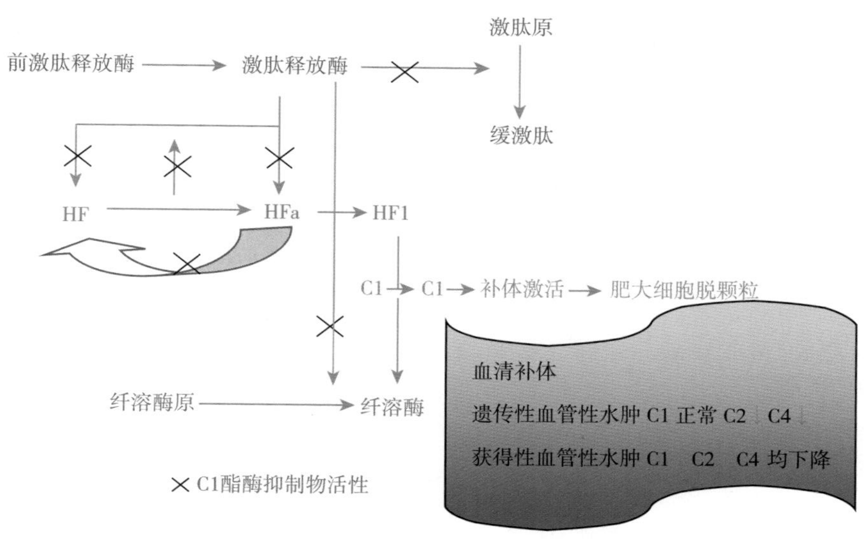

图 20-11　C1 酯酶抑制物活性和遗传性、获得性血管性水肿的血清补体水平

表 20-8 血管性水肿(中国国情)治疗药物选择

药物类型	HAE			AAE			
	C1 酯酶抑制物缺陷		HAE-3 型	C1 酯酶抑制物缺陷		AAE-3(特发性)	药物所致
	HAE-1 型	HAE-2 型		AAE-1(淋巴瘤等)	AAE-2(自身免疫)		
C1-1NH 浓缩剂	√	√		√	√		
新鲜冰冻血浆	√	√		√			
达那唑 *	√	√	√	√		√	
抗组胺药、糖皮质激素					√	√	
环孢素					√		
停致病药物			** 雌激素、AT1				***ACE 抑制物青霉素

* 达那唑:增加 C1-1NH 和补体 4 水平;
** 避免雌激素(如避孕药)及 AT1 拮抗剂(如氯沙坦);
***ACE 抑制物,如卡托普利;
HAE-1:C1- 酯酶抑制物缺乏;
HAE-2:C1- 酯酶抑制物功能异常;
HAE-3:雌激素依赖性;
AAE-1:C1-1NH 缺乏(伴淋巴瘤等);
AAE-2:C1-1NH 缺乏(自身免疫);
AAE-3:特发性获得性血管性水肿。

以缓解。

接受 ACEI 治疗诱发的血管性水肿病人的处理①立即停用 ACEI;②短期使用抗组胺药和静注甲泼尼松龙 40~120mg 或每 12 小时口服泼尼松 30~50mg,可减轻过敏反应。③必须立即用其他类药物替代 ACEI 治疗高血压和 / 或心力衰竭。

获得性 C1-INH 缺乏性血管性水肿的治疗同遗传性血管性水肿(HAE)。但是,必须同时治疗原发病。

HAE 和获得性 C1-INH 缺乏症:采用下述方法治疗,如抗组胺药、糖皮质激素和拟交感药对 HAE 无效,而有 C1-INH 自身抗体者对糖皮质激素有良好疗效。

HAE 的治疗取决于三方面的考虑:急性血管水肿,长期预防,外科手术(前)的预防。遗传血管性水肿的循证治疗(表 20-9)。

表 20-9 遗传血管性水肿的循证治疗

项目	内容	证据强度
第一线治疗	C1 酯酶抑制物 达那唑 司坦唑醇	A A B
第二线治疗	6- 氨基已酸(EACA) 氨甲环酸	A A
第三线治疗	新鲜冷冻血浆	A

3. 急性血管性水肿

C1-INH 浓缩物:对于 HAE 的急性发作,最佳治疗方案为静脉输注,蒸汽灭菌的 C1-INH 浓缩物。C1-INH 2.4 万 U~3.6 万 U 静注,约 1 小时起效。

新鲜冷冻血浆:如果没有,也可以用新鲜冷冻血浆(FFP),它含有 C1-INH,但 FFP 可能带有并引起播散的高危病毒(HIV,肝炎病毒),也可以加重水肿。

糖皮质激素:非肠道给予糖皮质激素,肾上腺素及抗组胺药对 HAE 并不很有效。

急救:有喉头水肿需行气管切开,插管及 / 或其他生命支持措施。

长期预防:

雄激素是最好的预防急性发作药物,每月严重发作 1 次以上者开始应用。达那唑(0.2~0.6g/d)或司坦唑醇 2mg/d 可诱导肝脏合成而提高 C1-INH 和 C4 水平,对Ⅰ型、Ⅱ型 HAE 均有效;二者的疗效相等,但司坦唑醇较便宜。

抗纤溶酶药物:6- 氨基已酸每日 6~8g,及氨甲环酸 1g,每 2 小时口服 1 次,阻止纤溶酶原转化为纤溶酶,此酶为 C1 的活化剂,可预防及减少发作。

新鲜血浆或纯化的 C1-INH 用于急性严重发作的患者。

外科手术前预防:在行择期外科手术 / 侵入性治疗措施之前,须先用大剂量雄激素 5~10 天,如行紧急手术治疗时,可先使用 C1-INH 或新鲜冰冻血浆。

避免诱发药物:药物也可引起 HAE 发作,如血管紧张素转换酶(ACE)抑制剂,血管紧张素Ⅱ受体阻滞剂及雌激素,HAE 患者应避免使用。

八、病程与预后

单独发生血管性水肿病程为 1 年,荨麻疹合并血管性水肿者病程为5年。遗传性血管性水肿死亡率高,常由喉头水肿所致。

第三节　全身过敏反应综合征

全身性过敏反应综合征(generalized anaphylactic syndrome)，根据美国变态反应与传染病研究所的工作小组和食品过敏及变态反应联盟的定义，过敏性反应是由 IgE 介导的一种严重甚至可以致命的全身性免疫应答反应，可于接触变应原后极短时间内发生。所致的全身性荨麻疹、过敏性休克，常突然发病，病情进展迅速。

一、病因

引起过敏反应的主要是食物，其次是昆虫毒素、药物、橡胶、食物有花生、树种、鱼类、蟹类、牛奶、鸡蛋和含亚硫酸氢盐的食物等。药物有抗生素、阿司匹林、非甾体类抗炎药、全身麻醉药、鸦片、胰岛素、鱼精蛋白、链激酶、血制品、放射增敏剂、钆和抗胸腺细胞球蛋白。昆虫有如小黄蜂、黄蜂、火蚁和蜜蜂。

二、发病机制

1. 过敏反应　肥大细胞及嗜碱性粒细胞结合了抗原特异性 IgE 剂处于致敏状态，当再次接触到相同抗原时就会发生 IgE 分子的交联，引起两种类型细胞的脱颗粒反应。如组胺、类胰蛋白酶酶等释放，同时在细胞膜上花生四烯酸代谢合成新的介质，如前列腺素、白三烯等。这些介质与相应受体结合后，引起过敏反应如黏液分泌、瘙痒、血管通透性增加、平滑肌收缩等(图 20-12)。

2. 类过敏反应　类过敏反应则不是由 IgE 分子所介导，如阿司匹林和其他非甾体类抗炎药物(NSAID)因其具有抑制环氧化物酶活性，放射显影试剂为高渗液体，可引起肥大细胞和嗜碱性粒细胞直接脱颗粒而发生类过敏反应。

三、临床表现

全身性 AS 常突然发病，临床表现差异很大，取决于不同的化学介质；早期表现轻重不一，组胺起着重要作用。开始可仅出现一种或多种轻微表现，数分钟内发生严重的全身性反应。①皮肤和黏膜的血管通透性增加，全身性荨麻疹或血管性水肿，瘙痒和发热。②上呼吸道气道梗阻、咽、会厌和喉水肿引起喉头发紧、声嘶或喘鸣。上呼吸道血管性水肿或肺水肿可导致呼吸衰竭、紫绀和死亡。③心血管系统：毛细血管通透性增加，液体进入组织，组织供氧降低，心率失常，过敏性休克，晕厥。或继发于心功能障碍(心动过速、心动过缓或心跳骤停)。④胃肠道平滑肌收缩，腹痛、腹泻、肠道内液体渗透。

四、治疗　(表 20-10)

表 20-10　全身性过敏反应综合征的治疗

一般处理
仰卧位，保持气道通畅，吸氧(高浓度、低流量)，心肺复苏(需要时)，生理盐水静脉输入，消除或减少致病物质的吸收(可能时)，严密观察生命体征 24 小时，备好复苏设备(心电监护仪、气管插管)
轻症处理
肾上腺素，抗组胺药(苯海拉明)，系统性糖皮质激素 肾上腺素(必要时增加剂量和延长治疗时间)，纠正低血容量和血浓缩，去甲肾上腺素，抗组胺药，系统性糖皮质激素
呼吸窘迫
肾上腺素，抗组胺药，纯氧吸入，气管插管或气管切开，辅助呼吸，氨茶碱(支气管痉挛时)，系统性糖皮质激素

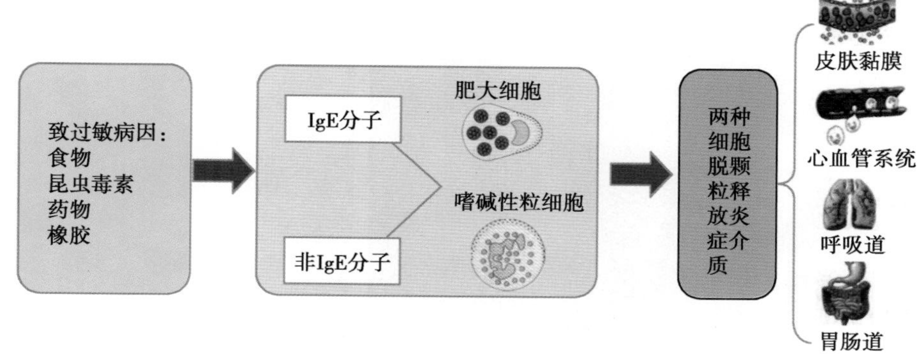

图 20-12　变应原进入血流活化全身肥大细胞、嗜碱性粒细胞，引起全身性过敏反应

(高志祥　陈忠业　张瑜　吴大兴　徐云升　蔡川川　蔡艳霞　蔡志强　朱团员　吴志华)

第二十一章

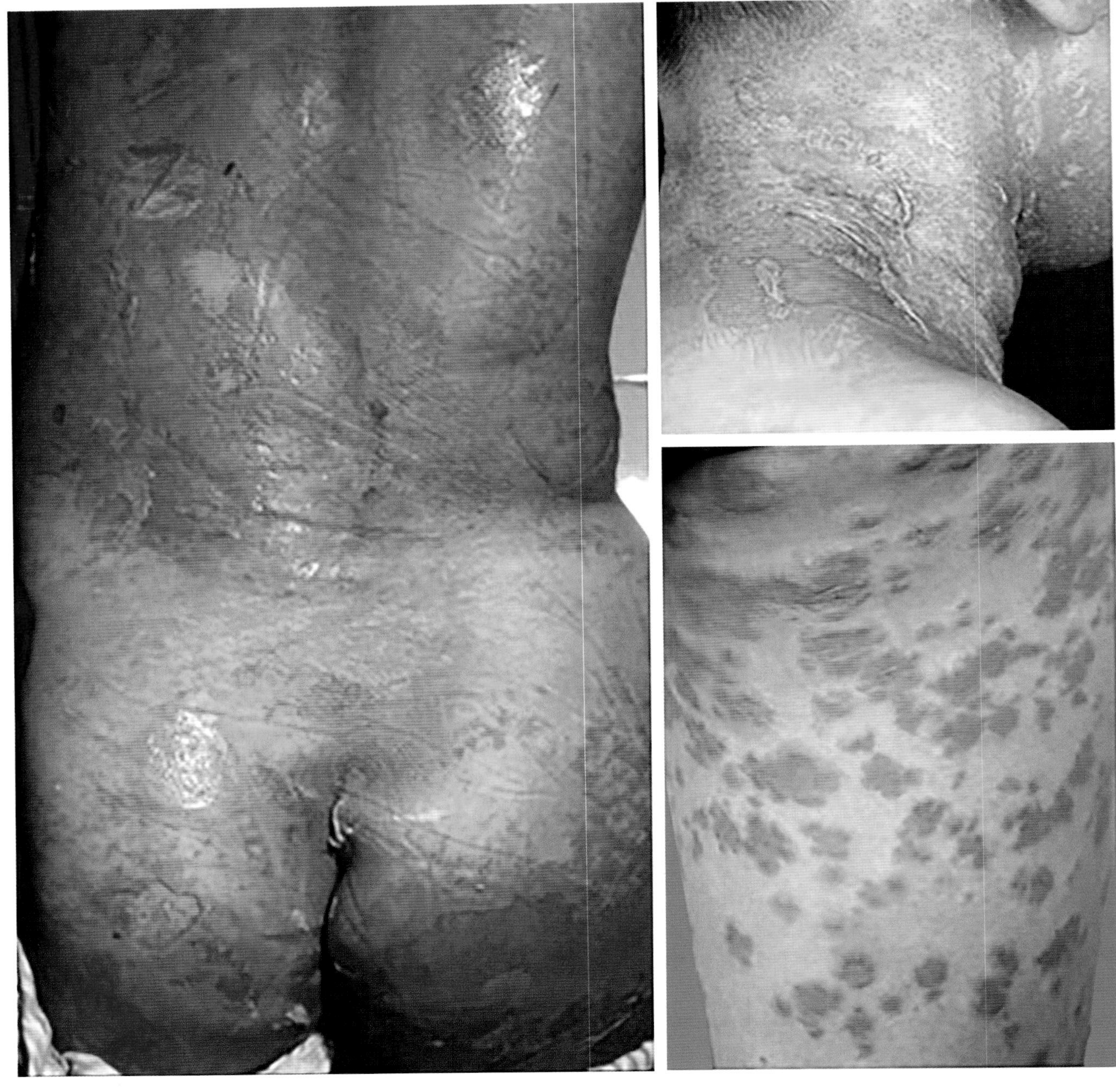

第二十一章

红斑类和其他炎症皮肤病

第一节　环状或图状红斑

环状或图状红斑(annular and figurative erythema),本组疾病为环状红斑或其他形状的图形红斑,是各种病因引起的炎性疾病。皮损呈圆形、环状、多环形或弓形。红斑是皮肤颜色改变的一种表现,主要是由于血管,尤其是真皮乳头层和网状层血管扩张所致。由于动脉或静脉均可参与本病的发生,所以皮损的颜色可呈粉红至深红甚至紫红色。

一、离心性环状红斑

离心性环状红斑是一种回状红斑,环状红斑样皮损呈离心性发展,其特征是轻度瘙痒的多环状红色斑片或斑块,每天向外扩展 2~3mm,中央消退。

(一) 病因与发病机制

离心性环状红斑是一种超敏反应,病因有感染、药物、昆虫叮咬、潜在的恶性疾病、激素改变(月经周期)(表 21-1)。

炎症局部有促炎细胞因子和血管活性肽的产生,从而导致离心性环状红斑的发生。

表 21-1　离心性环状红斑的病因

离心性环状红斑
特发性:占大部分病例
感染:分枝杆菌、链球菌、EB 病毒、HIV 感染、传染性软疣病毒、浅表真菌、白色念珠菌、蠕虫
自身免疫病:干燥综合征、线状 IgA 大疱性皮病
药物:青霉素、水杨酸盐、抗疟药、阿米替林、氨苄西林、西咪替丁、非那雄胺、螺内酯、羟氯喹、氢氯噻嗪、复方磺胺甲噁唑
其他:结节病、肝病、嗜酸性粒细胞增多综合征、潜在恶性疾病

(二) 临床表现

损害呈环状、多环状,缓慢向四周扩展,中央消退仍可再发新疹,形成双环或多环形(图 21-1)。单个损害持续数日和数周,或缓慢扩展发生,而给予干扰素后 EAC 皮损会消失提示 TNF-α 及 IL-2 在其发病机制中起着一定的作用。

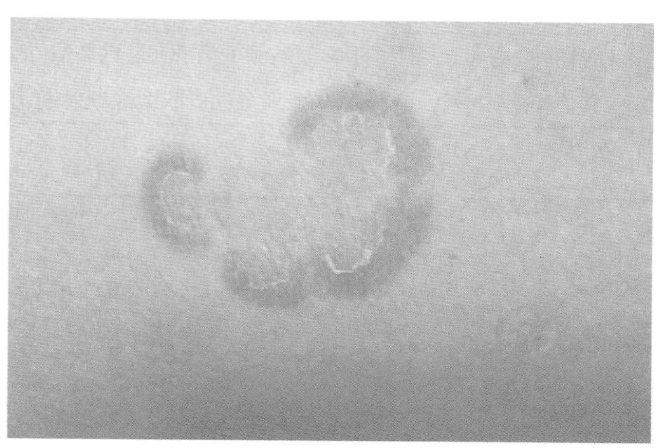

图 21-1　离心性环形红斑
红斑内缘有少许鳞屑,其外侧固定、内侧游离,多数有瘙痒,此型为浅表性回状红斑。

易反复发作,可持续多年。最常见的部位为臀部、大腿和上臂,瘙痒程度不一。

EAC 分型:浅表型和深在型 EAC 的初发皮损非常相似。①浅表型 EAC:起初是坚实的粉红色丘疹,随后离心性扩展,中央消退。一个独立的皮损可在1~2周内增大至直径6cm从上。皮损轻微隆起，边缘内侧有鳞屑，在一些特殊病例皮损可无任何鳞屑。皮疹边缘处偶见小水疱。②深在型EAC：深在型环状红斑的皮疹边缘常有明显的隆起和浸润性边界，通常无鳞屑亦不伴发瘙痒。EAC的皮损可以是局限型或泛发型的，但本病很少累及掌跖、头皮或黏膜。陈旧皮损消退后可以立即出现新的皮疹，也可能间隔一段时期后周期性发作。当EAC是由某种基础疾病引起时，基础病发作后可以同时伴随皮疹复发。大部分EAC患者查找不到基础疾病。

本病可能持续数十年，平均病程为2.8年，其治疗常较困难。

（三）实验室检查

外周血嗜酸性粒细胞升高。组织病理，浅表型病变局限于真皮浅层，血管周围境界清楚的淋巴细胞和组织细胞浸润，深在型的血管周炎性浸润可累及浅部和深部血管丛。

（四）诊断与鉴别诊断

诊断依据环状多环状扩展，内缘有黄色鳞屑，单个损害持续数日数周，少数伴癌肿。几种环状红斑的区别（表21-2）。

需与体癣、红斑狼疮、环状肉芽肿、玫瑰糠疹、点滴型银屑病和淋巴瘤、非典型玫瑰糠疹、多形红斑、荨麻疹、红色毛癣菌感染鉴别。

（五）治疗

离心环状红斑患者可能有潜在疾病或恶性疾病，监测和治疗潜在疾病或恶性疾病，皮损局部外搽糖皮质激素、他克莫司、或止痒剂有效。亦可试用抗组胺药、氨苯砜、氯喹、糖皮质激素、甲硝唑、干扰素-α（2×10^6IU）等。有报告外用卡泊三醇3个月皮损完全消退。用依那西普25mg，每周注射2次，经4周，95%皮损消退。

二、匐行性回状红斑

匐行性回状红斑（E. gyratum repens）为一种免疫反应，肿瘤抗原和皮肤抗原之间存在交叉反应。匐行性回状红斑多伴发内脏恶性疾病，本病是一种副肿瘤现象。

（一）病因与发病机制 （表21-2）

副肿瘤现象被认为是人体对新生肿物释放的肿瘤蛋白过敏所致。肿瘤组织具有抗原性，机体对肿瘤抗原产生免疫应答的同时会对正常皮肤产生交叉免疫应答，导致了皮肤损害。

研究表明免疫因素参与了匐行性回状红斑的发生，对合伴支气管癌患者的皮损和正常皮肤活检行免疫荧光检查，可见到基底膜带有IgG和C3颗粒状沉积。

非肿瘤性疾病患者和正常人发生匍行性回状红斑的具体机制尚不清楚。Gnnther等则报道首例Ⅰ型自身免疫性肝炎患者使用硫唑嘌呤后出现匍行性回状红斑样皮损，停药1周后皮损消失，考虑为硫唑嘌呤药物反应。

（二）临床表现

副肿瘤现象：临床罕见，主要累及躯干和四肢近端，为一种特殊的回旋状鳞屑性皮疹，可成脑回状、水纹状、地图状，边缘宽1~2cm，环状皮损的边缘略隆起，呈鲜红色或紫红色，缓慢离心向外发展，环中央不断发生新疹成同心环，外观似木纹，瘙痒，消退后遗留色素沉着。皮肤损害多发生于肿瘤确诊前1年到确诊后1年期间。

非肿瘤性：匐行性回状红斑也可能发生在肺结核患者，另外变异性红斑角皮病也可以出现匐行性回状红斑样皮损。匐行性回状红斑患者的其他表现有获得性鱼鳞病、掌跖角化症和嗜酸性粒细胞增多症。然而也有些患者无其他健康问题。

（三）实验室检查

血嗜酸性粒细胞可增多。组织病理为非特异性改变，直接免疫荧光可见皮损和外观正常皮肤的基底膜致密层有IgG及C3沉积，主要沉积在致密层。间接免疫荧光见循环抗基底膜抗体。

（四）诊断与鉴别诊断

诊断依据特殊回旋状鳞屑皮疹，离心扩展，回状红斑具有游走性，呈木纹样同心环状外观。不断发生新疹，形成同心圆，伴恶性肿瘤。

鉴别诊断，参见表21-3几种环形红斑的区别。

（五）治疗

监测内脏恶性疾病，恶性肿瘤切除后，皮损可以消退。非肿瘤性治疗相关疾病，皮损对症处理。

表21-2 匐行性回状红斑病因

恶性肿瘤：	80%的病例可见潜在恶性肿瘤，如肺癌（最常见）、食管癌、胃癌、乳腺癌、宫颈癌、肾癌
其他疾病：	鱼鳞病、亚急性皮肤型红斑狼疮、干燥综合征、嗜酸性粒细胞增多症、大疱性类天疱疮、健康人

表21-3 几种环状红斑的区别

	离心性环状红斑	匐形性回状红斑	单纯性回状红斑	风湿性环状红斑
基本损害	弧形或多环状，呈靶形红斑	回旋状、同心环状，似木板花纹，形态不断变化，每天可移动1cm	环状、边缘细如线状	弧形、多环形、边缘隆起红斑
自觉症状	轻度瘙痒	瘙痒	无	无
好发部位	股、臀和小腿	躯干四肢近端	躯干、四肢	指节、肘、肱骨上髁、枕部、足背
实验检查	抗“O”高			抗“O”增高
伴发疾病	感染、药物、真菌病、癌肿（特别是乳腺癌）	恶性肿瘤（如乳腺癌、卵巢癌、肺癌）、肺结核	呼吸道感染，月经来潮	风湿热

三、风湿性环状红斑

风湿性环状红斑又称边缘性红斑。表现为急性风湿热的皮肤表现，相关表现包括心脏炎、游走性多关节炎、Sydenhan舞蹈症和皮下结节，儿童患病多于成年人。

（一）发病机制

发病机制尚不清楚。可能是机体针对A组β型溶血性链球菌相关的一个或多个抗原产生异常的体液或细胞免疫应答所致。

（二）临床表现

边缘性红斑最初出现于风湿热的急性活动期，且常合并心脏炎，早于关节炎症状。皮下结节是风湿热的另一种皮肤表现。

皮损游走性环形和多环性红斑初表现为红色丘疹，后向四周扩展，呈环形或弧形，淡红色或暗红色。皮疹12小时能移行2~12mm，数小时内或2~3天内消退，反复发生。常发生于躯干，偶尔发生于四肢，无自觉症状。边缘性红斑最初出现于风湿热的急性活动期，且常合并心脏炎，早于关节症状。皮下结节是风湿热的另一种皮肤表现。发生于风湿热患者，为其诊断标准之一。可分为扁平型（即环形红斑）、隆起型（即边缘隆起）。

（三）诊断与鉴别诊断

诊断依据环形或弧形（扁平形）或隆起型红斑，数小时数天消失，发生于风湿热患者。鉴别诊断见离心性环状红斑（表21-2）。

（四）治疗

治疗风湿热，本病可得到治愈。如非甾体抗炎药，阿司匹林，4~6g/d，分4~6次口服；水杨酸钠6~8g/d，分4次口服；糖皮质激素40~60mg/d，分3~4次口服。

（五）病程与预后

针对病因治疗，病情可缓解，皮损消退。单纯性回状红斑或离心性环状红斑常迁延数月或数年。

对于未发现肿瘤的患者，可系统使用糖皮质激素和抗组胺药，但疗效不一。

四、新生儿毒性红斑

新生儿毒性红斑（erythema toxicum neonatorum）或新生儿中毒性红斑，是一种暂时性红斑疹，本病并无中毒症状，常见于生后第1周的新生儿。可几天内自行消退。

病因不明。目前认为可能是由于分娩过程中母亲的淋巴细胞转移引起的一种新生儿急性移植物抗宿主反应。有研究应用免疫组化分析发现在毛囊周围有许多炎性介质，包括IL-1、IL-8、嗜酸性粒细胞活化趋化因子、水通道蛋白1和3、银屑素、一氧化氮合成酶1、2和3，认为本病是对于毛囊周围定植微生物的免疫反应。高达50%的新生儿受影响，在来自日本、澳大利亚、中国和印度的报告，毒性红斑分别见于40.8%、34.8%、33.7%和20.6%的婴儿中。或为速发型变态反应，因某种变应原经消化道吸收，或因母体的内分泌经胎盘或乳汁进入新生儿体内引起。

（一）临床表现

一般生后3天内发病，少数出生时即有，最近发病在出生后2周，无全身症状。皮损可以稀疏和广泛散布于躯干、面部和四肢近端，少数在掌跖。面部为融合性红斑。

新生儿毒性红斑表现为4种不同皮损的组合：红斑、风团、丘疹和脓疱（水疱）。红斑中央有乳白色或黄色丘疹的红斑，以及红斑基底上的大小不等水疱、脓疱，红斑直径达2cm。

（二）实验室检查

有脓疱的病例，半数以上血嗜酸性粒细胞增高，外周血嗜酸性粒细胞可达20%，脓疱中大量嗜酸性粒细胞，培养无细菌生长。外周血嗜酸性粒细胞可达20%。

组织病理　表皮内有充满着嗜酸性粒细胞的水疱，偶见中性粒细胞。

（三）鉴别诊断

应与新生儿暂时性脓疱性黑变病、白色念珠菌病、链球菌性皮病、脓疱性粟粒疹、葡萄球菌性烫伤样皮肤综合征、脱屑性红皮病、新生儿脓疱疮、单纯疱疹、水痘鉴别。

（四）治疗

对应处理，外用安抚剂，如炉甘石洗剂，婴儿扑粉。1~3天自行消退，病期最长不超过10天。

五、中毒性红斑

中毒性红斑（toxic erythema），常指一些原因不清的全身性或局限性红斑损害，是一种血管反应性疾病。

（一）病因与发病机制

常见病因有食物（鱼、虾、食贝壳类，鱼类鱼肉中含有组胺类物质）、感染（细菌、病毒）和某些疾病（急性咽炎、扁桃腺炎、风湿热、疟疾、肺炎等）。是一组血管反应性疾病。

（二）临床表现

儿童及青少年多见。常呈急性发病。好发于躯干、四肢，重者泛发全身。少数患者有头痛、发热及关节痛。血象可见嗜酸性粒细胞增多。

皮疹初起为散在性红斑，迅速扩展，融合成片，呈猩红热样、麻疹样。

（三）鉴别诊断

本病应与药疹、猩红热、红皮病、幼儿急疹、酒性红斑、麻疹相鉴别。

（四）治疗

需寻找出可疑病因，除去和治疗感染、食物、潜在疾病因素，皮损对症处理。

六、酒性红斑

酒性红斑（alcoholic erythema）系由食入含有乙醇或其他饮料数小时后，而发生的局部或全身的猩红热样或麻疹样红斑。可能是对酒中某些化学成分过敏，或对啤酒中的大麦或酒曲类物质的酵母菌过敏，引起皮肤和黏膜的微血管扩张产生红斑。

（一）临床表现

常累及面颊、唇、颈、前胸部，亦可泛发全身。伴有瘙痒和灼热感以及球结膜充血。一般于数小时或1~2天后逐渐消退，不留痕迹。

（二）治疗

找出致病的酒精饮料，并回避之，乙醇中毒则另行解酒处理。其皮损仅对症治疗。多饮水以促进排泄，口服抗组胺药和大剂量维生素C等。必要时可短期系统使用糖皮质激素。

第二节　多形红斑及其他

一、多形红斑

内容提要

- 皮疹呈多形性，典型损害为靶形或虹膜状红斑。
- 轻型 EM 和 HSV 感染相关，可能是对疱疹病毒抗原的一种迟发型过敏反应和 / 或细胞毒性反应。
- 一些药物或妊娠、细菌、支原体感染，可导致本病，少数为特发性。

多形红斑（erythema multiforme，EM）是一种急性自限性炎症性皮肤病。常伴发黏膜损害，皮疹呈多形性，有红斑丘疹，典型特征性，损害为靶形或虹膜状红斑。

既往曾将 EM 列入 Stevens-Johnson/TEN 为一个病谱。而今，新的分类是把 EM 与 Stevens-Johnson 综合征（SJS）及中毒性表皮坏死松解症（toxic epidermal necrolysis，TEN）分开来。分轻型多形红斑和重症多形红斑，后者和 SJS 是不同疾病。新近发生疱疹或者复发性疱疹是 EM 的主要危险因素，而 SJS/TEN 的主要病因是药物因素（图 21-2）。

EM、重症EM、SJS、SJS/TEN、TEN非同一病谱
EM
重症EM
不会发展成TEN
SJS
SJS/TEN
TEN
表皮剥脱<10%
10%-30%
>30%

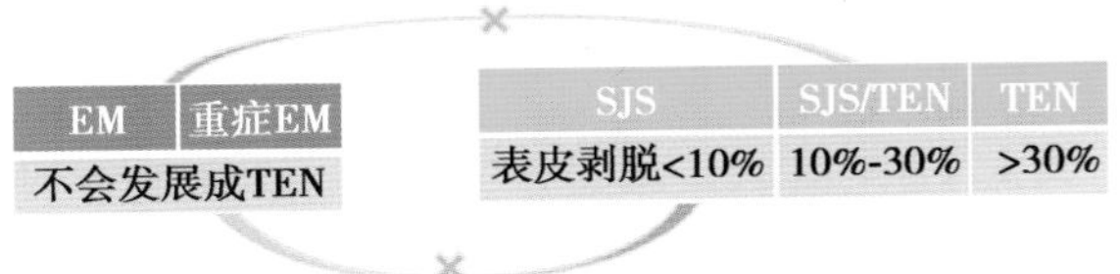

图 21-2　多形红斑与中毒性表皮坏死松解症分类

（一）流行病学

EM 可发生于任何年龄，但是大多数为青少年和年轻人。男性稍占优势（男女比例大约为 3∶2），至少 30% 的多形红斑反复发作。

没有确定的潜在疾病，人类免疫缺陷病毒的影响和自身免疫病不会增加患 EM 的风险，这和 SJS 不一样。没有迹象表明患病可能随种族或地理环境改变。

与 31% 的正常对照相比较，66% 的 EM 患者有 HLA-DQB1*0301 等位基因，疱疹相关的 EM，此基因相关性更强。由于相关性低，家族性病例非常少见。

（二）病因与发病机制

1. 病因　轻型 EM 与复发性单纯疱疹病毒（HSV-1，HSV-2）感染和支原体感染关系密切，绝大多数病例的病因是既往或现在存在的单纯疱疹病毒（HSV1，HSV-2）感染。运用现代工业分子生物学技术，在 80% 以上的 EM 患者皮损中检测到了 HSV DNA 片段，多数情况下，这些链编码一种病毒 DNA 聚合酶。除了 HSV 之外，还有一些少见的原因可促发轻型 EM，如黄体酮诱发的 EM，二硝基氯苯（DNCB）、二苯基环丙烯酮（DPCP）、异丙基苯基对苯二胺（IPPD）等接触性致敏引起的 EM 亦有类似的表现；此外，许多与冷、热及紫外线暴露、月经来潮和普通病毒感染有关的轻型 EM 系亚临床性 HSV 复活所致。一些药物包括磺胺类药物、复方甲氧苄啶 - 磺胺甲噁唑、青霉素、巴比妥、伊马替尼及避孕药。少数为特发性，或妊娠、细菌、支原体、恶性肿瘤及其他疾病。然而，有报告特发性占 50%。

2. 发病机制　多形红斑可能是对疱疹病毒抗原的一种迟发型过敏反应和 / 或细胞毒性反应，包括在角质形成细胞表面表达的 DNA 聚合酶。病毒成分以免疫复合物或单一核细胞形式经血运到达身体远隔部位。黏附分子表达增加使病毒成分从血液到达内皮细胞或角质形成细胞。紫外线作为 EM 诱发因素，可上调这一通路。在活动期皮疹中发现 IFN-γ，并有多种细胞因子趋化淋巴细胞、巨噬细胞扩大炎症反应。多形红斑患者，特别是复发性病例，HLA-B15（B62）、HLA-B35 及 HLA-DR53 阳性率较正常人高。

（三）临床表现

好发于青壮年，男性稍多，本病与季节有关，春夏季多见。

1. 前驱症状　患者发病前常有倦怠、发热、头痛、咽喉痛、关节痛及咳嗽等。一般情况下，EM 表现为非特异性前驱症状。

2. 皮肤损害　在 24~48 小时内，为无症状至灼热或瘙痒性红色斑疹。进而发展为特征性的暗红色至出血性，水疱 - 大疱性的靶形损害。早期非特异皮疹发展成靶形损害，这时即可诊断。皮肤直径可达数厘米，皮损以红斑、丘疹为主，亦可见水疱、大疱、紫癜或风团等，单个皮损常 1~2 周消退，但可被后一批损害取代。整个发病可持续 4~6 周。皮疹对称分布，成批出现在肢端，特别是肘部、膝部及四肢伸侧。有时皮疹见于面部、掌跖、四肢屈侧、会阴，头皮很少受累。同时新皮损成批出现。特征性损害为红斑中央略凹陷，称为靶形或虹膜状红斑(图 21-3，图 21-4)。约 10% 的病倒在躯干部有广泛皮损。可以出现 Koebner 现象或光照后皮疹加剧。尤其是物理性创伤或日光暴露部位易发病。有两型的靶形皮损：EM 的特征性表现包括：①典型靶形损害（target lesions）（三个环）至少有三个不同带区中央区域可以形成水疱。这种典型的靶形损害在掌跖部最容易见到；②非典型靶样损害（两个环），仅有两个不同带区，或边界不清。多发生于手足背、前臂和踝部和面部。这些皮疹可同时伴有类似荨麻疹或发疹性皮损，通常累及的部位是口腔黏膜和手掌，通常无系统受累。

3. 黏膜损害　较轻或无。黏膜受累占 25%，轻度瘙痒，严重的黏膜受累是重症多形红斑的特征。而轻型多形红斑则不发生或少数。45% 的病例口腔损害是唯一的受累部位；

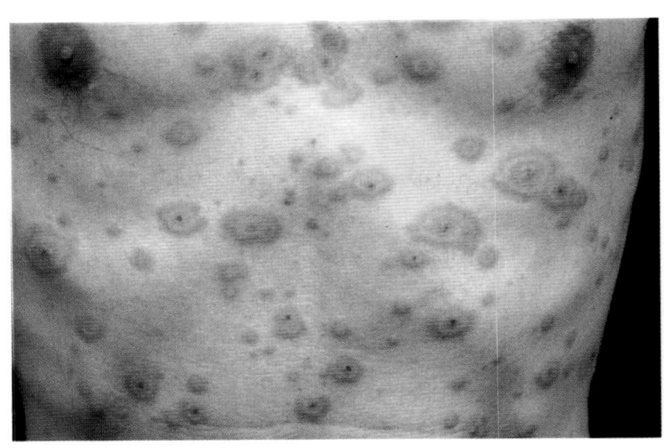

图 21-3　多形红斑
典型虹膜样损害。

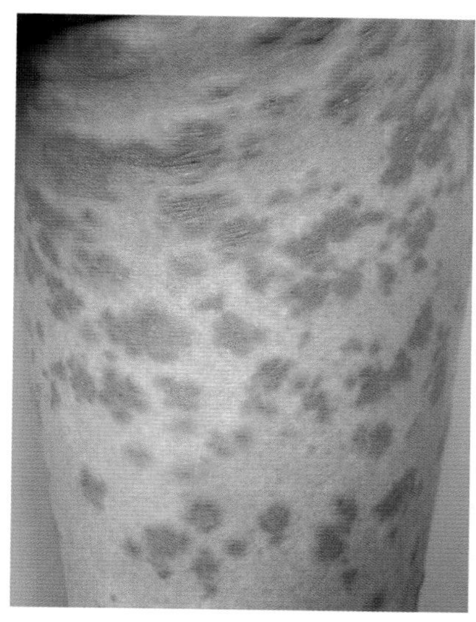

图 21-4　多形红斑

30% 的病例存在口腔、口唇同时受累(图 21-5);通常限于口腔黏膜。口腔损害可表现为坚硬的斑块、靶形损害或糜烂面,可侵犯整个口腔,或主要侵犯颊黏膜及舌。唇部可见靶形损害。整个病程约一个月左右。少数病例(约 1/4)可复发,本病有自限性,可呈周期性发病。一种特殊的类型仅表现为黏膜部位损害而无皮肤受累。可称为仅黏膜型多形红斑。

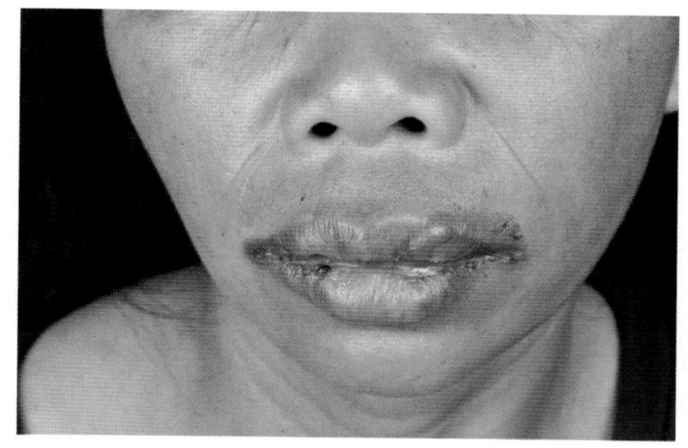

图 21-5　多形红斑
黏膜损害。

4. 临床分型

(1) 轻型多形红斑:损害相对较轻,有时仅发疹而无或有全身症状,皮损常局限四肢、面部、仅 25% 的患者有口腔黏膜受累。典型皮损呈靶形,或有时为非典型的丘疹样靶形皮损。较少有黏膜损害,有水疱、大疱。复发性轻型多形红斑常与单纯疱疹感染有关,其单纯疱疹常见于多形红斑前几天发生,无或较少无系统损害。眼部多表现为结膜炎,皮损一般在 1~4 周后消退,但可复发。大疱或血疱愈后可留色素沉着,偶尔留有瘢痕。此外,轻型 EM 还包括下列亚型:

1) 非典性型 EM:有些临床表现是非典型的,但是病情进展却有典型的改变。多形红斑样疹以急性脓疱病为背景报道,皮损数厘米,可能静止或慢慢扩大数周或数月(持续多形红斑)。很少情况下,典型的形态学病例,病情发展皮损为连续的而不是偶发的。

2) 小丘疹单一型多形红斑:发生于大约 80% 的病人,临床上表现为红斑、丘疹或荨麻疹及典型的虹膜或“靶向”损害,首要表现为四肢末端,也可涉及手掌、躯干和口腔、生殖器黏膜。皮损为暗红、扁平或轻微隆起的斑丘疹,48 小时皮疹维持或直径扩增达 1~3cm,典型的皮损至少有靶向损害,直径在 3cm 之内,圆形,有三个环带:中心为暗红斑或紫癜,中间层为淡色水肿环,外层为边界清楚的红斑,不典型的靶型损害仅仅有 2 个环。皮损开始几天内连续出现,1~2 周内消退,有时遗留一些暗点。皮损可能少量,或者很多。

常常累及手背部、手掌、手腕、足和肘膝关节伸侧,很少累及面部,同性反应不常见,有一些奇怪的分布。黏膜可能暂时出现红斑、糜烂或水疱。多形红斑普遍有光敏感现象。

3) 局限性囊疱 EM:这种皮疹为中度重型,皮损表现为红斑、丘疹、常常中央水疱,周边环状囊疱(Bateman 环状疱疹)。常常累及黏膜,皮损常分布于肢端,量少。与疱疹复发的相关性。

4) Rowell 综合征:包括红斑狼疮伴多形红斑样皮损,抗核抗体、抗 -La 或抗 -Ro 抗体阳性,风湿因子实验阳性,然而,该综合征的实际存在被质疑。

5) HSV 相关性 EM:多于 70% 的多形红斑复发之前会有 HSV 的复发,唇疱疹为主,伴随生殖器疱疹或其他部位的疱疹。EM 常常发生于疱疹复发之后,但也可以在初次疱疹发生之后发生。间期平均为 7 天(2~17 天),个别特殊的病人间期较长。小部分的患者 HSV 复发和 EM 复发同时发生。并不是所有的 EM 复发发生于 HSV 感染之前,并不是所有的 HSV 于 EM 之后暴发。多年来看,HSV 在与 HSV 相关的 EM 复发。

(2) 重症多形红斑:此型常常有广泛的靶向损害和黏膜受累,皮损常常突然爆发,尽管皮损爆发之前可能有 1~13 天的前驱期。有典型或有时为非典型的丘疹样靶型皮损,严重的黏膜损害,皮损严重、泛发,有融合倾向,并有大疱(图 21-6)。

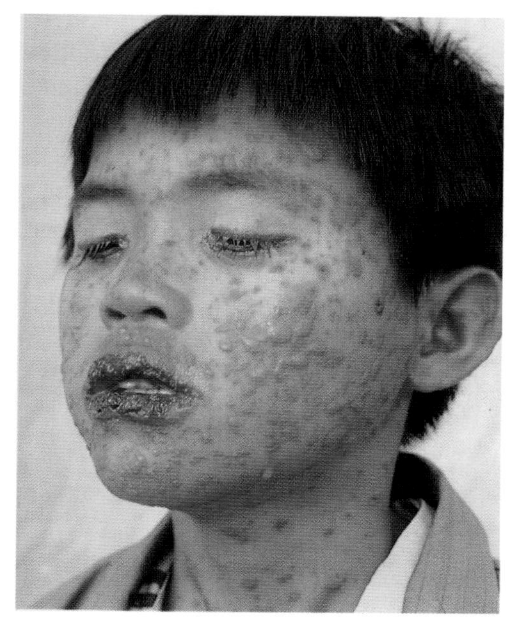

图 21-6　药物性皮炎
重症多形红斑型,面、颈部多数水疱及红斑,眼及口腔黏膜受累。

尼氏征阳性；通常不发生于轻型 EM，即使发生数日也少，症状也轻，而重型 EM 水疱和大疱迅速发展成糜烂疼痛。口腔起水疱和糜烂，上覆血痂或形成灰白色假膜，可有出血及溃疡形成，发生疼痛和吞咽困难。常有黏膜受累，外阴、尿道口、龟头、包皮、咽喉、气管也见皮损。鼻黏膜可糜烂、结痂、出血等，阴道及肛门直肠等处受累可引起尿痛、尿潴留及排便困难等。唇炎和胃炎影响进食，眼部损害有结膜炎、水疱及假膜，重者累及角膜，形成溃疡，甚至穿孔及全眼球炎，视力减退，甚至失明。系统症状见下述。

重症多形红斑伴黏膜受累及全身症状，但不能称为 SJS，二者是不同疾病（表 21-4）。

(3) 系统损害：系统症状常发生于重症多形红斑，轻型 EM 不发生或出现较少的系统症状。颈部淋巴结肿大，有发热，32% 的重症 EM 患者体温超过 38.5℃，口腔糜烂非常疼痛，影响营养的吸收，患者不能闭口，持续流含血的唾液。生殖器疼痛可能引起尿潴留，无力，关节肿胀疼痛，偶见关节肿胀疼痛及类似不典型肺炎的肺部表现，咳嗽、气促。后者是 EM 的肺部表现还是诸如支原体肺炎的伴随症状尚不清楚。低氧可能发生于伴有肺炎支原体的患者。在重症 EM，肾脏、肝脏及血液系统异常少见。

本病具有复发倾向，这类病例几乎无一例外都与单纯疱疹病毒感染有关。这种类型有特殊的临床表现，包括同形现象阳性。偶有多形红斑连续发作（持续性多形红斑）的报告。

(4) 并发症：常常复发，为主要特征。严重黏膜损害消退后常出现瘢痕。眼的后遗症最为严重，可出现睑球粘连、虹膜粘连、倒睫、角膜混浊或瘢痕、角膜云翳和永久性失明。

（四）实验室检查

一般无异常。较严重病例可出现血沉增快、白细胞中度升高、急性时相蛋白（acute phase protein）增多和转氨酶轻度升高。病理示水疱位于真表皮交界处，多形红斑皮疹取材不能培养出单纯疱疹病毒，但用 PCR 法可扩增出病毒 DNA；真皮界面存在细胞外渗、角质形成细胞的凋亡及血管周围单核细胞浸润。真皮上部水肿，血管扩张，管壁有纤维蛋白样变性，周围有淋巴细胞、嗜酸性粒细胞和中性粒细胞浸润。真皮可有红细胞外渗，但无白细胞碎裂和血管壁纤维素样坏死。

免疫荧光检查，真皮血管内可见 IgM、C3 和纤维蛋白沉积，表皮真皮交界处和坏死的角质形成细胞内亦可有 C3 存在。EM 损害的直接免疫荧光检查没有诊断价值，但通常免疫荧光检查（尤其是黏膜损害）可排除自身免疫性疱病，如副肿瘤性天疱疮、线状 IgA 大疱性皮病和寻常型天疱疮。

（五）诊断

诊断依据皮损多形性，有红斑、丘疹、水疱、大疱及特征性的虹膜样红斑；有前驱症状，如发热、头痛、咽痛、四肢倦怠、关节痛等；重型可有较重的全身症状及皮肤和黏膜损害。

（六）鉴别诊断

①药疹（多形红斑型或固定性红斑型）：有明确服药史，无季节性。②冻疮：冬季多见。好发于手足、耳廓、鼻尖及面颊，无黏膜损害，自觉瘙痒，遇热加剧。③中毒性表皮坏死松解症（TEN）：应与重症多形红斑相鉴别。前者表皮大片松解坏死，呈棕红色烫伤样，尼氏征阳性。④其他：荨麻疹、图状红斑、接触性皮炎的弥漫性皮疹、大疱性类天疱疮，线状 IgA 大疱性皮病，妊娠疱疹。重症多形红斑和 SJS 的区别及多形红斑的鉴别诊断分别见表 21-4，表 21-5。

相关鉴别：重症多形红斑伴黏膜受累及全身症状，但不是指 SJS，二者是不同的疾病。将 SJS 与 EM 区别同样重要，后者现已认为是有不同预后的疾病。它们组织学上相似，无助于鉴别。鉴别主要在于临床特点，特别是靶形皮损及分布。要强调 EM 诊断应有典型的靶形皮损存在，但如果靶形皮损为非典型，则应予考虑 SJS 诊断。

（七）治疗

1. 治疗原则　多形红斑是皮肤对不同刺激的反应，尽量明确促发因素，停用可疑药物，控制感染，行对症处理。

一线治疗：阿昔洛韦（A），氨苯砜（C）

二线治疗：硫唑嘌呤（C），沙利度胺（B），碘化钾（C）

局部糖皮质激素（口腔）（B），抗真菌药（A），左旋咪唑（C），泼尼松龙（B），抗疟药（C）

三线治疗：干扰素 -α（C），硫酸锌（C），人免疫球蛋白（C），他莫昔芬（C），西咪替丁（C），环孢素（C），使用甲基泼尼松龙冲击治疗（C）

2. 治疗措施　靶形损害较多的患者用泼尼松治疗。在疱疹相关的 EM 患者中，长期口服阿昔洛韦 400mg，每天 2 次，可以防止复发。一些患者连续服用阿昔洛韦数年无明显不良反应。泛昔洛韦及伐昔洛韦比阿昔洛韦吸收好，可用于阿昔洛韦治疗无效的患者。如果失败可以试用氨苯砜或抗疟药，如治疗再失败的严重患者，而用硫唑嘌呤可获成功，但停药后复发。慢性复发的 EM 患者，如果其他治疗方法失败，特别是阿昔洛韦及泼尼松治疗失败，可口服沙利度胺。

表 21-4　重症多形红斑和 SJS 的区别

	皮损类型	分布	黏膜受累	系统症状	进展至 TEN	病因
重症 EM	典型靶形 ± 非典型丘疹样靶形 可有大疱皮损	四肢、面部	严重	常见 发热 关节痛	无	HSV 肺炎支原体 其他感染 药物罕见
SJS	暗黑和暗红斑疹、表皮松解有或无非典型靶形斑疹大疱（松解 <10% 体表面积）	躯干、面部	严重	常见 发热 淋巴结肿大 肝炎 血细胞减少	可能	药物

表 21-5　多形红斑的鉴别诊断

	黏膜损害	临床特征	病理特征	实验室诊断	病程
荨麻疹性血管炎	无	环形、暂时、风团、伴瘙痒、灼烧、疼痛，并有压之不退的紫癜	轻度白细胞碎裂性血管炎	低补体水平、抗 Clq 沉淀素和循环 Cl 活性水平降低	比 EM 急
斑丘疹型药疹	罕见	播散性皮损、红斑、丘疹、斑块	常为非特异性		
狼疮（Rowell 综合征）	可有口腔黏膜损害	颜面和胸部皮损、环形斑块	界面皮炎，DIF 结果阳性（狼疮带）		亚急性
副肿瘤天疱疮	常见、严重	EM 样皮损，苔藓样丘疹，尼氏征阳性	皮肤棘层松解，DIF 结果阳性	存在抗体	慢性
大疱性类天疱疮	20% 累及口腔黏膜	环形红斑、斑块，水疱、大疱、尼氏征阴性	表皮下水疱	存在抗体	慢性
抗桥粒斑蛋白，“重症 EM”	频繁、常见	EM 样皮损	皮肤棘层松解，DIF 结果阳性	存在抗体	急性复发
Stevens-Johnson 综合征	所有患者均有	广泛的小水疱，非典型靶形损害	界面皮炎，皮肤坏死，表皮下水疱		急性

65 例 EM 复发患者中，11 例用咪唑硫嘌呤治疗，并是有效的。

回顾性研究表明沙利度胺治疗 EM 中度有效。一项随机对照试验表明，左旋咪唑治疗有效，由于粒性白细胞缺乏症是一种严重的副作用，左旋咪唑仅在一些国家允许使用，风险 - 获益比可能太低而不支持用于治疗 EM。

（1）轻型多形红斑

1）阿昔洛韦：HSV 感染早期用药可改变皮疹的病程。HSV 相关性轻型 EM 经常复发（每年多于 5 次），应考虑阿昔洛韦预防性治疗，200~400mg/d，分次口服，持续半年；此法可有效防止 HSV 感染和 EM 复发，即使对特发性轻型 EM 亦有效；停药后可能复发，但发作次数和严重程度降低。

在症状出现后使用阿昔洛韦或伐昔洛韦无效。

2）碘化钾：由 Malnick 和 Green（1990）推荐应用，价格低廉，可有效治疗 HSV 诱发的 EM。

3）其他：抗组胺药、水杨酸盐和其他非甾体抗炎药对病程无明显影响，但有助于解除主观症状，糖皮质激素一般不应使用。沙利度胺在开始发病时服用，可使发病持续时间平均减少 11 天。

4）局部疗法：选用消炎止痒洗剂或糖皮质激素软膏外用；口腔糜烂可用抗酸剂或局麻药溶液含漱以缓解疼痛。

（2）重症多形红斑

1）寻找并去除病因，停用可疑药物。

2）按烧伤处理：最严重病例应在烧伤病房治疗，但一般病例并无必要。

3）监测和调整血细胞比容、血气和水、电解质及氮平衡。维持水、电解质平衡，保护肝、肾功能。

4）监测并发症：如暴发性感染，应在感染征象出现之前开始预防性抗生素治疗，根据细菌培养（皮肤黏膜糜烂面、血、痰）结果来调整抗生素。

5）糖皮质激素：有国外学者认为，EM 一般不应常规全身使用糖皮质激素，仅在药物诱发的重症 EM 和 TEN 的早期应用，但实际上大多数重症 EM 都列为常规使用，剂量应较大（如甲基泼尼松龙口服，80~180mg/d），持续 2~3 天左右，病变停止发展后迅速减量或停药。

6）免疫抑制剂：如硫唑嘌呤（100mg/d）或环孢菌素。

7）免疫球蛋白：大剂量静注免疫球蛋白，400mg/（kg·d），连续 3~5 天，安全有效，尤其在全身使用糖皮质激素有争议时。

8）皮肤损害：红斑、丘疹型损害选用炉甘石洗剂或糖皮质激素霜，糜烂渗液处用 3% 硼酸溶液或 Burow 溶液湿敷，大疱可抽吸疱液。表皮剥脱创面用水胶体敷料、同种异体皮或猪皮覆盖。坏死皮肤清创应在活动性病变停止后进行。

9）口腔多形红斑：选择系统糖皮质激素，外用糖皮质激素如氟轻松贴剂治疗，4% 碳酸氢钠溶液和局麻药（如 2% 普鲁卡因）含漱可减轻疼痛，亦可选用多贝尔漱口液或洗必泰漱口液，应注意预防真菌感染。

10）保护眼睛：眼损害应每天数次用生理盐水结膜穹窿冲洗，白天交替滴可的松与抗生素眼药水，晚上使用红霉素眼膏以防粘连。

（八）预后及预防

大多数 EM 病程缓和，1~4 周内渐消退。恢复完全，通常无后遗症，有些患者出现短暂的色素减退或色素沉着。

连续口服抗 HSV 的药物可有效地预防伴有疱疹的 EM（有或无临床症状），因为疱疹是常见诱因。外用阿昔洛韦不能预防伴有疱疹的 EM 复发。有报道 65 例 EM 复发患者中，11 例用硫唑嘌呤治疗有效。

二、Stevens-Johnson 综合征 / 中毒性表皮坏死松解症

内容提要

- Stevens-Johnson 综合征和中毒性表皮坏死松解症都主要是药物导致。

- 已报道有100多种药物可引起SJS和TEN。
- 1/3的SJS/TEN由卡马西平引起。在汉族人中,绝大多数卡马西平诱发的SJS/TEN患者具有HLA-B*1502等位基因。别嘌呤醇诱发SJS/TEN与HLA-B*5081强相关。其他有急性移植物抗宿主病,20%~80%为肺炎支原体相关性或特发性。
- 依据与HLA-B相关性,用药前HLA-B危险基因筛查。
- 初发皮损为猩红热样红斑,色泽变为暗紫色或青铜色,随后出现大小不等的水疱而转成TEN。皮肤黏膜疼痛,尼氏征阳性,轻微摩擦即引起大片剥离。85%~95%有黏膜损、眼损害,全身表现有发热、流感样症状。
- 由于SJS/TEN致病机制的颗粒溶解素发现,可检测疱液中颗粒溶解素进行快速诊断。
- 系统应用支持疗法、糖皮质激素、静脉滴注免疫球蛋白0.4g/(kg·d)、环孢素。
- 肿瘤坏死因子依那西普治疗SJS/TEN降低颗粒溶解素。
- 本病死亡率为5%~50%,支持疗法、糖皮质激素、IVIG疗法死亡率相当,环孢素比IVIG疗法死亡率低。

Stevens-Johnson综合征(Stevens-Johnson syndrome,SJS)/中毒性表皮坏死松解症(toxic epidermal necrolysis,TEN),这一病名有Lyell于1956年引入,目前将TEN定义为广泛的表皮全层剥脱。SJS/TEN被认为是一种免疫紊乱,药物-基因-不良反应之间存在着一定的关联性,人类白细胞抗原(HLA)基因与特定药物引起的过敏反应强相关。FDA根据4 505例中国台湾HLA-B* 15:02阴性的患者安全接受了卡马西平治疗,因而建议HLA-B* 15:02高发地区(中国、东南亚)的患者在使用卡马西平前应该给予等位基因检测。2005年Hung等最先在中国台湾汉族人群中发现这种强相关性。中国台湾学者相关SJS/TEN研究资料被世界各国学者引用。

Sjs-TEN病谱(图21-7)如下:①Stevens-Johnson综合征:黏膜糜烂加广泛的暗紫色皮损及表皮剥脱面积<10%;②Stevens-Johnson综合征与TEN的重叠:广泛的暗紫色皮损及表皮剥脱面积在10%~30%;③中毒性表皮坏死松解症(TEN):广泛的暗紫色皮损及表皮剥脱面积>30%或暗紫色皮损表皮剥脱面积>10%而不伴任何散在的皮损。

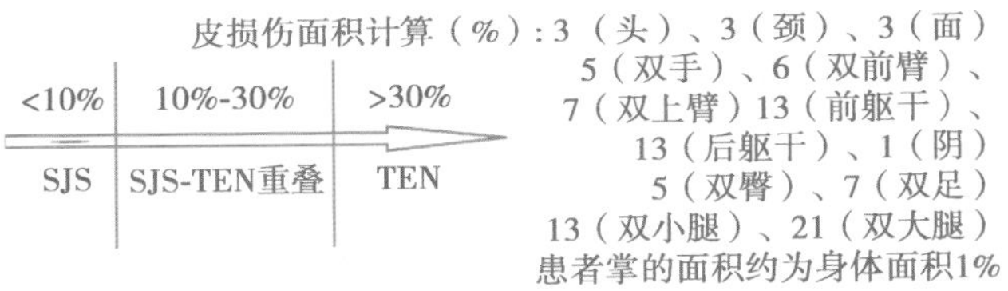

<10%	10%-30%	>30%
SJS	SJS-TEN重叠	TEN

皮损伤面积计算(%):3(头)、3(颈)、3(面)5(双手)、6(双前臂)、7(双上臂)13(前躯干)、13(后躯干)、1(阴)5(双臀)、7(双足)13(双小腿)、21(双大腿)患者掌的面积约为身体面积1%

图21-7 SJS-TEN病谱 依表皮剥脱的面积区别

(一)流行病学

对世界范围内的各个年龄组,包括儿童、婴儿甚至新生儿中的TEN观察表明:发病率在老年人中明显升高,并且有用药史。法国和德国从1981—1985年对TEN的流行病学研究显示,发病率为1~1.3/100万人/年。一项研究发现在HLA-B12的患者TEN的发病率明显升高。骨髓移植、系统性红斑狼疮、AIDS患者为发生TEN的高危人群。

(二)病因与发病机制

1. 病因 ①药物;②急性移植物抗宿主病;③肺炎支原体;④特发性。

药物TEN,80%患者与特定药物有关;SJS,50%患者与药物使用有关。某一报道认为至少有100种不同的药物引起过TEN,常见的药物是:别嘌呤醇、磺胺类抗生素(如复方新诺明),芳香类抗惊厥药、如卡马西平、苯妥英钠、苯巴比妥、某些抗生素(如氨苄西林)、非甾体抗炎药(如保泰松、羟基保泰松、吡罗昔康、伊索昔康)。最近发现,奈韦拉平和拉莫三嗪也是主要的致敏药物。伊马替尼引起重症药疹的报道已不少见,其所致的SJS潜伏期长达数年。

大多数本病患者存在异常的药物代谢;由磺胺类药物引起的TEN的患者,乙酰化作用常减慢。因此,磺胺类药物代谢增加,从而改变了细胞色素P450的氧化途径,引起羟胺产生增加。

有证据显示SJS/TEN与机体对反应性药物代谢中间产物的解毒能力受损有关,此类产物与某些机体组织形成抗原复合物导致免疫反应,启动本病发生。

药物反应与个体HLA遗传易感性、编码药物代谢酶的基因多态性以及药物作用靶受体的基因多肽性具有重要关联。但在不同种族中HLA类型有所不同。在中国汉族人群中HLA-B*1502阳性者更容易发生对卡马西平的严重过敏反应导致SJS/TEN发生,HLA-B*5801阳性者则更易于发生对别嘌呤醇的严重过敏反应,与SJS有显著相关性。本病表现出季节特异性、种族特异性,如欧洲人,卡马西平的SJS/TEN和HLA-B*3101有关,而和HLA-B*1502无关。遗传易感性人类白细胞相关抗原(HLA)已经证实与一些药物诱发SJS/TEN有关,但在不同种族中HLA类型有所不同。

其他人类免疫缺陷病毒感染、结缔组织病(特别是SLE)、活动性肿瘤、放射治疗也增加了患病风险。

2. 发病机制(图21-8) SJS和TEN的发病机制尚未完全明确,现有以下几种观点:①穿孔素/颗粒酶B介导的细胞毒杀伤机制;②Fas/FasL凋亡相关因子配体的相互作用;③TNF相关的凋亡诱导配体和类TNF弱凋亡诱导剂在角质形成细胞凋亡中的协同作用;④粒溶素的介导。

(1)免疫异常:SJS/TEN表皮坏死是由免疫介导的。另外,患者常表现出对反应性代谢产物的解毒缺陷,提示反应性代谢产物黏附于表皮细胞膜上的载体蛋白起了半抗原的作用,并介导了免疫反应。

(2)细胞毒性T细胞:在早期皮损中可发现细胞毒性T细胞表达皮肤归巢受体,皮肤淋巴细胞相关抗原。它们可能是药物特异性细胞毒性T细胞。重要的细胞因子如IL-6、TNF-α、干扰素γ、IL-18及Fas配体(FasL)出现在皮损表皮和/或水疱中。

(3)细胞凋亡超过清除能力:组织损伤是由角质形成细胞凋亡引起的α细胞死亡造成的。角质形成细胞凋亡的发生超过了吞噬细胞的清除能力,凋亡细胞进行性坏死并释放细胞内容物,于是激发炎症反应。与邻近细胞及基底膜的黏附,表皮失去活力,于是产生了表皮全层坏死的组织学表现。

(4)穿孔素/Fas配体:角质形成细胞死亡是由包括穿孔素在内的细胞溶解酶及可溶性GNF-α、IL-6等细胞因子的联合作用导致的。Fas配体介导的细胞凋亡在细胞最终的坏死松解过程中起主要作用。

（三）临床表现

SJS 和 TEN 是严重的黏膜、皮肤反应，常常合并多器官系统损害，由于皮肤大面积剥脱，加之免疫抑制剂的使用大大增加了继发感染的风险。

1. 前驱症状　开始常有发热、咽痛、肌肉疼痛、头痛、厌食、恶心、呕吐、眼烧灼不适感。1~3 天后出现皮肤黏膜损害，伴有中重度疼痛、触痛或烧灼感。

2. 皮肤黏膜损害　出现疼痛性皮疹，初发为单个边界不清的红色斑疹，中央为黑色的紫癜，或不典型的靶形损害，看起来如靶形细胞，但却无典型靶形皮损的三个同心环的特征。最常开始于面部、颈部及肩部、躯干上部、下颏、胸部、背部，相继对称发疹（图 21-9~ 图 21-13）。

较常见的初发皮损为猩红热样红斑。皮损常在 3~4 天内，甚至在几小时内广泛发展。色泽在 24 小时内变为暗紫色或青铜色，随后出现大小不等的水疱，而转成 TEN。

尼氏征阳性，表皮似腐肉样，轻微摩擦即引起大片剥离。在受压部位，表皮全层剥脱，露出暗红色、湿润的真皮，像烫伤样。在其他部位，坏死的表皮呈现皱缩外观。

85%~95% 有黏膜损害。1/3 患者在皮损出现前 1~3 天出现黏膜损害。受累部位依次为咽部、眼、生殖器、肛门，表现为广泛的疼痛性糜烂，引起唇结痂、流涎、进食减少、排尿痛。

3. 眼损害　在急性期，眼充血、畏光、疼痛明显，眼睑常粘连，分离眼睑常引起睫毛及眼睑上皮脱落，角膜炎和角膜糜烂不太常见。

4. 全身表现　有证据表明，在 TEN，药物特异性 $CD8^{+}T$ 细胞通过穿孔素 / 颗粒酶 B 以及 Fas/FasL 途径介导角质形成细胞发生凋亡，累及一些重要的器官和系统，发生致死性败血症，体液和电解质紊乱，表现为急性肾小球坏死的肾脏受累，胃肠道及肺部累及也很常见。

（1）体温调节受损：常出现高热、寒战，即使在无二重感染

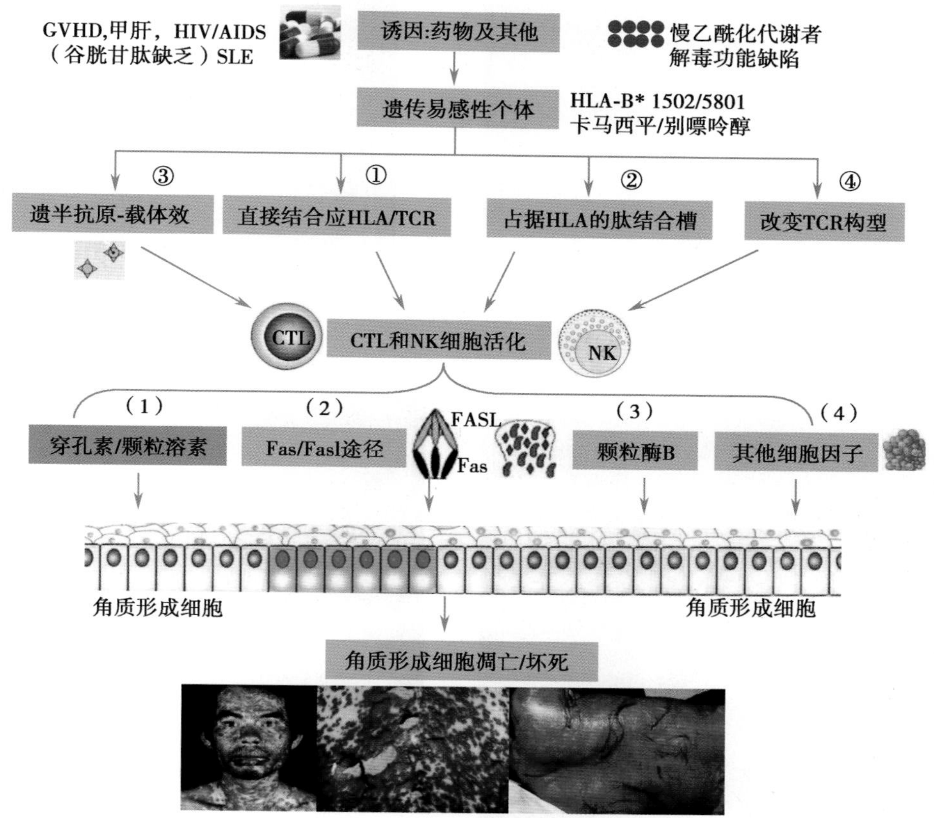

注：TCR=T 细胞抗原受体，NK= 自然杀伤细胞，CTL= 细胞毒性 T 细胞，Fas=CD55, FasL= Fas 配体，HLA= 人类白细胞抗原，GVHD= 移植物抗宿主病。粒溶素，为主要毒性蛋白诱导角质形成细胞坏死的主要原因。

图 21-8　中毒性表皮坏死松解症的发病机制

(1) 遗传易感性：在我国汉族人群中 HLA-B*1502 与卡马西平 / 苯妥英、HLA-B*5801 与别嘌呤醇、CYP2C9*3 与苯妥英所致的 TEN 相关。

(2) 致敏药物可能通过 4 种机制与 HLA 和 TCR 相互作用：①通过半抗原 - 载体效应被抗原递呈细胞递呈给 HLA 分子后再被 TCR 识别；②不经抗原递呈而直接与 HLA 和 / 或 TCR 结合；③占据 HLA 蛋白的肽结合槽而改变 HLA 的肽结合特异性，产生自身免疫反应；④直接与特异性 TCR 结合而改变其构型，使其与 HLA- 自身肽复合体结合而诱发免疫反应。

(3) 在抗原识别后，药物特异性细胞毒性 T 细胞（CTL）和 NK 细胞活化，通过以下机制攻击角质形成细胞，诱导表皮坏死：①释放颗粒溶素和穿孔素在胞膜上打孔，破坏靶细胞，颗粒溶素被认为在 TEN 的发病中起主要作用；②Fas 与 FasL 相互作用，招募 Fas 死亡结构域相关蛋白（FADD）与 Fas-FasL 复合体结合，导致角质形成细胞内 DNA 降解而凋亡；③靶细胞结合并在胞膜上打孔，释放颗粒酶 B 进入靶细胞，活化半胱天冬酶级联，引起细胞凋亡；④TNF-α、IFN-γ、TARC、IL-5 等细胞因子或趋化因子的作用。

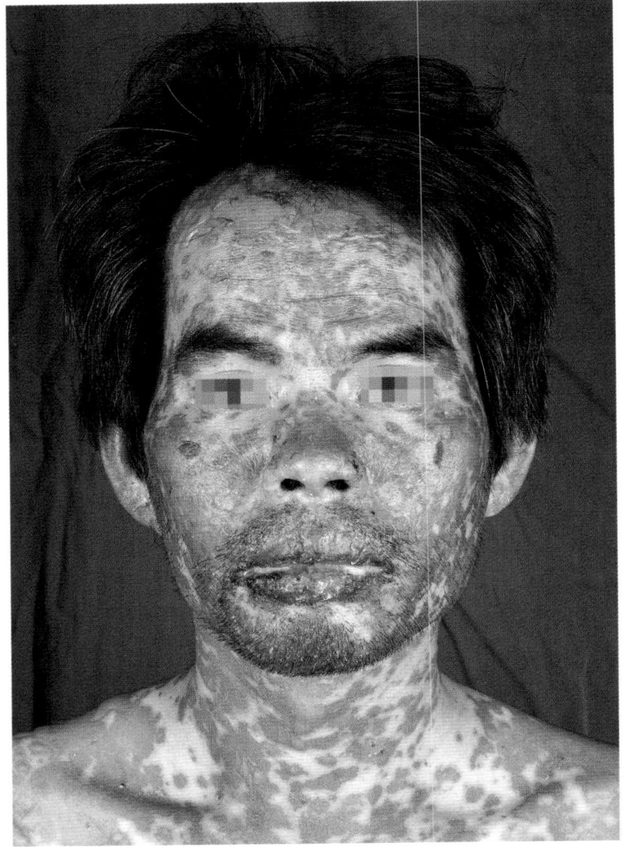

图 21-9　中毒性表皮坏死松解症

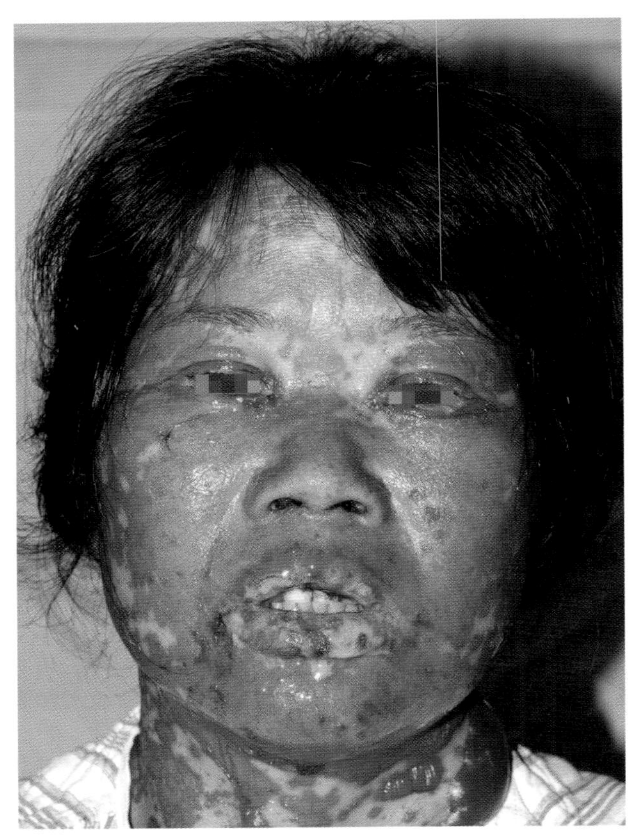

图 21-10　中毒性表皮坏死松解症

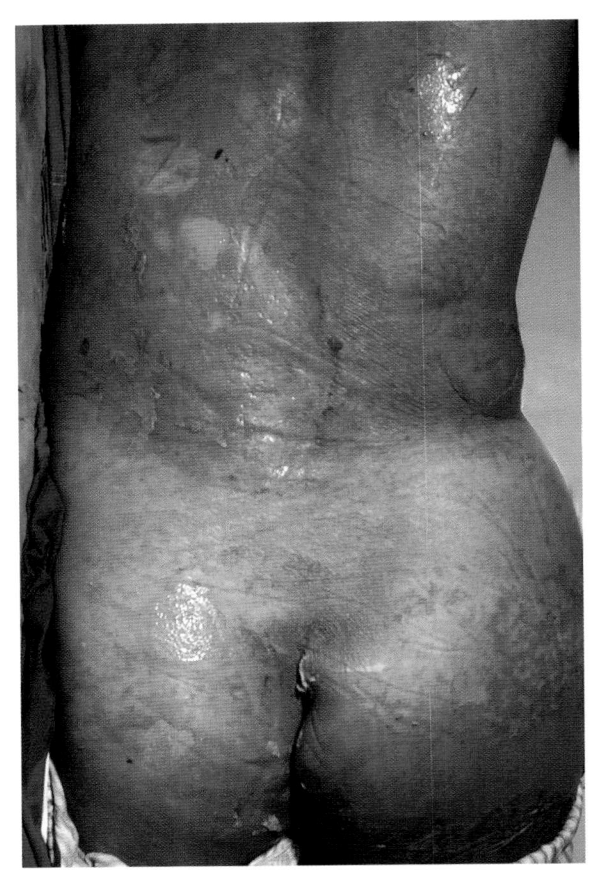

图 21-11　中毒性表皮坏死松解型药疹

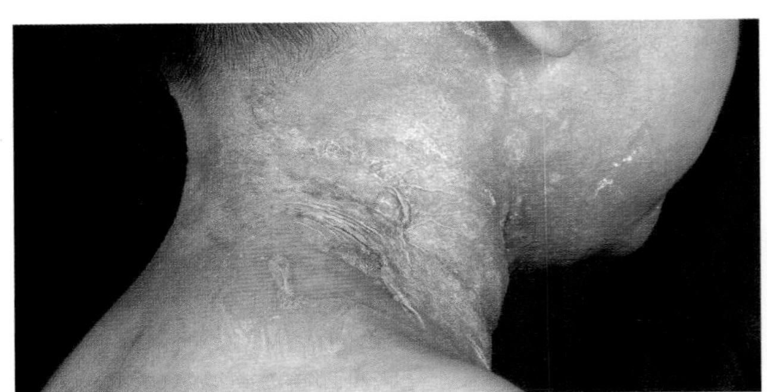

图 21-12　中毒性表皮坏死松解症
颈部大片糜烂面。

的情况下。体温的突然下降常预示着严重的脓毒血症和感染性休克。

(2) 消化道：胃肠道广泛性黏膜糜烂。食管最常受累，导致吞咽困难、出血，可并发食管狭窄。肠道症状不常见，内镜检查可见溃疡性或假膜性结肠炎的表现。

肝脏受损，大约 50% 的患者血清转氨酶轻微升高，胆红素升高，10% 的患者出现肝炎，可由药物肝毒性或脓毒血症或休克对肝脏的损害引起。可有急性胰腺炎。

(3) 呼吸道：呼吸道受累很常见，可观察到气管和支气管糜烂，血气分析常表现为轻度低氧血症，早期 X 线片常可见亚临床性肺间质水肿。有 30% 病例在纠正低血容量过程中发展成严重肺水肿，还可发生成人呼吸窘迫综合征。

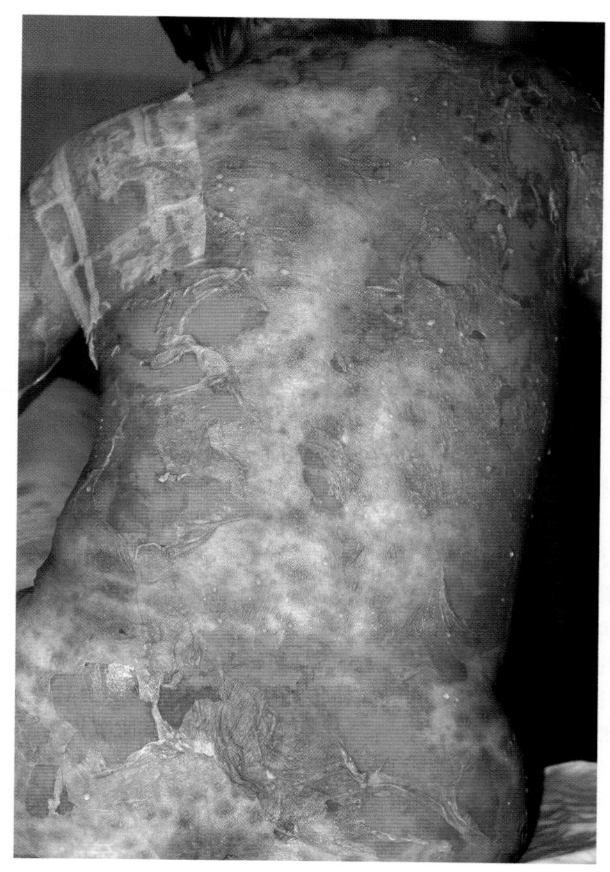

图 21-13　中毒性表皮坏死松解症
表皮广泛松解坏死，易擦破，露出大片鲜红糜烂面。

(4) 血液贫血常见：15% 有血小板减少，90% 患者的淋巴细胞减少是由于选择性和暂时性 $CD4^+T$ 细胞耗竭引起。30% 患者中性粒细胞减少，提示预后不良。

(5) 肾损害：出现血尿、蛋白尿，血肌酐、尿素氮、尿酸升高、急性肾小管坏死、肾小球肾炎。

(6) 液体的丢失：当皮损面积超过 50% 时，成人患者每日从皮肤丢失的液体总量平均为 3~4L。电解质、液体及蛋白质的丢失可引起血容量减少，导致血液动力学改变及肾衰竭。

(7) 感染：严重的全身感染是 TEN 的主要致死原因。最初皮损处常可分离出金黄色葡萄球菌，以后有革兰阴性杆菌尤其是铜绿假单胞菌。金黄色葡萄球菌所引起的脓毒症常常起源于皮肤，静脉导管亦是引起全身性感染的高危因素。

(8) 免疫功能的改变：包括粒细胞趋化性和吞噬活动降低、血清免疫球蛋白降低、血清 $CD4^+T$ 细胞数减少、体外淋巴细胞对抗原的记忆反应降低、溶细胞性 T 细胞反应及自然杀伤细胞活性降低。

(9) 能量消耗增加：受累体表面积≥50% 时，基础代谢升高 2 倍。来自渗出性皮损的蛋白质丢失和由于分解代谢亢进所致的尿素氮的增加，每日可达到 150~200g；常抑制了胰岛素的分泌和 / 或引起周围组织对胰岛素产生抵抗，引起血糖升高及糖尿。

(10) 伴发疾病：体内肿瘤（白血病、淋巴瘤）、系统性红斑狼疮、克罗恩病、HIV 感染、移植物抗宿主病。

(11) 多形红斑与 SJS/TEN 比较，见表 21-6，表 21-7。

（四）组织病理

组织病理表现类似于 EM 的表皮型，即广泛性角质形成细胞坏死，与真皮分离，而真皮乳头的水肿和炎性浸润几乎缺乏。随着病情进展，坏死向整个表皮层扩展。汗腺腺管上皮很快受累而毛囊则很少受累。

实验室检测：HLA 等位基因频率检测中国汉族人群中 HLA-B*1502 阳性者更容易发生对卡马西平导致 SJS/TEN 发生，HLA-B*5801 阳性者则更易于发生对别嘌呤醇的严重过敏

表 21-6　多型红斑与 Stevens-Johnson 综合征 / 中毒性表皮坏死松解症（TEN）的临床特征比较

	多型红斑	Stevens-Johnson/TEN
病因学	HSV（占大多数）	药物（80%~95%）
病程	急性，自限性，复发性	急性，自限性，发作性
前驱症状	无到中度	强烈的；皮肤触痛
皮疹	对称分散于肢端，面部固定斑点	对称性散在融合分布于面、颈、躯干
典型皮损	靶形损害，水疱，尼氏征阴性	斑疹，扁平不典型靶形皮损，中央坏死，尼氏征阳性
黏膜损害	经常但非常轻微，仅口腔黏膜	明显，严重；2~3 处黏膜损害
体表受损面积	<10%	<10% 到 >30%
全身症状	缺乏到中度	明显到严重
病理	角质细胞卫星灶状坏死，真皮表皮的水疱形成，明显单核细胞浸润，真皮乳头状水肿	整块角质层坏死，真皮表皮腐肉形成，轻微或无单核细胞浸润
内脏器官损害	无	经常发生
病程	1~3 周	2~6 周或更多
并发症	无	败血病，肺炎，肾衰竭，心功能衰竭
死亡率	0%	1%~50%
痊愈	痊愈无瘢痕	可能由于黏膜瘢痕造成后遗症

表 21-7　SJS、TEN 和 SJS-TEN 重叠的临床特点的区别

临床特点	SJS	SJS-TEN	TEN
原发皮损	灰暗和 / 或暗红色皮疹，扁平不典型靶形	灰暗和 / 或暗红色皮疹，扁平不典型靶形	
分布	孤立、颜面和躯干部融合（+）	孤立、颜面和躯干部融合（++）	孤立（罕见）、颜面和躯干部、任何部位融合（+++）
黏膜受累	有	有	有
系统症状	一般有	总有	总有
剥离（% 体表面积）	<10	10 - 30	>30

反应与 SJS。由于 SJS/TEN 致病机制的颗粒溶解素发现，可检测泡液中颗粒溶解素进行快速诊断。此种检测为 SJS/TEN 快速诊断的方法。

（五）诊断标准与鉴别诊断

2016 年英国成人 Steven-Johnson 综合征、中毒性表皮坏死松解症治疗指南采用了 Bastuji-Garin 在 1993 年提出的分类，我们的书稿也采用该分类，但将第 3 和 4 型合并作为一型。总结如下：

由于 SJS/TEN 缺乏统一的诊断标准，Lim 等提出了 SJS/TEN 的诊断路径：疑似 SJS/TEN 均接受活检，根据支持性组织学（角质形成细胞凋亡和全层坏死；真 - 表皮交界处淋巴细胞浸润；少量嗜酸性粒细胞；空泡改变至表皮下疱）与临床特征（可疑用药史；发热、不适等前驱症状；红斑、斑疹、典型或不典型靶形损害、大疱、表皮坏死；尼氏征阳性；口、眼和生殖器黏膜受累；系统受累）确诊，再进行 Bastuji-Garin 临床分类。

英国成人 SJS/TEN 治疗指南（2016）采用了 Bastuji-Garin 提出的临床分类，该分类结合了皮损类型与表皮剥脱程度：①SJS：表皮剥脱 <10% 体表面积（BSA）伴广泛的紫癜性斑疹或平坦的不典型靶形损害；②SJS-TEN 重叠：表皮剥脱 10%~30% BSA 伴广泛的紫癜性斑疹或平坦的不典型靶形损害；a.TEN：表皮剥脱 >30% BSA 伴广泛的紫癜性斑疹或平坦的不典型靶形损害；b. 无散在皮损的 TEN：表皮剥脱 >30% BSA 伴大片表皮脱落而无紫癜性斑疹或靶形损害。上述分类并不互相排斥，有些病例可兼具两种以上特征。

SCorTEN 评分系统用于评价患者病情严重程度，主要包括以下 7 个指标：年龄 >40 岁、恶性肿瘤、心率 >120 次 / 分、最初表皮剥脱面积 >10%、血尿素氮 >10mmol/L、血糖 >14mmol/L、血碳酸氢盐 <20mmol/L，总评分 7 分。评分越高，预期死亡率也越高。

鉴别诊断：葡萄球菌性烫伤样皮肤综合征，移植物抗宿主病，葡萄球菌中毒性休克综合征，Kawasaki 综合征，急性发作副肿瘤天疱疮（表 21-8）。

（六）治疗

SJS/TEN 目前没有共识有效的治疗方案药物。较常用的系统治疗有支持疗法、糖皮质激素、静脉滴注免疫球蛋白 0.4g/（kg·d）、环孢素。多项研究表明，在激素及人免疫球蛋白方案的基础上联合血浆置换治疗 TEN 效果显著，新的治疗方法有颗粒溶解素中和单克隆抗体。肿瘤坏死因子治疗 SJS/TEN 试验可降低颗粒溶解素。单纯单次血浆置换（pure one-time plasmapheresis/exchange therapy，POPE）治疗 TEN 疗效显著。

本病死亡率为 5%-50%，支持疗法、糖皮质激素、IVIG 疗法死亡率相当，环孢素比 IVIG 疗法死亡率低。

1. 治疗原则　①本症严重凶险，应积极抢救；②停用可疑药物，一项 113 例患者的研究显示，早期停用致敏药物可改善预后；③主要原则：早期（7 天以内）要按烧伤或高度隔离病房治疗和护理，在 15 个烧伤中心的 199 例 TEN 患者中实施的回顾性研究显示，总死亡率为 32%，而 TEN 发生一周后转移至烧伤中心的患者死亡率则高达 51%，提示早期将 TEN 患者转移至专门病房对治疗有利；④支持疗法，水、电解质平衡及保护黏膜包括眼损害。在一个烧伤病房用支持疗法治疗了 15 例 TEN 患者，总死亡率为 33%，而既往应用糖皮质激素治疗的死亡率为 66%；SJS/TEN 的特异治疗至今尚未达到循证医学可接受的标准。严重 SJS 的治疗参照 TEN 的治疗，更轻的非进展的 SJS 可仅接受支持治疗。由于 SJS/TEN 的发病率低使得随机临床试验难以开展。因此，大部分已发表的文献都是病例报道或非对照研究（表 21-9）。

2. 系统治疗

（1）糖皮质激素（GC）：系统应用 GC 是几十年来的主要治疗方法，尽管一个近期研究显示采用冲击疗法的短期应用有效，但仍存在争议。

许多病例发生于用 GC 治疗原发病的过程中，提示 GC 不能阻止表皮坏死松解的发生和发展。在美国一烧伤研究单位，在停用 GC 后，死亡率由 66% 下降到 33%。因此有认为糖皮质激素的弊多于利，应避免使用。

相反，另一些报告则提倡早期应用 GC，大剂量 GC 可能防止进一步的表皮剥脱。但这一观点尚未得到随机对照研究的证实。近年有报告对于 GC 的使用有以下观点：早期地塞米松的冲击治疗并未改变病情的稳定时间（2.3 天）以及表皮再生时间（13.9 天），也无明显证据显示其增加了感染风险；其他参数如发病率及死亡率，与未长期使用激素的患者比较并无差异。尽管如此，但如发生大面积的皮肤剥脱，则不宜继续应用 GC。

（2）静脉滴注免疫球蛋白（IVIG）：能选择性阻断角质形成细胞凋亡，有显著疗效，IVIG 包含抗 Fas 的抗体，能阻止 FasL 和 Fas 的结合，进而阻断体外重组 FasL 介导的细胞死亡。IVIG 0.4g/（kg·d），连续 5 天。IVIG 因能与 Fas 结合而阻断由 Fas/Fasl 介导的角质形成细胞凋亡，中和毒素而达到治疗 SJS/TEN 的作用。1998 年 Viard 采用大剂量［0.75g/（kg·d），共 4 天］治疗 10 例 TEN 患者，均得以治愈。

虽然在欧洲使用 IVIG 治疗所取得的效果报道不一，然而

表 21-8　中毒性表皮坏死松解症鉴别诊断

疾病	临床特点	皮肤病理
剥脱性皮炎	脱屑，而非表皮剥脱，无黏膜损害	无剥脱
葡萄球菌性烫伤样皮肤综合征	浅表性剥脱，无黏膜损害	角层下裂隙
急性泛发性发疹性脓疱病	融合的表浅性脓疱、黏膜损害不常见	角层下脓疱
天疱疮（副肿瘤性）	亚急性而非急性的	棘层松解免疫荧光检查（+）
泛发性固定型药疹	黏膜损害不常见，边界清楚的糜烂，无靶形损害或斑疹	可与中毒性表皮坏死松解症相似
Stevens-Johnson 综合征	为同一病谱中的疾病，剥脱范围较小（<10% 的体表面积）	可与中毒性表皮坏死松解症相似

表 21-9　SJS/TEN 的治疗

全身治疗		烧伤病人护理和治疗、剥脱部位凡士林油纱布覆盖、支持疗法、防继发感染，大剂量静脉滴注丙种球蛋白（IVIG）可考虑首选，而糖皮质激素应严格掌握指征，一般不用
局部治疗		按大面积烧伤暴露疗法，加强眼睛护理、抗生素眼膏外用，防止感染、防止瘢痕形成、防止失明
治疗选择	一线治疗	按烧伤处理，支持疗法，补液、输血或血浆、止痛，生物工程人工皮肤替代治疗
	二线治疗	糖皮质激素，IVIG，环孢素
	三线治疗	血浆置换，己酮可可碱，环磷酰胺
开拓的治疗		颗粒溶解素中和单克隆抗体 肿瘤坏死因子治疗 SJS/TEN 试验可降低颗粒溶解素 当前的四大疗法及评价：支持疗法，糖皮质激素与 IVIG 死亡率相当，环孢素比 IVIG 疗法死亡率低

大多数来自美国的作者认为在病程早期使用 IVIG 可以提高患者生存率。

一直以来，SJS 首选 GC 还是 IVIG 治疗存在争议。大剂量 GC 一直是 SJS 的经验用药。IVIG 能抑制 Fas 介导的角质形成细胞凋亡；提高机体的抗感染能力。然而有报告 IVIG 治疗不能降低 SJS 的死亡率。

有研究表明大剂量糖皮质激素和 IVIG 单独治疗 SJS 都有效。IVIG 与 GC 联合也有效。我国上海华山医院和北京协和医院关于 SJS/TEN 的研究显示，与单用糖皮质激素治疗相比，IVIG 与糖皮质激素联合治疗能明显缩短住院时间。

(3) 环孢素：目前已有数个环孢素成功治疗 TEN 的报道。有研究对 11 例用环孢素 3mg/(kg·d) 治疗的 TEN 患者与 6 例既往应用环磷酰胺和糖皮质激素治疗的患者进行了预后比较，结果应用环孢素的患者预后明显改善。应用环孢素治疗的患者上皮化更快、更少并发多器官衰竭，且死亡率更低（11 人中 0 人死亡，对照组 6 人中 3 人死亡）。

(4) 其他药物：如己酮可可碱、血浆置换、环磷酰胺等的应用均有少数病例报告，但支持治疗以外的特殊干预目前尚缺乏有力证据支持。沙利度胺无效，有报告沙利度胺试验组死亡率高于对照组。抗生素防治继发感染，但应避免使用可疑致敏药物。抗组胺药如赛庚啶、去氯羟嗪、酮替芬等可以使用。

(5) 支持疗法：十分重要，注意水、电解质平衡，补液及输全血或血浆。具体需要量以烧伤患者受损面积计算，推荐剂量为 4~6L/d，包括 1~2L 大分子溶液。

(6) 颗粒溶解素中和抗体：动物实验可用颗粒溶解素中和抗体治愈 SJS/TEN。

(7) 抗肿瘤坏死因子：如依那西普应用于 SJS/TEN，它可活化调节性 T 细胞及降低颗粒溶解素。有报告对 10 例 TEN 患者单独运用依那西普治疗，所有患者均获得了满意的疗效，表皮愈合时间平均为 8.5 天。

3. 局部治疗　按烧伤病人护理或置入烧伤隔离病房救治。早期（7 天以内）转移到烧伤中心，患者菌血症、败血症及死亡的发生率均显著下降。

用无菌针筒抽干疱液，皮疹表面扑撒消毒的单纯扑粉。如有糜烂、渗液可用 2% 硼酸水间断湿敷，用 0.5% 硝酸银、洗必泰或涂 1% 雷夫奴尔锌氧油。对广泛皮损用烧伤病房现成的生物合成或半合成敷料。加强口腔、外阴黏膜损害的护理。

眼睛损害护理，与眼科医师每日检查眼部，用生理盐水冲洗眼睛，抗菌素或可的松眼水每 2 小时滴眼一次，晚上用抗菌素或可的松软膏以防粘连，并用钝性玻璃棒分离眼睑粘连。

（七）病程与预后

1. 大部分皮肤的表皮在 2~3 周内可再生，总的住院时间通常为 3~4 周。

2. 色素沉着会逐渐减退，但可持续 10 年以上。指（趾）甲常脱落，可再生形成异常的甲甚至无甲。

3. 黏膜糜烂有时可在表皮愈合后持续数月，可留下萎缩性瘢痕，类似于瘢痕性类天疱疮或扁平苔藓，食管狭窄、包皮和阴道的粘连常需要外科治疗。

4. 眼睛的预后较差，大约 20%~40% 的存活者有眼睛受累。少数患者由于泪管阻塞可出现泪眼，但大多数患者的表现类似于干燥综合征，有睫毛、睑上皮增生，伴鳞状化生、结膜和角膜新生血管形成，引起一种“TEN”眼综合征，这些损害可引起畏光、灼痛、视力下降甚至失明。

5. 本病的死亡率为5%~50%（一般为15%~25%），死因与老年、广泛性皮损、中性粒细胞减少、肾衰竭、败血症、胃肠道出血、肺炎和水、电解质失衡有关。

20%~40%的存活者有眼睛受累，眼球粘连，内翻，结膜粘连，睫毛不生长，持续性黏膜糜烂、阴道粘连、甲萎缩、包茎、脱皮。通过合理的皮肤护理可使其减少。畏光、灼痛、视力下降甚至失明。

（乐嘉豫　乌日娜　吴昌辉　吴丽峰　黎兆军　李芳谷
马萍萍　林立航　苏禧　朱团员　吴志华）

第二十二章

嗜中性皮病和嗜酸性皮病

第一节 嗜中性皮病

嗜中性皮病(neutrophilic dermatoses,ND)是由一组互相关联的疾病,有明显相似的发病机制、病理学改变和治疗方法。常与潜在的内脏疾病相关。特征性表现为血管周围弥漫性的中性粒细胞浸润,而没有任何明确的感染因素。常继发于急性上呼吸道感染,炎症性肠病及血液恶性肿瘤。这些疾病具有相同的特点:①中性粒细胞浸润;②特殊染色和培养未发现微生物;③系统性糖皮质激素治疗可改善临床症状。此外,这些疾病还有血管损伤(表 22-1)。

表 22-1 嗜中性皮病分类

表皮内中性粒细胞浸润	脓疱型银屑病
	药物引起 / 急性泛发性发疹性脓疱病
	脓溢性皮肤角化病
	角层下脓疱性皮病
	IgA 天疱疮
	角层下脓疱性皮病型
	表皮内嗜中性皮病型
	皮肤皱褶无菌性脓疱病
	婴儿肢端脓疱病
	新生儿一过性脓疱病
真皮内中性粒细胞浸润	Sweet 综合征
	坏疽性脓皮病
	疱疹样皮炎
	线状 IgA 大疱性皮病
	白塞病
	肠病相关性皮病 - 关节炎综合征
	炎症性肠病
	嗜中性小汗腺炎
	类风湿嗜中性皮炎
	嗜中性荨麻疹
	Still 病
	边缘性红斑
	小血管血管炎(白细胞碎裂性血管炎),包括荨麻疹性血管炎
	持久性隆起性红斑
	中等血管血管炎
毛囊及毛周围中性粒细胞	化脓性毛囊炎
	痤疮
	酒渣鼻
	口周皮炎

嗜中性皮肤病大多数合并多系统表现，其受累系统广泛，包括肺、骨、关节、中枢神经系统、肝、脾、肾、肌肉、眼和心血管等。嗜中性皮肤病常并发的系统性疾病主要有3类，即血液系统疾病、消化道疾病和慢性关节炎。

一、Sweet综合征

Sweet综合征（Sweet syndrome）又称急性发热性嗜中性皮病（acute febrile neutrophilic dermatosis），1964年Sweet首先报道。随后又报道了恶性疾病、急性白血病、骨髓增生性疾病、坏疽性脓皮病、药物诱导等相关的Sweet综合征。

常与链球菌和上呼吸道感染、恶性肿瘤及药物有关。综合征具有四个特征：①触痛性红色丘疹和斑块，假性水疱；②皮肤非血管性嗜中性炎症；③发热；④外周血中性粒细胞增多。Sweet综合征尚有皮肤以外的临床表现，少数患者可能已经或将伴发恶性肿瘤。许多Sweet综合征（急性发热性嗜中性皮病）患者伴有髓系白血病。

碘化钾、秋水仙碱、氯法齐明、环孢素及氨苯砜等亦对本病有一定治疗作用。

（一）流行病史

Sweet综合征世界各地均有发生。苏格兰的发病率为每百万人口2.7人。日本的发病率较高。目前文献已有500例以上的报告，以女性好发，女：男为4：1。平均发病年龄为30~60岁，但婴儿、儿童及老年人亦可受累。20%以上患者伴有内脏恶性肿瘤，这些患者无性别差异。药物引起的Sweet综合征多见于女性。

（二）病因与发病机制

Sweet综合征的病因不明，很可能是一种异常过敏反应。偶尔可见血管壁中有免疫复合物。曾有人提出，中性粒细胞被白介素-1（IL-1）激活，以及Sweet综合征是由细胞因子介导的、对包括细菌、病毒、药物和恶性肿瘤在内不同种类的抗原的炎症反应。引起Sweet综合征的药物有：抗生素：米诺环素、呋喃旦啶、复方磺胺甲噁唑；抗癫痫药：卡马西平；抗高血压药：肼苯哒嗪；细胞因子：粒细胞集落刺激因子；口服避孕药：左旋-18-甲基炔诺孕酮；维A酸类：全反式维A酸。已证实血清IL-1α、IL-1β、IL-2和干扰素-γ（IFN-γ）升高，而IL-4不升高，提示1型（而不是2型）T辅助细胞（Th细胞）在本病的发病机制中具有重要作用。

（三）临床表现

发热　发病前常伴有上呼吸道感染或流感样症状。40%~80%患者有发热，37.8~38.8℃，为间歇热。亦有为弛张热，或持续性高热，疑似败血症，发热时可同时伴有肌痛和皮疹，或发热于肌痛、皮疹出现前5~7天（表22-2）。

（四）皮肤损害

典型损害为境界清楚，表面呈乳头状红色斑块。早期常为红斑丘疹，很快增大形成结节或斑块（图22-1~图22-3）。原有皮损向周围扩大，扁平隆起，多呈环形、圆形或卵圆形，有时可融合成不规则形或立体地图形隆起。斑块直径约1~4cm，表面呈乳头状或颗粒状，假性水疱、假脓疱。上述所谓之“假性水疱”形成，具有一定特征。皮疹可为多形性，部分可形成真性水疱或脓疱。口腔受累为浅表性溃疡，皮损有烧灼感疼痛和触痛。偶见同形现象，罕见坏死和溃疡。或有大量的脓性分泌物，极似坏疽性脓皮病。愈后不留瘢痕。

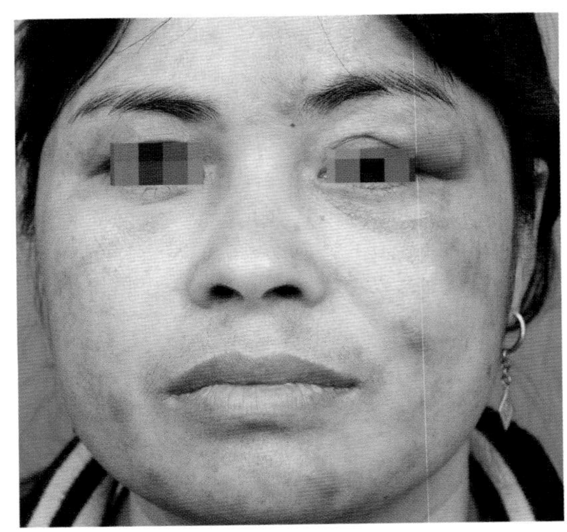

图22-1　急性发热性嗜中性皮病（Sweet综合征）（1）

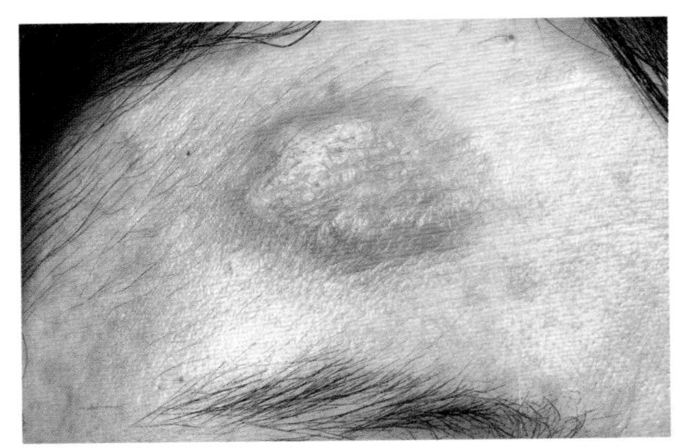

图22-2　急性发热性嗜中性皮病（Sweet综合征）（2）

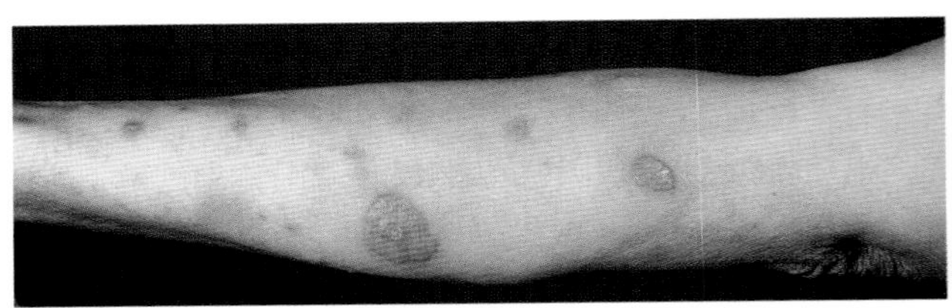

图22-3　急性发热性嗜中性皮病（Sweet综合征）（3）

皮损可见于身体各部，但最常见于面部、颈部、上肢和下肢。创伤或UVB照射后的多价变态反应和同形反应不常发生。局限性Sweet综合征指皮损只出现在面部，通常在面颊部的病例。常在两侧呈对称性分布，病程6~8周，但30%的患者复发。

皮损分为非脓疱性和脓疱性。非脓疱性皮损　如前述，典型的皮损为具有触痛的红色或紫红色丘疹或结节，皮损有透明水疱样外观（称为假性水疱，系继发于真皮上部明显的水肿），但触之为实质性的。

脓疱性皮损　少数Sweet综合征的皮损可呈现为脓疱病（归属于脓疱性血管炎），皮肤组织病理显示中性粒细胞浸润和白细胞碎裂现象。但无坏死性血管炎。

（五）临床亚型

1. 特发型（经典型）（占71%）　多见于女性，初发年龄在

表 22-2 急性发热性嗜中性皮病患者的临床特征

特征	临床类型			
	经典型[a](%)	血液系统肿瘤[a](%)	实体肿瘤[a](%)	药物诱发[b](%)
流行病学				
女性	80	50	59	71
前驱的症状有上呼吸道感染	75~90	16	20	21
反复发作[c]	30	69	41	67
临床症状				
发热[d]	80~90	88	79	100
骨骼肌受累	12~56	26	34	21
眼睛受累	17~72	7	15	21
皮损部位				
四肢上端	80	89	97	71
头颈部	50	63	52	43
躯干和背部	30	42	33	50
四肢远端	经常	49	48	36
口腔黏膜	2	12	3	7
实验室检查				
中性粒细胞[e]	80	47	60	38
血沉[f]	90	100	95	100
贫血[g]	经常	82	83	100
血小板计数异常[h]	经常	68	50	100
肾功能异常[i]	11~50	15	7	0

[a] 与 Sweet 综合征相关的经典型，血液性恶性肿瘤和实体瘤的百分比例。

[b] 药物引起的 Sweet 综合征。甲氧苄啶 - 磺胺甲噁唑 - 伴随的发热性中性粒细胞皮肤病：诱发 Sweet 综合征病例报告及综述。

[c] 药物引起的 Sweet 综合征的患者口腔激发试验后复发。

[d] 体温 >38℃（100℉）。

[e] 中性粒细胞计数 >6 000 个细胞 /ml。

[f] 红细胞沉降率（血沉）>20mm/h。

[g] 男性：血红蛋白 <13g/dL 女性：血红蛋白 <12g/dl。

[h] 血小板 <150 000/μl 或 >500 000/μl。

[i] 包括血尿，蛋白尿，肾功能不全。

30~60 岁，多与上呼吸道或胃肠道感染、炎性肠病及妊娠有关。

2. 恶性肿瘤相关型（占 11%） 有 20%~40% 可出现恶性肿瘤，其中最常见的为急性白血病。其他有骨髓增生异常综合征，淋巴瘤和多发性骨髓瘤。Sweet 综合征与恶性肿瘤相关的病例中大约有 15% 可出现实体肿瘤，包括睾丸、膀胱、乳房、肺、前列腺恶性肿瘤。

在大约 2/3 与恶性肿瘤相关的 Sweet 综合征患者中，皮肤病损可以先出现，也可以与新发或复发的恶性肿瘤相伴出现。全身用糖皮质激素均有同样的效果。伴随肿瘤的切除，Sweet 综合征的症状缓解。

3. 药物型（<5%） 一旦停用相关的药物，症状可自发地改善。

4. 口腔型 占 10%，出现假脓疱、溃疡、阿弗他溃疡，除伴有血液系统疾病的患者外，口腔皮损少见；开始时口腔内出现假脓疱，随后发生溃疡，表现为阿弗他溃疡。

5. 炎性疾病及感染型 占 16%，非性疾病包括炎性肠炎、白塞病、结节病、结缔组织病、感染如呼吸道肠胃感染、非典型分枝杆菌、慢性活动性肝炎、HIV。

6. 妊娠型（占 2%） 主要发生在妊娠的头 3 个月或中间 3 个月时，皮损见于头部、颈部和躯干部，较少见于上肢。下肢可发生类似于结节性红斑的皮损。疾病可以自行缓解，或者局部、系统性使用糖皮质激素后痊愈。在再次妊娠时可复发，但似乎对胎儿无任何风险。

7. 复发型 约 30% 的患者复发，复发常见于伴癌症的患者，常常是肿瘤复发的表现。

8. 手部嗜中性皮病 局限于手部的 Sweet 综合征。丘疹结节样型 Sweet 病的皮损累及双下肢时可类似于结节性红斑，事实上少数患者伴有结节性红斑。

（六）系统损害

1. 上呼吸道感染 嗜中性肺泡炎或流感样症状常先于

皮肤和其他主要临床表现。

2. 肌病/关节病　许多患者可有不同程度的肌痛、关节痛和与皮疹相关的关节炎。33% 的患者可有多关节非对称性、游走性关节炎。最常侵犯的关节是膝关节和腕关节，其次是肘、踝和指关节，关节症状可于皮肤损害之前、之后或同时出现。

3. 眼部病变　占 30%，表现为结膜炎或虹膜睫状体炎(浅表性溃疡性结膜炎)、巩膜外层炎。在部分患者中，眼和关节的病变比发热更常见。

4. 其他　胃肠道浸润、中枢神经系统、无菌性脑膜炎、多神经炎。

（七）实验室检查

成熟中性粒细胞组成的白细胞增多。白细胞计数为 10 000~20 000/ml。Sweet 开始报道的多数患者外周血中性粒细胞增多(70%)，随后的研究显示中性粒细胞增多的患者为 38%~80%。白细胞增多(60%)一般 10×10^9~18×10^9/L，偶尔超过 20×10^9/L，少数不发热者，白细胞也不增高。有报道发现 70%~90% 的中性粒细胞异常。90% 患者的血沉有中度增加(≥30mm/h)。少数患者有暂时性蛋白尿与镜下血尿。针刺反应阳性率达 80%。

（八）组织病理

真皮内成熟的多形核白细胞致密浸润，在血管周围区域浸润更为明显，但血管壁常不受累。血管周围有中性粒细胞为主的致密浸润，一些中性粒细胞可有核碎裂现象；另外，可见淋巴细胞和组织细胞，偶见嗜酸性粒细胞。浸润细胞典型地呈一带状分布在整个真皮乳突，伴核尘。小血管炎症也有报道，故常需仔细结合临床。在伴有白血病的患者中，浸润可完全由成熟中性粒细胞组成，或包括白血病细胞。免疫荧光病理显示在基底膜处可有 IgG、IgA、IgM、C3 及 C4 的沉积。

（九）伴发疾病(表 22-3)

表 22-3　Sweet 综合征及相关疾病

很可能的相关疾病
肿瘤：泌尿生殖系乳腺和消化道肿瘤，20% 恶性肿瘤，常见为急性白血病、淋巴瘤和多发性骨髓瘤
感染：最常见为上呼吸道(链球菌)和胃肠道(耶尔森菌病)感染
炎症性肠病(IBD)：Crohn 病和溃疡性结肠炎
妊娠
可能的相关疾病
Behcet 病
结节性红斑
类风湿关节炎
结节病
甲状腺疾病
已确定有相关性的疾病
自身免疫性疾病：皮肌炎、红斑狼疮、Sjögren 综合征
慢性肉芽肿性疾病
补体缺陷
免疫接种：卡介苗接种
感染：非典型分枝杆菌感染，衣原体感染，胆囊炎，巨细胞病毒感染，活动性肝炎，HIV，麻风，淋巴结炎，扁桃体炎，弓形虫病，结核病

（十）诊断标准

其诊断依据最早由 Su 和 Liu 于 1986 年提出，1994 年由 von den Driesch 修订的诊断标准(表 22-4)。

表 22-4　经修改的 Sweet 综合征诊断标准 *

主要标准
1. 突然发生的红色斑块或结节，有时伴有小水疱、脓疱或大疱
2. 真皮内结节性和弥漫性中性粒细胞浸润，伴核碎裂和大量真皮乳头水肿
次要标准
1. 发病前有呼吸道或胃肠道感染或疫苗接种，或伴有：
(1) 炎症性疾病或感染
(2) 骨髓增生性疾病或者其他恶性肿瘤
(3) 妊娠
2. 全身不适和发热(>38°)
3. ESR>20mm/h；C 反应性蛋白阳性；外周血白细胞增多，核左移
系统性使用糖皮质激素有良好效果

* 必须满足主要标准和两项次要标准才能诊断

（十一）鉴别诊断

1. 炎症性皮病　坏疽性脓皮病(水疱型)、嗜中性化脓性汗腺炎、类风湿嗜中性皮病、多形红斑、荨麻疹性血管炎、皮肤小血管血管炎、白塞病、肠病相关性皮病关节炎综合征、持久隆起性红斑、脂膜炎、碘疹或溴疹、Well 综合征、自身免疫性结缔组织病：急性、亚急性、肿胀性、新生儿狼疮、肉芽肿病：光化性肉芽肿、结节病、环状肉芽肿、间质性肉芽肿性皮炎、周期性发热综合征。

2. 感染　脓皮病、蜂窝织炎、疖病、败血病性血管炎、游走性红斑、深部真菌感染、分枝杆菌感染、利什曼病。

3. 肿瘤　皮肤淋巴瘤(T 细胞和 B 细胞淋巴瘤包括蕈样肉芽肿、皮肤血管中心性淋巴瘤)、内脏转移癌。

（十二）治疗

依据病因进行治疗，肿瘤，药物，感染或妊娠相应处理，而本病消失。

早期的临床表现常提示败血症的可能，但抗生素治疗通常无效。但当合并明确的感染时，如链球菌、耶尔森菌或葡萄球菌感染，则治疗潜在的感染可能有效(表 22-5)。

（十三）病程与预后

有些特发性 Sweet 综合征的患者不经任何治疗，皮损持续 5~12 周自行消失。对副肿瘤性 Sweet 综合征或药物诱发的 Sweet，经有效抗肿瘤治疗或停用诱发药物后，皮损可缓解或消退。

二、肠相关皮病 - 关节炎综合征(bowel-associated-dermatosis-arthritis syndrome，BADAS)

肠相关皮病 - 关节炎综合征又称肠吻合综合征(bowel by pass syndrome)和因其他肠道手术或炎症而引起同样临床表现的疾病。

（一）病因与发病机制

有外科手术病史的肠相关皮病 - 关节炎综合征的患者，

表 22-5　Sweet 综合征的系统治疗

治疗方案	药物	剂量
一线治疗	泼尼松	1mg/(kg·d)(通常从 30~60mg 开始)单次晨间口服剂量。治疗 4~6 周后,逐渐减量到 10mg/d;然而,有些患者可能需要 2~3 个月的治疗或是静脉给药。亦可选用甲基泼尼松龙
	碘化钾	口服给药肠溶片 300mg,3 次 /d,口服前检测甲状腺功能。孕妇、高钾血症及肾病患者禁忌使用
二线治疗	秋水仙碱	口服剂量为 0.5mg/ 次,3 次 /d,(1.5mg/d 剂量),对部分病例有效
	吲哚美辛	口服剂量为 150mg/d,用药 7 天,然后 100mg/d × 14 天
	氯法齐明	口服剂量为 200mg/d,用药 4 周,然后,100mg/d × 4 周
	环孢素	初始口服剂量为 2mg/(kg·d)至 4mg/(kg·d)到 10mg/(kg·d),在晚期患者,从第 11 天的剂量减少,每 2 天减少 2mg/(kg·d)同时第 21 天时停药
	氨苯砜	氨苯砜单独使用(100~200mg/d),或与糖皮质激素联合使用
三线治疗	干扰素	α 干扰素 300 万 IU 肌内注射每周 3 次
	依那西普	依那西普成功治疗两例 Sweet 综合征合并类风湿关节炎患者
	IVIG	IVIG 的初始剂量为 1mg/kg,然后降至 0.5mg/kg,共治疗 3 周

其发病机制可能在于因外科手术引起盲肠内细菌过度繁殖,继之免疫复合物形成、循环并沉积于靶组织,如皮肤和滑膜。在早期的皮损,滑膜液及滑膜中业已发现免疫球蛋白。补体的旁路激活途径可能在发病中起一定的作用。肠吻合综合征患者损害的发病机制可能与循环免疫复合物有关,据推测其中所包含的循环抗原为肠来源的细菌肽聚糖。肠盲袢内的细菌过度生长可导致循环免疫复合物形成,后者进入循环并沉积于皮肤、滑膜等靶组织,引起相关的临床特征。

（二）临床表现

肥胖症患者接受空肠回肠吻合术治疗后会出现血清病样疾病,表现为皮肤脓疱性血管炎、滑膜炎、以及发热及流行性感冒样症状。其血清病样反应发生于接受吻合手术后的 2~3 个月或更长时间,也可发生于炎症性肠病病程中。常有腹泻与胃肠功能紊乱。亦可见多关节痛、肌痛以及外周关节的非侵蚀性关节炎。躯干部出现脓疱性血管炎,也可发生结节性红斑样损害。

皮疹通常以小红斑开始,24~48 小时后逐步发展为荨麻疹样皮损和紫癜样水疱、脓疱疹,典型的皮疹常分布于上肢和躯干上部。

关节痛、肌痛、不适、寒冷和发热等通常存在,而且常先于皮疹出现。皮疹和全身症状可持续 2~18 天,可复发。

（三）组织病理

组织病理表现与 Sweet 综合征相似,血管周围的结节状浸润主要为中性粒细胞,细胞浸润可能扩展至真皮网状层,且混合有淋巴细胞、组织细胞和嗜酸性粒细胞。尽管大多数血管并无白细胞破碎性血管炎的表现,但偶尔在其血管壁上有纤维素沉积。也有报告早期报道的肠吻合综合征皮肤损害的病理学表现为白细胞碎裂性血管炎。之后报道称之为嗜中性血管反应,与白塞病皮肤损害中所见的血管改变难以区分。

（四）鉴别诊断

1. 播散性淋球菌感染　肢端紫癜、脓疱、丘疹伴急性关节炎和发热是播散性淋球菌血症的典型表现。

2. 节肢动物叮咬　节肢动物叮咬多在下肢,缺乏肠道疾病及关节炎等有助于该病的鉴别。

3. Sweet 综合征　皮损通常较大,典型的斑块上有不规则假水疱似乳头状。

（五）治疗

1. 对于已施行过肠道分流术的患者施行再吻合术具有治疗价值。

2. 泼尼松(10~60mg/d)可抑制皮肤和关节症状。也有人报道氨苯砜(100mg/d)有效。

3. 抗生素有不同的治疗效果,包括四环素(1~2g/d)、米诺环素(100~400mg/d)、克林霉素(600mg/d)、复方磺胺甲噁唑、红霉素和甲硝唑(0.5~1.0g/d)。报道采用沙利度胺、秋水仙碱和氨苯砜治疗获得成功。然而伴有炎症性肠病的患者需要更好地控制基础疾病。

三、类风湿性嗜中性皮炎

类风湿性嗜中性皮炎(rheumatoid neutrophilic dermatitis)是类风湿关节炎患者出现的皮肤斑状中性粒细胞浸润。最初由 Ackerman 于 1978 年描述。有人认为类风湿性嗜中性皮炎是 Sweet 综合征的一种变型。在类风湿患者中可见到皮肤无菌性中性粒细胞浸润,有坏疽性脓皮病、Sweet 综合征和类风湿性嗜中性皮病,它们之间可能存在重叠,常统称为中性粒细胞性皮肤病。

（一）临床表现

类风湿性嗜中性皮炎主要见于中年女性,男女比例为 1：2。皮损多与类风湿性关节炎病情平行。

皮损常对称发生于四肢伸侧、躯干、颈项、关节表面、肩部与臀部,尤以腕、手、指 / 趾伸侧更明显。形态变化较大,可为红色丘疹、斑块、结节、荨麻疹样风团或溃疡,也可表现为水疱、脓疱、结痂性或环状损害及可触及性紫癜。大疱性类风湿性嗜中性皮炎表现为下肢伸侧正常皮肤上多数紧张性水疱,直径约 1cm。类风湿性嗜中性皮炎多无症状,发疹前局部亦可有灼痛,可伴轻度瘙痒或压痛。愈后一般不留瘢痕,可有暂时性色素沉着，也有形成萎缩性瘢痕者。可伴指（趾）小关节滑膜炎。患类风湿性嗜中性皮炎者比类风湿关节炎病情更易致残。

在中～重度类风湿关节炎患者的关节和伸侧皮肤表面出现对称性红斑、丘疹，偶有水疱、环状皮损、浅表溃疡、轻度瘙痒、触痛。皮疹持续数月后可自行消退。

（二）组织病理

与 Sweet 综合征极为相似，在真皮浅层和中层的血管周围和间质存在中性粒细胞浸润。白细胞破碎可能存在或不存在，而明显的白细胞破碎性血管炎则不存在。

（三）治疗

类风湿性嗜中性皮炎可自发消退或随类风湿关节炎缓解而消退，亦可随类风湿关节炎加重而复发。有报道用氨苯砜 75~100mg/d 治疗，皮损明显好转。还可系统及局部使用糖皮质激素，羟氯喹、秋水仙碱、氨甲蝶呤、维 A 酸、磺胺甲氧嗪、对乙酰氨基酚等。用依那西普（抗 INF-α 受体单抗）治疗大疱性类风湿性嗜中性皮炎可获良效。环磷酰胺对顽固性损害有效。

四、坏疽性脓皮病

内容提要

- 虽然 25%~50% 坏疽性脓皮病为特发性，但目前认为本病与潜在的免疫异常有关。因此本病被视为自身免疫性疾病。
- 经典的 PG 的损害开始为周围有晕环的炎症性脓疱，以后扩大，形成溃疡。外伤部位（针刺反应）。发展充分的损害是境界清楚的、潜行的、边缘为蓝色至紫色的疼痛性溃疡。
- 坏疽性脓皮病可合并系统受累，包括髓系白血病，炎症性肠病及关节炎等。

坏疽性脓皮病（pyoderma gangrenosum，PG）是一种慢性复发性溃疡性皮肤病，可能系自身免疫性疾病。伴发溃疡性结肠炎的患者，其皮肤和肠道中可能存在交叉抗原，病变的结肠可释放抗原或毒素，造成皮肤病变。本病最早于 1930 年在梅奥诊所由 Brumsing 报道。

（一）病因与发病机制

PG 的发病机制尚未完全阐明，可能的机制包括中性粒细胞的功能障碍、炎症介导和基因易感性共同参与的疾病的发生发展。国外的资料显示有高达 50%~70% 的 PG 患者伴有潜在的系统疾病，如炎症性肠病，血液系统疾病、关节炎、实体恶性肿瘤等，因此，PG 可能是一种伴有皮肤表现的系统性疾病。

1. 创伤　本病的一个特点是 50% 的患者是在创伤部位发生皮损（同形反应）。皮损可发生于手术部位。也可发生于如注射、抽血和针灸等相当微小的创伤处。

2. 细胞因子上调　本病的发生与白细胞介素 8、6、1β 和肿瘤坏死因子以及干扰素 γ 等多种细胞因子上调有关，其中肿瘤坏死因子 α 是参与坏疽性脓皮病发生和发展的关键细胞因子之一。

3. 药物　本病病因偶尔与药物有关，包括 α-2b 干扰素、异维 A 酸、舒必利和丙硫氧嘧啶。应用阿糖胞苷、阿柔比星和粒细胞集落刺激因子治疗骨髓增生异常综合征后也导致本病。

4. 免疫功能异常　坏疽性脓皮病可以被视为一种自身免疫炎症性或自身免疫性疾病，报告与细胞免疫、中性粒细胞、单核细胞功能体液免疫缺陷有关。25%~50%PG 是稳定的，但目前认为本病与潜在的免疫异常有关。包括缺乏对常见抗原的迟发型过敏反应，如分枝杆菌和白念珠菌，以及中性粒细胞趋化作用缺陷、中性粒细胞吞噬作用受损和淋巴因子产生减少。白介素 -8 在病变组织中表达过多，并可能是一个重要的致病因子。TNF-α 升高。TNF-α 发挥的一些效应可能通过角质形成细胞分泌弹力素。事实上，抗 TNF-α 治疗显示有部分疗效。在一小型病例系列患者中描述有皮肤和血液循环的 T 细胞克隆性扩增，表面 T 细胞反应在疾病中发挥作用，可能由皮肤中某种局部性刺激所诱发。

（二）临床表现

本病发病于任何年龄，以 20~49 岁为最多，女性更易罹患。

1. 皮肤损害　可发生于任何部位，最常见的是下肢胫前区。但有时也可累及其他部位。罕见罹患部位包括口咽部、手、眼睑、眼、女阴、阴茎、阴囊和宫颈。

典型的表现为溃疡型坏疽性脓疱病　皮肤损害初起为多发性损害，为丘疹、水疱、脓疱，周围皮肤发硬，皮损中央部坏死。边缘呈青紫色，其周围则为潮红区。典型皮损是边缘不整齐并呈潜行破坏、边界呈红 - 紫色，基底有脓性分泌物的溃疡（图 22-4），可单个或多发（图 22-5、图 22-6）。边缘不断向四

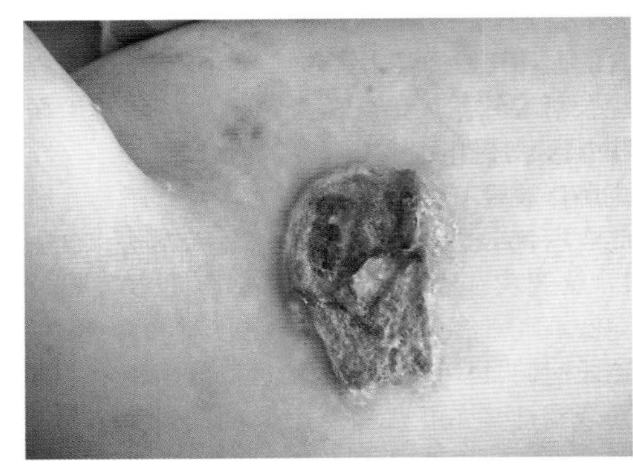

图 22-4　坏疽性脓皮病［华中科技大学协和深圳医院（南山医院）陆原惠赠］

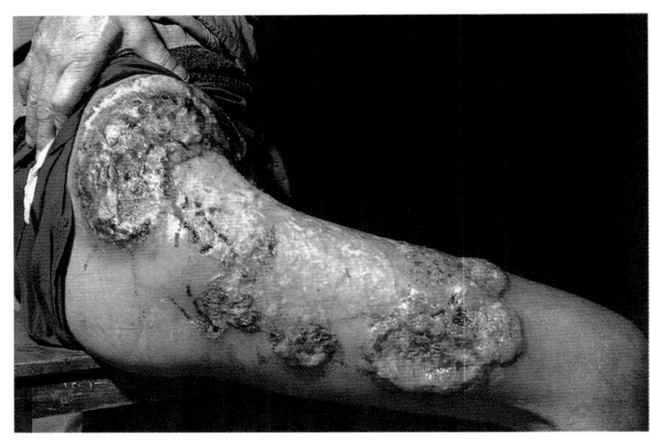

图 22-5　坏疽性脓皮病
溃疡边缘潜行呈暗红色，中央有筛状瘢痕。

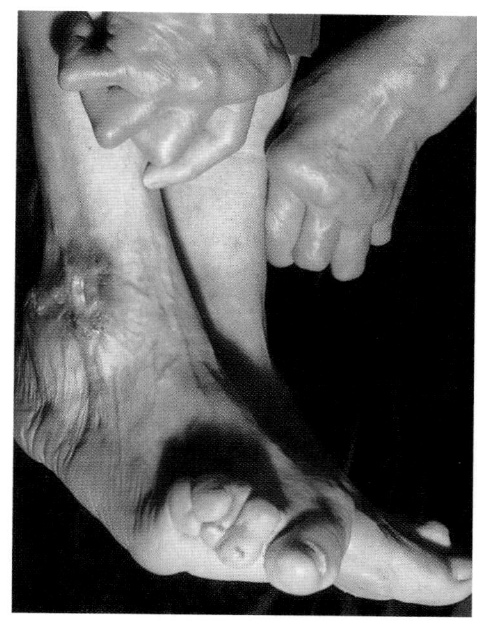

图 22-6 坏疽性脓皮病伴发类风湿关节炎。

周扩大，有时可在 24 小时内向外扩展 1~2cm。溃疡可深可浅，深者可露出肌腱和肌肉。坏死溃疡小者直径 1~2cm，大者可达 20~30cm 或更大。局部疼痛较显著。

早期损害（丘脓疱疹）病理上表现为可累及毛囊皮脂腺单位的化脓性毛囊炎，毛囊漏斗部破裂、穿孔，周围有较多中性粒细胞浸润，有时还可蔓延至皮下脂肪，皮损周围皮肤则可见真皮内及角层下脓肿形成，有时由于中性粒细胞浸润而有白细胞破碎性血管炎的病理征象。

溃疡基底部有化脓性皮炎和脂膜炎改变，并可见吞噬许多细胞及毛囊碎片的巨噬细胞和多核巨细胞。溃疡边缘潜行，可见棘层松解及海绵形成，伴有微脓肿和真皮水肿；周围潮红区域则表现为较多淋巴细胞浸润、血管增生、内皮肿胀及血管周围纤维蛋白沉积。若在病理标本中出现上述改变同时伴有化脓性毛囊炎，但无细菌感染，即可确立诊断。取材时应包括溃疡基底与正常皮肤。退行期皮损的病理改变多表现为单个核细胞浸润、肉芽形成及纤维化。

2. 临床变型

(1) 大疱型 PG：此型皮损类似于坏疽性脓皮病的早期损害，即脓疱、溃疡，但边缘可有青灰色大疱，主要分布于面部与上肢，愈后留下较浅的瘢痕，有时与大疱型 Sweet 综合征有一定程度上重叠或者难以鉴别。

(2) 脓疱型 PG：表现为脓疱性损害，它通常不会发展到溃疡性损害。它们是坏疽性脓皮病的顿挫型，常见于患有炎症性肠病的患者。

(3) 浅表性肉芽肿性脓皮病：为一种局限性慢性浅表性坏疽性脓皮病，是最轻的一型，具有疣状和浅表溃疡性皮损，其溃疡浅表和边缘增殖是其临床特征。常继发于外伤，如手术。患者可发生单个或有时多个浅表性溃疡性损害伴有增殖性边缘（又称为增殖型坏疽性脓皮病），偶有疼痛。这种溃疡的基底较干净。主要发生在躯干部，一般进展缓慢，无潜行破坏的边缘。

(4) 增殖性化脓性口炎：见于炎症性肠病患者，现已有人认为此病是发生于黏膜部位的坏疽性脓皮病，其特点是口腔黏膜有慢性脓疱性增殖性损害，唇及颊黏膜最易受累，表现为糜烂、潮红、水肿，黏膜表面散布小的脓疱，全身症状较轻。增殖性化脓性口炎与炎症性肠病有一定关系。

(5) 少见部位 PG：发病部位包括外阴、阴茎、阴囊，及炎症性肠病、胃肠道肿瘤或膀胱癌术后造瘘口部位。儿童的坏疽性脓皮病皮损更多累及头部、生殖器和肛周。

3. 伴发疾病 溃疡性结肠炎，Crohn 病，髓性粒细胞白血病，骨性关节炎脊柱炎，胃溃疡，聚合性痤疮，白塞综合征，慢性活动性肝炎，糖尿病，化脓性汗腺炎，淋巴瘤，骨髓瘤，真性红细胞增多症，原发性肝硬化，中性粒细胞皮病，Sweet 综合征，类风湿关节炎（图 22-6），结节病，Wegener 肉芽肿。常染色体显性遗传 PAPA 综合征（化脓性无菌术关节炎、坏疽性脓皮病和痤疮）中，坏疽性脓皮病是其中的一个组成部分。

（三）组织病理

溃疡底部取材，有坏死、脓肿形成，中性粒细胞浸润；溃疡边缘处取材，有淋巴细胞性血管炎，白细胞碎裂性血管炎。

（四）诊断

依据病史，损害的特点为自觉剧痛。伴发全身症状，如发热、关节痛及相关内脏疾病，原发损害脓液培养阴性，可以诊断。

（五）鉴别诊断

1. 坏疽性脓皮病的早期皮损，如丘疹、脓疱及结节等易与毛囊炎、疖相混淆。昆虫叮咬，应与毒素引起的皮肤病及脂膜炎相鉴别。

2. 溃疡性损害要排除各种感染因素，应考虑与深部真菌病、分枝杆菌感染、三期梅毒、慢性溃疡性单纯疱疹、皮肤阿米巴病、Wegener 肉芽肿病、类脂质渐进性坏死及华法林与肝素引起的坏死相鉴别。

3. 其他 可行乙状结肠镜及纤维结肠镜检查，以确定有无原发疾病，同样血清学检查与放射学检查对于关节炎的诊断有帮助；此外，骨髓象、血、尿蛋白电泳也有助于相关的淋巴增殖性疾患的诊断。

（六）治疗

全面检查和治疗潜在疾病，50% 有伴发病，如骨髓瘤、白血病、淋巴瘤、类癌、溃疡性结肠炎、类风湿关节炎等。

其治疗方案多种多样，包括糖皮质激素、免疫抑制剂、静脉输注免疫球蛋白、生物制剂、高压氧、手术治疗，但不管采用何种方式，都需要同时积极治疗潜在的基础性疾病、防治各种并发症的产生。

多数报告有效的治疗方法为系统应用糖皮质激素和环孢素，一项病例对照研究中发现英夫利昔单抗治疗本病有效。因为 PG 有自愈倾向，因此报告中的一些治疗成功的案例也可能是疾病本身转归的结果。生物制剂英夫利昔单抗、阿达木单抗及依那西普等均可选用（表 22-6）。

1. 局部治疗 ①抬高患肢；②湿敷；③外用抗菌制剂；④外用糖皮质激素，他克莫司软膏；⑤皮损内注射曲安奈德；⑥1%~2% 色甘酸钠溶液湿敷。报告两例使用色甘酸钠水溶液（2%W/ V，色甘酸钠鼻腔喷雾）有效的病例，其中一例 3 周内痊愈。药物可以直接喷在溃疡面、或用纱布湿敷、活用亲水性胶体敷料封包。此药的作用机制可能为抑制中性粒细胞移

表 22-6 坏疽性脓皮病的治疗

局部治疗	水疗及湿敷或池浴；外用抗菌制剂；抬高患肢；外用糖皮质激素；皮损内注射曲安奈德；1%~2% 色甘酸钠溶液湿敷
系统治疗	泼尼松、氨苯砜、沙利度胺、甲泼尼松龙冲击、免疫抑制剂（硫唑嘌呤、环磷酰胺、苯丁酸氮芥、环孢素、吗替麦考酚酯）、抗菌药物（氯法齐明、柳氮磺吡啶、米诺环素、利福平）、静滴免疫球蛋白
相关疾病的治疗	恶性疾病、肠炎、类风湿性关节炎、白血病、骨髓瘤
一线治疗	局部使用糖皮质激素、氯法齐明、氨苯砜、皮损内注射糖皮质激素、米诺环素、口服磺胺类、米诺环素、柳氮磺吡啶、外用色甘酸钠、外用他克莫司、吡美莫司
二线治疗	环孢素、系统性使用糖皮质激素、麦考酚吗乙酯、氨甲蝶呤、口服他克莫司、口服沙利度胺
三线治疗	烷化基类化合物（环磷酰胺，苯丁酸氮芥）、血浆置换、人免疫球蛋白、皮损内注射环孢菌素、硫唑嘌呤和 6-巯基嘌呤、秋水仙碱、局部外用盐酸氮芥、GM-CSF、氨甲蝶呤、重组人表皮生长因子
生物制剂	英夫利昔单抗，阿达本单抗，依那西普

行或细胞毒作用。

2. 系统治疗

（1）糖皮质激素：泼尼松 60~120mg/d，甲泼尼松龙冲击 1g+5% 右旋糖酐 150ml 静脉滴入，连用 3~5 天。系统糖皮质激素（泼尼松 / 泼尼松龙）已是最常用于治疗 PG 的方法之一，高效。常需要大剂量（40~100mg/d），低剂量（7.5~20mg/d）为维持治疗。

（2）氨苯砜：G-6-PD 正常者可用，开始 25~50mg/d，2~3 周后加量至 100~200mg/d。有报告 400mg/d 有效，氨苯砜通常与其他药物联合应用，尤其是系统糖皮质激素。但也有不少报告指出此药对 PG 无效。氨苯砜也已成功用于治疗儿童 PG。

（3）沙利度胺：400mg/d，一周后减至 200mg/d。报告 1 例对其他治疗抵抗的成人 PG 患者，用沙利度胺 100mg/d 治疗有效。报告 1 例对其他治疗抵抗的 3 岁幼儿 PG 患者，有沙利度胺 150mg/d 治疗有效。

（4）免疫抑制剂：硫唑嘌呤、环磷酰胺、苯丁酸氮芥、环孢素（5~6mg/kg.d）、苯丁酸氮芥（4mg/d，控制后 2mg/d）、他克莫司［0.1~0.2mg/（kg.d）］。

（5）血浆置换 / 静脉内注射人免疫球蛋白：用于经常规治疗失败的病例。

（6）生物制剂：英夫利昔单抗，一项包含 30 例患者的安慰剂对照临床试验。经过两周分别注射英夫利昔单抗 5mg/ kg 或安慰剂，29 例接受英夫利昔单抗治疗的患者中 20 例有效。

3. 外科治疗　同种异体表皮移植或者自体表皮移植。疾病控制后，可立即进行。部位面积小，未见有多价变态反应的报道，可能是因为患者已处于充分的免疫抑制状态。

同时监测和治疗系统性疾病。

（七）病程与预后

治疗相关疾病，对本病预后有重要意义。病程经过可急可缓，急剧者皮肤溃疡在数日内迅速扩大，轻者溃疡经数周至数月逐渐发展。然而，PG 有自愈倾向，大多数皮损可以自愈。

第二节　嗜酸性皮病

嗜酸性皮病（eosinophilic dermatosis）包括多种组织学以炎症部位嗜酸性粒细胞浸润和嗜酸性粒细胞脱颗粒为特征的疾病。包括①嗜酸性粒细胞浸润的常见病因有节肢动物叮咬、药物反应、过敏性接触性皮炎和特应性皮炎。②部分自身免疫性大疱性皮病常常伴有明显的嗜酸性粒细胞浸润，特别是大疱性类天疱疮。③寄生虫感染，特别是皮外寄生虫和螨虫，常常具有明显的嗜酸性粒细胞寄主反应。④荨麻疹、荨麻疹性血管炎、变应性肉芽肿病和变应性荨麻疹性发疹均有大量的嗜酸性粒细胞浸润（表 22-7）。

表 22-7 嗜酸性皮病

面部肉芽肿
嗜酸性蜂窝织炎
嗜酸性粒细胞增多综合征
血管淋巴样增生嗜酸性粒细胞增多
婴儿环状红斑
节肢动物叮咬
特应性皮炎
嗜酸性筋膜炎
嗜酸性（脓疱性）毛囊炎
嗜酸性血管炎
新生儿毒性红斑
朗格汉斯细胞组织细胞增生症
厚皮性嗜酸性皮炎

一、面部肉芽肿（详见第二十四章第二节）

二、嗜酸性粒细胞性蜂窝织炎

嗜酸性粒细胞性蜂窝织炎（eosinophilic cellulitis），又称 Wells 综合征（Wells' syndrome），是一种病因不明的皮肤疾病，特征性临床表现为类似蜂窝织炎的坚硬斑块。1971 年，Wells 描述了 4 例患者，皮肤出现急性斑块，类似于蜂窝织炎，持续数周。药物（如阿达木单抗、依那西普）、疫苗注射及潜在的内脏疾病（如溃疡性结肠炎、白塞综合征）等。Wells 综合征常能自然消退。

（一）病因与发病机理

Wells 综合征的发病机制可能与局部超敏状态有关。许多病例与节肢动物叮咬有关。它与盘尾丝虫病、肠道寄生虫病、水痘、腮腺炎、免疫接种、药物反应、骨髓增生异常综合征和真菌感染有关。

该病与恶性肿瘤具有一定的相关性，尤其是与血液系统恶性肿瘤有关，如浆细胞增生性疾病、淋巴细胞增生性疾病及白血病等。目前国内外文献报道的相关肿瘤包括：血管免疫母细胞性淋巴瘤、结肠癌、肺癌、非霍奇金淋巴瘤、胃癌、鼻咽癌、甲状腺癌和慢性淋巴细胞性白血病等。

（二）临床表现

表现特点为反复发作的红色水肿性斑块；初期损害为水肿性及红斑性；随后发生显著的水肿性坚实的结节和斑块，可以呈环状或弧形，有时具有紫色边缘；顶部可有水疱，常有瘙痒及疼痛；皮损愈后不留瘢痕；本病通常4~8周消退，但倾向于间歇发作、缓解和复发，可持续数月至数年；本病无明显性别及年龄差异，平均37岁，也可见于儿童。皮损主要位于躯干和四肢，本病可伴发荨麻疹。

（三）实验室检查

本病的一个共同特点是外周血嗜酸性粒细胞增多，表现为全血嗜酸性粒细胞计数升高或嗜酸性粒细胞比例增加。除了与血、骨髓嗜酸性粒细胞增多相关外，偶尔可见血沉升高。大多数急性期病例出现外周血及骨髓中嗜酸性粒细胞增多，偶有白细胞增多。

（四）组织病理

早期皮损特点是真皮内有弥漫性重度嗜酸性粒细胞浸润，真皮浅层呈带状浸润，也可扩展至其下皮下组织、筋膜和肌肉。

可见真皮嗜酸性粒细胞的脱颗粒和核尘，沉积在胶原纤维上形成“火焰图形”，嗜酸性脂膜炎亦可出现。火焰征是本病的特征，但非特异性，也可以见于其他有大量嗜酸性粒细胞浸润的疾病。晚期，皮损更呈肉芽肿性，偶尔可见多数巨细胞。间接免疫荧光检查显示，火焰样图像含有细胞外嗜酸性粒细胞颗粒，主要是碱性蛋白。

（五）鉴别诊断

临床上主要应与细菌性蜂窝织炎和丹毒鉴别，组织学中嗜酸性粒细胞浸润伴火焰样图像及嗜酸性粒细胞增多，应与节肢动物叮咬反应、嗜酸性脓疱型毛囊炎和嗜酸性粒细胞增多综合征相鉴别。

（六）治疗

病因明确者，首先治疗潜在的疾病。对糖皮质激素不敏感者，可联合用抗生素、秋水仙碱、α-干扰素、抗疟药及免疫抑制剂如环磷酰胺、硫唑嘌呤、他克莫司等。首先系统性糖皮质激素（泼尼松，50~60mg/d）治疗对大多数病例有效，可控制病情和缩短病程。复发者可重复治疗，有报告米诺环素、抗组胺药能清除部分皮损，用环孢素治疗3~4周可使病情缓解。2例怀疑皮肤癣菌感染者用灰黄霉素治疗获得了暂时性损害消退；此外，氨苯砜和PUVA疗法(疗程为3个月)亦有一定疗效。

三、嗜酸性粒细胞增多综合征

内容提要：

- 嗜酸性粒细胞增多综合征(HES)是一组异质性嗜酸粒细胞增多疾病。表现为外周血液和/或组织中嗜酸性粒细胞的聚集增多。
- 继发现F1PIL1-PDGFRA之后，又发现与本病相关的融合基因和基因重排，包括PDGFRA、PDGFRB及FGFR1。
- 分型：遗传性(家族性)HES；继发性(反应性)HES；原发性(克隆性)HES；特发性(意义未定)HES。
- 50%以上HES患者有皮肤黏膜损害，瘙痒性红斑、丘疹或结节，以及荨麻疹和血管性水肿。
- 治疗干预，依PE1PIL1-POGFRA融合基因(+)及其他基因异常(+)与否而不同。

嗜酸性粒细胞增多综合征（hypereosinophilia syndrome，HES）是一组异质性嗜酸性粒细胞增多疾病，表现为外周血和/或组织中嗜酸性粒细胞聚集增多，病因疑为超敏反应或自身免疫。青壮年多见，男多于女。特点是嗜酸性粒细胞持续增多（1.5×10^9/L以上）在6个月以上，累及一个或多个器官。于1981年首先提出了HED的诊断，1968年Hardy和Anderson命名。

HES分为四型：①遗传性（家族性）HES 呈家族聚集，无遗传性免疫缺陷症状或体征，无继发性HES和原发性HES证据。②继发性（反应性）HES 过敏性疾病，药物，风湿病，感染性疾病（寄生虫、真菌），肿瘤：实体肿瘤，淋巴瘤，急性淋巴细胞白血病（嗜酸性粒细胞为非克隆性），系统性肥大细胞增生症（嗜酸性粒细胞为非克隆性）。③原发性（克隆性）HES，指嗜酸性粒细胞源于血液肿瘤克隆，主要有①髓系和淋巴系肿瘤伴PDGFRA、PDGFRB、FGFR1重排。②慢性嗜酸性粒细胞白血病-非特指（CEL-NOS）。③系统性肥大细胞增多症（嗜酸性粒细胞证实为克隆性）。④特发性HES，查不到嗜酸性粒细胞增多的原发和继发原因。

（一）病因与发病机制

HES的发病机制（图22-7）。

1. 嗜酸性粒细胞（EOS）在骨髓产生，进入外周血液。各型HES通过EOS的产物损伤终末器官。EOS进入组织破坏其结构，向组织释放毒性颗粒蛋白和其他介质。

2. 继发性HES体内嗜酸性粒细胞增多，其因有潜在炎性疾病、肿瘤和其他异常。T细胞活化产生Th2因子IL-5、IL-4、IL-3刺激EOS释放颗粒蛋白，血清Ig升高，导致皮肤症状。

3. 原发性(肿瘤)HES，包括嗜酸性粒细胞性白血病和FIPIL1-PDGFRA融合基因患者，还可有一些罕见的融合基因或基因重排。

EOS发育：①EOS起源于骨髓的干细胞，受转录因子GATA-1和IL-3、IL-5、GM-CSF及Th2调控。Th2细胞分泌IL-4、IL-5和IL-13。②IL-5促进EOS分化，从骨髓释放外周血。③EOS黏液、活化EOS上的β1、β2和β7整合素介导EOS的黏附，包括黏附分子-1(ICAM-1)、血管细胞黏附分子-1(VCAM-1)和黏膜黏附分子1(MAdCAM-1)，通过其受体CCR3诱导和活化EOS。

EOS组织聚集：EOS上的活化因子调节，EOS在组织中聚集。

EOS毒性作用 ①EOS的嗜酸性颗粒的核主要碱性蛋白（MBP-1和2）组成，基质由ESO阳离子蛋白（ECP）、嗜酸性粒细胞衍生神经毒素(EPN)和ESO过氧化酶(EPO)构成。②MBP、

1. HES分型
遗传性（家族性）
继发性（反应性）
原发性（克隆性）
特发性（未定性）
2. FIPIL1-PDGFRA
融合基因及其他
基因异常（+）
3. 治疗依据基因异常
与否而不同

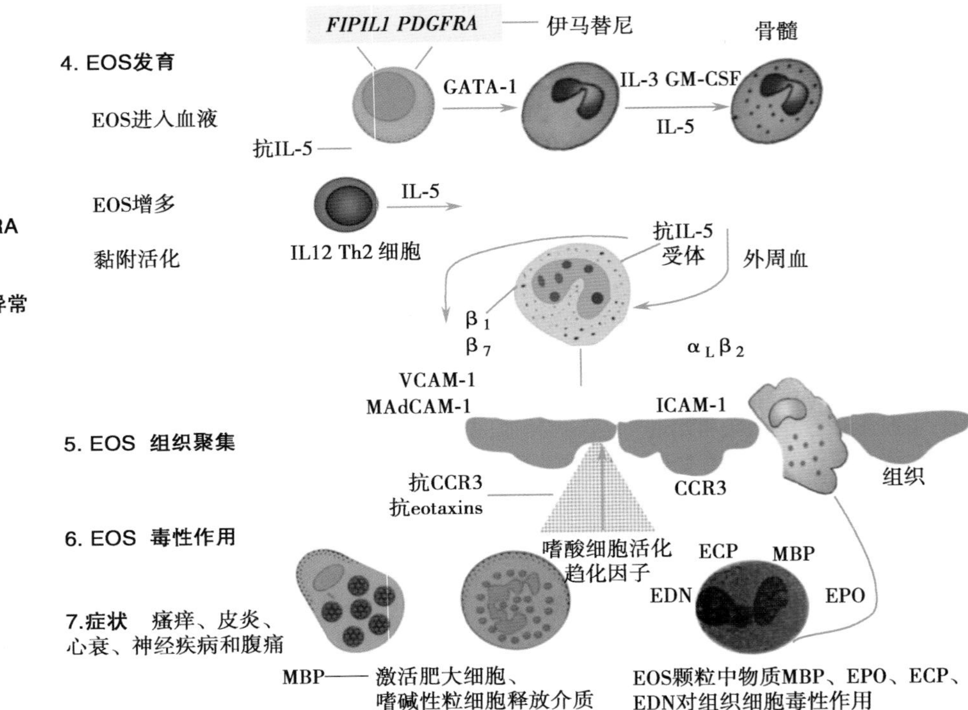

8.治疗干预　伊马替尼（F/P阳性）；泼尼松（F/P阴性）；
抗IL-5、抗CCR3、抗EOS活化趋化因子

EOS=嗜酸性粒细胞; MBP=碱性蛋白；ECP=嗜酸性粒细胞阳离子蛋白；GATA-1=转录因子；
EPO=嗜酸性粒细胞过氧化物酶；EDN=EOS 来源的神经毒素；CCR3=嗜酸性粒细胞受体；
GM-CSF=粒细胞巨噬细胞集落刺激因子；eotaxins=嗜酸细胞活化趋化因子；
VCAM-1=血管细胞黏附分子-1；MAdCAM-1= 黏膜细胞黏附分子-1

图 22-7　嗜酸性粒细胞增多综合征发病机制与治疗

EPO 和 ECP 的浓度达到一定水平，则对各组织有毒性作用。③MBP 还可引起肥大细胞和嗜碱性粒细胞下调。

症状　EOS 与细胞因子、免疫球蛋白和补体结合后被活化，分泌各种炎症因子，产生临床症状。

治疗干预　包括 IL-5、抗 CCR3、抗 EOS 活化趋化因子，临床证实有效性，显著降低循环中的 EOS 与细胞因子、免疫球蛋白和补体结合被活化，分泌各种炎性细胞因子产生的症状。

（二）临床表现

1. 全身表现　相关器官受损，伴显著组织嗜酸性粒细胞浸润和/或有嗜酸性粒细胞颗粒蛋白广泛沉积。①肺、心、消化道、皮肤和其他组织纤维化；②血栓或栓塞；③周围或中枢神经系统疾病或功能障碍。发热、乏力、关节痛、肌痛，全身损害为嗜酸性粒细胞浸润的表现，如心包炎、肺炎、昏迷及精神错乱、呕吐、腹痛、肝脾肿大、全身淋巴结肿大等；血嗜酸性粒细胞增多，在 1.5×10^9/L 以上；骨髓嗜酸性粒细胞增多；皮损活检有嗜酸性粒细胞、中性粒细胞和单核细胞浸润。

2. 皮肤损害　半数以上 HES 患者出现皮肤黏膜损害，瘙痒性红斑黏膜溃疡见于侵袭病例。皮疹多种多样：①荨麻疹和血管样水肿；②有红斑、丘疹、结节（图 22-8，图 22-9），包括环状红斑、多形红斑、荨麻疹样红斑、麻疹样红斑；③其他：有痒疹、黄瘤样、水疱、瘀点、溃疡、角化过度、色素沉着、脓皮病样和红皮病等，皮疹全身分布，可以一种或多种疹型共存，剧痒。

（三）实验室检查

1. 骨髓和外周血有酸性粒细胞增多，约 50% 出现贫血及白细胞计数 $>20\times10^9$/L。

2. 组织病理　HES 皮肤损害的组织病理表现为非特异

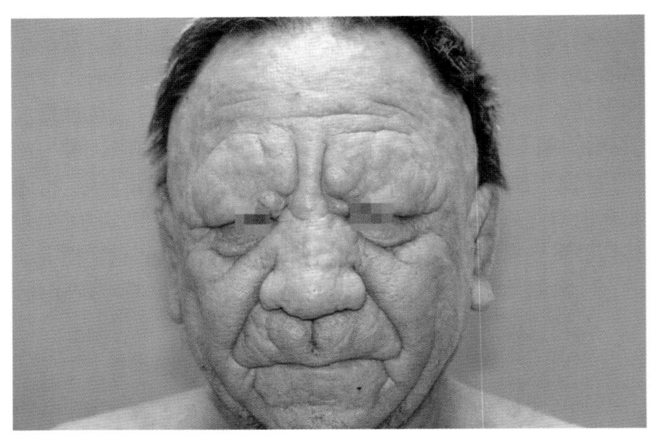

图 22-8　嗜酸性粒细胞增多综合征（新疆维吾尔自治区人民医院　普雄明惠赠）

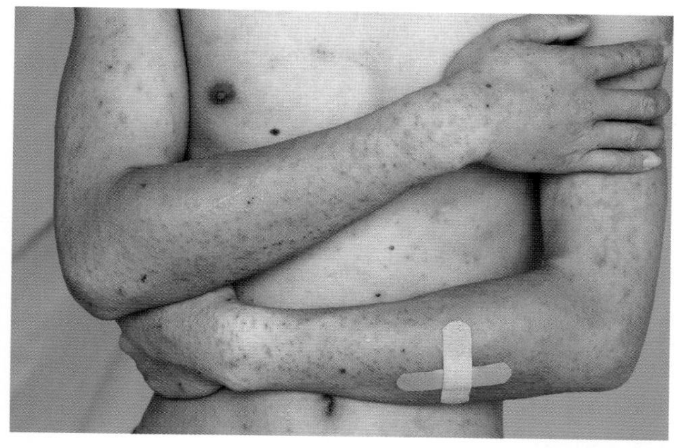

图 22-9　嗜酸性粒细胞增多综合征（中山大学附属第一医院　罗迪青惠赠）

性，风团样和丘疹性皮损示浅层和深层血管周围以及间质内混合性炎症细胞浸润，为数量不等的嗜酸性粒细胞和散在的淋巴细胞、组织细胞，偶见浆细胞。偶尔可见火焰样图像，而嗜酸性粒细胞并不总是显著。敏感性 RT-PCR 分析和免疫荧光原位杂交（FISH）探针可用于检测缺失产物 FIP1L1-PDGFRA 融合基因。

（四）诊断标准（见表 22-8，表 22-9）

表 22-8　嗜酸性粒细胞增多综合征诊断标准

1. 外周血嗜酸性粒细胞增多症 (1) 定义为：嗜酸性粒细胞计数 $>1.5\times10^9$/L 和 / 或间隔 1 个月及以上超过两次 (2) 组织嗜酸性粒细胞增多症定义为： ——骨髓切片中嗜酸性粒细胞在所有有核细胞中的计数百分比超过 20% 和 / 或 ——病理上存在广泛嗜酸性粒细胞组织内浸润 ——在大多数组织中无论是否发现嗜酸性粒细胞浸润，均见到大量嗜酸性粒颗粒蛋白沉积
2. 组织嗜酸性粒细胞增多症引起器官损伤和 / 或功能受损
3. 造成这种器官损伤的主要原因排除了其他疾病或情况

表 22-9　特发性嗜酸性粒细胞增多综合征（HES）的诊断标准

1	外周血嗜酸性粒细胞增多≥1.5×10^9/L，至少 6 个月
2	除外反应性和继发性嗜酸性粒细胞增多症
3	除外髓系肿瘤，包括 AML、MPN、MDS、MDS/MPN 和系统性肥大细胞增生症
4	除外具有免疫表型异常，细胞因子产生异常的 T 细胞群的疾病
5	具有因嗜酸性粒细胞增多产生的组织损害

（五）鉴别诊断

本病尚需与皮损组织切片中有大量嗜酸性粒细胞的肉芽肿相区别，如①组织细胞增生症 X，②面部嗜酸性粒细胞肉芽肿，③皮肤嗜酸性粒细胞增多性淋巴肉芽肿（木村病，Kimura 病），④伴嗜酸性粒细胞增多的皮下血管淋巴样增生症。这类肉芽肿病血中嗜酸性粒细胞一般不增高，⑤寄生虫感染　可酷似 HES。除了嗜酸性粒细胞增多，蠕虫感染时还常见血清总 lgE 水平高于 500IU/ml。⑥其他：嗜酸性粒细胞性白血病、系统性肥大细胞增生症伴嗜酸性粒细胞增多。

（六）治疗

继发性 HES 主要针对原发病治疗。原发性和特发性 HES 一般以重要器官受累和功能障碍为主要治疗指征。HES 治疗目的是降低嗜酸性粒细胞计数和减少嗜酸性粒细胞介导的器官受损。

1. 原发性（克隆性）HES 治疗

(1) FIP1L1-PDGFRA（+）患者（包括急性白血病）：首选伊马替尼，起始剂量为 100mg/d，如疗效不佳，可加大剂量至 400mg/d，直至达完全临床、血液学和分子生物学缓解。维持治疗可继续维持原剂量，或改为隔日 1 次或每周 1 次给药，以维持临床完全缓解及嗜酸性粒细胞绝对计数在正常范围。已有 PDGFRA 基因突变（常见突变为 T674I）导致伊马替尼耐药的报道。

(2) PDGFRB 重排或 ETV6-ABL1 融合基因（+）患者：首选伊马替尼，起始剂量为 400mg/d。ETV6-FLT3 融合基因（+）患者可考虑选用舒尼替尼或索拉菲尼治疗。治疗期间通过分子检测调整治疗方案。

(3) JAK2 重排或 PCM1-JAK2（+）患者：可选用芦可替尼治疗，剂量依据血小板计数调整。起效患者的疗效维持时间一般较短。

(4) 其他血液系统肿瘤患者应采用针对血液系统肿瘤的治疗。如果有嗜酸性粒细胞增高相关的器官受损和功能障碍，应同时给予泼尼松治疗。

2. 特发性（意义未定）HES 治疗

一线治疗首选泼尼松 1mg/（kg·d）口服，1~2 周后逐渐缓慢减量，2~3 个月减量至最少维持剂量。若减量过程中病情反复，至少应恢复至减量前用药量。完全和部分缓解率为 65%~85%。治疗 1 个月后如果嗜酸性粒细胞绝对计数 $>1.5\times10^9$/L 或最低维持剂量 >10mg/d，则应改用二线治疗。

二线治疗药物选择包括：①伊马替尼：400mg/d，4~6 周后无效则停用；②干扰素：剂量选择尚无共识，一般为（100~500）IU/（m·d），需数周后方可起效；③环孢素：文献报道剂量 150~500mg/d 不等；④硫唑嘌呤：推荐起始剂量为 1~3mg/（kg·d），肝、肾功能不全患者应选择较低起始剂量，依患者临床和血液学反应调整剂量；⑤羟基脲：0.5~3.0g/d，可单用或与干扰素联合使用；⑥单克隆抗体美泊利单抗、瑞利珠单抗和阿仑单抗等。

3. 干扰素（IFN）-α $[(12\sim50)\times10^6]$/ 周治疗原发性或继发性 HES 均有一定疗效，其机制可能是通过抑制骨髓增生及改善细胞因子环境抑制 Th2 辅助细胞功能（包括降低 IL-5 水平）发挥作用。

（七）预后

HES 预后取决于原发病，F1PLLI-PDGFRA 融合基因阳性疾病和其他克隆性疾病预后差，5 年死亡率 25%~50%，而反应性 HES 预后通常良好。

四、HIV 相关的嗜酸性毛囊炎

（一）临床表现

表现为散在的表面光滑的丘疹，主要局限在躯干的四肢近端，瘙痒、慢性病程。患者的血清 IgE 水平升高。

（二）发病机制和组织学特征

它可能是一种对毛囊蠕形螨或真菌的过敏反应。组织学上 HIV 相关的嗜酸性毛囊炎的特点是：在毛囊外毛根鞘和毛管内有嗜酸性粒细胞和偶尔有小的嗜酸性脓疱，已有 HIV 患者的嗜酸性毛囊炎伴有毛囊黏蛋白病的报道。

（三）治疗

在部分皮损中证实有糠秕孢子菌以及抗真菌治疗有效，在抗生素治疗有效的患者中已成功培养到假单胞菌。

五、嗜酸性脓疱性毛囊炎

嗜酸性脓疱性毛囊炎（eosinophilic pustular folliculitis，EPF），是一种复发性、无菌性、毛囊丘疹性脓疱病，临床较少见。特征为嗜酸性粒细胞浸润为主的毛囊和毛囊周围炎症。本病最初由日本学者 Ise（伊势）和 Ofuji（太藤）描述，故称 Ofuji 病（Ofuji's disease）。至今报道病例约有 300 例，中国和日本地区报道较多，患者多为男性青壮年。

（一）病因与发病机制

有人提出遗传或接触传染可能是其病因。亦有报道各种免疫学异常，包括 IgE 水平升高、免疫球蛋白水平低下和中性粒细胞活性缺陷。嗜酸性脓疱性毛囊炎伴发 AIDS 使人想到是 T 辅助淋巴细胞减少介导的这种可能性。

Nervi 等报道该病与药物过敏如卡马西平、米诺环素、别嘌呤醇，感染如毛囊蠕形螨、糠秕孢子菌、铜绿假单胞菌和幼虫移行症及免疫学的改变有关。Nakahigashi 等认为前列腺素 D2 可刺激皮脂腺细胞产生趋化因子 3，趋化嗜酸性粒细胞。已有报道该病可与 HIV、自身免疫性疾病和自体外周血干细胞和异体骨髓干细胞移植有关。

（二）临床表现

本病罕见，偶尔有欧洲和美国的发病报道，主要见于日本人和中国人。特别侵犯皮脂丰富区，因而皮疹主要表现在面部和背部。皮损为毛囊性脓疱和丘脓疱疹以暴发形式成批出现，直径 1~2cm，群集成小斑块。皮疹中心消退，呈离心性扩展，形成环形和匐行性皮损（图 22-10）。躯干和上肢也常受累，20% 的患者有掌跖脓疱。皮损常为非对称分布，病程缓解与加重交替，持续数年。常见的症状有中度到重度瘙痒。

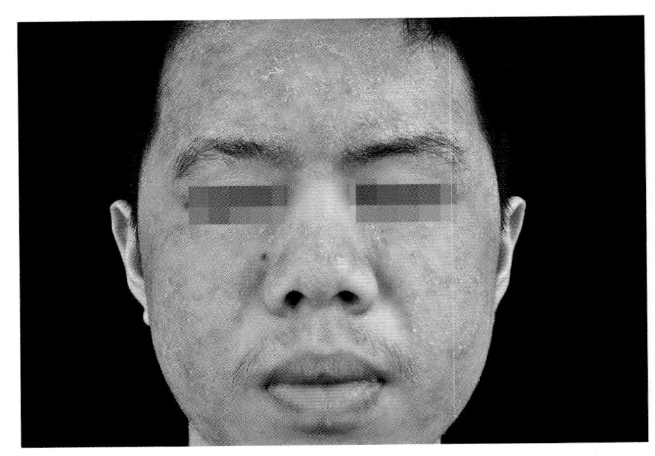

图 22-10　嗜酸性脓疱性毛囊炎

临床亚型：

1. 经典型　皮损表现为在红斑基础上出现的毛囊性丘疹性脓疱，直径 1~2mm，并向周围离心性扩展呈环形或匐形性，可自行缓解和加重交替进行，持续 7~10 天，每 3~4 周复发 1 次。也有少数患者在早期可出现面部对称性的蝶形红斑，而无丘疹或脓疱，与红斑狼疮相似。皮损好发于头皮、面部、唇黏膜、躯干、上下肢，伴有各种不同程度瘙痒。

2. 婴儿型　多见于 6 个月的婴儿，皮损好发于头皮，瘙痒剧烈，直至 3 岁开始缓解。

3. 免疫相关型　多见于 HIV 相关型，是最常见的毛囊性瘙痒性皮疹。在辅助性 T 细胞计数约 0.02×10^9/L 的患者中可见到这种损害。好发于躯干上部、面部、头皮和颈部。脓疱损害不常见，且常比细菌性毛囊炎的损害小。可以出现外周血嗜酸性粒细胞百分数和绝对计数均增高。血清 IgE 水平可以升高，表明这是由 Th2 辅助性 T 细胞介导的疾病。

（三）组织病理

组织学上可见海绵形成和毛囊漏斗部水疱，伴大量嗜酸性粒细胞浸润，也有毛囊黏蛋白沉积。当本病进展时，水疱和脓疱见于角质层深部，常深入皮脂腺。表皮内有大量嗜酸性粒细胞浸润，并混以中性粒细胞和单个核细胞。

（四）鉴别诊断

本病应与浅表性毛囊炎、HIV 感染相关的毛囊炎、表皮真菌感染、角层下脓疱病或脓疱型银屑病相鉴别。

（五）治疗

瘙痒对应处理，可选用抗组胺药，或局部使用糖皮质激素或他克莫司软膏。口服吲哚美辛（50mg/d）对于绝大多数患者有效，糖皮质激素、氯法齐明、米诺环素、异维 A 酸、UVB 光疗、氨苯砜、秋水仙碱也有效。

（吴江　周英　陆原　吴丽峰　李莉）

第二十三章

食物及其他变态反应性疾病

一、食物变态反应

食物变态反应（food allergy），指的是由明确免疫机制导致的食物不良反应（adverse food reaction），主要为由 IgE 介导的速发型反应，但也包括其他免疫机制引发的病例。从广义上讲，食物不良反应还涉及食物耐受不良。

（一）病因

常见过敏反应的食物（表 23-1）。

表 23-1　常见变态反应的食物

儿童	鸡蛋、花生、牛奶、大豆、坚果、鱼、小麦
成人	花生、坚果、鱼、贝壳类

93% 的食物变态反应是由 8 种常见食物引起，按发病频率依次为：鸡蛋、花生、牛奶、大豆、坚果、鱼类、甲壳类和小麦。

致死性食物变态反应：大多在进食后 1 小时内发病，通常在数分钟发生。这类变态反应也会表现为在 4~6 小时后出现的迟发相反应。

食物过敏的自然病史：66% 的儿童蛋类过敏在 5 岁前消失，75% 的儿童蛋类过敏在 7 岁前消失，在 16 岁以上的病人中，上述变态反应继续存在者约为 33%。

食物添加剂：在一项研究中，132 例患者的发病率为 0.1%。

中国致敏食物：北京协和医院尹佳等实施的一项过敏性休克回顾性研究纳入了 907 例患者，对其中 1 952 次休克研究发现，食物诱因占 77%，药物占 7%，昆虫占 0.6%，15.4% 为“特发性”休克。在诱发的食物里，小麦占 37%，水果 / 蔬菜占 20%，豆类 / 花生占 7%、坚果 / 种子占 5%，其中最常见的致敏水果为桃子，最常见的坚果为腰果。小麦诱发了 57% 的重度过敏反应，而水果蔬菜则为轻中度。相比较欧美最常见的诱因是坚果、花生、鱼、贝类。美国排首位的是花生，日韩为荞麦、小麦，新加坡则是燕麦。

（二）发病机制

1. 变应原　食物中的糖蛋白是最主要的变应原。食物变应原通常是分子量的 10~70kD 的糖蛋白，其具热稳定性，可耐烹饪、抗食物处理和摄入后抗蛋白酶水解。

2. 胃肠道防御机制破坏　胃肠道的物理性防御机制遭破坏使得食物变应原吸收增加，导致全身性抗体产生的增加。

3. 抗原性改变　牛奶中的乳清蛋白经加热或常规处理后可以变性，亦可增加抗原性。鱼类变应原经罐装处理后可能会发生改变，对鲜鱼不耐受的患者有时能食用罐装金枪鱼或其他方法处理过的鱼类。

4. 食物变应原的交叉反应　交叉反应可见于 IgE 介导的反应，即口部过敏综合征，患者对气源性变应原超敏（对花粉、草等），而交叉反应在食用了某些水果和蔬菜后可以产生口部症状，如嘴唇瘙痒、口周荨麻疹样皮疹等。

（三）临床表现

食物变态可分为 IgE 介导和非 IgE 介导的反应（表 23-2）。

表 23-2　食物变态反应的分类

IgE	非 IgE
胃肠立即过敏反应	小肠结肠炎、直肠炎、肠病
口腔变态反应综合征	腹腔疾病、疱疹样皮炎、乳糜泻
特应性皮炎	变应性嗜酸性食管炎、胃炎、胃肠炎
荨麻疹 / 血管性水肿	
接触性皮炎	
鼻黏膜结膜炎	
哮喘、过敏反应（过敏症）	

1. IgE 介导的反应 IgE 介导的食物变态反应是由肥大细胞和嗜碱性粒细胞的介质释放引起的。

(1) 皮肤表现：皮疹、瘙痒、肿胀、潮红是最常见，但没有皮肤症状并不能除外食物过敏反应。皮肤表现占 75%。大多数为 IgE 介导型。

20% 的急性荨麻疹由食物过敏所致。在幼儿多出现在脸部和食物接触部位，又称为接触性荨麻疹。

特应性皮炎（AD）：致敏物有鸡蛋、牛奶、麦类、蚕豆和花生。其特征是皮肤反复发作的严重瘙痒，多有家族过敏史。

(2) 胃肠道表现：婴儿急性腹痛、嗜酸性粒细胞性胃肠炎和婴儿胃食管返流症。可有恶心、呕吐、腹泻和腹痛及痛性痉挛等。

(3) 口腔变态反应综合征：口腔和黏膜接触食物变应原后出现的接触性荨麻疹症状，包括瘙痒，唇、舌、上腭及后口咽部的血管性水肿。与进食新鲜水果和蔬菜，芹菜、猕猴桃、马铃薯有关，花粉变态反应者在食用苹果、坚果、桃、橘子、梨、樱桃、茴香、西红柿和胡萝卜时也会发生。

(4) 呼吸道表现：症状包括喷嚏、流涕；眼、耳、上腭瘙痒；哮喘（如面包工人哮喘，鲑鱼、螃蟹加工工人哮喘，鸡蛋加工工人哮喘）、支气管痉挛；喉头水肿等。

(5) 过敏症：由于 IgE 依赖性的血管活性物质释放而引起的一组全身性症状和体征。常见甲壳类动物和花生，表现为喉头压迫感、声音嘶哑、晕厥和濒死感。其症状至少持续 4 小时 ~ 数天。

2. 非 IgE 介导的反应 Ⅱ型和Ⅲ型的非 IgE 介导的对食物的免疫反应。这类反应有：①食物导致血小板减少症（对牛奶的Ⅱ型反应）；②食物诱导的小肠结肠炎；③食物诱导的结肠炎；④吸收不良综合征；⑤乳糜泻；⑥疱疹样皮炎。

3. 食物相关性运动诱发过敏反应 只有在进食后的 2~6 小时内运动才出现症状。与某些特定食物如芹菜或甲壳类有关。其机制是由肥大细胞脱颗粒介导。

4. 食物的非免疫性反应 鲭亚目鱼（scombroid fish）中毒是由于细菌脱羟酶作用于富含组氨酸的鱼肉（金枪鱼、鲭、鲣、鲯鳅），而导致的一种类似过敏样反应。患者吃入鱼时，由酶分解产生组胺，出现烧嘴感觉、瘙痒、潮红、恶心、呕吐、头痛。

与蛋类过敏有关的临床综合征（表 23-3）

（四）诊断

IgE 介导的食物过敏机制是多因素的，主要受遗传体质和环境的相互作用；非 IgE 介导的食物过敏的机制尚不清楚，其主要由 T 细胞介导，可引起亚急性或慢性胃肠道或皮肤反应。了解食物过敏诊断相关的临床检查方法，结合临床病史、饮食回避试验、食物激发试验等方法正确诊断食物过敏。

1. 病史 了解详细的病史，区分食物不耐受和真正的食物变态反应。

(1) IgE 介导反应：点刺试验、血清 IgE、变应原放射吸附试验（RAST）、饮食回避法、食物激发试验。

(2) 非 IgE 介导的反应：累及胃肠此类反应，主要依靠饮食中回避变应原后机体的反应性来诊断。

2. 食物日志 要求患者详细记录每天摄入的食物（和药物）和食物不良反应。

3. 食物变应原皮肤试验 食物变应原的皮肤挑刺试验或皮内试验。

4. 食物激发试验 ①剔除饮食试验 是将可疑食物从患者饮食中剔除一段时间，5~7 天后在饮食中加入单纯的可疑过敏食物。②基础饮食试验 在采用基础食谱 5 天的基础上，以后每隔 3 天增加一种食物。

（五）治疗

1. 对危及生命的过敏患者，应积极治疗，休克抢救。

2. 从饮食中严格回避致病变应原。

3. 牛奶过敏替代治疗 以大豆为基础的制品、纤维素蛋白质水解物或以氨基酸为基础的配方制品。患者可用豆奶或羊奶代替，但羊奶和豆奶亦可诱发过敏，则可采用米汁和油脂的混合物或鸡汤来替代。对过敏食物的烹饪或加工，如将牛奶加热 20 分钟后可以大大降解变应原。

4. 食物免疫耐受治疗 也称口服脱敏治疗，从极少量过敏食物开始，使患者对过敏食物逐渐产生耐受性。如牛奶可以从稀释 1 000~10 000 倍的浓度定量口服，依反应逐步增加浓度。

5. 药物治疗 抗组胺药对各种食物过敏均有效，抗胆碱药物适用于消化道过敏患者，如阿托品 0.15~3mg，3 次 /d，或普鲁本辛 15mg，3 次 /d；腹痛可皮下注射阿托品，糖皮质激素用于症状较重者。色甘酸钠 20mg 口服，3 次 /d。

6. 食物相关运动诱发过敏反应 在运动前或运动后 4~6

表 23-3 与蛋类过敏有关的临床综合征

表现方式	人群	临床表现	自然史	蛋类的成分	主要变应原
蛋清过敏	幼儿，主要是有特应性体质和湿疹的病人	接触性荨麻疹，食用蛋清后出现全身性速发型超敏反应的症状	7 岁前消失	蛋清	卵类黏蛋白、卵清蛋白
禽蛋综合征 *	成人，主要是接触过鸟的妇女	暴露于鸟羽毛后出现呼吸道症状，食用鸟蛋黄后出现速发型超敏反应的症状	持续存在	蛋黄	仅卵黄蛋白（鸡血清白蛋白），与鸟羽毛有交叉反应
职业性蛋类过敏（“蛋 - 蛋”综合征）	从事糕点和食品业的成人	暴露于雾化蛋清后出现呼吸道症状，吃蛋清后出现不同程度的速发型超敏反应症状——通常是轻度症状	持续存在	蛋清	卵清蛋白、卵类黏蛋白、伴清蛋白和溶菌酶

* 患者出现的口腔症状主要涉及鸡蛋，但可以在暴露于多种禽类后发生呼吸道症状。

小时内避免进食能够预防发作。

7. 益生菌疗法　乳酸菌或双歧菌，通过免疫的和非免疫的肠黏膜屏障保护作用。

（六）预后

1. 儿童对牛奶、大豆、鸡蛋和小麦的临床反应性可能会随年龄的增长逐渐消失。

2. 花生、鱼类、坚果和甲壳类的变态反应一般是终身的。对花生变态反应至少要持续14年。

二、菠萝过敏症

内容提要

- 对菠萝中所含菠萝蛋白酶过敏。
- 表现为胃肠道症状，皮肤损害皮肤潮红、瘙痒、荨麻疹，休克患者大汗淋漓、血压下降。

菠萝过敏症（pineapple hypersensitiveness）是指进食新鲜菠萝所致的皮肤及全身过敏症状。我国报道数百例，以广东报道最多。

（一）病因与发病机制

其机制是由于对菠萝中所含的菠萝蛋白酶引起胃肠黏膜通透性增加，使大分子的异种蛋白质经胃肠道吸收而进入血，引起机体过敏，产生各种症状。

（二）临床表现

发病急骤，最短者10分钟，或1小时内，或长达两小时者。症状高峰时间为10~180分钟。

胃肠道症状为首发。上腹部不适，阵发性绞痛，伴恶心、呕吐、腹泻，粪便呈黄色水样，脱水。

严重者大汗淋漓，四肢冰冷，头晕、眼花，唇、甲青紫，血压下降，甚至休克。患者可发热，一般为37.5~38℃，经24小时后消退。皮肤潮红，以面部及前胸部有淡红色斑疹，瘙痒，可有荨麻疹，球结膜充血。

（三）实验室检查

血白细胞一般在$(10\sim20)\times10^9$/L之间，可伴核左移，但嗜酸性粒细胞增高不明显。

（四）治疗

1. 抗过敏。
2. 抗休克。
3. 胃肠症状　轻症，保护胃黏膜，硫糖铝，解痉剂用丁溴东莨菪碱；止吐用甲氧氯普胺；重症，可用催吐剂，阿扑吗啡，或洗胃代替催吐药物，排出胃内容物。

（五）预防

菠萝蛋白酶可为盐水或加热所破坏，生食菠萝时，宜先用盐水浸泡。有菠萝过敏史者，宜避免进食。

三、芒果皮炎

内容提要

- IgE介导的速发型接触性皮炎。
- 本文主要表现有口周、口唇发生的瘙痒性红斑、丘疹、小水疱。

芒果皮炎（mongo dermatitis），是因食用芒果或芒果树液的酒花素所致的速发型接触性皮肤反应。

（一）病因

芒果属于漆树科芒果属。我国主要品种有：紫花芒、桂香芒、串芒、红象牙、绿皮芒、泰国芒、吕宋芒、象牙芒、秋芒、椰香芒等。

（二）致病机制

芒果的外皮含有一种与毒漆藤儿茶酚相似的儿茶酚。芒果树液或果皮中的酒花素可以导致接触性皮炎。

1. 抗原成分　芒果的抗原成分为单羟基苯或二羟基苯，大多数带有C15或C17烷基侧链，比较特殊的是它们为酚类、儿茶酚、间苯二酚或水杨酸的烷基衍生物。

此外，芒果含有芒果酮酸、醇酸、阿波酮酸、醇酸等三萜酸、多分类化合物对皮肤黏膜有较强的刺激性。

2. IgE介导　接触性变应原的分子透过表皮与结合在肥大细胞上的特异性IgE发生反应。肥大细胞及血中嗜碱性粒细胞具有IgE Fc受体，而且嗜酸性粒细胞、周围B及T淋巴细胞、血小板、单核细胞及肺泡巨噬细胞都能结合IgE。

（三）临床表现

潜伏期半天至3天。皮疹见于口周，双侧口角、上下颌或面颊部，唇红；皮疹或咽部有轻度瘙痒感和烧灼感。食用后在唇红处出现密集小水疱。皮损可扩散到耳垂、颈、四肢、躯干、会阴，可能由于搔抓等将接触物带至其他部位所致。

皮损表现为接触性皮炎、嘴唇红肿（图23-1）、口唇、麻木感，重者面部肿胀、眼睑肿胀、眼裂呈缝状。

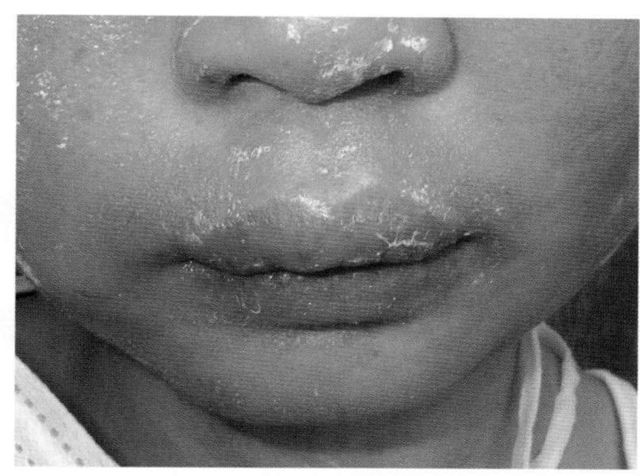

图23-1　芒果皮炎（深圳市第三人民医院　李永双惠赠）

（四）诊断

血象：嗜酸性粒细胞增高>10%，淋巴细胞增高超过白细胞总数的四分之一。芒果斑贴试验阳性可确定诊断。此类接触性皮炎的水果类较多，除芒果外，尚有苹果、杏、香蕉、猕猴桃、桃及李等应注意鉴别。

（五）治疗

按接触性皮炎对症处理。

四、乳胶过敏反应

乳胶过敏反应是指在有乳胶特异性IgE的人中接触含天然乳胶的产品后出现的速发型超敏反应、以及迟发型超敏反应如接触性皮炎。

（一）发病率

两组天然乳胶皮试的儿童中阳性率分别为1%和3%。一般人群中发生率为9%~37%。医务人员及其他需戴手套的人乳胶过敏反应很常见。

（二）发病机制

1. 致敏原　已鉴定15种乳胶过敏原。在儿童使用乳胶中，Hev b 1和Hev b 3是主要的致敏原，卫生保健人员中的乳胶过敏反应与Hev b 2和Hev b 4有关，Hev b 5在两组人群中则都是主要致敏原。

2. 接触途径　乳胶可以通过皮肤、黏膜或者肠道外等途径与人体接触导致过敏症。

3. 交叉反应　食物与乳胶有交叉反应，乳胶过敏的人应避免食用于乳胶存在交叉反应的食物，如有栗子、鳄梨、猕猴桃、香蕉、番茄和马铃薯。水果、花粉和乳胶之间的交叉反应由肌动蛋白变应原所致。

（三）临床表现

变态反应分类　天然乳胶变态反应的临床反应可分为两类（图23-2）。最常见的反应为刺激性皮炎。

1. 刺激性接触性皮炎　表现的手背红斑、浸润、干燥和皲裂、刮痕通常是由于阻塞、机械性刺激、碱性手套或出汗等引起的。

2. 变应性荨麻疹　真正乳胶过敏最常见的表现为IgE介导的超敏反应所致的接触性荨麻疹。

3. 变异性接触性皮炎　是迟发型超敏反应导致的，主要是对在乳胶生产过程中加入的巯基乙醇和四甲基秋兰姆促凝剂的反应。一般在接触24~48小时后发生红斑、瘙痒和小疱。

4. Ⅰ型速发型超敏反应　吸入性接触吸附在玉米淀粉颗粒上的乳胶过敏原可致出现速发型超敏反应症状，包括鼻炎和眼部症状、荨麻疹、血管性水肿、支气管痉挛和过敏性休克。

（四）实验室检测

1. 乳胶特异性IgE试验　有用于检测乳胶特异性IgE的血清学试验药盒。

2. 斑贴试验　斑贴用含有1% p-苯二胺、1%硫氢基苯并噻唑、1%巯基混合物、1%秋兰姆混合物和3%卡巴混合物的标准化筛查组。乳胶手套的小片也可用于贴斑试验，但其标准化程度低，可能较难判断。

3. 手套试验　给患者戴乳胶手套15~60分钟，同时观察症状。但应注意手套的乳胶成分变化有引发全身过敏反应。

（五）诊断

过敏性反应的病史，典型症状，体外试验乳胶变应原IgE阳性，即可确诊乳胶变态反应。

（六）预防与治疗

预防患者应避免接触乳胶。患者戴一个医用警示手镯，并携带一只肾上腺素注射笔，发生时备用。

1. 减低致敏措施　可使用低过敏原性乳胶手套。使用无粉末乳胶手套，有粉末的乳胶手套是变应原转运的主要原因，应严格禁止和避免使用。

2. 替代乳胶手套　替代品包括乙烯基、腈、氯丁橡胶和苯乙烯手套。氯丁橡胶和苯乙烯手套最常用于手术。

3. 系统症状及休克救治　一旦出现过敏性反应，应立即使用肾上腺素溶液（浓度为1∶1 000，0.30~0.50ml；儿童剂量为0.01ml/mg）在上肢或股部进行肌内注射。

4. 其他过敏反应　酌情全身使用糖皮质激素、抗组胺药，局部安抚止痒霜或糖皮质激素制剂。

（七）预后

本病应终身防治。在非常罕见的情况下，也有导致死亡的病例。

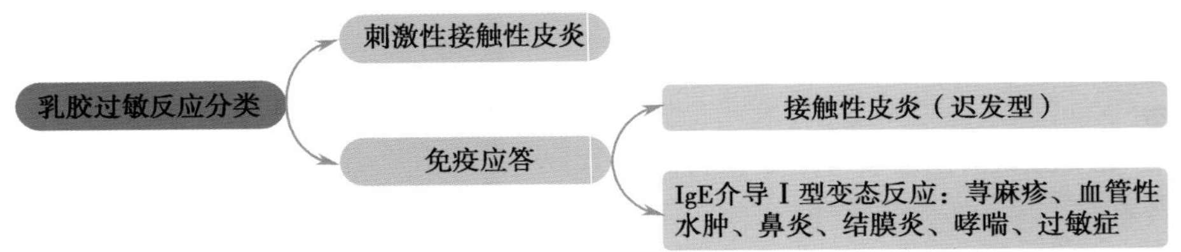

图23-2　乳胶过敏反应分类

（李永双　吴玮　何荣国　何雯　邸立轩　顾艳丽　朱团员）

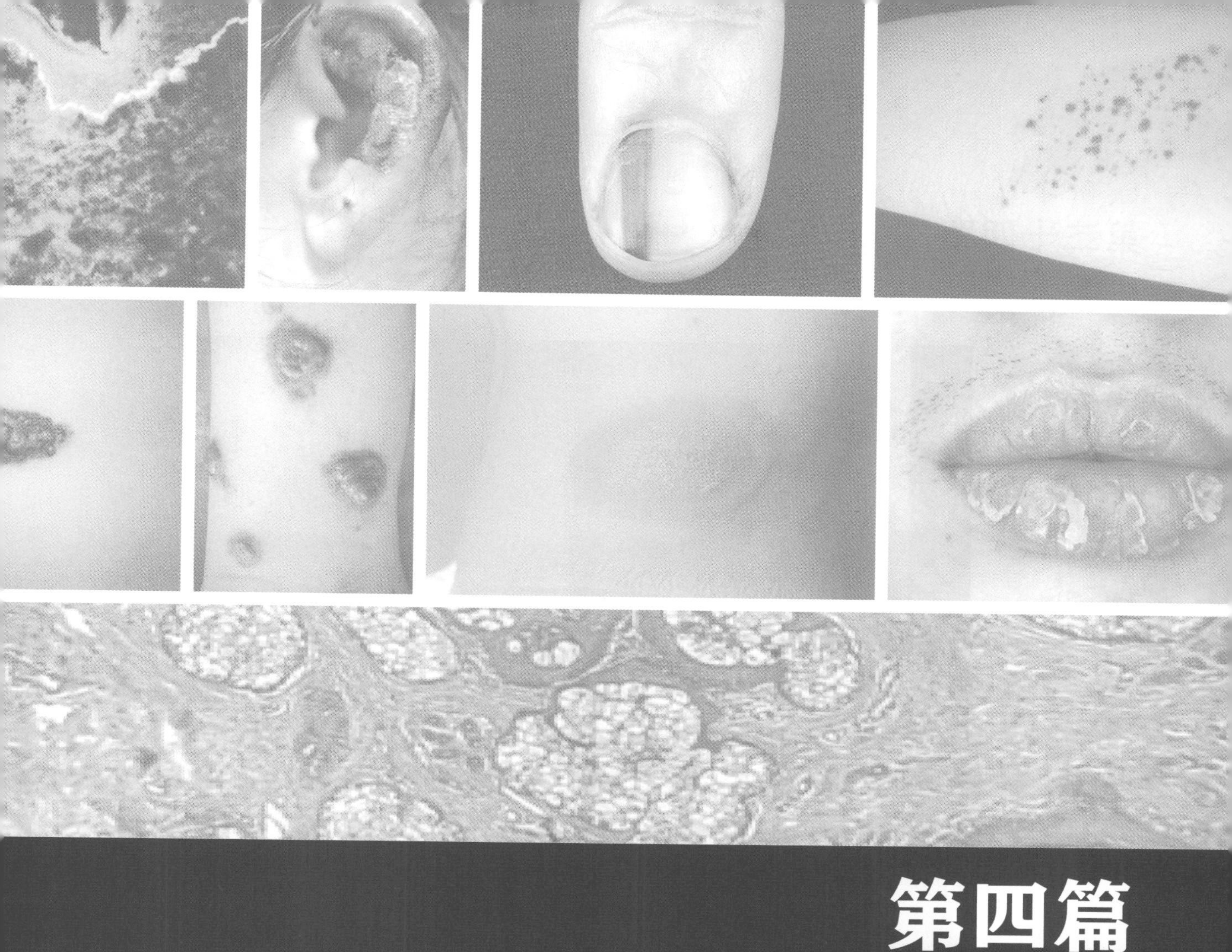

第四篇

血管性皮肤病

第二十四章

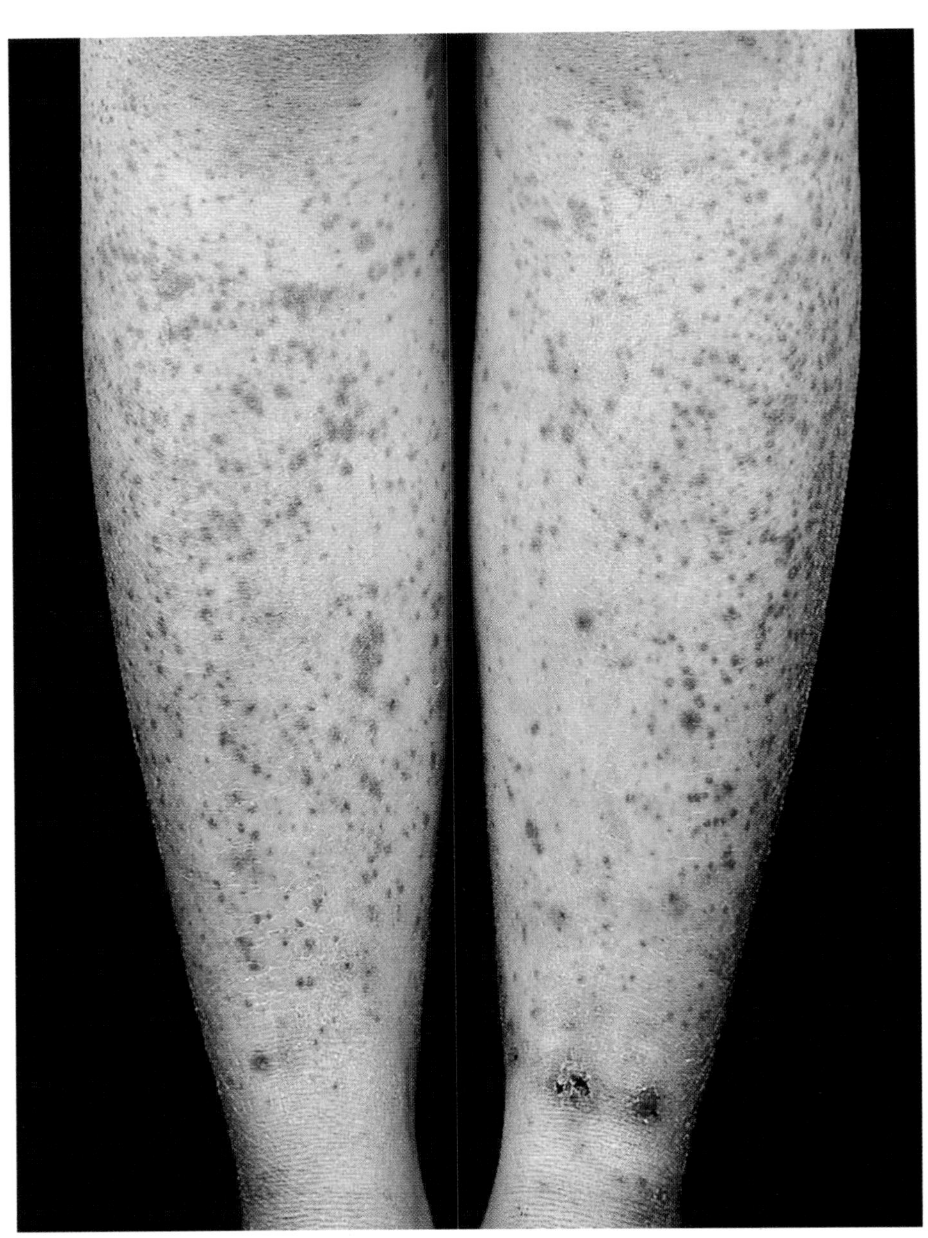

第二十四章

皮肤血管炎

第一节 概述

血管炎(vasculitis)是指血管壁及血管周围有炎细胞浸润,同时伴有血管损伤,包括纤维素沉积、胶原变性、内皮细胞及平滑肌细胞坏死的炎症过程,涵盖了从良性自限性皮肤血管炎到危及生命的多器官血管炎在内的一组异质性疾病。

1. 血管炎的分类 通常以受累血管的类型作为分类依据,2012 年修订版教堂山共识会议(Chapel Hill Consensus Conference,CHCC)以血管管径作为主要分类依据(表 24-1),但该命名法仅为了科学研究时分类方便,而不作为诊断标准。有的分类方法还考虑了血管炎的炎症类型,如白细胞碎裂性血管炎、淋巴细胞性血管炎、肉芽肿性血管炎等(表 24-2)。尽管已有上述分类,仍存在一些重叠或难以具体分类的病例。

2. 皮肤表现 血管炎的皮肤表现可反映受累血管的管径。大血管炎如巨细胞动脉炎、高安动脉炎,罕有皮损,因为皮肤或皮下组织中通常无大血管。中等管径血管炎如结节性多动脉炎、川崎病的受累血管为真皮深层或皮下组织内的肌性血管,这种血管受累表现为网状青斑、网状紫癜、结节、溃疡、梗死/坏死。混合性中等和小血管炎如肉芽肿性多动脉炎、嗜酸性肉芽肿性多动脉炎、显微镜下多血管炎、冷球蛋白血症性血管炎可出现中等管径受累的皮肤特征及经典的小血管受累的皮肤特征,如荨麻疹样丘疹、紫癜性斑片、可触及性紫癜。单纯小血管受累的血管炎包括皮肤小血管炎、IgA 血管炎、持久性隆起性红斑、荨麻疹性血管炎,最常出现的皮肤表现为荨麻疹样丘疹、紫癜性斑片和可触及性紫癜。

不论在病谱中所处的位置如何,血管炎的皮肤表现基本包含在 8 种经典损害中:荨麻疹样丘疹、紫癜性斑片、可触及性紫癜、网状青斑、网状紫癜、皮下结节、坏死和溃疡。

(1) 荨麻疹样丘疹:为粉红色隆起性损害,直径小于 1cm,容易误诊为荨麻疹(风团),然而单个损害持续时间超过 24 小时,皮疹消退后遗留色素沉着。

(2) 紫癜性斑片:为扁平、非分支状的紫红色斑疹,主要由于血管炎症损伤导致的红细胞外溢引起。

(3) 可触及性紫癜:为高起的、非分支状的紫红色皮疹,由炎症及红细胞外溢引起。

(4) 网状青斑:由于红细胞淤积在相连的小血管内造成临床可见的皮肤血管网。最常见于中等血管炎,其受损导致更远端小血管内血流淤滞。

(5) 网状紫癜:由于低灌注所致的缺氧引起皮肤血管网坏

表 24-1 血管炎的分类(根据 2012 CHCC 命名法)

血管炎分类、亚类或其他
大血管炎 高安动脉炎;巨细胞动脉炎
中等管径血管炎 结节性多动脉炎;川崎病
小血管炎 ANCA 相关的血管炎 显微镜下多动脉炎;肉芽肿性多动脉炎;嗜酸性肉芽肿性多动脉炎 免疫复合物性小血管炎 抗肾小球基底膜病;冷球蛋白血症性血管炎;IgA 血管炎;荨麻疹性血管炎
不同管径血管炎 白塞病;Cogan 综合征
单器官血管炎 皮肤小血管炎;睾丸动脉炎;原发性中枢神经系统血管炎等
血管炎伴系统疾病 狼疮性血管炎;类风湿血管炎;结节病性血管炎等
血管炎伴可能原因 HCV 相关的冷球蛋白血症性血管炎;HBV 相关的血管炎;梅毒相关的动脉炎 药物诱发的免疫复合物性血管炎;药物诱发的 ANCA 相关性血管炎
癌症相关的血管炎;其他

死。最常发生在中等血管炎症破坏后低灌注引起远端小血管血流障碍。

(6) 皮下结节:为高起性损害,一般大于 1cm,其上表皮正常。最常见于中等血管炎。

(7) 坏死(组织坏死导致黑色扁平皮疹)和溃疡(表皮和/或真皮缺失):可见于小血管和/或中等管径血管炎,由皮肤低灌注所致。

3. 病理特征 皮肤小血管炎的病理诊断需满足以下 3 条中的 2 条以上:炎症浸润以血管为中心和/或侵犯血管,炎症浸润破坏血管壁,血管壁或管腔内纤维素沉积(纤维素样坏死)。红细胞外溢、核尘、内皮肿胀也常见,但不是诊断标准。中等管径血管炎的病理诊断需要有肌层炎症细胞浸润和纤维素样坏死。因炎细胞正常情况下不通过中等管径血管壁迁移,故在管壁内出现炎细胞通常提示血管炎。

活检时应选择 24 小时内的损害,此时可见管壁纤维素沉积、中性粒细胞浸润和以中性粒细胞为主的血管周围浸润。超过 24 小时的损害开始出现淋巴细胞和巨噬细胞取代中性粒细胞,会使诊断更困难。提示小血管受累的损害(荨麻疹样丘疹、紫癜性斑片、可触及性紫癜)需 4~6mm 环钻,至少取到真皮中部。中等管径血管受累(网状青斑、网状紫癜、皮下结节)需 8~10mm 环钻或切除活检术,以确保取到皮下组织的中等管径血管。

直接免疫荧光检查(DIF)诊断很重要。DIF 是鉴别皮肤

表 24-2 皮肤血管炎的病理学工作分类

小血管炎 1. 中性粒细胞性 (1) 免疫复合物介导(DIF+):特发性或继发于感染/药物的白细胞碎裂性血管炎(IgM/IgG)如变应性血管炎;过敏性紫癜(IgA);急性婴儿出血性水肿(IgA);荨麻疹性血管炎(IgM/IgG);感染性心内膜炎(IgM/IgG/IgA);慢性局限性纤维化血管炎如持久性隆起性红斑(IgA)、面部肉芽肿(IgM/IgG)和炎性假瘤 (2) 伴随性血管炎(DIF-):急性发热性嗜中性皮病(Sweet 综合征);手背脓疱性血管炎;坏疽性脓皮病 2. 嗜酸性粒细胞性 原发或继发于结缔组织病或寄生虫感染的嗜酸性血管炎;某些变应性肉芽肿性血管炎病例 3. 肉芽肿性 疱疹后皮疹;脂质渐进性坏死(有些损害) 4. 淋巴细胞性 立克次体和病毒感染;苔藓样皮炎(某些病例如苔藓样糠疹,移植物抗宿主病,冻疮);罕见的药物反应和节肢动物叮咬
混合性,以中小血管炎为主 1. 中性粒细胞性 (1) 免疫复合物介导的(DIF+):冷球蛋白血症性血管炎(IgM);HBV 和 HCV 相关的血管炎(IgM);结缔组织病血管炎(例如 SLE、类风湿关节炎、干燥综合征)(IgM/IgG) (2) ANCA 相关性/寡免疫性(DIF-):肉芽肿性多血管炎;显微镜下多血管炎(显微镜下结节性多动脉炎);变应性肉芽肿性血管炎;药物诱发的 ANCA 血管炎;白塞病;败血症性血管炎;炎症性肠病;恶性肿瘤相关性血管炎;其他 2. 淋巴细胞性 恶性萎缩性丘疹病;立克次体和病毒感染;结缔组织病血管炎(例如,干燥综合征、SLE);白塞病
肌性(中等)血管炎 1. 中性粒细胞性 结节性多动脉炎(经典型或皮肤型);结节性血管炎(硬红斑) 2. 嗜酸性粒细胞性 幼年型颞动脉炎 3. 肉芽肿性 巨细胞(颞)动脉炎;高安动脉炎(Takayasu 动脉炎);疱疹后皮疹;结节性血管炎(硬红斑) 4. 淋巴细胞性 Sneddon 综合征;恶性萎缩性丘疹病;血栓闭塞性血管炎;浅表血栓性静脉炎;川崎病;淋巴细胞性血栓性动脉炎

DIF. 直接免疫荧光。

小血管炎与 IgA 血管炎的唯一方法,该区别在成人中很重要,成人 IgA 血管炎并发肾损害的风险升高,病程更长,更易反复。皮肤小血管炎的 DIF 呈补体 C3 阳性,IgM、IgA、IgG 混合阳性,而 IgA 血管炎为 IgA 阳性,冷球蛋白血症性血管炎主要为 IgM 阳性。

(1) 大血管炎:大血管炎定义为主要累及主动脉及其主要分支的血管炎,特别是头颈和四肢的分支,亦包含冠状动脉及肺动脉。此类别下的血管炎主要是高安动脉炎和巨细胞动脉炎,均表现为巨细胞或肉芽肿性炎,临床经过相对隐匿,常病程很长,并常进展为血管纤维化或纤维化闭塞,临床上表现为脉搏减弱、杂音和跛行。需注意,其他类型的血管炎也可累及主动脉和大血管,中小管径血管炎也可出现肉芽肿性反应(表 24-3)。

表 24-3　可出现巨细胞或肉芽肿模式的血管炎

大血管
高安动脉炎（早发慢性主动脉炎）
巨细胞动脉炎（晚发慢性主动脉炎）
伴类风湿关节炎的血管炎（不常见）
伴红斑狼疮的血管炎（不常见）
中小血管
结节性多动脉炎（不常见）
川崎病（不常见）
类风湿关节炎相关的血管炎（不常见）
结核和真菌感染相关的血管炎（常见）
结节病（常见）
血栓闭塞性脉管炎（常见）
特发性肉芽肿性血管炎
中枢神经系统肉芽肿性血管炎

(2) 中等管径血管炎：中等管径血管炎如结节性多动脉炎和川崎病，累及内脏动脉及其分支，但不累及细动脉、毛细血管或微静脉。损伤主要表现为管壁纤维素样坏死，血管壁被颗粒状粉红色物质取代，通常伴有多形核白细胞浸润。然而，纤维素样坏死并不一定出现，且炎症浸润可以主要为慢性炎细胞。血管炎呈节段性或局灶性。在同一切片中可见急性损害、愈合的损害和未受累的血管。血管壁的炎症损伤可导致动脉破裂、血栓形成和动脉瘤形成。随时间经过，炎症浸润可完全被慢性炎细胞取代或随后全部消失，管壁形成瘢痕，有时导致管腔纤维化闭塞。此期可与大血管炎改变重叠。弹力层缺失提示血管发生过炎症。川崎病中常见静脉受累，而结节性多动脉炎中不常见。

(3) 小血管炎：小血管炎定义为累及细动脉、毛细血管和微静脉的血管炎。皮肤白细胞碎裂性血管炎、各型肾小球肾炎、出血性肺毛细血管炎均属于该范畴，但也可同时累及中等血管，类似于结节性多动脉炎。合并结缔组织病（主要为 SLE 和类风湿关节炎）的血管炎定义在小血管炎范畴内，但它们也可累及更大的血管，包括主动脉。白塞病也如此，大血管受累常见。抗中性粒细胞胞浆抗体（ANCA）、免疫复合物或循环抗体检查有助于小血管炎的进一步分类。肉芽肿性多动脉炎、嗜酸性肉芽肿性多动脉炎、显微镜下多动脉炎 ANCA 呈阳性且不伴有免疫复合物沉积，而 IgA 血管炎、冷球蛋白血症性血管炎、胶原血管病相关性血管炎 ANCA 呈阴性，但免疫复合物沉积阳性。药物诱发的小血管炎最常见的为皮肤白细胞碎裂性血管炎，可呈 ANCA 阳性或免疫复合物沉积或两者皆有（表 24-4）。皮肤白细胞碎裂性血管炎主要累及真皮上部毛细血管后微静脉。微静脉内皮细胞肿胀，偶尔出现急性纤维素样坏死。大部分出现多形核白细胞浸润，偶有嗜酸性粒细胞浸润，中性粒细胞常出现特征性的核碎裂，血管周围可出现核碎片和红细胞外溢。

表 24-4　小血管炎鉴别表

少炎症（通常 ANCA 阳性）	免疫复合物阳性
肉芽肿性多血管炎：肉芽肿性血管炎伴中性粒细胞	胶原血管病：光镜或电镜下可见免疫复合物
变应性肉芽肿性血管炎：哮喘、血嗜酸性粒细胞增高、嗜酸性粒细胞性血管炎，有时伴有肉芽肿	过敏性紫癜（IgA 血管炎）：免疫复合物包含 IgA
显微镜下多动脉炎：无肉芽肿，无哮喘或嗜酸性粒细胞	冷球蛋白血症性血管炎：循环冷球蛋白
某些药物诱发的血管炎：通常为抗髓过氧化物酶（MPO）ANCA 阳性或不典型 p-ANCA 阳性	某些药物诱发的血管炎

第二节　皮肤小血管炎

一、过敏性紫癜

内容提要

- 过敏性紫癜是以 IgA 为主的免疫复合物介导的小血管炎，约占所有皮肤血管炎的 10%，是儿童最常见的皮肤血管炎（90%）。
- 以皮肤受累最常见，少数患者出现关节炎、肠胃受累和/或肾炎。
- 单纯型预后良好，胃肠受累是早期并发症，肾脏受累是晚期并发症和最重要的不良预后因素。

过敏性紫癜（anaphylactoid purpura）的临床表现由 Schönlein 在 1837 年首先描述，Henoch 在 1874 年发现本病还可伴有腹痛和血便，故过敏性紫癜又名 Henoch-Schönlein 紫癜（henoch-Schönlein purpura，HSP）。Chepel Hill 血管炎共识会议将过敏性紫癜定义为累及小血管的血管炎，有 IgA 免疫复合物的沉积，是一种较常出现的毛细血管变态反应性出血性疾病。本病为非血小板减少性皮肤紫癜，可累及毛细血管丰富的器官如皮肤、消化道、关节和肾脏，是以 IgA 为主的免疫复合物性血管炎，目前主张将其称为 IgA 血管炎。

（一）病因

发病前常有上呼吸道乙型溶血性链球菌感染（75%）或摄入某些食物、药物、花粉、虫咬及预防接种等病史，敏感体质者因此而产生变态反应，引起血管壁炎症。

其中链球菌 M 蛋白和补体片段（如 C5a）活化可能参与了 HSP 发病。此外，研究还发现幽门螺杆菌感染与 HSP 有关，尤其是腹型紫癜，根除幽门螺杆菌有助于 HSP 的治疗，并可降低紫癜性肾炎的发生率。

（二）发病机制

众多的感染因素可诱发 HSP。循环免疫复合物沉积于血管内膜下区域，激活补体，吸引中性粒细胞浸润和解体（图 24-1），释放的蛋白质水解酶使血管内膜损伤断裂。

IgA 在 HSP 发病中起重要作用。50% 的患者急性期血清 IgA 水平升高。血管炎相关的 IgA（主要为 IgA1）免疫复合物

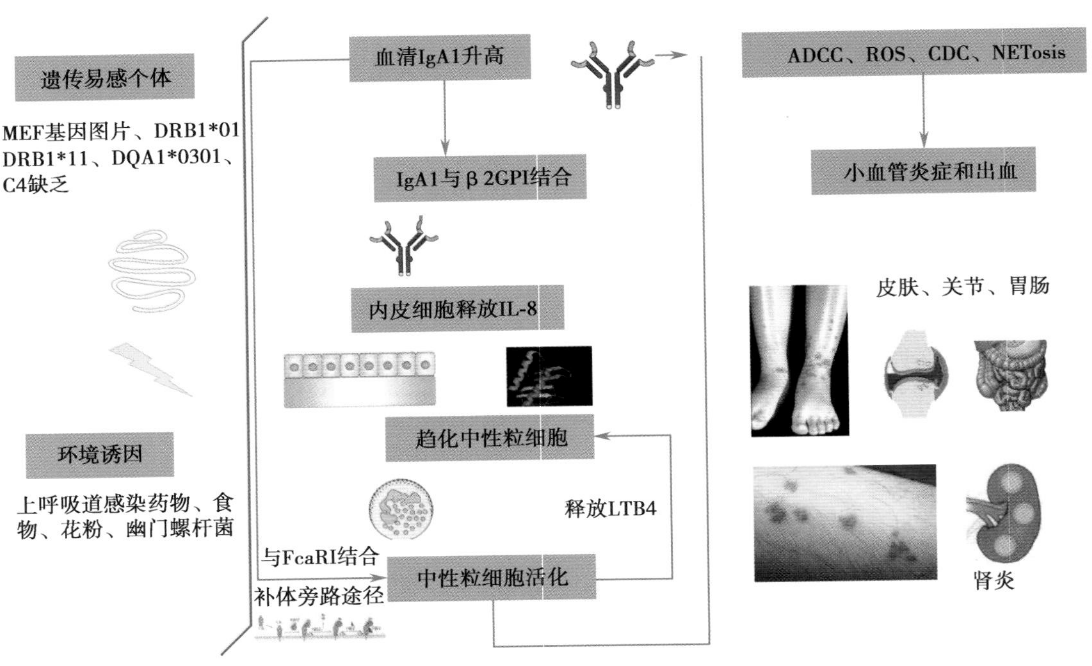

图 24-1 过敏性紫癜的发病机制

遗传易感个体在诱因作用下产生 IgA 免疫复合物沉积在血管壁，活化补体旁路途径，血浆 C3a 和 C5a 水平升高，人真皮微血管内皮细胞（HMVEC-d）表达白介素 -8（IL-8）、单核细胞趋化蛋白 1（MCP-1）、E- 选择素和细胞间黏附分子 1（ICAM-1）上调，吸引中性粒细胞浸润，损伤血管壁。

在真皮血管和肾毛细血管球的血管壁或肾系膜中沉积。IgA1 重链富含脯氨酸的铰链区糖基化减少是 HSP 发病的重要因素：异常的 IgA1 分子更易聚集，并与 IgG 相互作用形成 IgA1-IgG 复合物沉积在肾脏。肾和皮肤内有与感染和血管炎直接相关的 IgA 结合链球菌 M 蛋白复合物的沉积。

有明显血尿的紫癜患者，可检测出抗系膜细胞抗原的 IgG 型自体抗体。细菌和病毒产物、环境因素以及包括自身炎症性疾病基因在内的宿主易感因素都影响 HSP 发病。部分 HSP 与 DRB1*01 和 DRB1*11 的相关性提示本病具有遗传易感性。DOA1*0301 和 C4 缺失也可能是 HSP 和 IgA 肾病的危险因素。HSP 患者中 MEFV 基因突变更常见。

（三）临床表现

多见于儿童（约 90%），也可影响成年人。发病以冬春季为多；男女比例为 1.4∶1，40% 的儿童及 20% 的成人伴有发热。典型 HSP 表现为紫癜、腹痛和关节痛三联症。

多数患者发病前 1~3 周有上呼吸道感染 / 咽炎史，随后出现典型的临床表现。主要表现为皮肤可触及性紫癜。皮损初起通常为对称分布的红斑或荨麻疹样丘疹，可在 24 小时内发展为针尖至直径为数毫米大小的炎症性紫癜性斑疹及丘疹。也可见荨麻疹、水疱、大疱和局灶性坏死或溃疡。皮损好发于下肢（图 24-2），也可见于手背（图 24-3）。常呈对称性，分批出现。约 50% 患者有下肢水肿，尤以踝部为著。股部、臀部，以及躯干、上肢和面部亦可发生皮损。

单个皮损通常在 10~14 天内消退，全部皮肤表现一般在数周到数月后消退。本病的复发率约为 5%~10%。

1. 消化道症状（腹型或 Henoch 型） 消化道症状见于约 1/3 的患者。腹部症状可发生在特征性紫癜出现前，更多的是在皮疹出现一周以内。有恶心、呕吐、呕血、腹痛（63%）、腹泻及黏液便，约半数患者有大便潜血阳性或血便、肠套叠等。19% 的患者以腹痛为首发症状。可能由肠系膜血管炎引起，表现为阵发性脐周绞痛，腹痛可波及腹部任何部位，伴压痛，反跳痛少见。腹痛程度可类似于任何急腹症。若腹痛症状出现在皮疹之前，易误诊为外科急腹症，如急性阑尾炎等。内镜检查可见出血、溃疡或糜烂。以腹痛为首发症状者早期诊断较困难，而胃镜检查和凝血因子Ⅷ活性测定可提高早期诊断率。

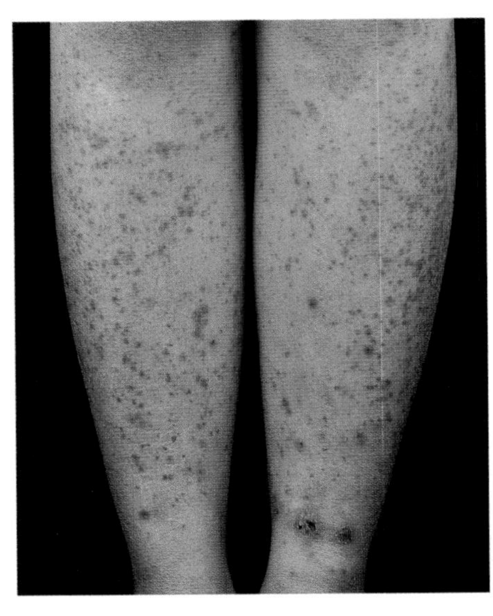

图 24-2 过敏性紫癜（1）

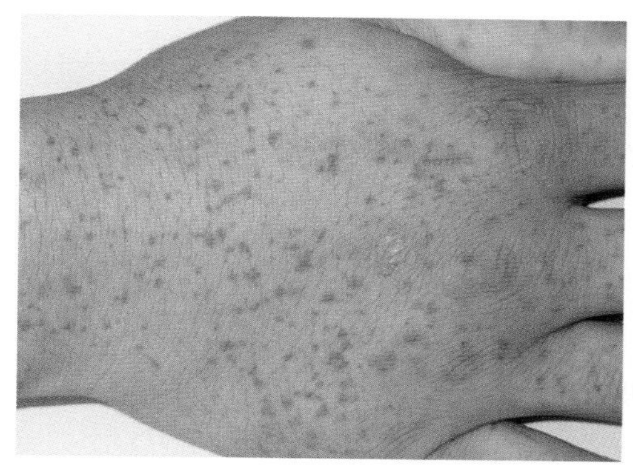

图 24-3　过敏性紫癜(2)

2. 关节症状(关节型或 Schönlein 型)　约 75% 的患者有疼痛性关节炎,且在 24% 的患者中为首发症状。关节症状为主要侵犯下肢大关节(膝踝关节)的游走性关节痛。37% 的患者也有上肢受累,且手肘、腕部受累比肘部受累更多见。关节部位血管受累,关节肿胀、疼痛和触痛、压痛及功能障碍。关节炎症状多为一过性,在数日内消失而不遗留关节畸形。

3. 肾脏表现(肾型)　常见,约见于 40%~50% 的患者。肾脏受累症状不一,包括血尿(25% 为肉眼血尿,75% 为镜下血尿)、蛋白尿(60%,通常合并血尿)及管型尿,偶见水肿、高血压及肾衰竭。紫癜性肾炎与 IgA 肾病在组织学上无法区分。成人发展为严重肾病的风险高于儿童,尤其是紫癜发生部位高于腰部、伴有发热及红细胞沉降率(ESR)加快的患者。在儿童中,肾损害多为一过性,尤其是仅有镜下血尿而无肾功能障碍或蛋白尿,或非持续性轻中度蛋白尿者,但 10%~20% 的青少年和成人,可出现进行性肾功能损害,少数病例可发展为肾病综合征和慢性肾炎。尽管紫癜性肾炎并不常见,在儿童中最常见的慢性肾小球肾炎即为 IgA 肾病和紫癜性肾炎。

胰岛素样生长因子、胰岛素样生长因子结合蛋白 3 和尿表皮生长因子可预测 HSP 肾损害。

4. 混合型　皮肤紫癜合并其他类型紫癜。

5. 其他系统损害　包括视神经炎、吉兰 - 巴雷综合征、视网膜出血、蛛网膜下腔出血等,但很少见。HSP 的皮损及肌肉骨骼系统的症状有自限性,一般数星期至数月后可自行缓解。肾脏血管炎是 HSP 唯一可能转化为慢性迁延性损害的并发症。

6. 伴发疾病　实体肿瘤如乳腺癌和恶性血液病。近 1/3 的成年 HSP 患者伴有肿瘤。对于年纪较大的患者(特别是 40 岁以上的男性),医师应疑其有恶性疾病。

(四) 辅助检查

1. 实验室检查　①毛细血管脆性试验半数以上阳性;②血小板计数和功能以及凝血功能检查均正常,BT 可能延长;③70% 血沉增快。研究发现 HSP 患者治疗前外周血中性粒细胞 / 淋巴细胞比值与系统受累的风险和严重程度正相关,该比值小于 3.34 者较少发生系统受累。

2. 组织病理　组织学上表现为小血管中性粒细胞性血管炎,有碎裂的细胞核(核碎屑),为白细胞碎裂性血管炎,真皮血管和肾毛细血管球的血管壁中有 IgA 复合物沉积。

(五) 诊断标准

HSP 的诊断可参考欧洲抗风湿病联盟(EULAR)、国际儿童风湿病试验组织(PRINTO)和欧洲儿科风湿病学会(PRES)联合制定的诊断标准,该标准在儿童和成人中的敏感性分别为 100% 和 99.2%,特异性为 87% 和 86%(表 24-5)。

表 24-5　过敏性紫癜(HSP)的诊断标准

标准	描述
必要标准	紫癜或瘀点,以下肢为著
至少符合 4 条标准之一	1. 急性发作的弥漫性腹痛 2. 组织学显示白细胞碎裂性血管炎或增殖性肾小球肾炎,以 IgA 沉积为主 3. 急性发作的关节炎或关节痛 4. 肾脏受累,表现为蛋白尿或血尿

(六) 鉴别诊断

特发性血小板减少性紫癜、败血症性休克、变应性皮肤血管炎、系统性红斑狼疮、坏血病、急腹症(腹型紫癜)、肾脏疾病(肾型紫癜)、老年性紫癜、色素性紫癜性皮病。病理学鉴别诊断包括其他类型的白细胞碎裂性血管炎(表 24-6)。血管壁有 IgA 沉积者中仅 24% 为 HSP。

(七) 治疗

1. 一般治疗　应卧床休息,尽量寻找致病因素,有感染者可选用敏感抗生素,避免可疑食物及药物。维生素 C、芦丁和卡巴克络等可降低毛细血管通透性和脆性。消化道出血可用西咪替丁治疗,有肠套叠时需手术治疗,关节炎可使用非甾体抗炎药。

2. 治疗选择　HSP 的循证治疗选择见表 24-7。

(1) 糖皮质激素:糖皮质激素治疗 HSP 伴随的关节炎和腹痛有效,可减少胃肠道并发症、缩短皮损持续时间,但无法预防紫癜复发。

激素在紫癜性肾炎中的应用尚有争议。HSP 发病机制与免疫反应有关,激素可直接减少免疫球蛋白合成,减少免疫复合物生成,减轻炎症反应。而持相反意见者认为激素抑制血管内皮细胞生成前列环素的作用强于抑制血小板产生血栓素 A2 的作用,可引起血管痉挛、血小板增加、血栓形成和炎症介质释放增多,加重肾脏损害。通常认为激素不能预防肾病,但可用于治疗重度肾炎。

(2) 免疫抑制剂:免疫抑制剂主要用于治疗难治性 HSP 和紫癜性肾炎,环磷酰胺、硫唑嘌呤、吗替麦考酚酯、环孢素及 IVIG 都已成功地用于治疗紫癜性肾炎,而环磷酰胺是治疗重症紫癜性肾炎的有效药物。

环磷酰胺联合小剂量激素、吗替麦考酚酯联合小剂量激素治疗表现为肾病综合征的紫癜性肾炎时临床缓解率相似,而在缓解蛋白尿和血尿方面,吗替麦考酚酯较环磷酰胺更有效,不良反应亦明显更少。

(3) 抗凝、扩张血管及改善微循环

1) 抗凝和抗血栓药:总体上,抗凝剂治疗 HSP 的证据有限,此类药物包括:①双嘧达莫,可抑制前列环素、5- 羟色胺和血小板因子Ⅳ释放,阻止循环免疫复合物沉积;②肝素,能缓解高凝状态,保护肾小球基膜电荷屏障,减少肾小球微血栓形成,抑制肾小球系膜和内皮细胞增殖;③尿激酶,有预防 IgA

表 24-6　可触及紫癜相关血管炎类型及其相关皮肤损害

血管炎类型	累及血管	皮肤损害类型
1. 白细胞碎裂性或过敏性血管炎　HSP、冷球蛋白血症、低补体血症性血管炎	真皮毛细管、小静脉，内脏肌性小动脉偶见	紫癜性丘疹、出血性大疱、皮肤梗死
2. 风湿性血管炎　系统性红斑狼疮、类风湿血管炎、肉芽肿性血管炎	真皮毛细血管	紫癜性丘疹，溃疡性小结，裂片状出血，甲周毛细管扩张和梗死
3. 变应性肉芽肿性血管炎	真皮小和较大肌性动脉以及皮下组织和其他脏器中等肌性动脉	红斑、紫癜和溃疡性小结
4. 肉芽肿性多血管炎	小静脉，真皮小动脉，小肌性动脉	溃疡性小结，末梢坏疽
5. 动脉周围炎　经典型（限于皮肤和肌肉）	真皮深部、皮下组织和肌肉的小和中等肌性动脉	皮下深部小结及溃疡；网状青斑；瘀斑
6. 巨细胞动脉炎　颞动脉炎，风湿性多肌痛，Takayasu 病	中等肌性动脉和较大动脉	头皮皮肤坏死

表 24-7　过敏性紫癜（HSP）患者的循证治疗

	治疗	证据水平
一线治疗	支持疗法	NA
二线治疗	秋水仙碱	3
	抗组胺药	NA
	氨苯砜	2
	糖皮质激素	1
	硫唑嘌呤 ± 糖皮质激素	2
	环磷酰胺 ± 糖皮质激素	2
	环孢素 ± 糖皮质激素	3
三线治疗	氨基己酸	2
	吗替麦考酚酯	3
	氨甲蝶呤	3
	IVIG	3
	利妥昔单抗	3
	血浆置换	2
	糖皮质激素 + 他克莫司	3
	XⅢ因子	2

NA. 不适用。

肾病或过敏性紫癜肾炎患者肾小球系膜增殖作用。

2）钙通道阻滞剂：抑制血管活性物质及其降解产物引起的血管收缩，减轻血管损伤，抑制血小板聚集。硝苯地平 0.25mg/（kg·d）口服，最大剂量为 1mg/（kg·d）。

3）血管紧张素Ⅰ转换酶抑制剂（ACEI）和血管紧张素Ⅱ受体拮抗剂（ARB）：可减轻蛋白尿，保护肾功能，延缓病情发展。常用的 ACEI 为卡托普利 6.25~12.5mg，2 次 /d；常用的 ARB 为氯沙坦 25~30mg/d，尤其适于因干咳而不耐受 ACEI 治疗的患者。

4）静注丙球（IVIG）：阻断巨噬细胞表面的 Fc 受体，抑制补体介导的损伤，中和循环自身抗体，调节细胞因子的产生，用法为 0.4g/（kg·d），连用 3~5 天，必要时 2~4 周重复使用 1 次。

5）血浆置换：严重肾功能损害以及急进性肾炎者可考虑血浆置换，能有效减少血浆中的免疫复合物，改善肾功能。按 50ml/kg 计算，隔日进行 1 次，共 5 次。血浆置换术可缓解临床症状，延缓紫癜性肾炎进展，是治疗重症肾炎的有效方法。

6）浓缩Ⅷ因子：HSP 患者尤其是伴有严重胃肠道症状者，约 60% 存在血浆XⅢ因子水平降低（<80%），它与腹痛、胃肠道出血和持续性大量蛋白尿有关。静脉输注浓缩Ⅷ因子 30~50U/（kg·d），1 次 /d，连用 3 天，对腹痛、胃肠道出血有效。

（4）其他治疗方法

1）H_2 受体拮抗剂：西咪替丁 10~15mg/（kg·d）口服或静滴 1~2 周。

2）孟鲁司特：白三烯受体拮抗剂孟鲁司特钠，能特异性抑制半胱胺酰白三烯受体，改善血管通透性，减少中性粒细胞和嗜酸性粒细胞聚集，减轻小血管炎。常用量为 <10 岁者用 5mg/d，≥10 岁者用 10mg/d，每晚 1 次，疗程 1 个月。

3）氨苯砜：氨苯砜 1~2mg/（kg·d），分 2~3 次口服，可缩短皮损持续时间和复发频率。

4）达那唑：用于治疗某些难治性皮肤病，如网状青斑样血管炎、遗传性血管性水肿，也包括 HSP。达那唑具有纤维蛋白溶解作用，能改善内皮细胞的纤溶、抗凝功能，还具有免疫调节功能。此外，还可拮抗糖皮质激素引起的不良反应，减少激素用量。剂量为 200~400mg/d，最大可达 600mg/d，分 2~3 次口服，与糖皮质激素联用，通常需服用 2 个月以上。

5）利妥昔单抗：是一种 B 细胞抑制剂，少量个案研究显示利妥昔单抗治疗 HSP 和紫癜性肾炎有效。

6）中医中药：适用于慢性反复发作或肾型紫癜。以凉血解毒、活血化瘀为主，依病情辩证，温经活血，用阳和汤；理气活血，用复元活血汤。雷公藤多苷片及雷公藤自制剂如雷公藤糖浆、三藤糖浆、三色片等治疗皮肤血管炎，均有较好的作用，参阅白细胞破碎性血管炎。

（5）局部治疗：安抚止痒剂，对症处理。

（八）病程与预后

有自限性，多于 1~2 月内自行缓解，少数患者可转为慢性。95% 以上的患者预后良好。病死率很低，一般低于 5%。皮肤型、关节型预后均良好，腹型若无肠套叠、肠梗阻等并发症预后亦较好。肾脏病变多数经治疗后恢复，1/3~1/2 的患者长期肾功能异常，1%~3% 的患者进展为终末期肾病。肾脏严重病变或中枢神经系统有并发症者预后较差。

二、婴儿急性出血性水肿

婴儿急性出血性水肿（acute hemorrhagic edema of infancy）也称儿童急性出血性水肿（acute hemorrhagic edema of childhood），是白细胞碎裂性血管炎的类型之一，最常见于新生儿，但也有报道可见于 2 岁以下幼儿，或年龄更大的儿童。病因目前仍不清楚，但 75% 的病例有近期呼吸道感染、用药或疫苗接种病史。

（一）临床表现

环形、圆形或靶型紫癜样斑块。无皮肤外受累。1~3 周后自行缓解。急性发病，开始为面部或肢端无触痛的水肿，常不对称性分布，很快发展到头部（面、耳）和四肢远端。

皮疹分布广泛，好发于颊和耳部，表现为水肿性瘀点或瘀斑性损害，常呈玫瑰样或靶样，疼痛，可出现大疱和坏死。内脏受累（关节痛、胃肠症状和肾脏受累）很少见。此病常有血沉增快和白细胞增多。活检显示白细胞碎裂性血管炎伴有不同程度的纤维素样坏死。

（二）诊断及鉴别诊断

常规实验室检查无特异性，诊断主要依据临床及病理表现。本病应与过敏性紫癜、多形红斑、荨麻疹、血清病样反应、川崎病鉴别。与过敏性紫癜的主要区别有：①好发于 4 个月 ~ 2 岁儿童；②无系统受累；③在 1~3 周内消退而无后遗症。

（三）治疗

最急迫的需求是排除败血症，尤其是脑膜炎球菌性败血症。一线为对症支持治疗，有感染者可用抗生素治疗，二线为抗组胺药，三线为糖皮质激素。

三、变应性血管炎

内容提要

- 变应性血管炎主要累及皮肤小血管，多继发于急性感染或药物，由血管壁中循环免疫复合物沉积或原位形成所致。
- 临床表现为以可触及性紫癜为标志性损害，如斑丘疹、风团、结节和水疱等。
- 组织学为白细胞碎裂性血管炎，血管壁纤维素沉积，中性粒细胞浸润。

长期以来，由于命名依据不同，缺乏标准分类方法，变应性血管炎（allergic vasculitis）的概念比较混乱，本病又被称为皮肤小血管性血管炎（cutaneous small vessel vasculitis）、中性粒细胞性血管炎（neutrophilic vasculitis）、白细胞碎裂性血管炎（leukocytoclastic vasculitis）或超敏反应性血管炎（hypersensitivity vasculitis）等，临床特征为以可触及性紫癜为标志的多形性损害，组织学上为主要累及皮肤小血管，特别是毛细血管后静脉的白细胞碎裂性血管炎，可为仅累及皮肤的单器官血管炎，也可累及其他系统。事实上，本病是一组异质性疾病或同一疾病的不同发展阶段，处于白细胞碎裂性血管炎的病谱之中。广义的白细胞碎裂性血管炎还包括过敏性紫癜、荨麻疹性血管炎、持久性隆起性红斑、结节性血管炎和婴儿急性出血性水肿等特发性疾病。

（一）病因与发病机制

病因有感染（15%~20%）、结缔组织病（15%~20%），药物（10%~15%）、肿瘤（5%）和特发性（45%~55%）（表 24-8）。

表 24-8　抗原来源和常见受累器官

病因	抗原	复合物沉积部位
持续感染	微生物抗原	感染器官、肾脏
自身免疫	自身抗原	肾脏、关节、动脉、皮肤
吸入抗原	霉菌、植物或动物抗原	肺部

1. 病因　可导致免疫复合物形成的抗原种类很多，最常见的是感染或药物。①感染　许多感染因素可引起可触及性紫癜，如 A 组乙型溶血性链球菌和少见的结核分枝杆菌；②药物　包括非甾体抗炎药、抗生素、抗甲状腺药；③化学物质　包括杀虫剂、除草剂、石油产品；④异种蛋白　包括血清病、脱敏抗原；⑤伴发疾病及肿瘤　包括胶原血管病（类风湿关节炎和 SLE）常伴有白细胞碎裂性血管炎，其他包括炎性肠病、过敏性紫癜、冷球蛋白血症、结节性多动脉炎、持久隆起性红斑。淋巴细胞增生性肿瘤和实体瘤患者都可在其病程的某一阶段发生皮肤小血管性血管炎（表 24-9）。

表 24-9　变应性血管炎伴发的疾病

感染	细菌：奈瑟菌、链球菌、分枝杆菌 病毒：巨细胞病毒、EB 病毒、乙肝病毒
外源性物质	食品染色剂或防腐剂、昆虫叮咬
药物	别嘌醇、奎尼丁、噻嗪类、非甾体抗炎药、造影剂、磺胺类、苯妥英钠、磺脲类、丙硫氧嘧啶、干扰素、氨甲蝶呤、粒细胞集落刺激因子、加巴喷丁、拉莫三嗪、胺碘酮、碘化钾、青霉素、红霉素、克拉霉素、克林霉素、万古霉素、氧氟沙星
自身免疫病	炎症性肠病、SLE、混合结缔组织病、类风湿关节炎、干燥综合征、抗中性粒细胞胞浆抗体或抗核抗体综合征
肿瘤	淋巴瘤、骨髓瘤、非小细胞肺癌、腺癌（乳腺、结肠、前列腺、肾）
血液病	冷球蛋白血症、丙种球蛋白病
特发性疾病	过敏性紫癜、婴儿急性出血性水肿、荨麻疹性血管炎、持久性隆起性红斑、结节性血管炎、青斑样血管病、遗传性补体缺陷、嗜酸性血管炎

2. 发病机制　白细胞碎裂性血管炎是一种免疫复合物介导的疾病，类似经典 Arthus 反应。循环免疫复合物沉积于小血管壁或在原位形成，引起补体级联激活和 C5a（一种中性粒多形核细胞趋化物）生成。结果导致多形核细胞聚集并释

放溶酶体酶，包括弹性蛋白酶和胶原酶，导致血管壁损害、纤维素沉积，以及红细胞在血管周围结缔组织溢出(紫癜)，也可有血栓形成(图 24-4)。

（二）临床表现

男女均可发病，可发生在任何年龄，但成人更常见。通常在暴露于致病因素后 7~10 天发生。

1. 皮肤型　也称为变应性皮肤血管炎，常急性起病，在接触某种致病因素后迅速出现各种皮疹，多形性损害是本病的特征，可触及性紫癜(压之不褪色的红色丘疹)是本病的标志性损害，紫癜直径从针尖大小至数厘米大小。还可见荨麻疹样或多形红斑样损害、斑丘疹、青斑样及环状皮损、结节、瘀斑、水疱或大疱、脓疱、坏死、溃疡(图 24-5，图 24-6)，皮损直径一至数厘米不等。任何部位均可发生，但以下肢和承重部位如背部、臀部最常见，面部、掌跖和黏膜受累较少。自觉症状包括瘙痒、灼热或疼痛。无论是否有系统受累，均可出现全身和骨骼肌肉症状，如发热、体重下降、关节痛和肌肉痛。

患者可只经历一次发作，或在数月或数年内反复发作。皮损常间歇发生，每次持续 1~4 周，间隔时间不规则。可遗留暂时性色素沉着或萎缩性瘢痕。

2. 系统型　胃肠道、泌尿生殖道及神经系统症状的出现提示可能伴有系统性血管炎。系统损害以肾小球肾炎常见。可有蛋白尿、血尿，甚至肾功能不全，其他有腹痛和胃肠出血，也可引起肺炎、中枢或末梢神经炎等广泛的系统性病变。有全身症状，如发热、体重减轻、肌痛、严重的关节痛或关节炎。

（三）实验室检查

实验室检查的目的：一是了解有无系统受累，二是了解有无诱发疾病如感染或恶性肿瘤(表 24-10)。

（四）组织病理

表皮改变具有多样性，从正常到坏死，有时可见水疱和脓疱。微静脉、微动脉、毛细血管壁有大量中性粒细胞，有时为嗜酸性粒细胞、组织细胞或淋巴细胞浸润，常见红细胞溢出，有时见血栓，白细胞核碎裂(核尘)及血管壁纤维素样坏死。

直接免疫荧光：早期见浅表血管壁 IgG、IgM 或免疫复合物颗粒状沉积。在新鲜或陈旧性皮损中有时可见纤维蛋白沉积(点状模式)。

（五）诊断标准与鉴别诊断

诊断依据临床表现(以可触及性紫癜为标志性皮损的多形性损害)、组织病理学(白细胞碎裂性血管炎)和可确定的诱因。可参考美国风湿病协会(ACR)制定的分类标准(表 24-11)。

应与过敏性紫癜、丘疹坏死性结核疹、色素性紫癜性苔藓样皮炎、淤积性紫癜、老年性紫癜、坏血病、急性痘疮性苔藓样糠疹、多形红斑、结节性红斑、硬红斑等疾病鉴别。

（六）治疗

阻断Ⅲ型变态反应，阻止免疫复合物沉积于血管壁并激活补体和释放多种炎性介质，如白三烯 B4、组胺、凝血酶、白

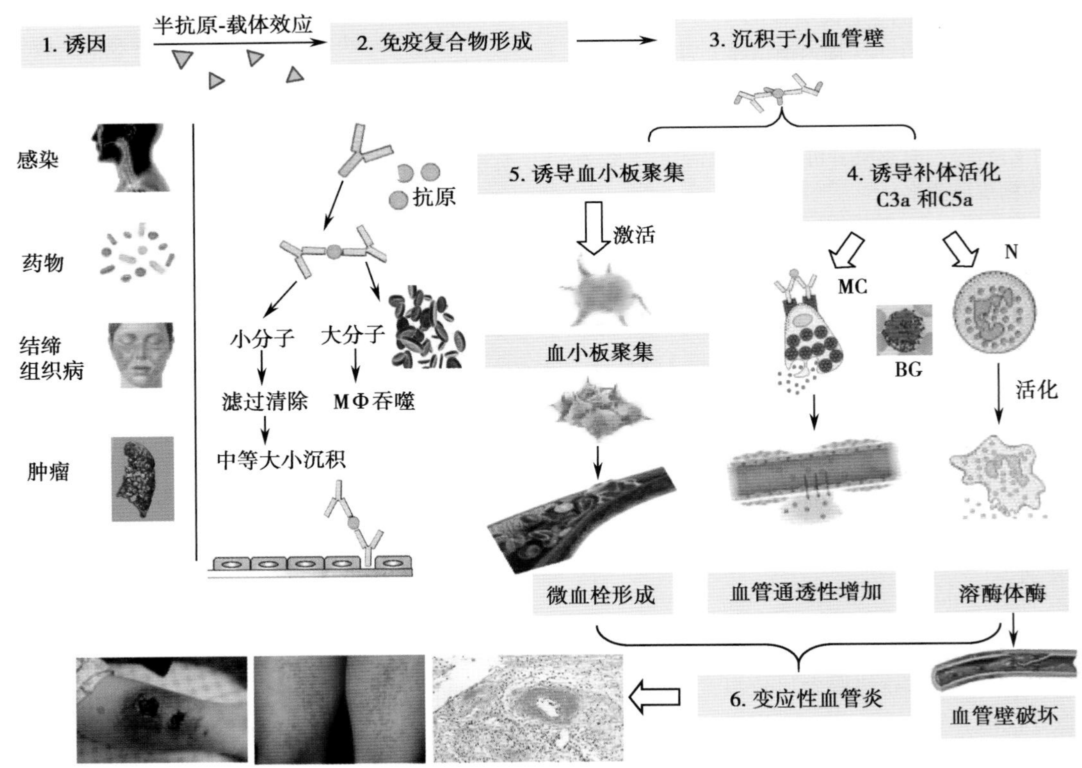

图 24-4　变应性血管炎发病机制

血管通透性增高使免疫复合物沉积在血管壁，从而诱导血小板的聚集和补体的活化。聚集的血小板在基底膜暴露在外的胶原上形成微血栓。中性粒细胞被补体产物吸引至该部位，但不能吞噬这一复合物。因而该细胞外吐溶酶体酶，导致血管壁进一步损伤。

注：BG= 嗜碱性粒细胞　MC= 肥大细胞　N= 中性粒细胞　MΦ= 巨噬细胞。

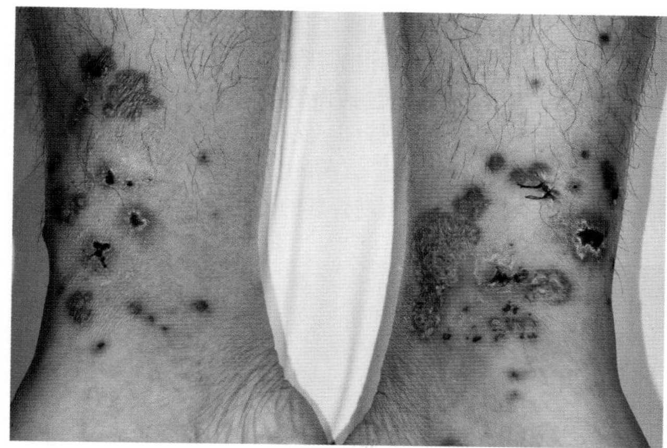

图 24-5　变应性皮肤血管炎(1)

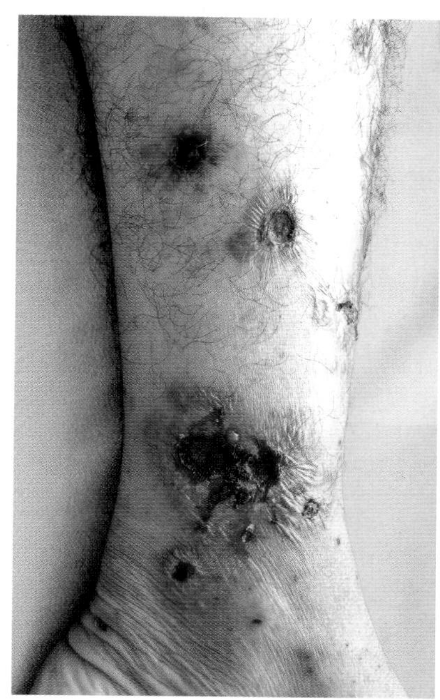

图 24-6　变应性皮肤血管炎(2)

表 24-10　皮肤脉管炎的基本实验室检查

器官系统	实验室检查
血液学	全血细胞计数与分类,包括血小板计数;血沉;C反应蛋白;血清蛋白和尿蛋白电泳,血清免疫复合物电泳;冷球蛋白
消化系统	肝功能检查;大便潜血
肾脏	血肌酐,尿素氮;尿液分析;电解质
感染	HCV抗体,乙型肝炎表面抗原,抗链球菌溶血素O(ASO)/抗链道酶B,HIV抗体
免疫学	类风湿因子;C3,C4,CH50;ANA;抗中性粒细胞胞浆抗体(ANCA)
	以间接免疫荧光法筛查,然后以ELISA法确证

表 24-11　1990 年美国 ACR 变应性血管炎诊断标准

① 发病年龄 >16 岁
② 发病前服药史(可能的诱因)
③ 可触及性紫癜,压之不褪色
④ 斑丘疹(一处或多处大小不等、扁平、突出皮面的丘疹)
⑤ 皮肤活检示微动脉或微静脉血管壁或血管外周有中性粒细胞浸润
以上 5 条中符合 3 条或以上者即可诊断变应性血管炎

介素、肿瘤坏死因子和干扰素等,减轻其所造成的血管损害,改善临床症状(表 24-12)。最重要的治疗是去除诱因,使用抗生素治疗细菌感染。对于服用多种药物的患者,明确诱发药物并不容易,需要同时停用多种药物直到症状缓解,一般需 1~2 周。

表 24-12　变应性血管炎患者的循证治疗

	治疗	证据水平
一线治疗	停用可疑致病药物	NA
	支持治疗	NA
	治疗潜在的感染或肿瘤	NA
	非甾体抗炎药	3
	抗组胺药	3
二线治疗	秋水仙碱(0.6mg,2~3 次 /d)	2
	氨苯砜(50~200mg/d)	3
	糖皮质激素	2
三线治疗	硫唑嘌呤(2mg/(kg·d))	3
	吗替麦考酚酯	3
	氨甲蝶呤	3
	IVIG	3
	利妥昔单抗	3
	血浆置换	3

NA:不适用。

1. 系统治疗

(1) 糖皮质激素:泼尼松 20~60mg/d,分 3~4 次口服,一旦病情控制,剂量递减至最小维持量,疗程 3~4 个月。

(2) 免疫抑制剂:主要适用于有肾脏损害者,如硫唑嘌呤[2~3mg/(kg·d)]或环磷酰胺[2~3mg/(kg·d)],服用数周至数月。

(3) 其他:早期用抗组胺药,联合应用非甾体抗炎药,如吲哚美辛 25~50mg,3 次 /d。依据治疗反应可加用或换用秋水仙碱 0.6mg,3 次 /d;或羟氯喹 200~400mg/d。如无治疗效果,可试用氨苯砜。

2. 中医中药　血管炎基本治法为活血化瘀、清热解毒、抗炎消肿等。依病情辨证,可选用温经汤、上腑逐瘀汤。

秦万章教授运用雷公藤及其复方制剂治疗皮肤血管炎,

取得了很好的疗效。雷公藤具有清热解毒、活血化瘀、消炎消肿等功效，现代药理学研究证实其含有100多种活性单体，具有抗炎及免疫抑制作用。常用方案有：雷公藤多苷片1~1.5mg/(kg·d)，分3次饭后服用；雷公藤片（剂量每片含生药10g，每次1片，3次/d）；以及自制制剂：理气调血颗粒（雷公藤20g、丹参30g、黄芪30g、红藤30g、鸡血藤30g，每天1剂，分2次冲服，可酌情增至每天2剂）。医生应熟悉雷公藤的药理作用，监测和处理不良反应。

3. 治疗潜在疾病 血管炎伴发的疾病有系统性红斑狼疮、干燥综合征、类风湿关节炎、白塞病、高球蛋白血症、冷球蛋白血症、短肠综合征、溃疡性结肠炎、淋巴细胞增生性肿瘤和实体瘤。

（七）病程与预后

多数皮肤型病例为急性自限性，系统型则否。血管炎的转归还取决于潜在性疾病的性质和疗效。

四、荨麻疹性血管炎

内容提要

- UA有灼痛而非瘙痒，皮损持续时间超过24小时且位置固定而非游走，消退后留有炎症后紫癜或色素沉着。
- 血清补体正常的荨麻疹性血管炎病变通常仅限于皮肤，低补体血症者50%有关节炎，20%有肺部及胃肠道症状。

荨麻疹性血管炎（urticarial vasculitis，UV）是一种多系统受累的疾病，由Agnello等在1971年首先提出，临床皮损为荨麻疹样，组织学为白细胞碎裂性血管炎。毛细血管后小静脉内免疫复合物沉积可能是其病因。UV有3个不同的综合征：正常补体性UV、低补体血症性UV和低补体血症性荨麻疹性血管炎综合征（hypocomplementemic urticarial vasculitis syndrome）。

（一）病因与发病机制

UV的病因尚不完全清楚，多数学者认为与结缔组织病，尤其是系统性红斑狼疮（SLE）相关。荨麻疹性血管炎是一种病谱性疾病，有些患者症状轻微，有些则有严重的系统表现。

1. Ⅲ型变态反应 有些UV发病与抗原-抗体复合物有关，即Ⅲ型变态反应。但多数患者病因不清。

2. 与系统疾病相关 UV，特别是低补体血症性UV常与多种系统疾病相关，或本身就是这些疾病的前驱表现，包括SLE、病毒感染、冷球蛋白血症、药物反应、干燥综合征、乙型/丙型肝炎、莱姆病、传染性单核细胞增多症、IgA骨髓瘤、丙种球蛋白病、血清病、炎症性肠病、良性或恶性血液病。有人推测低补体血症性UV是SLE的一种表现。

3. 其他 也有人报道UV与妊娠、运动和使用可卡因有关。有报道使用氨甲蝶呤可加重病情。

（二）临床表现

与普通荨麻疹不同，UV皮疹持续超过24小时，按压皮肤不褪色，可遗留炎症后色素沉着。另外，除了瘙痒以外，常伴有中度疼痛、烧灼感和压痛，未经治疗病情会继续加重。UV好发于30~40岁的中年妇女，占79%，亦有报道UV好发于30~50岁，男女比例为1∶3。

1. 皮肤损害 多呈向心性，好发于躯干和肢体近端，为疼痛性风团，表面水肿发红，触之有浸润，持续24~72小时，损害内可见出血点，为压之不退的紫癜，消退后留有鳞屑和色素沉着（图24-7）。其他皮损包括血管性水肿、红斑、网状青斑、结节和大疱。发作频率为每日一次至每月一次不等。皮损伴有烧灼感和疼痛，瘙痒较轻。荨麻疹样斑块中可出现镜下出血，因而当皮损消退时可出现青紫的外观。

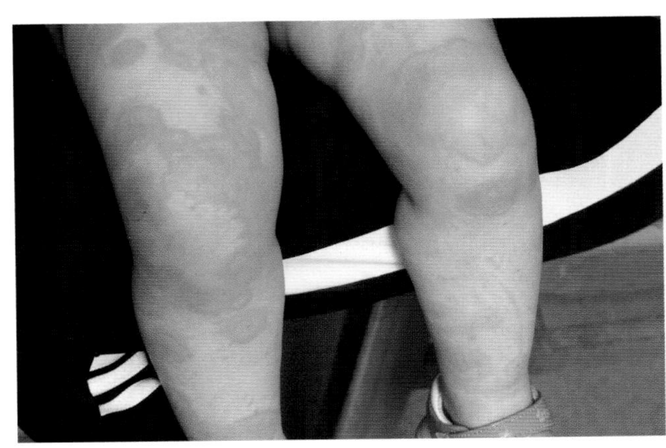

图24-7 荨麻疹性血管炎（广州市皮肤病防治所 张锡宝惠赠）

2. 全身症状 许多患者有系统性疾病表现，如血管性水肿（42%）、关节痛（49%）、好发于手、肘、足、踝和膝关节。肺病变（21%）和腹痛（17%），伴有恶心、呕吐和腹泻。32%的病例出现低补体血症。有些患者可以出现蛋白尿和血尿。个别患者肾活检时发现灶状或弥漫性增殖性肾小球肾炎（表24-13）。

表24-13 荨麻疹性血管炎（UV）皮肤外表现

全身症状
发热、不适、肌痛
特定器官受累（低补体血症性的患者更易出现系统损害）
淋巴结肿大
肝脾肿大
关节（关节痛、关节炎）
肾脏（肾小球肾炎、间质性肾炎、肾病综合征、终末期肾病）
胃肠道（恶心、呕吐、腹痛、腹泻）
呼吸（喉头水肿、气促、气管狭窄、慢性阻塞性肺病、间质性肺病、胸腔积液、肺出血）
心脏（心律失常、瓣膜病、充血性心力衰竭、心包积液、心肌梗死）
血管（雷诺现象）
眼（结膜炎、巩膜炎、虹膜睫状体炎、葡萄膜炎）
中枢神经系统（头痛、良性颅内高压）
周围神经系统（周围神经病、颅神经麻痹）

3. 临床分型

（1）正常补体性荨麻疹性血管炎：是超敏性血管炎的自限性亚群。病变一般仅限于皮肤，对于慢性病例，必须仔细鉴别正常补体UV与中性粒细胞性荨麻疹，后者是一种与血管炎无关的持续性荨麻疹。NUV通常很少有或无系统损害，且大多预后良好。

（2）低补体血症性荨麻疹性血管炎：更容易表现为慢性病

程，其临床特征与SLE有重叠之处，例如，血清补体水平降低、存在自身抗体和界面皮炎。界面皮炎的特征是：免疫反应物（补体和免疫球蛋白）沉积在真-表皮交界处，分布模式基本与皮肤狼疮带试验一致。有50%伴发关节炎，20%有胃肠道及肺部症状，包括全身症状（发热、心神不宁和疲劳）、关节痛、关节炎、浆膜炎、肾小球肾炎、间质性肾炎和雷诺现象等。

(3) 低补体血症性荨麻疹性血管炎综合征：低补体血症性UV也可为原发性疾病，此时称为“低补体血症性荨麻疹性血管炎综合征”，是疾病的较严重形式，伴有皮肤外病变和多种器官系统受累，而非SLE的典型表现。例如可伴有眼色素膜炎、慢性阻塞性肺病（COPD）和血管性水肿。诊断标准如下：

主要标准：①荨麻疹样损害持续6个月以上；②低补体血症。次要标准：①活检证实皮肤静脉炎；②关节炎或关节痛；③葡萄膜炎或巩膜外层炎；④轻度肾小球肾炎；⑤反复腹痛；⑥检出抗C1q抗体伴C1q水平降低。符合主要标准和至少2条次要标准即可诊断。

(4) Schnitzler综合征：当患者有UV皮损和单克隆IgM或IgG（主要标准），以及反复发热、白细胞增多和/或CRP升高、皮肤活检示中性粒细胞浸润、出现骨重建的客观证据（次要标准）时，应考虑Schnitzler综合征的可能。

（三）实验室检查

血沉加快、低补体血症（血清中CH50、C2、C3、C4）降低、自身抗体阳性（ANA、ENA、dsDNA、SSA、Sm）、类风湿因子阳性、循环免疫复合物增高。直接免疫荧光（DIF）示基底膜带和血管壁有免疫球蛋白（主要为IgM，其次是IgG及IgA）和补体C3沉积。尿常规检查有血尿、脓尿和蛋白尿。低补体血症性UV患者多数有内皮细胞自身抗体。

还应筛查乙型/丙型肝炎病毒和肝功能。根据症状，有些患者需接受胸片、肺功能、视力和裂隙灯检查。

（四）组织病理学

表现为白细胞碎裂性血管炎。典型病变为轻度或灶状纤维素样改变，伴有少量中性粒细胞和散在的核碎裂，血管炎本身病变的程度较轻，有时可见显著的坏死性血管炎。还可见淋巴细胞为主的血管周围浸润。有学者指出UV的组织病理改变是一个连续的谱系。

国外对典型的UV活检发现，淋巴细胞和嗜酸性粒细胞浸润比白细胞碎裂性血管炎更常见，86.4%以淋巴细胞浸润为主，只有13.6%为白细胞碎裂性血管炎伴中性粒细胞浸润。

（五）诊断与鉴别诊断

皮疹表现为风团，可为出血性，有浸润感，持续时间>24小时。可伴有发热、关节痛。实验室检查血沉增快，可有低补体血症。组织病理为真皮全层白细胞碎裂性血管炎。

本病应与荨麻疹相鉴别，后者持续时间<24小时，血沉、血清补体正常，无血管炎变化，抗组胺药治疗有效。此外，用玻片压诊在皮损上，UV皮损原有大片红斑消退，但中央紫癜不退（表24-14）。通常表现为疼痛而非瘙痒，皮损超过24小时，而且位置固定，而非游走性，病情缓解后留有炎症性紫癜和色素沉着。

其他应与物理性荨麻疹、血清病性荨麻疹鉴别。

（六）治疗

1. 监测并治疗系统疾病　如SLE、低补体血症性荨麻疹性血管炎综合征、干燥综合征和混合性冷球蛋白血症。SLE的治疗方案通常对某些低补体血症性UV患者也有效，包括小剂量泼尼松、羟氯喹、氨苯砜或其他免疫调节剂。对于严重的低补体血症性荨麻疹性血管炎综合征患者，尤其是合并肾小球肾炎或其他器官严重受累的患者，可能需要大剂量糖皮质激素或生物制剂（如肿瘤坏死因子拮抗剂）。慢性阻塞性肺病等需内科协同处理。

表24-14　荨麻疹性血管炎（UV）与荨麻疹的鉴别要点

	UV	荨麻疹
皮损特点	风团样或扁平、水肿性红斑，其上可有瘀点，单个皮损持续24~72小时，消退后遗留色素沉着	风团24小时内可消退，消退后不留痕迹
全身症状	可有发热、关节痛	一般无
自觉症状	烧灼感或疼痛，瘙痒较轻	剧烈瘙痒
实验室检查	血沉快，部分患者有低补体血症	无明显异常
组织病检	主要为白细胞碎裂性血管炎	真皮水肿
免疫荧光	真表皮交界处及血管周围有IgG、IgM、C3沉积	阴性

依次使用抗组胺药（通常无效）、非甾体抗炎药、秋水仙碱、氨苯砜、羟氯喹、糖皮质激素、免疫抑制剂（表24-15）。

表24-15　荨麻疹性血管炎（UV）患者的循证治疗推荐

	治疗	证据水平
一线治疗	抗组胺药	3
	吲哚美辛	3
	氨苯砜（100~200mg/d）± 己酮可可碱	2
	糖皮质激素	2
二线治疗	秋水仙碱（0.6mg，2~3次/d）	2
	羟氯喹（200~400mg/d）	2
	硫唑嘌呤	2
	氨甲蝶呤	2
三线治疗	吗替麦考酚酯	2
	利妥昔单抗（低补体血症）	2
	IVIG	3
	环孢素	3
	环磷酰胺	2
	卡纳单抗	1
	托珠单抗	3

2. 原发病治疗　环孢素可使合并慢性阻塞性肺病（GOPD）的低补体血症性荨麻疹性血管炎综合征患者的气道阻塞症状稳定并逆转。

伴有症状性冷球蛋白血症的丙型肝炎病毒（HCV）感染可用 α 干扰素和利巴韦林治疗。

3. 继发性和特发性 UV 治疗　己酮可可碱、羟氯喹（200mg，2 次 /d），泼尼松（>40mg/d）、吲哚美辛（25~50mg/ 次，3~4 次 /d）、秋水仙碱（0.6mg/ 次，2~3 次 /d）、氨苯砜（200mg/d）和小剂量氨甲蝶呤均有效。仅用抗组胺药疗效不佳。

（七）病程与预后

UV 的预后与合并症有关。SLE、COPD、血管性水肿和心脏瓣膜病的发生均可合并本病，并可严重影响患者的生活质量和生存率。病程难以预测，皮损可在数周或多年内持续发生。正常补体性 UV 为慢性良性病程。影响其发病率和死亡率的主要原因为慢性阻塞性呼吸道疾病和急性喉头水肿。

五、持久性隆起性红斑

内容提要

- 持久性隆起性红斑是一种慢性白细胞碎裂性血管炎，皮损特征为紫红或棕红色斑块。
- 口服氨苯砜治疗效果显著，但停药可复发。

持久性隆起性红斑（erythema elevatum diutinum）是一种罕见的局限性、轻度慢性白细胞破碎性血管炎，可能与链球菌感染有关。由 Hutchinson 在 1888 年首次描述。皮损为对称分布的紫红色或棕红色丘疹和斑块。

（一）病因与发病机制

本病可能是免疫复合物介导的一种轻度慢性白细胞破碎性血管炎，伴有缓慢纤维化。链球菌抗原皮内注射可引起明显的反应，说明链球菌感染在部分病例的发病中起重要作用；此外，大肠埃希菌亦与本病的发生有关。中性粒细胞在细胞因子如 IL-8 的激活下被招募。免疫复合物和细菌肽维持着局部炎症反应的持续存在。

（二）临床表现

1. 皮肤损害　对称性累及手背、手指、腕、肘、膝、踝及趾关节伸侧。也可累及臀部，但躯干多不受累。初期为丘疹或结节，对称，以后逐渐增大或融合成不规则形、环状或回形斑块（图 24-8），质地逐渐变硬，直径 0.5 至数厘米，呈红色、紫红色或铁锈色，有浸润感（图 24-9）。皮损持续存在。有时可见像瘢痕疙瘩、肿瘤、卡波西肉瘤或杆菌性血管瘤的大结节。皮损可瘙痒、疼痛、刺痛或感觉异常，在寒冷环境中症状常加重，也可无症状。

2. 系统损害　有些患者有关节痛。眼部受累包括角膜溶解和溃疡性角膜炎伴类风湿因子阳性。本病呈慢性和进展性，通常在 5~10 年内消退。

3. 伴发疾病　持久性隆起性红斑可伴有疱疹样皮炎、艾滋病、血液病（IgA 单克隆免疫球蛋白血症、高 γ 球蛋白病血症）、Crohn 病、溃疡性结肠炎、高 IgG 综合征、肉芽肿性多血管炎（Wegener 肉芽肿）、坏疽性脓皮病、软组织巨细胞瘤和慢性复发性链球菌感染等。

（三）组织病理

组织病理学表现为伴纤维素样坏死的白细胞碎裂性血管炎。早期皮损活检显示白细胞碎裂性血管炎，表皮棘层肥厚和角化不全。纤维素样坏死和浅表血管中性粒细胞浸润；晚期皮损为肉芽组织形成，以血管为中心的嗜酸性纤维化、毛细血管增生及巨噬细胞、浆细胞和淋巴细胞浸润，组织细胞和胞外组织中可有胆固醇沉积。罕见的组织病理学特征包括栅栏状坏死性肉芽肿和化脓性肉芽肿样。

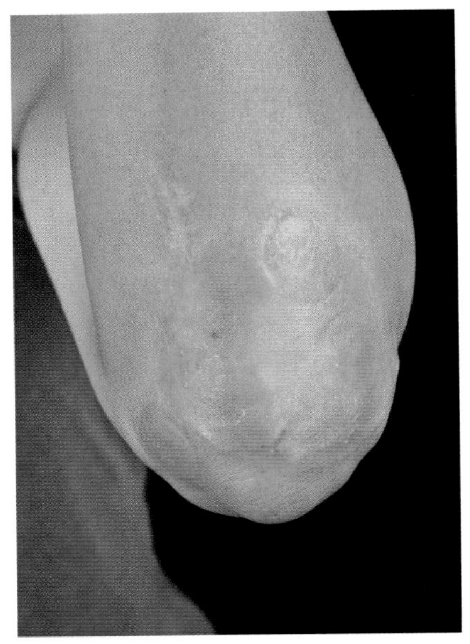

图 24-8　持久隆起性斑块

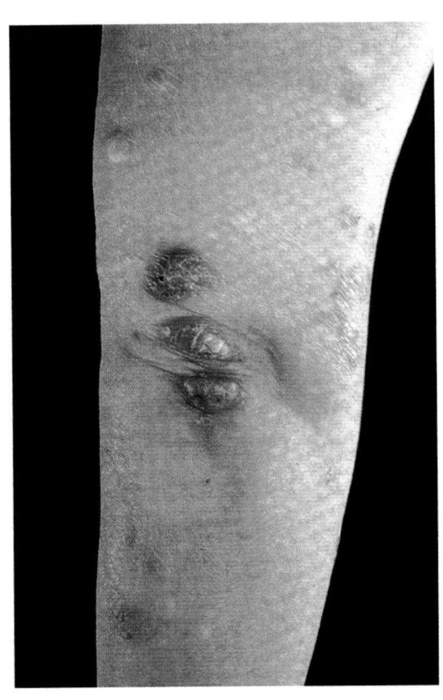

图 24-9　持久隆起性红斑
肘部的临床上类似黄瘤的凸起性红斑结节。

（四）诊断与鉴别诊断

好发于四肢关节伸侧，对称分布。皮损特点为红色、紫红色或带黄色的丘疹、结节或椭圆形、不规则形斑块，有鳞屑及结痂。

在临床方面，早期应与 Sweet 综合征、栅栏样嗜中性肉芽肿皮炎、疱疹样皮疹相鉴别；晚期应与结节性黄瘤、环状肉芽肿、Kaposi 肉瘤（尤其是艾滋病患者）、类风湿结节和多中心网状组织细胞增多症相鉴别。

（五）治疗

需筛查有无伴发疾病，如有则进行相应的处理。氨苯砜口服后 48 小时内即有显著疗效，开始每晚 50mg，以后逐渐增加至 4 次 /d，皮损在数周至数月内完全消退，但停药可复发。糖皮质激素外用或皮损内注射仅有轻微改善。伴有大疱的严重病例可选用四环素及烟酰胺，病情控制后单用烟酰胺（0.1g，3 次 /d）。有腹部疾病的患者可能对无谷胶（谷胶又称谷蛋白，在小麦、大麦中含量较多，无谷胶饮食指不含上述食物的饮食，详见疱疹样皮炎中的阐述）饮食反应良好。间断性血浆置换曾成功地用于治疗 IgA 副蛋白血症患者（表 24-16）。

表 24-16　持久性隆起性红斑患者的循证治疗

	治疗	推荐等级
一线治疗	非甾体抗炎药 / 氨苯砜	C
	氨苯砜加抗逆转录药物适用于 HIV 相关疾病	E
	糖皮质激素（外用或皮损内注射）	C
	磺胺类药 / 氯喹	D
二线治疗	烟酸和四环素	E
	秋水仙碱	B
	无谷胶饮食	E
	硫唑嘌呤	C
	环磷酰胺	E
三线治疗	烟酰胺	C
	血浆置换	D
	小剂量环孢素 / 结肠切除术	E

（六）病程与预后

视伴发病治疗反应而定，本病一般持续数年，甚至长达 25 年，有时也可自行消退。

六、面部肉芽肿

面部肉芽肿（granuloma faciale）是一种发病机制不明的局部白细胞碎裂性血管炎性疾病，少见，主要特点为面部无症状性皮肤结节，偶见于面部以外部位。本病仅局限于皮肤，无任何其他系统受累，多见于男性，白种人较常见，在黑人和亚洲人中也有报道。

（一）病因与发病机制

病因不清，被认为是一种局部慢性纤维化性血管炎，是白细胞碎裂性血管炎的组织学变型，伴有明显的嗜酸性粒细胞浸润。浆细胞的出现和 IgG 沉积在真皮血管周围和血管中，表明本病可能是由免疫复合物介导的Ⅲ型变态反应。Th 细胞为主要的非髓系浸润细胞，在 γ- 干扰素诱导下进入发病部位起作用。

（二）临床特点

面部肉芽肿的皮损特点是红褐色或紫色质软丘疹、结节或斑块（图 24-10），直径可达数厘米，可单发或多发，常见于鼻、颧部隆突处、前额、眼睑和耳前，类似鼻赘形成。偶见面部以外部位，如四肢、颈、胸和头皮。结节或斑块的表面光滑或脱屑，可见毛细血管扩张和中央凹陷。皮损不发生溃疡，通常无自觉症状，亦可有瘙痒、烧灼感和疼痛。

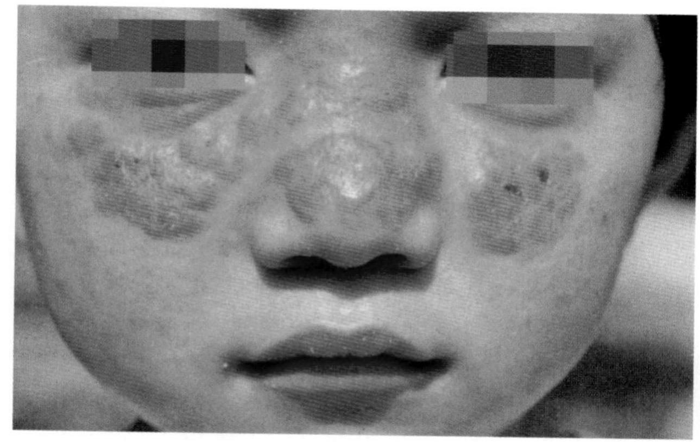

图 24-10　面部肉芽肿

面部及鼻部淡红色斑块，界限清楚，上覆少许鳞屑（中国人民解放军联勤保障部队第九八〇医院　李成龙　张青迁惠赠）。

（三）组织病理

面部肉芽肿在组织学上并无肉芽肿形成，而表现为围绕血管的弥漫性致密的混合炎细胞浸润，包括嗜酸性粒细胞、浆细胞、淋巴细胞和中性粒细胞，主要位于真皮浅层，偶见真皮深层和皮下组织。毛细血管周围可见核尘，表皮和毛囊皮脂腺外观正常，被正常胶原纤维带（境界带）隔开。血管病变从轻微（血管周围炎细胞浸润）到严重（伴纤维素样坏死的白细胞碎裂性血管炎）。晚期损害的血管周围有广泛的纤维素沉积，可见含铁血黄素沉积。

（四）诊断与鉴别诊断

面部肉芽肿确诊需结合临床和病理活检。大部分实验室检查正常，外周血嗜酸性粒细胞可有轻度升高。

应与肉芽肿性酒渣鼻、结节病、皮肤结核、盘状红斑狼疮、基底细胞癌、黄色肉芽肿、环状肉芽肿和 Jessner 淋巴细胞浸润症等相鉴别。

（五）治疗

许多治疗方法包括手术和药物已被用于治疗面部肉芽肿，例如皮肤磨削、氩激光和二氧化碳激光、电凝、冷冻及 PUVA 疗法；药物治疗包括氨苯砜、氯法齐明、抗疟药、皮损内注射或系统使用糖皮质激素。其中，一线治疗为外用 0.03% 或 0.1% 他克莫司软膏；二线治疗为外用或皮损内注射糖皮质激素；三线治疗包括磨削、激光治疗、电灼、冷冻治疗、PUVA 疗法和其他系统治疗如氨苯砜和他克莫司。有些病例还可采用外科切除的方法。

第三节　以中小血管为主的血管炎

一、ANCA 相关性血管炎概述

抗中性粒细胞胞浆抗体（antineutrophil cytoplasm antibody，ANCA）相关性血管炎是一组原因不明的罕见的异质性自身免疫病，以炎细胞浸润导致血管坏死为特征。

（一）ANCA 的概念

ANCA 是一组与主要表达于中性粒细胞胞浆颗粒中的蛋白发生反应的自身抗体，按照间接免疫荧光染色模式可将 ANCA 分为 p-ANCA（核周型）、c-ANCA（胞浆型）和不典型 ANCA（a-ANCA），按照酶联免疫吸附法（ELISA）测得的靶抗原可将 ANCA 分为 MPO-ANCA（抗髓过氧化物酶）和 PR3-ANCA（抗蛋白酶 3）。

ANCA 的发现从根本上改变了小血管炎的诊断和分类，目前，将累及中小血管的 ANCA 阳性原发性系统性血管炎称为 ANCA 相关性血管炎，其特征为坏死性血管炎，免疫复合物沉积很少或不存在，主要累及小血管（即毛细血管、小静脉、微动脉和小动脉），伴有 MPO-ANCA 或 PR3-ANCA，但并非所有患者均有 ANCA，故常在血管炎前加上表明 ANCA 反应性的前缀，例如 PR3-ANCA、MPO-ANCA 或 ANCA- 阴性。这组疾病主要包括 3 种：肉芽肿性多血管炎（granulomatosis with polyangiitis，GPA；旧称 Wegener 肉芽肿）、显微镜下多血管炎（microscopic polyangiitis，MPA）、变应性肉芽肿性血管炎（allergic granulomatosis with polyangiitis，AGPA；旧称 Churg-Strauss 综合征）。有充分的证据表明 ANCA 在这些疾病的发病机制中起关键作用。

除了 ANCA 相关性血管炎以外，ANCA 还可见于抗肾小球基底膜病（anti-glomerular basement membrane disease；旧称 goodpasture 综合征）、自身免疫性肝病、溃疡性结肠炎、丙型肝炎或 HIV 感染、感染性心内膜炎、丙硫氧嘧啶治疗等。

（二）发病机制

ANCA 相关性血管炎的确切原因不明。有人认为可能是病原微生物激活免疫系统所致，例如金黄色葡萄球菌在 GPA 中的作用，但不足以解释本病的所有方面。B 细胞可能起到了重要作用，因为它们产生了 ANCA。不同 T 细胞亚群和 / 或细胞因子网络失衡可能导致或至少参与了免疫耐受的破坏，针对内皮细胞的自身免疫和氧化暴发。动物模型和人体被动转移研究支持了 MPO-ANCA 的致病作用。GPA 可能与 HLA-B50、B55、DR1、DR2、DR4、DR8、DR9 和 DQ7 有关，确切的关系仍待进一步研究。

（三）临床特征

ANCA 相关性血管炎的临床表现谱很宽，从皮疹到暴发性多系统病变。GPA 的典型特征包括鼻塞、流涕和鼻衄、葡萄膜炎、上呼吸道和肾脏受累。MPA 通常累及老年人，表现为皮疹、神经病以及较 GPA 更为严重的肾脏病变。AGPA 通常表现为在哮喘、鼻息肉和外周血嗜酸性粒细胞增多背景中的多系统病变（表 24-17）。

约 70% 患者有皮肤受累，病变可多种多样，表现为网状青斑、紫癜、瘀点（斑）、充血性斑丘疹、荨麻疹、皮下结节、坏死性溃疡形成、坏疽以及肢端缺血等。其中皮肤紫癜最为常见。

欧洲血管炎协会将 ANCA- 相关性血管炎的严重程度分成以下几类：①局灶型：不伴有其他系统累及或全身症状的上和 / 或下呼吸道病变；②早期系统型：任何不危及器官或生命的病变；③泛发型：危及肾脏或其他器官的病变，血清肌酐 <500μmol/L；④重型：肾脏或其他重要器官衰竭，血清肌酐 >500μmol/L；⑤顽固型：对糖皮质激素和环磷酰胺无反应的进行性病变。实际上，MPA 的患者几乎都有肾脏受累，所以在这种情况下局灶型和早期系统型几乎不存在。3 种 ANCA 相关性血管炎的主要特征（见表 24-17）。

（四）病理特征

ANCA 相关小血管炎的基本病理特征是寡免疫沉积性（pauci-immune）坏死性小血管炎。光镜下表现为小血管节段性纤维素样坏死，急性期病变常伴有中性粒细胞浸润和 / 或中性粒细胞碎裂，而病变静止期或慢性期则可见小血管壁纤维化而引起管腔狭窄。

（五）诊断

ANCA 相关性血管炎的诊断需结合临床表现、影像学、实验室检查（炎症标记物如血沉、C 反应蛋白、血常规、尿液分析、肾功能、ANCA 检测等）和组织病理学检查。然而，有些临床表现、组织病理和实验室检查在 ANCA 相关性血管炎之间，甚至与其他血管炎之间存在重叠，目前的分类标准更适合流行病学研究，而非作为个案的诊断标准。

二、显微镜下多血管炎

内容提要

- MPA 与 MPO-ANCA 相关，表现为小血管节段坏死性血管炎和 / 或中等大小动脉炎，以及寡免疫性新月体性坏死性肾小球肾炎。
- 90% 的有肾损害，40% 的承重部位皮肤出现可触及性紫癜，也可见口腔溃疡、裂片状出血和网状青斑。

显微镜下多血管炎（microscopic polyangiitis，MPA）也称为显微镜下结节性多动脉炎（microscopic polyarteritis nodosa）、显微镜下多动脉炎（microscopic polyarteritis），是累及毛细血管、小静脉和中等大小动脉的血管炎。由 Davson 等在 1948 年描述，由于并非所有病例均有动脉受累，1994 年教堂山共识会议将其定义为 MPA。

（一）发病机制

病因尚不明确，通常认为本病是特发性疾病。与结节性多动脉炎不同，本病与乙型肝炎病毒感染无关。有人认为药物、感染性心内膜炎、恶性肿瘤和环境暴露可能是本病的诱因之一。

MPA 与 ANCA 强相关，尤其是 MPO-ANCA，少部分患者存在 PR3-ANCA。被 TNFα 活化的中性粒细胞表面表达靶抗原 MPO，与 ANCA 结合后导致中性粒细胞进一步活化，释放促炎颗粒和活性氧，加重了对血管内皮细胞的黏附和损伤。44% 的患者皮肤可受累。皮损可作为 MPA 最早的临床征象。

（二）临床表现

男性多见，发病高峰年龄为 65~75 岁。许多 MPA 患者在肺和肾脏病变发生前数周先出现全身症状如发热、体重减轻、肌痛和关节痛。约 40% 的患者承重部位皮肤出现可触及性紫癜，还可见口腔溃疡、指 / 趾坏死、裂片状出血和网状青斑。

肾脏受累见于 90% 的患者，出现血尿、蛋白尿，可发展为终末期肾病。肺部受累见于 25%~50% 的患者，可有严重的肺泡出血、肺毛细血管炎。神经受累见于高达 35% 的患者，主要表现为周围神经病或多发性单神经炎，颅神经受累也不罕见。

（三）辅助检查

1. 实验室检查　白细胞计数、血沉、C 反应蛋白均升高，

表 24-17　3 种抗中性粒细胞胞浆抗体（ANCA）相关性血管炎的主要特征

	显微镜下多血管炎（MPA）	变应性肉芽肿性血管炎（AGPA）	肉芽肿性多血管炎（GPA）
1. 临床特征			
全身症状（发热、关节痛、肌痛）	55%~80%	30%~50%	70%~100%
皮肤	紫癜，35%~60%	紫癜、荨麻疹样损害，50%~70%	紫癜，10%~50%
耳鼻喉	少见（2%~30%）：非破坏性，非特异	常见（20%~80%）：非破坏性，过敏性鼻炎、鼻息肉	常见（50%~90%）：破坏性，鼻窦炎、鞍鼻、鼻中隔畸形、中耳炎
肺部	常见（60%~80%）：肺泡出血	常见（50%）：一过性浸润斑片、嗜酸性胸腔积液、罕见结节	常见（60%~80%）：肺结节可伴空洞、肺泡出血、支气管 / 声门下狭窄
哮喘	无	100%	无
肾脏	非常常见（90%）：肾小球肾炎	不常见（20%）：肾小球肾炎	常见（60%~80%）：肾小球肾炎
周围神经病	35%	非常常见（65%~75%）	25%
其他“典型”表现	静脉血栓形成（7%~8%）	心肌病（10%~50%），静脉血栓形成（7%~8%）	巩膜炎、硬脑膜炎、静脉血栓形成（7%~8%）
2. 实验室检查			
标准	非特异性炎症综合征	非特异性炎症综合征，嗜酸性粒细胞 >3 000/mm³	非特异性炎症综合征
ANCA	60%~80%：主要为 MPO-ANCA	30%~40%：主要为 MPO-ANCA	90%：主要为 PR3-ANCA
3. 影像学			
	肺泡出血（毛玻璃样阴影）	暂时性肺部浸润，非侵蚀性鼻窦炎和鼻息肉	肺泡出血（毛玻璃样阴影）、肺部结节（可伴空洞），气道狭窄，侵蚀性鼻窦炎，假瘤
4. 组织学	小血管坏死性血管炎；无肉芽肿	小血管坏死性血管炎；肉芽肿形成，包括嗜酸性粒细胞	小血管坏死性血管炎；肉芽肿形成

可见嗜酸性粒细胞增多，部分患者类风湿因子和抗核抗体阳性。90% 的患者 ANCA 阳性，多数为 p-ANCA（抗 MPO，60%），少数为 c-ANCA（抗 PR3，30%）。尿常规可见蛋白尿或血尿。

2. 组织病理　典型表现包括最小血管（如毛细血管、微静脉和微动脉）的节段性坏死性血管炎以及小和 / 或中等大小动脉的血管炎。中性粒细胞和单核细胞浸润血管壁，导致白细胞碎裂、纤维素聚集和出血。可触及性紫癜处活检病理表现为白细胞碎裂性血管炎。肾脏活检特征性病理表现为寡免疫性新月体性坏死性肾小球肾炎。

（四）诊断与鉴别诊断

依据临床和病理特征有节段性坏死性和新月体性肾小球肾炎，伴有肾外小血管的血管炎，无肉芽肿改变或哮喘可以诊断。

应与其他 ANCA 相关性血管炎（见表 24-17），以及结节性多动脉炎、某些药物诱发的血管炎相鉴别。MPA 与其他小血管炎的鉴别主要在于：肉芽肿形成少，间接免疫荧光法检测 ANCA 主要是核周型（p-ANCA）和 MPO 阳性（MPO-ANCA）。

（五）治疗

尚无对照研究对本病治疗手段进行评估。主要选用泼尼松，有肾脏、肺及神经受累时，可加用环磷酰胺。诱导治疗可采用环磷酰胺［2mg/（kg·d）］联合口服泼尼松［1mg/（kg·d）］，或利妥昔单抗 + 环磷酰胺；缓解期可使用氨甲蝶呤或硫唑嘌呤。最近应用生物制剂如利妥昔单抗、英夫利昔单抗治疗有效（表 24-18）。

表 24-18　显微镜下多血管炎（MPA）的循证治疗选择

	治疗	证据水平
一线治疗	糖皮质激素	3
	糖皮质激素 + 利妥昔单抗 ± 环磷酰胺	1
二线治疗	糖皮质激素 + 环磷酰胺	3
	氨甲蝶呤	3
三线治疗	硫唑嘌呤	2
	吗替麦考酚酯	3
	IVIG	3
	利妥昔单抗	3
	英夫利昔单抗	3

三、肉芽肿性多血管炎

内容提要

- GPA是一种ANCA相关性系统性坏死性肉芽肿性血管炎，又名Wegener肉芽肿。
- 临床特征为上下呼吸道、肺和肾受累三联症，50%的患者出现多形性皮损，最常见的为可触及性紫癜。
- 组织病理特征为上下呼吸道、肺坏死性肉芽肿，动脉和静脉血管炎和肾小球肾炎。

肉芽肿性多血管炎(granulomatosis with polyangitis，GPA)旧称Wegener肉芽肿病(Wegener's granulomatosis)，由Klinger在1931年首先报道，1936年Wegener医生更详细地描述了其病理特征。GPA是一种少见的系统性坏死性肉芽肿性血管炎，表现为临床三联症(上下呼吸道、肺和肾受累)和病理三联症(上下呼吸道、肺坏死性肉芽肿、动脉和静脉血管炎及肾小球肾炎)。

(一) 病因与发病机制

1. 遗传　HLA-DRDRl和DQwl与GPA有关，表明这种疾病有一定的遗传易感性。

2. 感染　鼻咽部感染激发的免疫反应可能介导GPA的血管炎症。金黄色葡萄球菌可能与肺和鼻部GPA发病有关。90%的患者有上呼吸道(鼻腔、鼻窦、咽鼓管和中耳)慢性炎症。

3. 抗中性粒细胞胞浆抗体(ANCA)　患者暴露于某些抗原可诱导ANCA形成，多数患者ANCA阳性。而ANCA的病理生理学效应可导致组织破坏，ANCA活化的中性粒细胞可黏附并损伤内皮细胞。

4. 细胞免疫　炎性浸润中出现大量T淋巴细胞，而且其激活标志物(CD25、HLA-DR和CD29)和黏附分子增加。

(二) 临床表现

本病较少见，多见于40~55岁的中年人，男性略多于女性(3∶2)，多数患者为高加索人。疾病初期表现多样，但典型的三联症不一定出现。GPA可以侵犯任何器官和组织，但更好发于上下呼吸道和肾脏。

病变局限于呼吸道，而无系统性受累时，被称为局限型GPA，常表现为肉芽肿性病变，而无血管炎征象。10%的局限型GPA患者经中位6年后发展为广泛性病变。

1. 系统损害　①上呼吸道症状(92%)，如流涕、鼻塞、鼻窦区疼痛，鼻咽部溃疡、软腭穿孔；②下呼吸道症状，肺部表现(85%~90%)，如咳痰、咯血、呼吸困难、胸痛；③肾脏受累(85%)，局灶性和节段性肾小球肾炎；④多关节痛(1/3病例)；⑤眼受累(52%)，泪腺及巩膜炎，有眼球突出，眼血管炎；⑥心脏受累(8%)：心包炎、全心炎、冠状动脉炎；⑦神经系统受累(25%)，脊髓病、神经炎和癫痫。累及脑血管的血管炎也可导致大脑病变。

2. 皮肤损害　50%患者出现皮肤表现，有多形性，最常见的为可触及性紫癜，还可出现皮下结节、斑块、瘀点性损害、水疱或大疱、脓疱，可发展成溃疡。甲下裂片状出血和指/趾坏疽也可发生。多发生于四肢，尤其是小腿部，但面(图24-11)、颈和躯干也可受累。口腔溃疡常见。

3. 全身症状　有食欲减退、体重下降、发热、乏力。局限型GPA仅有三联症中的部分表现，且较少出现严重后果。

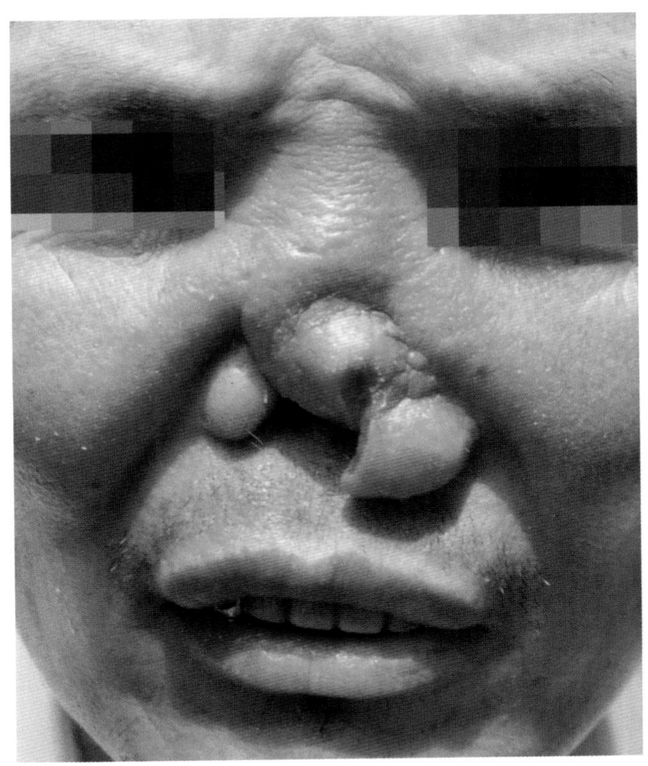

图24-11　肉芽肿性多血管炎

鼻中隔鼻翼破坏(海军军医大学　顾军　陈明惠赠)。

(三) 辅助检查

1. 实验室检查　中度贫血，白细胞计数中度升高或降低，血沉增快、C反应蛋白升高，IgA增高，类风湿因子、c-ANCA和ANA阳性，GPA患者有抗内皮细胞抗体阳性。有蛋白尿、血尿或管型，肾功能轻至重度障碍。

2. 组织病理　典型者有血管炎、肉芽肿性炎症和组织坏死三联症。表皮常坏死或溃疡。可有无特异性血管周围炎症。小动脉或小静脉血管炎，可见中性粒细胞、淋巴细胞、浆细胞和罕见嗜酸性粒细胞。真皮血管有肉芽肿性炎症，周围常呈栅栏样。常见血栓，可引起广泛坏死。红细胞外渗。

(四) 诊断与鉴别诊断

GPA的诊断依据为提示临床表现、ANCA阳性以及坏死性血管炎、坏死性肾小球肾炎或肉芽肿性炎的病理学证据。美国风湿病学会(ACR)1990年提出的分类标准，符合≥2条可诊断GPA，敏感性为88%，特异性为92%(表24-19)。对有以下情况者应反复进行活检：不明原因发热伴呼吸道症状；慢性鼻炎及副鼻窦炎伴黏膜糜烂或肉芽组织增生；眼、口腔黏膜有溃疡、坏死或肉芽肿；肺内有可变性结节状阴影或空洞；皮肤有紫癜、结节、坏死和溃疡等。

表24-19　肉芽肿性多血管炎的分类标准

分类标准
1. 鼻或口腔炎症：疼痛或无痛性口腔溃疡，或脓性或血性鼻涕
2. X线胸片异常：肺部结节、固定性浸润灶或肺空洞
3. 尿沉渣异常：镜下血尿伴/不伴红细胞管型
4. 肉芽肿性炎：动脉或血管周围活检显示肉芽肿性炎

GPA 还应与多种疾病相鉴别：

1. 其他 ANCA 相关性血管炎　GPA 还应与显微镜下多血管炎、变应性肉芽肿性血管炎相鉴别，但该组疾病在临床和病理方面存在一定程度的重叠（见表 24-17）。

2. 类风湿性血管炎　是主要的鉴别诊断之一，它通常发生于病程较长的血清阳性类风湿关节炎患者，表现为白细胞碎裂性血管炎，而 GPA 为坏死性肉芽肿性血管炎。

3. 其他　包括坏疽性脓皮病、淋巴瘤、结节病淋巴样肉芽肿病、结核病、结节性多动脉炎、变应性皮肤血管炎、过敏性紫癜和深部真菌感染等。

（五）治疗

本病为全身性多系统疾病，治疗要依据疾病的类型、内脏损害和严重程度选择方案（表 24-20）。

表 24-20　肉芽肿性多血管炎（GPA）的循证治疗选择

	治疗	证据水平
广泛性病变		
一线治疗	糖皮质激素 + 环磷酰胺（冲击治疗）	1
	糖皮质激素 + 利妥昔单抗 ± 环磷酰胺	1
	糖皮质激素 + 利妥昔单抗	1
二线治疗	糖皮质激素 + 环磷酰胺 + 血浆置换（如有重度肾病可为一线）	1
三线治疗	吗替麦考酚酯	3
	IVIG	3
	血浆置换	3
	英夫利昔单抗	2
	阿仑单抗（Alemtuzumab）	3
	T 细胞去除（T cell depletion）	1
局限型病变		
一线治疗	糖皮质激素 + 氨甲蝶呤	1
二线治疗	甲氧苄啶 - 磺胺甲噁唑	2
维持治疗		
一线治疗	糖皮质激素 + 硫唑嘌呤	1
	糖皮质激素 + 氨甲蝶呤	1
	糖皮质激素 + 利妥昔单抗	1
二线治疗	糖皮质激素 + 环磷酰胺	2
	甲氧苄啶 - 磺胺甲噁唑	1
三线治疗	吗替麦考酚酯	2
	硫唑嘌呤或氨甲蝶呤	3
	来氟米特	3

1. 系统治疗

（1）最佳选择：糖皮质激素联合环磷酰胺是本病的标准治疗，口服环磷酰胺 2mg/（kg·d），完全缓解后应持续治疗 1 年，同时口服泼尼松 1mg/（kg·d）。治疗 1 个月后减量，疗程 6 个月。对于暴发性病例，采用甲泼尼龙或环磷酰胺冲击疗法。

（2）其次选择：IVIG、硫唑嘌呤、氨甲蝶呤、复方新诺明、环孢素、苯丁酸氮芥和雷公藤多苷也可使用。

1）复方新诺明：对局限型 GPA 有效。作为辅助治疗，或预防上呼吸道感染。

2）IVIG：剂量为 0.4g/（kg·d），连用 5 天。

2. 局部治疗　局部对症处理，局部清创，治疗继发性细菌感染。

（六）病程与预后

未经治疗的 GPA 平均生存时间为 5 个月，2 年内病死率达 90%。仅累及上呼吸道而无肾脏损害者预后较好。联合治疗大大改善了预后，93% 的患者诱导缓解，仅 6 例（7%）死亡。

四、变应性肉芽肿性血管炎

内容提要

- AGPA 是一种 ANCA 相关性多系统坏死性血管炎。
- 临床特征为哮喘、多发性单神经病或多神经病、嗜酸性粒细胞增多，50% 的患者出现可触及性紫癜，可发生坏死、溃疡。
- 病理特征为呼吸道富含嗜酸性粒细胞的肉芽肿性炎和累及中小血管的坏死性血管炎。

变应性肉芽肿病性血管炎（AGPA）旧称 Churg-Strauss 综合征，是一种极罕见的疾病，特征包括哮喘、发热、多系统坏死性血管炎、血管外肉芽肿病以及外周血和组织中嗜酸性粒细胞增多。

（一）发病机制

发病与多种诱因有关，如接种疫苗、脱敏治疗、使用白三烯抑制剂、奥马珠单抗或激素减量过快。发病机制可能包括速发型超敏反应、Th2 淋巴细胞活化所致的细胞毒反应和 ANCA 依赖性中性粒细胞活化。HLA-DRB4 可能为 AGPA 的危险因素。

（二）临床表现

好发于中年人。分三期：①前驱期：过敏性鼻炎、鼻息肉和哮喘；②血嗜酸性粒细胞增多和组织嗜酸性粒细胞浸润如嗜酸性肺炎或胃肠炎；③血管炎期：有肉芽肿性炎症的系统性小血管炎。

1. 血管受累　大部分血管受累，但组织学显示出白细胞浸润管壁，尚见肉芽肿性炎症。多系统及皮肤表现与结节多动脉炎相似。

2. 系统受累　多系统内脏受累，高血压、腹痛、肺炎和神经系统受累。肾脏受累罕见。50% 死于冠心病及心肌病。

3. 皮肤受累　大约 50% 患者有皮肤表现，好发于下肢，也可发生于面部、手背等处。可触及性紫癜是特征性损害，呈鲜红色或紫红色，压之不褪色，紫癜可发生血疱、坏死和溃疡。四肢和头皮上常有压痛性结节，但不是特异性表现。其他的皮肤表现有斑丘疹、水疱、网状青斑、出血性损害，有时伴有荨麻疹。皮损呈对称分布，有瘙痒和烧灼感，少数有疼痛。轻者可自行消退，重者数月或数年不愈，反复发作。皮疹消退后，留有色素沉着或萎缩性瘢痕。

（三）辅助检查

1. 实验室检查　所有患者均有嗜酸性粒细胞增高（>10%），可有白细胞增多，IgE 升高。约 60% 患者 p-ANCA 阳性，ANCA 阳性者易发生神经病和肾病，阴性者易发生心脏病。

2. 组织病理　血管炎改变类似于结节性多动脉炎，主要特征是①嗜酸性粒细胞浸润；②内脏和皮肤组织中血管外肉芽肿形成，典型的肉芽肿中心为嗜酸性坏死性胶原，周围有组织细胞、淋巴细胞和巨细胞浸润，组织中常见嗜酸性粒细胞浸润；③累及动静脉的血管炎。肉芽肿、血管炎和组织内嗜酸性粒细胞浸润不一定同时出现。

（四）诊断与鉴别诊断

主要依据为呼吸道富含嗜酸性粒细胞的肉芽肿性炎，以及累及中小血管的坏死性血管炎，并伴有哮喘和嗜酸性粒细胞增多。可参考 1990 年美国风湿病学会（ACR）制定的分类标准，符合≥4 条可诊断 AGPA，敏感性为 85%，特异性为 99.7%（表 24-21）。

表 24-21　变应性肉芽肿性血管炎的分类标准

1. 哮喘：有喘鸣或弥漫性高音调呼气性干啰音
2. 白细胞分类计数嗜酸性粒细胞 >10%
3. 单神经病（包括多发性）或多神经病：出现归因于系统性血管炎的单神经病、多发性单神经病或多神经病（手套/短袜分布）
4. 非固定性肺部浸润：归因于血管炎的游走性或一过性肺部浸润（不包括固定性浸润）
5. 鼻窦异常：有急性或慢性鼻窦疼痛或触痛史，或放射学检查有鼻窦阴影
6. 血管外嗜酸性粒细胞：动脉、小动脉或小静脉活检显示血管外区域嗜酸性粒细胞聚集

AGPA 应与其他 ANCA 相关性血管炎相鉴别。另外，还需与继发性嗜酸性粒细胞增多症和嗜酸性粒细胞增多综合征相鉴别，与嗜酸性粒细胞增多综合征相比，AGPA 中嗜酸性粒细胞活化趋化因子 -3（Eotaxin-3）和白介素 -25 升高。

（五）治疗与预后

大部分病人对糖皮质激素治疗反应良好，尽管高达 1/4 的患者复发。对激素不敏感者可用环磷酰胺 100~200mg/d，氨苯砜、氯喹等亦有一定疗效（表 24-22）。AGPA 的预后较其他 ANCA 相关性血管炎好，1- 年生存率为 94%，5- 年生存率为 60%~97%。

表 24-22　变应性肉芽肿性血管炎（AGPA）的循证治疗选择

	治疗	证据水平
一线治疗	糖皮质激素	2
二线治疗	糖皮质激素 + 环磷酰胺（重度病变时为一线）	3
三线治疗	美泊利单抗	1
	IVIG ± 血浆置换	2
	利妥昔单抗	3
	硫唑嘌呤	2
	吗替麦考酚酯	3
	氨甲蝶呤	3
	α 干扰素	3

五、结节性血管炎

结节性血管炎（nodular vasculitis），也称为 Whifield 型硬红斑，是一种慢性复发性小叶脂膜炎伴有间隔改变的血管炎，目前推测可能与感染、自身免疫病、肿瘤等有关。主要累及中青年女性小腿，特征为出现微痛性皮下结节和斑块，有时产生溃疡，真皮深层和脂肪组织的血管和淋巴管有不同程度的受累。结节性血管炎与硬红斑在临床和病理上均相似，是否为同一疾病尚无定论，Lever 等认为本病是硬红斑的早期病变或轻型。结节性血管炎找到结核杆菌的证据即为硬红斑。

（一）病因与发病机制

本病病因未明，可能涉及下述因素：链球菌、结核杆菌和丙型肝炎病毒感染，丙硫氧嘧啶治疗可诱发结节性血管炎。全身性因素如蛋白酶抑制剂缺陷可引起广泛性损害，而静脉淤滞、血栓性静脉炎或寒冷可为局限性损害的主要因素。

潜在的结核杆菌感染：目前的文献倾向于支持硬红斑患者多并结核菌潜伏感染这一观点。对多数病例来说，这两种命名是同义词。因此，硬红斑可能与活动性结核有关。虽然在皮损处取材行细菌培养结果总是阴性，但近来用 PCR 检测出的结核分枝杆菌 DNA 的例子很多，进一步支持了潜在的结核感染为本病病因的观点。

1. 静脉瘀滞　淤积性静脉高压引起小腿下段血管病变和脂肪组织水肿，为淋巴细胞和中性粒细胞浸润提供了条件。血管壁炎症，可导致脂膜炎。这些改变使血管进一步受损。水肿引起脂肪细胞分离或真皮深层糖胺聚糖沉积，使大分子物质（如脂质、免疫复合物）或免疫细胞容易进入，但排出缓慢。

2. 超敏反应　有学者认为，结节性血管炎可以被认为是一种超敏反应，其中，分枝杆菌抗原是一个重要的原因。目前已有人提出免疫复合物型和迟发型的发病机制。结节性血管炎是一种Ⅲ型变态反应或免疫复合物相关性血管炎，也有人认为更像Ⅳ型变态反应或是 T 淋巴细胞对抗原刺激（分枝杆菌或其他）的特殊反应。

3. 细胞免疫　真皮深层及脂肪组织中血管周围免疫复合物沉积或淋巴细胞的作用及控制蛋白水解酶的因素也是结节性血管炎的发病因素。脂肪细胞损伤释放的乳糜微粒或脂肪酸不能立即被清除，诱发细胞免疫反应，导致炎症形成。结节性血管炎可能是一种 T 细胞反应，需要树突状细胞传递抗原。在结节性血管炎皮损中有大量的 S-100 蛋白阳性的树突状细胞。

（二）临床表现

主要见于 30~40 岁女性，男性也可发病。皮损好发于小腿后外侧，也可发生于股部和前臂。皮损为大小不等的皮下结节或斑块，分布不对称，触诊时易发现。结节一般发展较慢，常有触痛，少数病例为急性或暴发性。结节表面发红，有领圈状脱屑或形成楔形溃疡，疼痛明显，持续 3~6 周后迅速愈合。不发生溃疡的损害在 2~6 周内愈合或留下纤维化结节，缓慢消退，几乎不遗留萎缩和瘢痕；当损害表浅时，可留下凹陷，需数月恢复正常。损害间歇性发作，持续数月或数年，可有部分或完全缓解者。

（三）辅助检查

1. 实验室检查　部分患者 γ- 球蛋白升高，血沉、抗“O”滴度可升高。

2. 组织病理　病变主要侵犯皮下中、小肌性动脉。血管全层有炎症浸润，早期以中性粒细胞为主，后期为淋巴细胞和组织细胞。脂肪小叶及间隔内亦有广泛性炎细胞浸润。由于血管闭塞，可引起脂肪坏死和肉芽肿性反应。后期组织纤维化，坏死组织为纤维组织所代替。

（四）诊断及鉴别诊断

因本病与硬红斑在临床和病理上相似，因此要找到无结核感染的证据，排除硬红斑。检查手段有结核菌素试验、X 线胸片和结核分枝杆菌 DNA 检测。全血 IFN-γ 测定试验，包含酶联免疫斑点法和酶联免疫吸附法两种。

主要鉴别诊断有：①结节性红斑，好发于青年女性小腿伸侧，沿浅动脉对称分布的鲜红色结节，不破溃。病理为间隔性脂膜炎而无血管炎；②复发性发热性结节性脂膜炎，病理见吞噬脂质的泡沫细胞和噬脂性巨细胞，有一定诊断价值；③变应性皮肤血管炎。

（五）治疗

1. 一般治疗。卧床休息，抬高小腿、轻柔按摩皮下组织以消除水肿，保持温暖。弹力绷带有一定帮助，但不能完全阻止新损害的发生；

2. 有结核感染者，正规抗结核治疗有效。硬红斑应治疗潜在的结核病，结节性血管炎用碘化钾 900mg/d，可获良效。非甾体抗炎药物、糖皮质激素均可选用。纤溶治疗对某些病例有效（表 24-23）；

表 24-23　结节性皮肤血管炎的治疗

	治疗	推荐等级
一线治疗	保泰松 / 非甾体抗炎药	E
	碘化钾	D
	治疗潜在的结核病	B
二线治疗	抗疟药	E
	秋水仙碱	E
三线治疗	金制剂	E

3. 纤维蛋白溶解性药物有一定疗效，使机体溶栓，减轻血管炎症状；

4. 氨苯砜一般起始量为 100~200mg/d，有抑制中性粒细胞趋化的作用；

5. 泼尼松 30~50mg/d；

6. 经久不愈的患者可用免疫抑制剂，有报道称秋水仙碱、抗疟药、吗替麦考酚酯、口服金制剂和氯法齐明有一定疗效。

（六）预后

本病一般不发生系统累及，除少数合并肿瘤者，一般预后良好。

六、嗜酸性蜂窝织炎

嗜酸性蜂窝织炎（eosinophilic cellulitis）亦名 Wells 综合征（Wells' syndrome），是一种局限于皮肤的特发性疾病，反复发作的蜂窝织炎样肿胀为其临床特征。Wells 于 1971 年首次报道了 4 例，并称之为复发性肉芽肿性皮炎伴嗜酸性粒细胞增多（recurrent ganulomatous dermatitis with eosinophilia）；随后，Wells 和 Smith（1979）又报道了 8 例，并命名为嗜酸性蜂窝织炎。

（一）病因与发病机制

病因未明，可能系寄生虫、皮肤癣菌感染、节肢动物叮咬或药物所致的局部过敏反应。复发性非瘢痕病变和直接免疫荧光研究表明嗜酸性粒细胞释放大碱性蛋白来引起组织损伤。电镜观察显示胶原束周围有游离的嗜酸性粒细胞颗粒包裹，并无真性胶原损伤。此外，血管壁内有 IgG、IgA、IgD、C3 沉积，1 例患者血清中尚有抗核抗体。

（二）临床表现

本病罕见，无明显性别和年龄差异。皮损主要位于躯干和四肢，部分病例可自发性消退。较严重病例突然发生单个或多发性蜂窝织炎样肿胀。初期损害为水肿及红斑，顶部可有水疱，常有瘙痒，偶有硬结及疼痛；类似于急性细菌性蜂窝织炎，但无局部发热。红斑和水肿在 2~3 天内消退，代之为蓝色或淡蓝绿色硬结，类似于硬斑病。皮肤常在 6~8 周内缓慢消退；数年内复发极为常见，陈旧损害消退时即可出现新损害。部分病例可有发热、不适和关节痛。

较轻微病例可出现多发性环形红斑，边缘较硬，斑块可持续数年或在数年内复发。

（三）实验室检查

大多数急性期病例出现外周血及骨髓中嗜酸性粒细胞增多，偶有白细胞增多。

（四）组织病理

急性期特征是明显的真皮水肿和血管周围、间质内炎症细胞（嗜酸性粒细胞及组织细胞为主）浸润，表皮正常或海绵样改变伴表皮内水疱形成。火焰征（flame figure）是急性期后最显著的特征，由红色胶原核心和外周的无定形或颗粒状嗜酸性（或嗜碱性）物质构成，火焰征最终为组织细胞及多核巨细胞包绕，成为独特的栅栏状肉芽肿，但火焰征并非本病所特有，少数毛囊粘蛋白病、大疱性类天疱疮、妊娠疱疹、湿疹、痒疹和皮肤癣菌感染患者也可出现。血管壁出现水肿和炎症细胞浸润，少数作者发现血管壁局灶性坏死。

（五）鉴别诊断

本病需与丹毒、急性蜂窝织炎、血管性水肿、嗜酸性粒细胞增多综合征和变应性肉芽肿性血管炎鉴别，临床和组织病理特征可资鉴别。

（六）治疗

如能找出诱因，最佳治疗为处理原发病，有报道治疗合并的Ⅱ型单纯疱疹病毒感染或肿瘤后皮疹完全消退。外用和 / 或系统使用糖皮质激素（泼尼松 50~60mg/d）治疗对大多数病例有效，可作为一线治疗，控制病情和缩短病程。2 例怀疑皮肤癣菌感染者用灰黄霉素治疗获得了暂时性损害消退；此外，多西环素、米诺环素、氨苯砜和 PUVA（疗程为 3 个月）以及外用他克莫司亦有一定疗效。

七、冷球蛋白血症

内容提要

- 冷球蛋白血症分 3 个亚型，仅Ⅱ型和Ⅲ型冷球蛋白血症可诱发血管炎。
- 血管炎可累及周围神经和肾脏。皮损为斑疹性紫癜或可触及性紫癜，局限于下肢。

- 治疗潜在疾病如丙型肝炎。另外可选用 IVIG、环孢素和利妥昔单抗。

冷球蛋白血症(cryoglobulinemia)是一种原发或继发性疾病,其特点是患者血清免疫球蛋白在低温时析出沉淀或呈胶冻状,而当温度回复至37℃时又可再度溶解。Wintrobe 等在1933年发现了一名多发性骨髓瘤患者血清遇冷沉淀,Lerner在1947年将其命名为冷球蛋白。Meltzer 在1966年首次描述了"原发性"冷球蛋白血症。

冷球蛋白可分为Ⅰ~Ⅲ型,其中Ⅱ型和Ⅲ型又称为混合型冷球蛋白,混合型冷球蛋白有免疫复合物功能,可引起白细胞破碎性血管炎,称为冷球蛋白血症性血管炎(cryoglobulinemic vasculitis)。

(一)病因与发病机制

1. 冷球蛋白分类 冷球蛋白分为三型:①Ⅰ型冷球蛋白由单克隆免疫球蛋白组成,多数是 IgM,少数为 IgG 或 IgA;②Ⅱ型冷球蛋白由单克隆免疫球蛋白(IgM-κ)和多克隆免疫球蛋白(通常为 IgG)所组成的免疫复合物;③Ⅲ型冷球蛋白为多克隆免疫球蛋白复合物或为多克隆免疫球蛋白同血清中非免疫球蛋白成分所组成的冷沉淀物(表 24-24)。Ⅱ型和Ⅲ型冷球蛋白均有类风湿因子(RF)活性,多伴发自身免疫病(Ⅲ型)或淋巴网状系统增生性疾病(Ⅰ和Ⅱ型)。

2. 继发性冷球蛋白病因 继发性冷球蛋白血症的病因包括:①感染:HCV、黑热病、亚急性心内膜炎、疟疾、麻风、梅毒、巨细胞病毒感染、传染性单核细胞增多症、弓形体病、锥虫病;②自身免疫性疾病:类风湿关节炎、SLE、系统性硬皮病、结节性多动脉炎、变应性血管炎、干燥综合征、甲状腺炎、溃疡性结肠炎、风湿热;③肿瘤:多发性骨髓瘤、慢性淋巴细胞白血病、真性红细胞增多症、霍奇金淋巴瘤、淋巴肉瘤及其他恶性肿瘤播散;④其他疾病:肝硬化、冠状动脉病。

表 24-24 冷球蛋白的分类

	RF	单克隆免疫球蛋白	相关疾病
Ⅰ型	阴性	是(IgG 或 IgM)	造血系统恶性肿瘤(多发性骨髓瘤、Waldenström 巨球蛋白血症、慢性淋巴细胞白血病、B 细胞非霍奇金淋巴瘤),Raynaud 现象,皮肤溃疡、坏疽。
Ⅱ型	阳性	是(多克隆 IgG,单克隆 IgM)	丙型肝炎(HCV)、其他感染、干燥综合征、系统性红斑狼疮(SLE)
Ⅲ型	阳性	否(多克隆 IgG 和 IgM),IgM-IgG 复合物最常见	HCV、其他感染、干燥综合征、SLE、类风湿关节炎

3. 血管损伤 ①Ⅰ型冷球蛋白可导致血管腔完全闭塞但不引起血管炎;②混合冷球蛋白与循环抗原(如 HCV 病毒颗粒成分)结合沉淀在中小血管壁,激活补体,导致冷球蛋白血症性血管炎。低温条件是重要因素,免疫复合物介导的低补体血症为关键环节。有些患者在血清或冷凝蛋白质中可检出乙肝病毒表面抗原或抗体成分,提示可能与病因有关(图 24-12)。

(二)临床表现

1. Ⅰ型冷球蛋白血症 冷球蛋白在皮肤微血管系统降低到相应温度时发生沉淀,导致管腔完全闭塞,临床表现肢端发

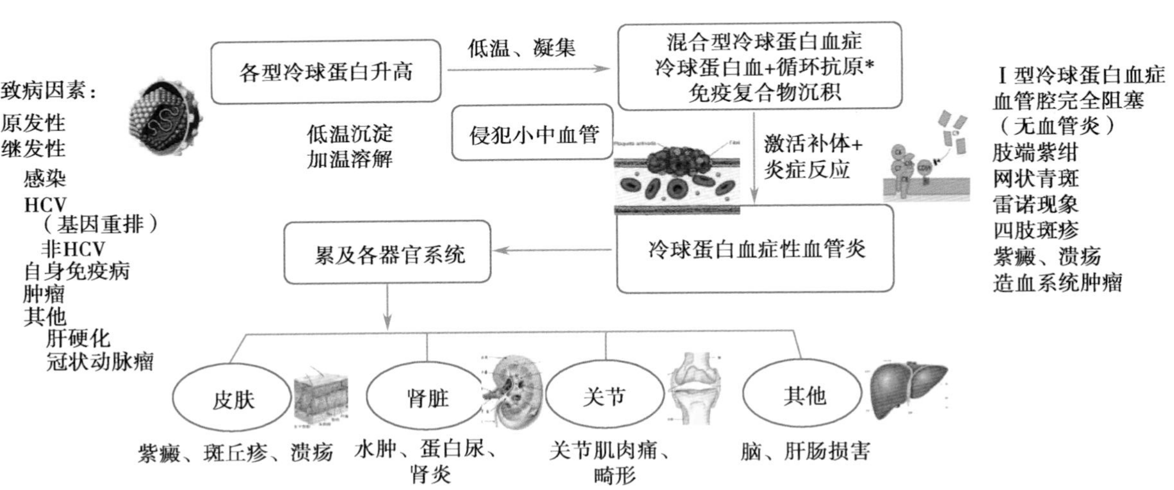

图 24-12 冷球蛋白血症发病病理生理

Ⅰ型血管腔闭塞,混合型冷球蛋白血症(Ⅱ型和Ⅲ型)性血管炎,免疫复合物沉积血管壁,约15%伴有循环冷沉积蛋白的患者会有症状或表现为冷球蛋白血症性血管炎。患者主要是丙型肝炎感染。丙肝(HCV)感染产生 bel-2 基因重排,致 B 细胞增殖、冷球蛋白产生,混合性冷球蛋白可能被检测为冷球蛋白或类风湿因子。Ⅱ型和Ⅲ型冷球蛋白血症常表现为三联症:紫癜(可触及紫癜)、关节炎和肌痛。患者可有肾脏损害及神经症状,肾损害有蛋白尿、血尿和红细胞管型。肾脏动脉主要为膜增殖性肾小球肾炎。

* 如丙肝病毒颗粒成分。

绀、指/趾、耳部和鼻部皮疹，网状青斑、视网膜出血，雷诺现象及动脉栓塞，四肢炎性斑疹和躯干上部紫癜性损害有特征性，伴有局部溃疡，肾损害不常见。

2. 混合型冷球蛋白血症　由Ⅱ型和Ⅲ型冷球蛋白引起，具有免疫复合物功能，约 15% 的患者出现症状或表现为冷球蛋白血症性血管炎。患者对寒冷的敏感性不确定，因为它们通常与正常 IgG 结合。患者常有 HCV 病毒感染。混合型冷球蛋白可能被检测为冷球蛋白或 RF，其表现更可能为免疫复合物疾病而非冷球蛋白病。

混合型冷球蛋白血症常表现为三联症：紫癜（可触及紫癜）、关节炎和肌痛，但仅见于不足 1/3 的患者。本病可累及皮肤、肾脏、肝脏、肌肉骨骼和神经等系统：

(1) 皮肤损害：最具特征性的皮损为紫癜，最常见于下肢，可自发，也可因寒冷或长时间站立诱发。还可表现为寒冷性荨麻疹、雷诺现象、肢端发绀、网状青斑、皮肤坏死和溃疡，可广泛融合；

(2) 系统损害：患者常有肌痛、头痛、发热和体重下降等全身症状。感觉运动性神经病和多发性单神经炎常见。肾损害通常为膜增殖性肾小球肾炎，有大量蛋白尿。其他系统损害包括肺泡出血、口干、眼干、关节痛、肝脾肿大，胃肠道受累等。

（三）辅助检查

1. 实验检查　检测冷球蛋白时，应使用预热的试管采血，处理前先在 37℃凝固，然后降温至 4℃保存数日。冷沉淀物占血清体积的百分比称为“冷沉比容”。血中检测出冷球蛋白可确诊本病。冷球蛋白血症患者的低补体血症（90%）特征为 C4 水平极低，与 C3 降低的程度不成比例。

另外，Ⅱ型冷球蛋白血症的单克隆成分几乎均有 RF 活性（即与 IgG 的 Fc 段结合的活性），因此，患者基本上都有高滴度的 RF，可作为病情活动的指标，但 C4 水平、RF 滴度和冷沉比容 3 项指标的敏感性很差，可能在病情改善后仍未恢复正常。

2. 组织病理　真皮血管腔内有耐淀粉酶 PAS 阳性的透明物质阻塞。可发生白细胞碎裂性血管炎或血管周围炎，肾脏可出现膜增殖性肾小球肾炎。

直接免疫荧光（DIF）示不同种类的免疫球蛋白和补体沉积，在Ⅱ型冷球蛋白血症中，DIF 显示 IgG、IgM 和补体成分沉积。血清学检查也可提示混合型冷球蛋白血症存在。

（四）诊断与鉴别诊断

原发性冷球蛋白血症定义为（教堂山共识会议）：冷球蛋白沉积为主的血管炎，侵犯小血管（毛细血管、微动脉和微静脉）及中等血管，与血清冷球蛋白相关，常累及皮肤和肾小球。

需鉴别的疾病：在有些潜在的淋巴增生性疾病患者中，由于 C1 酯酶抑制剂缺乏可能引起血管性水肿和荨麻疹；这些患者的单克隆蛋白可在检测时表现出类似冷球蛋白的性状；此外，部分寒冷性荨麻疹可由循环冷球蛋白所致，但无伴随疾病的证据。

（五）治疗

尚缺乏满意的治疗方法。

1. 一般治疗　避免长久站立，防寒保暖，关节痛可给予非甾体抗炎药。治疗潜在疾病如Ⅰ型：造血系统肿瘤；混合型：HCV 感染结缔组织病。

2. HCV 相关性　使用干扰素 α ± 利巴韦林防止复发；出现关节痛、无力时口服小剂量泼尼松；有肾脏或神经系统受累时使用大剂量泼尼松。

3. 非 HCV 相关性　尚无充分的治疗证据，欧洲抗风湿病联盟推荐参考其他小血管炎如 ANCA 相关性血管炎的治疗，联合使用免疫抑制剂与糖皮质激素。利妥昔单抗可削减外周 B 细胞，而减少浆细胞产生冷球蛋白。对于病情严重者（如罕见的肺泡出血或高黏滞综合征），建议采用血浆置换清除致病免疫复合物。

（六）预后

冷球蛋白血症患者的预后通常取决于潜在性疾病的病因，与 HCV 相关者取决于 HCV 感染的预后。非 HCV 相关者，预后与肾脏受累相关。

第四节　以中等血管为主的血管炎

一、结节性多动脉炎

内容提要

- PAN 是一种累及中小动脉的坏死性动脉炎，常与 HBV 感染相关。
- 临床表现为多系统缺血症状，特别是肾脏、周围神经系统和胃肠道。
- 皮损为沿动脉走向的红色痛性皮下结节、网状青斑和溃疡，10% 的患者仅有皮损，称为皮肤型 PAN。

结节性多动脉炎（polyarteritis nodosa，PAN）是一种罕见的中小动脉坏死性动脉炎，可累及所有器官的中、小动脉，特别是中等大小的肌性动脉，与 ANCA 无关。Kussmaul 在 1866 年首先用结节性动脉周围炎（periarteritis nodosa）来描述本病。皮肤型 PAN 是仅累及皮肤的单器官血管炎，无系统受累，很少转变为 PAN，称之为皮肤动脉炎较合适。

（一）流行病学

PAN 的流行病学特征已随时间发生了很大的变化。有效的乙肝病毒免疫计划，改进的乙肝筛查，以及血管炎定义和分类上的重要变化，使得 PAN 的发病率显著降低。按照 ACR 标准，在欧洲和美国，PAN 的发病率为每 100 万人 2~9 例。本病男性多见，发病高峰为 40~60 岁，皮肤型可发生于任何年龄。

（二）病因与发病机制

结节性多动脉炎与多种抗原血症相关（包括 β 溶血性链球菌感染），乙型肝炎抗原血症（HBsAg 阳性），巨细胞病毒、微小病毒、人类 T 细胞白血病、HIV 感染、淋巴瘤与本病也有关系。上述因素可引起血管内皮改变，血管痉挛、局灶性炎症和纤维素样坏死。有些病例发生于接受丙硫氧嘧啶或米诺环素治疗的患者。

在遗传学，有研究观察到编码腺苷脱氨酶 2（ADA2）的 *CECR1*（猫眼综合征染色体区域，候选位点 1）区域可逆性基因错义突变。

（三）临床表现

瑞典的一项研究发现，最常见的临床表现为神经系统（55%）、皮肤（44%）、腹部（33%）和肾受累（11%）。另一项包含 348 例 PAN 患者的回顾性研究发现，患者确诊时平均年龄 51

岁，超过 90% 的病例有全身症状，79% 有神经病学体征，50% 皮肤受累，36% 腹部受累，35% 高血压，66% 肾动脉微动脉瘤。其中，123 例为乙肝相关性 PAN 患者。报道的病死率为 25%。

1. 系统型 PAN ①全身症状 多数患者有不规则发热、头痛、体重下降、不适和虚弱；②肾脏受累最常见，表现为多发性小动脉瘤和梗死，可致急性肾功能衰竭和肾性恶性高血压。PAN 不引起肾小球肾炎，否则应考虑显微镜下多血管炎；③周围神经系统受累多见，表现为多发性单神经炎、多神经炎、末梢神经炎，中枢神经系统受累可表现为脑血管意外；④半数患者有关节痛，少数有关节炎，1/3 的患者有固定性肌痛，多见于腓肠肌；⑤约 50% 的患者有胃肠道受累，提示病情严重，可出现腹痛、出血、穿孔和梗死；⑥心脏受累可引起充血性心力衰竭、心包炎、传导系统缺陷和心肌梗死；⑦眼部受累出现眼血管炎、视网膜动脉瘤、脑神经乳头水肿和萎缩；⑧30% 的患者有睾丸和附睾受累，也可累及卵巢，自觉疼痛；⑨20%~30% 的患者有皮损，最常见的是网状青斑及"鸟眼"状溃疡。可见沿浅表血管走向分布的皮下痛性结节及肢端梗死。

2. 皮肤型 PAN 本型主要局限于皮肤，约占所有 PAN 患者总数的 10%，为一种相对少见的临床类型。可能是以皮肤表现为主，内脏受累较轻。皮损形态多样（图 24-13~ 图 24-15），15% 的病例有沿动脉走向的痛性红色皮下结节，直径 0.5~2cm，可持续数天至数月。40% 病例发现网状青斑，其他皮肤表现有溃疡、瘀斑、坏疽、甲皱襞栓塞和指 / 趾末端裂片状出血。皮损主要分布于四肢，下肢多见。皮肤型表现为慢性的良性过程，可能合并轻度系统症状，如发热、肌痛、关节痛和周围神经病变等。

3. PAN 亚型 ①乙型肝炎相关性 PAN 患者大多有活动性肝病。临床症状几乎包括了血管炎的全部表现，从皮肤紫癜及其他皮疹到腹痛、高血压、肾病及脑卒中。对抗病毒、血浆置换和 / 或糖皮质激素治疗有效；②对于非乙型肝炎相关性 PAN，应当采用与系统性小血管炎相同的治疗方法，使用环磷酰胺和糖皮质激素进行积极治疗。

4. 伴发疾病 系统性红斑狼疮、干燥综合征、混合型冷球蛋白血症、炎症性肠病、毛细胞白血病、家族性地中海热、Cogan 病、类风湿关节炎、艾滋病。

（四）辅助检查

1. 实验室检查 白细胞增多，蛋白尿和血尿，血尿素氮和肌酐升高，乙肝表面抗原或抗体阳性。血沉加快，贫血，血浆白蛋白和补体通常降低，也可出现冷球蛋白血症。

2. 组织病理 在疾病早期阶段，中等大小的动脉和皮下脂肪间隔的小动脉血管壁出现以中性粒细胞为主的炎细胞浸润。受累血管典型地表现为纤维素样坏死形成的嗜酸性环，使受损血管呈靶样外观。（图 24-16）在疾病后期，中性粒细胞浸润逐渐减少，主要由淋巴和组织细胞组成，血管壁纤维化增厚、闭塞。直接免疫荧光（DIF）示补体和 IgM 沉积于皮损动脉的血管壁，无 IgG 沉积。与系统型 PAN 不同，皮肤型 PAN 通常不累及动脉分支。

（五）诊断与鉴别诊断

由于 PAN 的症状也可见于其他多种疾病中，故诊断困难。若出现非特异性全身症状，如发热、消瘦、关节和肌肉痛，以及单个或多个器官缺血性症状，应考虑系统性血管炎的可能。临床有触痛性皮下结节、网状青斑、多系统损害以及上述

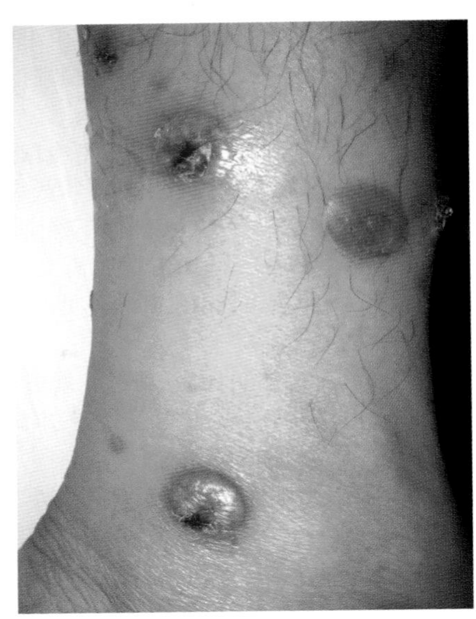

图 24-13 结节性多动脉炎，小腿皮下多发结节，结节坏死形成大疱，部分疱破裂露出坏死组织（中国医学科学院皮肤病研究所 孙建方惠赠）

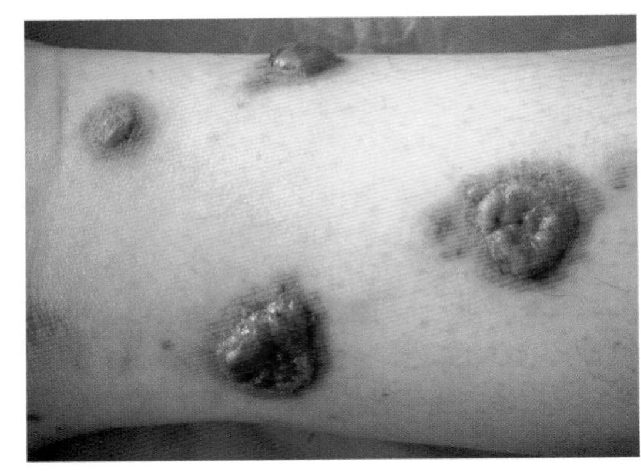

图 24-14 结节性多动脉炎［华中科技大学协和深圳医院（南山医院） 陆原惠赠］

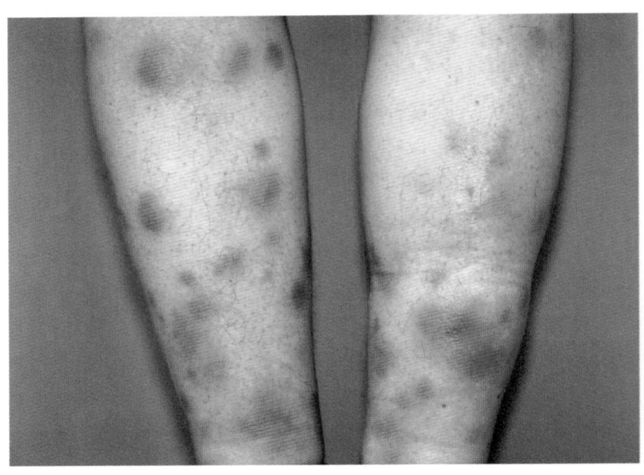

图 24-15 结节性多动脉炎（新疆维吾尔自治区人民医院 普雄明惠赠）

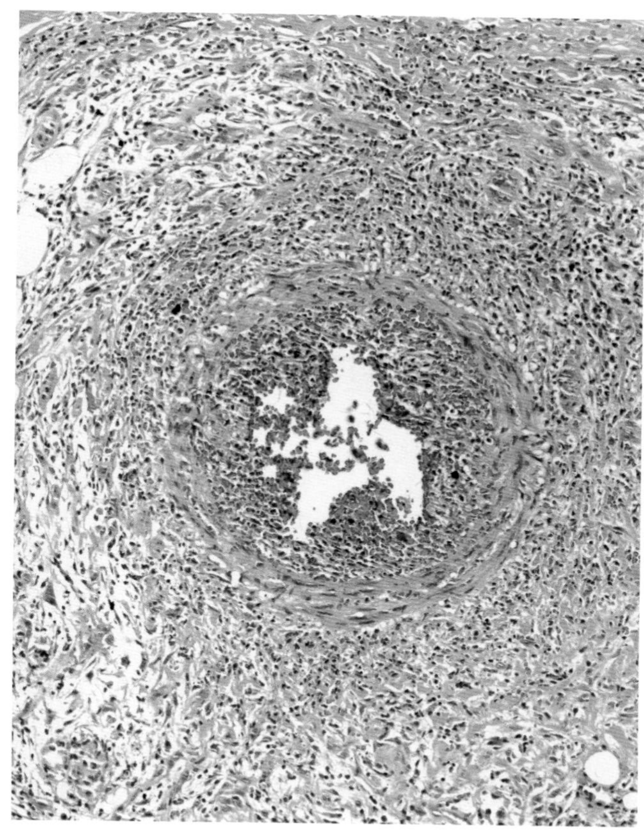

图 24-16　结节性多动脉炎皮损组织病理

显示肌型小动脉官腔扩装充血，中性粒细胞周围血管浸润，并破坏血管壁，可见红细胞溢出和核尘形成。

组织病理变化可作为诊断依据。

PAN 的诊断可参考 1990 年美国风湿病学会（ACR）的 PAN 分类标准，制定该标准的目的是与其他类型的原发性系统性血管炎相区分，但不能区分 PAN 和显微镜下多血管炎。ACR 的分类标准要求患者符合 10 条标准中的 3 条以上，诊断敏感性为 82%，特异性为 87%：①体重下降≥4kg（排除其他原因如节食）；②躯干和四肢网状青斑；③睾丸痛或压痛；④肌痛、肌无力或下肢压痛；⑤多发性单神经炎或多神经炎；⑥舒张压≥90mmHg；⑦血尿素氮 >400mg/L 或肌酐 >15mg/L；⑧乙肝病毒血清学阳性；⑨动脉造影见动脉瘤或血管闭塞；⑩中小动脉活检见中性粒细胞和单核细胞浸润。

PAN 应与感染性心内膜炎、胆囊炎、胰腺炎等感染性疾病、肾小球肾炎、冠心病、多发性神经炎、继发于肿瘤或结缔组织病的血管炎、结节性血管炎、显微镜下多血管炎、变应性肉芽肿性血管炎和冷球蛋白血症相鉴别。

（六）治疗

首先治疗基础疾病如乙肝病毒感染、干燥综合征、混合型冷球蛋白血症、毛细胞白血病或类风湿关节炎，本病可以是其皮肤表现或并发症。局部措施如用适合步行的弹力袜，外用或皮损内注射糖皮质激素（表 24-25）。

系统治疗包括系统使用糖皮质激素和其他免疫抑制剂。

1. 糖皮质激素 + 免疫抑制剂　糖皮质激素和环磷酰胺的常用剂量分别为 1mg/（kg·d）和 50~100mg/d。对特别严重的患者，可将剂量加倍。口服剂量应调整至保持全血白细胞计数在 3~3.5 × 10^9/L 之间，中性粒细胞计数应超过 1.5 × 10^9/L。多数皮肤型 PAN 患者对阿司匹林、泼尼松和氨甲蝶呤有较好的反应，可单独应用或联合用药。

表 24-25　结节性多动脉炎（PAN）的循证治疗选择

	治疗	证据水平
系统型 PAN		
一线治疗	糖皮质激素	2
	糖皮质激素 + 血浆置换 + 干扰素 / 拉米夫定	2
二线治疗	糖皮质激素 + 环磷酰胺	2
三线治疗	IVIG	3
皮肤型 PAN		
一线治疗	治疗潜在性感染	3
	停用可疑激发药物	2
	非甾体抗炎药	
	外用、皮损内注射或口服糖皮质激素	
二线治疗	氨甲蝶呤 7.5~15mg/ 周	3
	氨苯砜 / 磺胺吡啶	3
	IVIG	3
	羟氯喹	3
三线治疗	己酮可可碱	3
	秋水仙碱	3
	硫唑嘌呤或吗替麦考酚酯	3
	TNF-α 抑制剂	3
	华法林	3

2. 雷公藤制剂　雷公藤多苷或雷公藤片，对皮肤型和系统型 PAN 的疗效良好。

（七）病程与预后

早期诊断和治疗可改善 PAN 的预后。未经治疗的 PAN 患者 5- 年生存率仅 13%，应用糖皮质激素和环磷酰胺治疗后，5 年生存率提高至 80%。以皮肤受累为主的患者，糖皮质激素和环磷酰胺可采用较低剂量，3~6 个月内可获缓解。肾脏疾病和高血压并发症是死亡的主要原因，接近 50% 的病例死于尿毒症。

二、皮肤黏膜淋巴结综合征（川崎病）

内容提要

- 川崎病是一种多系统中小动脉受累的急性发热性儿童疾病，最严重的并发症是冠状动脉损伤和冠状动脉瘤。
- 临床表现为发热、结膜充血、颈部淋巴结肿大、杨梅舌，皮疹呈麻疹样、猩红热样、掌跖紫红斑，后期膜状脱皮。
- 本病一线治疗为联合使用静注丙球（IVIG）和阿司匹林。

川崎病（kawasaki disease，KD）又称皮肤黏膜淋巴结综合征（mucocutaneous lymphonode syndrome），1967 年，日本川崎富作首先报道。是一种急性、发热性、多系统受累的儿童疾病，以全身性中、小动脉炎性病变为主要病理改变。最严重的危害是冠状动脉损伤引起的冠脉扩张和冠状动脉瘤形成，是儿童期获得性心脏病的主要病因之一。

（一）病因与发病机制

1. 感染　KD 病因不明，推测与感染有关，包括病毒和细菌，通常为无症状感染。细菌超抗原可能是促发因素。

2. 免疫　在大多数患儿中可分离出金黄色葡萄球菌和化脓性链球菌产超抗原（热休克蛋白 65 等）株。推测这些超抗原激活特定亚群 T 细胞（$V\beta2^+$、$V\beta8^+$ 细胞），在 T 细胞的诱导下，B 淋巴细胞多克隆化和凋谢减少，产生大量免疫球蛋白（lgG、lgM、lgA、lgE）和细胞因子（IL-1、IL-2、IL-6、TNF-α）。抗中性粒细胞胞浆抗体（ANCA）、抗内皮细胞抗体和细胞因子损伤血管内皮细胞，使其表达细胞间黏附分子 -1（ICAM-1）和内皮细胞性白细胞黏附分子 -1（ELAM-1）等黏附分子，同时血管内皮生长因子参与，最终发生血管损伤和全身性血管炎。

3. 遗传易感性　不同种族的易感性显著不同，可能与促炎症基因的多态性有关。促炎症基因主要包括信号转导胱天蛋白酶 -3 基因或 ITPKC 基因，这两个基因能够调控 T 细胞的活化。基质金属蛋白酶等血管重塑基因能够引起血管损伤和动脉瘤形成。

4. 冠状动脉损伤　在许多器官和组织，尤其是中等动脉中有大量炎细胞浸润，极早期为中性粒细胞，很快被单核和淋巴细胞取代。炎症细胞释放基质金属蛋白酶和其他酶类，分解胶原和弹力纤维，损伤冠脉壁的完整性，导致冠脉扩张和动脉瘤形成（图 24-17）。

（二）临床表现

KD 主要见于年龄较小的儿童，80% 在 5 岁以下，成人罕见，男女比例为 3∶2，不同种族的发生率不同，亚洲人群患病风险最高，每 3~6 年在很多群体暴发。复发率约为 3%。我国北京调查，5 岁以下儿童发病率为 49.4/10 万。临床上有多系统损害（表 24-26），发热、多形性红斑 / 猩红热样皮疹（图 24-18）、球结合膜充血、非化脓性结膜炎、口腔充血、杨梅舌、肢端肿胀、手足红斑、颈部淋巴肿大、皮疹多形性和肢端脱屑（图 24-19，图 24-20）等。

表 24-26　皮肤黏膜淋巴结综合征（川崎病）主要临床特征

川崎病主要临床特征	
发热	冠状动脉瘤
球结合膜充血	腹泻
杨梅舌	关节红肿
颈淋巴结肿大	皮疹
心肌炎、心包炎	肢端脱屑

1. 急性期（发热期）　约持续 8~12 天，平均 10 天。持续发热是 KD 的典型临床表现。

（1）发热：体温 38~41℃，多呈弛张热，偶有稽留热。

（2）皮肤损害：在急性发热期常见腹股沟红斑和脱屑，可误诊为假丝酵母菌性尿布皮炎或金葡菌性烫伤样皮肤综合征（SSSS）。发热后 2~4 天出现多形红斑、猩红热或麻疹样皮疹，以躯干和四肢为著，可有瘙痒，持续 1~2 天至 10 天消退，预后无色素沉着。偶有细小的脓疱，但不出现水疱、大疱和溃疡。发热后 4~7 天于掌跖部出现大片紫红色斑，在腕踝处与正常皮肤有截然分界，手足硬性水肿，指 / 趾梭形肿胀，患儿由于不适而拒绝站立或接物。有的婴儿原卡介苗接种处重新出现

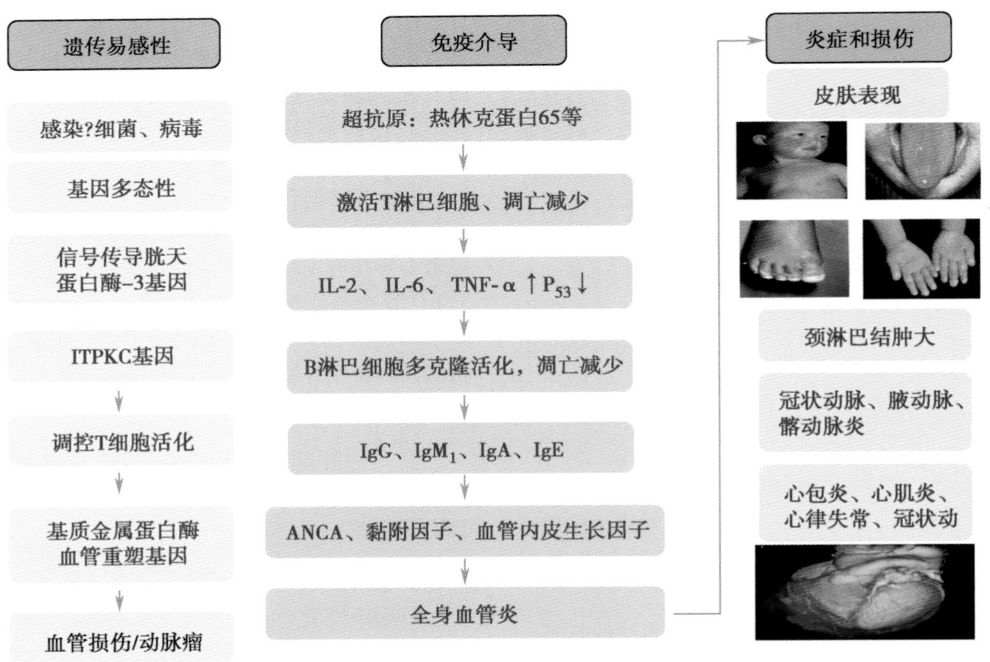

图 24-17　皮肤黏膜淋巴结综合征发病机制
ANCA= 抗中性粒细胞胞浆抗体。

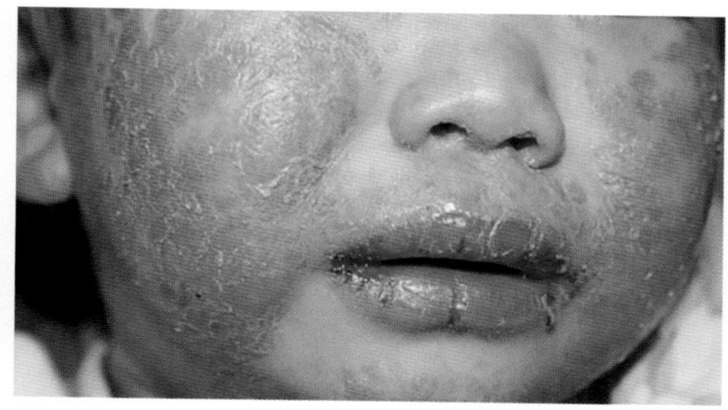

图 24-18　皮肤黏膜淋巴结综合征（川崎病）
幼儿口唇黏膜干燥（广州市皮肤病防治所　张锡宝惠赠）。

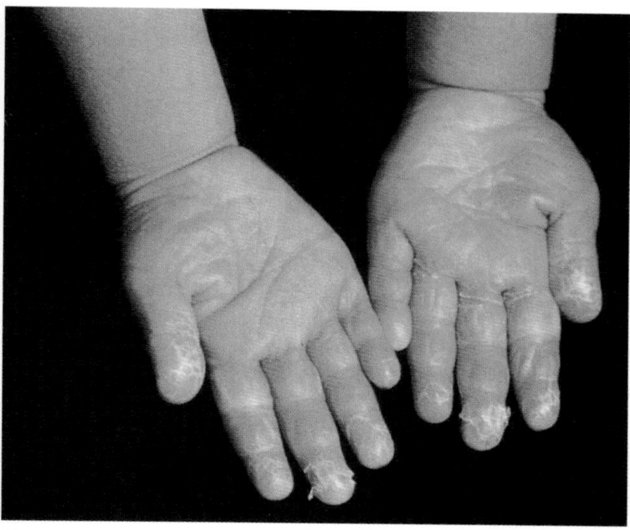

图 24-19　皮肤黏膜淋巴结综合征（川崎病）手指膜状脱屑

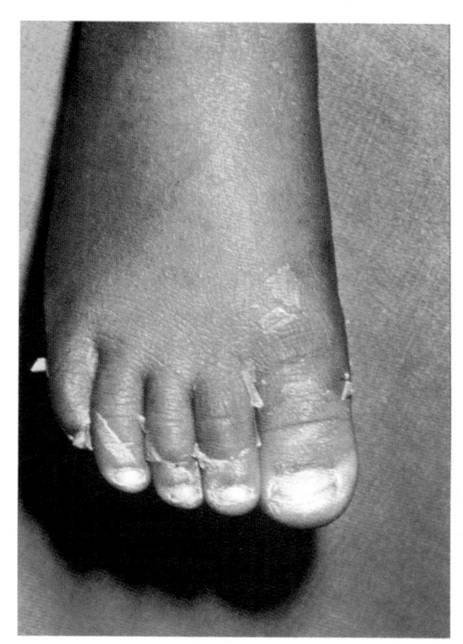

图 24-20　皮肤黏膜淋巴结综合征（川崎病）
脚趾皮肤脱屑为特征性表现。

红斑和硬结。

（3）黏膜损害：起病 3~4 天出现双侧结膜充血，畏光，无脓性分泌物，热退后消散。包括非化脓性结膜炎在内的眼部病变在发热时更明显，偶尔也可见无症状性葡萄膜炎等眼部炎性病变。口唇潮红、干燥、皲裂，口腔黏膜充血或出血、干燥，无口腔溃疡，舌乳头增大呈“杨梅舌”（图 24-21）。

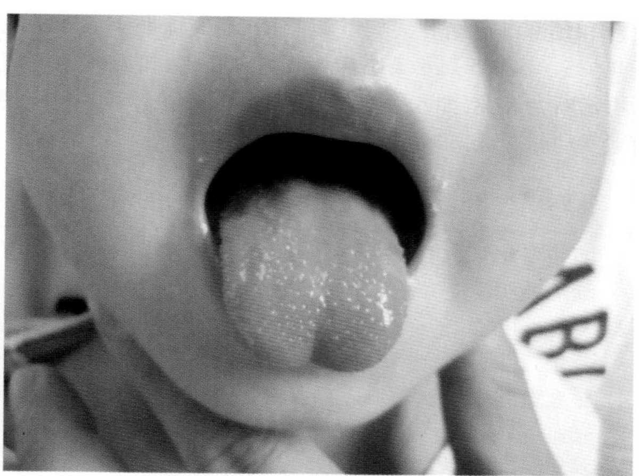

图 24-21　皮肤黏膜淋巴结综合征
杨梅舌（东莞市常平人民医院　曾文军惠赠）。

（4）淋巴结肿大：颈部淋巴结肿大，质地柔软，直径 1.5cm 达诊断标准，多为单侧，无触痛，不化脓。

（5）系统损害：无菌性脑炎、间质性脑炎、消化性症状、关节痛关节炎、肝炎、胆囊积水、肠梗阻、或表现为急腹症的假性梗阻，排尿困难伴无菌性脓尿，肌肉疼痛伴肌力下降。

心血管系统可于疾病第 1~6 周出现 15%~20% 患儿发生冠状动脉损害、心包炎、心肌炎、心内膜炎、心律失常，冠状动脉扩张、冠状动脉瘤、冠状动脉血栓甚至心肌梗死等。冠脉病变常在第 2~4 周出现。

2. 亚急性期　从热退至临床症状完全消失，历时约 1 个月。①掌跖部大片脱皮，指/趾末端甲周处开始出现膜状脱皮，继而全身；②累及大关节如膝、踝关节的关节炎；③心脏受累，冠状动脉病，20%~25% 的患儿可发生冠状动脉瘤，死亡率高达 90%。

3. 恢复期　从病程第六周进入恢复期，持续至血沉恢复正常。指/趾甲有横沟（Beau 线），重者亦可脱落，可有嵌甲畸形。

（三）实验室检查

1. 血液学检查　外周血白细胞增高，以中性粒细胞为主，伴核左移，轻-中度贫血，血小板早期正常，第 2~3 周增多；血沉明显增快，C 反应蛋白、肝酶（ALT 和 AST）可以升高。

2. 免疫学检查　血清 IgG、IgM、IgA、IgE 和血液循环免疫复合物升高。

3. 心电图　早期显示窦性心动过速，非特异性 ST-T 变化。

（四）组织病理

为全身性血管炎，好发于冠状动脉。

Ⅰ期：约 1~9 天，小动脉周围炎症，冠状动脉损伤。

Ⅱ期：约 12~25 天，冠状动脉主要分支全层血管炎。

Ⅲ期：约 28~31 天，动脉炎症逐渐消退，血栓和肉芽形成。

Ⅳ期：心肌瘢痕形成，阻塞的动脉可能再通。

小至中等大小动脉炎，伴毛细血管后微静脉内皮细胞水肿，小血管扩张，管周淋巴细胞 / 单核细胞浸润。

（五）诊断与鉴别诊断

由于特征性改变不一定同时出现，对于长期发热的患儿应询问在病程中是否出现过结膜充血、口腔黏膜和手足改变、皮疹和颈部淋巴结肿大。可参考 KD 研究课题组诊断标准，发热≥5 天，伴下列 5 条临床表现中 4 条者，排除其他疾病，即可诊断为 KD。如 5 条临床表现中不足 4 条，但超声心动图有冠状动脉损害，亦可确诊为 KD（表 24-27）。

表 24-27 皮肤黏膜淋巴结综合征（KD）的诊断标准

(1) 四肢变化：急性期掌跖红斑，手足硬性水肿；恢复期指 / 趾端膜状脱皮
(2) 多形性皮疹
(3) 非化脓性眼结合膜充血
(4) 唇充血肿胀、皲裂，口腔黏膜弥漫性充血，舌乳头突起、充血、呈杨梅舌
(5) 颈部淋巴结肿大≥1.5cm

本病需与败血症、猩红热、SSSS、中毒性休克综合征、各种发疹性传染病、病毒感染、急性淋巴结炎、病毒性心肌炎、药物超敏反应、小儿结节性多动脉炎、幼年型类风湿关节炎、风湿性心脏炎鉴别。

1. 麻疹　麻疹与 KD 均可出现结膜充血和手足肿胀，麻疹早期为耳后出疹，有口腔 Koplik 斑，外周血白细胞和血沉常降低，IgM 抗体阳性。

2. A 组乙型溶血性链球菌感染　与伴有麻疹样皮疹的 KD 患者鉴别困难，尤其是咽部携带链球菌的 KD 患者。但链球菌感染对抗生素反应良好，而 KD 无反应。

3. 重症药疹　Stevens-Johnson 综合征有眼、口腔和唇黏膜糜烂结痂，皮肤有水肿性丘疹和靶形损害，部分融合成大疱。

4. SSSS　常见脓疱，皮肤弥漫性红斑、脱屑和浅表糜烂，口周为著，有放射状裂隙和结痂，尼氏征阳性。

（六）治疗

急性期的治疗目的在于控制急性炎症，防止冠状动脉瘤形成，主要包括阿司匹林和静注丙种球蛋白（IVIG）组成（表 24-28）。

表 24-28 皮肤黏膜淋巴结综合征（KD）的治疗

首选治疗	IVIG、阿司匹林或二者联合治疗
急性期	IVIG，阿司匹林，糖皮质激素，英利昔单抗，阿昔单抗
恢复期	抗凝治疗，溶栓治疗
心脏	心脏冠状动脉及瓣膜病且对上述治疗无效者，可行外科手术治疗，心脏移植、冠脉搭桥术

1. 急性期治疗

(1) IVIG 与阿司匹林：一线治疗，每日静脉滴注免疫球蛋白（IVIG）400mg/kg，2~4 小时输入，早期（10 天内）应用，连续 4 天；同时口服阿司匹林可降低川崎病冠状动脉瘤的发生率。

减轻冠状动脉病变。每天 30~100mg/kg，分 3~4 次，服用 14 天，热退后减至每日 3~5mg/kg。不过荟萃分析并没有足够的证据表明阿司匹林能够对 KD 起到治疗作用。但在 KD 动物模型中发现 IVIG 和阿司匹林确实能够通过不同途径调节 TNF 的表达和其下游转录水平从而起到治疗 KD 的作用。阿司匹林能够通过抑制血小板中血栓素 A2 和前列腺素的表达起到抗血栓的作用。

(2) 糖皮质激素：二线治疗，可缓解症状，但易致血栓形成。有学者提出禁用，认为可增加冠状动脉瘤的发生。但有报道一例急性川崎病患者，伴有冠脉瘤、心肌炎、心包炎和心瓣膜缺损，采用大剂量糖皮质激素冲击疗法和环孢素的联合治疗取得了良好的疗效。

(3) 抗血小板聚集：除阿司匹林外可加用双嘧达莫（潘生丁）3~5mg/（kg·d），分 2 次服用。

(4) 生物制剂：英夫利昔单抗等，一例患不安全和非典型川崎病的 7 周婴儿对两剂 IVIG 和 IVMP 治疗抵抗，但在接受两剂即 5mg/kg 的英夫利昔抗治疗后退热。

2. 恢复期的治疗和随访　抗凝治疗、溶栓治疗。为防止川崎病患者形成冠脉血栓，指南建议长期应用抗血小板药物进行抗血栓治疗，这些药物有双嘧达莫、噻氯匹定、氯吡格雷和阿昔单抗，华法林可选择性使用。

（七）病程与预后

大多数预后良好，KD 患儿 5 年生存率高达 99% 以上，然而，20 个 KD 患儿中就会有 1 个存在永久性冠脉损害。17%~31% 患者可发生冠状动脉瘤，因冠状动脉瘤、血管闭塞或心肌炎而死亡者占 0.5%~2.8%。

第五节 大血管炎

一、巨细胞动脉炎

内容提要

- GCA 是累及颈动脉颅外分支的肉芽肿性坏死性血管炎。
- 临床特征为颞部头痛、间歇性下颌运动障碍和失明三联症，皮损为头皮溃疡坏死。

巨细胞动脉炎（giant cell arteritis，GCA），也称为颞动脉炎（temporal arteritis）、Horton 病、颅动脉炎（cranial arteritis），是一种以侵犯颈动脉颅外分支为主的系统性坏死性血管炎。早年报道的病例几乎均为颞动脉受累。血管炎部位可形成肉芽肿，含数量不等的巨细胞，故现在多称为巨细胞动脉炎或肉芽肿性动脉炎。但约半数病例找不到巨细胞，而巨细胞也可出现在其他血管炎中，因此该病名并不完美。

GCA 多见于女性，男女之比为 1∶2~1∶3。50 岁以上人群的发病率为 10/10 万 ~40/10 万，发病高峰为 70~80 岁，70 岁以上者发病率约为 0.5%。我国报道的病例较少，本病在欧洲发病率高。

（一）发病机制

GCA 病因尚不清楚，遗传、感染、免疫、细胞黏附分子、巨噬细胞、多核巨细胞等因素可能参与了其发病。炎症多发生在始于主动脉弓的中等肌性动脉，也可累及较长的一段动脉。最常见的病变见于颞浅动脉、椎动脉、眼和睫状后动脉。本病被认为是特异性体质的个体对环境因素的一种炎症反应。在动脉外膜，局部树突状细胞募集并活化 CD4 细胞。在早期阶段，涉及以 Th1 和 Th17 途径为主的细胞因子级联反应，随后为慢性 Th1 活化导致的慢性静脉性动脉炎，最终导致动脉狭窄。

（二）临床表现

典型表现为颞部头痛、间歇性下颌运动障碍和失明三联症。最常见的症状是前额疼痛、突发性失明、受累动脉上方的皮肤出现红斑和水肿，颞动脉可有压痛、搏动减弱或消失，颌部运动障碍（“颌跛行”）。椎基底动脉受累时为枕部疼痛、共济失调、眩晕或耳聋。

半数有风湿性多发性肌痛，表现为肢体或腰部肌肉疼痛、僵硬和无力。患者常有非特异性全身症状，如发热、不适和体重减轻。较少见的严重表现有大动脉炎（主动脉炎或主动脉分支处的血管炎）、器官系统局部缺血或梗死（如中风、肠梗死或胆囊炎）。

皮肤表现不常见，最多见的是头皮溃疡和坏死、荨麻疹、色素改变、肢端浅表性溃疡，甚至坏疽、紫癜、大疱、舌肿胀或坏死。此外，尚有结节性红斑样损害、眶蜂窝织炎和出血性球结膜水肿。在下肢溃疡、坏疽或神经病之前可出现跛行，因此常误诊为动脉粥样硬化性外周血管病。

有人统计了 GCA 患者中的症状发生率：有头痛（76%）、消瘦（43%）、发热（42%）、疲乏（39%）、任何视力症状（37%）、食欲减退（35%）、颌跛行（34%）、风湿性多肌痛（34%）、关节痛（30%）、单侧视力丧失（24%）、双侧视力丧失（15%）、眩晕（11%）和复视（9%）。

GCA 的临床亚型包括：①缺血事件型：包括失明、脑卒中和大动脉病变，多见于表达高水平 IFN-γ 和低水平 IL-6 的患者。②炎症特征型：有高水平 IL-6 的患者易于表现出更显著的炎症表现（例如发热和全身症状），但较少出现失明或其他缺血事件。

（三）辅助检查

1. 实验室检查　血沉加快；C 反应蛋白升高；轻度贫血；碱性磷酸酶和天冬氨酸转氨酶（AST）可轻度升高，但肌酸激酶多正常；血清 α_2 或 γ 球蛋白增高，补体也常增高，而抗核抗体多为阴性。颞动脉或腋动脉彩超可见管壁炎症改变和水肿（晕轮征）。

2. 组织病理　在受累主动脉分支的各层中均可发现病变，尤其是颈动脉分支。病理表现为局灶节段性全动脉炎伴有混合炎细胞浸润，可见内膜增生伴内弹力膜破裂。受累动脉病变呈局灶性、节段性跳跃式分布；病变性质为肉芽肿性炎，累及动脉全层，以弹力膜为中心，可见淋巴细胞、巨噬细胞、组织细胞、多核型巨细胞浸润，以多核巨细胞具有特征性；病变血管的内膜增生、管壁增厚、管腔变窄或闭塞，也可有局部血栓形成。

鉴于损害的节段性，活检阴性并不能排除诊断，活检血管长度最好有 2cm。

（四）诊断与鉴别诊断

局限性头痛、头皮压痛、肩和髋关节痛、发热、体重减轻，尤其是伴有血沉加快的老年人，应怀疑有颞动脉炎。临床诊断标准：①年龄 >50 岁；②近期有局限性头痛、颞动脉压痛或搏动减弱；③血沉≥50mm/h；④颞动脉活检显示单核细胞或肉芽肿性动脉炎。至少有 3 项指标相符，才能诊断，敏感性为 94%，特异性为 91%。应行颞动脉活检，明确诊断。

其他血管炎如 ANCA 相关性血管炎也可能累及颞动脉，应作为 GCA 的鉴别诊断。

（五）治疗

为了减少视力并发症，一旦疑诊，即可开始糖皮质激素治疗；若后续排除诊断，再予以停用。

1. 一线治疗　糖皮质激素，例如泼尼松龙 40~60mg/d，如果 CRP/ESR 水平稳定，可每月缓慢减量，治疗通常需 2 年左右。如有视力损害考虑使用静脉注射甲泼尼龙 500~1 000mg/d，连续 3 天，随后口服泼尼松龙。推荐无禁忌证的患者服用阿司匹林 75~150mg/d。

2. 二线治疗　有证据表明，氨甲蝶呤 15~20mg/w 可减少糖皮质激素的用量。亦可联用环磷酰胺、吗替麦考酚酯、氨甲蝶呤、硫唑嘌呤、环孢素或氨苯砜。

（六）病程与预后

诊断为 GCA 两年后的死亡率略有升高（标化死亡率为 1.52）。女性和年龄≤70 岁的患者死亡率升高。

二、高安动脉炎

高安动脉炎（takayasu’s arteritis）又称主动脉弓综合征（aortic arch syndrome）和无脉症（pulseless disease），是主动脉及其主要分支的肉芽肿性炎症。常见于年龄小于 50 岁的患者，可导致血管狭窄伴杂音和脉搏减弱或消失（“无脉症”由此得名）。本病的另一特征是动脉瘤形成。

（一）病因与发病机制

感染、自身免疫和遗传因素都可能参与发病。已知与 5 号染色体上的 IL-12B，17 号染色体上的 MLX，1 号染色体上的 FCGR2A/FCGR3A 以及 HLA-B*52:01 存在相关性。在 HLA 区域已经确认两个独立的易感基因位点（HLA-DQB1/HLA-DRB1 和 HLA-B/MICA）。

（二）临床表现

多见于年轻成人，90% 为女性。早期为无脉前期（炎症期），后期为无脉期，可有血管杂音，视网膜病变（称 Takayasu 视网膜病）。

1. 系统损害　患者可出现发热、疲乏、不适、盗汗和体重下降等全身症状，以及下列系统受累：①高血压，由肾动脉狭窄、动脉僵硬、颈动脉窦敏感性升高所致；②肾功能障碍；③内脏缺血坏死可致腹痛、出血或穿孔；④主动脉弓及其分支受累可致“主动脉弓综合征”伴臂跛、肱 / 桡动脉无脉症、锁骨下动脉杂音；⑤还可发生主动脉瓣返流、冠状动脉缺血伴心绞痛或心肌梗死、肺动脉高压、卒中、晕厥和视力障碍。

2. 皮肤损害　约 50% 的患者有皮损，早期为结节性红斑样或硬红斑样损害、雷诺现象、紫癜。后期无脉期时，出现坏疽性脓皮病样损害、脱发、皮肤和附属器萎缩。SLE、白塞病、Cogan 病、可变性红斑角化病可与本病并存。

（三）组织病理

病变发生在主动脉和它的分支，病变会跳跃性发生。在急性期，出现全动脉炎。炎细胞浸润主要在滋养血管周围，随后逐渐纤维化。纤维化和/或血栓形成导致管腔狭窄。老年患者可合并动脉粥样硬化和管壁钙化。

（四）诊断

按照以下诊断标准，除了必要条件以外，符合2条主要标准，或1条主要标准加2条以上次要标准即可诊断：

（1）必要条件：年龄<40岁；

（2）主要标准：①左中部锁骨下动脉损害；②右中部锁骨下动脉损害；

（3）次要标准：①ESR增高；②颈动脉触痛；③高血压；④主动脉回流或环状主动脉扩张；⑤肺动脉损害；⑥左中部颈总动脉损害；⑦末梢头臂动脉干损害；⑧胸降主动脉损害；⑨腹主动脉损害。

（五）治疗

1. 糖皮质激素 泼尼松龙1mg/(kg·d)是常规推荐的一线治疗，使用1~3个月，然后在6~12个月内减量。

2. 免疫抑制剂 氨甲蝶呤15~25mg/w联合泼尼松；环磷酰胺；硫唑嘌呤。

3. 生物制剂 英夫利昔单抗、依那西普和托珠单抗治疗可能有效。

4. 外科治疗 纠正脑灌注不足、瓣膜关闭不全和动脉瘤。

（六）病程与预后

多数患者需血管外科手术治疗，但再狭窄常见。对患者来说，治疗可使疾病缓解，但是疾病本身和治疗均会导致患者生活质量下降。

三、白塞病

内容提要

- 遗传与环境因素与本病发生有关。80%的亚洲患者HLA-B51等位基因阳性。
- 致病机制包括自身免疫反应，血管损伤。
- 临床表现有口腔溃疡、眼部损害、生殖器溃疡、皮肤损害（结节红斑损害、毛囊损害）针刺反应阳性有助于诊断。
- 组织病理：基本病变是血管炎，本病早期类似白细胞破碎性血管炎，晚期多为淋巴细胞性血管炎。

白塞病（Behcet's disease，BD）是一种以血管炎为病理基础的慢性多系统疾病，1937年由Behcet在土耳其首先报道，描述为口腔、眼、生殖器、皮肤为本病常发部位。病因有感染、遗传、环境因素、自身免疫和炎性介质等。患者以青壮年为主，多见于20~30岁。

白塞病在世界范围内发病率不同，分别是土耳其380/100 000，日本100/100 000，北美1/100 000~2/100 000，欧洲1/300 000。1937年首先报道本病，后期相继报道的病例以中东及地中海沿岸国家较多；1948年日本曾报道BD的发病数为世界之首，而我国自1957年开始报道本病，且病例数逐年增多。

（一）病因与发病机制

白塞病的发病机制仍不清楚，可能涉及多种因素。遗传、环境、感染、免疫因素以及炎症介质和凝血因子等都可能参与发病（图24-22）。

1. 遗传因素 尽管BD具有家族聚集性，学者仍认为白塞病是散发性疾病。Rwmmers对土耳其1 215例BD病患者和1 278例对照者进行全基因组关联分析研究，结果发现HLA-B*51、IL-10与BD有关。肿瘤坏死因子表达与肿瘤坏死因子基因多态性的等位基因与BD发病有关，TNF基因突变会导致BD患者致病细胞因子活性因子激活。候选基因定位于第6号染色体，包括MHC-I相关基因（尤其是MICA6等位基因）、PERB、NOB和抗原呈递基因（TAP）。一级亲属患白塞病的个体风险增加。HLA-B51阳性者罹患白塞病的相对风险（比值比为5.9）增加。HLA-B51与疾病相关基因紧密连锁。有认为，HLA-B51可能作为异源抗原通过原始抗原递呈或通过病毒或细菌的分子模拟参与发病。

2. 环境 本病好发于地中海、中东及远东地区的青年男性及女性，又被称为"丝绸之路"病。超过80%的亚裔患者携带HLA-B51等位基因，在西方国家的高加索人中携带率仅为15%，提示生活在丝绸之路沿线的人群等位基因是一个重要的危险因素。

3. 感染因素 已在白塞病患者的血清中分离出抗链球菌抗体，口腔菌群中也发现了较高浓度的链球菌，且可能与溃疡的发生有关。其他细菌，如大肠埃希菌和金黄色葡萄球菌，可能通过激活淋巴细胞致白塞病的发病。在白塞病患者中，幽门螺杆菌细胞毒素相关蛋白A抗体出现的频率更高。这些抗体可能通过与内皮细胞抗原交叉反应引起血管内皮损伤，根除幽门螺杆菌能降低这些患者疾病的严重程度。认为与本病有关的因素包括感染（病毒或细菌），但以后的证据并不支持。

4. 免疫机制 BD患者有多种致病基因，在感染源或自身抗原诱导下造成免疫功能的紊乱，致病机制中涉及了血管损伤以及自身免疫反应，其中有细胞免疫和体液免疫紊乱、中性粒细胞亢进、内皮细胞损伤与血栓形成，热休克蛋白（heat-shock proteins，HSPs）、细胞因子、中性粒细胞与巨噬细胞的活性改变和自身免疫因素等均参与发病。应激反应释放热休克蛋白，通过与Toll样受体的相互作用激活Th1免疫反应。本病中T淋巴细胞的多样性提示存在针对多种抗原的免疫应答，此可以解释白塞病中症状多样性。细胞因子如IL-1、IL-8、IL-12、IL-17和TNF-α似乎参与了发病，中性粒细胞激活导致组织损伤，发生血管炎性反应，见于溃疡、皮肤脓疱病和结节红斑样病变中。循环免疫复合物也在促发特征性的中性粒细胞型血管炎反应中起作用。患者血清中前列腺环素水平下降，提示内皮细胞功能紊乱致内皮细胞活化，患者的血清、滑液和房水一氧化氮浓度升高，也导致血管炎症和血栓形成。

（二）临床表现

1. 复发性口腔溃疡 口腔溃疡或复发性口溃疡常为首发症状。多为疼痛性，每年至少发作3次，疼痛，难以进食，损害为圆形或卵圆形。多发性的口腔溃疡，孔状溃疡（3~10mm），界限清楚，溃疡中心呈浅黄色坏死的基底，周围红晕，好发于唇、舌、牙龈、颊黏膜（图24-23）、软腭、硬腭、扁桃体，亦可见咽部和鼻腔，持续1~2周后消失，不留瘢痕，另有些表现为深溃疡，留下类似于Sutton损害，为单发或重型口疮性溃疡，愈合后可留下瘢痕。

2. 眼部损害 双侧葡萄膜炎伴瘢痕形成的眼部受累是白塞病综合征最为严重的并发症，其偶可进展迅速，导致失

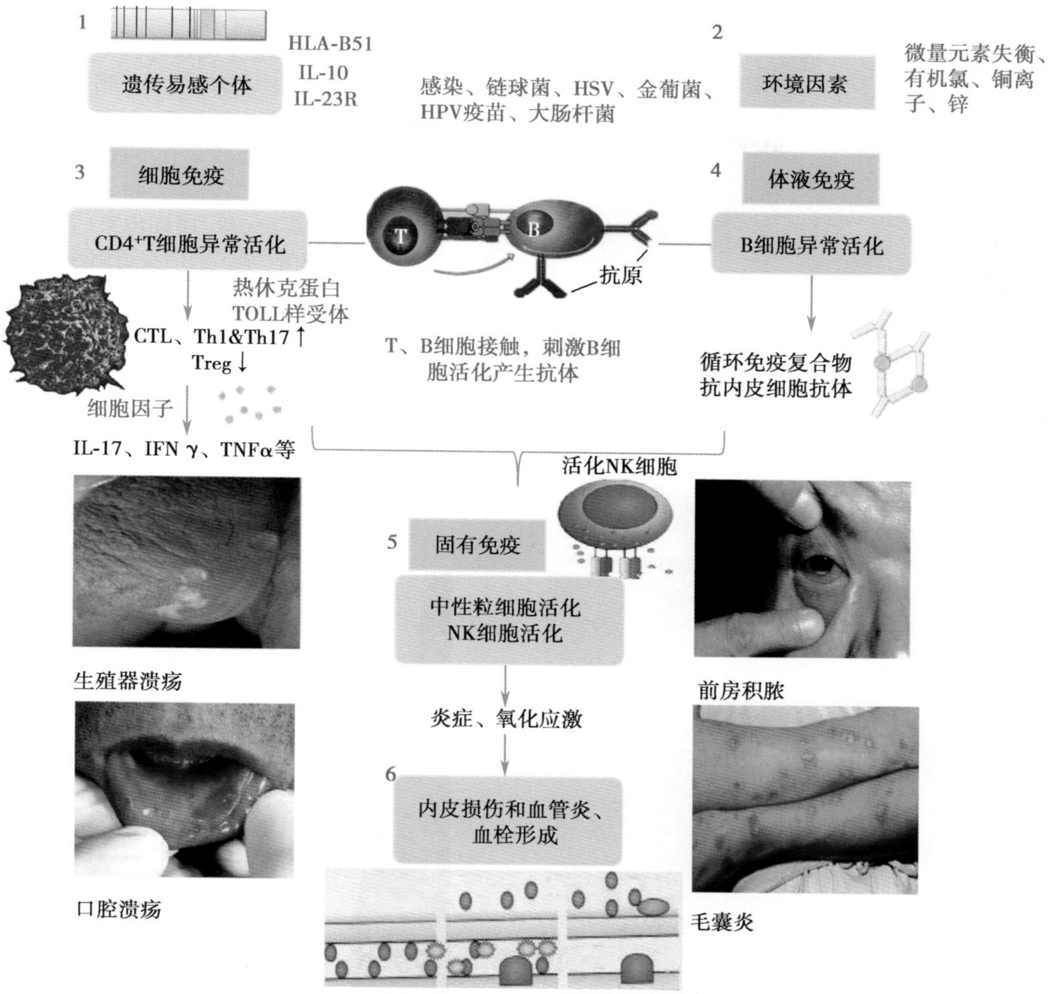

1 遗传易感个体 HLA-B51 IL-10 IL-23R

感染、链球菌、HSV、金葡菌、HPV疫苗、大肠杆菌

2 环境因素 微量元素失衡、有机氯、铜离子、锌

3 细胞免疫

CD4+T细胞异常活化

热休克蛋白 TOLL样受体

CTL、Th1&Th17↑ Treg↓

细胞因子

IL-17、IFN γ、TNFα等

T、B细胞接触，刺激B细胞活化产生抗体

抗原

4 体液免疫

B细胞异常活化

循环免疫复合物 抗内皮细胞抗体

活化NK细胞

5 固有免疫

中性粒细胞活化 NK细胞活化

炎症、氧化应激

6 内皮损伤和血管炎、血栓形成

生殖器溃疡

口腔溃疡

前房积脓

毛囊炎

白塞病发病机制：1 遗传易感性：HLA-B51（60%）、IL10 或 IL23R 等基因；2 环境诱因：感染，链球菌与热休克蛋白和视网膜 S 抗原具有同源性，因交叉反应而诱发免疫应答；3 细胞免疫异常：细胞毒性 T 细胞（CTL）、调节性 T 细胞（Treg）、Th1 和 Th17 细胞均参与发病；4 体液免疫异常：B 细胞活化，形成循环免疫复合物和抗内皮细胞抗体，导致细胞活化，增加细胞因子分泌，触发炎症；5 固有免疫活化：中性粒细胞分泌促炎细胞因子，NK 细胞具有非特异性细胞毒性，调节固有和获得性免疫应答；6 内皮细胞是主要靶点，在炎症和氧化应激的作用下受损，引发系统性血管炎。

图 24-22　白塞病发病机制

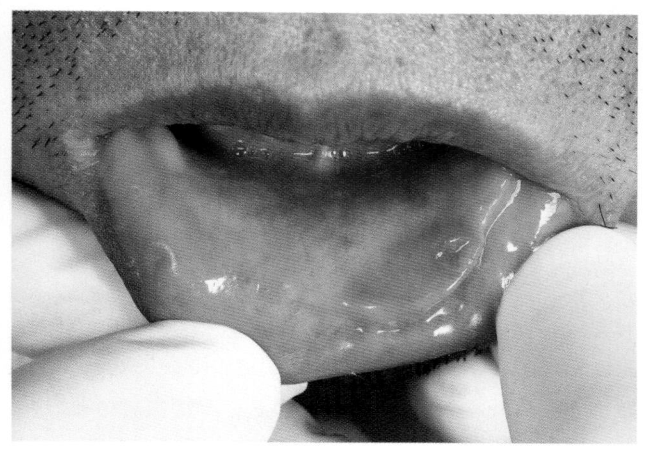

图 24-23　白塞病（口腔黏膜溃疡）

明。眼部受累可发生于 50% 的白塞病综合征患者。本病眼部表现多样，包括前葡萄膜炎、后葡萄膜炎、视网膜血管炎、前房积脓，伴继发性青光眼、白内障、视力下降和粘连。眼部损害开始为剧烈眶周疼痛和畏光。最常见的眼部病变是葡萄膜炎，视网膜血管炎可造成视网膜炎（图 24-24），眼炎的反复发作可致视力障碍甚至失明。眼部病变一般在发病时就表现出来，但也可在发病数年内出现。前葡萄膜炎即虹膜睫状体炎伴或不伴前房积脓，对视力影响较轻。视网膜炎使视神经萎缩，致视力下降。

3. 复发性生殖器溃疡　与口腔溃疡相似，疼痛，好发于龟头、阴道、阴唇（图 24-25）和尿道口，也见于阴囊（图 24-26）、阴茎、肛周、直肠和会阴等处。这些溃疡的外观与口周黏膜的病变相似，更易形成瘢痕，但更少复发。此外，斑疹、丘疹、毛囊炎也可在阴囊上发生，局部淋巴结肿胀和发热可伴口腔与

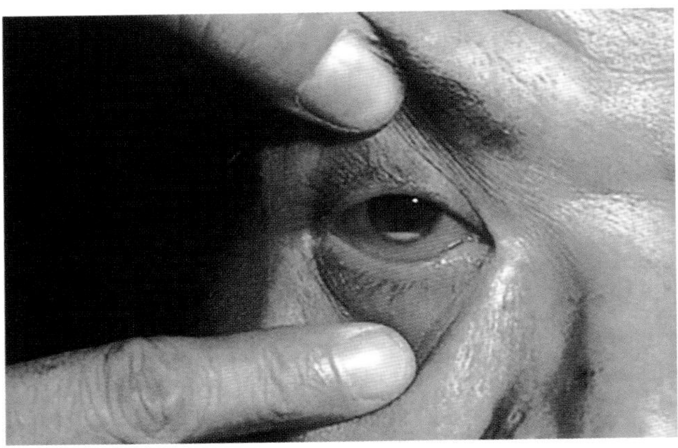

图 24-24 白塞病
前房脓肿（半月状积脓）。

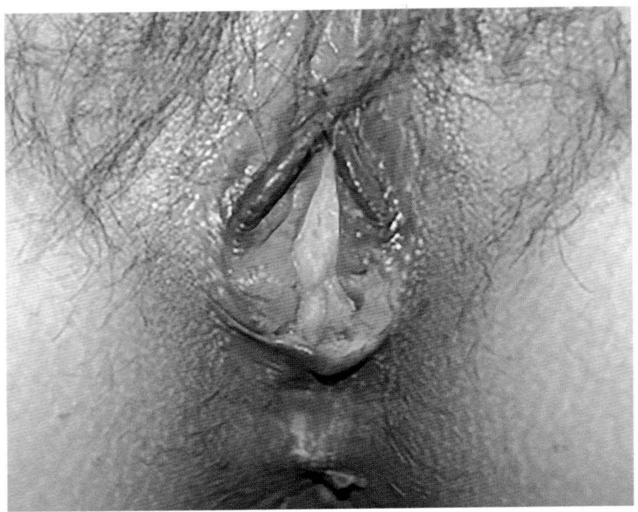

图 24-25 白塞病会阴部溃疡（朱宝国惠赠）

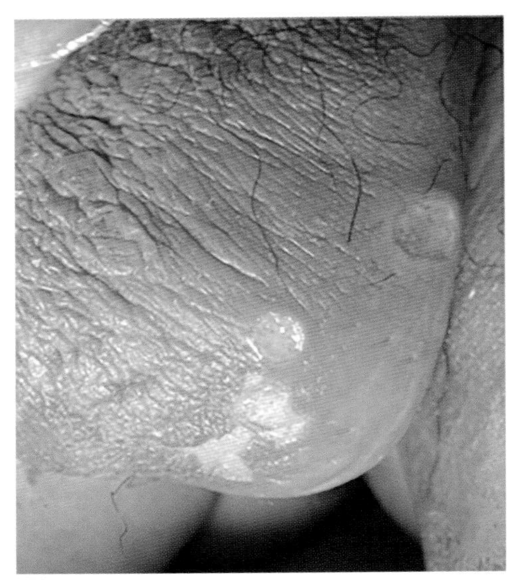

图 24-26 白塞病
生殖器（阴囊）溃疡［华中科技大学协和深圳医院（南山医院）陆原惠赠］。

生殖器病变发作而发生。

4. 皮肤损害 结节性红斑样损害：占 75.6%，小腿多见（图 24-27），蚕豆大小，中等硬度，单个损害，1 个月消退，但新疹又在他处发生。毛囊炎样损害：占 45%，多见于头、面、胸、背下肢，反复发作，特点是顶端有小脓头，周围红晕较宽。针刺反应：皮内针刺或注射生理盐水 48 小时后局部出现毛囊炎样小红点或脓疱（图 24-28）（同形现象），国外报道阳性率为 70%，健康者阳性率为 7%。国内报道阳性率 62.2%。其他有坏疽性脓皮病样病变、Sweet 综合征样病变、皮肤小血管炎、脓疱性血管炎病变。

5. 关节损害 发生率 40%~60%，典型的关节炎表现是非侵蚀性、非致畸性，炎症性、对称性或非对称性的寡关节炎。膝关节炎、腕关节、踝关节和肘关节最常受累。10% 的白塞病有骶髂关节炎，可有红肿热痛，运动受限，可反复发作但有自限性。

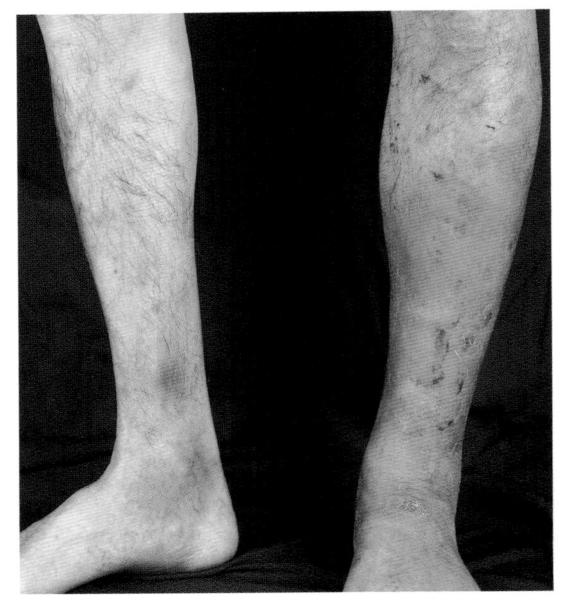

图 24-27 白塞病
结节性红斑样损害。

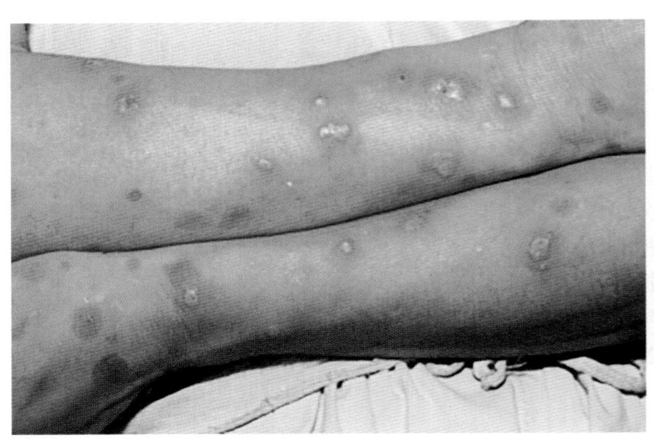

图 24-28 白塞病
脓疱性痘疮样疹，基底红晕显著（白求恩国际和平医院 李成龙惠赠）。

6. 系统损害　心血管受损，可有主动脉炎性、外周动脉的动脉瘤和动脉血栓。心脏并发症包括心肌梗死、心包炎、动静脉血栓形成以及动脉瘤形成；神经系统受累（5%~10%）主要以脑实质损伤的形式出现（80%）；为脑干或锥体束综合征（神经 - 白塞综合征）、静脉窦血栓形成、继发于静脉窦血栓形成或无菌性脑膜炎的颅内高压、孤立性行为异常综合征以及孤立性头痛。可伴有脑干损伤；消化道、表现与克恩病类似的肠道黏膜溃疡，与口腔溃疡、生殖器溃疡类似，常见于回盲部、升结肠、横结肠或食管，大的溃疡可导致穿孔；外周浅或深静脉血栓形成可见于 30% 的患者。肺栓塞是一种少见的并发症。肺栓塞少见，肺动脉瘤却最为常见，肺动脉炎表现有呼吸困难，咳嗽胸痛，咯血。肾受累不常见，从微小病变到增殖性肾小球肾炎和急进性新月体性肾小球肾炎均可出现。

（三）实验室检查

血沉快，C 反应蛋白升高。α_2 球蛋白增高，可检测到抗人口腔黏膜抗体。而 40% 抗 PPD 抗体增高，针刺反应阳性（此特异性较强）。

针刺试验阳性　用无菌 20 号或更小针头斜刺入皮内，28~48 小时于针刺局部出现脓疮或毛囊炎，周边红晕，称之为针刺阳性反应。

（四）组织病理

血管周围见大量淋巴、单核细胞浸润，渗出性病变表现为管腔充血，管壁水肿，内皮细胞肿胀，纤维蛋白沉积。基本病变是血管炎，早期类似白细胞破碎性血管炎，或者呈嗜中性血管炎反应，晚期多为淋巴细胞性血管炎。

（五）诊断标准（表 24-29）

表 24-29　国际白塞病研究组提出的国际诊断标准（Lancet，1990）

1. 复发性口腔溃疡：包括轻型小溃疡、较重型大溃疡或疱疹样型溃疡，一年内至少反复发作 3 次
2. 复发性生殖器溃疡或瘢痕，尤其是男性
3. 眼病变：前色素膜炎，后色素膜炎，裂隙灯检查时发现玻璃体内细胞或视网膜血管炎
4. 皮肤病变：结节红斑样皮损，假性毛囊炎，脓性丘疹，青春期后（未服用糖皮质激素）出现的痤疮样皮疹
5. 针刺反应阳性：以无菌针头斜行刺入前臂皮内，经 24~48 小时后由医师看结果判定诊断：复发性口腔溃疡 + 其余任何 2 项

2006 年 ICBD 新标准补充血管病变为诊断条件之一，不强调口腔溃疡作为必备条件，若患者 6 个条件的总评分≥3 分，并排除了其他疾病可诊断。2013 年新的 ICBD 标准，增加神经系统损害作为诊断条件之一，并将口腔溃疡评分由 1 分提高到 2 分，若患者 7 个条件的总评分≥4 分可诊断。2013 年标准显著提高了诊断白塞病的敏感性，也保持了特异性（表 24-30）。

表 24-30　ISGBD 和 ICBD 标准的比较

临床表现	1990 年 ISGBD	2006 年 ICBD	2013 年 ICBD
复发性口腔溃疡	必备条件	1 分	2 分
复发性生殖器溃疡	选择条件	2 分	2 分
眼部病变	选择条件	2 分	2 分
皮肤损害	选择条件	1 分	1 分
针刺反应阳性	选择条件	1 分	1 分 *
血管病变		1 分	1 分
神经系统损害			1 分
诊断标准	必备条件加 2 项选择条件	≥3 分	≥4 分

注：2013 年 ICBD 中主要评分系统不包括针刺反应检查，作为可选项如针刺反应阳性，可以评分 1 分。

（六）鉴别诊断

需与下列疾病（表 24-31）鉴别。

表 24-31　白塞病的鉴别诊断

侵犯黏膜、皮肤、眼的疾病 多形性渗出性红斑，急性药物中毒，Reiter 病
具有白塞病综合征主要症状之一的疾病 口腔黏膜症状：慢性复发性阿弗他病，Lipschutz 阴部溃疡。 皮肤症状：化脓性毛囊炎，寻常痤疮，结节性红斑，游走性血栓静脉炎，单发性血栓静脉炎，Sweet 病。 眼部症状：转移性眼内炎，败血症性视网膜炎，钩端螺旋体病，结节病，强直性脊柱炎，中心性视网膜炎，青年复发性视网膜玻璃体出血，视网膜静脉血栓病。
与白塞病综合征主要症状和次要症状容易混淆的疾病 口腔黏膜症状：单纯疱疹性口唇、口腔炎。外阴溃疡：Ⅱ型单纯疱疹病毒感染。 结节性红斑样皮疹：结节性红斑，硬结性红斑，结节病，Sweet 病。 关节炎症状：慢性风湿性关节炎，系统性红斑狼疮，硬皮病等结缔组织病，痛风，关节病型银屑病。 附睾炎：结核性附睾炎。 血管系统症状：动脉炎，Buerger 病，动脉硬化性动脉瘤，深部静脉血栓病。 中枢神经症状：感染性疾病，变态反应性脑脊髓膜炎，脊髓炎，系统性红斑狼疮，脑、脊髓肿瘤，血管损害，梅毒，多发性硬化症，精神病，结节病。

（七）治疗

阻止血管炎症，减轻早期的嗜中性血管炎反应及晚期淋巴细胞性血管炎，抑制血管周围炎性细胞浸润，内皮细胞增生及管腔闭塞，改善多器官多系统的症状。

皮肤黏膜及关节病变，治疗以缓解症状为主，减轻患者痛苦。眼病变是致残的主要原因，应积极治疗。中枢神经、大血管和肠等重要脏器受累少见，应积极治疗。

白塞病的循证治疗（表 24-32）。

1. 局部治疗

（1）糖皮质激素：黏膜受累对糖皮质激素漱口或药膏反应良好。外用 0.1% 去炎松霜，溃疡可局部注射去炎松乙酸酯，

表 24-32 白塞病的循证治疗

皮肤黏膜疾病
局部、病灶内、喷雾式使用皮质类固醇激素(C)
局部使用麻醉剂(C)
Topical tacrolimus(B)
己酮可可碱(B)
秋水仙碱 0.6~1.8mg/d(A)
氨苯砜 50~100mg/d(C)
上述药物联用(C)
严重的皮肤黏膜疾病
沙利度胺 100mg/d(A)
氨甲蝶呤 7.5~20mg/ 周(C)
泼尼松(B)
干扰素 α 3 万 ~12 万单位 / 周(B)
系统性疾病
泼尼松 1mg/(kg·d)(A)
硫唑嘌呤(A)
苯丁酸氮芥(B)
环磷酰胺(C)
环孢素(A)
Infliximab(C)
抗肿瘤坏死因子 α(英利昔单抗,依那西普)
IVIG(C)
上述药物联用(C)

注解:(A)代表——双盲研究;(B)代表——系列病例;(C)代表——无对照

5mg/cm² 皮损下注射。

(2) 四环素:250mg 胶囊的药物溶于约 5ml 的水中,含于口中约两分钟,然后吞下,每日 4 次。洗必泰漱口 1~2 次,生殖器溃疡可用 0.1% 利凡诺清洁。

2. 系统治疗

(1) 非甾体抗炎药物:对皮肤、生殖器溃疡疼痛、关节痛有效。可用布洛芬 0.4~0.6g,每日 3 次;或消炎痛 25mg,每日 3 次。

(2) 糖皮质激素:一般用泼尼松 30~60mg/d,病情控制后减量维持。严重病例,如葡萄膜炎,中枢神经系统病变等可采用甲泼尼龙冲击疗法(1g/d,连续 3 天),及联合硫唑嘌呤治疗。

(3) 秋水仙碱: 0.5mg,每日 2~3 次,连用 1~2 个月。对皮肤黏膜损害、关节炎、眼部病变有效。

(4) 沙利度胺:用于难治病例。对口腔、生殖器溃疡疗效较好。100~300mg,应用 4~8 周可使口腔溃疡、生殖器溃疡及毛囊性皮损明显减少。其临床报道对关节炎、葡萄膜炎亦有好转。

(5) 免疫抑制剂:环孢素(5mg/kg)单药或联合硫唑嘌呤可用于治疗威胁视力的葡萄膜炎。环磷酰胺冲击治疗在肺动脉或外周动脉瘤病程早期有效。

(6) 生物制剂:抗肿瘤坏死因子治疗被推荐用于治疗免疫抑制剂难治性全葡萄膜炎,其可使多余 2/3 的患者视力改善。依那西普对白塞病合并黏膜损害和关节损害的患者有效;而英夫利昔单抗则对合并眼损害、肠内病变和神经系统受累更有效,有报道 6 例对免疫抑制剂抵抗的患者用阿达木单抗治疗有效。

(7) 其他:①氨苯砜:对皮肤黏膜损害有效;G-6-PD 缺乏者禁用。②抗痨药:PPD 试验阳性可应用。

改善微循环药:①血栓性静脉炎可用低分子右旋糖酐、复方丹参注射液、阿斯匹林、潘生丁等;②乙炔雌二醇和苯乙双胍以及口服链激酶和司坦唑醇,用于血栓性静脉炎及血纤维蛋白溶解活性降低者。

3. 中医治疗 ①雷公藤多苷:1mg/(kg·d),疗程 2~3 个月;②活血化瘀,清热解毒:茯苓 10g,赤芍 10g,丹皮 10g,桃仁 10g,铁树叶 30g,半枝连 30g,白花蛇舌草 30g,金雀根 30g,红藤 30g,香谷草 10g。

(八) 病程与预后

本病病程不定多变,常见复发和缓解交替。常先有皮肤黏膜损害,或诊断其他疾病,而后才确诊本病,眼和神经系统损害可在本病确诊后几年内出现。预后与病变部位,发作严重程度以及复发频率直接相关。严重眼病变常导致失明。其他患者预期寿命与正常人相似。中枢神经系统和大血管受累时,致残率和病死率明显升高。

四、浅表血栓性静脉炎

内容提要

- STP 可由小腿静脉功能不全、恶性肿瘤(Trousseau 征)或静脉插管所致。
- 特征为小腿可触及性结节或条索,伴有疼痛或触痛。也可发生于胸壁或阴茎等处,称为 Mondor 病。
- 本病有自限性,常在 6 周内缓解。

浅表血栓性静脉炎(superficial thrombophlebitis,STP)是一种常见病,主要表现为红色可触及性条索样结构伴疼痛或触痛,好发于小腿下段,通常在数周内自行缓解。

(一) 发病机制

最常见的病因是小腿慢性静脉功能不全。STP 患者还可伴有原发或继发性高凝状态、白塞病、Buerger 病、口服避孕药、妊娠、潜在性癌症(最常见的是胰腺癌或胃腺癌、胆管癌和白血病)、V 因子突变、原发性血小板增多症、抗心磷脂抗体、蛋白 C/ 蛋白 S/XII因子 / 抗凝血酶Ⅲ缺乏。还有人报道 STP 与二期梅毒有关。发生肺栓塞的概率极低,STP 与其他血栓事件如冠脉综合征、卒中和肺栓塞之间的关联无统计学显著性。但该风险在累及股部的 STP 患者中升高。

(二) 临床表现

1. 典型损害 STP 表现为可触及性结节或条索伴疼痛 / 触痛和温热感。无淋巴管炎或肢体水肿,除非伴有深静脉血栓形成。有时一条或多条静脉的不同节段同时受损,导致多节段血栓性静脉炎,被称为游走性血栓性静脉炎(migratory thrombophlebitis)。

STP 最常发生于在小腿静脉曲张的背景中。如果外观正常的浅表静脉发生游走性 STP,应警惕潜在性恶性肿瘤(Trousseau 征)或血栓形成倾向。

STP 也可发生于静脉器械操作后,包括静脉注射或插管伴 / 不伴重叠感染(败血症性)。针头创伤或化学刺激引起的静脉内皮损伤诱发了静脉炎和局部血栓形成。在复发或广泛性 STP 时应考虑系统性原因,包括癌症、高凝状态(蛋白 C 或蛋白 S 缺乏、抗磷脂综合征等),或有其他合并症如白塞病或

Buerger 病。

2. 特殊亚型

(1) Mondor 病：好发于中年妇女，最初的定义为累及乳房或胸腹壁前外侧的 STP，后来发生于阴茎、腹股沟、肘窝、颈后的损害也被纳入了该定义，表现为突发性皮下静脉条索状硬结，最长可达 5cm，患者在扭动或伸展动作时有疼痛不适。病因不明，可能与手术、肌肉拉伤、衣服过紧所致静脉壁损伤、血流淤滞和高凝状态有关。发生于阴茎的 Mondor 病表现为阴茎背侧光滑、坚实的条索样硬结，可能与性交过度或时间过长有关。

(2) 浅表败血症性血栓性静脉炎（superficial septic thrombophlebitis）：是静脉输液插管的并发症，早期临床体征不明显，但可发展为败血症性休克和多器官功能衰竭，受累静脉节段作为持续性菌血症的根源，手术切除受累血管可显著改善病情。

（三）组织病理

STP 为累及皮下和真皮深层中等大小或大静脉的急性血管炎，通常伴有血栓形成。早期阶段管壁内有致密的中性粒细胞浸润，管壁增厚、水肿，内皮细胞肿胀，常有退行性变。受累静脉内出现血栓导致管腔闭塞，但最终再通。晚期阶段管壁内可见淋巴细胞、组织细胞，偶有多核巨细胞浸润，血管内结缔组织增生导致硬条索形成。邻近的脂肪小叶不受累。最终静脉再通，但管壁明显增厚。

（四）诊断与鉴别诊断

通常根据典型表现即可诊断，必要时可辅以超声检查或组织病理学检查。

STP 的主要鉴别诊断为皮肤结节性多动脉炎，后者累及小动脉，伴有显著的内膜纤维素样坏死，形成靶样动脉炎。结核疹的亚型结节性肉芽肿性静脉炎在临床上可模仿 STP，但结核疹的组织学特征为累及皮下组织静脉壁的结核样肉芽肿和多核巨细胞。

阴茎 Mondor 病在临床上易与另一种自限性疾病非性病性硬化性淋巴管炎（non-venereal sclerosing lymphangitis）相混淆，两者也可同时出现，超声技术和免疫组化可鉴别。

（五）治疗

具有自限性，常在 6 周内缓解，可使用非甾体抗炎药减轻疼痛。合并深静脉血栓形成时可使用抗凝剂。合并静脉曲张时可采用相应的治疗如手术、射频和激光消融、硬化剂治疗。

第六节　继发性血管炎

一、副肿瘤性血管炎

副肿瘤性血管炎（paraneoplastic vasculitis，PNV）由 Longley 等在 1986 年提，他认为是恶性肿瘤产生的抗原所致，McLean 等在同年提出了诊断 PNV 的两条标准：①血管炎与肿瘤同时出现；②两者具有平行的病程。

（一）病因与发病机制

1. 原发肿瘤　造血系统肿瘤是 PNV 最常见的原发病，如骨髓增生异常综合征、淋巴瘤、白血病、骨髓纤维化、骨髓瘤、特发性血小板增多症等。少数患者与潜在的实体瘤相关，多为常见肿瘤如非小细胞肺癌、前列腺癌、结肠癌、肾癌、乳腺癌、头颈部鳞癌和子宫内膜癌等。

2. 发病机制　PNV 的发病机制尚不清楚，可能包括

(1) 免疫复合物：正常产生的免疫复合物清除受损，或异常产生的免疫球蛋白与血管抗原发生反应，在原位形成免疫复合物或与循环抗原形成循环免疫复合物后沉积于血管壁。

(2) 抗原交叉反应：肿瘤诱导产生的免疫球蛋白不仅针对异常的肿瘤细胞，还针对正常的内皮细胞。

(3) 肿瘤浸润：肿瘤如白血病可直接浸润血管壁。

（二）临床表现

在文献报道中，PNV 占所有血管炎的 3.80%~4.95%，通常先于恶性肿瘤的诊断，也可与肿瘤同时发生，或为肿瘤复发提供线索。通常而言，PNV 的皮损与在非肿瘤相关性皮肤血管炎中观察到的相似，以可触及性紫癜为主要特征，但持续时间更长。

伴恶性肿瘤的血管病变有游走性血栓性浅静脉炎、深静脉血栓形成、非细菌性血栓性心内膜炎、抗心磷脂抗体综合征、伴心房黏液瘤的血栓性特征、雷诺现象、结节性红斑、高黏滞综合征、冷球蛋白血症、λ 轻链血管病变、皮肤血管炎、系统性血管炎。

（三）组织病理

PNV 可表现相应类型的血管炎，多数为典型的小血管白细胞碎裂性血管炎，也有其他类型血管炎的报道如结节性多动脉炎和淋巴细胞血管炎。

（四）诊断

临床医生应详细评估血管炎患者，以排除 PNV 的可能，具体程序如下：

1. 病史　包括病程长短；是否有严重乏力、食欲减退和体重下降等全身症状；是否有可能诱发血管炎用药史；是否有系统性血管炎或结缔组织病的症状。

2. 体格检查　有发热时应排除感染；出现淋巴结或内脏肿大需要筛查潜在的恶性肿瘤。

3. 实验室检查　有重度贫血或两系减少时应排除恶性血液病的可能，可行外周血涂片或骨髓穿刺；血清或尿中出现异常免疫球蛋白时，应排除多发性骨髓瘤；出现血尿时应排除肾癌。

4. 肿瘤筛查　可进行相应年龄段的癌症筛查，特别是常见肿瘤如乳腺癌、结肠癌和肺癌等。

（五）治疗

PNV 的治疗和预后与潜在性肿瘤有关，常在肿瘤手术切除或放疗后痊愈，患者通常死于癌症转移或复发而非血管炎。有些患者可能需要使用糖皮质激素，或联合使用免疫抑制剂。

二、感染相关血管炎

由感染诱发的血管炎称为感染相关血管炎（infection associated vasculitis），对任何血管炎的评价均应包含感染性病因，因为适当的抗感染治疗可作为感染相关血管炎患者的病因治疗，而仅用免疫抑制剂效果不佳，甚至有害。

（一）病因与发病机制

感染是血管炎公认的诱发因素，感染相关血管炎的机制可能包括病原体直接感染血管壁，或通过免疫作用如Ⅱ、Ⅲ或Ⅳ型超敏反应间接损伤血管。许多感染性病原体包括病毒、细菌、真菌或微生物抗原据报道可引起血管炎（表 24-33），但

仅在少数血管炎中确定了与感染之间的因果关系，如慢性乙型肝炎病毒（hepatitis B virus，HBV）与结节性多动脉炎、丙型肝炎病毒（hepatitis C，HCV）与冷球蛋白血症性血管炎，这两种疾病在2012年教堂山共识会议上被分类为“血管炎伴可能原因”。

表 24-33 血管炎及其相关的病原体

巨细胞动脉炎；主动脉炎	细小病毒 B19、巨细胞病毒、水痘带状疱疹病毒、贝纳特氏立克次体
中枢神经系统血管炎	肺炎支原体、水痘带状疱疹病毒
结节性多动脉炎	HBV、HCV、EB 病毒、巨细胞病毒、细小病毒 B19、埃立克体
川崎病	肺炎支原体、EB 病毒、细小病毒 B19
肉芽肿性多血管炎	葡萄球菌、EB 病毒、细小病毒 B19
过敏性紫癜	肺炎支原体、细小病毒 B19、巨细胞病毒
白塞病	细小病毒 B19

（二）临床关联

1. 病毒感染

(1) 乙型肝炎病毒：超过 30% 的结节性多动脉炎继发于 HBV 感染，临床特征为中小动脉动脉炎、肾小球肾炎或抗中性粒细胞胞浆抗体（ANCA）。可能由病毒抗原诱导产生的免疫复合物沉积在血管壁引起Ⅲ型超敏反应所致，病毒在血管内复制还可直接造成血管内皮损伤。主要治疗手段为单独使用抗病毒药如替诺福韦或恩替卡韦，或抗病毒药联合免疫抑制剂，有人提出逐步治疗策略，即先系统用糖皮质激素控制血管炎，然后采用血浆置换清除免疫复合物，再使用抗病毒药抑制 HBV 复制。

(2) 丙型肝炎病毒：HCV 相关的冷球蛋白血症性血管炎临床特征为皮肤血管炎（紫癜和 / 或小腿溃疡）、膜增殖性肾小球肾炎和周围神经病。冷沉淀物中含有病毒抗原、与多克隆抗 HCV IgG 结合的 IgM 类风湿因子和补体。治疗目标包括控制血管炎症和 B 细胞增殖、根除病毒，但清除 HCV 后血管炎可能仍存在，利妥昔单抗效果良好。

(3) 细小病毒 B19：该病毒的靶细胞包括内皮细胞、红系祖细胞、巨核细胞、胎儿心肌细胞和胎盘滋养细胞。急性细小病毒 B19 感染可出现提示血管炎的表现，包括肠缺血、丘疹 - 紫癜性手套和短袜综合征、多发性单神经炎、免疫复合物性肾小球肾炎和皮肤梗死。

(4) 巨细胞病毒（CMV）：CMV 能够感染内皮细胞，产生符合中 - 小血管炎，甚至主动脉炎的临床表现，多见于免疫抑制的患者。CMV 血管炎最常表现为视网膜、皮肤或肠道损害，也可出现中枢或周围神经系统损害，还可引起静脉血栓形成和加快动脉粥样硬化。

(5) 水痘带状疱疹病毒（VZV）：VZV 可引起中枢神经系统肉芽肿性血管炎，常发生于水痘或带状疱疹后 1 月内，表现为偏瘫、短暂性脑缺血发作和其他卒中综合征，也有颞动脉炎和视神经炎的报道。

(6) 单纯疱疹（HSV）：Ⅰ型或Ⅱ型 HSV 感染均可引起脑血管炎，并发脑出血或梗死。

(7) EB 病毒（EBV）：EBV 感染可表现为免疫复合物性小血管炎和肾小球肾炎伴肝脾肿大和过敏性紫癜样损害，如可触及性紫癜、血尿和关节炎。还有 EBV 参与结节性多动脉炎、川崎病发病的报道。

(8) 人免疫缺陷病毒（HIV）：HIV 大量复制可直接导致坏死性血管炎如结节性动脉炎、中枢神经系统血管炎，HIV 感染还可诱发过敏性紫癜、变应性血管炎。艾滋病患者免疫功能缺陷易发生 CMV、EBV、VZV、HSV 等病毒感染，它们又可引起各种血管炎。

2. 细菌感染

(1) 细菌性心内膜炎：可能诱发系统性血管炎，在患有细菌性心内膜炎和脑膜炎的患者中证实了各种管径的颅内血管炎，对此，在选择的患者中，除了抗生素治疗外，早期辅助使用地塞米松可减轻血管炎症和神经病学后遗症。

(2) 败血症性主动脉炎：常见于伴有动脉粥样硬化的老年男性，主要病原体为金黄色葡萄球菌和沙门菌，可由局部感染直接扩展、外伤污染、败血症性栓塞或远处感染血源性播散所致，主要表现为长期发热、腹痛或背痛、可触及性腹部肿块和白细胞增多。

(3) Ⅱ型麻风反应：也称为血管炎型变态反应，见于瘤型麻风。损害可自然发生，或因应用化疗药物引起，表现为四肢、躯干或面部的结节性红斑，可伴有发热、不适、多发性神经炎、淋巴结炎和关节痛。

(4) Bazin 硬红斑：与结核分枝杆菌感染相关，是结核疹的一种，病理表现为累及脂肪小叶小静脉的血管炎。

3. 支原体感染 肺炎支原体感染可引起皮肤血管炎综合征包括白细胞碎裂性血管炎和荨麻疹性血管炎，还可能作为川崎病的诱因。已在急性支原体感染的背景中报道了过敏性紫癜伴 / 不伴肾炎。

4. 弓形虫感染 刚地弓形虫（toxoplasma gondii）感染的并发症常见，在免疫抑制（如 HIV 感染）患者中最严重，可引起视网膜动脉炎。

5. 立克次体感染 立克次体是一种虫媒病，主要感染内皮细胞导致落基山斑点热或其他斑点热。

三、药物性血管炎

药物性血管炎（drug-induced vasculitis，DIV）是药物不良反应的类型之一，定义为确定了是使用各种药物所引起的血管炎症，导致血管壁改变如增厚、变脆、狭窄和瘢痕形成。其中，小血管炎是最常报道的 DIV，占药物皮肤反应的 10%~20%。

（一）发病机制

DIV 的发病机制尚未完全明了，可能是药物在易感个体中诱发的自身反应，遗传、表观遗传和中性粒细胞凋亡均参与了该过程。不同的药物可产生相似的临床表现，提示 DIV 具有共同途径。多数药物为小分子化合物，需与大分子结合或经修饰才能诱导抗体产生，即半抗原 - 载体效应。有些药物长期使用可引起特发性血管炎，而在临床病变出现前常先有血清学异常（ANCA），特发性血管炎与 DIV 的主要区别在于停药可逆转该自身免疫状态。

（二）致病药物

在近年来的文献报道中，常见的诱发药物包括：肿瘤坏死因子抑制剂、丙硫氧嘧啶、可卡因/左旋咪唑、肼屈嗪、米诺环素、利妥昔单抗、孟鲁司特、他汀类等(表24-34)。DIV的临床表现变异很大,从非特异性发热、关节痛、肌痛和皮疹,到单器官或多器官受累。肾脏是最常受累的器官,可出现血尿、蛋白尿和血清肌酐升高。肺部表现为咳嗽、呼吸困难和咯血。少数患者出现肝脏、周围和中枢神经系统受累。早期识别致病药物很重要,暴露时间越长,表现越严重。

表24-34　致药物性血管炎相关的药物

类别	药物
抗生素:	头孢噻肟、米诺环素、抗甲状腺药、苄硫尿嘧啶、卡比马唑、甲巯咪唑、丙硫氧嘧啶
TNF抑制剂	阿达木单抗、依那西普、英夫利昔单抗
精神活性药物	氯氮平、硫利达嗪
其他药物	别嘌醇、D-青霉胺、肼屈嗪、左旋咪唑、苯妥英钠、柳氮磺吡啶

1. 丙硫氧嘧啶　丙硫氧嘧啶是Graves病或其他类型甲状腺功能亢进的常用药物。在文献报道中,丙硫氧嘧啶是最常诱发DIV的药物,32%~41%的患者在中位治疗42个月后出现无症状性ANCA阳性。报道的不良反应包括粒细胞缺乏症、感染、间质性肺炎、风湿病和血管炎,皮肤表现有坏死性口腔溃疡、耳廓紫癜、结节性红斑和坏疽性脓皮病。

2. TNF抑制剂　生物制剂,尤其是TNF抑制剂的应用越来越广泛,它们已成为DIV的首要病因。最常见的皮损为可触及性紫癜,其他包括溃疡、水疱和红斑,组织学多为白细胞碎裂性血管炎。也可引起系统性血管炎,以肾脏和周围神经病最常见。

3. 可卡因/左旋咪唑　在掺有左旋咪唑的可卡因滥用者中报道了粒细胞缺乏症和紫癜性皮损,分布于四肢、鼻、颊和耳部,活检示为血栓性血管炎和不同程度的中性粒细胞浸润。

4. 肼屈嗪　除了可诱发药物性狼疮以外,肼屈嗪还可引起ANCA阳性血管炎,表现为肾和肺损害,偶有皮肤受累。肾脏病变通常为新月体性寡免疫性肾小球肾炎。

5. 米诺环素　米诺环素具有广谱抑菌和免疫调节作用,被用于治疗痤疮和类风湿关节炎等疾病。梅奥诊所报道了9例接受米诺环素治疗的HBV阴性患者发生了结节性多动脉炎样血管炎,所有患者均为MPO-ANCA阳性,6例患者皮肤活检显示肌性动脉坏死性血管炎。

6. 利妥昔单抗　利妥昔单抗是一种抗B细胞表面CD20抗原的单克隆抗体,本身是ANCA相关性血管炎的重要治疗手段,但也可引起血管炎。主要表现为紫癜性皮损伴血疱,组织病理改变为白细胞碎裂性血管炎。

7. 孟鲁司特　孟鲁司特是一种白三烯受体拮抗剂,接受该药治疗的哮喘患者发生变应性肉芽肿性血管炎(Churg-Strauss综合征)的风险升高了4.5倍。尚不清楚是否由于孟鲁司特减少了糖皮质激素用量而暴露出潜在的血管炎。

8. 他汀类　他汀类被广泛用于治疗高胆固醇血症,主要副作用为肝脏和肌肉损害,也有该类药物诱发血管炎的报道,表现为白细胞碎裂性血管炎、肌痛、关节炎/关节痛和周围神经病。

(吴志华　颜艳　叶巧园　杨蓉娅　陈琢)

第二十五章

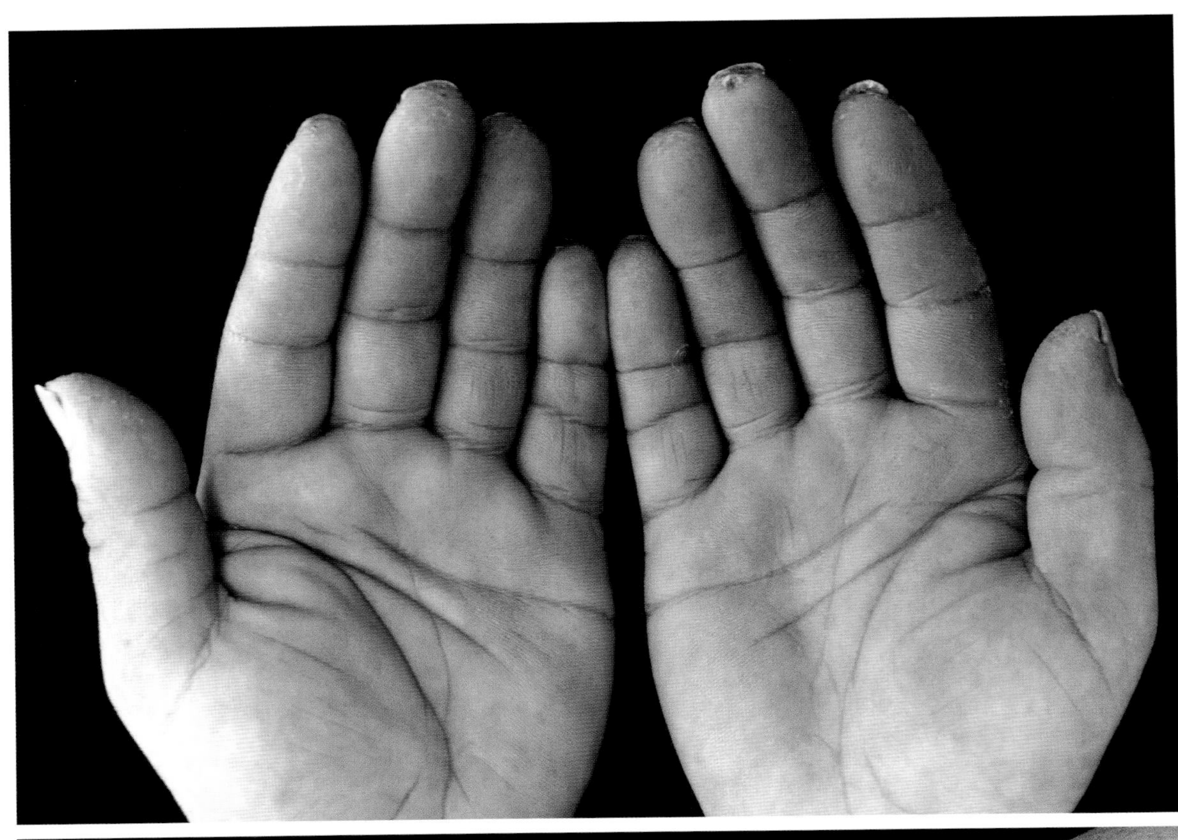

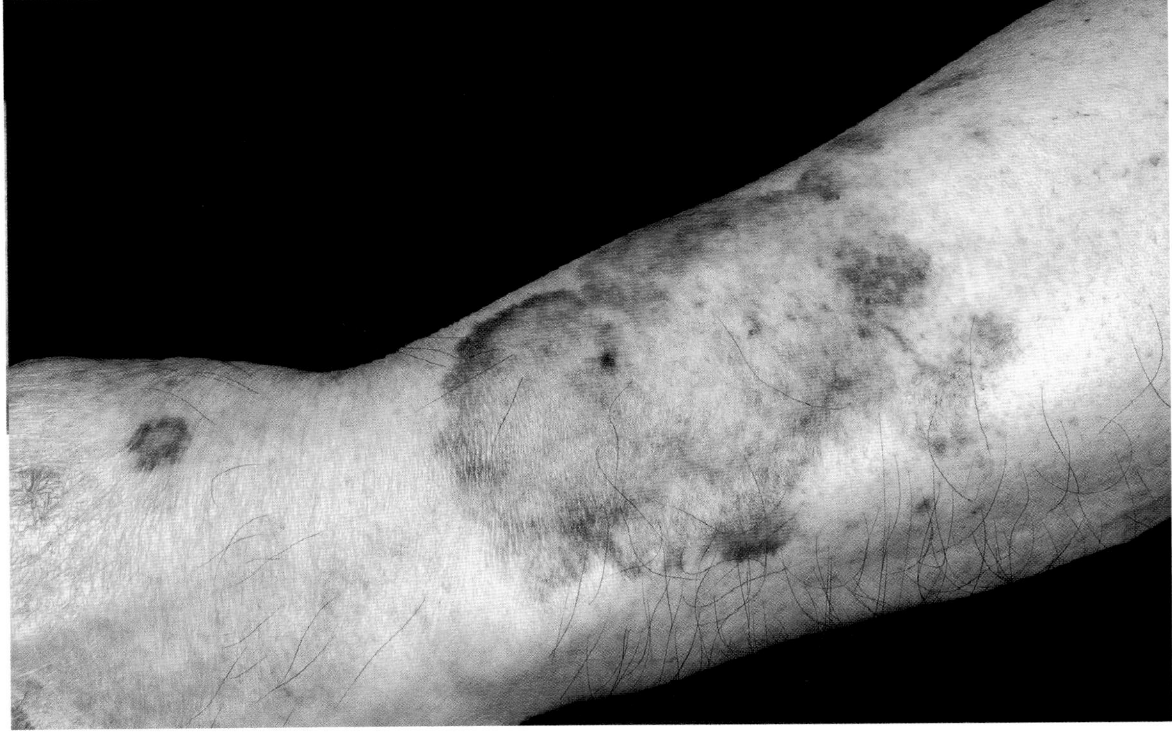

第二十五章

皮肤脉管性疾病

本章介绍了一组组织病理学主要表现为血栓形成，血管壁无纤维素样变性，无明显的炎细胞浸润，血管壁无免疫球蛋白和补体沉积的疾病。因此不符合血管炎的定义，而称为血管病，或假性血管炎临床上主要指一组微血管阻塞性病变，如青斑样血管病、抗磷脂抗体综合征、单克隆型冷球蛋白血症、恶性萎缩性丘疹病等。

第一节　动脉或小动脉的外周血管病

一、雷诺现象 / 雷诺病

内容提要

- 雷诺现象由指 / 趾细小动脉间歇性痉挛所致，对称性出现苍白，继而变为青紫，再变为潮红。
- 冷暴露是血管痉挛的主要诱因，表现为交感神经对冷刺激反应过度，血管收缩增强和舒张减弱的过程。原发性雷诺现象又称为雷诺病。
- 不到一半的雷诺现象患者会发展成为结缔组织病，雷诺病患者大多预后良好。

雷诺现象（Raynaud phenomeno）又称肢端动脉痉挛症，是血管功能紊乱引起的肢端小动脉痉挛性疾病，表现为指端缺血，出现经典的苍白、青紫和潮红三相变化。80% 的患者与多种潜在性疾病相关，包括自身免疫病如硬皮病、红斑狼疮、神经和血管压迫综合征、感染、内分泌疾病、血液病、恶性肿瘤、某些化学物质或药物、机械作用、创伤等。

雷诺病（Raynaud disease）无潜在性疾病的原发性雷诺现象又称为雷诺病。雷诺现象与雷诺病的鉴别点有：前者 50 岁以上者单侧发病，特别是局限于 1~2 指节发病后迅速发展成组织坏死、溃疡，有发热、全身症状、贫血和血沉加快等；后者女性多见，多为 20~40 岁，两侧对称发病，无任何系统性疾病，无缺血性并发症。

（一）病因与发病机制

雷诺现象是血管神经功能紊乱引起的间歇性外周动脉痉挛，病因不清，可继发于多种系统疾病或环境因素（表 25-1）。可能由于血管交感神经张力增高或舒血管张力降低所致。寒冷暴露、情绪波动、疲劳、月经和感染是常见诱因。

1. 自主神经功能紊乱　自主神经可通过释放一系列介质来调节血管张力，包括血管舒张因子、降钙素基因相关肽、神经激肽 A、P 物质、血管活性肠肽和血管收缩因子（肾上腺

表 25-1 雷诺现象的病因

血管痉挛性	原发性：雷诺病 药物性：麦角、美西麦角、β- 受体阻滞剂、口服避孕药 肿瘤：嗜铬细胞瘤、类癌综合征 其他原发性血管痉挛综合征：偏头痛、变异性心绞痛
结构性	大中动脉：胸廓出口综合征、拐杖压力、腕管综合征、头臂干疾患（高安动脉炎，动脉粥样硬化） 小动脉和微动脉：振动病、小动脉硬化和血栓闭塞性脉管炎、寒冷损伤（冻疮，冻伤）、氯乙烯病、化疗（博来霉素，长春新碱）、结缔组织病（系统性硬化病、SLE、皮肌炎、类风湿关节炎、重叠综合征）
血流动力学	冷球蛋白血症、冷纤维蛋白原血症、冷凝集素血症、异型蛋白血症、巨球蛋白血症、高黏滞性综合征、阵发性血红蛋白尿、原发性血小板增多症、真性红细胞增多症

素能激动剂、神经生长因子)。

2. 血管异常 肢端小血管受外界刺激时过度收缩。内皮细胞可分泌一氧化氮、前列环素、内皮素 -1、血管紧张素等活性物质，维持血管舒缩功能。内皮细胞损伤 / 活化导致缩血管因子分泌增多或舒血管因子减少，造成组织缺血、缺氧等。

3. 血流动力学改变 雷诺现象患者循环全血黏滞度和纤维蛋白原水平显著升高，红细胞聚合指数、血流切率、血浆黏度、同型半胱氨酸、血管假性血友病因子均高于正常人，而红细胞可塑性降低。

(1) 血小板激活：血管损伤，血管内皮下胶原暴露，血小板黏附于胶原并被迅速激活，激活的血小板释放血栓素 A2、β- 血小板球蛋白、5- 羟色胺、血小板 α 颗粒和血小板源性生长因子，这些因子均有缩血管作用。

(2) 氧化应激：缺血 - 再灌注使局部组织氧化产物释放增加或反应性氧化产物增多，这些产物干扰一氧化氮合成，抵消其扩血管作用，同时氧化应激还促进血管闭塞和重塑。

(3) 白细胞激活：患者微循环内存在着活化的、异常的和变形能力差的白细胞，这些白细胞在微循环中出现相互凝集或附壁现象，从而影响微血管内血液流动而加重组织缺血。同时，受损的内皮细胞释放的白三烯、趋化因子、细胞因子也能进一步激活白细胞，从而加重血管损伤。

4. 其他机制及因素

(1) 抗核抗体(ANA)：ANA 阳性的结缔组织病普遍存在雷诺现象，ANA 存在于原发性和继发性雷诺现象患者血清中，可能对血管扩张因子或其受体有抑制作用。

(2) 其他抗体：SLE 患者体内的抗 Sm 抗体、混合结缔组织病患者体内的抗 RNP 抗体与血管重塑有关，Scl-70 抗体可引起内皮细胞凋亡，释放趋化因子和细胞因子。这些均为自身抗体参与雷诺现象发病提供了证据。

(二) 临床表现

1. 指 / 趾水肿手指及手部无痛性肿胀，形成“腊肠样”指。雷诺现象多见于年轻女性，男女比为 1 : 5。常于暴露寒冷后发作，有时情绪刺激也可诱发，通常为双侧性，最常累及肢端尤其指 / 趾尖，一般不超过腕部，冬季加重。常见于手部，仅 40% 患者足部受累。可每天发作或间隔长时间后发作。雷诺现象可伴鼻尖、面颊、耳垂或舌受累。苍白色可见 1 个或多个，甚至全部指 / 趾，但拇指通常不受累。

2. 三相性肤色变化 约 2/3 患者有经典的三相性肤色改变：苍白→青紫→潮红，其他病例仅有感觉异常、发红或青紫。

(1) 缺血期(苍白)：由于肢端小动脉和细动脉痉挛，导致组织血流灌注缓慢或毛细血管暂时性血流停滞，引起肢端甚至前臂和小腿皮肤苍白，局部温度降低、触之冰凉，麻木、刺痛及僵硬感，末期症状持续数分钟，很少有剧痛(图 25-1)。

(2) 缺氧期(青紫)：小动脉和细动脉痉挛解除，但细小静脉仍处于痉挛状态，导致乳头下静脉和毛细血管出现缺氧性麻痹，血流缓慢或淤积和代谢产物的积聚。还原血红蛋白增加，结果出现苍白后青紫。此期自觉症状较少。末期症状可持续数小时或数天(图 25-2)。

(3) 充血期(潮红)：细动脉、毛细血管和细静脉反应性扩张充血的血量暂时增多，皮肤转为潮红(图 25-3)，继而恢复正常肤色。局部有灼热感，拍击有疼痛。

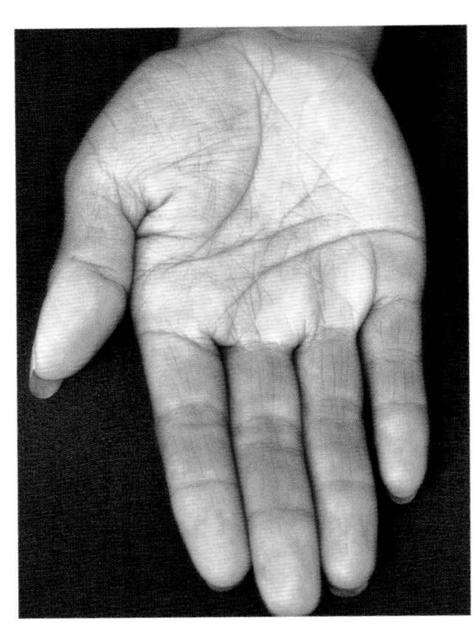

图 25-1 雷诺综合征缺血期(苍白)

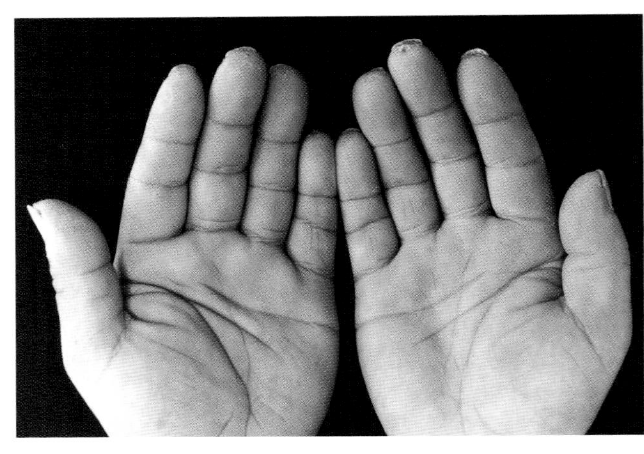

图 25-2 SSc 雷诺现象缺氧期(青紫)(复旦大学附属中山医院皮肤科 李明惠赠)

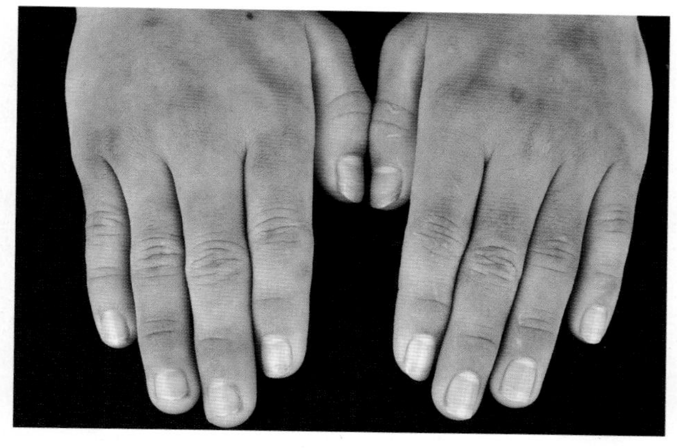

图 25-3　雷诺现象充血期（潮红）

疾病早期，多在寒冷季节发病，每次持续数分钟至数十分钟。随着病情进展，发作变得频繁，持续时间延长，在气温较高的季节遇冷也可发病，甚至在暴露于自来水或冷风即可诱发。在发作间歇期，除了皮温稍低以外，无其他症状。雷诺现象的严重程度评估可参考 Taylor-Pelmear 量表（表 25-2）。

表 25-2　雷诺现象的 Taylor-Pelmear 分期分级

分期	分级	表现
0	—	无发作
1	轻	偶发，累及一个或多个指尖
2	中	偶发，累及一个或多个指尖及指中部（极少累及指底部）
3	重	常发，累及大多数手指的全部
4	极重	同第 3 期，伴指尖皮肤损害和可能的坏疽

3. 反复或持续血管痉挛　雷诺现象常有持续性而非发作性血管痉挛。可发生坏疽和肢端溃疡，溃疡好发于指垫和甲床周围，可有剧痛，尤其在夜间。反复发作的慢性病例，可有甲皱襞毛细血管扩张，指 / 趾甲生长缓慢或甲板肥厚，皮肤硬化或萎缩，指背毛发脱落。

（三）伴发疾病

1. 免疫性疾病　系统性硬皮病、混合结缔组织病、系统性红斑狼疮、类风湿关节炎、皮肌炎、药物诱发的血管炎和干燥综合征。

2. 闭塞性动脉疾病　闭塞性动脉硬化、血栓闭塞性脉管炎。

3. 血液疾病　如冷凝集素血症和冷球蛋白血症等。

4. 神经系统疾病　中枢及周围神经系统疾病如视丘下部肿瘤、脊髓肿瘤、脊髓炎和神经损伤等。

5. 内分泌疾病　甲状腺功能低下。

6. 其他　慢性肾功能衰竭、恶性肿瘤和肺源性高血压等。

（四）组织病理

在疾病早期，动脉无明显病理性形态变化。后期可见动脉内膜增厚，弹力纤维断裂，管腔狭窄，少数有管腔闭塞和血栓形成伴局部组织的营养性改变，严重者出现指 / 趾端点状坏死、溃疡性坏死，伴毛细血管炎损害、纤维素样变性。雷诺病通常无血管结构改变，或仅有极轻微的血管壁改变。

（五）诊断与鉴别诊断

诊断有疑问时，可行冷水试验（将手浸入 4℃水中 1 分钟），或握拳试验（握紧双拳 1 分钟，在手指屈曲状态下松拳），或降低体表温度，常可诱发雷诺现象。并非所有患者均出现上述典型的三相性改变，有些患者仅呈双相性，即肤色由苍白至潮红或由青紫至潮红，1/3 的患者仅有感觉异常和潮红或青紫。无论是三相还是双相肤色变化，苍白是必备诊断条件（表 25-3）。

表 25-3　雷诺现象和雷诺病的诊断要点

雷诺病：①原发雷诺现象与任何潜在疾病无关；②常见，主要见于青春期少女或女性青年；③间歇性发作的四肢变色；④无器质性外周动脉闭塞的证据；⑤对称或双侧分布；⑥排除可引起血管痉挛的任何疾病、职业、创伤或用药；⑦无免疫系统异常；更常见于年龄 25 岁以下的女性；⑧自儿童期即有寒冷耐受不良的病史；⑨甲皱襞毛细血管袢正常。
雷诺现象：①继发性雷诺现象与潜在的原发疾病有关；②不常见，发病年龄 >25 岁；③发病急，很快发生溃疡和坏死；④发病年龄 >50 岁，尤为男性；单侧发病，尤其局限于 1~2 个手指；⑤在温暖环境中仍有血管痉挛的发作；⑥伴发热、疲乏、消瘦、皮疹等；⑦有明显关节痛、手指肿胀和类风湿病的症状；⑧一个或几个部位脉搏减弱或消失；⑨相关潜在疾病抗核抗体、抗着丝点抗体、抗 SCL-70 抗体、抗 RNA 聚合酶Ⅲ抗体可呈阳性，甲皱襞毛细血管袢异常。

本病应与肢端发绀相鉴别，后者无阵发性发作及苍白、青紫、充血等变化。其他尚须与红斑肢痛症、重金属中毒、麦角中毒、胸廓出口综合征、红绀症、血栓闭塞性脉管炎、闭塞性动脉硬化症和冻疮等鉴别。

（六）治疗

1. 监测和治疗潜在疾病　在合并硬皮病、SLE、皮肌炎、外周血管病、神经功能紊乱等疾病时，以治疗原发病为主。

2. 一般治疗　在疾病初期，症状轻而发作不频繁者，采取保暖措施、戴手套，勿用手拿寒冷的物件，戒烟和避免情绪应激，往往即可预防发作。

3. 药物治疗　阻滞血管 α2 交感神经受体活性，解除动脉痉挛，增加灌注，降低血液黏滞度，改善临床症状（表 25-4）。

表 25-4　雷诺现象的治疗

病情	治疗
极少或轻度发作	预防措施，手足保暖，戒烟
频繁或重度发作	钙通道阻滞剂（硝苯地平，地尔硫䓬） 血管紧张素Ⅱ受体拮抗剂（氯沙坦） 抗肾上腺素药（哌唑嗪，利血平） 局部外用硝酸甘油 静脉用伊洛前列素
急性，重度缺血	指端交感神经切除术 显微血管外科 抗菌浸泡液，抗菌软膏，封包
指端溃疡	静脉用前列腺素 E1 或前列环素
坏疽，感染性溃疡	止痛剂，抗生素，外科清创术，截肢术

(1) 钙通道阻滞剂：可抑制钙离子向细胞内转运，扩张小动脉，增加周围血流，是治疗本病的首选药。可使用硝苯地平5mg/ 次，3 次 /d，可逐渐增至 10~20mg/ 次。长效制剂有助于提高依从性，但疗效有所下降。如无效或不耐受，可使用地尔硫草 60mg，3~4 次 /d。

(2) α 受体阻滞剂：能抑制肾上腺素和去甲肾上腺素与血管壁 α 受体结合，扩张血管，此类药物包括：①妥拉苏林，常用剂量为 25mg，肌内注射；亦可口服，开始 25mg/ 次，4~6 次 /d；②酚苄明，起始剂量 10~20mg，1 次 /d，以后根据病情可逐渐增加（至少间隔 4 天）至 60mg/d，分 2~4 次服用；③舌下含服硝酸甘油。

(3) 西地那非：西地那非 50mg，2 次 /d，可减少发作频率和持续时间。

(4) 5- 羟色胺拮抗剂：萘呋胺和酮色林能干扰肾上腺素能系统活性、抑制血管平滑肌收缩和血小板聚集，也可增加组织内 ATP 浓度，降低乳酸浓度和提高细胞氧化能力。

4. 局部治疗 部分患者外涂硝酸甘油软膏后按摩数次，症状可在 2 小时内减轻。但外用血管扩张剂可导致血管丰富区域的血流增加，使用时应注意。

5. 手术治疗 对于伴有严重营养性改变的致残性雷诺现象，可行交感神经切除术。

6. 中医中药 温经通络、活血化瘀，成方有桃红四物汤和血府逐瘀汤。

（七）病程与预后

雷诺现象与潜在性疾病有关，治疗原发病是改善预后的关键，多数病人经过药物治疗后症状缓解或停止发展。多数雷诺病预后良好，但仍有 20% 发生不同程度的残疾。

二、肢端发绀

肢端发绀（acrocyanosis）也称肢端青紫症，是肢体末端对称性持续性发冷和发绀，无全身循环障碍，多见于青春期女性。

（一）病因与发病机制

本病与虚弱、内分泌疾病和焦虑状态有关。有家族史，提示有遗传学基础。组织病理和免疫组化未发现支配皮肤血管系统的神经包括血管活性肽能神经有病变，故认为本病系原发性血管病变，是外周细小动脉对冷反应过度而发生痉挛。本病分为特发性和继发性，可伴发网状青斑。

（二）临床表现

好发于肢端皮肤，受累手足呈红 / 蓝色花纹状（图 25-4），紫红或青紫色，伴有多汗及轻度感觉过敏或肿胀。局部温度低，触之湿冷。亦可累及面部，如唇、鼻、颊、颏和耳部。受冷和情绪紧张时病情可加重，保暖则减轻。临床分型包括：①特发性；②继发性，继发于自身免疫病、副肿瘤综合征、冷球蛋白血症、慢性砷中毒及特发性血小板增多症等。

（三）伴发疾病

冻疮、网状青斑。

（四）诊断与鉴别诊断

诊断依据为皮损持续呈紫红或青紫色，局部温度低，触之湿冷，温暖后可减轻。

需与雷诺现象鉴别，后者呈间歇性发作，前者呈持续性青紫，无溃疡和坏疽发生（表 25-5）。其他鉴别诊断包括闭塞性动脉硬化症、红细胞增多症、正铁血红蛋白血症、嗜铬细胞瘤及类癌综合征。

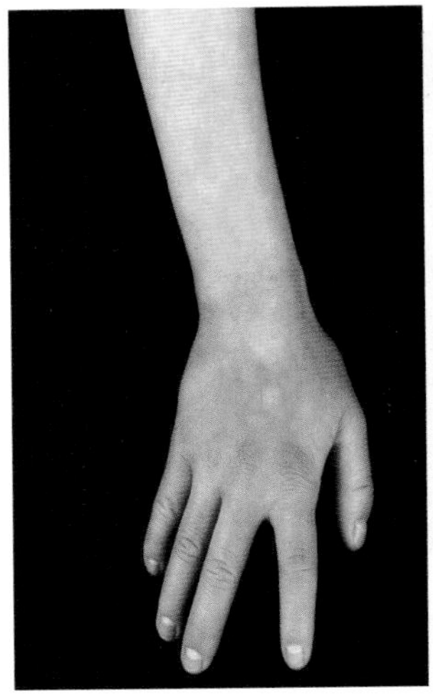
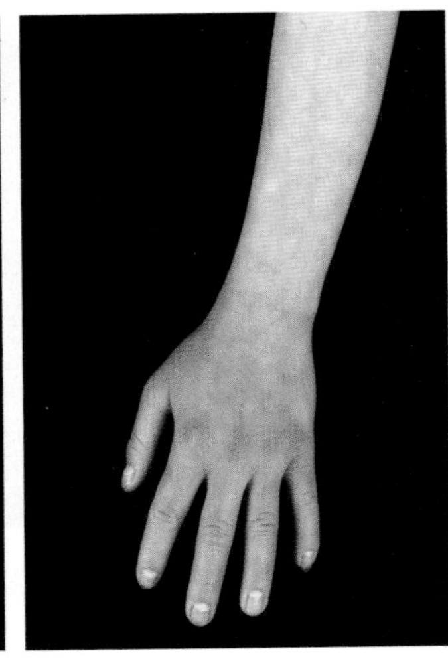

图 25-4 肢端青紫症

表 25-5 肢端发绀与雷诺病的鉴别

	雷诺病	肢端青紫病
诱发因素	寒冷或情绪变化	寒冷或室温低
性别	女性为主	无明显差异
部位	手指，偶可发于鼻唇或耳廓	手、足
发作特点	阵发性	持续性
颜色	苍白、青紫、潮红	青紫
温度	温暖后消失	温暖后减轻

（五）治疗

减轻末梢细小动脉痉挛，减轻毛细血管和乳头下静脉丛继发性扩张，改善微循环，消除淤积。注意保暖，避免吸烟、饮用咖啡和茶，必要时可用血管扩张剂哌唑嗪 1mg，2 次 /d；利血平 0.25mg，2~3 次 /d；硝苯地平 10~20mg，3 次 /d。严重者药物治疗无效时可行交感神经切除术（表 25-6）。

（六）病程与预后

至成年时症状好转，亦有持续存在者。本病持续整个冬季，严重者夏季亦可发生。

三、闭塞性动脉硬化

闭塞性动脉硬化（arteriosclerosis obliterans）指一种累及大 / 中动脉的动脉闭塞性疾病，最常发生于腹主动脉远侧或髂 - 股 - 腘动脉，引起下肢慢性缺血，严重时导致坏疽。在肢体血管闭塞性疾病中，75% 为闭塞性动脉硬化所致。

（一）病因与发病机制

本病由动脉狭窄或闭塞所致，病理基础为动脉内膜粥样硬化、中层钙化和管腔继发血栓形成。动脉粥样硬化由环境和遗传因素共同导致，危险因素包括年龄、男性、吸烟、高血压、高血脂、肥胖、糖尿病、慢性肾功能衰竭和高同型半胱氨酸血症。

（二）临床表现

主要见于 50~70 岁男性，也可见于年轻患者。糖尿病患

表 25-6 肢端发绀的治疗

一般治疗	稳定心态，避免情绪波动，注意保暖
药物疗法	血管扩张剂，包括酚苄明、双氢麦角碱或利血平等
神经阻滞疗法	
星状神经节阻滞	主要用于上肢受累时，1% 利多卡因和 / 或 0.5% 布比卡因 8~10mL 双侧交替阻滞
腰交感神经阻滞	用于下肢受累时，1% 利多卡因和 / 或 0.5% 布比卡因阻滞 L_1~L_4 中的三个交感神经节，每个神经节注药 7mL 左右
硬膜外阻滞	上肢受累时经颈 5~7 椎间隙，下肢受累时经 L_1~L_4 椎间隙行硬膜外腔穿刺术，置入硬膜外导管，经导管注入 0.25%~0.5% 布比卡因，保留 1~4 周
手术治疗	上述疗法无效时，可行交感神经节切除术

者发病率较高，且病情较重。长期吸烟患者发病率亦较高。

1. 早期表现　典型症状为间歇性跛行，查体可发现动脉搏动减弱，胫后动脉、腘动脉和股动脉收缩期杂音。腹主动脉 - 髂动脉病变的疼痛部位为腰臀部、髂部、股后方或腓肠肌疼痛，可伴阳痿；股动脉 - 腘动脉病变导致小腿肌肉疼痛。

2. 后期表现　出现静息痛（缺血性神经病），肌肉和软组织废用性萎缩，关节僵硬，对寒冷过敏，骨质疏松，肢体远端溃疡和坏疽。

3. 皮肤损害　皮肤温度降低、发绀，可呈红 - 蓝色变化、斑点状苍白或暗黑色，抬高肢体可见异常苍白，下垂时变红。后期出现营养不良性改变如皮肤萎缩变薄、干燥，毛发脱落，趾甲增厚变形，足趾溃疡、瘢痕形成。晚期病例由于毛细血管张力减退，下肢和足部常出现水肿。

（三）诊断与鉴别诊断

根据临床表现足以作出诊断，但应用踝 - 臂指数（正常人 >1，动脉闭塞性疾病患者 <1；<0.5 则表明下肢有严重缺血）、平板运动试验和多普勒测定血流速度等非创伤性试验可明显提高诊断的准确性。另外，肢体 X 线检查可确定动脉壁钙化，心电图检查可了解心血管状态，检查血糖、血脂和红细胞容量可了解有无糖尿病、高脂血症和真性红细胞增多症等疾病。

需鉴别的疾病包括血栓闭塞性脉管炎、急性动脉闭塞及假性跛行综合征。假性跛行综合征是一种脊髓病变，其跛行酷似闭塞性动脉硬化，但无闭塞性动脉硬化所具有的特征性静息痛（表 25-7）。

（四）治疗

1. 一般治疗　主要是保守疗法，细心护理足部，减轻体重，提高运动耐受性，戒烟。休息时，肢体应置于水平位或略低于水平位。

2. 治疗感染　感染性损害应开放和湿敷治疗，并使用有效抗生素。

3. 药物治疗　己酮可可碱对间歇性跛行可能有效。前列腺素（PGE，PGI_2）可通过干扰血小板聚集和诱导血管扩张而减轻静息痛，促进坏疽性溃疡的上皮再生。噻氯吡啶是一种新的血小板聚集抑制剂，可用于各种周围血管疾病，包括闭塞性动脉硬化。血管扩张剂对本病通常无效。

4. 手术　腰部交感神经切除术对轻度静息痛患者有效。血管造影证实由于局限性近端血管狭窄硬化引起的严重跛行患者可做球囊血管成形术和旁路移植术。

四、急性动脉栓塞

急性动脉栓塞（acute arterial embolism）由动脉栓塞和血栓形成所致，造成管腔闭塞和组织缺血。

（一）病因与发病机制

导致动脉栓塞的栓子主要来源为血栓如心脏附壁血栓，也可为动脉粥样斑块脱落，空气、脂肪或异物栓塞，甚至癌栓所致。栓子嵌顿在适当管径的动脉内，致使管腔闭塞。病变动脉早期痉挛，随后发生管壁退行性变，继发血栓形成，6~12 小时后发生组织缺血坏死。

（二）临床表现

受累肢体表面温度下降、苍白、浅表静脉塌陷，感觉、反射、肌力及外周脉搏减弱或消失。栓塞部位初期不出现疼痛，但数小时后出现压痛。开始皮肤苍白，如不及时治疗或治疗不当，晚期将出现大片坏疽、皱缩以及水疱形成。

急性动脉栓塞的临床特征可总结为“5P 征”，即疼痛

表 25-7 闭塞性动脉硬化、血栓闭塞性脉管炎及急性动脉栓塞的鉴别

特征	闭塞性动脉硬化	血栓闭塞性脉管炎	急性动脉闭塞
年龄及发病	>40 岁，隐匿性	<40 岁，隐匿性	>40 岁，突发性
性别	男 > 女	男性为主	不定
相关疾病及因素	糖尿病，吸烟，高脂血症	吸烟，雷诺现象，游走性静脉炎	房颤，二尖瓣狭窄，心肌梗死，动脉硬化
症状及体征	腓肠肌和股部间歇性跛行，静息痛	静息痛，足弓（背）性跛行	疼痛，苍白，感觉异常
组织学变化	动脉硬化性血栓（胆固醇裂隙）	非动脉硬化性血栓伴微脓肿形成	机化血栓，伴有或不伴动脉硬化
治疗	控制体重，戒烟，增加运动耐受，旁路手术	戒烟，避免创伤和受冷，交感神经切除术，截肢	抗凝剂，溶栓药，手术

(Pain)、苍白(Pallor)、感觉异常(Paresthesia)、麻痹(Paralysis)和无脉(Pulseless)。首先在栓塞平面出现疼痛,随后向远端发展,呈持续性。栓塞平面远端皮肤开始苍白,以后呈花斑样发绀,皮温降低、触之冰冷,脉搏消失或减弱。由于周围神经缺血,患肢出现感觉异常、麻木、感觉丧失和运动障碍。

动脉粥样斑块脱落的粥样物质也可造成不同内脏和组织的小动脉或微动脉栓塞,表现为足和下肢阵发性疼痛、局部缺血、网状青斑和坏疽。此时尽管动脉搏动正常,但可出现高血压、肾功能受损、腹痛、胃肠道出血、胰腺炎,偶有神经系统症状和视网膜栓塞。常被误诊为结节性动脉炎、小血管炎和亚急性细菌性心内膜炎的并发症。

(三) 治疗

1. 一般护理 抬高床头,保持患肢处于下垂位置。注意保暖。

2. 扩血管治疗 如口服乙醇或静脉滴注罂粟碱 32~65mg,或在栓塞近端动脉注入妥拉苏林 25~75mg。

3. 抗凝治疗 可短期使用肝素,以防血栓增大。如果需长期抗凝治疗,可口服华法林。

4. 溶栓治疗 发病后 48~72 小时内应用效果最佳。一般采用尿激酶,治疗期间应注意出血并发症。

5. 手术治疗 如果未能建立有效的侧支循环循环,应立即手术取栓。如已广泛坏死,应行截肢术。

第二节 小动脉闭塞综合征

一、青斑样血管病

内容提要

- 本病是高凝状态所致的皮肤中小血管自发性血栓形成,引起组织缺氧坏死。
- 临床表现为好发于小腿、踝部的红色、紫癜样斑疹、丘疹,进而形成疼痛剧烈的溃疡,愈合后遗留星状瓷白色瘢痕,称为白色萎缩。
- 组织学特征是在真皮中小血管出现透明血栓,无血管炎。
- 治疗是针对高凝状态,多采用抗凝为主的综合治疗。

青斑样血管病(livedoid vasculopathy)是一种以反复发生皮肤微血管闭塞为特征的复发性血栓性皮肤疾病。由 Milian 在 1929 年首先报道并命名为白色萎缩(atrophie blanche),本病还被称为青斑样血管炎(livedoid vasculitis)、节段性透明变性血管炎(segmental hyalinizing vasculitis)以及下肢疼痛性紫癜性溃疡伴网状改变(painful purpuric ulcers with reticular pattern of the lower extremities),它是一组非炎症性血栓闭塞性疾病,不是真正的血管炎,称之为血管病更为合适。

白色萎缩代表各种血管性疾病的终末期改变,并非独立疾病,有学者将白色萎缩分为 3 类:①特发性白色萎缩;②伴特发性网状青斑的白色萎缩;③作为系统疾病的表现之一,如动脉硬化、糖尿病、结缔组织病、静脉曲张性湿疹等。

(一) 病因与发病机制

特发性青斑样血管病由于遗传基因缺陷影响凝血过程和纤维蛋白溶解,从而引起高凝状态,局部血栓形成(图 25-5)。

1. 凝血障碍/纤维素血栓 发病机制不清,最终结果是局部缺血,由于患者存在纤溶活性降低,可能由纤维蛋白沉积引起小血管闭塞而致病。患者可伴有凝血障碍,如Ⅴ因子 Leiden 突变或凝血酶原基因突变,抗心磷脂抗体升高,蛋白 C 缺乏或活化蛋白 C 抵抗以及血纤维蛋白肽 A 水平升高,提示凝血障碍是发病基础。

2. 与免疫异常有关 血管壁有免疫球蛋白(常为 IgM,其次为 IgG 和 IgA)和补体沉积。因本病组织病变中很少有中性粒细胞浸润和核尘,故与白细胞破碎性血管炎不同。

(二) 临床表现

临床表现为复发性网状青斑合并小腿疼痛性紫癜、溃疡、斑疹,伴有瓷白色卫星状萎缩性瘢痕,或在其周围出现毛细血管扩张和色素沉着。可合并多种系统性疾病,如高同型半胱氨酸血症、结缔组织病、血液病、肿瘤、异型球蛋白血症、感染,也可为特发性疾病。

1. 皮肤损害 下肢踝关节周围及足背出现瘀点或瘀斑,散在分布呈网状伴毛细血管扩张,继而瘀点中央出现小黑痂,痂下为形状不规则的浅表性溃疡,有两种溃疡性皮损,小的直径 1~5mm,大的直径可达 5cm。有些患者的溃疡周围有明显的网状青斑,可发展为网状、星状紫癜,扩展成溃疡。溃疡疼痛且愈合缓慢,预后呈象牙白色萎缩性瘢痕(图 25-6),亦有不发生破溃的白色瘢痕。

2. 发病特征 本病多见于青中年女性,常反复发作,夏季加重。皮损周期性发作,患者多有静脉淤滞。本病可分为原发性(无渐进病史、静脉曲张或脂肪皮肤硬化症,且无伴随疾病,为特发性青斑样血管病)和继发性两种类型,后者常与某些疾病相关,包括慢性静脉内高压和静脉曲张,还可伴有红斑狼疮、抗磷脂抗体综合征,若红斑狼疮患者出现本病,则发生中枢神经系统狼疮的风险升高。其他合并症包括多发性骨髓瘤、静脉瓣缺陷、深静脉血栓形成、脑血管意外,这些均为血栓形成的条件。

(三) 辅助检查

1. 组织病理 表皮萎缩、坏死或溃疡,血管壁显著透明样变,常见血栓,红细胞外渗,陈旧皮损可见真皮纤维化。早期溃疡性皮损中真皮血管壁有纤维素样物质沉积及玻璃样变和透明血栓形成。血栓耐淀粉酶和 PAS 染色阳性,血管的炎症性破坏不是本病的特点,本病不是真正的血管炎。血管周围有稀疏的淋巴细胞或中性粒细胞,不同程度的红细胞溢出和含铁血黄素沉积。溃疡性皮损可见真皮浅层和表皮有梗死。在白色萎缩斑块中,除血管改变外,还可见表皮萎缩和真皮中硬皮病样瘢痕形成。皮损周围皮肤的直接免疫荧光显示真皮血管中有大量均质的免疫球蛋白、补体和纤维蛋白沉积。

2. 实验室检查 实验室检测应该包括抗心磷脂抗体,Leiden 因子Ⅴ基因突变(通常是杂合子),蛋白 C、S 或抗凝血酶Ⅲ杂合缺失,凝血酶原 G20210A 基因突变,冷沉淀蛋白和同型半胱氨酸水平。

(四) 鉴别诊断

本病应与结节性红斑、变应性皮肤血管炎、浅表血栓性静脉炎、结节性脂膜炎鉴别。很多疾病都会导致有下肢溃疡的网状青斑,必须排除的疾病包括小血管炎(尤其是与肝炎病毒与原发性冷球蛋白血症或混合性结缔组织病相关者)、微小多动脉炎、结节性多动脉炎、外周血管病以及羟基脲相关溃疡。在病理上,透明血栓形成和/或纤维蛋白样物质沉积而闭塞血管,很少

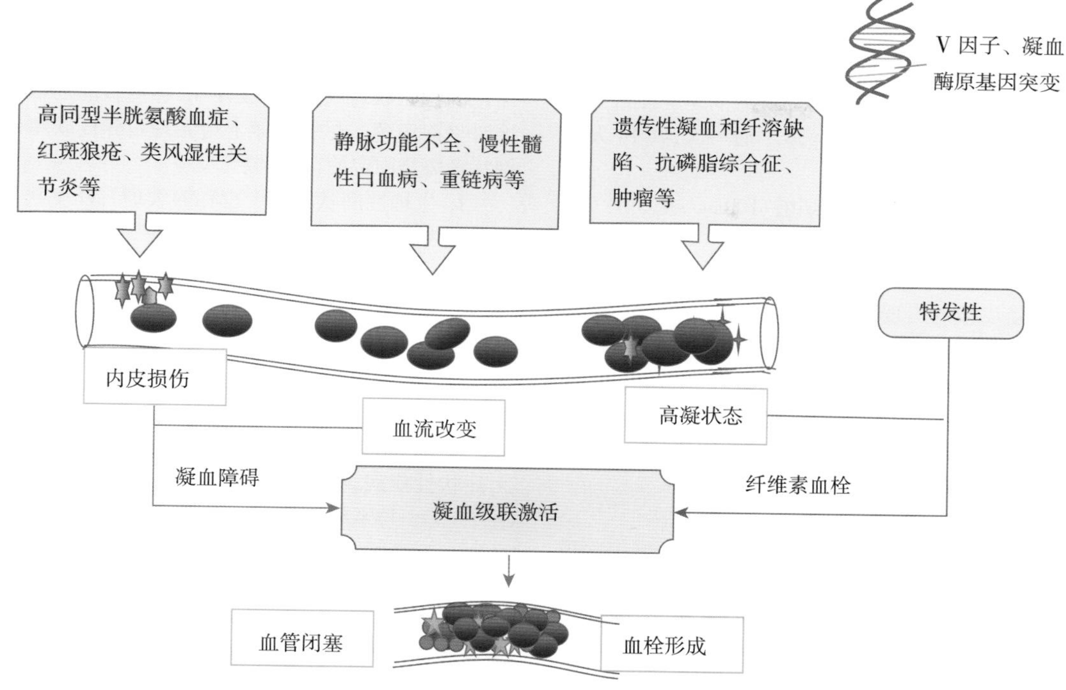

图 25-5　青斑样血管病病理生理

本质上是一种局部静脉血栓栓塞，发病环节包括内皮损伤、血流改变和高凝状态。高同型半胱氨酸血症以及结缔组织病如红斑狼疮、硬皮病、混合结缔组织病、结节性多动脉炎和类风湿性关节炎可导致内皮损伤；静脉功能不全以及导致高粘滞综合征的疾病如慢性髓系白血病、冷球蛋白血症、重链病可引起血流改变；遗传性凝血和纤溶缺陷如天然抗凝物（抗凝血酶、蛋白 C、蛋白 S 和蛋白 Z）缺乏、凝血酶原突变、V因子突变、凝血因子（Ⅷ、Ⅸ和Ⅺ）水平改变、纤溶系统缺陷，以及获得性疾病如抗磷脂综合征、冷球蛋白血症、冷纤维蛋白原血症、高同型半胱氨酸血症、血液系统肿瘤、实体瘤等可导致高凝状态。此外，尚有特发性青斑样血管病。

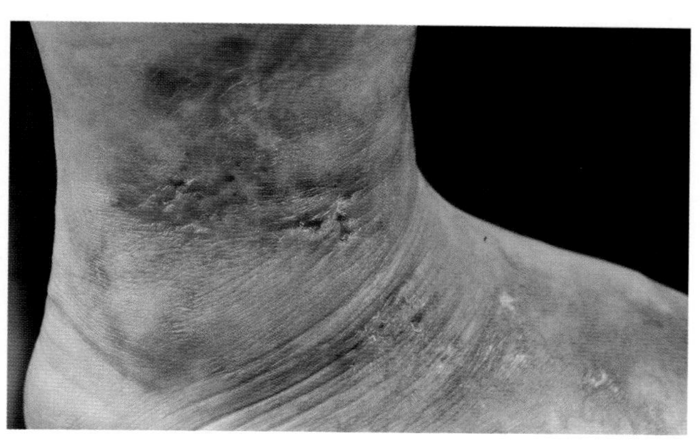

图 25-6　青斑样血管病

足背见星状萎缩性白色瘢痕，周围毛细血管扩张。

有中性粒细胞浸润和核尘，这可与白细胞碎裂性血管炎鉴别。

淤积性溃疡表现为较大的溃疡而非穿孔样小溃疡，溃疡基底的血管壁周围有纤维蛋白呈袖套样围绕，类似青斑样血管病血管壁透明变性，愈合有相似的白色瘢痕。青斑样血管病本身与淤积性皮炎 / 溃疡有关。

（五）治疗

治疗主要针对高凝状态，刺激内源性纤溶活性，抑制血栓形成，改善微循环（表 25-8）。

表 25-8　青斑样血管病 / 白色萎缩的治疗

一般治疗	戒烟，忌口服避孕药
治疗基础病	高凝状态，如 SLE、抗磷脂抗体综合征
针对性治疗	一线治疗：阿司匹林、双嘧达莫、己酮可可碱 二线治疗：华法林、达那唑、高压氧 三线治疗：低分子右旋糖酐、氟苗二酮、磺胺吡啶、酮色林、PUVA 四线治疗：泼尼松、秋水仙碱、硫唑嘌呤、IVIG、中等剂量肝素抗凝

1. 一般治疗　穿弹力袜或弹力绷带等加压疗法可促进纤溶活性，间断静脉加压可诱导纤溶活性增强而提高抗血栓能力。疾病活动期应开放性湿敷和卧床休息。

2. 抗血小板治疗　可选用阿司匹林（81~325mg/d）、双嘧达莫（75mg，4 次 /d）、己酮可可碱（400mg，3 次 /d）、噻氯匹定。

3. 抗凝治疗　华法林以 1~2mg/d 小剂量起始，逐渐加量至 5mg/d，定期监测国际标准化比率（INR），使之维持在 1.5~2.0，治疗至预后 1~2 个月，停药后如皮损复发可再用；普通肝素和低分子肝素如依诺肝素、达肝素均可使用；Xa 因子抑制剂利伐沙班也可使用（10mg，2 次 /d），疼痛缓解后 1 周减量至 10mg/d。利伐沙班可用作一线治疗。

4. 纤溶治疗　雄激素类药物达那唑（200mg/ 次，2 次 /d）

有明显的纤溶作用，可有效控制症状而无明显副作用。苯乙双胍(50mg/次，2次/d)、乙雌烯醇(2mg/次，2次/d)、司坦唑醇(2~6mg/d，分1~3次服用)均能刺激内源性纤溶活性，增加纤维蛋白溶解。重组组织纤维蛋白溶酶原激活剂是一种新型内源性纤溶活性刺激剂，静脉滴注10mg，4小时一次，共14天可用于治疗顽固性青斑样血管病。

5. 扩血管治疗 如硝苯地平、烟酸(100mg/次，3次/d)、西洛他唑可选用。

6. 免疫抑制剂 口服糖皮质激素或局部封闭能缓解症状，但不能阻止新皮损的出现，如果糖皮质激素有奇效，应考虑其他诊断。也用人使用环孢霉素、秋水仙碱、硫唑嘌呤、环磷酰胺、利妥昔单抗等治疗本病，仅部分有效。

7. 其他 也可试用补骨脂素长波紫外线照射(PUVA疗法)、高压氧、中医中药如生地40g、山药10g煎服，每天1帖。

二、网状青斑

内容提要

- 网状青斑由皮肤表浅静脉血液淤滞所致，表现为特征性鱼网状斑纹，可持续存在。
- 病因有生理性、高凝状态、血管炎、栓塞、药物和神经系统疾病。

网状青斑(Livedo reticularis)是一种局部缺血性皮肤病，无特异性，可与多种疾病相关(表25-9)，网状改变是由于皮肤表浅静脉网血液淤滞所致。

表25-9 网状青斑的分类及其相关疾病

先天性网状青斑

获得性网状青斑

1. 生理性：大理石样皮肤
2. 结缔组织病：SLE、混合结缔组织病、类风湿关节炎、系统性硬皮病、皮肌炎
3. 血管疾病：结节性多动脉炎、伴有或不伴有肉芽肿的白细胞破碎性血管炎、肉芽肿性动脉炎、青斑样血管病、动脉栓塞、动脉硬化、静脉曲张
4. 血液病：冷球蛋白血症、冷凝集素血症、巨球蛋白血症、血小板增多症、高凝状态(弥散性血管内凝血、抗磷脂抗体综合征)
5. 感染：梅毒、脑膜炎球菌血症、立克次体、伤寒、感染性心内膜炎、病毒感染、结核
6. 药物：金刚烷胺、儿茶酚胺、奎尼丁、动脉内药物注射
7. 代谢性疾病：甲状旁腺功能亢进和高钙血症、类癌、嗜铬细胞瘤、甲状腺功能低下
8. 其他：胰腺炎、氯乙烯病、毒油综合征、嗜酸性粒细胞增多-肌痛综合征、硅酮隆胸后硬皮病、甲状旁腺功能亢进、淋巴瘤、偏头痛、皮质醇增多症

(一) 病因与发病机制

当血黏度增加或表浅静脉血流速率减慢时，血液脱氧时间延长，网状青斑表现得更加明显。潜在的局部小动脉疾病、血流阻塞、血液高黏滞性、寒冷或静脉回流受阻等均可导致网状青斑。网状青斑的组织学可正常，亦可见阻塞的血管内膜增生。生理性网状青斑的皮肤组织学正常。

(二) 临床表现

网状青斑可分为先天性和获得性两种。表现为皮肤呈特征性的鱼网状斑纹，可持续存在，在温暖的环境呈红蓝色，受冷时呈深蓝色。尽管临床上与大理石样皮肤相似，但真正的网状青斑是固定的，对复温无反应。

1. 生理性网状青斑 也称为大理石样皮肤，是暴露于寒冷时的生理反应，表现为躯干和四肢暂时性发绀性斑纹，温暖后消失。多见于健康婴儿，在1岁以内消失。

2. 先天性网状青斑 亦称先天性毛细血管扩张性大理石样皮肤，出生时即有，是由于血管发育缺陷所致。特征为皮肤呈局限性淡蓝色斑纹，皮疹持续时间不定，多在2岁内逐渐改善，局部可有皮肤萎缩与钙盐沉着。

3. 获得性网状青斑 特发性获得性网状青斑是一种无症状性疾病，特征性表现为下肢持续性弥漫、对称的青斑(图25-7)。与系统疾病相关的获得性网状青斑呈斑片状，不对称。活检标本可有血管内膜肥厚和血栓形成，但无血管炎改变。

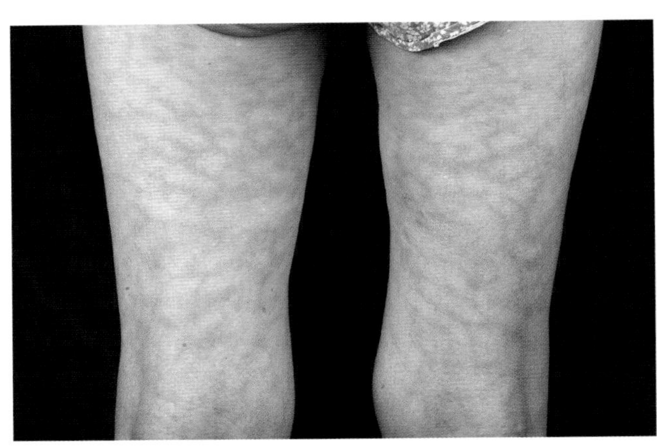

图25-7 网状青斑
表现为浅蓝色斑纹。

(三) 诊断与鉴别诊断

诊断依据为特征性皮损，即持续性蓝色或蓝红色斑纹，呈网状或树枝状。并符合下列疾病亚型分类：大理石样皮肤、特发性网状青斑、继发性网状青斑、先天性网状青斑。

本病应与火激红斑、肢端发绀症、红绀症、毛细血管瘤、匍行性血管瘤、青斑样血管病鉴别。

(四) 治疗

先天性和特发性网状青斑，一般无需治疗，应注意保暖。继发性网状青斑应寻找潜在性疾病和病因，对其进行有效治疗(表25-10)。

治疗原发病，如动脉硬化、结缔组织病、血管内凝血；保暖；使用血管扩张剂和抗凝剂有一定帮助。

1. 扩血管治疗 烟酸50~200mg，3~4次/d。硝苯地平10mg，2~3次/d。

2. 纤溶治疗 如口服炔雌醇(4mg，2次/d)、苯乙双胍(50mg/次，2次/d)。

3. 抗凝治疗 可酌情使用链激酶、尿激酶和低分子右旋糖酐静脉滴注。

表 25-10 网状青斑治疗

一般治疗	保温，有溃疡者卧床休息。下肢肿胀者用弹性绷带包扎
局部处理	局部有溃疡用饱和硼酸溶液浸泡，抗生素软膏，创面不洁时应清创
系统用药	血管扩张药
神经阻滞	星状神经节、腰交感神经节、硬膜外阻滞
手术治疗	病情严重、治疗无效，可考虑施行腰交感神经节切除术

4. 其他 可试服复方丹参片。口服硫唑嘌呤可能有效。

三、恶性萎缩性丘疹病

内容提要

- MAP是一种特发性生血管闭塞性疾病，表现为群集的无症状性红色丘疹，发展慢，最后变成特征性的瓷白色，中心有脐凹。
- 本病有多系统血管内血栓形成，50%~60% 可累及胃肠道，20% 累及中枢神经系统，13% 累及眼部。
- 治疗包括抗血小板、抗凝治疗、糖皮质激素、免疫抑制剂治疗、血浆置换等治疗方案。

恶性萎缩性丘疹病（malignant atrophic papulosis，MAP）又称 Degos 病（Degos disease），是一种少见的特发性血管闭塞性疾病。特征性表现为皮肤出现中央坏死性丘疹，迅速形成瓷白色萎缩性瘢痕，部分病例可发生胃肠道和中枢神经系统梗死，致死率 50%。最近有人提出，Degos 病是一种主要见于红斑狼疮的反应类型，而本身并非一种特异性疾病。

（一）病因与发病机制

病因不明，可能与微血管水平的凝血功能障碍、自身免疫、链球菌或细小病毒 B19 感染有关，少数呈常染色体显性遗传。基本病变为血管内膜炎和血栓形成引起的血管闭塞，受累组织缺血性梗死。患者血中纤维蛋白原增加，Englert 等报告一例 Degos 病与抗心磷脂抗体和狼疮抗凝物质相关，有人推测这些抗体与血小板、凝血因子、心磷脂及内皮细胞膜上的磷脂分子发生反应，激活血管内凝血，导致血栓栓塞。

（二）临床表现

1. 皮肤损害 最常见于青年男性（男：女为 3：1）。皮损为群集的无症状性红色丘疹，直径约 2~5mm，平均 30 个甚至 100 个以上，可融合。丘疹发展慢，持续数周或数月，最后变成特征性的中央瓷白色凹陷，边缘隆起发红。单个丘疹可消退，留下小的白色瘢痕。皮损可成群出现，持续数年之久。除面部、掌跖外，可累及全身任何部位的皮肤，近端多见，背部多于胸部，口腔及唇黏膜亦可受累。可出现荨麻疹样、脓疱性损害和肉芽肿性结节。

2. 系统损害 皮损出现后数月至数年，患者可有胃肠道症状，如恶心、呕吐、腹痛、腹泻、便秘、黑便及吸收不良，这些症状偶可先于皮损出现，常为胃肠道出血、穿孔及腹膜炎。神经系统症状有头痛、肢体麻木、共济失调和复视，也可出现视网膜和巩膜斑块、球结膜微动脉瘤形成，心脏 / 心包、肾脏和膀胱也可受累。50% 的患者在 2~3 年内死亡，但 33% 患者随访 15 年，仅有皮肤损害，称为良性皮肤型。Plantin 等回顾了 120 例患者，仅 4% 有皮肤损害。

（三）组织病理

早期损害表现为血管、神经和附属器周围淋巴细胞浸润，相对无特异性。成熟的损害中，真皮细动脉、小静脉内膜增厚，内皮细胞肿胀和增生，并可见典型的楔形坏死灶，宽基底朝向表皮，以及继发于坏死的黏蛋白沉积。陈旧性损害可见硬化，血管中膜或外膜无炎症或坏死，伴轻微炎症的动脉血栓（常位于皮下脂肪），表皮萎缩，有时伴角化过度，附属器结构缺失。

（四）诊断及鉴别诊断

诊断依据皮损形态和病理改变。红斑狼疮与 Degos 病非常类似，如表皮萎缩、基底细胞空泡变性和真皮黏蛋白沉积，任何怀疑 Degos 病的患者均应进行红斑狼疮的血清学和 / 或免疫荧光检查，以排除红斑狼疮。还应与白色萎缩、硬化性萎缩性苔藓、淋巴瘤样丘疹病、丘疹坏死性结核疹、皮肤钙质沉着等疾病相鉴别。

（五）治疗

应控制心血管危险因素。一线治疗用药包括阿司匹林、双嘧达莫、己酮可可碱。二线用药有肝素、华法林及其他的抗凝物。

1. 抗血小板治疗 己酮可可碱（400mg，3 次 /d），双嘧达莫（25mg，3 次 /d）及阿司匹林（100mg/d）联合应用，对本病有效。

2. 抗凝治疗 肝素持续滴注可能有短期效果。华法林可选用。

3. 纤溶治疗 乙烯雌醇可提高纤溶活性。

4. 糖皮质激素 对伴有 SLE 的患者有效，对神经系统症状有一定作用，但可能引起肠穿孔。

四、血栓闭塞性脉管炎

血栓闭塞性脉管炎（Thromboangitis obliterans）又名 Buerger 病，是一种进行性非动脉粥样硬化性节段性血管炎，最常累及四肢远端的中小动脉，好发年龄为 20~50 岁，多见于抽烟的男性，也有内脏受累者。

（一）病因与发病机制

最主要的病因是吸烟，其他可能还包括寒冷潮湿的生活环境，慢性损伤和感染，免疫功能紊乱，性激素和前列腺素失调以及遗传因素。在患者的血清中有抗核抗体存在，罹患动脉中发现免疫球蛋白（IgM，IgG，IgA）及 C3 复合物，提示免疫功能紊乱与本病的发生发展相关。吸烟可激发易感个体发生自身免疫、过敏性或特异性反应，烟草中的尼古丁可引起小血管痉挛。研究发现某些患者存在抗胶原、弹性蛋白及层粘连蛋白抗体。在疾病活动期发现了高水平的抗内皮细胞抗体。针对髓过氧化物酶、乳铁蛋白及弹性酶的抗中性粒细胞胞浆抗体（ANCA）也与病情严重性相关。最近，还有研究发现本病与牙周病、抗心磷脂抗体相关。患者 HLA-A9、HLA-B5、HLA-B8、B35、B40 频率升高，提示存在遗传易感性。

（二）临床表现

20%~25% 的患者上肢与下肢同时受累，通常为两个以上肢体受累,很少为孤立的肢体受累。表现为肢体疼痛性发绀性损害,特别是在指/趾,还可发生溃疡和坏疽。患者常诉对寒冷敏感。临床上按肢体缺血程度,可分为三期:

1. 第一期(局部缺血期) 患肢感觉异常,麻木、发凉、怕冷,轻度间歇性跛行,短暂休息后可缓解。检查患肢皮肤温度稍低,色泽较苍白,足背或胫后动脉搏动减弱。引起缺血的原因,功能性因素(痉挛)大于器质性因素(闭塞)。

2. 第二期(营养障碍期) 上述症状日益加重,间歇性跛行距离愈来愈缩短,直至出现持续性静息痛,夜间更剧烈。足背动脉和/或胫后动脉搏动消失。缺血原因以器质性变化为主。由于神经受累,患者常出现神经性疼痛和感觉异常如针刺、烧灼或麻木感,对冷的敏感性升高。皮肤出现营养障碍性改变如干燥、脱屑、皲裂、萎缩、甲增厚变形和毳毛脱落。

3. 第三期(坏死期) 症状继续加重,动脉完全闭塞,趾/指端发黑、干瘪、坏疽、溃疡形成(图 25-8、图 25-9)。本病局限于四肢远端的小动脉和小静脉,但也可侵犯冠状动脉、肺动脉及肠系膜动脉。

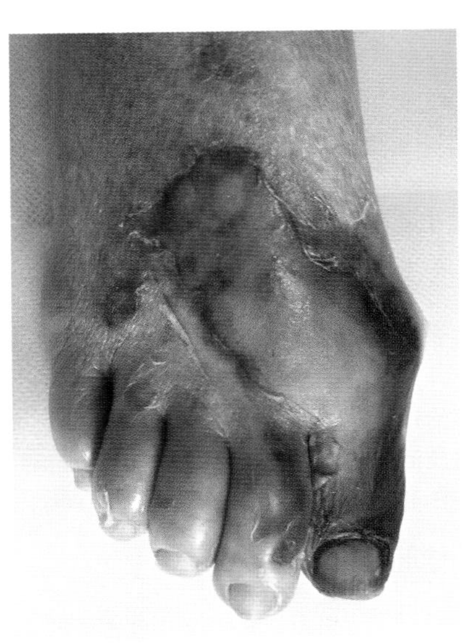

图 25-8 闭塞性血栓性脉管炎[华中科技大学协和深圳医院(南山医院) 陆原惠赠]

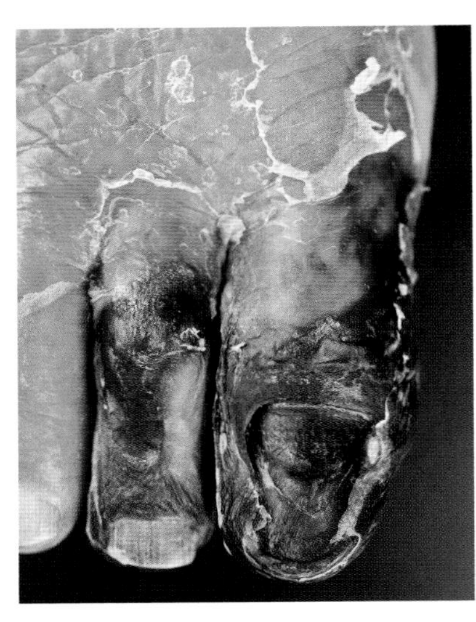

图 25-9 血栓性闭塞性脉管炎趾端发黑、坏疽

(三)辅助检查

1. 实验室检查无特殊检查,应排除肢端缺血的其他原因如糖尿病、自身免疫病等。动脉造影可见闭塞动脉周围的侧支动脉呈特征性的"猪尾"或"拔塞钻"样。应行超声检查排除来源于近端的栓子。

2. 组织病理 急性期为中性粒细胞浸润和肉芽肿形成,炎性血栓导致血管闭塞,在亚急性期,血栓机化伴持续性血小板聚集。在慢性期,血管被机化的血栓阻塞和纤维化,可能类似动脉粥样硬化和其他血管炎,但保留的内弹性膜可资鉴别。

(四)诊断与鉴别诊断

本病的诊断标准包括:①有吸烟史;②年龄 50 岁前出现四肢远端缺血症状;③除了吸烟以外,无动脉粥样硬化危险因素;④膝以下动脉闭塞;⑤上肢受累或游走性静脉炎;⑥肢体抬高试验(Buerger 试验)阳性。

本病应与动脉粥样硬化、多发性栓子、胶原性血管病、糖尿病足、多发性大动脉炎、雷诺病和高凝状态相鉴别(表 25-11)。

表 25-11 血栓闭塞性脉管炎和闭塞性动脉硬化症的鉴别

鉴别要点	血栓闭塞性脉管炎	闭塞性动脉硬化症
年龄	<40 岁	>40 岁
受累血管	多累及下肢中、小动脉,40% 累及上肢	多累及下肢大、中等动脉,罕有上肢
浅静脉炎	有	无
病程进展	慢,开始有痉挛因素	快,无痉挛因素
组织病理	动脉壁慢性炎症,血栓形成,内弹力膜完好	动脉壁粥样硬化,管腔闭塞
动脉壁钙化	无	有
高血脂、高血压	无	有
血糖	正常	可增高
雷诺现象	约 30%	小于 10%

(五)治疗

针对中小动脉闭塞、痉挛和坏死,增加受累动脉支配区血供,减少中央坏死和溃疡形成,改善临床症状。扩张血管,改善微循环。

1. 一般治疗 戒烟是唯一被证实有价值的干预措施,如果在发生坏疽或组织脱落前戒烟益处最大。

另外,避免穿过紧的鞋袜。防止受冷、受潮和外伤。可试行 Buerger 运动,病人平卧,抬高患肢 45 度,保持 1~2 分钟,然后双肢下垂 2~5 分钟,同时活动双足和足趾 10 次,再将患肢放平,休息 25 分钟,如此反复 5 次,每日作此运动数次可促进侧支循环建立。

2. 药物治疗

(1)扩血管治疗:使用钙通道阻滞剂(如硝苯地平)、α 受体阻滞剂(如酚妥拉明、妥拉苏林和酚苄明)、β 受体激动剂(如苄丙酚胺、可酚胺）等血管舒张剂进行对症治疗；直接作用于小动脉的药物如烟酸和罂粟碱也有效，但后者不宜长期应用，避免成瘾；硫酸镁溶液，有较好的扩血管作用，方法是用新配制的 2.5% 硫酸镁溶液 100mL，静脉滴注，1 次 /d，15 次为一疗程，间隔 2 周后可再进行第二疗程。

（2）抗血小板治疗：使用阿司匹林、己酮可可碱、双嘧达莫。可使用前列腺素类似物如伊洛前列素静脉滴注治疗疼痛和缺血并发症。

（3）抗凝剂：低分子右旋糖酐可改善微循环。

（4）中医中药：清热解毒、活血化瘀。依据病情辨证，可选用阳和汤，大黄蛰虫丸。

3. 手术治疗　通过手术进行血管再通。如由于病变部位过于靠近远端或呈弥漫和节段性而无法进行血管再通手术时，可采用腰交感神经节阻滞术、腰交感神经节切除术、动脉重建、静脉动脉化、使用脊髓刺激器等治疗。有人尝试使用富含内皮祖细胞的自体骨髓细胞刺激血管形成。

4. 其他　对于干性坏疽创面，应在消毒后包扎创面，预防继发感染。感染创面可作湿敷处理。组织坏死已有明确界限者，需作截肢术。高压氧疗法可增加肢体的血氧弥散，改善组织的缺氧状况。

（六）病程与预后

继续吸烟者预后较差，约有一半需截肢，如果戒烟，大部分患者的病情可保持稳定，仅少数需要截肢。药物治疗可减轻本病症状，有些最后仍需截肢。

第三节　紫癜及相关疾病

一、紫癜

紫癜（purpura）是由于红细胞外渗引起的皮肤或黏膜颜色改变。

（一）病因学分类

1. 血小板异常　紫癜病血小板数虽然增多，仍可引起出血现象，是由于活动性凝血活酶生成迟缓或伴血小板功能异常。

（1）血小板减少：原因包括：①血小板生成减少：见于再生障碍性贫血、白血病、感染、药物性抑制等；②血小板破坏过多：见于特发性血小板减少性紫癜、药物免疫性血小板减少性紫癜等；③血小板消耗过多：见于血栓性血小板减少性紫癜、弥漫性血管内凝血（DIC）等。

（2）血小板增多：此类疾病血小板数量虽增多，仍可引起出血现象，是由于凝血活酶生成迟缓或伴有血小板功能异常所致：①原发性：见于原发性血小板增多症；②继发性：继发于慢性粒细胞白血病、脾切除后、感染、创伤等。

（3）血小板功能异常：包括：①遗传性：见于血小板无力症（thrombasthenia）（主要为聚集功能异常）、血小板病（thrombocytopathy）（主要为血小板第 3 因子异常）等；②继发性：继发于药物、尿毒症、肝病、异常球蛋白血症等。

2. 血管壁异常　毛细血管壁存在先天性缺陷或获得性损伤时，不能正常地收缩止血，而致皮肤黏膜出血。

（1）遗传性：弹力纤维假黄瘤、遗传性出血性毛细血管扩张症、血管性假性血友病、Ehlers-Danlos 综合征等。

（2）血管内压升高：咳嗽、呕吐、惊厥、癫痫、分娩、哭闹、吹奏屏气、止血带止血、淤积性紫癜。

（3）血管周围支持组织减少：老年性（光化性）紫癜、糖皮质激素紫癜、维生素 C 缺乏 / 维生素 C 缺乏症、烟酸缺乏症、淀粉样物质浸润等。

（4）炎症：非血小板减少性毒素或药物性紫癜、接触性紫癜、感染性紫癜、色素性紫癜性皮病、蕈样肉芽肿前期、过敏性紫癜、急性出血性水肿。

3. 凝血功能障碍

（1）遗传性：见于血友病、低纤维蛋白原血症、凝血酶原缺乏症、低凝血酶原血症、凝血因子缺乏或功能障碍等。

（2）代谢性：见于肝功能衰竭（凝血因子合成减少）、尿毒症、维生素 K 缺乏、使用抗凝剂等。

（3）血液抗凝物质增多或纤溶亢进：见于异常蛋白血症类肝素抗凝物质增多、抗凝药物治疗过量、原发性纤溶或弥散性血管内凝血所致的继发性纤溶等。

（4）局限性：例如肝素注射处，昆虫叮咬。

（5）血栓栓塞：蛋白 C 缺乏症，蛋白 S 缺乏症。

（6）弥散性血管内凝血（DIC）和暴发性紫癜。

（二）形态学分类

按照紫癜的形态可分为：①瘀点，针头大小，是直径为 1~2mm 的紫癜性病变；②瘀斑，较多出血引起的紫癜性损伤称为瘀斑，直径 >10mm，瘀点与瘀斑病因相同。血小板减少症通常会出现瘀点。凝血障碍常引起瘀斑，其由凝血因子缺乏、血小板功能异常或血管异常所致；③瘀线，是一种线状紫癜样皮损；④血肿，由渗出的血液聚集在组织中死腔内形成（表 25-12）。

表 25-12　紫癜形态大小的诊断

直径 <4mm
（1）血小板减少症：免疫性血小板减少性紫癜、血栓性血小板减少性紫癜、DIC
（2）血小板功能异常：先天性 / 遗传性、获得性如药物和系统性疾病、骨髓增生性疾病
（3）血小板功能正常：血管内压升高、外伤、维生素 C 缺乏症（周围型）、高球 γ 蛋白血症性紫癜
中等大小（4~10mm）
（1）高球蛋白血症性紫癜（Waldenstrom 高 γ 球蛋白血症性紫癜）
（2）伴有血小板减少症或免疫低下的患者发生感染
（3）血管炎早期
直径 >10mm
（1）凝血功能障碍：抗凝作用、肝功能衰竭、维生素 K 缺乏症、DIC
（2）支持组织减少：光化性（老年性）紫癜和糖皮质激素性紫癜、维生素 C 缺乏症、遗传性（Ehlers-Danlos 综合征）、系统性淀粉样变
（3）血小板缺乏或功能缺陷
（4）其他原因：高 γ 球蛋白血症性紫癜、毛细血管炎、易挫伤综合征、单纯性紫癜、物理和人工原因、自身红细胞过敏综合征

紫癜的颜色呈现动态变化，前5天内为红色、蓝色、紫色，5~7天后变绿色，7~14天后变黄色。表面紫红色的较小皮疹因含铁血黄素残留可能变成橙色或棕色。

（三）实验室检查

1. 全血细胞计数和分类，可评估微血管病变性贫血。

2. 筛查骨髓增生性疾病和评估血小板功能。

3. 出凝血时间评估血小板功能。

4. 部分凝血酶原时间（PTT）或凝血酶原时间（PT）：评估异常的凝血状态。

二、自身红细胞过敏综合征

自身红细胞过敏综合征（autoerythrocyte sensitization syndrome）也称为痛性青紫综合征（painful bruising syndrome）或精神性紫癜（psychogenic purpura），是患者对自身红细胞的过敏反应，特征为自发性出现单个或成批的痛性紫癜，好发于20~30岁女性。由Gardner和Diamond在1955年首先报道，故也称为Gardner-Diamond综合征。

（一）病因与发病机制

Gardner等首次发现将患者自身红细胞注射于皮内，可引起典型的痛性紫癜，并推测致敏原存在于红细胞基质内。后来证实红细胞膜中的磷脂酰丝氨酸是主要的自身抗原。还有人提出本病与血液系统异常有关，包括血小板增多症、血小板聚集缺陷、活化部分凝血激酶时间（aPTT）延长、特发性血小板减少性紫癜和循环纤溶因子等。在有些患者中还报告了抗心磷脂抗体阳性、发作期补体水平下降、血管免疫母细胞淋巴结病、血管炎、淋巴样间质性肺炎、铜暴露如使用含铜避孕环。

（二）临床表现

皮肤反复出现疼痛性瘀斑，最初多发生于下肢，以后可发生于躯干、颜面。患者出现疲乏、不适等前驱症状，局部先有烧灼、针刺和跳动感，继而出现红斑、肿胀，数小时后或于翌日出现单个或成批的大小不等的紫癜。红斑与肿胀在1~2天消失，紫癜逐渐退色，1~2周后自行消退，也可数周、数月或数年后复发。发作常与精神刺激有关。不少患者还有胃肠道出血、鼻出血、血尿、生殖道出血等。可伴发热、头痛、一过性感觉障碍、阵发性晕厥、复视、失眠、恶心、呕吐、食欲不振、腹痛、腹泻、便秘、呼吸困难、尿频、关节痛、背痛等症状。

（三）实验室检查

出凝血时间和血小板计数均正常。自身红细胞皮内注射，在注射部位发生典型的紫癜。用患者抗凝血，生理盐水洗涤后制成80%红细胞悬液，皮内注射0.1mL，24小时产生与皮损相同改变者为阳性，并用他人红细胞作对照，对照处阴性，但有感染HIV、HBV和HCV病毒的风险。作为替代方法，可采用磷脂酰L-丝氨酸作皮试。

（四）诊断及鉴别诊断

有精神创伤或情绪激动的女性患者，四肢反复出现痛性紫癜，且出凝血时间及血小板计数正常，应考虑本病。自身红细胞皮内注射阳性可确诊，藉此与DNA自身过敏综合征鉴别。

本病的鉴别诊断包括弥散性血管内凝血、特发性血小板减少性紫癜、过敏性紫癜、Ehlers-Danlos综合征、蜂窝织炎、Munchausen综合征、Weber-Christian脂膜炎。

（五）治疗

无特效疗法。可试用神经营养剂、镇静剂、抗组胺药和中药等综合治疗，以减轻病人精神紧张。严重出血者可用大量维生素C、止血剂或输血。催眠和暗示疗法以及心理治疗可能有益。

三、色素性紫癜性皮病

内容提要

- PPD是一组病谱性疾病，以瘀点、色素沉着性斑点和毛细血管扩张为特征。
- 皮疹通常开始于小腿，由许多帽针头大小的瘀点的聚合，外观为含铁黄素染色呈金黄褐色的撒胡椒粉样的点状损害。
- 病理学改变为浅表淋巴细胞浸润和明显的含铁血黄素沉着症伴红细胞外渗。

色素性紫癜性皮病（pigmented purpuric dermatosis，PPD）是一组由淋巴细胞介导的红细胞外渗所致的病谱性疾病。临床特征为簇集性瘀点、出血，橙黄或褐色色素沉着，外观如胡椒面，其间掺杂着针尖大小的细小紫癜。

（一）病因与发病机制

1. 皮肤血管功能障碍或脆性增加导致红细胞外渗、静脉高压、剧烈运动、重力作用、毛细血管脆性增加、局部感染和化学物质摄入，肝炎病毒、牙源性感染是诱因。本病与凝血功能异常无关。胡椒粉样改变由末梢毛细血管圆顶部分动脉瘤样扩张所致，毛细血管继发性破裂可产生紫癜，巨噬细胞吞噬外渗的红细胞导致含铁血黄素沉积。

2. 药物可诱发PPD，尤其是进行性色素性紫癜性皮病，包括非甾体消炎药、格列本脲、格列吡嗪、呋塞米、氢氯噻嗪、β受体阻滞剂、α干扰素、双嘧达莫、肼屈嗪、硫胺素、卡波麻、非那西丁、雷诺昔芬、酒石酸（食品添加剂）、苯扎贝特、他汀类、氨鲁米特、乙醇和甲丙氨酯等。

3. 免疫介导体液免疫异常，直接免疫荧光检查显示血管壁有C3、C1q、IgM或IgA沉积，但该现象并不见于所有病例；细胞免疫异常，皮损中有淋巴细胞、巨噬细胞和朗格汉斯细胞浸润。

4. 大多数仍为特发性。

（二）临床表现

PPD是一种无血小板异常、非炎症性和无血管炎改变的紫癜性疾病，根据皮疹形态和命名年份可将本组疾病分为以下类型，它们在临床和组织学特征存在重叠。其中，进行性色素性紫癜性皮病、毛细血管扩张性环状紫癜、金黄色苔藓、色素性紫癜性苔藓样皮病和湿疹样紫癜为较常见的几种临床类型。也有学者认为没必要把PPD分为不同类型（表25-13）。

1. 进行性色素性紫癜性皮病（progressive pigmented purpuric dermatosis） 由Schamberg在1901年首次报告。好发于男性，男：女为5：1，各年龄均可发病。好发于下肢，尤其是胫前区（图25-10），躯干及上肢也可受累。皮损开始有针尖大棕红色斑点，渐融合成斑片，边缘呈锯齿状，中央为陈旧皮损，呈棕黄色，边缘不断出现新疹，为鲜红色瘀点，似撒在皮肤上的胡椒粉。皮损中央偶可萎缩。可无症状或有微痒。病程慢性，可持续数年后自行缓解。

2. 毛细血管扩张性环状紫癜（purpura annularis telan-

表 25-13 色素性紫癜性皮病

	进行性色素性紫癜性皮病	毛细血管扩张性环状紫癜	色素性紫癜性苔藓样皮病	湿疹样紫癜	瘙痒性紫癜	金黄色苔藓
平均年龄	40 岁	30 岁	40 岁	40 岁	50 岁	20~30 岁
性别比例	男 > 女	女 > 男	男 > 女	女 > 男	男 > 女	男 > 女
起病特点	隐匿起病	突然发病	隐匿发病	突然发病	突然发病	突然发病
原发皮损	红褐色斑疹	环形紫癜，毛细血管扩张	苔藓样丘疹	红褐色斑疹及鳞屑	红褐色斑疹	橙褐色丘疹或斑丘疹

giectasis） 由 Majocchi 在 1896 年报告。常发生于女性下肢，躯干或上肢极少累及。临床损害包括 3 个演化阶段：毛细血管扩张、色素沉着和皮肤萎缩。皮疹往往呈环状（图 25-11），伴有毛细血管扩张。初起为毛囊周围毛细血管扩张及出血点，渐扩展成半环或环状蓝 - 红色斑疹，直径 1~3cm，皮损中央因含铁血黄素沉积而呈紫色或黄褐色，可轻度萎缩。本病可持续数月至数年，少数可伴有下肢瘙痒。

3. 色素性紫癜性苔藓样皮病（pigmentary purpuric lichenoid dermatosis，dermatitis） 由 Gougerot 和 Blum 在 1925 年报告，故又称 Cougerot-Blum 病。多见于男性，好发于小腿，亦可累及股部、躯干和上肢。表现为紫癜性苔藓样平顶小丘疹，双侧对称，呈鲜红、棕红或黄褐色，压不褪色，可融合成斑块（图 25-12）。可有鳞屑、瘙痒。有时难与金黄色苔藓相鉴别，偶可类似 Kaposi 肉瘤。病程可持续数月至数年。

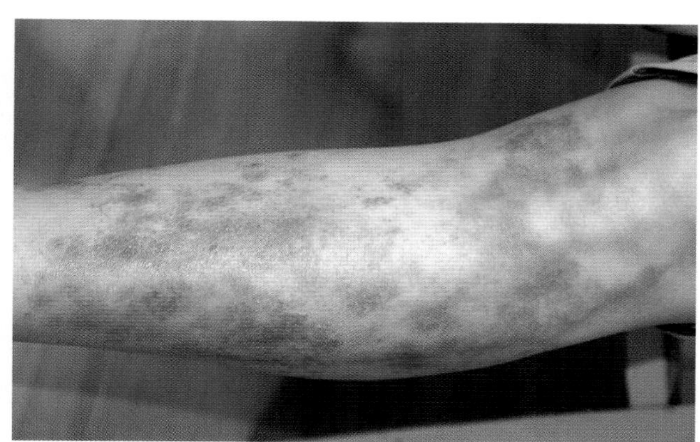

图 25-10 进行性色素性紫癜性皮病（新疆维吾尔自治区人民医院 普雄明惠赠）

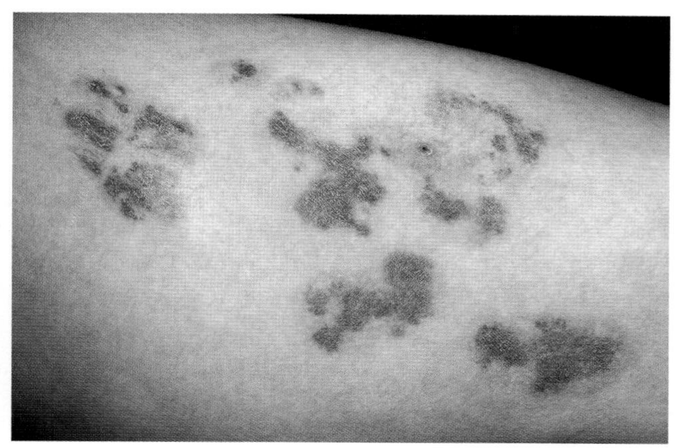

图 25-11 毛细血管扩张性环状紫癜

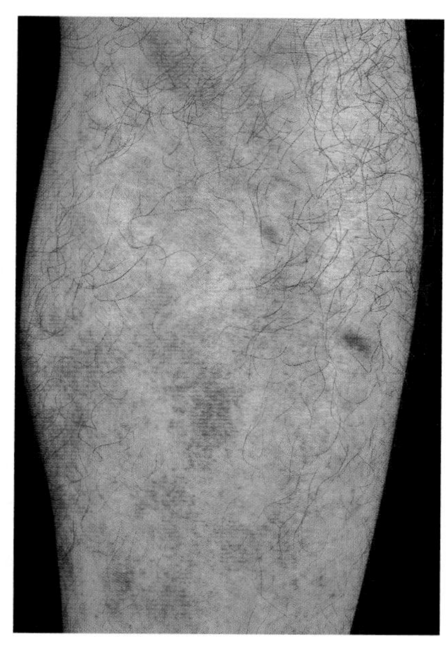

图 25-12 色素性紫癜性苔藓样皮病

4. 金黄色苔藓（lichen aureus） 突发的单个皮损，为金黄色苔藓样丘疹或斑块伴紫癜（详见下一节）。

5. 湿疹样紫癜（eczematid-like purpura） 由 Doucas 和 Kapetalsis 在 1953 年首次报告。本病也称为瘙痒性紫癜（itching purpura）或播散性瘙痒性血管性皮炎（disseminated pruriginous angiodermatitis），可能与衣物或橡胶接触过敏有关。最常发生于成人男性，紫癜性损害通常始于踝关节周围，数天后累及双小腿，1~2 周内波及整个下肢、臀部和下腹部，甚至双前臂和腋窝，衣服摩擦处如臀、腰、腋、肘或腘窝更明显。损害为红色或紫癜性斑疹，可互相融合，并可呈极富特点的桔红色，表面覆有细薄鳞屑，可继发苔藓样或湿疹样改变。伴有剧烈瘙痒。常在数月内自行缓解。

6. 其他 PPD 的其他少见类型包括：

（1）单侧线状 PPD：又称为象限性或节段性 PPD，由 Riordan 等在 1992 年首次报告，好发于青壮年男性，累及单侧躯体，好发于足、小腿、臀部，呈线状或节段性分布，临床表现为酷似线状扁平苔藓的色素沉着斑，组织学上无扁平苔藓的特征。

(2) 扇形 PPD：Higgins 等描述了一种扇形 PPD，认为可能是盆腔血管栓塞所致。

(3) 肉芽肿性 PPD：Saito 等在 1996 年报告了 2 例中年女性足背 PPD 样损害，组织病理检查示真皮乳头致密的单核细胞浸润伴肉芽肿形成，毛细血管管壁增厚，血管增生，噬黑素细胞和含铁血黄素沉积。

(4) 暂时性 PPD：又称下肢暂时性色素性紫癜性皮疹，由 Osment 在 1960 年首次报告，临床表现与匍行性血管瘤相似，但病程短暂。

(5) Lowenthal 瘙痒性紫癜：由 Lowenthal 在 1954 年首次报告，认为是症状更明显的进行性色素性紫癜性皮病的变型。

(三) 辅助检查

1. 实验室检查　一般无血液学异常和凝血功能缺陷。可作血常规检查以排除血小板减少性疾病，凝血功能检查有助排除紫癜的其他可能原因。其他检查包括出血时间、血小板凝集功能试验和毛细血管脆性试验，以排除相关疾病。

2. 组织病理　各型 PPD 的组织病理学改变相似，表皮可正常，有时可见灶性角化不全。淋巴细胞与红细胞可植入表皮，同时伴局部海绵水肿或轻度界面空泡样改变。真皮浅层见以小血管周围淋巴细胞和巨噬细胞浸润，伴有内皮细胞肿胀和管腔狭窄。不同程度的红细胞外渗和含铁血黄素沉积。陈旧皮损可见含铁血黄素为粗颗粒状、黄褐色、折光性物质。可有血管轻度扩张，但无血管炎。

(四) 诊断与鉴别诊断

本病诊断依据为特征性损害，如进行性色素性紫癜性皮病为对称发生于小腿伸面，皮损境界鲜明的褐黄色斑，外缘为胡椒粉样斑点，压之不褪色，缓慢扩大；毛细血管扩张性环状紫癜好发于小腿，环状或弧形斑疹，可见毛细血管扩张、色素沉着和皮肤萎缩；色素性紫癜性苔藓样皮病好发于小腿，铁锈色苔藓样紫癜性丘疹。

应与过敏性紫癜、血小板减少症、淤积性皮炎、维生素 C 缺乏症、白细胞碎裂性血管炎、匍行性血管瘤、高球蛋白血症性紫癜、出血性扁平苔藓、Kaposi 肉瘤相鉴别。特别地，色素性紫癜性蕈样肉芽肿是蕈样肉芽肿的少见类型，多见于老年人，表现为广泛性对称分布的紫癜性、色素性和苔藓样皮肤损害，临床诊断困难。

(五) 治疗

本病无特效治疗，病变可持续数年或对任何治疗抵抗。可向患者解释病情，仅给予对症治疗或不予治疗。

1. 一般治疗　去除可疑诱因，停用诱发此病的药物，治疗潜在的感染可能有益。有静脉压增高时穿弹力袜有一定疗效。

2. 药物治疗　应用糖皮质激素（可封包）和钙调磷酸酶抑制剂，酌情使用润肤剂。外用弱效或中效糖皮质激素可阻止新的紫癜发生。有报告外用糖皮质激素 4 个月无效，外用吡美莫司乳膏，2 次 /d，3 周内病情明显改善。

可口服维生素 C、维生素 E、抗组胺药、钙剂、芦丁。有人用己酮可可碱（400mg，3 次 /d）治疗 2~3 周有效，紫癜消失，色素沉着消退，亦可联合前列环素治疗，效果良好。

口服糖皮质激素（泼尼松 10g/d）疗效好，但停药易复发。

有人使用灰黄霉素（500~750mg/d）、四环素（0.25g，3~4 次 /d）或米诺环素（50mg，2 次 /d）有效。也有使用环孢霉素（5mg/d）、氨苯砜（100mg/d）、沙利度胺（100mg/d）和碘化钾（900mg/d）治疗本病的报告，但应注意药物副作用。

可用中药活血化瘀，如丹参片、当归丸，或牛角粉 3g 煎服，3 次 /d。

3. 光疗　有报道采用补骨脂素长波紫外线（PUVA）或中波紫外线（UVB）治疗 PPD 有效。

4. 监测合并症　糖尿病、类风湿关节炎、红斑狼疮、甲状腺功能异常、遗传性球形红细胞病、血液病、肝病、卟啉症、恶性肿瘤、高脂血症和蕈样肉芽肿。

(六) 病程与预后

本病病程缓慢，可持续存在，随着时间而扩展，持续数月至数年。多数 2~3 年内自行消退，但常复发。

四、暴发性紫癜

内容提要

- PF 是弥漫性血管内凝血最具特征性的皮损，有网状紫癜、出血性皮肤坏死、焦痂，甚或更广泛的组织坏死。
- 本病分为急性败血症相关性、新生儿和感染后爆发性紫癜 3 型。

暴发性紫癜（purpura fulminans，PF）是弥散性血管内凝血（DIC）最具特征性的皮肤损害，表现为弥漫性出血、出血性组织和皮肤坏死，还可出现指端或肢体缺血，发展为坏疽，甚至导致死亡。

(一) 病因与发病机制

PF 是凝血级联广泛性激活所致的皮肤微血管内血栓形成、出血性坏死和 / 或 DIC。PF 的病因复杂（表 25-14）：

1. 急性败血症相关性或继发性暴发性紫癜　是最常见的 PF 类型，多为脑膜炎双球菌感染，也可由其他多种革兰氏阳性或阴性细菌感染所致。发病机制包括：①内皮细胞表面的血栓调节蛋白和内皮蛋白 C 受体下调，影响了蛋白 C 结合和活化；②血栓调节蛋白从内皮细胞表面脱落；③与凝血酶偶联的蛋白 C 活化复合物受到酶性剪切，导致蛋白 C 活化功能受损，弥漫性凝血活化导致循环凝血因子和血小板消耗而引起出血，蛋白 C 及其辅因子蛋白 S 缺乏诱发小血管内血栓形成，引起缺血和坏死。

2. 新生儿暴发性紫癜　最常见的是蛋白 C 纯合子缺陷，其次为蛋白 S 缺陷。也有蛋白 C 抵抗的报告，系 V 因子基因突变所致。当然，新生儿 PF 也可能由感染所致，如乙型链球菌、水痘、麻疹或耐甲氧沙林金黄色葡萄球菌。

3. 感染后暴发性紫癜　可在前驱感染后数天至数周内发病，通常为链球菌或水痘 - 带状疱疹病毒感染，系感染所致的自身免疫反应，交叉反应性 IgG 抗体加快了循环蛋白 S 的清除，少数为抗蛋白 C 自身抗体所致。

另外，还有长期饮酒、服用对乙酰氨基酚、滥用掺有左旋咪唑的可卡因诱发 PF 的报告，但罕见食物诱发 PF 的报道。尽管 PF 也被用于描述发生于危重患者的任何类型的广泛性皮肤出血，有人主张该术语应仅用于描述组织学表现为小血管栓塞，临床损害为网状紫癜或焦痂的新生儿、败血症相关性或感染后综合征的患者。

表 25-14　暴发性紫癜的参考分类

1. 特发性：不明原因的暴发性紫癜
2. 感染后：水痘、猩红热、麻疹
3. 败血症相关性：脑膜炎双球菌、革兰氏阴性杆菌、葡萄球菌及立克次体感染
4. 凝血异常

(1) 蛋白 C 系统功能障碍：新生儿 PF、获得性蛋白 C 或 S 缺乏、胆汁淤积、华法林诱导的皮肤坏死、抗磷脂抗体综合征

(2) 血小板介导：肝素诱发的血小板减少

（二）临床表现

不同原因所致的 PF 损害相似，主要表现为境界清楚的红斑，进展迅速，中央出现不规则的蓝黑色出血性坏死，周围有红晕。真皮坏死出血可导致 PF 损害疼痛、发黑和隆起，有时形成水疱或大疱。损害在 24~48 小时内进展为皮肤全层坏死，甚至更广泛的组织坏死，出现坚实的焦痂。

1. 败血症相关性暴发性紫癜　通常发生于四肢远端并向心性发展，或表现为累及全身的泛发或弥漫性损害。患者常伴有微血管血栓形成和其他器官的出血性梗死，尤其是肺、肾脏、中枢神经系统和肾上腺。败血症本身可导致多器官功能衰竭。

2. 新生儿暴发性紫癜　通常在出生后 72 小时内发病，好发于会阴、大腿屈侧和腹部，也可见于面部和头皮。起病急骤，表现为境界清楚的融合性瘀斑而无瘀点，瘀斑迅速扩大，出现出血性大疱和中央坏死，触痛明显，周围绕以红斑。常伴有发热。患儿发生中枢神经系统、视网膜血管血栓形成、内脏出血、休克和死亡的风险很高。

3. 感染后暴发性紫癜　在发热性传染病后数天至数周内发病，皮损好发于身体下部，尤其是臀部、股部和小腿，以及男性阴囊和阴茎。与败血症相关性 PF 不同，感染后 PF 通常不累及四肢远端，全身微血管血栓形成和多器官功能衰竭少见。

4. 特发性暴发性紫癜　常发生于儿童，与急性感染、获得性或遗传性高凝状态无关。表现为进行性真皮血管血栓形成和出血性皮肤坏死，但其他脏器无血栓形成。发病前常有不明显的细菌或病毒感染，临床表现有突然发热及寒战，24~48 小时内出现紫红色皮损，并很快发展成出血性坏死。皮损好发于面部（图 25-13）、股部和小腿（图 25-14）、臀部及下腹部，呈对称分布，但四肢末端较少受累。深部软组织及大血管受累，常需截肢。

（三）诊断

PF 的诊断依据典型的临床表现。辅助检查包括纤维蛋白原、凝血因子和血小板浓度降低，凝血酶原时间和部分凝血活酶时间延长，纤维蛋白原降解产物升高，蛋白 C、S 和抗凝血酶Ⅲ浓度降低。

DIC 患者出血可能由败血症性血管炎、单纯性出血或微血管内血栓形成所致，不同机制引起的皮肤出血模式不同，可资鉴别。早期 PF 损害应与单纯性外伤出血或其他紫癜性损害如免疫性血小板减少性紫癜或血栓性血小板减少性紫癜鉴别，这些病变不会进展为坏死。过敏性紫癜也可产生与 PF 相似的损害，但通常更小，很少坏死。还应排除皮肤钙化防御。

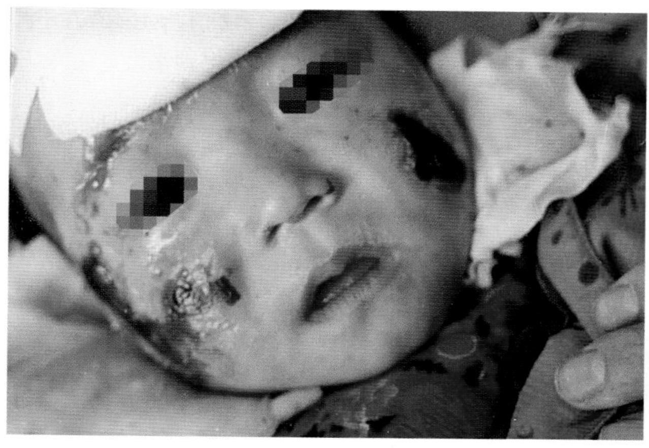

图 25-13　暴发性紫癜：大片地图状瘀斑和坏死（上海出入境检验检疫局　戴玉琳惠赠）

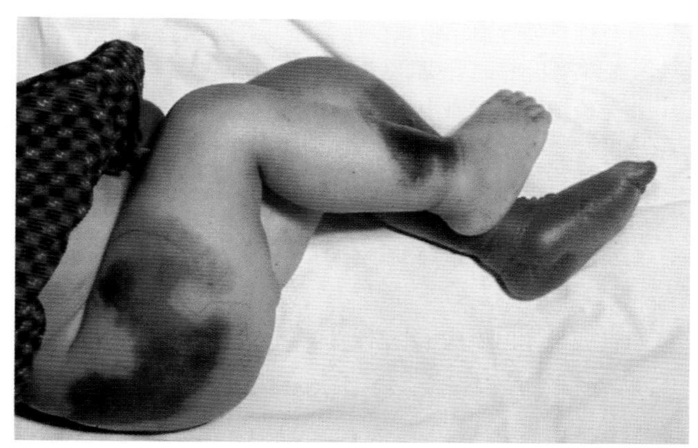

图 25-14　暴发性紫癜 / 坏疽性紫癜髋部、足部见大片瘀斑和坏死

（四）治疗

应进行个体化治疗，包括支持治疗以及血液制品和凝血因子替代疗法。对于败血症相关性 PF，给予积极复苏、抗生素和容量扩张很重要。建议及时切除坏死组织和焦痂。肝素与抗凝血酶Ⅲ结合可抑制血栓形成，可逆转皮肤坏死。蛋白 C 具有抗凝和抗炎特性，有助于提高生存期。对于纯合子蛋白 C 缺乏者，可给予新鲜冷冻血浆。

五、免疫性血小板减少性紫癜

内容提要

- ITP 是一种引起血小板减少的自身免疫病，患者体内有抗血小板膜糖蛋白抗体。
- 以皮肤黏膜出血最常见，表现为非可触及性紫癜、瘀点，可伴有鼻出血、血尿、黑便、月经过多。

免疫性血小板减少性紫癜（immunologic thrombocytopenic purpura，ITP），是一种以外周血血小板计数重度减少为特征的自身免疫病。目前定义为外周血小板小于 $100 \times 10^9/L$，没有其他引起血小板减少的诱因或基础疾病。血小板计数减少是由于在脾脏产生的抗血小板免疫球蛋白 G 自身抗体介导的血

小板过早清除。清除是通过血小板自身抗体与主要存在于脾脏和肝脏的组织巨噬细胞的 Fc 受体的交联而发生。

（一）病因与发病机制

ITP 可分为原发性（特发性，占 80%）或继发性，继发性 ITP 的病因包括某些药物（肝素、青霉素、非甾体消炎药）、自身免疫病（SLE、抗磷脂综合征）、感染（HIV、HCV 和幽门螺杆菌）或疫苗接种（麻疹、腮腺炎、风疹和水痘疫苗）所致，通常在原发病消除后缓解。两种主要机制参与了 IPT 的发病，即血小板破坏增多和生成减少。血小板减少的原因见（表 25-15）（图 25-15）

表 25-15　血小板减少的原因

血小板破坏或消耗增加
免疫性破坏
自身坑体：免疫性血小板减少性紫癜
异体坑体：输血后紫癜、新生儿紫癜
药物诱导的血小板减少性紫癜：奎尼丁、奎宁、磺胺类
急性免疫性血小板减少性紫癜
感染：艾滋病、肝炎、巨细胞病毒、EB 病毒
非免疫性破坏或血小板丢失
感染
血栓性血小板减少性紫癜 / 溶血性尿毒症综合征
弥散性血管内凝血
血小板的重新分布（脾脏增大）
血小板生成减少
急性或慢性白血病、多发性骨髓瘤、骨髓纤维化
非霍奇金病
药物
抗生素：
青霉素、头孢菌素（头孢噻吩、头孢他啶）、万古霉素、磺胺（磺胺异噁唑）、利福平、利奈唑胺、奎宁
抗癫痫药，抗精神病药和镇静安眠药：
氟哌啶醇、苯二氮草类（地西泮）、卡马西平
锂、苯妥英钠
抗高血压药：
利尿剂（氯噻嗪）、血管紧张素转换酶抑制剂（雷米普利）甲基多巴
镇痛药和抗炎药：
对乙酰氨基酚、布洛芬、萘普生
抗血小板药：
阿昔单抗、替罗非班
抗凝剂：
肝素、低分子量肝素

1. 血小板破坏增多　是 ITP 最重要的发病机制，机体对血小板抗原的自身耐受性丧失，形成针对血小板膜糖蛋白的抗体，这些抗体多为 IgG 或 IgA 型，少数为 IgM 型抗体。它们通过 Fab 段与血小板膜糖蛋白结合，结合了自体抗体的血小板与单核 - 巨噬细胞表面的 Fc 受体结合而易被吞噬破坏。ITP 患者的血小板生存期显著缩短至 2~3 天甚或数分钟。

2. 血小板生成减少　巨核细胞功能受损和血小板生成素（TPO）水平降低导致血小板生成减少。

（二）临床表现

以自发性皮肤和黏膜出血为主要表现，多为针尖大小的皮内或皮下瘀点或瘀斑，少数出现皮肤出血性斑片和血肿。通常以四肢为著，在易受碰撞的部位更常见。常伴有鼻出血或牙龈出血，也可发生胃肠道出血（黑便），偶见肉眼血尿。青春期女性患者可有月经过多。少数患者可有结膜下和视网膜出血。颅内出血和关节内出血少见。出血的严重程度常常与血小板缺陷相关；血小板计数 >50 000/μl 的患者常在偶然检查中发现；血小板计数介于 30 000~50 000/μl 的患者易损伤；血小板计数介于 10 000~30 000/μl 的患者可产生自发性淤点或瘀斑；血小板计数 <10 000/μl 的患者有内出血的危险。颅内出血的发生率约为 1%，且多发生于病程早期。出血严重者可致贫血，偶见轻度肝脾肿大。

曾按病程将 ITP 分为急性和慢性：①发病后 6 个月内痊愈者称为急性 ITP。多见于婴幼儿，潜伏期 2~21 天。常有呼吸道感染，多为病毒感染，故也称感染性血小板减少症。表现为皮肤瘀点、瘀斑，可有牙龈、鼻、胃肠道和泌尿道出血，程度与血小板计数相关。10% 的患者有脾和淋巴结肿大。60% 在 4~6 周内恢复，90% 以上在 3~6 个月内恢复；②病情持续超过 6 个月者称为慢性 ITP，多见于 20~40 岁妇女，起病缓慢，症状常较轻。出现血尿、脾大，发病前皮肤常易青紫，鼻出血多见，罕见黑便和呕血。

由于“急性 ITP”只能在血小板计数恢复后作出回顾性诊断，临床指导价值不大，国际 ITP 工作组提出了新的分类方法：新诊断的 ITP（病程 <3 个月）、持续性 ITP（3~12 个月）和慢性（>12 个月）。

（三）实验室检查

1. 血细胞计数　外周血小板计数明显减少，急性型发作期计数常 $<20\times10^9/L$，甚至 $<10\times10^9/L$；慢性型常为 $30\sim80\times10^9/L$。血小板体积常增大（直径 3~4μm）。红细胞和白细胞通常正常，但也可伴随出血后或缺铁性贫血。

2. 止血和凝血试验　出血时间延长，血块退缩不良，束臂试验阳性，而凝血和纤溶功能检查正常。

3. 骨髓　骨髓巨核细胞数目增多或正常，形态上表现为体积增大，可呈单核，胞浆量少，缺乏颗粒等成熟障碍的改变。红系和粒系通常正常。

4. 抗血小板抗体　在大部分 ITP 患者的血小板或血清，可测出抗血小板膜糖蛋白（GP）复合物抗体，包括抗 GPⅡb/Ⅲa、Ⅰb/Ⅸ、Ⅰa/Ⅱa、Ⅴ、Ⅳ抗体等。

（四）诊断与鉴别诊断

根据多次化验证实血小板数量减少（技术上排除了假性血小板减少症）；脾增大不明显；骨髓巨核细胞数增多或正常伴成熟障碍，可考虑 ITP 的诊断。

此外，应寻找任何已知的可导致血小板减少症的用药史，如某些杀菌剂、抗炎药、抗高血压药和抗抑郁药。除低血小板计数外，ITP 其他实验室检查的特点是在外周血涂片上可出现大的、不成熟的血小板（巨血小板）。

ITP 需与下列疾病相鉴别：

1. 血小板生成减少　药物或放疗、再生障碍性贫血、白血病、骨髓增生异常综合征、淋巴瘤、肿瘤骨髓转移等。

2. 血小板破坏增多　系统性红斑狼疮、抗磷脂抗体综合征、弥散性血管内凝血（DIC）、溶血性尿毒症综合征、血栓性血小板减少性紫癜、HIV 感染、脾功能亢进、Kasabach-Merritt 综

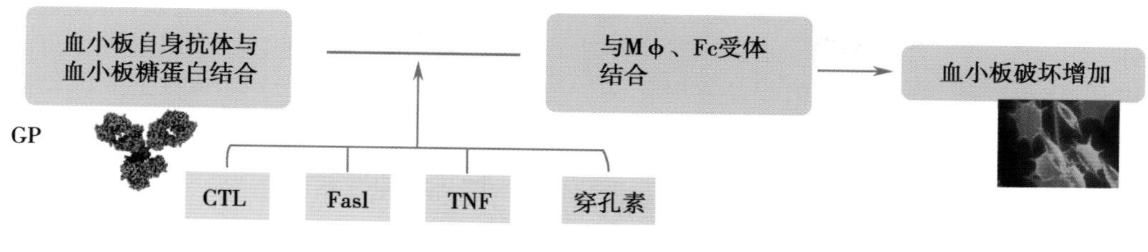

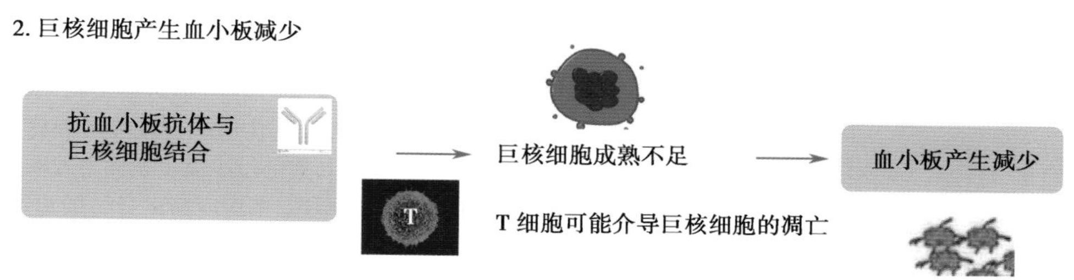

图 25-15 免疫性血小板减少性紫癜病理生理

①免疫介导，血小板破坏增加，ITP 患者血小板自体抗体与血小板糖蛋白（GP）结合，其再通过与单核－巨噬细胞表面的 FC 受体结合，易被吞噬破坏。CTL 介导的针对血小板的毒性作用，也使血小板减少。血小板 FasL、TNF-α、穿孔素、颗粒酶 B 亦参与 CTL 对血小板的细胞毒性作用，诱导血小板溶解。②巨核细胞产生血小板不足，抗血小板抗体可与巨核细胞特异性结合，干扰巨核细胞成熟，血小板产生和血小板释放，因而血小板减少。T 细胞可能介导原核细胞增生与凋亡异常，血小板生存期缩短。

注：CTL= 细胞毒性 T 细胞；巨核细胞 = 骨髓中造血干细胞分化的一种细胞；MΦ= 单核巨噬细胞；Fasl=Fas 配体，诱导细胞凋亡；TNF= 肿瘤坏死因子；颗粒酶、穿孔素 = 导致靶细胞崩解。

合征等。

3. 先天性血小板减少症 Bernard-Soulier 综合征、Wiskott-Aldrich 综合征、X 连锁血小板减少症、Epstein 综合征、von Willebrand 综合征等。

4. 过敏性紫癜 两者的鉴别要点见表 25-16。

表 25-16 过敏性紫癜与 ITP 的鉴别要点

	过敏性紫癜	特发性血小板减少性紫癜
皮损	可触及性紫癜，无血肿	非触及性紫癜，血肿
黏膜出血	无	常见
胃肠道病变	腹痛，便血	无腹痛，便血
关节痛	常有	无
肾病变	血尿，蛋白尿	血尿
血小板计数	正常	减少
出血时间 / 血块退缩	正常 / 正常	延长 / 减少
凝血酶原消耗试验	正常	降低
骨髓象	正常	产板型巨核细胞减少
血清抗血小板抗体	阴性	阳性

（五）治疗

1. 一线治疗 ITP 的一线治疗选择包括糖皮质激素、静脉滴注用人免疫球蛋白（IVIG）和抗 D 免疫球蛋白。在严重或危及生命的出血时，一线治疗为复苏和 / 或输注血小板。

（1）糖皮质激素：泼尼松 0.5~2mg/（kg.d），使用 3~4 周，通常在 4~14 天起效，7~28 天达到最大疗效，起效后逐渐减量，缓解率为 70%~80%；病情严重者也可使用地塞米松 40mg/d，每 2~4 周连续给药 4 天，共 1~4 个疗程，缓解率高达 90%；或使用甲泼尼龙 30mg/kg 静脉滴注，每 3 天减量一次，至 1mg/（kg·d）。

（2）静脉滴注用人免疫球蛋白（IVIG）：剂量为 1g/（kg·d），给药 1~2 天，缓解率高达 85%。

（3）抗 D 免疫球蛋白：剂量为 50~75μg/kg，缓解率为 70%~80%。

2. 二线治疗 包括脾切除、利妥昔单抗、艾曲波帕（eltrombopag）、罗米司亭（romiplostim）。

（1）脾切除：脾切除可作为 ITP 的二线治疗，适应证包括：糖皮质激素治疗 3~6 个月无效；糖皮质激素治疗有效，但减量或停药复发；使用糖皮质激素有禁忌者。脾切除的缓解率为 60%~80%，主要风险为出血、感染风险升高和血栓性事件。

（2）利妥昔单抗：抗 CD20 单克隆抗体利妥昔单抗为二线治疗，剂量为 375mg/m^2 静注，每周 1 次，连续 4 周，可清除体内B淋巴细胞,减少自身抗体,有人认为可代替脾切除。缓解率为60%。

(3) 艾曲波帕:作为二线治疗,或在治疗复发时作为三线治疗,剂量为50~75mg/d,缓解率为80%,主要副作用为肝毒性和血栓性事件。

(4) 罗米司亭:作为二线治疗,或在治疗复发时作为三线治疗,剂量为1μg/kg皮下注射,每周1次,缓解率为79%~88%。

3. 免疫抑制剂　在慢性难治性ITP患者中,环磷酰胺、硫唑嘌呤、环孢霉素、吗替麦考酚酯等免疫抑制剂单独或联合治疗可能有益。

4. 其他　达那唑为合成性雄激素,多与其他免疫抑制剂合用治疗难治性ITP,剂量为300~600mg/d口服。氨肽素1g/d也可使用。

(六) 预后

多数患者预后良好,ITP患儿病程自限,70%以上的患者不经治疗也可获得持久的完全缓解。由于不经治疗仍有较好的预后,故针对是否干预颇有争论,并且主要是建立在先前讨论的颅内出血的危险时。部分易于复发。约5%的成人ITP死于慢性难治性ITP。紧急脾切除联合强力药物治疗,在儿童及成人发生罕见的严重致命性出血中可发挥重要作用。

六、老年性紫癜

老年性紫癜(purpura senilis)又称老年性维生素C缺乏症(scurvy of old age)或老年性人工紫癜(purpura factitia senilis),是指老年人因皮肤和皮下组织内血管脆性增加所致的一种常见的紫癜性皮肤病。

(一) 病因

由于皮肤胶原弹力蛋白及皮下脂肪丧失和退化,血管缺乏支持和弹性,患者在活动中皮肤组织受到切力损伤,血管破裂出血所致。

(二) 临床表现

本型紫癜常自发或在轻微损伤后发生,好发于前臂桡侧、伸侧面,手背、颈部,为红色或浅红色瘀点,渐成局限性紫癜。

紫癜的色泽、形状和大小不一,呈境界清楚的不规则形暗紫色斑疹或斑片(图25-16),皮损多分布于暴露部位,也可见于眼镜架压迫鼻梁处。经数周后皮损消退,留下棕色色素沉着。

(三) 实验室检查

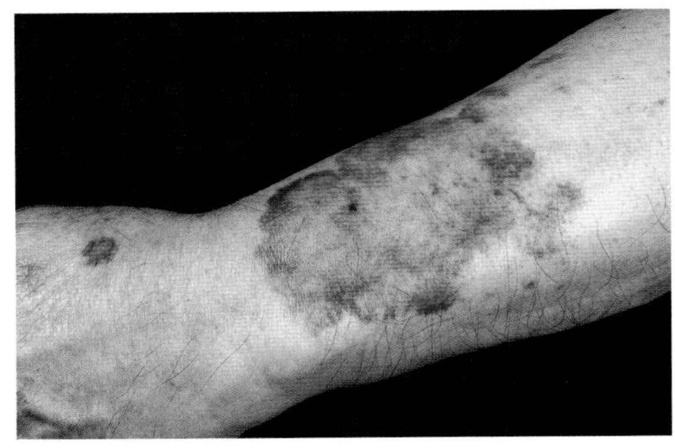

图25-16　老年性紫癜

除毛细血管脆性增加、束臂试验常为阳性外,各项均正常。

(四) 治疗

应明确诊断,排除其他各类紫癜,如特发性血小板减少性紫癜、过敏性紫癜、血友病及维生素C缺乏症。

老年人应保护皮肤,避免切力损伤如负重、压迫、碰撞或外伤。治疗可给予复方芦丁或维生素C、烟酸、维生素E,亦可试用复方丹参。

七、单纯性紫癜

单纯性紫癜(purpura simplex)又名易挫伤综合征(easy bruising syndrome),多见于女性,常与月经周期有关。病因不明。激素对血管和/或周围组织的影响可能是单纯性紫癜的发病机制。若同时服用影响血小板功能的药物如非甾体消炎药可加重此类紫癜。

临床表现为轻微创伤后或自发性出现皮肤紫癜或瘀斑,主要发生于下肢,其他部位少见。实验室检查,血常规未见异常,可有束臂试验阳性,本病应与自身红细胞致敏综合征等疾病鉴别。

通常可自行消退而无需治疗。亦可使用维生素C、维生素K、芦丁等治疗。这类紫癜患者在外科手术等应激状态时,并无过度出血的危险。

八、血小板增多症

血小板增多症(thrombocythemia)定义为成人血小板计数大于450×10^9/L,可分为原发性与继发性两种类型,前者由造血干细胞异常所致,占新发病例的10%~15%。

(一) 病因与发病机制

原发性血小板增多症由体内克隆性增殖的巨核细胞生成血小板过多所致,50%的患者存在JAK2-V617F突变,杂合子JAK2-V617F突变刺激巨核细胞产生血小板,而纯合子JAK2-V617F突变则减少巨核细胞生成支持红细胞生成。

继发性血小板增多症也称为反应性血小板增多,常见原因包括慢性炎症、急性出血、溶血、缺铁、恶性肿瘤、脾切除术后反跳、药物等。血小板增多(血小板计数≥5 000 000/μl或更高)的病因(见表25-17)。

(二) 临床表现

临床上常发生皮肤自发性青肿,并可伴有大的血肿。常有皮肤黏膜紫癜和胃肠道大出血,也可见血尿、咯血、月经过多或轻微创伤、手术后出血和指/趾坏疽。血小板增多可导致血栓形成,常见于脾静脉,也可见于肝静脉及阴茎静脉,但下肢浅表静脉及深静脉血栓形成少见。

(三) 实验室检查

血小板数可达$(1\ 000 \sim 3\ 000) \times 10^9$/L,最高可达$20\ 000 \times 10^9$/L。白细胞数可正常或增高,一般不超过$50 \times 10^9$/L。出血时间、凝血酶原消耗试验、血块收缩、凝血酶原时间和凝血活酶生成试验异常。血小板黏附功能及肾上腺素、ADP诱导的聚集功能降低。

(四) 诊断标准

2016年WHO提出的诊断标准

1. 主要标准

(1) 血小板持续$\geq 450 \times 10^9$/L。

(2) 骨髓活检主要为巨核系增生,多为体积大、成熟巨核

表 25-17 血小板增多(血小板计数≥5 000 000/μl 或更高)的病因

情况	成人,>500 000/μl	>1 000 000/μl
感染	22%	31%
血小板反跳性增多	19%	3%
组织损伤(外科手术)	18%	14%
慢性炎症	13%	9%
恶性肿瘤	6%	14%
肾脏疾病	5%	<1%
出血行性疾病	4%	<1%
脾切除术后	2%	19%
失血	NS	6%
原发性骨髓纤维化	3%	14%

细胞,无明显粒系或红系增生和左移。

(3)不符合 WHO 关于 BCR-ABL1 阳性 CML,PV,PMF、骨髓增生异常综合征或其他髓系肿瘤的诊断标准。

(4)有 JAK2、CALR、MPL 突变阳性。

2. 次要标准克隆性标志物阳性或反应性血小板增多阴性(应排除反应性血小板增多症如:缺铁、切脾后、感染、炎症、结缔组织病、肿瘤转移、淋巴增殖性疾病、手术后),诊断时需要满足全部 4 项主要标准或前 3 项主要标准加 1 项次要标准。

(五)治疗

治疗目的主要是减少血小板数量,预防血栓形成和出血。

1. 抗血小板小剂量阿司匹林(100mg/d)若患者不能耐受,可使用氯吡格雷抗血小板治疗。其次双嘧达莫、吲哚美辛可以选用。

2. 骨髓抑制性药物

(1)羟基脲:剂量 1~2g/d,分 2~3 次口服。白消安也可选用,开始 4-6mg/d。

(2)阿那格雷:为环磷腺苷二酯酶抑制剂。可抑制巨核细胞成熟,使血小板产生减少。有效率 90%,目前是一线药物。推荐起始剂量每次 0.5mg,每天 2 次,至少 1 周后开始调整剂量,维持血小板 600×10^9/L。

(3)干扰素 -α:可抑制巨核细胞生成血小板和使血小板生存时间缩短,剂量每天 1 次,每次 300 万 U,每周 3 次的维持量可抑制血小板生存至数年之久。

3. 其他禁忌切脾,因术后可致血小板明显增多,血栓形成。

九、血栓性血小板减少性紫癜 / 溶血性尿毒症综合征

内容提要

- TTP 是由 vWF 裂解酶 ADAMTS-13 缺乏或活性降低所致的微血管内血栓形成和血小板减少。
- 典型表现为微血管病性溶血性贫血、血小板减少、神经系统症状、肾损害、发热五联症(见于 40% 的患者),但多数患者无发热和肾损害,仅表现为三联症。
- HS 与本病同属血栓性微血管病,但肾损害更严重,而神经系统症状更轻。

血栓性血小板减少性紫癜(thrombotic Thrombocytopenic Purpura,TTP)是以微血管内广泛血小板血栓形成为特征的血栓性微血管,由 Moschcowitz 在 1924 年描述。溶血性尿毒症综合征(hemolyticuremic syndrome,HS)与 TTP 同属血栓性微血管病范畴。

(一)病因与发病机制

TTP 的发病机制主要包括:血浆 vWF 裂解蛋白酶活性缺乏、vWF 降解不全、微血管内血小板血栓形成,引起组织器官血栓栓塞有关。

1. vWF 裂解酶活性缺乏

(1)ADAMTS-13 又称为 vWF 裂解酶(vWF-cleaving protease,vWF-CP):可将血浆中的超大分子量 vWF 多聚体(ULvWF)降解为正常大小。当 ADAMTS13 缺乏或活性减弱时,ULvWF 无法被有效降解而在末梢动脉、毛细血管内诱导血小板聚集,形成广泛的血小板血栓和终末器官损伤。

(2)遗传性 TTP:也称为家族性 TTP 或 Upshaw-Schulman 综合征,呈半显性遗传。由于基因缺陷导致 ADAMTS-13 缺乏,结果导致 vWF 多聚体清除降低,而 ULvWF 具有很强的黏附能力,使血小板在微循环内聚集"结块",形成"绳上的串珠",导致微血管内广泛性血小板血栓形成。

(3)获得性 TTP:患者体内存在 ADAMTS-13 抗体(通常为 IgG),该抗体抑制了 ADAMTS-13 的功能活性。大多数(>85%)获得性 TTP 无明确病因,称为特发性 TTP。有些继发于感染(如 HIV)、妊娠、药物(奎宁、口服避孕药、氯吡格雷、噻氯匹定、甲氧苄啶、辛伐他汀、化疗等)、胰腺炎、自身免疫病(SLE、抗磷脂抗体综合征)、恶性肿瘤、骨髓移植等情形,称为继发性 TTP。

2. 内皮细胞损伤 内皮细胞损伤后释放超大分子 vWF 多聚体(UL-vWF)进入血浆,诱导血小板活化及聚集。

3. 溶血性尿毒症综合征 包括①感染相关性溶血性尿毒症综合征,约占 80%,由产志贺毒素大肠杆菌、志贺菌和肺炎球菌等感染所致,发病机制为细菌外毒素被肠道上皮吸收,与靶器官血管内皮细胞 Gb3 受体结合,导致直接内皮损伤、炎症反应、核糖体毒性应激反应、血小板活化以及替代补体途径活化,最终导致组织损伤;②不典型溶血性尿毒症综合征,原因不明,与异常补体活化和血小板活化有关。

(二)临床表现

1. 经典的 TTP 症状和体征是五联症,包括:

(1)微血管性溶血性贫血:红细胞在经过微血管内血栓部位时受挤压而破碎,约 74% 的患者发生微血管病性溶血性贫血、血红蛋白尿,部分伴有黄疸或脾大、苍白、乏力、虚弱。实验室检查见红细胞碎片和血小板减少。凝血酶原和激活部分促凝血酶原激酶时间通常正常。

(2)血小板消耗性减少,皮肤黏膜出血:几乎见于所有患者,黏膜和内脏广泛出血,紫癜,斑疹样和圆形瘀斑、瘀点、出血性大疱、皮肤坏死及广泛皮下组织坏疽,可伴有鼻出血、牙龈、视网膜和结膜出血、咯血、血尿、黑便,有颅内出血。

(3)精神神经系统症状:神经症状常见,范围从精神错乱

到癫痫发作或昏迷，包括头痛、眩晕、精神错乱、脑神经麻痹、定向障碍、言语困难和失语症、意识模糊、卒中、木僵或昏迷。

(4) 发热：因体温调节中枢受累、继发感染、组织坏死、溶血产物或内源性致热原释放等原因，患者常有中等程度发热，亦可有高热、关节痛及肌痛。

(5) 肾损害：肾血管广泛受累导致肾损害，见于约 88% 的患者，表现为蛋白尿、镜下血尿和管型尿。重者可发生氮质血症和急性肾衰竭。三联症加上肾脏损害、发热称为 TTP 五联症。

2. 其他 如心肌、肺、腹腔内脏器微血管受累，均可引起相应的症状。心脏受累很重要，可发生心脏传导异常、心肌梗死，突发左心室衰竭并导致肺充血和水肿。

3. 溶血尿毒症性综合征 临床表现与 TTP 类似，主要区别为多见于儿童，患者近期有血性腹泻病史，肾功能障碍更严重，而中枢神经系统症状更轻，血小板减少程度更轻，ADAMTS-13 活性正常或轻度降低，皮疹不明显，对血浆置换无反应。

(三) 组织病理

TTP 的组织学特征为毛细血管和小动脉内透明血栓形成，血栓由数量不等的纤维蛋白和聚集的血小板组成。内皮细胞增生和管腔闭塞，引起局灶性坏死和出血，几乎累及所有脏器。还可见红细胞漏出，但无血管炎证据。

(四) 实验室检查

贫血(可能为溶血所致)、网织红细胞增多、白细胞增多、血小板减少，血涂片中出现有核红细胞、大量红细胞碎片及畸形红细胞。

1. 血象 红细胞异常表现有微血管病性红细胞破坏，血涂片显示红细胞嗜多色性，点彩性红细胞，有核红细胞及破碎红细胞。网织红细胞增高，血红蛋白 <100g/L，血小板常 $<50\times10^9/L$，可有中度白细胞减少。

2. 溶血 特征为微血管病性溶血性贫血，血乳酸脱氢酶(LDH)升高(400~1 000U/L)；结合珠蛋白降低，非结合胆红素升高。骨髓检查示增生性骨髓象，常有蛋白尿、镜下血尿、轻度氮质血症、肝功能异常等。

3. ADAMTS-13 活性测定 健康成人血浆 ADAMTS-13 活性水平为 50%~178%。在家族性 TTP 中，ADAMTS-13 活性完全缺乏或严重减低，在获得性特发性 TTP 的起病及后期复发阶段，可有 ADAMTS-13 活性明显降低或缺乏，而继发性 TTP 通常不存在 ADAMTS-13 活性严重缺乏。

(五) 诊断及鉴别诊断

典型的病例具有三联症或五联症，常不难诊断。几乎所有病例均有血小板减少和外周血红细胞异常，故可提供重要的诊断线索。Coombs 试验阴性的微血管病性溶血性贫血(通常伴有数量不一的破碎红细胞)和血小板减少是诊断 TTP 的基本条件。

需排除血栓性微血管病的其他原因，包括 DIC、癌症、药物毒性(如钙调磷酸酶抑制剂、化疗)、恶性高血压、HELLP 综合征等。伴有 DIC 的脓毒症可表现为发热、中枢神经系统症状、肾病、外周血涂片中微血管病性改变(红细胞碎片)和血小板减少，少见情况下可能为抗磷脂抗体综合征。

(六) 治疗

TTP 逐渐加重，可导致死亡。如果能找到潜在性疾病，并能及时治疗，预后较好。首选并尽早进行血浆置换。轻症患者使用大剂量糖皮质激素或同时行脾切除术，也可用免疫抑制剂、免疫球蛋白。

TTP 的治疗目标是移除抗 ADAMTS-13 抗体和补充 ADAMTS-13 活性，通过血浆置换可实现这一目标。在 20 世纪 70 年代以前，未采用血浆置换及血浆替代疗法，TTP 的死亡率达 90%，多数在发病后 3 个月内死亡。目前随着血浆置换技术的应用，超过 80% 的患者可以存活。

第四节 毛细血管扩张症

毛细血管扩张症(telangiectasia)是皮肤小静脉、毛细血管和细动脉永久性扩张，呈细线状、粗索状或蜘蛛状，临床上分四型：窦型或单纯型(线型)、分枝型、蜘蛛型或星型及点状型。按病因可分为五类：遗传性、获得性、原发性皮肤疾病、激素、物理性损伤(表 25-18)。

表 25-18 皮肤毛细血管扩张症的原因

遗传性
血管痣：鲜红斑痣，蜘蛛痣
共济失调毛细血管扩张症
Sturge—Weber 综合征，Maffucci 综合征
Xlippel-Trenaunay-Weber 综合征
Bloom 综合征
Cockayne 综合征
遗传性出血性毛细血管扩张症
特发性进行性毛细血管扩张症
泛发性特发性毛细血管扩张症
单侧痣样毛细血管扩张症
弥漫性新生儿血管瘤病
获得性伴继发性皮肤表现
结缔组织病：红斑狼疮，皮肌炎，系统性硬皮病
肥大细胞瘤(持久性斑疹性毛细血管扩张症)
癌肿性毛细血管扩张症(转移癌)
原发性皮肤疾病的表现
酒渣鼻，静脉曲张，基底细胞癌
糖尿病类脂质渐进性坏死
血管萎缩性皮肤异色病
毛细血管炎(毛细血管扩张性环状紫癜)
着色性干皮病，弹力组织假黄瘤，恶性萎缩性丘疹病
激素
妊娠
糖皮质激素：库欣综合征，医源性
雌激素治疗(通常为大剂量)
物理性损伤
光化性皮炎，放射性皮炎
手术后(尤其是在紧绷的缝线处和鼻成形术后)

一、蜘蛛痣

蜘蛛痣(spider naevus)系细动脉扩张所致，损害由中央扩张的细动脉(蜘蛛体)和周围呈放射状的毛细血管(蜘蛛腿)

组成，很少发生出血。肝脏疾病和妊娠期间数目增加，可能与超过正常水平的雌激素刺激有关。

（一）临床表现

本病女性多见，尤其是孕妇或服用避孕药者。可见于10%~15%的正常人。分布于上腔静脉引流范围内，如颜面、颈、胸和手臂，也可发生于口腔或鼻黏膜，有时发生于外伤部位，在儿童可累及手和手指。损害中央隆起，直径1~1.5mm，压之褪色（图25-17）。健康儿童或成人仅有单处或少量典型损害无需特殊检查，多发性损害需排除妊娠、肝病或甲状腺毒症。

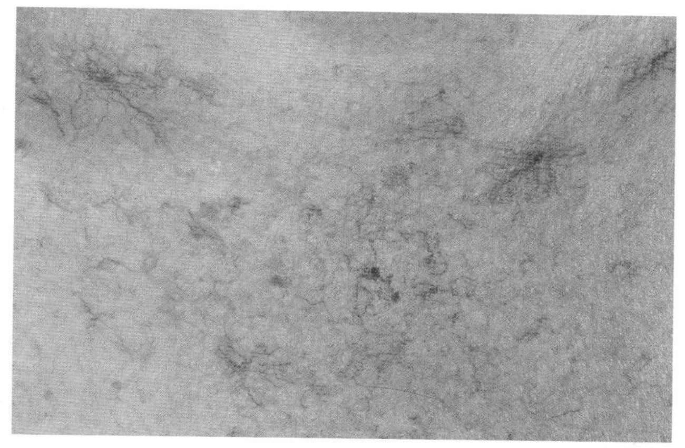

图25-17　蜘蛛痣

（二）鉴别诊断

需与遗传性出血性毛细血管扩张症、硬皮肤病中见到的大小一致的微小血管扁平斑相鉴别。

（三）治疗与预后

可不予治疗，也可采用电凝、激光治疗，但应注意面部凹陷性瘢痕风险。发生于正常人者可自发性消退，与肝功能不全相关者可在肝病缓解后消退，发生于孕妇者在妊娠结束后消退，但也可持续存在或在再次妊娠时远处复发。

二、泛发性特发性毛细血管扩张症

泛发性特发性毛细血管扩张症（generalized essential telangiectasia，GET）是一种主要累及中年妇女的良性非遗传性毛细血管扩张症，由Becker在1926年首次描述。病因不明，雌激素、外伤和中波紫外线（UVB）照射可能与本病有关。

（一）临床表现

40岁左右的妇女最多见。损害首先位于下肢，在数年内进行性、对称性扩展至躯干、上肢和面部，最终广泛累及。损害初为小的线状扩张性毛细血管，偶为成簇的斑疹，逐渐扩展形成大片红斑，甚至难以辨认出单条毛细血管。成片的毛细血管扩张通常位置固定，压之褪色。本病不累及黏膜，无出血素质、内脏并发症和实验室检查异常，可持续数十年而不影响健康。

（二）组织病理

真皮乳头内有大量扩张的毛细血管和有些扩张的毛细血管后静脉，血管壁仅由内皮细胞组成，偶见血栓形成和机化，无炎细胞。扩张的血管壁无碱性磷酸酶活性。

（三）治疗

无需治疗。如有美观需要可涂遮盖霜或试用脉冲染料激光或铜蒸汽激光治疗，常需多次治疗，治疗抵抗常见。

三、单侧痣样毛细血管扩张症

单侧痣样毛细血管扩张症（unilaferal nevoid telangiectasia），亦名单侧皮区表浅毛细血管扩张症（unilateral dermatomal superficial telangiectasia），由Blaschko在1899年首次提出，可分为先天性和获得性两种类型。

（一）病因

先天性者通常在新生儿期发病，多见于男性，呈常染色体显性遗传。获得性者主要为女性，常与在青春期或妊娠/口服避孕药期间发病，也可见于任何年龄，有些患者有肝硬化，也有报道发生于正常男性者，可能与雌激素水平升高有关，也可能仅为先天性单侧痣样毛细血管扩张症的迟发型表现。毛细血管扩张的单侧皮区分布提示靶血管可能对雌激素敏感，有研究表明在受累区域内血管壁雌激素受体增加或雌激素水平增高，也有研究认为皮损部位肾上腺素受体浓度升高可能是毛细血管扩张的原因。

（二）临床表现

损害表现为大量的细线样或星状表浅毛细血管扩张，有时周围有苍白晕，单侧分布于面、颈、胸和臂部，有时呈皮节分布；最常受累的皮区为三叉神经或上颈椎皮节、动眼神经和滑车神经支配区，邻近区域亦受累。皮损也可沿Blaschko线分布，可出现蜘蛛痣。但是也有双侧、口腔、胃部受累的报道。皮损持续存在，由妊娠或口服避孕药引起者可自行消退。

（三）组织病理

组织病理示真皮中、上部有大量的扩张毛细血管，但无内皮细胞增生。

（四）治疗

治疗潜在的肝病，停服避孕药，观察雌激素水平恢复正常后能否自行消退。有美观需要者可采用脉冲染料或铜蒸汽激光治疗。

四、获得性多发性斑状毛细血管扩张症

获得性多发性斑状毛细血管扩张症（telangiectasia macularis multiplex acquisita，TMMA）是一种较为罕见的疾病。

（一）病因

本病以中年患者为主，好发于亚洲人群，病因不明，可能与血管壁的先天性缺陷或老化过程有关。TMMA患者中大部分有吸烟史，吸烟可影响皮肤的微血管功能，尼古丁摄入增加影响血管升压素水平，引起皮肤毛细血管收缩，引起毛细血管和动脉血流的急剧减少，导致真皮慢性缺血。

（二）临床表现

主要为毛细血管扩张对称发生于双上臂伸侧，也可延伸至前臂、肩部、胸前V形区、背部或大腿等部位，无黏膜受累，此外，可能与血浆内皮生长因子升高、碱性成纤维细胞生长因子和门脉高压相关。这种慢性缺血会导致小血管增生。TMMA的毛细血管扩张常持续存在，不会自行消退。一项对TMMA的回顾性研究发现，50%以上的患者合并病毒性肝炎。肝炎患者常有掌跖红斑，蜘蛛痣，动静脉血管瘤，单侧毛细血管扩张，反应性血管内皮瘤病等表现。

（三）伴发疾病

可合并肝病，梅毒，神经紊乱，乙醇中毒，甲状腺疾病，糖尿病，心血管疾病等。

（四）诊断与鉴别诊断

诊断需排除其他自身免疫性疾病，如红斑狼疮/皮肌炎等，无共济失调等。需与下列疾病鉴别。泛发性特发性毛细血管扩张病（generalized essential telangiectasia，GET）GET 与肝病或其他系统性的疾病无相关性

特发性发疹性斑状毛细血管扩张症（telangiectasia macularis eruptiva perstans，TMEP）TMEP 在临床上与 TMMA 相似，病理改变为红细胞外渗和含铁血黄素沉积，但前者病理上有肥大细胞浸润而后者无。

（五）治疗

本病无需治疗，美容角度，可用激光治疗。

五、遗传性出血性毛细血管扩张症

内容提要

- HHT 是一种常染色显性遗传病，由 *ENG*（1 型）或 *ACVRL1*（2 型）基因突变所致。
- 特征为多发性皮肤黏膜毛细血管扩张和小血管瘤样损害，鼻出血常见而严重，也可累及其他内脏。

遗传性出血性毛细血管扩张症（hereditary hemorrhagic telangiectasia，HHT）又名 Osler-Weber-Rendu 病，是一种累及全身血管的常染色显性遗传病。20% 患者未发现家族史，纯合子状态可能为致死性，妊娠期病变常更明显。弥漫性毛细血管扩张最常见于鼻中隔及咽喉黏膜，其他器官如胃肠道、肾上腺、脑、肺、脾、肝及视网膜亦可受累。皮损表现为皮肤黏膜和内脏毛细血管扩张，反复鼻出血和内脏出血（尤其是胃肠道）。

（一）病因与发病机制

1. 常染色体显性遗传由影响转化生长因子 β（TGF-β）信号转导途径的基因突变所致。根据突变基因不同，将 HHT 分为两种分子学亚型，即 HHT-1 和 HHT-2：

(1) HHT-1：由定位于染色体 9q34.1 的 endoglin（ENG）基因突变所致，ENG 是一种 TGF-β 结合蛋白，表达于毛细血管、静脉和动脉。该型动静脉畸形发生率和严重度增加，患者早期患肺和中枢神经系统复杂性血管畸形的风险较高。

(2) HHT-2：由定位于染色体 12q11-q14 的 Alk-1（ACVRL1）基因突变所致，ACVRL1 可在高度血管化的组织中检测到，并主要表达于内皮细胞。该型是一种轻型，外显率低，发病年龄偏晚，肺动静脉畸形比 HHT-1 少。

2. 血管内皮生长因子失调　慢性、持续性微循环内皮细胞增生引起毛细血管扩张，由于血液仍保留在血管内，皮损受压褪色，可以此区别毛细血管扩张与紫癜。本病的出血与血管脆性增加有关。

（二）临床表现

1. 皮肤黏膜毛细血管扩张　常发生于 40 岁以前，皮损为多发性，对称分布于口唇（图 25-18）、口腔黏膜、舌、眼结膜（图 25-19）、前胸（图 25-20）、面部、鼻腔、阴囊、甲床和手部皮肤（手掌和足底处）和上肢，为直径 2~4mm 的斑疹或微隆起的丘疹，由界限清楚的小簇状毛细血管扩张组成，颜色鲜红或紫红，或呈圆形、散在或孤立的小血管瘤，用玻片加压褪色，但褪色不完全。用手拉伸下唇黏膜可见毛细血管扩张，表现为 2~3mm 的点状红丘疹。皮损在轻微或无外伤时即可出血。毛细血管扩张呈永久性。皮损可轻微，尤其在儿童和青少年。中年期毛细血管扩张的数目可增加（表 25-19）。

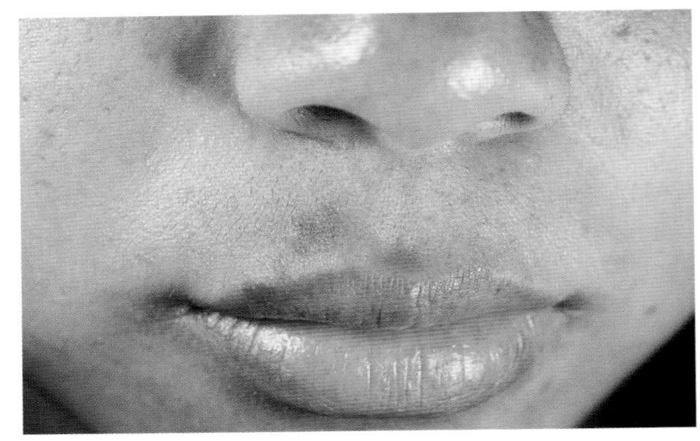

图 25-18　遗传性出血性毛细血管扩张症(1)

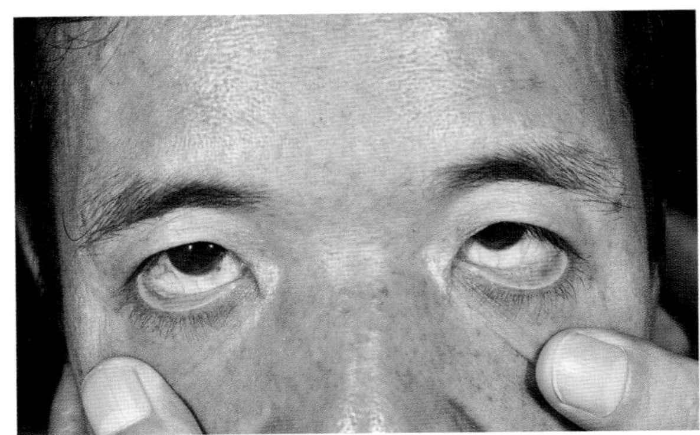

图 25-19　遗传性出血性毛细血管扩张症(2)

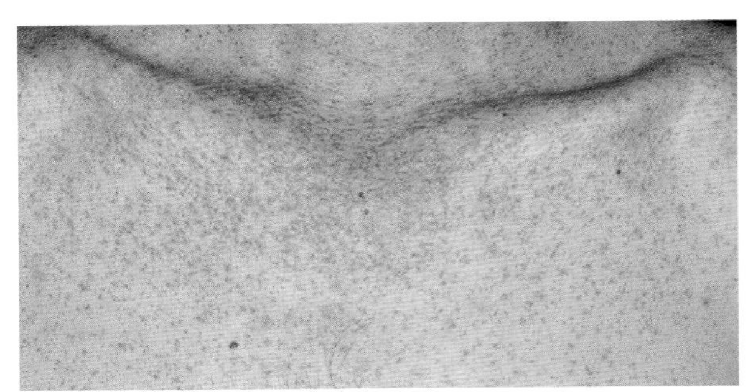

图 25-20　遗传性出血性毛细血管扩张症(3)

2. 鼻出血　最常见(90%)，常为首发症状，反复自发性鼻出血是儿童期最常见的表现，毛细血管扩张始于儿童早期，初发部位为鼻部和口腔黏膜。在 20 岁以内，反复鼻出血是常见主诉，由毛细血管扩张性损害累及下鼻甲和鼻中隔所致，随着年龄增长逐渐加重。鼻出血加重提示可能出现了动静脉畸形所致的高排血量型心衰。妊娠可加重 HHT 病情。

3. 消化道出血　胃肠道毛细血管扩张出血常在 30~60 岁期间发生。25% 以上的患者首发症状为胃肠出血，表现为血便、黑便，15% 的消化道出血患者可无症状。患者常发生消

表 25-19　HHT 主要临床特征及发生率(%)

特征	发生率
阳性家族史	70~95
鼻出血	90~95
皮肤毛细血管扩张	70~75
内脏受累	20~25
胃肠道受累	12~15
肝动静脉畸形	8~30
肺动静脉畸形	5~20
脑动静脉畸形	4~10

化性溃疡。胃肠道出血呈进行性,自然缓解的可能性小。出血也可累及口腔。消化道出血可致严重贫血,有高达 30% 的患者转氨酶、γ- 谷氨酰转移酶以及碱性磷酸酶升高。如果有肝大或肝杂音,很可能有肝动静脉畸形(常见于 HHT-2),弥漫性肝内动静脉瘘可导致肝衰竭。

4. 肺动静脉畸形　常见于 HHT-1 患者,在肺部出现动静脉瘘,可导致明显的右向左分流,患者因此出现气促。

5. 其他　患者亦可有膀胱血尿、月经过多、分娩时大出血等症状。视网膜、大脑毛细血管扩张所致的动静脉瘤、动静脉瘘等少见。也可出现肾、脾、脑膜和脑出血。动静脉瘘可引起颅内及肺部出血,可导致死亡。

(三)辅助检查

1. 实验室检查　出血严重者有贫血,肺动静脉瘘者可有红细胞增多,而血小板计数、各种出血及凝血试验无明显异常,但束臂试验可阳性。甲皱襞毛细血管镜检查可发现高度扩张与扭曲成团的血管袢,且对针刺无收缩反应。对有消化道出血、血尿、咯血等内脏出血的患者,内镜检查可见黏膜表面扩张的毛细血管。

2. 组织病理　真皮乳头层为大而不规则的毛细血管和小静脉,在内皮细胞之间的连接处出现断裂,随后被血栓填充,血管壁薄,毛细血管扩张,小静脉缺乏肌层和弹力纤维层,有新血管形成。

(四)诊断与鉴别诊断

Shovlin 等提出的诊断标准如下:①鼻出血;②毛细血管扩张(口唇、口腔、指、鼻);③内脏受累;④阳性家族史。4 条标准符合 3 条或以上者,即可确诊;符合 2 条者为疑诊;仅满足 1 条者,则不能诊断。HHT 应与下列疾病相鉴别:

1. CREST 综合征　CREST 综合征的特征为皮下钙化、雷诺现象、食管疾病、肢端硬化和毛细血管扩张,患者抗核抗体和抗着丝点抗体常阳性。

2. 泛发性特发性毛细血管扩张症　为广泛性,有时对称的大片线状毛细血管扩张,主要分布于四肢或躯干,黏膜损害和出血不常见。

3. 其他　①痣样毛细血管扩张综合征,为身体任何部位节段性分布的网状血管增生;②中央细动脉扩张伴周围毛细血管扩张的蜘蛛痣可能是慢性肝病的特点;③静脉湖为深蓝色、质地柔软丘疹或结节,发生在口唇和耳部,玻片压之部分变白。静脉湖的皮损数目通常很少。

(五)治疗

处理出血、纠正贫血。皮损用液氮冷冻、电灼或激光治疗。应避免外伤或服用阿司匹林类药物,避免引起血压升高、血容量增加和血管扩张的因素和药物。

复发性出血特别是鼻出血可用吸收性鼻腔填塞物,或加压止血。最好同时加用止血剂。严重的反复鼻出血或皮肤出血可采用激光如氩激光或 Nd:YAG 激光治疗出血、冷冻外科、动脉栓塞或手术缝合等措施,但易复发。可采用乙烯雌二醇治疗,开始 0.25mg/d,酌情增减剂量,直到完全控制后,改用维持量。小剂量氨基己酸(1~1.5g,2 次 /d)与硫酸亚铁(350mg/d)联用可减轻鼻出血。

胃肠道出血可用内镜下的双频电切或激光技术处理。对于肺动静脉畸形,可采用肺叶切除或栓塞疗法。

六、遗传性良性毛细血管扩张症

遗传性良性毛细血管扩张症(hereditary benign telangiectasia)以真皮乳头层下血管丛持久性终末血管扩张为特征,主要累及小静脉,偶有毛细血管和小动脉扩张。它是一种罕见的遗传性皮肤病,呈常染色体显性遗传,由定位于染色体 5q13-q15 的 CMC1 基因突变所致。

本病在儿童早期发病,少数在出生时即存在,好发于浅肤色者,皮损分布位置随机,临床表现为皮肤泛发性斑块状、点状、放射状或树枝状毛细血管扩张,早期损害较小,呈红色,倾向于随年龄增大,变软,呈淡红色,接近正常皮肤。通常无症状,但影响美观。无出血性素质或系统性血管病变。

本病被认为是遗传性出血性毛细血管扩张症的良性型。两者区别主要是本病不引起出血,但也可能伴有动静脉吻合。

(李莉　吴玮　郑炘凯　陈蕾)

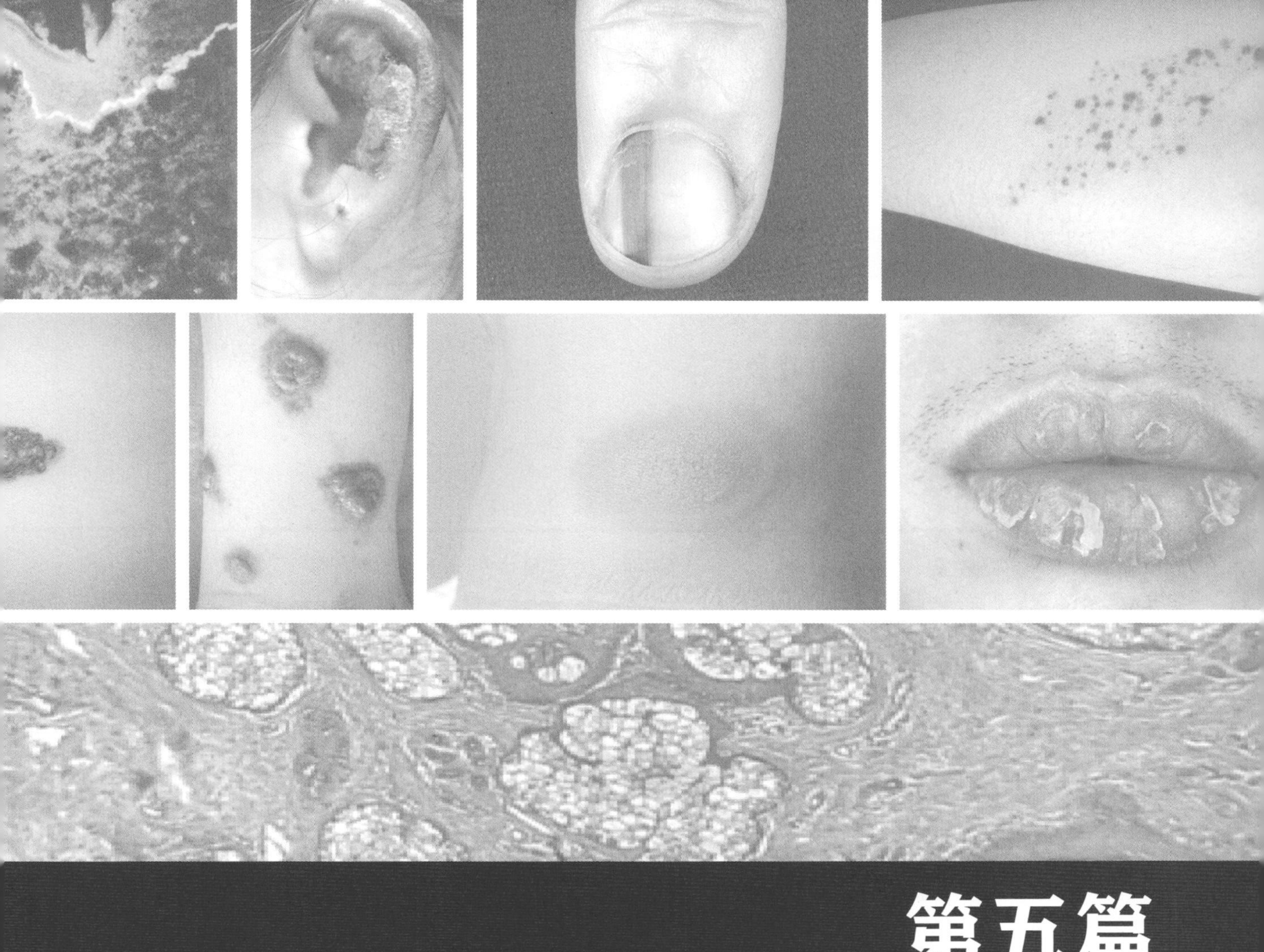

第五篇

自主神经系统疾病和神经精神皮肤病

第二十六章

自主神经性皮肤病

自主神经系统(autonomic nervous system)又名植物神经系统、自律神经系统、内脏神经系统是整个神经系统的主要组成部分，系指那些在功能上不受意志控制的平滑肌、心肌和腺体的神经。自主神经分为交感神经和副交感神经，其均有中枢部分和周围部分。中枢自主神经系统和周围自主神经系统，前者包括大脑皮质、下丘脑、有关呼吸中枢等功能，而后者周围自主神经系统与皮肤科相关的自主神经系统疾病，有雷诺病、红斑肢痛症、血管神经性水肿、进行性面偏侧萎缩症、面偏侧或偏身肥大症、进行性脂肪营养不良、交感神经链综合征、肢端发绀症、网状青斑、多汗症、唇舌水肿面瘫综合征，是由交感神经系统和副交感神经系统两部分组成，支配和调节机体各器官、血管、平滑肌和腺体的活动和分泌(表 26-1)。

表 26-1 与皮肤科相关的自主神经系统疾病

雷诺病	交感神经链综合征
红斑肢痛症	肢端发绀症
血管神经性水肿	网状青斑
进行性面偏侧萎缩症	多汗症
面偏侧或偏身肥大症	唇舌水肿面瘫综合征
进行性脂肪营养不良	

第一节 血管收缩障碍，神经节受牵拉

一、红斑肢痛症

内容提要

- 红斑肢痛症为发作性血管扩张可使足部发红，皮温增高，局部疼痛，并伴有烧灼感。
- 该病可原发，也可继发。可有家族史，骨髓组织增殖相关疾病。
- 发生部位可为双足、双手、面、耳、颈、头部。

红斑肢痛症(erythermalgia)，是一种少见的病因不明的阵发性血管扩张性周围自主神经疾病。由 Mitchell(1878)首先报道。其特征是受累肢体对称性血管扩张、伴有阵发性疼痛。红斑肢痛症可能是一个神经学上的异常。可见于各种神经系统病变和神经后遗症相关疾病。

(一)病因与发病机制

特发性 / 基因突变：为常染色体显性遗传，2001 年 Drenth 等将该基因定位于第 2 号染色体长臂，SCN9A 突变，该基因编码感觉神经和交感神经元的电压依赖性 Na^+ 通道蛋白 α 亚单位。2004 年王云等首次证明 SCN9A 基因是该病的候选致病基因。

继发性：继发于真性红细胞增多症和血小板增多的骨髓增生性疾病、高血压及红斑狼疮。患者有前列腺素代谢异常，前列腺素可导致皮肤红斑和痛觉过敏。红斑肢痛症还涉及血管活性物质(5- 羟色胺)的释放，导致血小板聚集和血栓形成。在伴有骨髓增生性疾病的病例中，红斑肢痛症可能由于内皮细胞改变，产生各种解剖学和生物化学紊乱所致。

(二)临床表现

本病可为特发性，也可是继发性，可有家族史。家族或遗传学的红斑肢痛症通常在儿童或青少年或早或晚有临床表现。

1. 诱因 高温和运动或肢体下垂、钙通道阻滞剂等可诱发本病，发作的临界温度为 32~36℃，高于 36℃疼痛发作，低于 32℃疼痛缓解。

多见于中老年人，无性别差异。

2. 症状　手足均可发病，尤以两足(90%)最常见(图 26-1)，手部(25%)，头部、面部、耳部、颈部较少受累(图 26-2)，偶可一侧发生。

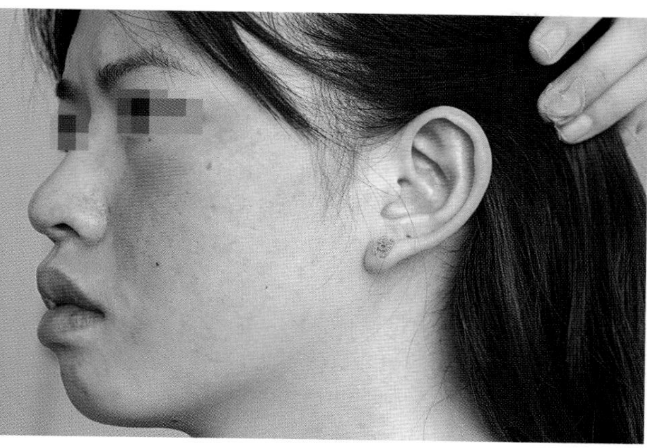

图 26-1　红斑肢痛症
见于面部及耳廓(中山大学附属第一医院　罗迪青惠赠)。

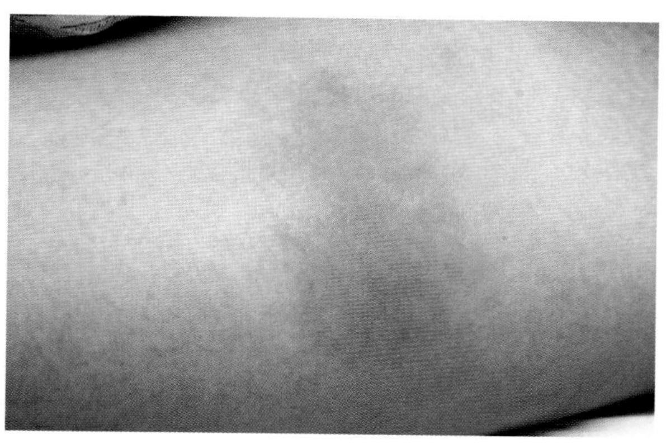

图 26-2　红斑肢痛症
仅见于单侧大腿(中山大学附属第一医院　罗迪青惠赠)。

有典型四联症：①皮肤发红；②肿胀；③皮温增高；④疼痛，伴灼痛和跳痛。

尖锐刺痛、叮咬痛或抽搐痛，可持续数分钟至数小时，严重时患者难忍而哭叫。受热及肢体下垂诱发，遇冷或抬高患肢缓解。发作间歇期也存在持续轻到中度钝痛，患处皮肤对疼痛过敏而不愿穿袜或戴手套。受累肢体动脉搏动通常正常，有营养性改变，少见溃疡和坏死，但可见于继发性红斑肢痛症，症状较轻者常持续数年，也可严重发作，甚至完全残疾。

红斑肢痛症有时候和雷诺现象相关，以及不正常的神经血管功能紊乱。

3. 临床亚型　①特发性：常为儿童，可有家族史；②继发性：继发于某些疾病。

（三）伴发疾病

糖尿病、高血压、髓样化生、真性红细胞增多症、闭塞性动脉内膜炎、静脉炎后的血管曲张、类风湿关节炎、系统性红斑狼疮、血小板增多症、静脉功能不全。

（四）诊断

典型四联征可以诊断。1979 年 Thompson 提出诊断其标准是：①肢端烧灼痛；②遇热加剧；③遇冷缓解；④受累皮肤出现红斑；⑤局部皮温升高。

（五）鉴别诊断

本病应与雷诺病、肢端发绀、冷球蛋白血症、糖尿病大血管功能不全、灼性神经痛、冷凝集素血症相鉴别。但红斑肢痛症发作时局部皮温增高，以及用阿司匹林有效，对本病的诊断和鉴别具有重要意义。

（六）治疗

认真检查和积极治疗潜在疾病，避免诱发因素。对红斑肢痛症的症状采取对症处理(表 26-2)。

表 26-2　红斑肢痛症治疗

一般治疗	避免温热刺激，急性发作时，抬高患肢、休息、将肢体浸入冷水中冷敷可缓解症状。治疗潜在疾病，真性红细胞增多症，血小板减少，高血压，红斑狼疮。潜在性疾病引起的红斑肢痛症可随原发疾病的控制而获得缓解。吲哚美辛或吡罗昔康，48 小时内症状可见显著改善。对继发于骨髓增生症者，抗凝剂如肝素、阿司匹林能缓解症状
温热脱敏法	将患肢浸入临界温度以下的水中，逐渐升高水温，直到出现轻度不适。每日重复这一过程，逐步提高水温，直至患肢适应到临界温度以上的水中仍不发作为止
药物疗法	阿司匹林抑制前列腺素的合成和血小板的黏附，一次口服 0.5~1.0g 可预防疼痛发作数天。吲哚美辛、苯噻啶、舍曲林(sertraline)。血管收缩剂麻黄碱 25mg 口服，普萘洛尔 10~40mg，口服，4 次 /d，二甲麦角新碱 1mg，每 4 小时 1 次，糖皮质激素、舌下硝酸甘油
神经阻滞	颈腰交感神经节阻滞、硬膜外阻滞、胫后神经、腓神经、腓肠神经阻滞
外科治疗	严重者可考虑行腰交感神经节切除术或胫后神经或腓肠神经切断术

（七）病程与预后

本病可历经多年，继发性者的预后取决于基础病，动脉硬化和真性红细胞增多症者预后不佳，严重者可丧失劳动能力。

二、唇舌水肿面瘫综合征

本病亦名面肿、面轻瘫、裂纹舌综合征，反复面部肿胀(特别是唇部)、周期性面神经麻痹和裂纹舌为其典型三联症。首先由 Melkersson 于 1928 年描述，又称 Melkersson-Rosenthal 综合征。病因不明，可能涉及遗传、感染和变态反应。不伴有神经病的唇舌水肿面瘫综合征，称为肉芽肿性唇炎或 Miescher 唇炎。

（一）病因与发病机制

由于有些病人表现为家族性发病，故认为与遗传因素有关，曾有报道认为系常染色体显性遗传伴不同表达方式。

Kesler 等报道通过肿胀唇部的组织病理检查，证实其为非特异性棘皮症及上皮下慢性炎症，属肉芽肿性质，因此疑其为某些病原体感染后所致。

由于病情呈发作性，有的著作认为与免疫因素有关，相应的病理改变也符合。

有的著者认为系受机械刺激导致的神经血管性水肿。

至于面神经常有受累，普遍认为因面舌水肿而波及到面神经管，从而使面神经受压出现周围性面神经麻痹。

（二）临床表现

本病常在10~20岁内发病，无种族和性别差异。二种症状很少同时发生，一般间隔数月至数年。zimmer等（1992）收集了220例患者，发现唇部肿胀、面瘫和裂缝舌的发生率分别为84%、23%及60%（图26-3，图26-4）。

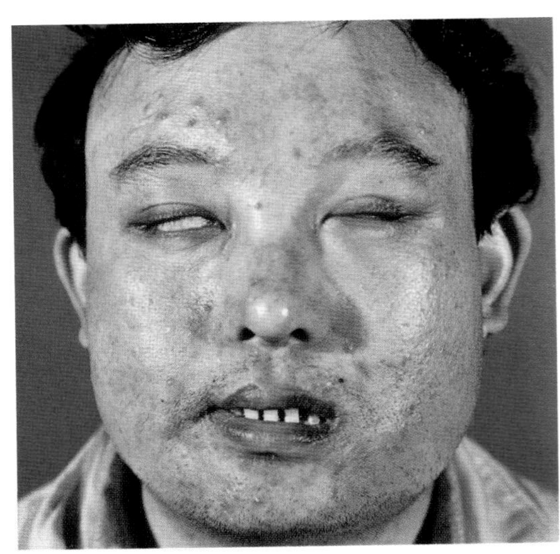

图26-3　面肿-轻瘫-裂纹舌综合征

右侧眼轮匝肌受累出现"露白"现象（海军军医大学　张玉麟惠赠）。

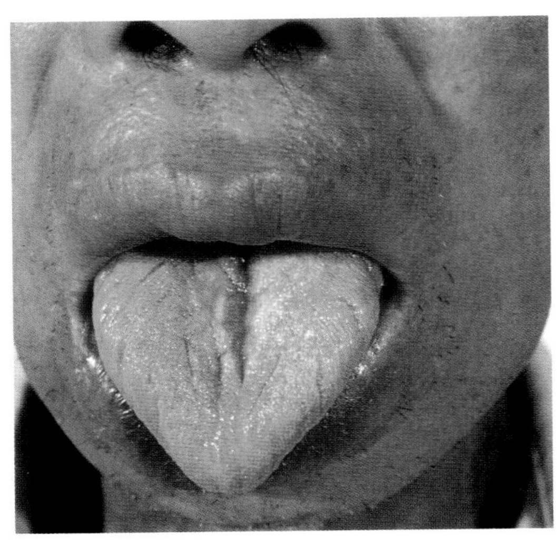

图26-4　面肿-轻瘫-裂纹舌综合征

见上唇弥漫性肿胀和裂纹舌。

1. 巨唇　唇部突然发生非凹陷性水肿，初期消退较快，类似于血管性水肿；反复发作后导致唇部永久性肿大、皲裂和结节形成，呈红褐色。此外，额、颏、颊、眼睑或舌肿胀偶可单独出现或伴有唇部肿胀，颊黏膜和龈肿胀、颌下和颏下淋巴结肿大、以及女阴或包皮的慢性水肿亦可出现。上述症状、体征一般持续数日后，面舌肿可自然消退，但舌面的纵形裂沟人将存在，周围性面神经麻痹也会逐渐好转。症状可在数周、数月后再次出现，但复发时并不固定于某一侧。面部以外的肿胀可出现于手、足的背侧和腰部。咽部和呼吸道叶可受累，伴有黏膜肥厚。反复肿胀可出现结缔组织增生、水肿、肌纤维萎缩和炎性浸润，伴有唇部、面颊和舌的永久性畸形。

2. 面瘫　不能与Bell麻痹（Bell's palsy）鉴别，常为单侧面神经麻痹，一般在短期内恢复。面神经麻痹，约见于30%的本病患者。也可持续存在，经数月或数年而发生唇部水肿。约10%病例出现其他神经症状，有味觉减退，听觉过敏。其中以偏头痛最多见。

3. 裂纹舌　为显性遗传伴不全的外显率，在普通人群中并不罕见，故对本病的诊断价值不大；表现为舌背面深浅及纵横不一的舌面沟纹，舌肿胀和灼痛。可有萎缩性舌炎，肉芽肿舌炎。

（三）组织病理

早期损害表现为非特异性弥漫性水肿、淋巴管扩张和血管周围的组织细胞、淋巴细胞及浆细胞聚集。晚期损害显示非干酪性肉芽肿，一般较小和分散存在，偶见类似于肉样瘤的结节和/或裸结节；上皮样组织细胞聚积的边界可能不清楚，常伴有淋巴细胞；细胞浸润可延伸至下部的肌肉。

（四）诊断

本病的诊断一般不困难，唇舌肿胀，面神经麻痹、舌体纵向裂沟为其主要表现，有复发。

（五）鉴别诊断

本病需与下述疾病鉴别：复发性丹毒，血管性水肿，上腔静脉综合征，接触性皮炎，面部水肿伴嗜酸性粒细胞增多和血管肉瘤。

（六）治疗

治疗方面因其可自行消退，故无有效的方法。国外报道应用大剂量甲泼尼龙1g/d静脉滴注，连续3~5天，面部肿胀及周围性面神经麻痹可迅速好转，且可维持较长时间部复发。

泼尼松联合米诺环素可改善个别病理状况。皮损内糖皮质激素注射、氨苯砜（100~150mg/d）和氯法齐明均有一定的疗效，可阻止肉芽肿的发生，其中以氯法齐明为首选药物。唇增大时行唇整形术，长期面神经麻痹应作面神经减压术。

三、交感神经链综合征

交感神经链综合征（sympathetic chain syndrome）是一种多病因的临床综合征。

（一）病因机制

病因有各种感染，各种内、外伤，脊柱退行性疾病，肿瘤，血管性疾病与慢性刺激性病灶，使神经节损害。

（二）临床表现

1. 刺激症状　①疼痛：范围较弥散，疼痛为发作性，或为持续性伴发作性加剧，夜间加剧；②感觉异常：出现各种各样的异常感觉如麻木、蚁走样感等；③血管痉挛：主要是小动脉和毛细血管痉挛；④皮肤改变：如水合度降低、出汗增多与立毛反射亢进。

2. 功能脱水性症状　血管张力减退，甚至发生麻痹；皮肤导电性减退；出汗减少，立毛反射减弱。

3. 营养障碍　表现为皮肤干燥萎缩、毛发脱落与指(趾)甲变脆等。

4. 感觉障碍　客观感觉障碍同主观症状相比不甚突出，多为浅感觉的异常，温度觉异常较少见，触觉和深感觉障碍更少见。

5. 适应功能异常　躯体神经功能障碍。

6. 压痛　受损交感神经节的体表投射区有压痛，发现压痛点有助于定位诊断。

（三）诊断与鉴别诊断

根据某一侧交感神经自主支配区内出现的发作性及持续性疼痛或其他交感神经节投射区有明显的压痛，即可考虑本病。本病需与脊髓空洞症、心绞痛、血栓闭塞性脉管炎等相鉴别。

（四）治疗

卧床休息，受损部位避免较多活动，应用各种维生素。针对致病因素治疗。目前交感神经节封闭疗法是治疗本病最有效的方法之一，用于急性和亚急性期。大剂量维生素 B_{12} 可缓解疼痛。

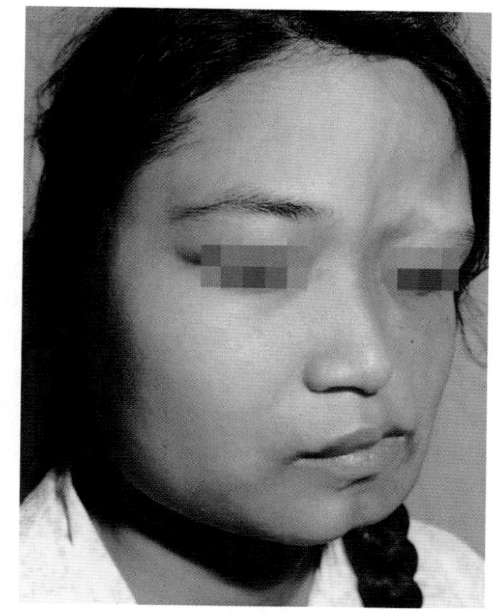

图 26-5　面部单侧萎缩

第二节　萎缩肥大营养不良

一、面部单侧萎缩

面部单侧萎缩为单侧面部包括皮肤、皮下组织、肌肉、甚至骨骼的进行性萎缩。1825 年由 Parry 首先报道，1846 年 Romherg 详细描述，故又称 Romherg 病。

（一）病因与发病机制

病因不明，一些单侧萎缩明显继发于硬皮病，然而一些患者并无潜在炎症或硬斑病。可能系患者存在某种特定的控制交感神经的基因缺陷，待患者生长到一定时期时，这种缺陷的基因出现表达而引起交感神经受损，导致面部组织发生神经营养不良，继而出现局部面组织萎缩。但也有认为本病与感染、内分泌障碍及外伤等因素有关。亦有认为外伤、三叉神经病变与本病有关。

（二）临床表现

本病好发于左侧，10~20 岁者多见。无明确的先在炎症和硬斑病，皮肤柔软，无粘连和脱发。本病首先累及结缔组织，尤其是皮下脂肪组织，随着病情的发展逐渐扩大累及皮肤、皮脂腺和毛发，重者可进一步累及骨骼、肾脏和大脑半球。病变也可以为单侧或双侧。以女性为多，起病隐袭，大多数为无意中发现局部皮肤及皮下组织变薄、萎缩。病变可以发生于任何部位，但是大多数始发于眶、颧部，且病变多为条状并与中线平行。病变可缓慢发展至半侧面甚至本侧身体。严重时可出现前额、眼眶、耳部、颧部、颊部、上下颌部、舌部、牙龈等组织萎缩，有的还出现眼球内陷，头发及眉毛脱落。

面部一侧逐渐萎缩(图 26-5)。皮肤、皮下组织、肌肉和骨均萎缩，面部一侧歪斜、削瘦和凹陷，偶可蔓延至肩、胸、半侧躯体。皮肤柔软、萎缩，静脉明显显露。约 5% 病例为双侧受累。病变的皮肤干燥，色素沉着，汗腺分泌减少，与正常皮肤有明显的分界线。偏身萎缩症者出现病变侧肢体和躯干的皮肤、皮下结缔组织及骨骼的萎缩，乳房缩小，腋毛及阴毛脱落。患者的肌力均在正常范围，本病的发展是可限性的，病情发展到一定程度后，不再进展。

眼部病变包括角膜炎、虹膜炎、虹膜睫状体炎、白内障、同侧眼球内陷、视神经萎缩、Horner 综合征、虹膜异色症及葡萄膜炎等，其中以 Horner 综合征最多。

（三）组织病理

与硬皮病相似，真皮增厚，胶原束硬化，附属器消失，皮下组织为纤维组织代替，肌肉萎缩，横纹消失。可见皮肤各层，尤其是乳头层萎缩，结缔组织减少，肌纤维变细、横纹减少，但是肌纤维数量不减少。

（四）伴发疾病

局限性硬皮病、系统性红斑狼疮、大脑动脉硬化、脑炎、多发性硬化症、症状性癫痫、硬膜瘤。

（五）诊断标准(表 26-3)

表 26-3　面部单侧萎缩的诊断标准

面部单侧萎缩的诊断标准
1. 诊断依据必要条件
单侧颜面部皮肤、皮下组织及肌肉发生进行性萎缩
组织病理：具有特征
2. 次要条件
病因不明
青春期女性多见
多伴有眼及神经系统症状
皮损可使面部变形和不对称

（六）鉴别诊断

本病应与额部刀伤形硬皮病鉴别，后者呈纵行带状分布，范围狭窄，且表浅，皮肤硬，与下方组织粘连甚深、不易捏起，秃发。然而，亦有两种疾病共存者。

当出现轻度的一侧面偏侧肥大症，面部两侧不对称时，则不易区分肥大侧为病变还是正常侧为偏侧萎缩症。此时主要观察皮肤改变或定时复查面部不对称的变化。需与硬斑病、斑状萎缩、Brauer 综合征、进行性特发性皮肤萎缩、局部全萎缩相鉴别。

（七）治疗

去除可疑病因，给予对症治疗。一般须超过 20 岁后待病变完全静止才考虑整容。

1. 选择术式　为使修复后外形和功能上能获得比较良好的疗效，要根据术者的经验选择术式。

2. 轻度凹陷病变　可植以组织片（真皮脂肪片、筋膜片）、脂肪颗粒注射法等充填；鼻翼缺损可用耳轮复合片修复；骨萎缩可用软骨片、骨片、医用硅橡胶块或羟基磷灰石等充填。

3. 对中度或重度凹陷病变　根据不同情况选用真皮脂肪瓣、颞筋膜瓣、胸锁乳突肌瓣、胸大肌瓣、背阔肌瓣、斜方肌瓣、骨瓣、肌骨瓣、大网膜等进行带蒂移植或游离移植，显微血管吻合较好。

（八）病程与预后

相对而言，经整形手术预后较好。

二、面偏侧或偏身肥大症

面偏侧肥大综合征（hemifacial hypertrophy）是指一侧颜面进行性肥大，如肥大累及半侧肢体和躯体时称为偏身肥大症（hemihypertrophy）。

（一）病因

病因不明，可能与自主神经功能或与内分泌功能障碍有关。

（二）临床表现

其主要表现为婴幼儿发病，缓慢进展，至青年期又自行停止发展的一侧颜面、肢体或躯体肥大。本病较为罕见

1. 颜面部　一侧面部不同程度的肥大，有时肥大至惊人的程度而导致面部变形，肥大部位的皮肤变厚，色素沉着，毛发增多，出汗增多，毛细血管扩张而潮红。

2. 肢体及躯体　骨骼增生肥大，严重者呈巨指症、并指、多指、脊柱侧弯。

3. 神经系统　有着还出现神经系统和泌尿生殖系统受损。

（三）组织病理

镜下可见皮肤、皮下组织及骨骼的组织增生，但无水肿、炎性及增生改变。

（四）诊断与鉴别诊断

X 线检查可显示肥大侧骨质明显增粗。

1. 两侧正常不对称；

2. 面偏侧萎缩症　在本病早期出现一侧面部萎缩是，另一正常侧面部则显示相对较大，主要靠局部皮肤改变和 X 线显示骨质改变进行区别。

（五）治疗

病情发展至一定程度可以自行停止。因过度肥大骨质产生压迫症状时，可行减压术。

三、进行性脂肪营养不良

进行性脂肪营养不良（progressive lipodystrophy）是一种脂肪组织代谢障碍性疾病，其主要表现为缓慢进行性局部或全身性皮下脂肪组织萎缩，常起始于面部，继而累及颈肩、臂及躯干。有的患者可合并糖尿病、高脂血症、肝脾肿大及肾脏病变等。由于脂肪萎缩的范围不同将其分为局限性脂肪营养不良（Simons 症或头胸部脂肪营养不良）和全身性脂肪营养不良（Seip-Laurence 综合征）。

（一）病因

本病原因不清，可能与下述原因有关。

1. 节后交感神经病变　部分患者可能因其自主神经的节后交感神经病变，使相应部位的脂肪组织营养不良脂肪萎缩。

2. 下丘脑病变　由于下丘脑发生病变后，使促性腺激素、促甲状腺激素以及其他内分泌功能紊乱，而使脂肪代谢障碍，局部脂肪萎缩。

3. 其他因素　部分患者可因先天性、创伤、精神刺激、月经初潮、妊娠、发热、甲状腺功能亢进、垂体功能下降、间脑炎等因素诱发本病。

（二）临床表现

多见于儿童，可见出现在青年。5 年后可自行停止发展，受累部位的具体表现为皮下脂肪组织萎缩，甚至消失，皮肤因缺少脂肪而出现松弛，弹性减退，但皮下纤维、肌肉、骨骼均正常。面部可因过多脂肪萎缩而表现为眼眶、颊部、颞颥等部位凹陷。

除了皮下脂肪萎缩外，还可出现自主神经系统功能的异常、甲状腺功能低下、甲状旁腺功能过低、生殖器发育不全、基础代谢低下等。

（三）辅助检查

皮肤及皮下组织活检可发现皮下脂肪组织明显萎缩，而皮肤正常

（四）诊断与鉴别诊断

根据局部或全身性皮下脂肪组织明显或消失，而皮肤肌肉、纤维、骨质正常者即可诊断。本病需与面偏侧萎缩症、面肩肱型肌营养不良、过度消瘦等疾病鉴别。

（五）治疗

本病无特殊治疗方法。

（张锡宝　邸鸿轩　杨艳平　周英　周琛
曾仁山　朱团员　陈泽璇　朱慧兰）

第二十七章

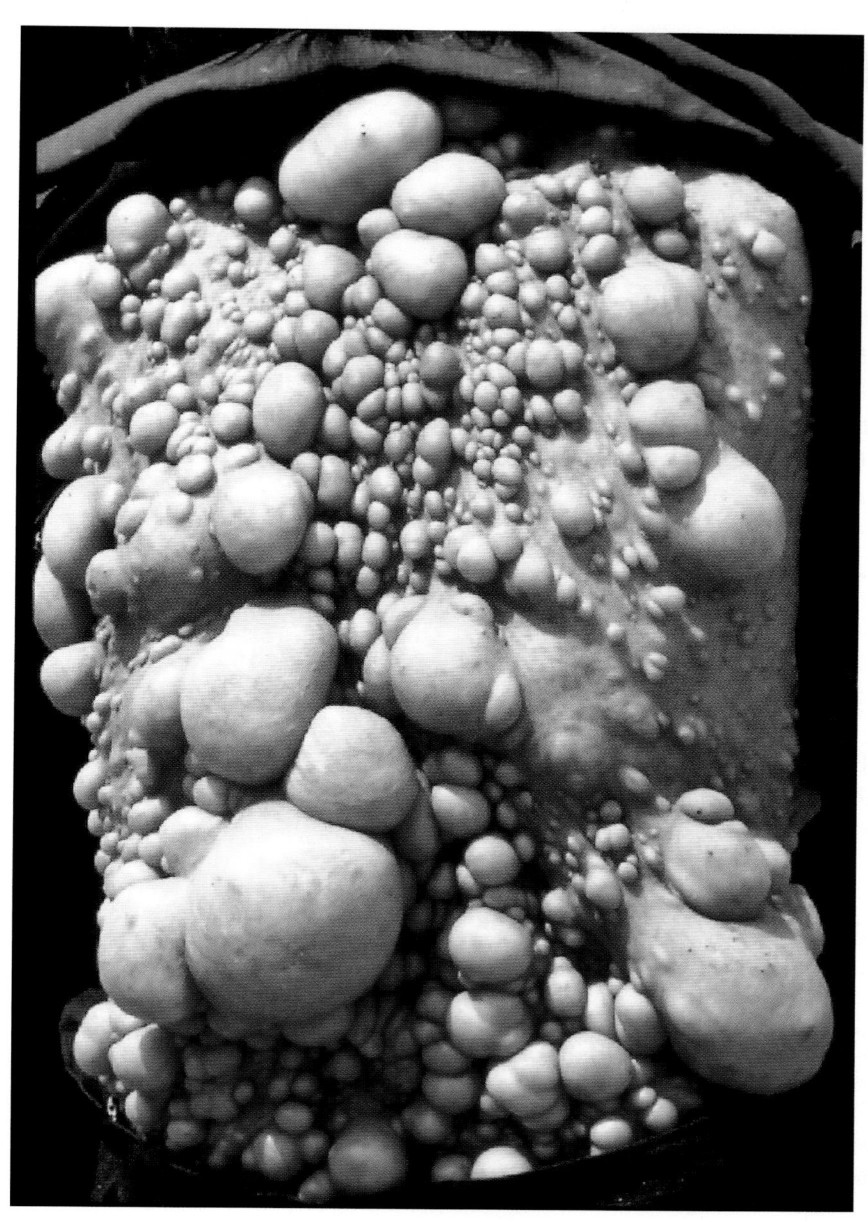

第二十七章

神经皮肤综合征

第一节　概述

神经皮肤综合征（neurocutaneous syndrome）为累及神经和皮肤等系统的疾病，又称斑痣性错构瘤病（phakomatosis）（表 27-1），一些遗传性疾病累及到皮肤、眼和神经两个或以上系统，是指源于外胚层组织的器官发育异常而引起的疾病，可能有共同的胚胎来源。常导致神经系统、皮肤和眼同时受累，还可累及中胚层、内胚层的器官衍生的组织如心、肺、骨、肾和胃肠等。目前已经报道 40 余种疾病，多数属于遗传性疾病。临床特点为多系统、多器官受损。常见的有神经纤维瘤病、脑面血管瘤病［斯德奇 - 韦伯综合征（Sturge-Weber syndrome）］

表 27-1　神经皮肤综合征

神经纤维瘤病	遗传性出血性毛细血管扩张症
结节性硬化症	多发性雀斑样痣综合征
色素失禁症	多发性生物素反应性羧化酶缺乏症
无色素性色素失禁症	骨肥大静脉曲张性痣综合征
神经皮肤黑变病	神经皮肤脂肪瘤病
白化病	苯酮尿症
内眦皱裂耳聋综合征	同型胱氨酸尿症
多发性骨纤维发育不良性早熟综合征	精氨琥珀酸尿症
线状皮脂腺痣综合征	弥漫性躯体性血管角化瘤
表皮痣综合征	铜缺乏症综合征
变形综合征	瓜氨酸血症
基底细胞痣综合征	遗传性共济失调多发性神经炎样病
局灶性真皮发育不全	岩藻糖苷病
鱼鳞病样红皮病	着色性干皮病
神经性鱼鳞病	先天性皮肤异色病
共济失调性毛细血管扩张症	早老病
皮肤脑脊髓血管瘤	家族性自主神经功能障碍
小儿先天性白细胞颗粒异常综合征	脑面血管瘤病
希佩尔 - 林道病	侏儒症、视网膜萎缩和耳聋综合征

或脑三叉神经血管瘤病、着色性干皮病、结节性硬化症、色素失禁症和脱色性色素失禁。

第二节　斑痣性错构瘤病

斑痣性错构瘤病是中枢神经系统的多种遗传性异常，导致先天性视网膜肿瘤和皮肤受累，包括结节性硬化病、神经纤维瘤病，脑面血管瘤病、痣样基底细胞癌综合征。结节性硬化症与神经纤维瘤病均以皮损伴有周围神经和中央神经系统肿瘤为特征。

一、结节性硬化症

内容提要

- 结节性硬化病属于斑痣性错构瘤病，另一斑痣性错构瘤病为神经纤维瘤病。
- 典型的三联症为皮脂腺腺瘤、智力低下和癫痫，其他有甲周纤维瘤、鲨革样斑块、口腔乳头瘤病、牙龈增生、桉叶状色素减退斑、皮肤纤维瘤和咖啡牛奶斑。
- 桉叶斑常在出生时即存在，在伍德灯下最易看到。
- 监测治疗神经系统癫痫功能障碍和星状细胞瘤等眼科视网膜错构瘤。
- 皮肤损害依美容选择治疗方法。

结节性硬化症（tuberous sclerosis，TSC）于1880年首次描述。典型的三联症为皮脂腺腺瘤、精神发育不全智力低下和癫痫。约一半的患者智力正常，有癫痫者不到四分之一。各种其他病变也可累及皮肤、神经系统、心脏、肾脏以及其他器官。高达80%的病例是由自发tubing基因失活所致。

（一）流行病学

是一种几乎可累及所有器官的常染色体显性遗传疾病。结节性硬化症发病率至少为1/6 000，三分之二的病例为散发，三分之一为家族性。

1. 两种基因突变　结节性硬化症是由两种不同基因的突变所致，且均为肿瘤抑制基因：tubing位于9q34的TSC1和位于16p13.3的TSC2，它们分别编码肿瘤抑制蛋白hamartin（错构瘤蛋白）以及tuberin（马铃薯球蛋白）。这两种蛋白可以相互关联，相互作用，而不是通过各自的途径，是细胞生长及增殖的重要调节因子（图27-1）。

TSC2基因定位于染色体16q13.3，全长5.5kb，含41个外显子，编码200kD的蛋白质tuberin（1 807个氨基酸）；TSC1基因位于9q34，编码130kD的亲水性蛋白质hamartin（1164氨基酸）。目前认为该蛋白与肿瘤抑制、细胞有丝分裂和神经分化有关。

发病机制，推测本病系TSC基因突变导致基因产物——tuberin失活而引起神经外胚层、中胚层和内胚层畸形发育。TSC基因有两种突变方式：一种为遗传性突变；另一种为自发的体细胞突变，为后天获得的突变。

2. 肿瘤抑制功能丧失　患者基因呈现杂合性丢失，而使肿瘤抑制基因功能丧失，导致多器官错构瘤和组织结构缺乏，引起皮肤损害、癫痫、智力障碍三大特征。TSC的发病是由TSC1和TSC2这两种肿瘤抑制基因的突变所造成的。四分之三的病人会出现TSC2的突变，TSC2突变的病人显现出更严重表现的倾向。TSC1位于染色体带的9q34。全长8.6kb的记录编码了一种叫错构瘤蛋白或TSC1的蛋白质。TSC2位于染色体带的16p13.3。5.5kb记录编码了一种蛋白质叫马铃薯球蛋白或TSC2。在染色体16上邻近于TSC2的是PKD1，这个基因的突变会造成多囊肾疾病。一些TSC病人会发生严重的早发性肾囊肿性疾病，并且这些病人多有TSC2和PKD1的邻近缺失。

肿瘤抑制基因的典型突变，这种突变在TSC病人中是失活性突变，可发生在TSC1和TSC2序列中的任何位置。与knudon的二次突变假说相符，许多TSC肿瘤显示了一种失活的野生型等位基因的二次体细胞突变。TSC1和TSC2组成了一种复合体，通过哺乳动物类雷帕毒素靶蛋白（mTOR）途径发送信令。TSC1/TSC2的缺失会导致mTOR信令的增加以及细胞生长速度的增加。雷帕毒素可能有助于TSC患者内脏肿瘤的治疗。

（二）临床表现

本病病理改变广泛，累及到神经系统、皮肤、骨骼、视网

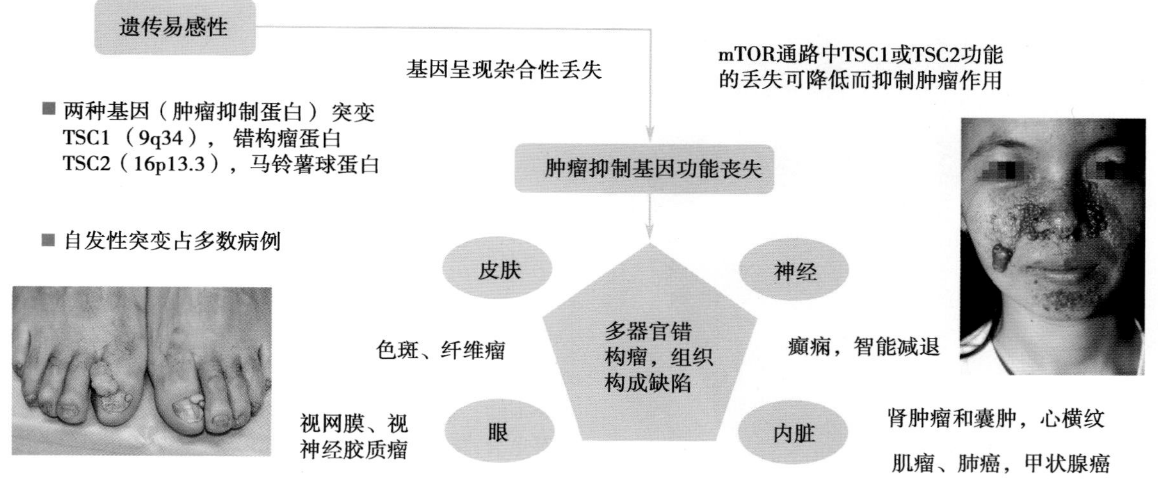

图27-1　结节性硬化症发病机制

膜、肺脏和其他内脏。眼底血管，视网膜晶体瘤，骨质硬化和囊性变，脊柱裂，多指(趾)畸形和髋关节先天性脱臼等(表27-2)；心、肾、肺、胃肠道、肝和甲状腺等部位发现错构瘤均为本病内脏和其他系统的并发症。

表 27-2 结节性硬化症主要临床表现

表现	发病率 /%
皮肤	
面部血管纤维瘤	80~90
色素减退斑	80~90
鲨革斑	20~40
前额斑块	20~30
甲周和甲下纤维瘤	20~30
咖啡牛奶斑	30
中枢神经系统	
皮质结节	90~100
室管膜下结节	90~100
白质错构瘤	90~100
室管膜下巨细胞星形细胞瘤	6~16
眼	
视网膜错构瘤	50
视网膜巨细胞星形细胞瘤	20~30
视色素虹膜斑	10~20
肾	
血管平滑肌脂肪瘤	50
心脏	
心脏横纹肌瘤	50
消化系统	
微错构瘤性直肠息肉	70~80
肝错构瘤	40~50

1. 皮肤和口腔损害

(1) 咖啡斑：10%~20% 的结节性硬化症患者可仅出现咖啡斑(图 27-2)，然而学者 Crowe 发现 10% 的普通人群都有一个或多个咖啡斑，结节性硬化症损害在皮肤黏膜上显露，患者多到皮肤科就诊。

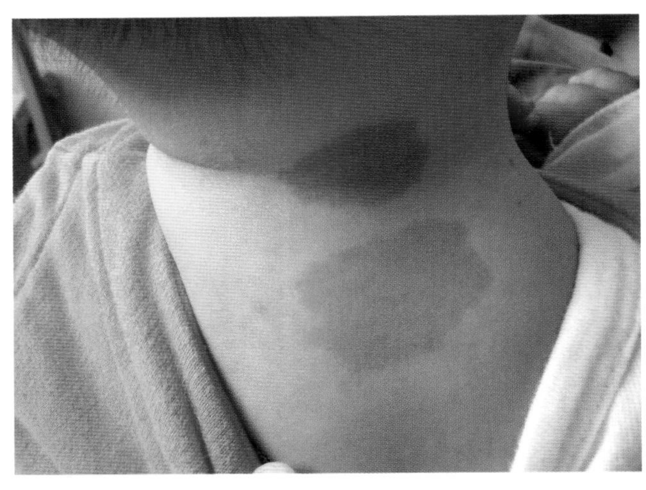

图 27-2 咖啡斑

(2) 纤维瘤：更具特征性，大小和形状各异的纤维瘤可发生在其他位置。包括：①面部和头皮上大而不对称的纤维瘤；②颈部、躯干或四肢上柔软、带蒂的肿物；③颈部、躯干及四肢群集分布的实性丘疹；④颊黏膜或齿龈黏膜部有蒂或无蒂的结节。

(3) 面部血管纤维瘤：颜面血管纤维瘤(70%~80%)和前额纤维斑块(20%)。面部血管纤维瘤是结节性硬化症的特征性病变(图 27-3)。以往称 Pringle 皮脂腺瘤，这种错构瘤实际上是血管纤维瘤，其皮脂腺常呈萎缩状态。组织学表现为纤维血管组织的错构性增生，皮肤附属器有时伴有毛细血管扩张萎缩或被挤压。常称为血管纤维瘤，常在学龄前出现，偶尔在出生时有，表现为面颊鼻翼两侧一些质硬的皮疹损害。临床特征为光滑、散在半球形、坚韧的粉红色或赤褐色丘疹及结节。到青春期后变得更为广泛，其后保持不变。常为带黄色的毛细血管扩张性丘疹。由于组织学上表现为扩张血管和结缔组织增生，皮脂腺成分或多或少，甚至完全消失，称为血管纤维瘤，但更恰当的命名应是结缔组织痣。初期位于鼻唇沟，以后越过中线到达鼻及颊部的蝶形区域，一般为对称性分布。上唇常有散发性损害，颇具特征性。下颌部也常受累。偶尔皮疹十分广泛，形成大的菜花样肿块。面部及头皮常可发现软纤维瘤。

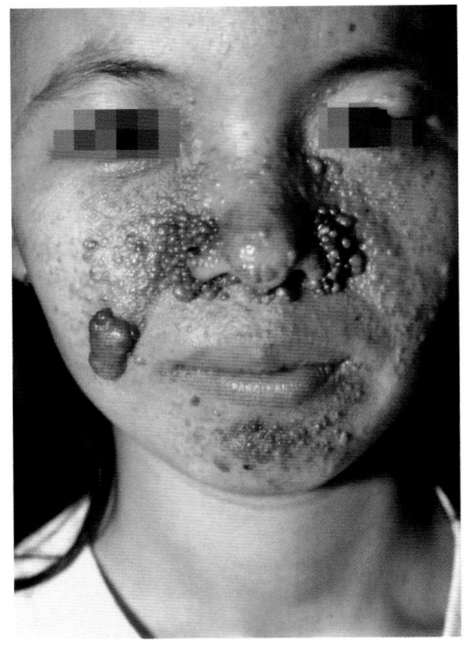

图 27-3 结节性硬化症
颜面血管纤维瘤。

(4) 面部纤维性斑块：纤维性斑块(fibrous plaques)或额头纤维斑块，发生年龄较早甚至在出生时，可累及前额、眼睑、面颊和头皮，对早期诊断有较大的价值。是一种变异的血管纤维瘤。额头斑块通常是坚实隆起的黄棕色至皮色损害，表面光滑，隆起，硬如橡皮。

(5) 鲨革斑：鲨革斑见于 40%~50% 患者，常在青春期后出现，多发生在躯干特别是腰骶部，常发生于儿童早期或青春期。单个或多发，大小不定，不规则形，略隆起，与周围皮肤相比略带灰色或红色，柔软有弹性。鲨革斑块表面类似颗粒状皮革或形成隆凸的黄褐色皮革（图 27-4），看似鲨鱼皮，因此而得名。直径为 1~8cm，是一种结缔组织痣，几乎完全由胶原组成。鲨革斑无论在临床上或组织病理学上都与其他结缔组织痣无法区分，在正常人中，结缔组织痣可作为独立的发育缺陷发生。

（6）甲周纤维瘤（periungual fibroma）：青春期开始发病，见于 50% 患者，通常出现在 10 岁以后，见于 88% 的 TSC 青年，在成人期可继续发生。足趾多见于手指。甲纤维瘤的直径测量为 1mm 至 1cm。从近端甲沟（甲周纤维瘤）和甲床（甲下纤维瘤）开始（图 27-5，图 27-6）。甲沟纤维瘤为坚硬、突起、角化性红色丘疹和结节，或是柔软圆形的。甲纤维瘤压迫甲床并形成甲纵沟，有时没有明显的丘疹。甲下纤维瘤透过甲板可见红色或白色椭圆形皮损，甲远端出现红色丘疹，造成远端甲脱离。无外伤的甲纤维瘤是 TSC 诊断的主要特征，单独的皮损也可见于一般患者，尤其是在甲外伤之后。曾有一位患有家族性视网膜母细胞瘤的病人被报道出有多个肢端黏液间质性纤维瘤。

瘤体可引起疼痛，且切除后有复发倾向。组织学上与面部血管纤维瘤类似，有纤维化和毛细血管扩张。

（7）牙凹陷：90% 患者有牙釉质凹陷，而这在普通人群中发生率只有 9%，这些凹陷可以是微小的针尖样皮损或是较大的杯口状皮损，或似火山口样皮损，可发生于乳牙以及恒牙。其可以通过牙菌斑染色剂提高检出率。70% 的 TSC 患者可出现 14 个以上的牙釉质小凹，当出现多发性牙釉质小凹时提示 TS。大量牙凹陷是诊断 TSC 的次要特征。

（8）口腔纤维瘤：大约 50% 的 TSC 有口腔纤维瘤，有时 10 岁之前发生，但是更多见于成人。常常见于齿龈（图 27-7）、面颊黏膜、唇黏膜、硬腭和舌。10%~35% 患者出现牙龈纤维瘤。一些患者弥漫性牙龈过度生长，牙龈过度生长是抗痉挛药常见的副作用，尤其是苯妥英钠和环孢素，但也见于没用过苯妥英钠和免疫抑制剂的 TSC 患者。牙龈过度生长是次要诊断，一般人口腔纤维瘤是唯一的损害，经常在舌部或口腔颊黏膜。

（9）色素减退斑：色素减退斑是另一重要表现。多达 20% 的结节性硬化症患者有灰色或白色斑片。色素减退斑并不是真正的如白癜风色素脱失，而是色素减退或者灰白色斑。由不对称分布的色素减退斑组成，最常见于躯干和臀部，面部少见。其直径从几毫米到 3cm。Wood 灯对诊断这些皮损非常重要，Wood 灯可以帮助检测患者身上不明显的色素减退斑点。色素减退斑常常在出生时出现，大多数患者有一个以上的色素减退斑，一些患者的皮损甚至超过 100 个。极少数 TSC 的色素减退斑表现为节段型，需与节段型白癜风和色素镶嵌鉴别。

1）叶状白斑或柳叶斑：约见于 85% 的结节性硬化症患者，卵圆形叶状白色斑（图 27-8），1~3cm，数目范围为 1~100 个。常在出生时或婴儿时期发生，多发在躯干部特别臀部，偶有患者直到 6~8 岁时发生，它的形状可类似于桉树叶，是结节性硬化中最早出现的特征表现，可能出生时就存在并持续一生。皮肤活检显示黑素细胞的数量正常，但黑素化的程度明显减轻，电子显微镜下黑素体变小，黑素化下降。

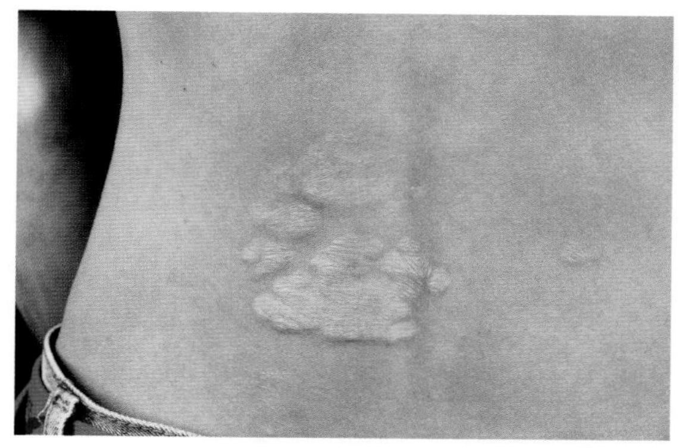

图 27-4　结节性硬化症
鲨革斑。

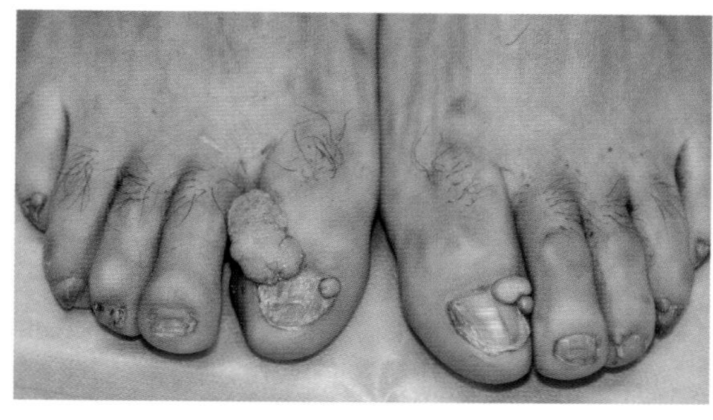

图 27-5　结节性硬化症
甲周纤维瘤（新疆维吾尔自治区人民医院　普雄明惠赠）。

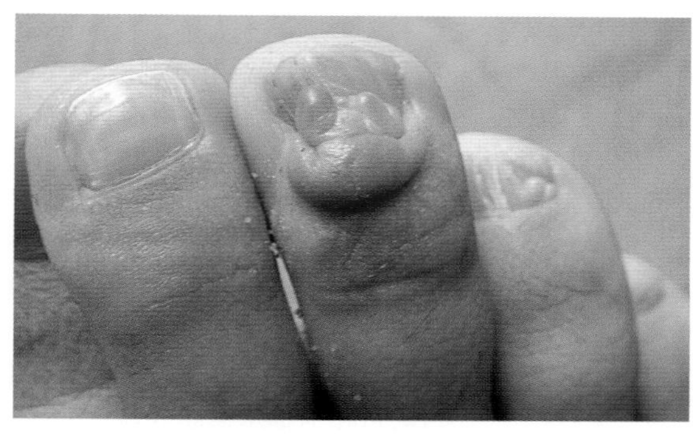

图 27-6　结节性硬化症
甲周纤维瘤［华中科技大学协和深圳医院（南山医院）　陆原惠赠］。

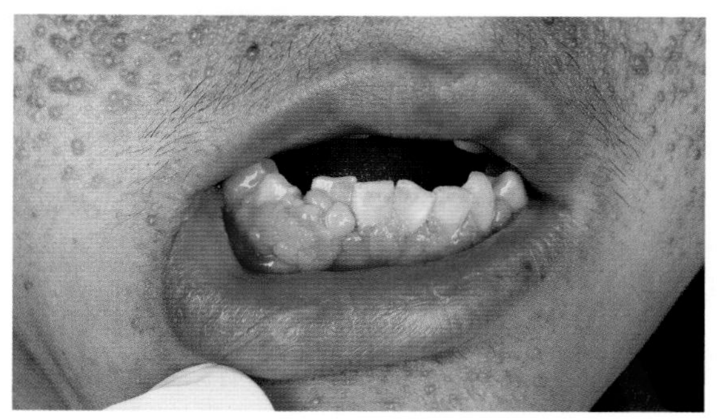

图 27-7　结节性硬化症，齿龈纤维瘤

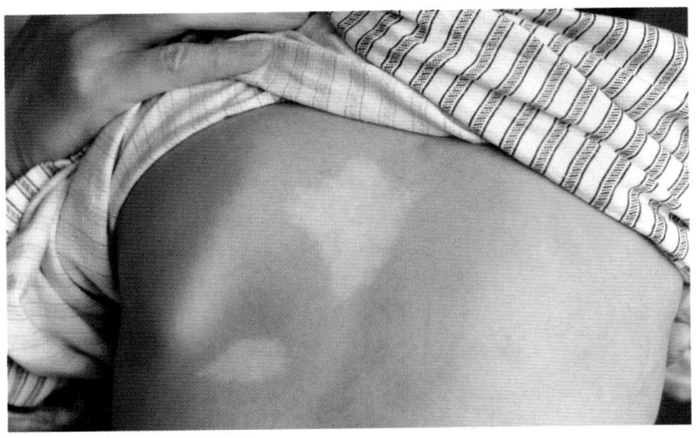

图 27-8　结节性硬化症
叶状白斑(中山大学附属第一医院　罗迪青惠赠)。

2) 多角形斑(polygonal macule)或小的多角形白斑:0.5~2.0cm,似拇指的指印,此型最常见。

3) 雪花斑(confetti-like macule)或纸屑样白色斑:系多发性微小白斑或称“点彩样损害”,1~3mm 大小点状白斑。患病婴儿中的发生率不到 5%,为最具特征的表现。

(10) 纤维软疣及其他:TSC 的多个纤维上皮息肉称为纤维软疣,在 TS 病人可见到大而柔软,带蒂的皮色丘疹和结节(软垂疣),分布在颈部、腋下、躯干及皱褶部位软的、带蒂的丘疹至大的、坚硬带蒂的结节,肤色加深,一般患者也能见到,不能帮助诊断。粟米大小的纤维瘤是多个小丘疹拼接而来的,常常分布于颈部或躯干,像“鸡皮疙瘩”。TSC 的一些患者可见厚皮指症,表现为近端手指的良性增厚。

2. 中枢神经系统　本病主要侵犯大脑,只有 15% 累及小脑,脊髓累及罕见。脑病错构瘤样结节,脑肿瘤大小不超过 3cm 时提示成胶质细胞和成神经细胞错构瘤。多数病变是多发的,累及大脑额叶或顶叶。约 50% 的肿瘤发生钙化,从而引起特征性的影像学改变。40%~60% 患者智力低下,好发于幼年,结节的数量与学习障碍的程度、智力退化都有关;60%~70% 的患者 3 岁前有癫痫发作和智力发育迟缓。癫痫也可发生,通常早年出现。

癫痫(70%~95%)80% 以上的结节性硬化症患者可发生局灶性或全身性癫痫发作,可作为提示诊断的最早出现的症状。这些症状在很大程度上与大脑皮层中“结节性”肿瘤有关。婴儿性痉挛(~70%)这种痉挛在 3 月龄左右开始发生,而其他类型与 TS 相关的癫痫发作在 1 岁开始。

室管膜下结节(>80%)CT 扫描可见沿脑室表面分布的多发性室管膜下钙化结节。室管膜下巨细胞星形细胞瘤的一些室管膜下病变可增大并阻塞脑脊液的流动而导致脑积水。

皮质瘤(>90%)可以通过神经影像学(如磁共振成像)检测到。

可以鉴别神经智力发育迟缓(40%~60%),X 线平片或 CT 上可见颅内钙化,有巨细胞星形细胞癌。也可见到肿瘤转化为星形细胞瘤、恶性胶质瘤和脑膜瘤。

3. 心血管病变　心脏横纹肌瘤在本病婴儿患者中常见,80% 以上患有心脏横纹肌瘤的儿童患有结节性硬化症。可致心律失常、心力衰竭等,横纹肌瘤常为良性,可随年龄增大而缩小甚至消失,并在成年时完全消失。可用超声心动图检查出。

4. 肾脏错构瘤　结节性硬化症的两种特征性肾病变:血管肌脂瘤和肾囊肿。两者可为结节性硬化症的唯一表现。多发性双侧血管肌脂瘤(75%~90%)、囊肿(18%),血管肌脂瘤通常为良性,症状为血尿。血管肌脂瘤可恶变。肾囊肿和血管肌脂瘤二者均可为单发或多发、单侧或双侧性。肾囊肿较常见于儿童,肾囊肿小者可无症状,大者则会导致肾损伤。偶见发生肾细胞癌。通常双侧受累,常常致肾功能衰竭。

5. 肺部损害　囊性病变和淋巴管平滑肌瘤是累及肺部的二种病变。肺部淋巴管血管平滑肌瘤,伴有进行性劳力性呼吸衰竭、肺心病或自发性气胸。

6. 眼　30%~60% 患者伴视网膜晶体瘤(视网膜星形细胞错构瘤),最特征的眼部病变。通常位于眼球后极,呈黄白色或灰黄色而略带闪光,圆形或椭圆形,表面稍隆起,大小为视盘的 1/2~2 倍。少数可突然失明,最常见的错构瘤为扁平的半透明损害(70%)其次为多结节的桑葚样损害(30%~60%)和中间类型病变(9%)。此外,还可见到小眼球、突眼、青光眼、白内障、玻璃体出血、色素性视网膜炎、视网膜出血和原发性视神经萎缩等。

7. 胃肠道　全消化道均可累及,纤维瘤、血管瘤、肝脏错构瘤和胃肠道息肉也是本病常见表现之一,其中直肠错构瘤性息肉发生在 3/4 患者,有协助诊断的意义。

8. 骨骼病变　主要是骨质硬化及掌骨和指(趾)骨有囊性变,少数合并脊柱裂、多指(趾)畸形和髋关节先天性脱臼、颅骨硬化、牙釉质凹点。

9. 其他系统损害　有报道本病患者出现有甲状腺肿大、甲状腺功能减退症、Cushing 综合征、葡萄糖耐量试验异常、性早熟、肾上腺增生和脾错构瘤。

(三) 并发症

所有的 TSC 患者皮肤损害都没有恶变倾向,但是这种损害因影响美观,常造成患者的社交孤立和自尊困扰。血管纤维瘤、面部斑块和甲纤维瘤可伴有疼痛、自发性出血或有轻微创伤反应。甲纤维瘤可造成甲的营养不良,最终导致甲缺失。大的面部损害可阻碍视力和阻塞鼻道。

(四) 实验室检查

1. 组织病理　病理改变基本上都是结缔组织成分的异位或异常增生。面部血管纤维瘤、多发性甲周纤维瘤、鲨革斑和前额纤维斑块,均表现为结缔组织错构瘤。面部血管纤维瘤由不规则增生的纤维组织和血管构成(图 27-9)。皮脂腺的数量和大小正常,但在青春期后,面部皮脂常常显著。鲨革斑和甲周纤维瘤在组织学上为胶原瘤。真皮被大量的胶原纤维束取代,弹力纤维通常缺失。脑部错构瘤样结节由胶质细胞和神经组织组成,常见奇异星形细胞。色素减退斑的组织学特点是表皮黑色素减少而黑素细胞数量正常。色素减退斑出现黑素小体减少、变小和黑素化减弱。鲨革斑是一种结缔组织痣。

2. 特殊检查　桉叶斑常在出生时即存在,在伍德灯下最易看到。头颅平片可见脑内结节性钙化及巨脑回压迹,CT 发现侧脑室结节和钙化、皮层和小脑结节有确诊意义。蛋白尿和镜下血尿提示肾损害。发射线检查在脑内尤其基底结节区可见有钙化结节。CT 和磁共振可发现异常的颅内病变。影像学检查评估肾包块。肺部 X 线检查可见肺野有不规则的网

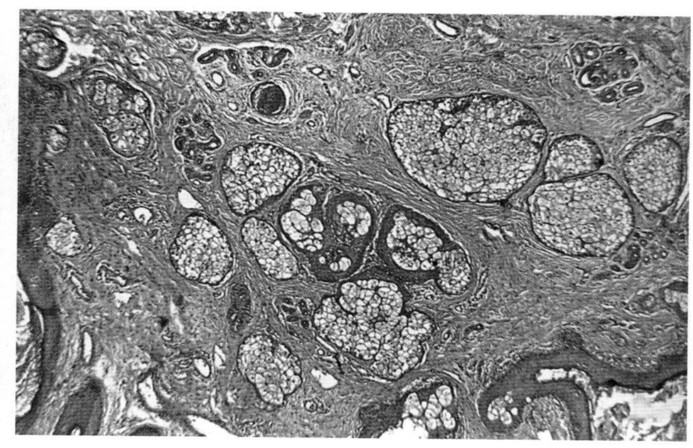

图 27-9　结节性硬化症(HE 染色),颜面血管纤维瘤,真皮纤维增生和血管扩张

状改变。超声心动图评估心脏内肿瘤,脑电图可有异常改变。

（五）诊断(表 27-3)

确诊患者应做详细的眼科检查查找神经胶质瘤。

表 27-3　2012 年更新的复合性结节性硬化症的诊断标准

主要标准
减色斑(≥3 个,直径≥5mm)
面部血管纤维瘤(≥3 个)或头部纤维斑块
甲纤维瘤(≥2 个)
鲨革斑
多发性视网膜结节错构瘤
皮质发育不良(包括结节和脑白质径向迁移)
室管膜下结节
室管膜下巨细胞性星形细胞瘤
心脏横纹肌瘤
淋巴管平滑肌瘤
血管平滑肌脂肪瘤(≥2 个;肾 >> 其他器官,如肝)
次要标准
雪花斑样皮损
牙釉质凹陷(≥3 个)
口腔纤维瘤(≥2 个)
视网膜色素脱失斑
多发型肾囊肿
非肾性错构瘤
临床确诊标准
• 任意两个主要标准 * 或一个主要标准及≥两个次要标准
临床疑诊标准
• 任意一个主要标准或≥两个次要标准
基因确诊标准◇
• 血或正常组织检测出明确病因:TSC1 或 TSC2 基因突变
关键:
皮肤　　皮肤外

* 除外淋巴管平滑肌瘤 + 血管平滑肌脂肪瘤

◇ 当疑诊 TSC 但不能临床确诊及基因咨询和计划生育时可进行基因检测;10%~25% 的 TSC 患者无法通过传统的基因检测确认致病性突变,所以阴性结果并不能排除 TSC,除非相关亲属无已知致病性突变

分子生物诊断　基因测试可能是明确诊断的有效途径。基因测试可以为遗传咨询提供额外的信息,同时它也可被用于产前诊断。基因测试可能会产生假阴性或是不确定结论。大量关于 TSC1 和 TSC2 的分析不能识别在约 15% 的 TSC 患者中的基因突变。TSC1 和 TSC2 是大基因,突变可发生在序列上的任何位置。而且,序列分析不能识别大的基因缺失,这必须由其他分析方法来补充。突变探测还可能会受体细胞嵌合的限制。

（六）鉴别诊断

主要需与本病鉴别的疾病包括毛发上皮瘤、汗管瘤、寻常痤疮、无色素性色素失禁症、白癜风。

1. 毛发上皮瘤　毛发上皮瘤为坚韧半透明、发亮的皮色丘疹,多发生在青春期的女性,波及范围较广,病理改变为不同程度地向毛发结构发育。

2. 汗管瘤　多发生在眼睑、额部及颈胸,不伴有癫痫和智力迟钝,病理改变也不同。

3. 寻常痤疮　寻常痤疮有黑头粉刺或脓疱,而无癫痫和智力迟钝及色素脱失斑。

4. 与色素减退斑的鉴别诊断　无色素痣、斑驳病、白癜风、MEN1 色素脱失症、贫血痣、特发性点状白斑(成人)、MEN1 纸屑样变、白色糠疹、慢性苔藓样糠疹、Waardenburg 综合征、Vogt-koyanagi-harada 综合征、MEN1 色素脱失斑、节段性色素嵌合体。

5. 与血管纤维瘤的鉴别诊断　纤维性丘疹、多发性内分泌瘤 1 型血管纤维瘤、Birt-hogg-dube 血管纤维瘤、毛发上皮瘤、纤维性毛囊瘤 / 毛盘瘤、毛鞘瘤、汗管瘤、皮肤黑色素细胞痣、寻常痤疮、酒渣鼻。

6. 与甲纤维瘤的鉴别诊断　①极有可能:甲周(肢端纤维角化瘤、浅表肢端纤维黏液瘤、表皮囊肿、假性黏液样囊肿、疣、化脓性肉芽肿、幼年黄色肉芽肿);甲下(肢端纤维角化瘤;浅表肢端纤维黏液瘤、疣、甲下外生骨疣、指甲下角、家族性视网膜母细胞瘤、化脓性肉芽肿、甲癣、银屑病);②应排除:甲下(鳞状细胞癌、鲍恩病、黑素瘤)

（七）治疗

并发症的监测和治疗是本病的治疗原则。70% 死亡病例是可以治疗或预防的。定期颅脑 CT 或 MRI 检查可降低脑肿瘤的死亡率,而早期手术和手术技巧的提高可使其进一步降低。

结节性硬化症患者还必须进行遗传咨询。这是因为患结节性硬化症的父母的孩子患此病的概率可达 50%。分子遗传学检测目前可检测出 TSC1 或 TSC2 75%~80% 的突变,分子遗传学检测可用于确诊那些不满足现有诊断标准的患者。

目前尚无有效的治疗方法,主要对症治疗。

1. 控制癫痫发作　伴有高幅失律的婴儿痉挛症,可用促肾上腺皮质激素或泼尼松龙及氯硝西泮等治疗,可以减少发作。对药物治疗无效者可予手术切除皮质结节从而使部分患者发作暂时得到控制。用抗惊厥药物进行对症治疗可起到一定的疗效。

2. 手术切除　若皮肤外错构瘤的症状越来越明显或瘤体迅速扩大,表明有恶变倾向,则需手术切除。适于局灶性巨大脑回或阻塞脑室系统的皮质或脑室结节。

3. 面部血管纤维瘤　面部整形、手术切除、环钻切除、皮

肤磨削、冷冻或激光分批分区治疗。

4. 甲周纤维瘤　可能需要拔甲；可行手术或 CO_2 激光治疗。损害偶而复发，或数年后发生新皮损。

5. 鲨革样斑　必要时行切除或磨削术。

6. 星状细胞瘤　应避免颅内放射，以免发展为成胶质细胞瘤。

7. 系统损害　定期监测全身病变和处理，如控制癫痫发作。

8. 新治疗　雷帕霉素（西罗莫司），为一种免疫抑制剂，通常用于器官移植。外用 0.1%、1% 雷帕霉素治疗血管纤维瘤、纤维斑块及色素减退斑有良效。一项为期 2 年的开放性研究中，25 例血管肌脂瘤患者接受 12 个月疗程的雷帕霉素治疗。血管肌脂瘤好转，停止治疗后又会复发。一些患者即使停止治疗后，也能维持在较好的状态。在另一项研究中，5 名星形胶质细胞瘤患者的肿瘤在接受雷帕霉素后开始缩小，1 例患者的肿瘤发生坏死。

（八）病程与预后

本病的预后取决于器官的受累情况及其病变程度。在一组 49 例死亡病例报道中，47% 者死于脑畸形（10 例肿瘤，13 例严重智力障碍并发症）。肾病变占死亡原因第二位，但其为 30 岁以上者最常见的死亡原因，与肾损害有关的死亡病例均大于 10 岁，肾功能衰竭、肾细胞癌和出血性血管肌脂瘤是其致死原因。

二、神经纤维瘤病

神经纤维瘤病Ⅰ型（neurofibromatosis，NF1），又称纤维化软疣，象皮病样神经瘤，是一种常染色体显性遗传的多系统性、全身性神经外胚叶异常性疾病。NF1 由 von Recklinghausen 于 1882 年首先报道。其特点为局灶性癫痫发作，精神发育迟滞。咖啡牛奶斑表皮基底细胞层内黑素沉积而致皮肤色素斑。神经纤维瘤、Lisch 小结、视神经胶质瘤、骨骼发育不良和间擦部位雀斑为其特征。

（一）流行病学

患病率约 1∶4 000，阿拉伯 - 以色列人种发病率更高些。约 50% 病人有新的胚系突变。Ⅰ型神经纤维瘤病，新生儿中发病率约 1/3 000。5 岁时几乎完全显现。30%~50% 的神经纤维瘤病患者出现新生突变。估计每代配子突变率为 1/10 000，神经纤维瘤病基因是所有遗传病中突变率最高的。目前已发现 800 多个不同的突变位点。约 90% 的新突变来源于父方染色体，其中 80% 为截短突变。我国发病情况，据上海市皮肤病防治调查研究组 1976 年统计，本病占调查人数的 0.033%，与欧美的统计（每 10 万人中 30~40 人）相似。

分型　NF 可分为 8 种类型，详见表 27-4。

神经纤维瘤病传统上分为：

经典的周围皮肤型神经纤维瘤病或Ⅰ型神经纤维瘤病（NF1，von Recklinghausen 病）。

中央型或听神经型或Ⅱ型神经纤维瘤病（NF2），第Ⅲ型节段型神经纤维瘤病，是 NF1 或 NF2 发生镶嵌现象的结果，其中以前者更常见。

其他特殊类型有遗传性脊柱神经纤维瘤病、神经鞘瘤病、家族性肠神经纤维瘤病、常染色体显性遗传的咖啡斑（仅有咖啡斑）、常染色体显性遗传的神经纤维瘤（仅有神经纤维瘤）、

表 27-4　神经纤维瘤病的分型（Riccardi 分型）

分型	描述
1 型 NF	典型 von Recklinghausen 病或周围型，90% 以上的病人出现 6 个或 6 个以上咖啡牛奶斑；17 号染色体长臂；NF1 基因突变
2 型 NF	中央型或听神经型（acoustic）：双侧听神经瘤，无 Lisch 小结，咖啡牛奶斑和皮肤神经纤维瘤很少，少数病人可见到 6 个或 6 个以上咖啡牛奶斑；22 号染色体；NF2 基因突变
3 型 NF	混合型：具有Ⅰ型和Ⅱ型特征，一些 3 型病人没有咖啡牛奶斑
4 型 NF	变异型：弥漫性咖啡牛奶斑和神经纤维瘤，Lisch 小结，中枢神经系统肿瘤存在或缺乏
5 型 NF	节段型或局限型：咖啡牛奶斑和神经纤维瘤局限于身体的特定部位，在皮节区仅可见到咖啡牛奶斑（但多发性神经纤维瘤更常见）；代表了合子突变的镶嵌显现，而无神经纤维病的体征
6 型 NF	仅有咖啡牛奶斑，家族多发咖啡牛奶斑；可能有腋窝、腹股沟雀斑和 Lisch 结节；到目前尚未联系到 NF1 位点
7 型 NF	迟发型（late onset）：在 30 岁之后发病
8 型 NF	无特殊的 NF；其他方面无特异性

Watson 综合征、Noonan/ 神经纤维瘤病综合征及多发性痣 - 多发性神经鞘瘤 - 多发性阴道平滑肌瘤综合征。

（二）病因与发病机制

1. 遗传与基因结构　NF1 定位在染色体 17q12。NF1 基因很长，跨度 335b，包含 60 个外显子。两个较长的内含子其一 27b 从反方向转录编码的 3 个基因：EV12A、EV12B 和 OMGP。

目前基因型和表型之间的关系还没有研究清楚，其关系复杂，NF1 家族成员中各个成员 NF1 蛋白表达有很大的不同。

NF1 亚型　已知 NF1 亚型与 NF1 基因位点不分离。常染色体显性遗传的"仅咖啡牛奶斑"亚型存在 NF1 基因连锁和非 NF1 基因连锁亚型。偶尔有都符合 NF1 和 NF2 诊断标准的病例，但都被认为是混合类型的亚型。恶性外周神经鞘瘤细胞系由神经纤维瘤蛋白的缺失，这些肿瘤发生可能与 TP53 基因的失活和 NF1 功能缺失相关。在发生的肿瘤中有 NF1 基因的杂合性缺失。

2. 基因缺陷 / 肿瘤抑制功能丧失　神经纤维瘤病的基因缺陷，肿瘤抑制功能丧失，导致神经嵴细胞发育异常，而引起本病。NF1 型基因位于染色体 17q11.2，NF2 型基因位于染色体 22q11-q13，缺陷导致皮肤神经、眼、内脏各种病变。神经纤维瘤病（NF）发病机制（图 27-10）。

（三）临床表现

1. 神经纤维瘤病Ⅰ型（表 27-5）

已知妊娠和青春期能使神经纤维的数量和大小增加。此外，已有以阴蒂肥大为初期表现的皮肤神经纤维瘤的病例。神经纤维瘤恶变为恶性周围性神经鞘瘤的概率为 2%~3%。最常恶变的是丛状神经瘤。

（1）皮肤损害

1）皮肤色素斑、咖啡牛奶斑　为最早的临床表现，见于 90% 以上的患者，常为多发。咖啡牛奶斑是色素均一的

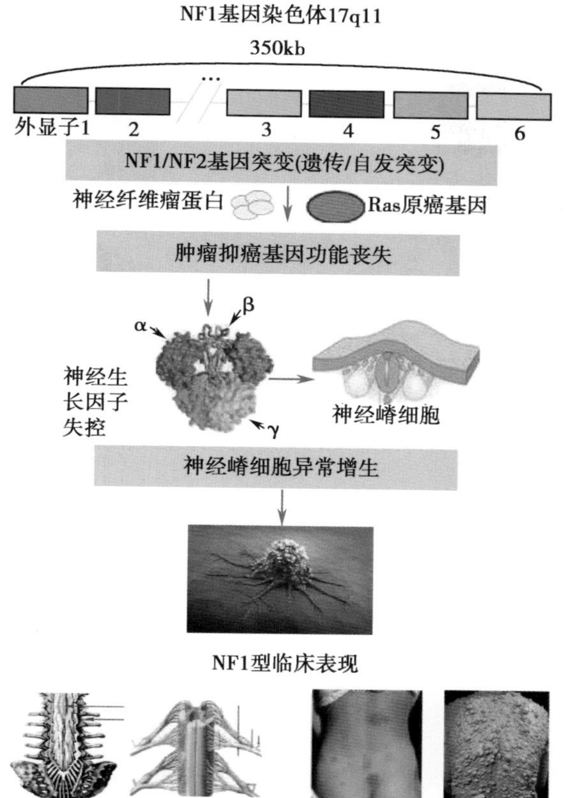

① 肿瘤抑癌基因缺陷，导致 NF1 患者皮损内自发二次打击；
② 激活剩余的等位基因，激活神经纤维瘤中施万细胞；
③ 施万细胞过度分泌 c-kit 配体（干细胞因子），使肥大细胞产生许多生长因子，从而使神经纤维瘤发生；
④ 研究显示肥大细胞中的 kit 信号的遗传或药理衰减能够减少神经纤维瘤的发生与发展。

图 27-10　神经纤维瘤病（NF）发病机制

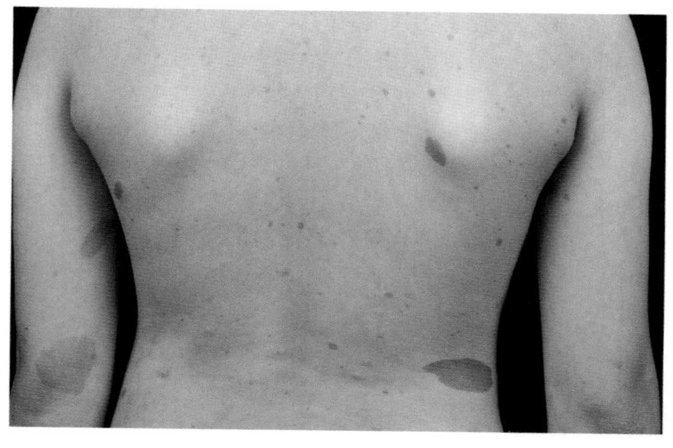

图 27-11　神经纤维瘤病
咖啡斑超过 6 个是诊断神经纤维瘤病的重要线索。

边缘平滑的浅褐色至深棕色斑。呈卵圆或不规则形，常长为 2~5cm，边缘清楚（图 27-11），大小、数目不一，偶呈大片状。正常人群中 10% 可在出生时见到单个咖啡斑。咖啡牛奶斑是 NF1 新生儿的第一个表现，在婴儿期它们的数量和大小不断地增加，在成人期可停止生长，甚至可以减少。除掌跖外，可见于体表任何部位，但多发生在面部和躯干。有证据表明皮肤成纤维细胞来源的肝细胞因子和肝细胞生长因子可能在色素沉着的发生中起一定作用。组织病理学显示黑素细胞与角化细胞的比例在 NF1 未受累的皮肤较高，但在咖啡牛奶斑会更高。有学者报道 10% 正常人可有 1~5 个咖啡牛奶斑，因此若发现 6 个或以上且直径在 1.5cm 以上的咖啡牛奶斑，具有诊断意义，通常提示为Ⅰ型神经纤维瘤病。

见于非神经性纤维瘤病的咖啡牛奶斑，有下列疾病，如结节性硬化症、斑驳病、全身性斑痣 /LEOPARD 综合征、局限性单侧雀斑样痣、共济失调性毛细血管扩张、Bloom 综合征、多发性表皮皮脂腺痣、染色体异常或镶嵌现象。

2）间擦雀斑：腋窝雀斑（Crowe 征），向上延伸到颈部，并累及腹股沟、生殖器和会阴部。腋窝或腹股沟处雀斑样色素沉着也为本病的特征，称为 Crowe 征。组织学特点与咖啡牛奶斑相似。

表 27-5　NF1 的主要临床表现

肿瘤		其他特点	
神经纤维瘤	皮肤	骨病变	脊柱侧凸
	结节		降低高度
	丛状		巨脑
胶质瘤	视神经胶质瘤		假关节
	星形细胞瘤		蝶骨翼发育不良
	多形性胶质母细胞瘤	神经系统	智力障碍
肉瘤	神经纤维肉瘤（MPNST）		癫痫
	横纹肌肉瘤		神经病
	蝾螈瘤		脑积水（导水管狭窄）
神经内分泌肿瘤	嗜铬细胞瘤	血管病变	纤维肌肉增生症（肾动脉）
	类癌		
造血系统肿瘤	幼年性慢性髓细胞性白血病		

3）神经纤维瘤：发生率有 60%~90%。NF1 患者可出现数以千计的神经纤维瘤，在 NF1 患者中可见到许多亚型，最常见有 3 种类型：皮肤型、皮下型和丛状型（图 27-12~ 图 27-16），各型都由神经元、施万细胞、成纤维细胞、血管成分和肥大细胞构成，其形式多样。NF1 的神经纤维瘤血管增生，可引起明显出血。血管增生可能是肿瘤细胞表达成纤维细胞和内皮生长因子增高的结果。儿童期发病，青春期、妊娠期增多。

4）皮肤型神经纤维瘤：可见于身体任何部位，主要见于非暴露部位。皮肤神经纤维瘤很少出现在婴儿期，更多开始于儿童后期及成年期，数量及大小逐渐增加，皮色、红黄褐色或棕色，呈息肉状或带蒂的结节，柔软，用指轻压损害，其可如疝样进入真皮。

（2）皮下型神经纤维瘤：发生在更深的真皮层，皮下型神经纤维瘤在儿童后期或成年早期开始变明显，皮损柔软，也可表现为周围神经上的散在结节，硬如橡皮，可能会引起神经方面的症状。

（3）丛状神经纤维瘤：出生时神经纤维瘤多为丛状，好发于眼周，25% NF1 患者发生。

丛状神经纤维瘤在 1~2 岁时发生，丛状神经纤维瘤为大神经干和分支弥漫性肿大，有时有很多绳状包块和结节，表面皮肤常有色素沉着和毛发增多，此为 NF1 的特征性类型。在皮下形成边界不清的单个肿块，触痛，坚实，触诊时像“蠕虫袋 ”样（图 27-17，图 27-18），可累及身体的大片区域，可毁容。巨大丛状神经纤维瘤可以使皮肤皱褶过度增多，形成的象皮肿样神经纤维瘤。如果肿瘤位于头颈部，它们可能损害生命功能。5% 丛状神经纤维瘤有恶变危险。相反，其他神经纤维瘤罕见恶变。NF1 患者的丛状神经纤维瘤怀孕期间会变大，但该肿瘤并不表达黄体酮受体。

（4）Lisch 结节 / 眼病变：Lisch 结节（虹膜黑素细胞错构瘤），在裂隙灯检查下可见色素性虹膜错构瘤，即 Lisch 结节，其呈半透明状小的黄色或棕色隆凸，虹膜上粟粒状、棕黄色圆形小结节。3 岁时开始出现，90% 的 NF1 患者在 20 岁或者更年长时出现，并随着年龄增长，数量也增加。少数患者可因视神经胶质瘤而致视神经萎缩、青光眼，导致失明和视力丧失。Lisch 结节从不发生于听神经型或节段型神经纤维瘤病患者。Lisch 结节在组织学上表现为黑素细胞错构瘤。虽然 Lisch 结节对诊断 NF1 很有帮助，但它很少引起症状或并发症。NIH 制订的诊断标准中神经纤维瘤的临床表现（表 27-6）。

表 27-6　NIH 制订的诊断标准中神经纤维瘤的临床表现（按照出现的先后顺序列出）

临床表现
咖啡斑
腋窝雀斑痣
虹膜色素缺陷瘤
神经纤维瘤

（5）骨损害：30% 以上有骨骼损害，包括先天骨发育异常和肿瘤直接压迫两类。前者有：脊柱变形，造成脊柱侧凸、后凸、前凸，脊柱裂、颈椎融合、锥体扇形凹陷和脊柱前移；颅骨畸形：造成颅骨缺损、颅骨皮质变薄、蝶骨发育不良、NF1 患者眼眶常因蝶骨翼发育不良受累。颅骨或面骨生长过度、颅底凹陷等；长骨骨皮质变薄、骨干弯曲和假关节形成，也有长骨

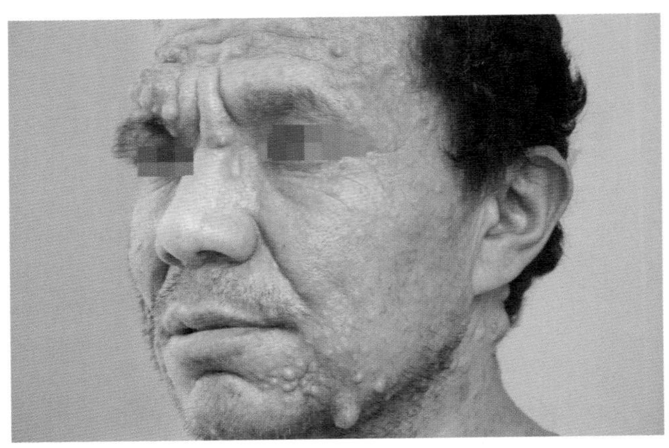

图 27-12　神经纤维瘤（新疆维吾尔自治区人民医院　普雄明惠赠）

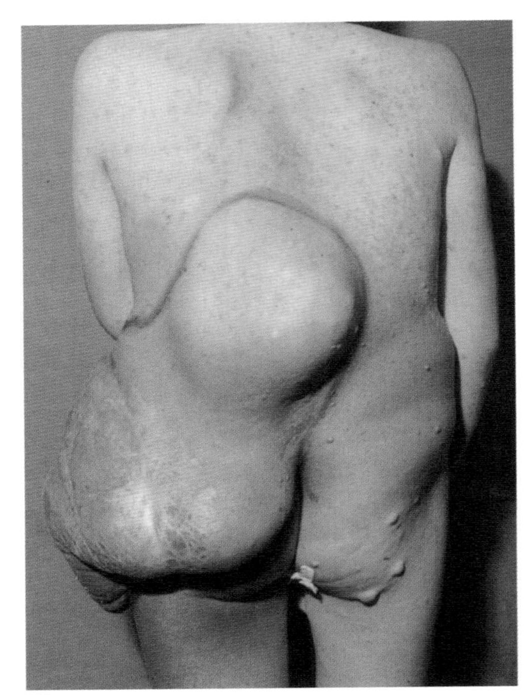

图 27-13　神经纤维瘤
巨大丛状神经纤维瘤。

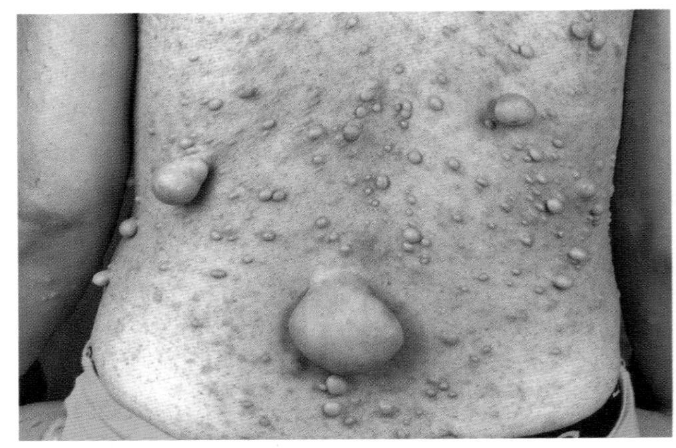

图 27-14　神经纤维瘤（1）

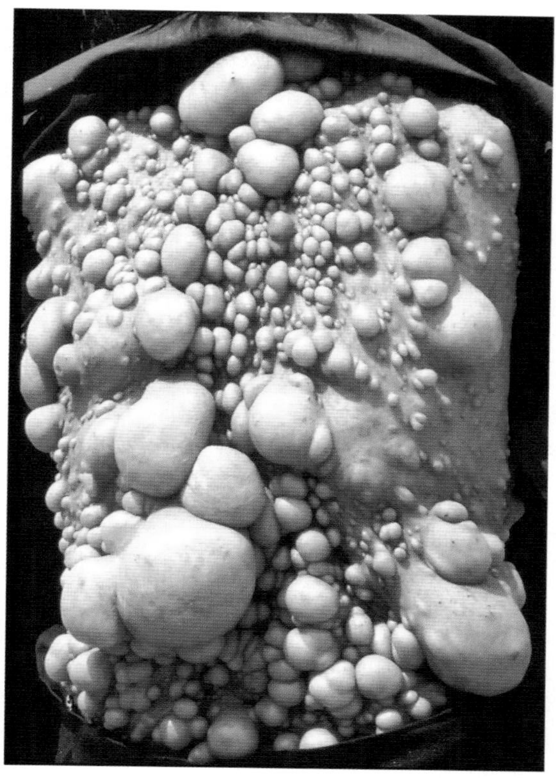

图 27-15　神经纤维瘤(2)

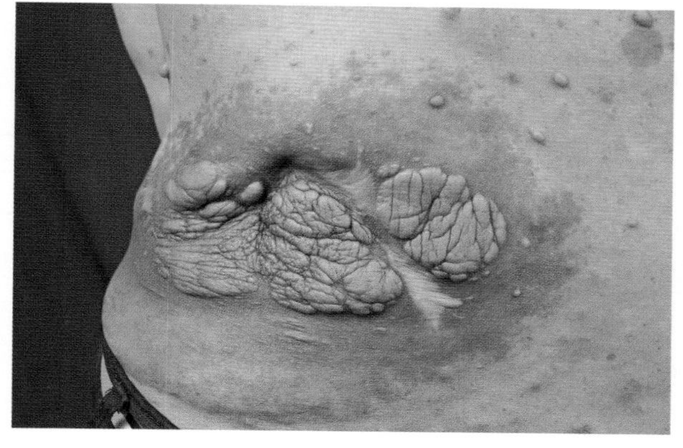

图 27-16　神经纤维瘤(3)

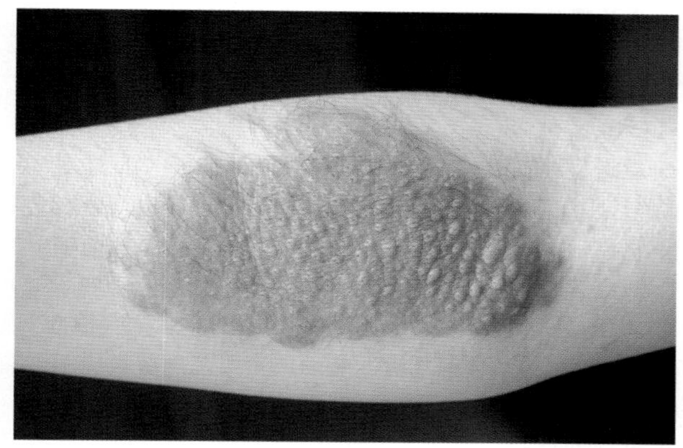

图 27-17　丛状神经纤维瘤(新疆维吾尔自治区人民医院普雄明惠赠)

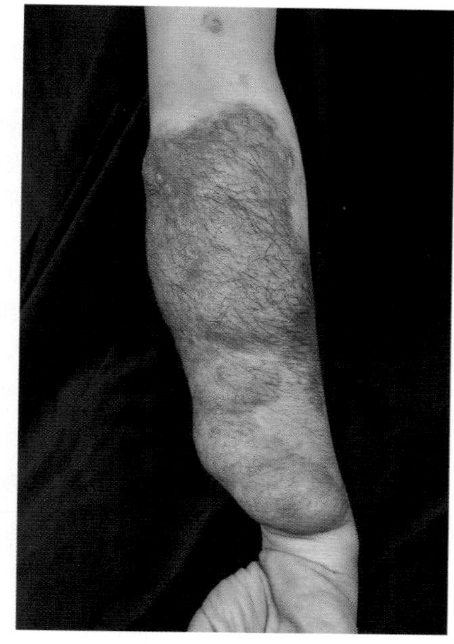

图 27-18　丛状神经纤维瘤

骨质增生过程呈肢端肥大现象。

(6) 口腔损害:5%~10% 患者损害可发生于上腭、颊黏膜、舌和唇部,表现为乳头状瘤,或常为单侧性巨舌。

(7) 系统性损害

1) 神经系统病变:中枢神经病变　颅内肿瘤、大约有15%,包括良性肿瘤如视神经胶质瘤、听神经瘤、神经鞘瘤、脑膜瘤、室管膜瘤、星形细胞瘤和神经纤维瘤。

NF1 患儿会发生的视神经胶质瘤是最常见的良性肿瘤,可引起视乳头水肿、球后神经炎,并最终导致视神经萎缩。这些中枢神经系统肿瘤可以从无症状性增大到眼球突出。最常见的是低度恶性的星形细胞瘤。恶性肿瘤侵犯脑干。约 40% 的神经纤维瘤者有智力障碍,发育迟缓发生率低于 5%。30%~40% 有轻度言语障碍,癫痫的大、小运动性发作发生率低于 5%。26% 有异常的或临界的脑电图结果。3% 的受累患儿可有性早熟。其他有癫痫;至少 27% 患者出现巨头,常见于 6 岁之后。

周围神经病变　累及周围神经终末分布区的神经纤维瘤形成血管丛样神经纤维瘤,后者造成了组织的限局性生长过度或一肢体的节段性肥大(神经瘤性象皮病)。脊神经根或马尾神经纤维瘤的肿瘤可压迫脊髓,引起相应的临床体征。

2) 内分泌异常:发生率低于 1%。嗜铬细胞瘤是最常见,甲状腺髓样癌及甲状旁腺功能亢进则少见,尚有肢端肥大症、性早熟或延迟。Addison 病和生长迟缓等内分泌异常。

3) 骨损害:假关节发生率 <1%,主要累及胫骨、桡骨。受累骨发生先天性弯曲,发生各种移位。脊柱后凸侧弯发生率 <2%,常与脊柱旁神经纤维瘤相关;身材矮小。儿童生长速度明显减慢。

4) 心血管:常伴有高血压,虽然常源于原发性高血压,但在某些患者中可能的病因为肾血管狭窄(尤其是儿童)和嗜铬细胞瘤。

2. 神经纤维瘤病Ⅱ型(neurofibromatosis,NF2)　神经纤维瘤Ⅱ型是常染色体显性遗传病,约一半的病例无家族性 NF2 病史,常因新获得胚系突变所致。NFⅡ基因位于 22q11.2,

1993年被克隆。NF2蛋白被认为是一种肌动蛋白相关蛋白，在细胞骨架和细胞膜之间起连接作用。NF2基因突变伴随高发神经鞘瘤和脑膜瘤证实该基因为肿瘤抑制基因。以肿瘤性和发育不良性神经鞘细胞（神经鞘瘤和神经鞘病）、脑膜皮细胞（脑膜瘤和脑膜血管瘤病）和胶质细胞（胶质瘤和胶质微错构瘤）病变为特点。双侧听神经瘤具有诊断价值。听神经瘤实际病理改变属前庭神经鞘瘤。NF2常合并有脑膜瘤、脊膜瘤、星型细胞瘤以及脊旁后根神经鞘瘤。皮肤肿瘤以神经鞘瘤为主。偶有皮肤神经纤维瘤，极少出现丛状神经纤维瘤。

2/3的病人发生皮肤神经鞘瘤，大约50%的病人可发生咖啡牛奶斑（CALMs），但在数目上少于NF1。没有Lisch结节或神经发育迟缓/学习能力缺失（表27-7）。

表27-7 Ⅱ型神经纤维瘤病（NF2）的主要临床表现

神经鞘细胞病变	神经鞘瘤（包括双侧听神经）
脑膜病变	脑膜瘤
	脑膜血管瘤病
胶质病变	脊髓室管膜瘤
	星形细胞瘤
	胶质错构瘤
其他病变	球后混浊
	大脑钙化

临床表现：慢性起病，病程长，通常自起病到住院治疗平均时间3.6~4.9年，症状存在的时间自数月至十余年不等。主要症状有：①前庭及耳蜗神经的症状，表现为眩晕、耳鸣、耳聋；②枕额部头疼伴枕大孔区不适；③邻近脑神经受损症状，如面部疼痛、面肌抽搐、面部感觉消退、周围性轻面瘫等；④小脑性共济失调；⑤颅内高压症状，如持续疼痛、呕吐、视神经乳头水肿等；⑥晚期症状有吞咽困难、饮水呛咳等；⑦部分患者可伴有皮肤、皮下组织、周围神经及脊髓的多发性神经纤维瘤，以及皮肤咖啡牛奶斑和先天性骨骼畸形等。

（四）实验室检查

影像学检查X线摄片有助于发现各种骨骼畸形，CT扫描、MRI成像有助于发现中枢神经系统肿瘤，如局限于一侧或累及双侧视神经和视交叉的视神经胶质瘤，脊髓内微小的错构瘤、星型细胞瘤，表现为髓内占位的异常信号影，局部脊髓增粗，脊髓可受压，可沿一侧椎间孔向椎管外生长，导致一侧的压迫性骨吸收，导致椎间孔扩大。

1. 组织病理 神经纤维瘤病患者皮肤和下肢肿瘤的组织学表现同神经纤维瘤。皮肤神经纤维瘤表现为真皮内境界清楚无包膜的、由细小神经纤维和松散排列的梭形细胞组成的聚集体，梭形细胞有淡染的胞浆和长波浪形细胞核。

丛状神经纤维瘤是特殊的NF1，它们由肥大的神经组成，包括在黏液基质中梭形成纤维细胞和施万细胞。咖啡斑镜下显示功能活跃的黑素细胞数量增多，伴黑素颗粒增多，黑素细胞和巨大黑素颗粒数量较正常皮肤有所增加（但这些并没有特异性）。

皮肤色素斑 NF1患者即使是正常皮肤，其S-100蛋白阳性的细胞数目也增多。

2. 皮肤肿瘤 神经纤维瘤病患者的肿瘤包括内脏和内部神经干，随着年龄的增长，肿瘤数目越来越多。嗜铬细胞癌、各种中枢神经系统肿瘤。本病伴发的疾病皮肤T细胞淋巴癌、小汗腺血管错构瘤和多发性血管球瘤。

NF1患者发生恶性周围神经鞘肿瘤的风险增高，发生率大约2%。疼痛和皮损增大是提示恶变最常见的体征。听神经型神经纤维瘤病（NF2）是由一组症状组成的综合征。

节段性神经纤维瘤病可发生于NF1或NF2患者，是体细胞镶嵌的结果。

（五）诊断

目前应用直接基因诊断技术——蛋白截断分析，结合基因连锁和突变分析可定出许多NF1的突变株。将对NF1的基因诊断和产前诊断有重要帮助，诊断标准（表27-8，表27-9）。

表27-8 Ⅰ型神经纤维瘤病（NF1）的NIH诊断标准

符合诊断标准的非首发病的父母 >95% 可以检测出突变
至少需要符合两个或两个以上标准： • 6个或以上的咖啡牛奶斑，青春期前直径大于5mm，青春期后直径大于15mm • 2个或以上任何类型的神经纤维瘤，或一个丛状神经纤维瘤 • 腋窝或腹股沟部位的雀斑 • 视神经胶质瘤 • 2个或以上的Lisch结节（虹膜错构瘤） • 骨损害，如蝶骨翼发育不良、长骨皮质细线化、有或无假关节 • 一级亲属关系（父母、同胞或后代）患有符合上述标准的NF1

表27-9 Ⅱ型神经纤维瘤病（NF2）诊断标准

1. 双侧听神经瘤；或
2. 一级亲戚有NF2；或
1) 单侧听神经瘤；或
2) 脑膜瘤、神经鞘瘤、胶质瘤、眼球后包膜下浑浊，或大脑钙化；或上列标准的两个
3. 下列标准的两个
1) 单侧听神经瘤
2) 多发性脑膜瘤
3) 或者神经鞘瘤、胶质瘤、神经纤维瘤、眼球后包膜下混浊以及大脑钙化

（六）鉴别诊断

雀斑、皮赘（软纤维瘤）、皮肤松弛症、皮肤弹力过度、麦-奥综合征、沃森综合征、Noonan综合征、Proteus综合征、结节性硬化症（表27-10）。

（七）治疗

本病无特殊疗法，可遗传咨询、随访和对症治疗（表27-11）。皮肤肿瘤可以切除。必须严密监测患者神经纤维瘤的恶变，定期全面检查评估大量可能存在的内在症状。

散在的皮肤神经纤维瘤可以外科去除，以改善美观或者防止局部刺激（如发际边缘或足趾等易受摩擦部位的皮损），对于深在的神经纤维瘤，如果压迫要害部位，需要外科切除，

表 27-10　神经纤维瘤病（NF）和结节性硬化症比较

神经纤维瘤病（NF1）	神经纤维瘤病（NF2）	结节性硬化症
基因 NF1	基因 NF2	基因 TSC1/TSC2
贫血痣	无贫血痣	色素浅色斑：白斑 >3 个
咖啡斑（多于 6 个）	咖啡斑（少于 6 个）	咖啡斑（少于 6 个）
精神发育迟钝 智力受损、癫痫	精神神经受损 发育迟缓、发育障碍	癫痫、智力受损 精神神经障碍
虹膜错构瘤 （Lisch 结节 >2 个）	没有 Lisch 结节	视网膜错构瘤
神经纤维瘤 皮肤型 / 皮下型 / 丝状型	神经鞘瘤 前庭神经鞘瘤	面部血管纤维瘤、前额纤维斑、鲨革斑、甲周、口腔 / 牙龈纤维瘤
脊柱侧凸 / 漏斗胸 / 巨头畸形 幼年黄色肉芽肿		颅骨硬化斑、指（趾）骨硬化、巨指（趾）

表 27-11　神经纤维瘤病的治疗

多学科综合治疗	多专科的 NF 诊所治疗，放射医学，试验诊断学，皮肤科，眼科（Lisch 结节），内科，脑科，儿科（主动脉狭窄），矫形外科（脊柱侧弯、胫骨发育不良），心理科，遗传咨询
伴发症监测和处理	神经系统的智力发育障碍、神经胶质瘤、内分泌障碍、肢端肥大、嗜铬细胞瘤、胃肠道出血梗阻等相应处理，有癫痫发作者应彻底检查，有时神经外科手术切除后尚可能复发。从状神经纤维瘤发展成恶性周围神经鞘瘤，软组织肉瘤，乳腺癌（NF1 风险增加）每年一次评估
丛状神经纤维瘤 / 外周神经鞘瘤	选用伊马替尼，肥大细胞上 C-kit 受体抑制剂雷帕霉素（西罗莫司）
皮肤损害	
美容	需冷冻、激光等物理方法除去结节或咖啡斑
手术	皮损有碍美观者或瘤块增大并有疼痛而疑有恶变者给予手术切除
	位于皮肤或皮下等神经末梢出肿块可单纯切除，但应注意肿瘤无包膜且瘤组织血液循环丰富，手术时出血难以控制，术前应足够重视
大出血处理	神经纤维瘤有时可自行破溃出血，也可发生肿瘤内部的大出血，严重时刻引起休克，应提高警惕，作抢救处理
神经纤维瘤病的循证治疗	
一线治疗	外科切除（C），二氧化碳激光（C），透热法（E）
二线治疗	酮替芬（B），
三线治疗	法尼酰基转移酶抑制剂（E），维 A 酸（E），其他药物

例如脊神经后根的神经纤维瘤浸润神经孔，可以压迫脊髓。手术的并发症包括原发肿瘤的再生长和神经损伤。对于有严重瘙痒的患者，抗组胺药可缓解症状，无对照的临床报道提示酮替芬可以缓解瘙痒和疼痛，还能阻止神经纤维瘤的快速生长。全身麻醉下，应用二氧化碳激光去除成百个皮肤神经纤维瘤，结果显示可显著提高患者生命质量，减少疼痛和瘙痒，手术遗留平滑的色素减退性瘢痕，这对大多数患者而言可以接受。

矫形外科：脊柱侧凸、胫骨弓形突出、面部不对称整形。

伴发症监测和处理：神经系统的智力发育障碍、神经胶质瘤、内分泌障碍、肢端肥大、嗜铬细胞瘤、胃肠道出血梗阻等相应处理，有癫痫发作者应彻底检查，有时神经外科手术切除后尚可能复发。

（八）病程与预后

本病的病程变化不一。象皮病样神经纤维瘤可于出生时即存在并逐渐泛发。发病早而增长快者提示预后不良，而广泛波及泌尿道、胃肠道或中枢神经系统者也提示预后差。NF1 患者的估计寿命比普通人群低 15 年，肿瘤恶变为致死的主要原因。对症治疗有一定疗效，较深的损害易复发，重要器官损害治疗效果差。5%~15% 的患者最终可发生神经纤维瘤的肉瘤改变。

第三节 线性皮脂痣或色素失调病

一、着色性干皮病 / Cockayne 综合征(CS)

内容提要

- 本病是一种常染色体隐性遗传性疾病,共有 7 个互补组和一个变异型,分别和不同全基因组核苷酸切除修复(GG-NER)功能障碍相关。
- 临床表现以极度的光敏感、雀斑和皮肤癌为特征。
- 治疗包括严格光防护、癌变组织处理、口服维 A 酸及修复 DNA 的治疗。

着色性干皮病(xeroderma pigmentosum,XP),又称 Desanctis cacchione 综合征,特征是不能正常修复 DNA 的缺陷,是罕见的常染色体隐性遗传病,可出现早发性雀斑以及随后在日光照射区的皮肤肿瘤病变。特征为皮肤的色素改变、萎缩、角化及癌变,病变主要发生在暴露部位。皮肤对 280~310nm 的光线极为敏感、易于发生光损伤和皮肤癌。此综合征由 Kaposi 于 1874 年首先描述。

(一)病因与发病机制

患者细胞对紫外线和一些化学物质过敏,伴有 DNA 损伤修复缺陷,有些患者有进行性神经变性。XP 综合征在遗传性上具有异质性,患者有 DNA 核苷酸切除修复(NER)障碍。

1. 基因缺陷 着色性干皮病是一种罕见的常染色体隐性遗传病,由 DNA 损伤修复缺陷所致。目前发现着色性干皮病共有 7 个互补组(XpA、XpB、XpC、XpD、XpE、XpF、XpG)和 1 个变异型,其中 7 个互补组与核苷酸切除修复缺陷有关,1 个变异型与跨损伤合成缺陷有关。

XP A 组最为严重,是位于 9q34.1 的 XPA 基因突变所致。对 XPB 组起作用的基因是 XPB,位于 2 号染色体 2q21。XPC 基因编码 DNA 结合蛋白,位于染色体 3q25.1。XPD 基因,位于染色体 19q13.2。XPE 基因突变导致典型野生型,XPE 位于染色体 11q12-q13 和 11q11-q12。XPF 基因,位于染色体 16q13.3。XPG 组罕见,并且病情严重。该基因位于染色体 13q32—q33。

2. DNA 修复功能缺陷 因于基因的缺陷,对 DNA 损伤修复功能缺陷,而导致皮肤光损伤(作用光谱 290~340nm)、皮肤癌。并非所有伴有严重剪切—修复缺陷的患者都有发生皮肤恶性肿瘤的风险。患者的皮肤中含色素的情况和免疫监视机制也很重要。着色性干皮病(XP)发病机制(图 27-19)。

(二)临床表现

表现为对日光过敏、恐光症、早发黑子、早发性雀斑以及随后的光照射部位皮肤发生肿瘤性病变。病变位于皮肤、眼或神经系统。日光照射部位癌的发生率明显升高。

1. 皮肤损害 出生时皮肤正常,6 个月 ~3 岁首见皮肤损害。皮肤症状出现的平均年龄为 1~2 岁,其首发症状经常出现在儿童早期,婴幼儿皮肤在短时间暴露于阳光后会出现严重的急性晒伤反应。然而,将近一半的 XP 患者没有这种急性的光敏感反应,更多表现出晒黑,雀斑,但无烧灼感。这种患者属于 XP 互补组 C。早期的雀斑应考虑着色性干皮病,因为两岁以内儿童面部很少出现雀斑。反复曝光照射导致皮肤逐渐变得干燥、呈羊皮纸样伴色素沉着(图 27-20、图 27-21,图 27-22),故而称之为着色性干皮病。患者很年轻时就可以出现癌前病变日光性角化病。临床表现为曝光处皮肤晒黑、雀斑

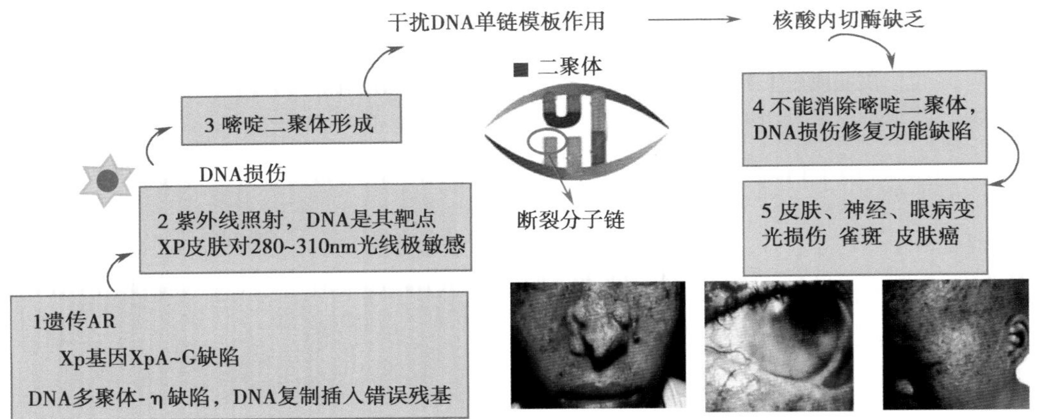

图 27-19 着色性干皮病(XP)发病机制

①遗传;② UV 照射,引起 DNA 损伤;③相邻嘧啶与胸腺嘧啶突变为二聚体;④特异性内切酶和外切酶不能恢复 DNA 正常结构,二聚体修复功能丧失;⑤对基底层细胞关键影响,发生皮肤、眼和肿瘤损害。

近来,在 XP 皮肤病肿瘤中,证实有活化癌基因(N-ras、Ha-ras 和 c-myc)。这些与 UV 导致的 DNA 损伤有关。然而,剪切 - 修复机制的缺损并不能完全解释其发病机制。80%~90% 的 XP 患者有剪切 - 修复机制缺陷,其他 10%~20% 无剪切 - 修复机制缺陷,而是姐妹染色体链修复缺陷的 XP 型。

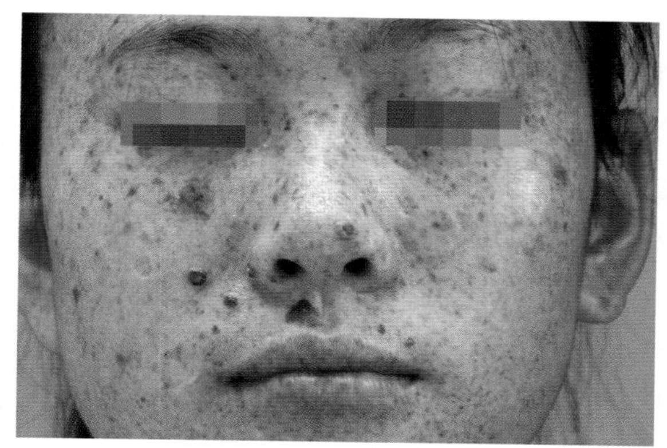

图 27-20　着色性干皮病（新疆维吾尔自治区人民医院　普雄明惠赠）

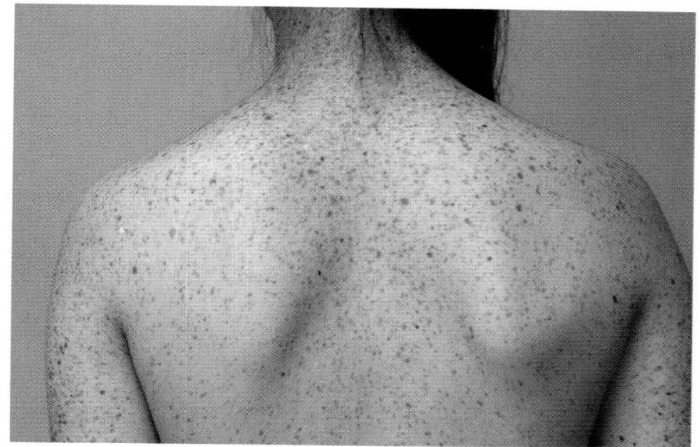

图 27-21　着色性干皮病（新疆维吾尔自治区人民医院　普雄明惠赠）

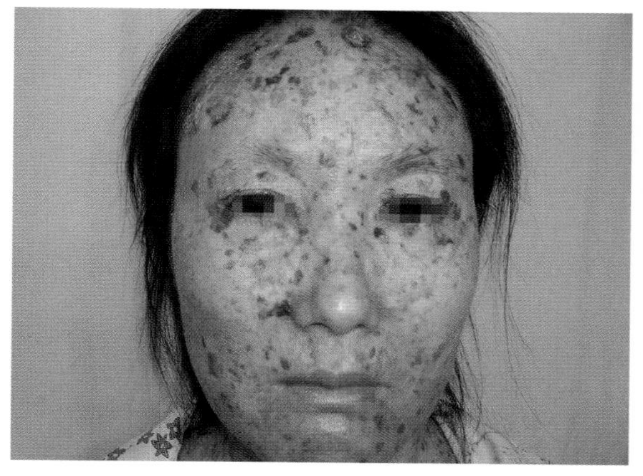

图 27-22　着色性干皮病（川北医学院　眭维耻惠赠）

和干燥，继而有毛细血管扩张、血管瘤、色素沉着、脱色性萎缩斑、皮肤异色症、水疱、大疱、结痂、溃疡、疣状物和光化性角化病。严重者皮肤呈异色病样外观。

2. 光敏性　患者对光极为敏感，约一半 XP 患者有小剂量紫外线照射导致的急性晒伤反应史，其他患者表现为日晒后正常变黑而无过度晒伤。所有患者在日光照射部位皮肤均可见大量雀斑样色斑。作用光谱 290~340nm 对日光呈异常反应，晒斑反应加重、过度持久的红斑、持续数月的毛细血管扩张和色素沉着。

3. 癌变 / 各种皮肤肿瘤　本病是一种癌前病变，儿童期始发的持久雀斑状皮疹以及疣状物，易发展为癌瘤，扩张的毛细血管可发展为血管瘤。日光暴露部位肿瘤，如 45% 患有基底细胞癌、鳞癌，5% 患有恶性黑素瘤，其他有纤维肉瘤和血管肉瘤。

20 岁以下的 XP 患者发生皮肤癌（基底细胞癌、鳞状细胞癌或黑素瘤）的危险性增加 1 000 倍。非黑素瘤性皮肤癌的平均发病年龄为 8 岁，比普通人群低 50 岁，提示 DNA 修复对正常人防止皮肤癌的发生非常重要。眼前部和口腔癌的发生率高，尤其是唇和舌的鳞状细胞癌。

4. 眼病变　约占 40% 的患者眼睛持续接受紫外线照射可以引起严重的眼病变。病变主要位于眼睑、结膜和角膜，畏光、流泪可能是最早期症状，睑痉挛和非感染性结膜炎常见。在角膜血管化、云翳、角膜炎和溃疡之后发生角膜浑浊，黄斑色素沉着、结膜粘连、毛细血管扩张、结膜黄斑和结膜胬肉形成亦可出现。眼睑发生与邻近皮肤同样的变化，如眼睑萎缩、睫毛脱落、睑外翻或内翻，严重病例眼睑可以完全消失以及曝光处的眼组织和睑缘的鳞癌、基底细胞癌和黑素瘤。

5. 神经异常　大约 1/5 患者由于进行性神经元缺失有神经系统症状，常见小头、发育差、智力障碍、基底节和小脑异常。发病年龄可以早至婴儿期，也可迟达一二十岁，神经系统以为进行性智力减退、感觉神经性耳聋（始于高频听力丧失）、肌强直或癫痫。据推测神经系统的异常是由于神经细胞 DNA 修复缺陷导致神经元的死亡造成的。着色性干皮病变异型患者通常无神经系统表现。

6. 其他　常出现唇炎。舌尖可以表现出与毛细血管扩张、萎缩甚至鳞状细胞癌相似的改变。在非洲北部的一些地区，XP 更常见。在那里，对于舌尖部出现肿瘤的儿童在不能证实患有其他疾病之前均应该考虑到 XP。患者常有侏儒症和内脏器官发生率高，部分色素沉着干皮病者同时有 Cockayne 综合征的症状。

7. Cockayne 综合征（Cockayne syndrome，CS）　这种综合征在 1963 年由 Lloyd 和 Dennis 首先报道，由位于 10q23 上的肿瘤抑制基因 PTEN 发生胚系突变所致。是一种与皮肤光敏性相关的罕见的常染色体隐性遗传性光敏感疾病。常染色体隐性遗传，但其患病率比 XP 多很多。

CS 患者与 XP 患者有很多相似的临床特征，包括明显的皮肤日光敏感、小头畸形、渐进性听力丧失、身材矮小和渐进的神经退变。患者的细胞也对 UV 辐射的杀伤极度敏感，也存在 DNA 修复缺陷。CS 患者的症状在表现有很大差异。CS 特征性的表现，包括鼻子呈鸟嘴样、眼睛深陷的鸟样面容，皮下脂肪缺失以及早老面容。可伴有其他发育异常和神经病变，但日光诱发的皮肤癌并不常见。少数 XP 患者可伴发 Cockayne 综合征或毛发硫营养不良。着色性干皮病（XP）、Cockayne 综合征（CS）和毛发硫营养不良（TTD）都是遗传性皮肤病，主要特征为 DNA 修复、基础转录或跨损伤 DNA 合成的缺陷（表 27-12）。

（三）组织病理

表皮萎缩伴角化过度、皮突延长，真皮浅层炎性细胞浸润，毛细血管扩张，可有日光弹力变性。组织学特征是光化性损害，皮肤早期红斑、色素斑点及脱屑，基底层不规则黑素积聚。色素失禁、日光性角化症，真皮浅层炎性细胞浸润。中期损害类似慢性射线皮炎，表现为皮肤萎缩斑块、毛细血管扩张。

表 27-12　着色性干皮病和 Cockayne 综合征以及毛发硫营养不良

症状	XP	CS	TTD
皮肤光敏	++	++	++
皮肤色素改变 a	++	–	–
皮肤毛细血管扩张	+	–	–
鱼鳞病	–	–	+
皮肤癌	++	–	–
脆发伴半胱氨酸缺乏	–	–	++
眼病变 b	+（前眼）	+（白内障，视网膜退化）	+（先天性白内障，眼震）
听力丧失 - 渐进性耳聋	+ 或 –	+	–
智力低下	+（早期丧失脑功能）	++（早期丧失脑功能）	++
神经病变 c	– 或 +（神经变性）	+（脱髓鞘）	+（脱髓鞘）
生长发育迟缓	– 或 +	++	++
感染	–	+	+
早老症状	+	++	+

CS，Cockayne 综合征；TTD，毛发硫营养不良；XP，着色性干皮病。

a. 包括色素减退或色素沉着的皮肤异色病。

b. 包括 XP 的结膜和角膜病变以及 CS 中的视网膜退化和白内障。

c. XP 有小头畸形、渐进性的深部腱反射减弱、周围神经病变以及智力丧失；CS 有小头畸形、髓鞘缺失、可有基底节和脑其他部位的钙化。

缩写：–，无；+，存在；++，明显异常。

真皮浅部胶原及弹力纤维变性。晚期可有各种癌变组织表现。

（四）诊断

本病的诊断主要根据患者的临床表现。家族中常有近亲婚配史。暴露部位如面、肢端的雀斑样皮损和点状色素脱失斑。有时见继发的基底细胞癌或鳞状细胞癌的结节、肿块或溃疡。临床诊断确立后，可用实验室检查证实。并用紫外线损伤引发的细胞超敏试验来证实经典型 XP 所具有核苷酸切除修复缺陷。体外培养的羊膜细胞显示 DNA 切除修复的异常模式，据此可做出产前诊断。

（五）鉴别诊断

XP 必须和其他的 DNA 修复缺陷综合征诸如 CS 和 TTD 相鉴别。其他的在儿童期出现光敏性升高的疾病，如种痘样水疱病或者红细胞生成性原卟啉病（EP）必须除外。EP 表现为光敏感和皮肤异色症，继而出现四肢毁损，牙齿、红细胞和尿发出红色荧光。与 XP 不同，EP 患者描述日晒皮肤有疼痛感。EP 患者的四肢毁损不是来自肿瘤，EP 患者皮肤癌发生未见增高。

雀斑　早期或轻症患者应与雀斑鉴别。后者多发于颜面，为多数帽针头大的灰黄或灰褐色斑点，病情较轻，无皮肤角化、瘢痕及癌变，亦无毛细血管扩张。

类着色性干皮病：临床表现如着色性干皮病的综合征，但起病于 30~40 岁之间。表皮细胞的再生能力正常，而在照射紫外线之后，其 DNA 的合成能力差。

此外，本病尚应与先天性皮肤异色病鉴别。

（六）治疗

终身防护避免日晒，防止紫外线以及适当选用外用内服药物，监测皮肤肿瘤的发生，早期发现和治疗肿瘤。避免日晒并使用遮光剂，如 25% 二氧化钛霜和 5% 对氨基苯甲酸（PABA）液。口服钙剂和维生素 D，口服异维 A 酸，2mg/(kg·d)，可减少皮肤癌形成，异维 A 酸在 2 年治疗期内使皮肤癌的数量减少了 79%。密切观察随访，早期发现和切除发生的皮肤肿瘤。切除皮肤癌症，磨削术、手术切除和 5-Fu、咪喹莫特外用均可选用。引进缺失的 DNA 修复酶，一项多中心双盲研究，20 例患者随机分为治疗组和安慰剂组。治疗组外用 T4 内切酶 V 脂质体，结果日光性角化症和基底细胞癌的发病率降低，且无明显的副作用。该药物有待 FDA 批准。

（七）病程与预后

预后不良，仅 5% 的 XP 患者存活至 45 岁以上。癌变和各种肿瘤、感染和其他各种并发症是死亡的原因。存活者生活质量不佳。

二、类着色性干皮病

类着色性干皮病（Pigmented Xerodermoid）是着色性干皮病的一种变型，患者的表皮细胞无切除 DNA 修复缺陷，但存在复制后修复缺陷。

临床表现　类似于着色性干皮病，但发病更晚，雀斑在 10 岁以后出现，40 岁之前不发生皮肤癌。

三、色素失禁症

内容提要

- 本病由 Xq28 区 NEMO 基因（编码 NF-κB 必需调节子）突变所致，男婴通常致死。
- 皮损沿 Blaschko 线分布，可分为四期，即炎症期、水疱期、疣状期、色素沉着及色素减退期 / 萎缩期。
- 其他外胚层异常可能存在，如脱发、指甲营养不良、楔形牙等，偶尔累及眼睛，骨骼和神经系统。

色素失禁症（incontinentia pigmenti，IP）是一种少见的 X 连锁显性遗传的皮肤色素异常疾病，男性常在子宫内死亡，主要累及女性，表现为新生儿散在分布的炎症性水疱性损害，数月后变成疣状损害，最后则变为色素沉着。约 80% 患者可发生其他部位的先天性畸形，如有眼、中枢神经系统、牙及骨骼系统的损害。Garrod 于 1906 年首先报道本病。

（一）流行病学

1976 年 Carney 统计分析了世界有关文献的 653 例患者，发现 55.4% 的患者有家族史。男女比例是 1∶37，因而推论本病属于 X 连锁显性遗传。患有色素失禁症的妊娠妇女有 25% 的自发性流产（男性受累）风险，大多数男性患儿死于宫内，仅有少数存活。其女性患儿 50% 将受到影响。比其母亲受累更为严重。

（二）病因与发病机制

1. 基因突变　已证实有两个色素失禁症位点，位于 X 染色体长臂的 Xq11（IP1）和 Xq28（IP2）。核因子（NF）-κB 基因调节体（NEMO）基因突变在抑制肿瘤坏死因子（TNF）诱导的细胞凋亡中起作用，显示是本病发生的原因。该病被分为 IP1（散发型）和 IP2（遗传型）。国际色素失禁症联盟确认 IP2 是由于 NEMO 基因突变（NFκB 基本调节器）引起（图 27-23）。这种基因的突变在男性患者常为致死性，但若男性患者患有 Klinefelter 综合征则有可能存活。在部分男性病例中嵌合体也可能起作用。

2. 其他因素　嗜酸性粒细胞趋化因子、角质形成细胞源性白三烯 B4、免疫反应的变化皆为本病发病的因素。

（三）临床表现

1. 皮肤损害

（1）Ⅰ期（水疱大疱）：红斑和水疱大疱疹（图 27-24），为黄色或透明水疱。90% 病例在生后 2 周内发病；男婴通常致死，女婴于出生后 1 周发病，至婴儿 4~6 周皮损变得明显。始发于四肢、头皮和躯干，而很少见于面部，水疱经 4 个月完全消失，患者外周血白细胞升高和嗜酸性粒细胞增多。

（2）Ⅱ期（疣状增生）：1/3 的病例在数周或数月内变成疣状损害。第Ⅰ期皮损数天或数周内消退，遗留疣状、线状斑块（图 27-25），多数在出生后 6 个月内出现，发展为角化过度性疣状丘疹或乳头样损害，通常 1 岁内消退，但可持续多年。

（3）Ⅲ期（色素沉着）：为色素失禁症的特征表现，发生在生后第 12~26 周之间，奇异的纹状，网状或涡轮状褐色 ~ 暗蓝灰色色素沉着斑，呈泼墨状、条纹状、喷射状损害沿 Blaschko 线分布（图 27-26），主要位于躯干、四肢；而乳头处色素沉过度。

（4）Ⅳ期（色素减退 / 萎缩）：第Ⅲ期皮损消退后伴有色素减退和萎缩，进入第Ⅳ期，减退性或萎缩性线状损害，最常见于四肢，可长期存在，各个临床期可重叠存在，可初发于子宫内，有的病例不一定四期都有。指（趾）疼痛性甲下疣状结节偶尔是色素失禁症的晚期特点。这些结节可被误认作是病毒性疣、甲下纤维瘤、角化棘皮瘤或鳞状细胞癌。有些患者可发生晚期再激活，表现为色素加深性条纹，这似乎与前驱感染有关。提示突变细胞长期持续存在于表皮中。7.1% 有指甲缺损或发育不全。25%~40% 有毛发异常（头顶部脱发、毛发稀疏或毛发短）。

2. 系统损害　70%~90% 的患者有皮肤外表现：①骨骼（40%）　头颅畸形、脊柱侧凸、脊椎裂、并趾（指）、多余肋、先天性髋关节脱臼、侏儒等。②外胚层　多累及牙齿（90%），包括延迟出牙、部分无牙（43%），小牙症、锥形或钉状牙（30%），瘢痕性秃发，甲营养不良。③眼睛（35%）　眼斜视、白内障、视神经乳头炎。单眼或双眼失明（7.5%），视神经萎缩、视网膜脱离。④中枢神经系统（33%）　癫痫（13%）、智力障碍（12%）、强直麻痹（11%），脑共济失调。⑤其他　中性粒细胞趋化作用缺陷和 IgE 升高的免疫功能障碍已有报道，嗜酸粒细胞通常增多。

（四）组织病理

各期皮肤组织病理变化：第Ⅰ期表皮内海绵形成水疱，含有多量嗜酸性粒细胞。第Ⅱ期疣状皮损不规则乳头瘤样增生；角化不良细胞排列成旋涡状。第Ⅲ期真皮上部嗜黑素细胞内黑素沉积，伴有基层色素减退。第Ⅳ期表现为表皮变薄和真皮附属器缺如。

（五）诊断

本病主要累及女婴、X 连锁的显性遗传病。临床有水疱大疱期、疣状增生期、色素沉着期表现以及皮肤外畸形。

诊断标准：①有阳性家族史，主要标准如下：a. 典型皮疹史；b. 色素沉着；c. 羊毛样卷发；d. 秃发；e. 牙齿异样；f. 视网膜病变；g. 多次妊娠男胎流产证据。②无阳性家族史，主要指标：a. 典型新生儿期的红斑、水疱，水疱内含嗜酸性粒细胞；b. 典型躯干部线状色素沉着；c. 皮肤线状萎缩或秃发。次要标准：a. 牙齿异常；b. 秃发；c. 指甲异常；d. 视网膜病变。临床诊断标准如下：无阳性家族史至少 1 条主要指标及 1 条次要指标支持诊断；有阳性家族史 1 条临床标准即可诊断。

（六）鉴别诊断

应与大疱性表皮松解症、大疱性类天疱疮、无色素性色素失禁症、Franceschetti-Jadasson 综合征（色素沉着呈网状，无水疱或疣状损害）鉴别。

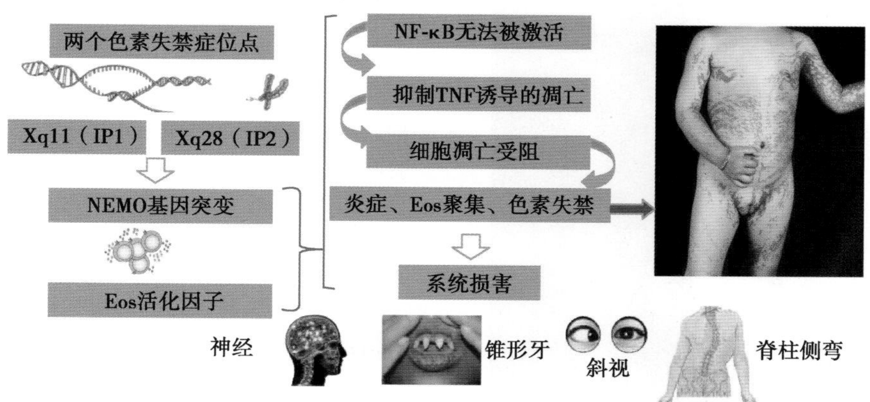

注：Eos= 嗜酸性粒细胞；NFκB= 活化的趋化因子；NEMO=NF-κB 基因调节因子；色素失禁有两个基因突变位点，由染色体 Xq28 的 NEMO 突变引起，EOS 活化因子释放，由于缺乏 NEMO，造成 NEκB 无法被激活，细胞凋亡（受阻）产生炎症、EOS 聚集、色素失禁病变。第Ⅲ期，凋亡增加，由正常皮肤取代。

图 27-23　色素失禁症发病机制

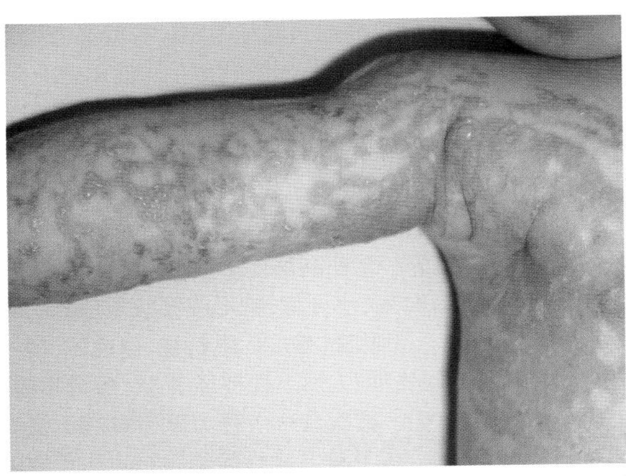

图 27-24　色素失禁症
水疱期。

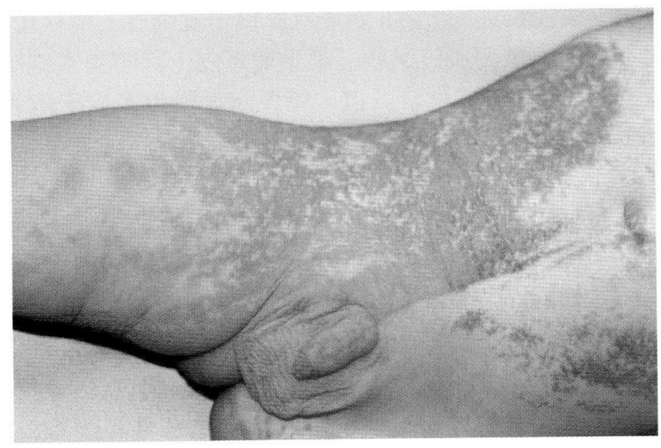

图 27-25　色素失禁症
增生期。

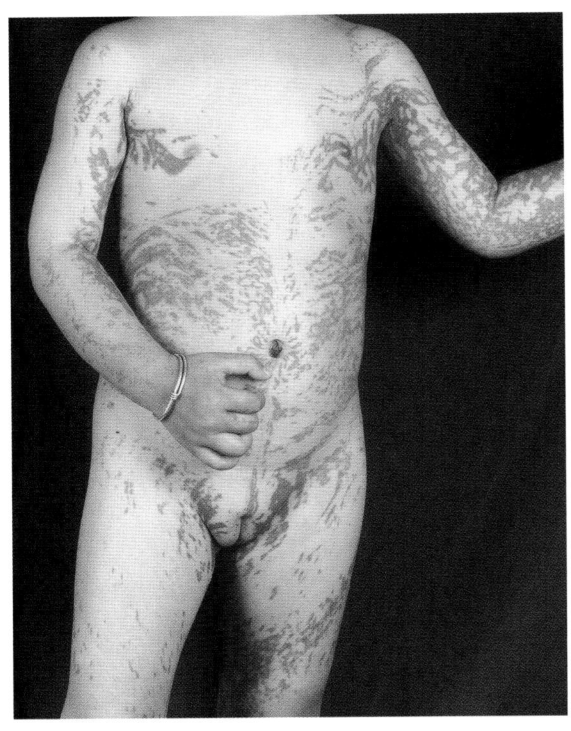

图 27-26　色素失禁症
色素沉着期：胸腹部可见泼溅状色素沉着。

与无色素性色素失禁症的区别在于其皮损表现为色素减退，是常染色体显性遗传病，无水疱期或疣状期，并有中枢神经系统异常的高发生率。伴有线状或螺纹状痣样过度色素沉着病的患者缺乏水疱期和疣状期。

（七）治疗

本病皮肤损害可以自愈，一般无需治疗。医师的职责是监测其疾病过程，治疗仅控制水疱损害的继发感染。

本病皮肤病变有逐渐减少之趋势，多数病例的皮肤改变可以恢复，色素自然消退。如伴有中枢神经系统损害或眼的病变，以及骨、齿、发的改变，常不随皮肤好转而好转，通常采用对症治疗。

用 0.1% 依沙吖啶液外搽或局部使用 2% 莫匹罗星软膏。皮损严重，可口服中小剂量糖皮质激素。

系统损害　防治癫痫发生，白内障复明、唇腭裂修补、牙列不良正畸。

（八）预后

一般良好，男性表现严重，多半于胎儿期即死亡，因而男性仅报道一人。

四、无色素性色素失禁症

无色素性色素失禁症（incontinentia pigmenti achromians）又称色素镶嵌征或脱色素性色素失禁症，多种皮肤外系统受累，可包括中枢神经系统，肌肉骨骼和眼异常。沿布氏线分布的条纹状和旋涡状色素减退或脱失，好发躯干，但任何部位均可发生。大多数病例为散发性，女：男为 2.5：1。

伊藤在 1952 年描述这种疾病，本病是一种条纹状或节段性色素减退，本病因脱色斑的形态、分布与色素失禁症的第Ⅲ期相似而得名，以女性多见。

（一）病因与发病机制

学者认为，无色素性色素失禁症并不代表某一种疾病，而是由遗传嵌合现象或嵌合体导致的一组疾病的皮肤症状。无色素性色素失禁症的具有镶嵌形式的核型异常包括各种染色体结构缺陷和数目异常（非整倍体），一些表现为三倍体 13 嵌合、常染色体或 X 染色体均可能受累。大约 1/3 的病人可以在血液中检测出染色体镶嵌现象。半数以上的患者可见染色体异常。

（二）临床表现

分型：皮肤型、神经皮肤型。

1. 皮肤色素脱失　皮肤型色素减退斑出现晚，常于儿童期发生，并持续至成年期，可自行消退。部分可呈条纹状、螺旋状、点片状等，以单侧或双侧的沿 Blaschko 线分布的各种形状的色素减退为特征（图 27-27）。身体各部均可受累，但以躯干腹侧及肢体屈侧最多见。通常于出生第 1 年发生，也可见于新生儿期或幼童期。女性发病率是男性的 2.5 倍。皮肤型的白斑出现较晚，于童年晚期发生，并持续至成年早期后可行消退；神经皮肤型的白斑出现较早，多在婴儿期及出生时发生。

2. 系统损害　神经皮肤型色素减退斑出现早，多在婴儿期及出生时发生，并伴有中枢神经系统功能障碍。Ruiz-Maldonado 等总结 41 例儿童无色素性色素失禁症，发现皮肤外器官受累主要是神经系统和骨骼肌。无色素性色素失禁症有特殊的临床表现，一般根据临床表现即可诊断。中枢神经

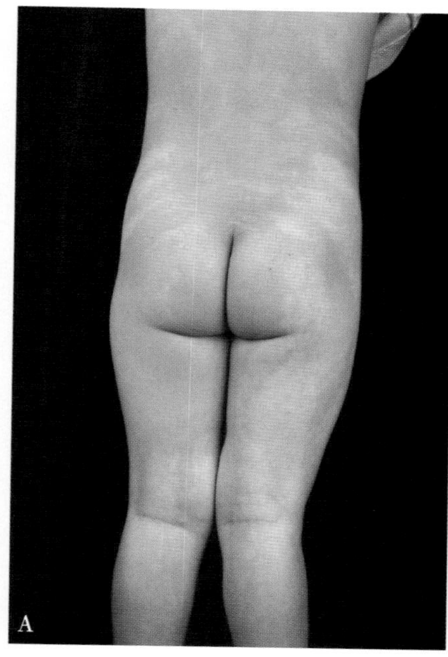

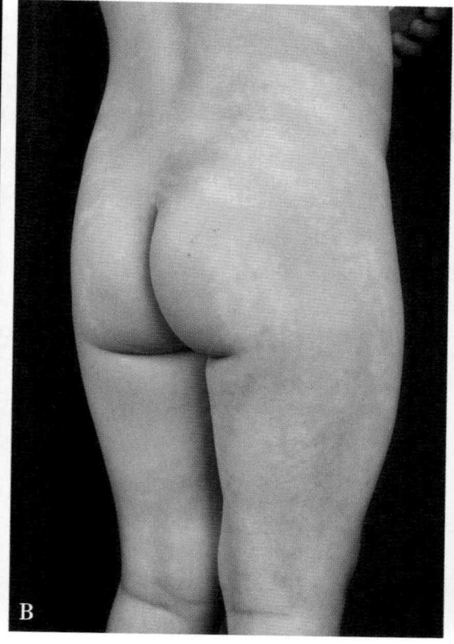

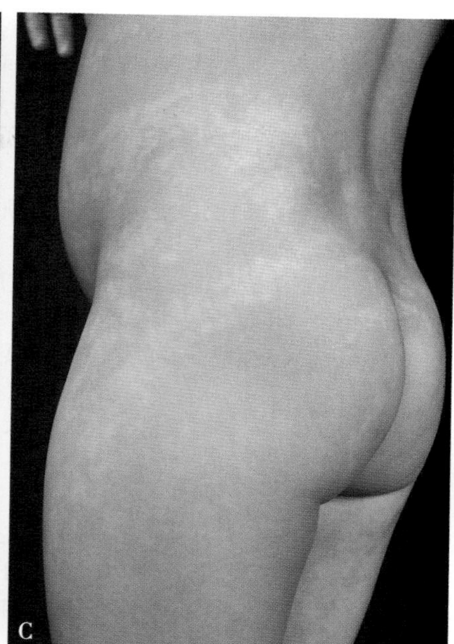

图 27-27　无色素性色素失禁症
沿 Blaschko 线分布的色素减退斑。

系统功能障碍，包括张力低下、锥体束功能障碍、精神迟滞（大约 80%）和癫痫。眼病，包括斜视、视神经萎缩、小眼畸形、棋盘格状眼底、眼睑下垂和虹膜异色症。可以累及到毛发、牙齿和肌肉骨骼系统。此外，尚有弥漫性秃发、甲损害。

（三）组织病理

色素过少性皮肤病变的特征是：多巴阳性黑素细胞的数量减少，在表皮的基底层色素产物减少。体积变小，树突短而且少，银染色示黑素颗粒减少，表皮角质形成细胞多正常，真皮无炎症反应。

（四）诊断

Ruiz-Maldonado 等（1992）提出了本病的诊断标准。①必备标准：先天性或早期获得性非遗传性线状或斑状色素减退，累及 2 个体节以上；②主要标准：1 种或多种神经系统畸形，1 种或多种肌肉骨骼畸形；③次要标准：2 种以上的非神经、肌肉骨骼系统先天性畸形，染色体畸形（嵌合现象）。必备标准 +1 条主要标准或 2 条次要标准，即能确诊；必备标准或伴有 1 条次要标准，应怀疑本病。无色素性色素失禁症需与白癜风、无色素痣、贫血痣、斑驳病等其他先天性或后天性色素减退性皮肤病鉴别。

（五）治疗

本病无特殊治疗，部分病例可自行缓解。

五、神经皮肤黑变病

神经皮肤黑变病（neurocutaneous melanosis，NCM）系指巨大色素痣合并中枢神经系统黑素细胞浸润，故又称神经皮肤综合征，为斑痣性错构瘤病。NCM 是由来自胚胎期神经嵴的黑素细胞或胚胎层发育异常而导致的先天性非遗传疾病。1861 年由 Rokitansly 首先报道，于 1984 年由 VanBogert 正式命名。发病原因是神经胚胎起源的黑素细胞前体细胞或皮肤和软脑膜在发育过程中发生突变。

（一）临床表现

一般 1~2 岁发病，发生巨大性黑素细胞痣和神经系统受损。

1. 巨大先天性黑素细胞痣（≥20cm）位于背部中轴（包括头部、颈部、背部或臀部）

可似帽状覆盖整个头部，或似肩垫、衣袖、袜套状覆盖肩部、四肢，也称“兽皮痣”。

2. 中枢神经系统症状　表现为颅内高压、癫痫发作、智力障碍、神经症状、瘫痪等。

本病可并发多种中枢系统疾病，如 Dandy-Walker 畸形、脑血管瘤、神经纤维瘤、脑脊髓、脂肪瘤等。几乎一半有症状的神经皮肤黑变病会发展成软脑膜黑素瘤。磁共振（MRI）能检查出神经皮肤黑变病。

3. 临床亚型

（1）有症状型：神经皮肤黑病变病患者表现有颅内压增高的症状和体征。

（2）无症状型：经 MRI 筛选证实。

（二）实验室检查

皮肤病理表现为真皮层色素痣，主要为蓝痣、蒙古斑等。脑膜病理活检主要表现为细胞内黑素，根据良恶性不同，表现亦不同。脑脊液检查提示脑脊液压力增高、蛋白质增加，可见胞体增大瘤细胞，胞浆内含黑素颗粒。

（三）诊断及鉴别诊断

诊断依据：

1. 先决条件

（1）出生后皮肤有大片黑素痣或弥散性黑素沉着；

（2）皮肤色素痣外观及活检无恶性征象；

（3）神经系统以外任何器官无原发或继发性恶性肿瘤。

2. 在此前提下出现：

（1）中枢神经系统表现；

（2）头颅 CT 或 MRI 检查脑膜出现异常高信号或短 T1 信

号，连续检查病变不断扩大；

(3) 脑脊液或脑膜活检发现黑素细胞或黑素瘤细胞。

其中：具备(1)或(2)者怀疑NCM；具备(1)和(2)高度怀疑NCM；在此怀疑或高度怀疑基础上具备(3)者或单独具备(3)者均可确诊。

鉴别诊断：太田痣、黑素型脑膜瘤及颅内继发性黑素瘤。

(四) 治疗及预后

目前NCM无有效治疗。曾报道1例NCM患儿行颅内黑素瘤切除术后随诊8年基本正常。

本病预后差，其皮肤及软脑脊髓膜黑素细胞病变在组织学上多呈良性，有6%的巨大先天性色素痣患者可转变为恶性，多死于脑膜、脑、脊髓黑素细胞瘤病，大多于2岁前死亡。

六、脑面血管瘤病

脑面血管瘤病(encephalotrigeminal angiomatosis)，又称脑-三叉神经血管瘤病或Sturge-Weber综合征。主要特征有面部血管痣、对侧局限性抽搐、偏瘫、同侧颅内钙化、眼球突出、青光眼以及脑部血管畸形、智力低下等。

(一) 病因与发病机制

多数病例为散发性的，但同胞受累提示在一些家系中为常染色体隐性遗传。另一些病例提示为常染色体显性遗传方式。

神经系统的病理改变主要是软脑膜血管瘤、静脉内皮细胞增生，病变处脑膜增厚，最常见于枕叶，与皮肤血管痣同侧。皮肤改变为毛细血管壁先天性薄弱或神经组织发育缺陷所致。

有7种皮肤、或眼血管异常性疾病与神经系统相关：①脑-眼或脑-面(脑-三叉神经)血管疾病，伴脑钙化(Sturge-Weber综合征)；②皮肤血管瘤和脊髓血管畸形(有时伴有肢体肥大，与Klippel-Trenaunay-Weber综合征相似)；③表皮痣(线状脂肪痣)综合征；④家族性毛细血管扩张症(Osler-Rendu-Weber病)；⑤小脑和视网膜成血管细胞瘤(von Hippel-Lindau病)；⑥共济失调性毛细血管扩张症(Louis-Bar病)；⑦弥漫性躯体血管角化病(Fabry病)。

(二) 临床表现

Roach(1992)提出了一临床分类(表27-13)。

表27-13 脑面血管瘤病

1型	双侧面部和软脑膜血管瘤：可有青光眼(Sturge-Weber综合征) 颅内血管瘤应该有组织学证实或有典型的放射照片所见；有典型皮损的儿童，痫性发作或脑电图表现可推测诊断
2型	面部血管瘤，但没有颅内疾病的证据；可有青光眼
3型	软脑膜血管瘤，但没有面部焰色痣；可有青光眼

1. 皮肤症状 葡萄酒样面部焰色痣与三叉神经的皮肤分布有关。最常累及到前额，痣可累及到半侧面部，可扩延到颈部。痣可穿过或达不到中线。极少见的情况，见到双侧面部病变。

只有当整个眼支部感觉区(前额和上眼睑)被焰色痣覆盖时(伴有或不伴有上颌和下颌区受累)，才有青光眼或神经系统并发症的高度危险性。当只有部分的眼区有一葡萄酒样染色时，神经眼病罕见。当痣位于上颌或下颌部三叉神经感觉区而不累及眼区时，几乎没有或无危险性。

2. 神经系统病变 约90%患者有癫痫发作，多表现为血管痣对侧肢体局限性抽搐，30%~50%的病例其血管痣对侧有中枢性瘫痪，智力障碍。国内报道约占38%，注意力减退、记忆力下降、语言障碍、行为改变和智能低下。

3. 眼症状 眼压增高伴有青光眼和眼积水发生于大约30%的病人。其他一些先天性异常包括虹膜缺损和晶状体变形。

4. 其他异常 可伴有内脏血管瘤而引起胃肠道出血或血尿，也有合并其他先天性畸形，如隐睾、脊柱裂、下颌前突等。

(三) 诊断

诊断依据面部葡萄酒焰色血管痣和下列的一项或多项：痫性发作、对侧轻偏瘫和偏侧萎缩、精神迟滞以及青光眼或眼积水的眼部表现。颅骨放射照片或CT上有钙化的表现可加强诊断。

(四) 治疗

早期面部焰色痣需要美容治疗。采用抗癫痫药可能难以控制痫性发作；脑叶切除或半球切除可能有效。理疗和职业疗法是轻偏瘫的适应证。

第四节 获得性皮肤神经综合征

一、代谢性神经皮肤综合征

除Refsum病之外，还有许多代谢性疾病可同时累及皮肤和神经系统(表27-14)。

二、营养缺乏性皮肤综合征

维生素缺乏或过多可产生神经性皮肤病变，如维生素A缺乏症可引起夜盲和周围神经炎，维生素A过多症可出现视神经乳头水肿和假性脑瘤。

烟酸缺乏病继皮炎综合征之后，可出现神经性病变表现，如神经官能症、抑郁症、中毒性精神病、脊髓痨症状、瘫痪和视神经炎。

三、毒物和药物神经皮肤综合征

砷、汞、铊(thallium)、一氧化碳、铅和除虫菊属杀虫剂(pyrethroid insecticides)能引起皮肤和神经系统的病变(表27-15)；其中后二者可导致明显神经症状，但皮肤病变轻微(如龈铅线)或缺乏(除虫菊不引起原发性皮肤病变，但经皮透过损害周围神经)。

许多药物对神经系统有影响，如抗组胺药的抗胆碱能和镇静作用、氨苯砜所致的周围神经病、抗疟药长期使用后的神经肌肉病变，以及四环素或异维A酸诱发的假脑瘤。

四、共济失调性毛细血管扩张症

共济失调性毛细血管扩张症(ataxia telangiectasia)，神经系统病变是本病的特征，1~2岁时出现明显的行走困难伴步态不稳，张力减退、深腱反射减弱、意向性震颤和构音不良等小脑征随后可发生。患儿常在10岁时仍不能行走，并出现舞蹈手足徐动症和帕金森病(面具样貌、强直、运动徐缓和流涎)；此外，小脑变性还可产生眼球震颤和眼球运动困难。

表 27-14　代谢性神经皮肤综合征

疾病	遗传方式及缺陷	皮肤表现	神经表现	其它
精氨琥珀酸尿症	常染色体隐性，精氨琥珀酸裂解酶缺陷	毛发干燥而脆，伴有结节性肿胀和缩窄	精神发育不全，癫痫，小脑性共济失调	氨、精氨酸积聚
Cockayne 综合征	常染色体隐性	光敏性，面蝴蝶红斑，花斑状色素沉着，萎缩瘢痕，永久性灰发、稀少	多发性周围神经病，精神发育不全，脑白质营养不良，视网膜变性	肢长，手长，白内障，侏儒
糖尿病	多因素	营养性改变，神经营养性皮病，类脂质渐进性坏死，僵手综合征，大疱形成，环状肉芽肿等	多发性周围神经病，单神经病，神经根病，自主神经病，糖尿病性肌萎缩，视网膜病	多发性
Fabry 病	X 连锁隐性，α-D-半乳糖苷酶 A 缺乏	弥漫性躯体血管角化瘤，少汗	周围神经病，肢体疼痛	角膜营养不良，血栓，进行性肾功衰，脑酰胺三己糖苷沉积
Hartnup 病	常染色体隐性	烟酸缺乏症样皮肤变化，日光敏感	情绪不稳定，谵妄，小脑性共济失调，精神发育不全	氨基酸尿（中性和芳香族）
同型胱氨酸尿症	常染色体隐性，胱硫醚合成酶缺乏	毛发纤细、稀少，颊潮红，网状青斑	精神发育不全，行为异常，癫痫，痉挛性下肢轻瘫	晶状体脱位，青光眼，骨质疏松，冠状、脑、肾动脉闭塞，同型胱氨酸尿
苯酮尿症	常染色体隐性，苯丙氨酸羟化酶、二氢蝶呤还原酶缺乏	硬皮病样皮肤改变，遗传过敏性皮炎，色素减少，日光敏感	精神发育不全，癫痫，大脑、基底节功能障碍	生长迟缓，皮肤鼠味，早亡，苯丙氨酸积聚
Menkes 扭发综合征	X 连锁显性	毛干异常	精神发育不全，髓鞘变性	生长迟缓，死亡，胃肠道铜吸收障碍

表 27-15　神经性皮肤病的药物毒性因素

毒物	皮肤表现	神经表现	其它
砷	雨点样色素增多，砷剂角化病，毛发、甲改变	感觉运动性多发性神经病，癫痫发作，昏迷	胃肠道（恶心、呕吐）、骨髓（贫血、白细胞减少）和肝（黄疸）累及
汞	肢端疼痛症（红皮病性神经痛、粉红色病变），肢端肿胀、青紫、发红，自残，口炎、牙脱落	急性小脑性共济失调，无力、倦睡，精神错乱，畏光，感觉和协调功能减退，震颤，视觉缺乏	Minemata 病（有机甲基汞所致）
铊	毛发脱落常首先出现，干性角膜结膜炎，掌红斑，颊斑丘疹	急性多发性神经病，慢性智力减退，脑神经麻痹，共济	结缔组织病失调、震颤、舞蹈手足徐动症、肌阵挛
一氧化碳	皮肤烧伤，青紫，樱桃红色黏膜	精神错乱，嗜睡，昏迷	—
铅	唾液腺肿胀，龈铅线	周围神经病，无力、肌肉压痛	体重减轻、厌食、疲劳，便秘、腹痛，贫血
除虫菊属杀虫剂	瘙痒，麻刺感，无肉眼可见的损害、表皮抓破	麻木，肌电图常正常	—

（吴大兴　叶巧园　陈佳玲　吴丽峰）

第二十八章

神经性皮肤病

第一节　瘙痒症及痒疹

一、瘙痒症

内容提要

- 瘙痒的介质有组胺、5-羟色胺、类胰蛋白酶、类阿片肽、P物质、前列腺素如PGE2、乙酰胆碱、细胞因子如白介素-2(IL-2),以及各种神经肽和血管活性肽。
- 瘙痒被分成四大类:由皮肤疾病引起;系统性疾病引起的瘙痒;中枢或外周神经系统疾病引起的神经病性瘙痒;以及精神性瘙痒。

瘙痒症(pruritus)是一种发生于皮肤的不愉快的感觉,可引起搔抓、摩擦或抠挖的欲望,临床上将"瘙痒症"定义为仅有皮肤瘙痒自觉症状而无原发性皮损的疾病。而"瘙痒"一词指代的范畴较广,可伴有皮损,也可不伴皮损。临床上皮肤瘙痒通常与有皮疹的瘙痒性皮肤病或全身性疾病相关(表28-1,表28-2),然而,有皮疹的瘙痒通常诊断为原发疾病,瘙痒只是伴发症状。瘙痒症是由多种复杂的病理机制引发的疾病,皮肤科医生应寻找引起瘙痒症的任何潜在性疾病(表28-3)。

(一)流行病学

瘙痒是一种症状而非一种特异性疾病,因此,瘙痒的流行病学资料有限。不过,瘙痒是各年龄段人群的主要皮肤烦恼,Dalgard等在挪威实施的一项基于人群的大型横断面研究发现约8%的成人有瘙痒症。在慢性瘙痒的疾病特异性流行病学方面,荨麻疹是瘙痒的常见病因,终生患病率为15%~20%;

表28-1　瘙痒性皮肤病

伴有炎症的皮肤病
疱疹样皮炎、类天疱疮、特应性皮炎、神经性皮炎、接触性皮炎、妊娠期瘙痒性荨麻疹性丘疹及斑块、痒疹、皮脂缺乏性湿疹、银屑病、玫瑰糠疹、荨麻疹、皮肤划痕症、扁平苔藓、脂溢性皮炎、剥脱性皮炎、痱子、播散性复发性漏斗部毛囊炎、药疹、Grover病、多形性日光疹、其他光敏反应
寄生虫、昆虫性皮肤病
疥疮、虱病、节肢动物叮咬(如蚤、臭虫、螨)、盘尾丝虫病、包虫病、血吸虫尾蚴病
感染性皮肤病
水痘、皮肤癣菌病、念珠菌病、毛囊炎、脓疱疮
皮肤肿瘤
蕈样肉芽肿、肥大细胞增生症
外界因素引起的皮肤病:
晒斑、冻疮、玻璃纤维皮炎、海水浴皮炎
药物反应
阿片类、吩噻嗪类、甲苯磺丁脲、阿司匹林、奎尼丁、复合维生素B、抗疟药、雌激素、孕激素、睾酮、合成激素、PUVA、乙醇
其他
肛门生殖器瘙痒、胆碱能瘙痒、水源性瘙痒、肾上腺素能瘙痒、接触性瘙痒

表 28-2 伴有瘙痒的全身性疾病

肝胆疾病
原发性胆汁性肝硬化、胆管梗阻、妊娠期胆汁淤积
内分泌疾病
甲状腺功能亢进或低下、甲状旁腺功能低下、糖尿病、尿崩症、类癌综合征、肾上腺功能不全
血液病
真性红细胞增多症、缺铁性贫血、副蛋白血症、Waldenstrom 巨球蛋白血症
肾脏疾病
慢性肾功能衰竭、慢性血液透析病
恶性肿瘤
淋巴瘤、白血病、内脏恶性肿瘤、多发性骨髓瘤、肥大细胞增生症
神经病
中枢神经系统肿瘤、脱髓鞘性疾病、脊髓痨、麻痹性痴呆
自身免疫病
系统性红斑狼疮、干燥综合征、自身免疫性甲状腺病、风湿热、类风湿关节炎
寄生虫病
钩虫病、盘尾丝虫病、蛔虫病、旋毛虫病、丝虫病、血吸虫病
感染
AIDS、病毒疹、结核病
精神异常性疾病
精神性瘙痒、寄生虫病妄想、神经官能性表皮剥蚀

表 28-3 少见的瘙痒病因

色素性痒疹	感应性瘙痒	遗传性局限性瘙痒	
肘部日光性瘙痒	动静脉吻合术引起的局限性瘙痒		
带状疱疹后瘙痒	神经损伤致局限性瘙痒	结节病	
倾倒综合征经前瘙痒	家族性原发性皮肤淀粉样变性		
神经纤维瘤病	多发性硬化症	嗜酸性粒细胞增多综合征	
血色病	汗液或精液过敏	获得性无汗症	肢痛症
咖啡中毒	痒点	感觉异常性背痛	

特应性皮炎在 18 岁以下人群中的患病率高达 11%，瘙痒是其诊断标准之一；接受透析的终末期肾病患者 50%~90% 存在瘙痒；胆汁淤积症患者 80%~100% 有瘙痒，25%~70% 的原发性胆汁硬化性肝硬化患者以瘙痒为首发症状；另外，42% 的真性红细胞增多症患者、30% 的霍奇金淋巴瘤患者、32%~42% 的糖尿病住院患者、10%~50% 的静脉注射阿片类药物者出现瘙痒。

（二）病因与发病机制

1. 瘙痒的病因（表 28-4）

（1）皮肤源性瘙痒 / 瘙痒感受性瘙痒：由皮肤炎症、干燥、或其他皮肤损害所致，通过 C 类神经纤维传导。瘙痒的来源多样，如特应性皮炎、疥疮、荨麻疹和虫咬性皮炎；特殊的化学介质或物理刺激，例如羊毛刺激。皮肤瘙痒源于非特异的感受器单位，这些感受器存在于表皮及真 - 表皮交界处附近。

痒觉异化又称为触诱发痒，是一种无害刺激引起瘙痒的现象，例如用软毛刺激皮肤引起瘙痒，这种类型的瘙痒由机械感受器和持续活化的 C 传入纤维介导，是一种中枢神经敏感反应。痒觉异化在特应性皮炎中常见，出汗或羊毛衣物的轻微机械刺激可加剧瘙痒。

系统性疾病引起的瘙痒起因于 μ- 和 κ- 阿片受体系统失调，或白介素和神经肽水平改变，与之相关的病例包括有肝脏疾病或慢性肾功能衰竭。

（2）神经性瘙痒：发生于传入途径中任何一点的疾病所引起的瘙痒称为神经性瘙痒，这种类型的疾病见于带状疱疹后遗神经痛、感觉异常性背痛、颅脑肿瘤及偶尔伴发于多发性硬化的瘙痒。

（3）神经源性中枢性瘙痒：是指神经通路未受累的中枢性瘙痒，例如胆汁淤积症引起的瘙痒就是由于阿片样神经肽作用于阿片受体所致。

（4）精神性瘙痒症：常见于寄生虫妄想症、强迫症及抑郁症。

（5）混合性瘙痒症：两种及更多类型的瘙痒混合存在，例如：结节性痒疹源之于皮肤炎症、神经性瘙痒和精神性原因。特应性皮炎既有皮肤源性瘙痒又有神经源性瘙痒。

表 28-4 瘙痒的分类

病因	机制及疾病
瘙痒感受器性	瘙痒起源于皮肤，由皮肤炎症、干燥或其他皮肤损伤引起，由 C 纤维传导，如疥疮、荨麻疹和虫咬反应
神经病性	瘙痒传入通路上病变引起，如带状疱疹后神经病变、多发性硬化症和脑肿瘤伴发的瘙痒
神经源性	瘙痒起源于中枢，但无明显的神经病变，如胆汁淤积性瘙痒
精神性	伴有精神异常的瘙痒，如寄生虫恐怖症的妄想状态、强迫症有关的瘙痒
混合性	两种及更多类型的瘙痒混合存在

2. 瘙痒 - 搔抓循环　在急慢性瘙痒过程中，瘙痒与搔抓相互交织。在人类，反复搔抓可使大脑前额皮质兴奋，释放内源性阿片类物质产生愉悦感，从而引起继续搔抓的强迫反应。然而，在特应性皮炎、银屑病等慢性疾病中，反复搔抓还可加重皮肤损伤并引起神经肽和阿片类物质释放，进一步放大了瘙痒 - 搔抓的恶性循环。

3. 瘙痒介质　中枢及周围介质均在瘙痒产生中发挥重要作用，在炎症性皮肤病中炎性介质（表 28-5）引起瘙痒。引起瘙痒的大多数物质直接刺激肥大细胞释放组胺及其他介质（例如 P 物质和阿片肽），或其他潜在的介质活性（例如前列腺素 E1）。重要的周围瘙痒介质包括组胺、蛋白酶、P 物质（SP）、神经生长因子（NGF）、神经营养因子（NTF）、白介素（IL）和前列腺素（PG），中枢介质包括阿片肽和神经肾上腺素，以及它们受体包括 μ- 和 κ- 阿片受体、蛋白酶活化受体 -2（PAR-2）、蛋

表 28-5　瘙痒的外因及炎性介质

物理刺激	日晒、受热、潮湿或干燥、经肌肉神经内电刺激
机械刺激	接触，压迫，吸力，颗粒物质（如毛发、玻璃纤维和昆虫）
乙酰胆碱	特应性皮炎重要的致痒原，皮损内注射乙酰胆碱可引起瘙痒
5- 羟色胺	皮内注射能引起瘙痒，但较组胺为弱；是尿毒症瘙痒的主要炎症介质
蛋白酶和蛋白酶相关受体	蛋白酶活化受体在炎症性皮肤病中诱发瘙痒
前列腺素	PGE_2 被证实对特应性皮炎患者有较弱的致痒作用
白介素	皮内注射 IL-2 引起轻微瘙痒
神经营养因子和神经生长因子	结节性痒疹患者皮损中 NGF 表达明显增多，特应性皮炎患者皮损中 NTF-4 表达明显增多
冷受体	有 2 种冷受体，降低皮肤温度和外用薄荷醇可减轻皮肤瘙痒
阿片样肽	外周和中枢致痒作用；吗啡通过使肥大细胞脱颗粒而引起瘙痒，阿片样肽鞘内注射亦可引起瘙痒
缓激肽	诱导肥大细胞脱颗粒释放组胺，可增加 P 物质、降钙素基因相关肽（CGRP）和 PGE_2 释放
P 物质	C 纤维激活后释放 P 物质；高浓度 P 物质可引起肥大细胞脱颗粒，低浓度激活肥大细胞释放 TNF-α
白三烯 B4	作用于 C 纤维末梢而介导瘙痒，促进白细胞或皮肤的其他细胞释放致痒介质

白酶激活受体、原肌球蛋白相关激酶 A（TRKA）、瞬时受体电位香草酸亚型（TRPV）离子通道、大麻素受体 1 和 2。

（1）组胺：组胺在皮肤肥大细胞内合成，储存在肥大细胞颗粒里，肥大细胞对一系列损伤刺激作出反应并释放组胺。皮肤能迅速对组胺产生耐受，因此，组胺不能造成持续瘙痒。组胺的瘙痒反应由 PGE_1 引起，组胺作为瘙痒的主要介质在急慢性荨麻疹、肥大细胞增生症（色素性荨麻疹）、虫咬性皮炎和过敏性药物反应中得到了证实，H_1 类抗组胺药治疗这些疾病有效。组胺在多数慢性瘙痒症中的作用很小，抗组胺药无法控制瘙痒。在过敏性皮肤病中，组胺的作用也不大，无镇静作用的 H_1 类抗组胺药治疗无效。

（2）蛋白酶：真皮肥大细胞产生两种蛋白酶，类胰蛋白酶和类糜蛋白酶。真皮肥大细胞接近传入 C 神经末端通过类胰蛋白酶形成功能上的联系，进而诱导瘙痒。活化的肥大细胞释放类胰蛋白酶（连同其他的介质包括组胺），反过来激活 PAR-2，PAR-2 受体是最近研究发现的一种存在于 C 神经末梢的 G 蛋白偶联受体亚型。活化的 C 纤维传递信息到中枢神经系统，进而产生痒觉。在常见过敏原如花粉、屋尘螨引起的反应中也可发现蛋白酶（如组织蛋白酶 B）活化，金黄色葡萄球菌皮肤感染可诱导蛋白酶分泌，均为加重特应性皮炎和瘙痒的外源性因子。

（3）P 物质：P 物质（SP）是一种广泛分布于外周和中枢的神经肽，在 C 神经元内合成，能促进角质形成细胞生成 NGF 和肥大细胞脱颗粒释放组胺、白介素 -1、前列腺素、溶酶体酶，引起瘙痒。高浓度 SP 引起肥大细胞脱颗粒，低浓度 SP 可激活肥大细胞上特异性受体 NK1，使肥大细胞释放肿瘤坏死因子（TNFα），TNFα 作用于神经末梢伤害性感受器引发瘙痒。SP 还能引起血管舒张和血管通透性增加，皮下注射 SP 引起与神经源性炎症一样的瘙痒。在特应性皮炎、结节性痒疹和外观正常的慢性瘙痒症患者皮肤中均发现了 SP 阳性神经纤维密度增加。SP 作为一种神经调节物质与其他神经递质如 5- 羟色胺、多巴胺及降钙素基因相关肽共同存在，起着神经调节剂的作用。搔抓的止痒效应可能与 SP 暂时性耗竭有关。

（4）阿片类：阿片类肽是一种作用较强的神经递质，参与了中枢和周围痒觉活动。阿片类物质通过两种机制产生瘙痒，一种是通过诱导皮肤肥大细胞脱颗粒，另外一种是通过激活 μ- 阿片受体造成中枢及周围的瘙痒反应。吗啡和其他的内源性及外源性 μ- 阿片受体激动剂可引起广泛的瘙痒。广泛意义上的瘙痒可能源之于 μ- 与 κ- 阿片受体系统之间失衡，μ- 阿片受体的激活刺激产生痒觉，而 κ- 阿片受体活化则抑制瘙痒。

（5）神经营养因子：神经生长因子（nerve growth factor，NGF）是原型神经营养因子。NGF 能诱导神经元纤维再生，提高神经元末端的敏感性和脊神经节（背根神经节细胞）的突触传递，以及增加神经肽类物质的表达。特应性皮炎患者的皮肤肥大细胞、角质形成细胞和成纤维细胞中 NGF 表达增多，并且与血浆 NGF 水平高度相关，已证明 NGF 可导致特应性皮炎患者瘙痒。

（6）5- 羟色胺：5- 羟色胺（5-HT）是尿毒症性瘙痒的主要炎症介质，它作用于 $5\text{-}HT_3$ 型受体，使细胞膜去极化，选择性开放离子通道，增加钙内流而兴奋皮肤感觉神经纤维引起瘙痒。肥大细胞中不含 5-HT，不会同组胺一起释放，因而尿毒症患者使用抗组胺药无效。真性红细胞增多症的瘙痒发生在热浴后，使用抗组胺药也无效。

（7）前列腺素：前列腺素能增强组胺所致的皮肤瘙痒。前列腺素是一种血管舒张剂，PGE_2 被证实对正常或特应性皮炎患者皮肤均有较弱的剂量依赖性致痒作用。PGE_2 本身不会引起瘙痒，它通过降低痒阈和增强组胺产生的痒感发挥作用。除了真性红细胞增多症以外，口服阿司匹林不能减轻瘙痒，而局部外用水杨酸和阿司匹林通常可有效减轻慢性局限性瘙痒的症状。

（8）白介素：白介素（IL）可造成瘙痒，过敏性皮肤病中引起瘙痒的细胞因子中包括 IL-2 和 IL-6。IL-2 由活化的 T 淋巴细胞产生，正常皮肤注射 IL-2 可致局部瘙痒，尿毒症性瘙痒患者的血清 IL-2 水平显著高于无瘙痒的血液透析患者。IL-6 及其受体表达于周围神经的施万细胞，特应性皮炎和结节性痒疹活检标本的神经纤维中 IL-6 样免疫反应增强。采用他克莫司、吡美莫司和环孢素能抑制 IL-2 的产生，具有止痒作用，而抗组胺药和非甾体类抗炎药对 IL-2 诱导的瘙痒无效。

（三）发病机制

瘙痒的病理生理（图 28-1）

1. 瘙痒的传入神经　皮肤的感受神经来自脊神经和脑神经，为有髓神经，在真皮深层和乳头下层分别形成神经丛，再上行进入乳头。其末端失去髓鞘，成为游离神经末梢，分布在真皮上层、乳头层和毛囊周围。去除表皮后，痒觉消失，说明痒觉感受器单元主要位于表皮层，但尚未发现特异的感受器。感觉瘙痒的神经（瘙痒感受器）为纤细的无髓鞘 C 纤维，传导速度慢（0.5m/s），通过感受神经向心性传导到背根神经节。

2. 瘙痒的外周末梢神经感受器 C- 纤维的种类：

（1）CMH 单元：一种对机械和热敏感的 C- 纤维即多型伤害性感受器，是无髓伤害感受器神经元最常见的形式，在微神经成像实验中对组胺的敏感性很弱。但可接受其他致痒物质的刺激而导致瘙痒。

（2）CMi（his-）单位：一种机械不敏感，热敏感性 C- 伤害感受器亚群，其对组胺不敏感，但与 CMi（his+）单位起竞争性抑制作用。

（3）CMi（his+）单位：一种机械不敏感 C- 伤害感受器亚群，这一亚群对组胺的应用响应强烈，但有很高的机械阈值，也可以说对机械刺激的敏感性低。

（4）此外，角质形成细胞能表达各种神经介质和受体，它们都可能与痒觉相关。这些介质和受体由阿片样物质、蛋白酶、P 物质、神经生长因子（NGF）、神经营养因子 4，以及相应的受体，包括 μ- 和 κ- 阿片样受体、蛋白酶活化受体 -2（PAR-2）、香草酸受体、神经营养酪氨酸激酶受体 1 型（NTRK1，TRKA），以及瞬时性感受器电位离子通道（特别是 TRPV1）。

3. 瘙痒的中枢处理　痒的选择性单元在脊髓灰质板的 I 层形成了一个独特的通路投射到丘脑腹后内侧核，继而投射到背侧岛叶（Insula）皮质，这是一个参与各种感觉，如热觉，内脏感觉，干渴和饥饿感的皮质区，是大脑皮质的一部分。它与额叶、颞叶和顶叶的皮质相连通。

岛叶的主要作用是“监视机体饥饿以及对其他事物的渴望，并协调将这些渴望转化为取得满足（例如三明治，香烟或者可卡因）的行动”。搔抓欲望与此有关。

4. 皮肤屏障功能受损相关的瘙痒　在角质层损坏和皮肤屏障功能受损、环境因素的改变（如 pH 值、温度和湿度的改变）可以作为激活 C 神经纤维传递痒觉的促发因素。

5. 瘙痒——搔抓反射回路　功能性正电子发射断层扫描（fPET）发现，通过皮内注射组胺和组胺皮肤点刺诱发的瘙痒，共同激活前扣带回、辅助运动区，主要在左半球的顶下小叶。运动区的显著激活引起搔抓行为。在瘙痒被诱发后，大脑多个活性位点同时激活，说明瘙痒中心不是单一存在的，反映了痒的多维性。

（四）临床表现

1. 病史　最重要的是判断出瘙痒与皮肤病本身或系统性疾病之间的关系，因此，详细的病史、用药史以及包括淋巴结在内的体格检查和实验室检查相当重要。区分泛发性瘙痒和局部瘙痒很有必要，局部瘙痒通常与系统性疾病无关。病史应关注瘙痒的多项特征，如瘙痒的特征、分布和时间。

2. 皮肤损害　瘙痒的皮损可表现为脱皮、苔藓样变、色素沉着或色素减退。苔藓样变由持续性搔抓所致（图 28-2），为肥厚性斑块，皮肤纹理明显加深。炎症后色素沉着或色素减退在 Fitzpatrick 光皮肤类型Ⅳ~Ⅵ型患者中常见。苔藓样斑块在易搔抓的部位最常见如项部、肘部下方、踝部、臀部及外生殖器。由于患者搔抓时无法够到背中央，使搔抓部位呈现蝶形色素沉着。痒疹结节是摩擦性丘疹，常与精神压力和强迫症有关，也可见于特应性皮炎或慢性肾病所致的瘙痒。在

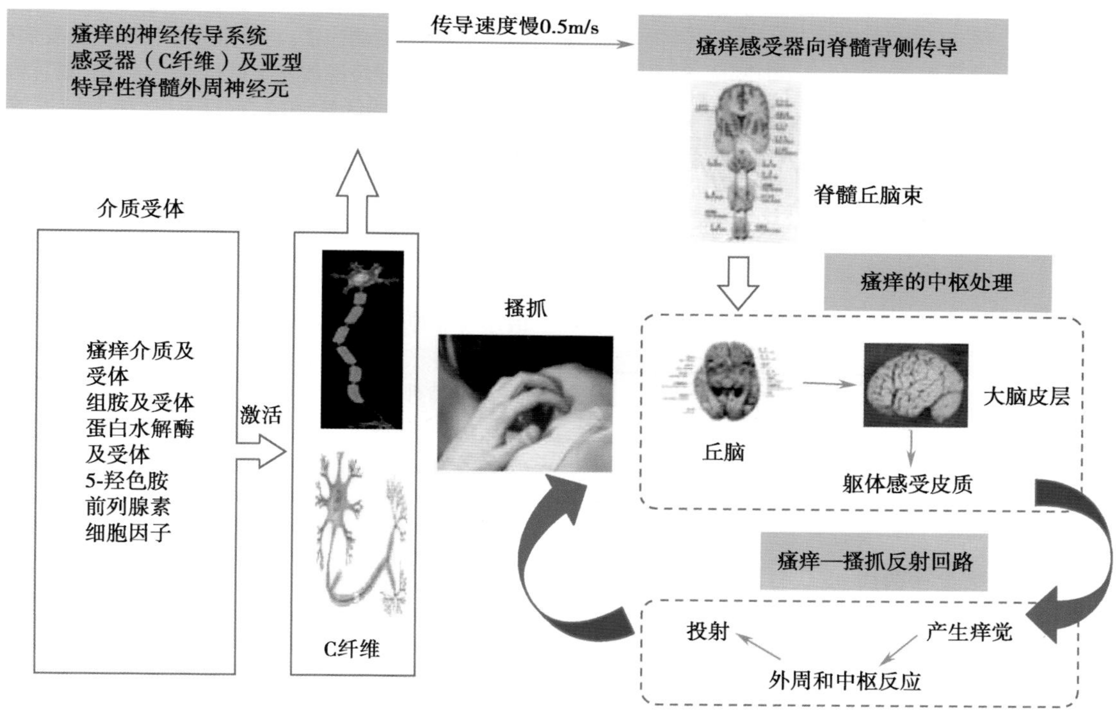

图 28-1　瘙痒的病理生理机制

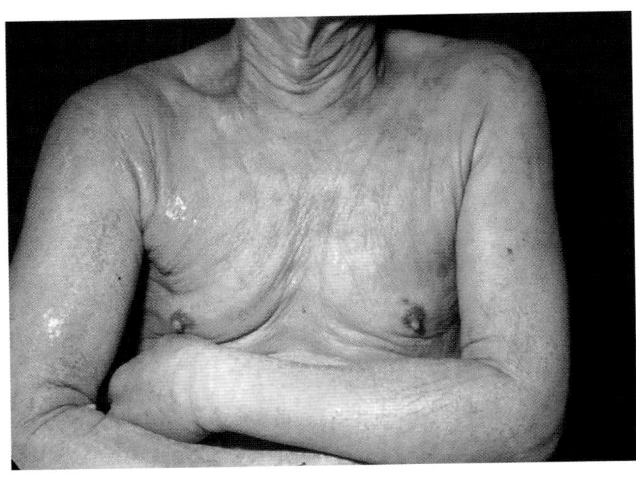

图 28-2　老年性瘙痒（皮肤瘙痒症）：前臂及躯干抓痕及血痂

有些病例中，瘙痒常伴随疼痛、烧灼感。

许多瘙痒有特殊的临床表现，尽管有些瘙痒症、慢性荨麻疹患者搔抓后并未产生继发性皮损。神经性瘙痒如带状疱疹后遗神经痛、肱桡侧瘙痒症及感觉异常性背痛有典型的烧灼痛。特应性皮炎搔抓后也可有烧灼感。（表 28-6，表 28-7）

3. 皮肤病所致的瘙痒

（1）特应性皮炎：瘙痒是本病的诊断标准和复发的首发症状。皮肤屏障功能受损，pH 值、温度和湿度改变，活化的 C 纤维传递痒觉，引起瘙痒。许多免疫性和非免疫性刺激，如热、出汗、羊毛、情绪激动、某些食物、乙醇和空气接触等均可引发特应性皮炎的瘙痒。镇静性抗组胺药可缓解瘙痒，而非镇静类则否，说明瘙痒涉及中枢机制，可能与皮肤组胺释放无关。抗组胺药治疗作用微弱或中等，或说明组胺并非唯一的致痒原，而且很可能不是引起瘙痒的主要介质。乙酰胆碱的非组胺依赖性机制也可引起瘙痒。其他研究提示神经肽类物质如 SP、降钙素基因相关肽（CGRP）以及神经营养因子如神经生长因子也可能起作用。阿片受体的下调可能与特应性皮炎的慢性瘙痒有关。IL-2 有中等致痒作用，IL-31 和肥大细胞纤维蛋白溶酶可能通过激活蛋白酶活化受体（PAR-2）参与瘙痒发生。

表 28-6　无原发皮疹的瘙痒性疾病

皮肤干燥	老年人、过度清洗、甲状腺功能减退
内分泌疾病	甲状腺疾病、糖尿病、痛风
胆管梗阻性疾病	① 肝外胆管梗阻　胆管结石、胆管狭窄、胆管或胰腺恶性肿瘤 ② 肝内胆管梗阻　胆管硬化症、肝脏恶性肿瘤、药物诱发的胆汁淤积、病毒性肝炎
恶性肿瘤	淋巴瘤（霍奇金病、蕈样肉芽肿、白血病）、癌肿、类癌
寄生虫病	钩虫、蛲虫
精神性瘙痒	人工皮炎、寄生虫妄想症、螨恐怖症
其他原因	尿毒症、真性红细胞增多症、肛门瘙痒、外阴瘙痒、妊娠、药物

表 28-7　伴原发皮疹的瘙痒性的基础疾病

非感染性炎性疾病	接触性皮炎、湿疹、荨麻疹、银屑病、嗜酸性粒细胞增多综合征、疱疹样皮炎、多形性日光疹
感染性炎性疾病	念珠菌病、皮肤癣菌病、匐形疹、疥疮、虱病、毛囊炎、节肢动物叮咬
药物皮肤反应	发疹型药疹、固定型药疹
皮肤肿瘤	蕈样肉芽肿、Sézary 综合征、湿疹样癌、肥大细胞增生症

（2）银屑病瘙痒：是一个复杂的多因素病理生理过程。皮肤角质细胞角化不全，排列疏松，正常屏障功能破坏，皮肤干燥对刺激反应增强，产生瘙痒。79% 的银屑病患者出现瘙痒，能使瘙痒症状加重的因素有热、干燥、出汗和压力。头皮、后背、四肢、臀部、腹部是瘙痒最常见的部位，抗组胺药很少能缓解此类瘙痒。

4. 神经性瘙痒　是外周或中枢神经系统传入（感觉）通路上一个或多个点发生病理学改变的结果。

（1）带状疱疹后遗神经痛：带状疱疹后遗神经痛通常为神经性疼痛，并经常伴有神经性瘙痒。瘙痒通常伴随急性带状疱疹和带状疱疹后遗神经痛，特殊的皮损表现在头部、颜面及颈部等处。

（2）感觉异常性背痛：感觉异常性背痛是一种慢性局限性瘙痒，主要累及肩胛区，尤其是 T_{2-6} 皮节，但是有时也会累及较远的部位，包括肩部、背部及上胸部。患者感觉部分为瘙痒，部分为疼痛、灼热、感觉过敏或感觉异常。除了抓痕或擦伤外无特殊皮损。皮肤病理表现为淀粉样蛋白沉积，系继发性改变。在病因方面，目前认为它是一种神经性瘙痒，由脊柱和椎骨退行性变所致的脊神经受压、椎管狭窄、局部外伤、肌纤维压迫胸神经分支所致。

（3）肱桡侧瘙痒症：与感觉异常性背痛的发病机制相同，可能是颈、胸神经椎体发生退行性变继发脊髓背侧神经根病变，从而导致持续性瘙痒、感觉异常、感觉减退或疼痛。肱桡侧瘙痒症是一种局限性瘙痒，越来越普遍。患者通常为皮肤白皙，富有活力的中年人，习惯沉溺于高尔夫球、网球、帆船及其他皮肤暴露于太阳下的户外活动。临床表现为上臂、肘部及前臂持续性瘙痒，瘙痒处皮损呈现慢性日光损害和皮肤干燥。光试验结果阴性，应用消耗轴索 SP 的辣椒碱软膏治疗局部神经源性疼痛和 / 或瘙痒安全有效，也可选用加巴喷丁。

5. 精神性瘙痒　精神性瘙痒症呈阵发性，常与情绪状态一致，就寝时加重。转移患者注意力可减轻症状。应激通过激活交感髓质和垂体肾上腺皮质轴来诱发精神性瘙痒。此外，应激反应中释放的 SP 亦是一种致痒介质。

6. 系统性疾病引起的瘙痒　许多系统性疾病可产生显著的瘙痒，有些甚至是首发症状（见表 28-8）。

（1）肾性瘙痒：肾性瘙痒常又被称为尿毒症性瘙痒，后者是指血尿素氮水平增高所致的瘙痒。但肾性瘙痒时血尿素氮水平不一定升高。患者往往有皮肤干燥，真皮内肥大细胞增多，可能有多种未确定的循环致痒原如阿片肽。慢性肾衰导致的瘙痒常为全身持续性，在血透患者中更常见。

表 28-8　伴有瘙痒的全身性疾病及患病率

疾病	瘙痒患病率
慢性肾衰，终末期	25%~85%
肝胆疾病	
胆汁淤积性黄疸	20%~25%
原发性胆汁性肝硬化	100%
丙型肝炎	4%
妊娠期胆汁淤积症	不明
造血系统疾病	
真性红细胞增多症	48%
缺铁性贫血	不明
多发性骨髓瘤	不明
肥大细胞增生症	不明
霍奇金淋巴瘤	30%
非霍奇金淋巴瘤	不明
内分泌疾病	
甲状腺功能亢进症	60%
甲状腺功能减退症	不明
类癌综合征	不明
神经性厌食	58%

有人发现尿毒症患者血浆组胺水平升高，但并非所有研究均支持该结果，并且血浆组胺水平与瘙痒程度之间不存在相关性，抗组胺药治疗肾性瘙痒疗效甚微。一项大型对照研究显示沙利度胺（100mg/d）可有效缓解肾性瘙痒。近来认为加巴喷丁（200~300mg，每次血液透析后使用）是一种安全有效的药物。肾移植是最有效的方法，瘙痒在移植后很快缓解。

（2）胆汁淤积性瘙痒：血清胆汁酸浓度与瘙痒之间仅有间接关联，胆汁酸浓度降低和成分改变可使症状缓解，提示一定浓度的胆酸或其主要成分可能引起瘙痒。胆汁淤积症引起的瘙痒可能与内源性阿片样物质增加有关。吗啡和其他内源或外源性 μ 阿片受体激动剂可引起泛发性瘙痒，皮内注射吗啡也能引起瘙痒和红斑。胆汁淤积症性瘙痒为泛发性瘙痒，可累及掌跖，可伴有黄疸。几乎任何肝病均可伴发瘙痒，最常见的有原发性胆汁性肝硬化、原发性硬化性胆管炎、梗阻性胆总管结石、胆管癌、胆汁淤积症、慢性丙型肝炎和其他类型的病毒性肝炎。慢性肝病伴阻塞性黄疸可导致严重的全身性瘙痒；20%~50% 的黄疸患者有瘙痒症。胆汁淤积症性瘙痒潜在病因的治疗包括去除胆石，停用可疑药物。对于终末期肝衰竭患者，肝移植可改善症状。

（3）内分泌疾病引起的瘙痒：顽固性瘙痒常见于甲状腺功能亢进，可能由于血流加快，皮温升高，痒阈降低，或甲状腺激素对皮肤的直接作用所致。甲状腺功能降低通常不伴有瘙痒，但也可出现局限性或全身性瘙痒，患者皮肤干燥，出现乏脂性湿疹伴瘙痒。头皮和四肢慢性单纯性苔藓样变可能是糖尿病神经病变的表现，糖尿病性神经病变会导致瘙痒。

（4）血液和淋巴恶性肿瘤引起的瘙痒：可引起瘙痒的血液系统疾病有真性红细胞增多症、骨髓增生异常综合征，常导致难以控制的瘙痒。约 50% 的真性红细胞增多症患者遇水后产生瘙痒并伴有血中组胺水平的升高，其他淋巴增殖性疾病接触水后也可产生瘙痒；广泛的皮肤 T 细胞淋巴瘤或其红皮样变变型包括 Sézary 综合征，瘙痒顽固；瘙痒为霍奇金病的突出症状；重型肥大细胞增生症可引起泛发性瘙痒，并常伴有系统性损害；髓系和淋巴系白血病及骨髓增生异常患者亦有瘙痒症状；慢性淋巴细胞白血病最常伴有瘙痒，患者对于昆虫叮咬反应强烈；在淋巴瘤和晚期恶性肿瘤患者中，瘙痒很常见，恶性肿瘤侵犯皮肤可以引起局限性症状包括瘙痒，恶性肿瘤相关性瘙痒的有效治疗药物为帕罗西汀。

（5）人免疫缺陷病毒感染引起的瘙痒：瘙痒是人免疫缺陷病毒感染的早期症状，可能伴有皮肤损害或系统性疾病，如肝肾疾病、药物不良反应、淋巴瘤和皮肤感染。瘙痒也可作为 HIV 的一种首发症状，最常见的是嗜酸性毛囊炎，另一种常见类型是虫咬性高敏反应，患者在昆虫叮咬后会出现更严重的炎症和瘙痒，可能因为患者对节肢动物抗原的免疫反应异常或增强。

（6）精神性瘙痒：应激通过激活交感髓质和垂体肾上腺皮质轴来诱发精神性瘙痒。此外，应激反应中释放的 SP 亦是一种致痒介质。寄生虫妄想症是常见的瘙痒类型。患者坚持认为自己身上布满了寄生虫，瘙痒难忍。寄生虫妄想症通常用抗精神病药物治疗，皮肤科普遍用匹莫齐特，奥氮平是治疗这种严重精神性瘙痒的另一种选择。结节性痒疹或生殖器瘙痒可为强迫症和焦虑症的症状之一。

（7）全身性瘙痒

1）烧伤及瘢痕性瘙痒：15% 的患者为持续性瘙痒，44% 为间歇性瘙痒。瘢痕部位出现瘙痒大多由于理化刺激及相关介质如组胺、血管活性肽如激肽、前列腺素 E 以及神经再生。烧伤型皮肤的针刺、热刺激、接触、振动阈值显著增高，SP 神经纤维表达活跃。神经再生发生在所有正在愈合的创面，未成熟的创面存在数量不成比例增多的细小有髓神经纤维和脱髓鞘 C 型纤维而加重瘙痒感觉。瘢痕疙瘩患者的皮损周边频繁瘙痒，而皮损中央有时出现频繁疼痛，可能由于受牵拉的小神经纤维损坏所致。

2）水源性瘙痒和水痛症：水源性瘙痒由 Shelley 首次描述，研究发现水源性瘙痒症患者表皮和真皮中乙酰胆碱、组胺、5- 羟色胺和前列腺素 E2 水平升高。本病主要发生在中年和老年人中。水源性瘙痒患者与水接触 30 分钟内即可出现刺痛、螫刺感或灼烧感，持续时间可长达 2 小时，症状从下肢开始，然后遍布全身，而头皮、掌跖和黏膜不受累。可伴有淋巴组织增生，真正的特发性水源性瘙痒症非常少见，其诊断标准如下：①接触水后发生严重瘙痒，与水温和含盐量无关；②接触水后数分钟内就出现瘙痒，而无皮损，即不会出现荨麻疹和皮肤划痕症；③排除慢性皮肤病、药物相关性瘙痒和系统性疾病如真性红细胞增多症和骨髓增殖性疾病。

水痛症也 Shelley 首先报道，表现为接触水后出现泛发性灼痛，持续 15~45 分钟，此为水源性瘙痒的变型之一。

3）药物源性瘙痒：主要指由药物诱发的无原发性皮肤或

黏膜损害的瘙痒，不包括药疹伴发的瘙痒。停药后症状消失，并排除疾病本身的因素，可考虑为药物源性瘙痒。

4）儿童瘙痒：主要见于特应性皮炎，但也可见于遗传性疾病如胆管闭锁、家族性高胆红素综合征、多囊肾等。

（8）局限性瘙痒

1）肛门瘙痒：是指肛门周围皮肤慢性特发性剧烈瘙痒感。原发性肛门瘙痒症的临床特征为肛周苔藓样变和抓痕而无原发皮疹、感染或赘生物。原发瘙痒症占 25%~95%。继发性肛门瘙痒症由某种明确的病因引起，如痔疮、肛裂、直肠癌、硬化性苔藓、乳房外湿疹样癌、蛲虫感染。

2）阴囊瘙痒：瘙痒主要局限于阴囊，有时亦可累及阴茎、会阴和肛门，为阵发性瘙痒，经常搔抓和摩擦使局部皮肤出现水肿、糜烂、结痂、肥厚和湿疹化或苔藓样变。

3）女阴瘙痒：是发生女阴的瘙痒性疾病，外阴皮肤可逐渐苔藓化，有时会出现表皮剥脱和色素改变，女阴瘙痒可为原发性，也可继发于感染、接触性皮炎、恶性肿瘤（如乳房外佩吉特病、鳞状细胞癌）、多种皮肤病（如银屑病、特应性皮炎、硬化性苔藓、扁平苔藓）、神经系统疾病或萎缩性外阴阴道炎，或是多种因素共同作用的结果。

4）其他：其他局限性皮肤病包括头皮瘙痒症、小腿瘙痒症、掌跖瘙痒症和外耳道瘙痒症。头皮瘙痒症局限于头皮，一般以晨起为著，易继发毛囊炎和湿疹样变；小腿瘙痒症多见于静脉曲张、鱼鳞病或皮肤干燥者；外耳道瘙痒症则以耵聍较多、有挖孔习惯者常见；局限性鼻部瘙痒与脑肿瘤有关；掌跖瘙痒症与情绪紧张、汗腺分泌增加有关，汗液淤积在厚实的角层下，其中的乳酸及尿酸刺激而引起瘙痒。

（五）组织病理

呈非特异性变化，如浅层角质形成细胞坏死、外层表皮糜烂、表皮下纤维蛋白沉积和红细胞外漏等。

（六）实验室检查　（表 28-9）

1. 对全身性皮肤瘙痒患者推荐的实验室检查：全血细胞计数加分类、血生化（尿素氮、肌酐、肝酶）、甲状腺功能检查、胸部 X 线摄片；

2. 可选择的检查有：粪便寄生虫检测、如有其他相关症状和体征，可进行 HIV 检测。

表 28-9　评估不明原因瘙痒的鉴别方法

检查项目	内容
血液学	全血细胞计数、血沉、嗜酸性粒细胞计数、HIV 检测及 CD4 细胞计数
消化道	肝脏状况、胆囊造影、血清淀粉酶、大便查虫卵及寄生虫
内分泌	血糖及糖耐量实验、甲状腺功能、血清钙、磷
泌尿生殖系统	尿液检查、血尿素氮、血肌酐、肌酐清除率、静脉肾血管造影
恶性肿瘤	多系统检查、淋巴结活检、骨髓活检、Papanicolaou 试验、血清酸性磷酸酶
其他方面	精神评价、妊娠试验、血和尿的毒物检查

（七）诊断　（图 28-3）。

（八）鉴别诊断

慢性荨麻疹、神经性皮炎、外阴硬化萎缩性苔藓、阴囊湿疹、虱病、疥疮、虫咬皮炎、药疹。

（九）治疗

抑制感觉神经的感受和传导，对抗引起瘙痒的化学介质（如组胺、5- 羟色胺、激肽、蛋白酶、P 物质等），提高痒阈，阻断瘙痒 - 搔抓 - 瘙痒的恶性循环。积极寻找病因，予以根治，是防治本病的关键。

1. 一般治疗　寻找病因，予以根治。停用可疑药物，避免穿有刺激性的衣服（如羊毛织物）。洗澡简单化或减少洗澡次数，避免烫洗。

2. 病因治疗

（1）肛周瘙痒：恶性肿瘤切除，驱虫治疗或痔疮切除。

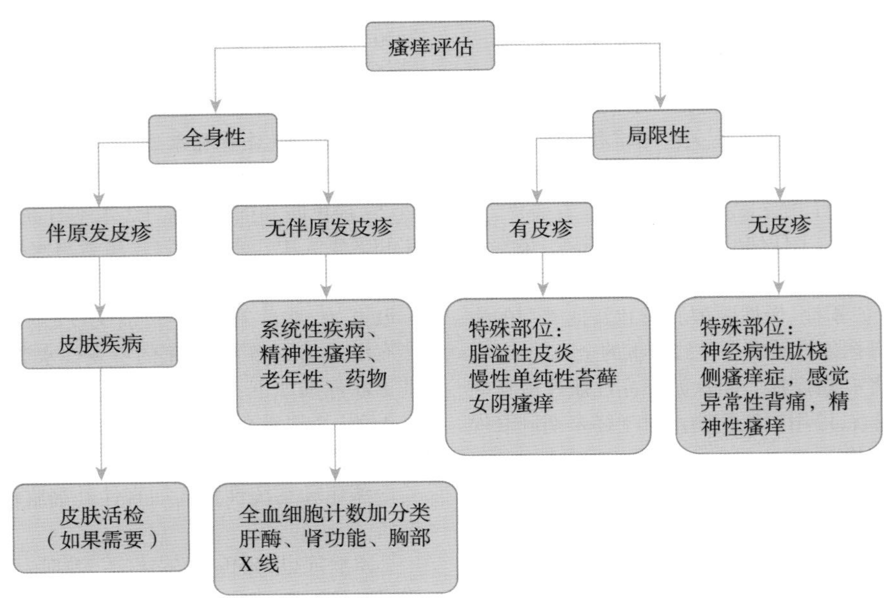

图 28-3　瘙痒症的评估

(2) 真性红细胞增多症：口服阿司匹林，UVB 和 PUVA 光疗及肌注 α- 干扰素。

(3) HIV 感染瘙痒：高效抗逆转录病毒治疗可使缓解，其瘙痒和结节性痒疹可选用沙利度胺治疗。

(4) 霍奇金病：针对淋巴瘤的特异治疗，亦可外用糖皮质激素和口服去甲肾上腺素能和特异性 5- 羟色胺能抗抑郁药(NaSSA)米氮平。

(5) 恶性肿瘤瘙痒：对症治疗药物，帕罗西汀、米塔扎平、布托啡诺、米氮平和沙利度胺。

(6) 肾性瘙痒：肾移植后尿毒症瘙痒很快消失。一线治疗有含水量高的保湿剂、外用辣椒碱、外用 γ- 亚麻酸、窄谱 UVB、广谱 UVB、酮替芬、加巴喷丁、纳洛酮(阿片受体拮抗剂)；二线治疗有利多卡因(200mg/d IV 给药)、沙利度胺；三线治疗有活性炭、促红细胞生成素、甲状旁腺切除术、肾移植，但不推荐作为瘙痒的治疗手段。

(7) 胆汁淤积性瘙痒：一线治疗有利福平(依血清胆红素水平)、纳曲酮、纳美芬、纳洛酮；二线治疗有考来烯胺(降低血清胆汁酸)、熊去氧胆酸、舍曲林(5- 羟色胺神经传递调节剂)；三线治疗有白蛋白透析、UVA、UVB 光疗、利多卡因注射、屈大麻酚。

3. 系统治疗　大多数具有止痒作用的药物通过镇静相关性机制在中枢神经系统水平发挥作用，有些药物通过抗炎而间接地发挥止痒作用。抗瘙痒系统治疗药物种类繁多，许多为超说明书用药，因此并无特定的首选药物，在选用药物治疗方案时应综合考虑患者的年龄、原发疾病、基础疾病、药物副作用以及药物 - 疾病或药物 - 药物相互作用，权衡利弊(见表 28-10)。

(1) 抗组胺药：尽管除了荨麻疹和肥大细胞增生症以外，组胺并非瘙痒的主要因素，口服抗组胺药仍是临床上最常用的止痒药，第一代抗组胺药如氯苯那敏、苯海拉明、异丙嗪、羟嗪除了与 H1 受体结合以外，还能与毒蕈碱受体、α 肾上腺素能受体、多巴胺受体和 5- 羟色胺受体结合，产生中枢镇静作用，常在夜间服用，减轻瘙痒，打破瘙痒 - 搔抓循环；第二代抗组胺药如西替利嗪、左西替利嗪、氯雷他定、地氯雷他定、非索非那定和依巴斯汀作用时间更长，但对非组胺受体的活性很低，故镇静作用小。咪唑斯汀(10mg/d)抑制皮肤瘙痒的重要内源介质白三烯 B4 的合成，明显减轻皮肤瘙痒。

(2) 5- 羟色胺受体拮抗剂：昂丹司琼(8~24mg/d)、托烷司琼(5mg/d)和格雷司琼(1mg/d)可有效治疗多种瘙痒。对于顽固性瘙痒患者，可以试用，使用 2 周后若无效则应放弃。

(3) 抗抑郁药：三环类抗抑郁药多塞平(25~50mg/d)可用于治疗精神性瘙痒症，选择性去甲肾上腺素再摄取抑制剂米

表 28-10　系统抗瘙痒治疗药物

类别	药物及剂量	适应证	不良反应
抗组胺药	苯海拉明 25mg，2~3 次 /d 氯苯那敏 4mg，3 次 /d	夜间瘙痒	镇静
	氯雷他定 10mg/d 西替利嗪 10mg，1 次 /d 或 5mg，2 次 /d	荨麻疹 肥大细胞增生症 昆虫叮咬反应	嗜睡、口腔干燥
SSRI 类抗抑郁药	帕罗西汀 10~40mg/d	伴抑郁 / 焦虑的瘙痒 恶性肿瘤相关的瘙痒	嗜睡、失眠、性功能障碍
	舍曲林 75~100mg/d	胆汁淤积性瘙痒	
三环类抗抑郁药	多塞平 25~100mg/d	特发性慢性荨麻疹	嗜睡、口腔干燥、视力模糊、尿潴留、心血管反应、体位性低血压
	阿米替林 25~75mg/d	神经病性瘙痒	
NaSSA 类抗抑郁药	米氮平 7.5~30mg qn	肿瘤相关性瘙痒 特应性皮炎夜间瘙痒	嗜睡、体重增加
μ 阿片受体拮抗剂	纳曲酮 25~50mg/d 纳洛酮从 0.002μg/(kg.min) 逐步增加到 0.2μg/(kg.min)大于 24h	胆汁淤积性瘙痒 特应性皮炎瘙痒 胆碱能性瘙痒	肝毒性、恶心呕吐、入睡困难、逆转阿片类的镇痛作用
κ 阿片受体激动剂	布托啡诺 1~4mg，每晚 1 次，鼻内给药	系统性疾病瘙痒 炎症性皮肤病的顽固性瘙痒	嗜睡、恶心、呕吐
	纳呋拉啡 2.5~5μg/d	尿毒症性瘙痒	失眠
抗惊厥药	加巴喷丁 300~2 400mg/d	神经病性瘙痒	嗜睡、便秘、头晕
镇静药	沙利度胺 100mg/d	结节性痒疹 尿毒症性瘙痒 特应性皮炎 老年性瘙痒	致畸、周围神经病、嗜睡

氮平（7.5~30mg/d）可减轻晚期癌症、白血病、淋巴瘤、胆汁淤积症和慢性肾病所致的瘙痒；选择性5-羟色胺再摄取抑制剂（SSRI）帕罗西汀（20mg/d）和氟伏沙明对精神性瘙痒或其他泛发性瘙痒有效，舍曲林（开始每日50mg，数周后增加50mg，常用量50~100mg/d）对胆汁淤积性瘙痒有效。

（4）考来烯胺和利福平：考来烯胺4~6g/d，可降低胆汁淤积症患者的总血清胆汁酸浓度和缓解其顽固性瘙痒症状，对尿毒症患者瘙痒亦有效；利福平0.6g，3次/d，可用于治疗原发性胆汁性肝硬化所致的瘙痒，机制可能是影响胆酸代谢。

（5）沙利度胺：剂量为25mg，3次/d或100mg，4次/d，作用机制可能是通过抑制中枢神经产生镇静作用以及通过抑制TNFα合成产生的抗炎作用。主要用于结节性痒疹及常规治疗无效的顽固性瘙痒。重要不良反应有显著的致畸作用和剂量依赖性神经病变。一项大样本对照研究显示可有效缓解肾性瘙痒。

（6）阿片类受体激动剂和拮抗剂：研究证实内源性或外源性内啡肽参与瘙痒的发生，应用阿片μ受体拮抗剂或κ受体激动剂可有效抑制瘙痒。

μ阿片受体拮抗剂　已报道了纳洛酮（400~800μg/d）、纳美芬（10mg，2次/d）和纳曲酮（50~100mg/d）在胆汁淤积性瘙痒、慢性荨麻疹、特应性皮炎、终末期肾病以及其他顽固性瘙痒中的止痒作用，但有潜在的成瘾性。

（7）κ阿片受体激动剂：纳呋拉啡（2.5~5.0μg/d）已在国外上市，用于控制接受血液透析的终末期肾病患者的瘙痒症状。治疗慢性荨麻疹、特异性皮炎、胆汁淤积性瘙痒和慢性肾病相关的顽固性瘙痒有肯定效果。此类药物不良反应较为常见，包括血压升高或降低、心动过速、肝损害及皮疹等，使用时需慎重，应从小剂量开始。布托啡诺鼻内给药治疗各种顽固性夜间瘙痒也有效。

（8）神经激肽-1抑制剂：阿瑞匹坦是一种口服止吐药，可拮抗P物质对1型神经激肽受体的作用，治疗结节性痒疹和淋巴增殖性疾病如Sézary综合征的顽固性瘙痒有效。

（9）抗癫痫类药物：此类药物主要包括加巴喷丁和普瑞巴林。加巴喷丁应从小剂量开始使用，可根据瘙痒程度酌情加量，最大剂量不超过1 800mg/d，普瑞巴林剂量为75~300mg/d，疗程2~4周或根据病情适当延长。对慢性肾病相关瘙痒、胆汁淤积性瘙痒和瘢痕相关的瘙痒以及神经病理性瘙痒如带状疱疹后瘙痒等疗效肯定，药物安全性较好。

（10）类胰蛋白酶抑制剂：已用于某些类型慢性荨麻疹瘙痒的治疗。

（11）性激素：老年性瘙痒症，男性用丙酸睾酮（25mg，肌内注射，每周2次）或甲基睾酮（5mg，2次/d），女性则用己烯雌酚（0.5mg，2次/d）。

（12）免疫抑制剂：有环孢素、硫唑嘌呤治疗特应性皮炎，环孢素治疗扁平苔藓和荨麻疹，吗替麦考酚酯治疗慢性荨麻疹、氨甲蝶呤治疗重度银屑病、特应性皮炎，氨苯砜治疗慢性荨麻疹和血管性水肿有效的文献报道，其中环孢素可能有降低外周神经末梢兴奋性的作用而被用于非炎症性瘙痒包括，慢性肾病相关的瘙痒等。但这些药物的不良反应特征限制了其广泛应用。抗白介素31（IL-31）单抗、肿瘤坏死因子α拮抗剂等在控制原发病的基础上可有效缓解瘙痒。新型生物制剂奥马珠单抗已获批用于治疗慢性荨麻疹，可用于抗组胺药治疗无效的病例。

（13）糖皮质激素：糖皮质激素本身并非直接的止痒作用，但对多种炎症性皮肤病如荨麻疹、皮炎湿疹、大疱性类天疱疮的瘙痒症状有效，与其抗炎作用有关。泼尼松龙是最常用的选择性系统性糖皮质激素，应短期使用（≤2周），在长期使用治疗炎症性皮肤病时通常逐渐减量以减轻副作用。

4. 局部治疗　瘙痒的局部治疗药物见表28-11。

（1）外用抗组胺药：外用第一代抗组胺药治疗特应性皮炎、钱币状湿疹、硬化性苔藓、慢性单纯性苔藓及其他局部或泛发型瘙痒有肯定的疗效。该类药物包括多塞平乳膏、苯海拉明乳膏等。

（2）润肤剂：在许多皮肤病如特应性皮炎中，炎症或搔抓导致皮肤屏障受损，有利于刺激物、变应原和病原体侵入，从而进一步加重瘙痒。润肤剂、保湿剂和屏障修复剂通过软化

表28-11　外用止痒药物

药物	剂量	适应证	说明
皮肤屏障修复霜	N/A	特应性皮炎，干性皮肤	—
水杨酸	2%~6%	慢性单纯性苔藓	皮肤刺激
他克莫司	0.03%或0.1%软膏	特应性皮炎，接触性皮炎	皮肤刺激，烧灼感
吡美莫司	1%霜	特应性皮炎，接触性皮炎	皮肤刺激，烧灼感
薄荷	1%霜	对冷水浴疗效较好的瘙痒患者	皮肤刺激
辣椒碱	0.75%~1.0%霜	神经病性瘙痒（感觉异常性背痛，疱疹后瘙痒），尿毒症瘙痒，银屑病，特应性皮炎	依从性差，因有一过性烧灼感
普莫卡因	1.0%~2.5%	面部湿疹，特应性皮炎	尤其对脸部瘙痒有效
聚多卡醇	5%尿素+3%聚多卡醇（月桂酰聚乙二醇）	特应性皮炎，接触性皮炎，银屑病，尿毒症瘙痒	—
多塞平	5%霜	特应性皮炎	25%的患者有嗜睡现象；变应性接触性皮炎
屈大麻酚		特应性皮炎，尿毒症性瘙痒	与皮肤屏障霜合用

角质层，保护皮肤屏障功能而发挥止痒作用。此类药物包括白凡士林或其他油类，应在洗澡后皮肤仍湿润时涂用。

（3）清凉剂：外用清凉剂如薄荷脑、樟脑和苯酚对多数瘙痒性疾病有缓解作用，它们可产生清凉的主观感觉，从而减轻痒感，可持续数十分钟。薄荷脑通过瞬时受体电位通道（TRP），樟脑通过瞬时受体电位香草酸受体3（TRPV3）起作用。但清凉剂在少数患者中可产生刺激，甚至加重瘙痒。

（4）多塞平：它是一种三环类抗抑郁药，具有抗H1/H2受体作用，5%多塞平乳膏可短期用于治疗特应性皮炎、神经性皮炎、钱币状湿疹和接触性皮炎。由于存在系统吸收引起嗜睡的风险，应避免大面积和长期使用，儿童、孕妇和哺乳期妇女禁用，老年人慎用。

（5）抗P物质类/辣椒素：0.025%辣椒碱作用于TRPV1受体而消耗P物质，辣椒素通过诱导C神经纤维释放神经递质进而出现红斑和灼热而止痒，可用于治疗局限性瘙痒如感觉异常性背痛、疱疹后神经痛和肱桡侧瘙痒症、结节性痒疹、尿毒症瘙痒，但对特应性皮炎无效。本品需每天使用3~5次以达到最大疗效，即使大面积使用也是安全的，副作用包括刺痛、烧灼感、疼痛、红斑和刺激，所有的这些症状会随着继续使用而缓解。

（6）糖皮质激素：在临床上应用广泛，事实上糖皮质激素本身并无直接止痒作用，它通过抑制局部炎症而发挥间接的止痒作用，对慢性瘙痒的继发性表现如特应性皮炎、银屑病、结节性痒疹、神经性皮炎也有效。外用糖皮质激素的副作用包括皮肤萎缩、色素异常、毛细血管扩张、系统吸收风险、引起瘙痒等，应避免大面积长期使用。另外，还可出现快速耐受现象，在多次外用后疗效下降。建议疗程2~4周内。

（7）钙调磷酸酶抑制剂：外用钙调磷酸酶抑制剂他克莫司和吡美莫司通过抗炎发挥间接止痒作用，还通过TRPV1受体发挥直接止痒作用，有肯定的疗效，可用于减轻湿疹、肛门生殖器瘙痒、硬化萎缩性苔藓、扁平苔藓和结节性痒疹的瘙痒症状。此类药物不引起皮肤萎缩，可用于面部、生殖器和间擦部位，常见不良反应为暂时性灼热，发生于开始用药后数天，可能系TRPV1活化所致，通常在反复用药数天后减轻，有人认为灼热感标志着止痒作用起效。

（8）局麻药：局部麻醉剂5%利多卡因软膏、1%普莫卡因乳膏可减轻疼痛和瘙痒，去除麻刺感和感觉迟钝，可用于治疗神经性瘙痒、面部或肛门生殖器瘙痒，主要副作用为局部麻木、过敏反应。建议使用1~2周。

（9）前列腺素抑制剂：阿司匹林和水杨酸盐通过抑制瘙痒增强因子前列腺素E2而发挥止痒作用，可用于神经性皮炎，常见副作用为暂时性烧灼感。

（10）大麻素类：大麻素类可减轻瘙痒，在一项大型临床试验中N-棕榈酰乙醇胺乳膏显著减轻了瘙痒和疾病严重度。另外，大麻素类对神经性皮炎、结节性痒疹和尿毒症性瘙痒有效，副作用很小。

（11）其他：糠浴、硫黄浴或淀粉浴可减轻瘙痒；锶凝胶是一种拟钙剂，可阻滞神经中的离子通道而抑制组胺诱发的瘙痒，可用于不同类型的慢性瘙痒；外用氯胺酮联合阿米替林或利多卡因对顽固性慢性瘙痒和神经源性瘙痒有效。

5. 紫外线光疗　光疗可抑制炎细胞功能，减少皮肤中降钙素原基因相关肽免疫反应相关的神经末梢数量。紫外线光源包括宽谱中波紫外线（UVB，290~320nm）、窄谱UVB（311nm）、长波紫外线（UVA，320~400nm）和UVA1（340~400nm）。光疗通常结合局部或全身药物治疗，但不宜与外用钙调磷酸酶抑制剂或系统免疫抑制剂联合，以免加重免疫抑制和发生肿瘤的风险。12岁以下儿童慎用UVB，18岁以下儿童需慎用UVA1。

6. 心理疗法　心理治疗应从以下几方面进行：①一般心理治疗：解释症状发生的原因，给患者以理解、支持和同情，充分与患者进行沟通，增强其战胜疾病的信心；②心理疏导疗法；③精神分析疗法；④松弛疗法；⑤认知疗法；⑥家庭心理治疗等。以解除患者的心理负担，缓解其不良情绪，逐渐减轻皮肤瘙痒症状，最终痊愈。完全靠医师使用药物，往往不能达到预期目的，但人们越来越清楚地认识到心理因素可以对任何躯体性疾病的病程产生影响。

（十）病程与预后

部分患者的瘙痒难以被常规治疗所缓解。预后决定于原发疾病和基础疾病的治疗，特发性瘙痒并不直接影响寿命。

二、老年皮肤瘙痒症

老年皮肤瘙痒症是年龄大于60岁、仅有皮肤瘙痒而无明显原发疹、每日或几乎每日瘙痒持续6周以上。老年皮肤瘙痒症可累及全身或局部皮肤。

本病发病率随年龄增长而逐渐升高，国外流行病学研究显示，65岁门诊患者发病率为12%，85岁以上发病率为20%。女性多于男性，亚洲人多于白种人，秋冬季节发病更为常见，我国尚无相关流行病学资料。

（一）病因

引发老年皮肤瘙痒的原因通常为皮肤源性、慢性病如肝肾功能不全、肾衰竭、糖尿病、甲状腺疾病、神经源性及精神源性等，还与老年患者年龄、生理及代谢特点有关。

1. 免疫衰老　老年人由于幼稚T细胞逐渐缺失，免疫系统普遍具有促炎症反应以及T、B细胞功能异常。一些病人出现明显的辅助性T细胞2（Th2）优势。相关的细胞因子主要包括白介素IL-2、IL-6以及IL-31。

2. 老年皮肤屏障功能受损　皮肤不能阻止潜在的抗原，使细胞因子释放，启动皮肤屏障修复过程中促炎过程，导致瘙痒发生。

（二）发病机制

组胺依赖的瘙痒机制是免疫细胞激活两个主要的组胺受体亚型HIR和H4R而释放组胺。非组胺依赖的瘙痒机制是背根神经节神经细胞中的Mas相关G蛋白偶联受体A3被氯喹激活后，豆毛蛋白酶中mucon-ain的半胱氨酸蛋白酶以及类胰蛋白酶、胰蛋白酶-4、组织蛋白酶S、前列腺蛋白以及合成蛋白酶激活受体2（PAR-2）激动剂或牛肾上腺髓质（BAM）激活PAR-2。这些介质在局部皮肤增多时激活位于真表皮交界处的神经末梢，传递至大脑皮质层若干区域而导致瘙痒（图28-4）。

（三）实验室检查

血常规、C反应蛋白、血沉、肝功能、肾功能、乳酸脱氢酶（LDH）、促甲状腺激素（TSH）、空腹血糖。

实验室和影像学检查，如肿瘤标记物等；对肛门皮肤瘙痒患者需要检查寄生虫、虫卵、直肠指检、前列腺特异抗原；对生

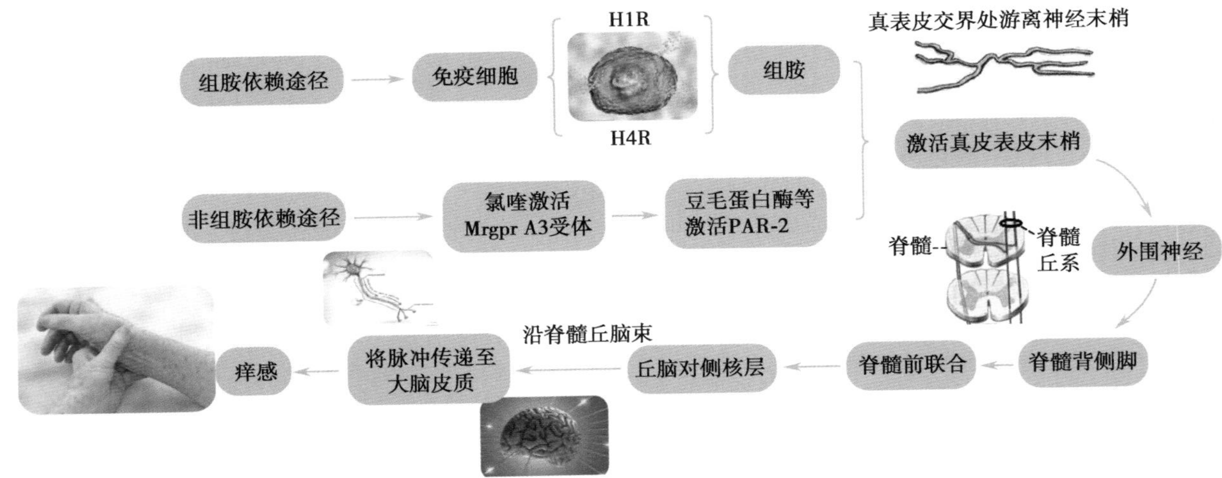

注：H1R= 组胺依赖　H4R= 非组胺依赖　MrgprA3=G 蛋白偶联受体　PAR-α= 合成酶激活受体 2。

图 28-4　老年瘙痒发病机制

殖器部位皮肤瘙痒或不明显原因的皮肤瘙痒患者需要检查葡萄糖和糖耐量试验。

（四）治疗

1. 治疗相关潜在疾病　去除诱因；避免搔抓；阻断瘙痒 - 搔抓 - 循环。

2. 局部治疗（表 28-12）

表 28-12　老年皮肤瘙痒症的局部治疗

一线治疗	屏障保湿剂；尿素、维生素 E、硅油等软膏 含尿素、聚桂醇和薄荷醇的止痒剂 辣椒素制剂，多塞平软膏 氯环利嗪软膏、利多卡因制剂
二线治疗	钙调磷酸酶抑制剂：他克莫司软膏
三线治疗	类肝素制剂，多磺酸黏多糖
四线治疗	外用糖皮质激素

3. 系统治疗　①推荐使用第二代抗组胺药，肝功能受损应减低剂量；②阿片受体拮抗剂：纳洛酮、纳曲酮，或阿片样受体激动剂：纳呋拉啡；③抗惊厥药，加巴喷丁和普瑞巴林；④三环类抗抑郁药：多塞平，和四环类抗抑郁药：米氮平；⑤沙利度胺；⑥选择性 5- 羟色胺再摄取抑制剂：舍曲林。

4. 物理治疗　UVB。

三、神经性皮炎

神经性皮炎（neurodermatitis）又称慢性单纯性苔藓（lichen simplex chronicus），是一种以阵发性剧烈瘙痒和皮肤苔藓样变为特征的常见皮肤病，是苔癣样变的一种特殊局限形式，由反复摩擦和搔抓所致，可持续数十年。本病好发于 >20 岁者，妇女多见，而且可能多见于亚洲。

（一）病因与发病机制

本病与大脑皮质兴奋 - 抑制平衡失调有关，易患因素包括皮肤干燥症和遗传性过敏症。搔抓有欣快感，不可克制，有人认为潜在性瘙痒是器质性感觉神经病的表现，这种搔抓成为自发性反射和下意识习惯。

（二）临床表现

1. 皮肤瘙痒　初期为局部皮肤瘙痒，反复搔抓后出现皮损，皮损好发于项部、颈侧、小腿、腕、踝、前臂伸侧、上睑、耳后、外耳孔、阴囊、腹股沟和肛门。原发性神经性皮炎发生于正常皮肤，继发性神经性皮炎发生在原有皮肤病的基础上，尤其是特应性皮炎、银屑病和皮肤癣菌病。

2. 苔藓样变　皮损为密集的粟粒至米粒大小的扁平丘疹，圆形或多角形，逐渐形成边界清楚、皮纹加深和皮嵴隆起的苔藓样变斑块（图 28-5），一块或数块，大小不等，直径可达 2~6cm 以上。坚硬的苔藓化斑块源自于小丘疹的融合。

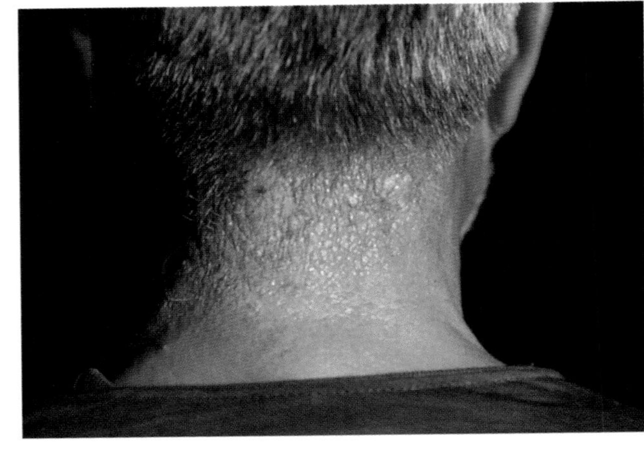

图 28-5　神经性皮炎

颈部多数细小扁平光亮丘疹，密集分布。

3. 临床分型　神经性皮炎的临床分型（表 28-13）。

（三）组织病理

表皮各层增生、角化过度、棘层肥厚、表皮突增宽延长，偶见海绵形成、真皮慢性炎细胞浸润。

（四）鉴别诊断

1. 慢性湿疹　与神经性皮炎的皮损很相似，但慢性湿疹

表 28-13 神经性皮炎的临床分型

局限性神经性皮炎	局限于某一部位
泛发性神经性皮炎	广泛分布于全身
特殊类型	
项部单纯苔藓	常见于妇女，项部斑块上鳞屑明显，易与银屑病混淆
Pautrier 巨大苔藓样变	发生于老年人，疣状、筛状斑块主要位于腹股沟及臀沟部
卵石样苔藓样变	常见于特应性皮炎、脂溢性皮炎和光敏性皮炎患者，表现为平滑丘疹融合成斑块或小结节
渗出性盘状苔藓样皮炎	卵圆形渗出性盘状损害和苔藓样变见于阴茎、阴囊、躯干部酷似钱币状湿疹的渗出型

多由急性湿疹长期反复发作演变而来，常有渗出倾向，皮疹常呈对称性。

2. 苔藓样皮肤淀粉样变　可与神经性皮炎混淆。但皮肤淀粉样变多发生于小腿伸侧（也可累及上臂外侧、股部、上背部），以密集的半球形丘疹为特征，常呈串珠状。病理学显示有特征性。

3. 其他　应与扁平苔藓、皮肤癣菌病、银屑病、副银屑病、早期蕈样肉芽肿相鉴别。

（五）治疗

治疗潜在疾病，避免衣着刺激，避免饮用咖啡、酒类，并禁止搔抓、烫洗患处。治疗神经性皮炎通常需采取多种治疗方案达到有效的治疗。一线治疗有心理治疗、治疗潜在疾病、糖皮质激素外涂、封包或皮损内注射；二线治疗有多塞平霜、辣椒碱霜、冷冻治疗、他克莫司 / 吡美莫司乳膏；三线治疗有酮替芬、针灸、电针灸、肉毒毒素、精神药物治疗。

1. 心因治疗　力戒搔抓，打破“瘙痒 - 搔抓”恶性循环，可酌情选用三环类抗抑郁药。

2. 与强迫症有关者　使用选择性 5- 羟色胺再摄取抑制剂如氟西汀有效。

3. 泛发性神经性皮炎　普鲁卡因（100~300mg/d，加入至 5% 葡萄糖液 500ml）静脉封闭疗法，可减轻瘙痒，10 天为一疗程。

4. 局限性神经性皮炎　可外用糖皮质激素、辣椒碱霜、多塞平霜、止痒剂或焦油类制剂。皮损内注射糖皮质激素如曲安奈德混悬液或局部液氮冷冻。

四、痒疹

痒疹（prurigo）是以风团样丘疹、苔藓样结节和瘙痒为特征的一组皮肤病。常见的有单纯性痒疹、结节性痒疹、色素性痒疹、妊娠痒疹和光化性痒疹。

（一）病因与发病机制

急性痒疹发生于各年龄组，常为昆虫或节肢动物咬伤后的一种过敏反应；亚急性者主要与应激和精神疾病有关，可能系习惯性搔抓或摩擦所致，好发于中老年妇女，常为神经官能性表皮剥脱；慢性者如结节性痒疹可能主要为特发性或与许多潜在疾病有关。

（二）临床表现

痒疹的基本损害有丘疹、风团样丘疹、丘疱疹、坚硬丘疹或痒疹小结节（图 28-6），伴剧烈瘙痒。

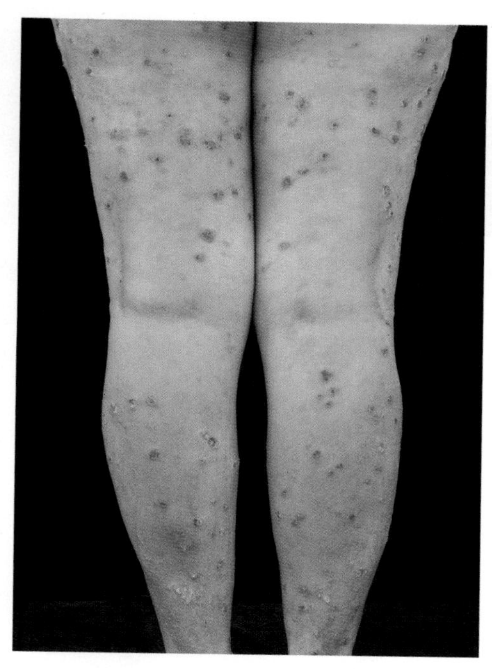

图 28-6　痒疹
孤立性坚实性丘疹，伴有表皮抓破。

1. 急性单纯性痒疹　又称荨麻疹性苔藓、丘疹性荨麻疹。

2. 亚急性痒疹　包括 Kogoj 亚急性痒疹、Darier 寻常性痒疹、Lutz 多形性痒疹、Hutchinson 痒疹、光化性痒疹、冬令痒疹、神经官能性表皮剥脱、亚急性单纯痒疹。

3. 慢性痒疹　包括色素性痒疹、Besnier 痒疹（特应性痒疹）、头皮结节性神经性皮炎、疣状角化病、疣状胼胝样湿疹、结节性痒疹。

4. 单纯性痒疹（prurigo simplex）　又名成人痒疹。主要发生在青壮年，以女性为多。初起为小米至绿豆大小、淡红色或皮色、坚实的丘疹，剧痒，可伴有风团，因搔抓有表皮剥脱、出血、结痂，临床发病与急性单纯性痒疹相似，但丘疹较小且数目较多。经 1 周左右消退，遗留色素沉着斑。损害分布主要在四肢近端。

5. Hebra 痒疹　或称痒疹，多在 1~5 岁儿童期发病，患儿有遗传过敏素质。常为风团样丘疹，随着风团样皮疹消退，留下坚实的丘疹（图 28-7，图 28-8），称为痒疹小结节，亦可发生丘疱疹。自觉剧痒。皮疹对称发生于四肢伸侧，慢性病程，反复发作，常有淋巴结肿大。分为轻型（损害数目较少，瘙痒较轻）、重型（损害数目多且广泛，症状较重）。

（三）诊断

依据皮疹特点、好发部位及剧烈瘙痒可作出诊断。

（四）鉴别诊断

应与结节性痒疹相鉴别。后者为 0.5~1cm 或 3cm 大小的坚实结节，呈半球形，表面角化呈疣状。其次需鉴别的有疥疮、

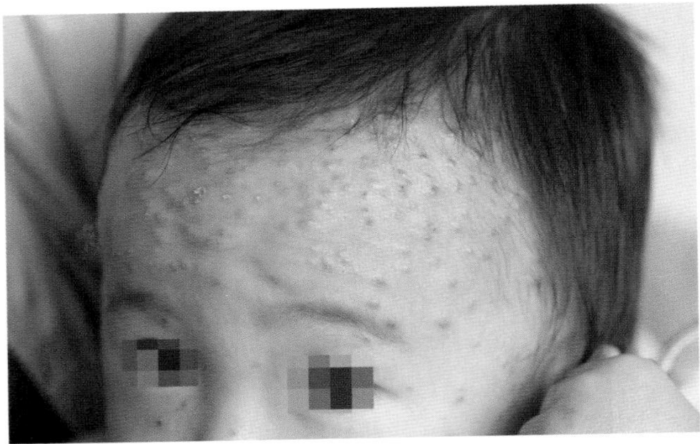

图 28-7　小儿痒疹(中山大学附属第一医院　罗迪青惠赠)(1)

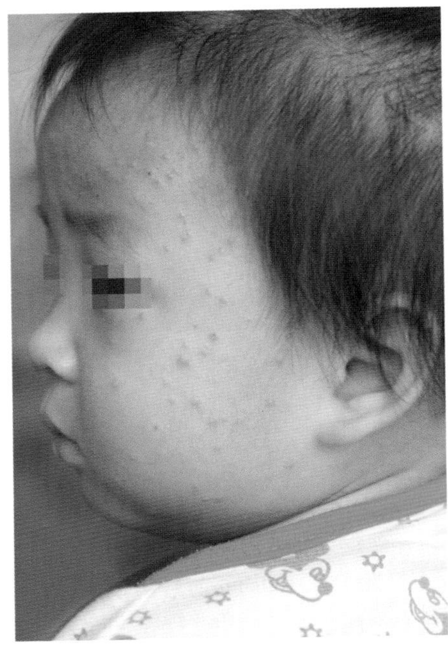

图 28-8　小儿痒疹(中山大学附属第一医院　罗迪青惠赠)(2)

丘疹性荨麻疹、疱疹样皮炎。

(五)治疗

去除各种病因和诱因,防止虫咬、避免局部刺激,止痒药物使用。

1. 系统治疗　抗组胺药、维生素 C、钙剂、10% 硫代硫酸钠(10ml,静脉注射,隔日 1 次)和自血疗法均可应用;糖皮质激素如泼尼松(20~30mg/d)适用于症状严重者;沙利度胺 25mg,3 次 /d;氨苯砜 50mg,2 次 /d,适用于泛发性病变者;地西泮、多塞平适用于有神经因素者。

2. 局部治疗　各种止痒剂,包括糖皮质激素制剂均可选用。

五、色素性痒疹

色素性痒疹(prurigo pigmentosum)是一种少见的瘙痒性炎性皮肤病,由 Nagashima 等在 1971 年首次报道,病因未明。可能与糖尿病、酮病、神经性厌食症、对铋和铬的变应性接触性皮炎有关。

(一)临床表现

亚洲人群多见,好发于青年女性,有复发倾向,常于春、夏季发病。临床特征为突发性红斑丘疹,表现为背部、颈部和胸部的瘙痒性荨麻疹样丘疹、丘疱疹和水疱,呈网状分布(图 28-9,图 28-10)。皮损持续数天后消退,留有网状色素沉着,黏膜不受累。病程 6 个月 ~8 年不等,瘙痒剧烈。

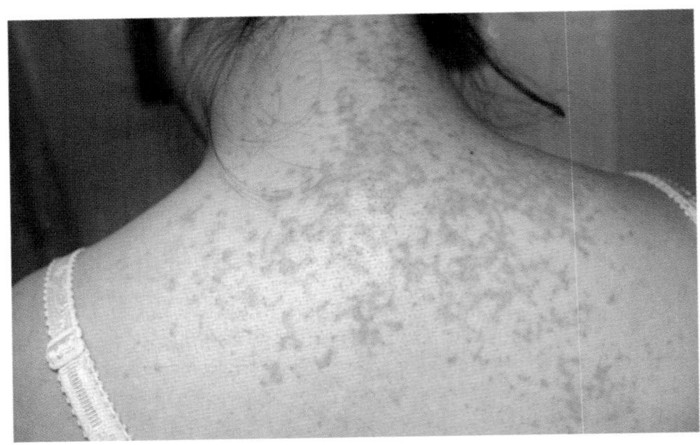

图 28-9　色素性痒疹

颈背部网状色素沉着,伴剧烈瘙痒(广东医科大学附属医院　吴玮惠赠)。

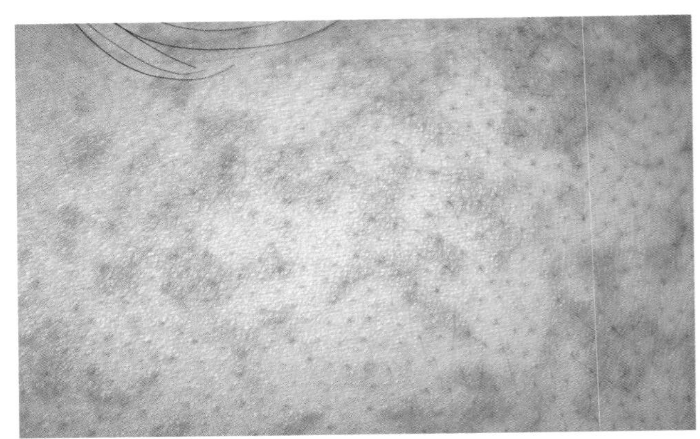

图 28-10　色素性痒疹(广东医科大学附属医院　吴玮惠赠)

有人将损害演变大致分为 3 个阶段,早期为红斑、荨麻疹样丘疹或斑块伴剧烈瘙痒;充分发展的损害为红斑、丘疹伴结痂,可出现丘疱疹或水疱;晚期损害为色素沉着斑点,损害呈网状模式分布。

(二)实验室检查

实验室检查一般无异常,部分病例外周血可有嗜酸性粒细胞轻度增加。早期皮损可见真皮浅层血管周围炎细胞(中性粒细胞)浸润,随着病情的进展,中性粒细胞可出现在真皮乳头层和表皮,还可见海绵水肿、气球样变和散在的角质形成细胞坏死,并可出现表皮中性粒细胞性微脓疡、真皮嗜酸性粒细胞和淋巴细胞浸润。晚期特征性改变有棘层肥厚和角化过度,可见色素失禁和嗜黑素细胞。

(三)鉴别诊断

本病需与融合性网状乳头瘤病、血管萎缩性皮肤异色症等相鉴别。融合性网状乳头瘤病好发于胸部,为色素性疣状或乳头瘤状丘疹，融合成网状，组织病理学改变为真皮水肿，呈乳头瘤样增生，但无炎症反应过程，可资鉴别；血管萎缩性皮肤异色症除网状色素沉着外，还应具有皮肤萎缩、血管扩张。此外，还需与色素性扁平苔藓、色素性接触性皮炎、黑变病性痒疹、持久性色素异常性红斑相鉴别。

（四）治疗

米诺环素 100~200mg/d，可治本病并防复发，也可使用多西环素。氨苯砜 25~100mg/d，口服一周内瘙痒消失，第二周末皮疹基本消退，仅遗留色素沉着。予 1% 他克莫司乳膏外用 2 周后瘙痒减轻、皮疹部分消退。糖皮质激素及抗组胺药治疗通常无效。

六、痒点（点状瘙痒症）

痒点（itchy point）又称为点状瘙痒症（puncta pruritica），是指一个或两个剧烈瘙痒点，而该处皮肤外观正常。病因未明，可能是神经官能症的一种皮肤表现。

仅见于成年人，儿童亦可发生。可于身体一处正常皮肤上出现针头大的微小瘙痒点，瘙痒为阵发性，每日发作次数不等，每次可持续数分钟至一小时以上。瘙痒程度也有差异，夜间入睡时加重。好发于骨隆突处，耳、前额、头部、肩胛、耳后、关节伸侧、臀部和腹股沟，可呈游走性，多为对称，偶为单侧。

治疗可用抗组胺药、镇静剂和复合维生素 B。可试用针刺阿是穴、耳针和穴位注射或痒点封闭有效。

七、结节性痒疹

结节性痒疹（prurigo nodularis）又称疣状固定性荨麻疹或结节性苔藓，是一种以结节性损害伴有剧烈瘙痒为特征的皮肤病。常发生在有特应性体质或干燥症的个体。可能与虫咬、胃肠紊乱、内分泌有关，亦有认为系结节性局限性神经性皮炎。

（一）病因与发病机制

1. 诱发因素　包括局部创伤、虫咬反应、血液病、谷胶性肠病、慢性肾功能衰竭、淋巴细胞增殖性疾病、α_1 抗胰蛋白酶缺乏、神经精神病、皮肤病（遗传过敏性皮炎、毛囊炎、接触性皮炎），反复摩擦、搔抓和挖掘最终引起局限性表皮真皮结节。

2. 特有因素　皮损内广泛散在沉积的嗜酸性大碱性阳离子神经毒性蛋白可能是瘙痒的原因。这些改变与神经性皮炎相似。P 物质等增加，P 物质 / 降钙素基因相关肽免疫活性增加，肥大细胞、降钙素基因相关肽、P 物质、NGFγ、嗜酸性粒细胞分泌多种碱性蛋白、IL-31 可能在发病机制中起作用。

（二）临床表现

平均发病年龄 40 岁，儿童少见。常见于四肢伸侧、上背部、臀部，尤以小腿伸侧为甚。偶有播散型报道，掌跖不受累。伴有间歇性发作的剧烈瘙痒，可被热和情绪紧张诱发。病程为慢性，长期不愈，病程从 6 个月至 33 年不等，平均 6 年。

皮损初期为淡红色角化过度性丘疹，迅速变为半球形结节，数毫米至 1~2cm 或更大，顶部明显角化，表面粗糙，可成疣状或有裂纹，红褐色或灰褐色，质较坚实（图 28-11，图 28-12）；数目不等，常成线状排列，成群或散在分布。结节间皮肤一般正常，但可出现湿疹样皮炎、苔藓样变、表皮剥脱、色素沉着。

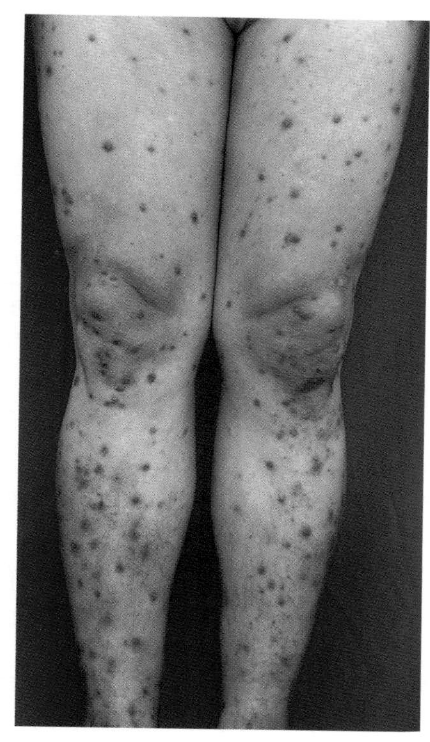

图 28-11　结节性痒疹（广州鸿业皮肤病专科医院　陈忠业惠赠）(1)

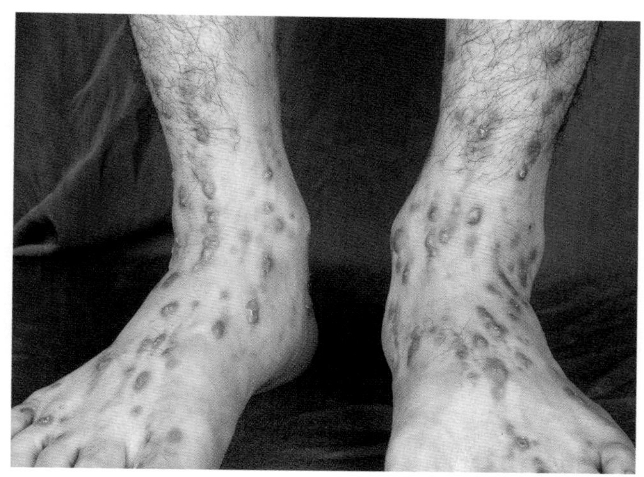

图 28-12　结节性痒疹 (2)

与结节性痒疹相关的疾病包括甲状腺功能亢进、缺铁性贫血、淋巴瘤、胃肠功能紊乱、HIV、乙型肝炎或丙型肝炎病毒感染和成人 T 细胞白血病。

（三）实验室检查

可有贫血、嗜酸性粒细胞增多和血清 IgE 升高。组织学表现为肥大细胞数量增多，嗜酸性粒细胞脱颗粒，真皮乳头层神经纤维增生，P 物质和降钙素基因相关肽免疫活性增加。

（四）鉴别诊断

本病应与寻常疣、丘疹性荨麻疹、疣状扁平苔藓、疥疮结节、神经官能性表皮剥脱、持久性虫咬皮炎、多发性角化棘皮瘤、痒疹性大疱性表皮松解、结节性类天疱疮、疱疹样皮炎、胃腺癌伴发痒疹相鉴别。

（五）治疗

消除诱发因素，排除可引起瘙痒的系统性疾病，行肝肾功能和甲状腺功能检查，疑有淋巴瘤者尚需进一步检查找病因。治疗难度大，病程长且治疗抵抗，一旦瘙痒 - 搔抓恶性循环启动，使其停止较难（见表 28-14）。

表 28-14 结节性痒疹的循证治疗

局部治疗	局部疗法包括止痒洗剂和润肤剂，皮损内注射或外搽糖皮质激素，冷冻、UVB 光疗
系统治疗	病因治疗及心理治疗、抗强迫症或抗焦虑抗抑郁药物、抗组胺药、赛庚啶或安定药 + 沙利度胺、环孢素
一线治疗	中效和强效糖皮质激素、强 / 超强效糖皮质激素封包或皮损内注射
二线治疗	辣椒碱乳膏、他克莫司 / 卡泊三醇联合外用
三线治疗	冷冻、UVB 光疗、窄谱 UVB、PUVA、沙利度胺、环孢素、口服维 A 酸类

1. 一般治疗　调整生活习惯、加强皮肤护理、禁搔抓。

2. 系统治疗

(1) 抗组胺药及镇静催眠药：如异丙嗪、多塞平，抗强迫症药物如氟西汀 20mg，1 次 /d，老年人起始剂量为 10mg/d。

(2) 罗红霉素：剂量为 300mg/d，被认为有免疫抑制作用。

(3) 曲尼司特：剂量为 200mg，可抑制成纤维细胞增殖，联合应用 4~6 个月可控制难治结节性痒疹。

(4) 沙利度胺：剂量为 200mg/d，分次口服，可能最有效，但要连续服用半年，一般在用药 2~4 周内瘙痒消失。沙利度胺可拮抗 TNF-α，对皮损中增生的神经组织有直接作用。但应注意其不良反应如乏力、周围神经病，孕妇禁用。

(5) 来那度胺：是沙利度胺的一种衍生物，神经毒性小，10mg/d 口服，1 个月后症状显著改善。

(6) 异维 A 酸：剂量为 1mg/(kg·d)，用 2~5 个月，对部分患者有效。

(7) 环孢素：剂量为 3~4.5mg/(kg·d)，可治难治性疾病。

(8) 静注丙球：有报道每月用静脉滴注丙种球蛋白（IVIG）2g/(kg·d) 连用 3 天，同时连续服用氨甲蝶呤治疗，共 3 个月，患者病情明显好转。

3. 局部治疗

(1) 糖皮质激素：外用强效糖皮质激素或封包治疗；或曲安奈德混悬液皮损内注射，每周 1 次。30% 冰醋酸外搽，2% 苯甲醇溶液皮损内注射，每 1~2 周 1 次，共 3~4 次。

(2) 其他外用药：外用 1% 薄荷醇、石碳酸乳剂、0.025%~0.3% 辣椒碱乳膏，并联合外搽卡泊三醇软膏、他克莫司软膏，可抑制肥大细胞脱颗粒、抑制瘙痒。

(3) 物理治疗：液氮冷冻或激光治疗；UVA 光疗可诱导 T 淋巴细胞凋亡，减少朗格汉斯细胞和肥大细胞数目，还可抑制嗜碱性粒细胞和肥大细胞释放组胺。PUVA 对局限性病变疗效较好，而 UVB 适用于泛发性病变。

（六）病程与预后

各种疗法均有一定疗效，病程迁延数年，预后良好。

第二节 灼性神经痛及其他

一、灼性神经痛

灼性神经痛（causalgia）又称灼痛或痛觉神经营养不良，是周围神经损伤后发生的一种局部刺激现象，表现为持续性烧灼痛、感觉过敏和营养障碍。

（一）病因与发病机制

周围神经损伤后，特别是在交感神经纤维丰富的正中神经及坐骨神经主干、或胫神经的不完全性损伤之后，约有 2%~11% 的患者发生本病。最常见的病因为外伤（特别是火器伤），而神经受压、卒中、手术、化学性损伤、感染如带状疱疹和结核等亦可引起。

周围无髓神经纤维释放的神经肽类引起疼痛和血管舒张。α 肾上腺素能受体活性增强，传入性损伤性感受器对交感神经传出神经释放的去甲肾上腺素的反应上调，外伤部位炎症过度增强、免疫系统或中枢神经系统也可能参与了发病。

（二）临床表现

一般在受伤之后 5~10 天出现症状，亦可在伤后立即或数周至数月内发生。烧灼样痛常开始于受损神经的末梢分布区，如指 / 趾尖和足 / 跖，初期程度较轻，部位也较局限，但很快向患肢的近端蔓延并不断加重，2~5 天内即可扩展至前臂或小腿；疼痛呈持续性，2~3 周后达到高峰。

疼痛部位异常敏感，轻微刺激、微风吹拂、局部干燥、情绪激动、过热或过冷、强光或其他部位的不适刺激等均可激发或加重疼痛；而冷敷患肢、安静和舒适的环境或入睡时可使疼痛减轻。患肢常伴有血管舒缩功能和营养障碍，如皮肤充血或苍白、发热、多汗或无汗、菲薄、指 / 趾甲变形（如 Beau 线、白甲）、肌肉萎缩、关节强直和骨质疏松、肢端性溃疡等。部分灼痛患者有自发缓解倾向。

（三）诊断

根据病变和疼痛的性质及部位，常能明确诊断。

（四）治疗

症状较轻者采用保守治疗，症状严重或保守治疗无效者应及时行手术治疗。

1. 药物治疗　止痛药、镇静剂、苯妥英钠（0.1g，3 次 /d）或卡马西平（0.1g，2 次 /d，每日增加 0.1g 直至疼痛停止，维持 2~3 周后逐渐减量并停用）、维生素（B1、B6、C）均可应用，急性期可用罂粟碱（120mg）缓慢静脉注射。

2. 物理疗法　普鲁卡因或碘离子透入、超短波、紫外线等局部理疗。

3. 封闭疗法　神经干周围封闭适用于早期疼痛程度较轻者，0.5% 普鲁卡因（加入适量的糖皮质激素）10ml 浸润注射。星状神经节阻滞对上肢灼痛有良好疗效，每次 0.5% 普鲁卡因 20ml，每周 2~3 次，6 次为一个疗程。椎管交感神经节封闭可阻断交感神经冲动，疗效较好。

4. 手术治疗　神经探查术和椎旁交感神经节切断术。

二、股外侧皮神经炎

股外侧皮神经炎（lateral femoral cutaneous neuritis）是指股外侧的皮肤感觉异常。

（一）病因与发病机制

外伤、脏器下垂、压迫、各种传染病、动脉硬化、糖尿病、肿物可为其病因。有的病因不明。该神经为单纯感觉神经，由 L2、L3 神经组成，通过腹股沟韧带下方，在离髂前上棘以下 5~10cm 处穿出大腿的深筋膜，分布于股外侧皮肤。

（二）临床表现

本病多见于 20~50 岁的肥胖男性，表现为股外侧皮肤感觉异常，为股前外侧（尤其是股外侧下 2/3）皮肤感觉障碍（图 28-13），以麻木为主，股前外侧皮肤的感觉、痛觉和温度觉减退甚至消失，其次为蚁走感、刺痛、烧灼感、发凉、沉重感，出汗减少。

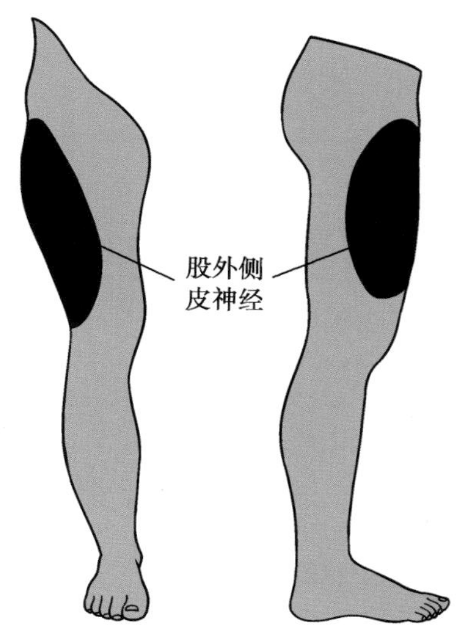

图 28-13　股外侧皮神经感觉障碍分布

本病通常为单侧性。慢性病程，常迁延数月至数年。衣服摩擦、动作用力、站立或行走时间过长均可加重感觉异常。伴有皮肤萎缩，但肌肉无萎缩，腱反射正常，也无运动障碍。

（三）鉴别诊断

应与麻风（后者有皮损及神经粗大等麻风证据）、坐骨神经痛、糖尿病性周围神经炎、乙醇中毒性周围神经炎等相鉴别。

（四）治疗

调整和恢复 L_2、L_3 神经功能，缓解神经受压，减轻临床症状。探明潜在各种病因和疾病，并针对病因治疗，选定方案恢复股外侧皮神经功能和止痛。

1. 治疗潜在疾病　如糖尿病、动脉硬化等全身疾病，肥胖者减肥后症状可减轻或消失。

2. 止痛　疼痛可口服止痛剂、镇静剂及抗癫痫药苯妥英钠、卡马西平或神经营养药，如 B 族维生素。

3. 恢复神经功能　可用维生素 B_1 100μg 加 654-2 10mg，或 2% 普鲁卡因 5~10ml 在腹股沟下 5~10cm（该神经穿过阔筋膜）部位行浸润封闭有效。物理疗法包括按摩、电疗、音频电疗、热疗、磁疗及紫外线照射后离子透入等。

4. 外科手术　病情严重、保守治疗无效者，切开受压阔筋膜和腹股沟韧带。

（五）病程与预后

一些病情可随潜在疾病好转而减轻或消失。应治疗潜在疾病，而特发性股外侧皮神经炎经治疗后预后尚可。本病呈慢性经过，常迁延数月至数年。

（吴丽峰　段先飞　李莉　方培学）

第二十九章

精神性皮肤病

第一节　概述

一、精神性皮肤病的分类

精神性皮肤病可分为三类，见表 29-1。

表 29-1　精神皮肤病的分类

(一) 具有确切心理病因的疾病
1. 皮肤相关性妄想和幻觉：寄生虫病妄想，单症状性疑病性神经症，皮肤垢着病
2. 精神性疼痛综合征：舌灼痛及舌热症，非典型面痛综合征，跖灼痛，带状疱疹后神经痛
3. 人工皮炎
4. 皮肤相关性强迫习惯和恐惧；神经官能性表皮剥蚀，拔毛癖，剔甲癖，结节性痒疹，痤疮表皮剥蚀，原发性慢性单纯苔藓，舌舔皮炎，感染、传染病及臭汗症等的强迫恐惧
5. 精神性紫癜综合征：精神性紫癜，抗 DNA 致敏综合征，出血斑生成
(二) 明显精神因素所致的疾病
1. 荨麻疹：急性及慢行或荨麻疹，皮肤划痕症，胆碱能性荨麻疹
2. 瘙痒症：全身及局限性
3. 潮红反应及酒渣鼻
4. 汗腺的精神性疾病：多汗症，臭汗症
(三) 可能依赖于遗传或环境因素而其病程常受应激影响的疾病
斑秃，休止期秃发和多毛症，银屑病，特应性皮炎，寻常痤疮

二、治疗方案

(一) 抗抑郁药

此类药物甚多，常用的有：多塞平、阿米替林、丙米嗪、地昔帕明、氯咪帕明和氟西汀。这些药物通过减少突触间隙的再摄取而增加脑内去甲肾上腺素和 5- 羟色胺（5-HT）水平，对非抑郁患者的心境无影响；此外，其是强效的 H_1、H_2 受体阻滞剂和止痒剂；副作用主要是药物的抗胆碱能作用。因为药物在组织中缓慢积聚直至达到饱和浓度，故在 2~3 周后才出现药理作用。

多塞平的抗组胺作用比苯海拉明强 800 倍，是一种强效的止痒剂，多塞平和阿米替林可有极强的镇静作用。丙咪嗪是迄今为止治疗强迫症状的特效药物，亦可用于治疗神经官能性表皮剥蚀和拔毛癖；氯咪帕明可选择性抑制 5-HT 的再摄取，是目前常用的有效药物；氟西汀是一种新的抗 5-HT 性抗抑郁剂，镇静和抗胆碱能副作用较小，不仅可有效治疗抑郁症，而且可治疗强迫症状和部分人工皮炎。此类药物对多数患者的适当剂量为 150~300mg/d；治疗可从 50mg/d 开始，分 1~2 次口服，每隔 2~3 日增加 25~50mg，一般在第 7~10 天达到 150mg/d；此剂量治疗 2 周，如疗效不佳而患者能耐受，则继续增加直至取得疗效。

（二）神经阻滞剂

氟哌啶醇和匹莫齐特是两种强效、低剂量神经阻滞剂，对皮肤相关性妄想及幻觉和其他一些皮肤病有良好的疗效；但应尽可能以最低剂量治疗并尽量缩短疗程，以免发生迟发性运动障碍。氟哌啶醇开始剂量为 1.0mg/d，清晨口服；此后每周增加 1.0mg，直至取得疗效，最大剂量为 4~6mg/d；如以合适的剂量治疗 6 周无效，则应更换药物；症状消失后 3~6 个月才可逐渐停药。匹莫齐特的给药方式基本相同，剂量为 1~8mg/d，其对皮肤相关性妄想的疗效比氟哌啶醇好，但在极高剂量时可引起较明显的心脏病变，故在服药期间应定期作心电图检查。

（三）抗焦虑药

此类药物主要为苯二氮䓬衍生物，仅用于焦虑症状已干扰日常工作者；对心身疾病，若其可有效控制特殊的躯体症状才能使用。剂量大小取决于所采用的药物。三唑仑或阿普唑仑是一种快速、有效的苯二氮䓬类药物，大部分急性焦虑者的适当剂量为 0.25~0.5mg，每天 4 次；短期应用的副作用是镇静，长期应用可能导致成瘾，故疗程最好不超过 2~3 周。丁螺环酮是一种非成瘾性、非苯二氮䓬类的抗焦虑药，无镇静作用；普通剂量为 15~40mg/d，分 3~4 次口服，一般至少在开始治疗后 2 周才有疗效；胃肠道症状（如恶心、腹泻）、头痛、疲乏、头昏是其副作用。

（四）心理治疗

精神性皮肤病的心理治疗包括认识领悟法、支持疗法、催眠疗法、生物反馈疗法、行为疗法；对慢性或毁形性皮肤病患者可采用集体心理治疗。

第二节 皮肤相关性妄想和幻觉

妄想（delusions）是一种缺乏适当的外界刺激情况下产生的病态信念，没有事实根据，与患者的文化水平及其处境不相符合，患者坚信不移，不能以理说服纠正。幻觉（hallucination）是在相应刺激作用于感官时所出现的感幻知觉体验，是精神病的常见症状。

一、寄生虫妄想症

寄生虫妄想症（delusions of parasitosis）是患者坚信自己受到昆虫、蠕虫或其他生物的侵染，但缺乏任何客观依据，属原发性精神疾病。妄想症躯体妄想型，也是单症状疑病性神经症精神病的一种。

（一）病因与发病机制

在典型的病例中，表现一种单症状性疑病性精神病，是偏执性精神病或抑郁性精神病的一种症状；少数病例可伴发糖尿病、肾病、动脉硬化症、维生素 B_{12} 缺乏、脑肿瘤、肝病、淋巴瘤、神经梅毒、乙醇中毒性精神病、可卡因或苯异丙胺成瘾、器质性脑病综合征和类固醇性精神病。

（二）临床表现

1. 妄想症状　患者常为焦虑不安的中年或老年人，女性多见，注意力难以转移，不停地详细描述“寄生虫”形态和生活史。自觉有寄生虫叮咬、爬行和刺痛感觉。30% 的患者发展为感应性精神病，即一个或多个家庭成员同时患有寄生虫病妄想。寄生虫幻想症中还出现继发的精神病，如抑郁和焦虑，严重时可致患者自杀。

2. 皮肤行为　有的患者自行挖取小块皮肤或皮肤碎屑、毛发、纤维送来检查，这一行为被称为“火柴盒征”，即患者常用火柴盒带来标本。皮损有挖除寄生虫的割伤痕迹（图 29-1、图 29-2），如表皮剥脱、溃疡等损害，皮损多不对称。

3. 临床分型　①急性型：类似急性精神病的焦虑型。常有焦虑和敌视行为。②慢性型：妄想较为平静，患者似已听天由命；无明显的焦虑不安；由于害怕“传染”他人，故患者可能逃避社交。

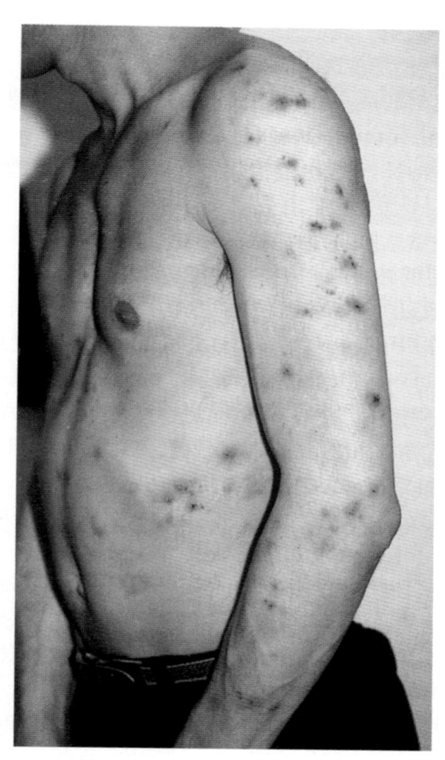

图 29-1　寄生虫妄想抓伤的皮肤

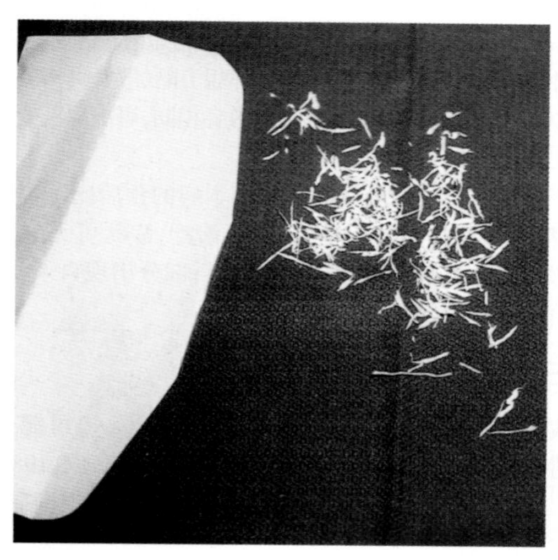

图 29-2　寄生虫妄想患者抓或挖出的皮肤角质层，坚信这是寄生虫

（三）诊断

患者有妄想倾向，坚信自己皮肤上感染某种寄生虫。经严格检查，如皮损刮片作显微镜检查，排除寄生虫、真菌等感染的情况下可以诊断。

（四）鉴别诊断

1. 鉴别器质性疾病　如痴呆、恶性肿瘤、脑血管病及维生素 B12 缺乏症。

2. 鉴别药物因素　可卡因、苯丙胺等药物可引起蚁行感，有时产生类似特发性寄生虫病妄想的状态。

（五）治疗

应极为耐心地给患者以心理治疗，疏导治疗，解除顾虑，使疾病逐渐恢复。监测和治疗原发病。改善皮肤症状和控制抑郁及偏执狂。

1. 一线治疗首选匹莫齐特

（1）起始剂量：1mg/d，以后每 5~7 天增加 1mg 直至偏执、蚁行感、焦虑症状明显减轻（通常为 4~6mg/d）。

（2）维持量：至少数周治疗之后症状才会明显改善，达到最佳疗效后要维持最低有效剂量至少 1 至数个月。

（3）减量至停药：如症状无反复则缓慢减量，每 1~2 周减 1mg 直达最低必需剂量或完全停药。

2. 二线治疗非标准抗精神病药物：匹莫齐特的副作用有锥体束外副作用（假帕金森病）和 Q-T 间期延长，应用受到其副作用的限制，可用新一代抗精神病药物，如利培酮、奥氮平和喹硫平。利培酮副作用少，在一些寄生虫妄想症患者的治疗中有效。

抑郁性精神病使用三环抗抑郁药，偏执狂可选用匹莫齐特。

3. 局部治疗　包括温浴、润肤剂和安抚剂。

二、单症状性疑病症

单症状性疑病症（monosymptomatic hypochondriasis）是以疑病症状为主要临床表现的神经症，其特点是过分关注自身的健康状况或身体的某一部分，怀疑患了某种躯体或精神疾病。

（一）临床表现

中年期开始发病，45 岁以上者略多见，面、头皮和肛门生殖区是最常见的病变部位；起源隐匿，但 30% 的患者可有促发应激因素。多种妄想、异常感受和颜色或气味的幻知觉均可称为单症状性疑病症，而畸形恐怖症（dysmorphophobia）、畸形综合征（dysmorphic syndrome）和非病性皮肤病系指患者由于体象扭曲而感受到体形改变、皮肤破损或糜烂、外貌丑陋、散发臭味或极端的感觉迟钝。临床表现与寄生虫病妄想者相同，可出现极度焦虑。

（二）治疗

可选用匹莫齐特或氟哌啶醇。本病的预后比寄生虫病妄想差，精神药物的疗效不一，若未予治疗，症状可无限期延续不缓解。部分患者发展为精神分裂症；部分出现自杀，特别是具有面部症状的妇女。

三、皮肤垢着病

皮肤垢着病（cutaneous dirt-adherent disease）可能是一种精神性皮肤病。日本报道的病例年龄为 9~17 岁，1985 年赵焕琴、王培中首次报告，我国北京等地区均有报道，临床逐渐发现较多的病例。

（一）病因与发病机制

本病是一种精神性皮肤病，心理检查可能发现性格异常，患者压抑、精神呆滞、腺体分泌增加、黏附的鳞屑、灰尘堆积于皮肤表面。

（二）临床表现

本病多见于女性青年，发病年龄 9~51 岁，平均 20 岁，患者常有压抑、呆滞等精神异常症状，可有瘙痒。皮损初为绿豆大小，黑褐色丘疹（图 29-3），皮损逐渐增多、扩大。可呈黑褐色污垢样色素沉着或粘腻的黑褐色痂，表面皲裂呈树皮状（图 29-4），亦可呈结节状或绒毛状。乳晕周围则呈褐色小丘疹样

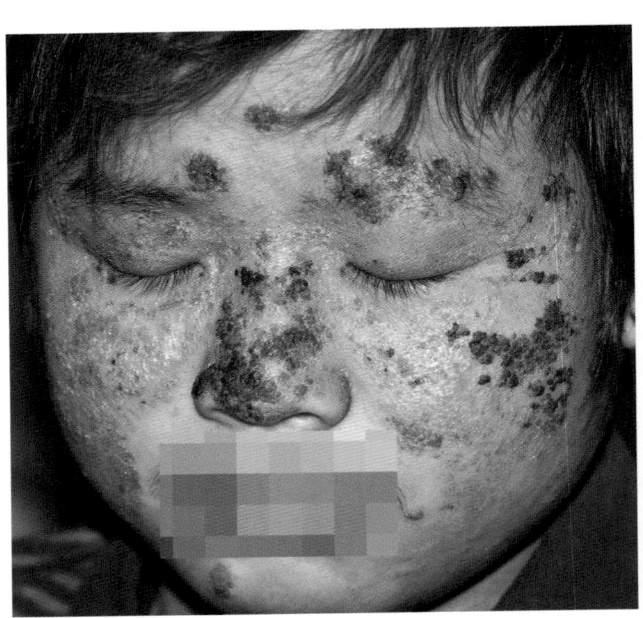

图 29-3　皮肤垢着病（北京京城皮肤医院　朱宝国惠赠）

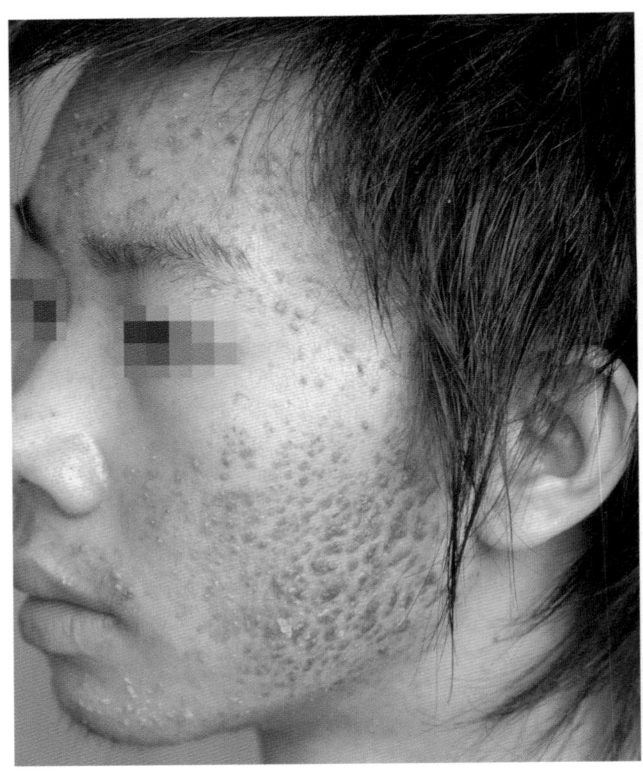

图 29-4　皮肤垢着病（中山大学附属第一医院　罗迪青惠赠）

色素沉着，或似轻度鱼鳞病样网状褐色色素沉着。皮损双侧或半侧分布，好发于乳晕周围、面颊和额部等处。

损害均可用棉花蘸汽油擦去，但不久后复发。心理学检查可能发现性格异常。

心理学检查可能发现性格异常。组织病理示表皮和真皮萎缩，上皮突变平，基底细胞色素增加；皮脂腺及汗腺增多，周围有炎细胞浸润；毛囊萎缩，毛根鞘碎裂，毛干脱落。

（三）鉴别诊断

应与脂溢性皮炎、黄褐斑、鱼鳞病、乳头乳晕角化过度症、慢性皮肤念珠菌病鉴别。

（四）治疗

以精神治疗为主，针对心理障碍、情感压抑、抑郁。局部作对症处理。

1. 心理治疗精神分析法，行为治疗，疏导疗法。

2. 药物针对精神症状选择抗精神病药物，如奥氮平，抗抑郁药物，如氟西汀，外用脱痂药物，如汽油搽拭，水杨酸软膏。

第三节　精神性疼痛综合征

精神性疼痛综合征可见于隐匿性抑郁症（masked depression）、癔症（hysterical neurosis）、疑病症和精神分裂症中，其中以前者最常见。多在中年期或之后发病，患者的社会经济状况较差，具有疼痛病和伤残代偿的个人史和家族史。精神性疼痛综合征的种类很多，如舌灼痛、皮痛、非典型面痛综合征、跖灼痛和带状疱疹后神经痛。其与畸形综合征的区别在于经受的疼痛质量不同；虽然疼痛为侵袭性不适，但其并不影响患者的日常生活。

一、舌灼痛

舌灼痛（glossodynia）又称口灼痛综合征（burning mouth syndrome），特点是口腔黏膜烧灼样疼痛，但无皮损。

本病认为与不适拔牙、念珠菌病、维生素 B_{12}，铁或叶酸缺乏和低雌激素血症、2 型糖尿病、舌神经刺激、局部伤及精神紊乱有关，亦可为金格伦综合征的并发症。

典型的疼痛症状表现在双侧，舌前三分之二，上颚和下嘴唇部位疼痛，而颊黏膜和口底很少受累。常见于情绪不稳定的中老年妇女，尤其绝经后者。可伴有抑郁症和焦虑症。

本病与舌痛症（glossalgia）和舌热症（glossopyrosis）实际上为同一疾病，唯有感觉方面的性质和程度不同而已；舌灼痛以烧灼感为主，而后二者分别以疼痛和发热为主，三种感觉有时可不同程度地共存于同一患者中。

临床类型：Ⅰ型为白天型，白天发作，占 35%；Ⅱ型为白天夜间型，占 55%；Ⅲ型为无明显发作时间型，占 10%。

针对病因，心理治疗及抗抑郁，调整自主两种神经功能药物，如三环类抗抑郁药，阿米替林、多塞平、加巴喷丁，外用利多卡因。

二、皮痛

皮痛（dematalgia），又称皮肤神经痛，指只有皮肤疼痛而无明显损害的一种皮肤病。

（一）病因与发病机制

常见于神经官能症及癔症患者，或一些慢性疾病患者，如神经梅毒，脊髓结核，顿挫型带状疱疹，运动性共济失调，消化不良，糖尿病，子宫功能障碍性闭经。

（二）临床表现

皮肤疼痛常局限于身体某一处，面积大小不等，好发于头皮、背（脊柱部）、掌跖部。疼痛程度各异，轻微不适至剧烈疼痛，可为灼热感、冷冻感、刺痛、摩擦痛、刀割痛或通电感。

皮痛与感觉过敏常同时存在。疼痛局部无皮肤损害。

（三）诊断

主要依据临床症状、皮肤疼痛而无明显的皮肤损害。体格检查、病史进行综合分析，必要时做相关检查。

（四）鉴别诊断

应与一些伴发病或一些器质性损害的疾病鉴别。

（五）治疗

排除其他疾患所致的皮痛，称之为继发性皮痛，应治疗原发疾病，而神经官能症及癔症者属特发性，应针对心理治疗及对症治疗。

1. 继发性皮痛　寻找病因，治疗原发性疾病。

2. 特发性皮痛　心理治疗可用抗抑郁药（多塞平）；皮痛可系统或局部应用止痛剂。酌情应用维生素 B_1、B_{12}、镇静剂、止痛剂、针炙、理疗和冷冻治疗。

第四节　人工皮炎

人工皮炎（dermatitis artefacta）系指患者有意或无意用机械或化学方法伤害自己皮肤而引起的各种皮肤损伤。

（一）病因与发病机制

人工皮炎是下列 5 种精神疾病的皮肤表现：精神发育迟滞或一些代谢障碍、精神病、癔症、边缘性人格障碍以及儿童和青少年发育障碍。其中仅后三者出现明显的皮肤病症状，而前二者的临床表现甚多，皮肤病症状仅为其中的一部分。

内心冲突癔症患者有时并未意识到其正在制造损害，而制造损害是缓解其内心冲突的一种方法。边缘型患者的损害形成可缓解其心情紧张。儿童和青少年患者的损害来源于亲-子关系异常。

（二）临床表现

本病多见于女性，女：男为 3~8：1，青少年发病最多；患者常有长期心身疾病的病史。皮损可为双侧对称性，常在优势手易于到达的范围内；外形奇特，可呈角状、几何图形状或线状，表面有结痂或渗液，常见表浅的坏死（图 29-5、图 29-6）；病变区域包扎一般可使皮损愈合，但常伴有敷料边缘或远隔部位的新皮损出现；皮损在一夜之间出现于一个特殊部位的情况并不罕见。

患者似对明显的损害无动于衷，病史模糊不清，很难获得皮损发展的详细资料，在医生试图诱导其说出皮损发展的详细情况时，患者出现愤怒和违拗的表现。可分为三型：①强迫习惯所致的皮损，如反复摩擦、搔抓或毛发拔出；②诈病者为了从属利益而故意产生的皮损；③为满足心理上的需要而有意或无意形成的皮损。其中后者才可称为人工皮炎。

（三）诊断

根据病史、皮损形态和患者的人格特性，一般可作出诊断。应排除下列疾病：感染、败血性梗死、结节性多动脉炎、坏

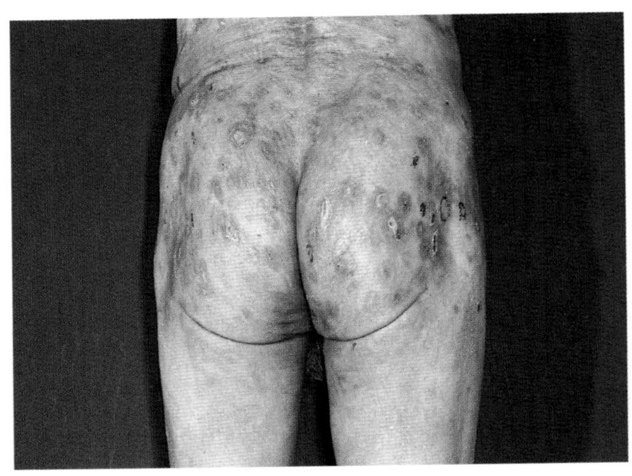
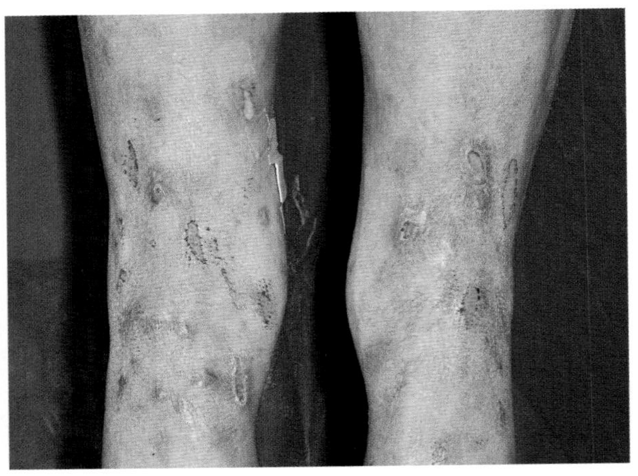

图 29-5　人工皮炎（1）

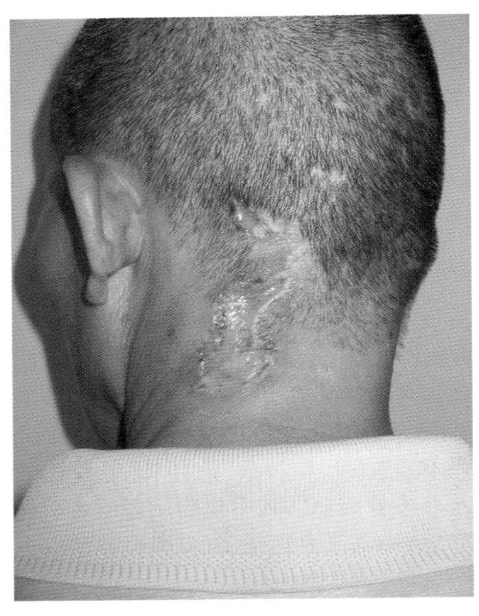

图 29-6　人工皮炎（2）

疽性脓皮病、脂膜炎、节肢动物咬伤、肉芽肿性炎症和胶原性血管病。

（四）治疗

包括躯体疾病和精神疾病的治疗。抗抑郁药、抗焦虑药或安定类药物。皮损可用包扎疗法。癔症患者用心理治疗最好，一般不用精神药物；边缘型患者的严重焦虑或抑郁需用抗焦虑药或三环类抗抑郁药，直至能接受精神病咨询为止。

第五节　皮肤相关性强迫恐惧和强迫习惯

强迫恐惧（obsessional fear）是一种自动进入心灵和不能由意志所控制的持久性和强迫性思维，而强迫习惯是一种不能由意志所中断的习惯。虽然强迫恐惧的思维内容可与妄想者相同，但患者知道这种恐惧是不合理的，这是二者的关键性差别；同样，强迫习惯与人工皮炎的差别亦在于此。强迫恐惧有一定程度的正常变异，只有当其强迫性达到干扰正常生活时才为病理性。

虽然强迫恐惧和强迫习惯可发生于许多精神疾病中，但皮肤科就诊者在心理其他方面一般较为正常，其为神经症而非精神病患者。本病常有诱发性应激因素存在；症状有助于约束源自内心冲突的焦虑向外移位和使患者免除较痛苦的感受。

一、疾病恐怖症

疾病恐怖症（nosophobia），本病属自身强迫型官能症，表现为对某种疾病产生持续和不必要的恐惧为特征的神经症。患者具有胆小、害羞、被动、依赖、强迫、焦虑和内向的心理特征，可能此基础上受到卫生宣教不当、医源性因素、躯体疾病和精神创伤等刺激而发病。

（一）临床表现

患者因害怕患某种疾病，便尽力寻找证据来证明自己患有此病。但经一切检查包括实验室检查皆不能证明患者所诉疾病的存在。患者知道这种恐惧是过分和不必要的，但无法控制。患者苦恼异常，终日情绪焦虑，到处就诊要求作不必要的检查和治疗，不肯相信阴性的检查结果。

与皮肤病有关的疾病恐怖症称为皮肤病恐怖症，常见的有麻风恐怖症、梅毒恐怖症、疥疮恐怖症、臭汗症恐怖症和螨恐怖症等。

（二）治疗

应以心理治疗为主，可选用多塞平及地西泮等抗抑郁药。

二、神经官能性表皮剥蚀

神经官能性表皮剥蚀（neurotic excoriation）是指患者有意识地强迫自己抠挖、搔抓或摩擦或用指甲、刀或其他工具损伤自身皮肤，从而导致特发性皮损。

（一）病因与发病机制

神经官能性表皮剥蚀也可以是广泛性焦虑症或抑郁症的一种表现。

在一些轻症患者，特别是儿童期，神经官能性表皮剥蚀可以是具有强迫症人格特征性的人对应激的一种反应。

（二）临床表现

起病可能和某一事件或长期紧张有关。女性多于男性，主要见于 30~60 岁。临床表现多种皮损，但主要以表皮剥脱为主，皆由习惯性的指甲撕抓造成，但患者否认曾经撕扯、抠挖和搔抓。皮损多见于面部(图 29-7)、背部和四肢,但也可以发生在任何容易接触到的部位。受损处深浅不一,常呈线状、环状或椭圆形的表皮剥脱、糜烂或溃疡,溃疡基底部干净或覆盖有痂。有时搔抓集中于痤疮部位,产生表皮剥脱性痤疮。可为色素减退性、萎缩性或色素沉着性斑疹、瘢痕。皮损仅位于手可触及的部位,因此背部中央不累及。

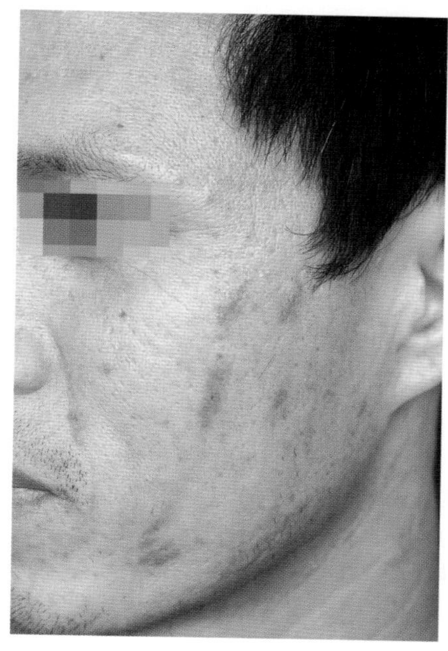

图 29-7　神经官能性表皮剥蚀(中山大学附属第一医院罗迪青惠赠)

(三) 诊断与鉴别

需鉴别的器质性疾病很多,包括在任何一种可致表皮剥脱的疾病。与神经官能性表皮剥蚀有关的最常见精神性疾病是抑郁症、强迫观念与行为性疾病和焦虑症。

(四) 治疗

皮肤症状的处理同人工皮炎。心理社会方面的处理和治疗。

局部可用 5% 多塞平软膏、糖皮质激素,抗组胺药亦可选用。多塞平内服可用于治疗伴抑郁症和焦虑症的患者。

三、拔毛癖

拔毛癖(trichotillomania)是指患者以奇异的方式从毛发区拔出毛发。好发于女性,是一种因牵拉头发造成的外伤性脱发,男女之比为 1 : 5,青春期前和青春期年龄组患者占 2/3,也可见于老年人和儿童。

(一) 病因与发病机制

一般认为是一种自身强迫性神经官能症。常存在促发因素,如母女(子)关系不和、体重超重、抑郁和学校问题。但因毛发拔除需精细运动协调,故此症状很少在 1.5 岁之前出现。虽然许多精神病患者可有拔发症状,但拔毛癖患者的心理较为正常。

(二) 临床表现

脱发形态　其皮肤损害为秃发,头皮有大片脱发,形如斑秃,但边界不齐,脱发处有残存毛发及断发(图 29-8)。

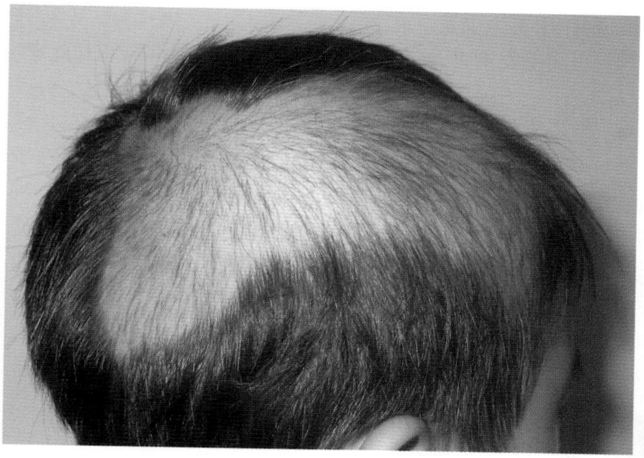

图 29-8　拔毛癖

强迫行为:患者强迫性拔除头发、眉毛、睫毛、阴毛甚至鼻毛,但以拔除头发多见。拔毛可有其特定的时间和部位,如读书、写字、就寝之前、情绪低落或精神抑郁时进行。多数患者在拔毛时有舒适感,此行为为患者否认或承认。

特殊类型　①秃顶秃发:头部边缘有头发,而头顶全部拔光,称为修道士征。②断发癖,指病人用撕断或剪断毛发。③拔食毛癖,指病人拔下毛发并食之,可形成毛石而导致肠梗阻。

(三) 组织病理

特征性表现是色素性毛发管型,也可见于牵引引起的脱发和其他毛囊损伤。毛囊周围稀疏存在或没有淋巴细胞、浆细胞或中性粒细胞浸润。在早期皮损可见毛周出血。

(四) 伴发疾病

食毛癖、斑秃、强迫观念与行为疾病。

(五) 诊断标准　(表 29-2)

表 29-2　拔毛癖的诊断标准《中国精神疾病分类方案与诊断标准》(1995 年)

①不能克制的反复拔掉毛发的冲动行为,导致引人注目的毛发缺失;②拔毛前常有不断增长的紧张感;③拔毛后有轻松感或满足感;④与原有皮肤炎症无关;⑤不是幻觉、妄想等精神症状所致;⑥头皮有大片脱发,形如斑秃,但边界不齐,脱发处有残存毛发及断发

(六) 鉴别诊断

应与斑秃、假性斑秃相鉴别。斑秃的脱发斑表面光滑,活动期拉发试验阳性,可见惊叹号发,此外常有指甲(甲凹陷)等改变,身体其他部位也可有脱发;拔毛癖虽偶有头部之外受累但多局限于头皮,脱发区常残留长短不一的短发。

(七) 治疗

50% 以上者需精神病咨询,心理治疗,劝阻患者继续拔毛,可使其停止拔毛。如有潜在性精神疾病包括强迫观念与行为障碍(最常见)、抑郁症和焦虑症,应予治疗。

系统使用抗抑郁药,尤其是 5- 羟色胺再摄取抑制剂(SSRIs)对部分患者有效,SSRIs 是一类抗抑郁药,包括氟西汀、帕罗西汀、舍曲林、依他普仑和西酞普兰。这些药物与三环类抗抑郁药效果相当,但是由于药物不会影响胆碱能和组胺受体，副作用更为少见。

可将毛发剃去，使其无毛发可拔，过一段时间后忘却此癖。

四、断毛癖

断毛癖（trichokryptomania）类似于拔毛癖，不同之处在于毛发折断而非毛发拔除，是多见于青春期女性或儿童的一种神经官能症。患者一般用手或利器将毛发折断或剪断，致使断发区的毛发高低不齐。本病的诊断需要详细了解患者的生活、学习和工作情况后方能作出，切勿草率确诊。儿童患者应与白癣鉴别，头皮红色小丘疹、灰白色鳞屑、断发松动易拔出、断发根部灰白色鞘包裹和真菌检查阳性是白癣的特征。治疗同拔毛癖。

五、咬甲癖和剔甲癖

咬甲癖（onychophagia）是一种极常见的习惯，多见于神经官能症或精神分裂症的儿童。

青年及成人少见；儿童常有吸吮手指的不良习惯。常累及全部指甲，指甲远端受累机会较多，可累及一个或多个指甲，甲游离缘常呈锯齿状。同时，护皮和侧甲皱亦常被咬伤而变得不整齐和破裂，损伤严重时可使指甲完全消失。有时损伤甲母质，导致翼状胬肉形成。甲周疣和甲沟炎常见。

另有一种与咬甲癖相似的疾病，为患者具有一种强烈的摩擦和撕扯指甲的欲望，致使指、趾甲遭受破坏和缺损，称为拔甲癖或剔甲癖（onychotillomania）。

治疗：暗示疗法可能有效，但其强迫行为难以纠正。甲部和甲周外涂黄连、氯霉素和氯化喹啉等苦味药品，使其因畏苦而使逐渐停止咬甲。

六、皮肤行为症

皮肤行为症（cutaneous behavior disorders）是指一种神经功能障碍性皮肤病，患者以采用损伤自身皮肤的方法获取快感久而形成习惯为特征。

（一）病因与发病机制

遗传素质可能与本病发生有关，错误教育或不良环境影响致使性格异常。微量元素，如锌、铜等缺乏亦与本病有一定的关系。

（二）临床表现

本病多见于儿童及青少年，临床表现多样，主要有下述几种。①自咬行为，引起指（趾）甲残缺和口唇、手背、指或前臂出血、色素沉着和瘢痕形成，如咬甲（咬甲癖）、咬皮肤和咬唇。②长期吸吮手指使之出现浸渍、肿胀和湿疹样变。③反复舔吮口唇使之发生潮红、肿胀甚或糜烂、渗出等湿疹样变：称为舌舔皮炎或舔唇症（图 29-9）。④握手部引起指尖水肿、瘀斑和甲下出血。⑤青少年为显示勇敢而制造自身撕裂伤、甚或企图自杀。⑥反复碰撞头部产生头皮裂伤和挫伤。⑦紧束腰带或其他部位导致皮下组织萎缩，长期静坐使臀部和大腿受压部位出现胼胝样角层肥厚。

（三）治疗

缺锌者用 0.5% 硫酸锌糖浆[6mg/(kg·d)]或葡萄糖酸锌口服，低铜者则口服 0.03% 硫酸铜糖浆[0.3mg/(kg·d)]。病因不明的患者采用心理疗法，辅以适量的镇静剂。

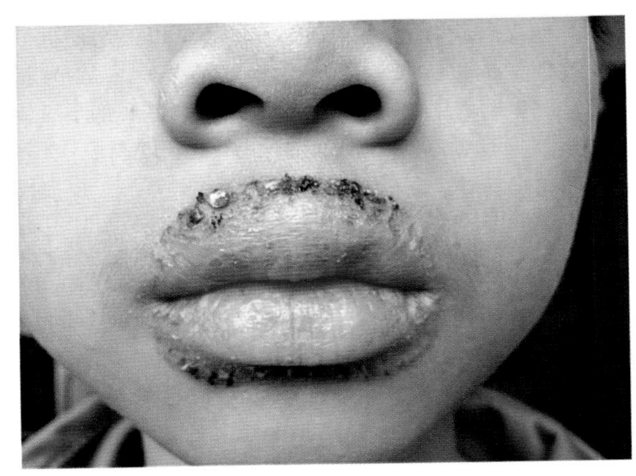

图 29-9 舌舔皮炎口周（东莞市常平人民医院 曾文军惠赠）

第六节 精神性紫癜综合征

精神性紫癜综合征（psychogenic purpura syndrome）又称为精神性紫癜、自身红细胞致敏，是指常为应激因素促发的、以精神障碍和紫癜性损害为特征的一组疾病。

（一）病因与发病机制

本病最初认为是自身血液致敏所致。本综合征包括：①自身红细胞及自身 DNA 致敏性紫癜、②癔症性紫癜、③人工性紫癜，其中前两者所涉及的免疫机制尚未明了，可能是一组涉及多种不同病理生理途径的异质性疾病；

患者多伴有精神性疾病、抑郁症、焦虑症、攻击及敌对情绪、疑病症、受虐狂和强迫症。

（二）临床表现

本病以女性多见，男女之比为 1∶20，14~40 岁者占 80%。

诱因　发作损害出现之前数周或数月，可在同一部位或远隔部位发生物理性创伤。其前驱症状为皮肤疼痛或烧灼感，1~2 小时后出现局限性炎症的急性发作；疼痛严重者需用麻醉剂止痛。

紫癜及相关损害刺痛和烧灼处皮下组织出现硬结，数小时后该处发生红斑、青紫和瘀斑，水肿性红斑可持续数天，随炎症减退，疼痛减轻，瘀斑逐渐褪色，由紫红变青红、褐黄，历时 1~2 周自行消退，皮损在身体不同部位成批出现，反复发作可达数周。

皮损大小及范围不一，可以较小并局限于一个部位或扩展至很大的范围，以四肢及躯干腹侧最为常见。

全身症状　可伴发的全身性症状有发热、不适、恶心和呕吐。每次发作常有诱发性应激因素存在。

（三）实验室检查

本次发作和以前疾病的实验室检查结果无明显异常。活检结果示真皮和皮下脂肪内有大量外渗的红细胞。

（四）鉴别诊断

应与过敏性紫癜相鉴别，后者为单一损害，常为针头至黄豆大小，水肿不明显，不痛。组织病理示典型的多核白细胞破碎性改变。

（五）治疗

①躯体治疗：温水浴、止痛药、受累肢体的夹板固定等。

②精神治疗：应给予抗抑郁药和支持疗法，严重者行认识领悟疗法。③抗组胺药、抗疟药、非甾体类抗炎药及糖皮质激素均可使用。

第七节 躯体变形性精神障碍

躯体变形性精神障碍(body dysmorphic disorder，BDD)。病因不明，某些病人为单症状疑病症精神表现，儿童或成人可为精神分裂症的表现，年老性痴呆也可以考虑。患者自身形象的臆想是低微的，任何试图说服他们具有吸引力的尝试以失败告终，他们自认丑陋，情绪低落，是常见且顽固的症状，由此可能产生自身倾向。在一项研究中，有29%的患者曾试图自杀。

躯体变形性障碍综合征是一种主观感觉躯体变形或变小的精神障碍性疾病。患者存在一种非正常的主观感觉及皮肤的改变，但客观上并不存在。通常存在大量的主观症状，但与此相反的是很少有器官病理改变的证据。自觉身体改变的部位以面部、鼻部、头发、胸部为主。

（一）临床表现

常见的主诉症状有：

1. 面部症状 面部灼烧感，臆想的面部发红、面部油腻感、皱缩感或面部瘢痕。部分患者在意于面部微小的线状小静脉，面部毛发，鼻子的大小及形状等。每日成小时的驻足于放大镜前。

2. 头皮症状 灼烧感，臆想的脱发及过分地在意臆想的脱发。持续数年的每天坚持2次数头发的数目。

3. 生殖器症状 持续阴囊发红及会阴灼烧感，女性外阴发红及灼烧感是常见症状。生殖器不适感可放射至大腿。

（二）治疗措施

必须坚持长时间耐心治疗，仅少于10%的病人对药物或手术治疗的结果感到满意。躯体变形性精神障碍的循证治疗步骤见表29-3。

表29-3 躯体变形性精神障碍的循证治疗步序

项目	内容	证据强度
一线治疗	5-羟色胺再摄取抑制剂：氟伏沙明(抗抑郁药))、氟西汀、帕罗西汀	C
二线治疗	可逆性单胺氧化酶抑制剂	E
三线治疗	妄想症选用抗精神病药物	E

1. 5羟色胺重摄取抑制剂(SSRIs) 氟西汀、帕罗西汀、氟伏草胺可能有效，剂量常大于抗抑郁症时的使用剂量，如帕罗西汀初始剂量为20mg/d，1个月内即加至最大剂量60mg，仅20%的病人会戒除臆想，但多数将能回到理性的生活中。

2. 单胺氧化酶抑制剂 可逆性单胺氧化酶抑制剂可能有效。皮肤及整形手术治疗和其他非药物精神疗法亦可选用。

（吴大兴 高敏坚 黄克 朱团员 陈蕾 赖宽 黎世杰 李文 李雪梅 樊卓）

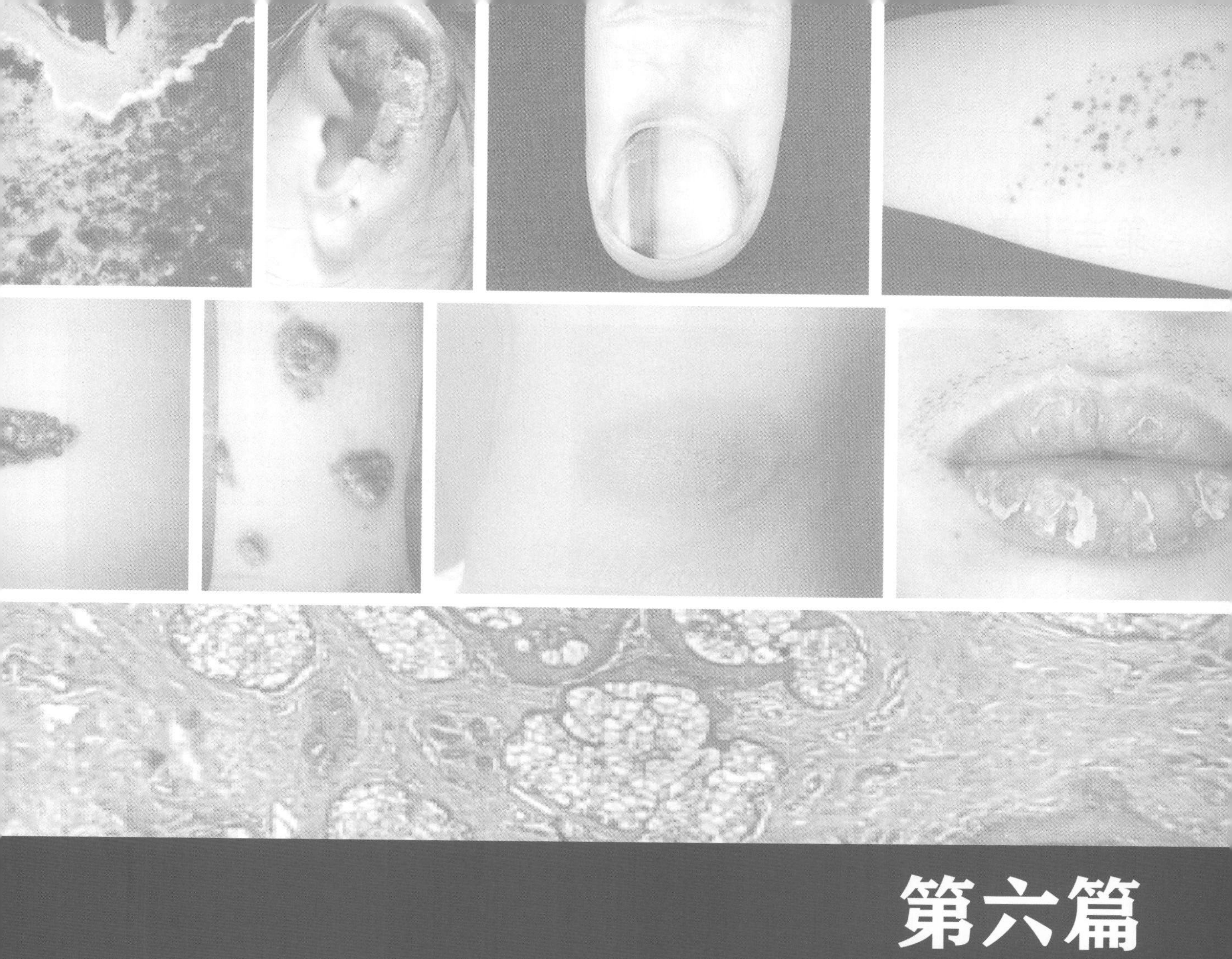

第六篇

代谢、营养、内分泌相关疾病

第三十章

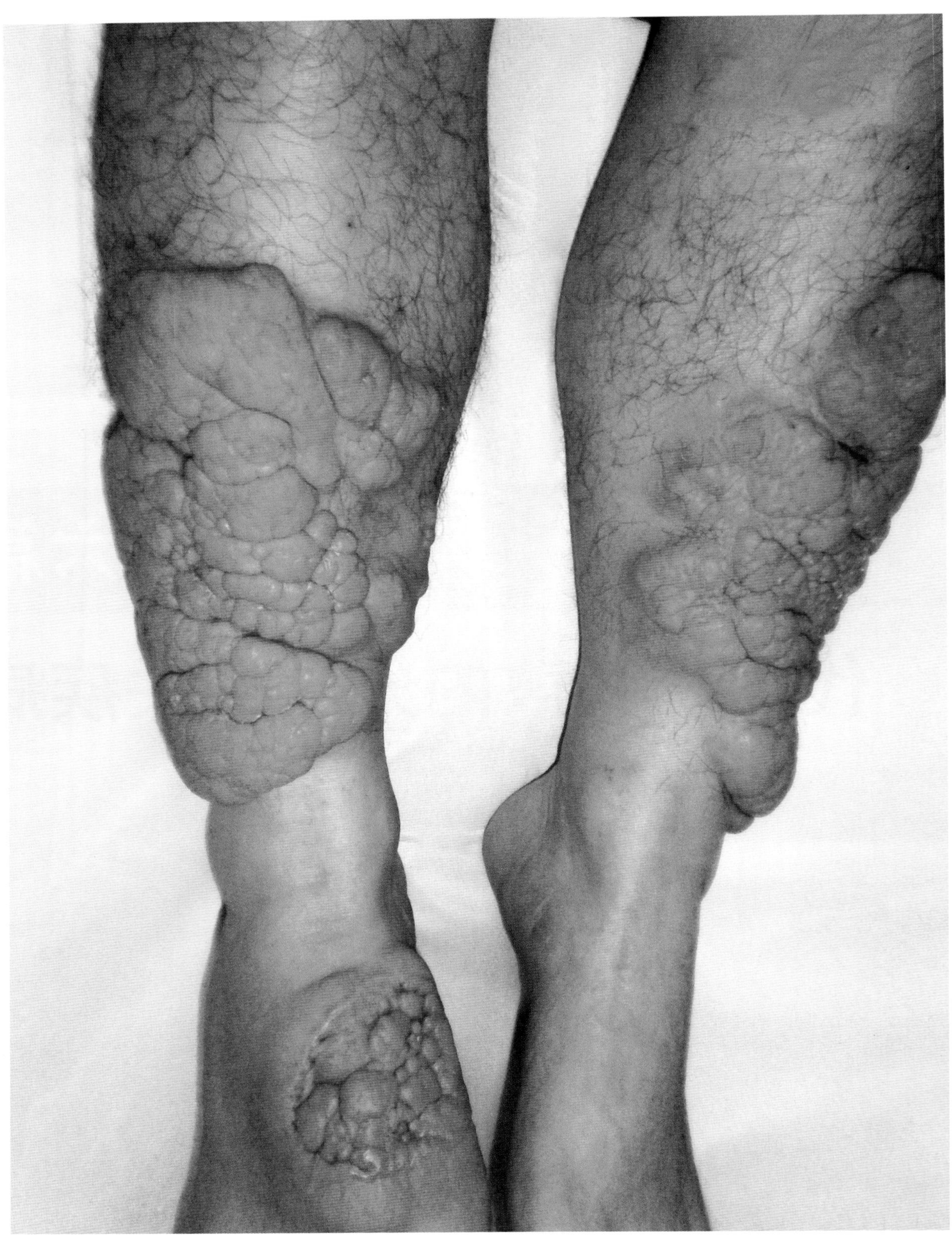

第三十章

皮肤黏蛋白病

第一节　概述

皮肤黏蛋白病（mucinosis）是一组由酸性黏多糖（黏蛋白）弥漫或局限性聚集在真皮内导致的疾病。黏蛋白是细胞基质的酸性黏多糖胶状物（曾称为黏多糖）。黏多糖通常是由成纤维细胞产生的，量少。酸性黏多糖，如透明质酸和肝素，可被甲苯胺蓝染色，胶体铁染色，pH 为 2.5 的阿新蓝（Alcian）染色。过碘酸希夫染色（PAS）可使肝素着色，而不使透明质酸着色。

中性黏多糖是糖蛋白，其氨基己酸糖聚合物被并入一个蛋白链。Hale 和 Alcian 染色是阴性的，而 PAS 染色是阳性的。皮肤黏蛋白病的参考分类（表 30-1）。

表 30-1　皮肤黏蛋白病的参考分类

（一）原发性	局限性（错构瘤性黏蛋白沉积症）
弥漫性（炎症消退的黏蛋白病）	毛囊性黏蛋白病（黏蛋白性脱发）
全身性黏液性水肿	荨麻疹样毛囊性黏蛋白病
胫前黏液性水肿	皮肤局灶性黏蛋白病
黏液水肿性苔藓（丘疹性黏蛋白沉积症病，硬化性黏液性水肿）	黏液囊肿
肢端持续性丘疹性黏蛋白病	黏蛋白痣
婴儿皮肤黏蛋白病	**（二）继发性**
自愈性皮肤黏蛋白病；青少年型和成人型	红斑狼疮相关的丘疹和结节性黏蛋白沉积症
遗传性进行性黏液性组织细胞增生病	胶原血管病（尤其是皮肌炎，红斑狼疮）
网状红斑性黏蛋白病（斑块样皮肤黏蛋白病）	恶性萎缩性丘疹病（Degos 病）
硬肿病	嗜酸性粒细胞增多 - 肌痛综合征的丘疹性黏蛋白病
	毒油综合征的丘疹性黏蛋白病
	伴随间质和神经性肿瘤的黏蛋白病

第二节　局限性黏蛋白病

一、肢端持续性丘疹性黏蛋白病

肢端持续性丘疹性黏蛋白病（acral persistent papular mucinosis，APPM）是黏液水肿性苔藓的一种变型亦或一种独特的疾病，APPM 国内仅报道 6 例，全球报道约 30 余例。

（一）临床表现

已有家族发病的报道，好发于成年女性。多发性乳白色或肉色丘疹，表面光滑，质硬，针刺后有半透明黏液，对称分布于手背（图 30-1）和腕部，直径 2~5mm，可持续 10 年。本病与系统疾病无关，也有个别病例伴有 IgA 单克隆丙种球蛋白病的报道。上部真皮有大的灶性黏蛋白沉积，边界清楚，成纤维细胞增多罕见。直接免疫荧光可见颗粒状 IgM 沉积在真表皮交界处，线状 IgG 沉积在外分泌腺周围。阿新蓝染色区域阳性（图 30-2）。

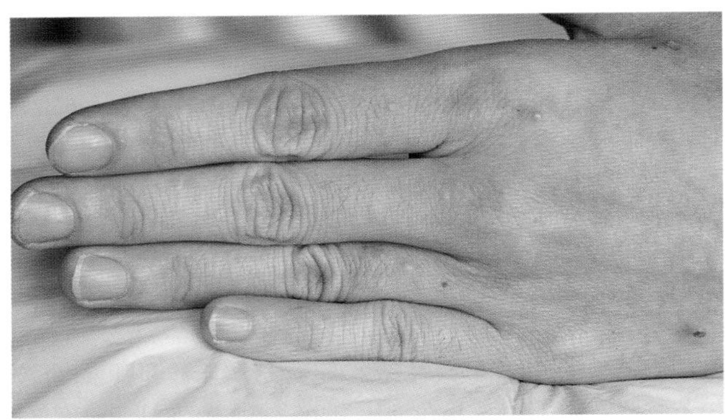

图 30-1　肢端持续性丘疹性黏蛋白病（手背）（中山大学第一附属医院　罗迪青惠赠）

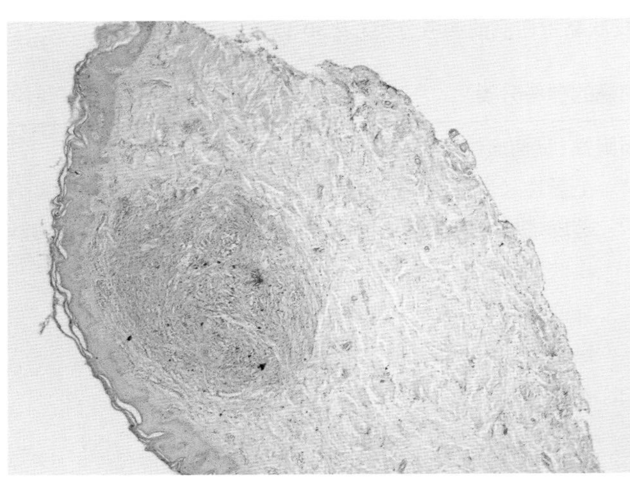

图 30-2　肢端持续性丘疹性黏蛋白病（阿新蓝染色区域阳性）（中山大学第一附属医院　罗迪青惠赠）

肢端持续性丘疹性黏蛋白病是局限性丘疹性黏蛋白病的一种亚型，临床少见。丘疹性黏蛋白病又称黏液水肿性苔藓或硬化性黏液水肿。丘疹性黏蛋白病分类见表 30-2。

表 30-2　丘疹性黏蛋白病分类

泛发性	需符合下列条件：①泛发性丘疹或硬皮样发疹；②黏蛋白沉积，成纤维细胞增生、纤维化；③免疫球蛋白血症；④无甲状腺疾病
局限性	5 个亚型：①发生于任何部位的散在丘疹；②肢端持续性丘疹性黏蛋白病（APPM）；③自愈性皮肤黏蛋白病；④婴儿丘疹性黏蛋白病；⑤结节性黏蛋白病
不典型/中间型	介于上述两型之间

（二）APPM 诊断标准

①丘疹、结节或斑块发疹；②黏蛋白沉积伴不同程度成纤维细胞增生；③无免疫球蛋白血症和甲状腺疾病及系统性疾病。

（三）鉴别诊断

临床上本病需要与黏液水肿性苔藓散发丘疹型、丘疹型环状肉芽肿、传染性软疣、恶性萎缩性丘疹病、肢端汗管瘤、遗传性半透明丘疹性肢端角化病、肢端角化性类弹力纤维病、遗传性进行性黏蛋白性组织细胞增生症等鉴别。

（四）治疗

本病无特殊治疗。

二、红斑狼疮伴丘疹结节性黏蛋白病

红斑狼疮伴丘疹结节性黏蛋白病或称结节性皮肤狼疮黏蛋白病，本病最常见于 SLE，通常抗核抗体和抗 DNA 抗体阳性，尤其好发于有关节和肾受累患者。偶有伴发 DLE、SCLE 的报道。

（一）临床表现

红斑狼疮患者中占 1.5%，基本损害为 0.5~2cm 大小的偶有脐凹的丘疹和结节，少见有斑块。可出现色素沉着，可见皮肤表面呈凹凸不平，最常累及背部和颈部 V 形区，无自觉症状；患者在日光暴露后皮损加重。

（二）组织病理

黏蛋白沉积在真皮乳头层和网状层，并有轻度血管周围炎性细胞浸润，表皮真皮交界处有 IgG 和 C3 呈线状或颗粒状沉积。

（三）治疗

同 LE，外用和皮损内注射糖皮质激素。少数患者用抗疟药治疗有效，不佳者需口服糖皮质激素。

三、青少年自愈性皮肤黏蛋白病

自愈性皮肤黏蛋白病，本病极罕见，仅有少数病例报道。

（一）病因不明

有人提出病毒感染可激活成纤维细胞活性，可能与本病有关。

（二）临床表现

发病年龄从 1~15 岁，偶尔也可见于成人，基本损害为丘疹和结节，呈急性发作。面、颈、头皮、躯干和大腿部位丘疹可排列成线状、轻度瘙痒，无痛性，使皮肤呈皱纹外观；皮疹可在

几周至数月内消退。关节肿胀疼痛，见于膝、肘及手关节。全身可有发热、肌痛、肌肉压痛。

（三）组织病理

真皮网状层上部黏蛋白沉积，并将胶原纤维束分离，成纤维细胞和肥大细胞轻度增加，真皮乳头的血管周围淋巴细胞浸润。在1例患者中，黏蛋白PAS染色阳性并被证实为唾液黏蛋白，而在另1例则发现黏蛋白由透明质酸组成。可不治疗，其损害几周至2~8个月可自发性消退。

四、婴儿皮肤黏蛋白病

婴儿皮肤黏蛋白病，本病由Lum于1980年首次报道。可能是儿童黏液水肿性苔藓的局限型，有家族性病例报告。

（一）临床表现

本病皮疹表现为肘部密集坚实的2~8mm大小的丘疹，前臂和手背有少量散在的皮损。

（二）组织病理

真皮乳头层黏蛋白、透明质酸沉积，成纤维细胞无增生，真皮乳头的血管周围可见单一核细胞浸润。

（三）本病无特殊治疗。

五、皮肤局灶性黏蛋白病

皮肤局灶性黏蛋白病，本病由Johnson和Helwig于1961年报道，本病是结缔组织对非特异性刺激产生的一种分泌黏液的反应。

（一）临床表现

本病好发于成人的面部、躯干和肢体，基本损害为皮色或白色丘疹或结节，皮损单发常呈半球形，偶呈疣状，可有红晕，无自觉症状，直径小于1cm；罕见多发；偶与甲状腺疾病（无黏液水肿）、REM综合征、网状红斑黏蛋白病、硬化性黏液水肿相关。

（二）组织病理

由局灶性黏蛋白沉积所致，分布于真皮中上层，成纤维细胞可增多或减少，弹力纤维缺乏，裂隙可见。可观察到小量真皮树突状细胞，它们部分ⅩⅢa因子阳性，部分CD34阳性。

（三）治疗

皮损可用手术切除，一般不复发。

六、黏蛋白痣

黏蛋白痣（mucinous nevus），又称痣样黏蛋白病，本病由Redondo Bellond等人于1993年首次描述，是一种罕见的原发性皮肤黏蛋白病，一种错构瘤。本病可以出生即有或者青少年时期发病，且有家族性发病的报道。可以是先天性的，也可以是获得性的。在分类上，黏蛋白的来源尚不清楚，尽管黏蛋白是由成纤维细胞合成的，但曾有研究表明活化成纤维细胞数量只是略有增加。所以有专家认为可能是成纤维细胞的分泌功能上调，引起了黏蛋白的产生增加。

本病好发于躯干或下肢。皮损多发于躯干，也可见于四肢。其典型表现为局限或单侧线状分布的褐色丘疹，结节，或融合性的斑块。表面正常或呈表皮痣样增生。通常为线状或皮区分布。组织学特征：在真皮上层可见弥漫的黏蛋白沉积，近期免疫组化研究证实，间质细胞CD34染色阳性，个别细胞ⅩⅢa因子阳性。表皮正常或角化亢进，表皮突延长呈棘皮病样，如同表皮痣。黏蛋白痣可以分为两种病理类型：糖蛋白型结缔组织痣（connective tissue nevus of the proteoglycan type，CTNP）和伴有表皮增生的糖蛋白型结缔组织痣。黏蛋白痣的临床表现需要与表皮痣，结缔组织痣，浅表脂肪瘤样痣和其他浅表错构瘤进行鉴别。

七、黏液囊肿

黏液囊肿是指手指指间关节、掌指关节和少数跖趾关节背侧的单个柔软的或波动的囊肿性结节。偶尔皮疹可多发。

（一）临床表现

典型者位于指甲的近端甲皱襞，表现为小的软结节，常自发性地排出黏稠的胶冻状液体。

（二）组织病理

囊肿没有内囊，由大量黏蛋白组成，其中含有胞质明显突起的纺锤形/星形成纤维细胞；裂隙及其周围疏松结缔组织含有丰富的酸性黏多糖，可被阿新蓝或胶体铁染色深染。

（三）治疗

可行穿刺或引流，在损害内注射糖皮质激素后，囊肿可消退。手术切除也具有较高的治疗成功率。

八、口腔黏膜黏液囊肿

口腔黏膜黏液囊肿或称舌下囊肿，系微小唾液导管破裂导致黏液物质积聚、反应性炎症和周围肉芽组织的形成。

（一）临床表现

无痛性，柔软性黏膜下肿胀，单个圆顶形半透明囊肿常位于下唇内面、舌或口腔底，非常表浅的皮损常出现水疱，较深的囊肿呈淡蓝色，直径数毫米至1cm，内含清亮黏性液体，呈球状、半透明，表面光滑；数月内可变小。好发于20-40岁，有时可自行消退。

（二）组织病理

黏液聚集区被慢性炎细胞，主要由巨噬细胞组成和肉芽组织包围。标本中常包含发炎的唾液腺小叶。

（三）治疗

常需手术切除。

九、荨麻疹样毛囊黏蛋白病

荨麻疹样毛囊黏蛋白病表现为头颈部在红斑、脂溢基础上的瘙痒性荨麻疹样丘疹。荨麻疹样毛囊黏蛋白病病程从数月到15年不等，毛囊内可见充满黏蛋白的囊腔。抗疟药和氨苯砜治疗有效。

十、毛囊黏蛋白病

内容提要

- 皮损为浸润性斑块、伴有鳞屑和脱发，挤压粉刺样皮损可有黏蛋白渗出。
- 原发性FM的脱发常局限于头皮或颈部，继发性者与蕈样肉芽肿或慢性炎症性皮肤病有关。

毛囊黏蛋白病（follicular mucinosis，FM），又称黏蛋白性脱发，是一种炎症性疾病，症状以浸润性斑块、伴有鳞屑和脱发为特征，组织学上以酸性黏多糖在皮脂腺和外毛根鞘积聚为特征。1957 年，Pinkus 第一次把这一疾病描述为黏蛋白性脱发，因有特殊的组织病理变化，故 Jablonska 于 1959 年将本病命名为毛囊黏蛋白病，但本病有时脱发并不明显，尤其是只有毫毛毛囊受累时。

（一）病因学

本病病因未明。其发病机制可能与细胞介导的免疫机制有关。

有人把毛囊黏蛋白病看作是一种非特异性的毛囊反应，类似的变化在红斑狼疮、血管淋巴结样增生、霍奇金淋巴瘤、皮肤 B 细胞淋巴瘤、继发性髓外皮肤浆细胞淋巴瘤和斑秃也可见。

（二）临床表现

1. 急性良性型　此型最多见，皮损有单个或少数，可在 2 个月至 2 年内自然消退。早期的病变为成群、皮色毛囊性丘疹、红斑、附有鳞屑；丘疹直径常常 2-5cm，有时更大，表面无改变。通常发生在颜面、头皮、颈部及肩部。病变毛囊处头发脱落，因此当累及头皮或眉毛时，脱发可能是明显的症状。通常经过几个月自然恢复，但也可以长达一年或更久。

2. 慢性良性型　损害常较多，分布广泛，形态多变，可高起的、扁平的或隆起的斑块或结节，病人的皮损呈持续性，或者几个皮损持续发展很多年，溃破。斑块和结节质地较软，凝胶状，毛囊处可以挤出黏蛋白，非浸润性、红色、鳞屑性丘疹、片状萎缩、脱发及硬性斑块也可能同时出现。一些病例类似于麻风病。曾报道介绍过一种非寻常型痤疮。毛囊毁坏可形成永久性秃发斑，其上布满角质栓。慢性类型可持续数年。曾报道过一种罕见的病例为头皮和颜面部红斑和浸润性斑块，伴有脱发、化脓性甲沟炎和甲残缺。

3. 淋巴瘤相关型　约占 15% 的淋巴瘤相关型有广泛的囊性改变，皮损常常发生在头及颈部。淋巴瘤与毛囊黏蛋白病的相关性多变，有些毛囊黏蛋白病发病之前淋巴瘤的特征就已经表现出来。没有特殊的临床特征可以鉴别淋巴瘤相关型和慢性良性型。

（三）病理组织

①见皮脂腺和外毛根鞘的细胞中有大量黏蛋白沉积，黏蛋白呈透明质酸染色阳性。②毛囊周围有淋巴细胞、组织细胞、嗜酸性粒细胞浸润。③初期变化是外毛根鞘和皮脂腺水肿，毛囊性囊腔形成。④此后，皮脂腺可消失，或整个毛囊变成一个囊性空腔，包含有黏蛋白和退化的根鞘细胞。

组织病理学结果不能明确区分特发性和淋巴瘤相关的毛囊黏蛋白病。一般来说，炎性浸润中存在大量的嗜酸性粒细胞以及毛囊上皮细胞偏向良性的损害中有明显的黏蛋白变化，而淋巴细胞的亲表皮现象和非典型细胞致密的毛周渗透表明与淋巴瘤相关。

（四）诊断与鉴别诊断

依据斑块状脱发伴有毛囊的隆起，很少的炎症改变来诊断。有时，毛囊上可出现黏蛋白，可以诊断本病并与之鉴别。湿疹、脂溢性皮炎、单纯苔藓、玫瑰糠疹、创伤性脱发和体癣非常类似，活检及组织的连续切片可以确诊本病。应与斑秃相鉴别，淋巴瘤相关型应与蕈样肉芽肿相鉴别。

（五）治疗

如毛囊黏蛋白病为继发性，应着重原发病的治疗。有报告一些病例自发性消退，局部及病灶部位皮损内注射糖皮质激素治疗有效。皮肤放疗对一些淋巴瘤型有用，但也有一些无效。有氨苯砜、米诺环素、异维 A 酸、光动力治疗的报道。小剂量系统性激素治疗对广泛的瘙痒性毛囊黏蛋白病可能有效。干扰素联合阿维 A，或单独使用有效。

第三节　弥漫性黏蛋白病

一、黏液水肿性苔藓

黏液水肿性苔藓（lichen myxedematosus），又称硬化性黏液性水肿，是指在病理上真皮内有黏蛋白沉积和成纤维细胞增殖，临床上以局部或全身皮肤出现苔藓样丘疹、结节、斑块、硬皮病样改变等为特征的一种慢性进行性代谢性疾病。

（一）病因及发病机制

硬化性黏液性水肿患者经常伴发单克隆丙种球蛋白病，血清蛋白电泳检查时有特征性发现，即“慢 γ 区”迁移蛋白（过度向负极端迁移）。80% 以上的黏液水肿性苔藓患者存在异常的副蛋白，最常见的为 IgG-λ 免疫球蛋白，因此，认为本病与单克隆 IgG-λ 免疫球蛋白病有关。但对一些患者的深入研究表明，结果不一。没有证据提示异型蛋白对成纤维细胞增生有作用。然而，硬化性黏液性水肿患者的血清含有非异型蛋白相关的成纤维细胞生长因子，需要进一步研究。有证据提示异型蛋白可能有生成黏蛋白的特性。单克隆丙种球蛋白病在本病中的意义尚存争论。

（二）临床表现

1. 硬化性黏液性水肿　硬化性黏液性水肿是一种泛发性黏液水肿性苔藓，也称为丘疹性黏蛋白病，表现为融合的红斑至黄色丘疹和斑块，弥漫性浸润肥厚损害呈硬皮病样指端硬化（图 30-3~ 图 30-6）。通常发生于面、颈和前臂，斑块与肢端肥大症或泛发性黏液性水肿的面部特征类似。剧烈瘙痒，可能有食管功能障碍、炎性肌病、关节炎、中枢神经系统病变或心脏病。

2. 散发性丘疹黏蛋白病，局限性丘疹黏蛋白病

(1) 孤立、散在丘疹性黏蛋白病：对称分布在四肢和躯干。

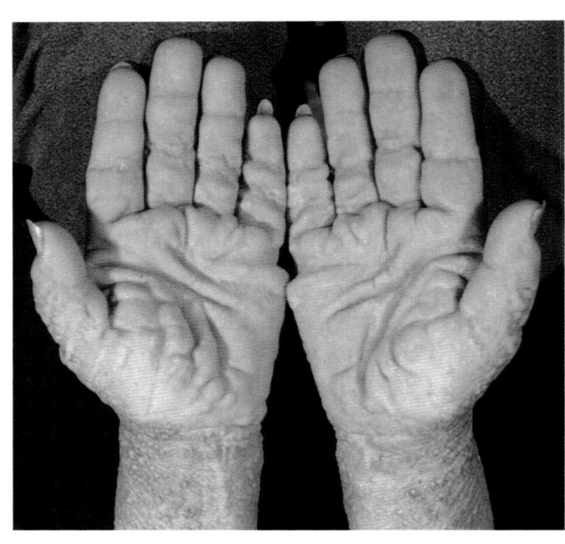

图 30-3　硬化性黏液性水肿

手掌浸润性斑块，并可见多数纵形隆起（北京大学医学部施曼绮惠赠）。

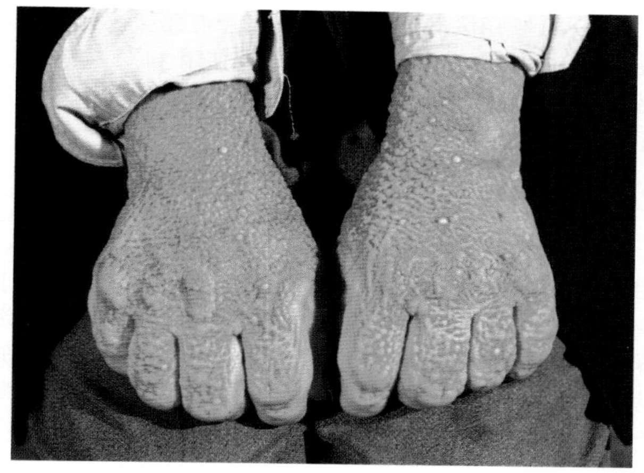

图 30-4 硬化性黏液性水肿
手背布满坚实丘疹，呈皮色或淡红色（北京大学医学部 施曼绮惠赠）。

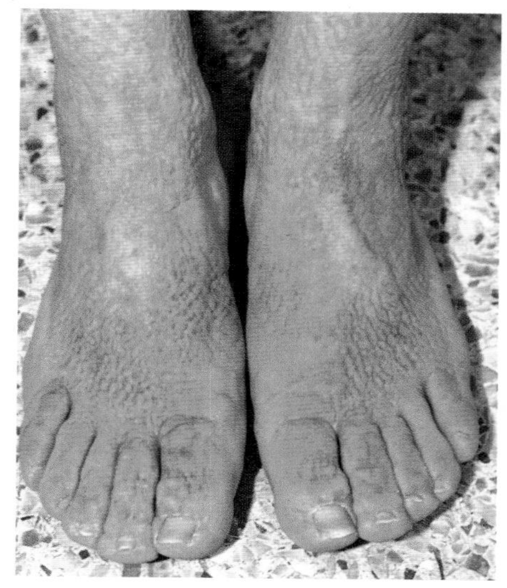

图 30-5 硬化性黏液性水肿
足背长满坚实丘疹，呈皮色或淡红色（北京大学医学部 施曼绮惠赠）。

基本损害为 2~5mm 大，坚实光滑蜡样丘疹，肉色、红色或淡黄色，数个至数百个，孤立散在或融合成结节或斑块（图 30-7~图 30-9），好发于四肢和躯干，分布对称。面部不受累，疾病缓慢发展，无系统受累。

(2) 肢端持久性丘疹性黏蛋白沉积症：已有家族发病的报道，好发于女性。多发性乳白色或肉色丘疹，表面光滑，质硬，针刺后有半透明黏液，对称分布于手背和腕部。本病与系统疾病无关，也有个别病例伴有 IgA 单克隆丙种球蛋白病的报道。上部真皮有大的灶性黏蛋白沉积，边界清楚，成纤维细胞增多罕见。直接免疫荧光可见颗粒状 IgM 沉积在真表皮交界处，线状 IgG 沉积在外分泌腺周围。目前无特殊治疗方法。

(3) 自愈性丘疹性黏蛋白病：本病罕见，仅有少数病例报道。见于青少年，起病迅速。急性发疹、丘疹还逐渐聚集成线状浸润性斑块，好发于面、颈、头皮、腰部和股部，伴有面部和关节周围深在结节，皮疹可在几周至数月内消退。

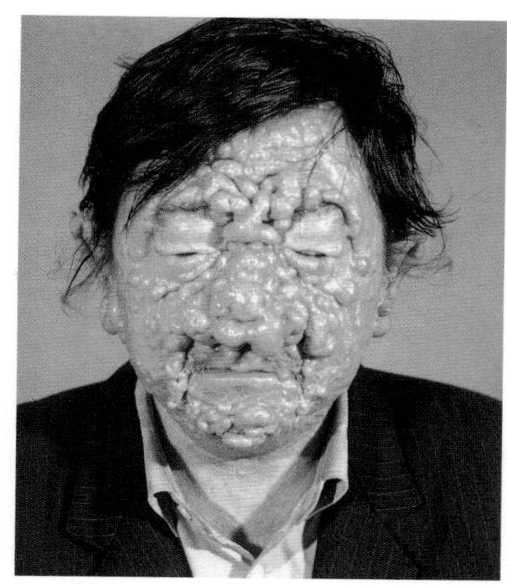

图 30-6 硬化性黏液性水肿
面部大小不等的结节，鼻部皮嵴明显肿胀，形成多数纵形隆起，呈狮面样改变（北京大学医学部 施曼绮惠赠）。

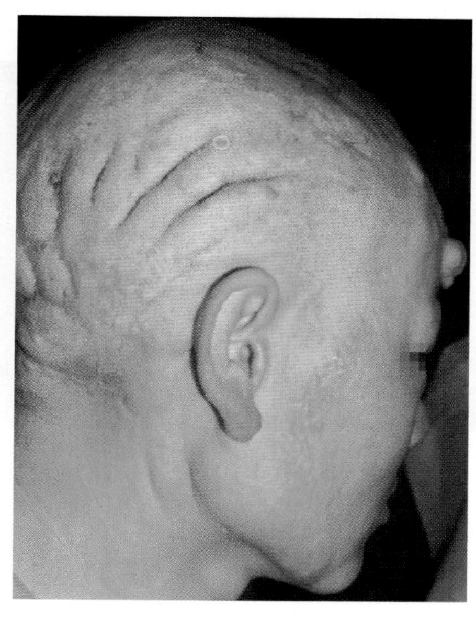

图 30-7 黏液水肿性苔藓
头皮浸润性斑块交错形成回状颅皮（重庆医科大学 李桂明惠赠）。

(4) 婴儿皮肤黏蛋白病：皮疹为肘部密集坚实的 1~2mm 大小的半透明丘疹，可有结节，前臂和手背亦有少量散在的皮损。

（三）组织病理

早期皮损中可见真皮网状层内紊乱的胶原纤维之间有星状成纤维细胞。真皮乳头层不受累。肥大细胞数量可增加。可见黏蛋白局灶性沉积。真皮浅层常见血管周围轻度慢性炎细胞浸润。

在较严重的硬化性黏液性水肿中，成纤维细胞数量多，真皮纤维化并增厚。

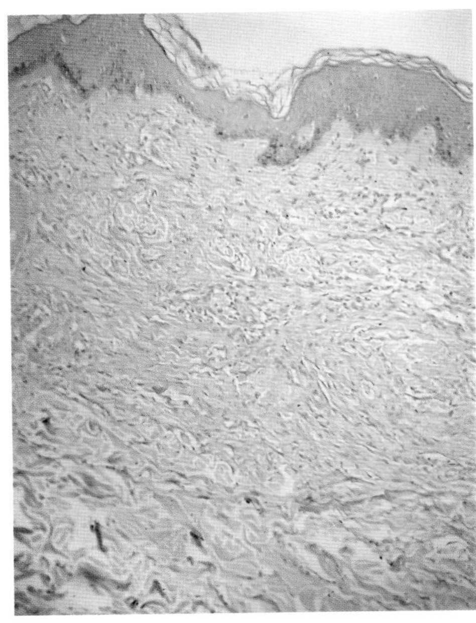

图 30-8　黏液水肿性苔藓

阿新蓝染色，成纤维细胞及胶原增多，胶原束排列不规则（中山大学第一附属医院　罗迪青惠赠）。

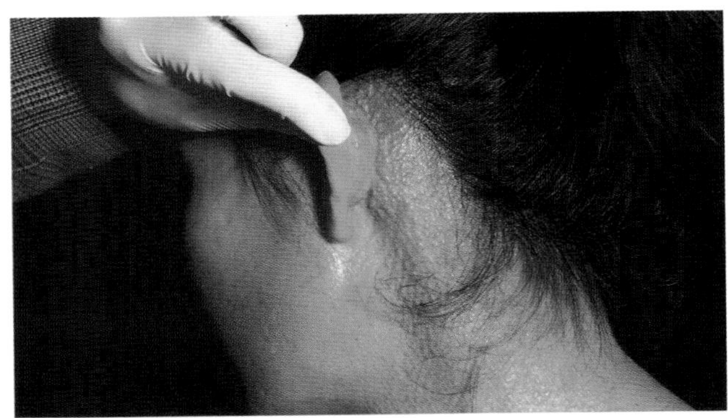

图 30-9　黏液水肿性苔藓（中山大学第一附属医院　罗迪青惠赠）

（四）诊断与鉴别诊断

依据临床表现、组织病理检查，可作出诊断，本病需与局限性皮肤病、淀粉样变性、类脂质蛋白沉积症、环状肉芽肿、扁平苔藓鉴别。

（五）治疗

本病发病与单克隆丙种免疫球蛋白血症有关，因此对系统性黏液水肿性苔藓可采用多发性骨髓瘤的治疗方案，特别是美法仑。美法仑是一种烷化剂，建议采用每 4~6 周连续 4 天，4 次 /d 的冲击方案，或采用 4 次 /d 直到症状消退的治疗方案。美法仑联合其他治疗也具有明显疗效，如联合血浆置换术、口服泼尼松或自体干细胞移植。由于毒副作用大，不推荐美法仑治疗局限性黏液水肿性苔藓。其他有效的治疗包括 2- 氯脱氧腺苷（克拉屈滨）、环磷酰胺、环孢素、氨甲蝶呤和沙利度胺。

替代免疫抑制治疗方案包括异维 A 酸、干扰素 α2b、静脉滴注免疫球蛋白、皮损内注射曲安奈德、PUVA 和体外光化学疗法。

报告 1 例用泼尼松龙治疗成功的患者，泼尼松龙 0.3mg/(kg·d)，4 次 /d，连续 1 周，逐渐减量，共使用 3 周，皮损好转。另一些研究报告可使用泼尼松 60mg，4 次 /d，连用 4~6 周并逐渐减量或用地塞米松冲击治疗。

二、网状红斑性黏蛋白病

网状红斑性黏蛋白病（reticular erythematous mucinosis，REM），又称斑状样皮肤黏蛋白病、中线黏蛋白病，是一种位于胸或背中央部的持久性光加重性疾病，表现为斑丘疹或斑块样皮损，而丘疹常呈网状或鱼网样。本病罕见，Steigleder 和他的同事在 1974 年命名了“网状红斑性黏蛋白病”，由 Perry 等于 1960 年首次描述。有将本病归类于肿胀性红斑狼疮。

（一）病因与发病机制

光毒性在本病中可能起一定作用。本病患者的自然杀伤细胞的溶解功能和抗体依赖细胞介导的细胞毒活性下降，同时循环免疫复合物水平升高。有意思的是，2 例患者治疗后免疫复合物水平下降，病情复发期间其水平又升高。基于上述发现，研究者认为，免疫缺陷可能在网状红斑性黏蛋白病发病中起重要作用。可能关联的，在 Jessner 淋巴细胞浸润症患者中也有类似发现。皮损中的内皮细胞和周皮细胞内有管状网状包涵体；虽然这种包涵体见于病毒感染，但其亦见于红斑狼疮的内皮细胞中，可由高浓度的干扰素所产生，并见于红斑狼疮内皮细胞中。

（二）临床表现

女性多见（2∶1），世界各地均有病例报道。可发生在中年龄组，最常见于 11~40 岁。儿童罕见。

皮肤损害　表现为持久的淡红色斑疹和丘疹逐渐融合成网状、环状或有斑块样损害，边界不规则，但界限清楚，位于胸或背中央部，有时扩展至腹部，少数见于面部、上肢及腹股沟，可有轻度瘙痒（图 30-10）。皮疹一般无自觉不适，但有的患者感觉瘙痒或日晒后有烧灼感。本病不发生系统损害。

伴发疾病　红斑狼疮、糖尿病、甲状腺疾病、黏液性水肿、血小板减少症、乳腺癌、结肠癌。

（三）实验室检查

本病一般无系统受累和实验室检查异常，光激发试验 UVA/UVB 可复制皮损。

（四）组织病理

上部真皮水肿，血管扩张，血管和毛囊周围有 T 细胞浸

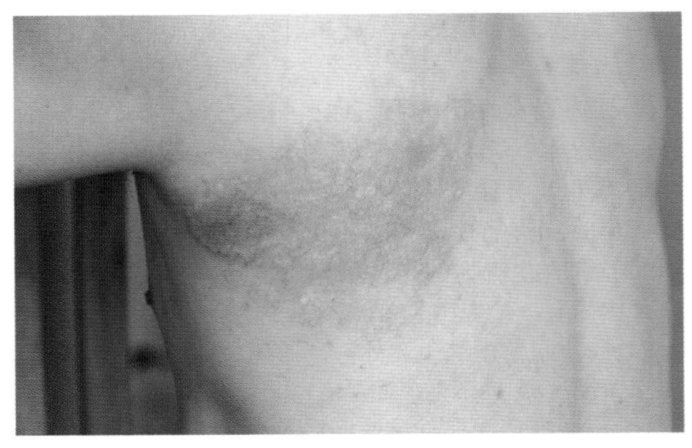

图 30-10　网状红斑性黏蛋白病（中山大学附属第一医院　罗迪青惠赠）

润，真皮上部可见大量黏蛋白沉积，而慢性皮损中可无黏蛋白，阿新蓝(pH2.5)和胶体铁染色阳性、甲苯胺蓝异染，胶原纤维相互分离，但形态正常。表皮真皮交界处偶见 IgM、IgA 和 C3 的颗粒状沉积。

(五) 鉴别诊断

需与肿胀性红斑狼疮、多形性日光疹、Jessner 皮肤淋巴细胞浸润等鉴别。融合性网状乳头瘤病临床上可以鉴别。其他应与 DLE、脂溢性皮炎、花斑癣鉴别。

(六) 治疗

首选羟氯喹，皮损可在 2~6 周内消退。糖皮质激素外用和系统使用效果不一，其他抗组胺药、他克莫司、环孢素效果不一。

三、硬肿病

内容提要

- 本病皮下组织僵硬和硬化，犹如在皮肤填充了石蜡一般。
- 可分为感染型、隐匿型和糖尿病型。
- 皮肤显著增厚，真皮常增厚 2~3 倍。
- 糖尿病并不影响硬肿病的病程。

硬肿病(scleredema)又称成人硬肿病、糖尿病性硬肿病，系黏蛋白沉积和真皮增厚所致皮肤硬肿。与细胞感染、淋巴管损伤、糖尿病有关。表现为非凹陷性的硬化肿胀，伴有真皮硬化。

(一) 病因与发病机制(图 30-11)

1. 急性病毒或细菌感染　有 65%~95% 的硬肿病患者发病前几天至六周内有急性发热性疾病史，在所有感染中，55% 为链球菌感染，为其超敏反应。

2. 胰岛素依赖型糖尿病，发病与胶原和糖胺聚多糖在真皮结缔组织沉积有关。增粗的胶原束间黏蛋白沉积伴真皮网状层增厚。这种改变与胰岛素依赖的糖尿病患者中多见的四肢末端皮肤蜡样硬化极为相似。胶原不可逆的糖基化及对胶原酶降解的抵抗可导致胶原的聚积。胰岛素的过度刺激，微血管的破坏和缺氧也可增加胶原和黏蛋白的合成。

3. 伴有恶性肿瘤型如单克隆丙种球蛋白、胰蛋白病、胰岛素瘤和胆囊瘤有关。

4. 患者的血清和异型蛋白能刺激体外培养的正常人皮肤成纤维细胞产生胶原，提示可能是与异型蛋白相关的循环因子诱导了真皮纤维化。受累皮肤显示Ⅰ型胶原合成增加，硬肿病患者受累皮肤成纤维细胞显示出蛋白质产生、胶原合成和氨基葡萄糖掺入增加。这与Ⅰ型和Ⅲ型胶原水平增加相关。硬肿病受累皮肤的生化分析已证实存在氨基葡聚糖增加，其主要成分为透明质酸。

(二) 临床表现

表现为对称性非凹陷性水肿和真皮硬化，好发于颈后和颈侧面(图 30-12)。也可累及面部、颈前、躯干上部和上肢，少数也可扩展至下腹和腿。皮损处皮肤有光泽、发硬，由于真皮乳头层受累而不产生皱纹。患者面部无表情，纹路丧失，微笑和张口困难。

1. Ⅰ型(感染型)　本型好发于中年女性，也可发生于儿童。特征性表现为感染后几周迅速发病。起病前有发热、不适和呼吸道感染(常为链球菌)；颈、面区皮肤突然变硬，随后发展至躯干和上肢近端，受累皮肤表面光滑、棕黄或苍白色、发凉，皮纹消失，边界不清；面部受累呈假面具样，舌、咽受累使张口和吞咽困难。皮损常在 2~4 周内达高峰，持续数月至 2 年消退。

2. Ⅱ型(隐匿发病型)　临床表现与Ⅰ型相同，但起病隐匿，无前驱症状，可持续数年。此型常伴发单克隆丙种球蛋白病。

3. Ⅲ型(糖尿病型)　见于 40 岁以上糖尿病患者，这些患者呈胰岛素依赖并有很多并发症。此型硬肿病常泛发，病程慢性，此型不能自行缓解。

系统受累：黏蛋白可沉积在骨髓、肝、神经、唾液腺和心脏，产生相应症状。如心包、胸膜和腹膜积液，舌和咽受累而发音和吞咽困难，肝脾肿大、肌炎、腮腺炎、眼肌麻痹。

(三) 组织病理

各型硬肿病的组织学表现相同，其具有特征性。真皮明显增厚，胶原束增厚，大的胶原束彼此分离，空隙内为沉积的黏蛋白。以透明质酸的酸性黏多糖沉积为主，呈现“胶原窗”现象，胶体铁等特染可显示沉积的黏蛋白。

(四) 诊断

①病史；②对称性弥漫性硬肿性皮肤损害病史；③可伴有或不伴有糖尿病史，以及上呼吸道链球菌急性感染病史。体格检查可见颈、面部对称性弥漫性非凹陷性肿胀、硬化，面具样表情，张口困难，吞咽困难等。组织病理学可确定诊断。

(五) 鉴别诊断

1. 硬皮病　局限性硬皮病起病缓慢，好发于头面部的水肿性硬斑，表面可有光泽，呈象牙白色，境界清楚，周围环有淡紫红色，后期萎缩；系统性硬皮病的水肿性硬斑多从四肢发病，向颜面、躯干发展，常有雷诺现象，后期有萎缩和色素改变。组织病理学显示：真皮胶原增多、致密，有透明变性，不产生“胶原窗”，无黏蛋白沉积。

2. 其他　本病应与硬皮病(表 30-3)、皮肌炎、嗜酸性筋膜炎、黏液水肿性苔藓相鉴别。

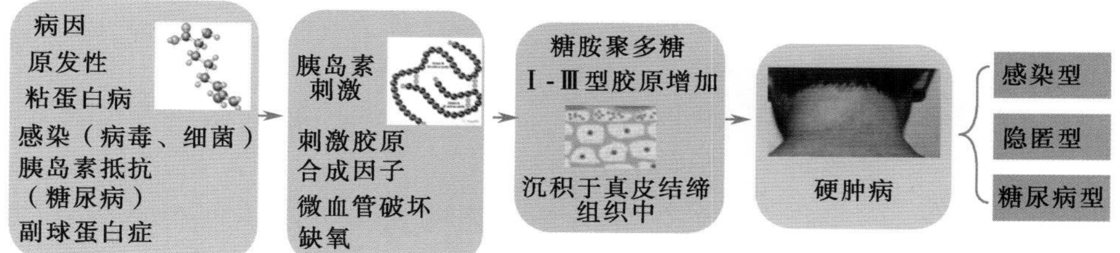

图 30-11　硬肿病病理生理

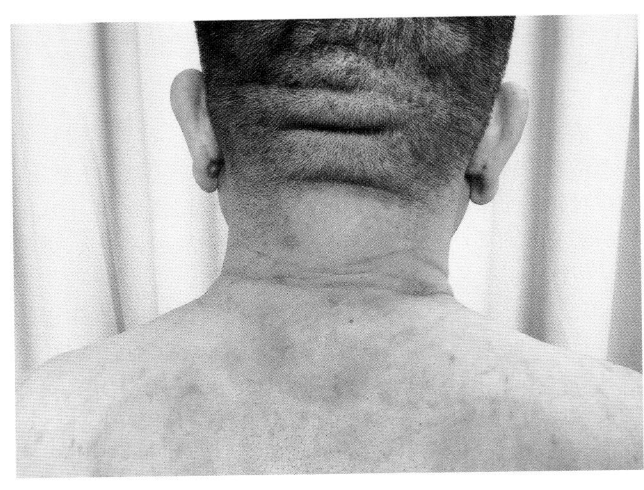

图 30-12　成人硬肿症　背部

（六）治疗

局限性　患者往往会选择不治疗。此类型不需要特殊治疗就可自然消退。伴有糖尿病和单克隆丙种球蛋白病的硬肿病患者需要进行治疗。水浴或外用补骨脂素的 PUVA 是治疗中度硬肿病的首选方法，最近发现窄波 UVB 和 UVA1 对硬肿病也有一定疗效。

口服或皮损内注射糖皮质激素、皮损内注射透明质酸酶、氨甲蝶呤、UV、抗生素和青霉胺均无效，环孢素、环磷酰胺和电子束疗法有一定的疗效。

1. 病因治疗　如感染链球菌致咽炎，则抗感染治疗。糖尿病等应予以相应治疗。

2. 皮肤损害　对症处理。针对感染可选用抗生素，如头孢菌素，抗真菌剂，如伊曲康唑、特比萘芬、氟康唑，局部使用消炎杀菌剂，如 0.1% 雷夫奴尔液、炉甘石洗剂、2% 莫匹罗星软膏；皮肤瘙痒可用抗组胺药，外用安抚止痒剂。

微血管病变，大血管功能不全病变　可用调节改善微循环活血化瘀药物，如烟酸、阿司匹林、己酮可可碱。

3. 并发症治疗　伴发糖尿病及 γ 单克隆抗体病者相应治疗。渐进发展，有限制性肺通气、进食困难，心律失常应相应治疗。

4. 中度 - 严重病例　补骨脂浴 UVA（PUVA）疗法。改善肺功能，首选电子束治疗、环孢素、青霉素。

5. 中医治疗　治则：活血通络、温阳利水。方药：仙茅 9g、胡芦巴 9g、鹿角片 9g、穿山甲 9g、三棱 6g、莪术 6g、虎杖 9g、泽泻 9g、白术 9g、甘草 6g。

（七）病程与预后

大多可自然消退，感染因素预后较好，而伴糖尿病、肥胖病例可有心血管病变，病情顽固。

四、全身性黏液性水肿

全身性黏液性水肿（generalized myxedema，GM）本病是严重甲状腺功能减退的一种表现，真皮黏蛋白沉积导致皮肤硬变而呈蜡样。

（一）病因与发病机制

本病是由于甲状腺素数量或功能的缺乏，可能是黏蛋白的降解受损，而不是合成增多。

（二）临床表现

甲减可影响全身各系统，其临床表现并不取决于甲减的病因而是与甲状腺激素缺乏的程度有关。

1. 呆小病（克汀病）　先天性亦称为克汀病，出生后数周内出现症状。共同的表现有：皮肤苍白、增厚、多折皱、多鳞屑。口唇厚，舌大且常外伸，口常张开多流涎，外貌丑陋，面色苍白或蜡黄。但 33% 以上的婴儿无症状；皮肤干燥、苍白（有时呈淡黄色）、温度降低，四肢可有网状青斑；甲、毛发干燥、质脆，可出现斑状秃发，阴毛、腋毛稀少；锁骨垫的存在具有诊断价值。

表 30-3　硬肿病和硬皮病的鉴别

鉴别要点	硬肿病	硬皮病
初发部位	颈部、躯干	面及四肢远端为多
皮肤色泽	正常或棕黄或带苍白	加深或杂以色素减退斑
毳毛	多正常	多脱落
汗腺、皮脂腺功能	正常	功能障碍
Raynaud 征	无	常见
钙化 / 肢端硬化	无	常见
毛细血管扩张性红斑	无	较多见
毛细血管镜检	血管袢畸形较轻，血流速度多正常，无血细胞集聚，渗血轻	血管袢畸形重，血流缓慢，血细胞聚集明显，出血点多见
表皮	正常	萎缩
胶原纤维	胶原束增厚，粗细均匀，束间隙明显	不规则增生，肿胀，均质化，透明变性
Masson 三色染色	正常	极深
阿新蓝染色	淡蓝色	阴性
炎细胞浸润	较少见	较多见
附属器	多正常	多萎缩

2. 幼年型 GM　临床表现随起病年龄而异，幼儿发病者除体格发育迟缓和面容改变不如呆小病显著外，其余均和呆小病相似。较大儿童及青春期发病者，大多似成人黏液性水肿，但伴有不同程度的生长阻滞，青春期延迟。

3. 成人型 GM　以 40~60 岁之间为多，男女之比为 1∶4.5。起病隐匿，病程发展缓慢，可长达十余年之久，方始出现明显黏液性水肿的症状。常系自身免疫性疾病所致，如 Hashimoto 甲状腺炎、Graves 病治疗后或罕见的垂体、下丘脑功能障碍。①低基础代谢率症候群；②黏液性水肿面容：面部表情"淡漠"、"愚蠢"、"假面具样"、"呆板"，甚至"白痴"。头发干燥、稀疏、脆弱，睫毛和眉毛脱落；③皮肤苍白或皮肤呈现特殊的蜡黄色，且粗糙少光泽，干而厚、冷、多鳞屑和角化；④精神神经系统：精神迟钝，嗜睡，理解力和记忆力减退。

（三）组织病理

严重的病例，真皮内轻度肿胀，胶原束被水肿分开，特殊染色可显示真皮和皮下脂肪中有少量黏蛋白。成纤维细胞增生不是原发性黏液性水肿的特点。

（四）诊断

根据临床表现，循环中低水平的游离 T4 可诊断。血清促甲状腺素（TSH）水平高是原发性甲状腺功能减退症。血清 TSH 水平低是继发性甲状腺功能减退症。而继发性甲状腺功能减退症患者似乎不发生黏液性水肿。

（五）治疗

1. 呆小病　治疗越早，疗效越好。初生期呆小病最初口服碘塞罗宁（三碘甲状腺原氨酸）5μg，每 8 小时 1 次及左甲状腺素（LT4）25μg/d，3 天后，LT4 增加至 37.5μg/d，6 天后 T3 改至 2.5μg，每 8 小时 1 次。在治疗进程中 LT4 逐渐增至每天 50μg，而 T3 逐渐减量至停用。

2. 幼年黏液性水肿　治疗与较大的呆小病患儿相同。

3. 成人黏液性水肿　用甲状腺激素替代治疗效果显著，并需终身服用。使用的药物制剂有合成甲状腺激素及从动物甲状腺中获得的含甲状腺激素的粗制剂。

五、胫前黏液性水肿

内容提要

- PM 是由于黏蛋白沉积所致的胫前皮肤病变。
- 伴有甲状腺功能亢进，特别是 Graves 病。
- 皮损为胫前黏液性浸润或结节、斑块，甚至象皮肿，从膝部以下到足部皮肤增厚、并有色素沉着。

胫前黏液性水肿（pretibial myxedema，PM），是由于黏蛋白沉积所致的胫前皮肤病变，以胫前皮肤硬化为特征，伴有甲状腺功能亢进，特别是 Graves 病伴发，或发生于甲状腺切除术后。极少数胫前黏液水肿患者没有甲状腺疾病。

（一）病因与发病机制

1. 长效甲状腺刺激因子（LATS）　过去认为 Graves 血清中有 LATS，其与胫前黏液性水肿的出现呈高度相关。目前 LATS 不被认为是其发病原因。

2. 成纤维细胞刺激因子　1978 年，从胫前黏液性水肿患者血清中分离出来的有黏液特性的成纤维细胞刺激因子在本病的发病机制中可能起一定作用。此外，非甲亢患者胫前黏液性水肿，胰岛素样生长因子，创伤和黏蛋白阻塞淋巴管在其发病中发挥了作用。

患者皮肤的成纤维细胞上具有 TSH 受体样免疫活性蛋白，在自身体液免疫及细胞免疫作用下促使成纤维细胞增生，合成黏多糖并局部沉积在真皮及皮下组织而引起局部黏液性水肿。胫前黏液性水肿病理生理见图 30-13。

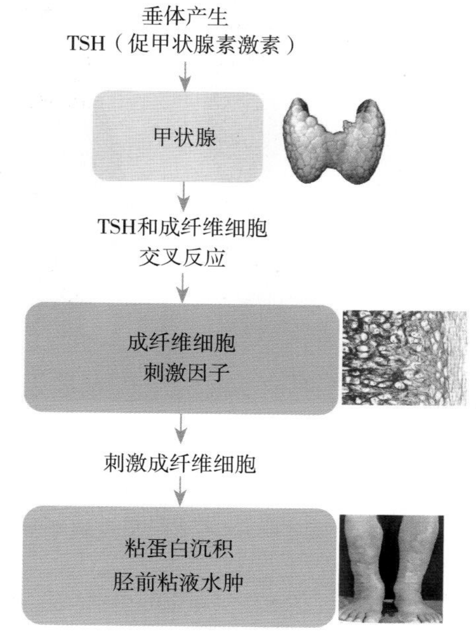

图 30-13　胫前黏液性水肿病理生理

（二）临床表现

Graves 病三大特征：局限性（胫前）黏液性水肿，突眼，杵状指。

1. 皮肤特征　占 Graves 病的 0.4~10%，斑块为非凹陷性，肉色至红色，褐色或淡黄色，蜡样橘皮样外观（图 30-14，图 30-15）；

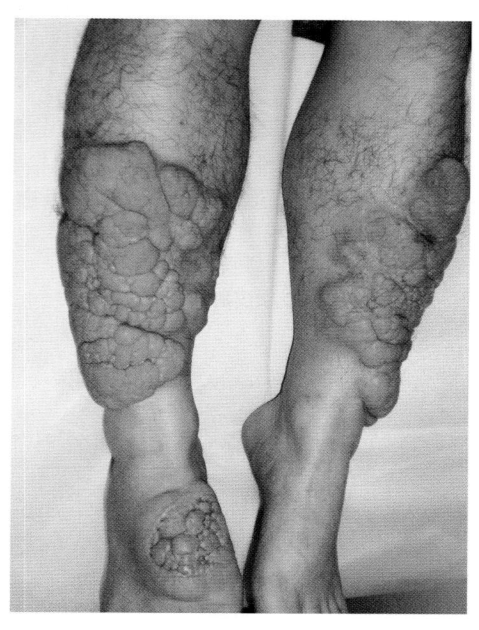

图 30-14　胫前黏液性水肿（广州市皮研所　梁碧华惠赠）

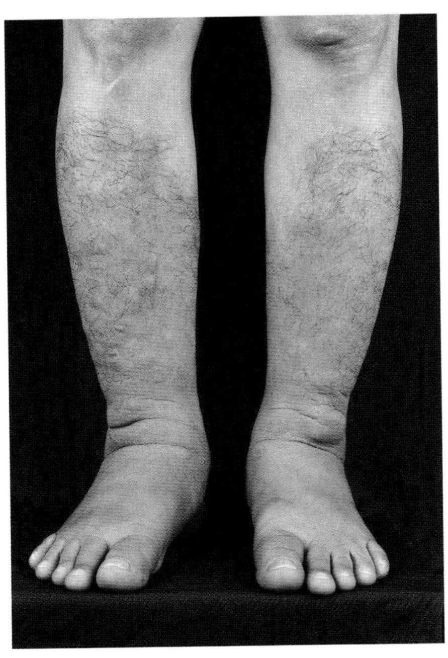

图 30-15　胫前黏液性水肿

毛囊孔常扩张，使之呈橘皮状；严重者呈象皮病样。晚期损害可呈疣状、疼痛和瘙痒。

胫前黏液性水肿以黏蛋白沉积于胫骨前引起隆起的、毛孔明显的结节状黄色蜡样斑块为特征。

本病胫前区出现边界清楚的结节或斑块，常为双侧性，可扩展至下肢其他部位，尤其是外伤后，头发变细，稀少，脱发，斑秃等甲亢表现。皮肤类型见表 30-4。

表 30-4　胫前黏液性水肿皮肤类型

Schwartz 分型
RA 非凹陷性水肿（48.3%，最常见）
斑块状型（27.0%，常见）
结节状型（8.5%，常见）
象皮腿样型（2.8%，最少见）
余下未分类（8.4%）
我国分型（分为 3 型）
RB　1. 局限型　胫前、耻骨部大小不等结节
2. 弥漫型　胫前、足背、非凹陷性水肿斑块
3. 象皮肿样型　弥漫坚实非凹陷性水肿斑块 象皮肿样，伴结节
其他
Graves 病三联症：局限性（胫前）黏液性水肿、突眼、杵状指甲与毛发
好发部位：胫前 99.4%，其他有手臂、肩、头、颈、趾部、手

2. 杵状指　目前报告不足 100 例。95% 的患者杵状指发生在 Graves 病治疗后，手指和足趾的杵状改变、指骨和长骨骨膜增生、骨周围软骨形成三联症。尚有甲分离、反甲。不足 1% 的 Graves 病患者出现甲状腺杵状指。有时局部可伴发多毛、多汗，头发变细、稀少、脱发、斑秃等甲亢表现，轻度病变可自发性消退。

3. 发病部位　PM 最常见发生于胫前，其次为手臂、肩、头、颈等部位，也有发生于趾部和手。Fatourechi 等在对 150 例 PM 患者的回顾性研究显示，除了 1 例皮损在上肢和下肢均出现外，其余 149 例皮疹仅出现在下肢胫前。Schwartz 等对 178 例患者的研究显示，99.4% 的皮损发生在胫前。而对该病为什么最常发生在胫前，研究者试图从不同的角度来解释：Schermer 等认为下肢静脉瘀积或外伤等原因可刺激黏蛋白的沉积。Rapoport 则指出坠积性水肿可能起着某种推动作用，它使小腿淋巴回流减慢，成纤维细胞刺激的细胞因子半衰期延长所致。

（三）实验室检查

甲状腺功能测定，抗甲状腺球蛋白和抗甲状腺过氧化物抗体，抗促甲状腺激素（TSH）受体抗体。

（四）组织病理

真皮水肿，大量黏蛋白沉积，使真皮增厚和胶原纤维束分离。黏蛋白呈单个丝状及颗粒状，有大块沉积物。在血管和附属器周围有淋巴细胞和肥大细胞浸润。电子显微镜检查可见黏蛋白区有星状扩张活性增强的成纤维细胞。通常成纤维细胞不增加，但在象皮肿病例中有可能增加。

（五）诊断

典型临床表现　胫前斑块或结节，蜡样光泽、橘皮状，指压无凹陷。特征性组织病理　真皮大量黏蛋白沉积、真皮增厚、胶原束分离。

（六）鉴别诊断

应鉴别的疾病有慢性单纯苔藓、淋巴水肿、象皮病和肥厚性扁平苔藓缺乏黏蛋白沉积，上述各病有其特征，且不伴有甲状腺疾病。

（七）治疗

有大样本的研究结果显示，46% 胫前黏液性水肿患者不需要任何治疗，数年后可能自行痊愈；50% 中度皮损患者可在 17 年内完全缓解；非常严重象皮病样皮损可试用免疫球蛋白、利妥昔单抗或结合外科治疗。控制吸烟、积极治疗 Graves 病及浸润性突眼。

首先检查甲状腺功能，并进行相应治疗，本病一般在甲亢治疗后发生，但治疗甲亢不能改善皮损。

1. 局部治疗　外用 0.05% 丙酸倍他米松软膏封包、局部压迫包扎。

曲安奈德混悬液（5mg/ml）皮损内注射，每个部位 1ml，每次总量 <40mg，每 3~4 周 1 次。

2. 系统治疗　己酮可可碱，400mg/ 次，3 次 /d，餐后服用，最大量可达 2.2g/d。己酮可可碱可减少依赖性的成纤维细胞增殖和黏多糖的合成。

糖皮质激素：泼尼松 30~40mg/d，分次口服，最好的疗效见于治疗第 2 周后，后逐渐减量，停药后可复发。

奥曲肽皮损内注射，每天 200μg，持续治疗 4 周后胫前黏液性水肿得到改善，血浆置换疗法、静注免疫球蛋白、苯丁酸氮芥、环磷酰胺均可选用。

3. 联合治疗　2015 年陈小英等报告了胫前黏液性水肿患者经激素封包 + 局部注射 + 大功率 UVA1 照射三联疗法的有效性观察研究，结果显示，治疗后真皮厚度明显变薄。胫前黏液性水肿的循证治疗见表 30-5。

表 30-5　胫前黏液性水肿的循证治疗

项目	内容	证据强度
一线治疗	外用糖皮质激素	C
	皮损内注射糖皮质激素	D
二线治疗	加压	D
	己酮可可碱	E
三线治疗	IVIG/ 血浆置换	D
	系统性使用糖皮质激素	D
	奥曲肽 100μg/ 次，3 次 /d	E
	使用细胞毒性药物（如美法仑）	E
	手术 / 物理治疗	E

（八）病程与预后

轻度病变可自发性消退，多年后可退，多达 26% 的患者可完全恢复。有认为系统加局部糖皮质激素治疗对本病疗效最好。最大的药物效应时间平均发生于治疗的 6 个月后。

（邓列华　叶萍　廖家　冯进云　李影　梁碧华　梁平　陈蕾　朱团员　梁远飞　刘金花）

第三十一章

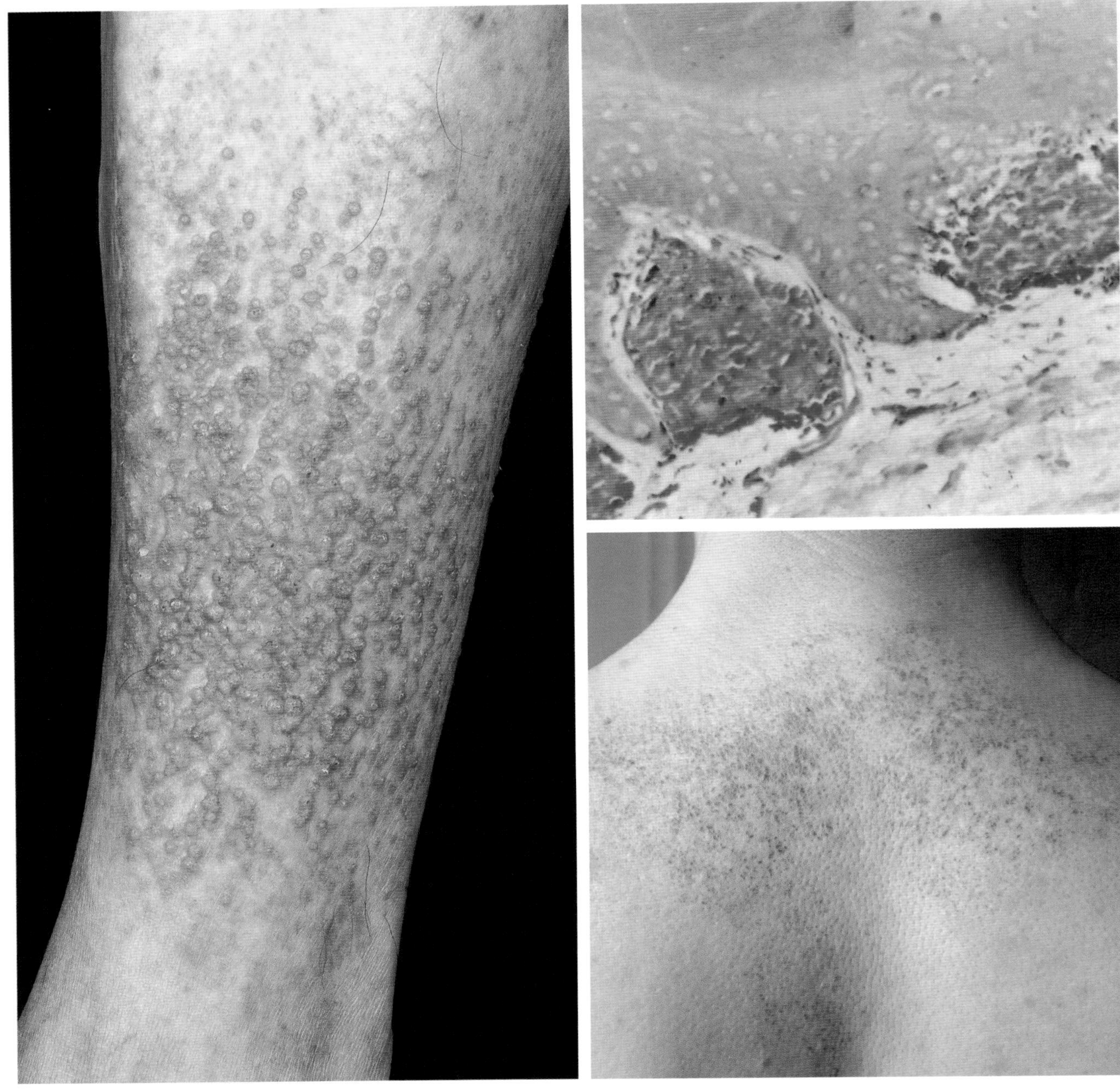

第三十一章

淀粉样变

第一节 概述

定义：淀粉样变（amyloidosis）是以淀粉样蛋白在细胞外沉积的一种疾病。淀粉样蛋白是一类在生化学上，不相关的蛋白质的总称，目前已发现的有 30 多种，因具有类似淀粉的化学反应（如碘染色呈阳性反应）而得名，它们的共同特征为高度保守的反向平行 β 片层构象，形成不同长度的无分支线状纤维，不溶解，也不能进行蛋白质水解。在光镜下刚果红染色呈砖红色，在偏振光显微镜下呈苹果绿色双折光，在电镜下为直径 8~14nm、排列紊乱的无分支纤维丝状结构，在 X 线衍射显微镜下可见 β 片层结构。

淀粉样蛋白由 3 种特殊成分组成：淀粉样原纤维蛋白（淀粉样蛋白前体）、血浆淀粉样蛋白 P 成分（SAP）和氨基葡聚糖（GAG），淀粉样原纤维蛋白单体与 GAG 结合，形成淀粉样原纤维，再与 SAP 结合形成一种结构极其稳定、溶解度极低的鞘状结构。

分类：根据淀粉样原纤维蛋白（淀粉样纤维蛋白前体）的来源不同，可将淀粉样变分为不同的生化学类型，不同类型对特定的组织器官具有一定的选择性，例如 β_2 微球蛋白来源的淀粉样蛋白易沉积于关节部位，甲状腺素转运蛋白来源者易沉积于周围神经，载脂蛋白来源者易沉积于肾脏或心脏，角蛋白变性来源者易沉积于皮肤，而免疫球蛋白轻链可沉积于所有器官（表 31-1）。

表 31-1 淀粉样变的分类

疾病	淀粉样蛋白	淀粉样原纤维蛋白	病因	受累器官
系统性淀粉样变				
轻链淀粉样变	免疫球蛋白轻链（AL）	免疫球蛋白轻链（κ 或 λ）	浆细胞增生 遗传突变	心脏、肾脏、肝脏、皮肤
重链淀粉样变	免疫球蛋白重链（AH）	免疫球蛋白重链	骨髓瘤	肾脏、肝脏
继发性淀粉样变	血清淀粉样蛋白 A（AA）	血清淀粉样蛋白 A	慢性炎症	肾脏、肝脏、脾脏
透析相关性淀粉样变	$A\beta_2M$	β_2 微球蛋白	长期透析	关节、心脏、胃肠道、肺
老年性系统性淀粉样变	ATTR	正常的甲状腺素转运蛋白	野生型 TTR 蓄积	心脏、血管、软组织
家族性淀粉样多神经病	ATTR	遗传变异的甲状腺素转运蛋白	遗传突变	心脏、肾脏、中枢神经系统
Apo A Ⅰ淀粉样变	AApo A Ⅰ	载脂蛋白 A Ⅰ片段	遗传突变	肾脏、肝脏、心脏，可能有神经病变

续表

疾病	淀粉样蛋白	淀粉样原纤维蛋白	病因	受累器官
Apo AⅡ淀粉样变	AApo AⅡ	载脂蛋白 AⅡ片段	遗传突变	肾脏
Apo AⅣ淀粉样变	AApo AⅣ	载脂蛋白 AⅣ片段	遗传突变	肾脏
芬兰遗传性淀粉样变	AGel	突变的凝溶胶蛋白片段	遗传突变	网格状角膜营养不良、颅神经病、皮肤、肾脏
纤维蛋白原淀粉样变	AFib	突变的纤维蛋白原 α 链	遗传突变	肾脏
溶菌酶淀粉样变	ALys	溶菌酶	遗传突变	肾脏、肝脏、脾脏
阿尔茨海默病	Aβ	淀粉样 β 蛋白	遗传突变	脑
胱抑素淀粉样变	ACys	胱抑素 C	遗传突变	脑血管
BriPP 淀粉样变	ABriPP	BriPP	遗传突变	脑部微血管
		皮肤淀粉样变		
苔藓样皮肤淀粉样变	变性角蛋白	角蛋白	获得性	皮肤
斑状皮肤淀粉样变	变性角蛋白	角蛋白	获得性	皮肤
结节性皮肤淀粉样变	AL	免疫球蛋白轻链	皮肤浆细胞	皮肤、其他器官
皮肤异色症性淀粉样变	变性角蛋白	角蛋白	遗传突变	皮肤、其他器官
继发性皮肤淀粉样变	变性角蛋白	角蛋白	皮肤肿瘤 PUVA 摩擦	皮肤

根据淀粉样蛋白沉积的部位不同，可分为系统性和局限性淀粉样变，皮肤科最常见的临床类型为原发性皮肤淀粉样变，疾病呈良性经过；其次为系统性淀粉样变的皮肤表现，淀粉样蛋白可沉积于各种器官系统，因而病情较重，死亡率高。

第二节　局限性淀粉样变

一、原发性皮肤淀粉样变

内容提要

- PCA 是一组异质性皮肤病，类型为苔藓样或斑状淀粉样变，淀粉样蛋白前体为变性的角蛋白，有遗传易感性，摩擦为诱因。
- 结节性淀粉样变由皮肤原位产生的免疫球蛋白轻链所致，特征为蜡样浸润斑块，可出血或起疱。

原发性皮肤淀粉样变（primary cutaneous amyloidosis，PCA）是局部因素导致淀粉样蛋白沉积于正常皮肤中，无其他内脏器官受累，表现为色素沉着性斑疹、丘疹或结节，好发于东南亚、拉丁美洲人和中国人。

（一）病因与发病机制

按照淀粉样蛋白的来源，可将原发性皮肤淀粉样变分为角蛋白性淀粉样变和结节性淀粉样变，前者主要包括苔藓样淀粉样变和斑状淀粉样变（图 31-1）。淀粉样蛋白从可溶性演变成不可溶性难溶性淀粉样变蛋白（图 31-2）。

1. 角蛋白性淀粉样变　由基底层角质形成细胞来源的角蛋白沉积所致，主要为细胞角蛋白 5（CK5），少数为 CK1、CK10、CK14 或载脂蛋白 E4（ApoE4）。可为特发性，也可由长期搔抓或摩擦所致，机械刺激导致角质形成细胞凋亡，释放细胞角蛋白，经过自身抗体包裹、巨噬细胞吞噬和酶促降解形成淀粉样蛋白 K。鉴于摩擦在淀粉样蛋白 K 沉积中的始动作用，本病也被称为摩擦淀粉样变。还有人报告本病与结缔组织病如原发性胆汁性肝硬化、系统性红斑狼疮和干燥综合征相关。

苔藓样淀粉样变好发于易受伤的部位如胫前，但瘙痒性疾病如特应性皮炎和结节性痒疹尽管也存在过度搔抓但并不引起淀粉样变性，故尚有遗传易感因素。家族性原发性皮肤淀粉样变遗传分析发现该病的致病基因分别位于 5p13.1 的 OSMR（601743）基因和位于 5q11.2 的 IL31RA 基因（609 510）基因，其中 OSMR 基因突变最为常见。姜薇等发现 OSMR 基因 p.P694L 和 p.G513D 突变可能与原发性皮肤淀粉样变性有关。

2. 结节性淀粉样变　该型罕见，淀粉样蛋白前体为免疫球蛋白轻链（AL），但未发现血液系统疾病的证据，因此被认为是一种局限性疾病。皮肤浆细胞浸润灶如髓外浆细胞瘤分泌淀粉样蛋白前体 κ 或 λ 型 AL，在多数患者中 AL 为单克隆性，少数为多克隆来源。结节性淀粉样变的淀粉样蛋白沉积于真皮全层，从真皮乳头至皮下组织。基因重排分析可用于早期排除累及皮肤的系统性 AL 淀粉样变。

（二）临床表现

1. 苔藓样淀粉样变性　好发于男性，50~60 岁最多见，皮损对称分布于胫前、股部、臂外侧和上背部，面部、黏膜和肛门生殖器部位不受累。表现为芝麻至绿豆大小的半球形、圆锥形或多角形丘疹（图 31-3、图 31-4），质硬，正常肤色或呈淡红色或褐色，密集存在，部分丘疹上覆鳞屑，并融合成斑块。自觉剧烈瘙痒，有时瘙痒可先于皮损 1~2 个月。由于长期搔抓，出现色素沉着或色素减退、苔藓样变和角化过度，类似于结节性痒疹的丘疹和小结节，散布于粗木锉样的粗糙皮肤表面，表皮剥脱和血痂常见。皮损缓慢发展，少数可突然累及多个部

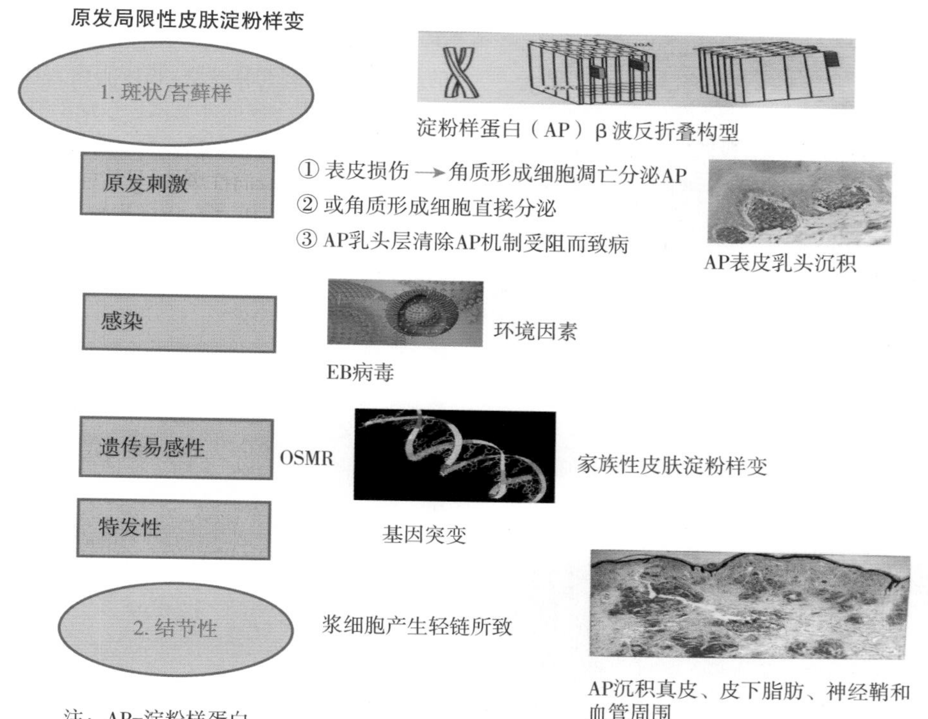

图 31-1　皮肤淀粉样变病理生理

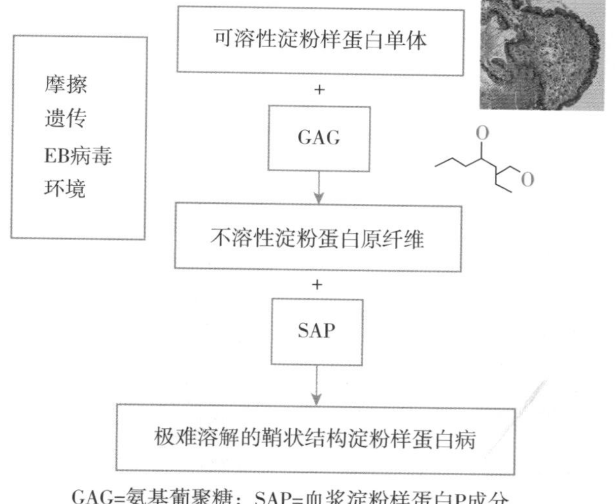

图 31-2　淀粉样蛋白从可溶性变成不可溶难溶性淀粉样变过程

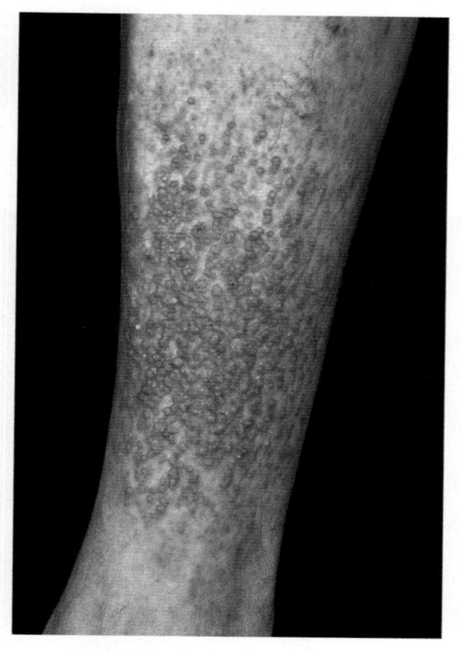

图 31-3　苔藓样淀粉样变

位，难以消退。患者一般健康状况良好。

2. 斑状淀粉样变　为苔藓样淀粉样变的轻型，好发于年轻人和慢病患者，女性多于男性，最常见的部位为上背部（图 31-5），也可见于颈部、臀、股、胫前等易受摩擦部位。皮损表现为灰色、蓝色或褐色网状或波纹状色素沉着斑（图 31-6），直径 2~3mm 或融合，也可呈弥漫性色素沉着，表面可见小丘疹，摩擦可使其加重。可有轻度瘙痒或无自觉症状。尼龙刷或毛巾持续摩擦可诱发本病，称为摩擦或刺激性淀粉样变。

3. 双相型淀粉样变性　又名混合型淀粉样变，指的是斑状与苔藓样淀粉样变在同一部位或不同部位共存，好发于 50~60 岁的患者。苔藓样与斑状淀粉样变表现为相同过程的不同表现，两者可同时存在（双相型），也可由一种类型转为另一种类型，斑状损害受到持续摩擦可变为苔藓样，而苔藓样损害经封包治疗和避免搔抓刺激后，丘疹和角化性损害又将逐渐减少，恢复为斑状淀粉样变的网状色素沉着。调查显示，67% 的原发性皮肤淀粉样变患者为苔藓样，8% 为斑状，25%

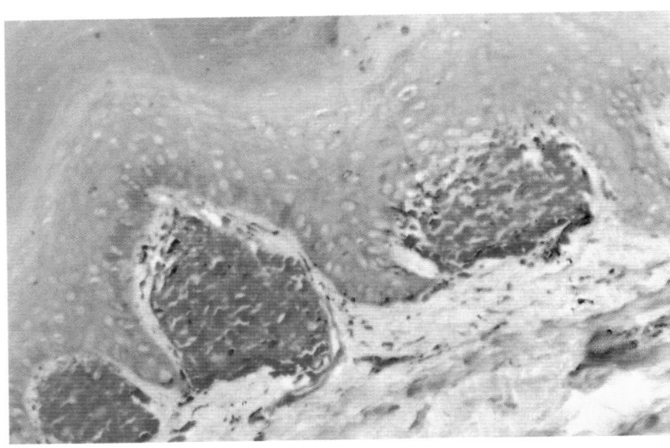

图 31-4　苔藓样淀粉样变性
结晶紫染色显示真皮乳头内紫红色异染的淀粉样物质（中国协和医科大学　刘季和　章青惠赠）。

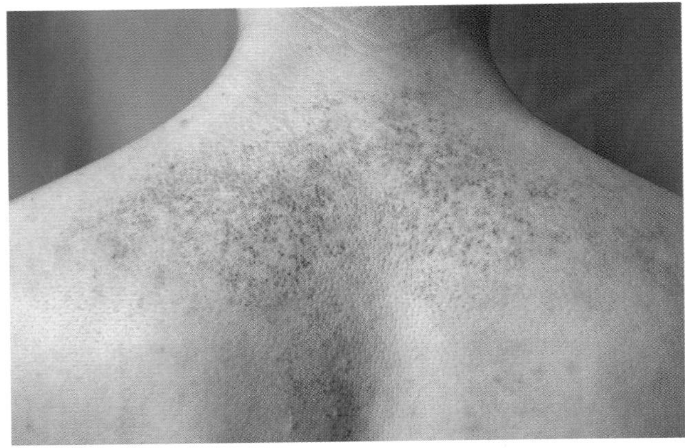

图 31-5　斑状淀粉样变

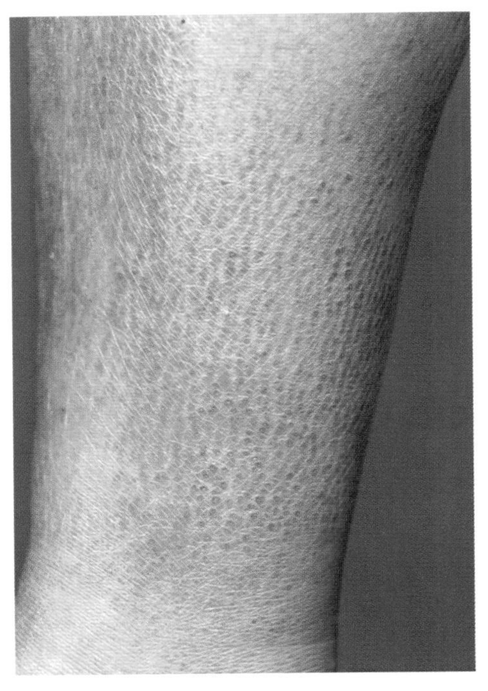

图 31-6　斑疹型皮肤淀粉样变
局限于皮嵴的扁平丘疹及色素沉着斑。

为双相型淀粉样变。

4. 结节性淀粉样变　又名肿胀性淀粉样变，是一种罕见的局限性皮肤淀粉样变性，临床病理表现类似于原发性系统性淀粉样变，但无皮肤外受累。好发于中年女性，可累及任何部位，但以面、头皮和小腿多见。皮损为单发或多发性数毫米至数厘米大小的浸润性斑块，呈蜡样肤色或粉红色，结节中央有时萎缩和松弛，压之有疝样现象，部分结节半透明（图 31-7），类似于大疱；其余则有毛细血管扩张或出血。本病可伴发干燥综合征，患者出现光敏、SSA 或 SSB 抗体阳性。

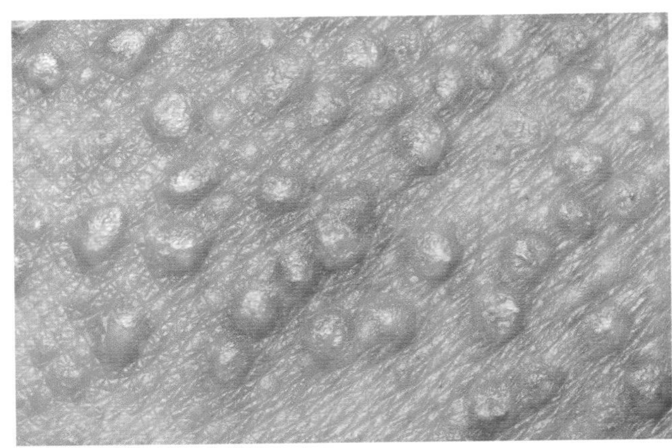

图 31-7　淀粉样变　结节

5. 皮肤异色症样淀粉样变　表现有皮肤异色症样改变，好发于四肢，也可累及躯干及臀部，常与典型的斑状或苔藓样淀粉样变损害并存，表现为色素沉着基础上的点状白斑（图 31-8、图 31-9），可有苔藓样丘疹，表皮萎缩、毛细血管扩张明显，可伴有光敏、身材矮小、水疱形成和掌跖角化。

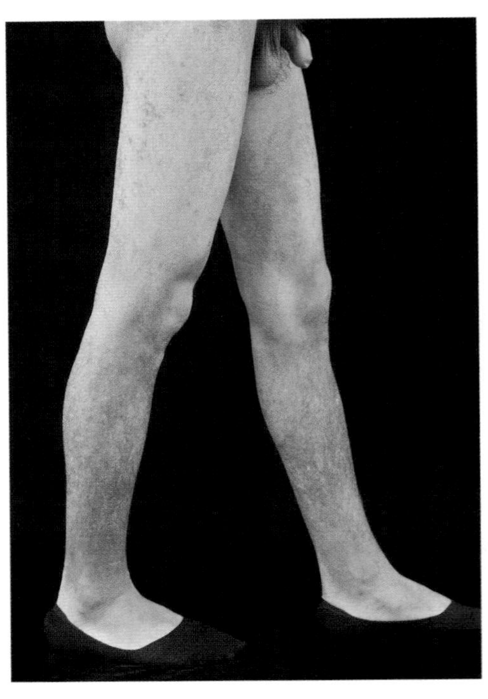

图 31-8　皮肤异色症样淀粉样变（广东医科大学附属医院　王洁娣惠赠）（1）

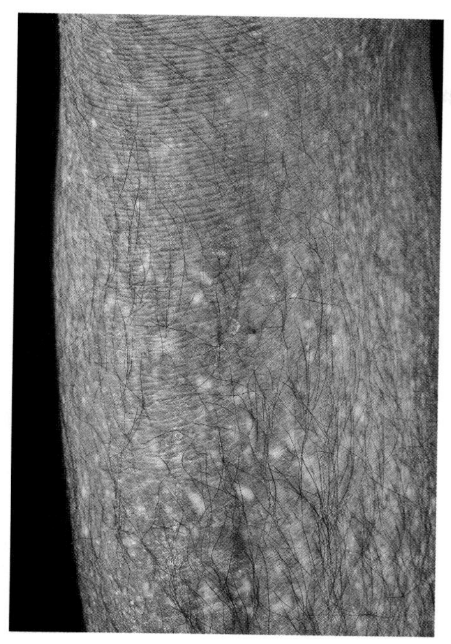

图 31-9　皮肤异色症样淀粉样变(广东医科大学附属医院　王洁娣惠赠)(2)

6. 色素异常性皮肤淀粉样变　由 morishma 在 1970 年首次报告,病因不明,可能有遗传易患性,患者对 UVB 高度敏感,UVB 照射后 DNA 修复缺陷可能是本病病因。

在青春期发病,皮损表现为全身弥漫性点状或网状色素沉着伴有色素脱失(图 31-10~图 31-12),无丘疹,皮肤萎缩和毛细血管扩张不明显,病情缓慢进展。自觉轻微瘙痒或无症状。表皮下有淀粉样物质沉积(图 31-13,图 31-14)。本病损害与皮肤异色症样淀粉样变极为相似或存在重叠,两者是否为同一种疾病尚有争议,色素异常性皮肤淀粉样变是否会进展为皮肤异色症样淀粉样变还有待观察。

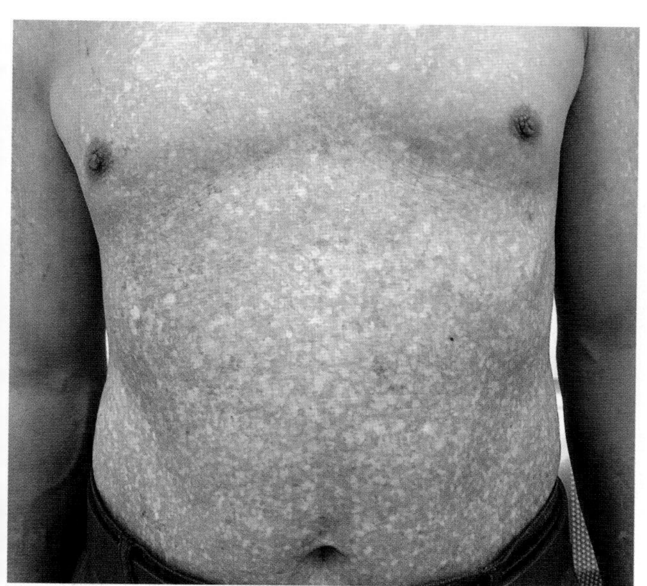

图 31-10　色素异常性皮肤淀粉样变
(郑州市人民医院皮肤科王海峰、郑州大学第一附属医院皮肤科　张江安惠赠)。

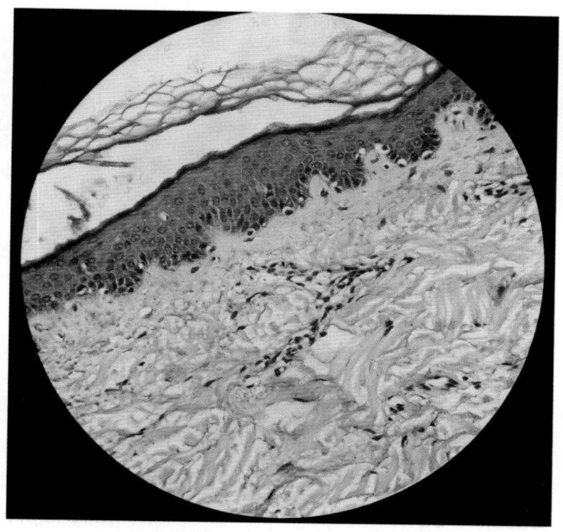

图 31-11　色素异常性皮肤淀粉样变
(郑州市人民医院皮肤科王海峰、郑州大学第一附属医院皮肤科　张江安惠赠)。

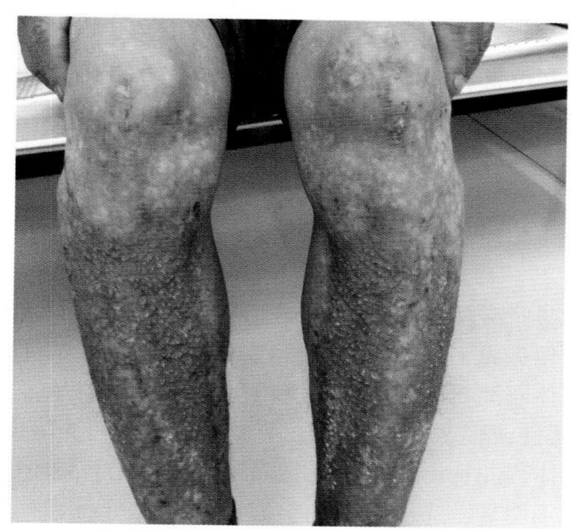

图 31-12　色素异常性皮肤淀粉样变
(郑州市人民医院皮肤科王海峰、郑州大学第一附属医院皮肤科　张江安惠赠)

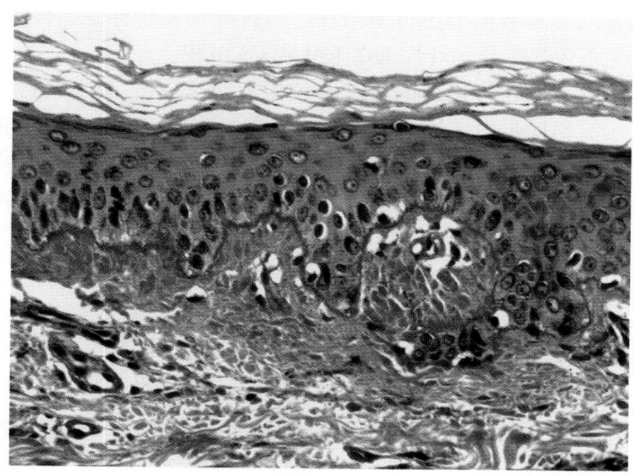

图 31-13　色素异常性皮肤淀粉样变　真皮紫红色团块(结晶紫染色)
(郑州市人民医院皮肤科王海峰、郑州大学第一附属医院皮肤科　张江安惠赠)。

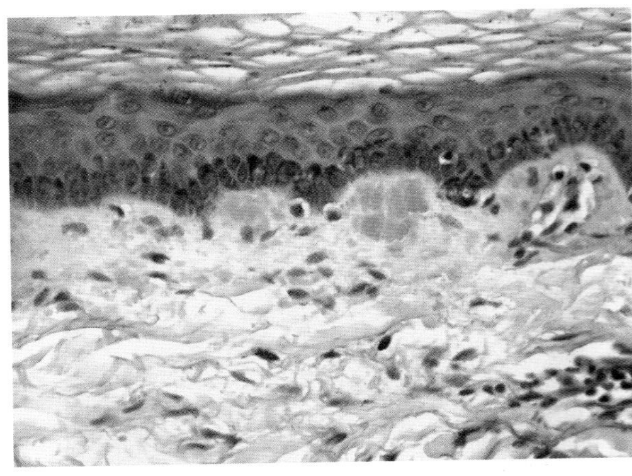

图 31-14　色素异常性皮肤淀粉样变　刚果红染色
(郑州市人民医院皮肤科王海峰、郑州大学第一附属医院皮肤科　张江安惠赠)。

7. 肛门骶骨部淀粉样变　也是苔藓样淀粉样变的轻型之一，表现为肛周皮肤鳞屑性色素沉着斑和苔藓样丘疹。患者其他部位常有其他类型的淀粉样变，如苔藓样或双相型淀粉样变皮损。

8. 其他　文献中有大疱型皮肤淀粉样变、白癜风样淀粉样变的报告。

(三) 组织病理

1. 苔藓样淀粉样变　棘层肥厚和角化过度，表皮内细胞状小体呈嗜酸性，富含二硫键，刚果红染色阳性，刚果红染色切片在偏振光下呈淡绿色，提示表皮内有极少量的淀粉样蛋白或前体。淀粉样蛋白主要沉积在真皮乳头内，呈轻度嗜酸性、双嗜性或轻度嗜碱性，表皮突受压而使间隔变薄；淀粉样蛋白小体(amyloid globule)可散布于网状真皮上部，但血管周围沉积不明显。抗角蛋白抗体免疫荧光检查示淀粉样蛋白有强荧光。

2. 斑状淀粉样变　表皮常萎缩，淀粉样蛋白沉积在真皮乳头内，不累及血管或附属器，沉积量很少，常需反复活检证实之。常规处理的组织标本，刚果红或 Dylon 染色微弱，而结晶紫或甲苯胺蓝染色可为阳性。与苔藓样淀粉样变一样，直接免疫荧光常显示灶性 IgG、IgM 和 C3 沉积。

鉴于淀粉样蛋白的特殊染色均为非特异性，故电镜检查显示淀粉样蛋白细丝是诊断淀粉样变性的金标准。如果角蛋白免疫染色仍为阴性，电镜检查可用于证实诊断；然而，真皮乳头内发现嗜酸性小体和噬黑素细胞结合临床特征通常即可满足实际需要。

(四) 诊断与鉴别诊断

原发性皮肤淀粉样变的诊断主要依据典型皮损特征和组织病理学表现。

苔藓样淀粉样变的鉴别诊断包括慢性单纯苔藓、肥厚性扁平苔藓、光泽苔藓、结节性痒疹、胫前黏液性水肿和特应性皮炎。斑状苔藓样变则需与不同病因的皮肤异色病(Civatte 皮肤异色症、蕈样肉芽肿、皮肌炎、硬皮病)、炎症后黑变病、持久性色素异常性红斑、先天性角化不良症和黄褐斑相鉴别。目前可用多克隆抗角蛋白抗体进行免疫组化染色，表皮染色作为内在对照，其他疾病不会出现真皮浅层弥漫性角蛋白染色，故此法的诊断价值较大。

(五) 治疗

治疗非常困难，可能是因为这种蛋白的不可溶性。理想的治疗环节包括：①减少淀粉样蛋白前体产生；②抑制淀粉样原纤维蛋白在细胞外沉积；③促使已形成的淀粉样沉积物溶解或从组织中排出。然而，斑状及苔藓样淀粉样变尚无确切或根治性方法，目前可获得的治疗选择如下(表 31-2)：

表 31-2　皮肤淀粉样变的治疗选择

一线治疗	苔藓样及斑状淀粉样变：强效糖皮质激素封包(B) 结节性淀粉样变：皮损内注射糖皮质激素(C)、外用他克莫司(C)
二线治疗	苔藓样皮肤淀粉样变：皮肤磨削术(C) 斑状淀粉样变：UVB 光疗、PUVA 疗法(B) 结节性淀粉样变：手术、磨削术、激光治疗(C)
三线治疗	苔藓样及斑状淀粉样变：外用二甲亚砜(D)、口服阿维 A(B)、小剂量环磷酰胺(C)、环孢素(C) 斑状淀粉样变：纳曲酮(E)

1. 物理治疗　可采用光疗及光化学疗法、射频治疗、电干旱法、冷冻、二氧化碳激光、刮除、烧灼及皮肤磨削术。有使用 Q 开关 Nd:YAG532nm 激光、585nm 脉冲染料激光、2 940nm 点阵剥脱性铒:YAG 激光治疗苔藓样淀粉样变的成功个案。较大的结节性淀粉样变可考虑手术切除。窄谱中波紫外线(NB-UVB)和 PUVA 疗法也可选用。

2. 系统治疗

(1) 维 A 酸类：阿维 A 酯、阿维 A 或异维 A 酸均可用于治疗皮肤淀粉样变。阿维 A 治疗苔藓样淀粉样变皮损消退，治疗双相型淀粉样变瘙痒能完全缓解。

(2) 抗组胺药：可用于改善瘙痒症状，第一代抗组胺药如苯海拉明、氯苯那敏可用于瘙痒剧烈者，第二代抗组胺药如西替利嗪、氯雷他定、依巴斯汀等镇静作用小，疗效更持久。

(3) 其他：可酌情使用糖皮质激素、环孢素或小剂量环磷酰胺。

3. 外用疗法　可选用的外用药疗法包括：①10%~100% 浓度的二甲亚砜软膏；②维甲酸类如 0.05% 维 A 酸软膏、他扎罗汀；③强效糖皮质激素如丙酸氯倍他索、卤米松、倍他米松，与维 A 酸制剂联合应用可减轻后者的局部刺激，也可采用曲安奈德皮损内注射；④钙调磷酸酶抑制剂如 0.1% 他克莫司软膏治疗苔藓样淀粉样变有效；⑤水杨酸制剂，具有角质溶解作用，可封包治疗肥厚皮损；⑥外用卡泊三醇、巯基乙醇 - 尿素溶液、焦油制剂也有一定疗效。

二、继发性皮肤淀粉样变

继发性皮肤淀粉样变(secondary cutaneous amyloidosis)指的是在原有皮肤病的病灶中出现淀粉样蛋白沉积，成分均为角蛋白。本病可见于良性和恶性皮肤肿瘤如基底细胞癌、汗腺肿瘤、乳头状汗管囊腺瘤、毛母质瘤、毛发上皮瘤和毛母细胞瘤、线性疣状表皮痣、黑素细胞痣、脂溢性角化、日光角化病、鲍温病、汗孔角化症、蕈样肉芽肿或 PUVA 治疗后。

第三节 系统性淀粉样变

系统性淀粉样变是一组由淀粉样蛋白在不同的组织和器官的细胞外基质内沉积，导致细胞死亡和器官功能障碍的异质性疾病。其中系统性轻链蛋白淀粉样变是临床上最常见的类型。与局限性淀粉样变不同，淀粉样蛋白沉积发生于前体蛋白分泌部位以外，通常累及多个器官系统。

一、系统性免疫球蛋白轻链淀粉样变

内容提要

- 免疫球蛋白轻链(AL)淀粉样变是最常见的，由浆细胞单克隆增生性疾病所致，包括从意义未明的单克隆丙种球蛋白病到多发性骨髓瘤的病谱。
- 特征为皮肤蜡样斑块，间擦部位尤其是眶周紫癜和巨舌，肾脏为最常受累器官，主要死因为限制性心肌病，少数有周围神经病变。
- 本病预后差，主要治疗手段是参考多发性骨髓瘤进行化疗，符合条件者可接受自体干细胞移植。

系统性AL淀粉样变又名免疫球蛋白相关性淀粉样变性、原发性和骨髓瘤相关性系统性淀粉样变病，是最常见、最复杂的系统性淀粉样变，可由任何B细胞单克隆增生性疾病所致，占系统性淀粉样变病例的60%以上。

(一) 发病机制

本病主要与浆细胞单克隆异常增生有关，少部分与淋巴细胞增生性疾病有关，潜在性疾病呈病谱性，范围从意义未明的单克隆丙种球蛋白病(MGUS)到多发性骨髓瘤，包括多发性骨髓瘤、Waldentröm病、Bence-Jones浆细胞瘤、重链病、恶性淋巴瘤等，多数患者在病谱的MGUS一端，这些疾病的共同特征是产生单克隆免疫球蛋白。

异常增殖的单克隆浆细胞分泌大量游离的免疫球蛋白轻链进入循环，形成不溶性淀粉样纤维沉积于各种器官，最终导致器官功能衰竭和死亡，最常见的沉积部位为肾脏、心脏、周围神经、胃肠道和肝脏。AL淀粉样变还可产生肿瘤样局限性沉积，称为淀粉瘤(amyloidoma)，可发生于任何部位包括脑部。

(二) 临床表现

AL淀粉样变常见于中老年人，也可见于21~40岁。AL淀粉样变的临床特征为巨舌和眶周紫癜，但仅见于1/3的病例，孤立的眶周紫癜有时也见于其他类型的系统性淀粉样变(表31-3)。

表31-3 AL淀粉样变的皮肤损害

蜡样结节，斑块，瘀斑，紫癜，巨舌，腕管综合征，大疱性损害(类似迟发性皮肤卟啉症及获得性大疱表皮松解症出血性大疱)，甲营养不良，皮肤松弛，回状颅皮，黏液性水肿样或硬皮病样损害

1. 皮肤损害

(1) 蜡样丘疹：初发皮疹为光滑、坚实、有蜡样光泽的平顶或球形丘疹，有半透明的水疱样外观，逐渐发展为蜡样结节和斑块，有时可引起溃疡和瘢痕性脱发。广泛的淀粉样蛋白沉积可导致狮面，生殖器皮肤扁平湿疣样损害，以及其他部位的黄瘤样损害。皮肤弥漫性浸润可形成硬皮病样外观，或类似黏液性水肿，累及头皮则表现为似回状颅皮的粗大皱襞，可伴脱发。皮损可出现在眶周、口周、鼻唇沟、颈部、腋窝、脐窝、肛门生殖器区域和口腔内。

(2) 皮肤紫癜：面部和间擦部位瘀点和紫癜是本病的特征性改变(图31-15)，有时为首发症状。淀粉样蛋白沉积于真皮血管壁和淋巴管周围，导致血管壁脆弱，加之凝血功能改变，患者的皮肤在轻微外伤如捏挤后即可出血。眶周是最常见的出血部位，形成特征性的“网球拍眼”或“浣熊眼”。

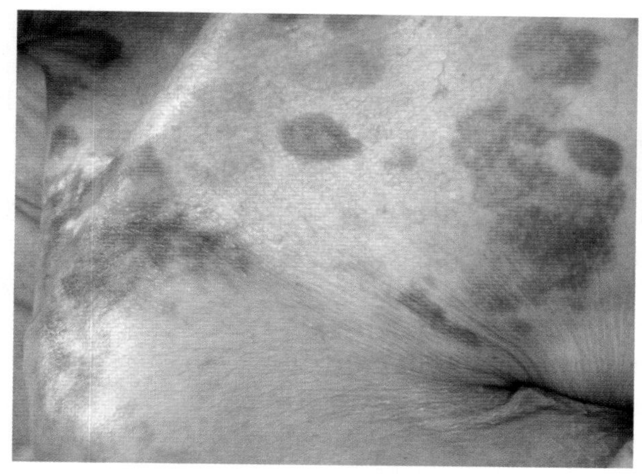

图31-15 系统性淀粉样变

皮肤紫癜[华中科技大学协和深圳医院(南山医院) 陆原惠赠]。

(3) 水疱形成：水疱也是AL淀粉样变的特征性表现之一，水疱可有出血，常发生在舌、颊部或唇黏膜，若水疱泛发，则与大疱性类天疱疮相似。这是由于皮损内的淀粉样蛋白质脆，碎裂后所致。大疱性淀粉样变常发生在患有系统性疾病的患者，特别是骨髓瘤患者中。少数可发生在症状严重的原发性皮肤淀粉样变。

(4) 巨舌：巨舌是AL淀粉样变的典型表现。巨舌(10%~20%)和腕管综合征高度提示原发性或骨髓瘤相关型AL淀粉样变，其舌面上可有蜡样光泽的丘疹、结节、斑块和水疱。沿舌侧缘的牙切迹常见。

(5) 甲营养不良：甲母质浸润导致粉红色条纹、纵嵴、脆甲和无甲，也有表现为手部慢性甲沟炎，掌指部肿胀红斑和硬结。

(6) 其他：淀粉样蛋白的组织浸润还可表现为眼球突出、眼肌麻痹；关节周围软组织肿胀或骨骼肌假性肥大；腮腺浸润可引起口腔干燥，泪腺浸润可引起干燥性角结膜炎或类似干燥综合征的表现；有时表现为明显的脱发。

2. 系统损害 淀粉样蛋白可沉积于任何器官系统，表现出相应受累器官的临床特征，不同类型的淀粉样变并无严格的特异性。

(1) 心脏受累：见于约50%的AL淀粉样变患者，是淀粉样变发病率和死亡率的主要原因。淀粉样蛋白沉积于心脏通常引起限制性心肌病，表现为右心室衰竭(水肿、颈静脉压升高、充血性肝肿大)，晚期为低排出量和低血压。

(2) 肾脏损害：肾脏是最常受累的器官，肾淀粉样变表现为大量蛋白尿或肾病综合征，有时因大量蛋白尿而出现水肿和低蛋白血症，蛋白尿以白蛋白尿为主。

(3) 神经损害：神经病变是AL淀粉样变和某些遗传性ATTR或载脂蛋白AL淀粉样变的特征。1/5的AL淀粉样变患者在就诊时存在周围神经病，但通常伴有其他器官受累的表现。神经系统损害包括周围感觉神经病变，温觉丧失，可有疼痛感；自主神经病变可导致阳痿，是男性患者的早期症状，其次为体位性低血压、过早饱腹感、腹泻或便秘。

(4) 其他：肝大常伴有轻度胆管淤积性肝功能异常。脾很少累及，也可能出现脾功能减退。50%的患者有肝损害，胃肠功能紊乱、腹泻或便秘，大关节病，干燥综合征（泪腺和腮腺受累）。系统性淀粉样变的特征见表31-4。

（三）辅助检查

1. 实验室检查　AL淀粉样变可累及全身各器官，对于疑诊患者应进行全面评估，以下为必要的实验室检查项目：①血液检查：血常规、生化学、凝血功能、血清蛋白电泳（包括M蛋白定量）、免疫固定电泳、血清免疫球蛋白定量、肌钙蛋白、NT-proBNP、血清游离轻链；②尿液检查：尿常规、24小时尿蛋白定量、尿免疫固定电泳、24小时尿轻链定量；③骨髓检查：骨髓细胞涂片、骨髓活检（刚果红染色）、免疫组化（CD5、CD19、CD23、CD20、CD25、CD38、CD56、CD138、κ轻链和λ轻链）；④组织病理：刚果红染色、偏振光显微镜检查、淀粉样蛋白分类；⑤影像学：X线胸片、头颅和骨盆X线片；⑥其他：心电图、超声心动图和腹部超声。

2. 组织病理　通过直肠黏膜活检及腹部皮下脂肪抽吸可显示淀粉样蛋白沉积，齿龈及舌活检亦可见淀粉样蛋白。皮损特点是真皮及皮下组织内淀粉样蛋白沉积，可累及外泌汗腺及血管壁，淀粉样蛋白外观不是均质的小球，而是以融合性方式沉积，呈均质的双嗜性，刚果红染色阳性，在偏振光下呈苹果绿色双折光，免疫球蛋白轻链（κ、λ）抗体免疫组化或免疫荧光检查阳性。与斑状或苔藓样型皮肤淀粉样变相比，AL淀粉样蛋白沉积不明显，但在泛发性病例中，常有明显的聚集物。

（四）诊断与鉴别诊断

AL淀粉样变诊断依据包括：①淀粉样变相关的系统综合征如肾、肝、心、胃肠道或周围神经受累；②任何组织包括脂肪、骨髓或器官活检刚果红染色阳性；③通过免疫组化或测序证实淀粉样物质为免疫球蛋白轻链；④有单克隆浆细胞病的依据如血或尿蛋白、异常游离轻链比率或骨髓克隆性浆细胞。AL淀粉样变的器官受累诊断标准见表31-5。

表31-5　AL淀粉样变的器官受累诊断标准

受累器官	诊断标准
心脏	超声心动图示室壁厚度 >12mm，排除其他心脏病；或无肾功能不全和房颤时NT-proBNP>332ng/L
肾脏	24小时尿蛋白定量 >0.5g，以白蛋白为主
神经系统	周围神经病变：双下肢对称性感觉运动神经病变；自主神经病变：胃排空障碍，假性梗阻，非器官浸润引起的排泄功能障碍
软组织	巨舌、关节病变、跛行、皮损、肌病（活检或假性肥大）、淋巴结、腕管综合征
肝脏	无心衰时肝脏上下径 >15cm，或碱性磷酸酶大于正常上限的1.5倍
胃肠道	直接活检证实有相关病变
肺	直接活检证实有相关病变；影像学显示间质性肺病

蜡样丘疹需要与丘疹性黏蛋白沉积症和结节性淀粉样变相鉴别。当皮肤呈弥漫浸润时，应与硬皮病等相关疾病相鉴别。

（五）治疗

本病治疗困难。

1. 化疗　AL淀粉样变通常参考多发性骨髓瘤的化疗方案，如采用沙利度胺、来那度胺、硼替佐米和自体干细胞移植

表31-4　系统性淀粉样变的特征

特征	原发性/继发性/轻链相关性AL淀粉样变	继发性/反应性AA淀粉样变	透析相关性淀粉样变	家族遗传性多种神经病ATTR淀粉样变
基础疾病	单克隆浆细胞病	慢性炎症	长期血液透析	遗传
临床表现	心、肾、胃肠道、腕管	肾	慢性关节痛、破坏性关节病、腕管综合征	取决于家族，但神经病变常见
肾脏损害	有	有	透析时已有	
肝脏损害	常见	常见	不常见	
脾脏损害	常见	常见	不常见	
心脏损害	功能常受损	沉积常见，但受损非常罕见	不常见	
关节病变	发生，腕管常见	罕见	腕管常见	
神经病变	常见，常累及自主神经	罕见		
巨舌症	12%~15%	无	个案报道	
皮肤表现	临床皮损10%~40%，亚临床沉积常见	临床皮损罕见，亚临床沉积常见	临床皮损罕见，偶尔有亚临床沉积	取决于综合征

(ASCT)进行治疗(表 31-6)。AL 淀粉样变患者可分为低危、中危和高危三类,其中体力状态良好,NT-proBNP<5 000ng/ml,心肌肌钙蛋白(cTNT)<0.06ng/ml,无明显胸腔积液、自主神经病或疾病相关性胃肠道出血,肾功能良好者为低危患者(约占 15%~20%),可接受大剂量美法仑和后续 ASCT 治疗,无进展生存期超过 8 年,中位总生存期超过 10 年;多数患者为中危患者,可采用联合化疗方案,例如口服美法仑 + 地塞米松,环磷酰胺 + 沙利度胺 + 地塞米松;对于高危患者尚未证实哪种方案更优或能降低心脏性死亡。

2. 自体干细胞移植(ASCT) 符合条件的患者应将 ASCT 作为一线治疗。

3. 支持治疗 心衰患者以使用利尿剂为主,合并房颤者使用胺碘酮;肾病综合征患者采用利尿,终末期肾病需要透析治疗;周围神经病可使用阿米替林、加巴喷丁、普瑞巴林治疗,米多君或溴吡斯的明可改善神经源性体位性低血压,甲氧氯普胺可促进胃排空。

(六)预后

预后较差,患者平均生存时间为 43 个月。

二、系统性血清淀粉样蛋白 A 淀粉样变

内容提要

- 血清淀粉样蛋白 A(AA)淀粉样变最常见继发于各种慢性炎症,淀粉样蛋白前体为急性时相反应物血清淀粉样蛋白 A(SAA)。
- 皮肤受累轻微,系统损害包括肾病综合征、脾大、肝大和胃肠功能紊乱。
- 控制潜在性炎症可延缓 AA 进展,新型药物依罗沙特可阻止淀粉样蛋白形成和沉积。

系统性 AA 淀粉样变病也称为反应性或炎症相关性淀粉样变,是最常见的继发性系统性淀粉样变,以淀粉样蛋白 A 沉淀为特征,主要侵犯肾、肝、肾上腺和心脏,很少累及皮肤。

(一)病因与发病机制

AA 淀粉样变是各种慢性炎症性、感染性和肿瘤性疾病的潜在性并发症,慢性炎症导致循环急性时相反应物"血清淀粉样蛋白 A"(SAA)持续升高,SAA 由肝脏合成,在炎症过程中调节脂蛋白代谢,SAA 被剪切为淀粉样蛋白的前体,沉积于肾脏、肝脏和脾脏。

(二)临床表现

AA 淀粉样变可以发生于任何年龄,病情进展缓慢,生存期多超过 10 年。

1. 皮损损害 AA 淀粉样变很少出现特征性的皮肤损害,偶可出现瘀点、紫癜和脱发,皮下脂肪穿刺有时可检出淀粉样蛋白。

2. 系统损害 AA 淀粉样变性常累及肾脏、肝脾、消化道和肾上腺。主要临床表现为肾病综合征,伴有蛋白尿和进行性肾功能减退,40% 发展为终末期肾病。脾大常见,10% 的病例有肝大。胃肠道受累表现为出血、肠蠕动紊乱。心脏受累和周围或自主神经病非常罕见。

3. 合并疾病 慢性炎症如家族性地中海热、类风湿关节炎、幼年类风湿关节炎、Reiter 病、强直性脊柱炎、泛发性或脓疱型银屑病、银屑病性关节炎、皮肌炎、硬皮病、系统性红斑狼疮、白塞病、克罗恩病;慢性感染如结核、瘤型麻风、骨髓炎、支气管扩张、慢性皮肤溃疡、化脓性汗腺炎、皮肤慢性化脓性感染;肿瘤如基底细胞癌、甲状腺癌、霍奇金淋巴瘤;营养不良型大疱性表皮松解症等。

(三)组织病理

对于无皮肤损害的患者,可通过腹部脂肪抽吸物的刚果红染色确诊。

(四)治疗

治疗基础疾病或炎症能治愈本病或控制病情进展。生物制剂如 TNF-α 拮抗剂治疗类风湿关节炎和强直性脊柱炎合并 AA 淀粉样变的患者显著减轻了急性时相反应物(SAA)和

表 31-6 AL 淀粉样变的治疗方案

	缓解率(%)		中位无进展生存期(年)	中位总生存期(年)
	克隆缓解	器官缓解		
标准化疗				
口服美法仑 + 地塞米松	67	48	3.8	5.1
环磷酰胺 + 沙利度胺 + 地塞米松	74	27	1.7	3.4
硼替佐米	69	29	1 : 75%	1 : 84%
来那度胺 + 地塞米松	41	23	1.6	—
ASCT	67	48	2.7	1.8
新型化疗方案				
环磷酰胺 + 硼替佐米 + 地塞米松	81	46	2 : 53%	2 : 98%
环磷酰胺 + 来那度胺 + 地塞米松	60	31	2.4	3.1
美法仑 + 来那度胺 + 地塞米松	58	50	2 : 54%	2 : 81%
泊马度胺 + 地塞米松	48	15	1.2	2.3
伊沙佐米	42	—	—	—

蛋白尿。秋水仙碱(1.2~1.8mg/d)适于治疗家族型地中海热继发淀粉样变。新的抗淀粉样变抗药物依罗沙特能干扰AA淀粉样蛋白质与氨基葡聚糖之间的相互作用,从而阻止纤维物质的形成和沉积,显著降低AA淀粉样变患者肾功能衰退的程度。

三、透析相关性淀粉样变

透析相关性淀粉样变又称β_2微球蛋白淀粉样变,是长期接受血液透析的常见并发症,淀粉样蛋白沉积于神经周围、关节及其周围结构、骨骼、皮肤和皮下组织,临床表现为腕管综合征、破坏性关节病和囊性骨损害等。

(一)病因与发病机制

β_2微球蛋白主要由淋巴细胞合成,经肾脏清除,接受维持血液透析10年以上的患者丧失了清除β2微球蛋白的能力,导致其血清浓度升高60倍以上,形成淀粉样蛋白沉积于关节周围软组织,导致腕管综合征、慢性关节疼痛和毁损性关节病。体外研究发现pH降低或二价铜离子可介导这种淀粉样蛋白形成。

(二)临床表现

β_2微球蛋白性淀粉样蛋白的主要靶器官是肌肉骨骼。透析相关性淀粉样变早期无症状。典型表现为腕管综合征、淀粉样手和肩部疼痛。

1. 皮肤损害　皮肤损害为臀部皮下结节、色素沉着斑、丘疹和苔藓样发疹。少数晚期患者可出现巨舌。

2. 腕管综合征　腕管综合征多为首发症状,透析3~5年即可发生,15年后发生率高达100%。临床表现为正中神经支配区感觉异常、麻木、疼痛,在夜间或透析时加重。淀粉样蛋白沉积于屈指肌腱可导致肌腱粘连或断裂而产生不可逆的手指挛缩(淀粉样手)。

3. 骨关节病变　慢性关节痛是本病的主要症状,也在夜间或透析时加重,最常见于肩关节,也可累及腕、髋关节、肱骨头、股骨头、胫骨平台等,严重时股骨头病理性骨折。关节周围软组织和滑膜囊肿胀,晚期持续性关节积液伴轻度不适,常为大关节如肩、膝、腕和髋等。骨关节病变表现为软骨下方骨囊性改变和破坏性脊柱关节病变。

4. 其他　淀粉样蛋白也可沉积于内脏器官如胃肠道、肝脾、心脏和内分泌腺等处,但程度通常较轻,症状不明显。极少数病程超过10年的患者出现胃肠道出血、溃疡穿孔、肠梗阻、肺动脉高压、心瓣膜病和心力衰竭。

(三)组织病理

关节液为非炎性,经刚果红染色可见β_2微球蛋白形成的淀粉样沉积物。

(四)治疗

本病治疗困难,β_2微球蛋白分子量太大,难以通过透析膜。铜能够促进$A\beta_2M$型纤维物质的形成,无铜透析似乎能够降低该病的发病率。接受持续非卧床腹膜透析的患者其血浆β_2微球蛋白水疱低于血透患者,且发展慢。透析超过15年的患者几乎100%出现关节症状。$A\beta_2M$型淀粉样变患者接受肾移植后症状可改善。

四、家族性遗传性ATTR淀粉样变

家族性淀粉样变有几种类型,均为显性遗传,其原因是基因突变导致蛋白异常折叠增多和淀粉样原纤维形成增加。

(一)病因与发病机制

与之相关的前体蛋白和淀粉样蛋白有:转甲状腺素蛋白(ATTR)、载脂蛋白AⅠ(AApoAⅠ、载脂蛋白AⅡ(AApoAⅡ)、载脂蛋白AⅢ(AApoAⅢ)、胱抑素C(ACys)、凝溶胶蛋白(AGel)、纤维蛋白原α链(AFib)和溶菌酶(ALys),白细胞趋化因子-2是最新发现的遗传性系统性淀粉样变的淀粉样蛋白前体。

转甲状腺素蛋白(ATTR)是最常见的家族性淀粉样变类型,其前体是转甲状腺素蛋白(TTR),TTR是一种甲状腺素转运蛋白,TTR在细胞外淀粉样沉积见于:①ATTR淀粉样变,也称为家族性淀粉样多神经病,呈常染色体显性遗传,由超过100种*TTR*点突变所致,最常见的为V30M和V122I突变;②系统性老年淀粉样变由野生型TTR沉积所致。

(二)临床表现

突变蛋白虽在出生时就已存在,但症状出现较晚,通常在30~70岁以后发病。家族性淀粉样变性可表现为神经病变、肾脏病变、心肌病变、肝大、内脏病变、角膜网络状营养不良和痴呆。在临床上不如AL型淀粉样变常见,但由于两者临床症状和受累脏器有重叠之处,故用鉴定淀粉样原纤维的成分非常必要。

1. ATTR淀粉样变　ATTR淀粉样变的临床特征与AL型淀粉样变非常相似,家族史提示ATTR淀粉样变可能。皮肤损害包括萎缩性瘢痕,不易愈合的溃疡和瘀点。常见系统症状为神经病变、进行性加重的心肌病或二者兼有。周围神经病最初通常为下肢感觉和运动神经异常,并向上肢发展,自主神经病表现为胃肠道症状(腹泻伴体重减轻)和直立性低血压。患者可出现类似AL型淀粉样变的心肌病变和传导系统缺陷。淀粉样沉积物导致的玻璃体浑浊也是ATTR淀粉样变的表现之一。未经治疗,ATTR淀粉样变患者的生存期为5~15年。

2. AApoAⅠ淀粉样变　由载脂蛋白AⅠ突变所致,临床特征为皮肤斑丘疹和瘀点、心肌病。

3. 胱抑素C淀粉样变　由胱抑素C突变所致,临床无皮损,但组织学检查阳性,患者可出现脑出血。

4. 凝溶胶蛋白淀粉样变　又称为Meretoja综合征,由凝溶胶蛋白突变(G654T或G654A)所致,皮肤损害包括皮肤松弛、瘙痒、瘀点或瘀斑、毛发稀少和脱发,系统损害包括角膜萎缩、颅神经病变、腕管综合征和肾病。

(三)治疗

遗传性淀粉样变的治疗仍不满意,主要治疗手段是器官移植。

1. 器官移植　纤维蛋白原、TTR和AApoAⅠ主要在肝脏合成,在这些类型的患者中,肝移植不但能够替代衰竭的肝脏,还减少了淀粉样蛋白前体的来源。心脏病变是野生型ATTR和V122I相关性ATTR患者的主要临床特征,有些年轻患者在心脏移植后效果良好。AAPoAⅠ淀粉样变的受累器官因突变类型而异,可相应地接受肝移植、肾移植或心脏移植。

2. 药物治疗　Tafamidis是一种新型TTR稳定剂,可延缓ATTR淀粉样变的进展速率。二氟尼柳是一种非甾体抗炎药,在体外有稳定TTR的作用,可延缓神经病变进展。在家族性淀粉样多神经病患者中开展的一项2期临床试验显示多西环素联合熊去氧胆酸治疗18个月获得了稳定病情的疗效。

(马泽粦　王丹　王红丽　石丽君　刘双
罗权　丘文苑　朱团员　陈蕾)

第三十二章

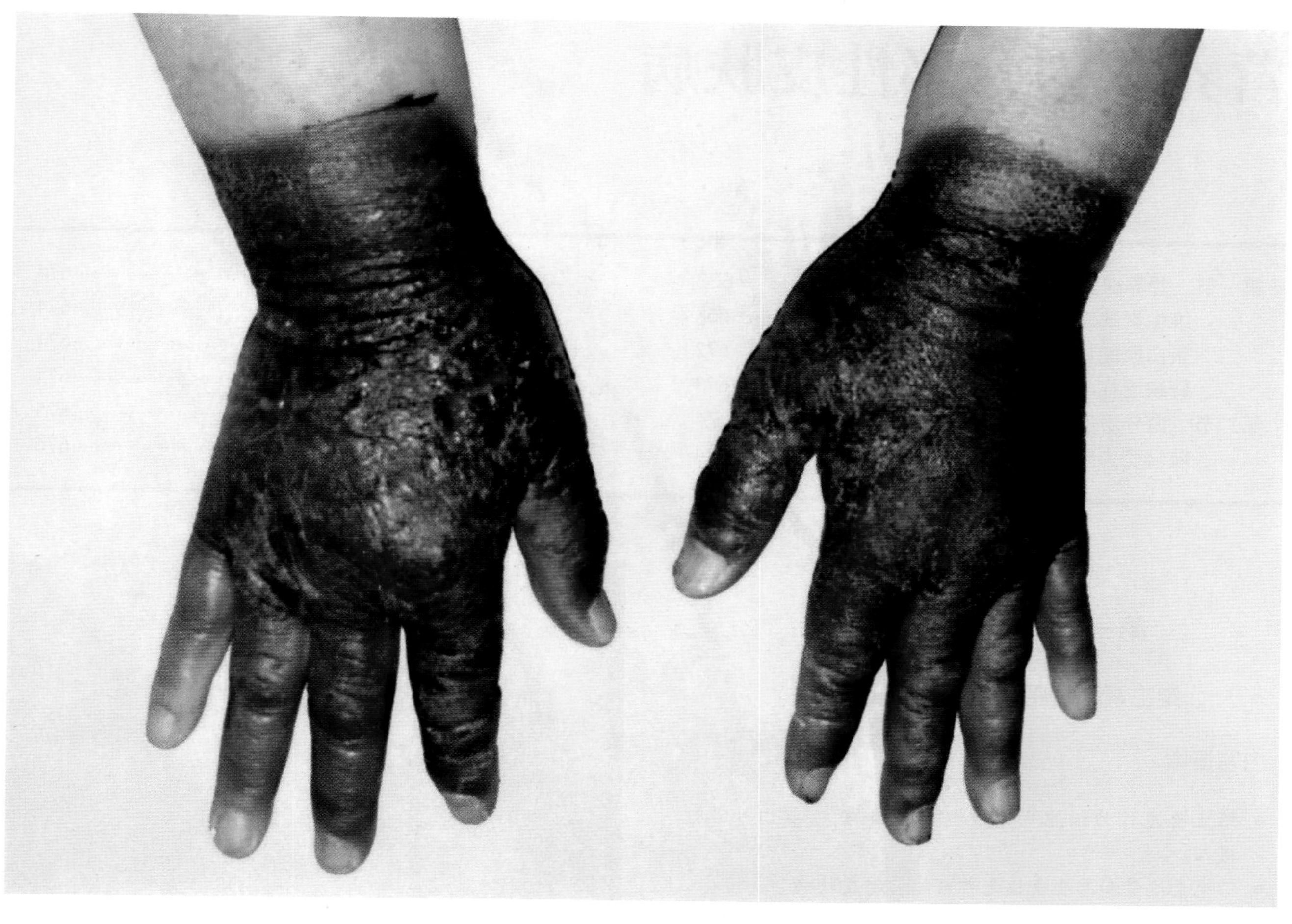

第三十二章

营养及内分泌性皮肤病

第一节　营养缺乏性疾病

一、维生素缺乏症

内容提要

- 维生素是作为细胞代谢过程中的辅酶，需要由外源性摄入。
- 维生素过量和维生素缺乏都可能引起皮肤病。
- 在发达国家，维生素缺乏通常是代谢和功能紊乱的结果。在发展中国家，维生素缺乏主要与营养不良有关。

维生素缺乏症（vitamin deficiencies）相关的摄入不足所引起的维生素缺乏在发展中国家较常见，在西方国家，除一些特殊人群，一般维生素缺乏很少见，广泛地应用维生素作为"补药"是不必要的，也不应该提倡。偶见过量脂溶性维生素中毒（表 32-1，表 32-2）。

（一）脂溶性维生素缺乏症

1. 维生素 A 缺乏症　维生素 A 缺乏症（vitamine A deficiency）或视黄素（纯维生素 A）缺乏，主要见于吸收不良疾病患者，常伴有其他脂溶性维生素缺乏。锌缺乏可导致本病。

（1）临床表现：①眼干燥症：夜盲、结膜干燥、Bitot 斑（球结膜表面三角形灰色泡沫红斑，内含角化上皮）、角膜干燥、角膜软化、角膜溃决、角膜瘢痕及眼底干燥。②全身皮肤干燥：大面积皮肤干燥、起皱，上覆纤细鳞屑。③毛囊角化性丘疹：皮损为多发的直径 2~6mm 的红棕色圆顶丘疹，毛囊中心如火山口样充满了层状角质碎屑，密集或疏散分布（图 32-1），尤其肢体伸侧及外侧，好发于肘、膝部，也累及上肢、腹部和臀部，曾称为蟾皮症（phrynoderma）。

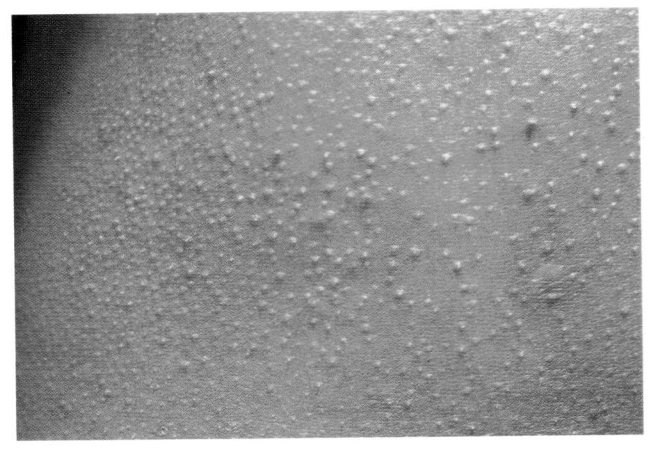

图 32-1　维生素 A 缺乏症（蟾皮症）毛囊过度角化。

（2）组织病理：丘疹为囊状扩张的毛囊漏斗，其中充满了角质碎屑。毛囊周围板层样角化过度、毛囊角栓形成及皮脂腺萎缩。

（3）诊断标准（表 32-3）。

（4）鉴别诊断：应与毛周角化病、毛囊角化病、毛发红糠、小棘苔藓等鉴别。

（5）治疗：按标准供给维生素 A，促进正常维生素代谢及其各种功能，治愈本病及并发症。及时补充维生素 A，皮肤损害对症治疗，全身尤其眼损害要请眼科专家共同诊治。

维生素 A 缺乏症是引起发展中国家儿童失明的主要原因。推荐对麻疹患儿予以补充维生素 A，剂量为 20 万 IU/d，连用 2 天。及时治疗，补充维生素 A，预后良好。

表 32-1 脂溶性和水溶性维生素：营养摄入参考值（RNI）和营养摄入低值（LRN）

维生素	RNI/d（充足）	LRN/d（不充足）	缺乏时的特征
脂溶性			
A（视黄醇）	700μg	300μg	干眼症、夜盲症、角膜软化症、毛囊角化过度症
D（维生素 D_3）	无饮食摄入要求	10μg（室内生活）	佝偻病、软化症
K	1μg/kg 体重		凝血障碍
E（α- 维生素 E）	10°*		神经系统紊乱，如共济失调
水溶性			
B_1（硫胺素）	0.4mg/1 000kcal[†]	0.23mg/1 000kcal[†]	维生素 B_1 缺乏病，Wernicke-Korsakoff 综合征
B_2（核黄素）	1.3mg	0.8mg	口角炎
烟酸	6.6mg/1 000kcal	4.4mg/1 000kcal	糙皮病
B_6（吡哆醇）	15μg/ 每日每克蛋白质摄入	11μg/1g 蛋白质摄入	多神经病
B_{12}（钴胺素）	1.5μg	1.0μg	巨细胞性贫血、神经系统紊乱
叶酸	200μg	100μg	巨细胞性贫血
C（维生素 C）	40mg	10mg	维生素 C 缺乏病

* 取决于饮食中多不饱和脂肪酸的量，故没有官方推荐量。

[†] 硫胺素需要量和能量代谢有关。

表 32-2 发达国家维生素缺乏的一些原因

摄入减少酒精依赖：主要影响 B 族维生素（如硫胺素）
小肠疾病：主要影响叶酸，偶尔影响脂溶性维生素
素食者：维生素 D（如果不晒太阳）、维生素 B_{12}
食欲差的老年人：维生素 D（如果不晒太阳）、叶酸
任何原因引起的厌食：主要是叶酸吸收减少
回肠疾病 / 切除：仅维生素 B_{12}
肝胆疾病：脂溶性维生素
小肠细菌过度生长：维生素 B_{12}
口服抗生素：维生素 K
其他：长期肠内或肠外营养或通常给予补充维生素肾病：维生素 D、药物拮抗（如氨甲蝶呤影响叶酸代谢）

表 32-3 维生素 A 缺乏症的诊断标准

1. 全身皮肤粗糙干燥，广泛而密集的毛囊角化性丘疹，并出现毛发及甲板病变
2. 明确的眼部受累表现：夜盲症、畏强光、干眼症和角膜软化、溃疡、穿孔、失明等
3. 以上两项可以临床诊断本病，加上实验室检查：血浆维生素 A 水平明显低于正常（正常 0.7~1.4μmol/L）可以确诊本病

2. 维生素 A 过多症　维生素 A 过多症（hypervitaminosis A），见于长期大量服用维生素 A 制剂者。一般认为长期服用维生素 A>5 万 U/d，即有中毒的危险。

血浆维生素 A 水平增高可证实诊断。停用维生素 A，病情在数周内逐渐好转。

可能存在的不良反应　大量摄入维生素 A：长期摄入视黄醇会引起肝功能损害和骨骼破坏、脱发、皮肤干燥、粗糙、脱屑和瘙痒、唇干燥、裂开、毛囊性角化、复视、呕吐、头痛和其他一些异常情况。成人一次服用 300mg 或儿童一次服用 100mg 都是有害的。

视黄醇有致畸作用：孕期每日摄入维生素 A 超过 3mg 时婴儿出生缺陷的可能性增加。在英国，孕期额外补充维生素 A 或者动物肝都是不推荐的，但是 β 胡萝卜素是无害的。

（二）水溶性维生素缺乏

1. 维生素 B_1 缺乏症　维生素 B_1 缺乏症（vitamin B_1 deficiency）是因食物中维生素 B_1（即硫胺素）摄入不足引起。维生素 B_1 缺乏病，见于以精白米为唯一食物来源的人、慢性酒精依赖者、基本没有食物摄入；少见于饥饿的人群（如胃癌患者），以及妊娠剧吐尤其是同时仅用静脉营养的患者。

(1) 临床表现：临床上习惯以神经系统受损为主的称为“干性维生素 B_1 缺乏病”，以水肿和心脏受损为主的称为“湿性维生素 B_1 缺乏病”。

1）干性维生素 B_1 缺乏病：起病通常比较隐匿，表现为对称性多神经病变。起初的表现是双腿发沉和僵直，随之出现无力、麻木和针刺感。踝反射消失，最终可以出现多神经病变的所有体征，包括躯干的和四肢的，可累及大脑。

2）湿性维生素 B_1 缺乏病：最初是下肢水肿，最后将累及全身，出现腹水和胸腔积液。

3）婴儿期维生素 B_1 缺乏病：发生于 3 个月左右的哺乳期。初期婴儿开始厌食，进一步发展为水肿以及一定程度的失声，出现心动过速和呼吸加快。如果不及时治疗，可以很快死亡。

(2) 治疗：口服维生素 B_1 片 15~30mg/d，分 3 次口服。肌

肉或静脉注射维生素 B_1，50~100mg/d，静脉注射时勿用葡萄糖溶液稀释，以免血中丙酮酸堆积。一般注射维生素 B_1 后 1~2 天症状消失，好转后改用口服，疗程 1 个月左右。

2. 核黄素(维生素 B_2)缺乏症　维生素 B_2 缺乏症(vitamin B_2 deficiency)常继发于酒精性肝硬化、慢性疾病(特别是胃酸缺乏症的老年妇女)或营养不良，一般伴有其他维生素缺乏。典型症状有口角炎、舌炎、阴囊炎(图 32-2，图 32-3)。

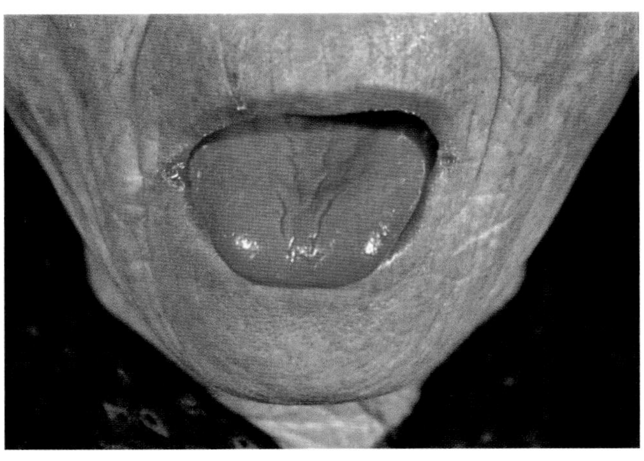

图 32-2　核黄素(维生素 B_2)缺乏症
口角炎和舌炎。

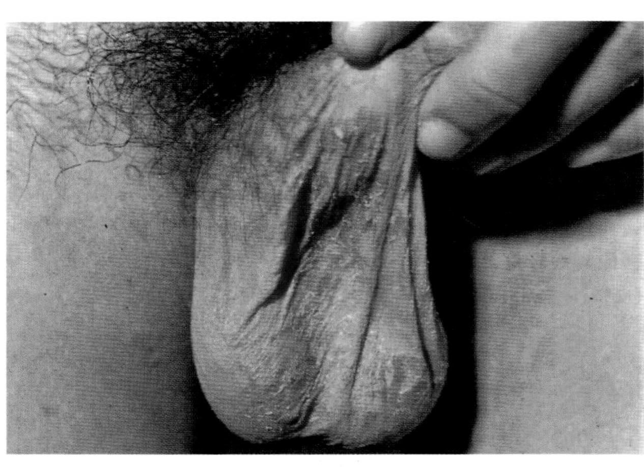

图 32-3　核黄素(维生素 B_2)缺乏症
阴囊炎。

(1) 临床表现：尽管许多人的核黄素摄入量少，但是没有明确的核黄素缺乏表现。研究表明服用低剂量核黄素的志愿者会出现口角炎、唇炎(嘴角干裂)，舌红肿，脂溢性皮炎，尤其是面部(鼻周围)、阴囊或外阴。

1) 口角炎：口角有糜烂、裂隙和乳白色浸渍，多为双侧对称，常有小脓疱和结痂，有痛感。

2) 舌炎：舌面鲜红、蕈状乳头呈针头大红点，舌肿胀，日久萎缩，乳头消失。

3) 生殖器损害：阴囊炎　阴囊瘙痒为三种类型：①红斑型　阴囊两侧对称性分布的片状红斑，大小不等，直径在 2~3cm 以上。②丘疹型　略高出阴囊皮表的红色扁平丘疹，米粒至黄豆大小，不对称分布于阴囊两侧，数个至数十个不等，苔藓样皮肤改变。③白色丘疹鳞屑型　比较少见。阴囊前由瓜子大小扁平丘疹融合而成的大片皮损，呈银白色，抓之有白色鳞屑脱落。

4) 其他：类似于脂溢性皮炎，鼻唇沟、鼻翼、内外眦油腻性鳞屑。眼症状(视力模糊、畏光、流泪)。

(2) 伴发疾病：贫血、甲低、腹泻、胃炎、肠炎。

(3) 实验室检查：实验室检查红细胞维生素 B_2 含量测定降低，或 24 小时尿核黄素排出量检测下降(正常 150~200μg)，或红细胞谷胱甘肽还原酶活力系数检查异常，则可以确诊本病。

(4) 鉴别诊断：应与脂溢性皮炎、阴囊湿疹鉴别。

(5) 治疗：治疗潜在疾病，纠正不良饮食习惯。食用含核黄素高的新鲜食物，如动物肝、肾、心、牛奶、蛋黄、谷类、黄豆、蔬菜、水果，口服维生素 B_2(5~15mg，每天 3 次)，直至痊愈。亦可服用酵母 3g，每天 3 次。口角炎可涂 1% 硝酸银或 1% 甲紫、中药锡类散或珠黄散，阴囊炎按一般皮炎、湿疹治疗原则处理。

(6) 病程与预后：治疗相关疾病，补充维生素 B_2，疗效显著，皮肤损害 2 周即可治愈。

3. 烟酸缺乏症　烟酸缺乏症(niacin deficiency，pellagra)又称糙皮病，主要是由于烟酸或它的前体色氨酸缺乏或不足所引起的以皮肤黏膜、消化系统和精神神经系统症状为主的疾病。

(1) 病因与发病机制：系饮食内烟酸(维生素 PP)和色氨酸(可在体内转化为烟酸)供给不足所致，尤其单吃玉米、高粱不加辅食者，主要见于长期酗酒、胃肠道疾病和严重的精神障碍者，少数源于类癌。

糙皮病也见于多种药物治疗后，如长期应用异烟肼(化学结构与烟酸相似)、6- 巯嘌呤和氟尿嘧啶亦可引起本病。这些药物干扰烟酸合成。但是有些表现可能是由于多种物质缺乏(包括蛋白质和其他的维生素)造成的。

(2) 临床表现：本病的典型三联症可用 3 个 D 来描述：皮炎(dermatitis)、腹泻(diarrhea)和痴呆(dementia)。但并不总是三项都出现，而且该病引起的精神改变并不是真正的痴呆。

1) 皮肤损害 / 光敏感性：初起疼痛的晒伤样红斑，消退后留下暗红色皮肤损害，局限于曝光和受压部位，如面、颈、手背、前臂和足。

2) 肢端：足背、双手背、指背(呈长手套样)对称性红斑、边界清楚(图 32-4、图 32-5)，伴有瘙痒和灼痛，可发生水疱、大疱，类似晒斑；继而有褐色鳞屑；皮肤增厚、粗糙、皲裂，色素沉着，呈淡黑色。

3) 面部：损害对称，呈"蝴蝶样"红斑。鼻梁有暗红斑、毛囊孔有细小黄色粉末状鳞屑，鼻部有皮脂栓，使外观粗糙。

4) Casal 颈圈：指颈部的红斑、脱屑和色素沉着，呈衣领状环绕颈部，向下延至胸骨柄缘。

5) 消化道：50% 出现腹痛、腹泻(但也偶见便秘)和胃酸缺乏，口炎、舌炎。舌蕈状乳头增大，呈牛肉色。可有反复发作的口腔感染。

6) 神经精神系统：如痴呆、抑郁、烦躁、定向障碍、周围神经炎、震颤和脑炎，急性病例多出现幻觉和急性精神病。

(3) 实验室检查：实验室检查特异性的 24 小时尿液中 N'- 甲基烟酰胺或 2- 吡啶酮定量显示降低；N'- 甲基烟酰胺 /2- 吡

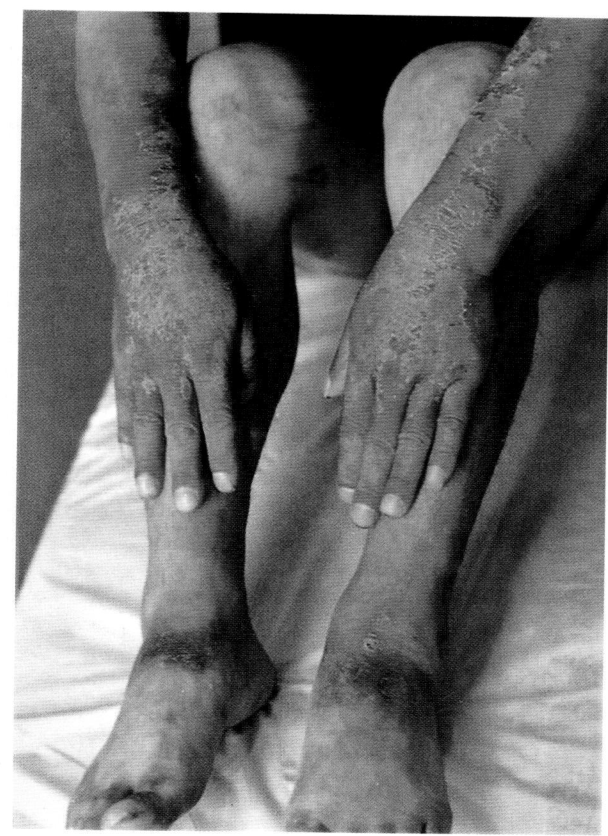

图 32-4　烟酸缺乏症（糙皮病）
手、足对称性黏着性黑痂（吉林市中心医院　高嵩惠赠）。

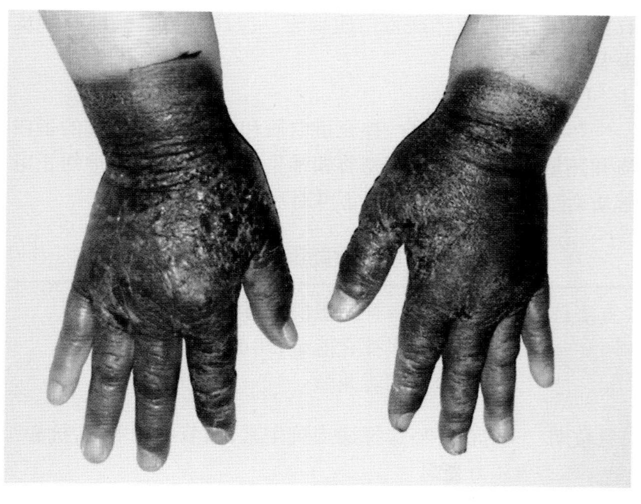

图 32-5　烟酸缺乏症（山西医科大学　叶培明惠赠）

啶酮比值 <1 可以确诊本病；给予烟酰胺开始治疗后的 24 小时内，皮肤症状逐渐改善，可证实本病。

（4）鉴别诊断：应与光感性药疹、多形性日光疹鉴别。此外，需与本病鉴别的有卟啉病、红斑狼疮和光化性网状细胞增生症。

（5）治疗：找出病因，发现和治疗相关疾病，及时补充烟酰胺。也常给予复合维生素 B 治疗。

1）系统治疗：烟酰胺（0.5g/d）口服，重症者肌内或静脉注射烟酸或烟酰胺（每天 1~5mg/kg），铁剂。B 族维生素和摄入富含烟酸、色氨酸饮食，如动物蛋白、鸡蛋、牛奶、蔬菜、米、麦类食物。

2）膳食治疗：进食富含烟酸、色氨酸食物、改变玉米为食的膳食，因其缺乏烟酸及前身色氨酸。

3）三大症状治疗：皮肤黏膜　皮肤损害应避免日光照射，减轻光毒反应；消化系统　舌炎、腹泻对症处理，其他症状及局部相应处理；精神神经系统　痴呆、精神错乱、神经过敏的对症处理。

（6）病程与预后：烟酰胺开始治疗后的 24 小时之内，皮肤症状逐渐改善，引起糙皮病的发病因素得到纠正，本病预后良好。

4. 维生素 C 缺乏病　维生素 C 缺乏病（avitaminosis C），又称坏血病（scurvy），主要由于食物中长期缺乏新鲜水果蔬菜（嗜酒、偏食等），或长期感染对维生素 C 需要量增多时，可患本病。

（1）临床表现：①全身维生素 C 缺乏病症状，患者感倦怠、贫血、全身乏力、精神抑郁、多疑、虚弱、激惹、厌食、营养不良、面色苍白、内脏出血、血尿、黑便、双腿肿胀，肌肉强直。②皮肤黏膜出血：皮肤瘀点、瘀斑，反复鼻、牙龈出血，鼻出血并可因牙龈肿胀及牙槽坏死而致牙齿松动、脱落。毛囊周围出血及血色素沉着。③婴儿维生素 C 缺乏病　体形软弱，体重减轻，关节胀痛不能触摸，有时发烧，脉快，腹泻；有时出现黑粪。小儿可因骨膜下出血而致下肢假性瘫痪、肿胀，压扁明显，骨关节肌肉疼痛，髋关节外展，膝关节半屈，足外旋，呈蛙样姿势。

（2）实验室检查：维生素 C 缺乏时血浆中维生素 C 浓度降低。维生素 C 浓度低于 11μmol/L（0.2mg/100ml）提示维生素 C 缺乏。离心血的白细胞 - 血小板层（血沉棕黄色层）中的维生素 C 与其他组织中的维生素 C 浓度相符合。正常的白细胞维生素 C 浓度是 1.1~2.8pmol/10^6 细胞。

（3）治疗：补充富含蛋白质饮食，初始治疗时，每日给予 250mg 维生素 C，鼓励食用多种蔬菜和水果。继而，每日服 40mg 即可维持体内约 900mg 的维生素 C 总量平衡(5.1mmol)。口服或静脉注射数周。

5. 维生素 D 缺乏症　维生素 D 缺乏引起钙、磷代谢紊乱，骨样组织钙化不良，导致骨骼生长障碍，在儿童时即骨骺尚未联合以前发病的称佝偻病，在骨骺板已闭的成人中则发生骨钙化障碍，引起骨软化病。

（1）临床表现

1）佝偻病：症状：小儿易激怒、烦躁、睡眠不安、夜惊、夜哭、多汗、枕后脱发（枕秃）。患儿血钙过低。可出现低钙抽搐（手足搐搦症）。骨骼改变：头部颅骨软化，手指压迫时颅骨凹陷，去掉压力即恢复原状（如乒乓球感觉）；前囟迟闭，出牙迟，齿质不坚，排列不整齐。肋骨与肋软骨交界处称“肋串珠”，O 型腿，如方颅、鸡胸、“O”形或“X”形腿。

2）骨软化病：骨痛，肌无力、肌痉挛和骨压痛。脊柱后侧凸、病理性骨折。

（2）治疗

1）口服法：活动早期，婴幼儿每天给维生素 D 62.5~125μg（0.25 万 ~1 万 IU），成人每天给 125~250μg（0.5 万 ~1 万 IU）。

2) 肌内注射:肌内注射维生素 D 37 500μg(30 万 IU/ 支)作为突击疗法。

3) 钙剂:中国营养学会推荐每日膳食钙的参考摄入量为:0~6 个月,300mg;7 个月 ~1 岁,400mg;1~3 岁,600mg;4~10 岁,800mg;青少年为 1 000mg;孕妇、哺乳期妇女、绝经期妇女和老年人则需要 1 000~1 200mg。

6. 维生素 B_{12} 缺乏症　维生素 B_{12} 缺乏症,本病是由于维生素 B_{12}(氰钴胺,又称钴胺素)缺乏所致的巨幼细胞性贫血、神经系统和皮肤黏膜病变。常见于恶性贫血患者(缺乏内因子)和素食者(植物不含维生素 B_{12})。恶性贫血是内因子缺乏导致的巨幼细胞性贫血,与遗传和人种有关,我国罕见。

(1) 临床表现

1) 皮肤损害:皮肤色素沉着广泛,呈棕色色素沉着,位于暴露部位以及曲侧、掌褶皱、足底、指关节和口腔等处,类似于 Addision 病。舌呈绛红色、溃疡和萎缩。头发呈灰白色,白发症,白癜风和斑秃伴随恶性贫血的患病率增加。甲可有色素沉着及甲营养不良。

2) 系统表现:维生素 B_{12} 缺乏和继发性叶酸代谢障碍,常伴巨幼红细胞性贫血、并有乏力。白细胞和血小板减少,皮肤黏膜轻度黄染,肝脾肿大,贫血性心脏病。神经系统症状有忧郁、淡漠,感觉异常、麻木、共济失调。消化道有舌炎、呕吐和腹泻。

(2) 治疗:肌注维生素 B_{12} 100μg/d,连续 2 周后,以后每周 1 次,直至血象完全恢复,疗效极好。

二、蛋白质能量营养不良症

内容提要

- 蛋白 - 能量营养不良症包括消瘦症、恶性营养不良症和消瘦性恶性营养不良症。
- 恶性营养不良症为正常体重的 60%~80% 而伴有水肿或低蛋白血症的儿童。消瘦性恶性营养不良症低于正常体重的 60%,且伴有水肿或低蛋白血症的儿童。

蛋白质能量营养不良症(protein energy malnutrition,PEM),是一种具有特征性皮肤损害的营养性综合征,包括恶性营养不良、消瘦、儿童中营养性侏儒以及儿童和成人中与疾病或损伤有关的消耗等,原因为摄入不足,消化吸收不良,需要量增加,而造成严重的蛋白质营养不良和能量缺乏,患儿出现骨骼和智力发育迟缓、肌肉消瘦、水肿以及肝脂肪浸润。

(一) 临床表现

1. 消瘦　体重减轻和皮下脂肪及肌肉质量明显缺失,是儿童消瘦的特征。由于脂肪和肌肉丧失,肋骨、关节和面骨突显。皮薄、松弛而多褶。

2. 恶性营养不良　恶性营养不良通常是在断奶后发生的。根据末梢水肿,即可将恶性营养不良与消瘦及营养性侏儒区分开来。患儿的毛发和皮肤改变也很有特征。

常在 6 月 ~5 岁时发生,有蛋白质缺乏史,或断奶后以木薯等食物为主。患儿出现喂养困难、生长缓慢、体重降低、智力发育迟缓、水肿、蛙腹和肌肉消瘦。

3. 皮肤损害　首先为红斑,随后变为紫红色或淡红褐色并伴有明显表皮剥脱,常有色素减退和斑片状炎症后色素沉着,小腿和下腹部可有皮肤皲裂和剥脱,留下色素脱失,薄而萎缩的表皮,质地脆弱,甚易浸软。毛发干燥、无光泽、稀疏、纤细、质脆,患儿毛发色素脱失,毛发可呈淡红褐色或灰白色。成人可见腋毛和阴毛脱失。黏膜损害如唇炎、眼干燥和外阴阴道炎。

4. 营养性侏儒　生长障碍的儿童,体重和身高可能仍正常,但身材矮小,性发育迟缓。但在适当抚养下,仍能提高生长速度,达到性成熟。

5. 全身症状　患者有骨骼发育迟缓,智力障碍程度不一,可出现情感淡漠或易激惹,一系列低白蛋白血症症状,低血糖、昏迷和可有严重的细菌感染。由于腹肌软弱、肠鼓胀和肝大,故腹部隆凸,但并无腹水(表 32-4)。

表 32-4　儿童蛋白质 - 能量性营养不良综合征的表现

特征	恶性营养不良	消瘦	营养性侏儒
体重 / 年龄(预期 %)	60~80	<60	<60
体重 / 身高	正常或减低	明显减低	正常
水肿	有	无	无
情感	抱起时激惹 独处时冷漠	机灵	机灵
食欲	不良	好	好

(二) 诊断

轻型病例诊断困难。营养史、皮肤皲裂和水肿,特别是伴有色素变化时,应怀疑蛋白质缺乏。应注意与肠病性肢端皮炎鉴别。

(三) 治疗

尽早给予平衡饮食,补充蛋白质和能量,要有足够的蛋白质和热量摄入,充足的矿物质和维生素摄入,并积极地纠正电解质紊乱和抗感染,皮肤损害可对症处理(表 32-5)。

表 32-5　蛋白质能量缺乏症的治疗

方法选择	水肿型:多补充蛋白质,纠正低白蛋白血症 消瘦型:多补充能量,纠正能量不足 混合型:两者兼顾
急救期	抗感染:选择适当抗生素,调节水盐平衡,抗心力衰竭 营养治疗:供给高于正常需要量的蛋白质和能量
恢复期	供给营养完全的混合食物
原发病合并症治疗	恶性营养不良或传染病,如麻疹、腹泻等消耗所致疾病合并消化吸收障碍、蛋白质吸收障碍或蛋白质丢失过多等
营养治疗	应缓慢进行,总热量、各种维生素逐渐补充到位。营养可经口服、肠胃(胃管)、静脉补充、少量输全血、血浆或人血浆白蛋白

三、锌缺乏症与肠病性肢端皮炎

内容提要

- 为先天性（肠病性肢端皮炎）或获得性，先天性锌缺乏症是一种常染色体隐性遗传性疾病。
- 先天性和获得性临床表现基本相同，疾病呈经典的三联症：皮炎、腹泻和脱发。
- 先天性患者需要终生补锌。获得性锌缺乏症患者也需要补充锌。

锌缺乏症与肠病性肢端皮炎（zinc deficiency and acrodermatitis enteropathica）是一种锌吸收不良的常染色体隐性遗传病，肢端和腔口周围皮炎、脱发、腹泻及情感淡漠为其临床特征。本病为肠道锌吸收不良，血浆锌水平≤50μg/dL，可能系特殊的肠道转运蛋白或锌结合配体缺乏或缺陷所致。锌缺乏可能为先天性或获得性。先天性锌缺乏症即为肠病性肢端皮炎。获得性锌缺乏症与先天性锌缺乏症临床表现相似。

（一）病因与发病机制

1. 锌转运蛋白缺乏　本病与锌转运蛋白缺乏有关。此蛋白由基因 SLC39A4 和 ZNT4 编码。近期发现，肠病性肢端皮炎的基因为 SLC39A4，定位于染色体 8q24.3，编码一个富含组氨酸的跨膜蛋白 hZIP4，后者参与锌的吸收。此蛋白缺乏可能在肠病性肢端皮炎发病中起重要作用。

2. 免疫　肠病性肢端皮炎患者易发生感染的机制与锌缺乏所致的免疫系统改变相关。本病常有淋巴细胞减少和胸腺萎缩，这是由于骨髓中 B 细胞和 T 细胞前体缺失引起的。

3. 获得性锌缺乏症　非遗传性锌缺乏症有：

（1）胃肠疾病类：①黏膜疾病；②吸收不良综合征；③胃切除术后综合征；④造成锌缺乏腹泻；⑤胰腺疾病。

（2）饮食因素：胃肠外高营养，缺乏锌补充。

（3）肾脏疾病：肾结核病，不能吸收锌；透析，锌丢失。

（4）其他：溶血性贫血，红细胞所含的锌通过尿液丢失；妊娠/哺乳期，胎儿（婴儿）的需求增加。

（二）临床表现

婴幼儿中获得性锌缺乏好发于低体重早产儿和全母乳喂养婴儿。发病原因可能与早产儿体内锌储备不足或患儿母亲乳汁中锌含量低有关。患儿常在出生后数天至 2~3 个月内发病，临床表现与肠病性肢端皮炎极相似。肠病性肢端皮炎典型症状为三联症：四肢末端及腔口周围对称性皮炎，间歇性腹泻和脱发。其中皮损发生较早，后期 90% 的病例可出现消化道症状。

一般发生于断奶后 4~6 周，非母乳喂养者发病较早，平均发病年龄为 9 个月。出现精神压抑、淡漠、反应迟钝，畏光、倦怠、食欲丧失、贫血。

1. 皮炎　①皮疹好发于口、鼻、肛门、女阴等腔口周围及枕骨、肘、膝、手足上（图 32-6，图 32-7）。②损害为干燥的鳞屑性湿疹样斑片，继而成群水疱或大疱、脓疱，糜烂、结痂，成为境界清楚的结痂性或鳞屑性暗红斑，呈银屑病样。③口角炎，皮肤和口腔培养常有假丝酵母菌生长。

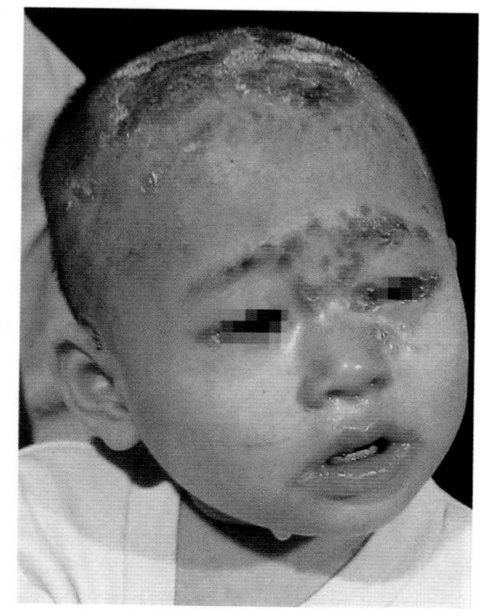

图 32-6　肠病性肢端皮炎
面部水疱性损害。

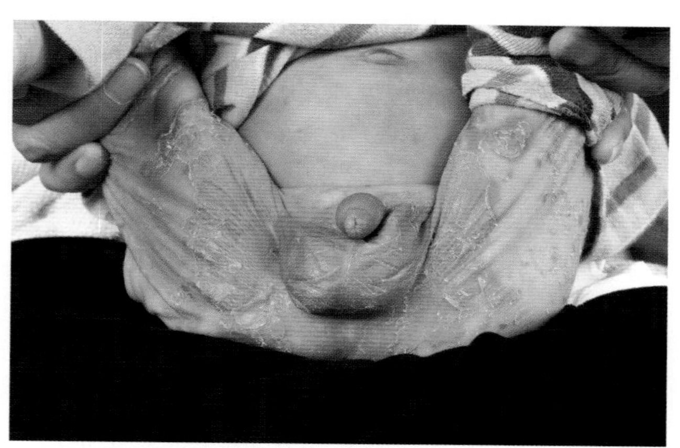

图 32-7　肠病性肢端皮炎
外阴受累。

2. 腹泻　对乳糖和果糖不耐受占 90%，有腹泻，大便呈水样或泡沫状，含有脂肪和黏液，酸臭，亦可无肠道症状。

3. 毛、甲损害　毛发稀疏，片状或弥漫性脱发，严重者全秃，甲肥厚、变形或萎缩，甲沟炎。

4. 获得性锌缺乏　患儿常在出生后数天至 2~3 个月内发病，可能因为锌摄入不足，如母乳中锌含量水平很低，亦可出现在成年，由于摄入不足、肠道吸收不良，无足够锌成分的胃肠外营养、恶性肿瘤、妊娠和肾病均可导致本病。出现和先天性锌缺乏一样的临床表现。

（三）诊断

确定本病常依据典型的临床表现结合血清锌水平降低做出诊断，也可结合肝功能正常但碱性磷酸酶活性水平降低作为锌缺乏的佐证。典型临床表现　慢性腹泻、腔口周围鳞屑性湿疹斑片，水疱、大疱、脓疱、糜烂、结痂，血浆锌水平≤50μg/dl，或血清锌≤9μmol/L。2002 年负责编码肠道锌转运蛋白 ZIP4 的 SLC39A4 基因被确定为肠病性肢端皮炎的致病基因，现在检测 SLC39A4 基因已成为确诊肠病性肢端皮炎迅速而可靠的手段，同时也为鉴别获得性锌缺乏提供了早期诊断依据。

（四）鉴别诊断

①遗传性大疱性表皮松解症，出生时或生后发生，在受压和摩擦部位出现的水疱，与外伤有关，免疫病理和电镜检查确定诊断，血液检查血锌水平一般无变化。②尿布皮炎，发生于臀部皮肤的刺激性皮炎，通常与尿布接触部位一致。③皮肤念珠菌病，常发生于肥胖及体弱的婴儿，颈、腋、腹股沟等皱襞处有间擦性红斑，可检测到白色念珠菌。血锌水平无异常。

（五）治疗

纠正锌缺乏的病因，鼓励母乳喂养，母乳中含低分子锌结合配体，能增加锌的吸收。

1. 系统治疗

(1) 补充锌制剂：补充推荐摄入量（15mg/d）2~3 倍的锌（30~55mg/d），可在数天至数周恢复正常锌水平。腹泻常在 24 小时内停止，皮损 1~2 周愈合，3~4 周体重增加和毛发生长。为防止复发，需用药至成年。

各种锌制剂均有效，硫酸锌 2mg/（kg·d）、葡萄糖酸锌、枸橼酸锌，4 个月以上儿童，50mg，1 天 3 次，4 个月以下减半。

(2) 辅助药物：双碘喹啉 200~300mg，每天 3 次，本药促进锌的吸收和利用。二碘羟基喹啉结构与吡啶羟酸相似，能增加锌的吸收及其生物利用率，成人剂量每天 200~300mg，分三次服用。小儿剂量每次 10~15mg/kg，每天 3 次，待症状改善后逐步减量。

2. 局部治疗　注意皮肤创面处清洁卫生，防止细菌和真菌感染。

第二节　内分泌疾病

一、肢端肥大症

肢端肥大症（acromegaly）　垂体功能亢进症，在儿童，生长激素过度分泌发生在长骨骨骺闭合之前，可引起巨人症。成人肢端肥大症的发生通常是缓慢的。过量的生长激素会影响所有的器官和组织，但最常导致肢端部位，尤其是头部、手、足的过度生长。皮肤表现有毛孔变粗，因皮脂分泌增多而面部皮肤油腻，顶泌汗腺和外泌汗腺分泌均增加。疾病早期可能会有躯体和头部的毛发增加，变粗。可有黑棘皮病、色素沉着及各种甲改变。出现巨舌，增大的鼻子常呈三角形。具有诊断意义的特征是双手增大。治疗包括手术、垂体放射或药物治疗。长效生长抑素类似物是一线药物。多巴胺受体激动剂和生长激素受体拮抗剂治疗也可获益。

二、垂体功能低下症

垂体功能低下症（hypopituitarism）可由于一种或多种垂体前叶激素不足，导致性腺、甲状腺、肾上腺皮质的继发性萎缩。因产后大出血引起垂体坏死和功能低下的称席汉综合征，由其他各种原因所致的全垂体功能减退症则称西蒙综合征。

临床表现取决于各种垂体激素减退程度。腺垂体组织毁坏在 50% 以上时，出现临床症状；破坏至 75% 时，症状明显；达 95% 以上时，症状常较严重。一般促性腺激素及 PRL 缺乏最早出现；其次为促甲状腺激素，促肾上腺皮质激素缺乏较为少见。皮肤变化可作为诊断的第一线索。皮肤和皮下组织菲薄，体毛稀疏，皮肤通常呈苍白色或淡黄色。甲状腺功能减退症的表现较为明显，可有促性腺激素缺乏的症状，尤其是性欲减退。通过适当的实验室检查确定诊断后，可采用包括各种激素的替代疗法在内的治疗方法。

三、库欣综合征

库欣综合征（Cushing 综合征）是由于肾上腺皮质分泌过量可的松和其他类固醇激素所致的病症，主要继发于垂体（库兴病）或异位组织（如小细胞肺癌、甲状腺髓样癌、胸腺癌、胰腺癌、卵巢癌）分泌过量促肾上腺皮质激素（ACTH）而引起肾上腺增生，肾上腺瘤或肾上腺癌引起的库欣综合征占 25%，长期使用糖皮质激素治疗可引致医源性库欣综合征。

临床表现有中心型肥胖、高血压、骨质疏松、情绪不稳定、痤疮、闭经、糖尿病，这些缺乏特异性。较特异的临床表现包括：皮肤易出现淤斑、紫纹、萎缩纹，近端肌病，脂肪在面部和肩胛间区堆积，出现满月脸和水牛背。主要是皮质醇增多症的治疗所致。

四、慢性肾上腺皮质功能减退症

慢性肾上腺皮质功能减退症（Chronic adrenocortical insufficiency，CAI）病因包括原发性和继发性。

原发性系肾上腺皮质本身的疾病所致，是由过多的 POMC（前阿片黑素细胞皮质激素）引起的，原发性 CAI 又称为艾迪生病（Addison disease）（图 32-8，图 32-9）。其病因可分为两类：①慢性肾上腺皮质破坏：自身免疫；感染；肾上腺转移性癌肿；血管病变；其他少见原因如双侧肾上腺次全或全切除后、结节病、血色病、淀粉样变性等亦可引起本病。②皮质激素合成代谢酶缺乏：某些药物能抑制肾上腺皮质激素合成酶的活性，导致功能低下，如酮康唑、氟康唑、依托咪酯、氨鲁米特及米托坦等。

继发性是由于 POMC 衍生肽缺乏所致，见于：①下丘脑或

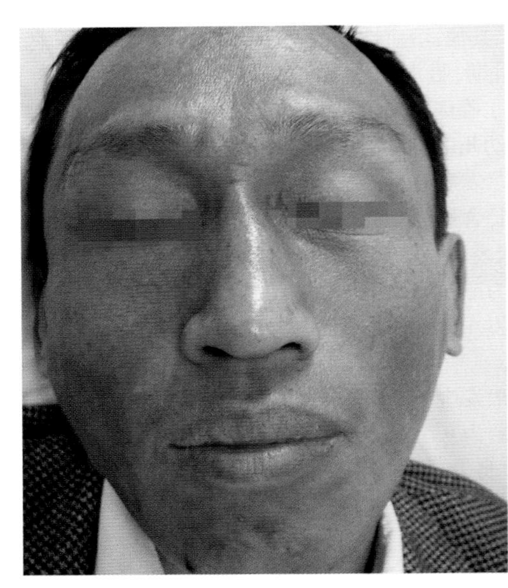

图 32-8　艾迪生病面部弥漫性色素沉着斑［华中科技大学协和深圳医院（南山医院）　陆原　王鹏惠赠］

原发性：过多 POMC 所致

- 全身皮肤色素加深：暴露部位突出
  深者：如焦煤
  浅者：如棕色、古铜色
  更浅者：如色素较多之常人
- 脸面：
  色素分布不均匀，前额及眼眶较深
- 口腔、唇、舌尖、牙龈、上颌粘膜：
  点状、片状蓝色或黑蓝色色素沉着

- 雪花石膏色苍白皮肤

注：POMC= 前阿片黑素细胞皮质激素

图 32-9 原发性皮质功能减退皮肤黏膜损害。

者垂体病变：CRH 或 ATCH 合成或转运障碍，包括各种肿瘤、炎症、创伤、血管病变、放射、产后出血等；②长期使用外源性大剂量糖皮质激素可抑制下丘脑-垂体-肾上腺轴。

临床表现为早期易疲乏、衰弱无力、精神萎靡、食欲不振、体重减轻等。病情发展后皮肤黏膜可有右图典型临床表现。皮肤黏膜色素沉着主要是糖皮质激素过低导致下丘脑—垂体轴失去负性反馈，ACTH 和黑色素细胞刺激素（MSH）被激活的结果。皮肤黏膜色素沉着可见于 98% 的患者，在 20%~40% 的患者中色素沉着为首发症状，有报告甲纵向黑带也是本病的重要线索。色素沉着消退是糖皮质激素治疗起效的标志。

肾上腺皮质功能减退时皮质激素分泌常有不同程度的不足，引起代谢紊乱与各系统、各脏器的功能失常：

1. 糖皮质激素缺乏 易疲劳，乏力；体重减轻，厌食；肌痛，关节痛；发热；正常色素性贫血；轻度升高的 TSH；低血糖症（儿童更常见）；低血压，体位性低血压；低钠血症。

2. 盐皮质激素缺乏 腹痛，恶心，呕吐；头晕，体位性低血压；嗜盐；低血压；血清肌酐升高（由于容量减少所致）；低钠血症；高钾血症。

3. 肾上腺雄激素缺乏 乏力；皮肤干燥、瘙痒（女性）；性欲减退（女性）；腋毛、阴毛脱落（女性）。

肾上腺功能不全可通过短效促皮质素试验诊断，该试验安全可靠，具有非常高的预测诊断价值。诊断的切点通常定义为 ATCH 刺激后 30~60 分钟皮质醇水平 <500~550nmol/L（18~20μg/dl），确切的诊断切点取决于当地的试验方法。对于慢性肾上腺功能不全的糖皮质激素的治疗则需采用每日生理皮质醇的产生量代替，通常给予氢化可的松 15~25mg/d，分 2~3 次口服。

五、甲状腺功能亢进症

甲状腺功能亢进症（hyperthyroidism）循环中过量甲状腺素所致的高代谢状态称为甲状腺功能亢进症或甲状腺毒症。导致甲状腺激素过量的原因包括原发性甲状腺功能亢进症（Graves 病，毒性结节性甲状腺肿，毒性腺瘤，碘摄入过量）；甲状腺被破坏；外源性甲状腺激素过量；以及继发性甲状腺功能亢进症。

临床症状包括神经紧张，易怒，怕热，过度出汗，心悸，乏力和虚弱，体重减轻而食欲亢进，肠蠕动增加，月经稀少。焦虑，以及烦躁。皮肤温暖而潮湿，手指甲可以和甲床分离（Plummer 指）。眼睑挛缩，可以见到眼白。心动过速，收缩压升高（表 32-6）。

表 32-6 甲状腺功能亢进症的皮肤表现

分类	表现
皮肤	细腻，柔软或光滑；温暖湿润（出汗增加），干燥少见
	色素沉着（局部或全身）、白癜风；荨麻疹或皮肤划痕症
	胫前黏液性水肿
头发	生长迅速、质软、易碎、变细，稀少；
	脱发（弥漫性、轻微；很少严重）、斑秃
甲	甲床分离（Plummer 指）；反甲；甲状腺性杵状指（thyroid acropachy）

Graves 病可以用抗甲状腺药物治疗或用放射性碘治疗。

六、甲状腺功能减退症

甲状腺功能减退症（hypothyroidism），甲状腺激素分泌不足可以是由于甲状腺功能衰退（原发性甲状腺功能减退症）或者是垂体或下丘脑疾病（继发性甲状腺功能减退症）引起的。临床表现嗜睡，头发和皮肤干燥，怕冷，脱发，注意力不能集中，记忆力下降，便秘，体重轻度增加而食欲减退，呼吸困难，声音嘶哑，肌肉萎缩，以及月经过多。甲状腺功能减退病理生理见表 32-7。

表 32-7 甲状腺功能减退病理生理

甲减时期	病名	病理生理	组织变化
胎儿/出生	呆小病（Cretinism 克汀病）	**地方性：**缺碘，甲状腺发育不全，激素合成不足 **散发性：**甲状腺发育不全，摄碘失能，激素合成障碍	甲状腺萎缩/肿大，大脑发育不全，萎缩
始于儿童	幼年黏液性水肿	与成人期同	与成人期同
始于成人	弥漫性黏液性消肿	甲状腺素缺乏，TSH 缺乏，外周组织对甲状腺素不应答	甲状腺萎缩，纤维组织代替腺泡，垂体纤维化

TSH= 促甲状腺激素。

甲状腺功能减退症的皮肤表现见表 32-8。

推荐用 L-T4 治疗临床型甲减，并根据 TSH 水平确定其最佳替代剂量。呆小病一旦确诊，必须立即治疗并维持终生，治疗越早越好。

表 32-8 甲状腺功能减退症的皮肤表现

分类	表现
皮肤	干燥,掌跖少汗、粗糙或不平;冷凉 肿胀,黏液性水肿,面色苍白 导致皮肤变黄:胡萝卜素血症;鱼鳞病和掌跖角化过度 易挫伤(毛细血管脆性增加);暴发性挫伤(毛细血管脆性增加) 发疹性结节性黄色瘤(罕见)
毛发	稀疏、无光泽、干枯,粗糙,质脆易折断 生长缓慢(静止期或休止期毛发增加) 脱发(眉毛外侧 1/3,弥漫性脱发少见)
甲	薄,脆,沟纹(纵向或横向)、生长缓慢;甲分离(罕见)

七、黑棘皮病

内容提要

- 发生于颈部和腋窝、乳房下及腹股沟等皱褶部位,皮损特征为色素沉着过度、天鹅绒样斑块。
- 临床分为良性型、恶性型、假性型、内分泌型、药物型和综合征型。
- 临床表现与融合性网状乳头瘤病有相似,牛肚掌与癌症相关。

黑棘皮病(acanthosis nigricans)又名黑角化病或色素性乳头状营养不良,是以色素沉着、疣状斑块及天鹅绒状增厚为特征的皮肤病,皮损好发于颈、腋窝、乳房下及腹股沟等屈侧和皱褶部位。

(一) 病因与发病机制

1. 不同型别不同的病因 近来发现,黑棘皮病与成纤维细胞生长因子受体的错义突变有关。黑棘皮病可先天或同时合并多种结缔组织疾病。黑棘皮病也可出现在接受生长激素治疗的患者中。

2. 胰岛素抵抗 黑棘皮病作为胰岛素抵抗的一个指标,据报道也见于接受蛋白酶抑制剂治疗的 HIV 阳性患者中。黑棘皮病也可见于患有糖尿病和胰岛素抵抗的非肥胖患者。高胰岛素血症可能会激活角质形成细胞上的胰岛素样生长因子(IGF-1)受体,引起上皮增生。黑棘皮病多见于胰岛素抵抗的患者。

3. 其他内分泌 有报道,其他内分泌疾病也可以合并黑棘皮病,如甲状腺功能减退症、肾上腺皮质功能不全、高雄激素血症。

4. 恶性肿瘤 在恶性肿瘤相关的黑棘皮病中,肽类或激素的分泌至少对部分病例有重要意义。已证实一些恶性肿瘤能分泌大量的转化生长因子 α(TGF-α)、胰岛素样生长因子 -1、成纤维细胞生长因子、α- 黑素细胞雌激素等这些因子可刺激角质形成细胞增生,在色素的增生和过度沉着的进程中起着重要的作用。此外,肿瘤细胞产生的溶解因子能降低皮肤细胞外基质,对恶性黑棘皮病的发病有促进作用。

(二) 临床表现 (表 32-9)。

表 32-9 黑棘皮病的分型及病程

各型特征	病程
Ⅰ型 遗传性良性黑棘皮病 常在婴儿期或儿童早期发病	在青春期加重,有时在老年的时候皮损消退
Ⅱ型 良性黑棘皮病 见于许多伴有胰岛素耐受的综合征中	预后和内脏疾病相关
Ⅲ型 假性黑棘皮病 是肥胖症的良性及可逆性并发症	减肥后皮损可消退
Ⅳ型 药物诱发的黑棘皮病 烟酸、夫西地酸、口服避孕药、糖皮质激素、雌激素、胰岛素、蛋白酶抑制剂、三嗪苯酰胺、己烯雌酚、帕利夫明、重组生长激素	停止服用致病药物后,皮损消退
Ⅴ型 恶性黑棘皮病 多数为腺癌,来自胃肠道、胆道、食管、肾、膀胱、支气管和甲状腺 其他 痣样黑棘皮病 罕见,皮损单侧局限分布	皮损可先于肿瘤的其他症状 5 年出现,肿瘤切除后,皮损可以消退
肢端型 单侧性黑棘皮病或痣样黑棘皮病 混合型	

1. 皮肤损害 ①皮肤角化过度,皮肤粗厚;掌跖可出现掌部皮肤增厚且皮纹增粗,严重病例出现凹凸不平且肥大,可能是恶性肿瘤的征兆。②色素沉着,呈灰褐色、棕色或黑色;病变多在易受摩擦的表面。③乳头瘤样增生,小突起,外观似天鹅绒样。皮纹加深、皮肤皱起。腋窝和腹股沟常伴发软垂疣。④恶性黑棘皮病可与内脏肿瘤其他皮肤标记共存,如牛肚掌(tripe palm)(即手掌的皮嵴极为明显,类似于反刍动物的胃黏膜,称之为"牛肚手")、Leser-Trelat 征、掌跖角化过度(胼胝形成)。黑棘皮病通常与恶性肿瘤同时出现;但也有报道称皮肤症状要早于或迟于恶性肿瘤。大约 90% 的黑棘皮病相关性肿瘤发生在腹腔内,大多数为腺癌,特别是胃肠道和泌尿道。胃癌最多见,占 60%。黑棘皮病的发展过程与癌症的演变相平行。因其相关的肿瘤具有侵袭性,预后一般较差。对老年黑棘皮病患者应提高警惕。

2. 黏膜损害 黑棘皮病患者发生口腔损害高达 25%~50%,且至少有 35% 的患者伴有恶性肿瘤。疣状增生,累及唇红缘、指节和舌上的损害由丝状乳头肥大组成,造成裂隙,形成乳头瘤状,唇可见乳头和疣状损害。口腔咽部和阴道黏膜可见小乳头状无色素性损害和色素斑。偶尔食管也可受累。

3. 甲损害 常有甲板损害,如条纹状嵴突、甲板脆弱易裂。

4. 好发部位 皮损好发于颈、腋窝、乳晕、乳房下、膝部、肘部和腹股沟等皱褶部位(图 32-10,图 32-11),但其他部位如口周、眼周、脐部、乳房、肛门和生殖器部位,指节和手掌及黏膜亦偶可受累。少数情况下几乎遍及全身。

(三) 伴发疾病 (表 32-10)。

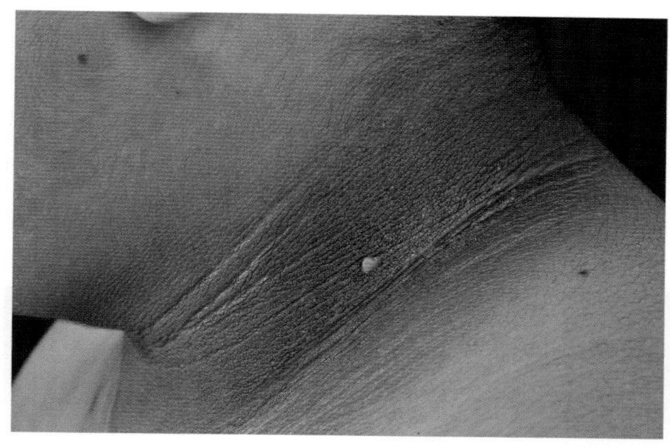

图 32-10　黑棘皮病Ⅲ型

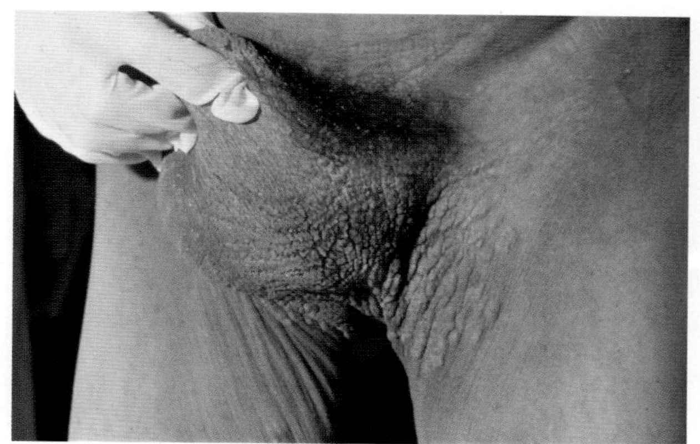

图 32-11　黑棘皮病Ⅴ型（恶性黑棘皮病）

（四）组织病理

各型的组织病理相似，表现为表皮角化过度、通常无黑素增多，某些病则用硝酸银染色示基底层转变，临床所见褐色皮损，多系角化过度所致。轻度棘层肥厚有时伴有局灶性萎缩，偶有角囊肿，合并多囊性卵巢综合征的内分泌性黑棘皮病皮损内，真皮乳头有明显的葡萄糖胺聚糖沉积，主要由透明质酸组成。真皮不规则乳头瘤样增生，乳头变细变长。牛肚掌表现为角化过度棘层肥厚和乳头肥大。

（五）诊断

①好发于皮肤皱褶部位，如颈、腋窝、腹股沟等处。②基本损害：色素增加，伴疣状增殖，外观天鹅绒样。③其他损害：掌跖角化过度，甲板条纹状嵴突，甲板脆弱易裂，黏膜损害，肥厚或乳头瘤样。④组织病理显示乳头瘤样增生。

（六）鉴别诊断

Addison 病、融合性网状乳头瘤病、毛囊角化病。对于伴有肥大性骨关节病的病例，应与厚皮性骨膜增生病鉴别。

（七）治疗

治疗潜在的病因，区别良性与恶性黑棘皮病。

恶性黑棘皮病：检测和治疗内脏恶性肿瘤，行肿瘤切除。

良性型：一般不需治疗，肥胖者减肥，皮损仅美容处理；口服异维 A 酸，对肥胖者有效。

药物型：停用致敏药物，如糖皮质激素、胰岛素、夫西地酸、蛋白酶抑制剂、重组生长激素、烟酸、三嗪苯酰胺、己烯雌酚、避孕药。

伴发病治疗：糖尿病、胰岛素抵抗性疾病、肾移植后黑棘皮病。

皮损行对症处理：如外用 0.05% 维 A 酸乳膏、维生素 D_3 类似物、尿素、角质溶解剂、足叶草酯、咪喹莫特。他扎罗汀、卡泊三醇、12% 乳酸铵、皮肤磨削术、长脉冲翠绿宝石激光。

（八）病程与预后

恶性黑棘皮病预后较差，遗传性黑棘皮病病情发展至一定程度就停止发展，且能自然消失。假性黑棘皮病中肥胖得纠正，预后较好；内分泌异常者视其病因治疗而决定其预后。

表 32-10　黑棘皮病伴发疾病

1. 内分泌疾病	Cushing 病、肢端肥大症、巨人症、糖尿病、胰岛素抵抗型糖尿病、甲状腺病、Addisons 病
2. 结缔组织病	SLE、系统性硬化症、皮肌炎
3. 其他	Wilsons 病、Blooms 病、肥胖（假性黑棘皮瘤）、松果体瘤、垂体瘤
4. 恶性肿瘤	腹部腺癌（胃肠道 60% 是胃癌、APUD 肿瘤、多发性黑素瘤），乳腺，肺部腺癌，少见在结肠，食管，胆囊，肝，卵巢，胰，前列腺，直肠，子宫
5. 综合征	Alstrom 综合征（视网膜变性 - 糖尿病 - 耳聋综合征） Crouzons 综合征（颅面骨发育不全） Stein-leventhal 综合征（多卵巢病） Crouzon 综合征（表现为面瘫、感觉神经性听力丧失、发育迟缓和智力低下） Seip-Lawrence 综合征（表现为先天性脂肪营养不良性糖尿病） Costello 综合征（表现为出生后生长缺陷，面容粗糙，颈、掌、跖和手指出现冗余的皮肤，黑色皮肤和乳头状瘤） Bannayan-Rieley-Ruvalcaba 综合征（表现为皮下脂肪瘤、血管畸形、阴茎痣和女阴痣、疣状损害、大头畸形、智力低下、肠道息肉、骨骼异常、中枢神经系统的血管畸形和甲状腺肿瘤） Ruds 综合征（癫痫，性腺功能减退，鱼鳞病，智力缺陷）

（吴玉才　廖家　王洁娣　朱团员　武钦学　冼翠贞　肖佐环　辛甜甜　朱宝国）

第三十三章

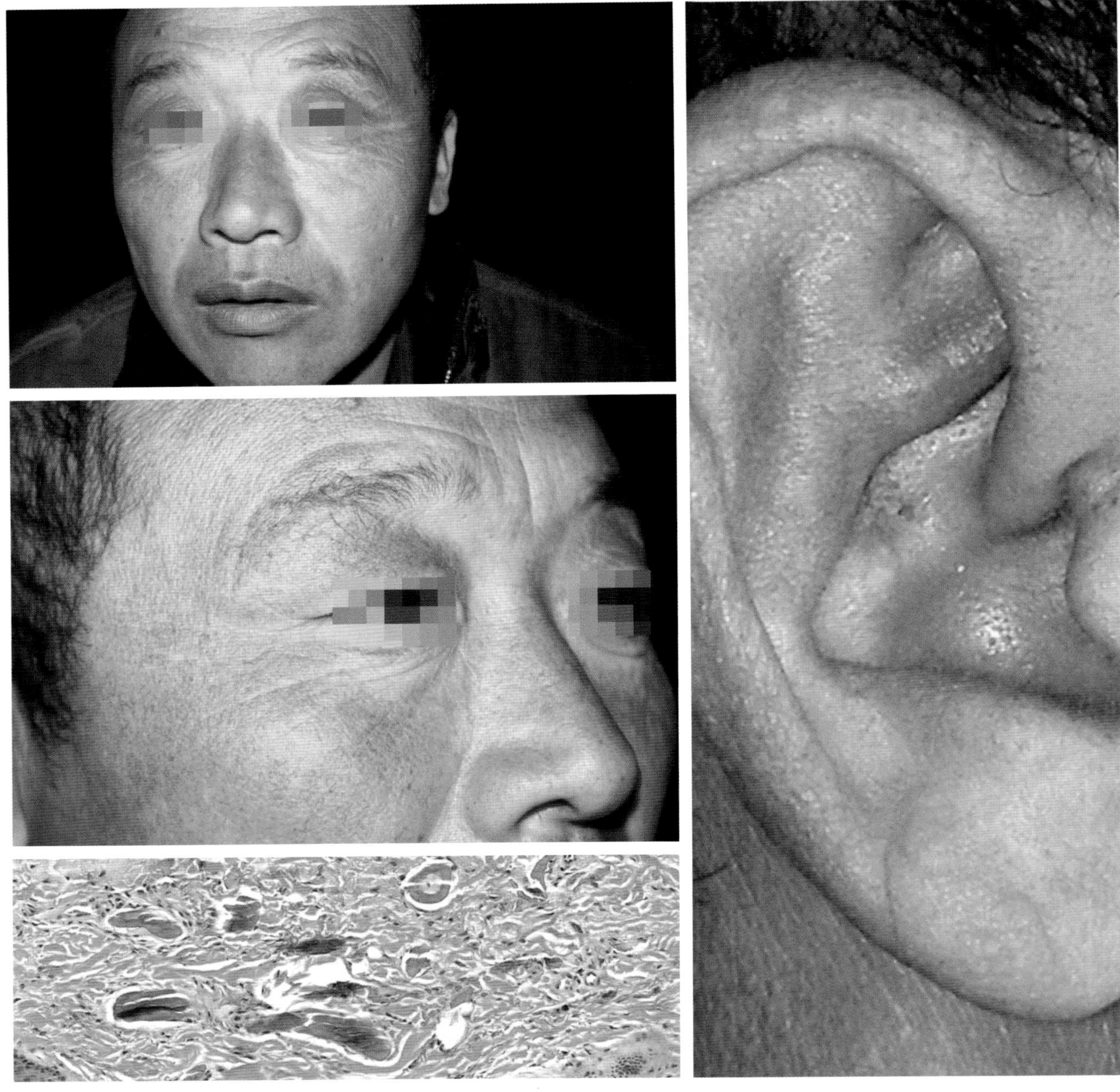

第三十三章

代谢异常性皮肤病

第一节　卟啉病

内容提要

- 卟啉病是由于参与血红素生物合成途径中酶的功能障碍所致，这些酶缺陷导致了血红素前体分子，即卟啉堆积致病。
- 皮肤损害主要局限在日光暴露的部位。
- 编码所有类型卟啉病的基因均已经明确，从而推动了准确的分子诊断和基因咨询。
- 实验室诊断：尿液、粪便、血液和/或血浆中卟啉和卟啉前体的生化检测。特异性酶的活性测定。利用分子遗传学技术进行基因突变分析。
- 所有卟啉病均应避光如广谱遮光剂/或日光防护服。依不同型别治疗。

一、概述

卟啉病（porphyria）又称紫质病，是血红素生物合成途径的特异酶缺陷引起的病变，这些酶缺陷导致了血红素前体分子即卟啉堆积，引起的疾病称为卟啉病。卟啉及其前体产生过多并沉积于皮肤、肝脏和神经系统。多数卟啉病为遗传性，最常见的为常染色体显性遗传，亦有隐性遗传者，其他因素在决定病情轻重方面也起到重要作用。

卟啉为四吡咯环结构，根据每个卟啉环侧链的替代基团不同而分为尿卟啉（uroporphyrin）、粪卟啉（coproporphyrin）及原卟啉（protoporphyrin）等。卟啉的还原型称为卟啉原。合成卟啉的基本原料是甘氨酸和琥珀酰辅酶 A。

（一）血红素生物合成途径

85% 的血红素合成发生于骨髓，用于合成血红蛋白；其他大多在肝脏中进行，用于合成细胞色素 P450、过氧化氢酶以及各种线粒体细胞色素类。血红素生物合成途径上的所有 8 种酶的基因测序均已完成，在染色体上的位置亦已确定（图 33-1）。第一种酶——δ-氨基-γ-酮戊酸（aminolevulinic acid，ALA）合成酶的红系特异型突变与 X 染色体相关铁粒幼细胞性贫血有关，剩余 7 种酶的基因突变均与卟啉病相关。皮肤性卟啉病的光敏感由卟啉受到长波紫外线照射而活化所致，产生的氧自由基对皮肤有损伤作用。

血红素合成的原料为琥珀酰辅酶 A、甘氨酸和二价铁等，整个生物合成过程可分为四个阶段，合成的起始和终末阶段在线粒体，中间过程则在胞质中进行：①血红素合成首先在线粒体生成 δ-氨基-γ-酮戊酸；②ALA 在细胞质内生成胆色素原；③胆色素原在细胞质生成尿卟啉原Ⅲ及粪卟啉原Ⅲ；④粪卟啉原Ⅲ在线粒体生成血红素。

血红素生物合成途径详细过程如下：

第一种酶是 ALA 合成酶，被磷酸吡多醛和琥珀酰辅酶 A 激活，催化琥珀酰辅酶 A 与甘氨酸缩合而形成 ALA。在肝

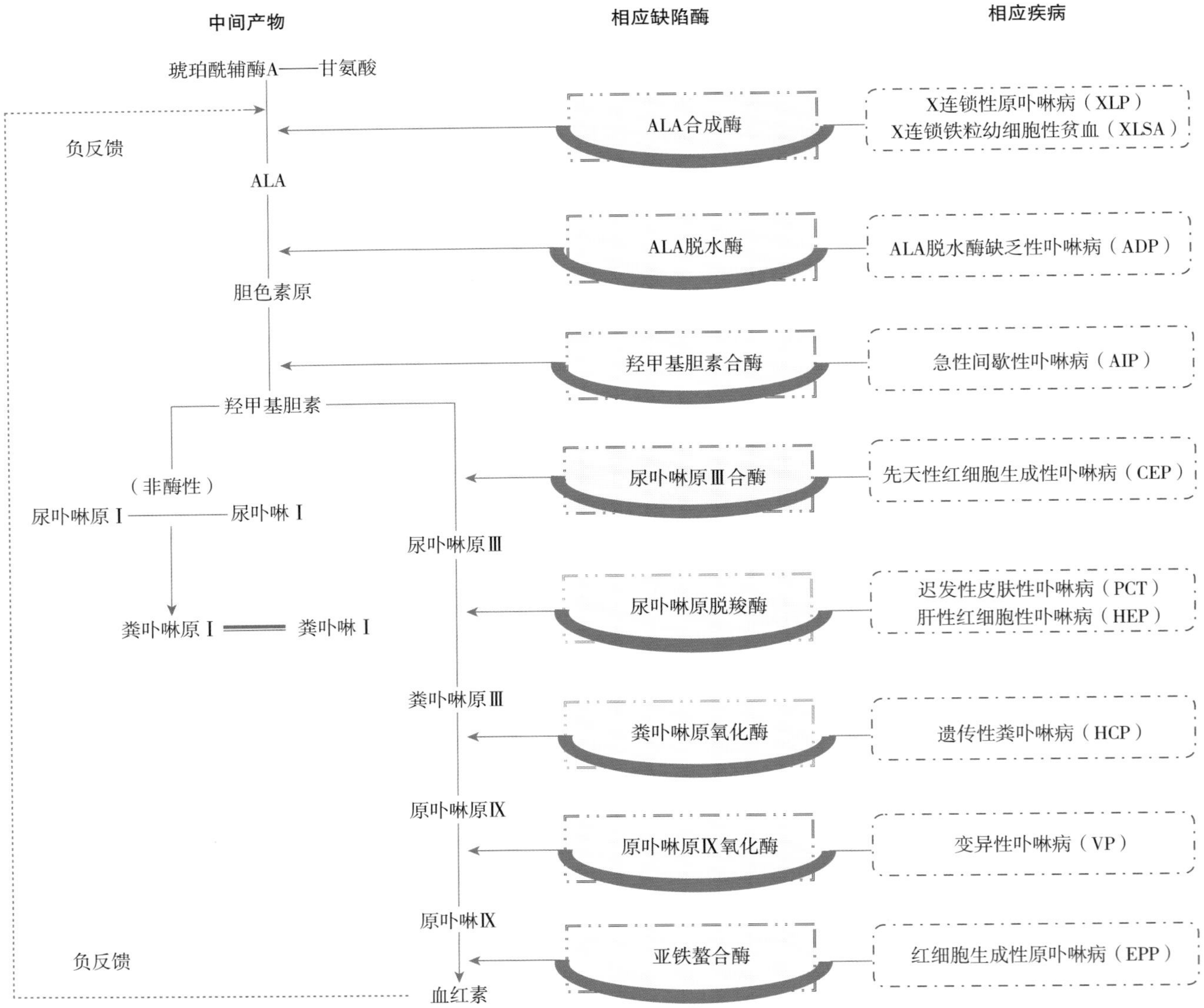

图 33-1　血红素生物合成的中间产物和酶以及与特定酶缺乏有关的卟啉代谢疾病

脏中，该限速酶可被各种药物、类固醇和其他化学物质所诱导。各种非红细胞生成(例如，管家作用)和红细胞生成相关的 ALA 合成酶分别由位于染色体 3p21.1（ALAS1）和 Xp11.2（ALAS2）上的独立基因编码。红细胞生成相关基因 ALAS2 缺陷会降低其活性，导致 X 连锁铁粒幼细胞性贫血（XLSA）。最近发现在 ALAS2 最后一个外显子(11)上的功能获得性突变，即增加其活性的突变，已被证实可导致 X 连锁性 EPP，即 X 连锁性原卟啉病（XLP）。

第二种酶是 ALA 脱水酶（ALAD），催化两个分子的 ALA 缩合以形成胆色素原（porphobilinogen，PBG）。

第三种酶是羟甲基胆素合酶（HMB 合酶；也称为胆色素原脱氨酶[PBGD]）催化 4 分子的 PGB 进行一系列脱氨反应，头 - 尾缩合以形成线性四吡咯，HMB（羟甲基胆素）。

第四种酶是尿卟啉原Ⅲ合酶（UROS）催化 HBM 的重排和迅速环化，以形成尿卟啉原Ⅲ。

第五种酶是尿卟啉原脱羧酶（UROD），催化从尿卟啉原Ⅲ上的乙酸侧链基因连续脱去四个羧基，形成粪卟啉原Ⅲ。然后该化合物通过特异性转运体 ABCB6 进入线粒体。

第六种酶是粪卟啉原Ⅲ氧化酶（CPOX），催化四个丙酸基中的两个脱羧以形成原卟啉原 IX。

第七种酶是原卟啉原Ⅸ氧化酶（PROX）通过去除 6 个氢原子氧化原卟啉原Ⅸ上的 ROTO 根。形成原卟啉Ⅸ。

第八种酶是亚铁螯合酶（血红素合成酶）催化，二价铁被插入原卟啉，形成血红素。

（二）血红素合成的调节

血红素合成受多种因素调节：ALA 合成酶是血红素合成途径的关键酶，ALA 脱水酶与亚铁螯合酶对重金属抑制敏感，促红细胞生成素（EPO）是红细胞生成的主要调节剂。

血红素生物合成过程的每一步都由一种特异性酶催化。其中 ALA 合成酶 1（ALAS1）主要存在于肝脏，基因定位于染色体 3p21，受血红素的负反馈调控。亚铁血红素通过负反馈，抑制其产生，或抑制 δ-ALA 合成酶的活性。如果亚铁血红素不足，δ-ALA 合成酶活性可升高，导致更多卟啉的产生。

血红素在骨髓和肝中合成最多，分别用于血红蛋白和细胞色素 P450 酶的制造。肝内血红素的生物合成，主要由 ALA

合成酶调节，此酶是限速酶，并接受细胞游离血红素含量的敏锐反馈。诱导 P450 酶的药物和类固醇，对肝 ALA 合酶也有诱导作用。其他途径的酶以及细胞对铁的摄取，对红细胞内血红素的合成也有重要作用。

（三）中间产物的危害和排出

在卟啉病中，每一种酶缺陷均会导致该酶的底物及其前体蓄积。血红素生物合成途径的中间产物大多都被保留下来，只有少数排出。卟啉前体——ALA 和胆色素原（PBG）的分泌量远多于卟啉。原卟啉在细胞外进行自氧化，然后以卟啉的形式分泌。ALA、PBG 和原卟啉均无色且非荧光显色。卟啉呈淡红色，在长波紫外线的照射下荧光显色见表 33-1。

卟啉病对神经系统损害的机制可能是由于 ALA 或血红素合成中的其他产物有神经毒性，另一种可能是神经组织缺乏血红素导致神经系统功能障碍，也可能与神经递质代谢紊乱、ALA 的直接神经毒作用和神经元中血红素缺乏等因素有关。神经症状有肌肉无力、四肢轻瘫、感觉丧失和呼吸衰竭，胃肠道症状与自主神经病有关，为严重的神经性腹痛，而非炎性腹痛可伴呕吐和便秘，检查无腹膜炎。

卟啉能吸收最大波长为 400~410nm 的 Soret 光谱带的光能。光能穿透人的表皮，介导氧化损伤。在脂过氧化作用和 / 或补体激活作用下，卟啉吸收的能量释放，造成皮肤光敏及其相应症状。

ALA、PBG、尿卟啉原以及庚羧基、己羧基、戊羧基卟啉大多经尿液排泄；粪卟啉（一种丁羧基卟啉）经胆汁和尿液排泄；副卟啉（harderoporphyrin）和原卟啉经粪便和胆汁排出。

（四）卟啉病的分类

1. 肝性与红细胞生成性　根据卟啉或卟啉前体过量生成和堆积的部位，将卟啉病分类为肝性卟啉病或红细胞生成性卟啉病，取决于血红素生物合成途径的中间产物沉积在骨髓还是肝脏。

（1）肝卟啉病：包括急性间歇性卟啉病（AIP）、变异性卟啉病（VP）、遗传性粪卟啉病（HCP）、ALA 脱水酶缺乏性卟啉病（ADP）、迟发性皮肤卟啉病（PCT）、肝性红细胞生成性卟啉病（HEP）。

（2）红细胞生成性卟啉病：红细胞生成性卟啉病会引起特征性的皮肤光过敏，包括红细胞生成性原卟啉病（EPP）、先天性红细胞生成性卟啉病（CEP）、红细胞生成性粪卟啉病（ECP）。

2. 皮肤型与非皮肤病型

（1）皮肤型卟啉病：包括迟发性皮肤卟啉病、红细胞生成性原卟啉病、变异性卟啉病、遗传性粪卟啉病、先天性红细胞生成性卟啉病、肝红细胞生成性卟啉病。

（2）非皮肤型卟啉病：包括急性间歇性卟啉病、ALA 脱水酶缺乏性卟啉病（见表 33-2）。

根据临床特征分为：①皮肤光敏性卟啉病（包括迟发性皮肤卟啉病、原卟啉病和先天性红细胞生成卟啉病）；②仅有神经症状性卟啉病（包括急性间歇性卟啉病和 ALA 脱水酶缺乏性卟啉病）；③神经症状与皮肤光敏共存的急性卟啉病（包括混合性卟啉病及遗传性粪卟啉病）。

3. 急性和非急性卟啉病

（1）急性卟啉病：包括急性间歇性卟啉病、变异性卟啉病、

表 33-1　卟啉病的主要临床和实验室特征

卟啉病	主要症状	增加的卟啉前体和 / 或卟啉		
		实验室检查		
		红细胞	尿	粪便
肝卟啉病				
5-ALA 脱水酶缺乏性卟啉病（ADP）	神经内脏	锌原卟啉	ALA 粪卟啉Ⅲ	—
急性间歇性卟啉病（AIP）	神经内脏	—	ALA，PBG， 尿卟啉	—
迟发性皮肤卟啉病（PCT）	水疱性光敏性	—	尿卟啉 7- 羧酸卟啉	异粪卟啉
遗传性粪卟啉病（HCP）	神经内脏 水疱性光敏性（不常见）	—	ALA，PBG， 粪卟啉Ⅲ	粪卟啉Ⅲ
变异性卟啉病（VP）	神经内脏 水疱性光敏性（常见）	—	ALA，PBG， 粪卟啉Ⅲ	粪卟啉Ⅲ 粪卟啉
红细胞生成性卟啉病				
先天性红细胞生成性卟啉病（CEP）	神经内脏	锌原卟啉 尿卟啉Ⅰ 粪卟啉Ⅰ	尿卟啉Ⅰ[b] 粪卟啉Ⅰ[b]	粪卟啉Ⅰ
红细胞生成性原卟啉病（EPP）	非水疱性光敏性	原卟啉	—	原卟啉
X 连锁原卟啉病（XLP）	非水疱性光敏性	原卟啉	—	原卟啉

表 33-2　卟啉病的分类

	皮肤病变	神经内脏病变	兼有皮肤和神经内脏病变
肝性	迟发性皮肤卟啉病（PCT） 肝性红细胞生成性卟啉病（HEP）	急性间歇性卟啉病（AIP） ALA 脱水酶缺乏性卟啉病（ADP）	遗传性粪卟啉病（HCP） 变异性卟啉病（VP）
红细胞生成性	肝性红细胞生成性卟啉病（HEP） X 连锁原卟啉病（XLP）		先天性红细胞生成性卟啉病（CEP） 红细胞生成性原卟啉病（EPP）

遗传性粪卟啉病、ALA 脱水酶缺乏性卟啉病。

（2）非急性皮肤卟啉病：包括迟发性皮肤卟啉病、红细胞生成性原卟啉病、遗传性红细胞生成性卟啉病、肝性红细胞生成性卟啉病。

（五）卟啉病的症状

1. 皮肤损害　光敏感、红斑、大小水疱、刺痛、糜烂、溃疡、瘢痕、色素沉着或减退、皮肤脆性增加、多毛。

2. 神经损害　轴索变性、轻瘫、焦虑、失眠、精神障碍。

3. 胃肠　腹痛、绞痛、非炎性腹痛、呕吐、便秘。

4. 肝脏　肝大、肝功能异常、肝硬化、肝癌。

5. 其他　畏光、白内障、失明、红牙、耳鼻缺损及指 / 趾末节骨缺失。

（六）卟啉病诊断

1. 卟啉病通过鉴定特征性临床和生化异常来诊断，通常尿、血清、红细胞或粪中有典型的卟啉水平升高。

2. 大多数类型的卟啉病的遗传缺陷和每个基因的常见点突变已经明确。除了 PCT 和 EPP，建议大多数类型的卟啉病接受基因检测以确定其基因缺陷。

二、仅有皮肤光敏的卟啉病

（一）迟发性皮肤卟啉病

迟发性皮肤卟啉病（porphyria cutanea tarda，PCT）为一种卟啉代谢异常所致的光敏性皮肤病，是最常见类型的卟啉病。由于肝脏尿卟啉原脱羧酶（UROD）缺乏而产生了过量的卟啉，故为一种肝性卟啉。本病通常无急性发作期症状。

1. 病因与发病机制　本病系血红素生物合成途径的第五种酶尿卟啉原脱羧酶（UROD）代谢性缺陷所致，此酶催化尿卟啉原脱羧基生成粪卟啉原。UROD 活性降低导致 8-羧甲基卟啉原被 5-羧甲基卟啉原取代，后者自我氧化为卟啉，大量蓄积在肝脏，经血浆转运至皮肤起到光敏剂的作用，并经尿液和胆汁排泄。皮肤中过量的卟啉与波长约 400nm 的光线相互作用而活化产生活性氧，造成皮肤损害和脆性增加。

按照是否存在 UROD 基因突变，可将 PCT 分为 1 型（散发性）、2 型（常染色体显性遗传）和 3 型（罕见，有家族史但无 UROD 突变）。约 20% 的患者为杂合子 UROD 突变（2 型），所有组织中的 UROD 活性降低了 50%，这些突变仅增加了 PCT 的易患性，还需要诱因如酗酒的作用使肝脏 UROD 活性进一步降低至正常的 20% 以下引起卟啉蓄积。PCT 的危险因素包括酗酒、吸烟、药物（雌激素、铁、大量氯喹）、血色病、红斑狼疮、糖尿病、肝病、肝肿瘤、病毒感染（丙型肝炎病毒、巨细胞病毒、HIV）和铁超负荷（如慢性肾病）。80% 以上的患者存在上述一种或多种因素。

2. 临床表现

（1）皮肤损害：发病年龄为 30~50 岁，儿童少见。好发于男性和饮酒及服用雌激素的女性。皮肤脆性增加和光敏性损害如手背水疱是最先出现的临床表现，水疱破裂、结痂后，留下萎缩和瘢痕。病变也可发生于前臂、面部、小腿和足部。皮肤易破损，白色小丘疹（粟丘疹）常见，尤其在手背和指背（图 33-2~ 图 33-5），常继发感染。损害愈合缓慢，皮肤增厚、粟丘疹、硬皮病样瘢痕、局限性钙化和瘢痕性秃发。

多毛是重要的诊断线索，常为患者就诊的原因，表现为面颊、鬓角、眉毛、耳部和手臂有长而黑的毳毛生长，可能由光线和卟啉的双重作用所致。常伴色素沉着和 / 或色素减退，色素沉着呈弥漫、网状或点状分布。营养不良性钙化和难以愈合的溃疡、耳前钙化是 PCT 的特征。PCT 的硬皮病样改变与

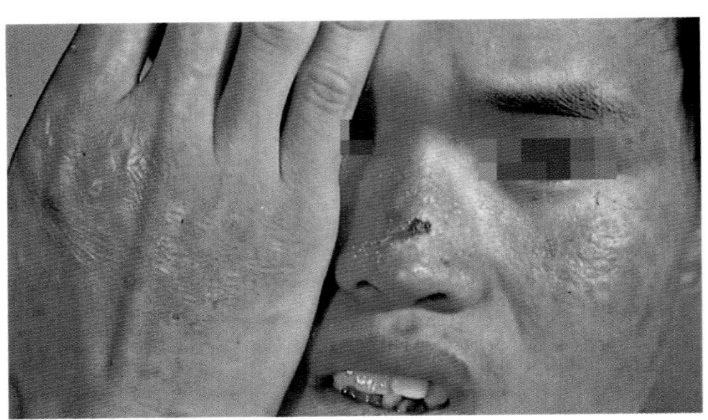

图 33-2　迟发性皮肤卟啉病
暴露部位见萎缩性瘢痕及糜烂（中国人民解放军联勤保障部队第九八〇医院　李成龙惠赠）。

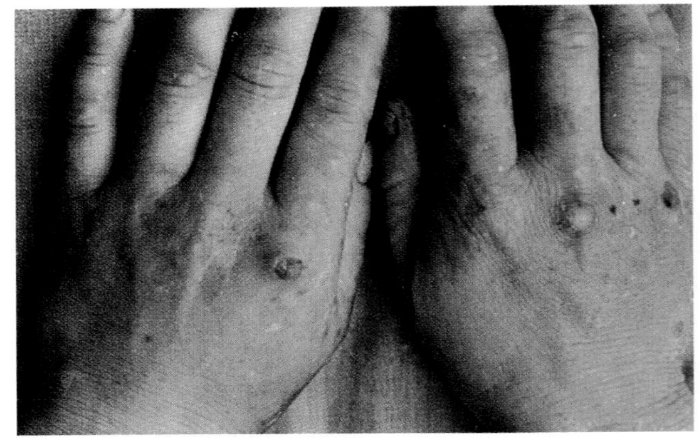

图 33-3　迟发性皮肤卟啉病
手背及手指皮肤糜烂、结痂及萎缩性瘢痕（中国医学科学院皮肤研究所　顾恒　常宝珠惠赠）。

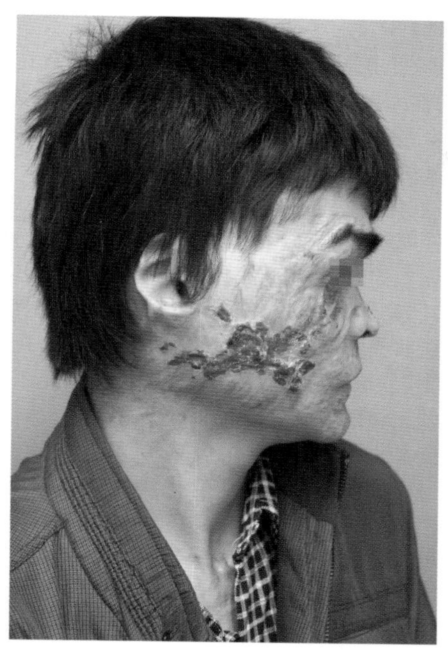

图 33-4 迟发性皮肤卟啉病(新疆维吾尔自治区人民医院 普雄明惠赠)

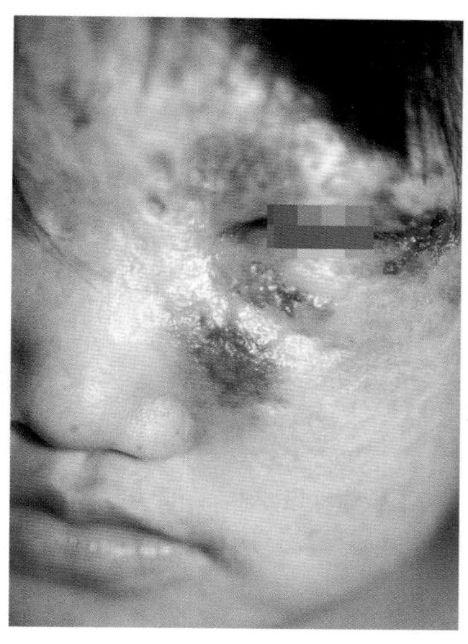

图 33-5 卟啉病

尿卟啉刺激真皮纤维化和成纤维细胞合成胶质有关。

(2) 系统损害:肝功能障碍常见,肝内蓄积的卟啉是潜在的致癌物质,故患者发生肝细胞肝癌的风险升高。本病可合并某些恶性肿瘤如慢性淋巴细胞性白血病、胃癌等,切除胃癌后 PCT 皮损在数周内迅速改善,且尿卟啉在数年内持续正常。本病尚有黄疸和高铁血症,5% 伴有红斑狼疮。

(3) 分型:3 种类型的 PCT 临床特征相似,只是 2 型 PCT 的平均发病年龄更早。

1) 获得型或散发型(1 型):大多数(约 80%)无 UROD 突变的患者被称为散发型,患者仅肝脏中 UROD 活性下降,其他组织正常。

2) 家族型(2 型):UROD 杂合突变的 PCT 被称为家族型 PCT,呈常染色体显性遗传,患者红细胞和机体多数组织中的 UROD 活性均下降,亦有家族型患者红细胞中 UROD 活性正常的报道。本病与 UROD 基因的多种不同突变有关。但多数的 2 型 PCT 患者表现为散发,无家族史,这是因为许多突变携带者不发病导致家族型 PCT 发病率较低。

2 型 PCT 与 1 型的区别是在红细胞内 UROD 缺乏约低于正常值的 50%,但 DNA 检测更加可靠。

3) 3 型:极少数患者有 1 型 PCT 的特征和家族史,但无 UROD 突变,涉及的遗传基因至今不明。

4) 中毒型卟啉病:此类病例的临床表现与 PCT 相似,与肝脏暴露于某些有毒物质如六氯苯有关。当动物暴露于这些化学物质时,它们的 UROD 活性降低(仅肝脏),诱导产生类似 PCT 的卟啉蓄积。而散发型 PCT 极少有此类化学物质暴露史。这些患者与上述 2 型皮肤卟啉病患者有相同的生化和临床特征。

本型卟啉病发病具体机制不明确。无论何种发病机制,治疗铁过剩都具有临床意义,故静脉放血术可以缓解病情。

3. 实验室检查 UROD 活性降低,尿中有大量的尿卟啉,特别是尿卟啉Ⅰ,24 小时排出量 >1 000μg,比正常值高 15~20 倍;Wood 灯照射显示尿液呈粉红色至红色荧光(图 33-6);血清铁水平升高。

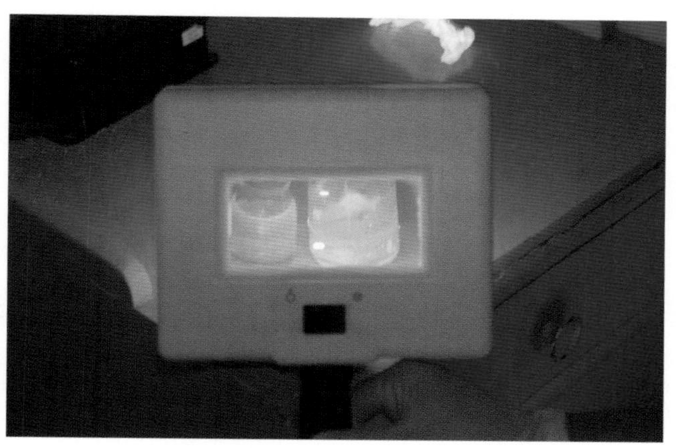

图 33-6 卟啉病尿液

粉红色荧光(新疆维吾尔自治区人民医院 普雄明惠赠)。

组织病理学示表皮下大疱,弹力纤维变性,真皮浅层血管和真 - 表皮交界处有耐淀粉酶的 PAS 阳性物质沉积。即使皮肤活检符合 PCT 表现也不能确诊,因为相似的表现也可见于其他类型的皮肤卟啉病、假性卟啉病及某些原发性水疱性疾病。

4. 诊断与鉴别诊断 肝、血浆、尿液以及粪便中会出现卟啉水平升高。尿 ALA 水平可能会略有升高,但 PBG 水平正常。血浆卟啉也增加,对中性 pH 稀释血浆进行荧光扫描能迅速区分 VP 和 PCT。异粪卟啉在粪便,有时在血浆和尿液中增加,可以作为肝 UROD 脱羧酶缺乏症的诊断标准。

本病应与先天性红细胞生成性卟啉病、遗传性粪卟啉病、肝细胞生成性卟啉病、多形性日光疹、种痘样水疱病、烟酸缺乏症、硬皮病、药物光敏性皮炎、大疱性疾病相鉴别。

5. 治疗 避免诱发因素,如禁忌服用雌激素、避孕药和铁剂，避免日晒，戒烟戒酒，防止机械创伤等；静脉放血，可获良好的疗效；服用氯喹、羟氯喹、去铁(氧)胺、碳酸氢钠等药物治疗；皮损对症处理(表 33-3)。

表 33-3 迟发性皮肤卟啉病的治疗策略

一线治疗	反复静脉切开(放血疗法)、氯喹、羟氯喹
二线治疗	去铁胺、促红细胞生成素
三线治疗	抗反转录病毒治疗、α-干扰素、维生素 E、维生素 C、血浆置换、高流量血透、考来烯胺、活性炭、口服碳酸氢钠进行代谢性碱化、西咪替丁(2 周可降低卟啉水平)

(1) 静脉放血法：每 2 周放血 500ml 常使尿中尿卟啉水平明显降低，血清铁减少，肝功能恢复正常。2~3 次放血后皮损即显著减轻，6~10 次为一个疗程。

(2) 去铁胺：剂量为 1.5g/d，皮下缓慢注射，每周 5 天，适用于存在放血疗法禁忌证的患者，但作用要小很多。

(3) 抗疟药：氯喹 50~125mg/ 次，2 次 / 周，至少持续 10 个月，它在肝细胞内与卟啉结合成高度可溶性复合物，加速卟啉从尿中排出，部分起效缓慢者，可联用 D- 青霉胺；也可服用羟氯喹 200mg/ 次，2 次 / 周，连续服用 1 年后尿中卟啉排泄量明显下降。

(4) 腺苷基甲硫氨酸(SAM)：12mg/(kg·d)，连续 3 周，然后口服氯喹(100mg/ 次，2 次 / 周)，持续 4~5 个月。此疗法有效，可作为本病的首选治疗。

(5) 碳酸氢钠：剂量为 1~2g/ 次，2~3 次 /d，可碱化尿液、促进粪卟啉排泄。

(6) 维生素 E：100~200mg/ 次，1~2 次 /d，调节血红素生物合成。在一项为期 4 周的临床试验中，口服维生素 E(1g/d)可使尿卟啉水平下降，皮损减轻。

(7) 重组人促红细胞生成素：伴有晚期肾病的 PCT 患者无法放血疗法时，采用 150IU/kg 剂量，每次透析时静脉注射，对长期血透诱发者有效。

(8) 活性炭：口服可减轻症状。

6. 病程与预后 经放血术和抗疟药两种治疗后，可获多年缓解。如果复发，可重复治疗。PCT 在卟啉病中的治疗效果较满意，虽非根治，但预后良好。

(二) 红细胞生成性原卟啉病

红细胞生成性原卟啉病(erythropoietic protoporphyria，EPP)是第二常见的卟啉病，由 Magnus 等在 1961 年首次描述。

1. 病因与发病机制 本病由编码亚铁螯合酶(FECH)的基因突变所致，FECH 是一种线粒体酶，催化二价铁插入原卟啉形成血红素，还催化血红素合成后剩余的原卟啉形成锌原卟啉。FECH 活性下降导致不含金属的原卟啉蓄积在骨髓网织红细胞中，并进入循环，使红细胞、血浆、胆汁和粪便中原卟啉增多，由于原卟啉不溶于水，故尿中卟啉正常。

在 EPP 中发现了 100 余种 FECH 突变，多为错义突变，其余还有无义突变、移码突变、缺失突变等，多呈常染色体显性遗传，个别为常染色体隐性遗传。这些突变使 FECH 活性降低了约 50%，但尚不足以致病，最近发现多数患者在携带 FECH 突变的同时，另一等位基因也存在低表达，两者共同作用使 FECH 活性降低至正常的 35% 以下，导致原卟啉蓄积。

2. 临床表现 由于亚铁螯合酶基因缺陷存在很大的变异，本病的临床表现也各不相同。本病在儿童早期发病，平均年龄为 4 岁。光敏感几乎是其唯一表现，多数患者持续终生，尽管部分可在 10~11 岁后改善。

(1) 皮肤损害：皮肤原卟啉暴露于长波紫外线或可见光后可诱发急性皮肤毒性反应。暴光部位在日晒后数分钟至 1 小时内出现剧烈灼痛、麻刺感或瘙痒，数小时后发生红斑、荨麻疹样斑块，偶见紫癜、水疱(图 33-7，图 33-8)或糜烂。反复发作后出现线状或椭圆形浅表凹陷性瘢痕，好发于额、颊、鼻和手背。口周皮肤皱起形成假性皲裂。皮肤增厚、起皱，无多毛、粟丘疹或硬皮病样改变。曾报告一例患者表现为假阿洪病。伴发红斑狼疮十分罕见。多毛和色素沉着不常见。

(2) 肝病：原卟啉经过肝胆管排泄，可导致胆石症、肝毒性、肝功能衰竭，一般较轻微，约 10% 病例有严重肝病，出现肝衰竭的患者为常染色体隐性遗传。胆结石常见(主要由原卟啉组成)。

3. 实验室检查 红细胞内和血浆中原卟啉浓度增加是

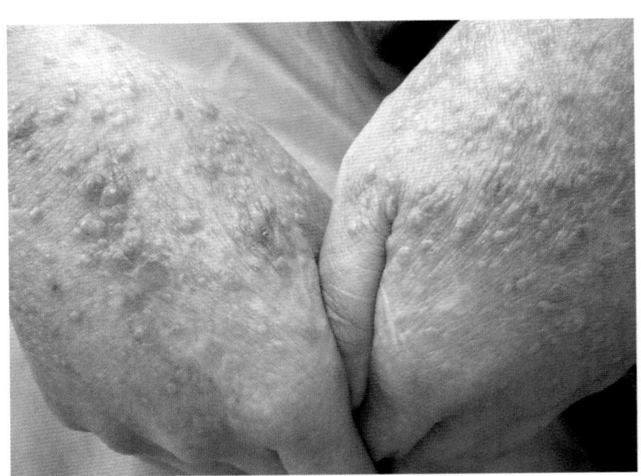

图 33-7 红细胞生成性原卟啉病[华中科技大学协和深圳医院(南山医院) 陆原惠赠](1)

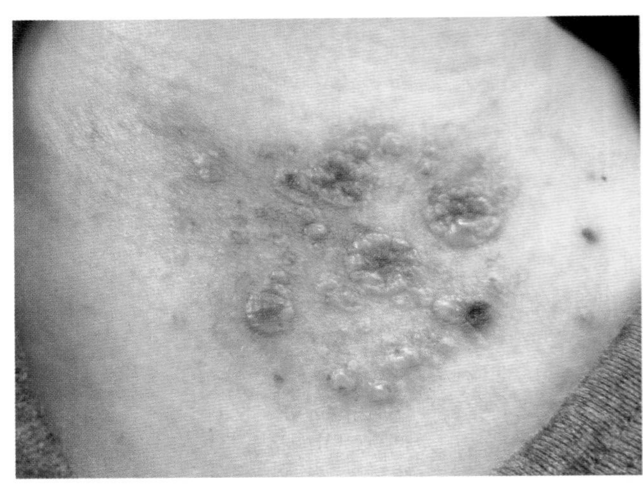

图 33-8 红细胞生成性原卟啉病[华中科技大学协和深圳医院(南山医院) 陆原惠赠](2)

诊断本病的主要依据。骨髓、胆汁和粪便中的原卟啉浓度亦增高。红细胞内游离原卟啉 >50μg/dl，可高达 2 000μg/dl，并能通过红细胞荧光检测到。本病与先天性红细胞生成性卟啉病不同，因原卟啉不是水溶性，故患者尿中原卟啉阴性。

4. 鉴别诊断　EPP 应与其他光敏性疾病如多形性日光疹、种痘样水疱病、日光性荨麻疹、药物光毒性和其他类型的卟啉病相鉴别。

5. 治疗　本病无特效治疗，无法解决潜在的分子学发病机制。对症处理首先须注意皮肤防护，避免日光直接照射。治疗包括给予 β 胡萝卜素、考来烯胺、脾切除、静脉输注血红素或输血。

推荐治疗　一线治疗有表面遮光剂、物理遮盖剂、β- 胡萝卜素（疗效经大量病例证实）；二线治疗有光疗（UVB、PUVA 疗法）；三线治疗有半胱氨酸、抗组胺药、维生素 E、维生素 C、维生素 B6、黄酮类化合物（降低光敏）、铁剂、考来烯胺、活性炭、血透或血浆置换术、高铁血红素输注、血浆去除法、胆汁酸、肝移植、骨髓移植。

（1）避光：避免日晒，手术室灯光可造成某些患者的皮肤和腹膜严重灼伤，应用含二氧化钛的反射性遮光剂，但外用遮光剂并不可靠。

（2）β- 胡萝卜素：可清除自由基，可提供光保护，不影响原卟啉水平，剂量为 50~200mg/d，服药 1~3 个月后起效，但疗效证据并不充分。

（3）半胱氨酸：剂量为 500mg，2 次 /d，可预防光敏反应，半胱氨酸能增加患者日光耐受性，维生素 C 1g/d，维生素 E 500IU/d，皆为抗氧化剂。

（4）考来烯胺：可降低光敏反应和减少肝原卟啉量，考来烯胺、活性炭阻断肠肝循环。

（5）光疗：PUVA、UVB 或窄谱 UVB（311~313nm）光疗增加表皮黑素含量和诱导表皮增生，有光保护作用。

（6）肝移植：用于严重和进行性肝病。

（7）脾切除：由于溶血可刺激红细胞生成而增加肝脏的原卟啉负荷，脾切除可减少溶血。

6. 预后　本病一般呈良性发展，但由于原卟啉累积可引起慢性肝细胞损害，少数病例可发展成肝功能衰竭而死亡。有些杂合子病例无症状，患者红细胞内原卟啉极少或不增多，提示本病表现类型的不同和外显率的变异。

（三）先天性红细胞生成性卟啉病

先天性红细胞生成性卟啉病（congenital erythropoietic porphyria，CEP）又名 Günther 病，以皮肤起疱性光敏反应为特征，是红细胞生成性卟啉病中最严重的类型，可致残。

1. 病因与发病机制　系尿卟啉原Ⅲ合成酶（UROS）缺乏所致，是一种极为罕见的常染色体隐性遗传病，编码 UROS 的基因定位于染色体 10q25.2-q26.3，其变异引起 UROS 缺陷，导致羟甲基胆素不能被正常转化而大量堆积，大多数羟甲基胆素通过非酶的方式转化为无生物学作用的Ⅰ型卟啉，导致体内Ⅰ型卟啉生成增加并沉积到许多组织中。

尿卟啉Ⅰ聚集在骨髓、外周血和其他器官。已经证实卟啉含量与疾病严重程度存在明确相关性。尿中尿卟啉和粪中粪卟啉水平升高。通过测定羊水中尿卟啉Ⅰ水平和 DNA 突变检测可进行产前诊断。

2. 临床表现　本病常在生后数月内发病，生后不久即可见尿卟啉Ⅰ异构体所致的尿液呈粉红色，尿布被染成粉红至深褐色。光敏反应严重，致使婴儿在日晒或光疗时发出尖叫声。疾病严重度个体差异大，重者可致胎儿死亡或终生依赖输血，轻症者仅表现为皮肤光敏性。

（1）皮肤损害：由于卟啉沉积所致的光敏作用，暴光部位皮肤红斑、水肿、水疱、溃疡，愈合缓慢，遗留瘢痕（图 33-9）、色素沉着（偶有色素减退），疱液为含粉红色荧光物质的液体，水疱反复发作导致耳、鼻和指残缺。皮肤脆性增加，有时可见硬皮病样改变。受累部位毛发增多、增粗，四肢毳毛增多，可有瘢痕性秃发、甲改变。

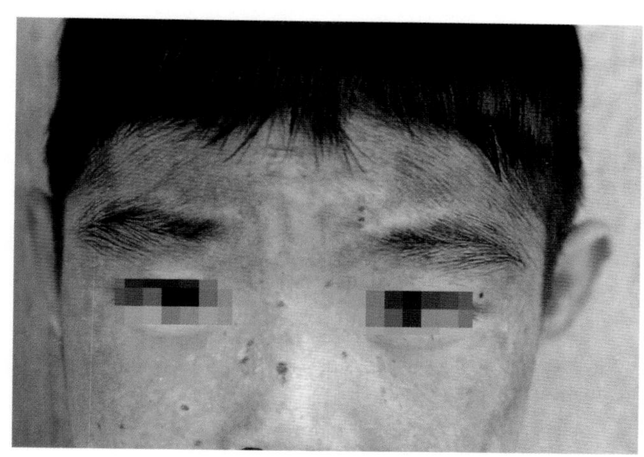

图 33-9　先天性红细胞生成性卟啉病
面部萎缩性瘢痕及多毛（中国医学科学院皮肤病研究所　顾恒　常宝珠惠赠）。

（2）黏膜损害：眼部改变包括畏光、睑外翻、角膜结膜炎、睑球粘连、睑缘炎，甚至失明。患者的乳牙或恒牙常被染成红色，是 CEP 的特征性改变，Wood 灯照射牙齿有粉红色荧光，巩膜也可见粉红色荧光。

（3）系统损害：包括溶血性贫血、脾肿大或脾功能亢进、富含卟啉的胆结石、血小板减少、骨质疏松、肢端骨溶解、软组织钙化和脊椎压缩性骨折。少数病例合并肾病综合征，也可能继发于肾铁质沉着症。患者常在 30 岁左右死亡。

3. 诊断　主要根据临床表现，特别是婴儿或儿童期发病的重度光敏性皮炎、红牙，出生后不久观察到尿液呈粉红至暗红色或尿布染色可能为首发表现。检测可发现红细胞和尿液中尿卟啉原Ⅰ和粪卟啉原Ⅰ升高，现在也可直接检测尿卟啉原Ⅲ合成酶的活性。

CEP 应与着色性干皮病、大疱性表皮松解症、种痘样水疱病、大疱性类天疱疮以及其他类型的卟啉病相鉴别。

4. 治疗与预后　保护皮肤不受日晒，防止轻微外伤，及时治疗继发性细菌感染，有助于防止瘢痕和畸残。脾切除后，情况可能改善。口服炭剂，有助于促进卟啉经粪便排出。输血和 / 或佐以羟基脲，抑制红细胞生成，可减轻卟啉生成过多的情况。骨髓和干细胞移植是当前较为有效的治疗方法。基因疗法有待期望。

治疗可暂时缓解病情。本病进展较缓慢，无神经系统症状，大多因严重溶血性贫血或继发性感染而在童年死亡。曾见报道多例轻型患者在成人期才发病。

(四)假性卟啉病

假性卟啉病(fseudoporphyria)指一组临床表现与迟发性皮肤卟啉病类似,但在血清、尿和粪中无任何卟啉异常的皮肤病。不发生多毛症、色素沉着异常和皮肤硬化。

1. 病因与发病机制　本病确切发病机制不明。诱因包括药物如非甾体抗炎药、利尿剂和抗生素、过度紫外线照射、慢性肾功能衰竭、血液透析、遗传易感性等,其中以药物最为常见(见表 33-4),日光浴也能产生。罕见 PUVA 疗法诱发本病的报道。有银屑病患者接受窄谱 UVB 治疗过程中发生假性卟啉病的报告。另外,还在丙型肝炎、结节病、干燥综合征、肝癌、HIV 和红斑狼疮患者中报告过假性卟啉病。

表 33-4　与假性卟啉病有关的药物

抗感染药物	酮洛芬
β- 内酰胺类	萘丁美酮
萘啶酸	奥沙普泰
四环素类	维 A 酸类
伏立康唑	阿维 A 酯
利尿药	异维 A 酸
氯噻酮	其他
布美他尼	胺碘酮
呋塞米	环孢素
氢氯噻嗪 / 氨苯蝶啶	氟尿嘧啶
非甾体抗炎药	氨苯砜
二氟尼柳	吡多辛

2. 临床表现　光暴露部位皮肤出现紧张性水疱,尤其是手背和手指伸侧,有时累及面部、颈部、前臂、上胸部和下肢,皮肤脆性增加、光敏感和瘢痕形成,常伴粟丘疹。与迟发性皮肤卟啉病相比,假性卟啉病罕见多毛、色素沉着和硬皮病样斑块。肝脏通常不受累。

鉴别诊断包括间接免疫荧光阴性和无卟啉代谢异常可区分本病与自身免疫性大疱病及迟发性皮肤卟啉病。

3. 治疗　物理性避光和停止使用任何激发药物。布洛芬是非甾体抗炎药中的较安全的选择,通常不会导致假性卟啉病。

三、仅有神经症状的急性卟啉病

(一)急性间歇性卟啉病

急性间歇性卟啉病(acute intermittent porphyria,AIP)也称为瑞典型卟啉病(swedish porphyria),由 Stokvis 在 1889 年首次描述,是最常见的急性卟啉病,患者出现内脏以及周围、中枢和自主神经系统受累的症状。

1. 病因与发病机制　AIP 发生于某些胆色素原脱氨酶(PBGD;也称为羟甲基胆素合酶[HMBS])突变的杂合子个体,呈常染色体显性遗传。PBGD 活性降低 50% 本身不足以产生 AIP 的症状,还必须存在其他诱因,常见诱因包括内源性和外源性类固醇激素、饮酒、低热量饮食(通常为减肥),药物特别是巴比妥类和磺胺类。

2. 临床表现

(1) 一般症状:本病临床以无皮疹和三联症(腹痛、神经精神症状、暗黑色尿)为特征,常见于青春期后的年轻人,女性多于男性,男女之比为 1∶1.5~2。由于升高的卟啉前体物不是光敏剂,故不会出现皮损。

(2) 纯合子 AIP:极其罕见,只在幼儿期发病,通常表现为生长发育迟缓和神经系统功能障碍,但不伴急性发作。

(3) 杂合性突变:绝大多数无临床症状而处于潜伏期(无症状期)。在某些杂合子 AIP 中,症状间歇性发作,发作一般持续数日以上,通常能完全康复。有时可见频繁复发型和急性转为慢性。卟啉病一般无家族史。

1) 神经源性腹痛 / 交感神经亢进:最常见,有时为痉挛性疼痛。肠梗阻有腹胀及肠鸣音减弱。还会出现交感神经活动亢进表现:心动过速、高血压、烦躁不安、频细震颤和大量出汗等。其他包括恶心呕吐、便秘,四肢、头颈部、胸部疼痛,肌肉无力以及感觉缺失。

2) AIP 周围神经病变:周围神经系统病变主要为运动性,系轴索变性所致。肌无力首先出现在近端肌肉,上肢重于下肢。腱反射在早期极度活跃。进展性神经病变减退或消失。脑神经和感觉神经均受影响。

3) 中枢神经系统:中枢神经系统表现为焦虑、失眠、抑郁、定向障碍、幻觉以及偏执。早期精神或癔症,惊厥为 AIP 急性发作时症状。

3. 诊断　血浆和尿液 ALA 和 PBG 水平大幅升高,尤其是在急性发作时,发作时尿 PBG 水平为 50~200mg/24h(220~880μmol/24h),而正常范围为 0~4mg/24h(0~18μmol/24h);尿 ALA 为 20~100mg/24h(150~760μmol/24h),而正常范围为 1~7mg/24h(8~53μmol/24h)。

由于症状缓解后仍维持高水平状态,因此,已通过生化指标确诊的 AIP 急性发作患者再次出现症状时主要以临床表现作为诊断依据。

HMBS 突变检测可筛查无症状家族成员。PBGD 活性检测不作为诊断依据,基因检测可确诊。

4. 治疗　在急性发作期,麻醉性镇痛药可用于治疗腹痛,吩噻嗪可控制恶心、呕吐、焦虑和不安。水合氯醛、安定可用于失眠,静脉注射葡萄糖(至少 300g/d),可有效控制轻症急性发作性卟啉病。但静脉输注血红素更有效,能抑制肝脏 ALA 合成酶的活性,同时抑制 ALA 和 PBG 的过度产生,应作为所有急性发作的一线治疗,标准方案为 3~4mg/kg 血红素,共 4 天。

(二)ALA 脱水酶缺乏性卟啉病

ALA 脱水酶缺乏性卟啉病(ALA dehydratase deficiency porphyria,ADP)也称为 δ- 氨基酮戊酸脱水酶卟啉病(δ-aminolevulinic acid dehydratase porphyria),是由 ALA 脱水酶(ALAD)活性严重不足造成的一种极其罕见的常染色体隐性遗传性急性神经性卟啉病。

1. 临床表现　本病极为少见,杂合子患者无临床症状,亦无 ALA 排泄增多。纯合子患者的红细胞中 ALAD 活性低于正常的 10%。纯合子患者发作时出现剧烈腹痛、呕吐和神经症状,临床表现与急性间歇性卟啉病相似。因增多的卟啉前体 ALA 不是光敏物质,故无皮疹。ALA 大量堆积,由此引发卟啉病的急性发作。更严重的病例可自儿童期开始即出现神经损害症状。

2. 诊断　所有患者血浆和尿液中 ALA 和粪卟啉(COPRO)Ⅲ水平均明显升高。红细胞中 ALAD 活性低于正常的 10%。

鉴别诊断应考虑遗传性 1 型酪氨酸血症（延胡索二酰乙酰乙酸酶缺乏）和铅中毒。

ADP 的基因研究已经在 ALAD 基因中确定了 9 个点突变，2 个剪切位点突变，以及 2 个碱基缺失。通过测定培养的绒毛组织或羊水中 ALAD 活性和 / 或进行相关基因突变检测诊断这种疾病进行产前诊断。

3. 治疗　ADP 急性发作的治疗类似于急性间歇性卟啉病。症状严重的婴儿给予了高营养支持和定期输血。

四、兼有神经症状与皮肤光敏的急性卟啉病

（一）变异性卟啉病

变异性卟啉病（variegate porphyria，VP）又称为混合性卟啉病（mixed porphyria）、原粪卟啉病（protocoproporphyria），以血红素生物合成途径中的第七种酶—原卟啉原Ⅸ氧化酶（PROX）缺乏为特征，系原卟啉原氧化酶缺陷所致的肝性卟啉病。

1. 临床表现　VP 的临床表现的性质存在变异，故此得名。一般在 20~30 岁发病，可出现皮肤光敏感（59%）、急性内脏神经症危象（20%）或两种情况均可发生（22%）。妇女以急性发作多见，而男性常有皮肤病变。

皮肤病变与迟发性皮肤卟啉病（PCT）相同，表现为光暴露部位尤其是手部和面部皮肤水疱性损害包括表皮下水疱、大疱和糜烂，表面结痂，愈合缓慢。其他慢性皮肤表现包括粟丘疹、瘢痕形成、皮肤增厚、多毛和色素沉着 / 减退。

神经、内脏病变同急性间歇性卟啉病（AIP），药物（特别是巴比妥类）、妊娠、糖类摄入减少可诱发，表现为腹痛、便秘、高血压、心动过速、高血压、精神错乱、周围神经病等。

2. 诊断　当患者同时出现 PCT 与 AIP 的表现时，就应考虑 VP 的可能。尿 ALA 和 PBG 水平在急性发作期升高，但比 AIP 更快恢复至正常。粪便卟啉和 COPROⅢ以及尿 COPROⅢ的升高更持久。血浆卟啉水平也升高，特别是当有皮肤损伤时。在培养的成纤维细胞或淋巴细胞中测定 PROTO 氧化酶活性未被广泛使用。已报告了超过 174 种 PPOX 基因突变。

3. 治疗与预后　本病治疗与 PCT 和 AIP 相同。用血红素治疗，避免应用有害的药物，避免日晒，可用护肤软膏治疗皮肤损伤。β- 胡萝卜素、静脉放血和氯喹等治疗并无明显疗效。

①急性发作输注高铁血红素或精氨酸血红素［3~4mg/(kg·d)，静注，连续 4 天］、对症处理、避免使用加重病情的药物（巴比妥类、呋塞米、苯二氮䓬类、东莨菪碱、氨苯磺胺等）；②皮肤病变：避免日晒、应用遮光剂，但静脉放血法和氯喹无效。

及时发现隐匿性病例、避免诱发因素、妥善治疗急性发作，可使本病发作及死亡大为减少。

（二）遗传性粪卟啉病

遗传性粪卟啉病（hereditary coproporphyria，HCP）是一种伴有神经内脏症状的急性肝性卟啉病，由粪卟啉原氧化酶（CPOX）缺乏所致，呈常染色体显性遗传，致病基因定位于 3 号染色体长臂（3q11.2）。CPOX 催化血红素生物合成途径的第六步。

1. 临床表现　有光敏性皮疹、胃肠道症状和神经精神异常。有多种突变类型，杂合子患者通常无症状。

35% 的患者有急性发作，出现与急性间歇性卟啉病（AIP）和变异性卟啉病（VP）类似的胃肠道和神经系统症状，但程度和发作频率均低于 AIP。急性发作常由使用某些药物、能量摄入不足和孕酮升高诱发，初为轻度腹痛，在数小时至数日内缓慢加重，常伴恶心和呕吐。疼痛也可主要位于背部和四肢。如未经治疗可出现运动神经病，四肢近端无力，可向远端进展。呼吸肌也可受累。

皮肤症状与迟发性皮肤卟啉病（PCT）类似，表现为光暴露部位皮肤脆性增加、大疱和色素脱失性瘢痕形成。

2. 实验室检查　有症状患者的尿液和粪便中 COPROⅢ水平显著增加，且症状消失后仍然持续存在。急性发作期尿 ALA 和 PBG 水平增加（但低于 AIP），症状缓解后恢复到正常的速度比 AIP 更快。血浆卟啉通常正常或仅略有增高。

3. 诊断　HCP 的诊断易通过粪便卟啉中 COPROⅢ升高来确认，此特征将其同其他卟啉病区分开。已鉴定出 60 多种 CPOX 基因突变，其中 67% 以上是错义或无义突变。在症状性个体中检测到的 CPOX 突变可用于筛查无症状的家庭成员。

（三）肝性红细胞生成性卟啉病

肝性红细胞生成性卟啉病（hepatoerythropoietic porphyria，HEP）是一种非常罕见的常染色体隐性遗传的卟啉病，是家族型迟发性皮肤卟啉病（2 型 PCT）的纯合子或复合杂合子变型。两者有部分相同的基因突变，由于 UROD 基因突变的不同，本病也有不同类型。

1. 临床特征　通常在婴儿期或儿童早期发病，极度光敏感，光暴露部位出现水疱继之硬化性瘢痕、多毛症和色素沉着，牙齿出现红色荧光并且甲损害。在出生时即出现深色尿。眼部表现包括畏光、结膜炎和穿孔性巩膜软化。还可出现指端硬化、骨质溶解、指骨缩短、进行性关节畸形。也可伴有肝炎、肝硬化。

与 PCT 相比，HEP 的皮损更严重、发病更早，与先天性红细胞生成性卟啉病（CEP）类似，但溶血性贫血等皮肤外表现不如 CEP 严重。

2. 诊断与鉴别　根据临床症状和尿（尿卟啉）、红细胞（原卟啉）、粪（粪卟啉）中卟啉增多可确诊。鉴别诊断包括 CEP、PCT 和 EPP。依据尿中的尿卟啉如同 PCT 一样升高而诊断 HEP。在先天性红细胞生成性卟啉病（CEP）中红细胞中的尿卟啉升高，据此可与 HEP 相鉴别。

第二节　脂质代谢异常

一、黄瘤和黄瘤病

内容提要

- 黄瘤是巨噬细胞吞噬脂质形成的泡沫细胞在真皮和皮下组织内聚集产生的黄色丘疹、结节或斑块。
- 主要病因为高脂蛋白血症，尤其是高胆固醇血症，也可见于组织细胞增生症或单克隆丙种球蛋白病等疾病，此时血脂水平正常。
- 按照临床特征可将高脂蛋白血症性黄瘤分为发疹性、结节性、腱黄瘤和扁平黄瘤等类型。

黄瘤(xanthomas)是指在真皮和肌腱等处由于含脂质的组织细胞和巨噬细胞的局限性沉积而形成的黄色或橘色丘疹结节和斑块。伴有脂类代谢障碍而出现的一系列临床症状称为黄瘤病(xanthomatosis)。

(一)病因与发病机制

1. 高脂蛋白血症性黄瘤(图 33-10)

(1)高脂蛋白血症:血脂成分包括胆固醇、甘油三酯和类脂,它们绝大多数与载脂蛋白(apolipoprotein,Apo)组成球形大分子复合物,称为脂蛋白。高脂血症是黄瘤病的主要病因,在临床上反映为高脂蛋白血症。高脂蛋白血症多为原发性,通常由基因缺陷所致,基因突变影响重要的酶、受体或配体,导致脂蛋白产生过量或抑制其清除。有些则由系统性疾病如糖尿病、肾病综合征、甲状腺功能减退、胰腺炎以及服用利尿剂、糖皮质激素、长期饮酒等所致,称为继发性高脂蛋白血症。

(2)高脂蛋白血症分类:根据脂蛋白电泳结果,WHO 将高脂蛋白血症分为 5 型,即家族性高乳糜微粒血症(Ⅰ型)、家族性高胆固醇血症(Ⅱ型)、家族性异常 β 脂蛋白血症(Ⅲ型)、高前 β 脂蛋白血症(Ⅳ型)和混合型高甘油三酯血症(Ⅴ型)。在临床实践中,常根据血脂全套检查笼统地将高脂血症分为高胆固醇血症、高甘油三酯血症、混合性血脂障碍或其他血脂障碍。

(3)黄瘤的形成机制:巨噬细胞通过清道夫受体摄取经毛细血管壁渗出的低密度脂蛋白(LDL),或原位合成的脂质而转化为泡沫细胞。经毛细血管渗出的脂质又可招募更多的泡沫细胞进入已形成的黄瘤中。渗出和氧化的 LDL 通过诱导血管细胞黏附分子和 E- 选择素招募泡沫细胞。过热、活动和摩擦可能增加 LDL 渗出,解释了本病的好发部位。

2. 正常血脂性黄瘤 血脂正常者也可发生黄瘤,系血浆蛋白异常(如多发性骨髓瘤、单克隆丙种球蛋白病、巨球蛋白血症和淋巴瘤)或组织细胞异常增生(如朗格汉斯细胞组织细胞增生症)导致的继发性脂质沉积,如疣状黄瘤、播散性黄瘤病、幼年黄色肉芽肿,但本节仅讨论脂质代谢紊乱所致的黄瘤病。

(二)临床表现

黄瘤可发生于任何年龄,50 岁以上多见,两性发病率无明显差异,患病率约为 4.4%。可伴有动脉粥样硬化和胰腺炎。依据临床特征和高脂血症类型,可将黄瘤分为血脂障碍性扁平黄瘤(睑黄瘤、扁平黄瘤、掌黄瘤)、结节性黄瘤、腱黄瘤和发疹性黄瘤等类型(表 33-5)。

1. 血脂障碍性扁平黄瘤(dyslipidaemic plane xanthoma) 血脂障碍性扁平黄瘤是最常见的黄瘤类型,临床上表现为柔软的黄色斑点状甚至几乎无法触及的皮损,其表现形式有 3 种:

(1)睑黄瘤(xanthelasma):可伴有家族性高胆固醇血症、家族性异常 β 脂蛋白血症和慢性胆汁淤积症,更常见于血脂正常者。发生于双侧眼睑,特别是上睑和内眦周围,表现为淡黄色天鹅绒样柔软的扁平疣状隆起性斑块(图 33-11)。很多睑黄瘤患者会出现角膜环(corneal arcus),后者也可见于血脂水平正常者。

(2)扁平黄瘤(plane xanthoma):可伴有纯合子型家族性高胆固醇血症、异常蛋白血症包括多发性骨髓瘤。广泛累及面、颈、躯干和臀部等全身任何部位,表现为基底宽阔、扁平的污

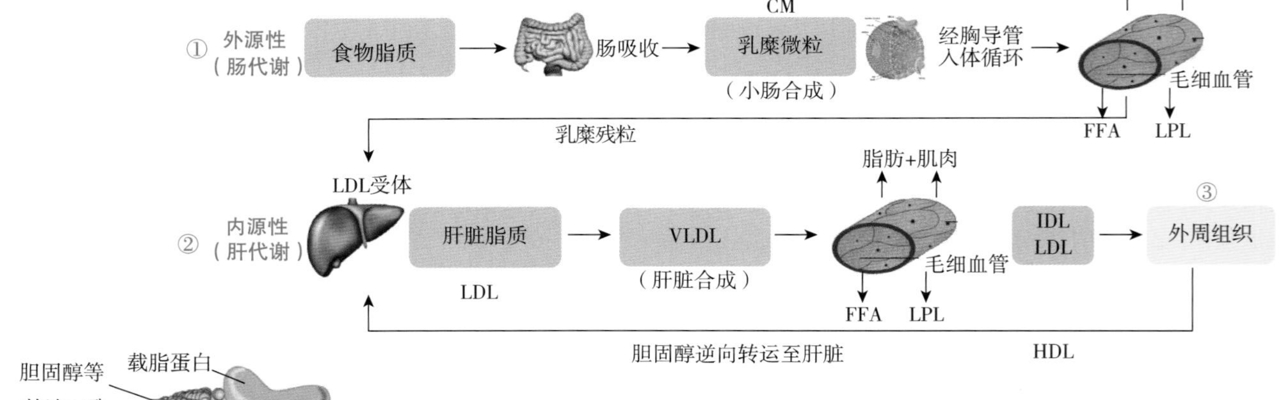

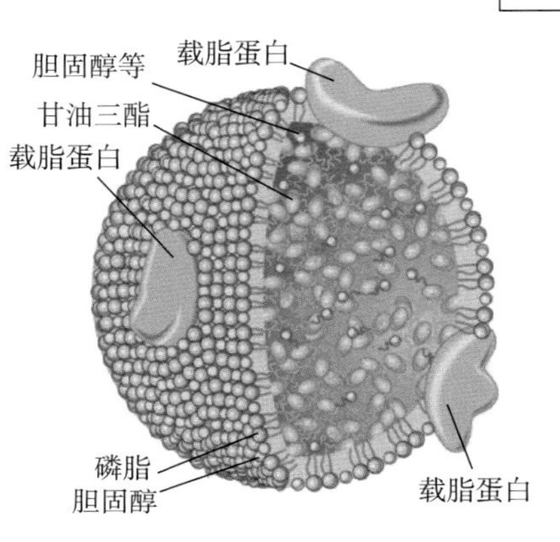

① **外源性代谢途径(肠代谢)通过外源性途径运输脂类到外周和肝脏:** 食物中甘油三酯经吸收后与胆汁酸乳化成微团,和由小肠吸收的胆固醇、脂肪酸、脂溶性维生素等形成乳糜微粒(CM),由胸导管进入血液循环。核心甘油三酯发生水解,释放游离脂肪酸(FFA)到外周组织,随后 CM 逐渐缩小,形成富含胆固醇酯乳糜残粒,经 LDL 受体输送到肝脏。

② **内源性代谢途径(肝代谢)通过内源性途径运输肝脂到外周:** 在肝脏中甘油三酯、胆固醇和载脂蛋白 B100 被包装为极低密度蛋白(VLDL)颗粒(主要由甘油三酯构成),甘油三酯被脂蛋白酶(LPL)水解而生成中间密度脂蛋白(IDL),后者进一步代谢成低密度脂蛋白(LDL)(占血浆胆固醇 70%)。肝脏合成富含甘油三酯的脂蛋白 VLDL 颗粒,其储存在肝细胞中或作为脂蛋白输出外周组织。

③ **胆固醇逆向转运:** 外周细胞的胆固醇通过高密度脂蛋白(HDL)介导的胆固醇逆向转运到肝脏。

图 33-10 外源性和内源性脂蛋白的代谢途径及胆固醇逆向转运

表 33-5　黄瘤的临床表现

黄瘤的类型	遗传缺陷	获得性原因
扁平黄瘤		
掌黄瘤	家族性异常 β 脂蛋白血症 纯合子 ApoA-Ⅰ缺乏	
指蹼黄瘤	纯合子型家族性高胆固醇血症	胆汁淤积症
弥漫性黄瘤	家族性高胆固醇血症	
睑黄瘤	家族性异常 β 脂蛋白血症	单克隆丙种球蛋白病
结节性黄瘤	家族性高胆固醇血症 家族性异常 β 脂蛋白血症 植物固醇血症	单克隆丙种球蛋白病 多发性骨髓瘤 白血病
腱黄瘤	家族性高胆固醇血症 家族性 ApoB 缺陷 家族性异常 β 脂蛋白血症 植物固醇血症	胆汁淤积症 脑腱黄瘤病
发疹性黄瘤	家族性脂蛋白脂肪酶缺乏 ApoC-Ⅱ缺乏 ApoA-Ⅰ和 Apo-Ⅰ/Apo-Ⅲ缺乏 家族性高甘油三酯血症 家族性高甘油三酯血症伴乳糜微粒血症	肥胖 糖尿病 胆汁淤积症 药物：维 A 酸类、雌激素、蛋白酶抑制剂
其他		
角膜环	家族性高胆固醇血症	
扁桃体黄瘤	丹吉尔病	

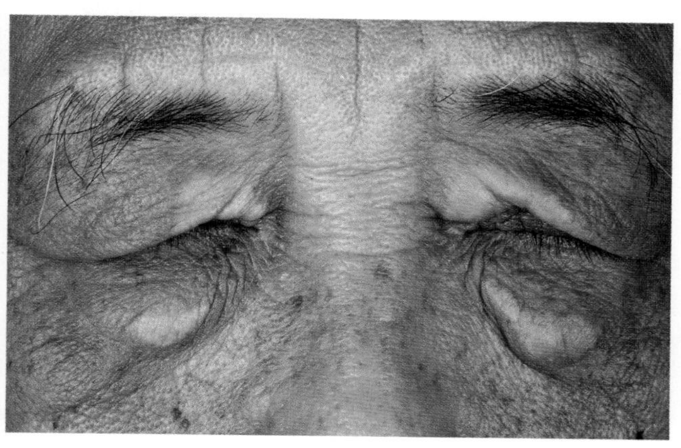

图 33-11　睑黄瘤

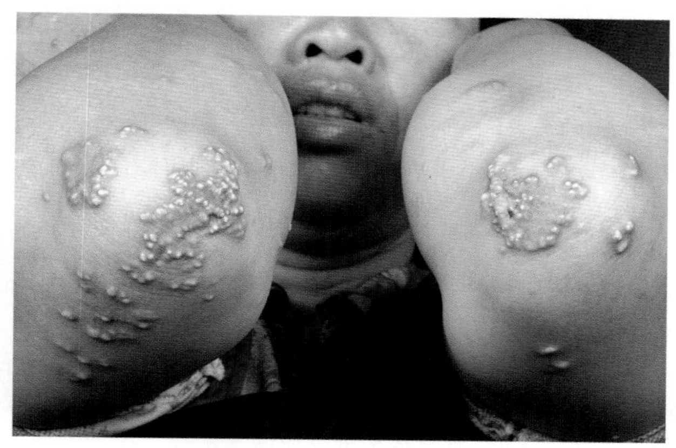

图 33-12　黄瘤病
结节性黄瘤，肘关节伸侧黄色结节，表面光滑。

斑样损害，也可发展为隆起性斑块。累及第一、二指蹼间隙的扁平黄瘤仅见于纯合子型家族性高胆固醇血症。

(3) 掌黄瘤（palmar xanthoma）：掌黄瘤是家族性异常 β 脂蛋白血症的特异性表现。掌褶中出现的黄色至橙黄色扁平的线状损害，偶可累及腕屈侧皱褶。

2. 结节性黄瘤（tuberous xanthomas）　常伴有家族性异常 β 脂蛋白血症，可伴有动脉粥样硬化、冠心病和甲状腺功能减退。好发于肘膝关节伸侧等皮肤受压部位，也可见于指节、前臂、臀部、足跟和足底。损害表现为坚实的黄红色群集性丘疹和结节（图 33-12，图 33-13），可逐渐发展为直径和厚度达数厘米的高度外生性损害。有时在结节性黄瘤周围有较小的多发性卫星损害，兼具结节性黄瘤与发疹性黄瘤的特征，称为结节发疹性黄瘤（tubero-eruptive xanthoma）。

3. 腱黄瘤（tendon xanthoma）　常伴有家族性高胆固醇血症，也可合并糖尿病或长期胆汁淤积症所致的继发性高胆固醇血症。好发于指关节伸肌腱或跟腱，也可发生于肘、膝关节等其他部位（图 33-14）。皮损为大小不等的坚硬结节，光滑可移动，但累及骨膜时不可移动，可伴有疼痛。由于胆固醇沉积的位置深在，表面皮肤并不呈黄色。

腱黄瘤也可为脑腱黄瘤病（cerebrotendinous xanthomatosis）的特征性标志。脑腱黄瘤病是 CYP27A1 基因突变所致的常染色体隐性遗传性胆酸代谢异常，临床特征为婴儿期慢性腹泻和精神运动发育迟滞，儿童期白内障，20 岁后出现腱黄瘤，

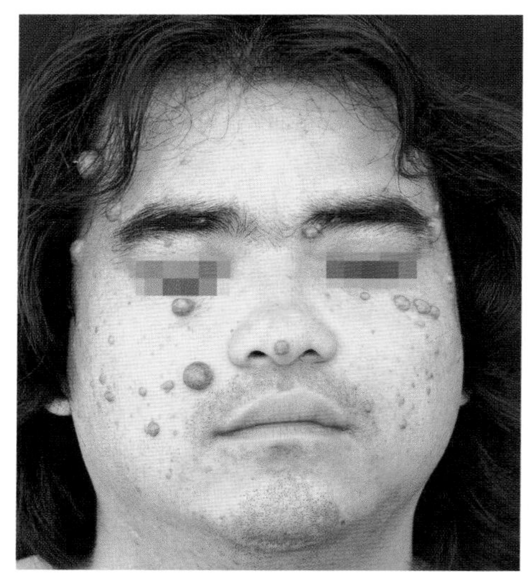

图 33-13 结节性黄瘤

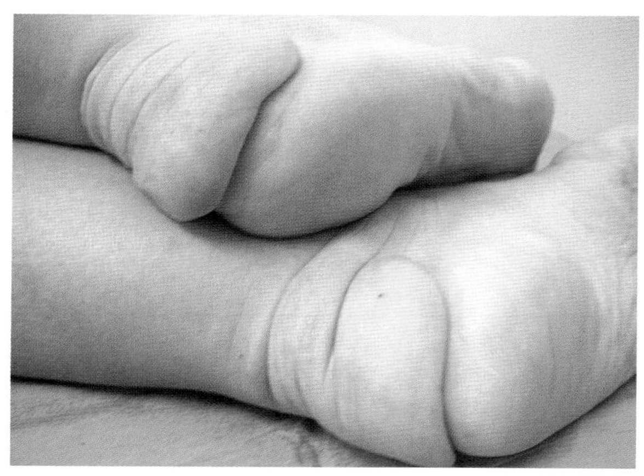

图 33-14 腱黄瘤［华中科技大学协和深圳医院（南山医院）陆原惠赠］

成年后出现神经系统症状包括智力残疾、痴呆、精神障碍，如不治疗可发生进行性共济失调和死亡。

4. 发疹性黄瘤（eruptive xanthoma） 可伴有任何原因所致的高甘油三酯血症，也合并糖尿病、胰腺炎、甲状腺功能减退以及异维 A 酸、雌激素和糖皮质激素治疗。损害表现为 1~4mm 的黄色、棕黄色或红色小丘疹，常突然大量出现于受压部位如手臂、下肢伸侧、背部和臀部，成批发生，可有瘙痒或触痛（图 33-15~ 图 33-17）。

（三）辅助检查

1. 实验室检查 包括血脂全套、血清电泳和自身免疫病筛查。高脂血症的诊断依据病史（包括家族史）和“冰箱试验”，即将血浆或全血保存在 4℃冰箱内过夜，如观察到血清上层呈奶油样则说明有乳糜微粒存在，如血浆浑浊则提示存在高浓度的 VLDL 或残余脂蛋白（IDL），如血浆清澈则可排除乳糜微粒、VLDL 和 IDL 代谢异常。必要时行骨骼和骨髓检查。

2. 组织病理 真皮内有大量充满脂质的巨噬细胞，即泡沫细胞和黄瘤细胞，多核的 Touton 巨细胞，其特征是核呈环状排列。除了泡沫细胞以外，发疹性黄瘤常含有淋巴样细胞、组织细胞、中性粒细胞和游离脂质。结节性黄瘤和腱黄瘤可

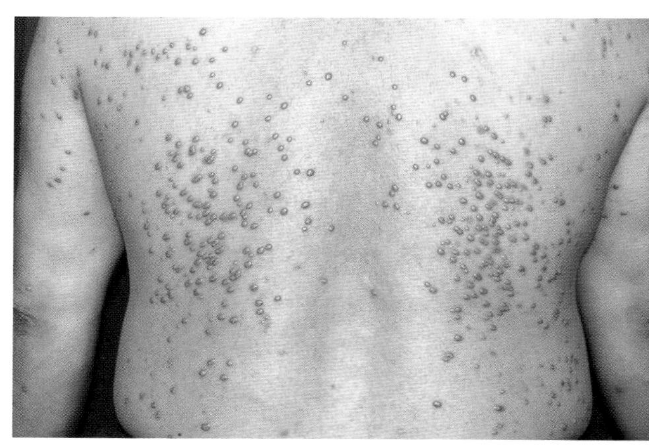

图 33-15 发疹性黄瘤

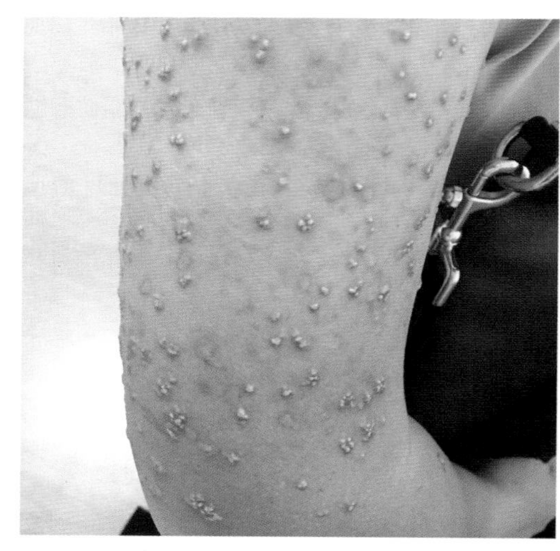

图 33-16 发疹性黄瘤（深圳大学第三附属医院 叶萍惠赠）

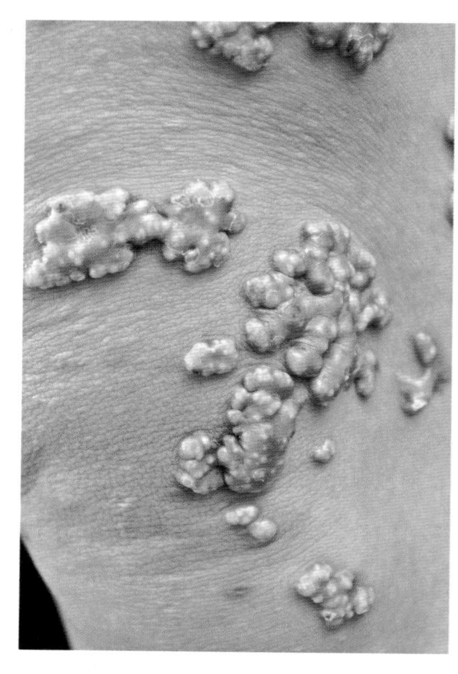

图 33-17 发疹性黄瘤

见胆固醇裂隙，胆固醇具有双折光性。睑黄瘤位置表浅，可见横纹肌、毳毛。

（四）诊断与鉴别诊断

诊断依据包括身体多处尤其眼睑、肌腱等部位出现黄色丘疹、结节或斑块性损害；有家族性或非家族性高脂蛋白血症病史；实验室检查有高胆固醇血症、高甘油三酯血症等高血脂证据；以及泡沫细胞等组织病理学特征。不同类型的黄瘤鉴别诊断包括：

1. 发疹性黄瘤　结节病、环状肉芽肿、播散性黄瘤病、朗格汉斯细胞组织细胞增多症、幼年黄色肉芽肿。

2. 结节性黄瘤　持久性隆起性红斑、胆固醇性纤维组织细胞瘤。

3. 腱黄瘤　囊肿、脂肪瘤、神经纤维瘤病、类风湿结节、痛风结节、腱鞘巨细胞瘤。

4. 扁平黄瘤　弹力纤维假黄瘤、结节性淀粉样变、结节病、渐进性坏死性黄色肉芽肿。

5. 睑黄瘤　汗管瘤、胶样粟丘疹、粟丘疹、皮脂腺增生、附属器肿瘤。

（五）治疗

黄瘤病治疗主要针对纠正高脂蛋白血症和改善美观，须根据个体情况选择治疗方案。

1. 治疗推荐　可选择的一线治疗有低脂饮食和系统应用降脂药物治疗包括他汀类、贝特类、胆汁酸结合树脂和/或烟酸；二线治疗有外科治疗、CO_2激光、铒：钇铝石榴石激光、脉冲染料激光、氩激光、Q开关铵：钇铝石榴石激光、磷酸钛氧钾晶体激光；三线治疗有二氯乙酸或三氯乙酸、冷冻、博来霉素、曲安奈德皮损内注射、苯丁酸氮芥。

2. 一般治疗　患者应调整生活方式，除正常血脂蛋白症性黄瘤外，需限制动物脂肪、甘油三酯和糖类摄入，增加体育运动，每日至少步行、骑自行车或参加其他运动30分钟。还应筛查和治疗合并症如动脉粥样硬化、糖尿病、肝脾肿大、胰腺炎等。

3. 药物治疗　降脂药物主要分3类，即HMG-CoA还原酶抑制剂、烟酸以及胆酸结合树脂类和纤维酸衍生物，它们的作用包括有：①影响胆固醇和胆盐吸收，如考来烯胺；②改变脂蛋白合成和分解代谢，如氯贝丁酯、右旋甲状腺素、烟酸、吉非贝齐（300mg/次，3次/d）和普罗布考（500mg/次，2次/d，餐后服用）；③影响内源性胆固醇合成，如洛伐他汀（20~80mg/d）。

（1）睑黄瘤：伴有高胆固醇血症者经降LDL治疗（如使用他汀类）后可消退。出于美观考虑可采用手术、电凝、激光，或外用三氯乙酸、硝酸银治疗。

（2）扁平黄瘤和结节性黄瘤：经饮食调整和降脂药（氯贝丁酯1g，每日2次）纠正血脂障碍后数月消退。

（3）掌黄瘤：针对病因家族性异常β脂蛋白血症进行治疗效果良好。

（4）腱黄瘤：降胆固醇治疗可改善皮损和减轻疼痛，但通常不能完全消退。

（5）发疹性黄瘤：饮食和降脂药可有效，亦可试用己酮可可碱治疗。皮疹可在甘油三酯水平恢复正常后2周内自行消退而不留痕迹。

（六）病程与预后

皮肤损害预后良好，伴发的相关疾病预后难以预测。

二、弥漫性躯体血管角皮瘤

内容提要

- ACD见于一组溶酶体病，以Fabry病为主，它是一种引起α-半乳糖苷酶A缺乏的X连锁隐性遗传病。
- 临床表现为泛发性血管角皮瘤、四肢感觉异常性疼痛，可有多系统受累，心脑血管并发症为主要死因。
- 重组人α-半乳糖苷酶治疗可逆转或缓解内脏并发症。

弥漫性躯体血管角皮瘤（angiokeratoma corporis diffusum，ACD）主要见于Fabry病（fabry's disease），Fabry病又称糖鞘脂类沉积症（glycosphingolipidosis），是一种引起糖鞘脂代谢异常的X连锁隐性遗传病，临床特征为皮肤黏膜多发性血管角皮瘤、四肢感觉异常性疼痛、神经系统症状以及肾脏及冠状动脉功能不全。

（一）病因与发病机制

Fabry病的突变基因为编码α-半乳糖苷酶A的GLA基因，位于X染色体上臂Xp21-Xp24之间，包括点突变、基因重排或缺失。最近报道的1例症状性杂合子女性Fabry病患者未检测到GLA基因突变。由于α-半乳糖苷酶A缺乏导致糖鞘脂类，主要为球形三脂酰基鞘氨醇、半乳二糖神经酰胺和血液B组物质沉积于血管内皮以及多个脏器的上皮、外膜细胞和平滑肌细胞（皮肤、眼、心脏、肾脏、脑和周围神经系统等）引起内皮肿胀和增生，从而产生临床症状。

然而，除了Fabry病以外，弥漫性躯体血管角皮瘤还见于其他溶酶体病包括岩藻糖苷贮积病（fucosidosis）、GM1神经节苷脂贮积症（GM1 gangliosidosis）、唾液酸贮积病（sialidosis）、半乳糖唾液酸沉积病（galactosialidosis）、天冬氨酰葡萄糖胺尿症（aspartylglycosaminuria）、β-甘露糖贮积症（β-mannosidosis）和Kanzaki病。

（二）临床表现

1. 皮肤损害　常在青春期之前（5~12岁）出现血管角皮瘤，见于70%的男性患者和约40%的女性杂合子患者。皮损为暗红色至蓝黑色斑点状，扁平或略隆起，直径0.5~2mm，压之不褪色，许多皮损表面有角化过度。可发生于身体任何部位，呈双侧对称性分布，男性以脐至膝区域密度最大，包括下背部、臀部、股部、阴茎和阴囊，有时也可见于躯干。口腔黏膜、舌、龈、唇和指/趾均可出现皮损。女性以躯干和四肢近端最常见，生殖器部位罕见。部分患者仅有内脏损害，而缺乏皮损。部分患者少汗，对热不耐受，少数女性患者多汗。

2. 系统损害

（1）神经系统：疾病早期出现手足、近端肢体发作性疼痛、剧烈烧灼痛，持续数分钟至数天，常因应激、温度或疲劳而诱发（Fabry危象），通常为首发症状。自主神经系统损伤多表现为体位性低血压、少汗和无汗。累及脑血管后可出现轻瘫、眩晕、头痛、复视、共济失调、早发卒中和短暂性缺血发作等，小脑出血或梗死可导致死亡。

（2）心血管系统：见于20%出现的患者，鞘糖脂沉积累及冠脉、心内膜和瓣膜可引起心绞痛、心肌梗死、心肌病、充血性心力衰竭、心律失常、二尖瓣反流和心电图异常。“心脏变型”男性患者常在40岁后出现心脏病和蛋白尿。血管运动障碍可产生潮红、发绀或苍白改变。淋巴管病变可引起淋巴水肿。

(3) 眼：眼结膜和视网膜血管可出现迂曲扩张，漩涡状角膜混浊，视力丧失罕见。

(4) 呼吸系统：男性患者常见呼吸困难和咳嗽，并常伴有气道梗阻。男性半合子呈完全表现型者病情较重，女性杂合子表现轻微或无症状。

(5) 肾脏：多数男性出现蛋白尿、高血压和肾功能进行性恶化，未经治疗者在40~50岁发展为终末期肾病。

(6) 胃肠道：患者可出现腹痛、腹泻和贲门失弛缓症。

(三) 组织病理

皮肤病变包括毛细血管扩张、小静脉及小动脉性血管瘤伴血管壁病理性脂质沉积；脂质沉积导致特征性的内皮空泡化，这种脂质具有双折光性，在冰冻组织切片中和甲苯胺蓝染色时通常可见。较大的损害则可显示内皮增生和表皮角化过度及真皮上部的血管扩张。尿偏光显微镜检查可发现双折光的脂质小体。

(四) 诊断与鉴别诊断

Fabry病的确诊需要证实血浆或白细胞中α-半乳糖苷酶A缺乏。尿偏光显微镜检查可发现双折光的脂质小体。

Fabry病需与紫癜性皮肤病、匍行性血管瘤以及局限性血管角皮瘤、阴囊血管角皮瘤(Fordyce型)和Mibelli型血管角皮瘤相鉴别。另外，还应与引起弥漫性躯体血管角皮瘤的其他溶酶体病相鉴别。

(五) 治疗

出于美观考虑，可选用冷冻激光治疗皮肤损害。口服苯妥英钠、加巴喷丁和卡马西平对肢体疼痛有良效。阿司匹林可降低卒中风险。有蛋白尿时可使用血管紧张素转换酶抑制剂(ACEI)。肾移植是治疗尿毒症的有效方法，但并不能改善肾外症状。

提高酶活性的方法包括血浆置换、输白细胞、血小板、胎肝等，但效果不肯定。重组人α-半乳糖苷酶治疗安全有效，可逆转或延缓心脏、肾脏和神经系统并发症。在接受酶替代治疗的患者中，心脏并发症和脑血管疾病是主要死因。患者的中位死亡年龄为50岁。

三、类脂蛋白沉积症

类脂蛋白沉积症(lipoid proteinosis)也称为Urbach-Wiethe病或皮肤黏膜透明变性(hyalinosis cutis et mucosae)，是一种罕见的常染色体隐性遗传病，临床特征为皮肤和黏膜浸润、增厚和瘢痕形成，由Siebenmann在1908年首先描述。

(一) 病因与发病机制

本病由细胞外基质蛋白1(extracelluar matrix protein 1，ECM1)的编码基因突变所致。ECM1有4种剪接变体，ECM1a由全基因编码，ECM1b缺乏外显子7，ECM1c含有额外的外显子5a，而第4种变体缺少57个氨基酸。ECM1存在于表皮和真皮中，具有调节表皮分化、真皮胶原与蛋白聚糖结合以及刺激血管发生的作用，ECM-1功能丧失导致基底膜增厚和透明样物质在真皮内沉积，引起皮肤、黏膜和某些内脏组织增厚。

(二) 临床表现

1. 皮肤损害　皮损通常出现在2岁内，有两个相互重叠的阶段。第一阶段包括水疱和血痂，见于面部、四肢及口腔内，常出现在创伤后，水疱无炎症，愈合缓慢，广泛者类似大疱性表皮松解症。皮损消退后遗留痘疮样或痤疮样瘢痕。患者皮肤脆性增加，轻微外伤或摩擦即可受伤。

在第二阶段，真皮透明蛋白沉积增加，皮肤弥漫性蜡样增厚，呈黄色。面部(包括睑缘)、腋窝和阴囊可以出现丘疹、斑块和结节(图33-18)。沿睑缘排列的串珠状丘疹为典型表现，

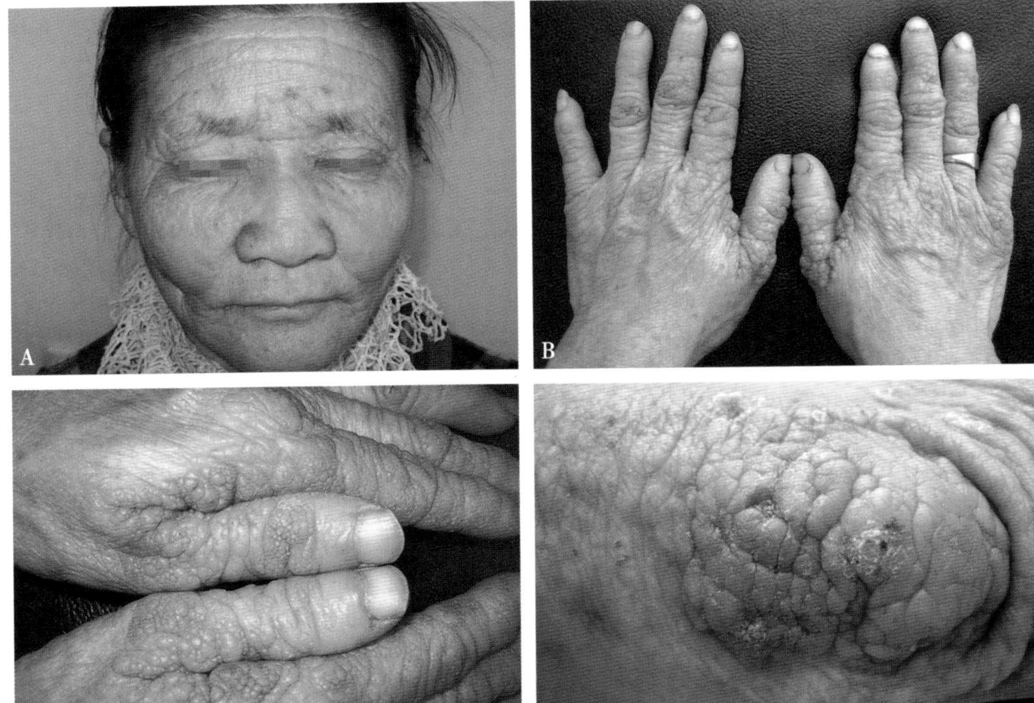

图33-18 类脂蛋白沉积症(黑龙江省医院 刘冰梅惠赠)

但程度不等，有时轻微。易受反复摩擦和外伤的伸侧皮肤表面可出现疣状损害，尤见于肘部。局部可有瘙痒、疼痛、出汗障碍和不同程度的毛发脱落。

2. 黏膜损害　类脂蛋白沉积病患者黏膜浸润增厚。透明样物质沉积使声带增厚和不规则，造成声带关闭不全，由此导致的声嘶是本病最常见的表现，发生于婴儿期，最初为哭声微弱，进行性加重。咽喉受累严重可引起呼吸困难而需行气管造口术。患儿早期出现口腔糜烂，可持续存在，舌系带增厚导致无法伸舌。舌、软腭、扁桃体和口唇常受累。可出现口腔干燥和龋齿，浸润物质阻塞腮腺管引起腮腺炎。食管、直肠、外阴、阴道均可受累，小肠受累可致肠出血。

3. 神经损害　神经系统损害有颅内钙化，因大脑血管周围和基底神经节内类脂蛋白沉积而致颅内钙化、癫痫和行为异常。

（三）组织病理

表皮棘层肥厚。真皮层增厚，真皮浅层有大量细胞外透明物质沉积，真-表皮交界、血管和附属器周围也有无定形嗜酸性物质沉积，这种物质 PAS 染色阳性，耐淀粉酶，成分与基底膜相似。

（四）诊断与鉴别诊断

典型的皮损，特别是眼睑周围的淡黄色透明状珍珠样丘疹以及出生后不久声音嘶哑、舌大而僵硬等表现常提示本病的存在，咽喉部检查和皮损组织病理，具有诊断价值。

应与红细胞生成性原卟啉病或假卟啉症（临床和组织学）、大疱性表皮松解症（婴儿声音嘶哑伴水疱）、脓疱疮（水疱、糜烂）、硬化性黏液水肿、淀粉样变及硬化性苔藓鉴别。

（五）治疗

避免和减少摩擦。有报道口服阿维 A 酯、青霉胺、二甲基亚砜可能有益。皮肤黏膜损害可对症处理，外用糖皮质激素、维 A 酸软膏，采用二氧化碳激光、皮肤磨削、化学剥脱治疗。必要时实施声带松解或睑成形术。

第三节　氨基酸代谢病

一、苯丙酮尿症

内容提要

- 为一种遗传性苯丙氨酸代谢障碍。黑素形成减少与酪氨酸减少。我国多数为 PAH 基因缺陷所引起。
- 临床表现为高苯丙酮酸尿，神经损害，皮肤和毛发色素减退，体味有明显鼠尿臭味。

苯丙酮尿症（phenylketonuria，PKU）又称为 Folling 病，是一种罕见的常染色体隐性遗传病，因苯丙氨酸羟化酶基因突变导致酶活性降低，苯丙氨酸及其代谢产物在体内蓄积导致的疾病。它是高苯丙氨酸血症（hyperphenylalaninemia）最常见的类型，临床特征为智力发育迟滞，皮肤和毛发色素浅淡，身体有特殊的鼠尿臭味，尿液中排出大量苯丙酮酸代谢产物。本病确立了代谢性疾病与智力损害之间的关联，推动了新生儿筛查项目的开展。我国总发病率为 1∶11 000，北方人群高于南方人群，5%~10% 的病例有近亲婚配史。

（一）病因与发病机制

PKU 是一种遗传性苯丙氨酸代谢障碍，生化缺陷为苯丙氨酸羟化酶（PAH）或苯丙氨酸羟化酶的辅酶四氢生物蝶呤（BH4）缺陷。人类苯丙氨酸羟化酶基因位于第 12 号染色体上（12q22~12q24），通过对 PKU 患者进行基因分析，在中国人群中已发现了 100 种以上基因突变，在我国新生儿筛查中发现的高苯丙氨酸血症大多数为 PAH 基因缺陷所引起。

由于 PAH 缺乏，不能将苯丙氨酸转化为酪氨酸，致使苯丙氨酸在血液、脑脊液、各种组织中的浓度增高。高浓度的苯丙氨酸及其旁路代谢产物在脑组织中大量蓄积，导致脑细胞受损，影响脑发育。同时，由于酪氨酸减少，加之苯丙氨酸及其代谢产物对酪氨酸酶活性的抑制，患者黑素合成减少（图 33-19）。

（二）临床表现

高苯丙氨酸血症大致分为 7 种类型，Ⅰ型又称为经典型 PKU，占 70%~90%，各型高苯丙氨酸血症患儿出生时均表现正常，多于出生后数周出现症状，逐渐加重。

1. 皮肤损害　患儿在出生数月后因黑色素合成不足，头发由黑变黄，皮肤白皙、毛发淡黄或较家庭成员者浅淡，在有色人种中尤为显著。50% 的患儿出现婴儿湿疹，类似特应性皮炎或脂溢性皮炎。患者对光敏感，但对日晒和紫外线红斑反应正常。在四肢和臀部可发生斑块状、点滴状或泛发性硬斑病，手足不受累。特发性皮肤萎缩、硬化萎缩性苔藓也有报告。患儿身材矮小，有小头畸形。

2. 神经损害　患儿在出生后 4~24 个月出现精神运动改变，早期可出现剧烈呕吐。智力发育迟缓最为突出，智商常低于正常。有行为异常，如兴奋不安、易激惹、自残行为、抑郁、多动、孤僻等。可有癫痫小发作，少数呈现步态异常、肌张力增高和腱反射亢进。

3. 特殊体味　患儿尿液中排出大量苯丙酮酸代谢物。由于尿和汗液中排出较多苯乙酸，患者身上有明显的鼠尿臭味。

（三）诊断

根据智力落后、头发由黑变黄，特殊体味和血苯丙氨酸升高可诊断；血清苯丙氨酸含量测定可明确诊断。正常浓度小于 120μmol/L（2mg/dl），经典 PKU>1 200μmol/L。基因分析法目前已应用于诊断（产前诊断）和杂合子检测。经典型 PKU 应与其他类型高苯丙氨酸血症鉴别。

（四）治疗

通过新生儿筛查早期诊断，早期治疗尤为重要。如果患儿在出生后 2~3 周内得到治疗，预后良好。

1. 低苯丙氨酸饮食　生后 2~3 个月内开始饮食疗法，可使智力发育接近正常。采用低苯丙氨酸配方奶喂养，待血苯丙氨酸浓度降至理想水平时，可逐渐少量添加天然饮食，其中首选母乳，因母乳苯丙氨酸含量仅为牛奶的 1/3。定期监测血苯丙氨酸浓度，将其维持在 0.3l~0.61mmol/L（5~10mg/dl）。低苯丙氨酸饮食应至少持续到青春期后，终身治疗更有益。

2. 因 PAH 缺乏　苯丙氨酸向酪氨酸转化受阻，对患儿而言酪氨酸成为必需氨基酸，故饮食中除限制苯丙氨酸外，还宜添加酪氨酸。

3. 对 BH4 缺乏者　需补充 BH4、5-羟色胺和左旋多巴。

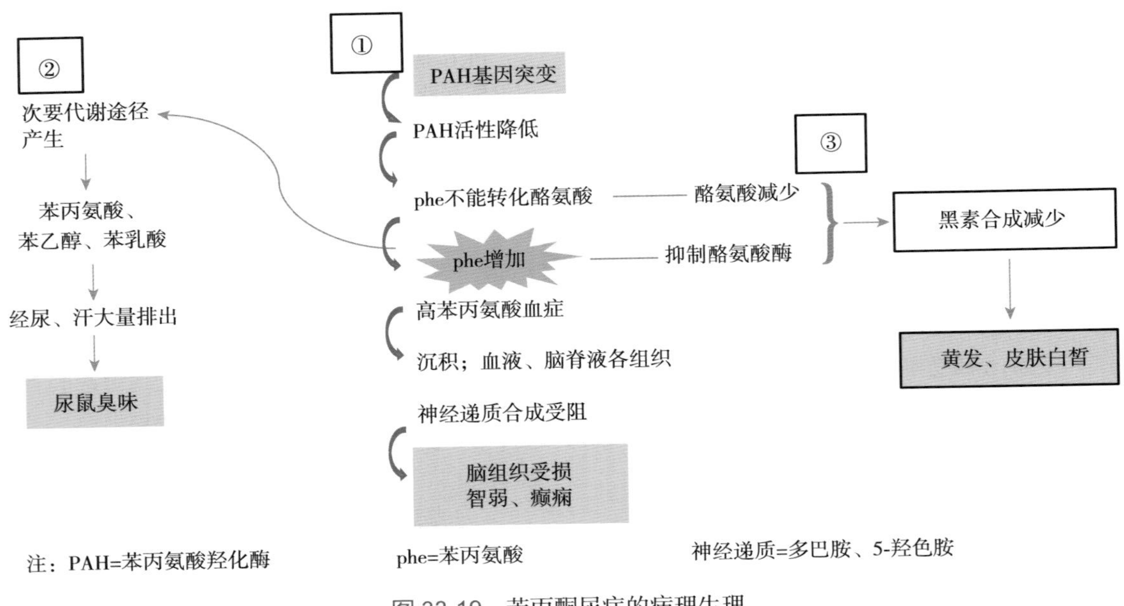

图 33-19 苯丙酮尿症的病理生理

低苯丙氨酸饮食治疗无效。

二、内源性褐黄病

内容提要

- 本病为一种罕见的常染色体隐性遗传病，是由于尿黑酸氧化酶缺乏所致。
- 患者出现巩膜、软骨和皮肤色素沉着，晚期出现关节病变。
- 患者的尿液排出时无色，遇碱或长期接触空气后变黑。

内源性褐黄病(endogenous ochronosis)又称尿黑酸尿症(alkaptonuria，AKU)或Garrod综合征，由Garrod在1908年首次报道，是一种罕见的遗传代谢性疾病，为常染色体隐性遗传。

(一) 病因与发病机制

由于尿黑酸二加氧酶(homogentisate 1，2-dioxygenase，HGD)基因失活性突变致尿黑酸氧化酶缺乏，继而使苯丙氨酸和酪氨酸的中间代谢产物尿黑酸(homogentisic acid，HGA)不能进一步氧化分解而在体内蓄积。尿黑酸多聚体沉积于皮肤、软骨和其他结缔组织，其氧化后产生黄褐色色素沉着，并引起退行性关节炎。尿液中大量的尿黑酸使尿液在暴露于空气后变黑(图 33-20)。

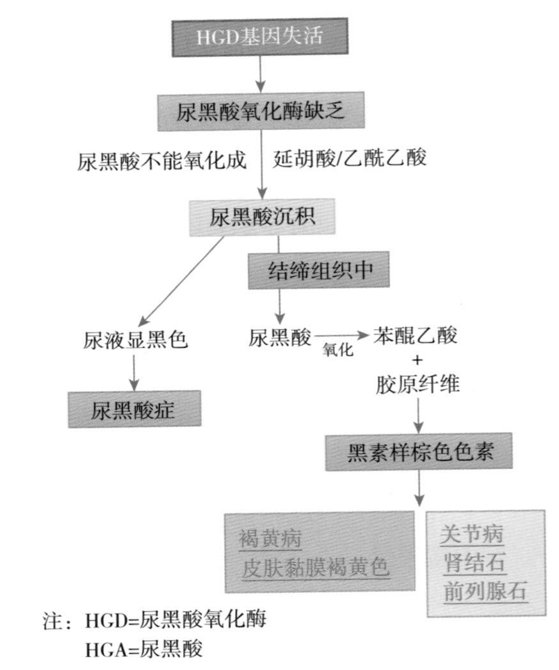

图 33-20 内源性褐黄病病理生理

(二) 临床表现

1. 黑尿 患者从出生时起尿中即有尿黑酸。新鲜尿液无色，但遇碱或长时间接触空气后变黑。若发现尿布用肥皂洗后变黑(肥皂对尿黑酸的碱化作用所致)即应怀疑本病。

2. 褐黄病 系本病第二期改变。本病虽为遗传病，在儿童期并无皮肤变色，多因患儿尿布或内裤染色而就诊。直至30岁时皮肤黏膜变黑才表现出来，色素沉着可累及软骨、皮肤、巩膜、耳、咽喉和心血管。早期表现为巩膜(Osier征)和耳廓呈浅蓝灰色，耵聍发黑也为早期征象(图 33-21)。耳部受累最常见(70%)，软骨呈灰蓝或灰色，慢性者钙盐沉积使耳廓弹性降低，不规则增厚。其次为眼部受累(50%)，巩膜颞侧或鼻侧缘有卵圆形褐色斑(图 33-22，图 33-23)。有时可透过双手皮肤看到下方肌腱发黑。皮肤中的色素颗粒位于真皮、汗腺和基底膜内，汗腺密集部位如颊部、以及软骨和肌腱紧邻皮肤的部位如耳廓、鼻尖和手背色素沉着最明显，腋窝呈灰黑色，汗液中亦含色素，使腋窝和生殖器部位的衣服染色。有些患者的牙龈和牙齿出现褐色素沉着。

3. 关节病变 尿黑酸可引起软骨和其他结缔组织色素沉着，出现脊柱和外周大关节的退行性关节炎，称为褐黄病性关节病。症状类似于骨关节病，表现为关节僵硬和疼痛。患者常在30岁后出现严重的关节病，髋、膝或肩可因关节炎而

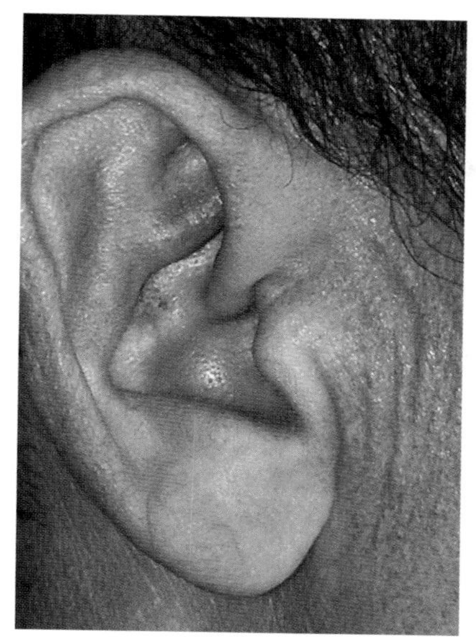

图 33-21　褐黄病(1)
耳软骨增厚、变黑(空军军医大学第一附属医院　刘宇　王雷　王刚惠赠)。

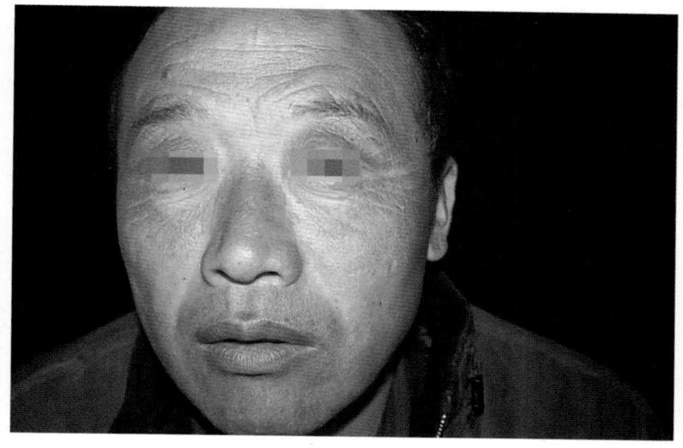

图 33-22　褐黄病(2)
双眼巩膜黑斑,眼周、眶周、鼻部黑斑(空军军医大学第一附属医院　刘宇　王雷　王刚惠赠)。

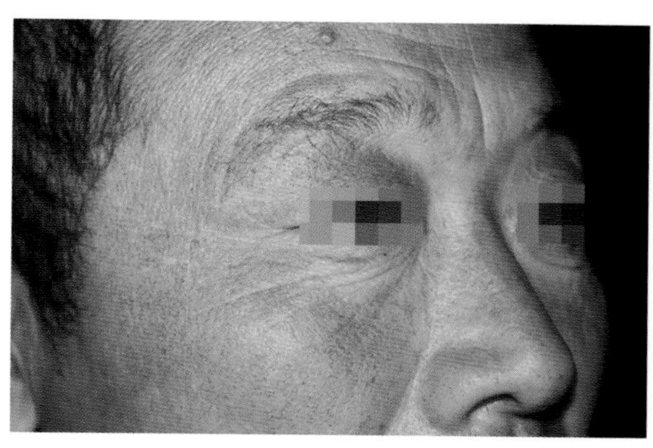

图 33-23　褐黄病(3)
眼周黑斑(空军军医大学第一附属医院　刘宇　王雷　王刚惠赠)。

活动受限,而腰骶部活动受限和强直是晚期表现。系本病第三期改变,病变关节的滑液中可见焦磷酸钙结晶和深色素颗粒,胡椒粉征(ground-peper sign)是指变性软骨的深色素颗粒。关节或脊柱受累可致残。

4. 其他　心血管疾病以及肾结石等亦可发生。心血管疾病、前列腺结节和前列腺炎(80% 的患者)以及肾结石亦可发生。患者死因多为心血管疾病或尿毒症。

（三）组织病理

典型病理表现为真皮粗大的境界清楚的黄褐色纤维样团块,可呈香蕉形,新月形或蠕虫样(图 33-24,图 33-25)。可类似于胶样粟丘疹的病理改变。

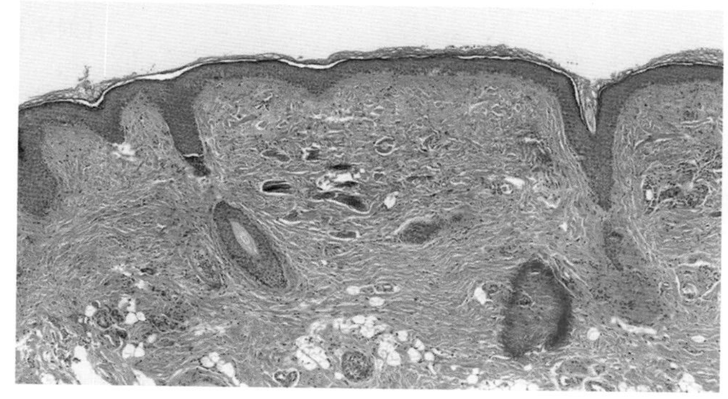

图 33-24　褐黄病病理(1)
表皮大致正常,真皮胶原束间可见形状奇特,大而不规则的浅棕色物质沉积,胶原束肿胀(空军军医大学第一附属医院　刘宇　王雷　王刚惠赠)。

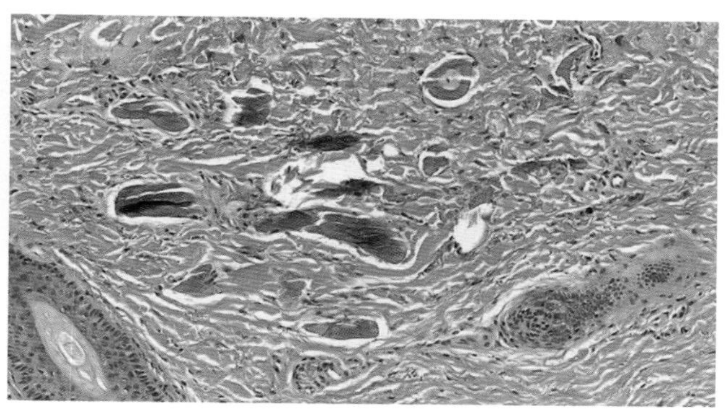

图 33-25　褐黄病病理(2)
表皮大致正常,真皮胶原束间可见形状奇特,大而不规则的浅棕色物质沉积,胶原束肿胀(空军军医大学第一附属医院　刘宇　王雷　王刚惠赠)。

（四）诊断与鉴别诊断

根据黑尿、皮肤、巩膜或软骨色素沉着、关节炎可提示诊断。本病患者血清和尿中尿黑酸水平升高。患者的新鲜尿液为淡黄色,静置 3~5 小时后尿液逐渐变为浅褐色。新鲜尿液中加入 10% NaOH 溶液后颜色迅速变为黑褐色。由于汗腺富含褐黄病性的色素颗粒,在腋窝部位皮内注射肾上腺素后毛囊口可见褐黑色汗液。

本病应与外源性褐黄病(系外用酚制剂如氢醌、苯酚、苦味酸、间苯二酚、汞等所致)(详见第五十七章)鉴别,其中以氢醌最常见。氢醌又称对苯二酚，广泛用于治疗黄褐斑，可特异性抑制局部 HGD 活性，导致尿黑酸在局部胶原中蓄积、聚合为尿黑酸色素。其他应与 addison 病、重金属沉着病、胺碘酮、米帕林等药物诱发的色素沉着以及强直性脊柱炎的关节病变鉴别。

（五）预防与治疗

患者应避免高苯丙氨酸和高酪氨酸饮食，以减少尿黑酸的产生。富含维生素 C 的饮食可能阻止尿黑酸氧化。目前已证实尼替西农可降低尿黑酸水平，同时能延缓本病的进展。褐黄病性关节病可采用物理疗法、镇痛、必要时可行关节置换术。维生素 E 和 N- 乙酰半胱氨酸可能对阻止关节软骨的损害有效。

（刘宇）

三、氨酰基脯氨酸二肽酶缺乏症

氨酰基脯氨酸二肽酶缺乏症（prolidase deficiency，PD）是由于先天性氨酰基脯氨酸二肽酶（简称脯肽酶）缺乏而引起的一种胶原代谢异常性疾病。脯肽酶参与内源性和食物中蛋白降解的后期阶段，在胶原蛋白分解代谢中尤为重要。PD 的临床特征为慢性皮肤溃疡、智力低下和反复呼吸道感染。

（一）病因

PD 是一种常染色体隐性遗传病，由于氨酰基脯氨酸酶基因（PEPD）突变导致脯肽酶活性缺失。有些患者的同胞存在脯肽酶缺乏但无临床症状。胶原降解为亚氨基二肽，再分解为氨基酸供循环利用合成胶原。脯肽酶在 C 末端将二肽剪切为脯氨酸或羟脯氨酸，该酶活性降低导致胶原合成和伤口愈合受损。

（二）临床表现

1. 皮肤损害　85% 的患者出现皮肤改变。皮肤多孔而有弹性，质地似海绵，伴有凹痕和瘢痕形成，特别是腿部。皮肤脆弱和腿部溃疡很常见。偶可出现光敏感、毛细血管扩张、紫癜、早生白发和淋巴水肿。其中顽固性皮肤溃疡最具特征性。

2. 特殊面容　患者出现异常面容，但无一致性特征，可表现为发际线低、前额隆起、眼距过宽、鞍鼻和小颌畸形。

3. 系统损害　多数患者存在智力和发育损害。30% 的患者出现脾大、反复皮肤、耳或肺部感染、肥胖或腹部膨隆。10% 的患者合并系统性红斑狼疮的特征。

（三）辅助检查

1. 实验室检查　包括轻度贫血，血小板减少和高丙种球蛋白血症。尿中大量亚氨基二肽，胶原中脯氨酸 / 羟脯氨酸比值增大。

2. 组织病理　患者的成纤维细胞培养后电镜下观察坏死细胞出现异常的细胞形态，胞浆空泡化增加，以及异常的细胞膜和线粒体膜。

（四）诊断

诊断依据包括顽固性皮肤溃疡、反复感染和特殊面容，患者红细胞、白细胞或培养的成纤维细胞中脯肽酶活性降低，可检测到脯氨酸酶编码基因突变。

（五）治疗

治疗主要针对皮肤溃疡。包括口服补充锰和维生素 C，它们是脯肽酶活性调节剂。局部外用 5% 脯氨酸与 5% 甘氨酸复方软膏治疗腿部溃疡有效。口服脯氨酸无效。输注含脯肽酶的红细胞进行酶替代疗法可能有效，在输血前要用锰使酶激活。激素冲击疗法可能有用。有两例患者应用血浆置换后皮肤溃疡有所改善。

第四节　糖类及铁代谢异常

一、糖尿病性皮肤病

内容提要

- 与糖尿病代谢异常直接相关的有：皮肤增厚、关节活动受限、发疹性黄瘤和黑棘皮病。
- 与糖尿病神经病变、血管病变和免疫功能障碍相关的有：周围神经病、皮肤溃疡和皮肤感染，糖尿病足是最严重的并发症之一。
- 与糖尿病相关但发病机制不明的有：糖尿病性大疱、类脂质渐进性坏死、播散性环状肉芽肿、糖尿病性皮病、获得性穿通性皮肤病。

糖尿病是一种以血糖升高伴蛋白质和脂肪代谢紊乱为特征的代谢性疾病，全球范围的患病率不断升高，导致多系统并发症。几乎所有糖尿病患者均有不同类型的皮肤损害，它们或与代谢性异常如高血糖症直接相关，或由糖尿病并发症所致，或与糖尿病相关但发病机制不明。

（一）病因与发病机制

1. 与代谢性异常直接相关的改变　高血糖导致各种结构蛋白和调节蛋白包括胶原蛋白发生非酶性糖基化，形成晚期糖基化终末产物（AGE），AGE 蓄积引起糖尿病性皮肤增厚、关节活动受限和皮肤脆性增加，皮肤 AGE 的程度还与视网膜病变、神经病变等微血管并发症相关。2 型糖尿病早期出现高胰岛素血症，胰岛素作用于胰岛素样生长因子 1（IGF1）受体导致表皮增生，引起黑棘皮病损害。脂蛋白脂肪酶的活性依赖胰岛素，在胰岛素缺乏的患者中，高甘油三酯血症可引起发疹性黄瘤。

2. 与神经、血管和免疫功能障碍相关的改变　高血糖症和酮症酸中毒降低了白细胞趋化、吞噬和杀菌作用，使患者对各种病原体的易感性升高。微血管病和动脉粥样硬化、自主神经病变引起的皮肤干燥和营养障碍、感觉神经病变引起的保护性反应丧失以及感染因素均使患者容易发生皮肤溃疡，甚至坏疽。

3. 与糖尿病相关但发病机制不明的改变　此类病变包括类脂质渐进性坏死、环状肉芽肿、糖尿病性皮病、获得性穿通性皮肤病、糖尿病性大疱等。

（二）临床表现

1. 糖尿病性皮肤增厚　糖尿病患者的皮肤可出现局部增厚，表现为关节活动受限、蜡样皮肤、硬肿症等改变。

（1）糖尿病性关节活动受限（diabetic limited joint mobility）：多见于伴有糖尿病肾病和视网膜病变的患者。表现为手指皮肤蜡样增厚、关节结缔组织增厚变紧，关节活动受限而无法伸直，类似硬皮病改变。第五指间关节最先受累，逐步发展至所有指间关节，肘膝等大关节也可受累。患者掌心相对时掌面皮肤无法贴合，被称为“祈祷征”。

（2）糖尿病性硬肿症（scleredema diabeticorum）：真皮胶原和黏多糖沉积导致。好发于颈和上背部，皮肤弥漫对称性增厚变硬、非凹陷性肿胀，色淡红或苍白，有橘皮样外观，隐匿性起病，可扩展至躯干前方、肩部和面部。患者可出现局部感觉减退，上肢和颈部活动受限。

2. 糖尿病性神经病变　①感觉神经病变导致肢端感觉异常如麻木、刺痛、灼热和感觉过敏，由于感觉迟钝，对伤害性刺激的保护反应降低，皮肤易受损伤而发生烫伤、挫伤和溃疡；②运动神经病变导致足部肌肉萎缩、足底脂肪垫前移、关节半脱位、弓形足和骨质破坏；③自主神经病变导致汗液分泌障碍，肢端皮肤干燥无汗、皲裂、毳毛减少、色素沉着和神经营养性溃疡，偶有其他部位代偿性出汗增多。

3. 糖尿病性溃疡（diabetic ulcers）糖尿病足综合征　间歇性跛行、腓肠肌群痉挛性疼痛、难以治愈的溃疡、坏疽、夏科氏足，并发感染、骨髓炎。5%~25% 的糖尿病患者发生足溃疡，部分最终发展为截肢。通常先在骨隆突部位如蹞趾和跖部形成胼胝，然后出现坏死，周围为一圈胼胝环，溃疡可深达下方关节和骨骼。溃疡常并发软组织感染和骨髓炎。按照发病机制，可将糖尿病性溃疡（图 33-26，图 33-27）分为神经性、血管性和混合性 3 类，我国糖尿病性溃疡主要为神经 - 缺血性。Wagner 分类标准将糖尿病足分为 6 级：0 级，存在足溃疡的危险因素，但目前无溃疡；1 级，表面溃疡，临床上无感染；2 级，较深的溃疡，常合并软组织炎症；3 级，深度感染，伴有骨组织病变或脓肿；4 级，局限性坏疽（趾、足跟或前足背）；5 级，全足坏疽。

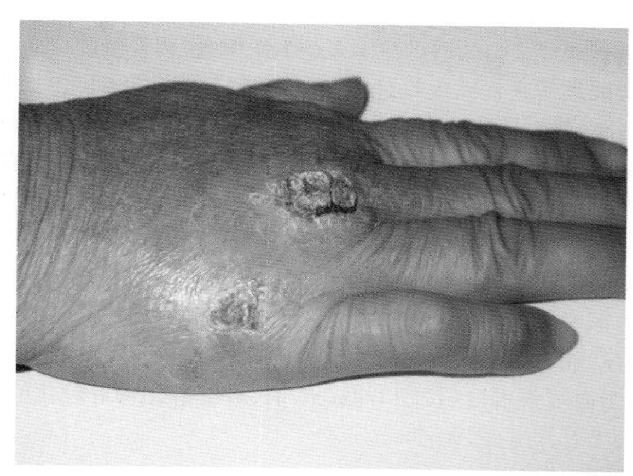

图 33-26　糖尿病性溃疡（手部）

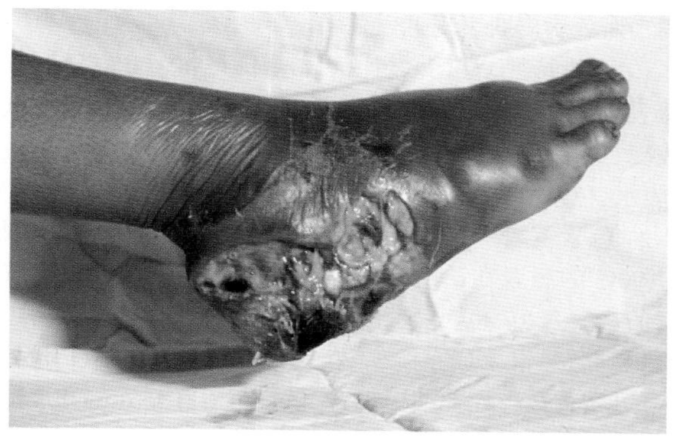

图 33-27　糖尿病性溃疡（足部）

4. 糖尿病性大疱（bullosis diabeticorum）　糖尿病患者的下肢，尤其是足、趾和胫前正常皮肤可在无外伤、感染等诱因的情况下自发性出现大疱，可能与皮肤脆性增加有关。大疱可单发或多发，直径数毫米至数厘米，疱壁紧张，通常无痛痒或仅有轻微灼热感，在数周内愈合而很少形成溃疡或瘢痕，但可复发。应与脓疱疮、大疱性类天疱疮、获得性大疱性表皮松解症、多形红斑、烫伤和昆虫叮咬相鉴别。

5. 糖尿病性皮病（diabetic dermopathy）　①糖尿病性胫前斑，是糖尿病的皮肤标志之一。好发于男性，尤其病程较长者，表现为胫前境界清楚的卵圆形或圆形粉红至褐色瘢痕样萎缩斑，直径 0.5~1cm，略凹陷，无自觉症状。皮损可在 1~2 年内消退，遗留轻微的萎缩或色素沉着。如皮损数目超过 4 处，常提示其他组织也有微血管病变。②约 50% 的糖尿病患者可出现瘙痒。全身性瘙痒常伴皮肤干燥，可有红色丘疹或痒疹；局限性瘙痒，尤其生殖器和肛门瘙痒。瘙痒与血糖控制不佳有关。

6. 类脂质渐进性坏死（necrobiosis lipoidica）　尽管少数患者并无糖尿病，本病仍被认为是糖尿病的标志性损害之一。皮损好发于胫前，也可见于踝、足、小腿后方、股部、腹部、上肢和头面部，初为红褐色丘疹和结节，类似环状肉芽肿，逐渐扩大、变平，中央萎缩，形成境界清楚的棕黄色硬皮病样斑块，常伴毛细血管扩张。通常无症状，偶有瘙痒、灼热、触痛和感觉缺失。皮损持续存在，少数患者可继发溃疡。

7. 皮肤感染　皮肤感染是糖尿病的常见并发症，尤其是血糖控制欠佳者，包括细菌、病毒和真菌感染：①细菌感染，病原体多为金黄色葡萄球菌，引起毛囊炎、脓疱疮、疖和痈、中耳炎、坏死性筋膜炎等，其次为溶血性链球菌，引起丹毒和蜂窝织炎；②真菌感染，多为白色念珠菌感染，表现为阴道炎、包皮龟头炎、口角炎、间擦疹，绝经后妇女复发性念珠菌性阴道炎应检测血糖，糖尿病患者皮肤癣菌感染也常见且顽固；③病毒感染，患者患带状疱疹的风险升高。

8. 其他　与糖尿病相关的其他皮肤改变还包括面部红斑、胡萝卜素血症、皮赘、黑棘皮病、发疹性黄瘤、播散性环状肉芽肿、穿通性皮肤病、砂砾样手指（Huntley 丘疹）和瘙痒症等。

（三）诊断

依据糖尿病史和典型皮损特征，易于诊断。

（四）治疗

通过饮食、运动、口服降糖药或注射胰岛素，强化血糖控制是预防和治疗各种糖尿病性皮肤病的核心。

糖尿病足溃疡可致残，是防治的重点。应纠正溃疡形成的诱因如淤积性皮炎、小腿水肿和皮肤感染。进行患肢减负和伤口护理，应用多种生长因子如表皮生长因子、血小板源生长因子促进溃疡愈合，溃疡迁延不愈者，可考虑皮肤移植和皮肤替代物。同时依据不同的并发症，应用改善微循环的药物如丹参、烟酸肌醇、己酮可可碱以及抗生素。溃疡可外用莫匹罗星软膏，皮疹可外用消炎止痒药物。对于神经病性糖尿病溃疡，可使用甲钴胺、小牛血去蛋白提取物营养神经，卧床休息或借助矫形鞋或矫形器减轻足部受压，外用保护性敷料。

长期充分地控制血糖可预防，甚至减轻糖尿病性皮肤增厚。糖尿病性硬肿症治疗困难，有使用放疗、小剂量氨甲蝶呤、补骨脂素紫外线疗法（PUVA）和前列腺素 E1 治疗的个案报告。

类脂质渐进性坏死疗效不佳，重点在预防溃疡。早期外用强效糖皮质激素可能延缓病情进展。也有外用维A酸类和外用补骨脂素PUVA疗法的报道。在活动性边缘皮损内注射糖皮质激素可能有一定效果，但应注意该方法本身可诱发皮肤溃疡。

二、糖原贮积病

糖原贮积病（glycogen storage disease，GSD）又称糖原沉着症，是一组罕见的影响糖原代谢的隐性遗传性疾病。

（一）病因

本病为肝、肌肉、脑等组织中负责糖原分解或合成的某种酶缺陷所致的糖中间代谢紊乱，特征性改变是肝脏和肌肉组织中糖原超过70mg/g。不同的酶缺陷引起不同的临床类型，其遗传方式多为常染色体隐性遗传，个别为X连锁遗传。根据已鉴定出的酶缺陷或特异性临床表现，可将GSD分为10多个类型。本节重点阐述第Ⅰ型糖原贮积病（GSDⅠ），也称为Von Gierke病，由肝脏葡萄糖-6-磷酸酶缺乏所致，呈常染色体隐性遗传，目前分为4型。

（二）临床表现

GSDⅠ的各型临床表现相似，突出的皮肤损害为黄瘤，患者有下列特征：①出生后即出现低血糖，需每2~3小时进食一次，否则即啼哭；②肝脏肿大；③高脂血症：长期低血糖使脂肪分解增多，脂肪酸在肝中形成甘油三酯增多，沉积于臀部和四肢伸面形成发疹性、扁平或结节性黄瘤；④酮症和乳酸性酸中毒：前者因脂肪酸分解加速而引起；⑤大量乳酸及酮酸经肾排出而抑制了尿酸排泄，导致高尿酸血症；⑥肾脏由于糖原积聚也肿大，约2倍于正常；⑦1b型患者可伴有中性粒细胞减少，易反复发生感染。皮肤黄瘤需与幼年黄色肉芽肿相鉴别。

（三）治疗

1. 低血糖急性发作期立即快速静脉输注25%葡萄糖（0.5~1.0g/kg）。此后根据血糖监测结果，调整给糖量，使血糖维持在4~5mmol/L为宜。

2. 维持治疗　低血糖症采用多餐，每2~3小时进食一次，其中碳水化合物约占60%。尽可能少地摄入含半乳糖和果糖的食物，进食玉米淀粉是重要的饮食疗法。

3. 黄瘤可采用冷冻或激光治疗。

三、血色病

血色病（hemachromatosis）是一种遗传缺陷或获得性疾病所致的机体组织和器官特别是肝脏、胰腺、心脏、脑垂体和关节内铁蓄积，导致器官结构和功能损害，其中基因突变所致者称为遗传性血色病（hereditary hemochromatosis，HH），呈常染色体隐性遗传病。本病最初被描述为“青铜色糖尿病”或“色素性肝硬化”，1889年，von Recklinghausen首次将其命名为“血色病”。

（一）病因与发病机制

1. 遗传性血色病　依据基因突变可将HH分为4型（表33-6），HH在高加索人群中最常见，90%以上的病例为1a型，即C282Y纯合突变。本病在中国人群中罕见，基因突变类型以非HFE突变为主。王福俤等针对5个血色病致病基因进行了测序，确认了3个遗传性血色病家系及其血色病基因以及铁泵蛋白基因上的3个突变点。血色病基因上存在一个改变蛋白质功能的纯合突变，铁泵蛋白基因上存在两个改变蛋白质功能的杂合突变，其中第158位氨基酸的突变首次在我国人群中被发现。

表33-6　遗传性血色病（HH）的分类

遗传性血色病
1型，HFE相关型 1a型：C282Y纯合突变 1b型：混合性C28Y/H63D杂合突变 1c型：其他HFE基因突变如Ser65Cys
2型，HFE不相关型 2a型：幼年血色病（铁调素调节蛋白突变，HJV） 2b型：幼年血色病（铁调素基因突变，HAMP）
3型，转铁蛋白受体2突变，TFR2
4型，膜铁转运蛋白1突变，SLC11A3（4型）

2. 继发性血色病　继发性血色病可见于遗传性球形红细胞增多症、重型地中海贫血、先天性纯红再障、铁幼粒细胞贫血、骨髓增生异常综合征、骨髓纤维化、输血或注射铁剂超负荷、膳食铁超负荷、慢性肝病（丙型肝炎、酒精性肝硬化）、非酒精性脂肪肝、迟发性皮肤卟啉病、铁代谢紊乱综合征、门腔静脉分流术等。在这些获得性铁超负荷性疾病中，大量铁在实质组织中沉积，产生与HH相同的临床和病理学特征。

3. 铁超负荷及其损害　铁调素（hepcidin）是铁代谢过程中的关键调节肽，可抑制肠道吸收铁，并抑制巨噬细胞释放回收自衰老红细胞的铁。在1~3型HH中，铁调素生成减少，铁调素缺乏使膳食铁吸收过多，肝脾巨噬细胞和肝细胞中回收铁释放增加，导致血浆铁水平长期升高，超出了循环转铁蛋白的结合能力，产生了非转铁蛋白结合型铁。各种实质器官细胞尤其是肝脏、胰腺和心脏细胞大量摄取非转铁蛋白结合型铁。慢性铁超负荷可能通过几种机制引起组织损伤，其中包括降低溶酶体膜稳定性，释放溶酶体酶到细胞质；增加氧自由基的形成，诱发细胞膜脂质过氧化，引起组织氧化损伤和重要器官功能障碍。铁蓄积的程度和持续时间与纤维化的发展相关，当血清铁蛋白超过1 000μg/L时，肝纤维化和肝硬化的风险会显著升高（图33-28）。

（二）临床特征

HH患者以男性居多，典型的临床表现出现在中年，通常铁的贮积量累计可达20~30g。器官受累的顺序不定，且难以预测。血色病皮肤表现见表33-7。

1. 一般特征　男女之比为10∶1，在40~60岁逐渐出现临床表现。初始症状包括虚弱无力、倦怠、体重减轻、皮肤颜色改变、关节痛、性欲减退、腹痛、糖尿病，病情进展可出现肝大、腹水、色素沉着增多。

2. 色素沉着　1/3的患者以皮肤色素沉着为首发症状，超过90%的患者在诊断时存在皮肤过度色素沉着。皮肤呈独特的金属灰色，也可为棕色、暗灰色或青铜色，可能由过量铁贮积刺激黑素生成系统所致，色素沉着可较其他症状早许多年，但亦有在病程晚期出现者，色素沉着在暴光部和屈侧部位更明显，尤其是瘢痕和外阴部位。10%~15%的病例有口腔黏膜色素沉着，颊黏膜受累有时酷似Addison病。Chevrant-

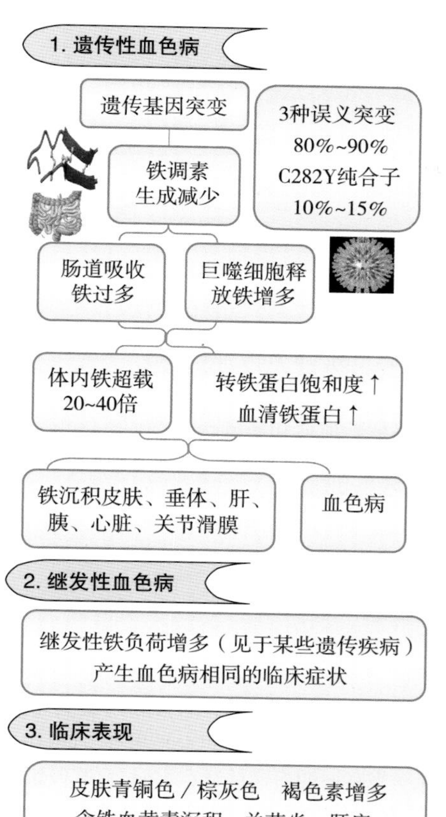

图 33-28　血色病发病病理生理

表 33-7　血色病皮肤表现

1. 一般症状 瘙痒、蜘蛛痣、红掌 反甲(5%)、白甲、甲板条纹 鱼鳞病样皮肤干燥(45%) 毛发脱落(75%),包括阴毛、腋毛
2. 皮肤色素沉着(表皮铁沉积,黑色素增多) 似 Addisom 病(10%~15%) 首发症状(33%) 诊断时存在(79%) 颜色:金灰色、暗灰、蓝灰色(铅色脸)、 棕色、青铜色 部位:弥漫性、全身性
3. 发生部位 暴光区:面部、颈、前臂、小腿、足背 非暴光区:乳头、外阴、腹股沟区、瘢痕 口腔黏膜色素沉着(10%~15%)

Breton 研究了 10 例患者的皮肤改变,100% 有色素沉着,75% 有毛发脱落包括腋毛和阴毛,约 5% 有反甲,45% 有鱼鳞病样皮肤干燥。

3. 肝硬化　肝是储存铁的主要脏器,故最常受累。体检常发现肝酶异常,约 95% 有肝大。肝铁超负荷的严重程度直接影响患者生存期。逐渐发展的肝纤维化最终演变为肝硬化。随着肝硬化的出现,患者出现蜘蛛痣、脾大、关节病变,肝细胞癌的患病风险明显升高。肝硬化和肝癌是患者的主要死因。

4. 胰岛素抵抗　患者晚期出现糖耐量异常,主要原因是铁在胰腺 β 细胞内持续蓄积,导致 C 肽和胰岛素水平下降。胰腺 α 细胞的功能通常不受损,胰高血糖素水平正常或升高。约 65% 的患者出现糖尿病,通常为 1 型(胰岛素依赖型)糖尿病,晚期可发展为青铜色糖尿病。未发病的 C282Y 杂合子患者患糖尿病的风险也显著高于对照组。

5. 内分泌　铁蓄积累及下丘脑 - 垂体致使激素分泌下降。促性腺激素水平下降可致性功能减退甚至丧失,性欲低下,阴毛和腋毛稀少,男性睾丸萎缩、阳痿、乳房增大,女性闭经。由于铁蓄积于甲状腺细胞内产生的直接毒性,患者甲状腺功能减退,表现为甲状腺素水平降低,促甲状腺素(TSH)水平升高。内分泌激素的异常可导致患者发生骨质疏松。

6. 心血管　铁在心脏蓄积可致心律失常和充血性心力衰竭,心脏呈弥漫性扩大。15% 患者可有心脏受累。

7. 关节炎　50%~80% 的患者出现关节炎,多为晚期表现,表现为疼痛和僵硬。关节可广泛受累,发生于近端指间、腕、肩、髋、膝和踝关节,但第二、三掌指关节最先受累,具有特征性。约 25% 的患者发生髋关节病变。

8. 其他　铁可通过多种机制成为潜在的致癌物,包括免疫抑制作用、作为肿瘤细胞生长的重要辅助因子、催化羟基自由基的形成等。

9. 分期　HH 在临床上可分为①遗传易感期:携带血色病基因,无铁超负荷;②铁超负荷期:铁指标异常,但无器官损害;③器官损害期:出现肝功能异常、肝硬化、肝细胞癌、心肌病、糖尿病、性功能障碍等。

（三）辅助检查

1. 实验室检查　肝功能、空腹血糖、血清睾酮、促性腺激素、甲状腺功能、心电图和超声心动图、磁共振成像(MRI)等检查有助于发现终末器官损伤的证据。总血清铁水平升高至 180~300mg/100ml,血清转铁蛋白饱和度 >80%,转铁蛋白水平和总铁结合力(TIBC)可降低。推荐在铁蛋白浓度 >1 000μg/l 或肝酶升高时进行肝活检测量肝铁浓度和检出肝纤维化 / 硬化。腹部 MRI 也可以用来测定内脏铁负荷过重,T2 加权象显示肝衰减的信号密度,与肝铁密度显著相关,这种检查方法也可用来辨别其他铁蓄积部位(例如脾、胰、淋巴结和心脏)。还要除外相似的疾病,如迟发性皮肤卟啉病、非感染性红细胞生成和慢性酒精过量。

2. 组织病理　HH 患者的肝细胞有明显的铁沉积,Kupffer 细胞铁沉积较少。皮肤色素沉着损害可见真皮深层铁沉积。

（四）诊断与鉴别诊断

对疾病认识的提高以及有效的基因筛查,可在患者出现典型的三联症(肝硬化、糖尿病和皮肤色素沉着)前作出诊断。终末器官损害为晚期表现,但多发于具有铁超负荷或肝病这类高危患者。

对于不明原因的肝功能异常者,应常规检查血清铁蛋白、转铁蛋白饱和度,如发现铁蛋白和 / 或转铁蛋白饱和度增高,可进一步完善腹部 MRI 检查,必要时行肝活检,最终需行基

表 33-8　HFE 相关型 HH 静脉放血疗法的主要国际指南

	初始治疗			维持治疗
	适应证	静脉放血	目标 SF(μg/L)	目标 SF(μg/L)
法国(2005)	SF>300μg/L(男),或 >200μg/L(女)	5~7ml/kg,每周 1 次	<50	<50
荷兰(2007)	未明确说明	500ml,每周 1 次	<300	正常范围内
EASL(2010)	SF 超出正常范围	400~500ml,每周或隔周 1 次	<300	<50
AASLD(2011)	SF 升高伴 / 不伴临床症状	500ml,每周或隔周 1 次	50~100	50~100

EASL:欧洲肝病研究学会;AASLD:美国肝病研究学会;SF:血清铁蛋白;HFE 基因突变,中国人非 HFE 为主突变。

因检测确诊。同时出现下列表现应该考虑血色病:①肝大;②皮肤色素沉着;③糖尿病;④心脏疾病;⑤关节炎;⑥性腺功能减退症。HH 应与继发性含铁血黄素沉着症、Addison 病相鉴别。

(五)治疗

血色病的治疗包括去除体内多余的铁,对受损器官进行支持治疗,早期治疗可预防肝硬化。治疗对象包括生化检测储存铁升高而临床无症状者以及出现全身症状、糖尿病和肝酶异常者。

1. 一般治疗　患者应忌酒,以免加重肝损害。接受静脉放血的患者无需限制饮食,但应避免补充铁剂和维生素 C。饮茶可能有助于减少铁吸收。由于患者感染创伤弧菌的风险升高,应避免食用生海鲜。

2. 放血疗法　静脉放血是去除多余铁的有效方法,目标是将血清铁蛋白维持在 50~100μg/L(表 33-8)。静脉放血适用于铁蛋白 >1 000μg/L 的所有患者,对于铁蛋白中度升高者(200~1 000μg/L)可根据患者意愿和临床判断考虑实施。每次放血 400~500ml(可清除 200~250mg 铁),开始每周 1 次,至少 100 次才能达到治疗目的。待铁蛋白下降至 50~100μg/L 后,可每 3 个月放血 1 次,需终生维持治疗,符合条件的患者也可定期献血。

3. 铁螯合剂　疗效证据有限,仅用于存在静脉放血禁忌证的患者。去铁草酰胺,10mg/(kg·d),肌内注射,可从尿排出 10~20mg 铁;乙二胺四乙酰胺(EDTA)也可选用;地拉罗司是一种新型口服螯合剂,可消除 HFE 血色病的铁超负荷,但有一定的肝肾副作用。

4. 对症治疗　肝脏和肝外并发症无特效疗法。在并发肝癌或终末期肝病时可接受肝移植。关节炎机制不清,非甾体抗炎药、秋水仙碱和关节腔注射类固醇激素对部分患者有效。内分泌腺功能低下的患者可接受激素替代疗法,但性腺功能减退者接受雄激素替代疗法存在潜在的肝毒性,应慎重。

(六)预后

放血治疗改善了患者的预后,无肝硬化者 10 年生存率可达 82%。凡已发生肝硬化、肝功能不全、糖尿病或心力衰竭者,预后较差,如采用放血治疗中位生存期为 63 个月,不采用放血治疗者仅 18 个月。

第五节　嘌呤代谢异常

嘌呤代谢终末产物尿酸的产生增多或排泄受损引起最常见的疾病有高尿酸血症和痛风。

一、高尿酸血症

内容提要

- 尿酸产生增加、排泄减少或二者同时存在可导致高尿酸血症。

高尿酸血症(hyperuricemia)的诊断定义为正常嘌呤饮食状态下,非同日 2 次空腹血尿酸水平男性 >420μmol/L 或女性 >360μmol/L。当高尿酸血症持续存在时,血浆及细胞外液中尿酸盐过饱和,体内尿酸盐总量增加。持续高尿酸血症易于使某些个体出现临床症状,其中包括痛风性关节炎和肾功能障碍。

可根据高尿酸血症的病因是先天性因素还是获得性疾病,将其分为原发性和继发性两种。

然而,更实用的方法是在低嘌呤饮食 5 天后,收集 24h 尿检测尿尿酸水平,根据血尿酸水平和尿尿酸排泄将其分为三型,①尿酸生成过多型:尿酸排泄 >0.51mg/(kg·h),尿酸清除率≥6.2ml/min;②尿酸排泄不良型:尿酸排泄 <0.48mg/(kg·h),尿酸清除率 <6.2ml/min;③混合型:尿酸排泄 >0.51mg/(kg·h),尿酸清除率 <6.2ml/min,90% 的原发性高尿酸血症为尿酸排泄不良型(表 33-9)。

表 33-9　高尿酸血症的病因

1. 尿酸生成过多型　原发 / 特发性、HPRT 缺陷(Lesch-Nyhan 综合征、kelly-seegmiller 综合征)、PRPP 合成酶活性过度(X 伴性遗传性疾病)、溶血、淋巴增生性疾病、骨髓增生性疾病、真性红细胞增多症、银屑病、Paget 病、糖原贮积病Ⅲ、Ⅴ和Ⅶ型、横纹肌溶解症、剧烈运动、饮酒、肥胖、高嘌呤饮食
2. 尿酸排泄不良　原发 / 特发性肾功能不全、多囊肾、尿崩症、高血压、酸中毒、乳酸性酸中毒、糖尿病酮症酸中毒、饥饿性酮症、铍中毒、结节病、铅中毒、甲状旁腺功能亢进、甲状腺功能减退、妊娠毒血症、Bartter 综合征、Down 综合征、药物(阿司匹林、噻嗪类或袢利尿剂、乙醇、左旋多巴、乙胺丁醇、吡嗪酰胺、烟酸、环孢霉素)
3. 混合型　葡萄糖 -6- 磷酸酶缺乏、果糖 -1- 磷酸醛缩酶缺乏、乙醇、休克

注:HPRT= 次黄嘌呤磷酸核糖基转移酶;PRPP= 磷酸核糖焦磷酸盐。

二、痛风

内容提要

- 痛风是由体液中析出的尿酸盐结晶沉积所致。尿酸产生增加或肾脏不能完全排出，就会导致高尿酸血症。
- 临床表现有痛风性关节炎，尿酸性肾结石和肾损害。

痛风（gout）是体内嘌呤代谢障碍性疾病，由单钠尿酸盐沉积所致，痛风的生化学基础为高尿酸血症，临床表现为急性关节炎、慢性痛风石形成，可并发肾脏病变，严重者出现关节破坏、肾功能受损，也可合并代谢综合征的其他组分如肥胖、高脂血症、高血压、糖尿病等。

（一）病因与发病机制

尿酸是嘌呤核苷酸代谢的终末产物，其产生与嘌呤代谢过程紧密相关（图 33-29）。尿酸生成速率主要取决于细胞内 5- 磷酸核糖 -1- 焦磷酸盐（PRPP）浓度。尿酸主要通过肾脏排泄，先后经肾小球滤过、肾小管分泌和重吸收。因此任何导致尿酸生成过多和 / 或排泄减少的因素均可引起高尿酸血症。高尿酸血症是痛风的生化学基础，提示血浆和细胞外液中的尿酸已经过饱和，在适当条件下可形成结晶而产生临床症状。痛风分为原发性和继发性，前者呈常染色体显性遗传。

遗传学：痛风通常具有家族性，可能是因为遗传因子通过肾尿酸清除率来影响血清尿酸的水平。最近的全基因组关联研究明确了几个编码肾近曲小管尿酸转运体的候选基因，其基因多态性是血清尿酸水平和痛风发生风险的决定因素。SLC2A9/GLUT9 和 ABCG2 基因的遗传变异是血尿酸水平的重要决定性因素。SLC2A9 的多态性与血尿酸的低水平相关。痛风发病率下降与 SLC2A9 的多态性有关。ABCG2 的多态性与人类高水平的血尿酸浓度相关。

有家族遗传性高尿酸血症的患者可并发间质性肾病。此外，很多疾病如骨髓增生性疾病、慢性白血病、肾病、某些药物、肿瘤放化疗等也可继发高尿酸血症，从而引起继发性痛风。

（二）临床表现

痛风的特征包括：男女发病比例为 20：1，约 25% 的患者有家族史。临床表现包括：

1. 关节病变　按照自然病程可分为：①无症状期：仅有血尿酸持续或波动性增高；②急性发作期：易累及第一跖趾关节，其次为手、腕、膝、踝或足部其他关节，受累关节红肿热痛，皮肤紧绷，触痛明显，活动受限，多在夜间发作。可伴发热、畏寒、乏力、恶心、心悸等全身症状，病情反复；③间歇发作期：多数患者在首次发作后 1~2 年内复发，随着病情进展，发作逐渐频繁，发作期延长，缓解期缩短，甚至不能完全缓解，受累关节增多，从下肢向上肢，从小关节向大关节发展；④慢性痛风石病变期：高尿酸血症长期控制不佳，大量尿酸盐晶体沉积于皮下、滑膜、软骨和骨质以及关节周围软组织，形成痛风石，多发生在耳轮、跖趾、指间和掌指关节等处，谷粒至豌豆大小，黄色或乳白色，质硬，破溃时流出石灰样物质，形成不易愈合的瘘管，患者持续关节肿痛、压痛、畸形和功能障碍（图 33-30~ 图 33-33）。

2. 肾脏病变　包括①慢性尿酸盐肾病：尿酸盐结晶沉积于肾间质导致慢性肾小管 - 间质性肾炎，表现为夜尿增多、低比重尿、蛋白尿、白细胞尿、轻度血尿和管型尿，晚期出现肾功能不全、水肿、高血压和贫血；②尿路结石：尿中尿酸浓度过饱和，在泌尿系统沉积形成结石，结石较大时阻塞尿路，引起肾绞痛、血尿、排尿困难、泌尿系感染和肾积水；③急性尿酸性肾病：多见于恶性肿瘤放化疗所致的肿瘤溶解综合征等继发性原因，血、尿中尿酸水平急剧升高，沉积于肾小管和集合管，导致急性尿路梗阻，患者出现少尿、无尿和急性肾功能衰竭，尿中可见大量尿酸结晶。

（三）实验室检查

可见血尿酸水平升高，但该结果并非诊断痛风的必要条件。急性期可出现白细胞增多和血沉加快。偏振光显微镜发现细胞外双折光的针形结晶可确诊。痛风石的组织学改变为围绕放射状排列的黄褐色结晶或针形间隙的肉芽肿性炎。

（四）诊断与鉴别诊断

依据痛风石、血尿酸增高易确诊，但血尿酸正常并不能排

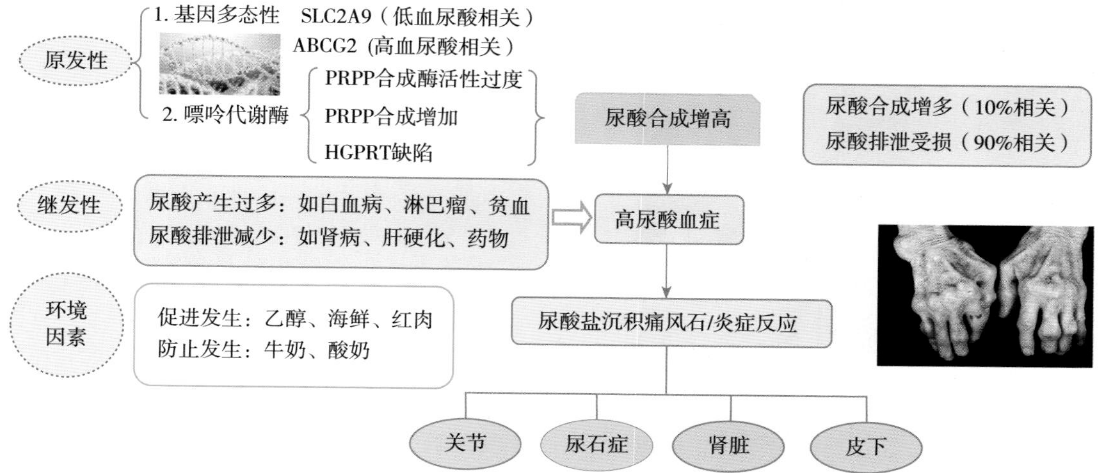

图 33-29　痛风的发病机制

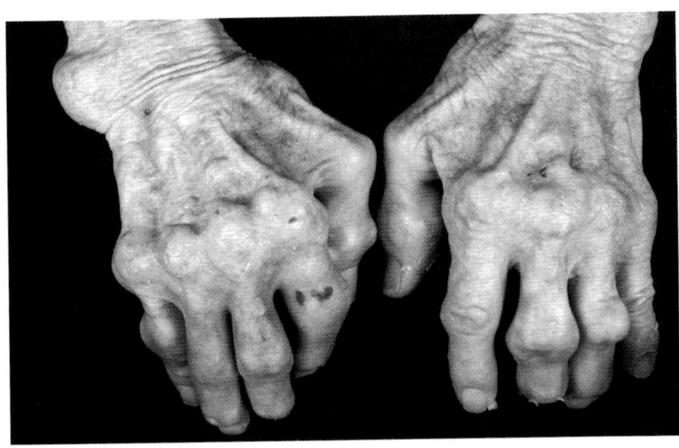

图 33-30　痛风
慢性尿酸盐性关节病伴骨质吸收(陆军军医大学第二附属医院　王莉　王儒鹏　何威惠赠)。

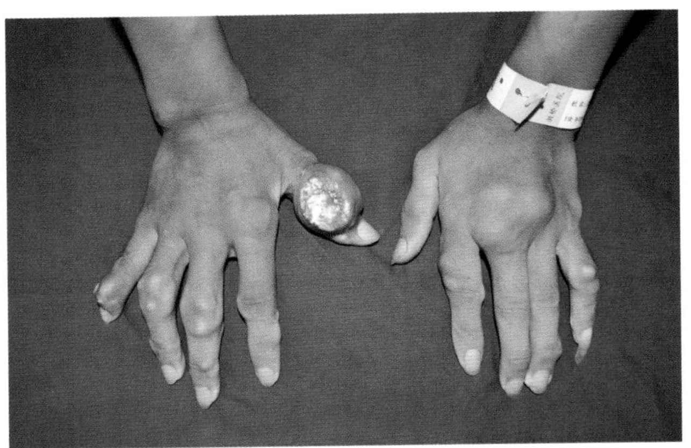

图 33-31　痛风石
破溃(陆军军医大学第二附属医院　王莉　王儒鹏　何威惠赠)。

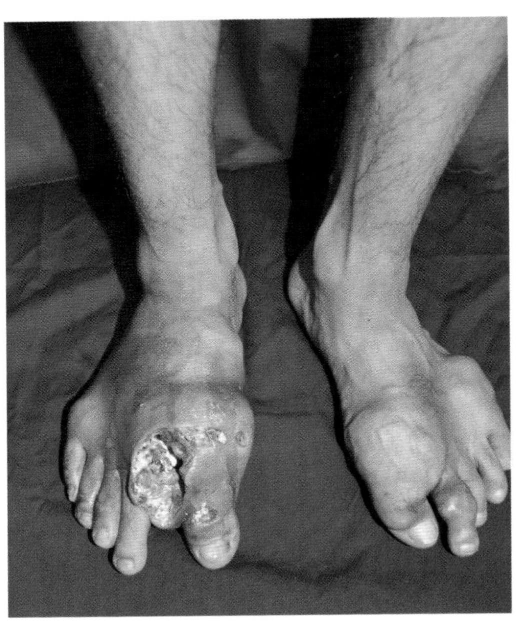

图 33-32　双足痛风石
右足破溃,关节破坏(陆军军医大学第二附属医院　王莉　王儒鹏　何威惠赠)。

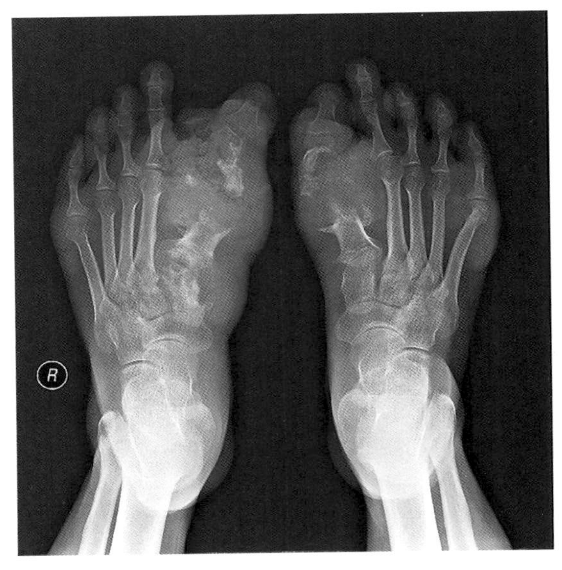

图 33-33　痛风
伴关节破坏(陆军军医大学第二附属医院　王莉　王儒鹏　何威惠赠)。

除痛风。可参考美国风湿病学会(ACR)1977 年制定的急性痛风性关节炎分类标准(表 33-10)。本病需与钙质沉着病、多中心网状组织细胞增多症、耳轮结节性软骨皮炎相鉴别,这些疾病均无血尿酸增高。急性关节炎还应与关节化脓、蜂窝织炎、关节扭伤、银屑病性关节炎和类风湿关节炎相鉴别。

表 33-10　1977 年 ACR 急性痛风性关节炎分类标准

1. 关节液中有特异性尿酸盐结晶,或
2. 用化学方法或偏振光显微镜证实痛风石中含有尿酸盐结晶,或
3. 具备下列 12 条中的 6 条(临床、实验室和 X 线表现) ① 急性关节炎发作 >1 次 ② 炎症反应在 1d 内达到高峰 ③ 单关节炎发作 ④ 可见关节发红 ⑤ 第一跖趾关节疼痛或肿胀 ⑥ 单侧第一跖趾关节受累 ⑦ 单侧跗骨关节受累 ⑧ 可疑痛风石 ⑨ 高尿酸血症 ⑩ X 线证实不对称性关节内肿胀 ⑪ X 线证实无骨侵蚀的骨皮质下囊肿 ⑫ 关节炎发作时关节液微生物培养阴性

(五)治疗

1. 非药物治疗　保持健康的生活方式和饮食结构是痛风治疗的基础。①避免高嘌呤饮食:动物内脏(心、肝、肾、脑)、浓肉汤、高嘌呤海鲜(如蚝、蛤、蟹),限制食用牛羊猪肉、糖、甜点、盐,鼓励食用低脂或无脂食品,谷类、蔬菜、水果、牛奶、鸡蛋含嘌呤较少;②多饮水,保证每日尿量 1 500ml 以上,最好为 2 000ml 以上;③忌酒,尤其是啤酒;④避免使用升高尿酸的药物,如噻嗪类或袢利尿剂、阿司匹林、吡嗪酰胺、烟酸等;

⑤防止关节损伤或感染。

2. 药物治疗

(1) 急性发作期治疗：早期、足量用药，见效后逐渐减停。①秋水仙碱，首次剂量 1mg，然后每 1~2 小时给予 0.5mg，24 小时总量不超过 6mg，过量时可威胁生命，已经口服过秋水仙碱的患者绝对不能再静脉用药。下列情况禁用：肾功能不全、血细胞减少、肝功能指标超过正常上限两倍、败血症；②非甾体抗炎药，各种非甾体抗炎药均可缓解急性痛风症状，如吲哚美辛、依托考昔，但应注意胃肠道症状、加重肾功能不全等不良反应；③糖皮质激素，如非甾体抗炎药和秋水仙碱无效，或肾功能不全者可系统使用糖皮质激素。

(2) 间歇期和慢性期治疗抑制尿酸生成

1) 黄嘌呤氧化酶抑制剂可阻断次黄嘌呤和黄嘌呤转化为尿酸而降低血尿酸水平，一线用药为别嘌呤醇，初始剂量 100mg/d，以后每 2~4 周增加 100mg，直至 100~200mg，3 次 /d。20% 的患者可出现别嘌醇不良反应包括头痛、腹泻、消化不良、肝功能异常、血小板减少、皮肤瘙痒，别嘌醇诱发的重症药疹如药物超敏综合征、Stevens-Johnson 综合征和中毒性表皮坏死松解症罕见但严重。非布司他（40mg/d）是另一种黄嘌呤氧化酶抑制剂，疗效与别嘌醇相当，在肾损害患者中疗效更佳。

2) 促进尿酸排泄：主要通过抑制肾小管重吸收而增加尿酸排泄，此类药物包括丙磺舒、苯溴马隆、丙磺舒，肾功能不全无效，尿路结石或慢性尿酸盐肾病者慎用，急性尿酸性肾病者禁用。用药期间应碱化尿液，保持尿量。另外，尿酸氧化酶类药物如重组黄曲霉菌尿酸氧化酶、聚乙二醇化重组尿酸氧化酶、培戈洛酶已在欧美上市使用，可将尿酸氧化为更易溶解的尿囊素而加速排泄。

三、假性痛风

假性痛风（pseudogout），又称软骨钙质沉着症（chondrocalcinosis），是一种由于二水焦磷酸钙（CPPD）在关节沉积导致的关节炎。假性痛风常与骨关节炎相关，但也与代谢异常如甲状旁腺功能亢进和血色病有关。大多见于老年人，最常见的受累关节为膝关节、腕关节和肩关节，假性痛风症状的出现通常较痛风隐匿，可表现为关节上方坚硬的皮下结节，最常见于头部（尤其是颞下颌关节）、颈部和四肢远端的关节。在关节穿刺液中，可以见到菱形 CPPD 结晶，在偏振光下呈轻微的正双折射性。显微镜下，CPPD 结晶比尿酸盐结晶要短，而且外形常为长菱形。急性发作时症状酷似痛风，但血尿酸盐不高，关节滑囊液检查含焦磷酸钙盐结晶为鳞灰白，X 线片示软骨钙化。假性痛风急性阶段的治疗与痛风是相同的。对合并有慢性肾病的患者，可考虑使用抗 IL-1β 抗体卡那津单抗。

（叶萍　廖家　吴志华　刘宇　许宗严　王强　朱团员　杨珊珊　张金娥　张国学　赵晓霞）

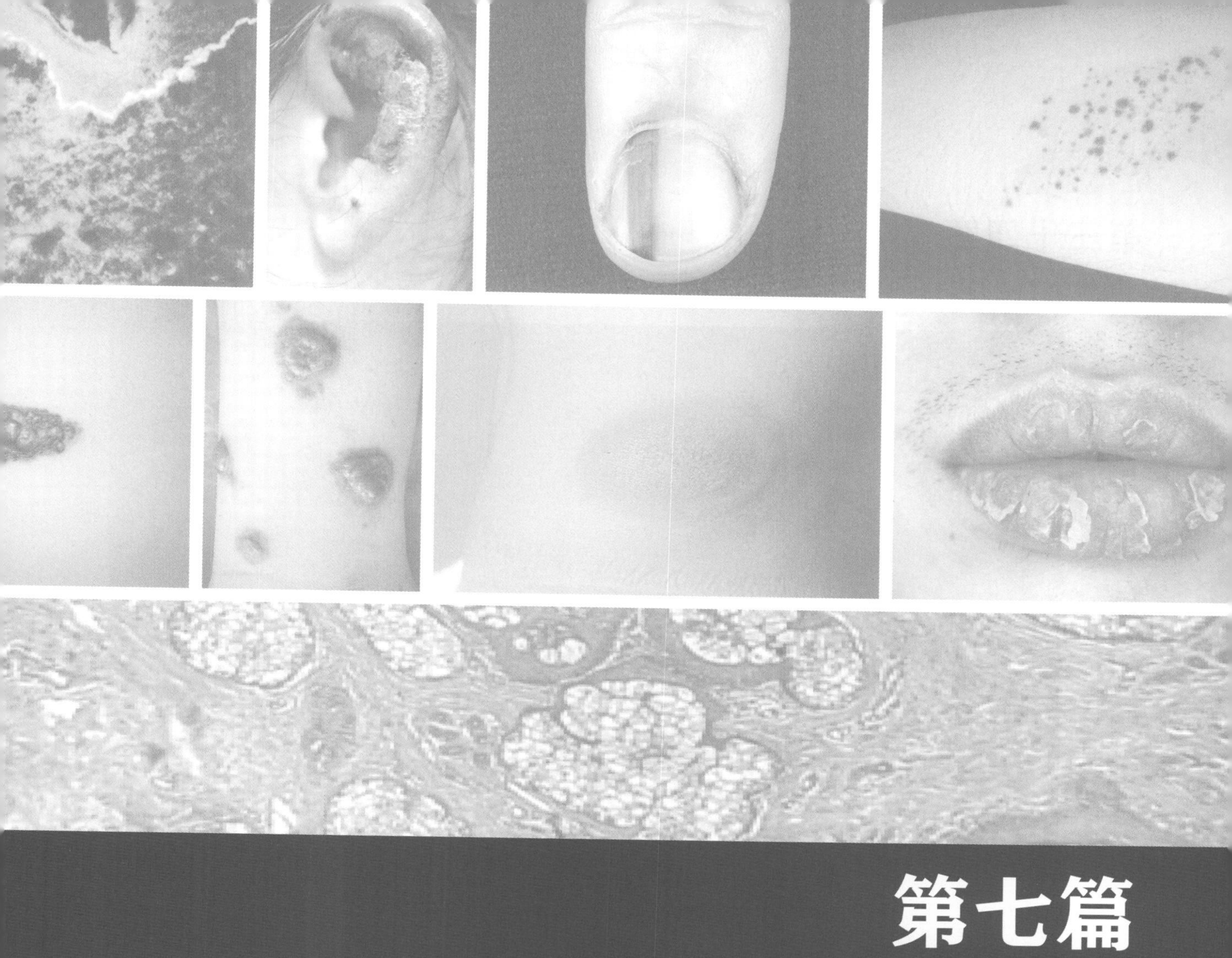

第七篇

银屑病及扁平苔藓相关疾病

第三十四章

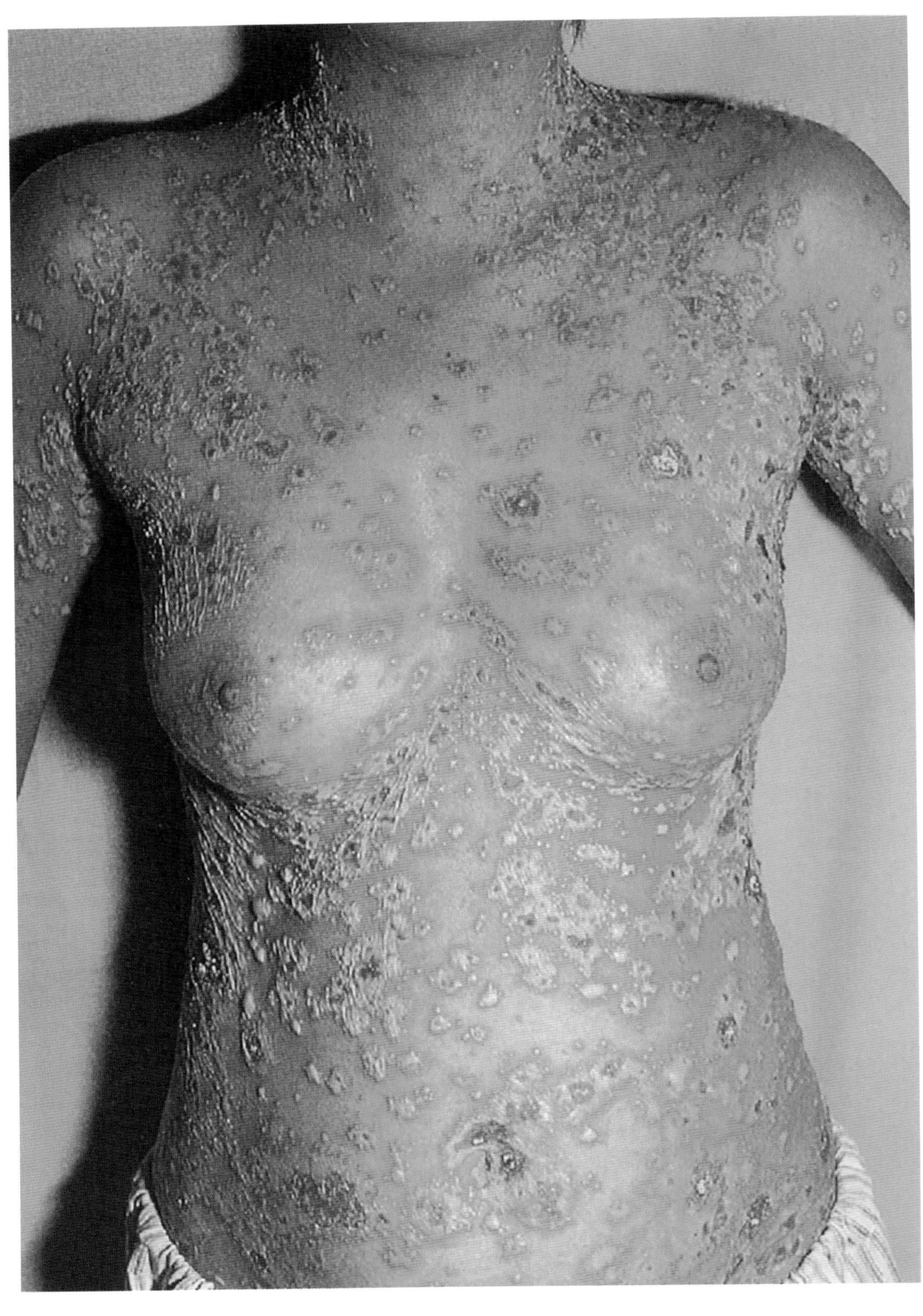

第三十四章

丘疹鳞屑性皮肤病

第一节 银屑病及相关疾病

一、银屑病概述

内容提要

银屑病(psoriasis)是一种多基因遗传、多环境因素刺激诱导的免疫异常性慢性炎症性系统性疾病。

- 银屑病有两个主要特征：复发倾向和持续性，以及 Koebner 现象，Woronoff 现象(正在痊愈的银屑病损害周边也出现同心性白斑区)；掌跖有时是唯一受累部位。
- 本病的治疗需个体化，主要根据疾病的严重程度选择治疗方案。
- 银屑病表现为一个多变的、不可预测的病程，常慢性反复发作。儿童和青年人点滴型银屑病的完全缓解率最高。银屑病是免疫介导的慢性、复发性、炎症性皮肤病。

特征性损害为红色丘疹或斑块上覆有多层银白色鳞屑。皮肤损害可表现为斑疹、环状斑块、脓疱、红皮病、关节病等。银屑病可以合并其他系统异常，如伴内脏及关节损害。中、重度银屑病患者罹患代谢综合征和动脉粥样硬化性心血管疾病的风险增加。

近来的研究显示，T 淋巴细胞驱动的免疫过程是银屑病发生和发展的关键。其他重要的因素包括遗传因素、环境因素和炎症过程中角质形成细胞产生的介质。

(一) 流行病学

目前全球已有银屑病患者 1.25 亿。我国银屑病患者的总患病率为 0.59%，标化患病率为 0.47%。中国银屑病患者约占 600 万以上。本病可发生于任何年龄，无性别差异。

1985 年 Henseler 和 Christophers 根据患者的初发年龄将其分为早发型银屑病和晚发型银屑病。早发型(Ⅰ型银屑病)发病年龄 <40 岁，约占银屑病的 4/5，晚发型(Ⅱ型银屑病)发病年龄 ≥40 岁，约占 1/5，临床特点、遗传学特征有明显的差异。

1. 早发型与晚发型银屑病特点　早发型银屑病发病与等位基因 rs10852936(17q12/IKZF3)突变等有关，晚发型银屑病发病则与白细胞介素 1 受体 1 等位基因中单核苷酸多态性 rs887998、人白细胞抗原 A 中单核苷酸多态性 rs2256919 及等位基因人白细胞抗原 C*12:02 等有关。早发型银屑病更易复发，易合并心理障碍；晚发型银屑病易发生掌跖脓疱病、红皮病性银屑病，易合并糖耐量异常及肥胖症；老年发病患者家族史阳性率低，皮损较轻。

2. 发病年龄　银屑病发病极端年龄是出生 8 天和 91 岁，美国报告 1 例黑人女性 108 岁发病。任何年龄均可发生银屑病，发病年龄呈现双峰曲线的特征，大部分人的高峰在青春期，另一小部分的高峰在更年期。

在我国，发病年龄大多在 34 岁之前，占总数的 75%。而女性较男性提前 5 年左右，银屑病发病在年龄分布上表现为儿童、老年人发病率低，患者主要集中在青年和中年人群；有家族史的发病较早；女性发病高峰早于男性可能与性激素的生理变化有关。

3. 性别　性别分布：在患病率方面，绝大多数报告男女并无差异，只有个别报告男性患者病率较女性稍高。我国1984年调查的资料显示，男性患病率为1.93%，较之女性1.39%为高；但在15~19岁年龄组以前女性反较男性为多；在各年龄组患病率中男性以50~54岁组最高，为3.64%；女性则以30~34岁组最高。

（二）病因与发病机制

病因涉及遗传、免疫、环境等多种因素，通过以T淋巴细胞介导为主多种免疫细胞共同参与的免疫反应，引起角质形成细胞过度增殖、关节滑膜细胞与软骨细胞炎症发生。

1. 遗传 单卵双生儿的银屑患病一致率高于双卵双生儿；具有家族史阳性的病人发病率明显增高，国外报告约为30%左右，我国报告约11%~22%。银屑病是一种遗传相关性疾病，有遗传倾向。

但银屑病的遗传方式一直是研究者致力解决的问题。对患者家族系谱的结论是：银屑病不遵循典型的孟德尔遗传模式，鉴于患者先证者后代发病不一致的现象，而符合多基因遗传的方式。发现与银屑病基因组人组织相容性抗原（HLA抗原），位于第6对染色体短臂，当仅有HLA的单一基因表型和环境因素时不足以引起银屑病发病。

一级亲属的发病率为7.8%~17.6%。单卵双胞胎均发病的概率为64%~70%。银屑病分为两型：①Ⅰ型：多基因遗传 多个基因与银屑病有关，属多因子遗传。年轻人多见，有家族遗传倾向，但尚未发现一个与所有银屑病患者都有关系的基因。目前发现的易感基因位点被遗传学国际组织命名的有15个，PSORS1-15（其中PSORS9为中国汉族人群所特有），已被确认的银屑病易感基因有白细胞介素（IL）-12B、IL-23R、LCE3B/3C/3D、IL-23A、IL-17A、TNFAIP3等80多个。②Ⅱ型：见于年龄较大者，无家族遗传倾向，在脓疱型银屑病、银屑病伴周边性关节炎患者中，HLA-B27阳性率较高。

2. 感染 上呼吸道感染常可诱发银屑病，有大量基于临床和实验室的证据表明，链球菌参与银屑病的发病。用链球菌疫苗做皮内试验，注射部位会出现新的银屑病皮损或原有皮损的恶化，甚至个别病人出现全身泛发性脓疱型银屑病。而化脓性链球菌感染可诱发急性点滴型银屑病。链球菌壁与表皮角蛋白有部分结构相同的蛋白质，因此能引起淋巴细胞的交叉反应。微生物产物通过活化补体替代途径，作用于炎细胞，促进抗原诱导的Th细胞增殖，其他细菌感染如葡萄球菌、分枝杆菌等，和细菌抗原与表皮内某种抗原结构相似而导致血T淋巴细胞活化有关，此外，近年认为细菌分泌产物可能是致病的超抗原。

3. 精神因素 应激可使30%~40%患者病情加重。一组大样本调查显示1 114例银屑病患者中，40%患者在忧虑时发生银屑病，其中37%患者在忧虑时银屑病加重。基础研究发现了神经肽在银屑病发病机制中的作用，不论是外源性或内源性刺激都可能引起神经源性炎症，刺激使皮肤感觉神经释放P物质和其他神经肽增多，作用于皮肤中的免疫细胞分泌细胞因子等介质，引起局部炎症反应。

4. 药物 糖皮质激素在长期应用后停药时常引起银屑病的严重发作，锂剂可诱发银屑病、抗疟药亦可加重银屑病。①B肾上腺受体阻断药：有醋丁洛尔、阿替洛尔、贝凡洛尔、美托洛尔、妥拉洛尔、阿普洛尔、纳多洛尔、氧烯洛尔、吲哚洛尔、普拉洛尔。尤其是普萘洛尔（心得安）。后来得到动物实验的证实，并以此来制成银屑病的动物模型。②血管紧张素转换酶抑制剂：卡托普利。③非甾体抗炎药：吲哚美辛、保泰松等。④干扰素。⑤钙拮抗药：硝苯吡啶、尼莫地平。⑥降糖药：二甲双胍。

5. 免疫因素 适应性免疫。银屑病发生是由于免疫反应细胞-淋巴细胞的激活，并首先进入表皮产生细胞因子，与表皮细胞、内皮细胞等相互作用，最后导致表皮增生。

有相当多的证据表明，T淋巴细胞在银屑病斑块的发展具有重要作用。

目前有证据提示T细胞介导的免疫应答是银屑病发病机制的核心。树突细胞及其他抗原提呈细胞（APC）产生IL-23，诱导$CD4^+$辅助性T淋巴细胞——Th17细胞分化增殖，分化成熟的Th17可分泌IL-17、IL-21、IL-22等多种Th17类细胞因子，刺激角质形成细胞过度增殖，Th17细胞及IL-23/IL-17轴在银屑病发病机制中可能处于关键环节（图34-1）。

固有免疫。它提供了对宿主损害的早期应答，在银屑病中存在失调。另外，在银屑病角质层，有大量抗微生物肽类物质如防御素和抗菌肽，其具有激活固有免疫的能力。

固有免疫机制反过来导致抗原驱动的T细胞的扩增和激活。

6. 表皮增殖 银屑病最明显的异常是角质细胞的细胞动力学改变，细胞循环从311小时缩短到36小时，导致了表皮细胞产量为正常的28倍。现认为银屑病的皮损持续存在是一种进行的自身反应性免疫应答。

7. 内分泌因素 国内报道内分泌因素的影响，约占6.2%，以性激素的影响为多。妊娠时性激素变化很大，妊娠时多数患者皮疹改善，甚至皮损暂时消失，而分娩后有加重的趋势。因为妊娠期伴有体内皮质激素水平的提高，有利于病情缓解；银屑病受月经影响的比较少，有的患者会在经期前后皮损加重，可能与月经前后体内雌孕激素水平低下有关。

8. 外伤/微循环障碍 外伤通过对表皮细胞的损伤，激发了神经免疫机制的反应，严重的外伤或手术创伤后发生全身性的银屑病也有报道。银屑病有微循环障碍，其皮损中毛细血管扩张、增生、扭曲，平时点状的红色袢顶变成了线团状。甲皱处也可见管袢扩张、弯曲畸形、袢顶淤血、血流缓慢、渗出明显，提示银屑病皮损中有明显的微循环障碍。在银屑病消退后再继续观察，发现皮损消退后，局部毛细血管并不同时恢复正常。

（三）银屑病分类

为了在研究和临床实践中建立遗传基因与表现型的对应关系。国际银屑病学会已就此达成共识，采用逻辑命名法，根据发病部位、分布特点、斑块的大小和厚度等因素，对银屑病的临床表现型进行了命名（表34-1）。

（四）银屑病的特征

1. 一般特征

（1）发病模式：银屑病可能发生在任何年龄，女性发病年龄普遍较男性早，病程几周至一生，病程不可预知，变化多样。

指甲改变可能是一些银屑病的首发症状，或者数年表现为局部皮损。大多数银屑病的表现出现在指甲病变后四年内。

创伤后银屑病发生常见于年轻人、运动的男性，常在受伤部位先发病，之后才到其他部位。一些女性腿上剃须造成的轻微割伤突然出现银屑病皮损。屈侧皮损可能单独存在或在

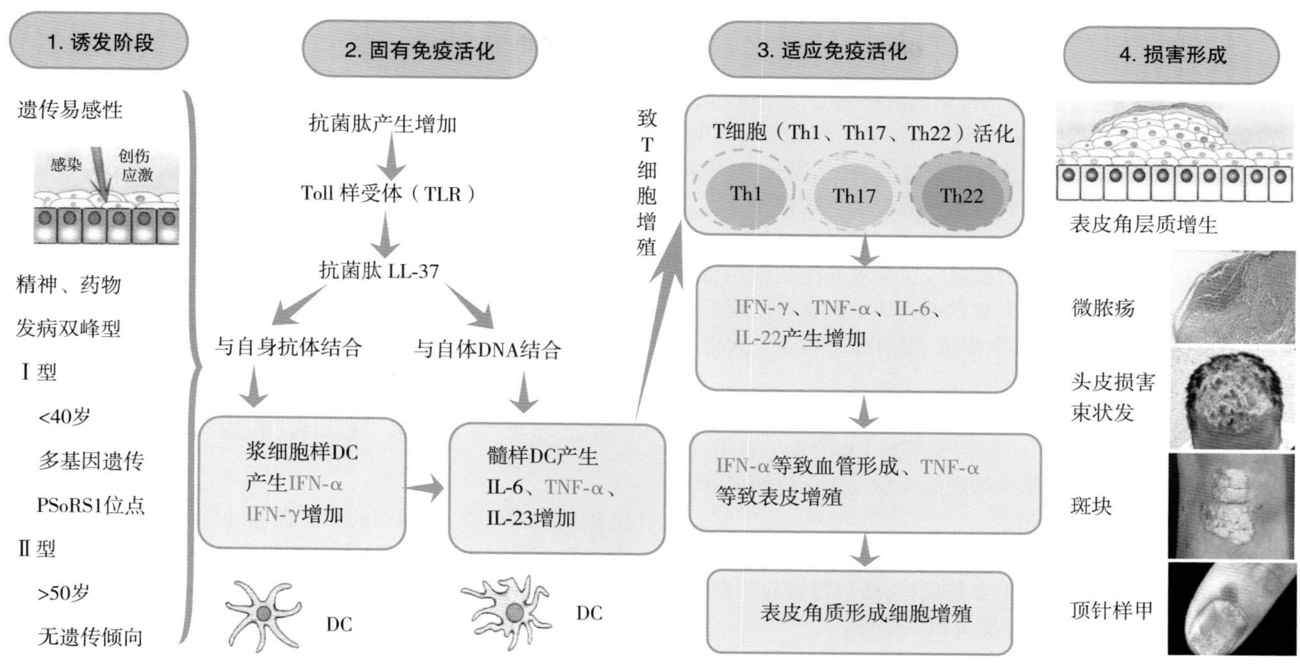

Toll样受体=模式识别受体家族；DC=树突状细胞；IFN=干扰素；IL=白细胞介素；TNF=肿瘤坏死因子。

T细胞介导的免疫反应是发病机制的核心

1. 诱发阶段 遗传个体的皮肤受到损伤或感染。

2. 固有免疫活化阶段 抗菌肽产生增多和Toll样受体（TLR）活化，抗菌肽LL-37与自身抗体结合，诱导浆细胞样DC产生α干扰素增加，与自体DNA结合诱导髓样树突状细胞产生TNF-α、IL-6和IL-23增加，引起T细胞增殖。

3. 适应免疫活化阶段 T细胞（Th1、Th17、Th22）活化，γ-干扰素、TNF-α、IL-6、IL-22和IL-23产生增加及角质形成细胞分泌，释放血管形成因子，致表皮增殖、斑块形成。

4. 效应阶段 角质形成细胞分泌IFN-γ导致表皮角质增殖。

图 34-1 银屑病发病机制

表 34-1 国际银屑病学会银屑病分类

A	B	C
局限型	泛发型或泛发型的其他形式	
褶皱或擦烂型	点滴型	稳定 / 不稳定
面部或脂溢性	泛发性脓疱型	薄 / 厚[i]
头皮	红皮病型：皮损大于体表面积 90%	小斑块 / 大斑块[£]
手掌或足底(非脓疱型)	± 伴有全身症状，不稳定，皮损薄	Ⅰ型 / Ⅱ型银屑病[§]
四肢		± 银屑病甲病
躯干		毛囊型银屑病
+C 中的所有类型	+C 中的所有类型	

[i] 薄：≤0.75mm；厚：>0.75mm。

[£] 小斑块：直径≤3cm；大斑块：直径 >3cm。

[§] Ⅰ型银屑病：发作年龄≤40 岁；Ⅱ型银屑病：发作年龄 >40 岁。

其他疾病出现破损的皮肤之后，屈侧皮损常常发生于肥胖、中年人，局限于腹股沟、会阴部，皮损常不知不觉，通常数年不能确诊。

老年人皮损第一时间可能无法预测，自行发生或者在其他皮肤病之后发生，有报道一位 108 岁老人发生银屑病。

从临床角度，可以认为银屑病是一个有不同皮肤表现的谱系疾病。

（2）皮肤损害：基本损害初起为红色丘疹或斑丘疹，其皮损差异较大，可从针尖大小的丘疹到直径超过 20cm 损害。上覆多层疏松的银白色鳞屑，用指甲搔刮红色表面后，即出现多层银白色的鳞屑，将鳞屑刮除后，其下为一红色发亮的薄膜，刮除后在其下方显露一层发亮的淡红色薄膜，称薄膜现象，轻刮薄膜即可出现散在的小出血点，呈露珠状，称为点状出血现象即 Auspitz 征（Auspitz sign）。银白色鳞屑、薄膜现象、点状出血被看作是银屑病皮肤症状的三大特点。薄膜现象，鳞屑容易刮除，Auspitz 征是银屑病的红斑鳞屑性损害的特征，但在反向银屑病或脓疱型银屑病中缺乏。银屑病皮损具有境界清楚的特征外，皮损有时可被苍白环包绕，称为 Woronoff 环。

（3）瘙痒：银屑病的皮疹一般伴有不同程度的瘙痒，这是由于银屑病本身的炎症，同时皮损的角质层细胞角化不全，排列疏松，正常的屏障功能破坏，皮肤水分丢失过多引起皮肤干燥，干燥的皮肤对于外界刺激较为敏感。病人皮肤感觉敏感性高，产生瘙痒。

(4) 眼病：国外报道 10% 的银屑病有眼病变，我国刘承煌报道占 51.79%。各型银屑病均可发生，尤其严重银屑病中，眼睛各部分均可受累，表现为非特异性睑炎、结膜炎、虹膜睫状体炎、青光眼、视网膜炎。严重者可致眼睛功能丧失。

(5) Koebner 现象及反 Koebner 现象　Koebner 现象(KP)：也称同形反应，最早是指银屑病患者正常皮肤受到创伤后出现的红斑鳞屑皮损表现，后来观察到其他疾病也可出现类似现象。Koebner 于 1877 年首次报道：银屑病患者在冬天更易出现 KP，而夏天则较少出现。

Boyd 等认为 KP 的发生机制与免疫因素、血管因素、真 - 表皮相互作用、抑制因子、生长因子等与 KP 的发生有关，损伤处肥大细胞数量增加，肥大细胞脱颗粒反应促进新血管的形成是同形反应发生的环节。

诱发 Koebner 现象原因①创伤：昆虫叮咬、剃须和外科缝合等。②过敏刺激性反应：卡介苗接种、药物过敏和护发剂。③皮肤病：痈疖、皮炎、疱疹样皮炎和湿疹等。

"全"或"无"现象：即银屑病患者因一种刺激诱发 KP，则其他刺激也可诱发同形反应；若一种刺激不能诱发 KP，其他刺激亦不能。

反同形反应：Eyre 等发现银屑病患者创伤后出现皮损消退现象，称之为反同形反应，此后又陆续发现白癜风和普秃患者也存在反同形反应。

Boyd 和 Neldner 将同形反应分为①真同形反应，如银屑病、白癜风和扁平苔藓，其与疾病的活动、治疗和预防相关；②假同形反应，传染性皮肤病，如扁平疣系病毒"接种"在因瘙抓引起的创面上形成；③偶发于创伤部位的同形反应，如毛囊角化症、家族性慢性良性天疱疮等。

(6) 甲病变

1) 甲银屑病(psoriatic nails)：银屑病患者甲损害的发病率约为 10%~50%。甲损害通常和皮损同时发生，但也可能单独发生。50% 以上银屑病甲病的患者有指(趾)甲疼痛。

2) 甲点状凹陷(pitting)：最常见的银屑病甲板表面顶针样凹陷，由近端甲母质小的角化不全所导致。甲板细胞脱落后使甲板表面留下许多小凹(图 34-2)。许多其他的皮肤病，如湿疹、真菌感染和斑秃，也可以引起甲的点状凹陷，甲点状凹陷也可为正常变异而单独存在。

3) 甲剥离(onycholysisi)：甲下银屑病可使黄色鳞屑性细胞碎屑在甲下聚集，从而使局部甲板抬高，甲和甲床分离。甲板变成黄色。甲剥离开始于远端甲沟或甲板下。甲板远端及外侧缘剥离是甲下皮及远端甲床远端角化不全所致。

4) 甲变形(nail deformity)：银屑病使甲母质广泛受累，结构完整性丧失，出现甲碎裂和剥落。常可见到甲板表面明显改变和甲床裂片状出血。其出血呈点状或片状，这是由于毛细血管脆性增加所致。

5) 油滴(斑)样损害(oil spot lesion)：甲床银屑病可能使甲板局部分离，细胞碎屑和血清在此聚集，使甲床和甲下皮呈黄褐色。酷似油滴(斑)，直径达数 mm；为银屑病的特异性甲病变。

6) 其他：也可出现沟纹或横向凹陷(Beau 线)、甲板碎裂或表面粗糙或光滑的白甲，许多研究发现关节型银屑病通常有银屑病甲改变，甲损害的严重程度可与皮肤和关节损害相关。脓疱型银屑病可出现甲松离，甲床或甲周可出现脓湖。

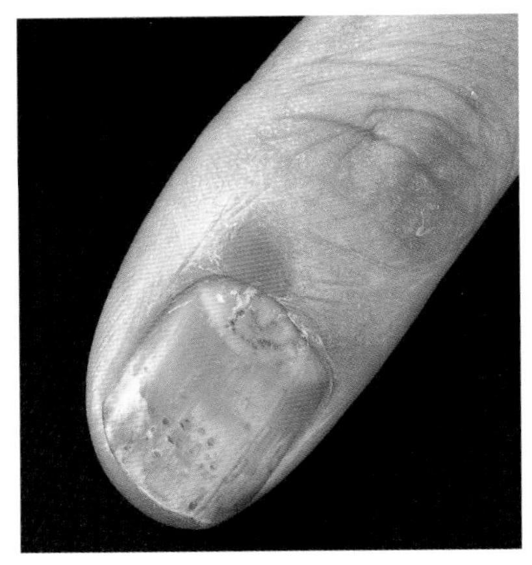

图 34-2　银屑病(甲顶针状)

2. 银屑病与其他疾病关系——银屑病共病

(1) 心血管系统：是银屑病最常受累的系统之一，包括冠心病、心肌梗死，银屑病皮损有微循环异常，银屑病发生冠心病是一般居民的 11 倍，高血压伴发率为 15.4 倍。

(2) 肾脏受累：于银屑病的个案报告国内外均有，表现为银屑病活动发作期出现血尿，或(和)尿蛋白，皮损改善消退，随之尿液检查恢复正常。推测与共同的血管免疫反应机制有关。

(3) 银屑病患者的肝解毒功能低下：与银屑病的病情长短、皮疹面积大小有关，肝功能有关指标异常在进行期较多见、皮疹消退后大部分恢复正常；非寻常型银屑病的肝脏各检查指标异常发生率比寻常型银屑病明显增高。

(4) 胃肠道：包括口腔黏膜会受累，表现为唇红、口腔黏膜的白色环状红斑，病理证实是银屑病的病理改变。2/3 活动期银屑病患者有多发性糜烂性胃炎，皮损消退时，胃镜检查也见好转。

(5) 代谢综合征：是一组代谢紊乱如中心性肥胖、高血压、胰岛素抵抗和血脂异常同时出现的综合征，其他心血管疾病危险因素通常伴随代谢综合征同时发生，包括凝血增加倾向、微量蛋白尿、高尿酸血症、血液中的炎症标志物增加(如 C 反应蛋白或 IL-6)。

(6) 界定银屑病严重程度的方法：称为 10 分规则，体表受累面积(BSA) ≥10%(10 只手掌的面积)，或 PASI ≥10 或 DLQI ≥10 即为重度银屑病，见表 34-2。

(7) 银屑病的治疗原则：①规范；②安全；③个体化。在选择治疗方案时，要全面考虑银屑病患者的病情、需求、耐受性、经济承受能力、既往治疗史及药物不良反应等，综合制定合理的治疗方案。各型银屑病治疗原则见图 34-3。

(8) 合理治疗：国际银屑病共识：2003 年"国际银屑病协会理事会议"，提出了 10 项医患共识，内容为：①银屑病是由免疫介导的疾病；②世界任何种族、年龄、性别的人均可罹患；③银屑病无传染性；④银屑病患者病情差异很大，轻重不一；⑤有很多治疗方法，但没有一种方法对每一个人都有效，更没有根治的方法；⑥有些治疗有严重副作用，治疗费用大，因而降低患者的生活质量；⑦银屑病有自然周期，有时减轻，有时加重；⑧银屑病患者有强烈的情绪反应，如苦恼、焦躁和压抑等；⑨银屑病患者常受人歧视；⑩需要帮助和教育银屑病患者

表 34-2　临床上界定银屑病严重程度的方法

轻度	中度	重度
疾病不改变患者的生活质量	疾病改变患者的生活质量	疾病严重影响患者的生活质量
患者能将疾病的影响最小化不需要治疗	患者期望治疗能够提高生活质量	对有最小不良反应的治疗措施效果不佳
治疗措施没有已知的严重不良反应（如外用糖皮质激素）	治疗措施不良反应最小（尽管治疗不便、价格昂贵、耗时、疗效不完全，但患者认为对其近期和远期的健康状态均无影响）	患者情愿接受有影响生命状态不良反应的治疗以缓解或治愈疾病
BSA<3%，PASI<3%，DLQI<6%	BSA 3%~10%，PASI 3%~10%，DLQI 6%~10%	BSA≥10%，PASI≥10%，DLQI≥10% ——疾病的部位（如面部、手足、指甲、生殖器） ——关节病 / 关节炎

注：BSA：体表受累面积；PASI：银屑病皮损面积和严重程度指数；DLQI：皮肤病生活质量指数

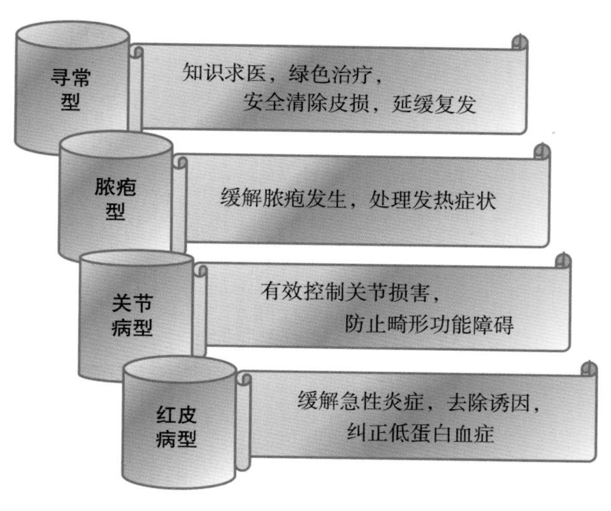

图 34-3　各型银屑病治疗原则

正视现实，学习和了解银屑病的相关知识，正确对待疾病。10 条共识就是要鼓励患者正确对待银屑病，去除盲目性。

到处求医，滥用药物，轻信广告，非规范超量使用毒性药物，造成自身健康损害甚至严重后果，应该运用“知识求医，绿色治疗”（彭永年、邵长庚、杨雪琴）合理治疗的新理念，战胜疾病。

二、寻常型银屑病

内容提要

- 寻常型银屑病具有代表性，包括慢性斑块型银屑病、点滴状银屑病。
- 典型表现为红斑、丘疹，覆以银白色鳞屑，刮去鳞屑见蜡样光泽，即薄膜现象，刮除薄膜则见点状出血。
- 寻常型银屑病皮损呈多种形态，可侵犯身体各处皮肤黏膜。有许多亚型，可分为进行期、静止期、退行期。
- 应合理治疗，不盲目追求根治，过度治疗会损害患者健康。

寻常型银屑病（psoriasis vulgaris），是最常见的临床类型。初期损害为红色丘疹或斑丘疹，针头至绿豆大小，边界清楚，上覆分层的银白色或云母样鳞屑，可缓慢扩大或融合成棕红色斑块，伴有不同程度的瘙痒。皮损好发于肘、膝、头皮、耳后、腰部和脐部，皮损扩大一定程度后，保持数月至数年的稳定状态，斑块消退时有暂时性棕色、白色或红色斑疹。

（一）寻常型银屑病最常见的两种类型

1. 慢性斑块型银屑病　斑块性银屑病是临床上最常见的寻常型银屑病皮损类型，近 80% 的银屑病患者属于斑块状银屑病。表现为大小不等的红色或暗红色斑块，边界清楚，周围绕以炎性红晕，表面覆以干燥的云母状鳞屑。慢性斑块型银屑病通常对称分布，皮损多发于肘膝关节伸侧、头皮和腰背部。但也可以发生于身体的其他部位。头部皮损表现为明显的斑块，尽管病程慢性，但可有完全缓解期，据报道大约 5% 的病人可有 5 年或更长时间的缓解。皮损可出现于皮肤表面任何部位，扩大到一定程度后，保持数月或数年的稳定状态。斑块消退时有暂时性的棕色、白色或红色斑疹。

本病慢性经过，反复发作，可迁延数年至数十年，甚或终身。尽管典型损害以斑块为主，但在疾病的发展过程中，皮损形态表现不一。

随季节变化可有冬季型银屑病、夏季型银屑病。依病情的发展，本病可分为①进行期：为急性发作阶段，新皮损不断出现，旧皮损持续扩大，炎症明显，可有 Koebner 现象；②静止期：病变停止发展，炎症减轻，不发生新皮损；③退行期：炎症消退，鳞屑减少，皮损缩小、变薄、消失，遗留色素减退的银屑病白斑或亦可出现色素沉着斑。

2. 点滴状银屑病　银屑病比率为占 2%，超过 30% 的银屑病患者在 20 岁之前首次发病，许多患者初发表现即为点滴状，在儿童银屑病中较常见，系寻常型银屑病的一种类型；粟粒至绿豆大小丘疹，至 1cm 左右，呈点滴状分布全身（图 34-4），躯干是最常受累部位，而手掌和脚底通常不被波及。发病前常有咽喉部链球菌感染，常在扁桃体炎后发病，有报道先前明确有严重上呼吸道感染史占 66%，可检出抗脱氧核酸酶 B 和链球菌酶，提示与链球菌感染有关。点滴状银屑病可在数周或数月内自发消退，较慢性斑块状银屑病治疗效果好。该型银屑病患者血清中抗链球菌溶血素“O”滴度阳性率很高。寻常型银屑病的临床特征（表 34-3）。

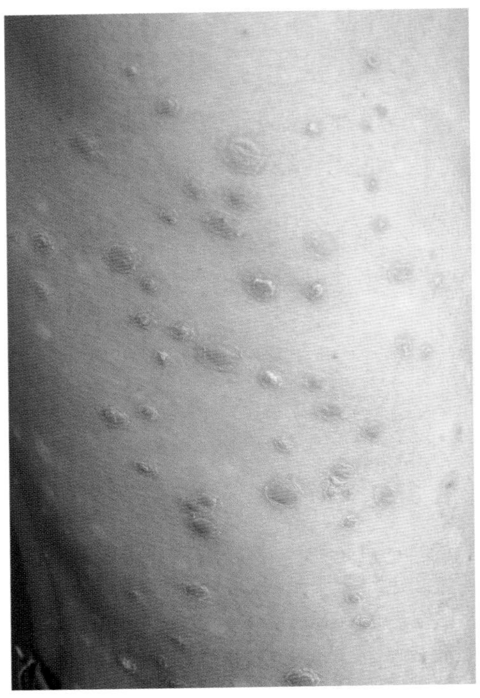

图 34-4　点滴状银屑病

表 34-3　寻常型银屑病的临床特征

1. 皮损特点	红色丘疹，多层银白色鳞屑，薄膜现象，点状出血（Auspitz 征）
2. 皮损分类	点滴状银屑病、钱币状银屑病、斑块状银屑病、回状银屑病、环状银屑病、地图状银屑病、泛发性银屑病、毛囊性银屑病、疣状银屑病、蛎状银屑病、匐行状银屑病
3. 病情分期	①进行期，旧皮损无消退，新皮损不断出现，皮损炎症明显，周围可有红晕，鳞屑较厚，有“同形反应”；②静止期，皮损稳定，无新发皮损，炎症较轻，鳞屑较多；③退行期，皮损缩小或变平，炎症基本消退，遗留色素减退或色素沉着斑。
4. 特殊表现	脂溢性皮炎样银屑病、湿疹样银屑病、尿布银屑病、光敏性银屑病、蛎壳状银屑病、疣状银屑病、屈侧银屑病、带状银屑病、伴 HIV 感染银屑病、足跖银屑病、外生殖器银屑病（Reiter 病、脓溢性角皮病）、口腔黏膜银屑病、甲银屑病、头皮银屑病

口腔黏膜损害连续性肢端皮炎（hallopeau）和泛发性脓疱型银屑病患者可见到地图舌，伴有湿性白色鳞屑（环状迁移性）。最常见的部位是舌，其临床和组织学表现类似地图舌。头皮损鳞屑很少。

（二）皮损形态

寻常型银屑病可在疾病发展过程中，皮损演变多样，丘疹或斑丘疹扩大，成圆形扁平斑片状，形如钱币，称为钱币状银屑病；若皮损继续扩大，邻近的损害相互融合（图 34-5，图 34-6），形成大的不规则地图状损害，称地图状银屑病，其中，损害向二侧扩展或数个斑块融合、形成迂回弯曲的，称为回状银屑病；如损害中央消退或痊愈呈环状，称环状银屑病；如损害不断向周围扩展，使之是匐行状，称匐行状银屑病，如损害分布呈带状或蜿蜒如蛇形者，称带状银屑病或蛇形状银屑病；银屑病的鳞屑非银白色，且紧密黏着，是皮损炎症并有渗出，使鳞屑变色或硬壳状的痂皮损糜烂、渗出，干燥后成污褐色鳞屑痂堆积，状如蛎壳，称蛎壳状银屑病（图 34-7），少数皮损表面呈疣状，称疣状银屑病。线状银屑病沿 Blaschko 线状排列的红

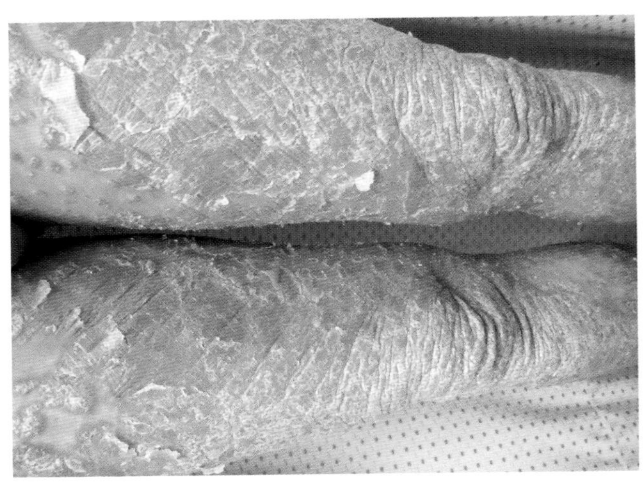

图 34-5　寻常型银屑病

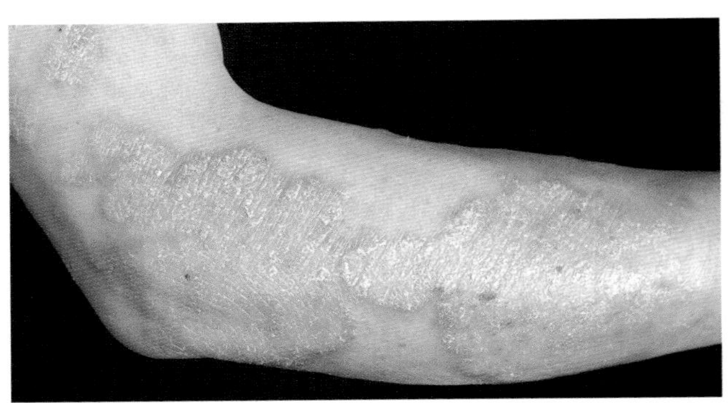

图 34-6　寻常型银屑病
肘部为好发部位。

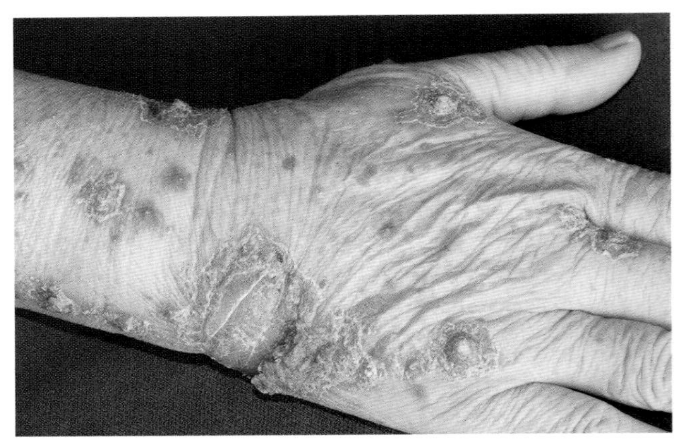

图 34-7　蛎壳状银屑病

色斑丘疹(图 34-8),表面覆以银白色鳞屑,刮除鳞屑可见薄膜现象及点状出血。有的线状皮损出现在有外伤的部位,称同形现象。

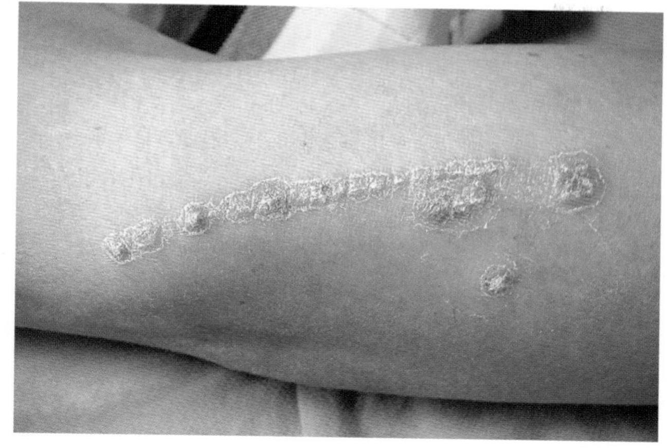

图 34-8 线状银屑病[华中科技大学协和深圳医院(南山医院) 陆原惠赠]

多数损害是对称分布,如皮损数目较多,分布广泛甚或累及全身,称为泛发性银屑病。

(三)不稳定型银屑病

这个术语用于病因不明,处于活动期,病程及后果无法预知的银屑病,例如开始为稳定型,不合理的治疗加剧了慢性过程,恶化为红皮病型或脓疱型,或局限型脓疱或不明确的红斑自发成首发症状,病人可能反复出现这种不稳定的类型,变成经典的类型。强化治疗之后,及局部糖皮质激素的治疗,低钙血症,急性感染,焦油的过度治疗,地蒽酚或 UV 照射,一些情感因素可能造成这种类型的疾病。

(四)寻常型银屑病及其亚型

1. 光敏型银屑病 为银屑病的夏季型,于春夏季节发病或加重,冬季缓解,晒日光后可产生光敏性银屑病。从暴晒到皮损发出的间隔时间一般为 1~3 天。但也可无明显暴晒史。约 30% 的患者有"强化"或"耐受"现象,在春季由于患者的防光能力较差而发疹,随着时间的推移至夏季皮肤的防光能力逐渐增强后,皮损消退。组织病理同银屑病。银屑病患者在阳光充足的夏天,患者有可能导致晒伤,在晒伤区域出现 Koebner 现象,点滴状皮损或是疼痛性弥漫性炎症性斑块。

2. 疣状银屑病 疣状银屑病极为少见。一般在寻常型银屑病数年后发生,皮损顽固不退或常复发。有人认为系在外界因素(脓球菌感染,外用药使用不当等)影响下机体反应性发生变化之故。疣状损害一般位于下肢,特别是小腿,但也可见于躯干。除疣状皮损外,尚有典型的寻常型损害,并可见有关节和指甲改变。

3. 尿布银屑病 病因不明,有人认为系尿中的尿素分解时产生的氨类刺激皮肤引起的变态反应,有人认为与遗传因素有关。患儿家族中银屑病发病率为 12%~55%,多在出生后数日至 9 个月内发病,尤以 2 个月左右发病为多。臀部及股部等接触尿布的隆起部位首先发疹,腹股沟及臀间等凹陷部位亦可受累。损害大小不等,呈圆形、卵形或地图形暗红或红褐色斑块,边界较清晰,上覆银白色层层堆积的细薄鳞屑。皮疹可蔓延至躯干及四肢近端。头皮也常受累。少数患儿指/趾甲可呈点状凹陷或嵴状隆起。个别可有地图舌。50% 合并假丝酵母菌感染。

4. 脂溢性银屑病 皮损形态介于银屑病和脂溢性皮炎两者之间,呈黄红色,边界较不清晰,覆有油腻性鳞屑。脂溢性银屑病损害可同时伴有典型的寻常型银屑病损害,也可不伴寻常型损害而单独存在,有时在头皮初起似脂溢性皮炎,损害境界不甚清晰,但以后可发展为典型的银屑病损害。

5. 湿疹样银屑病 典型的银屑病具有独特的丘疹鳞屑性损害,可根据皮损的形态作出诊断。然有时介于湿疹和银屑病两者之间,称为湿疹样银屑病,临床上见到两种类型:一为钱币状湿疹或慢性手部皮炎,数年后发展成典型的银屑病;另一为患者有典型的银屑病,皮损检查诊断为银屑病,而同时有湿疹样表现的损害,而此种损害单独检查不能诊断为银屑病。

组织学的变化与皮损形态相一致。银屑病患者湿疹样损害的活检示非特异性湿疹样组织象。湿疹样银屑病的诊断要有银屑病形态学上的特征,如头皮有境界清晰的红斑鳞屑性损害,甲营养不良或点状凹陷,血清阴性关节炎等。

6. AIDS 银屑病 艾滋病患者中的银屑病表现可不典型,病情加重可累及腹股沟、腋窝、头皮、手掌和足跖皮肤。若暴发性起病,表现为红皮病或是脓疱性皮损,并迅速融合。

7. 毛囊性银屑病 毛囊性银屑病(follicular psoriasis):损害发生于毛囊部位,成人型主要见于妇女,毛囊性损害是泛发性银屑病的一部分,对称分布于腹部;儿童型的毛囊性损害聚合成非对称性斑块,好发于躯干及腋窝,可与毛发红糠疹混淆。细小的鳞屑性损害位于毛囊开口处。

8. 线状银屑病 1922 年由 Clark 首先报道,其发病原因不明。国内姜氏、卢氏各报道一例。根据线状银屑病的特殊形态,需与单侧慢性湿疹、线状苔藓、线状扁平苔藓、线性表皮痣等疾病相鉴别。

(五)特殊部位的银屑病

1. 头皮型银屑病 头皮是银屑病的好发部位,可以是唯一的受累部位,发生于头皮者,可为大片弥漫性,或多数钱币状,或点滴状损害。损害不论大小发生于头皮部的有一共同特点有厚的鳞屑(图 34-9,图 34-10)。皮损境界清楚,表面厚

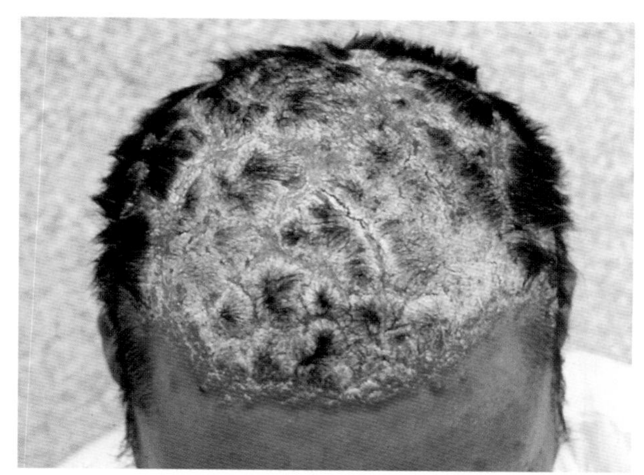

图 34-9 寻常型银屑病

泛发性红斑鳞屑性丘疹,有融合倾向,无链球菌感染史,无自愈倾向,成泛发性小斑块银屑病。

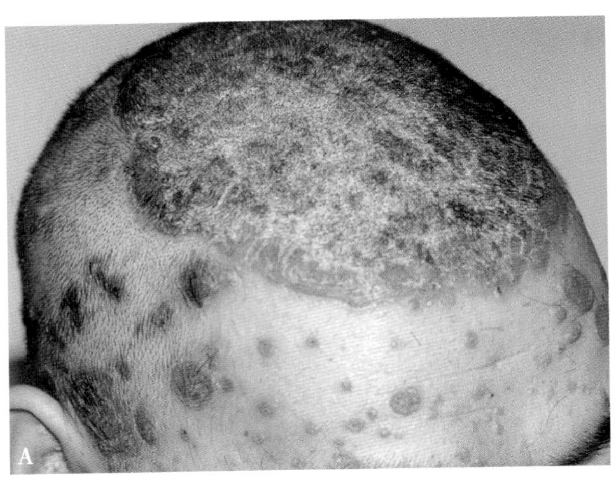
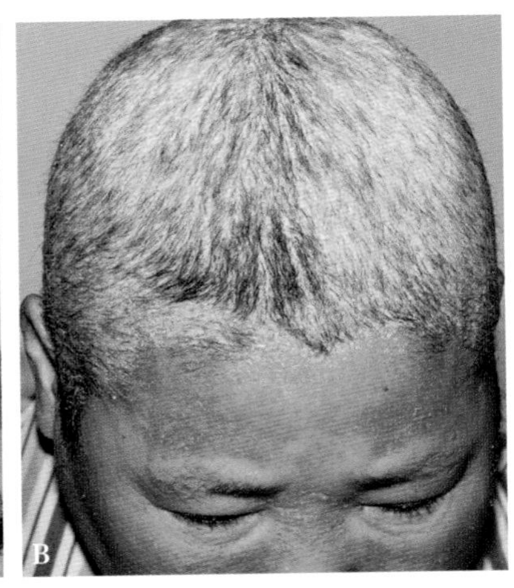

图 34-10　银屑病头部损害(北京京城皮肤病医院　朱宝国惠赠)

积鳞屑使之成囊状,鳞屑更不易脱落。头皮损害有时鳞屑可呈石棉状外观,有时与脂溢性皮炎无法区分。有时覆有黄色厚痂,但与脂溢性皮炎不同,头皮皮损一般是分开的,除非完全融合,头皮皮损常超出发际,侵及前额数厘米,头发向皮疹中心聚拢成束状。或密集的紧绷的鳞屑覆盖在整个头皮。即使严重的病例,也不会造成永久性脱发。然而尽管过去认为无秃发,但近来报告秃发者并不罕见。

2. 阴茎龟头银屑病　或反向银屑病,阴茎可出现典型的白色鳞屑性银屑病斑块,阴茎被包皮覆盖时无鳞屑形成。龟头和冠状沟糜烂的皮肤表面覆盖鳞屑和痂。

3. 屈侧银屑病　累及腹股沟、外阴、腋窝、乳房下褶及其他褶皱部位,如腋窝、生殖器部位(图 34-11)和颈部,皮损为边界清楚的炎性红斑或斑块,深红色、平滑、发亮,皮损延伸皱褶连接处停止,类似间擦疹、湿润、浸渍或假丝酵母菌感染,鳞屑少或无鳞屑,婴儿腹股沟处银屑病皮损可扩展至臀部整个尿布区域。

(六)儿童银屑病

儿童银屑病在美国每年在每 1 000 个儿童中就有 3.1 个罹患。儿童期发病的银屑病患者较晚发型银屑病患者更有可能有家族史。

基因因素参与银屑病的发病。而同卵双生的发病却缺乏一致性(67%)表明其发病是基因和环境因素共同作用的。银屑病主要的易感基因(PSORS1)位于 6 号染色体主要组织相容性复合物区域。

儿童银屑病(寻常型银屑病)的临床表现最多见于耳、肘、膝、头皮受累而出现斑块。肛周皮疹也很常见,儿童肛周银屑病早期可因没有鳞屑而呈粉红色。44% 的银屑病患儿生殖器受累(如会阴、阴茎、腹股沟、阴唇)。骶尾部累及也和阴茎受累一样常见。

儿童点滴状银屑病较成人更为常见。点滴状银屑病发病前 2~3 周可能有咽痛。应注意有无链球菌感染,患有点滴状银屑病的儿童很可能在 5 年内转变为典型的寻常型银屑病。

同形反应是有助于诊断银屑病的一个特点,儿童沿搔抓处形成线性皮肤损害,但也可以继发于破损、磨损、晒伤、虫咬或者挤压。在一些患儿中,可以表现为痣样分布,如同表皮痣。

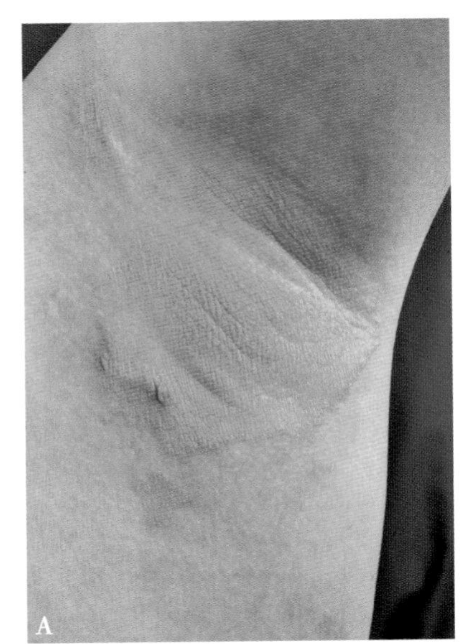
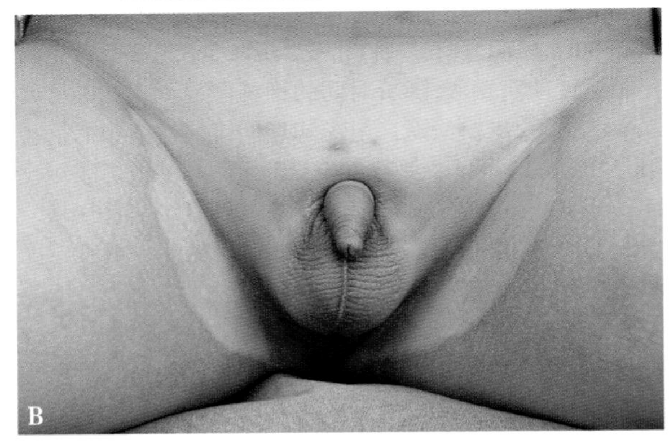

图 34-11　反向性银屑病(广东医科大学附属医院　吴玮惠赠)

大多数银屑病患儿头皮受累,但不发生脱发。掌跖受累在儿童中不常见,皮损可表现为皲裂、疼痛性对称性斑块,或是多发的无菌性小脓疱。患儿可同时有一个或多个手指末端累及。甲病变可以见于 15% 的患儿。脓疱型银屑病在儿童中相当罕见,该型银屑病可能很少伴有溶骨性病灶。瘙痒症状在银屑病中表现不一，大多数儿童无瘙痒。关节炎很少见。仅发生于1%的银屑病患儿。

（七）实验室检查

1. 脓疱型银屑病白细胞升高，血沉快，低钙血症。红皮病型银屑病血沉快，低蛋白血症，贫血。关节病型银屑病血沉快，血清反应阴性。

2. 组织病理　①寻常型银屑病：角化不全，角质层内Munro微脓疡，棘层肥厚，表皮突延长，乳头水肿，呈杵状，内有迂曲扩张的毛细血管（图34-12）。②脓疱型银屑病：表皮内海绵状脓疱（Kogoj），疱内主要为中性粒细胞。

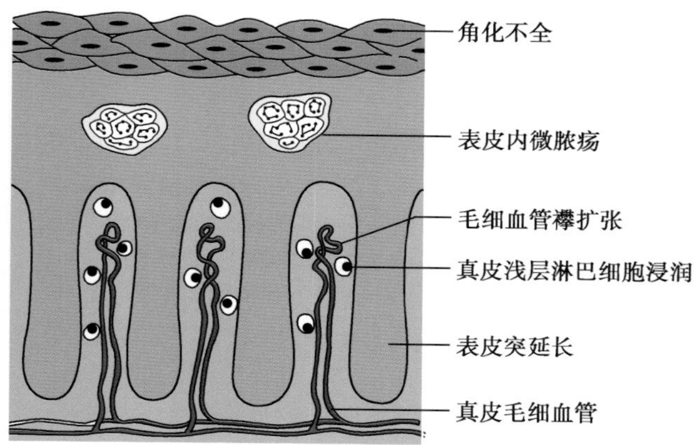

图34-12　寻常型银屑病病理组织特征。

3. 斑块状银屑病皮肤镜表现　亮红色背景；点状血管或小球状血管；出现环状血管或发夹样血管对于诊断有很高的特异性；血管一致性分布；弥漫分布的白色鳞屑。

（八）诊断

1. 点滴状银屑病　诊断依据：①起病急，皮损为0.3~0.5mm大小丘疹，斑丘疹，色泽潮红，覆以鳞屑，广泛分布；②发疹前常有咽喉部链球菌感染病史；③白细胞计数及中性粒细胞比例升高，抗链球菌溶血素O升高；④经适当治疗，皮疹在数周内消退，少数转为慢性病程。

2. 斑块状银屑病　最常见的类型，约占90%，诊断依据：①皮疹基本特点为境界清楚的暗红色斑块或浸润性红斑，上附白色，银白色鳞屑；②查体见"蜡滴现象""薄膜现象""点状出血现象"（Auspitz征）和"束状发"等；③皮疹好发于头皮，背部和四肢伸侧；④伴或不伴瘙痒；⑤进行期可有同形反应；⑥皮损反复发作，多数冬重夏轻。

（九）鉴别诊断　（表34-4）

表34-4　银屑病的鉴别诊断

银屑病类型	鉴别诊断
斑块状银屑病	钱币状湿疹，脂溢性皮炎、脂溢性皮炎、扁平苔藓、毛发红糠疹、蕈样肉芽肿、体癣、二期梅毒
点滴状银屑病	玫瑰糠疹，毛发红糠疹，二期梅毒，体癣
反向银屑病	念珠菌病，红癣，接触性皮炎，Darier病
甲银屑病	甲癣，甲扁平苔藓、继发于损伤（创伤、皮炎）的角化不良
头皮和面部银屑病	脂溢性皮炎、体癣
生殖器银屑病	Bowen病、性传播疾病

（十）治疗

1. 治疗原则

（1）治疗目的：在于控制病情，减轻红斑、鳞屑、局部斑片增厚等症状，延长缓解时间，减少复发，尽量避免副作用，提高患者生活质量。各种治疗方法均以确保患者的安全为首要。

（2）银屑病严重程度分类及方案：依受累体表面积（BSA）分类：轻度：BSA<3%；中度：3%~10%；重度：>10%。

依轻、中、重三级治疗，皮损<体表面积3%的局限性银屑病，可单独采取外用药治疗。对于严重、受累面积大者，除外用药外，还可联合物理疗法和系统疗法。①轻度银屑病：外用药治疗为主，可考虑光疗，必要时内用药治疗；②中重度银屑病：紫外线、光化学疗法、氨甲蝶呤、环孢素、维A酸类、生物制剂和联合治疗。

（3）避免诱因：银屑病的治疗必须避免各种可能的诱因。药物诱发，如糖皮质激素、β受体阻断剂、锂剂、抗疟药、特比萘芬、钙通道阻滞剂，如尼卡地平、硝苯地平、地尔硫䓬、卡托普利。

（4）急性期禁用刺激药物：急性期药物禁止用紫外线照射和强烈外用，应给予清淡饮食，避免刺激性疗法，防止外伤，忌搔抓及热水烫洗。

（5）合理治疗：在制订治疗方案时，除要考虑疗效、不良反应、患者的临床类型、疾病的严重性及既往治疗反应外，不盲目追求根治，提倡合理治疗、心理治疗和个体化治疗。寻常型银屑病不系统性使用糖皮质激素。避免食用牛羊肉，因其含有比其他肉类更高的花生四烯酸，花生四烯酸经脂氧合本科途径产生白三烯，参与了银屑病的炎症，导致炎性细胞聚集，加重红斑瘙痒和疼痛。

（6）序贯治疗：特异的治疗方法排序，使最初的治疗达到最好效果。包括三个阶段：①清除阶段：快速作用的药物；②过渡阶段：一旦病情改善，采用维持治疗药物，逐渐减少剂量；③维持阶段：仅用维持治疗药物。

（7）轮换治疗：毒性最小化，在最初的治疗到达毒性水平以前，从一种治疗转换为另一种治疗方法；或者是由于最初的治疗效果逐渐降低而不良反应增加，外用药物系统用药。如MTX，阿维A，生物制剂，光疗，皆可轮换使用，一个疗程一般为12~36个月。

（8）联合用药：是选用2种以上作用机制不同的药物，各自应用最小的剂量，互相协同或累加达到最好的效果，同时不良反应最少。当到达有效清除效果时，应逐渐减少联合用药数量，以其中一种药物维持。下列治疗联用可以增加毒性，应该避免：维A酸类和环孢菌素A；环孢菌素A和光疗，氨甲蝶呤和阿维A酸（肝脏毒性）。

（9）银屑病的循证治疗（表34-5，表34-6）

2. 外用药治疗

（1）润肤剂/保湿剂：安全，减少鳞屑、痒感及不适感。如多磺酸黏多糖、肝素软膏、维生素E霜，但单用时缓解效果作用差。神经酰胺/类神经酰胺的保湿剂能降低银屑病复发率

表 34-5　寻常型银屑病的循证治疗

一线治疗	有蒽林(地蒽酚)(B),焦油制剂(A),水杨酸(C),外用糖皮质激素(A),外用卡泊三醇(A),他扎罗汀(A),UVB(A),钙调神经磷酸酶抑制剂(A)
二线治疗	有 UVB(A),窄谱 UVB(A),PUVA(A),阿维 A(A),氨甲蝶呤(B),环孢素(A)
三线治疗	有外用氟尿嘧啶(C),外用丙硫氧嘧啶(C),皮损内注射 5- 氟尿嘧啶(C),柳氮磺胺吡啶(A),吗替麦考酚酯(B),羟基脲(B),6- 硫鸟嘌呤(C)、硫唑嘌呤(C),他克莫司(A),延胡索酸酯(B),秋水仙素(C),甲硫氧嘧啶(B),激光(准分子、脉冲、染料)(C),冷冻治疗(C),光动力治疗学(C),白介素 -10(D),靶向免疫疗法(A)
生物制剂	有依法珠单抗(D),英夫利昔单抗(A),阿法赛特(D),依那西普(A)
联合治疗	维 A 酸联合 UVB 及维 A 酸联合 PUVA。UVB 和 PUVA 可分别与氨甲蝶呤联用,维 A 酸 + 氨甲蝶呤或环孢菌素 A

表 34-6　点滴状银屑病的循证治疗

一线治疗	首选　UVB 次选　口服维 A 酸 再次　UVB+ 维 A 酸　窄谱 UVB 或 PUVA 抗生素
二、三线治疗	参照其他银屑病类型循证步序

和减轻复发时间的严重程度。

(2) 蒽林:(地蒽酚)抗有丝分裂,局部抗增殖剂。对难控制的斑块有效;能长期缓解;推荐用于短期集中治疗;与 UVB 联用(如 Ingram 方案)可提高疗效。蒽林为强效还原剂,过量使用时可引起刺激性皮炎。配成 0.1%~0.2% 蒽林软膏或糊剂,其内含有 0.5%~1% 水杨酸。常规疗法为开始用 0.05%~0.1% 蒽林软膏,在数周内缓慢增加至 2% 浓度,继续应用至斑块完全消失。

(3) 焦油制剂:具体抗炎止痒作用,对头部少许鳞屑皮损尤其有效;与 UVB 联用可以提高功效。常用 2%~10% 煤焦油、松馏油、黑豆馏油、糠馏油软膏。本品只对轻度或头皮银屑病有效,在动物中有致癌性。不可用于妊娠期和哺乳期妇女。

(4) 糖皮质激素:外用糖皮质激素已成为治疗银屑病的主要手段,对轻至中度的银屑病是一线治疗药物。至少 80% 使用强效皮质激素治疗的病人称皮损可消失。其特点是起效快,可控制炎症反应和痒感;使用方便、清洁。可配成霜剂、软膏或溶液,外涂或封包或皮损内注射。连续使用会出现皮肤萎缩、毛细血管扩张。长期维持治疗可采用隔日用药。因糖皮质激素可在数天或数周之内较快出现快速耐受和 / 或反弹,所以对长期治疗的建议采用间歇疗法,如每 2~3 天或每周末用药。

(5) 维 A 酸:尽管全反式维 A 酸和 13- 顺式维 A 酸治疗痤疮有效,但治疗银屑病无效。然而,外用 0.05% 和 0.1% 他扎罗汀能用于银屑病的治疗。最好与中效糖皮质激素联用,因他扎罗汀可引起皮肤刺激。虽然没有证据表明外用维 A 酸对人有致畸性,但不推荐怀孕期使用。

(6) 维生素 D_3 类化合物:①卡泊三醇(calcipotriol)和外用皮质类固醇有同样效果,见效慢,但无长期使用皮质类固醇的副反应。0.005% 卡泊三醇软膏,每天 2 次,连用 4~6 周有较好疗效。常见应用部位出现刺激现象,应用过量者出现高钙血症。卡泊三醇耐受性好,长期使用有效,且副作用小。因为局部刺激,不宜用于面部和腹股沟处。②他卡西醇和骨化三醇(calcitriol)刺激性相对数小,适合用于面部和反转型银屑病。

(7) 钙调磷酸酶抑制剂:0.1% 他克莫司软膏、1% 吡美莫司乳膏,免疫调节剂,疗效好,外用安全性高,不出现皮肤萎缩。治疗面部和屈侧银屑病有效,但治疗慢性斑块型银屑病效果甚微。谨慎应用于小于 2 岁的儿童治疗。由于恶性肿瘤协会零星报告,这一类药物最近收到美国食品和药物管理局(FDA)黑框警告。

(8) 吡硫翁锌气雾剂:0.2% 吡硫翁锌(和基质 0.1% 甲基乙基硫酸钠)。具有强效、广谱的抗菌活性,抗菌剂,而锌具有抗炎活性,协同治疗多种皮肤病,如花斑癣等真菌性及细菌性疾病;与吡硫翁锌联合取得抗炎抗感染的协同作用。1964 年被 FDA 批准用于乳剂和霜剂,由于其显著的止痒去头屑作用。治疗银屑,一般用药 4 周内即能看到明显改善。与激素软膏糠酸莫米松有相同或更好的疗效。然而应用此药时间较长的患者,出现糖皮质激素样的不良反应,如萎缩纹、毛囊炎等,停药后皮损有轻度的反跳。

(9) 复方制剂:可提高疗效、减轻不良反应,如复方卡泊三醇(卡泊三醇 + 倍他米松)、复方丙酸氯倍他索(维 A 酸 + 丙酸氯倍他索)及复方他扎罗汀(他扎罗汀 + 倍他米松)等。

(10) 其他:0.01%~0.025% 辣椒碱软膏、5%~10% 硫软膏、2%~10% 焦性没食子酸软膏、0.05% 盐酸氮芥水溶液、5% 5-Fu 软膏、0.1%~0.5% 秋水仙碱软膏、0.1% 博来霉素软膏亦可选用。

3. 系统治疗

(1) 糖皮质激素:根据银屑病治疗指南,不主张使用糖皮质激素,应用糖皮质激素治疗寻常型银屑病可能导致红皮病型或泛发性脓疱型银屑病,以下为可酌情使用内用皮质激素的适应证:①难以控制的红皮病型银屑病;②其他药物无效或禁忌的泛发性脓疱型银屑病;③急性多发性关节病型银屑病,可造成严重关节损害者。

(2) 氨甲蝶呤(MTX):初始认为,MTX 对银屑病的治疗是抑制角质形成细胞的过度增生,而目前认为 MTX 是通过抑制免疫功能发挥作用,影响淋巴细胞的增殖,体外试验角质形成细胞对 MTX 细胞毒作用的抵抗性比淋巴细胞强 1 000 倍,而并非直接抑制角质形成细胞的过度增生。1972 年美国 FDA 批准用于治疗银屑病现在 MTX 是银屑病治疗的一线系统性药物,该药物对重度和各种临床类型的银屑病都有效。对皮损、关节炎和银屑病指甲损害均有效。存在药物间相互反应,孕期和哺乳期禁忌。

适应证　重度银屑病如慢性斑块型银屑病(>20% BSA 或影响工作和日常生活),脓疱型银屑病(泛发或局限型),红皮病型银屑病,银屑病型关节炎(中至重度),重度甲周银屑病以及局部治疗、光(化学)治疗和 / 或类固醇治疗无效的银屑病。常用推荐剂量每周 5~25mg,起始剂量每周 2.5~7.5mg,可单次口服或分 3 次口服,每 2~4 周增加 2.5mg,逐渐增加剂量到每周 15~25mg。病情控制后至少维持 1~2 个月后逐渐减量,每

4 周减量 2.5mg，直到最小维持量。MTX 疗效在 12 周或 16 周较好，如无明显疗效，则停止治疗改用其他药物治疗。有 3 种投药方式：

每周一次，单剂量口服，每周 10~25mg，顿服，通常银屑病患者每周服 10~15mg 即有效，每周总剂量很少超过 30mg，用药 4~12 周临床显效，当达到最大疗效后，可以每周 2.5mg 的剂量递减，以控制疾病的所需最小剂量。

每周分 3 次口服，间隔 12 小时，每次给予 1/3 剂量。如 15mg/ 周，每 12 小时 1 次，一次 5mg，连服 3 次，分次给药为首日早晨 8 点和晚上 8 点，第二日早晨 8 点。单次给药和分三次服用，两种给药方式的效力和毒性是相当的。

每周一次单剂量肌注或静脉给药，剂量 0.2~0.4mg/kg，肌注或静脉滴注。有研究剂量高于每周 15mg 时，口服给药的吸收率下降至 30%，表明口服高剂量 MTX 的生物利用度不稳定，因此口服已经达每周 20mg，一般推荐非消化道给药。通过肌注和静脉给药可以耐受较高的剂量，这种途径的肾清除率也高。2017《柳叶刀》报道提出了 MTX 皮下注射治疗银屑病较口服生物利用度高，参考剂量每周 7.5mg、10mg、15mg，皮下注射 MTX 具有吸收快，起效快，疗效好，不良反应少等优点。

MTX 潜在危险，正常人 MTX 的累积剂量到 1.5g 时会产生肝毒性，应停止 MTX 的使用，替换另一类药物治疗。肝毒性的其他危险因素包括现在或以前有饮酒史、肝功异常、静脉吸毒和肥胖者。由于肝毒性与一生总剂量有关，一般该疗法不能在需要多年治疗的年轻人中使用。MTX 主要通过肾排泄，年龄较大的患者 MTX 剂量要小。

补充叶酸和甲酰四氢叶酸，叶酸每天 1~5mg 可有效控制消化系统症状和巨幼红细胞贫血。红细胞平均容积增加可能意味着叶酸缺乏，即将发生毒副作用。服用 MTX24 小时后服用叶酸 5mg，之后每天 1 次，在不影响疗效的情况下可降低不良反应。

现在氨甲蝶呤治疗服用叶酸以减轻不良反应已成为共识。Mogan 医生分别在 1990 年和 1993 年在类风湿关节炎患者中进行了一项随机试验，发现 5mg，每周 1 次的患者氨甲蝶呤的不良反应最少，并且该剂量并不降低氨甲蝶呤的疗效。最终确定了氨甲蝶呤治疗时的叶酸补充量推荐为 5mg，每周 1 次为最佳剂量，值得参考。

郭静报道一例银屑病患者自行服用 MTX，共服用 4 瓶(2.5mg/ 片，共 400 片)，未服叶酸，造成大部分皮疹表面糜烂、溃破。口唇黏膜、鼻黏膜、龟头黏膜糜烂、溃疡。即使是低剂量 MTX，也有可能引起毒性反应。氨甲蝶呤的药物相互间作用见表 34-7。

表 34-7 氨甲蝶呤的药物相互间作用

作用机制	药物
降低肾脏对氨甲蝶呤的清除	肾毒素(如氨基糖甙类、环孢霉素)、水杨酸盐、磺胺类药物、丙磺舒、头孢菌素、青霉素、秋水仙碱、非甾体抗炎药
增加或协同毒性	甲氧苄啶 - 磺胺甲噁唑
从蛋白结合物上把氨甲蝶呤转移下来	水杨酸盐、丙磺舒、巴比妥酸盐、苯妥英钠、类维生素 A、磺胺类药物、四环素
氨甲蝶呤细胞内聚积	双嘧达莫
肝中毒	维 A 酸、乙醇

副作用　氨甲蝶呤在皮肤科是每周用量常常小于 30mg，而肿瘤治疗的每周剂量是 100~250mg 之间，不良反应在氨甲蝶呤的肿瘤治疗中较多见，而在银屑病的治疗中相对较少。在使用氨甲蝶呤过程中应密切随访血常规和肝肾功能。MTX 有肝毒性，如肝炎、肝纤维化、肝硬化；肺毒性，如间质性肺炎；血液系统毒性(骨髓抑制)，如白细胞减少，血小板减少、贫血；致癌性，在 RA 中，患淋巴瘤风险增加，无统计学表明 MTX 使银屑病中癌的风险增加；胃肠道反应：恶心、呕吐、腹泻、溃疡性口炎；皮肤：轻度脱发，光毒性肢端红斑坏死或溃疡；机会感染：耶氏肺孢子虫肺炎、播散性带状疱疹。

禁忌证　为肾功能受损(肌酐清除率 <60ml/min)，同时应用可增加氨甲蝶呤血药浓度的药物，例如甲氧苄啶 - 磺胺甲噁唑，妊娠及哺乳，打算受孕 12 周内(男性或女性患者)，明显的肝功能异常、肝炎(活动期和 / 或新发病例)，肝硬化、过量乙醇摄入史。

投放药物前应检测全血细胞计数及分类，血小板计数和平均红细胞体积(开始每周 1 次，连续 2 周，接下来的 1 个月内每 2 周 1 次，以后每月 1 次)；肾功能：血清肌酐和尿素(每 4~6 个月 1 次)；肌酐清除率(老年人每年 1 次)；肝功能：AST、ALT、碱性磷酸酶、胆红素、血清白蛋白(每 1~2 个月 1 次)；肝活检：氨甲蝶呤累积用量达 1.5g 后可进行，但有争议。

先给予 5mg 试验剂量并于 1 周后检测全血细胞计数和肝功能状况，从而避免骨髓抑制。逐渐增加剂量，起始剂量每周 7.5mg，根据疗效及副反应，每周增加 2.5mg，间隔 2 周。

(3) 环孢素 A(cyclosporine A)：环孢素常用推荐剂量为 3~5mg/kg 非常有效，多达 90% 的病人皮疹清除或者显著改善。根据大规模的对照研究，环孢素对重度银屑病高度有效。环孢素治疗可引起高血压及肾功能不全。鉴于环孢素的肾毒性，它只能服用数个月，然后换用其他治疗方法。开始剂量为 2.5mg/(kg·d)，无效时逐渐增加至 5mg/(kg·d)，约 1/3 患者对小剂量[1.25mg/(kg·d)]亦有效。通常短期应用 2~4 个月，间隔一定时期可重复疗程，最长可持续应用 1~2 年。如严格遵照皮肤科的应用剂量[<5mg/(kg·d)]，相对安全。

适应证：重度银屑病，常规疗法[外用药物、光(化学)疗法和 / 或阿维 A 物、氨甲蝶呤]疗效不佳或不适合时。

禁忌证：孕期和哺乳期、高血压、高尿酸血症、高钾血症、急性感染。肾毒素是主要的不良反应，要认真监测。

(4) 羟基脲：用于顽固性银屑病、脓疱型及红皮病型银屑病。在 85 例广泛斑块状银屑病病人的研究中，61% 的病人病情缓解令人满意。个别可产生畸胎，禁忌证同 MTX。

(5) 维 A 酸类(retinoids)：主要适用斑块状、脓包型和红皮病型银屑病，对关节病型银屑病疗效欠佳。用单一阿维 A 治疗慢性斑块性银屑病疗效有限，阿维 A 单一治疗对红皮病型银屑病和脓疱型银屑病高度有效，对甲银屑病和关节病型银屑病的疗效则一般。维 A 酸类联合 PUVA，偶尔与 UVB 能减少副作用。剂量为 0.75~1mg/(kg·d)，最大量不超过 75mg/d；12 周时观察，银屑病皮疹和严重度下降 57%。严重的患者中，70% 经过 1 年的治疗有明显的改善。副作用有致畸等。

阿维A适应证：重度银屑病，局部治疗或光(化学)疗法未能较好控制病情，单独应用于红皮病型或脓疱型银屑病，联合治疗慢性斑块型银屑病。

注意事项：所有系统性维A酸类有致畸作用，故在怀孕期和哺乳期绝对禁用(FDA妊娠分级X)。

禁忌证：中到重度肝功能障碍，严重的肾功能障碍(药物经肾脏清除)，育龄期妇女不能保证治疗期间及以后3年内采取充分的避孕措施，高脂血症，尤其是未能控制的高甘油三脂血症，同时接受可阻碍类维生素A的生物利用或使其代谢发生改变的药物。

(6) 抗生素：点滴状银屑病常伴链球菌上呼吸道感染，可用青霉素、头孢菌素；脓疱型银屑病可用甲砜霉素。柳氮磺吡啶，初用0.5，每天2~3次，6周后改成1.0，每天4次，8周为一疗程，治疗关节病型银屑病。

(7) 生物制剂：银屑病是一种T淋巴细胞介导的慢性免疫炎症性疾病，生物制剂作用于银屑病细胞免疫过程的特定环节，有靶位特异性，安全性和耐受性超过了传统方法，现有FDA先后批准的有4~10种：依那西普、阿达木、英夫利昔单抗和乌司奴单抗/(白介素12/32拮抗剂)、司库奇尤单抗、依奇珠单抗。虽然生物制剂为银屑病的治疗提供了更多的选择。但目前已经发现生物制剂不良反应有感染、肿瘤、肝脏受损、其他免疫性疾病或其他系统疾病的倾向。此外，由于生物制剂多为人源化、动物源化产品，因此存在一定的免疫原性和抗原性，在使用中有可能出现过敏反应。生物制剂同样无法解决停药后的复发问题。

1) TNF-α抑制剂

依那西普：是一种重组全人源可溶性TNF-α受体蛋白。推荐用法：25mg每周2次或50mg每周1次皮下注射。国内多项随机对照试验显示，治疗12周PASI75应答率在41%~76%。未发现其增加恶性肿瘤、非黑素瘤性皮肤肿瘤和严重感染的发生率。

英夫利昔单抗：是由鼠源性IgG的Fab段与人源性IgG的Fc段嵌合形成的TNF-α的单克隆抗体。推荐用法：静脉给药5mg/kg，分别在0、2、6周给药，此后每8周给药1次。一般于给药2周后即可出现疗效，通常于第10周时达到最佳疗效。常见的药物不良反应主要包括输液反应、上呼吸道感染等。少见的不良反应包括严重感染(如结核、乙肝病毒再激活、败血症)、恶性肿瘤(如肝脾T细胞淋巴瘤)、血清病、系统性红斑狼疮/狼疮样综合征、脱髓鞘性疾病、充血性心力衰竭等。

阿达木单抗是一种全人源化抗TNF-α的IgG1单克隆抗体。推荐用法：起始剂量80mg皮下注射，第2周40mg，以后每2周40mg，治疗后2周即显效，一般于12~16周达到最佳疗效。常见的不良反应为上呼吸道感染、鼻咽炎、注射部位反应(红斑瘙痒、出血、疼痛)、头痛和骨骼肌肉疼痛、乙肝复发、多种恶性肿瘤。

2) IL-12/IL-23抑制剂

乌司奴单抗：是IL-12和IL-23的共同亚单位p40的全人源化单克隆IgG1抗体，用于治疗中重度斑块状银屑病，推荐用法：第0和4周45mg(体重≤100kg)或90mg(体重>100kg)皮下注射，此后每12周重复用药1次。若疗效欠佳，可增加用药剂量或者每8周用药1次。少数患者可能会出现注射部位红斑、瘙痒和刺激反应。感染、恶性肿瘤、心血管事件及血液系统改变也有报告。

3) IL-17抑制剂

司库奇尤单抗：是一种全人源化单克隆抗IL-17A细胞因子IgG1抗体。应用于治疗中重度斑块状银屑病，推荐用法：0、1、2、3、4周300mg皮下注射，之后每月1次300mg维持剂量，部分患者150mg即可获得满意疗效。

依奇珠单抗(ixekizumab)：是另外一种靶向中和IL-17A的人源化IgG4单克隆抗体。用于治疗适合全身治疗的中度至重度斑块状银屑病成人患者。推荐剂量为在第0周皮下注射160mg(80mg注射2限)，之后分别在第2、4、6、8、10和12周各注射80mg(注射1次)，然后维持剂量为80mg(注射1次)每4周1次。

4) 生物治疗用药前健康筛查与治疗过程中的监测：监测患者有无感染、恶性肿瘤、自身免疫性疾病等疾病，拟应用TNF-α抑制剂者还应注意有无心功能不全，拟应用白细胞介素17A抑制剂者还应注意有无炎症性肠病。治疗过程中要进行动态随访观察。出现异常检查结果时要分析和评估，以决定是否可以应用生物制剂或需采取何种应对措施。不同生物制剂用药前和治疗过程中需要进行的辅助检查项目见表34-8。

表34-8　银屑病患者生物制剂用药前和治疗过程中建议的检查项目

检查项目	用药前	用药过程中
血常规和肝功能	√	依那西普、阿达木单抗、司库奇尤单抗第4、12周及以后每3个月检查1次；英夫利昔单抗、乌司奴单抗每次注射前检查
肾功能(肌酐)	√	无特殊要求
HBV、HCV血清学检测	√	筛查阳性者根据情况每3~6个月检查1次
HIV血清学检测	a	无特殊要求
尿妊娠试验	b	无特殊要求
抗核抗体	c	TNF-α抑制剂每半年检查1次
PPD或T-Spot或Quantiferon Gold	√	TNF-α抑制剂每半年检查1次，其他生物制剂每年检查1次
胸部X线或CT检查	√	TNF-α抑制剂每半年检查1次，其他生物制剂每年检查1次

注：HBV.乙型肝炎；HCV.丙型肝炎；PPD.结核菌素纯蛋白衍生物试验；T-Spot.T细胞斑点检测；TNF-α.肿瘤坏死因子α；a.据患者危险因素检查；b.育龄妇女检查；c.拟用TNF-α抑制剂者加查dsDNA。

表 34-9　银屑病的光疗法

	作用	适应证	疗效评价	优点	副作用
PUVA	抑制 DNA 复制 抑制表皮增生	寻常型	疗效第一 90%	疗效高 持久缓解	白内障 / 光老化 / 鳞癌 黑素瘤 / 胃肠反应
宽谱 BB-UVB	抑制表皮增生	寻常型	疗效第三 50%~80%	副作用小	皮肤肿瘤危险小
窄谱 NB-UVB （目前主要的光疗法）	诱导细胞凋亡 抑制免疫反应	寻常型 斑块型	疗效第二 79.48%~90%	起效快 缓解期长	未见肿瘤
308nm 准光子激光（疗效最高）	诱导细胞凋亡 比 NB-UVB 大数倍	斑块型 局限型	疗效最高 95% 好转	缓解期长	未见皮肤癌 红斑水疱反应

5）生物制剂的适应证及禁忌证：①适应证为中至重度银屑病，适宜系统治疗者；中至重度银屑病，因疗效不佳或有用药禁忌证不适宜应用局部治疗、光（化学）疗法、传统的系统性治疗者；②禁忌证因药物而所不同；有些为相对禁忌证，有些则绝对禁忌证。

4. 物理治疗

（1）光（化学）疗法：光（化学）疗法已成为银屑病治疗的主要方法之一，光疗指采用紫外线（ultraviolet，UV）治疗皮肤病。光疗的光源包括：宽谱中波紫外线（BB-UVB）（290~320nm），窄谱中波紫外线 NB-UVB（311~313nm），308nm 准分子激光，308mm 准分子光，UVA1（340~400nm），UVA 加 PUVA 和体外光化学疗法（光透析）。

光（化学）治疗银屑病的适应证：中度至重度银屑病，关节病型银屑病、单一治疗的一些治疗或联合治疗。脓疱型银屑病和红皮病型银屑病用 UVB 和 PUVA 效果不佳，或为相对禁忌证。银屑病的光疗法见表 34-9。

（2）光动力疗法：国外多位学者报道 ALA-PDT 治疗银屑病可改善其病情。我国学者吴超、刘秀荣、晋红中报道 ALA-PDT 治疗局限性、难治性斑块银屑病（5cm × 8cm），治疗 7 个月未复发。说明局限性的、难治性斑块银屑病可试用 ALA-PDT 治疗。他们同时指出，国外有学者报告，对于重度银屑病患者，全身外用 ALA 再进行 PDT 是不切实际的，因此，系统应用 ALA 联合蓝光可能疗效更佳。

（3）沐浴疗法：银屑病治疗的局部治疗如硫磺浴、糠浴、焦油浴、矿泉浴和中药浴，可去除鳞屑、改善血液循环。

甲银屑病的治疗见表 34-10。

5. 中医治疗（辨证施治）　①血热型：相当于急性进行期。治宜清热凉血活血祛风，方用凉血四物汤和消风散加减。②血瘀型：多见于静止期，或慢性肥厚型斑块，治宜活血化瘀行气，可用血府逐瘀汤加减。③血燥型：多见于静止期或缓解期，治宜滋阴养血润燥，方用当归饮子和四物汤加减。④温热型：相当于局限或掌跖脓疱性。治宜清热利湿，可用萆解渗湿汤加减。⑤火毒炽盛型：相当于泛发脓疱性。治宜泻火解毒，可用黄连解毒汤河五味消毒饮。⑥风湿阻络型：相当于关节病型银屑病。治宜为去风化湿、活血通络，可用独活寄生汤河三藤加减。⑦热毒伤阴型：相当于红皮病性银屑病。治宜清热解毒、养阴凉血，可用清营汤和生脉饮加减。

雷公藤、昆明山海棠对寻常性、掌跖脓疱性和关节性银屑病具有可靠疗效。复方青黛胶囊（丸）、郁金银屑片、和银屑冲剂等，主要为清热解毒，适用于寻常型银屑病的治疗及其他类型的辅助治疗。2015 年吴超等报道了雷公藤多甙和阿维 A 治疗中重度寻常性银屑病的随机双盲安慰剂临床对照研究，治疗 8 周时雷公藤多甙和阿维 A 的疗效无显著性差异。白芍总苷可抑制和调节 IL-17，TNF-α，IFN-γ 表达，调节 Th1 和 Th17 细胞因子的表达，安全而有效的治疗银屑病。

表 34-10　甲银屑病的治疗

1. 局部治疗
（1）药物：糖皮质激素、卡泊三醇或二者复合药剂，氟尿嘧啶、0.4%-2.0% 地蒽酚、10% 他扎罗汀、70% 环孢素
（2）患甲封闭治疗　糖皮质激素（曲安奈德）
（3）光疗及激光治疗 UUA、UUAL（320~460nm）长脉冲染料激光（PDL）
（4）放射治疗　浅层 X 线，0.75Gy
2. 全身治疗
（1）维 A 酸类、环孢素及氨甲蝶呤
（2）生物制剂：肿瘤坏死因子（TNF）、α 抑制剂如英夫利昔单抗、阿达木单抗、依那西普

中医中药治疗银屑病循证支持，治愈率 30%~60%，复发率 58%~85%，雷公藤治疗银屑病循证支持，最佳为关节型 / 脓疱型银屑病；较好的为红皮病型、点滴状型；一般的为急性寻常型；不佳的为慢性病块型的静止期。

（十一）病程与预后

银屑病皮损可能自然消退或由于治疗而消退，但复发几乎是肯定的，而且每一种疗法都有逐渐消失其最先的显著疗效的倾向。

上海组可见儿童期发病的病情较轻，成人发病的较重。显示用抗癌药物治疗者病情发展较重。

青岛组报道，皮损全部消退且能持续 3 年以上者共 21 例，占 10%。其中最长的缓解期达 22 年。

本病病程长，可持续数年至数十年。

汤占利、彭永年随访 1 136 例中，20 年以上的病情变化情况随访，并将寻常型银屑病的病程演变分为 6 种类型，即愈型、缓愈型、间歇发作型、频发轻型、频发中型和频发重型。

患者病程演变类型及比例：245 例初发寻常型银屑病患者发病后经过长期随访，其病程演变类型：属于即愈型 50 例，占 20.4%；缓愈型 24 例，占 9.8%；间歇发作型 40 例，占 16.3%；频发轻型 60 例，占 24.5%；频发中型 48 例，占 19.6%；

频发重型 23 例，仅 9.4%。

患者病情轻重等级及比例：245 例患者经过长期随访，属于轻型 134 例，占 54.7%；中等型 88 例，占 36%；重型 23 例，占 9.4%。

三、红皮病型银屑病

内容提要

- 银屑病红斑、脱屑皮损面积为身体表皮的 90% 以上称红皮病型银屑病。
- 红皮病代谢并发症：水分丢失，蛋白质丢失，体温调节、血动力学异常，皮肤血流量增加、输出量增加，导致心血管疾病。

红皮病型银屑病（erythrodermic psoriasis），此型银屑病以泛发红斑和脱屑为特征，皮损面积达身体表皮的 90% 以上。可出现睑外翻，头皮受累时可伴头发脱落。诊断红皮病型银屑病的线索是患者既往在典型部位有斑块型银屑病的皮损、特征性的甲改变和面部不受累。患者表现为广泛性的红斑和脱屑，最终全身皮肤呈暗猩红色，覆盖以小的层状鳞屑，并大量剥脱。

（一）诱因及发病

约占银屑病病人的 1%，多见于成人，极少累及儿童。多由寻常型银屑病皮损加重扩大而逐渐形成，或因治疗刺激引起，某些情况下由脓疱型银屑病转变而来，极少数病例不明诱因突然发作。常因在急性进行期中的某些刺激因素，如外用刺激性较强的药物等引起；少数可由寻常型银屑病自行演变而成；近年来，亦有用糖皮质激素治疗银屑病，在长期大量应用后，如突然停药或减量太快，而引起红皮病；此外，寻常型银屑病感染金黄色葡萄球菌、突然减少皮质激素或氨甲蝶呤用量、日晒伤均可诱发红皮病。脓疱型银屑病在脓疱消退过程中，亦可出现红皮病改变。

（二）临床特征

1. 可渐进或急性起病。急性期时皮损炎症明显，鲜红肿胀，皱褶部位，如腋下、腹股沟皮肤裂开出水，伴有高热等全身症状。慢性期皮损色变暗，大量脱屑，每天脱屑可达 20~30g，手足可呈手套袜子样的大片脱屑（图 34-13），故又称红皮病为剥脱性皮炎。全身皮肤干燥紧绷，瘙痒难忍，可出现眼睑外翻，不能完全闭合，导致结膜炎。患者常伴有脱发，甲营养不良，甚至完全脱落。全身表现包括发热、寒战、气短，常出现无力和肌痛。高心输出量型心力衰竭是其严重的并发症。

2. 红皮病的代谢并发症　红皮病型银屑病的皮肤屏障受损，主要是增加水分经皮的丢失，如果各种原因造成摄水不足，脱水会引起尿量减少。

红皮病型银屑病皮肤持续、广泛的炎症可能带来严重的影响，如体温调节、血流动力学、肠吸收、蛋白、水和其他代谢异常。

正常环境下，体表辐射和对流热增加，导致严重的体温降低，代谢活性增加可以通过体表散热补偿，但是长时间会引起组织分解和肌肉消耗，同时，由于表皮汗管堵塞，皮肤少汗或无汗，因此，室温过高是一个危险因素。

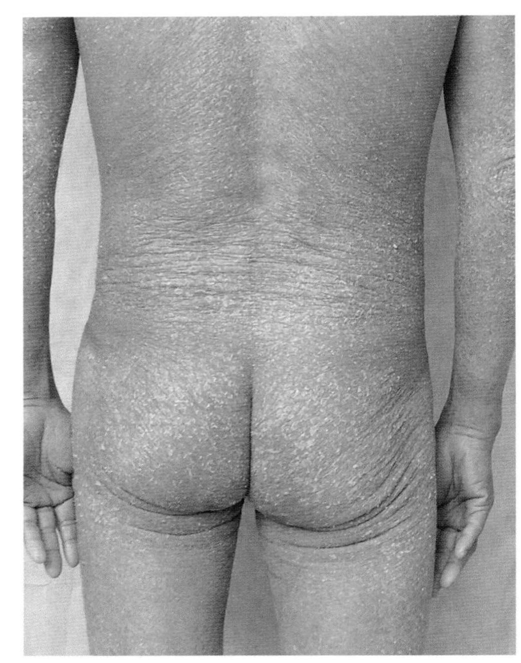

图 34-13　红皮病性银屑病（躯干）（东莞市常平人民医院曾文军惠赠）

皮肤的血流量、血容量和输出量都可能会增加，长时间会导致心血管疾病的发生，如高血压、心肌病、心力衰竭、心脏瓣膜病或贫血。

红皮病型银屑病可有皮肤剥脱性角蛋白丢失，铁的丢失。过多的蛋白丢失可能会引起肠病和皮肤循环的破坏。最后，皮肤炎症或者心力衰竭造成的低蛋白血症可能引起水肿。由于铁的损失，铁的合成、吸收、利用障碍，进而引起中度贫血，血清及红细胞叶酸和血清维生素 B_{12} 也可能降低。

（三）诊断依据

①一般有其他类型银屑病病史；②疾病本身加重或由于用药不当或其他刺激诱发病情急剧加重，发生弥漫性红斑，肿胀和脱屑，皮损大于 90%BSA；③有时仍可见寻常型银屑病皮损；④可伴发热等系统症状和蛋白血症。

（四）鉴别诊断

特应性皮炎，Sézary 综合征，药疹，蕈样肉芽肿，泛发性接触性皮炎。

（五）治疗原则

1. 参照寻常型及脓疱型银屑病。年老或有心脏病的病人，有诱发高排出量性心力衰竭或发生体温调节障碍的潜在危险。局部应经常外用润肤剂以减少经体表的水分丢失和减轻皮肤不适，也可外用强效激素，但不宜久用。

2. 全身治疗

（1）首选环孢素或阿维 A，次选 MTX。环孢素 5mg/(kg·d)，阿维 A 30mg/d，逐渐增大至 40~50mg/d，MTX 每周 10mg，顿服，一般 8 周可基本治愈。

（2）雷公藤：治疗本病效果显著，国内报道治愈率高达 85.7%。

（3）糖皮质激素：一般不主张应用，因①本病可由外用或全身应用激素后突然撤药而诱发；②本病经激素治疗后如果再复发，则可能更为严重，且可对其他治疗无反应。难以控制的红皮病型银屑病，应用中等剂量糖皮质激素，如泼尼松每天1.0mg/(kg·d)口服，逐渐减量。

(4) 吗替麦考酚酯：Geilen 报道 2 例严重的红皮病型银屑病，给予吗替麦考酚酯 1g，每天 2 次，3 周后改 0.5g，每天 2 次，6 周后取得了满意效果。应用吗替麦考酚酯后有 1%~2% 的患者可发生淋巴增生性疾病，5.5% 可发生非皮肤恶性肿瘤。

(5) 生物制剂：肿瘤坏死因子抑制剂，如依那西普；IL-17 及其受体拮抗剂，如司库奇尤单抗；IL-12/IL-23 拮抗剂，如乌司奴单抗等。

3. 局部治疗 外用温和的制剂，如维 A 酸、他扎罗汀 0.05%~0.1% 凝胶、卡泊三醇、糖皮质激素。红皮病型银屑病循证治疗(表 34-11)。

表 34-11 红皮病型银屑病循证治疗

一线治疗	润肤剂(D)，局部外用糖皮质激素(D)
二线治疗	阿维 A(B)，环孢素(B)，氨甲蝶呤(B)，英夫利昔单抗(E)，依那西普(D)
三线治疗	综合治疗(D)，6- 硫鸟嘌呤(E)，吗替麦考酚酯(E)，羟基脲(E)，硫唑嘌呤(E)及中医中药(D)

4. 合并症治疗 针对患者常出现的合并症如发热、低蛋白血症、水电解质紊乱、继发感染、肝功能异常，予以营养支持、补液维持水电解质平衡、防治感染及保肝治疗。

(六) 预后

老年或有心脏病的患者，预后严重，而本病及时正确处理则预后良好。

四、脓疱型银屑病

内容提要

- 常有明显的诱因：外用刺激性药物，内服某种药物或系统性糖皮质激素撤退。
- 典型为突然全身泛发性黄白色浅在的无菌小脓疱，密集，脓疱可融合成“脓湖”。反复发热，随之伴有新的脓疱暴发。
- 阿维 A 为严重亚型的首选药物。异维 A 酸也有效。环孢素、氨甲蝶呤和生物制剂可作为替代药物。

(一) 脓疱型银屑病(pustular psoriasis)分类

脓疱型银屑病分类如下：①局限性脓疱型银屑病：包括掌跖脓疱病(palmoplantar pustulosis，PPP)和连续性肢端皮炎(acrodermatitis continua，AC)。②泛发性脓疱型银屑病(generalized pustular psoriasis，GPP)：有 5 个临床类型。

(二) 临床表现

1. 局限型脓疱型银屑病 通常局限于手掌及足跖，伴或不伴有经典的板块状皮损，包括掌跖脓疱病和连续性肢端皮炎两个特殊类型(见三十八章)。

2. 泛发性脓疱型银屑病 少见，主要表现为急性亚急性、偶尔慢性的无菌性脓疱。泛发性脓疱型银屑病发病之前或之后有寻常型银屑病皮损。

发生在妊娠期的泛发性脓疱型银屑病也称为疱疹样脓疱病。

诱发因素：外用刺激性药物，如煤焦油、蒽林。感染、妊娠、甲状旁腺功能减退相关的低钙血症也诱发本病。部分药物，如水杨酸、碘化物、锂剂、黄体酮、保泰松、羟基保泰松、特比奈芬、安非他酮等、最重要的是糖皮质激素，大量证据表明系统性糖皮质激素撤退可诱发脓疱型银屑病。强效糖皮质激素外用封包、环孢素撤药也可诱发本病。脓疱型银屑病可在链球菌或病毒感染后发生。有报道应用高剂量泼尼松龙治疗慢性稳定的连续性肢端皮炎突然停药诱发脓疱型银屑病。

(1) 泛发性脓疱型银屑病：发病急，早期发病、有典型的银屑病特征，几年后发展成为脓疱型银屑病，通常由于类固醇撤药或其他外部因素激惹引起。

典型表现为患者发热(39~40℃)、全身不适和关节肿胀，随后突然全身泛发性黄白色浅在的无菌小脓疱，密集，约 2~3cm(图 34-14)。原先的皮疹形成点状脓疱。片状红斑和脓疱累及先前没有受累的皮肤，皱褶部位和生殖器部位特别容易受累。可以出现形状和大小不一的脓疱，如孤立性脓疱、脓疱可融合成“脓湖”(图 34-15)、环形脓疱或泛发性红皮症，脓疱可有波动感。

发热常反复发作，随之伴有新的脓疱暴发。可由系统皮质激素治疗骤停所致。环孢素治疗寻常型银屑病和掌跖脓疱型银屑病时减量或者停药可触发掌跖脓疱型银屑病或泛发性脓疱型银屑病。全身表现包括体重下降、乏力和低钙血症，伴有血白细胞计数升高和血沉快。低钙而补充钙和维生素 D_3，待血钙正常时，脓疱和红皮病完全消退。

指甲增厚或甲下脓湖形成导致甲分离。颊黏膜和舌可以受累，舌部皮疹在临床上和病理上不能和地图舌鉴别。舌部持续皲裂伴随地图舌样改变。如果患者生命能度过衰竭、中毒或感染，病情可在数天或数周内缓解，银屑病恢复到正常状态或红皮病状态。常容易复发。

疱液培养常见金黄色葡萄球菌，但血液培养常阴性。

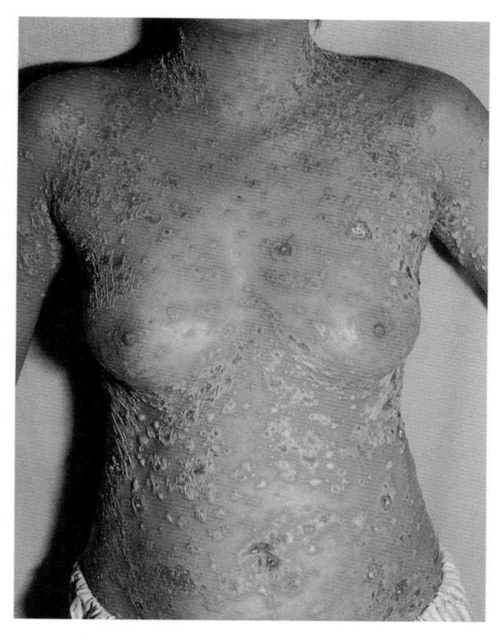

图 34-14 泛发性脓疱型银屑病

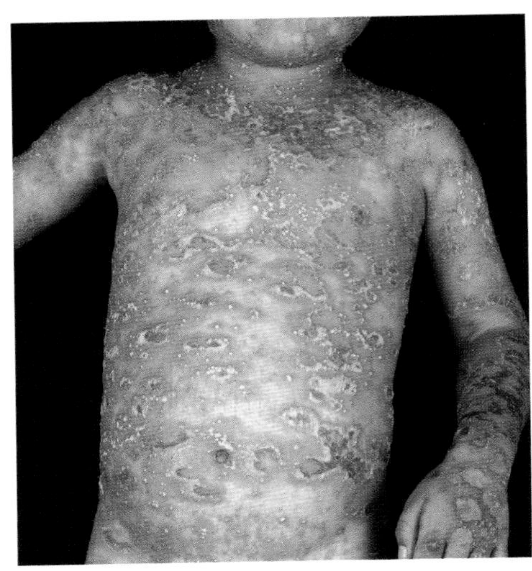

图 34-15 脓疱型银屑病
全身密集小脓疱，部分融合形成脓湖。

约 1/3 患者最终出现炎性多发性关节炎。可发生严重全身脱发，淀粉样变性是罕见并发症。

(2) 环状脓疱型银屑病：包括环形状、圆形状和线形状脓疱型银屑病。环形状是较轻的一种类型，皮损开始表现为红斑、高出皮面和水肿，逐渐离心性播散，类似离心性环形红斑。脓疱从中间向周边进展，疱液干枯后遗留鳞屑。环形和其他模式皮损可见于急性泛发性脓疱型银屑病，但更多见于亚急性或慢性播散性脓疱型银屑病。在进展阶段，红斑、鳞屑和脓疱持续出现。几小时或几天后皮损向外扩展，而中心皮损消退，全身症状较轻，可有周身不适、局部触痛及发热。

(3) 发疹型：此类型表现为小脓疱的突然暴发，并在几天内消退。它通常是感染或服用特定药物（如锂剂）的结果。通常不会有系统症状，这种类型的脓疱型银屑病和脓疱型药疹之间有重叠，也称为急性泛发型发疹型脓疱病。

(4) 泛发性局限性脓疱型银屑病：需与局限型脓疱型银屑病及肢端脓疱病鉴别。“脓疱型银屑病”一词可能更为恰当。寻常型银屑病单发或多发的斑块可发展为脓疱，过度的局部刺激性如煤焦油治疗后，有时脓疱只出现在存在的银屑病损害上或边缘。

(5) 婴儿和幼儿脓疱型银屑病：罕见于儿童。大多数儿童在 2~10 岁发病，男性占据优势(3∶2)。有报道显示 479 例儿童银屑病中有 5 例脓疱型银屑病。泛发性脓疱型银屑病中超过 25% 的患儿是在 1 岁内发病。婴儿患者常有系统性症状，可以自然缓解。约有 1/3 的婴儿患者被诊断为脂溢性皮炎、尿布皮炎或突发性尿布银屑病。患儿可以出现发热、中毒样症状。

大龄儿童的临床表现与成人相同，类固醇系统治疗可能会带来水痘或其他病毒感染的风险。

不同类型 GPP 之间可相互转变，而且 GPP 可转化为其他类型的银屑病，反之亦然。慢性斑块型皮损在转变为 GPP 后有时可消退。

（三）组织病理

表皮内脓疱，疱内主要是中性粒细胞，脓疱多位于棘细胞（Kogoj 海绵状脓疱），其内上皮细胞变性，形成大的单房脓疱。

（四）诊断

①迅速出现针尖至粟粒大小，淡黄色或黄白色浅在性无菌性小脓疱，密集分布；②片状脓湖，全身分布，肿胀疼痛；③红皮病改变，关节和指（趾）甲损害；④寒战和高热（呈弛张热型）。

（五）鉴别诊断

角膜下脓疱病，脓疱性皮肤真菌病，细菌性脓疱病，脓疱型药疹，Reiter 综合征。

（六）治疗

泛发性脓疱型银屑病需要住院治疗（表 34-12）。

表 34-12 脓疱型银屑病循证治疗

一线治疗	有外用糖皮质激素(E)，阿维 A(B)，环孢素(E)，英夫利昔单抗(E)，阿达木单抗(E)，氨甲蝶呤(B)
二线治疗	有外用卡泊三醇(E)，6- 硫鸟嘌呤(E)，羟基脲(E)，吗替麦考酚酯(E)，硫唑嘌呤(E)，依那西普(E)
三线治疗	有秋水仙碱(E)，中医中药(D)

局限性脓疱型银屑病　一线用药包括强效糖皮质激素、维生素 D_3 衍生物和维 A 酸类药物。单独、联合或序贯应用。最好使用纯霜剂或溶液。弱效类固醇霜对于亚急性期有效。禁止使用焦油和蒽林。顽固或频繁复发的病例可用 NB-UVB 或 308nm 准分子光治疗。重症或顽固病例常需系统用药，首选阿维 A，效果不满意或不能耐受时，可选择 MTX、雷公藤、环孢素、吗替麦考酚酯等。

泛发性脓疱型银屑病　需要住院治疗，阿维 A、MTX、环孢素是一线药物，生物制剂也可选用。

日本报道 385 例泛发性脓疱型银屑病患者接受阿维 A 治疗，有效率为 80%。高剂量阿维 A[1mg/(kg·d)]起效较快，而低剂量[0.5~0.75mg/(kg·d)]能够控制症状。阿维 A 酯联合 PUVA 更有效。

在急性期和亚急性期泛发性脓疱型银屑病，PUVA 均有效。UVA 从小剂量开始，每周 3~4 次，剂量缓慢增加。

氨甲蝶呤可能与阿维 A 疗效相当，每 5~7 天静脉滴注小剂量 MTX(7.5~10mg)治疗暴发性泛发性脓疱型银屑病安全，而口服效果较差，随着泛发性脓疱型银屑病症状的好转，可改用。每周口服 MTX 0.2~0.4mg/kg 剂量范围较安全。如果患者病情较重，需要每天监测肾功能。

单独使用大剂量环孢素[9~12mg/(kg·d)]可取得良好的疗效，但需要预防毒性反应。低剂量环孢素联合局部类固醇足以控制病情。

氨苯砜 50~200mg/d 对亚急性和慢性泛发性脓疱型银屑病有效，特别是儿童或不典型症状患者。短期使用泼尼松 30~40mg/d 疗效较佳，但减量过程易复发，因此，泼尼松减量过程需要联合 MTX 或阿维 A 治疗。

糖皮质激素能够快速控制脓疱蔓延、缓解全身症状，一般不推荐，建议只在病情特别严重、危及生命，且其他措施疗效不佳或有禁忌的情况下慎重使用。

生物制剂具有良好疗效。肿瘤坏死因子拮抗剂和巴利昔单抗能迅速控制泛发性脓疱型银屑病的症状。

孕妇脓疱型银屑病　MTX、阿维A和PUVA不能用于治疗孕妇泛发性脓疱型银屑病，除非终止妊娠。孕妇暴发性泛发性脓疱型银屑病最好使用泼尼松治疗，其对胎儿影响最小，但环孢素用于疱疹样脓疱病是安全的。产后可以使用MTX、阿维A、PUVA或联合治疗，同时减少激素或环孢素用量。

（七）预后

Ryan和Baker报道155例各种类型泛发性脓疱型银屑病的预后。106例随访患者中，34例死亡，其中26例死于治疗或疾病本身。由连续性肢端皮炎进展为泛发性脓疱型银屑病的预后最差，11例患者中7例死亡，1例持续严重残疾。年龄较大者发病的预后较差。泛发性脓疱型银屑病患者死于心力衰竭或呼吸道感染。总的来说，有典型银屑病症状发展而来的患者比无典型症状的患者预后要好。

孕妇泛发性脓疱型银屑病患者去除诱因（终止妊娠、流产）后预后较好。儿童泛发性脓疱型银屑病患者有良好的预后，可以避免服用皮质类固醇和MTX。Khan等人强调使用皮质类固醇治疗儿童患者有潜在病毒感染的风险，提倡外用单纯基质药膏或者住院3个月以上，让疾病自然缓解（图34-16）。

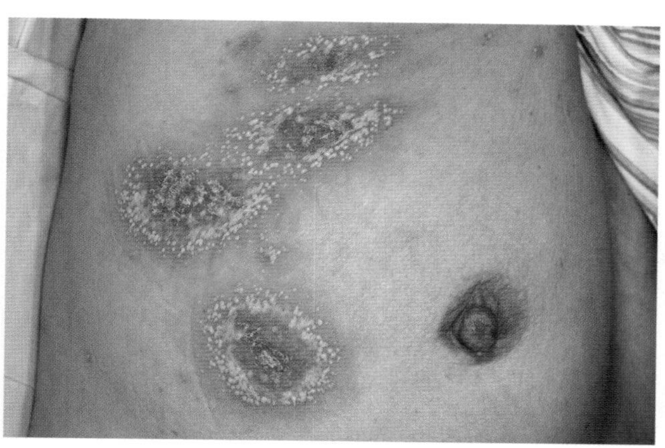

图34-16　脓疱型银屑病

五、关节病型银屑病

内容提要

- 5%~30%皮肤银屑病患者可发生关节病型银屑病。
- 少部分（10%~15%）患者的关节病型银屑病的症状可先于皮肤损害前出现。
- 类风湿关节炎与本病的X线表现相似。

（一）定义

一种与皮肤和/或指甲银屑病相关的炎症性关节炎，通常血清中类风湿因子检测是阴性，以及缺少类风湿结节。

（二）流行病学

一项斯堪的纳维亚的研究显示关节炎患病率是30%，在美国的一项研究是23%。关节病型银屑病与银屑病的受累范围和严重度无直接关联。甲损害在关节炎病例中更常见。一项基于人群的综述研究估计关节病型银屑病的人群患病率在0.02%-0.1%。泛发型斑块型银屑病或红皮病型银屑病明显与关节病型银屑病有强相关性。

关节病型银屑病的发病年龄一般会较皮肤表现延迟出现，发病年龄高峰在40岁左右。Biodi-Oriente等报道银屑病先于关节炎出现的占68%，同时出现的占11%，后来出现的占21%。青少年期的关节病型银屑病，发病年龄介于9~12岁。关节病型银屑病更常见于1型早发的寻常型银屑病患者。与风湿性关节炎比较，关节病型银屑病的性别受累比例是相当的，而前者是女性为主，达到3∶1。

（三）病因与发病机制

1. 遗传因素　已经有报道关节病型银屑病具有家族聚集现象，但是不太常见。没有证据证明关节病型银屑病遵循孟德尔遗传方式。最常出现的是HLA-Cw6，B13，B17和DR3。一个与关节病型银屑病特异性相关的是HLA-B27，在皮肤型的患者中未见到，而在强直性脊柱炎常见。基因组基因易感性定位于16q。CARD15，一种与单核-巨噬细胞信号通路相关的分子，已经被认为是至少在一些患者当中相关的一个候选基因。这个分子已经在克隆病中被证实，但在皮肤型银屑病中未发现。

2. 环境因素　在家族聚集的关节病型银屑病的家系研究中，发现对链球菌抗原的免疫反应性增加，但建立病因学联系的证据尚不足。有报道在HIV和丙型肝炎病毒感染患者中关节病型银屑病的患病率增加，针对肠道细菌抗原的抗体也有报道。

3. 创伤　相比风湿性关节炎和其他类型的炎症性关节炎，创伤在关节病型银屑病中的作用似乎更重要。神经肽类和神经系统在这些事件中起相关作用。

4. 发病机制　和皮肤型银屑病一样，T细胞在关节炎发病机制中起关键作用。但不像皮肤那样，这些参与的活化过程和表面记忆标志，没有表达皮肤归巢分子CLA。因此，当皮肤和关节表现共存时，不同人群的T细胞在不同的位置介导疾病。关节内表达CD8的T细胞克隆增加，但推定的抗原仍然未发现。和皮肤上观察到的一样，在关节病型银屑病中的血管结构发生改变，表现为存在扭曲扩大的血管和新生血管。这些特征与在风湿性关节炎不一样。

寻常型与关节病型银屑病的差异可能与遗传、免疫及环境因素有关。遗传方面，HLA-B、MICA*00801纯合子、CARD15、TNF*-857T、TRAF3IP2及IL-13等基因在关节病型银屑病患者中的频率较高；HLA-Cw*06、MICA*016、LCE等基因在寻常型银屑病患者中的频率较高。免疫方面，$CD8^+$T细胞、TNF-α及IL-22在关节病型银屑病的关节损伤中起重要作用；$CD4^+$T细胞、血管生长因子等与皮肤损害相关。环境方面，感染、损伤、体力劳动等因素与关节病型银屑病发病相关性较高；吸烟、饮酒与关节病型银屑病的发病似乎呈负相关。

（四）临床表现

1. 临床分型　关节病型银屑病分类见表34-13。

表34-13　关节病型银屑病分类

Ritchlin CT等提出PA的分类法：
1）外周关节炎型　①远端指（趾）间关节炎型　②单关节炎或非对称性寡关节炎型　③多关节炎型　④附着点炎　⑤指（趾）炎　⑥残毁性关节炎型
2）中轴（脊柱）关节炎型
3）外周脊柱混合型

关节病型银屑病一般有其他类型银屑病史；指(趾)关节、四肢大关节或脊柱及骶髂关节肿痛，可有明显"晨僵"现象(图34-17，图34-18)。

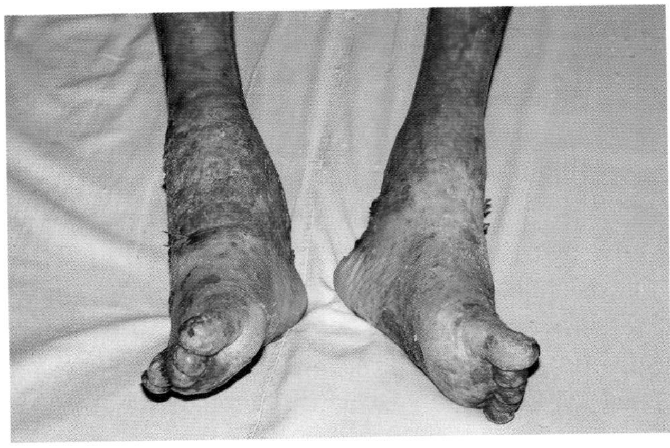

图34-17　关节病型银屑病

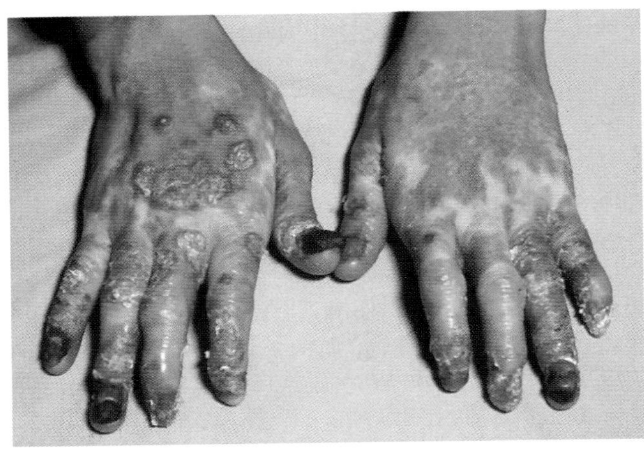

图34-18　关节病型银屑病

临床可分为：①外周关节炎(轻度关节炎、中重度关节炎)；②中轴性疾病(脊椎或骶髂关节炎)；③附着点炎；④指趾炎。

2. 皮肤病变与关节病变关系　在一个180例患者的研究中，研究了发病的模式，65%的病例的皮肤损害先于关节炎出现，关节炎早于皮肤损害者占19%，16%的患者皮肤和关节受累几乎同时发生。在该组人群中，关节炎发病高峰年龄介于40~60岁。关节炎的发病率一般与皮肤受累程度呈正相关，广泛性皮肤受累者发生破坏性或残毁性关节炎的可能性较大，部分患者的皮肤受累很轻微，表现为耳后、臀沟的微小损害或少数甲凹陷点。HIV感染所致的银屑病样皮肤病变较为严重，HLA-B27阳性患者可能发生泛发性脓疱型银屑病或伴有Reiter综合征部分特征的中间综合征(intermediate syndrome)。

3. 其他的关节特征　较风湿性关节炎中出现的少见，皮下结节未出现，腱鞘积液不常见。眼睛的炎症性损害常见，有报道20%患者出现结膜炎，10%是葡萄膜炎，大约2%是巩膜炎和3%是干燥性角结膜炎。已经有报道心脏受累，类似于在强直性脊柱炎中看到的情况。

4. 指甲受累　指甲损害与关节病型银屑病密切相关，约3/4的伴有关节炎的银屑病患者出现银屑病甲，但仅有1/3的患者具有单独的皮肤表现。远端和残毁型的关节炎特别的与严重的甲营养不良相关，通常远端关节和甲同时受累。

(五) 实验室检查

1. 组织病理学最重要的血清学特征是风湿因子实验阴性，特别是在远端损毁型关节炎的患者中。在类风湿型的关节病型银屑病患者中，1/3表现出类风湿因子阳性，或者波动在阳性和阴性之间，这些患者中一部分可能同时患有银屑病和类风湿关节炎，但大约5%的健康人群中可以出现间歇性的类风湿因子弱阳性。其他实验室异常，如贫血，血沉和C反应蛋白增加，暂时性白细胞增多和免疫球蛋白水平升高，最常见的是IgA。高尿酸血症也有报告。抗核抗体阳性和阴性报道均有。

关节病型银屑病和类风湿关节炎的组织病理表现类似，但无类风湿性肉芽肿的特征和具有更明显的纤维化和银屑病样血管变化。

2. 影像学变化

(1) 破坏性的远端指间关节炎—指间关节的骨性强直；

(2) 伴有不正常广泛关节部位和边界清楚的邻近关节位置的指间关节破坏；

(3) 伴有远端指关节骨性增生的大踇趾远端关节破坏；

(4) 远端指(趾)关节的骨质吸收(不常见)；

在毁形性关节炎中是由严重的骨质破坏和吸收所致。

(六) 诊断及鉴别诊断

周围性小关节炎、远端指(趾)间关节受累、指(趾)炎、起止点病、甲营养不良、银屑病皮损是本病的典型表现，此时诊断并无困难；然而，当患者不具有这些典型表现时，则诊断极为困难。诊断标准(表34-14)。

表34-14　关节病型银屑病的诊断选用两个英国诊断标准

(1) Moll和Wright标准　①炎性关节炎[外周关节炎和/或骶髂关节炎或脊柱炎]；②存在银屑病；③常规血清学检查类风湿因子阴性

(2) 修订McGonagle标准　银屑病或银屑病家族史加以下任何1项：①临床炎性肌腱端炎；②放射学检查证实的肌腱端炎(替代MRI证实肌腱端炎)；③远端指间关节病变；④骶髂关节炎或脊柱炎症；⑤少见关节病(SAPHO综合征、椎间盘炎、残毁性关节炎、厚皮性骨膜炎和慢性、多病灶复发性骨髓炎)；⑥指(趾)炎；⑦单关节炎；⑧寡关节炎(4个或少于4个关节肿)

需与本病鉴别的疾病包括：类风湿关节炎、强直性脊柱炎、Reiter综合征、骨关节炎等。一部分关节病型银屑病在临床上与类风湿性关节炎不能区别。正如在5%的健康人群可以出现间歇性类风湿因子弱阳性，单凭类风湿因子不足以诊断类风湿关节炎。痛风可出现类似表现，特别是急性单一关节的痛风，或者皮损广泛的银屑病伴随高尿酸血症。强直性脊柱炎可以出现类似表现，但发病通常较晚，外周关节受累更常见，关节炎不是必定在脊柱开始。骨关节炎的急性赫伯登结节可以引起混淆，与Reiter综合征的区别很难或不可能的做到。

(七) 治疗

根据皮肤和关节受累的程度而选用不同的药物，参考银屑病的治疗方案(表 34-15),系统性应用糖皮质激素一般应予避免。

表 34-15 关节型银屑病的治疗方案

一线治疗	非甾体抗炎药,关节腔内注射糖皮质激素,PUVA,物理治疗,HIV 相关 PA 治疗
二线治疗	氨甲蝶呤;来氟米特;环孢素;硫唑嘌呤、柳氮磺吡啶
三线治疗	生物制剂:依那西普、英夫利昔单抗;中药、支持治疗、联合治疗,手术治疗

欧洲抗风湿病联盟(EULAR)关节病型银屑病(PsA)治疗推荐意见(摘录):①非甾体类抗炎药(NSAID)缓解 PsA 患者肌肉骨骼症状和体征;②活动期的患者早期应用氨甲蝶呤(MTX)、柳氮磺吡啶和来氟米特等 DMARD;③局部注射糖皮质激素作为辅助治疗;可谨慎地系统使用最低有效剂量的糖皮质激素;④一些治疗反应不佳者,尤以轴向疾病选用 TNF 抑制剂治疗,一种 TNF 反应不佳可另选一种 TNF 抑制剂。

1. 治疗措施

(1) 一般治疗:如合并晨僵、疼痛时,关节需休息(上夹板,维持功能位),作适当活动,以维持正常功能和防止挛缩。

(2) 非甾体抗炎药:首选药物吲哚美辛最常用,剂量为 50~150mg/d(应与食物同服或加服抗酸药)。托美丁(0.2~0.4g,每天 4 次)、舒林酸(200mg,每天 2 次)、萘普生(0.25~0.5g,每天2次)、布洛芬(0.4g,每天3次)、吡罗昔康(20mg,每天1次)等。脊柱炎病人,应当用羟基保泰松治疗。非甾体抗炎药对大多数患者有效,一般用于外周关节及中轴(脊柱关节)关节病变的起始治疗,对缓解关节肿胀及压痛有效,对皮疹消退及血沉下降等无明显作用,并有使皮疹加重的报道。

(3) 抗炎及免疫抑制剂

1) 首选氨甲蝶呤(MTX),次选硫唑嘌呤、环孢素、来氟米特:MTX 目前多采用每周 1 次给药方法,初次剂量 5mg,每周以 2.5mg 递增,直至 15~25mg/ 周。待病情好转后将氨甲蝶呤逐渐递减至最小有效量维持。疗程一般 3~6 个月或更长。氨甲蝶呤明显改善关节压痛、活动度及皮肤病变范围,降低血沉。MTX 确定为关节病型银屑病有效治疗 16 年,治疗 2~8 周有效率达 42%~95%。

2) 硫唑嘌呤:2.5mg/(kg·d),适用于进行性侵蚀性关节炎。硫唑嘌呤 /6- 巯基嘌呤对活动性关节病型银屑病及皮疹活动的患者有明显疗效。

3) 环孢素:环孢素 A 对所用类型的银屑病均非常有效,剂量为 3~5mg/(kg·d)。持续 8 周以上,2~4 周内出现皮肤和关节病变明显改善,但停药后 4 周内复发。如与 MTX 联合应用是治疗本病最有效的方法之一剂量为 3~5mg/(kg·d);环孢素明显改善患者皮肤及关节病变,与 MTX 疗效相近,但不良反应较多,与氨甲蝶呤联用,疗效较好。

4) 来氟米特:美国 FDA 批准用于治疗类风湿关节炎,剂量为服药的开始 3d 给予负荷量 50mg/d,然后以 20mg/d 维持;Reich 等用来氟米特治疗重型关节病型银屑病,开始治疗的前 3 天,100mg/d,后改为 20mg/d,治疗后 3 个月,病情明显好转,皮损及关节症状明显改善。不良反应少,患者耐受性好。

5) 雷公藤:对特殊类型的银屑病——脓疱型、关节病型和红皮病型有效。雷公藤多苷 10~20mg,每天 2~3 次。雷公藤治疗关节病型银屑病有较满意的疗效。雷公藤具有抗炎止痛及免疫抑制双重效应,可止痛,减轻关节症状,使关节损害治愈 30%~60%,同类药昆明山海棠也有效。

6) 白芍总苷:多年来治疗类风湿关节炎,能减轻关节炎症状。有报告白芍总苷联合糠酸莫米松乳膏治疗掌跖脓疱病有效。白芍总苷胶囊,每天 3 次,每次 0.6g,同时外用糠酸莫米松乳膏,连续 8 周有效。白芍总苷与雷公藤治疗掌跖报告疗效相同。

7) 柳氮磺吡啶:0.5g,每天 2~3 次,每周增加 0.5g,维持量为 2g/d,6~8 周内见效;如仅有部分改善,剂量可增加至 3g/d。约 1/3~2/3 患者出现病变明显缓解,适用于中度关节炎。该药对改善晨僵、疼痛关节数目、关节指数、临床及疼痛评分及降低血沉有效;对外周节有效,对中轴关节病变及皮疹无显效,不良反应发生率为 20%~30%

8) 糖皮质激素:所有关节病型银屑病患者,一般应避免口服糖皮质激素。全身应用,利少弊多,且易发生红皮病型或脓疱型银屑病风险。应该避免,只有当急性多发性关节病型银屑病,可造成严重关节损害者,可应用中等剂量,如泼尼松每天 1.0mg/(kg·d)口服,逐渐减量。而用激素于关节腔或腱鞘内局部注射非常有效。

9) 其他:①抗疟药;②金制剂;③细胞毒类药物:包括烷化剂、嘌呤、嘧啶和叶酸对抗物。生物制剂具有很好的临床疗效,并能阻止 PsA 影像学发展。

10) 联合治疗:对一些进行性破坏性病变患者,对单一药物治疗无效时应采用氨甲蝶呤与柳氮磺吡啶,或与环孢素和来氟米特联合治疗。小剂量糖皮质激素联合缓解病情的药物,或作为等待缓解病情的药物起效前的过渡治疗均安全。

(4) 生物制剂

1) TNF-α 抑制剂:目前有 5 种 TNF-α 抑制剂,可有效阻断 TNF-α 的生物学效应,改善 PsA 指(趾)炎和附着点炎症状,抑制关节结构的破坏,对皮肤损害和甲病变也有效。

2) IL-12/IL-23 抑制剂:2009 年美国食品药品管理局批准乌司奴单抗用于中重度斑块银屑病和 PsA 的治疗。乌司奴单抗不仅对皮损有较好作用,对 PsA 也有较好临床疗效。

3) IL-17 抑制剂:司库奇尤单抗和依奇珠单抗,司库奇尤单抗是靶向 IL-17A 的全人源 IgG1k 单克隆抗体,可有效抑制关节损伤的进展。

4) JAK 抑制剂:枸橼酸托法替布于 2017 年 12 月获美国食品药品管理局批准用于治疗成人 PsA,该药适用于 PsA 的不同损害类型,包括外周关节炎、附着点炎、指(趾)炎和银屑病皮损。

英夫利昔单抗可明显改善患者的滑膜炎和皮损,剂量为 5~10mg/kg,每 2 周 1 次,静脉输注。依那西普治疗本病症状改善较慢,持续时间也较短。

(5) 局部治疗

1) 糖皮质激素:关节内注射可缓解严重滑膜炎的发作。

2) 放射性核素:半衰期短的核素(如镱,ytterbium)关节内注射可有效治疗严重的慢性单关节滑膜炎。

(6) 物理治疗

1) 一般治疗:物理治疗可减轻关节变形和功能丧失;有规律地主动或被动活动受累关节,可防止或减轻肌肉萎缩。

对畸形者，理疗、关节成形术和滑膜切除术等均可考虑。

2) PUVA：对皮损部分严重的周围性关节炎有效。该方法对皮疹及周围关节病变具有明显疗效，对中轴关节无明显作用。

3) 手术治疗：严重的慢性滑膜炎可行关节镜滑膜切除术，而大关节病变严重者可作关节成形术或关节置换术。

2. 关节病型银屑病治疗评价 单关节病变的患者及仍有1~2个关节多关节炎患者，间断向关节腔内注射糖皮质激素有明显效果。但停药后有可能在皮肤病变的基础上产生脓疱性病变。

（八）预后

成年期发病较早者发生破坏性关节炎的可能性较大，预后较差；但儿童的关节炎常为良性病程。关节病型银屑病是一种慢性疾病。预后一般良好。绝大多数病例倾向于稳定。近年认识到，以往可能低估了关节病型银屑病的危害性，它可能与类风湿关节炎一样严重，而且关节破坏性病变发生较早。

六、副银屑病

内容提要

- 副银屑病包括小斑块皮损 <5cm（指状）和大斑块皮损 >5cm 副银屑病。
- 大斑块型副银屑病及其变型与蕈样肉芽肿（MF）斑块期相关。
- 有学者认为小斑块型副银屑病不会发展为MF，但Ackerman等认为即使是小斑块型副银屑病也是MF。小斑块型副银屑病很少进展为MF，这个问题一直存在争议。两种副银屑病都达不到最低的MF病理学诊断标准。
- 小斑块型副银屑病对单独局部应用激素无效，但对光疗有效。

副银屑病（parapsoriasis），又称类银屑病，是以特发性、慢性鳞屑性炎性皮疹为特征的疾病。副银屑病可以分为两组。1902年Brocq报告小斑块型副银屑病和大斑块型副银屑病。小斑块副银屑病，或称良性斑块状副银屑病（Brocq病），从不进展为恶性淋巴瘤。而伴有或不伴有皮肤异色病的大斑块型副银屑病（large plaque parapsoriasis），高达50%的病例经数十年后进展成蕈样肉芽肿或皮肤T细胞淋巴瘤。

那些具有独特临床和组织学改变而不满足恶性诊断标准的疾病，应该给予标注，以反映它们属于中间型疾病。

流行病学：小斑块型副银屑病这种类型好发于青年，男性多见。没有可靠的发病统计数据，估计为每年0.1/10万人。

大斑块型副银屑病 所有年龄组都可以受累，男性发病略高于女性。

（一）病因与发病机制

病因不明，与皮肤异色病性蕈样肉芽肿相似，萎缩性大斑块型副银屑病显示Leu-8、Leu-9抗原的缺乏。因此，除了小斑块型副银屑病之外，副银屑病的皮损可能系持久性抗原刺激所致；在大多数情况下，宿主的正常免疫调节使淋巴组织的恶性增生潜能受到抑制。

两种疾病都以真皮浅层$CD4^+$T细胞为主的淋巴样细胞浸润为特点。

体细胞遗传学（小斑块）小斑块型副银屑病的浸润细胞中，主要为$CD4^+$T细胞，少数为$CD8^+$T细胞；表皮及真皮内朗格罕细胞增多。没有检测到T细胞受体基因重排。然而，患者外周血可以检测到淋巴细胞克隆性重排。

体细胞遗传学（大斑块）半数大斑块型副银屑病患者显示克隆性T细胞受体γ基因重排，没有预后意义。患者$CD4^+$T细胞中可以检测到端粒酶活性增加和端粒长度缩短。许多大斑块型副银屑病患者都可见到优势T细胞克隆形成，这也可见于少部分小斑块型副银屑病患者。

（二）分类

现今大部分文献都已经取消副银屑病中的点滴型，保留小斑块型和大斑块型，并且发现小斑块型副银屑病和大斑块型副银屑病都有可能发展为蕈样肉芽肿。苔藓样糠疹却不同，虽然皮损中存在T细胞优势克隆，但很少报道发展为皮肤淋巴瘤。故现今副银屑病只包括大斑块和小斑块副银屑病，而苔藓样糠疹已单独列为一种疾病。

（三）临床表现

慢性、无自觉症状和红斑鳞屑是副银屑病各主要类型的共同特征。虽然小斑块型副银屑病的病名上都有“斑块”二字，但是这两个疾病皮损的特点是斑片而不是斑块，无症状或只有轻微瘙痒。有些患者的皮损在几年内可自发地或在治疗后完全消退。小斑块型副银屑病和大斑块型副银屑病是本质不同的两种疾病，大斑块型副银屑病及其变型与蕈样肉芽肿（mycosis fungoides，MF）斑块期紧密相关。然而，小斑块型副银屑病和大斑块型副银屑病都不同于蕈样肉芽肿，因为它们都达不到蕈样肉芽肿最低的组织病理学诊断标准。

1. 大斑块型副银屑病 伴皮肤异色病的亚型：血管萎缩性皮肤异色病、苔藓样副银屑病。本病为恶性前炎症性疾病，有进展成蕈样肉芽肿的趋势。有些学者认为这是一种早期的皮肤T细胞淋巴瘤。

本型见于40~60岁男性，皮损为卵圆形或不规则形斑片或斑块，边界清楚或模糊，大小不等，直径大于5cm（一般为5~10cm）；呈紫红色、黄红色或淡黄色，损害表面有细小皱纹，可有细微鳞屑（图34-19），伴有毛细血管扩张和网状色素沉着，没有可触及的浸润灶。类似于小斑块型皮肤损害或皮肤异色病样皮损。好发于臀部、腋窝和妇女的乳房等大的皱襞处。斑块大小不变，但数量逐渐增多，偶有轻度瘙痒。皮肤异色病样大斑块型副银屑病，除有副银屑病特征外，尚有毛细血

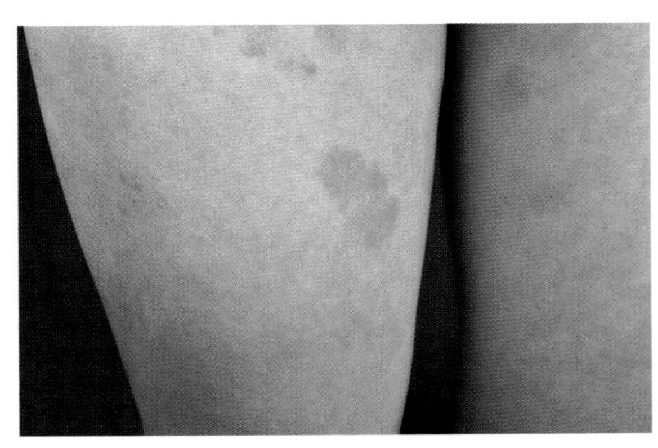

图34-19 大斑块状副银屑病

管扩张、色素沉着和萎缩，有时可呈网状分布，慢性进展性发展，经过多年至数十年后可发展成蕈样肉芽肿或恶性网状细胞增生症。

2. 小斑块状副银屑病（small plaque parapsoriasis，SPP）也称小斑片（指状）型（Brocq 型）副银屑病，良性斑块型副银屑病，慢性表浅性皮炎。目前一般认为其是一种良性疾病，缺乏转化为蕈样肉芽肿的潜能；但在部分病例的浸润 T 细胞中亦存在明显的克隆重排，故 Burg 和 Dummer（1995）提出小斑块状类银屑病是一种"顿挫性皮肤 T 细胞淋巴瘤。

发病高峰年龄为 40~60 岁，男：女为 3：1。没有可靠的发病统计数据，估计每年 0.1/10 万人，损害为圆形、卵圆形或指状或细长斑片，皮损呈卵圆形或呈指状（指状皮肤），对称分布于躯干和四肢近端，沿皮肤张力线排列，带状排列与肋骨走向一致，直径小于 5cm（1~5cm），粉红色至黄色，上覆少许鳞屑（图 34-20）。表面略微皱缩，造成假萎缩形态。轻度瘙痒或无自觉症状。部分病例可自行消退，余者持续数年至数十年而不发生恶变，正常存活。不进展成蕈样肉芽肿或其他皮肤 T 细胞淋巴瘤。

（四）组织病理

大斑块状副银屑病：棘层肥厚、角化过度及点状角化不全，浸润的淋巴细胞具有亲表皮性。在皮肤异色病型中，斑片下的表皮因上皮脚消失呈现轻度萎缩。淋巴细胞集中在真皮浅层，不侵犯真皮乳头。无早期蕈样肉芽肿中所见到的明显的亲表皮现象。皮肤异色型大斑块型副银屑病组织学上有三联症—表皮萎缩、毛细血管扩张和色素失禁。

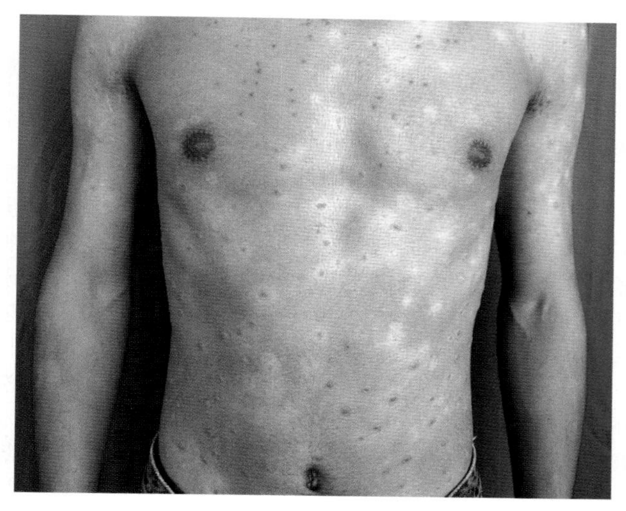

图 34-20　小斑块型副银屑病

小斑块型副银屑病：表皮正常或局灶性轻度海绵形成、真皮浅层淋巴细胞为主的浸润没有水肿。没有明显的淋巴细胞亲表皮现象、轻度棘层肥厚及角化不全，小斑块型银屑病被认为是慢性海绵形成性皮炎的一种类型。

（五）实验室检查

小斑块型副银屑病没有检测到 T 细胞受体基因重排。然而，患者外周血可以检测到淋巴细胞克隆性重排。半数大斑块型银屑病患者显示克隆性 T 细胞受体 y 基因重排，没有预后意义。

（六）诊断

斑块型副银屑病的诊断主要依据病史、临床特征及组织病理变化。

由于大斑块型副银屑病具有发展为 T 细胞淋巴瘤的危险，诊断后应高度重视，密切随访，尤其是对瘙痒明显的大斑块型副银屑病，当发现原有的斑块状皮损中出现明显的浸润或显著红斑，脱屑增多，瘙痒剧烈或发生皮肤异色症样改变时，应及时行活体组织病理检查，以便及时发现淋巴瘤。

（七）鉴别诊断

1. 良性与恶性前型银屑病斑块的鉴别（表 34-16）。

2. 大斑块型银屑病　需与蕈样肉芽肿（损害浸润较显著，剧痒，内脏损害，组织病理向表皮性及 pautrier 微脓疡）、银屑病、管萎缩性皮肤异色症（皮损有萎缩、毛细血管扩张和色素沉着或色素减退斑片）、慢性放射性皮炎（有放射治疗史，局限于放射）鉴别。

3. 小斑块型副银屑病　应与玫瑰糠疹（有先驱母斑，皮损在数月内可消退）、钱币状湿疹、银屑病（临床表现有多层鳞屑，薄膜现象和点状出血，组织病理有特异性）、慢性苔藓样糠疹（皮损通常都比小斑块型副银屑病的要小，分布也更加广泛）、二期梅毒（临床和血清学特征不同）鉴别。

（八）治疗原则

根据副银屑病的类型选用不同的疗法，因各型互相转化，应长期连续追踪监测，以便及时对早期阻止对大斑块型副银屑病转化皮肤 T 细胞淋巴瘤作出诊断和治疗。

表 34-16　小斑块型与大斑块型副银屑病斑块的鉴别

	良性型（小斑块（片）型）	恶性前型（大斑块（片）型）伴或不伴皮肤异色病
年龄分布	成人	各年龄组
性别比例（男：女）	5：1	2：1
临床特点	斑片小（直径 2~5cm），卵圆或指状，略呈红斑，表面略微皱缩（假萎缩）。粉红或黄色。糠疹样鳞屑	少数大斑片（直径 >5cm）显示糠疹型鳞屑（皮肤异色病型），伴有或不伴毛细血管扩张和网状色素沉积。有时有轻微角化过度（苔藓痘疹样糠疹）
好发部位	躯干和上肢	胸部和臀部
组织学特征	片状角化不全，轻度围血管片状浸润，没有水肿。没有明显的淋巴细胞亲表皮现象	表皮轻度萎缩，上皮脚消失。明显的带状淋巴细胞浸润真皮，表皮下区域没有浸润，明显的亲表皮现象。没有水肿。皮肤异色病型还显示真皮浅层血管扩张
预后	正常存活，不进展成蕈样肉芽肿	多数病例正常存活，可以进展成蕈样肉芽肿

治疗措施：小斑块型与大斑块型副银屑病的循证治疗。

一线疗法：润滑剂(E)、局部应用糖皮质激素(B)、局部应用煤焦油产品(C)、外用他克莫司(C)、日光浴(B)、宽谱UVB照射(B)。

二线疗法：主要用于大斑块型副银屑病被诊断为早期蕈样肉芽肿的病例，窄谱UVB照射(B)、贝沙罗汀(bexarotene)局部应用(B)、外用氮芥(B)、咪喹莫特局部应用(C)、补骨脂素UVA疗法(B)、氮芥局部应用(B)、卡莫司汀局部应用(C)、准分子激光(E)。

(九) 病程与预后

大斑块型副银屑病：这种斑块可保持数年甚至数十年，受累皮肤面积<10%，患者生存情况与预期的生存情况没有显著差异，受累皮肤面积>10%，转化成蕈样肉芽肿机会增加。有10%发展成蕈样肉芽肿，预后较差。

小斑块型副银屑病：这种斑片可能保持数年甚至数十年，不会发展成为淋巴瘤。但有学者认为，即使小斑块型也是蕈样肉芽肿，若病人同意可以不予治疗。

七、红皮病

内容提要

- 超过90%的皮肤受累面积的泛发性红斑和脱屑称为红皮病。
- 可为原发性，也可继发于肿瘤和药物反应。
- 皮损为红斑和脱屑，典型的为全身皮肤呈暗猩红色，覆盖以小的层状鳞屑，并大量剥脱，常发生休止期脱发和甲损害。
- 毛发红糠疹和蕈样肉芽肿所致红皮病，常见其间有独特的正常皮岛

红皮病(erythroderma)指累及体表面积大于90%的任何炎性皮肤病，特征是泛发性皮肤炎症：弥漫性潮红、呈鳞屑和暗猩红色、大量脱屑，故又称剥脱性皮炎(exfoliative dermatitis)。全身中毒症状明显者，可并发败血症，高输出性心衰和成人呼吸窘迫综合征，因红皮病导致死亡率可达7%。

流行病学　男性比女性多见(男女发病率之比约为2∶1至4∶1)。在特发性红皮病患者中，这个比率还要高。平均发病年龄为52岁。在一项51例儿童红皮病患者的研究中，诊断有免疫缺陷者占30%，鱼鳞病占24%，Netherton综合征占18%，湿疹性或丘疹鳞屑性皮炎占20%，其中5例为特发性。在另一项HIV感染者与非HIV感染者的比较研究中，HIV阳性组中红皮病最常与药物反应相关(40.6%)，其中乙胺丁醇(ethambutol)占30.8%；而在非HIV阳性组中，药物反应仅占22.5%。各种皮肤病和内脏疾病均可导致红皮病，但有高达1/3的病例虽经仔细检查仍不能明确病因。常见皮肤病引起的占绝大多数，约为红皮病病例的1/3至1/2。

(一) 病因与发病机制

红皮病并不是一个特定的疾病，而是很多疾病的临床表现。

病因可归纳为四种：特发性、继发性(银屑病、异位性皮炎、落叶型天疱疮、接触性皮炎和毛发红糠疹等)、药物和恶性肿瘤(如蕈样肉芽肿、T细胞白血病、霍奇金淋巴瘤)(表34-17)。

表34-17　红皮病的病因

Ⅰ. 先前存在的皮肤病 A. 湿疹/皮炎 1. 特应性皮炎 2. 接触性皮炎 3. 淤积性皮炎 4. 脂溢性皮炎 B. 银屑病 C. 毛发红糠疹 D. 鱼鳞病 E. 落叶型天疱疮	Ⅱ. 药物 Ⅲ. 恶性肿瘤 A. 皮肤T细胞淋巴瘤 B. 其他淋巴瘤或白血病 C. 其他恶性肿瘤 D. 获得性免疫缺陷综合征 Ⅳ. 特发性

原发皮肤病中，银屑病和特应性皮炎引起红皮病最常见。特应性皮炎临床表现为湿疹，组织病理特征为单一核细胞浸润至表皮(表皮迁移)，从而导致海绵水肿(表皮细胞间水肿)。银屑病临床上为鳞屑性丘疹性疾病，以表皮更替加快、中性粒细胞侵入表皮形成微脓肿为特征。变应性接触性皮炎是一种以表皮为靶器官的迟发型变态反应。可导致红皮病的其他湿疹样疾病还包括脂溢性皮炎、钱币状湿疹和光敏反应等。引起红皮病的还有毛发红糠疹和Reiter病。罕见的疾病，如落叶型天疱疮(一种自身免疫性大疱性皮肤病，可为自发性，也可由青霉胺或卡托普利等药物诱发)和各类鱼鳞病(鱼鳞样皮损的遗传病)也可引起红皮病。

第二个最常见的原因是药疹，经常涉及的药物有别嘌醇、磺胺类药物、金制剂、苯妥英钠、苯巴比妥、异烟肼、卡马西平、顺铂、氨苯砜、甲氟喹、妥布霉素、米诺环素、硝苯地平，以及碘剂等。

潜在的恶性肿瘤常可导致红皮病，不常见：皮肤型T细胞淋巴瘤、Sézary综合征比红皮病性蕈样肉芽肿常见，淋巴细胞核异型表皮内异型细胞聚集，其他一些网状淋巴系统恶性肿瘤如霍奇金病和B细胞淋巴瘤，以及一些实体肿瘤如肺、胃肠道恶性肿瘤，也可发生红皮病。此外，红皮病也见于获得性免疫缺陷综合征和移植物抗宿主病。

恶性肿瘤相关性红皮病的发病机制可能与肿瘤细胞分泌的某些细胞因子(IL-1、IL-2和IL-8)和细胞黏附因子(VCAM-1、ICAM-1、E-selectin以及P-selectin)相互作用，诱发真皮内血管内淋巴细胞和单核细胞移行入血管外，表皮通过时间缩短，从而导致皮肤的剥脱。

皮肤剥脱物为无活性的表皮物质，其中大部分为难溶性蛋白，包括角蛋白、细胞膜等。红皮病的表皮更新速度加快，表现为生发细胞数量及其有丝分裂速度增加，且细胞经表皮转变时间缩短，故有更多的物质从表皮脱落，估计每天平均脱屑达100g以上。脱落细胞中核酸及其代谢产物增多，游离氨基酸减少，可溶性蛋白增加；每天大量蛋白丧失对机体蛋白质代谢有明显影响。

难以用单一发病机制来解释(图34-21)。从免疫学方面来说，红皮病的发病机制涉及Ⅱ型超敏反应(由针对外周靶抗原的循环抗体介导，如落叶型天疱疮)、Ⅳ型超敏反应(迟发型超敏反应，如变应性接触性皮炎)、病因不明的疾病(如银屑病)和恶性肿瘤(如皮肤T细胞淋巴瘤)。每种疾病都可能存在着某些诱发因素，导致整个表皮层出现炎症。

(二) 临床表现

1. 瘙痒　红皮病患者的瘙痒可非常剧烈，90%的病人可

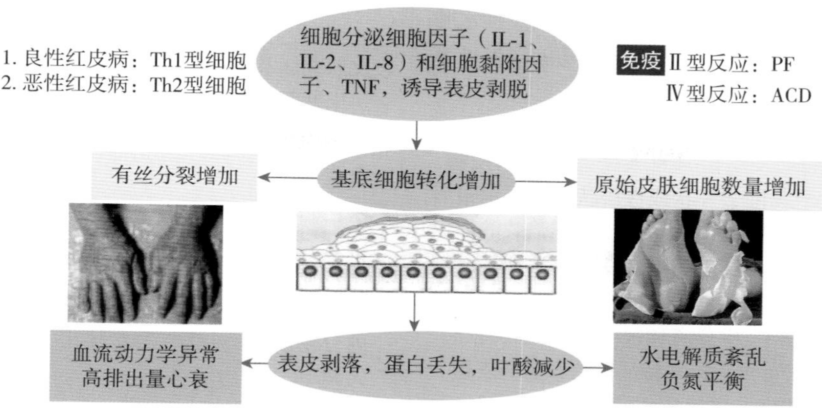

图 34-21　红皮病的发病机制

有瘙痒，由于瘙痒引起搔抓，搔抓可继发表皮剥落、结痂，1/3的病人有皮肤苔藓样变。也可出现泛发性炎症后色素沉着和色素减退，瘙痒症状与原有疾病而不同。原有皮炎类及 Sézary 综合征病人瘙痒最重。根据其自然病史，红皮病可分为原发型和继发型。原发型红皮病红斑常始于躯干，可在数天至数周内扩展到全身，随之产生脱屑。而继发性红皮病源于先前存在的局限性皮肤病，扩大至全身如银屑病或特应性皮炎。

2. 皮肤损害

（1）急性期：为弥漫性皮肤潮红、浸润、肿胀和脱屑（图 34-22，图 34-23）。红斑迅速扩展，12~48h 内可累及全身，2~6 天后出现鳞屑。急性期鳞屑可呈糠状或大片状，有痂皮，如落叶型天疱疮，而药物性反应是剥脱性的。掌跖部剥脱，如手套、袜状。可有头发和体毛脱落、以及甲嵴、甲板增厚或脱落。皮肤干燥、发热，呈鲜红色，触之增厚。皮损可有肿胀、渗液、结痂，可继发感染。

（2）慢性期：皮损色泽变暗，水肿消退。慢性期鳞屑小而干燥，特应性皮炎所致的红皮病鳞屑细小，脂溢性皮炎是糠麸状。色素沉着或皮肤异色病样改变。皮肤绷紧感，严重瘙痒。掌跖角化，见于继发于银屑病、毛发红糠疹、Sézary 综合征的患者。

3. 甲与毛发　红皮病发病数周后，可能出现头发和体毛脱落，以及甲嵴、甲板增厚或脱落。病程较长的病例可出现近端（如甲母质相邻区域）的甲营养不良，伴甲嵴和甲凹点。也可出现泛发性炎症后色素沉着。也可出现瘢痕性脱发。大约 40% 红皮病人有甲改变。大多数是"有光泽"的甲，但也有颜色异常、脆性增加、灰暗、甲下过度角化、Beau 线（指甲的全身病时所显横线）、甲沟炎和甲下裂片形出血，甚至甲完全脱落。因变化缓慢，所以甲改变有时有助于识别原有的皮肤病。但在先前存在皮肤病的病例中，改变可出现在红皮病之前，如银

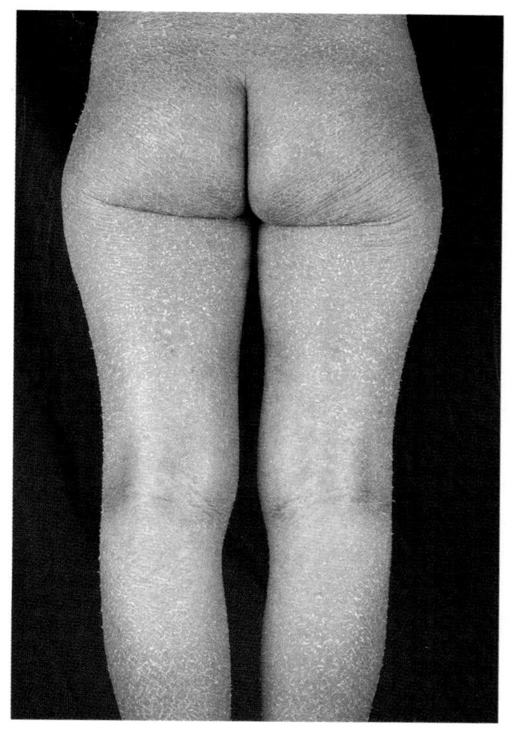

图 34-22　红皮病（1）

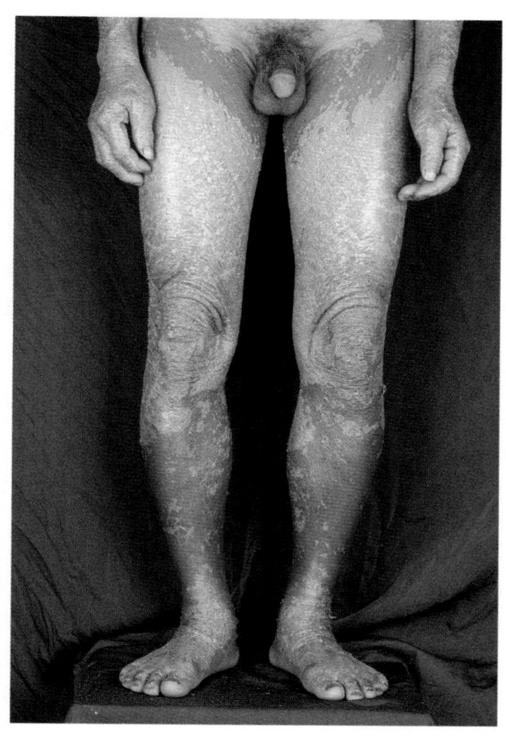

图 34-23　红皮病（2）

屑病的点状甲或特应性皮炎的水平嵴状甲。眶周皮炎性水肿可致双侧睑外翻，和化脓性结膜炎。皮肤屏障功能缺失可导致黄金色葡萄球菌感染。

（三）原有疾病的特异性表现

1. 银屑病性红皮病 发生前常有典型的银屑病皮损。弥漫红斑上干燥的银白色易除去片状或板层状鳞屑提示银屑病性红皮病。红皮病的发生常由于突然停药，包括强效的外用皮质激素或口服皮质激素等。红皮病可继发于刺激性接触性皮炎，见于用焦油或刺激性或毒性或强烈外用药浸泡后。此时可见到甲改变，如油滴状甲、甲分离和甲凹点，甲下层脓疱、炎性关节炎，红皮病治疗后可重新出现特征性的银屑病皮损。

2. 红皮病性毛发红糠疹 皮损颜色常为浅橙至橙红色，位于膝、肘、手背的毛周角质栓和红皮病背景上未受累的皮岛，1cm 左右的界限清楚的正常皮岛及红斑中的毛囊性角化丘疹提示毛发红糠疹，高度提示是红皮病性毛发红糠疹。典型的组织学改变与银屑病容易区分。

3. 药物 某些疾病药物治疗过程中突然发生红皮病伴有全身症状提示药物性红皮病。先有麻疹样或猩红热样皮损，约 10% 的红皮病由药物的超敏反应引起。引起红皮病较为常见的药物包括磺胺类药、别嘌醇、氯丙嗪、金制剂、青霉素类、巴比妥酸盐和苯妥英钠。由药物引起的红皮病持续时间最短，通常在停药 2~6 周后可痊愈。

4. 恶性肿瘤 CTCL 所致的红皮病可分为 Sézary 综合征和红皮病性蕈样肉芽肿，临床有皮肤疼痛性皲裂角化、弥漫性脱发和狮面外观。皮肤浸润明显，并常有剧烈的瘙痒。蕈样肉芽肿也可呈红皮病样表现，但不符合 Sézary 综合征的诊断标准。Sézary 综合征包括泛发性剥脱性皮炎伴剧烈瘙痒、狮面、脱发、掌跖角化过度和甲营养不良。Sézary 细胞绝对计数至少 1 000 个 /mm，Sézary 综合征预后差。Sézary 综合征比红皮病性蕈样肉芽肿常见，淋巴细胞核异形、表皮内异形细胞聚集。无原发病的中老年病例在剧烈皮肤瘙痒过程中出现红皮病伴有皮损浸润明显、剧烈瘙痒、容貌改变、淋巴结显著肿大、肝脾肿大等提示恶性肿瘤的可能性较大。

5. 斑块型副银屑病 原有大斑块型副银屑病，其发展成为淋巴瘤的可能性较大。

6. 炎性疾病 特应性皮炎，有中度至重度特应性皮炎病史的患者。患者常有剧烈瘙痒，屈侧皮损、苔藓样变、结节性痒疹，有明显的苔藓样变，血清 IgE 和嗜酸性粒细胞增加。

原有炎症性皮肤病治疗过程中出现红皮病提示炎症性皮肤病为红皮病病因。

（四）红皮病全身表现

患者表现（表 34-18）有低热或中度发热，代偿性代谢亢进和基础代谢率升高。非显性失水，皮肤血流量增加可致心衰。低白蛋白血症、负氮平衡。免疫学改变：γ- 球蛋白增多。肝脾肿大，淋巴结肿大。

1. 网状内皮系统改变 50% 以上的病例出现淋巴结肿大，以腋窝及腹股沟淋巴结受累最多见，颈部次之，常为轻到中度肿大，质地中等硬度，必须排除淋巴瘤，恶性淋巴瘤引起的红皮病病例中，淋巴结可中到重度肿大且质地较硬；20% 的病例出现肝肿大，药物所致肝大较多，脾大常与淋巴瘤有关。3%~20% 的病例脾肿大。

2. 体温调节失常、基础代谢率及血流动力学改变 常出现低热或中度发热，有时发生低体温，也可发热与低体温交替出现。低体温常提示病情比较严重。皮肤充血导致热量丧失及体温调节机制紊乱，患者体温随环境温度变化而改变。基础代谢率升高，非显性失水明显增加。

表 34-18 红皮病的临床特征

皮肤黏膜和附属器官： 皮肤黏膜：弥漫潮红、浸润、肿胀、脱屑 附属器官：毛发脱落，指（趾）甲萎缩，纵嵴、反甲
血流动力学 / 代谢障碍：高排出心力衰竭，心率增快
体温调节变化：发热、低体温
水电解质平衡表现：脱水、低血容量、低血钠、低血氯
蛋白质代谢紊乱 / 负氮平衡：脱屑达 17.1q/(m^2·d) 时
内分泌改变：男性乳房女性化、睾丸萎缩、精子减少、月经失调
肝脏和淋巴肿大：1/3~2/3 病人发生
胃肠道改变：肠道菌群失调，脂肪泻
其他：贫血，肺结核再活动

3. 心血管受累 红皮病患者皮肤中的血流显著增多和体表蒸发丧失大量体液，40% 病人可有心动过速，可能导致高排出量性心力衰竭的发生，尤其是老年患者。可发生高排出量性心力衰竭，心率加快，颈静脉怒张，肝肿大及下肢凹陷性水肿。

4. 代谢紊乱及免疫学改变 患者有低蛋白血症及负氮平衡，常见原因：血流量增加、蛋白质合成减少或 / 和分解增多，大量脱屑导致经皮肤丢失蛋白质增加。由于体液转移到细胞外，50% 患者有足部或胫前水肿可出现低钾血症。γ- 球蛋白增多，也可有 IgE 水平增高和 $CD4^+T$ 细胞减少。

（五）实验室检查

①特应性皮炎毒：血清 IgE 及嗜酸性粒细胞升高；②皮肤 T 细胞淋巴瘤中 $CD4^+$：$CD8^+$ 比率增加（血清），皮肤（和血液中）可发现克隆性 T 细胞群落；③Sézary 综合征患者：外周血中有大量的 Sézary 细胞。但与淋巴增生性疾病无关红皮病通常可有外周激活的 T 细胞增生，而后者不易与 Sézary 细胞鉴别；④大疱性疾病：有特异的细胞间免疫荧光；⑤其他 基因重排对筛查病因有帮助；⑥实验室检查贫血、白蛋白和电解质水平指标反映了机体对皮肤病的系统反应。

（六）组织病理

表现为急性、慢性、非特异性炎症，对不同病因所致红皮病，如恶性网状内皮系统肿瘤、银屑病、毛发红糠疹，则有特异性变化。

1. 特应性皮炎 轻度至中度棘层肥厚，不同程度海绵水肿，皮肤内嗜酸性颗粒细胞浸润，角化不全。

2. 药物反应 血管周围嗜酸性粒细胞浸润，苔藓样浸润，表皮各层角质形成细胞坏死，基底层空泡变性。

3. 肿瘤所致 Hodgkin 病中有 Reed-Sternberg 细胞，蕈样肉芽肿中有不典型的组织细胞，网状细胞肉瘤中有不典型的网状细胞。

4. 银屑病所致 60% 确诊的红皮病患者患有银屑病，表现包括表皮增生，伴瓶颈样的表皮突延长、颗粒层减少或消失、局灶性角化不全、真皮乳头水肿、血管周围和间质中淋巴组织浸润。有时可见到红细胞外渗。

5. 落叶性天疱疮所致　在表皮棘细胞层上部可发现棘刺松解现象，直接免疫荧光试验出现IgG细胞间抗体阳性。

6. 毛发红糠疹所致　组织学改变的特点为灶性角化过度，伴有水平和垂直方向的角化不全，典型毛囊疹为圆锥形毛囊角栓、而非毛囊性皮损为非特异性。

（七）诊断

皮损面积大于90%体表面积的持续弥漫性炎症反应性皮肤病，即可诊断为红皮病。诊断不难。重要的是找出其病因。药物过敏引起者，有明确内服用药史，起病急，多有发热，早期损害可呈麻疹样或猩红热样皮疹，病程较短。银屑病性红皮病有银屑病史，多由于刺激性治疗而引起，有时可见到残存的银屑病性皮损或偶见正常“皮岛”。湿疹引起者，有湿疹病史，多因急性期治疗不当而发展为红皮病。恶性淋巴瘤伴发的红皮病，皮肤浸润明显，瘙痒顽固，淋巴结显著肿大，其组织病理具有该病的特征性改变。

（八）鉴别诊断

落叶型天疱疮、鱼鳞病样红皮病、葡萄球菌性烫伤样皮肤综合征、落屑性红皮病、重症多形红斑、副肿瘤性综合征。不同病因所致红皮病鉴别（表34-19）。

（九）治疗

首先要针对病因进行治疗，依不同病因选择不同的治疗方案。注重全身支持治疗，局部则对症处理（表34-20）。

1. 一般治疗

（1）病因治疗：如因药物、肿瘤及继发疾病所致者，应尽早停药和治疗原发病。

（2）支持疗法：纠正负氮平衡，给予高蛋白饮食，维持水、电解质平衡。

2. 系统治疗

（1）糖皮质激素：泼尼松，每天40~60mg，分次口服；病情严重者可采用地塞米松（10~20mg）或氢化可的松（200~500mg）静脉滴注，病情控制后减量或改为泼尼松口服。

（2）免疫抑制剂：包括氨甲蝶呤、环孢素、环磷酰胺、硫唑嘌呤或吗替麦考酚酯等。①TNF-α拮抗剂如依那西普、英夫利昔单抗和阿达木单抗等。依那西普一般50mg/次，皮下注射，1次/周，或25mg/次，2次/周。②白细胞介素-17、23抑制剂如乌司奴单抗、司库奇尤单抗和依奇珠单抗。

（3）抗组胺药：有镇静、止痒作用，瘙痒明显者可使用。

（4）细胞毒性药物：氨甲蝶呤（MTX），对原发病为银屑病或毛发红糠疹者有效；环孢菌素A，对原发病为银屑病者可使用。

（5）生物制剂等：用于银屑病性红皮病，有英夫利昔单抗、达克利珠单抗、阿伦单抗。有报告5例银屑病性红皮病患者给予英夫利昔单抗5mg/kg治疗，在第0、2、6周以及以后每8周一次。其中3例患者PASI评分改善75%或75%以上。另

表34-19　不同病因所致红皮病鉴别

	药疹	毛发红糠疹	银屑病	恶性肿瘤
诱因	药物	不明	治疗不当	不明
皮疹特点	大片潮红肿胀皮屑伴有黏膜损害剥脱	大片红斑，表面有糠状鳞屑，正常皮岛，手指背毛囊丘疹	大片红斑，脱屑多，恢复过程出现寻常型银屑病损害	全身皮肤红肿，脱屑较少
全身症状	发烧、寒战	不明显	可发烧或低体温	一般状况差
淋巴结	轻度肿大	轻微肿大	轻度肿大	明显肿大
预后	及时治疗尚可	尚可	较好	较差或不良

表34-20　红皮病的分级治疗

	内容
一线治疗 1. 对症治疗	寻找病因，停止致敏药物，针对不同病因综合治疗 系统治疗：支持疗法、营养补充、外周水肿可用利尿剂、水电解质平衡，治疗继发感染，口服镇静作用抗组胺药物止痒，糖皮质激素（特发性及药物性红皮病） 局部治疗：燕麦浴、湿敷、外用润滑剂、弱效糖皮质激素乳膏，卡泊三醇、他克莫司，物理治疗等
二线治疗 2. 病因学治疗	银屑病红皮病：MTX、阿维A、环孢素、酶酚酸酯、英夫利昔单抗5~10mg/kg，阿法赛特，阿伦单抗 毛发红糠疹：阿维A、MTX、系统糖皮质激素 药源性红皮病：停用致敏药物，系统糖皮质激素 落屑性红皮病：调整消化功能，控制感染，补充B族维生素和锌、重症系统糖皮质激素 落叶型天疱疮：系统糖皮质激素，IVIG，雷公藤，羟氯喹，氨苯砜 湿疹样皮炎：系统糖皮质激素、雷公藤 淋巴瘤：联合化疗、PUVA、电子束照射、体外光化疗法、生物制剂、口服贝扎罗汀CTCL有效 GVHD：移植物抗宿主病红皮病，环孢素，糖皮质激素、体外光化学疗法，PUVA（急性GVHD有效）
3. 并发症治疗	（1）高排出量性心力衰竭：利尿剂、血管扩张药，洋地黄类药物 （2）低体温和发热：低体温应保暖，发热物理降温 （3）血浆容量减少性虚脱：扩容、静脉补液、补充白蛋白等 （4）感染：根据细菌培养和药敏选择抗菌药物

有报告 1 例以红皮病为表现的 T 细胞白血病 / 淋巴瘤患者，接受达克利珠单抗治疗，长期处于完全缓解状态。有学者评估用阿伦单抗治疗 22 例患者，红皮病或斑块 / 肿瘤期的蕈样肉芽肿 /Sézary 综合征患者的疗效与安全性证实临床有效。

(6) IVIG：成人(0.2~0.4)g/(kg·d)，连续静脉输注 3~5 天。

3. 局部治疗　酌情选用无刺激性的粉剂、洗剂、霜剂或软膏。糜烂渗液明显者，用 3% 硼酸溶液湿敷，但一般不能超过体表面积的 30%~40%。外用他克莫司、卡泊三醇。因患有红皮病时外用药物头皮吸收增加，因此常导致外用药物出现系统吸收。如外用他克莫司时，应当谨慎检测其血药浓度。对眼、口腔及外阴部损害给予相应处理。

4. 中医治疗　辨证施治。急性期以清热解毒、凉血化斑为主，可用清瘟败毒饮或化斑毒汤加减；慢性期宜滋阴清热、补气健脾，可用增液汤加减。

(十) 病程与预后

1. 相关因素　其预后取决于病因及并发症。

2. 继发红皮病　药物诱发的红皮病预后最好，病变常在 2~6 周内消退。湿疹性红皮病、特发性红皮病、红皮病型银屑病和不明原因的红皮病病程可能长达数月或数年。

3. 随访报道　Beuchner 和 Winkelmann 报道的 7 例红皮病患者，随访 3~16 年期间均发生 Sézary 综合征，其中 4 例发生多次接触性过敏或药物反应，1 例有严重的异位性皮炎。已报告死亡率 18%~64%，皮肤，皮下和呼吸道感染常见，主要死于肺炎。随着现代的治疗，死亡率已有降低。

八、脱屑性红皮病

脱屑性红皮病(erythroderma desquamativum)又名 Leiner 病，是发生于哺乳期婴儿的一种全身性红皮病，以显著红斑和鳞屑为特征。

病因与发病机制不明，Fruszkowski 等报告其病因，免疫功能缺陷占 30%。另有学者认为与脂溢性皮炎的病因相似，因母乳喂养的婴儿发病率高，故疑为母乳中含维生素 H(biotin)较少，食脂肪过多所致。可能与患儿补体 C_5 低下、导致免疫清除机能减弱有关。国内报告显示双胞胎占到较大比例，可能遗传因素起着作用。皮肤表面存在白念珠菌或葡萄球菌等因素有关。亦有认为婴儿脂溢性皮炎皮损突然发展，导致全身红斑、脱屑，严重的可有贫血、腹泻、呕吐，继发细菌感染。

1. 临床表现　本病多见于 6~29 周哺乳婴儿(图 34-24)。在头部及眉弓部位皮肤潮红浸润，表面覆以较厚的黄色油腻性痂皮，似脂溢性皮炎；全身皮肤弥漫性潮红、脱屑，鳞屑灰白色，易剥脱。鳞屑呈糠秕状，反复剥脱。在四肢伸侧鳞屑明显，而屈侧较少而细小；面部红斑较轻，鳞屑细小且少。指甲营养不良。皮损经 2~3 周开始消退，最后消失。全身表浅淋巴结可轻度肿大。

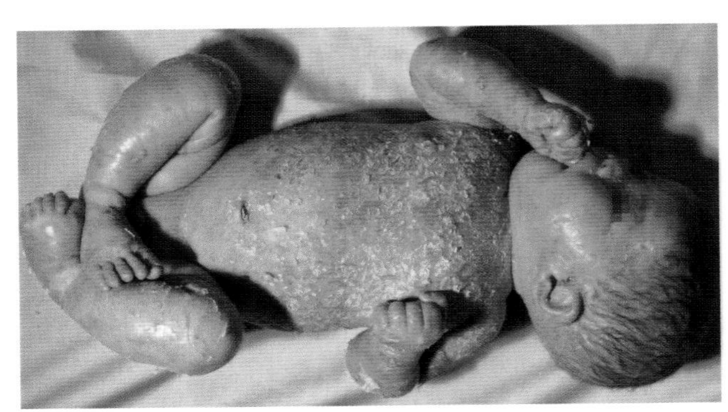

图 34-24　脱屑性红皮病

伴发疾病：消化不良、腹泻、低蛋白血症、贫血及继发性白念珠菌和细菌感染。

2. 诊断　①发生于哺乳期婴儿的红皮病，全身皮肤弥漫性潮红肿胀，表面有大量糠状鳞屑附着，类似严重的脂溢性皮炎；②患儿伴有消化不良，顽固性腹泻、营养不良等即可诊断。

3. 实验室检查　补体 C_5 降低、低蛋白血症及贫血对诊断具有参考意义。

4. 鉴别诊断　应与异位性皮炎、先天性鱼鳞病样红皮病、新生儿剥脱性皮炎、Netherton 综合征、肠病性肢端皮炎、Kwashiorkor 病(蛋白质缺乏症)相鉴别(表 34-21)。

5. 治疗　阻断致病因素，减轻真皮炎症和水肿及表皮增

表 34-21　婴儿红皮病的鉴别诊断

	脱屑性红皮病	板层状鱼鳞病	特应性皮炎红皮病	葡萄球菌性烫伤样皮肤综合征
皮疹	皮肤弥漫发红，叶状脱屑，头皮脂溢性皮炎，无水疱	皮肤弥漫发红，肥厚，鱼鳞病样鳞屑，屈侧更重	皮肤弥漫性发红，脱屑，结痂	皮肤发红，水肿，大片脱屑，大疱，脓疱，结痂
尼氏征	(-)	(-)	(-)	(+)
瘙痒	无	轻度	剧烈	轻度
全身症状	主要为腹泻等胃肠道症状	无	可有发热等全身症状	有中毒性全身症状
起病年龄	4~8 周	出生时	8~12 周	1~5 周
病因	脂溢性皮炎	遗传性疾病	特异性疾病，IgE ↑	葡萄球菌感染
家族史	(-)	常染色体隐性遗传	有病史	(-)
嗜酸性粒细胞增多	(-)	(-)	有，可颇显著	(-)
病程	6 周至数月	长期	数月至数年	5~10 天
复发	无	长期存在	有	无

殖与脱屑。注重病因治疗，纠正消化不良，控制感染，补充维生素；局部对症处理，严重者可使用糖皮质激素。

(1) 加强营养，必要时改用牛乳或代乳品哺养。

(2) 补充蛋白质和生物素、维生素 B、维生素 C，注意水和电解质平衡。

(3) 小量多次输新鲜血或新鲜血浆。

(4) 酌情短期内服糖皮质激素。有继发感染时应及时使用抗生素。局部对症处理。

6. 病程与预后　发病 2~3 周后皮损开始消退，最后消失。支持疗法改善患者体质状况，病情缓解至痊愈，预后尚好，但常合并感染，继发肺炎、脑膜炎死亡，国内报告死亡率 15%。

外用无刺激的霜剂，多磺酸黏多糖乳剂、肝素软膏（海普林软膏）。常用市售保湿剂丝塔芙系列护肤品（法国高德美公司产）如丝塔芙洁面乳、丝塔芙保湿润肤霜（露）。

第二节　苔藓样糠疹及其他

一、苔藓样糠疹

内容提要

- 急性和慢性苔藓样糠疹都属于淋巴细胞性血管炎，淋巴样浸润可能为克隆增殖，但很少进展为淋巴瘤。
- 苔藓样糠疹有三种不同的类型，分别为发热溃疡坏死性苔藓样糠疹（pityfiasis lichenoides with ulceronecrotic hyperthermia，PLUH）（Mucha-Habermann 病）、急性痘疮样苔藓样糠疹（pityriasis lichenoides et variolifor-mis acuta，PLEVA）、慢性苔藓样糠疹（pityfiasis lichenoides chronica，PLC）。
- PLEV、PLC 都是反复发作的可自行消退的斑丘疹。
- PLUH 是本病最严重的类型，伴有高热，溃疡大而深。

苔藓样糠疹（pityriasis lichenoides）包括一组原因不明的发疹性疾病。临床特点为形态学上范围广泛的连续分批出现的皮损。有急性痘疮样苔藓样糠疹、慢性苔藓样糠疹，临床表现常互相重叠。此外，还有一种发热伴溃疡坏死性苔藓样糠疹。

（一）流行病学

苔藓样糠疹是一种不常见、获得性皮肤病，没有种族差异。多见于儿童和年轻人，但可累及任何年龄，男女比例为 1.5 : 1 至 3 : 1。临床所见的慢性苔藓样糠疹病例数较 PLEVA 高 3~6 倍。

（二）病因与发病机制

慢性苔藓样糠疹通常是克隆性 T 细胞疾病。分子研究表明急性痘疮样苔藓样糠疹是克隆淋巴细胞增生异常。在大量 T 淋巴细胞增生异常过程中，慢性苔藓样糠疹和 PLEVA 是互相关联的。苔藓样糠疹的各型出现相似的活化抗原特征及丰富的巨噬细胞，PLEVA 及淋巴瘤样丘疹病存在 T 细胞受体基因的重排，这是 T 细胞克隆增殖的指标。

苔藓样糠疹的发病机制不清，现主要有 3 种学说：感染学说、免疫异常学说和淋巴细胞增生异常学说。

1. 感染　一些病原体与苔藓样糠疹发病有关，如 HIV、水痘 - 带状疱疹病毒、EB 病毒、巨细胞病毒、细小病毒 B19、腺病毒、葡萄球菌、链球菌、支原体和弓形体等。

2. 免疫反应　主要是免疫复合物和细胞介导的免疫反应。一些患者的血清中有高水平免疫复合物，在皮损的真皮交界处均可见到 IgM 和 C3 沉积，在急性苔藓样糠疹中，血管周围和真皮表皮交界处均可见到 IgM 和 C3 沉积，在急性苔藓样糠疹中，也发现抑制性 T 细胞（T8）在真皮中增多，并有移向表皮的倾向，朗格汉斯细胞数量减少。有学者认为苔藓样糠疹是机体对特定外来物质的淋巴细胞毒性反应，与移植物抗宿主反应的机制很相似。

3. 淋巴细胞增生异常　苔藓样糠疹是一种与 T 细胞增生异常有关的疾病，三种亚型的苔藓样糠疹患者均能在一些皮损处检测到优势 T 细胞克隆。发热性溃疡坏死性苔藓样糠疹的 T 细胞浸润以 $CD8^{+}$T 细胞为主，它可能代表具有 T 细胞克隆增殖特点的良性状态，在急性苔藓样糠疹中大约一半患者的皮损中能发现 $CD8^{+}$T 细胞的克隆性增生，在少数慢性苔藓样糠疹皮损中也有 CD4 或者 $CD8^{+}$T 细胞的克隆性增生。

由于慢性苔藓样糠疹具有 T 细胞克隆的性质，故有人推测慢性苔藓样糠疹是皮肤淋巴细胞增殖疾病谱系中的一个，位于良性的一端。

4. 相关疾病与因素　苔藓样糠疹与一些疾患相关。如慢性苔藓样糠疹也可以偶然发生在蕈样肉芽肿、霍奇金淋巴瘤或其他类型淋巴瘤患者中。一些药物，如化疗药物替加氟、雌激素 - 黄体激素，抗组胺药物阿司咪唑和麻疹疫苗也有报道与苔藓样糠疹发病有关。

（三）临床表现

急性痘疮样苔藓样糠疹、慢性苔藓样糠疹、发热溃疡坏死性苔藓样糠疹有许多相似的临床和免疫组织学特点（表 34-22），提示这些疾病可能是相互关联的，都属于皮肤克隆性 T 淋巴细胞增生性疾病病谱。

表 34-22　三种类型苔藓样糠疹临床特征

类型	特点
急性痘疮样苔藓样糠疹	皮疹为小的红色丘疹，逐渐发展为水疱，出血，有的皮疹出血溃疡和坏死遗留痘疮样瘢痕
发热溃疡坏死性苔藓样糠疹	急性痘疮样苔藓样糠疹的一种罕见严重型，急性起病，坏死溃疡性皮损，伴高热和系统症状
慢性苔藓样糠疹	为小的红色丘疹，有时可为紫癜样皮损，丘疹中心可有特征型光泽的细小鳞屑

1. 急性痘疮样苔藓样糠疹　通常是良性、自限性的丘疹鳞屑性疾病。是克隆性 T 细胞介导的淋巴细胞增生性疾病。大多数病例在 11~30 岁之间发病。除了轻度瘙痒感或低热外无其他症状。表现为急性发病、多形性皮疹广泛分布。损害为 0.2~1cm 的坚实丘疹，粉红色至红褐色，圆形、蜡样、有鳞屑，并发生出血，不久丘疹中央出现水疱、小溃疡、坏死、结痂；症状如丘疹性坏死性结核疹，皮损泛发。好发于躯干和上臂（图 34-25~ 图 34-27）；亦可累及面部、头皮，掌跖，有时可见于口腔及生殖器黏膜。病程慢性，持续数月甚至数年，新疹成批发生。皮损愈合后常出现炎症后色素沉着和色素减退，并可

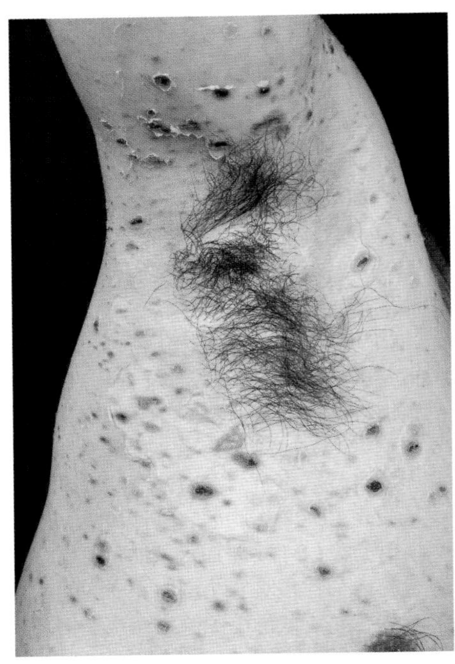

图 34-25　急性痘疮样苔癣样糠疹
红斑水肿性丘疹，伴有坏死结痂。

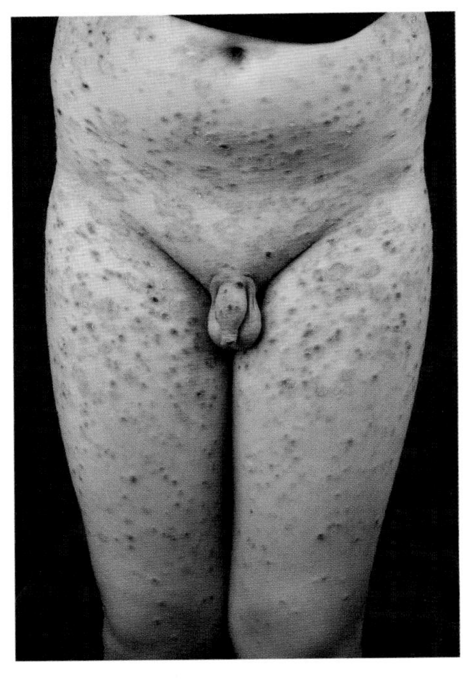

图 34-26　急性痘疮样苔藓样糠疹（广东医科大学附属医院　李文惠赠）

有凹陷或隆起性瘢痕。

慢性苔藓样糠疹和急性苔藓样糠疹在临床和组织学上表现为连续性过程，一些患者可同时或者先后表现为急性苔藓样糠疹和慢性苔藓样糠疹，皮损常常没有症状，在急性苔藓样糠疹中可有瘙痒或者烧灼感。有多种形态皮疹存在，是急性苔藓样糠疹的特点。并发症有自限性关节炎。

2. 慢性苔藓样糠疹　亦名点滴副银屑病（图 34-28）。

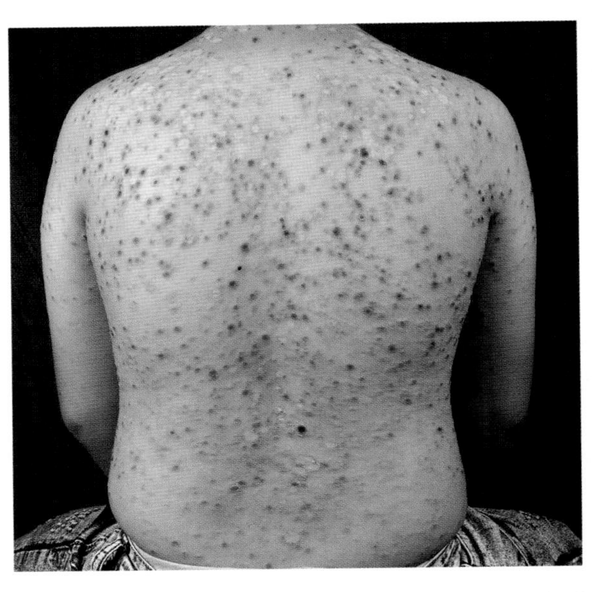

图 34-27　急性痘疮样苔藓样糠疹（广东医科大学附属医院　李文惠赠）

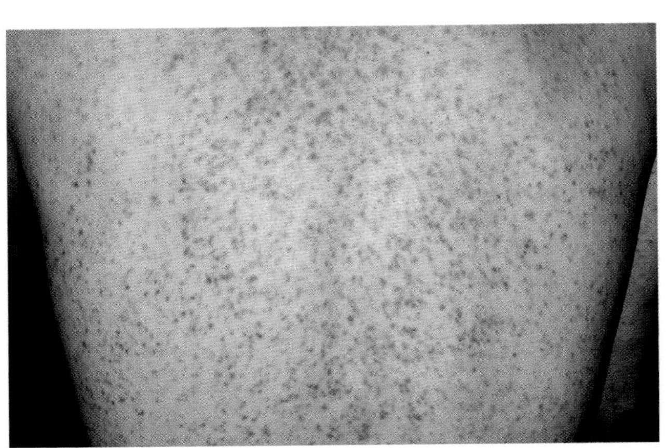

图 34-28　慢性苔藓样糠疹

损害为粉红色丘疹上覆不易刮掉的细薄鳞屑，用力刮除鳞屑后无点状出血，单个损害在 3~6 周内消退，皮损鳞屑比银屑病少，遗留色素沉着或色素减退，不留瘢痕，皮损分布类似于急性痘疮样糠疹，但皮损可成批出现。本病较轻，轻度瘙痒或无自觉症状，病程持续数月或数年。

以往认为儿童慢性苔藓样糠疹多为良性和呈自限性。而近年来儿童的慢性苔藓样糠疹则病程更长、皮损更广泛，且易出现色素沉着，对治疗抵抗。有学者认为此病可与皮肤淋巴瘤重叠。

3. 发热溃疡坏死性苔藓样糠疹　国内外报道仅几十例。好发于儿童及青年人，男性多见（76%）。鉴别诊断时，若病因不明，可能与感染，免疫复合物沉积等有关。PLUH 是本病的最严重的类型，除了上述的皮疹外，还伴有高热、肌无力及肌痛、倦怠、关节痛、淋巴结肿大、心肌受累、可有精神症状。有出血点坏死性丘疹形红斑样疹，溃疡大而深，可以达到数厘米，有明显坏死，患者红细胞沉降率快。苔藓样糠疹的皮疹分布在躯干或者四肢的近心端（图 34-29~ 图 34-34），但发热溃疡坏死性苔藓样糠疹可发生于身体任何部位，甚至黏膜也可

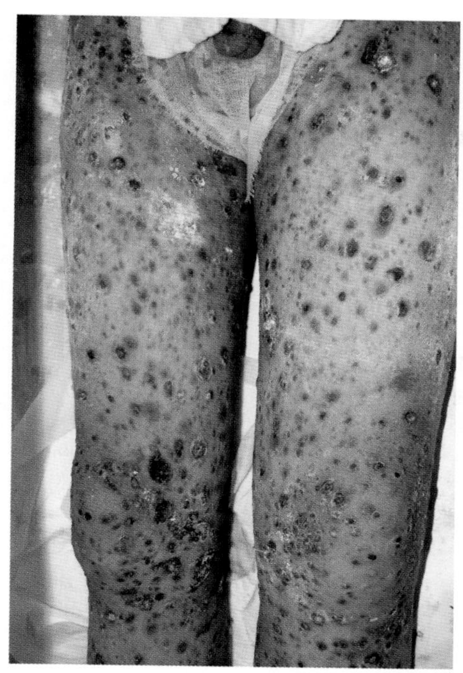

图 34-29　发热溃疡坏死性苔藓样糠疹(沈阳市第七人民医院　王强惠赠)

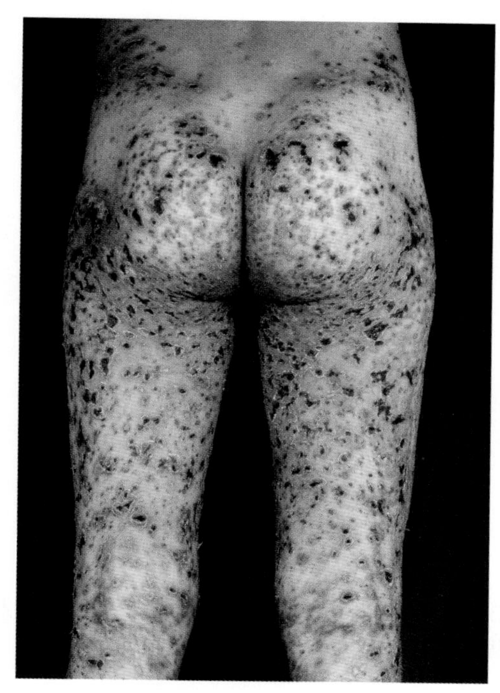

图 34-31　发热溃疡性坏死性苔藓样糠疹

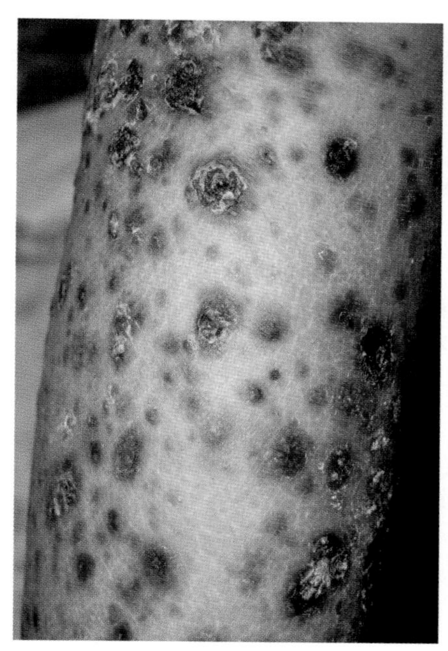

图 34-30　发热溃疡坏死性苔藓样糠疹(沈阳市第七人民医院　王强惠赠)

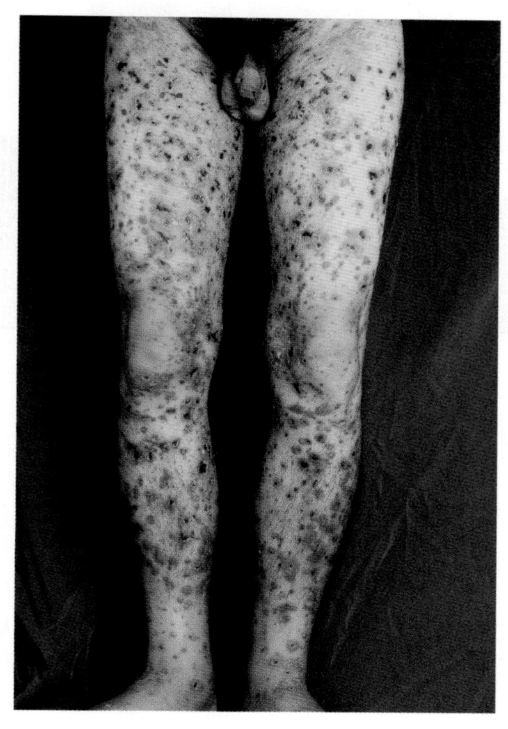

图 34-32　发热溃疡性坏死性苔藓样糠疹

受累,少见的节段或区域性受累的情况也有报道。

几种亚型的苔藓样糠疹反复发作,可自行消退,愈合后均可有炎症后色素减退或者色素沉着斑,慢性苔藓样糠疹很少见到瘢痕形成,但在急性苔藓样糠疹中经常可以看到痘疮样瘢痕。

（四）组织病理

在急性苔藓样糠疹中,表皮细胞内和细胞外水肿,可见角质形成细胞坏死和基底细胞液化变性,有红细胞移入表皮。真皮浅层和乳头层水肿,淋巴细胞和组织细胞浸润,呈楔形伸向真皮网状层,也可见到血管壁纤维素样坏死,呈血管炎的改变。在慢性苔藓样糠疹中,角化过度和角化不全的角质层内有小群淋巴细胞聚集,棘层肥厚,少量角质形成细胞空泡变性和坏死。真皮浅层和乳头血管外有淋巴细胞浸润,红细胞移入表皮不明显。在发热性溃疡坏死性苔藓样糠疹中,其炎症表现较急性苔藓样糠疹中更加明显,可见到白细胞碎裂性血管炎或者淋巴细胞性血管炎(图 34-35,图 34-36)。

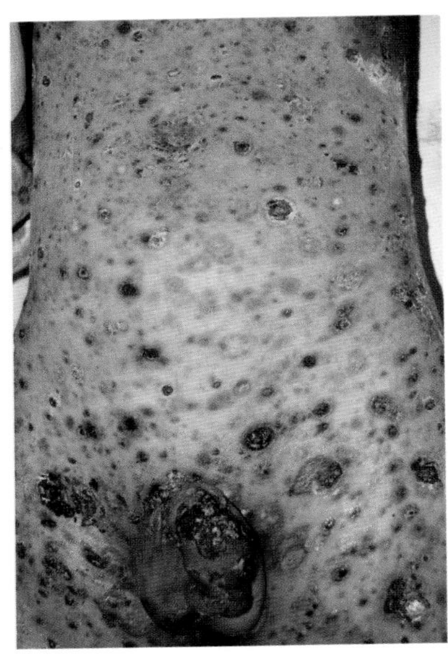

图 34-33　发热溃疡坏死性苔藓样糠疹（沈阳市第七人民医院　王强惠赠）

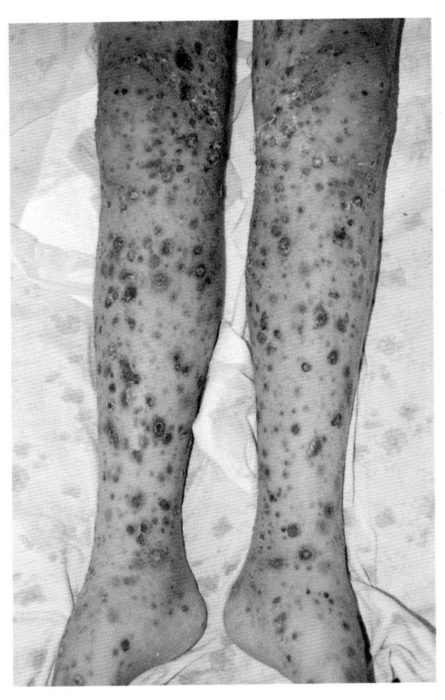

图 34-34　发热溃疡坏死性苔藓样糠疹（沈阳市第七人民医院　王强惠赠）

（五）鉴别诊断

急性水疱样皮疹要与水痘鉴别，急性坏死性皮疹要与坏死性皮肤感染、血管炎或者坏死性脓皮病鉴别。慢性苔藓样糠疹要与滴状银屑病或扁平苔藓区别。慢性苔藓样糠疹的肢端型很像银屑病，梅毒也可以模仿慢性苔藓样糠疹尤其是掌跖受累或者有黏膜受累的表现。虫咬皮炎和药物发疹也要与慢性苔藓样糠疹鉴别。急性苔藓样糠疹与淋巴瘤样丘疹病鉴别。

（六）治疗（表 34-23）

本病的对照试验较少，几乎无大样本试验。在一些治疗试验中，PLEVA 通常与慢性苔藓样糠疹作为一组，所以治疗

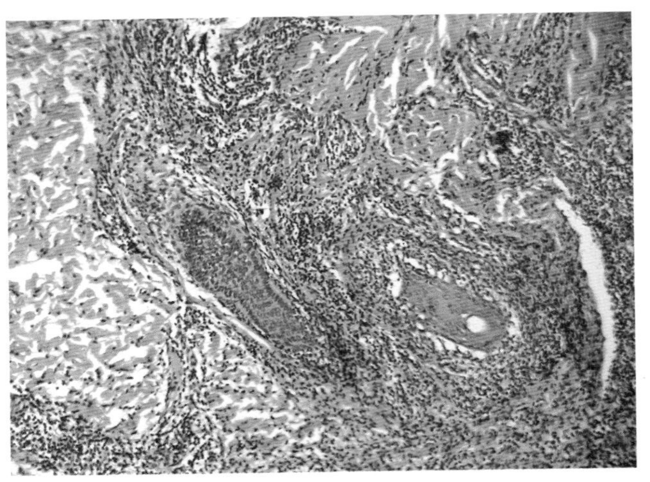

图 34-35　急性痘疮样苔藓样糠疹组织病理（附件周围）（中山大学第一附属医院　罗迪青惠赠）

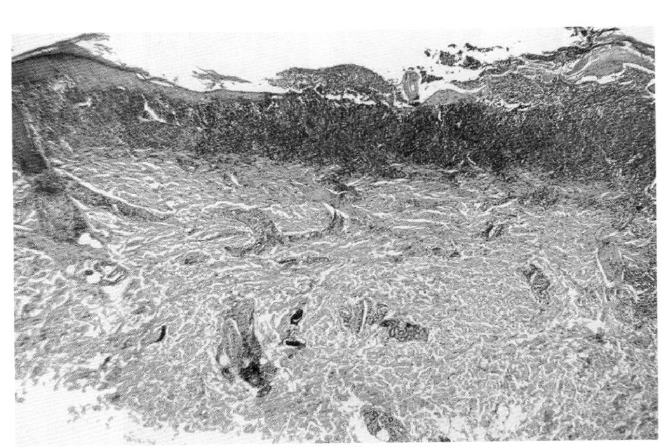

图 34-36　急性痘疮样苔藓样糠疹组织病理（表皮局灶性全层坏死，淋巴细胞及中性白血病带状浸润）（中山大学第一附属医院　罗迪青惠赠）

表 34-23　急性痘疮样苔藓样糠疹和慢性苔藓样糠疹的治疗

一线治疗	局部应用糖皮质激素 抗生素（红霉素 500mg，口服，2~4 次 /d；四环素 500mg，口服，2~4 次 /d 米诺环素（100mg，口服，2 次 /d） 光疗（日光浴、UVB、UVA+UVB、NB-UVB）
二线治疗	局部应用他克莫司 泼尼松（60mg/40mg/20mg，口服，每 5 天为 1 个疗程逐渐减量）
三线治疗	联合治疗　红霉素联合 PUVA 或 MTX，尤其适用于急性发热溃疡坏死性苔藓样糠疹 氨甲蝶呤（每周 10~25mg 口服） 光动力治疗（UVA、补骨脂 +UVA） 环孢素（2.5~4mg/（kg·d），按总量分为 2 次 /d，口服；使用最小值） 维 A 酸类（例如：阿维 A 25~50mg/d，口服）

策略可互换或相同。

婴儿可采取观察的方法而不予治疗，但儿童应该给予 6 周的大剂量红霉素治疗。

1. 病因治疗　停用可疑药物或针对可疑病因治疗。红霉素、四环素、氨苯砜以及抗病毒药物阿昔洛韦可作为基础治疗。若 HIV 感染所致的苔藓样糠疹，可投予沙奎那韦和拉米夫定。

红霉素可使 73% 的病例消退，通常需要治疗 2 个月后出现显著疗效。大部分病例口服红霉素每天 30~50mg/kg 有效。红霉素减量过程要慢，通常需要数月，取决于对药物的反应。如果红霉素减量过快，容易复发。

2. 光疗　在苔藓样糠疹中是首选的治疗方式，尤其是慢性苔藓样糠疹。可以选择多种方式，如 UVB、窄谱 UVB、PUVA 或者 UVA1，UVB 的安全性最好。光疗治疗急性苔藓样糠疹的机理可能是紫外线免疫调节发挥作用。

3. 局部治疗　外用糖皮质激素、保湿剂、他克莫司。

4. 系统治疗　抗组胺药物止痒。较重的苔藓样糠疹可酌情选用糖皮质激素、氨甲蝶呤、维生素 D_2、己酮可可碱、金制剂、硫苯哒唑、氨苯砜、免疫球蛋白、环孢素和维 A 酸类。

5. 分类治疗

(1) 急性痘疮样苔藓样糠疹：治疗方法包括：①抗生素，如红霉素或四环素；②抗组胺药；③免疫抑制剂，如环孢菌素、氨甲蝶呤、泼尼松；④光疗，如宽谱 UVB、窄谱 UVB（311nm~313nm）或 PUVA；⑤外用药物，如抗生素、焦油制剂、糖皮质激素。

(2) 慢性 - 苔藓样糠疹：局部治疗为主。

(3) 发热溃疡坏死性苔藓样糠疹（PLUH）：用大剂量糖皮质激素，静脉滴注用人免疫球蛋白、氨甲蝶呤、环孢素、肿瘤坏死因子拮抗剂、氨苯砜及雷公藤单独或联合治疗。

（七）预后

苔藓样糠疹呈慢性，病程长，它的特点为反复成批群集性出现皮损，可自然消退。疾病可在数周、数月或者数年后缓解，一般急性苔藓样糠疹较慢性苔藓样糠疹持续时间短。但慢性苔藓样糠疹是一种良性疾患，经 6~12 个月后可有自愈倾向，某些病例在数月或数年后复发。病程还与皮损的分布情况关系密切，皮损位于外周（肢体远侧）者病程长，近心端（躯干）次之，弥漫性分布最短。

二、毛发红糠疹

内容提要

- 基本损害为小的毛囊角化性丘疹和播散性黄粉色鳞屑性斑片，掌跖橘红色腊样光泽的角化过度。
- 首先表现为头皮的鳞屑和红斑，似脂溢性皮炎。
- 皮损区毛囊角化性丘疹，摸之刺手，呈大小不等的斑片。第 1、2 指（趾）节背面突出，皮损间有正常皮岛。
- 发病有 2 个高峰期。10~20 岁，60 岁左右。
- 本病有自限性，患者多在 3~5 年内痊愈。

毛发红糠疹（pityriasis rubra pilaris，PRP），是一组以毛囊角化性丘疹、播散性黄粉色鳞屑性斑片、掌跖角皮病和红皮病为特征的慢性皮肤病。皮损的主要特征是在红斑基础上发生的毛囊角化性丘疹，该皮损还见于手指伸侧面。几乎所有病例都是获得性的，偶有家族发病的报告。

（一）病因与发病机制

病因不明，遗传因素（常染色体显性遗传或隐性遗传）、维生素 A 缺乏、角化障碍可能与发病有关。药物如 β 受体阻滞剂、ACEI 类或恶性肿瘤如恶性黑素瘤也可能引起 PRP。本病与自身免疫性疾病、免疫异常、内在肿瘤、感染，以及人免疫缺陷病毒的联系均有报道。

1. 基因突变　PRP 是定位染色体 17q25.3 的 CARD14 杂合突变，引起核因子 -κB 的信号转导通路激活所致，且 p53 在 PRP 皮损的表皮细胞中的表达增加。Fuchs-Telem 等发现，半胱氨酸 - 天冬氨酸蛋白酶募集域蛋白 14（CARD14）是家族性 PRP 的基因突变点。

2. 免疫因素　Wohlrab 等发现，PRP 是由 T 细胞介导的自身免疫的高敏反应。Gregoriou 等报道 2 例伴有自身免疫性疾病的 PRP Ⅰ型患者，推测 PRP 与遗传免疫有关。研究表明，CARD14 在 BCL10 等的参与下，能激活肿瘤坏死因子 TNF-α 的信号转导通路，后激活 NF-κB。

3. 角化障碍　PRP 表皮增殖过度，但一般慢于银屑病或与之相近。角蛋白 K1/K10 在 PRP 中表达增高，导致表皮增殖过度和生长过速。

Baran 等发现，皮损中 p53 蛋白表达比正常皮肤明显增高，认为可能是防止表皮异常增生的一种生理性反应，提示 PRP 患者存在表皮细胞周期的异常。

（二）临床表现

本病基本损害为毛囊角化性丘疹，呈尖锐状圆锥形，淡红色，干燥而坚硬，聚集成片，基底发红，呈鸡皮样，触之似棘刺；上附细碎、糠样的鳞屑，成片损害的外周可见散在的毛囊性丘疹。

皮疹常好发于头皮、手指、肘和膝伸侧，四肢伸侧及躯干，指节背面毛囊性丘疹（图 34-37~ 图 34-40），具特征性。头皮、面部皮损类似脂溢性皮炎。皮疹可泛发全身，但其间有正常皮岛，可发展成红皮病。多数患者伴掌跖角化过度（图 34-41），指、趾甲肥厚，以黄褐色和甲下碎片为特征，毛发脱落等。病程慢性，有不同程度瘙痒、干燥及灼热感。

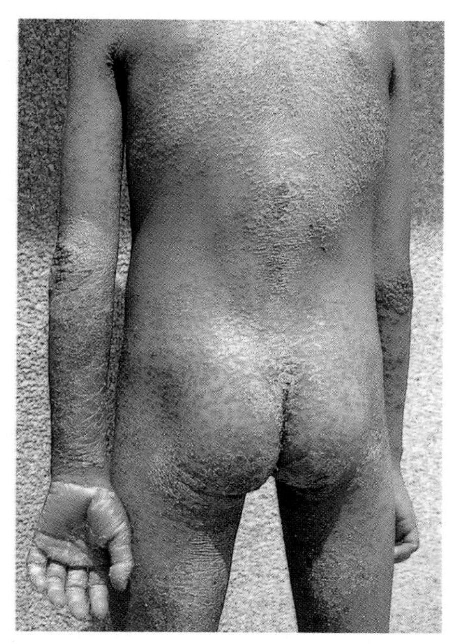

图 34-37　毛发红糠疹

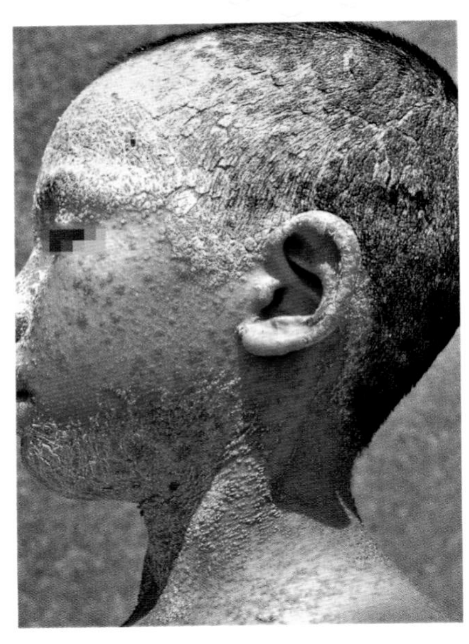

图 34-38 毛发红糠疹
头皮、鼻翼及颏部红斑及厚层银白色鳞屑，似银屑病，但周围可见典型的黄红色角化性丘疹。

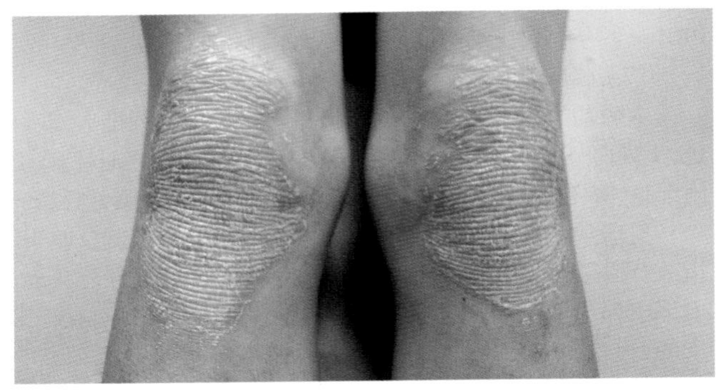

图 34-39 毛发红糠疹

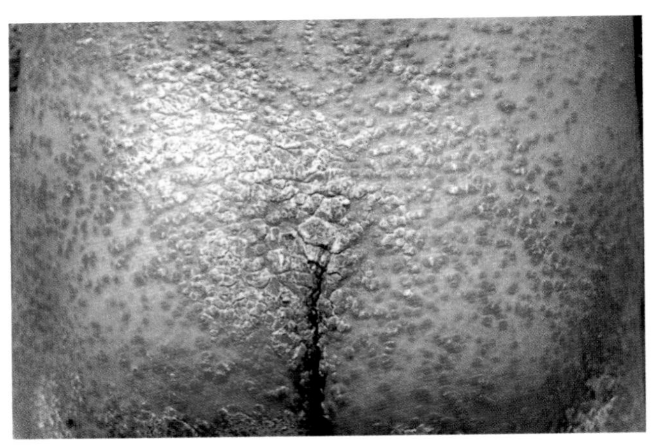

图 34-40 毛发红糠疹

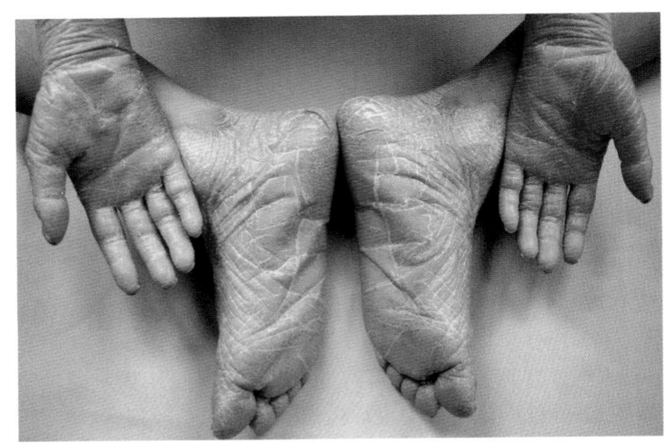

图 34-41 毛发红糠疹

本病病程有自限性，几乎所有病人都在 3~5 年内痊愈。

根据发病年龄、病程、临床表现、治疗和预后上的某些差异，结合近来的有关进展，分为 7 种类型（表 34-24）。

表 34-24 Griffiths 毛发红糠疹分型及其临床特征

类型	范围	发生率	临床特征	病程
成人型				
（Ⅰ型）典型	泛发	50%	淡橘红色红斑伴毛囊性角化丘疹、头皮鳞屑性斑块，常在 2~3 个月发展成红皮病，蜡样掌跖角化过度	80% 病例在起病 3 年内自愈
（Ⅱ型）非典型	泛发	5%	部分区域有毛囊性角化，与Ⅰ型区别有掌跖触及板层样脱屑，下肢有鱼鳞病样鳞屑，伴有湿疹、秃发，较少成红皮病	慢性，20%3 年内消退
幼年型				
（Ⅲ型）典型		10%	5~10 岁发病，具有Ⅰ型临床特点	3 年内自愈部分病例于青少年晚期消退，病程慢性很少能自愈
（Ⅳ型）局限型		25%	生后数年发病，膝、肘部边界清楚红色斑块、毛囊性，躯干和头皮见少数散在鳞屑性红斑	
（Ⅴ型）非典型	泛发	5%	类似成人Ⅱ型，鱼鳞病样鳞屑更显著，手指（趾）呈硬皮病样，部分有家族史	
HIV 相关型（Ⅵ型）		—	除了酷似 PRP 皮损之外，还有面部和躯干上部丝状角化损害、聚合性痤疮	传统治疗无效，HAART 可能有效
肿瘤相关型（Ⅶ型）			临床表现类型Ⅰ与Ⅱ型。多见于老年人，常与肿瘤相关，如肝癌、肾细胞癌、白血病、多发性骨髓瘤	与肿瘤相关

（三）临床类型

1. Ⅰ型毛发红糠疹　典型成人型毛发红糠疹，超过50%为此型。表现为轻度鳞屑性红斑，细碎粉末样鳞屑，类似于干性脂溢性皮炎。

1）毛囊性角化丘疹：为本病的基本损害，针头至粟粒大，尖顶或圆锥形，淡红色、暗红色或正常皮色，质地坚硬；丘疹中央有尖型的小刺，其下部延伸至毛囊口成为角质栓，每个丘疹中央有一根萎缩的毳毛或毛发，往往折断成为一个小黑点，剥除角栓后可见小凹；丘疹常于手指背、腕、上肢和大腿伸侧，约27%~50%病例在第1、2指节伸侧出现此种特征性丘疹，具有诊断价值；丘疹互相融合成片，呈鸡皮样外观，触之有木锉感。

2）鳞屑性斑块：相互融合的丘疹形成为黄红色或淡红色斑块，边界清楚，上覆白色糠状鳞屑，酷似银屑病，但其边缘仍有散在的毛囊性丘疹。

3）毛囊间红斑：呈淡橘红色。

4）红皮病：一般在发病2~3个月内发生。

5）皮岛：在受累区上或中可见特征性的小片正常皮岛，边界清楚，色淡直径1cm。皮岛为本病的特征，具有诊断价值。

6）头皮有弥漫性糠状鳞屑，酷似石棉状，糠秕状覆盖满头皮。

7）75%~97%病例有掌跖角化过度，以跖部为甚，可延及足侧面；表现为境界清楚的橙红色浸润，呈蜡样。

8）甲板弥漫性增厚，远端甲下裂片型出血，甲凹陷点很少，无甲板营养不良。

9）皮肤瘙痒、干燥及灼热感。UVA和UVB有时可使红斑程度加重，故病情常在夏季恶化。80%病例在起病1~3年内自行消退，余者则病程长久，复发罕见。

2. Ⅱ型不典型成年型毛发红糠疹　约占PRP的5%，成年期发作，皮损不典型病程较长，可长达20年。鳞屑呈鱼鳞样。较少形成红皮病。

3. Ⅲ型典型青少年型毛发红糠疹　占所有病例的10%，5~10岁发病，约有3/4病例继发于急性感染，除了年龄不同处，与Ⅰ型典型成人型相同皮疹最初常见于身体的下半部。这一型患者预后好，大部分患者可在1年内痊愈。

4. Ⅳ型或幼年局限型毛发红糠疹占所有病例25%。生后数年内发病。膝、肘部出现边界清楚的淡红色或深红色界限清楚的毛囊角化斑块，由红斑性毛囊角化性丘疹组成，有些病例伴掌跖角化，组织学类似银屑病，但无嗜中性微脓疡，本型30%的病例能在3年内自愈。

5. Ⅴ型非典型青少年型毛发红糠疹　占所有病例5%，出生时即有或幼儿期发病，部分病例有家族史；表现为红斑、毛囊性角栓和此型可能与毛囊性鱼鳞病和红斑皮肤角化病重叠，可与数种定义不明确的鱼鳞病（毛囊性鱼鳞屑、红斑角皮病等）重叠。少数病例有指（趾）部硬皮病样表现。罕见自发性消退。

6. Ⅵ型或HIV相关型毛发红糠疹　有报道毛发红糠疹与HIV感染伴发者。结节囊肿性痤疮样或疖样的皮损，以及小棘苔藓样皮损也可出现。这些患者皮损严重，治疗效果差。

（四）实验室检查

1. 组织病理　各型毛发红糠疹的组织学改变相同。典型毛囊性丘疹表现为圆锥形毛囊角栓，与表皮增生一致的棘层肥厚、表皮突增宽及真皮乳头相应增宽，可见角化过度，伴毛囊旁灶状角化不全，毛囊漏斗扩张。角化不全呈垂直与水平交替排列，形成方格分布。可有皮肤棘层松懈。

本病的棘层肥厚与慢性皮炎相似，表皮突短粗，与银屑病时表皮突细长不同。乳头上方表皮增厚，有颗粒细胞层，角质层主要为角化过度，间有角化不全。真皮浅层血管周围有淋巴细胞为主的炎症细胞浸润。活检标本应取自毛囊丰富的皮损部位，以便与银屑病鉴别。

2. 伴发疾病

（1）Ⅰ型PRP：有报道认为本病可伴发肌无力、甲状腺功能减退和血清学阴性关节炎。另有作者报道本病可在白血病、转移性癌和Sézary综合征之前发生，但Sézary综合征和慢性T细胞淋巴瘤可酷似本病。

（2）Ⅱ型PRP：局部湿疹样病变，秃发。

（3）Ⅴ型PRP：鱼鳞病（毛囊性鱼鳞屑、红斑角皮病等）重叠。指（趾）硬皮病样改变。

（4）Ⅵ型PRP：聚合性痤疮，免疫缺陷及低丙球蛋白血症。

（五）诊断标准（表34-25）

表34-25　毛发红糠疹诊断标准

①特征性损害：毛囊角化性丘疹，尤其指（趾）伸侧毛囊角化过度性丘疹
②头皮弥漫性糠状鳞屑
③黄红色的掌跖角化过度
④弥漫性橘红色皮损中有约1cm大小境界清楚的正常皮岛
⑤典型的病理毛囊角栓等改变等可作出诊断。不典型病例需要密切随访和反复活检方能作出诊断

（六）鉴别诊断

①银屑病：有多层银白色鳞屑斑丘疹，去除鳞屑可见薄膜及点状出血表现。掌、跖无角化过度。银屑病的角质层内有中性粒细胞集成的Munro微脓肿，角化不全较突出。其与毛发红糠疹的鉴别（表34-26）。②脂溢性皮炎：主要累及多脂区，具有油腻性鳞屑，无毛囊角化性丘疹。③毛周角化病：毛囊角化性丘疹多见于四肢伸侧，尤以上臂伸侧、股外侧为多，无鳞屑性斑块。④维生素A缺乏症：皮疹可呈毛囊性丘疹，无糠状鳞屑性斑块。重者伴有眼干燥、夜盲、角膜软化。

其他需与毛囊角化病、红皮病、Sézary综合征、维生素A缺乏症、脂溢性皮炎、小棘苔藓、可变性红斑角皮病、进行性对称性红斑角化症鉴别。

（七）治疗

目前尚无特效疗法（表35-27）。除一般对症处理外，可根据分型进行治疗。一些病例可自行消退，对青少年患者一般采取保守治疗。检测可能存在的相关疾病，伴发病的治疗如HIV感染，卡波西肉瘤、自身免疫性疾病或恶性肿瘤、白血病、基底细胞癌、肝癌。

1. 系统治疗

（1）维A酸类：部分病例疗效显著。①异维A酸，每天0.5~1mg/kg，分次口服，以后逐渐增加，有效剂量为每天1.5~2.0mg/kg；②阿维A酯，每天0.25~0.5mg/kg，增加到每天1mg/kg，最

表 34-26　毛发红糠疹与银屑病的鉴别

	毛发红糠疹	银屑病
发病年龄	2 个高峰期（10~20 岁，60 岁左右）	2 个高峰期（20~30 岁，50~60 岁）
头皮鳞屑	糠状	黏着性
角皮病	常见	少见
淡色皮岛	常见	少见
甲病变	无橙红色斑	有橙红色斑
甲生长速度	中度增加	明显增加
表皮动力学	中度增加	明显增加
微脓肿	缺乏	常见
uvb 疗效	不佳	良好
指节毛囊丘疹	有	无
甲油滴 / 甲点状凹陷	无	有
正常皮岛	有	无
掌跖角化（黄红色蜡样）	有	无
角化性毛囊丘疹	有	无
糖皮质激素疗效	不佳	良好
氨甲蝶呤疗效	不佳	良好
血清学阴性关节病	极罕见	常见

表 34-27　毛发红糠疹的循证治疗步序

内容	证据强度
一线治疗	
维 A 酸类 / 氨甲蝶呤	D
二线治疗	
硫唑嘌呤 / 环孢素	E
抗反转录病毒治疗（HIV/AIDS）	D
三线治疗	
卡泊三醇	E
阿维 A+ 窄谱 UVB（TL-01）联合治疗	E
阿维 A+UVA1（320~340mm）合用治疗	E
体外光化学治疗	E
IVIG	E
英夫利昔单抗	

大剂量不得超过 75mg/d，需连服数月；③阿维 A，常用量为 50~75mg/d。

（2）糖皮质激素：效果不大，但对发展为红皮病者可应用，与维生素 A 合用能增强疗效。

（3）免疫抑制剂：硫唑嘌呤（每天 50~100mg，分 2 次口服）、氨甲蝶呤（MTX）（2.5mg，每 12 小时服 1 次，每周连服 3 次）或环孢菌素 A（每天 3~5mg/kg）可用于重症患者。氨甲蝶呤也可显著改善 PRP 的病情，通常每周口服 10mg~25mg，疗效在 3~6 个月内出现。严重的 PRP 病人可联合运用氨甲蝶呤 15mg~30mg/（kg·d）和阿维 A。

（4）生物制剂：TNF-α 拮抗剂，Liao 等使用抗 TNF-α 嵌合单克隆抗体英夫利昔试验性治疗 2 例 PRP，取得了比较满意的疗效。Manoharan 等使用英夫利昔单抗 5mg/kg（第 0、2、6、14、22 和 30 周，共 6 次）治疗 1 例 59 岁女性Ⅰ型 PRP 进展成红皮病的患者，2 周后皮损明显好转，4 个月后大部皮疹消退。但 Lu 等使用阿维 A 和英夫利昔联合治疗 1 例患者，症状未见改善，提示其疗效仍有待进一步证实。

除常规治疗外，有时加用抗反转录病毒药物有一定的效果。Gonzalez-Lopez 等采用齐多夫定、拉米夫定、沙奎那韦三联抗病毒药物治疗 1 例 HIV 相关型 PRP，皮损完全消退，随访 20 个月未见复发。

2. 中医治疗　治则宜健脾和胃，养血润肤。方用党参、苍术、白术、山药、丹参、鸡血藤、白鲜皮各 15g，茯苓、陈皮、赤芍、胡麻子各 10g。

雷公藤多苷，每天 1~1.5mg/kg，分 2~3 次口服；雷公藤煎剂，30~50g/d。

3. 局部治疗　可选用 3%~5% 水杨酸软膏、10%~20% 尿素软膏、30% 鱼肝油软膏、0.1% 维 A 酸软膏、卡泊三醇（50μg/d）软膏，糖皮质激素软膏或霜剂，长期大面积用药应注意吸收中毒。

（八）病程与预后

本病某些类型可自行消退，如 80% 的Ⅰ型病例 1~3 年内消退，Ⅱ型病例一般 1~2 年内自行消退，Ⅳ型部分于青少年晚期消退。Ⅴ型罕见自发性消退。HIV 相关型视 HIV 感染控制的程度而定。

三、玫瑰糠疹

内容提要

- 玫瑰糠疹可能与 HHV-6 和 HHV-7 相关，为病毒活化导致的病毒血症。
- 主要累及躯干和非暴露部位，50%~70% 有母斑，1~2 周后出现继发疹，皮损圆形或椭圆形斑疹或丘疹，长轴与皮纹一致。
- 有许多亚型。紫癜性玫瑰糠疹髓样白血病的征兆。
- 妊娠期间发生玫瑰糠疹可致早产及死胎。

玫瑰糠疹（pityriasis rosea，PR）是一种自限性丘疹鳞屑性急性炎症性皮肤病，1789 年首次报道，1860 年由法国 Camille Melchior Gilbert 医生首先命名的玫瑰糠疹，损害为玫瑰色斑疹，上覆糠状鳞屑，好发于躯干和四肢近端为其特征。

（一）病因与发病机制

有病毒感染、自身免疫、变态反应、遗传性过敏等各种学说，其中以病毒感染学说的研究最为广泛，可能性也最大。

1. 病毒　人类疱疹病毒 HHV6A、HHV6B 和 HHV7 均属于 β 疱疹病毒亚科。HHV6B 和 HHV7 在人群中抗体阳性率很高，可长期潜伏在体内。当人体免疫系统受到抑制时能被再激活，如妊娠、骨髓移植、HIV 感染等。有认为 PR 可能与人类疱疹病毒 HHV6A、HHV6B、HHV7 感染有关。日本学者 Watanabc 等（2002）的研究发现在 PR 的皮损内、非皮损部位的皮肤内、唾液、外周血单核细胞和血清中均有 HHV-6 和

HHV-7 全身活动性感染的证据。已有学者报告认为 PR 与 HHV6 感染不相关，如瑞士 kempf 等，意大利 offidan 等研究报告不相干，须进一步研究证实这些结果表明最可能和病毒感染有关，因此目前尚不能确认 HHV-6、HHV-7 与 PR 的发病肯定有关。

2. 药物　许多药物可以引起 PR 样发疹，这些药物包括苯巴比妥、卡托普利、白喉类毒素、金制剂、异维 A 酸、左旋咪唑、甲硝唑、特比萘芬、铋剂、秋水仙碱、D- 青霉胺、酮替芬、奥美拉唑、羟氯喹、伊马替尼、二苯噻嗪、阿达木单抗、BCG 疫苗、HBV 疫苗及肺炎球菌疫苗等，药源性 PR 样发疹的皮疹较广泛，病程也较长。

3. 细胞免疫　研究表明细胞免疫反应参与了本病的发生：①皮肤内浸润细胞主要为辅助 / 诱导 T 细胞（Leu-3a）；有研究表明，PR 患者的皮损中免疫细胞数量显著增加，主要由 $CD3^+$T 淋巴细胞和 $CD68^+$ 组织细胞组成。PR 的发生、发展主要由 T 细胞介导的免疫反应所致；②表皮、真皮乳头内朗格汉斯细胞明显增多；③角质形成细胞出现 HLA-DR 抗原的局部表达；④朗格汉斯细胞附近的角朊细胞可出现细胞溶解。其在抗原提呈方面起着重要作用。

4. 遗传易感性　HLA-DR、DQ 等位基因是自身免疫性疾病的易感因子。PR 皮损中角质形成细胞 HLA-DR 抗原表达增加。Miranda 等研究，发现 PR 患者 HLA-DQB1*04 等位基因阳性率 33%，显著高于对照 11.1%，表明 HLA-DQB1*04 与 PR 的发病相关。

（二）临床表现

本病较常见，多发生于健康年轻人，约占皮肤科门诊量的 1%~2%，68.8% 的患者发病前有上呼吸道感染史。约 75% 的患者发病年龄 10~35 岁，发病有季节特点，12 月到 2 月份最常见，发病次数一般为单次，但约 2% 的患者可复发。病程为自限性，1~3 个月后皮疹可自愈。偶可持续 5 个月或更长时间。除皮肤表现处，未见有脏器损害，患 PR 后，本病一般不复发，但有报道，PR 的复发率在 3% 左右，平均间隔周期为 4 年。

1. 经典型玫瑰糠疹

（1）前驱症状：症状于出疹前 2~3 周发生。20% 的患者发病前有急性感染伴疲劳、头痛、咽痛、淋巴结炎和发热。68.8% 的患者在皮损出现前有上呼吸道感染史。尚有恶心、食欲减退、肌痛、关节痛。前驱症状可与母斑同时发生。

（2）皮肤损害

1）母斑：又称先驱斑（herald patch），见于 12%~94% 病例。开始为一个孤立的丘疹，1~2 天内迅速增大，形成一个圆形或卵圆形粉红色至橙红色斑，略隆起，边缘有领圈样鳞屑，直径 2~10cm 或更大（图 34-42）。母斑中心有细碎鳞屑，中央有自愈倾向，边缘为活动性。前胸为最常见的部位，但躯干其他部位、颈及四肢近端亦可发生，少数发生于掌跖部。偶尔母斑与继发疹同时出现，母斑通常为一个，或者无母斑，有报道 20% 病例无或未见母斑，亦有多个母斑的报道。母斑无主观感觉，可被忽略而未注意。

2）继发疹（secondary eruption）：在母斑出现后 2~21 天发生，或者无母斑出现（后发生），为红色斑疹、斑丘疹，继发疹成群发生。

皮损常分布于躯干部集中于下腹部和肢体近端是本病特征，但在广泛型病例中，皮损也可出现于手臂、腿和面部。①典型的类似母斑皮疹，但比母斑小，1~2cm 卵圆形斑块状皮损。细碎、起皱的羊毛纸样鳞屑附着于斑块边缘，表现为戒指样鳞屑，称为领圈状鳞屑。躯干、四肢大量子斑，沿皮纹走向椭圆形斑块，长轴与皮纹走向一致，形态类似于下垂的松树分支，“圣诞树分布”（图 34-43），皮损数量数个至数百个不等。②丘疹，小的红色丘疹有些病例表现为其他类型的皮损可见丘疹。③其他、水疱和较少见的紫癜皮损，5.4% 的病例出现湿疹样皮损。只有很少的病例累及全身。④继发疹持续 2~10 周，中央首先愈合。瘙痒发生率约 80%，多数患者为轻中度瘙痒，少数为严重瘙痒。30% 患者血沉快。90% 患者皮疹在 2 个月内消退，偶有持续 5 个月或更长时间，此种情况应鉴别有无慢性苔藓样糠疹。其中 45.3% 遗留色素沉着，33.6% 遗留色素减退。

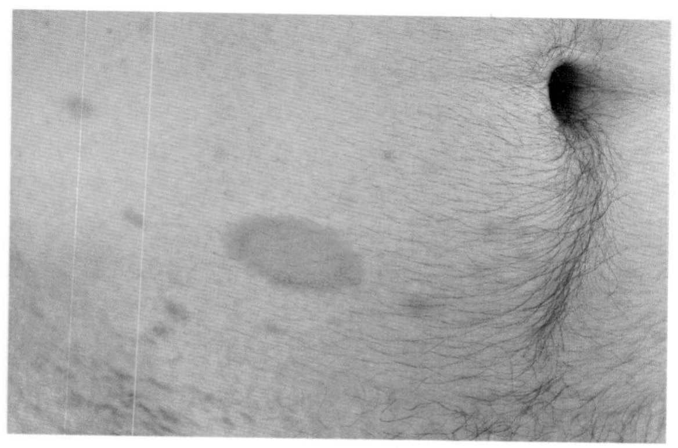

图 34-42　玫瑰糠疹（母斑）

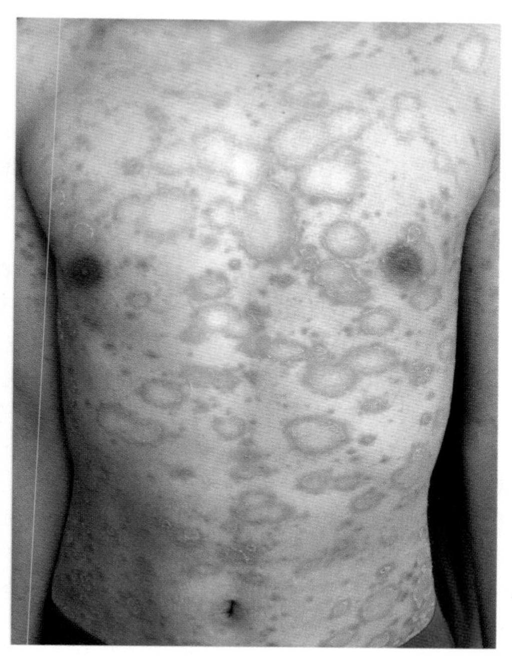

图 34-43　玫瑰糠疹
椭圆形离心损害伴有领圈样鳞屑。

（三）临床亚型

1. 口腔玫瑰糠疹　包括点状出血、糜烂、溃疡、红斑、环状损害及斑块，以前二者较常见。

2. 妊娠玫瑰糠疹　Drago 等报道 38 例妊娠期 PR，9 例发生早产，5例在16周前发生流产，6例新生儿肌张力低下，运动减弱，反应性下降。因此提示，在妊娠期发生PR可能预示早产伴有新生儿肌张力低下甚至胎儿夭折。

3. 药物玫瑰糠疹 临床特征是缺乏母斑。炎症明显，颜色呈鲜紫红色，分布广泛，瘙痒明显，病程较长，血液中嗜酸性粒细胞增加和皮疹中浸润增加。

4. 反向玫瑰糠疹 与继发疹分布情况相反，主要累及四肢、腋窝、腹股沟和面部。

5. 巨大型玫瑰糠疹 常在母斑周围出现，皮损数量较少，外形可达手掌大小或更大；Zawar报道1例巨大型PR，患者所有皮疹的长径均在5~7cm之间。可为环形，有时融合，限于躯干，持续数月，呈Vidal连圈状和边缘性糠疹。

6. 丘疹型玫瑰糠疹 大量的毛囊性微小丘疹广泛分布于躯干。类似银屑病，可无斑疹、鳞屑。

7. 水疱型玫瑰糠疹 见于婴儿，儿童水疱性损害区域内同时或相继有典型玫瑰糠疹的皮损，如掌跖受累可出现渗出和结痂，类似湿疹样疹。也有初为足底及其侧面的急性水疱性发疹，继而发生典型玫瑰糠疹损害。

8. 荨麻疹型玫瑰糠疹 在发病的前数天内出现，类似急性荨麻疹，风团主要发生于玫瑰糠疹皮损边缘。

9. 紫癜型玫瑰糠疹 又称为出血性玫瑰糠疹，好发于儿童，不一定伴有鳞屑形成。玫瑰糠疹皮损上有瘀点和瘀斑，损害可沿颈部、躯干和四肢近端Langer线分布。组织病理特点为真皮乳头层的红细胞外渗。本病需与色素性紫癜性皮病、血小板减少性紫癜、过敏性紫癜、泛发性扁平苔藓、二期梅毒等疾病相鉴别。

10. 复发性玫瑰糠疹 一次复发后一般不再发病，也有多次复发的病例，近年来，病程6个月以上未消退的也有所见，复发第2次者约占2%。

11. Widal型玫瑰糠疹 罕见，特征是在腋窝或腹股出现继发斑，皮疹直径可达3~6cm，皮疹中央消退，边缘领圈样脱屑，周边红晕。皮疹通常数量不多，而且在躯干和四肢极少。多见于成人，而且病程持续较长，一般2~5个月。

12. 其他类型 ①渗出型：皮疹有渗出倾向，常伴有明显的瘙痒；②顿挫型：母斑为本病的仅有表现，之后并无子斑发生；③局限型：皮损局限发生于下腹、乳房、颈、腋、头皮、腹股沟或掌跖等部位；④不对称型：皮损仅限于身体的一侧，本型罕见；⑤脓疱型、多形红斑样型、苔藓样型和红皮病型等玫瑰糠疹也有报告。

（四）组织病理

真皮浅层血管周围稀疏淋巴细胞及组织细胞浸润，偶可见嗜酸性粒细胞；真皮乳头水肿，有数量不等的血管外红细胞。表皮轻度棘层肥厚，灶性海绵形成及灶性角化不全，有时在表皮内可见嗜酸性、角化不良的角质形成细胞。

晚期损害可能有银屑病样或扁平苔藓表现，酸性粒细胞浸润数量相对增加。

（五）诊断

有母斑与子斑，基本损害为卵圆形橙红色斑，边缘隆起，上附细小鳞屑。分布对称，位于躯干四肢近心端，皮损长轴与肋骨平行。有不同程度的瘙痒，病程自限，不易复发（表34-28）。

表34-28 玫瑰糠疹诊断标准（Chuh，2003）

1. 必备的临床特征 ①散在的圆形或椭圆形皮损；②大多数皮损有鳞屑形成；③至少有2个皮损出现外周领圈样脱屑伴中央消退
2. 任意的临床特征（至少具备1项） ①皮损主要分布于躯干和四肢近端，上臂和大腿中部远端的皮损不足10%；②大多数皮损的长轴平行于肋骨；③在全身性发疹前至少2天出现前驱斑（不一定最大）
3. 排除的临床特征 ①在2个或更多的皮损中央出现多发性水疱；②大多数皮损位于掌跖部；③有二期梅毒的临床和血清学证据

（六）鉴别诊断

1. 母斑 头癣，钱币状湿疹，图形红斑（如离心性环形红斑）。

2. 继发疹 钱币状湿疹，慢性苔藓样糠疹，点滴状银屑病，花斑癣，二期梅毒，药疹，淋巴增生性疾病。

3. 体癣/花斑癣 体癣很少分布如此广泛，在病损鳞屑中可查到真菌。花斑癣也可很像玫瑰糠疹，KOH检查即可鉴别。

4. 二期梅毒疹 二期梅毒疹可同时有掌跖梅毒疹，而玫瑰糠疹在掌跖的皮疹少见。其梅毒血清反应强阳性，可鉴别。

5. 点滴状银屑病 与丘疹型玫瑰糠疹相似，但前者有多层鳞屑，易刮除鳞屑及薄膜现象、Auspitz征等。

6. 药疹 玫瑰糠疹样药疹与玫瑰糠疹相似，从服药史和临床表现可以鉴别。很多药物可导致玫瑰糠疹样发疹，包括巴比妥类、酮替酚、可乐定、卡托普利、异维A酸、金、铋、砷、有机汞制剂、甲氧丙嗪、D-青霉胺、甲硝唑和胂凡钠明。在这些病例中，鉴别诊断依赖于临床与病理的相互关系。出现大量嗜酸性粒细胞提示为过敏反应。药物引起的一般比原发性玫瑰糠疹恢复要慢。

（七）治疗

本病病因不明，但病程自限，皮疹一般可在4~8周内自然消退，且很少会复发（复发率仅3%），故对症治疗为主，如疑为药物所致，应停用致敏药物（表34-29）。

表34-29 玫瑰糠疹的治疗

急性炎症期	避免用刺激性药物，干燥皮损用润肤剂。外用糖皮质激素、抗组胺药物，必要时系统短程应用糖皮质激素，或注射曲安西龙
急性期后	UVB或自然光线照晒促进皮损退化
	紫外线产生红斑者，随后表皮脱落，氦氖激光
可供选择的	一线治疗 外用中效糖皮质激素（E）、润肤剂（E）、口服抗组胺药（E）
	二线治疗 UVB、窄波UVB（B）；
	三线治疗 口服泼尼松龙（B）、口服红霉素（B）、阿昔洛韦（B）、氨苯砜（E）
	最近有一篇国外综述显示，玫瑰糠疹治疗大多没有客观证据，因此还需要进一步研究和评估

1. 局部治疗　可用炉甘石洗剂、糖皮质激素霜。干燥者外用润肤剂。

2. 系统治疗　内服抗组胺药。重症者可短期使用糖皮质激素，可抑制皮疹和瘙痒，但并不能缩短总的病程，在部分病人中甚至可使病情加重。

严重的水疱型病例可用氨苯砜。73% 的病人用红霉素内服 14 天后皮损完全缓解，而安慰剂组无缓解。亦有红霉素治疗疗效不佳的报告。

(1) 阿昔洛韦：因考虑到 HHV-6 和 HHV-7 在 PR 发病中的作用，故想到应用阿昔洛韦来治疗，最近有用阿昔洛韦 800mg，每天 5 次口服，治疗本病获得成功的报告。在一项有 87 例患者参加的试验中，服用大量阿昔洛韦的患者中有 80% 的患者的皮损在 2 周内消退。

(2) 氦氖激光照射：功率 8~25mW，每区照射 5~10min，剂量为 119~178J/cm^2，1 次 /d，10 次为 1 个疗程。

(3) 中波紫外线治疗：皮损顽固或泛发者，可用红斑量或亚红斑量的紫外线分区交替照射，UVB 2~3 日 1 次，照射 3~5 次，引起轻度红斑反应，常可使皮疹消退，但炎症明显或有渗液者禁用。窄波 UVB 亦用于本病治疗。Lim 等应用低剂量的 UVA1 治疗 15 例泛发性 PR，疾病显著改善，UVA1（340~400nm）可以穿透上皮组织，靶向表皮和真皮中浸润的 $CD4^+$ 和 $CD8^+$ 单个核细胞。UVA1 疗法可作为泛发性 PR 患者的一种治疗选择。

（八）病程与预后

本病呈自限性，6~8 周后常自然消退。少数病程迁延，有 6 个月以上未消退者，复发第 2 次占 2%。

四、白色糠疹

白色糠疹（pityriasis alba）又称单纯糠疹（pityriasis simplex），是一种亚临床皮炎，通常源于特应性。Carneiro 等对巴西北部儿童进行研究发现，66% 白色糠疹患者具有特应性疾病的病史，32%~34% 的 AD 患者同时患有白色糠疹。Vinod 等发现，85%PS 患者同时患有 AD。部分学者认为，白色糠疹继发于 AD，是一种 AD 好转阶段的炎症后色素减退斑。但有作者认为，白色糠疹是一种独立的炎症性皮肤病，而不是一种好转阶段的炎症后色素减退斑。另外，使用他克莫司治疗白色糠疹有显著疗效，佐证了白色糠疹是一种炎症性疾病。因此，白色糠疹与 AD 是不同疾病。但有可能分处于一组特应性疾病的轻微炎症端和炎症明显端。

1. 病因与发病机制　病因不明，可为特应性皮炎的表现之一。普通人群发病率 1%，而特征性个体为 32%。营养不良、维生素缺乏、日晒、皮肤干燥、铜缺乏、肥皂浸洗及感染因素（如细菌、病毒、皮肤癣菌或糠秕孢子菌等）是可能的诱发因素。日光照射造成的局部免疫抑制，因而使患者出现炎症更为轻微的白色糠疹。诱发因素可能是：冬季寒风的刺激、夏季日晒的损伤、肥皂浸洗、微量元素缺乏等。

患者体内铜、钙、锌等微量元素水平可能较健康人低下，但不同的研究间的结果存在一定的差异。铜缺乏可能通过对黑素代谢产生影响而诱发本病；锌缺乏有可能通过造成维生素 A 水平下降而影响上皮细胞功能来诱发本病。本病是通过不同机制造成皮肤干燥，导致皮肤水合状况减低，最终造成黑素代谢异常，形成色素减退斑。电镜下，受累区域皮肤中部分黑素细胞呈现退变性改变，表现为内质网扩张，线粒体肿胀及细胞收缩。角质形成细胞中黑素小体数量较正常皮肤减少。

2. 临床表现　患者常为青春期前的儿童，男女均可累及。好发于颜面，尤以面颊部多见，偶见于颈、肩及上臂，上肢和腿部也可受累。皮损初起为轻度红斑，然后出现色素减退，伴糠状鳞屑，基本损害为圆形或椭圆形淡红色或苍白色斑疹，直径约 0.5~5.0cm 或更大，境界不清，可逐渐扩大或增多。表面干燥，覆有少量灰白色细小鳞屑。有时皮损互相融合，呈不规则形（图 34-44，图 34-45）。本病在深色皮肤者更为明显。可有微痒。本病病程较长，常经历数月及数年，常可自愈，但

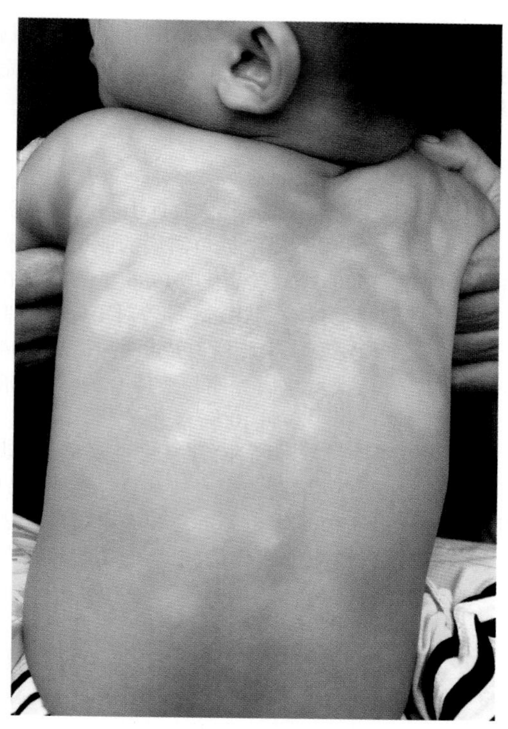

图 34-44　白色糠疹

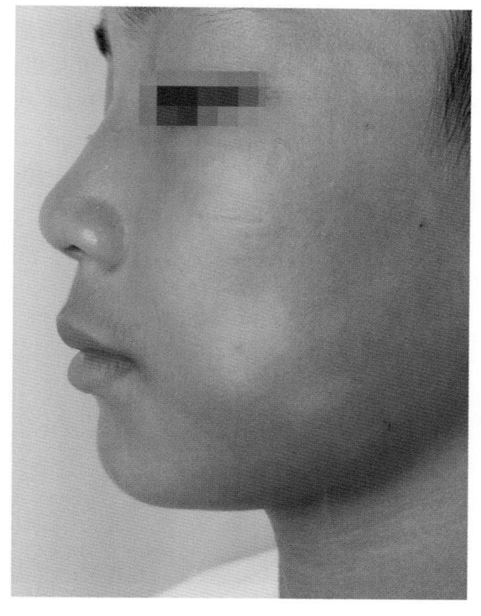

图 34-45　白色糠疹

也可复发。

3. 组织病理 为特异性炎症。超微结构显示，黑素细胞数量减少，黑素细胞及角质形成细胞中黑素小体数量减少。

4. 鉴别诊断 应与白癜风、花斑癣等鉴别：白癜风为乳白色斑，边缘有色素加深；花斑癣为淡黄色或淡褐色斑，覆有糠状鳞屑，真菌检查阳性。

5. 治疗 可服用维生素 B 族及外用润肤剂，或 3%~5% 硫软膏、2% 水杨酸软膏、5% 尿素软膏及糖皮质激素霜等。新研究显示，钙调磷酸酶抑制剂等抗炎药物可以起到良好的治疗及预防复发的疗效。0.1% 他克莫司软膏、1% 比美莫斯软膏、0.000 3% 卡泊三醇软膏、外用维生素 D 衍生物在多种皮肤病中的疗效进行了荟萃分析，认为单用维生素 D 生物软膏对单纯糠疹有良好的疗效，3 个月时色素减退斑几乎完全消退，且无明显的不良反应。

五、连圈状糠秕疹

连圈状糠秕疹又称正圆形糠秕疹，远山病。远山于 1906 年首次报道，可能是获得性局限性鱼鳞病的亚型。常有寻常型鱼鳞病家族史，偶尔有家族发病史。1986 年 Zina 等报道了第一个家族性连圈状秕糠疹。Alberti 等曾对 1 例本病患者的家族成员进行检测，发现该家族所有成员的 HLA-32B40Cw1 和 DR2 均呈单倍型，提示本病可能与遗传有关，符合常染色体显性遗传。我国已报告本病 10 例。

1. 病因与发病机制 发病前常有慢性疾病，故认为本病系营养不良的一种反应，患有基础疾病，并有遗传易感性，免疫组化研究皮损区中间丝相关蛋白和兜甲蛋白的表达明显减少，提示皮损区角化过度分化，末期的功能障碍与发病相关。

2. 临床表现 本病主要发生于南非黑人和日本人，20~45 岁多见，儿童和老年人亦可受累。好发于胸、背、腰、腹等处，亦可发于肩胛、上肢、颈项等处。腋窝、阴股部等潮湿间擦部位少见（图 34-46）。冬重夏轻。多无自觉症状或有微痒。过程缓慢。

基本损害为灰白色或淡褐色指盖至手掌或更大正圆形、椭圆形斑，或环状多环状斑疹，境界清楚，无明显炎症，表面干燥，上被细薄糠状鳞屑。可单发，亦可多发。可互相融合成多环状或花瓣状。直径 2~3cm，有时更大。无自觉症状，常持续存在，数年后自行消退，或终身不愈。

疾病分两型：Ⅰ型见于黑人和亚洲人，表现为过度色素沉着损害，皮损少于 30 个，非家族性，可伴内在恶性肿瘤和系统性疾病；Ⅱ型见于白人，呈色素减退性损害，数目多于 30 个，常为家族性，通常不伴有系统疾病。

伴发疾病 结核病、营养不良、白血病、恶性肿瘤、肝硬化、肝癌、心脏病、子宫和卵巢疾病。

3. 实验室检查 组织病理示板层样、致密角化过度和粒层变薄，有时出现轻度表皮萎缩。

4. 诊断与鉴别诊断 依据病史和典型损害，易于诊断，鉴别诊断有：①花斑癣 鳞屑直接镜检可找到花斑癣菌。②鳞状毛囊角化 损害为针头大小的黑点，与毛囊一致，黑点周围有圆叶状鳞屑，污褐色。③斑片状类银屑病 皮损有萎缩和毛细血管扩张。④其他 麻风病、固定性药疹和单纯糠疹。

5. 治疗 本病常与潜在的疾病有联系，特别是结核病、营养不良、恶性肿瘤和肝病。皮损对症处理。外用 10% 水杨酸软膏或 0.1% 维甲酸软膏、硫黄霜、焦油类、鱼肝油软膏、紫外线照射和维生素 A 口服。

6. 病程与预后 常持续存在或自行消退后复发。

六、石棉状糠疹

石棉状糠疹（pityriasis amiantacea），其头皮上有厚积的像石棉状发亮的鳞屑，好发于儿童及青年，是对感染或外伤的反应，患者可伴有链球菌感染或银屑病。

1. 病因与发病机制 可能是头皮对各种炎症性疾病的一种特殊类型的反应，相关疾病以银屑病和脂溢性皮炎最为常见，头癣也可能是原因之一。可能属于毛囊角化异常，毛囊口角质增殖向上移行成为毛发鞘，脱落形成糠状鳞屑。葡萄球菌感染可能参与了其发病机制。埃及 Abdel-Hamid IA 等研究 85 例石棉状糠疹病例，病理诊断为银屑病者占 35.3%，湿疹皮炎样者占 34.2%（提示脂溢性皮炎或特应性皮炎的可能），经真菌镜检及培养证实为头癣者占 12.9%，其中 96.5% 病例分离出葡萄球菌。

2. 临床表现

皮肤损害：头皮部发生厚层灰白色鳞屑，堆积如板状，状似石棉（图 34-47，图 34-48）三大特征 ①糠状鳞屑：头皮有

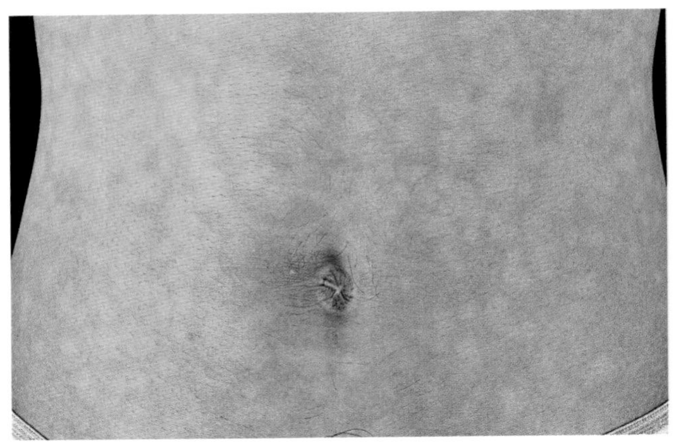

图 34-46 连圈状糠秕疹

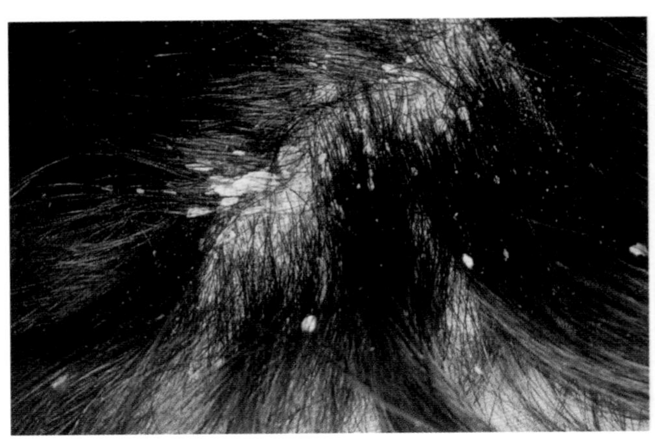

图 34-47 石棉状糠疹（1）

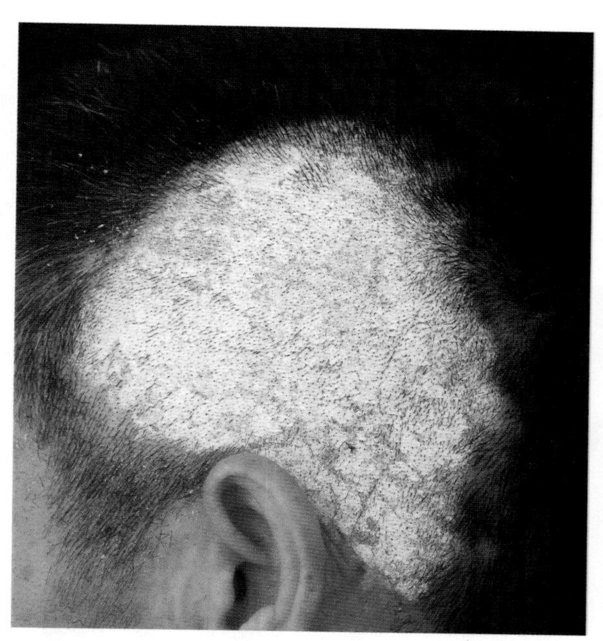

图 34-48　石棉状糠疹(2)

黏着性银白色糠状鳞屑，宛如堆积的石棉，可局限一处或累及整个头皮，界限明显。②毛发鞘：毛发近端有纯白色鞘状物。③毛囊口棘状隆起：呈纯白色，包围毛发；头发可成束状，但毛发不受侵犯。皮肤无明显炎症反应，可有轻度瘙痒。

3. 组织病理　无特异性改变，毛囊口有角质增生，皮脂腺可退化。

4. 伴发疾病　脂溢性皮炎、银屑病。

5. 诊断与鉴别诊断　皮损有三大特征：糠状鳞屑、毛发鞘和毛囊口棘状隆起。使头发成束状，毛发本身不受侵犯，可形成暂时性脱发。

本病应与头癣、脂溢性皮炎、银屑病、头部白色糠疹（干性脂溢）、头皮湿疹鉴别。

6. 治疗　对症处理，软化角质，脱去鳞屑。可用5%硫软膏、5%水杨酸软膏或抗生素软膏或花生油外涂，用硫磺香皂洗头，硫磺香波、硫化硒、酮康唑洗头。

7. 病程与预后　本病稍难治，且易复发，但预后良好。

（吴志华　叶巧园　陈蕾　方栩）

第三十五章

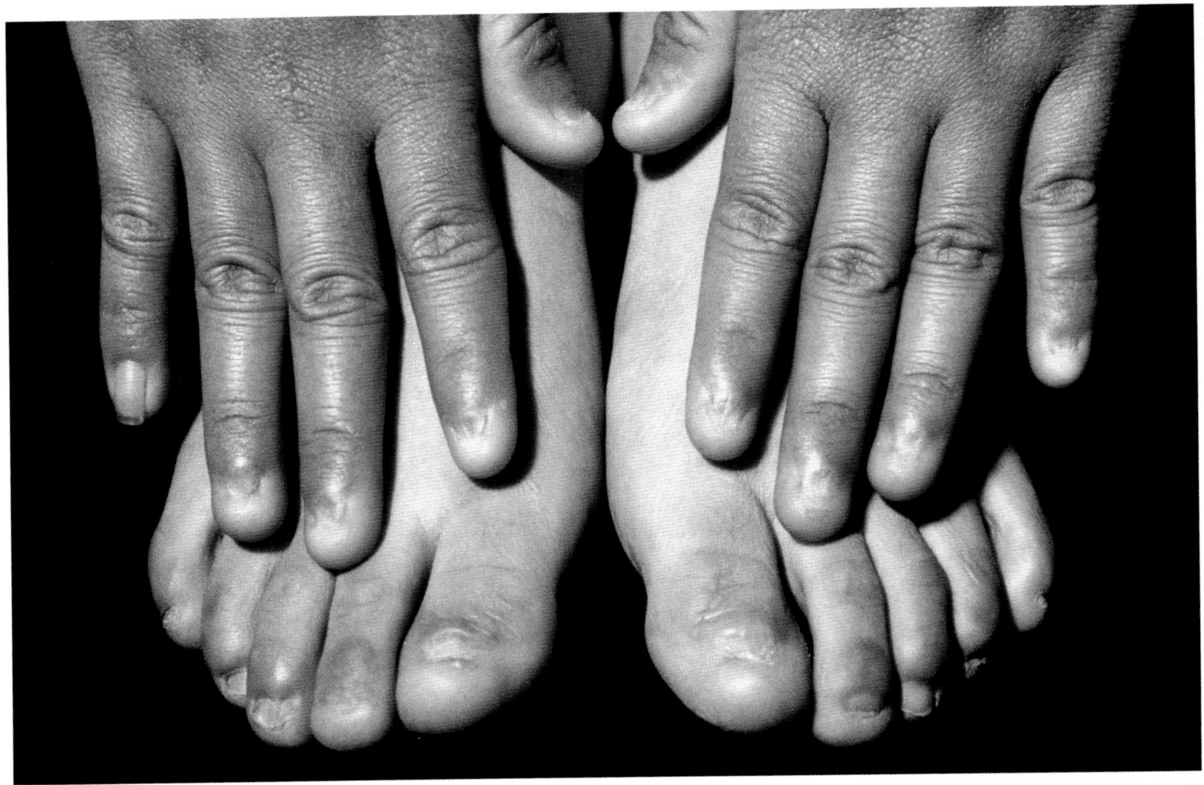

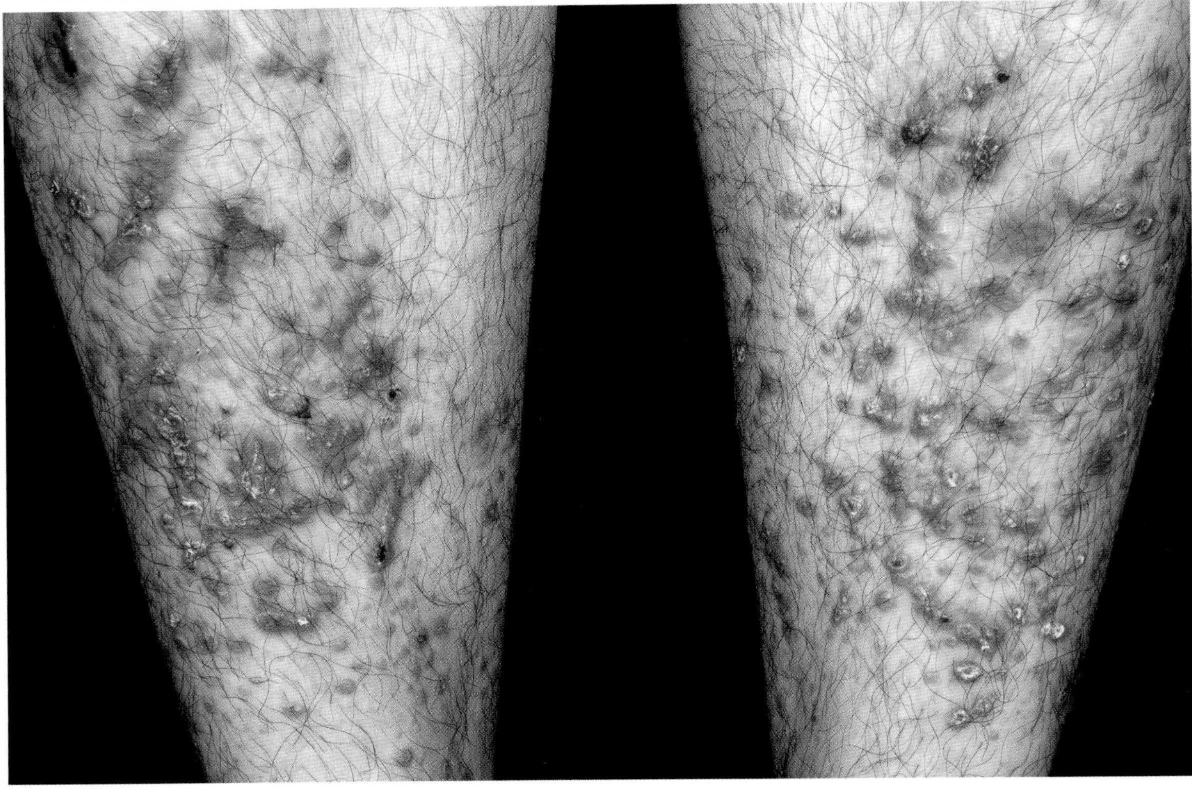

第三十五章

扁平苔藓及苔藓样疹

第一节　扁平苔藓类疾病

一、扁平苔藓

内容提要

- 扁平苔藓为T细胞介导的自身免疫性疾病，好发于中年人。
- 典型皮损为紫红色扁平的多角形丘疹，表面有 Wickham 纹，侵犯皮肤、黏膜、毛发和甲。
- 本病变型包括线状、大疱性、肥厚性、萎缩性、环状及肝炎相关性等。
- 临床病程多为1~2年，可消退，但复发常见。肥厚性及甲扁平苔藓则倾向于持续存在。

扁平苔藓（lichen planus，LP）是一种发生于皮肤、毛囊、黏膜和指/趾甲的慢性炎症性疾病，特征为紫红色平顶丘疹和斑块。它是苔藓样皮肤病的典型代表。1869年，Wilson首先使用“扁平苔藓”一词描述本病，此前Hebra曾将其命名为红色苔藓。

苔藓样疹（lichenoid eruption）是一组在临床和病理上与特发性LP相似，表现为苔藓样组织反应的疾病，表皮基底细胞变性，真皮乳头层以淋巴细胞为主的致密带状浸润，称为苔藓样皮肤病（lichenoid dermatoses）。

（一）流行病学

成人皮肤LP的患病率约为1%，口腔LP约为4%，好发于40~50岁的中年人，女性略多于男性。儿童患者少见，多为男童，男女之比为2∶1。口腔LP最常见于中老年人，75%以上的皮肤LP可伴有黏膜尤其是口腔黏膜损害。有家族性发病的报道，患者的一级亲属患病率约为10%。

（二）病因与发病机制

1. 诱因　LP可为特发性，也可由病毒、药物、接触变应原、吸烟、缺氧和精神刺激诱发。

（1）药物：最常见的诱发药物包括血管紧张素转换酶抑制剂（ACEI）、噻嗪类利尿剂、非甾体抗炎药、β受体阻滞剂、TNF-α抑制剂、抗疟药、奎尼丁、青霉胺、金或汞制剂。

（2）病毒：①流行病学研究已证实LP，尤其是口腔溃疡/糜烂型LP与丙型肝炎病毒（HCV）感染相关，HCV可在皮肤组织中复制，已在伴有慢性HCV的LP患者皮损中分离出HCV-RNA；②乙型肝炎（HBV）或其疫苗与儿童口腔LP和大疱性LP存在关联。

（3）接触变应原：汞合金、铜和金可诱发口腔LP，可能与局部刺激或过敏反应有关，损害在去除变应原多可消退。

2. 自身免疫　LP是T细胞介导的自身免疫病，各种诱因引起表皮基底层细胞表面表达改变的自身抗原，吸引T细胞浸润，并与角质形成细胞黏附，造成基底细胞凋亡，产生扁平苔藓的病理变化。LP皮损中CD8+ T细胞浸润表皮，PCR分析显示浸润T细胞受体基因通常为寡克隆，支持存在自身抗原。T淋巴细胞、朗格汉斯细胞、角质形成细胞以及某些细

胞因子均参与了发病。(图 35-1)

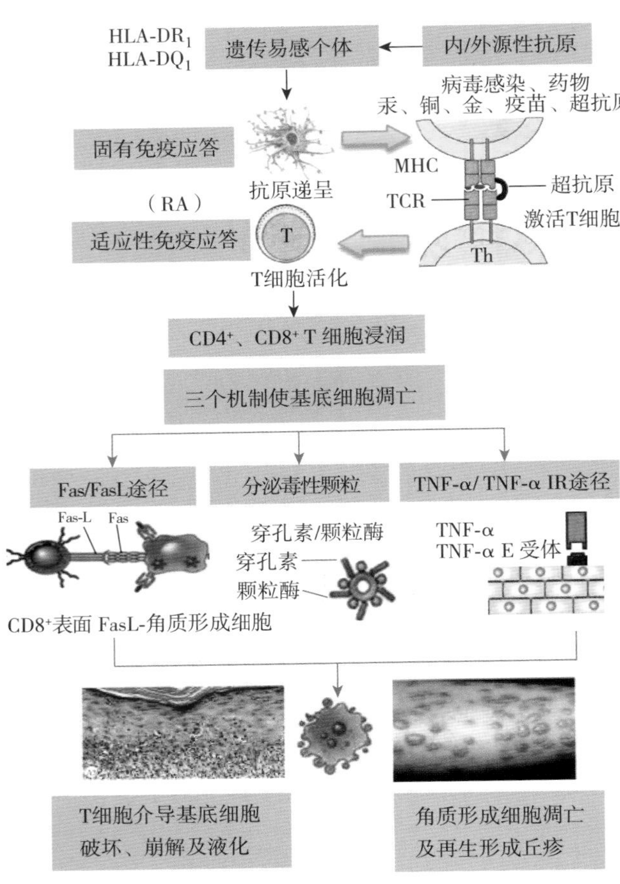

图 35-1　扁平苔藓机制图

MHC= 主要组织相容性复合体。

扁平苔藓的发病机制示意图:①抗原识别阶段:遗传易感个体暴露于内源性(自身反应性肽)或外源性抗原(如药物、病毒、接触变应原),抗原刺激角质形成细胞和浆细胞样树突状细胞表面的 Toll 样受体(TLR);②活化固有免疫应答,释放 1 型干扰素(IFN)如 IFN-α,并对抗原进行加工、递呈;③适应免疫淋巴细胞活化:抗原递呈诱导淋巴结中的初始 T 细胞分化成熟。树突状细胞释放 IP10/CXCL10 等趋化因子,吸引循环 T 细胞;④角质形成细胞凋亡:CD8$^+$ 细胞毒性 T 细胞表达 E 选择素配体,引导其迁移至炎症部位,识别相应抗原后活化,释放促炎细胞因子和细胞毒性颗粒,通过以下三个机制作用基底层角质形成细胞凋亡:CTCL 表面表达 Fas 配体(FasL),与角质形成细胞表面的 Fas(CD95)结合;分泌毒性颗粒如穿孔素和颗粒酶 B;分泌 TNF-α,与角质形成细胞表面的 TNF-α Ⅰ 受体(TNF-α IR)结合,导致靶细胞角质形成细胞凋亡;⑤凋亡是扁平苔藓的细胞死亡的模式。

3. 遗传易感性　特发性 LP 可能具有遗传易感性,与 HLA-3 和 HLA-5 相关,家族性病例已被报道,10.7% 的家族性发病率。同卵双胞胎中也有同患 LP 的报道,特发性皮肤和单纯黏膜 LP 有遗传异质性。LP 可能各有不同的发病机制。HLA-DR 见于 80% 的泛发性 LP、56% 的药物性 LP、54% 的局限性 LP 以及 31% 的口腔 LP 患者。

4. 其他因素　LP 可以由放疗引起,已报道一例患者在限定辐射区域内发生了 LP。另外,焦虑、抑郁和压力也可能是加重 LP 的危险因素。

(三) 临床表现

发病年龄以 40~50 岁最多见,男性平均为 40.3 岁,女性为 46.4 岁,很少发生于 5 岁以下儿童。急性期由于搔抓可出现同形反应,即皮肤损伤处可见线状损害。皮损可发生于全身,常见部位为踝、腕、胫前(图 35-2)、口唇、口腔和生殖器。

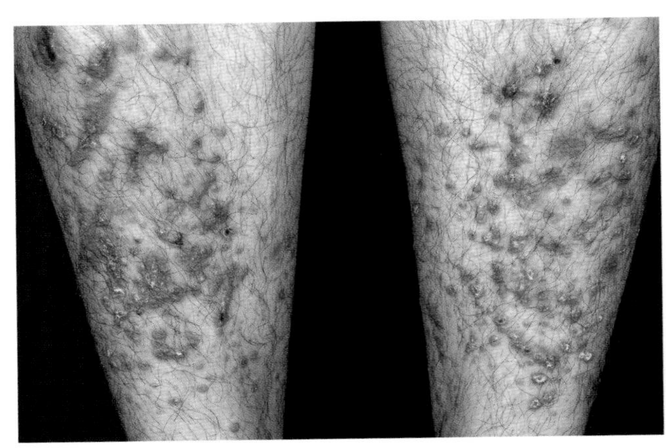

图 35-2　扁平苔藓　胫前可见对称分布的红色到紫色、扁平多角形发亮的丘疹

1. 经典型 LP

(1) 皮肤损害:最常发生于腕关节、前臂、踝关节以上的下肢屈侧和腰部。新发皮损呈粉红 - 白色,典型损害为淡紫色或紫色扁平丘疹,多角形,境界清晰,有特殊的蜡样光泽,表面干燥发亮,附有蜡样薄膜,直径约 2~4mm,丘疹中央轻度凹陷,或有小的角质栓。丘疹可融合成 1~2cm 大小的圆形或椭圆形斑块。皮损的特征可用 5 个词进行总结:丘疹(Papule)、扁平(Planus)、紫色(Purple)、多角形(Polygonal)和瘙痒(Pruritic),它们对应的英文词头均为 P,故被称为“5P”征。多数患者有剧烈瘙痒,20% 的患者无瘙痒感,有些广泛受累的患者症状较轻,而另一些患者则表现为无法忍受的瘙痒感。

经过一段时间的发展,皮损变成暗紫红色,有蜡样光泽,有些皮损持续数月逐渐变厚,变成暗红色(肥厚性扁平苔藓)。丘疹逐渐变成不同的类型,通常为杂乱的集簇性,或环状,或弥漫性(点滴型),或线状丘疹。线状损害可在搔抓后出现(同形现象),很少延伸至肢体末端。

在丘疹表面滴一滴矿物油,用放大镜观察,可见灰白色、具有光泽的小点及浅而细的网状条纹,称为 Wickham 纹(图 35-3)。在组织学上,Wickham 纹为表皮局灶性增厚区。在皮损褪去后数年,许多患者仍可留有棕色色素沉着。最常见于腹部、背下部、大腿和前臂,可使皮肤弥漫性发红和水肿。

(2) 黏膜损害:LP 常累及黏膜,以颊黏膜最常见。黏膜 LP 的形态多样,可表现为网状、斑块样、萎缩性、丘疹性、色素性、糜烂性和大疱性损害,其中以网状和糜烂性损害最常见。

1) 口腔 LP:多达 60% 的皮肤 LP 患者伴有口腔黏膜损害,常见于颊黏膜后方、舌、牙龈和唇,以网状型(树枝状或网状白色细纹)(图 35-4)、糜烂型(亦可形成溃疡)多见,可单发或多发。少数口腔 LP 患者有 HCV 感染。约 10% 的口腔 LP 患者

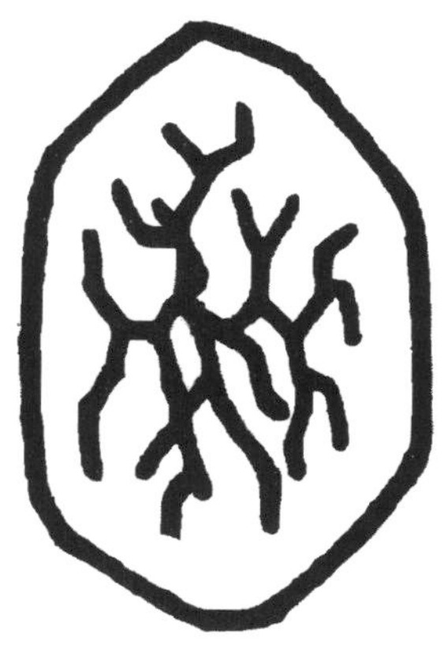

图 35-3　Wickham 纹示意图

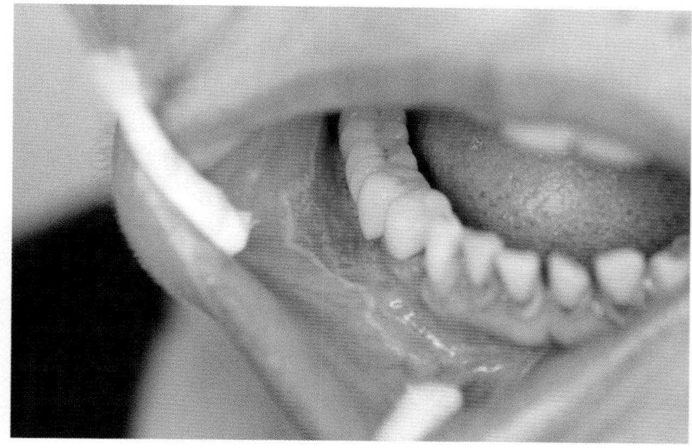

图 35-4　扁平苔藓(中山大学附属第一医院　罗迪青惠赠)

仅累及牙龈,表现为慢性脱屑性牙龈炎。70% 的外阴阴道 LP 患者伴有口腔 LP 损害。糜烂或溃疡性口腔 LP 伴发皮肤损害的概率小于其他类型的口腔 LP,但此型黏膜损害常对治疗抵抗,很少能自行缓解。长期不愈的口腔 LP 有癌变倾向,癌变率为 1.75%。

2) 生殖器 LP:生殖器黏膜 LP 常见,高达 25% 的 LP 患者有生殖器损害,特别是男性,好发于龟头或阴茎,损害可由多角形扁平丘疹组成,可排列成环状。阴茎 LP 也可单独出现。高达 51% 的女性皮肤 LP 患者伴有外阴损害,好发于外阴和阴道,外阴糜烂性 LP 尤其常见。毛发 LP 也可发生于外阴。女阴 LP 有继发鳞状细胞癌的风险。

有时女性生殖器损害与牙龈损害共存,表现为糜烂性 LP,以外阴、阴道、牙龈糜烂和脱屑为特征,称为外阴 - 阴道 - 牙龈综合征,有遗传易感性,形成瘢痕和挛缩的倾向明显。20%~40% 的该综合征患者伴有皮肤损害,糜烂性阴道病变可能为首发症状。LP 可能是脱屑性阴道炎最常见的原因,阴道黏膜脆性增加和明显红斑。组织学上无特异性表现,仅有上皮缺损,从阴唇皮肤的白色角化过度处取活检,可获得特征性改变。

(3) 眼 / 食管 LP:眼受累罕见,包括眼睑皮损、眼睑炎、结膜炎、角膜炎、点状角膜浑浊、虹膜睫状体炎及脉络膜视网膜炎。食管受累很少见,但常导致不适,包括慢性吞咽困难、食管中部或上部狭窄。食道受累见于 1% 的 LP 患者,但几乎均有口腔、外阴或阴道损害。

(4) 甲 LP:指 / 趾甲 LP 常见,见于 10% 的患者。甲 LP 患者平均年龄 47 岁,病程 38 个月。早期为甲板变薄和纵嵴形成,逐渐出现近端至远端的线性凹陷或凹槽,甲板部分或完全破坏(图 35-5)。甲母质受累可产生不同形态的甲板损害,包括甲板变薄、纵嵴 / 纵沟、甲翼状胬肉(甲 LP 的特征性改变)、甲粗糙脆裂、甲分离、匙状甲、甲床角化过度、甲变色和甲缺失。甲纵嵴和甲分离最常见(90%),有甲剥离和甲下碎裂时提示甲床受累,30% 的患者甲半月呈红色。甲床受累可有甲板的紫红色线或丘疹,甲床角化过度及甲剥离可导致甲板完全破坏(甲缺如),由纤维组织替代,甲皱襞近端与甲床近端部分融合,甲母质及甲床的完全破坏可致甲的完全萎缩(特发性甲萎缩)。

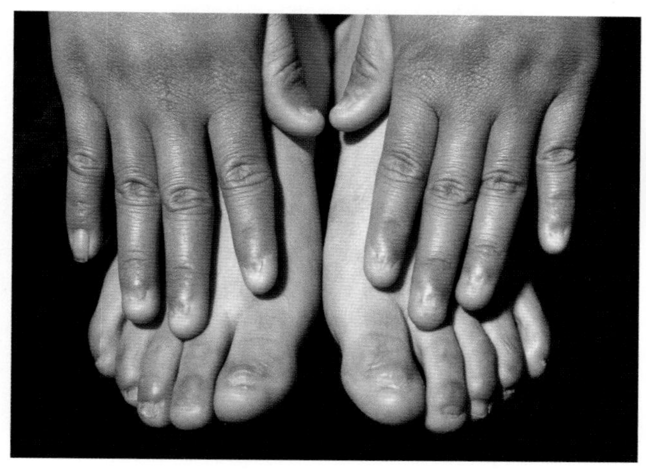

图 35-5　甲扁平苔藓

甲 LP 分为 5 型:Ⅰ型为典型皮损伴甲损害,Ⅱ型为不典型皮损伴甲损害,Ⅲ型为头皮损害伴甲损害,Ⅳ型为黏膜损害伴甲损害,Ⅴ型为单纯甲损害。儿童甲 LP 分为 3 类:典型的甲 LP、二十甲营养不良和特发性甲萎缩(仅见于儿童)。LP 是儿童二十甲营养不良的常见病因,但也见于如银屑病、湿疹、寻常型天疱疮及斑秃等。

2. LP 的变型　尽管有共同的组织学特征,许多 LP 损害在形态和分布模式方面与经典型 LP 显著不同,被称为 LP 变型,包括环状、肥厚性、萎缩性、溃疡性、大疱性、天疱疮样、色素性、红皮病型、反向型和线状 LP 等。另外,经典型 LP 在发展过程中也可转化为其他变型。

(1) 肥厚性 LP:亦名疣状 LP,是第二常见的 LP 皮肤表现形式,占 LP 的 6%~19%,38% 的病例有家族性。多发生于胫前和踝部,由丘疹融合成红棕色或紫色圆形或带状肥厚斑块,可有剧烈瘙痒。皮损持续数月或数年,平均约 8 年,病程越长继发鳞状细胞癌的风险越高。

(2) 急性播散性 LP:也称为发疹型或暴发型 LP,文献可能将苔藓样药疹报为这一类型的 LP。可突然发病,出现全身泛发的剧烈瘙痒的皮疹。起初丘疹为针尖大小,数量多,孤立存在,也可融合成大片湿疹样红色斑片或薄的斑块,红色随即加深至紫黑色(图 35-6),甚至出现小水疱、丘疱疹,类似于湿疹,斑块的周围可有 LP 的典型丘疹。损害可连续成批发生。

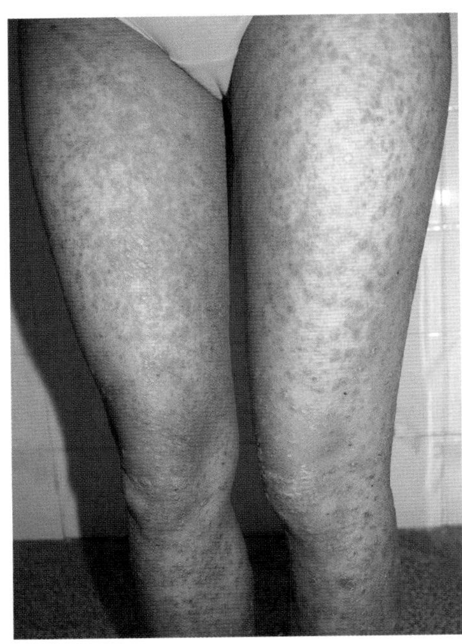

图 35-6　急性播散型 LP

通常在 3~9 个月内消退，遗留色素沉着斑。

(3) 掌跖 LP：皮损不同于经典型 LP，特征是 LP 丘疹融合成半透明的斑块、结节，有黄色或蜡样光泽，常位于掌跖边缘，触之坚硬。掌跖可增厚，类似于胼胝。可发生溃疡。发生于足弓内侧者需与二期梅毒、银屑病、胼胝、掌跖角化病、跖疣、慢性角化过度性湿疹相鉴别。本病常见不到典型 LP 损害，若无他处典型 LP 易误诊。

(4) 溃疡性 LP：糜烂和溃疡少见于皮肤，而常见于黏膜。口腔黏膜、颊黏膜是最常见的一型。也可累及足部，足底开始增厚似苔藓样皮炎或银屑病，引起大疱、溃疡和永久性趾甲脱落，疼痛和致残，溃疡极难愈合。发生于头皮者遗留瘢痕性脱发。

(5) 水疱大疱性 LP：可分为大疱性 LP 和类天疱疮样 LP：①大疱性 LP（Bullous LP）系在原有的 LP 损害中央或邻近部位发生水疱或大疱性皮损（图 35-7），疱壁紧张，尼氏征阴性。水疱发生于病程较长的 LP，由显著的淋巴细胞苔藓样浸润和表皮损伤所致，出现 Max-Joseph 空隙；②类天疱疮样 LP（lichen planus pemphigoides）的临床和免疫病理兼有 LP 与大疱性类天疱疮的特征。水疱或大疱可发生于原有的 LP 损害，也可发生于未受累的皮肤，可先于 LP 皮损之前或在其后发生，为疱壁紧张的水疱，疱液透明，尼氏征常呈阴性，好发于四肢，黏膜亦可累及。非水疱性皮损可有典型的组织学特征，水疱性损害为表皮下水疱。其表现与特发性类天疱疮一样，血清中有抗 180kDa 大疱性类天疱疮抗原（BPAG2、XⅦ型胶原）的循环 IgG 自身抗体。

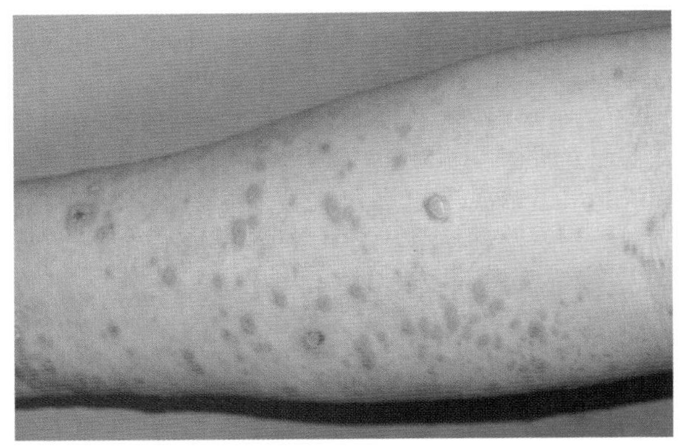

图 35-7　大疱性扁平苔藓（新疆维吾尔自治区人民医院　普雄明惠赠）

(6) 萎缩性 LP：该型为独立变型还是消退期的 LP 尚无定论，原有的丘疹或斑块消退并萎缩，遗留色素沉着。皮损为圆形或椭圆形中央萎缩的斑片，呈褐色或仍可见紫色丘疹和斑块。多见于下肢。另有一型称为环状萎缩性 LP。

(7) 光化性 LP：又称亚热带 LP 或夏季光化性 LP。中东国家多见，我国也有报道。发生于长时间暴露于日光的人群，春夏季好发，秋冬季节皮疹可缓解或消退。日光似对本病有促发作用，曾证实 UVB 可诱发皮疹，尚有炉灶热诱发本病的报道。多见于儿童和青年，好发部位包括前额外侧、手背、前臂、面部及颈部。皮损包括 LP 样及光泽苔藓样皮疹。典型表现为中央萎缩、边缘隆起的蓝褐色环状皮疹，或紫色扁平丘疹，还可见色素沉着斑点和红色浸润性斑块，主要在暴露部位，有轻度瘙痒或无症状。

(8) 反向型 LP：又称为屈侧 LP，发生在腋窝、腘窝、肘窝、乳房下、腹股沟等处，表现为广泛的红斑损害，境界不清，部分可见苔藓样变和色素沉着，还可出现角化性丘疹和糜烂。

(9) 红斑性 LP：罕见，为躯干、四肢不对称性深红色丘疹，组织学符合 LP 表现。

(10) 环状 LP：较常见，好发于阴茎、阴囊、唇部，也可散在于皮肤及口腔黏膜。由较大的 LP 损害中央消退形成红色至紫色环状斑块，边缘由小丘疹组成。随着损害离心性扩大，环状外观愈加明显，有时中央可萎缩。

(11) 点滴状 LP：皮损可散发或泛发，直径 1~10mm（图 35-8）。预后相对较好，很少变为慢性。发病早期类似点滴状银屑病，按照组织病理特征可确诊。

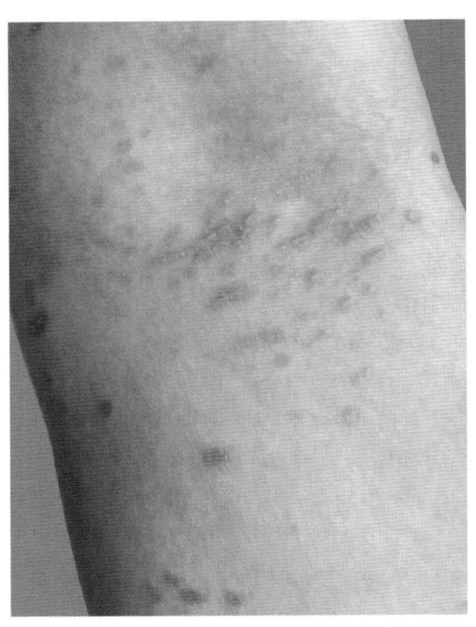

图 35-8　扁平苔藓　患者左臂屈侧淡紫红色扁平丘疹伴同形反应（桐乡市皮肤病防治院　吴大兴惠赠）

(12) 家族性 LP：家族性发生率约为 10%，姐妹同患者最多见，常为泛发性，发病较早，约 40% 初发于 20 岁前。

(13) 肝病相关性 LP：有报告 LP 患者中 HCV 感染的比例显著高于对照组，采用 α- 干扰素治疗 HCV 可诱发或加重 LP。肝病患者使用 D- 青霉胺易出现苔藓样发疹。

(14) 扁平苔藓 - 红斑狼疮重叠综合征：已有多例 LP 与红斑狼疮重叠的病例报告。女性多见，未见儿童病例。慢性萎缩性盘状红斑狼疮样损害可出现于头颈部和躯干上部，同时伴有口腔内网状白色病变，合并苔藓样疣状皮损、甲病变或无甲、或瘢痕性秃发。常有红斑狼疮的系统症状，有发展为系统性红斑狼疮的报告。组织病理和免疫荧光检查兼具上述两病的特征。

(15) 扁平苔藓样发疹：LP 样发疹在临床与组织学上与 LP 非常相似。移植物抗宿主病可产生酷似 LP 的皮疹，损害常逐渐发展为弥漫性皮肤硬化、瘢痕性秃发、网状色素沉着和溃疡等慢性移植物抗宿主反应的后遗症。还可见于皮肌炎和淋巴瘤。

3. 各型 LP 的好发部位　光化性（光暴露部位），环状（躯干，外生殖器），萎缩型（任何部位），糜烂溃疡型（足跖、口腔），毛囊性，点滴型（躯干），小丘疹及肥厚型（四肢远端，特别是踝关节），线状（腿部带状疱疹样，擦伤部位），甲 LP（指甲），丘疹性（局限型）（腕关节和前臂屈侧），水疱 - 大疱型（下肢、口腔）。

（四）伴发疾病

1. 免疫疾病　目前已发现特发性 LP 可伴有免疫紊乱性疾病，包括溃疡性结肠炎、恶性贫血、桥本氏甲状腺炎、斑秃、白癜风、硬皮病、硬化萎缩性苔藓、系统性红斑狼疮、干燥综合征、皮肌炎、天疱疮、疱疹样皮炎、副肿瘤性天疱疮。

此外，LP 还与胸腺瘤、重症肌无力、低丙种球蛋白血症、原发性硬化性胆管炎、原发性胆汁性肝硬化等有关，尤其是接受青霉胺治疗者。

2. 恶变　发生率低，主要发生在黏膜，大部分为糜烂性黏膜 LP。口腔 LP 的恶变率在 0.1%~1%，低于口腔黏膜白斑。癌变的平均病程为 2~12 年。有报告 596 例口腔 LP 随访 10 年有 3 例继发鳞癌，另有 355 例仅 1 例继发鳞癌。阴道 LP 继发鳞癌的机率高达 3%，糜烂型皮损更易恶变。LP 患者使用口服和外用钙调磷酸酶抑制剂与生殖器鳞癌有相关性，虽然无证据证明这些药物致癌，但应定期随访和仔细检查。

（五）组织病理

①早期真 - 表皮交界处有界面皮炎；②损害进展时可有正角化过度，颗粒层局限性楔形增厚和棘层肥厚，基底层液化变性，严重者可致裂隙或大疱；③真皮浅层有致密的淋巴细胞带状浸润（图 35-9），真 - 表皮交界处有角质形成细胞坏死，出现 Civatte 小体（细胞样小体、胶样小体）。直接免疫荧光示在连接部有纤维蛋白，在胶状小体中有 IgM 以及少见的 IgA、IgG 及 C3 沉积；④晚期表皮炎症减轻，真皮浅层噬黑素细胞未发现循环抗体，因此间接免疫荧光检查阴性。

不同类型的组织病理特征存在一定差异：①肥厚性 LP 中棘层肥厚和角化过度明显，而萎缩性 LP 的表皮显著萎缩，仅有少量淋巴细胞浸润；②色素性 LP 有显著的色素失禁伴真皮嗜黑素细胞聚集和基底层黑色素增加；③毛囊性 LP 毛囊漏斗及周围淋巴细胞浸润和富含黏蛋白的纤维化导致毛囊破坏和瘢痕形成；④大疱性 LP 表皮下裂隙继发于空泡变性，而类天疱疮样 LP 的浸润细胞中常含有嗜酸性粒细胞和中性粒细胞。

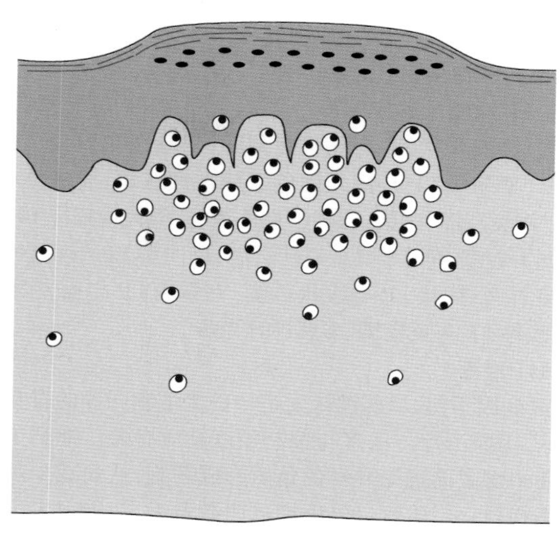

图 35-9　扁平苔藓　组织病理示真皮上部淋巴细胞呈带状浸润

皮肤镜下可见放射状排列的线状或点状血管及 Wickham 纹，有些陈旧性皮损可见弥漫细小灰尘样黑色颗粒结构，可能与界面皮炎产生的色素失禁相关。

（六）诊断与鉴别诊断

LP 的诊断依据为临床表现和组织病理改变（表 35-1），对于 LP 变型，组织病理更是确诊的必要依据。在临床上，LP 还应与下列疾病相鉴别：

表 35-1　扁平苔藓的诊断依据

必要条件	皮肤损害为紫红色或紫蓝色多角形扁平丘疹，边界清楚，有蜡样光泽，可见 Wickham 纹 特征性组织病理变化，直接免疫荧光检查，对本病有诊断价值
次要条件	① 皮损可累及黏膜和甲 ② 皮损除有斑丘疹外还有肥厚性斑块、水疱、溃疡、萎缩等损害 ③ 可有同形反应。病程缓慢，可持续多年
其他	易诊断为口腔黏膜溃疡或鳞癌，甚至并发外生殖器白斑损害

1. 点滴状银屑病　点滴状银屑病与 LP 相似，但鳞屑较多，薄膜现象和点状出血征阳性，组织病理有角化不全，Munro 微脓疡，表皮突延长，真皮乳头毛血管扩张。

2. 原发性皮肤淀粉样变　皮损多对称分布于小腿伸侧，为红褐或黄褐色平顶或圆顶丘疹，表面粗糙无光泽。刚果红试验阳性。淀粉样物质沉积于真皮乳头层。

3. 红斑狼疮　尤其在患者仅有口腔或头皮皮损时。直接免疫荧光检查（DIF）可以鉴别这两种疾病；基底膜带免疫球蛋白呈颗粒型或均一带状沉积见于系统性红斑狼疮皮损和未受累的黏膜，也见于慢性皮肤（盘状）红斑狼疮的受累黏膜，但在 LP 皮损中非常少见。

4. 硬化萎缩性苔藓　LP 累及外阴黏膜时，难以鉴别。

LP好发于成年妇女，常累及小阴唇内侧，为光泽性红斑，触碰后易出血；硬化萎缩性苔藓则好发于儿童，常累及小阴唇外侧，阴道和口腔黏膜不受累。

5. LP亚型的鉴别诊断 不同变型的LP需与相关疾病相鉴别，例如环状LP与环状肉芽肿；肥厚性LP与慢性单纯性苔藓；萎缩性LP与持久性色素异常性红斑；溃疡性LP与慢性甲沟炎、趾间感染、营养不良性溃疡；类天疱疮样LP与大疱性类天疱疮；色素性LP与硬斑病；反向型LP与间擦疹、反向型银屑病；线状LP与线状苔藓；毛囊性LP与秃发性毛囊炎；光线性LP与黄褐斑、多形性日光疹。

（七）治疗

LP病因不明，目前被认为是一种T细胞介导的自身免疫性疾病，因而治疗方法多与抑制免疫反应有关。抑制T细胞黏附和杀伤表面抗原异常的角质形成细胞，从而减少基底细胞损伤和凋亡。治疗以外用糖皮质激素为主，但很多患者治疗抵抗，尤其一些黏膜糜烂型顽固皮损，易反复。应寻找潜在的疾病，如HCV感染或诱发药物，加以避免。

1. 系统治疗

（1）糖皮质激素：对于严重或急性病例，系统性糖皮质激素仍很常用。泼尼松20~40mg/d，分2~3次口服，共用6周，并在随后的6周内逐渐减量。完全缓解率约为13%~59%。

（2）抗组胺药及镇静剂：如去氯羟嗪（25mg，3次/d）、羟嗪（25mg，3次/d）。

（3）甲硝唑：500mg，2次/d，连用2~6天。对多数患者有效，甲硝唑可作为一种替代激素的安全有效的疗法。

（4）维A酸类：系统性维A酸类药可用于治疗皮肤LP，阿维A的疗效相对较好，采用30mg/d剂量治疗8周的总缓解率约为56%。采用每日1mg/kg剂量治疗严重LP有效，治疗后4~6个月获得缓解或显效，皮损消退和症状明显改善，口腔黏膜损害需较长的时间治疗才能奏效。

（5）环孢素：对于系统用维A酸和糖皮质激素治疗效果不佳的重症病例，口服环孢素有效。剂量为3~5mg/（kg·d），1~6周后皮疹改善，有的病例可缓解3~6个月，但停药复发。

（6）吗替麦考酚酯：吗替麦考酚酯可特异性可逆地抑制T细胞活性。对播散型、糜烂型、角化过度型、水疱型以及毛发LP都有效。其安全性好，副作用小而优于其他的免疫抑制剂。

（7）氨苯砜（DDS）：50~100mg/d，对儿童和成人的大疱性LP均有效，对皮肤和口腔糜烂型LP和LP的脱屑性齿龈炎也有帮助。

（8）沙利度胺：50~150mg/d也有效。沙利度胺治疗口腔LP有效。

（9）抗真菌药：灰黄霉素，对黏膜及大疱性LP有效。剂量为500mg/d，2周内起效，可连续使用3~6个月。亦有报告灰黄霉素治疗口腔LP无效。

（10）抗疟药：氯喹，500mg/d，分2次口服，共2周，以后改为250mg/d；羟氯喹，200~400mg/d。对光化性LP和LP甲病更佳。对大疱型、红斑性、线状和黏膜LP也有效。治疗口腔LP，治疗1~2个月后疼痛减轻，红斑减淡。糜烂性LP需治疗3~6个月。

（11）苯妥英钠：100~200mg/d，2~8周内见效。能抑制细胞介导的免疫异常，减少白细胞趋化而发挥抗炎作用。

（12）低分子肝素：依诺肝素5mg/w，皮下注射治疗8周，完全缓解率为30%。

（13）氨甲蝶呤：一项小型对照试验显示氨甲蝶呤每周10mg治疗12周的痊愈率为69.6%，优于倍他米松（47.6%）。

2. 局部治疗

（1）糖皮质激素：外用或皮损内注射糖皮质激素对皮肤损害、口腔黏膜损害、甲损害皆有效。

（2）钙调磷酸酶抑制剂：对严重口腔LP，可用环孢素和他克莫司溶液含漱。0.1%他克莫司软膏、吡美莫司乳膏对口腔LP亦有效。

（3）止痛/止痒药：可外用苯酚、薄荷脑、樟脑、利多卡因或多塞平等止痒剂。

（4）维A酸类：外用0.1%维A酸乳膏，口腔损害可用0.1% 9-顺维A酸凝胶，也可使用过氧化氢或复方硼砂溶液等清洁漱口。

（5）维生素D衍生物：外用0.05%卡泊三醇与0.1%倍他米松治疗12周的疗效相当。

3. 物理治疗

（1）紫外线光疗：窄谱中波紫外线（NB-UVB）照射6周治疗皮肤LP的完全缓解率为52%，优于泼尼松龙（13%）。光化学疗法（PUVA）也有一定效果，口服PUVA疗法的效果与NB-UVB相当。

（2）光动力疗法：有人报告5-氨基酮戊酸光动力疗法对阴茎LP有效。

（3）其他：液氮冷冻、二氧化碳激光、氦氖激光可用于治疗口腔黏膜LP。

4. 中医治疗 辨证施治。阴虚者，宜养阴清热，可用北沙参、生地、元参、天冬、麦冬、白芍、女贞子、旱莲草、枸杞、栀子、丹皮、当归、甘草。虚火上延者（口腔黏膜LP），宜滋阴降火，可用知柏地黄汤加减。

5. 不同类型的LP的治疗选择如下：

（1）皮肤/口腔LP：皮肤和口腔LP的治疗选择如下（表35-2、表35-3）：

（2）甲LP：口服泼尼松0.5mg/kg或每月肌注曲安奈德0.5~1mg/kg，65%的患者在5~7个月后明显好转，甲母质受累时，应尽早给予上述治疗，以防瘢痕形成；口服阿维A 30mg/d治疗3个月后，大部分病甲恢复正常；氨甲蝶呤皮下注射每周10~20mg，次日补充叶酸5mg治疗1个月后甲皱襞红斑、肿胀及甲粗糙脆裂明显改善；外用维A酸、糖皮质激素及他克莫司疗效不佳；环孢素可治疗严重的二十甲营养不良。

（八）病程与预后

皮损偶可在数周内消退，通常而言，约50%的皮损在9个月内消退，85%在1.5年内清除，除非系统使用糖皮质激素或外用强效激素。首先是瘙痒消失，然后丘疹变平，最后遗留色素沉着。如果皮损肥厚可能要持续更长时间，偶有20年以上者。大的环形病变也是预后不良的标志。

脱发通常为永久性。黏膜病变恢复比皮肤慢，复发常见。在大样本随访中，仅13%的口腔LP获得缓解。

二、毛发扁平苔藓

毛发扁平苔藓（lichen planopilaris）由Pringle在1895年首次提出，又称毛囊性扁平苔藓（follicular lichen planus），最终可导致永久性瘢痕性脱发。

表 35-2　皮肤及口腔扁平苔藓的主要治疗

用药	推荐	方法
皮肤扁平苔藓		
外用糖皮质激素	局限性 LP 一线治疗	增厚的扁平苔藓皮损处使用超强效激素(0.05% 丙酸氯倍他索软膏)每晚一次,然后维持治疗。
口服糖皮质激素	泛发性 LP 一线治疗	泼尼松 0.5~1mg/(kg·d),直至好转
口服维 A 酸	皮肤 LP 二线治疗	阿维 A 30mg/d,使用 8 周
光疗	皮肤 LP 二线治疗	每周照射 2~3 次 PUVA 或者 UVB,共 12 次,或联用口服维 A 酸
口腔扁平苔藓		
外用糖皮质激素	有症状的口腔 LP 一线治疗	每天一次,使用 3 天超强效激素(0.05% 丙酸氯倍他索软膏),直至消退,然后维持治疗。可在 15ml 水中溶解 5mg 可溶性泼尼松片,一天 3 次漱口
外用维 A 酸	丘疹型和斑块样型且无溃疡的口腔二线治疗	0.1% 的维 A 酸或者异维 A 酸溶剂 / 凝胶,一天 2 次
口服糖皮质激素	严重的溃疡型 LP 一线治疗	泼尼松 0.5~1mg/(kg·d),直至好转
系统使用免疫抑制药	激素抵抗的溃疡型 LP	硫唑嘌呤,麦考酚酸酯,氨甲蝶呤

表 35-3　扁平苔藓(LP)的治疗选择

皮肤 LP	
一线治疗	外用或皮损内注射糖皮质激素、外用他克莫司或吡美莫司;口服糖皮质激素、阿维 A 酯、阿维 A、异维 A 酸;NB-UVB、广谱 UVB、PUVA 疗法
二线治疗	口服环孢素、氨苯砜、羟氯喹、硫唑嘌呤、吗替麦考酚酯
特殊亚型	色素性 LP(多西环素、四环素、烟酰胺);泛发性(干扰素 α-2b、甲硝唑);难治性 LP(环磷酰胺、氨甲蝶呤)
口腔 LP	
一线治疗	外用或皮损内注射糖皮质激素、他克莫司或吡美莫司、维 A 酸凝胶、异维 A 酸凝胶、利多卡因;口服糖皮质激素、阿维 A 酯、阿维 A、异维 A 酸
二线治疗	外用环孢素漱口液;口服羟氯喹、环孢素、沙利度胺、硫唑嘌呤、氨甲蝶呤、环磷酰胺、吗替麦考酚酯;体外光分离置换法

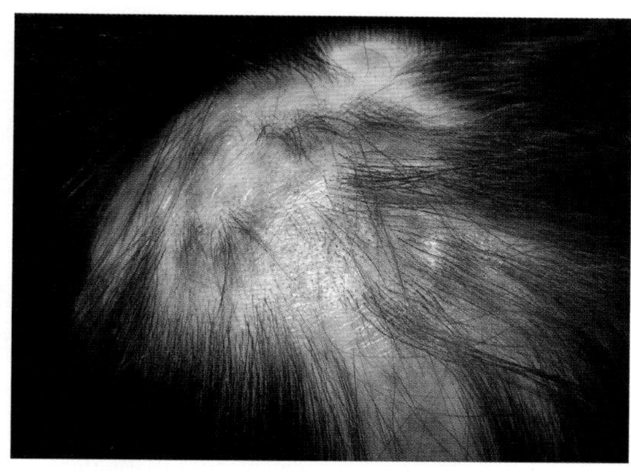

图 35-10　毛发扁平苔藓[华中科技大学协和深圳医院(南山医院)　陆原惠赠]

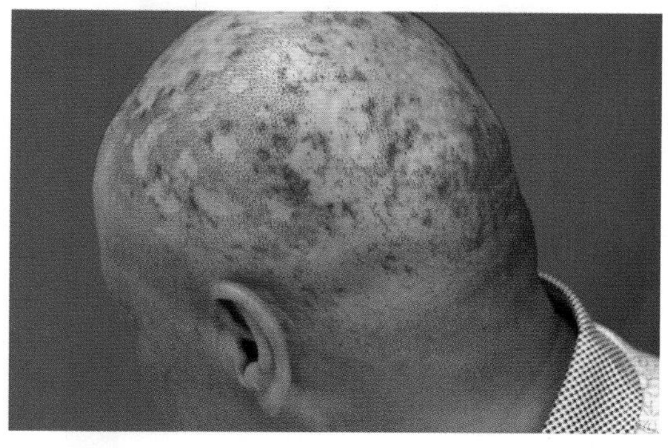

图 35-11　毛发扁平苔藓(新疆维吾尔自治区人民医院　普雄明惠赠)

(一)病因与发病机制

发病原因不明,目前认为本病是一种毛囊抗原特异性活化的 T 细胞介导的自身免疫病,T 淋巴细胞破坏表达未知抗原的角质形成细胞,但这些抗原目前仍不明确。

(二)临床表现

毛发扁平苔藓多见于 40~60 岁的中年女性,通常累及头顶部。损害呈毛囊性圆顶或尖顶丘疹,角化过度,中央可有棘状角栓。除毛囊性丘疹外,仍可见扁平丘疹(图 35-10)。炎症过程可导致瘢痕形成和毛囊结构消失,造成永久性脱发(图 35-11)。17%~28% 的患者身体其他部位会出现扁平苔藓的皮疹。主要包括 3 种类型的皮损:①头部瘢痕性脱发,在瘢痕性脱发周围可见毛囊角化性丘疹或红斑;②躯干、四肢有毛囊性角化性丘疹(图 35-12),但无瘢痕性脱发;③皮损表现为斑块,伴有毛囊性丘疹,通常出现在耳后区域。

拉 - 格 - 利综合征(Lassueur-Graham-Little syndrome)是毛发扁平苔藓的变型之一,又称为假性斑秃 - 毛周角化综合征,特征为头皮多灶性片状瘢痕性脱发,耻骨和腋窝部位非瘢痕

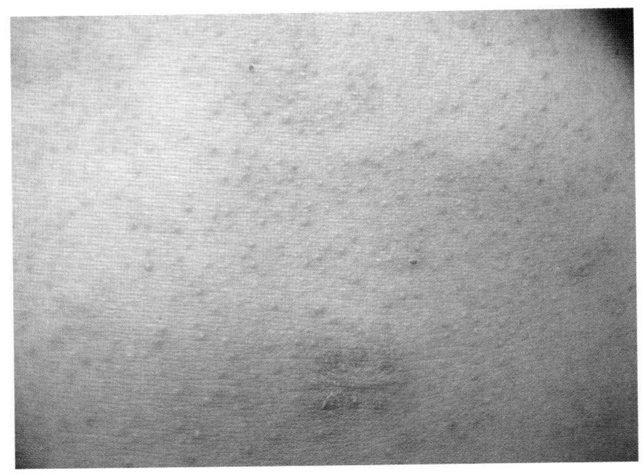

图 35-12　毛发扁平苔藓(四川大学华西医院　张谊芝惠赠)

性脱毛，以及躯干、四肢近端、头皮毛囊苔藓样角化性丘疹三联征。可伴有典型的皮肤、口腔黏膜扁平苔藓皮损。

前额纤维化脱发是毛发扁平苔藓的另一种变型(详见第五十四章)。

(三) 组织病理

主要表现为颗粒层增厚，角化过度，基底层变性、破坏。毛囊间邻近表皮和真皮可有典型扁平苔藓表现，也可完全正常。在慢性病程的患者中，毛囊峡部有嗜碱性纤维基质浸润，皮脂腺、立毛肌减少或消失，基底层可见胶样小体。需要与斑秃、雄激素源性脱发等疾病相鉴别。

(四) 治疗

外用或皮损内注射糖皮质激素，必要时可口服泼尼松。环孢素、吗替麦考酚酯、羟氯喹也被用于治疗毛发扁平苔藓。

三、色素性扁平苔藓

色素性 LP(lichen planus pigmentosus)由 Bhutani 在 1974 年首次描述，表现为面颈部等光暴露部位褐色至灰褐色斑片(图 35-13)。常见于 30 岁以上的成人，尤其是深肤色者。可能的诱因包括某些药物如金制剂、HCV、香水、化妆品、染发剂等。

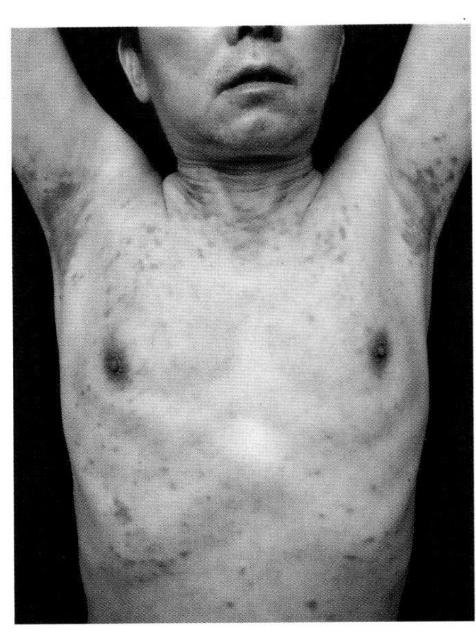

图 35-13　色素性扁平苔藓(东莞市常平人民医院　曾文军惠赠)

主要累及面部和四肢，也可泛发，黏膜、掌跖通常不受累。皮损最初为椭圆形褐色斑点，逐渐融合成弥漫性或网状色素沉着，对称分布，可伴有或不伴典型的 LP 丘疹。本病偶可累及间擦部位，或呈点状、节段性、带状疱疹样或沿 Blaschko 线分布。有报告本病与 Bazex 肢端角化病相关者。

色素性 LP 需与持久性色素异常性红斑相鉴别，色素性 LP 的黑素沉积于真皮浅层而后者主要沉积于真皮深层，故在丁达尔效应的作用下产生的蓝黑色外观更明显。其他鉴别诊断还包括固定性药疹、焦油黑变病、瑞尔黑变病、香料皮炎、重金属中毒、斑状淀粉样变等。

四、伴浆细胞浸润的典型溃疡性扁平苔藓

本病的皮损具有经典型 LP 与溃疡性 LP 的特征，但病理变化为真皮内浆细胞带状浸润。

(一) 临床表现

本病有经典型与溃疡性 LP 的临床表现，皮损为多角形紫色丘疹，表面有 Wickham 纹，伴有瘙痒，颊黏膜损害为白色网状小丘疹。

(二) 组织病理

表皮轻度角化过度，真皮有带状细胞浸润，包括浆细胞(占浸润细胞的 60%~70%)、淋巴细胞、中性粒细胞、嗜酸性粒细胞和组织细胞，基底细胞和基底邻近细胞空泡变性和凋亡。

第二节　扁平苔藓相关的线状皮肤病

一、镶嵌现象与线状皮肤病

(一) 形成机制

镶嵌体指的是机体由两套以上遗传学不同的细胞克隆组成，形成机制包括：①半染色单体突变，在配子发生第一次减数分裂的过程中 DNA 聚合错误，导致了错配的双链，传给子代，则产生两个不同的子细胞系；②合子后(体细胞)突变；③染色体不分离，导致子细胞染色体数量和结构的异常；④嵌合体，即一个卵细胞同时接受两个精子，或两个受精卵融合，导致个体包含两套遗传上不同的细胞种系。

皮肤镶嵌现象(Mosaicism)由德国医生 Blaschko 描述，该现象在皮肤科常见，皮损呈现特殊的分布模式，其中最常见的是沿 Blaschko 线分布，由胚胎发生过程中，胚盘原始细胞沿中线增殖，并向与中线垂直的方向生长而形成，体现了外胚层的发育方式。

(二) Blaschko 线系统

Blaschko 医生最早对这些线状或涡轮状走向的线条进行了总结，历经 100 余年，已形成了描述精确的 Blaschko 线系统，它们在背中央排列呈 V 形，在躯干前方和侧面呈 S 形，在四肢呈线条状。在面部外观似沙漏，在鼻根部会聚并在多个区域垂直相交，在头皮螺旋状相交，在颈部呈 V 形。

沿 Blaschko 线分布的皮肤病通常累及角质形成细胞和黑素细胞，因细胞类型和镶嵌现象形成的时期不同而异。Blaschko 线分布模式大体分为 2 型：一型为窄带模式如 X 连锁色素失禁症，另一型为宽带模式如纤维性骨营养不良综合

征患者的咖啡牛奶斑。

（三）相关疾病

Blaschko 线分布的疾病包括下列不同方式遗传的疾病：

1. X 连锁显性　有色素失禁症、CHILD 综合征、Goltz 综合征。

2. X 连锁隐性　有少汗性外胚层发育不良。

3. 常染色体显性遗传性单基因病　有线状汗孔角化症、线状基底细胞痣、线状家族性良性天疱疮、线状毛囊角化病。

4. 伴常染色体显性或多基因遗传的多因素炎症性皮肤病　有线状银屑病、线状扁平苔藓、线状红斑狼疮、成人 Blaschko 皮炎、线状光泽苔藓、线状苔藓、节段性白癜风、线状固定性药疹、线状硬皮病。

5. 可能为镶嵌所挽救的常染色体显性致死性皮肤病（不表现泛发性的皮损）　有表皮痣综合征、线状表皮 / 皮脂腺痣、Proteus 综合征、浅表脂肪瘤样痣、带状雀斑样痣、线状纤维瘤病。

6. 染色体异常　有伊藤色素减少症、无色素痣。

7. 嵌合体　有节段性色素沉着。

二、线状扁平苔藓

线状扁平苔藓（linear lichen planus）常见于 20~30 岁的患者，为紫红色扁平丘疹，连续或断续地排列成一条 0.5~3cm 宽窄不等的线条状损害（图 35-14），占不足 1% 的 LP 病例，而日本报道占 LP 患者的 10%。临床表现有不同程度的角化过度性丘疹或单一色素沉着。在单个皮损之间常可见正常皮肤。带状 LP 可发生在带状疱疹预后的部位，沿 Blaschko 线分布呈带状疱疹样，此称带状疱疹的同位现象。亦可见于擦伤或抓痕部位，与同形反应有关。本病的组织病理学应与表皮线状痣、线状苔藓和线状银屑病相鉴别。

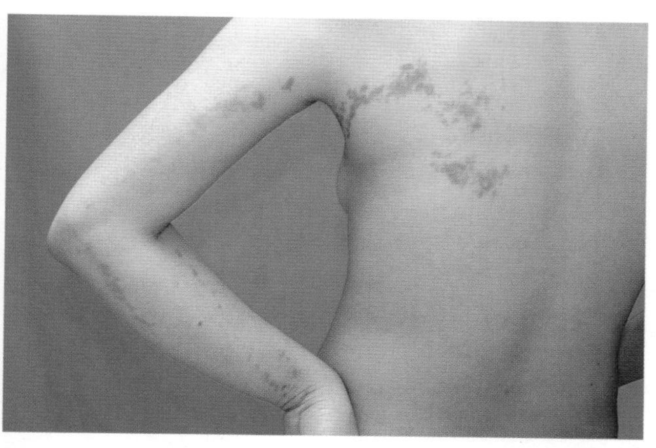

图 35-14　线状苔藓

皮损呈线状分布，但单个皮疹具有扁平苔藓的特征（新疆维吾尔自治区人民医院　普雄明惠赠）。

三、线状苔藓

线状苔藓（lichen striatus）又称纹状苔藓或 Blaschko 线状获得性炎性皮肤发疹，由 Senear 等在 1941 年首次描述。本病常在单侧呈线状或带状分布，为红色或肤色苔藓丘疹。具有自限性，数月至数年自行消退。

（一）病因与发病机制

诱发因素很多，如过敏、病毒感染、创伤、曝晒、疫苗接种、遗传易感性、外用药等。以病毒感染所致的可能性最大，因为春夏是病毒感染的高发季节，可解释其发病高峰。50%~60% 的患者有过敏性家族史。

发病机制尚不明确，有学者提出异常克隆对外界刺激的免疫耐受丧失，从而导致 T 细胞介导的炎症反应，属于 T 细胞调节紊乱。线状苔藓代表了一种具有异常免疫反应的特异性素质。

（二）临床表现

好发于 5~12 岁儿童，女童多见。常突然发生。基本损害为针头或粟粒大小的苔藓样多角形扁平丘疹，直径 2~4mm，呈红色或灰白色，表面发亮，部分有鳞屑。丘疹常倾向于聚集，最终融合。无自觉症状，少数有瘙痒感，有过敏史的患者瘙痒发生率更高，更剧烈。病变可累及甲，在皮损之前、之后或同时出现，可导致条纹、纵嵴、甲剥离、甲分裂、磨损及全甲缺失。

皮损多见于四肢或颈部侧面，少见于躯干、面部和臀部，损害似沿 Blaschko 线单侧分布（图 35-15），在背中央多呈 V 形，躯干外侧和前侧主要呈 S 形，形成连续或间断的线状排列。此线宽约 1~3cm，长约数厘米或延至整个肢体。少数在四肢的皮损沿 Sherrington 线分布。

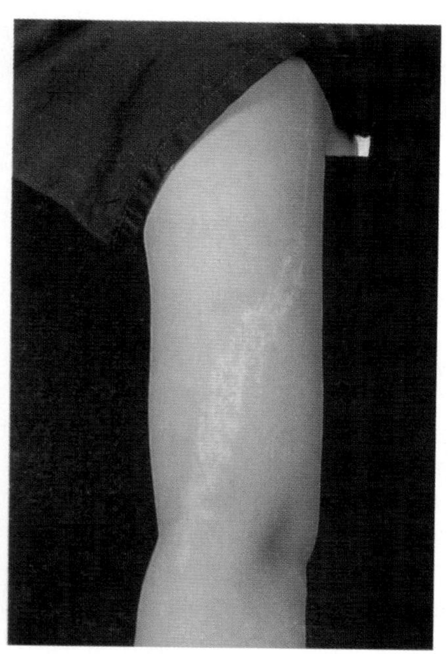

图 35-15　线状苔藓

疾病发展数天或数周后可缓解并自行消退直至消失，可持续 2 个月至 10 年，平均消退时间为 1 年。

本病的临床亚型包括：Ⅰ型为甲线状苔藓，表现为甲营养不良，变薄。纵向皱纹状变形，分裂，磨损和甲剥离，主要发生在甲的外侧部，很少在内侧部；Ⅱ型为典型线状苔藓，表现为粉红色、红色或肤色，平顶，苔藓样丘疹，有时表面有鳞屑；Ⅲ型为白色线状苔藓，为色素减退斑和 / 或丘疹，仅有少数典型的苔藓样淡红色丘疹。

（三）组织病理

表皮细胞内及细胞间水肿表现，角化不全，基底层局灶或弥漫性溶解，真-表皮交界处可见角化不良细胞，真皮浅层血管周围淋巴细胞浸润，常见苔藓样组织反应，陈旧损害与扁平苔藓或光泽苔藓相似。

（四）鉴别诊断

线状苔藓需与下列皮肤病相鉴别：①线状痣：呈疣状，常为色素沉着，出现较早而持续不退；②带状扁平苔藓：在其他部位尚可有扁平苔藓损害，损害表面可有 Wickham 纹，中央常有脐凹，典型损害呈紫色；③带状银屑病：别处尚有银屑病损害，临床表现不同；④带状神经性皮炎：较痒，持续时间较长，在其他部位尚可见有神经性皮炎损害。

（五）治疗

可外用糖皮质激素、保湿剂、钙调磷酸酶抑制剂（0.1% 他克莫司或吡美莫司）。也可采用口服小剂量糖皮质激素，卡泊三醇与激素联合治疗，或他扎罗汀与激素联合治疗。本病有自限性，如无症状可不治疗。部分患者可出现色素减退或色素沉着，少数患者病情复发或皮损范围扩大。

四、成人 Blaschko 皮炎

获得性复发性自愈性 Blaschko 皮炎又称成人 Blaschko 皮炎，是一种呈常染色体显性或多基因遗传的复发性皮肤病，为获得性炎症性线性 Blaschko 皮病的一种。皮损沿 Blaschko 线分布，代表了一种皮肤镶嵌现象。

皮损沿 Blaschko 线分布，反复发作，可在数天内自发吸收，缓解时间因人而异。这种疾病与成人的线状苔藓相似，数月至数年后复发。瘙痒在线状苔藓较少见。本病的主要组织病理特征为海绵水肿，无苔藓样改变。

第三节 苔藓样疹及其他

一、硬化性苔藓

内容提要

- 临床分为肛门生殖器外的硬化性苔藓，男性称干燥闭塞性龟头炎，女性女阴处称女阴干枯。
- 皮损为白色多角形扁平丘疹、斑块和萎缩性斑片，可有红至紫色晕环绕。

硬化性苔藓又称硬化性萎缩性苔藓（lichen sclerosus et atrophicus，LS）是一种少见的炎性皮肤病，最常累及生殖器，被称为女阴干枯症、干燥闭塞性龟头炎，典型损害为乳白色或淡粉红色多角形丘疹，晚期出现萎缩。也有部分患者无组织萎缩，因此有人主张称之为硬化性苔藓（lichen sclerosus）。阿克曼认为本病可能是硬皮病的表浅型。65% 的患者可检出抗基底膜带循环抗体。

（一）病因与发病机制

本病与局部创伤、感染、内分泌、遗传、激素以及自身免疫因素密切相关。报告的危险因素包括经产妇、抗雄激素性口服避孕药、男性的特殊因素还包括糖尿病、高体重指数、冠状动脉病、吸烟、特应性皮炎。

遗传因素，大型的研究中发现 MHC-Ⅱ类抗原 HLA-DQ7 与本病相关，患者常与 HLA-DR4 和 DR8 有关。皮损活检组织中存在免疫改变：局部血管炎表现，局部基底膜不连续，单克隆 T 细胞受体 γ 链重排；外周血中 $CD4^+$、$CD25^+$ 调节性 T 细胞及细胞因子的增多，抗基底膜抗体、抗细胞外基质糖蛋白 -1 抗体的发现都提示免疫异常在本病的作用。

其他可能的病因包括胶原酶缺乏、胶原抑制酶增多和弹性蛋白酶活性降低，有些患者的双氢睾酮水平下降。研究表明未发现螺旋体感染的证据。有报道称，LS 的表皮细胞中有 p53 基因的表达。

（二）临床表现

LS 可发生于所有人种，但白种人更常见。儿童至老年均可发病，青春期前后多见，女性多于男性（10∶1）。约 20% 的病例出现躯干（图 35-16A，图 35-16B）和生殖器受累，有 1/5~1/3 的女性患者有自身免疫病如甲状腺疾病、白癜风、斑秃和恶性贫血，但男性很少见。

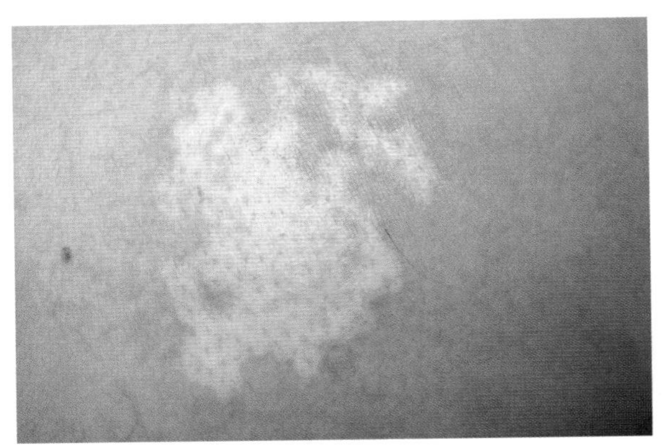

图 35-16A 硬化性苔藓
背部瓷白色斑块，斑块表面粉刺样角栓［华中科技大学协和深圳医院（南山医院） 陆原惠赠］。

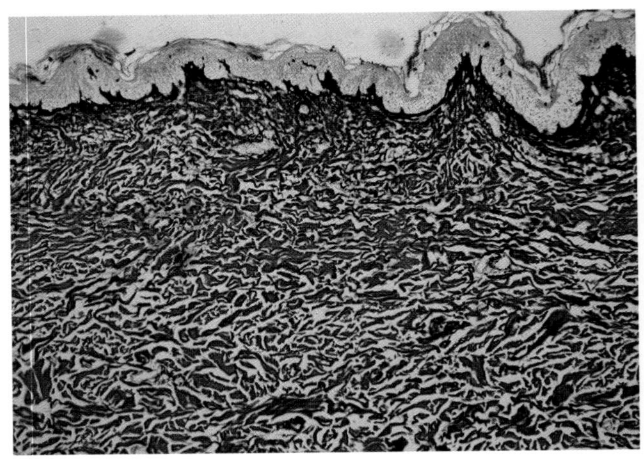

图 35-16B 硬化性苔藓病理［华中科技大学协和深圳医院（南山医院） 陆原惠赠］

1. LS 的典型皮损 常见于上背部、胸部、乳房，躯干和四肢也可受累，但口腔、掌跖较少发病，可单独存在或伴有他处损害。皮损通常为特发性，也有少部分可能由创伤或放射诱发（同形反应）。结肠造口术周围处受累也有发生。

典型皮损为瓷白色丘疹或斑块（图 35-17），表面有皱褶，中

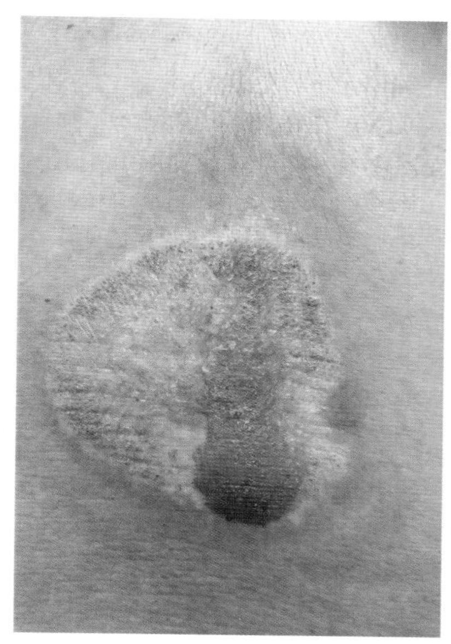

图 35-17　硬化性苔藓　背部萎缩性斑块伴血疱(桐乡市第一人民医院　吴丽峰惠赠)

央可出现小凹,斑块表面的黑头粉刺样角栓与扩张的附属器开口一致。皮损常可出现紫癜、瘀斑和角化过度区,偶见水疱形成,发展成熟的皮损表面光滑,萎缩更明显,呈卷烟纸样皱纹,脆弱而薄的白色起皱的皮肤缺乏抵抗力,易出血和糜烂。

如果患者仅有生殖器外损害,兼具 LS 与硬斑病的组织学特征,或同时有其他硬斑病或 Pasini-Pierni 皮肤萎缩的损害,最好视为硬斑病伴有 LS 样改变,而不是 LS 的一型。LS 可能与点状硬皮病、扁平苔藓或盘状红斑狼疮相混淆,进一步检查其表面特征则有明显区别。LS 可出现同形反应。生殖器外皮损也可沿 Blaschko 线分布。

患者可无症状,也可引起瘙痒、疼痛和灼热感。本病可导致排尿困难、性交困难,或排便时疼痛。

2. 男性龟头和包皮硬化性苔藓　又称干燥闭塞性龟头炎,损害累及包茎和龟头,可见干燥、水肿性白斑、皱缩、尿道口狭窄(图 35-18)。损害为萎缩性,可有明显的色素减退或脱失,类似于白癜风。通常只累及龟头,也可扩展至阴茎和阴囊。累及龟头时常有出血和浅表性糜烂。包茎和包皮嵌顿是常见的并发症。

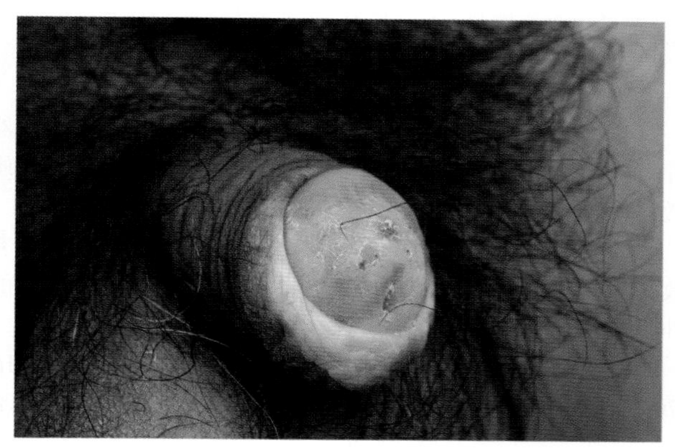

图 35-18　干燥性闭塞性龟头炎
龟头干燥、皱缩、尿道口狭窄。

3. 女性女阴硬化性苔藓　又称女阴干枯症,损害累及阴蒂、大小阴唇和肛周皮肤,萎缩、苍白或黄色,呈“8”字形样损害(图 35-19),阴道口狭窄,外阴瘙痒。在生殖器部位可发生皲裂和糜烂,这可导致尿痛、尿道和阴道分泌物增加、性交困难和灼痛。小阴唇、阴蒂、包皮和尿道口的正常解剖结构可消失。可发生阴道狭窄或闭锁。LS 不累及阴道和宫颈黏膜。

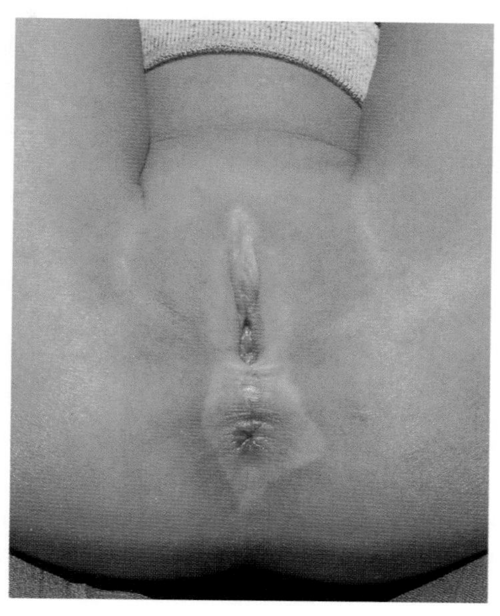

图 35-19　硬化性苔藓
女阴干枯病。

4. 青春期前 LS　青春期前的女童受累,通常有外阴和肛周损害,外阴病变与成年妇女相似,瘙痒可为最主要的症状。大约 9% 的 LS 无症状。

5. 儿童干燥闭塞性龟头炎　包皮上出现白色硬化性瘢痕,并逐渐形成继发性包茎。可误诊为包茎、龟头炎或隐匿阴茎。儿童干燥闭塞性龟头炎在确诊时 80% 已处于中晚期,93% 有继发性包茎,27% 需行尿道外口切开术或尿道口成形术。因此,对既往无包茎的儿童一旦发现包茎或包皮黏连需排除儿童干燥闭塞性龟头炎。

儿童干燥闭塞性龟头炎的严重性显然被低估。Sandler 等报道 1 例 13 岁男童因慢性干燥闭塞性龟头炎导致尿道狭窄,最终引起梗阻性肾功能衰竭。

6. 硬斑病 - 硬化性苔藓重叠征　指的是广泛性硬斑病伴有典型的 LS 损害,LS 可与硬斑病分开存在,也可发生在硬斑病基础上,并兼具 LS 与硬斑病的组织学特征,它们可同时有其他硬斑病或 Pasini-Pierni 皮肤萎缩的损害。

7. 与恶性肿瘤的关系　女性继发鳞状细胞癌的终生风险为 5% 以下,但仍明显高于一般人群。当增生及角化过度伴有萎缩时,恶变的风险较高。男性 LS 患者继发生殖器鳞癌的风险低于 LS 女性。然而,有资料显示 44%~55% 的龟头鳞癌与 LS 有关。目前还没有充分的证据表明 LS 相关性鳞癌与致癌性 HPV 感染有关联。

（三）组织病理

各种类型 LS 的组织病理变化通常相同,典型的组织病理为棘层萎缩,表皮突明显减少,基底层细胞液化变性。真皮浅层胶原纤维水肿和均质化，真皮中部慢性炎症细胞带状或片状浸润，浸润细胞以淋巴细胞为主（图 35-20）。LS 的单一核细胞浸润包括 Th 和 Ts 淋巴细胞。在被毛部位，本病常有明显角化过度伴毛囊角栓。有时有表皮下水肿，甚至形成表皮下水疱。超微结构显示，基底板有断裂和裂隙形成。

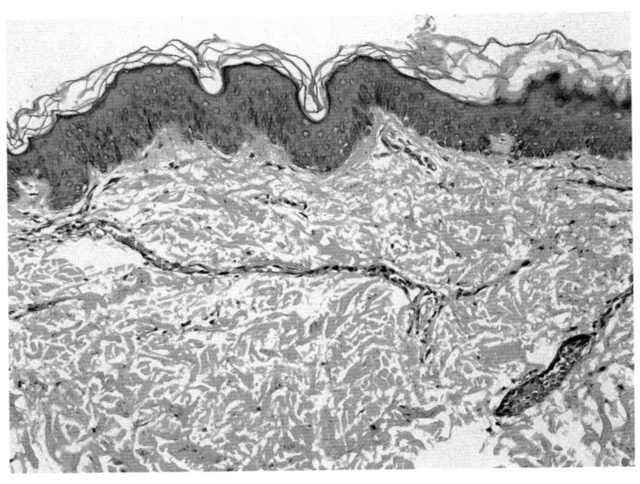

图 35-20　硬化性苔藓病理

棘层萎缩，表皮突减少。真皮浅层胶原纤维水肿和均质化，真皮中部慢性炎症细胞带状或片状浸润［华中科技大学协和深圳医院（南山医院）　陆原惠赠］。

（四）诊断与鉴别诊断

依据皮损为多角形扁平白色丘疹或境界清楚的瓷白色萎缩性丘疹，斑片表面有小的黑头粉刺样毛囊性角质栓，中央轻度凹陷。晚期出现羊皮纸样萎缩性白斑。亦有癌变的倾向。特殊类型为干燥闭塞性龟头炎、女阴干枯症。

本病需与下列疾病鉴别：①点滴状硬皮病：硬皮病不会出现典型的象牙色丘疹，也不会出现毛囊角栓；②萎缩性扁平苔藓：损害起初为隆起的紫色丘疹，瘙痒剧烈，随后常留下色素沉着，硬化不显著；③瘢痕性类天疱疮：女性外阴部位损害要与瘢痕性类天疱疮鉴别；④女阴白斑；⑤外阴白癜风。

（五）治疗

本病无特效疗法，仅对症处理，尚无证据表明哪种治疗优于其他疗法，应向患者解释不同治疗的优缺点。

1. 治疗目标　男性儿童和早期生殖器病变有望获得痊愈，应争取；女性患者的治疗目标为减轻外阴 LS 的症状如瘙痒、苍白、红斑和皲裂，尽量减轻瘢痕形成、硬化和萎缩以及监测癌症发生。

2. 治疗选择　硬化性苔藓的循证治疗（表 35-4）。女性 LS 患者的一线治疗为外用强效糖皮质激素；对于男性患者，一线治疗尚有争议，有人推荐外用糖皮质激素或早期行包皮环切术。

（1）局部治疗

1）糖皮质激素：超强效或强效糖皮质激素治疗生殖器 LS 有效，可考虑积极维持治疗以维持缓解，特别是女性患者。皮损内注射糖皮质激素可用于顽固性瘙痒或无法外用激素者。

2）性激素：作用有限。尽管绝经后女阴干燥时外用雌激素有效，但尚无法推荐单独外用雌激素治疗 LS。外用睾酮或双氢睾酮治疗女阴 LS 与 0.05% 丙酸氯倍他索相比无明显获益，有人认为疗效甚至不如润肤剂。2% 黄体酮乳膏与 0.05% 丙酸氯倍他索相比无显著疗效，8% 黄体酮可能有效。

表 35-4　硬化性苔藓的循证治疗

一线治疗	外用强效糖皮质激素（A），包皮环切术（B），避免局部刺激（E），润肤剂（D），外用他克莫司 / 吡美莫司（B）
二线治疗	卡泊三醇 / 骨化三醇（D），口服抗组胺药（E），外用维甲酸（D）
三线治疗	皮损内注射糖皮质激素（B），外用睾酮和孕酮（A），二氧化碳激光（C），UVA1（340~400mm）（B），光动力学疗法（D），口服维甲酸（A），口服糖皮质激素（C）

3）钙调磷酸酶抑制剂：外用他克莫司可替代中强效糖皮质激素，似乎较少诱发皮肤萎缩，但疗效不如强效激素。0.03% 他克莫司乳膏治疗女童肛门生殖器 LS 安全有效，并可作为维持治疗减少复发（每周 2 次）。由于理论上可能降低免疫监视而诱发鳞癌，英国提出钙调磷酸酶抑制剂不用于癌前病变。

4）维甲酸类：尽管尚未获得充分证实，外用维甲酸类可作为糖皮质激素治疗失败时的替代药物，并可作为维持治疗。

5）卡泊三醇：有病例报告显示 0.05% 卡泊三醇封包治疗生殖器外 LS 疗效良好，如果一线治疗失败，可尝试采用。也可联用糖皮质激素制剂、黄体酮软膏。

6）其他：润肤剂、穿丝质内裤有助于减轻外阴 LS 症状。另外，其他治疗无效时，可尝试皮损内注射阿达木单抗。

（2）系统治疗：总体上，LS 的系统治疗药物缺乏充分的疗效证据，仅作为标准治疗抵抗的二线治疗。

1）糖皮质激素：在难治性病例中，可试用糖皮质激素冲击疗法（或联合小剂量氨甲蝶呤）。

2）维甲酸类：如果标准治疗无效可考虑系统使用维甲酸类治疗生殖器 LS，如阿维 A 0.5~1mg（kg·d），治疗 3~12 个月。

3）氨甲蝶呤：有人报道采用氨甲蝶呤每周 10~15mg，治疗 6 个月（或联合糖皮质激素）治疗顽固性泛发性 LS 改善了病情。

4）环孢素：在难治性生殖器 LS 中，可尝试环孢素治疗。但尚未在儿童或成年男性中实施研究。

5）己烯雌酚：口服剂量为 1mg/d，每晚口服，适用于女性更年期患者。

6）其他：有使用羟基脲、延胡索酸、苄星青霉素或头孢曲松、对氨基苯甲酸钾、维生素 D、维生素 E 治疗 LS 有效的文献报告。

（3）物理治疗

1）紫外线光疗：UVA1 的疗效数据最充分，可作为生殖器外 LS 潜在的一线治疗选择。在外阴 LS 中，如果外用糖皮质激素无效可考虑 UVA1。

2）光动力疗法：外用光动力疗法在缓解症状方面可能有效，但似乎仅能获得临床而非组织学改善。标准治疗无效的外阴 LS 可试用光动力疗法。

3）二氧化碳激光：对皮肤和生殖器 LS 均有效，对阴茎 LS（70%~80%）的长期效果良好。有人采用二氧化碳激光汽化治疗 2~3 次后获得成功，汽化应达到淡黄色的正常黏膜下组织和周围正常上皮组织。

4）其他：包括液氮冷冻、聚焦超声。

(4) 手术治疗

1) 男性 LS：包皮环切可使多数男童获得痊愈，但接受过尿道下裂修复术或肥胖儿童复发风险很高。如有狭窄时应实施尿道口手术。正常情况下男童无须尿道手术。

对于成年男性，如果损害局限于包皮和龟头，完全切除包皮可使 90%~100% 的病例获得根治。龟头重建可成功治疗大多数持续性龟头 LS。根据狭窄程度、患者需要和术者经验实施尿道口手术，包括尿道口扩张术、尿道口切开术和尿道口成形术，其中扩张术的复发风险最高。可采用手术切除联合颊黏膜移植。在重度或老年患者中，可考虑采取会阴 - 尿道造口术。

2) 女性 LS：尚未证实外阴切除术在非复杂性 LS 中的价值，应将其保留为并发外阴恶性肿瘤的 LS 治疗。会阴切开术、黏连松解术或 Z 字成形术可缓解性交困难，手术应联合围手术期抗炎治疗，并在术后使用扩张器和 / 或早期恢复性生活以防再狭窄。

(六) 病程与预后

LS 呈慢性进行性发展，苔藓化、表浅糜烂、皲裂，症状时好时坏，常持续存在，偶尔也自行消退，尤其青春期前发病者在初潮时或之前可自愈。本病无系统病变。有报导男女外阴损害部位可发生癌变。患者可能有正常的性功能和生育能力。

二、小棘苔藓

小棘苔藓 (lichen spinulosus) 又称小棘毛发苔藓 (lichen pilaris spinulosus)，以群集的多发性毛囊丘疹为特征。临床可见毛囊性丘疹伴中央角质纤维状突起，主要见于儿童。

(一) 病因与发病机制

病因尚不清楚，特应性体质、感染和遗传等因素被认为与本病有关。男性多于女性，无种族易感性。曾有报道克罗恩病、HIV 感染和某些药物诱发小棘苔藓。

(二) 临床表现

小棘苔藓常发生于儿童和青少年，好发部位为颈、肩部和手臂伸侧，以及腹部、臀部和腘窝，常对称分布。基本损害为群集的多发性淡红色或肤色毛囊性丘疹，针头大小，成批发生，典型损害为针头大小的毛囊性角质小丘疹，伴有丝状角质性小棘突，除去棘突，可形成一个漏斗状小凹。散在或组成直径 2~6cm 的圆形至卵圆形斑片 (图 35-21，图 35-22)，面颊部小刺 (毛囊角化刺) 或为小棘苔藓的表现。多无自觉症状，少数患者皮损有瘙痒。

(三) 组织病理

示扩张的毛囊内有角栓形成。可并发穿通性毛囊炎 (图 35-23)。本病与毛周角化症和毛发红糠疹的毛囊病变在组织学上有重叠，应根据临床特征进行鉴别。

(四) 鉴别诊断

需鉴别的疾病包括：①毛周角化病，好发于青少年，损害不如小棘苔藓那样突起，丘疹散在而不密集成片；②毛囊性扁平苔藓，临床上较难鉴别，但有其特征性组织病理表现；③需鉴别的还包括瘰疬性苔藓、点状汗管角化症、毛发红糠疹。

(五) 治疗　抑制毛囊角化过度，及其毛囊性角化丘疹形成，减轻炎症。对症治疗用温和的角质溶解剂。外用润肤剂和角质调节 / 剥脱剂 (0.1% 维 A 酸软膏、5%~10% 水杨酸软膏、尿素霜)。瘙痒或炎症明显者可外搽糖皮质激素制剂。

对症处理可缓解症状，本病常于数月后消退，少数可持续

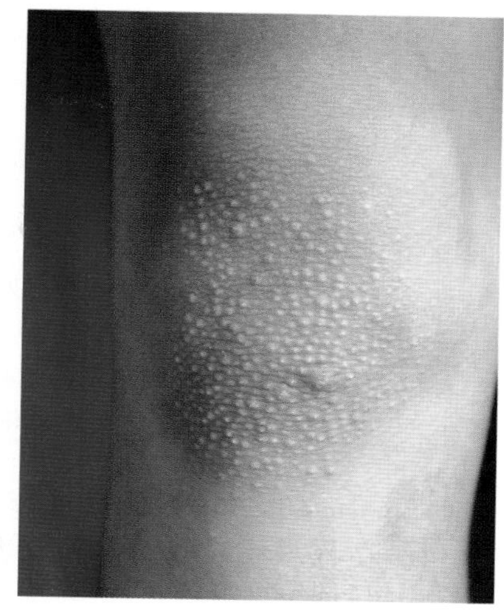

图 35-21　小棘苔藓

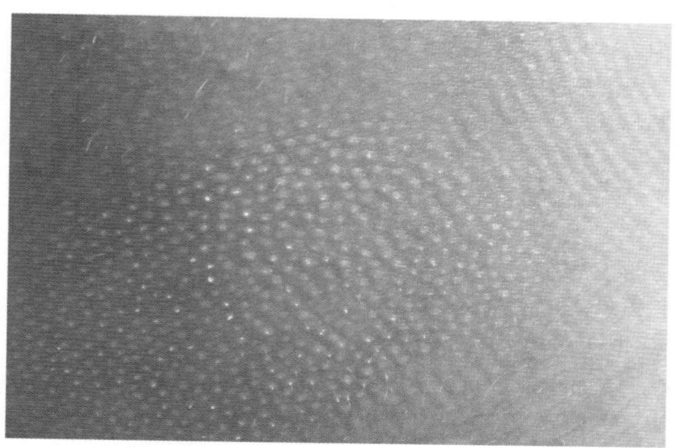

图 35-22　小棘苔藓 (新疆维吾尔自治区人民医院　普雄明惠赠)

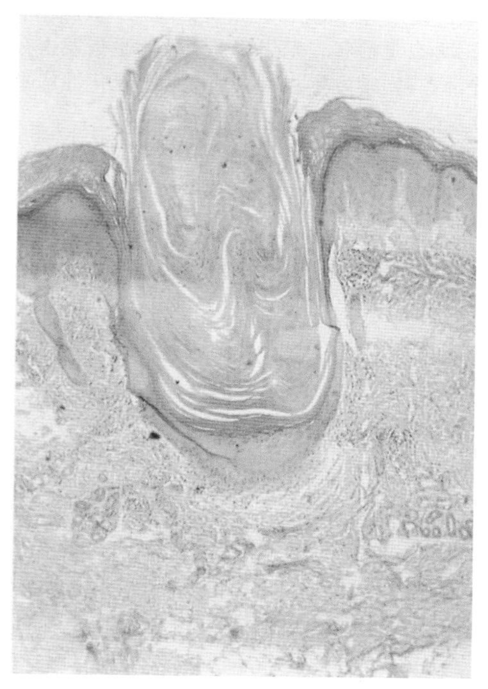

图 35-23　小棘苔藓病理示意
角化性毛囊丘疹，尖顶，群集成片。

1 年以上。

三、光泽苔藓

内容提要

- 好发于儿童和青少年，为多数不融合的针头大小丘疹。
- 丘疹表面常有光泽，皮色、红色或色素减退，少许鳞屑，可有 Koebner 现象。
- 病理特征为淋巴细胞和组织细胞组成的局限性地苔藓样浸润，呈“抱球”模样，由向内弯曲的上皮脚环抱。

光泽苔藓（lichen nitidus）是一种慢性炎性发疹性疾病，特征为微小、扁平、或半球形、形态一致的有光泽的丘疹，进展缓慢，有时自然消失。由 Pinkus 在 1901 年首次描述。

（一）病因与发病机制

病因未明，被认为是不同于扁平苔藓的一种独立疾病。少数病例似与结核病有关。但将其组织研磨反复接种动物后未发现结核感染的证据。患者可合并克罗恩病、白癜风、扁平苔藓、银屑病等自身免疫性疾病。进一步推测其是否与自身免疫异常相关。还合并其他疾病如特应性皮炎、线状苔藓等。

（二）临床表现

1. 基本皮损　为针头或小帽针头大小的圆形扁平或半球形发亮丘疹，皮损直径 1~2mm，可为肤色，也可呈银白色、淡黄色、褐色，淡白色或淡红色，散在或聚集，但不融合（图 35-24，图 35-25）。同形反应是其特征，常见于皮疹泛发者。可见水疱。手部皮损可呈出血性。皮损数年而无变化，但最终消退。

2. 甲损害　约 10% 患者可出现甲损害，主要为成年人，包括点状小凹、念珠状改变、甲纵嵴、末端分裂和纵纹增多，此类患者甲周偶可见典型皮疹。

3. 发病特征　本病儿童多发，好发于外生殖器、乳房下、腹部，少数泛发全身，偶见口腔黏膜受累。少数病例皮疹发生在掌跖部，无自觉症状。光化性光泽苔藓是指发生在光暴露部位的光泽苔藓，常发生在夏季。本病与光化性扁平苔藓有一定程度重叠。

4. 亚型　包括泛发型、棘状毛囊型、水疱型、出血型、紫癜型、穿通型、掌跖型、线状型、光化型。

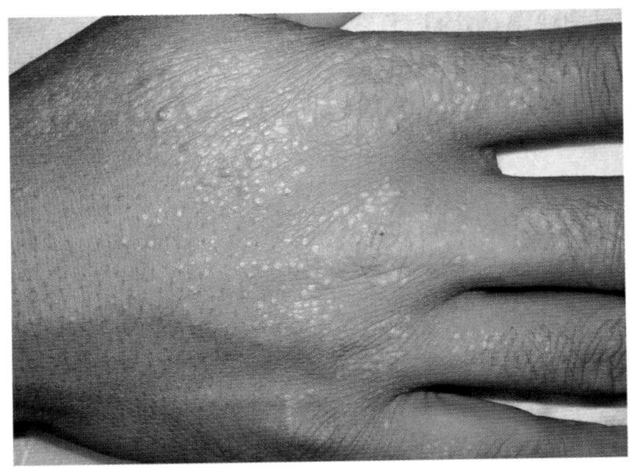

图 35-24　光泽苔藓

多发性小的平顶丘疹，可见同形现象［华中科技大学协和深圳医院（南山医院）　陆原惠赠］。

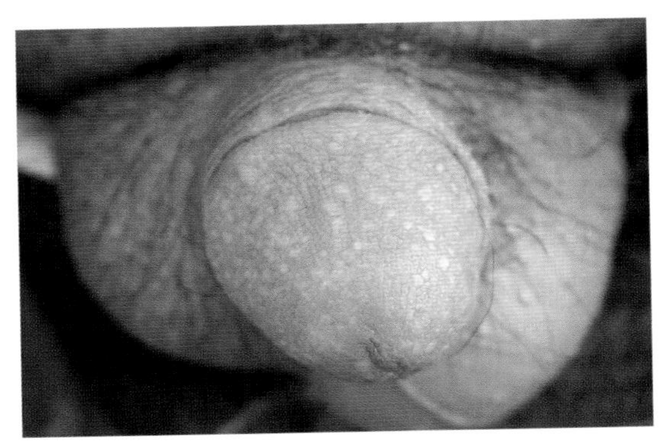

图 35-25　光泽苔藓

细小白色光亮丘疹，阴茎为好发部位（新疆维吾尔自治区人民医院　普雄明惠赠）。

（三）组织病理

具特征性，乳头内局限性球形浸润，浸润细胞主要为淋巴样细胞。其上皮变薄、表皮突呈抱球状包围浸润灶（图 35-26）。部分基底细胞液化变性。可出现真 - 表皮局灶性分离现象，产生 Max-Jopsephen 样间隙，即水疱型。如果基底层下细胞浸润增多，上方表皮反应性萎缩变薄，则出现经表皮排出现象，即穿通型。

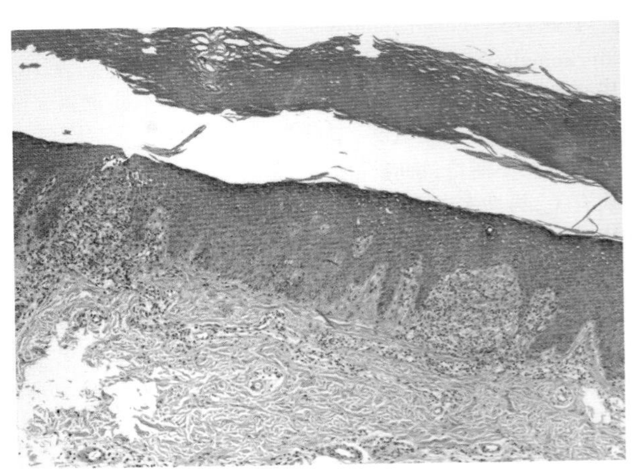

图 35-26　光泽苔藓的组织病理（水疱型）（新疆维吾尔自治区人民医院　普雄明惠赠）

（四）鉴别诊断

1. 扁平苔藓　为紫红色斑片，表现有 Wickham 纹。光泽苔藓可能与扁平苔藓同时存在，在典型扁平苔藓患者身上可能会发现光泽苔藓样皮疹，但这两种疾病可能并不相关。光泽苔藓没有 Wickham 纹，黏膜损害非常少见。光泽苔藓中表皮角化不全伴表皮呈抱球状包围浸润灶，而扁平苔藓中表皮为角化过度伴棘层肥厚（表 35-5）。

2. 毛发苔藓　为毛囊性丘疹，无自觉症。

3. 苔藓样皮肤结核　常伴有其他活动性结核病灶，组织病理改变可资鉴别。

（五）治疗

一般无需治疗，有症状者，对症处理。如有瘙痒可使用糖皮质激素或他克莫司软膏，境界线治疗亦可应用。试用异烟肼（0.3g，1 次 /d）连服 6 个月，有报告皮损几乎完全消退。泛

表 35-5　光泽苔藓与扁平苔藓的特点比较

	光泽苔藓	扁平苔藓
临床特征		
发生率	少见	常见
损害	粟粒大圆形扁平发亮丘疹	紫红色多角形扁平丘疹
大小	常常 1~2mm	多变的，通常较大
形状	圆形	多角形
颜色	肤色，粉红，红棕色	紫红色斑
Wickham 纹	无	有
黏膜改变	少见	可出现
瘙痒	不常见	常有，且显著
组织病理		
浸润	1/3 集中于乳突层	带状
淋巴细胞	不确定	绝大部分细胞
组织细胞	可变，几乎总有	几乎没有
角化不良	偶尔	很常见
免疫病理		
基底膜带	常阴性	纤维蛋白，其他蛋白
免疫组化		
$CD4^+$ 淋巴细胞	主要细胞	主要细胞
$CD68^+$ 细胞	常见	不常见

发性光泽苔藓用 PUVA 疗法、或窄谱中波紫外线（NB-UVB）治疗取得成功。DNCB（二硝基氯苯）和维 A 酸（阿维 A 酯和阿维 A）治疗有效。有报告阿斯咪唑和西替利嗪可使皮损消退。

四、金黄色苔藓

金黄色苔藓（lichen aureus）是色素性紫癜性皮肤病一种亚型，又称紫癜性苔藓。由 Martin 在 1958 年首次描述，Calnan 在 1960 年命名。本病病因不明，多见于男性，好发于青年人，高发年龄为 31~40 岁，偶见儿童。下肢静脉回流不畅，外伤，重力和静脉压升高可能与发病有关，手术后发生者可能与外伤有关。常无服药史或外伤史。由于其具有独特的临床和组织学改变而不同于其他类型。

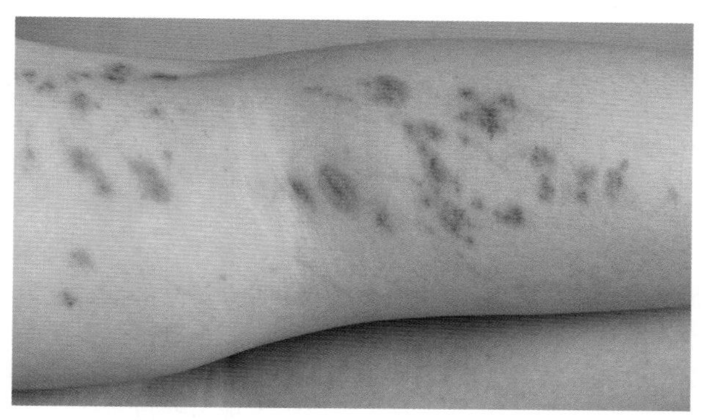

图 35-27　金黄色苔藓（中山大学第一附属医院　罗迪青惠赠）

（一）临床表现

本病可发生于任何部位，以下肢远端和腹部最常见，亦可泛发，常单侧分布，局限于 1~2 个部位。皮疹特征为突然出现金黄色或铁锈色苔藓样斑疹或丘疹（图 35-27），密集排列成斑片，形似瘀伤，境界清楚，直径 2~30cm。极个别患者的皮疹表现为带状分布。通常无症状，偶可剧烈瘙痒。由于紫癜成分明显，较黄褐色色素沉着更为持久，故又被 Haber 命名为紫癜性苔藓。本病恢复缓慢，可自行消退。

（二）组织病理

表皮无变化，表皮下有时可见无浸润，真皮有致密的淋巴组织细胞浸润带（图 35-28），含有含铁血黄素颗粒，与扁平苔藓不同之处在于无基底层液化，胶样小体。真皮毛细血管增多，血管内皮细胞肿胀、管腔闭塞，血管周围红细胞外渗。

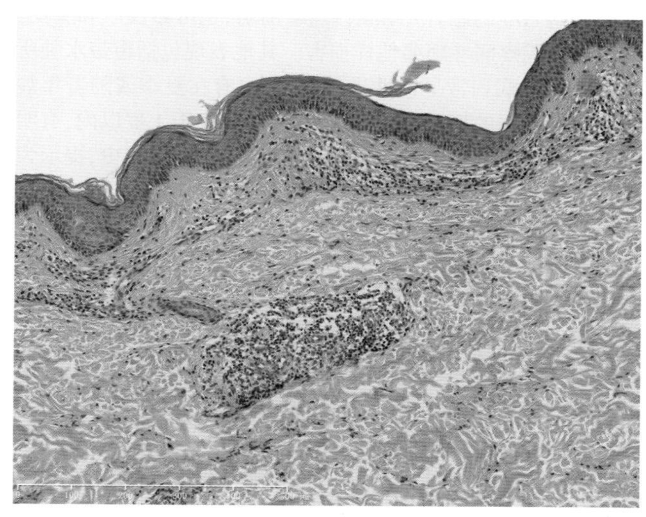

图 35-28　金黄色苔藓组织病理（真皮淋巴细胞带状浸润）（中山大学第一附属医院　罗迪青惠赠）

（三）鉴别诊断

本病应与固定性药疹、扁平苔藓、蕈样肉芽肿及其他色素性紫癜性皮病相鉴别。

（四）治疗

因皮疹持久存在，也可自行消退，无须治疗，亦可参照色素性紫癜性皮病的治疗。可口服维生素，复方芦丁片，外用糖皮质激素，还可用PUVA照射治疗。金黄色苔藓皮疹通常持久性存在，部分患者也可以消退。

五、念珠状红苔藓

念珠状红苔藓（lichen ruber moniliformis）又称苔藓样念珠状病、念珠状病，罕见，由Kaposi在1886年描述，临床上与扁平苔藓相似，但组织学上无相同之处。

（一）临床表现

皮疹常见于额、耳下方、颈、肘窝、腋窝、下背、小腿、手足背，位于肢体一侧或两侧，亦可泛发，但颊、鼻、锁骨下区、肩胛部、龟头、掌跖、甲和结膜未见。

基本损害为1~3mm大小的圆形或圆顶状蜡样丘疹，暗红色或鲜红色；另一类型皮损为黄色、蜡样、粟丘疹样丘疹。有时呈明显的念珠状排列，沿肢体长轴方向分布，损害可一条、数条或数十条。可有中度瘙痒，天气温暖时明显。

（二）组织病理

皮损有中度渗出性炎性反应，伴真皮浅层血管壁变性。晚期在一些区域发生渐进性坏死。

（三）治疗

局部外用焦油和糖皮质激素有效，皮损内注射去炎松也有效。液氮冷冻亦可选用。

六、慢性苔藓样角化病

慢性苔藓样角化病（keratosis lichenoides chronica）又称Nekam病或疣状网状红苔藓，罕见，多发生在21~50岁，有少数儿童发病报道。

（一）临床表现

本病为渐进性慢性炎症性皮肤病，有作者认为本病是一种肥厚性扁平苔藓，皮损以呈线状和网状排列的紫红色角化性苔藓样丘疹为特征，常对称性分布于四肢和躯干。颜面上部的油腻性鳞屑性皮疹，类似于面中部脂溢性皮炎或银屑病样鳞屑性斑块。躯干及四肢的皮疹表现为红色或紫色苔藓样脱屑性丘疹，融合成网状或线状分布，排列的疣状苔藓样损害提示可能有同形反应。角化性丘疹有时可出现于掌跖，可累及眼睑（1/3的患者）、结膜、虹膜、前房，也可累及甲和头皮。常发生口腔疼痛性阿弗他样损害。其他表现包括声带水肿所致的声嘶。病程常呈慢性进行性，但也有在夏季或随着年龄增长皮损消退的报道。儿童患者罕见，初发于1岁以内，有明显的面部紫斑和红斑，特别是面颊部。半数有家族史，提示为常染色体隐性遗传。

（二）组织病理

本病组织表现与扁平苔藓或特殊的同形反应相似，组织学上苔藓样丘疹表现为角化过度和偶尔的角化不全，不同程度的棘层肥厚和表皮萎缩，真皮浅层淋巴组织细胞带状浸润，伴有多数噬黑色素细胞。真皮内浸润细胞包括淋巴细胞、组织细胞、数目不等的浆细胞及嗜酸性粒细胞。

（三）治疗

多为对症处理，包括局部和系统使用糖皮质激素，外用卡泊三醇软膏，光动力疗法以及口服异维A酸和阿维A有效。有报道阿维A联合PUVA疗法有较好效果。

七、持久性色素异常性红斑

持久性色素异常性红斑（erythema dyschromicum perstans）又称灰皮病或灰色皮病，十分罕见，本病与扁平苔藓在临床和组织特征上存在重叠，有人认为它是扁平苔藓的一种变型，但无扁平苔藓的紫红色丘疹和斑块，有书将其作为一独立疾病。本病病因不明。个别病例发生在HIV感染后。

（一）临床特征

典型皮损为数厘米大小，好发于躯干。皮疹为椭圆形、不规则或多环状灰色、灰褐色或灰蓝色斑疹和斑片，直径多为0.5~2.5cm，可更大，长轴与皮纹一致，类似于玫瑰糠疹。伴有1~2mm宽的稍隆起的红色硬化的炎症性边缘。皮疹呈离心性扩大、互相融合，并失去红色边缘，最终变成蓝灰色。无典型的苔藓样丘疹，常可侵及很大面积。皮疹常对称，好发于躯干和四肢近端，少数发生于面部及颈部。一般不侵犯掌跖、头皮、甲及黏膜。本病可自然消退，但大部分可持续多年。

临床鉴别诊断有色素性扁平苔藓、固定性药疹、苔藓样药疹、玫瑰糠疹、多形红斑等的炎症后色素沉着。与色素性扁平苔藓相比，本病不限于光暴露部位，有隆起性红色边缘，色素沉着呈蓝黑色。

（二）组织病理

本病的组织病理特征是苔藓样皮炎的界面改变。炎症边缘取材可见角化过度、表皮正常厚度或轻度萎缩、基底细胞液化变性及胶样小体形成。真皮浅层可见色素失禁、有不同程度的苔藓样淋巴细胞影响。中央灰色斑疹区取材可见表皮萎缩、毛囊角化过度及色素失禁。

（三）治疗

急性炎症期按扁平苔藓药物治疗有效，有报道用氨苯砜治疗有效，亦有使用氯法齐明，但该药可致色素沉着。一般治疗有防晒，外用糖皮质激素、维生素A和维生素C，化学脱皮术。

八、播散性复发性漏斗部毛囊炎

播散性复发性漏斗部毛囊炎（disseminate and Recurrent Infundibulofolliculitis）由Hitch和Lunt在1968年报告，最初描述为发生在一例黑人躯干部的播散性毛囊损害，损害似乎侵犯整个毛囊皮脂腺结构。

（一）临床表现

本病损害以毛囊为中心的充实性丘疹，1~2mm大小，呈多角形或半球形，质硬，正常皮色，播散性分布，类似鸡皮疙瘩外观，丘疹中有一根毛发贯穿，累及病变区所有毛囊，常发生于躯干上部和颈部，四肢近端也可受累。偶尔出现脓疱。在颈部及锁骨上区的丘疹，常排列成行，与皮纹走向一致，慢性病程，可复发加重。

（二）组织病理

病变主要侵犯毛囊的漏斗部，病变毛囊的周围有水肿，淋巴细胞、中性粒细胞及少数成纤维细胞浸润。部分毛囊部有角栓及毛囊上部角化不全。必须与毛发苔藓、光泽苔藓及结核性苔藓等疾病相鉴别。

（三）治疗

外用糖皮质激素软膏、异维A酸或PUVA疗法进行治疗有效。

（李常兴　吴丽峰　李莉　甄琳）

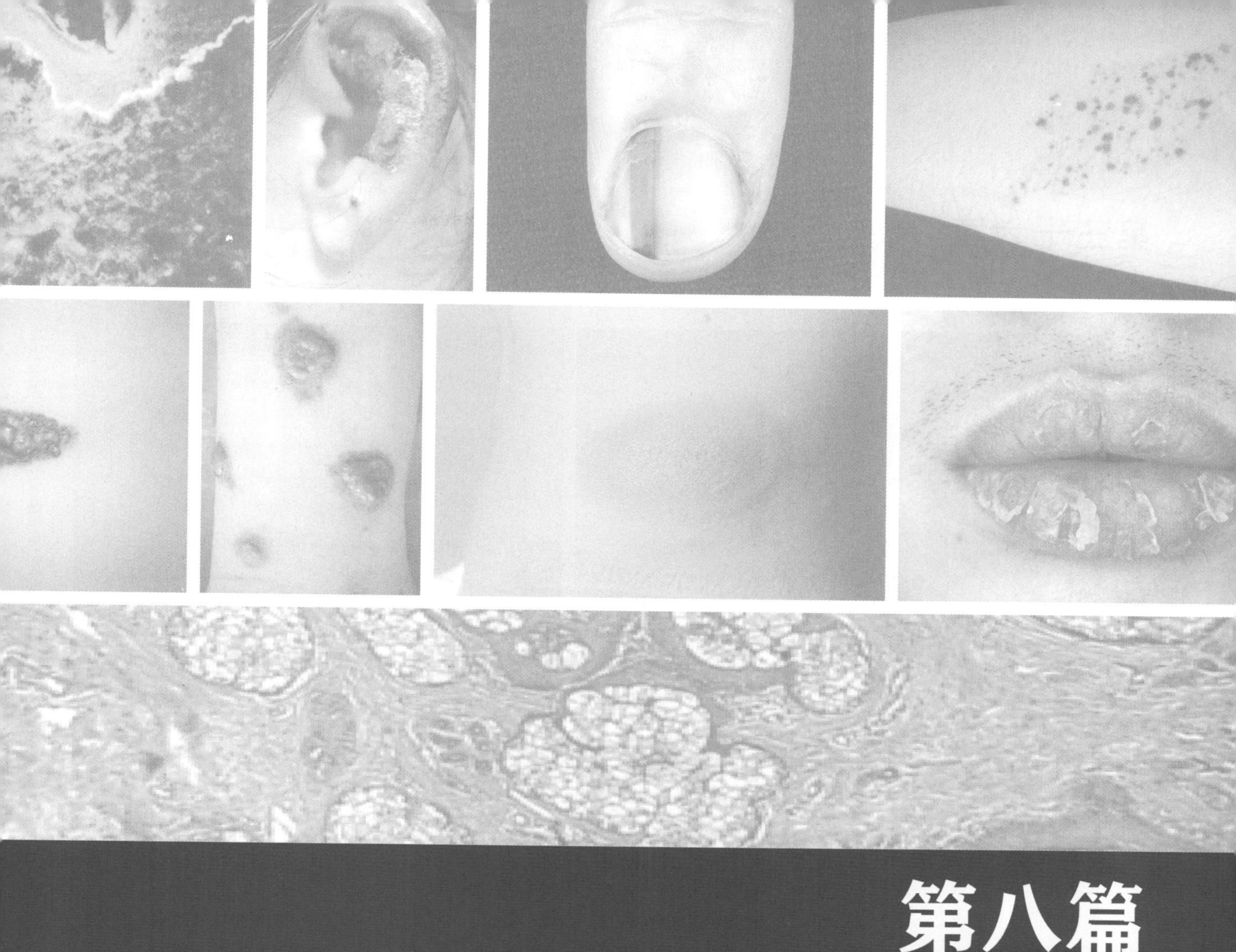

第八篇

水疱和大疱性皮肤病

第三十六章

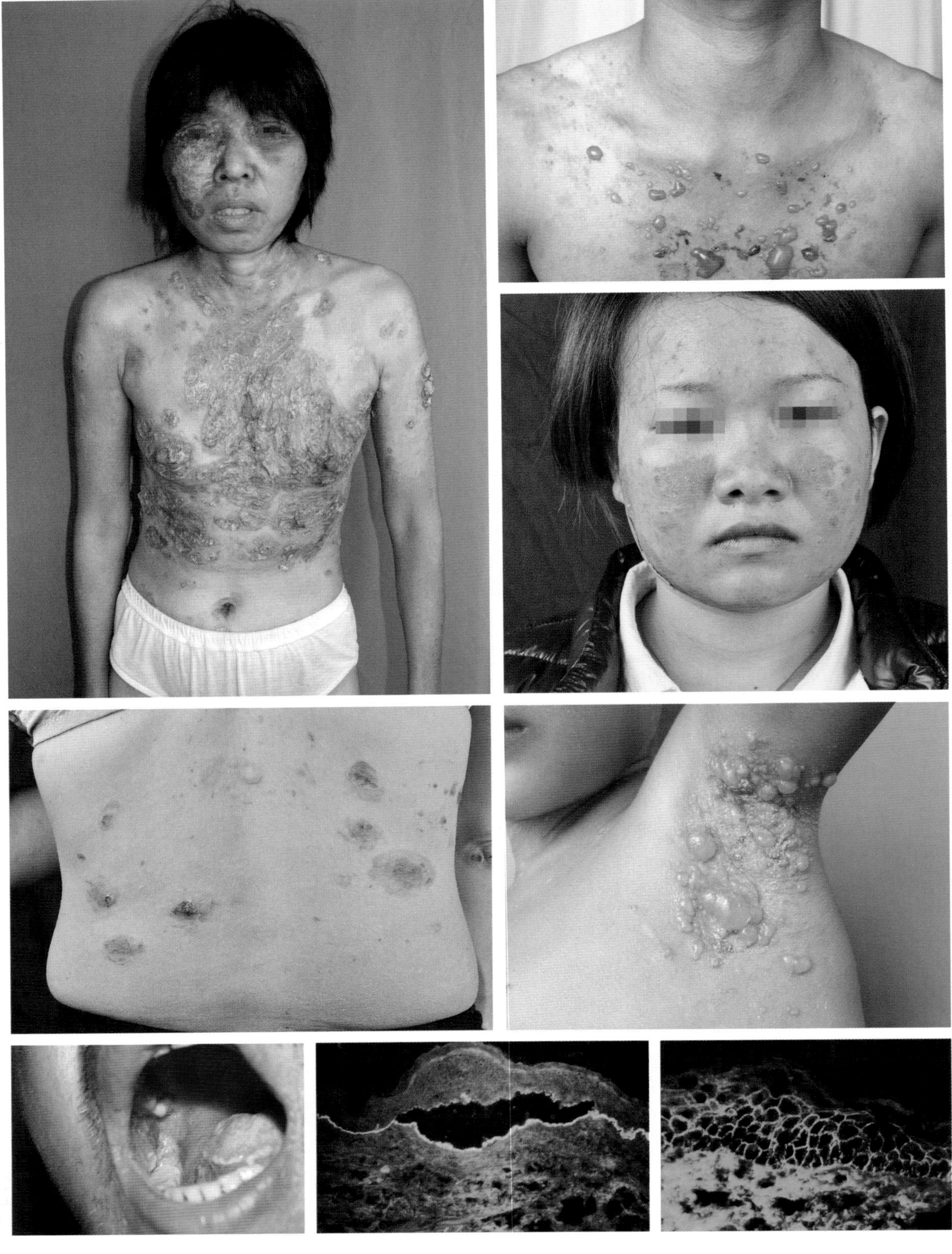

第三十六章

自身免疫性大疱病

第一节　概述

本章讨论的是一组由抗体介导的对抗皮肤结构元素的自身免疫反应性疾病，结果导致皮肤和黏膜起水疱。抗体靶位在包括半桥粒和基底膜带（类天疱疮），桥粒（天疱疮）和表皮以及组织型转谷氨酰胺酶（疱疹性皮炎）蛋白质上，这些靶抗原是桥粒蛋白和基底膜功能单元的组成成分，它们的功能为维持表皮内细胞间连接、复层扁平上皮与表皮、间充质之间的连接。

（一）表皮内细胞间连接

角质细胞主要由细胞间的黏附分子连接。黏附分子是钙黏蛋白家族成员，分布于两种特异性细胞间连接——桥粒、中间连接或黏着连接。桥粒是一个小的电子密度结构，连接细胞内的中间纤维和质膜及其周边细胞。桥粒组分的可能排列（图 36-1）。桥粒的主要黏附成分为桥粒钙黏蛋白、桥粒芯蛋白（Dsg）和桥粒糖蛋白（Dsc）。其中钙黏蛋白为跨膜糖蛋白，连接在细胞骨架上，包括细胞外结构域、跨膜结构域和细胞质结构域。桥粒连接主要依靠钙黏蛋白的细胞质结构域和细胞质蛋白（如链蛋白和桥粒斑珠蛋白）间的复杂连接。

Dsg 亚科包含至少 3 种相关蛋白：Dsg1、Dsg2 和 Dsg3。Dsg1 在免疫性水疱类疾病——落叶型天疱疮和某些寻常型天疱疮患者中发现。它是葡萄球菌外毒素损伤的靶蛋白，由蛋白酶介导。Dsg3 是天疱疮的靶抗原。桥粒糖蛋白也是一个包含多种蛋白的蛋白家族。Dsg1 在 IgA 天疱疮患者体内被发现。

桥粒钙黏蛋白的表达在分化过程中差异性很大，在皮肤和黏膜中表达也不同。Dsg3 仅在表皮基层和上基部表达，而 Dsg1 在表皮全层均有表达，尤其在靠近角质层更多。在黏膜中，Dsg3 强表达，而 Dsg1 弱表达。桥粒蛋白在新生儿和成人的皮肤黏膜中组成相似。

桥粒含部分膜性结构，包括非糖基化蛋白质——盘状球蛋白，桥粒斑蛋白 1，2 和斑菲素蛋白。盘状球蛋白在桥粒和黏附连接中都存在，与钙黏蛋白一起调节黏附功能。桥粒斑蛋白 1 和 2 属于一个多基因的中间丝组装蛋白家族。这个家族包括大疱性类天疱疮抗原（BP230），存在于基膜、网格蛋白的半桥粒中，是一种广泛分布的中间丝相关蛋白。少量特征性血小板溶素分布于桥粒，称为外被斑蛋白和斑周蛋白。血小板溶素自身抗体存在于副肿瘤性天疱疮等大疱类皮肤病中。角蛋白中间丝插入桥粒斑的氨基末端，与其羧基末端相作用。桥粒斑蛋白和桥粒斑珠蛋白均黏附于桥粒钙黏蛋白（可能包含斑菲素蛋白 1），共同组成一个复杂的结构。

（二）黏着连接

上皮的钙黏蛋白（E- 钙黏蛋白）存在于黏着连接中。其细胞质结构域和连环蛋白相互作用是正常黏着的基础。桥粒斑珠蛋白与 β- 连环蛋白结构相似，形成 E- 钙黏蛋白复合体。黏着连接中，扭蛋白、α- 辅肌动蛋白和连环蛋白连接成肌动蛋白微丝束，影响纤丝组成。但这些都尚未像免疫性皮肤病中的靶向抗原一样明确确定。

盐裂皮肤的制备有助于明确自身抗体沉积的部位。识别免疫球蛋白沉积的 N 型和 U 型锯齿状免疫荧光模式同样有意义，可能没必要再进行盐裂皮肤免疫荧光检查。

免疫性皮肤病大致上按其临床表现、组织病理学和免疫病理学进行分类。免疫性大疱性疾病中最重要的检查为病理活

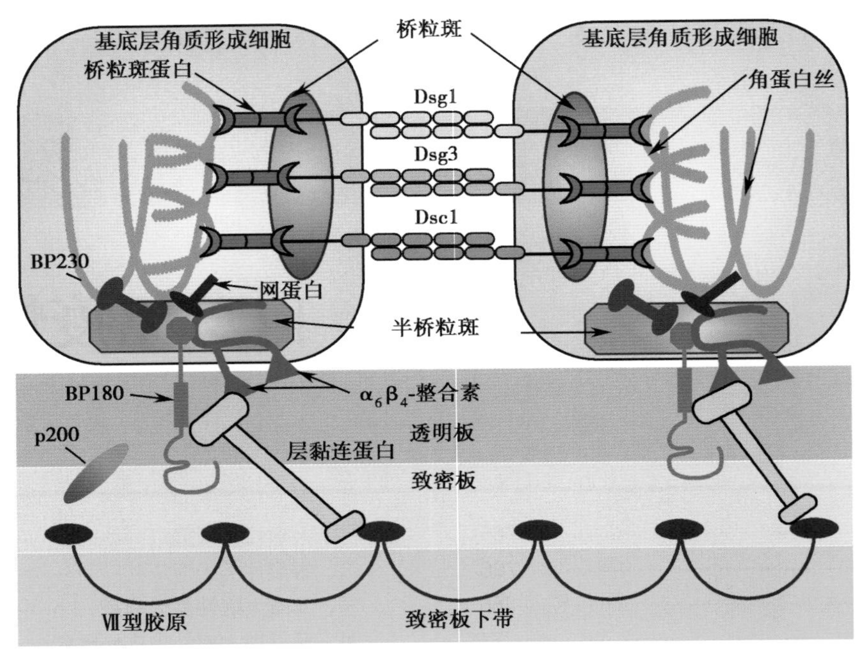

图 36-1 桥粒结构示意图

检、直接和间接免疫荧光检查。探索性技术,包括免疫印迹技术和免疫电子显微镜技术可协助诊断,但仍以临床表现为主,最终的诊断仍由临床医师根据临床表现作出。如果不及时治疗,免疫大疱性疾病伴随显著的发病率和死亡率,因此,及时必须准确地诊断和治疗。治疗选择包括糖皮质激素、免疫抑制剂如硫唑嘌呤和吗替麦考酚酯,以及诸如氨苯砜和四环素类抗生素等免疫调节剂。重症或难治性患者要用到静脉滴注免疫球蛋白、免疫吸附和抗 B 细胞生物制剂利妥昔单抗等。

第二节 天疱疮

在免疫性大疱性疾病中,天疱疮为表皮内大疱形成。这类疾病的抗体与细胞黏附分子相互作用。免疫反应物沉积于角质形成细胞和细胞间桥之间,使角质形成细胞各自分开,导致棘层松解。

一、天疱疮

内容提要

- 天疱疮是一组累及皮肤和黏膜的自身免疫性表皮内水疱病。
- 抗原抗体以及补体参与的免疫反应,Dsg1 和 Dsg3 的 IgG 抗体是造成细胞间黏附分子破坏,产生棘层松解的主要因素。
- 本章天疱疮主要论述 4 型:寻常型、增殖型、落叶型和红斑型。
- 系统应用糖皮质激素是主要手段,免疫抑制剂可减少激素用量,IVIG 和生物制剂如利妥昔单抗也可选用。

天疱疮(pemphigus)是一组以存在对抗桥粒黏附蛋白的抗体为特征的累及皮肤和黏膜的慢性自身免疫性大疱性疾病。具有下述共同特征:①天疱疮的抗原主要在桥粒,表皮细胞间黏附丧失,表皮内水疱;②血清内有 IgG 型或 IgA 型自身抗体;③各型天疱疮均有针对正常上皮结构蛋白的特异性自身抗体;④循环自身抗体有致病性(IgA 型天疱疮尚未证实),体内试验可复制疾病的基本特征。

(一) 流行病学与发病机制

1、流行病学 天疱疮年发病率约 0.05~2.7/10 万,全球各地均有发病。可以发生在任何年龄,多见于 40~60 岁的成人,在不同地区存在差异。各种族均有报道,但更常见于德系犹太人、地中海地区、伊朗和印度人群。遗传变异可能起重要作用。天疱疮对男性和女性的影响相同,有些研究表明女性略占优势。也与许多其他自身免疫性疾病相关,特别是甲状腺疾病和类风湿关节炎。最近有学者描述了一种包含寻常型天疱疮、甲状腺疾病、类风湿关节炎和 1 型糖尿病的新疾病群。副肿瘤性天疱疮的发生与血液恶性肿瘤相关。

2. 发病机制

(1) 天疱疮靶抗原和桥粒芯蛋白补偿理论:天疱疮的靶抗原为 Dsg,它是桥粒的跨膜糖蛋白。Dsg 是钙依赖性黏附分子钙黏蛋白超家族成员之一。落叶型天疱疮(pemphigus foliaceus,PF)抗原为 Dsg1,分子量为 160kDa,它也是巴西天疱疮的靶抗原。寻常型天疱疮(pemphigus vulgaris,PV)抗原为 Dsg3,分子量为 130kDa,46% 的氨基酸序列与 Dsg1 相同。

Dsg1 和 Dsg3 抗体可直接引起水疱形成,被动转移至新生小鼠或人类皮肤时也可产生相应类型的损害。表位定位研究表明,这些自身抗体与 Dsg 胞外域氨基末端的钙敏感性构象决定表位结合,而正是这些结构域的相互作用形成了 Dsg 细胞间黏附,这一现象是"立体阻碍"假说的主要基础,该假说认为致病性抗体直接干扰了 Dsg 的黏附相互作用,导致棘层松解。

Dsg1 和 Dsg3 的上皮分布存在差异,在皮肤中,Dsg1 高表达于表皮全层，而 Dsg3 仅在基底层和接近基底上层表达。在口腔黏膜上皮中，Dsg3 全层表达而 Dsg1 仅低水平表达。由于 Dsg1 和 Dsg3 共同起作用，仅抗 Dsg1 抗体无法破坏口腔黏膜，但在皮肤上有明显的效应，因为皮肤几乎没有 Dsg3 来补偿；反过来，Dsg3 抗体导致严重的口腔黏膜水疱，因为口腔黏膜几乎无 Dsg1 补偿。因此，仅有 Dsg1 抗体的 PF 患者皮肤起疱但黏膜不受累，而在以 Dsg3 抗体为主的 PV 患者中，通常有明显的黏膜水疱。

所有 PV 患者均存在 Dsg3 抗体，其中部分同时存在 Dsg1 抗体，仅有 Dsg3 抗体时为黏膜型寻常型天疱疮，同时具有 Dsg3 和 Dsg1 抗体时为皮肤黏膜型寻常型天疱疮。PF 患者通常仅有 Dsg1 抗体。这种桥粒芯蛋白补偿理论较好地解释了天疱疮皮肤与黏膜损害的差异性（图 36-2）。表 36-1 简要总结了皮肤黏膜损伤的补偿原理。

(2) 天疱疮抗体：天疱疮中，主要的组织结合型天疱疮抗体是免疫球蛋白 G（IgG），可通过直接和间接免疫荧光检测显示。IgM、IgA 和 IgE 抗体也有但不常见，现在有相当多的证据证实天疱疮血清 IgG 碎片的致病性。虽然有大量证据支持 Dsg 1 和 Dsg3 为天疱疮抗体致病靶点，其他抗原靶点也有涉及。一些病人有显著的非 Dsg 靶位，并且已有抗桥粒芯胶黏蛋白、桥粒斑珠蛋白、E- 钙黏蛋白和乙酰胆碱受体抗体的报道。实际上，在高达 85% 的天疱疮患者中发现了乙酰胆碱受体抗体。通过诱导黏附分子磷酸化和阻碍桥粒重新组装，这些抗体可能会削弱桥粒连接（表 36-1）。

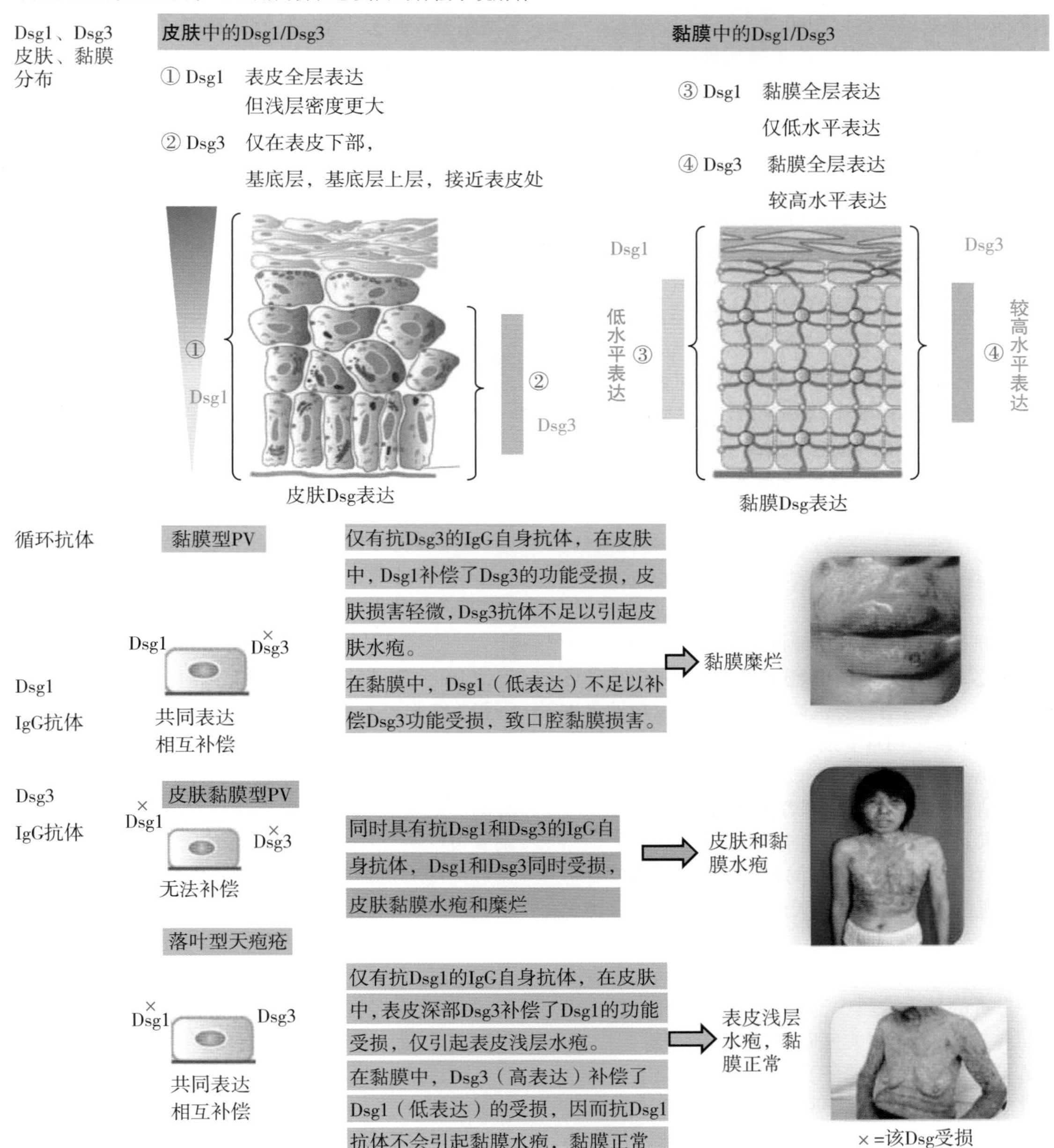

图 36-2 天疱疮靶抗原和桥粒芯蛋白补偿机制

表 36-1 天疱疮皮肤和黏膜损害的补偿机制

临床亚型	靶抗原	自身抗体	补偿蛋白	黏膜	皮肤
黏膜型寻常型天疱疮	Dsg3	抗 Dsg3	Dsg1	累及	轻微
皮肤黏膜型寻常型天疱疮	Dsg1 和 Dsg3	抗 Dsg1 和 Dsg3	无	累及	累及
落叶型天疱疮	Dsg1	抗 Dsg1	Dsg3	正常	累及
增殖型天疱疮	Dsg3	抗 Dsg3	Dsg1	累及	轻微
红斑型天疱疮	Dsg1	抗 Dsg1	Dsg3	正常	累及

在副肿瘤天疱疮中,有充分的证据表明除 Dsg1 和 Dsg3 之外还有其他抗体产生对抗多种表皮抗原的作用。这些抗体不但直接针对桥粒蛋白例如桥粒斑蛋白 1 和 2、外被斑蛋白和斑周蛋白,还针对组成半桥粒的成分,包括 230kDa 大疱性类天疱疮抗原 1。因此,副肿瘤天疱疮患者皮损组织直接免疫荧光与天疱疮的基底膜带标记相同。

(3) 棘层松解:寻常型天疱疮的关键病理过程是角质形成细胞彼此分离,这种改变称为棘层松解。同时棘层松解不是天疱疮的特异性改变,许多皮肤病具有该特点。包括自身免疫性天疱疮类疾病,由自身抗体直接破坏桥粒导致角质形成细胞分离和水疱形成;还包括遗传性疾病,如毛囊角化病(Darier 病)、慢性家族性良性天疱疮(Hailey-Hailey 病),由钙泵基因突变导致的桥粒稳定性下降所致;桥粒损害也可继发于其他情况,如继发于严重水肿,或为细胞间水肿(海绵水肿),或为细胞内水肿(如各种病毒感染时出现的气球样变性)。其发生机制至今尚不明确。包括 Dsg 抗体形成的空间位阻,蛋白酶激活与细胞内信号通路的破坏。细胞凋亡可能也发挥了作用,可以在天疱疮皮肤损伤处检测到凋亡,在培养的角质形成细胞中,细胞凋亡是由 PV-IgG 诱导的。天疱疮抗体可触发来自于角质形成细胞的参与凋亡的因子分泌,如 Fas 配体。细胞凋亡的证据在天疱疮水疱形成及棘层松解过程中被发现。自身抗体结合天疱疮抗原导致表皮生长因子受体激活,细胞死亡级联启动,基底细胞皱缩,结构蛋白和棘层松解细胞凋亡降解。

T 细胞对于抗体介导的棘层松解也至关重要。其中 $CD4^+$ 记忆 T 细胞起主要作用,T 辅助细胞 1(Th1)和 Dsg3 特异性 Th2 亚群也都参与。天疱疮自身抗体产生与自身反应性 T 细胞相关,Dsg 抗原特异性 $CD4^+$T 细胞分泌的 IL-4 使 B 细胞分化为抗体分泌细胞,产生 Dsg 抗体,该抗体与 Dsg 抗原氨基末端结合,使 Dsg 结构异常,细胞黏附力丧失,表皮棘层细胞互相分离,产生临床上所见的松弛型水疱和大疱。

棘层松解的真正机制最有可能的是多分子与结构联合形成的事件,需要进一步研究阐明。天疱疮的分子水平分类见(表 36-2)。

(4) 遗传学:天疱疮的遗传基础复杂,家族性病例很少有报道。在 PV 患者的健康亲属中,高达 70% 的研究中存在低水平抗 Dsg 抗体滴度,提示相关免疫反应的基因控制。

在大量人群中显示,与天疱疮有关的首要基因是Ⅱ类 HLA 等位基因。研究显示,PV 与 HLA-DRB*04 和 HLA-DRB*14 等位基因以及 HLA-DQB1*0503 和 HLA-DQB1*0302 基因位点高度相关。包括一些Ⅰ类 HLA 基因如 HLA-A10 和 HLA-B38。Dsg3 多态性与 HLA Ⅱ类天疱疮易感性等位基因相关,这可能

表 36-2 天疱疮的分子学水平分类

临床亚型	靶抗原
寻常型天疱疮	Dsg3(黏膜型)、Dsg1 和 Dsg 3(皮肤黏膜型)、Dsc
增殖型天疱疮	Dsg3,可有 Dsg1、Dsg2
落叶型天疱疮	Dsg1
红斑型天疱疮	Dsg1
巴西落叶型天疱疮	Dsg1,偶有 Dsg3
IgA 天疱疮	IEN 型:Dsg1 或 Dsg3 SpD 型:Dsc1
疱疹样天疱疮	Dsg1、偶有 Dsg
副肿瘤性天疱疮	Dsg1、Dsg3、桥斑蛋白 1(250kDa)、桥斑蛋白 2、Bp 抗原(230kDa)、网蛋白、斑蛋白、周蛋白及其他
药物诱发的天疱疮	Dsg1、Dsg3

IEN. 表皮内中性 IgA 皮病,IgA 寻常型天疱疮;SpD. 角层下脓疱性皮肤病、IgA 落叶型天疱疮;Dsg. 桥粒芯蛋白;Dsc. 桥粒芯胶蛋白(3 种异构体 Dsc1~Dsc3)。

促使 PV 发病。其他非 HLA 基因包括免疫球蛋白重链和天疱疮相关细胞因子基因如白细胞介素 10(IL-10)牵涉其中。

虽然主要组织相容性复合体(MHC)在天疱疮易感性中有明显的作用,但不能单独解释疾病的发展。因为①并非所有的天疱疮患者都有疾病相关的等位基因;②患者的健康亲属可能有相关的 HLA 等位基因,但不发生疾病。这支持天疱疮最有可能是一种具有多基因遗传成分的多因素疾病概念。

(5) 环境因素:通过对世界某些地区,尤其是巴西落叶型天疱疮流行病学分析提示了环境因素在天疱疮发病中的作用,这种疾病在临床及免疫学上与 PF 非常相似,多影响儿童和年轻人,而不像散发 PF 那样累及老年人。多数患者靠近河流生活,黑蝇(蚋属)被认为参与了疾病发生。在流行地区,超过 50% 的正常人存在抗 Dsg 1 型抗体。

许多报道表明,在天疱疮中,吸烟可能起到保护作用。人角质形成细胞存在烟碱型和毒蕈碱型乙酰胆碱受体,这些受体可能具有调节角质形成细胞与细胞黏附的作用。

在暴露人群中，存在可能触发疾病发展和增加天疱疮风险的农药。有机磷农药阻断乙酰胆碱的分解途径，因此可能导致乙酰胆碱集聚，从而引起表皮丧失细胞间黏附。涉及接触性天疱疮的农药包括草甘膦除草剂和二氢联苯氯乙烷。

有人提出了饮食与疾病发展之间的关联，但难以证明。尽管大蒜被认为是疾病发展的一个触发因子——体外显示具有诱导棘层松解的作用——这个领域仍存在争议。

(6) 药物诱发的天疱疮：药物诱发的天疱疮罕见。相关药物多为含巯基药物如青霉胺，但非巯基药物包括血管紧张素转换酶抑制剂、格列本脲也有关。另外一组可能诱发天疱疮的药物含苯酚基团，如头孢素、利福平、吡硫醇、苯巴比妥和阿司匹林。PF 和 PV 两种亚型均可发生药物诱发的天疱疮。

青霉胺诱发的天疱疮最常见，有 3%~10% 的患者因此发病，通常在药物暴露后 1 年左右发生。青霉胺诱发的天疱疮倾向于发生在合并其他自身免疫病如类风湿关节炎的患者，提示免疫失调可能是一项潜在的因素。遗传素质也可能起到重要作用，因为在青霉胺诱发的天疱疮中有关 HLA-B15 基因的报道不断增多。在某些患者中，单纯停药足以诱导缓解，但有些患者需要使用糖皮质激素和免疫抑制剂治疗。

天疱疮的发病机制极为复杂，它是一种自身免疫性疾病，主要由沉积于棘细胞间的天疱疮抗体所致，补体、细胞因子也参与天疱疮的发病，其发病机制可简明表达（图 36-3）。

（二）临床表现

1. 寻常型天疱疮　约占所有天疱疮的 70%，好发于中年人，儿童少见。任何种族均可发生，无性别差异，大疱可发生在全身任何部位。患者多有口腔黏膜损害，常首发于口腔，也可能是本病早期的唯一表现，累及部位多为颊黏膜、上腭以及唇或口底，较少侵犯牙龈。其次累及躯干上部、头和颈，以后见于间擦部位（腋窝、腹股沟）（图 36-4~ 图 36-8）。全身各处均可发病，但以受摩擦或压迫部位（如面、胸背、股部及骨隆突处）多见且严重。大疱破裂后遗留表皮剥脱面，难以愈合，渗出明显，有腥臭味，瘙痒。皮损为非炎症皮肤上出现松弛性大疱。口腔黏膜受累约占 50%~90%。尼氏征阳性（图 36-8），糜烂面大而不易愈合。病程长，容易继发感染及低蛋白血症。

PV 分为两个亚型。①黏膜型（Dsg3 抗体阳性）：有黏膜损害，但皮肤损害轻。血清中 Dsg3 抗体占主导地位，Dsg1 无法补偿 Dsg3 抗体对 Dsg3 的破坏，故黏膜损害较重，黏膜起疱明

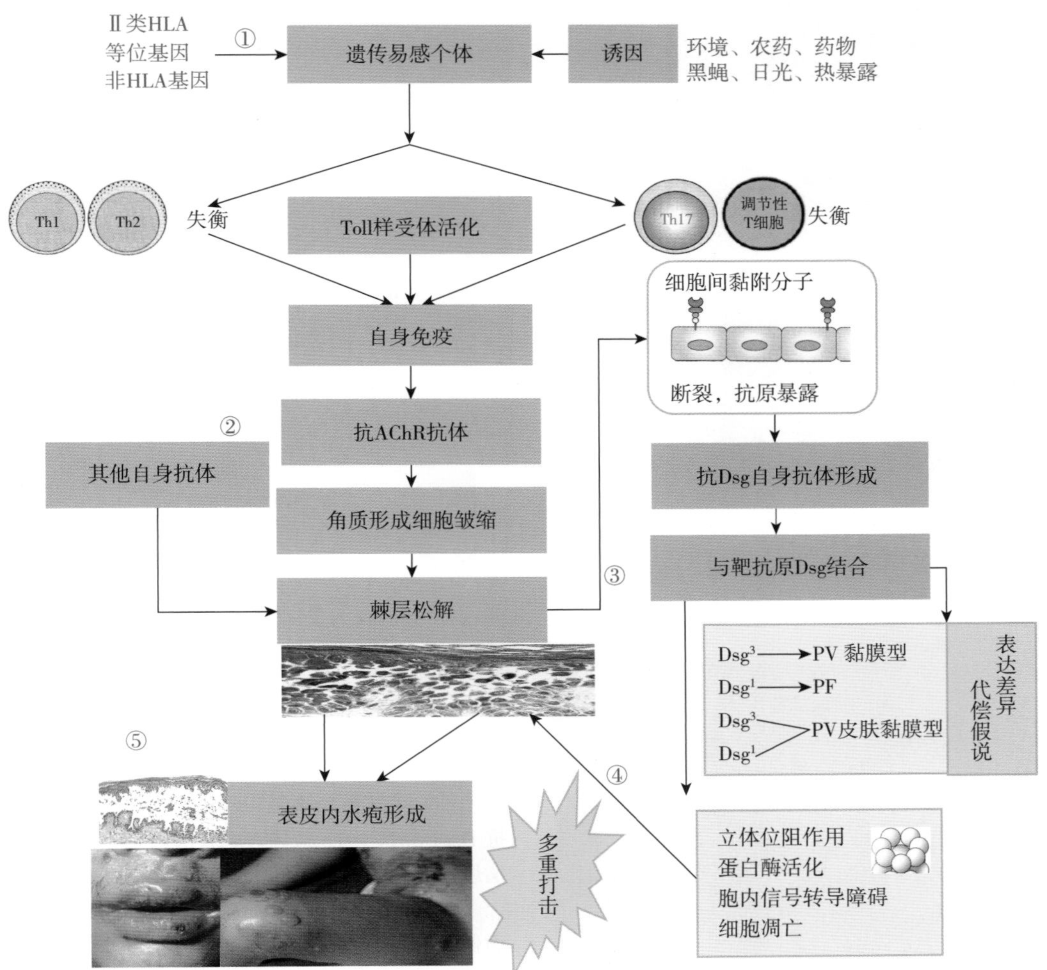

注：Dsg=桥粒芯糖蛋白；AChR=抗乙酸胆碱受体。TRL通过识别并结合相应PAMP，可启动激活信号转导途径，并诱导某些免疫效应分子（包括炎性细胞因子）表达，在诱导适应性免疫应答和炎性反应中发挥重要作用。

图 36-3　天疱疮的发病机制

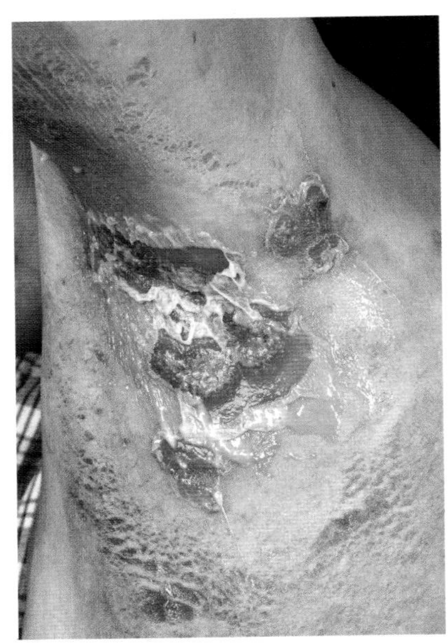

图 36-4　寻常型天疱疮

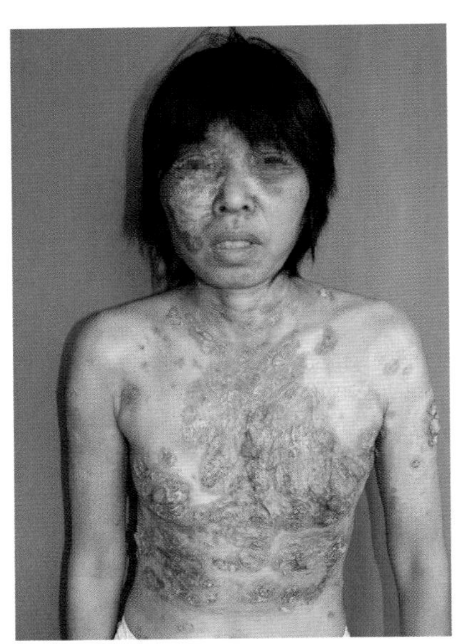

图 36-5　寻常型天疱疮　皮肤黏膜型　大片糜烂伴有松弛性水疱和脓疱

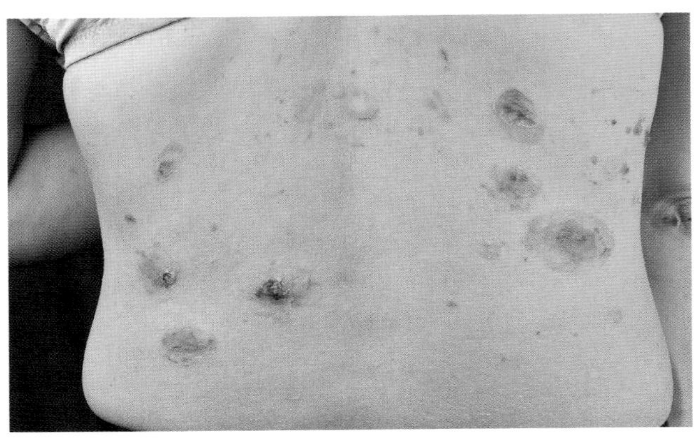

图 36-6　寻常型天疱疮　妊娠期　治疗后

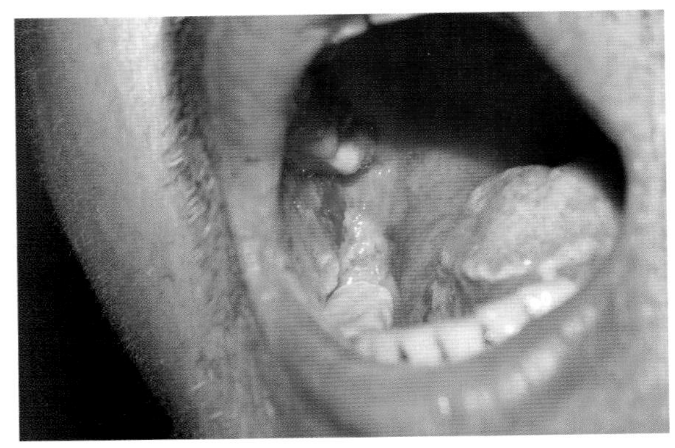

图 36-7　寻常型天疱疮　黏膜型　口腔损害

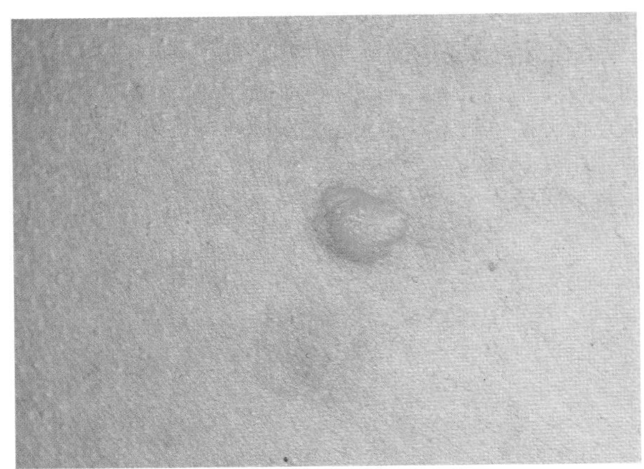

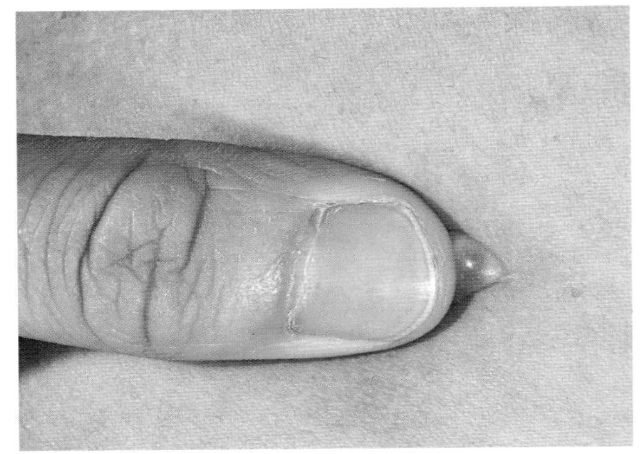

图 36-8　尼氏征阳性 5 种表现之一，又称大疱扩展现象，Asboe-Hansen 征

显；由于 Dsg1 可补偿抗 Dsg3 抗体造成的 Dsg3 损伤，故皮肤损害较轻，或无损害。②皮肤黏膜型（Dsg1 抗体和 Dsg3 抗体均阳性）：除黏膜损害外，皮肤有广泛的水疱糜烂。由于存在抗 Dsg1 和抗 Dsg3 抗体，Dsg1 和 Dsg3 均被破坏，缺乏其他补偿途径，皮肤和黏膜均受损伤。

（1）黏膜损害：几乎每例患者均有口腔黏膜受累，约 60% 病例为初发症状，在皮损发生之前 5 个月左右出现，有些患者，口腔损害是唯一的临床表现。口腔水疱可在数分钟至数十分钟内破裂，完整水疱罕见，可能系水疱质脆、易破之故。黏膜损害表现为疼痛性糜烂，糜烂边界不清，上覆灰白色膜，散在分布，可累及口腔任何部位，但以颊黏膜最常见，其次为上腭以及唇或口底，较少侵犯牙龈；糜烂愈合缓慢，持续数周或数月，常伴有疼痛，影响进食；损害严重时，整个黏膜表面可剥脱，酷似重症多形红斑；口腔黏膜损害可向外扩至唇红，形成厚的皲裂性血痂。若累及咽喉可产生声音嘶哑和吞咽困难。食管也可被累及，有报道出现整个食管内层黏膜呈管状脱落。食管近端病变可引起胸痛和消化不良。

其他部位黏膜亦可发生疼痛性糜烂，如眼结膜、鼻黏膜、肛门、尿道、阴道、阴茎和阴唇等；而宫颈损害可在病程早期发生，导致巴氏涂片异常，易误诊为宫颈上皮增生异常。

(2) 皮肤损害：原发皮损为大小不等的浆液性水疱和大疱，疱内液体开始清亮，可变为血性、混浊，甚至浆液脓性。壁薄而松弛，易破，形成疼痛性糜烂面，伴浆液和血性渗出，糜烂面常较大，可泛发。活动性天疱疮患者，因表皮内细胞间缺乏黏着能力，表皮上层在轻微压力或摩擦下可以发生侧向移动，即棘细胞松解征或尼氏征阳性(图 36-8)，常在口腔损害出现后发生。水疱和大疱常发生在外观正常的皮肤，少数发生于红斑基础上；全身各处均可发病，但以受摩擦或压迫部位多见且严重，如面、胸背、腋窝、股部及骨突起处。大疱破裂后遗留大片表皮剥脱面和结痂，渗出明显，有腥臭味，常不断向周围扩展，边缘可见分离的表皮，呈领圈状或融合成不规则形状；愈合缓慢，表面有污秽或黏着的油腻性痂，部分损害表面呈疣状增生。皮损可在数周内泛发全身，亦可局限于一处或数处达数周至数月之久。皮损愈合后遗留色素沉着，一般不形成瘢痕。自觉灼热感和表皮剥脱处疼痛，瘙痒少见；可伴有发热、厌食等全身症状。由于创面较大，组织液丧失较多，加之口腔损害疼痛妨碍进食，故易继发感染。

尼氏征提示表皮完整性丧失，是区分表皮内和表皮下疱病的重要体征，对表皮内大疱性疾病(如天疱疮)有诊断价值。目前认为下述 5 种情形均为尼氏征阳性(表 36-3)：

表 36-3 棘细胞松解征(尼氏征)基本表现及其 5 种特征

项目	特征
基本表现	1. 在患者皮肤上层轻压或摩擦可使表皮被挤压移动(尼氏征)(完整的表皮与其下真皮剥离留下潮湿面) 2. 在患者完整大疱上轻压，疱液即扩散至邻近的表皮下面，称为大疱扩展现象，或 Asboe-Hanson 征，或称“间接尼氏征”或“尼氏Ⅱ征”
临床特征	1. 牵扯破损的水疱壁，可将角质层剥离一段距离，甚至包括外观正常的皮肤 2. 推压两个水疱中间外观正常皮肤，角质层易被擦掉，露出糜烂面 3. 推压未发疹的健康皮肤，角质层也可被剥离 4. 以手指加压水疱，水疱内容物随表皮隆起向周围扩散 5. 口腔内用舌舔及黏膜，可使外观正常的黏膜表层脱落或撕去

(3) 伴发病：少数 PV 患者可伴发胸腺瘤和重症肌无力。

2. 增殖型天疱疮　是 PV 的一种变型，患者血清中具有针对 Dsg3 的抗体，也可存在 Dsg1 和 Dsg2 抗体，较少见，仅占 PV 的 1%~2%，主要见于中年人，常侵犯口腔、鼻腔、阴唇、龟头、肛门等处黏膜。相比于 PV，发病年龄偏小，几乎都有口腔黏膜损害，但出现较迟，疼痛明显，舌面出现脑回样改变。对于有些患者，口腔损害是唯一的临床表现。早期皮损类似 PV，为松弛性大疱，极易破裂，形成糜烂面，常引起剧痛。很快在其边缘形成肥大的肉芽，呈疣状或乳头瘤样增生，增殖性损害可变干燥，聚集融合成片，好发于头面、腋窝、股、臀沟(图 36-9~ 图 36-11)、乳房下、脐、肛周、生殖器等部位。增生部位可有浆液渗出或脓性分泌物，一般在边缘处有新疱形成，破裂后又产生新的增生；有时增生处干燥、融合，形成角化过度及皲裂。部分病例可仅有增生性损害，而无 PV 的其他表现。这些患者对治疗抵抗，某一部位的皮损长时间持续存在。

临床分型：轻型即 Hallopean 型(局限在间擦部位)，早期皮损以脓疱而非水疱为特征，在损害内可培养出链球菌、金黄色葡萄球菌、白色葡萄球菌等多种细菌。本型病情比较轻，在口唇和阴股部有结痂性增殖性损害，能自行缓解，预后良好。重型即 Neumann 型(间擦部位或黏膜部位，有乳头瘤样增殖)，

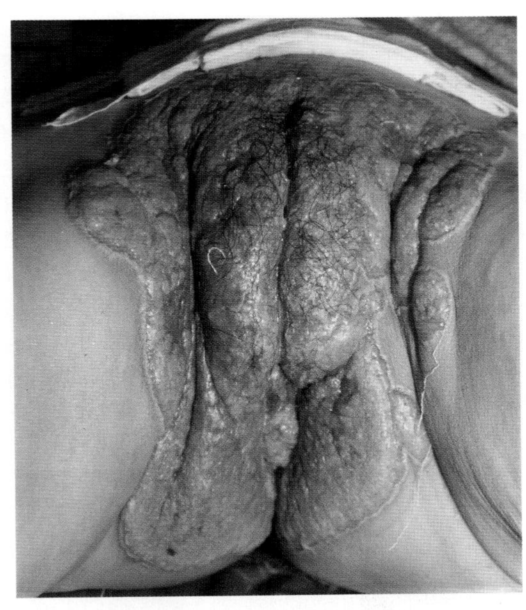

图 36-9　增殖型天疱疮

外阴及腹股沟疣状增殖斑块(昆明医科大学第一附属医院王正文惠赠)。

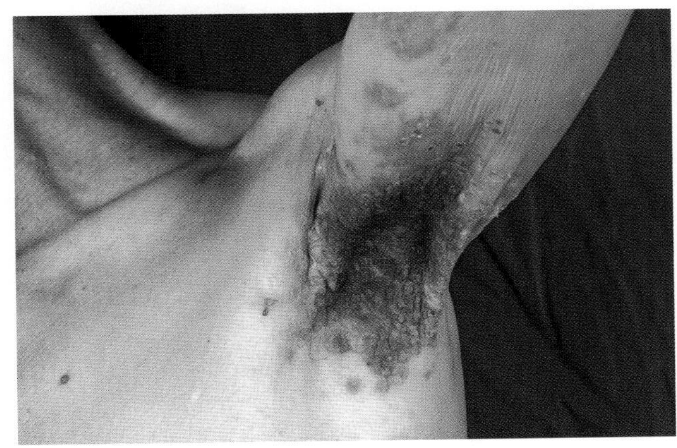

图 36-10　增殖型天疱疮

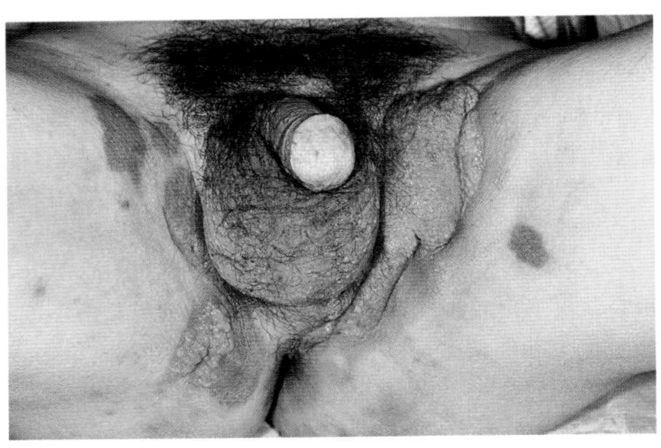

图 36-11　增殖型天疱疮

病情比较重，在背部可见附有结痂的增殖性小斑块。在腹股沟间擦部位，可见潮湿糜烂结痂的增生性肉芽组织。另见腋下的增殖性损害。

3. 落叶型天疱疮　好发于中年人。患者血清中仅检测到抗 Dsg1 抗体，由于 Dsg3 可补偿 Dsg1 抗体导致的细胞间松解，所以在表皮基底部不起疱，仅在表皮上部出现；而在黏膜方面，由于 Dsg3 可补偿抗 Dsg1 导致的黏膜损害，故黏膜损害较轻，或无黏膜损害。患者口腔黏膜受累极为罕见，如有，也不如 PV 严重。原发性损害为松弛的水疱、大疱，常发生于红斑基础上，少数源于外观正常的皮肤上，尼氏征阳性，由于水疱位置表浅，极易破裂，故原发性损害一般较不明显；遗留表浅糜烂（图 36-12，图 36-13）、结痂而非 PV 中所见的表皮剥脱面，可消退，易误诊为脓疱病。本病的早期损害常为红色、湿润的表浅糜烂面，浆液渗出形成黄褐色、油腻性叶状鳞屑和结痂（图 36-14），痂下渗出物聚集较多时产生特殊的腥臭；在较局限和早期的病变中，这些损害常有明显边界，好发于脂溢性

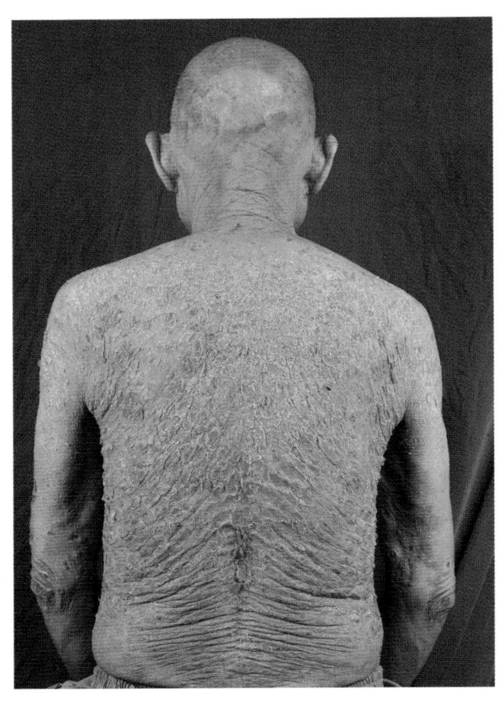

图 36-12　落叶型天疱疮
表现为泛发性脱屑性红皮病。

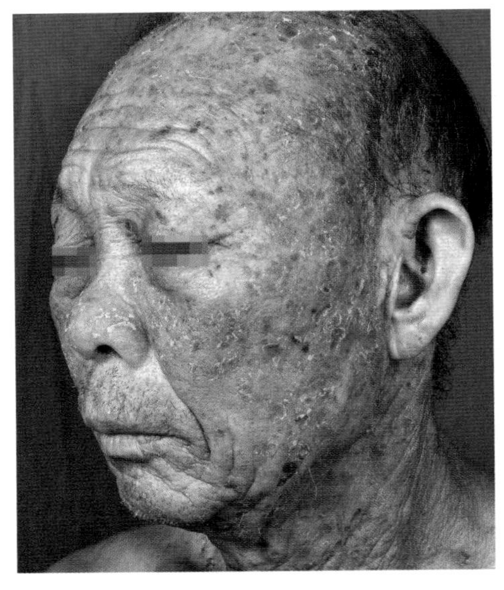

图 36-13　落叶型天疱疮

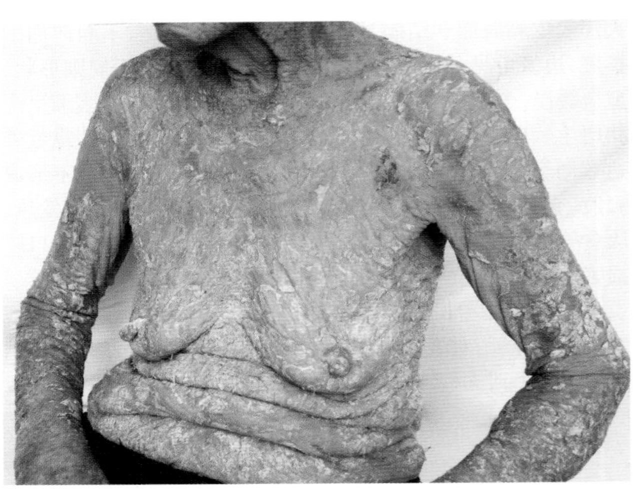

图 36-14　落叶型天疱疮

区域如头皮、面、躯干上部（胸部和上背部），类似于脂溢性皮炎。病变可局限于这些部位达数年之久，以后向下扩散至四肢，或迅速发展至全身；约 2/3 病例最终发生泛发性皮损，以结痂和脱屑为主，而水疱少见或缺乏，类似剥脱性皮炎，易于误诊。自觉皮损处疼痛和灼热感，全身症状轻重不一，可有发热、畏寒、精神障碍等。

使用 D- 青霉胺可诱发天疱疮样抗体产生，并引起 PF。日光或热暴露（紫外线照射）可使病情加重，有时可自行缓解。本病的死亡率极低，可能系皮损表浅及黏膜不受累之故。大多数患者病情较轻，病程可长达十数年，预后良好，易于被糖皮质激素控制，部分患者可完全缓解。

4. 巴西落叶型天疱疮　又称地方性落叶型天疱疮，葡萄牙语意为“野火”，是流行于巴西和哥伦比亚的落叶型天疱疮，该病与贫穷和营养不良有关，有家族性发病的特点，高危人群包括从事开荒和修路的农民和工人，寄生虫可能为该病载体，黑蝇（家蚋）叮咬是一项重要的危险因素，巴西落叶型天疱疮的临床表现、组织病理和免疫学检查结果与落叶型天疱疮无法区分。

①局限型：表现多样，为小水疱和糜烂，病变分布在面部和躯干的皮脂溢出部位，呈圆形或卵圆形黄褐色角化斑，有些病变可为紫色或色素沉着过度。在分布和临床形态上似盘状红斑狼疮，但缺乏在红斑狼疮病变中观察到的毛囊突起、萎缩和色素减少现象。在活检标本或血清学检查中无狼疮证据。②全身型：临床分为3个特殊综合征：a. 大疱表皮剥脱性病变；b. 典型剥脱性红皮病；c. 冷发性角化性斑块和结节病变。

5. 红斑型天疱疮　亦名塞尼尔-厄舍综合征，患者血清中存在 Dsg1 抗体、抗核抗体，皮损棘细胞间有 IgG 及 C3 沉积，而红斑处的基底膜带有 IgG 及 C3 线状沉积，是一种局限性或早期 PF 的病变。局限性 PF 皮疹局限，如为 PF 的早期阶段，则可逐渐发展为 PF。红斑型天疱疮具有某些与红斑狼疮（LE）重叠的临床表现及免疫荧光检查和血清学检查结果，一般认为其代表了 PF 与 LE 的共存，但几乎不发展为系统性红斑狼疮。

1926 年，Senear 等把红斑型天疱疮描述为一种具有 LE 特征的天疱疮变型，组织学发现表皮内棘层松解，从而确定了此病是天疱疮的亚型。但红斑型天疱疮有红斑狼疮和天疱疮两者的免疫学特征。红斑型天疱疮患者不仅在表皮细胞间黏合质（ICS）中有 Ig 和补体沉积，而且在真皮-表皮交界处（DEJ）也有免疫球蛋白和补体沉积（为 LE 的一种特征、狼疮带试验阳性）。红斑型天疱疮患者血清中含有抗 ICS 抗体。许多红斑型天疱疮患者也有 LE 的血清学特征：ANA 阳性，胶乳固定试验阳性，血沉加快。

红斑型天疱疮各年龄段均可发生，不仅成年人发病，儿童也有发生，世界各地都有发现。红斑型天疱疮患者血清中仅有抗 Dsg1 抗体，故黏膜极少受累。损害主要发生于曝光部位，如头皮、面和躯干上部等皮脂溢出部位，口腔黏膜和上肢、下肢较少受累，偶可发展成泛发性落叶型天疱疮。皮损常呈红斑鳞屑性，伴有角化过度、结痂以及界限清楚的斑块，面部出现蝶形分布的鳞屑性红斑，酷似 LE，但损害消退后无皮肤萎缩，偶尔可像脂溢性皮炎。头皮、胸背上部发生散在红斑，其上有松弛性水疱，尼氏征阳性，可形成糜烂、结痂和鳞屑（图 36-15，图 36-16），愈合后遗留色素沉着。自觉症状轻微。

与 LE 的关系：红斑型天疱疮患者不仅可见 LE 的面部蝶形损害和 DEJ 处 Ig 沉积，而且可有 LE 的血清学特征。有报道称，16 例患者中有 1 例 LE 细胞试验阳性，此例同时患有 LE 并累及肾、心包和胸膜。Beutner 等描述 1 例 SLE 患者，伴有肾小球肾炎、胸膜炎、LE 细胞阳性，面颊部蝶形皮损，并伴有大疱性皮疹。面部皮损的 ICS 和 DEJ 处有 IgG 和补体沉积。

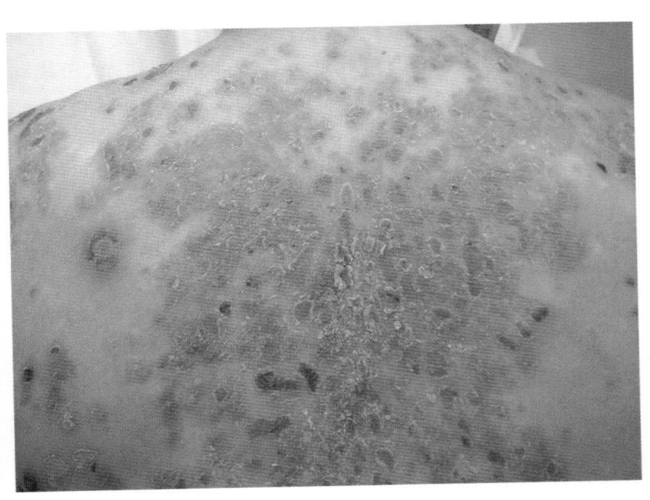

图 36-15　红斑型天疱疮［华中科技大学协和深圳医院（南山医院）　陆原惠赠］

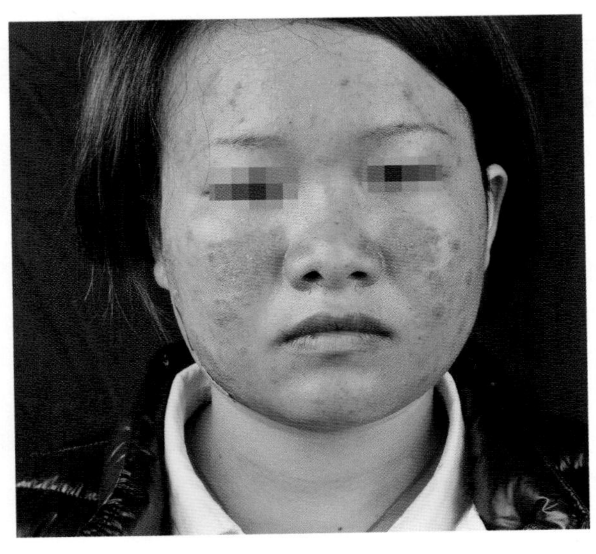

图 36-16　红斑型天疱疮

与其他自身免疫性疾病的关系：红斑型天疱疮还与其他自身免疫性疾病有关。据报道，2 例并发胸腺瘤，4 例并发胸腺瘤和重症肌无力，1 例伴发胸腺瘤、重症肌无力和 LE。红斑型天疱疮死亡率极低，多数患者病情较轻。

除上述 5 型外，还有新生儿天疱疮，多为 PV 患者所生，具有天疱疮的临床表现、病理和免疫病理特征。严重程度不一，可造成死胎，存活的婴儿随着母体抗体的消失，病情自动缓解。虽然落叶型天疱疮患者也可通过胎盘传递给新生儿，但婴儿落叶型天疱疮罕见。

药物性天疱疮报道与青霉胺、卡托普利等含巯基药物关系密切，使用青霉胺的患者约 7% 发生天疱疮，且落叶型较寻常型更常见。大多数患者直接和间接免疫荧光检查阳性。药物所致的天疱疮在停用药物后逐渐缓解。

伴发疾病包括红斑狼疮、重症肌无力、恶性肿瘤（结肠，造血组织）和胸腺瘤。

几种常见天疱疮的临床特点见表 36-4。

（三）辅助检查

1. 实验室检查　患者多有轻度贫血，贫血常与病情严重程度成比例。白细胞及中性粒细胞计数常中度增加，并多与继发感染有关。半数患者嗜酸性粒细胞增加，血沉增快，血清总蛋白、白蛋白偏低，球蛋白正常。免疫球蛋白及补体的改变报道不一。

2. 细胞学检查　剪破天疱疮的水疱，刮取疱底细胞，或者用钝刀轻刮糜烂面，涂于玻片上，或用洁净玻片在疱底或糜烂面上轻压一下，然后做 Giemsa 染色或 Wright 染色，镜下可见多数棘层松解细胞失去其多角性而呈圆形或卵圆形，细胞间桥消失，核大而圆，染色淡，核周有一苍白的晕，周边胞质浓缩深染。若在涂片上滴加以异硫氰荧光素标记的抗人 IgG，则可在细胞周边见到荧光。

3. 免疫遗传学检查　在犹太患者中，HLA-DR4 和 HLA-

表 36-4　四型天疱疮的临床特点

	寻常型	增殖型	落叶型	红斑型
发病年龄	中年	中年	中年	中老年
好发部位	全身,口腔	皱褶部位	头皮、面部、胸、背上部	脂溢性部位
皮损特点	水疱糜烂 头皮、面、皱褶处可泛发	水疱、脓疱、糜烂,增殖性损害	糜烂,落叶状痂,很少泛发	糜烂,脂溢性皮炎样红斑
黏膜损害	++ 口咽、结膜、生殖器	+ 口腔	–	–
尼氏征	+	+	+	+
组织病理	棘层松解,表皮内水疱 水疱位置低(基底层上)	同左 水疱位置低(基底层上),表皮增生,嗜酸性粒细胞微脓疡	同左 水疱位置高(角层下、颗粒层)	同左 水疱位置高(角层下、颗粒层)
自身抗原	Dsg3(+),Dsg1(+/–)	同左	Dsg1(+)	同左
ELISA	Dsg3(+),Dsg1(+/–)	同左	Dsg1(+),Dsg3(–)	同左
DIF	表皮细胞间 IgG、C3 阳性	同左	同左	同左
IIF	IgG 阳性	IgG 阳性	IgG 阳性	IgG 阳性

DQ8 阳性率高,非犹太患者中,HLA-DR6 和 HLA-DQ5 阳性率高。

4. 各型天疱疮组织病理

(1) 寻常型天疱疮:基底层上水疱,基底细胞与棘细胞之间呈连续性分离;在基底细胞层上的裂隙或水疱内可见棘层松解细胞(图 36-17);裂隙或水疱上方的表皮通常完整,棘细胞仍彼此黏合在一起;基底细胞仍然与基底膜相连,但周围失去连接,形似"一排墓碑"。基底层上裂隙可一直向下延伸至皮肤附属器结构如毛囊、真皮内的外泌腺导管;浅层血管周围混合类型细胞浸润,包括淋巴细胞、组织细胞以及数量不等的中性粒细胞和嗜酸性粒细胞。

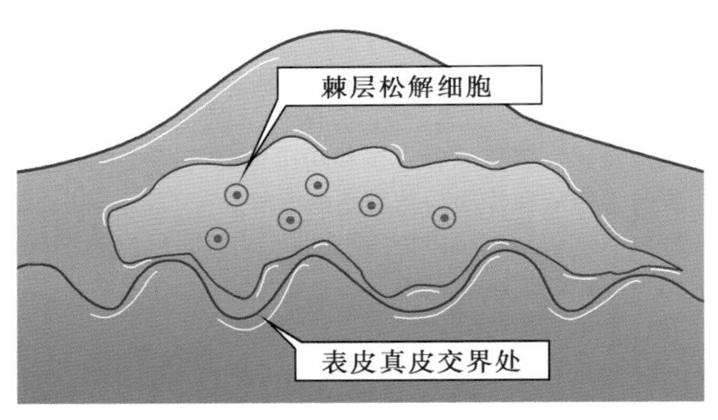

图 36-17　寻常型天疱疮组织病理模型图

(2) 增殖型天疱疮:表皮及附属器在基底层上分离,成为表皮内裂隙或水疱;表皮明显增生,在增生棘层内可见主要由嗜酸性粒细胞组成的微脓疡;在基底层上的裂隙内或嗜酸性微脓疡内,有棘层松解细胞;真皮乳头水肿,在浅层血管周围有组织细胞、嗜酸性粒细胞,有时还有中性粒细胞浸润。

(3) 红斑型及落叶型天疱疮:大疱位于颗粒层或角层下(图 36-18),疱内可见棘层松解细胞;在疱内有时可见数量不等的中性粒细胞;浅层血管丛周围有淋巴细胞、组织细胞,有时还有少许嗜酸性粒细胞及中性粒细胞浸润;真皮乳头水肿。

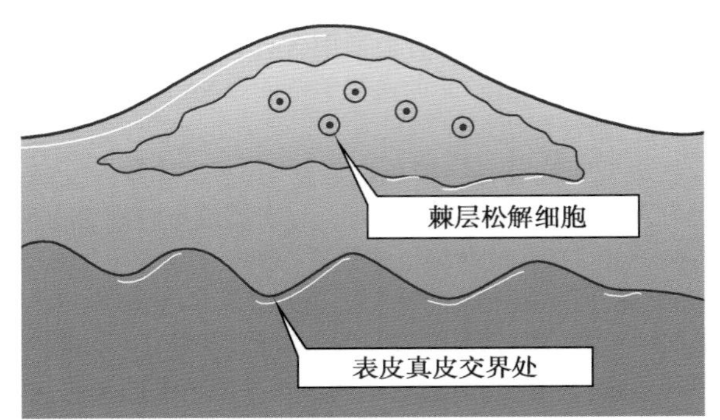

图 36-18　落叶型天疱疮组织病理模型
裂隙位于颗粒层内或其下部。

(4) 巴西落叶型天疱疮:组织学改变与其他浅表型天疱疮(红斑型及落叶型天疱疮)相同。典型者裂隙或水疱位于颗粒层内或角质层下。棘层松解轻微,常可见少量棘层松解细胞附着于疱底,疱内可含大量炎症细胞,尤其是中性粒细胞。局限型或慢性巴西落叶型天疱疮偶尔可见疣状斑块和结节,其病理表现为棘层松解、角度过度、角化不全和乳头瘤样增生。

5. 免疫荧光检查

(1) 直接免疫荧光检查(DIF):取皮损周围外观正常皮肤或新鲜皮损行 DIF 检查,几乎所有患者可见表皮细胞间网格状沉积的 IgG 和/或补体 C3(图 36-19)。其他成分有补体 C1q 和补体 C4 沉积,20%~40% 的患者见到 IgA 和 IgM 沉积。常在天疱疮抗体阳性出现前存在,病变消退后仍多阳性。红斑型天疱疮除棘细胞间有 IgG 和补体 C3 沉积外,表皮基底膜带有 IgG 和补体 C3 线状沉积。在临床缓解多年后,DIF 结果仍可为阳性,结果转阴预示治疗撤退后持续缓解。如果 DIF 结果阴性,作出天疱疮的诊断要很慎重。

(2) 间接免疫荧光检查(IIF):本病活动期,90% 以上的患者血清中含有抗棘细胞间物质的抗体,主要为 IgG,有时为

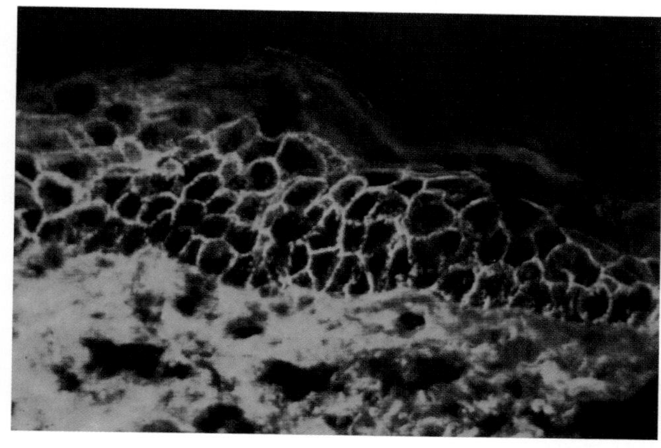

图 36-19　寻常型天疱疮 DIF 棘细胞间 IgG 沉积呈渔网状

IgM、IgA，IIF 检查阳性。天疱疮抗体滴度与疾病严重程度和活动性并不平行。无活动性时，血清天疱疮抗体阴性，病变复发前 2~4 周，天疱疮抗体滴度可升高。临床症状改善后滴度可下降或转阴，但并非判断疾病严重程度的唯一指标。天疱疮抗体也可见于烧伤、Lyell 中毒性表皮坏死松解症、青霉素药疹等，此种抗体滴度低，在体内不能与表皮棘细胞间基质结合，不引起组织损伤。ELISA 检测到血清中出现抗 Dsg 抗体。免疫印迹（Ib）示天疱疮循环 IgG 抗体识别的靶抗原为 Dsg3。

6. 电镜检查　PV 皮损的早期表现为桥粒溶解、细胞间隙变宽，细胞相互分离后，细胞内核周的张力丝收缩，从桥粒附着板处脱落，最后桥粒消失。PF 皮损的早期改变是张力丝从桥粒致密板上收缩，以后桥粒减少或不存在。

（四）诊断与鉴别诊断

1. 诊断依据　天疱疮的诊断依据包括：①临床表现为反复出现全身松弛的大疱，常在正常皮肤或红斑基底上发生，尼氏征阳性。②伴或不伴有黏膜损害。③组织病理示表皮内有棘层松解。④直接免疫荧光检查表皮细胞间有 IgG 和补体 C_3 沉积。⑤存在与鳞状上皮细胞表面结合的循环抗体。

2. 鉴别诊断　天疱疮的鉴别诊断见表 36-5。

表 36-5　天疱疮的鉴别诊断

寻常型天疱疮	仅有口腔损害时：阿弗他口炎、多形红斑、单纯疱疹、糜烂性扁平苔藓、瘢痕性类天疱疮 口腔和皮肤损害均有时：Stevens-Johnson 综合征/中毒性表皮坏死松解症、大疱性类天疱疮、线状 IgA 大疱性皮病、获得性大疱性表皮松解症、大疱性多形红斑 其他：疱疹样皮炎、剥脱性皮炎
落叶型天疱疮	其他类型的天疱疮、大疱性脓疱疮、角层下脓疱病、线状 IgA 大疱性皮病和脂溢性皮炎

（五）病情严重度评估

国际天疱疮委员会 2008 年制定的天疱疮疾病面积指数（pemphigus disease area index，PDAI）通过皮损大小和数量评估皮肤、头皮和黏膜受累情况，总分为 263 分，其中 250 分代表疾病活动性（皮肤活动性 120 分，头皮活动性 10 分，黏膜活动性 120 分），轻度 0~8，中度 9~24，重度≥25 分。另有，13 分代表非活动性损害。

皮肤包括 12 个部位，即耳、鼻、面、颈、胸、腹、后背及臀部、上肢、手、下肢、足、生殖器。活动性损害分为 6 个等级，分别计 0、1、2、3、5 和 10 分：0 分为无皮损；1 分为 1~3 个皮损，且最多 1 个皮损直径大于 2cm，无皮损大于 6cm；2 分为 2~3 个皮损，至少 2 个皮损超过 2cm，无皮损超过 6cm；3 分为超过 3 个皮损，无皮损超过 6cm；5 分为超过 3 个皮损，至少 1 个皮损超过 6cm；10 分为超过 3 个皮损，至少 1 个皮损超过 16cm，或者整个区域受累。

黏膜包括 12 个部位，即眼、鼻、颊、硬腭、软腭、上齿龈、下齿龈、舌、舌下、唇黏膜、后咽部、肛门生殖器黏膜。皮肤、头皮损害包括活动性损害（糜烂、水疱和新发红斑）和陈旧性损害（炎症后色素沉着和皮损愈合后红斑）。黏膜损害包括糜烂或水疱：0 分为无损害；1 分为 1 个；2 分为 2~3 个；5 分为 >3 个或 2 个损害大于 2cm；10 分为整个区域受累。

头皮活动性损害分为 6 个等级，分别计 0、1、2、3、4、10 分：0 分为未受累；1 分为累及头皮的一个象限；2 分为累及 2 个象限；3 分为累及 3 个象限；4 分为累及 4 个象限；10 分为整个头皮受累。陈旧性损害有则为 1 分，无则为 0 分。

如果皮肤或头皮各部位存在皮损消退后遗留的色素沉着或红斑，则分别计为 1 分，不存在则计为 0 分，总分为 13 分，代表天疱疮非活动性损害。

（六）治疗

治疗目标为阻断自身抗体的产生，抑制棘细胞间 IgG、补体 C3 沉积、控制疾病发展，防治感染，降低并发症和死亡率（表 36-6，表 36-7）。

在一些患者中，血清中自身抗体滴度可反映病情活动情况，然而大多数患者其抗体滴度与病情活动关系不大，因此治疗应根据皮损情况而不是抗体滴度。

1. 早期诊断，早期治疗　学会早期识别大疱病，使患者在发病之初就能得到治疗十分重要。

按皮损面积（小于全身体表面积 10% 为轻症，10%~30% 左右为中症，30%~70% 为重症，大于 70% 为严重病例）确定好糖皮质激素初始剂量，判断出控制量和维持量。控制量是指将皮损完全控制所需要的剂量。

2. 适时应用免疫抑制剂　常用的有环磷酰胺、硫唑嘌呤、吗替麦考酚酯，老年患者局限性损害或有糖皮质激素禁忌者，可单独应用免疫抑制剂雷公藤多苷或环孢素等。

3. 个体化原则　用尽可能小的糖皮质激素量控制病情，免疫抑制剂亦是如此。老年患者局部损害可外用糖皮质激素，有激素禁忌证者可单独应用免疫抑制剂。

4. 天疱疮常规治疗

（1）支持疗法：给予高蛋白饮食、维生素，注意水、电解质平衡，酌情小量多次输血或血浆。可给予蛋白同化激素，如苯丙酸诺龙。对血清白蛋白低于 30g/L 者应予纠正。对肝肾功能不全者要谨慎选择药物并适当调整剂量。

（2）糖皮质激素：以泼尼松为例，初始剂量一般为轻症 0.5mg/（kg·d），中症 0.75mg/（kg·d），重症 1.0mg/（kg·d），严重病例 1.5mg/（kg·d）。用药一周，若原皮损无好转且出现较多新水疱，则递增原剂量的 1/3~1/2，直至皮损控制。将每日一次方案分为每日 2 次或 3 次也可改善病情控制。口服泼尼松

表 36-6 寻常型天疱疮治疗 *

(一) 激素 (推荐等级 A)	系统用激素是 PV 的一线治疗方案。病情控制一般需数周,完全消退需数月,停止治疗需 2 年或更长时间
1. 初始剂量:	
轻度(PDAI 0~8 分)	初始剂量泼尼松为 0.5mg/(kg·d)
中度(PDAI 9~24 分)	1.0mg/(kg·d),如 1 周内未控制病情,剂量升至 1.5mg/(kg·d)
重度(PDAI≥25 分)	初始剂量 1.5mg/(kg·d),除冲击治疗外不再增加糖皮质激素剂量,并同时应用免疫抑制剂
2. 减量	(1) 初始治疗阶段是指从开始治疗到病情得到控制、激素开始减量的时间,一般在开始治疗后的 2~4 周 (2) 病情控制后开始,建议泼尼松 60~90mg/d 时,每 2 周减 10%;40~60mg/d,每 2 周减 5mg;20~40mg/d,每月减 5mg;达 20mg/d 时,每 3 个月减 2.5mg,直至减至 0.2mg/(kg·d),或 10mg/d 长期维持,部分患者可用更低剂量维持。糖皮质激素减量过程中,需根据患者的个体情况酌情延长或缩短糖皮质激素减量时间。定期查抗 Dsg 抗体水平,如果抗体升高或保持不变,减量速度放慢。多数患者需接受 3 年或者更长时间的治疗 (3) 当激素和免疫抑制剂合用时,应首先降低激素的剂量,当激素减至 0.2mg/(kg·d)或 10mg/d,可逐渐降低免疫抑制剂的剂量
3. 新发水疱(反跳)	如果在减量过程中出现新发水疱,数量 <3 个 / 月,首先外用强效激素,如果 1 周后未控制,仍有新发水疱 1~3 个 / 月,将剂量升至减量前的 1 个治疗剂量。如果新发水疱大于 3 个 / 月,将剂量升至减量前 2 个 / 月治疗剂量
4. 冲击	甲泼尼龙 500mg 或 1 000mg 静脉滴注,连用 3 天,然后恢复到冲击前的激素治疗剂量。如果效果不好,2 周后可重复冲击 1 次,一般 2 个周期后皮损基本消退。 冲击治疗前多与免疫抑制剂联用,冲击治疗期间免疫抑制剂不需停药。部分患者冲击治疗好转后会复发,再次冲击仍有效
(二) 免疫抑制剂	
1. 吗替麦考酚酯 (证据水平,高,推荐级别,B)	为一线治疗,在体重为 75kg 以下的患者,推荐剂量为 2g/d,体重较大者可用 3g/d,为了减轻消化道不良反应,可采用初始剂量 500mg/d,每周增加 500mg 的方法直至 2g/d 为止
2. 氨甲蝶呤 (证据水平,中,推荐级别,B)	氨甲蝶呤 10~20mg/ 周口服,次日口服叶酸 5~15mg
3. 硫唑嘌呤 (证据水平,高,推荐级别,B)	为一线免疫抑制剂,剂量 1~3mg/(kg·d),起效时间 6 周,应用前应检查巯基嘌呤甲基转移酶(TPMT)活性,酶活性正常者可正常使用,酶活性较低的患者应使用维持量(0.5~1.5mg/(kg·d)),无酶活性的患者禁用,以防严重骨髓抑制,此严重不良反应常在使用 4~10 周后突然出现。建议起始剂量为 50mg/d,若没有不良反应发生,可在 1~2 周后加至正常剂量
4. 环磷酰胺 (证据水平,中,推荐级别,B)	为二线治疗,环磷酰胺 2mg/(kg·d)口服,一般 50~100mg/d,早晨顿服并大量饮水可减少膀胱毒性
5. 环孢素 (证据水平,中,推荐等级 C1)	为二线免疫抑制,常用剂量 3~5mg/(kg·d)
(三) 生物制剂	
利妥昔单抗 (证据水平,高,推荐等级,B)	方案分两种:①静脉滴注 2 次,每次 1 000mg,间隔 2 周;②静脉滴注 4 次,每次 375mg/m^2,间隔 1 周。两种方案疗效相似,但第 1 种方案是首选。维持治疗阶段可在第 12 个月静滴 500mg,后每 6 个月给药 1 次,或依临床评估决定
(四) IVIG (证据水平,高,推荐等级 B)	常规剂量 400mg/(kg·d),连用 5d。病情如未缓解,可每月使用 1 次,直至病情控制
(五) 血浆置换 (证据水平,中,推荐等级 C2)	一般 7~10 天内进行 2~3 次,每次置换 1~1.5 倍血浆容积,可去除 90% 的致病抗体
(六) 免疫吸附 (证据水平,中,推荐等级 C2)	免疫吸附剂为葡萄球菌蛋白 A(简称蛋白 A),能将致病的自身抗体清除,一般可采用连续 4d 为 1 个疗程,1 个月后可重复
(七) 干细胞移植	证据水平,中;推荐级别:C2。对于上述方法疗效不佳,或出现难以耐受的不良反应,干细胞移植可能使部分患者获得良好疗效,甚至长期临床缓解
(八) 复发	建议加用一种免疫抑制剂,如患者已经使用免疫抑制剂,建议换另外一种

注:制表内容参考:寻常型天疱疮诊断和治疗专家建议(2020)[J]. 中华皮肤科杂志,2020,53(1):1-7.

表 36-7 增殖型 / 落叶型 / 红斑型天疱疮的治疗

类型	治疗
增殖型	
重型	参照 PV 泼尼松：轻型 30mg/d，中型 40~80mg/d，重型 80~100mg/d 一般比 PV 轻，根据轻、中、重的不同，用泼尼松和免疫抑制剂： 糖皮质激素 + 环磷酰胺 糖皮质激素 + 环磷酰胺加短期血浆置换疗法 其他药物：四环素、烟酰胺、氨甲蝶呤、氨苯砜及金制剂 局部可用抗感染药（假丝酵母菌及细菌）：1/500 聚维酮碘液或 0.1% 依沙吖啶液、莫匹罗星软膏等
轻型	参照重型
落叶型	
重型	参照 PV 泼尼松：轻型 30mg/d，中型 40~80mg/d，重型 80~100mg/d
轻型	外用强效糖皮质激素，或系统使用小剂量糖皮质激素可控制病情，辅助使用羟氯喹 联合治疗：烟酰胺、四环素或米诺环素替代糖皮质激素 氨苯砜有时有效
红斑型	
重型	参照寻常型 泼尼松：轻型 20~30mg/d，中型 30~60mg/d，重型 40~80mg/d
轻型	外用派瑞松软膏、糠酸莫米松乳膏、0.1% 他克莫司软膏，系统用四环素、红霉素或加烟酰胺

20mg/d 仍不能控制皮损者，应改变方案。对重症及严重病例可予甲泼尼龙冲击疗法（静脉滴注 500~1 000mg/d，连续 3 天）。对仅有口腔黏膜损害的早期 PV 患者可予泼尼松龙（含服）30~40mg/d。

一般在皮损愈合 2~3 周后开始减量。PV 疗程一般为 ~4 年，减量早期可稍快，后期要慢，忌骤然停药。一般第一年末减至控制量的 40%~50%，以后视病情每年可减上一年剂量的 50%，每日维持量为 10~15mg，20~30mg 时可改为隔日服药。

相关定义：①病情控制，无新发水疱出现，原有水疱逐渐干涸。病情控制时间也就是巩固治疗的开始。②完全消退，无新发或陈旧性皮损至少 2 个月。此时患者开始接受最小剂量治疗。③复发，每月新发皮损超过 3 个，且在 1 周内不能自愈，或在已经控制病情患者身上原有皮损增大。④治疗失败：足量激素（泼尼松）1.5mg/(kg·d) 治疗 3 周联合或不联合下列药物：环磷酰胺 2mg/(kg·d) 治疗 12 周；硫唑嘌呤 2.5mg/(kg·d) 治疗 12 周；氨甲蝶呤 20mg/ 周治疗 12 周或吗替麦考酚酯 3g/d 治疗 12 周，治疗后仍有新发皮损，或陈旧性皮损继续扩大或不再愈合定义为治疗失败（以体重 75kg 为例）。

（3）免疫抑制剂：泼尼松联合免疫抑制剂。对中、重症及严重病例可联合免疫抑制剂，常用的免疫抑制剂如下。

硫唑嘌呤：价格便宜，但毒性大，此药 6~8 周才会起效。

吗替麦考酚酯：能快速降低天疱疮抗体滴度，降低病情的活动性。对硫唑嘌呤治疗无效的患者亦有效，且不良反应小于硫唑嘌呤，最近指出吗替麦考酚酯可致进行性多灶性脑白质病。

环磷酰胺：单独应用环磷酰胺对天疱疮无效，但联合糖皮质激素较单用糖皮质激素效果好。病情缓解后，可口服小剂量环磷酰胺维持治疗。

氨甲蝶呤：疗效报道效果不一，可在激素依赖性患者撤激素时使用。

环孢素：严重口腔天疱疮可用，然而，有人认为环孢素并不能减少激素用量，不推荐用于 PV，但对副肿瘤性天疱疮有一定疗效。

利妥昔单抗：报道 2 例顽固的 PV 获得完全缓解。

（4）血浆置换与 IVIG：重症者每周交换 1~2 次，每周 1~2 升，连续 4~10 次。循环中的自身抗体的半衰期大约 3 周，利用血浆置换清除体内抗体或 IVIG 治疗使抗体代谢加快，减少抗体滴度，可快速控制病情。

当患者对常规免疫抑制疗效欠佳时，IVIG（每日 0.4g/kg，连续 3~5 天）是一个良好的选择。临床疗效远远高于免疫抑制剂或激素治疗。IVIG 能有效减低自身抗体，快速控制活动期患者的病情，单独使用有效，但是持续时间短，通常需几个疗程才能获得病情持久缓解。

（5）联合治疗：当联合使用激素与免疫抑制剂使疾病完全缓解后，继续维持免疫抑制剂的剂量，同时缓慢递减泼尼松用量，当减至 5~10mg/d，可递减免疫抑制剂的剂量。有研究对 4 种方案，即泼尼松、泼尼松联合硫唑嘌呤、泼尼松联合吗替麦考酚酯、泼尼松联合静脉环磷酰胺冲击进行了比较，治疗 1 年显示联合方案优于单用泼尼松，疗效最好的免疫抑制剂是硫唑嘌呤，其次为环磷酰胺、吗替麦考酚酯，而 4 种方案的副作用无明显差异。有激素禁忌证者可单用免疫抑制剂，但常在治疗 4~6 周后才显效。

（6）抗生素：对创面广泛者，根据细菌培养给予抗生素。对陈旧性结核患者，应注意监测，必要时给予抗结核药。对于病毒性肝炎患者，根据病毒载量及肝功能情况给予抗病毒治疗，合并有带状疱疹时给予抗疱疹病毒治疗，详见带状疱疹章节。

5. 局部治疗 加强护理，注意清洁卫生，减少创面感染，防止压疮。

皮损局限、有渗出者，可用 0.1% 依沙吖啶外涂或湿敷，用 0.05% 黄连素溶液清洁并湿敷创面。无渗液可用 0.1% 新霉素软膏，2% 莫匹罗星软膏，无感染者可用糖皮质激素霜。

皮损广泛、严重、渗液多者，可采用烧伤病房的暴露疗法。可用 1∶10 000 高锰酸钾溶液或 0.1% 新洁尔灭清洗创面。大疱可抽去疱液，但疱壁不应剪除，疱壁可起保护作用；亦可用扑粉或抗生素软膏。

口腔糜烂，用糖皮质激素含漱或激素加氨甲苯酸含漱，亦可用朵贝液或 1% 过氧化氢漱口，外用 1% 龙胆紫液或碘甘油；疼痛影响进食可外涂 3% 苯唑卡因硼酸甘油溶液或 1% 达克罗宁液、或 1% 普鲁卡因溶液含漱。

6. 监测 通过实验室监测天疱疮抗体的滴度，指导用药，同时监测糖皮质激素和免疫抑制剂的副作用。

（七）病程与预后

1. 寻常型

（1）死亡率：PV 是一种潜在性致命的自身免疫性大疱性疾病。在糖皮质激素应用于临床以前，PV 的死亡率为 70%~100%；激素的系统应用大大改善了 PV 的预后，使死亡率降至 25%~45%；在联合其他辅助疗法之后，死亡率不足 10%。早期诊断、及时给予充分的治疗可使死亡率进一步降至 5%。

（2）病程与预后：通常很难自发缓解，但治疗后缓解与复发常见，大部分患者需要终身治疗。

2. 增殖型：增殖型天疱疮是 PV 的变型，或轻型。该型患者抵抗力强、病程更为缓慢，预后较好。

3. 落叶型：日光或热暴露可使落叶型天疱疮病情加重，有时可自行缓解。本病死亡率极低，可能系皮损表浅及黏膜不受累之故；多数患者病情较轻。与 PV 相比，落叶型、增殖型、红斑型有良性病程，死亡率较低，而 PV 有较高的死亡率。

4. 红斑型：红斑型天疱疮的死亡率极低，大多数患者的病情较轻。

二、疱疹样天疱疮

内容提要

- 疱疹样天疱疮是天疱疮的一种亚型。
- 大多数病例的靶抗原为 Dsg1，其余的为 Dsg3。
- 损害有荨麻疹性红斑、多环形或环状水肿性大红斑，其边缘有水疱。

疱疹样天疱疮（herpetiform pemphigus，HP），或称棘层松解性疱疹样皮炎，是天疱疮的一种亚型，有学者认为天疱疮在组织学上是连续的病谱，寻常型及增殖型天疱疮以基底细胞层松解为特征，落叶型及红斑型以颗粒层或角层下松解为特征，而 HP 的松解则位于两者之间，是一个以棘层中部松解为特点的亚型。本病又名嗜酸性海绵水肿（eosinophilic spongiosis），由 Emmerson 于 1968 年首次报道，Jablonska 于 1975 年将其命名为疱疹样天疱疮，较少见。有学者认为最好避免使用“疱疹样天疱疮”这一名称，因其有明显局限性。

（一）病因与发病机制

病因不清，或与感染、外伤相关，其他可能诱因有饮食、接触染发剂和贫血。国外有人报道使用 D- 青霉胺治疗类风湿关节炎 2~8 个月后出现大疱性损害，临床、组织学及免疫荧光特征符合 HP，停药 2 周后皮损消失。

关于 HP 的抗原 - 抗体反应机制，大部分 HP 患者体内有针对桥粒芯蛋白（Dsg）1 和 Dsg3，以及桥粒胶蛋白（Dsc）的 IgG 自身免疫抗体，IgG 的主要亚型为 IgG4.

Ishii 等研究发现 HP 的靶抗原大部分为 Dsg1，少数为 Dsg3。而 HP 与其他类型天疱疮临床表现不同的原因可能是自身抗体作用于相同抗原的不同表位所致。与寻常型天疱疮自身抗体作用于 Dsg 氨基末端不同，HP 可能通过抗原抗体结合后的增强信号促进趋化因子、促炎因子释放，从而导致以嗜酸性粒细胞为主的炎症细胞浸润。

（二）临床表现

本病临床特征与疱疹样皮炎相似，基本损害为发生在全身的荨麻疹性红斑与多环状或环状水肿性红斑，边缘有水疱，而组织学和免疫荧光特征符合天疱疮。除天疱疮之外，类天疱疮及其他炎性皮肤病（如虫咬皮炎、挤奶人结节）均可出现嗜酸性海绵水肿。

HP 很罕见，约占所有天疱疮病例的 7.3%。两性均可受累，发病年龄 31~83 岁。

皮损通常表现为群集性红斑丘疹、斑块、水疱和大疱，躯干及四肢近端发生环形或多形红斑（图 36-20），边缘略隆起有水疱，表面有紧张性水疱或丘疱疹，伴剧烈瘙痒。有时可有黏膜受累，也表现为荨麻疹。尼氏征可为阳性或阴性。皮疹常泛发，肢体伸侧更易受累。

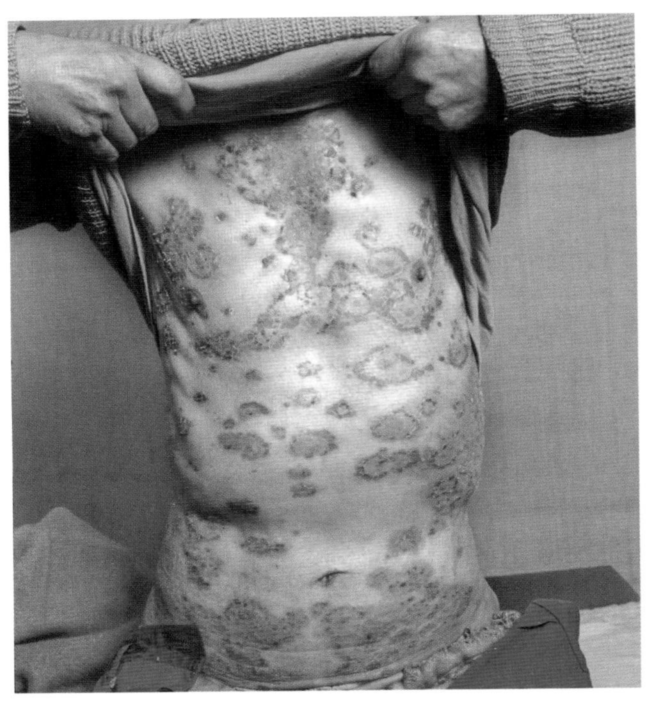

图 36-20　疱疹样天疱疮

特殊类型有环状肉芽肿样 HP、多形性红斑样 HP、湿疹样 HP。

HP 偶尔可伴有潜在的恶性肿瘤（见副肿瘤性天疱疮）。有些患者的皮损始终为疱疹样。典型的落叶型或寻常型天疱疮患者也可出现疱疹样皮损。IgA 天疱疮也可有疱疹样皮损。

一般来讲，HP 病程良性，但可出现转型，一些 HP 患者也可出现落叶型或寻常天疱疮的特点，有些则可演变为落叶型天疱疮、巴西落叶型天疱疮，或较少见地演变为寻常型天疱疮。

（三）辅助检查

1. 组织病理　本病病理表现各异，常无特异性。嗜酸性海绵水肿是最典型的改变，也可见海绵水肿伴嗜酸性粒细胞和中性粒细胞混合浸润，或以中性粒细胞为主的浸润。棘层松解发生在棘层中部，常出现表皮内水疱和脓疱，也可有真皮乳头中性粒细胞微脓疡。通常可见棘层松解细胞。有时需多次活检后才能确诊。

2. 免疫学检查　①直接免疫荧光检查发现表皮棘层细胞间以 IgG 为主的沉积或 C3 沉积；②血清中抗表皮细胞间物质抗体 IgG 阳性，抗表皮基底膜带抗体阴性。自身抗原为

Dsg1(160kDa),其次为Dsg3(130kDa)。

（四）诊断与鉴别诊断

根据临床表现、组织病理和免疫荧光检查来确诊,应与疱疹样皮炎、类天疱疮或急性湿疹鉴别。

本病的临床和组织学特征与IgA天疱疮和疱疹样皮炎均有重叠,可通过免疫荧光检查鉴别。同时要注意,疱疹样皮炎偶尔也可出现棘层松解细胞,但没有HP的其他组织学表现。

对于组织学上有显著嗜酸性海绵水肿的病例,鉴别诊断还应包括泛发性湿疹和感染(细菌和真菌),免疫荧光检查和微生物特殊染色可帮助排除这些可疑诊断。

（五）治疗

轻症患者选用氨苯砜(100mg/d),需注意,国内张福仁发现携带HLA-B*13:01的患者发生氨苯砜综合征的风险升高,该位点在山东人群中频率约为2%,可通过基因检测有效预防该综合征。也可服用雷公藤多苷(40~60mg/d),疗效不佳者联用泼尼松(20~30mg/d)。或采用泼尼松(20~40mg/d)联合氨苯砜(100mg/d),或联合环磷酰胺/硫唑嘌呤。皮损控制后泼尼松要小剂量维持。

（六）病程与预后

本病预后比天疱疮好,少数患者可转变为寻常型、落叶型或红斑型天疱疮,也有并发寻常型天疱疮的报道。

三、副肿瘤性天疱疮

内容提要

- 副肿瘤性天疱疮是恶性肿瘤的罕见并发症,最常见的原发肿瘤为非霍奇金淋巴瘤、慢性淋巴细胞性白血病和Castleman病。
- 临床特征为疼痛糜烂性口腔炎和多形性皮损,可出现水疱、多形红斑样糜烂、麻疹样或苔藓样损害。
- 联合使用利妥昔单抗、糖皮质激素和免疫抑制剂有一定疗效,死亡率高,主要死因包括败血症、治疗并发症或梗阻性细支气管炎。

副肿瘤性天疱疮(paraneoplastic pemphigus,PNP)是天疱疮的一种亚型,与寻常型和落叶型天疱疮有显著的差别。由Anhah在1990年首次提出,1999年朱学骏在国内首先报道,随后国内外相继有多例报道。PNP是累及多系统的与肿瘤伴发的一种自身免疫综合征。其特征为黏膜糜烂和多形性皮损。目前治疗主要针对伴发的肿瘤和自身免疫反应,由于病情复杂,治疗反应差,患者常死于合并症,包括肺受累所致的呼吸衰竭。

（一）病因与发病机制

PNP可伴发各类肿瘤,其主要由抗桥粒芯蛋白(Dsg)和斑蛋白引起的自身免疫反应,斑蛋白家族中周斑蛋白和包斑蛋白的L亚区是PNP患者血清识别的主要抗原,患者能产生抗多种抗原的特异性自身抗体。PNP的循环抗体结合于桥粒和半桥粒斑蛋白家族成员,包括桥粒斑蛋白Ⅰ(250kDa)和Ⅱ(210kDa)、半桥粒的主要斑块蛋白BPAg1(230kDa)、包斑蛋白(210kDa)、周斑蛋白(190kDa)等。患者出现针对包斑蛋白和周斑蛋白(均为角质包膜成分)的抗体是PNP的特异性表现。Dsg1、Dsg3和网格蛋白抗体在诱发角质形成细胞黏附丧失和水疱形成中发挥作用,通过ELISA法常可发现Dsg3和Dsg1抗体,也可用于检测抗包斑蛋白和抗周斑蛋白自身抗体。PNP的病理过程不仅涉及体液免疫,还涉及细胞介导的细胞毒作用。

PNP的发病可能与以下机制有关(图36-21):①细胞因子学说,提出PNP患者的肿瘤可以导致细胞因子失调,从而引发对经典天疱疮抗原如Dsg1或Dsg3的自身免疫反应,随后继发对棘层松解过程中暴露的表皮细胞浆内桥斑蛋白(斑素家族)的自身免疫反应。细胞因子分泌紊乱刺激B淋巴细胞分泌增殖及产生免疫球蛋白。有报道IL-6和IFN-α与PNP有关。②表位扩散学说,认为初次免疫应答或炎性过程导致组织损伤,使一些隐蔽抗原暴露于免疫系统,从而激发继发性免疫应答。③交叉反应学说,目前认为副肿瘤天疱疮是肿瘤引起的免疫系统失调,而导致自身抗体或宿主抗肿瘤反应产生的抗体与自身抗原发生了交叉反应。患者体内产生针对抗肿瘤组织抗原的抗体,该抗体与皮肤中的抗原交叉反应。④细胞免疫学说,认为细胞介导的免疫反应参与PNP病理生理过程,包括细胞毒性T淋巴细胞,自然杀伤细胞和巨噬细胞的活化和作用。有学者认为这种细胞毒反应可由抗肿瘤免疫应答所启动,CD4$^+$T淋巴细胞及自然杀伤性细胞共同参与,通过直接细胞毒反应和抗体依赖细胞毒作用介导靶细胞损伤。PNP中表皮细胞凋亡与亲表皮细胞毒性T淋巴细胞浸润有关。活化的细胞毒性T淋巴细胞可产生干扰素γ、肿瘤坏死因子α,其中干扰素γ可刺激培养的角质形成细胞表达Fas基因,可直接介导细胞凋亡。而肿瘤坏死因子α与多种细胞凋亡有关。

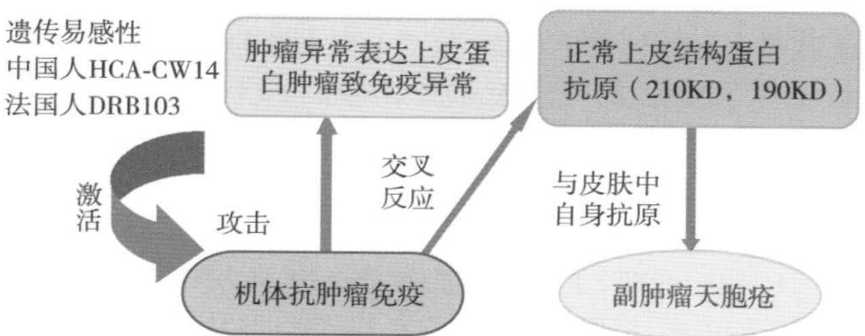

注：210KD=胞斑蛋白；190KD=周斑蛋白；
ELISA法检查有DSg3、Dsg1抗体
ELISA法可检测抗210KD和抗190KD自身抗体

图36-21 副肿瘤性天疱疮(PNP)

发病机制:患者体内产生抗肿瘤抗体,该抗体与皮肤Dsg3、Dsg1等靶抗原交叉反应。

（二）临床表现

PNP的临床表现和肿瘤无特定的先后顺序,虽然约1/3的患者在出现皮损时尚未发现恶性肿瘤,但已证明PNP与肿瘤相关。所有类型的天疱疮都有可能是副肿瘤性,然而被称为“副肿瘤性天疱疮”的特定疾病有特征性的临床表现和具有诊断意义的免疫学特征,而非仅仅与肿瘤有关。PNP是天疱疮的一种亚型,与寻常型和落叶型天疱疮有显著区别。

有些学者提出副肿瘤天疱疹应视为一个疾病谱。该病谱还应包括其他非天疱疹性免疫性大疱病,其表现可类似多形红斑、移植物抗宿主病及扁平苔藓。有些多形红斑、移植物抗宿主病及扁平苔藓患者出现针对桥斑蛋白Ⅰ和Ⅱ的抗体,提

示这些自身抗体可能在此类患者的发病中起作用。

1. 黏膜损害 疼痛性口腔炎是PNP的临床标志，表现为口腔黏膜及唇红缘顽固的疼痛性糜烂，可累及舌、齿龈、口底、腭部、口咽和鼻咽，在病程中持续存在，对治疗高度抵抗。食管、气管、支气管、女阴、阴道和阴茎黏膜有时也可受累，可出现假膜性结膜炎、睑球黏连。

2. 皮肤损害 皮肤损害具有多形性，不同个体或疾病不同阶段变异较大，可在躯干上部、头、颈和四肢近端反复出现水疱，为典型天疱疮的松弛性大疱和糜烂；或为瘙痒的丘疹鳞屑性损害，伴继发水疱；可出现四肢深在的紧张性大疱，类似大疱性类天疱疮；部分水疱周围存在红斑，为多形红斑样损害；累及躯干、肢体近端及掌跖皮损易出现糜烂、融合，为中毒性表皮坏死松解症样损害；躯干部损害常为弓形，类似于线状IgA皮病。

苔藓样损害是后期或治疗后的主要临床表现，极为常见，且可以是本病唯一的皮损。包括浸润性红色丘疹和斑块，可为原发性皮损或既往出现过水疱的慢性损害发展而成；慢性病变可以苔藓样损害为主，患者可伴发溃疡性甲沟炎，掌跖常有水疱和苔藓样损害。

3. 系统损害 PNP是唯一累及非复层鳞状上皮的天疱疮。约30%~40%的病例出现肺损害，常致死。最早的症状为进行性呼吸困难，最初无胸片异常。肺功能检查显示大小气道气流梗阻，多数病例在接受免疫抑制治疗的同时肺功能仍继续恶化，出现梗阻性细支气管炎的典型特征。

4. 伴发肿瘤 绝大多数患者伴有淋巴增殖性疾病，最常见的为非霍奇金淋巴瘤(38.6%)，其次为慢性淋巴细胞性白血病(18.4%)和Castleman病(18.4%)，在罕见情况下，非血液系统肿瘤也可参与PNP发病，包括上皮来源的癌症如胰腺癌、结肠癌、乳腺癌、前列腺癌、基底细胞癌和支气管癌(8.6%)，以及间质来源的肉瘤如网状细胞肉瘤、脂肪肉瘤、平滑肌肉瘤和树突状细胞肉瘤(6.2%)。

（三）辅助检查

1. 组织病理 PNP的病理改变多样，皮损病理表现为寻常型天疱疮样、多形红斑样和扁平苔藓样的独特组合，有时可同时存在于同一标本中。特点为类似于寻常型天疱疮的基底层上方松解、形成裂隙或水疱（有时累及附属器上皮），以及基底细胞液化变性导致的界面改变、角质形成细胞坏死和淋巴细胞浸润。严重溃疡性口腔炎的活检常仅有非特异性炎症表现，但皮损周围的口腔上皮可见基底层上方松解。其组织学表现多种多样，取决于活检部位及皮损时期。有时只可见苔藓样皮炎。

2. 免疫检测 包括桥粒斑蛋白Ⅰ(250kDa)和Ⅱ(210kDa)、半桥粒的主要斑块蛋白BPAG1(230kDa)、HD1/网蛋白(500kDa)、旁血小板溶蛋白(190kDa)、包斑蛋白(210kDa)以及一个未命名的分子量为170kDa的蛋白。这些蛋白的免疫检测可作为PNP诊断的金标准。

直接免疫荧光(DIF)示IgG和补体C3在细胞膜表面沉积，类似寻常型天疱疮；还常见IgG、IgM和补体C3沿基底膜带呈颗粒状或线状沉积。

（四）诊断与鉴别诊断

PNP的诊断依据为临床表现尤其是疼痛性口腔炎、实验室检查、肿瘤筛查或病史（表36-8）。

表36-8 副肿瘤性天疱疮（PNP）的诊断标准

以下5条标准可用作诊断：
① 多形性皮疹，黏膜受累（顽固的疼痛性口腔炎）
② 伴有肿瘤
③ 免疫沉淀及免疫印迹试验，抗原蛋白分子量有250kDa、230kDa、210kDa、190kDa等4种
④ IIF鼠膀胱上皮发生阳性反应
⑤ DIF试验细胞间及基底膜带有免疫反应物沉积，组织病理改变有棘层松解

循环自身抗体可免疫沉淀分子量为250kD、230kD、210kD、190kD和170kD的大分子复合物，其来源于从角质形成细胞提取的多肽。

PNP的口腔损害应与寻常型天疱疮、重症多形红斑、黏膜型天疱疮、口腔扁平苔藓、化疗诱发的口腔炎和重度阿弗他口炎相鉴别；皮肤损害应与多形红斑/重症多形红斑/中毒性表皮坏死松解症、寻常型天疱疮、药疹、扁平苔藓和表皮下疱病相鉴别。

（五）治疗

首先切除肿瘤。参照寻常型天疱疮治疗原则。副肿瘤天疱疮可选用糖皮质激素、免疫抑制剂、吗替麦考酚酯、抗CD20单克隆抗体、他克莫司等（表36-9）。

良性或包裹性肿瘤应行手术治疗，肿瘤切除后1年内病变明显改善或完全消退。对伴有良性肿瘤的PNP患者，如良性胸腺瘤或Castleman肿瘤，肿瘤切除前，对糖皮质激素和免疫抑制剂等治疗反应较差。肿瘤切除后，泼尼松治疗皮损迅

表36-9 副肿瘤性天疱疮（PNP）的临床治疗

药物		常用剂量	其他药物与剂量
一线药物	泼尼松	0.5~1.0mg/kg	甲泼尼龙1 000mg，i.v.，每日1次共3日，或每周1次共2周
	利妥昔单抗	375mg/m^2，i.v.，每周1次共4周，每6个月重复1次	
	达珠单抗	2mg/kg，i.v.，每周1次共4周，然后隔周1次	
	巴利昔单抗	20mg，i.v.，在第0和第4天给药，每3~4个月重复1次	
二线药物	环孢素	每天5mg/kg	
	环磷酰胺	每天2.5mg/kg	
	吗替麦考酚酯	1 000mg，p.o.，b.i.d.	
	大剂量IVIG	2g/kg，i.v.，每3~4周重复1次	
	血浆置换法	隔天治疗1次，共6次	

速好转。若不及早切除肿瘤，后期可出现严重的梗阻性细支气管炎，大多数患者在短期内死亡，因此，在确定了肿瘤的部位、大小和性质后，应立即作手术切除的准备。但有少数病例在肿瘤切除后仍迁延。

伴有恶性肿瘤的患者若不宜手术切除，则可采用化疗或放疗，尚无有效的治疗方法，口服泼尼松[1mg/(kg·d)]仅能部分地改善症状；皮损见效较快，但口炎一般用任何治疗均无效。环磷酰胺、硫唑嘌呤、环孢素、氨苯砜、金盐和血浆置换法均已试用，并无可靠疗效，仅环孢素对少数慢性淋巴细胞性白血病患者有一定疗效。

IVIG 作用于 B 细胞抗体，可以减少患者循环自身抗体。

血浆置换法：能够清除患者血浆中肿瘤细胞产生的自身抗体而改善病情。

生物制剂：利妥昔单抗作用于 B 细胞自身抗体和潜在的恶性肿瘤，治疗前景较好，特别是滤泡性非霍奇金淋巴瘤。

局部治疗：选用糖皮质激素、他克莫司软膏或 0.03% 溶液漱口。

（六）病程与预后

伴有良性肿瘤的本病患者在手术切除肿瘤后，病变明显改善或完全消退。

PNP 的改善与恶性肿瘤的治疗之间无明显相关。伴有恶性肿瘤者预后不良，Anhah (1996) 观察了 33 例患者，其中 30 例死于败血症、胃肠道出血、多器官功能衰竭和肺功能衰竭。利妥昔单抗已成功治疗一些病例。

四、IgA 天疱疮

内容提要

- IgA 天疱疮是一种以细胞间 IgA 沉积为特征的水疱脓疱性皮肤病。
- 临床特征为泛发性松弛性水疱、脓疱，伴剧烈瘙痒，好发于中老年人。
- 治疗首选氨苯砜，也可用泼尼松联合免疫抑制剂。

IgA 天疱疮 (IgA pemphigus) 又名 IgA 落叶型天疱疮 (IgA pemphigus foliaceus)，罕见，然而，临床上更多表现为脓疱，而非水疱、大疱。特征是细胞间 IgA 沉积。

（一）病因与发病机制

SPD 型 IgA 天疱疮特征为表皮上皮细胞间 IgA 沉淀，循环 IgA 抗体主要与表皮上层结合；而在 IEN 亚型，IgA 主要沉淀于表皮下层。循环抗体也主要与表皮下层结合。两种亚型源于自身抗体针对不同桥粒蛋白产生。SPD 亚型患者的抗体显示与桥黏素 1 (Dsc1) 反应。IEN 亚型则为抗桥粒芯蛋白 (Dsg) 1 或抗 Dsg3 抗体。有些患者桥黏素和 Dsg 都不受累。

（二）临床表现

主要发生于中老年人，儿童少见。临床上表现为泛发性松弛性水疱，很快破裂结痂，黏膜无损害，伴有明显瘙痒，尼氏征阴性（图 36-22）。

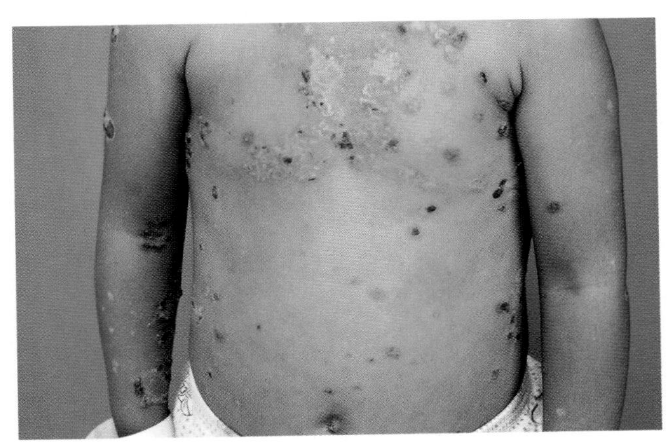

图 36-22　儿童线状 IgA 天疱疮（新疆维吾尔自治区人民医院　普雄明惠赠）

1. 角层下脓疱性皮病样型 (subcorneal pustular dermatosis-like type，SPD) (IgA 落叶型天疱疮)　其临床表现非常像角质层下脓疱病，伴有匐行性和环状脓疱。某些病例由粒细胞-巨噬细胞集落刺激因子诱发。有些患者有相关恶性肿瘤。浅表松弛性脓疱发生于红斑基础上，呈环状分布或花环样，典型者累及躯干和肢体近端，间擦部位，因而无论在临床还是病理上都与经典的角层下脓疱疮 (Sneddon-Wilkinson 病) 很难区别，免疫学检查对于区分这两种疾病非常重要。

2. 表皮内脓疱疹型（嗜中性皮病型，intraepidermal pustular eruption type，IEN）(IgA 寻常型天疱疮)　表现以水疱开始，数日后成脓疱，向周围扩大，并中心破溃，然后形成痂。因而表现为泛发的脓疱结痂，外周持续性水疱形成可导致花朵样外观。头、颈和躯干是常受累的部位。

黏膜累及在两种亚型中均不常见。部分患者尼氏征阴性，IgA 天疱疮的病程为慢性复发性，但通常偏良性，瘙痒显著。

（三）组织病理

SPD 亚型的水疱位于角层下，伴有中性粒细胞浸润，在 IEN 亚型，脓疱可分布于表皮全层，也可累及毛囊。棘层松解细胞常存在，但一般较稀少。真皮浅层血管丛周围有中性粒细胞、淋巴细胞和组织细胞浸润，有时伴嗜酸性粒细胞。除了以脓疱为特征的主要亚型外，有些 IgA 天疱疮患者组织学表现为典型的寻常型或落叶型天疱疮样，偶尔甚至可呈增殖型天疱疮样。

（四）诊断与鉴别诊断

免疫学检查对区分 IgA 天疱疮的这两种亚型非常重要。

本病主要与落叶型天疱疮、疱疹样皮炎、角层下脓疱病、脓疱型银屑病、大疱性脓疱病鉴别。SPD 型 IgA 天疱疮的临床和病理特点与经典型角层下脓疱性皮病很难鉴别。

（五）治疗

①首选氨苯砜：50~150mg/d，分次口服；加用西咪替丁 0.2g，3 次 /d（避免溶血），如果不能耐受，可用磺胺吡啶 2g/d，与糖皮质激素联合应用，也可以氨苯砜与糖皮质激素联用。②中等剂量泼尼松和免疫抑制剂，泼尼松 30~40mg/d，清晨顿服，可选用秋水仙碱 0.5mg，2 次 /d，抑制中性粒细胞趋化；③阿维 A 是良好的二线治疗药，一般用量为 20~30mg/d，可与糖皮质激素或氨苯砜联合治疗。

五、药物诱发的天疱疮

详见第十九章。

第三节 类天疱疮群

一、大疱性类天疱疮

内容提要

- 大疱性类天疱疮是一组自身免疫性表皮下水疱性皮肤病。
- 以循环 IgG 和基底膜带补体 C3 沉积，以及抗基底膜带抗体为特征。
- 表现为紧张性大疱，常见于老年人，儿童罕见，少数在紫外线或光化学疗法（PUVA）治疗后发病或加重。
- 可分为非大疱期和大疱期，本病有诸多亚型。

有反复发作倾向的大疱性类天疱疮（bullous pemphigoid，BP），又称类天疱疮，是一组自身免疫性表皮下水疱性皮肤病，Lever（1953）首次认识到本病具有独特的临床病理特征，是一种不同于天疱疮的疾病。以血清出现循环 IgG 抗体和基底膜带 IgG 和 C3 沉积、以及抗基底膜带抗体是其特征，临床表现为紧张性大疱，常见于老年人，儿童罕见。少数患者在紫外线或 PUVA 治疗后发病或加重。

王文氢，胡彩霞，高顺强等报道反复发作倾向的皮肤大疱疾病。在 122 例的 BP 患者中，年龄在 60 岁以上者（老年组）97 例（79.51%），发病年龄高峰集中在 70~80 岁（39.34%），其次为 80~90 岁者 28 例（22.95%），与之前的文献报道一致。BP 高发于老年人可能机制是抗 BP230 和抗 BP180 抗体在老年人血清中阳性率比年轻人高。可能是随着年龄增大，对自身抗原免疫耐受性降低有关。

（一）病因与发病机制

超微结构研究证实，早期水疱形成出现在透明层，介于基底膜和致密层之间。随着水疱形成，出现锚丝和半桥粒缺失。随着浸润白细胞的脱颗粒，出现碎片，最终致密层消失。

1. 类天疱疮抗原 免疫荧光检查显示 BP 患者存在循环以及组织结合型抗基底膜带自身抗体，免疫电镜将相应的自身抗原定位于半桥粒以及将基底细胞锚定于下方基底膜的细胞器中。其中，分子量为 230kDa 的抗原位于半桥粒胞质斑，称为 BP230 或大疱性类天疱疮抗原 1（BPAG1），分子量为 180kDa 的抗原是一种跨膜蛋白，称为 BP180 或 BPAG2，它的氨基末端结构域在胞内半桥粒附着斑处，羧基末端结构域穿过透明板进入基底膜致密板，BP180 是 BP 致病抗体的主要靶点。采用 ELISA 法检测 BP180 抗体对诊断 BP 具有良好的敏感性和特异性，其滴度与病情活动性相关。

对非 Herlitz 型交界型大疱性表皮松解症患者基因缺陷的分析提供了 BP180 介导真 - 表皮黏附的进一步证据，这些患者的 BP180 基因存在隐性遗传突变，导致该该蛋白缺失或功能障碍。除了 BP 以外，妊娠疱疹、线状 IgA 大疱性皮病、瘢痕性类天疱疮和天疱疮样扁平苔藓也存在 BP180 抗体。

2. 水疱形成的机制 在 BP 中，一系列事件导致了水疱形成：①首先 BP180 自身抗体与角质形成细胞表面 BP180 抗原的致病表位结合，启动 Fc- 依赖性事件，导致基底层角质形成细胞分泌白介素（IL）-6 和 IL-8，BP180 细胞内摄和表达下降；②BP180 抗原与 IgG 抗体的相互作用导致真 - 表皮交界处补体经典途径活化；③肥大细胞脱颗粒，释放肿瘤坏死因子 α（TNF-α）和其他炎症介质；④补体活化和趋化因子梯度招募中性粒细胞，中性粒细胞表面的 Fcγ 受体Ⅲ与 BP180 IgG 抗体的 Fc 结构域相互作用而结合于抗原抗体复合物；⑤活化的中性粒细胞释放中性粒细胞弹力蛋白酶、明胶酶 B、纤溶酶原激活物和活性氧簇；⑥最终诱导真表皮分离（图 36-23）。

（二）临床表现

好发于 60 岁以上的老年人，儿童罕见。大多数病例无明显的诱发因素，但少数患者在紫外线或 PUVA 治疗后发病或加重。此外，呋塞米和非那西丁诱发的 BP 亦有报道。

王文氢，胡彩霞，高顺强等的报道中 48 例 BP 患者首发皮损为红斑 / 或丘疹，占总人数的 39.34%，对于早期皮损不典型和无皮损的患者，临床就诊时极易误诊。有研究指出 20% 患者初发病时并不出现水疱和大疱典型皮损，仅表现为抓痕（脱屑）、痒疹样皮损、湿疹样皮损、风团样或浸润性斑块。因此对长时间持续瘙痒患者，或诊断为“湿疹”“皮炎”等常规治疗无效时，特别是老年患者，要警惕 BP 的可能。本研究中皮损累及躯干、四肢者 51 例（41.80%），可能与这些部位 BP180 分布密度较高有关。尼氏征阴性者 112 例（91.80%），占绝大多数，尼氏征阳性及可疑阳性者 10 例（8.20%）。考虑尼氏征阳性的原因不除外老年人皮肤松弛，表皮抗牵扯能力差或者由于皮

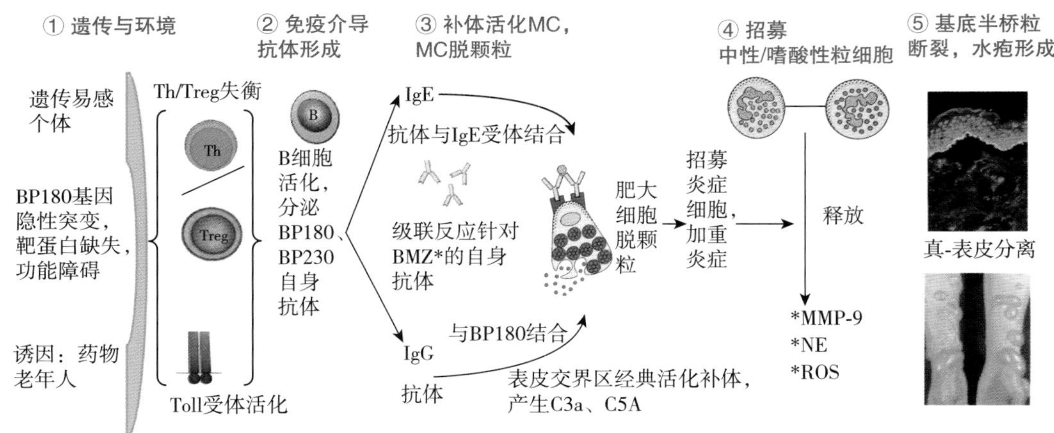

图 36-23 大疱性类天疱疮（BP）的病理生理模式图

损合并感染所致，故临床工作时不能单纯通过尼氏征结果判定大疱性皮肤病。

1. 泛发性大疱性类天疱疮(generallized pemphigoid) 好发于下腹部、股前内侧、前臂屈侧、腹股沟和腋窝等处。开始常表现为四肢非特异性皮疹，是为非大疱期，可为荨麻疹样或湿疹样皮炎，在水疱出现前，常误诊为荨麻疹。有时甚至像水疱性湿疹。典型损害为正常皮肤或红斑基底上发生紧张性大疱或水疱，是为大疱期，呈半球形，直径数厘米，最大可达7cm，少数患者主要为小水疱，疱液清亮，可为出血性，尼氏征阴性。水疱破裂后形成糜烂，但愈合迅速，不向周围扩展(图36-24，图36-25)。BP可以发生在外伤部位。伴不同程度的瘙痒。老年患者在确诊前的瘙痒时间平均为10个月。

除了紧张性水疱之外，患者还可出现红斑、丘疹或荨麻疹样损害，特别是病程早期；如果表现为荨麻疹样损害，在水疱发生前，症状可持续1~3周；如果为湿疹样损害，可持续数月而不形成大疱。有些病例在荨麻疹损害的顶部发生紧张性大疱，余者在其周围出现少数小水疱；红斑中心常首先消退，可伴有色素沉着。

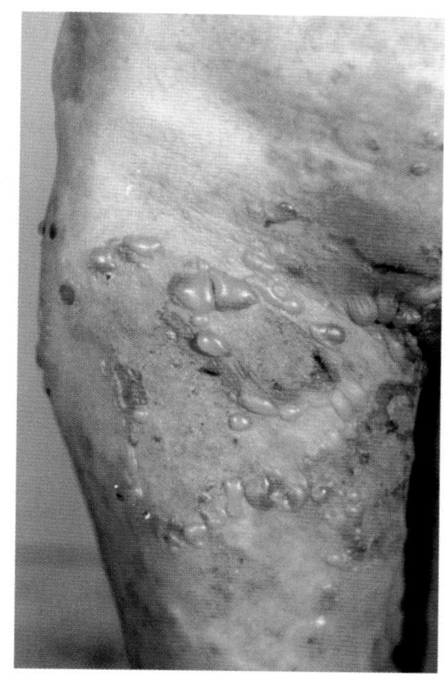

图36-24 大疱性类天疱疮

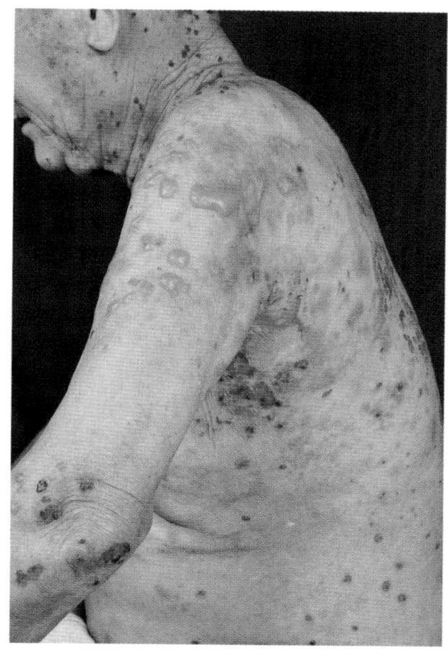

图36-25 大疱性类天疱疮

10%~35%出现口腔黏膜受累，尤其颊黏膜。通常较轻且短暂，基本上局限于口腔黏膜，特别是颊黏膜；完整水疱罕见，通常表现为糜烂，一般不会扩展，不形成瘢痕，持续时间较短。

2. 泛发性BP亚型(表36-10)

表36-10 大疱性类天疱疮(BP)的临床亚型

部位	亚型
皮肤	泛发：泛发性、小疱性、多形性、增殖性、结节性、红皮病型、脂溢性 局限：胫前受累，Brunsting-Perry类天疱疮
黏膜	泛发：瘢痕性类天疱疮 局限：剥脱性齿龈炎、口腔黏膜类天疱疮

(1) 汗疱疹样类天疱疮(dyshidrosiform pemphigoid)：双手掌或足底出现紧张性小水疱，酷似汗疱疹、水疱型足癣，但直接和间接免疫荧光检查为典型的BP。

(2) 小疱性类天疱疮(vesicular pemphigoid)：紧张性水疱较小，成群发生，严重时也仅有水疱而无大疱。这些病例常被诊断为非典型疱疹样皮炎，但按诊断标准可确诊为BP。

(3) 增殖性类天疱疮(vegetating pemphigoid)：罕见，在腹股沟、腋窝、耳后、头皮和手部有大疱、脓性疣状增殖性斑块，酷似增殖型天疱疮。

(4) 结节性类天疱疮(pemphigoid nodularis)：罕见，结节性痒疹伴水疱形成为其临床特点，水疱发生在痒疹损害和正常外观皮肤上。

(5) 红皮病性类天疱疮(erythrodermic bullous pemphigoid)：Tappeiner等(1982)报道了1例BP患者出现红皮病样损害。

(6) 多形性类天疱疮(polymorphic pemphigoid)：是一个较混杂的类型，与水疱性类天疱疮相似，但可能与线状IgA皮病有重叠。皮损伴烧灼感及瘙痒，对称分布或群集，有丘疹、水疱及大小各异的大疱等多形性表现，与疱疹样皮炎相似。直接免疫荧光显示IgA和IgG线状沉积或真皮乳头颗粒状IgA沉积的混合性表现。

(7) 脂溢性类天疱疮(seborrheic pemphigoid)：是一个临床表现与红斑型天疱疮相似的亚型。

(8) 儿童类天疱疮(children pemphigoid)：其皮损与成人类似，皮疹局限于面部、躯干下部、股部和外生殖器，这与儿童线状IgA皮病相似。儿童类天疱疮预后良好。

(9) 良性黏膜性类天疱疮(benigh mucosal pemphigoid)：又称为瘢痕性类天疱疮，详见"瘢痕性类天疱疮"章节。

3. 局限性BP(localized bullous pemphigoid) 15%~20%BP患者发生局限性病变，最常见于小腿，可发展为泛发性BP或保持局限达数年，好发于中年妇女。

传统上此型又分为两个亚型(表36-10)：

Brunsting-Perry类天疱疮 主要累及老年男性头颈部，愈合后留有瘢痕。

局限性皮肤型无瘢痕BP(eberhartinger与Niebauer亚型) 主要累及女性小腿(特别是胫前区)，不经治疗可自行消退而不留痕迹。

4. 黏膜型类天疱疮 / 剥脱性齿龈炎（mucosal pemphigoid/desquamative gingivitis） 局限性口腔类天疱疮被描述为剥脱性齿龈炎的一个亚型。后者被定义为一种由多因素引起的，累及齿龈游离缘和结合缘的疾病。剥脱性齿龈炎也可能是扁平苔藓、瘢痕性类天疱疮和天疱疮的一种表现。局限性口腔类天疱疮的诊断依赖于直接免疫荧光显示其表皮基底膜带荧光物质的线状沉积。临床表现包括红斑、水肿、糜烂和溃疡，损害不留瘢痕。

5. 伴发疾病 BP可伴发糖尿病、红斑狼疮、重症肌无力、恶性贫血、多发性肌炎、原发性胆汁性肝硬化、类风湿关节炎、胸腺瘤、甲状腺炎、溃疡性结肠炎、扁平苔藓、银屑病、白癜风、多发性硬化症。有人发现BP患者中神经系统疾病更常见。王文氢等研究中122例BP患者，98例(80.33%)患者合并一种或多种疾病，其中43例(35.54%)合并神经系统疾病。国外有研究为BP和神经系统疾病之间的显著联系提供了支持，提示BP可能与神经系统疾病有关联。

（三）实验室检查

1. 组织病理 组织病理示表皮下水疱常为单房（图36-26），水疱内容物为凝固的血清、纤维蛋白及大量炎细胞，尤其是嗜酸性粒细胞。还可能出现数量不等的中性粒细胞。相邻部位的真皮乳头常出现水肿，偶尔可形成嗜酸性粒细胞微脓肿。

2. 免疫病理 直接免疫荧光（DIF）示表皮基底膜带IgG或补体C3线状荧光（图36-27）。盐裂皮肤作底物作间接免疫荧光（IIF）检查可见IgG沉积在表皮侧。盐裂皮损周围正常皮肤作直接免疫荧光（DIF）检查可见IgG沉积在表、真皮两侧。

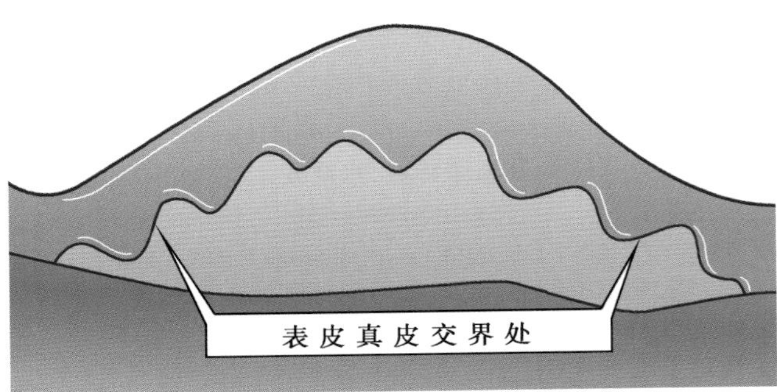

图36-26A 大疱性类天疱疮
表皮下水疱。

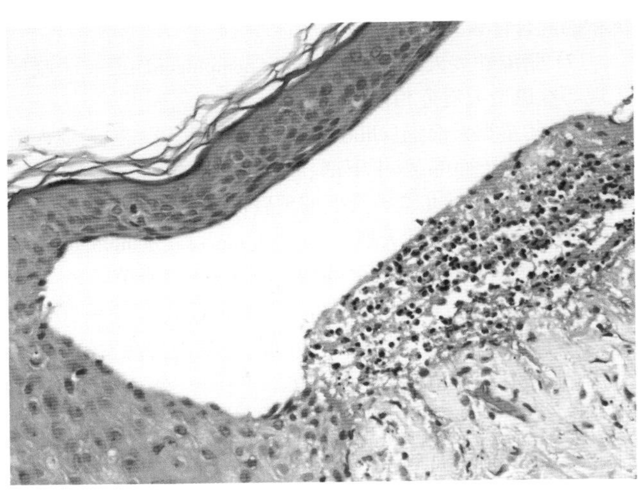

图36-26B 大疱性类天疱疮组织病理
表皮下水疱。

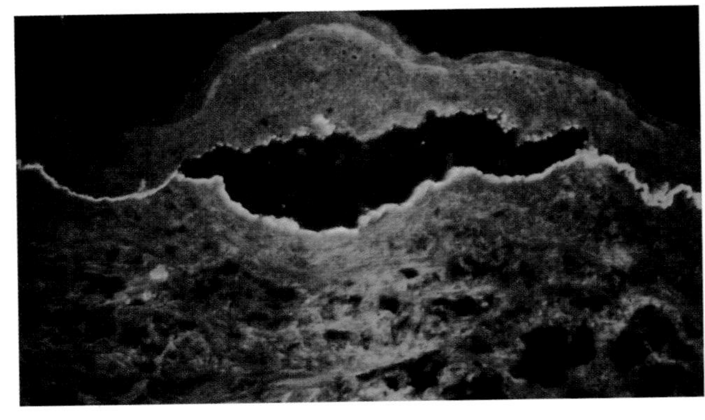

图36-27 大疱性类天疱疮
金标免疫电镜金颗粒特异性沉积于半桥粒并沿基底细胞膜（外）分布。

组织病理、免疫荧光及抗BP180抗体的检测。其中BP180NC16a ELISA检测对诊断BP有较高的敏感性和特异性，可用于BP的诊断，自2000年始陆续有学者提出BP180NC16a-ELISA指数与疾病的严重程度相关，可作为病情监测和调整治疗用药的重要参考指标。

（四）诊断与鉴别诊断

BP的诊断依据包括：临床表现为外观正常或红斑基础上的紧张性水疱和大疱，尼氏征阴性，伴瘙痒，黏膜损害不存在或轻微；组织病理学示表皮下疱，疱液中以嗜酸性粒细胞为主，真皮层嗜酸性粒细胞和中性粒细胞浸润。DIF检查示基底膜带IgG、IgM、补体C3线状沉积；IIF检查示患者血清中存在抗基底膜带抗体；血清ELISA检测存在BP180抗体。

BP应与其他大疱性疾病相鉴别（表36-11），有时需要进行组织病理和免疫荧光检查才能区别。

表36-11 大疱性类天疱疮（BP）的鉴别诊断

不伴自身抗体的表皮下疱病
多形红斑、中毒性表皮坏死松解症、遗传性大疱性表皮松解症
伴有自身抗体的表皮内疱病
天疱疮
不伴自身抗体的表皮内疱病
过敏性接触性皮炎、大疱性脓疱病、葡萄球菌性烫伤样皮肤综合征、摩擦水疱、家族性良性慢性天疱疮、色素失禁症、糖尿病大疱

（五）治疗

BP的治疗首选药物通常为系统应用糖皮质激素，遵循早期应用、足量控制、合理用量、小量维持的原则。BP的治疗主要取决于病变的范围，局限性BP可单纯外用糖皮质激素治疗，更广泛的病变通常需要口服泼尼松。另外，免疫抑制剂如硫唑嘌呤、吗替麦考酚酯、氨甲蝶呤、环磷酰胺等可与泼尼松联合使用，以减小激素用量。2016年中国医师协会发布了BP

治疗专家建议。

1. 局限性或轻度BP的治疗　在此，局限性BP指皮损面积小，仅累及1个体表单位，轻度BP指皮损面积较广泛但每天新发水疱少于5个。

(1) 外用激素(证据水平1)：多选用强效激素如0.05%氯倍他索或卤米松乳膏，10~20g/d，分1~2次外用，局限性患者仅用于皮损，轻度患者需用于全身，3周后多数患者可获病情控制，如3周病情未控制可加量至40g。

(2) 抗生素和烟酰胺(推荐等级D，证据水平4)：四环素类有抑制白细胞趋化的作用，而烟酰胺能稳定肥大细胞膜。首选米诺环素100mg，b.i.d.，老年患者采用50mg，b.i.d.，不能耐受者可用多西环素100mg，b.i.d.或红霉素2g/d。烟酰胺600~1 500mg/d，分3次口服。抗生素联合烟酰胺常与激素联用。

(3) 系统用激素：不推荐，在上述2种方案治疗3周无效者，可口服小剂量激素，以0.3mg/(kg·d)为宜。

2. 泛发性BP的治疗　每天新发水疱超过10个，或新发水疱少但皮损累及1处或几处较大的体表面积。

(1) 外用激素(推荐等级A，证据水平1+)：单独外用激素效果良好，优于泼尼松龙1mg/(kg·d)，是一线治疗。多选择强效激素如氯倍他索或卤米松乳膏30~40g/d，正常皮肤也需用药，但面部不用。治疗3周时，多数患者可获得病情控制。外用激素也应遵循逐渐减量的原则，病情控制(无新发水疱和瘙痒，原有皮损愈合)15天后减量，第1个月每日用1次，第2个月每2天用1次，第3个月每周用2次，第4个月每周用1次。此后每次10g，每周1次维持治疗8个月，主要用于原皮损及周围。

在外用激素减量过程中复发时，可恢复原方案：局限性BP皮损及周围皮肤外用10g；轻度BP皮损及全身正常皮肤外用20g；泛发性BP皮损及全身皮肤外用30g。

(2) 系统用激素(推荐等级A，证据水平1+)：起始剂量为泼尼松0.5mg/(kg·d)，如治疗7天未控制(每日新发水疱超过5个，瘙痒未减轻)，加量至0.75mg/(kg·d)，如1~3周仍未控制加量至1mg/(kg·d)。此后不建议继续加量，可加用免疫抑制剂。病情控制后2周，激素开始减量，激素1mg/(kg·d)时，按10%递减，一般每周减5mg；至30mg/d时，减量速度放慢，一般每4周减5mg；至15mg/d时，改为每3个月减2.5mg；至2.5mg/d时，采用5mg隔日疗法，服用3个月后减量至每周5mg，3个月后停药，总疗程约2年。如在激素减量过程中复发，应恢复至减量前的剂量。如患者服用15mg/d时复发，应恢复至20mg/d，并维持1个月以上。

(3) 免疫抑制剂：在病情重，激素疗效不满意或有禁忌证时，可考虑早期联用下列免疫抑制剂：

1) 氨甲蝶呤(推荐等级D，证据水平4)：每周口服或静脉用5~20mg，可在服用氨甲蝶呤次日口服叶酸减轻骨髓抑制。

2) 硫唑嘌呤(推荐等级D，证据水平4)：剂量为1~3mg/(kg·d)，老年人减量。起效时间为3~6周，单独使用疗效不好，应与激素联用。

3) 吗替麦考酚酯(证据水平1-)：成人剂量1~2g/d，分2次口服，老年人减量。

4) 环磷酰胺(证据水平4)：采用2~4mg/(kg·d)，连用2周，停用1周，或0.2g隔日一次，或0.4g每周一次口服或静脉给药。不良反应为出血性膀胱炎、恶心、呕吐、腹泻等。

5) 环孢素(证据水平4)：成人剂量3~5mg/(kg·d)，分2次口服。不良事件有肾毒性、高血压和多毛。

3. 顽固性BP的治疗　经上述系统或外用强效激素和免疫抑制剂规律治疗1个月仍未控制病情，每日仍有新发红斑、水疱，数量超过5个，称为顽固性BP，此时可采用：

(1) IVIG(推荐等级D，证据水平3)：推荐剂量为400mg/(kg·d)，联用3~5天为1个疗程。3~4周后可重复治疗。

(2) 血浆置换(推荐等级D，证据水平4)：疗程尚无定论，多采用每周1次，每次2~3L。

(3) 生物制剂(推荐等级D，证据水平3)：主要为CD20单克隆抗体(利妥昔单抗)和抗IgE单克隆抗体。利妥昔单抗375mg/m^2，每周1次，4周为1个疗程。

4. 局部护理　保护皮肤创面和预防感染，保持创面干燥，高蛋白饮食。大疱需抽吸疱液，尽量保留原有的疱壁。小面积破溃不需包扎，每日清创换药后暴露即可，大面积破溃可用湿性敷料，避免用易黏连的敷料。破溃处外用抗菌药，防止继发感染。

(六) 病程与预后

如果不治疗，病程将持续数月至数年，可出现自发性消退或加重。泛发性BP预后较差，尤其是老年患者及一般情况较差的患者，有相当高的死亡率。有人分析了82例患者的预后，发病后第1年死亡率为19%，其中有7例患者的死因与治疗有关。糖皮质激素治疗可使75%病例获得长期临床缓解，但也有少数病例复发。

二、瘢痕性类天疱疮

内容提要

- 瘢痕性类天疱疮是一种以黏膜和皮肤糜烂和瘢痕形成为特征的慢性自身免疫性上皮下疱病。
- 皮损常累及口腔和眼部黏膜，也可累及鼻咽、喉、食管、生殖器和直肠黏膜，可导致严重并发症如失明、食管狭窄。
- 损害周围皮肤和黏膜的免疫病理学检查示免疫反应物沉积于表皮基底膜，在有些患者的血清中可检出循环抗基底膜抗体。

瘢痕性类天疱疮(cicatricial pemphigoid，CP)，又称良性黏膜类天疱疮(benign mucosal pemphigoid)是一种主要累及黏膜的慢性表皮下大疱病，罕见，好发于眼和口腔，炎性损害常以瘢痕愈合。

CP以外部黏膜表面受累为主，容易形成瘢痕。不应将本病看作一个临床病种，而是一组异质性疾病所共有的“疾病表型”，特点是损害累及黏膜表面，少数也累及皮肤。当瘢痕和纤维化累及结膜时，本病是损毁性的，最终导致失明。诊断依赖免疫病理学检查，特别是免疫荧光和免疫电镜研究。

(一) 病因与发病机制

D-青霉胺、普萘洛尔和可乐定可诱发CP。Stevens-Johnson综合征患者在急性眼部炎症后出现免疫学上典型的CP变化、HLA-DR4和HLA-DQw3(BQD1*0301)频率增加与眼部受累的危险性增高相关。

1. 基底膜带抗原抗体结合　表皮基底膜出现针对自

身抗原的自身抗体为主要发病机制。大疱性类天疱疮抗原(BPAG2)可能是CP的主要抗原。其他特别受关注的自身抗原包括层黏连蛋白332,整合素β4,整合素α6,Ⅶ胶原和BPAG1(表36-12)。部分患者有抗基底膜IgA抗体(单一或者混有抗基底膜IgG抗体),与CP表型关联最明确的IgA抗原是BPAG2。

表36-12　瘢痕性类天疱疮(CP)的主要抗原

抗原	分子量(kDa)	抗原定位
BPAG1	230	表皮/半桥粒
BPAG2	180	表皮/半桥粒锚原纤维复合体
整合素β4	205	表皮/半桥粒锚原纤维复合体
整合素α6	120	表皮/半桥粒锚原纤维复合体
层黏连蛋白332	400~440	真皮/透明层-致密层的界面
Ⅶ型胶原	290	真皮/锚原纤维

CP基底膜带中有IgG、IgA和补体成分沉积,故推测自身抗体与基底膜带中的相应抗原结合,从而激活补体和启动炎症反应,导致水疱形成和瘢痕愈合。

2. 抗原局限于透明板　直接免疫电镜显示抗原局限于透明板,全部位于细胞外,此与BPAG(主要位于细胞内)不同。免疫印迹和免疫沉淀表明自身抗体一般识别180kDa蛋白,此种蛋白亦可为大疱性类天疱疮患者血清所识别。

(二)临床表现

好发于老年女性,平均发病年龄为60~80岁,儿童罕见;男女之比约为1.5~2。病变呈进行性,很少自行消退。

最常受累的部位是口腔黏膜和眼结膜。也可发生于任何黏膜部位,包括生殖器黏膜、肛门、上呼吸道、消化道黏膜。

患者典型的主诉是一处或者多处黏膜表面发作性疼痛、糜烂,可出现或不出现水疱。CP有几个特点明显的亚型,不同亚型有不同的抗原特征和好发部位,如在口腔或眼,或皮肤黏膜泛发受累。

1. 黏膜损害

(1) 口腔:90%有口腔黏膜受累。口腔是最常发生的部位,通常为首发和唯一表现,可达数年之久。通常表现为脱屑性牙龈炎,糜烂伴出血,很少出现完整水疱,塌陷的水疱外观为易从黏膜脱落的黄白色膜。颊黏膜、硬腭和软腭亦常受累,其他例如牙槽嵴、舌、唇部均为易患部位。口腔损害可形成细腻洁白的网状瘢痕。齿龈炎可导致组织缺失和牙齿并发症(龋齿、牙周韧带损伤、骨量减少、牙齿缺失)。

(2) 眼:66%出现结膜炎,眼损害典型表现为结膜炎,隐匿性发展为瘢痕。早期眼病变轻微而无特异性,常单侧起病,逐渐发展至双眼。患者自觉灼热、干涩或异物感。结膜表面很少看到明显水疱。由于病变可局限于上睑结膜,不翻起上睑常难以发现。慢性受累可导致瘢痕形成,特征为穹窿缩短、睑球黏连,严重者出现睑缘黏连,还可导致睑内翻和倒睫,引起角膜刺激、浅表点状角膜病变、角膜新生血管形成、角膜溃疡和/或失明。其他眼部并发症包括泪管瘢痕形成、泪液分泌减少和黏膜杯状细胞减少,后者引起泪液中黏液含量减少和泪膜不稳定。

(3) 肛门生殖器:尽管生殖器和直肠黏膜受累罕见,一旦发生可引起剧烈疼痛和病变。生殖器占9%~17%,肛门直肠占3%~4%。较罕见损害或糜烂,男性好发于龟头和包皮,女性则为大、小阴唇;愈合后的纤维化可导致尿道狭窄(男性)和阴道口狭窄、小阴唇融合(女性)。肛门受累也能导致瘢痕形成,严重的病例可形成肛门狭窄。

(4) 鼻、咽和食管:发生率为20%左右。鼻咽部损害可导致分泌物、鼻出血、结痂、气流受损、慢性鼻窦炎、瘢痕形成和组织缺损。喉部受累可表现为声嘶、咽痛或失音,喉部慢性糜烂、水肿和瘢痕形成可导致声门上狭窄,严重时需要气管造口。食管受累可导致狭窄、吞咽困难、吞咽痛和体重下降,食管功能障碍和胃食管反流可引发或加重喉部病变和支气管痉挛。

2. 皮肤损害　约25%~30%的病例发生皮肤损害,常见部位为头皮、颈部和躯干上部,也可出现全身损害。可分为两种类型:①瘢痕型:水疱反复发生在一个或数个红斑区域上,预后遗留萎缩性瘢痕,累及黏膜邻近皮肤,或为增生性CP。②非瘢痕型:紧张性水疱和大疱散在分布于躯干及四肢上,不遗留瘢痕,可类似或归类于大疱性类天疱疮。

3. 相关肿瘤　一项包含35例CP患者(抗原为层黏连蛋白332)的队列研究显示患者癌症相对危险度升高,接近成人皮肌炎患者,10例患者伴有实体瘤(肺癌3例、胃癌3例、结肠癌2例、子宫内膜癌2例),其中8例在CP发病后发生癌症(6例在1年内,7例在14个月内)。相反地,有研究提示抗整合素β4或α6抗体所致的CP患者癌症风险降低。

(三)组织病理

多数CP患者的组织病理学特点与大疱性类天疱疮类似。组织病理示表皮下水疱和真皮内以嗜酸性粒细胞为主的浸润。CP的直接免疫荧光与泛发性大疱性类天疱疮相似,皮损周围组织直接免疫荧光显示80%~97%的患者有IgG(有时IgA)和C3线状沉积。基底膜IgA伴IgG和C3沉积更倾向于CP的诊断。循环中抗基底膜带自身抗体IgG和/或IgA的阳性率为26%~36%,滴度通常较低。

CP的免疫电镜改变有两种类型。一型是IgG和C3沉积于透明板下层和致密板,另一型是IgG和C3沉积于半桥粒。致密板下带不受累。局限性慢性Brunsting-Perry亚型免疫球蛋白沉积于透明板和基底细胞底面。

(四)诊断与鉴别诊断

诊断必须满足下述3条标准:①临床表现为瘢痕性水疱和糜烂,常累及较大范围的黏膜,皮肤病变较少见;②组织病理示表皮下水疱形成和/或炎性浸润,中性粒细胞和嗜酸性粒细胞浸润或浆细胞和淋巴细胞浸润(瘢痕型);③损害周围活检标本直接免疫荧光示IgG、补体和/或IgA沿着基底膜带呈线状沉积。

诊断依赖免疫病理学检查,特别是免疫荧光和免疫电镜检查。

需鉴别的疾病包括:大疱性类天疱疮、寻常型天疱疮、副肿瘤性天疱疮、多形红斑、糜烂性扁平苔藓、线状IgA大疱性皮病、获得性大疱性表皮松解症、红斑狼疮和浅表性基底细胞癌。

(五)治疗

1. 系统治疗

(1) 泼尼松:较严重病例的常用剂量为1mg/(kg·d)或

0mg/d，病情控制后改为隔日口服。

(2) 氨苯砜：开始剂量为 25~50mg/d，根据耐受情况增加至 100~150mg/d。仅能抑制炎症，不能诱导疾病缓解。

(3) 免疫抑制剂：最常用的药物是环磷酰胺和硫唑嘌呤，两者均能诱导疾病缓解，剂量均为 1~2mg/(kg·d)。环磷酰胺治疗 18~24 个月可使大多数患者的病情完全缓解。IVIG、氨甲蝶呤可控制眼病进展；酶酚酸酯，可抑制淋巴细胞增殖，剂量为 1~3g/d。

(4) 生物制剂：据报道，依那西普 50mg 皮下注射，每周 2 次，成功治疗 1 例长期不愈的 CP 患者；也有人用达克利珠单抗治疗 CP，用法为每次 1mg/kg，静脉给药，前 12 周每 2 周一次，然后每 3 周一次，直到第 24 周再每 4 周一次，直到第 52 周，白细胞低于 3.5×10^9/L 时停用，直至恢复；还有使用英夫利昔单抗、利妥昔单抗的报道。

2. 局部治疗

(1) 糖皮质激素：外用糖皮质激素软膏或凝胶、他克莫司软膏，醋酸去炎松(5~7.5mg/mL)损害周围注射，每 2 周 1 次。

(2) 口腔黏膜损害：用双氧水或聚维酮碘稀释液轻拭口腔，每天数次；3% 苯唑卡因硼酸甘油或碘甘油外涂；餐前可用局部麻醉剂(2% 普鲁卡因)漱口。

(3) 眼损害：可外用糖皮质激素、结膜下注射丝裂霉素，选用适当的手术治疗如结膜瘢痕松解、睑内翻矫正、拔除倒睫和黏膜移植。

(六) 病程与预后

CP 是一种特别慢性、具有潜在毁损性，但很少致死的疾病。最重要的并发症是眼部受累导致视力受损。

三、儿童大疱性类天疱疮

内容提要

- 儿童大疱性类天疱疮的表现与成人相似，但黏膜和掌跖部位受累更常见。
- 主要诊断依据为 IgG 和 / 或补体 C3 在基底膜带呈线状沉积，以及循环中存在抗基底膜带 IgG 自身抗体。
- 本病首选治疗为系统用糖皮质激素，预后良好，多数患儿在 1 年内缓解。

儿童大疱性类天疱疮(childhood bullous pemphigoid，CBD)少见，在病因及临床表现上有别于成人，但在组织病理及直接免疫荧光(DIF)结果与成人大疱性类天疱疮相似。

(一) 流行病学

CBD 首次在 1970 报道，无明显的种族、性别差别，目前国内累计报道 19 例，英文文献中报道的病例数 >100 例，并且多数发生于 <1 岁。Waisbourd-Zinman 等总结了 2004—2006 年以色列 79 例婴儿 BP 的临床特征，其中 43 例(53%)发生于 <1 岁，最小发病年龄为出生仅 2 个月婴儿，统计的发病率为 2.36/10 万；发现儿童 BP 有两个发病高峰，1 岁之前为第 1 个高峰，约 53% 的婴儿在出生 4 个月发病，另一个高峰在 8 岁。国内文献报道的 19 例儿童 BP 中，男女比例为 15∶4，发病年龄为 (41.16±41.81) 个月，1 岁左右发病占 37%，3 岁左右发病占 32%。

(二) 病因及发病机制

1. 疫苗接种　常在乙肝疫苗、百白破、脊髓灰质炎病毒、卡介苗等疫苗接种后发病，其机制可能是疫苗作为抗原激活非特异性免疫反应，或产生特异性的抗体，后者与大疱性类天疱疮抗原有交叉反应。

2. 药物　呋塞米、氟尿嘧啶、磺胺类等药物可诱发 CBD。Lee 等报道 1 例呋塞米诱发的 CBD 病例，可能机制为药物引起基底膜发生抗原性改变。

3. 免疫功能异常　Tripodi 等报道了 1 例与炎症性肠病相关的 CBD。也有与溶血性贫血、膜性肾病并发的 CBD 报道。

4. 嗜酸性粒细胞增多与 IgE　CBD 患者外周血嗜酸性粒细胞增多，疱液、真皮内常有嗜酸性粒细胞浸润，部分患者疱液及血清中 IgE 升高，甚至基底膜内有 IgE 沉积，提示嗜酸性粒细胞增多、IgE 增高与 CBD 有关。

5. 其他因素　如儿童湿疹、遗传性家族性过敏史、母亲妊娠类天疱疮等，尚无与恶性肿瘤相关的报道。

(三) 临床表现

儿童 BP 在发病初期常有明显瘙痒感，随后在红斑或严重瘙痒处出现紧张性大疱，内涵浆液或血液，尼氏征阴性。皮疹也可以表现为水肿型红斑、丘疹，可呈环形排列。CBD 的典型皮损与成人大疱性类天疱疮相同，但与成人相比有如下特点。

1. CBD 黏膜受累更多　Oranje 等报道 31 例 CBD 患者的黏膜损害接近 50%。主要表现为口腔内水疱、糜烂、浅溃疡伴疼痛，预后不留瘢痕，亦有表现为剥脱性龈炎的报道。

2. CBD 外阴受累更多　文献报道高达 40%，但婴幼儿外阴受累率与成人相似。临床上表现为与外阴水疱相关的间歇性不适或疼痛、排尿困难，有时甚至可能累及肛门周围，疱液为浆液性，偶有血性，可糜烂、结痂，但不遗留瘢痕。部分 CBD 局限在外阴。

3. CBD 掌跖受累更多　尤其是 1 岁以下的婴儿，肢体末端受累率达 79%，儿童相对较少，但亦高达 7%，成人手掌、足底累及少见。皮损特点：水疱亦为紧张性半球状水疱，但疱壁较其他部位厚，不易破，常位于皮纹处(图 36-28)。

4. CBD 可与其他表皮下大疱性疾病相重叠。

(四) 辅助检查

患儿血常规检查可有白细胞和嗜酸性粒细胞增多。全血细胞计数中，嗜酸性粒细胞增多可以作为 BP 早期诊断的一个线索。

1. 组织病理　CBD 的组织病理及直接免疫荧光(DIF)检

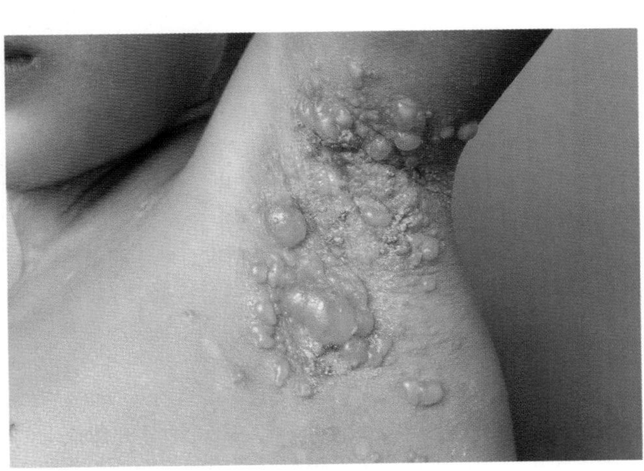

图 36-28　儿童类天疱疮

查与成人大疱性类天疱疮相似，表现为表皮下水疱，疱顶皮肤正常，疱腔内有嗜酸性粒细胞、中性粒细胞和淋巴细胞浸润；DIF 示基底膜上 IgG、C3 沉积，部分儿童有 IgA 或 IgM 沉积，间接免疫荧光检查示抗表皮基底膜抗体阳性、抗棘细胞抗体阴性。与成人不同的是，儿童 IgM 基底膜沉积更常见。

2. 免疫印迹及 ELISA 检查　对大疱性类天疱疮的诊断价值大，血清 IgG 抗体主要为抗 BP230、BP180 抗体，几乎所有大疱性类天疱疮患者通过免疫印迹和 ELISA 法均能发现抗 BP180 抗体，其特异性与敏感性与成人无异。儿童大疱性皮病部分相互重叠，表现为 IgG、IgA 抗 BP180 抗体双重阳性。Toyama 等报道 2 例免疫印迹显示针对 NC16A 抗原位点的 IgG、IgA 阳性。

（五）诊断与鉴别诊断

CBD 的主要诊断依据是 IgG 和 / 或 C3 在基底膜带呈线状沉积，以及循环中存在抗基底膜带 IgG 自身抗体。

CBD 需与下列大疱性皮肤病相鉴别：①儿童线状 IgA 大疱性皮病，好发于 <5 岁的儿童。临床表现为特征性腊肠样或珍珠串样紧张性大疱。两者的组织病理改变都为表皮下大疱，BP 在基底膜带处沉积的免疫球蛋白是 IgG 和（或）C3，而 LABD 的直接免疫荧光为 IgA 呈线状沉积于基底膜带；②幼年型疱疹样皮炎，皮疹呈多形性，簇集成群或排列成环状，多伴有谷蛋白敏感性肠病。免疫荧光可见真皮乳头层有颗粒状 IgA 和（或）C3 沉积；③获得性大疱性表皮松解症，特征为外伤后大疱或血疱，形成瘢痕和粟丘疹，IgG、C3 线状沉积于基底膜带，盐裂皮肤荧光沉积于真皮侧，而 CBD 为表皮侧。

（六）治疗

轻症 BP 患儿可以局部外用糖皮质激素、他克莫司治疗，也可口服红霉素和磺胺嘧啶治疗，中重度患儿需要给予系统激素治疗。单用激素效果不明显者，可考虑联合氨苯砜、免疫抑制剂等。顽固的病例，IVIG、利妥昔单抗、血浆置换、光化学疗法等可以选用。

1. 系统用糖皮质激素　为首选药物，泼尼松每天 1~2mg/kg，可加用氨苯砜、红霉素、烟酰胺、磺胺类等，但需注意的是糖皮质激素长期应用可能引起儿童生长受限。

2. IVIG　主要应用于糖皮质激素不敏感的患者，常用剂量为 400mg/kg，甚至更多，静脉滴注。需配合使用其他药物如糖皮质激素、红霉素、氨苯砜等。

3. 免疫抑制剂　硫唑嘌呤最常用，近年来吗替麦考酚酯应用增多。其他如环磷酰胺、氨甲蝶呤、环孢素也可酌情使用。免疫抑制剂可能会影响生殖系统发育，故青春期时应用需谨慎。

4. 免疫吸附疗法　免疫吸附是将高度特异性的抗原、抗体或有特定物理化学亲和力的物质（配基）与吸附材料（载体）结合制成吸附剂（柱），选择性清除血液中致病因子的血液净化方法。有人报道应用色氨酸吸附柱成功治疗 2 例难治性大疱性类天疱疮患者。免疫吸附治疗不良反应较多，如膜不相容性及过敏反应、血栓形成、血压波动（低血压或高血压）、血小板减少等。

5. 利妥昔单抗　利妥昔单抗是一种 CD20 单克隆抗体，能通过与 CD20 分子结合诱导 B 细胞凋亡、诱导补体依赖的细胞毒作用及通过抗体依赖性细胞介导的细胞毒作用清除表面包被抗 CD20 抗体的 B 细胞。

Schulze 等报道使用利妥昔单抗治疗 1 例难治性婴儿大疱性类天疱疮，第 1 次治疗后病情好转但仍有少量水疱新发，4 周后予第 2 次治疗，症状完全缓解。

6. 其他　氨苯砜 2mg/(kg·d)，可单独或与其他药物联用，疗效较好；红霉素 26mg/(kg·d)，单独或与其他药物联用；烟酰胺 5mg/d，与其他药物联用；其他如磺胺嘧啶、青霉素钠、血浆置换等亦有报道。对 CBD 外用糖皮质激素有效。

（七）病程与预后

CBD 预后较成人好，虽然有些患儿病程较长，但为良性过程，大多在 1 年内缓解。尤其是婴儿大疱性类天疱疮，在大疱泛发之前常对局部或全身的糖皮质激素应用较敏感。患儿的抗 BP180 自身免疫抗体转阴需要一段时间，其抗体数值比成人高，所以检查结果并不能作为结束治疗的指征。大部分儿童 BP 预后良好，不容易复发。

四、获得性大疱性表皮松解症

内容提要

- 获得性大疱性表皮松解症是由于抗Ⅶ型胶原免疫球蛋白 G（IgG）自身抗体所致的一种罕见的自身免疫性表皮下大疱病。
- 临床特征为皮肤脆性增加，表皮下水疱，遗留瘢痕和粟丘疹形成，常见部位为易受创伤的部位如手足、肘、膝、骶骨、甲和口腔，有些患者伴有系统性疾病如炎症性肠病。
- 组织病理示表皮下大疱、纤维化、粟丘疹形成，直接免疫荧光示 IgG 沉积于真 - 表皮交界处。

获得性大疱性表皮松解症（epidermolysis bullosa acquisita，EBA）又称真皮松解性类天疱疮（dermolytic pemphigoid），是一种自身免疫性表皮下大疱病，Ⅶ型胶原自身抗体的存在为其特征，临床表现类似于遗传性营养不良性大疱性表皮松解症。

（一）病因与发病机制

1. Ⅶ型胶原自身抗体　EBA 已确定是一种自身免疫性皮肤病，靶抗原是Ⅶ型胶原（290kDa）。从Ⅶ型胶原裂解出来的 145kDa 抗原有时也是其靶抗原。

本病患者的血清内有针对Ⅶ型胶原的自身抗体，Ⅶ型胶原是锚原纤维的一种主要成分，而锚原纤维在基底膜与真皮乳头的附着上起着重要作用。

2. HLA 相关性　EBA 患者的 HIA-DR2 阳性率增加，虽然本病无家族聚集倾向，但 HLA-DR2 阳性个体患病的相对危险度为 13.1。

（二）临床表现

临床及其组织学表现类似于大疱性类天疱疮、瘢痕性类天疱疮及大疱性系统性红斑狼疮。

发病年龄范围为 11~77 岁，通常为 40~50 岁，儿童亦可发病。女性略多于男性。

1. 皮肤黏膜损害

(1) 经典型（classical type）：表现为一种非炎性、机械性大疱病，特点为肢端大疱，愈合留有萎缩性瘢痕、粟丘疹，色素沉着或色素减退，完整水疱见于非炎症部位或瘢痕处，一些水疱可为出血性或发生鳞屑、结痂或糜烂；损害愈合后遗留瘢痕，瘢痕内常有珍珠样粟丘疹形成。瘢痕性秃发和甲营养不良亦可出现。这些表现类似于迟发性皮肤卟啉病，严重者则类似于隐性遗传性营养不良性大疱性表皮松解症（图 36-29，图 36-30）。

肢端皮损可以是残毁性，导致手指的“连指”畸形、并指

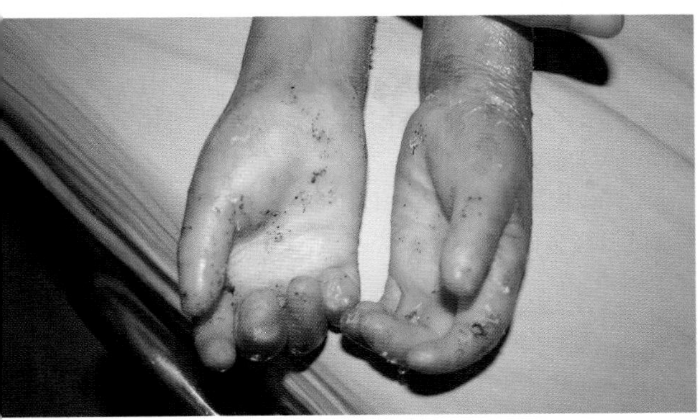

图 36-29 获得性大疱性表皮松解症（1）

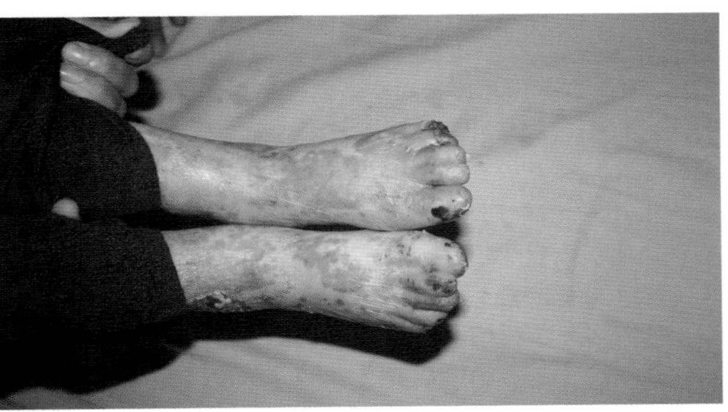

图 36-30 获得性大疱性表皮松解症（2）

症、甲萎缩和完全性甲缺失。

（2）大疱性类天疱疮样型（bullous pemphigoid- like type）：大疱性类天疱疮样表现，除了四肢以外，间擦部位和屈侧也有广泛的紧张性水疱和大疱，周围有荨麻疹样损害，常伴瘙痒，预后不形成粟丘疹和萎缩性瘢痕。

（3）瘢痕性类天疱疮样型（cicatricial pemphigoid-like type）：此型特点是黏膜受累，口腔黏膜最常受累。舌、牙龈、腭和颊黏膜可出现糜烂、溃疡和大疱。此型以黏膜病变为主，可不伴有光滑皮肤损害，口腔、食管上段、肛门、阴道黏膜和结膜均可出现糜烂及瘢痕。

（4）线状 IgA 病样型（linear IgA disease-like variant）：本型在成人和儿童中均存在抗Ⅶ型胶原 IgA 自身抗体。在成人患者，眼部损害通常严重，失明并不少见。

2. 系统性疾病 EBA 可伴有各种系统疾病如炎症性肠病、糖尿病、系统性红斑狼疮、淀粉样变、甲状腺炎、多发性内分泌瘤病、类风湿关节炎、肺纤维化、慢性淋巴细胞性白血病、胸腺瘤和多发性骨髓瘤等。约 30% 的 EBA 患者有炎症性肠病，最常见的是 Crohn 病。

（三）辅助检查

组织病理 常规组织病理学检查示皮损处表皮下疱、表皮与真皮分离，真皮内炎细胞浸润的程度反映了皮损的临床炎症程度。类似隐性遗传营养不良型 EB 或迟发型皮肤卟啉病的损害通常炎症细胞稀少，类似大疱性类天疱疮的损害有显著更多的混合炎细胞浸润，包括淋巴细胞、单核细胞、中性粒细胞和嗜酸性粒细胞。大疱性类天疱疮型 EBA 的组织学与大疱性类天疱疮本身无法区分。

损害周围皮肤直接免疫荧光（DIF）示 IgG 和 C3 线状沉积在真 - 表皮交界处，有时伴有 IgM 或 IgA 沉积。间接免疫荧光（IIF）检查可在 50%~70% 的患者中检测出 IgG 循环抗体。盐裂 IIF 可见 IgG 沉积在真皮侧，其靶抗原为 290kDa（Ⅶ前胶原的球形终末区）（表 36-13）。

（四）诊断与鉴别诊断

Yaoia 等在 1981 年提出的诊断标准经略加修订，目前仍适用（表 36-14）。EBA 的鉴别诊断包括迟发性卟啉病、先天性大疱性表皮松解症和大疱性类天疱疮等。

1. 迟发性卟啉症 皮肤迟发性卟啉症与经典型 EBA 相似，多在日晒部位如面、颈、手背；荧光免疫病理阴性，卟啉检查血、红细胞、尿、粪卟啉增高，代谢障碍。

2. 遗传性营养不良型大疱性表皮松解症 遗传性营养不良型大疱性表皮松解症与遗传有关，有家族史，自幼发病，组织病理示表皮内水疱或表皮下水疱，抗体检测可鉴别。

3. 大疱性类天疱疮 免疫病理基底膜带线状 IgG、C3 沉积，血清中有抗 BP180 抗体，盐裂皮损周围正常皮肤行 DIF 检查示抗体沉积在表皮侧。

4. 其他 假性迟发性皮肤卟啉症、线状 IgA 大疱性皮病、Brunsting-Perry 天疱疮、大疱性系统性红斑狼疮等。

（五）治疗

分为炎症性和非炎症性大疱病治疗。EBA 特别是经典型治疗困难，对大剂量系统糖皮质激素、硫唑嘌呤、氨甲蝶呤、环磷酰胺治疗不敏感，这些治疗仅对部分炎性大疱性类天疱疮型 EBA 有效。部分患者使用氨苯砜和大剂量秋水仙碱治疗有效，支持治疗适用于所有患者。

避免外伤和日光曝晒，局部皮肤感染应对症处理。

1. 一般支持疗法 丰富营养、控制感染、精心护理伤口，

表 36-13 获得性大疱性表皮松解症（EBA）与大疱性类天疱疮的免疫荧光检查比较

疾病	活检部位选择	DIF 检查结果	血清 IIF 检查结果
大疱性类天疱疮	红斑周围的皮肤或黏膜	IgG 和 / 或 C3 线状沉积于基底膜带，也伴有其他 Ig，阳性率约 50%~80%，当疾病缓解后 Ig 和 C3 沉积消失 活检前臂正常皮肤，盐裂皮肤 DIF 检查示 IgG 沉积于表皮侧（很少沉积于真皮侧）	IgG 型抗基底膜带抗体，阳性率大约 70%，滴度与病情活动性无关
获得性大疱性表皮松解症	红斑周围的皮肤或黏膜	Ig 和 / 或 C3 线状沉积于基底膜带，阳性率几乎 100% 盐裂皮肤 DIF 检查示 IgG 沉积于真皮侧	IgG 型抗基底膜带抗体，阳性率大约 25%

表 36-14 获得性大疱性表皮松解症（EBA）的诊断标准

① 具有上述临床表现的大疱性疾病
② 无大疱性疾病家族史
③ 组织学检查显示表皮下水疱
④ IgG 沉积在真-表皮交界处，即损害周围皮肤的直接免疫荧光检查阳性
⑤ 直接免疫电镜检查示 IgG 沉积局限于基底膜的致密板下部和/或致密板下方区域
⑥ IIF 或盐裂皮肤 DIF 检查、Western 印迹法和酶联免疫吸附试验（ELISA）结果。
其中，⑤或⑥可任选一条

支持治疗适用于所有患者。

2. 系统治疗

(1) 泼尼松：1~2mg/(kg·d) 或更大剂量，对播散性炎性损害有较好疗效，而对经典型者应联用氨苯砜或环孢素。

(2) 免疫抑制剂：硫唑嘌呤[2~3mg/(kg·d)]、环磷酰胺[1~2mg/(kg·d)]或环孢素（>6mg/(kg·d)）。

(3) 其他：①氨苯砜 50~100mg/d，单用或联用泼尼松，对中性粒细胞浸润为主的损害有较好疗效；②秋水仙碱 0.5mg，2 次/d；③血浆置换法对部分病例有效。

(4) IVIG：静脉滴注免疫球蛋白，400mg/(kg·d)，可减少新水疱形成并促进愈合。

(5) 生物制剂：抗 Tac 单克隆抗体已经成功应用于某些患者，它是一种活化 T 细胞的白介素 2 受体（CD25）片段，剂量 1mg/kg，6~12 次静脉滴注，3 例患者中，有 1 例有较好的疗效。

3. 局部治疗 口腔损害可用强效糖皮质激素制剂。

（六）病程与预后

大多数 EBA 为慢性病程，常间歇性发作，可致畸残和毁形。少数 EBA 病人可缓慢自然缓解。

第四节 疱疹样皮炎和线状 IgA 大疱性皮病

一、疱疹样皮炎

内容提要

- 90% 以上疱疹样皮炎患者有谷蛋白敏感性肠病。
- 临床上以四肢伸侧、头皮、项部及臀部群集性对称性损害伴剧烈瘙痒为特征。
- 组织病理示真皮乳头中性粒细胞微脓疡，真-表皮交界处水疱形成，直接免疫荧光检查示真皮乳头顶部或基底膜带 IgA 颗粒状沉积。
- 氨苯砜治疗对皮损有显著的效果，但对肠病无效，多数缓解与限制谷蛋白饮食相关。

疱疹样皮炎（dermatitis herpetiformis，DH）是一种自身免疫性慢性丘疹水疱病，好发于青年人。剧烈瘙痒，皮疹呈多形性，包括红斑、风团、丘疹、水疱或大疱性损害。真皮乳头上部 IgA 颗粒状沉积。大多数患者伴有谷蛋白敏感性肠病（Gluten-sensitive enteropathy，GSE）。

（一）病因与发病机制

1. 遗传因素 许多研究发现 DH 与某些 HLA 型别之间存在关联，尤其是 HLA-DQ2，其次为 HLA-DQ8 和 HLA-DB8，阳性率分别为 95%~100%、90%~95% 和 80%~90%，明显高于正常对照（分别为 40%、23% 和 21%）。DH 或 GSE 患者一级亲属的患病风险显著升高。单卵双胞胎的患病一致率高于 0.9。国内孙勇虎发现汉族人 DH 风险位点为 HLA-B*0801 和 HLA-DRB1*0301，风险预测相关指数 AUC 达 0.717，敏感度 60%，特异度 90% 以上。

2. 环境因素 参与 HP 和 GSE 发病的主要环境因素为膳食谷蛋白，存在于小麦、黑麦、大麦和玉米等谷物中，消化产物为麦醇溶蛋白。麦醇溶蛋白被递呈给辅助 T 细胞，活化循环中性粒细胞。其他环境因素还包括碘暴露，而吸烟似乎能减轻病情。

3. 免疫因素 DH 和 GSE 的发病机制均为针对转谷氨酰胺酶（tagase）的 IgA 自身免疫应答。GSE 的主要靶抗原为组织转谷氨酰胺酶，DH 为表皮转谷氨酰胺酶 3，两种蛋白的酶结构域具有高度同源性。由于 IgA 是胃肠道免疫系统的主要免疫球蛋白，故推测皮肤中的 IgA 来源于胃肠道黏膜。尽管导致 DH 患者炎症和瘙痒的一系列分子学事件尚未完全阐明，有人提出了表皮释放表皮转谷氨酰胺酶 3 进入真皮乳头后与循环 IgA 抗体结合，或表皮转谷氨酰胺酶 3 与 IgA 的循环复合物沉积于皮肤，吸引中性粒细胞浸润，释放蛋白酶，导致炎症和透明板内裂隙（图 36-31）。

（二）临床表现

本病各年龄组均可发病，发病高峰年龄为 20~30 岁。但也有报道本病通常在 50 岁后发病，偶见于 5 岁以下儿童。男女之比为 1.6~2∶1。皮损常突然发病，或有全身不适、倦怠、低热等前驱症状。DH 患者可呈现不同严重程度的病谱，轻者表现为肘、膝部瘙痒性丘疹，重者表现为躯体伸侧多处剧烈瘙痒性水疱。

1. 多形性皮损 有红斑、丘疹、丘疱疹、风团及水疱，偶见大疱和血疱。水疱常集簇成群，呈环状或半环状（图 36-32，图 36-33），疱周有轻微红晕，疱壁较厚，紧张丰满，尼氏征阴性，对称分布于躯体伸面，特别是肩、肘、臀、骶、膝和后发际。皮损消退后常有色素沉着或减退。口腔损害罕见，常见为口腔干燥和复发性口腔黏膜溃疡。

2. 剧烈瘙痒和烧灼感 剧烈瘙痒为本病特征，常伴烧灼或刺痛感。一般先有局部瘙痒，这种瘙痒可在皮损出现之前 8~24 小时发生，原发性丘疹水疱性损害可不伴有瘙痒，但结痂和糜烂性损害常有剧烈瘙痒。

3. 谷蛋白敏感性肠炎 60%~70% 的患者有 GSE，仅 5%~10% 的患者出现腹痛、腹泻和腹胀，20%~30% 病例的有轻度吸收障碍，如脂肪痢以及 D-木糖、铁、叶酸、葡萄糖、水及碳酸氢盐吸收异常。有报道在摄入谷蛋白或含碘饮食数小时或 1 天内发病，少数妇女在经期有短暂发作。

4. 相关疾病与恶性肿瘤 DH 可伴发胃肠道淋巴瘤和其他恶性肿瘤，恶性肿瘤发生率为 6.4%。此外，DH 还可合并一系列自身免疫性疾病（表 36-15）。

5. 临床亚型

(1) 局限型：主要在眼睑、眼缘及面颊处，或腕、踝部，反复出现丘疱疹和水疱，水疱直径为 2mm，为张力性水疱，尼氏征阴性，局部瘙痒明显。

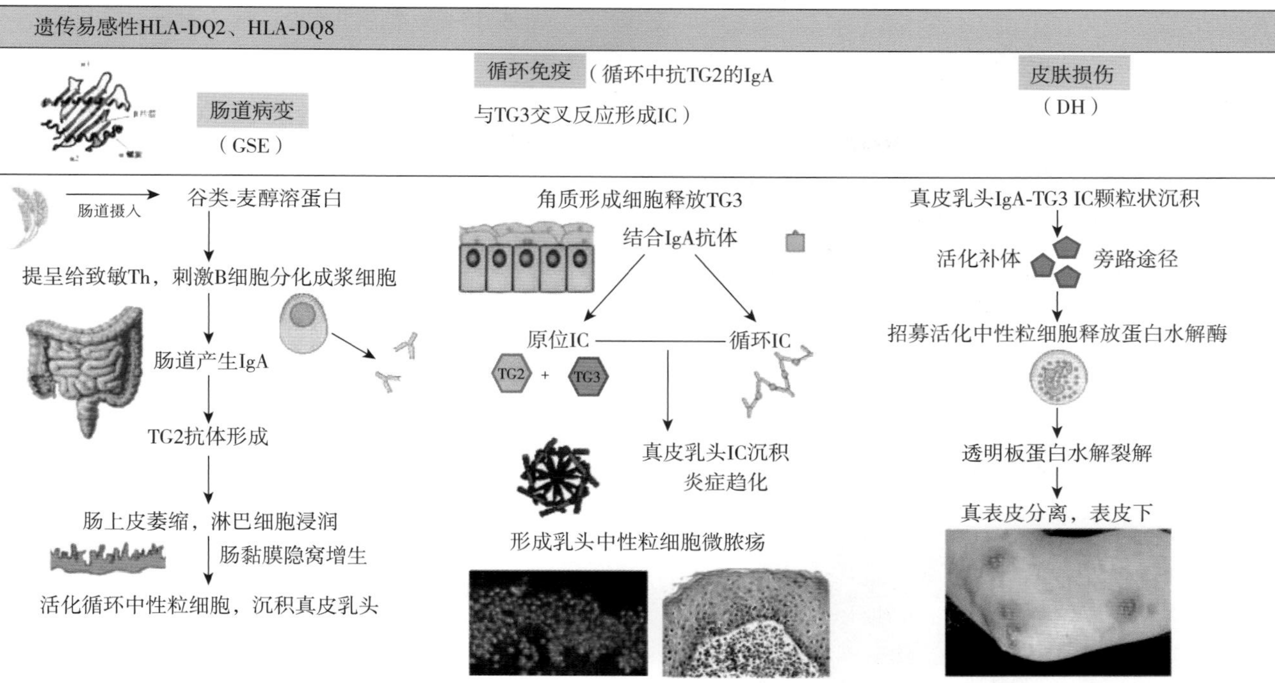

图 36-31　疱疹性皮炎（DH）的发病机制

TG2= 组织谷氨酰胺转移酶；TG3= 皮肤谷氨酰胺转移酶；TG2、IgA 与 TG3 交叉反应；燕麦中无谷蛋白

DH 是肠病的皮肤表现，遗传易感个体（HLA-DQ2 或 HLA-DQ8 阳性）在摄入谷胶后，刺激肠道黏膜产生 IgA 型抗转谷氨酰胺酶抗体（谷氨酰胺转氨酶在肠道为 TG2 型，在皮肤为 TG3 型）。皮肤角质形成细胞释放转谷氨酰胺酶的亚型 - 表皮转谷氨酰胺酶 3（TG3）进入外周循环或真皮乳头，与 IgA 抗体结合形成循环免疫复合物（IC）沉积于真皮乳头，或直接在真皮乳头原位形成 IC。IC 活化补体旁路途径，招募并活化中性粒细胞（N），释放基质金属蛋白酶 -9（MMP-9）和弹性蛋白酶（NE）等蛋白水解酶，导致真 - 表皮分离。

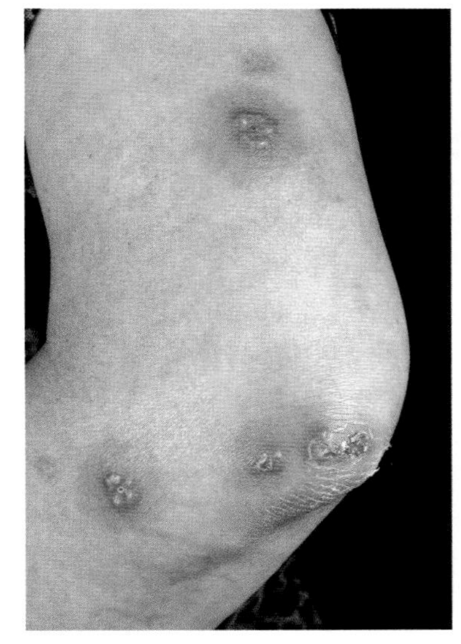

图 36-32　疱疹样皮炎

(2) 幼年型：最小发病年龄为 6 个月龄婴儿，平均发病年龄为 7 岁。

（三）辅助检查

组织病理学示表皮下水疱（图 36-34），乳头顶部中性粒细胞微脓疡，直接免疫荧光（DIF）示真皮乳头 IgA（图 36-35）和 C3 颗粒状沉积。在血清中可检出 IgA 或 IgG 型抗网硬蛋白

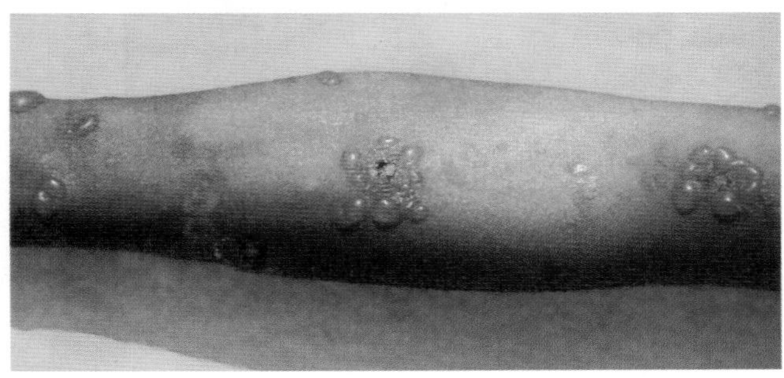

图 36-33　疱疹样皮炎
环状水疱。

表 36-15　疱疹性皮炎（DH）的伴发疾病

艾迪生病	系统性红斑狼疮
1 型糖尿病	甲状腺疾病：
谷蛋白敏感性肠病	Graves 病
胃酸过少	桥本氏甲状腺炎
肠淋巴瘤	甲状腺功能亢进
恶性贫血	特发性甲状腺功能减退
雷诺现象	溃疡性结肠炎
类风湿关节炎	白癜风
口腔干燥 - 风湿性关节炎综合征	

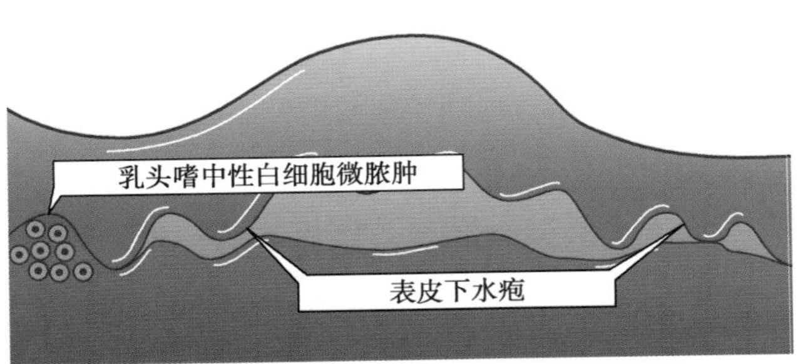

图 36-34　疱疹样皮炎模式图

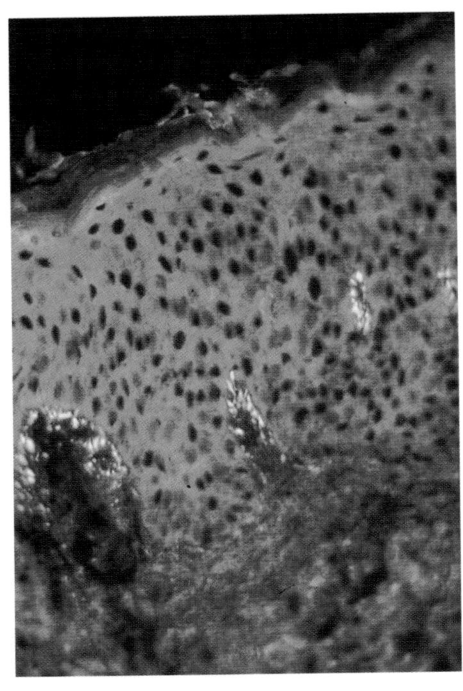

图 36-35　疱疹样皮炎
IgA 在乳头上部的颗粒状沉积。

抗体，抗甲状腺微粒体抗体和抗核抗体的检出率也升高。多数患者存在循环抗表皮转谷氨酰胺酶抗体。

（四）诊断与鉴别诊断

DH 的诊断依据包括：①多形性皮疹如红斑、丘疹、水疱和风团；②水疱紧张丰满，尼氏征阴性；③剧烈瘙痒；④部分患者伴有腹胀、腹泻等消化道症状；⑤组织病理可见表皮下水疱、中性粒细胞性微脓疡；⑥DIF 示真皮乳头 IgA 和 C3 呈颗粒状沉积；⑦氨苯砜治疗对皮损效果显著，但对肠病无效。

DH 需与疱疹样天疱疮、线状 IgA 大疱性皮病、慢性荨麻疹、湿疹、妊娠疱疹、天疱疮、大疱性类天疱疮、大疱性药疹、多形红斑、丘疹性荨麻疹、神经官能症性表皮剥脱、暂时性棘层松解性皮病等疾病相鉴别。

（五）治疗

治疗包括氨苯砜和无谷蛋白饮食，两者联合应用，通过限制谷蛋白摄入，DH 的肠病及皮损可得到控制（表 36-16）。

表 36-16　疱疹性皮炎（DH）的循证治疗

项目	内容
一线治疗	氨苯砜（对肠道症状无效）（B）、无谷蛋白饮食（B、D）
二线治疗	磺胺吡啶（E）
三线治疗	米诺环素、四环素及烟酰胺（E）、肝素（E）、环孢素（E）、秋水仙碱（C）、系统用糖皮质激素（E）、饮食中补充必要元素（C）

1. 无谷蛋白饮食　避免进食含谷蛋白饮食包括玉米、粳米、麦类食物如小麦、黑麦，而燕麦不含谷蛋白，可作为无谷蛋白饮食的一种选择。部分患者通过长期（6~12 个月）严格无谷蛋白饮食，不用或少用药物也可控制病情。谷蛋白可致空肠绒毛萎缩和小肠炎，无谷蛋白饮食可改善胃肠道症状如痉挛性疼痛和腹泻，属于 GSE 的病因治疗。

另外，还应避免进食含碘或溴的食物。

2. 系统治疗

（1）氨苯砜：氨苯砜为首选药物，起始剂量 100~150mg/d，大多数患者的症状在 24 小时内缓解，但停药数小时至数天即可复发；维持剂量为 25~50mg/d，少数病例仅需 25mg/ 周。氨苯砜对皮损有显著疗效，但对肠病无效。氨苯砜的主要副作用为溶血、高铁血红蛋白血症及粒细胞缺乏症（罕见），但 90% 以上患者使用多年仍耐受良好。由于氨苯砜产生的氧化剂导致红细胞衰老，因此几乎所有病人都会发生溶血现象，葡萄糖 -6- 磷酸脱氢酶缺乏患者使用氨苯砜可发生严重贫血。氨苯砜治疗的患者可发生致死性粒细胞缺乏症，在持续治疗 2~12 周后出现，白细胞凝集素形成引起超敏反应似乎是发病的潜在机制，再次使用氨苯砜可使白细胞减少症在数小时内出现。氨苯砜治疗期间需定期检查血常规和肝功能。第一个月应每周检查血常规，之后每 5 个月复查 1 次，以后每半年复查一次。肝功能检查在前 6 个月内每月 1 次，之后每年 1 次。

（2）替代治疗：若患者不能耐受氨苯砜可选用磺胺吡啶 1~1.5g/d，疗效比氨苯砜稍差，可能导致粒细胞缺乏症，亦应定期监测血常规及肝功能。还可选用四环素及烟酰胺，或秋水仙碱 0.5mg，每天 2 次。

（3）其他：泼尼松 20~40mg/d，病情控制后减量；环孢素 5~7mg/（kg·d）；抗组胺药如去氯羟嗪、酮替芬、氯雷他定等有止痒作用。

3. 局部治疗　清洁杂菌，外用糖皮质激素、1% 炉甘石洗剂或其他止痒剂。

（六）病程与预后

病情以发作、缓解相交替。40% 的患者病情超过 10 年。约 15% 患者在未接受药物治疗或饮食控制的情况下自然缓解，随年龄增长，皮疹将逐渐减轻。长期摄入无谷蛋白饮食可控制皮损和胃肠道症状。合并恶性肿瘤者预后较差。

二、线状 IgA 大疱性皮病

内容提要

- 线状 IgA 大疱性皮病是由免疫介导的表皮下大疱性疾病。

- 成人表现可与疱疹样皮炎或大疱性类天疱疮相似，儿童大疱常排列成弧形串珠状或环状，也能见到与大疱性类天疱疮相似的单个紧张性大疱，剧烈瘙痒。
- 免疫病理特征为IgA线状沉积于基底膜。
- 多数患者持续数年后逐渐自然缓解。儿童型LABD自然缓解时间为2~4年。

线状IgA大疱性皮病（linear IgA bullous dermatosis，LABD）是一种少见的表皮下大疱性皮肤病，临床表现类似于疱疹样皮炎或大疱性类天疱疮，免疫病理特征为IgA线状沉积于基底膜。

（一）病因与发病机制

1. 免疫介导　近30%的患者有低滴度抗基底膜带IgA循环抗体。IgA沉积引起中性粒细胞趋化，并导致水疱形成。靶抗原主要是97kDa抗原，其次是290kDa抗原。97kDa抗原是一种锚定蛋白，是180kDa类天疱疮抗原的组成部分。针对290kDa蛋白的抗体，代表了抗Ⅶ型胶原的免疫球蛋白应答。

2. 谷蛋白　在LABD中，谷蛋白敏感性肠病的发生率为0~24%，小肠组织学异常的发生率亦低于疱疹样皮炎。

3. 药物　成人型LABD多为药物引起。万古霉素是最常见的致病药物，其他包括卡托普利、卡马西平、头孢曲松、复方新诺明、环孢素、布洛芬、粒-巨噬细胞集落刺激因子、青霉素、呋塞米、阿托伐他汀钙、锂剂和双氯芬酸，这些药物可能刺激易感个体的免疫系统产生IgA型抗体，有时皮疹可类似中毒性表皮松解坏死症。

（二）临床表现

LABD的临床表现可类似疱疹样皮炎、大疱性类天疱疮、瘢痕性类天疱疮。根据发病年龄可分为儿童型和成人型LABD。LABD呈双峰发病模式，儿童型好发于6个月~10岁，成人多发于60岁以后。

1. 成人型LABD（Linear IgA dermatosis of adult）　临床可出现疱疹样皮炎或大疱性类天疱疮相似的症状，但无肠病症状。皮损有环状/靶样损害或多形红斑、荨麻疹样伴周围水疱形成、水疱或大疱。70%有口腔病变，为水疱、糜烂、甚或瘢痕形成。

平均发病年龄在60岁以上，女性略多见。皮损常散在分布、不对称，可有剧烈瘙痒或烧灼感。有时累及鼻、咽、食管、眼、泌尿生殖器和肛门。

2. 儿童型LABD（Linear dermatosis of childhood）　Kim在1961年以"儿童慢性良性大疱性皮肤病"首次报道，好发于2~4岁，多在5岁前发病，少数在1岁内发病，通常至13岁时缓解（图36-36）。发病突然，与成人病例一样，免疫电镜和免疫抗原定位研究证实在透明板内、致密板下或两者均有免疫沉积。如成人型一样，某些儿童同时有IgG和IgA沉积。谷蛋白敏感性肠病罕见，可发生IgA肾病，可并发Crohn病。

临床表现为发生于红斑或正常外观皮肤，以紧张性水疱、大疱为主的损害。大疱常排列成弧形串珠状或环状，也能见到孤立的大疱性类天疱疮样紧张性大疱。主要累及口周、躯干下部、腹股沟、股外侧和外生殖器，广泛分布。损害常成批出现，愈合后遗留瘢痕或色素异常。少数有口腔受累，瘙痒，有时较为剧烈。

3. 黏膜线状IgA大疱性皮病（mucosal linear IgA diseases）是LABD的亚型，可分以下几型：

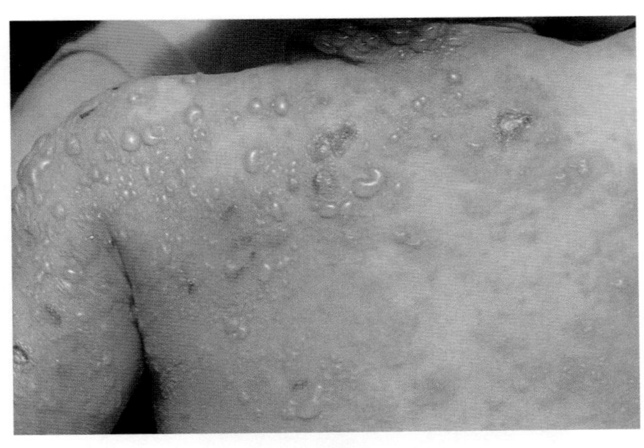

图36-36　儿童线状IgA皮病

（1）眼LABD：此型主要侵犯眼结膜，与瘢痕性类天疱疮的眼症状相同，可持续多年，形成溃疡，预后形成纤维化，使结膜皱缩，形成睑球黏连。

（2）口腔LABD：主要侵犯口腔，其症状与口腔瘢痕性类天疱疮的黏膜表现相同。

（3）多部位黏膜受累LABD。

（三）伴发疾病

有报道指出LABD与多种疾病相关，如溃疡性结肠炎、Crohn病、自身免疫性疾病、感染、恶性肿瘤如小肠淋巴瘤、肠道外淋巴瘤、非霍奇金淋巴瘤。这些疾病可能在激发最初的IgA黏膜免疫系统中起作用。

（四）辅助检查

1. 组织病理

（1）儿童型LABD：病理与大疱性类天疱疮、获得性大疱性表皮松解症、瘢痕性类天疱疮、大疱性系统性红斑狼疮的镜下所见相似，不易区分。

（2）成人型LABD：表皮下水疱，可见沿着真-表皮交界处有较多的中性粒细胞和少量嗜酸性粒细胞浸润。水疱内有纤维蛋白和炎细胞。空肠病理无异常。

2. 免疫病理

（1）直接免疫荧光（DIF）检查示IgA、C3呈线状沉积在基底膜带（图36-37）。

（2）间接免疫荧光（IIF）检查在少数患者可检出IgA循环抗体。盐裂IIF检查：大多数患者IgA抗体沉积在表皮侧，其抗原分子量为97kDa，少数沉积在真皮侧者，其靶抗原为Ⅶ型胶原，分子量为290kDa。

3. 免疫电镜　免疫电镜将本病分为3种亚型：①透明板型：常见，IgA沉积在透明板；②致密板下型：较少见，IgA沉积在致密板下方和锚原纤维内；③混合型：罕见，IgA沉积在透明板和致密板下方。

（五）诊断与鉴别诊断

成人及儿童LABD的诊断依据临床表现和直接免疫荧光检查。本病的鉴别诊断包括：

1. 大疱性类天疱疮　DIF检查显示，20%~30%患者亦可出现IgG、IgM和C3沉积，但LABD以IgA为主，而大疱性类天疱疮以IgG为主。

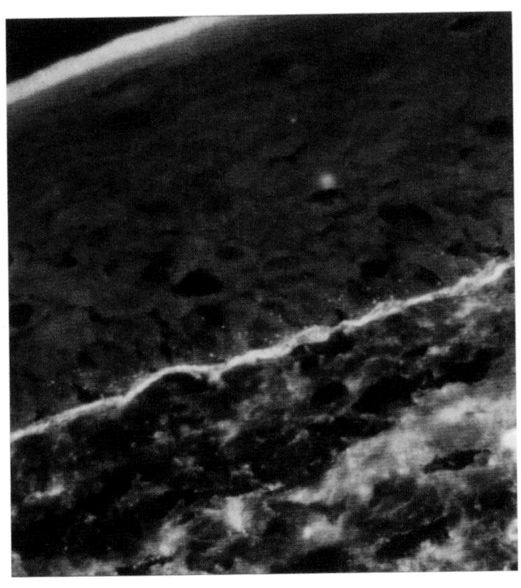

图 36-37　成人线状 IgA 大疱性皮肤病（直接免疫荧光）

2. 疱疹样皮炎　LABD 的临床表现和疱疹样皮炎相似，但组织学和免疫荧光检查结果不同，并且和小肠病变无关。疱疹样皮炎 DIF 示真皮乳头 IgA 和 C3 呈颗粒状沉积，而 LABD 为基底膜均质型线状 IgA 沉积。

3. 其他　包括获得性大疱性表皮松解症、系统性红斑狼疮的大疱性损害、瘢痕性类天疱疮、扁平苔藓和中毒性表皮松解坏死症。

（六）治疗

大多数患者口服氨苯砜或磺胺吡啶有效，少数病例需联用泼尼松。一般在用药后 2~3 天内见效，症状完全控制后逐渐减量维持。

本病一线治疗为氨苯砜；二线治疗有氨苯砜联合泼尼松、磺胺吡啶、秋水仙碱、四环素和烟酰胺；三线治疗有磺胺甲氧嗪、双氯西林、红霉素、酶酚酸酯、氨甲蝶呤、α- 干扰素、硫唑嘌呤、环孢素、IVIG。

1. 氨苯砜　100~300mg/d，开始剂量 25mg/d，以后每 1~2 周增加 25mg，直至症状控制。儿童剂量为 1~2mg/(kg·d)［不超过 3~4mg/(kg·d)］，分次口服。氨苯砜治疗数天可见效，对皮肤损害最有效，对黏膜损害疗效较差。氨苯砜治疗中，注意监测血象，溶血性贫血及氨苯砜综合征。

2. 氨苯砜联合泼尼松　泼尼松 30~40mg/d，儿童剂量为 1mg/(kg·d)，清晨顿服。对氨苯砜疗效不满意者可联合泼尼松，可使症状显著改善，减小氨苯砜用量。

3. 磺胺吡啶　1.5~2g/d，儿童剂量为 70mg/(kg·d)［不超过 100mg/(kg·d)］，分次口服。

4. 四环素联合烟酰胺　成人四环素 2.0g/d 联合烟酰胺 1.5g/d。儿童不宜用此法。联合使用四环素 2.0g/d 和烟酰胺 1.5g/d，IVIG，或秋水仙碱 0.6mg，2~3 次 /d，可能有效。IVIG 剂量为 2g/kg，每 4 周一疗程，可获满意疗效。

（七）病程与预后

绝大多数儿童型患者在青春期前自行缓解，一般持续约 2 年，少数持续至青春期后。部分成人型患者的病程可为慢性，一些病例亦能自行缓解。

第五节　大疱性系统性红斑狼疮

内容提要

- 大疱性系统性红斑狼疮是系统性红斑狼疮病谱中的罕见亚型，不同于系统性红斑狼疮伴自身免疫性疱病如疱疹样皮炎、寻常型天疱疮、大疱性类天疱疮。
- 临床特征为发生于系统性红斑狼疮患者的水疱大疱性损害，组织学上为表皮下疱，直接免疫荧光示免疫球蛋白和补体呈线状沉积于基底膜带。
- 本病治疗选择为氨苯砜或氨苯砜联合泼尼松龙，起效快，但停药常迅速复发。

大疱性系统性红斑狼疮（bullous systemic lupus erythematosus，BSLE）又名系统性红斑狼疮性大疱疹，是系统性红斑狼疮（SLE）的一种亚型，临床上大疱性皮损仅见于 0.4% 的 SLE 患者，以表皮下水疱、真皮上部中性粒细胞浸润，以及真 - 表皮交界处免疫复合物沉积为组织病理特征，由 Pedro 和 Dahl 于 1973 年首次描述。本病组织学特征类似疱疹样皮炎，免疫荧光检查更像红斑狼疮。1983 年 Camnisa 和 Sharma 提出了本病诊断指标，1995 年经 Yell 进行了修订沿用至今。

（一）病因与发病机制

1. 自身抗体　SLE 患者体内有多种自身抗体，可引起多种并发症，如大疱性类天疱疮、疱疹样皮炎、寻常型天疱疮、落叶型天疱疮、线状 IgA 大疱性皮病及获得性大疱性表皮松解症。

2. HLA-DR2 增高　BSLE 患者与正常人体相比，HLA-DR2 频率明显增高，这与自身免疫病发病危险性增高相关。

3. 补体活化　BSLE 与补体活化活性有关，可导致中性粒细胞游走，释放中性粒细胞酶，与损伤基底膜，导致表皮与真皮分离。

（二）临床表现

多数病例为年轻女性，平均发病年龄为 22 岁。绝大多数患者有红斑狼疮病史，仅少数在发病时无结缔组织病的症状或体征，但在后续出现狼疮的其他特征。

1. 皮肤损害　皮损可为多形性，如水疱、紧张性大疱、斑疹和丘疹（偶见），数量及分布不定，常伴有剧烈瘙痒。大疱性皮损往往由日光诱发，是由于皮肤基底层水肿变性加上真皮上部严重水肿而引起表皮下水疱。据推测真皮 130kDa 抗原 - 抗体反应是导致皮肤大疱的主要原因。

临床上，大疱性皮损好发于暴露部位，如颜面、颈和躯干上部（图 36-38），也可全身泛发。基本损害为单个或成群分布、大小不一的水疱或大疱，起初疱壁紧张，疱液澄清，后可混浊，也可为血性。部分病例的损害类似于疱疹样皮炎，余者可能酷似大疱性类天疱疮或多形红斑。水疱发生时，患者很少有典型的盘状、系统性或亚急性皮肤红斑狼疮损害。皮损愈合后遗留色素沉着，但不形成瘢痕。仅少数病例发生口腔黏膜受累。

2. 与 SLE 的相关性　目前认为大疱性皮损的出现与 SLE 病情活动度和严重的内脏损害，尤其是肾脏受累有关。

SLE 的水疱性皮损主要分为两种类型：BSLE 和有水疱的 SLE。有水疱的 SLE 主要指并发原发性水疱性疾病如疱疹样皮炎、大疱性类天疱疮、获得性大疱性表皮松解症和线状 IgA

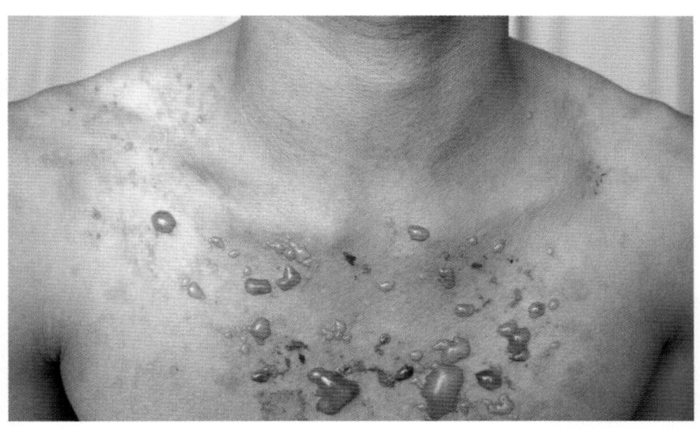

图 36-38　大疱性系统性红斑狼疮
胸前多发紧张性水疱、红斑（广东医科大学附属医院　吴玮惠赠）。

大疱性皮病等。BSLE 是发生于 SLE 患者的获得性表皮下大疱性疾病，临床少见。

（三）辅助检查

1. 组织病理　BSLE 皮损的组织病理酷似疱疹样皮炎和线状 IgA 大疱性皮病，表现为表皮下水疱，中性粒细胞浸润，基底细胞液化变性。但发生在外观正常皮肤的水疱，可缺乏典型的红斑狼疮组织病理变化。

2. 免疫病理　免疫荧光和免疫印迹对 BSLE 的诊断有重要价值。

直接免疫荧光（DIF）示 IgG、IgM、IgA 和 C3 沉积于基底膜带。盐裂免疫荧光示抗基底膜带抗体可单独沉积于盐裂皮肤的真皮侧或表皮侧或同时沉积于表皮侧和真皮侧。

当用完整皮肤作底物时，间接免疫荧光（IIF）检查很少检测到血清抗基底膜自身抗体，而用盐裂皮肤标本作底物时，大多数患者的血清可与真皮部分呈线状结合。

免疫电镜示抗基底膜带抗体可同时结合于半桥粒和致密层、或透明层和致密下层、或透明层和致密下层、或致密层和致密下层。

3. 实验室检查　根据是否存在Ⅶ胶原纤维抗原（BSLE 的靶抗原）将 BSLE 分为两型：Ⅰ型为符合下述 BSLE 诊断标准并且有抗Ⅶ型胶原纤维抗体者；Ⅱ型为符合上述 BSLE 诊断标准而无抗Ⅶ型胶原纤维抗体者。患者还存在符合 SLE 的实验室检查异常。

（四）诊断与鉴别诊断

BSLE 的诊断需要符合以下标准：①符合美国风湿病协会的 SLE 诊断标准；②日光暴露部位（但不限于这些部位）出现水疱或大疱；③组织学示表皮下水疱和真皮上层中性粒细胞浸润；④直接免疫荧光检查示免疫球蛋白和补体沉积于基底膜带。基底膜带 IgG（±IgA 和 IgM 或补体 C3）线状沉积与红斑狼疮界面皮炎的颗粒状免疫染色不同；⑤间接免疫荧光示循环抗基底膜带抗体阴性。

SLE 患者出现水疱大疱疹时即应考虑本病，同样，任何大疱性疾病患者出现临床、组织病理与免疫荧光检查结果不一致时，均应考虑 BSLE。普通病理检查和免疫荧光检查可证实诊断。

BSLE 必须与其他以水疱为主要损害的疾病，如大疱性类天疱疮、疱疹样皮炎、获得性大疱性表皮松解症（EBA）和线状 IgA 大疱性皮病相鉴别，这些疾病偶尔发生于 SLE 患者（表 36-17）。

（五）治疗

氨苯砜是 BSLE 的基本治疗，疗效显著。氨苯砜未能充分控制，或 SLE 疾病活动指数较高时，可使用其他免疫抑制剂如糖皮质激素、氨甲蝶呤和硫唑嘌呤控制水疱和系统症状。在氨苯砜或免疫抑制剂诱发了严重副作用时，可使用生物制剂作为 BSLE 的替代选择。

1. 氨苯砜　氨苯砜被用于治疗许多以真皮层中性粒细胞浸润为特征的皮肤病，包括 BSLE、疱疹样皮炎等。氨苯砜 2mg/(kg·d) 通常可显著改善 BSLE 的皮疹，新发水疱在 1~2 天内停止，原有皮损在数天内愈合。有时小剂量（25~50mg）也可奏效。

2. 糖皮质激素　糖皮质激素为缓解 SLE 患者病情的基石，包括改善临床症状和实验室异常。氨苯砜疗效不佳者可联用泼尼松 30~40mg/d。也有单独应用糖皮质激素皮损好转（国内有效率约 50%）的病例。

3. 利妥昔单抗　尚无充分证据。在个案报道中，一例患者先后接受过羟氯喹、吗替麦考酚酯、糖皮质激素、氨苯砜和硫唑嘌呤治疗，病情仍活动，采用静脉输注利妥昔单抗治疗获得成功。

4. 氨甲蝶呤　尚无充分证据。曾有氨甲蝶呤成功治疗传统疗法效果不佳的个案报道。

表 36-17　大疱性系统性红斑狼疮（BSLE）的主要鉴别诊断

疾病	相似点	不同点
EBA	临床表现；致密板下带Ⅶ型胶原抗体；HLA-DR2	长期经过（BSLE 常在 1 年内痊愈）
疱疹样皮炎	临床表现；组织病理	谷蛋白敏感；IgA 颗粒状沉积于真皮乳头或基底膜（BSLE 还可见 IgG 和 IgM 沉积）
线状 IgA 大疱性皮病	临床表现；组织病理；靶抗原为Ⅶ型胶原	均质型 IgA 线状沉积于基底膜
大疱性类天疱疮	临床表现；IgG、IgM、补体 C3 线状沉积于基底膜带	疱液中以嗜酸性粒细胞为主（BSLE 为中性粒细胞）；血清 BP180 抗体

（吴志华　吴大兴　段先飞　叶巧园）

第三十七章

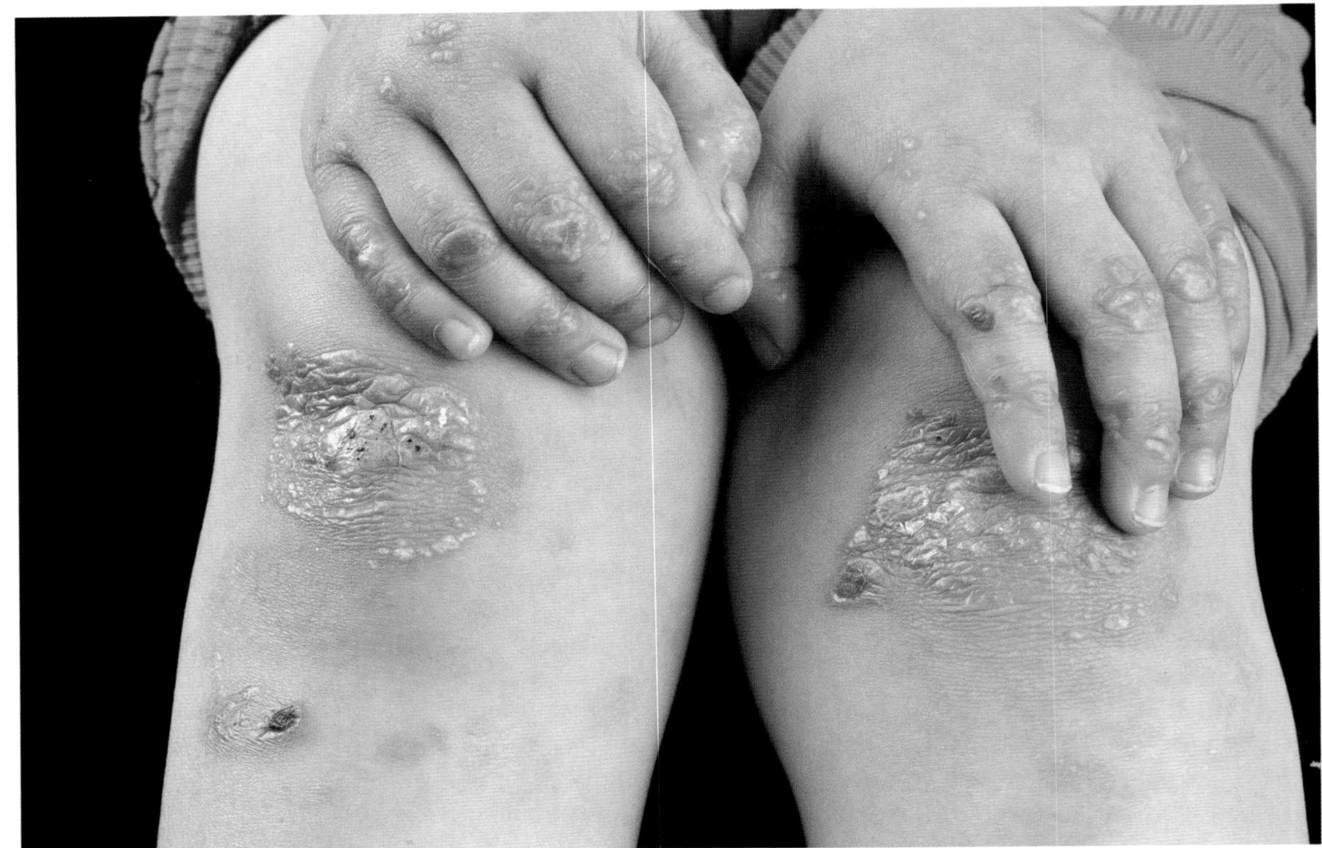

第三十七章

遗传性大疱性皮肤病

第一节　遗传性大疱性病

一、大疱性表皮松解症

内容提要

- 大疱性表皮松解症是一组以皮肤脆性增加、轻微摩擦或外伤即可导致皮肤或黏膜起疱、糜烂为共同特点的遗传性皮肤病。
- 病因涉及 10 多个编码结构蛋白中的基因突变，这些蛋白通常位于表皮真皮交界处或真皮乳头上层。
- 口咽、气管、食管、眼、牙齿、甲和毛发均可受累。
- 大疱性表皮松解症可分为 4 型，即单纯型、交界型、营养不良型和 Kindler 综合征，各型均有多个亚型。
- 患者可无皮肤外受累，也可导致患者重度虚弱或死亡。
- 本病诊断，"洋葱皮诊断方法"，即先进行免疫荧光检查和电镜检查，而后针对性基因检测明确致病基因。
- 治疗，加强护理，药物、手术可缓解症状，基因纠正技术等有望为患者带来希望。

（一）定义和分类

大疱性表皮松解症（epidermolysis bullosa，EB）是一组经典的机械性大疱病，由 Koebner 于 1886 年命名，并沿用至今。该组疾病有 3 个共同特征：①有遗传性；②皮肤脆性增加；③自发性或轻微创伤后，发生水疱及糜烂。

20 世纪 60 年代，Pearson 首次应用透射电镜向人们展示了皮肤超微结构水平的组织分裂（大疱形成），并据此将大疱性表皮松解症分为 3 种主要类型：单纯型、交界型和营养不良型大疱性表皮松解症。20 世纪 80 年代，基底膜带抗体免疫组化技术发现某些蛋白如层黏连蛋白 332 和Ⅶ型胶原减少。20 世纪 90 年代，基因检测技术的应用发现了本病的候选基因和致病突变，建立了本病的分子学基础。

目前，根据临床和组织病理学异常，大疱性表皮松解症病谱包含 4 种主要类型：单纯型大疱性表皮松解症（epidermolysis bullosa simplex，EBS）、交界型大疱性表皮松解症（junctional epidermolysis bullosa，JEB）、营养不良型大疱性表皮松解症（dystrophic epidermolysis bullosa，DEB）和 Kindler 综合征（表 37-1），并可细分为 30 余种临床亚型，涉及至少 7 种结构蛋白（角蛋白 5 和 14，层黏连蛋白 332（5）；Ⅶ型胶原；大疱性类天疱疮抗体 2；网蛋白；α6 和 β4 整合素），任一种的编码基因突变均可导致相应的遗传性大疱性表皮松解症。大疱性表皮松解症的主要类型见图 37-1。

（二）流行病学

有关大疱性表皮松解症患病率的最准确数据来自美国的 3 300 例大疱性表皮松解症患者中开展的国家大疱性表皮松解症登记项目。在新生儿和人群中，大疱性表皮松解症的患病率分别约为每百万人 19.60 和 8.22 例，其中单纯型分别为 10.75 和 4.60 例，交界型为 2.04 和 0.44 例，显性遗传营养不良型为 2.86 和 0.99 例，隐性遗传营养不良型大疱性表皮松解症为 2.04 和 0.92 例。这些数据与来自其他国家的小样本研究数据相似，本病无性别、人种、种族和地区差异。然而，这些数据可能由于选择偏倚而被低估，尤其对于轻症患者。

（三）病因与发病机制

1. 单纯型大疱性表皮松解症

（1）机械性创伤和热力作用：在机械性创伤或热暴露之后容易发生破裂。特殊角蛋白异常以及皮肤表面剪力和 / 或热力作用可能是角质形成细胞溶解及表皮内水疱形成的原因。

（2）基因突变 / 角蛋白先天性缺陷：单纯型大疱性表皮松解症病因是角蛋白先天性缺陷和常染色体显性遗传。分子遗传学研究发现单纯型大疱性表皮松解症患者角蛋白 14 或 5 的编码基因 K14 或 K5 基因存在点突变或小段缺失，引起角蛋白上单个氨基酸替换或小段缺损，遗传缺陷定位在第 17 染色体短、长臂（17p12、17q11.2）或第 12 染色体长臂（12q11-13）。

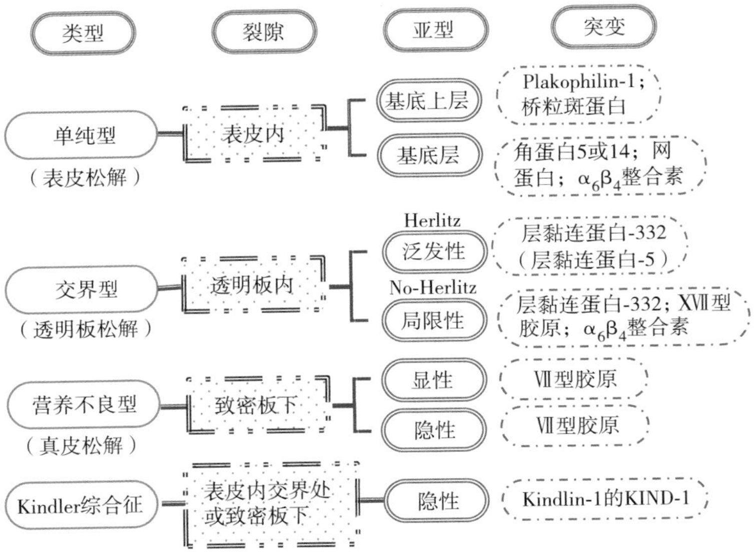

类型	裂隙	亚型	突变
单纯型（表皮松解）	表皮内	基底上层	Plakophilin-1；桥粒斑蛋白
		基底层	角蛋白5或14；网蛋白；$\alpha_6\beta_4$整合素
交界型（透明板松解）	透明板内	Herlitz 泛发性	层黏连蛋白-332（层黏连蛋白-5）
		No-Herlitz 局限性	层黏连蛋白-332；ⅩⅦ型胶原；$\alpha_6\beta_4$整合素
营养不良型（真皮松解）	致密板下	显性	Ⅶ型胶原
		隐性	Ⅶ型胶原
Kindler综合征	表皮内交界处或致密板下	隐性	Kindlin-1的KIND-1

图 37-1 大疱性表皮松解症的主要类型

1）角蛋白 K5/K14 主要在基底细胞层表达，随细胞向终末分化移至棘层才出现 K1、K10，由于单纯型大疱性表皮松解症的发生是 K14 或 K5 基因突变，因此在基底层发生细胞溶解。

2）轻症单纯型大疱性表皮松解症，如 Weber-Cockayne 亚型的基因突变发生在编码角蛋白 5 和 14 基因保守程度较低的区域，大多数位于角蛋白的连接区。

3）最严重类型单纯型大疱性表皮松解症，即 Dowling-Meara 亚型的基因突变发生于编码角蛋白 5 和 14 基因最保守的区域，如 K14 基因突变则发生在角蛋白的螺旋杆状区（1A、2B 区），125 个密码子点突变导致精氨酸变成胱氨酸，故临床症状严重。

4）EBS-Köbner 型的基因突变则发生在角蛋白的 K14、K5 的 2A、1B 和 2B 区。

2. 交界型大疱性表皮松解症　此型是透明板松解性大疱性表皮松解症，非常少见，呈常染色体隐性遗传，由于半桥粒数量和功能降低，导致基底膜区的透明板之间发生裂隙。

（1）泛发性重度交界型大疱性表皮松解症：由编码层粘连蛋白 -332 的任一亚单位 α3、β3 或 γ2（LAMA3、LAMB3 或 LAMC2 基因）的双等位基因突变所致。

（2）泛发性中度交界型大疱性表皮松解症：也可由 LAMA3、LAMB3 或 LAMC2 基因突变所致，但突变程度较轻，尚能在一定程度上合成这些蛋白，只是存在数量减少或功能受损。另外，导致ⅩⅦ型胶原蛋白完全缺失的 COL17A1 基因突变也可产生类似的中度表型。

（3）局限性交界型大疱性表皮松解症：可由 LAMA3、LAMB3 或 LAMC2 基因较低程度的突变所致，偶可由 ITGA6（编码 α6 整合素）和 ITGB4（β4 整合素）基因突变所致。

3. 营养不良型大疱性表皮松解症

（1）营养不良型大疱性表皮松解症：所有类型均由编码Ⅶ型胶原的 COL7A1 基因突变所致，突变谱主要包括无义突变、插入 / 缺失突变、错义突变、剪接位点突变。

（2）隐性遗传泛发性重度亚型：其中，COL7A1 双等位基因无义或移码突变导致Ⅶ型胶原完全缺失。

（3）泛发性中度亚型：其中，COL7A1 突变对蛋白结构和功能的有害作用相对较小，能够在一定程度上表达Ⅶ型胶原。

（4）多数显性遗传营养不良型大疱性表皮松解症：病例由Ⅶ型胶原三螺旋中的杂合性甘氨酸取代所致，少数由框架内剪接位点突变或小的插入 / 缺失突变所致。

4. Kindler 综合征　Kindler 综合征由编码 Kindlin-1 蛋白的 KIND1/FERMT1 基因的双等位基因突变所致，多数突变为无义突变、移码突变或剪接位点突变，少数为错义突变、大片段缺失和启动子区突变，Kindlin-1 蛋白是一种参与真 - 表皮结合处肌动蛋白微丝与黏着斑结合的蛋白。由于该突变的杂合子携带者无症状，故尚未发现 Kindler 综合征存在遗传异质性。

（四）临床表现

1. EB 典型皮肤损害

（1）皮肤脆性增加：各型遗传性大疱性表皮松解症的共同特征为机械性损伤脆性增加，皮肤受到轻微创伤即发生充满液体的紧张、疼痛性水疱、糜烂和结痂。轻微的皮肤横向或旋转牵拉可致超微结构裂隙，并在数分钟内形成水疱。

（2）瘢痕形成（几乎均为萎缩性）：可发生在任何大疱性表皮松解症亚型，包括单纯型大疱性表皮松解症。瘢痕形成在以皮肤基底膜带（尤其致密斑）裂开和皮损泛发为特征的大疱性表皮松解症亚型中发生率最高。例如，局限性 EBS（Weber-Cockayne 亚型）中瘢痕形成的发生率仅约 15%，而几乎所有的隐性遗传营养不良型大疱性表皮松解症患者均有瘢痕形成。

（3）其他：在大疱性表皮松解症的所有主要类型和亚型中，其他皮肤表现还包括甲萎缩或无甲、粟丘疹和头皮瘢痕性脱发。

（4）皮损与各型 EB 相关性：例如，网状色素沉着斑可见于单纯型大疱性表皮松解症的罕见亚型“伴斑点状色素沉着单纯型大疱性表皮松解症”；皮肤浅表脱屑，常无明显水疱形成，可见于浅表性单纯型大疱性表皮松解症；呈弧形或多环状排列的群集性水疱是疱疹型单纯型大疱性表皮松解症

（Dowling-Meara 亚型）的特征，另外，该亚型还以进行性泛发掌跖角化为特征；在腔口周围皮肤、腋窝、上背部和颈背等部位对称分布的肉芽组织过度增生是交界型大疱性表皮松解症 Herlitz 亚型的特征。

(5) 活动性皮损的分布：少数交界型大疱性表皮松解症或隐性遗传营养不良型大疱性表皮松解症患者的皮肤皱褶处（腋窝和腹股沟）可有活动性皮损，主要见于反向型；在非常罕见的局限性交界型大疱性表皮松解症患者中，皮损常发生于肢端；另一种极其罕见的隐性遗传营养不良型大疱性表皮松解症亚型称"向心性隐性遗传营养不良型大疱性表皮松解症"，其特征是，肢端水疱随着时间推移缓慢地向躯干发展。

2. 皮肤外表现

(1) 眼、口腔、消化和泌尿生殖道：大部分类型的大疱性表皮松解症皮肤存在分子缺失，同时黏膜上皮或表皮也有特征性改变。这些组织包括眼、口腔、消化道（胃除外）和泌尿生殖道等。这些特异性组织受累多见于营养不良型，其次为交界型大疱性表皮松解症，在临床上，这些受累组织常出现水疱、糜烂、溃疡和/或瘢痕形成。眼部病变可导致新生血管形成和失明。慢性或永久性食管受累可致瘢痕形成，少数发生狭窄，甚至梗阻。小肠受累可致慢性吸收不良，大肠病变活动可并发严重便秘、肛裂、或肛门狭窄。严重病例可发生食管反流。泌尿生殖道复发性水疱可致尿道或输尿管囊状狭窄，后者可导致输尿管反流和肾积水。

(2) 牙釉质发育不良：是交界型大疱性表皮松解症各亚型的特征性改变。釉质发育不良常累及所有乳牙或恒牙，表现为牙齿表面大小不等的凹点，不治疗将导致龋齿，牙齿常在儿童期脱落。

(3) 假性并指症（手足连指手套样畸形）：主要见于隐性遗传营养不良型大疱性表皮松解症，但显性遗传营养不良型和交界型大疱性表皮松解症也可发生。最初发生于指/趾近端蹼部，指/趾最终可融合或被瘢痕包裹，失去灵活性，最终导致骨质吸收和肌肉萎缩，手功能丧失。

(4) 骨质疏松：各型严重的系统性大疱性表皮松解症常发生骨质疏松症，隐性遗传营养不良型和交界型大疱性表皮松解症尤为显著。

(5) 其他系统：由于网蛋白缺失引起的肌肉萎缩可见于某些单纯型大疱性表皮松解症患者。有些病例婴儿期可能就突发一系列的肌肉症状。有些交界型大疱性表皮松解症患者出生时可出现幽门闭锁，以编码 α6β4 整联蛋白的基因突变为特征。在少数严重的泛发性大疱性表皮松解症中慢性肾功能衰竭可进一步恶化，甚至致死。遗传性大疱性表皮松解症可发生至少 2 种类型的肾脏损害（肾小球肾炎和继发性淀粉样变）。少数严重的泛发性大疱性表皮松解症患者，尤其是隐性遗传营养不良型大疱性表皮松解症可发展为心肌病。

(6) 新生儿交界型大疱性表皮松解症：常由于生长发育不良而死亡。交界型大疱性表皮松解症在第 1 个 6 年生存期内的另一主要死因是气道内水疱形成导致急性气道堵塞。

(7) 皮肤恶性肿瘤：隐性遗传营养不良型大疱性表皮松解症最常见的并发症是多发性皮肤鳞癌。少数隐性遗传营养不良型大疱性表皮松解症患者也可发生黑素瘤，大约 12 岁患者的累积危险度为 1.5%。在整个儿童早期要密切监测。

3. 各型大疱性表皮松解症的基本特点

(1) 单纯型（表皮内）：单纯型大疱性表皮松解症的亚型可大致分为基底上层和基底层，表现为超过 12 种不同的临床疾病（表 37-1）。

1) 重度泛发性单纯型大疱性表皮松解症：该型又称为 Dowling-Meara 型或疱疹型，是单纯型大疱性表皮松解症最严重的亚型，呈常染色体显性遗传，但约 30% 的病例为散发性

表 37-1　单纯型大疱性表皮松解症的临床亚型

主要类型	亚型	靶蛋白
基底上层	肢端皮肤剥脱综合征	谷氨酰胺转氨酶 -5
	浅表性单纯型大疱性表皮松解症	不详
	外胚层发育不良 - 皮肤脆性综合征	桥粒斑菲素蛋白 -1
	重度棘层松解性大疱性表皮松解症	桥粒斑蛋白，盘状球蛋白
基底层	单纯型大疱性表皮松解症 - 局限性	角蛋白 5 和 14
	单纯型大疱性表皮松解症 - 重度泛发性	角蛋白 5 和 14
	单纯型大疱性表皮松解症 - 中度泛发性	角蛋白 5 和 14
	单纯型大疱性表皮松解症 - 斑点状色素沉着	角蛋白 5
	单纯型大疱性表皮松解症 - 游走性环形红斑	角蛋白 5
	单纯型大疱性表皮松解症 - 常染色体隐性遗传（K14）	角蛋白 14
	单纯型大疱性表皮松解症 - 常染色体隐性遗传（BP230）	230kDa 大疱性类天疱疮抗原
	单纯型大疱性表皮松解症 - 常染色体隐性遗传（Exophilin-5）	Exophilin-5
	单纯型大疱性表皮松解症 - 肌营养不良	网蛋白
	单纯型大疱性表皮松解症 - 肌营养不良	网蛋白，整合素亚单位 α6、β4
	单纯型大疱性表皮松解症 - Ogna	网蛋白

(新发突变)。在婴儿期水疱可重度泛发,自发性成簇出现,排列成环状似疱疹样皮炎,有时皮损分布类似严重营养不良型或交界型大疱性表皮松解症。常在出生后第1周内形成粟丘疹。部分患者由于感染、体液丢失或电解质紊乱死于婴儿期。损害可累及口腔黏膜,甲脱落后可再生,患者高热间期一般情况良好是本病的典型表现,季节性变化不明显,水疱随年龄增大而减轻,如能存活至7岁,则逐渐减少。掌部可有过度角化。

2) 中度泛发性单纯型大疱性表皮松解症:该型包括所谓的Koebner型,多数病例呈常染色体显性遗传。儿童通常在出生时或出生后不久出现泛发性水疱,手、足、四肢最常受累,皮损愈合后遗留炎症后色素沉着或色素减退。可发生萎缩和粟丘疹,但显著少于Dowling-Meara型。肢端水疱很少累及甲,仅有暂时性脱甲。皮损在出生后数月内有所改善,但在开始爬行时和儿童期可能复发,部分患者的水疱可较长期存在和泛发。本病夏季严重,冬季有所缓解。不会引起严重萎缩。尼氏征阴性,损害稀少,症状较大疱性表皮松解症其他型轻。无皮肤癌的累积风险。

3) 局限性单纯型大疱性表皮松解症:该型又称为Weber-Cockayne型,是单纯型大疱性表皮松解症最常见的亚型,呈常染色显性遗传,常在婴儿期或儿童期发病,偶有患者在成年早期发病,比如有些在长距离行走后起疱。由于症状较轻,许多该型大疱性表皮松解症患者被漏诊。掌跖多汗是常见的合并表现。水疱偶可继发感染。该型可出现炎症后色素异常,但通常不会出现粟丘疹。水疱活动性通常与创伤部位一致,手足最常见(图37-2、图37-3),其次为头皮。口腔糜烂很罕见,通常为轻度,随年龄增长而缓解。甲受累罕见。

4) ogna型单纯型大疱性表皮松解症:该亚型呈常染色体显性遗传,最早在挪威报道,以患者家族所在的村庄Ogna命名。临床表现为夏季发病的出血性和浆液性小水疱,预后不留瘢痕。患者可显示特征性踇趾甲弯曲。

5) 伴斑点状色素沉着的单纯型大疱性表皮松解症:该

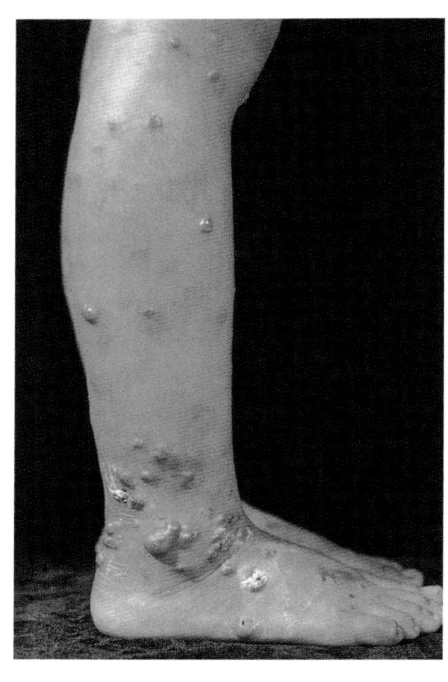

图37-2　单纯型大疱性表皮松解症
外踝、足跟、膝等骨突起处水疱或瘢痕形成。

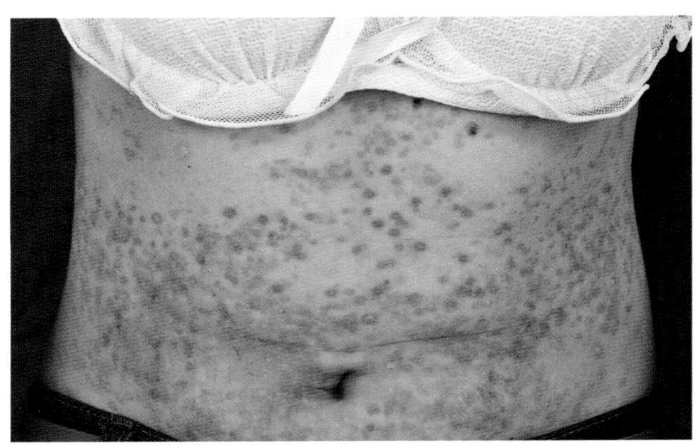

图37-3　伴斑点状色素沉着的单纯型大疱性表皮松解症
水疱消退后炎症色素沉着。

亚型呈常染色体显性遗传,伴有散在的先天性色素沉着斑,除了颈部和躯干好发斑状或网状色素沉着外,皮肤损害类似Dowling-Meara亚型。出生后色素沉着缓慢消退,斑纹状色素沉着主要分布在腋下、肢端或下腹,可以出现点状掌跖角化和甲营养不良,手掌的点状角化和累及手、肘和膝的疣状角化过度也是本型的特征。

6) 伴肌营养不良的单纯型大疱性表皮松解症:该亚型与迟发性神经肌肉疾病伴发,呈常染色体隐性遗传。出生时或出生后不久即见泛发性水疱,与Koebner型大疱性表皮松解症相似,伴有瘢痕、粟丘疹、萎缩、甲营养不良或无甲、牙异常、喉蹼、尿道狭窄、进行性肌营养不良伴肌无力、肌力丧失。本型的死亡率较高。

7) 浅表性单纯型大疱性表皮松解症:该亚型呈常染色体显性遗传,皮损以浅表性糜烂和结痂为特征,而非完整的水疱,预后遗留炎症后色素沉着、萎缩性瘢痕和粟丘疹。

8) 重度棘层松解性大疱性表皮松解症:该亚型罕见,呈隐性遗传,以出生时泛发性皮肤糜烂为特征,可致死。由于表皮分离的水平极为表浅,通常无法看到完整的水疱。甲营养不良或缺失。全秃、新生儿牙、口腔糜烂和呼吸道受累可与其他浅表性单纯型大疱性表皮松解症相区别。

9) 肢端皮肤剥脱综合征(acral peeling skin syndrome):该亚型呈常染色体隐性遗传,是局限性单纯型大疱性表皮松解症的重要鉴别诊断。在临床上,水疱通常发生于足部,有些水疱在足趾侧面和背面更明显。水疱水平位于颗粒层上方,但由于肢端皮肤角质层较厚,临床外观与基底层水疱几乎相同。

10) 外胚层发育不良-皮肤脆性综合征(ectodermal dysplasia skin fragility syndrome):该亚型是另一种基底上层表皮分离性遗传病,以出生时全身糜烂和偶有浅表性水疱为特征。脱发、掌跖角化病、疼痛性裂隙和甲营养不良具有特征性。患儿有时还可表现为发育停滞、唇炎、少汗和瘙痒。

(2) 交界型(透明板内):交界型大疱性表皮松解症是透明板松解性大疱性表皮松解症,非常少见,均为常染色体隐性遗传。交界型大疱性表皮松解症曾被分类为Herlitz和非Herlitz等类型,但目前主要分为两大类:泛发性和局限性,每一型中含有许多亚型(表37-2)。

1) 重度泛发性交界型大疱性表皮松解症:该型又称为Herlitz型泛发性交界型大疱性表皮松解症、重症或致死性交

表 37-2 交界型大疱性表皮松解症的临床亚型

主要类型	亚型	靶蛋白
泛发性	重度	层黏连蛋白 -332
	中度	层黏连蛋白 -332，XⅦ型胶原
	迟发型	XⅦ胶原
	伴幽门闭锁	整合素亚单位 α6、β4
	伴呼吸道和肾脏受累	整合素亚单位 α3
局限性	局限性	层黏连蛋白 -332，XⅦ型胶原，整合素亚单位 α6、β4
	反向型	层黏连蛋白 -332
	喉 - 甲 - 皮肤综合征	层黏连蛋白 α3a

界型大疱性表皮松解症，患儿在出生时或出生后不久即出现水疱和糜烂，并迅速泛发全身。患儿全身皮肤极为脆弱，抱起或翻身即可导致广泛的水疱和表皮剥脱，糜烂部位愈合非常缓慢，预后遗留瘢痕和萎缩。粟丘疹不常见，可在继发性感染后出现。甲受累常见，常在婴儿期脱落，新生儿期甲周肥厚的肉芽组织是诊断线索之一。口腔和咽部受累常见而严重，声嘶和喘鸣可能提示喉或声门上方受累，很可能存在危及生命的狭窄和挛缩。有严重的口腔受累（包括瘢痕和口裂变小）、点状牙釉质营养不良和严重龋齿。事实上，所有复层鳞状上皮组织均可受累，包括鼻、结膜、食管、气管、喉、直肠和尿道黏膜。患儿常在婴儿期死于感染和生长停滞。

2）中度泛发性交界型大疱性表皮松解症：该型又称为非 Herlitz 型泛发性交界型大疱性表皮松解症，是一种相对较轻的泛发类型，该型的早期临床经过与重度泛发性交界型大疱性表皮松解症相似，表现为泛发性皮肤脆性、水疱和糜烂，但患者通常可存活至成年，尽管水疱持续存在，但逐渐减轻。水疱预后遗留萎缩性瘢痕以及不同程度炎症后色素减退、色素沉着和粟丘疹。头皮或甲损害以及腔口周围不愈合的糜烂伴大量肉芽组织是患者儿童期最常见的表现。可出现甲营养不良或无甲、轻微的口腔瘢痕性损害、牙釉质点状营养不良和严重龋齿、复发性角膜糜烂、水疱和角膜瘢痕、生长迟缓和贫血。系统受累很轻或缺如，无明显声嘶是一项良好的预后因素，提示无严重的内脏受累。与 Herlitz 重型相比，患者常可存活至成年，但患儿的死亡率仍较高（38%）。

3）迟发型泛发性交界型大疱性表皮松解症：该型是常染色体隐性遗传交界型大疱性表皮松解症的罕见亚型，临床特征与中度泛发性交界型大疱性表皮松解症重叠，但发病年龄推迟，通常在 5 至 8 岁时起病。创伤诱发的水疱最初主要发生于手足，部分患者以甲营养不良为前驱症状，随后累及肘膝部。进行性萎缩性改变导致指纹消失和轻度手指挛缩。口腔黏膜可受累，并可出现牙釉质缺陷和舌乳头消失。

4）伴幽门闭锁的交界型大疱性表皮松解症：该型呈常染色体隐性遗传，患儿通常在妊娠期合并羊水过多，出生后即有水疱，皮损泛发，可导致萎缩性瘢痕。存在牙齿发育不全，缺乏正常的牙釉质，以及甲营养不良。患儿存在胃幽门梗阻，尝试喂食时可诱发呕吐，可通过手术修复幽门闭锁。多数患者在婴儿期死亡，存活的患儿水疱可消失，但可伴有血尿、排尿困难和反复尿路感染。

5）局限性交界型大疱性表皮松解症：该型是交界型大疱性表皮松解症的罕见亚型，也称为最轻型交界型大疱性表皮松解症。患者通常显示局限性轻度病变，最常见的为手、足和胫前区水疱。有时可发生甲脱落、甲营养不良和牙釉质凹点，但无任何内脏受累，患者通常预后良好，寿命正常。

6）反向或屈侧交界型大疱性表皮松解症：该型皮损发生于出生时或婴儿早期，最初为泛发，随后主要局限于屈侧，如在腋窝、会阴和腹股沟出现水疱和糜烂，预后遗留白色萎缩性细条纹。手指轻度萎缩和甲营养不良或无甲。其他表现可有角膜糜烂、口腔糜烂和牙发育不良，偶有胃肠道损害，好发于食管和肛门。偶见腭裂、重听、多汗和智力障碍。

7）喉 - 甲 - 皮肤综合征：该亚型呈常染色体隐性遗传，在婴儿期起病，表现为慢性糜烂，主要累及面部（口鼻周围），也可见于四肢、躯干和外生殖器。甲也可受累，伴有明显的甲周和甲下炎症，患者普遍存在声嘶。皮肤和黏膜显著的肉芽组织可导致伤口愈合延迟、喉梗阻和失明。

（3）营养不良型（致密板下）：营养不良型大疱性表皮松解症的主要类型有常染色体显性或隐性遗传，每一类型又有多种亚型（表 37-3），区分显性或隐性遗传最重要的原因是侵袭性鳞癌主要与隐性遗传类型相关。在临床上，本病以皮肤脆性、水疱、瘢痕形成、甲营养不良和粟丘疹为特征，营养不良型大疱性表皮松解症的所有类型均为Ⅶ型胶原缺陷所致。

表 37-3 营养不良型大疱性表皮松解症的临床亚型

主要类型	亚型
显性遗传	泛发性 肢端型 胫前型 痒疹型 仅累及甲 新生儿大疱性表皮松解症
隐性遗传	重度泛发性 中度泛发性 反向型 局限性 胫前型 痒疹型 向心型 新生儿大疱性表皮松解症

1）显性遗传营养不良型大疱性表皮松解症（dominant dystrophic epidermolysis bullosa，DDEB）：四肢伸侧出现水疱和大疱，关节处损害最显著，特别是趾、指、指节、踝和肘部（图 37-4~ 图 37-6）。常见于青少年时期，在躯干部出现无明显创伤引起的自发性肥厚型瘢痕和瘢痕疙瘩损害。甲可能增厚。尼氏征常阳性，愈合后通常留下瘢痕和萎缩。黏膜常受累，大疱、水疱和糜烂见于颊黏膜、舌、腭、食管、咽和喉部。舌尖瘢痕很典型，牙齿正常、头皮部分脱发、体毛缺失、侏儒症、挛缩形成和爪形手，伴指（趾）骨萎缩或假性并指症，本病可致皮肤癌变，如在多年后发生基底细胞癌和鳞癌，DDEB 其亚型还有：

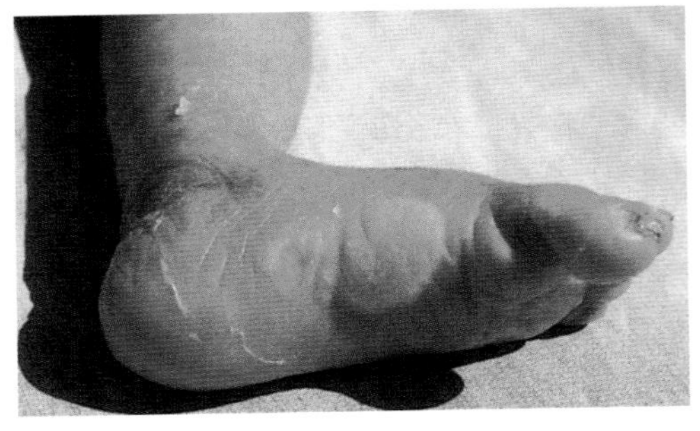

图 37-4 显性遗传营养不良型大疱性表皮松解症足底紧张性大疱及甲营养不良。

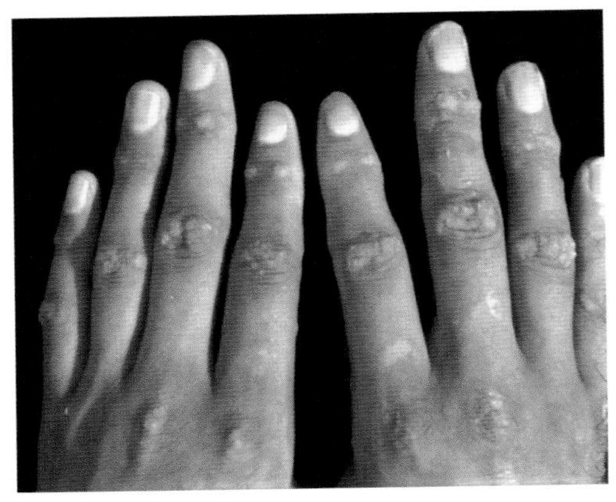

图 37-5 显性遗传营养不良型大疱性表皮松解症手指关节伸侧水疱愈合后瘢痕及白色丘疹(粟丘疹)。

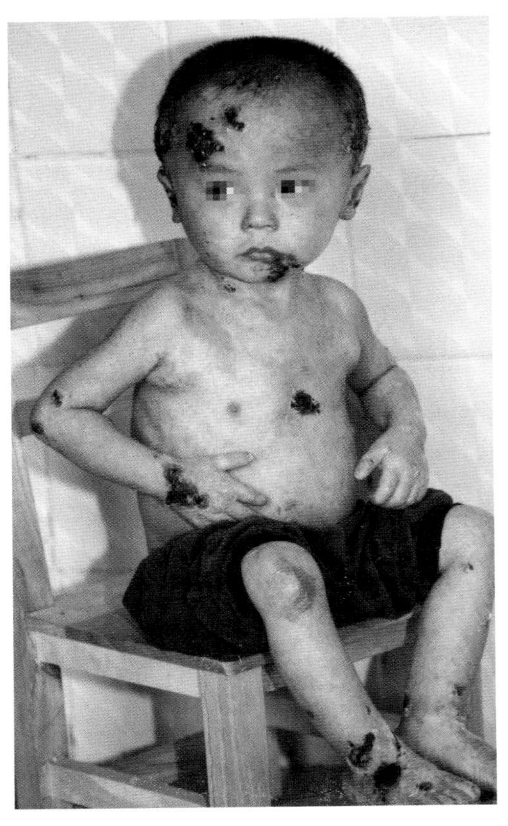

图 37-6 显性遗传营养不良型大疱性表皮松解症额、手背、足背水疱破裂,糜烂,甲营养不良。

泛发性 DDEB:该型是 DDEB 中的较严重的类型(图 37-7)。在出生时存在泛发性水疱,预后遗留瘢痕性斑块和粟丘疹,与营养不良型大疱性表皮松解症的其他类型相似。随着年龄增长,泛发性水疱可逐渐局限于四肢。患者常显示甲营养不良或无甲。本病有时在躯干部位自发性出现瘢痕样肉色丘疹。泛发性显性遗传营养不良型大疱性表皮松解症的一个罕见亚型称为新生儿大疱性表皮松解症,表现为在婴儿期后逐渐减轻的泛发性水疱。

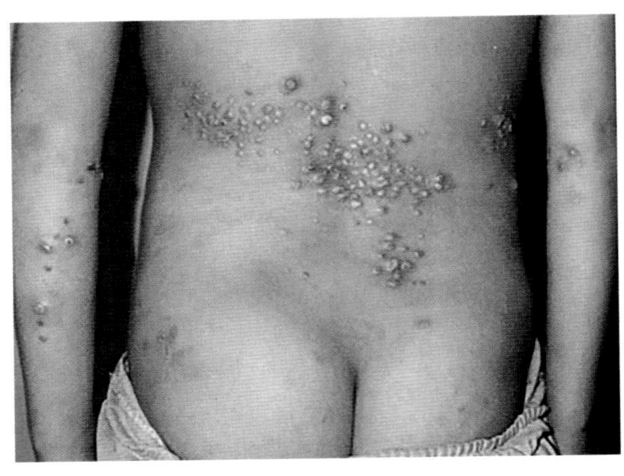

图 37-7 显型遗传营养不良型白色丘疹样大疱性表皮松解症

局限性 DDEB:尽管该型早期可出现泛发性水疱,水疱通常变得局限于反复外伤部位,如膝关节、骶骨和肢端部位,这些部位显示瘢痕形成和营养不良性外观。粟丘疹是愈合过程中常伴有的现象。

2)隐性遗传营养不良型大疱性表皮松解症(recessive dystrophic epidermolysis bullosa,RDEB):本病呈常染色体隐性遗传,损害见于刚出生或婴儿早期,水疱或糜烂,粟丘疹、萎缩和瘢痕,在任何皮肤部位自发出现,尼氏征阳性。水疱预后通常留下萎缩性瘢痕。泛发型又可分为重型和轻型。

重度泛发性 RDEB:该型的特征是出生时即出现泛发性皮肤和黏膜水疱,水疱与愈合的循环导致进行性增多的广泛性瘢痕形成。指/趾被瘢痕组织包裹产生的并指畸形在本病中极为常见。头皮是患者头颈部最常受累的部位,可出现进行性脱发,但常无明显水疱。可出现牙齿并发症、龋齿、小口畸形、食管狭窄和吞咽困难,气管和喉受累可导致气道狭窄,需要气管造口术治疗。皮肤鳞癌的发生率增高,50% 至 80% 的患者最终并发鳞癌,这种类型的鳞癌侵袭性极高,患者常死于转移性病变。

中度泛发性 RDEB:该型的许多皮肤和皮肤外损害特征与重度泛发性 RDEB 相同,但通常更轻。患者的皮肤和黏膜脆性很大,但损害包括甲改变、粟丘疹和萎缩性瘢痕形成倾向于更为局限,主要限于手、足、肘和膝部,与许多 DDEB 病例相似。生长迟缓和贫血通常为轻度。也可发生假性并指畸形、食管受累和鳞癌,但这些并发症通常更轻,发生频率更低。

3)营养不良型大疱性表皮松解症罕见亚型(显性、隐性遗传或兼有)

胫前型营养不良型大疱性表皮松解症:本病由 Kuske 于

946 年报道，可呈常染色体显性遗传（大多数）或隐性遗传，两种类型的临床外观相似，在无相关家族史时，需对 COL1A1 基因进行筛查才能区分。本病发病常较晚，3~24 岁不等，临床表现为轻微的局限性对称性病变，胫前出现水疱、萎缩和瘢痕形成，皮损通常为紫色，有时类似扁平苔藓。临床体征并不绝对局限于胫前，身体其他部位可见相对较轻的皮肤脆性、瘢痕形成和粟丘疹，尤其是骨隆突部位。双手足可出现甲营养不良，无牙齿或毛发改变。（图 37-8）

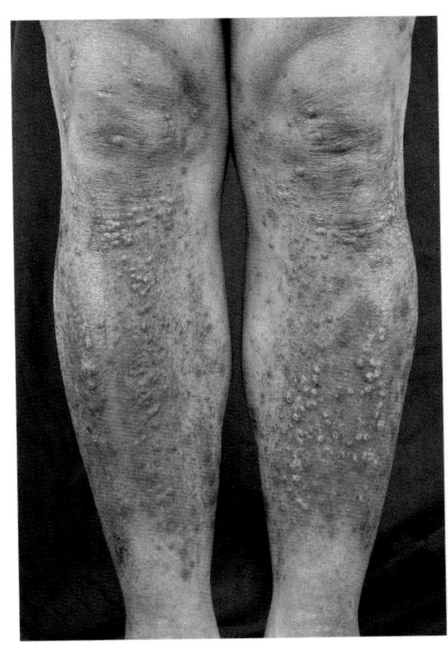

图 37-8 胫前型营养不良型大疱性表皮松解症（中山大学附属第一医院 罗迪青惠赠）

胫前型 EB 应与痒疹型营养不良型大疱性表皮松解症相鉴别。痒疹样营养不良型大疱性表皮松解症患者出生时即出现水疱、糜烂，预后留有萎缩性瘢痕，成年后四肢伸侧形成痒疹样结节并伴有不同程度的指趾甲受累。

痒疹型营养不良型大疱性表皮松解症：本病可呈常染色体显性或隐性遗传，临床表现为水疱、粟丘疹、甲营养不良和白色丘疹样损害基础上的紫色痒疹样结节，可模仿肥厚性扁平苔藓、结节性痒疹、自身免疫性疱病、甚至人工皮炎（图 37-9，图 37-10），在临床和遗传学上与胫前型营养不良型大疱性表皮松解症相似，主要区别为本病存在剧烈瘙痒。本病的首发症状或体征可推迟数十年出现，常不容易考虑到遗传性病因。

反向型营养不良型大疱性表皮松解症：本病呈常染色体隐性遗传，出生时即有皮损，包括水疱、糜烂、粟丘疹及萎缩性瘢痕，好发于腹股沟、腋窝、颈和腰部等屈侧部位，但早期皮损的分布可呈泛发性。甲营养不良、黏膜受累和牙齿改变与泛发性类型相似，偶见瘢痕性脱发。患者发生鳞癌的风险也升高。

向心型营养不良型大疱性表皮松解症：本病呈常染色体隐性遗传，报道的病例在出生时皮损泛发，在出生后 1 年内病变局限于手足，在数十年期间内，患者的水疱向近端缓慢向心性进展，仅活动性边缘和萎缩性瘢痕周围有水疱和粟丘疹。

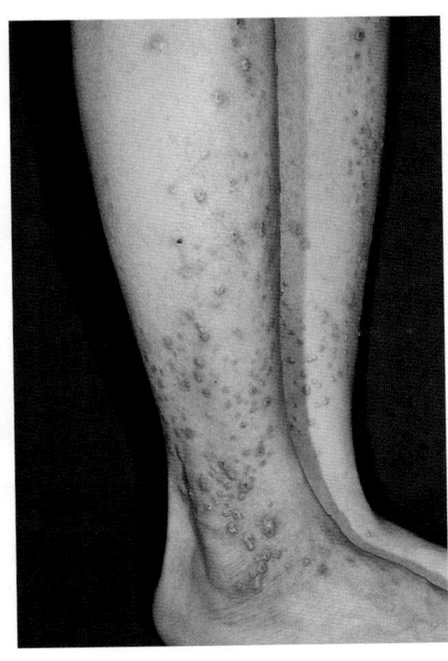

图 37-9 痒疹型营养不良型大疱性表皮松解症 胫前痒疹样损害。

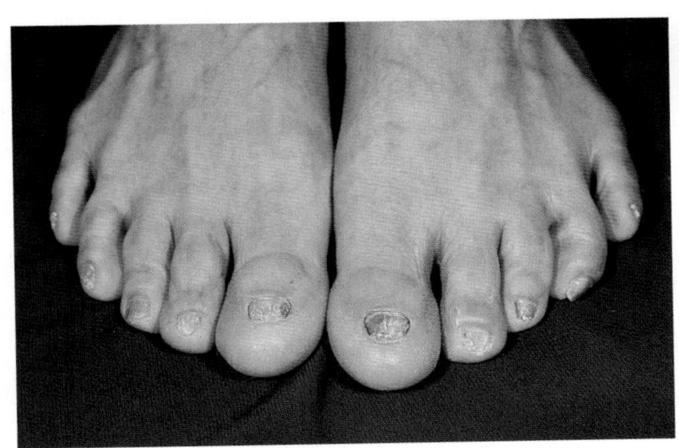

图 37-10 痒疹型营养不良型大疱性表皮松解症 甲营养不良。

肢端型营养不良型大疱性表皮松解症：本病呈常染色体显性遗传，皮损轻微而局限，患者出生时或儿童早期发病，皮损好发于肢端，除了萎缩性瘢痕以外，无其他重要的损害，儿童期后皮损和甲营养不良可同时消退（图 37-11）。

Bart 综合征：在所有 3 种主要类型的大疱性表皮松解症中，均报道过先天性局限性皮肤缺损，表现为一侧或双侧小腿带状或大面积皮肤缺损，表面鲜红，有淡黄色至血性渗出，患者同时伴有机械性水疱和甲变形等大疱性表皮松解症的症状，称为 Bart 综合征。

新生儿大疱性表皮松解症：本病多呈常染色体显性遗传，个别为隐性遗传。出生时或摩擦后出现局限性或泛发性水疱，病变在出生后数周至数月内减轻。表型的改善反映了真表皮结合处Ⅶ型胶原的增加。最初人们认为随着Ⅶ型胶原分泌增加，本病可痊愈，故命名为“新生儿暂时性大疱性表皮松解症”，但目前发现多数病例无法完全缓解，尽管严重程度可减轻。

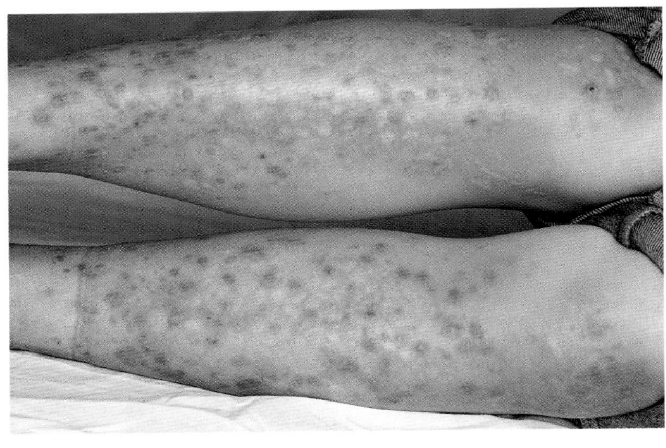

图 37-11　肢端型营养不良型大疱性表皮松解症

(4) Kindler 综合征：Kindler 综合征为常染色体隐性遗传，初发的皮损可类似泛发性或局限性营养不良型大疱性表皮松解症的水疱、大疱，但与其他类型大疱性表皮松解症在特定水平发生组织分离不同，Kindler 综合征皮肤活检通常显示发生于不同水平的裂隙以及致密板重复或破裂。

在多数 Kindler 综合征中，初发的皮肤水疱在儿童期逐渐减轻，取而代之的是进行性皮肤异色症表现，尤其是面、颈等光暴露部位，在阳光强烈地区的患者中，皮肤异色症尤为明显。这一阶段的鉴别诊断包括其他先天性皮肤异色症性疾病，包括先天性角化不良症和 Rothmund-Thomson 综合征。还可出现其他临床特征，包括尿道外口瘢痕形成、牙龈炎、睑外翻、角膜糜烂、牙周病和皮肤鳞癌风险升高。有些病例还合并慢性结肠炎。患者手部可出现假性并指，类似某些营养不良型大疱性表皮松解症。

（五）组织病理

由于在光镜下无法区分大疱性表皮松解症是表皮内疱还是表皮下疱，更无法区分透明板内还是致密板下，如不结合特殊染色技术，普通组织病理不足以诊断大疱性表皮松解症，各型大疱性表皮松解症的组织病理学改变如下：

1. 单纯型大疱性表皮松解症　基底细胞先出现空泡变性，裂缝发生于表皮基底层，基底细胞完全溶解之后，HE 染色下表现为表皮下疱，可暂时性见到表皮内疱，水疱底部可见基底细胞破裂，Weber-Cockayne 型的裂隙在表皮中部，但所诱发的水疱在基底层。

2. 交界型大疱性表皮松解症　为表皮下疱，PAS 染色阳性的基底膜在疱底，BP 抗原能发现在疱顶，如果发生萎缩则表皮变薄，皮突变平，瘢痕型交界型大疱性表皮松解症可发现真皮纤维化。在电镜下可见透明板发生分离。电镜超微结构不能区分各型交界型大疱性表皮松解症，它们都是透明板处裂隙伴有半桥粒内、外发育不全，在瘢痕型交界型大疱性表皮松解症中基底膜破坏，真皮可见成纤维细胞，在进行性交界型大疱性表皮松解症中，有无定形物质沉积在透明板。

3. 营养不良型大疱性表皮松解症　DDEB 与 RDEB 光镜下均为表皮下疱，PAS 染色可见基底膜带在疱顶，真皮炎细胞很少，DDEB 有粟丘疹。在透射电镜下，DDEB 与 RDEB 均为致密板下方裂隙，DDEB 致密板下锚纤维减少，而 RDEB 则明显减少甚至缺失。

4. 局限性单纯型大疱性表皮松解症　大疱位于表皮内和基底层上，预后不留瘢痕。

5. 重度泛发性单纯型大疱性表皮松解症　基底层裂隙，电镜下可见簇状的张力细丝。

6. 单纯型大疱性表皮松解症　基底层角质形成细胞抗网蛋白抗体染色阴性。

7. 伴斑点状色素沉着的单纯型大疱性表皮松解症　超微结构研究显示基底层空泡形成。

8. 泛发性良性萎缩型大疱性表皮松解症　透明板内见裂隙，半桥粒减少或缺失。

9. 瘢痕性交界型大疱性表皮松解症　电镜显示交界处大疱伴有残留的半桥粒。水疱的基底部被正常锚纤维组成的完整基底板覆盖。

（六）诊断

大疱性表皮松解症的诊断步骤首先是全面病史采集和体格检查，包括发病年龄和家庭成员是否受累。对胃肠道、呼吸、眼、牙齿、骨骼和泌尿生殖系统的回顾可评价生长发育情况。体格检查不但包括详细的皮肤检查，还应全面检查黏膜组织、毛发、甲和牙齿。但诊断不能完全依靠临床表现，常规病理学检查也可能产生误导。

用于大疱性表皮松解症确诊和分型的诊断技术包括透射电镜、免疫荧光、免疫组化和致病基因检测。大疱性表皮松解症的诊断已逐渐从以透射电镜为主转变为使用免疫荧光或免疫组化定位，而后进行相应基因测序确定致病基因位点，这种方法被称为“洋葱皮诊断方法”，层层深入，最终确定致病基因。

1. 透射电镜　透射电镜可以明确患者水疱发生的部位，从而对患者进行分型，再结合相应临床表现、病史、家族史等基本可以明确患者大疱性表皮松解症型别及可能的致病基因，从而对患者预后进行初步判断。

2. 免疫荧光定位标记　由于透射电镜应用的限制性，相应基底膜自身抗体和表皮抗原的发现以及商品化基底膜自身抗体的生产，免疫荧光标记分层定位诊。

3. 大疱性表皮松解症的方法被重新提出，并被视为可以替代电镜进行大疱性表皮松解症定位诊断的首选方法。

4. 免疫组化定位标记　原理与免疫荧光相似。免疫组化的方法可分类诊断 85% 的大疱性表皮松解症患者，其中单纯型大疱性表皮松解症达 71%(10/14)，交界型大疱性表皮松解症达 100%(14/14)，营养不良型大疱性表皮松解症达 82%(9/11)。

5. 致病基因检测　通过透射电镜、免疫荧光或免疫组化标记定位可初步判断患者可能的受累基因，从而有针对性地进行基因定位诊断。若患儿高度怀疑为重度泛发性 RDEB 时，直接进行基因测序确诊更为经济、高效。

（七）鉴别诊断

特定类型的大疱性表皮松解症与其他类型大疱性表皮松解症或与非大疱性表皮松解症性疱病相鉴别很困难，尤其在新生儿阶段，此时需要将下列疾病纳入大疱性表皮松解症的鉴别诊断：大疱性先天性鱼鳞病样红皮病、葡萄球菌性烫伤样皮肤综合征、大疱性脓疱疮、色素失禁症、新生儿单纯疱疹、经胎盘获得的自身免疫性大疱病如天疱疮或妊娠期类天疱疮、皮肤发育不全、局灶性真皮发育不良、先天性红细胞生成性卟啉病和浅表性表皮松解性鱼鳞病。

在婴儿、大龄儿童和成人中，某些自身免疫性大疱病如大疱性类疱疮、黏膜类天疱疮、线状 IgA 大疱病可显示与交界型大疱性表皮松解症或重度泛发性单纯型大疱性表皮松解症重叠的特征。获得性大疱性表皮松解症可模仿营养不良型大疱性表皮松解症，两者均可在四肢碰伤或摩擦处发生水疱，但获得性大疱性表皮松解症与自身免疫有关，中老年发病，直接免疫荧光检查基底膜带有 IgG 呈线状沉积。水疱的发病时间有助于区别遗传性大疱性表皮松解症与自身免疫性疱病。先天性厚甲和表皮松解性鱼鳞病也可与某些儿童或成人中的大疱性表皮松解症相混淆。

(八) 治疗

本病无特效疗法。多数治疗为支持性，应根据不同类型以及皮肤和系统受累的程度制定治疗方案，通常包括预防起疱、促进愈合、监测和治疗并发症、心理社会支持等。

1. 支持治疗　保护皮肤、防止摩擦、压迫以及营养支持。对新生儿需特别注意避免外伤，包括动作轻柔（例如，抱起时以双手置于臀部和颈部下方托起，而不能置于双腋下）、骨隆突部位使用泡沫敷料、拆除尿不湿中的松紧带等。

由于皮肤屏障和免疫功能受损，大疱性表皮松解症创面易发生感染，预防感染很重要。采用改良的 Dakin 溶液浸泡有助于减少细菌定植，浸泡后使用莫匹罗星等外用抗生素，然后以半封闭非粘连性敷料覆盖。交替使用外用抗生素有助于避免耐药。

2. 手术治疗　重度泛发性 RDEB 最常需要手术治疗。可通过手术松解治疗假性并指畸形，但由于该并发症易于复发，可能需要定期重复治疗。手术治疗还被用于纠正肢体、口周、幽门、会阴等部位的挛缩畸形。初步研究显示同种异体皮肤移植可促进伤口愈合和改善生活质量，是值得进一步研究的领域。

DEB 患者在青春期后常发生多发性鳞癌，死亡率很高，故应密切监测不愈合的部位。一旦发生癌变，采用 Mohs 或非 Mohs 手术切除是一线治疗，放疗疗效差，且影响伤口愈合。

3. 药物治疗　系统治疗对减轻大疱性表皮松解症患者水疱形成倾向无效。四环素和苯妥英钠曾被用于治疗大疱性表皮松解症，但目前被证实无效。长期外用或系统使用糖皮质激素对遗传性大疱性表皮松解症无益。在小样本研究中尝试了维生素 E、米诺环素、环孢素和维 A 酸类治疗，但未获得一致疗效。理论上使用维 A 酸类如异维 A 酸可降低鳞癌风险，但接近 0.5mg/(kg·d) 的剂量可引起机械脆性增加、起疱和瘙痒。

4. 新型疗法　这些治疗目前尚处于临床试验或临床前研究阶段，可能为大疱性表皮松解症患者治疗带来新的希望。

(1) 蛋白替代治疗：通过外用、局部注射或静脉滴注等途径给予患者重组技术获得的缺失或缺陷蛋白，纠正相应的分子缺陷。在临床前研究中，皮内注射或外用重组Ⅶ型胶原减低了皮肤脆性，减少了新发水疱。

(2) 基因纠正技术：治疗策略包括体外培养角质形成细胞，以携带兴趣基因的病毒载体进行转染，再移植至患者皮肤；编辑和纠正突变的基因序列等。

(3) 细胞疗法：治疗策略包括注射同种异体成纤维细胞；系统或皮损周围注射间充质干细胞；应用自体回复突变镶嵌细胞；使用脐血干细胞移植；骨髓移植治疗。

5. 皮肤外受累的治疗

(1) 胃肠道和营养：食管扩张术治疗食管挛缩有效，但常复发，晚期病例可采用结肠代食管术，胃造口插管可为食管挛缩的患者提供营养。增加液体和纤维摄入、使用大便软化剂对便秘患者有益。

(2) 眼部病变：重度泛发性单纯型大疱性表皮松解症可出现眼睑复发性炎症和结膜大疱性损害，交界型大疱性表皮松解症和 RDEB 患者可出现角膜溃疡伴瘢痕形成、泪管闭塞和眼睑病变。可外用抗生素软膏治疗角膜糜烂，使用睫状肌麻痹药减轻睫状肌痉挛，减轻症状。可采用全厚皮层移植治疗上睑重度受累。

(3) 口腔和牙齿护理：口腔卫生对大疱性表皮松解症患者很重要，牙釉质缺陷常导致龋齿，应使用软牙刷。伴有口腔水疱者，应使用生理盐水清洁黏膜表面，不应使用含酒精或其他刺激物质的漱口液。牙齿结构上畸形（包括早期和永久性）可采用牙科重建术，包括使用牙套。

(4) 贫血：可补充铁剂，输血，亦可用促红细胞生成素治疗贫血。

(九) 病程与预后

除了部分新生儿大疱性表皮松解症可能自行缓解以外，其余类型的遗传性大疱性表皮松解症患者均在一生中反复出现愈合缓慢的水疱和糜烂。

二、家族性良性慢性天疱疮

内容提要

本病由角质形成细胞 ATP^2C^1 基因突变所致。

- 皮损常分布于颈项侧、腋窝、腹股沟和屈侧，夏季明显加重。
- 完整的水疱不明显，表现为浸渍的斑块伴网状裂纹，形成环状和图案状。
- 电子束治疗、肉毒素、光动力疗法、皮肤磨削法和 CO_2 激光治疗证实有效。已替代既往应用手术切除后植皮术。

家族性良性慢性天疱疮（familial benign chronic pemphigus）由 Hailey 兄弟在 1939 年首次报道，故又称 Hailey-Hailey 病（Hailey-Hailey disease，HHD），系一种罕见的常染色体显性遗传病，由原发性钙离子泵功能缺陷所致，以皮肤皱褶部位水疱、糜烂和结痂为特征。在本病中多糖 - 蛋白质复合物(glycocalyx material）存在严重缺陷，表皮常在摩擦或感染后发生棘层松解，病情反复，有时自发性松解。

(一) 病因与发病机制

发病原因目前尚不明确，其发病与遗传和环境因素均有关系。环境包括外界刺激如摩擦压力、紫外线照射，冬天症状减弱，夏天加深。

常见假丝酵母菌、疱疹病毒、金黄色葡萄球菌合并感染。目前认为本病由角质形成细胞的 ATP^2C^1 基因突变所致，其编码人类分泌途径钙离子转运 ATP 酶 1（hSPCA1）。研究表明，人角质形成细胞 SPCA1 泵位于高尔基体，控制高尔基体内钙离子的存储。该基因突变使细胞内外钙离子调节出现缺陷，而钙离子对角质形成细胞间黏附有重要作用，细胞内钙离子信号传导障碍导致角质形成细胞发生棘层松解（图 37-12），从而出现具有特征性的倒塌砖墙样外观。

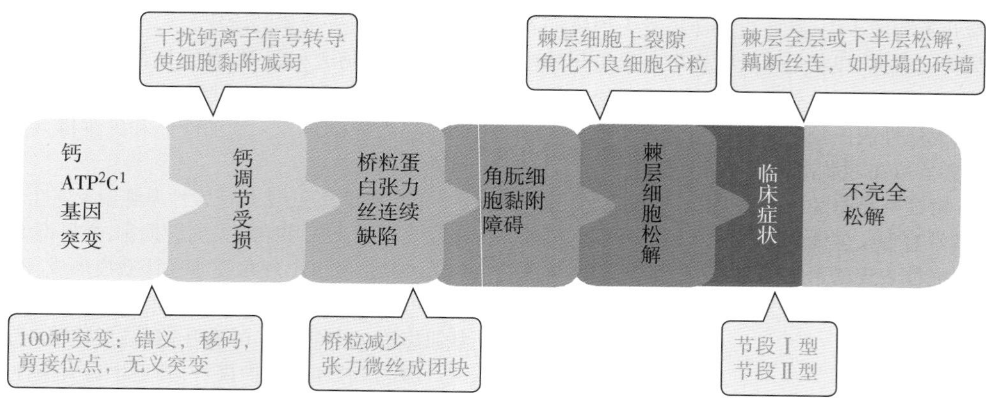

图 37-12　家族性良性慢性天疱疮发病机制

1. 细胞黏合异常　本病主要是表皮细胞间黏合异常。该病由染色体 3q21-24 上编码钙泵的基因 $ATP^{2}C^{1}$（功能为将钙离子转运至高尔基体内）的多个突变引起，导致角质形成细胞间的黏附障碍。由于这种缺陷，表皮常在摩擦或感染后发生棘层松解（有时甚至自发性产生），表皮不能耐受衣领或腰带产生的摩擦。

2. 钙基因突变　研究表明，在培养的角质形成细胞中，钙的调节受损。值得注意的是，另一种表现为棘层松解的疾病，即毛囊角化病，与另一个钙泵—$ATP^{2}A^{2}$ 的基因突变相关。这两种棘层松解性疾病与钙泵基因突变相关的事实表明，钙离子在维持细胞间的黏合方面起重要作用。

（二）临床表现

1. 基本损害　70% 的患者有家族史，首次发病在青春期或成年早期，一般为 10~30 岁，无性别差异，冬轻夏重，反复发作。损害好发于颈侧、项部、腋窝和腹股沟等皮肤皱褶或摩擦部位，尤其是腋窝和腹股沟。一般局限于少数区域，但少数病例仅发生单个部位，如肛周受累；亦可出现广泛性损害，黏膜受累罕见，可累及口腔、喉、食管、外阴及阴道。

典型皮损为正常皮肤或红斑基础上的松弛性水疱，尼氏征阳性，水疱易破，遗留糜烂和结痂，皮损进一步发展可形成潮湿恶臭的增生和皲裂。皮疹向周围发展，中心部可自然痊愈，周边又出现环状排列的水疱，形成匐行性外观。在大多数患者中，很少见到水疱，而是表现为潮湿、皲裂的红色斑块。损害在数月后愈合，消退后留有淡红色斑，不留瘢痕。自觉瘙痒、灼热或疼痛。

皮损形态与患者所处的病期有关，急性期以红斑、水疱、糜烂和渗出为主，消退期以红斑、结痂、肥厚性斑块为主。

2. 部位差异　不同部位的损害形态也略有差异（表 37-4）。

表 37-4　家族性良性慢性天疱疮（HHD）特征

部位差异	间擦部位	非间擦部位
临床亚型	节段 1 型	节段 2 型
加重因素	摩擦　高温	出汗、微生物定植、感染
伴发疾病	白癜风　尖锐湿疣	红皮病　鳞状细胞癌

（1）间擦部位损害：皮损好发于摩擦和浸渍部位，是又一特征，如腹股沟（图 37-13）和腋窝（图 37-14），分别占 75%、

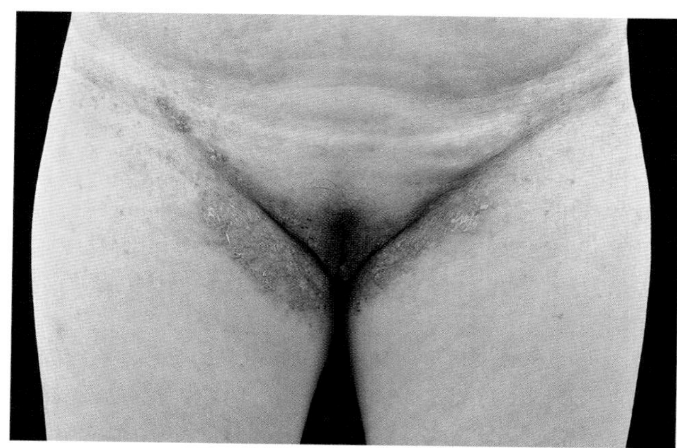

图 37-13　家族性良性慢性天疱疮
腹股沟为好发部位，表现为疣状丘疹、小水疱、浸渍及结痂（广东医科大学附属医院　李文惠赠）。

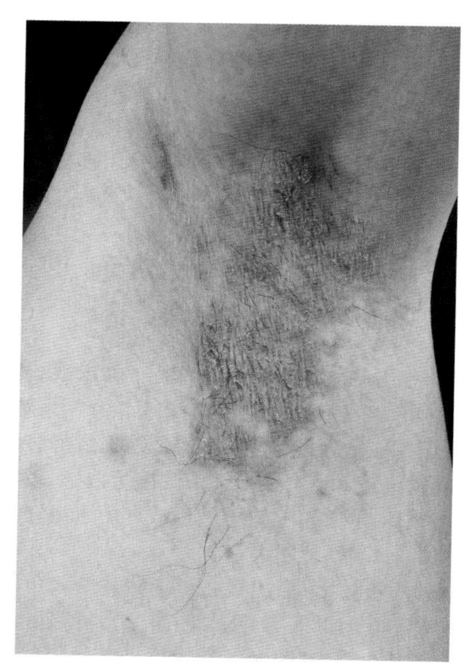

图 37-14　家族性良性慢性天疱疮
皮损表面可见细小皲裂，颇具特征性（广东医科大学附属医院　李文惠赠）。

5%，其他有肛周、外阴、女性乳房下皱褶处、肘窝、腘窝，炎热和出汗可加重皮损。表现为小水疱、大片潮湿、红色皲裂性损害，或增殖性疣状丘疹和斑块，皮损不超过腹股沟或腋窝边缘，边缘呈红色伴有白色浸渍起皱的表面。

(2) 非间擦部位：皮损好发于曝光部位，如颈、项、躯干、背部发生群集的小水疱。也有患者表现为头皮部位类似脂溢性皮炎样损害。通常呈环形或匐行性排列，小水疱很快破裂，形成鳞屑和结痂，边缘向外扩展，中央色素减退，皮损边缘新发群集水疱，但很快破裂，在很少的情况下，可见到皮疹泛发全身或沿着 Blaschko 线排列，有黏膜（口腔、咽喉、食管）受累的散在报道。甲板无症状性、纵向白色条带是该病的另一个表现。

3. 临床亚型

(1) 节段 1 型：节段 1 型是合子杂合后突变所致，其严重程度与非嵌合体的表型相似。

(2) 节段 2 型：该表型可延伸至附属器结构并出现棘层松解。后者提示治疗不可能采用浅表外科手术切除所有节段内起疱的皮损。目前已经明确，至少有部分复发性线状棘层松解性皮病实际上为 2 型节段性 HHD。

4. 加重因素 本病表皮细胞间黏附出现异常，反复摩擦可诱发新损害。高温和出汗也可加重病情，病情常在夏季恶化。微生物定植和继发感染（葡萄球菌、单纯疱疹、白色念珠菌等）是重要的加重因素，特别是葡萄球菌感染，会使皮肤发生棘层松解，导致严重而广泛的水疱。其他加重因素还包括接触过敏、胶布敷料、某些食物、药物、乙醇、紫外线照射、情绪应激等。

5. 伴发疾病 部分患者伴有白癜风、尖锐湿疣、红皮病。国外报道 HHD 皮损可继发鳞状细胞癌，甚至可并发肝功能衰竭、骨骼肌、乳腺、肾脏等器官损害。

（三）实验室检查

组织病理示基底层上出现裂隙或水疱，表皮内不完全性棘层松解，棘细胞间桥消失或存在，彼此疏松连接似倒塌的砖墙（图 37-15）。角化不良的棘层松解细胞，犹如“谷粒”。电镜示张力细丝与桥粒分离，但和基底膜之间连接正常。免疫病理和遗传方式确定可证实本病诊断。紫外线激发试验用于本病遗传携带者的确认。

（四）诊断

诊断依据包括家族史，较早发病；发生于皱褶或摩擦部位；皮损为松弛性水疱，尼氏征阳性，糜烂和结痂；以及特征性病理改变。

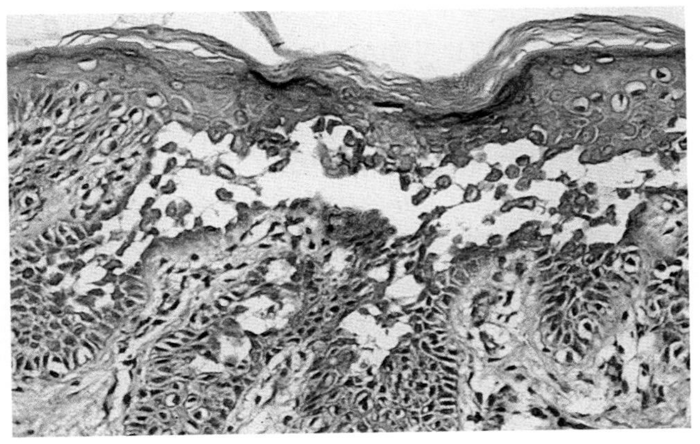

图 37-15 家族性良性慢性天疱疮
细胞间桥广泛丧失，但部分细胞仍互相黏着形似倒塌的砖墙（广东医科大学附属医院 黄文明制作）。

（五）鉴别诊断

1. 寻常型天疱疮 两者均表现为水疱、糜烂性皮损，但寻常型天疱疮无家族史，水疱泛发，尼氏征阳性，而 HHD 限于颈、腋、腹股沟等摩擦部位，尼氏征可阳性或阴性。两者组织病理均有棘层松解，而天疱疮部分或完全松解，而 HHD 呈倒塌的砖墙样，直接免疫荧光检查阴性。

2. 增殖型天疱疮 两者均好发于腋窝、股、乳房下、肛周、外生殖器部位，表现为水疱和糜烂，但增殖型天疱疮无家族史，组织病理乳头瘤样增殖明显，而 HHD 表皮内有嗜酸性粒细胞性脓疡。

此外，本病还应与湿疹、毛囊角化病、脓疱疮和体癣相鉴别。

（六）治疗

HHD 病程慢性，对治疗有不同程度的抵抗。基本治疗手段包括避免加重因素、抗感染，同时采用局部或系统治疗。

1. 一般治疗 尽量避免或减少出汗、受热、摩擦、肥胖等加重因素，保持个人卫生和皮肤干燥，穿着柔软宽松的衣物。避免搔抓，防日晒、防外伤、防感染。

2. 局部治疗 目的是控制加重因素，减少细菌定植和减轻炎症。药物治疗包括糖皮质激素、抗生素、维 A 酸类、维生素 D3 衍生物、钙调磷酸酶抑制剂和肉毒杆菌毒素等（见表 37-5）。

表 37-5 家族性良性慢性天疱疮（HHD）的局部治疗药物

类别	药物	备注
糖皮质激素	中效至强效制剂	用于急性发作；2 次 /d，最长 2~16 周
钙调磷酸酶抑制剂	0.1% 他克莫司软膏 吡美莫司乳膏	用于维持治疗；2 次 /d，最长 2 周，可与激素交替外用
抗生素	1% 克林霉素 0.1% 庆大霉素乳膏 2% 莫匹罗星软膏 2% 酮康唑乳膏	用于轻度浅表感染；2~4 次 /d，用 2~4 周
其他	卡泊三醇	2 次 /d，最长 4 周
	他卡西醇	2 次 /d，用 3 个月
	氟尿嘧啶	3 次 /d，用 3 个月，然后 1 次 / 周，再用 3 个月
	卡地姆碘	在 1 个月内可见缓解
	咪喹莫特乳膏	用于合并人乳头瘤病毒感染者
	润肤剂	
	A 型肉毒毒素	减少出汗，尤其适用于间擦部位，但需定期注射

3. 系统治疗 用于对外用治疗抵抗或病变广泛的病例（表 37-6）。

4. 物理治疗 为防止复发和延长缓解时间，可选用外科治疗和激光治疗。目前最广泛接受的是皮肤磨削术，也可试用二氧化碳激光、铒：YAG 激光、脉冲染料激光治疗。国内颜

表 37-6 家族性良性慢性天疱疮（HHD）的系统治疗药物

类别	药物	备注
抗生素	四环素	0.5g，4 次 /d，愈合后应用维持量（0.5g/d）
	多西环素	100mg/d，至少 3 个月，可小剂量维持
	红霉素或青霉素	用于重度浅表感染或外用治疗效果不佳者
维 A 酸类	阿维 A 酯	
	阿利维 A 酸	30mg/d，联合 NB-UVB 2 次 / 周
	阿维 A	25mg/d，疗程 6 个月，用于严重病例
糖皮质激素	泼尼松龙	20~30mg/d，急性发作时短期使用
免疫抑制剂	氨甲蝶呤	7.5~15mg/ 周，疗程 3 个月
	沙利度胺	25~50mg，3 次 /d，联合外用糖皮质激素和抗生素
	环孢素	停药时有反跳风险
	氨苯砜	100~200mg/d，分次口服，维持量为 50mg/d，部分病例有效

潇潇等报道经 5 次光动力治疗，患者腋下和腹股沟区域红斑及糜烂显著改善，12 个月随访无复发。顽固性病例还可采用切除后分层皮片移植，效果良好，偶可复发。

（七）病程与预后

本病可周期性复发和完全缓解，缓解可达数月至数年，病程可长达 40 年以上。患者在 50 岁以后病情常减轻。

第二节 非家族性棘层松解病

一、暂时性棘层松解性皮病

暂时性棘层松解性皮病（transient acantholytic dermatosis）又称 Grover 病，由 Grover 在 1970 年首次报道，是一种原发性、获得性、自限性棘层松解性皮肤病，临床特征为散在的瘙痒性水肿性丘疹和 / 或丘疱疹，组织病理特点为棘层松解角化不良。本病为好发于中老年男性获得性瘙痒性的丘疹水疱性疾病。

（一）病因与发病机制

本病病因不明，可能与汗腺导管损伤闭塞有关。已知的致病因素包括日晒、过热和出汗、电离辐射、药物不良反应、住院或卧床。亦有认为与遗传有关。约 11% 的患者合并其他皮肤病如乏脂性湿疹、接触性皮炎、特应性皮炎、银屑病。也有 Grover 病合并白血病、淋巴瘤、皮肤癌和多种实体瘤的报道。尽管本病在组织学表现上与毛囊角化病或 Hailey-Hailey 病类似，但本病患者无 ATP^2A^2 基因突变。电镜已证实本病的棘层松解由附着斑的桥粒溶解所致。免疫组化研究证实本病累及桥斑蛋白和桥粒芯蛋白。有人认为将本病视为一种综合征而非独特疾病更为妥当，可能为多种病因导致的同一表现。

（二）临床表现

好发于中老年人，偶见于儿童，平均发病年龄 61 岁，男性多见（男女之比 2.4：1）。病程多数呈暂时性，平均持续时间为 2~4 周，也可呈持续性或复发性（持续性棘层松解性皮病）。好发部位为躯干和四肢近端（分别占 99% 和 35%），偶累及口腔、鼻和咽喉部位。皮损常呈多种形态，包括 1~3mm 的红斑、红褐色或肤色丘疹、水疱和湿疹样斑块。水疱易破，以致迅速变为结痂和角化性糜烂。皮损通常瘙痒剧烈。

（三）组织病理

本病的组织病理表现为表皮角化过度伴角化不全，棘层肥厚，棘层松解伴海绵形成。真皮浅层水肿、血管周围有淋巴、组织细胞浸润。棘层松解可呈现不同的模式，包括寻常型天疱疮样（47%）、毛囊角化病样（18%）、海绵水肿性（9%）、落叶型天疱疮样（9%）、Hailey-Hailey 病样（8%）以及混合模式（9%）。

（四）鉴别诊断

本病在临床上容易与毛囊角化病、Hailey-Hailey 病和天疱疮鉴别，但它们的组织病理改变相似，病变体积较小是 Grover 病的组织学诊断线索之一，通常只有一两个小而散在的皮损，累及几个表皮突。

（五）治疗

避免日晒与出汗，轻症者外用糖皮质激素制剂、卡泊三醇有效。也可应用系统性糖皮质激素、氨苯砜、维 A 酸类治疗。PUVA 疗法、UVB 照射亦可选用。利妥昔单抗可清除伴发淋巴瘤患者的皮疹。

二、复发性线状棘层松解性皮病

复发性线状棘层松解性皮病（relapsing linear acantholytic dermatosis）又称 Hailey-Hailey 样表皮痣。Vakilzadeh 在 1985 年首次报道了发生于 1 例 5 岁女童的单侧线状损害，除了该特殊分布模式外，皮损在临床、组织学和超微结构方面与 HHD 完全相同。

本病以沿 Blaschko 线分布的复发性水疱和糜烂为特征，表现为边界清楚的线状红斑、斑块，其上有群集性水疱，破裂后糜烂、结痂。在日晒或局部感染后加重。病程慢性，可自行消退，而后又复发。

本病组织病理和超微结构改变与 Hailey-Hailey 病相同，两者鉴别主要依据临床表现，Hailey-Hailey 病好发于皱褶部位，不局限于单侧，也不沿 Blaschko 线分布。部分复发性线状棘层松解性皮病患者存在 Hailey-Hailey 病的致病基因 ATP2C1 突变，按照 Happle 的分型，本病是合子后突变形成的一种 2 型嵌合现象。但亦有认为因病例太少而不能确定与 Hailey-hailey 病之间联系。

本病应与单侧线状皮肤病病谱中的其他疾病相鉴别，特别是局限性毛囊角化病、呈带状疱疹样分布的 Grover 病、棘层松解性角化不良表皮痣等棘层松解性皮肤病。

（史建强 陈秋霞 李定 吴大兴 吴丽峰）

第三十八章

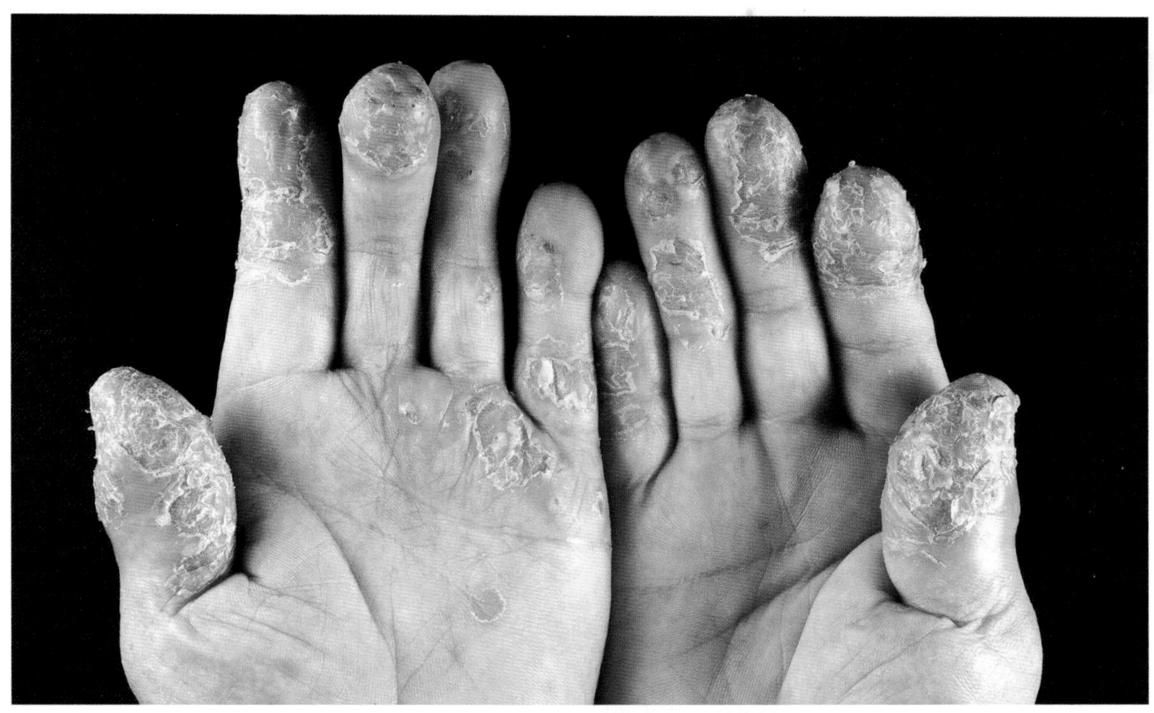

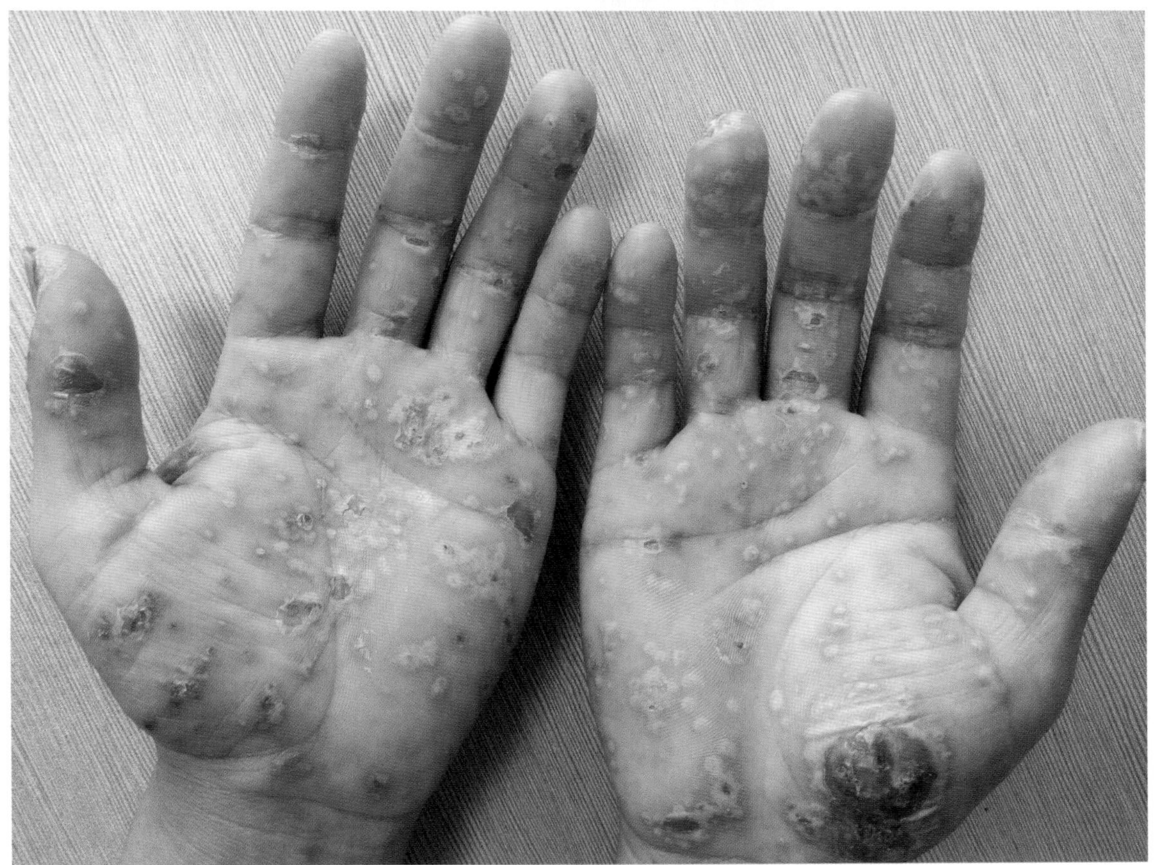

第三十八章

无菌性脓疱病

无菌性脓疱病，包括一组表皮内的非感染性脓疱病，病因不清，有的与妊娠、远处感染病灶有关。如角层下脓疱病可能与内脏肿瘤、慢性淋巴细胞性白血病、多发性骨髓瘤、类风湿关节炎有关。金属过敏，如掌跖脓疱病，或在感染外伤后发生，如连续性肢端皮炎、局部灶性细菌感染如脓疱性细菌疹，与牙齿和扁桃体炎症。多数与银屑病有关或是其亚型与系统性疾病有关，但也有认为是独立的疾病。无菌性脓疱病的分类见图 38-1。

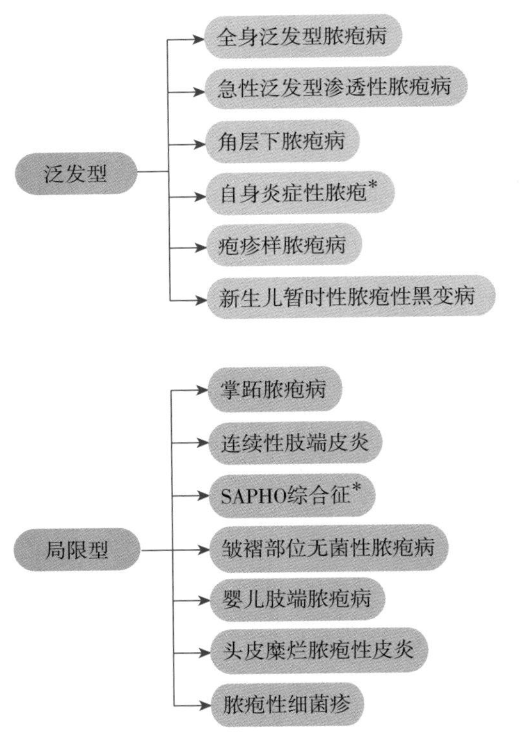

图 38-1　无菌性脓疱病的分类

一、角层下脓疱病

内容提要

- 脓疱浅表形成于角质层下，呈环状和匐行性排列。
- 脓疱培养无细菌生长，慢性经过，缓解期不一。
- 表皮上方细胞间可有 IgA 沉积。本病与 IgA 天疱疮有重叠。

角层下脓疱病（subcorneal pustular dermatosis，SPD）1979 年，Sneddon-Wilkinson 首次描述了 SPD，又称 Sneddon-Wilkinson 病。无菌性脓疱是本病的标志。脓疱位于角层下，以环状或多环的皮损为特征。本病与 IgA 天疱疮有关联，虽然也有人提到角层下脓疱性皮病可能是脓疱型银屑病谱中的一员，但目前一般认为它是一种独立的疾病。

（一）病因与发病机制

可能是一种自身免疫性疾病，可能与 TNF-α/Th2 相关，使用抗 TNF-α 抗体可得到缓解。也可能是脓疱型银屑病的一种亚型，发病与多种炎症因子有关。脓疱培养阴性，患者血清 IgA 水平增加。可伴类风湿关节炎。儿童角层下脓疱病我国报道了 17 例。

（二）临床表现

主要发生在中年女性（性别比为 4∶1），偶见于儿童。表现为环状或匐行性群集（图 38-2，图 38-3），片状分布的浅表松弛性脓疱，如波纹状，有时可见到液平面。皮损倾向于对称性分布，主要累及躯干及褶皱部位如腋窝、腹股沟、腹部、乳房下和肢体屈侧面，掌跖偶可发病，但面部、头皮和黏膜从不

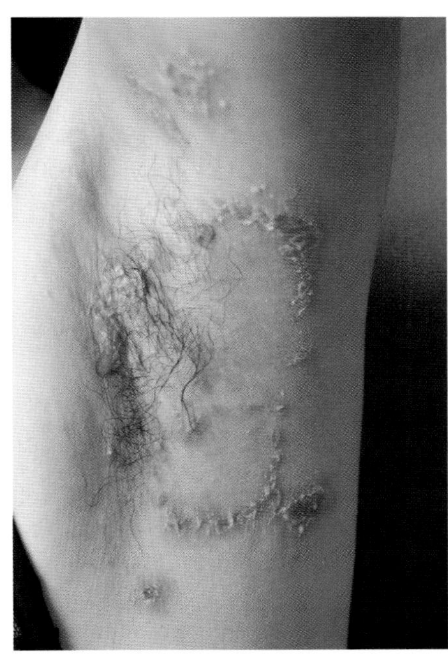

图 38-2　角层下脓疱病（腋下）

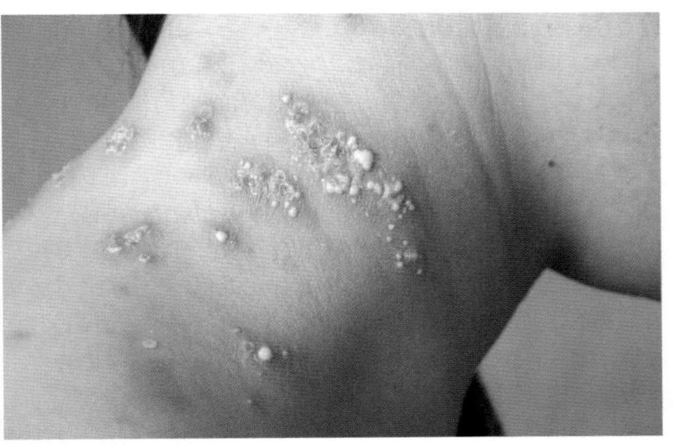

图 38-3　角层下脓疱病（颈）

受累。

原发性损害是在正常皮肤或红斑基础上发生的小脓疱或迅速变为脓疱的水疱，数天后干涸和破裂，遗留表浅的薄鳞屑及结痂，偶有淡褐色色素沉着。皮损中央愈合后向周围扩展，从而形成多环状红斑区域，其内又可发生新的脓疱。发作与缓解交替，间隔数日或数周不等。少数患者有阵发性瘙痒及灼热感。

（三）组织病理

典型病变为位于表皮浅表的角质层下脓疱，脓疱内主要为中性粒细胞，偶有嗜酸性粒细胞。脓疱下方表皮几无改变，仅见浸润的中性粒细胞、轻微的细胞间水肿。IgA 在上部表皮的细胞中沉积或角层下线状沉积。

（四）伴发疾病

多发性 IgA 型骨髓瘤、IgA 型副蛋白血症、慢性淋巴细胞性白血病，IgG 型冷球蛋白血症、坏疽性脓皮病、溃疡性结肠炎、甲亢和类风湿性关节炎等。

（五）诊断与鉴别诊断

应与大疱性脓疱病、金黄色葡萄球菌烫伤样综合征、落叶型天疱疮和脓疱型银屑病、疱疹样脓疱病、IgA 天疱疮（应用免疫印迹技术证明人类桥芯胶蛋白 1 是 IgA 天疱疮中角层下脓疱性皮病型的一种自身抗原）鉴别。

（六）治疗

局限性病例外用糖皮质激素。

首选氨苯砜和磺胺吡啶治疗　氨苯砜 50~150mg/d，分次口服。起效较慢，通常治疗 4 周内皮损消退。但不如疱疹样皮炎对氨苯砜反应迅速。而脓疱性银屑病没有相关的副蛋白血症，氨苯砜治疗无效。停药易复发，故应长期用此药，应减至最低剂量维持。磺胺吡啶 1~3g/d，分次口服，疗效较好。部分患者对氨苯砜不敏感，可用维 A 酸类或秋水仙碱代替。糖皮质激素大剂量使用可抑制全身性发作，但疗效一般较差。英夫利昔单抗 5mg/kg，静滴；咪唑立宾，起始量 150mg/d，维持量 50mg/d。PUVA、宽谱 UVB、窄谱 UVB 光疗也可有效。

病程为良性，平均持续时间为 5~8 年。1 例伴发坏疽性脓皮病及 IgA 型副蛋白血症者，病程长达 20 年，最终死于葡萄球菌性脓毒血症。

二、疱疹样脓疱病

内容提要

- 急性发病，表现红斑基础上出现群集的脓疱。
- 外周血白细胞计数增高，可有低钙血症。
- 病情随分娩而缓解，再次妊娠可复发，胎儿死亡并非少见。

疱疹样脓疱病（impetigo herpetiformis）又称妊娠泛发性脓疱型银屑病（generalized pustular psoriasis of pregnancy），与脓疱型银屑病相似，多认为是其罕见变型，是发生于妊娠期的严重的脓疱型银屑病。既往多无银屑病史。重症病例多有较明显的全身症状、低钙血症及手足搐搦。

现认为疱疹样脓疱病是一种由妊娠诱发的脓疱型银屑病，可伴低钙血症。

（一）病因与发病机制

病因：可能与下列因素有关，妊娠晚期高水平的孕激素、细菌感染、某些药物（糖皮质激素快速减量、煤焦油、抗生素、碘化钾）、低钙血症、低蛋白血症、甲状旁腺功能减退等。

遗传：目前发现本病遗传易感基因有细胞凋亡募集结构域蛋白 14（CARD14）和白介素 -36 受体拮抗剂基因（IL36RN），这两者又与寻常型银屑病相关。

发病原因可能是由 IL-36RN 基因突变导致炎性因子（如 IL-6、IL-17、IL-23）分泌失调引起。

免疫：发病可能是细胞因子和效应细胞间复杂的免疫相互作用的结果，组织病理提示发病与炎性因子分泌失调相关。Kakeda 等研究发现，疱疹样脓疱病皮损中表达 IL-17A/F 的细胞（中性粒细胞、巨噬细胞、肥大细胞和树突状细胞）显著增加。Kuijpers 等提出表皮蛋白酶抑制剂（SKALP）功能缺陷对弹性蛋白酶抑制失衡，促进多形核白细胞迁移，导致表皮脓疱形成。

（二）临床表现

发生于孕妇，皮疹特点为泛发性脓疱型银屑病，常最初累及皱褶部位，蔓延至全身，对称分布（图 38-4）。

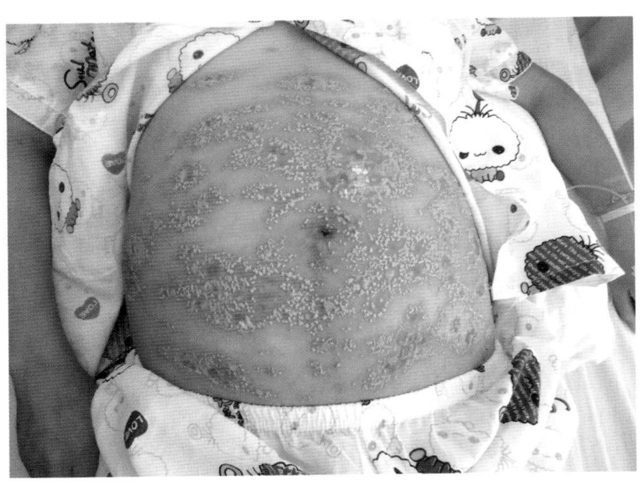

图 38-4　疱疹样脓疱病

疱疹样脓疱病的典型皮疹在红斑基础上发生成群脓疱，为骤起的成群的红色斑块，周围绕以许多小的无菌性脓疱。疱疹样脓疱病从皮损形态上看与脓疱型银屑病极其相似，但泛发性脓疱型银屑病，通常先累及腹股沟部位或其他皱褶部位，对称分布，有时表现为成群性脓疱。在急性炎症性皮肤表面出现针尖样脓疱。舌、颊黏膜和食管可以受累，表现为圆形或侵蚀性脓疱。

疱疹样脓疱病除可出现皮损外，还伴有明显的全身症状，如发热、寒战、恶心、呕吐及腹泻等，一般无瘙痒感，过去的文献报道中提及的低钙血症、谵妄，癫痫及手足搐搦等。

疱疹样脓疱病常于妊娠最后 3 个月发病，但有可能更早或产后第一天发病。该病持续到胎儿出生，偶尔会持续到更长时间。常在产后迅速缓解，再次妊娠复发，且发病更早，病情加重，预后更差，复发最多可至第 9 次妊娠。

病程持续和严重患者，胎盘功能不足导致死胎、胎儿死亡或胎儿畸形的风险增高。

（三）实验室检查

多与脓疱型银屑病患者相同，如血沉增快。外周血白细胞计数增高、低白蛋白血症等。常见低钙血症、血清维生素 D 水平下降。

组织病理与脓疱型银屑病基本相同。

（四）诊断与鉴别诊断

妊娠妇女，突然发病；皮损为红斑基础，成群小脓疱，排列成环状或多环状；全身症状显著、发热、手足抽搐；组织病理呈脓疱型银屑病组织象。本病应与角层下脓疱病、妊娠疱疹、泛发性脓疱病性银屑病、泛发性连续性肢端皮炎、急性泛发性发疹性脓疱病鉴别。

（五）治疗

给予糖皮质激素口服，泼尼松剂量一般在 60mg 左右时即可控制病情，对低白蛋白血症、低钙血症、体液丢失及感染则应给予相应的处理。

尽管系统应用糖皮质激素可诱发脓疱暴发而被禁用于斑块性银屑病，然而其对疱疹样脓疱病仍能起到治疗作用。另外，糖皮质激素还有助于新生儿的肺成熟。环孢素、氨甲蝶呤、秋水仙碱、雷公藤、TNF-α 抑制剂酌情使用。

辅助治疗　合并应用抗生素、磺胺类药物，可提高疗效。也可试用绒毛膜促性腺激素，每次肌内注射 800U，每天 1 次，急性期可辅以清热解毒、健脾利湿的中药。

三、掌跖脓疱病

内容提要

- 好发部位是大小鱼际或掌跖中央。
- 损害为红斑、鳞屑性斑块基础上的无菌性脓疱。

掌跖脓疱病（palmoplantar pustulosis）在 1974 年由 Uehara 报道掌跖脓疱病，发生于掌跖部位，病程慢性，对治疗抵抗，目前大部分观点认为掌跖脓疱病性银屑病与掌跖脓疱病是一类疾病，掌跖脓疱性银屑病伴有掌跖部位或其他部位的斑块，但可能是独立于银屑病的一种单独疾病。而掌跖脓疱病为累及末端汗管的掌跖部位无菌性脓疱，为境界清楚的棕黄色点滴状角化过度斑，周围有红晕，斑上可有白色鳞屑或点状凹陷，易于形成皲裂。

（一）病因及发病机制

在基因水平，患者可伴有 IL-36RN，CARD14 突变，免疫功能紊乱在掌跖脓疱病的发病机制中起着重要的作用。患病部位促炎介质表达上调，其中白介素 -17 表达水平异常增高，掌跖脓疱部位朗格汉斯细胞的浸润明显增多，$CD4^+$ 调节性 T 细胞、朗格汉斯细胞在非皮损部位较健康对照者表达明显增多。

掌跖脓疱病与寻常型银屑病的关系尚有争议，只有在身体其他部位出现典型银屑病皮损、既往个人或家族银屑病病史、或以后发生寻常型银屑病的情况下可以明确二者的关系，然而，通常典型的掌跖脓疱病并无银屑病证据，同时也缺乏银屑病免疫遗传学特征，因此可能是一种独立疾病。此外，与银屑病不同的是，掌跖脓疱病多见于女性，无季节性，起病较晚。另外，在第 6 号染色体 PSORS1 位点上有 3 个银屑病易感基因，包括 HLA Cw6、HCR WWCC 和 CD5N5，但与掌跖脓疱病无关联，也提示它是一种独立疾病。

（二）诱发因素

并无明显诱因，但感染病灶、锂剂治疗、吸烟、肿瘤坏死因子抑制剂治疗皆被提到为其诱因，超过 90% 的患者有抽烟史，部分患者有抗谷胶蛋白抗体。吸烟者发病率是不吸烟者的 74 倍，原因是烟碱中尼古丁激发胆碱能系统，进而破坏汗腺器官，掌跖脓疱病患者脓疱主要集中于汗腺器官附近，吸烟使汗腺器官失去正常结构。

（三）临床表现

多见于成年人，儿童少见，好发于 50~60 岁，女性多见。表现为境界清楚的一个或多个斑块。掌部好发于大鱼际，其次是小鱼际、手掌中央及手掌远端（图 38-5）。跖部多见于足弓、足弓水平的中部及侧缘、或足跟的侧面和后面，其次是跖部的远端甚至整个跖部受累。指端较少见。皮损常对称分布，但有时可先发生于一侧，数周或数月后对侧才出现皮损。皮损处呈暗红色、鳞屑性。去除鳞屑，皮肤表面呈光滑的暗红色。皮损区有大量直径 2~5mm 脓疱，新鲜的脓疱呈黄色，陈

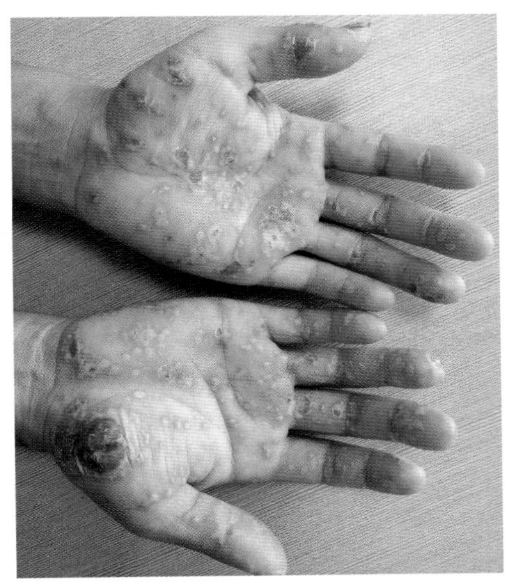

图 38-5　掌跖脓疱病（广州中医药大学　陈忠业惠赠）

日者呈黄棕色，脓疱干燥时呈暗棕色。最终脓疱干燥剥脱。通常，在本病的各个阶段都可以看到脓疱。自觉瘙痒，更常见烧灼感。

（四）相关疾病

此病与甲状腺功能亢进或减低显著相关，部分患者有循环甲状腺抗体，掌跖脓疱病有发生糖尿病的倾向。且一些骨关节病也与掌跖脓疱病相关。

（五）组织病理

病理表现为单房性脓疱、海绵状脓疱、棘层肥厚及真皮浅层血管周围淋巴细胞、组织细胞、中性粒细胞浸润。

（六）鉴别诊断

最常需与足癣、湿疹、慢性指端脓疱病鉴别。皮损有多种形态，表面红色的斑块状皮损覆以棕色厚积鳞屑，不易与慢性湿疹相鉴别。

（七）治疗原则

本病治疗困难，寻找病因，去除刺激因素，有无感染病灶和金属过敏的可能。

1. 局部治疗　可选用糖皮质激素软膏、煤焦油水杨酸类的角质促成剂的软膏、钙泊三醇软膏、维 A 酸类软膏等。紫外线疗法包括 PUVA、NBVUVB、准分子激光等。2015 年苏丽娜等报告掌跖脓疱病的患者给予每周 3 次 UVA1 治疗（$80J/cm^2$），研究结果显示，通过 UVA1 治疗，62 例患者的 PPPASI 评分从治疗前的 9.4 降至 1.7，72.6% 的患者较治疗前 PPPASI 评分降低 75%，表明 UVA1 治疗对掌跖脓疱病有效且不良反应较小。

2. 系统治疗

（1）中药：雷公藤类制剂：如雷公藤多苷片 1~2 片，每日 3 次。有报告白芍总苷胶囊每日 3 次，每次 0.6g，同时外用糠酸莫米松乳膏，每日 1 次，连续 8 周有效。

（2）维 A 酸类：阿维 A 酯 25~50mg/d，还有报道用维胺酯、异维 A 酸等有一定疗效。

（3）免疫抑制剂：甲砜霉素 0.75~2.0g/d，分次口服；氨甲蝶呤每周一次服用 7.5~25mg，或静脉肌肉给药每周 10~25mg，需注意这类药物对外周血象与肝功能的毒副作用。秋水仙碱 0.5~1.0mg，2 次 /d；小剂量环孢素 1.25~3mg/（kg·d）。

（4）糖皮质激素：严重者可用低剂量糖皮质激素控制症状，但停药后往往复发反跳，皮损范围扩大，故不推荐首选。

（5）其他：伊曲康唑、氯唑、氯法齐明等治疗也被报道有效。

四、连续性肢端皮炎

内容提要

- 初起从某个指（趾）远端开始，单发脓疱累及甲床和甲周皮肤。
- 病损常局限于四肢，很少数泛发全身。
- 舌部可见环状疼痛性的白色斑块，皱襞舌或地图舌。

连续性肢端皮炎（acrodermatitis continua）1890 年由 Hallopeau 报道为局限型脓疱性银屑病的一个亚型，是一种初发于指、趾端的慢性、无菌性脓疱性皮肤病，倾向于在局部缓慢扩展，但在成人可以发展为泛发性脓疱性银屑病。病因未明，常在创伤或局部感染后发病。其可能为银屑病的一种变型，因其他部位也可发生脓疱，甚或出现泛发性脓疱型银屑病皮损，支持这种观点。

（一）临床表现

本病特点是复发性自限性疼痛性炎症，表现为指尖、趾尖、脓疱并局部、缓慢扩散。脓疱累及甲床和甲周皮肤，手指最常受累（图 38-6，图 38-7）。本病初发于指、趾，手指或拇指

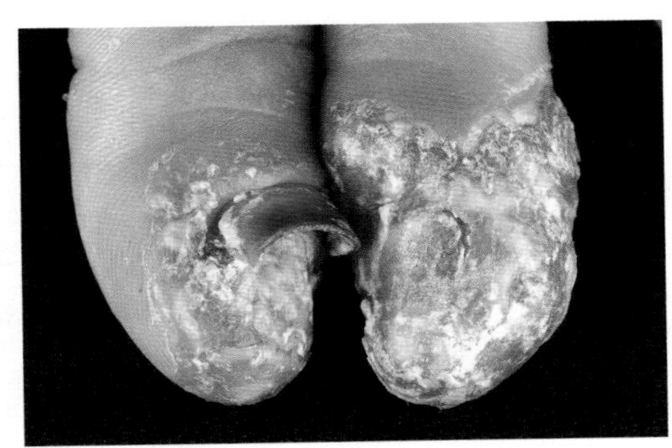

图 38-6　连续性肢端皮炎（1）

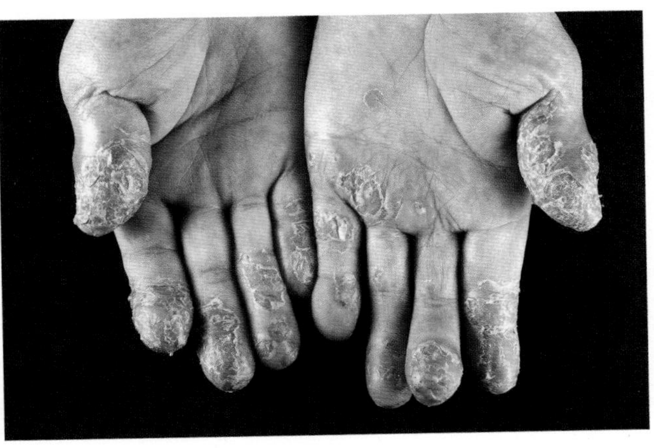

图 38-7　连续性肢端皮炎（2）

更多见。一个或两个指尖首先发病，趾较少见，甲皱受累发生极早。多在轻微外伤或肢端感染后诱发，就诊时可见原发性损害为小脓疱，破裂后显露光滑的红色糜烂面，随之又发生新脓疱；脓疱倾向于融合，形成多环状脓湖。指、趾部位的皮肤发红、鳞屑，出现脓疱，甲皱、甲床可受累，导致甲萎缩，皮损近端边缘为潮湿、潜行性，之前有时有一排水疱、脓疱。去除鳞屑或脓疱干燥后，皮肤表面鲜红、光泽，肢端疼痛显著。皮损缓慢扩展可达数年之久，最终累及整个指、趾。甲板可以全部损毁。远端趾 / 指骨可发生骨溶解，趾指端变细、糜烂，类似于硬皮病的表现，多见于中年，与掌跖脓疱病不同，本病还可以见于儿童。女性多于男性。

由于局部循环受累，冬季症状最重。连续性肢端尤其在中年以上患者可发展为泛发性脓疱型银屑病。可出现脓疱性银屑病样沟纹舌和地图舌。皮损局限者自觉瘙痒和灼热感，而泛发性病变者出现发热、不适、白细胞增多和血沉加快等系统性反应。此外，本病尚可累及其他黏膜，甚或出现白喉样假膜。

临床亚型包括①局限型：一般是在指（趾）端外伤或感染后发病，损害为密集的小脓疱或先为水疱而后迅速成为脓疱。②泛发型：泛发全身，与脓疱性银屑病及疱疹样脓疱病相似。

（二）组织病理

表皮角化不全，表皮角层下内单房、成熟的无菌性脓疱，内含中性粒细胞。在大的单房性脓疱疱壁处有 Kagoj 海绵样微脓疡，末端汗管参与了炎症过程，可见较多的嗜酸性粒细胞和肥大细胞。

（三）鉴别诊断

早期需与葡萄球菌感染、疱疹性瘭疽、甲沟炎、手足癣或接触性皮炎鉴别。假丝酵母菌感染仅在免疫缺陷时需要鉴别，在儿童需要与脓疱性角化不全鉴别（表 38-1）。

（四）治疗

除去感染病灶，调整免疫功能，对症处理，依据病情严重程度，患者愿望，选择治疗方案（表 38-2）。疗效常不满意，本病不同于寻常型银屑病，采用传统治疗效果不理想。

1. 局部治疗　强效糖皮质激素外用短期有效，中效糖皮质激素软膏外用，每隔 2 天 1 次，最长可用 4 周，封包可提高效果。卡泊三醇和他扎罗汀亦用于掌跖脓疱病。

2. 系统性治疗　效果较好，单独口服维 A 酸类或联合口服 PUVA 疗法是最佳的二线疗法。阿维 A 效果明显，利阿唑（liarozole）具有一定的疗效，利阿唑是一种咪唑类衍生物，可以抑制全反式维甲酸代谢，从而提高内源性维 A 酸水平。氯莫环素 170mg，3 次 /d 或四环素 250mg，2 次 /d 有效。低剂量环孢素如 2.5mg/（kg·d）可显著改善大部分掌跖脓疱病患者病情，剂量低至 1mg/（kg·d）亦有效。

3. 生物制剂　如 TNF 拮抗剂，可能会加重病情。氨苯砜、氯法齐明、境界射线照射有一定效果，口服糖皮质激素需要较为慎重，口服曲安西龙 6mg/d 或更少，见效后 2~4mg/d 维持。

4. 其他方法　有口服四环素和外用戊酸倍他米松，口服丙硫氧嘧啶联合 MTX。低剂量环孢素、窄谱 UVB、8-MOP 以及 TNF 拮抗剂也有一定的效果。

（五）病程与预后

少数病例的损害可局限于原发部位，有时长达数年之久。泛发型皮疹短，治疗后皮疹可以消退，残留的指 / 趾原发病灶却长期存在，但皮疹仍可全身复发，个别病人发生红皮病，常由于并发症而死亡。但是，本病为良性经过，预后良好。

表 38-1　无菌性脓疱病的鉴别诊断

疾病名称	皮疹特征	好发部位	病因	实验室检查	好发年龄
脓疱型银屑病	红斑基础上出现密集小脓疱	全身泛发或掌跖	原有银屑病	银屑病特征	中青年
连续性肢端皮炎	红斑上见小脓疱、小水疱、脱屑、结痂、糜烂等	指、趾端开始	常有指趾外伤史	Kagoj 海绵样微脓疡	中青年
脓疱性细菌疹	小脓疱或小水疱很快变成脓疱	掌、跖	常有慢性感染病灶	脓疱位于表皮深处，发作时血白细胞升高	中年人
角层下脓疱性皮病	常呈环形或漩涡状小脓疱，或小水疱很快变为小脓疱	腋、股、下腹、乳下及躯干等	不清	角层下脓疱	中年女性
疱疹样脓疱病	红斑基底上的群集小脓疱，可累及黏膜	股内侧、乳、脐、腋下等处	孕产期多见	Kagoj 海绵样微脓疡，血钙可低	孕产妇

表 38-2　掌跖脓疱病和连续性肢端皮炎的治疗

	局部治疗	物理治疗	系统治疗
一线用药	强效及超强效糖皮质激素，如丙酸氯倍他索乳膏，2 次 /d 卡泊三醇软膏，2 次 /d	药浴治疗 4 次 / 周 紫外线照射	阿维 A 0.5~10mg/（kg·d）
二线用药	地蒽酚软膏，1 次 /d 他扎罗汀凝胶，2 次 /d		氨甲蝶呤 5~25mg/ 周，起始剂量 2.5~7.5/ 周 环孢素 3~5mg /（kg·d），起始剂量 2.5mg/（kg·d） 延胡索酸，根据病情渐增加剂量，最大剂量 720mg/d 依法珠单抗每周 1mg/kg

五、脓疱性细菌疹

脓疱性细菌疹（pustular bacterid，PB）是发生于手足的急性无菌性脓疱，目前尚不清楚它是单独一种疾病或是掌跖脓疱病的变型。

1935年Andrews和Machacek描述了15例患者，临床和病理特征类似Barber描述的掌跖脓疱型银屑病，这些患者具有局灶性细菌感染，主要是牙齿和扁桃体炎症，且缺乏明显的银屑病征象，因而命名为脓疱性细菌疹。

（一）临床表现

其特征为掌跖部位对称性群集的水疱或脓疱，加重和缓解长期交替出现。它是独立的疾病还是掌跖脓疱型银屑病的急性型尚不清楚，细菌感染可能诱发皮疹出现。

基本损害为脓疱，起初可能是水疱，但很快变成脓疱。许多小脓疱融合成蜂窝状。发病特征为一般初发于掌、跖中间部位，逐渐向外扩展，直至覆盖手、足的整个屈面。常有剧烈瘙痒，疼痛和浸润。每天有新的皮损成批出现。当新的皮疹出现时，白细胞计数显著增多，为12×10^9~19×10^9/L，多形核占65%~80%，脓疱培养阴性，葡萄球菌和链球菌抗原皮试可为阳性。发现远离部位的感染病灶，对于确诊和根治本病均非常重要。

（二）治疗

除去病灶，局部对症处理。亦可全身应用抗生素。

局部可用0.1%依沙吖啶或1%新霉素溶液湿敷。系统使用糖皮质激素可使皮损暂时消退。亦可系统使用抗生素。典型病例对抗生素治疗或去除感染灶后反应良好，以后新皮疹的数量逐渐减少，病情渐平息，进入静止期。

六、婴儿肢端脓疱病

婴儿肢端脓疱病（infantile acropustulosis）这是一种良性特发性疾病，本病主要累及2~10个月黑人男婴，可能与特异性体质和嗜酸性粒细胞增多有关。

（一）临床表现

肢端反复出现剧烈瘙痒的直径1~5mm的囊性脓疱，脓液培养为阴性，脓疱消退后留有鳞屑，最后受累部位皮肤可有苔藓样变。尤其掌跖的边缘处明显。起初每个脓疱持续7~14天，并且间隔2~3周反复出现。随着时间的推移，每次发病时间越来越短，而且间隔时间越来越长，直到数月后自行痊愈。皮肤损害可持续反复至2~3岁自愈。

（二）组织病理

组织学上表现为角质形成细胞间水肿以及单核细胞、中性粒细胞或偶有嗜酸性粒细胞浸润。

（三）鉴别诊断

新生儿期需要鉴别的疾病有新生儿暂时性脓疱性黑变病和念珠菌病；婴儿期则为疥疮、粟粒疹、脓皮病、病毒疹和脓疱型银屑病。

（四）治疗

局部使用糖皮质激素可缩短病程，亦可口服抗组胺药。氨苯砜（每日2mg/kg）和磺胺吡啶可预防复发。

七、新生儿暂时性脓疱性黑变病

新生儿暂时性脓疱性黑变病（transient neonatal pustular melanosis）本病好发于黑人婴儿，可发生在掌跖部位。

（一）临床表现

患儿在生后即刻或最初数小时内，皮损为水疱，很快发展为大而松弛的脓疱。主要发生于躯干和臀部，但可能分布广泛。1~2天后脓疱破裂，外周形成环状鳞屑，之后鳞屑逐渐分离脱落或者形成暂时的炎症后色素沉着。水疱或脓疱通常在出生5天后消失，色素沉着需3周至3个月才消退。

本病临床上可分为3期。初期出生时皮疹为1~3mm的浅表水疱、脓疱。第二期皮疹表现为破裂和消退的脓疱出轻度的色素沉着斑，绕以环形鳞屑。第三期皮疹表现为可残留数月的褐色色素沉着斑。

（二）实验室检查

水疱或脓疱内容物的涂片在Wright染色下显示大量中性粒细胞，偶见嗜酸性粒细胞。与感染很相似，但细菌培养阴性。

（三）组织病理

脓疱位于角层或上部表皮内，主要含有多形核白细胞；色素斑为基底层内的灶性黑素增多，真皮乳头内缺乏噬黑素细胞。

（四）治疗

本病无须治疗，有自限性。

八、婴儿嗜酸性脓疱性毛囊炎

婴儿嗜酸性脓疱性毛囊炎（eosinophilic pustular folliculitis of infancy）本病少见，发病多见于男婴。

（一）临床表现

可发生在刚出生时，生后24小时内头部和面部发生皮损，偶见手和足，躯干和四肢。

皮损为红斑，上有瘙痒性毛囊丘疹或脓疱，脓疱直径1~3mm，特点是反复发作。脓疱内容物涂片显示主要为嗜酸性粒细胞，无细菌或酵母菌。组织学上毛囊周围和真皮间质内密集嗜酸性粒细胞和混合炎细胞浸润。在成人，嗜酸性脓疱性毛囊炎偶与HIV感染有关，在辅助性T细胞计数约0.02×10^9/L的患者中可见本病，而婴儿中伴有HIV感染者则极少。

（二）鉴别诊断

应与婴儿肢端脓疱病、虫咬皮炎、新生儿中毒性红斑、新生儿暂时性脓疱性黑皮病等鉴别。

（三）治疗

外用糖皮质激素，口服抗组胺药。本病常在3~5岁自行消退。

（吴江　吴玮　吴丽峰　吴大兴）

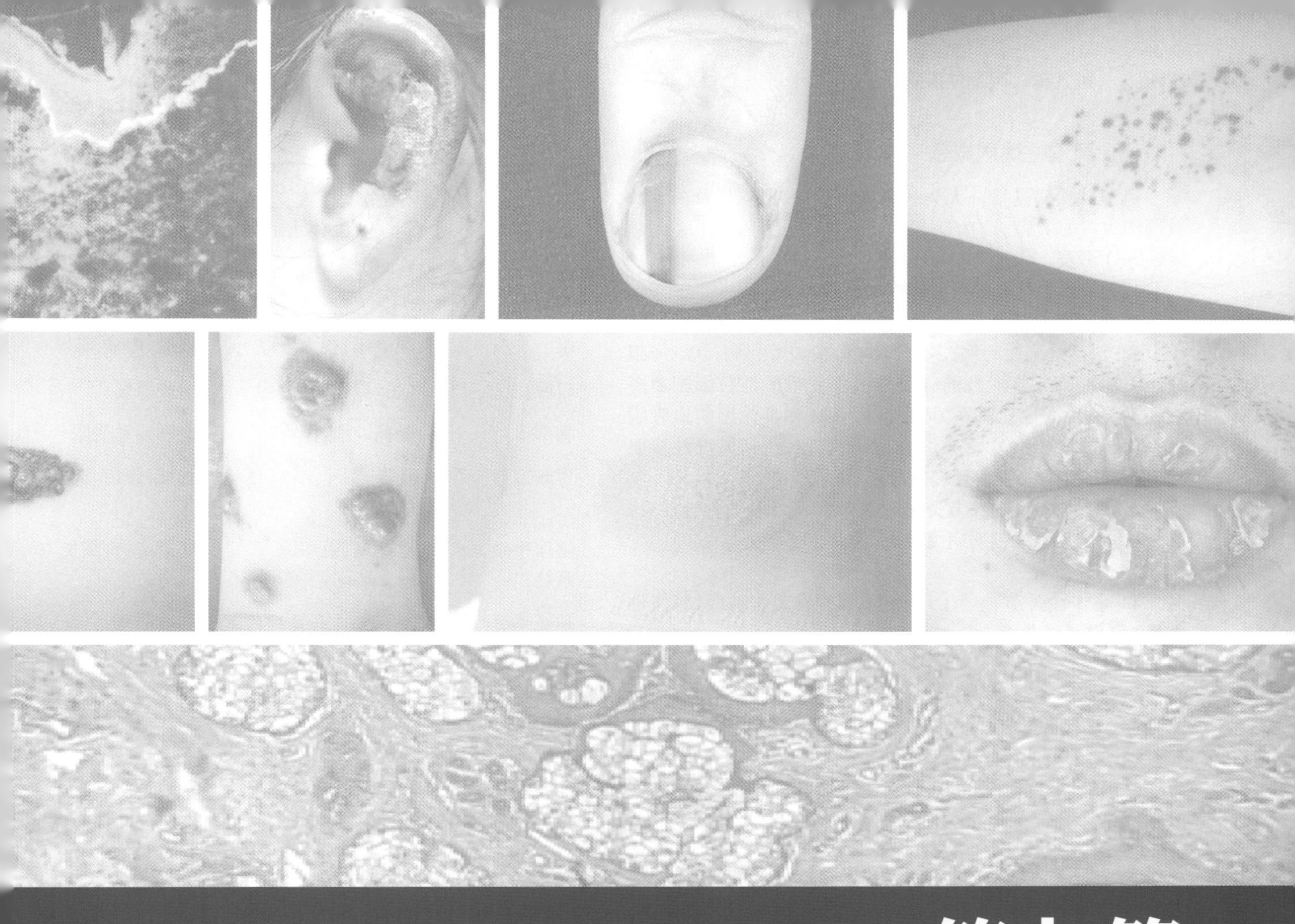

第九篇

风湿性疾病

一、风湿性疾病概念

风湿性疾病是指一大类病因各不相同，但均累及关节及其周围组织的疾病。

（一）分类

临床中最为常见的风湿性疾病有四大类。

1. 弥漫性结缔组织病 ①类风湿关节炎；②幼年特发性关节炎：包括系统性起病，多关节起病，少关节起病；③红斑狼疮；④硬皮病；⑤弥漫性筋膜炎伴或不伴嗜酸性粒细胞增多症；⑥特发性炎性肌病；⑦坏死性血管炎和其他型的血管病变；⑧干燥综合征；⑨重叠综合征；⑩其他：包括风湿性多肌痛，复发性脂膜炎，复发性多软骨炎，结节红斑。

2. 并发脊柱炎的关节炎(脊柱关节病) ①强直性脊柱炎；②Reiter 综合征；③银屑病关节炎；④炎性肠病关节炎。

3. 骨关节炎。

4. 晶体性关节炎 ①尿酸钠（痛风）；②焦磷酸钙（假性痛风）；③羟基磷灰石。

（二）临床特点

风湿性疾病发病率较高，且临床表现多样，与多学科疾病交叉存在，因而长期以来分散在内科、儿科、皮肤科、神经科、骨科等诊治。

弥漫性结缔组织病的表现常有某些共同特征，如长期不规则发热、关节痛、肌痛、多脏器损害及相关症状、僵硬、肿胀、疲乏、乏力和运动困难；风湿病的系统表现见表 1：

表 1 风湿性疾病的系统表现举例

	弥漫性结缔组织病	脊柱关节病
全身症状	发热、体重下降、食欲减退等	
皮肤	光敏感，脱发，皮疹，Raynaud 现象	银屑病，皮肤角化过度，指甲病变
眼	眼红，眼干燥，视力下降	眼红，眼痛
口腔	口腔溃疡，口干，龋齿增多	口腔溃疡
胸部	干咳，胸痛，呼吸困难	胸廓活动受限
胃肠道	吞咽困难，吸收不良综合征，腹痛，腹泻	腹痛，腹泻
泌尿生殖系统	水肿，泡沫尿，血尿	尿道炎，宫颈炎
神经系统	头痛，偏瘫，抽搐等神经精神症状	
血液系统	血栓栓塞，贫血，出血	

二、皮肤病与风湿病

掌握风湿病患者的皮肤表现对皮肤科医师诊断和治疗风湿病是很有帮助。风湿病伴发皮肤病的表现如下（表 2）：

表 2 皮肤病与风湿病、关节炎及相关周围组织疾病

皮肤病		风湿病
银屑病	寻常型、脓疱型、红皮病型银屑病	关节病型银屑病、血清类风湿因子阴性关节炎
反应性关节炎	尿道炎、结膜炎、关节炎	非对称性关节炎，少关节炎
类风湿关节炎	如类风湿结节、血管炎、Sweet 综合征和坏疽性脓皮病	关节病变包括全身型、多关节型、少关节型
幼年特发性关节炎	橙红色至粉红色斑疹或丘疹，皮损易消退	持续 6 周或 6 周以上的单关节炎或多关节炎
红斑狼疮	特异性狼疮皮损和非特异性狼疮皮损	对称性关节炎，晨僵、对称性腕关节和手部小关节炎
干燥综合征	皮肤黏膜损害与腺体功能障碍	滑膜炎、多关节痛或关节炎（45%）
皮肌炎	常见为 Gottron 丘疹和 Gottron 征，肌炎	PM/DM 皆出现关节痛和关节炎，手足小关节的对称性关节炎
硬皮病	雷诺现象，皮肤增厚、硬化，弥漫性硬皮病	关节痛、滑膜炎，关节挛缩
嗜酸性筋膜炎	肌肉筋膜肿胀、纤维化和挛缩，表皮呈“橘皮样”，条纹凹陷	肌肉筋膜炎症肢体肿胀、纤维化和挛缩
结节性多动脉炎	紫癜、瘀斑、溃疡、肢端坏疽	如发热、消瘦、关节和肌肉痛（65%~80%）或肌无力
小血管炎、过敏性紫癜	可触及紫癜、血疱	免疫复合物沉积致关节炎、关节痛
皮肤白细胞碎裂性血管炎	可触及紫癜、结节溃疡	严重的关节痛、关节炎
冷球蛋白血症性血管炎	指趾缺血、网状青斑、皮肤溃疡	Ⅱ型和Ⅲ型冷球蛋白血症：紫癜、关节痛和肌痛
川崎病	发热、草莓舌、结膜炎、皮疹、手足淋巴结肿大	肌肉疼痛、关节痛、关节炎

续表

	皮肤病	风湿病
白塞病	眼 - 口 - 生殖器综合征	多关节炎，对称性或非对称性的寡关节炎
痛风	高尿酸血症、痛风石、尿酸盐结石	骨质侵蚀、痛风性关节炎、关节梭形肿胀
复发性多软骨炎	外耳、鼻、喉较常受累，软骨溶解崩塌，耳部牛肉样红肿	寡关节型或多关节型，游走关节痛，骶髂关节和血清阴性脊柱关节病
莱姆病	慢性迁移性红斑、慢性萎缩性肢端皮炎	滑膜炎、关节炎、肌腱和肌肉游走性疼痛
淀粉样变	继发性皮肤淀粉样病变	骨膜和关节周围淀粉样蛋白沉积，骨破坏
结节病	肺内淋巴结肿大、系统性结节病及皮肤结节病	急性关节炎：对称性关节疼痛、僵硬和肿胀 慢性关节炎
遗传性血色病	皮肤色素沉着，呈青铜色或棕灰色，皮肤萎缩和毛发病	掌指关节骨性膨大，关节疼痛和僵硬，髋关节损坏
多中心网状组织细胞增生症	皮肤黏膜丘疹结节，肘、膝关节部位出现与风湿结节类似的结节	严重破坏性关节炎、断手指、手关节周围小结节
脂膜炎	红斑结节、低热、疲乏	自身免疫性疾病如反应性关节炎

三、多学科协作

风湿病是唯一不以脏器系统命名的学科，其靶组织不单单是细胞之间，脏器之间的疏松结缔组织，还囊括了血管、肌肉、皮肤、血液、神经和骨骼等。临床涉及内科、皮肤科、外科、眼科、耳鼻喉科、口腔科、妇产科、儿科和精神科等多学科。风湿病的诊断及治疗离不开全科医学知识及多学科团队协作诊断模式。提高医院对风湿病的整体诊治水平，最终使患者受益。

（吴志华　吴玮　史建强　陈秋霞
李定　郭红卫　朱团员）

第三十九章

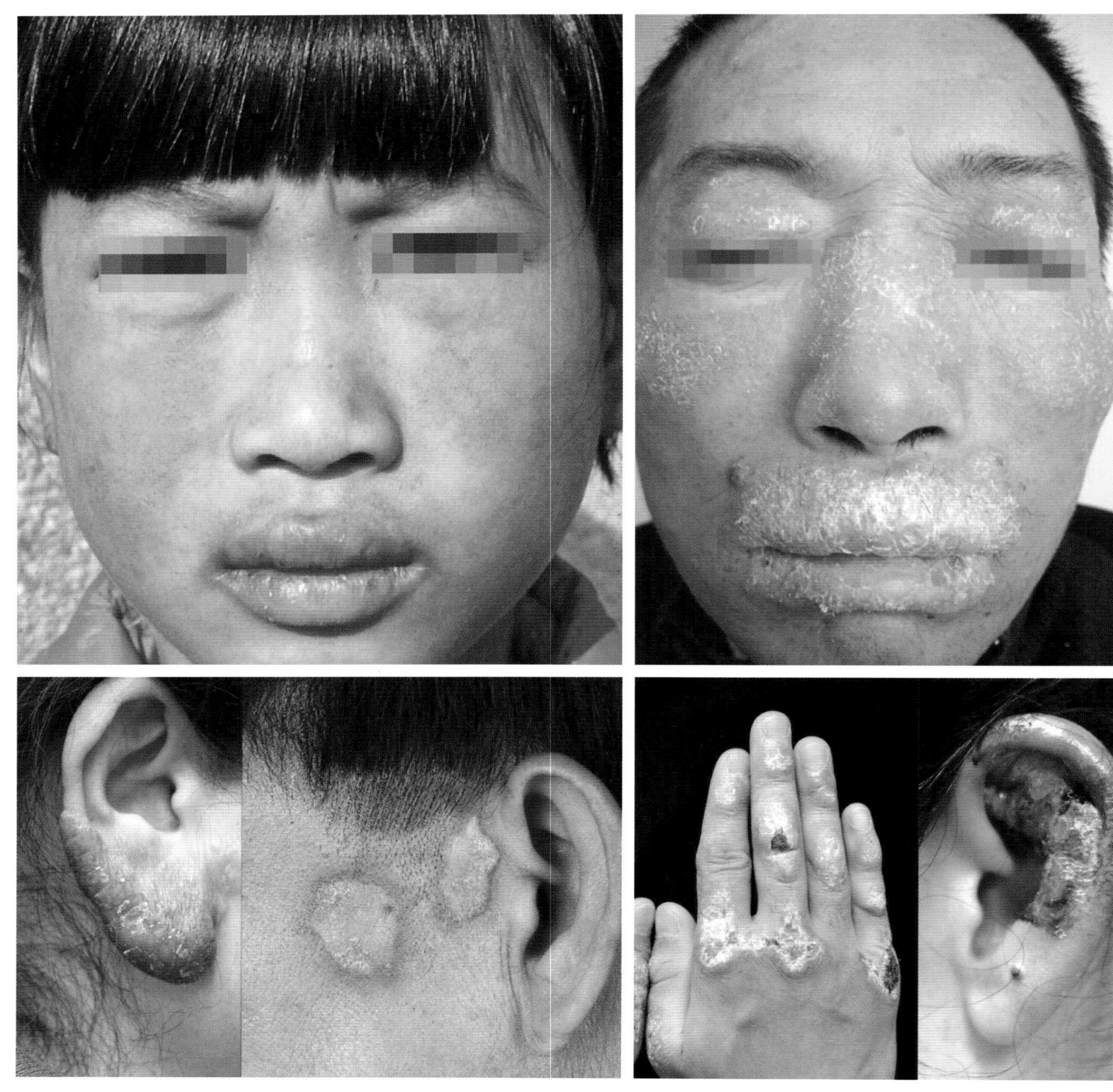

第三十九章

红斑狼疮及相关综合征

第一节　红斑狼疮

内容提要

- 红斑狼疮是一种自身免疫性结缔组织病。
- 本病产生大量自身抗体，通过不同组织的免疫机制产生多种临床症状、体征。

红斑狼疮(lupus erythematosus，LE)是一种自身免疫性结缔组织病，是一种慢性、反复迁延的自身免疫病。该病是一个病谱性疾病，病谱较轻一端为皮肤型红斑狼疮，较重一端为系统性红斑狼疮(systemic lupus erythematosus，SLE)。SLE 的患病率因人群而异，全球平均患病率为(12~39)/10 万，北欧大约为 40/10 万，黑种人患病率约为 100/10 万。我国患病率为(30.13~70.41)/10 万，以女性多见，尤其是 20~40 岁的育龄期女性，也累及年轻男性和任何性别老年人。

一、分类

红斑狼疮，顾名思义，本病有红斑和如狼咬伤的皮肤伤斑为代表的皮肤损害。皮肤型红斑狼疮皮肤损害为 100%，系统性红斑狼疮 80%~85% 有皮肤损害，所以相当多的红斑狼疮患者到皮肤科就诊、住院，终身随访。因此皮肤科医师要掌握红斑狼疮的皮损分类，好在学者们已作了红斑狼疮皮肤损害的分类，如表 39-1。

二、病因及发病机制

(一) 病因

1. 遗传　SLE 属于复合遗传病，是其易感基因与环境因素相互作用的结果。SLE 患者的子女中，SLE 的发病率约 5%。提示遗传的易感性。一个家庭中会存在几个 SLE 患者，同卵双胞胎同时患 SLE 的概率很高，这些现象表明遗传在 SLE 中重要作用，同卵双胞胎患 SLE 的一致率比异卵双胞胎高 10

表 39-1　红斑狼疮相关皮损的 Gilliam 分类

红斑狼疮特异性皮肤病变	红斑狼疮非特异性皮肤病变
1. 急性皮肤 LE(ACLE) (1) 局限性急性皮肤 LE(颧、颊部红斑；蝶形红斑) (2) 泛发性急性皮肤 LE(狼疮性斑丘疹，SLE 皮疹，皮疹，光敏性狼疮性皮炎)	1. 皮肤血管病变 (1) 血管炎 白细胞碎裂性血管炎 (2) 血管病 1) 恶性萎缩性丘疹病样皮损 2) 继发性的白色萎缩(青斑样血管病) (3) 甲周毛细血管扩张 (4) 网状青斑 (5) 血栓性静脉炎 (6) 雷诺现象 (7) 红斑性肢痛病
2. 亚急性皮肤 LE(SCLE) (1) 环状红斑 SCLE (2) 丘疹鳞屑性 SCLE	2. 非瘢痕性脱发 (1) 狼疮发 (2) 静止期脱发 (3) 斑秃
3. 慢性皮肤 LE(CCLE) (1) 典型的盘状 LE(DLE) (局限性 DLE；泛发性 DLE) (2) 增生性 / 疣状 DLE (3) 深部狼疮 / 狼疮性脂膜炎 (4) 黏膜 DLE(口腔 DLE；结膜 DLE) (5) 肿胀性 LE (6) 冻伤 LE(冻伤狼疮) (7) 苔藓样的 DLE(LE/ 扁平苔藓重叠)	3. 指(趾)端硬化 4. 类风湿结节 5. 皮肤钙质沉着症 6. 红斑狼疮非特异性大疱性损害 7. 荨麻疹 8. 丘疹结节性的黏蛋白沉积症 9. 皮肤松弛症 / 皮肤松垂 10. 黑棘皮病(2 型胰岛素抵抗) 11. 多形红斑 12. 腿溃疡 13. 扁平苔藓

倍，不同的自身免疫性疾病会出现在同一个家庭中，提示多种自身免疫病与常见的遗传易感因素有关。另有资料显示，第1代亲属中患SLE者8倍于无SLE患者家庭，单卵双胞胎患SLE者5~10倍于异卵双胞胎。SLE同卵双胎共患率约为50%。5%~13%的SLE患者可在一级、二级亲属中找到另一SLE患者。

2. 性激素 女性易患上狼疮，男女性比为1∶9，性腺活动期（15~50岁）发病率显著升高。X染色体上的基因及表观遗传的性别差异，经抗原刺激后，女性往往比男性有更高的抗体反应。高水平的雌激素和孕激素可促进体液自身反应性。高水平的雌激素可导致SLE。另一方面，雄激素可以使Th1细胞介导的细胞免疫应答发生偏移。男、女性SLE患者的睾酮，双氢睾酮，脱氢表雄酮和硫酸脱氢表雄酮均降低。口服避孕药可诱发狼疮样综合征。

3. 环境因素

(1) 紫外线：为SLE发病的肯定因素。70%的患者暴露于紫外线后可引起SLE复发，改变了DNA和胞内蛋白使其具有抗原性。UV可改变皮肤组织中DNA的化学结构及Ro和nRNP抗原，诱导DNA断裂，改变基因表达或导致皮肤角质细胞凋亡或坏死，在凋亡细胞表面形成簇状或泡状物，其含有细胞核和胞浆抗原，使自身抗原暴露于免疫系统，促进自身免疫反应。UV会引起CCL27（皮肤T细胞趋化因子）释放，上调炎症趋化因子表达可激活自身反应性T细胞和IFN-α的表达。

(2) 烟草：吸烟与遗传免疫因子（如HLA共同表位、类风湿因子、抗CCP抗体、抗dsDNA抗体）之间有相互作用。吸烟会破坏DNA，形成抗ds-DNA抗体。抗ds-DNA抗体阳性率明显升高，香烟可增加B细胞和CD4$^+$T细胞表面Fas（CD95）的表达，刺激细胞对凋亡信号的敏感度。香烟中焦油、尼古丁、一氧化碳以及多环芳香烃，焦油含有高浓度的游离基团，可激活内源性游离基团。毒物与体内的DNA相互作用，导致基因突变，基因激活可引发自身免疫性疾病。

4. 药物

(1) 诱发SLE症状：有些药物是半抗原，进入超敏状态的SLE体内则诱发免疫应答而诱发SLE症状，常有青霉素、链霉素，头孢菌素、磺胺类，保泰松，金制剂等，通常停药不能阻止病情发展。

(2) 引起狼疮样综合征：如肼屈嗪、普鲁卡因胺、氯丙嗪、苯妥英钠、异烟肼等，在停药后症状能自行消退或残留少数症状不退。其机制是药物可改变T细胞DNA甲基化的修复，而T细胞DNA甲基化的下降会增加淋巴细胞的自身反应性。药物还可增加皮肤角质细胞凋亡，促进TNF-α、IFN-α等前促炎症因子的释放。

5. 感染 病毒等感染因素可通过活化B细胞和/或损伤组织导致自身抗原释放而启动SLE或使SLE复发，还可通过分子模拟和诱导热休克蛋白表达而触发本病。微小病毒B19感染导致的疾病与SLE相似。风疹、巨细胞病毒等感染能诱导细胞表面SS-A的表达，诱导与自身抗原相关的细胞凋亡。

（二）发病机制

1. 遗传学机制 SLE是一种多基因的疾病，在狼疮发病机制中有众多基因，SLE相关基因涵盖于自身抗原生成，天然免疫应答反应和适应性免疫应答反应中；补体途径基因产物中一些罕见但高危的缺陷，包括C2，C4和C1q；在狼疮发病机制中起到重要作用。最近关于狼疮样疾病Aicardi-Goutieres综合征的系列研究提示，DNA或RNA裂解核酸酶的编码基因突变可能导致具有刺激作用的核酸过度表达，进而激活天然免疫系统；第三类狼疮相关基因还会造成淋巴细胞激活阈值的改变或改变细胞激活的效率；此外狼疮相关遗传变异也与靶器官损伤因素有关。不同的易感基因对应不同的临床表现。较早报告超过20个基因位点与狼疮有关（表39-2）。尽管SLE的发病具有家族聚集性，但大多数为散发病例。而且，同卵双生子一个发病而另一个不发病。这些现象都不能用经典的遗传机制来解释。HLA基因及非HLA基因参与发病，但MHC（HCA）是决定SLE易感性的主要基因。

表39-2 基因增加SLE风险和潜在功能的影响

影响的功能	基因位点
抗原呈递	HLA DR/DQ
清除率（凋亡物质，免疫复合物）	补体C1q，C反应蛋白，凝集素，FCγR2A/3A/3B
免疫细胞功能	BLK，CTLA4，Stat 4，PDCD1，PTPN22，FCγR2B，TCRζ
先天免疫	IRF3，IRF5，TYK2
细胞因子	IL6，IL10，TNF-α
能量生产	ITPR3
白细胞/内皮细胞黏附	ITGAM

注：截至2016年，科学界已发现至少60个与红斑狼疮易感性相关联的区域/基因。

2009年，我国学者张学军等首次发现中国汉族人特有的9个易感基因/位点（ETS1、IKZF1、RASGRP3、SLC15A4、TNIP1、7q11.23、10q11.22、11q23.3和16p11.2），并证实7个国外学者发现的易感基因/位点（BLK、IRF5、STAT4、TNFAIP3、TNFSF4、6q21和22q11.21）。

2016年，由我国学者崔勇牵头的中日友好医院、安徽医科大学、伦敦国王学院等院校共同开展的多人群系统性红斑狼疮（SLE）世界最大人群全基因组Meta分析研究取得成果，发现了10个新的红斑狼疮易感位点。

2. 表观遗传机制 陆前进首次研究了表观遗传学与免疫调控在红斑狼疮机制中的作用及女性易患SLE的全新机制。首次揭示了DNA低甲基化、异常组蛋白修饰及microRNA调控在SLE患者T细胞发生自身反应性活化及SLE发病的表观遗传学机制学说。创新性地发现转录因子RFX1是CD4$^+$T细胞基因发生表观遗传修饰的核心调控因子，炎症因子IL-6导致的RFX1表达降低可改变IL-17A基因的表观遗传修饰状态，诱导Th17细胞分化，进而促进SLE等自身免疫性疾病的发生与发展。通过体内外干预RFX1可以显著减轻自身免疫反应和重要器官受累。在表观遗传学中，由于女性SLE患者T细胞DNA低甲基化使原来已灭活的一条X染色体被重新激活，从而使染色体上编码的CD40L

等基因过度表达，刺激B细胞产生大量自身抗体，诱导SLE发病。这些发现可作为SLE的早期生物学标记和治疗目标和靶点。

3. 免疫因素　SLE患者免疫系统的特点是B细胞反应性过强和某些辅助T细胞数目增加，而抑制T细胞抑制功能降低，涉及先天性免疫异常，免疫细胞和细胞因子作用。

(1) 固有免疫活化，由CpG DNA、免疫复合物中的DNA、病毒DNA或RNA以及自身抗原中的RNA等刺激固有免疫细胞如树突状细胞(DC)、单核/巨噬细胞的活化。固有免疫受体中Toll样受体的发现是重大进展，固有免疫活化在SLE发病机制中起重要作用。Toll样受体由富含亮氨酸的重复序列组成的胞外段、一个跨膜域和一个与胞浆内接头分子相连的具有启动信号功能的结构域组成，外源性和内源性的刺激物都可以通过Toll样受体家族中的模式识别受体来活化固有免疫应答；树突状细胞(DC)为骨髓来源的树突状细胞(mDC)与浆细胞样树突状细胞(PDC)，浆细胞样树突状细胞是Ⅰ型IFN的主要产生者，对Ⅰ型IFN诱导机制的研究已发现其他细胞类型在放大该信号通路中的作用。处于活动期的SLE患者的DC数目与分泌IFN-α的PDC均显著减少。Ⅰ型干扰素(IFN)激活，揭示了Ⅰ型干扰素调控基因的活化和狼疮活动有关，也代表了固有免疫活化。

(2) 适应性免疫异常　包括成熟的T、B细胞活化阈值降低及活化途径异常。在SLE，存在T细胞亚群数量和功能的异常：循环性T淋巴细胞减少，T抑制细胞功能下降，T抑制细胞($CD4^+$)和辅助细胞($CD4^+$)均减少。这可能是T辅助细胞活性增高及B细胞功能增高的原因之一；B细胞过度增殖，自发产生多克隆免疫球蛋白和多种自身抗体。$CD4^+$T细胞被认为是狼疮发生必须的，其基本作用是为B细胞分化和自身抗体分泌细胞提供辅助信号，一些细胞因子，如IL-21和B细胞活化因子/B淋巴细胞刺激物和Toll样受体配体可以介导B细胞产生抗体，T细胞被认为是B细胞分化最有效的驱动剂。调节性$CD4^+$和$CD8^+$T细胞、B细胞以及髓系来源的免疫抑制性细胞功能异常。SLE患者的B细胞调控也存在缺陷，导致其分化为产生自身抗体和细胞因子的B细胞。

(3) 细胞因子异常：细胞因子作为细胞间信号传递分子，主要调节免疫应答、参与免疫细胞分化发育、介导炎症反应等。

干扰素-α异常：SLE患者血清的IFN-α水平增加，且与SLE的活动性密切相关。重组IFN-α治疗恶性肿瘤或肝炎病人时，能诱发红斑狼疮。SLE患者外周血单个核细胞(PBMC)及肾组织均存在多个IFN诱导基因的表达上调，与SLE的活动性及脏器损伤相关。

肿瘤坏死因子-α异常：角质形成细胞暴露于紫外线辐射，TNF诱导角质形成细胞HLA-DR表达和刺激适应性免疫反应，这也刺激NFκB上调前炎症黏附分子释放。SCLE患者角质形成细胞产生大量TNF，抑制TNF可有助于治疗皮肤狼疮。

其他因子异常：IL-10可刺激B细胞增殖和抗体合成，IL-10是导致SLE患者体内抗体过度合成的主要原因。活动期SLE患者血中IL-6水平显著高于非活动期患者，且IL-6水平与SLE患者的血红蛋白水平呈负相关，IL-6可能与患者的贫血相关。

(4) 凋亡异常：人类SLE外周淋巴细胞凋亡较对照组增多，且巨噬细胞清除凋亡细胞的能力减弱，从而触发免疫反应或参与免疫复合物形成。SLE患者对凋亡物质的清除能力减弱可能是导致个体对核小体(如组蛋白和dsDNA等)产生抗体的原因。

(5) 免疫复合物、凋亡细胞的清除障碍及炎症发生　SLE是一个免疫复合物(IC)病，IC由自身抗原和相应自身抗体结合而成，沉积在组织造成组织损伤。IC增高原因为抗体清除IC的机制异常；IC形成过多；因IC大小不当而不能被吞噬。由于存在清除障碍，免疫复合物持续存在从而促使炎症及疾病的发生发展。

(6) 自身免疫-自身抗体

红斑狼疮的特征是B细胞免疫反应过强以及T抑制细胞功能缺陷。患者体内产生一系列自身抗体，其中很多抗体在体内形成免疫复合物，从而导致系统性表现。

免疫紊乱的核心：SLE免疫紊乱的核心为自身抗体产生，其可直接作用于自身抗原，如细胞核、胞浆、细胞表面分子，可溶性分子如IgG和凝血因子。

抗核抗体与临床应用：①只有抗ds-DNA抗体滴度增高，提示SLE病情活动可供治疗参考。②而抗核抗体(ANA)以及其他抗ENA是SLE是标志物，抗体如抗Sm、抗u1-RNP、抗SS-B等抗体仅对诊断有参考价值，不能判断病情活动。③对于只有抗体阳性，无临床症状者，不需治疗，但需要随访。

4. 炎症——组织损伤/靶器官损害的机制：SLE的组织器官损伤是由免疫复合物沉积，继而补体活化，炎症发生所致。在肾脏，免疫复合物首先积聚于内皮下和(肾小球)系膜区，然后沉积在基底膜和上皮下区域。抗DNA和抗核小体抗体可导致狼疮肾炎，免疫复合物也可能积聚于皮肤和中枢神经系统。

脉管系统是狼疮的一个重要靶器官。导致某些器官微血管病变和微血栓以及内皮功能障碍。包括微血栓在内的血栓形成也可介导血管损伤，导致大脑和其他器官的缺血和死亡。最近的研究集中于Ⅰ型干扰素对血管内皮细胞的内皮祖细胞的潜在作用，同时推测SLE患者体内增加的干扰素是其血管修复功能受损的病因之一。

天然免疫系统活化(包括Ⅰ型干扰素的作用)，是狼疮发病机制中的核心环节，自发活化的补体成分结合于病原体或自身组织表面后启动了替代途径。当C3a结合于淋巴细胞或其他细胞表面受体后，可使炎症介质活化、释放。C5a能作为一种可溶性、炎症性、致敏性、趋化性分子，它能够募集和活化中性粒细胞和单核细胞，结合于受体后介导内皮细胞活化。活性氧和活性氮中间产物的释放皆可导致组织损伤。

SLE的发病机制是由遗传和环境因素作用于免疫系统，诱导自身免疫应答，产生致病性自身抗体和免疫复合物沉积于组织，基因改变调节凋亡过程受阻，凋亡碎片清除障碍和随后的补体激活引起多系统组织器官炎症损伤(图39-1)。

三、皮肤型红斑狼疮

红斑狼疮(lupus erythematosus，LE)根据分类标准将LE相关皮肤损害分为狼疮特异性皮损和与狼疮非特异性

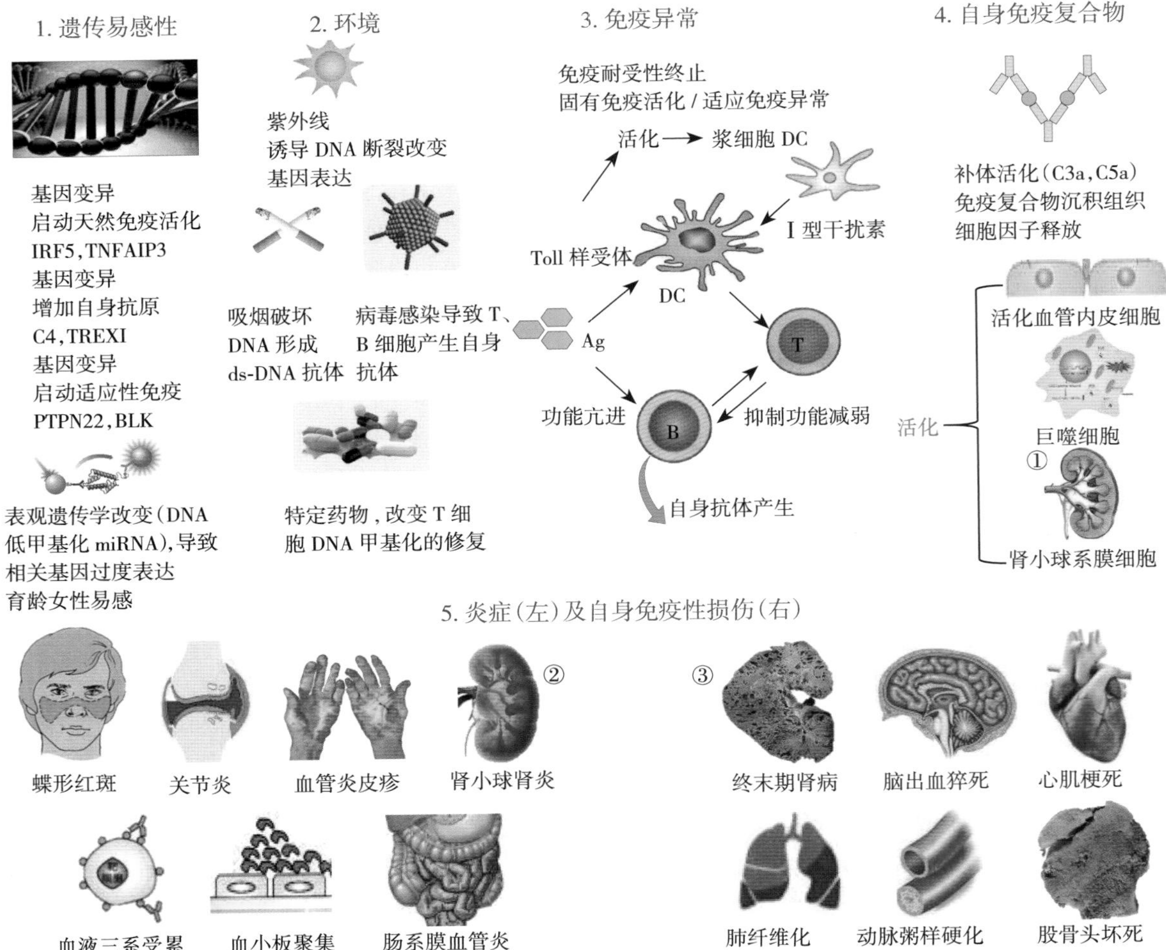

图 39-1 SLE 发病机制图

注:*Toll 样受体(TLRs)是由亮氨酸的重复序列组成的胞外端,一个跨膜域和一个与胞浆内接头分子相连的具有启动功能的结构域,导致I型干扰素的激活。Ag:抗原;DC:树突样细胞。①②③代表肾脏活化、炎症和终末期损伤的过程。

皮损。

红斑狼疮的皮肤损害包括特异性及非特异性,认识这些皮肤损害,有助于红斑狼疮的早期诊断、正确治疗及改善预后。

皮肤型红斑狼疮分类见表 39-3。

表 39-3 皮肤型红斑红斑狼疮分类

1. 急性皮肤型红斑狼疮(ACLE) 局限性 ACLE 泛发性 ACLE 2. 亚急性皮肤型红斑狼疮(SCLE) 丘疹鳞屑型 环形红斑型	3. 慢性皮肤型红斑狼疮(CCLE) 盘状红斑狼疮(DLE) 局限性 DLE 播散性 DLE 疣状红斑狼疮(VLE) 肿胀性红斑狼疮(TLE) 深在性红斑狼疮(LEP) 冻疮性红斑狼疮(CHLE) Blaschko 线状红斑狼疮(BLLE)

(一) 急性皮肤型红斑狼疮(acute cutaneous lupus erythematosus,ACLE) 占 30%~50%。ACLE 常发生在活动性 SLE 患者。40%~52% 的表现为特征性蝶形红斑。局限型和泛发型 ACLE 皮损的发作常与活动性相平行。大疱性皮损是 ACLE 的另一种亚型,称为大疱性 LE。

ACLE 临床表现:典型表现为面部的蝶形红斑,表现为 SLE 患者的皮肤损害。多在日光暴露之后发生,为一过性皮损,数小时至数天,皮损从轻微的红斑到严重的水肿、毛细血管扩张、色素沉着和表皮萎缩,如皮肤异色病样。

临床亚型:①局限性:表现为坚实的红斑样皮损,即面颊部蝶形红斑;②泛发性:表现为坚实红斑,发生于面部、头皮、颈、上胸部、肩、臂伸侧、手背等处。偶尔也有丘疹发生,并可有鳞屑(图 39-2)。与皮肌炎的 Gottron 皮疹不同的是,ACLE 的红斑不累及掌指关节而常位于指间关节之间的部位。常伴发口腔、鼻腔黏膜溃疡。ACLE 患者常伴有发热、乏力、纳差、关节痛、肺间质病变、浆膜炎、血液及肾脏等受累,如出现这些症状则提示为 SLE。

组织病理表现:表皮萎缩,基底细胞液化变性。真皮浅层水肿,皮肤附属器散在或灶状淋巴细胞浸润。真皮上部水肿区及真皮毛细血管壁可有纤维蛋白样沉积。

(二) 亚急性皮肤型红斑狼疮(subacute cutaneous lupus erythematosus,SCLE) 占 10%~15%,SCLE 患者的人

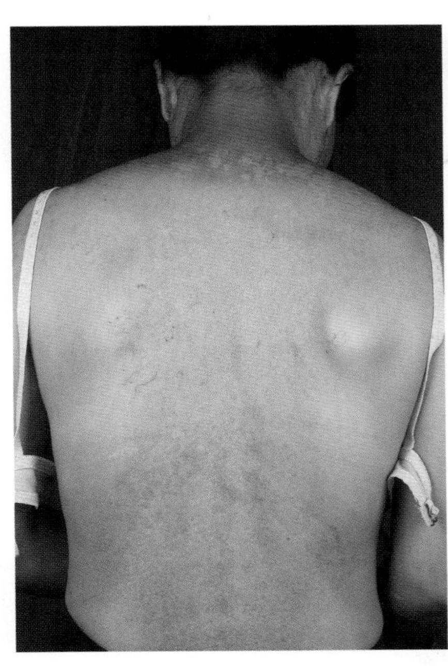

图 39-2　急性皮肤红斑狼疮
泛发性，皮疹。

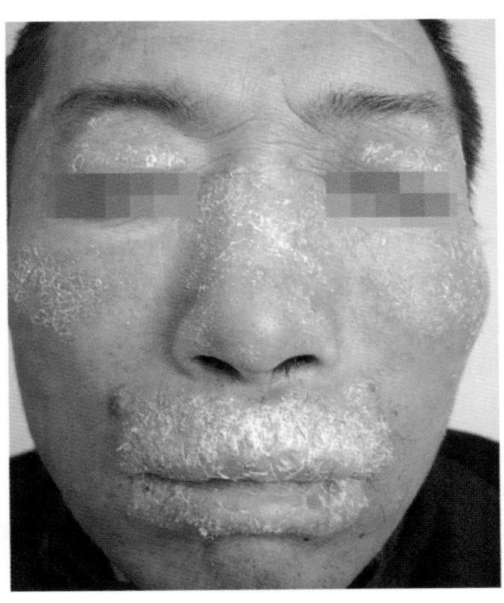

图 39-3　亚急性皮肤型红斑狼疮丘疹鳞屑型皮损，面部可见银屑病样皮损（中国医学科学院皮肤病研究所　孙建方惠赠）

白细胞抗原（HLA）-DR3（75%）和 HLA-B8 升高，并伴发明显的遗传纯合子 C2、C4 缺陷。丘疹鳞屑性皮损患者中 HLA-DR2 的升高也比较常见，高于环状皮损。HLA-DR2 与老年发病者和丘疹鳞屑性损害有关。药物诱发常与双氧克尿噻及钙通道阻滞剂有关。近半数（48%）患者符合美国风湿协会 SLE 诊断标准，但系统损害较轻。其他与灰黄霉素、抗组胺药、特比萘芬、硝苯地平、血管紧张素转换酶（ACE）抑制剂、干扰素和苯妥英钠治疗有关。SCLE60%~70% 抗 Ro 抗体，40% 抗 La 抗体，多数患者 HLA-DR3 阳性。

临床表现　本病女性多见，病人以中青年为主。好发暴露部位，而腰部以下较少累及。新生儿红斑狼疮（neonatal lupus erythematosus，NLE）是一种特殊亚型的 SCLE，在临床表现和组织病理上和 SCLE 都极为相似。NLE 通常发生于母亲抗 Ro 自身抗体阳性的患儿。

（1）皮肤损害：皮疹分布广泛，对称，基本不痒，患者对日光过敏，因而典型的皮损发生于面颈、前胸 V 形区、背上部、肩部、上肢伸侧、手背和手指。SCLE 皮损预后不留瘢痕，但可继发色素改变和毛细血管扩张。可分为两种特征性皮疹，丘疹鳞屑型 SCLE（银屑病型）、环状红斑型 SCLE，有些患者两种皮损都有。

丘疹鳞屑型（银屑病型）：皮损为非瘢痕性鳞屑性红斑、丘疹，如银屑病样（图 39-3）。

环状红斑型：开始为小丘疹或斑丘疹，扩大成环状 - 多环性损害（图 39-4、图 39-5）。高起，有细小鳞屑，中央消退。边缘可有水疱和结痂。

其他皮肤损害　糠疹样皮疹，多形红斑样，少见的全身皮肤异色病，头皮面部可发生典型盘状红斑狼疮皮损，尚可见 SLE 颊部红斑、色素脱失、毛细血管扩张、非瘢痕性脱发、网状青斑、Raynaud 现象、黏膜溃疡、白细胞碎裂性血管炎。

（2）系统损害：症状较轻，有关节炎、肌痛、发热等不适，和 SLE 相比较，表现为 SCLE 皮损的患者系统累及一般较轻，

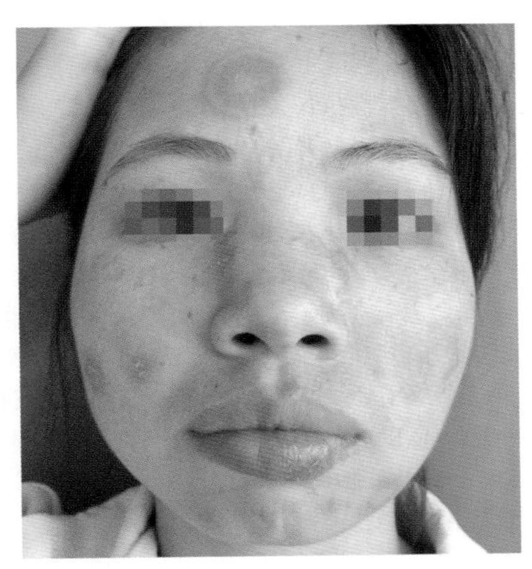

图 39-4　亚急性皮肤型红斑狼疮（环状红斑型）

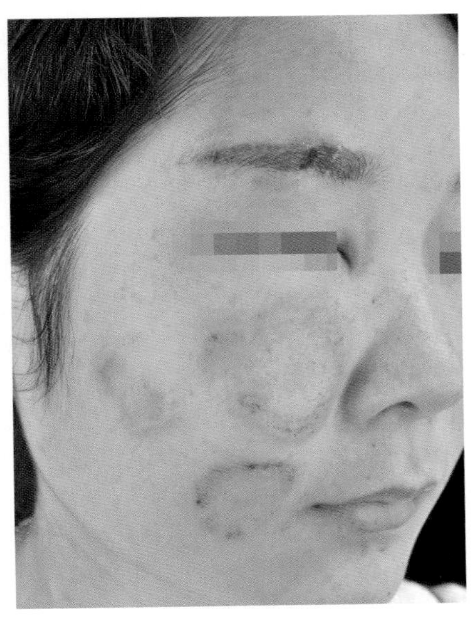

图 39-5　亚急性红斑狼疮
环状红斑形，面部环形水肿性红斑，中央消退，边缘隆起，毛细血管扩张。

严重的有系统性血管炎、肾脏疾病和中枢神经受累，发生率<10%。骨骼肌肉症状在SCLE中相对普遍。约50%的SCLE病例符合SLE分类标准。约20%的SCLE患者并发干燥综合征。环形红斑型比丘疹鳞屑型预后更好，丘疹鳞屑型更容易出现肾脏受累。

组织病理 和DLE相似，可表现为基底细胞液化变性，真皮血管及皮肤附属器周围可见淋巴细胞和单核细胞浸润，但炎性浸润较DLE部位浅而轻。无明显的角化过度、毛囊角栓。

实验室检查 DIF示SCLE患者皮损处表皮、真皮交界处有IgG沉积，阳性率为40%~60%，无皮损处阳性率为30%左右。

伴发疾病 干燥综合征、类风湿关节炎、遗传性补体C2缺乏、Sweet综合征。可与DLE并存。

（三）慢性皮肤型红斑狼疮（chronic cutaneous lupus erythematosus，CCLE）

1. 盘状红斑狼疮（discoid lupus erythematosus，DLE） 占15%~20%，是一种相对良性的皮肤疾病。发病年龄在15~70岁之间，高峰在40岁以后，女性发病是男性的2倍。部分SLE患者也可有DLE皮损，1.3%~5%的DLE患者可发展为SLE。

本病的发病机制与遗传因素及自身免疫有关。4%患者有家族史。组织相容性抗原发生率的差异支持LE为多基因型遗传这一观点。DLE与HLA-B7、HLA-B8、HLA-Cw7、HLA-DR2、HLA-DR3和HLA-DQw1相关。

DLE的皮肤炎症是1型和3型干扰素（IFN）诱导的基于Th1的炎症过程，伴有淋巴细胞为主的浸润。随后为表皮损伤、基底膜增厚以及与毛囊干细胞丧失有关的瘢痕组织反应。CD4和CD8 T细胞、产生天然IFN的浆细胞样树突状细胞为主要的细胞，数量与瘢痕形成的程度相关。对DLE皮损实施的基因芯片研究显示IFN-γ相关性基因相对富集。调节T细胞的数量减少，尽管B细胞的数量更有限，但其作为T细胞活化启动因子的作用很重要，尤其在不易形成瘢痕的皮肤狼疮类型中。该炎症模式的刺激因素包括UV辐射，它通过热休克蛋白、Toll样受体以及其他DAMP（危险相关分子模式）分子发挥作用。

DLE相关的原发性瘢痕性脱发会引起永久性脱发可能与自身免疫性疾病有关。其机制包括：毛囊干细胞破坏，扰乱毛囊的循环周期及再生，毛囊的程序性器官衰竭，细胞介导的细胞毒损害，促炎因子作用，毛囊免疫功能受损。

DLE临床分型 局限型DLE：颈部以上皮肤，占80%；播散型DLE：除颈部以外，DLE还可累及上胸、臂、手足背和跖部，占20%。

症状：皮损多发于颊部（图39-6）、鼻梁、耳、颈外侧和头皮（60%）（图39-7），其次为上肢、下肢、躯干，两侧颧颊和鼻翼间的损害可连成蝶形。患者多无自觉症状，少数可有轻度瘙痒。少数发生于口唇黏膜的DLE皮损经久不愈。部分患者可有光敏和轻度关节痛等症状，发生于掌跖的皮损可以有疼痛。与局限性DLE相比，播散性DLE患者发展为SLE的风险更高。

皮肤损害：皮损为皮肤持久性盘状红斑，界限清楚，边缘隆起，中央稍凹陷（图39-8，图39-9），伴毛细血管扩张，损害初起时为一片或数片鲜红色斑，绿豆或黄豆大，上覆黏着性鳞屑，以后逐渐向外围扩大，呈圆形或不规则形，边缘明显色素增深，略高于中心（图39-10），中央色淡。鳞屑下有角质栓和扩大毛孔。损害中心逐渐出现萎缩。

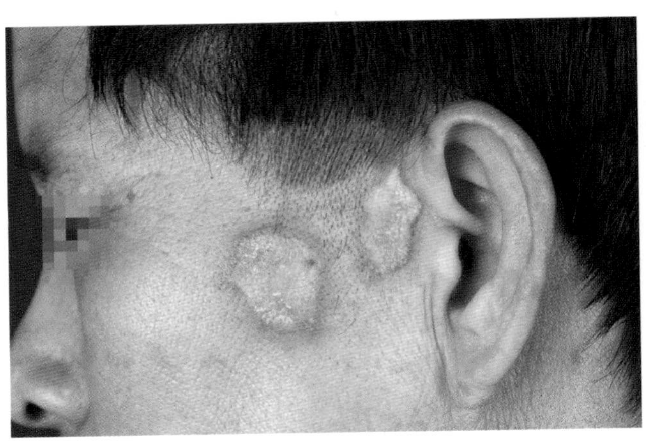

图39-6 盘状红斑狼疮（1）

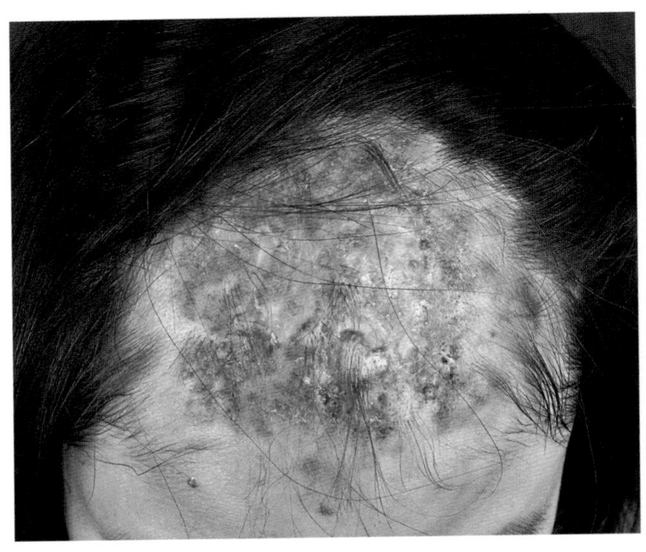

图39-7 盘状红斑狼疮（2）

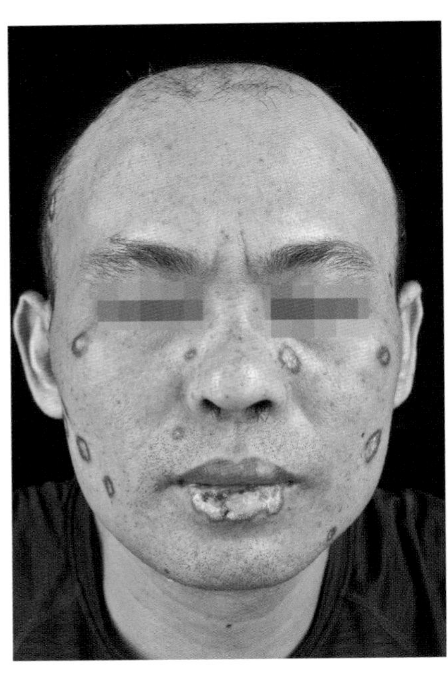

图39-8 盘状红斑狼疮

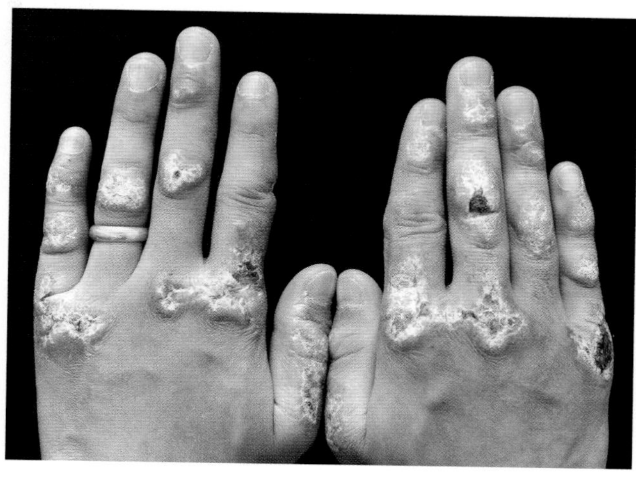

图 39-9　盘状红斑狼疮

双手背、指背有盘状损害，浅盘状，边缘色素沉着，表面黏着性鳞屑（复旦大学附属中山医院皮肤科　李明惠赠）。

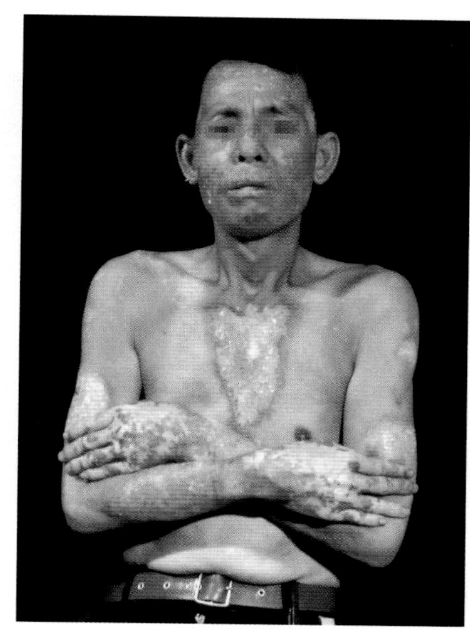

图 39-10　播散性盘状红斑狼疮

盘状红斑狼疮皮损超过颈部以下，称播散性盘状红斑狼疮，皮损发红显示对光敏感。

损害持久的皮损有色素沉着，其中心区色素减退，还可出现白癜风样色素脱失。口腔黏膜、鼻黏膜、结膜和生殖器黏膜可受累。常见下唇，上覆白色鳞屑，可有糜烂，伴浅表溃疡。口腔黏膜类似于黏膜白斑，5% 患者在阴道或肛周发生红斑性损害。

对光敏感，日晒时皮损加重。一些有盘状损害的患者显示按光照部位分布的形式，日光暴露似乎在皮损发展中起作用。但是许多患者的盘状损害在皮肤遮光部位，日光暴露与皮疹发展没有明确的联系。

附属器受累，有毛囊角栓，头皮处皮损可发生瘢痕性脱发，可致永久性脱发（34%）。

癌变：大部分患者显示出毁损性瘢痕，可在陈旧的盘状损害上发生鳞状细胞癌。

实验室检查：大约一半的患者有血液学和血清学改变。29% 患者 γ- 球蛋白增多，Coombs 试验有时呈阳性。类风湿因子可呈阳性，LE 细胞阳性率低，仅为 1.7%。35% 患者可检出低滴度抗核抗体，罕见抗 dsDNA 抗体。

组织病理表现：①表皮角化过度，角栓形成，基底层液化变性；②真皮淋巴细胞片状浸润，在附属器周围浸润更为明显。LBT 皮损区皮肤 75% 阳性，很少见于正常皮肤。

伴发疾病：网状青斑、冷球蛋白血症、迟发性皮肤卟啉病及遗传性补体（C2、C3、C4）缺陷。偶尔可在 DLE 瘢痕处发生鳞状细胞癌及基底细胞癌，据 Millard 的研究显示其发生率为 3.3%。此外，可发生角化棘皮瘤及恶性纤维组织细胞瘤。

诊断与鉴别诊断　依据盘状红斑皮损好发于暴露部位有光敏感史，黏膜损害常见，组织病理特征可作出诊断。DLE 首先应与 SLE 相鉴别，DLE 的环状萎缩性斑块易与硬斑病及硬化萎缩性苔藓相混淆。面部 DLE 须与寻常狼疮、类脂质渐进性坏死、多形性日光疹、淋巴细胞浸润相鉴别。唇、舌及颊黏膜处 DLE 皮损应与扁平苔藓相鉴别，此外，须与结节病、嗜酸性粒细胞性肉芽肿及 Bloom 综合征、扁平苔藓、脂溢性皮炎、酒渣鼻、多形性日光疹相鉴别。原发性瘢痕性秃发应注意与斑秃、头癣鉴别。

病程与预后：①缓解或痊愈，DLE 未经治疗的皮损可持续存在，治疗后水肿性皮损可在 1~2 个月内完全消退，其他类型皮损消退较缓慢，并遗留瘢痕与色素异常，瘢痕边缘区多年才消退。②转型，有 6.5% 的病例可转变成 SLE，多为播散性 DLE 病例，另有研究显示，40 岁以前患 DLE 并且携带 HLA-B8 的女性患者容易转变为 SLE。③可与 SLE 共存。④癌变，偶尔基底细胞癌或鳞状细胞癌可以发生在瘢痕上。

2. 疣状红斑狼疮（verrucous lupus erythematosus，VLE）

临床特点：较少见，常发生于上肢伸侧、手和面部，皮损肥厚呈疣状，类似角化棘皮瘤或肥厚性扁平苔藓。皮损表面覆盖有多层角质性白色黄色鳞屑。在其他部位常有典型的 DLE 皮损。肥厚性 DLE 和扁平苔藓可同时发生，需要鉴别。

组织病理：基本同 DLE，表皮有角化过度伴疣状增生，颗粒层增厚伴显著棘层肥厚。

3. 肿胀性红斑狼疮（tumid lupus erythematosus，TLE）　由 Hoffmann 1909 年首次报道，为比较良性的光敏性最强的一种类型。好发于春夏季，与日光暴露有关，通常经过 24 小时或数周的潜伏期。

病因与发病机制：TLE 可能在遗传因素的基础上，某些外因（日光照射、饮食）和内因（感染、精神压力）的作用下，通过神经免疫内分泌网络，导致自身组织细胞抗原性发生改变，自身免疫反应而致病。光敏性显著，对紫外线多个波长有反应，但也非所有 TLE 皮损都在日光暴露区。由 TNF-a 拮抗剂（英夫利昔单抗、阿达木单抗）治疗后引起的少部分药物性 TLE 也有报道。

临床表现：TLE 好发于颜面颧骨区（图 39-11）、颈部 V 区、或手臂伸侧和躯干上部，非曝光处如臀部，皮疹为肿胀性红斑到紫罗兰色（紫红色）圆顶状丘疹，以及荨麻疹样斑块，皮损可融合形成环形，皮损消退无色素脱失，但可能会在春、夏季于原发皮损部位复发。

诊断：2000 年 Kuhn 等诊断标准：①临床为红色荨麻疹样肿胀性丘疹或斑块，表面光滑，与日光暴露有关，消退后无瘢痕；②组织病理：血管和附属器周围淋巴细胞浸润，间质黏蛋

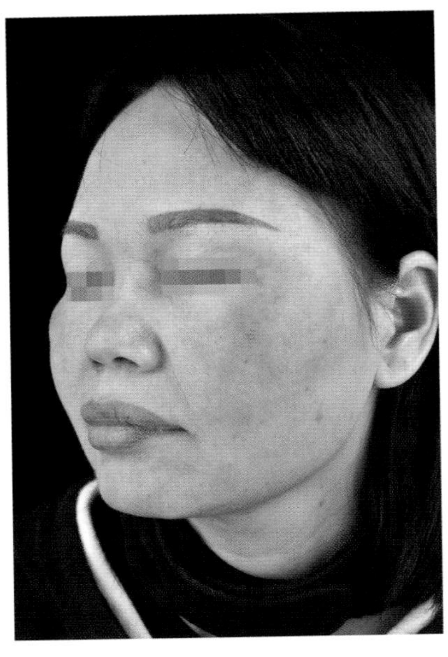

图 39-11 肿胀性红斑狼疮

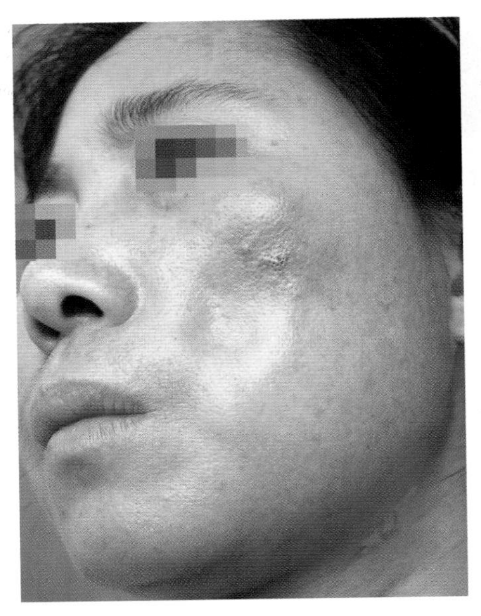

图 39-12 深部红斑狼疮
面部大片凹陷性萎缩。

白沉积，部分病例可见散在中性粒细胞，无表皮受累或界面改变，直接免疫荧光阳性率约 25%；③光敏感试验：UVA 和 / 或 UVB 照射在约 70% 的病例可诱发皮损；④10% 的病例抗核抗体阳性；⑤抗疟药治疗有效。

鉴别诊断 包括 SCLE、多形性日光疹、假性淋巴瘤、皮肤淋巴细胞浸润症、网状红斑性黏蛋白沉积症等。

4. 深在性红斑狼疮（lupus erythematosus profundus，LEP）又称为狼疮性脂膜炎，损害为真皮深层的触痛性结节或斑块。2%~3% 的 SLE 病人发生 LEP，但其与 DLE 关系更密切，多见于女性。发病年龄最小的为 3 个月。也有家族中发病报道。本病 Kaposi 于 1883 年描述，随后由 Irgang 命名。（表 39-4）

表 39-4 深部红斑狼疮（LEP）临床特征

皮损	深部皮下触痛性结节或斑块，一个或多个，直径 1 至数厘米，坚硬如橡皮，边界清楚，不能移动，持久不退，其上表皮或正常、淡红、暗红，表面凹陷或坏死，可表现为 DLE，皮肤异色病，红斑，溃疡，预后遗留萎缩性瘢痕。有时候，表面皮肤也与皮下结节或斑块黏连
部位与分布	任何部位，常见颊、乳房、手臂、臀部、躯干及下肢
伴发与归转	伴 SLE 或 DLE，可向 DLE 或 SLE 转变，亦可初为 DLE 或 SLE，以后转为 LEP
症状	不规则发热、关节痛

临床表现：本病好发于面颊（图 39-12），也见于臀（图 39-13）、臂（尤其三角肌部位）。至少 1/3 的病例合并有慢性皮肤（盘状）红斑狼疮，少数合并系统性红斑狼疮（10%~15% 的患者）。

合并系统表现相对较轻，通常有关节痛或雷诺现象。

伴发疾病：本病常与 DLE、SLE 同时存在或相互转化。

组织病理：小叶性脂膜炎，或小叶 / 间隔性混合脂膜炎，脂肪小叶周围淋巴细胞浸润。免疫荧光显微镜下常可见线状

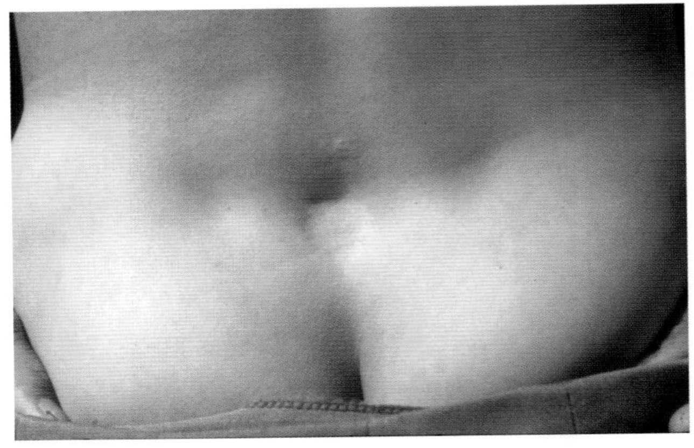

图 39-13 深部红斑狼疮

基底膜带。直接免疫荧光可见在真皮小血管及深层血管有免疫复合物沉积。

诊断与鉴别诊断：诊断依据：①损害为深部结节或斑块，或在皮损上重叠有 DLE 损害；②组织病理示脂肪层有淋巴细胞性脂膜炎；③实验室检查 ANA（+），免疫荧光示线状基底膜带，直接免疫荧光在真皮小血管及深层有免疫复合物沉积。鉴别的疾病有：结节性脂膜炎、局限性硬皮病、结节病、冻疮、寻常狼疮、麻风、局限型皮肤淋巴细胞瘤、异物性肉芽肿、非狼疮性脂膜炎、肿瘤。

治疗：口服抗疟药、沙利度胺、硫唑嘌呤、糖皮质激素。

病程与预后：损害内注射曲安奈德，但脂膜炎消失后可遗留深在的凹陷，需多年后才可恢复。皮损多长期存在，颊部皮损还可引起面部畸形。可转化为 DLE 和 SLE。

5. 冻疮样红斑狼疮（chilblain lupus erythematosus，CHLE）临床表现见于 6% DLE 患者，尤其是女性。在 DLE 及 SLE 患者均可出现这类皮肤损害，冬春季寒冷的刺激是诱因。多发生在手指、足趾、手腕、足跟、双耳，其次为面部（双颊、鼻、耳）（图 39-14）、肘、膝。表现为暗红、紫红的斑块，伴有水肿，严重时中央出现水疱，甚至坏死。此型多数患者有光敏和雷诺现

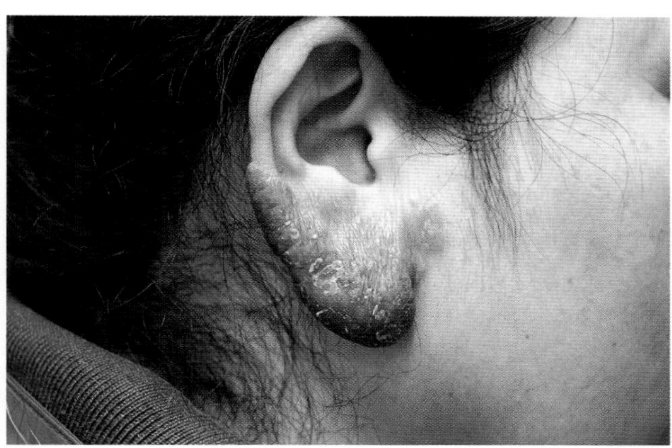

图 39-14　冻疮样狼疮(新疆维吾尔自治区人民医院　普雄明惠赠)

象。大部分患者缺乏冷球蛋白或冷凝激素的证据。

组织病理学特点:有表皮萎缩,真、表皮交界处空泡形成,真皮血管和毛囊皮脂腺周围大量淋巴细胞浸润。

实验室检查:实验室检查大多正常,血液检查少数可有贫血、白细胞下降、血小板减少,血沉增快等。尿液检查很少异常。

鉴别:应与球蛋白血症或冷凝集素血症引起的冻疮鉴别。与经典的冻疮相比,其皮损在气候转暖后仍旧存在。

6. Blaschko 线状红斑狼疮(BLLE)　皮损沿 Blaschko 线排列分布。2000 年 Abe 等将这类损害统一称为线状皮肤型红斑狼疮。廖文俊、高天文等报告了 7 例线状皮肤型红斑狼疮患者。2016 年靳慧等汇总了沿 Blaschko 线分布的皮肤型红斑狼疮的临床特征,并首次将其命名为"Blaschko"线状狼疮。

临床表现,本病好发于面部(图 39-15),也可见于四肢,皮损多为 Blaschko 线分布的红斑、皮下结节或局限性非瘢痕性

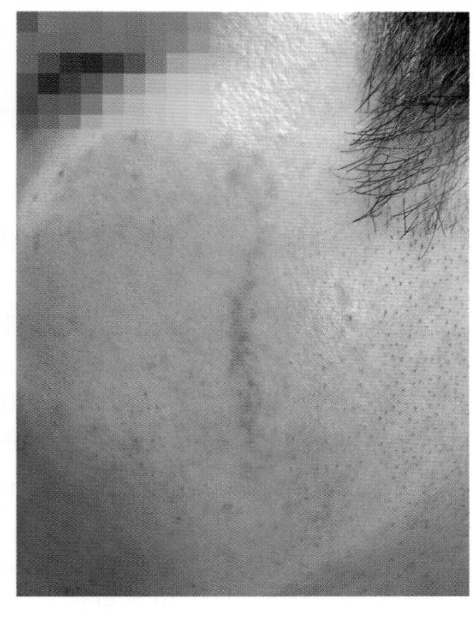

图 39-15　线状红斑狼疮[华中科技大学协和深圳医院(南山医院)　陆原惠赠]

脱发,偶有瘙痒,线状深在性红斑狼疮还可见于躯干和臀部。

组织病理:与普通皮肤型红斑狼疮相似,如线状盘状红斑狼疮表现为角化过度、表皮萎缩、基底细胞液化变性、真皮血管和附属器周围淋巴细胞浸润,直接免疫荧光显示真、表皮交界处 IgG 和 C3 沉积。

鉴别诊断:沿 Blaschko 线分布的炎症性皮肤病还包括线状硬斑病、线状银屑病、线状神经性皮炎、线状汗孔角化病、线状扁平苔藓和线状苔藓等,需借助于组织病理和直接免疫荧光检查予以鉴别。

7. 皮肤型红斑狼疮实验室鉴别见表 39-5。

8. 皮肤型红斑狼疮的治疗(表 39-6)。

表 39-5　皮肤型红斑狼疮皮肤直接免疫荧光检查(DIF)和自身抗体特点

分型	皮损处基底膜带 IgG、IgM、IgA、C3 沉积	非皮损区非曝光部位(LBT)基底膜带 IgG、IgM、IgA、C3 沉积	实验室检查 自身抗体检测
ACLE	95% 患者有颗粒状或线状沉积	75% 患者有颗粒状沉积	80%ANA 阳性 亦可见抗 SM 抗体,60%~80% 抗双链(ds)抗体,抗 Ro/SSA 和抗 La/SSB 抗体阳性
SCLE	40%~60% 患者可有 IgG 细颗粒状或线状沉积	30% 可阳性	90% 抗核抗体阳性,抗 SS-A/Ro 抗体(63%)抗 SS-B/La 抗体阳性(50%~70%)阳性;SS-B/La 抗体阳性者环形红斑型皮疹较多,为 SCLE 患者的标志性抗体
DLE	90% 患者 IgG、IgM、C3、C1q 颗粒状或线状沉积	阴性	29% 患者 Y- 球蛋白增多,Coombs 试验有时呈阳性,类风湿因子可呈阳性,LE 细胞阳性率低,仅为 1.7%;35% 患者可检出滴定度抗核抗体,罕见抗 dsDNA 抗体
VLE	可有 IgG、IgM 颗粒状沉积	阴性	10%ANA 阳性
TLE	可有 IgG、IgM 颗粒状沉积	阴性	30%ANA 阳性　ENA 阳性
LEP	70% 患者 IgG、IgM、C3 颗粒状沉积	阴性	
CHLE	基底膜带及血管周围 IgG、IgM 颗粒状沉积	阴性	4%~20% 患者 ANA 可以低滴度阳性:1%~3% 患者有抗体 SSA 抗体:<5% 患者出现抗 dsDNA 抗体
BLLE	真皮表皮交界处 IgG、C3 沉积		

表 39-6　皮肤型红斑狼疮治疗选择

局部治疗		
	糖皮质激素	皮肤薄嫩处选择弱或中效制剂，肥厚及疣状皮损选用强效或超强效制剂或皮损内局部注射糖皮质激素。
	钙调磷酸酶抑制剂	他克莫司软膏和吡美莫司乳膏，对 SCLE、ACLE 有效，对 DLE 疗效略差。
	维 A 酸类制剂	他扎罗汀凝胶和维 A 酸乳膏等，可用于角化明显的 DLE
系统治疗		
	抗疟药物 *	对 DLE、肿胀性红斑狼疮和 SCLE 的有效率可达 80% 以上。主要有羟氯喹，成人口服 200~400mg/d，氯喹，成人 125~250mg/d，奎纳克林（米帕林）100~200mg/d，羟氯喹或氯喹可与奎纳克林联合应用
	糖皮质激素	一般选用中小剂量，病情控制后缓慢递减。
	免疫抑制剂	硫唑嘌呤[1~2mg/(kg·d)]、氨甲蝶呤(7.5~25mg/周)、吗替麦考酚酯[35mg/(kg·d)]、环孢素(2.5~5mg/d)等
	沙利度胺	成人 100~200mg/d，口服，维持可用 25~50mg/d，主要用于 DLE 和 SCLE。
	氨苯砜	用于 SLE 大疱型皮损的治疗，也用于常规治疗效果不理想的 DLE 和 SCLE。成人 100~200mg/d。
	植物提取药	雷公藤多苷，白芍总苷
	维 A 酸类	用于慢性及亚急性皮肤型红斑狼疮的治疗，尤其对疣状狼疮的疗效肯定。如阿维 A 0.5~1mg/(kg·d)，异维 A 酸 1mg/(kg·d)，分 2 次口服
	生物制剂	IVIg、利妥昔单抗、贝利单抗、阿巴西普单抗、抗 IL-6 单抗和抗 IL-10 单抗等，可用于重症患者如 ACLE。
	其他	金制剂如金诺芬，成人 6~9mg/d，柳氮磺吡啶 0.75~1.5g/d。氯苯吩嗪，成人 100mg/d。
	一线治疗	羟氯喹、羟氯喹 + 阿的平、氯喹 + 阿的平
	二线治疗	氨苯砜、维 A 酸类药（异维 A 酸）、依曲替酯、阿维 A 酸、沙利度胺
	三线治疗	氯法齐明、金制剂
	四线治疗	统应用糖皮质激素（口服强的松、静注甲泼尼龙）、硫唑嘌呤、氨甲蝶呤、环磷酰胺

* 抗疟疾药是治疗各型红斑狼疮的一线药物。抗疟疾药起效约 6~8 周，停药后可保留在组织中数月。视网膜毒性是剂量相关的，发生于羟氯喹和氯喹，羟氯喹和氯喹能导致皮肤的灰 / 蓝 - 黑色素沉着、肌病及毛发变白。奎纳克林可致皮肤发黄。

四、系统性红斑狼疮

内容提要

- 80% 患者出现皮疹，包括颊部蝶形红斑、盘状红斑、指掌部和甲周红斑。口腔和鼻黏膜的痛性溃疡。
- 常见的自身抗体依次为抗核抗体谱、抗磷脂抗体和抗组织细胞抗体。
- 病情活动度指标有 dsDNA 抗体，补体，新发皮疹，口腔和鼻黏膜溃疡，脑脊液（CSF）变化，蛋白尿增多和炎症指标升高。
- 妊娠可诱发 SLE 活动，特别在妊娠早期和产后 6 周内。
- 糖皮质激素加免疫抑制剂是主要的治疗方法。可试用生物制剂贝利木单抗（belimumab）和利妥昔单抗。羟氯喹是 SLE 长期治疗的标准药物，适用于各型红斑狼疮，羟氯喹对妊娠影响相对较小，可在妊娠中全程使用。应用低剂量 IL-2 治疗 SLE 病情活动患者，使患者的临床症状及化验异常显著改善。

系统性红斑狼疮（systemic lupus erythematosus，SLE）是一种病因未明，累及多系统、多器官的自身免疫性结缔组织病。多系统受累和以抗核抗体为代表的自身免疫证据是 SLE 的两大特点。

（一）临床表现

1. 全身表现　SLE 发病之初，可能仅累及一个或几个器官系统，随着病程进展，更多的临床表现将逐渐出现。92% 有各种类型发热，85% 的患者会持续的疾病活动状态：比如疲劳（80%）、虚弱、体重减轻（60%）和贫血，肌痛和关节痛，伴或不伴靶器官损伤、肌痛或关节痛，严重的全身症状有发热（80%），间歇热多提示 SLE 活动，弛张热则提示中枢神经系统受累或者为药物的影响。

中国人群红斑狼疮临床特征：2016 年靳慧、赵明、LEMCSC 共同作者、陆前进团队开展的多中心病例对照研究分析了 1 006 例 LE 患者（女性 87.6%），其中系统性红斑狼疮（SLE）887 例（女性 89.9%），无内脏系统受累的皮肤型红斑狼疮（CLE）110 例（女性 70.6%）。SLE 患者系统受累情况，皮肤（72.7%）> 关节（69.2%）> 血液（60.8%）> 肾脏（48.5%）> 浆膜（18.2%）> 神经系统（5.7%）。

2. 皮肤黏膜损害　系统性红斑狼疮皮损为浅表的、非瘙痒性红色或紫红色斑块，主要发生于颜面部、胸部、肩部、上臂伸侧及手背等日晒部位。黏膜，如唇、颊、硬腭、齿龈、舌和鼻腔，可见潮红，点状出血，糜烂，水疱和溃疡。

蝶形红斑：30%~61% 有蝶形红斑，淡红、鲜红或暗红，皮疹常开始于面颊区域、颧骨部和鼻梁，对称性水肿性红斑（图 39-16，图 39-17）。轻度浸润感觉或略带水肿。有些呈散在的，

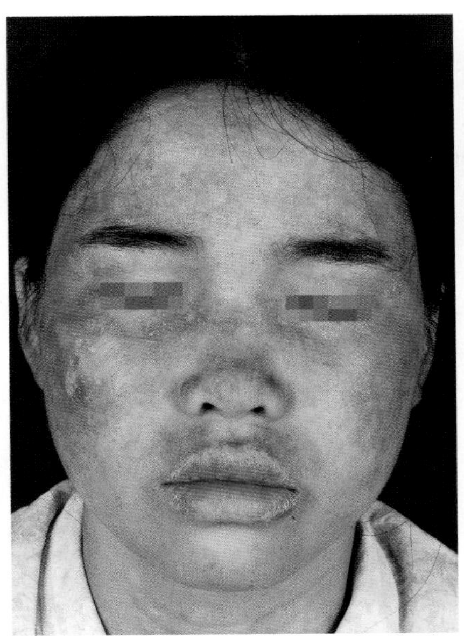

图 39-16 系统性红斑狼疮

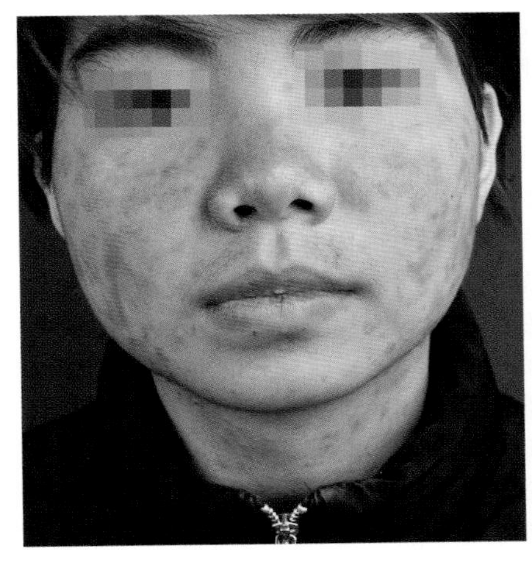

图 39-17 系统性红斑狼疮(男性)
面部蝶形红斑。

有少许鳞屑,淡红或玫瑰红的斑丘疹。消退后一般不留下萎缩。

盘状红斑:20%~25% SLE 患者可发生。Callen 分析了 17 例伴有盘状损害的 SLE,除了肾损害较轻之外,与其他症状的 SLE 比较,无特别之处。在 SLE 的后期,其他症状消退后再现 DLE 皮疹者,预后较好。

光敏感:90% 以上的 SLE 患者可见对紫外线 A、紫外线 B 或可见光的异常皮肤反应,反应发生在光暴露后 1 到 2 周,持续数周至数月。光敏感患者可在日光暴露后出现全身症状如疲乏和关节痛。患者光照后可出现:①光照后原有皮损加剧(图 39-18),出现红肿,伴灼热、瘙痒或刺痛,偶见水疱,经数天后消失;②光照后出现新的皮疹,原有皮疹加剧;③光照后消退的皮疹又出现,同时病情从稳定转为活动。

秃发:瘢痕性脱发是盘状狼疮的常见并发症。头皮盘状皮损最多见于头顶部位。SLE 的非瘢痕性脱发可有多种表现,而斑秃在 SLE 中的发生率也较正常人高。非瘢痕性脱发,休止期脱发表现为弥漫性头发减少(图 39-19),1/3~1/2 有前额部秃发,称"狼疮发",头发干枯、断裂,头发稀疏常发生在活动期,也可能与使用免疫抑制剂有关。病情缓解头发可恢复正常。

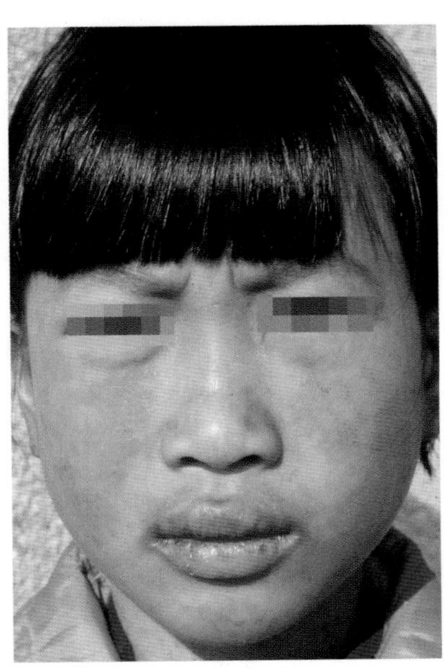

图 39-18 SLE 光敏性

SLE 脱发的分型,Yun 等提出 6 种类型,即狼疮发、非瘢痕性斑状脱发、休止期脱发、生长期脱发、女性型脱发及 DLE 型脱发。

SLE 患者常出现鼻部和口腔病变(图 39-20),口腔盘状狼疮通常累及口唇,散在分布于唇红缘和唇部皮肤。

其他皮损:甲周红斑、手掌的毛细血管扩张及指尖冻疮样皮疹,眶周紫红色斑,皮肤钙质沉着,类风湿结节,大疱性红斑狼疮。

大疱性系统性红斑狼疮(BSLE)是发生于系统性红斑狼疮(SLE)患者的全身性表皮下大疱性疾病(图 39-21),为 SLE 病谱中一种十分少见的临床类型。

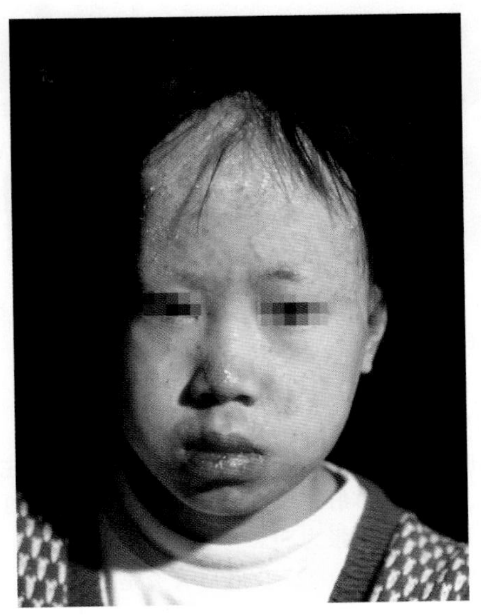

图 39-19 系统性红斑狼疮
狼疮发。

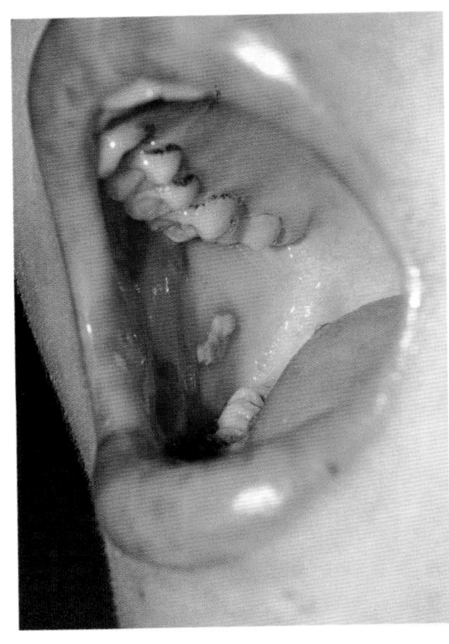

图 39-20　系统性红斑狼疮
口腔损害。

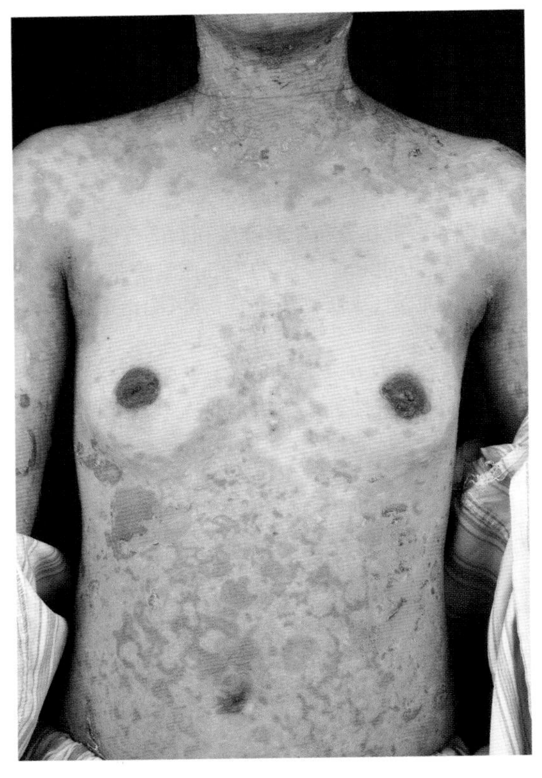

图 39-21　大疱性红斑狼疮　红斑狼疮病人，酷似类天疱疮及多形红斑（广东医科大学附属医院　李文惠赠）

3. 血管性皮损损害

毛细血管扩张：毛细血管扩张为结缔组织病的主要特征，发生于掌、指，伴手掌肝掌样红斑，亦与妊娠手掌部红斑相似。短小线状毛细血管扩张为 SLE 常见体征。

皮肤血管炎（图 39-22）：皮肤血管炎是严重的皮肤外器官受累的先兆，最常见的为白细胞碎裂性血管炎。国内研究发现 152 例系统性红斑狼疮患者中皮肤血管炎 62 例（占 41%），包括四肢末端血管炎 55 例和网状青斑 7 例。

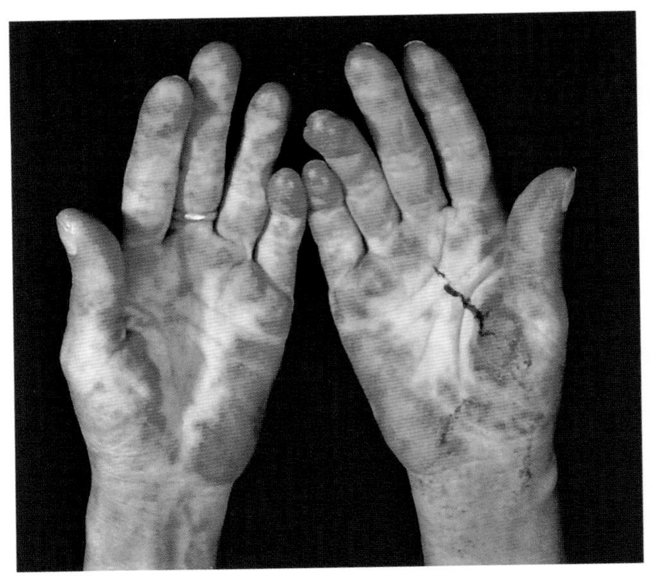

图 39-22　系统性红斑狼疮
手掌血疱 / 血管炎。

非血管性坏死（avascular necrosis，AVN）：也称为无菌性坏死和缺血性坏死，骨供血中断，导致邻近骨的反应性充血，脱钙和塌陷。最常见于股骨头、胫骨平台和股骨髁，多为双侧性，可有关节腔积液。患者出现腹股沟痛，在负重和臀部活动时加重，可有明显跛行。34% 的患者出现股骨头无症状性坏死。使用大剂量激素是危险因素，但也可发生于从未使用激素治疗的 SLE 患者。

血栓栓塞性静脉炎：急性血栓性事件与 SLE 患者的抗磷脂抗体与高凝状态相关。同时发生血管炎和血栓闭塞性静脉炎时应联合使用免疫抑制剂和抗凝治疗。

雷诺现象：10%~45%，雷诺现象可以是 SLE 的首发症状，典型的雷诺现象分为苍白、发绀、潮红 3 个阶段，严重患者则 3 个阶段现象的分隔不明显，双手手指长期呈紫红色，冰冷，甚至夏天也如此。

网状青斑：约 10%，这是真皮小动脉升支痉挛，引起皮肤浅层水平静脉的轻度扩张伴有血栓所致，表现为网状或树枝状，严重者可发展为皮肤的浅层坏死，留下萎缩的白斑。

慢性溃疡：有两种表现：皮肤由于炎症性血管壁损害、坏死所引起的慢性溃疡，在肢端出现者多由动脉血管的非炎性血栓性闭塞引起。

冻疮样狼疮："冻疮样狼疮"见于 6% 的 DLE 患者，尤其是女性，与指尖、耳轮、足跟发生。在 DLE 及 SLE 患者均可出现这类皮肤损害，冬春季寒冷刺激是诱因。也可发生在手指、足趾，其次是面部（双颊、鼻）、肘、膝。表现为暗红、紫红色斑块，伴有水肿，严重时中央出现水疱，甚至坏死。

荨麻疹：此为荨麻疹性血管炎，常无瘙痒，可持续数日。为免疫复合物沉积所致，而非变态反应。皮损活检提示为坏死性血管炎。

紫癜：有 3 种情况：皮肤坏死性血管炎的早期表现，血小板减少性紫癜，皮肤血管脆性增加。

血管阻塞：SLE 患者中一过性缺血发作、脑卒中和心肌梗死的患病率明显升高。这些血管事件在伴有抗磷脂（aPL）自身抗体和动脉粥样硬化有关患者增加，但并不仅限于这些患者。血管炎和血管阻塞这两种过程可以同时出现，这时应该同时进行抗凝和免疫抑制治疗。

皮肤血管性损害发生率见(表 39-7)：

表 39-7 系统性红斑狼疮皮损的发生率

皮损	病例数	百分率(%)	皮损	病例数	百分率(%)
蝶形红斑	174	84.88	盘状红斑狼疮	42	20.49
光敏	97	47.32	耳部红斑	37	18.05
脱发	82	40.00	弧形红斑	35	16.59
手背红斑	72	35.12	黏膜损害	27	13.17
甲周红斑	70	34.15	狼疮发	24	11.71
指腹红斑	68	33.17	网状青斑	23	11.22
口腔溃疡	52	25.37	紫癜	17	8.29
趾腹红斑	52	25.37	足底红斑	12	5.85
掌红斑	47	22.93	坏死性血管炎	10	4.88
冷性多形红斑	44	21.46	环形红斑	7	3.41
雷诺现象	43	20.98	指甲色素沉着	7	3.41

4. SLE 系统损害 系统性红斑狼疮各种临床表现的发生率见表 39-8。

表 39-8 系统性红斑狼疮各种临床表现的发生率

表现	发生率
全身症状(发热、疲乏、体重减轻)	90%~95%
皮肤黏膜受累(颊部红斑、脱发、黏膜溃疡、盘状病变等)	80%~90%
骨骼肌肉受累(关节炎 / 关节痛、非血管性坏死、肌炎等)	80%~90%
肾小球肾炎	50%~70%
神经精神系统受累(认知障碍、抑郁、精神病、癫痫发作、卒中、脱髓鞘综合征、周围神经病等)	40%~60%
自身免疫性血细胞减少(贫血、血小板减少)	20%~30%

系统性红斑狼疮是一种特质性疾病，它可能以不同方式累及任何器官系统。

(1) 骨骼肌肉表现

关节炎：90% 的患者有关节痛，为多关节性、对称性及阵发性。对称性小关节疼痛，最常见于手指、腕、膝等关节。10% 的病人因关节周围肌腱受损而出现 Jaccoud 关节病(图 39-23)，其特点为可恢复的非侵蚀性关节半脱位，多无关节骨破坏，有小部分病人在病程中出现股骨头坏死，目前尚不能肯定是由于本病所致或为糖皮质激素的不良反应。

肌炎：40% 有肌痛，5% 有肌炎，肌腱炎，肌无力。肌炎通常累及四肢近端，糖皮质激素和抗疟药也可导致肌病。其肌酶如肌酸激酶(CK)和醛缩酶通常正常。

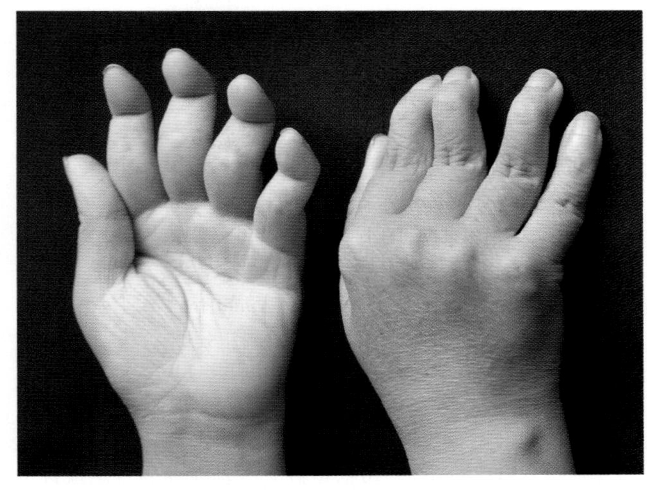

图 39-23 SLE 患者近端指间关节过屈，远端指间关节过伸，呈 Jaccoud 关节(复旦大学附属中山医院 李明惠赠)

(2) 心血管：可侵及心包、心肌及心内膜。以心包炎最常见，50% 以上的 SLE 发生。SLE 患者心肌炎较为少见，心动过速，心脏扩大，充血性心力衰竭，心律失常，传导阻滞。

心瓣膜异常：SLE 患者可出现多种心瓣膜异常，包括 Libman-Sacks 心内膜炎(也称为非典型疣状心内膜炎)、瓣膜增厚、瓣膜反流和瓣膜狭窄。发生于 50% 的 SLE 患者，多见于二尖瓣和主动脉瓣。瓣膜反流和狭窄分别见于 25% 和 4% 的患者。

冠状动脉病变：原位血栓形成、血管炎或动脉粥样硬化性疾病可导致大的冠状动脉阻塞。25%~40% 的 SCE 患者尸检见动脉粥样硬化。

(3) 消化道：肠系膜血管炎，痉挛性疼痛、呕吐、腹泻、肠穿孔，肝大。由自身免疫性腹膜炎引起的弥漫性腹痛也可以是 SLE 复发的表现。小肠血管炎可以危及生命。

狼疮性肝炎是一种不同于自身免疫性肝炎的疾病，前者常以小叶炎症而缺乏淋巴细胞浸润为特征，后者则表现为门脉周围(界板)炎症和显著淋巴细胞浸润，两者均可出现抗核抗体阳性。在极少的情况下，SLE 会伴发肝脏结节性增生。

(4) 血液系统：SLE 血液三系均可受累，但必须考虑到药物如氨甲蝶呤、硫唑嘌呤、吗替麦考酚酯和环磷酰胺等引起的骨髓抑制。激素也是导致淋巴细胞减少和继发性中性粒细胞增多的白细胞增多症的原因。

贫血：慢性病贫血，正常红细胞性贫血，正色素性贫血，伴有血清铁和转铁蛋白降低、血清铁蛋白正常或者增高。

自身免疫性溶血性贫血：5%~10%，血清非结合胆红素增高、乳酸脱氢酶增高、网织红细胞计数增高和血清结合珠蛋白降低。直接 Coombs 试验多呈阳性，它通常由温抗体型抗红细胞 IgG 抗体介导。

白细胞减少：50%~60% 患者白细胞减少至 4×10^9/L 以下。可继发于淋巴细胞减少和 / 或中性粒细胞减少。75% 的患者淋巴细胞计数小于 1 500/μl，93% 的患者最终进展为淋巴细胞减少。淋巴细胞毒性抗体和淋巴细胞减少有关。

血小板减少：50% 的 SLE 患者轻度血小板减少，严重血小板减少也可发生。血小板减少可由免疫介导的血小板破坏时引起，慢性轻度血小板减少是抗磷脂抗体综合征的特征。

(5) 肺部和胸膜受累：40%~50% 出现肺与胸膜受累，急性狼疮性肺炎、慢性间质性肺炎、弥漫性肺泡出血、肺动脉高压、萎缩肺部综合征、胸膜炎（占 40%）、胸腔积液。

弥漫性肺泡出血是一种严重的临床表现，发生率不超过 2%，其特征性表现包括发作性呼吸困难和咳嗽，肺部 X 片发现新发肺泡浸润，血红蛋白水平下降，可有血痰。

肺动脉高压是罕见的严重并发症，其定义为静息状态下右心导管测定的平均肺动脉压大于 25mmHg。

(6) 肾脏损害及狼疮性肾炎：我国狼疮性肾炎流行病学发现，多发于 18 岁 ~50 岁女性，且以Ⅳ型为主，占 49.1%。多达 90% 的 SLE 患者有肾组织病理变化，但临床表现仅为 55%~60%，狼疮性肾炎通常在 SLE 发病 36 个月内出现，SLE 的肾脏受累有多种类型，包括免疫复合物介导的肾小球肾炎（最为常见类型），有蛋白尿、血尿、脓尿、各种管型尿、氮质血症、水肿、高血压和尿毒症。

正常情况下每天尿蛋白排除小于 150mg，金标准是精确收集 24 小时尿蛋白，目前使用随机尿蛋白 / 肌酐比值。但这种方法还有争议，尿蛋白 / 肌酐比值不能代表通过收集尿液检测的蛋白尿水平，特别是该比值为 0.5~3.0（大部分狼疮性肾炎活动时的范围）之间时。病理出现严重增殖性肾小球病变的患者往往伴有显微镜下血尿和蛋白尿（高于 500mg/24 小时），大约一半患者出现肾病，大多数患者会出现高血压。

狼疮性肾炎（lupus nephritis，LN）：2018 年国际肾脏病协会（ISN）和肾脏病理学会（RPS）狼疮性肾炎病理学简化分型（表 39-9）。

表 39-9 ISN/RPS 狼疮性肾炎分类（2018 年）

Ⅰ型	轻微系膜性 LN	系膜区免疫复合物沉积，无系膜细胞增多
Ⅱ型	系 PP 膜增殖性 LN	系膜区≥4 个细胞核被基质完全包绕，不包括球门部
Ⅲ型	局灶性 LN	<50% 的肾小球伴有毛细血管内细胞增多、纤维蛋白样坏死、新月体和 / 或节段性或球性瘢痕
Ⅳ型	弥漫性 LN	≥50% 的肾小球伴有毛细血管内细胞增多、纤维蛋白样坏死、新月体和 / 或节段性或球性瘢痕
Ⅴ型	膜性 LN	上皮下和 / 或膜内免疫复合物沉积，伴有或不伴系膜区沉积
Ⅵ型	晚期硬化性 LN	≥90% 的肾小球完全球性硬化，无残余的活动性病变

2018 年国际肾病学会 / 肾脏病理学会（ISN/RPS）狼疮性肾炎分类。

病理分型对于估计预后和指导治疗有积极的意义，通常Ⅰ型和Ⅱ型预后较好，Ⅳ型和Ⅵ型预后较差。肾脏病理还可提供 LN 活动性的指标，如肾小球细胞增殖性改变，纤维素样坏死、核碎裂、细胞性新月体、透明栓子、金属环、炎细胞浸润和肾小管间质的炎症等均提示 LN 活动；而肾小球硬化、纤维性新月体、肾小管萎缩和间质纤维化则是 LN 慢性指标。

(7) 中枢神经系统损害：神经精神性狼疮（neuropsychiatric lupus，NPSLE）包括多种神经性和精神性表现，可累及中枢和外周神经系统的任何部位。SLE 合并精神障碍者从 12%~71% 不等，以精神症状为首发者为 1.3%~3.6%，SLE 神经系统并发症的发病率为 20%~70%。精神症状为情绪变化和精神分裂症样，神经症状为癫痫发作、中风、颅神经损害、偏瘫等（表 39-10）。

表 39-10 美国风湿病学院（ACR）所列 19 种常见的神经精神狼疮表现

中枢神经系统表现
无菌性脑膜炎，癫痫发作，脑血管病（脑血管意外、脑卒中、瘫痪），脱髓鞘综合征，脊髓病变，运动障碍，头痛，急性精神错乱，焦虑，认知障碍，情绪失调，精神障碍
周围神经系统表现
急性炎性脱髓鞘多神经根病，重症肌无力，脑神经病变，单神经病变，多发性神经病变，神经丛病变，自主神经系统功能紊乱

SLE 引起的神经精神损害尚需与药物或感染诱发的精神障碍区别：SLE 患者在使用激素治疗出现精神障碍，往往在激素应用最初数周内，当激素用量≥泼尼松 40mg/d 时，精神病症状在激素减量或停用数日后消失，通常以兴奋性症状为主。如果症状与 SLE 相关，应确定是由弥漫性病变过程引起，还是由血管阻塞性疾病造成。

其他药物如氯喹、吲哚美辛、阿司匹林、环孢素亦可引起精神障碍。

(8) 眼部受累：常见干燥性结膜炎伴或不伴继发性干燥综合征，约 15% 患者有眼底变化，如出血、视盘水肿、视网膜渗出物等。其原因是视网膜血管炎。血管炎可累及视神经，两者均影响视力，重者可数日内致盲。其他有结膜炎、巩膜炎。

(9) 抗核抗体阴性的系统性红斑狼疮：少部分病人符合 SLE 的诊断标准，而 ANA 却持续阴性，称为 ANA 阴性的 SLE，为 SLE 的一个亚型，大约 60% 的此型病人可测出 Ro/SSA 抗体，因此 Ro/SSA 抗体是诊断此型 SLE 的重要依据。

(10) 狼疮危象：是指急性的危及生命的重症 SLE，如急进性 LN、严重的中枢神经系统损害、严重的溶血性贫血、血小板减少性紫癜、粒细胞缺乏症、严重心脏损害、严重狼疮性肺炎或肺出血、严重狼疮性肝炎、严重的血管炎等。

(11) 新生儿红斑狼疮（meomatal lupus erythema fosus）：是以新生儿皮损、先天性心脏传导阻滞为特征的综合征。

病因：由母体携带有抗 SSA 和 / 或抗 SBB 抗体通过胎盘传导新生儿所致，患儿母体可患有 SLE、干燥综合征或某种自身免疫性疾病。

临床表现：新生儿狼疮多为女婴，可累及多系统器官，包括心脏、皮肤、肝脏和血液系统。皮肤包括与 SCLE 类似的环形红斑和环状红斑，好发于眶周，头皮，四肢和躯干。皮损在出生第 4~6 周之间出现，或出生时即存在。

治疗：皮疹为自限性，不需要治疗，通常 6 个月左右自行缓解。先天性完全性心脏传导阻滞与新生儿死亡率有关，可高达 20%，大部分患儿需要植入永久性心脏起搏器。

（二）实验室检查

1. 一般检查　常可见贫血、白细胞减少、血小板减少、淋巴细胞绝对计数减少、血沉加快，对非梅毒螺旋体抗原血清试验呈假阳性反应，10%~20% 的患者 Coomb 试验阳性、类风湿因子阳性、10%~50% 出现循环抗凝物。狼疮细胞试验曾用于诊断 SLE，现在被抗核抗体检测所替代。

2. 免疫学异常　SLE 产生多种自身抗体为诊断提供重要依据。抗核抗体谱是最重要的血清学标志，表现为 ANA 检测阳性，这些抗体，抗双链 DNA（dsDNA）抗体和抗 Smith（sm）抗体最具特异性，抗 Ro 抗体、抗 La 抗体和抗 PNP 抗体可见于 SLE 也可见于其他系统性自身免疫性疾病。SLE 的致病性抗体产生于 B 细胞的分化过程中，通常在检测到免疫异常 5 年后出现疾病的临床表现，有研究抗 Ro 抗体最早出现，抗 dsDNA 抗体比其推迟数年，而对 SLE 诊断最具特异性的抗 sm 抗体则大部分出现于临床诊断确立时。

抗核抗体谱：①95% 的 SLE 病例 ANA 阳性。少数患者在起病 1 年后才出现抗核抗体。抗核抗体阴性的 SLE 的确存在，但在成人极为罕见；②dsDNA 60%~70% 阳性，dsDNA 抗体（而非单链 DNA 的抗体）是 SLE 特异性的。但不很敏感，其滴度与病情活动平行。有些患者的抗 dsDNA 升高预示着病情反复，尤其是狼疮肾炎或血管炎；③抗 ENA 抗体谱：a. 抗 Sm 抗体：诊断 SLE 的标记抗体之一。特异性 99%，但敏感性仅 25%。b. 抗 RNP 抗体：阳性率 40%，对 SLE 诊断特异性不高，往往与 SLE 的雷诺现象和肌炎相关。c. 抗 SSA（Ro）抗体：与 SLE 中出现光过敏、血管炎、皮损、白细胞减低、平滑肌受累、新生儿狼疮等相关。d. 抗 SSB（La）抗体：与抗 SSA 抗体相关联，与继发干燥综合征有关，但阳性率低于抗 SSA（Ro）抗体。e. 抗 rRNP 抗体：揭示有 NP-SLE 或其他重要内脏的损害。

抗核抗体与用药：只有抗 dsDNA 抗体滴度增高，提示 SLE 病情活动，治疗应予以参考，而抗核抗体以及其他抗 ENA 抗体如抗 Sm、抗 u1RNP、抗 SSB 等抗体仅对疾病的诊断有参考价值，不是判断病情活动的指标。对于只有抗体阳性，无临床症状的患者，不需治疗，但需要随访。SLE 的自身抗体及其临床意义见表 39-11。

抗磷脂抗体：包括抗心磷脂抗体、狼疮抗凝物、抗 β_2- 糖蛋白 1（β_2GP1）抗体、梅毒血清试验假阳性等。结合其特异的临床表现可诊断是否合并有继发性抗磷脂综合征（APS）。

抗组织细胞抗体：抗红细胞膜抗体，现以 Coombs 试验测得。抗血小板相关抗体导致血小板减少，抗神经元抗体多见于 NP-SLE。

血清补体测定：SLE 免疫复合物所致补体消耗导致低补体血症：血清总补体（CH50）C3、C4 下降。如果没有遗传性补体缺陷，低补体血症是病情活动期的一个可靠指标。

狼疮带试验（LBT）：为皮肤直接免疫荧光检查（DIF），沿真皮表皮交界处和毛囊周围有连续颗粒型免疫球蛋白和补体沉积，称为 LBT（+）（图 39-24）。DLE 中，75% 以上的皮肤损害呈阳性，而非皮损处则为阴性，ACLE，SCLE 的活动皮损中大部分 DIF 阳性。SLE，日光暴露部位常呈阳性（76%~92%），正常遮盖部位也呈阳性，与抗 dsDNA 抗体和肾病有关。

亮度微弱、间断的沉积物可见于未患狼疮者，包括健康成年人，尤其是位于慢性暴露部位的。一般说来，DIF 阳性支持皮肤红斑狼疮诊断，但 DIF 阴性不能排除诊断，狼疮性脂膜炎，DIF 于真皮血管周围阳性，而真皮表皮直接处颗粒状沉积物不是一直都阳性。

表 39-11A　SLE 的自身抗体及其临床意义

自身抗体	阳性率	临床意义
抗核抗体（ANA）	98%	仅有 ANA 阳性不足以诊断，多次 ANA 阴性有助于排除 SLE。虽然“ANA 阴性”SLE 有报道，但在免疫荧光检测中是非常罕见
抗 dsDNA 抗体	60%	SLE 特异性 95%；有部分患者与疾病活动、肾小球肾炎、血管炎相关
抗 Smith 抗体	20%~30%	SLE 特异性 99%；与抗 U1RNP 抗体有关
抗 rRNP 抗体	40%	与红斑狼疮神经精神症状相关
抗 U1RNP 抗体	30%	与混合型结缔组织病有关，与肾小球肾炎负相关，高滴度与伴发多种风湿病相关
抗 Ro/SSA 抗体	30%	和干燥综合征、光敏感、SCLE、新生儿 LE、先天性心脏传导阻滞有关，低肾炎风险相关
抗 La/SSB 抗体	20%	和干燥综合征、SCLE、新生儿红斑狼疮、先天性心脏传导阻滞、抗 Ro/SSA 抗体有关
抗组蛋白抗体	70%	和药物性狼疮有关，常伴 RO 阳性，与肾炎风险相关，自发性 SLE 亦可见
抗磷脂抗体	30%	和动静脉血栓、流产、死胎、血小板减少有关
抗淋巴细胞抗体		白细胞减少
抗红细胞抗体		溶血
抗血小板	30%	血小板减少，敏感性特异性欠佳
抗神经元（包括抗谷氨酸受体）	60%	脑脊液中阳性与活动性 CNS 狼疮相关
抗核糖 P	20%	血清中阳性与抑郁及 CNS 狼疮精神异常相关

对 SLE 高度特异的自身抗体有①抗 dsDNA 抗体；②抗 Sm（Smith）抗体；③rRNP 抗体。CNS= 中枢神经系统。

表 39-11B 美国风湿病学院（ACR）推荐的 SLE 分类标准（1997）

1. 颊部红斑	在两颧部的扁平或隆起的固定红斑，常不累及鼻唇沟
2. 盘状红斑	片状隆起于皮肤的红斑，附有角质鳞屑和毛囊栓；陈旧病灶上可有萎缩性瘢痕
3. 光过敏	从病史中得知或医师观察到由于对日光明显的异常反应，引起的皮疹
4. 口腔溃疡	经医师观察到的口腔或鼻咽部溃疡，一般为无痛性
5. 关节炎	非侵蚀性关节炎，累及两个或更多的外周关节，表现为压痛，肿胀或积液
6. 浆膜炎	a）胸膜炎——病史中有胸痛或经医师证实有胸膜摩擦音或存在胸腔积液 b）心包炎——有 ECG 异常或心包摩擦音或心包积液
7. 肾脏病变	a）尿蛋白——定量 >0.5g/24h 或定性 >+++ b）细胞管型——红细胞、血红蛋白、颗粒或混合管型
8. 神经病变	a）癫痫——非药物或代谢紊乱所致，如尿毒症、酮症酸中毒或电解质紊乱 b）精神症状——非药物或代谢紊乱所致，如尿毒症、酮症酸中毒或电解质紊乱
9. 血液学疾病	a）溶血性贫血伴网织红细胞增多 b）白细胞减少——两次或两次以上检测 <4 000/mm^3 c）或淋巴细胞减少——两次或两次以上检测 <1 500/mm^3 d）或血小板减少小于——100 000<4 000/mm^3，但非药物所致
10. 免疫学异常	a）抗 ds-DNA 抗体阳性 b）抗 Sm 抗体阳性 c）抗磷脂抗体阳性（后者包括抗心磷脂抗体、或狼疮抗凝物阳性、或至少持续 6 个月的梅毒血清试验假阳性的三者中具备一项阳性）
11. 抗核抗体	在任何时候和未用药物诱发“药物性狼疮”的情况下，抗核抗体滴度异常

SLE 分类标准的 11 项中，符合 4 项或 4 项以上者，可诊断 SLE。其敏感性和特异性均 >90%。

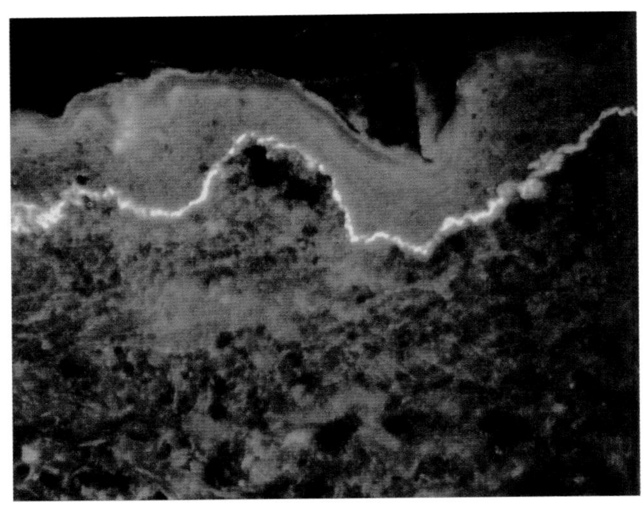

图 39-24 狼疮带试验（LBT）

（三）诊断标准

1. 美国风湿病学院（ACR）推荐的 SLE 分类标准

2. 欧洲联盟 SLICC-SLE 关于 SLE 的分类标准见表 39-12。

SLICC-SLE 分类标准分为临床标准和免疫学标准两部分，与 ACR-1997 相比，新标准有着更高的敏感性（97%vs.83%），但特异性上低于后者（84%vs.96%）。经临床验证，两种分类方法在诊断的差异性上没有统计学意义（P=0.24）。SLICC 分类方法取消了一些特异性和敏感性不高的临床表现、更为重视脏器受累、更强调临床和免疫的结合，总体而言 SLICC 新标准优于 ACR 关于 SLE 的分类标准。

3. 推荐读者阅读参考最新资料 2019 欧洲抗风湿病联盟 / 美国风湿病协会（EULAR/ACR）系统性红斑狼疮分类标准。

重叠综合征 / 混合结缔组织病 / 未分化结缔组织病：一些在两种或两种以上的自身免疫病临床和实验室特征的患者有重叠综合征。混合性结缔组织病的特点是 SLE、硬皮病和肌炎重叠，且有高滴度抗 U1-RNP 抗体水平。对于有多种自身免疫表现，但不符合特定的自身免疫标准的患者，使用未分化结缔组织病这一术语，这些患者通常处于病程早期，最终会发展成一种特定的自身免疫病。

4. SLE 病情轻重程度的评估 国际上通用的几个 SLE 活动性判断标准包括 SLEDAI，SLAM，OUT 等。其中以 SLEDAI 最为常用，其理论总积分为 105 分，但实际绝大多数患者积分小于 45，活动积分在 20 以上者提示有很明显的活动。2002 年 SLEDAI-2K 又出新版，SLEDAI-2K 与 SLEDAI 对 SLE 病情活动的判定上是相似的，可避免用旧版本 SLEDAI 不足。

SLEDAI 积分对 SLE 病情的判断：0~4 分，基本无活动；5~9 分，轻度活动；10~14 分，中度活动；≥15 分，重度活动。轻型 SLE：指诊断明确或高度怀疑者，但临床稳定且无明显内脏损害，所有 BILAG 评分为 C 或 D 类，SLEDAI 积分 <10 分。

中度活动型狼疮：是指有明显重要脏器累及且需要治疗

表 39-12　SLICC-SLE 诊断标准(2009 年修订,2012 年发布)

临床标准	细则
1. 急性或亚急生皮肤型狼疮	包括狼疮颊部红斑(不包括颊部盘状红斑) 大疱性狼疮 狼疮斑丘疹性皮疹 狼疮光敏性皮疹(排除皮肌炎) 亚急性皮肤狼疮(非持久性银屑病样和/或环形、多环形皮损,消退后不留瘢痕,偶尔伴有炎症后色素异常或毛细血管扩张) 中毒性表皮坏死松解型系统性红斑狼疮
2. 慢性皮肤型狼疮	典型的盘状红斑 局限性(颈部以上) 泛发性盘状红斑(颈部上下均累及) 肥厚型(疣状)狼疮 狼疮性脂膜炎(深在性)黏膜狼疮 肿胀型红斑狼疮 冻疮样狼疮 盘状狼疮/扁平苔藓重叠
3. 口腔-鼻部溃疡	包括上腭、颊黏膜、舌部或鼻部溃疡(排除其他病因,如血管炎、Behcet 病、疱疹病毒感染、炎性肠病、反应性关节炎和进食酸性食物)
4. 非瘢痕性脱发	头发弥漫性稀疏或因质脆而断发(排除其他病因,如斑秃、药物、铁缺乏和雄激素性脱发)
5. 滑膜炎	累及到两个或两个以上的关节,肿胀或积液或关节压痛,伴 30 分钟以上的晨僵
6. 浆膜炎:胸膜炎和心包炎	典型的胸膜炎持续一天以上或胸腔积液,胸膜摩擦音 典型心包痛持续一天以上或心包积液或心电图证实有心包炎(排除其他病因,如感染、尿毒症和 Dressler 心包炎)
7. 肾脏病变	尿蛋白/肌酐(或 24 小时尿蛋白)显示 >500mg/24 小时,或出现红细胞管型
8. 神经病变	癫痫发作 精神病 多发性单神经炎(排除其他已知病因,如原发性血管炎) 脊髓炎 外周或脑神经病变(排除其他已知病因,如原发性血管炎、感染和 1 型糖尿病) 急性精神混乱状态(排除其他病因,包括中度/代谢性、尿毒症和药物)
9. 溶血性贫血	
10. 白细胞减少	至少一次白细胞减少 <4 000/mm^3(排除其他已知病因,如 Felty 综合征、药物和门静脉高压) 至少一次淋巴细胞减少 <1 000/mm^3(排除其他已知病因,如糖皮质激素、药物和感染)
11. 血小板减少	至少一次血小板减少 <100 × 10^9/L(排除其他已知病因,如药物、门静脉高压和血栓性血小板减少性紫癜)
免疫学标准	**细则**
1. ANA 阳性	ANA 水平高于试验参考值范围
2. 抗 ds-DNA 抗体水平高于实验室参考值范围	ELISA 法需 2 次以上
3. 抗 Sm 抗体阳性	有抗 Sm 核抗原的抗体
4. 抗磷脂抗体阳性	下列任一项:狼疮抗凝物阳性,或快速血浆反应素试验假阳性,或中高滴度抗心磷脂抗体(IgA,IgG,或 IgM),或抗 β 糖蛋白 1 阳性(IgA,IgG,或 IgM)
5. 低补体	低 C_3 低 C_4 低 CH_{50}
6. 直接抗人球蛋白实验(Coombs)阳性	无溶血性贫血者直接抗人球蛋白实验(Coombs)阳性

患者如果满足下列条件至少一条,则归类于系统性红斑狼疮。确诊标准:①患者满足分类标准中的 4 条,其中包括至少一条临床标准和一条免疫学标准;②有活检证实的狼疮肾炎,伴有 ANA 阳性或抗 ds-DNA 抗体阳性。

SLICC 分类标准细化了狼疮的诊断指标,有效减少了 SLE 病例的误诊,提高了 SLE 诊断的敏感性。

的患者，BILAG 评分 B 类（≤2 系统），或 SLEDAI 积分在 10~14 分。

重度 SLE：是指狼疮累及重要脏器，任何系统 BILAG 评分至少 1 个系统为 A 类和/或>2 系统达到 B 类者，或 SLEDAI≥15 分。

狼疮危象：是指急性的危及生命的重症 SLE，如急进性 LN、严重的中枢神经系统损害、严重狼疮性肺炎或肺出血、严重狼疮性肝炎、严重的血管炎等。SLE 活动的主要指征见表 39-13。

表 39-13 提示 SLE 活动的主要指征

疲乏、体重下降	血液三系减少
发热（需排除感染）	血沉↑
皮肤黏膜表现（新发红斑、脱发、黏膜溃疡）	管型尿、血尿、蛋白尿、非感染性白细胞尿
关节肿、痛	肾功能异常
胸痛（浆膜炎）	低补体血症
泡沫尿、尿少，水肿	DNA 抗体滴度↑
血管炎	
头痛、癫痫发作（需排除中枢神经系统感染）	

（四）系统性红斑狼疮的治疗

1. 治疗原则 早期诊断，早期治疗。积极控制急性复发；治疗用药个体化；坚持治疗，长期随访，规则用药，不可骤减骤停；结合心理治疗；保护患者本身的免疫稳定；中西医结合（表 39-14）。

表 39-14 狼疮病人具体证候的处理

发热：NSAID →抗疟药→糖皮质激素
关节痛 / 肌痛：NSAID →扑热息痛→阿米替林
关节炎：NSAID →抗疟药→糖皮质激素（隔日疗法）或甲氨喋呤
皮疹：遮光剂→外用糖皮质激素→抗疟药→注射
口腔溃疡：抗疟药
Raynaud 氏现象：戒烟，忌咖啡及减充血剂→衣着保暖→生物反馈→长效硝苯地平→哌唑嗪
浆膜炎：吲哚美辛→糖皮质激素
肺：糖皮质激素
高血压：利尿剂→ ACE 抑制剂→钙通道阻滞剂→ β 阻滞剂→扩血管剂
血小板减少 / 溶血性贫血：糖皮质激素→ γ 球蛋白静注→免疫抑制剂→脾切除
肾病：糖皮质激素→脉冲式糖皮质激素→免疫抑制剂
CNS 病：器质性：糖皮质激素→抗惊厥药→免疫抑制剂；
功能性：抗焦虑药 / 抗抑郁药

NSAID：非甾体抗炎药；ACE= 血管紧张素转化酶；CNS= 中枢神经系统。

2. 在 SLE 患者中对患者进行健康教育和预防疾病复发，避免受凉、过劳及精神创伤，避免日晒，使用遮光剂，防晒霜（防晒指数≥50）和紫外辐射防护服可有效预防光敏性皮疹和全身复发。低剂量阿司匹林常用于 APA 阳性患者以预防血栓事件。建议所有患者接受用失活疫苗进行的常规免疫接种（如流感、肺炎球菌）。女性患者疾病活动期应避免妊娠。

3. SLE 各阶段的治疗 激素是治疗 SLE 的基础用药；对轻度活动的 SLE 患者，羟氯喹或非甾体抗炎药疗效不佳时，可考虑使用小剂量激素（≤10mg/d 泼尼松或等效剂量的其他激素）；对中度活动的 SLE 患者，可使用激素（0.5~1mg/（kg·d）泼尼松或等效剂量的其他激素）联合免疫抑制剂进行治疗；对重度活动的 SLE 患者，包括诱导缓解阶段和巩固维持阶段可使用激素（≥1mg/（kg.d）泼尼松或等效剂量的其他激素）联合免疫抑制剂进行治疗，待病情稳定后，适当调整激素用量；对狼疮危象的 SLE 患者，可使用激素冲击联合免疫抑制剂进行治疗；临床医师需密切关注 SLE 患者的疾病活动，并根据疾病活动度来调整激素用量，对病情长期稳定的患者，可考虑逐渐减停激素。

4. SLE 治疗常用药物

（1）非甾体类抗炎药及抗疟药：狼疮未累及重要脏器，一般给予非甾体类抗炎药，如阿司匹林、吲哚美辛、萘丁美酮、扶他林和布洛芬。羟氯喹（200~400mg/d）最常用（表 39-15），氯喹和米帕特是替代药物，抗疟药起效慢，可能需要 2~3 个月，亦可选用口服维甲酸、沙利度胺或来那度胺。

（2）糖皮质激素：糖皮质激素在 SLE 中的应用和评价（表 39-16）。

（3）免疫抑制剂：对激素联合羟氯喹疗效不佳的 SLE，或无法将激素的剂量调整至相对安全剂量以下患者，建议使用免疫抑制剂，伴有脏器受累者，建议初始治疗，即用免疫抑制剂。与激素联用可增加疗效，并减少激素用量。在有重要脏器受累的 SLE 患者中，诱导缓解期建议首选 CTX 或 MMF 治疗，应用 6 个月以上。常用免疫抑制剂在 SLE 中的应用和评价见表 39-17。

（4）雷公藤多苷：能抑制炎症介质、细胞因子和趋化因子诱导 T 细胞凋亡，产生抗炎和免疫抑制作用。主要有雷公藤甲素、红素及生物碱等。调节免疫紊乱，改善微循环，每次 20mg，每日 2 次或每日 3 次。对肾病型疗效最好，皮损关节痛效果好，该药适用于 DLE、SCLE、LEP 以及病情轻、中度的 SLE 患者的治疗。重症患者须合用糖皮质激素治疗。可致生殖系统损害如闭经、精子量减少，雷公藤治疗剂量与中毒剂量接近，连续用药一个月以上应严密监测，妊娠及哺乳期禁用。

（5）生物制剂：生物制剂的靶向位点目前主要包括 B 细胞、抑制 T-B 细胞间相互作用、抑制炎症细胞因子等。激素或免疫抑制剂疗效不佳，可考虑使用生物制剂。SLE 发病主要环节有 B 细胞产生自身抗体，形成免疫复合物，激活补体，和直接细胞毒性导致组织损伤，生物制剂中可选用 B 细胞抑制剂和 B 细胞清除法。注意适应证、禁忌证和不良反应。

- 贝利木单抗（belimumab）靶向作用 SLE 关键致病 B 细胞通路，抑制 B 细胞过度增殖与分化，是一个全人源化的抗 B

表 39-15　羟氯喹治疗 SLE 中的作用和评价

药物	作用机制和用法	适应证及评价	不良反应及预防
氯喹、羟氯喹(HCQ)	羟氯喹被认为是 SLE 标准治疗药物。作用机制是降低血管病变和终末器官损害，作用于 TCR 通路，阻断紫外线、抗炎、减少炎症细胞因子释放 可使 SLE 疾病活动度降低 50% 以上，并能中等程度减少严重复发及 GC 的剂量、能改善血脂水平和亚临床动脉粥样硬化、能降低血栓形成，提高生存率。 每日 6.5mg/kg 或 400mg，分 2 次口服，病情改善后减量	无禁忌的 SLE 患者，长期作为基础治疗。适用各型红斑狼疮、皮疹、口腔溃疡、光敏感、关节炎，也可以减少逐渐出现的组织损伤，包括肾脏损伤。妊娠影响相对较少，尤其可以全程使用	长期使用 5 年后可致视网膜病变，因本药高度集中在虹膜和脉络膜中，应于服药前后每 6 个月 1 次眼科检查

表 39-16　糖皮质激素在 SLE 中的应用和评价 *

药物	作用机制和用法	适应证及评价	不良反应
糖皮质激素(GCS)(24h 内生效且起效迅速)	GCS 通过基因通路(经 GCS 受体)发挥作用，高剂量时，非基因通路也参与作用。GCS 对 T 细胞 B 细胞，以及单核细胞和中性粒细胞介导的免疫反应都具有广泛的抑制作用。因此，在治疗急性 SLE 具有显著的效果 激素用法，阶段治疗参考 SLE 各阶段治疗 对发生狼疮危象的 SLE 患者，推荐使用激素冲击联合免疫抑制剂进行治疗。激素冲击治疗为静脉滴注甲泼尼龙 500~1 000mg/d，通常连续使用 3d 为一个疗程，疗程间隔 5~30d。冲击治疗后改口服泼尼松 0.5~1mg/(kg·d) 或等效剂量的其他激素，通常治疗时间为 4~8 周。病情长期稳定，可考虑减停激素	是治疗 SLE 的基础药物，狼疮性肾炎(lupus nephritis，LN)联合免疫抑制剂，有利于肾病的长期预后。免疫抑制的联合使用有利于激素减量并降低激素的累积毒性	GC 不良反应率 >30%，其毒副作用可包括：早期(情绪的影响、痤疮、肌痛、感染)；后期(代谢紊乱)和晚发性(骨质疏松、缺血性骨坏死、白内障、心血管疾病)等。不良反应随剂量增加而增多，但接受 >75mg/d 泼尼松患者易发生相关心血管(心肌梗死、心力衰竭和脑血管病)

表 39-17　常用免疫抑制剂在 SLE 中的应用和评价

药物	作用机制和用法	适应证及评价	不良反应及预防
吗替麦考酚酯(MMF) 3~16 周起效	为次黄嘌呤单核苷酸脱氢酶抑制剂，抑制活化的 B 淋巴细胞产生的抗体。肝肾毒性和骨髓抑制剂等副作用小 0.75~1.0g，每日 2 次，用小剂量 MMF，疗效不佳者可增加剂量。用于治疗Ⅳ型狼疮性肾炎。多与小剂量激素联合治疗。既可以作为诱导缓解药物，又可用于 SLE 达到诱导缓解后，维持治疗(序贯治疗)	用于中重度狼疮肾炎患者，为诱导期和维持期的有效药物，能降低复发率，能够有效的抑制Ⅳ型 LN 活动，对膜型肾炎也有效，其不良反应低于 CTX，安全，可在 LN 的治疗全程使用。循证证据，糖皮质激素与 CTX、AZA、MMF 分组治疗 LN，证明 MMF 比 CTX、AZA 更安全有效。有报告提示 MMF 对于亚急性、盘状、冻疮样红斑狼疮有效	常见胃肠不适、肝肾毒性较小、骨髓抑制(7%~35%)，肿瘤发生的概率增加 30%~42%，可致畸，孕妇应避免使用。若要妊娠至少停用 6 周后方可考虑。MMF 应避免和 AZA 的联合应用
环磷酰胺(CTX) 3~16 周才达到较好疗效。 生殖毒性：女性可选择贮存卵巢组织，男性贮存精子	CTX 为作用于 S 期的细胞周期烷化剂，对体液免疫的抑制作用较强，抑制 B 细胞增殖和抗体生成，依病情采用不同方法，口服 50~100mg/d，或每周静脉滴注 400g，或每 2 周静脉滴注 600g，或每月静脉滴注 800~1 000g。单次与早餐同服用，大量饮水(至少每日 3L)，睡前排空膀胱。 防闭经于每次 CTX 给药前皮下 3.75mg 亮丙瑞林(促性腺激素)	中重度狼疮肾炎、神经精神狼疮和 SLE 伴免疫性血小板减少症等，尤其是 WHO Ⅲ、Ⅳ和Ⅴ型的 LN，能逆转病理损害。中重度狼疮肾炎患者诱导期和维持期治疗均有效。腹部血管炎、急性肺炎 / 肺泡出血和广泛皮肤病变也有疗效 早期使用 GCS 联合 CTX 可减缓发展为终末期肾病甚至死亡的进程	骨髓抑制(<5%)、WBC 减少(30%)、出血性膀胱炎(15%)、不可逆卵巢、睾丸功能衰竭、闭经(50%)(>30 岁妇女多见，<20 岁妇女几乎无)、脱发(20%)、肿瘤(30%)。CTX 一年总量 <10g，一般安全，>30g 10% 发生肿瘤，>100g 肯定发生肿瘤。有膀胱毒性和癌，应以 5% 葡萄糖和 0.45% 盐水利尿(2L 以 250ml/h)。CTX 治疗要求 WBC 低谷 ≥ 3.0×10^9/L。1 次大剂量 CTX 冲击，第 3 天 WBC 开始下降，7~14 天至低谷，之后逐渐上升，至 21 天正常。间隔期少于 3 周者，应更密切监测

续表

药物	作用机制和用法	适应证及评价	不良反应及预防
硫唑嘌呤（AZA） 6~12个月才达到较好疗效	为嘌呤类似物，能抑制T淋巴细胞关键的信号通路，可通过抑制DNA合成发挥淋巴细胞的细胞毒作用，抑制T细胞的功能，以及B细胞的抗体产生，抑制皮肤朗格汉斯细胞呈递抗原功能 与食物同服，1~2mg/（kg·d）（50~100mg/d），口服给药，长期服用的时间可为1/2~4年，AZA的毒性反应具有个体差异，基因变异可降低巯嘌呤甲基转移酶（TPMT）活性并损伤解毒中间代谢产物的能力	中度SLE患者，严重感染发生率较低，且可作为SLE的维持期治疗，与糖皮质激素合用，提高疗效。疗效不如CTX，起效慢，不适合急重病人，但致瘤性低，不良反应少，肾功能保护好，故CTX治疗狼疮肾炎临床缓解后，可口服该药 骨髓抑制风险升高，治疗前应检测TPMT	白细胞减少（15%）、带状疱疹（15%）、肿瘤（5%）、肝损害（<5%）、恶心（10%），骨髓抑制<5%，不育15%，发生肿瘤危险性低于CTX。少数对AZA极敏感，出现严重脱发以及严重粒细胞和血小板缺乏症，轻者停药后血象多在2~3周内恢复正常 低TPMT酶活性者禁用
环孢素（CsA） （起效慢，1~2月多见疗效）	能抑制IL-2合成和T淋巴细胞活化，是无骨髓毒性的免疫抑制剂。同时也能减少狼疮B细胞的抗原提呈和自身抗体的产生。2.5~10mg/（kg·d），起始剂量2.5mg/（kg·d）。每4~8周加量0.5mg/（kg·d），为减少副作用，剂量一般不超过5mg/（kg·d）	用于LN（特别是V型LN）有效，且用于SLE伴免疫性血小板减少症，常与泼尼松联合治疗。对胎儿无毒性，孕妇安全，明显减少尿白尿，改善肾功能。CsA疗效不及CTX和AZA，不宜作一线药物	无致畸形，无骨髓抑制，肾毒性超过20%，不是细胞毒性药物，其他有高血压、高尿酸血症、高血钾、低镁血症和转氨酶升高（50%）、高血脂、多毛。血肌酐较用药前升高30%，需减量或停药 需检测血清肝、BUN、尿常规
氨甲喋呤（MTX） 与食物或牛奶/水同服，注射给药1~2天见效。	氨甲蝶呤（methotrexate，MTX）是一种抗叶酸药，为二氢叶酸还原酶拮抗剂，通过抑制核酸的合成发挥细胞毒作用。7.5~15mg，每周1次，口服。推荐摄入MTX 24小时后，给予叶酸2.5~5mg/w，以减轻氨甲蝶呤的毒性	用于轻中度非肾脏受累的SLE，如关节炎、肌炎、滑膜炎、皮疹、胸膜炎为主的SLE。其他重症无效。因肾毒性不适用LN患者，故较少用于SLE治疗	胃肠道反应、口腔糜烂、肝损害、骨髓抑制、贫血和白细胞减少、致畸胎，妊娠前1~3个月停用。鞘内注射剂量过高致抽搐、惊厥，偶见肺炎、肺间质纤维化、肝纤维化
来氟米特 FDA批准治疗RA，现用于多种自身免疫疾病	是RA治疗的常用药，抗炎抑制淋巴细胞的活化、增殖及分化抑制抗体产生 来氟米特的使用要求初始100mg/d、持续3天的负荷剂量，随后改为20mg/d。避免在肝功能不全者使用（血胆红素3.1~5mg/dl或转氨酶3次超过正常上限）	国内试验提示对增殖性LN有效	骨髓抑制，肝毒性，致畸，胎儿毒性。前6个月每个月1次检测CBC、AST或ALT，SAlb和ALP，其后1~3个月1次。妊娠前药物完全洗脱后可以妊娠
他克莫司 Tacrolimus 与环孢素同为钙调神经磷酸酶抑制剂	主要抑制T细胞介导的免疫反应。成人他克莫司的剂量通常为1~3mg/d，分2次。 作用强度高于环孢素10~100倍	用于增殖性肾炎、难治性肾炎和SLE伴免疫性血小板减少症	胃肠不适，高血压、肾脏、肝脏损害，需减少用量，引起严重感染风险较低

在糖皮质激素治疗过程中同时或适时加用下列免疫抑制剂。

国外所用CTX的剂量为每次0.5~1.0g/m^{2}体表面积，国内则每次用800~1 000mg，加入200ml生理盐水中静脉滴注，一般每月1次，可连用6次，然后使用药间隔延长，每2~3个月1次，再用数次；冲击3个月后，多数患者蛋白尿转阴或明显减少。CTX静脉冲击治疗结束后，口服硫唑嘌呤或吗替麦考酚酯巩固治疗，可减少狼疮肾炎复发。体表面积（m^2）：BSA=身高（cm）× 体重（kg）/3 600。

淋巴细胞刺激蛋白(BLyS)单克隆抗体。通过阻断B细胞生长发育的必须信号,致B细胞清除而降低自身抗体的产生。2011年美国FDA已批准它为治疗SLE的新药,可显著降低SLE的疾病活动度,延缓疾病复发,减少了GC的用量,用于常规治疗控制不佳的患者,剂量为静脉滴注,10mg/(kg·次),前3次每2周1次,以后每4周重复给药1次,疗程48~72周。不良反应有感染、头痛和恶心。

- 利妥昔单抗(rituximab,RTX):作用于B细胞的B细胞耗竭疗法,对顽固性狼疮肾炎和血液系统受累的患者,可控制病情,减少激素用量。临床缓解的患者超过80%,有神经精神病变、PLN和自身免疫性血细胞减少的患者缓解率更高。RTX有轻度输液反应。轻度感染常见(高达20%),但少数用RTX治疗的RA和SLE患者出现进行性多灶性脑白质病。FDA警告RTX和PML可能相关,列为对常规免疫抑制剂治疗无效的LN的治疗选择。

(6) IVIG:这种集合的IgG碎片有时对控制难治性的狼疮活动有效。对危重SLE有效。一般每日0.4g/kg,静脉滴注,连用3~5天为1个疗程。IVIg对SLE合并重度感染、血小板减少、炎性肌病、多发神经炎者和有反复流产史的妊娠者疗效肯定。合伴感染的SLE患者,可考虑在原有治疗上加上IVIg。

(7) 血浆置换和DNA免疫吸附治疗,可改善重度SLE患者的临床症状,好转率分别为87.3%和87.8%。血浆置换和DNA免疫吸附在重度或难治性SLE患者中可短期改善临床症状,不能改善其最终结局,可作为辅助治疗。

(8) 狼疮性肾炎:狼疮肾炎包括诱导缓解治疗和维持治疗阶段。

诱导缓解治疗

目前LN治疗措施包括:以充分改善疾病活动性(甚至达到缓解)为目标的初始诱导阶段和随后的以治疗效果最大化并巩固临床缓解为目标的维持治疗阶段。

用小剂量糖皮质激素和免疫抑制剂长期维持。

Ⅰ型狼疮肾炎患者,建议根据肾外表现来选择治疗。

Ⅱ型狼疮肾炎患者,建议使用激素和/或免疫抑制剂治疗。

而对于Ⅲ、Ⅳ、Ⅴ型炎症增殖性病变的狼疮肾炎患者推荐给予积极的免疫抑制剂治疗,此类患者如果不给予治疗将在2年内进展至终末期肾病(ESRD)。

Ⅵ型肾炎当肾功能不全由广泛的、不可逆的病变(Ⅵ型)所引起时,肾活检可提示患者不需积极治疗。

目前,吗替麦考酚酯(MMF)作为大多数增殖性狼疮肾炎的一线选择,而将环磷酰胺用于病情较重者。近期研究支持硫唑嘌呤(AZA)用于治疗轻型狼疮或作为长期维持治疗药物。对于膜性肾病患者,可单用糖皮质激素,亦可将激素与环孢素或环磷酰胺联用。

(9) 中枢神经系统疾病/神经精神狼疮:SLE中40%的神经精神症状是本病引起的,其余的原因包括:疾病或治疗导致的并发症、感染、代谢异常和药物副作用。治疗方案可依据两大类:①血管闭塞。脑卒中疑有抗磷脂抗体综合征时,应首先抗凝治疗;如无出血倾向,可采用华法林。②弥漫性中枢损伤。甲泼尼松500~1 000mg静脉静注,每天一次,3天后减少剂量或改为口服;或泼尼松1~2mg/(kg·d)或合用CTX静注。重度神经精神狼疮患者,大剂量甲泼尼龙冲击治疗联合静脉滴注环磷酰胺可改善其精神症状,疗效优于单用甲泼尼龙冲击治疗,其总改善率分别为94.7%和46.2%。

若精神症状由糖皮质激素所致,此时将激素减量到很低的水平(如泼尼松5mg/d),症状可得到改善。酚塞嗪类药物可改善症状,三环类抗抑郁药会加重症状,激素快速减量(通常在48~72小时)症状很快消失,激素不能减量,需要考虑加用其他的药物。

(10) SLE合并妊娠处理:妊娠可增加疾病活动度导致复发,通常为轻度,有报告妊娠失败、早产和死胎,并发症包括肾炎、高血压和先兆子痫。SLE患者在服用少量泼尼松(10mg/d以下),并且无病情活动性6个月以上,细胞毒免疫抑制剂停药半年或停药>1年,可以考虑妊娠。

2020年中国SLE诊疗指南推荐:对SLE育龄期女性,若病情稳定至少6个月,无重要脏器损害,停用可能致畸的药物至足够安全的时间,可考虑妊娠;如果计划妊娠,应向风湿免疫科、皮肤科、妇产科医师进行生育咨询和评估;对妊娠的SLE患者,应密切监测SLE疾病活动度及胎儿生长发育情况。

羟氯喹可降低SLE孕妇的早产率、减少狼疮复发、减轻病情,同时降低发生胎儿不良结局的风险,持续的羟氯喹治疗可降低妊娠期间和产后SLE的复发,如无禁忌,建议在整个妊娠期间持续使用。对妊娠期疾病活动的患者,可考虑激素、羟氯喹与免疫抑制剂联合使用来控制病情。环孢素A和他克莫司可用于预防或控制妊娠期间的SLE复发,但不能用吗替麦考酚酯、环磷酰胺、来氟米特和氨甲蝶呤等,硫唑嘌呤是相对禁忌。

由于胎盘能产生11β去氢酶,能将母体循环中进入胎盘的泼尼松氧化成无活性的11-酮形式,因此母亲服用泼尼松对胎儿并无影响,但倍他米松和地塞米松能以活性形式到达胎儿,应避免使用。但在妊娠后期为促胎肺成熟时可选用地塞米松。

(11) 血液系统疾病:严重的患者(血小板计数<50×10^3/mm^{3}或活动性出血,中性粒细胞计数<1 000/mm^3)促血小板生成素类似物可增加血小板的产生,罗米思亭和爱曲波帕已在大型的RCT中显示出比标准治疗更好的疗效,并被批准用于治疗免疫性血小板减少。

对出现血小板减少症或自身免疫性溶血性贫血的患者,建议使用激素或静脉滴注免疫球蛋白治疗,效果不佳者可加用免疫抑制剂治疗;上述治疗均无效者,或出现危及生命的血液系统受累者,可考虑使用利妥昔单抗。

(12) SLE诊疗的相关问题

尽量减少糖皮质激素的维持剂量:即使用较小剂量,长期应用也可导致不良反应和增加死亡风险。每增加泼尼松1 mg/d,器官损害危险性增加5%;若维持剂量在6~12mg/d,其发生器官损害的危险性比不用激素增加50%。这也是2014年EULAR在SLE的达标治疗推荐中强调在长期维持治疗过程中,应把激素剂量降低到最低甚至停用的原因。有学者认为无激素方案将是SLE治疗的方向。

优化治疗方案,有助于提高缓解率。减少不良反应。联合利妥昔单抗和MMF治疗LN,无须口服激素,仅用甲泼尼龙冲击治疗4d,治疗52周后LN完全缓解率高达52%。该研究展示了无须长期口服激素治疗SLE的可能性。

合理使用免疫抑制剂：我国报道的SLE死亡原因中感染占33.2%。免疫抑制治疗是双刃剑。随访中及时根据主要免疫指标如血清IgM水平、淋巴细胞计数（必要时淋巴细胞亚群）等调整免疫抑制强度，有助于降低感染发生率和病死率。

环磷酰胺（CTX）冲击疗法：倾向于采用减少剂量、增加频次的策略，欧洲Euro. Lupus方案（每2周冲击给予0.5g CTX）证明可用更低的剂量达到与NIH方案相当的疗效。我国报道小剂量冲击冲击方案（每2周注射CTX 0.4g，共12次；随后每月注射CTX 0.4g，共9次），疗效与NIH方案相似。且不良反应更少。

SLE患者性腺健康：女性卵巢早衰是CTX治疗的毒副反应，患者的年龄越大，此项危险性越大，尤其是超过30岁的妇女，易发生卵巢衰竭，而小于20岁的患者则几乎不发生闭经，男性最早在CTX积累剂量达7g时就可观察到性腺毒性。

青春期后的SLE女性保存生育能力的措施包括激素类避孕药、促性腺激素释放激素拮抗剂（每月使用CTX前，肌注亮丙瑞林3.75mg）以及胚胎和卵母细胞冷冻保存。推荐对青春期女性贮存卵巢组织以便于以后移植。

男性使用睾酮和建立精子库是保留睾丸功能和生育能力的有效措施。

避孕措施对大多数SLE患者通常是安全的。aPL抗阳性的女性应避免采用含性激素的避孕方法，因其增加了血栓的风险。

骨骼健康：骨质疏松和骨折发病率较高。糖皮质激素减少骨量，是SLE女性患者骨折的独立危险因素。环磷酰胺可导致卵巢早衰，是骨质疏松的另一个危险因素。不管是否使用激素，狼疮都会导致骨密度减低。SLE患者常被嘱咐避免日晒，从而导致25-(OH)维生素D水平低，钙吸收不足。

心血管疾病：SLE患者罹患冠心病的风险是健康人的5~10倍。更引人注目的是，35~44岁的绝经前妇女患心肌梗死的概率是健康女性的50倍以上。

恶性肿瘤：一项国际多中心超过16 000人的SLE患者队列研究报告，与普通人群相比，SLE患者罹患恶性肿瘤的风险增加。最引人注目的是非霍奇金淋巴瘤的风险增加4倍，罹患其他血液、外阴、肺和甲状腺癌的风险也增加。

生物制剂：选择最适合患者个体的诱导缓解和维持治疗方案才更为重要。生物制剂具有巨大的潜力和乐观的前景，SLE终于显示出对更特异性治疗的缓解迹象，其异质性和复杂性的秘密正被解开。最有前途的是针对产生自身抗体的B细胞的制剂贝利木单抗，是第一个批准用于治疗SLE的单抗。

(13) 中医辨证施治

中医药依据：辩证SLE临床施治分为

热毒炽盛型：相当SLE急性、亚急性阶段。治则宜清热凉血解毒。

阴虚火旺型：相当SLE急性、亚急性轻中度活动阶段，见于心、肾损害者。治宜滋阴补肾、兼以凉血活血解毒。

气阴两虚型：见于SLE的心、肾等损害以及本病中后期的气虚阴虚证。治宜养阴益气、安神养心。

肝郁血瘀型：皮损色黯、怠倦、腹胀嗳气。治宜疏肝理气、活血化瘀。

脾肾阳虚型：包括阴阳两虚之证，多见于系统性红斑狼疮肾损害、心损害和长期服用激素以及部分中晚期患者。此型宜温补脾肾、调理任仲法。

（五）病程与预后

(1) SLE的死亡分布呈双峰状，早期死亡（诊断后不足5年）归咎为狼疮活动和感染，晚期死亡（诊断后大于5年）归咎为动脉粥样硬化性心脏病、感染、药物和恶性肿瘤。数据表明，恶性肿瘤相关的并发症和死亡是终身风险。

(2) Ginzler于1983年报道的1-年生存率为95%，4-年生存率为88%；10-年生存率为76%。

(3) 美国、加拿大、欧洲和中国的SLE患者5年生存率大约为95%，10年生存率大约为90%，20年生存率大约为78%。

(4) 我国1990年Reville等及陈顺乐等分别报道10年生存率皆达到84%。2017年我国协和医院赵久良多中心注册队列研究SLE 1年、3年、5年生存率分别为99%、98%、97%。

第二节 SLE相关综合征

一、红斑狼疮多形红斑综合征

红斑狼疮多形红斑综合征。狼疮患者发生多形红斑样皮损被称为Rowell综合征。这些皮损有时见于急性皮肤型红斑狼疮或亚急性皮肤型红斑狼疮的严重类型。

早期的损害是红斑性丘疹，逐渐变成环状，边缘形成小疱。预后不留瘢痕，严重病例可发生大疱性损害，可演变成坏死和溃疡。血清含有斑点型抗核因子、类风湿因子和抗La抗体。

二、抗磷脂抗体综合征

抗磷脂抗体综合征（antiphospholipid antibody syndrome，APS）是一种以抗磷脂抗体（antiphospholipid antibody，aPL）持续升高、动静脉血栓形成、血小板减少、反复自发性流产以及皮肤网状青斑、小腿溃疡和皮肤广泛的坏死为特征的多系统受累的疾病。

一组针对血浆中多种磷脂结合蛋白的自身抗体，常见的如抗β_2-糖蛋白Ⅰ抗体。抗心磷脂抗体与狼疮抗凝物质均与此疾病有关。APS可分为原发和继发两型，原发型常无基础疾病，继发型常伴发于SLE。抗心磷脂抗体和狼疮抗凝物质与血栓形成和流产有关。与VDRL假阳性或梅毒抗磷脂抗体无关。能与血小板和内皮细胞膜上各种带负电荷的磷脂结合。

（一）病因与发病机制

最常见和最重要的诱因为病原体感染，感染因素可诱导易感人群形成致病性自身免疫性aPL。其他创伤（包括外伤和各种医源性侵入性操作）、抗凝异常、疫苗注射、药物、癌症等。其发病机制已经提出了几种假说，aPL很可能通过多种机制参与血栓形成，来解释抗磷脂抗体促进血栓形成的细胞和分子学机制。①内皮细胞激活：第一种假说牵涉到内皮细胞激活。抗磷脂抗体的结合诱导了内皮细胞激活。②氧化剂/血管内皮损伤：第二种理论集中在氧化剂介导的血管内皮损伤。③抗磷脂抗体：第三种理论提出，抗磷脂抗体干扰或调节参与凝血调节的磷脂结合蛋白的功能。④血栓形成：第四种理论，将血栓形成与肝素诱导的血小板减少症中的血栓形成提并论。

（二）临床表现

临床表现从无症状到恶性 APS，程度不一。aPL 有各临床表现，主要包括动静脉血栓形成、习惯性流产、血小减少（通常为 50 000~100 000/mm⁴）和恶性血管闭塞综合。其他常见的表现还有网状青斑、自身免疫性溶血性贫血、bman-Sacks 瓣膜病变、舞蹈症、偏头痛和痴呆。少见的是一暴发性“恶性”APS，会造成多器官衰竭、肺动脉高压以及肾能不全，常导致病人死亡。

1. 血栓形成和血小板减少　静脉血栓形成比动脉血栓，深静脉血栓占 32%，浅静脉血栓性静脉炎占 9%，肺栓塞%。静脉血栓常见于小腿，而肺、锁骨下、颈、四肢、脑、肾脏、脏和视网膜静脉也可受累。动脉血栓形成最常见的部位是，常有反复血栓形成。血小板减少是 APS 的特征之一。同也有 10% 的病人合并 Coombs 试验阳性的溶血性贫血。

2. 中枢神经系统和眼部表现　动脉血栓常见的表现是中和暂时性脑缺血发作。有单支或多支血管受累，常常反复发作，导致暂时或永久性神经障碍和功能紊乱。偏头痛、舞蹈症和运动失常、癫痫、脱髓鞘病变、骨髓病、吉兰 - 巴雷综合征，暂时性延髓麻痹和大脑假肿瘤等。眼部表现，原发性和继发性 APS 均有眼部缺血。

3. 心肺系统　抗磷脂抗体引起的心瓣膜增厚和非细菌性赘生物常累及二尖瓣和主动脉瓣。APS 的瓣膜病变与 SLE 的瓣膜病变相似：二尖瓣心房面和主动脉瓣的血管面均有不同程度的瓣叶增厚和不规则的结节赘生物。反复深静脉血栓的病人中 1/3 可发生肺栓塞和肺梗死。

4. 皮肤　深静脉血栓和浅表血栓性静脉炎是 APS 常见的阻塞表现。网状青斑也多见，其部位通常比较固定，并随天冷而加重。其他与抗磷脂抗体相关的皮肤损害有青斑样血管炎、皮肤坏死（图 39-25，图 39-26）、坏死性紫癜、慢性腿部溃疡、外周坏疽和恶性萎缩性丘疹。有报道本病患者双臀部、腹部及双下肢大片瘀斑、坏死、部分瘀斑上可见血疱，伴有疼痛。另外还有踝关节周围边界清晰的痛性溃疡，称为 Milan 萎缩性白斑，这种溃疡愈合缓慢，并遗留永久性的白色瘢痕（表 39-18）。

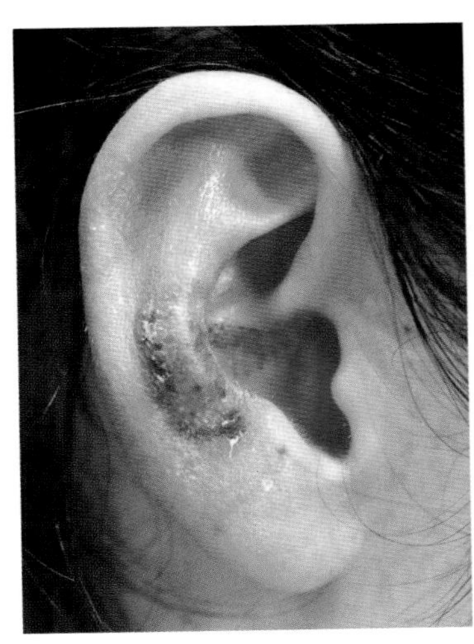

图 39-25　SLE 患者，抗磷脂抗体综合征所致右耳部分坏死变黑（复旦大学附属中山医院　李明惠赠）

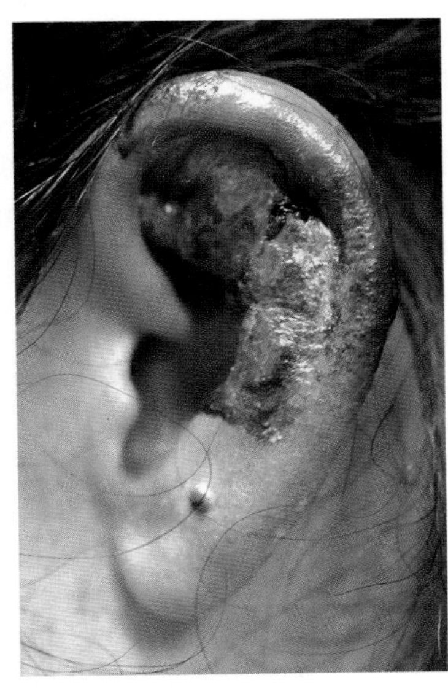

图 39-26　SLE 患者，抗磷脂抗体综合征所致左耳坏死变黑（复旦大学附属中山医院　李明惠赠）

表 39-18　抗磷脂抗体综合征患者皮肤表现

表现
网状青斑，有或无网状紫癜
胆固醇栓状的近端网状青斑并有远端网状紫癜
肢端网状青斑
Sneddon 综合征
青斑样血管病变或 Degos 样损害
松垂样皮损并发小血栓形成
雷诺现象
血管炎样损害
Behcet 样损害
坏疽性脓皮病样溃疡
甲皱襞溃疡
甲下线状出血
大面积皮肤坏死是 APL 抗体综合征典型表现之一
假性 Kaposi 肉瘤
移动性血栓性浅静脉炎

5. 其他系统　肾上腺，APS 可发生肾上腺功能减退。半数病人急性起病，发病可早于深静脉血栓。肾上腺缺血后出血导致腺体坏死以及艾迪生病也是 APS 的临床表现；肾脏，APS 有肾动脉或静脉的血栓，有时为双侧性，有少量蛋白尿和正常肾功能的病人往往无临床症状。肝脏和肠道的抗磷脂抗体是发生 Budd-Chiari 综合征的常见原因。

6. 流产　APS 最多见的表现之一就是习惯性流产。APS 患者流产多发生在妊娠 10 周以后，但也有早于 10 周发生。5%~15% 习惯性流产的妇女有 aPL 存在。APS 病人流产的发生率为 8%。

7. 恶性 APS　恶性 APS 罕见，于数天内出现中、小动脉广泛血栓。这些病人同时或 1 周内发展至多脏器衰竭，组织学上有多发性小血管阻塞，有时为大血管血栓形成，并具有高滴度的抗磷脂抗体（aPL）。治疗后的病死率仍高达50%。确诊恶性APS具备下列四个标准：①有3个或3个以上组织、器官或系统受累。②症状同时或于1周内进行性发展。③组织病理学证实至少1处组织或器官的小血管闭塞。④aPL阳性（狼疮抗凝物、抗心磷脂抗体或抗β2GPI抗体）。

（三）实验室检查

主要有IgA型抗心磷脂抗体和IgA型抗β_2-糖蛋白Ⅰ抗体，其他有磷脂酰丝氨酸、磷脂酰肌酸、磷脂酰甘油、磷脂酰乙醇胺的抗体，蛋白尿，梅毒试验假阳性，头颅核MRI发现高密度病变。

（四）诊断标准　中国抗磷脂抗体综合征诊断标准（表39-19）。

表39-19　中国抗磷脂抗体综合征诊断标准

临床诊断标准
1. 血管血栓形成 一次或多次发生动脉、静脉或小血管血栓形成
2. 妊娠并发症 一次或多次在妊娠10周或10周后发生形态正常的胎儿死亡；或一次或多次在妊娠34周或34周前发生形态正常的胎儿早产；或三次或更多次在妊娠10周前发生连续性不明原因的自然流产
实验室诊断标准
1. 抗心磷脂抗体，IgG或IgM，检测2次或2次以上（每次检测至少间隔12周）均为中度或高度水平 +
2. 狼疮抗凝抗体，检测2次或2次以上（每次检测至少间隔12周）均呈阳性
3. 抗β_2-糖蛋白Ⅰ抗体，IgG或IgM，检测2次或2次以上（每次检测至少间隔12周）滴度均大于第99百分位值

确诊至少需要同时具备一项临床诊断标准和一项实验室诊断标准。

（五）治疗

抗磷脂抗体综合征主要进行抗凝治疗。包括防治血栓形成、血管扩张剂、糖皮质激素、免疫抑制剂及静脉滴注人免疫球蛋白、治疗基础疾病、伴有复发性流产的处理、皮肤损害的处理等，华法林、肝素、低分子肝素及小剂量的阿司匹林均可使用。抗凝适用于抗磷脂抗体阳性并有血栓形成的病人和有流产史的妊娠期妇女。

对于无症状的患者进行预防性治疗是不合适的。因华法林有致畸性，在美国，怀孕时只能用低分子肝素或非裂解肝素（即普通肝素）；而在其他国家，妊娠三个月后使用华法林已逐渐被接受。

此外，紫癜及坏死性溃疡，可用小剂量阿司匹林与潘生丁。皮肤溃疡还可用华法林、肝素及纤溶药物，同时应注意抬高患肢，保暖，清洁创面。此外，甲泼尼龙与肝素还可使肢端青斑消退。

（六）病程与预后

即使在妊娠中接受了最佳治疗，仍会发生胎儿早产和生长发育受限。在抗磷脂抗体综合征的长期预后中，有的病人发生严重瓣膜病变需要换瓣，还有发生动脉粥样硬化、进行性多发性脑梗性痴呆等。

（吴志华　吴玮　刘栋　李润祥　陈蕾　方培学　路涛　吴大兴　吴丽峰）

第四十章

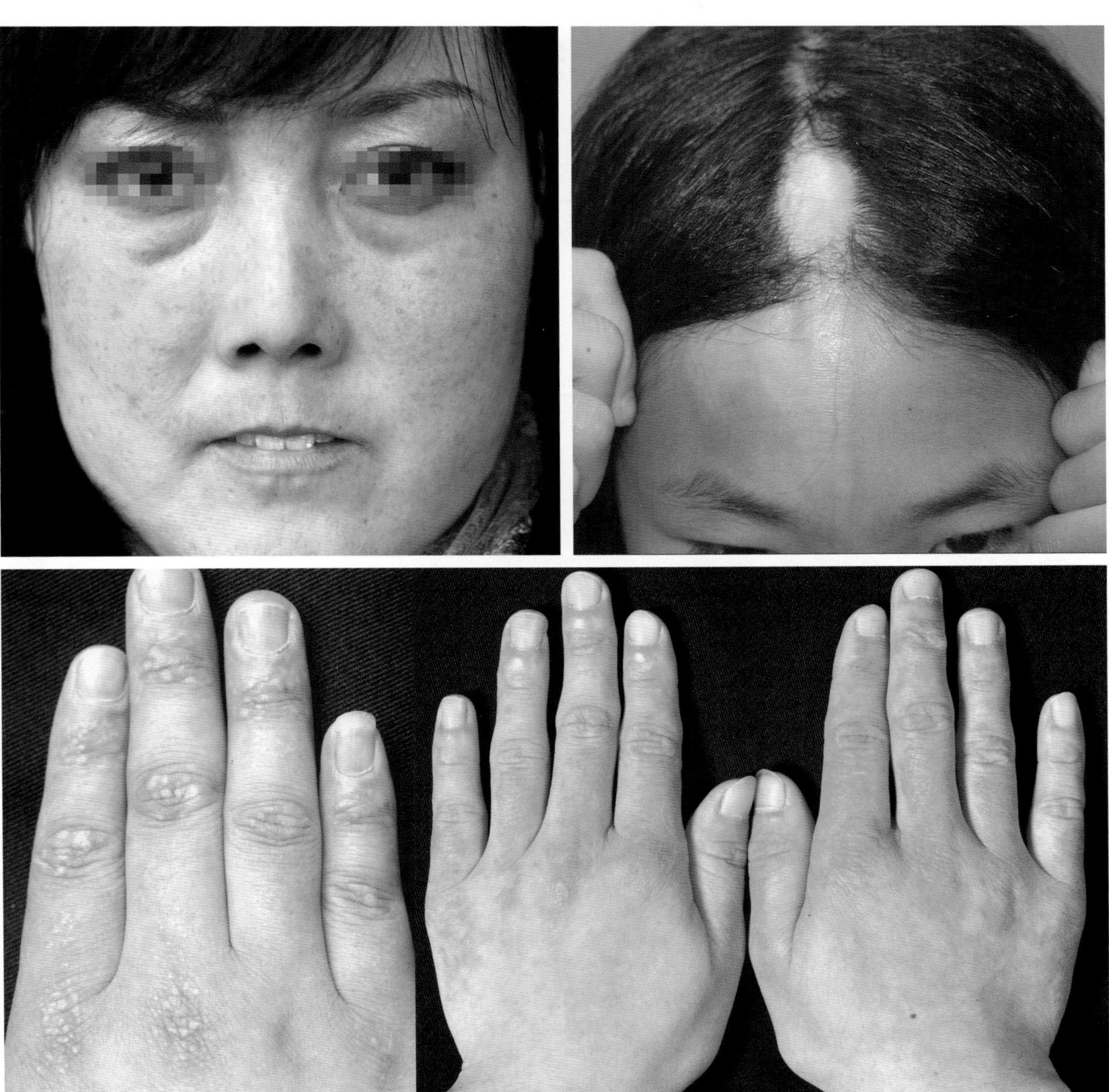

第四十章

皮肌炎、硬皮病及相关疾病

第一节 皮肌炎与硬皮病

一、皮肌炎

内容提要

- 皮肌炎主要是四肢近端肌无力，常隐袭起病，于数周、数月或数年发展至高峰。
- 全身症状可有发热、关节肿痛、乏力、厌食和体重减轻。
- 肺脏受累，心脏、肾脏亦可受累，可伴发恶性肿瘤。
- 血清肌酶谱升高，尤以肌酸激酶(creatine kinase,CK)升高，CK可判断病情的进展和疗效。
- 治疗以糖皮质激素、免疫抑制剂为主，静脉注射丙种球蛋白(IVIG)及生物制剂(CD20单抗)亦可选用。

皮肌炎(dermatomyositis,DM)或多发性肌炎(polymyositis,PM)是一种自身免疫性结缔组织病，以近端肌无力及骨骼肌非化脓性炎症为特征，如肌炎同时伴有多种形态的皮损，则称为皮肌炎。

皮肌炎分为成人型和幼年型。1/4的成人患者可能伴有潜在的恶性肿瘤。幼年型皮肌炎患者发生肿瘤的风险不会增加，但是伴发小血管炎及皮肤钙质沉积的概率增加。

(一) 病因和发病机制

多发性肌炎/皮肌炎的病因和发病机制尚不清楚，可能是一种环境因素(如药物、毒素或病毒)结合遗传因素引起的原发性免疫介导性疾病。

1. 遗传易感性　已知人类白细胞抗原Ⅰ类和Ⅱ类基因的多态性是多种自身免疫性疾病包括肌炎的遗传危险因素。研究证实HLA-DR与PM高度相关；HLADRB1*0301和DQA1*0501已经确认是白种人成人型和少年型特发性炎症性肌病(idiopathic inflammatory myositis,IIM)的危险因素。不同的HLA基因是产生自身抗体的易感基因，并存在种族间差异，如白种人抗合成酶抗体与DRB1*0301、DQA1*0501相关。

肌炎是一个复杂的多基因疾病，涉及其他非HLA免疫反应基因[如细胞因子及其受体，包括肿瘤坏死因子-α(TNF-α)、白细胞介素1(IL-1)以及肿瘤坏死因子受体1(TNFR-1)等]、补体成分(如C4、C2)、免疫球蛋白重链同种异型以及T细胞受体。

2. 环境因素

(1) 紫外线：DM的皮肤表现被自然和人工来源的紫外线沉淀或加剧。大约50%的DM患者有光敏性。作用谱似乎包括紫外线A和紫外线B。环境的刺激包含紫外线辐射和感染能代表DM中的诱导刺激导致自我耐受的丧失。

(2) 感染：各种类型的感染已经依照情况被指为DM的致病因素。这些包括RNA病毒的感染，比如柯萨奇病毒、埃可病毒和人类反转录病毒(即人类T细胞白血病/淋巴瘤病毒1型和人类免疫缺陷病毒)。非病毒病原体例如弓形虫也包含在内。然而，反复的尝试证实病毒或其他病原体引起的持续的亲肌性感染还未成功。

(3) 药物：药物D-青霉胺、羟氯喹、皮质类固醇、他汀类、降脂药物、生物制剂、疫苗、乳房硅胶材料介入、骨髓移植相关慢性移植物抗宿主病、胶原注射、硅尘暴露为危险因素。

(4) 恶性肿瘤：特别是DM与恶性肿瘤之间具有很强的相关性。但PM和包涵体肌炎(inclusion body myositis,IBM)与恶性肿瘤的关系尚未明确。DM患者在确诊DM时，其10年后患恶性肿瘤的风险增加。肌炎的发展是恶性肿瘤的一种表现(与自身抗原相关)。切除肿瘤有时可改善肌无力，而肿瘤复发则有时伴随肌无力。学者认为，在癌症相关性肌炎患者中，针对肿瘤与再生肌细胞的自身免疫反应之间有交叉作用。

3. 免疫失调

(1) 体液免疫：半数以上的 IIM 患者会出现特殊的自身抗体，其中部分是肌炎特异性的，而另一部分只是肌炎相关性的，这些自身抗体分别被称为肌炎特异性自身抗体和肌炎相关性自身抗体，其中最常见的是抗核抗体。肌炎特异性抗体，包括①抗合成酶抗体（最常见的是 Jo-1），与 DM 相比，更多见于 PM，临床特征有间质性肺病、关节炎、雷诺现象、发热、技工手；②抗信号识别颗粒抗体，见于 PM，临床相关可能病情较重且合并心脏受累；③染色质解旋酶 DNA 结合蛋白 3 和 4（Mi-α 和 β）抗体，临床见于 DM，体液免疫参与了 DM 发病。

(2) 细胞免疫反应：各种淋巴细胞亚群在不同类型的特发性炎性疾病患者肌组织中的分布、定位明显不同。其主要浸润方式有两种，一种是 $CD4^+T$ 细胞、巨噬细胞和树突细胞分布于血管周围，特别是肌束膜区域，偶尔可见 B 细胞；这种类型多见于伴有皮疹的 DM 患者，少数患者可无皮疹表现。另一种是单个核细胞围绕在肌内膜区域或侵入非坏死肌纤维，其中主要是 $CD8^+T$ 细胞和巨噬细胞，也可见 $CD4^+T$ 细胞和树突细胞，这种类型通常见于无皮疹的 PM 和 IBM 患者。两种炎性细胞浸润为不同的发病机制，一个靶器官是血管，主要见于 DM。另一个靶器官是肌纤维主要见于 PM 和 IBM。

迄今为止几乎没有探测 DM 皮肤病变中 T 细胞介导的细胞毒性表皮或真皮细胞损伤。而在 PM 和 IBM 中，T 细胞介导的细胞毒性可能是其主要发病机制。

(3) 细胞因子和缺氧：在肌肉组织中，炎性细胞、内皮细胞和肌纤维本身所产生的大量效应分子在肌炎的发病机制中起一定的作用。在 IIM 患者肌组织中，细胞因子大多为促炎因子：IL-1α、IL-1β、TNF 以及 INF-α。细胞因子和 TNF 直接影响肌纤维的功能。

研究发现 DM 和 PM 两者的内皮细胞都显示黏附分子和促炎因子（如 IL-1α）的表达增加。毛细血管减少和局部的炎症导致组织缺氧可诱发这种表现。肌组织缺氧可引起临床症状和肌无力，提示肌组织缺氧与肌炎的发病机制有关。

4. 微血管损伤　微血管缺血是 DM 肌肉受累的早期特征。微血管受累首先发现于 DM，也见于 PM。DM 皮肤的真皮微血管改变比皮肤型红斑性狼疮更显著。已经指出体液因素能导致微血管损伤（通过激发 C5 到 C9 沉积的补体），可能是由于内皮细胞特异性自身抗体。DM 皮肤微血管损伤的净效应是微血管的失控，这导致微血管的缺血。主要针对微血管由体液免疫机制介导。C5 到 C9 膜攻击复合物的成分常在 DM 患者肌肉活检标本微血管壁发现。

5. 肌肉损伤的机制　免疫机制（细胞免疫和体液免疫）和非免疫机制（内质网应激和缺氧），均与肌炎患者肌纤维损伤与功能障碍有关。骨骼肌组织的内质网应激、缺氧及 NFκB 通路被显著激活，促炎 NFκB 通路联合免疫和非免疫机制共同造成肌肉损伤（图 40-1）。

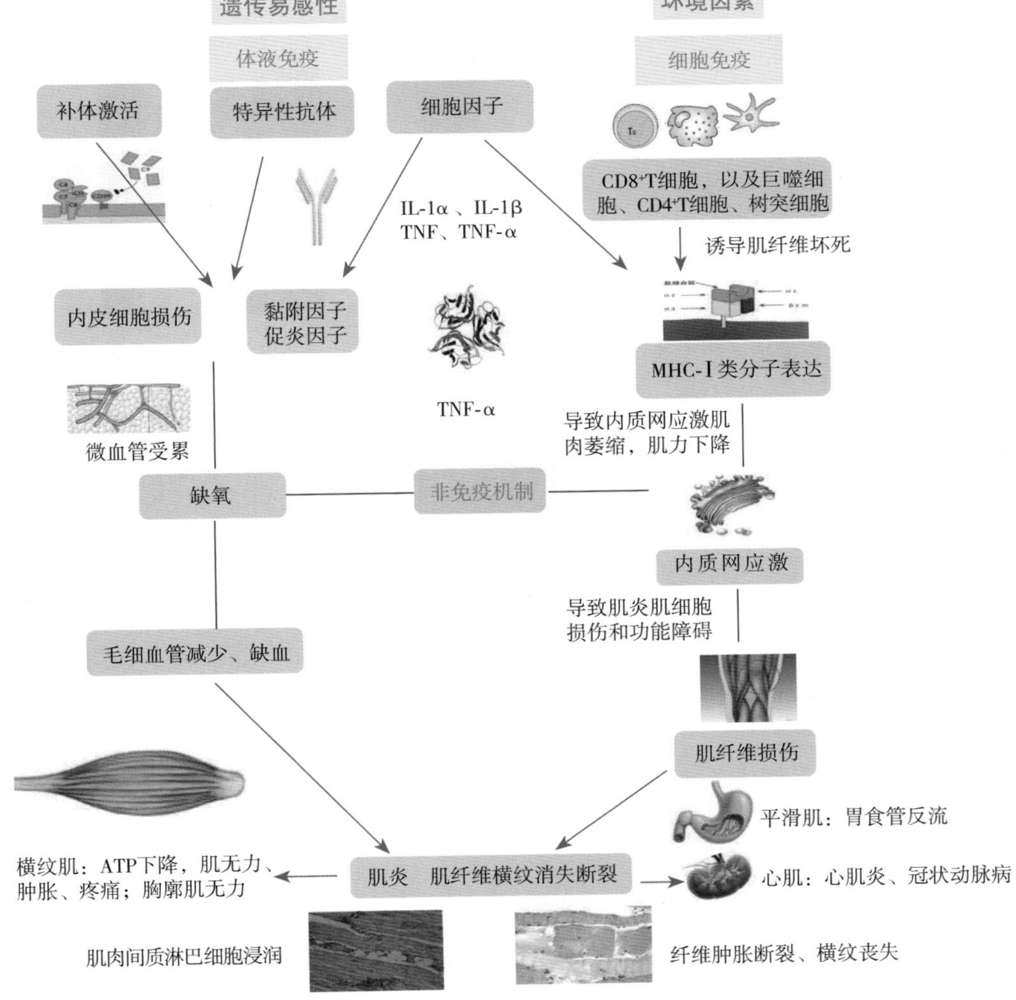

图 40-1　皮肌炎的发病机制

肌炎在遗传易感性 HLA-B9、DR3、DRW52 环境因素下，体液免疫机制参与 DM 发病，导致微血管病和肌肉缺血，T 细胞介导的细胞毒性作用是主要的发病机制。

免疫机制（细胞免疫和体液免疫）和非免疫机制（内质网应激和缺氧）均与肌炎患者肌纤维损伤和功能障碍有关。骨骼肌组织的内质网应激、缺氧及 NFκB 通路被显著激活，促炎 NFκB 通路联合免疫和非免疫机制共同造成肌肉损伤。

两种不同途径介导肌肉损伤和炎症，一种通过 CTL 直接破坏肌纤维（主要见于 PM、IBM），另一种损伤血管（主要见于 DM）。

多肌炎与皮肌炎发病机制不同，前者活化的 $CD8^+T$ 淋巴细胞克隆性增殖，作用于表达 MHC Ⅰ类抗原的肌细胞，通过穿孔素途径导致肌细胞坏死。后者为自身抗原激活体液免疫，补体沉积于毛细血管，导致其坏死和缺血。

（二）临床表现　炎性肌病的分类（表 40-1）

表 40-1　炎性肌病的分类

炎性肌病的分类
皮肌炎
成人型
经典型皮肌炎
合并恶性肿瘤的经典型皮肌炎
重叠其他结缔组织病的经典型皮肌炎
临床无肌病性皮肌炎
无肌病性皮肌炎
低肌病性皮肌炎
幼年型
经典型皮肌炎
临床无肌病性皮肌炎
无肌病性皮肌炎
低肌病性皮肌炎
多发性肌炎
单纯多发性肌炎
重叠其他结缔组织病的多发性肌炎
包涵体肌炎

成人型和幼年型无肌病性皮肌炎、低肌病性皮肌炎可进一步分类为疑似和确诊病例。疑似是指具有皮肤活检证实的皮肌炎皮损而没有肌无力且肌酸激酶正常≥6 个月，确诊是指≥24 个月。

皮肌炎　典型的成人多发性肌炎隐袭起病，持续 3~6 个月。皮肌炎的临床特点包括多发性肌炎所有的临床特点加上皮肤表现。皮疹是较常见的首发症状，可在肌病症状发生 1 年前出现。不同病人皮肤表现不同。有些病人的皮疹与肌无力的严重程度一致，但另一些则与肌无力无明显关系。

瘙痒是皮肌炎患者的常见症状，能显著影响患者的生活质量。

1. 皮肤损害

(1) 皮肌炎最特征的皮损：DM 可出现特征性的皮疹，儿童（图 40-2，图 40-3）或成人均可出现。

1）眶周紫罗兰（淡紫红）色斑（Heliotrope 征）：也称向阳疹，分布在一侧或双侧，睑及眶周组织的紫罗兰色水肿性红斑，或不伴眶周水肿（图 40-4）。通常只有上睑受累。有时这种变化很轻微，仅有沿眼缘的轻微变色。皮肤淡紫色斑可出现在肌炎症状之后，其轻重与疾病的活动期有关，皮肌炎患者出现淡紫红色斑或其他皮肤表现常提示肌炎复发。然而，多数情况下，肌炎病情活动并不能反映在皮损上。

2）Gottron 丘疹：为紫红色红斑和扁平丘疹，发生于指关节的伸面。近端指间关节和 / 或远端指间关节。通常伴有毛细血管扩张，色素沉着或色素减退，此类皮疹在临床上有时会与红斑狼疮皮疹或其他红斑鳞屑性疾病，如银屑病和扁平苔藓相混淆，难以鉴别，可以通过皮肤活检和免疫荧光检查进行鉴别。

3）Gottron 征：为紫红色斑及斑片，有或无鳞屑，常发生于指、肘、膝及内踝上（图 40-5，图 40-6）。

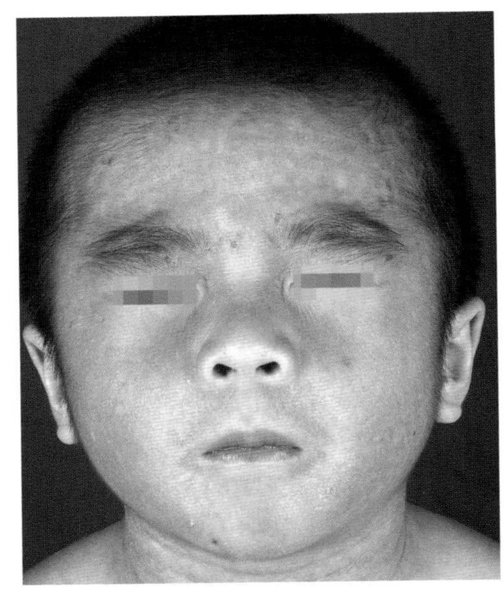

图 40-2　小儿皮肌炎
面部紫红色水肿性红斑（广州市皮肤病防治所　张锡宝惠赠）。

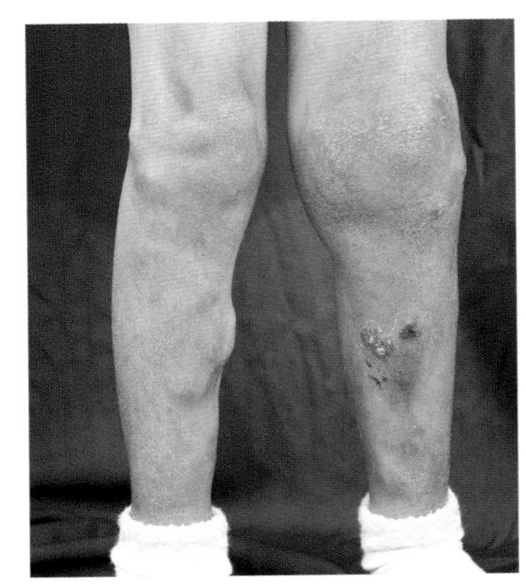

图 40-3　小儿皮肌炎
钙化。

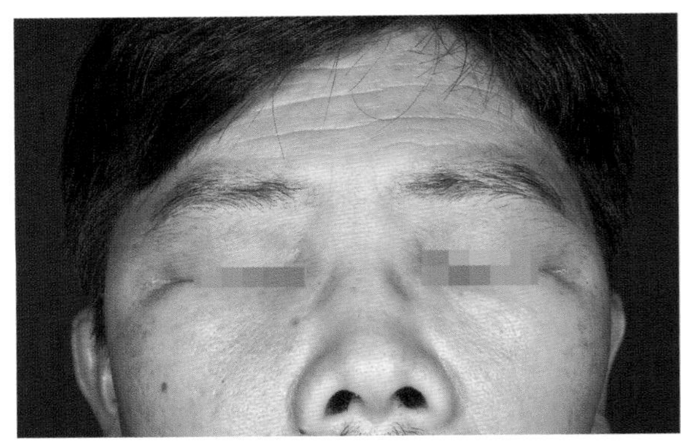

图 40-4　皮肌炎
眶周水肿性紫红斑。

(2) 特异性皮损

1）血管萎缩性皮肤异色病样改变：褐色色素沉着或脱失（细小白色斑点）、萎缩及毛细血管扩张，在皮肌炎有诊断意义

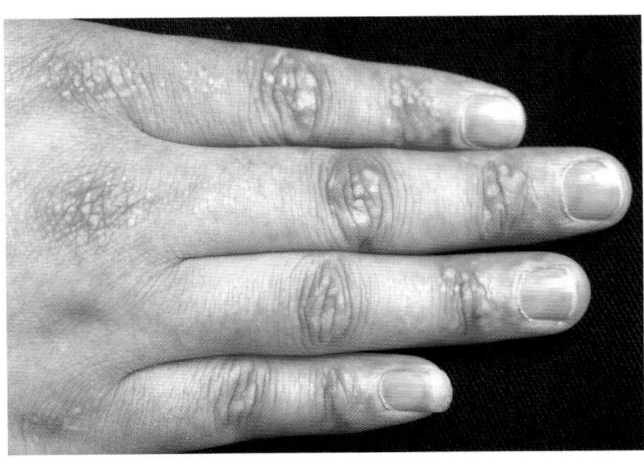

图 40-5 皮肌炎 Gottron 丘疹(复旦大学附属中山医院 李明惠赠)

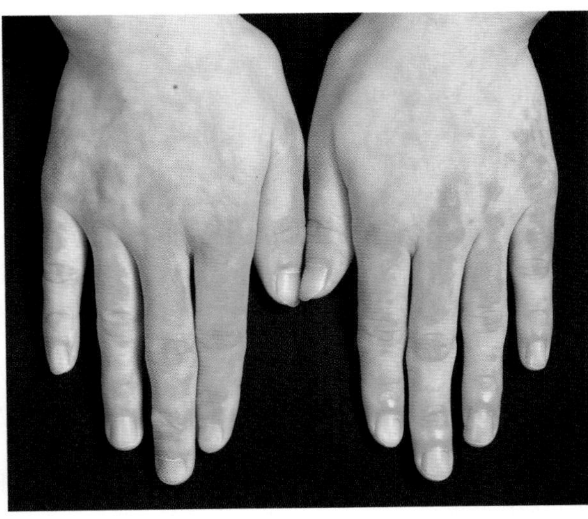

图 40-6 双手 Gottron 征,掌指红斑向指背延伸呈条带状(复旦大学附属中山医院 李明惠赠)

的皮损中,皮肤异色症样皮损最具诊断价值,半数以上患者有典型的皮肤异色症样皮损(图 40-7),90% 以上患者有早期和典型的皮肤异色症样皮损。发生在特殊部位,称为前胸 V 字征、披肩征、枪套征。

2) 曝光区光敏性皮损:于头面部、颈前、上胸 V 形区的红斑、毛细血管扩张(V 形征)(图 40-8)。

3) 披肩征:后肩及后颈部点状红斑(图 40-9)。

4) 枪套征:发生在股外侧皮肤异色症样疹。

5) 关节伸面的线性红斑:也是 DM 较为特异的皮肤表现。DM 指关节上和手背部皮疹与 SLE 的皮疹正好相反,SLE 的皮疹出现在关节间的指骨段皮肤而不是在指关节上。DM 的皮肤组织病理学表现并无特异性。皮肤活检对鉴别 DM 和 SLE 帮助不大。免疫抑制治疗能够改善肌肉症状,但对皮肤病变可能无效。因此,引起皮疹和肌肉炎症的分子机制可能并不相同。

6) 甲周红斑 / 甲皱襞 / 毛细血管扩张 / 甲营养不良:特征性的甲小皮增厚及增厚区域小的出血性梗死,甲周红斑与毛细血管扩张,毛细血管扩张于近端甲皱襞处最明显,为不规则的红色线状条纹。甲周毛细血管扩张临床上可非常明显,也可能需用毛细血管显微镜才能观察。临床上这些表现很难

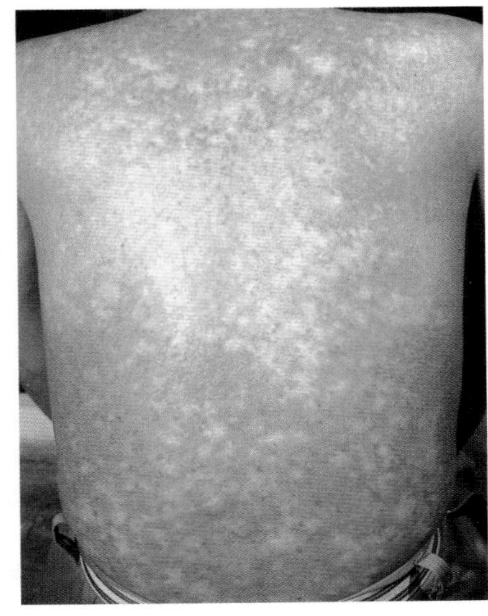

图 40-7 皮肌炎
皮肤异色征。

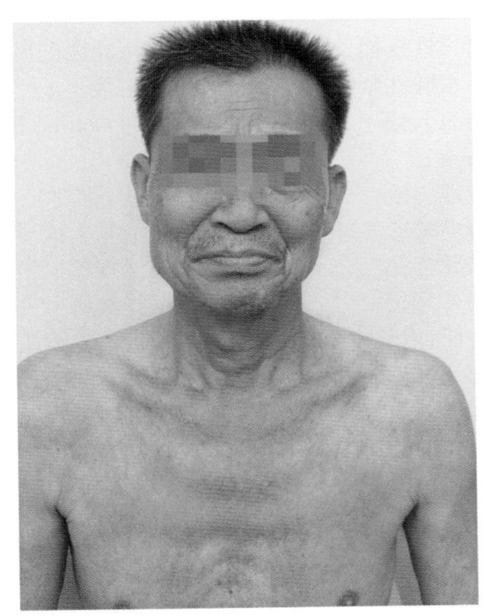

图 40-8 皮肌炎
典型的眼睑紫红色斑及水肿,V 形区水肿性红斑。

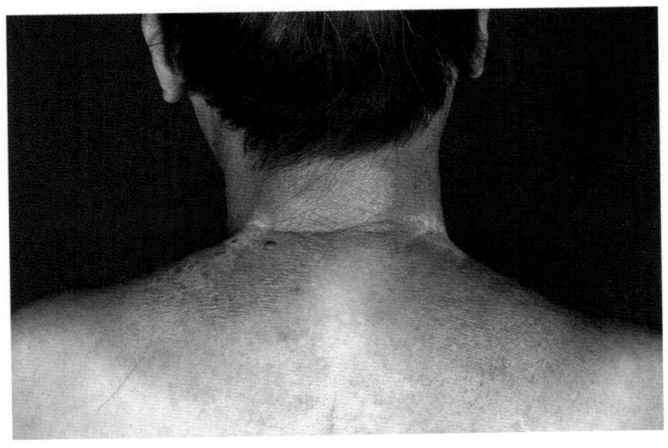

图 40-9 皮肌炎
披肩征。

同其他结缔组织病的甲周皮损相鉴别。甲小皮增生与硬皮病中的表现相似。甲上皮增厚、粗糙、角化过度且不规则(虫蚀样)。

7)雷诺现象:见于20%~30%的患者。

8)技工手:双手的外侧和掌面尤其在手指桡侧,角化、裂纹、脱屑、污秽,类似手工劳动的手,似技工者的手。这种皮疹通常与抗合成酶自身抗体相关,在PM和DM患者均可见到。

9)皮肤钙化或肌腱的钙质沉着:在幼年型皮肌炎患者中较成年患者更常见。除了皮肤钙质沉着,钙沉积尚可发生在深筋膜和肌肉的结缔组织。表现为质硬、不规则的结节,在短期内出现大面积钙质沉着,疼痛,溃疡,偶见白垩状物质通过瘘管流出。皮肤钙质沉着好发于外伤部位,如肘、膝和手指。

10)其他:头皮的皮肤异色症样皮损、肘膝部脓疱疹、向心性鞭笞状红斑、水疱大疱性损害、牙龈毛细血管扩张、脂膜炎和皮下脂肪萎缩。皮肌炎的皮肤损害见表40-2。

表40-2 皮肌炎的皮肤损害

一、最特异性皮损	三、非特异性皮损
眶周水肿性紫红斑	技工手
Gottron丘疹	反向Gottron丘疹/征
Gottron征	溃疡
二、特异性皮损	皮肤/肌腱钙质沉着
苔藓类蝶形红斑	水疱与大疱
皮肤异色症	雷诺现象
前胸V形征	鞭样红斑
披肩征(肩部皮疹)	非瘢痕性秃头
枪套征(臀部皮疹)	网状青斑
甲周红斑	肢端血管炎

2. 系统性病变

(1)肌肉病变:常累及横纹肌,亦可累及平滑肌和心肌,为对称性的肢体近端肌肉无力(表40-3),不能行走,严重者不能翻身。患者乏力,受累肌肉群的功能障碍、疼痛及触痛。肌无力最早累及肩胛带和骨盆带肌群,后者更常见。以远端肌无力首发者少见,严重病例可出现远端肌无力。约一半有颈肌无力,尤其是颈屈肌。眼肌无力少见,面肌亦很少累及,因食管功能障碍、环咽阻塞和舌肌炎导致的巨舌症而吞咽困难。咽肌无力能引起发音困难及吞咽困难;严重者在摄入流质食物时可发生气管吸入或经鼻流出。多发性肌炎为全身性疾病,病人可出现晨僵、乏力、恶心、体重下降和发热等症状。

表40-3 肌无力临床特征

肩胛带肌受累	梳头、穿衣困难,上肢不能上举
骨盆带肌及大腿肌受累	抬腿、上楼、下蹲和起立困难
颈部肌群受累	头部下垂、平卧抬头困难
咽喉部肌肉受累	吞咽、饮水呛咳、液体从鼻部反呛流出。声音嘶哑、发声困难等
食管、胃肠肌肉受累	吞咽困难、反酸、腹胀等症状
膈肌和肋间肌受累	呼吸浅表、气急和呼吸困难
心肌受累	心力衰竭
眼外肌受累	复视、视物模糊、眼球运动障碍等症状
肌肉受累广泛严重者	全身不能动弹

肌力5级分法:5级,肌力正常;4级,肢体肌肉收缩能对抗阻力,但力量较正常为弱;3级,肢体肌肉收缩只能对抗地心引力;2级,肢体肌肉在去除地心引力情况下收缩;1级,肢体肌肉略能收缩;0级,无明显的肌肉收缩。

(2)关节病变:可出现关节痛和关节炎,其中手足小关节的对称性关节炎最为常见,且多为非侵蚀性关节炎,但有时也会表现为侵蚀性和破坏性关节炎。

(3)心脏损害:但临床上明显的心脏受累较为罕见。PM和DM患者的心脏亚临床表现十分常见。心电图提示传导异常和心律失常。引起PM和DM患者心脏表现的机制可能是心肌炎和冠状动脉病变以及心肌小血管受累。而血清学检查如CK-MB升高并不一定提示心脏受累,因为PM和DM的再生骨骼肌纤维也可释放CK-MB。CK-MB/总CK比值升高超过3%可作为判断心肌损伤的临界值。

(4)肺:肺部受累常见,常是病死率的主要因素。表现为呼吸困难和咳嗽,多由呼吸肌无力或肺组织炎症(间质性肺疾病)引起。肺部病变的严重程度可以从轻度甚至无症状到快速进展,甚至致命,但大多数患者均较轻微,缓慢进展。肌炎患者间质性肺疾病的临床和病理与特发性肺间质疾病相同。

(5)消化道:食管蠕动减弱,胃食管反流见于15%~50%的患者,肠道功能紊乱、食管运动功能障碍以及吞咽困难或发音困难也可引起吸入性肺炎。

(6)内脏恶性肿瘤:通常认为在经典的皮肌炎患者恶性肿瘤发生的风险更高,但也有几组病例报道在无肌炎性皮肌炎患者中观察到有恶性肿瘤发生。DM/PM伴恶性肿瘤伴发率2.5%~29.9%,成人DM 15%~54%罹患内脏恶性肿瘤。DM患者应定期3~6个月筛查内脏恶性肿瘤,发病第一年患者合并恶性肿瘤的危险性增加约6倍,第二年降低,且随后随访均无明显增加。DM合并肿瘤较PM更多见,老年DM更易伴发肿瘤,年龄以40~69岁最多见,抗p155/140抗体是成人DM合并肺癌相关性肌炎的特异性抗体。肿瘤与幼年型皮肌炎或者多发性肌炎患者无关。

与DM相关的恶性肿瘤包括血液肿瘤(如淋巴瘤)和实体瘤(如肺、卵巢、乳房以及结肠肿瘤)。

3. 无肌病性皮肌炎(amyopathic dermatomyositis,ADM) 1975年Krain最先报道6例无肌病但有典型皮肌炎皮损的病例,1979年Pearson也报道6例类似病例,并首次以ADM命名。ADM较少见,约占皮肌炎病例的10%,男女之比为1∶2~3。患者具有皮肌炎的皮肤表现,但缺乏肌肉病变(如缺乏近端肌无力、血清醛缩酶及CK正常),若有典型皮肌炎皮损的病人经2年或更长时间不出现肌病,则为无肌病性皮肌炎。

DM患者早期出现皮肤损害,绝大部分在2年内,平均2.1个月出现有肌肉损害的客观或主观依据。临床无肌病性皮肌炎,表现为仅有典型的皮疹,而无肌肉受损的迹象,在病程最初2年内患者的肌酶谱包括CK和醛缩酶正常。现经过多次修订达成共识,即具有典型DM皮损及病理依据,而未使用过糖皮质激素类药物，6 个月 ~2 年以上未出现肌炎表现者临床诊断为临床无肌病性皮肌炎（clinically amyopathic dermatomyositis，CADM）。

ADM 可出现肺间质性病、关节炎，ADM 与 DM 相比，ADM 肿瘤发生率高，死亡率也高。

（三）实验室检查

1. 血清肌酶升高，包括 CK（65%）、醛缩酶（40%）、谷草转氨酶（GOT）、谷丙转氨酶（GPT）、乳酸脱氢酶（LDH），其中 CK、醛缩酶特异性高，可作为评价疗效及判断复发的指标。其中 CK 最为敏感，其升降通常作为该病肌炎疗效评定和肌炎复发的指征。临床多以 CK 的高低推断肌炎的轻重、病情的进展和治疗的反应。但常有临床表现与 CK 水平不一致、不平行的情况。

近期，抗 TIF-1γ 抗体与恶性肿瘤高发有关。超过 80% 的伴恶性肿瘤的皮肌炎患者有抗 TIF-1γ（转录中介因子 1γ）抗体与抗 NXP-2（核基质蛋白 -2）抗体阳性。

CK 相对低水平升高的肌炎预后不良。而 LDH 敏感性较高，特异性较低。特发性炎性疾病的免疫学特征见（表 40-4），CK 异常的鉴别诊断见（表 40-5）。

表 40- 4　特发性炎性疾病的免疫学特征

特征	皮肌炎	多发性肌炎	包涵体肌炎
抗核抗体	+	+	+[b]
抗 Jo-1 抗体[c,d]	+	+	–/+
抗 SRP 抗体[d]	–/+	+	–/+
抗 Mi-1 抗体[e]	+	–/+	–/+
抗 PM-Scl 抗体[f]	+	+	+

[b] 不常见，但 20% 高于正常人群。

[c] 不同人种间差异大，多发性肌炎（22%）比皮肌炎（16%）或包涵体肌炎（5%）常见。

[d] 只见于部分多发性肌炎（14%）、皮肌炎（5%）和包涵体肌炎（3%）患者。

[e] 只见于部分多发性肌炎（9%）、皮肌炎（21%）和包涵体肌炎（8%）患者。

[f] 只见于部分多发性肌炎（7%）、皮肌炎（6%）。

表 40-5　CK 异常的鉴别诊断

CK 明显增高（>10 倍正常值上限）	遗传性肌病（Duchenne 肌营养不良） 炎性肌病（PM/DM，IBM 通常增高 <5 倍正常值上限） 内分泌性肌病（甲减） 急性肌损伤（横纹肌溶解） 急性心肌梗死
无症状的 CK 增高	内分泌（甲减，甲旁减） 肌肉创伤（运动过度，肌内注射） 遗传性、代谢性（肌营养不良、糖原累积病、线粒体肌病） 炎性肌病（部分患者症状不明显） 药物（他汀类） 运动神经元病（失神经） 特发性高 CK 血症
CK 减低	肌容积减少（各种肌病晚期） 激素治疗后 部分儿童型 DM 甲亢

肌酶变化可先于患者临床症状、体征改变出现，或于之后数月发生，提示病情缓解或治疗失败。①测定 24 小时尿液肌酸是明确肌损害的早期、敏感性指标，较血清肌酸激酶对疾病活动性提示意义更强，特别是血清肌酸正常时，部分肌炎患者 CK 正常。②抗 Jo-1 抗体：为 PM 的标记抗体，阳性率 25%~45%，DM 中 <10%（表 40-6）。③肌电图为肌源性损害，肌肉活检为肌纤维的变性及再生；横纹消失，单核细胞浸润。

2. 组织学检查　肱二头肌活检，常见Ⅱ型肌肉纤维萎缩、坏死、再生和肌束中心肌纤维核肥大，以及淋巴细胞在肌束周围和血管周围分布。

3. 影像学检查　MRI 能够有效地定性和定量炎症、脂肪浸润、钙化、肌肉重建和定位特定肌群的病变，MRI 已经成为软组织、肌肉检测的首选手段。MRI 能够进行宏观检查，指导肌活检，也可用于长期治疗的疗效评估和临床试验，但对病变的敏感性尚未确定。然而，有认为 MRI 和肌肉超声都是敏感的检测，当出现两项阳性指标（如肌电图和肌肉活检，或前二

表 40-6　特发性炎性肌病患者常见的血清自身抗体

自身抗体	平均阳性率	分子特性	临床相关性
对 PM/DM 高度特异 TIF-1γ p155	80%（临床肌病型）；20%~30%（经典型）	转录中介因子 1-γ TIF-1γ	无肌病性皮肌炎；成人经典型皮肌炎，伴发恶性肿瘤高度相关；皮损广泛；黏膜皮肤累及，腭红斑（“卵红斑”）、银屑病样皮损、色素减退和毛细血管扩张斑（红白相间）
Mi-2	15%	解旋核蛋白	Gottron 丘疹 / 征、披肩征、甲皱襞毛细血管扩张、甲小皮增生 / 营养不良
Jo-1	20%	组氨酰 tRNA 合成酶	抗合成酶综合征
对 PM/DM 低度特异 ANA（最常见的免疫荧光核型：颗粒型，核仁型）	40%		临床无肌病性皮肌炎（65%）

者之一加 MRI 或肌肉超声检查）则考虑肌肉病变，就要开始糖皮质激素治疗。

超声检查可检测异常血管生成，彩色多普勒成像检查还可检测血流量。

CT 主要用于明确软组织钙化，但不能检测肌组织的炎性改变。

4. 肌电图检查　通常无特异性，但可提示肌肉病变。炎性肌病的主要异常包括异常电激惹、运动单位动作电位的平均持续时间缩短或多相电位增多（短时相），以及与活动相关的运动单位动作电位快速颤动。

（四）诊断标准（表 40-7，表 40-8）

表 40-7　Bohan/Peter 的多发性肌炎 / 皮肌炎（PM/DM）诊断标准

排除其他肌病
对称性近端肌无力
血清肌酸激酶升高，例如，CK，GOT，GPT，醛缩酶，LDH，肌电图异常表现，例如，短时相，小而多相运动单位动作电位，纤颤波，阳性尖波，插入激惹波，奇异高频重复放电。
肌肉活检发现异常，例如，单个核细胞浸润、再生、变性和坏死
皮疹，例如向阳性皮疹（眶周水肿性紫红斑）、Gottron 丘疹、Gottron 征

确诊皮肌炎，需具备皮损和其他 3 条；
确诊多肌炎，除皮疹外需具备 1~4 条。

在皮肌炎有诊断意义的皮损中，皮肤异色症样皮损最具诊断价值，半数以上患者有典型的皮肤异色症样皮损，90% 以上患者有早期和典型的皮肤异色症样皮损。

表 40-8　无肌病性皮肌炎的诊断标准（ADM）

ADM 诊断标准：①患者必须有 Gottron 丘疹，并伴有眶周水肿性淡紫色斑疹；②皮损活检 HE 染色病理符合皮肌炎改变；③患者有皮肤损害后 2 年内临床上没有任何近端肌受累的表现；④在病程的最初 2 年内患者的肌酶谱，包括 CK 和醛缩酶正常。

（五）鉴别诊断

1. 皮损应与 SLE、系统性硬化症、混合性结缔组织病、脂溢性皮炎、银屑病、血管性水肿、光感性皮炎、药疹等鉴别。

2. 肌损应与神经系统疾病、恶性肿瘤、药物诱导的肌病、感染、代谢性肌病、横纹肌溶解等鉴别。

3. 本病应与 SLE、系统性硬化症、混合性结缔组织病、旋毛虫病、进行性肌营养不良、重症肌无力鉴别。

4. 感染性肌病　HIV-1、人 T 细胞白血病 / 淋巴瘤病毒、柯萨奇病毒、埃可病毒、流感、腺病毒、乙肝病毒、EB 病毒。

5. 其他类型的肌病　包涵体肌炎、风湿性血管炎、肌肉萎缩、代谢性肌病。

6. 神经系统疾病　重症肌无力、肌萎缩性侧索硬化症、归 - 伯综合征。

7. 内分泌疾病　甲状腺功能减退和亢进、库欣综合征、糖尿病性神经病变、低钾血症。

8. 药物诱发的肌病　乙醇、抗疟疾药（空泡性肌病）、糖皮质激素、环孢菌素、街头毒品（可卡因、海洛因）、降脂药（洛伐他汀、辛伐他汀、吉非贝齐、烟酸等）、青霉胺 -D、齐多夫定、异维 A 酸 / 阿维 A 酯。

9. 皮肌炎与 LE 皮损特征。

（六）治疗

依据不同型别确定方案，认真查找内脏肿瘤。

全面的病史采集、体格检查，对患者进行详细的实验室检查。监测恶性肿瘤应包括进行胸、腹和盆腔 CT 检查。

1. 主要治疗　用糖皮质激素及其他免疫抑制剂，近年来静脉滴注丙种球蛋白（IVIG）有肯定疗效。

糖皮质激素联合其他免疫抑制剂。最常用的免疫抑制剂是硫唑嘌呤和氨甲蝶呤。一项双盲对照临床试验研究表明，联合硫唑嘌呤和糖皮质激素与单用泼尼松治疗相比，可获得更好的功能水平，在 1 年和 3 年后需要较低量的泼尼松维持。推荐硫唑嘌呤剂量是 2mg/（kg·d）。氨甲蝶呤最高每周 25mg。也有吗替麦考酚酯治疗有效的研究报道。对于常规治疗效果不理想的 DM，加用大剂量的 IVIG 有助于肌力的恢复，但疗效短暂，需要重复应用。严重的快速进展的肌炎可能危及生命，需大剂量的甲泼尼龙冲击治疗。

2. 综合治疗　包括生活锻炼，药物、物理治疗。

一般建议减少运动是考虑运动可能加重肌肉损伤和炎症，但近期研究锻炼联合免疫抑制剂治疗是一种恢复肌肉功能的安全有效的方法。运动前后行肌肉活检提示，Ⅰ型慢肌纤维所占百分比的增加以及炎症和纤维的改善，肌肉力量增加。

3. 系统治疗　皮肌炎的循证治疗：

一线治疗：①对皮肤病变，遮光剂（C）、局部应用糖皮质激素（C）、外用他克莫司（C）、抗疟药：羟氯喹或氯喹（B）。②对肌肉病变，全身应用糖皮质激素（A）、免疫抑制剂：氨甲蝶呤、硫唑嘌呤（A）。

二线治疗：①对皮肤病变，氨甲蝶呤（B）、吗替麦考酚酯（B）、维甲酸类（C）、大剂量静脉用免疫球蛋白（A）。②对肌肉病变，其他免疫抑制剂：环磷酰胺（B）、吗替麦考酚酯（B）、环孢素 A（A）、苯丁酸氮芥（E）。

三线治疗：氨苯砜用于皮肤病变（E）、沙利度胺用于皮肤病变（C）、他克莫司（B）、地尔硫䓬用于钙质沉着（D）、英利昔单抗（B）、依那西普（D）、利妥昔单抗（B）、全身放射（D）。

循证治疗选择：他克莫司［0.12mg/（kg.d）］（B），麦考酚吗乙酯（1g 每日两次）（C），西罗莫斯（5mg/d × 2 周，2mg/d × 2 周，然后 1mg/d）（C），英利昔单抗（5~10mg/kg，每 2 周，开始时）（C），利妥昔单抗（375mg/m^2，灌输，每周 1 次 × 4 周）（B），血浆置换法（C）。

（1）糖皮质激素：肌炎治疗的主要方法是系统应用糖皮质激素，选择小剂量、大剂量还是隔日疗法尚存在争议。口服泼尼松，1~1.5mg/（kg·d），重症可用甲泼尼龙冲击，病情好转，肌酶改善，可逐渐减量，经 4 周至 3 个月治疗后可见疗效，然而治疗时间常需 1 年以上，约 90% 病例病情明显改善，50%~75% 患者可完全缓解。大约有 25%~30% 皮肌炎和 / 或多发性肌炎的患者对糖皮质激素系统治疗疗效不佳或出现明显的激素相关副作用。

糖皮质激素除可改善肌无力外，对伴随的间质性肺病、关节炎、吞咽困难也有效。糖皮质激素副作用可以引起肌病，易与肌炎复发混淆。激素性肌病同样表现为近端肌无力，肌电图与 PM 亦类似（但多无纤颤波），CK 常不高，肌活检可见到 1 型纤维萎缩。在难以鉴别时，可减用激素，如果 CK 升高、病变加重表现为肌炎复发，如症状减轻则支持激素性肌病。

如果病情继续发展，肌酶水平增高（如 CK>1 000U/L），疾病较难控制，需泼尼松冲击治疗。

(2) 氨甲蝶呤：每周给药 1 次，口服 5~15mg 或静脉滴注 5~50mg。这种药物通常在 4~8 周内显效，因此不推荐用于暴发性疾病的快速控制。

(3) 硫唑嘌呤：常用剂量为 2~3mg/(kg·d)，每日用量不超过 150mg。剂量取决于羟基嘌呤甲基转移酶（TPMT）的测定，已达到保证疗效的同时避免骨髓受抑制。其与泼尼松合用后疗效优于单用泼尼松。

(4) 环磷酰胺、环孢素：静脉应用环磷酰胺同时口服强的松龙对儿童皮肌炎及少数成人病例效果较好。儿童皮肌炎患者可使用环孢素 A［2.5~7.5mg/(kg·d)］。

(5) PM/DM 治疗中的激素抵抗。

临床多以联合使用细胞毒药物强化治疗。联用一种细胞毒物（氨甲蝶呤或硫唑嘌呤）仍无效，则可联合使用氨甲蝶呤 + 硫唑嘌呤，或在前述一个细胞毒药物基础上加用环孢素 3mg/(kg·d)]；对呈激素抵抗的合并肺间质病变的患者，还可考虑使用环磷酰胺冲击治疗。

(6) 羟基氯喹：对皮肌炎的皮损有效。尤其对红斑类皮损以及皮肤血管炎治疗有效，然而羟氯喹对肌炎无效。

(7) 大剂量静脉注射丙种球蛋白（IVIG）：治疗 DM/PM 疗效肯定，尤其对改善重症 DM/PM 的呼吸肌、吞咽肌受累的症状有效。治疗量为 1g/kg，连续 2 天 / 月，持续 6 个月。这种疗法对肌炎及皮损均有效。

可试用全身淋巴结照射、血浆置换及静脉免疫球蛋白。

(8) 沙利度胺：对皮肌炎皮损治疗有特殊疗效。用糖皮质激素、雷公藤、抗疟药等治疗疗效不佳者可用其治疗。日用量 100~150mg，皮损消退后逐渐减量。用药时需注意该药嗜睡、便秘、末梢神经炎、深静脉血栓等不良反应。

(9) 生物制剂：B 细胞清除治疗是新的治疗，利妥昔单抗有报道对 DM 或 PM 患者有益。使用 TNF 的疗效不一，如英夫利昔单抗和糖皮质激素治疗儿童皮肌炎有效，但存在联合治疗因素，更大型的研究显示英夫利昔单抗仅有 30% 患者有效，而其他患者出现药物不良反应，或原病情加重。

(10) 皮损治疗：皮肤病变很难治疗，并非所有患者经系统使用糖皮质激素治疗肌肉病变消失后，皮损也消失。有皮肤病变但没有活动性肌肉病变的患者不必使用系统性糖皮质激素治疗，①皮肤屏障受损相关：保湿剂，皮肤屏障修复剂。②光敏相关：可系统应用抗疟药，局部治疗包括外用日光防护系数至少 30 的全波段防晒霜。③皮损相关：使用外用糖皮质激素和他克莫司和吡美莫司乳膏。④皮肤钙质沉积：地尔硫䓬和外科切除对皮肤钙质沉积有效，积极的糖皮质激素治疗可能对降低儿童钙质沉积有效，IVIG 对钙沉着有效。

(11) 中医治疗：根据皮肌炎的病因病机，本病中医治疗总的法则是清热解毒、健脾祛湿、补益气血。

1) 热毒炽盛

治法：清热解毒，凉血活血。

方药：普济消毒饮合清瘟败毒饮加减

2) 脾虚寒湿

治法：健脾化湿，温寒止痛。

方药：四君子汤加减。

3) 肾阳虚寒、气血不足

治法：温肾散寒，补益气血。

方药：右归丸合四物汤加减。

(七) 病程与预后

使用免疫抑制剂后，炎症后肌病患者的预后大为改善，在 1947—1968 年间成人病例的 5 年生存率为 68%，而最近报道的 8 年生存率已达 70%~80%。儿童病例比成人病例预后好，90% 病程在 10 年以上仍可正常生活。

常见死亡原因为恶性肿瘤、感染和心肺受累。

二、包涵体肌炎

包涵体肌炎（inclusion body myositis，IBM）是一种散发性的以肌细胞中有包涵体为病理特征的慢性炎性肌病。

(一) 病因与发病机制

本病可能为自身免疫性疾病，近期研究发现约 2/3 的患者血清中可检出胞质 5 核苷酸酶抗体。其病理可见非坏死肌纤维有单核细胞（多数为 $CD8^{+}T$ 细胞）浸润等炎性肌病的特点。但因对糖皮质激素及其他免疫抑制剂反应不佳，有人质疑 IBM 是自身免疫性疾病还是肌肉退行性疾病，而肌纤维内淀粉蛋白的异常沉积则支持退行性肌病。

(二) 临床表现

IBM 多见于男性，特别是 50 岁以上者，且起病更为隐匿。IBM 是最常见的炎性肌病。常被误诊为 PM，在治疗无效后再怀疑 IBM。IBM 很少出现疼痛，远端肌无力及肌萎缩，特别是足伸肌及指深屈肌受累可见于近乎全部的 IBM 患者，可作为早期诊断的线索。最常见的始发症状是上楼困难，因股四头肌受累及膝关节伸肌无力可导致经常跌倒，继而加重甚至跨越门槛也感觉无力。其他为手部小肌肉无力，尤其指屈肌无力，主诉持物困难，不能开锁、结绳。选择性累及股四头肌、髂腰肌、肱三头肌、肱二头肌和指屈肌，表现为类似下运动神经元病。吞咽困难（占 60%）也是早期表现之一，提示咽部肌肉受累。病程缓慢进展可导致明显的肌萎缩，特别是大腿和前臂肌肉；严重无力的患者甚至需要轮椅。肌肉以外器官受累少见。

(三) 诊断标准

Cox 提出的诊断 7 项：①肌无力；②前臂无力，屈肌比伸肌严重；③慢性进展病程；④散发病例；⑤非坏死肌纤维有单核细胞浸润；⑥肌纤维内镶边空泡；⑦电镜下可看到管状细丝。符合①②③④⑤⑥或①②③④⑤⑥⑦为确诊包涵体肌炎，符合①②③④⑤为可能包涵体肌炎。

(四) 组织病理

炎性肌病诊断与鉴别见表 40-9。

表 40-9　炎性肌病诊断与鉴别

标准	多发性肌炎		皮肌炎	包涵体肌炎
	确诊	可能		
肌源性肌无力	是	是	是	是；慢性起病，早期累及远端肌肉，常跌倒
肌电图	肌源性	肌源性	肌源性	肌源性伴混合电位
肌酶	升高（达 50 倍）	升高（达 50 倍）	升高（达 50 倍）或正常	升高（达 10 倍）或正常
肌活检	"原发性"炎症，CD8/MHCⅠ复合物，无空泡	广泛 MHCⅠ表达但炎症轻，无空泡	肌束周、束膜周、血管周围浸润、束周萎缩	原发性炎症，CD8/MHCⅠ复合物，空泡纤维内 β- 淀粉样沉积，细胞色素加氧酶阴性纤维，慢性肌病表现
皮疹或钙化	无	无	有	无

IBM 通常对糖皮质激素及其他免疫抑制剂反应不佳。

三、硬皮病

内容提要

- SSc 以局限性或弥漫性皮肤增厚和纤维化为特征的血管病变、胶原增殖，内脏受累。
- 皮损先见于手指及面部，向躯干蔓延，下肢较少受累。病变分为三期①肿胀期；②硬化期；③萎缩期。
- 诊断根据雷诺现象、皮肤表现、内脏受累以及特异性抗核抗体（抗 Scl-70 抗体和 ACA）等。
- 治疗对许多内脏并发病有效，对皮肤损害不满意。某些儿童和某些局限性硬皮病可自行缓解。

系统性硬皮病（systemic scleroderma），又称系统性硬化症（systemic sclerosis，SSc），是一种病因不明的慢性多系统疾病，在临床上以胶原和细胞外基质沉积、导致皮肤变厚和内脏器官（包括胃肠道、肺脏、心脏和肾脏等）的结构功能异常为特征性改变。早期免疫失调和微血管病变，随后系统性纤维化。可能出现皮肤硬化的疾病见表 40-10。

表 40-10　可能出现皮肤硬化的疾病

一、硬皮病
- 系统性硬化症
  - 局限型皮肤型系统性硬化症
  - 弥漫型皮肤型系统性硬化症
- 局限性硬皮病
  - 点滴状（斑块型）硬斑病，弥漫型（泛发型）硬斑病大疱型硬斑病
  - 线状硬斑病，刀砍样硬斑病，颜面萎缩
- 泛发型硬斑病
- 重叠综合征

二、假硬皮病
- 皮肤僵硬综合征
- 硬肿病
- 硬化性黏液水肿（丘疹性黏蛋白沉积症）
- 慢性移植物抗宿主病
- 伴嗜酸性粒细胞增多性弥漫性筋膜炎[舒尔曼(Shulman)病，嗜酸性筋膜炎]
- 化学因素导致的及药物相关的硬皮病样表现
  - 氯乙烯诱发的疾病
  - 嗜酸性粒细胞增多 - 肌痛综合征（与左旋色氨酸相关）
  - 肾源性系统性纤维化（与钆相关）
  - 博来霉素
  - 镇痛药
  - 毒油综合征
  - 三氯乙烯、氯乙烯
- 副肿瘤综合征

（一）病因与发病机制

1. 病因

（1）遗传因素：发现多个 HLA 相关基因及非 HLA 相关基因。在有 SSc 家族史的人群中，发病率为 1.5%~1.7%，而在一般人群中为 0.026%，提示本病是一种遗传易感的疾病。SSc 并非孟德尔遗传的单基因病，而是一种复杂的多基因疾病。与 SSc 关联的 HLA 基因：HLA 的种类是可以遗传的，并已经被证明与包含 SSc 的很多免疫疾病的发病相关。与 SSc 相关的非 HLA 基因：在 SSc 患者的基因中 SNP 位点都有改变。SSc 的易感基因见表 40-11。

（2）感染因素：巨细胞病毒隐性感染通过直接损伤血管，或通过病毒和宿主蛋白质共同具有的相似氨基酸序列的分子模拟等免疫介导机制导致 SSc 血管损伤。SSc 患者血清中存在抗 hCMV 抗体，这些抗体可识别 hCMV 上的 UL83 和 UL94 蛋白表位。抗 UL94 抗体能诱导内皮细胞凋亡和成纤维细胞活化，提示抗病毒抗体在组织损伤中的作用。微小病毒 B19 也是本病的潜在诱发因素。

（3）环境和职业暴露、药物和辐射：职业暴露包括矿场的硅尘、聚氯乙烯、环氧树脂和甲苯及三氯乙烯在内的芳香族碳氢化合物。尽管有个案报道女性在硅胶植入隆胸术后出现 SSc，但大规模流行病学调查没有相关证据。SSc 在煤矿和金矿工人更常见。接触聚氯乙烯者可发生雷诺现象、肢端骨质溶解、硬皮病样皮肤病、肺纤维化和类似 SSc 的甲周毛细血管改变，甚至肝纤维化。抗肿瘤药物博来霉素可导致皮肤纤维性结节、线状色素沉着、脱发、雷诺现象、手指坏疽和肺纤维化。恶性肿瘤放疗与 SSc 新发病以及原有 SSc 患者的组织纤维化恶化相关。

（4）微嵌合状态：健康女性怀孕多年后体内仍存在起源于

表 40-11　系统性硬化症的易感基因

位点	染色体	相关系统性硬化症亚型	潜在的致病机制
HLA	6	各种	抗原递呈
PTPN22	1p3.2	Topo1+ 阳性	T 和 B 细胞活化
NLRP1	17p13.2	dcSSc，肺纤维化	炎性小体成分，IL-1β 处理
IRF5	7q32	dcSSc	诱导Ⅰ型干扰素的转录因子
STAT4	2q32.3	lcSSc，ACA	IL-12 和 IL-23 的转录因子
BANK1	4q24	dcSSc	B 细胞信号途经的传导
TNFSF4	1q25	SSc	T 细胞共刺激
T-bet	17.q21.32	SSc	Th1 T 细胞极化的转录因子

胎儿的免疫干细胞被称为微嵌合状态。SSc 女性患者循环中胎儿细胞数较健康女性高。胎儿祖细胞可在母亲血液里存活多年。SSc 女性患者受累的器官内还可检测到男性 Y 染色体细胞，其来源可能是以往怀孕的男性胎儿。据推测，胎儿细胞可通过移植物抗宿主反应触发或通过母体产生胎儿细胞（自身）的免疫应答参与 SSc 的发展。

2. 发病机制　SSc 的突出特征是胶原过度产生和其他细胞外基质蛋白（ECM）在皮肤和其他器官的沉积，其发病机制有 3 个方面，即：血管病变（血管内皮细胞激活和损伤）、免疫学异常（免疫系统中自身免疫的固有或适应性免疫激活）、胶原异常（成纤维细胞的活化，导致胶原过度产生广泛的血管和间质纤维化）（图 40-10）。

（1）血管病变

1）血管损伤：SSc 最早的血管中心病变是内皮细胞出现肿胀、增生，继以血栓形成造成管腔狭窄，组织缺血，内膜增厚，血管闭塞。早期改变为血管损伤，可累及皮肤、胃肠道、肾脏、心脏和肺脏的细动脉、小动脉和毛细血管。

2）血管内皮细胞活化 / 微循环改变：表现为甲皱襞毛细血管结构的破坏及雷诺现象，受损内皮细胞产生的前列环素减少，导致血小板与受损内皮细胞结合，活化并释放强力血管

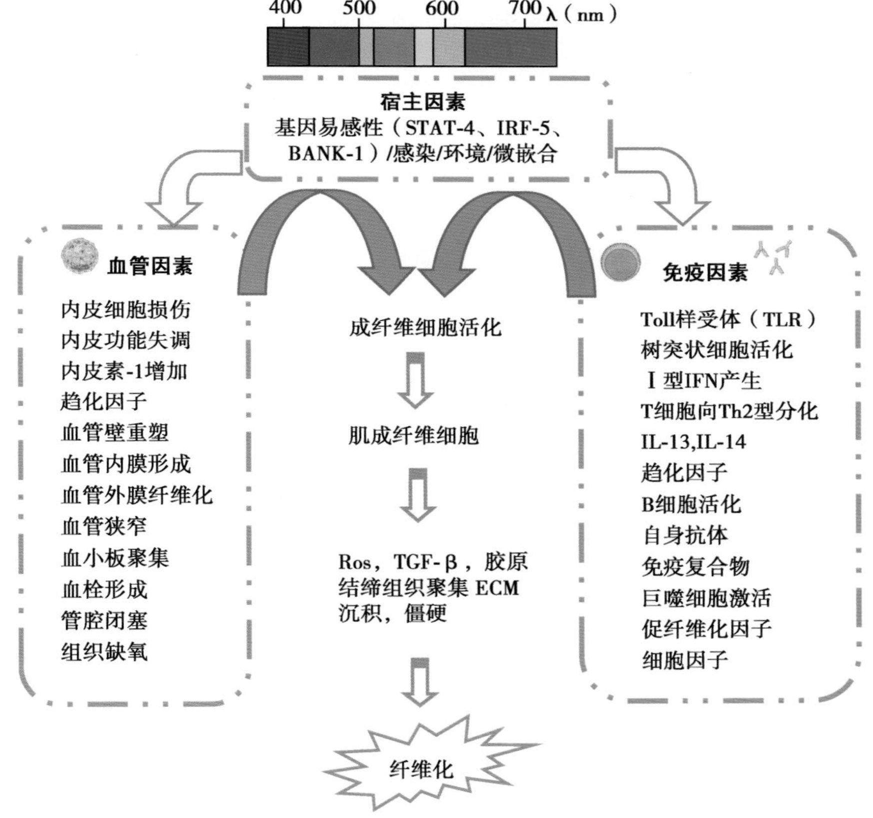

图 40-10　系统性硬皮病发病机制

SSc 突出的特征是胶原过度产生，和其他 ECM 在皮肤和其他器官沉积。基因易感性，病原体、环境毒素和药物及微嵌合是触发因素。血管病变，初为内皮细胞损害和活化，释放血小板聚集和血管舒张剂减少，释放 Ros，血管收缩管腔闭塞。免疫失调，树突状细胞活化，产生Ⅰ型干扰素，引起 T 细胞活化，B 细胞活化产生自身抗体，巨噬细胞分泌活化因子和细胞因子，诱导成纤维细胞活化。纤维化，是遗传易感个体，免疫失调，血管损伤和缺氧的最终结果。成纤维细胞，在 TGF-β 作用下发展成肌纤维母细胞，过多 ECM 积集，胶原产生过度纤维化。

IFN=Ⅰ型干扰素；Ros= 活性氧簇；TGF-β= 转化生长因子 -β；ECM= 细胞外基质。

收缩物质血栓素。

3）组织缺氧/活性氧簇（Ros）与血管功能失调和纤维化：SSc患者中反复发生的血管收缩能导致组织缺氧和大量ROS的产生。随着纤维化的发生，过多的ECM积聚增加了从血管到细胞的扩散距离，进一步加重了组织缺氧。缺氧也是体外和体内激活ECM重塑基因（如胶原蛋白、脯氨酰羟化酶以及赖氨酰氧化酶）和促进上皮细胞分化成活化的肌成纤维细胞的重要条件。

4）血管损伤，血管闭塞和血管生成减少：内皮细胞基底膜的损伤发生较早，继而出现内膜和平滑肌细胞的增生，伴有基质沉积和血管周围纤维化。在中等或较大血管中，血管内层和中层肥厚与外膜纤维化的同时存在导致管腔进行性变窄，最终导致闭塞性血管病变和血管生成减少。

（2）免疫功能失调：早期SSc中免疫系统的固有和适应性免疫被激活，产生各种不同自身抗体。此外，多种细胞因子［TGF-β、结缔组织生长因子（CTGF）、肿瘤坏死因子（TNF）、白介素（IL）家族］也在SSc的病程中起作用。

1）硬皮病免疫失调的效应细胞：T细胞、单核细胞/巨噬细胞。

T细胞活化：细胞介导的免疫反应在SSc的纤维化发生中起主导作用，T细胞、巨噬细胞、内皮细胞和其他细胞以及细胞因子和生长因子相互之间复杂的作用，刺激纤维化的产生。

Th1/Th2细胞因子平衡及失衡的免疫反应：纤维化过程中，Th1和Th2细胞因子间的平衡被打乱。动物研究支持：Th2型免疫反应在纤维化发病机制中起重要作用。

单核细胞和巨噬细胞：单核细胞是细胞因子和趋化因子的主要来源，这些因子包括IL-1、TNF-α、MCP-1、PDGF和TGF-β，它们在炎症和纤维增殖反应中起重要作用。SSc病变浸润部位（包括肺泡）的巨噬细胞增多。活化巨噬细胞分泌多种参与SSc发病机制的关键产物，包括IL-1、IL-6、IL-13、肿瘤坏死因子α、TGF-β和PDGF。其中IL-1可以刺激成纤维细胞增殖和胶原合成。

树突状细胞：树突状细胞是Ⅰ型IFN的主要来源，也能分泌包括TGF-β在内的促纤维化细胞因子。$CD11c^+$树突细胞积聚在SSc动物模型和患者的纤维组织中。病变组织中的活化树突细胞可能直接或间接调节原位的成纤维细胞活性。

2）自身抗体-B细胞：系统性硬化症的自身抗体：SSc血清抗核抗体阳性率达90%以上，包括抗局部异构酶Ⅰ抗体、抗着丝点抗体、抗核仁抗体、抗多发性肌炎-硬皮病（PM-Scl）抗体、抗组蛋白抗体等。血清自身抗体（特别是抗拓扑异构酶Ⅰ抗体）水平可能与皮肤和肺纤维化程度相关，并随疾病活动而波动。SSc自身抗体的产生，自身抗体拓扑异构酶Ⅰ在ROS作用下发生溶蛋白性裂解，导致正常情况下隐藏的抗原表位暴露并打破免疫耐受。

系统性硬化症中的B细胞其他作用：B细胞除能产生抗体外，还有多种免疫调节功能，包括抗原递呈、细胞因子生成、淋巴样器官形成和T细胞分化。

SSc活化的B细胞可分泌IL-6，后者可直接刺激成纤维细胞活化及胶原合成。

（3）纤维化：纤维化是遗传易感个体发生一系列的血管和免疫介导损伤的最终结果。正常组织结构被致密结缔组织所替代。

1）细胞外基质（extracellular matrix，ECM）：包括成纤维细胞、浸润细胞的细胞间区，以及胶原蛋白、蛋白聚糖、原纤维蛋白和黏附分子组成的结缔组织。正常情况下成纤维细胞产生少量的ECM。组织损伤诱导局部炎症细胞、血小板、内皮细胞以及上皮细胞释放相关的细胞因子和生长因子，形成一个正常修复循环，SSc中纤维化的发生和以上修复失调有关，导致纤维化的发生和慢性瘢痕的形成。

2）胶原合成的调节及纤维化效应细胞：皮肤、骨和肌腱中的ECM主要由Ⅰ型胶原组成，还含有少量的Ⅲ型胶原。Ⅱ型胶原主要存在于关节软骨内。

纤维化效应细胞成纤维细胞：能合成和降解EMC。能分泌EMC大分子和生长因子、细胞因子和趋化因子，黏附、收缩结缔组织，并转化为肌纤维母细胞。同时，这些生物合成、促炎反应、收缩和黏附功能可使成纤维细胞有效发挥伤口愈合作用。但当病理性纤维化则是成纤维细胞过度活化，导致EMC过度累积和重塑。

3）转化生长因子-β（TGF-β）等：内皮细胞分泌的TGF-β介导SSc的纤维化中起至关重要的作用。SSc患者中反复发生的血管收缩能导致组织缺氧和大量ROS的产生。ROS能刺激成纤维细胞和血管细胞释放TGF-β和血小板衍生生长因子（PDGF）。

其他如结缔组织生长因子（CTGF）、内皮素1（ET-1）和PDGF：CTGF和ET-1都能被TGF-β诱导产生，有证据表明它们之间存在着一个环形的循环而使得SSc的纤维化不断进展。

4）白细胞介素的作用：在SSc患者中，血清IL-6的水平增高与皮肤受累的严重程度相关。IL-13通过间接机制刺激巨噬细胞产生TGF-β，并直接刺激成纤维细胞增殖和胶原合成，发挥促纤维化作用。

（二）临床表现（表40-12）

1. 系统性硬化症（表40-13）。

系统性硬化症的体征：传统上，根据皮肤受累的程度和部位，将SSc分为两种主要临床类型：局限性硬皮病和弥漫性硬皮病。局限性硬皮病患者的皮肤增厚局限于肢体远端（即肘和膝的远端）。弥漫性硬皮病患者具有相似的肢端远端皮肤改变，同时在疾病过程中皮肤病变还可累及上臂、大腿或躯干。极少数患者（<1%）没有皮肤增厚，但具有一种或多种典型的SSc内脏表现。

（1）分类（表40-14）：根据皮肤受累情况，可分为：

1）弥漫皮肤型系统性硬化症：特点为对称性广泛性皮肤纤维化，除累及肢体远端和近端、面部和颈部外，尚累及胸部和腹部皮肤（图40-11）。本型病情进展快，预后较差，10年生存率50%左右。多伴有内脏病变如肺、心脏、胃肠道或肾累及。抗Scl-70抗体阳性率高，抗着丝点抗体（ACA）少见。

2）局限皮肤型系统性硬化症：特点为皮肤病变局限于手指（图40-12）、前臂远端，可有颜面和颈部受累。内脏病变出现较晚，CREST综合征指手指软组织钙化、雷诺现象、食管运动功能障碍、指端硬化及毛细血管扩张，为本病的一种特殊类型，ACA阳性率高，预后相对较好，10年生存率70%以上。

表 40-12 硬皮病皮肤受累表现

1. 雷诺现象	
2. 水肿期	(1) 皮肤水肿,手指凹陷或非凹陷性水肿 (2) 假腕管综合征:水肿致局部受压,手腕部受累致手腕不适
3. 硬化期	皮肤硬化和增厚,蜡样光泽
4. 萎缩期	(1) 皮肤转化脂肪类,皮肤萎缩,皮肤紧贴骨面 (2) 面具脸:唇周放射状条纹、鼻背如削,鼻尖如鹰嘴 (3) 皮肤汗少、干燥 (4) 皮肤毳皮脱失或多毛 (5) 肢端硬化,手指半屈曲状
5. 各种皮肤表现	(1) 皮肤异色症样皮疹:色素沉着、色素减退、毛细血管萎缩、皮肤萎缩 (2) 皮肤毛细血管扩张:类似于 Oslen-Weber-Rendu 病(遗传性出血性毛细血管扩张症) (3) 皮肤色素沉着或减退:全身皮肤晒黑样,青铜色硬皮血斑,色素脱失(白癜风样色素沉着,胡椒盐样外观),近端毛细血管扩张 (4) 眼:下眼睑外翻 (5) 甲皱襞毛细血管变化 (6) 甲小皮增生 (7) 皮肤少汗、干燥 (8) 毳毛脱失,甲变化:指(趾)甲碎裂变深脱落 (9) 皮肤钙质沉着:手指、鹰嘴区、胫前、头皮 (10) CREST 综合征(CREST syndrome):皮肤钙化沉着(C)、Raynaud 现象(R)、食管蠕动障碍(E)、指(趾)硬化(S)和毛细血管扩张(T) (11) 皮肤针样疼痛 (12) 血管炎 / 脉管病、指尖暗红色丘疹、指尖溃疡、青斑样血管病、小腿白色萎缩 (13) 口咽部:口裂变小,张口困难,牙齿松动,牙龈萎缩,口唇变薄,舌系带硬化

表 40-13 系统性硬化症的亚型比较

	弥漫型 SSc	局限型 SSc*
皮肤受累	远端或近端肢体,面部,躯干	肘、膝的远端,面部、颈部
雷诺现象	一年内发病或在皮肤变化时发病	多年后可进展为皮肤病
器官受累	肺(间质纤维化)	胃肠道,肺,10% 患者
	肾(肾血管高血压危象)	在疾病发生 10~15 年后发展为肺动脉高压,胆汁性肝硬化
甲皱襞毛细血管	扩张或消失	扩张但并不消失
抗核抗体	抗拓扑异构酶	抗着丝点

*学者李明阐明:弥漫皮肤型 SSc 患者,早期皮肤硬化的程度和范围常进行性加重,容易发生内脏器官受累。在局限皮肤型 SSc 患者,早期皮肤硬化呈隐匿性进展,可数年难以察觉变化,内脏器官累及较轻,病变进展较慢。除了弥漫皮肤型 SSc 与肺动脉高压密切相关外,这两个亚型在疾病终末期的表现几乎没有差别。总之,各型 SSc 在疾病早期差别较大,而在晚期临床表现趋于一致。

表 40-14 系统性硬化症的分类

1. 弥漫皮肤型(广泛皮肤受累)	除面部、近端和远端肢体外,皮肤增厚还见于躯干
2. 局限皮肤型(CREST)(无躯干皮肤受累)	皮肤增厚局限于肘和膝以下的远端部位,也可累及脸部和颈部。即 CREST 综合征(C:皮下钙化;R:雷诺现象;E:食管功能异常;S:指(趾)硬化;T:毛细血管扩张)
3. 无皮肤损害硬皮病(内脏受累)	典型的内脏表现、血管和血清学异常,临床未发现皮肤改变
4. 硬皮病重叠综合征	前三种分类的任一种与 SLE、炎性肌病或类风湿关节炎同时出现。
5. 未分化结缔组织病(UCTD)	雷诺现象,SSc 的临床和 / 或血清学表现(指端溃疡、异常甲皱襞毛细血管、抗着丝点抗体阳性、手指水肿),但无 SSc 皮肤硬化和内脏器官受累

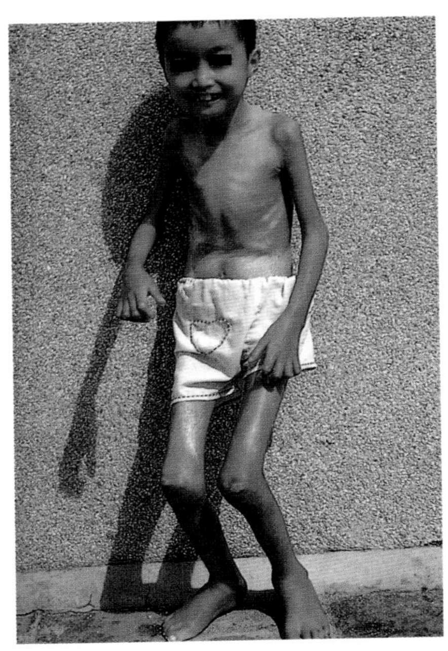

图 40-11 儿童进行性系统性硬化症
全身皮肤硬化,关节屈曲畸形,关节突出部溃疡及瘢痕形成。

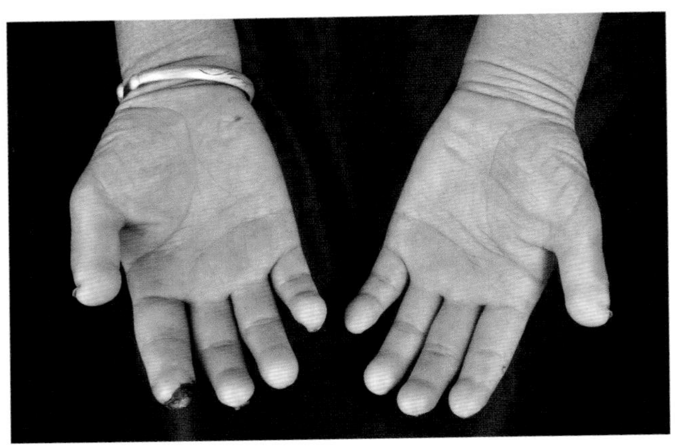

图 40-12 硬皮病
手指末端溃疡。

3) 重叠型系统性硬化症:特点为弥漫型或局限型系统性硬化症伴有另一种或一种以上的结缔组织病。

水肿性改变:手指及手部无痛性肿胀,形成"腊肠样"指(图 40-13),也是系统性硬化症的早期表现之一。此期持续时间越长,患者的预后越好。患者多诉晨僵及关节痛,检查则可出现手指与手背处凹陷性水肿,此外,上臂、面部及躯干部也可发生水肿,水肿的范围及严重程度与临床病程无明显关系。

水肿的原因很多,主要有真皮中亲水性糖胺聚糖沉积、局部炎症反应、流体静压增高及微血管异常常等。

(2) 雷诺现象:在超过 90% 的患者发生。为典型的累及远端指(趾)的三期颜色反应。开始血管收缩而呈苍白色(白色),随后出现发绀(蓝色)。血流恢复,充血过度(红色)。手指冰凉,指(趾)溃疡和坏疽(图 40-26)。

雷诺现象以发作性的发绀及痉挛为特点,雷诺现象分为两大类,原发性雷诺现象(雷诺病)主要见于青春期少女或青

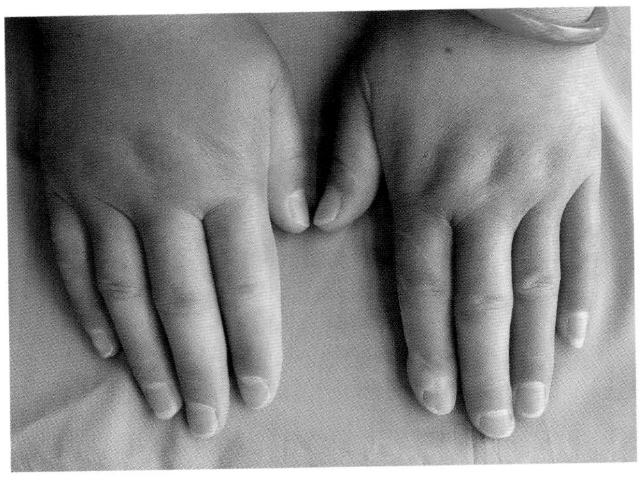

图 40-13 SSc 早期,手指、手背皮肤肿胀向硬化过渡阶段,皮肤呈蜡黄色,轻度硬化,手指背皮肤横纹模糊,难以用手指捏起(复旦大学附属中山医院 李明惠赠)

年女性,并与任何潜在疾病无关。年轻(<20 岁)、对称性、轻至中度、无指端溃疡或组织坏死、甲皱襞微循环检查正常、抗核抗体(ANA)阴性均提示原发性 RP。继发性 RP 可见于多种疾病。继发性雷诺现象并不常见,并与潜在疾病有关。继发性雷诺现象的主要病因之一就是 SSc。继发性 RP 的典型表现为毛细血管袢扩张 / 增大和消失。毛细血管异常表型与系统性疾病表现相关。风湿性疾病中的雷诺氏现象见表 40-15。

表 40-15 风湿性疾病中的雷诺现象

疾病	发生率 /%
系统性硬化症	>90
重叠综合征,混合性结缔组织病	80
SLE	30
皮肌炎 / 多发性肌炎	20
类风湿关节炎	10

(3) 皮肤症状:硬皮病最明显的临床表现是皮肤病变。由于真皮中胶原和细胞外基质(ECM)沉积,几乎所有硬皮病患者均出现皮肤增厚和硬化。皮肤病变分布具有特征性,最常累及手指、手、前臂、小腿、足和面部,其次累及近端肢体和躯干前部,后背中部不受累,呈对称性,一般先见于手指及面部,然后向躯干蔓延。典型皮肤病变可分三期:

1) 肿胀期:硬皮病皮肤受累的初始表现为炎症,称为水肿期。皮肤病变一般先在手指和脸上出现,呈肿胀水肿,手指呈腊肠样(图 40-13),凹陷性或非凹陷性,可有皮肤红斑,皮肤瘙痒,活动不灵,手背肿胀,逐渐波及前臂。此期历时数周、数月或更长。

这种表现在局限性硬皮病患者中比较轻,只限于指端,局限于手指或远端肢端以及面部,但有可能进一步进展,但进展缓慢,而在弥漫皮肤型硬皮病患者,皮肤肿胀和水肿范围广泛。3~5 年达到高峰此后缓慢改善。水肿可引起局部组织受压。手腕部受累引起手或腕部不适,常被诊断为腕管综合征。

皮肤红斑、瘙痒和疼痛是弥漫皮肤型病情活动的特征。疼痛为“针刺样”。疾病进展导致皮肤附属器的消失，毛发生长受限以及汗腺和外分泌腺损伤；皮肤干燥和不适，出现小丘疹，呈现鹅卵石纹理样改变。水肿持续数周、数月或几年，最终均发展为纤维化期。

2）硬化（纤维化）期：沉积在真皮层的过量胶原和其他细胞外物质使皮肤变厚，失去弹性，并导致皮肤附属器的进一步消失。纤维化延伸至更深的组织，导致皮下脂肪组织消失（脂肪萎缩）。此期皮肤逐渐变厚、发硬，手指像被皮革裹住，最终牢固结合于皮下组织，两手不能握紧拳头（图 40-14）。皮肤病变可以逐渐向手臂、颈部、上胸部、腹部及背部蔓延，两条腿很少受累。面部皮肤受损造成正常面纹消失，使面容呆板，鼻尖唇薄口小，鼻翼萎缩变软，嘴唇变薄、内收，张口度变小，口周皮肤放射状条纹称“面具脸”（图 40-15），为本病特征性表现之一。经 5~10 年后进入萎缩期。

3）萎缩期：皮肤变薄萎缩，深层组织纤维化。缺血性纤维化或受损皮肤变薄导致皮肤溃疡。皮肤光滑且薄，变硬变薄，紧紧贴在皮下的骨面上，指、腕、肘关节屈曲挛缩，皮纹消失，毛发脱落。毛细血管扩张，指骨溶解、吸收。弥漫皮肤型硬皮病患者表现为广泛的皮肤病变；而局限皮肤型患者可以只出现手指肿胀和指端硬化。

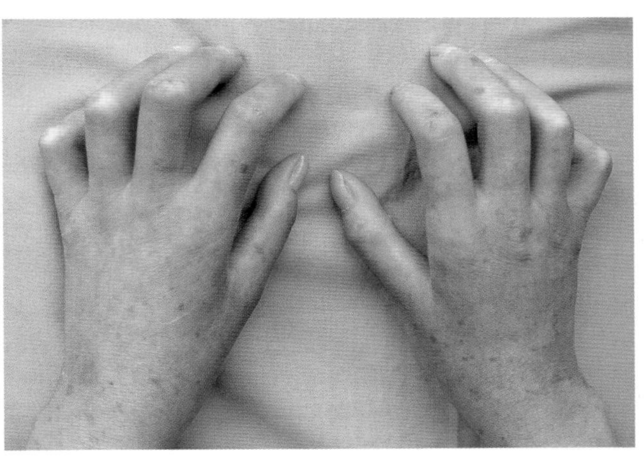

图 40-14　SSc 患者，手背、指背小片状毛细血管扩张，近端指间关节屈曲畸形（复旦大学附属中山医院　李明惠赠）

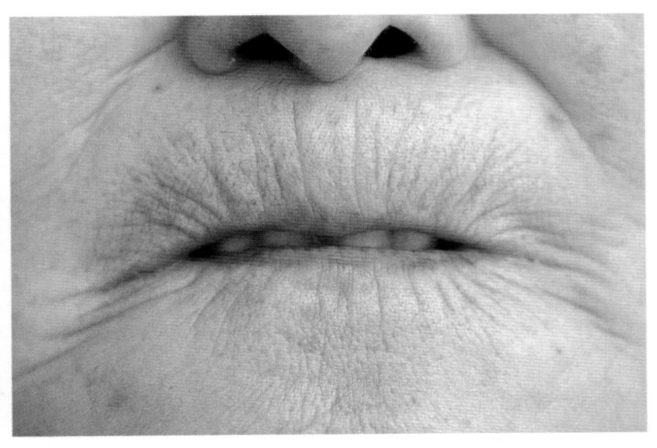

图 40-15　SSc，口唇变薄，口周有放射状条纹（复旦大学附属中山医院　李明惠赠）

弥漫性色素沉着最为常见，硬皮病白斑的特征是局限性色素脱失，但毛囊周围的皮肤不累及，这是一条有助于诊断的线索，被称作“盐和胡椒征”（图 40-16）。甲皱襞近端的毛细血管异常见于 90% 以上的 SSc 患者，并有助于诊断。甲周毛细血管床可见扩张的毛细血管，而无明显毛细血管减少，常提示为局限性硬皮病。弥漫性硬皮病通常见到毛细血管床排列紊乱、扩张，并可以见到散在分布的毛细血管缺失区。用皮肤镜可以帮助观察。独特的毛细血管缺失与管袢增粗是 SSc 的特征性改变。

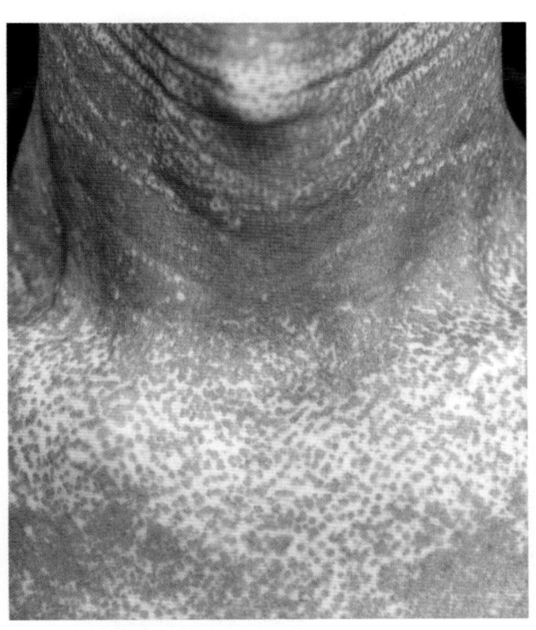

图 40-16　SSc 颈前和上胸部皮损，典型的盐和胡椒征（复旦大学附属中山医院　李明惠赠）

活动性皮肤病变可持续 12~18 个月，到后期，皮肤病变开始修复如恢复正常纹理，随着病情自发缓解，有健康毛发新生，瘙痒和疼痛消失。发病后数年，可逐渐恢复正常的质地和颜色。

（4）CREST 综合征：肢端性皮肤硬化症常见，同时有皮肤钙化、雷诺现象、食管功能障碍，指端硬化和毛细血管扩张者，称为 CREST 综合征（图 40-17，图 40-18）。

（5）无皮肤损害的系统性硬化症。

（6）系统损害

1）肌肉和关节：①局限皮肤型系统性硬化症：在局限性硬皮病患者中，手指肿胀和手功能和握力丧失可能是整个病程中唯一的肌肉骨骼症状。表现为无明显关节炎体征的关节痛、疼痛和僵硬感。②弥漫皮肤型系统性硬化症：在弥漫性硬皮病早期，累及关节结构、肌腱、皮下组织和肌肉的皮肤炎症和纤维化区域均可出现疼痛症状。①在弥漫性硬皮病晚期，关节挛缩和肌肉萎缩疼痛和功能丧失，严重残疾。在早期水肿阶段，患者常因手和腕部软组织炎症和肿胀，腕腱鞘纤维性增厚而被诊断为腕管综合征。可以发生手指远端骨吸收、骨溶解和关节周围钙化，手足骨骨质疏松。关节挛缩最常见于近端指间关节和掌指关节，而远端指间关节少见。在关节周围或关节运动时感觉到的肌腱摩擦音，其由腱鞘炎、水肿以及

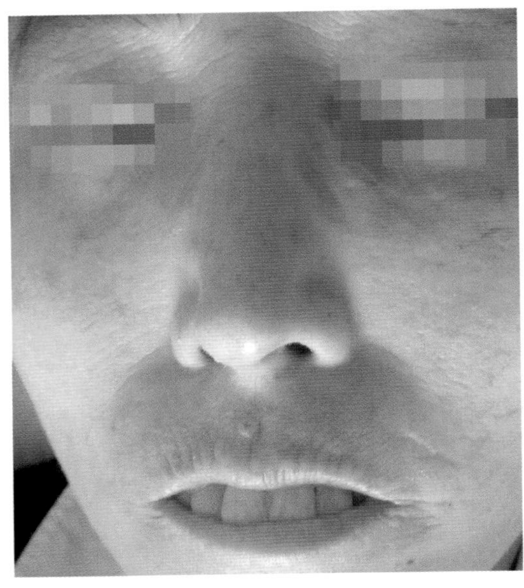

图 40-17　CREST 综合征(1)
面部皮肤被牵拉、紧张、收缩，皱纹及表情消失，张口困难，口唇变薄，有放射状沟纹，鼻尖锐、缩紧，并见广泛毛细血管扩张[华中科技大学协和深圳医院(南山医院)　陆原　秦桂枝惠赠]。

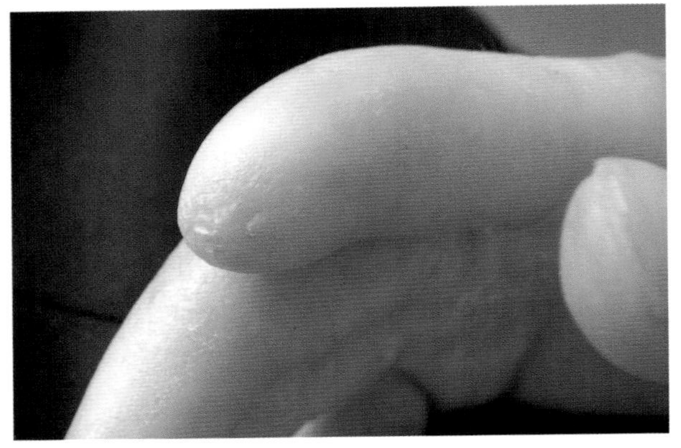

图 40-18　CREST 综合征(2)
指骨吸收缩短[华中科技大学协和深圳医院(南山医院)　陆原　秦桂枝惠赠]。

腱鞘、筋膜和关节纤维化引起。摩擦音主要见于弥漫皮肤型 SSc。②局限性或弥漫性硬皮病患者可以发生侵蚀性多关节炎，为特征表现或血清学阳性的类风湿关节炎。60%~80% 病例关节周围肌腱、筋膜、皮肤纤维化可引起关节疼痛。晚期关节僵直固定在畸形位置，关节屈曲处皮肤溃疡。5%~10% 硬皮病可出现多发性肌炎。

2) 胃肠道：组织纤维化是胃肠道病变的原因，约 70% 患者出现消化道异常，硬皮病患者普遍存在肠道动力障碍，可影响肠道的任何部分。上消化道受累更常见。下消化道功能障碍和衰竭与预后不良有关。口咽部，口周皮肤受累，口裂变小，牙周炎，牙龈病变，口干，吞咽困难，咳嗽，误吸。食管，受累 >80% 患者，食管功能障碍表现为反流性食管炎并可引起狭窄，不典型胸骨后疼痛，Barrett 食管，食管括约肌压力减低及食管下段扩张。胃，胃轻瘫，胃蠕动减弱，腹胀，消化不良，胃窦血管扩张。小肠和大肠，蠕动不良，肠胀气和腹痛，便秘，细菌过度繁殖，腹泻，假性肠梗阻，肠壁囊样积气症，吸收不良，结肠假憩室。直肠肛门：括约肌功能障碍。

3) 心脏受累：弥漫性和局限性硬皮病均可累及心脏。心脏受累、肺纤维化和肺动脉高压(PAH)是硬皮病死亡的主要原因。表现有心内膜、心肌和心包单独受累或并存。心包积液、房性和 / 或室性心律失常、心脏传导异常、瓣膜反流、心肌缺血、心肌肥厚、心力衰竭。多数弥漫型皮肤 SSc 患者有心脏异常。<10% 的患者可见由心肌纤维化引起的心肌病，且主要见于弥漫型皮肤 SSc 患者。

硬皮病时的心血管病症状皆非特异性，常以劳力性气短和充血性心力衰竭出现。约 10% 病人有心包病症状。

心肌纤维化可导致心肌病和心力衰竭。纤维化斑片性分布于左右心收缩带坏死区。超声心动图显示约 50%~70% 病人有心肌病。

心肌纤维化能引起传导缺陷和心律失常。估计约 50% 硬皮病患者会发生某种传导缺陷或心律失常。

4) 肺脏受累：间质性肺疾病和肺动脉高压是目前硬皮病患者的主要死因。

间质性肺疾病(interstitial lung disease，ILD)：在 ILD 的早期阶段，潜在的活动性纤维性肺泡炎可以无任何症状，胸片亦难发现。不典型胸痛和干咳是晚期常见并发症。呼吸困难，最初为劳力性呼吸困难和疲劳是 SSc 肺疾病常见症状。肺间质纤维化常以嗜酸性肺泡炎为先导。在肺泡炎期，高分辨率 CT 可显示肺部呈毛玻璃样改变，支气管肺泡灌洗可发现灌洗液中细胞数增多，大多数肺泡巨噬细胞，可见到中性粒细胞或嗜酸性粒细胞。肺功能异常是单次呼吸的一氧化碳弥散量减少、用力肺活量和肺总容量减少。可闻及肺底细小爆裂音。

肺动脉高压(pulmonary arterial hypertension，PAH)：PAH 属于硬皮病晚期并发症，一般在发病 10 年后出现。由于肺动脉和微动脉内膜纤维化和中膜肥厚导致狭窄和闭塞造成。肺动脉高压首先表现为劳力性呼吸困难，疲劳和相对少的胸痛和晕厥。早期阶段体检可以正常，随着疾病的进展，可以出现三尖瓣反流引起的收缩期杂音、S2 亢进、S3 奔马律和右心衰竭的体征(右侧胸骨旁隆起、颈静脉怒张、肝大、周围水肿等容量负荷过重的体征)。晚期发绀，静息性心动过速，缺氧。最终进展为右心功能衰竭，可以突发晕厥或猝死。无创性超声心动图检查可发现早期肺动脉高压。心导管检查发现 33% 的患者有肺动脉高压。ECHO 检查显示右心室收缩压(RVSP)增高有助于诊断，但需要经右心导管证实，当 ECHO 估计的 RVSP 大于 45mmHg 时，95% 可被 RHC 证实。以 ECHO 为诊断工具，PAH 的发生率为 30%~50%，RHC 检测的发生率为 8%~12%。硬皮病相关的 PAH 的中位生存期仅为 1~3 年。

5) 肾脏受累：临床上可分为急性和慢性两种表现。慢性者常在多年后出现轻度蛋白尿和镜下血尿，并可有高血压和氮质血症，但发现缓慢，国人以慢性型多见。硬皮病肾损害的典型特征包括：突发恶性高血压，血浆肾素升高和血肌酐进行性上升，头痛，乏力，视网膜病变、脑病和脑水肿等一系列症状称为硬皮病肾危象(scleroderma renal crisis，SRC)。约 10% 弥漫性硬皮病患者发生类似恶性高血压的肾危象，可因微血管病、血管痉挛和组织缺血而迅速发展为肾衰竭、血小板减少和肾功能迅速丧失。肾素水平增高与血管痉挛及固有的血管病有关。少数患者可在没有高血压的情况下发生肾危象。心力衰竭所致肾脏血流灌注减低或过度利尿导致的容量不足可诱发肾危象。微血管病性贫血预示即将发生肾衰竭，即使是血压正常的患者也可发生。

SRC 主要发生于弥漫性硬皮病患者，通常发生在发病初期的 2~4 年。硬皮病肾危象（SRC）确诊时的平均病程为 8 个月。疾病晚期很少发生 SRC。局限皮肤型 SSc 患者很少发生 SRC（约 1%~2%）。SRC 患者出现典型的恶性高血压症状，通常超过 150/90mmHg。有高血压脑病的临床特征，约 10% 的患者发生 SRC 时血压正常，实验室检查显示，肌酐水平正常或升高、轻度或无蛋白尿和 / 或镜下血尿。微血管病性溶血性贫血和血小板减少可以先于或与 SRC 同时发生。

肾危象的预测因素有：①系统性硬化症；②病程小于 4 年；③疾病进展快；④抗 RNA 多聚酶Ⅲ抗体阳性；⑤服用大剂量激素或小剂量环孢素；⑥血清肾素水平突然升高。系统性硬化症内脏累及的征象见表 40-16。

（三）实验室检查

1. 硬皮病自身抗体 最常见的三种硬皮病特异性自身抗体包括抗着丝点抗体、抗 Scl-70 抗体（抗拓扑异构酶Ⅰ抗体）和抗 RNA 聚合酶Ⅲ抗体。

(1) 抗着丝点抗体：抗着丝点抗体的靶抗原是染色体着丝点区的蛋白质抗原，见于 40%~80% 的局限性硬皮病或 CREST 综合征，仅见于 2%~5% 的弥漫性硬皮病患者，而其他结缔组织病罕见。

(2) 抗 Scl-70 抗体：与不良预后和硬皮病高病死率相关。ILD 与抗拓扑异构酶抗体密切相关，弥漫皮肤型 SSc 常见，局限皮肤型 SSc 很少见，与皮肤病变程度无关。患者通常在发病最初的几年内已出现弥漫皮肤受累，病变快速发展且发生肾危象的风险高。早期所说的抗 Scl-70 抗体，可以识别参与 DNA 复制和 RNA 转录过程中解螺旋的细胞核酶 -DNA 拓扑异构酶 1。约 20% 的所有 SSc 患者和 40% 的弥漫性 SSc 患者抗拓扑异构酶 1 抗体阳性。该抗体与弥漫性皮肤病变、间质性肺病变和肾脏其他器官受累相关。

(3) 抗 RNA 聚合酶Ⅲ抗体、抗 RNA 多聚酶Ⅰ、Ⅱ、Ⅲ：见于弥漫型 SSc 患者，这些患者发生肾脏和心脏受累较多见。与快速进展性弥漫型皮肤病变和肾受累有关。这些患者皮肤病变广泛，进展迅速，并且有关节、肌腱和肌肉等深部组织纤维化的症状和体征。他们发生硬皮病肾危象的风险(25%~40%)增高。

(4) 其他抗核仁抗体：与特定的临床表型和预后有关。抗 Th/To 抗体和抗 PM/Scl 抗体与局限皮肤型 SSc 受累相关，而抗 U3-RNP（纤维蛋白）抗体与弥漫性皮肤病变相关。抗 Th/To 抗体阳性者出现严重 ILD 和 PAH 的风险增加。抗 U3-RNP 抗体、抗 PM/Scl 抗体阳性者更易发生内脏受累，包括 ILD、PAH 和肾危象。

抗 PM/Scl 抗体、抗 Ku 抗体和抗 U1-RNP 抗体主要见于重叠综合征者。抗 PM/Scl 抗体阳性患者易出现炎症性肌病引起的肌无力和间质性肺疾病。抗 Ku 抗体阳性与肌肉和关节受累密切相关。抗 U1-RNP 抗体见于 5%~10% 的 SSc 患者和 95%~100% 的 MCTD 重叠综合征患者。

抗 SS-A（Ro）和 / 或抗 SS-B（La）抗体见于 SSc 和干燥综合征（Sjögren syndrome，SS）重叠者。

特异性抗体：40% 抗 Scl-70 抗体阳性，其为弥漫性 SSc 的标记性抗体，60%~80% 抗着丝点抗体阳性，为肢端 SSc 和 CREST 的标记性抗体。

(5) 血清学分类：血清学分类可以扩充先前描述的临床分类。例如 95% 的抗着丝点抗体阳性的患者为 lcSSc，发生肺动脉高压的风险增加。具有抗拓扑异构酶Ⅰ(即抗 Scl-70 抗体）或抗 RNA 聚合酶Ⅲ抗体的个体更可能患 dsSSc。此外，具有抗 RNA 聚合酶Ⅲ抗体的患者发生肾危象的风险增加，具有抗 Scl-70 抗体的患者发生间质性肺病的频率更高。

系统性硬皮病自身抗体和相关表型见表 40-17。

表 40-16 系统性硬化症内脏累及的征象

部位	发生率 / 疾病	轻度	严重
食管	90% 反酸（胃灼热）、反流性食管炎	对硬的食物表现吞咽困难，而吞钡检查正常	狭窄、Barrett 食管，对硬的和软的食物均表现吞咽困难，且体重减轻大于 10%。吞钡试验异常，表现为食管下 2/3 扩张
肺	间质性肺疾病、肺动脉高压	无症状，预期维持生命的容量大于 70%，预期 CO_2 的扩散容量在 50%~75%。PO_2>60mmHg	呼吸困难：预期有效容量小于 50%，或者预期 CO_2 扩散容量 <33%。PO_2<60 mmHg
心脏	10%~50% 心内膜、心肌和心包单独受累或并存。心包积液、房性和 / 或室性心律失常、心力衰竭。心脏硬化传导改变，心律失常，出现心包炎、高血压和视网膜病	非特异性 ST 改变	T 波改变；心绞痛，心电图出现明确的心肌缺血改变。多元门控采集系统扫描提示心肌运动功能减退和心脏射血分数 <30%
关节	关节疼痛、肿胀和炎症、多关节炎、关节强硬、挛缩变形	轻度肌电图或者肌酸肌酶异常	临床上或生化上有明确的肌炎改变，通过肌电图或肌肉活检观察得出。
肾脏硬皮病肾危象发生率为 5%~10%		轻度高血压或者血清肌酸是正常的 15 倍，或者肌酸清除率 <80%，或者 24 小时尿蛋白 <500mg	顽固性高血压，或者血清肌酶是正常的 4 倍。或者肌酸清除率 <20% 或者 24 小时尿蛋白 <3mg

表 40-17 系统性硬化症的自身抗体及相关表型

靶抗原	SSc 亚型	临床型	发生率 /%
拓扑异构酶Ⅰ(Scl-70)	弥漫皮肤型 SSc	肌腱摩擦音,早期肺间质病变,心脏受累,硬皮病肾危险	40
着丝点蛋白	局限皮肤型 SSc	手指缺血性溃疡,皮肤钙质沉积,独立的肺动脉高压,重叠综合征,肾危象少见	60~80
RNA 聚合酶Ⅲ	弥漫皮肤型 SSc	快速进展的皮肤受累,肌腱摩擦音,关节挛缩,胃窦血管扩张,肾危象,伴发肿瘤	5~40
U3-RNP(纤维蛋白)	弥漫皮肤型 SSc	肺动脉高压,肺间质病变,硬皮病肾危象,肌炎	5
Th/To	局限皮肤型 SSc	肺间质病变,肺动脉高压	
PM/Scl	局限皮肤型 SSc	皮肤钙质沉着,肺间质病变,重叠肌炎	25
Ku	重叠综合征	SLE,肌炎	
Ul-RNP	MCTD	肺动脉高压,关节炎,肌炎	5

甲皱襞毛细血管显微检查(图 40-19):检查各种结缔组织病近端甲皱襞毛细血管扩张的特征。硬皮病及皮肌炎患者可出现同一毛细血管扩张类型。正常人毛细血管呈细小规则的袢状。硬皮病及皮肌炎患者可见毛细血管袢增大、变形、扩张,许多袢环消失。而狼疮患者则可见毛细血管袢弯曲,但血管袢几乎无扩张。

2. 硬皮病组织病理 系统性和局限性硬皮病有类似的组织学改变,表皮正常或萎缩,真皮胶原束透明样变性,相邻胶原束间隙消失,在晚期皮损中较明显。真皮或皮下脂肪层血管周围分布着稀疏的淋巴细胞,有时可见浆细胞,在早期硬斑病中比系统性硬化症中更明显。附属器减少;毛囊皮脂单位缺失,小汗腺及导管受周围胶原的挤压。

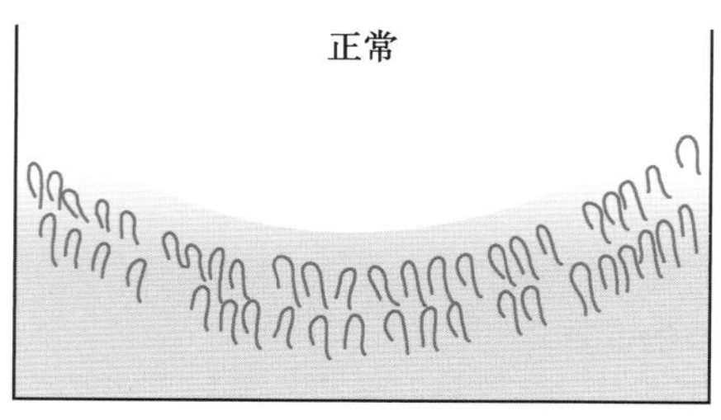

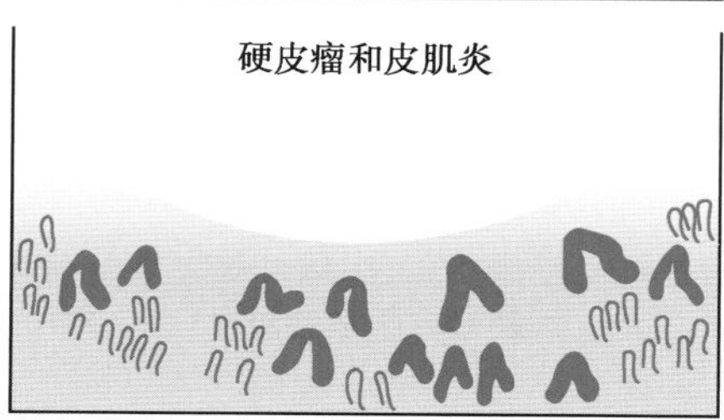

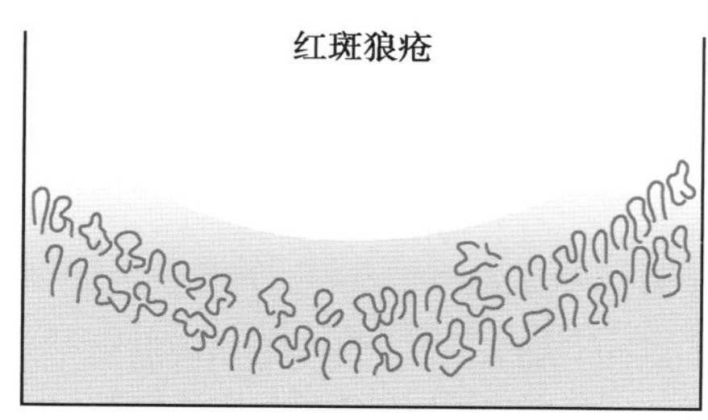

图 40-19 甲皱襞毛细血管显微技术

正常人毛细血管呈小规则的袢状。硬皮病及皮肌炎患者可见毛细血管袢增大、变形、扩张,许多袢环消失。而狼疮患者则可见毛细血管袢弯曲,但血管袢几乎无扩张。

(1) 血管病理学:其他血管病包括皮肤毛细血管扩张、甲皱襞毛细血管改变(毛细血管扩张、出血及无血管区)、PAH、指末端凹陷、胃窦血管扩张及 SSc 肾危象。最具特征性的组织病理学发现是:小动脉和中等动脉的内膜轻度增殖。血管基底膜增厚并互相叠加。疾病晚期,纤维蛋白广泛沉积和血管周围纤维化导致管腔进行性闭塞,小血管明显减少。许多血管床中广泛出现的小动脉和中等动脉的增殖性 / 闭塞性血管病是所有 SSc 类型的病理学标志。

(2) 皮肤:皮肤逐渐萎缩,表皮变薄,网钉消失。可伴随真皮层的显著增厚,皮肤毛囊、汗腺和其他皮肤附属器消失。胶原纤维最显著聚集在真皮网状层(深层),并逐渐侵犯下方含脂肪细胞的脂肪层。SSc 早期的皮肤活检显示,皮肤深部血管周围有 T 淋巴细胞和单核细胞浸润。纤维化的真皮大部分无细胞成分,内含致密的透明胶原束、纤连蛋白和其他结构性基质蛋白的聚积物。

(四) 诊断

美国风湿病学会 / 欧洲抗风湿病联盟分类标准见表 40-18。

(五) 鉴别诊断

1. 系统性硬化症 应与皮肌炎、成人硬肿病、嗜酸性筋膜炎、硬化性萎缩性苔藓、移植物抗宿主病、重叠综合征等鉴别。

2. 局限性硬皮病 应与慢性萎缩性肢端皮炎、系统性硬化症、硬化性萎缩苔藓、偏侧萎缩鉴别。

3. 假性硬皮病有时难以与 SSc 区分(表 40-10) 糖尿病指 / 趾硬化症、复合性局部疼痛综合征 / 反射性交感神经营养不良、慢性宿主移植病、淀粉样变病、乙烯基氯化物接触性皮肤硬化、迟发性皮肤卟啉病、颤动综合征、博来霉素毒性反应、POEMS 综合征(多发神经病、器官增大、内分泌病、单克隆抑

表 40-18　系统性硬化症诊断标准（ACR/EULAR，2013）

主项目	分项目	得分
双侧手指皮肤增厚并延伸至掌指关节近端（充分标准）	—	9
手指皮肤增厚（只计最高分）	手指肿胀	2
	指端硬化（距离掌指关节较远，但接近近端指间关节）	4
指尖损伤（只计最高分）	指尖溃疡	2
	指尖凹陷性瘢痕	3
毛细血管扩张	—	2
异常甲皱襞毛细血管	—	2
肺动脉高压和/间质性肺疾病（最高为 2 分）	肺动脉高压	2
	间质性肺疾病	2
雷诺现象	—	3
SSc-相关自身抗体（抗着丝点抗体、抗拓扑异构酶Ⅰ[抗Scl-70]，抗RNA聚合酶Ⅲ）（最高为 3 分）	抗着丝点 抗拓扑异构酶Ⅰ 抗RNA聚合酶Ⅲ抗体	3

注：将每一主项目和主项目对应分项目的最高分相加（如指尖损伤中同时出现指尖溃疡和指尖凹陷性瘢痕时，只计 3 分），当总分≥9 时可确诊为 SSc。

制和硬皮病样皮肤改变）。

（六）治疗　（表 40-19）

在结缔组织病中，SSc 是对治疗反应较差的病种，一些治疗如血管扩张剂、免疫抑制剂、抗纤维化剂，仅能缓解病情。糖皮质激素疗效不明显，不能阻止本病的发展。在对照性、前瞻性研究中，没有一种治疗能够抑制或逆转 SSc 的病程。治疗针对其发病有 3 个基本过程：纤维化、炎症和血管功能障碍。阻断和抑制抗体产生和免疫复合物形成，改善和恢复血管功能；降解成纤维细胞增殖及基质积聚；及延缓皮肤、血管、关节、内脏器官的结缔组织纤维化、硬化和萎缩。依据皮肤损害累及范围和病变程度，重要脏器累及的广泛性和严重度给予对症和支持治疗。

早期诊断和早期治疗，对阻止疾病的进展有显著的效果。LeRoy 指出在早期测得小动脉病变，而组织尚未发生纤维化之前，是治疗该病、控制病程与预防内脏受累而取得明显效果的最佳时期。

与 2009 年欧洲抗风湿病联盟（EULAR）的推荐意见比较，2017 年推荐意见新增内容主要包括 SSc 脏器受损的治疗，尤其是血管病变的治疗，具体如下：①使用 5- 磷酸二酯酶抑制剂（PDE-5）治疗 SSc 相关雷诺现象及肢端溃疡；②使用利奥西呱、前列环素类似物及 PDE-5 治疗 SSc 相关肺动脉高压；③使用氟西汀治疗 SSc 相关雷诺现象；④某些快速进展的 SSc 可考虑造血干细胞移植。

表 40-19　EULAR 关于 SSc 治疗的推荐意见更新（2017 年）

器官受累	推荐意见	证据级别	推荐强度	内部评价
雷诺现象	推荐使用二氢吡啶类钙通道拮抗剂，常用口服硝苯地平作为 SSc 雷诺现象的一线治疗，此外也可考虑 5- 磷酸二酯酶抑制剂	1A	A	8.19
	严重雷诺现象应使用静脉伊洛前列素	1A	A	8.29
	口服治疗效果不佳者应使用静脉伊洛前列素			
	可考虑使用氟西汀	3	C	6.06
肢端溃疡	应考虑使用静脉使用伊洛前列素	1B	A	8.39
	应考虑使用 5- 磷酸二酯酶抑制剂	1A	A	8.03
	应考虑使用波生坦以减少新发肢端溃疡，尤其是使用钙通道拮抗剂、5- 磷酸二酯酶抑制剂及静脉伊洛前列素治疗后仍存在多发肢端溃疡者	1B	A	8.19
肺动脉高压	推荐使用内皮素受体拮抗剂、5- 磷酸二酯酶抑制剂；或利奥西呱	1B	B	8.32
	严重肺动脉高压（Ⅱ~Ⅳ级），推荐静脉使用依前列醇	1B	A	8.10
	可考虑使用前列环素类似物	1B	B	
皮肤及肺部病变	推荐使用氨甲蝶呤治疗早期弥漫性皮肤病变	1B	A	7.42
	尽管存在毒性，鉴于 2 个高质量的随机对照试验结果，推荐使用环磷酰胺治疗 SSc-间质性肺病，尤其是进展性间质性肺病	1B	A	7.84
	快速进展 SSc 存在器官衰竭风险的患者应考虑使用造血干细胞移植。鉴于治疗相关不良反应及早期治疗相关的死亡风险，严格筛选患者及医疗团队的经验至关重要	1B	A	8.03
硬皮病肾危象	专家推荐硬皮病肾危象一经诊断，尽快使用血管紧张素酶抑制剂	3	C	8.52
	使用糖皮质激素治疗时密切监测血压及肾功能	3	C	8.10
胃肠道受累	应考虑使用质子泵抑制剂治疗胃食管反流、预防食管溃疡和狭窄	1A	C	8.58
	应考虑使用促动力药治疗症状性胃肠动力减低（消化不良、胃食管反流病、早饱、腹胀、假性梗阻等）	3	C	7.97
	间断或者定期使用抗生素治疗有症状的小肠细菌过度生长	3	D	8.10

硬皮病的循证治疗(表40-20):

表40-20 硬皮病的循证治疗

系统性硬化症	
一线治疗	硝苯地平(A)、血管紧张素转换酶抑制剂(B)、伊洛前列素(A)
二线治疗	秋水仙碱(素)(C)、氨甲蝶呤(A)、泼尼松(B)、氯沙坦(B)、UVA(F)
三线治疗	体外光化学治疗(B)、环孢素(C)、环磷酰胺(B)、吗替麦考酚酯(C)、硫唑嘌呤(C)、系统糖皮质激素(C)、局部外用硝酸甘油(C)、沙利度胺(D)、依那普利(D)、外科手术修复(D)

1. 纤维化治疗

(1) D-青霉胺:D-青霉胺是一种螯合剂,可阻断胶原交联从而有潜在的抗纤维化作用。用于内脏受累较轻的早期弥漫性硬皮病患者,阻止胶原的合成,并减少内脏受累的发生率。目前对其疗效存在质疑,曾有临床试验比较不同剂量的青霉胺(大剂量750~1 000mg/d和小剂量62.5mg/d)治疗弥漫型SSc患者(n=134)的疗效,结果显示两组疗效无差别(并且小剂量治疗组副反应更少),而且D-青霉胺的副作用限制了其治疗作用,有一项随机对照试验显示D-青霉胺对SSc患者治疗无效。

(2) 伊马替尼、达沙替尼和尼洛替尼是抑制ABL激酶的酪氨酸激酶活性和血小板源性生长因子(PDGF)受体的小分子化合物,可以干扰硬皮病促纤维化的重要通路。

(3) 卤夫酮,一种植物源性生物碱,通过抑制TGF-β和T细胞活化而具有抗纤维化作用,其在动物模型中可以减少胶原的产生。

(4) 罗格列酮是一种过氧化物酶体增殖活化受体γ(PPARγ)激动剂,已被证明在博来霉素诱导的硬皮病小鼠模型中可以抑制成纤维细胞产生胶原和减轻纤维化。

(5) 松弛素:是一种生长因子,可刺激胶原酶活性,能够降低皮肤硬度积分,但大规模的三期临床试验结果显示无效。曲尼司特具有抗纤维化作用,100mg,每天3次。积雪苷为中药提取物,可抑制纤维化,每片6~10mg,每次3~4片,每天3次。积雪苷注射剂,每支2ml,含积雪苷20mg,肌内注射,每周2~3次,每次1支,疗程30天。系统性硬化症的抗纤维化循证治疗参考见表40-21。

表40-21 系统性硬化症的抗纤维化循证治疗参考

药物	临床实验数据	证据强度	参考文献
D-青霉胺	无明显效果	B	CLEMENTS et al. 1999
松弛肽	认为该药物无效	B	SEIBOLD et al. 2000
γ干扰素	有轻微的改善	B	GRASSEGGER et al. 1998
抗TGF-β策略	初步研究无效	B	DENTON et al. 2007

2. 糖皮质激素 疾病早期系统使用糖皮质激素在一段时间内可能有效。对与重叠的肌炎和间质性肺疾患炎症期的治疗有效,短期小剂量糖皮质激素(泼尼松30mg/d)可缓解水肿期的关节痛与肌痛。

3. 免疫抑制剂 环磷酰胺疗效优于D-青霉胺,可以改善皮肤指数,最大程度地改善张口困难,增加弯曲指数、用力肺活量(FVC)和一氧化碳弥散能力(DLCO)。环磷酰胺用于肺损害的治疗,对于肺功能测试仅有轻微改善,但对于皮肤与残疾有明显的改善。环孢素A和他克莫司有助于软化皮肤。氨甲蝶呤可能对弥漫性硬皮病的皮肤厚度有一定疗效(表40-22)。有报道严重病例用硫唑嘌呤治疗有效。

吗替麦考酚酯,对超过100例系统性硬化症患者进行回顾性队列研究提示有效。对体外光分离置换法的疗效,有不同的报道。在开放性研究中,16例患者中有6例病情改善。PUVA治疗和UVA1对SSc治疗可能有一定作用。

4. 扩张及保护血管等

(1) 秋水仙碱:0.5~1.5mg/d,连服2~3个月,对动脉痉挛和皮肤硬化有效。

(2) 血管活性药物:扩张血管,改善微循环。①硝苯地平10~20mg,3次/d,或地巴唑10mg,3次/d,或妥拉苏林25mg,3次/d,或司坦唑醇10mg/d,维生素E 0.8~1.2g/d。②前列腺环

表40-22 系统性硬化症免疫调节治疗

药物	临床试验数据	证据强度	参考文献
环孢素	皮肤评分有改善	C	CLEMENTS et al. 1993
氨甲蝶呤	皮肤评分有明显改善	B	VAN DAN HOOGEN et al.1996, POPE et al.2001
环磷酰胺	肺功能测试仅有轻微改善,皮肤与残疾有明显的改善	C	TASHKIN et al. 2006
免疫消除/干细胞移植	正在进行	(-)	TYNDALL et al. 1997, FURST et al.1997
体外光分离置换法	病情改善	C	KRASAGAKIS et al.1998
抗胸腺细胞球蛋白	皮肤评分有改善	C	STRATTON et al. 2001
吗替麦考酚酯	有效	B	NIHTYANOVA et al. 2007

素类药物如吸入性伊洛前列素，每天吸入 6~9 次，每次剂量至少 5~20mg，可降低肺动脉压。③低分子右旋糖酐 500ml 加入丹参注射液 16~20ml（每毫升原生药 2 支），静脉滴注，1 次 /d，10 天为 1 个疗程。

(3) 雷诺现象的治疗（表 40-23）：一线治疗为行为疗法，注意保暖、戒烟。二线治疗首选血管扩张剂、钙通道阻滞剂，如硝苯地平，每日 3 次，每次 10~20mg。血管紧张素Ⅱ受体拮抗剂，如洛沙坦，也可联合上述两种药物；硫氮酮 30mg，每日 3 次。1%~2% 硝酸甘油贴剂局部应用可扩张手指血管，但有学者认为其可造成低灌注血管血液分流，加重原发病变。三线治疗，静脉滴注伊洛前列素用于治疗雷诺现象有效，并能治愈指端溃疡。低剂量口服伊洛前列素无效，高剂量口服由于副作用的问题限制了应用。

表 40-23 系统性硬化症的雷诺现象及指端缺血的循证治疗参考

项目	内容	证据强度	参考文献
钙离子通道阻滞剂（硝苯地平）	雷诺现象有效	C	KAHAN et al. 1985
ACEI（血管紧张素转化酶抑制剂）	对雷诺现象和肾危象有效	C	CHALLENOR. 1994
血管紧张素Ⅱ受体阻滞剂	该类药物效果优于硝苯地平	D	DZIADIO et al. 1999
抗氧化剂（普罗布考）	治疗雷诺现象有效	E	DENTON et al. 1999，HERRICK et al. 2000
前列环素类药物	伊洛前列素静脉滴注有效，低剂量无效	E	WIGLEY et al. 1994
抗凝剂（肝素）	有效	D	DENTON et al.2000
5- 羟色胺重摄取抑制剂	疗效优于硝苯地平	D	COLEIRO et al. 2001

5. 皮肤钙质沉着　试用钙通道阻滞剂，低剂量华法林(不延长凝血酶原时间）降低钙沉积的炎症反应。钙沉积可外科切除。

6. 反流性食管炎　减少卧位及夜间反流可将床头抬高 15~20cm，抗酸药以保护食管的黏膜，可用雷尼替丁，胃反流性食管炎严重者可用 H^+ 泵抑制剂，奥美拉唑 20~80mg/ 次，每日一次，口服。西沙必利 5~10mg/ 次。

7. 中医中药　辨证施治。以活血化瘀为主，改善微循环及结缔组织代谢。

(七) 病程与预后

弥漫性硬皮病的预后已有改善，5 年存活率已从 60%~70% 提高到 80% 以上，10 年存活率也由 40%~50% 增至 60%。系统性硬化症大多为慢性进行性疾患，男性和老年患者预后较差，通常临床进程缓解与加剧交替进行，典型的呈无间歇性缓慢进展。有肺动脉高压存在，弥漫型皮肤病，有肌腱摩擦音和抗拓扑异构酶者预后差。

局限性硬皮病对患者生命无影响，常在 3~5 年内自行缓解，每隔几年会复发，某些病例可持续 10 年，且每隔几年会复发。

四、硬斑病

硬斑病（morphea）又称局限性硬皮病（localized sclerodema，LSC），是以真皮增厚或硬化伴皮下脂肪缺失为特征表现的一组疾病，通常不出现系统症状和 Raynaud 现象，病变通常是自限性的，预后良好。局限性硬皮病与系统性硬化症的确切关系还不明确。由于它们的临床和发病机制重叠交错，一些作者认为二者代表结缔组织损伤性病谱的两个极端，事实上，患者很少同时出现硬斑病和系统性硬化症（前者通常先于后者）或者这两种病变是由不同发病机制引起的组织损伤的共同表现。

(一) 病因和发病机制

1. 局限性硬皮病机制　以局部皮肤及皮下组织具有纤维化为特征。发病机制可能涉及小血管的损伤，自身免疫和纤维化，T 细胞的活化以及结缔组织生成增加等多个过程。T 细胞活化释放各种细胞因子，趋化因子，主要包括肿瘤坏死因子 α、转化生长因子 β、可溶性白细胞介素受体 2 和可溶性白细胞介素受体 6 与趋化因子配体 5 等。血管内皮细胞的损伤也可介导纤维化相关的细胞因子释放。这些细胞因子及趋化因子可导致纤维增生以及细胞外基质的沉淀增加。

2. 局限性硬皮病（LSC）与 SSc 发病机制区别与联系　血管内皮细胞损害相同，LSC 和 SSc 的临床表现有很大区别，但从 LSC 发展为 SSc 的病例很少见。SSc 患者最初的病理改变是血管内皮细胞功能失调，导致小血管损害以及一些黏附分子，细胞抗原的释放，引起炎症和自身免疫反应，血管内皮细胞损害的过程在 LSC 和 SSc 患者中均会发生。LSC 和 SSc 患者在血管内皮细胞损害这一阶段的发病机制基本相同。

3. LSC 与 SSc 的异同　先天性和获得性免疫系统的激活非常重要。Th 细胞比例失调在组织纤维化过程中起重要作用。来自 LSC 以及 SSc 的患者血清均高表达 Th2 细胞表面特异性抗原 CD30。然而，LSC 与 SSc 患者体内的抗体却有所不同。SSc 患者体内的抗体主要包括抗着丝点抗体，抗 Scl-70 抗体，抗 RNA 聚合酶抗体，在 LSC 患者血清中均未被发现。这些抗体与 SSc 患者并发肿瘤也有一定相关性。在 LSC 患者中发现了不一样的抗体，包括抗核抗体，抗单链 DNA 抗体，以及抗组蛋白抗体。这些抗体在 SSc 患者血清中含量则相对较低。

局限性硬皮病患者抗核抗体多针对组蛋白、染色质或核小体，提示潜在的自身免疫。

(二) 临床表现

1. 局限性硬皮病　一般特征　樊雪等报道局限性硬皮病 522 例临床表现：平均发病年龄 19.6 岁，平均病程 5.6 年，男：女为 1.0：2.1。临床亚型中，斑块状硬斑病（44.4%）最常见，其次为线状硬斑病（32.6%）、深部硬斑病（17.0%）、泛发性硬斑病（6.1%）、致残性硬斑病（4.0%）、点滴状硬斑病（2.3%）、瘢痕性硬斑病(0.6%)、大疱性硬斑病(0.2%)。7.3% 表现为混合型(图 40-20,图 40-21)。

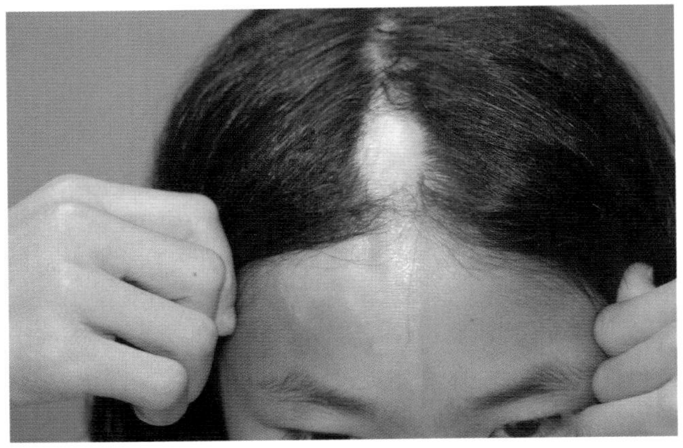

图 40-20 局限性硬皮病(新疆维吾尔自治区人民医院 普雄明惠赠)

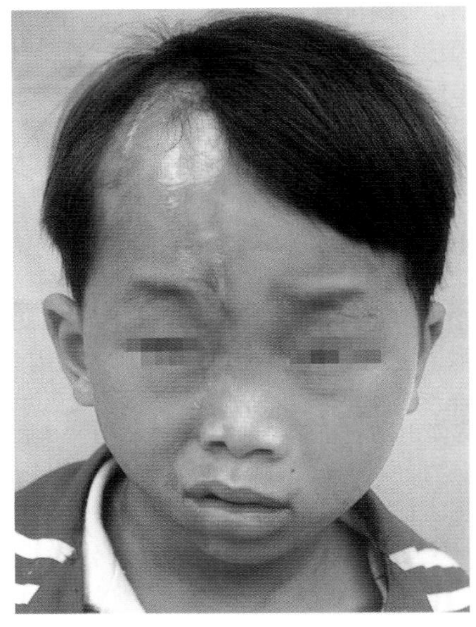

图 40-21 局限性硬皮病

组织病理方面,深部硬斑病、部分线状硬斑病、部分泛发型硬斑病和致残性硬斑病累及筋膜,其他亚型间皮损组织病理上无明显差别。

(1) 点滴状硬斑病:为多发性白色细小斑疹,非硬结性,皮损可融合成斑块。绿豆至黄豆大硬性丘疹,表面光滑、发亮,象牙白色,久可发生萎缩。

(2) 斑块状硬斑病:呈圆形或卵圆形,直径 1~30cm 不等,可相互融合成不规则形。呈蜡样或象牙色。

(3) 线(带)状硬斑病:可沿 Blaschko 线分布,本病常于 10 岁以内发病。上、下肢若同时受累,皮损多位于同一侧,特征为带状硬化,皮肤色素沉着或减退。发生于面部的一侧。表现为刀砍状皮损,舌偏侧萎缩,某些病例可合并偏面萎缩。患处皮下脂肪萎缩,并累及肌肉、骨骼,故可引起功能障碍。面部受累可表现为刀砍状硬斑病(coup de sabre),继而导致面部变形,下肢受累时可引起肌肉萎缩及骨长度不一致。

(4) 泛发性硬斑病:硬斑病偶可泛发,并具有分解代谢性疾患的症状,如疲乏、体重减轻等。泛发性硬斑病较罕见,其损害主要累及皮下脂肪层,真皮深层变化也较明显,偶尔还可累及筋膜。部分患者还可有系统性硬化症的表现,如间质性肺疾患、食管蠕动异常、关节症状及血清抗核抗体阳性等。点滴状硬斑病可与斑块样硬斑病等各型同时发生,头皮有斑块状瘢痕脱发,泛发性硬斑病的线性皮损可导致甲营养不良。偶可转为系统性硬化症。

(5) 瘢痕性硬斑病:又称结节性硬斑病(nodular scleroderma),由 Addison 于 1854 年报道,皮损为瘢痕样质硬的结节,直径 0.2~0.3cm,常在硬皮病发病 2 个月 ~8 年后发生。结节出现前局部有剧烈痛痒,可能系皮损内真皮血管周围浸润的肥大细胞释放组胺引起,结节可以泛发全身。

(6) 全硬化硬斑病:这种亚型表现为真皮、脂膜、筋膜、肌肉及骨骼内硬化,关节运动受限致残。

(7) 深部硬斑病:本亚型累及深部皮下组织,包括筋膜。临床上表现可能与嗜酸性筋膜炎、嗜酸性肌痛综合征重叠,但糖皮质激素治疗几乎无效。

(8) pasini 和 pierini 皮肤萎缩:1923 年,pasini 描述了一种特殊类型的皮肤萎缩,现认为多属于硬斑病亚型。临床表现为褐灰色、椭圆、圆形或不规则形、光滑的萎缩性损害,限于皮肤表面,有清楚的陡斜边缘。本病发生于年轻人,女性多见,好发于躯干部,直径可达 20cm 或更大,但组织病理示真皮结缔组织变深,胶原束轻度增宽和透明化。

(三) 实验室检查

局限性硬皮病的诊断并不依赖于实验室检查。局限性硬皮病患者中抗核抗体的阳性率为 20%~76%,但抗 dsDNA 抗体、抗 SCL-70 抗体及抗着丝点抗体很少出现阳性。推测 ANA 可能与疾病的严重程度相关。此外,抗 dsDNA 抗体阳性率为 3.4%,而抗 SCL-70 抗体为系统性硬化症的标志性抗体,樊雪、孙秋宁报道 522 例中均为阴性,而 30.69% 的患者抗核抗体阳性。

(四) 组织病理

早期皮损组织病理有密集的慢性炎性细胞浸润,主要在血管和附属器周围。真皮乳头层可均一化,真皮网状层胶原纤维肿胀,强嗜酸性。皮下脂肪受累,脂肪细胞萎缩,随后纤维化,真皮增厚,毛囊和皮脂腺缺如,小汗腺导管被挤压,纤维取代了皮肤脂肪,小汗腺在真皮内位置升高。

晚期皮损,真皮硬化依然明显,但是由于伴发萎缩,真皮层变薄。血管的变化类似于系统性硬化症,小血管壁增厚,可见皮肤钙质沉着。

(五) 诊断与鉴别诊断

硬化的皮损非对称性,无系统损害,如无雷诺现象、无肺及食管变化。需与硬化性苔藓、注射部位硬化、成人硬肿病、丹毒样癌(乳腺癌胸部转移)、放射性硬皮病、类脂质渐进性坏死、卟啉病等鉴别。

(六) 治疗

1. 局限性硬斑病的循证治疗

一线治疗:外用糖皮质激素(E)、皮损内注射糖皮质激素(E)、外用卡泊三醇(C)、外用他克莫司(E)。

二线治疗:PUVA 浴光化治疗(C)、PUVA(B)、UVA-1(B)、UVA(C)。

三线治疗：氨甲蝶呤(C)、氨甲蝶呤＋泼尼松冲击(C)、口服骨化三醇(C)、环孢素(E)、手术整容(E)。

2. 硬斑病的治疗措施　纠正免疫异常及成纤维细胞中胶原酶-1活性降低，阻止其导致的胶原过度聚集。

目前最有前途的治疗是PUVA或UVA1(30~60J/cm^2)光疗，可使60%硬斑病病情改善。

皮损内注射强的松龙2.5mg/ml或去炎松5~10mg/ml，并加入普鲁卡因或利多卡因，或透明质酸酶150U损害内注射。外用皮质类固醇制剂，并局部封包。卡泊三醇外用。理疗、蜡疗、按摩、音频、同位素^{32}P敷贴，口服维生素E，每日200~300mg。亦可试用维生素D_3、苯妥英钠、维A酸、青霉素、灰黄霉素、糖皮质激素(硬斑病炎症阶段有效)。试用UVA-1(340~400nm)光疗。

新近研究，他克莫司软膏、5%咪喹莫特乳膏、卡泊三醇-二丙酸倍他米松外用。可选用氨甲蝶呤与糖皮质激素联合。有报道对快速进展的残毁性硬斑病每周予氨甲蝶呤联合大剂量泼尼松冲击有效。氨甲蝶呤具有抑制皮肤成纤维细胞增生或抗炎作用。亦有用波生坦治疗全硬化硬斑病的报道，波生坦是一种双重内皮素受体拮抗剂，可能是由于其阻断内皮素的血管收缩和促进纤维化作用。

五、嗜酸性筋膜炎

内容提要

- 约50%的患者发病与紧张的体力活动有关；本病累及深部皮下脂肪和筋膜。
- 特征是增厚的皮肤上会出现线形凹陷，称“沟槽征”，皮肤深部筋膜疼痛、触痛性肿胀、硬化和硬皮病样硬结，累及前臂、四肢皮肤和大腿，可有关节痛和滑膜炎。
- 系统表现有食管蠕动功能不良、心包和胸腔积液，可累及肺和肾。
- 糖皮质激素治疗特别有效，为本病诊断的指征，有些患者可以自愈。

嗜酸性筋膜炎(eosinophilic fasciitis，EF)　又称为高丙种球蛋白血症。为病因未明的硬皮病样皮肤病，主要特征是真皮、皮下组织和深部肌肉筋膜的炎症继而硬化，尤其在强体力活动之后。推测可能也是一种免疫性疾患。有认为是硬皮病的一种变异，亦有认为是一独立疾病，对口服泼尼松治疗极敏感。

(一)病因与发病机制

嗜酸性筋膜炎的病因未明，高γ球蛋白血症，偶尔抗核抗体和免疫荧光阳性，说明体液免疫参与发病。虽然嗜酸性筋膜炎可发生在紧张体力活动后，但外伤本身并不一定是致病因素。有人认为是硬斑病(深在性硬斑病)的一个亚型，也有认为其是独立的疾病。有报道发病可能与药物毒性有关，例如抗结核治疗、苯妥英钠、皮下注射肝素和福辛普利、辛伐他汀和阿托伐他汀。本病也可继发于接触三氯乙烯、放疗、皮下注射维生素K_1和透析治疗后。病程早期常见嗜酸性粒细胞明显增多，随后逐渐下降。嗜酸性粒细胞可通过释放活性氧产物及其胞内颗粒内容物而导致局部组织损伤。

(二)临床表现

本病患者多为男性，约占2/3，任何年龄均可发病，但以30~60岁者居多，无种族差异。起病前常有过度劳累史，如发生于剧烈运动后。

1. 硬皮病样损害　本病最初多表现为急骤发作的肢体对称性潮红、肿胀及触痛，患处可迅速纤维化、变硬、发亮，表面皮肤呈浅凹，呈假蜂窝组织样外观或“橘皮样”外观，多数患者为双上、下肢同时受累，好发部位有前臂、上臂、大腿及小腿(图40-22~图40-24)。手、足则极少受累，但面部和躯干有时亦可受累。硬化的皮肤处静脉或肌腱部有条沟状凹陷，称“河床征”。

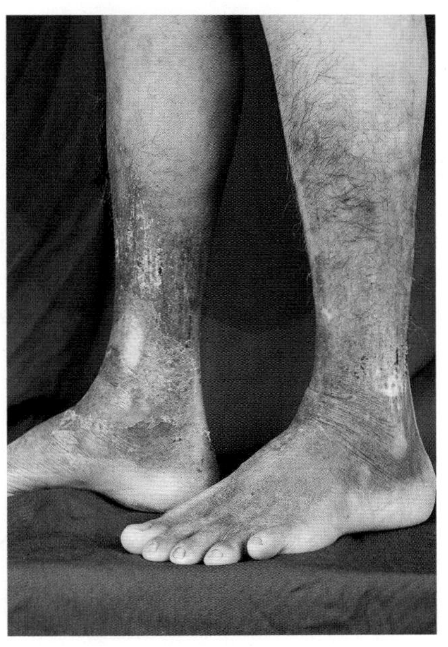

图40-22　嗜酸性筋膜炎

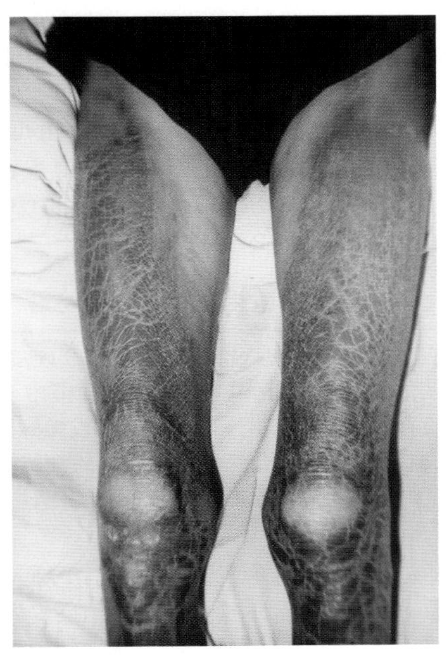

图40-23　嗜酸性筋膜炎(复旦大学附属华山医院　王侠生　方丽惠赠)

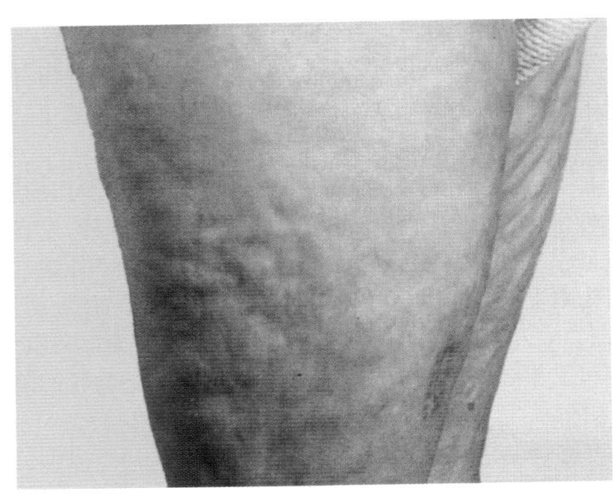

图 40-24 嗜酸性筋膜炎

2. 皮肤外受累 病程早期出现腕管综合征，晚期出现屈曲挛缩。20%~30% 病例还可有指部感觉异常，其表现与腕管综合征相似。75% 病例有不同程度的关节屈曲挛缩，这可能与关节周围组织受累有关，较少见的临床表现有雷诺现象，毛细血管扩张及皮肤钙化。偶可发现心肺异常、吞咽困难及血液学异常（再生障碍性贫血、血小板减少及溶血性贫血），在这些相关的临床表现中，有些可能与自身抗体有关。

（三）实验室检查

90% 以上出现外周血中嗜酸性粒细胞增多，直接计数在 500~2 000/mm^3 之间，约有半数血沉增快。高丙种球蛋白血症约见于 25%~72% 患者。抗核抗体（斑点型和均质型）阳性，类风湿因子阳性，偶尔可见抗 dsDNA 抗体阳性。大多数患者血清肌酶常轻度增加。

组织病理 病理变化主要在深部皮下脂肪和筋膜炎，表现为胶原纤维的炎症细胞浸润、胶原层增厚、真皮和脂肪层或筋膜的硬化、汗腺和毛发消失。最显著的改变发生在浅筋膜，明显得增厚、纤维化和硬化，皮下组织和深部筋膜结缔组织比正常约增厚 20 倍，急性期由于葡萄糖胺聚糖过度沉积，可出现灶状纤维素样坏死和 / 或黏液样变性。筋膜内慢性炎性细胞浸润，呈弥漫性发布，有嗜酸性粒细胞、淋巴细胞、巨噬细胞和浆细胞浸润。组织内嗜酸性粒细胞呈灶状浸润并可很快消失，它的缺失不能排除诊断。直接免疫荧光检查真皮表皮交界处出现 IgM 沉积、深部筋膜和肌束间隔中有 IgG 和 C3 的沉积。

（四）诊断标准（表 40-24）

表 40-24 嗜酸性筋膜炎的诊断标准

①发病前有过度用力病史。②突然发病。③硬皮病样皮肤损害。④无雷诺氏现象、无内脏损害。⑤血液中 EOS 增多。⑥组织学检查示筋膜增厚伴 EOS 浸润，有或无淋巴细胞、浆细胞浸润，在表皮和皮下组织也可有类似的细胞浸润，但表皮真皮之组织学并无显著病理改变。

（五）鉴别诊断

硬皮病 尽管两者有许多相似之处，但硬皮病多累及肢端，嗜酸性筋膜炎极少累及手、足部，毛细血管扩张与雷诺现象并不是嗜酸性筋膜炎的典型特征，此外，硬皮病患者抗核抗体阳性率明显高于嗜酸性筋膜炎。若伴系统受累，则提示硬皮病的可能。最有鉴别诊断价值的是病理活检，在硬皮病患者中，表皮与真皮几乎均可受累。

其他 硬斑病、皮肌炎、混合结缔组织病、嗜酸性粒细胞增多综合征、脂膜炎及硬肿病等。

（六）治疗

糖皮质激素为主。口服泼尼松后疗效显著，常用剂量为泼尼松 40mg/d，疗效 1~3 个月，实验室指标如血沉降低、外周血嗜酸性粒细胞计数正常。雷公藤制剂有很好的疗效。部分患者应用西咪替丁治疗（400mg，每 6~12 小时）有效。环孢素、氨甲蝶呤、硫唑嘌呤、氨苯砜、英夫利西单抗、利妥昔单抗等药物，可获良效。泼尼松治疗效果不佳或无效的患者，可以用羟氯喹 200~400mg/d，单用羟氯喹也有良好疗效。此外，PUVA，体外光化学治疗可使病情改善。

（七）病程与预后

大多数患者经泼尼松治疗后疗效明显，一旦缓解后，泼尼松可使用小剂量维持，2~4 年后停药，也有报道称不需治疗而自然缓解。本病预后较好，一些患者可遗留屈曲挛缩。但若合并再生障碍性贫血等血液学异常，其预后多不良。

第二节 混合结缔组织病

一、混合结缔组织病

内容提要

- MCTD 类似 SLE、硬皮病、多发性肌炎和类风湿关节炎的临床表现，随后部分患者进展更符合 SLE、SSc、PM/DM 或类风湿关节炎。
- 雷诺现象几乎见于所有 MCTD 患者；如无雷诺现象存在，诊断时需慎重。
- 伴有血清中高滴度斑点型抗核抗体（ANA）和抗 U1-RNP 抗体、高丙球蛋白血症。
- 临床特征，手指肿胀呈腊肠样，心脏和肾脏病变较为少见。
- 最初认为 MCTD 预后良好，但经近年观察，并不乐观。

混合结缔组织病（mixed connective tissue disease，MCTD）是一种混有类似 SLE、SSc、多发性肌炎和皮肌炎部分临床表现的结缔组织病。很少同时发生，是在数月或数年序贯出现。血清学检查有高滴度的 U1-RNP（抗核糖核蛋白）阳性。MCTD 由 Sharp 及其同事 1971 年提出，为某些症状的混合而不能确定为其中的某种结缔组织疾病，故称为 MCTD。是否为一种独立疾病，存在较多争议，因为该综合征和 U1-RNP 的血清学表现并非 MCTD 所特有。经过一段时间，一部分患者的表现变得更符合典型的 SLE 或系统性硬化症（硬皮病）。1972 年 Sharp 首次报道并进行命名，其认为本病是一独立性疾病。

（一）病因与发病机制

遗传因素、免疫异常及病毒感染等可能与本病的发病有一定关系。有迹象表明存在针对 U1RNP 的免疫应答。表位测定研究显示 MCTD 患者血清中存在识别独特的 U1-RNP 表位的成分。MCTD 最常与抗 U1-RNP 抗体相关，一般来说，该抗体预示着不易发生肾和中枢神经系统受累。此外，HLA-DR4 和 -DR2 也与 MCTD 相关。

（二）临床表现

MCTD 发病率为 2.7/10 万，患者 80% 为女性，平均发病年龄 37 岁，有家族倾向，具有 HLA-DR_4-DR_2 的人易患。幼年 MCTD 平均发病年龄为 10.7 岁。

1. 早期表现　重叠表现常会序贯发生，SLE、SSc 及 PM 的症状先后出现，常有疲劳、肌肉酸痛、关节痛及雷诺现象，此时并不能确定为上述哪一种结缔组织病。

若患者出现腊肠样手或手部肿胀，并伴高滴度斑点型抗核抗体，高滴度抗 U1-RNP 抗体，就应疑为 MCTD。出现高滴度 U1-RNP 抗体是以后进展为 MCTD 强有力的指征；这也强调了抗 RNP 抗体作为 MCTD 血清学标记的重要性。

MCTD 也可急性发病，表现为 PM、急性关节炎、无菌性脑膜炎、肢端坏疽、急腹症及三叉神经痛等。肾脏损害较轻，且对皮质类固醇治疗反应好。

2. 发热　发热为最显著的症状。发热可以是首发症状。发热与合并有肌炎、无菌性脑膜炎、浆膜炎、淋巴结病或并发感染有关。

3. 关节　几乎在所有的 MCTD 患者中，关节疼痛和僵硬是早期症状之一。MCTD 的关节受累比典型的 SLE 更常见、更严重，60% 的可发展为关节炎。常伴有 RA 常见的畸形如尺侧偏斜、天鹅颈和纽扣花畸形，影像学常无严重侵蚀性特征，多类似 Jaccoud 关节病，也可发生破坏性关节炎，包括残毁性关节炎（图 40-25）。50%~70% 患者类风湿因子阳性，患者

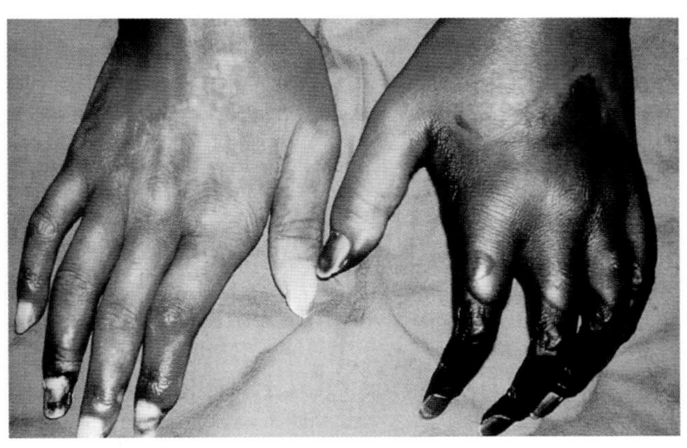

图 40-25　混合性结缔组织病　手部坏疽

可能被诊断为 RA，且符合美国风湿病学会的 RA 诊断标准。

4. 皮肤和黏膜　雷诺现象，坏疽占 85%，疾病早期出现具有水肿性红斑的指（趾）炎，典型者称为“腊肠指”，其特征为指端变细或成梭形手指，手部肿胀紧张而肥厚，见于 75% 的患者（图 40-26）。在一些患者中，经典的 SLE 皮肤改变是突出的症状，特别是蝶形红斑和盘状红斑。黏膜病变可见颊黏膜溃疡、干燥综合征（SS）、口、生殖器溃疡、青斑血管炎和鼻中隔穿孔。皮肤钙质沉着也可见到。硬皮病样和皮肤异色症样损害常出现位于上背和肢体近端、界限相对清楚。

5. 肌肉　肌肉酸痛常见。但多数患者无明显的肌无力、肌电图异常或肌酶改变。MCTD 的炎性肌病与典型的 PM 特发性炎性肌病在临床和组织学上完全一致。儿童 MCTD 患者

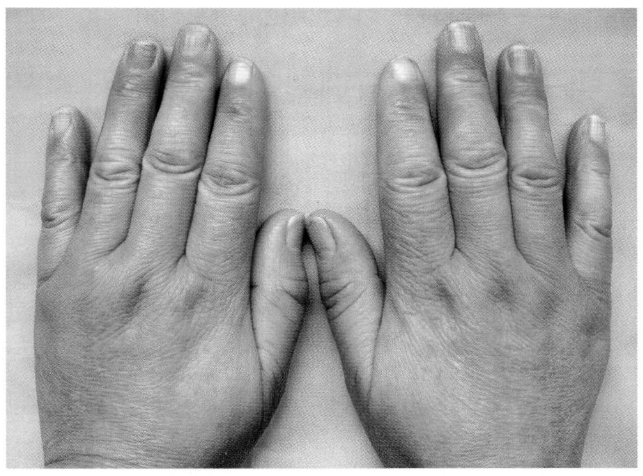

图 40-26　混合性结缔组织病　雷诺现象　苍白期　手指部分变白（复旦大学附属中山医院　李明惠赠）

肾炎，残毁性关节炎，多数患者肌炎往往在疾病活动期急性发作，另一些表现轻度隐匿。中枢神经系统受累，预后较成人差。

6. 心脏　心脏全层均可受累。20% 的患者心电图（ECG）不正常。心包炎、心肌受累，心肌受累是继发于肺动脉高压，确定诊断需要通过右心导管显示休息时平均舒张期肺动脉压 >25mmHg（1mmHg=0.133kPa）。推荐对所有 MCTD 患者定期行超声心电图检查，尤其是对合并 PAH 者。

7. 肺脏　75% 的患者有肺部受累，30%~50% 可发生间质性肺病，未经治疗的间质性肺病 4 年随访中 25% 可发展为严重肺间质纤维化。肺动脉高压是 MCTD 患者最严重的肺病变形式。

8. 肾脏　25% 的患者有肾损害。高滴度的抗 U1-RNP 抗体对弥漫性肾小球肾炎的进展有相对保护作用。患者通常为膜性肾小球肾炎，肾病综合征，肾血管性高血压危象。

9. 消化系统　消化道受累（60%~80%）是与硬皮病重叠的主要表现。症状为上消化道运动障碍、肠蠕动减退、腹膜炎、肠系膜血管炎、结肠穿孔和胰腺炎。

10. 神经系统　最常见的是三叉神经痛、血管性头痛、无菌性脑膜炎、脑出血、癫痫样发作、多发性周围神经病变、脑栓塞。但中枢神经系统受累不是 MCTD 的突出临床表现。

11. 血管　雷诺现象几乎是所有患者的一个早期临床特征。血管造影显示 MCTD 患者中小内膜增生和内膜肥厚，血管闭塞的发生率高。大多数患者的甲皱襞毛细血管显微镜检查与 SSc 患者的表现相同。

12. 血液系统　75% 的患者有贫血。60% 的患者 Coombs 试验阳性，但溶血性贫血并不常见。75% 的患者可有以淋巴细胞系为主的白细胞减少，血小板减少、血栓性血小板减少性紫癜、红细胞发育不全相对少见，低补体血症可见于部分病例。50% 患者 RF 阳性，尤其是同时伴有抗 A2/RA33 抗体存在者，常与严重关节炎相关。抗心磷脂抗体或狼疮抗凝物均有报道。

13. 其他　患者可有干燥综合症、慢性淋巴细胞性甲状腺炎（桥本甲状腺炎）和持久的声音嘶哑。1/3 的患者有发热、全身淋巴结肿大、肝脾肿大。

（三）实验室检查

高丙球蛋白血症，高滴度抗 U1-RNP 抗体（几乎 100%）。

60% 的患者 Coombs 试验阳性。50% 患者 RF 阳性。

（四）诊断及诊断标准

MCTD 是一种包含 SLE、SSc 和 PM/DM 特征的重叠综合征。这些重叠表现很少同时发生，往往经过数年才会出现足够的重叠特征，而确诊为 MCTD。疾病早期与 U1-RNP 抗体相关的最常见的临床表现为手肿胀、关节炎、雷诺现象、炎性肌病和指端硬化。

Kahn 标准：

A. 血清学标准：抗 RNP 滴度≥1∶1 600，斑点型 ANA≥1∶1 200。

B. 临床标准：手指肿胀 / 滑膜炎 / 肌炎 / 雷诺现象。

注：诊断需同时满足血清学标准、雷诺现象以及其他 3 项临床标准中的至少 2 项。

鉴别诊断：应与以下疾病鉴别：重叠综合征、系统性硬化症、皮肌炎、SLE、类风湿关节炎、雷诺病。

（五）治疗

本病的治疗以 SLE、PM/DM、RA 和 SSc 的治疗原则为基础。MCTD 应针对皮肤、关节、内脏各种损害进行治疗，治疗以糖皮质激素为主，并行中西医结合治疗。

1. 雷诺现象 保暖、避免指外伤、禁烟；应用二氢吡啶类钙通道阻滞剂（如硝苯地平），α- 交感神经阻断剂（如哌唑嗪）；顽固病例考虑内皮素受体拮抗剂（如波生坦）。

2. 糖皮质激素 约 2/3 患者给予中小剂量，每天 10~30mg。对关节炎、皮疹、浆膜炎、肌炎、贫血、白细胞减少和肾炎疗效良好，炎性肌病需较大剂量，每天 1~2mg/kg 或更大。约 36% 的病人反应差，如肺间质变、硬皮病样皮肤改变。

3. 非甾体抗炎药 布洛芬、萘普生对轻度关节炎有效。

4. 抗疟药 如氯喹 / 羟氯喹，对皮肤损害、关节炎有效。

5. 免疫抑制剂 环磷酰胺对肾炎有效，可用静脉冲击，合用小剂量皮质类固醇控制肾外症状。亦可选用氨甲蝶呤、硫唑嘌呤、环孢菌素 A、雷公藤多苷。

6. 肺动脉高压 无症状性肺动脉高压试用激素和环磷酰胺，小剂量阿司匹林和血管紧张素转化酶抑制剂；考虑内皮素受体拮抗剂（如波生坦）；有症状性肺动脉高压，静脉前列腺环素、血管紧张素转化酶抑制剂，抗凝剂，内皮素受体拮抗剂（如口服波生坦）；试用非地那非。

（六）病程与预后

MCTD 患者预后相对较好，对糖皮质激素治疗效果极佳。但随着这 20 年认识的发展，现在明确这两个观点需要修正。

目前已明确，携带高滴度 U1-RNP 抗体者较少发生严重肾脏并发症和危及生命的神经系统病变。但进展性肺动脉高压和心脏并发症是 MCTD 患者死亡的主要原因。国内随诊 50 例 MCTD 患者，5 年生存率为 80%，其中 13 例（26.0%）发展为其他结缔组织病，包括 7 例 SLE，6 例 SSc。23 例符合 Sharp 标准的 MCTD 患者中 1 例（4.3%）发展为 SSc，23 例符合 Kasukawa 标准的患者中 7 例（30.4%）发展为其他结缔组织病，27 例符合 Alarcon-Segovia 标准患者中 12 例（44.4%）发展为其他结缔组织病。

二、重叠综合征

重叠综合征（overlap syndrome，OS），指的是同时或先后出现两种或两种以上的能明确诊断的疾病。重叠结缔组织病（overlapping connective tissue disease，OCTD）定义是指同一患者至少在同一或不同时间发生两种结缔组织疾病（CTDs）。CTDs 包括 SLE、类风湿关节炎、SSc、多发性肌炎 / 皮肌炎（PM/DM）和 SS，也可由一种或两种与其他自身免疫病发生重叠，如白塞病、肉芽肿性多血管炎、桥本甲状腺炎、免疫性血小板减少性紫癜、免疫性溶血性贫血、原发性胆汁性肝硬化等发生重叠。

重叠综合征的分类依据检测特定的抗体标记并结合特殊的临床表现，以及无特定血清学标记的临床特征模式，OS 的分类（表 40-25）。

表 40-25 重叠综合征分类

特异性自身抗体谱相关 OS
混合结缔组织病（抗 U1-snRNP）
抗合成酶综合征（抗 tRNA 合成酶）
PM 及 SSc（抗 PM/scl）
SLE 与 SS（抗 la/SSB）
与非特异性自身抗体谱相关的 OS
rhupus 综合征（RA 和 SLE 重叠）
SSc 与 SS
SSc 与 RA
SLE 与 SSc
RA 与 SS
PM 与 SS

抗 U1- snRNP：抗 U1 小核 RNA 抗体。

（一）与特异性自身抗体相关的重叠综合征

1. 抗 t-RNA 合成酶综合征（anti-synthetase syndrome ASS）

ASS 是以 SSc，RA 和肌炎的临床特征和针对氨基酰 -t-RNA 合成酶（aminoacyl tRNA synthetase，ARS）的自身抗体为特征的 OS。

（1）自身抗体：抗 -ARS 抗体是最常见的肌炎特异性抗体。

（2）临床特征：共同的临床特征，包括肌病，间质性肺病，非侵蚀性关节炎，发热和“机械手”，其特征在于皮肤角化过度，主要位于受影响的外侧和手掌部位手指。在 50%~85% 的抗 Jo-1 抗体患者和 90% 的抗 PL-12 自身抗体患者中有间质性肺受累。

60%~90% 的患有抗 Jo-1 阳性 ASS 的患者发展对称性关节炎，其可以满足 RAR 的 2010 年 ACR / EULAR 标准。约 90% 的抗 Jo-1 阳性和 52% 的抗 -PL-12 阳性患者中有肌炎。在患有 ASS 的患者中也可以观察到特定的皮肤损伤，对 Gottron 病变的特征性皮疹。

2. 系统性硬化症和多发性肌炎重叠 同时符合 SSc 和 PM 的诊断，可称为硬化性肌炎，特点是有 SSc 和 PM/DM 的特点。

（1）自身抗体：硬化性肌炎与抗 PM-Scl 抗体有关，是该病的血清学标志，抗 PM-Scl 抗体与 HLA DR 3 密切相关，表明遗传背景的相关性。

（2）临床特征

1）皮肤硬化：常局限于四肢，毛细血管扩张和指端溃疡少见，抗 Ku、抗 PM-1 抗体常阳性。在硬化性肌炎中，弥漫性 SSc 亚型似乎比其他 SSc 更易发病(47.4%),并与指溃疡(42.1%)、胃肠道受累(84.2%)、肺内病变(68.4%)、关节炎(42.1%)有关。

2) 硬化性肌炎:肌肉受累较轻,肌酶轻度增加,肌电图显示轻度的肌源性异常。报道有巩膜炎和雷诺现象。大多患者有 CREST 综合征的表现。若有皮肌炎特征性皮疹,则为 SSc 和 DM 重叠。局限性 SSc 往往同时合并原发性胆汁肝硬化(PBC)。

关节外表现:浆膜炎(15.3%~43%),肾小球肾炎(7.7%~37.5%),皮肤受累(30.7%~71%)和神经学特征(7.7%~14%)的发病率与 SLE 患者报道的发病率相似。

3. 系统性红斑狼疮和干燥综合征

(1) 自身抗体:存在 RF,多克隆高球蛋白血症,抗 Ro/SSA 和抗 La/SSB。抗 La/SSB 抗体被认为是 SLE+SS 重叠综合征的血清标志物。相反,SLE/SS 患者中 SLE 相关特异性抗体较少。

(2) 临床特征:SLE+SS 重叠综合征的患病率为 18%~34%;9.2%~31% 的 SLE 病例符合 SS 标准。提示 SLE/SS 患者具有较轻的 SLE 相关特征,而使 SS 相关特征的优势。SLE/SS 有光敏性或面部红斑、口腔溃疡、关节炎、雷诺现象和精神症状。患肾小球肾炎的风险低于 SLE 患者。

(二) 无特异性自身抗体谱的重叠综合征

1. Rhupus 综合征(RA+SLE)

即在同一患者中出现 SLE 和 RA 的临床症状和体征。有认为 Rhupus 综合征是狼疮性关节炎的侵蚀亚群。

(1) 自身抗体:在 Rhupus 综合征患者中,ACPA(抗瓜氨酸肽抗体)的阳性率在 57%~100%。ACPA 对 RA 高度特异性,但也在其他关节炎与 SLE 中出现。

其他,RF 在 42%~100% 的 Rhupus 综合征患者或伴有糜烂性关节炎的 SLE 患者、10%~33% 的非糜烂性关节炎 SLE 患者中被报道,SLE 相关抗体如 ANA,抗磷脂抗体,抗 dsDNA,抗 Sm 抗体和抗 U1RNP 抗体可检测到。

(2) 临床特征:48.1%~95% 的 SLE 患者有关节炎。常为非侵蚀性多关节炎,软组织肿胀和关节压痛,手、腕和膝盖多见。

关节外表现　浆膜炎(15.3%~43%),肾小球肾炎(7.7%~37.5%),皮肤受累(30.7%~71%)和神经学特征(7.7%~14%)的发病率与 SLE 患者报道的发病率相似。

(三) 类风湿关节炎和系统性硬化症重叠

RA/SSc 是第二常见的系统性硬化症重叠综合征,迄今已报道有 232 例 RA/SSc 重叠综合征。

1. 自身抗体　典型表现抗 Scl70 抗体阳性,60% 的患者 RF 阳性。

高滴度的 ACPA(抗瓜氨酸肽抗体)和 RF 的发现有助于确定 RA/SSc OS 患者。

2. 临床特征　局限性 SSc 占 82.1%,弥漫性 SSc 占 17.9%,77.3% 有肺间质纤维化,100% 有雷诺现象,28% 指溃疡,54.5% 食管动力障碍和 50% 的心脏损害。常有不完全型 CREST 综合征。有相关 RA/SSc 患者中 82% 有侵蚀性关节炎,通常累及指间关节腕关节和尺骨头,60% 有滑膜炎。

(四) 系统性红斑狼疮与系统性硬化症

1. 自身抗体　已报道抗 dsDNA 和抗 Scl70 抗体的高发生率。其他有血清 γ 球蛋白增高,ANA 阳性率高。有意义的是,所有 SLE 患者有低水平的抗 Scl70 抗体反应性,抗体滴度可以帮助区分 SLE 和 SSc。

2. 临床特征　有些初为典型 SLE,以后逐渐出现 SSc;亦可起病时即为 SLE 和 SSc 重叠(图 40-27)。

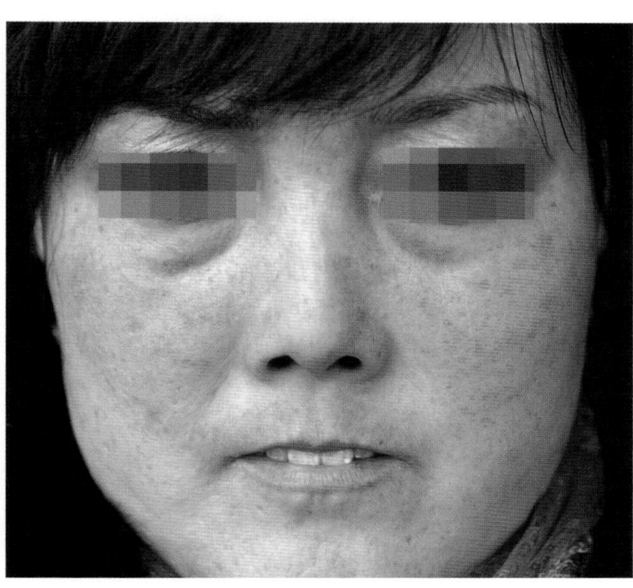

图 40-27　重叠综合征(SLE、SSc)面部蝶形红斑,鼻背瘦削,口唇变薄,面部毛细血管扩张。该患者还有雷诺现象、抗核抗体阳性和抗着丝点抗体阳性,曾有狼疮性肾炎、血白细胞下降与心包积液(复旦大学附属中山医院　李明惠赠)

在 SLE/SSc 患者中观察到多血管炎,雷诺现象多见,胰腺炎,缺血性骨坏死,关节炎,盘状红斑狼疮,皮疹,肺动脉高压和狼疮性肾小球肾炎。Pakozdi 等指出的 SLE/SSc 患者中,局限性的 SSc 和弥漫性 SSc 的患病率分别为 76% 和 24%。

(五) 系统性硬化症和干燥综合征

1. 自身抗体　报道分别有 38.8% 和 22.3% 的抗 Ro/SSA 和抗 La/SSB 抗体。

2. 临床特征　SS 症状常见于 68%~83% 的硬皮病病例中;只有 14% 的 SSc 重叠综合征患者符合 SS 标准。唾液腺的淋巴细胞浸润导致口腔干燥是原发性 SS 的主要特征之一;一半的 SSc 患者有唾液腺纤维化,导致唾液减少,更高死亡率相关。

SSc/SS 中局限和弥散 SSc 的患病率分别为 83.6% 和 16.4%,上消化道受累占 88.2%、肺受累占 70.6%、关节炎占 41.2%,指溃疡占 11.8%,肺动脉高压占 23.6%。

(六) 类风湿关节炎和干燥综合征

1. 自身抗体　抗环瓜氨酸肽抗体(ACPA)可能有助于区分原发性 SS 是否伴发 RA。SS 伴发关节炎者 ACPA 的检出率为 21%,而 SS 不伴发关节炎者 ACPA 的检出率为 0。ACPA 在 RA/SS 中为 71.4%,而在 SS 伴发 RA 者为 6%。

2. 临床特征　30%~90% 的 RA 患者有 SS 症状;另一方面 70% 的 SS 患者报道有关节痛—关节炎。

(七) 多发性肌炎 / 皮肌炎(PM/DM)和干燥综合征

1. 自身抗体　抗 Ro/SSA 抗体被认为是肌炎相关抗体。在 PM/DM 患者中,抗 Ro/SSA 抗体的阳性率介于 8.5% 和 26% 之间;而抗 La/SSB 抗体的阳性率在 1.2% 和 5.4% 之间。PM/DM/SS 中抗 Ro/SSA 抗体的阳性率介于 11.1% 和 100% 之间。

2. 临床特征　本综合征有经病理证实的亚临床肌肉炎

症，Lindvall 等发现 SS 患者中 25% 的病例有肌炎的临床表现，14% 的患者有肌炎的临床和组织学表现。尽管这些表现与 PM/DM 患者中的抗 Ro/SSA 抗体相关。

（八）重叠综合征鉴别诊断

MCTD、SLE、皮肌炎、硬皮病、类风湿关节炎、扁平苔藓。

需考虑到硬皮病样疾病，包括嗜酸性筋膜炎、硬化性黏液水肿、肾纤维化硬肿病。

区别典型的 PM 和 DM 与重叠综合征在判断疾病预后和治疗上有重要意义。典型的 PM 常呈慢性病程。50% 患者对糖皮质激素治疗无效。单纯的 DM 几乎(92%)都是慢性病程，但 87% 的患者对糖皮质激素治疗有效。肌炎重叠综合征（通常伴有硬皮病特征）几乎都对糖皮质激素有应答（约 90%）。重叠综合征可根据自身抗体分亚型：抗合成酶抗体、SRP 和抗核孔蛋白抗体标志对治疗抵抗的肌炎，而抗 U1-RNP、PM-Scl 或 Ku 则标志对糖皮质激素有应答。

（九）重叠综合征的治疗

依照有关重叠病种进行治疗。

（十）病程与预后

重叠综合征的预后与其重叠的类型密切相关，SLE 与 PSS 的 5 年存活率各为 70% 以上，而两者重叠，5 年存活率为 30%，有显著的差别。MCTD 的存活率达 90% 以上。

重叠综合征的预后通常好于典型的 MCTD。根据这一说法，MCTD 的预后要优于典型的 SLE。但是，并非所有 MCTD 患者的预后都好，其进行性肺动脉高压及其心脏并发症可能会导致死亡。

（吴志华　李定　赖惠君　刘双　陈蕾　李莉）

第四十一章

类风湿关节炎及其他

第一节　类风湿关节炎

一、类风湿关节炎

类风湿关节炎(rheumatoid arthritis，RA)是一种环境、遗传、免疫参与的系统性疾病，可累及所有的滑膜关节、骨、肌肉、腱鞘、韧带和跟腱。主要表现是以小关节为主的多关节炎，对称性病变，关节病变可导致畸形。RA 存在异常的全身免疫反应，因此可引起多种关节外表现。

(一) 病因与发病机制

RA 是一种由多种细胞(包括巨噬细胞、T 细胞、B 细胞、成纤维细胞、软骨细胞、中性粒细胞、肥大细胞和树突状细胞)参与发病的复杂疾病。类风湿因子和抗瓜氨酸蛋白抗体等自身抗体与类风湿关节炎相关。其中类风湿因子起重要作用。RF 是一种抗自身变性 IgG Fc 段的抗体，80% 以上的患者 RF 滴度与其病情有平行关系，故 RA 是一种自身免疫性疾病。在滑膜浸润细胞中，T 淋巴细胞增多，并有激活，分泌 IL-1，产生抗体刺激滑膜，出现炎症(图 41-1)、增生和肉芽组织形成，最后导致关节软骨破坏、纤维化、关节腔狭窄和畸形。

许多病原体与 RA 的发病相关，包括病毒、反转录病毒、细菌及支原体。在具有遗传易感性的人群中可能存在特异性受体，反复的炎症应激通过这些受体打破机体的免疫耐受，继而产生自身免疫反应。

基因在 RA 的易感性及严重性中起关键作用。Ⅱ类主要组织相容性基因，尤其是包含 HLA-DR4 高变区特异性 5 氨基酸序列的基因与 RA 发病最为相关。最新发现 PTPN22 和 PADI4 基因多态性与 RA 均相关，表明 RA 发病复杂且涉及多种基因。

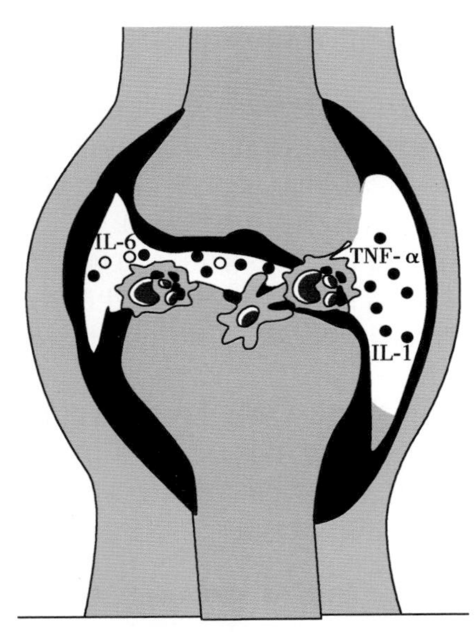

图 41-1　类风湿关节炎示意图

(二) 临床表现

RA 人群发病率为 0.8%，女性为男性的 3 倍；随着年龄的增长患病率增加，40~50 岁为高发年龄。临床个体差异大，从短暂、轻微的少关节炎到急剧、进行性多关节炎及全身性血管炎表现均可出现，常伴有晨僵。

1. 关节表现　可分滑膜炎症状和关节结构破坏的表现，前者经治疗后有一定可逆性，但后者一经出现很难逆转。晨僵：早晨起床后关节及其周围僵硬感，称“晨僵”(morning stiffness)。持续超过 1 小时者意义较大。典型的对称性外周性多关节炎，表现为受累关节的疼痛，压痛及关节肿胀；晨僵多见；常累及小关节，如手指关节、近端指间和跖趾等关节，继而膝、踝、肘、髋和肩等关节受累，可发展为关节变形、畸形（图 41-2），见于较晚期患者，最为常见的关节畸形是腕和肘关节强直、掌指关节的半脱位、手指向尺侧偏斜和呈“天鹅颈”样及“纽扣花样”表现。重症患者关节呈纤维性或骨性强直失去关节功能。

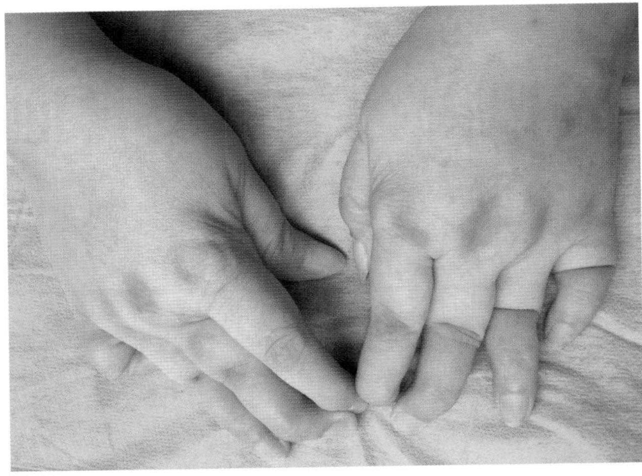

图 41-2　类风湿关节炎关节畸形（东莞市常平人民医院　曾文军惠赠）

RA 最早最常见的受累关节是掌指关节、近端指间关节和腕关节。大关节通常在小关节之后出现症状。

2. 关节外症状

(1) 类风湿丘疹：手、肘和前臂的红斑丘疹，类风湿因子阳性或有严重侵蚀性 RA。结节直径从 3~4mm 至数厘米，可呈紫癜状，Bywater 损害见于指垫的紫癜性丘疹。组织学上表现为白细胞碎裂性血管炎，栅栏状肉芽组织形成。

(2) 类风湿性嗜中性皮炎：有压痛的红斑丘疹和结节，丘疹直径为 3~8mm，结节直径为 1.0cm，可产生溃疡；前臂伸侧、手及手指背侧、大腿外侧见到。组织学为中性粒细胞弥漫性浸润至真皮。

(3) 类风湿结节：是 RA 特征性改变，1/3 以上患者发生。多数出现于手臂的伸侧面，特别是肘部（图 41-3），眼、鼻梁、耳廓、坐骨结节、腹壁、肺、胸膜、脾被膜和腹膜亦可发生；结节位于皮下，数目不等，呈圆形或椭圆形，质坚实，无触痛，直径数毫米至 2cm 或更大，可移动与深部粘连，结节持续数月至数年。

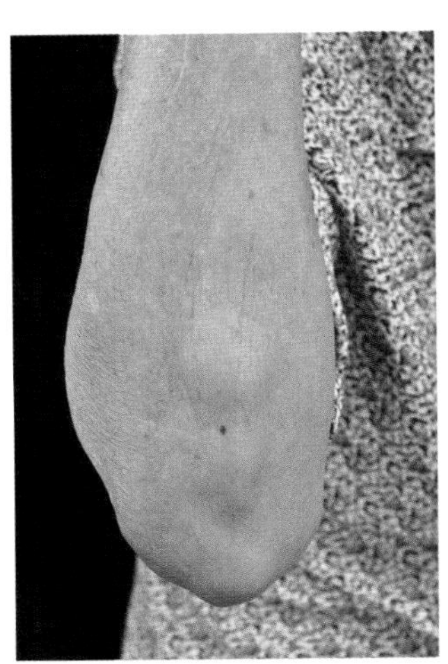
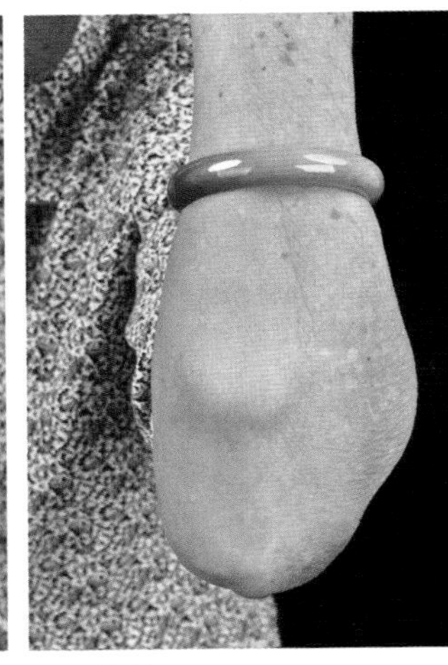

图 41-3　风湿结节

(4) 中性粒细胞性皮肤病：坏疽性脓皮病与 Sweet 综合征，类风湿性嗜中性皮炎。

(5) 类风湿血管炎：常累及小动脉、微静脉和毛细血管。皮下结节、溃疡和网状青斑常与小动静脉受累有关；出血性大疱和紫癜性丘疹常伴微静脉受累（图 41-4）。

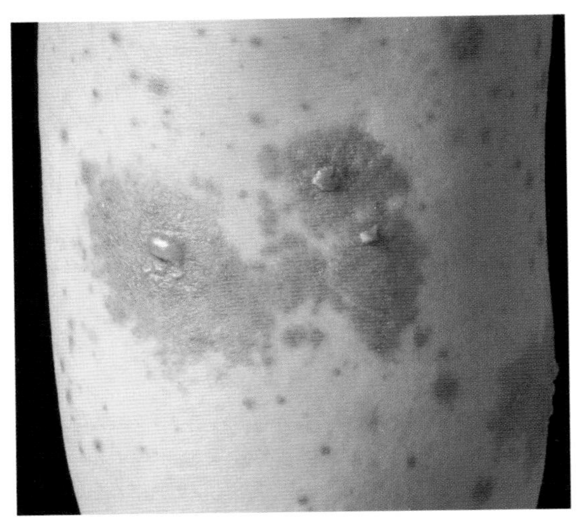

图 41-4　类风湿血管炎（复旦大学附属中山医院　李明惠赠）

(6) 周围神经病变：神经系统表现，继发于颈椎棘突病变的脊髓病、受压、血管炎。肢体麻木、刺痛及烧灼感，以及相应神经支配区域的肌肉无力和萎缩。

(7) 眼病变：结膜炎、巩膜炎、角膜炎、虹膜炎和干燥综合征。

(8) 其他：淋巴水肿、冷球蛋白血症、持久性隆起性红斑和淀粉样变性。

（三）诊断

1987 年美国修订的 RA 诊断标准，具体如下（其中符合 4 项即可诊断 RA）：①晨僵至少 1 小时，≥6 周；②3 个或 3 个以上关节肿胀，≥6 周；③腕、掌指、近端指间关节肿胀，≥6 周；④对称性关节肿胀，≥6 周；⑤类风湿结节；⑥血清类风湿因子阳性，滴度 >1∶32；⑦手 X 线拍片显示骨质疏松及关节腔狭窄。

（四）鉴别诊断

骨关节炎、强直性脊柱炎、痛风、系统性红斑狼疮、银屑病关节炎、感染性关节炎、骨关节炎以及结节病进行鉴别（图 41-5）。

（五）治疗

2015 年美国风湿病学会类风湿关节炎治疗指南，对 RA 患者早期和长病程患者，无论是低疾病活动还是中 / 高疾病活动度者，均明确推荐首选 DMARD（氨甲蝶呤）单药，单药治疗后仍然是中 / 高疾病活动度的患者，推荐给予 DNRD 联合或 TNF 抑制剂或非 TNF 抑制剂（联合或不联合氨甲蝶呤）。主要针对 RA 治疗，可使皮肤损害得以改善。常选用阿司匹林或 $NSAID_S$，糖皮质激素和其他免疫抑制剂，如氨甲蝶呤、硫唑嘌呤、来氟米特、环孢素 A 和环磷酰胺，手术外科矫形。类风湿性嗜中性皮病可以用口服皮质激素或抗中性粒细胞药物如氨苯砜或秋水仙碱治疗。类风湿性血管炎应用甲泼尼龙、硫唑嘌呤，抗 TNF 制剂对相关坏疽性脓皮病的治疗，全身应用皮质激素和环孢素，也可用抗 TNF 制剂、如英夫利昔单抗、

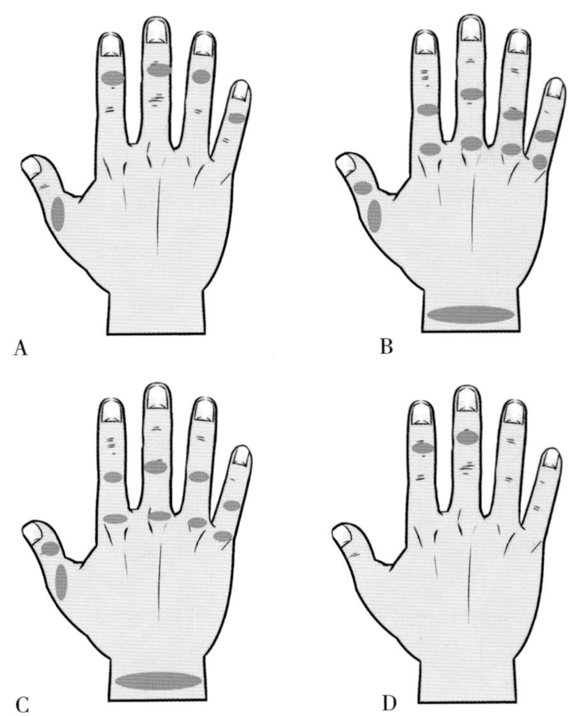

图 41-5　鉴别诊断
A. 骨关节炎；B. 风湿性关节炎；C. 系统性红斑狼疮；D. 痛风。

依那西普，抗 CD20 单抗，如利妥昔单抗。白芍总苷及雷公藤对缓解关节肿痛、晨僵均有较好的作用。

二、Felty 综合征

Felty 综合征又名类风湿关节炎伴脾大及白细胞减少，为血清学阳性的 RA 亚型，1924 年 Felty 报告。95%Felty 综合征患者有 HLA-DRw4，而 RA 患者中仅有 69%，说明 HLA-Ⅱ类基因在该病的发生中起一定作用。粒细胞减少在本病发病中有重要作用。

（一）临床表现

类风湿关节炎常为首发症状，其关节外症状较普通 RA 多，其中关节外病变的发生率(表 41-1)，而 Campion(1990)报道，发热、肝大、肺纤维化及血管炎分别占 22%、21%、27% 及 28%。

表 41-1　Felty 综合征的常见关节外病变

临床表现	出现频率	临床表现	出现频率
类风湿结节	76%	体重减轻	68%
干燥综合征	56%	淋巴结肿大	34%
腿部溃疡	25%	胸膜炎	19%
皮肤色素沉着	17%	神经病	17%
巩膜炎	8%		

皮肤表现有：口腔炎、疼痛性口腔溃疡、皮肤感染(感染的严重程度主要取决于粒细胞减少的程度)及四肢伸侧棕色色素沉着(特别是颈前区)，后者可能由毛细血管脆性增加导致红细胞外渗引起。由血管炎引起的腿部溃疡，会很顽固，且易多发。

（二）诊断及鉴别诊断

在类风湿关节炎诊断明确的基础上，有脾肿大、粒细胞 $<1\times10^9$/L 和/或血小板 $<10\times10^9$/L，并排除其他疾病。

鉴别诊断上应注意与药物反应、骨髓增殖异常疾病、淋巴瘤、肝硬化、肉瘤样变和结核相鉴别。

（三）治疗

①脾切除：可减少因严重和反复感染引起的死亡，也可使下肢溃疡愈合。②锂盐：可刺激白细胞生长，但其长远效果尚不肯定。③其他：如糖皮质激素、雄激素、D-青霉胺、金盐、环磷酰胺、硫唑嘌呤、环孢菌素及血浆置换法都已应用于临床。金盐较其他制剂效果好，氨甲蝶呤也是一种有效的药物。

三、幼年特发性关节炎

(juvenile idiopathic arthritis，JIA)是一组特质性疾病，包含多种亚型，如单关节炎、多关节炎。本病临床表现差异很大，可分为不同类型，故有许多不同命名，如 Still 病，幼年慢性关节炎(juvenile chronic arthritis，JCA)，幼年关节炎(juvenile arthritis，JA)等。根据国际风湿病联盟的分类，JIA 的共同临床特征是 16 岁以前起病，持续 6 周或 6 周以上的单关节炎或多关节炎。

（一）分类

幼年特发性关节炎分类与美国和欧洲分类的比较(表 41-2)。

表 41-2　幼年特发性关节炎分类与美国和欧洲分类的比较

美国风湿病学会	欧洲风湿病联盟	国际风湿病联盟
幼年类风湿关节炎	幼年慢性关节炎	幼年特发性关节炎
全身型	全身型	全身型
多关节炎型	多关节炎型幼年慢性关节炎	多关节炎型(RF 阴性)
少关节炎型	幼年类风湿关节炎少关节炎型	多关节炎型(RF 阳性) 少关节炎型 持续型 扩展型
	银屑病性关节炎	银屑病性关节炎
	幼年强直性脊柱炎	与附着点炎症相关关节炎 未分化关节炎

（二）病因与发病机制

1. 感染因素　已有许多关于病毒(细小病毒 B19、风疹病毒、EB 病毒等)、细菌(分枝杆菌、链球菌、压疮杆菌等)和支原体感染与本病发病相关的报道。

2. 免疫因素　支持本病为自身免疫反应的证据有：①部分病例血清中存在抗核抗体(ANA)、类风湿因子(RF，即抗自身变性 IgG 抗体)或隐蔽型类风湿因子等自身抗体；②关节炎滑液中亦发现类风湿因子和抗核抗体；关节炎滑液中总补体下降，$CD4^+$ 细胞减少，而在滑膜组织中 $CD4^+$ 细胞增加。③外周血 $CD4^+T$ 细胞克隆增殖，但存在 IL-2 受体表现缺陷。尤以

Th1 类细胞因子为著。

3. 遗传因素 遗传学研究表明人类白细胞抗原（HLA），具有 HLA-DR4（特别是 DR1*0401）、DR8（特别是 DR1*0801）和 DR5（特别是 DR1*1104）位点者是 JIA 的易发病人群。

4. 发病机制

(1) 外源性抗原：各种感染性微生物的特殊成分作为外来抗原，作用于具有遗传学背景的人群，激活免疫细胞，通过直接损伤或分泌细胞因子、自身抗体触发异常免疫反应，引起自身组织的损害和变性。

(2) 内源性抗原、自身组织变性成分：如变性 IgG 或变形的胶原蛋白，也可作为抗原引发针对自身组织成分的免疫反应，如小血管壁的炎症、滑膜增殖和软骨损坏等，进一步加重免疫损伤。

（三）临床表现

1. 全身型关节炎 占全部 JIA 的 10%，临床表现包括：发热、特征性皮疹、关节炎、炎症因子水平显著升高。全身型关节炎可发生在任何年龄，大部分 5 岁以前，2 岁为发病高峰。典型的发热呈驰张高热，每天体温波动在 36~40℃，每日发热至少 2 周以上，其皮疹特点为随体温升降而出现或消退，症状主要是关节痛或关节炎，发生率在 80% 以上，发热时短暂的、非固定的红斑样皮疹皮损、橙红色斑、有时为荨麻疹的斑疹。皮疹脸部多见，可发生在躯干、四肢等任何部位，皮疹为分散的或弥散性的，可融合成片。其他有淋巴结肿大、肝脾大、浆膜炎（胸腔 / 心包炎 / 心包积液）、头痛和咽痛。此型 JIA 心脏症状是最多见最严重的，部分有神经系统症状。

2. 类风湿因子阴性多关节型 占 JIA 的 10%~30%，本型任何年龄都可起病，起病有两个高峰，即 1~3 岁和 8~10 岁。女孩多见。受累关节≥5 个，多为对称性。有 4%~25% 的患儿发生亚急性前葡萄膜炎。任何一个关节均可受累。以髋关节、肩关节、颈椎关节及远端间关节多见。关节炎症状隐匿，呈对称性或非对称性，大小关节均可受累。患者会有急性期反应物的升高，轻度贫血且 ANA 阳性者 >40%。

3. 类风湿因子阳性多关节型 占 JIA 的 5%~10%，女孩多见，发热最初 6 个月 5 个关节受累。其典型表现与类风湿关节炎相似，为进行性、对称性多个双手小关节受累，也有大关节受累者。患儿多有 30 个以上关节受累。常见髋关节受累并可有功能障碍。关节炎症状较类风湿因子阴性组为重，常导致骨和关节的破坏。患儿偶可出现轻微的全身症状，如体重下降、低热、乏力、轻度肝脾或者淋巴结肿大。10% 有类风湿结节。本型少见虹膜睫状体炎（0~2%）。所有患儿 RF 均为阳性。55%ANA 阳性，57%~73%ACPA 阳性。

4. 少关节型 占 20%，少关节型是指发病最初 6 个月 1~4 个关节受累。本型女孩多见，多在 5 岁以前发病。本型又分成两个亚型，①持续性少关节型幼年特发性关节炎：整个疾病过程中受累关节均在 4 个以下；②扩展型少关节型幼年特发性关节炎：在疾病发病后 6 个月受累关节≥5 个。且多为大关节受累，如膝、踝、肘或腕等大关节为好发部位，常为非对称性，很少致残。约 20%~30% 患儿发生慢性虹膜睫状体炎而造成视力障碍、甚或失明。

5. 与附着点炎症相关的关节炎 与附着点炎症相关的关节炎意指关节炎合并附着点炎或关节炎或附着点炎症，与附着点炎症相关的关节炎以男孩多见，多于 8 岁以上起病，四肢关节炎常为首发症状，表现为肿、痛和活动受限。

6. 银屑病性关节炎（见银屑病章节）

（四）诊断与鉴别诊断

JIA 的诊断主要依靠临床表现，采取排除诊断法。

定义：16 岁以下儿童不明原因关节肿胀，持续 6 周以上者，诊断为幼年特发性关节炎。必须除外下列鉴别诊断中的疾病。

分类：参考上述各型幼年特发性关节炎的分类定义。

鉴别诊断：

1. 高热、皮疹等全身症状为主者，应与全身感染（败血症、结核、病毒感染）、恶性病（白血病、淋巴瘤、恶性组织细胞病和其他恶性肿瘤）鉴别。

2. 以外周关节受累为主者 应与风湿热、化脓性关节炎、关节结核和创伤性关节炎鉴别。

3. 与其他风湿热疾病合并关节炎相鉴别 SLE 混合性结缔组织病，血管炎综合征（过敏性紫癜、川崎病）。

（五）治疗

1. 一般治疗 最佳治疗方案包括物理治疗、社会支持和药物治疗三个方面。物理治疗包括限制受累关节的活动范围及使用夹板固定以减轻关节变形并矫正关节挛缩。

2. 药物 轻度关节炎如少关节型 JRA 的患儿，单用非甾体抗炎药物。10mg/m^2 剂量的氨甲蝶呤主要用来治疗多关节型或系统起病型 JRA 患儿。羟氯喹剂量 5~6mg/（kg·d），不超过 0.25g/d，分次服用。疗程 3 个月至一年。柳氮磺吡啶 50mg/（kg·d），服用 1~2 个月即可起效。氨甲蝶呤每周 5~10mg/m^2 口服，服药 3~12 周即可起效。其他免疫抑制剂，可选择使用环孢菌素 A、环磷酰胺、来氟米特和硫唑嘌呤、雷公藤多苷。严重的全身型患者，或合并心肌炎、心包炎，可用糖皮质激素治疗。单个关节大量积液者可于抽液后将地塞米松和醋酸氢化可的松等注入关节腔内。肿瘤坏死因子 -α（TNF-α）拮抗剂也已有效地用来治疗 JRA。用依那西普治疗了多关节型 JRA 患儿。肿瘤坏死因子拮抗剂英夫利昔单抗也能有效地治疗伴发于 JRA 的葡萄膜炎。

（六）预后

JIA 总体预后较好，给予适当处理后 75% 的病人不会严重致残。并发症主要是关节功能丧失和虹膜睫状体炎所致的视力障碍。

四、成人 Still 病

成人 Still 病（adult onset Still's disease，AOSD）是一种病因未明的以长期间歇性发热、一过性多形性皮疹、关节炎或关节痛、咽痛为主要临床表现，并伴有外周血白细胞总数及粒细胞增高和肝功能受损等系统受累的临床综合征。自 Wissler（1943）首次报道后，Fanconi（1946）相继描述，故又称 Wissler-Fanconi 综合征。因其临床表现酷似败血症或感染引起的变态反应，国内在 1964 年命名该病为“变应性亚败血症”，现统一称之为成人 Still 病。发病年龄上，10~20 岁，30~40 岁为患病高峰。

（一）病因与发病机制

成人 Still 病病因不明，有提示不同的感染原诱发遗传易感染的个体患病，但是，迄今为止，未能一致分离到任何一种感染源。AOSD 已被认为是一种非感染性疾病，但是人们观察到在接种乙肝、破伤风、白喉疫苗后，可以诱发 AOSD 发病，提示感染虽不是 AOSD 的本质，但是一些病原体可能参与或始动了 AOSD 的发病。HLA 等位基因可能与发病有关，成人 Still 病与 HLA-B8、-Bw35、-BR4、-DR5 和 -DR7 相关。

AOSD 的发病是对某种致病抗原的过度应激状态或免疫激惹状态，表现为细胞免疫异常、免疫复合物增加、淋巴结肿大及骨髓粒细胞增生。

（二）临床表现

1. 发热　发热是本病的主要特征，通常高于 39℃病呈弛张热型，于下午晚些时候或傍晚发生，数小时消退。无明显感染的毒血症症状。发热持续 1~2 周可自行消退，间歇 1 周至数周后复发。

2. 皮损　占 90%，皮损为暂时性、无症状，皮疹以散在点状和小片红斑，斑丘疹为多见，可呈猩红热样、麻疹样、荨麻疹样、多形红斑、环状红斑和结节红斑等多种表现。好发于受压部位，病可出现同形反应。躯干最常受累，四肢包括掌跖。

3. 关节强直　特征是腕关节强直，这导致腕关节轻微疼痛但活动受限，相似的关节强直可发生在近端和远端指（趾）间关节和颈椎，掌指关节通常不受累。

4. 系统损害　常伴有淋巴结、肝、脾大和肾损害，肾损害有长期血尿。心脏可见心包炎、心肌炎，亦可有脑膜刺激症状及脑病。

（三）实验室检查

白细胞总数增加，可至（10~45）$\times 10^9$/L，尤其中性粒细胞增多，核左移。高丙球蛋白血症（60%），血清铁蛋白升高（30 000μg/ml）。患者血清铁蛋白和糖化铁蛋白比值下降对诊断 AOSD 有重要意义。血清铁蛋白水平与病情活动呈正相关。

（四）诊断

Yamaguchi 诊断标准，符合 5 项表现或以上，其中主要表现必须在两项或以上并排除感染性疾病、恶性肿瘤和其他风湿性疾病可诊断（表 41-3）。

表 41-3　成人 Still 病的 Yamaguchi 诊断标准（1992）

主要表现	次要表现
发热≥39℃并持续 1 周以上	咽喉痛
关节痛持续 2 周以上	淋巴结和 / 或脾肿大
典型皮疹	肝功能异常（AST/SLT 增高）
白细胞≥10 000mm^2 中性粒细胞 >80%	类风湿因子和抗核抗体阴性

（五）鉴别诊断

需与败血症、风湿热、类风湿关节炎、系统性血管炎、系统性红斑狼疮、淋巴瘤鉴别。

（六）治疗

口服皮质激素（40~60mg，每天 1 次）以控制急性全身症状，阿司匹林或 NSAIDs 对一些患者有效。氨甲蝶呤，剂量为每周口服 1 次，每次 10~15mg。生物制剂，英夫利昔单抗和依那西普亦可选用，可显著改善临床症状。IL-1、IL-7 抑制剂的新型治疗方案，效果良好。

AOSD 病程可分为单循环、多循环和反复发作残留关节炎。相当一部分患者可以在治疗后持续缓解或痊愈，部分患者经多次复发后缓解。

五、类风湿结节

类风湿结节（rheumatoid nodule），为一种质地坚实、无压痛、可活动性的皮下结节，成年发生率 20%~25%。本病是由小动脉病变及其导致的补体激活和末端血管炎介导的，免疫反应与原位组织细胞和成纤维细胞的增殖和大量循环中巨噬细胞浸润有关。免疫荧光技术在类风湿性结节邻近的血管壁内发现有 IgG 和 IgM 沉积。

（一）临床表现

皮疹多发生在受压和外伤部位，提示外伤史病因之一，损害发生在皮下脂肪层或深层组织内，直径由几毫米到 5cm 大小。数目从一个到上百个。可形成溃疡。常发生于肘部和易受伤部位，尤其在骨突出部位，如鹰嘴突和尺骨近端以及跟腱，其他于足、膝关节、手指节、臀部、头皮和背部。损害质地柔软、橡胶样、坚硬的块状物，可活动或紧贴骨膜不易活动。骶骨处有节结，破溃可被误诊为压疮。在巩膜、喉、心脏、肺及腹壁等处也发现有相同组织学改变的结节，喉部、声带上的类风湿结节可致声音嘶哑，巩膜结节导致巩膜穿孔，椎体内形成类风湿结节导致骨破坏和脊髓病变，结节常持续存在，也可自行消退。罕见情况类风湿结节也可出现于无明关节炎患者中。

类风湿结节可发生于 RA 以外的其他疾病，包括系统性红斑狼疮、硬皮病、血清阴性强直性脊柱炎。

（二）组织病理

成熟的类风湿结节中可见 3 个不同的区域：①中央区域为纤维素样坏死；②中间区域为栅栏状的组织细胞；③外周区域为伴慢性、单一核炎细胞浸润的血管高度增生的肉芽组织。

（三）鉴别诊断

临床上易与黄色瘤混淆，鉴别主要靠组织病理。组织学鉴别诊断包括急性风湿热的暂时性结节，深部环状肉芽肿及糖尿病性类脂质渐进性坏死。其他应与风湿性关节炎的皮下结节、皮肌炎的 Gottron 征以及硬皮病的钙质沉着、环状肉芽肿、痛风石、持久隆起性红斑和麻风病鉴别。

（四）治疗

治疗同类风湿关节炎。类风湿结节可手术切除，皮损内注射皮质激素亦可能缩小结节。

第二节　其他相关疾病

一、复发性多软骨炎

复发性多软骨炎（relapsing polychondritis）可能由自身免疫反应引起的，主要累及软骨组织的炎症性疾病。其特征为发作性、进展性病程且主要影响耳、鼻和喉及气管支气管软骨。免疫机制参与了复发性多软骨炎的发病。炎性部位可发现免疫球蛋白和补体沉积。此外，部分患者血清中可找到针对Ⅱ型胶原、Ⅱ型、Ⅸ型、Ⅺ型和 matrilin-1 的抗体和免疫复合物。

1. 临床表现　本病常突然发生，表现为一或两处的软骨炎症反应。还包括发热、乏力和体重下降，一些病例初期表现为间歇性关节痛和 / 或肿胀、无法解释的眼部炎症、听力下降、心脏瓣膜病变或呼吸道症状。男女发病概率相等，常在 30~39 岁时发病。主要表现：①耳鼻病变，包括耳软骨炎（85%）（图 41-6，图 41-7）、耳聋（30%）、鼻软骨炎（55%）（图 41-8）、鞍鼻

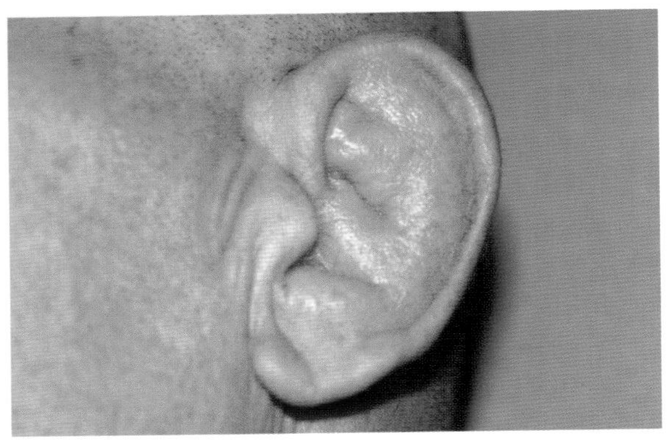

图 41-6 软骨炎
耳廓肿胀(新疆维吾尔自治区人民医院 普雄明惠赠)。

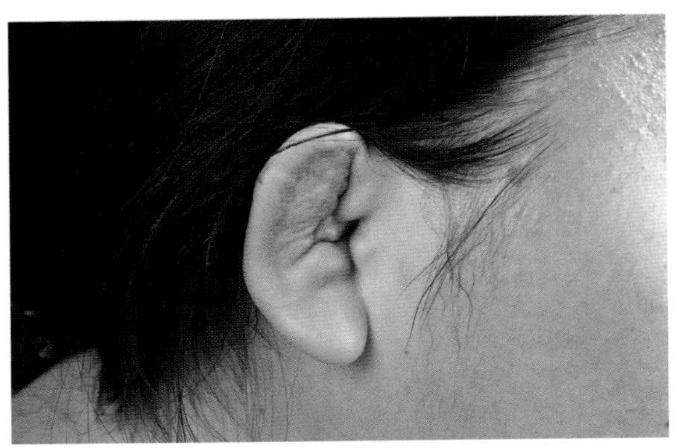

图 41-7 复发性多软骨炎
耳软骨慢性炎症致耳廓松软(广东医科大学附属医院 李定惠赠)。

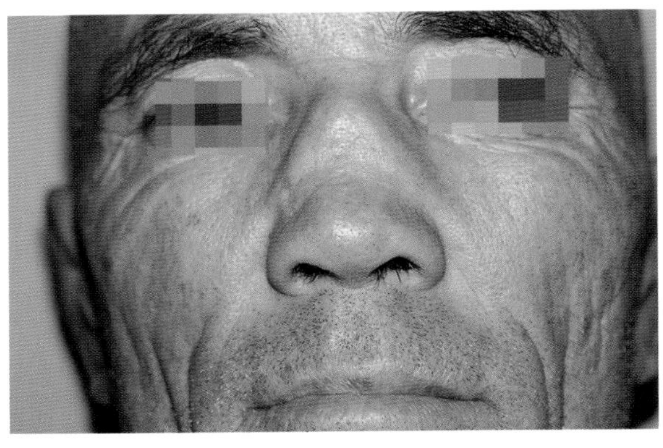

图 41-8 软骨炎
鼻梁塌陷(新疆维吾尔自治区人民医院 普雄明惠赠)。

畸形(30%);最常见的是耳软骨炎,单侧或双侧耳廓受累。耳软骨突发疼痛、压痛和肿胀。耳垂不含软骨不会受累,隐匿发展成鞍鼻畸形。②呼吸道疾病(50%),气管、支气管软骨环炎症及塌陷;③关节病变,非对称性外周非破坏性单关节炎或多关节炎。关节炎很常见(50%),而且经常累及胸锁关节、肋软骨和胸骨柄关节。关节炎可呈游走性、非侵蚀性、复发性多软骨炎。年轻患者尤其是女性更易发生鞍鼻畸形。④眼部病变(50%),包括巩膜炎、结膜炎、虹膜炎、角膜炎;⑤心血管病变,主动脉瓣环进行性扩张可引起主动脉瓣疾病,二尖瓣炎症或乳突肌受累可引起二尖瓣反流,而心肌炎可导致心功能衰竭和传导功能障碍。⑥肾小球肾炎和其他系统性血管炎(10%)。包括白细胞碎裂性血管炎、多动脉炎、颞动脉炎和大动脉炎。组织学上,患者可有多种皮损,包括小血管炎、网状青斑、持久性隆起性红斑和结节性红斑。⑦皮肤损害,类似结节性红斑的外周结节,肢体溃疡、脂膜炎、血栓性浅静脉炎、荨麻疹和血管神经性水肿。组织学表现为白细胞碎裂性血管炎、皮肤血管血栓形成或间隔性脂膜炎。

2. 组织病理 软骨活检见软骨周围炎症。软骨周围主要呈中性粒细胞浸润。可有不同程度的软骨溶解。皮疹活检可能出现白细胞碎裂性血管炎,其他常见表现包括脂膜炎、中性粒细胞皮肤病或皮肤血管闭塞。

3. 诊断 McAdam 等提出的诊断标准为:①双侧耳廓反复发作的软骨炎;②非侵蚀性炎性关节炎;③鼻软骨炎;④眼部炎症,包括结膜炎、角膜炎、巩膜炎 / 巩膜外层炎和 / 或葡萄膜炎;⑤喉和 / 或气管软骨的软骨炎;⑥耳蜗和 / 或前庭损害,表现为神经感觉性耳聋、耳鸣和 / 或眩晕。当满足上述 3 项或以上并且耳、鼻或呼吸道软骨任意一处活检阳性,则复发性多软骨炎诊断成立。

4. 治疗 糖皮质激素(泼尼松 40~60mg/d 始)可抑制急性期表现。对激素无反应或需要大剂量激素治疗的患者可使用细胞毒性药物。硫唑嘌呤、氨甲蝶呤、吗替麦考酚酯、环磷酰胺和 TNF-α 抑制剂也可选用。当气道阻塞严重时,需行气管造口术。

5. 病程与预后 本病差异很大,一次发作可持续数天至数周然后自发缓解。另一些患者中,病程可为慢性的,而在少数患者中可仅有一两次软骨炎发作。仅有约半数患者死于复发性多软骨炎或其治疗并发症。肺部并发症导致的死亡仅占 10%。受累系统越多,预后越差。

二、反应性关节炎

内容提要

- 反应性关节炎是一种由特定前驱感染触发的脊柱关节炎。
- 反应性关节炎的诊断基于脊柱关节炎的症状和体征,包括关节外疾病,以及前驱感染的证据。
- 属血清阴性的关节炎,尿道炎、结膜炎,三联症中任何一个症状都可以首发,以结膜炎、环状龟头炎、脓溢性皮肤角化病。

反应性关节炎(reactive arthritis,ReA)是一种由特定前驱感染触发的脊柱关节炎,诊断基于脊柱关节炎的症状和体征,包括关节外疾病,以及前驱感染的证据。曾称为“Reiter 病(Reiter's disease,RS)”,是一种以滑膜炎、尿道炎及结膜炎三联症为特征的疾病,1916 年 Hans Reiter 报道。1942 年,被命名为莱特尔综合征。国内外学者建议本病用“反应性关节炎”命名更为适合。而且叙述方式和诊断标准、疾病分类也有改变。继发于胃肠道感染的反应性关节炎有时与炎症性肠病相关脊柱关节炎一同被归为肠病性关节炎。

(一)病因与发病机制

反应性关节炎有关微生物:①胃肠道病原体,沙门菌属、肠弯曲杆菌和大肠弯曲柑橘、小肠结肠炎耶尔森菌和假结核耶尔森菌、弗氏志贺菌(少见的)、宋氏志贺菌或者痢疾志贺菌、艰难梭菌。②泌尿生殖道病原体,沙眼衣原体、支原体属。③呼吸道病原体,肺炎衣原体。

本病具有一定的遗传倾向,亲属中银屑病性关节炎、骶髂关节炎及强直性脊柱炎的发病率较高,患者的 HLA-27 阳性率(60%~90%)明显高于正常白人(4%~8%)及黑人(0~4%)。

（二）临床表现

常在感染后 1~4 周发病:尿道炎和 / 或结膜炎常为首发体征,随后出现关节炎。症状有全身不适、发热、关节炎。仅10% 患者有完全的三联症:关节炎、尿道炎和结膜炎;40% 患者仅有一个临床表现,即不全型 Reiter 综合征。

1. 关节炎　关节炎通常急性起病、少关节受累,多为下肢承重关节。突发性急性关节炎。好发于负重关节,如膝、踝和跖趾关节(图 41-9~ 图 41-11),肌腱 / 筋膜炎症引起坐骨结节、髂嵴、长骨和肋部疼痛;足底腱膜和(或)跟骨腱附着点足跟痛;跟腱、背痛;关节痛。疼痛明显,整个趾(指)头水肿,状似香肠,形成所谓香肠趾(指),关节不化脓。关节炎有自限倾向,但可发生慢性功能丧失。关节腔可破坏,发生畸形。继发于感染暴发的轻型病例通常为多关节炎或多关节痛,其中有临床症状的通常为有大量积液的滑膜炎。

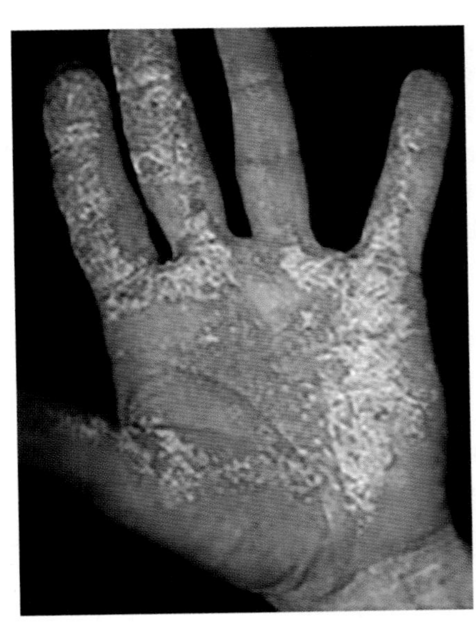

图 41-9　Retier 综合征(1)
脓溢性皮肤角化病。

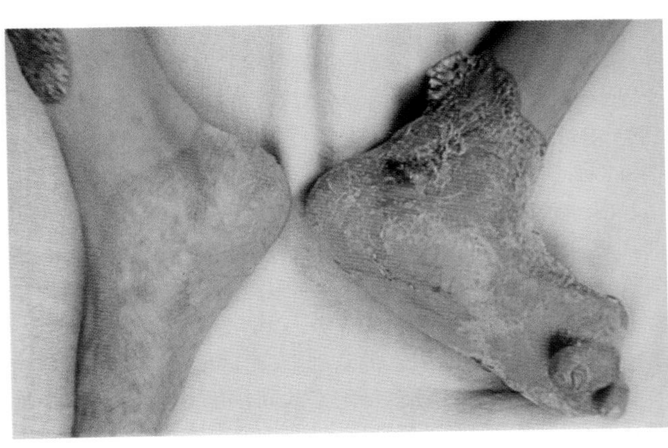

图 41-10　Retier 综合征(2)
足部红斑,上覆白色鳞屑,伴趾关节畸形(复旦大学上海医学院　王侠生　方丽惠赠)。

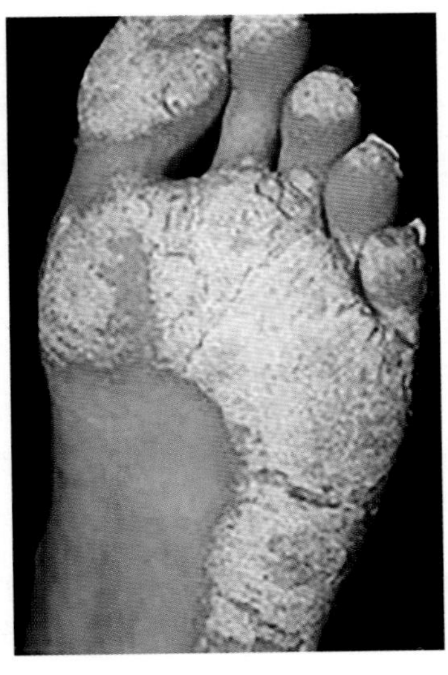

图 41-11　Retier 综合征(3)
酷似跖部银屑病。

2. 尿道炎　在疾病的全过程中都有尿道炎、排尿困难、尿道分泌物。淋菌性尿道炎常与本病共存或先发病,菌痢后尿道炎症状较轻,病程较短。为最先发生的症状,表现为无菌性尿道炎。男性常伴发前列腺炎、精囊炎,女性伴发宫颈炎或输卵管炎。

3. 眼损害　三联症中最轻的一个症状,在尿道炎开始后10 日出现。结膜炎最多见,23% 有虹膜炎,严重的广泛的葡萄膜炎(10%),偶尔导致失明。

4. 皮肤黏膜损害　①脓溢性皮肤角化病　常见于掌跖,而躯干、四肢亦可出现。开始为红色斑点,逐渐成角化性丘疹,结痂,形成蛎壳状皮疹,类似银屑病皮损。②其他　环状龟头炎、侵蚀性外阴炎、口腔损害(舌或硬腭糜烂损害,灰白色斑、红色糜烂,类似游走性舌炎),20% 出现甲剥离、甲下小脓疱、甲板变黄或增厚,类似银屑病。③结节性红斑通常在耶尔森菌感染中出现,极少在其他反应性关节炎相关感染中出现。

5. 系统损害　心肌炎、心包炎、周围神经炎、胸膜炎、肺炎、全身淋巴结肿大。

6. 临床分型　本病可分为性病型、肠病型和艾滋病型。

（三）实验室检查

血液学:贫血、白细胞、中性粒细胞增多、血小板增多、血沉升高,反应蛋白上升(>100mg/L)。培养:尿培养淋球菌阴性、衣原体或脲原体可阳性;大便培养;志贺杆菌、耶尔森菌或其他细菌可阳性。因为反应性关节炎的鉴别诊断常包括感染性关节炎或晶体诱发的关节炎,应尽可能抽取滑液进行检测,细胞计数、细菌培养、葡萄糖水平以及偏光显微镜下结晶检查可排除感染性和结晶性关节炎。患者合并衣原体感染时,滑液和组织中会产生衣原体特异性 T 细胞。组织病理:海绵形成、水疱;晚期:银屑病样表皮增生,海绵状脓疱,角化不全。真皮浅层水肿,血管周围中性粒细胞浸润。严重病例与 HLA-B27 有关(70%~80% 的病例为阳性),但阳性率在轻型病例中明显较小。

（四）诊断标准 见表41-4。

表41-4 反应性关节炎诊断的推荐定义

有以下几点患者可以确诊反应性关节炎
1. 典型临床表现 以下肢为主的非对称少关节炎 附着点炎 关节外体征 以及 经证实的沙门菌、弯曲杆菌、耶尔森菌、志贺菌、衣原体感染（有或无症状） 或者 经证实的其他已有报道与反应性关节炎相关的微生物感染（如艰难梭菌、卡介苗中牛结核分枝杆菌）
2. 任何急性炎症性关节炎、包括单关节炎和/或中轴炎症，和经证实的反应性关节炎相关细菌感染
3. 典型临床表现（见1中所列）和发病前6周内腹泻或尿道炎/宫颈炎，感染未被证实

（五）鉴别诊断

本病应与白塞病、银屑病、风湿病、播散性淋球菌感染、淋菌性关节炎、脊柱炎、反应性关节炎、强直性脊柱炎、类风湿关节炎、痛风、结膜炎鉴别。

（六）治疗

1. 关节炎

（1）多数（80%~90%）为自限性疾病，不需使用改善病情药物。缓解症状的措施包括使用足量非甾体抗炎药。当排除感染时，关节内使用皮质类固醇非常有效；考虑到跟腱有断裂倾向，需避开跟腱附着点进行对附着点炎的注射治疗。在有严重疾病和系统表现的患者中，注射或短期口服激素可能有用。几个对照实验调查了DMARDs在反应性关节炎中的使用。柳氮磺吡啶在反应性关节炎患者中的有效率为62%，而安慰机组为48%。患者有严重、持续或反复的症状，尤其是HLA-B27阳性时，可早期使用DMARDs。柳氮磺吡啶的风险-效益比是对治疗有利的，并且也是肠道感染触发病例中的常规用药。对柳氮磺吡啶无效的患者可使用氨甲蝶呤或来氟米特，或两者联合使用。

（2）抗生素使用：反应性关节炎中的关节为无菌性，延长抗生素使用疗程得到支持，尤其是在衣原体感染时。上述方法在衣原体诱发反应性关节炎中的有效性。改善病原体的反应。一些安慰剂对照试验测试了抗生素（四环素、环丙沙星和阿奇霉素）延长使用疗程（3~6个月）的效果，其对反应性关节炎相关细菌有效，并能改善反应性关节炎的预后。

（3）雷公藤片或雷公藤多苷：20mg每天3次，有抗炎和免疫抑制的作用。

（4）关节炎可选用物理治疗。

2. 尿道炎 泌尿生殖道的衣原体感染需要传统治疗。四环素或红霉素0.5，每天4次，连续7~14天；或多西环素0.1，每天2次，连续7~14天；或氧氟沙星0.2，每天2次，连续7~14天。

3. 皮肤黏膜损害 类似银屑病，龟头炎外用弱效糖皮质激素，掌跖外用强效糖皮质激素和卡泊三醇乳膏，泛发性可口服阿维A 0.5~1mg/kg。光疗，PUVA或窄谱UVB治疗。

4. 虹膜炎、葡萄膜炎 糖皮质激素治疗以防严重后遗症。

（七）病程与预后

大多数病程有自限性，3~12个月可消退。30%在数年内复发，10%~20%发生慢性致畸性关节炎。尽管在严重病例中，反应性关节炎的症状需要12~18个月才能完全缓解。HLA-B27是反应性关节炎产生慢性化和复发倾向的主要因子，因此值得检测。其他基因的多态性，包括影响强直性脊柱炎易感性的基因，也会影响反应性关节炎的预后，但这还需要进一步证实。

三、干燥综合征

内容提要

- 干燥综合征是一种以侵犯泪腺、唾液腺等外分泌腺体，具有淋巴细胞浸润和特异性自身抗体（抗SSA/SSB）的疾病。
- 本病分为原发性和继发性两类。
- 诊断必须以血抗SSA和/或SSB抗体，和/或典型的外分泌腺的灶性淋巴细胞浸润为依据。
- 约1/4的患者有紫癜、褐色色素沉着、荨麻疹性血管炎、结节性红斑。

干燥综合征（Sjögren's syndrome，SS）是一以外分泌腺高度淋巴浸润为特征的自身免疫病，最常见的症状是口眼干燥。主要侵犯唾液腺和泪腺等外分泌腺，病理上主要表现为外分泌腺的淋巴细胞局灶性浸润，血清中可检出多种自身抗体（抗Ro/SS-A抗体及抗La/SS-B抗体）。当不伴其他自身免疫性疾病时，称为原发性干燥综合征（primary Sjögren's syndrome，pSS）。1983年Henrik Sjögren报道本病，并以他的名字命名。

分原发性和继发性两种，原发性SS是在无结缔组织病时发生的，继发性SS以系统性结缔组织病时最为常见，特别是类风湿关节炎时，另亦见于系统性硬化、系统性红斑狼疮和多肌炎时。

流行病学 原发性干燥综合征是最常见的自身免疫性疾病之一，患病率为0.1%~0.46%。Bowman和同事在英国一个社区做的研究估测患病率为0.1%~0.6%。我国张乃峥等1995年对2166名中国成年人进行调查，原发性SS的患病率为0.77%。

（一）病因与发病机制

SS被认为是一种自身免疫性疾病，患病率为0.1%~0.46%，好发于中年女性，有特征性淋巴细胞浸润及多种自身抗体阳性，并且证实有抗淋巴细胞核的沉淀物存在。

个体在遗传易感因素的基础上，由环境因素触发。在病毒感染和性激素异常等多种因素共同作用下，机体细胞免疫和体液免疫发生异常的反应。

1. 遗传易感因素 SS有较强的免疫遗传因素某些人类白细胞抗原（HLA）等位基因已被证明与SS相关联，HLA-B8和HLA-DR3的阳性率较高；所有女性及大多数男性SS病例出现 MT-2（HLA-DRw52）。HLA-DR2 也与原发性 SS 有关。国内原发性 SS 患者多为具有 HLA-DR3 基因遗传素质，而继发性患者与 HLA-DR4 密切相关。目前发现非 HLA 基因也与 SS 有关。

2. 性激素　pSS 多发于女性，且发病年龄高峰期在围绝经期，提示性激素可能参与 pSS 的发病。雌激素已被证明是通过刺激 B 淋巴细胞来调节细胞的免疫反应、破坏外分泌腺以及增加抗体的产生而致病。

3. 发病可能与多种自身抗原（如 Ro/SS-A、La/SS-B）和外来抗原（如 EB 病毒、丙肝病毒、反转录病毒）及性激素（雌激素）等有关。产生相对特异性的自身抗体，病毒感染能促发自身免疫性唾液腺炎。

4. 从 SS 患者涎腺活检研究证实，腺体被大量淋巴细胞浸润，主要是 $CD4^+$ 自身反应性 T 淋巴细胞，以 Th1 亚群为主，并带有 CD45RO 表型。浸润的淋巴细胞与大量表达 HLA-DR 并提呈抗原肽的腺泡、腺管上表皮细胞间相互作用，产生多种细胞因子，导致进一步 T、B 淋巴细胞克隆增殖和组织器官的免疫损伤。患者的 B 细胞分化及自身抗体的分泌显著增加，抗核抗体、类风湿因子、抗 SSA 和抗 SSB 抗体的阳性率增高，且与疾病的活动密度相关。

（二）临床表现

大多数干燥综合征患者有与泪腺和唾液腺功能减低相关的症状。病程缓慢，良性过程。最初的表现是黏膜干燥或非特异性，并且从最初到疾病充分发展需 8~10 年。SS 在年届 30~50 岁妇女中，以眼干燥症（xerophthalmia）和口腔干燥最常见。SS 典型表现是无痛性涎腺肿大，常由一侧开始。本病可以累及所有主要脏器系统（表 41-5，表 41-6）。由于炎症性病变和促炎性细胞因子释出的影响，还可伴有疲劳和低热。B 细胞性淋巴瘤作为 SS 的继发病变，也有报道。

1. 干燥性角膜结膜炎　泪腺的慢性炎症使泪液分泌减少，严重者可破坏睑结膜和球结膜上皮细胞。泪液缺乏导致干眼症、眼涩，角膜炎、角膜溃疡引起异物感、烧灼感、畏光、视疲劳。当患者同时出现泪腺分泌减少和丝状或点状角膜炎时，需用 Schirmer 试验、孟加拉玫瑰红染色和角膜裂隙灯检查。Schirmer 试验是一种粗略估计泪腺流量的试验，孟加拉玫瑰红染色和角膜裂隙检查用以观察是否存在角膜炎。当三项实验中有二项异常时，即可诊断。

2. 口干症　因唾液腺病变而引起：①有 70%~80% 患者诉有口干，严重者因口腔黏膜、牙齿和舌发黏以致在讲话时需频频饮水，进食固体食物时必须伴流质送下去。②龋齿，

表 41-5　原发性干燥综合征的腺体外表现的发病率

临床表现	百分率 / %	临床表现	百分率 / %
关节痛 / 关节炎	60	肝脏受累	6
雷诺现象	37	淋巴瘤	6
淋巴结病	14	脾肿大	3
肺受累	14	外周关节炎	2
血管炎	11	肌炎	1
肾脏受累	9		

表 41-6　外分泌腺功能失常继发干燥综合征的症状

眼（眼干燥症） 烧灼感 视力模糊 异物感 光敏性	鼻、咽喉 咽下困难（特别是干燥食品） 鼻出血或鼻腔干燥 声音嘶哑
口腔（口腔干燥症） 烧灼感（特别是非典型性口疮） 咀嚼困难 吞咽困难 不能吐唾沫 龋齿增多 夜间因渴惊醒而要喝水 吃辛辣和盐腌食品（如芥末）时疼痛 涎腺炎	心肺 气管支气管炎（包括干咳） 生殖泌尿系 性交困难 尿痛尿难 阴道干燥 皮肤 皮肤干燥，瘙痒、结节性红斑、荨麻疹性血管炎、紫癜

表现为牙齿逐渐变黑继而小片脱落，最终只留残根。见于约 50% 的患者。③成人腮腺炎，40% 的患者唾液腺肿大且反复发作，累及单侧或双侧，10 天左右可自行消退，少有持续性肿大。对部分有腮腺持续性肿大者，应警惕有恶性淋巴瘤的可能。④舌可表现为舌痛，舌面干、裂，舌乳头萎缩而光滑，口腔可出现溃疡或继发感染。尚无满意的临床和实验室试验用以诊断，最可靠的体征是口底缺乏唾液聚集；口腔受累的合并症有口角炎，舌、唇及口腔黏膜的皲裂、溃疡和龋齿。

3. 其他外分泌腺受累　除口眼干燥外，全身症状有乏力、低热等。约有 2/3 患者出现分泌腺体体外的系统损害。①呼吸道干燥、鼻黏膜结痂、支气管炎、胸膜炎和反复发作的间质性肺炎；②胃肠综合征，如口咽的干燥、食管干燥伴轻度的吞咽困难，异常食管活动；③肝大伴肝功异常；④肾小管异常，如：肾源性糖尿病、酸中毒和 Fanconi 综合征；⑤关节痛，经常出现多关节痛，原发性干燥综合征患者中关节症状的患病率是 45%，一个亚型可以有滑膜炎，滑膜炎为非侵蚀性、对称性、多关节受累；⑥周围和中枢神经系统疾病。

4. 皮肤黏膜　有皮肤干燥伴瘙痒、粗糙、眼睑皮炎、口角炎、外阴干燥、面部色素减退或色素沉着、紫癜样皮疹、结节性红斑样皮疹、结节状淀粉变性、Sweet 综合征、荨麻疹性血管炎、白癜风、体毛及头发减少、部分脂肪营养不良。

5. 血管　①雷诺现象；②皮肤血管炎（不可触及的紫癜、可触及的紫癜、红斑丘疹、斑疹和溃疡、荨麻疹性血管炎和坏死性血管炎）；③环形红斑；④多形性红斑；⑤持久性红斑；⑥结节性红斑。

6. 涎腺症状　腮腺等涎腺局限或弥漫肿大，晚期变硬呈结节状。

7. 淋巴瘤相关疾病　淋巴瘤是最为熟知的干燥综合征表现，常在疾病后期出现。持续腮腺肿大、紫癜、白细胞减少、冷球蛋白血症以及 C4 补体水平低提示可能出现了淋巴瘤。原发性 SS 伴发甲状腺疾病、自身免疫性肝炎、原发性胆汁

性肝硬化和乳糜泻。淋巴瘤是最为熟知的干燥综合征表现，常在疾病后期出现。持续性腮腺肿大、紫癜、白细胞减低、冷球蛋白血症以及C4补体水平低提示可能出现了淋巴瘤。

（三）实验室检查

5%~15% 的原发性干燥综合征患者有血液系统异常包括白细胞减少和血小板减少症。

1. 血清学检查

（1）自身抗体：SS患者血清中可检测到多种自身抗体。抗核抗体（ANA）的阳性率原发性SS为85%，大约1/2患者抗Ro/SS-A抗体阳性、1/3患者抗La/SS-B抗体阳性，50%的患者类风湿因子阳性。有一小部分患者（<5%），抗Ro/SS-A和La/SS-B抗体阴性，但抗着丝点抗体阳性。约20%的患者出现抗心磷脂抗体。5%~10%的原发性干燥综合征患者血清C3和C4水平降低。

（2）高球蛋白血症：90%以上的患者有高丙球蛋白血症，以IgG升高为主，是多克隆性且滴度高，可引起临床紫癜、血沉快等。少数患者出现巨球蛋白血症或单克隆性高丙球蛋白血症，出现这些情况须警惕淋巴瘤。

2. 泪腺功能检测

（1）Schirmer试验：即用滤纸测定泪液流量，临床上通常以此来反映泪腺分泌泪液的能力。以5mm×35mm滤纸在5mm处折弯成直角，高温消毒后放入结膜囊内观察泪液湿润滤纸的长度，SS患者的阳性标准为Schirmer≤5mm/5min。

（2）泪膜破碎时间（BUT试验）：不眨眼情况下泪膜发生破裂的时间，临床上通常以此来反映泪膜的不稳定性。SS患者泪膜容易破裂，泪膜破碎时间明显缩短，阳性标准为BUT≤10s，<10s为不正常。

（3）角膜染色评分：即眼表染色评分（ocular staining score，OSS），指由于泪液质或量发生异常，角膜和结膜发生损伤，通过染色剂能够检测。受试者在实验前不能使用滴眼液，且5年内未行角膜手术。用2%荧光素或1%孟加拉红作角膜活体染色，可使无泪膜形成的角膜区着色，在裂隙灯下检查染色斑点的强度及形态。若≥4为阳性（van Bijsterveld评分）。

3. 涎腺功能检测

（1）唾液流率测定：作为评价口干燥症的敏感指标之一，是指非刺激情况下，在一定时间内受检者舌下口底唾液积聚的总量（un-stimulatory whole saliva，UWS）。SS的阳性标准为UWS≤1ml/10分钟。用中空导管相连的小吸盘以负压吸附于单侧腮腺导管开口处，收集唾液分泌量，正常人>0.5ml/min。若≤1.5ml/15min为阳性。

（2）腮腺造影：观察碘油的分布和停留时间，明确腮腺及其导管的形态。SS患者各级导管不规则、僵硬，有不同程度的狭窄和扩张，碘液可淤积与末端导管腺体呈点球状。

（3）涎腺放射性核素扫描：观察锝化物的摄取、浓缩和排泄能力。腮腺核素显像是静脉滴注放射性核素锝（^{99m}Tc）后，观察腮腺、颌下腺显影。SS患者存在唾液腺摄取及排泌的功能障碍，因而出现异常的显像。

4. 下唇黏膜活检　唾液腺病理用于诊断SS具有较高的敏感性和特异性，其灶性淋巴细胞浸润是目前诊断SS必备的指标之一。临床上通常以小唾液腺，尤其唇腺活检来反映主要唾液腺的病理变化（图41-12），检测其淋巴细胞浸润的数量和组织破坏的程度，并对腺泡组织中聚集的淋巴细胞进行计分，1个灶是指50个或更多淋巴细胞聚集，计数4mm^{2}组织中的病灶数，若≥1为阳性。是诊断本病的一种敏感而又特异的方法。

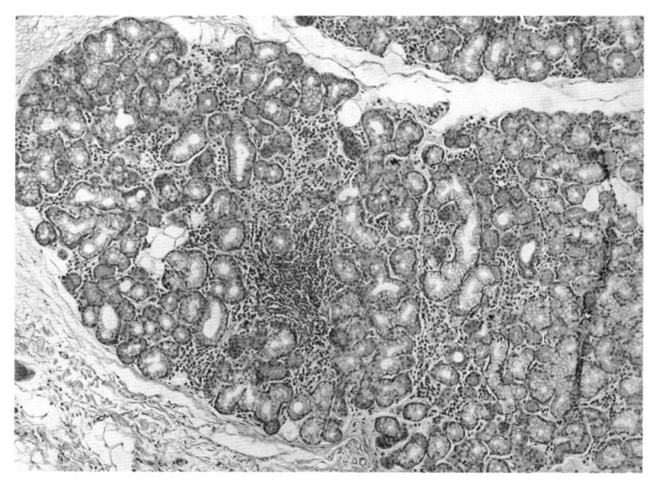

图41-12　干燥综合征

唇腺活检组织病理，唇腺活检示腺管间可见淋巴细胞浸润，部分形成小灶状，部分腺腔被破坏（中国医学科学院南京皮肤病研究所　孙建方惠赠）。

（四）诊断标准　见表41-7。

表41-7　原发性干燥综合征分类标准

2016年美国风湿病学会（ACR）欧洲湿联盟（ELAR）
①唇腺灶性淋巴细胞浸润，并且灶性指数≥1个灶/4mm^2（应由擅长灶性淋巴细胞浸润和灶性指数计数的病理学家依照Daniels等方案进行评分），3分
②抗SSA/Ro抗体阳性，1分
③至少单眼OSS染色评分≥5或van Bijsterveld评分≥4，1分
④至少单眼Schirmer试验≤5mm/5min，1分
⑤未刺激的全唾液流率≤0.1ml/min（Navazesh和Kumar测定方法），1分
适用于任何满足入选标准，并除外排除标准且上述5项评分总和≥4者诊断为PSS（常规使用抗胆碱能药物的患者应充分停药后再进行上述③④⑤项评估口眼干燥的客观检查）

入选标准：至少有眼干或口干症状其一的患者，即下列至少1项阳性：①每天感到不能忍受的眼干，持续3个月以上；②眼中反复异物感；③每天需用人工泪液3次或3次以上；④每天感到口干，持续3个月以上；⑤吞咽干性食物需频繁饮水帮助。或在EULAR SS患者疾病活动度指标（ESSDAI）问卷中至少一个阳性的可疑SS者。

排除标准：下列疾病因为可能有重叠的临床表现或干扰诊断试验结果，其患者应予以排除，并且不可再纳入SS研究或治疗试验：①头颈部放疗史；②活动性丙型肝炎病毒感染（由PCR确认）；③AIDS；④结节病；⑤淀粉样变性；⑥移植物抗宿主病；⑦IgG4相关性疾病。

（五）鉴别诊断

1. SS应与系统性红斑狼疮、类风湿关节炎、混合性结缔组织病、慢性肝炎、肺纤维化、肾小管性酸中毒、过敏性紫癜等鉴别，以系统损害为早期或重要表现者应考虑到有本病的可能性，应进行相关检查以期得到早期正确的确诊。要了解这些疾病的不同表现，进一步进行相关检查即可予以鉴别。

2. SS应与口眼干燥症鉴别，老年人常有干燥症状，因其分泌性萎缩，包括泪腺和唾液腺。也可因先前接受辐射、唾液腺结石和慢性病毒感染（HIV、HCV）。口干还可见于内分泌疾病（如糖尿病、甲减、尿崩症等）、特殊感染（如HIV、丙肝病毒等）、特殊药物（如糖皮质激素、抗焦虑药物、利尿药等）、特殊治疗（如头颈手术或放疗等）、吸烟等情况。

3. 腮腺炎和腮腺肿大　有口干和眼干症状的糖尿病患者也可以出现双侧弥漫的腮腺肿大，该表现可能由非炎症性的唾液腺炎导致。严重高甘油三酯血症、慢性肝病和酒精成瘾者也可以出现唾液腺炎以及大唾液腺的肿大。

4. IgG4相关综合征　IgG4相关综合征或者IgG4阳性多器官淋巴增殖综合征应与原发性干燥综合征鉴别。该病表现是血清IgG4水平升高，组织活检示显著的IgG4浆细胞浸润并伴随纤维化和硬化。口眼干、关节痛、血清ANA阳性的出现率低。

（六）治疗

目前本病尚无根治方法，主要是替代和对症治疗。治疗目的是预防因长期口、眼干燥造成局部损伤，避免应用一些可能加重泪腺和唾液腺功能减低的药物，如利尿剂、抗高血压药物和抗抑郁药，密切随诊观察病情变化，防治本病的系统损害。

监测治疗伴发疾病　继发性SS，如类风湿关节炎、系统性红斑狼疮。

1. 局部治疗

(1) 干燥症状对症处理：解决各器官系统的干燥症状，尤其眼、口、阴道、呼吸道干燥：润湿剂、润滑剂、气雾吸入、空气潮湿器。用人工唾液及人工泪液，眼润滑剂，阴道润滑剂等。

(2) 干燥性角膜结膜炎：可用人工眼泪（成分是0.5%羧甲基纤维素溶液）加上黏液溶解剂（5%~10%乙酰半胱氨酸），可用环孢素滴眼液，可用电凝将鼻泪管闭合。

(3) 口干燥症：频繁适量喝水以缓解症状，眼干燥，口服溴己新（16mg，每日3次）能增加泪腺分泌，鼻干燥用盐水滴鼻，皮肤干燥可用润滑剂。可通过咀嚼无糖口香糖刺激唾液分泌。

2. 系统治疗

(1) 糖皮质激素及免疫抑制剂：如神经系统损害、间质性肺炎、肝肾损害及血管炎，严重者可应用糖皮质激素，也可联合用免疫抑制剂：氨甲蝶呤（每周7.5~15mg）、羟基氯喹[5~7mg/(kg·d)]、硫唑嘌呤、环磷酰胺、来氟米特等。

(2) 毒蕈碱激动剂：毛果芸香碱、西维美林。口服毛果芸香碱和西非梅林能刺激尚有功能的外分腺分泌，改善症状。小规模随机试验证明TNF-α抑制剂治疗有效，口干症状改善达24周，但尚需要更大规模研究，才能对此疗法作出充分评估。

(3) 生物制剂：试验结果证实TNF-α抑制剂英夫利昔单抗和依那西普对原发性干燥综合征无效，利妥昔单抗及依帕珠单抗治疗原发性干燥综合征的初期研究得到了不同的结论。

肿瘤坏死因子（TNF）α拮抗剂英夫利昔单抗和依那西普对pSS的疗效并不肯定，B淋巴细胞靶向治疗，主要是抗CD20单克隆抗体-利妥昔单抗对pSS的治疗前景值得期待。

(4) 基因治疗：基因治疗是针对pSS受累唾液腺及泪腺的特异性靶向治疗。通过重组2型腺相关病毒编码人血管性肠肽的转基因，可以增加SS实验鼠的唾液流率。

3. 中医中药　丹参、雷公藤。

（七）病程与预后

本病多为良性，不影响寿命；与普通人群相比，原发性干燥综合征的总体死亡率并没有增加，但出现腺体外受累的原发性干燥综合征患者的致残率及死亡风险增加。伴随疾病是影响本病预后的主要因素。

四、IgG4相关疾病

IgG4相关疾病（IgG4-related disease，IgG4-RD）是一种以倾向于形成瘤块样损害为特征的纤维化炎症性疾病。其临床表现多样，几乎累及全身各个器官系统，常见于胆道系统、唾液腺、眶周组织、肾、肺、淋巴结及腹膜后组织。此外，IgG4-RD亦可累及脑膜、主动脉、前列腺、甲状腺、心包、皮肤和其他器官。该病极少累及脑实质、关节、骨髓和肠黏膜。IgG4相关性疾病（IgG4-related disease，IgG4-RD）是系统性疾病。

（一）发病机制

IgG4-RD的皮肤受累可以因为皮肤中浆细胞浸润引起，也可以因为IgG4介导的炎症引起的继发改变。

（二）临床表现

1. 原发性IgG4

(1) 皮肤浆细胞增多症：皮疹发生部位以躯干最为常见，常表现为红棕色的丘疹、结节，有浸润感，圆形或椭圆形并有明显的色素沉着。伴有血清高滴度的IgG4，皮肤IgG4阳性的浆细胞浸润。

(2) 假性淋巴瘤和伴嗜酸性粒细胞增多的血管淋巴样增生：IgG4-RD皮疹表现可以类似假性淋巴瘤和伴嗜酸性粒细胞增多的血管淋巴样增生（angiolymphoid hyperplasia with eosinophilia，ALHE）。最常发生于耳周、面颊和下颌部，表现为肤色的丘疹和斑块，本型的皮肤改变需要与黏膜相关淋巴组织（mucosal-associated lymphoid tissue，MALT）淋巴瘤、非IgG4-RD引起的木村病和ALHE鉴别。

(3) Mikulicz病：临床特征有眼睑水肿，可以累及腮腺，皮疹呈对称性增大，质地柔软，无红肿和触痛，最后可致结膜干燥、唾液分泌减少、咀嚼困难等。

2. 继发性IgG4相关皮肤病

(1) 银屑病样皮疹：表现为角化性的红色斑块，与银屑病的皮疹难以鉴别。可能为IgG4-RD和银屑病共存。

(2) 非特异性的斑丘疹和红斑性发疹：组织病理上表现为真皮浅层IgG4阳性的浆细胞浸润。

(3) 高丙种球蛋白血症性紫癜和荨麻疹性血管炎：可能与IgG4参与了免疫复合物形成有关，导致补体激活、中性粒细胞聚集和白细胞碎裂性血管炎。

IgG4-RD中有白细胞碎裂性血管炎的报道，临床表现可以类似高丙种球蛋白血症紫癜和荨麻疹性血管炎，紫癜性的皮疹表现为双下肢对称性可触及的瘀斑和瘀点。

(4) IgG4-RD 动脉受累相关的皮肤表现:可以累及胸腹主动脉、髂动脉、脾动脉。造成血管腔扩张或动脉瘤形成,或管腔缩窄。

(三)实验室检查

多数 IgG4-RD 患者血清 IgG4 升高,可高达正常上限的 30 或 40 倍,常见于多器官系统受累患者。尽管组织病理学和免疫组化表现典型,约 30% 患者血清 IgG4 正常,此时往往器官受累较少。

血清 IgG4 水平与疾病活动性及治疗关联不密切。治疗后血清 IgG4 可迅速下降,但常不能完全恢复正常。患者临床症状已缓解,但血清 IgG4 仍保持较高水平。血清 IgG4 迅速升高但可能预示着病情复发,然而,IgG4 轻度升高与临床治疗需要的时间相关性并不高。一些患者血清 IgG4 持续正常,但仍会出现临床复发。

(四)组织病理学

IgG4-RD 关键的组织病理学特征包括淋巴浆细胞呈"涡纹样"(类似于编织篮网样结构)密集浸润、闭塞样静脉炎,以及轻至中度嗜酸性粒细胞浸润。病理中常可观察到淋巴滤泡和生发中心。当疾病累及腺体,如泪腺、颌下腺、腮腺或胰腺时,淋巴浆细胞浸润倾向于聚集在管状结构周围。该炎性病变往往聚集成瘤块状,破坏相关组织。

行 IgG4 免疫组化染色明确诊断,病灶内 IgG4 阳性浆细胞占主导,IgG4 阳性浆细胞数目可以通过计数每高倍镜视野细胞数或计算 IgG4 阳性浆细胞 /IgG 阳性浆细胞比例来定量。IgG4 阳性浆细胞 /IgG 阳性浆细胞比例和组织纤维化性特征比每高倍镜视野 IgG4 阳性细胞数对明确诊断更为重要。

(五)诊断

2011 年 Umehara 等将诊断标准为血清 IgG4>1.35g/L,组织 IgG4 阳性 /IgG 阳性的浆细胞 >0.4。皮疹分为原发性皮疹和继发性皮疹两大类。原发性皮疹的诊断标准为组织中大量浆细胞和淋巴细胞浸润,IgG4 阳性 /IgG 阳性浆细胞 >0.4,每个高倍视野 IgG4 阳性浆细胞数 >10 个。继发性皮疹的诊断标准为浆细胞浸润,IgG4 阳性 /IgG 阳性浆细胞 >0.4,或有血管周围的 IgG4 沉积。

(六)治疗

许多患者疾病进展缓慢,对某些病例可随访观察。而 IgG4-RD 可导致严重的器官功能障碍和衰竭,因此当累及重要脏器时应积极治疗。

糖皮质激素是 IgG4-RD 治疗的一线药物。通常泼尼松从 40mg/d 起始,2~3 个月内逐渐减量至停药或减至维持剂量 5mg/d。硫唑嘌呤已用于一些患者,但其疗效证据不足。二线方案用于清除 B 细胞的利妥昔单抗疗效颇佳。利妥昔单抗治疗(间隔 15 天,共 2 次静脉治疗,每次 1g)可靶向急剧降低血清 IgG4 浓度。利妥昔单抗或糖皮质激素可维持治疗,但最佳方案需经探索确定。

(王建琴 吴大兴 叶巧园 陈蕾)

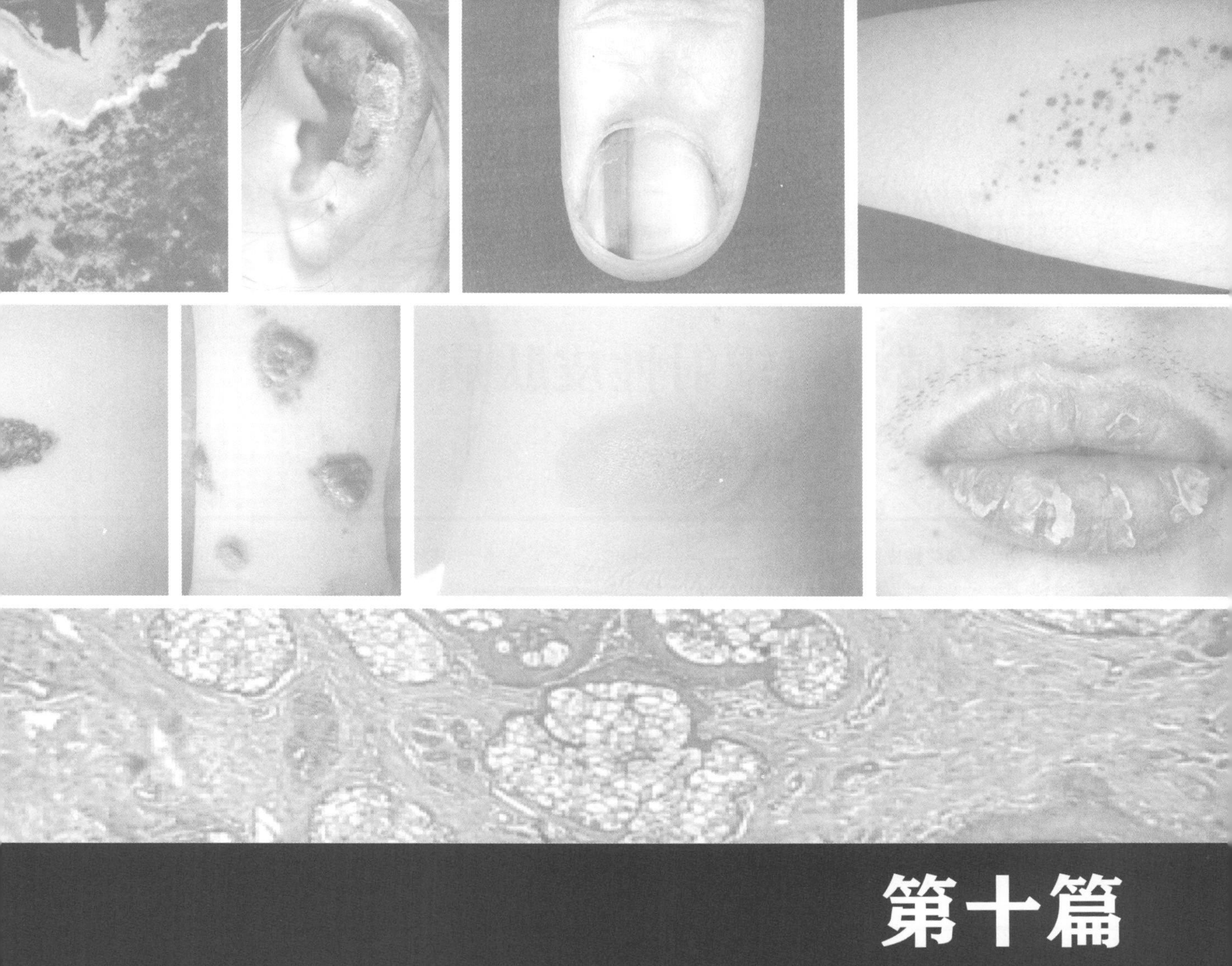

第十篇

物理性及职业性皮肤病

第四十二章

冷热机械电离辐射性皮肤病

第一节　冷 / 热相关性皮肤病

一、概述

冷伤(cold injury)是机体遭受低温侵袭所引起的局部或全身性损伤,分为非冻结性冷伤(冻疮)和冻结性冷伤(冻伤)(frost cold injury)两类(表 42-1)。

表 42-1　冷伤分类

非冻结性冷伤:冻疮,人体接触 10℃以下,冰点以上的低温
疾病:冻疮、战壕足、水浸足
冻结性冷伤:冻伤,人体接触冰点以下低温
疾病:局部冻伤、全身冻伤(冻僵)

(一) 对寒冷的生理反应

寒冷引起的皮肤变化取决于许多因素,除了实际温度,还有寒冷的持续时间。这其中就包括寒冷的频率和复温率。考虑临床损害是暴露于寒冷造成的,这些变量的参数对治疗有重要意义。极端寒冷,足以冻伤组织,导致严重的细胞损伤。可能是由于细胞外或细胞内冰晶的形成,导致高渗性和蛋白质变性,出现大分子结构的裂解。低等程度寒冷也可导致正常生理的明显改变。

暴露在寒冷中,介导动脉和静脉收缩的一部分机制是通过内皮缩血管肽内皮素 -1 合成来实现的。也有通过皮肤冷受体引起交感神经反射增加,寒冷对静脉的直接影响往往大于对动脉,复温和局部代谢产物在动脉侧有更大的扩张效果,因此,受寒后动脉血流的恢复,往往导致水肿。

(二) 寒冷引起或加重的疾病

根据疾病的原因或临床提示,或许把寒冷对皮肤损伤的疾病最好分为两组:①寒冷引起的疾病;②对寒冷敏感的疾病见表 42-2。

表 42-2　寒冷引起或加重的疾病

1. 与寒冷暴露相关的疾病	3. 寒冷性
冻伤	寒冷性荨麻疹
壕沟足	冻疮
2. 对寒冷异常敏感的疾病	肢端发绀症
雷诺现象	红绀病
网状青斑	寒冷性红斑
冷纤维蛋白原	寒冷性脂膜炎
冷凝集素	新生儿寒冷损伤
	冬令痒疹

二、冻疮

内容提要

- 冻疮是冰点以上的局部红斑和肿胀，水疱和溃疡。

冻疮（chilblain）属非冻结性冷伤，是人体接触10℃以下、冰点以上的低温，加上潮湿条件所造成的损伤，包括冻疮、战壕足、水浸足（手）等，表现为伴有瘙痒或灼热感的肢端皮肤红斑和结节，气候转暖后自愈。

（一）病因与发病机制

寒冷是发病的一个必要条件。在有些患者中，特别是儿童，血液循环中存在冷球蛋白或冷凝素对冻疮的发病起一定影响。但常涉及遗传因素。

暴露于冰点以上低温的机体局部皮肤，发生血管收缩和血流滞缓，影响细胞代谢。待局部得到常温后，血管扩张、充血且有渗出，反应较大者在表皮下有积液（水疱）。有的毛细血管甚至小动、静脉受损后发生血栓，而后引起一些组织坏死，研究证明组织缺血 - 再灌注可引起细胞凋亡，非冻结性冷伤也与细胞凋亡有关。

（二）临床表现

基本损害　为暗紫红色水肿性斑块或结节，境界不清，边缘鲜红色，表面紧张有光泽，水疱或血疱，破裂后形成糜烂或溃疡，局部皮温低；愈后遗留色素沉着或萎缩性瘢痕（图42-1，图42-2）。

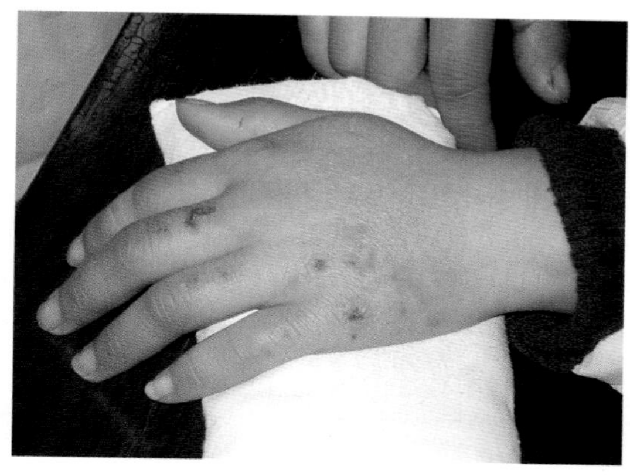

图42-1　冻疮

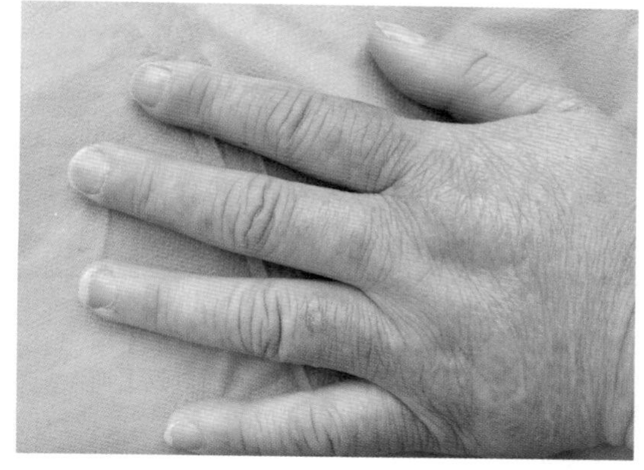

图42-2　手部冻疮（东莞市常平人民医院　曾文军惠赠）

发病特征：于暴露寒冷后12~24小时发病。自觉瘙痒、灼热或疼痛，受热后瘙痒加剧。皮损常为对称性，儿童易累及手、耳廓和面部，成人好发于手、小腿和指（趾）。病程为自限性，持续1~3周左右，常易复发。

不典型冻疮与冻疮样红斑狼疮：冻疮样损害可见于盘状和系统性红斑狼疮（冻疮样狼疮）。皮疹持续至温暖季节的患者发生红斑狼疮的风险较高，临床上有一些无任何结缔组织病表现的冻疮患者发展成系统性红斑狼疮。没有达到诊断标准的患者称为不典型冻疮，冻疮样红斑狼疮可以是盘状红斑狼疮和系统性红斑狼疮的临床表现，临床和病理与特发性冻疮有不少相似之处，患者皆为女性，冬季发病。

（三）组织病理

皮肤活检可见血管壁呈不同程度的纤维素样变性，血管周围袖口状淋巴细胞浸润。

（四）诊断

①皮损好发于面部、暴露部位及四肢末梢部位。②皮损为紫红色斑块，易形成水疱、糜烂或溃疡。③自觉瘙痒，灼热或疼痛，受热瘙痒加剧。

（五）鉴别诊断

应与寒冷性多形红斑、冷球蛋白血症、肢端发绀症、冻疮样红斑狼疮、盘状红斑狼疮、系统性红斑狼疮相鉴别。

（六）治疗

1. 治疗选择　一线治疗：钙离子通道阻滞剂，局部外用糖皮质激素。二线治疗：局部外用2%烟酸乙酯霜，5%米诺地尔洗剂，3%硝酸露，他莫西芬。三线治疗：紫外照射，但双盲试验认为没有治疗效果，强脉冲光，口服己酮可可碱。

2. 系统治疗　硝苯地平（10~20mg，每天3次）对70%的冻疮有效，可作为首选。或地尔硫䓬（30~60mg，每天3次），但比硝苯地平疗效稍差；烟酰胺（50~100mg，每日3次）；部分患者外用烟酸衍生物和米诺地尔亦有效。

3. 局部治疗　未破溃皮损外搽蜂蜜猪油软膏（70%蜂蜜、30%猪油），10%樟脑软膏；复方肝素软膏，破溃者外用10%硼酸软膏、1%红霉素软膏或复方貂油防冻膏。氦氖激光、红外线照射和UVB红斑量照射。

三、冻伤

内容提要

- 冻伤是冰点（−10~−2℃）以下低温暴露所致急性组织冻结伤。
- 有红斑和水肿、水疱和大疱、浅表坏疽、深部坏疽，以及肌肉、肌腱、骨膜和神经损伤。

冻伤（frostbite），为冻结性冷伤（frost cold injury），是组织冰点（−10~−2℃，14~28℉）以下低温暴露所致的一种局部组织急性冻结损伤，或称冻结性冷伤。低温暴露数秒钟即可引起。包括局部冻伤（frostbite）和全身冷伤（又称冻僵）。

（一）病因与发病机制

人体局部接触冰点以下的低温时，发生强烈的血管收缩反应；细胞外液甚至连同细胞内液可形成冰晶。冻伤损害主要发生在冻融后，局部血管扩张、充血、渗出，并可有微栓或血栓形成；组织内冰晶及其融化过程造成的组织破坏和细胞坏死，促使炎症介质和细胞因子释放，引起炎症反应；加以组织缺血 - 再灌注造成细胞凋亡，构成了冻伤的病变。

全身受低温侵袭时，当核心体温下降至 32℃以下，则心、脑、肾、血管等脏器功能均受损；降至 28℃以下，如不及时抢救，可直接致死。

（二）临床表现

发病特征　好发于冷防护较差的部位，如足、指（趾）、耳、鼻、颊。受累部位初期出现麻刺、烧灼感或钝痛，随之发生皮肤蜡样苍白、变硬和感觉缺失。组织损伤的范围与程度在复温后比较明显。

局部冻伤后皮肤苍白发凉、麻木或丧失知觉，不易区分其深度。冻伤分为四级。

Ⅰ°冻伤（红斑性冻伤）：伤及表皮层。表现为红斑、水肿、皮肤麻痹和短暂的疼痛。皮损可以完全恢复，仅伴有轻度脱屑。

Ⅱ°冻伤（水疱性冻伤）：伤及真皮，以明显的充血、水肿和水疱为特点。水疱在 2~3 周内干燥结痂，以后脱痂愈合，可有轻度瘢痕形成。

Ⅲ°冻伤（腐蚀性冻伤）：伤及全层皮肤或皮下组织。创面由苍白变为黑褐色，感觉消失，坏死组织干燥成痂，4~6 周后坏死组织脱落，形成肉芽创面，愈合甚慢且留有瘢痕。

Ⅳ°冻伤（血栓形成与血管闭塞）：损伤深达肌肉、骨骼，甚至肢体坏死，表面呈死灰色；坏死组织与健康组织的分界在 20 日左右明显，可呈干性坏死，并发感染成湿性坏疽。治愈后多留有功能障碍或致残，严重可导致截肢。

全身冻伤时肢体僵硬，意识障碍，呼吸抑制、心跳减弱、心律失常，最后呼吸、心搏骤停。如能得到及时救治，病人复温复苏后常出现心室纤维颤动、低血压、休克，肺水肿、肾衰竭等严重伴发症。

（三）组织病理

真皮浅层水肿和表皮下水疱形成，血管通透性增高导致出血，表皮和受累真皮坏死。血管充血，血栓形成，内膜增生。脂肪组织呈现结晶及坏死，血管内有时有游离的和含在细胞内的脂肪滴，为冻伤独有的特征。

（四）诊断

根据病史和临床表现作出诊断，排除其他与寒冷原因有关的红斑，水疱形成和坏疽。

（五）治疗

治疗原则是采取综合治疗措施，最大限度地保留有生机的组织，防止或减少伤残。

1. 急救　立即施行局部或全身的快速复温。伤员应置于 15~30℃温室中，将伤肢或冻僵的全身浸浴于足量的 40~42℃温水中，禁忌暴露在较高的温度，使受冻局部在 20 分钟内，全身在 30 分钟内复温。复温以肢体红润、循环恢复良好、皮温达到 36℃左右为妥。体温恢复 10 分钟后神志可转为清醒。对呼吸、心搏骤停者要施行胸外心脏按压和人工呼吸、吸氧等急救措施。

2. 局部冻伤的治疗

(1) 局部分级治疗：Ⅰ°~ Ⅱ°冻伤对症处理。

Ⅲ°冻伤多用暴露法治疗，保持创面清洁。对分界明确的坏死组织予以切除，视创面情况可植皮。治疗无效者且并发湿性坏疽，或有脓毒症，则需截肢。

(2) 其他措施：①应用低分子右旋糖酐静脉滴注进行抗凝，口服妥拉苏林、罂粟碱等扩血管药物；全身使用布洛芬可以改善微循环。②根据冻伤部位可选用封闭疗法，或行交感神经阻滞术，以解除血管痉挛和止痛。③Ⅲ°以上冻伤给予破伤风抗毒素，全身应用抗生素预防感染。

(3) 全身冻伤的治疗：①复苏过程中首先要维持呼吸道通畅，吸氧，必要时给予辅助呼吸。②体温低时极易出现室颤或心搏骤停，应施行心电图监护，注意纠正异常心律，必要时采取除颤复苏措施。③胃管内热灌洗或温液灌肠有助复温。④扩充血容量防治休克，选用适当血管活性药物。有酸中毒时给予 5% $NaHCO_3$ 纠正。

四、冷球蛋白血症（见二十四章）

五、冷纤维蛋白原血症

冷纤维蛋白原血症（cryofibrinogenemia，CF），是指患者血浆遇冷时，循环中的蛋白成分发生沉积的疾病。由 Korst 和 Kratochvil 于 1955 年首次报告冷沉淀由纤维素、纤维蛋白原、纤维连接蛋白（冷凝蛋白）、白蛋白、免疫球蛋白和其他血浆蛋白组成。本病可分为原发性和继发性，继发性 CF 可继发于肿瘤、感染、血管炎、糖尿病、骨髓增生性疾病和其他系统疾病。

（一）发病机制

可能与纤溶系统的缺陷有关，累积的冷沉淀纤维蛋白原与凝血酶凝结，导致小血管血栓性闭塞，特别是皮肤中。CF 发病与凝血酶结合能力的提高以及血凝块形成有关，由此导致中、小血管血栓性闭塞。循环免疫球蛋白或免疫复合物在一些疾病，如恶性肿瘤、感染及结缔组织病等中可大量产生，导致冷纤维蛋白原沉积。

（二）临床表现

动静脉血栓的发生比较常见，有助于诊断 CF。血栓事件的发生与血浆中冷沉淀纤维蛋白原的量相关，由于凝血因子的消耗，可发生异常的自发性出血。包括紫癜、瘀斑、甲下出血。血浆中微量的冷纤维蛋白原不足以引起临床表现，故部分患者无临床症状。冷纤维蛋白原血症见表 42-3。

表 42-3　冷纤维蛋白原血症

临床表现	临床损害发生率 /%
紫癜	4.7~78.0
雷诺现象	16.6~53.7
冷敏感	52.7~87.5
荨麻疹	<8.3
网状青斑	3~25
皮肤溃疡	17.0~56.2
坏疽	<3

（三）实验室检查

血液必须收集保存于抗凝管中，然后 37℃离心，此法可以避免由于纤维蛋白原消耗和冷纤维蛋白沉淀所致的血凝块。检查连续进行血浆中的冷纤维蛋白原在 4℃下 3~8 天内可形成白色沉淀，且加热至 37℃时沉淀重新溶解。

（四）诊断与鉴别诊断

Grada 和 Falanga 提出原发性 CF 诊断标准：①四肢远端典型皮肤表现：微小青斑，不明原因的反复性疼痛性皮肤溃疡；②冷敏感：a. 血浆中存在冷沉淀纤维蛋白原，且无冷球蛋白；b. 典型的皮损组织病理示溃疡区域外下方的真皮血管微血栓，无血管炎证据。

需与冷球蛋白血症及暴发性紫癜等相鉴别。

（五）治疗

纤维蛋白溶解剂司坦唑醇，达那唑(3~5mg/kg 或 200mg/d)，皆有效，其他糖皮质激素与低剂量阿司匹林，或联合硫唑嘌呤有效。

六、冷凝集素综合征

冷凝集素综合征（cold agglutinin syndrome，CAS）是一种自身免疫性疾病，冷凝集素在低于正常体温时引起冷暴露部位红细胞凝集和末梢循环障碍，可伴有溶血性贫血和内脏损害。

（一）病因与发病机制

CAS 可原发起病而无明显的潜在性疾病如侵袭性淋巴瘤、恶性肿瘤或特殊感染，称为原发性 CAS，也有人主张称之为冷凝集素病（cold agglutinin disease）而“非综合征”，其本质是一种独特的克隆性淋巴增殖性骨髓病；CAS 也可继发于其他疾病，称为继发性 CAS，最常见的原发病为感染和淋巴增殖性疾病，感染以支原体肺炎和传染性单核细胞增多症多见，偶有风疹、水痘、巨细胞病毒、人免疫缺陷病毒、流行性感冒和军团菌感染的报告，近期还有纳武利尤单抗诱发 CAS 的报道。

冷凝集素的本质是免疫球蛋白，90% 的患者为 IgM 分子，原发性 CAS 和淋巴增殖性疾病诱发的继发性 CAS 为单克隆，感染诱发的继发性 CAS 为多克隆冷凝集素。冷凝集素可在 32℃以下同时与多个红细胞表面的 I 或 i 抗原结合而诱发凝集反应，随后活化补体级联，使红细胞被 C3b 包被，C3b 与单核巨噬细胞系统的 C3b 受体结合，引起血管外溶血，溶血主要发生于肝脏。

（二）临床表现

CAS 的临床表现以末梢循环障碍和贫血为特征，皮损好发于鼻尖、耳廓、面颊、四肢末端等冷暴露部位，在输注冷的血液制品时可在输注部位出现。皮肤遇冷后发绀、青紫甚至呈灰白色，自觉麻木、刺痛、触痛或痛温觉减退乃至丧失，经保暖后皮肤又由灰白、发绀转为潮红，最后恢复。也可出现寒冷性荨麻疹、网状青斑、网状紫癜、Raynaud 现象，甚至出血性水疱或坏死性损害，通常为肢端部位。CAS 是冷抗体自身免疫性溶血性贫血的最常见类型之一，慢性贫血引起皮肤苍白和疲乏等表现。

CAS 的病程可呈急性型，多见于某些病毒感染如传染性单核细胞增多症等，症状多在原发病恢复后 3 周内消失；也可呈慢性型，主要继发于淋巴增殖性疾病、系统性红斑狼疮等。

（三）辅助检查

患者的冷凝集素滴度高于 1 : 64，Coomb 试验阳性。在室温下将患者血清与同血型或 O 型血的正常人红细胞或患者自身的红细胞混合，可引起红细胞凝集，该现象在 0~4℃下最显著，温度升高至 37℃后解离。在组织学上，CAS 表现为血管内透明物质包裹的红细胞，这一点与单克隆冷球蛋白血症不同，后者管腔内充满均质的嗜酸性物质（冷球蛋白）而无细胞成分。

（四）诊断与鉴别诊断

CAS 的诊断依据包括临床特征，结合冷凝集素滴度大于 1 : 64（4℃）、Coomb 试验阳性、慢性溶血性贫血等实验室证据，并排除恶性肿瘤。本病应与冷球蛋白血症和冷纤维蛋白原血症相鉴别，后两者分别有冷球蛋白和冷纤维蛋白原水平升高；远端闭塞综合征如胆固醇栓子、肢端抗磷脂抗体综合征可产生相似的表现，但无冷暴露史，也不累及耳鼻部；还应排除冻疮，冻疮损害通常起病缓慢，很少引起显著的急性紫癜或坏死；CAS 引起的溶血性贫血还与阵发性冷性血红蛋白尿症相鉴别，后者常发生于幼童病毒感染后，致病抗体为抗 P 抗原多克隆 IgG 抗体。

（五）治疗

避免冷暴露是 CAS 的主要治疗。对于继发性 CAS，以治疗潜在性疾病为主。对于重症病例，糖皮质激素、免疫抑制剂、达那唑、利妥昔单抗、α 干扰素和血浆置换治疗可能有益。

七、战壕足

战壕足（trench foot）又称浸渍足（immersion foot）、掩体足（shelter foot），此术语源于第一次世界大战时的战壕工事，当时士兵在壕沟中站立有时达数小时，而战壕中的冷水有几英寸深。循环障碍造成水肿、感觉异常和血管损害。严重时可发生坏疽。较多见于海员、渔民、水田劳作以及施工人员。

机体局部长时间暴露于湿冷环境中，循环障碍，动脉痉挛、皮肤血管发生强烈收缩，血流变缓、影响细胞代谢。感觉异常和血管损害，经 24~48 小时暴露，待局部复温后，血管扩张、组织反应性充血。随之出现感觉异常与烧灼样疼痛。

本病发病机制是角质水合过度，局部出现水肿、起疱，可形成溃疡，常伴发蜂窝织炎、淋巴结炎，严重者可发生坏疽。

（一）临床表现

战壕足、浸渍足等的病变比冻疮较重。先有皮肤苍白、发麻；继而红肿、疼痛、起水疱，疱破创面渗液，可并发感染，治愈较慢。而且治愈后可能对寒冷敏感，患足有疼痛、发麻、苍白等反应。

本病的临床病程可分为三期：

1. 充血前期　暴露冷湿环境后即可产生，肢体冰凉、苍白、麻木，轻度肿胀。

2. 充血期　脱离冷湿环境之后数小时开始，可持续 6~10 周。①红斑、水肿加重；皮肤无汗、有热感、触痛；②针刺感、疼痛感和搏动感；③血管收缩不稳定；大疱、间歇性发绀。外周脉搏减弱或消失，可出现溃疡和表浅坏疽。

3. 充血后期　可持续数个月或数年，对冷敏感、伴指（趾）发白、间歇性水肿、多汗、持续性外周神经病，关节僵硬。

（二）预防和治疗

防寒保暖，脱离致病环境，局部可对症处理，可外用冻疮膏，破溃者可用抗菌药物软膏。使用钙通道阻滞剂有改善症状的作用。

八、热激红斑

热激红斑（erythema abigne）又称烘烤皮肤综合征（toasted skin syndrome），长期暴露于低强度红外热环境中导致的持久性局限性网状红斑和色素沉着。

（一）病因与发病机制

本病是由热，特别是长波红外线的热长期反复刺激皮肤引起的病变。常因长期暴露于潮湿但又未致烧伤而引起，这种低于热烧伤阈值的热环境中是热激红斑的根本原因。常致本病的热源有：电热垫、蒸汽散热器、热水瓶、电炉/电热器、取暖躺椅、电热毯、煤炉、热砖、泥炭火、红外灯、木柴炉、微波爆米花机。

（二）临床表现

1. 皮肤损害　表现为局部淤血后形成斑驳色，并出现毛细血管扩张、网状红斑（图 42-3），继而留下色素沉着（图 42-4）。

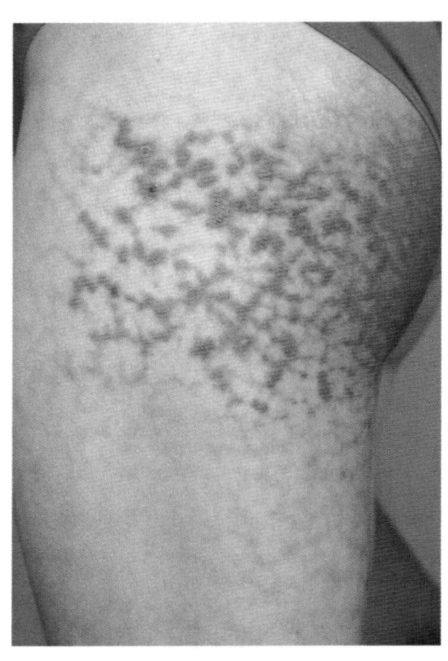

图 42-3　热激红斑（中山大学附属第一医院　罗迪青惠赠）

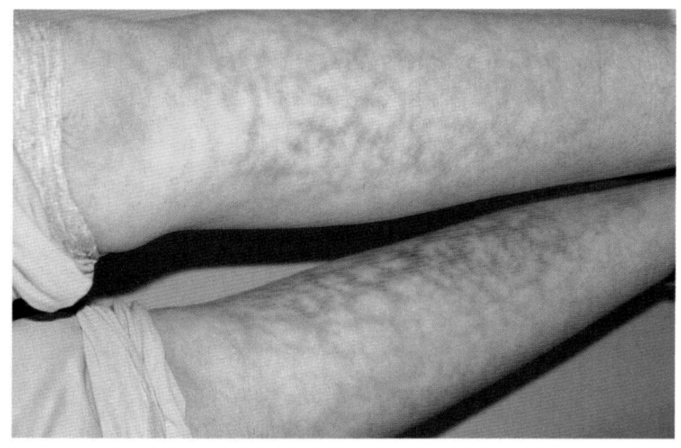

图 42-4　热激红斑（新疆维吾尔自治区人民医院　普雄明惠赠）

暴露于开放式火炉或散热器取暖。红外灯、电热器、电炉、取暖躺椅、电热毯、手提电脑或汽车散热器可引起类似病变。厨师、银器匠及其他长期直接暴露于中度热源的人也可发病。

少数患者可发生水疱、角化过度、表皮轻度萎缩等表现。皮损好发于大腿内侧、小腿伸侧、上胸部、下背部和腹部。

当病因消除后，病变逐渐消失，但有时留下永久性色素沉着。

2. 癌变　热激红斑的主要远期危害是可能发生皮肤鳞状细胞癌或 Merkel 细胞癌。潜伏期可达 30 年或更久。

（三）组织病理

早期表皮萎缩，表皮突变平，表皮及真皮上部黑素增加。有时可见真皮水肿，伴异常弹力纤维和色素聚集及毛细血管扩张。晚期结缔组织嗜碱性变，真皮中下部或上部弹性组织增生，真皮色素颗粒由含铁血黄素和黑色素组成。超微结构显示黑素细胞的树枝状突起明显增加，提示黑素细胞功能活跃。灶状角化过度和角化不良，及鳞状细胞非典型性。

（四）诊断与鉴别诊断

根据病史临床特点常能作出诊断，需与网状青斑血管萎缩性皮肤异色病，和大理石样皮肤和先天性毛细血管扩张性大理石样皮肤鉴别。

（五）治疗

首先去除致热源，色素沉着，可用含有 α- 羟酸的润肤剂或含有 0.01% 氟轻松、4% 氢醌和 0.05% 维 A 酸的霜剂。应防止进一步损伤。皮损局部可外用超氧化物歧化酶（SOD）霜，角化性损害非典型增生，可外用 5-FU 软膏或手术切除，或密切随访。

九、痱子

内容提要

- 是小汗腺导管闭塞汗液潴留，导管破裂汗液外溢形成痱子。
- 主要分成三型：白痱、热痱、脓痱。

痱子又称粟粒疹（miliaria），是一组有小汗腺破裂的外泌汗腺疾病。

（一）病因与发病机制

是发生阻塞部位以下的小汗管破裂，形成汗液潴留水疱，汗液渗入周围组织引起炎症反应。细菌在发病中可能起作用。有证据表明一些表皮葡萄球菌菌株产生 PAS 阳性的细胞外多糖物质（EPS），可阻塞小汗腺汗管而致病。

（二）临床表现

痱子有瘙痒或烧灼感，常呈阵发性，可继发毛囊炎、疖（表 42-4）。

1. 晶形粟粒疹（白痱）　呈微小透明水疱，如同微小水滴，直径约 1mm（图 42-5），表面皮肤无炎症，壁薄易于破裂，常见于间擦部位，如腋窝。

2. 红色粟粒疹（红痱）　皮疹常成批出现，为密集的针头大小丘疹或丘疱疹（图 42-6），周围绕以红晕。除掌跖之外，其体表部位均可发生，皮疹消退后有轻度脱屑。

3. 脓疱性粟粒疹　又称脓痱，红痱顶端可出现针头大无菌性或细菌性脓疱（图 42-7）。小儿头部多见。

4. 深痱　此型痱子在真皮上部阻塞部位，不痒，正常皮色，深在性淡白色的丘疹，离开热环境 1 小时后可缓解。

（三）组织病理

白痱的特征是角质层下水疱，伴有少量中性粒细胞，红痱则有表皮内海绵水肿性水疱。在这两型中，病变是以表皮内汗管为中心的。脓痱是痱子的特点加上表皮内或角质层下脓疱。深在性痱的特征是汗腺真皮导管部位的海绵水肿，常伴有真皮内受累汗管周围的慢性炎症。

表 42-4　三种类型的栗粒疹（痱子）

类型	阻塞部位	皮损特点	患病人群	常见部位
晶形粟粒疹（白痱）	角质层	无痒性、透明、易碎的小疱	小于 2 周新生儿 炎热的气候时，儿童和成年人	面部和身体
红色粟粒疹（红痱）	棘细胞中层	瘙痒，红斑，1~3mm 的丘疹，可能有脓疱	1~3 周的新生儿 炎热的气候时，儿童和成人，	颈部，上部躯干
脓疱性粟粒疹（脓痱）	角质层	脓疱位于痱子顶端	所有人群	四肢曲侧，会阴，小儿头部
深部粟粒疹（深在性痱子）	真皮 - 表皮交界处	非瘙痒性，白色，1~3mm 的丘疹	炎热的气候时，成人常发病，常伴有红痱的多次发作	躯干及四肢近端

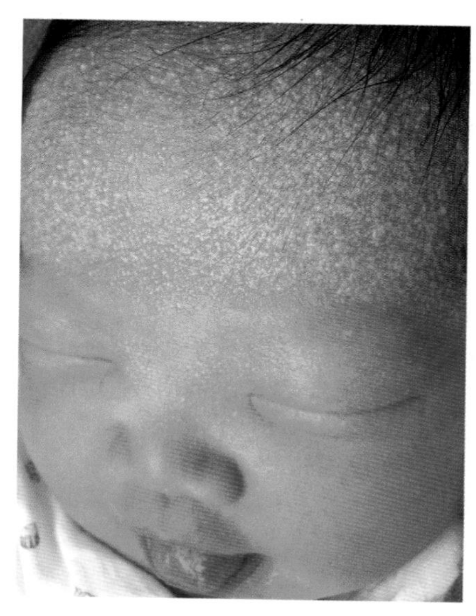

图 42-5　晶形粟粒疹
婴儿额部（东莞市常平人民医院　曾文军惠赠）。

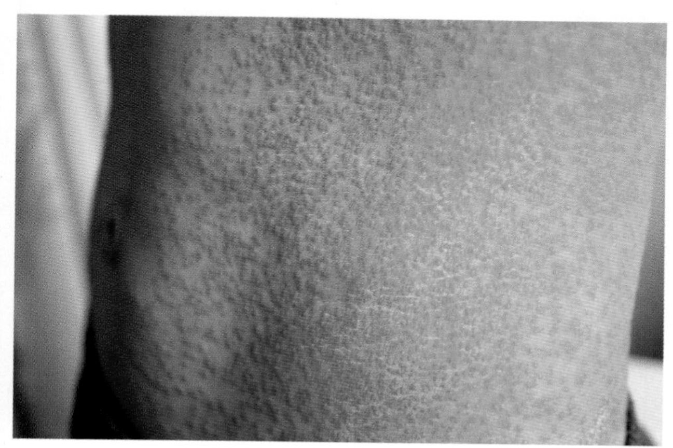

图 42-6　红色粟粒疹

（四）鉴别诊断

马拉色菌毛囊炎，其不同点本病为马拉色菌引起的毛囊炎，毛囊丘疹色红至暗红，真菌镜检见大量糠秕孢子菌。

其他　应与夏季皮炎、毛囊性脓疱疮鉴别。

（五）治疗

将患者置于凉爽环境中以停止出汗。局部用消炎止痒，虽然痱子粉、无水羊毛脂、1% 薄荷炉甘石洗剂或炉甘石洗剂可使用，用上述药物要避免堵塞毛孔。大多数外用制剂增加了角蛋白的损伤和粟粒疹形成，尤其是软膏。试服抗组胺药物，合并感染口服抗生素，深在痱子可口服异维 A 酸。

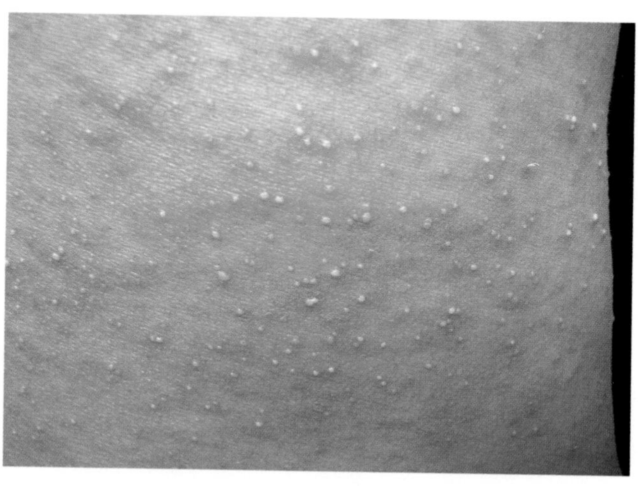

图 42-7　脓疱性粟粒疹（东莞市常平人民医院　曾文军惠赠）

十、夏季皮炎

夏季皮炎（dermatitis aestivale），由于持续高温和闷热环境下发生，尤其是在高温环境（30℃以上）中工作者，成人多见，以四肢伸侧、腹部密集小丘疹为特征的皮肤病。

（一）临床表现

皮损常发生在四肢伸侧，尤以两小腿胫前区皮肤更为多见，对称发生。初起为针头到粟米大密集小红斑，继之可出现小丘疹和丘疱疹。自觉瘙痒和轻度灼热感，亦可见于躯干、腹部。病情与气温和湿度密切相关，气温高、湿度大，发病增多。天气凉爽后皮损很快消退而愈。

（二）治疗

以保持室内空气流通，凉爽的环境和皮肤清洁干燥为主。可按皮炎湿疹治疗原则。

第二节　机械性皮肤病

一、间擦疹

间擦疹（intertrigo），又称褶烂，摩擦红斑（erythema intertrigo），

是发生在皮肤皱襞部位的急性皮炎，系皮肤皱襞处温暖、潮湿和反复摩擦所致。

（一）病因与发病机制

间擦疹是由于皮肤摩擦和浸渍，改变了表皮的屏障作用引起的。肥胖者由于皮肤皱褶增多，是易于患间擦疹的危险因素。潮湿为白色念珠菌和细菌生长提供了适宜的环境，糖尿病患者特别易于患白色念珠菌性间擦疹。

（二）临床表现

典型表现为发生在腹股沟（图 42-8）、乳房下（图 42-9）、腋窝或腹部皱褶部位的大块红斑，对称分布。如系白色念珠菌感染，则红斑呈牛肉色，外周可有卫星状脓疱。浸渍皮肤继发细菌感染时，常有恶臭。某些特殊病倒还可出现糜烂、增殖、甚至溃疡。本病还可伴发假疣状丘疹和结节、白色念珠菌感染、肉芽肿性结节和人类乳头瘤病毒感染。

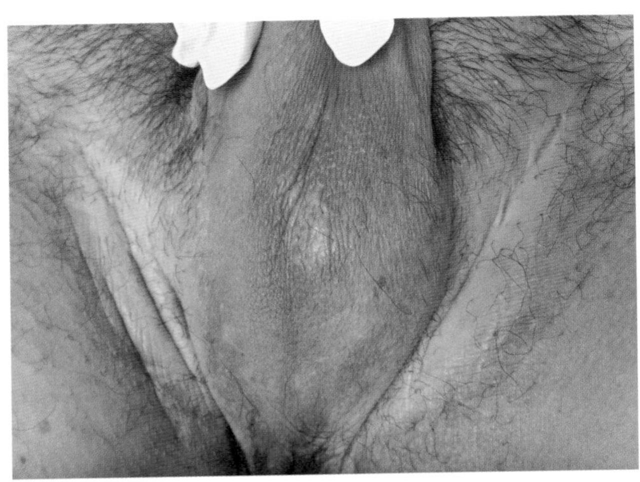

图 42-8　成人间擦疹（东莞市常平人民医院　曾文军惠赠）

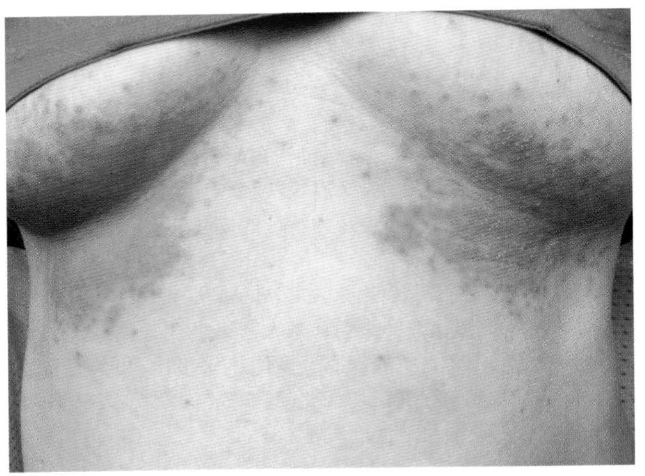

图 42-9　乳房下间擦疹

皱褶皮炎（东莞市常平人民医院　曾文军惠赠）。

本病湿热季节多见，好发于婴儿和肥胖者。好发于颈部、腋窝、腹股沟、臀沟、脐周、关节屈面、乳房下和肛周等处。

（三）鉴别诊断

主要根据临床症状，必要时可作皮肤真菌和细菌培养。许多疾病皮损极似间擦疹，应注意鉴别（表 42-5）。

表 42-5　间擦疹的鉴别诊断

屈侧银屑病 脂溢性皮炎	药疹
继发细菌感染 真菌感染 接触性皮炎 肠病性肢端皮炎	皮肤病： 天疱疮 类天疱疮 家族性良性慢性天疱疮 角层下脓疱病

（四）治疗

治疗关键在减轻皮肤浸渍和刺激。①如患者肥胖，则减肥是有帮助的；②外用粉剂氧化锌、油，可使浸渍减轻，但由于刺激原因，有时反而使病情加重；③如继发细菌或真菌感染，则须局部抗感染治疗；④ 1：20 醋酸铝包敷，3% 硼酸水湿敷有助于减轻浸渍。

二、摩擦性苔藓样疹

摩擦性苔藓样疹（frictional lichenoid eruption）为儿童期发生于手背、前臂和肘、膝部的丘疹性皮炎，与某些物品接触或摩擦刺激有关。

病因未明，一般认为与某些物品接触或摩擦刺激有关，亦有人提出系病毒感染所致。约 1/3 病例有过敏性疾病史。

（一）临床表现

好发年龄为 3~12 岁儿童，多见于夏季。

患儿常有玩沙土或接触表面粗糙物品的病史。皮损为针头至粟粒大小的多角形或圆形丘疹，中心密集，损害直径为 1~3mm、多角形或圆形小丘疹，细密成群（图 42-10），但不融合，平顶或圆顶，可有微细糠秕样鳞屑，呈苔藓样。

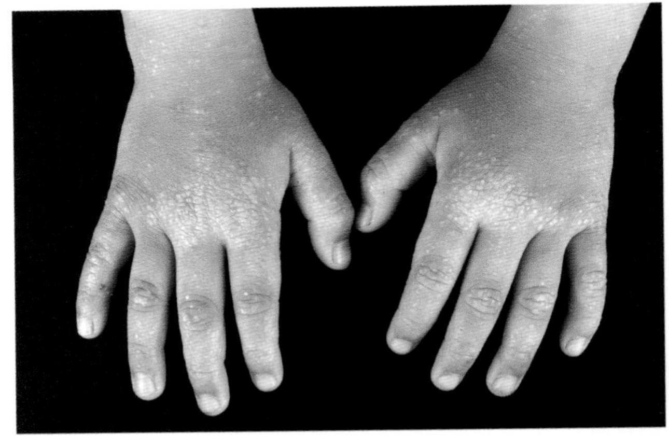

图 42-10　摩擦性苔藓样疹

（二）鉴别诊断

应与儿童丘疹性肢端皮炎鉴别。后者系病毒所致，丘疹较大，可达绿豆大，较扁平，红或呈暗红色，奇痒，可有浅表淋巴结肿大和肝病变。

（三）治疗

对症处理，局部外涂炉甘石洗剂、润肤剂或糖皮质激素软膏。

三、手足皲裂

手足皲裂(rhagades of hans and feet)是因各种原因导致的手足皮肤干燥和裂隙。

(一) 病因与发病机制

解剖生理原因,掌跖皮肤角层较厚、缺乏毛囊和皮脂腺,物理性因素如干燥、摩擦、外伤,化学性因素如酸碱、有机溶媒的溶解皮脂,生物性因素如手部真菌感染、湿疹、鱼鳞病、角化病症均可诱发本病。

(二) 临床表现

本病好发于秋冬干燥季节,皮损多见于指屈侧、手掌、足跟、足跖外侧,为长短不一的裂隙(图 42-11),可有疼痛或出血,依据皲裂的浓度和范围分为三度:①Ⅰ°皲裂:皮肤干燥有龟裂,仅达表皮;②Ⅱ°皲裂:皮肤干燥,裂隙达真皮浅层,伴轻度刺痛,无出血;③Ⅲ°皲裂:裂隙达真皮和皮下组织,常有出血和疼痛。

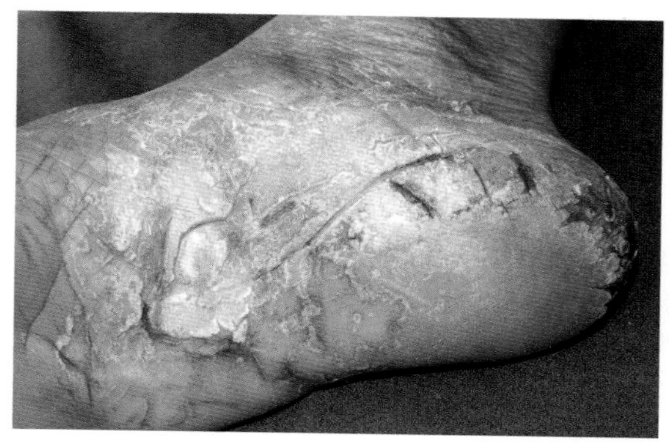

图 42-11　手足皲裂　跖部皮肤粗糙、增厚,并出现线状裂口

(三) 治疗

秋冬预防,使用油脂乳剂护肤,损害对症处理。如合并足癣、湿疹、鱼鳞病应同时治疗,外用 10% 尿素脂、0.1% 维 A 酸霜、10% 硫黄水杨酸软膏等。

四、鸡眼

内容提要

- 鸡眼是局限性、角质化、圆锥形的增厚物,其基底部在表面上,尖顶朝内并压迫邻近的结构。可分硬鸡眼和软鸡眼。

鸡眼(clavus)是足部皮肤局限性圆锥状角质增生性损害,与局部长期受压及摩擦有关。硬鸡眼位于足底、软鸡眼位于趾间。

(一) 病因与发病机制

跖、趾骨的骨性隆起在皮肤上产生向外的压力,这些部位因鞋袜及行走可产生压力。长时间摩擦和压力引起角化过度,形成鸡眼或胼胝。

(二) 临床表现

好发于男性青壮年,足跖发病多见,偶见于手部;多数为 1~2 个。

本病皮肤损害为绿豆至蚕豆大小,圆锥状角质增生。淡黄或深黄色,中央可见半透明的核。边界清楚,圆形或椭圆形,平坦或略隆起,外周有一圈透明的淡黄色环,呈鸡眼状;削去外层可见中心有角质栓塞。

(三) 临床分型

1. 硬鸡眼　小的而坚硬的圆顶丘疹,多见于足底(图 42-12),损害尖端可达真皮乳头层,刺激神经末梢,行走发生顶撞样疼痛。

2. 软鸡眼　位于趾间的疼痛性角化性丘疹(图 42-13),因汗液浸渍而变软。呈浸渍状灰白色,有时出现恶臭。

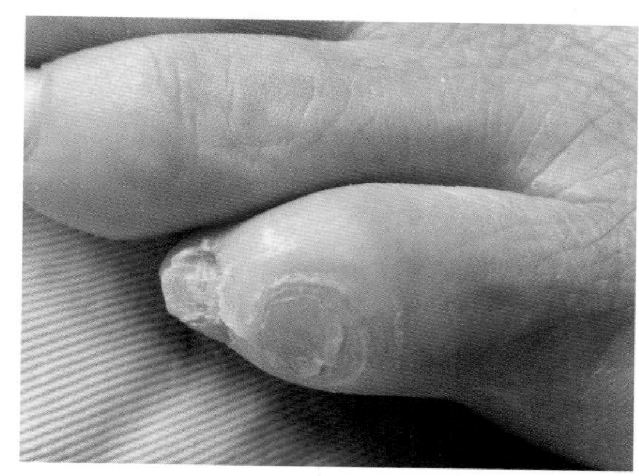

图 42-12　鸡眼(东莞市常平人民医院　曾文军惠赠)

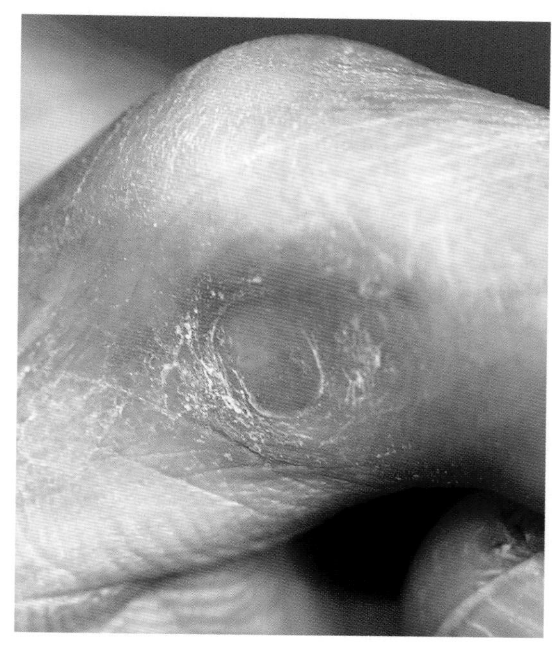

图 42-13　软性鸡眼

(四) 组织病理

角质物呈圆锥形,尖端向内,呈"V"形嵌入。缺少空泡细胞和不规则的透明角质颗粒,此点可与跖疣鉴别(图 42-14)。

(五) 鉴别诊断

足底鸡眼必须与跖疣相鉴别,削去表面角质直到出现疣的特殊病征性真皮延伸的乳头和血管存在,或见到鸡眼的清晰角质核心,可将两者区别开来。

(六) 治疗

长期存在的硬、软鸡眼的下方都可能存在骨刺或外生骨疣,趾间的软鸡眼常发生于足部第 4 趾间隙。跖 - 趾关节处的外生骨疣常压迫邻近的足趾。

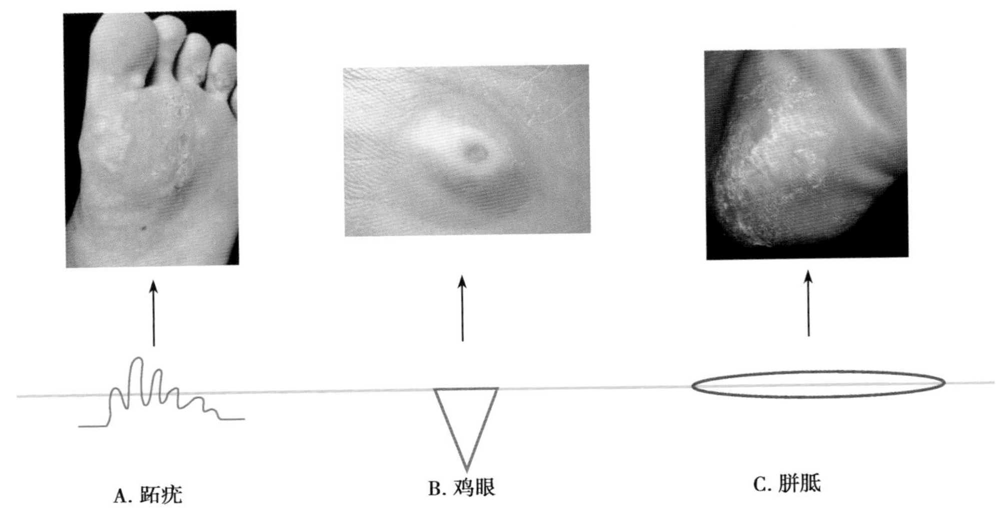

图 42-14　跖疣、鸡眼、胼胝鉴别模式图

矫正穿鞋以减少压迫或摩擦。用环状软垫包绕鸡眼。已有鸡眼用带洞足垫，若除去病因也可自然消失。

使用鸡眼膏（成分：鸭胆子素、儿茶速、薄荷脑、水杨酸、凡士林），30%~50% 水杨酸软膏或水杨酸火棉胶或 10% 硝酸银液外敷。激光或液氮冷冻，X 线治疗、锶敷贴、微波烧灼。

挖除术 / 手术　仔细全部挖出增生角质。削去表面角层，沿角质物的分界线（呈淡青灰色）环形切除鸡眼栓和基底白膜。可拍 X 线平片寻找外生骨疣，可行整形外科手术。

（七）中医中药

苦参子去壳，捣烂外敷，用胶布固定，7 天后自然脱落，严重者则须几个疗程。

外用万灵丹，水杨酸 50g，东丹 3g，苯唑卡因 2g，白糖 2g，研末。

五、胼胝

内容提要

- 胼胝是由于长期受压和摩擦而产生的局限性扁平角质增生。

胼胝（callus）是由于长期受压和摩擦而产生的局限性硬而扁平角质增生。胼胝反复摩擦和压力引起扁平角化过度损害，危险因素包括骨隆起，鞋不合适运动。

（一）临床表现

基本损害为边界不清的半透明角质斑块，基底较宽，扁平或略隆起，蜡黄、黄白或黄褐色，质硬，表面光滑，皮纹明显，中央肥厚，边缘较薄。

本病好发于手足，尤以掌跖骨突起部多见。严重者可有压痛。其他如冲浪者结节、拳击手指垫、慢跑者趾、划船者臂、也具胼胝特征，此外尚有小提琴手的颈部胼胝。一种特殊的胼胝见于第二（有时是第三）足趾，伴有甲板横嵴、增厚和甲下出血，称为网球趾或中心胼胝。

（二）组织病理

与鸡眼相似，由一个充满角蛋白的表皮凹陷类似颗粒增厚，常见角化不全。

（三）治疗

参照鸡眼治疗，削除肥厚的胼胝，并使用角质溶解剂，或用刀削去表面角质层。

外涂 30% 水杨酸火棉胶、0.3% 维 A 酸软膏和 30% 尿素软膏等。12% 的乳酸铵洗剂常有效。每晚用 2 份丙二醇和 1 份水，使胼胝潮湿，再用塑料膜封包（可用塑料袋和袜子），使胼胝软化。对足跟的裂开性胼胝有效。

六、足跟瘀斑

足跟瘀斑（calcaneal petechiae）又称黑踵病（black heel）、黑趾（talon noir），由 Crissey 和 Peachey 于 1961 年首先报道。

（一）病因发病机制

可能是足趾、足跟与硬接触面突然碰撞，真皮浅层毛细血管破裂，红细胞外渗，由此导致血红蛋白、红细胞通过汗管、表皮和角质层排出，沉着在角质层内，出血是运动时撕裂拉伤所致。

（二）临床表现

皮损表现为实质的群集的斑点或线状斑，可呈蓝黑色、黑褐色、褐色或紫罗兰色（图 42-15，图 42-16），皮损融合后可类似黑素瘤。本病常见于篮球、排球、网球运动员。多发于患者一侧或双侧足跟侧或足跟侧的后缘，亦见于足前部，足趾和手掌部。

（三）组织病理

为角质层内散在片状无定形结构的淡红或淡黄褐色物

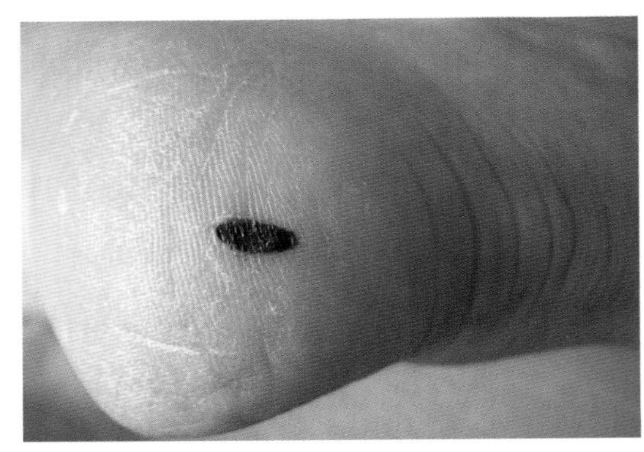

图 42-15　黑踵病［华中科技大学协和深圳医院（南山医院）陆原惠赠］

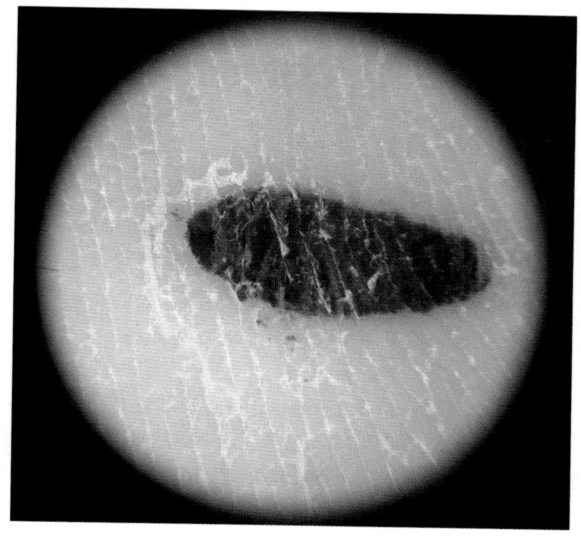

图 42-16　黑踵病

皮肤镜下见片状卵石状斑点，边缘光滑，棕红色与黑褐色相间［华中科技大学协和深圳医院（南山医院）　陆原惠赠］。

质，真皮浅层血管和淋巴管扩张、红细胞外渗。Perls 染色阴性，但对过氧化酶和联苯胺呈阳性反应，证实该物质来源于血红蛋白。用 15 号刀片削除并做愈创木脂试验（guaiac test）可证实诊断。特征为大小与形态不一、分布规则和颜色多样性的斑点、色素网、辐射状条纹和突变的边界，蓝白幕和伪足等。

（四）鉴别诊断

应与黑素瘤鉴别，后者真皮内见黑色素细胞具有显著的有丝分裂。

（五）治疗

本病无需治疗，皮损可自行消退。

七、耳轮结节性软骨皮炎

耳轮结节性软骨皮炎由 Winkler 于 1915 年首次描述，是一种发生于耳轮外侧的小的、结节性痛性、慢性炎症性损害。

（一）病因与发病机制

病因不明，可能包括日光性损伤、寒冷、创伤以及与局部缺血有关，而放疗后发生的结节也有报道。

（二）临床表现

本病最常见于 40 岁以后，94% 的患者于 50~80 岁之间发病，男女均可患病。损害常为单个，位于上耳轮，右耳多见，左耳或双侧发病亦可出现；沿着耳轮有红色、圆顶结节，损害直径 2~4mm，压痛，一般为皮肤色，偶呈蜡样外观；周围可出现炎症反应，中央结痂或呈充填角质的火山口状。当肿块达到一定的大小后，停止生长，但是这些损害会持续数年而不发生改变。

（三）组织病理

有棘层增厚、角化多度和中心溃疡，其下真皮可见无细胞的胶原变性、纤维化和不同程度的淋巴组织细胞为主的肉芽肿性炎症。软骨发生软骨膜炎。

（四）鉴别诊断

本病应与基底细胞癌、鳞状细胞癌、光化性角化病、角化棘皮瘤、寻常疣、痛风石、皮角、皮肤钙沉着症鉴别。

（五）治疗

可选用糖皮质激素皮损内注射、冷冻或 CO_2 激光消融术、手术切除。

八、冲浪者结节

冲浪者结节或称纤维性结节。冲浪、拳击、足球、指强球运动所致。

临床特征为膝、指关节、足背增厚的纤维性结节。其中冲浪者结节最初为软结节，皮肤发红、疼痛，有波动感，破溃后流出透明或微浑的液体。组织学表现表皮角化过度和轻度棘层肥厚，伴有正常形态的胶原束数量增加，类似于胶原瘤，久之，疼痛减轻，膝部胫骨结节处者直径 3~4cm 或更大，跖趾关节处者较小。

使用衬垫、变换姿势、倾身而非跪于冲浪板，避免摩擦。可使用结节内注射糖皮质激素能使其迅速缩小，但不能完全消退。停止冲浪运动后数月，结节可自行消退。

九、压疮

压疮（pressure sore）又称压力溃疡（pressure ulcer），是一种发生在骨突起部位的溃疡，好发于长期卧床的高龄患者、神经缺陷的较年轻患者、嗜烟者和干燥皮肤者。资料表明，约 70% 的压疮发生于 70 岁以上的长期卧床者；易于发生压疮的疾病包括运动麻痹伴肌肉萎缩、低蛋白血症、糖尿病、贫血和血管舒缩功能紊乱。

持续过高的压力常导致压迫性溃疡的形成。当压力作用于表层组织时，表皮血流减少，表现为局部组织的功能性缺血。每小时 60mmHg 的压强作用即可导致组织学可辨的静脉血栓形成、肌肉变形和组织坏死。通知情况下，小动脉、毛细血管和小静脉的压强分别为 32mmHg、20mmHg 和 12mmHg，而坐位时坐骨结节处可形成 300mmHg 的压强。

压疮的形成过程（图 42-17）和发生有一定的先后次序。部分病例，当受压部位遭受长时间严重压迫时，初期的一些表现看不到。

（一）临床分型

①退色性红斑；②非退色性红斑；③压疮性皮炎；④压疮溃疡（图 42-18）；⑤焦痂或坏疽。

（二）并发症

局部并发症有疼痛、感染、骨髓炎、化脓性关节炎、肠瘘、

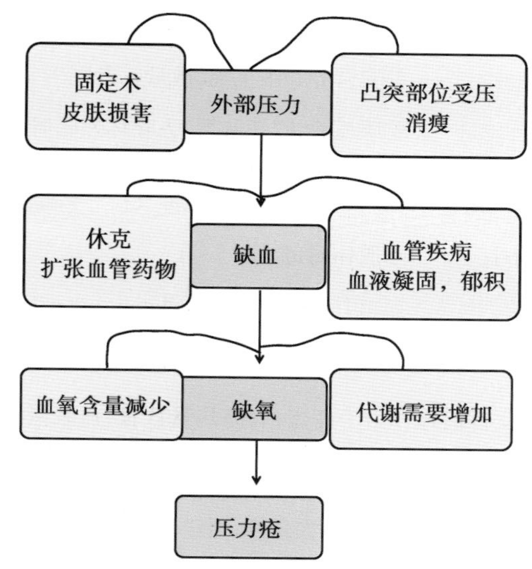

图 42-17　压疮的病理生理

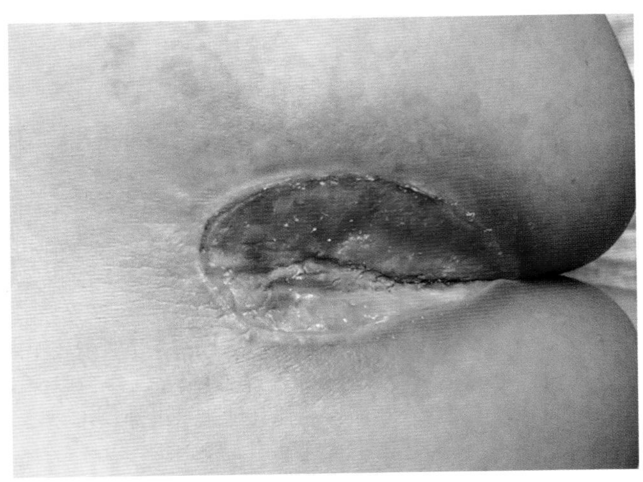

图 42-18　压疮［华中科技大学协和深圳医院(南山医院)　陆原惠赠］

膀胱瘘、异位钙化;全身并发症包括贫血、脱水、低白蛋白血症、破伤风、脓毒血症以及全身性淀粉样变性。

(三) 诊断

仅凭临床表现即可作出本病的诊断。压疮通常发生在骨突起部位,卧床患者的骶骨、大转子、足跟处最容易发生,坐轮椅者好发于坐骨结节处。

(四) 治疗

1. 治疗原则　减少局部压力和剪力,减少缺血、缺氧、恢复组织血流和氧的供应,按预防压疮的规范进行预防压疮的发生(表 42-6)。

表 42-6　压疮的治疗

压疮的分期治疗	
红斑期	增加翻身次数,局部按摩,外用药物促进局部血液循环
压疮皮炎	活血、消炎、防感染
压疮溃疡	促进溃疡愈合
焦痂 / 坏疽	清除焦痂和坏疽组织,植皮
支持治疗	补充营养和维生素,微量元素
一线治疗	解除压力、减压装置、去除坏死碎屑(每天 2 次)、保持一个湿润的创面环境、合成性敷料、外用抗生素、营养支持
二线治疗	水胶体封包
三线治疗	硝酸甘油软膏、Becaplermin(血小板生长因子)、5- 氟尿嘧啶软膏、高压氧

2. 支持治疗　给予高蛋白、高热量饮食,血浆蛋白和血红蛋白必须分别维持在 60g/L 和 100g/L 以上。维生素 C、锌、镁的缺乏可使创面愈合延迟,故应足量补充。

3. 局部治疗　加强创面处理,促进局部血液循环。

4. 外科治疗　酌情采用:①仅将溃疡处理干净,稳定溃疡;②旋转皮瓣或其他整形外科技术覆盖溃疡。

第三节　电离辐射性疾病

一、放射性皮炎

内容提要

- 电离辐射可损伤组织和导致 DNA 改变。
- 可分为急性放射性皮炎、慢性放射性皮炎。
- 经过 20~40 年的潜伏期后,可发生恶性肿瘤。

放射性皮炎(radiation dermatitis)　放射性皮肤病是指由放射线(包括 X 线、β 射线或 γ 射线)照射引起的皮肤损害,主要是放射性皮炎,该病又称放射性损伤或放射性灼伤。

放射性损伤常由多种环境因素引起,如日光(紫外线)暴露、医源性暴露、工业 / 职业性暴露。紫外线光谱分为长波紫外线(315~400nm)、中波紫外线(215~290nm、短波紫外线(200~290nm),能够造成皮肤损害和引起皮肤癌的辐射波长属于长波紫外线范围,中波紫外线却是造成急性晒伤和导致能够引起恶变的慢性损伤的主要原因。

(一) 放射损伤的机制

1. 细胞放射反应　大量辐射后可导致功能性细胞损伤,但细胞经常在暴露于 3~4Gy 后就丧失了完整复制的能力。细胞在几小时内就可以死亡。正常生长的细胞和恶性细胞对放射同样敏感。X 射线破坏染色体 DNA 是细胞死亡的主要原因。

2. DNA 和染色体损害　放射线削弱 DNA、胸苷激酶及 DNA 聚合酶的合成。放射导致的遗传损害可能发生在分子水平的基因或细胞水平的染色体。暴露于仅 0.01Gy 的射线就可能导致染色体破坏。

3. 细胞周期的影响 / 分裂延迟　处于分裂周期的细胞一般比未分裂的细胞对放射更加敏感。

对大多数细胞系,细胞在 G2/M 期是最敏感的,S 期后期和 G1 期早期是相对辐射抵抗的。DNA 在复制阶段的变化和硫氢化合物的成分可能影响细胞不同周期的放射敏感性。每小时照射 2~10Gy 的放射线可以延迟细胞分裂,这种影响在 G2 期是最明显的。

4. 放射修饰物　有两种主要的放射修饰物,放射敏感剂和放射防护剂,二者在皮肤和头发均被广泛研究。

(1) 放射敏感剂:当组织处于 0~30mmHg 低压时,氧可以将少量的电磁辐射(x 射线,γ 射线)对组织的效应提高至大于 2Gy 的三倍。纯氧状态下,氧分压的进一步增加作用甚微。0.5% 的氧浓度(或者说 3mmHg)就可以产生处于组织缺氧和氧饱和中间的放射敏感性。在自由基和 H_2O_2 的调节下,照射时必须有氧,才能产生这种效应。

(2) 高热诱导的放射敏感性:在放射前后或放射过程中加热皮肤,均能增加口腔和皮肤的反应。在高于 41.5℃的结构中,染色体和 / 或修复蛋白被破坏,RNA、DNA 和蛋白合成均削弱。皮肤,血流加快,导致氧分压升高。高于 43℃,细胞生存曲线就和电磁辐射后类似。高热也可以诱导某些细胞凋亡。正常细胞和恶变细胞对热同样敏感。

在以细胞和 DNA 修复缺陷为特征的遗传性疾病中,放射敏感性和致癌作用均增加。

5. 皮肤和头发的放射生物学　远期放射反应头发发育不良，处于高增长生长期的头发基质细胞经过放射后，将导致头发发育不良，头发的长度和生长比率受限。在人类，3Gy 就可以产生完全可逆的生长期脱发；5Gy 可致永久性脱发。

6. 放射在黑素细胞和色素形成中的生物学效应　小剂量放射诱导皮肤炎症后色素沉着。色素沉着与剂量比率和总剂量直接相关，其特征是酪氨酸酶活性增加的黑素细胞数量增加，黑素细胞转移到表皮的能力增强。大剂量放射破坏黑素细胞的结果是色素脱失。生长期头发的毛囊可发生类似的放射反应。在较高的剂量，头发的黑素细胞比表皮黑素细胞更容易受到辐射的破坏。

7. 朗格汉斯细胞的放射生物学效应　尽管朗格汉斯细胞相对具有放射抵抗性，在一项研究中发现，20Gy 的剂量导致小鼠的朗格汉斯细胞的数量在 10 天内减少 80% 以上，30 天后完全重新复育。朗格汉斯细胞及其免疫功能的损失导致免疫监视受损，并增加肿瘤的发生。

（二）临床表现

1. 急性放射性皮炎　放射破坏良性和恶性克隆细胞，这种破坏对下一次细胞分裂的作用非常迅速。因此，代谢较快的组织，如表皮和黏膜内皮细胞，在经历放射治疗后会较快被破坏（图 42-19），当皮肤受到大剂量离子化辐射时，可致急性反应，此种反应多见于恶性肿瘤放射治疗及发生放射意外。

过度暴露于射线后，包括一过性红斑，持续 3 天；或持久性红斑，照射两周时达高峰，伴疼痛；照射后约 20 天，出现色素沉着；35~40 天，可出现迟发性红斑，持续 2~3 周。反应严重可发生水疱和溃疡，也有疼痛。可有持久性瘢痕。出现初始红斑，随后在 3~6 天时出现二期红斑。可有水疱、水肿、糜烂、溃疡和疼痛。坏死和溃疡反应最初数天到数周之后，色素沉着发生此种早期反应称放射性烧伤。也可出现更为广泛的皮疹，包括麻疹样、丘疹、环状以及大疱性损害，并累及黏膜（表 42-7）。在同时进行辅助性化疗的患者，多形红斑样皮损虽然罕见，却是重要的放射性治疗并发症。

2. 慢性放射性皮炎　起病隐匿，典型的变化可能出现在

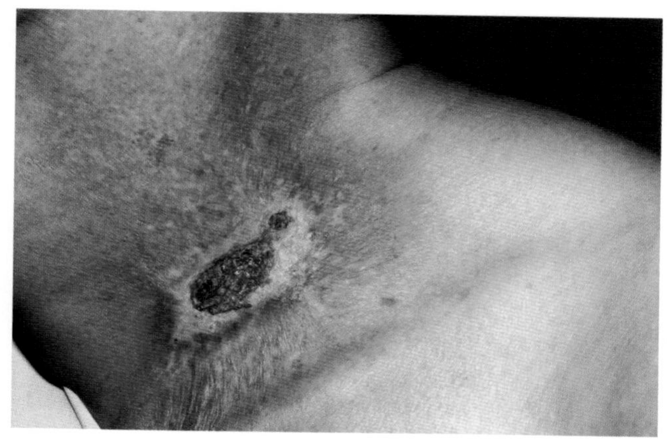

图 42-19　急性放射性皮炎

放疗后数月或数年后：细胞分裂较慢的组织，如皮下脂肪，纤维组织和小血管，会在治疗数月或数年后发生放射反应，在 6 个月的回顾中，治疗区皮肤仅比相邻皮肤轻度苍白或粉红；随着时间的推移通常出现后遗症，晚期表现发生在 5~10 年间。放射后的皮肤可以表现为苍白或色素沉着，缺乏附属器，进一步的萎缩。色素脱失常和萎缩及脱屑（图 42-20），皮肤变得干燥、薄细、光滑并发亮。皮下组织纤维化、增厚，皮肤表皮紧贴于深层组织，并在放射 6~12 个月后出现触痛性红色斑块。毛细血管扩张、色素沉着、色素减少（皮肤异色病）、脱发，有时可形成溃疡，并伴遗留的灶性色素增加（雀斑样）。凹陷性瘢痕、纤维化及放射性角化病相关。慢性放射性皮炎的整体外观就是皮肤异色症。大剂量放射后，组织最终将被破坏，进展为皮革样坏死，紧紧黏附到皮下组织。这种皮损是非常脆弱的。损伤修复能力明显降低，轻微的创伤就可导致溃疡。溃疡不易愈合，常需外科手术。毛发易脆、稀疏。

（1）甲变化：纵纹显示增厚、营养不良。

（2）晚期放射损伤分级方案（表 42-8）。

3. 并发肿瘤　可在慢性病变后出现放射性角化病和癌症。数年后，这些皮损上可发生鳞状细胞癌（SCC）。基底细

表 42-7　急性放射损伤分级标准

器官组织	0 级	1 级	2 级	3 级	4 级
皮肤	无变化	滤泡样暗色红斑 / 脱发 / 干性脱皮 / 出汗减少	触痛性或鲜色红斑，片状湿性脱皮 / 中度水肿	皮肤皱褶以外部位的融合的湿性脱皮，凹陷性水肿	溃疡，出血，坏死
黏膜	无变化	充血 / 可有轻度疼痛，无需镇痛药	片状黏膜炎，或有炎性血清血液分泌物或有中度疼痛，需镇痛药	融合的纤维性黏膜炎 / 可伴重度疼痛，需麻醉药	溃疡，出血，坏死

表 42-8　晚期放射损伤分级方案

器官组织	0 级	1 级	2 级	3 级	4 级	5 级
皮肤	无	轻度萎缩，色素沉着，些许脱发	片状萎缩，重度毛细血管扩张，完全脱发	明显萎缩，显著的毛细血管扩张	溃疡	直接死于放射晚期反应
皮下组织	无	轻度硬化（纤维化）和皮下脂肪减少	中度纤维化，但无症状；轻度挛缩；<10% 线性减少	重度硬化和皮下组织减少；挛缩 >10% 线性单位	坏死	—
黏膜	无	轻度萎缩和干燥	中度萎缩和毛细血管扩张，无黏液	重度萎缩伴完全干燥，重度毛细血管扩张	溃疡	—

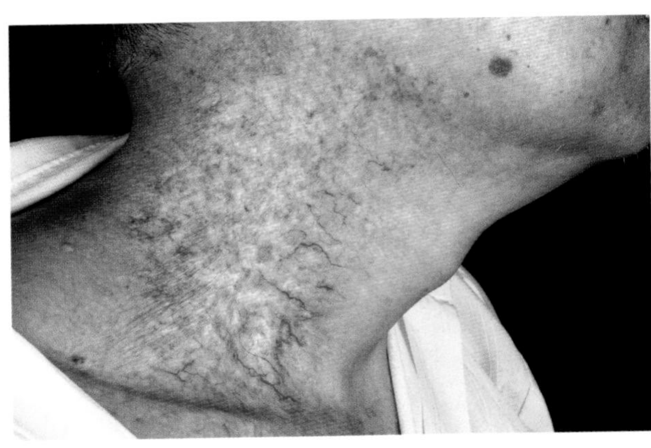

图 42-20　慢性放射性皮炎
颈部皮肤萎缩、干燥、毛细血管扩张、色素脱失及色素沉着。

胞癌（BCC）、皮脂腺癌以及黑素瘤。以往认为警戒线是“软射线”，不会致癌。据估计，>5 000cGy 的警戒线照射可引起鳞状细胞癌。

4. 放射诱发肿瘤　肿瘤易发生在长时间内经常小剂量治疗的区域。已有报道，强直性脊柱炎患者的腰椎经过放疗后，在脊柱部位的皮肤发生了大量的 BCC。非典型性纤维黄瘤也是放射性损伤的并发症。偶有皮肤骨肉瘤的报道。

5. 放疗后肿瘤复发　BCC 和 SCC 在放疗后可以复发，尤其在经历了多种方式治疗的患者，肿瘤总是能在 6 月内治愈。有些作者建议，避免首选放疗的一个原因是治疗失败后外科挽救更加困难。

（三）组织病理

1. 急性放射性皮炎，组织病理表现为水肿和表皮下结缔组织稀少。可能是弹性组织从基底层分离致表皮突变平或消失。毛细血管特征之一是其内皮细胞可增生性充血。经常观察到出血和血栓。在第三天，特殊染色可显示上皮细胞 DNA-RNA 结构的微妙变化。在修复期，病理学的斑块是一个显著特点。萎缩的边缘可能是表皮增生，色素沉着非常不规则，血管数量和形状均发生变化，深部血管可能纤维化。

2. 慢性放射性皮炎　慢性放射性皮炎的组织病理学变化是血管纤维化，与结缔组织不同程度的同质化、闭塞。残余的血管极端扩张。在某些患者的真皮结缔组织可见到较大的怪异的星状成纤维细胞。真皮和皮下结缔组织纤维化可能发生在兆伏级放射治疗后。表皮的变化从简单的萎缩到角化不良。皮脂腺、毛囊、汗腺导管和汗腺不同程度破坏。

（四）治疗

1. 急性放射性皮炎　可选用润肤剂，有助于干性脱屑，而急性湿性脱屑参照烧伤的治疗。外用糖皮质激素，创口修复可用重组牛生长因子。

2. 慢性放射性皮炎　仍为对症治疗，可用润肤剂及糖皮质激素。早期清除癌前角化病和溃疡有助于预防发生癌症。用冷冻术、5-FU、咪喹莫特霜或局部 5- 氨基酮戊酸光动力学疗法治疗放射性角化病有效。放射诱发的 SCC 更容易转移，必须做仔细的随访。

（颜艳　刘栋　吴大兴　吴丽峰）

第四十三章

日光性皮肤病

第一节　概述

一、光生物学和光化学

1. 紫外线　紫外线(ultraviolet)占电磁波谱(图 43-1)的一小部分(占日光的 5%),其波长范围为 200~400nm。可见光:正常人肉眼可以看到的光波长为 400~700nm,也有些人可以察觉 380~780nm 的光(表 43-1)。

穿透深度因皮肤各层厚度不同和组成成分(如黑素含量)不同而差别很大(图 43-2)。穿透标记中楔形起始部分代表能量密度降至入射能量密度约 1/3,其尖端部分代表降至约 1%。

2. 紫外线辐射对正常皮肤的作用　太阳光谱中一小部分 UVB 和大部分的 UVA 可以穿透人的皮肤。波长越短,光子的能量越强,能到达皮肤的深度也越浅。大多数的 UVB 在表皮被吸收,只有一部分到达真皮层。而波长相对较长的 UVA 仅有部分在表皮吸收,更大一部分的 UVA 入更深真皮区。这些波长可以引起 DNA、蛋白和脂质的损伤,并调节细胞信号的发生和基因的表达。UVB 可以诱导产生活性氧簇(reactive oxygen species,ROS),UVA 诱导 ROS 产生的作用更强。紫外线诱导细胞因子和生长因子的释放,并与各自受体结合后成为基因表达的重激活因子。紫外线对皮肤的影响见表 43-2。

3. 光免疫学　UV 的照射剂量相当于晒伤时所需剂量的 30%~50% 时就可以引起免疫抑制。

UVB 和 UVA 影响免疫系统的机制不同。UVB 具有普遍的免疫抑制作用,而 UVA 却可以保护免疫系统免受 UVB 的抑制作用。UVB 诱导的免疫抑制具有剂量依赖性,剂量增加,抑制作用增强。UVA 则不同,到达最大剂量之后,更高的剂

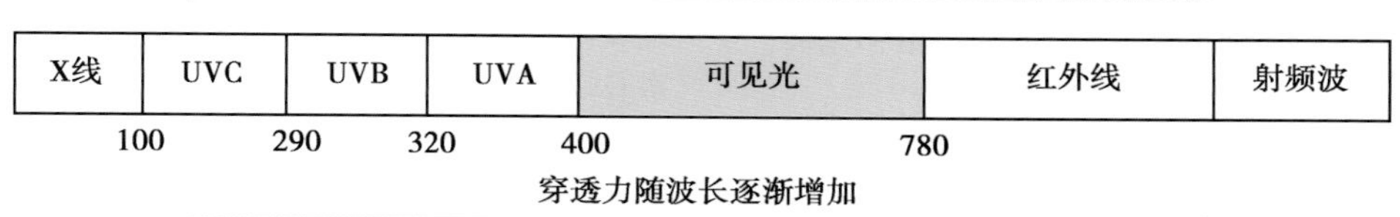

图 43-1　电磁波谱

表 43-1 紫外线的分类

紫外线(UVR<400mm)	系电磁波谱的小部分,占日光 5%,波长 200~400nm
长波(UVA,315~400nm) UVA1,340~400nm	长波,穿透力较强 可达真皮和皮下脂肪层,可穿透玻璃 抵达地球 95% 为 UVA1 UVA 在日光性红斑中不起重要作用
UVA2,315~340nm	在药物性光敏感中起主要作用
中波(UVB,290~320mm) 大部分被氧和臭氧吸收	中波,危害最大 致红斑能力比 UVA 强 100 倍,日光性红斑都是由 UVB 所致,308nm 是导致日晒伤最强的波长
短波(UVC,200~290nm) 大多数被臭氧层吸收,少数在角质层和表皮上层吸收和反射	短波,现仅由杀菌灯及水银弧光灯等人造光源发射 实验室、手术室抑菌和食物保存

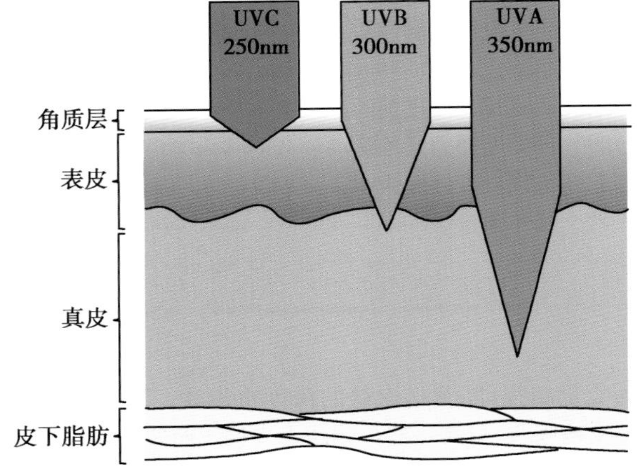

图 43-2 不同波长紫外线对人类皮肤的穿透深度

表 43-2 紫外线对皮肤的影响

晒斑反应	UVB 辐射所致,日晒伤 受辐射 2~24h 发生
晒黑反应	暴光部位色素沉着 即时性黑化:UVA 所致 持续性黑化:UVA 所致,照射后 2~24h 发生 延迟性黑化:2 倍最小红斑量(MED)的 UVB 照射数天发生
免疫抑制	这种免疫抑制防止免疫反应发生,对人体可能有益
光老化作用	UVA 致病。基质金属蛋白酶(MMPS)增高,纤维结缔组织降解
光致癌作用	UVB 和 UVA 是致病因素,诱导 DNA 损伤与光致癌

*UVB 促进维生素 D_3 合成。
紫外线进入人皮肤的不同深度,光线致癌级联。

量也只能引起低水平的免疫抑制作用甚或无抑制。

UVB 在局部和全身都可以抑制免疫系统。

临床上紫外线诱导的免疫抑制可以促进光化性致癌作用。许多的紫外线治疗作用源于它的免疫抑制作用。

如前所述,很低剂量的紫外线照射就可以抑制免疫应答。一定程度的免疫抑制可能是有益的。然而,过多或者长期的阳光照射是人类健康主要威胁。

4. 皮肤紫外线的急性反应和慢性反应

(1) 紫外线的急性皮肤反应:UVB 或 UVA 导致皮肤急性反应,表现是日晒伤、色素加深、晒黑、维生素 D 合成、免疫抑制及光敏损伤。UVB 致日晒伤是一种急性炎症性反应,UVA 也可以导致皮肤红斑,但需要相对于 UVB 的 1 000 倍的剂量。

(2) 紫外线对皮肤的慢性影响——光老化:UVB 直接由细胞 DNA 吸收,导致 DNA 结构损伤,UVB 诱导的嘧啶二聚体主要是环丁烷二聚体和嘧啶 - 嘧啶酮 6,4 光产物的生成。而 UVA 则诱导真皮上层成纤维细胞凋亡。端粒信号可介导紫外线照射导致 DNA 损伤。

光损伤可致皮肤干燥、发黄,细纹和深皱纹增多、丘疹、粉刺、毛细血管扩张,星状假瘢,皮脂增生,色素沉着,雀斑、点状黑素减少、痣和各种癌前病变。

5. 光致癌作用 近年确定了 UVR 对 SCC 和 BCC 的直接作用。而紫外线和黑素瘤之间的关联性,主要是流行病学的证据,目前仅有少量的分子证据。

人群中皮肤肿瘤的主要高危因素是皮肤类型,基于 Fitzpatrick 皮肤分型。较白皙的、对暴光敏感的Ⅰ型和Ⅱ型皮肤容易被晒伤,肿瘤风险高,Ⅲ型和Ⅳ型皮肤肿瘤风险低。皮肤类型Ⅴ(棕色)和Ⅵ(黑色),皮肤肿瘤的发生率很低。在非常白皙的皮肤中,皮肤肿瘤的发生率是黑色皮肤个体的 1 100 倍。

肿瘤抑制基因如 P53 相当重要,干扰了这些基因,就会降低监护基因的作用,从而形成细胞克隆,并进一步进展成肿瘤。

二、皮肤对日光的自然防御和光保护

1. 皮肤对日光的自然防御 正常情况下,皮肤表面膜、角质层、黑素对光线有一定的防御作用。黑素是正常皮肤对紫外线照射的最好防御物。

Fitzpatrick-Pathak 日光反应皮肤类型 / 建议 SPF 值见表 43-3。

黑素具有吸收和散射紫外线辐射的能力,其中紫外线的吸收大于可见光;此外,黑素是一种稳定的自由基,可使紫外线诱导的反应性自由基失去活性,故其作为自由基灭活剂来保护皮肤。

2. 光防护

(1) 物理性遮光方法:衣服、防紫外线太阳伞、防紫外线太阳镜、宽檐帽。

(2) 药物及其他:紫外线在皮肤上诱导产生 ROS,抗氧化剂可清除自由基而具有光防护作用。抗氧化剂有谷胱甘肽、过氧化物酶、过氧化氢酶、过氧化物歧化酶、维生素 E 和维生素 C 以及 β- 胡萝卜素、绿茶中提取的多酚类物质。

黄芪总黄酮能抑制紫外线所致的细胞膜脂质过氧化反应;芦荟能吸收 290~320nm 的 UVB,并有保湿、调理皮肤的功能;钙泊三醇能保护低剂量紫外线对角质形成细胞 DNA 合成的损伤。脂质体 T4 核酸内切酶 V 对着色性干皮病的光防护

表 43-3　Fitzpatrick-Pathak 日光反应皮肤类型 / 建议 SPF 值

肤色	皮肤类型	特征	敏感性	晒斑反应	晒黑反应	建议 SPF 值
很白皙	Ⅰ	红色毛发、雀斑皮肤	敏感	极易发生(重度)	从不发生	20~30
白皙	Ⅱ	白皙皮肤、蓝眼	敏感	很易发生(中度)	很少发生(很淡)	15~20
浅色	Ⅲ	较深肤色的白人	正常	有时发生(轻度)	有时发生(浅棕)	10~15
浅棕	Ⅳ	地中海人	正常	较少发生(很轻)	经常发生(棕色)	8~10
棕	Ⅴ	中东、拉西美洲浅肤色黑人	不敏感	罕有发生	极易发生(深棕)	8
黑	Ⅵ	深肤色黑人	不敏感	从不发生	黑色	8

美国皮肤病学会和疾病预防控制中心光保护的 5 条建议有:①避免在上午 10 时至下午 4 时外出;②穿防护衣,戴宽檐帽;③使用 SPF>15 的防光剂,包括防晒唇膏;④避免接触人工光源;⑤ 6 个月以下的婴儿应通过衣服、帽子等减少日晒,不使用防光剂。

有效果,其能修复 DNA 和细胞损害。

(3) 眼睛的防护:佩戴太阳镜,化妆用太阳镜可以阻挡至少 70% 的 UVB、20% 的 UVA,以及 <60% 的可见光,在一般情况下使用。普通用途的太阳镜可以抵挡至少 95% 的 UVB、60% 的 UVA,以及 60%~92% 的可见光,适用于在阳光充足环境下使用。特殊用途的太阳镜抵挡至少 99% 的 UVB、60% 的 UVA,以及至少 97% 的可见光,可以在滑雪或热带海滩使用。

3. 遮光剂　防光剂包括物理性和化学性遮光剂,通过反射或吸收紫外线达到防护目的。

(1) 化学性遮光剂:我国 2007 年《化妆品卫生规范》中规定,限用的化学防晒剂可分为 8 类,计有樟脑类、桂皮酸盐类、水杨酸类、苯甲酸盐类、苯酮类、三嗪类、苯唑类、烷类。其中又分为 UVA 防晒剂、UVB 防晒剂及广谱 UVA、UVB 防晒剂。

(2) 物理性遮光剂:反射或散射所有 UV 波段和可见光,如二氧化钛、氧化锌、高岭土等。

(3) 天然防晒剂:植物防晒剂,矿物防晒剂,维生素防晒剂。

(4) 混合制剂:PABA、二甲基辛脂和二苯甲酮、二羟基丙酮和萘醌等,遮光范围提高且有较好的抗水洗作用。

三、光敏性疾病的分类和诊断

1. 分类　光皮肤病可分为四类:①免疫介导的光皮肤病;②药物和化学物诱导的光敏感;③与 DNA 核苷酸切除修复缺陷相关的光皮肤病;④光加重的皮肤病(表 43-4)。

表 43-4　光敏性皮肤病的光谱作用和分类

1. 免疫介导
   - 多形性日光疹
   - 青少年春季疹
   - 光化性痒疹
   - 痘疮样水疱病
   - 慢性光化性皮炎
   - 日光性荨麻疹
2. 药物和化学物诱导的光敏感
   - 外源性:光毒性和光变态反应
   - 内源性:皮肤卟啉病
3. DNA 修复缺陷相关的光皮肤病
   - 着色性干皮病
   - Cockayne 综合征
   - 紫外线敏感综合征
   - 毛发硫营养不良症
   - Bloom 综合征
   - Rothmund-Thomson 综合征
   - Kindler 综合征
   - 烟酸缺乏症
   - 蛋白质缺乏症
   - Hartnup 病(遗传性烟酸缺乏症)
   - 氨基酸尿症
   - Kindler-Weary 综合征(角化异常)
4. 日光诱发或加重
   - 痤疮　酒渣鼻
   - 红斑狼疮 皮肌炎
   - 天疱疮

2. 光生物学诊断试验

(1) 最小红斑量的测定:最小红斑量(minimal erythema dose,MED)是指在一定的光源和距离下,用 UVB、UVA 照射于非曝光区的"正常"皮肤,24 小时后测出肉眼可见轮廓清楚和色泽均匀的最弱红斑的照射剂量(单位为 J/cm^2),以明确光敏性的存在和光敏强度。

临床应用:判断患者有无光敏及光敏程度、确定疾病的致病光谱、光疗前确定照射起始剂量、评价防晒化妆品的效能。

(2) 光斑贴试验:是通过检测光接触性变应原,来诊断光变应性接触性皮炎及其他日光引起的相关皮肤病。

(3) 光激发试验:是通过多次大剂量光线的照射,以及复制出原有皮损来明确诊断。若为阳性反应,具有诊断意义。适用于某些光敏性皮肤病(如多形性日光疹、牛痘样水疱病、全身外源性化学物质引起的多形性日光疹、日光性荨麻疹、红斑狼疮、光敏性皮炎等)。

第二节　日光的急性慢性损伤反应

一、晒斑

内容提要

- 晒斑是皮肤对超过最小红斑量的日光的反应。
- 主要临床效应发生于真皮和血管。
- 日晒后 6~24 小时，皮肤出现边界清楚的水肿红斑，水疱或大疱。

晒斑（sunburn）又称日光性皮炎（solar dermatitis），日晒伤，是皮肤对强烈的超过红斑量的日光照射所发生的一种正常的急性炎症反应，这等同于在未受过日晒部位的白皮肤上予以4倍SED照射。UVB的红斑开始于照射后6小时左右，峰值处于12~24小时之间，但若剂量增加则发病时间提前且更严重。此种反应的作用光谱多见于UVB范围内亦称晒斑光线。常发生于初夏期间皮肤被晒黑之前。

（一）病因与发病机制

1. 紫外线 日晒伤发生取决于照射的紫外线的能量及个体的敏感性（SPT），正午、低纬度、高海拔和低SPT者易发。某些环境条件下，如紫外线被雪、水和冰川反射，日晒伤的发生率增加。

2. 作用光谱　最多见于UVB范围内（290~320nm，亦称晒斑光线），UV辐射后角质形成细胞可产生血清素、前列腺素、溶酶体酶和激肽、脂氧化酶产物（lipoxygenase product）和细胞因子IL-6，这些物质可能为晒斑的炎性介质。当UVA剂量过大时也发生晒斑。

3. 光子血管效应　主要的临床效应发生于真皮和血管，故晒斑可能是直接的光子与血管相互作用，而光子与角质形成细胞相互作用可能导致扩散性介质产生，从而引起真皮反应。

4. 耐受性 照射UVB和UVA可导致表皮尤其是棘层的增厚。增厚的表皮增强了对进一步日光照射的耐受性。

人体对日晒的反应因为人种不同而异，白种人易发生晒伤，而黑人则不易，据此可将人类皮肤分为6型，详见表43-5。中国人大部分为Ⅳ型，部分为Ⅲ型。

（二）临床表现

自然获得的晒斑在光线辐射后4~6小时开始，24小时达高峰，常表现为红斑和水肿，大剂量辐射可引起水疱和全身症状。

轻者在日晒后6~24小时，于暴光处出现边界清楚的红斑、水肿、瘙痒，烧灼痛、触痛或刺痛，一般在24小时后开始消退，2~3天痊愈，有少许脱屑和色素沉着。重者红斑、水肿、水疱或大疱，常有疼痛和触痛；也可为均匀一致的红斑而无其他皮损，数天后皮损消退，有明显脱屑和色素沉着。

照射紫外线后，皮肤色素发生两种变化：速发性色素变黑和迟发性黑素生成。

暴光和非暴光部位之间界限清楚。皮损严格限于暴光部位（图43-3），但也可发生在衣服遮盖部位，这取决于紫外线透过衣服的程度、照射的量以及个体的SPT。

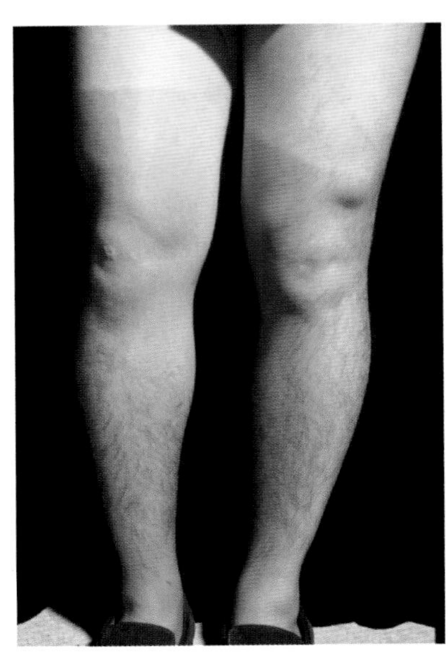

图43-3　晒斑
双下肢暴晒处出现鲜红色水肿性红斑，伴有灼痛。

儿童和妇女易发病，春夏季多见。晒斑面积较大，重者可有畏寒、发热、头痛、乏力、恶心、呕吐，甚至谵妄或休克。

急性日晒伤可作为激发因素，促使单纯疱疹、红斑狼疮、迟发性皮肤卟啉病、日射病的发生、复发和加剧。

（三）组织病理

表皮见“晒斑”细胞，即凋亡的角质形成细胞，真皮浅层血管内皮细胞肿胀。UVA引起的明显红斑，可有致密单一核细胞浸润和严重的血管改变。

表43-5　不同皮肤类型的人群特点和日晒反应

皮肤类型	人群特点	日晒反应
Ⅰ	金色或红色头发，蓝色或褐色眼睛伴有雀斑的白色人种	非常敏感：总是易被晒伤且非常严重，很少或几乎不被晒黑
Ⅱ	红色、金色或棕色头发，蓝色、浅褐色或褐色眼睛的白色人种	非常敏感：经常易被晒伤，可轻度晒黑
Ⅲ	白色肤质者	中度敏感：中度晒伤，可逐渐被晒黑
Ⅳ	深褐色头发，黑色眼睛和白色或浅棕色皮肤人种	中度敏感：轻微晒伤，易被晒黑
Ⅴ	棕色皮肤人种（中东和拉美裔）	轻度敏感：很少晒伤，非常易被晒黑
Ⅵ	黑人或有严重色沉者	几乎不被晒伤

（四）诊断

1. 主要条件 ①日晒后急性发作；②皮损为红斑、水疱、大疱、疼痛。

2. 次要条件 ①春末夏初易发病；②妇女儿童多见；③局部灼热、疼痛；④重者有全身症状。

（五）鉴别诊断

1. 烟酸缺乏症 皮损除日晒部位外，可发生在非暴露部位，并伴消化系统及神经系统症状，如腹痛、腹泻、恶心、呕吐等。血中烟酸含量 <3mg。

2. 光敏性药疹 系统的应用光敏性药物如磺胺类、噻嗪类、吩噻嗪类、补骨脂等及其衍生物，并暴露于阳光下达一定时间后发病，为变态反应性疾病，有一定的潜伏期，皮损为红斑、丘疹、湿疹样改变。

3. 多形性日光疹 为日晒后先有瘙痒、烧灼感，后起皮疹，皮疹为多形性，如红斑、丘疹、水疱、斑片、斑块、糜烂、渗出结痂、脱屑等，有春发夏重秋轻冬愈倾向，光斑贴试验阴性。

（六）治疗

回避日晒，外出用防紫外线伞，戴宽边帽，穿防紫外线的衣服，或使用遮光剂、屏障物。通过防护阻止紫外线照射、发生晒斑后积极治疗是最重要的原则。

1. 局部治疗 冷敷和外用炉甘石洗剂、糖皮质激素。外用 2.5% 消炎痛可有效减少红斑，但吸收后可引起全身性副作用。

2. 系统治疗 抗组胺药物；口服糖皮质激素无效或疗效轻微。严重的广泛性损伤需住院治疗，治疗方法同广泛性二度热烧伤者；由于前列腺素是晒伤的重要介质，故可口服阿司匹林 1g，每天 3 次，或吲哚美辛 25mg，每天 3 次，适用于重症病例，有止痛作用。

（七）病程与预后

日晒伤患者至少有 1 天或 2 天的不适感甚至疼痛，然后才会明显缓解。晒斑预后不会出现瘢痕，严重者可出现持久性点状色素减退。

二、晒黑

晒黑是指日光或人工光源紫外线照射后引起皮肤色素沉着增多而表现的肤色变黑。紫外线照射导致的皮肤色素沉着分三个不同的阶段发生；它们是即刻色素加深、持久性色素加深，以及迟发性晒黑。

1. 即刻色素沉着 是对低剂量（1~5J/cm^2）UVA 的一种反应；它在暴露后很短的时间内出现，常常在 10~20 分钟内消退。表现为照射部位出现浅灰至深灰色色素沉着，诱发广谱 UVA，即刻色素加深的发生机制与可逆性光化学反应（氧化作用）相关，与先前存在的色素、黑素前体及代谢产物均有关，即刻色素加深的形成需要氧。阈值为 1~2J/cm^2（UVA）没有光防护作用。

2. 持久性色素加深 在较大剂量 UVA（>10J/cm^2）时，色素加深可以持续 2~24 个小时；这被称为持久性色素加深。临床上与即刻色素加深相似，表现为褐色。

3. 皮肤迟发性晒黑 指皮肤经紫外线照射后数小时至数天（一般为 3~5 天内）后出现的灰黑至棕黑色色素沉着，常持续数周至数月后消退。迟发性晒黑与新生黑素的合成有关。UVB 和 UVA 均能够导致晒黑，但 UVB 效果更强。UVB 引起的延迟性色素沉着在照射后约 72 小时出现，而 UVA 所致者于即刻色素加深反应开始轻微消退后早期出现，延迟性色素沉着可有效预防日晒伤及 DNA 受损。日光晒黑的光防护效应与人体所接受的紫外线波长相关。UVB 诱发的延迟性色素沉着的防护能力为 2，UVA 诱发的延迟性色素沉着的防护能力仅 1.3。

三、光老化

光老化（photoaging）又称皮肤日射病（dermatoneliosis），是指长期日光照射所致的皮肤改变，皮肤的各种组分（尤其表皮内细胞、血管系统和真皮结缔组织）对持续和 / 或过度的照射日光的一种多形性反应。皮肤老化可分为两种：一种是内源性老化，即自然生理性老化病变，即单纯由于年龄增长所致老化；另一种光老化，是在内源性老化的基础上，慢性紫外线照射所致的叠加改变。

（一）发病机制

UVB 为最常见的致病光谱，大剂量的 UVA 可引起小鼠结缔组织变化，另外，可见光（400~700nm）和红外线（1 000~1 000 000nm）也有致病作用。UV 照射可产生活性氧，使长期光暴露部位皮肤受到氧化损伤，氧化损伤可引起线粒体和核 DNA 损伤、蛋白、脂质的损伤，加速老化。光老化的发生率和程度取决于皮肤晒黑能力和 DNA 损伤修复能力，这些是由遗传决定的，浅肤色个体受累较重，而较黑皮肤的个体受累较轻。光老化最终可能引起癌变。

（二）临床表现

主要累及区域是经常受曝光部位，如颈胸 V 形区、颈后与颈侧、面部、手背及臂部伸侧，光老化、光损伤累积到一定程度，最终可发展为皮肤癌。

1. 皮肤结构改变及变性 皮肤功能改变，包括弹性降低，脆性增加，伤口愈合能力低。

(1) 皮肤萎缩：皮肤菲薄、细小皱纹、血管易见、皮肤易青肿破损、产生瘢痕。

(2) 皮肤皱纹：分为表面细纹、深的沟纹，由于皮肤增厚，皮肤被加深的皮沟划分为十字形、菱形区域。

(3) 日光弹力组织变性：日光性弹力纤维病是严重光损伤的特异性表现，黄色、异常无定形弹力物质沉积于真皮浅层失去弹力（图 43-4）。曝光部位皮肤变厚，拉伸无法使皱纹消失。皮色变黄伴明显皱纹。

1）项部菱形皮肤：项部日光所致皮肤皱纹纵横交错，形成网络状（图 43-5），即为菱形皮肤。

2）弹力纤维病：可形成肉眼可见的珍珠色半透明丘疹，通常发生于面、胸部，类似基底细胞癌。

3）耳部弹力纤维瘤病：上述光化性弹力纤维斑块出现于耳郭。

2. 血管变化

(1) 弥漫红斑：浅肤色人群多见。

(2) 毛细血管扩张：见于面颊、鼻及耳部；毛细血管扩张形成静脉湖，为紫色圆形突出的血管，见于下唇及耳部。

(3) 光化性紫癜和自发性星状假性瘢痕：光老化的皮肤，血管管壁变薄，缺少结缔组织支持，轻微的创伤都可致其臂部伸侧形成瘀斑，此即是光化性紫癜。光老化的皮肤，如老人前臂可出现白色的星状假瘢痕，真皮胶原成碎片状，其为皮肤脆

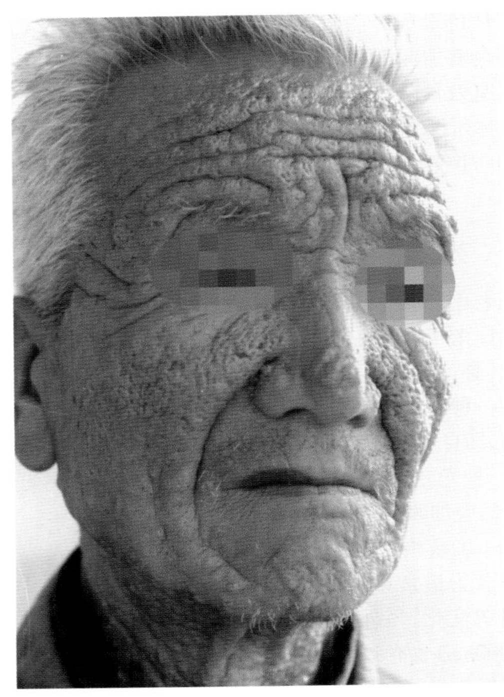

图 43-4 日光性弹力纤维病
额、颧及鼻部黄色增厚性斑块，边界不清，杂以黑色毛囊角栓（西安交通大学 李伯埙 王俊民惠赠）。

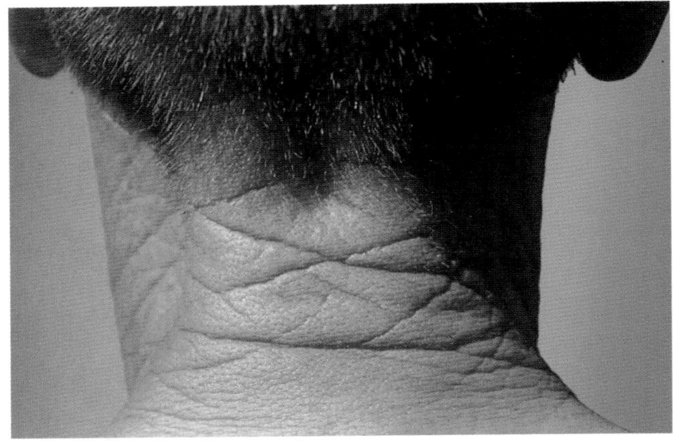

图 43-5 日光性弹力纤维瘤（项部菱形皮肤）颈后皮肤增厚、粗糙，皮沟深凹、皮嵴隆起，呈菱形

性增加所致。

3. 色素变化

(1) 色素：表现为不规则色素变化，色素沉着（永久性的“晒黑”或“古铜色”皮肤）及色素减退。如点状色素减少症（散在圆形白斑——见于四肢远端）。

(2) Civatte 皮肤异色病：是位于颈侧，胸前 V 型区日光暴露部位，表现为网状红色至红棕色斑片伴毛细血管扩张，轻度萎缩、毛囊凸起和色素沉着。

(3) 日光性雀斑样痣和雀斑：前者为光暴露部位浅棕至深棕色的均匀斑疹或网状斑，后者为浅至中度棕色斑疹，直径常小于 6mm。发生于面部、肩部和手臂外侧。

4. 其他 外源性、内源性皮肤老化表现为细纹、松弛、干燥及粗糙，以及各种良性赘生物。

(1) 痣增多：在体暴光部位出现大量色素痣。

(2) 黄色丘疹（日光性弹力纤维病）：暗的或亮的黄色丘疹，可融合成斑块。

(3) 日光性角化，脂溢性角化：散在浅表（凸起）皮疹——多见于暴光部位；四肢皮损较扁平，躯干部皮损多隆起。

(4) 眼周粉刺及囊肿：为眶周下方和外侧皮肤多发大的开放性粉刺，为毛囊皮脂腺上部扩张，周围皮肤显著日光弹性组织变性。

（三）防治

1. 遮光剂 可以防止或减轻紫外线照射对皮肤的损伤有利于损伤修复。一般认为遮光剂的 SPF 值越高，应用越早，对皮肤的保护作用也越好。α- 维生素 E 对 UVB 诱导的慢性皮肤损伤有防护作用，目前 α- 维生素 E 已广泛用于各种化妆品中。维 A 酸类药物最常用。

2. 激光治疗 选用脉冲 CO_2 激光、Er：YAG 激光、强脉冲光及脉冲染料。

3. 手术治疗 选用皮肤磨削术、化学剥脱、局部填充法、肉毒毒素局部注射术等。

第三节 特发性光敏疾病

一、多形性日光疹

内容提要

- PMLE 是机体对光诱导的内源性皮肤抗原产生的迟发性过敏反应。
- 皮疹呈多样性，有些患者初始仅有瘙痒而无皮疹，又称无皮疹性 PMLE，但其可随发生典型的 PMLE。
- 治疗：光防护，窄谱（NB）-UVB，PUVA，抗疟药。

多形性日光疹（polymorphous light eruption，PLE）为反复发作的慢性多形性光敏性皮肤病。常发生在年轻人，表现为暴露于日光或人工紫外线后几小时，皮肤上出现反复发生的红丘疹、水疱和斑块，持续数天。

（一）病因与发病机制

本病被认为是光诱导皮肤产生的一种内源性抗原所引起的一种迟发性变态反应。因为从日光暴露到出现明显的临床症状和组织学表现之间有数小时到数天的间期。

遗传因素 PLE 的发生可能是遗传与环境因素共同作用的结果。70% 的人群都有患 PLE 的遗传倾向，但因为其外显率较弱并未都患病。

PLE 有家族群集现象，遗传和地理环境可能是重要致病因素。有报道 PLE 患者有家族史占 15%~56%，3%~45% 有遗传素质，有统计学意义的是 HLA24、A28、B51、B35 和 HLACW4。苏顺琴、何黎、杨成均应用聚合酶链式反应 - 直接测序法（PCR-SBT）对 PLE 患者和健康人进行基因检测，推测 HLA-DQA1*0102、DQB1*0302、DQB1*050301 及 DQB1*0601 可能是云南汉族 PLE 患者的易感基因，或与实际的易感基因连锁，DQB1*0201 可能是保护性基因。

细胞免疫反应：本病可能系光线照射诱发的光合产物的细胞免疫反应所致，遗传、内分泌和年龄等因素亦有一定关系。在诱导的皮损组织活检中可以发现血管内皮细胞表达的内皮白细胞黏附分子 -1（ELAM-1）和血管细胞黏附分子 -1（VCAM-1），角质形成细胞和内皮细胞表达细胞间黏附分子 -1（ICAM-1）。这些发现与迟发型过敏反应中所见相似。

致病光谱：紫外线照射可能引起皮肤中这些抗原的前体发生变化从而导致迟发性超敏反应，发生 PLE。紫外线辐射可致正常皮肤的免疫抑制，这一过程可能保护机体免于紫外线介导的超敏反应。而正常情况下 UA 不能诱导免疫机制的个体更容易发生 PLE。致病光谱多为 UVA（56%），UVB（50%）而红外线，可见光 α 粒子、X 射线和 UVC 等亦可引起。各种复杂因素之间的相互作用，使得对诱导 PLE 的最有效波长各家报道不一样。大多数实验组显示，UVA（波长 320~340nm）比 UVB（波长 280~320nm）更有效。

Boonstra 等通过对 110 例患者的研究发现，88% 的男性和 52% 的女性 UVA 和 UVB 激发试验均为阳性。其余病例 9% 的男性和 24% 的女性仅仅对 UVA 激发试验阳性。并且预防性用 UVB 治疗绝大多数患者症状明显改善，从而提示 UVB 为主要致病光谱。

（二）临床表现

1. 多形皮疹　皮疹呈多形性，如红斑、水肿性红斑、斑丘疹（图 43-6）、丘疹、丘疱疹、水疱、斑块、苔藓样变，最常见者为小丘疹和丘疹水疱型，可见成片的 2~5mm 红斑性丘疹，伴剧烈瘙痒。在同一病人的不同部位可以出现不同形态的皮疹，皮损可持续 24~48 小时，更长者可持续 7~10 天。其次为大丘疹（>5cm）和水肿性斑块型，其特点是持续时间较长、瘙痒不明显。

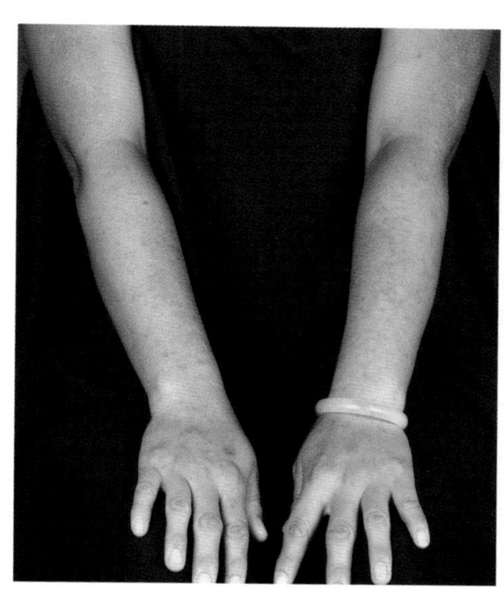

图 43-6　多形性日光疹
前臂伸侧及手背部丘疹或小结节。

2. 发病特征　好发于春季和初夏。冬季暴露于雪地反射的暴光或使用晒黑床后也可发病。皮疹在日晒后 30 分钟内、数小时或数天发生，光照引起的典型皮疹一般在 18~24 小时后出现。有既往发作的病史。反复发作常使皮疹加重，即照射量减少亦出现皮疹，且潜伏期短。有些患者的皮疹是由透过玻璃的光线引起的。

皮疹对称，仅发生于暴光区面部，特别是颊、鼻梁、前额部、颈侧、颈后和 V 形区、背侧、大腿常见，患者的皮损部位在复发时常保持恒定。瘙痒不明显。全身症状少见，可能有寒战、头痛、发热、恶心及其他各种感觉。

3. 临床亚型　其他有丘疱疹型、丘疹型、无疹型 / 痒疹型（无疹性多形性日光疹也可以出现少量的红斑或瘙痒，后来发展成典型的条形性日光疹）、红斑水肿型、混合型，青少年春季疹，皮损常以一型为主。

（三）实验室检查

1. 组织病理　表皮改变取决于皮损类型，可有表皮角化不全，海绵形成，表皮内水疱，及个别坏死的角质形成细胞，棘层肥厚。真皮乳头高度水肿、淡染，真皮血管周围炎性细胞浸润，以淋巴细胞为主，有的仅有真皮血管周围炎症，无明显乳头水肿。

2. 光激发试验　可用 UVA、UVB、可见光或阳光激发出皮损，不同患者致病光谱不同，可用不同光谱多次试验。

3. 最小红斑量（MED）测定　多数患者低于正常值，少数患者与正常值无明显差别。

4. 免疫学检查　少数患者血清内出现 ANA、抗 SSA/RO 抗体阳性。

（四）诊断标准

本病的诊断依赖于典型病史、临床表现及组织病理形态和正常的实验室检查及光生物学试验（表 43-6）。

表 43-6　斯图亚特·马丁多形性日光疹的诊断标准

（1）临床表现 1）15% 患者有阳性家族史。 2）在暴光部位发病，有时局限于 1~2 个部位，或经常暴光区如面部不受累，在曝光后数小时起疹，2~3 天消退，夏季发病。 3）皮损为红斑丘疹和斑块，偶见小水疱。
（2）组织病理　表皮海绵形成，真皮血管周围有淋巴细胞浸润，直接免疫荧光阴性。免疫荧光检查可见基底膜带免疫反应素（C3、IgG 和 IgM）沉积，但通常很微弱。
（3）其他实验室检查　用人工光源皮试显示对 UVB 敏感，偶尔对 PUVA 敏感；卟啉的生物合成是正常的。

（五）鉴别诊断

1. 常见疾病　光敏药疹、痘疮样水疱病、卟啉病、慢性光化性皮炎。

2. 小丘疹型　鉴别诊断包括光接触性皮炎（特别是遮光剂成分）、接触性皮炎（特别是空气传播抗原）、LE 和遗传过敏性湿疹伴光敏性。

3. 丘疹斑块型　为 LE、Jessner 淋巴细胞浸润、皮肤淋巴瘤、面部肉芽肿、固定性药疹和肉样瘤病。

本病与 LE 极为相似，故应进行较多的检查，如血清学和活检（组织病理和直接免疫荧光）。

（六）预防

预防性治疗是多形性日光疹的最佳选择（表 43-7）。避免日晒和应用遮光剂，穿防紫外线衣服、避免日晒，使用高 SPF 的广谱防晒剂。

1. 低阈值疾病　低阈值疾病，常在日光照射 15~30 分钟后出现皮损，所以这些患者应尽量避免户外活动。对低阈值疾病患者最有效的方法是脱敏治疗，患者可在春天进行一定

表 43-7　多形性日光疹的治疗

轻型处理	避免日晒，穿长袖防护衣，外用广谱遮光剂
中至重症	选择下列治疗： 口服抗组胺药物、烟酰胺、羟氯喹、氨基苯甲酸(PABA) 预防性小剂量 PUVA 或 UVB 疗法 试用补骨脂素长波紫外线疗法(PUVA)、UVB、UVA 或窄谱 UVB 光疗法 酌情选用糖皮质激素和免疫抑制剂，如硫唑嘌呤、环孢素 A，局部依皮炎类型进行治疗：强效糖皮质激素
一线治疗	严格限制日光暴露、遮光剂、着防护衣
二线治疗	PUVA 治疗、窄谱中波紫外线治疗(311nm)、广谱 UVB 治疗、糖皮质激素(短期)
三线治疗	羟氯喹、β- 胡萝卜素、烟酰胺、硫唑嘌呤、环孢素

疗程的 PUVA、窄波 UVB 或宽波 UVB 治疗，随后在夏天有规律地接受日光照射来维持对日光的耐受性。本治疗方法可使 90% 的患者得到有效预防，治疗时间持续 1 个月，在光疗过程中出现皮损者，需要外用或口服糖皮质激素来控制。

2. 高阈值疾病　高阈值疾病(high-threshold disease)，需要长时间日光或人工紫外线(UV)照射后才会激发皮损的出现。这些患者只要将光照限制在阈值以下或外用防晒霜就可预防疾病的发作。避免日光照射，保护性衣物和使用防护 UVA、UVB 的光谱防晒霜。这是高阈值疾病患者和由 UVB 诱发疾病的患者的最有效的治疗方法。

(七) 病程与预后

自然病程　在停止日光照射后 1~6 天或更久可完全消退。

PMLE 可持续终身，但一项对 94 例患者随访 32 年的观察中，58% 的患者在 16 年内、75% 的患者在 32 年内疾病改善或缓解。

光试验阴性的患者(常见于年轻人)，皮疹渐趋消退。而阳性的病人，病情顽固。常常持续发作多年，疾病的总体趋势是随着时间推移，对光照的敏感性逐步降低。

发展成免疫性疾病　PMLE 有可能发展为自身免疫性疾病的倾向。

二、青少年春季疹

青少年春季疹(juvenile spring eruption)，又称耳部春季疹(spring eruption of the ears)，是见于青少年男性耳郭部位的密集丘疹和水疱样损害的皮肤病，多发生于早春季节。为多形性日光疹的一种临床类型。

可能是日光和寒冷共同作用，常在寒冷的晴天于日晒后发疹，可在学校中流行，致病光谱主要为 UVA。

本病常发生于早春季节，该病患病率为 6.7%，有些患者有家族史，5~12 岁肤色浅的男孩多见。日光照射后发病，皮损限于耳郭暴光区，如耳垂及耳屏。自觉瘙痒，个别于手背、指背部出现多形红斑样皮疹。典型表现有簇状小丘疹或丘疱疹。有红斑、水肿，少数有鳞屑和结痂，特征是红斑发生后 12~14 小时形成暗红色、水肿性皮损，有小疱，偶有大疱。本病有自限性，皮损多在 1 周内痊愈，预后不留痕迹。个别患儿可连续数年春季发作。

一般无需处理，可外用炉甘石洗剂或糖皮质激素乳膏，内服烟酰胺治疗有效。

三、痘疮样水疱病

内容提要

- 某些家庭中有遗传因素。
- 与日光暴露有关，其作用光谱为 UVB。
- 皮损 5 种形态：①肿胀性红斑、瘙痒刺痛。②灼痛性丘疹。③脐凹性水疱。④水疱溃破结痂。⑤痘疮样瘢痕。

痘疮样水疱病(hydroa vacciniforme，HV)，亦称种痘样水疱病，本病由 Baziz 于 1862 年首先提出，初发于儿童、日光诱发的疾病，间歇发作，预后遗留痘疮样瘢痕。可能是 PMLE 的瘢痕性变异型。夏令水疱为本病的轻型。

HV 幼年发病，发病呈双峰年龄(1~7 岁和 12~16 岁)。到青春期皮疹可自发地消退。

(一) 病因与发病机制

病因不明，本病好发于男性，且已明确在某些家庭中有强烈的遗传因素。

作用光谱：发病与日光暴露有关，其作用光谱位于 UVA 波段，反复辐射广谱 UVA 可诱发典型皮损，如今有充分证据证明 UVA 辐射是 HV 的致病病因。推测可能是一种由光线引起的变态反应性疾病。或 UVA、UVB 共同作用。

迟发超敏反应：HV 病程、皮损分布和血管周围淋巴细胞浸润的病理学改变在一定程度上如多形日光疹(PLE)。其皮肤及血管周围淋巴细胞浸润提示 HV 可能是瘢痕化变异的 PLE，由此可推测 HV 还是一种迟发性超敏反应。

(二) 临床表现

可有家族史，日光暴晒史，明显季节性，幼年发病，2~3 岁开始，光暴露部位发生五种类型皮损(表 43-8)。光激发试验能致典型的水疱。

表 43-8　皮损在发展过程中的 5 种形态

红斑伴瘙痒	日晒后 15 分钟至 24 小时内、面部手部红斑水肿、刺痛或肿胀
触痛性红色丘疹	随后在 24 小时内形成粉红色至红色触痛丘疹
脐形凹陷水疱	在 3 天内丘疹演变而成张力性水疱伴疼痛或出血
水疱破溃形成痂壳	此时疼痛可消失
痘疮样瘢痕	数周内痂脱落后形成永久性凹陷色素减退瘢痕伴毛细血管扩张

男孩多见，且临床表现较严重，而女性病情则常较轻。青春期自愈或缓解，但部分病人可能终生都有皮肤光敏感。

皮疹累及暴光部位，特别在颊、鼻梁、额、耳廓、颈和手背。一般仅在夏季发病。一般于儿童期发病，常为自限性，在青少年期可消退。

基本损害为暴光后数小时暴光部位红斑和水肿(图 43-7),伴烧灼、痒感,24 小时内逐渐发展成丘疹和水疱大疱,或血疱,脐凹状(图 43-8),几天后,皮损破裂,中央形成坏死,结痂,数周痂脱落,形成永久性凹陷痘疮样瘢痕。水疱、大疱和瘢痕与牛痘皮损相似。可有结膜炎伴畏光,致角膜溃疡和混浊。

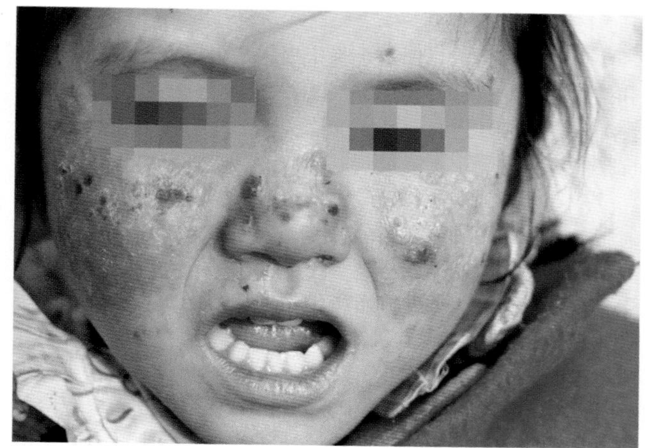

图 43-7　痘疮样水疱病(夏令水疱病)皮损呈蝶形分布,球结膜充血(上海出入境检验检疫局　戴玉琳惠赠)

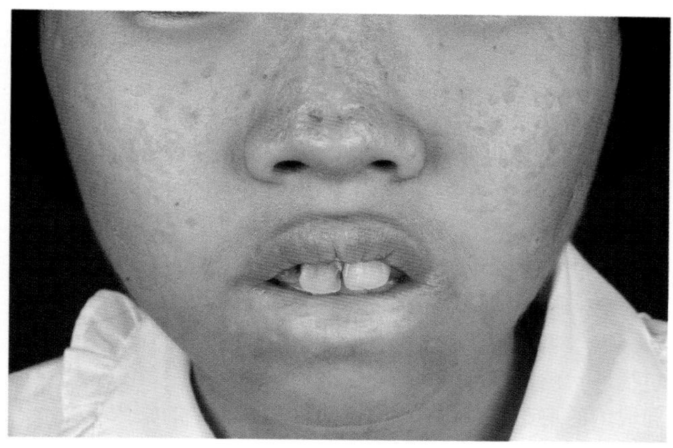

图 43-8　痘疮样水疱病

偶可有全身症状如头痛、乏力和发热。

（三）实验室检查

MED 正常,光斑贴试验阴性。血、尿、粪卟啉正常。组织病理早期损害为表皮内水疱和真皮水肿,后者进一步发展为表皮下水疱。继而出现明显的角质形成细胞网状变性、表皮内水疱形成和融合性表皮坏死。血管周围有致密的中性粒细胞和淋巴细胞浸润。真皮血管内可有血栓形成,像血管炎。

（四）鉴别诊断

应与红细胞生成性原卟啉病、盘状红斑狼疮、光化性痒疹、原发性单纯疱疹、多形性日光疹等相鉴别。

（五）治疗

避日光,并用广谱或屏障性遮光剂,羟基氯喹和预防性 PUVA 照射对部分患者有效。服用羟氯喹可改善症状和降低 UVA 敏感性。氨苯砜、沙利度胺、雷公藤、维生素 B_6、烟酰胺联用亦有效。免疫抑制剂如硫唑嘌呤和环孢素可能有效。预防性 UVB 光疗或 PUVA 亦有疗效,尤其是后者,但有时可促使疾病恶化。皮损处行对症处理。

治疗选择一线治疗有:应用高效广谱遮光剂,注意避免日晒。二线治疗有:BB-UVB、NB-UVB。三线治疗有:抗疟药、β- 胡萝卜素、PUVA、硫唑嘌呤、环孢素、日常进食鱼油、沙利度胺。

四、光毒性接触性皮炎

光毒性接触性皮炎(phototoxic contact dermatitis,PICD),或光刺激性皮炎,首次接触光毒性物质经足够强度的日光照射,任何人均会出现光毒性接触性皮炎。

（一）病因与发病机制

大部分光毒性植物属于伞形科、茱萸科(芸香)、菊科和桑科、豆科,其他含有呋喃并香豆素和其他光敏性化学物质。

皮肤应用外源性光敏剂物质,受特定波长和一定强度的光照后,发生此反应。一般来说,激发光毒反应所需的光敏剂的量必须比诱发光变态反应时的剂量大得多。

特定的化学物质如焦油吸收了辐射后把能量转移给皮肤细胞膜,导致细胞损伤。呋喃香豆素类物质如补骨脂素在插入细胞 DNA 后可吸收辐射能量而造成细胞核的损伤。

呋喃香豆素中的三甲基补骨脂素和 8- 甲氧补骨脂素用于治疗(PUVA)大量的皮肤病,其是人工合成的强效药物。

（二）临床表现

特征是出现红斑、水疱大疱疹,甚或瘢痕,这种反应是一种迟发型反应,在 48~72 小时达高峰。作用光谱主要为 UVA,偶见可见光。光毒性皮炎与严重的日晒伤相似,可能出现水疱。

1. 植物日光性皮炎(phytophotodermatitis)　指局部应用或口服光敏物质后暴露于适当波长的紫外光后出现的光毒性反应,如呋喃香豆素,是存在于植物、蔬菜或水果中的光毒性化学物质,被人们摄入后引起的日光性皮炎即为植物日光性皮炎。呋喃豆香素类光毒性植物,属于呋喃香豆素类的有补骨脂素、氧化补骨脂素、异茴芹苦素和白柠檬素。这些光毒性物质是脂溶性的,当明显湿润时,皮肤吸收补骨脂的量将增加。最常见的光毒性物质由 UVA(320~400nm)激活。

特征是接触呋喃并香豆素 30~120 分钟后发病,皮肤对紫外线的敏感度最高。24 小时后出现形态奇异的疼痛红斑、水肿和有或无水大疱和迟发性色素沉着。

2. 酸橙皮炎(lime dermatitis)　酸橙(lime)诱发的植物日光性皮炎活动时,手、小腿和躯干上出现边界清楚、形状怪异的水肿性红斑,可为大疱性,消退后伴有色素沉着。因这种反应为迟发性(48~72 小时),故许多患者并未意识到病变的原因。

3. 蓝草皮炎(meadow-grass dermatitis)或大疱性牧草线状皮炎(dermatitis bullosa striata pratensis)　表现为奇形怪状的、纵横交错的线条状红斑、水疱或大疱,预后留有色素沉着。在草地进行日光浴的人们,皮肤接触上述种子的汁液或含呋喃香豆素的野花,再经过日光曝晒后就会出现光毒性皮炎的表现。

芹菜皮炎(Citrus latifolia Dermatitis)　芹菜是在工作场所诱发植物日光性皮炎最常见的植物,真菌寄生可造成芹菜呋喃香豆素的含量增加，从而导致反应发生。

4. 香料皮炎　香料皮炎是指使用某种香料之后接受日光照射而引发的皮炎。含有5-甲氧补骨脂的佛手柑油可能是香料和香水引起日光性皮炎的主要原因。香料、科隆香水、润发油和佛手柑油中均含有5-甲氧补骨脂素物质。皮损为条状红斑色素沉着斑呈饰物形或四边形，有奇异的网状色素线或线状红斑，炎症反应严重者有水疱形成，皮损处会发生色素沉着。

5. 光毒性焦油皮炎　煤焦油衍生物是常见的光敏感物质。包括：吖啶蒽，蒽，苯并芘，荧蒽，吡啶。激发光谱波长介于320~430nm之间。沥青烟雾引起的疼痛和红斑会持续1~3天。首次接触沥青烟雾与出现光敏感的临床表现之间的潜伏期约为2周。表现为日晒伤，患者暴露于阳光下很短的时间即可感到烧灼痛和刺痛，暴露于沥青和煤焦油的屋顶工人最敏感。治疗银屑病，正是利用了煤焦油及其衍生物能够产生光敏感的特点。

（三）诊断

光毒性接触性皮炎诊断依据是皮肤在刺激性光线下的暴露史以及沿光照部位分布的皮损。临床光敏性接触性皮炎表现为湿疹样改变，而光毒性接触性皮炎临床上表现为红斑、水肿、大疱等损害，组织学上表现为伴角质形成细胞坏死的毒性反应。这类患者不能进行光斑贴试验，因通常都会出现阳性反应，试验对诊断无帮助。

（四）治疗

关键在于避免接触有关的光毒物质，避免日晒或应用遮光剂。轻者口服烟酸、抗组胺剂，严重者短期口服泼尼松。局部治疗同接触性皮炎或湿疹。

五、光化性痒疹

光化性痒疹（actinic prurigo，AP）又称夏令痒疹，夏令水疱是一种病因不明的慢性光皮肤病。AP最初被认为是PLE的一种异型，或AP与PLE相互转换，但有临床、病理学、流行病学和免疫遗传等文献证据证明AP和多形性日光疹（polymorphic light eruption，PLE）是两种不同的疾病。

（一）病因与发病机制

可能的发病机制是遗传易感个体对紫外线诱导自身抗原的迟发性超敏反应。

1. 对紫外线易感性　AP患者对紫外线特定炎性反应期遗传易感性。反复用最小红斑量的UVA照射可在实验室诱导AP皮损。约2/3患者光试验结果异常，提示紫外线照射是AP的激发因素之一。

2. 免疫作用　研究显示沙利度胺对本病的显著疗效与其能有效地抑制TNF-α的合成，调节合成IFN-γ的$CD3^+$细胞相关。AP患者外周血T淋巴细胞的增加，真皮内存在辅助性T细胞和Ia抗原标志细胞为主的浸润。

（二）临床表现

1. 好发部位　AP患者以对称性累及皮肤曝光部位为特征，如面部（眉、颊部、鼻以及唇部）、颈部、胸部V区、手臂和前臂的外侧以及手背部。唇和结膜常受累。

2. 基本皮损　为红斑丘疹结节和表皮抓痕，慢性皮损搔抓后结痂和苔藓样变。常伴瘙痒且很剧烈。区分AP和PLE的一个重要临床特征是，AP的基本皮损中没有小水疱，但后来发展的湿疹、脓疱病和接触性皮炎的继发性皮损可见。

3. 唇部损害　84%的患者唇部可以受累，表现为伴水肿、结痂、裂隙、溃疡及色素沉着的唇炎，而轻度患者中仅见唇部干燥和鳞屑。

4. 眼损害　45%的患者中结膜受累，这些患者起初表现为结膜炎、畏光、眼泪增多和瘙痒；数年以后患者形成色素沉着，最终形成瘢痕、翼状胬肉，严重的患者甚至可能出现视力损害。

（三）诊断与鉴别

光化性痒疹的诊断基于临床表现及组织病理改变。唇部和结膜的皮损具有特异性，皮肤组织病理可提供适当的关联。用UVA和UVB进行试验性激发可能会诱导出光化性痒疹皮损。

应与具有光敏感的特应性皮炎、慢性光线性皮炎、假性红斑狼疮等疾病鉴别。

（四）治疗

AP的一线治疗包括光防护着装，外用遮光剂局部外用强效或极强效糖皮质激素，沙利度胺。二线治疗包括PUVA、NB-UVB、沙利度胺可为进一步治疗手段。

三线治疗包括β-胡萝卜素（不完全有效）、口服糖皮质激素、硫唑嘌呤、己酮可可碱、环孢素、氯喹/羟氯喹（不完全有效）、抗组胺药（不完全有效）、5%奥沙米特（oxatomide）凝胶。己酮可可碱虽然属于三线治疗，但因其有抗TNF-α的作用，比沙利度胺安全性好，故可优先考虑选用。

沙利度胺经大多数患者证明是有效的，由于沙利度胺治疗效果好，可作为该疾病的诊断标志。

六、夏季光化性苔藓样疹

夏季光化性苔藓样疹（summertime actinic lichenoid eruption）又称光化性光泽苔藓，由Bedi于1978年首次报道，认为本病是一种独立疾病，常发生于长期接受夏季阳光暴晒的Ⅳ型或Ⅴ型皮肤类型的年轻人群，皮疹为针头大小的苔藓样丘疹，几乎完全局限于日光暴露部位。

有学者将本病的临床病谱扩展至多种类型的苔藓样疹，包括环状色素沉着斑块、黄褐斑样斑片、灰白色针头大小丘疹和典型的扁平苔藓样丘疹/斑块。不同类型的临床皮损形态具有不同的组织学表现。Hussain则建议本病应特指完全局限于日光暴露区域的丘疹，并具有光泽苔藓样组织学改变，而光化性扁平苔藓应用于描述具有扁平苔藓典型组织病理学特征的环状皮损。

七、日光白斑及日光性苔藓

日光白斑及日光苔藓（leukoderma solaris and lichen solaris）是夏日常见病。

日光白斑：系指多次日光照晒后，皮肤出现不易消失的点状白斑。经日晒后，皮肤发红，继而脱屑、色素沉着，随着色素沉着的消失，逐渐发生散在淡白或灰白色斑，边界不清，大小不一，呈圆形（图43-9）。

常见于夏日游泳者。好发于青壮年。皮疹多发于颈周、后背及上肢等部位，无自觉症状，数周后可自然消退，但也有经久不退者。

日光性苔藓：为日晒后于暴露部分发生密集的大小由针头到米粒大的扁平丘疹，淡红色或肤色。好发于夏季，多见于男性，有不同程度的痒感（图43-10）。

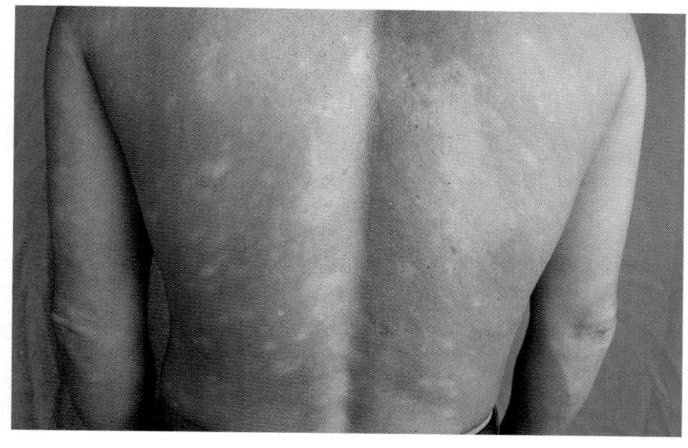

图 43-9 日光性白斑

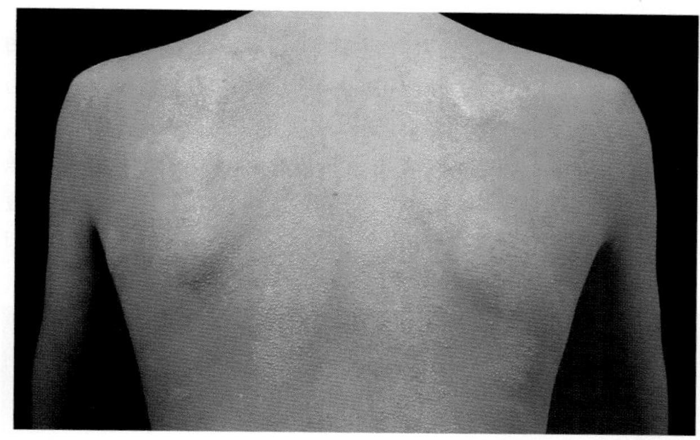

图 43-10 日光性苔藓

本病应与花斑癣、脂溢性皮炎、光化性扁平苔藓相鉴别。

防治：宜穿长袖衣，涂用遮光剂。发病后可用保护止痒剂或 5% 硫黄霜、皮质类固醇制剂。

八、慢性光化性皮炎

内容提要

- 暴露于小于 MED 剂量的 UVB 或 UVA 或可见光后发生。
- 皮损为湿疹样丘疹和苔藓样斑块，临床形成一个病谱。

慢性光化性皮炎（chronic actinic dermatitis，CAD）是一组以慢性光敏感为特征的病谱性疾病，是湿疹的一型，由紫外线介导，偶尔也可由可见光所致。CAD 最早由 Hawk 和 Magnus 在 1979 年提出，CAD 的致病光谱波形与致日晒伤的光谱相似，较低剂量即能致病，导致湿疹。

本病的基本特点为：①持久性、慢性、湿疹样皮疹，而无明确的光敏及接触史；②对 UVA 和/或 UVB 及有时可见光的 WED 降低，常有光谱光敏感；③组织学上表现为慢性皮炎，伴有或不伴有淋巴瘤的特征。是一种湿疹样的Ⅳ型超敏反应发生。

（一）病因与发病机制

CAD 的发生可能与机体的免疫反应有关。CAD 的发生是由光及光敏物质所致的 T 淋巴细胞介导的Ⅳ型超敏反应。UVR 可致正常皮肤的免疫抑制，这一过程可能保护机体免于 UV 介导的超敏反应。

1. 作用光谱　CAD 患者对中波紫外线（UVB，290~320nm）、长波紫外线（UVA，320~400nm）及部分可见光（400~700nm）敏感。紫外线辐射导致皮肤细胞的 DNA 结构改变，从而具有抗原性。

2. 光敏物质　光敏物质的存在是主要发病原因。原发性光敏物质反复刺激，使机体形成对光持久敏感，从而引起发病。例如某些植物成分、香料及光敏性药物。菊种植物的倍半萜内酯、遮光剂、芳香混合物秘鲁香脂。对一些光敏物质有 1/3 患者呈现阳性，对倍半萜内酯过敏的 60 岁以上老人。有 75% 以上光试验结果阳性。国内研究发现 CAD 的阳性率依次是芳香混合物、秘鲁香脂、对苯二胺、氯化钴和硫酸镍。

3. 细胞免疫　CAD 患者病变为迟发性超敏反应，CAD 损害中真皮浸润主要由 T 细胞组成，病程早期以 $CD4^+$ 为主，晚期以 $CD8^+$ 为主，持续性 T 细胞刺激可促使 CAD 呈慢性进行性发展。

4. 凋亡蛋白的异常　细胞增殖的速度和死亡的速度是相等的，以维持表皮各层细胞数平衡。细胞不能正常凋亡，引起角质形成细胞的过度增生。研究表明，家族蛋白 Bcl-XL 的过度表达抑制了角质形成细胞的凋亡，角质形成细胞的寿命延长，角质形成细胞过度增生。

5. 分类　CAD 病谱，包括：持久性光反应（persistent light reactivity，PLR）、光敏感性湿疹（photosensitive eczema）、光敏性皮炎（photosensitivity dermatitis，PD）、光线性类网质细胞增生症（actinic reticuloid，AR）、光敏性皮炎和光线性类网织细胞增生症（PD/AR）综合征（图 43-11）。

在临床上和组织学有相似之处，认为是同一个疾病的不同表现，统一命名为慢性光化性皮炎。

（二）临床表现

男性易受累，老年患者更易受累，患者平均年龄 65 岁，没

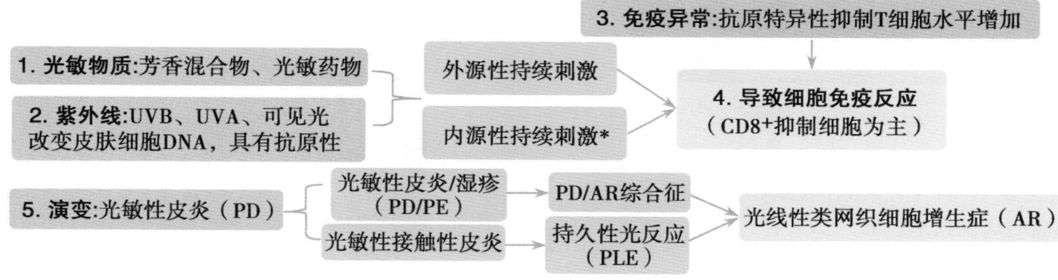

图 43-11 光敏性皮炎发展成光线性类网织细胞增生症过程

有家族性报道。

主要累及曝光部位，如面部、项部、颈侧、上胸部、颈前“V”区（图 43-12）、手背和前臂伸侧。少数可累及非暴露部位，而上眼睑、颏下、耳后、皮肤皱褶及指蹼一般不受累，严重的病例可扩散至非暴露区。

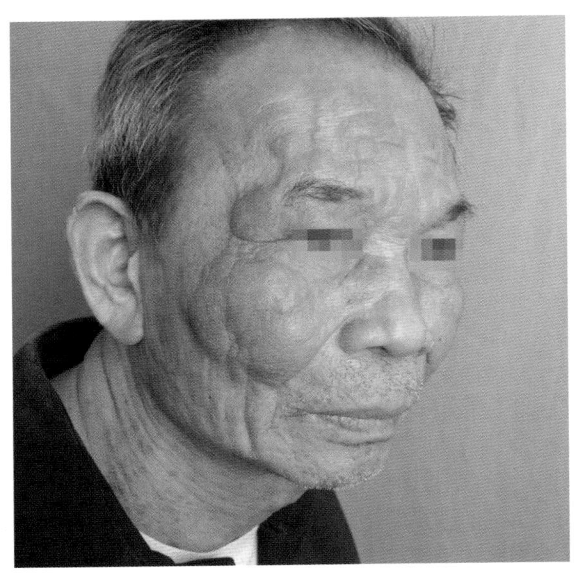

图 43-12　慢性光化性皮炎(1)

基本损害为皮炎湿疹样、浸润性丘疹、斑块（图 43-13），可为小丘疱疹的湿疹样损害，苔藓样变。自觉瘙痒；严重的病例可在正常或病变皮肤上出现假性淋巴瘤样的浸润性红色丘疹或斑块，边界清楚，表面有光泽，散在或广泛分布。色素沉着或色素减退区域偶尔见到，可能在疾病发展中黑素细胞遭到破坏。极少数病例发展为红皮病。有时酷似 Sezary 综合征，其血液中可查到 Sezary 细胞。

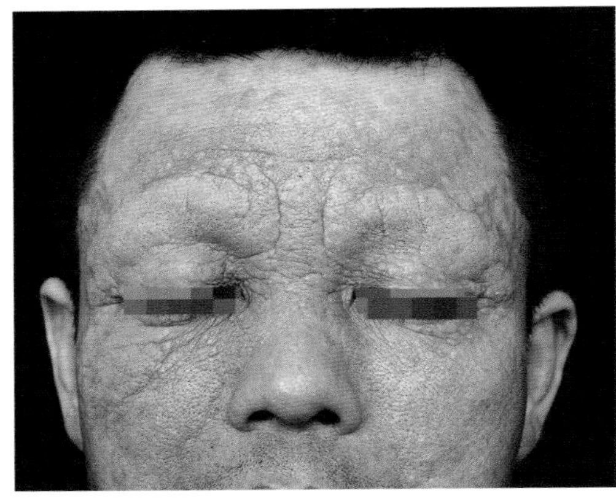

图 43-13　慢性光化性皮炎(2)

CAD 要持续多年，偶有少数病例逐渐消退。偶有最终转化为恶性淋巴瘤的病例报道。

（三）临床分型

一些类型有重叠或转换。

1. 持久性光反应（persistent light reaction，PLR）　持续性光反应最初由 Wilkinson 在 1962 年提出，它是光暴露部位在外用光致敏剂致接触性皮炎后出现的持续性湿疹。此后即使避免原有的过敏原仍会持续发病。致病波长不光是通常引起光致敏反应的 UVA（315~400nm）波段，还包括 UVB（280~315nm）。少数患者可对系统性药物（双氢克尿噻和奎尼丁）发生持久性湿疹性光敏性。

2. 光敏性湿疹（photosensitive eczema，PE）　临床轻型，本病由 Ramsay 和 Kobza-Black 在 1973 年所描述，于光暴露部位，但湿疹样皮损表现较轻，无可检测出的光致敏原。虽与 AR 临床相似，但实际上本病作用光谱仅在 UVB 区域。AR 和 PD 临床表现可有重叠和转换。因此，统一称为 CAD 临床轻型，学者又观察到从 PLR 到 AR 的转换，以及 PLR 和 CAD 间的重叠。故建议 PLR 应同样归入 CAD 概念内。

3. 光敏性皮炎（photosensitive dermatitis，PD）　临床轻型，患者于暴光部位出现湿疹，作用光谱为从 UVB，扩展到 UVA。

4. 光化性类网状细胞增生症（actinic reticuloid，AR）　本病的临床重型最初由 Ive 等在 1969 年报道，它的主要临床特征为老年人暴露皮肤的浸润性红斑，或类网状细胞增多症、斑块，可出现在湿疹样、红斑性或正常皮肤基础上。在严重病例，暴露部位皮损可相互融合，呈“狮面”外貌，类似于严重的光致敏性接触性皮炎（图 43-14，图 43-15），为 PLR 的严重型。但

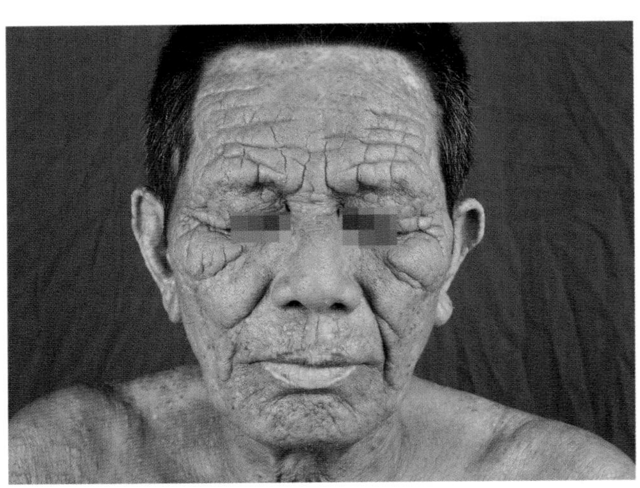

图 43-14　光化性类网状细胞增生症
皮肤增厚、皮沟加深、皮嵴隆起（广东医科大学附属医院　李文惠赠）。

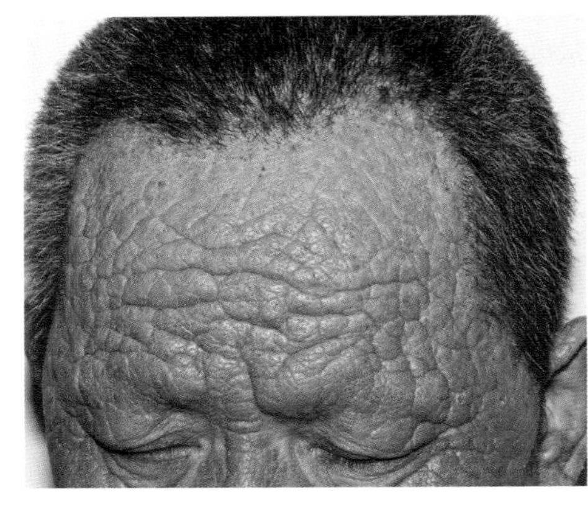

图 43-15　光化性类网状细胞增生症（北京京城皮肤病医院　朱宝国惠赠）

光敏感试验通常为阴性。皮疹可被 UVB 和 UVA 诱导，有时可见光辐射也可诱导其出现。病理表现类似于皮肤 T 细胞淋巴瘤（CTCL）。现在 AR 仅偶尔用于形容 CAD 的最严重型。

（四）光试验

单色光辐射：诱导 24 小时最小红斑量，对 UVB 起反应性丘疹代表疾病本身，通常也对 UVA 有反应，少见的情况下对可见光有反应；有时对单独 UVA 有反应；很少见情况下对长波可见光有反应；疾病很早期可能没有异常反应。宽谱光源：主要是日光，24 小时最小红斑量降低；诱导湿疹的可能性，有时是光滑性融合的斑块。

（五）组织病理

CAD 显示表皮海绵样水肿和棘层肥厚，有时伴有异常增生，基底细胞完整和或液化变性，表皮突延长，真皮胶原嗜碱性变性，角化过度和或角化不全。真皮深层血管周围密集单核细胞浸润，有时可见到大的、深染的细胞，见多叶核和有丝分裂象，及巨噬细胞、嗜酸性粒细胞和浆细胞，有时难和 CTCL 区别开，免疫表型 CDA 中 $CD8^+$ 占主要性，在 CTCL 中 $CD4^+$ 占优势。

（六）诊断标准（表 43-9）

表 43-9 慢性光化性皮炎的诊断标准

CAD 的诊断标准有三条：①临床表现为曝光部位的皮肤出现持久性湿疹性皮疹或可能的假性淋巴瘤变化，并可能向非曝光部位扩展；尿、粪和血卟啉正常，血抗核抗体、抗 Ro 抗体和抗 La 抗体阴性。②对低 MED 的 UVB 敏感（100%），UVA 为 90%，可见光为 10%。③组织学表现为慢性湿疹，较严重者伴假性淋巴瘤变化，光斑贴试验可能阳性
1992 年提出了在国内较实用的临床诊断标准如下：
① 光暴露部位皮损呈皮炎湿疹样和（或）浸润性丘疹和斑块，偶为红皮病
② 皮损持久 3 个月以上，反复加剧
③ 好发于中老年男性

（七）鉴别疾病

变应性或光源性接触性皮炎、系统性药物诱导的光敏性皮炎、光加重性特位性皮炎、非 CAD 型红皮病、皮肤 T 细胞淋巴瘤、多形性日光疹。

（八）治疗 CAD 的主要治疗是避光，并使用广谱遮光剂，外用或内服药物及光疗，避免接触和使用致敏物。

1. CAD 主要治疗（表 43-10）

2. 药物治疗 轻症者用遮光剂和外用糖皮质激素，烟酰胺（1.2~1.5g/d）、沙利度胺、羟氯喹；全身短期间断应用糖皮质激素。重症者可用硫唑嘌呤（50mg，每日 2~3 次）、环孢素（每日 3~5mg/kg）、沙利度胺（150~300mg/d，控制后减量维持 2~3 月）、达那唑（600mg/d，连续服用半年以上）。口服糖皮质激素可控制急性期皮损，如口服糖皮质激素疗效不好可使用其他免疫抑制剂，吗替麦考酚酯[25~50mg/(kg.d)]，皮损可外用他克莫司、吡美莫司。

3. 物理治疗 PUVA 照射。PUVA 的开始剂量应低于 MED（UVA），此后逐渐增加直至获得保护作用。

表 43-10 慢性光化性皮炎（CAD）主要治疗

PUVA/UVB	PUVA 的开始剂量应低于 MED（UVA），此后逐渐增加，直至获得保护作用
药物治疗	重症：短程糖皮质激素。硫唑嘌呤、环孢素、羟基脲、沙利度胺、烟酰胺、羟氯喹
局部治疗	PUVA 照射、糖皮质激素制剂
一线治疗	采取遮光措施（C）、局部糖皮质激素（C）、局部润肤剂、避免接触变应原、外用他克莫司（D）
二线治疗	糖皮质激素、硫唑嘌呤（A）、环孢素（C）、低剂量 PUVA（D）、UVB（D）
三线治疗	羟氯喹（D）、阿维 A 酯、维 A 酸药物合并 PUVA、吗替麦考酚酯、达那唑（E）、局部外用氮芥

4. 防护 避免接触由光斑贴试验或斑贴试验明确的致敏原，不用含光敏物质的用品和药物；严格光防护和避免可能的接触性变应原。但电脑和电视荧光屏是安全的。可在家中和车窗放置防光的薄膜或其他过滤器。

（九）病程与预后

有报道称极少数 CAD 患者最终发展为皮肤 T 淋巴细胞瘤，也有报道称患者 5 年内自然缓解约 10%，10 年内约 20%，15 年内约 50%。相当比例的慢性光化性皮炎患者光敏现象可以彻底消退，预后好。

九、日光性荨麻疹

日光性荨麻疹（solar urticaria）是紫外线或可见光照射后即刻出现的一过性的皮肤风团，为物理性荨麻疹中较少见的一型；作用光谱 UVA、UVB/ 可见光，随时间可能发生改变。在 UVB 到可见光范围内，本病很可能是特定光敏原所致的Ⅰ型超敏反应。风团发生于部分或全部暴露皮肤上。根据作用光谱对日光性荨麻疹进行分类，要注意作用光谱可能随时间而变化。

（一）病因与发病机制

发病机制和其他类型的荨麻疹相似。

1. 作用光谱 其作用光谱的范围很宽。Harber 分类的 6 型均有不同的作用光谱：Ⅰ型 280~320nm；Ⅱ型 320~400nm；Ⅲ、Ⅳ型 400~500nm；Ⅴ型 280~600nm；Ⅵ型 400nm。其中Ⅰ、Ⅳ型可能与免疫机制有关，依据是被动转移试验和逆被动转移试验阳性及存在有血清因子（光变应原）；Ⅱ、Ⅲ、Ⅴ型属非变态反应性，与免疫机制无关。其中的第Ⅵ型，作用光谱为 400nm，原卟啉为光敏物，现认为实际上就是表现为本病的红细胞生成性原卟啉病。Ramsey（1980）建议按主要作用光谱的不同，将本病分为 UVB 型、UVA 型和广谱型（290~700nm）3 型。

2. 速发型过敏反应 患者的内源性血清因子经光照后成为抗原，与肥大细胞表面的受体结合使其脱颗粒，释放出组胺、激肽等化学介质，作用于真皮血管，导致风团形成。日光性荨麻疹可能是一种由抗内源性血清因子光产物的 IgE 抗体介导的速发型光敏反应。

3. 化学物质 / 药物诱导的日光性荨麻疹 在某些少见的情况下，一些外源性化学物质，包括焦油、沥青、苯噁丙酸和瑞吡司特，也可以诱导日光荨麻疹样光毒反应。氯丙嗪也是一种光毒性药物，已经被证实能够诱导速发型光过敏反应引起的日光性荨麻疹。

（二）临床表现

发病女性多于男性。日光性荨麻疹最常发生于30岁左右的人群43%，多在60岁以下发病，发病年龄13~73岁。无家族性和遗传性的报道。

日晒后几分钟内出现瘙痒、烧灼感、红斑和风团，若曝光时间很短，风团可能很小或不存在，仅出现短暂的红斑。偶尔表现为无风团的红斑，皮损持续时间少于24小时，本病可累及全部暴露区域而面部和手无病变，以受伤的皮肤为甚，夏天，由于小剂量的紫外线或可见光可以穿薄衣服，日光性荨麻疹也可能发生在身体被遮盖部位。对可见光敏感的患者，房间内人造光线也可引起荨麻疹。当身体大面积长时间暴露在日光下，可能发生系统性症状。有时可伴发头痛、恶心、呼吸困难、晕厥和乏力。

其他亚型

1. 固定性日光性荨麻疹　皮疹限于特定的部位，推测可能仅该部位的肥大细胞发生了改变，皮疹时间大于24小时，这种类型的风团特征为斑片、固定在同一处皮肤反复发生。作用光谱分别在320~700nm、320~585nm和400~560nm范围内。仅有中等度的光敏性，渐进地暴露于自然光而引起皮肤硬化。患者并缺乏系统症状。

2. 迟发性日光性荨麻疹　罕见，皮疹持续时间大于24小时。

3. 药物日光性荨麻疹　服用氯丙嗪和四环素后出现，氯丙嗪也是一种光毒性药物，已经被证实能够诱导速发型日光性荨麻疹。一些外源性化学物质，包括焦油、沥青、苯恶丙酸和瑞吡司特，也可以诱导日光性荨麻疹样光毒性反应。

（三）组织病理

表现和其他类型荨麻疹类似，真皮上部和中部出现水肿，导致结缔组织分离，并有血管周围少量至中等程度炎性细胞浸润，其中可见中性粒细胞、单核细胞，有时可见嗜酸性粒细胞。日光性荨麻疹还可见嗜酸性粒细胞脱颗粒及嗜酸性粒细胞中主要嗜碱性蛋白的沉积。

（四）鉴别诊断

本病应与各种能引起风团的疾病相鉴别。胆碱能性荨麻疹的早期患者，也可累及曝光部位，细胞生成性原卟啉病可通过血尿卟啉鉴别，红斑狼疮通过免疫学异常，抗核抗体系列检查鉴别。多形性日光疹，皮疹多形性。

（五）防护与治疗

1. 防护　防晒霜　有UVA、UVB过滤作用的广谱防晒剂对于紫外线过敏患者或多或少都能起到辅助作用，但对可见光过敏的患者疗效轻微。此时，含有二羟基丙酮的防晒剂可以起到一些辅助作用。而穿长袖防紫外线衣服、戴宽沿帽和手套是预防风团发展的重要措施。

2. 治疗　口服抗组胺药物，一些患者有效，脱敏硬化治疗选用UVA/PUVA，抗疟药。环孢素、血浆置换疗法、体外光化学疗法、光分离置换法及IVIG均可选用。

（六）预后

有报告本病估计在5年、10年及15年后疾病消退率分别为15%、24%及46%。

第四节　化学物质诱导的光敏性疾病

一、光变应性接触性皮炎

（一）病因

常见的光敏物质有防晒霜、杀菌剂，芳香剂治疗药物，氧源性光敏剂等。光敏物质含于清洁剂、肥皂、洗涤剂、消毒杀菌剂，护肤化妆品中。①消毒防腐剂：四氯水杨酸苯胺、三溴水杨酸苯胺、三溴沙仑。②抗真菌药：如丁氯柳胺、杀菌剂、卤代水杨酰胺。③香料：有合成麝香、甲基香豆素、葵子麝香。④遮光剂：防晒霜、苯甲酮、肉桂酸、三苯甲酸、基甲烷、对氨基苯甲酸。⑤内科药物：非甾体抗炎药、磺胺类、吩噻嗪类、氯丙嗪、吡罗昔康喹诺酮类。⑥增白剂：荧光增白剂。⑦其他 气源性的光敏性接触皮炎：一些患有空气传播物质引起的接触性皮炎的个体会发生特异性光敏反应，包括职业获得性物质如酪酸盐、菊科植物、苔藓类。

（二）发病机制

其为T细胞介导的免疫反应，与普通的迟发型超敏反应相似。与光毒性反应相比，引起光过敏反应所需要的致敏原的浓度常常很低，而且首次接触这类致敏原不会出现临床症状。其反应需要含有一可吸收光能的色基；该色基吸收了特定波长的光线，需要诱导相和激发相。

（三）临床表现

1. 延迟性湿疹反应　由于某些外用化学物或药物引起的，往往因同时伴有光毒性机制参与，皮肤表现为可有即刻的红斑、小丘疹和丘疱疹、水肿、灼热感，糜烂结痂或苔藓样变厚。有明显的瘙痒继之留下灰黑色素沉着。

2. 皮疹分布　于暴光部位，因皮损的发生需要化学物质和光线，故皮损可呈斑片分布，部分暴光区域可不累及。暂时性光反应是指一旦去除外源性化学物质，皮疹消退（光斑贴试验阳性，MED正常）。

3. 持久性光反应　这部分病归类于慢性光化性皮炎，在化学物质停止接触后，皮炎持续存在，甚至可继续恶化和扩展至非暴光部位。UVA波段，反复辐射广谱UVA可诱发典型皮损（光斑贴试验阳性，UVB或UVA范围内的MED低下）。光毒性与光变态反应的特点见（表43-11）。

（四）诊断

确诊主要依赖于光斑贴试验。

（五）治疗

避免接触变应原，注意参考接触性皮炎。

二、光敏性药疹

光敏性药疹（photosensitization drug eruption）是指外源性的药物因素引起的光敏性反应，分为光毒性药疹和光变态反应性药疹两种类型。

（一）发病机制

光毒性紫外线诱导光毒性物质活化直接造成的组织损伤。光变态反应性药疹指摄入体内的药物或其代谢产物受到紫外线作用后，与机体蛋白结合产生的免疫反应或迟发型超敏反应。

1. 光毒性药疹　某些药物在波长255~450nm紫外线的

表 43-11　光毒性与光变态反应的特点

	光毒性	光变态反应
临床表现	晒伤的变化：红斑、水肿、小疱和大疱；消退后常伴有色素沉着	湿疹样皮疹，常伴瘙痒
病理改变	角质形成细胞坏死，表皮变性，真皮淋巴细胞、巨噬细胞及中性粒细胞稀疏浸润	皮肤棘细胞层水肿，淋巴细胞与组织细胞浸润
病理生理学	组织直接损伤	Ⅳ型超敏反应
第一次暴露之后即可发病	是	否
暴露多少时间之后开始出现皮疹	几分钟至几小时	24 小时至 48 小时
需要多大的剂量才能发病	大剂量	小剂量
交叉反应	少见	常见
诊断：局部	临床症状	光斑贴试验
诊断：全身性	临床症状 + 光敏试验	临床症状 + 光敏试验；或者光斑贴试验

作用下变成有害物质，对细胞造成损害，其反应强度随药量和光能增强而加重。其发生条件有：①药物或代谢物必须到达有活性的皮肤细胞；②必须有适当波长的光穿透皮肤；③光敏剂必须吸收能量。外用的药物更易影响表皮，而系统用药品则更易影响血管的内皮。

2. 光变态反应性药疹　光变态反应发生率低，在人体吸收光能（主要是波长 320~425nm 紫外线和可见光）后，光会引起药物结构的变化，而作为一种半抗原，与载体分子在抗原提呈时结合在一起，其为磺胺光过敏的机制。另外，药物受到照射后，可转换到一个更高的能量状态，再回落到基态时释放出的能量促进药物与载体蛋白结合，形成了一种新的抗原。抗原被朗格汉斯细胞吸收和分解，形成 MHC Ⅱ类复合物，并呈递至淋巴结中的 T 淋巴细胞。并被 T 细胞分化、增殖，再返回到皮肤中，再次曝露后，T 细胞的细胞因子将启动炎症反应。

光变态反应有迟发性变态反应，或即发型 IgE 对紫外线的过敏性反应。

（二）临床表现

1. 光毒性药疹

（1）急性光毒性药疹：其特征为加重的晒斑反应，或像假卟啉症。患者接触光敏物并照射数分钟到数小时的阳光后，出现晒伤样红斑和水肿，常伴疼痛和灼热，水疱和脱屑，并有发热、头晕、恶心、呕吐、乏力，预后色素沉着较明显。皮肤色素沉着比光变态反应性药疹更常见，及甲板营养不良。

（2）慢性光毒性药疹：长期 UVB 暴晒之后导致皮肤皱褶、松弛、表面干燥、粗糙或萎缩，色素沉着或色素减退等。

2. 光变态反应性药疹　表现为湿疹样皮损。有一定的潜伏期，如果再次光照，其反应时间缩短。

反应的发生与药量大小无关，致敏光源常为 UVA，有时为可见光。日晒区及非日晒区均可出现，湿疹样皮疹、风团、剥脱性皮炎、紫癜等，少有色素沉着。全身症状有头昏、发热、嗜睡、精神萎靡，甚至过敏性休克。

（三）诊断

光敏性药疹诊断主要根据病史和体检。

光敏试验：用人工 UVA 和 UVB 的照射源测定患者的最小红斑量（minimalerythema dose，MED），然后决定服用可疑药物与否。MED 是能产生红斑的最低的辐射剂量。如果患者服药后 MED 降低，提示为光敏性药疹。

光斑贴试验：使用试验的药物，以凡士林或酒精混合后涂于患者的背部，涂后立即用斑贴片盖住。24 小时后，取下斑贴片，照射低于他们 MED 的 UVA。通过使用低剂量的 UVA，往往 $5J/cm^2$，光毒性反应可能可以避免，而光变态反应仍然会发生在 24 小时后。如果反应只在照射部位，提示为光敏性药疹。如果照射和非照射部位反应一样，提示为接触过敏性药疹。如果照射与不照射部位均有反应，但照射部位反应较重，提示同时有接触性和光过敏性反应。

光斑贴试验主要用于诊断引起接触性变态反应的局部外用药和遮光剂成分。奎宁和氯丙嗪是常规做光斑贴试验的全身性的药物。

（四）预防与治疗

口服光敏性药物时，应预先告知患者避免阳光照射，在室内应拉上窗帘阻挡阳光。一旦发病，应立即停用可疑药物，避免再暴露，局部对症治疗。损害广泛时，口服泼尼松，还可以考虑光硬化疗法治疗，即用小剂量 UVB 照射，逐渐加量，使皮肤对紫外线耐受。

三、蔬菜日光性皮炎

蔬菜日光性皮炎（vegetable-solar dermatitis）是一种特殊类型的植物日光性皮炎，1898 年法国人 Matignon 最初报道此类疾病时，认为由于滨藜中毒。我国于光元 1935 年首次报道因食灰菜及苋菜而发病。王侠生等提出了蔬菜日光性皮炎的命名。可致病的蔬菜有紫云英、油菜、灰菜等，含有光敏物质。含有光毒性或光变应性物质（卟啉类，如叶绿素、荧光素、黄素等）。本病有 3 个条件：进食蔬菜、暴露日光、特异体质。

（一）临床表现

暴露部位的急性皮炎，水肿红斑、灼痛，瘙痒、非凹陷性水肿，质地坚实，少数病例有发热、头痛、恶心、呕吐、腹泻。

（二）实验室检查

尿中总卟啉含量升高增多，主要是尿卟啉。

（三）治疗

治疗接触性皮炎处理，严重者可口服泼尼松。

四、日光性弹力纤维病

日光性弹力纤维病（solar elastosis）又称光化性弹力纤维病（actinic elastosis），指长期日光照射所致的异常弹力纤维变性物质在皮肤沉积，多见于农民、渔夫、海员。

（一）病因与发病机制

近代研究提出本病的变性物质是弹性组织而不是胶原组织。亦有作者强调在弹性组织变性物质中，有充分发育的成纤维细胞，而目前认为慢性日光损伤，使成纤维细胞分泌不正常的微原纤维和无定形物质而发病。

（二）临床表现

长期暴露于日光照射，皮肤变皱、发黄、失去弹性，可出现萎缩、毛细血管扩张、瘀斑或弥漫性红斑，面部可出现散在的黄色丘疹或斑块。表现有：

1. 项部菱形皮肤　发生于项部，不规则菱形小块，皮肤增厚和皱纹加深。
2. 播散性弹性纤维瘤，面颈部黄色斑块。
3. 结节性类弹性纤维病　曝光部位皮肤增厚，呈橘皮样，黑头粉刺和皮内小囊肿（图 43-16，图 43-17）。

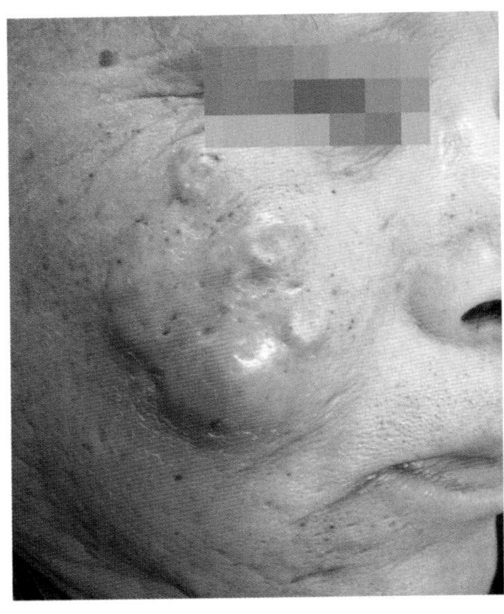

图 43-16　结节性类弹力纤维病［华中科技大学协和深圳医院（南山医院）　陆原惠赠］

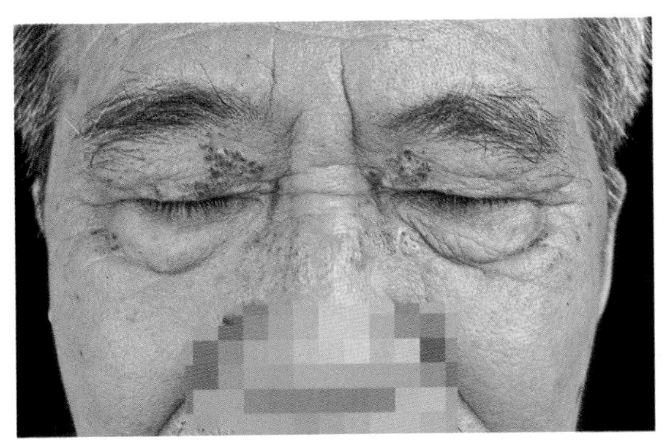

图 43-17　结节性类弹性纤维病
黑头粉刺。

4. 柠檬色皮肤　曝光处皮肤增厚呈黄色。
5. 手足胶原斑　黄色或皮色疣状小丘疹。
6. 耳弹性纤维结节　白色或淡红色半透明小结节。

（三）组织病理

弹力纤维增生、增粗、扭曲、分支（图 43-18）。晚期可见增粗、HE 染色示真皮上 1/3 处有均质化，无定性嗜碱性物质。弹力组织染色呈阳性反应，其他特殊染色呈阳性反应，胶原纤维特殊染色可见胶原纤维破碎（图 43-19），银染色黑素细胞减少等。

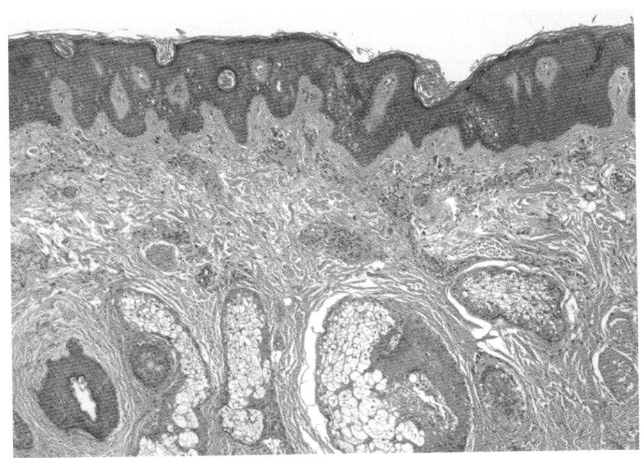

图 43-18　光线性弹力纤维病
弹力纤维增生、扭曲、分支（100-HE 染色）［华中科技大学协和深圳医院（南山医院）　陆原惠赠］。

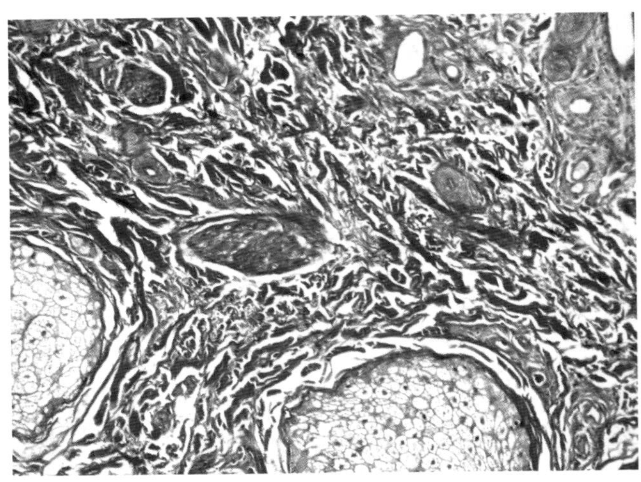

图 43-19　光线性弹力纤维病（Masson 染色）
弹力纤维呈蓝色，肌纤维呈红色［华中科技大学协和深圳医院（南山医院）　陆原惠赠］。

（四）鉴别诊断

1. 弹性纤维假黄瘤　本病发生年龄早，皮损好发于颈项、腋、腹股沟和其他皱襞处，组织病理在真皮中下部可见成堆破碎弯曲的似丝绒团状的弹力纤维。
2. 胶样粟丘疹　眶周和面颊的淡黄色扁平小丘疹，用针挑破可挤出胶样物质。

（五）治疗

避免日晒，外用广谱遮光剂。

1. 局部治疗　使用维A酸霜可逆转光老化。这种改变很缓慢，高浓度的维A酸有刺激性。清除受损的皮肤也是有效的治疗，可用粉刺除去器，亦可用皮肤磨削术、化学剥脱术或超脉冲激光消融法。

2. 系统治疗　试用羟氯喹、β-胡萝卜素、沙利度胺。

五、星状自发性假瘢

星状自发性假瘢（stellate spontaneous pseudoscars）由法国人Colomb于1967年首次报道。本病可能与强烈的日光照射有关，亦有认为皮肤脆性增加是星状自发性假瘢的发生原因之一。

（一）临床表现

本病好发于长期在日光下曝晒者，基本皮损呈白色，星状瘢痕样。或有线状色素减退瘢痕样斑略凹或隆起。

Colomb将星状自发性假瘢分为5种临床类型：三角形（A型），多角星型（B型），线型（C型），介于线状和星形之间（D型）（星状自发性假瘢皮损见图43-20），斑块型（E型）。老年型星状自发性假瘢的好发部位是手背和前臂。前老型星状自发性假瘢多发于60岁以前，其好发部位与前者相同，也可发生在前部屈侧、小腿和面部等部位。

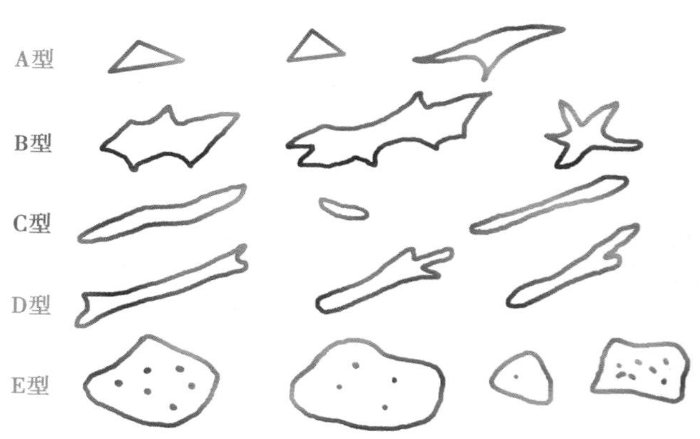

图43-20　星状自发性假瘢皮损模式图

（二）组织病理

表皮角化过度，真皮浅层胶原纤维增生、变性，毛细血管扩张。弹力纤维减少或消失，假斑周围皮肤萎缩，弹力纤维变性。

（三）治疗

避光，防止光老化。

六、胶样粟丘疹

内容提要

- 成人胶样粟丘疹、幼年胶样粟丘疹。
- 其胶样物质源于光损伤的弹力纤维。

胶样粟丘疹（colloid milium）指日光暴露区域皮肤上的丘疹，真皮浅层有均质嗜酸性颗粒状物沉积。结节性胶样变性是胶样粟丘疹的另一种类型，是由深部结节或斑疹组成的罕见疾病，主要分布于面部。

（一）病因与发病机制

成人胶样粟丘疹指日光暴露区域皮肤上的丘疹，真皮的均质物沉积为其特征。幼年胶样粟丘疹发生于儿童，是一种家族性疾病。长期光照对粟丘疹的发生很重要。超微结构和组织化学研究显示胶样物来源于光化损伤皮肤的弹力组织。

（二）临床表现

1. 幼年胶样粟丘疹（juvenile colloid milium）　有家族史，儿童期或少年期发病，曝光部位发生的密集分布，半透明的、淡黄色、1~3mm丘疹；好发于面部、手背、前额、颊、鼻部，至成年期自行消退。穿刺可释出胶样物质。

2. 成人胶样粟丘疹（adult colloid milium）　成人期发病，见于长期日晒、户外工作者，黄色圆顶半透明丘疹（图43-21），皮损为直径1~20mm的黄色或棕色半透明丘疹，常成群分布，可形成斑块，可有结节，融合成斑块，最常见部位是双颞、颊部、耳、颈、手背、前臂、穿刺或划破可释出胶样物质。无自觉症状，经2~3年后稳定不变。

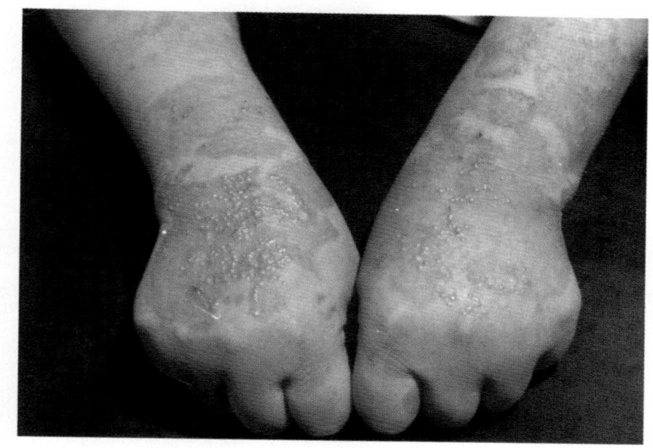

图43-21　胶样粟丘疹
粟丘疹是最小的表皮囊肿。

（三）组织病理

上部真皮有均质嗜酸性物质团块，表皮与胶样物质之间有一条境界带。PAS染色阳性，抗淀粉酶。应用刚果红、硫黄素T、甲紫和Hale胶体铁染色不能区别胶样物和淀粉样蛋白，电镜检查则可鉴别。胶样物是中电子密度的不定形物质，含有直径1.5~2.0mm的短细丝，比淀粉样蛋白更小。

（四）鉴别诊断

本病应与粟丘疹鉴别，后者皮疹呈白色，以针尖挑破后可挤出珍珠样小粒。真皮上层可见表皮囊肿。

其他应与扁平疣、汗管瘤、扁平苔藓、皮肤淀粉样变区别。

（五）治疗

可用电解、冷冻或手术切除。

（高歆婧　方锐华　李雪梅　叶巧园）

第四十四章

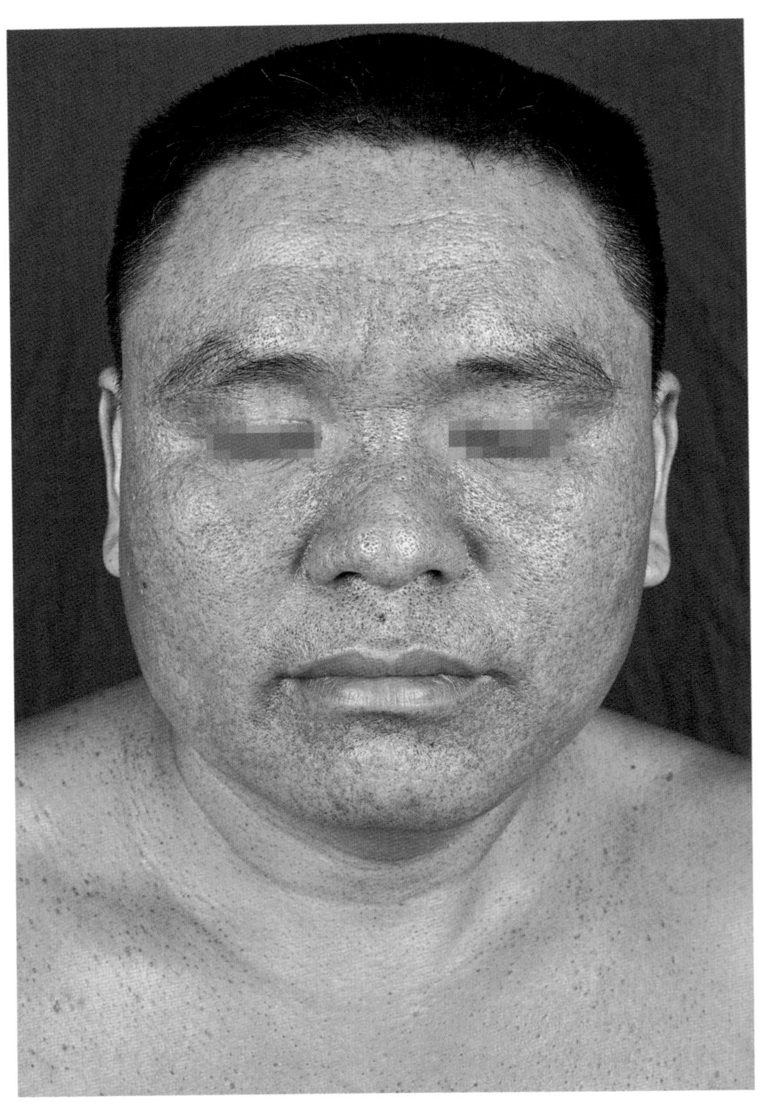

第四十四章

职业性皮肤病

第一节 概述

职业性皮肤病(occupational dermatoses)定义为:接触职业暴露而引起的皮肤及其附属器的疾病的通称。根据发病机制,职业性皮炎可以分为刺激性职业性皮炎和过敏性职业性皮炎,分类取决于研究对象是来自于临床斑贴试验研究,还是工作环境的调查研究。医学领域常有很多关于职业性皮炎方面的研究。人体皮肤接触到的任何职业性有害因素均可能引发。在人们从事的各种职业中,存在数千种的有害化学物质和其他潜在的毒性物质,会对皮肤产生影响。

(一)流行病学

美国 20 世纪 80 年代末 1 000 名全日制工作的工人中,每年有 10~15 个新发的职业性皮肤病病例。英国的一项关于接触性皮炎的临床研究评估了 1 153 名患者,其中 17% 的患者诊断为职业性皮炎。53% 的患者最终诊断为刺激性过敏性皮炎,47% 的患者诊断为变态反应性接触性皮炎。我国 1987—1991 年上报的职业病数,职业性皮肤病仅占 3.4%,但据报道,职业性皮肤病约占职业病总数的 40%~50%。

王侠生在上海调查发现,工业职业性皮肤病约占整个职业病 50%(国外约为 60%)。上海医科大学华山医院皮肤科曾先后对近 300 家工厂的 40 多种行业进行了调查研究,发现几乎各工种均发生职业性皮肤病,其中石油、焦油化工业、合成树脂业、橡胶业、电镀业、制药业、玻璃纤维业、涂料业等行业发病尤为普遍。薛春宵等曾对某化工厂农药车间接触苯类化合物的工人进行的氯痤疮调查发现,氯痤疮患病率为 62.6%。这些情况充分说明目前我国职业性皮肤病的患病率是很高的。国外报告最常出现的职业性皮炎的行业是金属加工,其次是护理、餐饮、美发、清洁和工厂制造业。

（二）病因

引起职业性皮肤病的直接因素很多，可分为四大类：①化学性：化学性因素引起职业性皮肤病约占90%以上。化学元素和化合物（有机、无机化合物和蛋白质）如原发性刺激物：酸、碱、金属盐、有机溶剂等；以及皮肤致敏性化学物质等等。职业性皮肤病是一病多因，或一因多病，它常以皮疹形态命名诊断。②物理性：热、冷、辐射（紫外线和电离）。③机械性：摩擦、压力、振动、机械破坏。④生物性：微生物，包括病毒、细菌、真菌和寄生虫。其中最为常见的是化学性因素。

（三）实验室检查

1. 斑贴试验

（1）斑贴试验：是一种生物学测试，如果施行得当，则接近于微生物学领域中亨勒-科赫（Henle-Koch）假设所要求的严密方法。必须采取措施避免刺激性反应。斑贴试验是最重要的特异性诊断方法，可发现皮炎的确切病因。一系列标准的筛选过敏原的斑贴试验可以发现许多致病因素。与其他行业一样，在工业中，斑贴试验仅用于诊断过敏性湿疹样接触性皮炎。而原发刺激性接触性皮炎不需要进行斑贴试验。

斑贴试验还有助于区别职业性皮炎和非职业性皮炎，尤其是当患者的致敏物质不仅出现在工作中，还出现在其娱乐或爱好中时。致敏性外用药可以加重多数患者已患的变态反应性接触性皮炎，斑贴试验可以证实患者对外用药过敏。

（2）职业性皮炎的诊断：不仅依靠斑贴试验，还要考虑患者的病史和临床表现，最终明确其可疑接触物。明显的斑贴反应是变态反应性接触性皮炎病因学的证据。规范操作和对结果正确判断的斑贴试验是特定接触物与某种皮炎之间有相关性的科学证据。

2. 点刺试验　是皮内试验的改良，如果怀疑有Ⅰ型变态反应（接触性荨麻疹），可采用点刺试验，15分钟后观察结果，测量红斑大小与风团，出现风团和红斑反应即为阳性（+~+++）；引起接触性荨麻疹的物质用标准的48小时斑贴试验则为阴性。

3. 皮肤活检　皮肤活检可能有助于明确皮炎的性质，尤其适用于证实非职业性皮肤病的存在与否，如扁平苔藓、银屑病和蕈样霉菌病等。

4. 涂片和培养　细菌、病毒、真菌涂片和培养亦有助于明确诊断。

（四）诊断原则

根据下列条件，综合分析进行诊断：

1. 发病前必须有明确的职业接触史。
2. 皮损形态符合下列临床类型之一者。
3. 皮损的初发部位与接触致病物的部位相一致。
4. 排除非职业性因素引起的相似皮肤病。
5. 参考作业环境的调查和同工种发病情况。
6. 必要时进行皮肤斑贴试验或其他特殊检查。
7. 对疑为职业性皮肤病而诊断根据又不足者，可采取暂脱离接触，动态观察，经反复证明脱离接触则病愈，恢复接触即发病者可予以诊断。

（五）治疗原则

1. 治疗期间应根据病情酌情避开致病因素。
2. 及时清除皮肤上残留的致病物。
3. 根据临床类型及病情按一般皮肤病的治疗原则对症处理。

第二节　职业性接触性皮炎

职业性接触性皮炎是报告的职业性皮肤病中最常见的，在大多数国家，每年每10 000全职工人的职业性接触性皮炎的报告发病率从5例到9例不等。

各国报告不尽相同，英国在职业性皮炎患者中，60%为过敏性皮炎，32%为刺激性皮炎。在过敏性皮炎和刺激性皮炎的患者中，原发部位为手部的患者分别占64%和80%。

根据发病机制，职业性皮炎主要分为刺激性职业性皮炎和过敏性职业性皮炎。

一些职业与特异性皮疹的出现有相关性，例如，摄影工作者会出现皮肤苔藓化和皮肤白斑；纺织工人常出现色素性和紫癜性皮疹；印刷工人出现的皮疹与接触紫外线固化的丙烯酸酯有关；动物皮屑和分泌物引起的接触性荨麻疹在农民中比较常见。

办公室用品也会引起接触性皮炎，如复写纸、无碳复写纸、复印纸、复印机墨粉和打字纸。面包师、理发师、牙科医生均会接触许多可引起接触性皮炎的职业因素。

一、刺激性职业性皮炎

刺激性接触性皮炎是皮肤接触化学、物理或生物制剂引起的非免疫性炎症反应。刺激性接触性皮炎是最常见的职业性皮肤病，占高达80%的案例，尽管一些作者发现刺激性接触性皮炎和过敏性接触性皮炎（ACD）的分布相对均衡。除了较常见的急性和慢性湿疹样反应，本病的临床范围包括溃疡、毛囊炎、痤疮样出疹、痱子、色素改变、脱发、接触性荨麻疹和肉芽肿样反应。

刺激性接触性皮炎的病因

- 湿疹（急性和累积性刺激暴露）：工业吸尘器、水、肥皂和洗涤剂、弱酸和弱碱、油和有机溶剂、氧化剂（H_2O_2，过氧化苯甲酰）。
- 溃疡和烧伤

强酸，尤其是铬酸、氢氟酸、硝酸、盐酸、硫酸。

强碱，尤其是氧化钙、氢氧化钠、氢氧化钾、氢氧化铵、氢氧化钙、偏硅酸钠、硅酸钠、氰化钾、磷酸钠。

盐类，尤其三氧化二砷、重铬酸盐。

溶剂，尤其是丙烯腈、二硫化碳。

气体，尤其是环氧乙烷、丙烯腈。

- 毛囊炎和痤疮样发疹：三氧化二砷、玻璃纤维、油剂和油脂、焦油、沥青、氯化萘、多卤代联苯。
- 色素沉着过度：刺激或过敏原，尤其光毒性物质，如补骨脂素、焦油、沥青、光毒性植物。其他：金属，比如无机砷（全身），银、金、铋、水银；辐射，紫外线、红外线、微波、电离。
- 色素减退：对叔戊基酚和基酚、对苯二酚、单苄和氢醌单甲醚、对叔丁基邻苯二酚、对甲酚、3-羟基、丁基羟基、叔丁基-3，4-邻苯二酚、异丙基-3，4-邻苯二酚、4-羟基脯氨酸。
- 脱发：硼砂、氯丁二聚体。
- 荨麻疹：众多化学品、化妆品、动物产品、食物、植物、纺织品、树木。
- 肉芽肿：角蛋白、二氧化硅、铍、滑石、棉质纤维、细菌、真菌。

二、变应性接触性皮炎

北美接触性皮炎组织进行一个多中心研究，检查839例被确定为职业性皮炎患者（2 889例中29%涉及接触性皮炎的评估），54%主要是过敏性皮炎，32%是刺激性皮炎，14%是条件下的，不同于工作加剧的接触性皮炎。ACD在护士中最常见；其他职业团体代表是装配工、助理护士和看护人、机械工、学生、机器操作员、汽车修理工、一些进行压缩和压实的工作、厨师。与职业暴露紧密相关的过敏原是橡胶（秋兰姆和氨基甲酸酯类加速器）、环氧树脂和乙二胺。电脑使用增加导致电脑相关的皮肤疾病增加，包括增塑剂和设备中可能由氯丁橡胶和橡胶加速器引起的ACD（图44-1）。主要的职业性接触性过敏原在表44-1中列出。

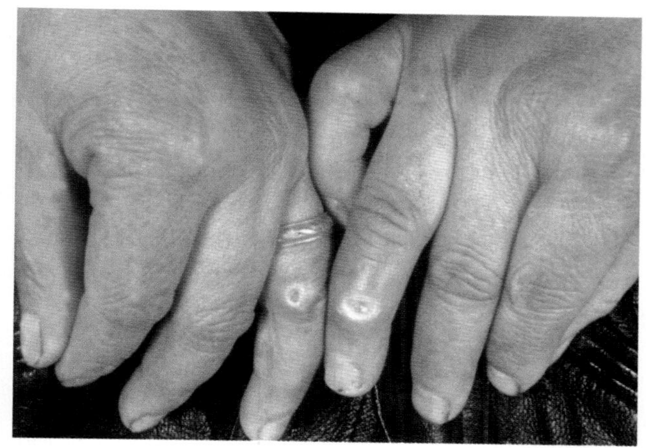

图44-1　铬皮炎（上海市皮肤病医院　乐嘉豫惠赠）

表44-1　主要的职业接触性抗原

丙烯酸树脂	环氧树脂体系
杀菌剂——异噻唑酮、甲醛释放剂	甲醛
	甲醛树脂
铬酸盐	香水和香精
钴	镍
松香	植物和树木
染料	橡胶加工的化学品

三、化学性职业性皮炎

急性湿疹样皮炎暴露于强刺激后，通常是酸或碱，可能与化学烧伤重叠。化学药品的自身本质也非常重要。工作场所的常见刺激物会稍后在本章的常见职业性刺激物中讨论。在国家工伤统计中，急性ICD反应被列为化学烧伤。

化学烧伤是职业性损伤的一个重要原因。大量水冲洗是处理所有化学烧伤的主要方法，然而，某些类型的烧伤需要特殊的解毒剂和治疗。

四、油彩皮炎

油彩皮炎（cosmetic dermatitis）是戏剧、电影演员使用化妆油彩及其他化妆品引起的职业性皮肤病，为一种接触性皮炎，与演员的易感性有关。

常见致病性油彩包括：①有机颜料，如偶氮染料和硝基偶氮染料类；②无机颜料（铅、砷、汞等）；③基油（如白油、凡士林等），填充剂（氧化锌、白陶土等）；④香精；⑤其他，如底油、定妆粉、卸妆油、眉笔及鼻油灰等。

发病机制有：①原发性刺激；由于颜料或其中杂质成分；②致敏颜料的作用；③光敏反应，化妆后由舞台光源（含紫外线）所致。

（一）临床表现

①瘙痒型　上妆或卸妆后出现刺痒、蚁行感或烧灼感，常于卸妆后数小时减轻或消失，无皮肤损害。②皮炎型　多见于上妆后1小时左右出现瘙痒，卸妆后则于眼周、前额、两颧及鼻部出现水肿性红斑、丘疹。③粉刺型　前额、面颊及下颌等处出现毛囊性丘疹，与寻常痤疮相同。④色素沉着型　多见于艺龄较长的中、老年演员，眼周、鼻侧、额、颊及耳前出现边缘不清、大小不等的青褐、黑褐及灰褐色色素斑，间有网状色素减退或正常皮色斑纹，伴有毛细血管扩张。

（二）诊断与鉴别诊断

依据职业使用油彩史及在接触部位的皮损可诊断之，但需与其他皮炎、色素沉着等皮肤病鉴别。应与化妆品不耐受综合征、多形性日光疹、口周皮炎、晒斑、脂溢性皮炎相鉴别。

（三）防治

1. 提高油彩质量，使其达到食用、药用、化妆（T.D.C）级国际标准。

2. 上妆注意改进方法，卸妆勿用粗纸、毛巾猛擦，勿用碱性较强的肥皂和热水洗烫。

3. 酌情于上妆前使用皮肤保护剂。配方①：明胶3.5g，氧化锌5.0g，硼酸1.0g，硬脂酸镁1.0g，聚合甘油酸脂2.5g，聚合甘油硬脂酸脂1.0g，尼泊金乙酯0.15g，白凡士林54.0g，水加至100.0g；配方②：聚乙烯醇1.5g，单纯霜（亲水性）加至100.0g。

4. 治疗可参照接触性皮炎、痤疮、黑变病章节，内服六味地黄丸或逍遥散。

五、理发师皮炎

理发师皮炎，理发师接触刺激性或过敏性物质所致的皮炎称为理发师皮炎。很多患者手部既有刺激性皮炎，又有变应性皮炎。

（一）病因与发病机制

在理发师中，对苯二胺、镍和巯基乙酸盐是最常见的变态反应性接触性皮炎的病因。常见致病物质及成分见表44-2。

表44-2　常见致病物质及成分

漂白剂	2.0%过硫酸铵、过氧化氢
香料	香料混合物
染发剂	1%邻硝基对苯二胺、1%对氨基苯酚、1%对苯二胺、1%间甲苯二胺
金属	5%镍
香精	25%秘鲁香脂
鸡蛋香波	鸡蛋清乳剂
永久卷发剂	2.5%巯基乙酸铵
防腐剂	1%福尔马林、蛋白质
橡胶成分	氨基甲酸酯（类）混合物

一项关于理发师的4年研究发现，在这个职业中，变态反应接触性皮炎比刺激性接触性皮炎常见，主要的过敏原是丙三基巯基乙酸盐。

（二）临床表现

1. 变态性/刺激性皮炎　用洗发水给顾客洗发时，理发师的掌指关节处干燥的刺激性皮炎。表现为手部干燥、手指和手部湿疹皲裂、色素沉着、粗糙、脱屑、瘙痒、疼痛。

Dahlquist等发现，电烫液中的巯基乙酸盐使发夹和镀镍金属释放镍，接触镀镍剪刀、发夹、别针、卷发、金属棒和手柄的理发师，镍过敏的人较多，导致手部皮炎。有报道，用鸡蛋作为沐浴露引起了两名理发师出现了接触性荨麻疹。

2. 发病特征　如果改行，皮炎会好转或痊愈，从学徒开始到成为理发师长达8年的随访发现，之前没有皮炎的病史，其中51%的人也都出现了皮炎。放弃理发行业者，只有33%的出现手部湿疹。

（三）斑贴试验

有研究，其中对苯二胺和硫酸镍阳性率分别为45%和27%。其他化学物质过敏反应发生率不超过4/66（6%）。

（四）防护与治疗

建议对镍过敏的理发师用不锈钢或塑料的理发工具。

理发师应戴乙烯或腈类手套而不应该戴橡胶手套。另外，与乙烯手套相比，烫发所用的化学物质丙三基巯基乙酸盐容易穿过橡胶手套。

第三节　职业性物理性皮炎

一、机械性皮炎

皮肤在工作场所中经受摩擦，压力，割伤和磨损。重复的机械性创伤是最常见的机械性创伤，导致色素沉着过度和苔藓样硬化。沉重而持续的摩擦导致角化过度和胼胝。

突然剪切的力导致摩擦性水疱，浸渍，或溃疡的形成。持续和过多压力可能产生色素沉着过度和硬化。

二、光线性职业性皮炎

有报道，15名养猪的农民在接触空气中的饲料添加剂奥喹多司后出现了光敏性皮炎。几乎所有患者出现了长期的对UVA敏感的光敏性皮炎，约一半患者出现了长期的UVB敏感。

三、职业性电光性皮炎

（一）概念

职业性电光性皮炎是指在职业工作中接触人工紫外线光源，如电焊器、碳精灯、水银石英灯等光源照射，在无防护或防护不当情况下，照射数小时内发病，引起的皮肤急性炎症。

（二）病因与发病机制

本病由紫外线辐射所致，致病紫外线主要为中波紫外线（290~320nm）。皮肤接触过量的人工紫外线辐射后，于数小时内即可在暴露部位发生晒斑样反应。主要见于电焊工及其辅助工、操作碳精灯、水银石英灯的工人、实验室工作人员或医务人员等。

（三）临床表现

颜面、颈部、手背、前臂等暴露部位是好发部位。表现为急性皮炎，皮损限于被光照的部位，界限明显。病情严重程度和紫外线强弱、照射时间长短及个体差异有关。皮损表现为界限清楚的水肿性红斑，伴有灼热及刺痛感；严重者可以出现水疱或者表皮坏死，伴有剧烈疼痛。症状在24小时内达高峰，后逐渐减轻，红斑及水肿减退，伴有糠秕样或大片脱屑，并遗留轻度色素沉着。症状较严重者，可伴有头痛、恶心、心悸等全身症状。如眼部无适当防护措施或防护不当，尚可合并电光性眼炎。

（四）鉴别诊断

本病需要与非职业性因素引起的类似皮炎，如晒斑、外源性光感性皮炎、培拉格等相鉴别。

（五）治疗

治疗按一般急性皮炎的治疗原则。局部皮损可视程度用炉甘石洗剂或糖皮质激素制剂外用。症状严重者，可考虑内服糖皮质激素。合并有电光性眼炎者，需与眼科医师共同处理。

（六）预防

工作时应加强防护，操作紫外线光源时需穿工作服、戴手套及面罩，避免直接接触。对从事接触人工紫外线光源工作的人员，就业前应作皮肤科检查，有光敏性疾病和白化病等疾病者，不宜从事该工作。

四、职业性放射性皮炎

职业性放射性皮炎是指由于职业原因，暴露于电离辐射所引起的急、慢性皮炎和皮肤黏膜溃疡。

临床表现分为急性与慢性两种类型。急性职业性放射性皮炎系由于一次或多次大剂量照射引起，潜伏期依放射线剂量及个人耐受性不同而不同，一般约8~10天。轻度者表现为照射部位的鲜红色斑，轻度水肿，伴灼痛或瘙痒，消退快；如果在上述基础上出现水疱、糜烂则为二度，约1~3个月才会消退，消退后遗留色素沉着，毛细血管扩张及皮肤黏膜萎缩；如果出现坏死及顽固性溃疡则为三度。慢性职业性放射性皮炎可以由于长期反复小剂量照射引起，也可以是由急性照射转化而来，潜伏期数月至数年，皮肤表现为干燥、粗糙、皲裂（图44-2）、毛细血管扩张、色素沉着以及甲色素沉着、脱落等。

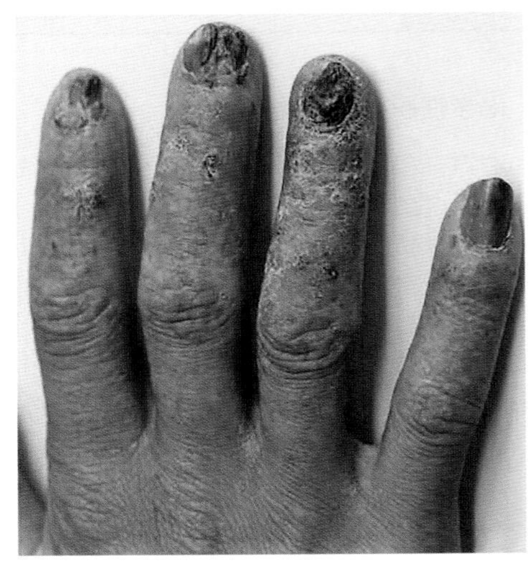

图44-2　放射性皮炎（新疆维吾尔自治区人民医院　普雄明惠赠）

第四节 职业性荨麻疹

一、职业性接触性荨麻疹

职业性接触性荨麻疹(occupational contact urticaria)是指在职业活动中接触化学、物理和生物等因素后发生的荨麻疹。

(一) 病因与发病机制

免疫性接触性荨麻疹主要与IgE介导的Ⅰ型超敏反应相关。

非免疫或刺激性接触性荨麻疹是接触性荨麻疹中最常见类型。致病原较多,如动植物蛋白、药物、防腐剂等化学物;非免疫性接触性荨麻疹的病因较为普遍,包括:防腐剂、化妆品、外用药、食品中香料、苯甲酸、山梨醇和肉桂酸等。天然乳胶为原料的手套及其他产品中的蛋白物质通过吸入及皮肤接触引起过敏。实验室工作者常对有毛的动物过敏,尤其是大鼠和小鼠。毛发、皮屑和唾液均是常见的致病原。此外接触性荨麻疹还见于食品加工工人、厨师、面包师、园丁、花匠、植物学家等等。

(二) 临床表现

表现为风团、红斑和血管性水肿等损害,常在暴露于特定致病原后30分钟内发生,数小时至24小时内消失。临床表现可以分为4期。Ⅰ期为局部瘙痒、红斑、风团;Ⅱ期为泛发性皮损;Ⅲ期包括荨麻疹及皮肤外表现如支气管哮喘、鼻炎、结膜炎、血管性水肿、胃肠道表现等;Ⅳ期为严重过敏反应(过敏性休克)。

(三) 诊断

职业性接触性荨麻疹的诊断应建立在详细的病史资料,皮损的发生与接触相关,再次暴露于同样物质后皮损复发。必要时行可疑物质的皮肤试验。

(四) 治疗

去除致病原,避免直接的皮肤接触是最主要的治疗原则。参考二十章 荨麻疹治疗。

(五) 预防

进行相应的防护培训。建议佩戴合适尺寸和材质的手套,对天然橡胶过敏的,可采用简单的无粉手套和非乳胶手套可明显降低过敏的发生率。

第五节 职业性色素性皮炎

一、皮肤色素沉着

皮肤色素沉着程度是决定紫外线诱发皮肤损伤的因素之一,黝黑、褐色或黑色皮肤发生紫外线损伤的危险性低于白皙或赤褐色皮肤者。

色素细胞毒素和化学染料:皮肤颜色主要由遗传决定,但环境因素对正常色素沉着特征有巨大的影响。化学物质可直接损害黑素细胞或通过引起炎症反应而间接影响皮肤颜色,皮肤、黏膜、甲、毛发染色或变色和黑素化增加(色素沉着)或减少(色素减退)是色素变化的基本机制(表44-3)。

职业性黑变病(occupational melanosis)是指职业过程中长期接触煤焦油及矿物油、橡胶成品及其添加剂、某些颜(染)料及其中间体等引起的慢性皮肤色素沉着(图44-3)。以暴露部位为主出现皮肤色素沉着,严重时泛发全身,可伴瘙痒及轻度乏力等症。皮损形态多呈网状或斑(点)状,有的可融合成弥漫性斑片,界限不清楚;有的呈现以毛孔为中心的小片状色素沉着斑;少数可见毛细血管扩张和表皮轻度萎缩;颜色呈深浅不一的灰黑色、褐黑色、紫黑色等。

二、职业性(化学性)白癜风

职业性(化学性)白癜风,接触化学物质能引起皮肤色素脱失,伴或不伴有变态反应接触性皮炎的表现。这种色素脱失被称为化学性白癜风或职业性白癜风(由于与职业环境常常相关),或称接触性白斑。在组织学表现方面,这种白癜风与特发性白癜风相同。接触了有脱色作用的物质和无白癜风病史是诊断该病的基础。氢醌和酚类物质是众所周知的病因,有报道许多其他物质也可以引起这种白癜风。有时不再接触这些化学物质以后,色素可以恢复。某些情况下,斑贴试验也能引起色素脱失,但是这需要将化学物质与皮肤接触2周或更久。

1. 病因与发病机制(表44-4)

表44-3 化学物质诱发的色素变化

机制	化学物质	颜色及部位	职业
染色	苯胺染料	黄色,皮肤(局部)	塑料,染料生产
	苦味酸,四硝基	黄色,皮肤、毛发(局部)	炸药,军火炸药
	硝酸	黄色,皮肤(局部)	电镀,侵蚀
	二氨二苯甲烷	黄色,皮肤、毛发、甲(局部)	塑料,飞机制造
	煤焦油,沥青	黑色,皮肤(局部)	筑路,屋顶建造
	铜	绿色,毛发(局部)	冶炼,抛光
色素沉着	砷	褐色,皮肤(全身)	杀虫剂,冶炼
	银	暗蓝灰色,皮肤(局部、全身)	银匠
	铅	蓝黑色,黏膜(龈)	冶炼,电池制造
	卤化烃	褐色,皮肤(面部)	变压器
	光毒素	褐色,皮肤(暴露)	农业
色素减退	砷	白色,皮肤(全身)	杀虫剂,冶炼
	氢醌	白色,皮肤(局部、全身?)	摄影冲洗者
	儿茶酚,酚	白色,皮肤(局部、全身?)	杀菌剂,酚树脂制作者

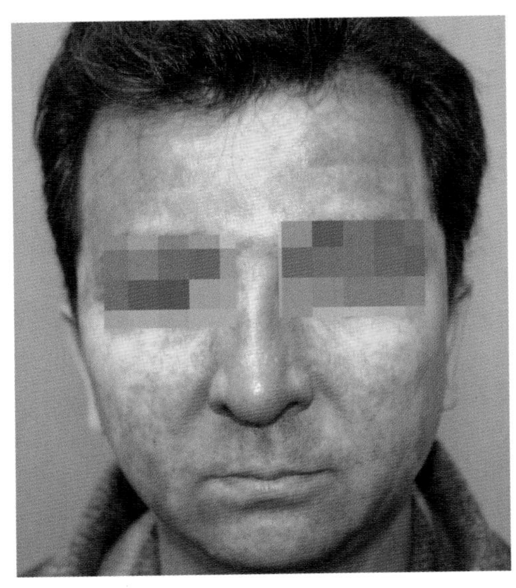

图 44-3 焦油黑变病(新疆维吾尔自治区人民医院 普雄明惠赠)

表 44-4 部分能够引起接触性白癜风的化学物质

聚氯乙烯(医用塑料中)	氢醌单苯醚
环氧树脂(苯基缩水甘油醚)	氢醌单乙醚
二异丙氟磷酸盐	对甲酚
环氧丙基苯胺	对叔戊基酚
烷基酚	对叔丁基苯酚
氢醌	毒扁豆碱

色素脱失的机制是:由于酚类、儿茶类物质与酪氨酸结构相似,从而竞争性抑制酪氨酸氧化酶,最终使黑素细胞产生细胞毒性作用导致白斑的出现。新近研究发现,一种产生黑素的酶即酪氨酸相关蛋白1(TYRP1)与色素脱失作用相关。对叔丁基苯酚(PTBP)可能诱导黑素细胞出现氧化损伤。

2. 临床表现

(1) 化学性白癜风:是一种完全的色素脱失斑,在出现色素脱失之前常无炎症表现。这与炎症性色素减退斑有所不同,后者出现在炎症之后,很少发生完全性色素脱失。化学性白癜风可分为职业性和非职业性白癜风。

(2) 职业性白癜风

1) 对叔丁基苯酚:在工业生产中工人会广泛接触对叔丁基苯酚,发生职业性白癜风。

2) 对叔丁基邻苯二酚:在一家装配厂工作的4名工人由于接触对叔丁基邻苯二酚而产生皮肤白斑。用对叔丁基邻苯二酚做斑贴试验,上述4例患者中有3例斑贴试验阳性,表现为湿疹。在湿疹治愈后其中1例患者出现的色素脱失斑超过了20个月。

3) 环氧树脂稀释液:有报道,对含有苯基甘油醚的环氧树脂稀释液出现变态反应接触性皮炎的工人还会出现白癜风。

4) 氢醌:在工业中,广泛使用氢醌,它可作为还原剂、显影剂,在氧化剂参与的材料多聚化过程中,它还作为抗氧化剂和稳定剂使用。

显影剂中的氢醌引起的色素脱失,在一些病例报道中提到,摄影过程中由于接触氢醌而出现职业性白斑。在不同的摄影过程中,接触的氢醌浓度均可能大于7%。接触氢醌职业者有美容师(人造指甲)、牙科医生、药品生产者、皮革加工者、显影剂生产者、塑料稳定剂生产工人、橡胶稳定剂生产工人。

(3) 非职业性接触性白癜风:接触含对叔丁基苯酚的人造革和制鞋黏合剂之后,足部会出现接触性白癜风。消费者使用人造革、塑料、胶水和酚类杀菌性去污剂也会接触到对叔丁基苯酚。人们接触对叔丁基苯酚的途径有除臭剂、有杀菌作用的酚类去污剂、杀虫剂、乳胶胶水、对叔丁基苯酚甲醛树脂、印刷油墨、橡胶抗氧化剂、肥皂抗氧化剂。

由黏合剂引起的白斑,有一种由聚氯乙烯制成的胶带,它是一种以二羟基二苯基甲烷衍生物和天然橡胶为基质的黏合剂。1例患者用能够透皮吸收的丁螺环酮进行斑贴试验后局部出现白斑。氯丁橡胶黏合剂和对叔丁基苯酚树脂黏合剂也会导致白斑。Maibach提到,1例患者可能因乳房假体黏合剂中的单苯醚而导致乳房出现色素脱失。

对苯二胺,Taylor等报道了4例患者因染发剂而出现接触性白癜风。在另1例病例报道中详细的叙述了患者使用含对苯对胺的胡须染料引起唇部出现不伴炎症表现的接触性白斑。致非职业性白癜风产品见表44-5。

表 44-5 致非职业性白癜风产品

丙烯酸盐(或丙烯酸酯)用于斑贴试验
胶带 由聚氯乙烯制成
黏合剂 氯丁橡胶黏合剂
染料:对苯二胺和阿尔塔
杀菌性酚类去污剂
环氧胶水
橡胶产品
增白霜:含氢醌
皮带扣:镍
手表带:对叔丁基苯酚甲醛树脂黏合剂

肉桂醛引起的口周白斑,含肉桂醛的牙膏也会使患者出现色素脱失,使用不含肉桂醛的牙膏后口周色素恢复。

特发性白癜风和化学性白癜风的鉴别:这类疾病中黑素细胞的变化很相似,所以组织学方面的检查帮助不大。特发性白癜风常持续很久,而化学性白癜风在除去病因性接触物后有时能够恢复正常。

仔细询问病史可以发现,患者可能接触了上表中列举的有脱色作用的化学物质。Fitzpatrick发现"特发性"白癜风常伴发其他疾病,例如甲状腺毒症、甲状旁腺功能亢进和恶性贫血。

3. 治疗 出现化学性白斑皮肤有时可以自发恢复正常色素。但是,更多见的是化学性白癜风会持续终身而不消失。化学性白癜风治疗可参照试用白癜风治疗方法。

第六节 职业性感染

职业性皮肤感染病见表44-6。

一、职业微生物感染

1. 细菌感染 ①葡萄球菌和链球菌感染,屠夫同切肉者

表 44-6 职业性皮肤感染病

危险职业团体	感染病
农业工人，农民，牧羊人，饲养员	羊痘，挤奶人结节，皮肤癣菌感染，足分枝菌病，着色芽生菌病，孢子丝菌病，皮肤幼虫移行症
屠夫，肉类处理者	金黄色葡萄球菌和链球菌感染，皮肤炭疽，病毒疣，类丹毒，野兔热，布鲁氏菌病，钩端螺旋体病
建筑和其他户外工作者	芽生菌病，球孢子菌病，节肢动物叮咬病
厨师，面包师，洗碗者，罐头厂工人，调酒师	假丝酵母菌性间擦疹和甲沟炎
鱼业商人和渔民	金黄色葡萄球菌和链球菌感染，类丹毒
林业者，猎人	野兔热，莱姆病
园林工人	孢子丝菌病
理发师，美甲师	金黄色葡萄球菌和链球菌感染
医护人员	单纯疱疹病毒感染，艾滋病感染，肝炎，金黄色葡萄球菌和链球菌感染，假丝酵母菌感染
实验室人员	布鲁氏菌病，野兔热，猴痘
军事人员	金黄色葡萄球菌和链球菌感染，皮肤癣菌感染，节肢动物叮咬病，利什曼病
宠物商店，水族馆，鱼缸清洁工人	鱼缸肉芽肿（结核分枝杆菌），猴痘
兽医相应工人	皮肤结核，皮肤炭疽，布鲁氏菌病，羊痘

很容易引起感染性的切口和划破口，甲沟炎，脓肿和淋巴管炎。②炭疽热，炭疽热最先发现于牛，绵羊，马，山羊和野生食草动物。农业耕作者，家畜育种者，污染的兽皮，山羊毛，绵羊毛和骨头能感染处理这些产品的工人，地毯制作者和家具商同样也存在感染的风险。③分枝杆菌感染，疣状皮肤结核是感染牛分枝杆菌接种引起的缓慢生长的疣状丘疹，斑块，病理解剖医生、兽医、农夫和屠夫存在着风险。④非分枝杆菌感染，海分枝杆菌引起游泳池或是鱼缸肉芽肿，见于渔民，鱼缸清洗者和清洗污染游泳池的工人。⑤类丹毒，革兰氏染色阴性棒状杆菌 - 猪红斑丹毒丝菌引起，见于淡水鱼和海水鱼等养殖、出售、屠宰的工人。

2. 病毒感染 ①病毒疣，肉类处理者，家畜和鱼类有病毒疣的高流，这多数是由于工作中弄到的小伤口和磨损。②羊痘疮，由副痘病毒属引起的羊痘疮在绵羊和山羊中兽医，农夫，牧羊人存在危险。③挤奶人结节，副牛痘病毒，通过接触感染牛的乳房感染，农夫、兽医、挤奶人发生感染长结节。

二、节肢动物，刺伤，叮咬和感染

蜜蜂、黄蜂、大黄蜂、蚂蚁、恙虫、蜈蚣和千足虫的叮咬，引起职业性工作皮肤病。户外工作者、食物处理者和养鸡人可能被感染。疥疮的流行曾发生于护士家里，医院和其他陈旧的住宅区。

第七节 职业性毛囊病

一、职业性痤疮

职业性痤疮（occupational acne）主要分两种：一种是油剂所致，称为油痤疮（oil acne）（图 44-4，图 44-5），由接触汽

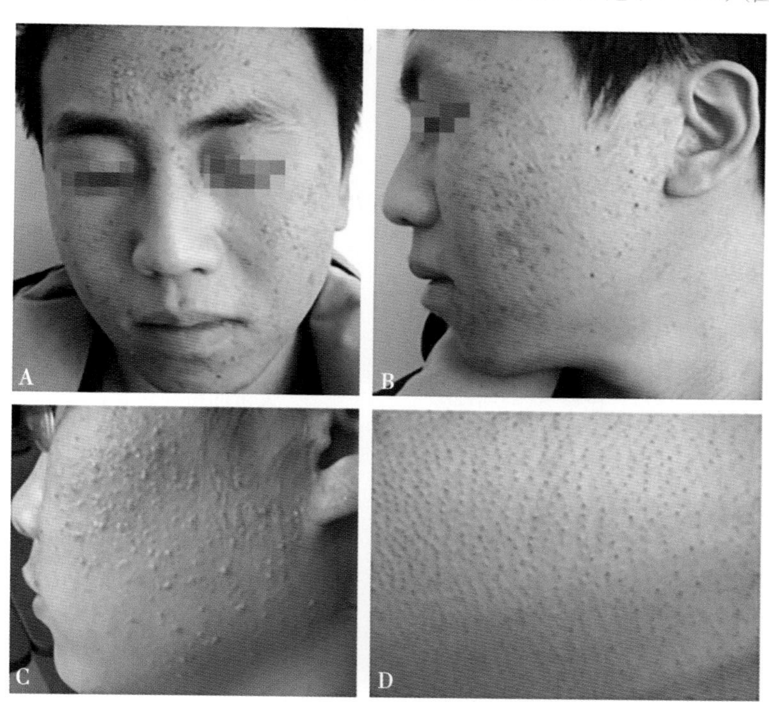

图 44-4 职业性痤疮

双颊部、项部密集的皮色丘疹，顶端黑色角栓（A、B、C）。躯干部可见密集与毛囊一致的皮色丘疹，顶端黑色角栓（D）（首都医科大学附属北京友谊医院 李邻峰、北京大学第三医院 姜薇惠赠）。

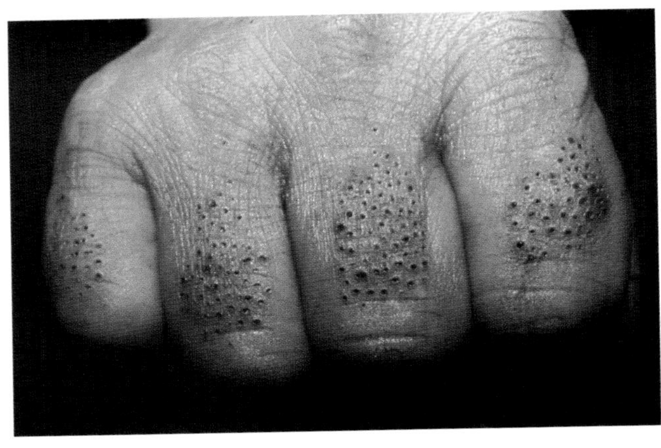

图 44-5 油性痤疮
接触柴油所致，指背可见成群开放性粉刺（黑头粉刺）。

油及其衍生物、煤焦油等。另一种是氯痤疮，由卤族芳香烃类引起。以下一些引起职业性痤疮加重的因素：①石油：原油、柴油、润滑油、切削油和变压油。②煤焦油：煤焦油、焦油、沥青和杂酚。③卤代烃类：多氯（溴）苯、多氯（溴）联苯、多氯苯、多氯酚、多氯氧芬、四氯氧化偶氧氮苯、二噁英（TCDD）和聚氯乙烯热解物。④其他：溴化物和碘化物、油性化妆品。

二、氯痤疮

氯痤疮（chloracne）由长期接触某些卤代芳香烃、多氯酚、多氯苯、多氯萘及聚氯乙烯裂解物等引起，初发时常常在眼外下方及颧部出现密集的针尖大小毛囊性小黑点，久之在耳廓、腹部、臀部及阴囊出现较大黑头粉刺及粟丘疹样皮损，炎性丘疹少见；耳廓及阴囊周围尚可见到草绿色囊肿。

（一）诊断及鉴别诊断

根据卤化芳香烃接触史、淡黄色囊肿和皮损的分布部位及发展情况可作出诊断，应与寻常型痤疮鉴别。氯痤疮与寻常痤疮的鉴别见表 44-7。

（二）治疗

治疗效果不佳。避免致病物质的进一步接触是治疗的关键，外用维 A 酸或口服异维 A 酸仅有部分改善，抗生素常无效。

形成严重瘢痕的患者可行皮肤消磨术以除去瘢痕。

三、油性痤疮

油性痤疮又名环境痤疮、油性毛囊炎，以油性毛囊炎的命名较为准确。

（一）病因与发病机制

引起油痤疮和焦油痤疮的原因有煤焦油、木焦油、沥青、原油及其分解产物、切割油。

（二）临床表现

许多毛囊性丘疹和脓疱位于手背、前臂（图 44-6）、大腿、面（图 44-7）和颈部。毛囊炎严重性依赖于工作类型和特定的环境因素，油接触时间不是主要因素。

随着技术的进步和大量油剂接触的减少，油痤疮不如以前多见。发病人群常是使用不溶性切割油的机械工人；接触煤焦油蒸馏物和煤焦油沥青的煤焦油厂工人；汽车、工人、航空器工作人员，屋顶作业者；钻井工人；锅炉工人；纺织工人；

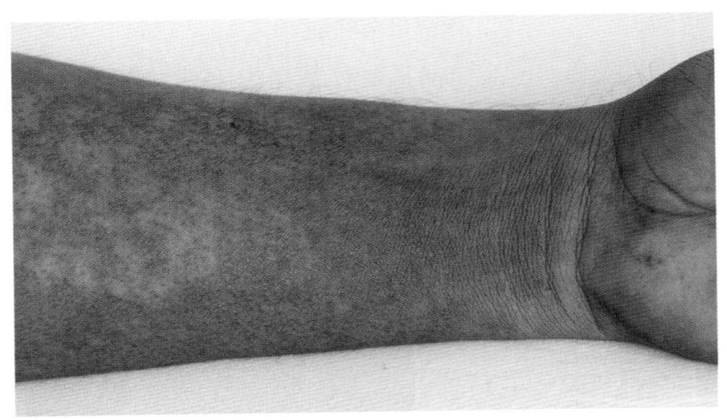

图 44-6 油性痤疮（中山大学 罗迪青惠赠）

表 44-7 氯痤疮与寻常痤疮的鉴别

	寻常痤疮	氯痤疮
临床表现		
发病年龄	青春期	任何年龄
发病部位	面部、颈部和胸背部	耳后区、面颊部、腋窝、腹股沟、四肢、外生殖器等
早期皮损	数目有限的粉刺、丘疹、脓疱和囊肿	大量的粉刺和囊肿
炎性损害	常见	少见
皮脂分泌	增加	减少并常伴皮肤干燥
组织病理		
皮脂腺	增生	萎缩，腺体被角质形成细胞取代
汗腺	未受累及	萎缩，腺体被角质形成细胞取代
毛囊	毛囊漏斗壁变薄，少数毛囊受累	毛囊漏斗部及皮脂腺导管增生、角化过度，导致粉刺和小囊肿形成，毛囊结构消失
生化及微生物		
粉刺内生化特点	甘油三酯和游离脂肪酸增加	鲨烯、蜡酯和胆固醇增加
雄激素作用	依赖于雄激素，睾酮和双氢睾酮刺激皮脂分泌	不清楚
微生物	毛囊和皮脂腺导管内痤疮丙酸杆菌增加	无细菌存在

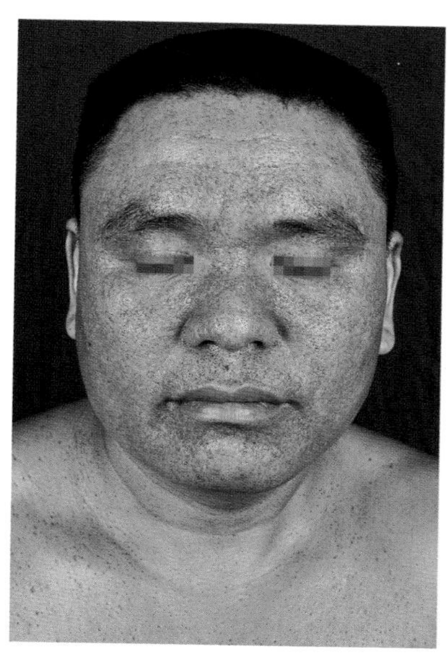

图 44-7　油性痤疮

炼油工人;公路维修工人。这些患者可能还伴有黑变病和光敏感的表现。

McDonald 痤疮是油性痤疮的一种类型,发生于快餐店作煎炸工作的年青人,系长期接触油和脂肪所致。

四、职业性肉芽肿

肉芽肿由异物进入皮肤而形成,有免疫或非免疫因素参与。表 44-8 列举了职业性皮肤肉芽肿的病因。理发师和牧羊人的手都能形成异物肉芽肿。

表 44-8　职业性肉芽肿的分类

免疫性肉芽肿
铍(金属生产,X 线屏幕生产)
锆(炼钢)
镉(油漆和橡胶厂)
非免疫性肉芽肿
二氧化硅(喷砂器,煤矿,地雷爆炸)
粉尘(使用外科手套,职业获得性)
仙人掌刺(务农,户外工作)
海胆刺(潜水时)
木头碎片(务农,林业)
毛发(理发,务农,管理动物)
羊毛(养殖羊群)

第八节　职业性硬皮病及其他

一、外源性物质引起的硬皮病样综合征

暴露于外源性制剂也可导致类似硬斑病的局限性硬化斑块,如化学试剂引起的硬皮病样综合征,暴露于氯乙烯(常见于用聚合单体清洗高压灭菌器的工人)、有机溶剂(例如三氯乙烯、三氯乙烷和四氯乙烯)、杀虫剂或环氧树脂常引起慢性进展性硬化。该病起始于隐匿的肢端硬化与雷诺现象(尤其是暴露于氯乙烯),但也可出现硬斑病样斑块和纤维结节。

二、硅沉着病

硅的职业暴露者例如矿工与翻砂工,典型的男性患者曾暴露于有硅尘的工作环境中,其平均暴露时间是 14 年,从首次暴露到发病平均时间是 24 年。石英通过吸入和经皮吸入,而且硅沉着病(silicosis)直径小于 5μm 的颗粒引起。一旦被吸收,硅便不能再从人体排出。

三、职业性肢端骨质溶解症

职业性肢端骨质溶解症由 Suciu 等于 1963 年首次报道,见于清扫反应堆(含氯乙烯单体)和其他职业(如水管、阈门、水泵等维修)的工人。由于发病率较低,约 3% 清扫反应堆者发病,提示可能有个体特应性。

临床表现包括 Raynaud 现象、硬皮病、溶骨性损害(特别是手指)和可能发生的系统性病变,如肝大、脾大、血小板减少和肺阻塞性病变等。

第九节　农业职业性皮炎

一、浸渍糜烂型皮炎

浸渍糜烂型皮炎俗称“烂手烂脚”,水稻田皮炎,与手足浸水时间长、田水温度高、机械性摩擦、田水酸碱度和大气湿度等因素有关。碱性田水(pH 值 7.4~8)能去除表面皮脂,增加水分的渗透性。

(一) 临床表现

一般下水田连续劳动 2~5 天即可发病。开始为指(趾)缝皮肤肿胀,浸渍发白,自觉瘙痒。可出现表皮剥脱、糜烂、渗液,自觉疼痛。手足背、前臂和小腿一般不发病。插秧时,插秧的手容易发生指甲损伤、甲沟炎。有时尚可在手掌、足底角质较厚部位,发生虫咬状的凹陷。继发感染,局部红肿化脓、淋巴管炎、淋巴结炎。

(二) 预防

1. 改善劳动条件,穿长筒靴,减少田水浸泡。

2. 个人防护　下田劳动前:在浸水部位涂一层黏性较大的油类。如凡士林、蛤蜊油等,每天 2~3 次。每次歇工后,洗净手脚,用明矾盐水(明矾 12.5g,食盐 3.0g,加水 100ml)浸泡一次,每次 15 分钟。

3. 农业机械化及改进播种耕作方式:广泛采用拔秧机、插秧机及耘稻机,改进耕作方式等,已是解决本病的根本措施。

(三) 治疗

以干燥、收敛、止痒为治疗原则。

① 枯矾粉(冰片 1g,枯矾 25g,氧化锌 20g,滑石粉加至 100g),外扑患处。②3%~5% 龙胆紫外搽。③继发感染,1/5 000 高锰酸钾液浸泡或湿敷,必要时用抗菌药物。

二、动物血吸虫尾蚴皮炎

血吸虫尾蚴皮炎,血吸虫尾蚴皮炎是由禽畜类血吸虫尾蚴钻进皮肤引起的一种过敏反应。

（一）临床表现

每年6~8月为发病高峰季节，疫水中感染率达100%。常在疫水接触后10~30分钟（慢者1~2小时）内发病。好发部位小腿、踝部、前臂、手背；埋在泥土中的足部不发病。发生瘙痒，红斑，绿豆至黄豆大的红色丘疹、疱疹或风团。可因搔抓而继发感染。

病程自限性，一般于发病后3~4天达高潮，于1~2周消退，留下暂时性色素沉着。

（二）预防

①消灭椎实螺及尾蚴。②注意个人防护，水田袜有100%预防效果。

（三）治疗

含止痒剂的炉甘石洗剂。1%薄荷、5%樟脑酒精。剧痒者可内服抗组胺药。继发感染，1/5 000高锰酸钾溶液浸泡或湿敷，必要时内服抗菌药物。

三、农药皮炎

农药皮炎涉及有机磷农药及有机氯农药，有机磷化合物主要用作农业杀虫剂，少数用作杀菌剂及除草剂。主要有1059（内吸磷，systox）、1605（对硫磷，parathion）、磷胺（phosphamidon）、敌敌畏（dichlorphos）及敌百虫（trichlorfon）等。

（一）病因

喷药时忽视个人防护，不戴口罩、赤足、露臂和裸背喷药；逆风操作；皮肤、眼等处沾到喷药液没有及时清洗。有机磷可经胃肠道、呼吸道、皮肤和黏膜吸收。一般有机磷对皮肤并无刺激，当全身症状出现之前，局部吸收不易察觉。在高浓度时亦可引起皮肤局部原发性刺激反应。

（二）临床表现

潜伏期，10~30分钟，也有数小时，甚或1周者，国外报告1例于3个月后发病。

皮肤损害：临床表现，有机磷农药引起的皮炎表现与其他化学物引起的接触性皮炎大致相同。徐汉卿等（1959）报道1例因农药1059引起的皮炎，皮肤瘙痒、紫癜，血疱。饶汉珍（1985）报道1例甲胺磷引起的中毒性表皮坏死松解症并导致死亡。

系统损害：恶心、呕吐、头晕、头痛、腹痛、腹胀及多汗等。

（三）治疗

在配药和喷药时应穿防护服。将袖口、裤脚扎紧，戴上口罩、风镜、橡皮手套，穿长筒靴等，不要逆风喷射，防止皮肤沾染上农药。

工作完毕后，双手、前臂和衣服等都用5%碱水或肥皂水洗净。

有全身中毒症状者，酌情采用硫酸阿托品、胆碱酯酶复能剂（氯磷定、解磷定）等。皮损局部作对症处理。

四、农民和农业工人皮炎

农民和农业工人接触杀虫剂，职业性喂养动物、挤牛奶、兽医护理、耕种土壤、收割庄稼、农场建筑和机械维护等，机械化农场的工人还接触汽油、橡胶轮胎、各种润滑剂和脂类物质，均可引起职业性皮炎。

（一）临床表现

1. 饲养员皮炎　家畜饲养员可能接触杀虫剂、驱虫剂、动物饲养添加剂以及其他过敏原。

2. 奶厂工人皮炎　在奶场工人中，经常需要戴橡胶手套，并且接触橡胶中的次氯酸盐。挤奶机黑色橡胶管仲的异丙基苯基对苯二胺可引起手部湿疹。工人用来清洗母牛乳头的含碘制剂、氯已定用于乳头的清洁。动物皮毛（兽毛和皮屑）等皆为职业性皮炎的病因。

3. 林业工人皮炎　砍伐、加工树木时接触树皮也可诱发一种过敏性皮炎，因为在树皮苔藓中发现了一种d-松萝酸。这种植物中的倍半萜引起一些患者出现过敏性皮炎。最常见的反应是接触性荨麻疹、血管性水肿和丘疹样皮疹。林业工人会出现杀虫剂皮炎。

4. 园林工人皮炎　患职业变态反应性接触性皮炎。植物是引起皮炎的主要原因，杀虫剂和橡胶中的过敏原很少引起皮炎。多数反应由菊科植物引起。常见表现为荨麻疹样综合征的暂时性皮肤刺激反应。

（二）防治

采取避免接触措施，皮损对症处理。

第十节　职业性肿瘤

职业性皮肤癌（occupational skin cancer）主要系工作场所中物理和/或化学因素暴露所致。

1775年，由Percivall pott报道的首例与环境暴露相关的癌是烟囱清除工人的阴囊癌。美国每年发现的非黑素瘤性皮肤癌新病例数约为40万例，约占每年发生的癌症总数的30%~40%；恶性黑素瘤约为1.7万例。Schottenfield和Hass（1979）认为多达70%~80%。常见的皮肤癌和潜在工业危险暴露因素见表44-9。

表44-9　常见的皮肤癌和潜在工业危险暴露因素

成因	工业潜在危险暴露
多环芳烃	煤气、炼铝、炼钢、铸铁、焦炭生产、岩油提炼、焦油蒸馏、沥青和薰屋顶材料、木材浸泡
砷	玻璃工业，铜、锌、铅的生产，杀虫剂和除草剂，半导体的生产
可见光	户外工作、焊接
粒子射线	核电站、放射照相术、铀矿

在职业性环境中，皮肤癌的最常见原因为紫外线、多环芳香烃、砷、电离辐射和创伤，分述如下。

一、紫外线致肿瘤

紫外线在皮肤肿瘤中既是原发因素又是促进因素。大多数研究报道显示工作相关的皮肤暴露与皮肤癌就像慢性角化病的联系样紧密。

1. 基底细胞癌和鳞状细胞癌　UVB（290~320nm），UVA似可加快UVB诱导癌的形成。早在1896年，Unna就注意到农工、海员的角化病和皮肤癌与长期日光暴露有联系。室外工人的皮肤癌发病率明显高于室内工人者成为室外工作者的高危因素。

2. 恶性黑素瘤　暴露于紫外线，特别是可见光，流行病学逐渐显示，黑素瘤在间歇的紫外线暴露比职业长期暴露中危险性更大。实验资料和临床研究显示室外工人的头、面和颈部黑素瘤发病率较高，而室内工人的黑素瘤较常见于躯干和四肢。

二、多环芳香烃致肿瘤

多环芳香烃是大多数报道的职业性皮肤肿瘤的原因。暴露于多环芳香碳氢化合物下占已报道的皮肤肿瘤的大多数。多环芳香烃是疏水、非极性的化合物，它作为独立的致癌物，可造成DNA损伤。

来源　多环芳香烃有下述来源：①煤不完全燃烧和蒸馏产品，如焦油、木馏油、蒽油；②石油和天然气不完全燃烧和蒸馏产品，如焦、炭黑、燃料油、润滑油及脂、粗石蜡油、柴油、冷却油；③页岩油和褐煤的蒸馏产品，如油、蜡、焦油；④煤的氢化产物。职业中人们都易通过吸入或皮肤接触暴露于多环芳香烃环境中。有报告在精炼厂的工人，患黑素瘤和内在肿瘤的危险性大大增加。

（一）致病机制

页岩油产品的致癌作用较强，而焦油沥青的致癌作用比石油沥青大。多环芳香烃与UVB有增强作用，使室外与多环芳香烃接触的工人发生皮肤癌。

（二）皮肤损害

初期表现为光敏性反应，皮肤的弥漫性红斑伴灼热感。久之皮肤异色病样变化，特别是颈侧和颊部。此后发生角化性乳头瘤，常位于异色病样皮肤上，也见于前臂和手。这些皮肤变化可能需要1~20年以上才发生，其中大多数为6~20年。只有少数疣状角化病才能发展为鳞状细胞癌。基底细胞癌和角化棘皮瘤亦见。

三、砷致肿瘤

长期暴露于砷中会导致砷角化病、鳞状细胞癌、基底细胞癌和鲍温病。三价砷引起的染色体异常比五价砷高5倍；使用含砷药物的个体和接触砷化合物的工人中，染色体异常的发生率增加。

1. 皮肤损害　慢性砷中毒的特征是砷剂角化病，表现为多发性黄色点状角化丘疹，对称分布于掌、跖；在此之前可在暴露皮肤上出现弥漫性红斑、多汗和斑状黑变。在色素沉着皮肤内的色素减退类似于“灰尘路上的雨点”。角化性损伤很少发展为鳞状细胞癌。Bowen病较为常见，发生侵袭性鳞状细胞癌罕见。

2. 系统损害　砷中毒的皮肤外表现包括周围神经病、冠状动脉病变、再生障碍性贫血、肝细胞功能障碍和肺、肝、淋巴和造血系统恶性肿瘤。

四、电离辐射致肿瘤

包括鳞状细胞癌、基底细胞癌和少见的黑素瘤、皮脂腺及汗腺肿瘤。原子弹爆炸的幸存者是发展为基底细胞癌的高危人群。在所有的职业性皮肤癌中，辐射癌所占比率<1%。X线诱发的鳞状细胞癌的侵袭性大于光化性者，二者的转移率分别为20%~26%及3%。

（李邻峰　姜薇）

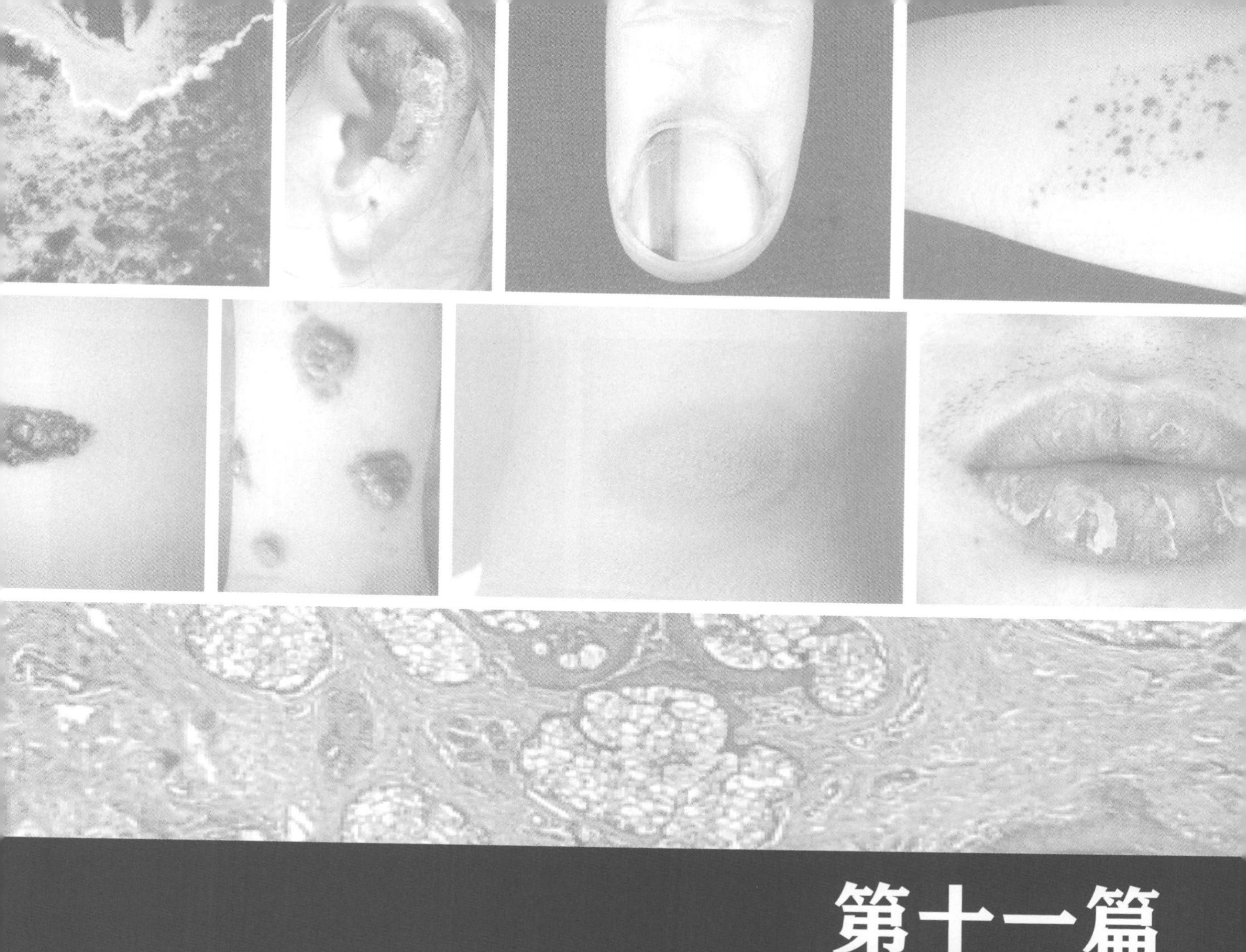

第十一篇

遗传性皮肤病

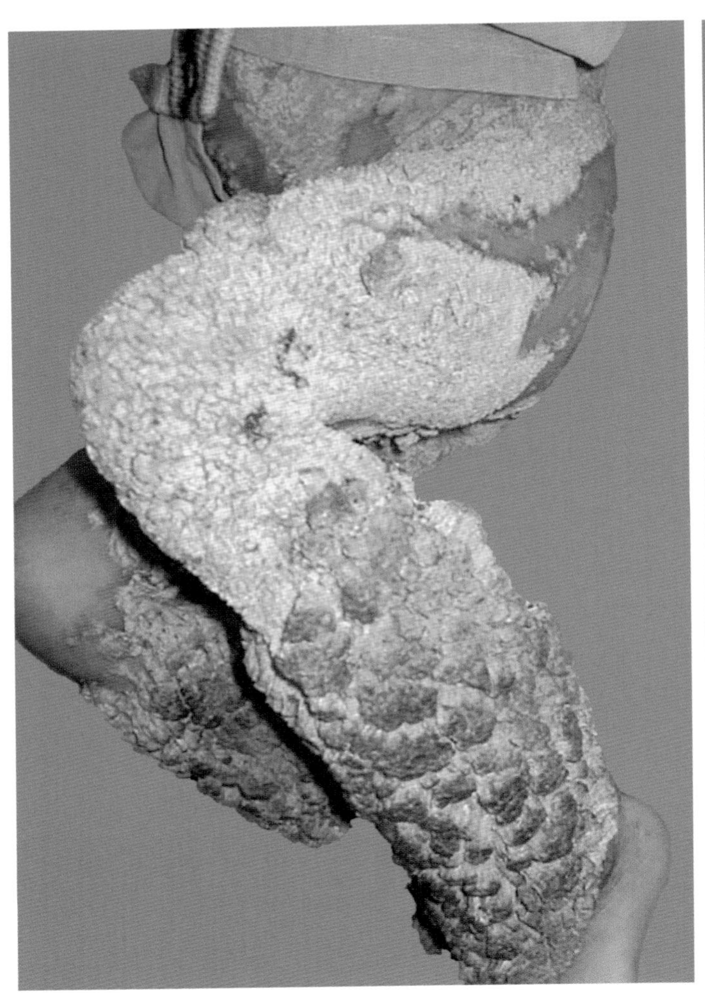

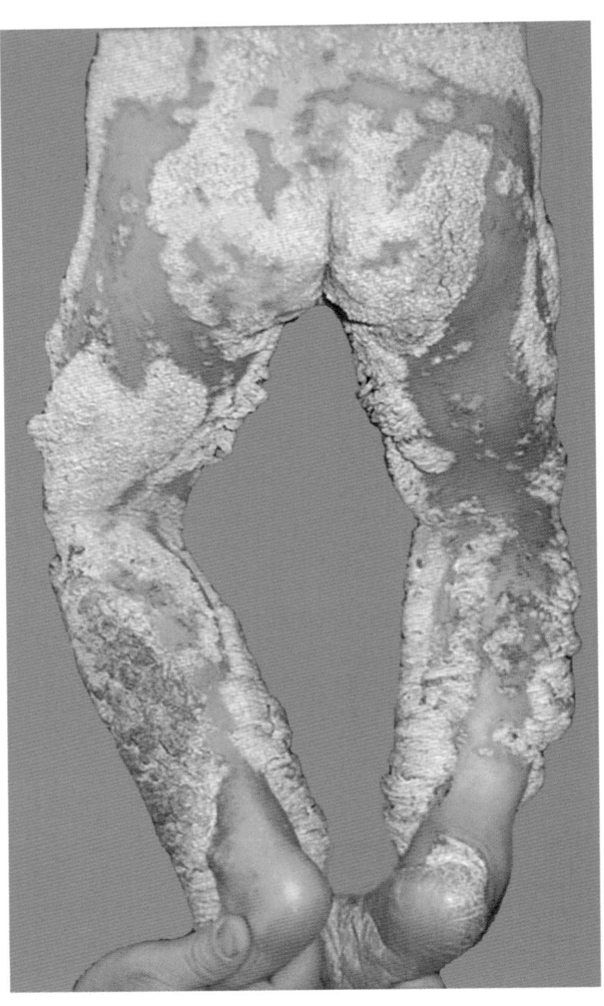

第四十五章

鱼鳞病和角化性皮肤病

第一节　鱼鳞病及相关疾病

内容提要

- 鱼鳞病是一组以泛发性脱屑和皮肤增厚，伴鱼鳞状鳞屑为特征的异质性疾病。
- 鱼鳞病的临床表现存在较大变异，轻症者仅有皮肤干燥，重症者有广泛的鳞屑性皮损，鳞屑大小、色泽和部位也存在差异，可伴有红斑和附属器结构异常。
- 依据特异的组织病理学特征和超微结构特征可诊断、鉴别多种相关的疾病，但除了表皮松解性鱼鳞病、中性脂质贮积病、Refsum 综合征以及结节病相关的获得性鱼鳞病以外，组织病理学通常无特异性。

鱼鳞病（ichthyosis）是一组以非炎性鳞屑为特征的遗传性疾病，由 Robert Willan 在 1808 年命名，该词来源于希腊词根“ichthys”，含义是鱼，用以形容患者皮肤外观似鱼鳞。目前已经发现至少有 15 个不同的基因与鱼鳞病相关，这些基因控制结构蛋白、脂质代谢、蛋白分解代谢、过氧化物酶体传送和加工处理及 DNA 的修复。

1. 病因和发病机制　鱼鳞病病因与发病机制研究揭示了表皮脂质或形成皮肤屏障功能必需的结构蛋白的生物合成基因缺陷，该缺陷参与了鱼鳞病的发生。皮肤屏障本身异常引起表皮炎症、增生和角化过度，导致了患者的皮肤症状。鱼鳞病有 50 多种遗传类型，大多为单基因型，根据其基因型不同，其严重程度和频率从轻度和常见（患病率 <1%）到严重和罕见（患病率 <0.001%）。罕见型的严重型往往影响患者的生活质量，更罕见的会有生命危险，如火棉胶婴儿，表皮松解性鱼鳞病及一些类型的综合征型鱼鳞病，鱼鳞病会发生不太严

重但常见的并发症，如瘙痒、睑外翻和无汗，皮肤发炎。

丝聚蛋白基因功能缺失突变引起寻常型鱼鳞病，丝聚蛋白原位于表皮颗粒层，是角质透明颗粒的主要成分。丝聚蛋白及角蛋白中间丝等等交叉连接到角质细胞包膜，形成表皮屏障。丝聚蛋白最终分解为保水氨基酸，尤其是组氨酸，它们是天然的保湿剂。丝聚蛋白缺乏导致角化过程异常，经表皮的水丢失增加，过敏原和刺激物质的渗透增加，并且容易对此产生炎症反应。尿刊酸是一种光保护性的组氨酸代谢产物。

丝聚蛋白基因杂合的寻常型鱼鳞病在出生时不发病，到婴儿期和幼儿期出现皮肤干燥及轻到中度的脱屑。丝聚蛋白完全缺失时病情更严重，出生时即可表现为轻度的红斑和广泛分布的鳞屑和脱皮。

鱼鳞病病变的发生在表皮，颗粒层及以上至角质层，了解丝聚蛋白的代谢有重要的意义。（图 45-1A）

鱼鳞病的发病机制复杂，总的可归纳为两个共同途径：一是角质层细胞滞留（如寻常型鱼鳞病，X 连锁鱼鳞病），二是表皮过度增生（如先天性鱼鳞病样红皮病、大疱性鱼鳞病、Sjögren-Larsson 综合征和 Refsum 综合征）。（图 45-1B）

(1) 角质细胞滞留（表皮更替时间正常）黏着性鳞屑致使角质细胞紧密结合，正常脱落受阻。

1) 常染色体显性寻常型鱼鳞病：丝聚蛋白可分解成保水氨基酸，是天然的保湿剂，而由于 *FLG* 基因突变，丝聚蛋白减少缺失，角化过度异常，寻常型鱼鳞病透明角质颗粒弹性减少易碎，并伴有丝聚蛋白减少。

2) X 连锁隐性遗传鱼鳞病：类固醇硫酸酯酶的缺乏，可能导致膜被颗粒的脂质分泌持续存在，从而促使角质层相邻

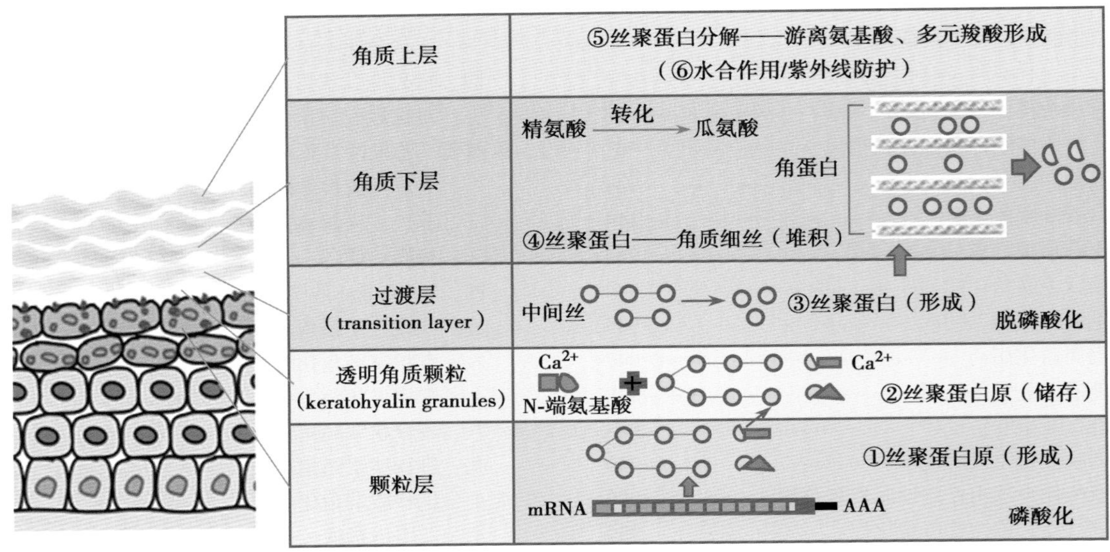

图 45-1A　丝聚蛋白的代谢图

终端分化过程中的丝聚蛋白原的生物学进程①丝聚蛋白原在颗粒层中合成和磷酸化；②丝聚蛋白原储存在透明角质颗粒中；③丝聚蛋白原在过渡层中脱磷酸化和被蛋白激酶切断，形成丝聚蛋白；④丝聚蛋白在角质细胞层中堆积角质细丝，保留在角质层中；⑤丝聚蛋白被蛋白酶分解，形成游离氨基酸及其副产物，游离氨基酸及其副产物等代谢物在角质细胞层中具有各种功能，氨基酸尤其是组氨酸是天然的保湿剂、尿刊酸是一种光保护剂；⑥其作用包括参与角质层的水合和紫外线的防护等。

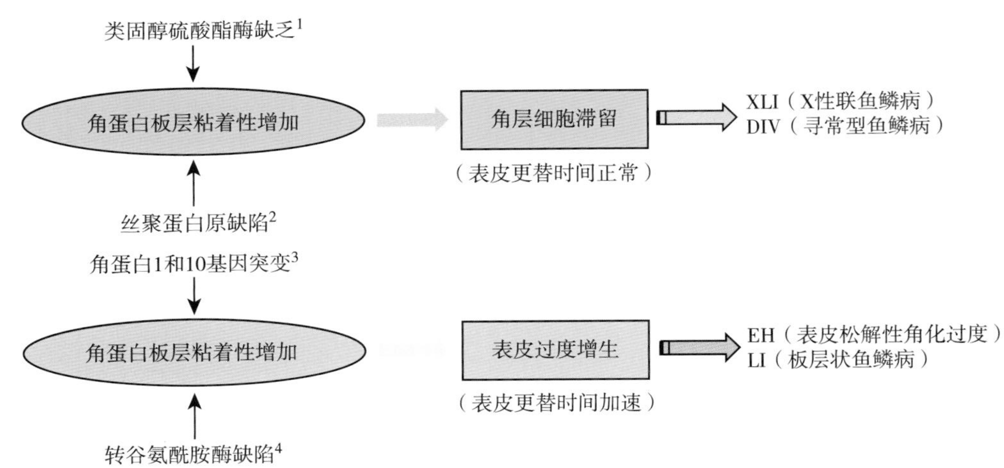

图 45-1B　鱼鳞病的发病机制

1. 导致 XLI 的发生；2. 导致 DIV 的发生；3. 导致 EH 的发生；4. 导致 LI 的发生。

的角质板黏着性增加。角质细胞紧密贴合，影响正常脱落而形成鳞屑。

(2) 表皮过度增生（表皮更替时间加速）

1）显性先天性大疱性鱼鳞病样红皮病，又称表皮松解过度性鱼鳞病，蛋白 KRT1 或 KRT10 的基因突变所致，表现为异常的角蛋白表达伴表皮增生加速、角化过度、显著的颗粒层变性。

2）隐性先天性鱼鳞病样红皮病，又称为板层样鱼鳞病，患者可由染色体 14q11 上的转谷氨酰胺酶 1 基因 *TGM1* 基因突变所致，35%~55%LI-CIE 病谱中的 ARCI 患者以及 65%~90% 的经典型 LI 患者，是由于两个异源性 *TGM1* 基因的有害突变所导致的转谷氨酰胺酶 -1 缺陷而致病，表现为角化过度。

在本章中，根据临床表现将鱼鳞病大体分为综合征和非综合征，并考虑了遗传和发病机制等因素（表 45-1）。

本组疾病易于混淆，遗传方式、发病年龄、皮损的范围和分布以及组织学结果可资鉴别，表 45-2 对遗传性鱼鳞病的主要类型进行了比较。

2. 鉴别诊断 （表 45-3）

表 45-1　遗传性鱼鳞病的临床与遗传学分类

疾病		遗传方式	突变基因
中文名称	英文名称		
1. 非综合征型			
(1) 常见鱼鳞病			
寻常型鱼鳞病	ichthyosis vulgaris，IV	半显性	FLG
非综合征性 X 连锁隐性鱼鳞病	non-syndromic recessive X-linked ichthyosis，RXLI	XR	STS
常染色体隐性先天性鱼鳞病			
斑色鱼鳞癣	harlequin ichthyosis，HI	AR	ABCA12
板层状鱼鳞病	lamellar ichthyosis，LI	AR	TGM1 NIPAL4 ALOX12B ABCA12 PNPLA1 CERS3 LIPH
先天性鱼鳞病样红皮病	congenital ichthyosiform erythroderma，CIE	AR	ALOXE3 ALOX12B ABCA12 CYP4F22 NIPAL4 TGM1 PNPLA1 CERS3 LIPH
自愈性火棉胶婴儿	self-healing collodion baby，SHCB	AR	TGM1 ALOXE3 ALOX12B
肢端自愈性火棉胶婴儿	acral self-healing collodion baby	AR	TGM1
游泳衣鱼鳞病	bathing suit ichthyosis，BSI	AR	TGM1
角蛋白病性鱼鳞病			
表皮松解性鱼鳞病	epidermolytic ichthyosis，EI	AD	KRT1 KRT10
浅表性表皮松解性鱼鳞病	superficial epidermolytic ichthyosis，SEI	AD	KRT2
先天性网状鱼鳞病样红皮病	congenital reticular ichthyosiform erythroderma，CRIE	AD	KRT1
环状表皮松解性鱼鳞病	annular epidermolytic ichthyosis，AEI	AD	KRT1 KRT10
豪猪状鱼鳞病	ichthyosis hystrix	AD	KRT1
常染色体隐性表皮松解性鱼鳞病	autosomal recessive epidermolytic ichthyosis，AREI	AR	KRT10

续表

疾病		遗传方式	突变基因
中文名称	英文名称		
表皮松解性痣	epidermolytic naevi	体细胞突变	KRT1 KRT10
(2) 其他			
兜甲蛋白角化病	loricrin keratoderma, LK	AD	LOR
可变性红斑角化症	erythrokeratodermia variabilis, EKV	AD(AR)	GJB3 GJB4
炎性皮肤剥脱综合征	inflammatory peeling skin disease	AR	CDSN
剥脱性鱼鳞病	exfoliative ichthyosis	AR	CSTA
线状角化病伴先天性鱼鳞病和硬化性角皮病	keratosis linearis-ichthyosis-congenita-keratoderma, KLICK	AR	POMP
2. 综合征型			
X 连锁鱼鳞病综合征			
X 连锁隐性鱼鳞病	recessive X-linked ichthyosis, RXLI	XR	STS(及其他)
毛囊性鱼鳞病 - 秃发 - 畏光	ichthyosis follicularis alopecia photophobia, IFAP	XR	MBTPS2
Conradi-Hünermann-Happle 综合征	Conradi-Hünermann-Happle syndrome	XD	EBP
常染色体鱼鳞病综合征伴显著毛发异常			
Netherton 综合征	Netherton syndrome, NS	AR	SPINKS
重度皮炎 - 多重过敏 - 代谢消耗	severe dermatitis-multiple allergies-metabolic wasting, SAM	AR	DSG1
鱼鳞病伴毛发稀疏	Ichthyosis with hypotrichosis	AR	ST14
新生儿鱼鳞病硬化性胆管炎	neonatal ichthyosis-sclerosing cholangitis, NISCH	AR	CLDN1
常染色体鱼鳞病综合征伴显著神经系统体征			
Refsum 综合征	Refsum syndrome	AR	PHYH PEX7
多种硫酸酯酶缺乏症	multiple sulfatase deficiency, MSD	AR	SUMF1
Ⅱ型戈谢综合征	Gaucher syndrome type 2	AR	GBA
Sjögren-Larsson 综合征	Sjögren-Larsson syndrome, SJS	AR	ALDH3A2
中性脂质贮积病伴鱼鳞病	neutral lipid storage with ichthyosis	AR	ABHDS
毛发硫营养不良	trichothiodystrophy, TTD	AR	C7ORF11 ERCC2 XPD ERCC3 XPB GTF2H5 TTDA
鱼鳞病伴脑发育不良、神经病和掌跖角化病	cerebral dysgenesis-neuropathy-ichthyosis-palmoplantar keratoderma	AR	SNAP29
关节挛缩 - 肾功能障碍 - 胆汁淤积	arthrogryposis-renal dysfunction-cholestasis, ARC	AR	VPS33B
常染色体鱼鳞病综合征伴耳聋			
角膜炎 - 鱼鳞病 - 耳聋	keratitis-ichtyosis-deafness, KID	AD	GJB2(GJB6)
ELOVL4 缺乏症	ELOVL4 deficiency	AR	ELOVL4
精神发育迟缓 - 肠病 - 耳聋 - 神经病 - 鱼鳞病 - 角化病	mental retardation-enteropathy-deafness-neuropathy-ichthyosis-keratodermia, MEDNIK	AR	AP1S1
常染色体鱼鳞病综合征伴新生儿一过性呼吸窘迫			
鱼鳞病早产综合征	ichthyosis-prematurity syndrome, IPS	AR	SCL7A4

表 45-2　遗传性鱼鳞病主要类型比较

诊断	遗传与发病	诊断要点	相关特点	诊断
1. 寻常型鱼鳞病	基因：FLG 染色体：1q21.3 遗传：半显性 发病：婴幼儿	四肢躯干细小、黏着性鳞屑，屈侧不受累；掌跖纹理增粗，足跟沟纹	毛周角化；特应性素质；掌纹增粗	依据临床表现；颗粒层变薄或消失；分子生物学检测
2.（X- 连锁隐性鱼鳞病）类固醇硫酸酯酶缺乏症	基因：STS 染色体：Xp22.31 遗传：XD 发病：婴儿	四肢、躯干、颈部和面部侧面细小至大片的黑色黏着性鳞屑，偶累及掌跖	后囊角膜混浊；β- 脂蛋白电泳迁移率增加；隐睾症；女性携带者：角膜混浊；受累胎儿产程延长	脂蛋白电泳；血浆胆固醇硫酸盐增加；白细胞类固醇硫酸酯酶活性；分子检测
3. 板层状鱼鳞病	基因：TGM1、ABCA12、CYP4F22 染色体：14q12、2q35、19p13.12 遗传：AR 发病：出生时	出生时火棉胶样膜；鳞屑如板状沟铠甲	热不耐受；瘢痕性脱发，睑外翻；唇外翻	临床表现；电镜；原位转谷氨酰胺酶 -1 表达和活性检测；分子检测
4. 先天性鱼鳞病样红皮病（非大疱性）	基因：TGM1、ALOXE3、ALOX128、鳞蛋白 染色体：14q12、17q13.1、5q33.3 遗传：AR 发病：出生时	出生时火棉胶样膜；广泛分布的小的、白色鳞屑；程度不等的红皮病和掌跖受累	热不耐受；瘢痕性脱发；可有睑外翻	见板层状鱼鳞病；分子检测
5. 大疱性先天性鱼鳞病样红皮（表皮松解性鱼鳞病）	基因：KRT1、KRT10 染色体：12q13.13、17q21.2 遗传：AD 发病：出生时	出生时红皮病和糜烂；鹅卵石样分布的角化过度，关节伸侧、皱褶皮嵴处最显著；红皮病的程度不一；掌跖受累和水疱	皮肤感染；恶臭；步态和姿势的异常	临床表现；组织病理，分子检测
6. 斑色鱼鳞癣	基因：ABCA12 染色体：2q35 遗传：AR 发病：出生时	紧密包裹全身僵硬铠甲、黄棕色板状鳞屑；黏着牢固有深达真皮的皲裂；睑、唇外翻、耳部畸形	早产；常在产后数日或数周内死亡；败血症；体温、体液和电解质失衡；内脏异常	临床表现；分子检测
7. 火棉胶婴儿	遗传：AR 基因：TGML、ALOX12B	出生时覆盖着一层由增厚的角质层形成的紧张、有光泽且透明的膜类似于一层塑料封皮，眼睑外翻、唇外翻、鼻软骨和耳廓软骨发育不良	通常在出生后 2 周内，薄膜会呈完全脱落，此后在临床上述症状逐渐转化为其他隐性表型	依据：临床表现与病理学

* 寻常性和 X 连锁遗传鱼鳞病的数据可靠，余者为估计值；
△△ECTT　基底层至角质层的表皮细胞通过时间；
△NCIE　非大疱性先天性鱼鳞病样红皮病。

表 45-3　主要先天性鱼鳞病的鉴别诊断

	寻常型鱼鳞病	X 连锁鱼鳞病	板层状鱼鳞病	表皮松解性角化过度症
遗传	常染色体显性	X 连锁隐性	常染色体隐性	常染色体显性
发病年龄	3 个月后	出生至 1 岁	出生	出生至 6 个月
火棉胶婴儿	无	偶有	偶有	无
分布	眉、背、小腿	颊、颈、腹	屈侧、躯干	屈侧、面部、躯干
鳞屑	细小、白色	厚、大、褐色	大、扁平、深色	小、黄、黏着性
组织学	颗粒层减少	颗粒层较厚，血管周围浸润缺如	灶性角化不全	乳头瘤样增生，棘层增厚和空泡形成
类固醇硫酸酯酶	正常		正常	正常
病程	改善	持久并可加重	持久并可加重	随年龄改善

一、常染色体显性遗传性鱼鳞病

(一) 寻常型鱼鳞病

内容提要

- 寻常型鱼鳞病呈常染色体显性遗传，在 3~12 个月龄婴儿即开始。
- 特征性表现为全身皮肤出现细微或中央黏着的鳞屑，下肢的鳞屑较躯干的粗糙，小腿最明显，屈侧受累相对较少。
- 掌跖皮纹增粗和掌部角化过度是常见特征。

寻常型鱼鳞病(ichthyosis vulgaris, IV)，特点是轻度泛发性干燥伴鳞屑，常见于双小腿、躯干和臀部，四肢伸侧有干燥性毛囊性角栓(毛周角化)，本病常与特应性体质有关。

1. 病因与发病机制 寻常型鱼鳞病由 FIG 基因突变的Ⅳ表皮内中间丝相关蛋白及其前体丝聚合蛋白原减少或缺失。表皮增殖正常，但是角蛋白滞留在增厚的角质层中，目前认为这是与 mRNA 的不稳定性有关的转录后控制机制缺陷所导致的结果。

2. 临床表现 本病为常染色体半显性遗传，新生儿发病率 1/1 000~1/250，常在生后 3~12 个月发病，也可在儿童期发病，两性均可受累。皮损为干燥、白色细小、粉末状鳞屑，但也可见较大的牢固黏着性鱼鳞样鳞屑，呈菱形或多角形，紧贴皮肤上，其边缘轻度游离(图 45-2)。整个皮肤表面干燥，角质层保水能力极差。

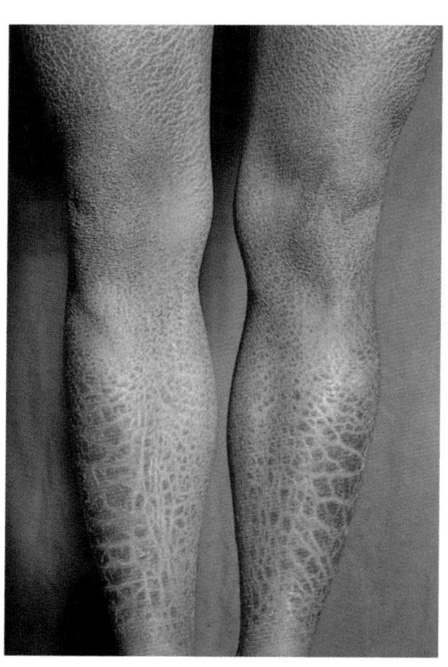

图 45-2 寻常型鱼鳞病(显性遗传型)

对称分布于背及四肢伸面，下肢尤甚，屈侧、腋窝、肘窝常不受累，儿童期可发生面颊部位的毛发角化病，冬季加重，部分患者随年龄增加可改善。掌跖轻度角化过度、线状皲裂和掌纹加深，不受季节或湿度影响。头皮常受累，面部颈部常不受累。

一般无自觉症状，但与季节关系密切，轻症者仅冬季表现皮肤干燥。

寻常型鱼鳞病常伴发毛周角化病和特应三联症(哮喘、枯草热和特应性皮炎)，25%~50% 的鱼鳞病患者伴有特应性皮炎，特应性皮炎可掩盖鱼鳞病身体屈侧无皮损的特点。然而，仅 4% 的特应性皮炎患者患有寻常型鱼鳞病。

3. 组织病理 组织病理示表皮角化过度，毛囊角栓形成，颗粒层减少或消失。免疫组化检查显示中间丝相关蛋白消失或明显减少。超微结构检查显示透明角质颗粒稀少、易碎。

4. 伴发疾病 个人或家族有湿疹、鼻炎、哮喘。50% 以上的患者有特应性皮炎。

5. 诊断依据(图 45-3，表 45-4)

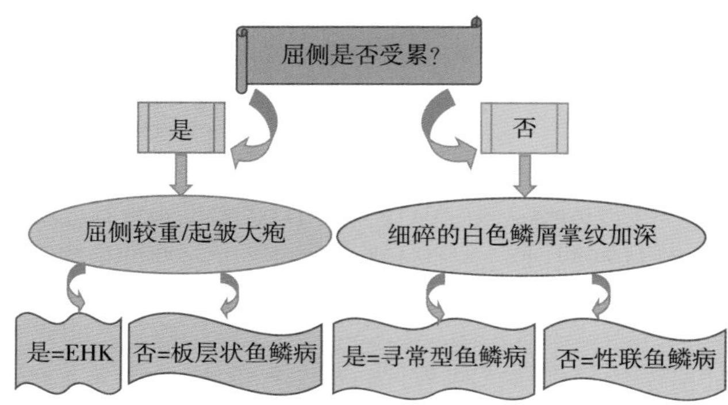

EHK=表皮松解性角化过度症

图 45-3 遗传性鱼鳞病诊断流程图

表 45-4 寻常型鱼鳞病的诊断依据

1. 幼年发病，冬重夏轻，随年龄增长症状减轻
2. 皮损主要分布于背部及四肢伸侧，小腿尤为明显，不累及皱褶部位
3. 干燥的皮肤表面出现裂纹，随之形成外周游离中央黏着的鳞屑，白色半透明至浅褐色，菱形或多角形。伴有毛周角化和掌跖角化
4. 无自觉症状。伴发特应性皮炎者有瘙痒症状
5. 组织病理特征

6. 鉴别诊断 干燥症、获得性鱼鳞病(可能为副肿瘤综合征)、药物诱发的鱼鳞病(曲帕拉醇)及其他类型鱼鳞病，详见表 45-1。X 连锁隐性鱼鳞病的鳞屑较大、颜色较黑，颈部和其他屈侧部位受累，可以与寻常型鱼鳞病鉴别。获得性鱼鳞病发病较晚，伴有营养不良、感染性疾病(如麻风病)、肿瘤(如淋巴瘤)或炎症性疾病(如结节病)，容易鉴别。

7. 治疗 仅对症处理。润肤剂和温暖、潮湿的大气环境可改善病情。10% 乳酸铵软膏、α- 羟基软膏疗效显著，亦可用 10%~15% 尿素霜(增加角层中水分)或软膏，3%~5% 水杨酸软膏，0.1% 维 A 酸霜或软膏，30% 鱼肝油软膏或 40% 丙二醇水溶液外搽。凡士林、矿物油亦可选用。忌用碱性强的肥皂洗澡，以免加重皮肤干裂。严重者可间断口服异维 A 酸、阿维 A。

外用蛋白替代疗法将来有望成为新的治疗选择。

（二）表皮松解性角化过度症

内容提要

- 表皮松解性鱼鳞病出生时即存在。
- 临床表现坚实的疣状角化过度性隆起，沿屈侧皱褶线状排列（豪猪状鱼鳞病）；水疱及红皮病和掌跖角化病。

表皮松解性鱼鳞病（epidermolytic ichthyosis，EI），又称表皮松解性角化过度症（epidermolytic hyperkeratosis，EHK）、先天性大疱性鱼鳞病样红皮病、大疱性鱼鳞病，为常染色体显性遗传。

1. 病因与发病机制　本病有显著的表皮增生加快。近期的文献证实，先天性大疱性鱼鳞病样红皮病有角蛋白表达异常。对一些受累家族患者角蛋白1（K1）和10（K10）基因的直接测序证实有点突变。基因突变影响细丝装配，引起细胞骨架塌陷和核周细丝聚集，导致角化异常和表皮松解。

2. 临床表现　本病出生时即有皮肤发红或角化过度，上有松弛水疱、湿润、触痛和表皮剥脱（图45-4，图45-5）。轻微创伤或摩擦后出现松弛性水疱、大疱，疱壁薄，易破裂，糜烂面表浅，愈合迅速。红斑和水疱常在数月内消退，代之以灰白色蜡样鳞屑，以颈、屈侧、腹部、臀沟和头皮最明显（图45-6，图45-7），皮肤皱褶处有黄褐色蜡样隆起的鳞屑。有时呈刺状，状如“豪猪”，手背、足背和躯干出现角化性疣状丘疹，而骨突起、头皮和乳晕可发生疣状斑块。

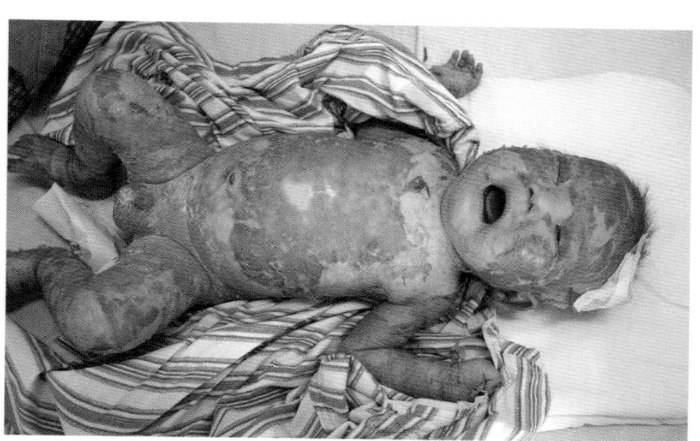

图45-4　表皮松解性角化过度症（大疱性鱼鳞样表皮松解性角化过度症）

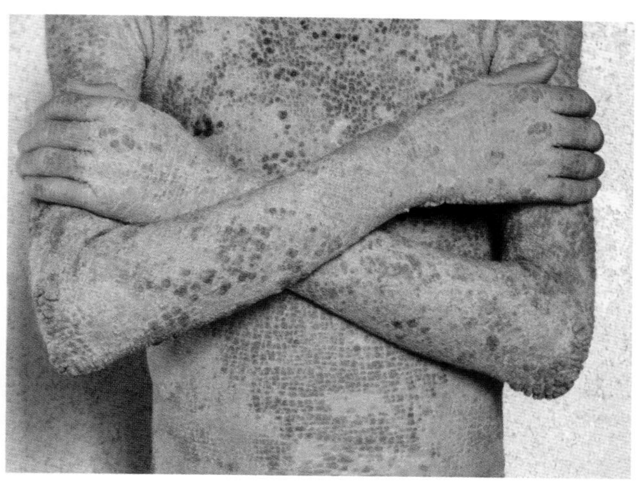

图45-5　表皮松解性角化过度症（广州市皮肤病防治所何玉清惠赠）

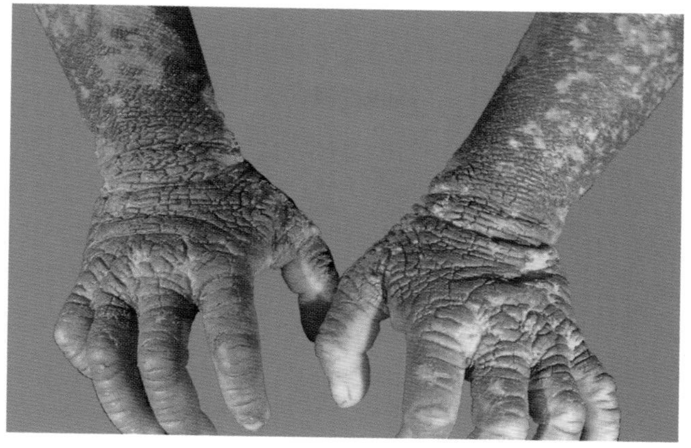

图45-6　表皮松解性角化过度症（大疱性鱼鳞样表皮松解性角化过度症）手背皮肤线状角化过度，指甲正常

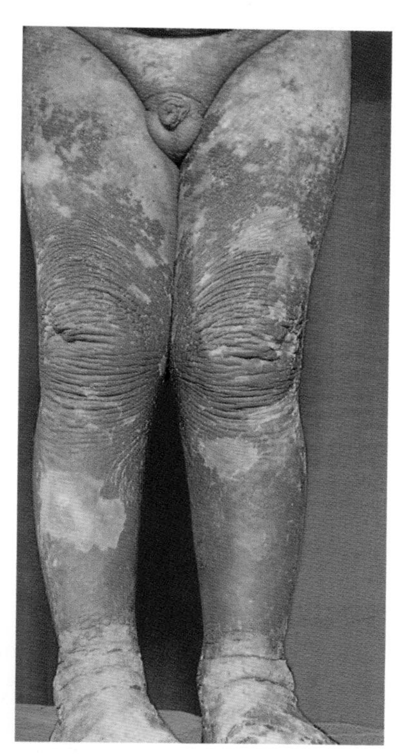

图45-7　表皮松解性角化过度症（大疱性鱼鳞样红皮病）

好发于四肢屈侧或皱襞部位。发病初期数年内可有水疱或大疱，以后减少消失不再发生，但也有持续至成年者。60%病例有掌跖角化过度，有轻至中度增厚。甲板异常，头发正常。

临床表现可能差别很大，包括至少6种已知的伴有（PS1~3）和不伴（NPS1~3）掌跖受累的临床表型。例如，在NPS1型中，常见身体屈侧沿皮纹的隆起，而关节伸侧过度角化形成鹅卵石样外观。家系内成员的临床表型和疾病经过相对一致。

3. 组织病理　组织病理见表皮松解性角化过度，颗粒层增厚。细胞内水肿致表皮细胞松解，可见网状空泡化。

4. 诊断依据(表 45-5)

表 45-5 表皮松解性鱼鳞病的诊断依据

1. 出生时或出生后不久即有皮损,一般随年龄增长皮损减轻并局限
2. 皮损为全身性红斑,水疱和角化性鳞屑,肢体屈侧和皱褶部位损害较为严重,表皮剥脱糜烂,鳞屑呈疣状增厚;在颈部、手足背摩擦部位可有逐渐增厚形成的线形表皮痣;掌跖角质增厚
3. 典型的表皮松解性角化过度组织象,角质形成细胞内外水肿程度与临床炎症程度一致,即使无水疱的鳞屑皮损和疣状损害也有明显的表皮颗粒状变性

5. 鉴别诊断 见表 45-2。此外,需与葡萄球菌性烫伤样皮肤综合征、遗传性大疱性表皮松解症、色素失禁症、落叶型天疱疮鉴别。

6. 治疗 参照鱼鳞病总论中的治疗。治疗方法类似于板层状鱼鳞病,可以应用角质剥离剂,但应注意本病的表皮易于剥脱,局部应用容易吸收而产生系统性毒性。口服阿维 A 和异维 A 酸可改善病情,但可能增加皮肤脆性。为了控制水疱的形成常需应用抗生素,一些作者建议新生儿使用广谱抗生素直至病原菌培养阴性。

局部外用维 A 酸和维生素 D 制剂(如卡泊三醇)有效,但会引起皮肤刺激。可选用水杨酸和 α- 羟基酸软膏及使用润肤剂沐浴浸泡和机械摩擦,如软刷、海绵擦洗有效。

(三) 豪猪状鱼鳞病

豪猪状鱼鳞病,临床表现为刺状深色角化过度的角化过度性疾病。具有泛发性疣状斑块,累及面部(图 45-8),整个躯干、四肢屈侧(图 45-9,图 45-10)及掌跖。

本病是常染色体显性遗传病,病因为一个角蛋白基因突变,影响了角蛋白可变区(V2),进而导致角蛋白中向的从细胞换到细胞骨架的成束及收缩障碍。

豪猪状鱼鳞病与表皮松解症的角蛋白杆状区的变厚不同,没有蛋白质的聚集和成簇现象。

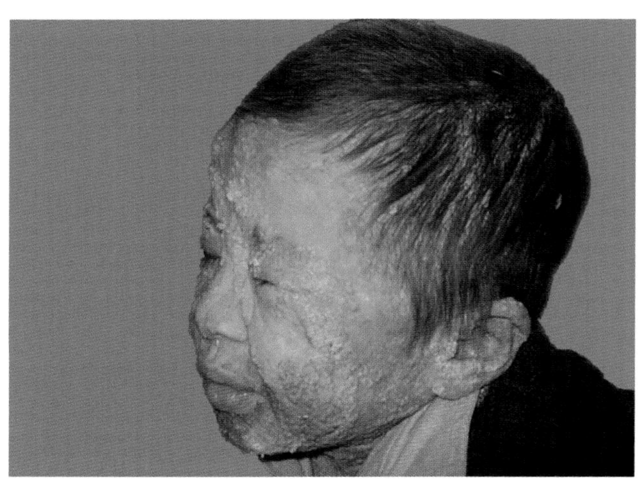

图 45-8 豪猪状鱼鳞病(广州市皮肤病防治所 广州医科大学皮肤病研究所 张锡宝惠赠)(1)

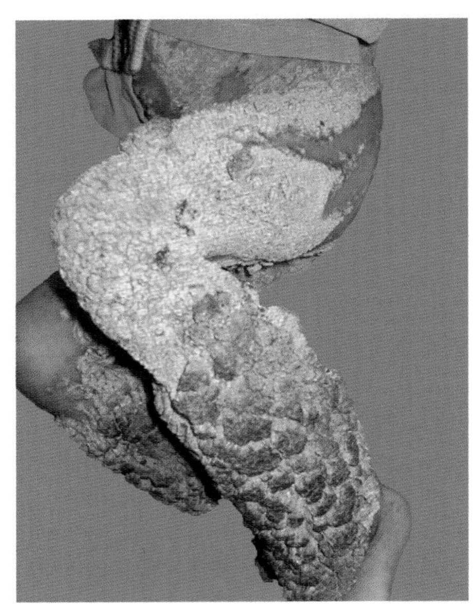

图 45-9 豪猪状鱼鳞病(广州市皮肤病防治所 广州医科大学皮肤病研究所 张锡宝惠赠)(2)

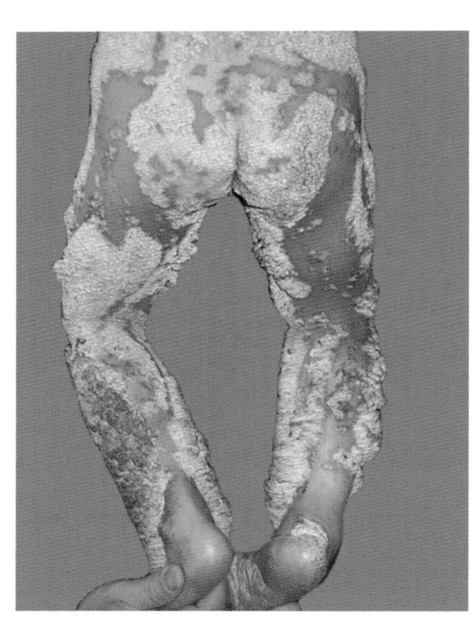

图 45-10 豪猪状鱼鳞病(广州市皮肤病防治所 广州医科大学皮肤病研究所 张锡宝惠赠)(3)

二、常染色体隐性遗传性鱼鳞病

(一) 板层状鱼鳞病

内容提要

- 板层状鱼鳞病在出生时即出现,或出生后很快症状明显。
- 患儿出生时表现为由火棉胶样膜包裹,在第 2~3 周时出现脱屑。
- 特征为全身直径约 5~15mm 灰褐色大片板状鳞屑。严重病例,鳞屑很厚以至于像盔甲一样。
- 伴有睑外翻、唇外翻和秃发。

板层状鱼鳞病（lamellar ichthyosis）又名非大疱性先天性鱼鳞病样红皮病。常染色体隐性遗传。近来也有学者提出常染色体显性遗传的可能。

20 年前所有非大疱性常染色体隐性遗传鱼鳞病（除了斑色鱼鳞癣）都被称为板层状鱼鳞病，1980 年后将常染色体隐性遗传鱼鳞病分为板层状鱼鳞病和非大疱性先天性鱼鳞病样红皮病，但相当多的病例在临床、组织病理学和亚微结构方面都是二者的中间表型，而难于区别。目前分子遗传学研究的进展对常染色体隐性遗传鱼鳞病的分类产生了很大的影响。

1. 病因与发病机制　表皮增生基本正常。有多种缺陷，谷氨酰胺转氨酶 -1 缺陷。在一组板层状鱼鳞病患者发现，定位于染色体 14q.11 的谷氨酰胺转氨酶 -1 基因（TGM1）发生了突变、缺失和插入，导致细胞粘连和细胞被膜蛋白交联缺陷。本病存在异质性，基因定位于多个位点，包括染色体 2q33-35、3p21 和 19p12-q12。

2. 临床表现　出生后或生后不久发病，全身弥漫潮红（图 45-11），上有大片灰棕色或灰白色菱形或多角形大的鳞屑，中央黏着，边缘游离，质地较硬，附着牢固，呈板层状（图 45-12，图 45-13）。重者板层状鳞屑累及全身，1/3 患者面部严重受累，眼睑和口唇外翻，鳞屑厚如板状或铠甲（图 45-14）。

由甲板增厚所致的继发性甲营养不良及甲皱襞炎症引发的甲纵嵴也并不少见。表皮内汗腺管的收缩可引发严重的热耐受不良。

好发于肘窝、腘窝、腋窝和外阴，常发生干裂、糜烂和渗液，轻者皮损仅发生肘窝、腘窝及颈部。常有掌跖角化过度。有部分病例板层样的鳞屑陆续脱落后，转变成正常的皮肤；也有部分病例病情继续发展至幼年后不再加重，可持续终生。

3. 组织病理　组织病理示表皮角化过度，灶性角化不全，颗粒层和棘层增厚，表皮突延长，毛囊口有角栓。

4. 诊断依据　（表 45-6）

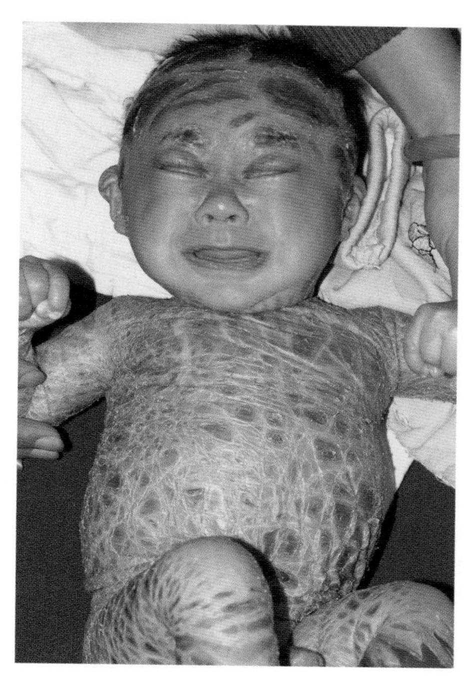

图 45-11　板层状鱼鳞病（广东医科大学附属医院　李文惠赠）（1）

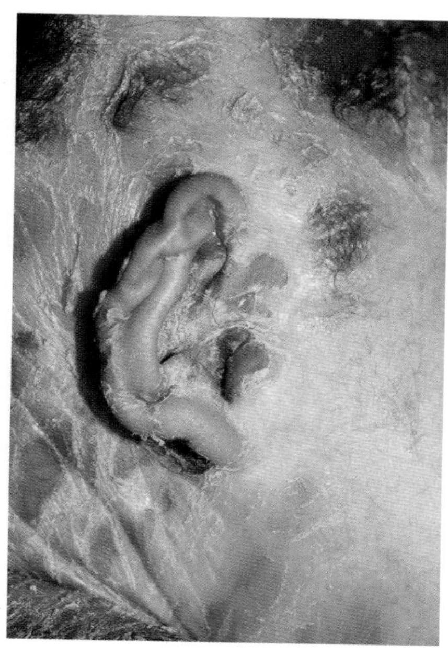

图 45-12　板层状鱼鳞病（广东医科大学附属医院　李文惠赠）（2）

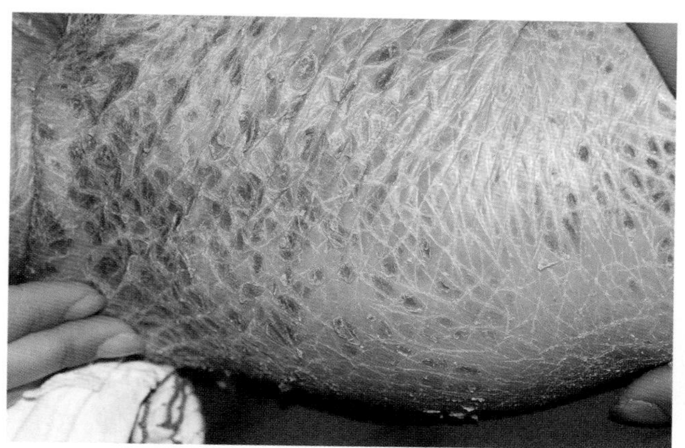

图 45-13　板层状鱼鳞病（广东医科大学附属医院　李文惠赠）（3）

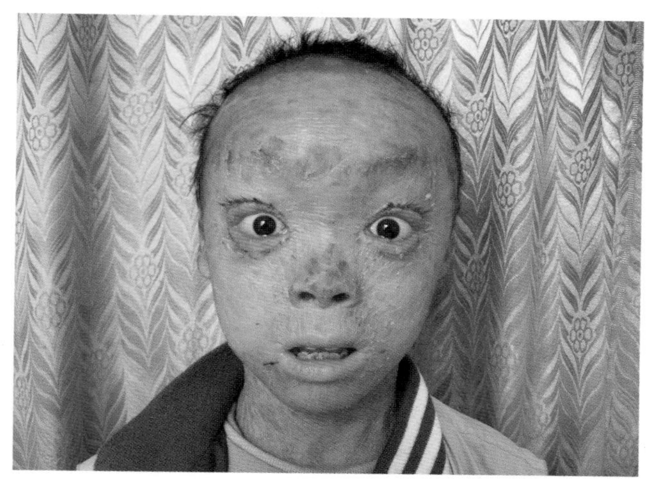

图 45-14　板层状鱼鳞病（广州市皮肤病防治所　何玉清惠赠）

表 45-6 板层状鱼鳞病的诊断依据

1. 出生时即有，以后可出现正常皮肤，或持续终生
2. 皮损为全身性红斑，覆有黑色的 5~25 mm大小的板层样鳞屑，肢体的屈侧和皱襞部位均有受累，重症者鳞屑较厚较黑，可有眼睑口唇外翻、掌跖角质增厚
3. 免疫组化显示 TGM1 功能缺陷；组织病理示中度角化过度、灶性角化不全，粒层正常或稍增厚，棘层肥厚，真皮上层炎症细胞浸润

5. 鉴别诊断　将患者分为 LI 和 NCIE 时，鳞屑性质和红斑严重度是鉴别诊断的重要临床特征，有称之为非红皮病性常染色体隐性板层状鱼鳞病和红皮病性常染色体隐性板层状鱼鳞病，前者以粗大的黑色板样鳞屑为特点，后者最显著的特征是红斑，但可在下肢出现粗大的黑色板样鳞屑。

6. 治疗　感染可用洗必泰外洗。对大多数鱼鳞病患者，阿维 A 和异维 A 酸 0.5~1mg/(kg·d) 内服，是最有效的治疗方法。需关注患儿热耐受不良的征象。

(二) 斑色鱼鳞癣

内容提要

- 先天性鱼鳞病中最严重、最特殊的一种类型。
- 新生儿被坚硬、盔甲状、增厚的角质层所包裹。
- 随后，角化过度的包膜渐裂开，出现宽深的鲜红皲裂，黄色角质鳞屑呈几何图形状排列，宛如小丑的服装，故称丑胎。
- 存活者发展成先天性鱼鳞病样红皮病。

斑色鱼鳞癣又名丑胎、胎儿鱼鳞病、重症火棉胶婴儿，为常染色体隐性遗传。

1. 病因与发病机制　是由于层粒中与脂质运输有关的角质形成细胞脂质运载体缺陷和 ABCA12 基因功能缺失，导致角质层中脂质屏障缺陷所引起。

2. 临床表现　胎儿鱼鳞病是火棉胶婴儿的重型(图 45-15，图 45-16)，极罕见，出生时即有。僵硬的铠甲包被体表，严重的睑外翻、唇外翻，面部变形(图 45-17)，以及耳廓缺乏和末节指(趾)骨坏疽。铠甲由 2~5cm 大小的黄褐色角化性斑块组成，黏着牢固；其在生后不久破裂，形成深达真皮的裂隙。

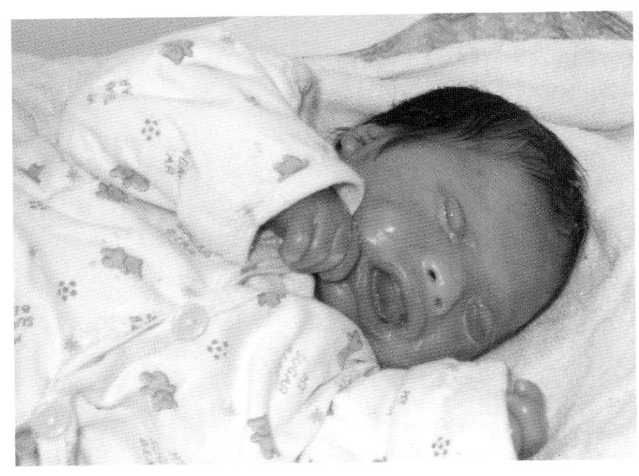

图 45-15 斑色鱼鳞癣严重睑外翻、O 型嘴(广州市皮肤病防治所　何玉清惠赠)

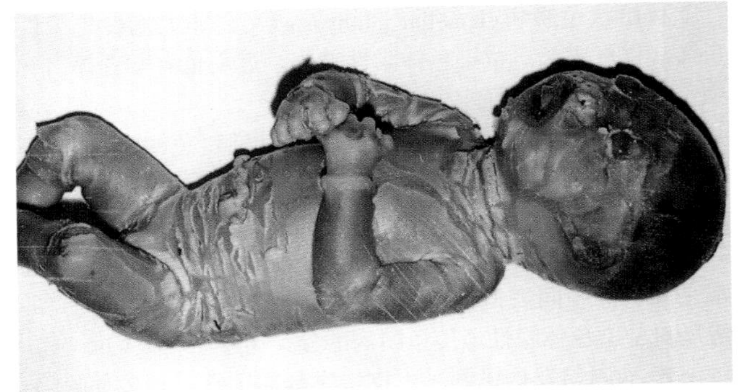

图 45-16 斑色鱼鳞癣严重睑外翻、O 型嘴、皮肤高度角化伴有深在性皲裂(衡阳医学院　车锦云惠赠)

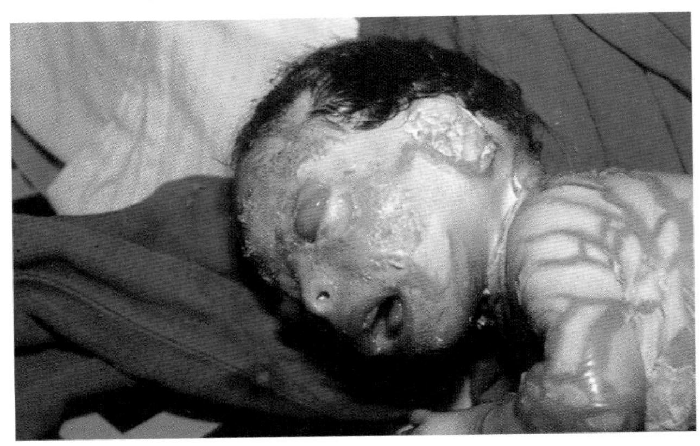

图 45-17 斑色鱼鳞癣

斑色鱼鳞癣通常不能适应宫外生活，这是由于大量致密的板层样鳞屑引起严重的骨骼和软组织变形，从而限制了婴儿的呼吸。大多数为死产或生后数天至数周内死亡。长期存活者生长发育迟缓。

在过去的 20 年间，已报道有越来越多患者由于维 A 酸的应用而延长了生存时间，至今年龄最大的患者已经 23 岁。这些患者在围生期后呈现重症剥脱性鱼鳞病样红皮病的临床特征。尽管这些患儿可能有生长和发育的迟缓，但智力通常是正常的。

3. 组织病理　粗大的板层样致密的角化过度，明显的角蛋白同心环堵塞毛囊开口，并散布于整个角层内。超微病理检查常见脂质包涵体。

4. 诊断依据　(表 45-7)

表 45-7 胎儿鱼鳞病的诊断依据

1. 出生时即有全身严重皮损，导致面容和肢体变形，影响呼吸吸吮，使之难以生存而造成死亡
2. 皮损包裹全身，为褐黄色的角化性增厚的盔甲样斑块，斑块间裂隙深达真皮，眼口严重外翻，形成丑角样的面容和衣着
3. 组织病理象为显著的角化过度和巨大的角质栓

5. 鉴别诊断　严重的火棉胶婴儿可出现较为显著的眼口外翻和较为增厚的角化性皮肤，需与胎儿鱼鳞病相鉴别，

但火棉胶婴儿症状要轻得多。电镜检查发现出生时表现为火棉胶/胎儿鱼鳞病特征的婴儿显示角层细胞内膜边缘带缺乏；当临床发展为板层状鱼鳞病时才显示出成型的边缘带；而斑色鱼鳞癣出生时角层细胞内膜就存在着边缘带。因此可根据边缘带的缺乏，鉴别严重的火棉胶婴儿和斑色鱼鳞癣鱼鳞病。

6. 治疗 参照鱼鳞病总论中的治疗。斑色鱼鳞癣的治疗类似于火棉胶婴儿。维A酸类促进异常鳞屑的松动和脱落，异维A酸或阿维A酯[1mg/(kg·d)]均可应用。长期存活者的智力发育似为正常，但存在生长迟缓，这可能与过度增生表皮的能量需求较大有关。

随着新生儿重症护理、维A酸药物的系统性治疗、适当的皮肤局部治疗和长期各系统监护等方面的发展，一些患儿已能在出生后存活。重症睑外翻需要进行眼科学护理。患儿应被放置在湿润的保温箱中并局部给予皮肤润滑剂和温和性软化剂。已证实，早期给予维A酸类药物尤其是阿维A系统治疗可在数周内使大片角化性鳞片剥脱，改善睑外翻唇外翻症状并过渡为先天性鱼鳞病样红皮病的重型表现。在实施治疗之前应与每个患者家庭就疾病预后、治疗方案选择及潜在的副作用进行沟通。

三、X染色体隐性遗传性鱼鳞病

X连锁隐性鱼鳞病

内容提要

- X连锁隐性鱼鳞病仅由杂合子的母亲传给男性。
- 本病有时易与寻常型鱼鳞病相混淆。
- 特征性表现为细小至大片的深色鳞屑，逗号形角膜混浊。

X连锁隐性鱼鳞病(recessive X-linked ichthyosis)，为类固醇硫酸酯酶缺乏，又名黑色鱼鳞病。呈X连锁隐性遗传，发病率男性新生儿为1/6 000，女性极其少见。出生时就可见皮损。

1. 病因与发病机制 STS基因缺陷导致发病。此病与微粒体酶、类固醇硫酸酯酶/STS(类固醇硫酸酯水解酶/芳香基硫酸酯酶C)的缺乏有关。基因位点为Xp22.32，为类固醇硫酸酯酶基因突变。

2. 临床表现 本病呈隐性遗传，女性杂合子虽常发病，但男性较重，1岁之前发病。也可在儿童期发病。

皮损发生于颈后、躯干、手臂伸侧、腋窝、腘窝，而掌跖、面部通常不受累，不伴毛周角化。皮损为多角形大且呈黑色或褐色厚鳞屑，着性大，冬重夏轻(图45-18)。与寻常型鳞癣不同，皮损不随年龄增长减轻，有时反而加重。

男性有间质性角膜混浊(50%)，隐睾(20%)，有个别报道睾丸癌。

3. 实验室检查 实验室可测到表皮和白细胞中类固醇硫酸酯酶活性降低，血浆中硫酸胆固醇增多。组织病理示表皮轻度增生，粒层正常或稍厚；致密的板层样角化过度。

4. 伴发疾病 ①Kallmann综合征；②点状软骨发育不良；③Conradi-Hunermann综合征；④Rud综合征。

5. 诊断依据(表45-8)

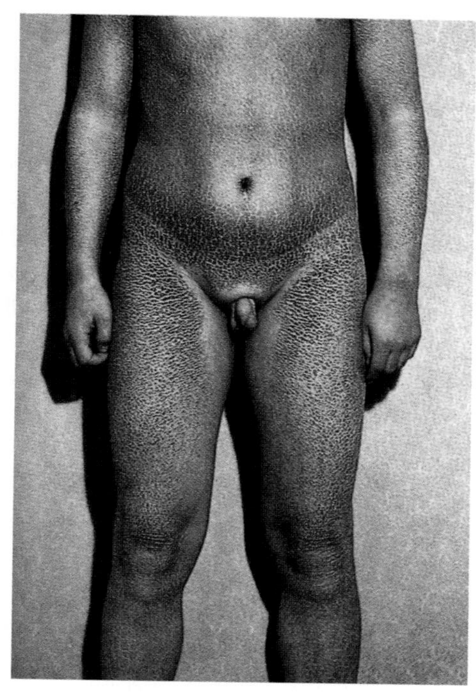

图45-18 X连锁隐性鱼鳞病
男性患者，黑褐色大片鳞屑遍布全身，肘窝等处亦受累。

表45-8 X连锁隐性鱼鳞病的诊断依据

1. 婴儿期发病，均为男性
2. 皮肤干燥，鳞屑大呈褐色至污黑色。皮疹分布范围可局限或泛发全身，以面颈、头皮受累最重，腹部及肢体皱褶部位，如腋下、肘窝、腘窝等多受累
3. 病情冬重夏轻，病程维持终身，可有皮损加重的趋势
4. 其他非皮肤的病症有：角膜点状混浊、隐睾、精神抑郁、骨骼异常和性腺功能减退。
5. 实验室检查：见该项

6. 治疗 润肤剂和温暖、潮湿的大气环境可改善角层水合，有益于治疗。40%~60%丙二醇外用后，维生素D类药物疗效不满意，还可引起皮肤刺激。聚乙烯薄膜封包过夜，每周数次可获良好的疗效；α-羟基酸亦有效。可口服阿维A 0.5~1mg/kg。

四、其他

(一)火棉胶婴儿

内容提要

- 火棉胶婴儿出生时由增厚的角质层覆盖，有光泽且透明的膜，类似火棉胶。
- 眼睑外翻、唇外翻、鼻软骨和耳廓软骨发育不良。
- 常在出生后2周内薄膜会完全脱落，此后逐渐转化为其他隐性表型。
- 大部分火棉胶婴儿演变为先天性鱼鳞样红皮病和板层状鱼鳞病，少数演变为Sjögren-Larsson综合征。

火棉胶婴儿（collodion baby，CB），其特征有新生儿皮肤发亮紧张，伴有无弹性的鳞屑外壳，似火棉胶样膜，而称为火棉胶婴儿。出现火棉胶样膜并不代表受累的婴儿必然会发展成为鱼鳞病，有时也可自愈。

1. 病因与发病机制 本病存在着共同的TGM或ACOX12B突变。火棉胶样膜有认为是一种生理变异或角质形成细胞凝聚力提高所致的结果。该膜是由显著增厚的饱含水分的角质层构成。出生后水分逐步蒸发，膜上出现大量裂隙，接着脱落，显露出其下方的红皮皮肤。可见于板层状鱼鳞病早期和其常染色体隐性遗传的非大疱性先天性鱼鳞病样红皮病，还可见于常染色体显性遗传的非大疱性先天性鱼鳞病样红皮病。火棉胶婴儿以后可以演变为各型鱼鳞病。

2. 临床表现 火棉胶婴儿是多种角化性皮肤疾病的早期临床表现，2/3以上的患儿可能会发展成板层状鱼鳞病或非大疱性鱼鳞样红皮病，少数成为X连锁隐性鱼鳞病或寻常型鱼鳞病。

本病出生时即有，为一层角层火棉胶样外壳覆盖全身，此膜光亮紧张，无弹性，常使下睑和唇外翻（图45-19）。火棉胶薄膜在生后立即开始脱落，于15~30天内全身脱屑。胶样婴儿也可能在薄膜脱落后，待红斑消退，皮肤可以终身正常。本病可能不是独立的疾病，可见于其他鱼鳞病中。

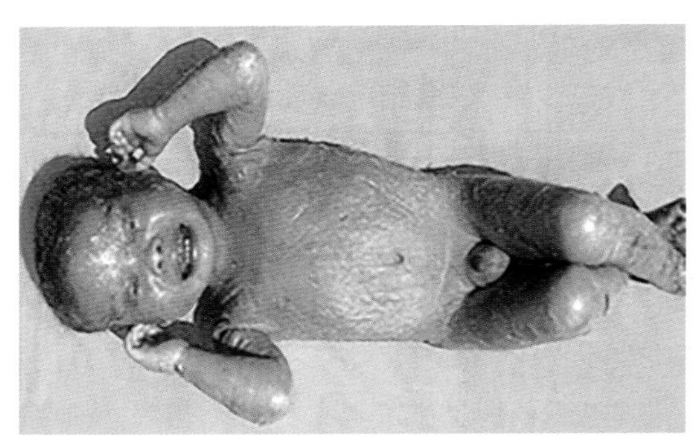

图45-19 火棉胶婴儿
全身被覆一层火棉胶样光亮薄膜，伴有睑外翻。

较厚的角质却无法有效阻止经皮肤不显性失水及病原微生物入侵，无助于体温稳定。因此，患儿易出现体温不稳定、屏障功能缺陷，不显性失水增加，易造成高渗性脱水、吸入羊水继发性肺炎，皮肤易并发细菌及白假丝酵母菌感染。

亚型：自愈性火棉胶婴儿或“薄片脱落的新生儿”，指有些患儿的火棉胶膜可以自行消退，呈现正常皮肤或者十分轻微的寻常型鱼鳞病。

3. 组织病理 角化过度、灶性角化不全和角质栓。火棉胶样膜的皮肤活检通常没有诊断价值。

4. 诊断依据 （表45-9）

表45-9 火棉胶婴儿的诊断依据

诊断依据
1. 出生时即有
2. 皮损为包裹全身的火棉胶样薄膜
3. 由于皮肤发亮干硬缺乏弹性，肢体呈半屈状，指趾屈曲分开
4. 眼睑口唇外翻，面部无表情，耳朵变形
5. 24小时内出现薄膜干裂脱落，可以诊断为火棉胶婴儿

5. 鉴别诊断

（1）胎儿鱼鳞病：由于本病患儿奇特的外貌颇似丑角的面容和服装，故又称斑色鱼鳞癣。胎儿鱼鳞病出生时全身就覆盖着盔甲样的褐黄色的角化性斑块，眼口严重外翻，鼻和耳朵变形或缺如，呼吸喂养受到明显限制而存活率很低。火棉胶婴儿的眼口外翻较轻，皮肤似薄膜状外观，而非斑块样厚和僵硬，严重的火棉胶婴儿出现胎儿鱼鳞病的症状时，可用组织超微结构的电镜检查进行二者的鉴别。

（2）表皮松解性角化过度症：在出生时或出生后不久出现广泛的皮损，其中有一型由于细胞松解的水疱位于浅表部分，故几无水疱可见，也无红斑，而只有全身浅表的脱屑。火棉胶婴儿全身的皮肤光亮而有紧绷感，使眼口外翻，面无表情，肢体半屈，脱屑为大片状，不难与本病区别。

6. 治疗 患儿必须置于育儿箱，保持适当湿度，静脉补充液体和营养，预防肺部、皮肤皲裂处的感染。避免使用角质溶解剂。随着患儿皮损的转变为其他各型鱼鳞病，采用相应的治疗措施。

目前在国内外应用阿维A治疗儿童遗传角化性疾病的最佳起始剂量每天0.5mg/kg，安全有效，尚未见明显的毒副作用。Chan等报道2例火棉胶样患儿，其中一例为2岁男童，全身覆盖紧密、厚厚的铠甲，严重睑外翻。从出生第1天就给予口服阿维A 2.5mg/d（相当于每天1mg/kg），治疗1个月后改变为每天0.5mg/kg，维持治疗直到9个月，皮损改善显著，停用阿维A后，皮损未再复发。

阿维A在儿童中应用的不良反应与成人相似，且严重性与药物剂量呈正相关。对1~5岁幼儿重症角化性皮肤病口服阿维A治疗均有理想的疗效，经过7~22个月的临床随访，除口、眼、皮肤干燥等常见不良反应外，生长发育均正常。在理论上儿童长期应用阿维A最大的不良反应是影响生长和发育，其中骨骼系统不可逆性改变为阿维A最严重的毒副反应。故婴幼儿童与少年长期使用时，每6~12个月应做X线检查腰部脊柱及长骨改变，并密切注意骨骼、身高及生长率的变化。

（二）获得性鱼鳞病

内容提要

- AI是一组不同原因所致的非遗传性疾病，可由副肿瘤现象，自身免疫/炎症、代谢、内分泌和感染性疾病或某些药物所致。
- 恶性肿瘤所致的病例占所有AI的一半，其中最常见的是淋巴增殖性疾病。
- 特征性表现为皮肤干燥、粗糙伴显著脱屑，对称性累及躯干和四肢，尤其是伸侧。

获得性鱼鳞病（cquired ichthyosis，AI）是一种非遗传性皮肤病，多在成人期发病，其特征为身体某些部位的皮肤发生干燥、粗糙，伴有显著鳞屑。其临床表现和组织学变化类似于常染色体显性遗传寻常型鱼鳞病。

1. 病因与发病机制

（1）相关因素：获得性鱼鳞病可能与恶性肿瘤和自身免疫性/炎症性、代谢性、内分泌性及感染性疾病有关，也可能与使用某些药物有关（表45-10）。

表 45-10　获得性鱼鳞病的相关因素与疾病

恶性肿瘤	传染性疾病
霍奇金病	艾滋病
非霍奇金淋巴瘤	嗜人T淋巴细胞病毒-Ⅰ感染
平滑肌肉瘤	嗜人T淋巴细胞病毒-Ⅱ感染
Kaposi 肉瘤	麻风病
多发性骨髓瘤	神经系统疾病
皮肤T细胞淋巴瘤	交感神经切除术
卵巢癌、乳腺癌、肺癌和	药物
宫颈癌	西咪替丁
自身免疫性/炎症性疾病	氯法齐明
系统性红斑狼疮	羟基脲
皮肌炎	降脂药
嗜酸细胞性筋膜炎	烟酸
移植物抗宿主病	羟甲基戊二酰辅酶A还原
结节病	酶抑制剂
营养性疾病	曲帕拉醇
营养不良	罕用药物
吸收不良	丁酰苯
乳糜泻	地西拉嗪
胰腺功能不全	马普替林
必需脂肪酸缺乏症	萘氧啶
代谢性疾病	
慢性肝功能不全	
慢性肾功能不全	
甲状腺功能减退	
甲状旁腺功能亢进症	
脑垂体功能减退症	

(2) 恶性肿瘤。

(3) 营养缺乏性疾病。

(4) 药物。

(5) 关键酶受损:与脂质分子密切相关的酶类主要包括以脂质分子为底物的酶类(如类固醇硫酸酯酶)和需要脂质分子辅助才能发挥最佳功能的酶类。获得性鱼鳞病的临床表现可能与这些关键酶中的任何一种酶受到代谢性、肿瘤性或自身免疫性损害有关。

皮损活检显示真皮内存在非干酪样肉芽肿。

当皮肤的角化过程遭到破坏,引起表皮角化过度、鳞屑形成以及角质层屏障功能异常时,可发生鱼鳞病。当细胞进入角质层加速或角化细胞在角质层停留过长时,均可引起角质层增厚(图 45-20)。

2. 临床表现　获得性鱼鳞病与寻常型鱼鳞病的临床表现相同,大多于成年期发病,而在其他方面与遗传性鱼鳞病很难区别。临床表现为皮肤出现对称性鳞屑,其严重程度从轻度的皮肤粗糙、干燥到显著的板层状脱屑。鳞屑的颜色可呈白色、灰色至棕色,直径从 >1mm 至 <1cm。鳞屑主要累及躯干和四肢,典型鳞屑主要分布于伸侧,而屈侧较少,受累部位一般下肢比上肢更明显。

获得性鱼鳞病可由恶性疾病、非恶性疾病或药物反应所引起(表 45-10)。获得性鱼鳞病的皮肤表现可在诊断出相关疾病之前或之后出现,严重程度可能与潜在的基础疾病严重度及急性程度有关,一旦基础疾病进入消退期,获得性鱼鳞病常也随之消退。

3. 病理组织　获得性鱼鳞病与寻常型鱼鳞病相同。

4. 诊断　对于成年阶段发生的鱼鳞病,应首先排除其他迟发性鱼鳞病,如寻常型鱼鳞病、干燥病、Refsum 病,然后才可以考虑获得性鱼鳞病。所有其他遗传性鱼鳞病基本上在 13 岁之前发病,因而容易与迟发性鱼鳞病相鉴别。

5. 治疗　治疗基础疾病,停用致获得性鱼鳞病的药物,皮肤对症处理。水合作用治疗如应用乳酸、羟基乙酸及丙酮酸之类的保湿剂。延长沐浴时的浸泡时间,沐浴浸泡后应立即涂富含油脂的润肤剂(如凡士林、亲水软膏或油膏等)。

角质松解剂,如水杨酸、尿素、丙二醇和乳酸等可促进角化细胞的解聚,因而可用来去除角质层鳞屑。

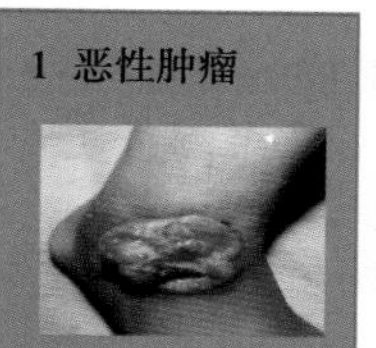

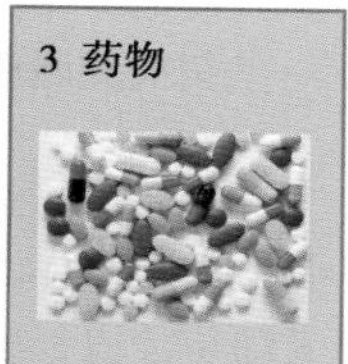

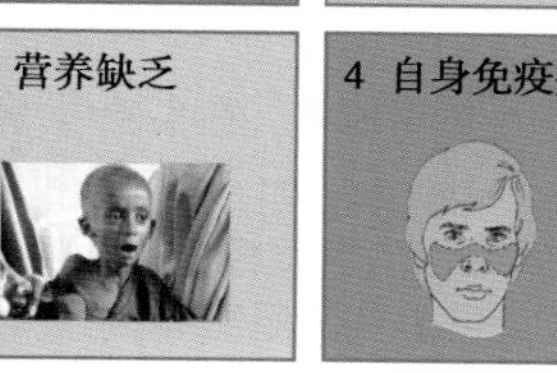

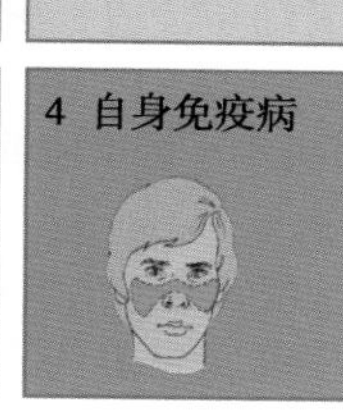

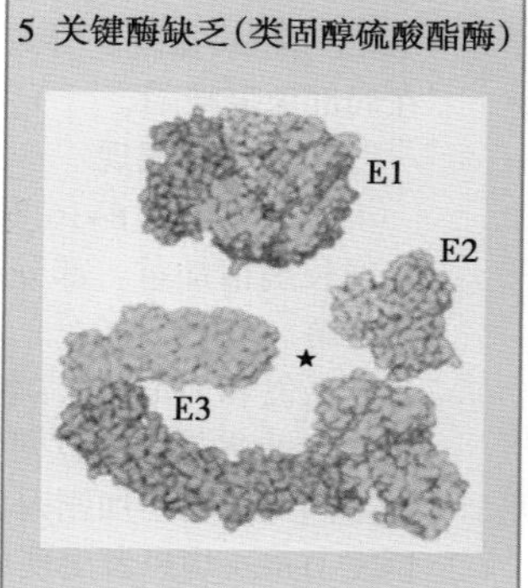

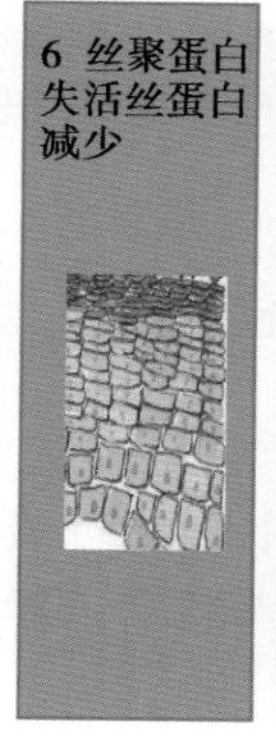

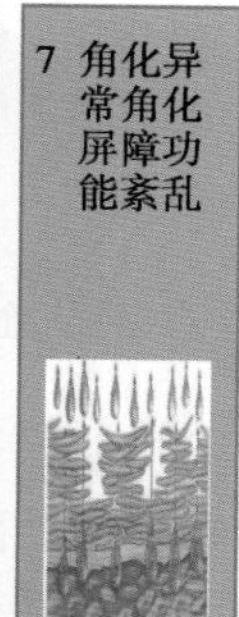

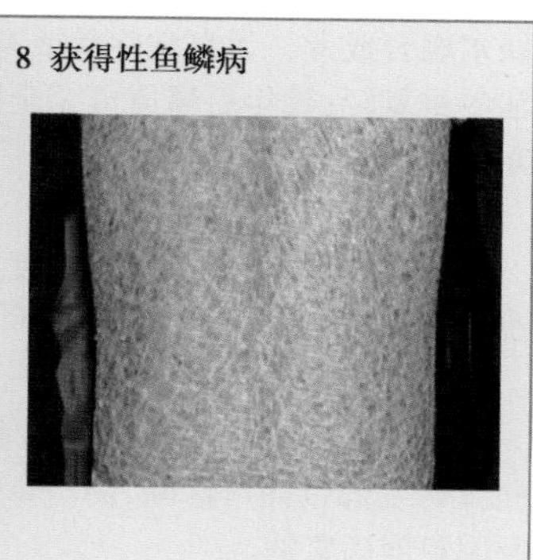

图 45-20　获得性鱼鳞病发病机制

第二节　遗传性角化病

一、正圆形糠秕疹

正圆形糠秕疹（pityriasis rotunda）又称连圈状糠秕疹，与传染病（如结核）、营养不良、肝脏疾病（肝细胞癌）或肺部疾病有关。正圆形秕糠疹在组织病理学上与获得性鱼鳞病相似，表现为银屑病样增生、致密的正角化以及颗粒细胞层变薄（详见第三十二章）。

二、鳞状毛囊角化病

鳞状毛囊角化病（keratosis follicularis squamosa）可能是一种与鱼鳞病同类的罕见病，但未予证实。病因不明，由土肥于1903年首次报道。

（一）临床表现

（1）基本损害：为圆形或椭圆形、淡灰色或褐色鳞屑性斑疹，直径数毫米至1~2cm，边界清楚。鳞屑中央紧贴皮肤，有与毛囊孔一致的黑色小点；边缘游离（图45-21），周围有色素减退晕。鳞屑去除或脱落后中央黑点仍存在，数天后又出现同样鳞屑。

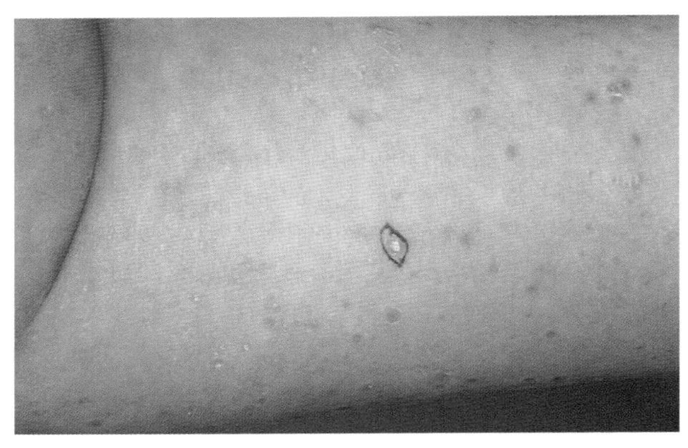

图45-21　鳞状毛囊角化病（新疆维吾尔自治区人民医院普雄明惠赠）

（2）发病特征：好发于20~30岁青壮年，男女之比1：1.6。常对称分布于腹、腰、臀、股外侧及腋窝附近，皮疹散在分布，偶尔融合成片。无自觉症状或有轻度瘙痒。病情发展缓慢，常冬重夏轻；数年后鳞屑可完全脱落，遗留暂时性色素减退。亦有病期长达15年不变者。

（二）组织病理

角层增厚，毛囊口角化过度，伴有角栓，血管周围及真皮浅层毛囊周围少量淋巴细胞浸润。

（三）诊断与鉴别诊断

根据皮疹特点，褐色圆形片状鳞屑斑疹，中央黑色毛囊角栓及好发部位即可诊断，需与鱼鳞病、连圈状糠秕疹、花斑癣及副银屑病鉴别。

（四）治疗

本病有自限性，一般不需治疗。可试用维生素A、E、D，口服红霉素或米诺环素有效，外用0.1%维A酸软膏、10%尿素软膏或5%水杨酸软膏、卡泊三醇软膏。

三、毛囊角化病

内容提要

- 典型皮损为棕色的角化丘疹，在脂溢分布区易于融合成斑片。
- 每一个丘疹均覆以油腻的灰棕色痂，丘疹顶端有一个小凹窝。
- 丘疹增大并融合形成具有恶臭的乳头状瘤样和增殖性赘生物。
- 组织病理呈乳头瘤样增生，见角化不良细胞（"圆体"和"谷粒"）。

毛囊角化病（keratosis follicularis）又称Darier病，是一种少见的角化不良疾病，为常染色体显性遗传。以皮脂溢出部位发生褐色油腻性角化性丘疹、增殖斑块和伴发甲、黏膜病变为临床特征。角化性丘疹是其原发性皮损，许多丘疹的形成与毛囊有关，而有的发生在毛囊之间或无毛囊的部位，如口腔黏膜、掌跖和甲床。

（一）病因与发病机制

Darier病以异常的角质形成细胞黏合为特征，是一种罕见的常染色体显性遗传性疾病。

1. 基因突变　通过对不同家系的定位克隆研究，揭示毛囊角化病基因位于12q23-p24。ATP2A2突变，一种编码SERCA2（肌浆内质网的一种在细胞内信号传导中起重要作用的钙泵）的基因，导致了这种疾病（图45-22）。

ATP2A2基因长约76kb，由21个外显子组成，在皮肤角质形成细胞内高表达。到目前为止，已有超过187种致病突变，包括错义突变、无义突变、移码突变、替换、插入、剪切、删除等。ATP2A2基因突变情况，在中国家系中发现c.632G>A（p.G211D）突变。

SERCA2钙泵的研究，钙离子在调节表皮细胞分化、桥粒组装以及细胞间的连接等方面具有积极作用，而内质网在信号传导途径、蛋白折叠、调节细胞凋亡等方面也具有重要作用。ATP2A2基因的突变可导致钙离子储备耗尽或内质网中的钙离子浓度变化影响到蛋白的合成和转运，包括错误折叠、翻译后的缺陷、质膜蛋白和分泌蛋白的转运异常。

2. 免疫因素　发现患者皮损中表皮$CD1a^+$阳性的朗格汉斯细胞以及真皮中$CD123^+$阳性的浆细胞样树突细胞均显著减少，且LC树突短、胞体小、数量少，但在皮损周边发现有$CD1a^+$的LC出现。导致了一些树突细胞亚群的减少，从而存在局部免疫缺陷。

（二）临床表现

发病年龄为8~16岁，少数患者到51~70岁才发病。随年龄增长病情加重。部分患者随年龄增长病情减轻，但不会自行缓解。

激发和加重因素：本病通常在夏季加重。在实验中，紫外线照射非皮损处皮肤可以诱发Darier病。出汗、高温和封闭都是同等重要的加剧因素。用碳酸锂治疗双相情感性疾病可诱发Darier病患者出现皮损，应尽量避免使用锂剂。

1. 皮肤损害　为针尖至豌豆大的坚硬角化丘疹，手掌可见0.1mm的尖顶丘疹，躯干四肢见2~5mm皮色或红棕色角化性丘疹（图45-23~图45-26）。表面覆以油腻性、灰棕色、黑色痂。剥去痂后，丘疹顶端可见一漏斗形小凹陷。

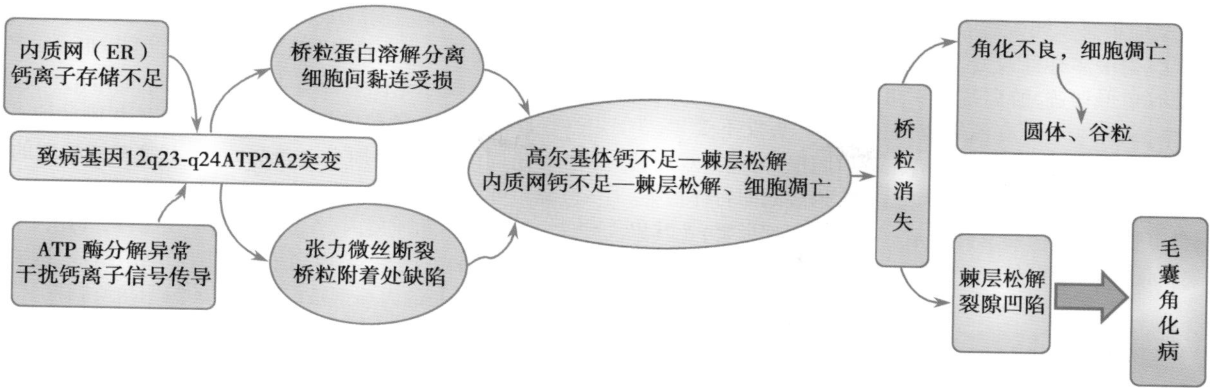

图 45-22　毛囊角化病发病机制

致病基因 12q23-q24ATP2A2 编码 SERCA2 蛋白(ATP 酶),该蛋白有 140 余种,其编码基因突变主要为错义突变、移码突变、剪切位点突变、密码子提前终止突变。突变引起高尔基体钙不足导致棘层松懈,导致内质网(ER)内钙离子不足,引起级联病理反应,棘层松解、细胞凋亡。圆体谷粒,毛囊角化病。

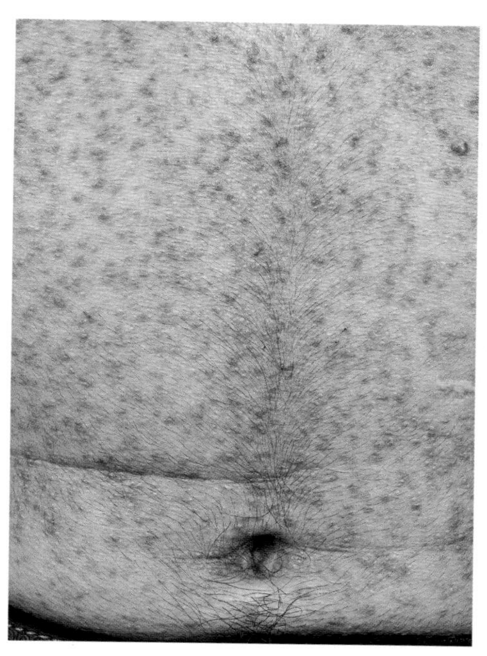

图 45-23　毛囊角化病(1)

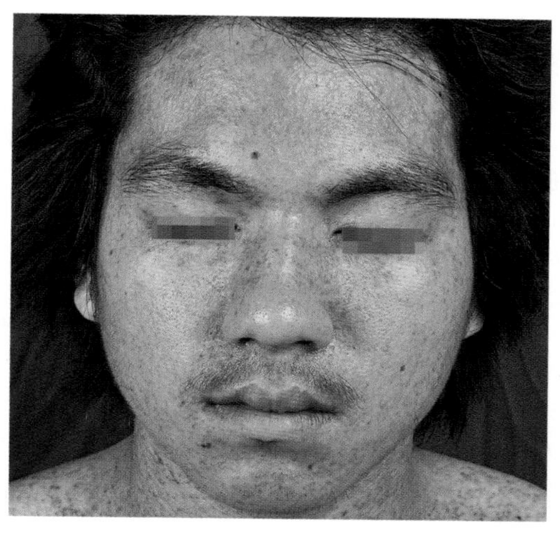

图 45-24　毛囊角化病(2)

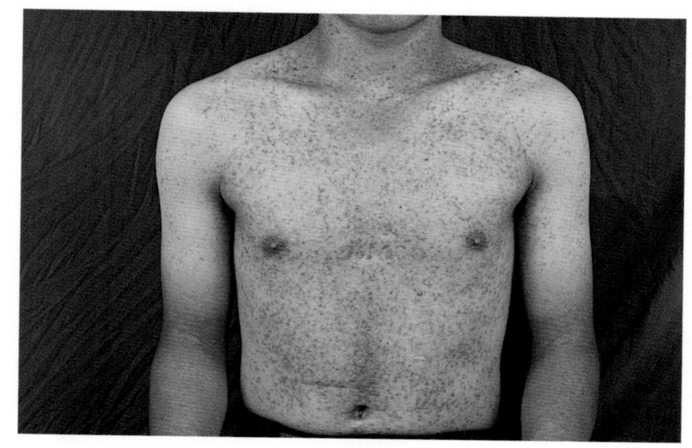

图 45-25　毛囊角化病(3)

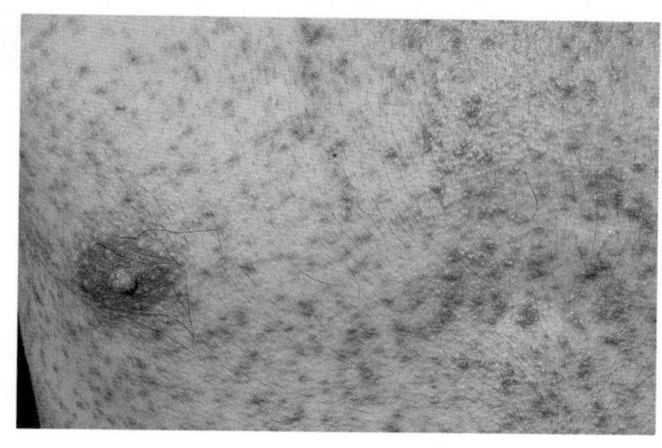

图 45-26　毛囊角化病(4)

2. 皮损分布　90% 以上分布于脂溢性区域,如头皮、额、颈、前胸、腋、外阴及四肢屈侧等,对称分布。屈侧累及见于 80% 患者,特别是腋窝、腹股沟和乳房下皱褶。10% 的病例呈单侧分布,也可见节段性分布,节段性分布病例提示后接合子突变。

3. 轻症与重症　大多数为轻症,重者可为广泛的疣状斑块、乳头瘤样蕈样斑块。赘生物主要见于腋窝、臀缝、腹股沟和耳后、头皮上布满油腻性痂,面部损害以鼻旁特殊严重。可伴有恶臭和瘙痒。病情常在青春期加重,热敏感严重。紫外线可使病情加重。

4. 其他损害　90% 存在掌跖点状角化、弥漫性角化和肢端角化；指甲多样性改变，甲营养不良、甲板变薄，甲床肥厚，远端有角形切迹，游离端有三角形的缺损或称 V 型切迹（图 45-27、图 45-28），可有深红或白色纵纹。头发不受累，头皮受累，可致斑秃，15%~50% 患者出现口腔损害，包括双颊黏膜、硬、软腭和牙龈有白色中央凹陷丘疹，形成鹅卵石样损害。咽喉、食道和女性生殖器也可受累。76% 有眼部损害，尤其累及角膜，而角膜薄翳罕见。

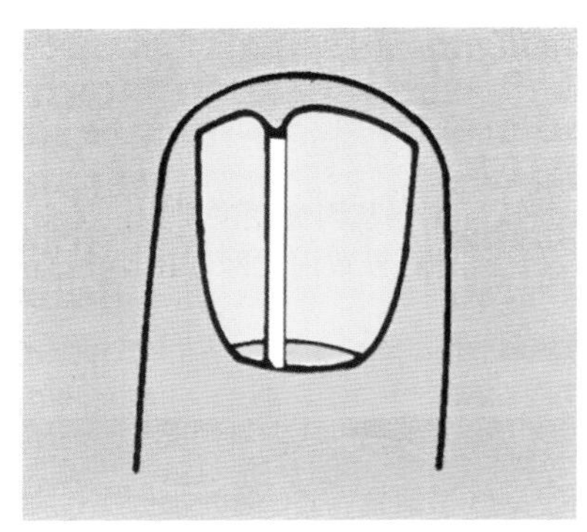

图 45-27　毛囊角化病指甲病变
1 个或多个苍白或粉红色纵脊穿过甲弧影到达甲板游离缘，终止于角形缺口。

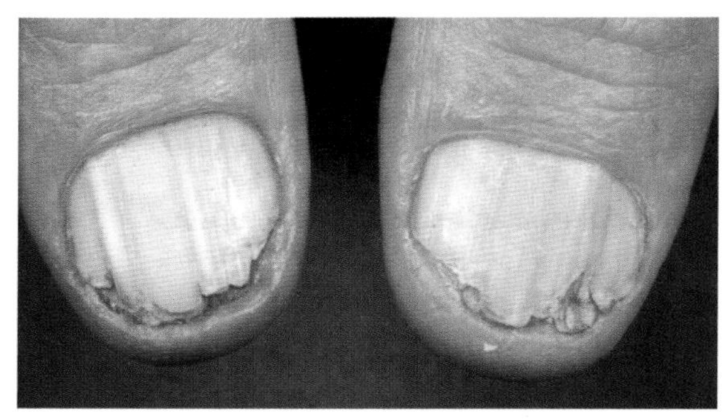

图 45-28　毛囊角化病
指甲损害。

5. 临床亚型

（1）肢端出血型：患者有出血性掌跖损害，患者典型临床表现为掌跖和手背部出现红色、深蓝色的形状不规则、边界清楚的斑疹。此类皮损是血细胞渗透至发生棘层松解的水疱中所致。

（2）节段 1 型：研究发现 Darier 病呈两种节段性分布。表现为单侧线状，或带状疱疹样分布。1 型较常见，沿 Blaschko 线呈单侧分布。沿 Blaschko 线分布的皮损严重程度和组织学改变与泛发型 Darier 病无差别。

（3）节段 2 型：2 型发生于杂合种系突变患者，因为节段区皮损的体细胞野生型等位基因杂合子丢失导致出现单合子或半合子，从而使沿皮纹分布的皮损严重程度增加。皮损泛发，沿皮纹线型加重。

（三）实验室检查

组织病理示角化过度和不规则棘层肥厚；棘层松解和角化不全上部的表皮增厚呈乳头瘤样增生。真皮浅层血管周围轻至中度炎症细胞浸润。Darier 病有 2 种显著的组织学特征，棘层松解和角化不良。棘层松解导致基底层上裂隙形成。表皮内角化不良表现为圆体和谷粒，是本病具特征性的角化不良细胞。

圆体通常在颗粒层最显著，包括一个不规则的偏心的且有时是固缩的核，外周有一透明的晕，有嗜碱或嗜酸的“壳”包绕。可见数量不等、很不规则的角质透明蛋白颗粒。

谷粒位于角质层内，谷粒可能起源于圆体，为增大的角质形成细胞，细胞核深染，由扁平的卵圆形细胞组成，胞浆强嗜酸性，内有拉长的雪茄型核仁和丰富的透明角质颗粒。

（四）并发症

涎腺炎、涎腺结石、骨囊肿、智力低下、抑郁、肺部损害、细菌，真菌感染、HPV 感染、种痘性湿疹、疱疹性湿疹、播散性皮肤单纯疱疹及皮肤鳞状细胞癌。

（五）诊断

阳性家族史。好发于皮脂腺丰富的部位。基本损害为针尖至豌豆大坚硬角化丘疹，表面覆以褐色油腻性结痂。日光曝晒皮损加重，特征性组织病理象。角化过度，棘层肥厚，表皮内角化不良细胞。

（六）鉴别诊断（表 45-11）

表 45-11　毛囊角化病鉴别诊断

临床鉴别	
黑棘皮病	表现为柔软的乳头瘤样丘疹，好发于颈、腋、腹股沟等皱褶部位
融合性网状乳头瘤病	损害为扁平的较大的丘疹，且常局限于躯干上部
疣状角化不良瘤	常为头部或颈部的单个疣状结节
组织病理鉴别	
日光性角化病	常有表皮细胞核的间变
家族性良性慢性天疱疮	无裂隙，而有基底层上的棘层松解的大疱

（七）治疗

针对角化过度、角化不全、棘层肥厚及棘层松解，使之正常角化，改善临床症状；理想疗法是针对桥粒斑块蛋白异常、张力细丝与桥粒附着缺陷等进行基因纠正和治疗。避免诱发因素，如避免烈日曝晒，保持局部清洁，避免物理损伤，减少局部摩擦，亦应避免诱发因素碳酸锂，防止感染。治疗仅为对症处理（表 45-12）。

1. 一般治疗　紫外线可加重本病，避免烈日曝晒，应用遮光剂。保持局部清洁，减少局部摩擦。

2. 系统治疗

（1）维 A 酸：异维 A 酸［1mg/(kg·d)］或阿维 A［0.5mg/(kg·d)］可显著改善病情。维胺酯 25mg/ 次，每天 3 次，连服 2~3 个月，疗效较好。异维 A 酸和阿维 A 疗效显著，这类药物的副作用和停药复发使其使用受限。

（2）环孢素：用于严重的病例。5~7.5mg/(kg·d) 口服，或 3~5mg/(kg·d) 静脉注射。环孢素对伴有泛发性湿疹的毛囊角化病可能有治疗效果。

（3）氯喹：0.25g/ 次，每天 1~2 次，注意眼损害。

（4）其他：有报道显示少数女性患者皮损在月经期前加

表 45-12　毛囊角化病的治疗

防止诱发因素	避免日晒，防止感染，光敏现象可用氯喹 / 羟氯喹
局部治疗	糖皮质激素外涂及皮损内注射，他扎罗汀、阿达帕林、水杨酸、煤焦油软膏、5- 氟尿嘧啶软膏，抗生素制剂 清洁卫生，防止感染，激光，5- 氨基酮戊酸光动力疗法
维 A 酸类	口服阿维 A、阿维 A 酯，环孢素用于严重病人
手术治疗	肥厚型损害可用皮肤磨削术，切除后植皮，适用于蕈样斑块 一线治疗：穿凉爽棉料衣服、润肤剂、外用异维 A 酸、他扎罗汀、阿达帕林 二线治疗：口服异维 A 酸、阿维 A、局部氟尿嘧啶 三线治疗：环孢素（只用于湿疹样变）、口服避孕药（女性，炔雌醇 50μg、左旋 -18- 甲基炔诺酮 125μg）、饮食补充脂肪酸、口服泼尼松龙（只用于有大疱性水疱皮损时）、激光、皮肤磨削术、清创术、光动力疗法、肉毒杆菌毒素

重，这些患者口服避孕药后症状可缓解。

3. 局部治疗　0.1% 维 A 酸软膏、5%~10% 水杨酸软膏、10% 尿素软膏、5% 5-FU 软膏均可选用。

曲安奈德混悬液皮损内注射有效，但易复发。1 例线状毛囊角化病男性患者，皮损分布于躯干，外用他扎罗汀治疗超过 6 周，疗效显著。

激光、冷冻或手术切除，适用于蕈样斑块。X 线或境界线照射可改善症状。

患者接受了以 5- 氨基酮戊酸作为光敏剂的光动力疗法，症状得到改善。

（八）病程与预后

常在 8~16 岁发病，到成年期加重，最后病情稳定。损害可局限持续数年不变或进行性泛发全身。目前无满意的治疗方法，全身健康一般不受影响。

四、毛周角化病

内容提要

- 损害为小而尖的毛囊性皮疹，红斑或非红斑性。
- 轻症者仅局限于上臂，毛囊口的有角质栓。
- 大腿是第二个常发部位。也可见于面部、前臂、臀部、躯干和小腿。

毛周角化病（keratosis pilaris）又称毛发角化病，是一种常见的常染色体显性遗传角化性皮肤病，最常见于上臂的伸侧，特征为毛囊口的角质栓。可能是鱼鳞病的毛囊亚型。

（一）病因与发病机制

发病机制未明，可能与角化细胞黏附障碍有关。组织学未能证实角化异常，凝集素染色模式不支持异常角化。本病的发生与遗传因素有关，为常染色体显性遗传病，外显率变化较大，伴有可变的外显率。发病与 18 号染色体短臂上一个基因易位和缺失有关系。在女性患者提示为 X 连锁显性遗传型。

因毛周角化病极为常见，故其应归类为一种疾病亦或一种正常变异尚有争议；Mevorah 等（1985）发现 44% 正常个体可患有本病。本病可伴发寻常型鱼鳞病、特应性皮炎、Noonan 综合征和 Down 综合征。

（二）临床表现

本病高达 40% 的成人患病。常见于青少年，女性好发，发病年龄在 20 岁以前，青春期达高峰，常随年龄增长而改善。好发于上肢伸侧（图 45-29，图 45-30）、股外侧和臀部，部分病例可扩展至腹部、躯干和小腿。冬季加重，夏季减轻。有时伴轻度瘙痒。

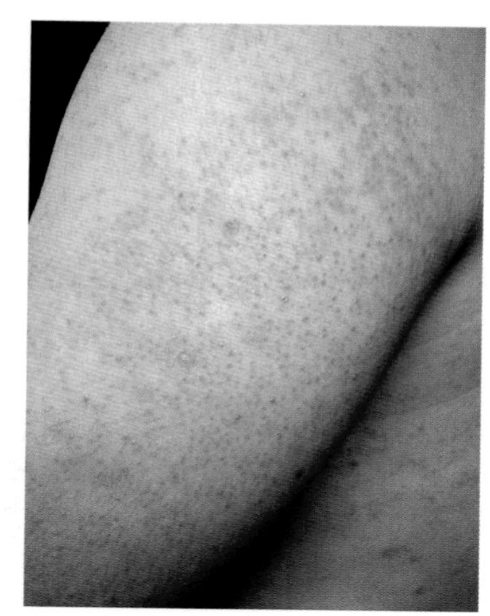

图 45-29　毛周角化病

上臂外侧细小角化性丘疹，皮色或淡红色，质硬，部分丘疹内含蟠曲的毳毛（东莞市常平人民医院　曾文军惠赠）。

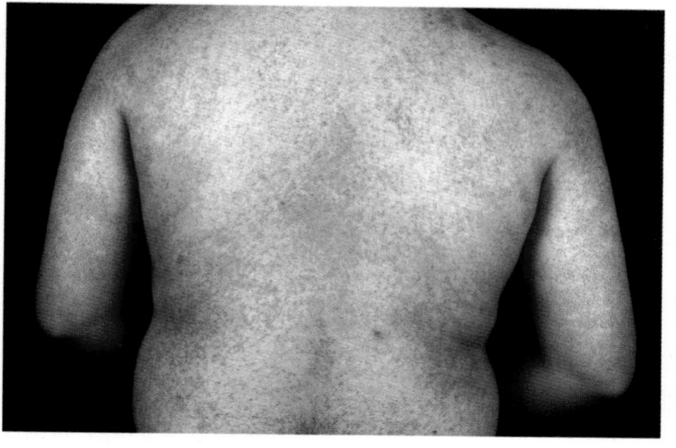

图 45-30　毛周角化病

皮损为针头大小的毛囊性丘疹，红斑或非红斑性，不融合，顶端有淡褐色角栓是其特征，内含卷曲的毛发；剥去角栓后遗留微小凹陷。有时多数皮损呈点状红色丘疹。

1. 临床亚型　红色毛周角化症、萎缩性毛周角化病、脱发性棘状毛周角化症、小棘状秃发性毛囊炎、虫蚀状皮肤萎缩。

2. 组织病理　毛发角化病的特征为毛囊扩张与角栓，其中可含一根或几根弯曲的毳毛。毛囊口张开，内有圆锥形、板层样角栓。毛囊的角栓突出至表皮表面，偶见扭曲或螺旋状毛发。在部分毛囊中，角栓穿透薄弱的毛囊漏斗壁，邻近真皮产生化脓性和肉芽肿性反应。

（三）伴发疾病

特应性皮炎、寻常型鱼鳞病、Noonan 综合征和 Down 综合征、霍奇金淋巴瘤、甲状腺功能低下、库欣病、维生素 B_{12} 和维生素 C 缺乏。

（四）诊断与鉴别诊断

依据好发年龄、好发部位及典型皮损可诊断，组织病理支持诊断。但应注意伴发的寻常型鱼鳞病。应与下列疾病鉴别：

1. 维生素 A 缺乏症　罕见。皮疹为干燥而坚实的圆锥形角化性丘疹，类似蟾皮。重者有眼干燥、夜盲、角膜软化或溃疡等。

2. 毛发红糠疹　早期见膝、肘关节伸侧，手指的第 1~2 指节背面起毛囊性丘疹，可融合成片，上覆糠状鳞屑，炎症明显，伴有掌跖角化过度。

3. 小棘苔藓　为针帽样毛囊性丘疹。每个丘疹顶端有一根丝状角质小棘，密集成片，但不融合，无自觉症状。

（五）治疗

本病慢性经过，有自限性，一般不需治疗，或仅对症治疗，外用角质软化剂或角质溶解剂可减轻症状。

1. 治疗选择　一线治疗：聚酯海绵除去毛表角栓、尿素水杨酸、局部用糖皮质激素。二线治疗：局部外用维 A 酸、异维 A 酸、他扎罗汀、卡泊三醇。三线治疗：四环素类如米诺环素、土霉素；调 Q 长脉冲红宝石激光（用于脱发性小棘毛周角化病）；磷酸钛氧钾激光（用于红色毛周角化症）；脉冲可调染料激光（用于萎缩性毛周角化症、红色毛周角化症）。

2. 保守观察　病程自限性，本病随年龄增长减轻或隐匿，可以不治疗。

3. 伴发疾病处理　寻常型鱼鳞病、特应性皮炎、Noonan 综合征、Down 综合征。

外用 12% 乳酸铵洗剂，单用或联用中效糖皮质激素制剂；5% 水杨酸软膏、10%~20% 尿素软膏；0.05%~0.1% 维 A 酸乳膏，而有报道外用卡泊三醇软膏经双盲对照无效。

异维 A 酸用于虫蚀状皮肤萎缩，有报道用异维 A 酸治疗可减轻炎症，停止治疗其效果依然持续。

（六）病程与预后

即使不治疗，此病也随年龄增长，逐渐变得不明显。

五、萎缩性毛发角化病

萎缩性毛发角化病（keratosispilaffs atrophicans），是一组伴有毛周角化的遗传性综合征，毛囊扩张、角化过度和毛囊破坏是其特征。其包括三种类型：面部萎缩性毛周角化病、虫蚀状皮肤萎缩、脱发性毛囊角化病。

（一）病因与发病机制

虽然许多病例为散发性，但目前认为属于先天性缺陷。面部萎缩性毛周角化病和虫蚀状皮肤萎缩为常染色体显性遗传，脱发性毛周角化病则可能是性连锁隐性遗传。

（二）临床表现

1. 面部萎缩性毛周角化病（keratosis pilaris atrophicans faciei）

（1）眉部瘢痕性红斑：儿童期发生损害为持续性网状红斑及细小的毛囊性角化丘疹，丘疹中央有纤细的眉毛穿过，易于折断，累及外侧眉弓或由此缓慢扩展至额、颊甚至头皮，消退时遗留凹点状萎缩性瘢痕和眉毛永久性脱落。

（2）萎缩性红色毛周角化病：红斑和毛囊性小丘疹对称分布于颊部，有时蔓延至额部，预后遗留色素沉着、网状萎缩和瘢痕。

2. 虫蚀状皮肤萎缩又称虫蚀状痤疮、网状红色瘢痕性毛囊炎、瘢痕红斑性皮肤萎缩。一般在 5~12 岁发病。双侧颊部或耳前区发生红斑和针头大小的毛囊性角栓，角栓脱落后迅速形成网状萎缩；病变可局限或扩展至额、上唇和耳垂，头皮一般不受累。典型损害呈无数虫蚀状萎缩性小凹，直径 1~3mm，深约 1mm，形状不规则，对称分布，密集存在，小凹之间有狭窄的正常皮肤相隔，使局部呈蜂窝或筛孔外观。

3. 脱发性小棘状毛囊角化病（keratosis follicularis spinulosa decalvans），婴儿或儿童期起病。毛囊性丝状角栓、红斑和粟丘疹损害开始发生于鼻、颊部，角栓脱落后出现萎缩；类似的损害亦可见于头皮、颈、四肢和躯干，从而导致瘢痕性秃发。本型可伴发掌跖角化病、畏光、角膜结膜炎、白内障和其他角膜病变。

（三）组织病理

病理变化无特异性。毛囊漏斗扩张伴角质栓，毛囊和血管周围淋巴细胞浸润，可混有中性粒细胞。晚期则出现毛囊周围真皮浅层的纤维化、纤维束硬化和表皮萎缩。

（四）诊断

根据临床表现一般可作出诊断。脱发性毛周角化病应与假性斑秃和扁平毛发苔藓鉴别。

（五）治疗

外用角质溶解剂、维 A 酸乳膏药膏，亦可口服维 A 酸药物，使病情改善。酌情使用脉冲染料激光、皮肤磨削术，真皮内填充法改善外观。

六、进行性指掌角皮症

进行性指掌角皮症（keratodermia tylodes palmaris progressiva）多见于年轻女性，本病可能与干燥、接触洗涤剂、妊娠、雌激素降低有关。

本病由日本土肥等于 1924 年首次命名并报道。之后，其他一些作者又以肢端干燥、掌部干燥症（xerosis palmaris）及干燥性掌部皮炎（dermatitis palmaris sicca）等予以报道，但在欧美资料中却极少见到；目前资料显示本病多见于亚洲人，王侠生和杜荣昌于 1991 年在国内首次报道了 62 例进行性指掌角皮症。

（一）病因与发病机制

由于本病多见于年轻女性，男女比 1∶9，25 岁前发病者占 65%。少数患者病情与妊娠有关，推测发病可能与内分泌功能紊乱有关。部分患者的雌二醇、睾酮及卵泡刺激素均明显低于对照组，似说明雌激素降低与发病有一定联系。又由于少数病人(7.1%)有阳性家族史，以及本病常可与毛周角化病、鱼鳞病等先天素质性皮肤病伴发，故提示本病有一定的遗传背景。秋冬季节及接触洗涤剂、消毒剂、水等可加重病情，2 例患者的皮损在孕期消退。

（二）临床表现

本病对称发生于女性青年手指屈侧面与手掌前部 1/3。初起自右手或左手的末节指腹面，按降序依次为拇指、示指、中指及环指，并缓慢向近心端扩展而达掌跖或同时沿指侧缘向背侧蔓延，于末节可波及伸侧及甲周，逐渐扩展达掌跖、指侧、背侧，几乎均为双侧(图 45-31，图 45-32)。

皮肤干燥、皮纹不清，色泽淡红有光泽，伴有碎玻璃样浅表裂纹及少量干性细薄鳞屑，重者指端变细、指关节弯曲。伸展运动受限，患者多无明显自觉症状，少数人可伴轻至中度瘙痒。如有皲裂时可伴疼痛、渗血。少数可出现缓解期。

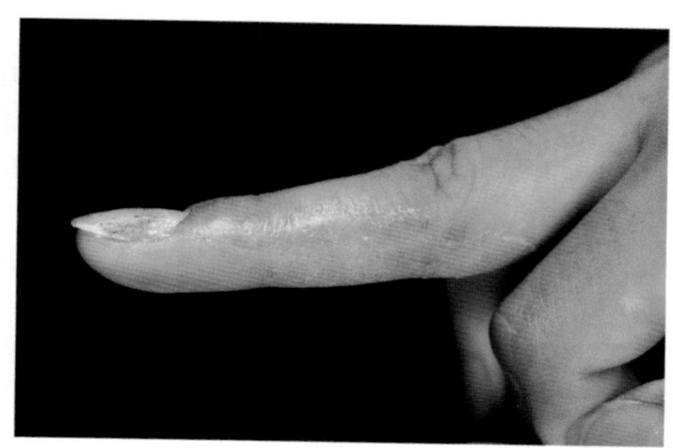

图 45-31 进行性指掌角皮症
指腹面红斑，皮肤干燥。

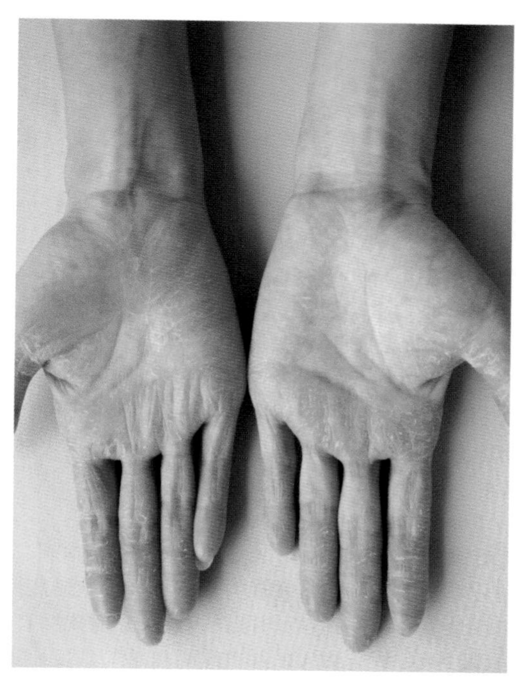

图 45-32 进行性指掌角皮症

（三）诊断与鉴别诊断

依据病史、典型皮损和好发部位易于诊断。

手部湿疹、手癣、掌跖角化症、砷剂角化病、进行性掌跖角化病、剥脱性角质松解症、疣状肢端角化病。

（四）治疗

重视病因治疗，避免接触肥皂、洗洁精，局部使用保护剂或尿素霜，糖皮质激素。

1. 局部治疗 外用药物可选择维 A 酸类如 0.1% 维 A 酸乳膏、糖皮质激素如卤米松、维生素 E 鱼肝油软膏、多磺酸黏多糖或 5% 水杨酸硫磺软膏等。

2. 系统治疗 口服维生素 A、维生素 E，曲安奈德混悬液(40mg/ml)内关穴或腕部皮下注射(每 2 周 1 次)的近期疗效良好。基于本病的发病与性激素紊乱有关的理论，使用己烯雌酚 1mg，每晚 1 次。

（五）病程与预后

本病呈慢性病程，进行性发展，少数可出现缓解。对症处理可改善症状。

七、剥脱性角质松解症

剥脱性角质松解症(keratolysis exfoliativa) 又称层板状出汗不良(lamellar dyshidrosis)，为掌跖部的角质剥脱性皮肤病。许多患者有特异性体质，常伴出汗不良性湿疹，有人认为是一种遗传缺陷，可能为常染色体隐性遗传，多汗症可能是一种诱因。

皮损常因环境因素而加重。许多患者有特应性体质，部分有出汗不良性湿疹。尽管有些人认为这是一种角质层黏附障碍的疾病，更多人认为这种病很可能就是亚临床湿疹。

（一）临床表现

皮损初起为针头大的白点，系部分表皮角质层与其下组织松解而形成小环或气泡状，直径 2~10mm，中央易自然破裂，呈圈状脱屑，皮损逐渐扩大、互相融合成大片状脱屑，皮损常因环境因素加重，临床上外观无炎症，不痒。通常见于双手掌(图 45-33)，亦可累及足跖、手足背部，分布对称。约 2~3 周自然消失，但常复发，夏季加剧。可能伴有原发性多汗，本病是最轻微的掌跖汗疱疹，但从不发生真正的水疱。

（二）诊断与鉴别诊断

依据病史、特征性的剥脱性鳞屑易于诊断。本病应与汗疱疹、皮肤癣菌病、掌跖湿疹相鉴别。

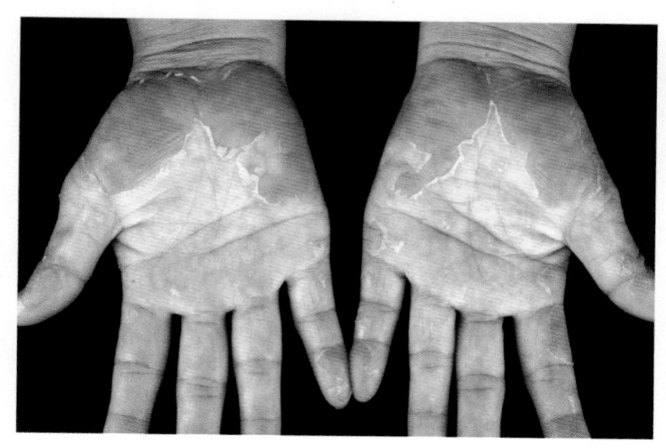

图 45-33 剥脱性角质松解症

（三）治疗

用角质松解剂有效，外用5%水杨酸软膏，12%乳酸胺洗剂，20%尿素软膏，或小剂量X线照射。局部糖皮质激素治疗无效，除非出现相关皮炎。

八、遗传性半透明丘疹性肢端角化症

遗传性半透明丘疹性肢端角化症（hereditary papulatranslucent acroderatoderma），本病有家族史，属常染色体显性遗传，皮损发生在肢端手掌手背，为半透明样扁平丘疹，密集，不融合或部分融合，肤色或黄白色，质硬，表面光滑。本病应与肢端角化性弹力纤维病鉴别，治疗可试用尿素霜、维A酸软膏、水杨酸软膏。

九、进行性对称性红斑角化症

进行性对称性红斑角化症（progressive symmetric erythrokeratodermia，PSEK），又称Cottron综合征，是一种罕见的常染色体显性遗传疾病。外显率不完全，偶有散发病例。亦有报道少数病例为常染色体隐性遗传。

（一）病因与发病机制

对一个家族的研究显示位于1q21上的兜甲蛋白基因突变。兜甲蛋白基因及连接蛋白-31基因与本病相关，近来发现中国一个5代家族中染色体21q11.2-q21.2出现异常基因。

（二）临床表现

本病常在出生后不久发病，但少数至17岁时发病，可有家族史。

皮损开始为双侧掌跖部发生边界清楚的红色角化斑块，略带橘黄色，有片状角质性鳞屑（图45-34），皮损逐渐扩大累及手背、足背、胫前、肘、膝以及大腿伸侧等部位，偶见于上臂、肩、颈、面部、臀部及口腔周围，一部分患者初期可表现为双颊部鲜红斑，后进行性发展为肥厚斑块。近半数患者可出现弥漫性掌跖红斑角化。本病在青春期范围最广，亦可出现假阿洪病。本病病程缓慢，常呈进行性，遗传性病例的皮损持续存在，而散发性者可在数年后自行消退。

（三）组织病理

组织学表现为角质层呈明显网篮状，灶状角化不全，颗粒层增生，棘层银屑病样增生。颗粒细胞层细胞核周可空泡化。

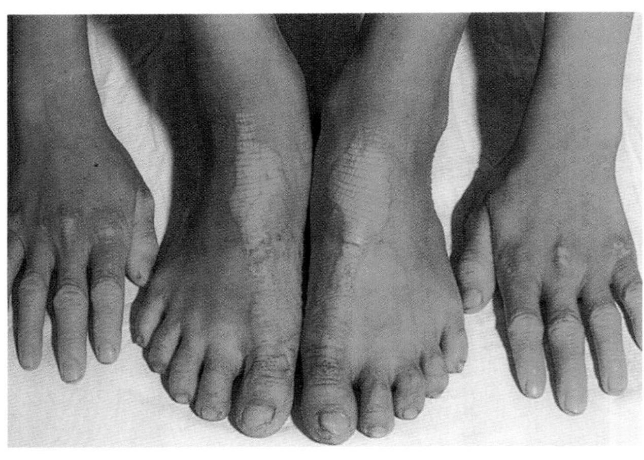

图45-34　进行性对称性红斑角化症（中国人民解放军联勤保障部队第九八〇医院　李成龙惠赠）

超微结构的特征性表现为颗粒细胞层出现含兜甲蛋白丰富的核内颗粒。

（四）伴发疾病

与可变性红斑角皮病重叠。并有学者将可变性红斑角皮病和进行性对称性红斑角化病统称为红斑角皮病（erythrokeratodermas）。

（五）诊断

皮损为对称分布、有鳞屑附着的角化过度性红色斑块，边界清楚。主要分布于手足、四肢、肩、臀、面颈等部位。可伴轻度至中等瘙痒，易于诊断。

（六）鉴别诊断

需与掌跖角化病、毛发红糠疹、银屑病、进行性掌跖角化病、可变性红斑角皮病、砷剂角化病和掌跖扁平苔藓等相鉴别。

（七）治疗

红斑角化病在这里包含了可变性红斑角皮病（EKV）和进行性对称性红斑角化病。治疗取决于角化过度程度和范围，通常需要终身保护和治疗。外用药物是一线的基本治疗。对严重而广泛者可用维A酸类。

可变性红斑角皮病和PSEK的治疗选择，一线治疗有外用润肤剂、角质剥脱剂、他扎罗汀、糖皮质激素油膏和亲水软膏、角质溶解剂、20%尿素霜、10%水杨酸软膏、20%鱼肝油软膏。

二线治疗口服有阿维A（0.5mg/kg）、阿维A酯（1~2mg/kg）和异维A酸。维A酸类系统治疗对EKV疗效较好，而对PSEK疗效较差。研究证实系统应用阿维A或阿维A酯疗效优于异维A酸。

三线治疗有PUVA疗法和H_1抗胆碱药物，对可变性红斑角皮病和进行性对称性红斑角化病都有效，相比之下PUVA疗法对进行性对称性红斑角化病患者更有效。

十、汗孔角化病

内容提要

- 汗孔角化病表现为角化性丘疹或斑块，中央萎缩，边缘呈堤状。
- 免疫抑制、紫外线和辐射可加重本病和促进恶变为鳞癌。

汗孔角化病（porokeratosis）是一种遗传性慢性角化病，1893年Mibelli第一次描述了经典型汗孔角化病，损害为缓慢性扩展性角化丘疹，边缘呈堤状隆起、中央萎缩，具有特征。本病为癌前病变，可发生鳞癌、Bowen病和基底细胞癌，尤其免疫抑制的个体。尽管被称为汗孔角化，但汗孔角化的皮损几乎与汗腺导管的开口无关，它们可累及毛囊，但大都发生于非腺体的上皮。其分为局限性和播散性。

（一）病因与发病机制

遗传因素、免疫抑制、药物反应和光损伤与本病有关。局部的角化不良表现可能与表现为角质形成细胞局灶性、不正常的扩增性克隆增生，伴以圆锥样板层形成的疾病有关。电离辐射、紫外线，包括PUVB和PUVA，可能与新发皮损有关。电离辐射与这些皮损恶变尤为相关。DSAP家系及散发病例中发现SSHI、ARPC3、SART3、SLC17A9等可能致病基因。近年来，编码甲羟戊酸途径合成类异戊二烯催化酶的相关基因备受关注。在 DSAP 家系中发现 MVK 基因的突变，指出 MVK 为 DSAP 的致病性基因。发现除 MVK 基因外，PMVK、FDPS 基因均参与了 PK 的发病，并指出基因型与临床型有一定的相关性。MVK 基因突变由此导致的 MVK 蛋白稳定性及其与三磷酸腺苷结合活性的下降可能参与 DSAP 发病。

Mibelli 型汗孔角化、浅表播散性汗孔角化和光化性浅表播散性汗孔角化的发生可能是机体对器官移植或输血的反应，并可能与丙型肝炎病毒感染有关。在圆锥形板层下面的角质形成细胞中，p53 和 pRb 蛋白过度表达，mdm^{-2} 和 p21^{waf-1} 表达减少。汗孔角化皮损出现恶性变可能与细胞周期控制机制紊乱有关。最近，在中国的一个大家族中，浅表播散性汗孔角化病的致病基因被定位到了 12q23.2-24.1 染色体上。

一些类型的汗孔角化病表现为常染色体显性遗传，但是部分患者无家族史。

（二）临床表现

汗孔角化病发病率由 0.34% 上升到 10.68%，汗孔角化病表现为角化性丘疹或斑块，其离心性线状隆起的边缘而形成环状外观(表 45-13　各型汗孔角化病的比较)。该病分为 9 型：即经典、光化型播散性浅表性、播散性掌跖、点状掌跖、线状、分散性足跖汗孔角化病。还可伴发某些疾病或综合征，如播散型汗孔角化病并发鳞癌、家族型颅缝早闭、肛门异常等。此外，偏测性汗孔角化病，疣状增生性汗孔角化病，扁平苔藓样汗孔角化症经典分型均有报道。本病恶变率高达 7.5%，并发鳞癌、基底细胞癌、鲍恩病和前列腺癌。

1. 经典 Mibelli 汗孔角化病（classic porokeratosis of Mibelli，PM），由 Vittorio Mibelli 在 1893 年首次命名，又称 Mibelli 汗孔角化病、斑块型汗孔角化病。经典家族 Mibelli 汗孔角化病的原型表现为婴幼儿或儿童期出现的斑块，罕见。

常染色体显性遗传，但更多表现为散发病例，好发于男性儿童，创伤可为促发因素。

基本损害为缓慢向四周扩展的棕色角化丘疹，逐渐为环状、地图状，边缘为角化性隆起，中央平坦，隆起的边缘上有线状沟槽及由沟槽处伸出的细棘（图 45-35，图 45-36）。

皮损可发生在恶性肿瘤化疗期间、肾移植后、PUVA 治疗时和慢性日光损害部位或接触化学物质如甲基氢氯噻嗪后。

皮损常为单侧，也可呈线状或带状分布，一般为单发，较大，直到可达 20cm；亦可多发，局限于四肢末端、掌跖、面、颈、肩、会阴（图 45-37~ 图 45-39）、口腔黏膜、龟头（引起糜烂性龟头炎）。1942 年 Vigne 首次报道了 PM 的恶性转归，且文献指出了 7%~11.6% 的 PM 患者皮损可能发生癌变，其中皮肤鳞状细胞癌最为常见。

2. 线状型汗孔角化病（linear porokeratosis，CP）　1971 年 Goldner 等首次报道 LP，为 PM 的变异类型。排列类似线状，遗传方式未明，皮疹常为多形性，小角化丘疹、环形斑块伴中心萎缩和周围沟槽。好发于同侧肢体，类似于线状疣状痣，肢端最常见。起病于婴幼儿或儿童，皮损通常表现为外观经典汗孔角化病类似的一个或多个斑块，沿 Blaschko 线分布。皮疹呈线状分布（图 45-40）可能反映了镶嵌现象。此皮损有两种存在方式：①单侧分布，多见于肢体远端。②皮损多发，累

表 45-13　各型汗孔角化病的比较

	Mibelli 汗孔角化病	播散性表浅性光化性汗孔角化病	播散性掌跖汗孔角化病	线状型汗孔角化病	斑点状汗孔角化病
遗传	常染色体显性	常染色体显性	常染色体显性	不明	常染色体显性
起病年龄	多为童年	20~40 岁	童年至成年	出生时至成年	11~30 岁
性别	男孩 > 女孩		男：女为 2：1		
大小(cm)	不等，可 >20	一致，多为 0.5~1.0	一致，多为 0.5~1.0	不等，多为 0.5~1.0	1~2mm 丘疹菜籽样大者可达 1cm
边缘高度(mm)	1~10	<1	<1	<1，可更高	
边缘上的凹沟	常有	无	无	可有	
凸出	很显著	表浅，很显著	表浅，更富于角化性	表浅或凸出	
损害数目	少	多	多	少至多	多
分布	局限性，任何部位	泛发性，日晒部	泛发性，掌跖	局限性，线状	散在分布或线状见于儿童
双侧性	多不	是	是	单侧	
日晒部损害	有或无	有，仅限于此	暴露与非暴露部	有或无	
掌跖损害	有或无	无	有	可有	掌跖
黏膜损害	有	无	有或无	无	
Koebner 现象	有报道	未发现	无报道	无报道	
鸡眼样板层	显著	较不明显	较不明显	显著	有
夏季加重	无	48%	25%	无报道	
恶变报道	有	有	有	有	

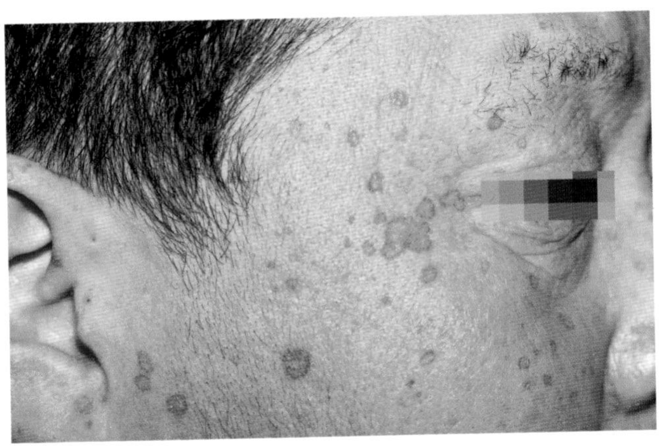

图 45-35　斑块型汗孔角化病（北京京城皮肤病医院　朱宝国惠赠）

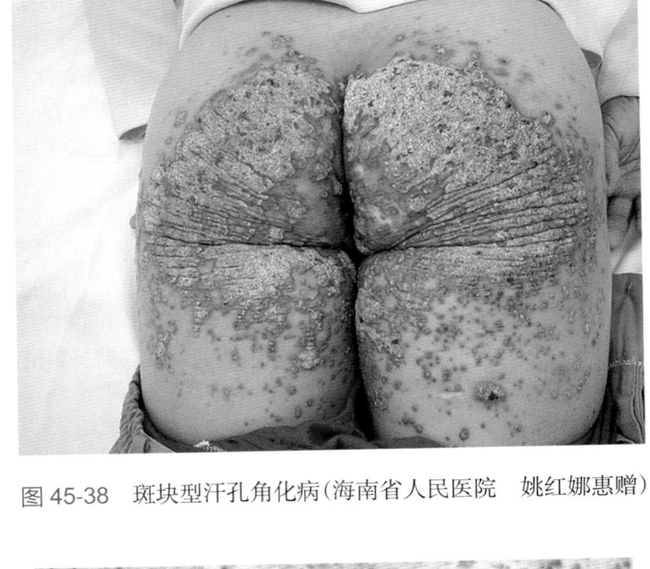

图 45-38　斑块型汗孔角化病（海南省人民医院　姚红娜惠赠）

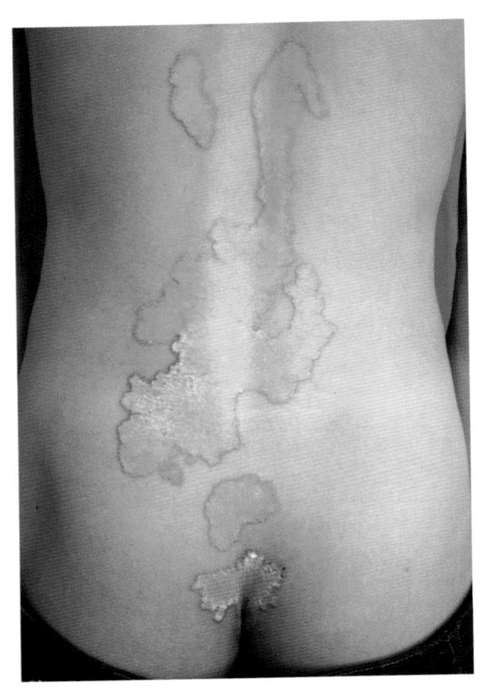

图 45-36　斑块型汗孔角化病

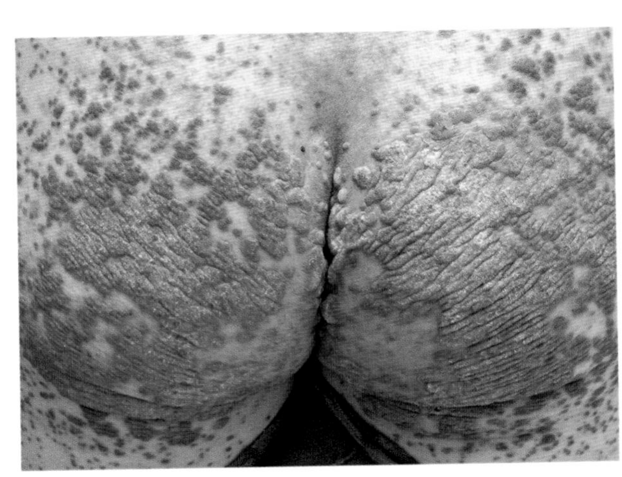

图 45-39　斑块型汗孔角化病［华中科技大学协和深圳医院（南山医院）　陆原惠赠］

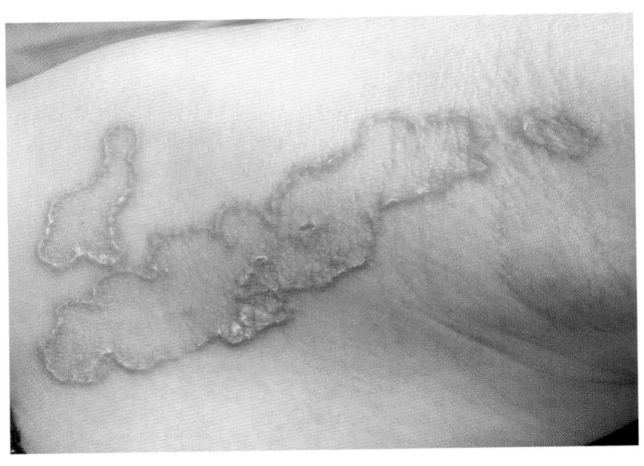

图 45-37　斑块型汗孔角化病
腋窝地图状（东莞市常平人民医院　曾文军惠赠）。

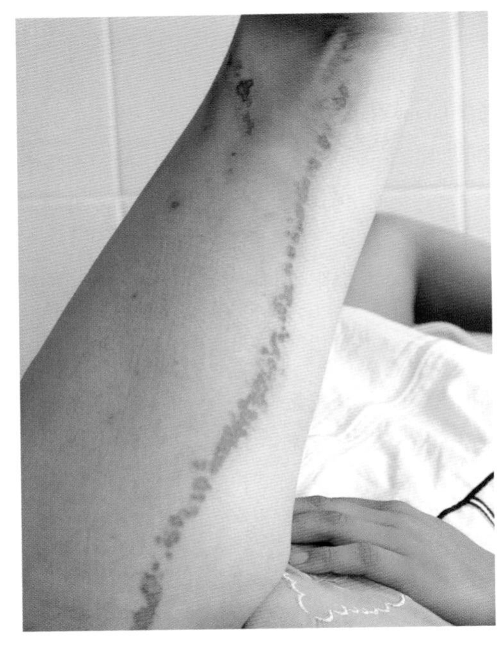

图 45-40　线状型汗孔角化病

及肢体多处，躯干可受累，呈带状疱疹样分布模式。在伴有播散汗孔角化的皮损中出现线状汗孔角化时，可能提示杂合性丢失。线状汗孔角化病极易发生皮肤恶变，包括鳞状细胞癌、鲍温病和基底细胞癌。

3. 播散性表浅性光化性汗孔角化病（disseminated superficial actinic porokeratosis，DSAP）　是最常见的类型，多于30~40岁发病，符合常染色体显性遗传，临床表现为数个至数百个不等的直径1cm的环状皮损，并且可融合成多环状。好发于成年女性的腿部。皮损累及曝光部位，夏季加重，说明在其发病机制中光化辐射是一个重要的因素。中心萎缩的小角化丘疹，边缘隆起而呈环状损害，但缺乏沟槽。免疫抑制剂被证实可加重本病。在AIDS、肝硬化和节段性回肠炎（克罗恩病）患者中可见本病。器官移植患者可发生DSAP。

4. 斑点状汗孔角化病（punctate porokeratosis）　Rahbari等于1977年首次提出应将此型归为汗孔角化病亚型，斑点状汗孔角化病表现为青春期或青春期后掌跖出现的1~2mm的丘疹。掌跖大量的微粟粒样角质栓，呈菜籽样，边缘隆起，无离心性扩大，少数手足背、肘、膝等处可散在分布或线状排列，是临床最难识别的类型。

5. 播散性掌跖汗孔角化病（porokeratosis palmaris et plantaris disseminata，PPPD），Guss等于1971年首先提出了PPPD，是斑点状汗孔角化病的一种变异型，其他部位也可出现类似皮损。青少年期或儿童早期发病，男性多见。皮损首发于掌跖远端，对称性扩展至四肢、躯干和其他部位；为表浅的角化性小损害，边缘隆起呈嵴状，掌跖部损害角化常更明显、嵴状隆起边缘上的纵行沟槽较突出，可伴有瘙痒或刺痛。临床上可见掌跖粉刺痣样表现，黏膜损害较小、较多，乳白色，呈环形或匐行形，无自觉症状。

6. 点状汗孔角化病（porokeratosis panctata），又称棘状角化病为常累及掌和足趾部的细小的棘状，1-2mm大小，边缘稍隆起，常在20~30岁出现的角化性皮疹需与掌跖点状角化疣、砷剂角化疣、手掌疣疹样痣鉴别。

7. 巨大汗孔角化病（giant porokeratosis，GP）　皮损直径可从10~20cm不等，角化过度的厚度可达1cm，有报道巨大型PK可发生皮肤鳞状细胞癌（SCC）。

8. 播散性发疹型汗孔角化病（eruptive disseminated porokeratosis，EDP）　EDP多为老年发病，男女比例接近2∶1，急性病程（<2个月），泛发全身（皮损数目>100个），常伴瘙痒，皮损缺乏特征性而表现出多形性，诊断需要依靠组织病理检查。副肿瘤性EDP、免疫抑制性EDP、感染性EDP及其他类型。

9. 疣状汗孔角化病（porokeratosis ptychotropica，PPt）由Lucker等于1995年首次命名。皮损常见于躯体褶皱部，经典部位为肛周区域，表现为红棕色的疣状斑块，周围可零星散在相同皮损，常伴瘙痒。组织病理检查可见多发角化不全柱。有学者提出，疣状PK、角化过度型PK、生殖器肛周PK及汗孔角化瘤均为同一类型疾病。

10. 日光性面部汗孔角化病（solar facial porokeratosis，SFP），Sharquie等在2003年对仅发生于面部的PK进行了归纳好发于女性，多位于鼻根部及鼻翼周围，表现为鳞屑性疣状皮损，周围绕以角化环，可离心性扩展，病情夏重冬轻，组织病理检查结果显示角化不全细胞柱可出现在毛囊内。

11. 汗孔角化瘤（porokeratoma），表现为单个或数个角化过度的疣状斑块，结节，多分布在四肢远端，其组织病理检查可见多个角化不全细胞柱，可能与细胞镶嵌现象相关的PK局限性表现。

12. 癌变　有转变成鳞癌的报道，免疫抑制、紫外线暴露和辐射治疗都可能加重汗孔角化病和促进皮肤癌的发生。线状型汗孔角化病的患者发生癌变的概率最高（图45-41）。

（三）组织病理

表皮性凹窝中有角化不全柱（鸡眼版样）（图45-42）；疣状型汗孔角化病可为连续性角化不全。

角化不全柱下方无颗粒层，细胞排列不规则，有角化不良细胞。

角化不全柱之间的表皮可正常、萎缩或增生；可伴有界面改变。

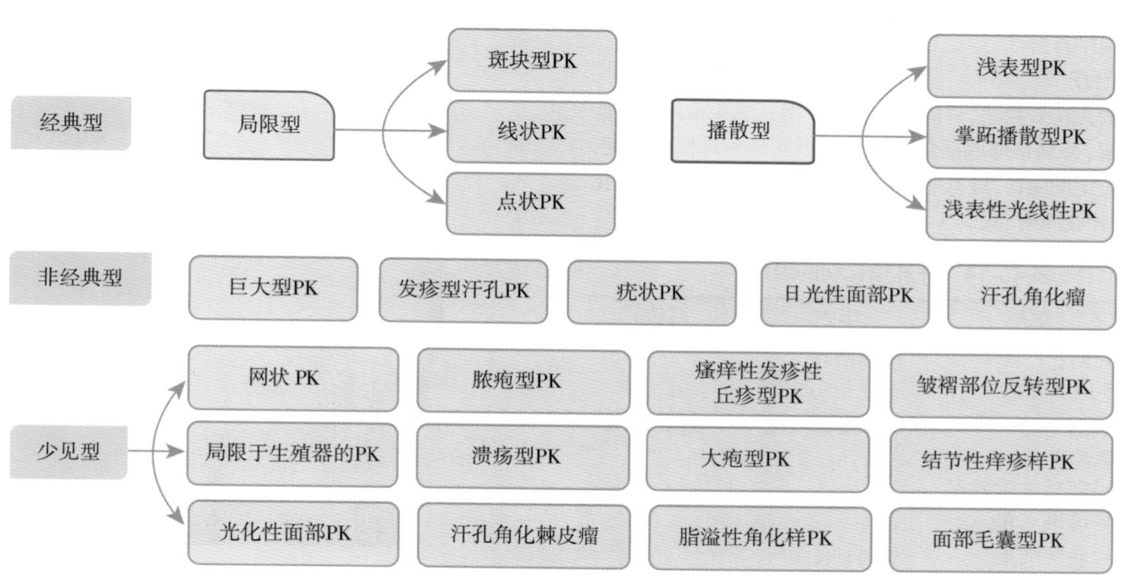

图45-41　汗孔角化病病谱

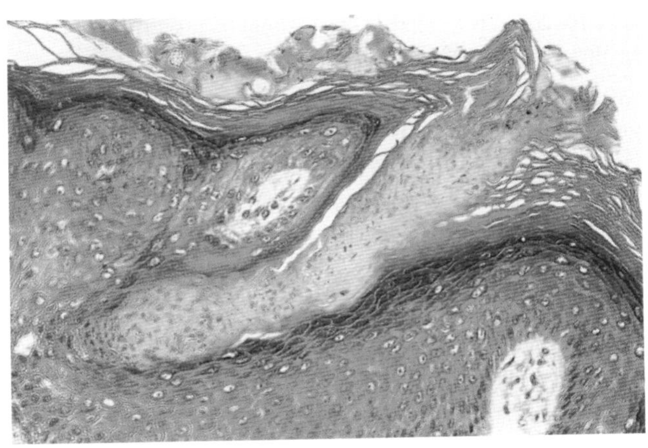

图 45-42　汗孔角化病

真皮浅层血管周围以淋巴细胞为主的炎性浸润，有时可见嗜黑素细胞。

可继发淀粉样病变。

典型皮肤镜表现为领圈样外观，皮损边缘可见白色或褐色的单环或双环状结构，及轨道征，也可见黄白色鳞屑围绕；皮损中央可见萎缩性瘢痕及规则或不规则红色点状或线状血管，部分血管因弥漫性色素沉着而不可见，可见褐色球或褐色斑。

（四）诊断依据

依据①幼年时发病，有明显遗传史。②基本损害为角化性丘疹、浅表性环形损害，中心轻度萎缩，绕以间断的堤状隆起。③病理检查。堤状边缘处则高度角化，角化不全，呈角化不全柱，即所谓圆锥形板层。其下颗粒层消失。

（五）鉴别诊断

Mibelli 汗孔角化病：匐行性穿通性弹力纤维病、环状弹力纤维溶解性肉芽肿、环状穿通性肉芽肿、Woringer-Kolopp 病、寻常狼疮、红斑狼疮和环状晚期梅毒疹。

播散性表浅性光化性汗孔角化病：萎缩性环状扁平苔藓、播散性环状肉芽肿、光化性苔藓样角化病、灰泥角化病、脂溢性角化病和发疹性汗管瘤。

点状汗管角化症　砷剂角化病、二期梅毒疹、斑点状皮肤角化病和扁平苔藓。

（六）治疗

目前尚无特效疗法，只能对症处理。潜在的免疫抑制可能是加重因素，特别是那些播散性患者。因其是一种癌前病变，故对患者应定期随访，疑有癌变应及时切除。光化性汗孔角化病，减少紫外线照射、减少 X 线照射，外用遮光剂（表 45-14）。

表 45-14　汗孔角化病的治疗

	局部	手术	系统
一线	光防护 5-FU	冷冻治疗	
二线	卡泊三醇 咪喹莫特 局部糖皮质激素 局部维 A 酸	CO_2 激光汽化	口服维 A 酸
三线	皮肤磨削术 Nd-YAG 激光 境界 X 线治疗	外科切除	

1. 系统治疗

(1) 糖皮质激素：用于播散型。

(2) 维 A 酸类：阿维 A 或异维 A 酸，每天 0.5~1mg/kg，分 2 次口服。对局限和播散型汗孔角化病都有效，停药后可能复发，因此需要长期治疗，维 A 酸治疗可降低皮损恶变的风险。

(3) 氯喹：0.25g/ 次，每天 2 次，可试用于光化性汗孔角化病，应注意副作用。

2. 局部治疗　瘙痒：外用糖皮质激素。

5% 5-FU 软膏或 0.1% 维 A 酸霜外涂。卡泊三醇或咪喹莫特软膏外用。对汗孔角化病有效，但对 DSAP 仅有部分患者有效。如使用 5-FU，咪喹莫特时出现炎症反应则意味着治疗效果更好。

电灼、冷冻或 CO_2 激光、脉冲激光 Nd：YAG 激光、外用光动力治疗有效、皮肤磨削术。刮除术、削除术、线性切除、皮肤摩擦术等异常的角质形成细胞克隆必须全部破坏以免皮损复发。对 Mibelli 汗孔角化病斑块可行外科手术切除。

PUVA 治疗，有报道经 3 次治疗（总量 $6J/cm^2$）后皮损消退。

（七）病程与预后

良性经过，亦有发生皮肤癌者。免疫抑制性疾病如 AIDS、紫外线暴露和辐射治疗都可能加重汗孔角化病和诱发皮肤癌的发生。皮肤恶性肿瘤发生率为 7.5%，线性汗孔角化病患者发生率更高。

十一、可变性红斑角皮病

内容提要

- EV 通常出生时即存在。
- 特征性表现泛发性角化过度，伴有花纹状、游走性红斑，红斑形状可在短时间内不断变化。

可变性红斑角皮病（erythrokeratodermia variabilis，EV），1907 年 DeBay wenminget 首次报道由 Mendes Da Cost 于 1925 年命名，又名 Mendes da Costa 综合征（Mendes da Costa syndrome），系一种表现度不一的常染色体显性遗传病，隐性遗传也有报道。其特征为片状红斑和角化过度性斑块（图 45-43）。

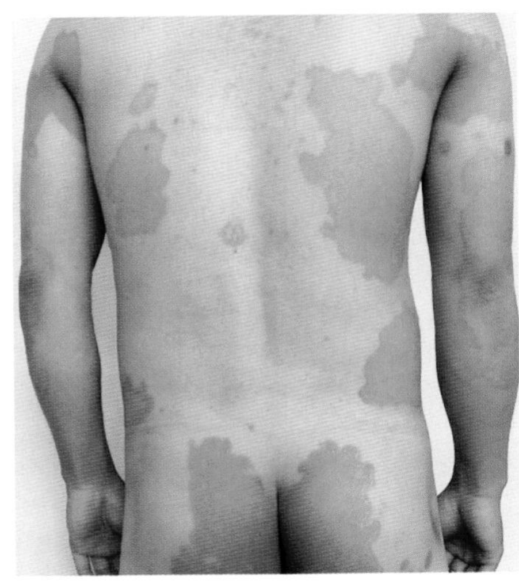

图 45-43　可变性红斑角皮病（广州鸿业皮肤病专科医院陈忠业惠赠）

（一）病因与发病机制

大多为定位于染色体1p34.3的连接基因GJB3及GJB4显性突变。GJB3和GJB4编码跨膜连接蛋白β_3（连接蛋白-31）和连接蛋白β_4（连接蛋白-30.3）。所有突变都导致连接蛋白-31和连接蛋白-30.3保守残基氨基酸置换，这种改变使胞质中的缝隙连接蛋白突变体向细胞膜的运输减少，诱导细胞坏死。从而损害正常的表皮细胞分化。可变性红斑角皮病病情有时可能与雌激素水平升高有关，服用含有雌激素的避孕药会使症状恶化。

（二）临床表现

1. 分型　病变常于出生后立即出现或1岁以内发病，一般分两种类型：

第一种是分布对称、散在的、形态奇特的红斑，其大小、形状、数量和位置可在数小时或数天内不断变化，有时可能与温度或压力有关。

第二种除了上述临床表现外，还会在正常皮肤或红斑基础上出现境界清楚的地图状红、黄、棕色角化过度斑块、损害通常无自觉症状，偶尔有轻度瘙痒。

2. 发病特征　①可出现在头面四肢躯干及臀部，成对称性分布，进行性发展。②斑块表面可呈嵴状、疣状或绒样（图45-44），上覆环状、细碎性或黏着性鳞屑。③经过新生儿期和儿童期的缓慢进展，本病在青春期后趋于稳定。常表现为皮肤症状好转或周期性症状消失、皮肤症状可由内、外源性因素激发引起，如应激、骤然的温度变化、机械摩擦及日晒等。④还可同时伴有多毛症（毳毛）和轻度掌跖角化。黏膜、头发、牙齿和指（趾）甲一般不受累，不伴系统症状。国外有并发大动脉炎和家族30个人患病的报道。

（三）组织病理

在角层下部可出现类似于谷粒（Darier病）的棘突松解性角化不良细胞。组织学表现为角质层呈明显边蓝状。组织病理学表现为非特异性的正性角化、网篮状角化过度、灶状角化不全，中度或重度棘层及颗粒层肥厚及棘层银屑病样增生、乳头瘤样增生。颗粒细胞层细胞核周可空泡化。超微结构特征性的表现为，颗粒细胞层出现含兜甲蛋白丰富的核内颗粒。真皮乳头层毛细血管扩张、延长，并伴轻度血管周围炎性改变。超微结构则显示为包括颗粒层板状小体减少，在真皮乳头层可见到的脱髓鞘神经纤维和Schwann细胞。

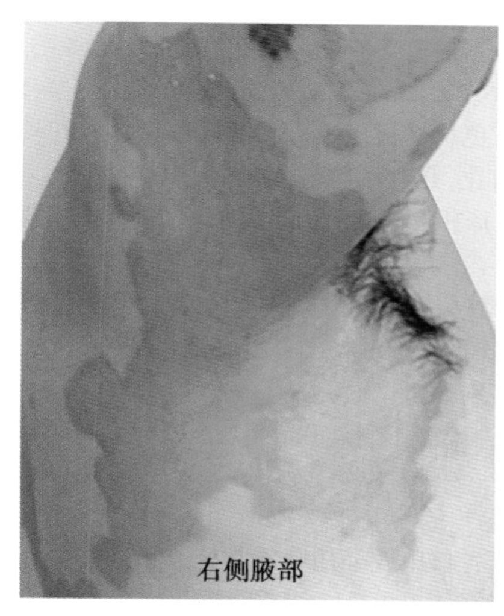

图45-44　可变性红斑角皮病（广州鸿业皮肤病专科医院陈忠业惠赠）

（四）鉴别诊断

本病应与进行性对称性红斑角化病、毛发红糠疹、Netherton综合征（Netherton syndrome）等病相鉴别。进行性对称性红斑角化病皮损开始表现为红斑性角化过度性斑块，逐渐扩大为大片状潮红浸润性肥厚斑块，常对称分布，呈进行性缓慢变化病程；毛发红糠疹常具有特征性棕红或黄红色毛囊角化性丘疹，组织病理可见毛囊口处有毛囊角质栓和灶性角化不全；Netherton综合征常见于女性，具有特征性竹节样毛发。

（五）治疗

1. 局部治疗　可应用水化、润肤剂如凡士林、羊毛脂、角质剥脱剂，如6%~12%乳酸、5%~20%尿素、α-羟基酸、3%~6%水杨酸软膏、维A酸等，他扎罗汀联合润肤剂具有良好应用前景。

2. 系统治疗　皮损广泛可选用阿维A（可变性红斑角皮病的首选药物）、异维A酸或依曲替酯[0.5~1.0mg/(kg/d)]、阿维A治疗可取得良好的疗效，角化过度斑块可几乎完全消失；在停用维A酸类药物后约2周，皮损可复发。

第三节　获得性角化病

一、水源性角化病

水源性角化病（aquagenic keratoderma），又称水源性肢端角化病是一种罕见的角化性皮肤病。1996年由English等多次报道。典型的特点是掌跖皮肤浸水后很快出现增厚、白色至半透明丘疹或水肿性斑块，呈现"卵石样环形纹"改变，拭干后可在短时间内消退。

（一）病因与发病机制

病因与遗传、汗管异常、手足多汗症、药物（非甾体类抗炎药）有关。

English和McCollough认为与汗管畸变有关，可能是手掌机械摩擦过多和出汗导致过度角化，汗管代偿性扩大。部分患者接触温水及热水或在温暖潮湿的季节症状加重，又认为神经血管因素起了部分作用。目前认为，皮肤吸水率的增加是关键。导致上皮吸水率增加的原因主要有皮肤屏障功能减弱及汗液（角质层）电解质浓度增高。一般认为汗腺管功能异常、角质层完整性的破坏及屏障功能障碍导致水分吸收增加是可能的发病因素。囊性纤维病患者出现水源性角化病的临床表现，尤其是囊性纤维化跨膜转导调节因子CFTR基因508位的苯丙氨酸缺失突变者发生水源性角化病概率较高。部分口服环氧合酶2抑制剂的患者，因药物抑制了环氧合酶2的功能，导致汗液电解质的浓集而发病。有作者认为可能是常染色体隐性遗传性皮肤病。

（二）临床表现

年龄常为20岁，多见于青年，尤其是女性。表现为接触水后5分钟，双侧手掌、手指侧缘出现对称性起皱、增厚，局部发白肿胀伴有融合性半透明白色丘疹，呈鹅卵石样外观（图45-45~图45-47）。水温越高，皮疹出现的速度越快。可伴有烧灼、紧缩、疼痛或瘙痒等感觉或于掌肿胀隆起。拭干皮肤

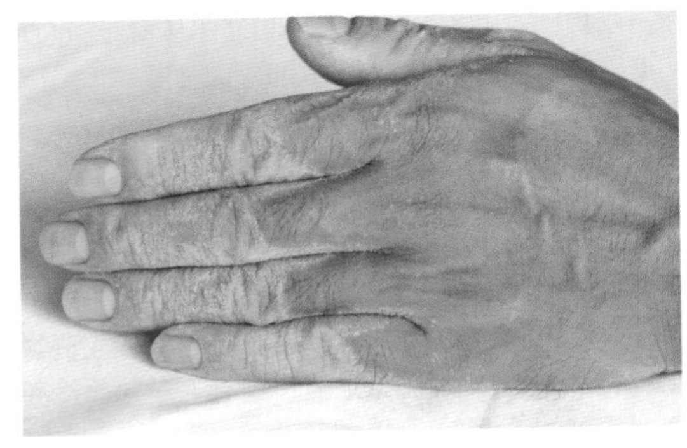

图 45-45 水源性角化病（手背）（中山大学第一附属医院罗迪青惠赠）

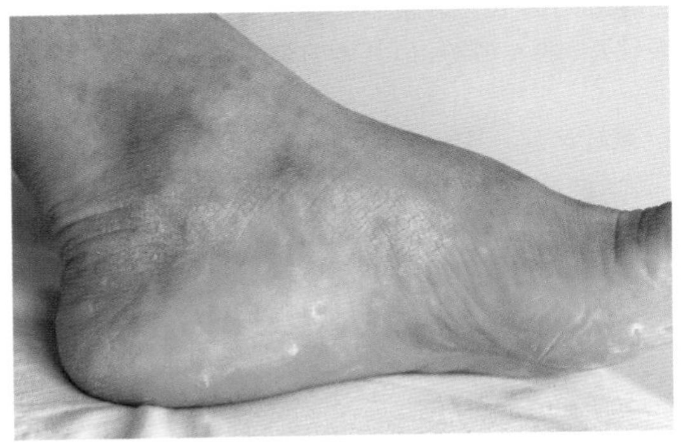

图 45-46 水源性角化病（左足）（中山大学第一附属医院罗迪青惠赠）

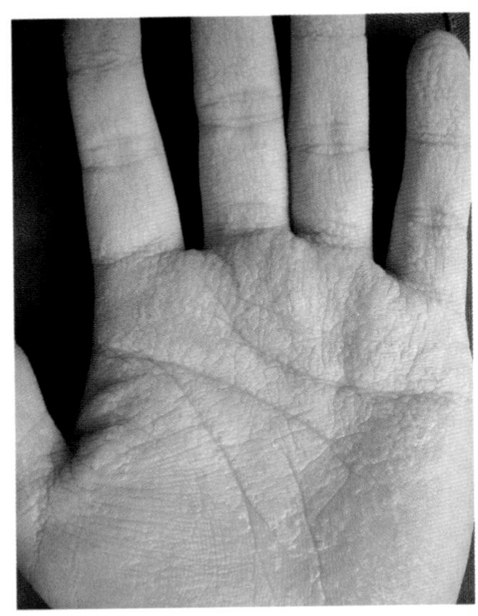

图 45-47 水源性角化病

接触水源后手掌出现起皱、增厚［华中科技大学协和深圳医院（南山医院） 陆原惠赠］。

后约 15~60 分钟，皮疹基本恢复正常。在温暖潮湿的季节，症状加重。患者可伴有掌红斑、手掌多汗症、囊性纤维化、雷诺现象等。非甾体类抗炎药可以诱发。如口服阿司匹林、塞来昔布、罗非考昔等环氧合酶 2 抑制剂有关。部分患者接触海水及 23% 高张氯化钠注射液不会诱发症状。有的患者在发病阶段存在自发的周期性静止期，即接触水源亦不诱导病变；或只累及单侧，呈非对称性发作。在已报道病例中，3 例累及足跖。

（三）组织病理

部分病例完全正常。可有表皮角化过度，颗粒层正常或轻度增厚，棘层可增厚；真皮汗管扩张伴局灶性汗管周围海绵样变，或汗管口扩张伴致密的角化过度。

（四）诊断及鉴别诊断

主要根据接触水源后，迅速出现局部发白、肿胀及融合性半透明白色丘疹，呈鹅卵石样外观，脱离水源后症状体征基本可消退的特点，诊断不难。

本病应与遗传性半透明丘疹性肢端角化病鉴别，后者表现为青春期掌跖出现持久性肤色或黄白色半透明丘疹和斑块，表面光滑，质地偏硬，常对称性分布于双手指关节伸面、手掌及手背的移行部位及受压或创伤部位。常伴有特应性素质和头发稀疏。

（五）治疗

目前尚无特效疗法，应尽量避免接触水源。部分患者有自愈倾向或症状自发性改善。药物引起者停药后症状可消退。有报道伴多汗症患者采用 20% 六氯化铝治疗后症状很快改善。其他有 20% 尿素、5%~20% 的水杨酸、3% 福尔马林、全反式维 A 乳酸膏，口服抗组胺药联合外用糖皮质激素，也有人报道采用电离子透入、肉毒杆菌毒素皮下注射治疗。报道疗效不一，少部分无效。

二、融合性网状乳头瘤病

融合性网状乳头瘤病（confluent and reticulate papillomatosis），特点是轻度角化的色素性乳头瘤样丘疹，呈网状排列，好发于乳房间及背中部。少数可能为遗传性角化缺陷。1927 年报道，本病发生可能与内分泌失调有关，尤其是胰岛素抵抗。本病临床表现与黑棘皮病类似，推测本病是一种角化异常性疾病，患者外用或系统性使用维 A 酸类药物有效。有人认为本病发生可能与宿主对马拉色菌的异常反应有关，因为本病有时存在局部酵母菌异常增殖，外用硫化硒有时有效，但多数病例无马拉色菌增殖的证据。

（一）临床表现

多在青春期或青春期后不久发病，女孩多见。本病皮损初发时变现为 1~2mm 丘疹，皮损迅速增大至 4~5mm。初期损害为淡红色扁平丘疹，表面干燥，以后变成红褐色或灰色，表面轻度角化，有纤细鳞屑，呈乳头瘤样（图 45-48）。病变区域中央的丘疹相互融合，而周围的丘疹排列成不规则的网状。病情在数年内缓慢发展，此后倾向于稳定。本病常出现角化过度、棘层肥厚及乳头瘤样增生，为基底部含色素的棒状表皮突向真皮内轻度突出。

（二）鉴别诊断

本病应与黑棘皮病、Darier 病、花斑癣和遗传性网状色素异常病鉴别。

（三）治疗

部分患者口服或外用咪唑类抗真菌药有效，多种抗生素如米诺环素（0.1~0.2g/d）对 50% 的患者有效，口服异维 A 酸和外用 0.1% 维 A 酸乳膏亦有效。口服维 A 酸类药物不比口服抗生素效果好。

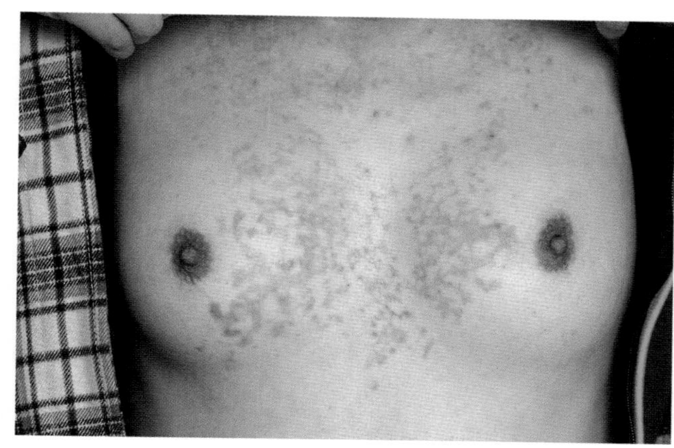

图 45-48　融合性乳头状瘤病(中山大学附属第一医院罗迪青惠赠)

三、疣状角化不良瘤

疣状角化不良瘤(warty dyskeratoma),又名孤立性毛囊角化不良病(isolated dyskeratosis follicularis),本病和毛囊角化病无关。本病很可能是毛囊来源的,瘤体中针对毛囊髓质和内毛根鞘的抗体染色阳性,更证明它是毛囊来源的。由Szymanski 于 1957 年首次报道。但口腔黏膜可发生本病不支持这种观点。

(一) 临床表现

多见于中年人,好发于曝光部位,男性多见。损害为红褐色丘疹或结节,中央有一质软的黄色角质栓(图 45-49)。常有结痂;部分损害流出恶臭的乳酪样物质;好发于面、头皮、颈部,躯干和四肢,偶见甲板下和口腔黏膜,硬腭和牙槽残嵴。皮损缓慢增大,在达到 1~2cm 直径后持续存在。

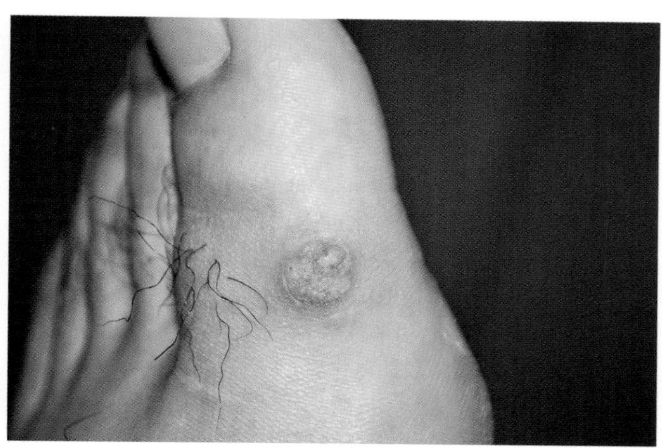

图 45-49　疣状角化不良瘤(新疆维吾尔自治区人民医院普雄明惠赠)

(二) 组织病理

组织学通常表现为杯状凹陷,充满角质栓。同 Darier 的特征一样。可见到角珠、圆体和谷粒。可发生囊性损害主要是角囊肿形成。本病组织学特征是一个极度扩张的囊组成。肿瘤边界清楚,棘层肥厚的表皮呈杯状凹陷,凹陷中央充盈角栓,腔内有许多棘层松解性角化不良细胞,圆体和谷粒常见。本病在临床上应与寻常疣、表皮囊肿、脂溢性角化病、增生性光化性角化病和鳞癌鉴别,在组织学上需与毛囊角化病、Grover 病、家族性慢性良性天疱疮鉴别。

(三) 治疗

首选手术切除治疗。

四、持久性豆状角化过度症

持久性豆状角化过度症(kyperkeratosis lenticularis perstaans)由 Flegel 于 1985 年首先报道,又称(Flegel 病),有时会与 Kyrle 病混淆,属常染色体显性遗传病。

(一) 临床表现

多在 31~50 岁间发病,患者多为男性。皮损特征为对称性、多发性、粗糙、黄褐色角化性扁平丘疹,分散、灰色、棕灰色或棕红色环状脱屑的丘疹,1~5mm,可融合成片,持续终生不退。皮损常发生于足背,其他好发部位为双小腿、上臂和肩胛。臀部、躯干、手背和掌跖可出现点状角化。可伴有糖尿病及甲状腺功能亢进。

(二) 组织病理

典型皮损除角化过度和角化不全外,可见表皮萎缩、颗粒层减少或缺失。表皮下层可见细胞间水肿和偶见点状基底细胞液化变性,可见胶状小体。真皮乳头可见 $CD4^+$T 辅助细胞和 $CD8^+$T 抑制细胞的混合浸润,也可见 Sézary 样细胞。

(三) 鉴别诊断

本病缺乏穿通性角栓,常有掌跖皮损,以此与 Kyrle 病进行鉴别。其他与 Mibelli 汗孔角化病、毛囊角化病鉴别。

(四) 治疗

局部外用润肤剂、角质剥脱剂、5% 氟尿嘧啶软膏和维 A 酸乳膏、糖皮质激素、卡泊三醇软膏有效。据报道用阿维 A 酯治疗也有效。

(何玉清　周琛　吴志华)

五、对称性肢端角化病

对称性肢端角化病(symmetric acral keratoderma)是一种新命名的皮肤病,本病首先由孙建方于 2006 年在欧洲皮肤科年会上报道,2008 年姜祎群、曾学思、薛燕宁、孙建方等以"对称性肢端角化病——一种新的命名的病种"在《临床皮肤科杂志》发表。本病临床特征为肢端对称性、棕褐色、角化过度性斑丘疹,皮损多发于手腕、手背及指背,皮肤遇水发白,夏天出现皮疹,冬天皮疹可自行消退,多无自觉症状。

(一) 病因与发病机制

本病的病因及发病机制尚未清楚,可能与气候、温度、汗腺、接触染料或角质细胞间的桥粒连接异常有关。

(二) 临床表现

本病好发于青年男性,男女比例为 7.86 : 1。

临床特征为棕褐色或棕黑色斑疹、斑丘疹,角化过度,界限清楚,无浸润,皮疹浸水 3~6min 后变白,离开水 30min 后恢复原状;皮疹呈对称性肢端分布,好发于指背、掌背、手腕、掌侧缘、踝部、膝部及肘部;皮疹呈明显季节性变化,夏季发作,冬天自然缓解,患者多无自觉症状;患者手掌、足底无任何皮疹(图 45-50,图 45-51)。约 11.29% 的患者合并手足多汗症,部分患者合并寻常型鱼鳞病,约 11.29% 的患者有家族史。

(三) 组织病理

表皮网篮状角化过度,棘层肥厚;真皮浅层毛细血管扩

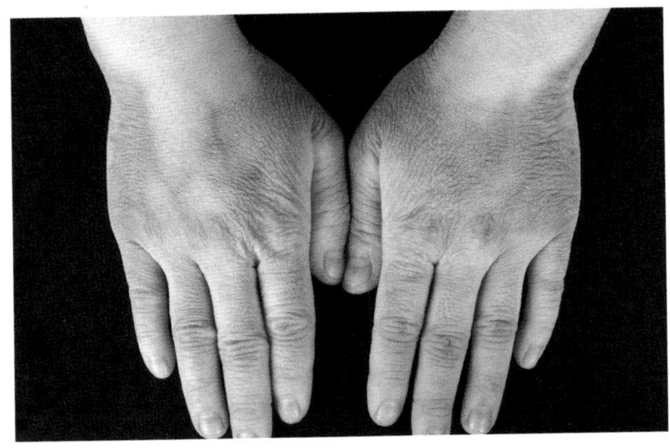

图 45-50 对称性肢端角化病(1)

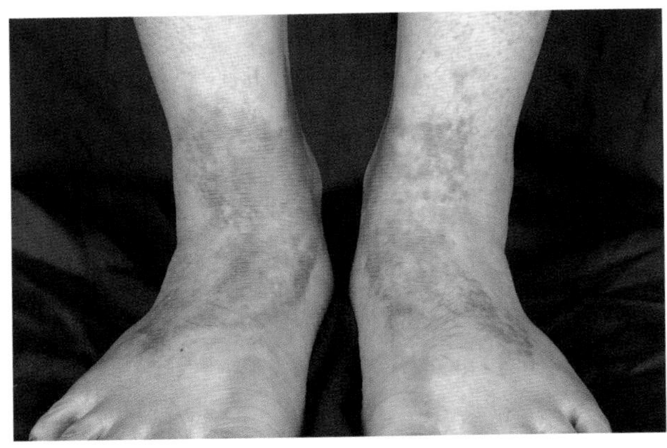

图 45-51 对称性肢端角化病(2)

张,管周可见少量淋巴细胞浸润,汗腺丰富,汗管扩张。

(四)诊断与鉴别诊断

1. 水源性肢端角化病 该病患者肢端部位浸水数分钟后,一过性出现白色、半透明的丘疹或斑块,皮肤同时有紧绷感或烧灼感,组织病理为表皮正向角化过度,汗腺导管扩张,有的汗腺上皮细胞可增生和变性,腺腔呈不规则状。鉴别点在于对称性肢端角化病患者的皮损不累及掌跖部位,无自觉症状,组织病理可见浅层毛细血管扩张及管周稀疏淋巴细胞浸润。

2. 进行性对称性红斑角化症 属常染色体显性遗传病,常在1岁内发病,表现为肘、膝伸侧和臀部以及手、足背面和头部发生的固定而对称的红斑鳞屑性斑块,有时伴有瘙痒。组织病理学表现为角质层呈明显网篮状,灶状角化不全,颗粒层增生,棘层银屑病样增生。颗粒层细胞核周可空泡化,真皮浅层血管周围淋巴细胞浸润。

3. 肢端黑棘皮病 肢端黑棘皮病系黑棘皮病的一种临床亚型,主要见于趾节背侧和足背,表现为天鹅绒样色素沉着性斑块。其组织病理改变为乳头瘤样增生,乳头变细变长,有角化过度和轻度棘层增厚,有时伴有局灶性萎缩。

4. 掌跖角化病 掌跖角化病通常可延及侧缘及手、足背;通常为先天性;发病早,多幼年发病;皮损以掌跖角化为著;甲板常常增厚,呈混浊状;角化损害往往持续终身而不会自行消退。对称性肢端角化病患者无掌跖角化,而以手背、手腕角化为主。皮损消长有明显季节性,甲不受累。

(五)治疗

1. 治疗原则 尚无明确非常有效的药物治疗对称性肢端角化病。患者皮损在夏天发作,冬天自然消退,文献报道的病例中年龄最大为53岁,提示本病可能有自限性。

2. 基本治疗 口服维胺酯胶囊50mg,每天3次;或异维A酸胶丸10mg,每天2次;或复方甘草酸苷胶囊150mg,每天3次;或烟酰胺片0.2g,每天3次。

外用糖皮质激素类软膏、维A酸乳膏、尿素软膏等。症状有所改善,但停药后病情反复。

(李常兴 韩春雷)

第四节 遗传性掌跖角化病

内容提要

- 掌跖角化病是掌跖无毛皮肤的慢性病理性增厚,主要由于角化过度所致。
- 遗传型掌跖角化病是一组以各种机制遗传或散发的异质性疾病,单个病种较为罕见,发病机制包括结构成分如中间丝、桥粒和间隙接头蛋白的合成、分布或功能缺陷所致的分化改变,或炎症应答改变。
- 可作为外胚层综合征的组成部分,或与其他系统异常有关,重要关联包括心肌病、听力受损、神经病和神经发育缺陷以及食管癌。
- 可作为其他皮肤病的伴发症状,如湿疹、银屑病、毛发红糠疹、扁平苔藓和梅毒等。
- 掌跖角化病的严重程度从引起生活不便到严重致残不等。局部角化病所致的跖部疼痛是影响个体功能的最常见表现之一,多汗和继发性皮肤癣菌感染可加重这些症状。
- 治疗效果不满意,很大程度上依靠物理治疗和足部护理,但在有些病例中口服维A酸类有益。

掌跖角化病(palmoplantar keratoderma,PPK)是一组以掌跖部弥漫性或局限性角化过度为特征的疾病,(图45-52~图45-55)一般分为三大类:①遗传性:可为常染色体显性、隐性或性联遗传;②获得性:如砷剂角化病、胼胝、鸡眼、更年期角化病、湿疹、银屑病、扁平苔藓、副肿瘤性角化病、Reiter综合征、Sézary综合征、脂溢性角化病、艾滋病相关性、HPV感染、挪威疥、二期梅毒、足癣和皮肤疣状结核;③症状性:是其他遗传性皮肤病的伴发表现,如基底细胞痣综合征、大疱性鱼鳞病样红皮病、Darier-White病、疣状表皮发育不良、单纯性大疱性表皮松解症、寻常型鱼鳞病、板层状鱼鳞病、毛发红糠疹。遗传性掌跖角化病根据病变范围分为弥漫型,广泛累及掌跖;局灶型,局限性角化过度,主要位于受力点。还有两种类型的局限性PPK:①斑状/钱币状:以椭圆形的损害为特征,通常在足跖;②线状:表现为线状角化过度性损害,大多数发生在手掌;斑点型:掌跖出现小的角化性丘疹(1mm~1cm),随着对与特异临床症状相关的基因突变知识的进展,角化病也可按其分子病理学来进行分类。随着临床特异性症状相关的基因突变的发现,PPK又可按分子病理学来进行分类。

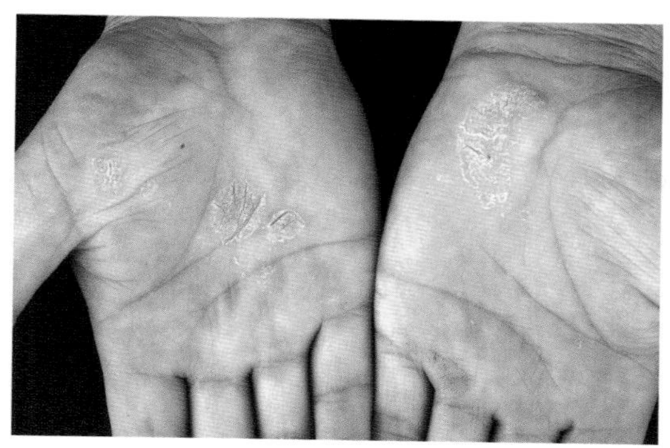

图 45-52　局限性掌跖角化病
受压部位角化过度。

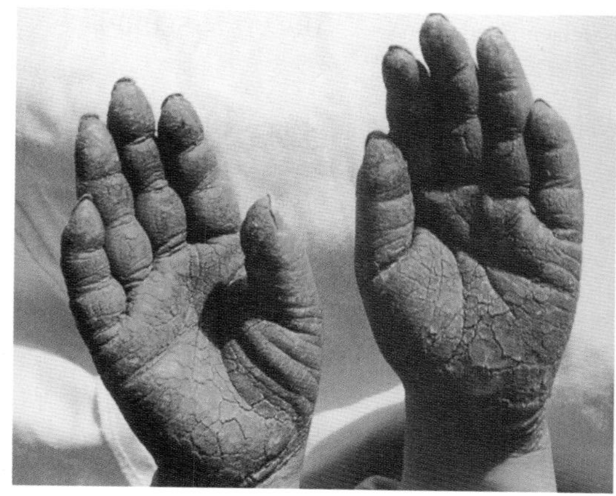

图 45-53　弥漫性掌跖角化病
掌部弥漫性对称性角化过度，伴有皲裂（中国人民解放军联勤保障部队第九八〇医院　李成龙惠赠）。

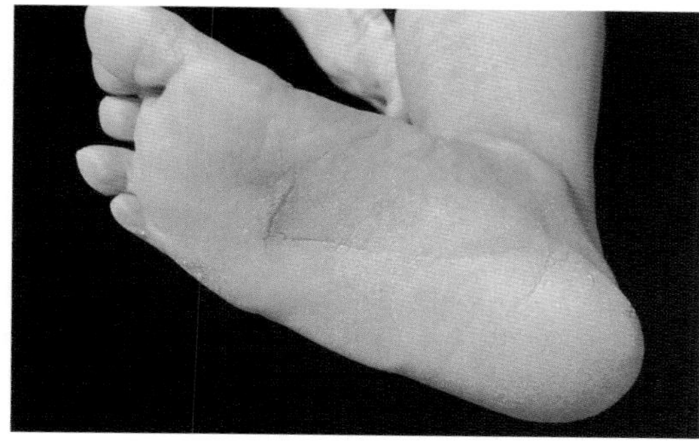

图 45-54　弥漫性掌跖角化病

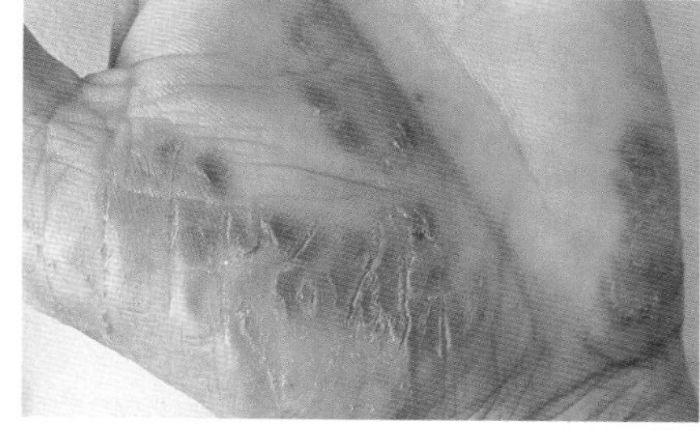

图 45-55　点状（条纹状）掌跖角化病
左手掌部位明显圆形、条带状角化、增厚，伴皲裂[华中科技大学协和深圳医院（南山医院）　陆原、李清惠赠]。

遗传性掌跖角化病是一组病谱性皮肤病（表 45-15），单个病种较为罕见。表皮松解性鱼鳞病（又名表皮松解性角化过度症）在北爱尔兰的患病率为 4.4/100 000。常染色体隐性遗传角化病在近亲结婚普遍的隔绝人群或社会中的局部患病率较高。

掌跖皮肤结构特殊，缺乏毛发，表皮厚度增加并凹凸不平，这些特征是应对大量摩擦和机械应激所必要的。指纹连同汗液也增加了握力。局限性掌跖肥厚（胼胝）是对持续性摩擦，例如不合脚的鞋子或体力劳动的生理反应。在遗传性 PPK 中，表皮过度增厚由一系列致病途径所致。

许多角化病存在角质形成细胞结构缺陷。角质形成细胞的主要结构成分为 10nm 中间丝细胞骨架。角蛋白是一种棒状蛋白质家族，以组织和分化特异性方式成对表达，最初为二聚体，然后组装成多聚中间丝。个体角蛋白缺陷通过与特定角蛋白表达模式相对应的分布影响皮肤。角蛋白 9（K9）对掌跖皮肤具有特异性，尽管它在这些部位的可能伴侣角蛋白 1 还表达于被毛皮肤。组成性或兼性表达于掌跖皮肤的其他角蛋白包括 K6、K16（也见于黏膜、毛囊和甲床）。K6 存在多种异构体，K6a、K6b 和 K6c 以及上述其他所有角蛋白缺陷均可导致角化病。角蛋白的多数致病性突变发生于 α 螺旋杆状功能域高度保守的边界肽，它们被认为对中间丝组装延长阶段的端 - 端重叠相互作用很关键。通常，角蛋白缺陷导致中间丝细胞骨架破坏。中间丝网络附着在桥粒上，细胞间连接又在相邻细胞的相应结构处形成成对斑块。桥粒蛋白如桥粒芯蛋白 1、桥粒斑蛋白、盘状球蛋白、桥粒斑菲素蛋白缺陷也可导致 PPK。角蛋白和桥粒缺陷所致的结构脆弱可导致表皮松解或角质形成细胞棘层松解，角化过度可能是一种间接结果，但很可能还存在非机械性机制。例如，角蛋白还参与增殖、凋亡和皮肤色素沉着的调节。而且，作为对错折叠蛋白蓄积的非特异性反应，细胞应激也可能参与了发病机制。含有导致重度单纯型大疱性表皮松解症的突变角蛋白类型而产生机械应激的角质形成细胞对凋亡的抗性高于野生型细胞；抗性增加依赖细胞外信号调节激酶（ERK）和 Akt 信号转导。Ⅱ型酪氨酸血症的角化病还可能由于细胞内酪氨酸过多所致的张力丝蓄积。

另一大类 PPK 综合征由连接蛋白缺陷所致，这些蛋白补充了细胞间缝隙连接的交流通道。缝隙连接是在含有多种连接单位的斑块中组装的，每一连接单位由一对半通道组成，小分子（<1kDa）可经中央的通道在邻近细胞胞浆间通过。每一半通道又含有 6 个同聚或杂聚的连接蛋白。以组织和分化特异性方式表达有 21 种人连接蛋白如角蛋白，缝隙连接病的表型部分地反映了它们的表达模式。例如，编码连接蛋白 26（Cx26）的基因（GJB2）突变大多导致听力损害，因为该基因表达于内耳，为内淋巴循环所必需。Cx26 还表达于皮肤，有些 Cx26 缺陷还导致了皮肤表型如 PPK。PPK 还鉴于影响连接蛋白 30（Cx30；与有汗性外胚层发育不良有关）和连接蛋白 43（Cx43；眼 - 牙 - 指发育不良）。然而，根据受累的特定氨基酸不同，单个连接蛋白点突变可产生一系列表型。有些致病突变干扰功能性缝隙连接形成，有些表现为连接蛋白运输至细胞膜缺陷而蓄积在细胞器内。有关可变性红斑角皮病的最近证据表明突变蛋白的蓄积导致非折叠蛋白反应。在伴有掌跖角化病的连接蛋白突变病例中，该内质网应激可引起角化过度和炎症。

表 45-15　遗传性掌跖角化病的临床与遗传学分类

疾病		遗传方式	突变基因
中文名称	英文名称		
1　非综合征性掌跖角化病			
(1) 孤立性掌跖角化病			
1) 弥漫性掌跖角化病			
表皮松解性掌跖角化病，Thost-Unna 或 Vorner 型	epidermolytic palmoplantar keratoderma (Thost-Unna/Vorner type)	AD	KRT1/KRT9
表皮松解性掌跖角化病，Greither 型	epidermolytic palmoplantar keratoderma of Greither	AD	KRT1
弥漫性非表皮松解性掌跖角化病	diffuse nonepidermolytic palmoplantar keratoderma	AD	KRT1
梅勒达病和 Gamborg-Nielsen/Norrbotten 型掌跖角化病	Mal de Meleda and Gamborg-Nielsen/Norrbotten palmoplantar keratoderma	AR	SLURP1
弥漫性掌跖角化病，Bothnian 型	diffuse palmoplantar keratoderma, Bothnian type	AD	AQP5
弥漫性掌跖角化病，Nagashima 型	diffuse palmoplantar keratoderma, Nagashima type	AR	SERPINB7
硬化性胼胝症(Huriez 综合征)	sclerotylosis (Huriez syndrome)	AD	不详
角质溶解性冬季红斑	keratolytic winter erythema	AD	CTSB
2) 局灶性掌跖角化病	focal palmoplantar keratoderma	AD	KRT6C/KRT16
3) 条纹状掌跖角化病			
条纹状掌跖角化病，Ⅰ型	striate palmoplantar keratoderma, type Ⅰ	AD	DSG1
条纹状掌跖角化病，Ⅱ型	striate palmoplantar keratoderma, type Ⅱ	AD	DSP
4) 点状掌跖角化病			
点状掌跖角化病，Ⅰ型(Buschke-Fisher-Brauer 病)	punctate palmoplantar keratoderma, type Ⅰ (Buschke-Fisher-Brauer disease)	AD	AAGAB/COL14A1
点状掌跖角化病，Ⅱ型(掌跖点状汗孔角化病)	punctate palmoplantar keratoderma, type Ⅱ (porokeratosis punctata palmaris and plantaris)	AD	不详
点状掌跖角化病，Ⅲ型(肢端角化类弹力纤维病)	punctuate palmoplantar keratoderma, type Ⅲ (acrokeratoelastoidosis)	AD	不详
局灶性肢端角化过度症	focal acral hyperkeratosis	AD	不详
遗传性半透明性肢端角化病	hereditary papulotransclucent acrokeratoderma	AD	不详
5) 复杂性掌跖角化病			
兜甲蛋白角化病	Loricrin keratoderma	AD	LOR
Olmsted 综合征	Olmsted syndrome	AD, AR, XLR	TRPV3 / MBTPS2
条纹状掌跖角化病伴羊毛状发	striate PPK with wooly hair	AR	KANK2
掌跖角化病伴先天性脱发 1(PPKCA1), Stefanovic 型	palmoplantar keratoderma and congenital alopecia1 (PPKCA1), stefanovic type	AD	GJA1
掌跖角化病伴先天性脱发 2(PPKCA2), Wallis 型	palmoplantar keratoderma and congenital alopecia1 (PPKCA2), Wallis type	AR	不详
角化过度 - 色素沉着综合征	hyperkeratosis-hyperpigmentation syndrome	AD	不详
掌跖角化病伴色素障碍和皮肤癌	palmoplantar keratoderma with pigmentation defects and skin carcinoma	AR	SASH1

续表

疾病		遗传方式	突变基因
中文名称	英文名称		
2　综合征性掌跖角化病			
(1) 掌跖角化病伴耳聋			
Vohwinkel 综合征	Vohwinkel syndrome	AD	GJB2
Bart-Pumphrey 综合征	Bart-Pumphrey syndrome	AD	GJB2
掌跖角化病伴耳聋	palmoplantar keratoderma with deafness	AD	GJB2
掌跖角化病伴耳聋	palmoplantar keratoderma with deafness	线粒体	MTTS1
(2) 掌跖角化病伴黏膜显著受累			
Haim-Munk 综合征	Haim-Munk syndrome	AR	CTSC
Papillon-Lefevre 综合征	Papillon-Lefevre syndrome	AR	CTSC
局灶性掌跖角化病伴牙龈角化	Focal palmoplantar keratoderma and gingival keratosis	AD	不详
HOPP 综合征	HOPP syndrome	AD	不详
Howell-Evans 综合征	Howell-Evans syndrome	AD	RHBDF2
多发性自愈性掌跖癌	multiple self-healing palmoplantar carcinoma	AD	NLRP1
(3) 掌跖角化病伴心肌病和羊毛状发			
Naxos 病	Naxos disease	AR	JUP
Carvajal 综合征	Carvajal syndrome	AR	DSP
变异型 Carvajal 综合征伴牙发育不全	Carvajal syndrome with tooth agenesis	AD	DSP
致心律失常性右心室发育不良伴轻度掌跖角化病和羊毛发	arrhythmogenic right ventricular dysplasia, with mild palmoplantar keratoderma and woolly hair	AR	DSC
(4) 掌跖角化病伴其他系统体征			
酪氨酸血症，Ⅱ型(Richner-Hanhart 综合征)	tyrosinemia type Ⅱ(Richner-Hanhartsyndrome)	AR	TAT
SAM 综合征	SAM syndrome	AR	DSG1/DSP
PPK 伴鳞癌和 46,XX 性逆转/真两性畸形	palmoplantar keratoderma with squamous cell carcinomas and 46,XX sex reversal/true hermaphroditism	AR	RSPO1
Cole 病	Cole disease	AD	ENPP1
水源性皮肤角化病	aquagenic keratoderma	AR,AD	CFTR

注：AD，常染色体显性遗传；AR，常染色体隐性遗传。

PPK 的其他机制存在极大的变异。在兜甲蛋白角化病屏障障碍与导致细胞外通透性增加的 CE 支架缺陷有关。突变的兜甲蛋白 C 端肽包括多元核识别信号，导致异常的蛋白质在细胞核内蓄积，可能干扰了终末分化。在 PPK 伴有化脓性感染易感的 Papillon-Lefevre 综合征中，半胱氨酸蛋白酶 C 失活。该酶失活可能对炎症调节产生了影响，但角化病的机制还可能与异常的桥粒分裂相关。在梅勒达病中，分泌性烟碱乙酰胆碱受体配体 SLURP-1 缺乏。异常表达的蛋白可能通过调节角质形成细胞行为或炎症反应起作用。角化病是细胞内囊泡运输缺陷所致的罕见神经发育综合征，以及存在蛋白酶生成不足的线状角化病伴先天性鱼鳞病和硬化性角皮病综合征的表现。

一、表皮松解性掌跖角化病

内容提要

- 表皮松解性掌跖角化病是最常见的弥漫性掌跖角化病，呈常染色体显性遗传，系 KRT9 突变所致。
- 特征性表现为弥漫性掌跖角化过度，与掌缘正常皮肤分界清楚，重度病例可伴水疱形成，但皲裂更常见。

（一）发病机制

表皮松解性掌跖角化病(epidermolytic palmoplantar keratoderma)，又名 Vörner 角化病(Vörner keratoderma)，是最

常见的弥漫性掌跖角化病，呈常染色体显性遗传，由角蛋白KRT9基因突变所致，定位于17号染色体。K9优先表达在掌跖皮肤，基因突变破坏中间细丝完整性，使细胞骨架弹性降低，最终导致水疱和角化过度。

（二）临床表现

本病常在婴儿期发病，初期病变为局灶性，掌跖可单独或同时受累。掌跖部弥漫性、对称性皮肤增厚，常呈蛇皮样，边缘常呈淡红色，在掌缘处与正常皮肤分界清楚；水疱不是主要特征，但水疱形成病史或手掌皲裂提示皮肤结构强度减弱。可伴有指节垫、甲病变和肘、膝轻微受累。

二、非表皮松解性掌跖角化病

内容提要

- 表皮松解性掌跖角化病又称Unna-Thost综合征，呈常染色体显性遗传，系KRT1突变所致。
- 特征性表现为掌跖部位弥漫性角化过度，有蜡样光泽，无越线现象（即角化过度的范围超出掌侧缘），常继发真菌感染。

（一）发病机制

非表皮松解性掌跖角化病（non-epidermolytic palmoplantar keratoderma），又名弥漫性非表皮松解性掌跖角化病、弥漫性掌跖角化病、Unna-Thost综合征，呈常染色体显性遗传，有些病例可能与KRT1突变有关，还有病例的致病基因定位于12q11-13。

（二）临床表现

本病常在2~5岁发病。初期角化过度见于足跟和足前弓，以后累及全部足底和手掌，呈黄色、蜡样外观，边缘常呈鲜红色，境界清楚，不扩散至手足背面和腕部（图45-56）。指背常受累，近端指间关节远侧的皮肤呈硬皮病样增厚。常伴有掌跖多汗、皮肤癣菌感染和角质松解性凹点，甲一般正常。

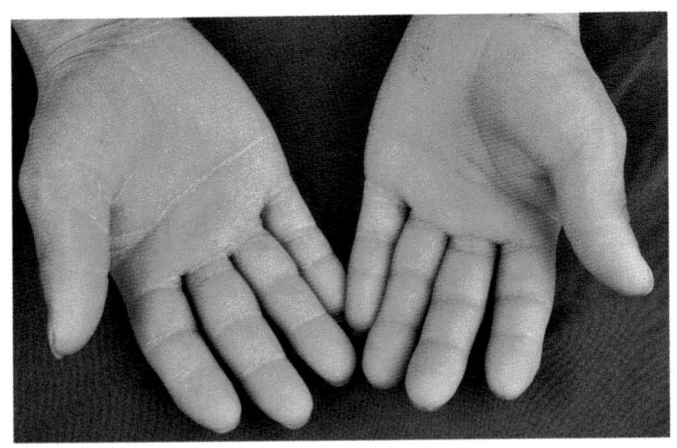

图45-56　非表皮松解性掌跖角化病

三、梅勒达病

内容提要

- 梅勒达病呈常染色体隐性遗传，系ARSB基因突变所致。
- 特征性表现为弥漫性掌跖角化过度伴炎症和浸渍，边缘青紫，有越线现象。

（一）发病机制

梅勒达病又名梅勒达地方病，是一种罕见的常染色体隐性遗传性掌跖角化病，报道的大多数病例都是MIjet岛上居住的达尔马西亚人后裔。梅勒达病为编码SLURP-1的ARSB基因突变所致。这类蛋白是分泌Ly-6/uPar蛋白超家族中的一员，由染色体簇8q24.3编码。

（二）临床表现

本病患者出生后不久便出现弥漫性掌跖增厚，边缘发红或青紫色。厚鳞屑位于掌跖，还可扩散至手、足背、肘和膝，呈手套样分布，角化过度区的近侧边缘有明显的分界，常有恶臭；口周区可发生鳞屑性斑块，提示Olmsted综合征；常伴发多汗、湿疹、甲板增厚或反甲，亦可伴发假阿洪病、沟纹舌、短指（趾）和掌毛。组织病理示角化过度和正常颗粒层。

四、Vohwinkel残毁性掌跖角化病

内容提要

- Vohwinkel残毁性掌跖角化病是一种罕见的常染色体显性遗传病。
- 特征性表现为弥漫性掌跖角化过度，呈蜂窝状，可越线蔓延，在手足背和肘膝部出现海星状角化斑块，晚期可出现指（趾）骨萎缩、指间关节挛缩和假阿洪病。

（一）发病机制

Vohwinkel残毁性掌跖角化病（mutilating keratoderma of Vohwinkel），又名Vohwinkel综合征（Vohwinkel's syndrome），由Vohwinkel在1929年首次报道，呈常染色体显性遗传，也有个别为隐性遗传的报道，在Vohwinkel综合征中，一个常见突变是发生在Cx26第一个细胞外结构域的杂合替代突变（D66H）。

（二）临床表现

本病在婴儿期或幼儿期发病，表现为掌跖呈丘疹、蜂窝和海星状角化过度，主要累及手、足（图45-57，图45-58）、腕部、前臂、肘和膝伸侧。晚期出现指（趾）骨萎缩，指（趾）间关节弯曲挛缩，指（趾）进行性纤维性缩窄（假阿洪病）和自截，以小指（趾）多见，最终可有多个指（趾）受累。可伴发指节垫、黑棘皮病、鱼鳞病和秃发、中等程度听力减退、智力障碍、并趾畸形、网状色素沉着、痉挛性截瘫。

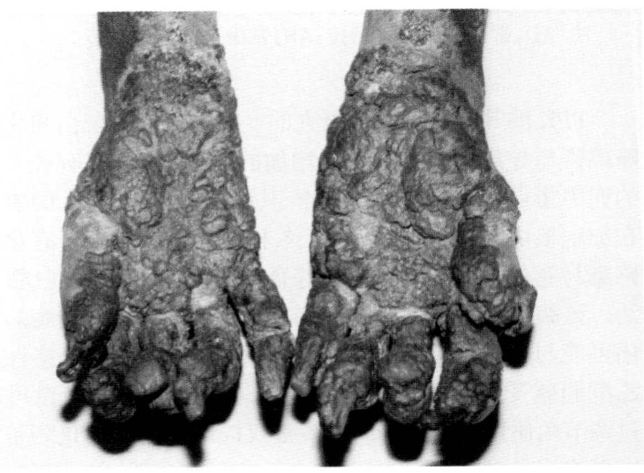

图45-57　残毁型掌跖角化症
双掌及手指毁形性角化斑块（新疆医科大学　沈大为惠赠）。

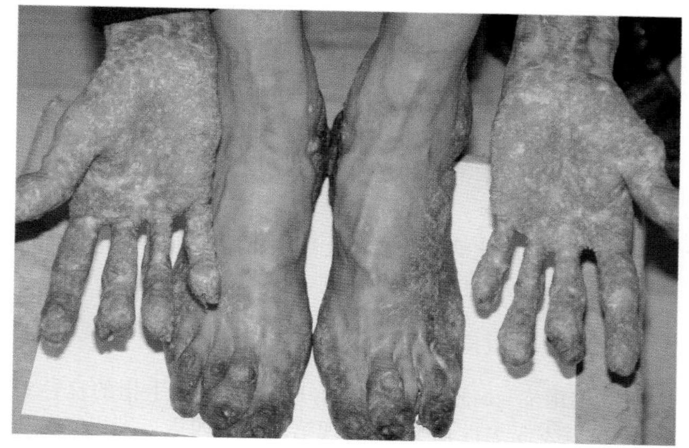

图 45-58 残毁型掌跖角化病（新疆维吾尔自治区人民医院普雄明惠赠）

还有一些其他类型的残毁性角皮病与 Vohwinkel 残毁性角皮病不同，表现为受累指（趾）的缩短，而无 Vohwinkel 综合征中的环状收缩带、蜂窝状掌跖角化过度和海星样角化病。

国外常依据下面 3 点进行诊断：掌跖角化过度，伴有蜂窝状损害；假阿洪病样改变，即环绕手指、足趾的缩窄环及由于循环损伤、骨变形导致的第五指趾末节自行断离；指趾背侧海星状角化过度。除此之外，尚可伴有不同的相关症状。本病的鉴别诊断应包括其他类型的掌跖角化病、箍趾病（阿洪病）及假阿洪病、局部连续性肢端皮炎、雷诺征、系统性或局限性硬化病。

五、残毁性掌跖角化病伴口周角化斑

内容提要

- 残毁性掌跖角化病伴口周角化斑罕见，可呈常染色体显性遗传或 X 连锁隐性遗传。
- 特征性表现为双侧越线性掌跖角化过度伴假阿洪病和口周角化斑。

（一）发病机制

残毁性掌跖角化病伴口周角化斑，又称 Olmsted 综合征，由 Olmsted 在 1927 年首次描述，呈常染色体显性遗传和 X 连锁的隐性遗传模式。多数报道的残毁性掌跖角化病伴口周角化斑为 TRPV3 基因突变所致，呈常染色体显性遗传，少数为 MBTPS2 基因突变所致，呈 X 连锁隐性遗传。

（二）临床表现

本病罕见，至今大约报道了 20 例，出生即有，或发生于婴儿早期，在口周、腹股沟、生殖器和臀间部位出现边界清楚的红色角化斑，偶见水疱。最初为局灶性，然后扩展加重，导致指（趾）的弯曲畸形和收缩。最终可发生自发离断。掌跖弥漫性角化过度、甲重度营养不良。屈侧可出现疣状斑块，部分病例尚可发生线状或星状角化过度。可见瘢痕性斑秃、甲营养不良和甲畸形、偶见生长迟缓、大关节组织松弛和角膜受累。

本病最具有提示性的症状为双侧越线性掌跖角化过度、假阿洪病和口腔周围角化斑。本病需与其他严重类型的掌跖角化病相鉴别，包括 Vohwinkel 综合征、Clouston 综合征、Papillon-Lefèvre 综合征、Haim-Munk 综合征、梅勒达病、先天性甲肥厚、2 型酪氨酸血症和肠病性肢端皮炎等，当鉴别诊断有困难时，需检测 TRPV3 或 MBTPS2 基因突变。

六、点状掌跖角化病

内容提要

- 点状掌跖角化病呈常染色体显性遗传。
- 特征性表现为掌跖部位 2~10mm 大小的黄色质硬角质丘疹，去除丘疹后遗留火山口样凹陷，应与跖疣、汗孔角化病、砷角化病进行鉴别。

（一）发病机制

点状掌跖角化病（punctate palmoplantar keratoderma），呈常染色体显性遗传，定位于染色体 15q22.2 和 15q22.31 间的 5.06cm 内。

（二）临床表现

点状掌跖角化病表现为掌跖部位 2~10mm 大小的圆形或椭圆形黄色角质丘疹，质硬，去除丘疹后遗留火山口样凹陷，初发时多见于受压部位，逐渐遍布整个掌跖，也可扩大形成胼胝样损害。多数患者无自觉症状，严重者可有压痛。偶尔有点状掌跖角化病伴发其他疾病的报道，如甲营养不良、甲缺失、多汗或恶性内脏肿瘤包括结肠癌、肾癌、乳腺癌、胰癌和霍奇金淋巴瘤等。

点状掌跖角化病常被误诊为寻常疣，但如果割削，丘疹不会出现多个出血点。掌跖部位的点状汗孔角化病与点状掌跖角化病有相似的临床表现，汗孔角化病在组织学上有特征性的角化不全细胞柱。砷角化病也表现为掌跖部位点状角化，但有长期接触砷剂的病史，伴有色素脱失。肢端角化性类弹力纤维病的火山口样丘疹部位在掌跖侧缘。

七、掌褶点状角化病

内容提要

- 掌褶点状角化病是点状 PPK 的变型，皮损局限于掌指皱褶处。

掌褶点状角化病（keratosis punctata of the palmar creases），是点状角化病的变型，其损害只局限于掌指皱褶。足跖和足跟有时也可受累。损害为小的（1~3mm）、黄色凹陷性角栓，通常无症状，有时可有疼痛、角栓局限于屈侧掌纹，拔除角栓可遗留锥形凹陷。

八、条纹状掌跖角化病

内容提要

- 条纹状掌跖角化病呈常染色体显性遗传。
- 特征性表现为呈线状累及手指掌面的角化过度。

（一）发病机制

条纹状掌跖角化病（striate palmoplantar keratoderma），又称线状角化病、Brunauer-Fohs-Siemens 综合征，呈常染色体显性遗传。分为 3 种亚型：PPKS1、PPKS2、PPKS3，目前发现的

三种亚型的致病基因分别编码桥粒芯糖蛋白 1(desmoglein 1, DSG1)、桥粒斑蛋白(desmoplakin, DSP)和角蛋白 1(keratin1 KRT1)。

（二）临床表现

本病在儿童或青春期发病，主要的临床表现为手掌及手指掌侧上纵向条纹状的角化过度，皮损多分布于摩擦和着力部位，体力劳动可诱发或加重本病，有时可累及肘膝关节伸侧。有些患者皮肤脆性增加，容易破裂，但通常不出现水疱。偶可伴有甲纵嵴、甲小皮角化过度、颊黏膜乳头瘤样损害、牙齿异常、羊毛状发和假阿洪病。条纹状掌跖角化病有时需与疣状痣、斑块型汗孔角化病相鉴别。

九、进行性掌跖角化病

内容提要

- 进行性掌跖角化病为常染色体显性遗传。
- 特征性表现为弥漫性掌跖角化过度伴多汗，多累及足跟，有越线现象，有随年龄增长而自发缓解的趋势。

（一）发病机制

进行性 PPK(progressive palmoplantar keratoderma)又名 Greither 综合征、越线性进行性掌跖角皮病，由 Greither 在 1952 年首次报道，为常染色体显性遗传病，由 KRT1 基因有错义突变所致，该突变使 KRT1 基因 1 号外显子 188 位密码子由天冬氨酸转变为丝氨酸。

（二）临床表现

本病通常在婴儿早期发病。临床表现为掌跖部位弥漫性角化过度伴有多汗，皮损越线发展，扩展至手足伸侧，常特征性地累及足跟。肘膝部通常也有角化过度斑块，有些可累及屈侧。角化斑块边缘呈淡红色，部分病例可有 Raynaud 现象。病情可随年龄增长而逐渐改善。组织学上可见颗粒层表皮松解的改变。

进行性掌跖角化病的鉴别诊断包括：①弥漫性掌跖角化病，皮损无越线现象，很少累及足跟，无自发缓解趋势；②梅勒达病为常染色体隐性遗传，出生时或出生后不久发病，可扩展至手足背，可累及身体其他部位，无自发缓解倾向，可伴有假阿洪病；③表皮松解性 PPK 皮损通常局限于掌跖部位，组织病理学上表现为表皮松解性角化过度。

十、疣状肢端角化病

内容提要

- 疣状肢端角化病呈常染色体显性遗传。
- 特征性表现为手足背、肘膝、前臂或小腿多发的平顶或疣状小丘疹，类似扁平疣。

（一）发病机制

疣状肢端角化病(acrokeratosis verruciformis)，又名 Hopf 疣状肢端角化病，本病呈常染色体显性遗传，由于 ATP2A2 基因突变引起的。

（二）临床表现

常发病于出生时或儿童早期，皮损表现为手足背、肘膝部、前臂或小腿部位多发性干燥的肤色或红褐色平顶或疣状小丘疹，类似扁平疣。前额、头皮、屈侧和口腔黏膜罕有受累。本病患者与毛囊角化病患者的掌跖和指甲可有充满角质的小凹陷。其他部位可出现群集或孤立的丘疹；皮损受摩擦可起疱。可有弥漫性掌部皮肤增厚、角化性小丘疹和点状裂隙，甲板增厚、变白。

疣状肢端角化病与毛囊角化病通常要靠组织学检查才能区分，前者缺少棘层松解和角化不良。

十一、厚皮指症

厚皮指症(pachydermodactyly) 是发生在手指的良性纤维瘤病，好发于男性青少年，表现第二至第四指近端指间关节侧面软组织肿胀，没有症状，通常在青少年才注意本病，常被误诊为幼年特发性关节炎(图 45-59)。

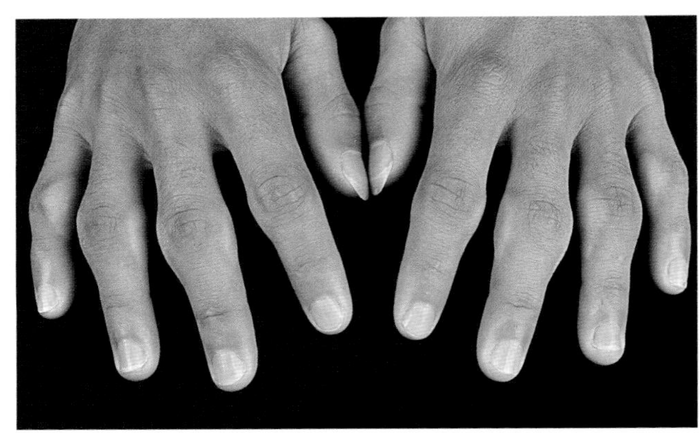

图 45-59　厚皮指症

十二、遗传性掌跖角化病的其他原因

遗传性掌跖角化病的其他原因(other causes of hereditary palmoplantar hyperkeratosis) 许多遗传性皮肤病可伴有中度至重度的掌跖角化病，如出汗性外胚叶发育不良、先天性厚甲症、Mibelli 汗孔角化症、DSAP 和遗传性疼痛性胼胝，而掌跖的色素增多性角层肥厚可见于良性和恶性黑棘皮病。

（一）伴发疾病

本组疾病可为鱼鳞病、毛发红糠疹、银屑病、毛囊角化病等的表现之一。

（二）诊断

依据大多为先天性，常有家族史，亦可发生于其他皮肤病或全身性疾病；基本损害为角化性斑块，呈黄白色，半透明状，边缘截然。根据损害分布形态可分为弥漫性、点状、条纹状掌跖角化症。

（三）鉴别诊断

皮肤真菌病(包括黑色小孢子菌病)、砷剂角化症、扁平苔藓、毛发红糠疹、银屑病、Reiter 综合征、基底细胞痣综合征、毛囊角化病、先天性角化不良、遗传性皮肤角化病。

（四）治疗

本病包含一组获得性或先天性疾病，可以单独存在，也伴有其他疾病或作为某种综合征的一部分。因此要予以一一鉴别，找出系统性疾病，甚至相关的癌症，进行相应的处理。而掌跖角化病仅对症治疗，如局部用角质溶解剂，系统试用维 A 酸。

1. 推荐治疗　一线治疗：局部角质剥脱剂外用，局部维A酸外用。二线治疗：系统应用维A酸类药物。三线治疗：切除整个角化皮肤再移植皮肤的重建手术，局部钙泊三醇外用，口服维生素D3类似物，局部糖皮质激素联用或不联用角质剥脱剂、PUVA或Re-PUVA、皮肤磨削术、CO_2激光、5-FU，眼皮肤酪氨酸血症患者需限制酪氨酸饮食。

2. 系统治疗　应用维A酸，异维A酸、阿维A、阿维A酯。如口服13-顺维A酸，每天0.5~1.0mg/kg，分3次服用。口服维A酸类药物疗效肯定。

3. 局部治疗　温盐水浸泡足，再用刀削去增厚的角化层。外用角质松解剂，如硫磺煤焦油软膏、10%~20%水杨酸软膏、10%~40%丙二醇水溶液、乳酸霜、0.25%蒽林软膏，5%5-FU软膏、卡泊三醇、20%尿素霜、0.1%维A酸软膏，可采用封包治疗。糖皮质激素软膏封包或糖皮质激素硬膏外用。

(1) 掌跖点状角化：为1~5mm的圆顶性丘疹，发生于掌褶线上。有发生肺和结肠的恶性肿瘤的潜在危险。只有机械清除术和手术切除才能达到永久性效果。

(2) 更年期角皮病：特征是掌跖尤其足跟的角化过度，开始于绝经期前后。治疗可用角质松解剂，包括10%的水杨酸软膏、乳酸霜，或20%~30%的尿素制剂。阿维A酯比异维A酸更有效。

(3) 继发性掌跖角化病：补骨脂素长波紫外线疗法(PUVA)或re-PUVA(口服维A酸类+PUVA)对继发于银屑病或湿疹的掌跖角化病有效。

(4) 其他：浅层X线照射、PUVA疗法、CO_2激光、皮肤磨削术。

(5) 手术治疗：弥漫性掌跖角化病严重者，可分层皮移植；残毁型者疼痛剧烈的缩窄环，手术切除。

掌跖点状角化病，疼痛明显者，机械或手术切除。

对严重顽固的掌跖角化病，可考虑切除整个角化性皮肤及再皮肤移植。切除角化过度的皮肤时，需包括真皮、表皮及皮下脂肪以预防任何复发的可能。

(五) 病程与预后

对症处理，可能改善局部症状。这组疾病的临床特征、遗传方法、伴有的缺陷和预后等方面有很大的差异。

第五节　获得性掌跖角化病

一、获得性掌跖角化病

获得性掌跖角化病(acquired hyperkeratoses of the palms and soles)是指成年期发病和无明显家族易感性的掌跖角化病，可能是一些疾病的局部皮肤表现，如砷剂角化病、以及伴有掌跖角化病的皮肤病如银屑病、毛发红糠疹、扁平苔藓等、更年期掌跖角化病、症状性角皮症、小汗腺汗管纤维腺瘤、大疱性类天疱疮、黑棘皮病、皮肤T细胞淋巴瘤和内脏恶性肿瘤等。

二、更年期角皮病

更年期角皮病(keratoderma climactericum)，又名Haxthausen病，指发生于绝经期妇女的掌跖角化病。表现为足跖的受压部位，特别是足跟部，出现散在的、增厚的红斑、角化过度斑块，表面可有皲裂，受压的足缘周围最明显(图45-60)，随着病情的发展可扩展到足跖其他部分，与跖部银屑病很相似。本病与内分泌功能的关系尚未明确，成人发病，无明显家族易感性，发生于绝经期妇女，可能与雌激素有关。维生素A血浓度正常。Wachtel(1981)报道了3例年青妇女在双侧卵巢切除术后发生类似的病变，雌激素替代治疗后完全消失。

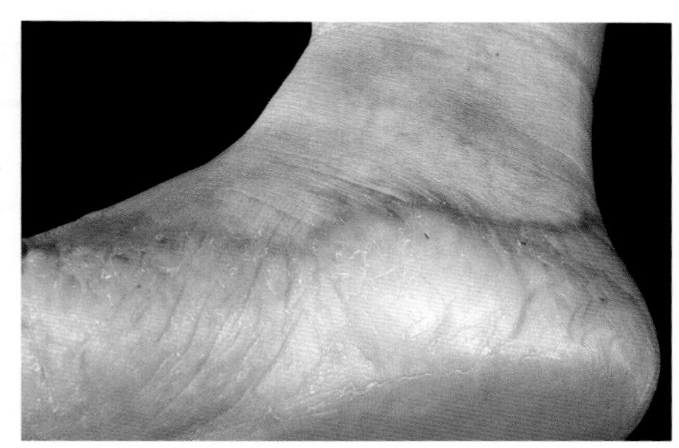

图45-60　掌跖角化病
跖部条纹状角化性损害。

1. 临床表现　45岁以上的妇女发病，许多病例有肥胖症，无既往皮肤病(包括银屑病、湿疹)的个人或家族史。皮损首先累及跖的受压部位，如足跟和足前部，表现为红斑、明显的角化过度，伴有皲裂和疼痛，常无明显瘙痒，以后皮损缓慢扩大、融合，并累及掌中部。病情在冬季加剧。

2. 组织病理　表皮有致密的角化过度，粒层增厚，棘层肥厚，海绵形成伴淋巴细胞外渗。真皮上部血管周围有淋巴细胞浸润。

3. 治疗　小剂量阿维A酯口服可在数周内改善症状。0.05%雌二醇霜可用于角质剥离剂无效者。

(郭红卫　赖惠君　李莉　陈蕾　叶巧园)

第四十六章

遗传性结缔组织病及其他

遗传性结缔组织病(heritable disorders of connective tissue)可能是编码细胞外基质(extracellular matrix,ECM)结构蛋白(如胶原、弹力纤维成发)、修饰结构蛋白的酶有对 ECM 有作用的其他蛋白的基因突变所致。是一组以骨骼组织异常为特征的异质性疾病,主要累及软骨、骨、肌腱、韧带、肌肉、皮肤和血管的基底膜。1956 年 McKusick 为之命名。遗传性结缔组织病 450 多种特征明显的疾病。这是一组由基因突变导致的遗传缺陷性疾病。大疱性表皮松解症和 Alport 综合征分为以下亚型:①主要影响软骨和骨的疾病(骨骼发育不良);②主要影响结缔组织的疾病,包括 Ehlers-Danlos 综合征(Ehlers-Danlos syndrome,EDS)、马方综合征(Manfan syndrome)以及其他表现为细胞外基质分子异常的疾病。

一、皮肤弹性过度(Ehlers-Danlos 综合征)

内容提要

- 皮肤弹性过度是一组临床表现和遗传上具有异质性的累及结缔组织的疾病,由胶原网络的缺陷引起。
- 皮肤弹性过度新的分类方案分为 6 型。

皮肤弹性过度(cutis hyperelastica),又称 Ehlers-Danlos 综合征(Ehlers-Danlos syndrome,EDS)。于 1901 年和 1908 年分别由 Ehlers 和 Danlos 先后描述,并于 1936 年由 Weber 医生命名。是由胶原纤维、加工 ECM 的酶及胶原相关蛋白物韧黏素 -X 功能缺陷导致的一组临床表现和遗传上具有异质性的累及结缔组织的疾病。为先天性结缔组织的缺陷,均由基因突变所致,多为常染色体显性、隐性及 X 连锁隐性遗传。其特征是关节活动过度,皮肤伸展过度,皮肤、血管易受损伤,易产生青肿和伤口愈合不良伴萎缩性瘢痕。按临床和生化遗传特点本病分为不同类型。

(一)病因与发病机制(图 46-1)

结缔组织的胶原蛋白可分为 6 型,正常人体皮肤中主要为Ⅰ型和Ⅲ型胶原,Ⅰ型占成人胶原总重的 80%,Ⅲ型约占 15%,其余 5% 为Ⅳ型、AB 型和Ⅰ型的三聚物,Ⅱ型主要分布在软骨中。

1. 基因突变　Ehlers-Danlos 综合征是一组以胶原纤维合成异常为特征的异质性遗传性疾病,为常染色体显性、隐性遗传,本病的各型均由基因突变所致,这些基因的功能包括:①胶原代谢;②胶原的修饰酶类;③影响细胞膜外基质的蛋白质。发病机制如下:突变胶原 α 链显性负效应;单倍体低效率;胶原生成过程中酶的缺陷(如 lysyl 羟化酶以及前胶原肽酶)。经典型分子缺陷 COL5A1、COL5A2 及黏蛋白 -X 突变。

2. 胶原合成障碍　各种亚型的共同问题是胶原合成障碍,胶原可限制皮肤、关节和血管的伸展性,而有缺陷的胶原导致皮肤、关节的过度伸展和血管的脆性增加。

(二)临床表现(表 46-1)

有数种不同的类型,主要特征有皮肤伸展过度,脆性增加,关节伸展过度:

1. 经典型　经典型约占 80%,经典型 EDS 患者可见到不同程度的大关节过伸。大多数原型 EDS 以大小关节不同程度的过度伸展为特征表现。但"过度伸展"是极难定义的,轻度"正常"松弛和过度伸展两者难以区分。Beighton 和他的同事提出了临床实用的关节松弛分级评估方案,具体如下:①第 5 指被动背屈超过 90°= 每手计 1 分;②拇指与桡骨屈肌可被动对合 = 每手计 1 分;③肘关节过伸超过 10°= 每侧计 1 分;④膝关节过伸超过 10°= 每侧计 1 分;⑤躯干屈曲向前,手掌触地 = 1 分;总分 5 分以上可定义为关节过度活动。随年龄增长而减轻。复发性关节脱节、与外伤相关的周期性关节积液和最终出现的骨关节炎是临床上常见的问题。对于 EDS 患者,抚摸前臂皮肤可感受到特征性柔软感或"天鹅绒"触感。在部

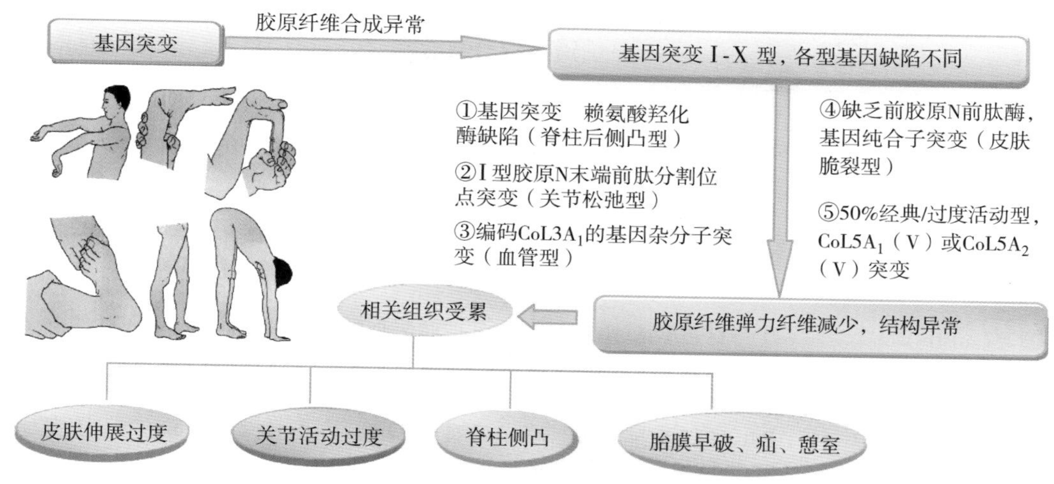

图 46-1　皮肤弹力过度发病机制

表 46-1　皮肤弹力过度分型(2017)

EDS 类型	传统分型 #	临床表现	遗传	相关基因 / 蛋白产物
经典型 *（cEDS）	Ⅰ，Ⅱ	主要：①皮肤过度伸展和萎缩性瘢痕形成；②全身关节过度活动；次要：容易瘀青，皮肤柔软、脆弱，皮下软假瘤形成等	AD	COL5A1，COL5A2/ Ⅴ型胶原的 α_1 链和 α_2 链，罕见 COL1A1/Ⅰ型胶原的 α_1 链
经典型样 EDS（clEDS）		与经典型类似，但无萎缩性瘢痕	AR	TNXB/ 韧黏素 -X
心脏瓣膜型（cvEDS）		严重进行性心脏瓣膜问题，余与经典型类似	AR	COL1A2/Ⅰ型胶原的 α_2 链
关节活动过度型 *（hEDS）	Ⅲ	关节活动过度、疼痛、脱位，皮肤改变轻，不同程度的自主功能	AD	不清楚，但约 10% 的患者尤其是女性韧黏素 -X（TNXB）单倍型缺陷
血管型 *（vEDS）	Ⅳ	①vEDS 的家族史，COL3A1 基因突变；②年轻时的动脉破裂；③自发乙状结肠穿孔、憩室或其他肠道疾病；④子宫易破裂；⑤无创伤下形成颈动脉海绵窦瘘（CCSF）	AD	COL3A1/Ⅲ型胶原的 α_1 链
脊柱后侧凸型 *（kEDS）	ⅥA	主要：①先天性肌张力减退；②先天性或早发型脊柱侧凸；③全身关节过度活动 次要：容易淤青，中型动脉破裂 / 动脉瘤，骨质疏松，蓝色巩膜，疝气等 PLOD1：皮肤脆弱，萎缩性瘢痕，视力差，面部畸形 FKBP14：先天性听力障碍，滤泡性角化病，肌肉萎缩，膀胱憩室	AR	PLOD1 / 赖氨酸羟化酶 FKBP14/FK506 结合蛋白 14
肌肉挛缩型（mcEDS）	ⅥB	①先天性多发性关节挛缩；②特征颅面面容；③典型皮肤特征：皮肤过度扩张、脆性大易，萎缩性瘢痕，掌纹深	AR	CHST14/ 皮肤素 -4- 磺基转移酶 1（与拇指内收 - 足畸形综合等位基因） DSE/ 硫化皮肤素表异构酶
关节松弛型 *（aEDS）	ⅦA，ⅦB	①先天性双侧髋关节脱位；②严重全身关节过度活动；③皮肤过度伸展	AD	COL1A1，COL1A2/Ⅰ型胶原的 α_1 链和 α_2 链

续表

EDS 类型	传统分型 #	临床表现	遗传	相关基因 / 蛋白产物
皮肤脆裂症 *（dEDS）	ⅦC	①严重皮肤脆性增加；②特殊面容；③皮肤松弛下垂；④掌纹深；⑤易发皮下血肿和出血；⑥脐疝；⑦产后发育迟缓；⑧短肢，手脚；⑨连接组织脆弱引起的围产期并发症	AR	ADAMTS2/ Ⅰ型胶原 N- 肽酶
齿周围炎型（pEDS）	Ⅷ	早发重度和顽固性牙周炎，牙龈缺乏，胫前斑块	AD	C1R，C1S / 补体 C1r 、C1s
脊柱发育不良型（spEDS）（包括以前的早老症和 spondylocheirodys plasia）		①身材矮小；②肌张力低下；③四肢弯曲；④皮肤过度伸展；⑤延迟的运动发展；⑥骨质减少；⑦认知发展延迟 B4GALT7/6：早老面容，关节挛缩 SLC39A13：掌纹深，扁椎骨，突眼	AR	B4GALT7/ 半乳糖基转移酶 -1 B3GALT6/ 乳糖基转移酶 -Ⅱ SLC39A13/ 锌转运因子 ZIP13
角膜脆弱综合征（BCS）		①角膜稀薄；②早发进行性圆锥角膜；③早期发作的进行性角膜炎；④蓝色巩膜	AR	ZNF469/ 新脂蛋白 469 PRDM5/ 含 PR 区蛋白 5
肌病型（mEDS）		①先天性肌张力低下和 / 或肌肉萎缩，可随年龄改善；②近端关节挛缩（膝盖，臀部和肘部）；③远端关节活动过度	AD 或 AR	COL12A1/ Ⅻ 胶原的 α_1 链

AD：常染色体显性遗传 AR：常染色体隐性遗传。

已被 1997 年 Villefranche 共识会议的分类取代，当前 2017 国际分类分成 13 个亚型。

* 6 种主要类型是根据 1997 年 Villefranche 共识会议的分类。

分患者的额部，颏下及下肢可见萎缩起皱、色素沉着的细小瘢痕（被称为卷烟纸样或纸样瘢痕）。EDS 相关的肺部并发症包括自发性气胸、纵膈气肿和胸膜下大疱。可并发二尖瓣脱垂、三尖瓣关闭不全，有报道合并主动脉根扩张。

2. 韧带过度活动型　过度活动型 EDS 是常染色体显性遗传性疾病，表现为关节和脊柱显著的过度活动和复发性关节脱位，不同于过伸或天鹅绒触感的特征性皮肤软化。Ⅲ型 EDS 可能皮肤正常。

3. 血管型　血管型 EDS 是重型 EDS 的一种，属于常染色体显性遗传病，曾简称Ⅳ型 EDS。此型与动脉破裂相关，通常累及髂动脉、脾动脉、肾动脉及主动脉，可引起大出血及死亡。

4. 关节松弛型　关节松弛型 EDS 以前被称为ⅦA 及ⅦB 型 EDS，是另一种常染色体显性遗传类型，因基因突变导致Ⅰ型胶原 N 末端错误处理所致。关节松弛型 EDS 的特征是显著的全身关节过度活动、中度皮肤弹性、中度易擦伤，典型的圆脸伴面中部发育不全，以及身材矮小明显，皮肤呈面团感、脆性与弹性大。

5. 皮肤脆裂型 EDS　以前被称为ⅦC 型 EDS，是一种常染色体隐性遗传的形式。在这种类型中，皮肤极脆、软、易擦伤。其表型包括蓝巩膜、显著的关节过度活动、小颌畸形、大的脐疝、骨骺延迟、轻度多毛症。

6. 脊柱后侧凸型　脊柱后侧凸型 EDS 以前被称为Ⅵ型 EDS，是一种常染色体隐性遗传病。该类型疾病的表现包括出生时严重的脊柱后侧凸型、反复的关节脱位、皮肤和关节过度伸展、构音不良、肌萎缩。皮肤极不正常，呈苍白、透明、丝绒样；创伤后，皮肤表现为难以愈合的伤口开裂。患者有小角膜，视网膜脱落，部分患者因青光眼而失明。

7. 其他类型的 EDS　多种少见类型的 EDS 与其他疾病存在重叠或者记载少数人中报道，本章不进行讨论。

（1）皮肤伸展过度：皮肤柔软触之如天鹅绒样或软面团样，皮肤极度松弛、菲薄、富有弹性。皮肤如橡皮带，可拉长 15cm 或更长，放手后立即回到原位（图 46-2，图 46-3）。此种损害在肘、面、颈和腹部最明显。大多数患者能使舌尖接触到鼻，即 Gorlin 征阳性。

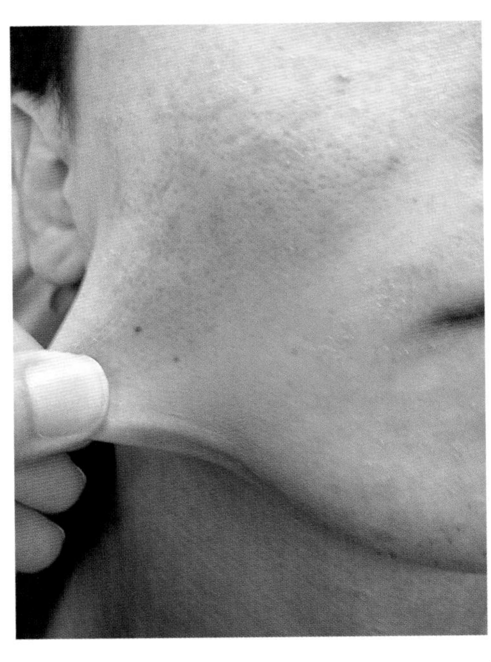

图 46-2　皮肤伸展过度［华中科技大学协和深圳医院（南山医院）陆原惠赠］

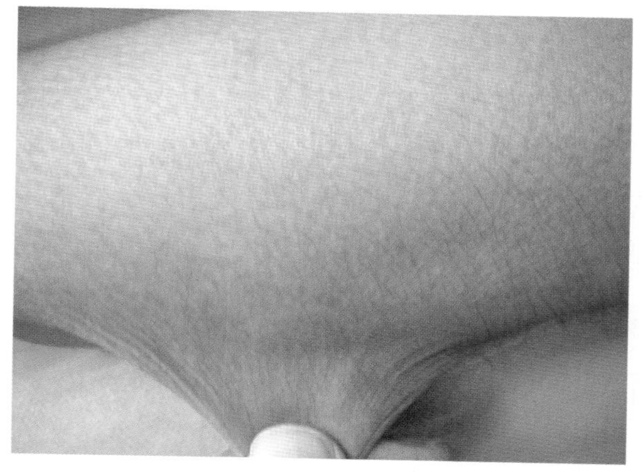

图 46-3 皮肤伸展过度[华中科技大学协和深圳医院(南山医院) 陆原惠赠]

(2) 皮肤和血管脆性增加:皮肤脆性增加,轻微外伤易引起破裂、血肿、出血,不易止血,可导致大血管破裂、大出血及生命危险。伤口愈合缓慢,伤口容易裂开。“卷烟纸”样瘢痕最常见于前额、肘、膝等部位的外伤处,表明小血管脆性增加。

(3) 韧带和关节伸展过度:自幼出现,尤其指趾及肘膝关节伸展度大(图 46-4),使步态摇摆,大关节易脱臼。主、被动活动均如此,轻度外力常可引起关节不稳定、半脱位、脱位或关节积液现象;全身关节松弛,严重肌张力减退或进行性脊柱后凸侧弯。

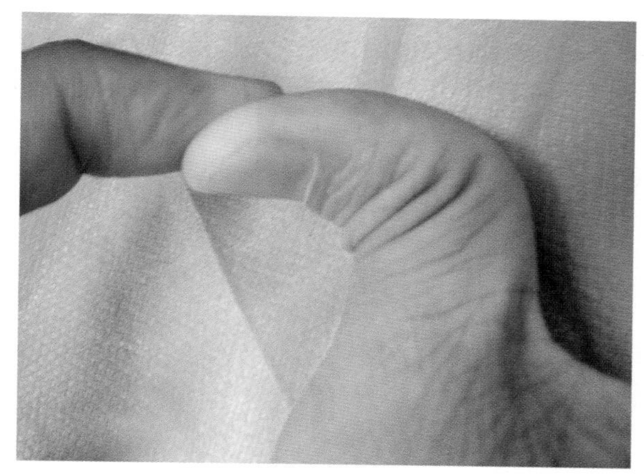

图 46-4 关节伸展过度

关节伸屈过度[华中科技大学协和深圳医院(南山医院)陆原惠赠]。

(4) 伴有先天性疾患:如血管畸形,先天性肾脏发育不全,成骨不全,弹性纤维假黄瘤和 Marfan 综合征。

(5) 其他:EDS 特别是Ⅰ型 EDS 可出现二尖瓣脱垂和疝气。扁平足和轻度到中度的脊柱侧凸是常见临床表现。有眼距增宽、眼部血肿、肠壁自发破裂、胃肠道出血、多发性疝、主动脉瘤等。妊娠患者常并发胎膜早破。

(三) 组织病理

真皮胶原纤维减少,纤维排列紊乱、水肿,弹力纤维数量增多、缩短和断裂。

一般而言,组织学表现不能作为诊断依据。通常,依靠临床表现即可对 EDS 进行诊断,其分型可通过特定胶原的缺陷来证实。

(四) 诊断

有一定的遗传倾向。发病年龄较早,一般儿童期发病。

临床特征性表现:①皮肤弹性增加;②皮肤及血管脆性增强;③关节活动过度;④可伴有心血管、胃肠道、骨、眼及其他的先天性畸形。组织病理具特征性。

可根据临床标准和越来越多的 DNA 测序做出诊断。虽然基因型和表现型之间的相关性尚未明确,但基因或生化检测对血管型Ⅳ型 EDS 的诊断及其不良预后评估尤为有益。

(五) 鉴别诊断

1. 皮肤松弛症 系松弛的皮肤折叠悬挂,有特征性的老人面貌,无皮肤弹性过度及关节伸展过度。组织病理为真皮中弹性硬蛋白丧失。

2. 成骨不全 也是一种全身性结缔组织遗传病,累及骨骼、肌腱、韧带、筋膜等组织,易于骨折,关节活动过度,但皮肤弹性和脆性正常。

3. Tumoer 综合征 除皮肤弹性增加外,常伴有前额部位斑状脱发、短颈、肘外翻、口呈三角形以及生殖器官发育不良等表现。尚伴侏儒症,单侧颈部璞样松弛。

4. Marfan 综合征 严重的 Marfan 综合征的特征为下列三联症的表现:①四肢细长,常伴有其他骨骼改变,如关节松弛和蜘蛛脚样指(趾);②由于晶状体脱位(晶状体异位)引起视力下降;③通常开始于主动脉基底部的主动脉瘤。

以痉挛性蜘蛛脚样指(趾)而非关节松弛为特征的更为罕见类型的 Marfan 综合征患者通常可通过检测微纤维蛋白 -2 基因突变而被确认。

发病率和遗传:本病为常染色体显性遗传。

骨骼改变:患者手指和双手细长,呈蜘蛛样外观[蜘蛛脚样指(趾)]。

(六) 治疗

本病无特殊治疗方法,以预防外伤和对症处理为主。避免外伤,保护皮肤 由于皮肤变薄易受光化损害,应避免日光暴晒。

血肿处理:压迫包扎血肿可促进吸收和防止假瘤形成。

疝修补:症状明显的疝进行修补。疝修补术时要加压包扎,延期拆线。

手术及抢救:关节的稳定性可通过相应的外科手术得到解决。大血管破裂所致急性出血性休克应紧急手术抢救。

其他:患 EDS 孕妇(如Ⅳ型患者)易发生子宫破裂,应对其妊娠的风险性进行评估。最后,可对具有突变家族史和疾病复发危险的孕妇提供产前诊断。

(七) 病程与预后

本病虽随年龄增加症状可减轻,但却终身存在。可因血管损伤和肠穿孔致死亡。

二、皮肤松弛症

内容提要

- CL 是一种原发性弹性纤维疾病,累及多系统,包括皮肤。
- 治疗:皮肤改善美容,改善内脏功能,手术纠正直肠、子宫脱垂,疝修补。

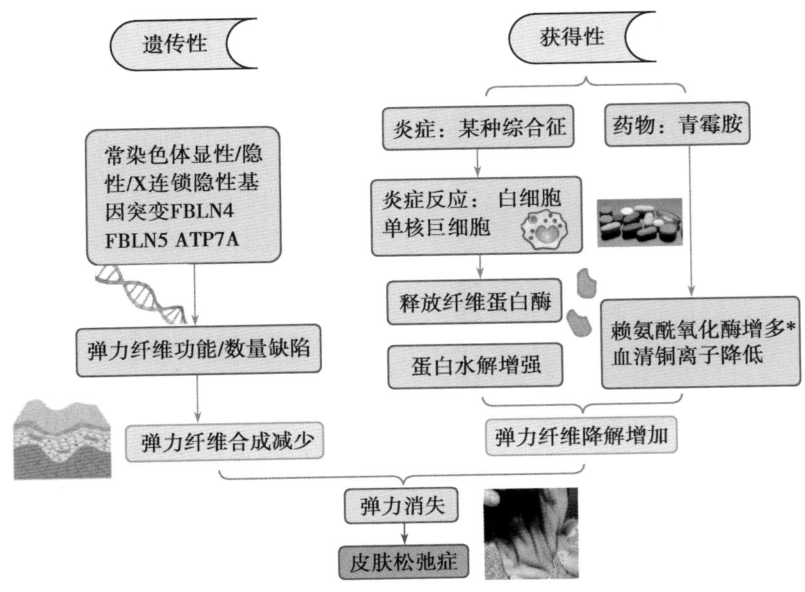

图 46-5　皮肤松弛症的病理生理

*X 连锁隐性遗传　亦可致赖氨酰氧化酶增多，铜离子降低

FBLN4= 隐性遗传；FBLN5= 隐性遗传；ATP7A=X 连锁隐性遗传。

皮肤松弛症（cutis laxa，CL）又称皮肤松弛、皮肤松垂（dermatomegaly）、泛发性弹力纤维松解症（generalized elastolysis），神经瘤性象皮病，是一种异质性弹力纤维病。由于弹力纤维的丢失，其以大量 0.5~3.0cm 的萎缩或褶皱、松弛的皮肤为特征，可能伴有皮下脂肪疝的形成，以皮肤松弛和内脏受累为特征。

本型可分 2 型，即先天型（常染色体显性型、常染色体隐性型、X 连锁隐性遗传性）和获得型。

（一）病因与发病机制

1. 先天型主要为基因突变引起，其发病机制如下：

基因突变　Ⅰ型、Ⅱ型、Ⅲ型均属于常染色体隐性遗传性皮肤松弛症，分别与 fibulin-5 及 fibulin-4 基因突变、V-ATPase 亚基的 ATP6V0A2 基因突变、PYCR1 基因突变有关。Ⅳ型属于常染色体显性遗传性皮肤松弛症，与 ELN 基因、Fibulin-5 基因突变有关。Ⅴ型属于 X 连锁隐性遗传性皮肤松弛症，由 ATP7A 基因突变所导致。

2. 获得性局限性皮肤松弛的发病原因：目前尚不清楚，可继发于梅毒、结节病、类脂质渐进性坏死以及多发性骨髓瘤等多种疾病。也有报道与药物有关，如青霉素、青霉胺、异烟肼等。其发病机制如下：

（1）弹性蛋白酶增加、弹性纤维合成异常：获得性的发病机制尚不清楚，但似乎与局部弹性蛋白酶增加有关，尤其是炎症后出现症状的患者。也有报道由于缺乏抑制剂如 α_1- 抗胰蛋白酶所致。有些病例的弹力组织减少可能是酶破坏过多所致，其他病例的弹力纤维缺失可能是由于弹力组织合成减少或异常。

（2）体液免疫：体液免疫在发病中可能也起作用，这些患者常伴多发性骨髓瘤或膜增殖性肾小球肾炎。直接免疫荧光显示其真皮弹力纤维有 IgG 沉积。

（3）铜代谢异常：由于维持赖氨酰氧化酶和弹力蛋白酶抑制物的活性需要铜，故铜代谢异常在发病中可能也起作用。

（4）赖氨酰氧化酶活性降低：赖氨酰氧化酶是一种能够催化细胞外基质蛋白（如胶原和弹性蛋白）交叉连接的酶类，这一功能使其在组织的稳定、重塑和伤口愈合中发挥重要作用。赖氨酰氧化酶活性下降，会导致胶原和弹性蛋白交叉连接障碍，使真皮弹性纤维数目减少、发生变性（图 46-5）。

（二）临床表现

遗传性 CL 相对少见，患病率或发病率现无明确统计，很多患者为后天获得性 CL，发病较晚。皮肤松弛的主要表现为皮肤松弛（图 46-6）、下垂、弹性及回缩力下降（表 46-2，表 46-3）。

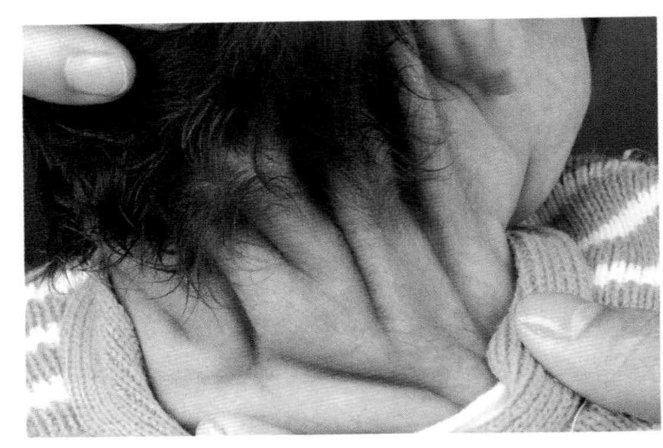

图 46-6　皮肤松弛症

表 46-2　遗传性皮肤松弛症分类

Ⅰ型	皮肤、肺和血管损害，憩室形成
Ⅱ型	皮肤松弛伴营养不良、先天髋关节脱位和痴呆
Ⅲ型	皮肤松弛、早老、角膜浑浊、手足抽动症、痴呆、发育不良、前囟未闭、眼距过宽
Ⅳ型	病情较轻，为常染色体显性遗传
Ⅴ型	性联隐性遗传，以往归于第Ⅸ型 EDS，除皮肤松弛外，尚有关节生长过度，伤口愈合困难、膀胱憩室和轻度痴呆

表 46-3　获得性皮肤松弛症分类

炎症后弹性纤维溶解和皮肤松弛(Marshall 综合征)	荨麻疹样或环状排列的红色丘疹，弹性纤维破坏，致皮肤松弛
成人全身性皮肤松弛症	累及肺和心血管，并可有憩室形成，可原发或继发于许多疾病
局限性皮肤松弛症	皮损范围局限，可继发于梅毒、结节病、静脉曲张等

1. 先天型皮肤松弛症　通常在婴儿发病。皮肤松弛，皱褶，以面部及眼周最易发生，下颏皮肤松散下垂。因皱褶较多，呈早衰、老人容貌。上唇及耳壳均较长，下唇松弛，易流涎。腹部皮肤下垂，可遮盖外阴部。皮肤拉紧后再放松，复原缓慢。内脏受累有肺气肿、肠憩室、疝、直肠、阴道脱垂，主动脉扩张等。主要 5 种类型，具体临床表现如下：

(1) Ⅰ型：属于常染色体隐性遗传性皮肤松弛症，是一类特殊的、伴有典型重度肺气肿和致死性血管病变的疾病。常见系统受累包括肺不张、肺气肿、血管异常(动脉瘤、狭窄)和胃肠道及泌尿系统憩室。还可伴有颅骨异常、囟门闭合延迟、关节松弛、臀部错位、腹股沟疝，但较少见。部分重型及致死型检测出 fibulin-5 基因及 fibulin-4 基因突变，但大多数患者的遗传学病因仍然是未知的。

(2) Ⅱ型：亦属于常染色体隐性遗传性皮肤松弛症，是一类伴有发育延迟、智力缺陷和骨骼异常的综合征。其典型的表现是泛发性皮肤松弛形成皱褶，但面部皮肤症状较轻。其特征性改变是持续性宽囟门、隆起的额部、轻度尖颅、翻转的“V”形眉毛、向下倾斜的睑裂和龋齿，并常有宫内发育迟缓、臀部错位、鸡胸、脊柱侧凸、腹股沟疝和扁平足。有研究发现Ⅱ型由编码 V-ATPase 亚基的 ATP6V0A2 基因突变导致，而 V-ATPase 缺陷可通过异常的 N- 连接和 O- 连接的糖基化导致多系统代谢性疾病。亦有研究发现Ⅱ型患者中检测出 PYCR1 基因突变，PYCR1 突变可导致线粒体功能改变及结缔组织老化。

(3) Ⅲ型：又称 De Barsy 综合征，亦属于常染色体隐性遗传性皮肤松弛症，以头发稀少、角膜异常、宫内发育迟缓和皮肤松弛症等早衰外观为特征。患者出生时皮肤薄、半透明、多皱褶和无弹性并伴有明显可见的静脉。眼睛特征性变化为角膜鲍氏膜弹性纤维降解导致角膜混浊。大部分患者同时有神经及骨骼系统的异常，包括认知、语言功能受损、髋关节脱位、关节活动度大、脊柱侧弯和足部畸形。许多 De Barsy 综合征患者与Ⅱ型有重叠的特征，然而肌张力障碍和进行性角膜异常则高度提示 De Barsy 综合征，其病理机制和遗传背景尚不明确。有研究表明部分 De Barsy 综合征患者与 PYCR1 基因突变有关。

(4) Ⅳ型：属于常染色体显性遗传性皮肤松弛症，病情通常较轻，病变主要累及皮肤，以典型的面部改变及全身性的皮肤松弛形成皱褶为特征，有时可伴有胃肠道憩室、疝气或盆腔脏器脱垂。其罕见的并发症有肺动脉狭窄、主动脉及大动脉扩张、支气管扩张和肺气肿。根据过多的皮肤皱褶以及松弛多余的皮肤常可做出早期诊断。相关研究表明Ⅳ型与 ELN 基因、Fibulin-5 基因突变有关。

(5) Ⅴ型：又称枕角综合征(OHS)，属于 X 连锁隐性遗传性皮肤松弛症。此型患者在出生时即有特殊的表现，除了广泛的皮肤松弛，患者还具有典型的面容，包括长人中、鹰钩鼻、高前额、瘦脸和宽大的囟门。系统受累包括慢性腹泻、吸收不良、先天性肾积水、尿道膀胱憩室，心血管系统症状，包括直立性低血压、颈动脉迂曲及皮肤瘀血也可出现。骨骼异常包括较囟门宽大和晚闭、鸡胸、髋外翻、管状骨过短、骨盆外生骨疣、脊柱后凸及扁平椎。其诊断性体征是枕骨大孔两侧角状外生骨疣。有研究表明，Ⅴ型是由 ATP7A 基因突变所导致的疾病。

2. 获得型(继发性)　常在青春期发病。多无家族史，发病前有其他皮肤病史，如湿疹、荨麻疹、多形红斑、水疱、红斑疹，也可伴有多发性骨髓瘤、系统性红斑狼疮、类脂质进行性坏死、淋巴瘤、补体缺陷、类风湿关节炎、Sweet 综合征、由膜增殖型肾小球肾炎所致的肾病综合征、淀粉样变性(图 46-7~图 46-9)。主要三种类型，具体临床表现如下。

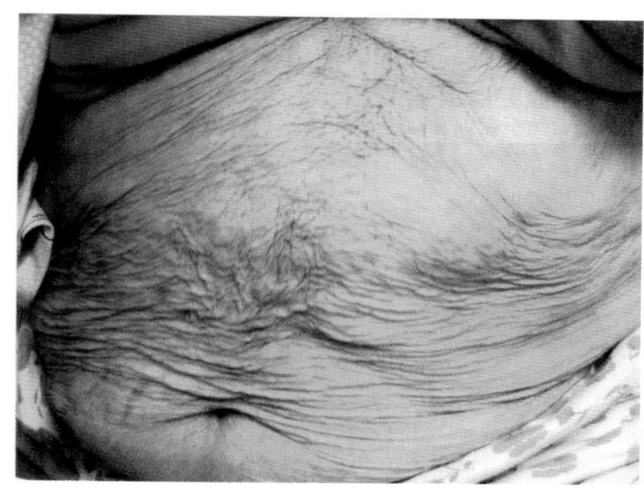

图 46-7　获得性皮肤松弛症(西安交通大学　李伯埙　王俊民　肖生祥惠赠)(1)

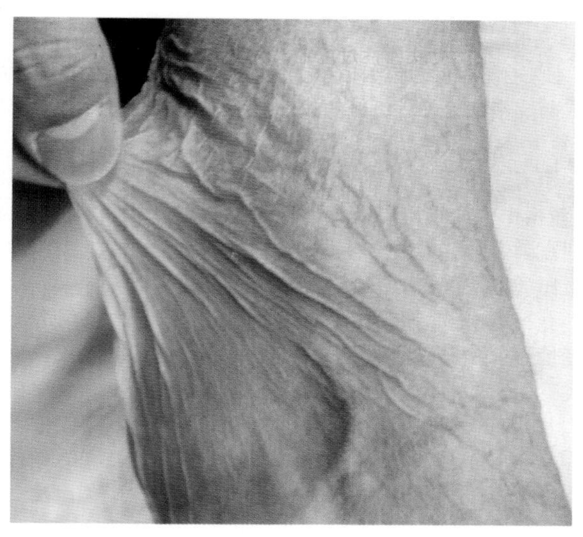

图 46-8　获得性皮肤松弛症(西安交通大学　李伯埙　王俊民　肖生祥惠赠)(2)

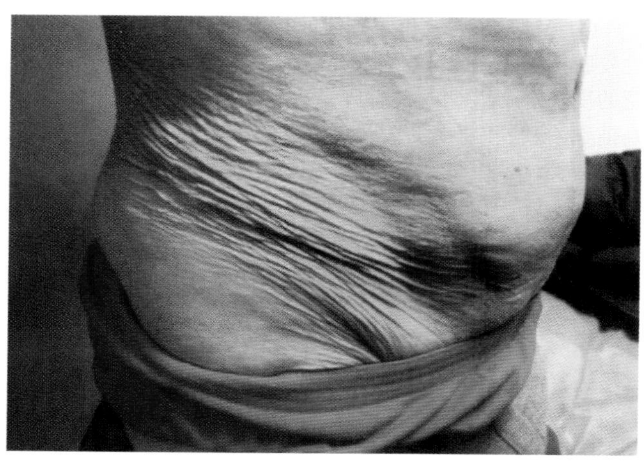

图 46-9 获得性皮肤松弛症(西安交通大学 李伯埙 王俊民 肖生祥惠赠)(3)

(1) 炎症后弹性纤维溶解以及皮肤松弛(也称为 Marshalls 综合征):表现为炎症后真皮弹性纤维分解致皮肤松弛,其特征是散发的局限性、界限清楚的、非瘙痒性红斑以及荨麻疹样或环状排列的红色丘疹,向周边延伸并有色素减退。这些现象持续数天至数周,通常与发热、乏力和嗜酸性粒细胞增多有关。虽然系统性侵犯是罕见的,但致命性主动脉炎的系统损伤有文献曾报道过。

(2) 成人泛发性皮肤松弛:疏松皮肤区域出现隐匿,但大部分患者渐进性地在炎性区域以外出现真皮弹力纤维溶解。皮肤损伤涉及头颈部和头颅方向的进展。发病之前有炎症性爆发(荨麻疹、多形红斑、湿疹),占 50%。系统受累表现为肺气肿、心血管畸形、腹股沟疝、食管裂孔疝、胃肠道多发憩室、子宫脱垂等,严重者可发生呼吸功能衰竭、肺心病、充血性心力衰竭。其中肺部受累表现为肺气肿,是获得性病例中最常见的死亡原因。虽然通常在成年开始,据报道亦有出现儿童病例。

(3) 局限性皮肤松弛:可继发于梅毒、结节病、静脉曲张等。皮损范围局限,病变部位一般局限在胸部或者腹部,多在出生时候出现皮肤松弛症状,可伴随有胸腹部畸形,如纵膈疝、腹部肌肉发育异常等等。

(三) 组织病理

真皮弹性纤维数目减少、发生变性。在真皮乳头层、网状层或两层中缺乏弹性纤维组织,在网状层表现为纤维变短、变细,发生变性,呈片状或颗粒状变性和断裂。炎症后皮肤松弛症除了有弹性纤维的改变外,真皮内还可见致密炎性细胞浸润(包括中性粒细胞以及嗜酸性粒细胞)、中性粒细胞栅栏状排列在弹性纤维周围。弹力纤维缺失,形态不正常,类似的弹力蛋白病变还存在于肺、主动脉和皮下血管。

获得性 CL 是遗传性凝溶胶蛋白淀粉样变性(AGEL 淀粉样变性)的主要表现特征之一,是由胶凝蛋白 - 凝溶胶调节蛋白突变引起的淀粉样变性状态。突变蛋白的裂解产生淀粉样蛋白片段,其累积成淀粉样纤维并沉积在大多数组织中。虽然在出生时正常,随着年龄的增长,最初涉及眼睑和头皮,但最终变得更广泛。患者可出现皮肤干燥、瘙痒、干裂以及头发脱落,瘀点和瘀斑也很常见。非皮肤病变包括角膜点状营养不良,以及颅内和周围多发性神经病。皮肤活检显示弹性纤维减少和碎裂,以及广泛分布的 AGEL 淀粉样蛋白,包括弹性纤维周围。随着时间的推移,如何导致弹性纤维的破坏是未知的。

(四) 诊断

先天症状常在出生时或婴儿期出现,获得性者一般在青年或成年之后发病。有特殊的皮肤松弛和内脏松弛症状及病理特征,易于诊断。

(五) 鉴别诊断

皮肤弹性过度 其皮肤伸展过度但仍富弹性,皮肤呈正常外观,皮肤弹力过度而非松弛,而皮肤松弛症的皮肤松弛且无弹性,这两种疾病有其他不同的特征。

神经纤维瘤病 皮肤松弛柔软的局限性隆起包块,非对称性,伴有多数大小不等的肿瘤,咖啡色斑等其他表现而有别于皮肤松弛症。

(六) 治疗

针对不同类型的生化缺陷、弹力纤维缺失所致的皮肤和内脏损害,力争改善临床症状。目前对于皮肤松弛症尚缺乏有效的药物治疗,曾有文献报道采用氨苯砜治疗伴有炎症反应的皮肤松弛症,虽然暂时可以缓解肿胀,但是不能从根本上阻止病情的进展。对于局限性皮肤松弛症患者如影响美容,可以行整形手术治疗;对于其他获得性和遗传性皮肤松弛症可以对症处理。

整形美容:皮肤皱褶处松垂及皮肤的萎缩性皱纹,尤其眼睑周围,为美容问题,外科手术可予以纠正损坏的外貌,整形手术不能阻止皮肤松垂的发展。

改善功能:弹力纤维影响内脏、直肠突出、子宫脱垂等的治疗,可有疝形成,此时可作疝修补术。

内科治疗:肺心病、肺气肿、食管扩张、食管憩室、胃溃疡等须进行内科治疗。

三、眼睑松弛症

眼睑松弛症(blepharochalasis)又称眼睑松解症、萎缩性眼睑下垂,是一种罕见疾病。Fuchs 于 1869 年提出。

(一) 病因与发病机制

为常染色体显性遗传,但大部分为散发病例,并无家族史。Grassegger 等发现病变区残存的弹力纤维上有 IgA 沉积,推测反复水肿造成机械性扩张或局部慢性炎症刺激导致弹性纤维结构的改变从而暴露抗原位点,引发自身免疫反应。免疫组化发现病变组织基质金属蛋白酶 3(MMP3)、MMP9 阳性表达,弹性纤维网的降解导致淋巴系统结构和功能障碍,淋巴回流受阻、淋巴管扩张,二者共同参与了本病的发生。

(二) 临床表现

常于青少年期发病,多为双上眼睑受累,亦有单侧和下眼睑受累。随着病情发展,上眼睑松弛、下垂,以致不能完全上提而遮挡视野,皮肤萎缩变薄,伴有毛细血管扩张和色素沉着。

(三) 组织病理

主要为弹性纤维减少,呈碎片状,其周围可见 IgA 沉积。

(四) 鉴别诊断

① Ascher 综合征,除眼睑松弛外,还合并上唇黏膜肿胀、肥厚和甲状腺肿大。②老年人发生眼睑松弛是一种退行性病变,一般发生在 50 岁以后。眼睑皮肤松弛还可合并其他系统疾病,如肾缺如、1 型糖尿病、先天性心脏病等。本病应与血

管神经性水肿、重症肌无力、Ascher 综合征以及 Ehlers-Danlos 综合征相鉴别。

（五）治疗

最有效方法是眼睑的外科整形，但容易复发。有研究发现口服乙酰唑胺联合局部应用糖皮质激素有一定疗效。

四、外胚叶发育不良

外胚叶发育不良（ectodermal dysplasis，EDs）是一组遗传性的疾病，一般受累 2 个或 2 个以上的外胚叶的结构，包括头发、牙齿、甲、皮脂腺和汗腺。是一组遗传性的疾病。可能会引起非外胚叶结构异常及功能障碍。同一基因的不同突变可能导致不同的临床表现，而临床表现相似的疾病可能来自不同基因的突变。鉴别诊断主要靠临床表现、遗传方式和分子检测。

（一）少汗性外胚叶发育不良（hypohidrotic ectodermal dysplasia，HED）

1. 流行病学　X 连锁少汗性外胚层发育不良（X-linked hypohidrotic ectodermal dysplasia，X-LHED）在所有人种中均有报道，发生率为 1/10 万。

2. 病因、发病机制和遗传学　X-LHED 是由位于 X 染色体 q12-13 上的外异蛋白基因（EDA，EDA1）变化导致的。这些基因编码跨膜蛋白——外异蛋白，这种蛋白由 391 个氨基酸组成，有 2 种剪接形式，其作用尚不清楚——导致 X-LHED 的大量突变基因。但特定的基因突变与临床特征并不一一对应（换句话说，目前还未发现基因 - 表型相关性）。不同种族间和同一种族内患者病症表现变化不大。外异蛋白属于肿瘤坏死因子家族，主要作用是调节外胚叶的形成。外异蛋白是一个三聚体结构，在毛囊的外毛根鞘和汗腺的角质细胞中表达，定位于细胞侧面和顶部。

作为 X 连锁隐性疾病，男性携带致病基因即会患病，女性携带者可不表现症状、部分发病或发病，通常不规则分布。疾病基因可由母亲携带并遗传至下一代，或子代自身出现新的突变。约 70% 的男性患者遗传来自携带致病基因的母亲。60%~80% 的女性携带者表现一部分临床症状，最常见的是毛发稀疏和牙发育不全。

若突变基因位于常染色体，如位于第 2 染色体 q11-q13 的 EDAR 基因，已被证实其可导致常染色体显性遗传的外胚叶发育不良（HED），常染色体隐性遗传的外胚叶发育不良，这两型的临床表现都与 X-LHED 类似，但较 X-LHED 更为罕见。EDAR 基因的作用是充当外异蛋白的受体。另外，EDARADD 基因亦被证实可引起常染色体隐性遗传性 HED。EDARADD 基因是细胞内接头蛋白，协助活动的 EDA 受体向细胞核传递信号。常染色体显性遗传性 HED 的患者一般发汗功能仅轻微减弱。

可导致女性色素失禁症（IP）的 X 连锁 NEMO 基因突变可导致男性患 HED 和免疫缺陷。

3. 临床表现

(1) 皮肤损害：男性患者出生可表现为火棉胶样或皮肤明显脱屑，类似于先天性鱼鳞病。头发为稀疏、金黄色。全身毛发稀少伴头部毛发变细，稀疏，眉毛稀少（图 46-10）。

发汗异常是最显著的损害，大多数患者不可耐受热。体查不见汗孔和指纹嵴。因为没有足够的汗液散热，导致体内温度升高和不明原因的阵发性发热，通常做了大量的检查却得不到一个确切的诊断。在年龄较大的患者中，X-LHED 患者智力低下曾被报道。最近，有报道智力低下可能是来源于长期的高热、抽搐，而非疾病本身导致。

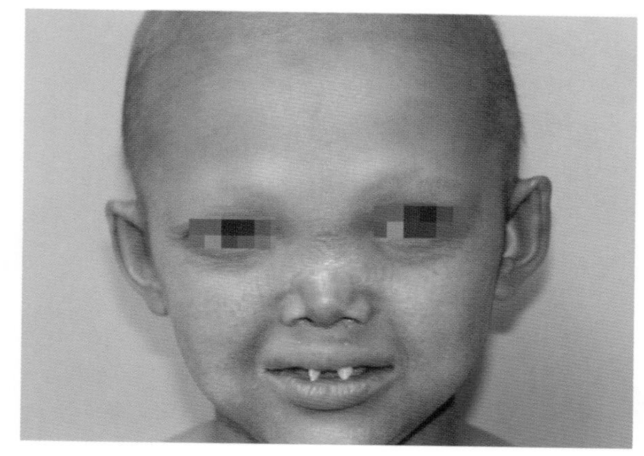

图 46-10　无汗性外胚叶发育不良
毛发细，眉毛稀少（新疆维吾尔自治区人民医院　普雄明惠赠）。

甲一般正常，有报道甲变薄，变脆，而甲营养不良（图 46-11）少有报道。典型常见的面容是眶周皱纹和色素沉着，一般在出生时未被重视。2/3 的男性患者患有湿疹，且病情很难控制。皮脂腺增生（面部显著）可随时间发展，表现为小的、珍珠色泽或肉色的丘疹，类似于粟丘疹。

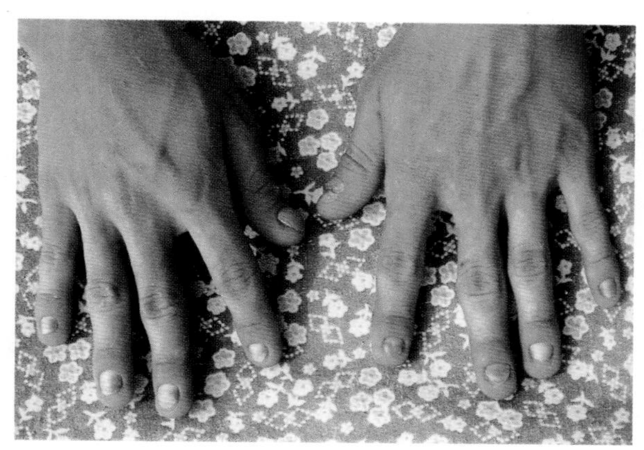

图 46-11　先天性外胚叶发育不良
指甲营养不良。

(2) 系统表现：牙齿发育不全、少牙畸形或无牙症是男性 X-LHED 患者的特征。婴儿牙龈发育不全一般都能引起重视，作为早期的病征可帮助诊断。若有出牙，牙齿通常很小，呈尖锐形（图 46-12）。面容也具有特征性，额部隆起、面中部凹陷、马鞍鼻和厚而外翻的唇。耳鼻咽喉科的症状包括鼻分泌物浓稠、鼻腔堵塞、臭鼻症、鼻窦炎，周期性的上呼吸道感染和肺炎，唾液分泌减少、声音嘶哑及频发哮喘。胃食管反流和喂养困难是婴儿期最常见的问题。婴儿期和儿童早期的生长常受阻碍，约 20%~40% 的男性患者可在后期突击生长。虽然有些文献提到婴儿期死亡率增高，但缺乏可信的数据支持。

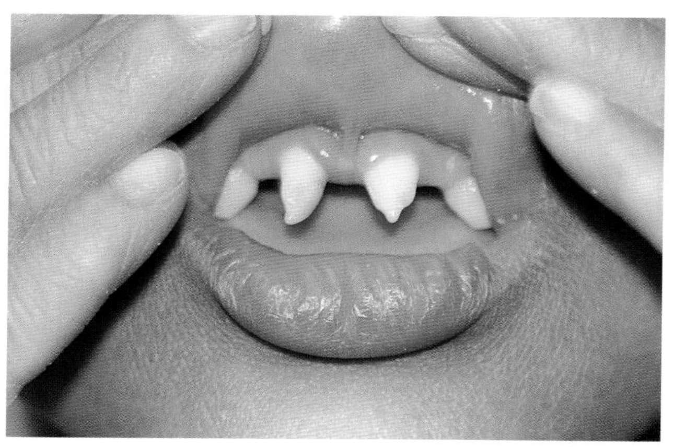

图 46-12　无汗性外胚叶发育不良(新疆维吾尔自治区人民医院　普雄明惠赠)

女性性连锁少汗性外胚叶发育不良患者常与男性患者表现的同样严重或轻些。若存在热不耐受,一般很轻微,成年女性携带者声称自己流汗不多,或不喜欢炎热的天气。通常,小部分牙齿表现为尖锐的或缺失,头发稀疏、不均匀。女性携带者的汗孔减少或分布不均匀,这些容易被忽略。只有通过放大镜可观察到指尖垫以及精细的发汗试验可发现病症。

(3) 其他:在病因、发病机制和遗传学中提到,常染色体显性遗传和常染色体隐性遗传性 HED 表现相似,前者可表现稍轻微。到目前为止,X 连锁型是最常见的类型,散发个案常被忽略未明确诊断。

4. 组织病理学　皮脂腺和毛囊数目的减少和发育不良;全无汗型患者,汗腺减少或缺如。

5. 诊断和鉴别诊断　出生时的皮肤鳞屑通常被误诊为先天性鱼鳞病。反复的阵发性发热常被认为是感染引起。当想到 HED 这个病时,诊断很容易(图 46-13)。汗孔检查和曲面断层 X 线检查下颌可快速得出确切诊断。当母亲为单发的、完全发病的患者时,应考虑有常染色体显性遗传或常染色体隐性遗传性 HED 患儿出生。家族史、家长检查、分子检测可协助诊断。母亲应全面检查,以排查一些 X 连锁型外胚层发育不良的轻微症状。

光镜下表皮变薄、变平,皮脂腺和毛囊数量显著减少。外分泌腺缺如或未发育成熟。

图 46-13 显示了如何诊断 EDs。第一步检测患者是否发汗,发汗为有汗性外胚叶发育不良,无发汗为无汗性外胚叶发育不良。整个诊断路径中还包括其他外胚叶结构或非外胚叶发育而来的组织异常。遗传模式并不都像看上去一样,家族中所有的成员都应在评估未发病前并做好相关护理。

6. 治疗　维持环境温度凉爽预防高热发生。患儿通过一些简单的方法维持,有推荐穿湿的 T 恤、家中和学校用空调、或湿的束发带降温。着湿的背心还可在温暖的天气做适当的运动或体育活动。

口腔修复。早期使用义齿以及最终进行牙移植。

耳鼻咽喉科病况要个体化治疗方案。湿疹应对症处理。

大多数 HED 患者可以存活至成年并成功参与社会生活。部分患者青少年期会发育出一些有功能的汗腺,可减轻对热不耐受。随着年龄的增长和日常保健知识的健全,机体会逐渐适应环境。

(二) 有汗性外胚叶发育不良

有汗性外胚叶发育不良(hidrotic ectodermal dysplasia, Clouston 综合征)是一种以毛发、牙齿、汗腺发育异常为特征的遗传性疾病。1992 年首先由 Clouston 报道,本病为常染色体显性遗传,与基因发生突变有关。

1. 流行病学　最早在法裔加拿大人中被描述,在其他人种中也有报道,但大多数患者追溯家族史都有法裔加拿大血统。

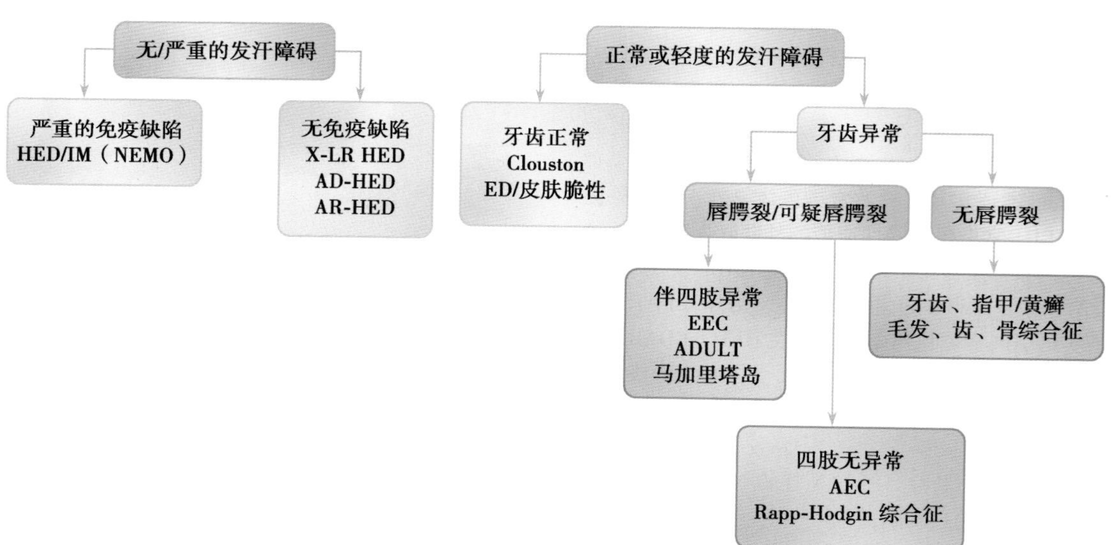

图 46-13　外胚叶发育不良诊断路径

注:HED= 有汗性外胚叶发育不良;IM= 免疫缺陷;X-LR=X 连锁隐性遗传;AD= 常染色体显性遗传;AR= 常染色体隐性遗传;ED= 外胚叶发育不良;EEC= 缺指畸形 - 外胚叶发育不良 - 唇腭裂综合征;ADULT= 肢端 - 甲 - 尖牙综合征;AEC= 睑缘粘连 - 外胚叶发育不良 - 唇裂腭裂综合征。

2. 病因、发病机制和遗传学 有汗性外胚叶发育不良是由连接蛋白基因 GJB2 或连接蛋白 -30 基因突变导致的。同一基因的不同突变导致一个家族中出现非综合征性常染色体显性遗传耳聋，并至少有一个角膜炎 - 鱼鳞病 - 耳聋综合征（KID 综合征）患者。其他连接蛋白基因突变显示出相似的症状，如疾病相关性可变性红斑角化［如连接蛋白 31（GJB3）突变］，常染色体遗传性迟发型耳聋。等位基因突变导致不同的症状，其作用路径尚不清楚。苏惠春，姚煦报道一例本病患者，一家系的 GJB6 基因突变情况。GJB6 基因编码序列第 263 号核苷酸发生 c.263C>T（p.A88V）杂合突变可能为引起该患儿及患病亲属临床表现的原因。

有汗性外胚叶发育不良是常染色体显性遗传病，临床表现多样化（疾病的严重程度在同一家族中或不同家族间均可有很大差异）。发病率及病情严重程度与性别无关。其突变基因定位于第 13 号染色体长臂的着丝粒区域。

3. 临床表现 由于遗传和环境的影响，部分患者可仅表现其中 1 种或几种症状。头发细而硬、脆弱、色浅，常伴有秃发区。至成年后此症状发展为全秃（图 46-14）。面部及身体上的毛发均可受累。甲在婴儿期或童年早期即可呈乳白色，逐渐增厚，并发展为营养不良。成年患者的甲板短而厚，生长缓慢，远端与甲床分离，常感疼痛。无甲症亦有报道。当甲受累时，每个甲受累程度可不同。进行性的掌跖角化很常见。与 HED 不同的是，患者发汗及牙齿均正常。有报道患者可出现口腔黏膜白斑病。由于睫毛稀少，患者常出现结膜炎和睑缘炎。

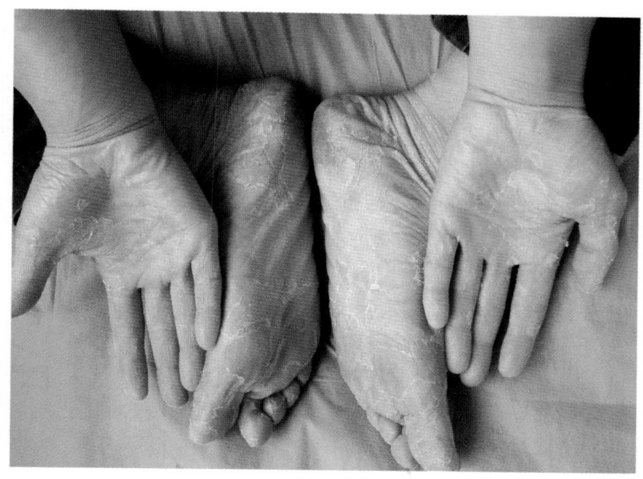

图 46-14 有汗性外胚叶发育不良 - 手足掌跖角化（东莞市常平人民医院 曾文军惠赠）

4. 组织病理学 增厚的掌跖皮肤在光镜下表现为颗粒层正角化。电镜下角质层细胞桥粒增多。头发光镜下表现为非特异性改变。

5. 诊断和鉴别诊断 依靠甲、头发和掌跖进行性增厚，加上无外胚层发育不良其他症状，可确诊（表 46-4）。其他包含掌跖角化的疾病无类似的毛发改变。口面部裂缝可区别于其他形式的常染色体显性遗传的有汗性外胚叶发育不良，如睑缘黏连 - 外胚叶发育不良 - 唇裂腭裂综合征（AEC 综合征）或 Rapp-Hodgkin 综合征。有汗性外胚叶发育不良的甲改变与先天性厚甲症十分相似，需观察毛发改变以鉴别。

表 46-4 外胚叶发育不良的诊断要点和鉴别诊断

■ 火棉胶样	• 新生儿轻度表皮剥脱 • 中性脂质储存障碍 • 非大疱性先天性鱼鳞病样红皮病 • 板层状鱼鳞病 • 毛发低硫营养不良 • 储存障碍（如高雪氏症） • 点状软骨发育不良
■ 睑缘黏连（AFA）	• 致死性翼状胬肉综合征 • 翼状胬肉综合征 • 单纯性 AFA • AFA 伴腭裂
■ 牙发育不全	• 单纯性牙发育不全 • 色素失禁症
■ 皮肤脆性增加 / 糜烂	• 大疱性表皮松解症 • 色素失禁症 • 肠病性肢端皮炎 • 血小板亲和蛋白 / 外胚叶发育不良 • 先天性红细胞生成性卟啉症 • LOGIC（印度儿童的咽喉 / 眼睛肉芽组织化）
■ 萎缩纹	• 色素失禁症——第 4 期 • MIDAS（小眼畸形，皮肤再生障碍性贫血，硬化性角膜） • 局灶性真皮发育不良

6. 治疗 甲床磨削偶尔可减轻疼痛。为美观需要，可佩戴假发。掌跖角化无满意疗法，可参考掌跖角化病的治疗。

（三）Schoepf 综合征

脱发、甲营养不良、牙齿缺陷、眼睑汗囊瘤、基底细胞癌、掌趾角化症合并汗管纤维腺瘤病。

五、弹性纤维假黄瘤

内容提要

- 典型的弹性纤维假黄瘤表现为皮肤、眼底及心血管系统弹性纤维网状系统功能紊乱。
- 多途径治疗，皮肤美容、眼底及心血管诊查和防治。

弹性纤维假黄瘤（pseudoxanthoma elasticum，PXE）是一种罕见的遗传性疾病，1881 年由 Rigal 最先描述。许多病例显示为散发性发病。家族性病例有隐性和显性遗传两种类型，隐性类型显然较常见。累及皮肤、眼和心血管系统的结缔组织。弹力纤维异常钙化导致特征性的皮肤、眼和心血管表现。弹力纤维结构由于某种未知原因，其在一定条件下容易钙化。血清钙、磷一般正常。

疾病的严重程度不尽相同，据推测，发病率为 1 : 16 万。严重病例皱褶部位皮肤松弛和悬垂。损害有黄瘤的质地，因此命名为假黄瘤。

（一）病因与发病机制

基因突变：在弹性假黄瘤中发现位于 16p13.1 的 ABCC6

基因发生了突变。该基因编码多药耐药蛋白MRP6，已经发现了多达49种的突变（包括错义、无义以及移码突变）。这种突变在弹性假黄瘤中的发病机制尚不清楚。2016年晋亮等报道中国汉族人PXE致病基因ABCC6的突变情况，发现了15个新突变，并证实了其致病性。

不同遗传模式：本病有不同的遗传模式（表46-5），临床表现不同，有常染色体显性和常染色体隐性两种遗传模式。90%的患者表现为散发或常染色体隐性遗传类型，发病早（平均年龄13岁），女性与男性的比例为2∶1。尽管本病最显著的表现在皮肤、眼、肠道和心脏，但弹力纤维的矿化发生在许多器官。

（二）临床表现

典型表现为皮肤、眼底及心血管系统弹性纤维网状系统功能紊乱。PXE的严重程度存在极大差异，其特征性皮肤表现类似黄瘤的皮损最为常见，几乎见于所有患者。吴正胜、王刚等报道在29例弹性纤维假黄瘤患者中，临床特征如下：发病部位在颈部29例（100%），腋窝11例（37.9%），腹部5例（17.2%）和腹股沟4例（13.8%）。5例患者进行眼底检查，3例眼底检查未见异常；2例可见眼底以视神经乳头为中心的放射状血管条纹改变，沿视神经乳头向外走向呈黄白相间，其中眼部病变较严重的1例可见眼底的少量出血和视力轻微受损。5例患者进行了心血管系统的检查，包括脉搏、血压、X线胸片和心电图，均无阳性发现。29例患者家族中均无类似疾病。

表46-5　弹性纤维假黄瘤类型

常染色体显性遗传Ⅰ型	典型的皮肤表现，显著的心血管并发症，严重退行性视网膜病
常染色体显性遗传Ⅱ型	非典型淡黄色斑疹，极轻微血管症状，轻度视网膜变化伴明显的脉络膜血管，皮肤伸展性，关节松弛，蓝色巩膜，近视，二尖瓣脱垂
常染色体隐性遗传Ⅰ型	典型皮疹，轻度血管异常，轻度视网膜异常
常染色体隐性遗传Ⅱ型	广泛性皮肤松弛，无全身性并发症

1. 皮肤黏膜病变　儿童或青春期首先发生。特征性的皮损为淡黄色丘疹或斑块，皮损排列成线状或网状分布，形成橘皮样外观（图46-15），常对称分布于双侧颈部（图46-16）、腋窝、肘窝、腘窝和腹股沟，黏膜如唇黏膜、软腭、直肠、阴道可发生黄色丘疹。尽管症状出现的年龄各不相同，但常于10~20岁时出现，儿童期极少能确诊本病。

2. 视网膜病变　①血管样条纹（angioid streak）：超过80%的弹性假黄瘤患者存在血管样条纹，看起来像色素沉着不一致的红褐色带，类似不规则的血管。②花斑状色素沉着：是本病的早期症状，由黄斑颞侧后极的斑点状黄色斑纹组成。是由钙化和变性的脉络膜基底层上的视网膜色素上皮改变导致。可能存在于本病最初的10年，在血管样条纹之前出现。20岁以后才可能见到视网膜的改变。晚期并发症为视网膜出血及瘢痕形成，一般发生在60岁以后，可导致中心性视盲，但不会完全失明。

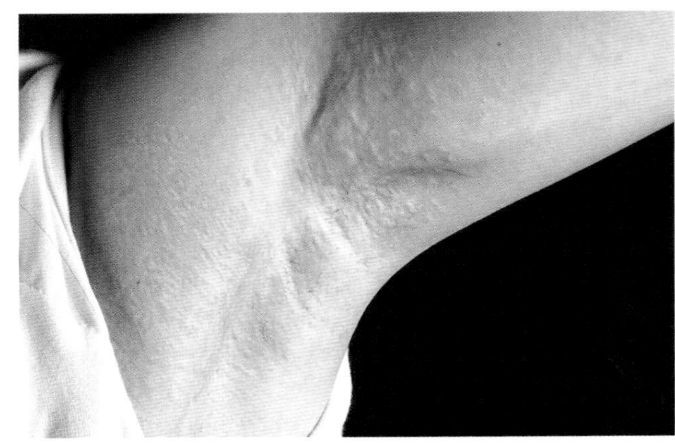

图46-15　弹性假黄瘤（1）

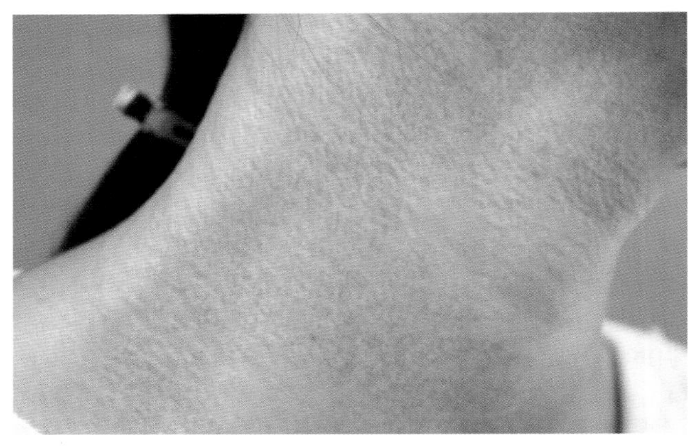

图46-16　弹性假黄瘤（2）

3. 心血管系统病变　冠状动脉内弹力膜钙化导致大多数中等大小动脉管腔狭窄。临床表现类似动脉粥样硬化。周围血管病变导致间歇性跛行、细或无脉和肢体无力。并发高血压和胃肠道出血，心绞痛、心肌梗死和脑血管意外。

4. 出血倾向　消化道出血是致命性的，消化道黏膜也存在黄色丘疹样损害。其他已报道的出血部位包括蛛网膜下、视网膜、肾脏、子宫、膀胱、鼻以及关节的出血。

5. 组织病理　主要病变为在网状真皮组织中下层，乳头层及深部网状层常不受影响，弹性纤维成团、扭曲及钙质沉积。弹性纤维碎裂和钙化，用苏木精和HE染色深染，为灰蓝色，并扭转，卷曲和断裂。对有PXE家族史或有血管样条纹的患者进行瘢痕或腋窝皮肤的活检，有时可以发现早期的PXE病变，钙染色（Von Kossa皮色）对认识早期疾病有帮助。超微结构显示高度亲钙性基质蛋白沉淀增加，血清钙磷水平正常。

（三）诊断标准

弹力纤维钙化和断裂的组织学证据是诊断PXE的基本依据。继发性PXE已被认识，包括使用D-青霉胺和硝酸钾导致的皮肤损害（表46-6）。

（四）鉴别诊断

1. 播散性弹性纤维瘤　为一种光线性疾病。病理为真皮中上1/3见变性增多的弹性纤维，钙染色无异常。

2. 获得性弹性假黄瘤　它与可能为新突变或杂合子的父母所致散发性病例很难鉴别，但此型常只累及皮肤。

表 46-6　弹力纤维假黄瘤的诊断标准

主要标准	1. 特征性皮肤受累(皮肤皱褶部位的黄色卵圆形病变) 2. 病变处皮肤的特征性组织病理学表现(弹性组织和钙或 vonKossa 染色) 3. 特征性眼部疾病(血管样条纹症,皮肤橘皮症或黄斑病变)(在大于 20 岁的成人)
次要标准	1. 非病变处皮肤的特征性组织病理学表现(弹性组织和钙或 vonKossa 染色) 2. 一级亲属患有 PXE 的家族史

3. 其他　弹性假黄瘤的皮肤改变须与脂类代谢失常所致真性黄瘤鉴别。皮肤损害须与 Muescher 弹性瘤、弹性组织痣(Buschke-Ollendorff 综合征)、日光性弹力纤维病、PXE 样真皮乳头层弹性组织溶解症、穿通性钙化性弹性组织变性和皮肤松弛症等鉴别。

(五) 治疗

针对酸性黏多糖升高,弹力纤维肿胀、碎片状、团块、易钙化所造成的皮肤血管病变,进行监测对症处理,力争改善临床症状和预后。本病不能治愈,原则是控制病情,限制钙的摄入,监测皮肤、眼及心血管病变,相应处理。

限钙限磷:须限制钙的摄入,尤其是儿童及青春期。避免头部损伤和精神紧张将减少视网膜的出血。亦应将磷的摄入限制到最低水平。但亦有学者不建议 PXE 患者低钙饮食,而应根据年龄适当选择钙质摄入。

运动锻炼:刺激侧支循环形成可减少由于周围血管病变导致的并发症的严重程度。

生活干预:严禁吸烟。必须使患 PXE 的孕妇知道妊娠将加快病情发展,而口服避孕药亦应避免。

皮损治疗:少数报道显示维生素 E 可能有效,但尚需进一步研究。皮肤损害中松弛的皱褶,可酌情做整形手术,可能改善外观。

监测处理伴发病:各种出血:眼底出血、鼻出血、胃出血和高血压,二尖瓣脱垂,间歇性跛行,视力减退。

六、成骨不全

成骨不全(osteogenesis imperfecta,OI)又称 Lobstein 综合征,是一种引起全身性骨量减少并使骨变脆的遗传性结缔组织疾病。可侵犯骨、关节、眼、耳和皮肤。

(一) 病因与发病机制

基本缺陷是胶原合成异常,导致Ⅰ型胶原结构出现异常。OI 的大部分类型由Ⅰ型胶原 pro-α_1 或 pro-α_2 链的基因突变引起。本身常伴有蓝色巩膜、牙齿异常(牙本质生成不全)、进行性听力丧失和阳性家族史。最严重的可在宫内、出生时或出生后不久死亡,轻中度类型的临床经过多种多样。最初,在 Sillence 临床分类中将 OI 分为 4 型(见表 46-7)。现在公认的 OI 有 7 型。但更多专家推荐使用轻、中、重度分类。

(二) 临床表现

1. 轻度成骨不全(Ⅰ型)　Ⅰ型 OI 患者在临床过程、骨骼畸形程度、骨骼的放射学表现等方面程度较轻。此型常见。患者身材矮小,经历多次骨折。青春期后骨折发生率大大下降,轻度脊柱侧凸。三角形脸型的Ⅰ型 OI 属于轻度面部畸形。在成人期,巩膜逐渐从蓝色变成灰蓝至淡蓝色。发生与血脂异常无关的老年环。眼部缺陷包括巩膜软化、圆锥角膜和视网膜脱落。牙本质生成不全。乳牙和恒牙呈乳白色和半透明外观,随年龄增加而变黑。可出现典型的高频感觉神经性或混合性听力丧失。

表 46-7　成骨不全的分类和分子基础

OI	临床特点	遗传方式	基因
轻度(Ⅰ型)	身高正常,很少或无畸形,蓝巩膜,听力丧失,牙本质发生不全	AD	COL1A1 COL1A2
致死性(Ⅱ型)	致死;颅骨矿化程度极低,串珠肋,股骨压缩,长骨畸形	AD AR	COL1A1 COL1A2 CRTAP P3H1 PPBI
重度(Ⅲ型和Ⅳ型)	进行性骨骼畸形,牙本质发生不全,听力丧失,身材矮小	AD AR	COL1A1 COL1A2 P3H1 PPBI FKBP10 SERPINH1 SP7
Ⅴ型	类似于重度 OI,并有前臂骨间膜钙化,增生性骨痂形成	AD	未知
Ⅵ型	类似于Ⅳ型并有脊柱压缩,矿化缺陷	AR	SERPINH1
Ⅶ型	中度到重度,出生时骨折,早期畸形,近端肢体长度不成比例	AR	CRTAP

AD:常染色体显性遗传;AR:常染色体隐性遗传;CRTAP:软骨相关蛋白;P3H1:脯氨酰-3-羟化酶;PPBI:亲环素 B;FKBP10:FK506 结合蛋白 10;SERPINH1:丝氨酸蛋白酶抑制因子,进化枝 H,成员 1;SP7:osterix;SERPINF1:丝氨酸蛋白酶抑制因子,进化枝 F,成员 1。

2. 致死性成骨不全(Ⅱ)　10% 新生儿期发病严重的骨脆性增加,多发性宫内骨折、四肢畸形、多发性骨折、碎裂骨的特征性串珠肋(愈合骨痂形成)。

严重致死性成骨不全(包括Ⅲ型和Ⅳ型)

致死性 OI(Ⅱ型 OI)类似。四肢严重畸形和明显的脊柱后侧凸,胸廓畸形,明显的身材矮小,成年后身高不超过 90~100cm,额部隆起或特征的三角形面容。骨质疏松,多处骨折。

3. Ⅴ型成骨不全(中度到重度)　中度骨折病史,增生性骨痂形成,巩膜正常,无牙本质发生不全。

4. Ⅵ型成骨不全(中度到重度)　骨骼极脆,白巩膜。椎体压缩性骨折,血清碱性磷酸酶水平均升高。

5. Ⅶ型成骨不全(中度到重度)　出生时骨折,蓝巩膜,骨质疏松,近端肢体长度不成比例,下肢畸形。

6. 皮肤表现，皮肤薄且半透明，创伤愈合后形成伸展的萎缩性瘢痕。可能出现匍匐性穿通性弹力纤维病。成骨不全的骨组织病理学依临床表型不一。矿化不全和矿化过度可出现同一标本中。Ⅰ型OI的骨组织形态学相对正常，但仍明显可见骨板变薄和皮质宽度缩小的骨质疏松，未成熟的编织骨和骨板层排列紊乱见于严重的OI表型。

（三）治疗

维生素、激素及其他药物尝试性治疗皆无效，儿童及成人患者用双磷酸盐类药物取得了疗效。重型OI患儿通过静脉使用帕来磷酸盐，可使骨量增加，成人与儿童剂量为1~3mg/kg，静脉用药间隔2~4个月。目前治疗方案是使用双磷酸盐的同时补充足够的钙剂和维生素D、以免高钙尿症，并维持维生素D正常血清水平。手术矫正畸形。治疗可引用康复治疗，肌肉强化锻炼非常必要。温水游泳是最佳康复方法。

临床试验采用静脉输注间充质干细胞或多潜能基质细胞治疗取得了令人振奋的结果。

七、先天性角化不良

先天性角化不良症（dyskeratosis congenita）又名Zinsser-Engman-Cole综合征，是一种遗传性骨髓衰竭综合征。在1906年Zinsser首先描述了先天性角化不良，随后Engman和Cole也做了介绍，全球仅有500例患者，国内报道了大约50余例，本病是一种“端粒生物学异常疾病”，与多个基因突变有关。最常见于男性（90%），为X连锁隐性遗传，是由于编码角化不良蛋白的DKC1基因（Xq28染色体）突变；女性患者（10%）见于常染色体显性遗传。与Htr（hTERC）突变有关，一些常染色体显性遗传的病例表现为贫血和沿Blaschko线的网状色素沉着。本病为严重系统性疾病，死亡率高。特征有网状色素沉着、甲营养不良（翼状胬肉）和黏膜白斑的三联症。

（一）临床表现

1. 皮肤损害

（1）网状色素沉着：儿童早期至40岁以内，皮肤发生纤细的网状和花斑状褐色色素沉着（图46-17），或色素沉着过度的斑疹，伴毛细血管扩张和表皮萎缩。类似血管萎缩性皮肤异色病。主要累及颈部、面部、上胸部和上肢，其他可见多汗症，掌跖角化过度。

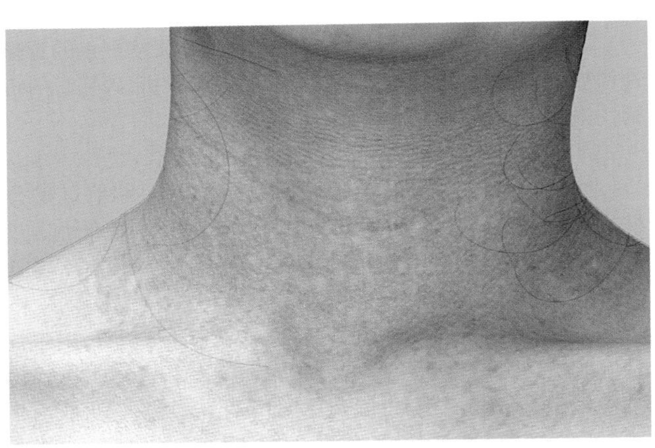

图46-17 先天性角化不良症（新疆维吾尔自治区人民医院普雄明惠赠）

（2）甲营养不良：为本病主要的特征，儿童期出现在5~15岁表现明显甲营养不良（图46-18），甲变薄常见，甲纵嵴、纵裂和翼状胬肉，并有甲脱落。

（3）黏膜白斑：青春期发生口腔黏膜白斑（图46-19），多见于颊黏膜、广泛伴疣状增厚，眼结膜、阴道、肛门尿道口亦有黏膜白斑，黏膜白斑常发生于30岁之后，可以发生癌变为鳞状细胞癌。

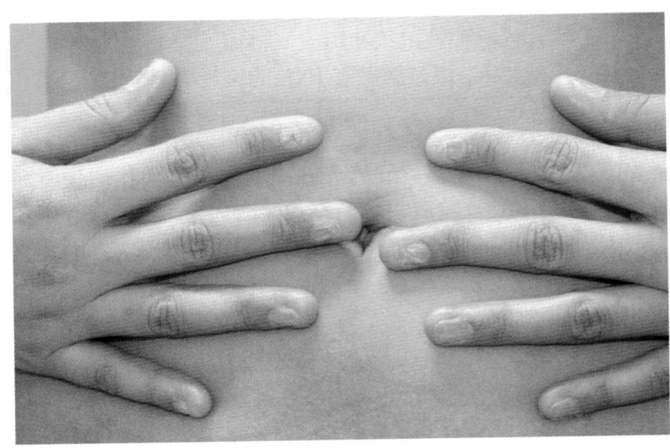

图46-18 先天性角化不良症（新疆维吾尔自治区人民医院普雄明惠赠）

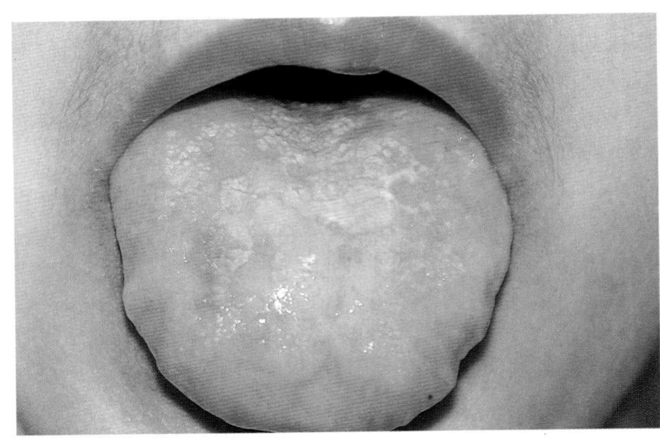

图46-19 先天性角化不良症（新疆维吾尔自治区人民医院普雄明惠赠）

（4）其他：可有秃发、掌跖角化病和掌跖多汗、大疱性角膜炎，齿营养不良，牙排列不齐、或有广泛的龋齿、食管狭窄，泪管闭锁引起的溢泪。

2. 系统损害 临床上为多系统受累的表现。其中异常皮肤色素沉着、甲营养不良、骨髓衰竭、黏膜白斑和溢泪位居前五位。骨髓衰竭、肺纤维化、恶性肿瘤、骨髓移植失败/移植物抗宿主病等是患者主要的死亡原因。骨髓衰竭表现有贫血，全血细胞减少症，反复感染、肺间质纤维化和卡氏肺囊虫肺炎、白内障、睑外翻，食管狭窄，肝脾肿大，脾功能亢进，骨骼异常、小头畸形、小脑发育不全、智力发育迟缓及恶性肿瘤。而再生障碍性贫血、感染、恶性肿瘤和肺部并发症是死亡的原因。女性系常染色体显性遗传，症状较轻，可以有正常的寿命。

（二）诊断与鉴别诊断

具备以下临床特征应考虑 DC：①具备典型的皮肤黏膜三联症表现（异常皮肤色素沉着、甲营养不良和黏膜白斑）；②具有三联症中的 1 个症状 + 骨髓衰竭 +2 个其他躯体体征；③具有与端粒酶基因突变相关的再生障碍性贫血或骨髓增生异常综合征或肺纤维化的表现；④具有 4 个或更多个 Hoyeraal-Hreidarsson 综合征的临床表现（如生长发育迟缓、发育落后、小头畸形、骨髓衰竭、免疫缺陷和小脑发育不全）；⑤具有 2 个或更多个的临床症状，同时合并端粒变短（< 第一个百分位数）。

先天性角化不良需与 Fanconi 贫血相鉴别，Fanconi 贫血也伴有色素异常。其次应与慢性移植物抗宿主病鉴别，后者可以发生皮肤异色病样的皮肤改变，口腔黏膜有花边样白斑，也应予鉴别。还需与 DC 鉴别的疾病有血管萎缩性皮肤异色症、先天性皮肤异色症、遗传性泛发性色素异常、皮肤异色病样淀粉样病变、Kindler 综合征等。

（三）治疗

黏膜白斑用液氮冷冻治疗，阿维 A 酯口服可改善皮肤症状。粒细胞集落刺激因子和红细胞生成素对骨髓衰竭有短期治疗作用，造血干细胞移植、基因治疗都是新的方向。同化激素和多种造血因子可改善造血功能，有短期治疗效果。雄激素的有效率能达到 70% 以上。

八、皮肤再生不良

皮肤再生不良（aplasia cutis，AC）又名先天性皮肤缺陷，是一种罕见的新生儿疾病。

（一）病因与发病机制

公开病因尚不清楚，有认为本病发生与母亲怀孕期间服用某些药物或宫内单纯疱疹病毒感染有关，亦有认为其发病与羊膜黏连及子宫内压力较高，胎儿在子宫内受损有关。近年来，有不少家族性倾向的病例报道，有报道父子同患、母女同患者，推测其可能有遗传因素。

（二）临床表现

发病率约为 3/20 000 活产儿。患儿出生时皮肤呈局限型和广泛性缺如，也可仅有表皮缺失，也可有真皮及皮下组织部分或全部缺失（图 46-20），缺失部位约 60% 发生在头皮，通常在头顶部，以近矢状缝附近多，约 25% 患儿见于四肢，12% 累及躯干，皮损面积大小不一，形状不规则。本病可合并颅骨缺损激发脑膜炎、矢状窦出血而危及患儿生命。临床亚型：根据 Frieden 分类法分为 9 型，1 型为单纯性头皮先天性皮肤缺陷；2 型为头皮先天性皮肤缺损伴短肢畸形；3 型为头皮先天性皮肤缺损伴表皮痣；4 型为先天性皮肤缺损伴皮肤发育不良；5 型为先天性皮肤缺损伴纸样胎儿；6 型为先天性皮肤缺损并大疱表皮松解；7 型为致畸因子引起的先天性皮肤缺损畸形综合征；8 型为宫内感染致先天性皮肤缺损；9 型为伴先天性皮肤缺损畸形综合征。

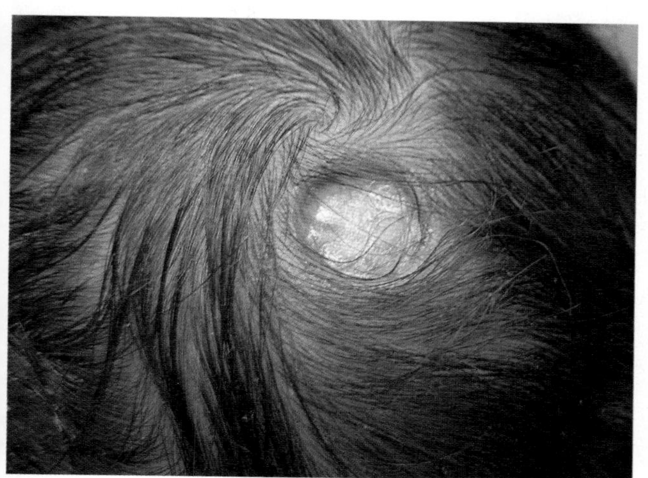

图 46-20　皮肤再生不良［华中科技大学协和深圳医院（南山医院）陆原惠赠］

（三）治疗

保护创面，预防感染，多数缺损创面经过数月由羊皮纸样瘢痕组织愈合，大面积缺损则要尽早采取植皮手术。

九、骨膜增生厚皮症

骨膜增生厚皮症（pachydermoperiostosis），又称 Touraine-Solente-Cole 综合征（Touraine-Solente-Cole syndrome）、原发或特发性肥大性骨关节病，由 Friedrich 于 1868 年首次报道，1935 年 Touraine、Solents 和 Gole 3 人确定为一独立疾病，故又称 Touraine-Solents-Gole 综合征。骨膜增生厚皮症是一种以皮肤和四肢骨膜增厚为主要特征的综合征。“回状头皮”意指头皮呈折叠状增生，既可见于骨膜增生厚皮症，也可由其他因素引起。

（一）病因

1. 原发性骨膜增生厚皮症　是一种罕见的遗传性疾病，可发生于多种不同的种族群体，但主要见于男性。有报道认为它是一种具有不完全外显率和差异表达的常染色体显性遗传病。某些病例也可能是常染色体隐性遗传病，已被证实是由编码 NDA+ 依赖性 15- 羟基前列腺素脱氢酶的 HPGD 基因突变所致。HPGD 纯合子截断突变最常见的表现是患者尿中的前列腺素 E_2（PGE2）的水平显著增高；其次，许多这样的患者还合并有持久性的动脉导管未闭。HPGD 杂合子突变的携带者有轻微的杵状指。

2. 颅骨 - 骨关节病　与原发性骨膜增生厚皮症有一些共同特征，即杵状指和肥大性骨关节病，但没有皮肤肥厚。典型患者于童年早期发病，有颅骨骨化延迟伴随囟门闭合延迟，也可能患有先天性心脏病。重叠的临床特征提示原发性骨膜增生厚皮症与颅骨 - 骨关节病在某些情况下可能是由等位基因突变导致的，因为满足后者条件的两个家系经鉴定均存在 HPGD 纯合子错意突变。

3. 继发性骨膜增生厚皮症（继发性肥大性骨关节病）　常常由严重的肺病、支气管腺癌或上皮样癌、胸膜间皮瘤、支气管扩张、肺脓肿所激发，其次是胃癌、食管癌或胸腺癌。在有杵状指的发绀型先天性心脏病患者，骨骼病变很少进展。

（二）临床表现

以皮肤肥厚、骨膜增厚、杵状指及回状颅皮为主要表现。Martinez-Lavin 等统计 132 例 PDP 患者，男性发病率明显高于女性，男女之比为 9∶1，有家族史者占 38%，67% 的患者有明确的起病年龄，1 岁和 15 岁左右是发病的两个高峰点。主要包括杵状指（趾）、皮肤增生及广泛对称性骨膜新骨形成三大症状，皮肤受累可分为两大类：一类为腺体异常，如痤疮、多汗、皮肤溢脂等；另一类为软组织增生，如杵状指（趾）（图 46-21），象皮腿和头皮沟回样改变等。

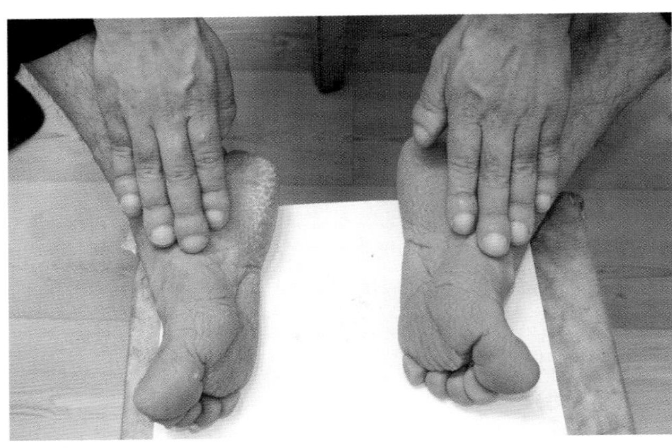

图 46-21 骨膜增生厚皮症
四肢皮肤肥厚，杵状指（新疆维吾尔自治区人民医院 普雄明惠赠）。

1. 原发性骨膜增生厚皮症 常在青春期后很快发生。面部、前额及头皮部位的皮肤明显增厚，并发生皱褶。头皮的皱褶可形成回状头皮。

手、足皮肤同样增厚，但通常不起皱褶。面部和头皮皮脂分泌明显增多以及手足多汗均使患者感觉非常不适。

指/趾骨和四肢长骨骨膜增厚，手足形似铲子，手臂和腿的周长增加。手指足趾可形成杵状指/趾，偶尔还可发生肢端骨质溶解症。

皮肤和骨骼的病变在5~10年间逐渐进展加重，之后则通常维持终生不变；亦偶有进行性加重者，届时皮脂腺增生也将达到极致。某些病例还可发生男性乳房发育，头面和阴部的毛发稀疏。是否存在内分泌失调尚无定论。许多患者出现智力迟钝，这类患者的预期寿命会缩短。颅骨-骨关节病以杵状指、肥大性骨关节病、颅骨骨化延迟、囟门闭合延迟为特征，偶尔合并动脉导管未闭，这与原发性骨膜增生厚皮症以皮肤病变为特征有所不同。这些病变通常始于儿童早期。

2. 继发性骨膜增生厚皮症 绝大部分发生于30~70岁男性。骨骼病变最为显著，进展快，且常有疼痛。皮肤病变可缺如，常常相对轻微。如果原发疾病得以有效治疗，那皮肤和骨骼的病变也可恢复。

（三）影像学改变

跖骨、掌骨和四肢长骨的骨膜增厚最为显著。骨皮质也有所增厚。

（四）组织病理

长骨，尤其是胫骨、腓骨、桡骨和尺骨的骨干有增殖性骨膜炎，引起弥漫性不规则的骨膜增生，使病骨的周径增加而长度不增加。严重的病例几乎所有的骨骼均可受累，同时韧带、肌腱、骨间膜也可发生骨化。有报道甚至颅骨也可发生异常骨化。在早期而非晚期阶段，杵状指的血液循环增加。表皮、皮肤附属器和真皮的胶原纤维均增生，真皮内酸性黏多糖也增加。

（五）诊断与鉴别诊断

原发性和继发性骨膜增生厚皮症须通过发病年龄，病情进展速度，是否存在潜在的肺部疾病等来鉴别。尽管皮肤病变更常见于原发性者，但也不能因此而除外肿瘤的可能。

肢端肥大症 面骨、下巴和颅骨整体增大，视觉缺陷可以被检测到。

甲状腺肢端病（TA） 指/趾皮肤增厚呈杵状，常伴有突眼和胫前黏液性水肿，还有其他甲状腺机能亢进症状。

（六）治疗

目前对PDP尚无特效治疗，一般采用对症支持治疗，如面部改变可以用维A酸类、雌激素、糖皮质激素等；关节痛则选用阿司匹林、吲哚美辛等；对容貌要求较高者可以给予除皱术整容。多采用对症治疗。

十、回状颅皮

回状颅皮（cutis verticis gyrata）又称皱褶性厚皮病。本病头部皮肤肥厚，隆起和折叠成回状。可分原发性和继发性两种。回状颅皮主要发生于男性，男女比为6∶1。青春期始发，超过90%的患者在30岁以上。

（一）病因与发病机制

原发性回状颅皮为头皮的发育退化所致，可伴有小头白痴症。头皮的过度生长出现在青春期，并发展成对称的回状或脑回状的皮肤皱褶，原发性回状颅皮能再分为特发性和非特发性。如神经异常（如智力发育迟缓、癫痫发作）；眼部异常（如白内障、视神经萎缩）。

继发性回状颅皮中有潜在疾病，可因头皮局部的炎症性疾病、创伤、湿疹、银屑病、肿瘤、先天性颅皮结缔组织过度生长、神经纤维瘤、胰岛素抵抗、结节性硬化、转移性癌所致的副肿瘤性、肢端肥大症、色素痣和黏液性水肿等引起，也可以是某些综合征及系统性疾病的一种表现。

（二）临床表现

1. 皮肤损害 损害始发于头顶及枕部，别处亦可有不同程度的累及。类似皮肤松垂，在头皮上折叠（图46-22），形成迂回的嵴和沟，嵴可以有2~20条，宽为0.5~2cm，沟深约1cm，头皮病损处终毛的密度在皱褶隆起处可能减少，而在皱褶沟处不减少。

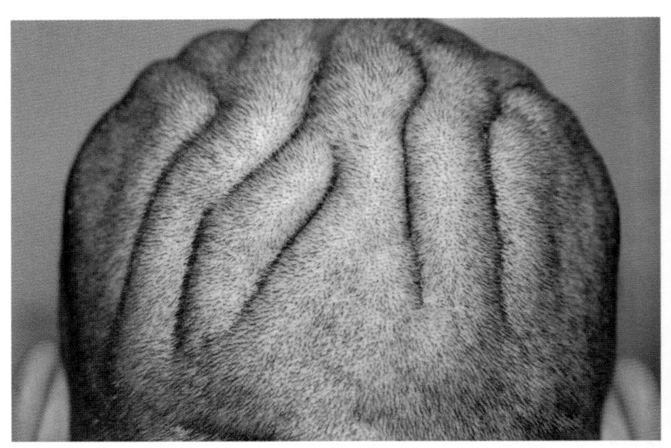

图 46-22 回状颅皮（新疆维吾尔自治区人民医院 普雄明惠赠）

2. 原发性/继发性 在原发性回状颅皮中，因发育退化而引起的回状颅皮是真性回状颅皮，往往有显著的皮脂溢出，对化脓性细菌高度易感。

继发性回状颅皮较少见，从出生到成人期皆可发病，皮损可不对称，在不同继发疾病中其表现程度亦可略异，如在皮肤增厚骨膜骨质增生症和小头畸形白痴中，头皮变化在青春期后即发生。折叠产生坚固的嵴和沟，形成波纹状，回状或盘旋状图像，枕部最显著。对称分布，在最初5~10年中慢慢加重，以后维持不变。在肢端肥大症中，头皮较轻，中度累及。而在继发色素痣的基础上，头皮损害在出生时或在幼儿期存在，从一个小的，经几年发展后，损害才覆盖头皮的大部分，但病损和正常皮肤分界显著。

3. 骨膜增生厚皮症　本病以头和肢端皮肤增厚、额、颊和头皮深皱纹，回状或盘旋状图象(回状颅皮)、长骨骨膜肥厚、杵状指(趾)、以及手足铲状增大为特征。为常染色体显性遗传，但本病基因缺陷未明。

4. 回状颅皮综合征　主要表现为回状颅皮，肢端肥大症及角膜白斑，本病为常染色体显性遗传。

5. 伴发疾病　肢端肥大症、Aper综合征(尖头并指趾畸形)、黑棘皮病(继发于糖尿病)、淀粉样变、白血病、黏液性水肿、梅毒、Darier病、结节性硬化症、痣细胞痣、神经纤维瘤、蕈样肉芽肿、皮肤增厚骨膜骨质增生症、小头畸形白痴、黏液瘤、克汀病、精神障碍、精神病。

（三）组织病理

可仅为单纯表皮和真皮胶原肥厚，神经纤维增生或严重的慢性炎症变化。重要的特征为头皮过度生长。

（四）鉴别诊断

与脑回状真皮内痣、皮肤松垂，骨膜增生厚皮症，丛状神经纤维瘤，脂肪瘤样痣相鉴别。

1. 骨膜增生厚皮症　有面部累及、手足皮肤增厚和杵状指。

2. 皮肤松弛　皮肤松弛于出生时和婴儿期发病，其皮肤损害特点是皮肤过多而松垂呈袋状，有时需与原发性回状颅皮鉴别。前者皮肤柔软松弛，伸展过度，但无弹性不能回缩；后者的皮肤伸牵时沟嵴不消失。

3. 脑回状真皮内痣　若回状颅皮于出生时已存在，应与脑回状真皮内痣鉴别，后者的皮损随身体增长而增大，可以发生恶变。

（五）治疗

严重的病例可用手术切除加植皮或头皮修复术。

十一、X连锁网状色素异常症(X-linked reticulate pigmentary disorder)

X连锁网状色素异常症(X-linked reticulate pigmentary disorder)由Partington等于1981年首次报道，是一种罕见的X连锁的色素异常性疾病。已经报道了十多个家系，遗传模式为X连锁隐性遗传。目前已经证实，本病是由于POLA1基因24744696A>G突变所引起的。林志森和杨勇于2011年在我国首次报道该病，此后他们还对此进行了深入研究。

主要为男性发病。表现为出生后不久，出现全身弥漫分布的大片色素沉着，间以多发点状或者圆形的、大小不等的色素减退斑，可融合形成网状改变(图46-23，图46-24)。患者还可以合并畏光、角膜营养不良、少汗、反复发作性呼吸道感染、

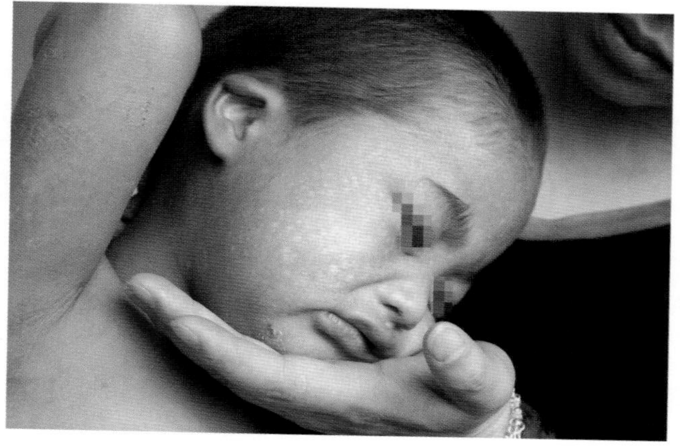

图46-23　X连锁网状色素沉着症(中山大学附属第一医院罗迪青惠赠)(1)

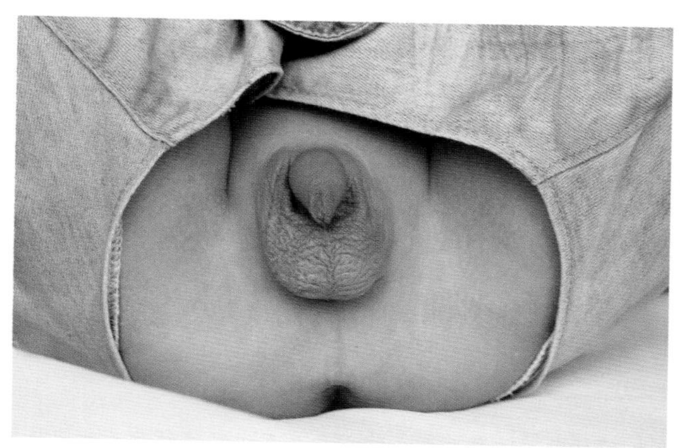

图46-24　X连锁网状色素沉着症(中山大学附属第一医院罗迪青惠赠)(2)

胃肠道炎症、身材矮小、耳廓软骨发育异常以及皮肤干燥；可伴有体温升高，尤其是夏季及湿热环境。智力发育正常。患者头发粗糙、干燥，额部及双侧鬓角头发向上后侧弯曲呈李逵状发，具有一定特征性表现。伴有系统表现的又称伴系统表现的X连锁网状色素异常症。

女性携带者可完全正常，或者由于染色体不完全失活而表现为部分区域皮肤有沿Blaschko线分布的色素异常，且随年龄增大，这种色素异常可以逐渐减轻甚至消失。

皮肤组织病理表现为表皮正常或轻度角质细胞坏死，基底层黑素颗粒增多，真皮浅层散在较多的嗜黑素细胞。

本病需要与X连锁先天性角化不良、Kindle综合征、Rothmund-Thomson综合征、遗传性对称性色素异常症及泛发性色素异常症等疾病进行鉴别。若女性携带者为先证者，则需要与色素失禁症、线状及涡状痣样色素异常症进行鉴别。

目前还没有有效治疗方法。临床可对症治疗。

（吴昌辉　廖家　吴志华　赖俊东　张瑜）

第四十七章

免疫缺陷性皮肤病

第一节　遗传免疫缺陷病

一、概述

内容提要

- 遗传免疫缺陷病是一组以免疫系统功能缺陷为共同特征的异质性疾病，患者发生感染和恶性肿瘤的风险显著升高。
- 遗传免疫缺陷病的皮肤异常包括皮肤感染、特应性或脂溢性皮炎样损害、红斑、脱发、伤口愈合不良、紫癜、瘀点、毛细血管扩张、色素脱失、皮肤肉芽肿、泛发性疣、血管性水肿和狼疮样改变。

遗传免疫缺陷病（genetic immunodeficiency diseases），又称原发性免疫缺陷病，是一组复杂而罕见的疾病，共同特征为免疫系统功能缺陷，患者的感染易感性增加，发生自身免疫病、变态反应和恶性肿瘤的风险也升高。目前已经发现了超过120种单基因原发免疫缺陷病。

许多遗传免疫缺陷病可伴有各种皮肤异常，包括皮肤感染、特应性或脂溢性皮炎样损害、红斑、脱发、伤口愈合不良、紫癜、瘀点、毛细血管扩张、色素脱失、皮肤肉芽肿、泛发性疣、血管性水肿和狼疮样改变（表47-1），识别这些临床表现有助于早期诊断原发性免疫缺陷。其他特征包括发育停滞、内脏感染、自身免疫病、结缔组织病/风湿病、过敏反应和肿瘤形成。

当患者出现持续、严重的反复感染，尤其是罕见微生物感染时，应怀疑存在免疫缺陷。患者还常表现为感染清除不彻底、重度或非预期的并发症、或抗生素疗效不佳。受累婴儿常生长不良（发育停滞）。最常见的皮肤外异常包括感染、腹泻、呕吐、肝脾大、关节炎、腺病或淋巴结/扁桃体发育不良、以及血液系统异常。每组免疫缺陷病的临床模式见表47-2。

多种皮肤症状与免疫缺陷病相关，实验室检查被用于明确诊断。目前，在免疫缺陷的产前诊断和早期基因治疗方面取得了很大的进步。

二、抗体缺乏性疾病

（一）X连锁无丙种球蛋白血症

内容提要

- X连锁无丙种球蛋白血症为BTK基因突变所致，前B细胞无法发育为成熟B细胞。
- 临床特征为反复细菌感染、血清免疫球蛋白显著下降和外周血B细胞缺乏或减少。
- 本病主要治疗为早期使用静脉注射免疫丙种球蛋白（IVIG）替代疗法和抗生素治疗。

X连锁无丙种球蛋白血症（X-Linked agammaglobulinemia，XLA），又称为Bruton病，是一种罕见的遗传性单基因缺陷病，患者外周血B淋巴细胞缺失或减少，血清免疫球蛋白水平显著下降，常有系统感染、风湿性关节炎和皮肤感染。

1. 发病机制　本病由X染色体长臂（Xq21.3至Xq22）上的BTK基因突变所致，该基因编码Bruton酪氨酸激酶，为前B细胞发育为成熟B细胞所必需。也有部分患者发生渗漏突变，此时部分免疫球蛋白亚型可正常。患者主要为男性，女性通常为无症状携带者，有女性患者由于X染色体选择性失活而发病的报告。

本病根本缺陷在于前B细胞不能发育为成熟B细胞，骨髓中B细胞前体数量正常。血清免疫球蛋白（IgG、IgA和IgM）水平远低于正常人群的95%可信区间，通常低于100mg/dl。患者的细胞免疫功能正常。

2. 临床表现

（1）系统损害：XLA的临床特征为反复化脓性感染，常在出生后3~18个月发病，与母体来源的免疫球蛋白耗尽时间平

表 47-1　免疫缺陷病的皮肤表现

特应性皮炎样损害	X 连锁无丙种球蛋白血症 IgA 缺乏症 /IgM 缺乏症 伴 IgM 升高的低 γ 球蛋白血症 常见变异型免疫缺陷病 Wiskott-Aldrich 综合征 高免疫球蛋白 E 综合征 外胚层发育不良伴免疫缺陷 慢性肉芽肿病 重度联合免疫缺陷病
脂溢样皮炎或剥脱性皮炎	重度联合免疫缺陷病 共济失调毛细血管扩张症 X 连锁无丙种球蛋白血症 Leiner 病
皮肤脓肿	高免疫球蛋白 E 综合征 慢性肉芽肿病 白细胞黏附缺陷病
瘀点和 / 或紫癜	Wiskott-Aldrich 综合征 Chédiak-Higashi 综合征 Griscelli 综合征
黏膜皮肤毛细血管扩张	共济失调毛细血管扩张症
色素脱失 / 银发	Chédiak-Higashi 综合征 Griscelli 综合征 IgA 缺乏症
移植物抗宿主病	重度联合免疫缺陷病 Di George 综合征 Nezelof 综合征

续表

皮肤肉芽肿	慢性肉芽肿病 共济失调毛细血管扩张症 慢性皮肤黏膜念珠菌病 X 连锁无丙种球蛋白血症 常见变异型免疫缺陷病 重度联合免疫缺陷病，特别是 TAP2 缺乏
坏疽性脓皮病样溃疡	白细胞黏附缺陷病 慢性肉芽肿病 高免疫球蛋白 E 综合征 Chédiak-Higashi 综合征
皮肤念珠菌感染	重度联合免疫缺陷病，特别是 TAP2 缺乏 高免疫球蛋白 E 综合征 Di George 综合征 慢性皮肤黏膜念珠菌病
血管性水肿	遗传性血管性水肿
狼疮样皮肤改变	IgA 缺乏症 伴 IgM 升高的低 γ 球蛋白血症 X 连锁慢性肉芽肿病携带者 常染色体隐性遗传慢性肉芽肿病 早期补体成分缺陷症 常见变异型免疫缺陷病
幼儿嗜酸性毛囊炎	高免疫球蛋白 E 综合征
泛发性疣	移植后重度联合免疫缺陷病（*IL2RG* 或 *JAK3* 突变） 伴 IgM 升高的低 γ 球蛋白血症 疣状表皮发育不良 IgM 缺乏症 常见变异型免疫缺陷病 WHIM 综合征

表 47-2　遗传免疫缺陷病的临床模式

疾病	感染	其他
抗体缺乏	鼻窦、肺部感染（化脓菌） 胃肠道感染（肠道病毒、贾第虫属） 真菌和病毒	自身免疫病 发育迟缓 淋巴组织缺乏
细胞缺陷	轻度或机会性感染 肺炎（化脓菌、肺大泡、病毒） 胃肠道感染（病毒） 皮肤黏膜感染（真菌）	发育迟缓 移植物抗宿主病 活疫苗致死性感染 恶性肿瘤
吞噬和细胞杀伤缺陷	皮肤、网状内皮系统感染（葡萄球菌、肠道细菌、曲霉、分枝杆菌）	溃疡性口炎
补体缺乏	替代激活途径（补体后期成分缺乏） 败血症 / 血源性感染（葡萄球菌、肺炎球菌、奈瑟菌）	自身免疫病（系统性红斑狼疮、肾小球肾炎） C1 酯酶抑制物缺乏 血管性水肿 补体早期成分缺乏

行。复发性耳炎、鼻窦炎、支气管炎和肺炎是最早的感染表现，通常由肺炎球菌、葡萄球菌或嗜血杆菌所致。肺部感染可导致进行性支气管扩张和慢性肺病，在10岁以上患者中发生率为45%。患者还可发生鼻窦感染以及反复耳炎所致的耳聋。其他常见细菌感染包括结膜炎、骨髓炎、败血症性关节炎和脑膜炎。贾第虫、沙门氏菌、弯曲杆菌、隐孢子虫感染可致迁延性腹泻。

患者对多数病毒、真菌和寄生虫具有正常的抵抗力，但肠道病毒、乙型肝炎和轮状病毒感染常见。患者口服脊髓灰质炎减毒活疫苗后可发生瘫痪。多达1/3~1/2的儿童因解脲支原体感染发生慢性大关节炎，类似风湿性关节炎。

(2) 皮肤损害：28%的XLA患者发生皮肤感染，尤其是疖病和脓疱疮，常在身体腔口部位。许多患儿出现特应性皮炎样损害，免疫球蛋白治疗无效。还有坏疽性脓皮病和非感染性皮肤肉芽肿的报告。儿童发疹性疾病可控制，但由于不能产生特异性抗体，感染可复发。播散性埃可病毒感染可产生脑膜脑炎和皮肌炎样损害，后者表现为肌肉硬性水肿、肌肉硬化伴肌无力、肌挛缩和皮肤异色症。

3. 诊断　XLA的诊断依据为早期发生感染、重度低免疫球蛋白血症和外周血B淋巴细胞数量显著减少。BTK基因突变检测有助于证实诊断和遗传咨询。

4. 治疗　XLA的主要治疗是早期静脉滴注丙种球蛋白(IVIG)替代疗法和抗生素治疗，可以明显减少感染风险，但无助于降低慢性肠道病毒感染或慢性肺病的发病率。

(二) 普通变异型免疫缺陷病

内容提要

- 普通变异型免疫缺陷病是一组异质性疾病，可存在抗体缺乏和T细胞异常。
- 临床特征为严重程度不一的自身免疫病和感染性并发症，可在儿童期发病，但平均发病年龄约为30岁。
- 本病治疗包括丙种球蛋白替代治疗和定期监测与普通变异型免疫缺陷病相关的疾病。

普通变异型免疫缺陷病(common variable immunodeficiency，CVID)是一组以抗体生成障碍为共同特点的异质性疾病，临床特征为程度不一的感染和自身免疫性并发症。常见于年轻成人，平均发病年龄为30岁，但也可在儿童期出现症状，约25%的病例在21岁前被确诊。

1. 发病机制　CVID是一种复杂的多因素疾病，多数病例为散发性。约5%~25%为家族性，常呈常染色体显性遗传，少数为常染色体隐性遗传，易感基因位点为染色体6p的HLA区域，包括ICOS、TNFRSF13C、CD19、CD20、CD21、CD81和TNFRSF13B等基因突变。CVID患者的共同免疫缺陷为B细胞功能丧失，由B细胞内在缺陷或辅助抗体产生的其他细胞功能不全所致。

2. 临床表现

(1) 系统损害：患者出现类似XLA患者的感染，特别是肺部感染，但对肠道病毒感染不敏感，对贾第虫易感。多数患者有导致吸收不良综合征的肝脏和胃肠道疾病。可出现皮肤、肺和肝脾非干酪样肉芽肿，也有皮肤和内脏干酪样肉芽肿的罕见报告。淋巴组织常肿大，25%的患者出现脾大伴功能亢进，22%有自身免疫病，特别是自身免疫性血小板减少症、溶血性贫血、类风湿关节炎、干燥综合征和恶性贫血。在10%~20%的患者中，至少有1名家庭成员也存在免疫缺陷，尤其是CVID或IgA缺乏。淋巴网状内皮细胞恶性肿瘤和胃癌发生率明显升高，常发生于50~60岁。

(2) 皮肤损害：可发生脓皮病和皮肤黏膜念珠菌病、泛发性病毒疣、皮肤真菌感染、湿疹样皮炎、非感染性肉芽肿(包括肺、肝、脾)、自身免疫相关性疾病如白癜风、斑秃、血管炎、红斑狼疮、CD8^{+}淋巴细胞皮肤浸润。

3. 诊断　CVID的诊断为排除性，主要依据为欧洲免疫缺陷协会标准，即IgG显著降低(较相应年龄组均值至少低2个标准差)以及IgM或IgA显著降低，并符合下列3项标准：免疫缺陷发生于2岁以上；无同种血细胞凝集素和/或对疫苗无应答；排除低丙种球蛋白血症的其他原因，如感染、蛋白丢失性胃肠病、肾性蛋白丢失、恶性肿瘤或使用免疫抑制剂。

4. 治疗　定期丙种球蛋白替代疗法预防感染有效。抗生素预防治疗常用于持续性感染，但尚有争议。通常无需预防性使用抗真菌和抗病毒药物，对于复发性真菌或重度病毒感染患者应排除联合免疫缺陷病的可能。非感染性并发症需要相应的特殊治疗，包括免疫抑制剂，甚至细胞毒性疗法。

(三) 选择性IgA缺乏症

内容提要

- 选择性IgA缺乏症主要异常为血清IgA降低(<0.07g/L)，而IgG和IgM水平正常。
- 多数患者无症状，少数可出现各种临床并发症，尤其是肺部细菌感染和自身免疫病。
- 根据并发症给予个体化治疗，不推荐使用IVIG。

选择性IgA缺乏症(selective IgA deficiency，SIgAD)是一组异质性疾病，表现为血清IgA降低，可无症状或伴有各种临床并发症，本病最常见的是选择性免疫球蛋白病。

1. 发病机制　SIgAD的发病机制不明，患者存在B细胞内在缺陷、T细胞异常和细胞因子网络异常，导致B细胞终末分化缺陷，无法转化为产生IgA的浆细胞。另外，还有些细胞遗传缺陷和单基因突变与SIgAD相关，包括影响细胞和体液免疫、引起抗体缺乏、吞噬作用缺陷、免疫调节紊乱、固有免疫缺陷和补体缺乏的基因突变。

2. 临床表现　SIgAD在不同人种中报告的发病率为1/965~1/163不等。在临床上可仅有IgA降低而无症状，也可表现为反复轻度鼻窦和肺部感染、过敏症、自身免疫病，或伴有重度并发症，后者易发展为CVID。

(1) 系统表现：多数患者无症状，仅表现为血清IgA降低(<0.07g/L)，但IgG和IgM水平正常，患者黏膜系统可能保留了一定水平的IgA，从而具有保护功能。10%~15%的患者出现不同的临床表现：反复肺部感染最常见；过敏症可为首发或唯一表现，25%~50%的患者是因过敏性疾病就诊时发现；自身免疫病如特发性血小板减少性紫癜、Grave病、自身免疫性溶血性贫血、1型糖尿病、类风湿关节炎、系统性红斑狼疮等；胃肠道疾病如贾第虫病、结节性淋巴组织增生、炎症性肠病；恶性肿瘤如胃癌和淋巴瘤。

(2) 皮肤损害：患者可出现皮肤黏膜念珠菌病、湿疹样皮炎、自身免疫病如系统性红斑狼疮、白癜风、脂肪代谢不良离心性肥胖等皮肤病。

3. 治疗　本病的治疗包括健康教育、定期监测、治疗相关的过敏症或自身免疫病，长期或预防性使用抗生素，接种多价肺炎球菌疫苗。不推荐使用IVIG或含IgA的血液制品治疗，患者体内有高水平的抗IgA抗体，有输注后致死的病例报告。

（四）高IgM综合征

内容提要

- 高IgM综合征病例多与CD40配体缺乏有关，呈X连锁隐性遗传，少数为常染色体阴性或显性遗传。
- 本病通常在婴儿期发病，表现为反复肺部和胃肠道感染、口腔溃疡和疣。
- 同种异体骨髓移植有望治愈本病，最好在发生器官损害前实施。

高IgM综合征（hyper IgM syndrome，HIGM）是另一种选择性免疫球蛋白病，由T细胞和B细胞功能异常所致，特征为血清IgM升高或正常，而IgG和IgA水平降低。

1. 发病机制　本病的发病机制为B细胞抗原依赖性发育阶段受阻，无法通过体细胞高频突变和抗体类别转换产生IgA、IgE或IgG。HIGM通常呈X-连锁隐性遗传，但也可见常染色体隐性或显性遗传。美国免疫缺陷网络（USIDNET）登记研究显示，多数突变发生于Xq26.3-Xq27.1上的CDE40LG基因，该突变导致T细胞表面CD40L表达减少或缺如，阻碍T细胞与B细胞正常结合，从而影响B细胞的抗体类别转换重组。

2. 临床表现　本病是一组罕见的遗传性疾病，患者血清IgM水平升高或正常，IgA、IgG、IgE多降低或无法测得，临床表现为反复细菌感染、自身免疫病、中性粒细胞减少和恶性肿瘤，90%以上的患者在4岁前出现症状。

（1）系统表现：患者通常在婴儿期出现反复细菌性呼吸道感染、机会性感染如卡氏肺囊虫、反复或拖延性腹泻伴发育停滞。中性粒细胞减少、血小板减少和贫血常见。自身免疫性或炎症性疾病如硬化性胆管炎也有报告。10%~15%的男性患者出现中枢神经系统感染所致的并发症。原发性肝硬化、胆管癌、肝细胞癌、肝脏腺癌和胆囊癌等肝胆疾病以及胃肠道肿瘤包括胰腺类癌和胰高血糖素瘤是青少年和年轻成人患者中常见的致死性并发症。与CD40配体无关的常染色体隐性遗传病例不表现对机会性感染的易感性，可发生淋巴组织增生性疾病。

（2）皮肤损害：湿疹样皮炎、疣、口腔溃疡的发生率和严重性升高。

3. 治疗　同种异体骨髓移植有望治愈本病，最好在发生器官损害前实施。使用重组粒细胞集落刺激因子（G-CSF）治疗中性粒细胞减少；使用免疫抑制剂治疗自身免疫病；患儿从6个月起使用IVIG有助于预防荚膜细菌所致的爆发性感染。

（五）X连锁淋巴组织增生病（Duncan病）

内容提要

- X连锁淋巴组织增生病以爆发性传染性单核细胞增多症、异常丙种球蛋白血症和B细胞淋巴瘤为特征，预后差。
- 造血干细胞移植是唯一有希望根治的疗法。

X连锁淋巴组织增生病（X-linked lymphoproliferative disease，XLP）又称Duncan病，最初在一个姓氏为Duncan的美国家族中被发现，该家族中有6名男童发病，表现为对EB病毒的免疫应答异常。

1. 发病机制　XLP病系编码SH2D1A的基因突变所致，主要影响细胞内信号转导。在EB病毒感染前，XLP患者免疫应答正常。然而，在EB病毒感染时，患者的抗原应答出现异常，不能产生EB病毒特异性血清学反应。

2. 临床表现　本病有3种常见表现，即①爆发性传染性单核细胞增多症（58%），表现发热、斑丘疹、咽炎、淋巴结肿大、肝脾大伴黄疸和紫癜，多数患者早期死于肝衰竭；②异常丙种球蛋白血症，常演变为CVID（31%）；③EB病毒诱发的B细胞淋巴瘤，通常为结外区，累及胃肠道或中枢神经系统（20%）。少数患者还可表现为血管炎、再生障碍性贫血、噬血细胞性淋巴组织细胞增生症、肺淋巴瘤样肉芽肿或血管炎。本病预后差，患者多在首次EB病毒感染期间死亡，70%在10岁时死亡，尚未报告存活至40岁以上者。

3. 治疗　造血干细胞移植（HSCT）是唯一的根治疗法。IVIG有益，尤其伴有低丙种球蛋白血症时。

三、抗体和T细胞联合缺陷

（一）Wiskott-Aldrich综合征

内容提要

- Wiskott-Aldrich综合征是一种X连锁隐性遗传病，典型的三联症为反复化脓性感染、出血和顽固性湿疹。
- 本病传统治疗包括抗生素、IVIG、脾切除，造血干细胞移植和基因疗法为本病带来了新的希望。

湿疹-血小板减少-免疫缺陷综合征（eczema-thrombocytopenia-immunodeficiency syndrome）又称Wiskott-Aldrich综合征（Wiskott-Aldrich syndrome，WAS），X连锁隐性遗传的免疫缺陷病。患儿主要表现为湿疹、血小板减少和免疫缺陷三联症。1937年，一位德国儿科医生Alfred Wiskott首次描述了该病症。1954年，一位美国医生Robert Aldrich又收治了一例表现为“贫血、便血、鹅口疮”的该病患儿，并对其家庭6代成员包括16位男性患者进行了家系分析，结果确定了该病是一种X连锁隐性遗传性疾病。1994年明确了该病致病基因，使人们对疾病的发病机制及临床特点有了进一步的了解。

1. 发病机制　WASP基因编码蛋白专一性表达于造血干细胞胞质内，参与细胞骨架重组相关的信号转导。自然状态下，WASP蛋白以其C端的VCA区和蛋白核心疏水区相结合，形成“发夹状”的分子结构而使该蛋白处于“自我抑制”状态。在细胞活化信号作用下，与GDP结合的cdc42分子可与鸟苷酸置换因子Vav作用而转化为与GTP结合的活性状态，GTP-cdc42以更高的亲和力结合至核心区的GTP酶结合结构域GBD后，可解脱VCA与核心区的结合，自我抑制被解除，释放出游离的C端VCA结构域，后者和肌动蛋白相关蛋白复合物Arp2/Arp3相结合并使其活化，从而启动肌动蛋白的聚合过程。WAS患者因WASP基因突变，GTP-cdc42往往无法与VCA竞争，自我抑制状态难以解除，导致WASP不能发挥其正常功能。WASP基因突变，除了可以导致典型的WAS的三联症外，WASP 蛋白的部分缺失还会导致症状较轻的 X 连锁隐性遗传血小板减少症（XLT）、间断性血小板减少及 X- 连锁中性粒细胞减少症（XLN）。

等位基因的异常仅导致血小板异常的表型，而 WASP 功能增强性突变导致 X- 连锁先天性中性粒细胞减少症。WAS 患者的免疫异常是由 T 细胞功能异常引起，导致细胞免疫和体液免疫低下，WAS 患者的血小板减少症是由于血小板结构异常导致其半衰期缩短（部分在脾脏中破坏）引起。

2. 临床表现

（1）出血：出血素质最常见（84%），由血小板数量和功能异常所致，患者常在生后数周至数月发生出血，特别是出血性腹泻。也可发生鼻出血、呕血、血尿、皮肤黏膜瘀点和颅内出血。

（2）反复感染：反复细菌感染开始于婴儿期，此时经胎盘转移的母体抗体逐渐耗尽。感染包括疖病、结膜炎、中耳炎和外耳炎、全鼻窦炎、肺炎、脑膜炎和败血症，以荚膜细菌如肺炎球菌、流感嗜血杆菌和脑膜炎双球菌为主。患者对疱疹病毒、其他病毒以及耶氏肺孢子虫的易感性增加。

（3）湿疹：特应性皮炎见于 80% 的 WAS 患者，通常发生于出生后数月，病情较非 WAS 个体严重。皮疹泛发，渗出结痂明显，进行性苔藓样变，面部、头皮和屈侧部位受累最重。常继发细菌感染、疱疹样湿疹和传染性软疣。还可见 IgE 介导的过敏性疾病如荨麻疹、食物过敏和哮喘。

（4）其他：高达 40% 的患者发生自身免疫病，包括血管炎（20%）、自身免疫性溶血性贫血（14%）和 IgA 肾病（10%）。免疫介导的其他皮肤病有血管性水肿、皮肌炎、坏疽性脓皮病和结节性红斑。肝脾大常见，偶见淋巴结肿大、一过性关节炎和关节腔积液。

3. 实验室检查　血小板数目显著减少，血小板体积也减小，平均血小板体积在 3.8-5.0fl。行脾切除术后患者血小板计数可显著上升（但仍低于正常水平）。血清 IgM 浓度下降，IgG 浓度正常，IgA 或 IgE 浓度多升高。外周血淋巴细胞数目在出生时多正常或略下降，至 6 岁左右出现淋巴细胞计数显著减少。淋巴细胞形态和功能也出现异常。在扫描电镜下，患者来源的 T 细胞表面微绒毛明显减少，细胞表面较正常细胞光滑，反映了细胞内细胞骨架功能存在缺陷。

4. 诊断与鉴别诊断　本病仅见于男性（男婴或儿童）及阳性家族史，血小板减少性紫癜，出血，湿疹和免疫功能低下者。本病应与原发性免疫不全综合征、特发性血小板减少性紫癜、特应性皮炎鉴别。

5. 预后和治疗　有些 WAS 患者经治疗可存活至成年。许多 WAS 患者在 10 岁前死于严重感染、出血（特别是颅内出血）、恶性肿瘤或移植并发症。13% 的 WAS 患者发生淋巴网状系统恶性肿瘤，特别是非霍奇金淋巴瘤。溶血性贫血是不良预后因素，常伴有淋巴系统恶性肿瘤。本病治疗选择包括：

（1）传统治疗：脾切除可减轻出血，但荚膜菌感染风险升高。IVIG 和预防性使用抗生素对部分患者有益，尤其是脾切除患者。外用糖皮质激素和 IVIG 可改善皮炎。复发性疱疹样湿疹患者可长期口服阿昔洛韦。

（2）造血干细胞移植：可使血小板数量和功能、免疫功能恢复正常，皮炎消退。

（3）基因治疗：基因治疗可作为造血干细胞移植的替代疗法，分离患者的自体造血干细胞（$CD34^+$），采用表达 WAS 蛋白的反转录病毒进行体外转导，然后在骨髓抑制治疗后回输。

（二）共济失调毛细血管扩张症

内容提要

- 共济失调毛细血管扩张症是一种常染色体隐性遗传病，患者的 ATM 基因突变导致了 DNA 修复障碍。
- 主要临床特征包括共济失调、眼和皮肤毛细血管扩张、免疫缺陷、易患癌症、对电离辐射敏感等。
- 无特效治疗，根据患者的临床表现给予相应的对症和支持疗法。

共济失调毛细血管扩张症（ataxia-telangiectasia，A-T）也称为 Louis-Bar 综合征，由 WASP 相互作用蛋白（WIP）缺陷所致的常染色体隐性遗传疾病。亦可有 B 细胞数目下降，血清 IgG 浓度下降，IgE 增高，临床表现为反复感染、湿疹、血小板减少等症状。是一种常染色体隐性遗传疾病，主要临床特征为小脑变性、毛细血管扩张、免疫缺陷、易患癌症、对辐射敏感和提前老化。

1. 发病机制　A-T 由 *ATM* 基因突变所致，该基因定位于 11q22-23，编码 ATM 蛋白，主要作用为协调 DNA 双链断裂、氧化应激和其他遗传毒性应激时的细胞信号转导途径，ATM 突变导致 DNA 修复障碍，故本病又被称为基因组不稳定综合征、染色体不稳定综合征和 DNA 损伤反应综合征等。ATM 和 p53 蛋白被认为是维持基因组完整性的两种重要蛋白，这两种蛋白的缺失，会导致基因组 DNA 的不稳定性，出现缺失、转位和重复，易引起肿瘤的发生，并广泛的临床症状。此外，人们还发现了一些和 DNA 损伤修复缺陷有关的疾病。

2. 临床表现

（1）共济失调：患儿在 1~4 岁时出现进行性步态和躯干共济失调，逐渐影响周围协调，5 岁时书写和绘画受影响，10 岁时多数儿童需坐轮椅。患者早期出现进行性言语不清和动眼运用不能，即追踪视野内物体时不稳定。舞蹈徐动症见于所有患者，肌阵挛和意向性震颤见于 25% 的患者。

（2）免疫缺陷：免疫缺陷见于 60%~80% 的患者，对感染和肺炎球菌多糖疫苗无应答常见，血清 IgA、IgE 和 IgG2 水平常降低。由于免疫缺陷的继发作用患者发生自身免疫或慢性炎症性疾病的风险升高。反复肺部细菌和病毒感染见于 80% 的患者，常导致支气管扩张和呼吸衰竭，是最常见的死因。

（3）皮肤黏膜表现：球结膜暴露部分毛细血管扩张常发生于 5~8 岁，也可不发生。患者颧、耳、眼睑、前胸、腘窝和肘窝、手足背皮肤也可出现毛细血管扩张，损害可纤细似瘀点，尤其在屈侧部位。患者可出现早老症改变如皮肤干燥和灰发，面部皮肤可进行性萎缩、硬化形成面具脸。反复重度脓疱疮、脂溢性皮炎和非感染性慢性皮肤肉芽肿常见。点状色素减退或沉着常见，在合并毛细血管扩张和萎缩时类似放射性皮炎、硬皮病或光化性损伤所致的皮肤异色症，其他色素异常有牛奶咖啡斑、多发性雀斑和白癜风。还可见四肢多毛、斑秃、多发性疣、特应性皮炎、毛周角化症、钱币状湿疹和黑棘皮病。

（4）易患癌症：40% 的青少年和年轻成人患者罹患癌症，

淋巴瘤和白血病最常见，成年患者还易患各种实体瘤包括乳腺癌、肝癌、胃癌和食管癌。患者对辐射（X 射线和 γ 射线）的敏感性增加，可产生细胞毒性，应尽量减少或避免放射学检查或放疗。

(5) 其他：患者随年龄增长可出现喂养和吞咽困难。还可出现发育不全、性腺发育不全、胰岛素抵抗型糖尿病和卵巢早衰等内分泌异常。

3. 治疗　A-T 的治疗为对症和支持疗法，比如，使用抗帕金森药和抗癫痫药如苯海索、金刚烷胺、巴氯芬、氯硝西泮和加巴喷丁控制神经系统症状；接种流感嗜血杆菌、肺炎球菌和流感病毒疫苗增强抗体应答；IVIG 对免疫缺陷个体也可能有益；使用抗生素控制感染；外用强效糖皮质激素治疗慢性皮肤肉芽肿。另外，研究还发现使用抗氧化剂（如维生素 E 或 α 硫辛酸）、反义吗啉环寡核苷酸（AMO）、氨来呫诺、地塞米松和倍他米松、胰岛素样生长因子 1（IGF-1）、含锰超氧化物歧化酶对 A-T 可能有益。

四、重度联合免疫缺陷病

内容提要

- 重度联合免疫缺陷病是一组以细胞和体液免疫缺陷为特征的异质性疾病，呈 X 连锁隐性遗传或常染色体隐性遗传。
- 临床特征包括婴儿早期发育停滞、腹泻、反复皮肤黏膜念珠菌病和移植物抗宿主病风险升高。
- 婴儿期移植可防止死亡。

重度联合免疫缺陷病（severe combined immunodeficiency, SCID）是一组引起免疫系统功能障碍的遗传性疾病，呈 X 连锁隐性遗传，也有常染色体显性遗传或散发病例的报告。SCID 是最严重类型的原发性免疫缺陷病，诊断过迟可危及生命，在活产儿中的发病率为 1/10 万 ~1/50 万。

1. 发病机制　50% 的 SCID 病例为 γc 基因（IL-2RG）突变所致，呈 X 连锁隐性遗传。IL-2RG 基因编码的跨膜蛋白是 IL-2、IL-4、IL-7、IL-9、IL-15 和 IL-21 等细胞因子受体的组分，该突变导致细胞因子信号转导异常，影响淋巴细胞发育和功能。另外，在常染色体隐性 SCID 中，AK2、ADA、JAK3 等基因突变通过造血前体细胞存活缺陷、毒性代谢产物蓄积、V（D）J 重组和 TCR 异常、胸腺异常等机制致病。

2. 临床表现

(1) 反复感染：患儿出生时正常，通常在 3~6 个月龄时出现发育停滞和腹泻，随后反复发生呼吸道和皮肤感染。患儿扁桃体和淋巴结缺如，就诊时常有持续性黏膜皮肤念珠菌感染，偶有系统性感染，也可以出现病毒感染所致的慢性腹泻和吸收不良。患儿常出现机会性感染如卡氏肺孢子虫肺炎，少数患者发生沙门氏菌、水痘、巨细胞病毒、EB 病毒、单纯疱疹病毒、卡介苗和脊髓灰质炎减毒活疫苗所致的播散性感染。细菌感染通常使用抗生素有效，但病毒感染常致命。

(2) 皮肤损害：除了细菌和念珠菌感染，最常见的皮疹是麻疹样或脂溢性皮炎样损害，皮损有时可类似扁平苔藓、肠病性肢端皮炎、朗格汉斯细胞组织增生症、鱼鳞病样红皮病和硬皮病。有些婴儿活检结果显示为移植物抗宿主病（graft-versus-host disease, GVHD），可能由宫内暴露于母体淋巴细胞，或输注未经辐射处理的血液制品所致，也可发生于骨髓移植后。GVHD 常表现为急性起病的麻疹样或弥漫性红斑、丘疹，面颈部和掌跖先受累，随后泛发全身，严重时可发展为弥漫性大疱或中毒性表皮坏死松解症。

(3) 实验室异常：T 细胞缺如或计数极低（$CD3^+$ T 细胞计数低于 300/ml）；采用植物凝集素（phytohemagglutinin, PHA）测定时 T 细胞功能丧失或极低（低于正常下限的 10%）；或出现母体来源的 T 细胞。

3. 治疗

(1) 保守治疗：目的是减轻感染和终末器官损害，包括隔离、通过鼻胃管或肠外营养改善营养状况、预防感染，定期免疫球蛋白替代疗法，避免接种活疫苗，在明确母亲的 CMV 感染状态前不鼓励母乳喂养，所有血液制品均应不含 CMV 和淋巴细胞。

(2) 移植：骨髓移植（bone marrow transplantation, BMT）是免疫重建的标准方法，在 3.5 月龄前移植对延长生存期和免疫重建至关重要。采用低毒性预处理方案，在伴有活动性感染的患者中不进行预处理。

(3) 基因疗法：有研究者在无法接受 BMT 或 BMT 后失败的患者中评价了基因疗法，采用表达治疗性基因的 γ 反转录病毒转导自体骨髓干细胞治疗后，在多数患者中获得了显著的 T 细胞重建。

五、选择性 T 淋巴细胞病

（一）慢性皮肤黏膜念珠菌病

内容提要

- 慢性皮肤黏膜念珠菌病是一组白念珠菌选择性免疫应答异常的疾病。
- 临床特征为皮肤、甲和黏膜复发或持续性白念珠菌感染。
- 患者可发生迟发性内分泌病，即自身免疫性多发性内分泌病 - 念珠菌病 - 外胚层营养不良综合征。

慢性皮肤黏膜念珠菌病（chronic mucocutaneous candidiasis, CMC）患者表现为复发性、进行性皮肤、指甲和黏膜感染，最常见的是白念珠菌，在有些病例中为皮肤癣菌。

1. 发病机制　CMC 是一组病因存在异质性的疾病，见于各种引起 T 细胞缺陷的遗传性或获得性疾病，如影响 T 细胞的原发性免疫缺陷病、HIV 感染、长期接受免疫抑制剂、糖皮质激素或抗生素治疗。在原发性免疫缺陷病中，除了 CMC 以外，患者还对其他病原体易感，并有自身免疫病等体征。

常染色体显性遗传高 IgE 综合征由 STAT3 基因突变所致，CMC 是主要或唯一的感染性疾病；常染色体隐性遗传Ⅰ型自身免疫性多内分泌病（AR APS-Ⅰ），也称为内分泌病 - 念珠菌病综合征 / 自身免疫性多发性内分泌病 - 念珠菌病 - 外胚层营养不良综合征（autoimmune polyendocrinopathy-candidiasis-ectodermal dystrophy syndrome, APECED），由 AIRE 突变所致，患者仅对白念珠菌易感，并伴有甲状旁腺、肾上腺和其他内分泌器官自身免疫病；另外，还在携带 CARD9 突变的家族中报道了 CMC 伴皮肤癣菌病和白念珠菌性脑膜炎。

上述 3 种疾病被称为“综合征性 CMC”。

2. 临床表现

(1) 皮肤损害

1) 临床上可见复发性顽固性鹅口疮、轻度鳞屑性红色斑块伴有少数指甲营养不良，甚至严重泛发的结痂性肉芽肿。伴发的皮肤癣菌感染不少见。

2) 皮肤肉芽肿最常发生于间擦部位、口周和头皮，也可泛发全身。

3) 甲肥厚、易脆、变色，甲皱襞发红、肿胀和触痛。头皮感染可以导致瘢痕形成和脱发。

4) 口腔黏膜是最常见的黏膜受累部位，食管、生殖器和喉黏膜也可受累，白念珠菌感染可导致这些黏膜部位狭窄。

5) 患者很少发展为系统性念珠菌病，但 50% 的患者可发生其他病原体所致的复发性或重度感染，包括细菌性败血症，特别是存在其他的免疫缺陷时。

(2) 自身免疫性内分泌疾病

1) APECED 患者可在 5 岁时出现白念珠菌感染，而内分泌紊乱通常在 12~13 岁前不发病，最常见的有甲状旁腺功能减退(88%)和肾上腺功能减退(60%)。1/3 的患者有念珠菌病、甲状旁腺功能减退和肾上腺功能不全。APECED 患者常有自身抗体，包括抗甲状腺球蛋白、抗微粒体抗体、抗肾上腺抗体和抗黑素细胞抗体和类风湿因子。自身抗体也可出现于无临床内分泌疾病的 CMC 患者。

2) 其他相关的内分泌病或自身免疫性疾病包括性腺功能不全(45%)、斑秃(20%)、恶性贫血(16%)、甲状腺异常(12%)、慢性活动性肝炎或幼年肝硬化(9%)、白癜风、糖尿病和垂体功能减退。25% 的患者存在慢性腹泻和吸收不良，通常与甲状旁腺功能减退相关。有些患者还有肺纤维化、牙釉质发育不全和角膜结膜炎。

3. 实验室检查　皮肤或黏膜损害刮片或培养可查到白念珠菌。多数患者有细胞免疫缺陷，虽然没有发现一致的变化。大约 25%~35% 的患者未证明有免疫学缺陷。

4. 治疗　伊曲康唑、氟康唑或特比萘芬系统治疗有效。由于肝炎风险，酮康唑不再使用。尽管治疗可清除感染，但皮肤肉芽肿常无法消退。复发常见，需间歇应用抗真菌剂。这些药物对细胞免疫异常无效。对这些药物抵抗的患者通常对两性霉素 B 联合或不联合氟胞嘧啶的疗法有效。应每年进行内分泌检查，已确诊的内分泌病或有 APECED 家族史的患者，应接受更密切地监测。

(二) DiGeorge 综合征

内容提要

- DiGeorge 综合征以不同程度的胸腺发育不全或无胸腺为特征，可伴有心脏和大血管畸形、甲状旁腺缺陷和面部畸形。
- 同种异体胸腺移植有望纠正完全性 DiGeorge 综合征患者的免疫缺陷。

DiGeorge 综合征(DiGeorge syndrome)又称先天性无胸腺症(congenital thymic aplasia)，是胚胎病变所致的一种复杂疾病，表现为第三和第四咽囊发育异常所致的多种临床症状，主要包括先天性心脏、大血管和甲状旁腺缺陷以及典型的面部和软腭畸形。

1. 发病机制　DiGeorge 综合征的胚胎病变通常由染色体 22q11 缺失引起，也可由其他突变所致。DiGeorge 综合征的共同特征为胸腺病变，从完全无胸腺(完全性 DiGeorge 综合征)至不同程度的胸腺发育不全和胸腺迁移障碍(部分性 DiGeorge 综合征)，胸腺病变程度与 T 淋巴细胞功能障碍程度相关。

2. 临床表现　出生时胸腺影像缺如或减少。特殊面貌包括人中纵沟短小、小颌畸形、低位耳和眼距过宽。由于甲状旁腺激素缺乏所致的低钙血症，新生儿通常出现顽固性手足搐搦。常见心脏畸形，包括间隔缺损、法洛四联症和右位主动脉弓。

由于细胞免疫功能缺陷，许多患者在婴儿期即反复发生皮肤黏膜念珠菌感染，对病毒和其他真菌感染的易感性增加，可发生卡氏肺囊虫感染。接种减毒活疫苗时易发生严重，甚至致死性反应。使用血液制品后可发生移植物抗宿主病。

3. 治疗　完全性 DiGeorge 综合征患儿多在婴儿期死亡，不完全性 DiGeorge 综合征患儿临床经过相对良好。可补充葡萄糖酸钙治疗手足搐搦，使用抗生素治疗感染。造血干细胞移植和同种异体胸腺移植可用于纠正免疫缺陷，后者效果更好。

(三) 软骨 - 毛发发育不全综合征

内容提要

- 软骨 - 毛发发育不全综合征是一种常染色体隐性遗传病，由 RMRP 基因突变所致。
- 临床特征为毛发色浅、细软、稀疏，伴有短肢侏儒症和免疫缺陷。

软骨 - 毛发发育不全综合征(cartilage-hair-hypoplasia syndrome)又称 McKusick 型干骺端软骨发育不良(metaphyseal chondrodysplasia McKusick type)或短肢侏儒免疫缺陷病(immunodeficiency with short-limb dwarfism)，是一种常染色体隐性遗传疾病，最常见于阿米什人和芬兰人，患者毛发色浅、细软、稀疏，并伴有短肢侏儒症。

1. 发病机制　本病的致病基因为 RMRP 基因，它编码核糖核酸酶 MRP，该酶降解线粒体内 DNA 复制过程中的 RNA 引物并处理核仁中的前核糖体 RNA。

2. 临床表现　大部分患者存在细胞免疫缺陷，易发生泛发性水痘和单纯疱疹。有些患者还存在体液免疫缺陷，通常为 IgA 或 IgG 缺陷，易发生反复呼吸道感染和支气管扩张。

患者头发细软、稀疏、色浅，眉毛、睫毛等其他体毛也受累，骨骼干骺端发育不全，导致短肢侏儒症。患者具有柔软苍白的“面团”样皮肤，伴有弹性纤维组织的变性。本病还可伴有其他疾病包括 Hirschsprung 病(先天性巨结肠症)、红细胞缺乏、肝脾大、慢性腹泻，患者发生恶性肿瘤的风险升高，特别是非何杰金淋巴瘤和基底细胞癌。

3. 治疗　支持治疗和适当使用抗生素，可通过骨髓移植纠正免疫缺陷。

（四）Nezelof 综合征

内容提要

- Nezelof综合征是一种常染色体隐性遗传病，由于胸腺发育不良而导致细胞免疫缺陷。
- 临床特征为外周血T细胞减少，发生重度感染和机会性感染，常死于水痘或卡氏肺囊虫感染。

Nezelof综合征（Nezelof syndrome）是一种常染色体隐性遗传病，由于胸腺发育不良而产生细胞免疫缺陷，表现为类似重度联合免疫缺陷病的严重感染。

1. 发病机制　由于胸腺发育不良，患者外周血淋巴细胞计数减少，但其他白细胞计数正常，免疫球蛋白水平和抗体应答功能正常或略降低。部分患者存在嘌呤核苷磷酸化酶缺陷，导致脱氧三磷酸鸟苷蓄积而抑制核苷酸还原酶催化核糖核酸形成脱氧核糖核酸，从而使DNA复制受到抑制。

2. 临床表现　患儿胸腺发育不良，但与DiGeorge综合征不同，不合并甲状旁腺功能不全。多数Nezelof综合征患者在婴儿后期或儿童期出现类似于重度联合免疫缺陷病的感染表现，包括革兰氏阴性菌败血症和肺炎以及口周、肛周、皮肤、食管和胃肠道念珠菌感染。接种牛痘后常发生全身性种痘疹。患儿常死于水痘病毒和卡氏肺囊虫感染。

3. 治疗　包括隔离、营养支持，使用抗生素和IVIG，可采用骨髓移植和胸腺移植纠正免疫缺陷。

六、吞噬细胞疾病

（一）慢性肉芽肿病

内容提要

- 慢性肉芽肿病由NADPH氧化酶系统缺陷所致，呈X连锁隐性或常染色体隐性遗传。
- 临床特征为危及生命的复发性细菌和真菌感染，以及多系统肉芽肿形成。
- 治疗方法包括使用抗生素、γ干扰素、白细胞输血和干细胞移植。

慢性肉芽肿病（chronic granulomatous disease，CGD）呈X连锁或常染色体隐性遗传，临床上以危及生命的反复感染和肉芽肿形成为特征。

由于患儿体内的高铁细胞色素氧化还原酶（NADPH）功能缺陷，导致吞噬细胞内"呼吸爆发"过程障碍，从而反复发生严重的真菌和细菌感染。目前发现的慢性肉芽肿病共有五种亚型，分别由CYPP、CYBA、NCFI、NCF2和NCF4基因突变所致，一次编码上面5种亚基，其中编码gp91phox的CYBB基因位于Xp21.1，该突变类型患者表现为X连锁隐性遗传方式，约占全部CGD患者的65%。其余四种基因突变表现为常染色体隐性遗传方式。P47phox的突变约占全部患者的25%。近来，人们还发现了NADPH氧化酶激活成分Rac2的缺失，也会导致慢性肉芽肿病。此外，由于G6PD酶的缺乏，导致NADPH氧化酶的底物NADPH缺失，也表现出类似慢性肉芽肿疾病的症状，但临床症状较轻微。

1. 发病机制　本病由催化产生超氧化物的NADPH氧化酶缺陷所致，患者的膜相关NADPH氧化酶系统无法产生超氧化物和其他毒性氧代谢产物，导致吞噬细胞的杀菌能力显著降低。CGD缺陷涉及吞噬细胞NADPH氧化酶四个亚基：在X连锁遗传病例（70%）中，编码跨膜蛋白gp91^{phox}（吞噬细胞氧化酶）的*CYBB*基因突变；在常染色体隐性遗传病例（30%）中，胞浆因子p47^{phox}或p67^{phox}，偶有p22^{phox}存在缺陷。

2. 临床表现

（1）皮肤损害：90%的患者为男性，总发病率是1/20万～1/25万。复发性感染通常在1岁内发病。婴儿期出现脓皮病伴区域淋巴结肿大和皮炎，特别鼻孔和耳部周围。葡萄球菌脓肿常见，尤其在肛周。化脓性炎症反应可发生于淋巴结窦道或皮肤轻微外伤部位，愈合缓慢伴瘢痕形成。

皮肤肉芽肿为结节性，病理改变为组织细胞浸润伴异物巨细胞，以及中性粒细胞聚集和坏死。许多患者有类似阿弗他口炎、慢性牙龈炎、口周溃疡的口腔溃疡、头皮毛囊炎和脂溢性皮炎、皮肤溃疡。X连锁慢性肉芽肿病的女性携带者感染风险不升高，但可发生盘状或系统性红斑狼疮、Jessner淋巴细胞浸润、阿弗他口炎、肉芽肿性唇炎、光敏感和雷诺现象。

（2）系统损害：淋巴结、肺、肝、脾和胃肠道是最常见的皮肤外受累部位。患者常发生慢性炎性肉芽肿，最常见于肺部和肝脏。肉芽肿可导致重要脏器结构梗阻，尤其是胃肠道和泌尿生殖系统。

化脓性淋巴结炎伴脓肿和窦道形成，通常累及颈部淋巴结。肺炎几乎见于所有患儿，常导致脓肿形成、空洞和脓胸。80%~90%的患者有肝脾大，30%以上的患者发生肝脓肿。发生细菌和诺卡菌感染的CGD患者通常有症状，常伴白细胞增多、贫血和血沉升高，而曲霉感染患者可无症状、不发热、血沉正常，因此，在CGD患者中，实验室结果正常并不排除感染。

（3）实验室检查：CGD的诊断依据产生超氧化物的试验，二氢罗丹明流式细胞术能可靠地识别X连锁患者或携带者；高铁细胞色素C还原法是测定呼吸爆发的另一种定量试验；CGD的筛选试验为硝基四唑氮蓝（NBT）还原试验。

3. 治疗　一项多国多中心安慰剂对照的临床实验结果显示，γ干扰素的使用使患者感染的次数和严重程度都有明显下降。目前在美国γ干扰素已被FDA批准作为慢性肉芽肿病的治疗药物。联合抗生素、抗真菌药及γ干扰素，患儿的生活质量显著提高。但该病的根治仍然需要采取造血干细胞移植。

（1）局部处理：局部使用抗生素、清创和脓肿引流。

（2）抗微生物药：有感染证据时经验性使用覆盖金黄色葡萄球菌和革兰氏阴性菌的广谱抗生素，静脉用药至少10~14天，然后口服数周。长期预防性使用甲氧苄啶磺胺甲噁唑可降低细菌感染发生率。伊曲康唑治疗可预防真菌感染。

（3）白细胞输血 / 干细胞移植：白细胞输血可用于进展迅速、危及生命的感染。可获得匹配供体和发生危及生命的感染患者可考虑干细胞移植。

（4）干扰素：γ干扰素不能改善NADPH氧化酶活性，但可通过提高吞噬细胞功能和非氧化机制降低死亡率。

（5）糖皮质激素：伴有内脏梗阻性肉芽肿的患者可系统使用糖皮质激素。

（二）高免疫球蛋白 E 综合征

内容提要

- 高免疫球蛋白 E 综合征呈散发或常染色体显性遗传，少数呈常染色体隐性遗传。
- 临床特征为血清 IgE 水平升高、反复皮肤脓肿和肺炎伴肺大泡形成。
- 主要治疗手段有对症处理、使用抗生素和 IVIG。

高免疫球蛋白E综合征（hyperimmunoglobulinemia E syndrome，HIES），也被称为 Job 综合征、Buckley 综合征，以血清 IgE 水平升高、反复葡萄球菌性皮肤脓肿以及肺炎伴肺大疱形成三联症为特征。这些疾病都为我们认识细胞周期及 DNA 损伤修复机制提供了很好的疾病模型。

1. 发病机制　在 HIES 患者中发现了 3 种基因缺陷。最常见的是常染色体显性遗传 HIES，由信号转导与转录激活因子 3（STAT3）显性失活突变所致，该突变导致 Th17 细胞严重减少。另外两种缺陷均为常染色体隐性遗传 HIES，分别由胞质分裂作用因子 8（DOCK8）和酪氨酸激酶 2（TYK2）突变所致。STAT3、DOCK8 和 TYK2 广泛表达，在细胞信号转导中起重要作用，尤其对于免疫细胞，它们的功能缺乏在多个水平上对机体产生影响。也有人主张将 *DOCK8* 突变列为独立的综合征。

2. 临床表现　常染色体显性遗传（Job 综合征）或散发性 HIES 的临床特征如下（表 47-3）：

Ⅰ型 HIES，AD-HIES 为常染色体显性遗传。

（1）皮肤损害：个体患者的临床表现变异很大。新生儿或婴儿皮疹常为丘脓疱疹，伴有显著结痂，分布于头皮、面部、颈部、腋窝和尿布区。皮肤活检时常显示嗜酸粒细胞性海绵皮炎，有时以真皮毛囊为中心。有些婴儿也可出现皮肤、黏膜和甲白念珠菌感染或特应性皮炎，在嗜酸性丘脓疱疹患儿中，常在婴儿后期发生特应性皮炎。皮炎合并金黄色葡萄球菌感染常见，患者显示高水平的抗葡萄球菌 IgE 抗体，皮肤葡萄球菌感染包括脓疱疮、疖病、甲沟炎、蜂窝织炎和特征性“冷”脓肿，即不出现预期程度的红肿热痛和化脓。脓肿最常见于头颈部和间擦部位。

（2）系统损害：细菌性肺炎、肺脓肿和脓胸是最常见的系统感染，可产生肺大疱，后者可作为细菌或真菌重叠感染的病灶。最常见的病原体为金黄色葡萄球菌和流感嗜血杆菌。

面部和骨骼畸形常见。患者出现进行性面容粗犷，与骨骼缺陷、反复面部脓疱和苔藓样变有关。常在 16 岁前出现特征性面容，包括前额突起、鼻梁和鼻尖增宽。牙齿畸形包括乳牙滞留和恒牙不萌出。骨量减少常见，57% 的患者至少发生过 3 次病理性骨折，尤其是长骨、肋骨和骨盆。脊柱侧凸见于 63% 的成年患者，关节过伸见于 68% 的患者。

（3）实验室检查：在儿童和成人中 IgE 水平 >2 000IU/ml 或高于相应年龄正常值的 10 倍，诊断需要 IgE 水平高于相应年龄段的第 95 百分位数。嗜酸性粒细胞至少较正常值高 2 个标准差（通常高于 700/μl）。白细胞计数通常正常，在急性感染时常不能升高。

（4）Ⅱ型 HIES：为 ARHIES，常染色体隐性遗传 HIES，以反复细菌和病毒感染、自身免疫和毁灭性神经系统并发症为特征，常在儿童期死亡。患者无形成肺大疱的倾向，也无骨骼和牙齿畸形。嗜酸性粒细胞增多更严重。患者存在 T 细胞活化整体缺陷，故除了细菌和真菌以外，还对病毒感染易感（包括单纯疱疹和传染性软疣）。

3. 治疗

（1）抗感染治疗：抗金黄色葡萄球菌的抗生素治疗皮肤感染有效，预防性用药可降低皮肤脓肿和肺炎发生率。口服三唑类抗真菌剂治疗皮肤黏膜念珠菌病有效。皮肤和肺脓肿常需切开引流，甚至需要部分肺切除。

（2）抗坏血酸和西咪替丁：可减少部分患者的感染次数，改善趋化缺陷。

（3）异维 A 酸：有使用异维 A 酸减少金黄色葡萄球菌脓肿复发的个案报告，但对免疫状况没有任何改变。

（4）IVIG：可通过加快免疫球蛋白代谢或中和 IgE 而影响 IgE 水平。还发现使用 IVIG 显著降低了细菌性肺炎发生率。

（5）造血干细胞移植：有人尝试了造血干细胞移植，但治疗结果不一致，还需进一步评价。

（三）白细胞黏附缺陷病

内容提要

- 白细胞黏附缺陷病是一组由骨髓吞噬细胞黏附功能缺陷所致的原发性免疫缺陷病，呈常染色体隐性遗传。
- 按照突变基因，本病可分为 4 型，共同临床特征为反复感染和白细胞增多。
- LAD-Ⅰ和 LAD-Ⅲ型可接受造血干细胞移植，LAD-Ⅱ型可补充外源性岩藻糖。

白细胞黏附缺陷病（leukocyte adhesion deficiency，LAD）是一组呈常染色体隐性遗传的原发性免疫缺陷病，由骨髓吞噬细胞（主要为多形核白细胞和单核细胞）黏附依赖性功能缺陷所致。按照突变的基因不同，本病分为 4 型：

1. 发病机制

（1）LAD-Ⅰ型：主要影响中性粒细胞，由编码整合素 β_2 亚单位（CD18）的 ITGB2 基因突变所致，已发现导致 CD18 分子异常的多种突变方式，包括缺失、取代、移码和内含子突变等，

表 47-3　高 IgE 综合征分类及特征

疾病类型	致病基因	免疫学变化	相关特征
AD-HIES（Job 综合征）	STAT3	T 细胞正常，Th17 降低；B 细胞正常；IgE 升高	金黄色葡萄球菌所致的反复皮肤疖和肺炎，肺膨出，湿疹，黏膜念珠菌病，特殊面容（皮肤增厚，宽鼻尖），乳牙脱落延迟，关节过度伸展，骨质疏松，易骨折，脊柱侧凸，动脉瘤
AR-HIES	DOCK8	T 细胞活性缺陷，CD8T、CD4T 细胞降低	鳞状细胞癌 严重过敏，自身免疫性疾病，反复细菌、病毒感染，特应性皮炎，哮喘

CD18 分子对黏附级联的牢固黏附相有重要作用，ITGB2 基因突变降低了白细胞与血管内皮细胞黏附和向炎症部位趋化的能力。

(2) LAD-Ⅱ型：主要影响中性粒细胞，由编码高尔基体膜上的鸟苷二磷酸岩藻糖转运体 1（GFTP）的 SCL35C1 基因突变所致，白细胞上选择素配体的岩藻糖基化降低，导致它们在活化内皮细胞上黏附和滚动的功能受损。

(3) LAD-Ⅲ型：主要影响中性粒细胞和血小板，由编码 Kindlin-3 的 FERMT3 基因突变所致，Kindlin-3 表达于造血细胞，在整合素活化中起重要作用。患者 CD18 表达正常，白细胞滚动也正常，但趋化因子对白细胞整合素的原位活化严重受损，淋巴细胞无法黏附于内皮细胞整合素配体。另外，血小板聚集障碍。

(4) LAD-Ⅳ型：2015 年发现，发病率远高于其他三型。主要影响单核细胞，由 CFTR 基因突变所致，该突变导致单核细胞上的整合素 α_4 和 β_2 活化受损，单核细胞与细胞间黏附分子 -1、纤维蛋白原和血管细胞黏附分子 -1 之间的黏附缺陷。

2. 临床表现　患者频繁发生皮肤感染、黏膜炎和耳炎，皮肤感染类似坏疽性脓皮病，但炎症反应和化脓少。感染在婴儿期开始变得明显，脐炎和脐带残端延迟脱落常为首发症状。在存活至婴儿期后的患者中，牙龈炎、牙周炎和牙齿脱落常为主要表现。面部和直肠周围的蜂窝织炎常见。最常见的病原体为金黄色葡萄球菌和革兰氏阴性肠道细菌，真菌感染也常见。伤口愈合不良有特征性，导致皮肤瘢痕发育不良或纸样变薄。中性粒细胞在无明显感染时也可轻 - 中度增多，在急性感染时升高更显著。

超过 3/4 的严重 LAD-Ⅰ型患者（CD18 水平低于正常细胞的 1%）在 5 岁前死亡。不到一半的中度患者（CD18 水平为正常细胞的 1%~10%）年龄超过 30 岁。

除了与 LAD-Ⅰ型相似的感染以外，LAD-Ⅱ型还可表现精神发育迟滞、小头畸形、肌无力、身材矮小、特殊面容和孟买血型（H 抗原缺失）；LAD-Ⅲ型常出现出血倾向、骨硬化症和肝脾大；LAD-Ⅳ型以持续性肺部感染和进行性呼吸功能受限为特征。

3. 治疗

软组织感染可延长抗生素治疗时间，必要时行外科清创。注意口腔卫生可减轻牙周炎的程度；造血干细胞移植是 LAD-Ⅰ和 LAD-Ⅲ型的唯一根治方法；口服岩藻糖可逆转 LAD-Ⅱ免疫缺陷，但无法改善精神发育迟滞。

（四）Chédiak-Higashi 综合征

内容提要

- Chédiak-Higashi 综合征是一种由 LYST 基因突变所致的常染色体隐性遗传病。
- 临床特征为反复化脓菌感染、出血素质、进行性神经系统恶化、银发、畏光和眼球震颤。
- 本病预后不良，骨髓移植可纠正免疫缺陷，但对色素和神经系统异常无效。

Chédiak-Higashi 综合征（Chédiak-Higashi syndrome，CHS），又称先天性白细胞颗粒异常综合征，呈常染色体隐性遗传，特征为不完全的眼皮肤白化病，反复严重感染和轻度出血倾向，银发、轻度弥漫性色素减退（常在曝光部位混合有色素沉着和色素减退）以及程度不等的畏光和眼球震颤。患者双亲常为近亲结婚。

1. 发病机制　Chédiak-Higashi 综合征由溶酶体运输调节基因（LYST）突变所致，LYST 基因表达于溶酶体和其他分泌性细胞器（黑素小体、溶细胞颗粒和血小板致密颗粒）表面，编码调节囊泡运输和分泌的蛋白。由于颗粒成熟和融合改变产生特征性巨大颗粒。增大的黑素小体无法运输至角质形成细胞。NK 细胞和细胞毒性 T 细胞无法释放蛋白水解酶杀灭靶细胞。细胞毒性 T 细胞相关抗原被异常的大囊泡而非细胞表面俘获，无法调节 T 细胞活化，增加了淋巴增殖性疾病的风险。正常凝血所需的血小板致密颗粒分泌延迟。中性粒细胞和单核细胞趋化减弱而影响杀灭细胞内微生物。

2. 临床表现

(1) 色素减退：通常在婴儿或儿童早期发病，75% 的患者有色素异常，特别是毛发有银白色金属光泽。眼色素减退可致畏光、斜视以及眼球震颤，但无视力减退。肤色通常较淡，但深肤色者的光暴露部位皮肤可出现石板色色素沉着，间杂点状色素减退斑。

(2) 感染：在新生儿期发病并持续终生，最常累及皮肤、肺和呼吸道，以金黄色葡萄球菌、化脓性链球菌和肺炎链球菌为主，可发生表浅脓皮病和类似坏疽性脓皮病的深溃疡。

(3) 出血：患者有轻度凝血缺陷，易出现青紫，可出现瘀点和黏膜出血，尽管血小板计数正常。

(4) 噬血细胞综合征：为本病的加速期，发生于儿童后期，类似淋巴瘤，常由病毒尤其是 EB 病毒感染诱发，特征为内脏泛发性不典型淋巴和组织细胞浸润。患者可出现肝脾、淋巴结肿大、全血细胞减少、黄疸、发热、白血病样牙龈炎和颊黏膜伪膜性脱落。

(5) 神经病变：包括肌无力、中枢和周围神经病及进行性神经功能恶化。

3. 辅助检查　患者的银白毛发在显微镜下可见簇状黑素，皮肤活检可见黑素细胞中巨大的黑素小体。外周血涂片见白细胞胞浆内有异常的粗大颗粒可帮助诊断。

4. 治疗　患儿平均死亡年龄为 6 岁，多淋巴瘤样“加速期”死于毁灭性感染或出血。

早期骨髓移植可以纠正免疫缺陷，但对色素异常和神经系统病变发展无效。阿昔洛韦、大剂量 IVIG、长春新碱、环孢素和泼尼松龙可用于控制加速期，但患者通常仍会死亡。抗坏血酸在体外显示能纠正微管缺陷，但未观察到临床疗效。干扰素可部分地恢复 NK 细胞功能。

（五）Griscelli 综合征

内容提要

- Griscelli 综合征是一组常染色体隐性遗传病，分为 3 型，分别由 MYO5A、RAB27A 或 Slac-2a 突变所致。
- 共同临床特征为银灰色发，部分亚型有免疫缺陷或神经系统损害。
- 仅有色素异常者无需治疗，有系统受累者可早期接受造血干细胞移植。

Griscelli 综合征(Griscelli syndrome,GS)是一种常染色体隐性遗传性多系统疾病,以部分性白化病、神经和/或免疫系统缺陷为特征。

1. 发病机制　3 种基因突变可导致 GS:Ⅰ型由编码肌球蛋白 5a 的 MYO5A 基因突变所致,肌球蛋白 5a 是一种细胞内囊泡运输动力蛋白,大量表达于脑组织;Ⅱ型由编码参与细胞内调节分泌途径的鸟嘌呤三磷酸酶蛋白 Rab27a 的 RAB27A 基因突变所致,该蛋白参与 T 和 NK 细胞的细胞毒性颗粒释放和细胞死亡;Ⅲ型由 Slac2-a/mlph 纯合子错义突变或 RAB27A F 外显子缺失所致。

2. 临床表现　3 种亚型 GS 的共同特征为色素变淡通常局限于头发,头发呈银灰色,这一标志性特征使本病与 Chédiak-Higashi 综合征和 Elejalde 综合征并称为银发综合征。

其他临床特征依据不同亚型而异,GS-Ⅰ型患者在婴儿期出现原发性神经病变伴张力减退和发育迟缓;GS-Ⅱ型患者可发生以噬血细胞综合征或疾病"加速期"如肝脾大、全血细胞减少和淋巴结肿大为特征的重度免疫缺陷;GS-Ⅲ型患者通常仅有色素异常,而无免疫系统或神经系统异常。

3. 辅助检查　毛干中有不均匀的粗大色素团块,皮肤角质细胞内色素减少而黑素细胞中黑素小体蓄积。电镜显示表皮黑素细胞中大量Ⅳ期黑素小体。与 Chédiak-Higashi 综合征不同,血涂片中无巨大颗粒。

4. 治疗　GS-Ⅲ型预后良好,通常无需治疗,而对于 GS-Ⅰ和 GS-Ⅱ型,早期诊断和造血干细胞移植可避免致死性并发症。

七、补体缺陷疾病

(一) 遗传性血管性水肿(详见第二十章)

(二) Leiner 病

Leiner 病描述了一组临床相互影响,有多种免疫缺陷表现的疾病,包括酵母菌调理缺陷、C3 缺乏、重度联合免疫缺陷病、低丙种球蛋白血症和高免疫球蛋白 E 血症。

临床表现　Leiner 病的特征是严重的脂溢性皮炎、腹泻、发育异常以及婴儿期反复革兰氏阴性菌和白念珠菌感染。本病最初被报告为一种由于补体 C5 功能缺陷所致的酵母菌的调理作用缺陷。

第二节　移植物抗宿主病

内容提要

- 常累及全身多个器官,皮肤黏膜是最常受累且临床表现多样。
- 急性 GVHD 常出现麻疹及猩红热样皮损,数日内可出现中毒性表皮坏死松解症或重症多性红斑等皮肤改变。
- 慢性 GVHD 可模仿扁平苔藓、硬皮病、皮肤异色症、银屑病、特应性皮炎等多种皮肤病。
- 主要治疗手段为糖皮质激素、免疫抑制剂、光疗和生物制剂。

移植物抗宿主病(graft-versus-host disease,GVHD)是同种异基因器官移植,尤其是造血干细胞骨髓移植(HSCT)的主要并发症之一,由移植物组织中的免疫活性细胞与受者的组织之间的病理性免疫反应所致。GVHD 可发生于任何组织和器官,但主要靶器官为皮肤、肝脏、肠道和淋巴系统。病因包括异体骨髓移植、脏器移植和输血等。

1. 病因与发病机制

(1) 移植排斥反应的类型有:宿主抗移植物反应,移植物抗宿主反应,排斥反应的特殊情况。

(2) 发生 GVHD 的 3 个前提:①供体移植物中存在免疫活性细胞;②供体与受体之间存在组织相容性差异;③免疫抑制的受体无法产生有效的免疫应答排斥供体细胞。

(3) 发生 GVHD 的 4 种情形:①免疫缺陷者通过骨髓移植(一般为同种异体)接受免疫活性淋巴细胞;②免疫缺陷者输入 HLA 匹配者的血制品(含有免疫活性淋巴细胞);③母体淋巴细胞经胎盘转移给胎儿;④实质器官移植。

(4) 急性 GVHD 的 5 个步骤:①移植前预处理方案包括化疗和/或放疗造成供体组织损伤,释放的炎症介质增强主要组织相容性复合体(MHC)表达、抗原递呈细胞(APC)活化和供体 T 细胞扩增;②供体 T 细胞识别并与 APC 表面的配体相互作用后活化;③同种异体反应性 T 细胞增殖和分化;④活化的 T 细胞输送至靶组织,并进一步招募其他效应淋巴细胞;⑤效应 T 细胞产生毒性细胞因子和其他免疫效应因子,诱导被浸润的受体组织细胞死亡(图 47-1)。

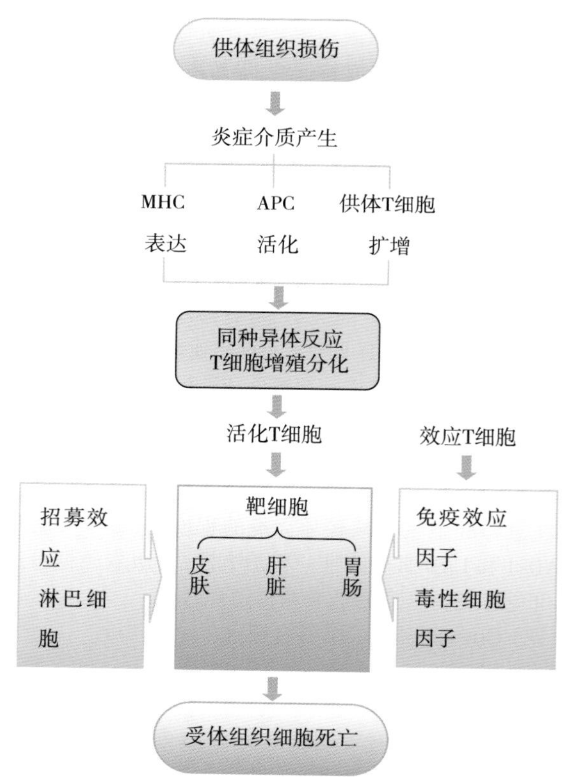

图 47-1　急性 GVHD 发病机制

(5) 慢性排斥:基本特征为血管壁平滑肌细胞增殖和基质蛋白沉积,导致移植物血管壁增厚并逐渐闭塞,同时间质纤维化导致移植器官内遍布瘢痕组织。上述过程是针对移植物的免疫损伤及其他损伤引起各种生长因子如转化生长因子(TGF-β)释放的结果。

2. 临床表现　急性 GVHD 发生于移植后 100 天内，主要由 Th1 和 Th17 免疫应答介导，慢性 GVHD 发生于 100 天后，主要由 Th2 介导。实际上两者的临床表现存在重叠，慢性 CVHD 的表现也可出现在移植后 100 天内。

(1) 急性 GVHD：常发生于移植后 1 周 ~3 个月，主要累及皮肤、胃肠道和肝脏，典型的三联症为皮疹、腹泻和胆红素升高。皮肤最先受累，临床表现也最常见，皮损初为淡红色斑疹或丘疹，始于躯干上部、面、耳和掌跖(图 47-2)，类似日晒伤、湿疹或多形红斑，逐渐累及全身，有些皮损呈麻疹样或猩红热样，可发展为弥漫性红皮病、中毒性表皮坏死松解症(TEN)、重症多形红斑等。常伴有瘙痒和感觉迟钝，也可无症状。不典型表现可有毛发红糠疹、获得性鱼鳞病和寻常型银屑病。可出现口腔、生殖器黏膜糜烂和疼痛，常预示结局不良。

全身症状发热、肝脾大、黄疸、恶心、呕吐和腹泻等。实验室检查可有转氨酶和碱性磷酸酶增高、白细胞和血小板减少。患者还出现口腔黏膜红肿、糜烂、溃疡，类似化疗毒性反应。急性 GVHD 可分为 4 期 /4 级(表 47-4)。

(2) 慢性 GVHD：常发生于移植后 3 月以上。肝脏和肠道症状轻微，可有血小板减少、贫血和中性粒细胞减少。皮疹形态多样，可模仿多种皮肤病，主要分为 2 种亚型：苔藓样型和硬皮病型，其中硬化性、扁平苔藓样和皮肤异色症损害有诊断意义。

1) 硬化皮病样皮疹：较常见，损害为 1~10cm 硬斑，可呈限局性或泛发性(图 47-3、图 47-4、图 47-5)，根据组织受累的深度，可模仿硬化萎缩性苔藓、硬斑病和嗜酸性筋膜炎，好发于上肢、面部或躯干，为弥漫性斑片状红斑水肿，以后硬化萎缩，手指变尖，面部皱纹消失、关节挛缩、皮肤溃疡、张口受限，常伴有网状红斑和网状色素沉着。可融合成大片皮肤硬化、关节挛缩、肿胀、脱发。

2) 扁平苔藓样：紫红色平顶丘疹或斑块，表面呈网状，酷似经典型扁平苔藓，好发于四肢远端、眼周、耳廓、掌跖、前臂、躯干或毛囊周围，口腔和外生殖器黏膜。可伴有甲损害。

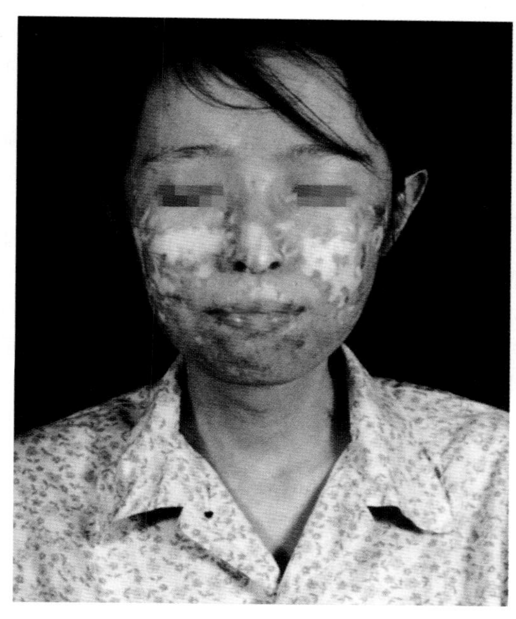

图 47-2　急性移植物抗宿主病
面部出现 DLE 样蝶形损害(北京大学医学部　施曼绮惠赠)。

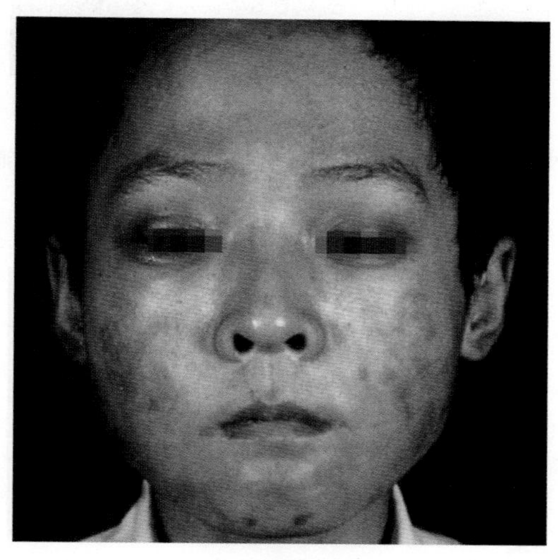

图 47-3　移植物抗宿主病
面部硬皮病样损害伴色素脱失，色素沉着(北京大学医学部施曼绮惠赠)。

表 47-4　急性 GVHD 的临床表现分期和分级

	皮肤	肝脏	肠道
分期			
1	皮损 <25% 体表面积	胆红素 2~3mg/dl	腹泻量超过 500mL/d，或持续性腹泻
2	皮损累及 25%~50% 的体表面积	胆红素 3~6mg/dl	腹泻量超过 1 000mL/d
3	皮损 >50% 体表面积	胆红素 6~15mg/dl	腹泻量超过 1 500ml/d
4	泛发性红皮病伴大疱形成	胆红素 >15mg/dl	剧烈腹痛，伴 / 不伴肠梗阻
分级			
Ⅰ	1~2 期	无	无
Ⅱ	3 期	1 期	1 期
Ⅲ	1~3 期	2~3 期	2~4 期
Ⅳ	4 期	4 期	—

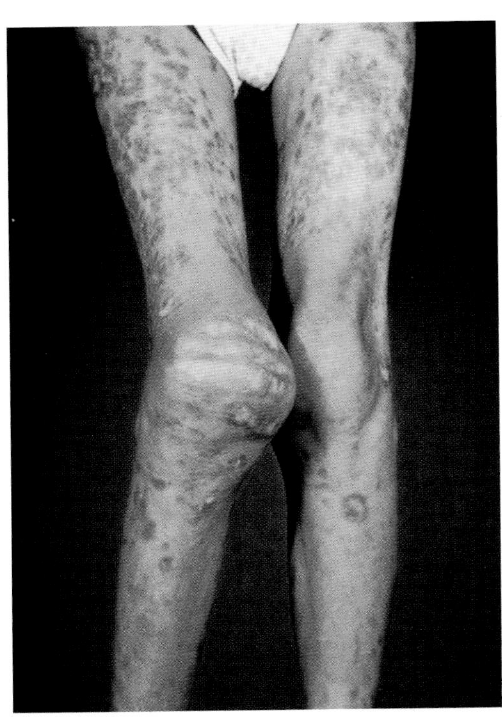

图 47-4　移植物抗宿主病
下肢硬皮病样改变伴关节挛缩(北京大学医学部　施曼绮惠赠)。

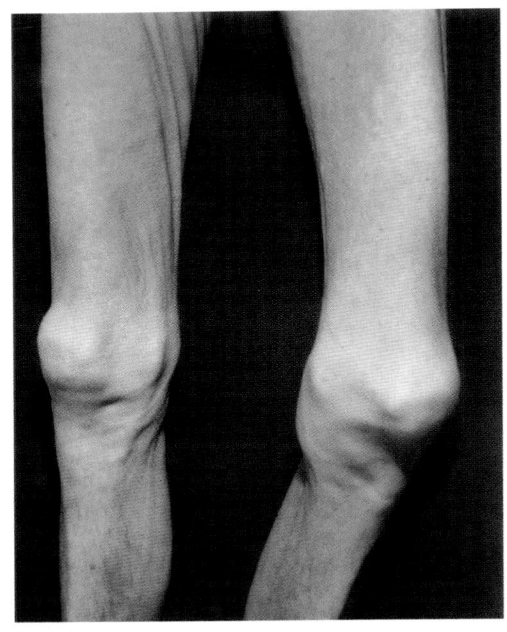

图 47-5　慢性移植物抗宿主病
双下肢浸润性结节(北京大学医学部　施曼绮惠赠)。

3) 皮肤异色病样:常与硬皮病样损害伴发,也可以见于苔藓样皮疹消退期,表现为皮肤萎缩、色素沉着与减退并存、毛细血管扩张,持续时间较长。

4) 毛发和甲损害:可有脱发,弥漫性,不形成规则的脱发斑,类似重度斑秃,甲营养不良,表现为甲板变薄,出现纵嵴,表面粗糙、凹陷,也可出现甲板浑浊、变黄,失去光泽。

5) 黏膜损害:口腔黏膜有可类似扁平苔藓或出现疼痛溃疡、黏液囊肿、黏膜萎缩、伪膜和干燥综合征的症状。可侵犯眼睑黏膜,出现干眼症、结膜炎、角膜炎,引起睑板腺功能障碍、巩膜炎、结膜发红和结膜瘢痕等症状。阴道黏膜可出现干燥、溃疡和增厚,男性外生殖器可出现扁平苔藓或硬化萎缩性苔藓样改变。

6) 色素脱失:可发生于全身任何部位,往往较弥漫,类似白癜风,治疗后可逐渐减轻,色素脱失通常不能完全恢复。

7) 其他:少数患者的皮损可类似银屑病、特应性皮炎或脂溢性皮炎,可出现结缔组织病样皮疹(增殖性红斑狼疮、皮肌炎、硬皮病和干燥综合征等)。

8) 肝和肠道症状通常轻微。

3. 组织病理

(1) 急性 GVHD:基底层细胞灶性空泡化,个别角质形成细胞凋亡。有一个或数个淋巴细胞围绕坏死的角质形成细胞(卫星现象)。空泡化融合形成表皮下裂隙和表皮下水疱形成。小静脉周围轻度单一核细胞浸润。内皮细胞肿胀。免疫细胞化学显示角质形成细胞在发生形态学改变前表达 HLA-DR,是一项重要的早期诊断征象。

(2) 慢性 GVHD:早期的苔藓样损害病理学改变似扁平苔藓,晚期硬化性损害的表皮萎缩,真皮增厚,胶原束增生和玻璃样变,毛囊和汗腺萎缩。

4. 诊断　患者存在免疫抑制,接受过含有免疫活性淋巴细胞成分的移植。急性皮肤反应如麻疹样、猩红热样、中毒性表皮坏死松解症或剥脱性皮炎等皮损。慢性损害如硬皮病样、扁平苔藓样和皮肤异色症样损害。组织病理检查见卫星状细胞坏死。

2005 年美国国立卫生研究所的诊断标准将慢性 GVHD 的临床表现分为确诊表现、特异表现、其他表现和共同表现,提出慢性 GVHD 的最终诊断要求至少一项确诊表现或者至少一项特异表现,同时有辅助检查,如组织病理、实验室检查及放射学检查等支持,还需排除药物过敏反应、感染等因素的影响。

5. 鉴别诊断

(1) 急性 GVHD:①药物反应:如使用环孢素、重组人细胞因子后发生的皮疹;②淋巴细胞恢复疹(eruption of lymphocyte recovery,ELR):主要发生于急性髓性白血病患者,皮疹为典型的麻疹样型,在化疗后 6~12 天发生;③其他:多形红斑、病毒疹、化疗药物引起的皮疹。

(2) 慢性 GVHD:①扁平苔藓:苔藓样 GVHD 损害在临床上常不能与扁平苔藓区分;②硬皮病:硬皮病样 GVHD 有明显的表皮萎缩,胶原合成主要发生于真皮上三分之一,而硬皮病的胶原合成主要发生于真皮深层及皮下组织。

6. 治疗　原则为抑制移植组织中的免疫活性细胞与宿主异种组织相容性抗原反应;保护宿主的靶细胞免受损害(靶细胞是表皮突角朊细胞以及朗格汉斯细胞);改善临床症状。防治并重,对供者骨髓进行处理来防止 GVHD 的发生。输血前进行血液辐照可预防输血后 GVHD 的发生。

GVHD 的治疗需要多学科协作,治疗方案的选择取决于病变分类、分级、受累器官和症状。

(1) 急性 CVHD 的治疗

1) 一线治疗:I 级病例可外用糖皮质激素,根据受累部位选择适当强度的制剂。顽固病例和不适合长期外用糖皮质激素的部位可外用钙调磷酸酶抑制剂；对于Ⅱ~Ⅳ级病例，应调整钙调磷酸酶抑制剂使其达到最佳系统浓度，系统使用糖皮质激素如甲泼尼龙 2mg/(kg·d)。

2）二线治疗：在一线治疗控制不佳时，可选用下列治疗：

体外光分离置换法：将血浆分离置换法收集的外周血单一核细胞暴露于光敏化合物 8- 甲氧沙林和 UVA，诱导细胞凋亡，然后回输，通过调节细胞因子产生和诱导调节性 T 细胞而提高免疫耐受。

吗替麦考酚酯：作为次黄苷酸脱氢酶可逆性抑制剂对淋巴细胞具有选择性抗增殖作用。

生物制剂　包括肿瘤坏死因子拮抗剂英夫利昔单抗和依那西普(主要用于伴有胃肠道受累的糖皮质激素抵抗性病例)；抗 IL-2 受体抗体达珠单抗；抗胸腺细胞球蛋白。

光疗　在仅有皮肤受累时，光疗对激素抵抗和激素依赖性病例均有效，包括补骨脂素光化学疗法(PUVA)、UVA-1 和 UVB。

IVIG：重度病例可使用大剂量 IVIG，它有助于减轻 Fas-FasL 介导的角质形成细胞凋亡。

3）支持治疗：无论采用哪种治疗方法，支持治疗在 GVHD 处理中有重要作用，包括避光，避免摄入光敏物质，外用大量润肤剂，外用药治疗糜烂、感染和溃疡损害，使用抗组胺药缓解瘙痒等。

(2) 慢性 GVHD 的治疗

1）轻度病例：一线治疗为外用糖皮质激素或钙调磷酸酶抑制剂，有皮肤破损时，应先排除感染。在皮肤广泛受累时，可选择光疗。

2）中 - 重度病例：一线治疗为泼尼松龙 1mg/(kg·d) 单药疗法或联合钙调磷酸酶抑制剂。二线治疗包括 ECP、吗替麦考酚酯、伊马替尼、利妥昔单抗、雷帕霉素和小剂量氨甲蝶呤等。

7. 预后

(1) 急性 GVHD：一旦发生，存活率与病变程度有关。轻度皮肤、胃肠道或肝脏病变可自行消退，中 ~ 重度病变在治疗后可改善。在 45% 的骨髓移植患者中，急性 GVHD 是主要死因。

(2) 慢性 GVHD：慢性 GVHD 可以模仿各种皮肤病。尽管慢性 GVHD 所模仿的上述皮肤病的发病机制也是异常免疫反应，但过程较急性 GVHD 缓和，虽然治疗也主要为免疫抑制，但所需的激素或免疫抑制剂剂量往往不大。一般来讲，GVHD 比所模仿的皮肤病更为泛发和严重，疗效也更差。6 年生存率为 20%~70%，10 年生存率为 42%。

（王建琴　吴大兴　蔡川川　吴丽峰　吴玮）

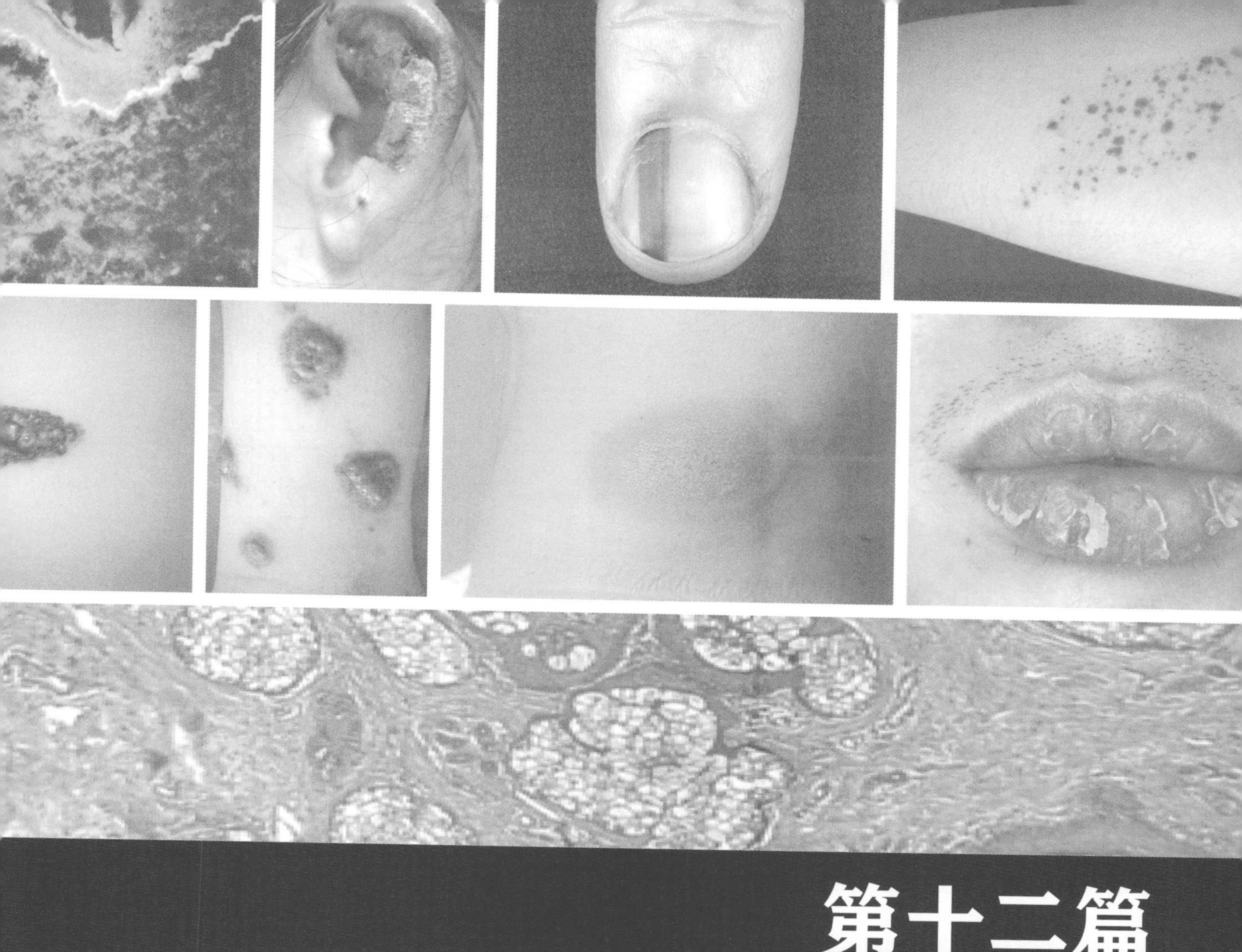

第十二篇

朗格汉斯细胞与巨噬细胞疾病

第四十八章

组织细胞增生症

组织细胞增生症（histiocytoses）是以组织细胞的反应性或克隆性增生为特征的一组疾病，可以发生在机体的任一器官或组织。所谓“组织细胞”是一组广泛分布于淋巴网状组织及其他器官的抗原提呈细胞，依其免疫学特点和功能，基本上可分为两大类，即单核——巨噬细胞系统和树突细胞系统，后者又可分为三种细胞类型，即滤泡状树突细胞（亦称树突状网状细胞）、指突状网状细胞和朗格汉斯细胞。其中与皮肤关系密切的主要有三种组织细胞，即：①朗格汉斯细胞——是一种骨髓来源并迁移到皮肤的、具有抗原提呈功能的组织细胞（antigen-presenting cell，APC），也可以迁移到别处（如：外周血、淋巴结等）；②单核 / 巨噬细胞——来源于外周血的单核细胞，是一种具有抗原提呈功能的吞噬细胞；③真皮树突细胞是一种来源于骨髓的、具有大量树突的间质树突细胞，分布于整个真皮具有吞噬和抗原提呈的功能。当这些细胞表现活性或功能异常时，就形成了一组疾病。根据该组疾病各自不同的生物学行为将组织细胞增生症分为三类（表 48-1）。

表 48-1　组织细胞协会关于组织细胞增生症的分类系统（1987 和 2004）

Ⅰ类：朗格汉斯细胞组织细胞增生症（LCH）
Ⅱ类：单核巨噬细胞系统或非朗格汉斯细胞组织细胞增生症（NLCH） Ⅱa 类：真皮表达 CD68+ 和ⅩⅢ因子 + 的树突细胞（真皮树突细胞系列） Ⅱb 类：非朗格汉斯细胞和非真皮树突状细胞的组织细胞系列
Ⅲ类：恶性组织细胞增生症

由于每类疾病中又存在类似的临床和病理特点，学者们认为，这些疾病代表了一个疾病谱的不同阶段。本章主要讲述组织细胞增生症Ⅰ类——朗格汉斯细胞组织细胞增生症（LCH）和Ⅱ类——非朗格汉斯细胞组织细胞增生症（NLCH）。

第一节　朗格汉斯细胞组织细胞增生症

内容提要

- 朗格汉斯细胞组织细胞增生症是一种有不同生物学行为的单克隆性肿瘤。
- 可分四型：疾病表现从轻度到中度，有时无症状，单器官受累到严重进展性的多系统疾病。
- 四种疾病的临床表现有明显重叠，目前已经不再进行严格的区分。

朗格汉斯细胞组织细胞增生症（langerhans cell histiocytosis，LCH）又称为组织细胞增生症 X（Histiocytosis X）；组织细胞增生症Ⅰ类，是由朗格汉斯细胞克隆性增生形成的一组反应性疾病，可以发生在全身各个器官、系统或组织而引起的相应的损伤。该组疾病可以相互重叠，并且由于其临床经过的严重程度不等而形成谱系，即可以表现为温和的、无症状的单器官受累，也可表现为严重的、进行性的多器官受累性疾病，但是该组疾病共同特点是增生的细胞表达 S-100 和 CD1a 蛋白，胞浆内可见 Birbeck 颗粒。1987 年，组织细胞协会将该组疾病统称为朗格汉斯细胞组织细胞增生症。该组疾病包括：

- 勒雪病；
- 韩 - 薛 - 科病；
- 嗜酸性粒细胞肉芽肿；
- 先天性自愈性网状组织细胞增生症。

LCH 的特征如下：

1. 这是一组由于严重程度不同而形成谱性疾病的罕见的组织细胞反应性增生性疾病。

2. 该组疾病是否是肿瘤性的问题还存在着争论，但已经被普遍被认可的是：本组疾病的实质是朗格汉斯细胞组织细胞的克隆性增生。

3. LCH 的组织病理学特征是真皮层致密的组织细胞浸润，伴有明显的亲表皮性。这些浸润的所谓"组织细胞"是形态一致的典型的朗格汉斯细胞，肾形细胞核和丰富淡染的胞浆，可见不规则的囊泡。这些细胞的免疫组织化学染色表达 S-100、CD1a 和 CD207 蛋白，电镜下见胞浆内含有朗格汉斯颗粒（Birbeck 颗粒）。

4. 皮肤损害各种各样，如丘疹、水疱、脓疱、结节和溃疡。病程也各自不同，从局限于皮肤的自限性损害到广泛的皮损，甚至多系统侵犯，危及生命。皮损最常发生于头皮、躯干和皮肤皱褶部位。黏膜损害多见于齿龈和外生殖器部位的结节性溃疡。

5. 主要伴发的症状有尿崩症和突眼，系统损害可以侵犯骨骼、肺、骨髓、肝、脾和淋巴结。对于进行性进展型 LCH，长春碱和其他药物治疗有效。

（一）流行病学

LCH 是一个罕见疾病，据统计本病在全世界的发病率约 4/1 000 000~5.4/1 000 000。由于 LCH 可以发生在不同的组织 / 脏器和皮肤，因此，实际数据可能高于该统计数据。本病可以发生于任何年龄，但 1 到 3 岁儿童多见。在美国，每年儿童发病率约 0.5/100 000。男女比例是 2：1。

（二）病因和发病机制

本病的病因和发病机制尚不清楚，过去被认为是异常免疫反应，病理性的 LCH 细胞聚集是由于一系列的细胞因子表达造成朗格汉斯细胞的前体聚集、成熟和免于凋亡所引起。目前认为，LCH 属于髓系肿瘤，有假说认为高危 LCH 来源于造血祖细胞的体细胞突变，而低危 LCH 来源于组织限制性的前体树突样细胞的体细胞突变。新近研究发现 LCH 的朗格汉斯细胞存在致癌性 BRAF V600E 突变，此发现对于 LCH 的分子诊断、靶向治疗、疗效判定及预后评价等具有重要意义。最近提出的假说集中于病毒感染、细胞遗传性、免疫学和肿瘤形成方面。

1. 病毒感染　许多病毒与 LCH 发病有关，McClain 等运用 PCR 和原位杂交对 LCH 患者进行研究，发现了 9 种可能相关的病毒，但与以前的研究不同的是，该研究并没有发现人类疱疹病毒 6 型的感染。

2. 细胞遗传学　以往有双胞胎同患本病的报道，但家族遗传因素还是不十分清楚。无论原发还是继发的 LCH，都有类似的基因改变。至少有小部分 LCH 患者存在遗传性。朗格汉斯组织细胞增生病与 HLA-B7 相关，有报道该病存在家族性发病。

3. 免疫学　免疫异常包括淋巴细胞诱导的细胞免疫、某些因素导致免疫微环境中免疫细胞释放的细胞因子（IL-1a, IL-10）、细胞黏附分子以及它们之间相互作用的异常。

4. 肿瘤形成　人们对朗格汉斯组织细胞增生病是否为肿瘤尚有争论。近来有采用 X 染色体连锁 DNA 探针和 X 染色体失活试验研究表明该病存在克隆性增殖。最近有数个不同的研究在 LCH 病变中发现有表达 CD1a 的单克隆组织细胞存在。基于这个结果，Willnan 等认为 LCH 是一种有不同生物学行为的单克隆性肿瘤。

5. 该病有可能起初是一种免疫反应介导的反应性肉芽肿性损害，其中一部分患者转化为克隆性增殖的肿瘤发生过程。很多朗格汉斯细胞性组织细胞增生病患者被证明有克隆化的能力和端粒缩短的现象。克隆化和端粒缩短现象通常为癌前病变和肿瘤的特征。（图 48-1）

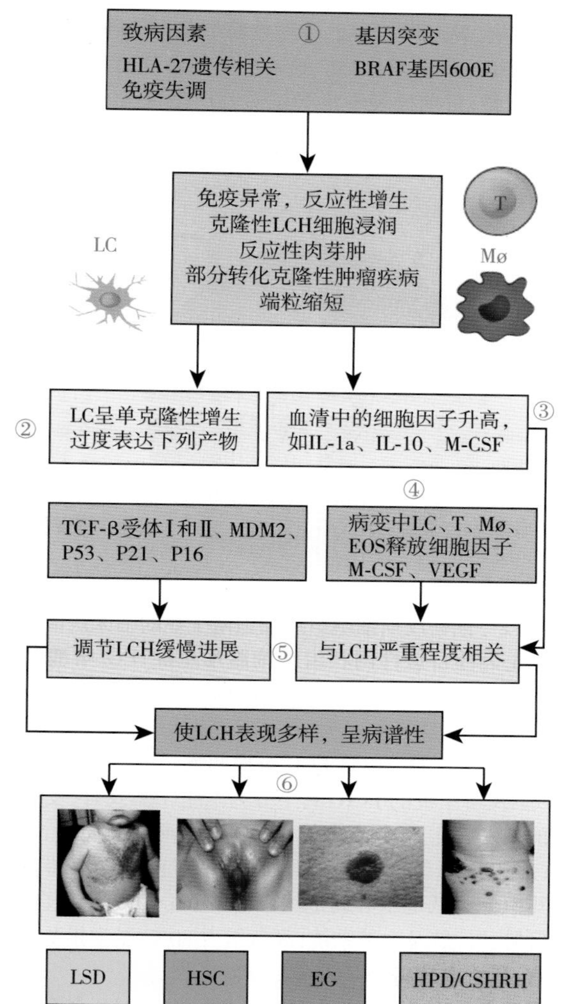

**组织病理，没有分化极差的恶性组织细胞
端粒缩短为癌前病变和肿瘤特征
LC=朗格汉斯细胞
M-CSF=巨噬细胞集落刺激因子
VEGF=血管内皮生长因子
EOS=嗜酸性粒细胞
L=淋巴细胞
T=T细胞
IL17、IL10、IL1a=白细胞介素
Mø=巨噬细胞

LSD=勒雪病
HSC=韩薛科病
EG=嗜酸性肉芽肿
HPD=先天性自愈性网状组织增生症

①LCH是由致瘤因素和免疫异常而发生反应性增生，部分转化为克隆性肿瘤性疾病；②LC增生过度表达相关产物TGF-β受体Ⅰ和Ⅱ、MDM2、P53、P21、P16，调节LCH缓慢进展；③血清细胞因子升高如1L-17A、FLT3-L、M-CSF、VEGF升高与病变严重性相关；④病变中LC、T细胞、Mø、EOS中多种细胞因子也升高，其中TNF、IL-11和LIF表达也与疾病严重性有关；⑤上述因素共同调节制约本病缓慢发生、发展及严重程度；⑥因而本病临床表现多样性，呈病谱性。

图 48-1　朗格汉斯细胞组织细胞增生症的病理生理

（三）临床表现

1. 临床分类　LCH 是一组以宽谱系分布的疾病，临床表现可以是单器官的、无症状的，呈温和经过的；或单发的骨损害；或系统性病变，进行性的多器官侵犯，表现其相应的临床症状。LCH 的临床表现根据病变部位不同和系统侵犯程度不同而异。根据其组织病理学改变的不同，LCH 分为四个疾病，即：勒雪病、韩 - 薛 - 科病、嗜酸性粒细胞肉芽肿和先天性自愈性网状组织细胞增生症。这 4 个疾病病理上有区别，临床上又有重叠，目前已经不再尝试对其严格区分，而是认为 LCH 是一个有多种多样临床表现、病程各不相同的病谱性疾病（图 48-2）。

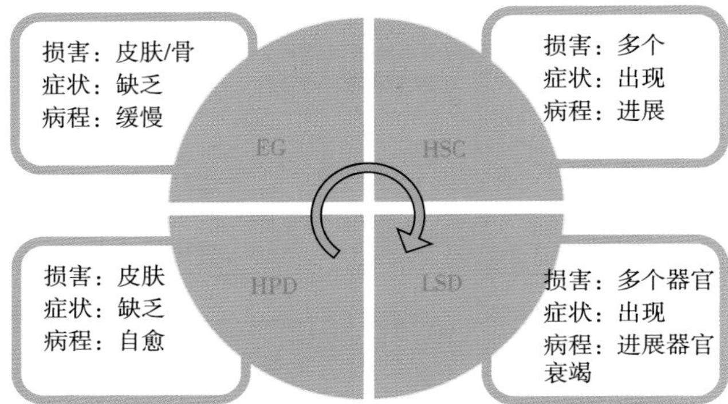

图 48-2　朗格汉斯细胞组织细胞增生症的临床病谱

注：HPD. 先天性自愈性网状组织细胞增生症；EG. 嗜酸性粒细胞肉芽肿；HSC. 韩 - 薛 - 科病；LSD. 勒雪病。

1990 年，LCH 研究组将 LCH 分成两类：

（1）累及单系统的 LCH：其中分为两组①累及骨、皮肤或淋巴结的单发病灶；②累及多处骨骼或多个淋巴结。

（2）累及多系统的 LCH：即累及两个或两个以上器官的 LCH。其中分为低危组和高危组，低危组占 20%，预后良好，不累及肝脏、肺、脾及血液系统；高危组占 80%，至少累及一种重要器官，死亡率较高。

勒雪病是 LCH 的原型，也是最严重的播散型。多系统累及，多见于婴儿和新生儿，如不予治疗，影响生命。韩 - 薛 - 科病是一个慢性、进行性、多灶性 LCH。常常儿童发病。嗜酸性粒细胞肉芽肿是一个慢性局限性的 LCH，呈良性经过。先天性自愈性网状组织细胞增生症是 LCH 的亚型，少见（占所有 LCH 的 5%），表现为良性自愈性，病变仅局限在皮肤的 LCH（表 48-2）。朗格汉斯细胞组织细胞及其特征。因为这四种疾病的临床表现存在明显的重叠，因此，这种分类有一定的缺陷。

本病可以发生复发和转化成系统性疾病，需长期随访。

2. 皮肤损害和系统症状

（1）皮肤损害：LCH 的皮肤损害最常见，常为首发症状。典型皮损是小的半透明的丘疹，直径 1~2mm，略隆起，玫瑰红黄色，常发生于躯干。皮损表面常有少许鳞屑，并可形成结痂和溃疡。还可见水疱和脓疱，类似湿疹、痱子、疥疮和水痘。常见于新生儿。紫癜常常是预后不好的指征。

（2）系统损害：LCH 累及多系统、多器官的疾病，3 个阶段进行的定义：单系统受累（包括单个器官受累）；多系统疾病；多系统疾病伴脏器功能障碍。脏器功能障碍是指肝和（或）肺功能检查异常或外周血涂片异常。在疾病进展期，患者常表现有不适、消瘦、恶心、肌痛、关节痛和发热。

1）骨受累：骨受累（80% 的患者），其中单一骨受累 50%~60%。多见于颅骨，尤其是颞顶区域。由于该区域的 LCH 细胞浸润，导致局限性溶骨灶，并相互融合形成典型的“地图”状。下颌骨的溶骨也常见，引起牙齿松动。乳突受累，且常伴有临床症状。另外，扁骨、椎骨和长骨也可被累及。骨溶解性损害可无症状或伴有疼痛和功能障碍，一般随着疾病的进展而逐渐形成多发性骨损害。骨溶解逐渐扩大，还可以波及骨膜，引起骨膜反应，以及骨的附属组织（肌肉等），并呈现相应的临床表现。患者的骨溶解，在发病开始，常常由于无症状而不被发现，直到出现自发性骨折或相应器官功能受损时才就诊。骨髓侵犯少见，或一般出现在 LCH 的晚期，特征是骨髓中有大量的组织细胞浸润，当出现血小板减少，白细胞减少和贫血时，提示患者预后不良。

2）胸肺：约 23% 的 LCH 患者累及胸肺，多见于成人，尤其是吸烟患者，开始可以是无症状的或非特异性临床症状，继之表现为呼吸系统功能异常，表现有呼吸困难、呼吸急促和肋骨下陷。对于吸烟或老年人 LCH 患者，胸部 CT 检查比胸部 X 线检查更准确，并易被发现。

3）肝脾：常侵犯肝和脾（15%~50% 的患者），肝损害表现有严重的肝纤维化，胆汁性肝硬化和肝衰竭。肝脾肿大常常是由于 LCH 细胞浸润或 Kupffer 细胞增生所致，脾肿大加重了血小板减少。大约有 25%~75% 的死亡病例伴有淋巴结病，颈部淋巴结最易受累。患者初起几乎无临床症状，只有当淋巴结肿大到非常大，损伤周围器官的结构时才被发现。

4）尿崩症 / 生长迟缓：大约 50% 以上的患者伴有尿崩症，是由于 LCH 侵犯颅骨和眶骨时多见的症状。儿童生长迟缓

表 48-2　朗格汉斯组织细胞增生症的四个亚型的临床鉴别

病名	年龄	皮肤受累	临床特点	病程	预后
勒雪病	出生后第 1 年	90%~100%	发热，体重减轻，淋巴结肿大，肝脾肿大，全血减少，骨病变	急性	死亡率 50%~66%
韩 - 薛 - 科病	儿童、成人	30%	溶骨性骨病变，尿崩症，突眼，耳炎	亚急性 ~ 慢性	死亡率 <50%
嗜酸性粒细胞肉芽肿	主要为成人	<10%	孤立性骨或皮肤病变	慢性	良好
先天性自愈性网状组织细胞增生症	先天性	100%	仅有皮肤病变	自愈性	非常好

可能是由于垂体前部受累，生长激素缺乏所致，当然更多见的是患者接受化疗、系统类固醇糖皮质激素、吸收障碍和全身不适所致。

5）眼 / 耳：约 10%~30% 的 LCH 患者伴有突眼，单侧或双侧，是由于眼后骨的 LCH 浸润所致。乳突受累类似感染性乳突炎，并且可引起慢性中耳炎，耳溢液，甚至广泛的中耳病变导致耳聋。

6）其他：LCH 侵犯胃肠道，表现非特异性的临床症状，由于消化道黏膜的 LCH 细胞浸润，患者常表现有腹痛、腹泻、呕吐、便血和吸收障碍等消化道症状。其他内分泌器官，如胰腺、甲状腺和性腺也可受累。

7）中枢神经受累：LCH 神经受累不常见，患儿除了生长迟缓以外，其他症状包括：颅神经缺陷、视力模糊、震颤、讷吃、共济失调、痉挛性截瘫或四肢麻痹，以及进行性的智力下降。另外，由于损害部位和范围不同，患者还有癫痫发作和与其相关的颅压升高，但非常罕见。小脑损伤可能是首先表现症状，其次是脑室旁的大脑白质损伤。

3. 临床分 4 个亚型　在 LCH 谱性疾病中，有四个亚型，其间存在相当多的重叠现象，另外还有一种分类方法，即急性播散性 LCH、多灶性慢性 LCH、局灶性慢性 LCH 和自愈性 LCH。本病病程复杂，可由任何一种类型开始，也可转化为其他类型，特别在幼童中。超过 50% 患儿在 1 岁以前诊断为皮肤局限性 LCH，但后来发展为多系统疾病，因此定期检查及随访相当重要。

（1）勒雪病（Letterer-Siwe disease，LSD）：是 LCH 的原型，为最严重。急性播散性 LCH，多系统疾病伴脏器功能障碍，呈急性，弥漫性，多系统侵犯的临床经过，多见于婴儿和新生儿，绝大多数在 2 岁内发病，常常发生于 1 岁以内的婴儿，偶尔也发生于成人。

1）皮肤损害：80% 患者有皮损，表现为 1~2mm 大小、粉红色或皮色的丘疹、脓疱、水疱或瘀点、瘀斑，或密集的淡褐色丘疹，上覆鳞屑或结痂。皮损好发于头皮、颈部、腋窝和腹股沟的皱褶区域及躯干（图 48-3~ 图 48-6），也可泛发全身，类似脂溢性皮炎或 Darier 病。微小（直径 0.5mm）的玫瑰黄、红褐色半透明丘疹和斑片常见于头皮、外阴、肛周和脂溢性皮炎分布的区域，例如鼻唇沟、口周围和上身。皮损可伴有轻度渗液或糜烂，也可融合成斑块，其上覆有痂屑。常常可见到瘀斑、紫癜和继发的脓疱，甚至形成溃疡，结节少见。皮损可累及掌跖及指甲。本病皮损常常被误诊为脂溢性皮炎、疥疮、湿疹、水痘和间擦疹。

2）系统损害：单克隆性增生的 LCH 细胞常常侵犯内脏，临床上以发热、贫血、体重减轻、血小板减少、肺浸润和肝、脾、淋巴结肿大最常见。溶骨性损害好发于颅骨，常多发，并伴有疼痛。本病由于常累及内脏，如受累脏器的重要功能受到损伤，则预后较差，甚至影响生命。少数患者累及造血系统，引起贫血和血小板减少是预后不良的标志。

（2）韩 - 薛 - 科病（Hand-Schüller-Christian disease，HSC）：是一个慢性、播散性、多灶性 LCH。经典的 HSC 具有尿崩症、突眼及多发性骨质缺损（特别是颅骨）为其典型三联征。本病好发于 2~10 岁儿童，大多数患者 2~6 岁开始发病，病程慢性，由于突眼较为少见，或在疾病后期才出现，完整的三联征患者并不多见。

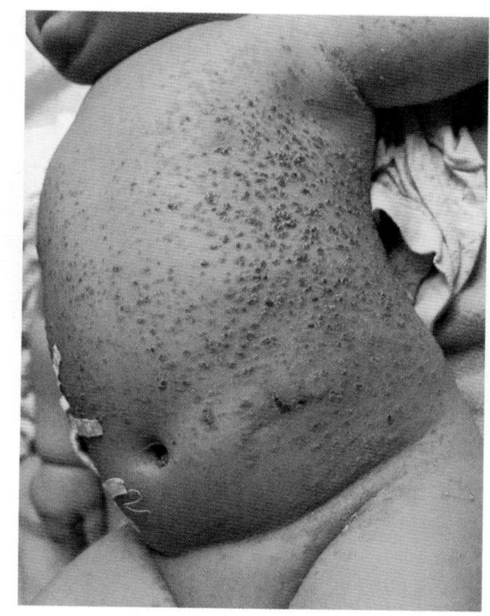

图 48-3　勒雪病

皱褶部及躯干暗红色丘疹、丘疱疹，上覆褐红色痂（西安交通大学医学部　李伯埙惠赠）。

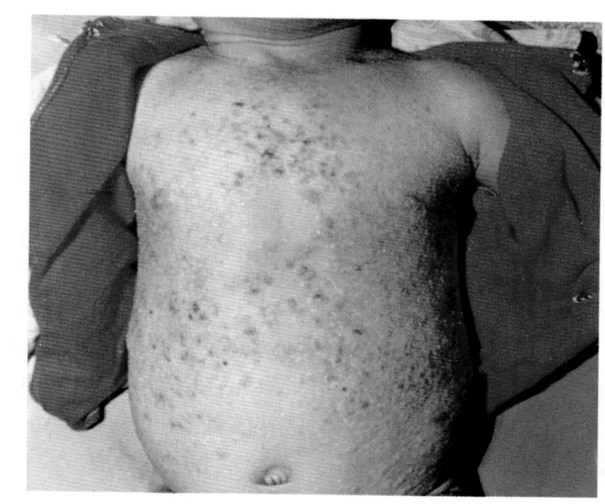

图 48-4　勒雪病（组织细胞增生症 X）

6 个月男婴，胸腹部暗红色丘疹伴有结痂和脱屑，并可见瘀斑，肝脾肿大（陆军军医大学　刘云卿惠赠）。

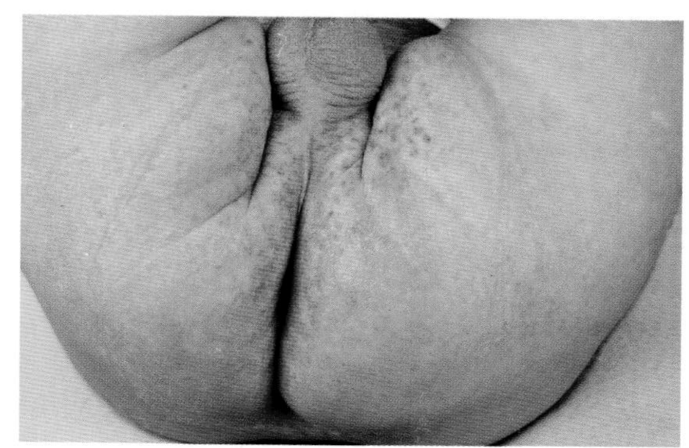

图 48-5　勒雪病（组织细胞增生症 X）

肛周红褐色半透明丘疹，轻度渗出。

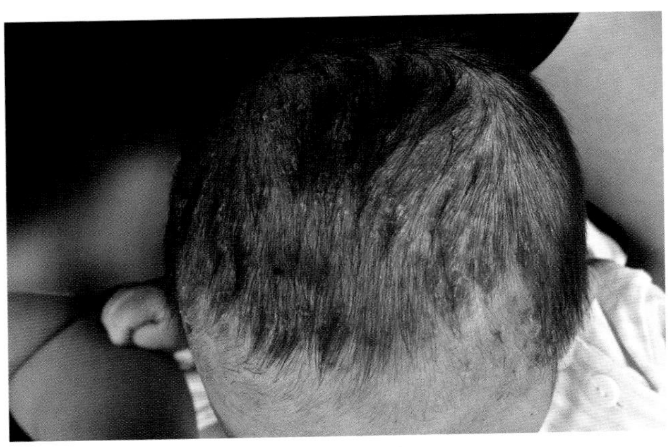

图 48-6　勒雪病(组织细胞增生症 X)
头皮覆鳞屑、结痂。

1）皮肤损害：约 1/3 患者有皮肤和黏膜损害，皮肤损害多见于受摩擦部位，早期类似勒雪病，晚期呈黄瘤改变。患者开始常表现为浸润性结节和斑块，表面可有糜烂或溃疡；病变可以累及口腔黏膜和外生殖器，表现为溃疡性丘疹或结节。本病也可损害牙龈，表现为牙齿发育不良。随着疾病的缓慢进展，皮肤损害呈广泛分布的丘疹、结节，表面覆有鳞屑和结痂。到疾病后期为丘疹性黄瘤样改变。

2）系统损害：约 30% 的 HSC 患者由于神经垂体受累，出现尿崩症。至少 80% 的本病患者有骨骼损害，颅骨是受累最常见。颅骨受累者，伴发尿崩症的比例增高。放化疗对尿崩症无效，但血管加压素治疗有效。HSC 及其他类型的 LCH 患者还可发生慢性中耳炎，肝、脾肿大和广泛的淋巴结肿大。

(3) 嗜酸性粒细胞肉芽肿(eosinophilic granuloma，EG)：是一个慢性局限性的 LCH，呈良性经过。常于 5~15 岁发病，男孩多见。皮损为红色或棕色的丘疹、结节，可以在几天内突然发生，并广泛分布，数周后皮损结痂消退。口腔黏膜偶可受累，本病有自愈倾向。少数病例可进展为多灶性，甚至播散型病变。本病最常见的是单发的无症状的骨损害，也可多发。损害最常见于颅骨，也可累及肋骨、脊椎、骨盆和长骨。颌骨受累导致牙齿松动，自发性骨折和中耳炎常常是本病的首发症状。人们认为这是局限性骨损害，但现在发现疾病可累及多个脏器，包括肺、淋巴结、脑。

(4) 先天性自愈性网状组织细胞增生症(Hashimoto-Pritzker disease，HPD，congenital self-healing reticulohistiocytosis，CSHRH)：少见(占所有 LCH 的 5%)，病变局限在皮肤，能很快消退，本病呈良性可自愈。皮疹在出生时或出生后几天内发生，表现为突然出现的孤立、局限或广泛的红到棕红色的丘疹、水疱或结节，多发生于躯干、头、手掌和足底，形成中心溃疡。皮肤病变在数周到数月内自动结痂消退，留下色素减少或增加的斑疹或斑片。患儿一般情况良好，但由于与其他 LCH 疾病的关系，使得判断本病预后需谨慎，并应该对其进行随访。本病可复发，或累及骨，个别患者可转变成勒雪病。有些 CSHRH 患者的临床表现易误诊为蓝莓松饼综合征、先天性白血病浸润、黄色肉芽肿、肥大细胞增生病，应进行组织病理学鉴别。

(四) 实验室检查

LCH 的实验室检查和特殊检查(表 48-3，表 48-4)。

表 48-3　朗格汉斯细胞组织细胞增生症的常规实验室检查

血常规 *	血糖
凝血系统 *	肝功能
血清蛋白电泳	电解质
血沉	T 和 B 细胞数量以及 T 细胞亚型分析
C 反应蛋白	尿常规

* 如果有提示系统病变的患者，每 6 个月，或每个月复查 1 次。

表 48-4　朗格汉斯细胞组织细胞增生症特殊实验室检查

特殊检查	意义
皮肤病理检查或细胞学检查	明确诊断
体重和身高	明确患者的一般健康状况
胸片 *	明确呼吸系统是否被累及
腹部超声学检查 *	明确胃肠道是否被累及
内镜和活检	探讨吸收障碍
骨髓活检	探讨贫血、白细胞减少和血小板减少的原因
肝活检	明确肝脏是否被累及(是否特异性浸润)
肺功能检查	化疗前对呼吸急促的评估
支气管肺泡的灌洗液检查	明确浸润的性质
肺活检	除外机会感染
脑磁共振图像检查	评价神经、视觉和内分泌的异常
内分泌评价	
生长激素水平	明确身材矮小的原因，下丘脑综合征
甲状腺刺激激素水平	探讨乳溢，青春期过早发育原因
耳鼻喉科的检查	评价耳分泌物、耳聋
听力图	
骨扫描，骨骼检查，或检测骨是否被累及	荧光脱氧葡萄糖阳离子发射
CT	
禁水之后的尿渗透压监测	明确尿崩症

* 如果有提示系统侵犯的患者，每 6 个月或 1 个月复查 1 次。

(五) 影像学检查

影像学诊断，高分辨 CT 和钆 - 加强 MRI 检查在 LCH 的诊断上具有非常重要的意义。临床常用的同位素骨扫描和荧光脱氧葡萄糖阳离子发射 X 线断层照相术可以明确骨损害的程度。这些技术显示了潜在骨损害的图像，例如颅骨和脊柱的损害。胸部的网状结节样和整个肺的蜂窝状是 LCH 胸肺病变的典型的影像学改变。

（六）组织病理、免疫组化和超微结构

LCH 有多种多样的临床表现，也有各种各样的组织学改变。典型的 LCH 细胞体积大，约是小淋巴细胞的 4~5 倍，不规则的肾形细胞核，空泡状，伴有大量、淡染的嗜伊红胞浆。LCH 的病理模型主要有三种形式：增生性、肉芽肿样和黄瘤样。勒雪病主要是增生性（图 48-7）；韩 - 薛 - 科病是黄瘤样；嗜酸性粒细胞肉芽肿是肉芽肿性；先天性自愈性网状组织细胞增生症是“网状细胞”，具有丰富的嗜酸性胞浆（毛玻璃样巨细胞）的病理特点。

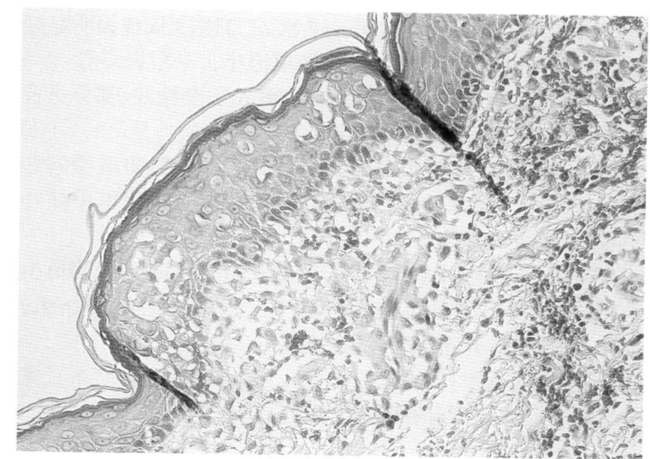

图 48-7 朗格汉斯细胞组织细胞增生症组织病理
真皮浅层浸润细胞，界限清楚，亲表皮性，可见 Pautrier 微脓疡及大量血管外红细胞。

皮损在早期丘疹时表现为 LCH 细胞的反应性增生。广泛的亲表皮性，甚至形成 Pautrier 微脓疡，LCH 细胞在真皮浅层的苔藓样浸润。表皮被挤压变薄，甚至被损坏。在真皮上部，由于水肿而将 LCH 细胞散开，而真皮中部的 LCH 细胞的致密浸润导致细胞膜之间紧密融合，在真皮下部，LCH 细胞常常局灶在血管周围，并且可以浸润到皮下组织。几乎见不到（偶见）核丝分裂象。

典型的肉芽肿样反应见于慢性 LCH，其病理模型是以 LCH 细胞为主，杂有多核组织细胞和数量不等的嗜酸性粒细胞浸润，其中也可混有中性粒细胞、淋巴细胞和浆细胞。黄瘤样浸润主要见于 HSC，浸润细胞由大量泡沫细胞与 LCH 细胞和嗜酸性粒细胞混合组成，常见多核巨细胞，主要是异物巨细胞，有时也可见 Touton 巨细胞。学者们认为脂肪的聚集是继发现象。这些不同的病理模型可以见于同一患者的同一时期的损害，并且，这三种类型的皮肤病理变化模型都可以同时伴有脏器受累。

HPD 的皮肤病理显示大量的多核巨细胞混有典型的 LCH 细胞浸润。HPD 中浸润的 LCH 细胞少（10%~25%），并且含有致密的、规则的板层状小体。巨细胞胞浆或嗜酸性、或毛玻璃样。浸润一般局限在真皮中层和深层，偶尔表皮被浸润并出现溃疡。

LCH 细胞表达正常的朗格汉斯细胞免疫标记，高表达 MHC-Ⅱ类抗原，CD1a 复合物，CD4、CD207 分子和 S-100 蛋白（图 48-8）。而巨噬细胞标记物，包括 CD68 和溶菌酶通常阴性。CD207 分子是穿膜的 C 型凝集素，是诱导产生 Birbeck 颗粒的内吞性受体，也是朗格汉斯细胞特异性标记。CD207 分子和 CD1a 复合物在朗格汉斯细胞获得、处理和呈递非肽类抗原（例如脂肪）的过程中有重要作用。

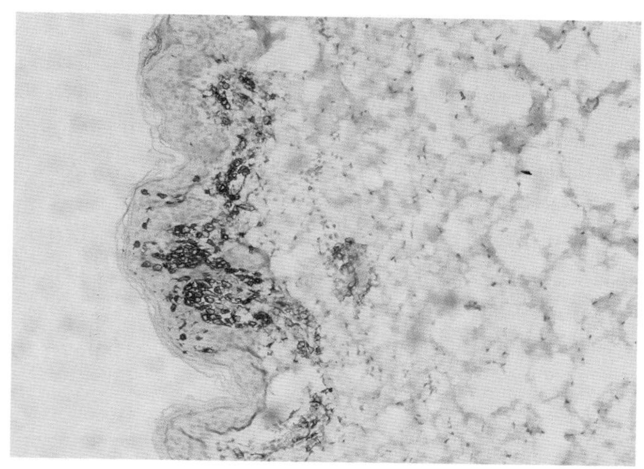

图 48-8 CD1a 肿瘤细胞核膜强阳性

电镜下见 LCH 中约 50% 的组织细胞胞浆中含有 200~400nm 的杆状或网球拍样颗粒（Birbeck 颗粒，朗格汉斯细胞颗粒），是朗格汉斯细胞的超微结构特征。Birbeck 颗粒的数量不等，早期病变较多。髓鞘样层状包含体、“蠕虫状”小体和 Birbeck 颗粒在 CSHRH 中常见。

（七）诊断标准（表 48-5）

表 48-5 朗格汉斯细胞组织细胞增生症的诊断标准

近年来由于免疫组织化学及超微结构技术的发展，带来了诊断上的新概念。1987 年国际组织细胞协会将 LCH 的诊断分三个步骤：	
1. 初步诊断	仅依据病理检查的光学显微镜所见
2. 明确诊断	根据光学显微镜所见加如下所述 4 项中的 2 项或以上指标： （1）ATP 酶阳性 （2）S-100 蛋白阳性 （3）α-D- 甘露糖酶阳性
3. 决定性诊断	光镜下特征加上电子显微镜下见到 Bireck 颗粒或 CD1a 单抗染色呈阳性

（八）鉴别诊断

需与本病鉴别的疾病包括：①孤立性皮肤损害或不典型受累：脂溢性皮炎，异位性皮炎，间擦性皮炎，念珠菌病，疥疮，毛囊角化（Darier 病），扁平苔藓，光泽苔藓，色素性荨麻疹，头癣，脱发性毛囊炎，幼年性黄色肉芽肿，播散性黄瘤，泪腺炎，结核等；②局限性皮肤病变（特别是单个结节）：恶性淋巴瘤，恶性组织细胞增生症，转移性实体肿瘤；③无明显皮损的多系统病变：噬血细胞性淋巴组织细胞增生症，感染相关性噬血细胞综合征；④局限性骨损害：骨髓炎，骨肿瘤。

（九）并发症

LCH 患者，尤其是 LSD 患者的主要并发症是白色念珠菌和 / 或皮肤浅表真菌的感染。老年患者易并发严重的感染化脓性脓肿。对于多灶性损害，由于组织细胞的浸润，导致病变周围组织的损伤。有些LCH患者伴有恶性肿瘤，尤其是实体肿瘤（肺癌、腹腔肠系膜神经母细胞瘤），恶性淋巴瘤或急性白血病，其中一些患者的LCH可能是恶性肿瘤的反应性临床表现。肿瘤也可能与LCH的化疗或放疗有关。LCH同时并发白血病是单核细胞和朗格汉斯细胞共同来源的临床依据。

（十）治疗

LCH治疗的目的是阻止朗格汉斯细胞组织细胞增生及其对皮肤、骨骼、淋巴结、肺、肝、脾、内分泌和神经系统的侵犯和造成的损害。本病无特效的治疗方法，可根据其类型，患者的年龄、疾病侵犯的范围和局部病变的程度选择治疗方案（图48-9）。

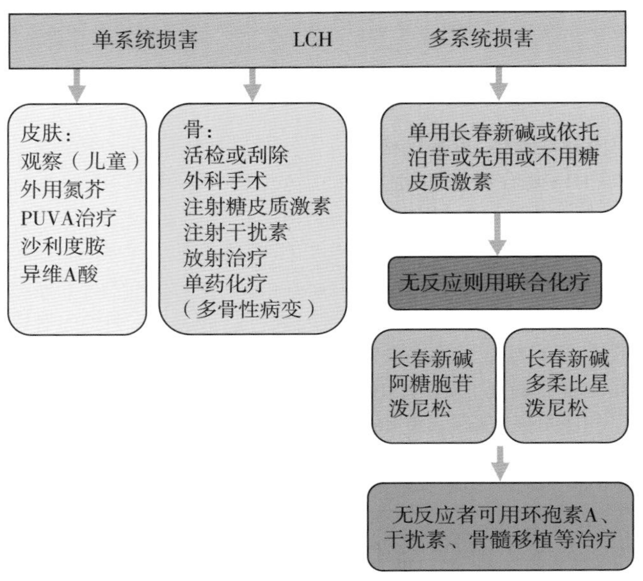

图48-9　朗格汉斯细胞组织细胞增生症的治疗

1. 局部治疗　病变只累及皮肤时，局部外用糖皮质激素、抗生素和20%氮芥治疗有效，当患者对氮芥过敏或疗效抵抗时，局部PUVA或窄谱UVB光疗有效。308mm准分子激光，光动力疗法和均可选用。孤立性皮损还可手术切除或糖皮质激素局部注射，播散性者反应停（沙利度胺）治疗有效。

局限性骨损伤刮除即可，对于有症状的、有骨折危险的、功能受损或手术有后遗症的患者需要放射治疗。放疗对单骨性病变有良好疗效，回顾性总结，发现骨和软组织损害患者经放疗后病情缓解。

2. 系统治疗　对于损伤不严重的骨肿瘤，口服非甾体类抗炎镇痛药和局部注射糖皮质激素有效。低危患者需要持续数月的长春新碱和泼尼松联合治疗，而高危患者往往需要在联用长春新碱和泼尼松方案后，继以氨甲蝶呤和6-巯基嘌呤的维持治疗。多系统累及的成人LCH患者也需在联用长春新碱和泼尼松方案后，继以氨甲蝶呤和6-巯基嘌呤的维持治疗。复发或加重患者可用克拉曲滨。此外甲磺酸伊马替尼、沙利度胺、环孢素、抗TNF制剂均可试用。造血干细胞移植、实质性脏器（肝、肺）移植可作为紧急抢救措施，或用于临床进展迅速的患者。对于以累及皮肤为主的儿童和成人患者，一般不需要系统治疗。

治疗药物

（1）糖皮质激素：系统及局部外用糖皮质激素均可有效治疗。可予泼尼松20~50mg/d口服治疗皮肤LCH，皮损控制后逐渐减量。Jeunon等报道1例泼尼松与长春新碱联合治疗皮肤LCH，达到完全缓解。

（2）抗肿瘤药物

1）克拉曲滨：是一种脱氧核苷类似物，Black等报道1例皮肤LCH应用伊曲康唑、林可霉素、米诺环素、多西环素等多种药物治疗无效，静脉输注克拉屈滨7天后或者显著疗效。

2）威罗菲尼：超过半数的LCH存在朗格汉斯细胞BRAF V600E突变，予威罗菲尼960mg 2次/d口服，3周皮损明显好转。BRAF基因突变者首选威罗菲尼治疗。

3）氮芥：氮芥治疗皮肤LCH疗效及安全性好，部分患者几乎获得完全缓解。

4）氨甲蝶呤：氨甲蝶呤20mg/周治疗3周明显缓解，9个月后停药，但停药7周后有新发皮疹，再次应用氨甲蝶呤20mg/月后皮损好转。

5）依托泊苷：依托泊苷是半合成的表鬼臼毒素的衍生物。依托泊苷55mg/d治疗，21天为一疗程，每疗程间隔28天，治疗6个疗程，全身皮损明显改善。

（3）维A酸类药物：口服异维A酸40mg/d治疗，2个月完全缓解。阿维A也可有效治疗外阴LCH。

（4）免疫调节剂

1）咪喹莫特：用咪喹莫特局部治疗皮肤LCH，短期即有效改善症状。

2）他克莫司：报道局部外用他克莫司可有效治疗皮肤LCH。

（5）沙利度胺：TNF-α是LCH最重要的炎症因子，可促进造血干细胞生成朗格汉斯细胞，引起朗格汉斯细胞增殖。沙利度胺是一种TNF-α抑制剂。沙利度胺200~800mg/d口服可有效治疗皮肤LCH，部分复发病例复治后仍可好转。

（6）干扰素（IFN-α）：报道1例以面部丘疹为表现的成人皮肤LCH，予IFN-α 180μg每2周1次皮下注射，治疗1个月面部丘疹基本消退，IFN-α改为180μg每月1次皮下注射，9个月未复发。

化疗：用于多系统损害的LCH患者。泼尼松、长春新碱、环孢素、6-巯基嘌呤或甲氨蝶呤单用或联用3~6个月。使用依托泊苷的强效化疗方案对肝、肺、脾和造血系统受累的患者效果更好。最合适的治疗是长春新碱或依托泊苷联合（或不联合）类固醇激素（泼尼松），静滴长春新碱0.1~0.2mg/kg（6.5mg/m^2），每周一次，连续治疗1~3个月。当出现新的损害时，同时服用生物碱。依托泊苷，200mg/m^{2}口服或静脉点滴，每3~4周，连续3天，至少3~4个疗程。患者对长春新碱和依托泊苷的耐受性都是比较好的，只有极轻微的毒副作用，也有学者总结二者的有效率、复发率、毒副作用和生存率大致相同，二者对疾病相关的症状有类似的预防作用，包括尿崩症、内分泌疾病、畸形、听力受损、肝肾受累和神经系统受累。但是，由于依托泊苷的累积剂量超过4 000mg/m^2，可以引起急性髓性白血病。因此，对于儿童LCH患者来说，该药不是首选药物，只是用于严重类型的LCH或对其他化疗抵抗的患者，才考虑使用此药。如联合糖皮质激素，则先使用单剂量甲泼尼龙30mg/（kg·d），静脉点滴，连续3天，再分别用长春新碱或依托泊苷。该治疗方案，最明显的缺点是复发率较高（60% 左右）。对于复发的病例，重复用相同的单一化疗药物治疗，治愈率约 60%；多种药物联合化疗是选择之一，少数患者用依那西普、环孢素或 2-氧脱氧腺苷有效。

其他：α- 干扰素、甲磺酸伊马替尼和环孢菌素有效。对于症状严重的，有时需要同种异体骨髓移植、肝脏或肺脏移植来治疗。1 例广泛皮肤单系统受累的患者经皮下注射 α- 干扰素治疗，皮疹完全缓解。环孢素仅在少数 LCH 患者中有效，且缓解期较短。干细胞移植对难治性 LCH 毒性较高，但是可持久控制病情。其他的病例报告也证明骨髓移植后可达到长期缓解。

（十一）预后

LCH 是一个多系统侵犯、各种各样皮肤表现的疾病，似乎应该提示该病预后差。实际上 LCH 的预后与病变部位、临床过程、患者的年龄、疾病进展状况以及系统病变的器官侵犯数量有关，与病理变化无关。本病可为急性、亚急性或慢性病程，病变可呈进行性发展、稳定或自发性消退，每个患者的进展情况难以预测。单一病灶患者总生存率 >95%，而出现 2 个器官累及则下降到 75%。通常，10% 的多灶性患者死亡，30% 完全消退，30% 经历一个慢性病程，所以患者必须定期追踪。总之，发病年龄小（2 岁以下），广泛的多器官、多系统侵犯，脏器衰竭是影响本病预后的三个主要因素。60 岁以上的老人和 2 岁以下的幼儿的预后很差，死亡率达 50% 以上。

局限性或单器官（系统）病变，一般预后都是比较好的，而广泛的、多器官、多系统的 LCH 可以是致命的。但也有多发性损害自愈的。有学者认为 LCH 患者病程中的黄瘤样损害表示进行性病程向慢性过程转变；其他学者认为特征性临床表现与原发疾病无关。约 15% 的 LCH 患者伴有器官功能异常（肝、骨髓和肺），是提供预后不良的重要依据；而尿崩症并不意味着预后不良。婴儿器官功能异常的死亡率高达 50%~65%。最常见的死因是肺和骨髓的功能异常和继发性感染。患儿黄疸、血小板减少、贫血、肝功能衰竭和指甲侵犯常常提示预后不良。LCH 只累及单器官或单系统（皮肤或骨）、病变少、结节性损害（如 HPD）、损害迅速消退常提示该患者预后良好。成人的多系统侵犯的预后好于儿童。

LCH 患者肝功能异常，表现有低蛋白血症（除外消化道疾病引起的蛋白丢失），水肿，腹水和 / 或高胆红素血症。肺功能异常表现有咳嗽，呼吸困难或呼吸急促，发绀，X 线胸片证实肺间质性疾病，限制性肺部疾病，病变区域非感染性的胸腔积液。造血系统功能异常表现有贫血（除外感染或缺铁性贫血），白细胞减少或血小板减少。这是由于大量组织细胞在骨髓中浸润所致，而不是骨髓功能异常。有时高钙血症是由于骨溶解或产生过多的前列腺素所致，也是预后不良的征兆。

第二节　非朗格汉斯细胞组织细胞增生症

一、概述

非朗格汉斯组织细胞增生症（non-langerhans cell histiocytosis NLCH）也称为Ⅱ类组织细胞增生症（classⅡhisticytosis）或非组织细胞增生症 X（non-X histiocytosis），是一组非朗格汉斯细胞的组织细胞增生性疾病。其中的多数细胞与 LCH 表达相同的免疫表型，却分别向 LCH 和 NLCH 两个不同方向分化，表现不同的临床表现、临床经过以及预后。

NLCH 的特征如下：

■ NLCH 是一组非朗格汉斯细胞的组织细胞增生性疾病，该组疾病有各自的特点，但其之间又有关联

■ 该组疾病被命名为 NLCH，总体上，该组疾病并不是十分罕见，临床上是可以见到的，该组疾病多见于婴儿，一般良性经过数年后可自愈，通常无性别和种族差异

■ 与 LCH 相比，NLCH 的基本病理特点是真皮内致密的、弥漫的、非亲表皮的、组织细胞为主的，杂有泡沫巨噬细胞、淋巴细胞、浆细胞、嗜酸细胞，有时有 Touton 巨细胞的混合浸润。典型皮肤病理浸润的组织细胞表达 CD68，不表达 CD1a 和 CD207

■ NLCH 的皮肤损害大小不等，从小的丘疹到大的结节、斑块。即便同一疾病，皮疹的数量和大小也可不同。皮损可单发，也可表现大量的结节和斑块。损害逐渐变成黄瘤样，但患者常无代谢性疾病

■ 最常见的发生部位是头、躯干和皱褶部位。黏膜损害罕见

■ NLCH 常伴有系统表现，如累及眼睛，引起尿崩症等。其中幼年性黄色肉芽肿的关节损伤和内脏累及少见

所有 NLCH，尤其是幼年性黄色肉芽肿（juvenile xanthogranuloma，JXG）、良性头部组织细胞增生症（benign cephalic histiocytosis，BCH）等，即使 JXG 与 BCH 重叠，都属于良性疾病范畴，而 LCH 则为恶性生物行为。到目前为止，对于 NLCH 还没有一个公认的分类，常用的分类如下（表 48-6）。

表 48-6　非朗格汉斯细胞组织细胞增生症分类

幼年性黄色肉芽肿	juvenile xanthogranuloma，JXG
泛发性发疹性组织细胞瘤	generalized eruptive histiocytoma，GEH
良性头部组织细胞增生症	benign cephalic histiocytosis，BCH
播散性黄瘤	xanthoma disseminatum，XD
Erdheim-Chester 病	ECD
多中心网状细胞组织细胞增生症	multicentric reticulohistiocytosis，MRH
单发性皮肤网状组织细胞增生症	solitary cutaneous reticulohistiocytosis，SRH
泛发性皮肤网状组织细胞增生症	diffuse cutaneous reticulohistiocytosis，DCR
进行性结节性组织细胞增生症	progressive nodular histiocytosis，PNH
坏死性黄色肉芽肿	necrobiotic xanthogranuloma，NXG
窦性组织细胞增生症伴巨大淋巴结病	sinus histiocytosis with massive lymphadenopathy，SHML

注：以上包括了 NLCH 大多数疾病，还有其他的少见疾病为上述疾病的亚型。

1. 流行病学　NLCH 中的 JXG 发病率最高，约占 NLCH 的 80% 到 90%，其他类型都非常罕见。NLCH 无性别和种族差异。80% 的 JXG 患者一般是在出生后 1 岁以内发病，其中 20% 到 35% 是先天性的。单发性 JXG 中，男性略多于女性；而多发性损害中的男性明显多于女性。丘疹性黄瘤是 JXG 的一个亚型，罕见，只有不到 20 例报道。儿童型丘疹性黄瘤一般是1岁内发病，常见男性。GEH也罕见，大约有40例报道，任何年龄均可发病，其中 10 例是儿童。BCH 少见，文献报道约 40 例，男女发病类似，发病年龄是 5 个月到 34 个月（平均 13.5 个月）。PNH 任何年龄均可发病，儿童少见。XD 少见，（大约 100 个病例报道），男性多于女性，大约 60% 患者是 25 岁之前发病。ECD 也少见，在过去的 70 年中，只有约 60 个病例报道。MRH，是一个少见疾病，到 1990 年之前约 100 多个病例报道，而只有皮肤疾患的50例左右，多见于40岁以后的成人，青年也有，儿童罕见。

大约有60例坏死性NXG的报道，发病年龄是17到85岁，无性别差异。SHML也是一个少见疾病，大约365个病例报道。其中黑人略多，无性别差异。任何年龄都可发病，但 80% 的患者是在 10 岁或 20 岁以内。

2. 病因和发病机制

（1）MRH：可能是由于某些刺激，而导致组织细胞的异常反应。局部外伤可能是单发性 MRH 的主要原因。

（2）播散性 MRH：患者常伴有内脏恶性肿瘤和自身免疫性疾病，提示免疫学异常是本病的起始原因。

（3）PNH：是一个渐进性的、不能自愈的疾病。它是由成熟的梭形细胞异常增生，发展成 NLCH 的一种特殊类型。有学者认为，MRH 可能是由 NLCH 的少见类型演变而来。

（4）GEH 和成人 JXG：提示活跃的组织细胞释放尿激酶的作用，引起细胞外基质变性，导致软骨和骨关节的损毁性损伤。

（5）NXG 和与其相关的副球蛋白血症的病因不清楚。已有研究结果提示本病患者的血清免疫球蛋白与脂质复合物沉积在皮肤，引起了巨细胞异物反应。有人认为本病患者先患的副球蛋白血症，引起了含有免疫球蛋白 G 的 Fc 受体的巨噬细胞的增生。NXG 中的副球蛋白具有脂蛋白的功能，它与组织细胞的脂蛋白受体结合，引起肉芽肿反应。

（6）SHML 的病因仍然不十分清楚。可能有两个主要的发病机制，即细胞免疫调节紊乱和原发感染（EB 病毒）（图 48-10）。

二、良性头部组织细胞增生症

良性头部组织细胞增生症（benign cephalic histiocytosis，BCH）又名：具有蠕虫样胞浆内小体的组织细胞增生症。BCH 是一个罕见的、好发于儿童面部的、自限性、良性组织细胞增

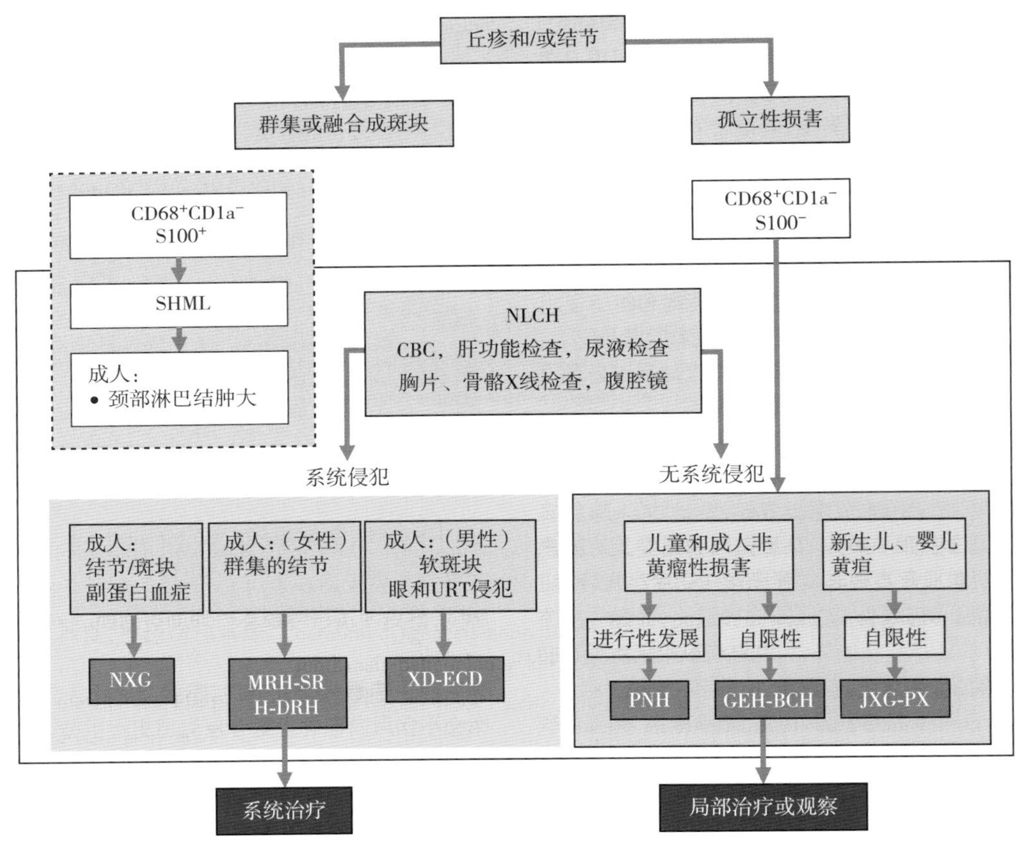

图 48-10　非朗格汉斯细胞组织细胞增生症的临床表现

注：NLCH. 非朗格汉斯细胞组织细胞增生症；BCH. 良性头部组织细胞增生症；CBC. 全血计数；DRH. 弥漫性皮肤网状组织细胞增生症；ECD.Erdheim-Chester 病；GEH. 泛发性发疹性组织细胞瘤；JXG. 幼年性黄色肉芽肿；MRH. 多中心网状组织细胞增生症；NXG. 坏死性黄色肉芽肿；PNH. 进行性结节性组织细胞增生症；PX. 丘疹性黄瘤；SRH. 单发性皮肤网状组织细胞增生症；SHML. 窦性组织细胞增生症伴巨大淋巴结病；URT. 上呼吸道；XD. 播散性黄瘤。

生性疾病。1971 年，Gianotti 因为电镜下发现组织细胞胞浆内有逗号样结构，而描述了一种“具有胞浆内蠕虫样小体的婴儿组织细胞增生症”。后来发现很多 NLCH 都有类似的超微结构特征。

1. 流行病学　本病罕见，据文献报道的约 40 例，一般 1 岁以内发病，最晚在 3 岁之前。无性别差异。个别有发生于成人的报道。

2. 发病机制　BCH 发病机制不清楚，与脂质代谢异常无关。由于本病的组织学、免疫学和超微结构与 GEH 和 JXG 类似，认为本病可能是 GEH 和 JXG 的亚型或局限型。

3. 临床特征　BCH 的临床特征是皮肤损害开始局限在面部的上半部分，主要围绕在眼睑、前额和面颊周围，继之皮疹逐渐发展到整个头部、耳廓、颈部，少数皮疹波及到肩胛、上肢和躯干，个别患者发展到臀部。表现为圆形或椭圆形的淡红色、橘红色或红褐色的斑丘疹、小结节和斑点，直径 2~8mm 大小，皮疹数量多少不等（从 2 个到 100 多个），无自觉症状。没有黏膜病变的报道。

本病有自限性，少数患者病情持续数月，即皮疹可在数月或数年后自行消退，皮疹消退时，先变平，后留下色素沉着斑，继之很快消退。有学者观察了 13 例，皮疹的平均消退年龄是 9 岁。大多数患儿没有黏膜和内脏受累，有一例 5 岁女性儿童发病 1 年后发生尿崩症，头颅影像学证明该患者的垂体柄有致密的细胞浸润。

4. 皮肤病理　BCH 的皮肤病理特征是表皮萎缩，真皮上部细胞浸润，在近表皮处数量减少，无亲表皮性，主要以 3 种细胞浸润模式，即乳头型、弥漫型和苔藓样型。最多见的是局限在真皮乳头和真皮中层的致密的组织细胞浸润，组织细胞体积大、多形性，胞核卵圆形、染色质丰富或淡染，呈泡状核，有时可见锯齿样的核及大核仁，但核分裂象不显著。胞浆丰富、嗜酸性，边缘不清楚。浸润细胞也可呈灶状围绕在血管周围，呈苔藓样或呈弥漫性分布于真皮。可以混杂有少量淋巴细胞和嗜酸性粒细胞，在 3 种组织学形态中都没有 Touton 巨细胞，而在陈旧性损害中，有时可见个别的泡沫细胞和少量多核巨细胞。

免疫组化见 BCH 的组织细胞表达 CD11b，CD14b，CD68，HAM56，和ⅩⅢa 因子，但 S-100 和 CD1a 阴性。

电镜下见肿瘤细胞胞浆内含有大量致密的逗号样小体、蠕虫样小体和膜包绕的囊性结构。后者见于所有的组织细胞的胞浆中，其直径是 500nm-1 500nm。约 1/4 的组织细胞的胞浆中可见到群集分布的逗号样小体，逗号样小体是由于 2 个约 6nm 厚度的电子密度的膜，之间约 8nm 的间隙形成。在致密的细胞浸润中，偶见相邻组织细胞间桥粒样连接。逗号样小体和蠕虫样小体还见于 LCH、JXG、GEH 和 Rosai-Dorfman 病。本病组织细胞胞浆中不含 Birback 颗粒和脂质包涵体。

5. 鉴别诊断　本病需要与 LCH 和 NLCH 的其他类型鉴别，尤其是 JXG。本病的基本损害是斑丘疹，而 JXG 的皮损主要是半球状结节，且较广泛，皮肤病理可见 Touton 细胞。

GEH 与本病有类似的病理特点，但临床表现不同，本病多见于儿童，而 GEH 多见于成人。JXG 和 GEH 之间有相当程度的重叠，因此还有些作者认为它们是一个病理过程的不同阶段或不同变异。

本病与 LCH 的免疫表型不同，电镜下无 Birbeck 颗粒。

6. 治疗　本病是一个自限性疾病，一般不需要治疗，但由于有些患者可并发尿崩症或病情恶化，因此还应详细常规检查和定期随访。

三、泛发性发疹性组织细胞瘤

泛发性发疹性组织细胞瘤（generalized eruptive histiocytoma，GEH）又称为泛发性发疹性组织细胞增生症（generalized eruptive histiocytosis）和发疹性组织细胞瘤（eruptive histiocytoma），是一个主要发生于成人的原发性皮肤的组织细胞增生性疾病。1963 年，Winkelmann 和 Muller 首先报道了 3 例成人 GEH，以后也有儿童的报道。

1. 流行病学　GEH 罕见。大约有 40 个病例报道，其中 10 例是儿童。本病男性略多于女性，任何年龄均可发病，成人发病年龄从 30~60 岁不等，儿童发病一般在 4 岁之前。

2. 发病机制　GEH 的发病机制不清楚。本病与 BCH 是同一种疾病的不同表现。1979 年，Beurey J 等通过临床、病理和超微结构而诊断并报道 1 例 4 岁的 GEH 男孩，之后，该患儿又出现新的黄色群集的丘疹，伴有尿崩症，经过组织病理和超微结构明确了 XD 的诊断，因此也有学者认为 GEH 与 XD 也可能是 NLCH 中的同一疾病的不同表现形式或不同阶段。1981 年，Winkelmann 认为本病可能是其他非 LCH（幼年性黄色肉芽肿、丘疹性黄瘤、良性头部组织细胞增生症、多中心网状组织细胞增生症）的原始型，是 NLCH 的早期，未定类阶段。本病患儿出现黄瘤损害支持这种观点。

3. 临床表现　GEH 为反复发生的、广泛分布的、多发的、无症状的、圆形或卵圆形丘疹，约 3~10mm 大小。坚实的丘疹呈皮肤颜色、粉红色、红褐色或红蓝色。每次发病，大量的、成群的、数以百个丘疹主要分布于面部、躯干和四肢近端。成人患者皮损对称，偶可累及黏膜。儿童患者的皮疹呈不对称、散在分布于全身皮肤，不累及黏膜和掌跖。

内脏受累包括肝肿大和淋巴结病，均非本病特征，常无脂质代谢异常。皮疹持续数月至数年，以后自行完全消退，留色素沉着斑、萎缩性、皮肤松垂样斑疹或小的瘢痕，但并非所有损害都可完全消退。儿童皮损有时出现脐凹，临床上易与传染性软疣混淆。个别报道患者早期为 GEH，以后进展为典型的播散性黄瘤，这更提示该病与 LCH 存在重叠。

4. 皮肤病理　GEH 的组织检查表皮正常，真皮乳头层和真皮中层的致密的单一核的组织细胞及少量淋巴细胞浸润。泡沫细胞少，无 Touton 细胞，有时可见散在的嗜酸性粒细胞和巨细胞。组织细胞核圆形至卵圆形，染色质疏松呈泡状，有小核仁，胞浆淡染，嗜酸性，边缘不清楚。PAS 染色以及脂质特殊染色均阴性。皮肤松垂样损害中弹力纤维消失。

免疫组化见组织细胞表达溶解酶、α_1-抗胰岛素和巨噬细胞标志，包括 CD68（+）、MAC387（+）、ⅩⅢa 因子（+）和 CD11b（+）、CD14b（+）。不表达 S-100、CD1a、HLA-DR。浸润的淋巴细胞为辅助性 T 细胞，表达 CD3 和 CD4。

电镜下见胞浆内群集的各种胞质包涵体，包括爆米花样、高密度的、逗号样、蠕虫样和同心圆板层状小体，后者直径约 1.5μm。无 Birback 颗粒。这些同心圆板层状小体不仅在 GEH 中，也见于先天性自愈性组织细胞增生症中。

5. 鉴别诊断　本病需要与 LCH 和肥大细胞增生症（丘

疹型)、类肉瘤(苔藓样型)、泛发型环状肉芽肿以及其他类型的NLCH鉴别,例如:丘疹性黄瘤、XD、MRH、未定类细胞组织细胞增生症、JXG和BCH。

BCH的早期皮疹和病理改变与本病类似,但BCH主要发生于儿童,皮疹分布于头面部;XD的早期皮疹也可类似本病,但前者是以皮肤黄瘤、黏膜黄瘤和尿崩症为特点。皮疹可以融合成斑块,分布于四肢屈侧或皱褶部位,二者也可以区别。与JXG的鉴别主要靠皮肤病理,虽然JXG的早期泡沫细胞很少或者没有,但成熟期的JXG或早期JXG的连续切片可见Touton巨细胞,而本病无有Touton巨细胞。未定类细胞组织细胞增生症在临床上与本病也很难鉴别,但未定类细胞组织细胞增生症的组织细胞表达S-100和CD1a,本病则阴性。与LCH的鉴别可以通过免疫表型和电镜下是否有Birbeck颗粒来区别。

最近有学者提出泛发性发疹性组织细胞瘤并非单一明确疾病,而是一系列疾病的前期损害,这些疾病包括进行性结节性组织细胞增生症、多中心网状组织细胞增生症、黄色肉芽肿和播散性黄瘤。

6. 预后和治疗　GEH的皮疹是大量的、持续数年后,渐渐地自行消退,不留痕迹或留下皮肤松弛样的斑片。由于本病皮损是自限性,因此不需要治疗。但有些患者可在本病基础上发展成其他类型NLCH,因此仔细检查和随访时必要的。

四、未定类细胞组织细胞增生症

未定类细胞组织细胞增生症(indeterminate cell histiocytosis,ICH)又称未定类树突细胞肿瘤。1985年由Wood等报道首例,是一种慢性,有自愈倾向,无特征性临床表现的、极为罕见的皮肤组织细胞异常增生性疾病。其组织细胞即表达LCH疾病,也表达NLCH疾病的免疫表型,但电镜下胞浆内无Birbeck颗粒。

1. 流行病学　ICH极为罕见,到目前为止,全世界只有数十例报道。ICH多见于成人,也可以发生于儿童和婴儿,有个别报道婴儿或儿童自出生时起病(先天发病),无性别差异。

2. 病因及发病机制　ICH发病机制不清楚。未定类细胞属于组织细胞的亚型,有人认为可能是未成熟的朗格汉斯细胞的前体细胞,或是在向表皮移行过程中停留在真皮的朗格汉斯细胞,不含典型Birback颗粒,或是从表皮向淋巴结移行过程中的朗格汉斯细胞,可不含典型颗粒。

关于未定类细胞的性质,有两种观点:①可能将来分化为Langerhans细胞;②可能是黑素细胞的前身。在形态学、细胞化学和免疫表型上与朗格汉斯细胞相同,具有朗格汉斯细胞对S-100蛋白和CD1a的阳性染色,但缺乏Birback颗粒。偶有报道可见PAS阳性、耐淀粉酶消化的胞质颗粒。

因此目前公认的未定类细胞可能是Langerhans细胞组织细胞增生症的早期阶段或该类疾病谱系中的一个亚型。就本病是一个独立的疾病,还是炎症反应不同阶段出现的某种巨噬细胞性疾病,尚无法定论。

3. 临床表现　皮肤损害为单发或多发性的(超过100个)坚实的丘疹或结节,无痛痒,呈肤色、肉色至黄色或红棕色。泛发性皮疹的初起损害为红色到棕红色的,直径小于1cm的丘疹。单发的常为质软的红斑,直径一般1cm左右,也可以形成溃疡。未定类细胞组织细胞增生症(ICH)的单发性损害,也称之为未定类细胞组织细胞瘤。随着疾病进展,皮疹多变成黄色或红棕色。皮损好发于面部、躯干和四肢,有时对称分布,皮损反复出现,但多数患者的皮疹有时可大部分或全部消退。

ICH不累及黏膜,但个别报道累及眼睛。骨受累常见,可有系统受累。

4. 组织学特征　未定类细胞组织细胞增生症特征是真皮上部甚至整个真皮内致密的组织细胞浸润,大多数不累及表皮。浸润细胞胞浆含有大量嗜酸性胞质,胞核呈卵圆形至锯齿状,有时含有小核仁。在一些标本中也可见典型的肾形细胞核、胞质空泡化以及黄瘤样和巨细胞。偶有报道可见PAS阳性、耐淀粉酶消化的胞质颗粒,也可见正常核分裂像。通常不累及表皮。背景细胞为T淋巴细胞,有时可见中性粒细胞、嗜酸性粒细胞和巨噬细胞。

未定类细胞胞浆PAS(耐淀粉酶)染色阳性;免疫组化见这些组织细胞表达S-100、CD1a、HAM56、CD68、Mac387、溶解酶、α1-抗胰岛素、HLA-DR、CD11c、CD14b和ⅩⅢa因子。电镜下见真皮中浸润的有细胞突的组织细胞,类似朗格汉斯细胞,但胞浆内未见Birbeck颗粒,该细胞无桥粒,细胞核呈折叠状。

5. 鉴别诊断

(1) ICH在临床和组织病理上需要与LCH和NLCH中的其他疾病,如GEH、PNH、MRH及滤泡树突状细胞瘤等鉴别。

(2) LCH有皮肤损害,多表现为丘疹鳞屑,分布似脂溢性皮炎,也可有结节。常有糜烂及溃疡形成,骨受累常见,可有系统受累。组织病理上朗格汉斯细胞与未定类细胞一样,免疫组化都显示S-100和CD1a阳性,但电镜下LCH的朗格汉斯细胞的胞浆内可见Birbeck颗粒,而本病则阴性。

(3) GEH在临床表现和组织病理上与ICH也极为相似,但组织细胞的S-100蛋白和CD1a均阴性,且PAS染色也阴性。

(4) PNH皮损主要累及躯干,表现为黄色丘疹;组织病理上主要由单一梭形组织细胞弥漫浸润,有时呈席纹样排列,偶有黄瘤或颗粒状组织细胞;免疫组化组织细胞不表达S-100和CD1a。

(5) MRH多见于中年人,皮损为数毫米到2cm大小,也可达数厘米大的坚实、肤色至红褐色丘疹、结节,好发于手部及面部,常累及多系统,可伴有发热及损毁性关节炎。组织病理见真皮有单核和多核巨噬细胞浸润,胞浆呈毛玻璃样,免疫组化S-100和CD1a均阴性。发生于皮肤和软组织的滤泡树突状细胞瘤亦极为罕见,组织病理见合胞体的、纺锤样梭形细胞,含有嗜酸性胞浆和泡沫核,有明显的小核仁,呈漩涡状、成束或细纹状排列,可见程度不等的有丝分裂活性、多形性、坏死,背景为淋巴细胞浸润明显。免疫组化见S-100阳性,CD68可不同程度阳性,但CD1a阴性。超微结构中不含有Birbeck颗粒。

(6) ICH在婴儿中还应与先天性自愈性网状组织细胞增生症鉴别,后者S-100蛋白和CD1a阳性,胞浆内可见Birbeck颗粒。

6. 预后和临床经过　ICH病程缓慢,通常为良性增生性经过,不断有皮损缓解和新发。部分患者有自愈倾向,也有作者报道ICH并发低度恶性B细胞淋巴瘤,认为本病与淋巴细胞增生症之间有某种联系。文献中报道1例婴儿ICH,表现为骨骼受累,最终死亡。

7. 治疗　由于ICH大多是无症状的自限性疾病，所以不需要治疗。另外本病因为罕见及缺乏对照，目前也尚无对ICH的标准治疗方案，有报道对泛发性损害的患者静脉使用环磷酰胺、甲泼尼龙、长春新碱等免疫抑制剂，可获暂时疗效。也可口服沙利度胺、阿维A，外用氟尿嘧啶、煤焦油等均有一定的疗效。也有研究发现PUVA和2-氯脱氧腺苷对本病有效，由于部分患者有内脏受累或并发白血病，所以本病需要长期密切随访。

五、幼年性黄色肉芽肿

内容提要

- JXG是最常见的非朗格汉斯细胞组织细胞增生病，20%~35%皮损是先天性的。
- 皮肤黏膜上出现淡黄色丘疹、结节。皮损分为丘疹型、结节型、巨大型。
- 正常血脂，组织学有Tonton巨细胞为本病特征。

幼年性黄色肉芽肿（juvenile xanthogranuloma，JXG）是一个主要累及婴、幼儿的组织细胞良性肿瘤，有自限性。以皮肤、黏膜的淡黄色的无症状的丘疹、结节为其临床特征，偶有其他器官受累，无代谢异常。JXG主要为分布在皮肤及其他器官的黄色丘疹或结节样皮损，可伴发神经纤维瘤和血液系统恶性肿瘤。根据皮损表现可将本病分为小结节型（61%）和大结节型（39%），约20%的小结节型患儿有家族神经纤维瘤病史。病理改变为Touton巨细胞的存在。损害中，以组织细胞浸润为主，伴随着疾病的进展，皮疹变成黄色。本病可累及皮肤以外器官，累及眼的，可以导致失明。部分患者伴有神经纤维瘤和白血病。

1. 历史　1905年，Adamson以“多发性先天性黄瘤”为名首先报道了JXG；1912年，McDonough以“痣性黄色内皮细胞瘤”报道本病；1954年，Helwig和Macknay因为其组织学上有黄瘤样组织细胞和巨细胞，建议将本病命名为幼年性黄色肉芽肿。

2. 流行病学　本病在NLCH中是最常见的类型，约80%的病例1岁内发病，出生时即有皮损者占20%~30%，偶尔发生于成人，无性别及种族差异。无家族倾向，白种人发病约是黑人的10倍。也有报道在新生儿和老年人发病。

3. 病因和发病机制　研究提示JXG的真皮内浸润的肿瘤性组织细胞来源于浆细胞样的单一核细胞，它们表达真皮树突细胞的免疫表型。后期，浸润的组织细胞中混有巨细胞和泡沫细胞。患者血脂检查正常，本病在没有高脂血症的前提下，出现组织细胞大量吞噬脂肪的原因不清楚。可能是由于组织细胞对损伤或感染的反应，即组织细胞对某些损伤或感染而产生的细胞因子所致，曾有报道成人患者的巨噬细胞摄取低密度脂蛋白和合成胆固醇的能力增加。还有报道JXG可能伴有巨细胞病毒感染。Vasconcelos等研究表明，口腔JXG的部分组织细胞中含有早期和晚期巨细胞病毒抗原。关于本病肿瘤细胞来源，最近的研究发现，肿瘤单核细胞和黄瘤细胞表达CD4和CD45（而非CD3）。这提示细胞更可能来源于浆细胞样单核细胞。

4. 临床表现　JXG是一个良性，自限性疾病。其特征是无症状的黄色丘疹、结节，可以累及皮肤和其他器官，但无代谢异常。

（1）皮肤损害主要有两种临床表现形式，即丘疹型和结节型。两种皮疹开始均为橘红色或红褐色，但迅速变成黄色。其中丘疹型JXG为大量实性的半球形损害，广泛散在的分布于全身皮肤，主要累及躯体上部，尤其是头、面部、颈和躯干上部。可以累及口腔黏膜，患者也可只有口腔损害，而无皮疹，皮疹开始为红褐色，迅速转变为淡黄色，直径约2~5mm，数目可多达100个以上，常无自觉症状（表48-7）。

表48-7　幼年性黄色肉芽肿皮肤损害特征

基本损害	小结节（2~5mm）和大结节（1~2cm），黄色，表现为粉红色至棕色圆顶丘疹
形态/颜色	圆形、卵圆形、半环形，橘红色→黄色→红褐色→黑褐色
质地/数量	境界清楚，有弹性，孤立单发（80%）或多发，可多达100个以上
持续时间	3~6年自行消退，留下色素沉着、萎缩、皮肤松弛；成人可持续存在
好发年龄	先天性皮损占20%~35%，1岁内皮损占70%，成人皮损多见于25~35岁
多发部位	头皮最多（15%），其次为躯干上部、上肢、下肢
皮肤镜检测	可见橘黄色背景上的淡红色边缘，有分支状或线状血管由边缘延伸到皮损中央，淡红色区域代表黄瘤化的组织细胞的范围
临床分型	1）丘疹型JXG　皮疹直径2~12mm，广泛分布，不融合 2）结节型JXG　单发或数个，圆形，半透明，红色或淡黄色，表面毛细血管扩张，黏膜受累多见，舌缘或硬腭单发黄色结节 3）巨大JXG　皮肤损害直径>2cm，女孩多见，好发躯干上部和四肢近端 4）混合型JXG　丘疹和结节同时存在 5）斑块型　皮损融合形成斑块 6）其他亚型　角化过度型、簇集型、卫星状、带蒂型、皮下型、扁平斑块样、圆柱样 7）不典型型　生殖器、掌跖、耳垂、手指 8）合并皮损　Ⅰ型神经纤维瘤病中咖啡斑等

（2）临床分型

1）丘疹型幼年性黄色肉芽肿（图48-11~图48-13），皮疹直径约2~12mm，广泛分布，不融合。

2）结节型幼年性黄色肉芽肿，皮肤损害单发或数个（图48-14），一般为圆形，直径10~20mm，半透明，红色或淡黄色，表面可见毛细血管扩张，也有溃疡和卫星状损害的报道，常无自觉症状。黏膜受累较丘疹型多见，常常表现为舌缘或硬腭中线的单发黄色结节。

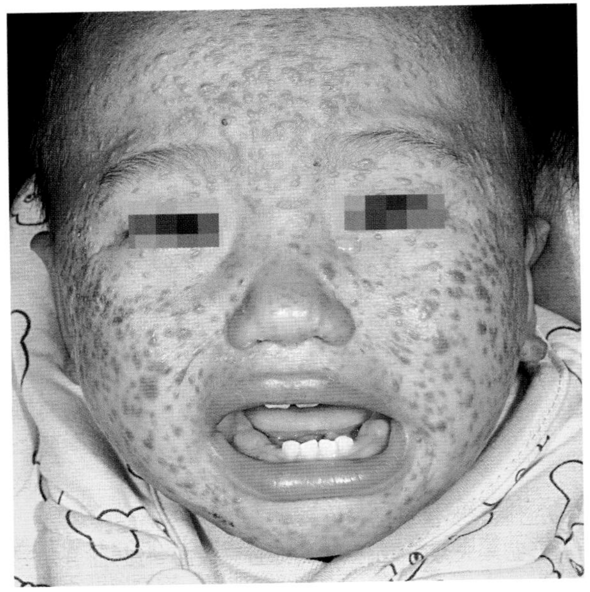

图 48-11 幼年性黄色肉芽肿
丘疹型，头面部广泛丘疹，不融合。

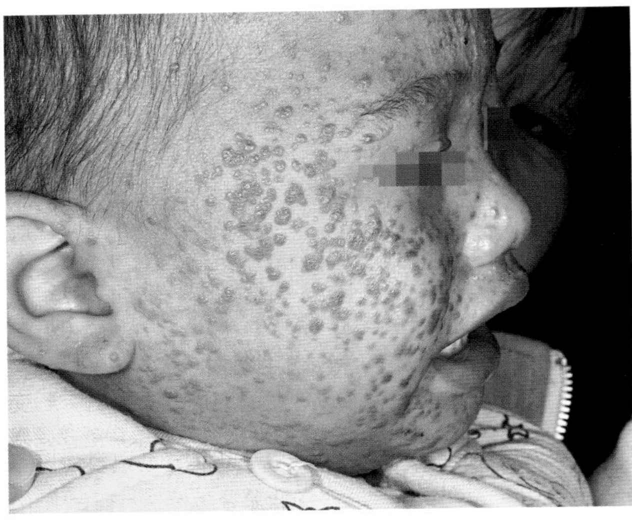

图 48-12 幼年性黄色肉芽肿

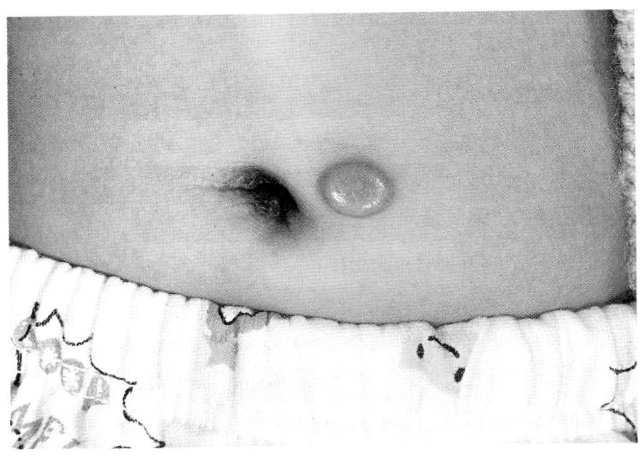

图 48-13 幼年性黄色肉芽肿

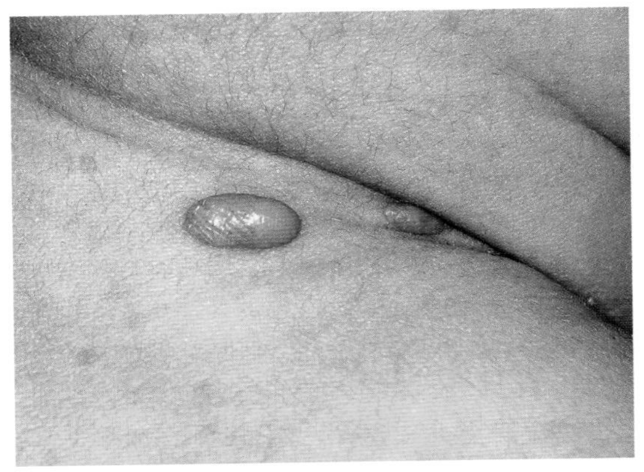

图 48-14 幼年性黄色肉芽肿

3）巨大幼年性黄色肉芽肿，皮肤损害直径大于 2cm，报道中主要累及女孩，最易累及的部位是躯干上部和四肢近端。

4）混合型 JXG，丘疹和结节同时存在。

5）斑块型，皮损融合形成斑块。

6）其他亚型，角化过度型、簇集型、卫星状、带蒂型、皮下型等。

（3）皮肤以外的损害：10% 的患者累及眼睛，可以发生在皮肤损害之前或之后。常为单侧，导致青光眼和肉芽肿性损害，易误诊为黑色素瘤或成神经细胞瘤。虹膜最易受累，引起前房出血和继发性青光眼是严重并发症，可导致失明。眼眶、角膜、虹膜、眼前房出血、青光眼、白内障、血管闭塞、视网膜剥离、睫状体和巩膜外层均有细胞浸润。如果 JXG 只累及眼，则诊断困难。在婴儿期发生病侧青光眼而无皮损者，应考虑眼 JXG 的可能。

（4）系统性损害：丘疹型 JXG 可侵犯中枢神经系统，极为罕见。结节型 JXG 可伴有其他系统性受累，如：肺、肝、脾、骨、肾、心包、胃肠道、深部软组织、中枢神经系统、卵巢和睾丸。中枢神经系统的 JXG 既可以与皮肤损害伴随，也可以只表现中枢神经系统的症状，无皮疹。单发或多发的结节侵犯颅内皮质和小脑以及广泛的颅神经。

（5）伴发疾病 JXG：伴有神经纤维瘤、Niemann-Pick 病、髓性白血病、淋巴细胞白血病、肥大细胞增多症和 LCH 的也有报道。约 20% 的丘疹型 JXG 患者伴有咖啡斑，有的患儿有神经纤维瘤病 1 型（NF1）家族史，1 岁之内患 NF-1，少数患有咖啡斑的 JXG 患儿伴有白血病。与 JXG 相关的另一疾病是儿童粒单核细胞白血病。这三种疾病构成了所谓“三联征”，临床证实，同时患有 JXG 和 NF1 的患者，伴有粒单核细胞白血病的发生率也是升高的，大约是正常人的 20 倍。也有 JXG 伴有幼年慢性髓性白血病的报道。

5. 实验室检查 除了非常罕见的 JXG 伴慢性髓性白血病以外，JXG 通常无化验检查异常。

6. 组织病理和超微结构 JXG 皮损组织病理检查通常显示真皮内密集单核细胞及多核细胞浸润，可有 Touton 巨细胞。JXG 的皮肤病理特征与大多数的 NLCH 类似，即非亲表皮的组织细胞浸润，缺少朗格汉斯细胞。JXG 早期病理变化显示无泡沫细胞的、单一形态的、组织细胞致密的浸润，浸润可限于真皮的上部，也可达真皮全层。浸润的组织细胞胞浆丰富嗜酸性至空泡样。细胞核呈圆形至卵圆形，含有常染色质，有时可见虽小但很明显的核仁。成熟期皮损，真皮浅层浸润的组织细胞中混有数量不等的泡沫细胞、异物巨细胞和 Touton 细胞，也见有多少不等的淋巴细胞、浆细胞、嗜酸性粒细胞和中性粒细胞散在浸润，有时出现大量嗜酸性粒细胞。陈旧性皮损可伴有纤维化，构成纹状外观，因此表现类似皮肤纤维瘤的并不少见。在成熟期的皮损中，脂肪染色是阳性的。最近研究发现浸润的组织细胞和黄瘤细胞表达 CD4 和 CD45，而非 CD3，提示其细胞来源是浆细胞样单核细胞。

免疫组化显示大多数 JXG 的组织细胞表达 CD68/Ki-M1P、CD45（LCA）、CD4、HAM56、fascin、cathepsin B、HLA-DR 和ⅩⅢa，不表达 CD1a 和 S-100 蛋白。但个别报道 S-100 阳性，但不表达 CD1a。MAC387 和溶菌酶常为阳性。

电子显微镜下可见，疾病早期的组织细胞特征是多形性的核，丰富的伪足，胞浆内含有大量细长不规则的致密小体。偶然可见群集的逗号样小体。陈旧性损害，以泡沫细胞为主，胞浆中含有丰富的脂肪空泡，胆固醇裂隙和髓细胞样小体。Touton 巨细胞非常大，有的含有 10 个核，脂肪空泡充满胞浆，在其中央可见线粒体和溶酶体。

7. 鉴别诊断　临床上本病应与下列疾病鉴别。① Hand-Schüller-Christian 病：多发生于儿童，典型的三联征为颅骨缺损、眼球凸出和尿崩症。皮损可表现为似发疹样黄瘤状黄色丘疹，质软。组织学上表现为真皮内大量泡沫细胞、数量不等的组织细胞和嗜酸性粒细胞浸润。常见多核异物巨细胞，偶可似 Touton 巨细胞，朗格汉斯细胞标记性抗体 S-100 和 CD1a 阳性。②皮肤黄瘤：是含脂质的组织细胞和巨噬细胞局限性聚集于真皮或肌腱等处形成的黄色、橘黄色或棕红色的丘疹、结节或斑块。病理与幼年性黄色肉芽肿相似，但不存在炎症或多核细胞。血脂及系统检查无异常。

8. 并发症　JXG 的眼病变引起视力下降，导致严重的继发性青光眼。JXG 可能引起内脏病变的有肺、脾、肝、胃肠道、心包、肾、睾丸甚至中枢神经系统，个别病例导致死亡。

9. 预后和临床经过　大多数患者的皮肤损害，随着时间的延长趋于变平，常在同一患者身上见到不同时期的皮损。这些患者一般健康状况及精神、躯体发育均正常，无代谢性疾病，皮肤和内脏损害通常在 3 至 6 年内自行消退，留下色素沉着，轻度萎缩或皮肤松弛，无并发症者预后良好。

10. 治疗　因为本病的自限性，皮肤损害不需要治疗。对于中枢神经系统损害需要治疗，包括手术、或放疗都取得较好的疗效。对于伴有临床症状的内脏损害需要治疗，长春新碱取得满意疗效，对治疗 LCH 的化学治疗药物均有效。

六、坏死性黄色肉芽肿

坏死性黄色肉芽肿（necrobiotic xanthogranuloma，NXG）又称为伴有副球蛋白血症的坏死性肉芽肿（necrobiotic xanthogranuloma with paraproteinemia），是以眼眶周围的结节和溃疡性损害为特征的、组织细胞增生性的、一个极其罕见的综合征。1966 年，Muller SA 首先报道了 3 例，但直到 1980 年，由 Kossard 和 Winkelmann 通过总结了 8 例患者的皮肤损害和伴有副球蛋白血症的临床特点，首次明确了坏死性黄色肉芽肿（NXG）。

1. 流行病学　NXG 罕见。到目前为止，世界上大约有 60 例坏死性黄色肉芽肿（NXG）的报道，中老年患者居多，发病年龄是 17 岁到 85 岁，平均发病年龄 56 岁。男女发病率相同。

2. 病因及发病机制　研究提示本病患者的异常的副球蛋白与脂质形成复合物沉积在皮肤，引起了巨细胞异物反应。有人认为本病先有副球蛋白血症，导致携带免疫球蛋白 G-Fc 受体的巨噬细胞增生。NXG 中的副球蛋白具有脂蛋白功能，它与组织细胞的脂蛋白受体结合，引起肉芽肿反应。

3. 临床表现

（1）皮肤损害：典型皮疹是多发的、不对称的黄色丘疹、结节和斑块。早期皮肤损害是无症状的侵犯到真皮或皮下组织的橘红色、紫色或黄色的小结节或大结节。皮损缓慢增大形成斑块，边缘清楚，呈典型的黄瘤样外观。直径可以数毫米到 25cm。损害中央可以萎缩、瘢痕、伴有毛细血管扩张或溃疡。大多数患者无症状，也有疼痛或烧灼样感觉，但不多见。损害好发于面部、颈部、躯干和四肢近端。

躯干和四肢皮疹为边界清楚、不规则的斑块，表面浅黄色，直径可达 25cm。皮损可伴有溃疡、出血、瘢痕、中央萎缩和毛细血管扩张，并常有特征性的炎性边缘。在躯干还常可见到紫红色和肉色结节。少数为单发，似肿瘤，也有无皮疹的报道。口腔黏膜受累少见。

（2）眼损害：85% 患者侵犯眼眶周围，常合并眼并发症，包括结膜损伤、眼窝肿块、眼睑外翻、眼睑下垂、巩膜外层炎、角膜炎、眼球突出、葡萄膜炎和虹膜炎。少数患者无眼周皮损。

（3）系统损害：病变还可累及心肌、肺、喉部、肝、脾和肾。患者可能同时伴有关节炎、慢性阻塞性肺病、肾病和高血压。曾有 1 例报道患者合并线性硬斑病。有些患者同时患有肝结节，20% 患者患有肝脾肿大。还有报道的有恶心、呕吐、鼻出血、背痛和 Raynaud 现象以及与本病相关的恶性疾病，例如：多发性骨髓瘤、浆细胞增生性疾病和淋巴系统增生性疾病等。

（4）副球蛋白血症：大多数 NXG 患者伴有副球蛋白血症，一般是 IgGκ 或 λ 单克隆蛋白。据报道 22 例严重性 NXG 患者中 16 例患有 IgG 单克隆蛋白，3 例患多发性骨髓瘤，3 例患冷球蛋白血症。

（5）伴发疾病：NXG 还伴有的其他临床表现有骨髓瘤，淋巴细胞增殖性疾病、浆细胞增殖性疾病、关节病，高血压，神经病，胆汁淤积性肝硬化和 Graves 病等。

4. 实验检查　90% 的 NXG 患者伴有副蛋白血症（IgGκ 或 λ 轻链），尤其是伴有骨髓瘤的患者。κ 链多见，个别报道 1 例患者同时伴有两种单克隆副球蛋白 κ 和 λ 轻链。有些患者合并多发性骨髓瘤或 B 细胞淋巴瘤，霍奇金淋巴瘤，糖尿病，少数患者有高脂血症。大约 40% 的患者伴有冷球蛋白血症。有些 NXG 患者血清中的 C1 抑制剂水平低于正常，个别患者伴有血管性水肿。当 C1 抑制剂完全消失时，针对副球蛋白而产生的免疫复合物，形成自身抗体。

其他实验室检查的异常包括贫血、白细胞减少、血沉增快和补体 CH50 降低（低补体血症）。

5. 皮肤病理　表皮正常。真皮全层至皮下脂肪层的由淋巴细胞、浆细胞、上皮样细胞、泡沫细胞和 Touton 巨细胞组成的混合性肉芽肿性浸润。整个真皮层可见大面积明显的坏死与肉芽肿样浸润灶交替分布。脂肪层的病变主要分布于小叶间隔，类似脂膜炎。肉芽肿周围有界限清楚的坏死区，坏死区中含有典型的胆固醇结晶和脂滴以及坏死的胶原束（包括胶原的完整性消失和核碎片，类似坏死），少数病例的脂滴和巨细胞反应不明显，而弹力纤维消失，染色阴性。阿辛蓝染色显示其间质中少量黏液。

在坏死灶周围可见一些外形怪异的多角形巨细胞，其胞浆丰富嗜酸性，多核呈不规则的聚集排列。巨细胞内常见星状小体，这对诊断有一定帮助。

淋巴细胞和浆细胞浸润明显，在真皮和皮下脂肪层还可见致密的、边缘清楚的，伴有生发中心形成的淋巴样结节。Touton 巨细胞性脂膜炎分布于全部脂肪小叶。偶尔，肉芽肿和坏死围绕在血管周围或累及肌性动脉。冰冻切片和油红 O 染色可以显示灶状脂滴。坏死区的胶原纤维为无结构的是酸性碎片。如同大多数渐进性坏死性疾病一样，坏死性胶原纤维有时可经表皮排出。

伴有系统性疾病的患者可见肺和心脏内的巨细胞浸润、肉芽肿形成和渐进性坏死并存。

免疫组化见组织细胞表达溶菌酶、CD68、MAC387 和 CD11b。

电镜下见细胞胞浆内含有丰富的脂滴，胆固醇结晶和类似 JXG 中见到的髓样小体。

6. 鉴别诊断　NXG 的临床病理特征鲜明，组织学上见大量渐进性坏死，伴有许多胆固醇裂隙、怪异多核巨细胞和 Touton 巨细胞，这些特征可与类脂质渐进性坏死及其他渐进性坏死性疾病鉴别。但应注意，类脂质渐进性坏死中极少见到明显的胆固醇裂隙形成。本病还需与 NLCH 的其他类型（播散性黄瘤，多中心网状组织细胞增生症、幼年性黄色肉芽肿）和结节病鉴别，鉴别诊断可以根据皮损的临床形态、分布、组织学和相关的系统表现。

7. 治疗　本病的治疗，没有临床对照的研究资料，没有统一方案。直接针对副球蛋白血症的治疗，烷基化物如左旋苯丙氨酸氮芥（联合或不联合皮质类固醇激素），放疗，二氧化碳激光和血浆置换、光动力学疗法都可在短时间内使皮肤损害消退。皮质类固醇激素外用或局部注射都无效，系统激素治疗，甚至大剂量激素冲击治疗，部分患者有效。有 1 例 51 岁男性 NXG 伴副球蛋白血症患者，经苯丙酸氮芥，2mg/ 日，连续治疗 7 个月，取得肯定疗效。还有 1 例侵犯眼睛，经过放疗而治愈的报道。局部手术切除，因为复发而不建议。Goede 等 2007 年首次报道使用自体干细胞移植治愈 NXG，为 NXG 的治疗提供了新的思路。

8. 预后和临床经过　NXG 的临床特征是一个不断有新皮疹和溃疡的缓慢进展的疾病。病程较长，10 年存活率接近 100%，预后取决于皮肤以外受侵的程度、累及的脏器和内脏肿瘤（例如，骨髓瘤）的状况不同而异。

七、网状组织细胞增生病

网状组织细胞增生病（reticulohistiocytosis）又称巨细胞网状组织增生症（giant cell reticulohistiocytoma）。好发于成人、非常罕见，发生在皮肤、关节和黏膜的组织细胞增生性疾病，且关节病变常先于皮肤、黏膜的损害。其他器官也可受累，约 20% 的患者并发内脏恶性肿瘤。1950 年，Zac 首次报道仅发生皮肤损害、无内脏受累的巨细胞网状组织细胞瘤；1954 年 Goltz 和 Laymon 将同时有皮肤损害和系统病变的定义为“多中心网状组织细胞增生症（multicentric reticulohistiocytosis，MRH）”，并认为这是谱性疾病，从单发皮损（既无关节病变，也无内脏肿瘤）到多中心网状组织细胞增多症的谱性疾病。典型皮损组织病理特征是单核和多核巨细胞浸润，这些细胞胞浆呈毛玻璃样改变。

（一）流行病学

MRH 无论单发或多中心型，各类型都好发于成年白种人，本病中年发病，多见于 40 岁以后的成人，平均 43 岁，女性多见，男女之比是 1∶3。青年也有，儿童罕见。至 1990 年之前约 100 多个病例报道，只患有皮肤损害，无内脏病变的有 50 例左右。

（二）病因及发病机制

病变区域大量浸润的吞噬组织细胞，认为本病可能是对各种刺激的组织细胞的异常反应。一般找不到感染因素，分枝杆菌可能是病因之一，研究显示 33% 的患者有结核菌的感染，其中 5% 的患者有活动性结核，也有用抗结核治疗有效的报道。其他研究认为 MRH 是机体对潜在的自身免疫性疾病或恶性肿瘤的免疫反应。

本病一般无家族遗传，极个别病例报道的家族性组织细胞性皮肤关节炎，是 MRH 的罕见类型，表现为家族性发病，患者伴有青光眼、葡萄膜炎和白内障。

单发于皮肤的巨细胞网状组织细胞瘤病因更不清楚，有的病例可能继发于外伤。Cerio 等认为巨细胞网状组织细胞瘤与发疹性成人型黄色肉芽肿是同一个疾病。

（三）临床表现

MRH 的特征是皮肤黏膜损害伴有严重的关节病和内脏症状。有 2 种不同的临床类型：

本病有两种独特的类型，分别网状组织细胞瘤和多中心性网状组织细胞增生病，二者存在相同组织学特征，但临床表现不同。

1. 网状组织细胞瘤（reticulohistiocytosis），常表现为单个、坚实的真皮损害，皮肤和黏膜的直径小于 1cm，好发于躯干和四肢，多发性损害少见。孤立性或多发性皮肤结节，主要见于成年男性，儿童很少见，孤立性和多发性皮肤结节型网状组织细胞增生症与多中心网状组织细胞增生症的临床和病理一致，只是没有关节病变和内脏肿瘤。孤立性网状组织细胞瘤皮损特点是迅速增大的结节，从黄褐色到暗红色。最常见于头部，但可以发生在人体各处。可能与局部外伤有关。

2. 多中心性网状组织细胞增生症（multicentric reticulohistiocytosis，MRH）又称脂质化皮肤关节炎、巨细胞网状组织细胞增多症，是一种多系统疾病。

特点是以组织细胞或多核巨细胞浸润的，多器官受累的炎性系统性疾病，曾被称为类脂质关节炎，后由于其多病灶的起源和累及多个系统等超出类脂质关节炎范畴，于 1954 年由 Goltz 和 Lymon 提出多中心网状组织细胞增生症的命名。本病罕见，全世界发现约 300 例，多为个案报道。

（1）皮肤损害是褐色、黄褐色或黄色的丘疹和结节或鹅卵石样斑块（图 48-15，图 48-16），直径在数毫米到 2cm 大小，圆形，半透明。成群的丘疹融合成斑块，皮损渐渐散开、孤立，溃疡罕见。皮损好发于四肢伸侧，尤其是手和前臂。面部、头、手、耳朵和关节周围也常常累及。小的散在的皮损也可见于躯干，躯干下部和下肢少见。约 15% 的患者于光敏感区域有红斑、丘疹，需要与皮肌炎的面容鉴别。约 1/4~1/3 的患者主诉皮损瘙痒。30% 的患者有黄色肉芽肿损害，严重的面部皮损导致

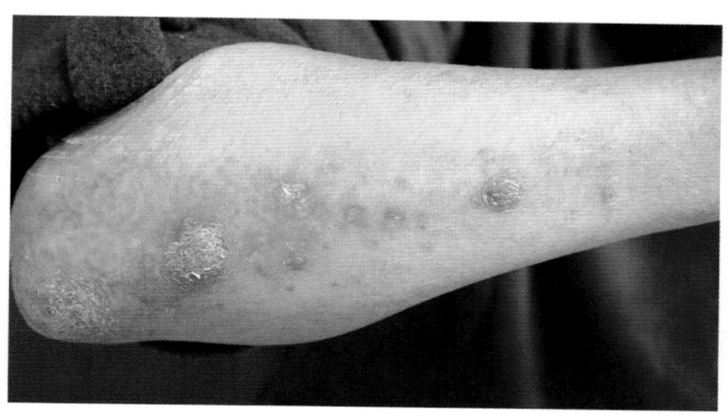

图 48-15 多中心网状组织细胞增生症(石柱县人民医院曾奇峰惠赠)(1)

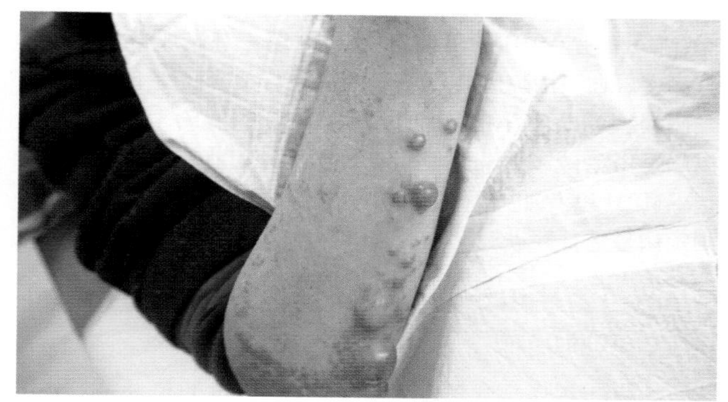

图 48-16 多中心网状组织细胞增生症(石柱县人民医院曾奇峰惠赠)(2)

毁容,形成“狮面”。约 40% 患者有小的丘疹围绕在指(趾)甲褶周围呈珊瑚珠样损害,引起指甲损伤,包括易碎、纵脊和萎缩。关节周围的结节类似类风湿结节,皮损大小不等,大的结节性损害影响附近的关节,形成肌腱鞘的囊性肿胀。

多发性皮肤结节型网状组织细胞增生症(MRH)的皮损是实质性的、光滑的、无症状的丘疹结节性损害,直径 3~10mm,散在分布。早期损害为粉黄色,陈旧性损害是红褐色。

(2) 50% 以上的患者有黏膜侵犯,常累及口腔、齿龈、咽、鼻、喉和巩膜。特征性的是唇和舌黏膜的结节,30% 患者伴有血脂代谢异常。实验室检查见血脂检查正常和类风湿因子阴性。即便本病处于非常活跃时期,血沉也只是正常范围内高值的边缘。

(3) MRH 患者首先表现关节病变,肢端和脊柱关节均可受累,常见的有手(80%),膝(70%),腕(65%)的关节炎,少见的有肩、踝、肘、髋、颞下颌、足和脊柱关节炎。60% 的患者患严重慢性弥漫的多发性关节炎伴有关节痛,他们常有 6~8 年的关节炎病史。典型病变是手关节的炎症。指(趾)关节对称的红斑、畸形、多发性关节炎(图 48-17),最终导致手指变短,为本病特征。MRH 患者的骨关节损害为进行性损伤过程,常为多关节的、对称的、侵蚀性关节炎,常进展为残毁型关节损伤。 X 片检查显示关节面损伤、骨溶解,甚至继发性骨关节炎。

(4) 系统性损害,患者全身症状有发热、乏力和体重下降。MRH 的软组织、肌肉以及内脏和骨骼都可被累及。已有报道

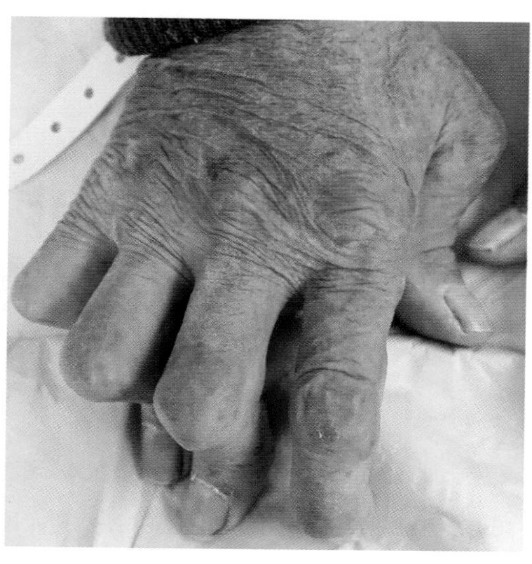

图 48-17 多中心网状组织细胞增生症(石柱县人民医院曾奇峰惠赠)

有:骨髓、骨骼肌、淋巴结、心脏、心包、肺、胸膜、骨骼、肝脏、十二指肠系膜和肾脏。肌肉损伤(肌炎、肌强直、和肌萎缩);心肺系统(心包炎、心功能不全、胸膜炎、肺的网状组织细胞浸润),可以导致患者死亡;眼(突眼、结膜的浸润),其典型症状包括青光眼、眼色素层炎和白内障;胃肠道系统(胃溃疡);甲状腺(甲状腺结节)和下颌下唾液腺,但少见。MRH 可伴有自身免疫性疾病,如 Sjögren 综合征、系统性血管炎、结节性硬化、消退的硬化性损害和结核。患者常常 6~8 年之后趋于稳定。

(5) 内脏恶性肿瘤:大约 15%~27% 的患者伴有内脏恶性肿瘤,最常见有支气管、胃、卵巢、乳房和宫颈癌。黑色素瘤、骨髓瘤、淋巴瘤和脊髓发育不良综合征少见。大多数患者的多中心网状组织细胞增生症先于内脏恶性肿瘤,本病还与恶性肿瘤复发相关。

(6) MRH 并发症的并发症主要是系统侵犯。主要累及骨骼和各个脏器,表现体重减轻和发热,多发性关节炎是常见的并发症。侵犯到上呼吸道,引起发音困难和 / 或吞咽困难。心肺系统的累及是最常见的、致命的。

(四) 实验室检查

(1) 约 1/2 的 MRH 患者有贫血和血沉增快,1/3 的患者有高胆固醇血症。患者的免疫球蛋白 IgG 升高;有冷球蛋白血症和血清中的冷凝集素。类风湿因子阴性。关节的 X 片是 MRH 的特征性检查,表现为双侧的,对称的、界限清楚的,关节表面边缘损毁性的,常伴有骨末端分离,但没有软骨硬化。

(2) 组织病理:皮肤组织病理是本病的诊断依据,早期损害为组织细胞和淋巴细胞的浸润。陈旧性损害表现为大量单核或多核组织细胞浸润,单核组织细胞呈粉红色、形态一致,多核巨细胞胞浆丰富,含有大量嗜酸性的、均质的纤细颗粒状,似毛玻璃样外观(图 48-18、图 48-19)。巨细胞的数量多少不等,其直径可以达到 100nm。多核巨细胞的核仁随机分布,可以是杂乱的、或沿着核周线状排列的、或群集在中央。有时在浸润的细胞中混有浆细胞、嗜酸性粒细胞以及凝集的胶原纤维和弹力纤维的片段。这些细胞 PAS 染色阳性,提示这些细胞含有糖脂和 / 或糖蛋白和中性脂肪。

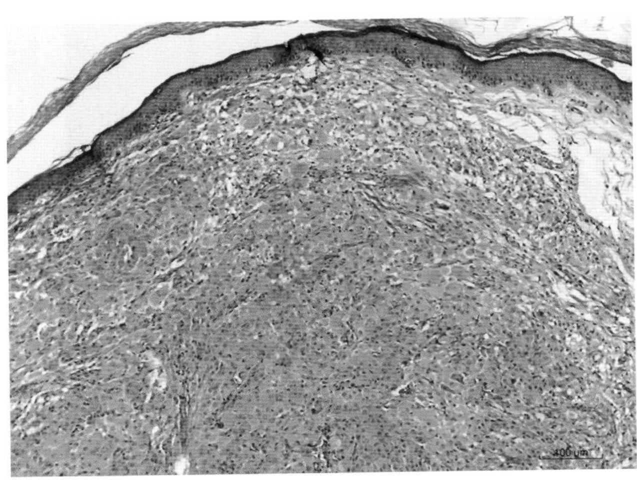

图 48-18　多中心网状组织细胞增生症(石柱县人民医院曾奇峰惠赠)(1)

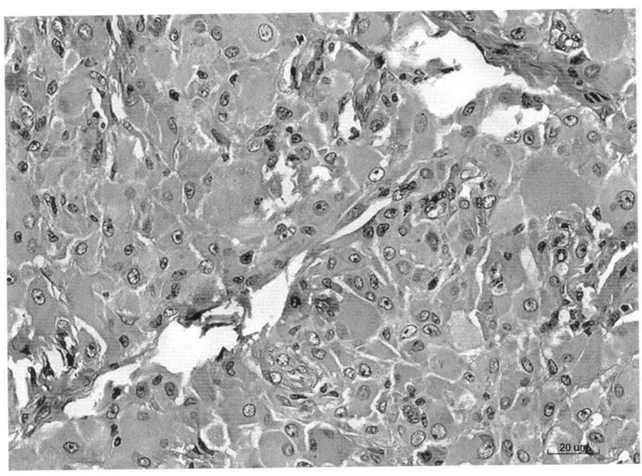

图 48-19　多中心网状组织细胞增生症(石柱县人民医院曾奇峰惠赠)(2)

(3) 免疫组化显示这些组织细胞表达酸性磷酸酶、ATP 酶、溶菌酶、α_1- 抗胰蛋白酶、CD68、CD11b、CD14、vimentin、CD45、HAM56 和 ⅩⅢa 因子。但是不表达 CD1a,S-100 和 CD34。细胞胞浆中含有 TNF-α,IL-1β 和 IL-12。

(4) 电镜下见这些细胞胞浆内含有致密小体,囊泡,脂滴性空泡和髓细胞样小体。最近超微结构下见 MRH 中有典型的Ⅳ型胶原,沉积在细胞胞浆内或细胞外。这些包含物一般沉积在淋巴组织细胞的恶性肿瘤中,提示 MRH 可能还是一个增生性疾病,而不是炎性疾病。

(五) 鉴别诊断

单发性巨细胞网状组织细胞瘤的皮损无特异性,表现为单发的结节的疾病都需要与本病鉴别,例如:非典型纤维黄瘤、Spiitz 痣、附属器肿瘤、单发的成人黄色肉芽肿等根据皮肤病理均可鉴别。

多中心网状组织细胞增生症(MRH)需要与发疹性黄瘤和幼年性黄色肉芽肿鉴别。除了皮损分布和病理特点的不同以外,幼年性黄色肉芽肿发病早,大多累及婴幼儿;而发疹型组织细胞增生症的皮损为反复发生的数百个的丘疹,数月可自行消退等临床特点可以鉴别。另外,本病还需与其他同时患有皮肤结节和关节炎的疾病鉴别,如:类风湿关节炎,类肉瘤,痛风和黄瘤病等。

(六) 治疗

巨细胞网状组织细胞瘤可手术切除。而对于 MRH,还没有很好的治疗方案。短期系统类固醇药物治疗,但长期的疗效不清楚。有类固醇激素联合硫唑嘌呤成功治愈的报道。非类固醇抗炎药物对关节病无效。免疫抑制剂可能有一定的帮助,曾有单用环磷酰胺、氨甲蝶呤或苯丙酸氮芥治疗成功的病例报道,并且环孢素也有较好的疗效。个别报道二磷酸盐和 TNF-α 治疗有效的报道。

(七) 预后

只有皮肤损害的网状组织细胞增生症,皮损可以自行消退,预后良好。有学者认为无系统症状的多发性皮肤结节性 MRH,可能是 MRH 的早期病变,此时还没有表现出关节和内脏病变。在 MRH 中,皮肤黏膜的损害与关节病变不同。皮肤黏膜损害可以自行缓解,而骨关节病中,只有约 1/2 的患者可以趋于稳定,另 1/2 患者则呈进行性的骨关节损伤。

MRH 患者如伴有骨关节病、脏器侵犯和内脏恶性肿瘤,则疾病呈进行性进展。

八、窦性组织增生症伴巨大淋巴结病(Rosai-Dorfman 病)

窦性组织增生症伴巨大淋巴结病(sinus histiocytosis with massive lymphadenopathy,SHML)是一个良性的、主要侵犯颈部淋巴结的、罕见的、自限性、具有病理特征的组织细胞增生性疾病。1969 年,由 Rosai 和 Dorfman 首先报道本病,因此也称为 Rosai-Dorfman 病。

1. 流行病学　SHML 也是一个少见疾病,到 1990 年,大约 423 个病例,至 1995 年,约 600 例报道。本病广泛分布于世界各地,其中黑人略多,亚洲人罕见,无性别差异。任何年龄都发病,文献报道的从出生到 74 岁,但 80% 的患者是在 10 岁或 20 岁以内的青少年。还有先天发病、家族发病的报道。

2. 病因和发病机制　SHML 的病因仍然不是十分清楚的。更多的观点认为本病是一个反应性疾病,而不是组织细胞的恶性增生。可能有两个主要的发病机制:细胞免疫调节紊乱和原发感染(EB 病毒)。发热和咽炎等感染是本病病因之一,且这些炎症常常在 SHML 之前。但感染的病原体的研究至今还没有结论。有个别被证实 EB 病毒感染的克雷伯杆菌鼻硬结症和布鲁菌感染的患者患有本病的报道,但以后没有类似的报道。最近的研究,本病患者的皮损与人疱疹病毒 6 和 8 型感染相关,但也以失败而告终。

3. 临床表现　SHML 中,约 10% 的患者有皮肤损害,皮疹呈多形性,有黄色斑疹、斑片,红褐色丘疹,斑块和结节,并且可以形成溃疡(图 48-20~ 图 48-22)。有些患者表现直径达 10cm 的实性紫色结节和肿瘤,但是大多数患者的皮损是小的、多发的、广泛的和无症状的。眼周的 SHML 引起眼睑的小叶状硬结。初起的皮疹常表现出本病的主要特征。90% 的患者有颈部淋巴结肿大,颈部淋巴结病通常表现为大的、对称的、无痛性的包块。发生在腋窝、纵隔、腹股沟和耳前淋巴结的少见。

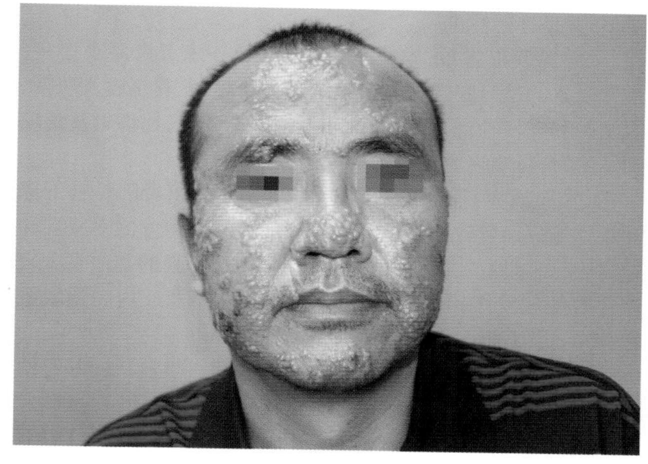

图 48-20 Rosai-Dorfman 病(1)(新疆维吾尔自治区人民医院普雄明惠赠)

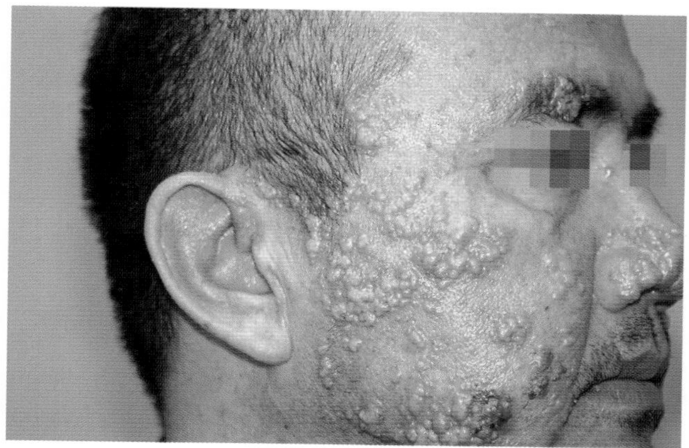

图 48-21 Rosai-Dorfman 病(2)(新疆维吾尔自治区人民医院普雄明惠赠)

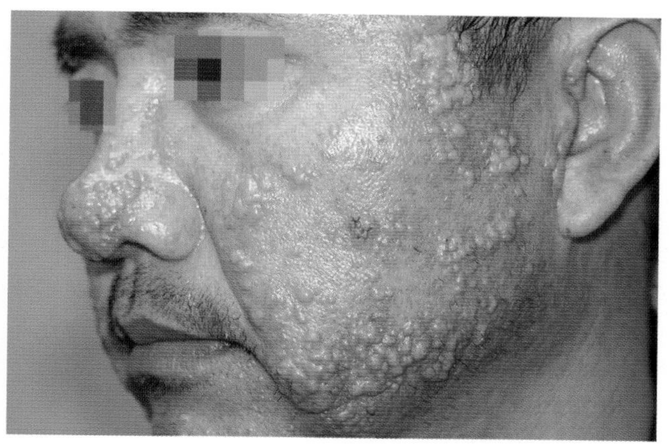

图 48-22 Rosai-Dorfman 病(3)(新疆维吾尔自治区人民医院普雄明惠赠)

也有报道 SHML 伴有发热,体重减轻,乏力和盗汗。节外疾病常见,约 25%~43% 的患者有至少一个脏器受累,并且,可以为首发症状。皮肤是最常见的受累器官,并且可以没有淋巴结疾病,患者可以长时间无内脏或淋巴结受累,只表现皮肤病变。常见的皮肤损害有红斑、丘疹、结节和浸润性斑块。表面常有脱屑和毛细血管扩张。皮损可以发生在人体的任何部位。伴有皮肤损害的患者,50% 有至少一个或多个受累的器官,尤其是鼻腔和副鼻窦的息肉。其他器官包括有眼、唾液腺、呼吸道、肝、脾、生殖泌尿系统、胃肠道、心脏、甲状腺、骨骼和中枢神经系统。侵犯胃肠道的罕见。曾报道 1 例老年女性的 SMLH 患者伴有直肠肿瘤。

并发症 节外 SHML 导致两侧的肉芽肿性的眼色素层炎,并且可以似神经纤维瘤病、脑脊膜瘤、硬脑膜炎和慢性踝关节炎。

4. 实验室检查

(1) SHML:通常表现有血沉增快,白细胞增多、中性粒细胞增多。血清蛋白异常,低蛋白血症和多克隆高 γ 球蛋白血症。血脂正常。少见的有中等度贫血(60% 患者),淋巴细胞减少,EB 病毒阳性,且个别病例查出克雷伯杆菌的抗体。

(2) 组织病理和超微结构:淋巴结的病理改变具有特征性,表现为胞膜和胞膜周围纤维化,淋巴都扩张并含有大量组织细胞,这些细胞胞浆淡染、丰富、嗜酸性为特征,边缘不规则,核大呈空泡状,偶有小核仁。组织细胞胞浆中含有淋巴细胞,这具有特征性,可能代表淋巴细胞吞噬作用。有些细胞胞浆泡沫状,可能有多个核;有的甚至类似霍奇金病中的 R-S 细胞。

节外 SHML 的病理特点类似病变的淋巴结,在节外的病变区域也可见到扩张的窦和活跃的生发中心。节外 SHML 常表现纤维化和淋巴吞噬作用。

SHML 的皮肤病理表现为真皮内弥漫的或结节状的组织细胞浸润,组织细胞含有大囊泡样的核和丰富淡染的胞浆。有些组织细胞呈泡沫样,多核,或 2 个核。这些大的组织细胞聚集成群,类似淋巴结中的窦。组织细胞的胞浆丰富,淡粉红色,边缘不清楚或毛玻璃样嗜酸性,胞膜清楚。组织细胞的核是圆形或椭圆形,通常是 1 个小的核仁。少数细胞多核或不典型核,但核丝分裂罕见。组织细胞吞噬的淋巴细胞(有时也有红细胞、中性粒细胞和浆细胞),在组织细胞胞浆中的伸入运动是其特征(始终伴随着疾病的全过程)。淋巴细胞、浆细胞、中性粒细胞和嗜酸性粒细胞混杂在浸润的细胞中。

(3) 免疫组化 SHML 细胞显示 pan- 吞噬细胞标记(EBM11,HAM56,Leu M3,CD68,FcIgG 和 C3 受体),单核细胞标记(OKM5 和 Leu M1),活跃的抗原(ki-1,转铁蛋白受体和 CD25),和溶酶体酶(溶菌酶和 α1- 抗凝乳胰蛋白酶)。这些细胞也表达ⅩⅢa 因子,真皮树突细胞标记,一般树突状细胞表达 S100 抗原;NA1/34 双阳性,另外还表达黏附分子,包括 CD11b、CD11c、CD18、CD31、CD54、CD62L 和 CD103,不表达 CD1a。

(4) 电镜下见组织细胞含有波动起伏的绒毛状胞质突,大多数组织细胞胞浆内有丰富的脂滴泡和中等量的溶酶体,吞噬体,其中含有成群的逗号样小体,而不含 Birbeck 颗粒。

5. 鉴别诊断 SHML 需要与以下疾病:脓肿、Hodgkin 病、结核,类肉瘤、白血病和获得性免疫缺陷综合征鉴别。

6. 治疗 许多治疗方案可以尝试,例如,药物:长春新碱、依托泊苷、环孢素和放疗,但没有一个成熟的意见,且疗效都不满意。最近观察了 40 个患者,其中的 32 位患者未经任何治疗,便自行缓解。另外观察 9 例接受放疗的患者,其中 3 例完全缓解。还有扩大面积手术切除了 9 例患者中 8 例治愈。

化疗一般都不成功。

大多数 SHML 的类型，例如 JXG，因为这些疾病无临床症状和自限性，不需要治疗。而 XD、ECD、MRH、NXG 或 SHML 没有很好的治疗方法，并且常常不成功。

XD 的治疗一般是没有帮助的。对于尿崩症必须用抗利尿激素。放疗、冷冻疗法、类固醇激素、和抑菌性的化学疗法试图缓解损伤的结果。

MRH 的治疗常常是使人失望的。抗炎药，例如阿司匹林、消炎痛（吲哚美辛）只表现出微小的效果。全身类固醇激素治疗关节疾病有效，但只是短期有效。1 例患者经地塞米松冲击治疗得到可观的疗效。单独使用硫唑嘌呤无效，但联合糖皮质激素治疗皮肤和关节疾病都有效。据报道抗有丝分裂剂（主要有环磷酰胺和苯丁酸氮芥）对少数患者有效。口服氨甲蝶呤（MTX）似乎效果更好。Etanercept 成功的治疗了皮肤和关节症状。一般地，单发的皮肤损害常手术切除。

对 NXG 患者进行周期性的糖皮质激素治疗有一定效果。小剂量的烷基制剂，例如：苯丁酸氮芥或左旋苯丙酸氮芥可以使副蛋白血症和皮肤损害缓解，但不能防止进一步发展的多发性骨髓瘤。放疗、血浆置换，皮损可以暂时缓解。

一般的规律，SHML 的大多数损害都是可以自愈的，不需要治疗。少数病例，脏器损害影响其功能，全身使用糖皮质激素或各种化疗药物治疗可能是有效的。

目前，因为各种类型的 NCLH 的病因是不清楚的，因此，这些疾病没有预防的可能性。

7. 预后　大多数 SHML 患者经过数月至数年后，可以自行缓解，呈良性经过。通常节外损害首先消退，肿大的淋巴结可能要持续数年。伴有免疫系统疾病的预后差。

九、播散性黄瘤

播散性黄瘤（xanthoma disseminatum XD）又名：播散性黄色铁质沉着组织细胞增生症（disseminated xanthosiderohistiocytosis），是一个非家族性的、侵犯皮肤黏膜的、继发性脂肪沉积的、罕见的良性组织细胞增生性疾病，特征是组织细胞的增生伴有局部脂肪沉积。也有学者认为播散性黄色铁质沉着组织细胞增生症是播散性黄瘤（disseminated xanthosiderohistiocytosis）的亚型。常伴有尿崩症。

1. 流行病学　XD 少见。到 1990 年为止，大约 100 个病例报道，男性多于女性。XD 主要侵犯男性儿童和青年，60% 患者是 25 岁之前发病。

2. 病因及发病机制　病因不清，由于大部分患者血脂正常，有学者认为本病是组织细胞的反应性增生，伴有继发的脂质积聚。

3. 临床表现　XD 主要累及皮肤、眼结膜和上呼吸道，脑脊膜；还可累及的器官肝、脾和骨髓。本病主要呈现三联的临床表现：皮肤黄瘤、黏膜黄瘤和尿崩症。

（1）皮肤损害：数以百计的丘疹和结节，初起是红褐色，然后变成黄色。均匀对称的分布于躯干、面部、眼睑和四肢近端为特征。在四肢屈侧和皱褶部位的丘疹和结节趋于融合，形成软的、境界清楚的、毁损性斑块，陈旧性损害局部萎缩。1972 年，Jaffe 首先描述了 ECD，ECD 的特点是一个含有大量脂肪的、侵犯内脏、骨骼、腹膜后腔和皮肤的罕见的肉芽肿性疾病。最近学者认为 ECD 是以脏器损害为主要特征的 XD 亚型，并呈进行性进展。

（2）黏膜损害（占 50%）：约 50% 的 XD 患者有黏膜损害，最常受累的是口腔，咽和喉，眼结膜和角膜，尤其是唇、喉、咽、眼结膜和支气管，但呼吸困难和吞咽困难少见，损害累及角膜和结膜时，影响视力。

（3）尿崩症：脑脊膜受累也常见，40% 的患者因丘脑下部和垂体受累而导致尿崩症。这种尿崩症常为中度的多尿症和烦渴，呈一过性的，对加压素敏感。侵犯脑脊膜的其他临床表现还有癫痫发作和生长迟缓。个别报道，累及颅内的团块散在分布，类似神经胶质瘤。

（4）系统损害：少数 XD 患者累及骨骼，呈进行性，并有溶骨性损害。XD 可以伴有多发性骨髓瘤、瓦尔登斯特伦（股骨小头的骨软骨病）巨球蛋白血症和单克隆性免疫球蛋白病。ECD 最常见的症状是局限于下肢的慢性骨痛，一般是中度。骨以外常见的侵犯器官有肺、肝、肾、心脏和中枢神经系统。本病偶见可伴发浆细胞增生紊乱，单克隆的球蛋白血症和胸腺疾病。

播散性黄色铁质沉着性组织细胞增生症的临床特点是弥漫的皮肤、皮下脂肪和肌肉的组织细胞浸润，引起皮肤的硬化和肌肉萎缩。浸润泡沫组织细胞含有大量的铁沉积，使皮损为绿褐色。

（5）并发症：XD 的系统病变可以导致各种并发症，尤其眼结膜的炎症和呼吸道损伤。已有报道的癫痫发作、尿崩症、生长迟缓。慢性骨痛是 ECD 的特点。

4. 实验室检查

（1）XD 患者血脂正常，但少数患者可有胆固醇和甘油三酯轻度升高。有些患者伴有多发性骨髓瘤，瓦尔登斯特伦巨球蛋白血症和单克隆性免疫球蛋白病。当损害侵犯神经中枢系统，磁共振图像显示占位性病变。ECD 患者，X 线片显示长骨和下肢的骨干与干骺端的典型对称性的硬化。

（2）组织病理：表皮变薄、扁平，但无组织细胞浸润。早期的 XD，皮肤病理真皮见由梭形组织细胞、泡沫细胞、淋巴细胞和嗜酸性粒细胞组成的混合炎性细胞浸润；后期以泡沫细胞为主，常伴有 Touton 巨细胞和中性粒细胞。可有不同程度的含铁血黄素沉积和弹性成分减少，偶见弹性组织吞噬现象，因此，本病也称为播散性黄色铁质沉着性组织细胞增生症。免疫组化见本病组织细胞表达溶菌酶、α_1-抗胰蛋白酶、α_1-抗糜蛋白酶和非特异性酯酶、CD68、CD11b、CD11c，强表达 KP1 和 ⅩⅢa 因子，但不含 S-100 蛋白。

电镜下见组织细胞类似 JXG，但泡沫细胞的浆膜呈现很多微绒毛样。ECD 的皮肤损害是充满脂滴的组织细胞与 Touton 巨细胞和嗜酸性粒细胞的混合浸润，周围绕以纤维结缔组织。

5. 鉴别诊断　XD 需要与慢性播散性朗格汉斯细胞组织细胞增生症、结节性黄瘤、丘疹性黄瘤鉴别。

尿崩症也可见于 LCH，但二者的临床表现、组织学免疫组化和超微结构均不同，可以鉴别。还需要与幼年性黄色肉芽肿、泛发性发疹性组织细胞瘤、多中心皮肤网状组织细胞增生症、进行性结节性组织细胞增生症鉴别。

6. 治疗　播散性黄瘤是自限性疾病，可以持续许多年。由于本病少见，所以没有系统治疗的临床对照研究的资料。口服糖皮质激素对皮肤和口腔黏膜的病变无效，但联合氯贝丁酯后治疗有效。有报道环磷酰胺治疗黏膜损害有效。皮肤损害对放疗只是中度敏感。XD 的毁容常常需要治疗。CO_2 激光可以有较满意的疗效。眼结膜损伤需要外科手术治疗。

7. 预后　Caputo 总结了 XD 的三种预后，即：①少见的自愈型，皮损可自行消退；②常见的持续型，皮损持续存在，从不消退；③罕见的进行性进展型（ECD），累及内脏和中枢神经系统。本病预后一般都是好的，但仍需谨慎评价。累及呼吸道的可以导致呼吸困难和吞咽困难，少数患者需要气管刀手术治疗。ECD 形式，也就是进行性进展型的 XD 预后不好，因为大多数患者都累及内脏，引起心肺等重要脏器的病变，尤其是肺纤维化，可以影响患者的生命。由于大量慢性皮损可能引起局部毁形，机械阻塞导致黏膜并发症，以及可能出现的进行性的器官功能异常，对患者进行长期随访是必要的。

（吴志华　邓列华　郑炘凯　武钦学　张锡宝
吴大兴　吴丽峰　马萍萍　周英　赖俊东）

第四十九章

皮肤肉芽肿性疾病

概述

肉芽肿是一种特殊类型的慢性局部炎症反应。是由巨噬细胞及其衍生细胞局部增生构成的境界清楚的结节状病灶，肉芽肿中激活的巨噬细胞常呈上皮样形态。不同的病因可引起形态不同的肉芽肿。

肉芽肿的主要细胞成分是上皮样细胞和多核巨细胞。多核巨细胞是由上皮样细胞融合而来，细胞核数目可达几十个，甚至几百个。其功能也与上皮样细胞相似，特别常见于不易消化的较大异物周围，组织中的角化上皮和尿酸盐周围。若细胞核排列于细胞的周边称为 Langhans 巨细胞，若细胞核杂乱无章地分布于细胞内称为异物型巨细胞。

虽然各种 T 细胞亚型的相互作用可调节肉芽肿反应，但肉芽肿产生和维持的关键细胞为辅助 / 效应 T 细胞。

第一节 原因不明性肉芽肿

一、结节病

内容提要

- 肉芽肿性皮炎可定义为以组织细胞为主的皮肤炎性细胞浸润。如：皮肤 Crohn 病、某些异物反应等。
- 结节病皮肤表现可分为特异性（组织学表现为肉芽肿）和非特异性，后者多为反应性皮损（如结节性红斑）。结节病的皮损呈多形性，可表现为丘疹、结节、斑块、皮下结节、肉样瘤性瘢痕、红皮病和溃疡形成。
- 临床分为：结节性红斑型；丘疹型；结节型；斑块型；冻疮样狼疮；银屑病样；环状型结节病。
- 系统表现：约 90% 患者出现肺部病变，肉芽肿性炎病还可发生于肝、脾和骨骼，以及上下消化道和周围淋巴结、中枢和外周神经系统。
- 组织学为非干酪性坏死的上皮样肉芽肿。

结节病（sarcoidosis） 又称肉样瘤病，是一种起因不明的以非干酪性肉芽肿为病例特征的系统性疾病。于 1875 年由 Jonathan Hutchinson 首先报道，由未知抗原诱导 $CD4^+T$ 细胞、$CD8^+T$ 细胞、淋巴细胞、单核细胞和上皮样巨噬细胞聚集形成非干酪性结节病性肉芽肿，而导致组织和器官功能异常，为系统性肉芽肿性疾病，本病常累及双侧肺门淋巴结病和肺部浸润。我国首例结节病于 1958 年报道。

（一）流行病学

世界各地皆有流行，结节病在北欧、北美、日本等地相对常见，而中国、非洲、印度和俄罗斯报道的发病率甚低。结节病发生的年龄高峰是 20~30 岁，女性稍多于男性。就诊时约半数病例在 30 岁以下，约 75% 的病例都在 40 岁以下。有些国家如瑞典和日本发生率到中年还有第二高峰，女性尤为突出。

（二）病因与发病机制

结节病的发病可能是在一定的遗传易感性基础上，受到环境因素（感染或非感染因素）的影响而导致的一系列异常的免疫反应。可能涉及不同细胞、细胞因子及其他炎症介质的相互作用（图 49-1）。

1. 遗传因素 遗传因素因能影响机体对外源性因素的细胞和免疫反应，约 15% 病例为家族性结节病，即患者的一级或二级亲属中亦有结节病发现。因此推测结节病可能是一种多基因性遗传病。目前公认白细胞组织相关抗原（HLA）与结节病发病有关，其中 HLA-A1、HLA-B8、HLA-DR3 与结节病密切相关。另外，一些研究表明 HLA-DR15、HLA-DR16、HLA-DR17、HLA-DRβ、HLA-DRW52 可能与疾病进程及预后有关。

2. 感染 / 环境因素 曾设想结节病可能是由某些分枝杆菌、博氏疏螺旋体、病毒、支原体、真菌感染等引起，但至今未能证实。至少分枝杆菌等感染仅在部分结节病患者发病中起了一定作用。另外，金属铝、锆、铍和滑石粉、松树花粉、黏土等非特异性环境因子也可能与发病有关。

3. 免疫学因素 结节病是以细胞免疫（迟发型超敏反应）受抑为特点的淋巴网状系统疾病，出现 CD4/CD8（辅助性 T 细胞与抑制性 T 细胞比例）比例失调，B 细胞高反应性，循环免疫复合物产生增加。细胞免疫功能与体液免疫功能紊乱是结节病的最终发病机制。

（1）抗原识别及处理：肉芽肿形成的第一步是抗原的接触、处理和呈递。当抗原进入人体内后，抗原呈递细胞（APC）首先吞噬抗原，消化处理，并通过 HLA-Ⅱ类分子呈递给 T 淋巴细胞并激活 $CD4^+$ 的 T 淋巴细胞。

（2）炎性反应 APC 和致敏、活化的 T 淋巴细胞可以通过自分泌和旁分泌途径释放大量的细胞因子、化学趋化因子和黏附分子等，如 IL-1、IL-2、γ 干扰素（IFN-γ）、淋巴细胞功能相关抗原（lymphocyte function associated antigen，LFA）-1、细胞间黏附分子（intercellular adhesion molecule，ICAM）-1、巨噬细胞移动抑制因子（migration inhibitory factor，MIF）、TNF-α、IL-6、单核细胞趋化蛋白 -1（MCP-1）等，上述因子进一步激活和趋化淋巴细胞和单核巨噬细胞向炎症部位聚集，从而形成一个复杂的炎性反应网络，共同发挥作用。

（3）肉芽肿形成：在各种细胞因子的作用下，淋巴细胞和单核细胞不断聚集到病变部位，由单核细胞分化成的巨噬细胞、上皮样细胞和多核巨细胞等炎性细胞在细胞间黏附分子（如 LFA-1 和 ICAM）等因素的作用下逐步形成肉芽肿。

（4）其他：由于个体的差异和抗体免疫反应的调节作用，以及产生的促进因子和拮抗因子之间的失衡状态，肉芽肿的发展和消退，表现出结节病不同的病理状态和自然缓解的趋势。

（三）临床表现

结节病以其临床征象和经过的多样性著称。几乎任何脏器系统都可受累，呼吸系统是最常受累的，约 90% 病人胸片皆有胸内受累征象。30%~60% 病人就诊时并无症状，是因胸片异常而发现此症的。约 10%~20% 病例有两侧肺门淋巴结病。

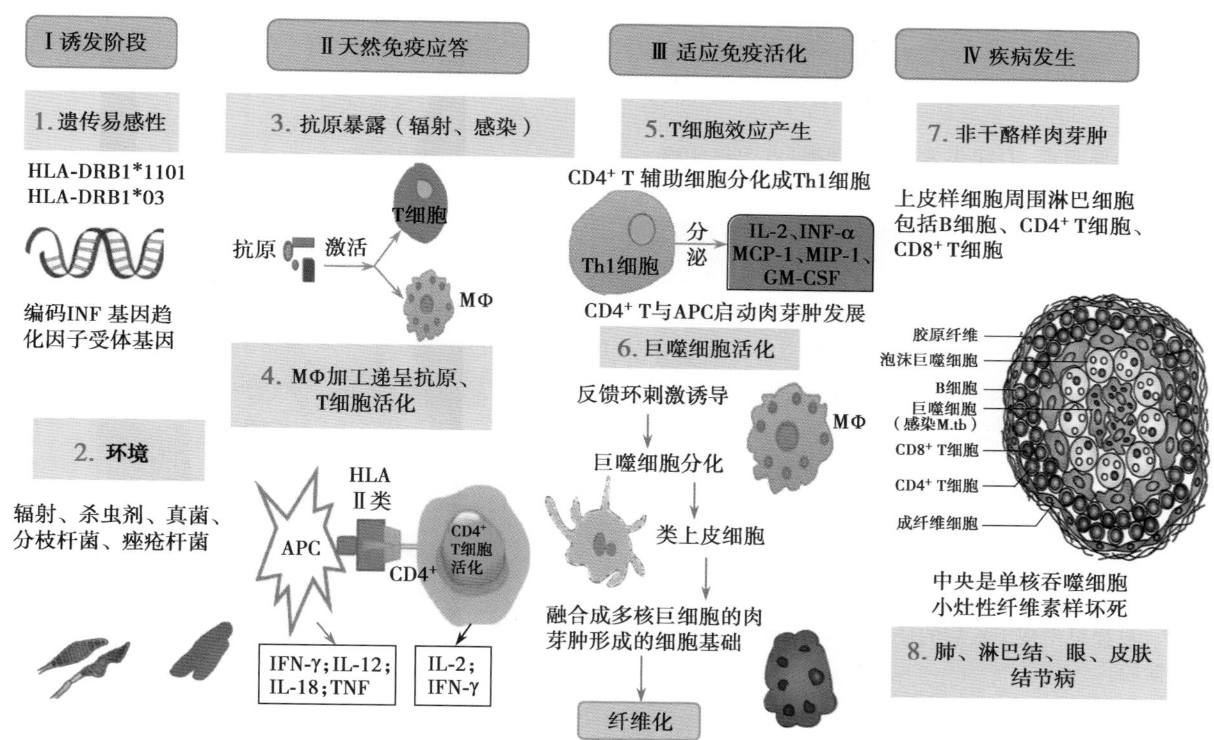

图 49-1 结节病的发病机制

注：APC= 抗原提呈细胞；HLA= 人类白细胞抗原；IFN= 干扰素；IL= 白细胞介素；TNF= 肿瘤坏死因子；MΦ= 巨噬细胞，MCP-1= 单核趋化蛋白 -1，MIP-1= 巨噬细胞炎性蛋白 -1，GM-CSF= 粒细胞巨噬细胞集落刺激因子

发病机制：遗传易感个体在感染、环境下发生免疫异常，抗原提呈细胞和辅助性 T 细胞结合引起多种细胞因子释放，形成肉芽肿。肉芽肿为淋巴细胞和单核细胞的集聚，前者在外周，包括 B 细胞、$CD4^+$ T 细胞、$CD8^+$ T 细胞，后者在核心，包括上皮样细胞、多核巨细胞、巨噬细胞。病程中肉芽肿可能消失或慢性化，纤维化。

1. 系统损害　系统损害有发热、体重减轻等。

肺部，胸内淋巴结受累和肺实质病，是结节病侵害呼吸系统最常见的两种形式。肺实质可见境界清晰的非干酪性肉芽肿，双肺点状、条状、片状阴影；可根据胸部X线表现肺结节病分期；淋巴结，约30%的系统性结节病患者有外周淋巴结病变，约20%~25%的结节病患者有脾受累；眼病，约1/4~1/2的系统性结节病患者会出现眼部损害；心脏，约5%~10%病人是有明显心脏受累的；神经系统，约5%~10%结节病患者有神经并发症；结节病关节炎，15%~25%的结节病患者患有关节炎（表49-1）。

表49-1　结节病系统损害

结节病系统损害		
肺	肺实质病，非干酪性肉芽肿	
	X线胸片分期	
	0期	无阳性发现
	Ⅰ期	两侧肺门淋巴结肿大
	Ⅱ期	肺门淋巴结肿大＋肺纤维化
	Ⅲ期	肺门淋巴结肿大＋广泛肺纤维化
	Ⅳ期	不可逆肺纤维化，大疱，囊肿，肺气肿
淋巴结	肺内、纵隔淋巴结受累；颈、纵隔、双肺门、腋、腹股沟淋巴结肿大	
肝脾	肝脾肿大、肝硬化（占10%~20%）	
眼病	肉芽肿性葡萄膜炎、前/后色素层炎、结膜炎（占25%~50%）	
心脏	传导阻滞、心律失常、心力衰竭（占5%~10%受累）	
神经	脑神经、末梢神经、脑膜、大脑、脊髓、下丘脑、脑-垂体轴（占5%~10%）	
关节炎	踝关节、膝关节、腕、肘关节疼痛、僵硬（占15%~25%）	
其他	各组织查有肉芽肿：如胃肉芽肿、骨髓肉芽肿、生殖腺肉芽肿	

2. 结节病的皮肤表现　结节病皮肤活动性损害具有多样性，结节病被认为是皮肤科的一大模仿家，皮损可分为特异性和非特异性损害。（结节病的临床分型见表49-2）。

特异性皮损通常存在于10%~35%具有系统性结节病损害的患者。皮损可出现于疾病的任何阶段，而常发生于结节病的起病阶段。

（1）皮肤结节病的特异性皮损：特异性皮损多呈红棕色或者紫红色。具有多样性，但并不伴有明显的主观症状。用玻片压诊可见棕黄色或肉芽肿疾病特异性的苹果酱色，与寻常狼疮的皮损相比，较不透明，临床中上皮层极少受累。不同皮损类型可出现于同一患者。

1）斑丘疹型结节病（maculopapular sarcoidosis）：最常见，可有红斑型结节病（schamuman），泛发性大片斑片，界限清楚，褐红色，稍有鳞屑，触之可无或稍有浸润。丘疹性结节病

表49-2　结节病的临床分型

经典型	红斑型（触之浸润），丘疹型（粟粒性），结节斑块型，环状型
不常见型	瘢痕型，红皮病型，溃疡型，疣状型，混合型，Tattoo型（文身异物反应）
罕见型	血管扩张性狼疮疹，色素减退型（组织像界面皮炎），硬斑样，苔藓样，青斑样结节病
特殊部位型	甲型，口腔型，秃发性（瘢痕性秃发、斑秃样、盘状狼疮样、假斑秃样），外生殖器
综合征型	Löfgren综合征，皮下结节病型（Darier-Roussy综合征），Sweet综合征
非特异性	结节性红斑型（Löfgren综合征），痒疹，多形红斑（常见）

特异性皮疹组织病理表现为非干酪样性肉芽肿，否则为非特异性皮损；甲病变可以是非特异性皮损，也可以是特异性皮损。

（papular sarcoidosis），最常见，以小结节居多，称为粟粒状结节病。好发于鼻周围、背部和四肢，直径1~3mm，表面光滑，有时有苔藓化及中心凹窝（图49-2）。尚有轻微浸润的斑块及直径<10mm的浸润皮损。黄棕色或红棕色，表皮受累不明显。皮损类似于黄瘤病、玫瑰痤疮、二期梅毒、红斑狼疮、毛发上皮瘤、皮脂腺瘤、环状肉芽肿、光泽苔藓、汗管瘤，结节病皮损多为暂时性，出现于疾病早期，丘疹可扩大或融合形成斑块。

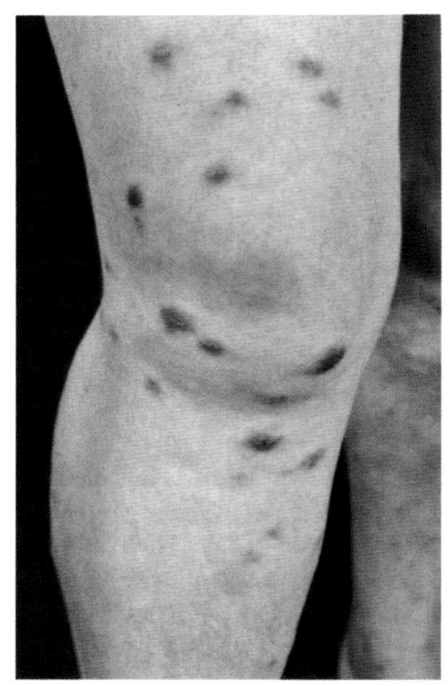

图49-2　丘疹性结节病

斑丘疹皮损可在2年内自然消退，不留瘢痕。

损害在膝关节伸侧膝盖可成群出现，呈线状排列的丘疹，呈苔藓样。活组织检查可见高频率的极化异物小体，此类皮损短暂出现，易被忽视。

2）结节斑块型结节病（nodular and plaque sarcoidosis）：本型皮损常见，由Hutchinson首先报道了此类斑块状损害，为表面扁平而轻微隆起的斑块，可融合呈半月状、匐行形；好发于

颊、鼻及臀部，对称分布。病程慢性持久，头皮受损脱发。另一表现为形态不一、圆形后椭圆形浸润的红褐色斑块（图 49-3），直径 >10mm，较斑丘疹型皮损更为肥厚、质实、持续，或呈疣状斑块型皮损。可出现于面部、头皮、背部、臀部、手足等部位。斑块型结节病与多种疾病皮损类似，如寻常狼疮、渐进性脂质坏死、硬斑病、麻风病、利什曼病、盘状红斑狼疮和环状肉芽肿。

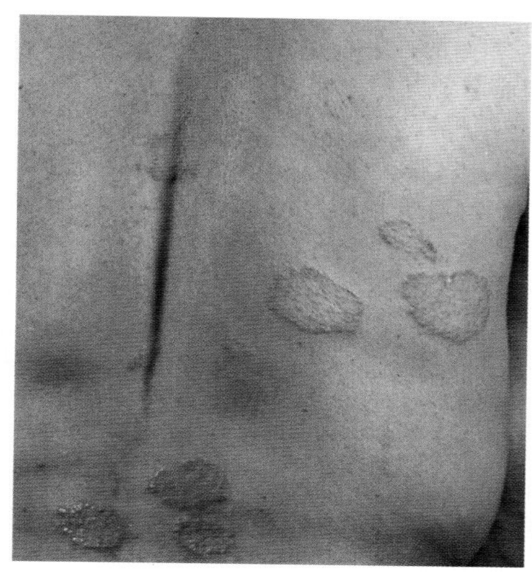

图 49-3 斑块型结节病

斑块消退后可遗留瘢痕，治疗后易复发。斑块型皮损的结节病患者中，系统性疾病损害常超过 2 年。

3）冻疮样狼疮（lupus pernio）：常见于 40 岁以上妇女，浸润性紫红色斑块可累及鼻部、面颊、耳部、口唇、前额和手指。面颊部皮损可伴有显著毛细血管扩张。皮损无痛，且不溃疡，但皮损常导致毁容。其后期可发生鼻堵塞和鼻中隔穿孔，皮损类似于玫瑰痤疮、寻常狼疮及盘状红斑狼疮。

1/2 的冻疮样狼疮皮损与上呼吸道结节病有关，尤其是鼻缘区皮损。

4）瘢痕型结节病（scar sarcoidosis）：结节病常发生在瘢痕上，瘢痕型结节病多因手术、创伤、痤疮、静脉穿刺、疫苗接种、带状疱疹和结核菌素试验等有关。Tattoo 结节病是瘢痕型结节病，是由文身后色素所致的异物反应，可发生于文身后数十年。陈旧瘢痕可渐呈浸润红斑，组织病理为肉芽肿性结节。在 9% 的皮肤结节病中可见瘢痕样皮损的发生，常发生于膝关节，瘢痕转为浸润皮损可伴有疾病的活动。

5）皮下结节病（subcutaneous sarcoidosis）：又称 Darier-Roussy 型，见于 50~60 岁之间。表现为无痛、坚实的结节，可移动，无表皮改变，病变局限于皮下组织。好发于躯干和四肢，双侧发病。皮损可单发，也可多发至百余个，直径约 0.5~2cm，形状为纺锤形或类圆形。也可发生于面、足趾等部位，多为孤立性皮下结节。是结节病皮肤损害中和系统损害相关的类型，系统性结节病中 1.4%~6% 会有皮下结节病。

应与以下疾病鉴别：表皮囊肿、多发性脂肪瘤、钙质沉积症、类风湿关节炎、硬斑病、皮肤转移瘤及更为少见的结核和深部分枝杆菌感染，皮下结节病还可模仿乳腺癌表现。

（2）罕见的皮肤结节病

1）毛细血管扩张性狼疮疹（angiolupoid sarcoidosis）：有认为是冻疮样狼疮的变型，可伴有大静脉扩张。典型皮损可见于妇女，为单发斑块，位于鼻梁、面中部。见于 8% 的印第安人皮肤型结节病。中国台湾的发病率更高，且可伴有眼部受累。

2）色素减退型结节病（hypopigmented sarcoidosis）：主要有四肢色素减退、界限清晰、圆形或椭圆形斑块。在一些斑块中央或可见红斑、丘疹，呈煎蛋样外观。该病需要与麻风、炎症后色素减退、特发性点状色素减退、慢性苔藓样糠疹等相鉴别。皮损活检为结节型肉芽肿的界面皮炎改变。

3）苔藓样结节病（lichenoid sarcoidosis）：见于儿童，占皮肤型结节病 1%~2%，皮损呈多角形，1~3mm 平顶或者圆顶红色或者肤色丘疹，较大面积的累及躯干、四肢及面部。主要与扁平苔藓（Wickham 纹缺失）、光泽苔藓、药物性苔藓、红斑狼疮、黏液水肿样苔藓相鉴别。

4）溃疡型结节病（ulcerative sarcoidosis）：占皮肤型结节病 1.1%~4.8%，常发生于丘疹结节或者萎缩性皮损基础上，见于小腿及瘢痕愈合处。有报道提示皮损基底可见肉芽肿性血管炎改变。

5）银屑病样结节病（psoriasiform sarcoidosis）：占结节病患者 0.9%，为难以鉴别的界清鳞屑性红色斑块，但银屑病斑块颜色更为鲜红，鳞屑更多，且预后不留瘢痕。

6）疣状结节病（verrucous sarcoidosis）：为角化乳头瘤样皮损，常位于下肢。大部分患者为非洲种族，且伴有长期的系统性疾病。需与鉴别的疾病有：病毒疣、结节型痒疹、肥厚型扁平苔藓、角化棘皮瘤、鳞状细胞癌及深部真菌病。

7）渐进性脂质坏死样结节病（necrobiosis-lipoidica-like lesions）：皮损呈粉色至紫色斑块，中央凹陷，多位于小腿，与脂质渐进性坏死类似，两种疾病的实质均为肉芽肿性炎。

8）鱼鳞病样结节病（Ichthyosiform sarcoidosis）：皮损表现为黏着性、多角形、灰色或者棕色鳞屑，大小 0.1~1cm 不等，常发生于下肢，多见于非洲裔患者。组织病理示肉芽肿样改变及致密性角质层改变，伴有颗粒层减少，类似寻常型鱼鳞病。

9）红皮病型结节病（erythrodermic sarcoidosis）：表现为大面积受累稍浸润红色斑块，与典型红皮病不同，某些皮肤区域并不受累，某些患者可类似于获得性鱼鳞病型红皮病，伴有显著鳞屑形成，须检测组织病理学。

10）硬斑病样结节病（morphoea-like lesions）：皮损通常位于黑人妇女大腿，呈质硬萎缩斑块。一些病例皮损可呈线状分布形似线状硬斑病。组织病理可见上皮样肉芽肿样炎及皮肤硬化。

11）青斑样结节病（livedo）：罕见，大多数病例报道为日本女性。在 5 个病例报道中，活检标本见环绕血管的上皮样肉芽肿，或可导致血管腔狭窄。青斑样结节病可见于眼部及中枢神经系统损害。

12）其他：少见皮损还可呈盘状红斑狼疮、硬化性苔藓、脂性硬皮病、蜂窝织炎或乳腺癌表现。呈类瘤样结节病、囊性结节病、光线诱导性结节病等疾病表现。

（3）特殊部位的特异性皮损

1）脱发（alopecia）：结节病所致瘢痕性脱发较少见，主要累及非洲裔妇女，可有毛囊角栓，鳞屑少见。可有结节病的其他皮肤征象，结节病所致脱发可能仍难以与 Brocq 所致假性斑秃相鉴别。

2）指甲（nails）：结节病所致指甲改变有：分离出血、变薄、点状凹陷、变厚、纵嵴增多、甲剥离、甲下角化过度、甲沟炎和翼状胬肉，甲床呈红色或者棕色改变。在新近报道中，肉芽肿浸润至甲母质可导致指甲的完全缺失。大部分指甲结节病病例可伴有末端指（趾）骨囊肿。

3）口腔（oral）：较为罕见。可表现为黏膜下进行性增厚或者是颊黏膜质实结节，丘疹、浅表溃疡及草莓样齿龈。应与口腔颌面部肉芽肿及克罗恩病相鉴别。

4）生殖器（genital）：男性生殖器结节病通常表现为阴茎及附睾肿物，无明显皮损。个别患者可伴有阴囊或阴茎质硬丘疹、痛性结节或局部肿胀。女性外阴结节病较罕见，可表现为半透明的红棕色结节、丘疹，必须与结核、克罗恩病、梅毒、异物反应和性病性淋巴肉芽肿等疾病鉴别。

(4) 非特异性皮损

1）结节性红斑（erythema nodosum，EN）：结节性红斑出现，即 Löfgren 综合征。发热，关节痛，肺门淋巴结肿大，结节性红斑以上 4 个症状复合体被称为 Löfgren 综合征（Löfgren's syndrome）。这是一种急性型结节病，结节性红斑病例中 10%~22% 由结节病所引起。通过推论，20% 结节病与结节性红斑有关，90% 以上的患者可不治而愈。这种隆起而具触痛的红色结节性损害，通常发生在下肢伸侧面，但为非皮肤的肉芽肿性损害，为结节病的一种继发性血管反应，好发于年轻妇女，通常可在 1 年内自然消退。

2）罕见非特异性皮损：如多形红斑、痒疹、皮肤钙质沉积及杵状指。杵状指被认为是预后欠佳的标志。由肉芽肿浸润累及末端指节的假性杵状指必须与真性杵状指相鉴别。

3）Sweet 综合征 / 脓皮病型肉芽肿：有报道结节病可与 Sweet 综合征有关，还有与结节病相关的脓皮病型肉芽肿（pyoderma gangrenosum），报道显示结节性红斑皮肤活组织检查显示与脓皮病样肉芽肿的发生有明确关联。

3. 结节病综合征　包括 Darier-Roussy 结节病（躯干和四肢多发性皮下结节）、Heer-fordt-Waldenstrom 综合征（发热、腮腺肿大、前葡萄膜炎和面神经麻痹）、Mikulicz 综合征（双侧泪腺、舌下腺、颌下腺和腮腺结节病）和结节病－淋巴瘤综合征（慢性活动性结节病发展为霍奇金淋巴瘤和非霍奇金淋巴瘤）

4. 儿童结节病　罕见，通常表现为关节炎、葡萄膜炎及皮肤损害三联征，并伴全身症状。周围淋巴结肿大常见，但肺部病变较成人患者少见。对出现关节炎的儿童患者进行鉴别诊断时，均应考虑结节病，伴眼部症状时尤应注意。

（四）实验室检查

血常规检查无明显改变，活动进展期可有白细胞减少、贫血、血沉增快。约有 1/2 患者血清球蛋白（γ 和 β）增加、白蛋白减少。钙代谢障碍引起高血钙、高尿钙，甚至导致肾结石、肾功能障碍。约 30%~45% 的病例于急性期血清碱性磷酸酶增加，伴尿氨基酸羟基脯氨酸（hydroxy-proline）增加。血尿酸的增加仅反映肾功能减退。结节病特征见表 49-3。

1. 生化改变　高血钙和肾脏病。40% 的结节病患者有高钙血症，11% 的有高血钙，10% 的有肾结石，对所有结节病患者都应测定 24 小时尿钙，患者的肾内钙沉积严重，可致肾功衰竭。心肺、肝、骨髓等均可受累。

2. Kveim 皮肤试验　将患者的淋巴结或脾组织制成 1∶10 生理盐水混悬液作为抗原，取混悬液 0.1~0.2ml 在受试者前臂行皮内注射，10 天后注射处出现紫红色丘疹，4~6 周后扩散到 3~8mm。6 周后在注射部位行皮肤活检，如有典型的结节病病理学改变则为阳性。结节病患者对 Kveim 试验阳性率达 90% 以上。因无标准抗原且试验结果判断也缺乏标准化，故应用受限制。

（五）组织病理

结节病的病理变化缺乏特异性，因而病理诊断必须和临床相结合，以下形态特点，支持结节病病理诊断：①病变主要为上皮样细胞组成的肉芽肿性结节，结节体积较小，大小形态比较一致，境界清楚；②结节内无干酪样坏死。偶尔结节中央可有小灶性纤维素样坏死；③结节内常有多核巨细胞（异物巨细胞，朗汉斯巨细胞）以及少量散在的淋巴细胞，周围有较多淋巴细胞浸润，后期为纤维组织包绕。结节多时可彼此融合，但通常仍保留原有结节轮廓；④巨细胞内出现包含物舒曼（schaumann）小体，双折光结晶，星状体的机会较结核结节为多，尤其是见较多舒曼小体，或偏光显微镜下见较多双折光结晶时，提示结节病；⑤镀银染色可见结节病内及结节周围有大量网状纤维增生（结核结节中央的网状纤维大多不完整）；⑥特殊染色未见结核菌（油镜多视野检查）或真菌等病原微生物；⑦结节内可偶见薄壁小血管；⑧皮肤结节病的典型损害为边界清楚的上皮样细胞岛，仅含有少量常为朗格汉斯形成的巨细胞，但在陈旧性损害中可能有中等数量的巨细胞。网状纤维网包绕上皮样细胞肉芽肿并穿插至其内部。

（六）诊断和鉴别诊断

1993 年我国《结节病诊断及治疗方案》诊断标准见表 49-4。结节病的鉴别诊断见表 49-5。

表 49-3　结节病特征

	支持	不支持
胸部 X 线片	双侧肺门淋巴结肿大，上叶病变	胸腔积液
胸部 CT	胸膜下网状结节浸润，纵隔淋巴结肿大 支气管周围增厚，上叶支气管牵拉性扩张	胸膜下蜂巢样病变
皮肤病变	结节性红斑，冻疮样狼疮，斑丘疹样病变	
眼部疾病	葡萄膜炎，视神经炎	巩膜外层炎
神经系统疾病 / 肾病	第Ⅶ对颅神经麻痹，肾钙化	
实验室检查	血管紧张素转化酶↑，高血钙，碱性磷酸酶↑	抗中性粒细胞胞浆抗体阳性

表 49-4 结节病诊断标准

1. X 线片显示双侧肺门及纵隔对称性淋巴结肿大(偶见单侧肺门淋巴结肿大),伴或不伴有肺内网状、结节状、片状阴影,必要时参考胸部 CT 进行分期
2. 组织病理学检查证实或符合结节病
3. Kveim 试验阳性
4. 血清 ACE 活性升高
5. 结核菌素试验为阴性或弱阳性反应
6. 高血钙、高尿钙症,碱性磷酸酶和血浆免疫球蛋白增加,支气管肺泡灌洗液中 T 淋巴细胞数量增加,$CD4^+$T 细胞 / $CD8^+$T 细胞的比值上升

具有 1、2 或 1、3 条者,可诊断为结节病。第 4、5、6 条为重要的参考指标。

表 49-5 皮肤结节病的鉴别诊断

损害类型		鉴别疾病
皮肤损害	丘疹	睑黄疣,汗管瘤,颜面播散性粟粒狼疮,类脂质渐进性坏死,扁平苔藓,毛发上皮瘤,汗腺瘤,皮脂腺腺瘤,红斑狼疮,二期梅毒,酒渣鼻,环状肉芽肿,淋巴瘤
	结节	皮肤淋巴瘤,皮肤淋巴瘤样增生
	斑块	寻常狼疮,深在性红斑狼疮,类脂质渐进性坏死,硬斑病,结核样型麻风,利什曼病,光线性肉芽肿,网织细胞增生症
肺损害		结核、肺癌、支气管肺癌、淋巴瘤等
淋巴结		淋巴瘤(NHL、HL)
眼损害		眼色素膜炎、虹膜睫状体炎等
其他		莱姆病、面神经瘫痪、淋巴瘤等

(七) 治疗选择

皮肤结节病的治疗取决于皮损的类型及存在的范围。本病有自限性,可自行消退,仅极少数复发,无症状的损害不需要治疗。一般仅在出现重要器官(肺、肾、心脏、眼或中枢神经系统)功能障碍或高钙血症时才开始治疗。

一线治疗有局部糖皮质激素外用(B)、皮损内注射糖皮质激素(B)、外用钙调磷酸酶抑制剂(C)、口服糖皮质激素(B)、氯喹、羟氯喹(B)。二线治疗有氨甲蝶呤(B)。三线治疗有沙利度胺(B)、别嘌醇(C)、异维 A 酸(E)、硫唑嘌呤(E)、吗替麦考酚酯(D)、苯丁酸氮芥(E)、来氟米特(D)、皮损内注射氯喹(E)、外用 8- 甲氧补骨脂及紫外线(PUVA)、超声波导入、切除(D)、激光(E)、系统用他克莫司或环孢素(D)、TNF-α 拮抗剂英夫利昔单抗(D),阿达木单抗(E)。

1. 全身治疗

(1) 糖皮质激素:重要器官受累时用。活动性眼病、活动性肺损害、心律不齐、中枢神经系统受累和高钙血症应系统使用。泼尼松治疗肺结节病的推荐起始剂量为 20~40mg/d,但其用于皮肤结节病的剂量和疗程尚未确定。建议以此剂量为基准,1~2 个月后减量。有作者报道有近 1/4 的慢性结节病患者需要长期系统应用激素治疗。泼尼松用于皮肤结节病的另一种疗法是 30mg,隔日 1 次口服,直至结节消退。然后泼尼松数月内减量为 15mg 隔日 1 次。其他疗法为泼尼松 30~40mg/d 口服,每天 1 次,逐渐减量至 10~20mg 隔日口服。

(2) 免疫抑制剂:如氨甲蝶呤(MTX)应与糖皮质激素交替使用。环磷酰胺、硫唑嘌呤、环孢素、吗替麦考酚酯。Lower EE 报道 50 例结节病患者应用氨甲蝶呤每周 10mg,至少两年。大部分患者没有皮肤受累,但有皮损的患者疗效良好。很多患者采用氨甲蝶呤与泼尼松联合治疗,效果较好。Hof DG 报道这项研究中共 21 例患者,其中 8 例有多系统受累,1 例只有皮肤损害。在服用硫唑嘌呤后所有患者的肺外损害均完全消退,激素用量也减少。别嘌醇,有报道口服别嘌醇 100mg,每天 2 次。3 周后增加为 300mg/d,疗效肯定。个别病例报道应用别嘌醇治疗结节病 12 周后躯干、四肢的斑块消退。

(3) 氯喹:0.25g/ 次,每天 2 次,亦可选用羟氯喹。尽管羟氯喹仍比氯喹安全性更好,但有报道一组 15 例患者对羟氯喹 500~1 000mg/d 治疗疗效很差。

(4) 曲尼司特 / 苯丁酸氮芥:Yamada 等报道曲尼司特 300mg/d,治疗 2 例皮肤结节病患者,导致其皮疹消退。苯丁酸氮芥,Kataria 报道,3 例患者用苯丁酸氮芥治疗皮肤结节病,2 例完全缓解,1 例不完全缓解,开始量苯丁酸氮芥 4~6mg/d,有 2 例患者同时予泼尼松治疗。

(5) 抗结核治疗:异烟肼,0.1g/ 次,每天 3 次,尤其是结核菌素试验阳性时可试用。

(6) 非甾体抗炎药:吲哚美辛,用于治疗关节炎。

(7) 其他:异维 A 酸、沙利度胺亦可选用。曲尼司特具有抗过敏抗纤维化作用,300mg/d。

Georgiou S 报道一例 31 岁的女性皮肤结节病患者,皮疹为躯干四肢结节、斑块,服用异维 A 酸 1mg/(kg·d),8 个月后皮疹完全消退。随访 15 个月皮疹仍继续消退。Nguyen YT 报道一项对 12 例皮肤结节病患者的回顾性研究,其中 2 例有系统受累。沙利度胺成功治疗了其中 10 例患者,剂量为 50~200mg/d,疗程 2~16 个月不等。2 例患者联合应用了激素口服(剂量 7.5~30mg/d),1 例患者联合外用强效激素,还有一例联合应用了口服氨甲蝶呤(每周 25mg)。所有患者的平均起效时间为用药后 2~3 个月。

(8) 生物制药:TNF 抑制物:依那西普、英夫利昔单抗治疗有效。对 10 例以往治疗无效的结节病患者采用英夫利昔单抗治疗。英夫利昔单抗的剂量为 0、2、6 周 3~10mg,以后每 8~10 周接受 3~10mg/kg 静脉滴注治疗,9 例患者评价皮疹好转。另一个病例报道了用阿达木单抗成功地治疗了一例 55 岁的女性溃疡性结节病患者。依那西普对结节病无效。

有报道包括英夫利昔单抗、阿达木单抗在内的 TNF-α 抑制剂对于系统和皮肤结节病均有改善。治疗抵抗的结节病(例如冻疮样狼疮)可能尤其有效,但是需要注意的是 TNF-α 抑制剂偶可诱发结节病。

2. 局部治疗

(1) 可局部外用或皮损内注射泼尼松龙混悬液:他克莫司软膏外用,或 PUVA1 光疗,脉冲染料激光或 CO_2 激光。

(2) 抗真菌药物:据报道糖皮质激素联合抗真菌治疗结

节病取得了良好疗效，可能与真菌作为抗原刺激结节病发病有关。

(3) 光动力治疗：光动力治疗是一种无创性治疗，起效快、痛苦小，可避免药物治疗的某些不良反应。

（八）病程与预后

许多结节病患者在3年以内其病变可完全自行消失。50%的患者可自行缓解，80%~90%伴有肺门和纵隔淋巴结肿大者或单独的Loeffgren综合征可消退，极少数伴有肺实质受累的患者的病变也可自行消退。激素治疗可使肉芽肿消退，但似乎并不影响疾病的自然过程。因为停用治疗时肉芽肿可再复发。总体来说本病预后良好。

二、环状肉芽肿

内容提要

- GA是一种特发性自限性疾病，表现为光滑的环状的丘疹或斑块。
- 典型组织学表现为栅栏状肉芽肿，女性的发病率较高(2∶1)。本病存在同形反应，可发生于带状疱疹皮损消退处，也可局限于日光暴露部位。多数患者可自愈。
- GA或能由多种潜在疾病或服用药物的反应性疾病，偶与HIV感染相关。

环状肉芽肿（granuloma annulare，GA）是一种病因未明的以环状丘疹和结节性损害为特征的良性炎性皮肤病。群集性小丘疹，环状排列，常对称分布于肢端。组织病理呈浸润性或栅栏状肉芽肿。1895年Calcott Fox首先用“手指环状皮疹”描述本病。1902年Radcliffe-Crocker首先将本病称为环状肉芽肿。

（一）病因与发病机制

发病机制尚未明确，少数患者可在昆虫叮咬、日光暴露、创伤、PUVA和刺激后发生。其发病可能与遗传、自身免疫、糖尿病等多种因素有关，最流行的说法是免疫复合物性血管病和细胞介导的迟发超敏反应。

1. 遗传 少数病人有家族史。研究发现GA与HLA-A29、HLA-A31、HLA-B14、HLA-B15、HLA-B35、HLA-Bw35有关联。有包括同卵双生子共同发病在内的家族性发病的报道，泛发型可能与HLA-Bw35相关。

2. 感染 曾认为GA是一种结核疹，结核菌素皮试后可诱发本病。有报道GA可发生在HIV感染患者带状疱疹皮损消退部位。并有接种乙肝疫苗后发生泛发性环状肉芽肿的病例报道。在某些患者中，还发现EB病毒感染。

3. 免疫 由于皮损内存在许多活化的辅助T细胞，故本病涉及细胞介导的免疫反应。根据皮损中T细胞的亚型，推测本病可能由对某些未知抗原的迟发超敏反应所促发。组织形态学与结核类似，提示本病是一种Th1型炎症反应，分泌IFN-γ的淋巴细胞激发基质降解。散播性环状肉芽肿患者检出结核抗体、抗促甲状腺激素受体抗体及免疫复合物。

4. 药物 金制剂、别嘌醇、双氯芬酸、奎尼丁等可引起GA样药物反应。而且血管紧张素转化酶抑制剂、钙通道阻滞剂和其他的药物引起的间质性肉芽肿样改变和GA相似。

5. 恶性肿瘤 GA可见于多种肿瘤患者如霍奇金、非霍奇金淋巴瘤、蕈样肉芽肿、胸部实体肿瘤等，GA可出现在恶性肿瘤前18个月（平均5个月）或恶性肿瘤后7年（平均42个月），半数并发的肿瘤为淋巴瘤。而另有研究发现，GA和恶性肿瘤无相关性。但老年患者出现不典型的GA皮疹，而病理提示为典型的GA时，应注意排除并发恶性肿瘤的可能。

（二）临床表现

本病儿童和年轻人多见，男∶女为1∶2。60%患者皮损仅限于手及手臂，20%位于腿和足部，7%位于四肢，5%皮损仅限于躯干，5%位于躯干及其他部位。皮损可为单发(50%)，直径1~5cm，也可多发。典型损害为小而光滑的硬性丘疹，互相融合或密集排列成环状，正常皮色，淡红色或紫红色（图49-4~图49-8）。身体任何部位均可发疹，但常见于手背、前臂及下肢伸侧。病程缓慢，无自觉症状，经过数年后可以自行消退。

虽然皮疹可持续存在，但约50%的患者在2年内自发性消退，然而复发者也不在少数。中年患者的泛发性肉芽肿不易消退。

少数患者有家族或卵孪生子患病的报道。

临床亚型：患者通常在病程中只表现为一种临床型，但皮下型例外，后者还可出现典型的丘疹型或局限型环状肉芽肿。

1. 泛发型GA 占15%，皮损为泛发性、对称性丘疹或环形损害，数目超过10个，常为数百个瘙痒性丘疹、小环形斑块，也可见斑丘疹和结节，直径很少超过5cm，皮疹的颜色从

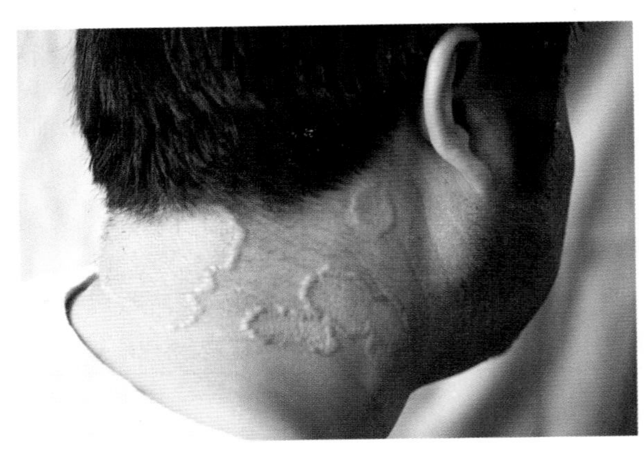

图49-4 环状肉芽肿
颈背部环状皮损，有正常皮色小丘疹构成。

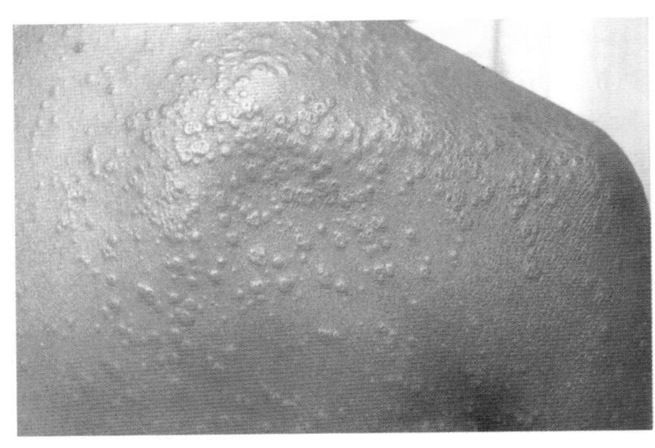

图49-5 泛发性丘疹型环状肉芽肿
大量正常皮色或淡红色半透明丘疹，部分中央凹陷。

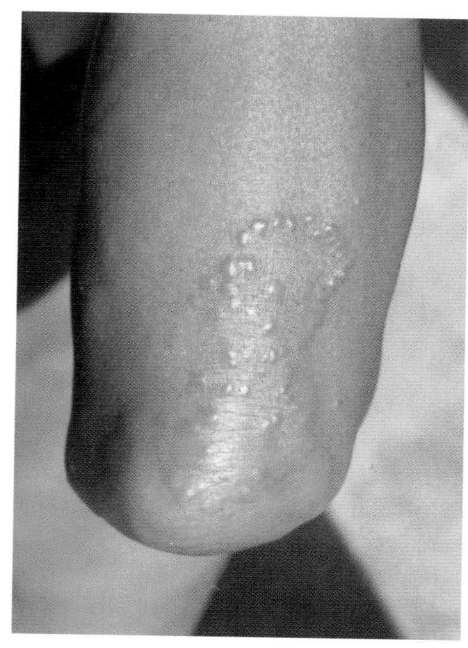

图 49-6　局限型环状肉芽肿

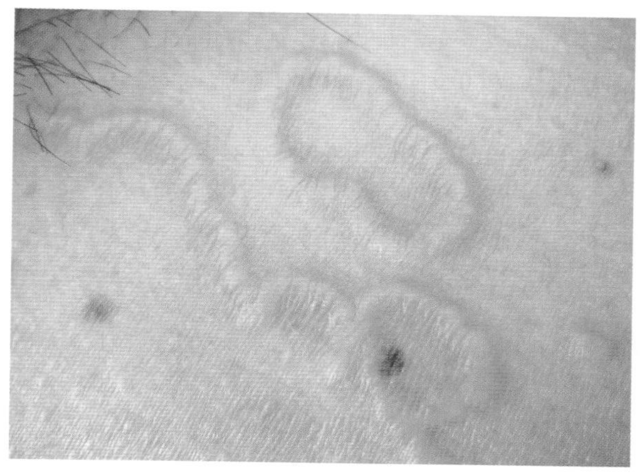

图49-7　环状肉芽肿[华中科技大学协和深圳医院(南山医院)陆原惠赠)]

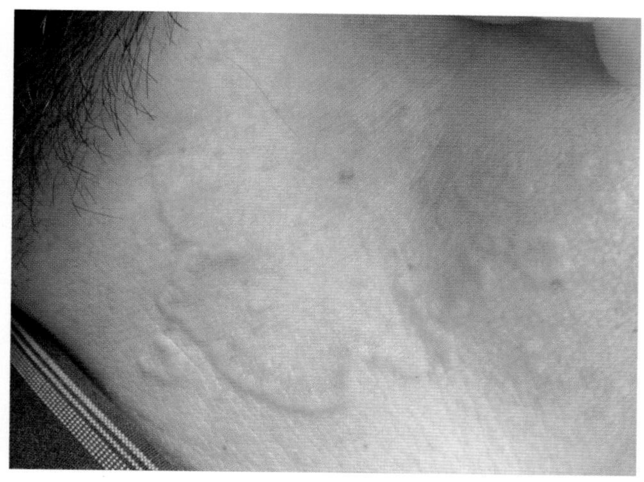

图 49-8　线性环状肉芽肿[华中科技大学协和深圳医院(南山医院)　陆原惠赠]

肉红色或红色到棕褐色、褐色或黄色。持久不退,但也有的在4年内消退。45% 患者存在脂质代谢异常,包括高胆固醇和/或高甘油三酯血症。

2. 穿通型 GA　占 5% 小丘疹中央脐形凹陷或结痂,溃疡和乳酪样液体流出。好发于四肢特别是手背部的群集丘疹,有时患者的皮疹在发病后数月或数年后自行消退。

3. 斑点或斑片型 GA　为轻度浸润性大红斑,发生在四肢和躯干,皮损虽无环状外观,但组织病理学可见经典的间质性环状肉芽肿改变。

4. 结节型 GA　结节为孤立性或多发性。

5. 局限型 GA　最常见儿童或青壮年好发。约 50% 的患者有单个皮疹,孤立的坚实丘疹或结节,病程中通常只出现一个或数个皮损,儿童皆为多发,成人则为单发,损害通常出现在手指或手的侧面、背面、肘部、足背和踝部,肢端是好发部位,直径可达 0.5~5cm,形成完整的环状或弧形外观,触诊时边缘坚实;GA 也可表现为手指部的丘疹可出现脐凹。约 50% 的患者在 2 年内消退,复发者也不在少数,偶尔有些皮疹在活检后自行消退。

6. 线状 GA　丘疹融合成长达 16cm 的带状皮损或沿 Blaschko 线分布的环状肉芽肿,皮损单侧或双侧分布,既有环状斑块和线状皮损。

7. 皮下型 GA　又称为儿童假类风湿样结节和深在型环状肉芽肿。发生在儿童,常累及下肢,特别是胫骨、足部、臀部、双手和头部,睑部罕见,典型皮损为正常皮色、真皮深部或皮下结节,直径可达数厘米,皮疹可在数年内消退,但 19% 的病例可复发。

8. 巨大型环状肉芽肿　为单个、大小 15cm 的浸润性环状斑块。多发生于躯干部,可类似环状红斑或环状扁平苔藓。

肿瘤相关性有报道本病也可以是机体针对多种内脏实体肿瘤,如淋巴瘤、非白细胞、白血病的副肿瘤性肉芽肿反应,本病与糖尿病的相关性目前尚有争议。

（三）组织病理

最主要的组织学特征是栅栏状肉芽肿。肉芽肿的中央为变性的胶原纤维(渐进性坏死),周围常有放射状排列的淋巴细胞、组织细胞和成纤维细胞。病灶中弹性纤维消失,肉芽肿周围可见吞噬了弹性纤维的巨噬细胞。

穿通型环状肉芽肿的渐进坏死碎片多分布在接近表皮的位置,并可被表皮包围形成穿通性隧道,坏死性物质经此隧道排出到表面。

皮下型的病灶比浅表型大,常常由多个结节构成。可见大量的渐进性坏死和丰富的黏液物质,有时可见脂滴。

丘疹型和线状皮损的组织病理变化与经典型相似。

（四）伴发疾病

糖尿病、HIV 感染、EB 病毒感染、结核、肿瘤、类风湿关节炎和淀粉样变性。

（五）诊断

皮损特点为肤色或淡红色环形丘疹或由小丘疹、小结节组成的环形损害。好发部位,特殊类型,特征性组织病理可以诊断。

（六）鉴别诊断

相关鉴别诊断(表 49-6)。

表 49-6　主要的肉芽肿性皮炎的鉴别诊断

	结节病	经典的环形肉芽肿	脂质渐进性坏死	类风湿性结节
基本损害	红色到红褐色丘疹及斑块；偶尔为环状；皮损 0.2~5cm	丘疹融合为环形斑块；皮损为 1~2mm 丘疹，<5cm 环形斑块	边缘突起的斑块，中央毛细血管扩张；皮损 3~10cm	皮肤着色，坚实，可移动的皮下结节；皮损 1~3cm
好发部位	面部均匀分布，躯干上部，肢端	手，脚，肢端的伸侧	下肢远端的前方与侧方	近关节的部位，特别是肘部，手，踝关节，脚
相关的疾病	结节病的系统表现；干扰素α治疗丙型肝炎病毒感染	少数糖尿病，HIV 感染，恶性肿瘤	糖尿病	类风湿关节炎
特异的临床特征	偶尔会出现中央性萎缩及色素减退；发展为瘢痕	中央性的色素沉着	黄褐色萎缩中心，溃疡	偶尔形成溃疡，特别是在创伤的一侧
组织病理	真皮内非干酪样肉芽肿浸润，肉芽肿由上皮样细胞组成中央可见小灶状纤维素样坏死，但无干酪样坏死，肉芽肿内可见多核巨细胞	栅栏状，通过坏死灶交织；巨细胞较少，结核样和肉样瘤样变化	玻璃样变，局部纤维化；散在、广泛，边界不清；弥漫性散布，无明显栅栏状，伴有纤维化；巨细胞较多，伴有结核样和肉样瘤样变化	胶原变性完全，类似干酪性坏死；深在、大块状；边界清楚的栅栏状；巨细胞偶见，结核样和肉样瘤样变化罕见

（七）治疗

抑制炎症反应或细胞介导的免疫反应，组织细胞等细胞浸润，阻止胶原纤维变性和栅栏状肉芽肿形成以及造成的损害。本病常为自限性，治疗旨在促进消退。大部分环状肉芽肿没有明显症状，有的能自行消退，因此是否需要积极治疗值得考虑（表 49-7）。

表 49-7　环状肉芽肿的循证治疗

局限型 GA 治疗	外用糖皮质激素 / 外用他克莫司、吡美莫司—（C），皮损内注射糖皮质激素—（B），外用咪喹莫特—（B），冷冻手术—（B），皮损内注射干扰素—（C），5- 脂氧合酶抑制剂（齐留通）联合维生素 E—（C），氨苯砜—（B），PUVA 或 UVA1—（E），5- 氨基酮戊酸的光动力治疗—（E），CO_2 激光 / 划痕或手术—（E），局部用维生素 E—（E）
播散型 GA 治疗	羟氯喹或氯喹—（B），已酮可可碱 / 烟酰胺—（E），系统用异维 A 酸 / 环孢素—（C），氨苯砜—（E），TNF-α 抑制剂—（E），依法利珠（抗 CD11a）—（C），延胡索酸酯—（C），苯丁酸氮芥—（E），系统应用糖皮质激素—（E），脉冲染料激光—（E），多西环素—（E），羟基脲—（E），碘化钾—（D），白消安—（D）

1. 局部治疗　糖皮质激素：损害内注射，外用封包。

2. 物理治疗

（1）①电疗：可用电灼法，电干燥法；②激光：常选择 CO_2 激光；③冷冻：一般用液氮冷冻；④ PUVA 光化学疗法。

（2）放射治疗处理超软 X 线治疗机（境界线治疗机）：电压 8~20kV，加 0.018~0.036nm 铝板。

（3）软 X 线治疗机：装有铍窗，电压 29~50kV。

（4）放射性同位素 ^{32}磷（^{32}P）、^{90}锶（^{90}Sr）局部敷贴。

3. 系统治疗　仅用于严重病例，包括白消安（4~6mg/d）维持剂量减半，为免疫抑制剂，用于泛发性损害，注意骨髓毒性；糖皮质激素　小剂量泼尼松试用（10mg，3 次 /d）；维甲酸类　异维 A 酸［0.5mg/（kg·d）分 2 次］；己酮可可碱　口服（100mg~200mg，3 次 /d）。

其他　① 10% 碘化钾 10ml，3 次 /d；②异烟肼 0.1g，3 次 /d；③苯丁酸氮芥：一般 0.05mg/（kg·d），平均 2~4mg/d；④氨苯砜：成人每天 12.5~25mg，逐渐加至每天 100mg，无效则停用；⑤抗疟药：羟氯喹和氯喹。

部分顽固难治 GA 患者，让其自行缓解也许是最好的治疗方法。显然，探索 GA 确实有效的疗法，仍是皮肤病治疗学的课题之一。

4. 生物制剂　近期 Hertl 等报道 1 例难治性 GA，静脉使用 TNF 拮抗剂英利昔单抗（infliximab）　5mg/kg，分别于 0、2、6 周给药，此后每月 1 次，连续治疗 4 个月，皮疹几乎完全消退。依那西普和依法珠单抗治疗 GA 也可能有效。

（八）病程与预后

本病有自限性，50% 以上的病例在数周或数年（通常 2 年）自发性消退，但 40% 复发。复发性皮疹可以在数月或数年后出现，通常发生在同一个部位。泛发型 GA 病程一般较长，可持续 3~4 年或更长，皮疹消退后罕见出现皮肤松垂和皮肤中层弹性组织溶解；约有 40% 的儿童患者出现复发。穿通型 GA 预后可形成瘢痕。

三、类脂质渐进性坏死

内容提要

- 皮损最常见于胫前，大约 85% 的患者发生于小腿。较少见于前臂。
- 皮损为界限清楚的、坚硬、凹陷的、黄棕色的斑块。
- 控制血糖水平通常不会影响其病程。17% 的患者在 8~12 年后皮损自行消退。
- 组织病理为栅栏状肉芽肿。

类脂质渐进性坏死(necrobiosis lipoidica,NL),又称糖尿病类脂质渐进性坏死(necrobiosis lipoidica diabeticorum),本病常发生于胫前,以界限清楚、坚硬、紫红色斑块、后期中央呈黄棕色凹陷性萎缩,并伴毛细血管扩张为特征。外伤可诱发溃疡,有报道14%~65%患者伴发糖尿病。本病1929年由Oppenheim指导,1935年Goldsmith给予用现在的命名。

(一)病因与发病机制

1. 糖尿病与胶原病　糖尿病患者的微血管病变可能是本病发生胶原变性及继发真皮炎症浸润的病因。组织病理学上可见胶原变性,周围被栅栏状肉芽组织包绕,血管壁增厚及脂肪沉积,另有学者认为胶原病变是本病的原发损害,炎症则为继发反应。患者的抗胶原抗体水平,与健康对照组相比并无显著升高。

类脂质渐进性坏死的病理改变据认为是糖尿病性微血管病变导致的结果:类脂质渐进性坏死病变中血管壁通常增厚,特染显示耐唾液酶的PAS阳性物质沉积。但是这些现象无法解释糖尿病患者病患的发生。

2. 免疫复合物　直接免疫荧光研究发现渐进性坏死区含有纤维蛋白原、IgM、C_3,血管壁内有免疫球蛋白(特别是IgM、IgA)和C_3沉积;虽然这些结果并非恒定特征,但其提示免疫复合物性血管炎可能参与本病的发生。

(二)临床表现

与糖尿病关系:大多数患者在出现类脂质渐进性坏死皮损之前已经确诊了糖尿病,20%有葡萄糖不耐受或糖尿病的家族史,15%的患者类脂质渐进性坏死平均先于糖尿病的发病2年,偶尔也有一些患者是在典型的皮损斑块出现数年后才发生糖尿病。但皮疹的发病过程通常与高血糖症不相关,治疗糖尿病并不影响皮疹的转归。类脂质渐进性坏死可发生在青少年糖尿病(Ⅰ型),也可发生在成人糖尿病(Ⅱ型)患者。糖尿病与类脂质渐进性坏死常常合并发生,以往的报道发现约60%的类脂质渐进性坏死患者合并糖尿病,然而糖尿病患者中类脂质渐进性坏死的发生率仅为3/1 000。近期的研究表明,只有少数类脂质渐进性坏死患者同时患有糖尿病。

(三)发病特征

胰岛素依赖的1型糖尿病患者可在早期即发生类脂质渐进性坏死,平均年龄22岁;非胰岛素依赖的糖尿病患者和非糖尿病患者皮损出现的平均年龄为49岁。大多数病变发生在胫前,75%患者双侧受累。其他不常见的部位,如足部、手臂、躯干部和头皮等。累及阴茎皮损类似于慢性龟头炎。皮疹出现同形现象,在静脉切除后的瘢痕上出现渐进性坏死性。

1. 胫前区皮损　大约85%的患者发生于小腿胫前,皮损可为红色丘疹或结节,斑块,直径几毫米到几厘米不等,表现为边界清楚黄褐色无痛性斑块,蜡样;伴有明显表皮萎缩,凹陷活动性的边缘常有隆起和红斑,周围略硬,有毛细血管扩张、溃疡和瘢痕形成。非典型皮疹有时表现为丘疹、结节,偶尔呈斑块状,与环状肉芽肿很相似。13%患者发生溃疡,特别是在外伤后罕见的表现有丘疹坏死性和结节溃疡性皮疹(图49-9),与树胶肿或硬红斑相似。

2. 组织病理　病理示肉芽肿反应、胶原变性和硬化。组织细胞不完全包绕变性的结缔组织,有时呈栅栏状排列。少许上皮样组织细胞和巨细胞。

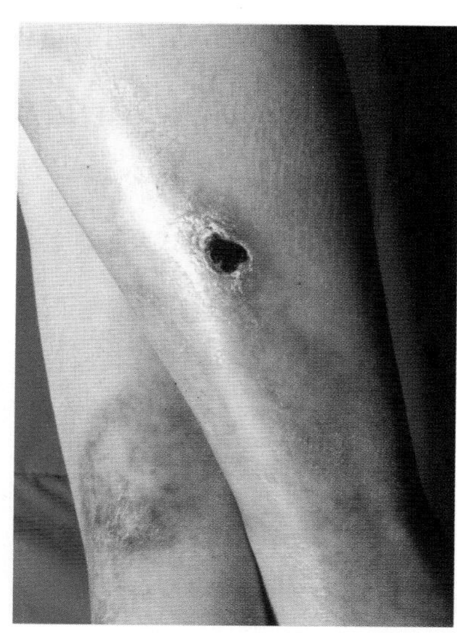

图49-9　类脂质渐进性坏死(上海市皮肤病医院　乐嘉豫惠赠)

类脂质渐进性坏死的典型病理改变是栅栏状渐进性坏死性肉芽肿。大片融合的渐进性坏死常常出现在真皮下层,真皮浅层和皮下脂肪层也可受累。渐进性坏死灶由嗜酸性、肿胀或变性的胶原纤维构成,镜下呈玻璃样外观,周围可见多少不等的淋巴细胞和组织细胞浸润,常常可见聚集在一起的淋巴样细胞,中央伴有或不伴有生发中心形成,通常可以见到上皮样组织细胞和巨细胞。渐进性坏死灶常常出现脂滴,如果对冰冻片进行油红O或Sudan Ⅳ染色,则会更加清楚地看到这些脂滴。类脂质渐进性坏死可以在病灶内发现血管病变,如血管壁增厚、内皮细胞增生和管腔狭窄。

(四)伴发疾病

糖尿病、结节病、环状肉芽肿、甲状腺功能亢进、甲状腺功能减退、炎性肠病、血管炎。

(五)诊断标准(表49-8)

表49-8　类脂质渐进性坏死的诊断标准

诊断标准
1. 典型皮损　①双下肢小腿胫前炎性丘疹;②硬皮病样斑块;③后期的皮肤萎缩;④中央硬化伴有扩张的毛细血管
2. 糖尿病史
3. 实验室检查　糖耐量试验异常
4. 以上条件临床提示本病的可能性,组织病理学呈特征性的栅栏状肉芽肿性浸润,可以明确诊断

(六)鉴别诊断

1. 局限性硬皮病　好发于头面或躯干,表现为斑状或带状的浮肿硬化性损害,表面可有光泽,后期萎缩,皮肤失去弹性。组织病理学有局限性硬皮病特征而无栅栏状肉芽肿样浸润性改变。

2. 胫前黏液性水肿　发生于两侧胫前部位的境界清楚的淡红色结节或斑块,毛孔开大,多毛。组织病理学改变主要为真皮中下部大量黏蛋白(透明质酸为主)沉积,致真皮增厚和胶原束分离,表皮可见角化过度,毛囊角栓。

3. 其他　需与淀粉样变性、环状肉芽肿、黄色瘤、持久性隆起性红斑、三期梅毒、类脂蛋白沉着病、肉样瘤病鉴别。

(七) 治疗

首先确定病因,属糖尿病或非糖尿病型,并针对糖尿病进行治疗。避免外伤,低脂饮食可能有帮助。治疗目的在于减少糖蛋白在小血管壁的沉积、阻止其闭塞、组织坏死和肉芽肿反应。改善美容外观和防止溃疡形成及促进愈合(表 49-9)。

表 49-9 类脂质渐进性坏死的循证治疗

项目	内容
一线治疗	戒烟以及控制糖尿病—(C),皮损内注射糖皮质激素—(D),局部封包—(D)
二线治疗	系统使用糖皮质激素—(D),阿司匹林、潘生丁—(C),塞氯匹定(血小板抑制药)—(D),烟酰胺—(D),氯苯吩嗪—(D),局部 PUVA—(D),外用他克莫司—(E)
三线治疗	局部使用维 A 酸—(E),环孢菌素—(E),手术—(E),GM-CSF 封包—(D),英利昔单抗 / 依那西普—(E),肝素—(E),光动力—(E)

1. 局部治疗 糖皮质激素封包或皮损内注射,如泼尼松龙,得宝松,皮损内注射曲安西龙混悬液(3~5mg/ml)是最有效的治疗。在活动性皮损或皮损边缘注射 5mg/ml 曲安西龙,可有效阻止斑块的扩展。亦可用他克莫司霜、PUVA。

聚尿烷(polyurethane)和水胶体敷料有助于溃疡愈合。

2. 系统治疗

(1) 改善微循环:潘生丁、阿司匹林、双嘧达莫(小剂量的阿司匹林和双嘧达莫能抑制血小板的聚集)、大剂量烟酰胺和己酮可可碱(400mg,每天 2~3 次,己酮可可碱是通过减少纤维蛋白溶解和红细胞变形以及抑制血小板聚集,降低血液黏度来达到治疗作用的)、低分子右旋糖酐可试用。

(2) 系统使用糖皮质激素:40mg/d,疗程 1~2 个月;注意长期使用的副作用。

(3) 免疫抑制剂:环孢菌素、吗替麦考酚酯。

(4) 手术植皮:部分溃疡需手术切除和植皮,但术后可能复发。

(八) 病程与预后

病程慢性,常缓慢发展达数年之久,可长期处于静止状态或预后形成疤痕。

伴有糖尿病者,其糖尿病症状的轻重、病程长短和血糖控制程度以及治疗与否均与本病的发展无关。糖尿病的有效控制并不能有助于皮损愈合。

四、面部肉芽肿

详见第二十四章第二节。

五、多形性肉芽肿

多形性肉芽肿(grannloma muleiforme)的特征是皮肤发生的坚实小丘疹、结节和肉结节聚集形成斑块,或者形成环形皮损的,组织学上可以见到局灶性的渐进的坏死及组织细胞的肉芽肿。

(一) 流行病学

非洲、印度尼西亚、印度都有报道。Leiker 首先提出多形性肉芽肿的概念并且同结核性麻风病作了区分,1964 年 Leiker 称它为 MAR 病。这是一种地方性疾病,非洲的东部多见。本病多见于 40 岁以上的女性。

(二) 临床特点

好发于身体的上部以及暴露的光敏区部位。主要的皮损是小而具有光泽的结节聚集形成的斑块或者形成环形皮损,其边缘的隆起直径 1~8mm,高起皮面 1~3mm。在比较大的环形皮损的中央往往具有色素减退。瘙痒明显,症状可以持续几个月或者几年,病程不能确定。该病的首要的原因就是光源性,光照损害了真皮下的结缔组织。

(三) 组织病理

局部的皮肤有渐进性的坏死,以及弹性纤维消失,伴有组织细胞浸润,可见典型的栅栏状肉芽肿及巨噬细胞。多核巨细胞的聚集亦为显著的特征。血管周围淋巴细胞的浸润以及浆细胞和嗜酸性粒细胞。

(四) 鉴别诊断

①应与麻风病鉴别,后者好发部位与多形性肉芽肿的相同,皮损非常相似。然而多形性肉芽肿没有感觉障碍和出汗的缺失。神经不被侵犯,结合组织病理可以鉴别。②结节病,结合病理和 Kveim 试验可以鉴别。

(五) 治疗

目前并没有有效的治疗的方法。

六、皮肤克罗恩病

皮肤克罗恩病(cutaneous Crohn's disease,CCD)是一种肠道节段性肉芽肿性炎性疾病,Crohn 病有 3 种主要表现类型:①回肠和盲肠病变(40% 病例);②病变局限于小肠(CD)(30%);③病变局限于结肠(25%),主要症状是腹泻、腹痛、体重减轻、腹部肿块。

(一) 病因与发病机制

本病有感染、遗传、环境和免疫因素。CD 肠黏膜中检测出副结核分枝杆菌和麻疹病毒,其中位于 16q12 的 IBDI 位点上存在的 NOD_2 基因与 CD 易感性密切相关,其编码蛋白为一种细菌脂多糖结合蛋白或是一种识别受体,与细菌脂多糖结合,通过 NF-κB 对细菌成分活化途径,介导机体对病原体的抵抗,参与黏膜对肠道微生物的先天性免疫。NOD_2 基因突变引起免疫激活异常,调节机制异常,抑制炎症作用降低,导致组织和细胞发生持续性损伤。约 30%CD 被检测出异常的 NOD_2 基因。

CD 或者 T 细胞效应功能明显增强,表现为一种 Th1 活性增强的免疫,非干酪性样肉芽肿是细胞免疫的结果。

(二) 临床表现

大约 30% 的小肠内 Crohn 病患者其肛门生殖器部位也有皮损,肛门生殖器部位的皮损也可由活动性小肠病变直接扩展所致,或作为所谓的"转移性 Crohn 病"的一个表现。Crohn 病累及结肠者皮肤的情况很常见(高达 80%)。约 22%~44% 患者出现皮肤病变,唇和口腔亦可受累。

1. 转移性 Crohn 病或远处皮损 口缘和肛周区域系直接扩散所致,而远离肠道的皮肤损害则为"转移"引起,称为转移性克罗恩病(metastatic Crohn's disease,MCD);口腔、唇和肛周病变可在肠道病变发生之前出现。

(1) 皮肤 Crohn 病:在"转移性 Crohn 病"中,皮损与受累肠道不邻近，并可出现在与肠道相距很远的皮肤，如面部和四肢。但是更常见的皮损是溃疡、脓肿、皮赘、窦道和瘘管形成，乳房下、耳后和腹股沟区的溃疡，四肢的触痛性红斑结节，以及面部和四肢的多发性散播性红褐色苔藓样丘疹、结痂性结节和细胞松解样斑块（cellulolytic-appearing plaque）。

(2) 肛周生殖器 Crohn 病：任何年龄的 Crohn 病患者均可发生肛门生殖器部位的损害，最常见的肛周区域的溃疡、水肿性息肉样损害、瘘管和脓肿形成。此外，生殖器受累并非罕见，且可为肛门病变手术所加重；表现为外阴的无痛性水肿性红色斑块、阴茎溃疡或阴茎根部的尿道周围瘘道。两侧外阴水肿有时是唯一的皮肤表现，偶尔发生于单侧。

(3) 口腔 Crohn 病：Crohn 病好发于 11~20 岁的男性，37% 的患者有无症状的胃肠道疾病，在 22%~60% 的病例，口腔症状先于胃肠道症状发生。皮损包括裂纹和黏膜"鹅卵石征"。常有面部或唇部肿胀、龈和牙槽小结节、息肉样肿胀、颊沟线形溃疡、唇肿胀和变硬、以及口角溃疡形成；当患者仅有口腔克罗恩病表现时，应行直肠黏膜活检、肠系检查、血沉测定等来证实诊断。有些患者皮损表现为明显的水肿，类似于 Melkersson-Rosenthal 综合征（面肿、轻瘫、皱襞舌综合征）的表现。

2. 反应性皮损　主要有坏疽性脓皮病和结节性红斑。此外还可伴发白细胞破裂性血管炎、持久性隆起性红斑、肉芽肿性血管炎、Sweet 综合征、获得性大疱性表皮松解、结节性动脉炎、增生性脓性口腔炎、白癜风、银屑病、多形性红斑、光泽苔藓、化脓性汗腺炎、获得性大疱性表皮松解症、暴发性痤疮和水疱脓疱性皮损。

3. 营养障碍性皮肤病　晚期克罗恩病尚可出现吸收不良性皮肤病变。

(三) 组织病理

表现为真皮浅层（常在乳头层）境界不清的非干酪样坏死性肉芽肿，肉芽肿也可以累及真皮深层，甚至皮下脂肪层。肉芽肿病变同肠道病变相似。

(四) 鉴别诊断（表 49-10）

表 49-10　Crohn 病鉴别诊断

皮肤 Crohn 病	皮肤结节病、分枝杆菌感染、异物反应、深部真菌病、放线菌病
肛周生殖器 Crohn 病	腹股沟肉芽肿、血吸虫病、慢性淋巴水肿
口腔 Crohn 病	阿弗他溃疡、结核病、结节病、Melkersson-Rosenthal 综合征
反应性皮损	如结节性红斑、坏疽性脓皮病

(五) 治疗

1. 首先要治疗 Crohn 病，包括手术治疗。

2. 皮肤 Crohn 病损害刮除、皮损内注射或口服糖皮质激素、柳氮磺胺吡啶、硫唑嘌呤、甲硝唑、TNF-α 抑制剂（英夫利昔单抗、阿达木单抗）外科切除皮损均可选用。

第二节　感染性肉芽肿

感染性肉芽肿，细菌感染引起肉芽肿，结核杆菌和麻风杆菌分别引起结核病和麻风。另一种革兰氏阴性杆菌可引起猫抓病。螺旋体感染引起肉芽肿，梅毒螺旋体引起梅毒。真菌和寄生虫感染引起肉芽肿，包括组织胞质菌病、新型隐球菌病和血吸虫病。

特殊的感染性肉芽肿类型（表 49-11）。

表 49-11　特殊的感染性肉芽肿

性病性肉芽肿	慢性肉芽肿病
腹股沟肉芽肿	猫抓病（少见）
结核性肉芽肿	布鲁氏菌病
非典型分枝杆菌肉芽肿	诺卡尔菌病
麻风病肉芽肿	葡萄状菌病
软化斑	放线菌病
真菌性肉芽肿	皮肤利什曼病

一、软化斑

软化斑（malakoplakia）是一种慢性肉芽肿炎症性疾病，见于免疫缺陷者，患者不能抵御金黄色葡萄球菌、铜绿假单胞菌和大肠埃希菌感染，有细胞内消化缺陷，细菌被吞噬后不能进行有效地细胞内消化。目前软化斑的发生机制很可能是由于巨噬细胞功能受损所致。由 Michaelis 和 Gutmann 于 1902 年首次报道。

(一) 临床表现

软化斑最常见于泌尿道，发生于泌尿生殖器官的软化斑，常类似肉芽肿。其他如消化道、淋巴结、外生殖器、脑、骨骼、肺、肾上腺和皮肤。也可累及皮损为特异性，变化较大，可为真皮和/或皮下损害，最常见于外生殖器(尤其外阴)或会阴部，但偶尔可累及其他部位，皮损形态多种多样，如黄红色丘疹、斑块、息肉、溃疡和窦道。

(二) 组织病理

本病为肉芽肿性浸润，除组织细胞外，还可有中性粒细胞、淋巴细胞和浆细胞。组织学上能见到泡沫状嗜酸性 Hansemann 巨噬细胞，细胞内有钙化、同心圆多层的胞质内小体，被称为 Michaelis-Gutmann 小体，PAS 染色阳性。

电镜检查显示软化斑中的组织细胞含有大量的吞噬溶酶体，有时在这些吞噬溶酶体内可见完整的和 / 或部分消化的细菌。

(三) 伴发及鉴别的疾病

本病常伴相关疾病，如癌症、类风湿关节炎、系统性红斑狼疮、白血病、淋巴瘤和移植。皮损需与结节病、放线菌病、鳞癌等相鉴别。

(四) 治疗

依据病原微生物选择抗生素，氟喹诺酮类药物如环丙沙星、氧氟沙星有效。

二、葡萄状菌病

葡萄状菌病（botryomycosis）是一种慢性化脓性、肉芽肿性细菌感染。

(一) 病因与发病机制

致病菌多为金黄色葡萄球菌，也可由假单胞菌、变形杆菌、莫拉菌、黏质沙雷菌、棒状杆菌、大肠埃希菌、类杆菌和链球菌等引起。皮肤免疫系统损害、糖尿病或患有皮肤病，如毛囊黏蛋白沉积症、HIV 感染、酗酒和 Job 综合征。

（二）临床表现

表现为慢性化脓性结节，可类似感染的表皮样囊肿、斑块和溃疡，窦道和瘘管向外排出脓液见有细菌团块组成的颗粒。慢性、无痛性疾病，皮损特征是化脓性结节，上覆结痂。

（三）组织病理

葡萄状菌病的特征性改变为化脓性损害包绕细颗粒，以及慢性脓肿。颗粒为透明基质中的非细丝状细菌，PAS 染色阳性，脓肿持续存在，伴大量窦道及广泛纤维化，出现肉芽肿和慢性脓肿的形成。

（四）治疗

运用敏感的抗生素，CO_2 激光，外科引流的手术切除。

第三节 异物反应肉芽肿

一、异物反应

异物反应（foreign body reaction），又名异物肉芽肿（foreign body granuloma）。

常见的异物包括手术缝线、石棉、铍、滑石粉（可见于静脉吸毒者）、隆乳术的填充物、移植的人工血管等。

（一）病因与发病机制

异物性肉芽肿是由于为不能降解的无机物质和高分子量的有机物质发生的炎症反应。肉芽肿的主要细胞成分是上皮样细胞和多核巨细胞。

血管变化一般并不明显，但可出现血管周围单核细胞浸润、内皮细胞肿胀、血管壁增厚或纤维蛋白样物质沉积及血管腔闭塞。

1. 异物肉芽肿的病因

(1) 内源性：包括角蛋白（假性毛囊炎、内生甲、骶部藏毛窦病）、毛干（毛囊炎进入真皮）、破裂囊肿内容物（溢出角蛋白碎片）、释放的脂滴、尿酸盐结晶（痛风）。

(2) 外源性：包括硅石、铍、铝、锆（除臭剂、止痒剂）、滑石粉、硅酮、美容种植物、文身色素、淀粉、石墨、石蜡、爆炸物沉着、榴霰弹片、缝线、节肢动物残肢、小牛胶原（充填剂，用于除皱，软组织缺损）、水母生物类、珊瑚、海胆刺、仙人掌刺、植物油、矿物油、食物碎屑、木屑、皮损内注射糖皮质激素、透明质酸、锌（皮内注射胰岛素锌制剂）。

（二）鉴别诊断

本病需与体癣、Lyme 病、肉样瘤病、猫抓病、Ⅲ期梅毒、环状扁平苔藓、皮肤结核、类脂质渐进性坏死、类风湿结节、皮肤红斑狼疮等鉴别，活检可鉴别之；其与类脂质渐进性坏死和类风湿结节在组织病理上的区别（表 49-12）。

（三）治疗

虽然本病常为自限性，但治疗方法仍有不少，旨在促进消退。

1. 局部治疗 X 线、冷冻、激光、糖皮质激素外用（封包）或皮损内注射均可选用，其中以后者的疗效最佳。

2. 全身治疗 烟酰胺、异维 A 酸、水杨酸盐、氯磺丙舒、碘化钾、甲状腺素、阿司匹林、潘生丁、氨苯砜、抗疟药、苯丁酸氮芥（小剂量）、己酮可可碱（pentoxifylline）和糖皮质激素均有一定的疗效。

二、石蜡瘤

石蜡瘤，又称硬化性脂肪肉芽肿。注入皮肤祛斑和隆乳，以致引起肉芽肿。

（一）病因与发病机制

是因美容用石蜡等油性物质注射后的异物反应。石蜡已在多个国家禁用。

（二）临床表现

石蜡可致斑块样硬化，皮损呈坚实结节，硬结性，溃疡和脓肿形成，注射与硬结或溃疡发生之间可间隔数年。

（三）组织病理

真皮或皮下组织内有大量大小不等的圆形或卵圆形空腔，其中原本充满有石蜡或油类物质，因在石蜡切片过程中已

表 49-12 环状肉芽肿、类脂质渐进性坏死和类风湿结节的组织病理鉴别

	环状肉芽肿	类脂质渐进性坏死	类风湿结节
胶原变性	不完全	玻璃样变，局部纤维化	完全，类似干酪性坏死
渐进性坏死灶	散在	散在、广泛，边界不清	深在、大块状，边界清
组织细胞分布	栅栏状，通过坏死灶交织	弥漫性散布，无明显栅栏状，伴有纤维化	边界清楚的栅栏状
肉芽肿模式	巨细胞较少，结核样和肉样瘤样变化少见	巨细胞较多，伴有结核样和肉样瘤样变化	巨细胞偶见，结核样和肉样瘤样变化罕见
血管病变	血管周围单核细胞浸润，坏死性静脉炎罕见	血管壁增厚，内皮细胞增生，皮下肉芽肿性血管炎罕见	血管周围单核细胞浸润，坏死性血管炎罕见
特殊染色			
黏蛋白	+++	+	+
弹力蛋白	+	0	0
脂肪	±	+++	+
纤维蛋白	+	−	+++

被溶解，所以只留下空腔。在空腔间可见巨噬细胞、多核异物巨细胞、淋巴细胞及浆细胞浸润。

三、硅酮肉芽肿

硅酮肉芽肿（silicone granuloma）。

（一）病因与发病机制

硅酮（聚二甲基硅氧烷）用于去除皱褶、减少瘢痕和消除皮肤萎缩性凹陷，常以液态形式或硅酮凝胶注射入作为组织填充剂，某些患者使用后可发生异物反应。医用硅酮溶液注射和乳房植入物的硅酮凝胶（silicone gel）渗漏或破裂可引起。

（二）临床表现

表现为红斑，硬结，结节，溃疡。有时在远离注射点的部位出现迁移和反应性结节，如果针刺疗法时的针头被硅酮包裹，肉芽肿可形成于进针处。

（三）组织病理

为异物肉芽肿，在真皮内有多数大小不等的圆形或卵圆形腔洞。在这些腔洞之间有巨噬细胞、淋巴细胞和多核巨细胞浸润。

四、硅石肉芽肿

硅石肉芽肿（silica granuloma），又称二氧化硅肉芽肿，爆炸可使沙尘二氧化硅进入皮肤形成肉芽肿。1916 年 Shattock 首先报道 1 例发生于唇部的硅石肉芽肿，并命名为硅源性假性结核，此后，不断有作者报道本病。

（一）病因与发病机制

硅石（二氧化硅）广泛存在于石头、泥土、沙子、石棉和玻璃中，经常污染伤口，只有胶态硅且其颗粒在 1~100mm 时，才能引起肉芽肿。

（二）临床表现

表现为质硬的丘疹和大小不等的结节，呈蓝色或蓝黑色，线状排列或散在分布，以面部或暴露部位为多见。潜伏期从不足 1 年至 50 年以上（平均约为 10 年）。

（三）组织病理

由多数上皮样细胞形成结节，伴有多核巨细胞及少量淋巴样细胞，不发生坏死，酷似结节病。巨细胞内见不同大小的无结晶颗粒，偏振光镜检查呈双折光性，光谱分析法或 X 线衍射检查法可证明有硅盐存在。

（四）治疗

陈旧结节可手术切除。

五、锆肉芽肿

锆肉芽肿（zirconium granuloma），指经常应用含微量锆离子的溶液数周至数月后可发生迟发性肉芽肿损害。

（一）病因与发病机制

腋窝使用含乳酸锆的黏贴型除臭剂或止痒剂可引起，或因剃除腋毛时使用含乳酸锆，止汗剂中有铝 - 锆复合物。

（二）临床表现

发生在用药部位，见于腋部，持久性、柔软、棕色丘疹累及腋窝的稀疏的丘疹，红褐色，质软，直径 1~4mm；同样，为防止毒葛（poison ivy）过敏而在暴露区域反复应用氧化锆溶液可导致光滑皮肤上出现丘疹性肉芽肿。

（三）组织病理

为结节病样肉芽肿，表现为上皮样细胞大量积聚、巨细胞较少、淋巴细胞稀少或中度浸润；光谱仪分析或 x 线衍射方法才能见到锆颗粒。

（四）治疗

皮损在数月或数年后自发性痊愈，糖皮质激素外用、皮损内注射和系统性应用有效。

六、滑石肉芽肿（talc granuloma）

（一）病因与发病机制

使用滑石粉的抗生素散剂处理脐带残端伤口是脐带肉芽肿最常见的原因，亦可见于污染伤口、糜烂面、脐带残端或静脉穿刺部位引起异物反应。

（二）临床表现

临床表现各异：可表现为红色丘疹或结节，似结节病，或表现为肥厚红色陈旧性瘢痕。皮损发生在特定部位，见于间擦部位、静脉滴注部位、脐带残端，呈化脓性肉芽肿样。

（三）组织病理

出现以巨细胞为主，并伴有巨噬细胞与上皮样细胞组成的肉芽肿。多数细胞内可见光亮的白色双折光性微粒。

（四）治疗

建议切除持续有症状的皮损。

七、锌肉芽肿

锌肉芽肿是含锌胰岛素注射部位的肉芽肿，似疖肿，为无菌性脓肿，愈合成萎缩性瘢痕，组织病理早期有密集中性粒细胞浸润，晚期有肉芽肿及纤维化，见菱形结晶。

八、淀粉肉芽肿（starch granuloma）

（一）病因与发病机制

医用手套上的玉米淀粉污染伤口可引起本病，外科手术时将手套上的淀粉粉末带入伤口也可发病，一般发生于伤口愈合后的 2 周到 1 个月或更长时间。

（二）临床表现

为小结节或小斑块，浸润较为明显，质地坚实。

（三）组织病理

多核巨细胞性异物反应，卵圆形颗粒，嗜碱性，10~20μm 直径大小，此种颗粒与 PAS 或环六亚甲基四胺银起反应。在偏振光镜下呈双折光性“马耳他十字”形。用 Gram 碘液染色可见淡蓝色淀粉颗粒。

九、仙人掌肉芽肿（cactus granuloma）

（一）病因与发病机制

仙人掌刺意外植入皮肤内，常由于接触仙人掌所致。

（二）临床表现

仙人掌刺刺入皮肤后数天或数周内出现触痛性丘疹，刺可在数月内自动排出。皮损表现为半球形肤色丘疹，有中央墨点。

（三）组织病理

真皮内有仙人掌刺碎片，PAS 染色刺呈紫红色血管周围有大量淋巴细胞，数周后，出现巨细胞，并逐渐形成肉芽肿。

十、慢性耳轮结节性软骨皮炎

慢性耳轮结节性软骨皮炎(chondrodermatitis nodularis chronica helicis),为耳轮上的非肿瘤性溃疡结节,常累及其下软骨。该病变发生于20~30岁,无性别差异。

(一)病因与发病机制

病因为血管的硬皮病样改变导致软骨周围小动脉阻塞,从而引起软骨坏死的原发病变,发生急性炎症及表皮溃疡,继发于坏死软骨附近。

(二)临床表现

临床上好发于耳廓,通常是耳轮上方,有一小的伴有剧烈疼痛的溃疡性结节。

(三)组织病理

耳廓弹性软骨的表浅区域完全坏死。溃疡底部,片状坏死软骨中可见中性粒细胞及细菌菌落浸润。弹性软骨周围可见小动脉阻塞性增厚。溃疡边缘表皮增生。通常痛性结节可通过手术切除治愈。

十一、铍肉芽肿

铍肉芽肿(beryllium granuloma),表现皮肤的慢性持久性肉芽肿炎症。

(一)病因与发病机制

荧光灯制造业中铍曾广泛应用,职业及使用被荧光灯破裂刺伤,皆可致病。铍可通过粉尘刺入皮炎、皮肤裂伤等途径而引起变应性肉芽肿。

(二)临床表现

(1)系统性铍沉着:职业性吸入铍颗粒引起系统性铍中毒,病变主要在肺部,铍中毒的皮肤包括广泛分布的丘疹,但皮肤很少累及(约占1%)。

(2)局限性铍肉芽肿:铍诱导的皮肤反应有接触性变应性皮炎、皮肤结节、溃疡、创伤(荧光灯切割伤)所致的持久性肉芽肿,此时在组织内包埋着可溶性铍盐。

(三)组织病理

呈上皮样细胞性结节,一般不发生干酪样坏死,限局性铍肉芽肿中心部可有明显干酪样坏死。

(四)治疗

手术切除即可治愈,糖皮质激素外用、皮损内注射或系统性应用亦有一定的疗效。

十二、铝肉芽肿(beryllium granuloma)

(一)病因与发病机制

铝肉芽肿是指在注射疫苗或脱敏剂的部位出现疼痛的皮下结节,致病原因是试剂内常常含有用作吸收剂的氧化剂铝。此为氢氧化铝的过敏反应,患者常常对氢氧化铝的斑贴实验呈阳性。

(二)临床表现

表现为注射部位的持久性皮内结节。

(三)组织病理

皮下组织内松散的组织细胞团,胞质轻度淡蓝色,颗粒状。周围为淋巴细胞及嗜酸性粒细胞的肉芽肿假性淋巴瘤。深部环状肉芽肿样改变,伴有大量组织细胞围绕的渐进性坏死区。

十三、文身反应

文身反应(tattoo reaction),与文身相关的皮肤反应有变态反应,光敏性反应,苔藓样反应,肉芽肿反应。

(一)病因与发病机制

文身是把外源性色素注射入皮内,多因美容和修饰,无论是故意或意外因素,导致皮肤永久性变色。刺入的色素可以是胭脂红、靛蓝、朱砂、印度墨、铬绿、锰、威尼斯红、铝、氧化钛或锌、碳酸铅、铜、铁、洋苏木、钴蓝、硫化汞和硫化镉等文身染料可在文身后数月至数年引起变应性肉芽肿反应。多种颜色的文身染料均可引起异物肉芽肿,但从既往的病例报道中,以红色染料最为常见。机体对文身染料的反应可归为以下几类:①感染性炎症,发生在外源性病原体进入体内。②肉芽肿炎症。③并发肿瘤被认为是偶然并发。④当个体有结节病的遗传倾向时,外源性物质如文身染料的存在,易发生文身肉芽肿,此时应排除结节病的可能。

(二)临床表现

最常见为红色结节或斑块,有苔藓样或湿疹样皮损,皮疹常局限于文身部位。文身的色素可转移至局部淋巴结,淋巴结活检时,临床上类似恶性黑素瘤转移。

(三)组织病理

文身肉芽肿为变应性肉芽肿性反应,表现为上皮样细胞性肉芽肿和异物性肉芽肿。前者很像结节病,个别病例可出现结核样肉芽肿。部分文身后异物肉芽肿组织病理表现不典型,如环状肉芽肿样的栅栏样肉芽肿。

(四)治疗

激光(如Q-开关红宝石激光、翠绿激光及钇铝石榴石激光)是最主要的治疗方法。手术切除是治疗炎症性文身的另一主要方法。皮损内注射糖皮质激素有效。

(吴志华 李文 刘双 吴丽峰 吴昌辉)

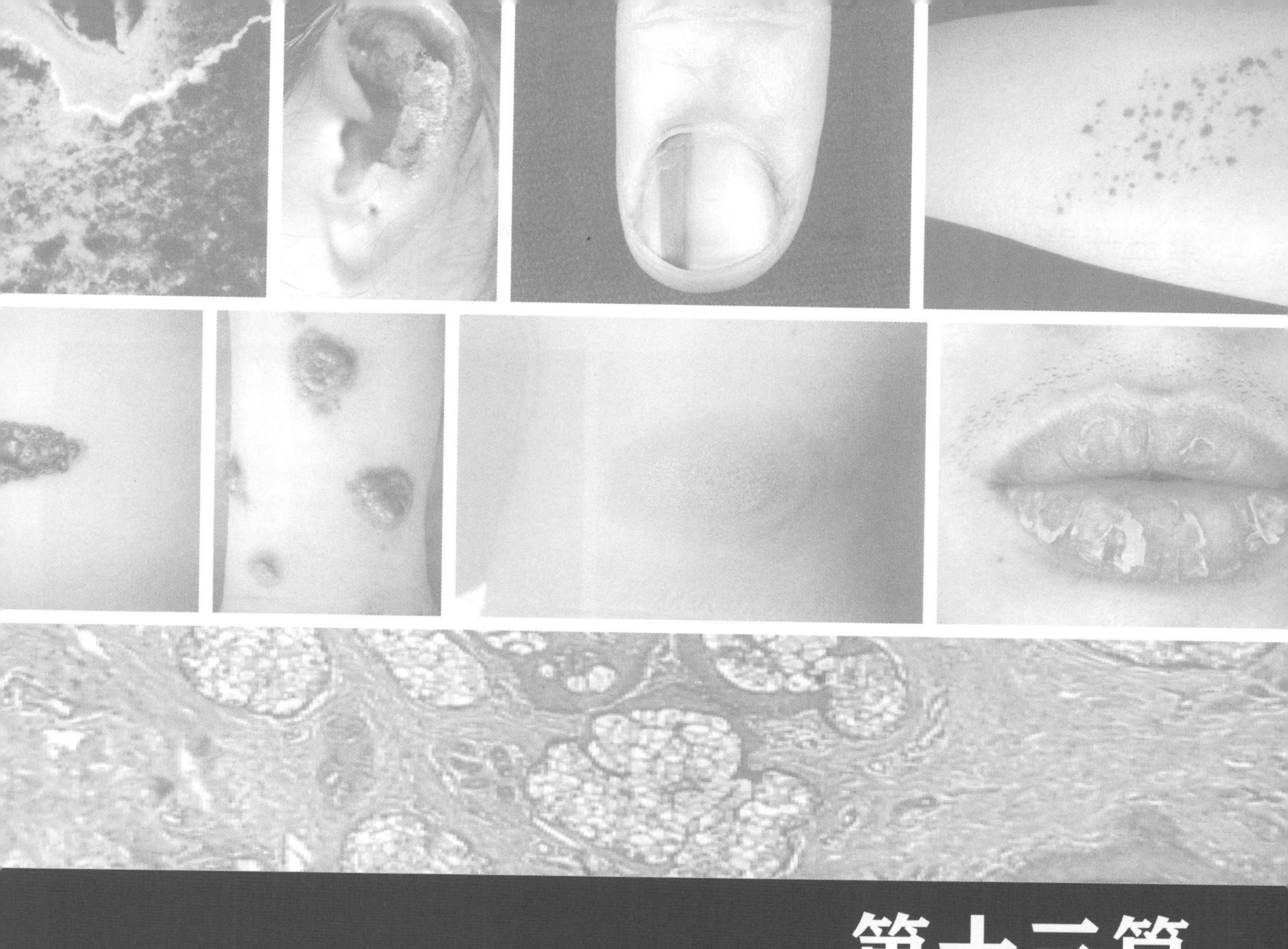

第十三篇

真皮及皮下组织疾病

第五十章

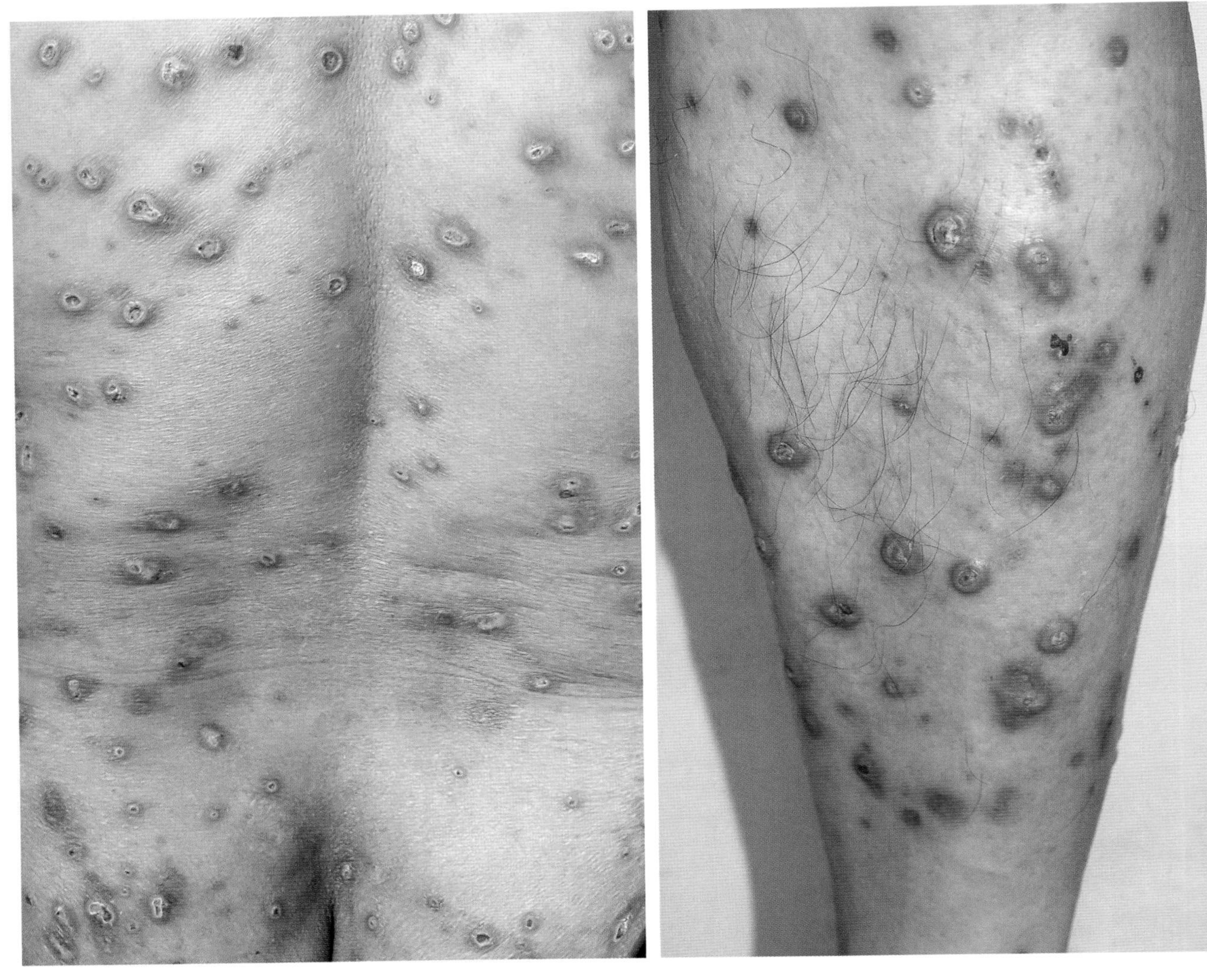

第五十章

真皮胶原、弹力蛋白和基质疾病

第一节　真皮胶原疾病

本节描述胶原、弹力蛋白和基质病变。

一、萎缩纹

萎缩纹(striae atrophicae),又称膨胀纹(striae distensae),因妊娠发生的称妊娠纹。女性发病率高于男性。损害是在拉伸造成真皮破坏的皮肤上出现的线状萎缩性凹陷,与各种不同的生理状况有关。

1. 病因与发病机制　与遗传易感性、机械压力、肥胖、妊娠、Cushing 综合征和青春期糖皮质激素过多有关,或见于体重减少及神经性厌食者。与皮质类固醇分泌相关,过多或长期使用此类药物有关。此类激素能分解弹力纤维蛋白,使弹力纤维变性、断裂。

2. 临床表现　萎缩纹常见于 5~50 岁之间的人群。青春期发病率为 25%~35%,妊娠期发病率接近 75%。

萎缩纹通常为多发、对称和边界清楚的线状萎缩性皮损,走向常沿皮纹方向。

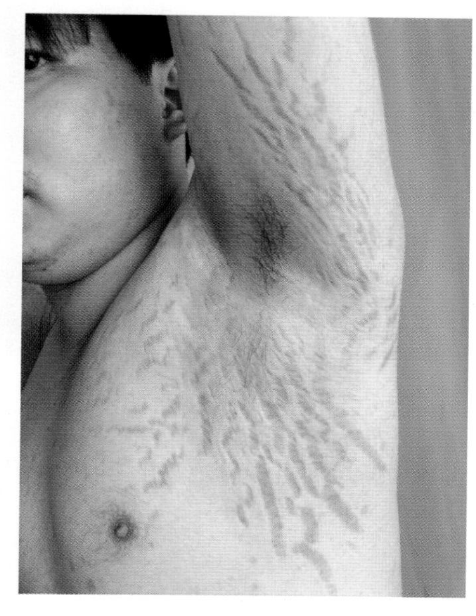

图 50-1　萎缩纹

皮损初起为红色或紫红色的波浪形条纹(图 50-1),突起的线条,多条互相平行,无自觉症状。渐变为淡紫色或正常皮色,并发生萎缩,皮损长数厘米,宽数毫米到数厘米。成熟以后成为白色,皮损柔软平滑,伴有轻微的皱纹。好发股部、腰部、腹部和上臂外侧等处。

临床分型:①青春期萎缩纹;② Cushing 综合征(应用糖皮质激素)纹;③妊娠纹。

3. 组织病理　表皮萎缩,真皮变薄,真皮胶原纤维变性,均质化,网状层弹力纤维减少,卷曲或呈块状。早期有明显炎症浸润。较陈旧的皮损,真皮浅层胶原纤维再生,形成与皮肤平行排列的较直胶原,有许多新生弹力纤维。

4. 鉴别诊断　应与进行性特发性皮肤萎缩、斑状萎缩、皮下脂肪萎缩、硬斑病和血管萎缩性皮肤异色症鉴别。

5. 治疗　本病无特殊治疗,经过一段时间后,条纹会有所消退。研究表明早期外用 0.1% 维 A 酸外涂可减少萎缩纹长度及宽度,亦可试用他扎罗汀和阿达帕林,早期还可试用血管激光照射，脉冲染料激光（585nm）可使红色条纹适当减少，但对白纹无效，308 准分子激光能改善白纹和白斑。本病可长期存在。随着时间延长也可稍微减轻。

二、局灶性真皮发育不全

局灶性真皮发育不全（focal dermal hypoplasia）亦名 Goltz 综合征（Goltz's syndrome），是一种罕见的先天性中外胚叶发育不良，具有多种不同的临床表现，可累及皮肤、骨骼、眼、口腔、牙齿和软组织。为 POCRN 基因镶嵌突变引起的 X 连锁显性遗传病；女性发病率是男性的 9 倍，这可能与男性半合子在宫内死亡有关。

1. 病因与发病机制　本病是一种严重的中、外胚层发育不良，手畸形的出现提示发育异常在胚胎的第 2 个月末就已开始。

因为 POCRN 基因突变，导致 O- 酰基转移酶合成异常，而影响 Wnt 的分泌，最终影响个体生长发育。

2. 临床表现　皮肤损害在出生后或婴儿早期即出现，在儿童时期可能进一步加重。皮肤呈网状、蠕虫样、筛状或线状萎缩（图 50-2），线状或网状色素沉着或减退亦可见到。脂肪组织增生或突出至变薄的真皮内而出现淡黄色丘疹、结节（图 50-3）。唇、齿龈、舌、耳、肛门、外阴、腔口周围、腹股沟、腋下和脐周皮肤可见乳头瘤样皮损（图 50-4）。毛细血管扩张、指（趾）甲发育不良和局灶性秃发常见。有时可见先天性皮肤发育不良，且可能作为本病的唯一症状出现。部分婴儿可表现为早期的炎症、脱屑、水疱或结痂（表 50-1）。

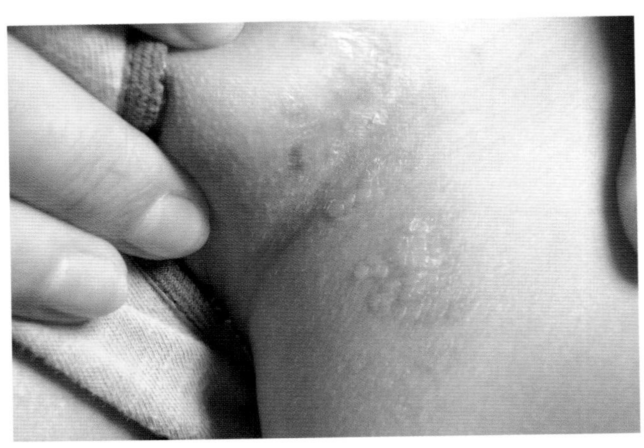

图 50-3　Goltz 综合征［华中科技大学协和深圳医院（南山医院）陆原惠赠］

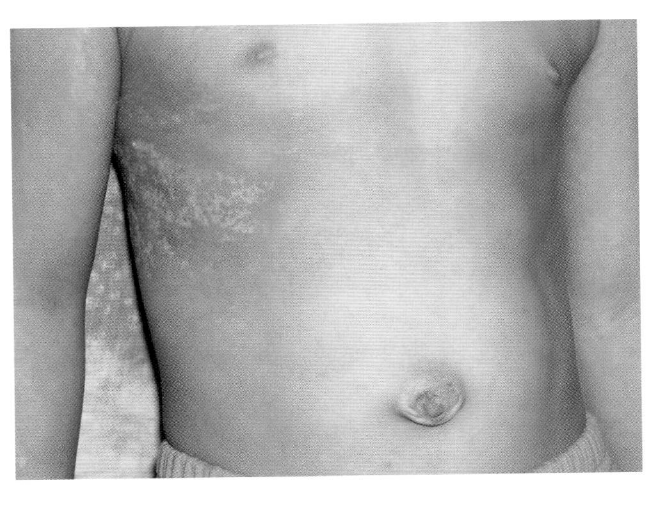

图 50-2　Goltz 综合征

躯干四肢散在分布许多沿 Blaschko 线分布的色素沉着斑、色素减退斑和萎缩斑，可见乳头瘤样皮损［华中科技大学协和深圳医院（南山医院）陆原惠赠］。

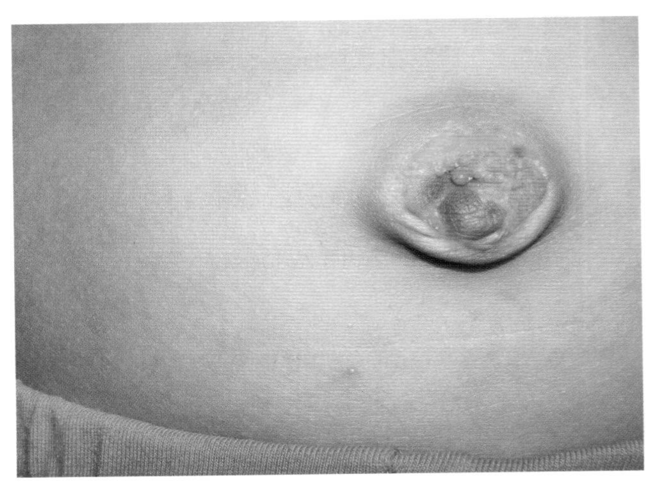

图 50-4　Goltz 综合征

脐部乳头瘤样皮损［华中科技大学协和深圳医院（南山医院）陆原惠赠］。

表 50-1　局灶性真皮发育不全的常见表现

皮肤	网状、蠕虫样、筛状或线状萎缩（62%），线状或网状色素沉着或减退（51%），淡黄色丘疹和结节（46%），唇、龈、舌、肛门、外阴、腔口周围、腹股沟、腋窝、脐周皮肤乳头瘤（46%），毛细血管扩张（44%），甲营养不良（41%），局灶性秃发（30%），先天性皮肤发育不良（14%），初期炎症、脱屑、水疱或结痂（3%）
骨骼	并指、趾（60%），指（趾）发育不全或缺乏（34%），面、躯干或四肢不对称发育（31%），骨病纹（24%），脊柱侧凸（17%），腕骨、掌骨、跖骨、跗骨畸形（13%），小颅（13%），爪形手和手、足裂开（12%），指（趾）弯曲（11%）
眼	虹膜、脉络膜、视网膜和视神经缺损（14%），小眼（12%），斜视（10%），眼球震颤（9%），晶状体半脱位（8%）
口腔和牙	釉质缺陷伴龋齿（17%），牙发育异常（15%），间隙不规则和错位咬合（15%），牙发育不全（11%），龈、舌、腭、颊黏膜、扁桃体乳头瘤（10%），小牙（9%）
软组织及其他	面部不对称和鼻翼切迹或发育不全（19%），耳前突及不对称（12%），肾及输尿管畸形（8%），感觉神经及传导性耳聋（8%），腹股沟或脐疝（6%），智力缺陷（4%）

骨骼、眼、牙齿和软组织畸形亦为其主要表现，长骨干骺端有双侧、对称性线状密度影——骨病纹（osteopathia striata），是本病的诊断性骨标志。

3. 组织病理 真皮结缔组织变薄，部分区域由脂肪组织代替，在表皮和脂肪细胞间仍可见到一层很薄的结缔组织。胶原组织常稀疏，有时呈碎片状。除了在真皮完全缺损的部分区域之外，病变一般不影响表皮和附属器结构。

4. 鉴别诊断 本病应与下列疾病鉴别：Rothmund-Thomson 综合征、色素失禁症、线状表皮痣、脂肪瘤病性痣等。

5. 治疗 无特效疗法，必要时手术治疗。

三、结缔组织痣

内容提要

- 结缔组织痣表现为肤色丘疹、结节或斑块，可在出生时或儿童期起病。
- 包括不同类型，分为遗传性和获得性，如结节性硬化症的鲨革斑、弹力纤维假黄瘤和 Buschke-Ollendorff 综合征。
- 病理表现为境界不清的结节，伴胶原纤维增多，弹性纤维可正常、减少、或增多。

结缔组织痣（connective tissue nevi，CTN）是累及皮肤的错构瘤，由结缔组织的不同成分构成，包括胶原纤维、弹力纤维、脂肪和蛋白聚糖。

（一）分类

CTN 分型目前未完全统一，多以临床表现和组织病理为根据，常互有重叠。目前根据是否并发其他器官病变分 4 型：不伴其他器官病变者、伴结节性硬化者、伴脆弱性骨硬化症者和局灶性真皮发育不良。也有学者按皮损表现为丘疹型、结节型、鲨革斑型和其他类型。

Saussine 等提出按组织病理分为 4 类：①胶原瘤型，仅表现为胶原纤维的改变；②弹性瘤型，仅表现为弹力纤维改变；③混合型，组织病理中胶原纤维和弹性纤维均有改变；④除了有胶原纤维和弹力纤维改变外，还有成纤维细胞增多。2012 年，Catherine 等通过对 114 例 CTN 患者的回顾性分析将其重新分为遗传性和获得性，每种类型又分为胶原型、弹力蛋白型和蛋白聚糖型。Pierad 等（1985）对 Uitto 等（1980）提出的分类进行了修正，详见表 50-2。

表 50-2 结缔组织痣的分类

Ⅰ. 胶原蛋白增多
遗传性：家族性皮肤胶原瘤，结节性硬化症的鲨革斑，Proteus 综合征的脑回状胶原瘤，Buschke-Ollendorff 综合征和多发性内分泌瘤病 1 型的胶原瘤
获得性：发疹性胶原瘤，孤立性非家族性胶原瘤，颈部白色纤维性丘疹病
Ⅱ. 弹力蛋白增多
遗传性：Buschke-Ollendorff 综合征的播散性豆状皮肤纤维化，弹性假黄瘤
获得性：孤立性弹力瘤（幼年弹力瘤、弹力痣），弹性假黄瘤
Ⅲ. 弹力蛋白减少
非遗传性：无弹力纤维痣，丘疹性弹力组织破裂
Ⅳ. 胶原和弹力蛋白减少
遗传性：局灶性真皮发育不全
Ⅴ. 胶原和弹力蛋白增多
非遗传性：背部弹力纤维瘤，弹力胶原瘤
Ⅵ. 脂肪增多
遗传性：浅表脂肪瘤样痣
非遗传性：孤立性表浅脂肪瘤样痣
Ⅶ. 糖胺聚糖增多
遗传性：Hunter 综合征的真皮结节
非遗传性：局灶性黏蛋白沉积症

（二）临床表现

损害表现为坚实的肤色丘疹、结节或斑块，通常在出生时或儿童期出现。常发生于躯干，最常发生于腰骶部，常多发，可呈线状或带状排列；也可为孤立性，呈轻度隆起的斑块，直径为 1~5cm，颜色从浅黄到橙色不一，表面质地类似鲨革。在 Proteus 综合征中，CTN 表现为发生于跖部或偶发于掌部的肿块，表面呈脑回状。

1. 获得性 CTN 根据损害数目和真皮内纤维的主要成分，获得性 CTN 可分类为发疹性胶原瘤、孤立性胶原瘤或孤立性弹性组织瘤。

2. 遗传性 CTN 遗传性 CTN 包括 Buschke-Ollendorff 综合征中的播散性豆状皮肤纤维瘤病、家族性皮肤胶原瘤以及见于结节性硬化病中的鲨革斑。

（1）Buschke-Ollendorff 综合征：是一种皮肤纤维性变和脆弱性骨硬化综合征，属常染色体显性遗传性疾病，仅有皮肤表现者，称为结缔组织痣；仅有骨表现者，称为脆弱性骨硬化；皮肤和骨均有受累者，称为 Buschke-Ollendorff 综合征。

本病由 LEMD3 基因功能缺失突变，导致转化生长因子-β（TGF-β）与骨形态蛋白信号传导通路的拮抗功能受损所致。是细胞外代谢障碍导致弹力纤维 mRNA 持续增多和皮肤弹力纤维聚集引起的损害。患者可出现弹力纤维增厚、纤维直径高度不一，锁链素较正常增高 3~7 倍。

临床表现：①皮损不对称分布于躯干和四肢，表现为泛发性丘疹和斑块，圆形，大小不等，小者为 1mm，大者可达 10~20cm；②伴发的全身脆弱性骨硬化通常无症状，但 X 线检查有诊断价值，灶性硬化性密度影主要见于长骨、盆骨和手骨。

亚型 ①皮损可分为：丘疹型、结节型、鲨革斑型，还有学者将皮损分为Ⅰ型和Ⅱ型，Ⅰ型为散在的小丘疹，Ⅱ型为面积较大的块状皮损；② Buschke-Ollendorff 综合征可分为：不伴其他器官病变且无遗传性；常染色体显性遗传，但不伴其他器官病变；常染色体显性遗传伴发脆弱性骨硬化。

诊断 由于骨损害无明显症状，当皮肤病变初步诊断为 CTN 时，应结合骨骼 X 线片明确诊断为 Buschke-Ollendorff 综合征。

（2）丘疹性弹性纤维离解：由 Bordas 等在 1987 年首次描述，多数为散发病例，偶有家族性患者的报道。损害好发于躯干和上肢近端，对称性分布，为多发性无症状、不融合的肤色或色素减退性丘疹，形态单一。皮损部位无前驱外伤、痤疮、炎症或感染。组织病理特征为真皮网状层显著的弹力纤维破碎而非仅有弹力纤维数量减少。有学者认为丘疹性弹性纤维离解与无弹性纤维痣和发疹性胶原瘤为同一病谱性疾病。

(3) 家族性皮肤胶原瘤：本病呈常染色体显性遗传，以真皮内粗大、致密的胶原纤维聚集为特征。好发于躯干、颈部和手臂，表现为大量对称分布的坚实性圆形肤色或色素减退性结节，直径数毫米至数厘米，无自觉症状。发病年龄通常为青春期(15~19 岁)，并可在妊娠期增多，故推测本病受激素水平影响。本病最常伴发的系统疾病为心肌病伴充血性心力衰竭。另外，还可伴发血管纤维瘤、多毛症、黑棘皮病、咖啡牛奶斑及脂肪瘤等多种其他皮肤表现。

(4) 鲨革斑：结节性硬化症是一种常染色体显性遗传疾病，患者伴有复杂的发育畸形和多发性错构瘤，特征性损害包括鲨革斑、皮脂腺瘤、甲周纤维瘤和叶状白斑。典型的鲨革斑为腰骶部增厚的斑块，也可发生于股部和躯干，发生率随患者年龄增大而升高。在组织学上，鲨革斑是一种胶原瘤，特征为真皮层弹力纤维减少，以及纤维和胶原组织堆积。

(5) Proteus 综合征：Proteus 综合征是一种导致脂肪、骨骼、神经系统和皮肤等组织过度生长的罕见遗传病，本病的许多体征在出生后 1 月即出现，但皮肤过度生长通常发生在 2 岁以内。脑回状胶原瘤是 Proteus 综合征的特征性改变，最常见于掌跖，也可见于面部、躯干和上肢。该综合征还伴有肢体不对称 / 不等长、脊柱畸形、巨趾畸形、脂肪粒、表皮痣、血管畸形、内脏病变等畸形。

(6) 多发性内分泌瘤病 1 型：MEN1 是一种罕见的常染色体显性遗传综合征，患者的内分泌器官易发生肿瘤，主要表现为包括甲状腺功能亢进、胰腺和垂体肿瘤等良恶性内分泌和非内分泌肿瘤。皮肤表现包括面部血管纤维瘤、脂肪瘤、牛奶咖啡斑和胶原瘤。

3. 其他

(1) 发疹型胶原瘤：通常在 10 岁以内发病，也有成人发病的报道，突然发病，持续存在。皮损类似家族性皮肤胶原瘤的结节，好发于躯干和四肢，可广泛或局限性分布，表现为坚实的隆起性肤色或色素减退性结节，直径 <1cm。罕见有合并如梅毒之类的传染病。组织学特征为真皮层弹力纤维破碎、减少，胶原纤维积聚。

(2) 黏蛋白痣：是结缔组织痣的一种，特征是基质增多而胶原或弹力蛋白不增多。

(三) 组织病理

结缔组织痣表现为真皮中、下部胶原纤维增生，呈束状不规则排列；胶原纤维均一化，HE 染色可见轻度嗜酸性变性；弹性纤维可正常、增多或减少，也可累及附属器(图 50-5)。

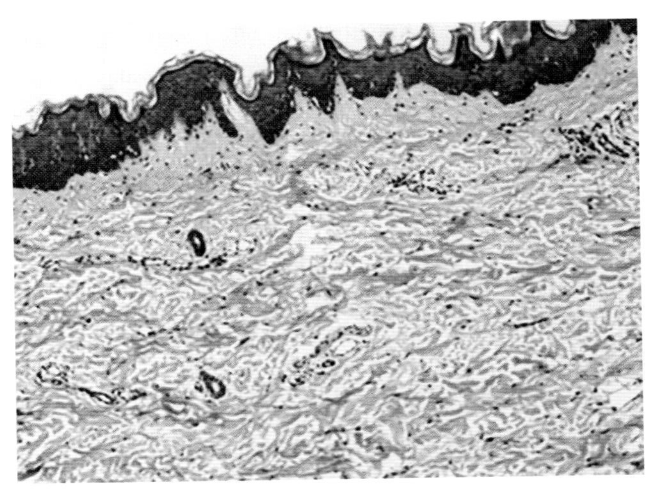

图 50-5　结缔组织痣组织病理(HE 染色)
真皮内弹力纤维和胶原纤维增多(新疆维吾尔自治区人民医院普雄明惠赠)。

Buschke-Ollendorff 综合征的许多皮肤病灶往往就表现为弹力纤维增生，其弹力纤维是正常皮肤的 6 倍，而未受累皮肤则正常。在许多结缔组织痣中，结缔组织的改变并不是明显就能看出来，需要以周围正常皮肤组织作为参照。

(四) 鉴别诊断

本病需与浅表脂肪瘤样痣、弹力纤维假黄瘤相鉴别。

(五) 治疗

CTN 的治疗选择取决于亚型、年龄、损害数量和部位以及伴发的综合征。如果为综合征的组成部分，应进行全面评价和相应的处理。如果损害无症状并不影响正常生活，可仅予以监测。也可采取手术切除、皮肤磨削和激光治疗。

四、箍指病

箍指病或阿洪病　又称自发性趾(指)脱落，是一种小趾环状缩窄的获得性疾病。箍指病、假箍指病在我国已有报道。

1. 病因与发病机制　病因不明，与患者赤脚、外伤、血管异常、感染后出现皲裂及有纤维组织变性的种族遗传倾向有关。主要发生于非洲黑人，我国亦有报道。

2. 临床表现　约 3/4 病例为双侧发病。常见是小趾的第一趾关节内侧出现一凹槽，凹槽逐渐变深扩大，最终环绕指 / 趾。手指也可受累。浸渍和感染可导致溃疡和疼痛。

骨质被吸收，最终足趾远端变成一个肿胀的球形体，与近端足仅有一细长、缩窄的颈部相连，病程慢性，5~10 年内(平均 5 年)发生自截。

3. 组织病理　皮肤凹槽附近出现表皮角化过度、灶性角化不全和棘层肥厚。真皮可见中度纤维化和慢性炎症反应，纤维组织玻璃样变和崩解。骨骼萎缩，在凹槽部位常缺乏骨质。血管壁增厚伴管腔变窄，神经和汗腺一般不受累。

4. 伴发疾病　先天性皮肤角化、感染、血管异常。

5. 诊断　有创伤及反复感染，与遗传关系不大，小趾环状缩窄，常见为小趾第一趾关节内侧出现凹陷，5 年后自截。

6. 鉴别诊断　主要鉴别箍指病和假性箍指病，前者为获得性，多发生于成人，后者可分先天性和继发性，先天性典型者为宫内自截，亦可发生于遗传性疾病如残毁性掌跖角皮症、先天性外胚叶缺损，非遗传性则继发某些疾病，如脊髓空洞症、麻风、雷诺病等。因此假性箍指病要鉴别和发现遗传性和非遗传性的相关疾病。

7. 治疗　保护手足，减少外伤，轻症患者行“Z”形手术，可解除疼痛和预防复发。治疗可通过手术或损害内注射糖皮质激素，或维 A 酸可用于其敏感的病例。严重晚期病例对受累的足趾建议截肢(趾)。

五、假性箍指病

假性箍指病或假阿洪病，是指由于遗传或非遗传性其他相关疾病导致的以环状缩窄带为特征的病变。表现与箍指病相似。

1. 病因与发病机制　常见于遗传性掌跖角皮症，尤其是Vohwinkel综合征和先天性掌跖角化病、先天性甲肥厚、Ehlers-Danlos综合征、红细胞生成性原卟啉病和先天性外胚层缺陷。

非遗传性疾病伴发指(趾)缩窄的有箍指病、麻风病、霍乱、钩虫病、硬皮病、雷诺综合征、毛发红糠疹、银屑病、Olmstead综合征、脊髓空洞症、麦角中毒和脊索肿瘤。自己用橡皮筋、细线或其他结扎线可以产生人为的假箍指病。据报道，先天性病例可影响到指(趾)或四肢。可能是家族性的，也可能继发于羊膜索。

2. 临床表现　先天性假性箍指病可在宫内自截。先天性外胚叶缺陷，在子宫内发育时趾(指)或整个肢体截断。轻症患者可在指(趾)、四肢或躯干出现环状缩窄(图50-6，图50-7)。如未发生宫内自截，在出生后病情不会恶化。

绝大多数患者合并有其他间充质发育异常的表现，特别是并指(趾)和畸形足。

假箍指病可继发于掌跖角化、毛发红糠疹、梅毒、麻风、硬皮病、糖尿病等。

3. 组织病理　表皮角化过度，真皮增厚，在收缩带见密度增加的类似瘢痕组织的纤维结缔组织。

4. 伴发疾病　残毁性掌跖角皮病、条纹状掌跖角皮病、先天性厚甲症、Vohwinkd病、Meleda病、毛发红糠疹、真菌感染、寄生虫感染、麻风、雅司、梅毒、钩虫病、银屑病、红细胞生成性原卟啉病、烧伤、冻疮、创伤、硬皮病、Raynaud病、麦角中毒、糖尿病、脊髓空洞症、脊髓肿瘤、周围神经炎、神经性营养不良。

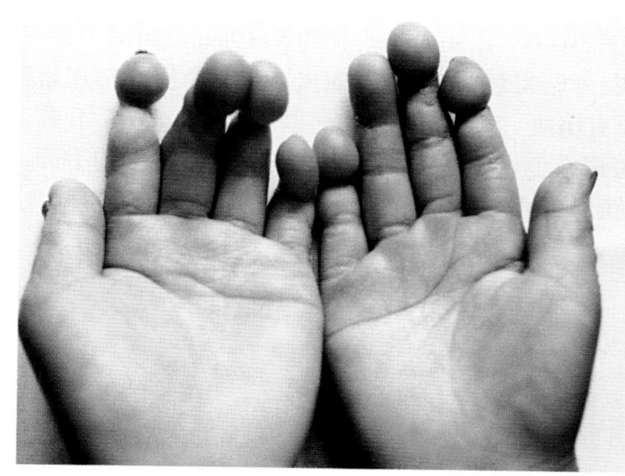

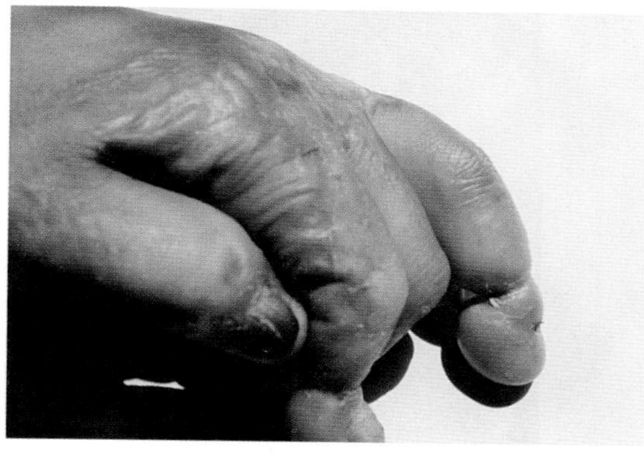

图50-6　毁损性皮肤角化病(假阿洪病)
双手掌弥漫性角化过度，手指环状缩窄性纤维节(青海省防疫站　董世珍惠赠)。

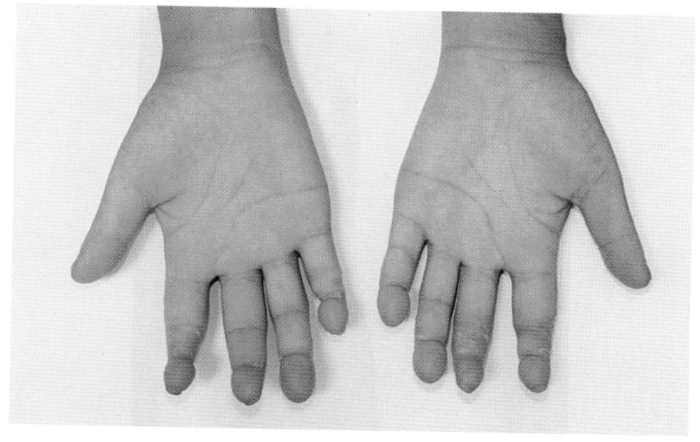

图50-7　假阿洪病(新疆维吾尔自治区人民医院　普雄明惠赠)

5. 诊断　本病诊断主要依据病史、临床表现、皮损特征和组织病理检查进行综合性分析。

诊断依据　必要条件　早期于第5指(趾)底部形成环形凹沟；后期凹沟远侧指(趾)部肿胀、坏死；指(趾)截断；组织学检查为疏松性骨髓炎样改变。

次要条件　病因不明，为自发性；由于血液及神经营养障碍，局部骨质随软组织深沟的加深而呈进行性吸收，其残端变尖而锐利。

6. 治疗　治疗原发病。

六、慢性萎缩性肢端皮炎

慢性萎缩性肢端皮炎(acrodermatitis chronica atrophicans)是慢性莱姆病的表现，莱姆病是一种与螺旋体感染有关的少见皮肤病，其特征是肢端皮炎伴萎缩。本病在欧洲多见，在美洲也有发病。主要见于成人，但也发生于儿童，女性发病率高于男性。

(一) 病因

本病与阿弗西尼疏螺旋体感染有关，在一些病例的病灶中找到了螺旋体。电镜和单克隆抗体研究也支持这一论点。本病患者存在针对螺旋体的特异性抗体。

本病的传染媒介是篦子硬蜱，其中已分离出伯氏疏螺旋体；此外，许多患者回忆发病前有昆虫叮咬史。篦子硬蜱的地理分布特点也与本病发病情况一致。

(二) 临床表现

病变最常发生于四肢伸面，特别是关节周围，面部和躯干罕见。

1. 早期　炎症阶段，起病初期皮肤肿胀，呈淡蓝红色，如面团样柔软。皮疹为发生于四肢肢端的红斑和紫罗兰色的丘疹或结节，通常无自觉症状。

2. 晚期　萎缩阶段，数周或数月后炎症反应被萎缩替代，皮肤变薄起皱呈卫生纸样，皮下血管显露；附属器结构消失，汗腺和皮脂腺的分泌均受破坏，并出现色素变化(图50-8)。主观症状一般很轻微。本病相关的硬化病变有线状尺骨带、胫骨带、关节附近的纤维结节和假性硬皮病斑块。其他皮肤表现包括溃疡、皮肤松弛、钙化和淋巴细胞浸润。

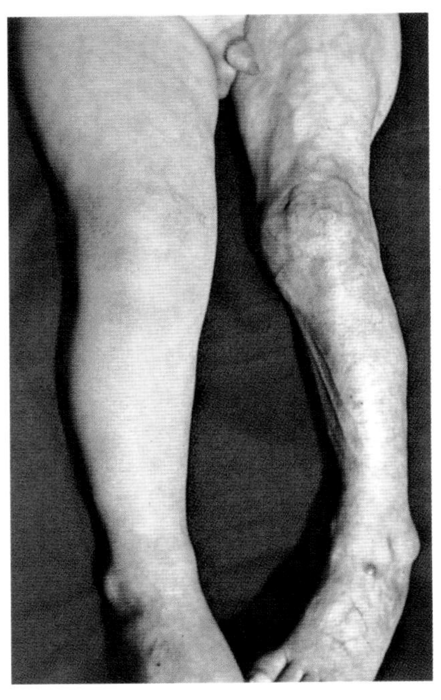

图 50-8　慢性萎缩性肢端皮炎（西安交通大学　李伯埙惠赠）

3. 系统损害　神经系统症状的发生率约为 40%，常见者有感觉异常、疼痛、无力等。骨关节异常包括关节痛、轻微关节炎、关节半脱位和病灶区骨膜增厚。有报道在本病基础上恶变为鳞状细胞癌、基底细胞癌、肉瘤和淋巴瘤。

（三）组织病理

损害出现表皮角化过度，萎缩表皮由狭窄的境界区（含有许多浆细胞的带样真皮浸润）分隔。其他变化包括胶原和弹力纤维灶状坏死、血管扩张、真皮和皮下组织变薄，可见细胞浸润，以及附属器结构消失。

（四）鉴别诊断

本病的鉴别诊断取决于损害类型和分期。病变累及腿部时可能酷似周围血管性疾病，部分病例疑诊为血栓性静脉炎或结缔组织病。其他部位病变与硬皮病和硬化萎缩性苔藓的临床和组织学相似。关节周围的纤维结节易与类风湿性结节混淆。

（五）治疗

本病的炎性损害通过治疗可得到改善，但对萎缩性病灶无满意效果。青霉素为常用抗生素，使用 2~4 周可使症状显著改善。青霉素过敏者选用红霉素或四环素 1.0g/d，疗程两周。

七、穿通性疾病

穿通性疾病（perforating diseases）是一组丘疹结节性皮肤疾患，特征是有角质栓或痂皮。1954 年由 Pinkus 首次描述此类疾病中一些物质如弹性组织、胶原，异物经表皮排出，皮肤上有排出的出口，故名为“穿通性疾病”。穿通性疾病的机制和分类，见图 50-9。

（一）反应性穿通性胶原病

反应性穿通性胶原病（reactive perforating collagenosis，RPC），1967 年由 Mehregan 首先报道，本病罕见，病因尚不能确定，患者有对轻度外伤即产生非正常皮肤反应的倾向，受损的胶原纤维经过表皮向外排出。本病可以表现为散发，但报道的多数病例有遗传病的特征，为常染色体隐性和显性遗传。

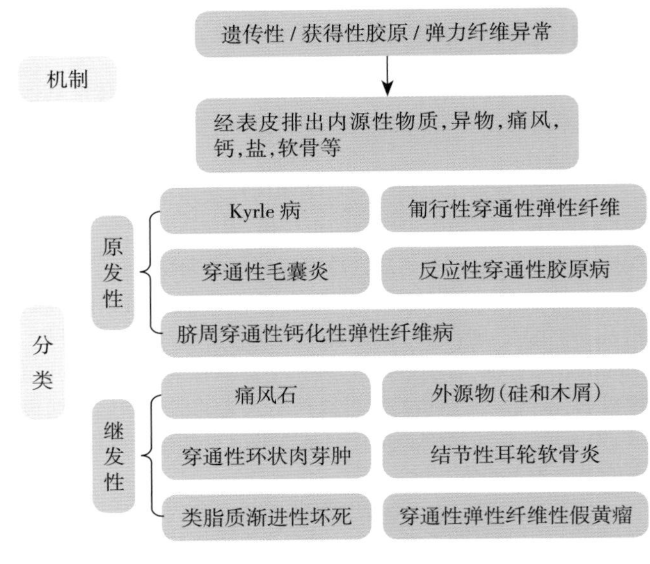

图 50-9　穿通性疾病的机制和分类

可见Ⅳ型胶原经表皮排出，但其发生机制不清。

1. 临床表现　大部分病例见于儿童。成人期开始起病的获得型反应性穿通性胶原病可合并 IgA 肾病、糖尿病、慢性肾功能衰竭、带状疱疹、疥疮、淋巴瘤和癌症。而遗传型病例与系统性疾病无关。

患者轻度外伤后，比如搔抓或虫咬后即出现肉色丘疹，直径 1~2mm。这些皮疹经 4 周左右的时间可扩大成有脐窝的丘疹（图 50-10~ 图 50-14），直径约 5~10mm。脐窝中含有角化性碎屑，外暗褐色，质地坚硬如皮革状。角质栓粘连紧密，剥除后可有出血。皮疹随后开始消退。发病 6~8 周后丘疹变平，遗留瘢痕或色素减退区。遗传性皮损好发上肢和手部，反复发生，获得型 RPC 常见于身体任何部位。

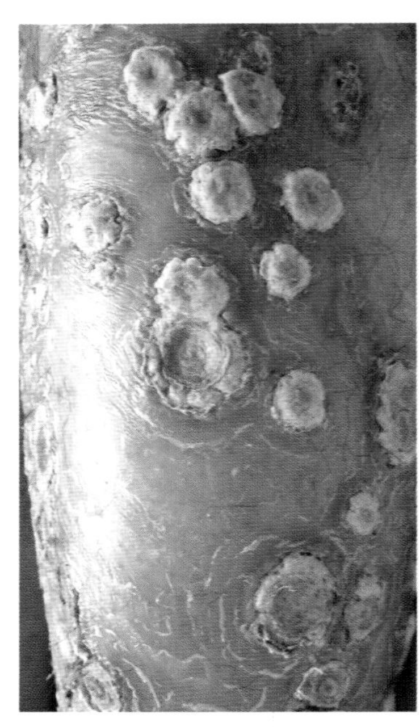

图 50-10　反应性穿通性胶原病（1）

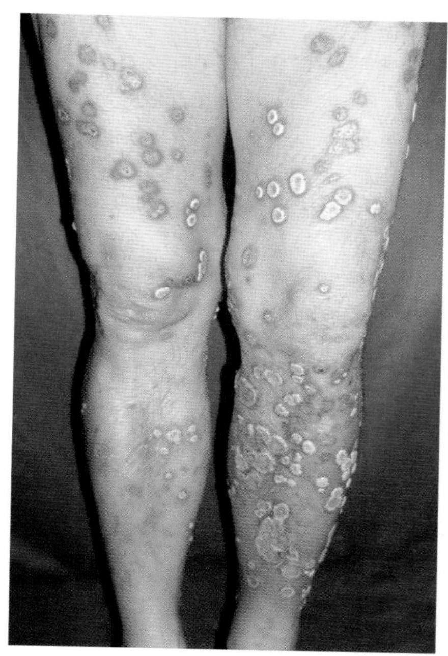

图 50-11　反应性穿通性胶原病(2)

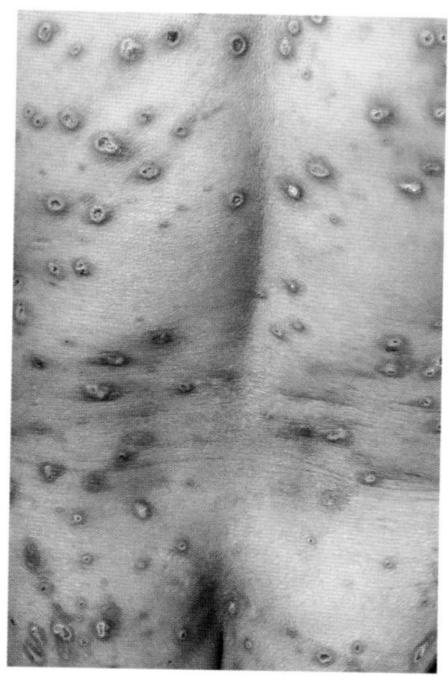

图 50-12　反应性穿通性胶原病(3)

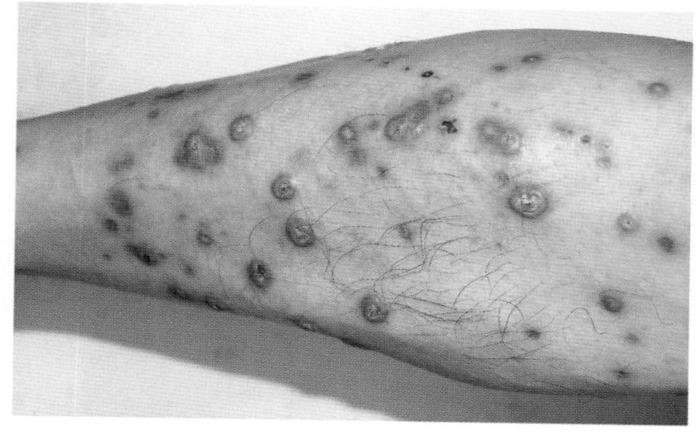

图 50-13　反应性穿通性胶原病(东南大学附属中大医院　王飞　王端　董正邦惠赠)(1)

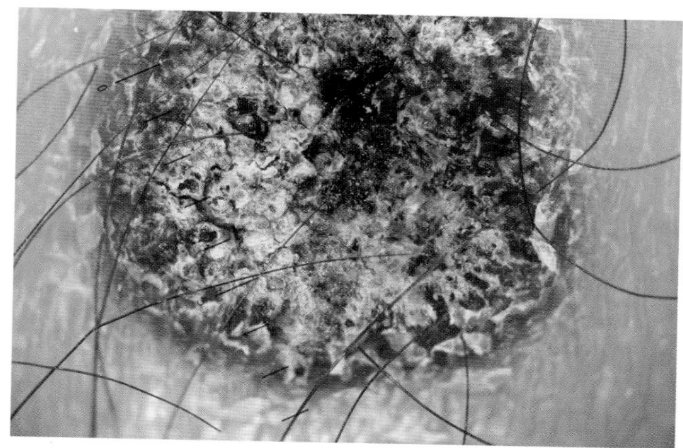

图 50-14　反应性穿通性胶原病(东南大学附属中大医院　王飞　王端　董正邦惠赠)(2)

Koebner 征阳性是该病的特征性表现。本病皮疹亦可自发消退。

2. 组织病理　早期未形成脐窝的病变表现真皮乳头增宽,内含变性的嗜碱性胶原纤维。上方的表皮萎缩,中央是一层较薄的角化不全物质。皮损的两边有典型的棘层增厚(图 50-15~图 50-17)。病情充分发展的脐窝样皮损,中央栓由角化不全性碎屑、变性胶原和炎细胞组成。角栓底部的表皮菲薄,局部可见垂直穿过表皮的胶原纤维。向外排出的结缔组织碎片中不含弹性纤维。在角栓或真皮的穿通部位可见巨噬细胞,多核巨细胞,淋巴细胞或中性粒细胞。

本病在临床和组织病理学上需与其他类型的穿通性疾病相鉴别,如匍行性穿通性弹性纤维病、Kyrle 病、穿通性毛囊炎。

3. 治疗　监测和治疗原发疾病和致病诱因,治疗方法包括系统或局部应用糖皮质激素、维 A 酸、抗生素(四环素类、利福平)和外用角质剥落剂。亦可选用窄谱中波紫外线(NB-UVB)治疗。给予本例患者西替利嗪 10mg/d,赛庚啶 2mg 每日 2 次口服,外用 0.1% 糠酸莫米松霜,治疗 10d 后瘙痒减轻,结痂脱落且丘疹变平。

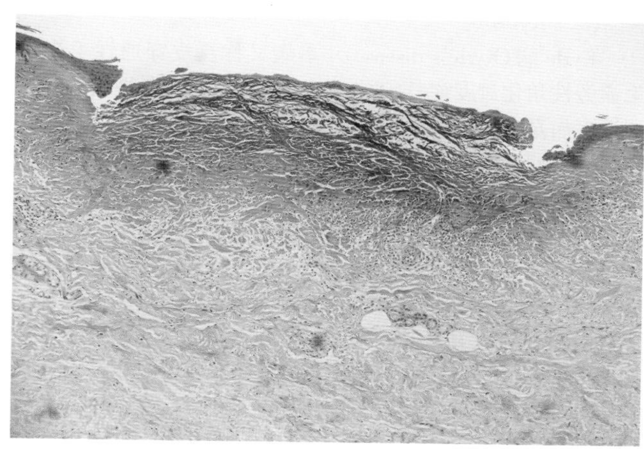

图 50-15　反应性穿通性胶原病病理

表皮角化过度,棘层增生肥厚,表皮突伸长增宽,病变中央表皮缺失,表面见坏死组织,其间有胶原穿出(HE 染色 ×100)(重庆市第一人民医院　吕静、高涛惠赠)。

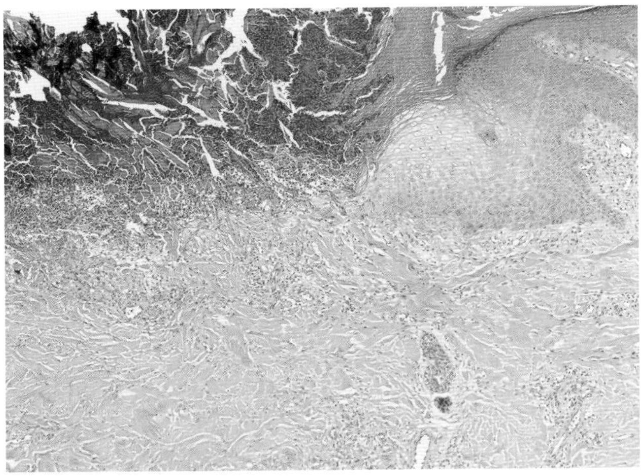

图 50-16 反应性穿通性胶原病
病变中央表皮缺失，表面见坏死组织，其间有胶原穿出（重庆市第一人民医院 吕静、高涛惠赠）。

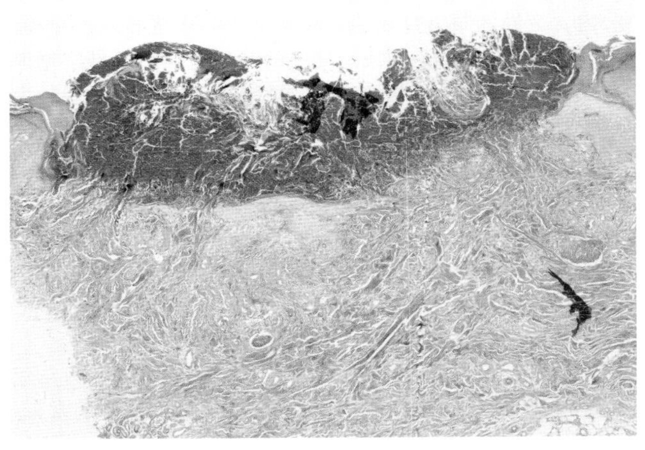

图 50-17 反应性穿通性胶原病弹力纤维染色
坏死组织内未见变性弹力纤维（重庆市第一人民医院 吕静、高涛惠赠）。

（二）Kyrle 病

Kyrle 病（Kyrle's disease） 本病又称真皮穿通性毛囊与毛囊旁性角化过度症、穿通性角化过度症，属穿通性疾病。穿通性疾病是由 Kyrle 病、穿通性毛囊炎、反应性穿通性胶原病、匐行性穿通性弹性纤维病和获得性穿通性皮病组成的一组症候群，其共同特征为通过表皮排出变性的真皮内物质。Kyrle 于 1916 年首次报道 1 例糖尿病患者发生本病。

本病常累及健康的青年人及老年糖尿病、肾衰患者。临床和组织病理上很难区别 Kyrle 病和穿通性毛囊炎，尤其是当患者有慢性肾衰并进行血透治疗时。皮疹多发于女性，无种族差异，30~50 岁多见，亦可见于儿童及青少年。不但可合并糖尿病及肾脏病，也可合并肝脏病和充血性心力衰竭。

1. 发病机制 其发病机制尚不十分明确，可能与中性粒细胞浸润，释放蛋白水解酶如胶原酶和弹力蛋白酶等有关，引起胶原纤维或弹力纤维水解、缺失；皮肤基底部纤维连接蛋白的聚集引起上皮细胞移行和增生。本病与维生素 A、D 缺乏以及感染有关。遗传方式尚不清楚，有一家 3 代发病的报道，提示可能为常染色体显性遗传，但亦有隐性遗传的报道。

2. 临床表现 Kyrle 病不仅侵犯皮肤，也可侵犯眼结膜、口腔黏膜和其他与皮肤有相同胚胎起源的组织。其特征是躯干、四肢出现毛囊角化过度性丘疹，散在或群集分布（图 50-18）。皮疹为微小红褐色毛囊性和毛囊外丘疹，直径 2~8mm，以后发生中央角栓、扩大形成小结及融合成疣状斑块；可呈线形排列。皮疹可为泛发性，腿部最常受累，臂部可累及，头颈较少累及，很少累及掌和跖。皮损可自行消失而形成萎缩性瘢痕。一般无自觉症状，偶有瘙痒。

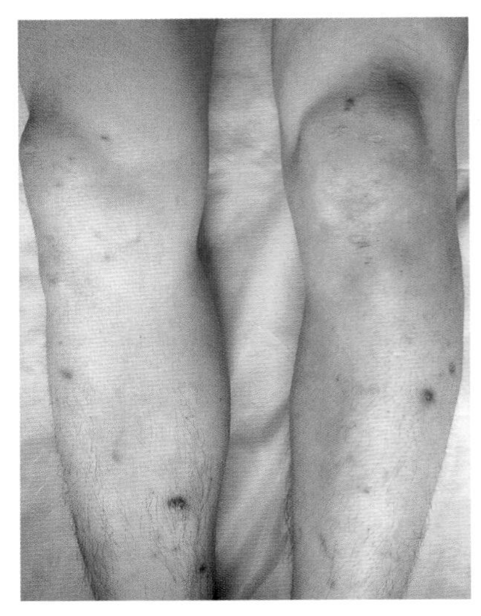

图 50-18 Kyrle 病
下肢多个灰褐色丘疹，多数丘疹中央可见角质栓［华中科技大学协和深圳医院（南山医院） 陆原 翁翊惠赠］。

3. 组织病理 当分化和角化速度超过增生速度时，将出现角化不全。早期皮损可有局灶性空泡状角化不良细胞。当角质栓穿透至真皮时，该处发生炎症细胞、异物细胞浸润和胶原变性，但无弹力组织变性。由于周围的上皮细胞增生，肉芽组织和嗜碱性碎屑移向表面（图 50-19）。

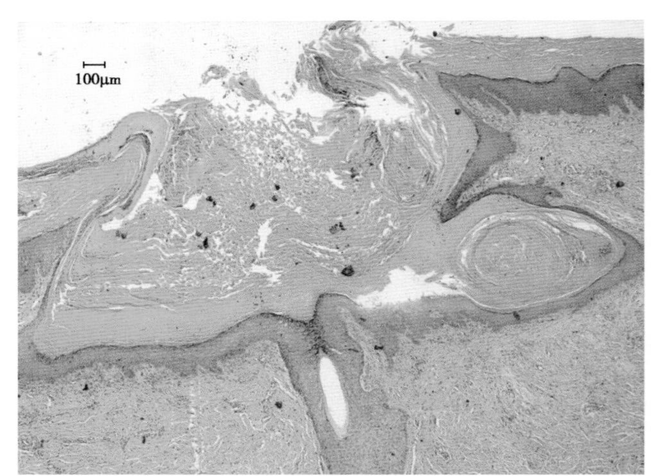

图 50-19 Kyrle 病病理
表皮角化过度，表皮全层可见角化过度和角化不全的角栓，并穿过表皮进入真皮，有的角栓可见嗜碱性碎片（HE 染色 ×25）［华中科技大学协和深圳医院(南山医院） 陆原 翁翊惠赠］。

表 50-3　伴经表皮排除的穿通性表皮病

病名	临床表现	排出物	治疗
反应性胶原病	婴儿、儿童的遗传型，糖尿病和肾衰的获得型；在易损伤区出现 Koebner 现象，获得型有瘙痒，脐样角化丘疹	经表皮穿孔排出渐进性坏死的嗜碱性胶原束	避免损伤，外用维 A 酸，NB-UVB
匐行性穿通性弹力纤维病	常染色体隐性遗传型在 30 岁内发病，环形匍行性皮损；反应型伴发遗传性结缔组织病；青霉胺诱发型	狭窄的表皮管道中有嗜碱性碎屑和弹力纤维	化学剥脱，液氮
Kyrle 病	年轻人的特发型或伴有肾衰的老年糖尿病型，可融合的毛囊或毛囊外角化丘疹，可为泛发性	含有变性胶原的肉芽肿和嗜碱性碎屑	局部及系统性应用维 A 酸
穿通性毛囊炎	20~40 岁的中青年和血透的老年糖尿病患者，多发性播散性毛囊性、脐样角化丘疹，不融合，呈红色，出现 Koebner 现象	扩张毛囊内有嗜碱性碎屑、变性胶原、嗜酸性弹力纤维、卷曲的毛发	外用维 A 酸

4. 鉴别诊断　需进行鉴别的疾病有肥厚性扁平苔藓、结节性痒疹、发疹性角化棘皮瘤、Dafter 病、毛周角化病、匐行性穿通性弹力纤维病、反应性穿通性胶原病、穿通性毛囊炎（表 50-3）。

5. 治疗　该病无特效治疗方法，主要是对症处理。所有的治疗方法如电烙术、冷冻术和角质剥离剂均能改善病情，但皮疹易复发。外用及系统性应用维 A 酸能暂时缓解症状，但中断治疗即复发。伴糖尿病、慢性肾功能衰竭和高脂蛋白血症患者控制基础疾病，对 Kyrle 病治疗有一定帮助。

（三）穿通性毛囊炎

穿通性毛囊炎在 20 世纪 60 年代后期与 20 世纪 70 年代早期相当常见，至 20 世纪 70 年代后期开始少见，但在接受血透的糖尿病尿毒症患者中发病增加。推测其发病机制是刺激和摩擦使毛囊漏斗异常角化，毛囊潴留导致毛囊壁破坏。

1. 临床表现　本病好发于 20~40 岁，男女发病率相似。约 5%~10% 因慢性肾脏疾病正接受血透的患者出现“穿通性丘疹”，其常为 50~60 岁的糖尿病者。特征性的皮疹为肢体和臀部的红色毛囊性丘疹，散在分布，直径 2~8mm，偶见于躯干和面部；皮损中间可有毛发或脐形凹陷（充盈角栓），不发生融合，表浅创伤可诱发 Koebner 现象；数量可达 200 个以上，特别是糖尿病者。数月至数年后皮损可自行消退，以后再发；除非进行了成功的肾移植，否则糖尿病者的皮损很少自行消退。

2. 组织病理　典型的组织病理特征是毛囊扩张，其中含有正常的或不全的角化物、变性胶原和炎症细胞的嗜碱性碎屑、变性的嗜酸性弹力纤维和卷曲的毛发；毛囊漏斗上皮可见小面积穿孔。在穿孔部位的真皮内可见炎症细胞、变性的胶原和弹力组织。

3. 鉴别诊断　鉴别诊断包括各种毛囊炎（细菌与真菌性毛囊炎）、毛周角化病、EPS、穿通性胶原病和 Kyrle 病。

4. 治疗　无有效疗法，外涂维 A 酸有效，但不能中止其他部位发生新的皮损。

八、外用类固醇性萎缩

外用类固醇性萎缩（Topical Steroid Atrophy）　皮肤萎缩是皮肤外用糖皮质激素的一个潜在并发症，特别是强效糖皮质激素长期应用或封包时；其可能通过抑制成纤维细胞或诱发血管收缩而导致皮肤萎缩。

1. 临床表现　病变皮肤光滑、发亮、变薄、半透明，有细皱纹，失去正常皮肤纹理。在皮肤出现变化前，用皮肤表面放大技术可观察到乳头下血管腔已发生萎缩前变化。

2. 组织病理　受累皮肤显示角层变薄，表皮生发层变薄和消失。表皮细胞变小，并可呈异常角化。真皮变薄是由于进行性酸性黏多糖吸收所致。

电镜检查发现弹力纤维变性及胶原纤维变细；而另一研究发现胶原纤维及弹力纤维外观正常但结构异常，这些纤维受压并与表皮平行重排，这些变化是由于支持性基质缺失所致。

3. 治疗　停止外用糖皮质激素时，该药迅速从皮肤消失，在 14 天内表皮增生和真皮基质合成可使皮肤基本恢复正常。裸鼠研究显示，外用维 A 酸可抑制外用糖皮质激素诱导的皮肤萎缩，但不能抑制其抗炎效应。

第二节　真皮弹力蛋白疾病

一、斑状萎缩

斑状萎缩（atrophia maculosa）又名皮肤松垂（anetoderma maculosa），皮肤损害为局限性的直径 1~2cm 大小皮肤松弛，可突起皮面，或为斑疹样，或为凹陷性。分原发性斑萎缩和继发性斑萎缩两型。病理变化为真皮弹性组织的局灶性缺损。

（一）病因与发病机制

发病机制尚不清楚，可能与弹性组织溶解破坏或产生减少相关。原发性皮肤松垂与自身免疫疾病的密切相关性提示原发性免疫机制在发病中起一定作用。例如抗磷脂抗体、抗核抗体呈阳性，梅毒螺旋体或包柔螺旋体血清试验假阳性，以及直接免疫荧光阳性。继发性斑状萎缩主要由于炎症细胞浸润破坏弹性纤维所致。

（二）临床表现

见表 50-4。皮肤损害为局限性的松弛、软垂皮肤，这是真皮弹性纤维显著减少或缺失的反映，皮损可呈凹陷性、起皱纹或囊状突起（图 50-20，图 50-21），皮损数目从数个到数百个。

1. 原发性斑萎缩　①红斑型斑萎缩（Jadassohn-Pellizzari 型）：之前有炎性皮损，初起为小红斑，渐增大至 0.5~2.0cm 直径，从中心起颜色逐渐变淡，呈青白色或灰色，表面萎缩起皱，微凹陷或隆起，触之柔软，可插入指头，损害单个或多个。好

表 50-4　斑状萎缩的分类

原发性皮肤松弛：发生于正常皮肤处
Jadasohn-Pellizzari 型：之前有炎症性皮损
Schweninger-Buzzi 型：之前无炎症性皮损
皮肤痘疮形斑状萎缩
继发性皮肤松弛：发生于其他疾病的皮损处
梅毒，结核，寻常痤疮，深脓疱，急性扁桃体炎和慢性牙周脓肿，表皮葡萄球菌性毛囊炎，红斑狼疮，色素性荨麻疹，青霉胺治疗，瘤型麻风，慢性萎缩性肢端皮炎，昆虫叮咬，伤寒，肉样瘤病，黄瘤

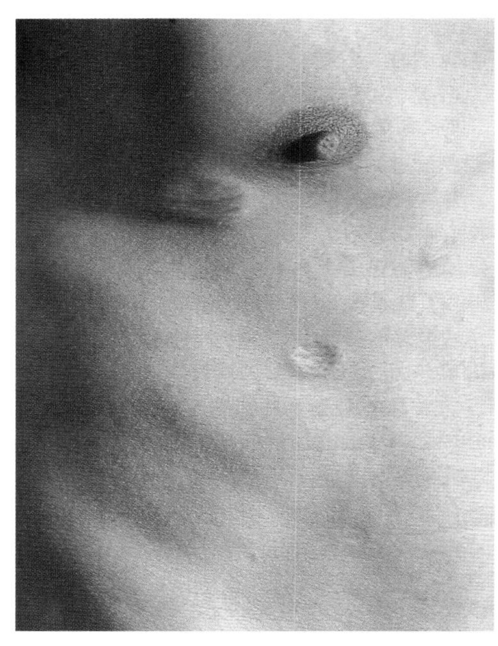

图 50-20　斑状萎缩

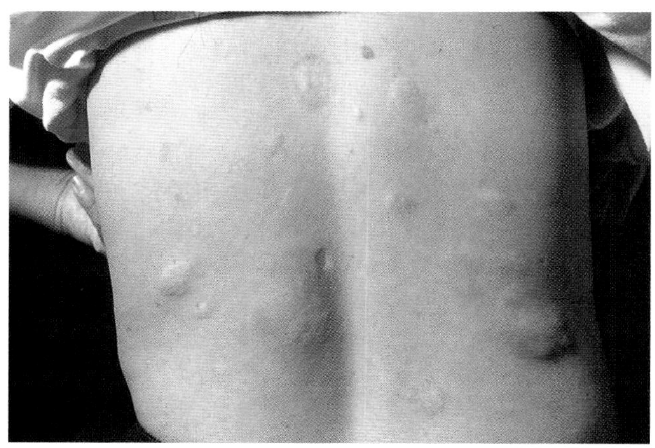

图 50-21　斑状萎缩

背部多发性皮色或淡白色斑或囊状结节，压之有空虚感，表皮呈皱纹状。

发于腰、背、肩、上肢伸侧。②无红斑型斑萎缩（Schweninger-Buzzi 型）：之前无炎性皮损，为钱币状青白色气球样损害，1~2cm 大，少数损害上有毛细血管扩张，触之有疝样感，损害多个。主要见于肩、背、腹、上臂伸侧。

Venencie 等认为两型在组织学上没有区别，主要是真皮正常的弹力纤维断裂、破坏或消失，而且无论临床上认为损害与炎症有无关系，组织学上均可以看到单核性炎症细胞的浸润，所以没有必要去区分它们。

2. 继发性斑萎缩　损害发生在其他原有疾病的皮损处，如继发于麻风、盘状和红斑性狼疮、寻常狼疮、环状肉芽肿、幼年黄色肉芽肿、扁平苔藓、梅毒、结节病、慢性萎缩性肢端皮炎、黄瘤等。

临床分类主要是基于病史的考虑，因为这两种皮损可以共存于同一个病人身上，而且其组织学表现通常无异。

（三）组织病理

真皮弹力纤维断裂、稀疏、破坏或消失，免疫荧光检查示颗粒状 IgG 及 C3 沉积在基底膜区，与红斑狼疮无法区别。

（四）伴发疾病

1. 原发性斑萎缩　艾迪生病、妊娠。

2. 继发性斑萎缩　梅毒，结核，寻常痤疮，深脓疱疮，表皮葡萄球菌性毛囊炎，红斑狼疮，色素性荨麻疹，青霉胺治疗，瘤型麻风，慢性萎缩性肢端皮炎，昆虫叮咬，肉样瘤病，黄瘤等。

（五）鉴别诊断

应与虫蚀状皮肤萎缩、皮肤松弛症、硬斑病、进行性特发性皮肤萎缩、硬化萎缩性苔藓鉴别。

（六）治疗

试用许多方法，未见疗效。有报道 1 例原发性斑萎缩患者对 ε- 氨基己酸（ε-aminocaproic acid）有效，全身性应用糖皮质激素阻止了 1 例女性患者新皮损的出现，另 1 例口服青霉素后红斑消失。其他，皮损内注射曲安西龙，口服羟氯喹有效，局限皮损整形外科治疗可能有效；继发性应以积极治疗原发病为主，如红斑狼疮、麻风、结节病等。

二、进行性特发性皮肤萎缩

进行性特发性皮肤萎缩又称 Pasini-Pierini 特发性萎缩性皮病，1923 年由 Pasini 首先报道，由 Pierini 命名为本病名，是一种以边界清楚的凹陷性大斑块为特征的罕见疾病。有人认为本病为局限性硬斑病的一种特殊类型，Berman 等则认为本病是一种在临床、组织病理特点及发病过程均与局限性硬皮病不同的独立的疾病，Jablonska 和 Blaszczyk 提出本病是一种浅表型的硬斑病，但其起病的过程和预后与硬斑病不同。

1. 病因与发病机制　本病与硬斑病的关系存在巨大分歧。部分学者认为本病是一种独立的疾病，另一部分人则倾向于本病是硬斑病的一种特殊类型（为顿挫性型，不能发展成硬化期）。

病因不明。20%~53% 患者血清发现博氏疏螺旋体属抗体，推测有微生物学因素参与发病。部分病例皮损呈带状疱疹样分布提示可能与神经因素有关。本病可有家族性发病倾向，推测遗传因素可能与发病有关。

2. 临床表现 好发于女性，20~30 岁为高峰年龄。

本病起病隐匿。病变最常见于躯干部，四肢近端、手、足病变少见，面部不发病。典型皮疹呈双侧、对称性分布，部分患者可呈带状疱疹样、单侧或无规律分布。

典型病变是无症状、卵圆形或圆形的凹陷性斑疹，有“峭壁”样边缘，呈褐蓝色或紫罗兰色、淡灰色，周围有清晰的分界线，部分病灶可能继发皮肤硬化；深层血管隐约可见，表皮无萎缩，皮纹存在，毛囊略减少。损害直径为 1~20cm，常有手掌大小；一般与皮肤皱纹相平行，可融合成大的不规则形斑片，覆盖躯干大部分，斑片常为棕色。疾病发展缓慢，最终稳定，但不会消退。

本病可能发展为硬皮病样损害，常发生于萎缩病灶的中央部位。1 例本病患者发展为系统性硬皮病。然而，硬斑病、硬化性苔藓和皮肤萎缩症的典型皮损已被观察到同时发生在同一个病人身上（但在不同部位），这支持了这些疾病是有相关的观点。

也有先天及儿童发病的报道。典型的皮损可描述为“雪中的脚印”（footprints in the snow）或瑞士奶酪样（Swiss cheese-like），呈圆形或卵圆形、皮损直径多为数毫米至数厘米，深部隐约可见血管。

3. 组织病理 组织病理变化包括真皮变薄，胶原束增粗、紧密排列、偶有玻璃样变；血管扩张和血管周围炎症可在部分病例见到。表皮和皮下组织无改变。

4. 鉴别诊断 硬斑病斑块的显著特征是具有淡紫色边界，在本病中缺乏这一现象。本病可与硬化萎缩性苔藓及硬斑病同时存在。其还须与以下疾病鉴别：皮肤斑状萎缩，其皮损常呈淡白或珍珠母色，柔软与松弛的扁平隆起呈软瘤状或疝囊样；血管萎缩性皮肤异色症，其特征是混杂的色素沉着和色素减退、毛细血管扩张和皮肤进行性萎缩。

5. 治疗 目前尚无有效治疗，可试用丹参和维生素 E。用青霉素治疗针对包柔螺旋体感染，疗效不确定，有报导用 Q 开关绿宝石激光治疗三个疗程，色素沉着减少了 50%。

三、成人胶样粟丘疹（详见第四十三章）

四、线形局灶性弹力纤维病

线形局灶性弹力纤维病，又称弹力纤维病性纹。3 例老年男性白人的中下背部出现可触及的黄色纹。组织病理示真皮弹力组织变性，超微结构研究显示许多弹力组织碎片分散在整个真皮层。日光与体重增加对弹力组织变性不起作用。

五、丘疹性弹性组织破裂

丘疹性弹性组织破裂，又被译为“丘疹性弹力纤维离解”，是一种罕见的、获得性皮肤弹力纤维减少性疾病。1987 年 Bordas 首次报道，迄今已报道 40 多例。绝大多数为散发，尚无累及内脏系统的报道。我国罗迪青等已先后报道了四例，该病的实际发病率可能被严重低估。

对本病是一种独立的疾病，还是属于无弹性纤维痣或 Buschke-Ollendorff 综合征上存有争议。但 Schirren 等报道了一家系，认为是 Buschke-Ollendorff 综合征的不全型。Ryder 等认为，发疹性胶原瘤、无弹性纤维痣和丘疹性弹性组织离解是一种疾病或病谱性疾病。这些疾病在临床上或者组织病理上存在一定重叠。Canueto 等认为，丘疹性弹性组织离解是一种具有特征性改变的独立性疾病。

1. 病因及发病机制 发病原因及发病机制均不清楚。可能是无弹性纤维痣的特殊类型，也有人认为丘疹性弹性组织破裂、无弹性纤维痣、颈部白色纤维性丘疹病、真皮乳头弹性组织变性和真皮上层弹性组织溶解可能属于同一个疾病或谱系。

2. 临床表现 常发生于儿童或青少年，中位发病年龄为 20 岁。男女比例为 1∶2。表现为非毛囊性的白色或皮肤色坚实丘疹，直径 1~8mm，多数为 2~5mm。皮损分布以躯干最常见，其次是四肢（图 50-22，图 50-23）、颈部，亦可见于枕颈部、下颌部等。无自觉症状，可持续数年。

3. 组织病理 表皮正常或角化过度，真皮浅层血管周围可有淋巴细胞浸润。真皮胶原纤维轻度灶性增生及均一化，但也可正常。弹力纤维染色表现为病灶处弹力纤维完全缺失、减少、断裂及变细（图 50-24）。

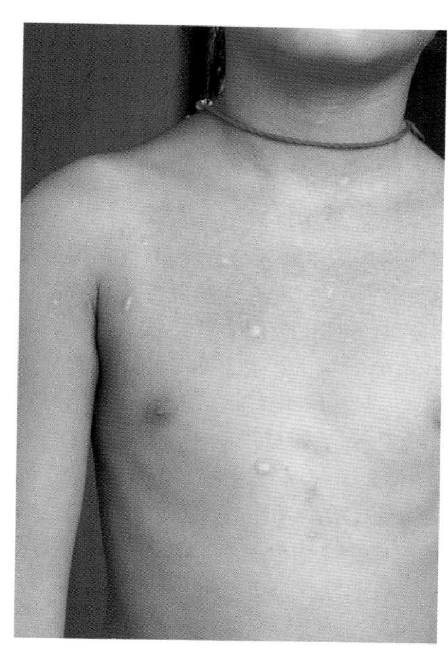

图 50-22 丘疹性弹性组织破裂（中山大学附属第一医院罗迪青惠赠）(1)

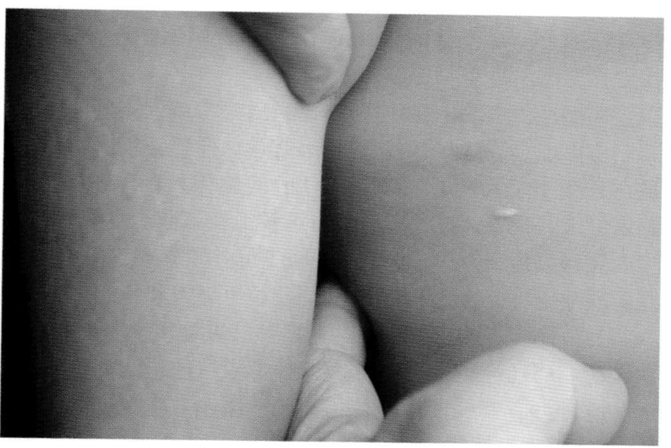

图 50-23 丘疹性弹性组织破裂（中山大学附属第一医院罗迪青惠赠）(2)

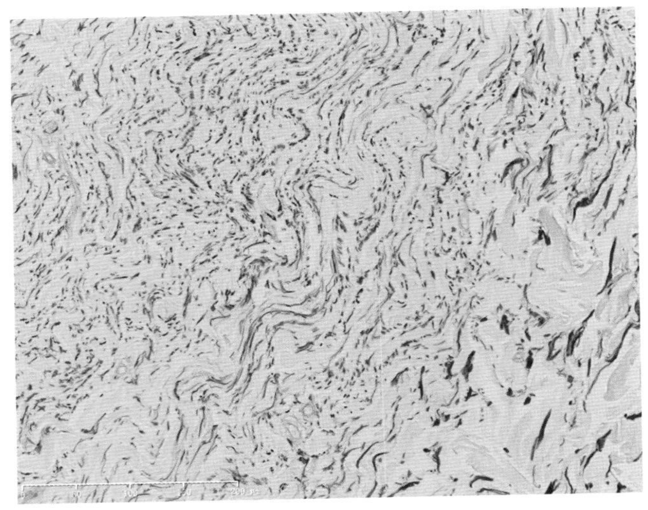

图 50-24 丘疹性弹性组织破裂(真皮弹力纤维断裂、减少逐渐消失)(中山大学附属第一医院 罗迪青惠赠)

4. 诊断与鉴别诊断

(1) 诊断:根据临床表现及病理改变、弹力纤维染色可确诊。

(2) 鉴别诊断:应与其它弹力纤维异常性疾病相鉴别,包括痤疮瘢痕、无弹性纤维痣、Buschke-Ollendorff 综合征、颈部白色纤维性丘疹病、弹性纤维性假黄瘤、真皮乳头层弹性组织溶解症、真皮中层弹性组织溶解、迟发性局灶性弹性组织变性等。

弹性假黄瘤样真皮乳头层弹性纤维溶解症多见于老年人,皮损为小的多发性皮色至黄色丘疹,似鹅卵石样,质软,可融合成斑快,主要对称发生在颈侧部,锁骨上方及上胸部,组织病理示真皮乳头层弹性纤维减少。丘疹性痤疮瘢痕为色素减退性毛囊小丘疹,主要见于躯干上部,有痤疮史,组织病理示毛囊周围弹性纤维显著减少。斑状萎缩尽管在组织病理示弹性纤维的断裂及减少,但临床上其皮损松弛,萎缩,触之有疝囊样感,与丘疹性弹性组织离解的坚实丘疹有明显区别。

5. 治疗 目前缺乏有效的治疗方法。外用维 A 酸类软膏、激素以及液氮冷冻无效,皮损内注射糖皮质激素的疗效评价不一。一般无须特殊处理,随访观察即可。

六、肢端角化性类弹力纤维病

肢端角化性类弹力纤维病,本病罕见,可为遗传性或获得性,特征是手、足出现散在的角化性丘疹,组织病理检查显示真皮弹力组织改变。

典型遗传型发生在儿童及青少年,为常染色体显性遗传,其皮疹由细小、坚硬的角化性损害或珍珠样丘疹组成,不规则散在分布于掌及跖的边缘和指(趾)两侧(图 50-25)。皮损可覆盖甲床和指节,与指节垫相似,可扩散至下肢。皮损常在数年内缓慢发展,但妊娠可加速进展。可并发掌跖多汗症。组织病理改变为弹力纤维变小与碎裂,也可增粗和扭曲。

与该病相似的二种疾病是局灶性肢端角化过度和手部变性斑块。局灶性肢端角化过度无弹力组织的组织病理改变,这些患者可有家族性体质。手部变性斑块发生在老年,仅限于手,无家族性体质,组织病理改变为弹力组织的嗜碱性变性(图 50-26,图 50-27)。

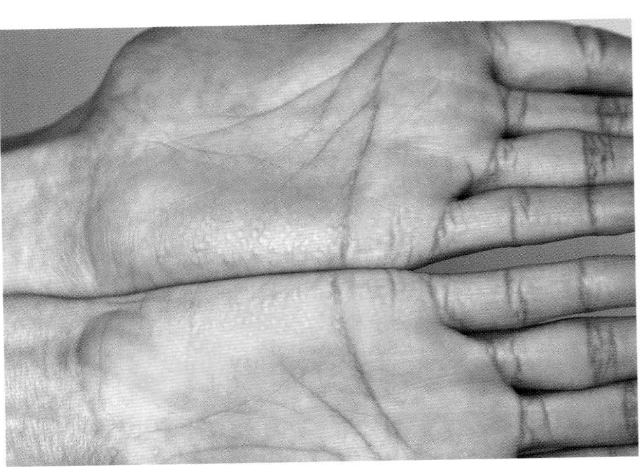

图 50-25 肢端角化性类弹性纤维病(发生于掌侧交界线)(中山大学附属第一医院 罗迪青惠赠)

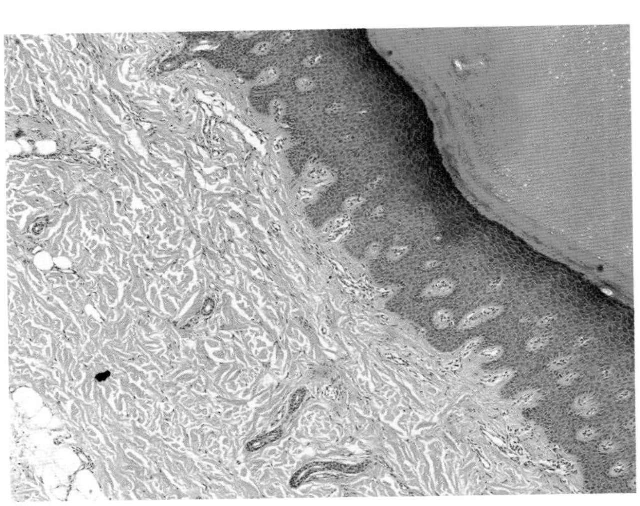

图 50-26 肢端角化性类弹性纤维病组织病理 A(表皮角化过度,棘层肥厚)(中山大学附属第一医院 罗迪青惠赠)

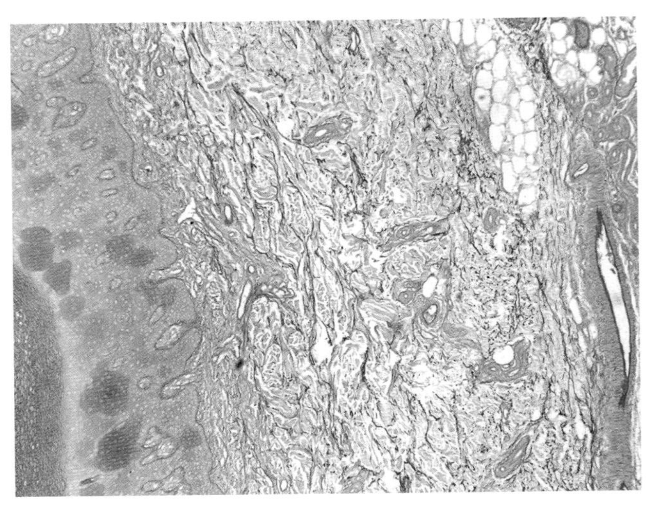

图 50-27 肢端角化性类弹性纤维病组织病理 B(中山大学附属第一医院 罗迪青惠赠)

第三节 老年特征疾病

一、成人早老症

成人早老症(adult progeria),又称 Werner 综合征,由 Werner 于 1904 年最早报道,是一种由于 WRN 基因突变或缺失引起的常染色体隐性遗传病,发病率约一百万分之一,以日本人相对多发,近亲结婚的发病率约为 1/3 500。本病男女发病率相近,患者的杂合子亲属的表现往往较轻。成人早老症的表现与 Hutchibson-Gilford 早衰综合征类似。

1. 病因与发病机制 WRN 基因编码一种大肠埃希菌 RecQ DNA 螺旋酶同源物,WRN 蛋白具有核酸外切酶及螺旋酶的活性,可以优化 DNA 的修复以及抑制不正确的重组。WRN 基因突变或缺失导致该蛋白质功能异常而引起基因组的不稳定性,使复制能力下降的衰老细胞聚集以及突变基因增多,引起细胞提早衰老,产生相关临床表现。

2. 临床表现 本病有 12 个主要特征:身材矮小,特殊体型;灰发症(头发长成灰色);早秃;硬化性皮肤异色病;小腿营养性溃疡;幼年型白内障;性腺发育不良;糖尿病倾向;血管钙化;骨质疏松;转移性钙化;同胞易感性。其他特征有喉畸形和尿透明质酸排出增多。杂合子患者唯一可能的表现是灰发症和癌症危险性增加。

特殊体型有时为矮胖躯干、瘦小四肢,呈鸟样外观(bird-like visage)。皮肤表现为萎缩、硬皮病样斑块、皮下组织消失(图 50-28)。皮肤角化常发生于骨隆突处和跖部,常破坏和形成溃疡。癌症高危性与其他染色体不稳定综合征相同。主要死因为恶性肿瘤、心肌梗塞和脑血管意外。

3. 诊断与鉴别诊断 早老症的诊断主要依靠临床表现。典型的临床表现有躯干及四肢皮肤硬化、脱发、双眼突出、面部皮肤菲薄、头皮静脉显露、声音尖细、关节僵硬和生长受限,排除硬斑病、新生儿硬肿症和皮肤僵硬综合征后,根据临床表现和基因分析结果诊断为早老症。

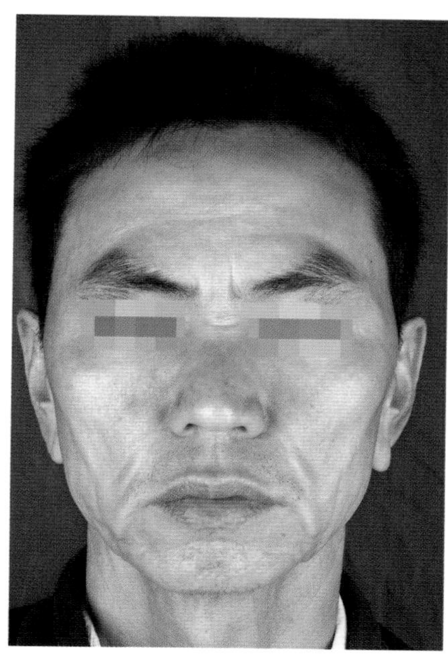

图 50-28 成人早老症

成人早老症的一些特征类似于儿童早老症、Rothmund-Thomson 综合征、肌强直性营养不良和硬皮病。儿童早老症的特点是发病较早,缺乏白内障、角化过度、皮肤溃疡和糖尿病。Rothmund-Thomson 综合征发病年龄较小,有特征性皮肤改变(毛细血管扩张、鳞屑形成、皮肤变色)。肌强直性营养不良为常染色体显性遗传,显著肌营养不良和肌强直外貌。硬皮病有其特征性的胃肠道、呼吸、肾和心脏异常表现。

4. 治疗 尚无特殊治疗。处理包括治疗白内障、皮肤溃疡和糖尿病。法尼基转移酶抑制剂,此药可以抑制早老蛋白的形成进而减缓动脉粥样硬化的速度,现已有临床前试验证实法尼基抑制剂可以改善早老症患儿的血管僵硬度及骨骼异常。

二、儿童早老症

儿童早老症(progeria),又称 Hutchinson-Gilford 综合征,是一种以早老为特征的罕见的常染色体显性遗传病,主要影响皮肤、骨骼、心脏和血管。从 1886 年首次报道至今,全世界共报道约 100 例。其发病率约 1/800 万,男女比例为 1.5 : 1。我国已报道 14 例,男性 6 例,女性 8 例。

1. 病因与发病机制 儿童早老症的致病基因为核纤层蛋白 A 基因(LMNA),其位于 1q21.2-q21.3,含有 12 个外显子,编码核纤层蛋白成分。

报道最多的突变点为 c.1824C>T(p.G608G),此突变激活 1 个隐藏的剪接位点而导致出现减少了 150 个核苷酸的 mRNA,翻译后形成新的蛋白成为早老蛋白。早老蛋白不具有正常 LMNA 的生理功能,其大量堆积最终引起细胞提早衰老。

彭斌、耿松梅等研究了 1 例早老症,基因分析显示核纤层蛋白 A 基因(LMNA)突变(c.1968+1G>A)。该位点突变引起的早老症为国内首例报道。

2. 临床表现 患者在 2 岁左右便停止生长及出现秃发。典型者身材矮小,体重低于身高。除耻骨区外,其他部位皮下脂肪减少。颅面比例失调(大颅、小脸、钩鼻)形成鸟形貌(图 50-29,图 50-30)。由于软组织萎缩和秃发,头皮静脉显露。由于小眼眶致眼球突出。均有小下颌和迟生的异常牙列。其他常见的表现有毛发稀少、前囟未闭、面中部发绀、薄唇、无耳垂大耳、嗓音高尖。智力正常,性发育不良。

皮肤病变从紧张、光滑到松弛、多皱。此外,可出现硬皮样斑块。这些变化最常见于下腹部、双肋、大腿上部和臀部。受日光照射的部位有时出现色素沉着。1 例患者四肢有许多增生性瘢痕。少汗、指(趾)甲营养不良常见。

胸呈梨形,锁骨短小且发育不良。患者呈一"骑马"姿态和蹒跚步态。肢体细小,关节大而僵硬。其他常见骨骼畸形有髋外翻、骨质疏松、骨质溶解、透 X 线的末节指骨。

平均死亡年龄为 13 岁,最长的活到 45 岁。进行性心血管并发症是主要的死因。患者有明显的动脉粥样硬化伴主动脉瓣、二尖瓣、冠状动脉和主动脉钙化;冠状动脉疾病导致心肌缺血和梗塞,心肌纤维化和心肌病亦有报道。

唯一恒定的异常实验室检查为高透明质酸尿,代谢、内分泌和血脂研究的结果不一,未能确定染色体缺陷。

3. 组织病理 硬皮病样皮肤的组织病理检查显示正常或表皮角化过度伴基底层黑素增加。真皮增厚伴结构异常和

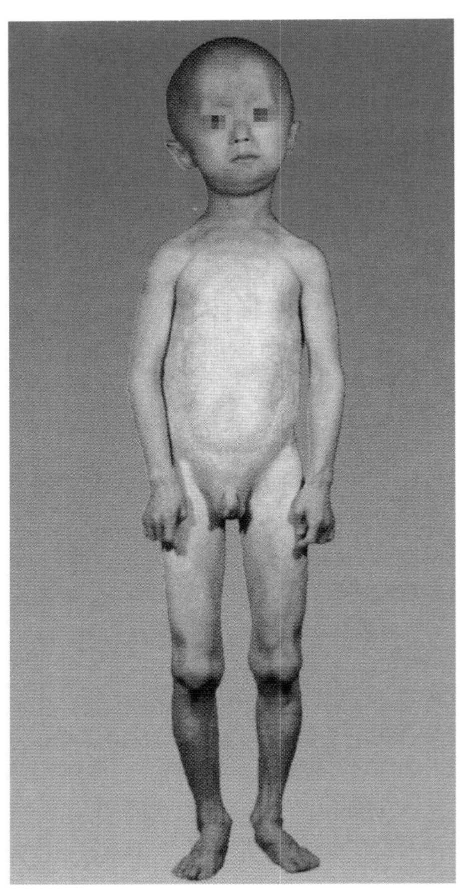

图 50-29　儿童早老症(1)
秃发,皮下脂肪萎缩,头皮静脉显露,鸟样面容(广州医科大学侯显曾惠赠)。

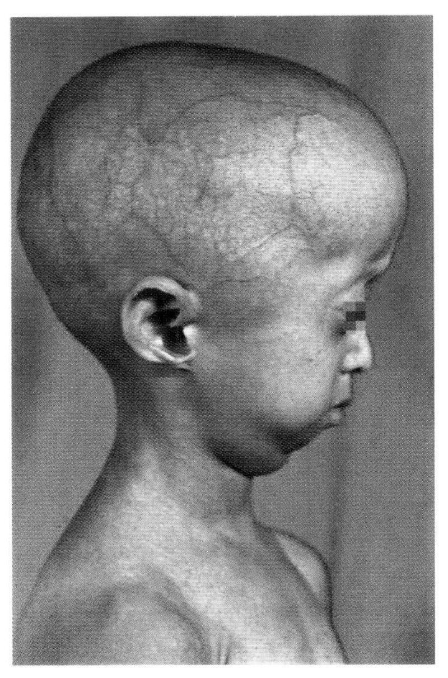

图 50-30　儿童早老症(2)
秃发,皮下脂肪萎缩,头皮静脉显露,鸟样面容(广州医科大学侯显曾惠赠)。

胶原纤维束玻璃样变。毛囊及皮脂腺减少,但汗腺无变化。血管正常或轻度减少,但有时见血管壁增厚。部分皮下脂肪被真皮胶原沉积所取代。

4. 诊断　早老症的诊断主要依靠临床表现。典型的临床表现:躯干及四肢皮肤硬化、脱发、双眼突出、面部皮肤菲薄、头皮静脉显露、声音尖细、关节僵硬和生长受限,排除硬斑病、新生儿硬肿症和皮肤僵硬综合征后,根据临床表现和基因分析结果诊断为早老症。

5. 治疗　治疗目前尚无有效治疗,曾有人试用甲状腺和垂体生长提取物、睾酮、硫氧嘧啶(抗甲状腺药)、短波透热病以及紫外线照射方法治疗,但均无明显疗效。法尼基转移酶抑制剂因其可以抑制早老蛋白的形成进而减缓动脉粥样硬化的速度而显示出很好的应用前景,已有临床前试验证实法尼基抑制剂可以改善早老症患儿的血管僵硬度及骨骼结构。

(罗迪青　高涛　高志祥　刘栋)

第五十一章

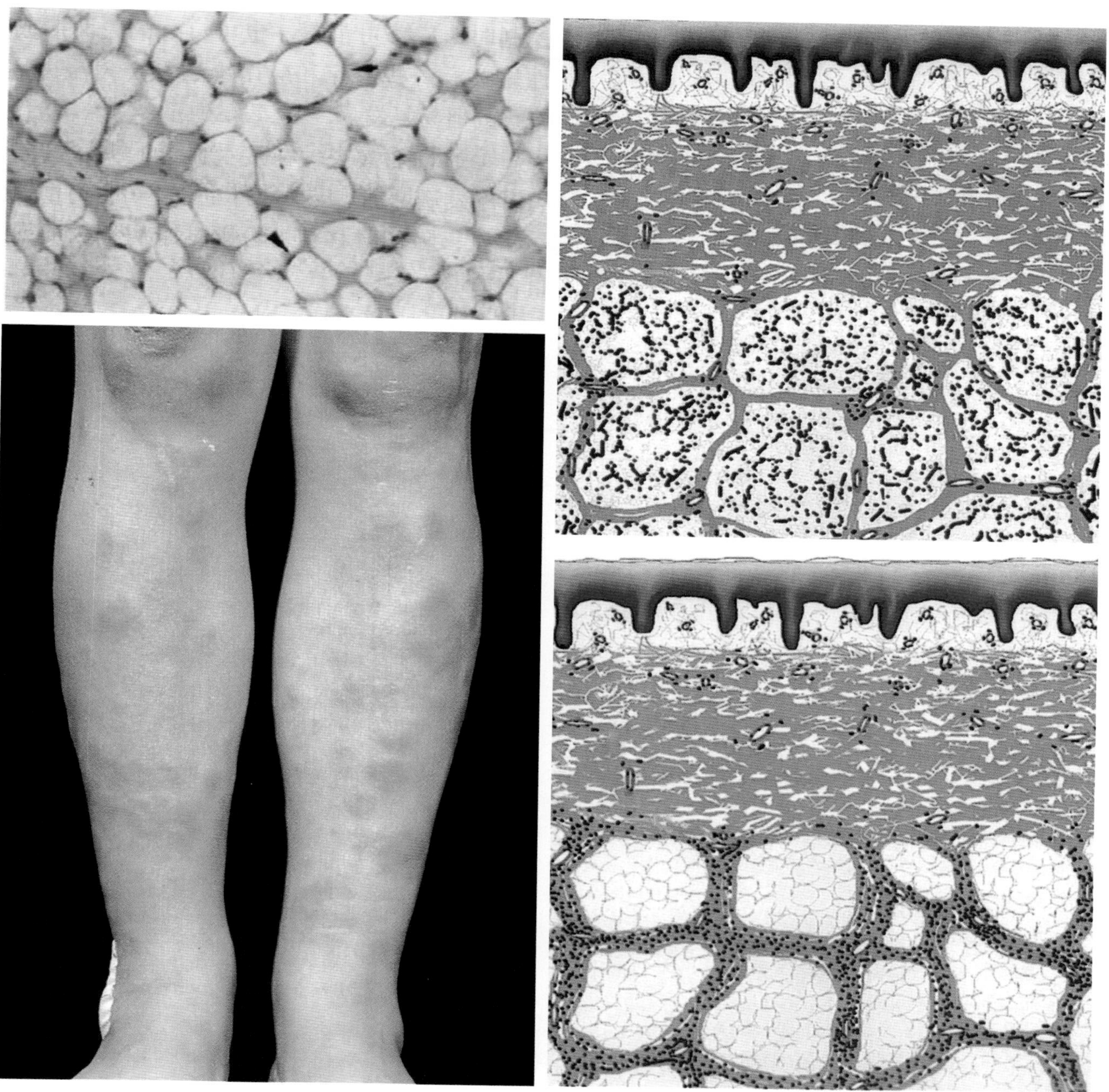

第五十一章

皮下脂肪组织疾病

第一节　概述

脂膜炎的分类　皮下脂肪组织又称脂膜，位于真皮下方与深部筋膜之间。脂膜炎可以在组织结构上进行分类，分类根据是其是否主要累及间隔、小叶—间隔或与血管炎相关（表 51-1）。

表 51-1　脂膜炎的分类

脂膜炎的分类
间隔性脂膜炎
a. 结节性红斑
b. 游走性结节性红斑；亚急性游走性结节性脂膜炎
c. 嗜酸性脂膜炎（可能与小叶性脂膜炎或混合性脂膜炎相重复）
小叶性脂膜炎
a. 复发性发热性结节性脂膜炎（Weber-Christian syndrome）
b. 特发性结节性脂膜炎
c. 脂肪萎缩性脂膜炎（如 Rothman-Makai syndrome）
d. 新生儿硬肿症；新生儿皮下脂肪坏死；人工性脂膜炎；类固醇后脂膜炎；钙化防御；
e. 酶性脂膜炎（胰腺性脂膜炎）
f. α_1- 抗胰蛋白酶缺乏性脂膜炎
g. 脂肪坏死—冷损伤；结节性囊性脂肪坏死
h. 组织细胞吞噬性脂膜炎

续表

脂膜炎的分类
间隔—小叶混合性脂膜炎
a. 狼疮性脂膜炎（深在性狼疮）
b. 硬皮病（嗜酸性筋膜炎，见三十九章）
c. 结缔组织性脂膜炎（与脂肪萎缩性脂膜炎部分相同）
d. 皮下结节病
e. 皮下环状肉芽肿
f. 脂肪渐进性坏死
g. 感染性脂膜炎（如机会致病菌或者真菌感染）
h. 物理性和人工性脂膜炎（硬化性脂肪肉芽肿，寒冷性脂膜炎，嗜酸性硬化性脂肪肉芽肿）
i. 硬化性脂膜炎（脂性硬皮病）
j. 筋膜炎—脂膜炎综合征
血管炎性脂膜炎
a. 小血管炎—白细胞碎裂性血管炎
b. 大血管炎—多动脉血管炎，血栓性静脉炎，结节性血管炎（硬红斑）
c. 嗜中性粒细胞性脂膜炎
d. 水肿性瘢痕性血管炎性脂膜炎（如种痘样淋巴瘤）

脂膜炎病因诊断的临床线索见表 51-2。

表 51-2　脂膜炎病因诊断的临床线索

疾病	年龄	性别	部位	表面变化	系统受累
狼疮性脂膜炎	30~60 岁	女性 > 男性	上下肢近端，面部	与 DLE 特征相似，风团伴脂肪萎缩性瘢痕	SLE 特征
深部硬斑病	20~60 岁	女性 = 男性	上肢近端，躯干	风团伴色素沉着和萎缩	无
结节性多动脉炎	50~60 岁	女性 = 男性	下肢	溃疡，网状青斑样血管炎	发热，关节痛，肌痛，不适，疲劳，肾损害，周围神经病，肠受累
浅表性血栓性静脉炎	中年 ~ 老年	女性 = 男性	下肢，迁移性	无	与恶性肿瘤或高凝状态有关
结节性血管炎	中年	女性 > 男性	下肢后侧，四肢	慢性愈合性溃疡，预后留下脂肪萎缩性瘢痕	无，除了与结核病相关外
钙化防御	50~60 岁	女性 > 男性	躯干	紫罗兰色坏死性溃疡，黑色焦痂	与肾功衰有关
硬化性脂膜炎	老年	女性 > 男性	下肢远端	郁积，预后留下萎缩，硬化	无
抑酞酶性脂膜炎	中年 ~ 老年	女性 < 男性	下肢远端，腹部	溃疡，油性物排出	胰腺疾病的特征和关节炎
α_1- 抗胰蛋白酶缺乏相关性脂膜炎	成人	女性 = 男性	四肢，躯干	溃疡，油性物排出，预后留下脂肪萎缩性瘢痕	肺气肿，肝炎，肝硬化，血管炎，血管神经水肿，严重的银屑病
细胞吞噬性组织细胞性脂膜炎	中年 ~ 老年	女性 = 男性	四肢	溃疡和瘀斑	乙肝特征：发热、肝脾肿大，淋巴结病变，全血细胞减少症，凝血阻碍
结节性红斑	20~30 岁	女性 > 男性 (3.6 : 1)	四肢，面部	无	发热，关节炎，不适
皮下结节病	40~60 岁	女性 > 男性	下肢	无	先发生的系统性结节病
皮下环状肉芽肿	儿童、青年人	女性 = 男性	头，手，下肢	无	无
脂质性渐进性坏死	青年，中年	女性 > 男性 (3 : 1)	腿	溃疡	与糖尿病有关
类风湿结节	随年龄上升	女性 > 男性 (3 : 1)	肘、指	无	有类风湿病有关的特征
渐进性坏死性黄肉瘤	中年	女性 = 男性	眼眶周围	中央萎缩，毛细血管扩张，溃疡	肝脾肿大，病变蛋白血症（IgG_K 型）
传染性脂膜炎	各年龄段	女性 = 男性	不定	溃疡，脓液溢出，预后留脂肪萎缩性瘢痕	潜在的免疫抑制
创伤性脂膜炎	不定	女性 = 男性	LE、胸部	溃疡	无
寒冷性脂膜炎	婴儿	女性 = 男性	面颊	无	无
化学性 / 异物性脂膜炎	成人	女性 = 男性	不定	溃疡	精神性疾病
新生儿硬化病	新生儿	女性 = 男性	臀部，大腿	无	与严重的疾病相关
新生儿皮下脂肪坏死	新生儿	女性 = 男性	四肢近端	无	高钙血症
激素后脂膜炎	婴儿	女性 = 男性	面颊，手臂，躯干	无	激素应用所致体重增加

第二节　小叶间隔性脂膜炎

一、结节性红斑

内容提要

1. EN是脂膜炎最常见的一种类型，为非特异性过敏反应，除Ⅲ型变态反应外迟发。
2. Ⅲ型和迟发型超敏反应参加发病。
3. 临床表现　皮肤：红色、痛性结节；常与其他疾病相关。全身症状：发热、头痛，伴关节痛。

结节性红斑（erythema nodosum，EN）是发生于皮下脂肪的炎症性疾病，是结节性脂膜炎中最常见的类型，是典型的小叶间隔脂膜炎。基本损害为红色结节，主要累及小腿伸侧，不发生溃疡，经3~6周消退，留下青肿。

（一）病因与发病机制

病因　常与感染（链球菌、结核、鹦鹉热衣原体、猫抓病、耶尔森菌感染）、药物（磺胺类、溴化物、口服避孕药）、系统疾病（白塞病、肠病、结节病、恶性疾病），亦可为麻风性结节性红斑，或与妊娠有关。约半数病例为特发性。EN发生的男女比例约1∶5~1∶6。另有文献报道，部分女性妊娠时发生EN，提示雌性激素可能在EN的发病中起一定作用。

恶性肿瘤如白血病、淋巴瘤（霍奇金及非霍奇金淋巴瘤）、甲状腺癌等均可能成为致病因素，其中淋巴瘤较常见。EN可以发生在肿瘤发生前的几个月甚至几年，抗癌治疗时皮损消退，这些提示EN与肿瘤的相关性（表51-3A）。

表51-3A　结节性红斑病因

特发性：占1/4~1/2的患者
感染：链球菌感染，占10%~30%
病毒感染，占1/3或更多
肠道感染：耶尔森菌、沙门菌、志贺菌
相关疾病：结节病占10%~35%，白塞病、Sweet综合征、溃疡性结肠炎、克罗恩病
药物：性激素、TNF抑制剂、沙利度胺、异维A酸
恶性肿瘤：淋巴瘤、白血病

超敏反应　结节性红斑的病因和发病机制尚不清楚。虽然血管壁偶尔可见免疫反应性复合物（IgM或IgG，以及C3），本病仍不被认为属于免疫复合物介导的血管炎症反应。目前认为结节性红斑是机体对各种外来抗原刺激发生的迟发型超敏反应，炎性细胞和炎性介质也参与了发病过程。

Th1型细胞因子的合成与迟发型超敏反应有关。Thi细胞因子（IFN-γ、IL-2）mRNA表达血管内皮细胞黏附分子（PECAM-L）。黏附因子和炎症介质参与了疾病的发生。患者早期皮疹常有大量中性粒细胞浸润，导致活性氧中间物的产生，进而促进炎症的发生和组织损伤。秋水仙碱疗效的研究证明这些炎症细胞和分子参与了疾病的发生。秋水仙碱抑制中性粒细胞趋化。

（二）临床表现

本病发病男∶女为3∶6，多数发生于20~45岁。前驱症状，发疹前7~14天，可有呼吸道感染。发疹前常有发热（38~39℃）和肌肉关节痛。关节痛、晨僵、膝关节受累常见，症状可持续数周。

基本损害为皮下的红色结节，直径1~5mm，稍高出皮面，表面光亮，数目2~50个或更多，对称发生，好发于胫前（图51-1）、膝关节或踝关节周围（图51-2）。结节触痛、疼痛和局部温度升高，第二周变为淡紫色和青紫色，黄色和淡青色，炎症可于第3周末到第6周内消退。结节性红斑不破溃，预后不留瘢痕，但有青肿消散后的痕迹，或呈瘀斑样。小腿疼痛和踝肿胀可持续数周。

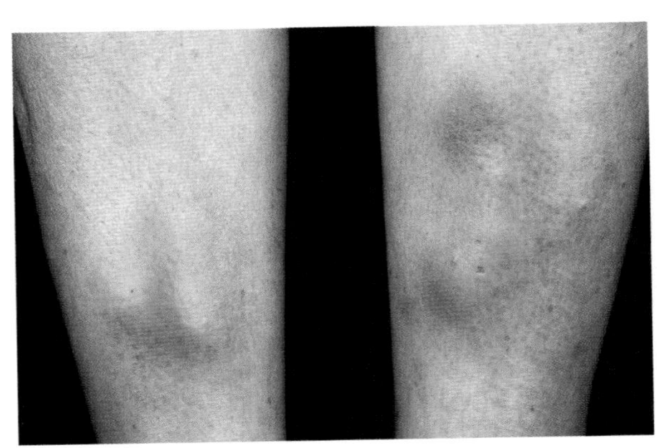

图51-1　脂膜炎（结节性红斑）（1）

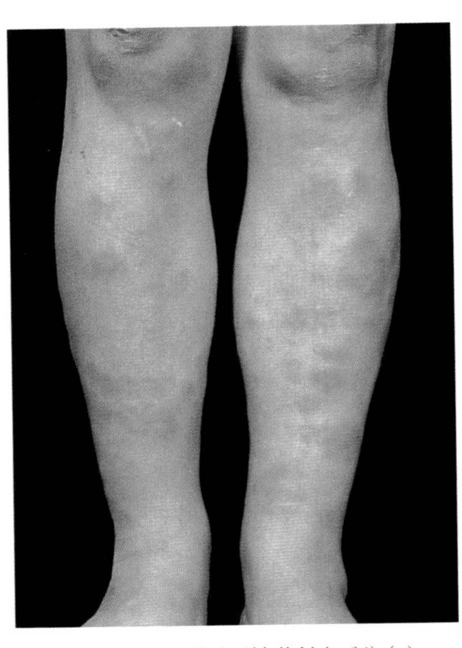

图51-2　脂膜炎（结节性红斑）（2）

1. 病因分型　①特发性结节性红斑；②感染相关性结节性红斑；③免疫和炎性相关性结节性红斑，包括白塞病、炎症性肠病、结缔组织病、SLE、SS、RA、DM、结节病、SWEET综合征；④恶性肿瘤性结节性红斑；⑤药物性结节性红斑；⑥妊娠性结节性红斑。

2. 临床分型

(1) 急性结节性红斑：本病急性发作，皮下红斑结节，疼痛，常伴有全身症状，发热、头痛、关节痛，白细胞升高，血沉加快。

(2) 慢性结节性红斑：亚急性游走性脂膜炎或游走性结节性红斑，多见于女性，皮疹多位于一侧下肢，以游走或离心性扩展，中央消退的结节为特征，病程超过数月或数年。

3. 系统性疾病关系　结节性红斑是某些系统性疾病重要的皮肤表现。结节性红斑可以在炎症性肠病活动前或同时出现。球孢子菌病患者出现结节性红斑，提示患者体内出现保护性机制，可以避免疾病扩散。然而，仍有超过三分之一的结节性红斑患者不能找到相关的疾病。

（三）实验室检查

血沉、α- 球蛋白、C 反应蛋白、抗“O”滴度升高，白细胞增高和贫血。由肉样瘤病所致者，偶尔结核菌素试验（PPD）及白念珠菌抗原试验强阳性。

组织病理　为小叶间隔性脂膜炎。包括血管改变、小叶间隔炎症（图 51-3）、出血和不同程度的急性或慢性脂膜炎，早期管周有中性粒细胞，随着疾病的发展，这些细胞很快被淋巴细胞和组织细胞所取代，晚期主要为淋巴细胞和组织细胞，最后小叶纤维化（图 51-4）。

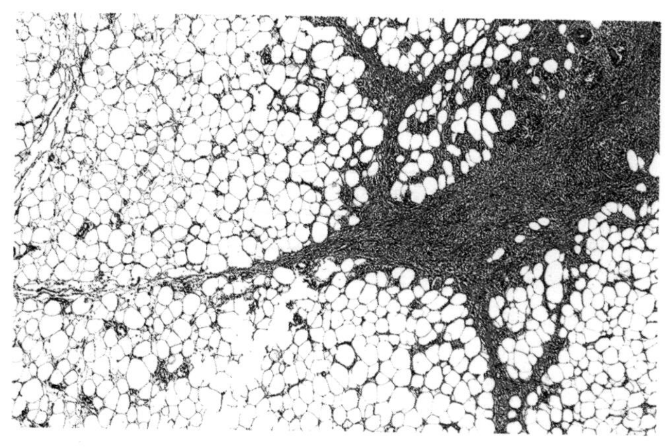

图 51-3　结节性红斑

图示小叶间隔炎症的典型表现，扩展至直接相邻的叶，产生花边表现。

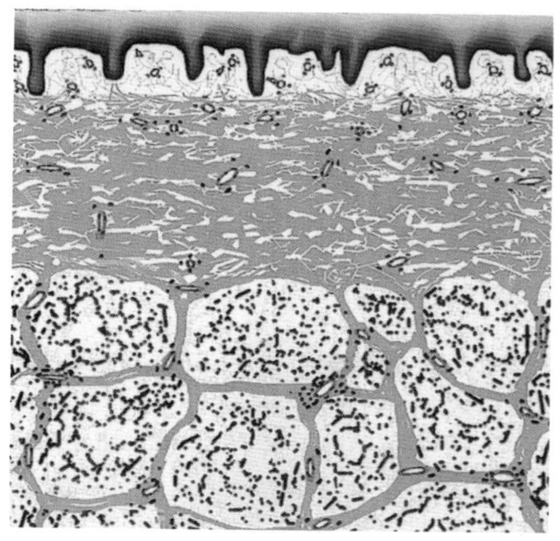

图 51-4　小叶性脂膜炎

本病中脂肪小叶部分或完全受累的现象并非少见，明显得血管炎很少见到。血管炎存在时，可累及结缔组织间隔中的小静脉，偶尔累及中等大小的血管。它表现为急性炎症与坏死，伴有血管内栓塞与出血现象。但随着疾病的发展，这些细胞很快被淋巴细胞和组织细胞所取代。游走性结节性红斑表现为小叶间隔增厚（图 51-5），伴大量肉芽肿浸润。可见大量巨细胞，这些细胞沿间隔边缘形成栅栏状排列。无血管炎，出血也不常见。病理与血管炎鉴别，当血管炎累及皮下脂肪间隔时，易误认为结节性红斑。结节性红斑偶尔在皮下脂肪间隔中可以见到白细胞碎裂性血管炎的特点，但缺乏血管炎更易累及真皮血管的改变，与皮肤结节性多动脉炎鉴别。皮肤结节性多动脉炎可累及真皮下部和皮下脂肪间隔内的肌性动脉，因此与结节性红斑不易混淆。

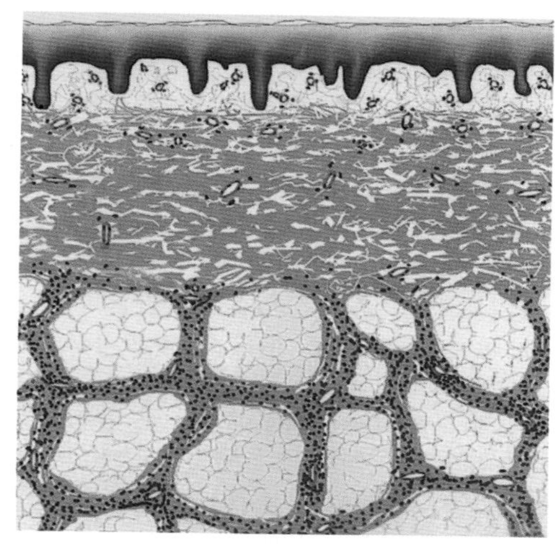

图 51-5　间隔性脂膜炎

（四）诊断标准（表 51-3B）

表 51-3B　结节性红斑的诊断标准

1. 诊断依据的必要条件　①发疹初期有发热、肌痛和关节痛；②双下腿有触痛性皮下结节
2. 次要条件　①红斑结节压痛或局部温度升高；②少数皮损发展至大腿或前臂；③伴有小腿或踝关节肿胀；④实验室检查血沉增快，抗“O”增高

本病需与硬红斑（结节性血管炎）鉴别（表 51-4），前者为脂肪小叶脂膜炎，伴血管炎。其他需鉴别诊断的有蜂窝织炎、虫咬皮炎感染、血栓性静脉炎、白血病皮损、皮肤型结节性多动脉炎、Sweet 综合征、麻风性结节性红斑、变应性血管炎。

（五）治疗

寻找和治疗潜在的疾病，如链球菌感染、结核感染等。其他非感染性原因包括肉瘤样病、血液恶性肿瘤、妊娠和药物，包括口服避孕药。治疗应按脂膜炎处理。

治疗选择：一线治疗有治疗潜在结核病（E）、治疗潜在的感染性疾病、卧床休息及抬高患肢、非甾体抗炎药（E）、碘化钾（E）。二线治疗有泼尼松（E）、秋水仙碱（E）、羟氯喹（E）、吗替麦考酚酯（E）、沙利度胺（C）、环孢素（E）。三线治疗有氨苯砜（E）、红霉素（E）、阿达木单抗（E）、依那西普（E）、英夫利昔单抗。

表 51-4 结节性脂膜炎的鉴别诊断

	结节性脂膜炎	结节性红斑	硬红斑(Bazin 型)
年龄	30~50 岁	6~40 岁多见于青年女性	青年女性
病程	慢性病程	多数急剧,数周后可消退,可再发	慢性,有结核病史,反复发作史
部位	股部、小腿	小腿伸侧	小腿伸侧
皮损	结节常呈暗红色,消退后有萎缩斑	多为鲜红色结节,逐渐变暗红消失	深在皮下结节,与皮肤黏连,暗红,微痛,可软化破溃
组织病理	小叶性脂膜炎,一期以中性粒细胞为主,二期以组织细胞为主,并有泡沫细胞,三期形成纤维化	小叶性间隔性脂膜炎,急性炎症性浸润发生在真皮及皮下组织。小血管有内皮细胞增生,管壁纤维素样变性	病灶内有明显干酪样坏死,结核结构
全身症状	90% 病人有回归热型发热	可伴有轻度全身症状	轻微

治疗措施 卧床休息,减少活动,或给予弹性绷带或弹性袜。

1. 非甾体抗炎药 布洛芬 200mg,每天 3 次;吲哚美辛 25mg,每天 3 次;阿司匹林 0.6g,每天 3~4 次。多种 NSAIDs 都对本病有效,如萘普生和吲哚美辛。

2. 糖皮质激素 系统应用糖皮质激素可能对顽固性病例有效,也可用于"加强"治疗,严重者可试用泼尼松,30~40mg/d。

3. 10% 碘化钾溶液 10ml,每天 3 次,服 2~4 周。推荐使用碘化钾的过饱和溶液每天 3 次,每次 5 滴加入橙汁内服用。剂量可以每天每次增加一滴直至出现临床症状缓解。长期使用碘化钾可造成甲状腺功能低下。

4. 抑制免疫反应 羟氯喹 200mg,每天 2 次。秋水仙碱,2mg/d,用 3 天,随后 1mg/d,持续 2~4 周,可抑制中性粒细胞趋化,减少中性粒细胞释放前列腺素和白三烯。亦可选用氨苯砜。据报告一例患者在使用异维 A 酸治疗暴发性痤疮时引起结节性红斑,使用氨苯砜治疗有效。

5. 生物制剂 英夫利昔单抗 5mg/kg(抗肿瘤坏死因子 TNF-α 抗体)进行治疗,皮疹消退。依那西普治疗,每周 2 次,每次 25mg 皮下注射,治疗 4 个月后皮疹消失。阿达木单抗每两周 1 次,每次 40mg 皮下注射,随访 7 个月,皮疹消失。

6. 病因治疗:

(1) 感染相关性结节性红斑

1) 链球菌感染:选择青霉素、大环内酯类或喹诺酮类抗生素治疗 1~3 周。

2) 结核分枝杆菌感染:选择异烟肼、利福平、利福喷丁、乙胺丁醇和吡嗪酰胺,常联合使用 2~4 种药物,总疗程 6~12 个月。

3) 麻风分枝杆菌感染:抗麻风治疗并联合其他药物,予沙利度胺 100~200mg/d。低剂量氯法齐明可减少 EN 的发生频率。雷公藤多用于重度 EN 及沙利度胺治疗无效的病例。

4) 其他分枝杆菌感染:游泳池肉芽肿分枝杆菌感染,进行细菌培养、菌种鉴定及药敏试验等检查。

5) 真菌感染:需要结合患者的病史、检查,抗真菌治疗后 EN 可消退。

(2) 结缔组织病:原发病控制后,EN 可随之消退。

(3) 恶性肿瘤:当肿瘤得到有效治疗后,EN 随之改善。

(4) 药物:停用可以药物后皮损可自行缓解或易于控制。

(5) 妊娠:治疗应首先选择非药物治疗,如卧床休息和弹力绷带,若效果不佳,需在权衡利弊的情况下慎重选择药物。

7. 中医中药 宜清热除湿,活血散瘀。改善微循环,方选解毒活血汤、桃红四物汤加味。

(六) 病程与预后

预后好。发作期约 3~6 周,可有复发,特别是有潜在性疾病或感染存在时。

二、Weber-Christian 病

Weber-Christian 病又称结节性脂膜炎(nodular panniculitis)、复发性发热性结节性非化脓性脂膜炎。

本病既往诊断为 Weber-Christian 病,早在 19 世纪 60 年代,人们就对 Weber-Christian 病是否为独立的疾病分类产生了怀疑。最初诊断为该病的病例后来被归类于 α_1- 抗胰蛋白酶缺陷性脂膜炎、结节性红斑、创伤性脂膜炎、狼疮性脂膜炎、胰腺性脂膜炎、及组织细胞吞噬性脂膜炎。

Weber-Christian 病似乎不能作为一种独立的疾病,因此借这个机会建议废除这一病名。临床诊断为 Weber-Christian 病的病例因进一步查找病因。

三、α_1- 抗胰蛋白酶缺乏性脂膜炎

α_1- 抗胰蛋白酶缺乏性脂膜炎(α_1-antitrypsin-deficiency panniculitis),α_1- 抗胰蛋白酶是一种丝氨酸蛋白酶抑制剂(PI),为源于肝的糖蛋白。作用是严格调节蛋白水解酶的活性,α_1- 抗胰蛋白酶缺乏与肺气肿、新生儿和成人的非感染性肝炎和肝硬化有关。近来本病据报道还与皮肤血管炎、特应性皮炎、银屑病、结节性痒疹和寒冷性荨麻疹有关。

与 α_1- 抗胰蛋白酶缺陷有关:SERPINA1 基因 Z 位点为纯合子(PiZZ)的病人症状最为严重。

1. 病因与发病机制 与 α_1- 抗胰蛋白酶缺陷有关。α_1- 抗胰蛋白酶基因位于 14 号染色体上,有 75 个以上的等位基因,为常染色体显性遗传。MM 基因型最常见,具有正常酶活性者编码为 PiMM。ZZ 基因与 α_1- 抗胰蛋白酶活性缺乏有关,

脂膜炎通常见于 PiZZ 型个体，但是也有 PiMZ、PiSZ、PiSS 和 Null 型脂膜炎病例的报道。少数纯合子缺乏且 PiZZ 或 PiSZ 表型的患者会发生脂膜炎。α_1-抗胰蛋白酶功能异常也可导致脂膜炎。

2. 临床表现　这种脂膜炎常见于 20~40 岁的患者，亦可见于儿童。损害可在较轻微外伤以后出现。最常见的临床表现是红色触痛性深部斑块或结节，皮温增高，可自行破溃和形成溃疡，患者有反复发生的疼痛或触痛性结节，对治疗特别抵抗。结节可发红，常有溃疡，可自发性流出透明或血性液体。深部穿通性窦道伴皮下组织液化是重要的并发症。

好发于臀部、下背部、胸部及四肢近端。偶尔伴有发热、胸腔积液、呼吸困难和肺栓塞。

脂膜炎临床病程长，愈合瘢痕形成伴皮下组织萎缩。

3. 组织病理　本病的最早病理改变是在真皮网状层的结缔组织和皮下脂肪间隔出现坏死，表现为明显急性脂膜炎的表现，在急性炎症反应部位，脂肪小叶可见大量中性多形核细胞浸润。脂肪坏死很常见，特殊染色常显示弹性纤维断裂和消失。深部血管和相邻脂膜中均可见大量组织细胞浸润。可见充满脂肪的泡沫状吞噬细胞，偶尔可见多核巨细胞。预后留有纤维性瘢痕。

组织病理变化为真皮和皮下脂肪间隔液化性坏死，可出现脂肪小叶或间隔 - 小叶混合性中性粒细胞浸润。

其余病理变化：①在急性脂膜炎区域出现重度坏死和中性粒细胞浸润；②在真皮内和急性脂膜炎周围出现慢性炎症和出血；③局灶性组织细胞和噬脂细胞聚集及增生；④继发性白细胞碎裂性脉管炎，淋巴细胞性脉管炎，但无原发性脉管炎的证据；⑤静脉血栓形成。

4. 治疗　治疗选择：一线治疗有多西环素、氨苯砜，如果情况危急用 α_1AT（即 α_1 抗胰蛋白酶）浓缩物。二线治疗有 α_1AT 浓缩物、肝移植、碘化钾、血浆置换、环磷酰胺、秋水仙碱、泼尼松。近来用 α_1-抗胰蛋白酶浓缩物滴注，Smith 等（1987）用浓缩人 α_1-蛋白酶抑制剂静脉注射治疗严重的病例有效。环磷酰胺和秋水仙碱的疗效不一，康力龙或达那唑、糖皮质激素、利福平的疗效不佳或无效。肝移植治疗可恢复酶的正常水平，可治愈本病。基因疗法和干细胞疗法是有希望的治疗。

四、亚急性结节性游走性脂膜炎

亚急性结节性游走性脂膜炎（subacute nodular migratory panniculitis），又称游走性结节性红斑（erythema nodosum migrans）、Vilanova 脂膜炎（Vilanova's panniculitis），Bafverstedt（1954）首先描述了“游走性结节性红斑”，好发于妇女、离心性发展的持久性结节不对称或单侧分布为其特征；Vilanova 和 Aguade（1959）描述了一种类似疾病，并称之为“亚急性结节性游走性脂膜炎”。

游走性脂膜炎偶尔伴有系统性疾病；其为结节性红斑的一种变型，但有特殊的临床和组织病理特征。确切的发病机制未明，可能是一种超敏反应。

1. 临床表现　好发于中年妇女。下肢皮下结节，病变从一侧小腿开始，以游走性或离心性扩展（中央消退）的结节为特征，形成直径为数厘米至 20cm 的斑块，斑块常为 1 个或数个；呈微黄或硬皮病样外观，皮疹疼痛，但不如结节红斑明显，偶尔可发生于双腿，但分布不对称；可有轻微炎症，但无溃疡形成。有关节痛和血沉增快，极少患者出现系统症状。

2. 组织病理　组织病理特征包括：①为慢性小叶间隔性脂膜炎；②明显的隔增厚和纤维化；③隔内有大量肉芽组织形成和巨细胞；④在隔周围区域有明显的毛细血管增生，类似于肉芽组织。

3. 治疗　首选过饱和碘化钾治疗，弹力袜亦有帮助。如患者不能耐受碘化钾，可用阿司匹林等非甾体抗炎药。一般不需系统性或病灶内注射糖皮质激素。本病不治疗的自然病程可持续数月到数年，有报告碘化钾治疗数周后皮疹消失。

五、硬皮病性脂膜炎

硬斑病和硬皮病性脂膜炎组织病理：间隔增宽，黏蛋白沉积。炎症主要发生在真皮 - 皮下组织交界处，淋巴细胞和浆细胞浸润；硬斑病可出现淋巴滤泡。

六、嗜酸性脂膜炎

嗜酸性脂膜炎（eosinophilic panniculitis）由 Burket 等在 1985 年首次报告，以皮下脂肪内大量嗜酸性粒细胞浸润为特征，常伴有系统疾病，被认为是一种反应性过程而非独立疾病。

（一）病因与发病机制

嗜酸性脂膜炎是一种病理诊断，并非特异性临床疾病，常与许多系统疾病伴发，包括感染（寄生虫、细菌和病毒）、艾滋病、药物或疫苗反应、恶性肿瘤、淋巴瘤、顽固性贫血、节肢动物叮咬、免疫性血管炎、特应性皮炎、结节性红斑、外伤、注射部位反应、Wells 综合征等。也有部分患者无明显诱因。血液系统疾病或上述诱因导致免疫缺陷，诱导白介素 -4（IL-4）和 IL-5 产生或多，引起免疫应答异常。

（二）临床表现

常见于女性，男女之比为 1∶3，有两个发病高峰，分别为 2~30 岁和 51~60 岁及上。皮损可单发或多发，最常见于小腿，其次为手臂、躯干和面部，形态变异较大，主要为结节和斑块，也可表现为丘疹、斑块、紫癜、水疱、脓疱、糜烂、溃疡等损害。

（三）组织病理

皮下脂肪小叶和间隔内大量嗜酸性粒细胞（多达 95%）及其他炎症细胞浸润，有时可见脂肪坏死。有时嗜酸性粒细胞碎屑黏附在渐进性坏死的胶原纤维周围，周围有栅栏状排列的组织细胞和巨细胞。无血管炎表现。病变可扩展至筋膜。

（四）鉴别诊断

本病的鉴别诊断包括 Wells 综合征（嗜酸性蜂窝织炎）、嗜酸性脂膜炎、颚口线虫病和嗜酸性粒细胞增多综合征等（见表 51-5）。

（五）治疗与预后

治疗原发病，如有感染使用抗生素。本病对糖皮质激素或氨苯砜反应良好，糖皮质激素联合吗替麦考酚酯可减少激素用量。治疗困难，复发常见，但多数患者有自限性。

表 51-5 表现为嗜酸性脂膜炎的临床疾病

疾病	临床表现	组织病理	说明
Well 综合征	局限性皮肤红斑、水肿、坚实的水肿性灰白色斑块	早期表现为真皮水肿和嗜酸性粒细胞浸润而无明显的血管炎，晚期为肉芽肿性浸润伴火焰征，通常局限于真皮，罕见扩展至皮下脂肪	火焰征也可见于重度结节性类天疱疮、湿疹、皮肤癣菌病感染和节肢动物叮咬
嗜酸性筋膜炎	四肢皮肤和皮下组织弥漫性肿胀硬化	筋膜增厚、硬化，常伴有淋巴细胞、浆细胞和嗜酸性粒细胞混合浸润	伴有高丙种球蛋白病血症
颚口线虫病	游走性间歇性荨麻疹样红斑块	广泛性水肿伴纤维蛋白和粒细胞性渗出	由颚口线虫幼虫迁移所致
嗜酸性粒细胞增多综合征	躯干四肢或面部瘙痒性红斑块或荨麻疹样损害，伴系统疾病	浅表或深部血管周围嗜酸性粒细胞和淋巴细胞混合浸润	无法解释的嗜酸性粒细胞增多(≥1.5×10⁹/L)持续 6 个月以上，并导致器官损伤

第三节 小叶间隔 - 小叶混合性脂膜炎

一、硬红斑

Bazin(1861)首次描述了与结核病有关的脂膜炎，并将其命名为硬红斑(erythema induratum)；具有相同的临床和组织学改变但与结核病无关者称为结节性血管炎。

1. 发病机制 硬红斑或结节性血管炎与结核病的关系尚有争议。由于硬红斑偶尔伴有远隔部位的急性结核病、阳性结核菌素试验和抗痨治疗有效，故推测其系一种结核病。然而，硬红斑并非结核病直接侵犯脂膜，可能是血管性过敏反应；病变组织的豚鼠接种和组织培养不能分离出结核杆菌、以及大多数硬红斑用系统性糖皮质激素治疗有效支持这种观点。Daniel Su(1992)认为，与结核病有关的肉芽肿性小叶性脂膜炎和血管炎应称为硬红斑，其通常有较明显的干酪样坏死和肉芽肿形成；而与结核病无关者应称为结节性血管炎，其血管炎更明显，干酪样坏死和肉芽肿形成较少。

2. 临床表现 好发于女性，尤其是腓肠肌部位脂肪较多者。腓肠肌部位出现触痛性红色斑块或结节(图 51-6)，常为双侧性，反复发作；大腿和小腿其他部位也可发生。损害呈蓝红色，常形成溃疡(其边缘毛糙、呈紫罗兰色)，最后愈合形成萎缩性瘢痕。病程为慢性，反复发作，持续数月至数年。

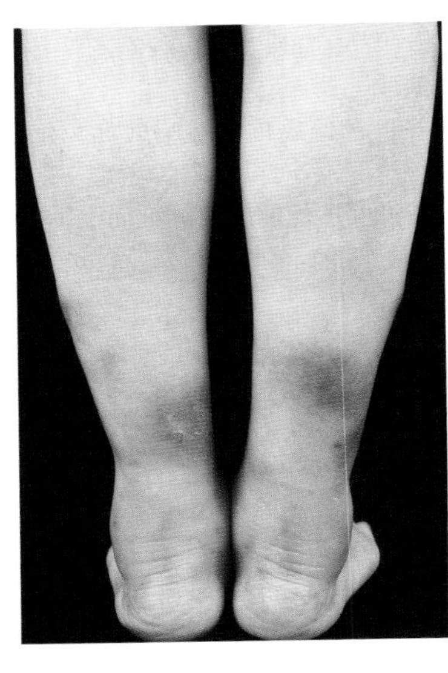

图 51-6 硬红斑

Mantoux 试验(Mantoux test)是用 1U 纯化蛋白衍生物(purified protein derivative，PPD)进行皮试，稀释成 1∶10 000；为了避免假阴性反应，PPD 应准确注入真皮，而不要注射到皮下组织；10U PPD(稀释度为 1∶1 000)皮试可引起溃疡形成。

3. 组织病理 下述变化具有特征性，但不能确诊：①部分病例出现小叶性脂膜炎，慢性炎症细胞广泛浸润小叶间隔或隔周；②肉芽肿通常不规则，边界不整齐；③静脉、小静脉和小动脉(偶见)可出现血管炎，常有血栓形成和栓塞，抗酸染色阴性。

4. 治疗 硬红斑患者需要全程抗结核治疗，即三种抗痨药联用 9 个月。系统性糖皮质激素对硬红斑和结节性血管炎常有效，亦可试用 10% 碘化钾、非甾体抗炎药和四环素。

二、胰腺性脂膜炎

胰腺性脂膜炎(pancreatic panniculitis)又称继发于胰腺病的结节状皮下脂肪坏死(subcutaneous nodular fat necrosis secondary to pancreatic disease)，胰腺炎或胰腺癌偶可伴发皮下脂肪坏死。

1. 病因与发病机制 胰腺性脂膜炎胰腺炎或胰腺癌有关，胰腺性脂膜炎可以在潜在胰腺疾病被检测出来前发生。脂肪酶、淀粉酶、胰岛素参与了疾病皮损的形成。血、尿及皮损中胰酶的水平升高。脂肪酶与脂膜炎有着非常明确的关系。胰蛋白酶和淀粉酶促进血管壁通透性增加，导致脂肪酶进入组织，水解中性脂肪生成甘油和游离脂肪酸，最终导致脂肪坏死和炎症产生。血清酶水平的高低与胰腺性脂膜炎严重程度不完全一致。推测免疫学因素也可能参与了疾病的发生。

2. 临床表现 皮肤结节可发生于急慢性胰腺炎、胰腺肿瘤。慢性胰腺炎患者发生脂膜炎常与胰腺门静脉瘘有关，脂膜炎可在检出胰腺疾患前 1~7 个月发生。

本病以男性多见，男∶女为 3~5∶1，酗酒者发病率较高。表现为多发性隆起、无痛性或疼痛的红斑样结节，直径 1~5cm，一些结节可有波动，并排出油样物质。好发于双小腿，但胸腹部、上肢也可发生。

其他表现有发热和腹痛、关节痛或关节炎，可为单关节、少关节或罕见多关节受损，浆膜炎；脂肪坏死可以发生在胰腺和胰周组织，而腹膜、网膜、肠系膜、心包、肾周组织、纵隔和骨髓亦常有脂肪坏死。同时出现皮肤结节、多发性关节炎和嗜酸性粒细胞增多，成为 Schmid's 三联症。

3. 组织病理　胰腺性脂膜炎早期可表现为间隔性脂膜炎，渐表现为小叶性或间隔 - 小叶混合性脂膜炎。脂肪坏死灶内见影样脂肪细胞和钙化是特征性鬼影细胞表现。其细胞的壁较厚、模糊，无细胞核。钙化常见，可表现为坏死脂肪细胞胞质内嗜碱性颗粒。脂肪坏死灶周围常有中性粒细胞、组织细胞、泡沫细胞、异物巨细胞和淋巴细胞浸润。病程晚期病变消退，纤维化，脂肪组织萎缩。

4. 治疗　治疗选择：一线治疗为治疗潜在的胰腺疾病。二线治疗为奥曲肽。

胰腺疾病的药物和手术治疗是主要治疗方法，下肢抬高和弹力绷带包扎有助于缓解下肢结节的症状。有报告一例低分化胰腺癌腿部表现为多发性痛性结节，每天 2 次皮下注射 50μg 奥曲肽，皮下结节不再增加。

三、冷性脂膜炎

冷性脂膜炎（cold panniculitis）是局限于寒冷暴露部位的脂膜炎。婴儿与低龄儿童特别易患冷性脂膜炎。

1. 病因　本病可能与对寒冷的过敏反应有关，solomon 和 Beerman（1963）发现血小板质的异常、存在冷凝纤维蛋白原和纤溶活性。因为新生儿皮下组织中饱和脂肪酸较成人多，这种脂肪酸融点较高，在低温时更易凝固，所以新生儿对脂膜炎更敏感。

2. 临床表现　暴露于寒冷大约 3~4 小时后，在面部、四肢等暴露部位出现红斑样皮下结节或斑块。表现为淡红斑、非触痛性、坚硬的皮下结节。其边缘通常不清楚，几周后病灶自行消失，可出现局部色素沉着，但无瘢痕。用小冰块敷在儿童皮肤上可导致相似的损害。吸吮冰棒也可导致同样的“冰棍脂膜炎”。

3. 组织病理　表皮和真皮通常正常。脂肪小叶和间隔内出现散在淋巴细胞性炎症，偶见中性粒细胞和嗜酸性粒细胞。

4. 鉴别诊断　冷性脂膜炎应与冻疮相鉴别，冻疮通常发生在手指或脚趾，炎症尽管可以影响皮下组织，但主要发生在真皮。冷性脂膜炎不局限于肢端。

5. 治疗　最好的治疗是保持受冻部位温暖和避免进一步暴露于寒冷空气中。骑马者应换上宽松和保暖的衣物。给予足够热量和丰富的维生素，用血管扩张药物通常没有帮助。肢体受冷，不可立即加温，以防组织缺氧坏死。

四、人工性脂膜炎

人工性脂膜炎（factitial panniculitis）为人工因素造成的脂膜炎，原因有机械性、物理性和化学性等因素，外伤、针灸、有机物质、各种油类。包括吸毒者注射吗啡、喷他佐辛、度冷丁或精神病患者注射牛奶、粪便均可致病，是一种对注射物质的异物反应和愈合过程。

1. 临床表现　临床表现一般奇异，与注射的物质以及患者的心理状态有关。吸毒所致的脂膜炎经常发生在注射部位，如三角肌、大腿和臀部。强迫性精神病患者可能固定注射牛奶、粪便或其他物质，而其他患者可能完全随意注射。表现为皮下结节，表面皮肤正常或轻度发红，可发生液化、蜂窝织炎、溃疡形成。注射矿物油可引起异物肉芽肿反应，形成硬化性脂肪肉芽肿，也称石蜡瘤。在临床上有形态怪异、异常部位分布的皮下结节，不能用已知典型的脂膜炎来解释，均应考虑人为性脂膜炎的可能性。

2. 组织病理　混合性脂膜炎，侵犯脂膜小叶和间隔，可见小灶性脂肪坏死。

组织病理特征与注射的物质有关，可以是有许多中性粒细胞、局灶性脂肪坏死的急性脂膜炎，也可以是伴局灶性出血和纤维化的异物巨细胞反应。

3. 治疗　湿敷料和抗菌素溶液有一定疗效，最重要的是对潜在疾病的精神治疗和戒毒。

五、类固醇后脂膜炎

类固醇后脂膜炎（poststeroid panniculitis）是少见口服糖皮质激素的一种并发症。

1. 临床表现　停止系统性应用糖皮质激素后 1~13 天，出现深部结节。常见于在短时间内接受大剂量口服糖皮质激素治疗风湿热的儿童。坚硬的结节直径 0.5~4.0cm。伴有红斑和瘙痒，数周至数月后常自行消失；病变好发部位如面颊、臂和躯干。

2. 组织病理　这是一种小叶性脂膜炎，伴脂肪细胞坏死，脂肪小叶内可见淋巴细胞、组织细胞、异物巨细胞和噬脂细胞浸润，少数脂肪细胞内可见针形裂隙。

3. 治疗　一般可自行缓解而无瘢痕，故不必治疗；风湿热、白血病或肾病综合征患者应逐步减少泼尼松剂量。

六、组织细胞吞噬性脂膜炎

组织细胞吞噬性脂膜炎（cytophagic histiocytic panniculitis，CHP）为一种免疫调控异常的系列性疾病，本病的发生与多种潜在性疾病有关。许多组织细胞吞噬性脂膜炎患者患有 T 细胞淋巴瘤，与具有 α/β 或 γ/δ 表型的皮下脂膜炎样 T 细胞淋巴瘤关系特别密切。其他包括病毒感染，细菌、真菌和寄生虫有时也与发病有关。

1. 临床表现

（1）皮肤损害：初期表现为深在的触痛性正常肤色或红色皮下结节和斑块，或广泛的、边界不清的出血性斑，直径 2~20cm。

（2）发病特征：皮损通常多发，侵犯小腿、大腿、臀部、臂、乳房和颈部。可伴有发热、黏膜溃疡、浆液渗出和肝脾肿大。全血细胞减少症及肝功能异常。此病可伴病毒感染（主要为 EB 病毒）及血液系统恶性肿瘤。存在非致死性病例，这类患者缺乏系统症状和体征。

2. 组织病理　为间隔 / 小叶混合性脂膜炎，有时伴灶性脂肪坏死。特点是组织细胞浸润，富含嗜酸性胞质和均匀、深染或含有较小核仁的囊性胞核。也可见数量不等的淋巴细胞和中性粒细胞浸润。一些增大的巨噬细胞吞噬红细胞、淋巴细胞或核破裂的碎屑。这些细胞为“豆袋细胞”，巨细胞和肉芽肿通常并不常见，在有 T 细胞瘤表现的患者中可见不典型性淋巴样细胞核。

3. 治疗　治疗措施为治疗任何潜在的恶性肿瘤，条件允许行骨髓移植。如果已排除了恶性肿瘤，则用环孢素常有效。若检测为非恶性的，在所有报道的病例中用环孢素治疗均很有效，且可长期缓解。若检测为恶性者，应积极化疗甚至考虑骨髓移植。皮下脂膜炎样T细胞淋巴瘤患者已采用多种形式的联合化疗特别是CHOP方案治疗（环磷酰胺、多柔比星、长春新碱、泼尼松）。

4. 预后　本病治疗困难。可持续数年，进行性肝功能衰竭和出血是死亡的原因。

七、皮肌炎性脂膜炎

皮肌炎性脂膜炎本病为质地坚硬的红斑、疼痛或触痛性斑块和结节，脂膜炎先于皮肌炎起病。慢性患者可发生皮下脂肪萎缩，儿童和成人均可发病。

组织病理可见小叶或小叶/间隔混合性脂膜炎；脂肪坏死；脂肪细胞膜改变；钙化；淋巴细胞和浆细胞浸润，有时淋巴细胞呈团块状聚集。

八、硬化性脂膜炎

硬化性脂膜炎（sclerosing panniculitis）本病1955年Huriez首先报道。1991年由Jorizzo等命名。

1. 病因与发病机制　病因不明，可能为多因素引起，患者有小腿慢性静脉回流障碍，或有浅表性血栓性静脉炎、深静脉血栓病或同时有以上几种疾病。患者常有外周静脉疾病史，包括静脉曲张、血栓性静脉炎和深部静脉栓塞。

发病机制是脂肪小叶中央的包含毛细血管在内的静脉淤积，导致皮下脂肪供血不足，最终形成梗死。下肢血管循环障碍，淋巴管功能不全，纤溶系统异常，创伤以及感染也被认为本病的发病机制相关。

2. 临床表现　患者表现为硬结性、木板样硬皮病样斑块，常累及下肢（图51-7），长筒袜样分布，典型呈倒瓶状。皮肤可有静脉淤积的其他改变，如萎缩、溃疡、色素沉着和毛细血管扩张。

3. 组织病理　改变主要有脂肪小叶中心缺血性坏死，形成脂囊肿及膜样脂肪坏死；小叶间隔淋巴细胞浸润；真皮可见小血管扩张。真皮的典型改变为淤积现象，包括慢性炎症、纤维化、血管壁增厚、小叶状毛细血管增生和含铁血黄素沉积。

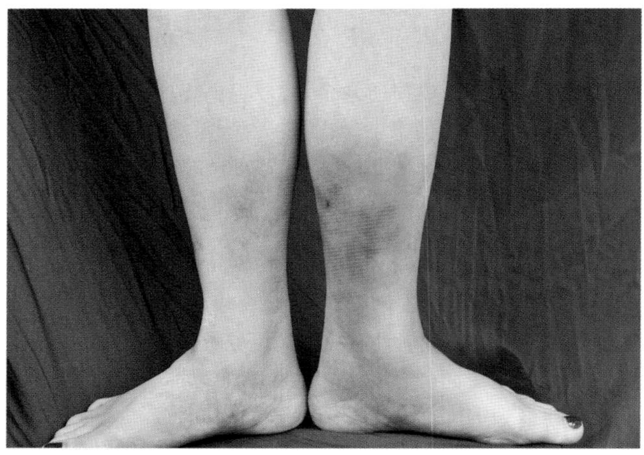

图51-7　硬化性脂膜炎

可见棘层肥厚、海绵水肿和苔藓样变。

4. 鉴别诊断　硬化性脂膜炎需要与硬斑病、硬红斑、结节性红斑和其他脂膜炎相鉴别。

5. 治疗　用加压绷带可改善小腿血液循环。局部对症处理可用抗生素、外科疗法、曲安西龙、倍他米松等糖皮质激素的皮损内注射；此外，超声引导下介入硬化疗法、静脉激光疗法、射频消融术亦可选用。系统治疗，可用蛋白同化类激素和雄激素，康力龙（司坦唑醇）(2~5mg，2次/d)；达那唑，一种弱雄性激素(200mg，2次/d)；己酮可可碱，400mg，3次/d。

九、狼疮性脂膜炎

深在性红斑狼疮可以与盘状红斑狼疮（DLE）或系统性红斑狼疮（SLE）相伴发。在SLE中狼疮性脂膜炎的发生率为2%~10%，33%~70%的本病患者有DLE损害，但是狼疮性脂膜炎患者也可以不出现LE表现。表面皮肤可表现正常，也可显示盘状红斑狼疮、皮肤异色病、红斑、萎缩或溃疡。组织病理为小叶或小叶/间隔混合性脂膜炎。

第四节　脂肪萎缩和营养不良

一、局限性脂肪萎缩

局限性脂肪萎缩（localized lipoatrophy），可见于胰岛素依赖性糖尿病，也可发生于脂膜炎、硬斑病，或可以是原发性特发性脂肪萎缩，包括特发性局限性脂肪营养不良，胰岛素性脂肪营养不良和环状脂肪萎缩等。

1. 临床表现　患者出现一个或多个散在的皮下组织缺损区。

婴儿腹部离心性脂肪营养不良是本病的一种亚型，罕见。表现为踝部环状萎缩和大腿前外侧区半环形萎缩（图51-8），表面皮肤发红，向周围扩散；其余部位亦可受累；局部淋巴结可肿大。25%病例发生脂肪再生。

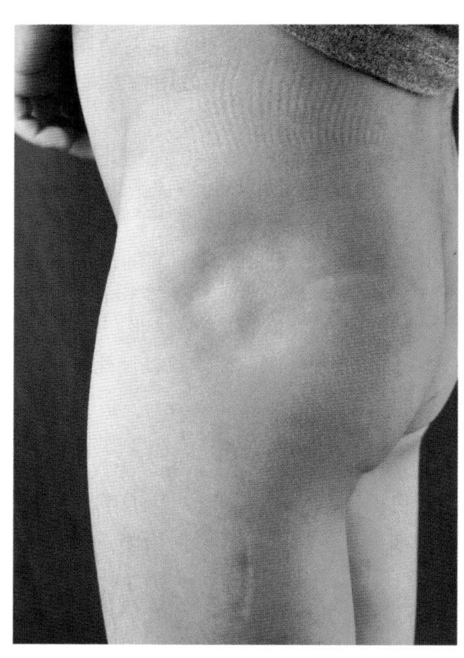

图51-8　皮下萎缩

2. 组织病理　皮下脂肪全部或部分缺失，早期局限性脂肪萎缩活检标本中可见淋巴细胞性脂膜炎。

3. 治疗　抗疟药或系统性糖皮质激素对早期病变可能有效。

二、全身性脂肪营养不良

全身性脂肪营养不良（total lipodystrophy），又名 Lawrence-Seip 综合征、脂肪萎缩性糖尿病，葡萄糖耐量降低为其特征。

（一）发病机制

本病为罕见的先天遗传或获得性脂肪萎缩，纯合子基因所产生的症状较齐全，杂合子基因产生的则仅表现高脂血症。皮下组织缺失是因脂肪贮存机制障碍或脂肪从缺失部位动员过度所致尚不明确。血浆内整个游离脂肪酸池增加，造成血浆脂质水平（尤其是甘油三酯）增高。先天性全身性脂肪营养不良患者可出现胰岛素与细胞表面受体的结合能力下降，人生长激素水平增高伴有奇异的胰岛素诱导性低血糖反应。血浆游离脂肪酸的快速更新可能源于甘油三酯的周围性脂肪溶解和极低密度脂蛋白的过多产生，从而导致高脂蛋白血症。

（二）临床表现

1. 先天性脂肪萎缩　症状发生于出生时或在 2 岁以内。皮下脂肪和皮肤以外组织脂肪缺损，因缺乏脂肪而面部消瘦，静脉显露，呈特征性的憔悴面容。骨骼生长过快，身高超过同龄人，肌肉组织增生，肌肉显露明显，外生殖器增大，伴阴蒂或阴茎增大。全身关节特别是手、足关节变大。且有广泛的色素沉着，尤其是在腋部和腹股沟，可伴线状皮肤增厚，类似黑棘皮病。有泛发性多毛症，甚至出生时就有，头发多而弯曲，前发际几乎长到眉毛部位。青春期前后发生胰岛素抵抗性糖尿病，出现糖尿病性肾脏、视网膜、神经等病变。可见皮肤黄色瘤，并具有肝大、高脂血症。部分患者有心脏肥大、肾脏异常及神经疾病如智力低下、偏瘫等。

2. 获得性全身性脂肪营养不良　与感染、自身免疫性或结缔组织疾病相关，发生于 15 岁前。脂肪萎缩开始于局部，然后泛发全身，或开始即为泛发性。身高和肌肉等异常不明显，也没有腹部凸出的症状，有类似肢端肥大的特征。颅骨增生、手足肢端肥大，糖尿病发生较早。常死于肝功能衰竭或呕血。

（三）组织病理

皮下组织缺乏脂肪细胞，电镜显示脂肪细胞含有许多脂肪小滴。

（四）鉴别诊断

部分性脂肪营养不良一般仅影响身体上部，而全身性脂肪营养不良累及范围广泛，常包括肾周和腹内脂肪组织；部分性脂肪营养不良一般在 10 岁内发病，而全身性者常为先天性，系常染色体隐性遗传；部分性脂肪营养不良较少伴发糖尿病和肾病，而全身性者常伴有严重的胰岛素依赖性糖尿病和肾脏疾病、以及肝大、高血脂、黑棘皮病、多毛、生殖器增大等。

（五）治疗

1. 控制糖尿病，降血压等对症处理。尽量控制糖尿病，尽管脂肪营养不良在糖尿病控制后常无明显改善。

2. 芬氟拉明（fenfluramine）2mg/（kg·d）　可降低高代谢状态，抑制食欲，对皮肤症状有缓解作用。

3. 选择性使用多巴胺阻滞剂匹莫齐特（pimozide）　有助于脂肪恢复和降低下丘脑释放因子水平。

三、Govers 全萎缩

Govers 全萎缩（panatrophy of Govers）由 Govers 于 1903 年首次描述，可能为局限性脂肪萎缩的一种类型。表现为皮肤全层萎缩。

1. 临床表现　皮肤出现界限明确的萎缩，皮肤变薄，皮下脂肪消失，其下肌肉亦萎缩。好发于四肢、臀部和背部。

2. 组织病理　皮下组织萎缩，在萎缩肌肉中血管周围有轻度炎性细胞浸润，本病应与硬皮病及脂膜炎相鉴别。

（吴大兴　李莉　邸鸿轩　叶巧园）

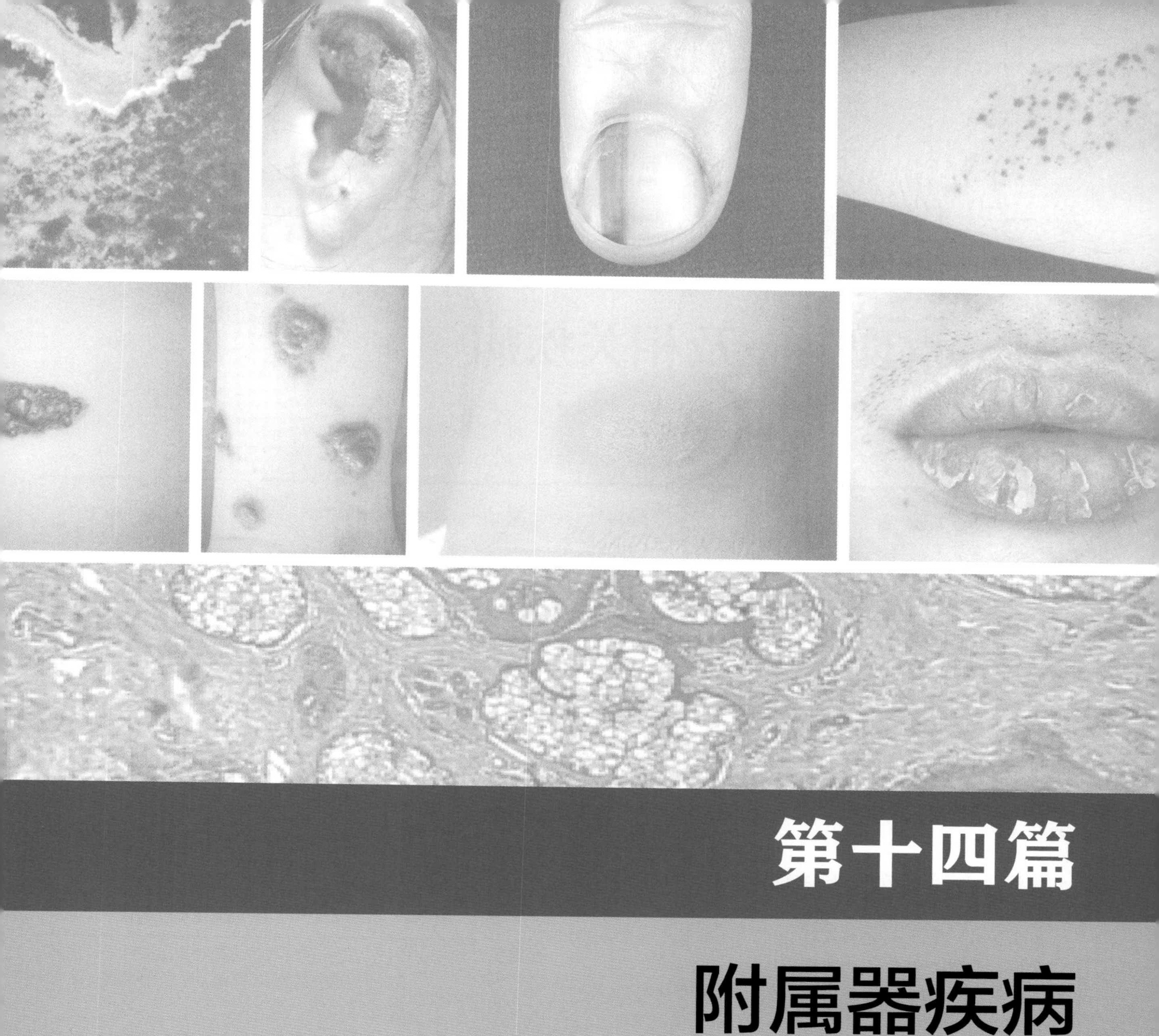

第十四篇

附属器疾病

第五十二章

痤疮、玫瑰痤疮及相关疾病

第一节　痤疮

内容提要

- 粉刺，是由于毛囊漏斗下部的角质栓导致了毛囊的阻塞和扩张所致。
- 白头或闭合性粉刺，皮损是约 1mm 大小的肤色丘疹，无明显毛囊开口。
- 黑头或开放性粉刺，是圆顶状丘疹，伴毛囊开口扩张，其开口由角蛋白所填充，黑素沉积和脂质氧化呈现黑色。
- 痤疮瘢痕形态各异，见于颞部和颊部的、冰锥样瘢痕；面部的峡谷状萎缩性瘢痕；躯干和颏部的黄白色丘疹样瘢痕；躯干部的松垂型瘢痕；颈部、躯干部的肥厚瘢痕和前胸的瘢痕疙瘩样隆起。
- 痤疮在面部生于双颊、前额和颏部、鼻部及其他胸背肩部位。
- 痤疮在 8~12 岁发病时，以粉刺为特征，重型痤疮可伴有系统性症状。
- 青春期未发病的女性可始发于 20~35 岁，此刻痤疮常表现为下颌部、颏部的丘疹、脓疱和痛性深在性结节。
- 口服或外用维 A 酸类，口服或外用抗生素和口服激素疗法是主要的治疗手段。

一、寻常痤疮及亚型

痤疮（acne）是一种毛囊皮脂腺单位的慢性炎症病变，以粉刺、丘疹、脓疱、结节、囊肿及瘢痕为特征。其病因与雄激素、皮脂分泌增加、毛囊皮脂腺腺管的过度角化、堵塞腺管及痤疮丙酸杆菌移生、炎性介质及宿主的免疫反应有关。尽管痤疮的病程呈自限性，凹坑或增生性瘢痕形成等后遗症却可伴随终身。主要发生于青春期和成人，中国人群截面统计痤疮发病率为 8.1%，95% 有不同程度痤疮发生，3%~7% 痤疮患者会遗留瘢痕。

除了人们所熟知的寻常性痤疮外，还有不少亚型以及一些与痤疮相关的疾病（表 52-1）。

表 52-1　痤疮及一些与痤疮相关的疾病

内源性痤疮	寻常性痤疮、口周发炎、聚合性痤疮、化脓性汗腺炎、暴发性痤疮、月经前痤疮、面部脓皮病
外源性痤疮	剥脱性痤疮、机械性痤疮、热带性痤疮、荨麻疹性痤疮、夏令痤疮、日光性粉刺、药物性痤疮、职业性痤疮、氯痤疮、美容性痤疮和发油性痤疮
儿童痤疮	新生儿痤疮和婴儿痤疮
痤疮样发疹	酒渣鼻、项部瘢痕疙瘩性痤疮、革兰氏阴性杆菌毛囊炎、类固醇痤疮和痤疮相关综合征

（一）病因

1. 遗传因素　皮脂腺的数量、大小和活性是有遗传性的。痤疮的患病率和严重度在同卵双生儿具有极高的一致性。结节囊肿型痤疮在内的痤疮常有家族发病的倾向。痤疮有较高的家庭发病率，单卵双生子均发病者可达 80%。

目前，痤疮的遗传易感性基因，如 Toll 样受体基因、多态上皮黏液素、肿瘤坏死因子 -α、白介素 -1（IL-1）基因、雄激素受体基因、细胞色素 P_{450} 家族基因等被发现，全基因组关联分析（GWAS）等研究发现，包括编码 TGF-β 通路、某些炎性调节因子和雄激素调控的一些基因都可能与痤疮相关。2013 年，学者何黎等通过对 7 632 例痤疮大样本进行 GWAS 分析，获得GWAS水平的阳性SNP位点3个($P<10^{-8}$),这3个与中国汉族重型痤疮密切相关的SNP位点分别位于基因座1q24和11p11,对这两个易感基因区域的基因分析,发现两个易感基因SELL及DDB2分别与雄激素代谢通路、炎症过程及瘢痕形成有关,很可能是中国汉族重型痤疮新的易感基因(图52-1)。

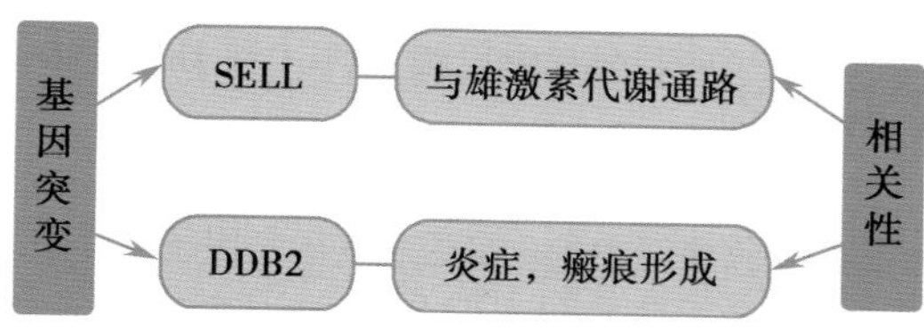

图52-1　中国汉族严重痤疮的基因突变与相关性

2. 雄激素　雄激素与痤疮关系的研究一直是皮肤科医生关注的热点。雄激素与相关受体结合可以调控皮脂腺的功能,接受雄激素治疗的青少年痤疮的发生率升高。大多数青春期前的女性痤疮患者伴有肾上腺源性的硫酸脱氢异雄酮的升高;青春期后痤疮患者多数为无痤疮史的职业女性;少见的绝经后痤疮与雌激素水平下降、雄激素相对增多有关;婴儿痤疮的发生时间与血中雄激素水平增高一致,一般6~12个月可消退。雄激素在痤疮的发病中确实发挥一定的作用。大量的研究结果证实痤疮患者体内雄激素水平升高,血清DHT的增高提示雄激素在皮肤代谢的增加。然而,另外的一些研究结果并未发现痤疮患者血清中有任何雄激素的异常,痤疮的严重程度与血清雄激素水平无关。说明痤疮是多因素共同影响的疾病。血清雄激素水平影响着痤疮的发生、发展和持续状态,但并非唯一因素。DHT(双氢睾酮)是一种可能参与痤疮的强效雄激素。硫酸脱氢表雄酮(DHEAS)向DHT转化的生理途径表明。17β-羟化类固醇脱氢酶和5α-还原酶是DHEAS向DHT转化时需要的酶。毛囊角质形成细胞表现出17β-羟化类固醇脱氢酶和5α-还原酶活性增高,因此DHT的产生增多。DHT可能刺激毛囊角质形成细胞增生。对雄激素完全不敏感的人不患痤疮。而对雄激素敏感者则发生痤疮。

3. 皮脂腺　研究发现,除青春期早期粉刺形成与血循环中硫酸脱氢表雄甾酮相关外,多数痤疮患者血液中雄激素的量是正常的。目前多认为皮脂腺的异常是其本身对雄激素敏感性增加所致。最有意义的就是5α-还原酶活性增加。5α-还原酶能够催化睾酮生成双氢睾酮,双氢睾酮活性明显强于睾酮。5α-还原酶具有两种亚型:Ⅰ型主要分布于头皮、胸部和皮脂腺;Ⅱ型分布于前列腺等泌尿生殖系统的组织中。

(1)皮脂腺过度分泌:雄激素调控了皮脂腺的发育,导致皮脂腺异常肥大和皮脂分泌过多,在活体内睾酮会抑制下肢的皮脂腺细胞增殖。但可促进面部皮脂腺细胞增殖。双氢睾酮能刺激上述两个部位皮脂腺的增殖,但对面部皮脂腺细胞作用更强。443例痤疮患者比未患痤疮的人产生更多皮脂。皮脂的另一个成分甘油三酯,甘油三酯被毛囊皮脂腺单位的正常菌群痤疮丙酸杆菌代谢为游离脂肪酸。这些游离脂肪酸促进痤疮丙酸杆菌的进一步引起炎症甚至可能产生粉刺。

与其对毛囊漏斗部角质形成细胞的作用相似,雄激素调节和影响皮脂腺的分泌及细胞活性。痤疮患者的平均雄激素水平高于未患痤疮的人(尽管仍在正常范围内)。5α-还原酶,负责催化睾酮转化为有效的DHT的酶,在痤疮好发区域(如面部,胸部和背部)的皮肤中活性极高。

雌激素的作用机制可能包括:①直接对抗皮脂腺内雄性激素的影响。②通过对垂体促性腺激素释放激素的负反馈回路抑制性腺组织产生雄激素。③调节抑制皮脂腺生长或生产油脂的基因。

(2)皮脂腺导管上皮异常脱落:正常毛囊中,角质形成细胞在皮脂腺和毛囊的导管管腔内呈双层排列并有次序地发生脱落。粉刺和微粉刺的显微结构显示,存在明显的导管角化过度,由此引起毛囊皮脂腺导管的堵塞。在痤疮患者中,毛囊角质形成细胞的角化物变得致密,细胞更新周期加快,张力微丝和桥粒大量增多并在漏斗部聚集,细胞间黏附增加而不脱落,直接引起的毛囊皮脂腺导管的堵塞,导致角化过度和微粉刺形成。角化细胞增生及其在漏斗处贮留形成微粉刺,微粉刺始于毛囊漏斗部。

(3)皮脂腺导管角化过度:雌激素(AR)发挥作用通常是通过与受体结合来完成的。皮脂腺的基底细胞、腺细胞以毛囊皮脂腺导管基底层细胞和管壁细胞均有高浓度的AR表达。皮脂腺导管基底细胞上也存在AR的表达,提示雄激素可能也影响皮脂腺导管的角化过程。雄激素与相应受体的结合调控着皮脂腺的活动。毛囊表皮角化过度,毛囊上部的漏斗处,上皮角化过度增加了角质细胞黏聚力。堵塞导致毛囊角蛋白凝集,皮脂,细菌累积。使毛囊上部扩张,形成微粉刺。粉刺贯穿了痤疮发病的始终。角质形成细胞过度增生的几个因素包括:雄激素刺激,亚油酸减少,和IL-1α活性的增加。

IL-1α活性的增加,也可能是角质形成细胞增生的原因之一。当IL-1α增加,人毛囊角质形成细胞表现出过度增生和微粉刺形成。

大多数学者认为毛囊角质形成细胞的过度增生和异常分化与皮脂腺导管的角化有关。脂质成分、雄激素水平以及局部分泌的细胞因子参与了异常皮脂腺导管角化的发病机制。

4. 痤疮丙酸杆菌

(1)痤疮丙酸杆菌是存在于皮脂腺中的一种革兰阳性菌,厌氧菌,或微需氧菌。P.acnes具有较强的促炎性活性,是痤疮发生发展的重要机制之一。基于基因测序技术,P.acnes主要被分成Ⅰ(ⅠA1、ⅠA2、ⅠB、ⅠC)、Ⅱ、Ⅲ三种类型。研究发现,Ⅰ型痤疮丙酸杆菌的感染与中重度炎症性痤疮密切相关。微粉刺及粉刺有利于痤疮杆菌生长。青春期的痤疮患者有更高浓度的痤疮丙酸杆菌。

(2)痤疮杆菌在痤疮发病中主要作用是诱导局部炎症反应,和机体对其的免疫反应,也参与毛囊导管上皮内角化过度过程。P.acnes可与固有免疫的关键分子相互作用,包括Toll样受体(TLR),抗菌肽(AMP),蛋白酶激活受体(PAR),基质金属蛋白酶(MMP)。在固有免疫细胞和角质形成细胞中,P.acnes可与通过结合TLR-2和TLR-4型受体激活固有免疫,继而激活炎症信号通路,诱导炎症介质(IL-1β、IL-6、IL-8、IL-12、干扰素和肿瘤坏死因子-α)、趋化因子和细胞外酶的释放,最终促进炎症反应并加重组织损伤。P.acnes 可通过经典途径和旁路途径激活体液免疫,促进 $C_3\alpha$ 和 $C_5\alpha$ 的形成从而激活补体免疫系统。在痤疮患者的血清样本中,发现抗 P.acnes 的 IgG 水平明显升高,并且其升高水平与痤疮的严重程度密切相关。P.acnes 与细胞免疫,在痤疮患者病灶周围的真皮乳头层浸润着大量的 $CD4^{+}T$ 细胞和巨噬细胞。

(3) 痤疮丙酸杆菌在诱导炎症过程中产生的细胞因子可促进细胞的角化。痤疮丙酸杆菌可能刺激免疫细胞释放 IL-1α 诱发炎症,其机制包括:①痤疮丙酸杆菌释放趋化分子,吸引淋巴细胞、中性粒细胞和巨噬细胞等炎症细胞聚集。②痤疮丙酸杆菌可以激活补体的经典途径和旁路途径,使 C5 等补体来源的中性粒细胞趋化因子增多。③中性粒细胞等释放了溶酶体酶和活性氧等炎症因子,可导致毛囊壁的破裂。④痤疮丙酸杆菌生成脂肪酶,增加了皮脂中的游离脂肪酸,而参与炎症反应。⑤在痤疮的炎症损害中,巨噬细胞吞噬了痤疮丙酸杆菌,提呈抗原给炎症细胞,使痤疮丙酸杆菌具有抗原性,并且具有丝裂原性,可促进淋巴细胞增殖,因此免疫反应加重了局部炎症反应。

5. 炎症反应与免疫应答　痤疮患者的体液免疫中 IgG 水平增高,体内可检测到 P.acne 的循环抗体。痤疮丙酸杆菌的激活、免疫系统促进炎症反应,已如前述。痤疮早期的组织学表现也显示:血管周围淋巴细胞浸润,表皮海绵水肿伴有淋巴细胞聚集,类似于过敏性接触性皮炎中组织介导的迟发型超敏反应。

皮脂腺周围产生的生长因子、细胞因子和各类激素在痤疮的发病中均起了重要的作用。皮肤免疫系统识别病原体的抗原和递呈脂质类抗体诱导机体产生局部免疫反应,形成痤疮的炎性改变。免疫反应加重了痤疮的炎症,先天免疫和后天免疫均参与其中。在严重的痤疮患者可以检测到痤疮丙酸杆菌诱导的细胞和体液免疫反应。微生物和它的产物很可能与角质形成细胞及皮脂腺细胞相互作用,使之产生细胞因子。细胞因子吸引了非特异性淋巴细胞,Th1 和 Th2 细胞参与痤疮的炎症损害。

6. 药物　产生粉刺的药物如卤代环烃、焦油制剂及一些化妆品会导致痤疮发生。接受表皮生长因子受体(EGF-R)治疗患者可导致毛囊角化亢进毛囊角栓及微生物在漏斗中繁殖。

(二) 发病机制(图 52-2)

痤疮的发病机制:涉及许多内外因子对毛囊皮脂腺单位的作用。

1. 遗传因素　遗传易感、TOLL 样受体基因、肿瘤坏死因子 -α、IL-1 基因、雄激素受体基因。

2. 雄激素 DHT 介导皮脂腺主要激素直接刺激皮脂分泌,尚有 5-α 还原酶活性增加。皮脂腺受控于雄激素 5α- 双氢睾酮控制皮脂腺分泌,皮脂腺上皮雄激素受体上调,DHT 是介导皮脂生成的主要激素,还有睾酮。

3. 皮脂腺导管角化过度,毛囊角质形成细胞的角化物致密,细胞间黏附增加而不脱落,阻塞管腔,在毛囊漏斗处贮留

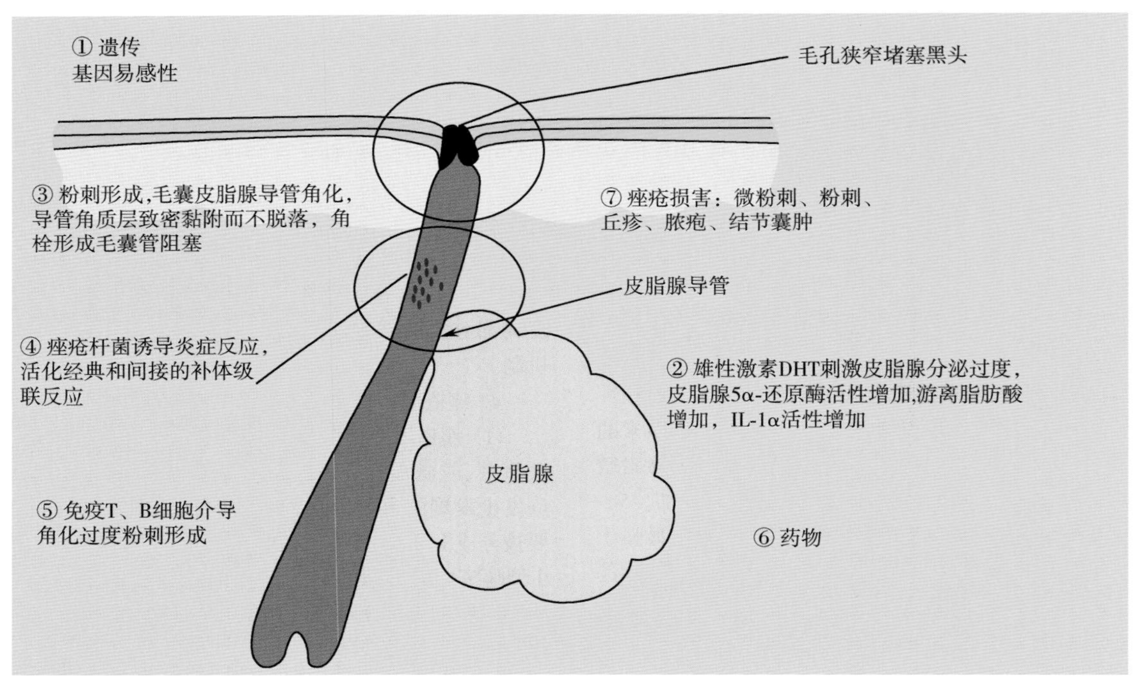

①遗传因素:TOLL样(TLR2)受体基因、肿瘤坏死因子-α、IL-1基因、雄激素受体基因,严重痤疮与基因突变相关。②雄激素/皮脂腺:皮脂腺分泌受控于雄激素,5α-双氢睾酮(DHT)直接刺激皮脂分泌,5-α还原酶活性增加,及睾酮的参与。③皮脂腺导管角化过度,细胞间黏附增加而不脱落,阻塞管腔,在毛囊漏斗处贮留形成粉刺。④痤疮杆菌增殖诱导免疫反应,痤疮毛囊周围单核细胞、巨噬细胞浸润,痤疮丙酸杆菌通过TLR2释放促炎症介质(IL-a、IL-8和TNF-α),溶酶体释放,将脂肪酸分解成游离脂肪酸,招募中性粒细胞聚集。⑤免疫应答:痤疮丙酸杆菌诱导的细胞和体液免疫反应,T细胞增殖,刺激B淋巴细胞产生IgG、IgM抗体,CD4⁺、IL-1活性增加,释放细胞因子吸引非特异性淋巴细胞。⑥药物:如卤代环烃、焦油制剂及一些化妆品会促使痤疮产生,接受表皮生长因子受体(EGF-R)治疗的患者可导致毛囊角化亢进、毛囊角栓及微生物在漏斗中繁殖。⑦各种皮肤损害形成。

图 52-2　痤疮发病机制

形成微粉刺。

4. 位于毛囊深处的痤疮杆菌增殖诱导局部炎症反应和机体对痤疮的免疫反应，痤疮毛囊周围炎单核细胞、巨噬细胞表达TOLL样受体2(TLR2)，痤疮丙酸杆菌通过TLR2释放促进炎症介质(IL-a、IL-8和TNF-α)溶酶体释放，痤疮丙酸杆菌的脂肪酸分解甘油二酯及甘三酯，产生游离脂肪酸，产生粉刺，吸引中性粒细胞聚集。

5. 免疫应答　痤疮丙酸杆菌诱导T细胞增殖刺激B淋巴细胞产生IgG、IgM抗体，$CD4^+$、IL-1活性增加早于角化过度炎症出现。免疫反应加重了痤疮的炎症，先天免疫和后天免疫均参与其中，痤疮丙酸杆菌诱导的细胞和体液免疫反应，细胞因子吸引了非特异性淋巴细胞，Th1和Th2细胞参与痤疮的炎症损害。与免疫系统接触，导致更强的炎症反应，

6. 产生粉刺的药物，如卤代环烃、焦油制剂及一些化妆品会在痤疮产生，接受表皮生长因子受体(EGF-R)，治疗患者可导致毛囊角化亢进毛囊角栓及微生物在漏斗中繁殖。

（三）临床表现

1. 寻常痤疮(acne vulgaris)

(1) 流行病学：痤疮非常常见以至于被界定为生理现象。刚出生时常见有轻度痤疮，可能是因为肾上腺雄激素对卵泡的刺激，可能会持续于新生儿期。但是，更多的情况下，本病初发于青春期，男性发病率略高于女性，且病情相对严重，女孩在月经初潮前一年即可发病，有研究提出男孩在16岁时患病率几乎达100%，而此后即下降。成人25~34岁时发病率约8%，35~44岁时约3%，在40岁时1%的男性和5%的女性仍存在痤疮。据报道，83%的痤疮加重与月经有关，67%为压力，26%为食物。65%的女性痤疮患者受妊娠影响，有报道称41%的妇女妊娠后痤疮有所改善，29%的患者痤疮恶化。本病可能有种族差别，也有家族倾向，有统计多达45%的中学男生痤疮患者有痤疮家族史，而在无痤疮的男生中仅8%有阳性家族史，严重痤疮也与XYY遗传型有关。寻常痤疮患者多数为油性皮肤，98%见于面部。

(2) 临床特征：痤疮主要发生于面部(98%)(图52-3，图52-4)，也见于背部和胸部。极少数情况下可见躯干有严重痤疮，无或仅有少量的面部痤疮，这种情况通常是由于异常的终末器官反应所致。即使在同样的皮肤区域也有很大差异，例如前额可能有大量痤疮而颊部没有。只有少于1%的患者有侵犯四肢和臀部的泛发性痤疮。

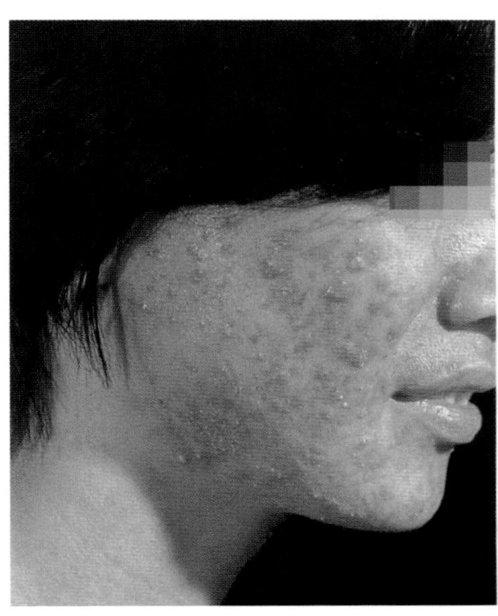

图52-3　寻常痤疮(1)
轻到中度。

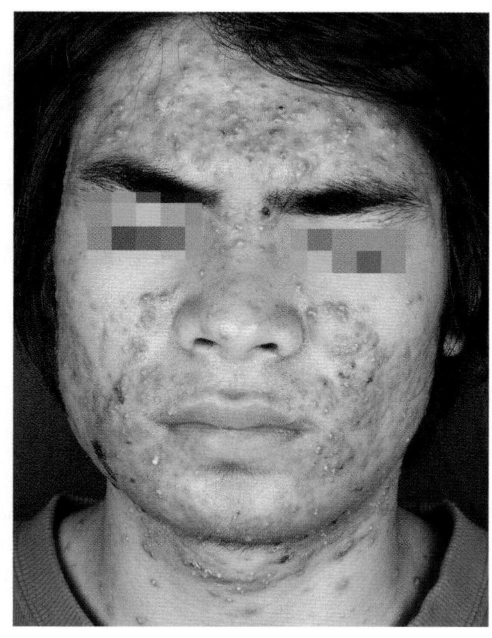

图52-4　寻常痤疮(2)
轻到中度。

1) 皮脂溢出：多数罹患痤疮者为油性皮肤，而且痤疮的严重程度与皮脂腺分泌量之间有一定关系。不过，即使痤疮消退，皮脂溢出仍可能持续存在，说明皮脂分泌增加是更为重要的致痤疮因子存在。

2) 痤疮的皮肤损害：痤疮的皮损为多形性，伴有或不伴炎症(表52-2)。

表52-2　痤疮皮损分类

非炎性损害	炎性损害
开放性粉刺(黑头)	丘疹
闭合性粉刺(白头)	脓疱、结节和/或囊肿(化脓性节结)
继发性损害：窦道、瘢痕冰凿型瘢痕血瘢、萎缩、色素沉着	

粉刺(comedones)：粉刺为毛囊漏斗过度角化的临床表现(表52-3)。

丘疹：痤疮的炎症性皮损开始于粉刺形成，进而扩大形成丘疹、脓疱、结节和囊肿等不同严重程度的皮损。初发为与毛囊一致的圆锥形红色丘疹。大小和色泽可有不同，直径从1mm-5mm不等，50%的丘疹源于外观正常的皮肤，可能为微粉刺存在处。

脓疱：直径0.1~4mm，较丘疹少见。深部脓疱较浅部脓疱少见，通常为重度痤疮的表现，直径常大于1cm，其中充满了无菌的白色脓液。有触痛，可能持续2~6周。

表 52-3 粉刺的常见特征

微粉刺	是痤疮生成的第一步。正常情况下，角质细胞脱落到毛囊内腔，通过毛孔排出，当其潴留、堆积、角化过度时，即形成微粉刺，肉眼不可见
微粉刺形成分期	前驱期：仅有皮脂腺体异常增生，毛囊内导管无明显角化 早期：毛囊导管开始膨胀，毛囊角质形成细胞增生粘连 后期：皮脂腺腺泡萎缩，毛囊上皮细胞增生，毛囊管阻塞、毛囊扩张
粉刺的炎症反应	中性粒细胞占优势——脓疱 T淋巴细胞、巨细胞、中性粒细胞——丘疹、结节和囊肿
成熟粉刺分类	开放粉刺，又称黑头或黑头粉刺，0.1~2.5mm，皮色丘疹，毛囊皮脂腺导管角化过度，角质堆积，有毛囊开口。黑素沉积、脂质氧化使其黑色 闭合粉刺，又称白头或白头粉刺，毛囊漏斗膨胀，开口难见，显微镜下则见毛囊开口，为0.1~2.5mm白色或淡红色皮损。闭合粉刺在显微镜下可见微粉刺

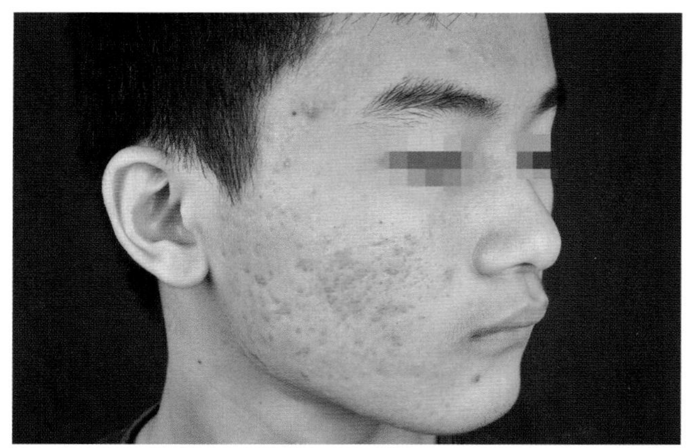

图 52-5 寻常痤疮
冰凿样瘢痕。

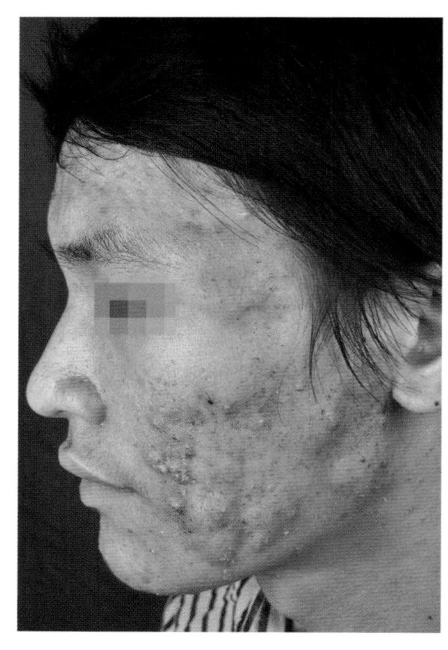

图 52-6 结节囊肿性痤疮

当皮损的严重程度进一步发展，便形成结节，且出现明显的炎症、硬结和触痛。

结节：结节有明显的炎症、硬结和触痛。为深在的损害，可持续数周，有时出现溃疡，通常会形成瘢痕。

囊肿：囊肿的位置更深，其中充满了脓液和血液的复合物。囊肿表现为黄豆大或指头大囊状皮损，红色或皮色，有波动感。囊肿的反复破裂及表皮细胞再生可导致上皮形成线状窦道，通常伴有毁容性瘢痕。

其他：血痂较少见，可持续3周；斑疹是所有炎性皮损的晚期表现，有炎症后的斑点损害；炎症后色素沉着或色素减退，为痤疮的常见后遗症，可引起明显的美容障碍，亦可有色素减退；瘢痕或萎缩：凹陷性瘢痕和结节性肥厚性瘢痕常是结节型和囊肿型痤疮的后遗症（图 52-5）。常见于结节性痤疮患者，但15%的丘疹脓疱性痤疮患者亦可有明显的瘢痕，亦可见有萎缩。

痤疮分级 对于炎性痤疮的损害，分类委员会提出可分为丘疹脓疱型和结节型。根据皮损数目，其严重程度可分为轻度、中度和重度（表 52-4）。

2. 聚合性痤疮（acne conglobata） 重度、暴发的结节囊肿型痤疮不伴全身表现的称为聚合性痤疮（图 52-6），是痤疮中较重的类型。发病有免疫机制，患者对病原微生物高度敏感。本病与化脓性汗腺炎、头部脓肿性穿凿性毛囊周围炎合称为毛囊闭锁三联症。多在男性中发生，女性罕见，青春期后期发病，皮损常位于胸、肩、背及后颈部，同时也可在臂部、前臂、大腿及面部发现。皮损有粉刺、丘疹、脓疱、结节及囊肿，粉刺通常具有双头或三头。常形成大的脓疡，脓疡间以窦道相连，囊肿内常含有恶臭的黏液脓性物质，常遗留凹陷性瘢痕。

聚合性痤疮患者发生鳞状细胞癌的可能性更高。病程进展期伴有关节痛或关节炎，与血清阴性脊柱关节病相似。

3. 暴发性痤疮（acne fulminanis，AF） 是一种罕见的极严

表 52-4 炎症性皮损的严重程度分级

严重程度	表现	丘疹/脓疱	结节	决定严重程度的其他因素
轻度（Ⅰ级）	仅有粉刺	几个~数个	无	心理社会环境
中度（Ⅱ级）	有炎性丘疹	数个~许多	几个~数个	职业问题
中度（Ⅲ级）	出现脓疱	同上	同上	同上
重度（Ⅳ级）	有结节、囊肿	大量和/或广泛	许多	未达到治疗效果

重的囊肿性痤疮，特点是突然发生的结节状，化脓性痤疮。患者在以前常有典型轻度或重度痤疮，但无粉刺，经数月或数年突然暴发。可伴发溶骨性损害。本病病因不清，皮损处的细菌培养，以痤疮丙酸杆菌和表皮葡萄球菌生长为多见。

根据抗生素治疗对暴发性痤疮患者疗效不佳，而糖皮质激素可获显著疗效，认为本病可能是患者对痤疮丙酸杆菌的Ⅲ型或Ⅳ型变态反应。已有报道患者出现补体降低，γ-球蛋白增高、免疫复合物增多等免疫指标的异常。暴发性痤疮的特点是，突发性巨大的有触痛的炎性结节和斑块，有轻度痤疮数月或数年的患者突发重度痤疮、溃疡，有发热、多关节痛及多形红斑、结节、体重下降、贫血、白细胞增多、血沉升高、肌炎。男性更易罹患该病，且躯干部炎性痤疮多于面部。糖皮质激素和抗生素合用有效。诊断标准　Karvonen 总结 24 例 AF 患者依据的标准是：①严重溃疡性结节囊肿性痤疮，急性发病；②关节痛，严重的肌肉疼痛或二者兼有，至少 1 周；③发热 38℃以上，至少 1 周；④白细胞总数 $>10\times10^9/L$ 或血沉≥50mm/h 或 C 反应蛋白≥50ml/L；⑤疼痛部位的骨 X 线摄片发现骨溶解性损害或骨扫描发现摄入量增加。确认有①和②条，加上③、④、⑤中的任 2 条，可确诊为 AF。

4. 面部脓皮病(Pyoderma faciale)　是囊肿性痤疮的亚型，表现为面颊中央的突然发生的大而疼痛的红紫色囊肿，囊肿可自发破溃流出脓性物，没有粉刺而出现瘢痕，好发于青少年和 40 岁的女性，细菌培养可将其与革兰氏阴性细菌感染的痤疮鉴别，治疗可用异维 A 酸加糖皮质激素控制。

5. 革兰氏阴性菌性毛囊炎(Gram-negative folliculitis)　长期口服抗生素的痤疮患者的鼻前庭革兰氏阴性杆菌的带菌率增加。通常有三种表现，最常见的是鼻周突然出现浅表的脓疱，并向颏部和面颊部扩展；一种表现是突然出现成群脓疱；还有一些患者出现深层结节性和囊肿性损害。并发革兰氏阴性菌感染的毛囊炎特点是：原有痤疮突然加重，出现红肿、结节，常规治疗无效。但在临床实践中，超过 60% 的患者并无多发性脓疱而仅有对治疗不敏感的痤疮。要用拭子取下皮损及鼻部标本以鉴定有无肠科菌属，包括克雷伯杆菌、大肠杆菌、沙雷菌和变形杆菌。氨苄西林、甲氧苄啶、磺胺甲噁唑通常是适用的药物。给药时间通常在 2 周内。即使给药长达 6 个月，停用抗生素后仍常迅速复发。革兰氏阴性菌很难被清除。异维 A 酸(1mg/(kg·d)，共 20 周)对革兰氏阴性菌痤疮耐药的患者有效。

6. 反常性痤疮　又称化脓性汗腺炎、毛囊闭锁三联症，发病率约 0.05%-4%，是一组以反复发生皮肤脓肿、窦道及瘢痕形成为特征的慢性化脓性毛囊炎症，常发生在有终毛和大汗腺分布的皱褶部位。约 40% 的反常性痤疮患者有家族史，为常染色体显性遗传。Y-分泌酶基因突变是家族性反常性痤疮的重要发病原因。按 Hurlry 分级为Ⅲ级。

7. 其他类型痤疮

(1) 药物性痤疮(drug-induced acne)：这种痤疮样皮疹不局限于皮脂腺分布区，见于任何年龄，脓疱和囊肿较少，可无粉刺。雄性激素、糖皮质激素、合成类固醇、卤素(碘和溴)、巴比妥酸盐、异烟肼、抗惊厥药等均可引起药物性痤疮，其中以前者最多见。有时硫唑嘌呤、环孢素、四环素类、维生素 B_1、维生素 B_6、维生素 B_{12}、维生素 D2、苯巴比妥、PUVA、丙硫氧嘧啶、双硫仑或奎尼丁也是原因。大剂量口服皮质激素常可导致特征性的痤疮样皮疹，皮损集中在胸背部。也可由面部不适当的外用皮质激素引起。红斑基础上的炎症性丘疹和脓疱分布在外用皮质激素的部位。其他原因，在许多感冒药和哮喘药、显像颜料、海藻及含维生素-矿物质的保健品中发现含有碘化物；镇静药、镇痛药和感冒药中常含有溴化物，也可致病。

(2) 剥脱性痤疮(acne exfoliativ)：主要为女性，颊部的丘疹样皮损被患者抓伤后，引起大面积的炎症反应。常见于有轻度浅表性痤疮的女孩。原发性痤疮损害很小，但病人有挑拨或挤压皮损的强迫习惯。仔细检查可发现有线状表皮剥脱，并有浅疤和萎缩发生。

(3) 月经前痤疮(premenstrual acne)：月经前发病或加剧，皮损限于颏、眉间，或一侧颊部，数量少。随月经周期而变化。

(4) 婴儿痤疮(infantile acne)：表现为黑头粉刺、丘疹及脓疱，但少有囊肿及结节(图 52-7)。发病机制尚未明了，但似有一定的遗传因素。婴儿期患痤疮者，青春期更易发生大范围的痤疮。发病机制反映出在发育的这一阶段激素水平不平衡，母亲的激素则只是起到较小的作用。婴儿痤疮最早于出生后 3 个月内发生，或新生儿痤疮延伸而来，几乎只见于男婴，经几周或数月后消退，不留后遗症；但也有报道持续几年的婴儿

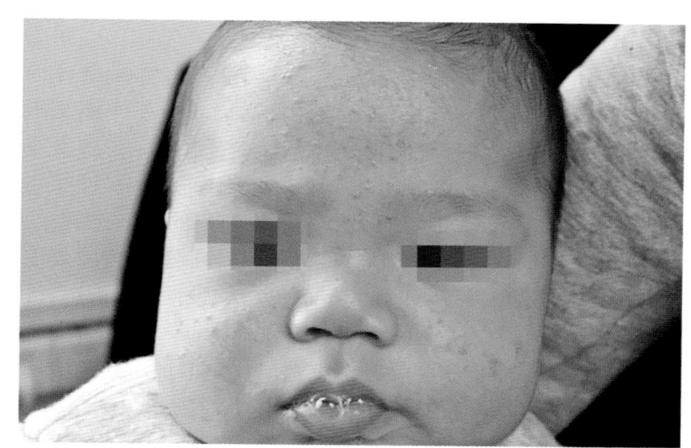

图 52-7　婴儿痤疮

痤疮，偶尔也形成瘢痕。婴儿痤疮的治疗应检查是否伴有基础疾病，如致男性化肿瘤以及先天性肾上腺增生。根据损害的类别对症处理。

(5) 儿童期痤疮(childhood acne)：定义为 2 岁以上发病的痤疮，也可由婴儿延续而来，可有遗传家族史，病程数周与数年不等。此外，这个年龄不应产生大量的雄激素，应排除肾上腺增生和肿瘤、高雄激素血症、库欣综合征或其他内分泌异常所导致。

(6) 职业性痤疮(occupational ache)：很多石油和焦油与皮肤接触后可引起局部的痤疮皮疹，是不能溶解的、阻塞毛囊的物质所致，皮损可能与寻常痤疮者相似(图 52-8)，但其发病年龄、皮疹位置不同，且有接触石油或焦油史。皮疹最常见于前臂和大腿，尤其是当衣服被这些物质浸透时更是如此。如果石油在空气中扩散，面部也可出现不易与寻常痤疮相区别的皮疹。

不溶性切割油所引起的职业痤疮人数较多，接触这些油的操作人员可能会在接触部位发生痤疮样皮疹或毛囊皮脂腺

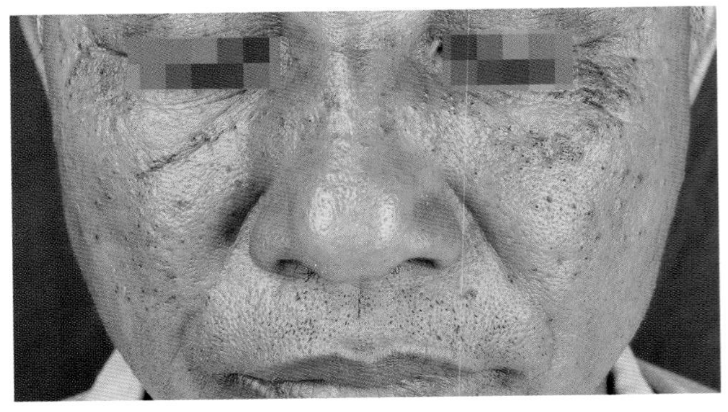

图 52-8 油性痤疮

炎症。氯化烃(氯萘等)是目前所知活性最强的致痤疮物质，暴露于这些化合物中超过数月的工人几乎都会患上氯痤疮(chloracne)。一旦离开致病环境，职业痤疮逐渐消退。

(7) 发油和美容性痤疮(pomade and cosmetic acne)：某些化学物质涂于皮肤表面会促进粉刺形成，如纯化学物质(如硬脂酸丁酯、lauryl alcohol 和油酸)及化妆品(尤其是那些含羊毛脂和植物油者)。用可疑致粉刺药物进行动物试验(尤其是兔耳试验)可以预测这些药物的致粉刺作用，闭合粉刺常为其特点。

(8) 机械性痤疮(mechanical acne)：痤疮发生于物理性损伤的部位，如"小提琴手颈"(fiddler's neck)发生于小提琴手的颈部，表现为特征性苔藓样变和色素沉着。另一是腰带或毛衣摩擦的颈部或紧束的乳罩带部位发生痤疮。机械性痤疮的机制尚不清楚。大多数病人有发展成痤疮的倾向，皮损的发生可能是由于毛囊皮脂腺导管上部的一种刺激性皮炎或皮肤过度水化引起。青春期病人长期卧床，如股骨颈骨折患者，可发生痤疮，称为固定性痤疮"immobility acne"，是由于皮肤环境的改变，毛囊皮脂腺导管中细菌的移生增加所致。治疗同其他类型的痤疮，首先要去除刺激因素。

(9) 去污剂痤疮(detergent acne)：发生于每天清洗多次的痤疮病人，这些病人误以为过多的清洗能改善已经存在的痤疮，最明显的皮损为脓疱和丘疹，有几种抑菌肥皂含有微弱的致痤疮化合物，如氯酚。

(10) 热带痤疮(tropical acne)：出现在地球赤道地区或炎热季节的痤疮，是寻常痤疮的一种严重形式。大而疼痛的囊肿、结节和脓疱为其特点，可引起皮肤瘢痕，常位于背部、颈项部、臀部、大腿和前臂，而面部通常不患病。如在热带气候病情就会加重，离开热带环境治疗才能奏效。

(11) 痤疮相关综合征(syndromes associated with acne)：最典型的是 Apert 综合征(Apert's syndrome)，即尖头并指(趾)综合征，患者有多指(趾)、并指(趾)、尖头、面部扁平，常有重度痤疮，对常规疗法相对不敏感，常需使用异维 A 酸治疗。其他有 SAPHO 综合征、PAPA 综合征、PASH 综合征等，在这些疾病中，痤疮表现多较重，与其他疾病或系统病同时发生，如坏疽性脓皮病、掌趾脓疱病等。

(四) 组织病理

寻常性痤疮是由毛囊漏斗内的角化细胞潴留，进而毛囊漏斗囊状扩张所致。大粉刺含有层状角蛋白，并使毛囊上皮扩张。早期炎症性痤疮损害可有海绵形成伴淋巴细胞浸润，较晚期损害可有毛囊漏斗上皮的破裂，中性粒细胞、淋巴细胞、巨噬细胞、异物巨细胞聚集在破裂处，而角质物、皮脂及共生的微生物由破裂处排入真皮内。

(五) 诊断 依据国际新的 3 度Ⅳ级分类法进行诊断(表 52-5)。

表 52-5 痤疮国际三度四级分类法

级别	临床表现
轻度(Ⅰ级)	粉刺为主，少量丘疹和脓疱，总病灶数少于 30 个
中度(Ⅱ级)	有粉刺，中等量的丘疹和脓疱，总病灶数 31~50 之间
(Ⅲ级)	大量丘疹和脓疱，偶见大的炎性皮损，分布广泛，总病灶数在 51~100 之间，结节小于 3 个
重度(Ⅳ级)	结节 / 囊肿性痤疮 / 聚合性痤疮，多数有疼痛并形成囊肿和窦道，总病灶数在 100 个以上，结节 / 囊肿在 3 个以上。

(六) 鉴别诊断

痤疮很少误诊，下列疾病偶可与之混淆。

1. 痘疮样痤疮(acne varioliformis) 发生于年龄偏大的患者，该病的病因不清，呈慢性病程，因许多患者有神经症，因此认为是一种人工皮炎。表现为丘疹或脓疱，常位于躯干上的毛囊处。皮损开始可能为 2~5mm 的红色丘疹，伴有瘙痒、血痂，消退后常遗留痘样瘢痕。

2. Behcet 综合征的痤疮样皮损 Behcet 综合征较少见。在大约 25% 的患者中存在小的脓疱皮损，其范围可能很广泛，但主要在背部。皮损常发展很快，但一般不形成结节或囊肿。

3. 口周皮炎 常见于女性，表现为瘙痒性口周丘疹和脓疱，皮损形态较单一。

4. 蠕形螨性毛囊炎 常见于年龄较大的患者，而且常位于前额和上颊部。

5. 糠秕孢子菌性毛囊炎 丘疹常见，而表浅脓疱少见，伴有轻微瘙痒。毛囊中常可发现糠秕孢子菌，但炎症性痤疮中也有此菌。

6. 酒渣鼻 中年人多，颜面中部炎症，分红斑期、丘疹、脓疱期、鼻赘期。

7. 脂溢性皮炎 脂溢性皮炎患者并非为油性皮肤，而是干性皮肤，伴有红斑和鳞屑性丘疹，在鼻唇沟、眉间皱褶及眉弓处尤为明显。

8. 须疮 为胡须部位的化脓性毛囊炎，有毛囊炎性丘疹或脓疱，中心有毛贯穿。

(七) 治疗

依据不同病因，采用联合方案进行治疗，外用和口服维生素及激素疗法等是治疗痤疮的主要方式，强调痤疮的分级治疗和个体化相结合的原则。痤疮丙酸杆菌全基因组序列的测定使针对痤疮杆菌的疗法成为可能(表 52-6，表 52-7)。

1. 治疗原则

(1) 寻常痤疮的分级治疗 临床上痤疮依据三度四级分类法。

表 52-6　痤疮的治疗

评估与处理	毛囊皮脂腺单位疾病，内外因素综合作用 XYX 染色体基因型或内分泌紊乱：多囊卵巢综合征，雄激素过多，皮质醇增多症，性早熟 药物性：达那唑、睾酮、碘溴化物、表皮生长因子受体（EGFR）抑制剂、糖皮质激素 职业性：油痤疮、焦油痤疮、化妆品痤疮（演员） 综合征：Apert 综合征（骨骼毁损，痤疮广泛布满上肢、臂部及大腿）
抗雄激素 / 抑制皮脂腺分泌	口服避孕药、结合雌激素、醋酸环丙孕酮、西咪替丁、螺内酯、糖皮质激素、维 A 酸、丹参酮（对抗雄激素）
纠正毛囊皮脂腺腺管异常角化	口服异维 A 酸、维 A 酸、外用阿达帕林、他扎罗汀、果酸（逆转毛囊角化溶解粉刺）、水杨酸（溶解粉刺、抗炎）
抗微生物 / 抗炎 / 抗痤疮丙酸杆菌	四环素、土霉素、多西环素、米诺环素、红霉素、克林霉素、甲硝唑、过氧化苯甲酰、10% 磺胺醋酰钠、2% 夫西地酸、果酸、锌、氧氟沙星、维 A 酸
物理治疗	激光、化学脱皮、磨削、光动力疗法、红（蓝）光、单纯蓝光、蓝光和红光联合、果酸疗法
手术治疗	修复瘢痕（皮肤磨削、激光磨削、填充、冰凿样凹陷、钻孔移植、手术切除、粉刺挑除、囊肿局部注射糖皮质激素 / 切开引流
心理治疗	与本病相关的心理方面的因素应首先受到重视
中西医结合	分型论治疗：清泻肺胃、解毒散节、调理冲任、活血散瘀

表 52-7　痤疮治疗的靶点

	脂质分泌	角化性	痤疮丙酸杆菌	炎症反应
过氧化苯甲酰	—	+	+++	+
维 A 酸	—	++	+	—
克林霉素	—	—	++	—
抗雄激素药物	++	—	—	—
壬二酸	—	++	++	+
四环素	—	—	++	+
红霉素	—	—	++	—
异维 A 酸	+++	++	+	++

1）轻度痤疮（Ⅰ级）：局部治疗为主，外用维 A 酸，过氧化苯甲酰、水杨酸或外用抗生素。大部分医生会采用局部治疗的方法治疗轻度痤疮患者。

局部维 A 酸类药物多用于治疗粉刺性痤疮。如阿达帕林凝胶每晚 1 次，1 周后减至隔日 1 次。局部外用抗生素凝胶、过氧化苯甲酰、水杨酸及果酸则多用于以炎症为主的皮损。维 A 酸也有减轻炎症的作用，也可用药物面膜，并用粉刺挤压器挤压出粉刺。

2）中度痤疮（Ⅱ~Ⅲ级）

Ⅱ级：外用药为主，口服药为辅。外用维 A 酸、过氧化苯甲酰或抗生素，口服抗生素，蓝光照射、果酸疗法。

针对粉刺可先做药物面膜并挤出粉刺，外用维 A 酸类药物如 1% 阿达帕林凝胶，每晚 1 次，2 周后减至隔日 1 次。

Ⅲ级：炎症损害可外用抗生素凝胶（软膏）或 2.5% 过氧化苯甲酰凝胶。口服四环素或美满霉素加甲氧苄氨嘧啶（TMP）0.1g，每天 2 次。如皮脂分泌过多可加服异维 A 酸。25 岁以上的女性患者可口服螺内酯 40mg、晨起顿服，联合红蓝光及光动力疗法。

3）重度痤疮（Ⅳ级）：口服异维 A 酸，外用维 A 酸，口服抗生素、激素治疗。

给予异维 A 酸口服，抗生素（米诺环素 200mg/d 或甲氧苄氨嘧啶 600mg/d）治疗。女性可服用螺内酯 20mg，每天 2~3 次，或达英 -35。男性用抗雄激素药物要谨慎，可短期选用西咪替丁 0.2g，每天 2 次，或螺内酯 20mg，每天 3 次。也可用泼尼松 20~30mg，晨起顿服，待皮损消退后减量并停用；还可口服丹参酮 4 片，每天 3 次，连服 4~6 个月。

4）联合治疗：依照上述分级治疗联合治疗，提高疗效。

5）维持治疗：外用维 A 酸或加用过氧苯甲酸或经验证有效的粉刺类医学护肤品，疗效 3~4 个月。

（2）非寻常痤疮的治疗

对非寻常痤疮的治疗建议见表 52-8。

专家建议泼尼松治疗痤疮的初始剂量是 0.5mg/（kg·d），作为单剂或均分剂量与食物服用。应用小剂量（0.5mg/kg 或更少）可减少痤疮突发的可能。根据副作用和临床反应药物

表 52-8 对非寻常痤疮的治疗建议一览表

暴发性痤疮	口服,泼尼松龙,0.5~1mg/(kg·d),持续 4~6 周,在 3~4 周后,应用异维 A 酸 0.5mg/(kg·d),继续用异维 A 酸 6~8 个月达到累积剂量 120mg/kg
面部脓皮病	口服泼尼松龙 1mg/(kg·d),持续 4~6 周,局部每天应用极强效糖皮质激素,持续 1 周,在治疗一周后,应用异维 A 酸 0.5mg/(kg·d),继续用维 A 酸 4~6 个月
革兰氏阴性毛囊炎	异维 A 酸 0.5~1.0mg/(kg·d),持续 4~8 个月

剂量逐渐增加,例如,初始剂量是 0.5mg/(kg·d),应用 4~8 周后治疗调整到最大量 1mg/(kg·d),16~20 周为一疗程,在治疗 6~8 周后临床症状改善,症状持续改善超过数月。对于严重的结节囊肿性痤疮或男性躯干痤疮需要延长治疗时间,并且剂量高于 1mg/(kg·d)。

2. 治疗措施

(1) 系统治疗

1) 一般治疗:不用封闭性油性化妆品和油脂外涂,少食脂肪和糖类,避免饮酒及其他刺激性食物,常用温水、中性肥皂或硫黄香皂洗面,去除油腻。

2) 维 A 酸类:异维 A 酸具有抑制皮脂腺增生和活性、减少皮脂合成和分泌、控制角化和抗炎、抑制痤疮丙酸杆菌的作用。以上诸多的作用使得异维 A 酸成为治疗重度顽固性结节囊肿性痤疮、预防痤疮瘢痕形成和皮脂过度溢出的最为有效的药物。在体内较抗生素更能有效抑制表皮痤疮丙酸杆菌,可降低中性粒细胞和单核细胞的趋化性,并对 T 细胞、B 细胞和补体也有不同作用。

异维 A 酸每天 0.5~1mg/kg,分两次服,疗程一般为 4~6 个月。异维 A 酸的推荐使用剂量是 0.5mg/(kg·d),以使总累积剂量达到 120~150mg/kg。而 >150mg/kg 不会增加效果。对大部分重度痤疮患者推荐使用 0.5~1mg/(kg·d),共 6~12 个月。

异维 A 酸作为一种强效化合物和低剂量长效方案[0.1~0.3mg/(kg·d),或间断使用],可减少副作用发生的风险。研究以往的小剂量异维 A 酸治疗痤疮的报告,发现有效率可达 69%~99%。小剂量足疗程的异维 A 酸治疗,在其累积剂量达到≥120mg/kg 时可以达到大剂量治疗的疗效,并可减少瘢痕形成及降低复发率。异维 A 酸治疗早期可引起痤疮的炎症性充血,偶尔会导致痤疮暴发,往往发生于开始用药后 3~4 周。异维 A 酸有潜在致畸作用,故育龄期患者服药期间及一年内须避孕。妊娠期、哺乳期以及严重的肝肾衰竭是口服异维 A 酸的绝对禁忌证,高脂血症、糖尿病以及严重的骨质疏松症是其相对禁忌证。异维 A 酸的其他副作用尚多,应嘱咐和指导患者认真阅读药物的说明书。此外,异维 A 酸导致抑郁或自杀与药物使用关联性尚不明确,建议已经存在抑郁症状或有抑郁症的患者不宜使用,注意发现副作用的征兆并及时处理。

3) 抗生素:抑制微生物生长尤其是痤疮丙酸杆菌。被推荐用于改善炎症性痤疮,但耐药的痤疮丙酸杆菌在临床上治疗效果差。

四环素类:四环素大剂量和小剂量 四环素,0.25g,每天 4 次,连服一个月以后每 2 周递减 0.25g,至每天 0.25~0.5g,再维持一个月,疗程须数月,但随着抗生素耐药问题的出现及不断加重,学者不主张长期系统性使用抗生素治疗。研究发现体外对痤疮丙酸杆菌耐药的四环素同样对痤疮患者有效,亚抑菌剂量的四环素也可以有效治疗痤疮,其作用机制就是通过其特有的抗炎作用,通过抑制痤疮丙酸杆菌诱导中性粒细胞产生的活性氧(ROS)。还可以减少粉刺的数量,其机制可能是通过抑制细胞因子 IL-1α,MMP0-9 等发挥作用。

一项随机对照研究发现给予 26 例患者亚抑菌剂量的多西环素(40mg/d)治疗,6 个月后炎性和非炎性皮损较正常对照组均有显著改善。Toossi 等研究表明,分别给予 50 例患者 40mg/d 或 100mg/d 的多西环素治疗 3 个月后,皮损均有显著改善,二者间疗效的差异无统计学意义。因此,可以利用四环素类药物的抗炎作用作为治疗痤疮的单药或维持治疗,从而减少足剂量抗生素的使用并避免或减少耐药性。

同类药物有米诺环素、赖甲四环素,可用于治疗丘疹脓疱性痤疮。米诺环素缓释片 1mg/(kg·d),12 周的治疗方法已获 FDA 批准,可用于治疗大于 12 岁的中度至重度炎症性寻常痤疮的患者。米诺环素对皮脂腺有更大的渗透性。第二代四环素类(多西环素、米诺环素、赖甲四环素)在药代动力学上优于四环素,可在就餐时服用,但四环素必须在餐前半小时服用。

大环内酯类:红霉素和阿奇霉素对痤疮丙酸杆菌有效,罗红霉素(具有抗炎症和抗雄激素活性的大环内酯类)、阿奇霉素 250mg/d,每周 3 次。口服抗生素应至少 4 周或以上,最佳疗效一般在 6~12 周获得。

系统性抗生素治疗中度至重度丘疹脓疱性痤疮一般需要持续 3 个月,并要与过氧化苯甲酰(BPO)(持续或间断)联合使用以预防抗生素耐药性的产生。

克林霉素:是一类控制痤疮的高效口服抗生素。因可引起严重的伪膜性肠炎,该药的应用受到限制。克林霉素的有效剂量为 75~300mg,一日 2 次。

氨苄西林(阿莫西林):氨苄西林治疗轻中度炎性痤疮通常有效,对于那些对四环素无反应的患者是一种安全的替代治疗药物。在妊娠期和哺乳期,氨苄西林也可用来治疗痤疮,维持剂量为 500mg,每天 2 次,直到皮损获得满意的控制。

头孢菌素(如头孢氨苄):500mg,每天 2 次,治疗顽固性脓疱性痤疮可考虑使用。

甲氧苄啶和磺胺甲噁唑:成人剂量为 160mg 甲氧苄啶,联合磺胺甲噁唑 800mg,每天一或两次。治疗含有革兰阴性菌痤疮和耐四环素痤疮有效。

4) 抗雄激素:抑制皮脂腺活性。①己烯雌酚(1mg/d)/复方炔诺酮(0.625mg/d),月经来潮第 5 天开始,连服 20 天;②达英 -35:每片含 2mg 醋酸环丙孕酮和 0.035mg 乙炔雌二醇,在月经周期第 1 天开始服药,每天 1 片,连续 21 天,一般需要 3~4 个疗程才有明显疗效;③黄体酮:经期前加重者可于经期前 10 天 10mg 注射一次,经期前 5 天再注射 5mg;④西咪替丁:0.2g,每天 3 次,4 周一疗程,可阻断双氢睾酮与毛囊受体的结合；⑤螺内酯：每天 100mg。

抗雄激素疗法是女性痤疮患者的二线治疗药物，推荐的女性痤疮患者是口服避孕药和抗雄激素。痤疮是雄激素产生过度的标志。多囊卵巢综合征、排卵障碍、Cushing 综合征和雄激素分泌性肿瘤都可引起痤疮和多毛症。其血清雄激素水平可能升高，也可能在正常水平。抗雄激素治疗应用于性激素过多的女性痤疮患者以及其他治疗失败的患者（表 52-9）。系统应用抗生素治疗反应不佳的女性痤疮患者可口服避孕药、螺内酯或两者同时服用。

作用机制是通过阻断雄激素受体或抑制雄激素的产生，有三种系统性治疗痤疮的人工合成激素：雌激素（口服避孕药）抑制卵巢雄激素的产生；螺内酯和醋酸环丙孕酮作用于外周（毛囊、皮脂腺）性激素水平。

口服避孕药：经 FDA 批准治疗痤疮的口服避孕药有三种。第一种是由诺孕酯 - 炔雌醇（35μg）复合物组成的三相口服避孕药。第二种包含累积剂量的炔雌醇（20~35μg）联合醋酸炔诺酮。第三种包含稳定剂量的炔雌醇（20μg）和新的黄体酮屈螺酮（3mg），为 24 天给药法。炔雌醇环丙孕酮每片含醋酸环丙孕酮 2mg+ 炔雌醇 35μg，在月经周期的第 1 天开始服用 1 片，连用 21d，停药 7d，再次月经后重复用药 21d。口服避孕药的起效时间需要 2~3 个月，通常疗程 >6 个月。口服避孕药绝对禁忌证包括妊娠、静脉血栓或心脏病病史、年龄 >35 岁且吸烟者。服药期间要注意防晒，以减少黄褐斑的发生。

大多数口服避孕药是含有雌激素和孕激素的复合制剂。口服避孕药中最常使用雌激素（如乙炔雌二醇）和低雄激素活性的孕激素。大多数合成的黄体酮有一定程度的性激素活性，这类药物不合适那些已有雄激素分泌过多症状的患者。

螺内酯：螺内酯作为雄激素受体阻断剂和 5α- 还原酶抑制剂，减少睾酮转化为双氢睾酮（男性不推荐使用）。剂量为 50~100mg，每天两次，能减少皮脂生成和改善痤疮。孕妇服用此药有男胎女性化的危险。

不良反应为月经不规则（80%），乳房触痛或增大和性欲减退，但并不常见，妊娠期使用螺内酯的安全性尚不清楚。用于严重的结节和囊肿性痤疮。

5）糖皮质激素：有抗炎及免疫抑制作用。推荐方法：①暴发性痤疮：泼尼松 20~30mg/d，可分 2~3 次口服，持续 4~6 周后逐渐减量，并开始联合或更换为异维 A 酸；②聚合性痤疮：泼尼松 20~30mg/d，持续 2~3 周，于六周内逐渐减量至停药；③对于经前期痤疮者，每次月经前 7~10d 开始服用泼尼松至月经来潮为止。应避免长期大剂量使用糖皮质激素，以免发生不良反应，包括激素性痤疮或毛囊炎（表 52-10）。

（2）局部治疗

1）维 A 酸：剂型有乳状（0.025%、0.05% 和 0.1%）、胶状（0.01% 和 0.025%）和液状（0.05%），用维 A 酸开始会加重损害，但 3~4 周后会有好转。0.1% 阿达帕林凝胶则为无刺激性。虽然尚无在妊娠期前三个月外用维 A 酸会导致婴儿先天缺陷的病例，但已有先天缺陷的散发病例报告。由于此原因和维 A 酸的致畸性，不主张在妊娠期使用。

2）过氧化苯甲酰：2.5%、5% 和 10% 的洗液、乳剂。有抑制痤疮丙酸杆菌、减少毛囊内游离脂肪酸和轻微角质溶解作用。

3）夫西地酸：作为一种窄谱抗生素，主要针对的是革兰阳性菌，可以有效地用于治疗痤疮。同时已经被证明具有一定的免疫调节活性。其免疫活性主要是通过抑制细胞因子（包括 IL-1、IL-2、IL-6、TNF）的产生，2% 夫西地酸可以用于痤疮的局部治疗。最常使用 1% 林可霉素及红霉素制剂。

4）硫磺、水杨酸类：复方硫磺洗剂、2.5% 二硫化硒洗剂、1%~2% 水杨酸酊、或 2% 氯霉素水杨酸酊，有角质溶解和角质剥脱作用。

5）复方乳酸溶液：乳酸 0.9mL，乐得斯林 1.0ml，磷酸调至 pH3.5，对羟基苯甲酸钠 0.15ml，赋形剂加至 100ml，清洁剂，保持皮肤生理 pH，减少细菌滋生。

6）果酸疗法：果酸通过干扰细胞表面的结合力来降低角质形成细胞的黏着性，加速表皮细胞脱落与更新，调节皮脂腺的分泌。

（3）物理治疗

1）光动力疗法和红蓝光

光动力疗法（PDT），痤疮丙酸杆菌可产生内源性卟啉，使用一定波长的可见光可激活痤疮丙酸杆菌代谢的卟啉，通过光毒性反应、诱导细胞死亡来达到治疗痤疮的目的。以卟啉作为光敏物质的光动力学所需要的光有很多种选择，连续光波、强脉冲光、脉冲染料激光、二极管激光均可应用于 PDT。

表 52-9　痤疮的抗雄激素治疗（女性痤疮患者第二线治疗药物）

药物	适应证	作用机制	剂量
口服避孕药	抗生素治疗失败 泼尼松或地塞米松无反应 fT 水平升高	抑制卵巢性激素分泌	见口服避孕药 *
螺内酯 （不推荐男性使用）	抗生素治疗失败 5α- 还原酶抑制剂，减少皮脂，减少粉刺	阻断雄激素受体	50~100 mg/d，通常分两次给予，3~6 个月

fT：游离睾酮。

表 52-10　糖皮质激素的抗炎及免疫抑制作用

地塞米松或泼尼松	DHEAS 水平升高 DHEAS 正常但抗生素或异维 A 酸治疗失败 口服避孕药或螺内酯无效时	抑制肾上腺雄激素分泌	0.25~0.5 mg，睡前使用 5~10mg，每天一次或隔日 1 次，睡前服用

DHEAS：硫酸脱氢表雄酮

PDT也可以通过抑制成纤维细胞分泌MMP1、MMP3,在痤疮瘢痕修复阶段发挥其作用。

蓝光(410~490nm)是激活卟啉最有效的波长,达到抑制痤疮丙酸杆菌增殖的作用,但由于表皮穿透性差,一般用于治疗轻、中度痤疮。

红光(620~760nm)激活卟啉的作用较蓝光差,但是组织穿透性较好,具有抗炎、促修复作用,一般用于中、重度痤疮的治疗。针对痤疮发病的各个环节如减少痤疮丙酸杆菌的定植密度,抑制皮脂腺细胞功能,减少皮脂分泌及缓解毛囊口的异常角化。

2)激光与强脉冲光

激光 多种近红外波长的激光,如1 320nm激光、1 450nm激光和1 550nm激光常用于治疗痤疮炎症性皮损。4~8个治疗周期,每次间隔2~4周。

强脉冲光 激光可以活化细菌内生卟啉,产生选择性的光热效应,从而达到抑制痤疮炎症反应的目的。强脉冲光和脉冲染料激光可以帮助炎症性痤疮后期红色印痕消退。

非剥脱性点阵激光和剥脱性点阵激光 对于痤疮瘢痕有一定程度的改善。

(4)外科治疗

1)粉刺的治疗:用特制的粉刺挤压器挤出,对多而小的粉刺可采用各种方法进行轻度剥脱,如冷冻、羟基乙酸。切开引流脓疱和囊肿有助于这些有害物质的消除。

2)倒膜面膜疗法:先清洁皮肤,然后用药物喷雾,再应用中医按摩,配以相应药物,结合石膏和中药倒膜,使理疗、按摩、药物融为一体,相互作用,达到治疗和美容作用,是一种比较有效的方法。

3)痤疮瘢痕治疗:非侵入性治疗方案即皮损内注射传统使用的氟羟泼尼松,抗代谢物5-氟尿嘧啶和糖皮质激素联用能更好地促进纤维分解。595nm脉冲染料激光,1 450nm二极管激光是一种新型非侵入性去皱激光,已被证明对活动期痤疮和痤疮瘢痕有效,尤其是萎缩型和肥大型瘢痕,但需要4~6个疗程,每疗程间隔一个月。1 320nm红外线激光及某些音频设备也逐步被应用到痤疮瘢痕的治疗中。

4)侵入性治疗方案:孔状移植和卵圆形切除仍然是治疗点状痤疮瘢痕的最有效方法。瘢痕磨削术可用于所有皮肤类型。

侵袭性激光进行皮肤表皮的再造,常用的有铒石榴石激光和二氧化碳激光。

(5)中医中药

辨证施治:寻常痤疮常用宣肺清热祛风,用枇杷清肺饮;脓疱为主的痤疮,宜清热凉血解毒,用茵陈枇杷清肺饮;结节为主,宜清热活血软坚,选用白草枇杷饮加减;囊肿为主,宜清热化痰散结的组方;痤疮瘢痕宜活血化瘀;聚合型痤疮宜清热凉血活血,如仙方活命饮加减。

中成药有丹参酮(有消炎、抑制痤疮丙酸杆菌和抗雄激素的作用);中药丹参根的乙醚提取物,广谱抗菌作用。对革兰阳性菌有抑制作用,具有抗雄激素和温和的雌激素作用,抑制皮脂腺活性,降低痤疮患者皮脂分泌率(SER)40%,可降低痤疮丙酸杆菌计数。

(八)病程与预后

痤疮为一良性疾病,须较长时间的综合治疗,维持疗程通常3~12个月。然而,本病对患者的社交、心理、精神方面造成严重影响,须认真对待。

二、青春期前痤疮

青春期前痤疮(preadolescent acne)广义的青春期前痤疮包括新生儿、婴儿和儿童痤疮,相关内容已在痤疮中阐述,此处是指在青春期特征出现前出现的青春期痤疮。

(一)病因与发病机制

青春期发育有两部分,与肾上腺功能成熟相关的初期内分泌改变,以及由下丘脑、垂体轴所致的睾丸、卵巢成熟引起的真性青春期发育。

肾上腺功能成熟初期可见脱氢表雄酮(DHEA)及硫酸脱氢表雄酮(DHEAS)水平升高,女性多始于6~7岁,男性多始于7~8岁,伴随在青春发育中期DHEA及DHEAS增高。此外,过多的雄激素可由肾上腺雄激素增多症,先天性肾上腺增生症,及Cushing's综合征,21-羟化酶缺乏症所致,少见DHEA及DHEAS升高是雄激素产生性肿瘤所致。

(二)临床表现

1. 青春成熟的标志 痤疮可为青春期成熟的征象,常伴尿、皮脂雄激素分泌增多,痤疮的流行与严重性同过早的青春期成熟有关。类似于青少年早期的女性研究发现,痤疮可为青春期成熟的第一标志。

Stewast等在一项长期的对痤疮及激素相关性研究中发现,女性患本病者在统计学上呈现显著的月经初潮提前(12.2岁),而患轻中度者则较晚(12.4及12.7岁)。有时在月经初潮前三年便可出现这一现象。

2. DHEAS水平增高 硫酸脱氢表雄酮(DHEAS)高水平与青春期女性粉刺及炎性痤疮呈正相关,DHEAS,皮脂腺分泌物及激素睾酮间的对应关系在严重粉刺性痤疮患者呈正相关。

3. 皮肤损害 Lucky等的研究发现,最常见的痤疮为粉刺性,女童患严重痤疮者10岁前有较多粉刺及炎性皮损,通常皮损见于前额中部、鼻及下颌(图52-9)。在月经初潮前2.5年即可见。患严重痤疮且伴高水平皮脂DHEAS以及高水平总的及游离睾酮者月经初潮较患轻中度者早。

(三)治疗

青春期前痤疮的治疗可按轻症、重症分级治疗,如有相关基础疾病应相应治疗。与寻常痤疮的治疗方法相似。

局部治疗 维A酸类、过氧苯甲酰、壬二酸或水杨酸。近期的研究表明,0.04%维A酸凝胶治疗9~11岁儿童的寻常型痤疮安全有效。用药后30~60min将药物洗掉仍然有效。

系统治疗 超过12岁的儿童建议口服维A酸类药物治疗,但有维A酸类药物用于<12岁儿童的相关报道。

激素治疗 在儿童患者中,除非同时患有CAH、多囊卵巢综合征或性早熟,一般很少使用。激素治疗包括口服避孕药、糖皮质激素及抗雄激素性药物。

(四)预后

无内分泌异常,即无肾上腺雄激素增多症等者,治疗反应及预后良好。

三、青春期后痤疮

青春期后痤疮(postadolescent acne),年龄在25岁以上的

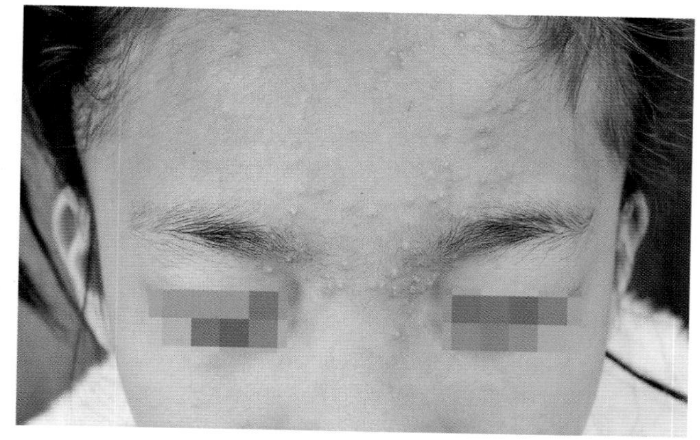

图 52-9　青春期前痤疮

痤疮被称为青春期后痤疮，好发于 22~44 岁的女性，45 岁以后发病率显著下降。可分为持续型青春期后痤疮和迟发型青春期后痤疮。

持续型青春期后痤疮指青春期开始持续到 25 岁以后的痤疮，青春期后痤疮大多数表现为此类，约占青春期后痤疮的 82%。特点为：皮损好发于面下部 1/3 及颈部，经前期加重，以炎性丘疹、结节型为主，轻中度伴有少量粉刺，常对抗生素治疗耐受。迟发型青春期后痤疮可分为：颏部痤疮和散发痤疮：前者多见于女性；后者多见于老人，此型可能与系统性疾病相关。

青春期后痤疮的病因可能与遗传、内分泌、精神因素、药物与化妆品及污染环境等多种因素有关。

青春期后痤疮患者的治疗原则与寻常痤疮无明显差异。但因其常具有迟发、顽固、经前期加重、可伴内分泌紊乱如卵巢、肾上腺或者外周雄激素代谢异常等疾病导致的雄激素异常代谢或胰岛素生长因子（IGF）、胰岛素或生长激素水平升高相关。因此治疗常有抵抗。

应针对上述病因进行治疗。

四、高雄激素痤疮

高雄激素痤疮，是多囊卵巢综合征（polycystic ovary syndrome，PCOS）临床表现的一个组成部分，PCOS 时雄激素过多和持续无排卵是基于卵巢、肾上腺、垂体、下丘脑及周围脂肪的内分泌活动异常，痤疮、黑棘皮病、多毛是其临床表现之一。

（一）病因与发病机制

PCOS 病因可能与高胰岛素血症和胰岛素抵抗有关。可引起卵巢分泌雄激素，阻碍正常卵泡发育。严重的胰岛素抵抗患者有时发生雄激素过多、胰岛素抵抗和黑棘皮症综合征。高雄激素痤疮致病机制见图 52-10 所示。

（二）临床表现

1. 高雄激素症

（1）多毛：在雄激素敏感的皮肤区域毛发过度生长，如下巴、上唇、鬓角、胸骨、乳周、脐部、骶骨区、耻骨区、大腿根部。亚洲女性的多毛表现相对少见。

（2）痤疮和皮脂过多：严重的囊肿性痤疮或持续性痤疮，面部皮脂分泌过多，皮肤粗糙，毛孔大，有白头、黑头粉刺，以炎症丘疹为主，伴有结节、囊肿、破溃，有溢脓，并形成瘢痕，雄激素脱发。鼻唇沟及鼻翼两侧持续性潮红。

轻度男性化，罕见男性型秃顶。

2. 排卵障碍　无排卵或稀发排卵的临床表现为月经紊乱，如原发性或继发性闭经（月经来潮后连续 6 个月以上不来月经）、月经稀发、功血或不孕、乳房发育不良。

3. 其他可能存在的体征　肥胖 / 糖尿病、黑棘皮症。

（1）实验室和辅助检查：雄激素升高，包括睾酮、雄烯二酮升高。由于性激素结合蛋白（SHBG）降低使游离态雄激素升高。患者对雄激素的敏感性增加。血孕酮测定：用于确定无排卵或稀发排卵。B 超：多囊卵巢的超声学特点。

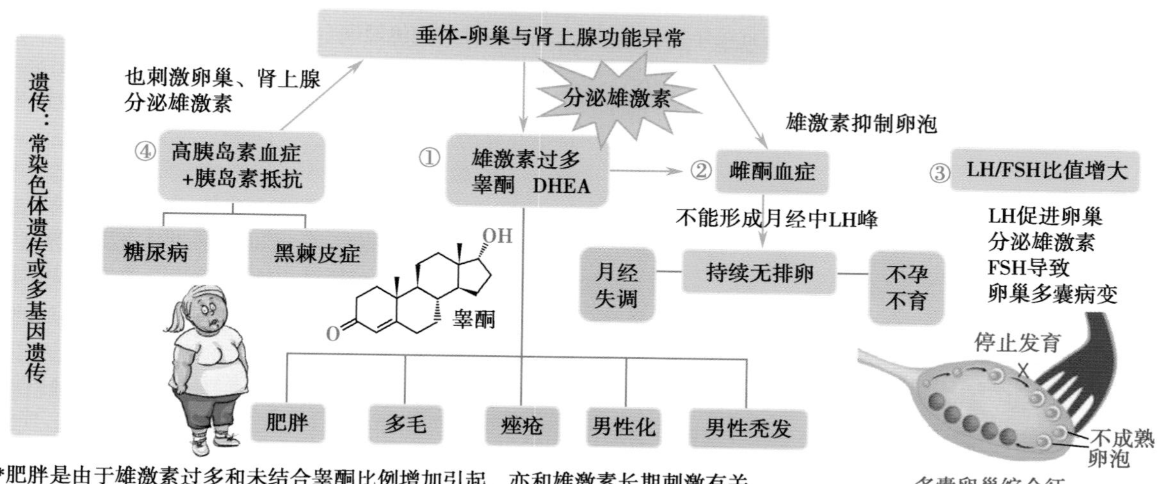

图 52-10　高雄激素痤疮（多囊卵巢综合征）致病机制

①雄激素过多，垂体分泌过量 LH（黄体生成素），刺激卵泡膜产生雄激素，肾上腺产生脱氢表雄酮（DHEA）升高；②高雌酮血症，雄激素抑制卵泡成熟，E1/E2>1，血雌酮增多；③黄体生成素 / 卵泡刺激素（LH/FSH），高水平 LH 促进卵巢分泌雄激素，低水平 FSH 使卵巢内小泡停止发育，卵巢多囊性改变；④胰岛素抵抗，代偿性高胰岛素血症，LH 释放增多，促进卵巢和肾上腺分泌雄激素。

（三）诊断

患者有不孕、肥胖、多毛、月经紊乱等提示多囊卵巢综合征的症状，有上述高雄激素症和长期排卵异常的临床表现（包括测量基础体温确认）。以上实验室检查3条中具备2条，并除外其他雄激素增高的疾病即可确诊。

（四）鉴别诊断

应进行实验室检查除外迟发性、先天性肾上腺皮质增生；甲状腺疾病；库欣综合征；高泌乳素血症。泌乳素、睾酮、脱氢表雄酮硫酸盐（DHEA-S）、促肾上腺皮质激素刺激的17α 羟孕酮水平正常，可除外上述疾病。

（五）治疗

治疗针对雄激素过多和持续无排卵，根据患者最关心的问题，以及是否要求妊娠而制定治疗方案。抗雄激素药物治疗，或做一侧卵巢楔形切除。根据临床表现及寻常性痤疮的分级选择治疗方案。

1. 一般治疗　肥胖者减轻体重，脂肪堆积过多会加剧高胰岛素和高雄激素的程度，也是导致无排卵的重要因素之一。

2. 抗雄激素治疗　①口服避孕药　避孕药中雌激素成分使性激素结合球蛋白浓度增加，结果游离睾酮减少。孕激素成分通过抑制 LH 而减少卵巢产生雄激素。②醋酸环内孕酮　具较强的抗雄激素作用。目前多用达英-35（diane-35），每片含醋酸环丙孕酮2mg、炔雌醇（EE）0.035mg，作周期疗法，即于出血第5日起，每天口服1片，连续21天，停药7日后重复用药，共3~6个月。可对抗雄激素过多症状。③螺内酯　抗雄激素剂量为50~200mg/d，尚具有抑制卵巢和肾上腺生物合成雄激素，治疗多毛需要用药6~9个月。④非那雄胺5mg，每天1次。⑤促性腺激素释放激素激动剂　可用曲普瑞林3.75mg，周期第2天肌内注射，每28天1次，共6个月。⑥糖皮质激素　适用于本病雄激素过多为肾上腺来源或混合性来源者。常用地塞米松0.25mg/d口服。

3. 不孕症　妇科专科诊治。

4. 多毛症　痤疮对症处理（参考相关章节）。

5. 黑棘皮病　减肥，外用0.1% 维A酸软膏。

6. 手术治疗　适用于血睾酮高、双侧卵巢增大，经促排卵治疗6周仍不奏效者。卵巢楔形切除术以降低雄激素水平，恢复正常月经和正常排卵，从而减轻多毛症状。

第二节　痤疮相关疾病

一、玫瑰痤疮

内容提要

- 玫瑰痤疮是在一定遗传背景基础上，由多因素诱导的以天然免疫和血管舒缩功能异常为主的慢性炎症性疾病。
- 患者对热和其他刺激易出现血管舒缩异常反应，慢性日光损害是重要诱发因素。
- 酒渣鼻有几个亚型，包括眼酒渣鼻，其重要性在于治疗方法不同。
- 患者均有面部潮红，阵发性潮红首先累及鼻翼、耳朵、面部、颈部、上胸部和头皮，最后或成持久性。
- 选择局部治疗和系统治疗。外科方法，热控手术、电烙术、皮肤磨削术、激光磨削术、切线的切除术联合裁剪塑性术、射频电刀术。
- 脉冲染料激光和强脉冲光对减轻红斑，毛细血管扩张有效。患者的潮红，烧灼感或针刺感，可考虑进行经胸内镜交感神经切除术。

玫瑰痤疮（rosacea）又称酒渣鼻，以面部中央出现红斑、毛细血管扩张、丘疹和脓疱为其特征，晚期形成鼻赘。本病较常见，发病年龄30~50岁，发病高峰为40~50岁。女性占多数，而肥大性增生/鼻赘主要发生在男性患者。玫瑰痤疮存在多种变异，为谱性疾病或综合征。本病容易合并高血压、代谢性疾病、心血管疾病、胃食管反流性疾病、帕金森病等，是一种系统性疾病。

（一）病因与发病机制

玫瑰痤疮可能是在一定遗传背景基础上，由蠕形螨、细菌感染等多因素诱导的以天然免疫和血管舒缩功能异常为主导的慢性炎症性疾病（图52-11）。

1. 环境、食物、药物因素　热、冷、风均可引起潮红反应；日光暴露、饮食及胃肠道疾病、过热食物和饮料、辛辣食物或饮酒可促发潮红机制。口服烟酸（其副作用之一是血管扩张）治疗高脂血症偶尔也会使玫瑰痤疮加重或恶化。面部外用皮质激素可以引起玫瑰痤疮，尤其是中、高效类制剂。

2. 遗传因素　发病可能存在遗传学背景，部分患者存在家庭聚集性，GSTM1 和 GSTT1 基因被发现与玫瑰痤疮的风险增加相关。基因组学运用基因芯片及 RT-PCR 分析显示，与健康人相比，不同亚型均存在500种以上的基因表达差异。这些异常的基因涉及到血管调节如肾上腺受体、色氨酸代谢、蛋白酶和神经源性炎症如瞬时受体电位、辣椒素受体1和垂体腺苷酸环化酶激活多肽等。

3. 体质因素　许多患者有严重面部潮红病史，推测潮红可能在本病的发生中起作用，绝经期有明显的血管运动功能不稳定性和围绝经期（perimenopause）妇女常发生本病支持这种假说。患者受到心理和物理因素刺激时，比正常人有更强烈和更频繁的潮红反应。并可能与血管活性物如5-羟色胺等介导的皮肤潮红有关。

4. 多种微生物　本病患者的幽门螺杆菌感染率较正常人高，幽门螺杆菌分泌毒素和机体所产生的各种炎症介质可能导致玫瑰痤疮的发生。蠕形螨通过自身酶分解上皮蛋白及皮脂，其分解产物可激活中性粒细胞，导致毛囊周围的炎症反应。蠕形螨密度增加也见于丘疹脓疱型，提示寄生螨可诱发加重炎症。

5. 神经源性疾病　神经源性的疾病如帕金森病可以通过明显地改变面部血管反应性而加重玫瑰痤疮。神经介质能诱导皮肤产生神经免疫反应。

患者亦可能存在易感基因或神经血管调节受体相关的基因突变，诱发因素的刺激下，通过受体电位释放神经肽，引起特征性的瞬时潮红和水肿，随之导致炎症细胞聚集而出现短暂或持续性红斑的症状。

6. 血管因素　酒渣鼻是主要累及血管的疾病。如上所述，各种因素的作用诱导神经释放神经肽使患部血管舒缩神

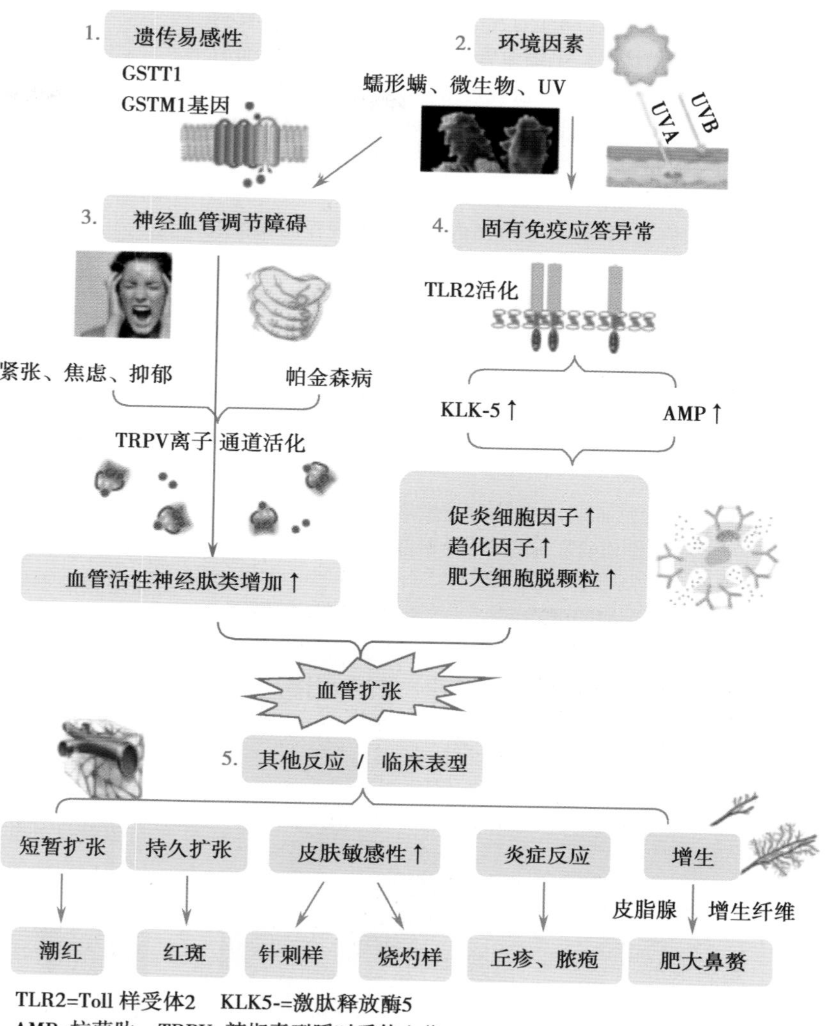

图 52-11　玫瑰痤疮的发病机制示意图
1. 遗传易感性如 rs763035、rs3733631 单核苷酸多态性、GSTT1 和 GSTM1 空白基因型；
2. 环境诱因包括蠕形螨定植、微生物刺激、紫外线（UV）辐射、冷热刺激、辛辣饮食、化学物质、皮肤屏障破坏；
3. 神经血管调节障碍：过热、精神紧张、抑郁焦虑等因素使 TRPV 离子通道活化，促使血管活性神经肽分泌增加，血管神经功能失调，皮肤感觉异常，潮红和红斑，短暂毛细血管扩张出现潮红，持久毛细血管扩张出现红斑，血管增生则出现鼻赘；神经源性疾病如帕金森病可使面部血管扩张；
4. 固有免疫异常导致炎症反应，激活 TLR2 受体，活化角质形成细胞释放促炎因子和炎症因子，释放 KLK-5，破坏表皮屏障，使抑菌肽中的 IL-37 皮肤表达增加；AMP 刺激肥大细胞脱颗粒；
5. 本病与环境与基因调节发生，神经血管调节障碍，固有免疫异常共同导致炎症、血管扩张、血管新生等改变，产生玫瑰痤疮的不同表型。

经失调，毛细血管长期扩张所致。在外界因素的刺激下，神经反应引起血管调节失常是玫瑰痤疮发病的重要病理机制，尤其是丘疹脓疱型，皮损中主要表现为毛细血管扩张。

7. 免疫因素　极为少见的患有肿瘤或其他可以产生血管活性物质疾病的患者表现出酒渣鼻的症状和体征，尤其那些具有类癌综合征的患者（多见于肥大细胞增生症及嗜铬细胞瘤）。

天然免疫和获得性免疫异常激活及神经血管调节失衡。病理生理是抗菌肽的异常表达、蛋白酶活性增加、神经肽的大量产生及瞬时受体电位通道激活等。白细胞介素 37（IL-37）和丝氨酸蛋白酶激肽释放相关酶 5 表达增加。Toll 样受体 2 可以增强丝氨酸蛋白酶激肽释放相关酶 5 表达。内质网应激是本病发病中的重要环节之一。免疫显著上调，患者皮损中 Th1 细胞和 Th17 细胞相关转录因子及细胞因子基因转录上调，基因上调在丘疹脓疱型和肥大性增生 / 鼻赘型更为显著。

（二）临床表现（表 52-11）

1. 红斑毛细血管扩张型（Ⅰ期）　潮红或持久性红斑是基本特征。潮红随时间的推移发作频率增加，红斑消退需要的时间越来越长，最后成为持久性红斑，属于玫瑰痤疮的特征。玫瑰痤疮的“潮红”主要见于面颊、鼻及口周突出部位，不会弥漫分布。此期的特点是红斑（潮红）和毛细血管扩张，表现面部中央持久性红斑（图 52-12，图 52-13），红斑通常超过 10 分钟，此与一般人群遇热、运动后或情绪激动后出现的暂时性

表 52-11　玫瑰痤疮的分型

亚型	特征
红斑 - 毛细血管扩张型（Ⅰ期）	阵发性潮红→持久性红斑、毛细血管扩张、发生于面颊，少数于鼻部或口周
丘疹脓疱型（Ⅱ期）	红斑基础上，丘疹、脓疱、结节、毛细血管扩张，鼻部、面颊部毛囊口扩大
肥大增生型（Ⅲ期）	鼻赘、颌赘、额赘、耳赘、睑赘。皮肤增厚，不规则的小结节
眼型	眼异物感，灼热感和刺痛，干燥，瘙痒，畏光，视物模糊，巩膜充血或眶周水肿

红斑不同。颜面中央部位反复出现潮红，可有灼热感，尤其是涂抹化妆品时更为明显，潮红的发作次数可因化学刺激、食物以及情绪应激等而增多。毛细血管扩张，最早处在鼻部，而后向鼻和两颊发展，可有蜘蛛状血管扩张，以鼻尖和两侧鼻翼最明显，并可出现水肿。口服烟酸（其副作用之一是血管扩张）治疗高脂血症偶尔也会使酒渣鼻加重或恶化。面部外用皮质激素可以引起玫瑰痤疮，尤其是中、高效类制剂。

2. 丘疹脓疱型（Ⅱ期） 在红斑的基础上出现丘疹和脓疱（图 52-14），损害始终为毛囊源性，可累及毛囊和皮脂腺；面部毛孔较明显，但不出现黑头粉刺。较深的炎性损害以瘢痕愈合，但无粉刺形成，毛细血管扩张更加明显。丘疹的颜色较痤疮更深，为暗红色；本型炎症最重的部位是面颊部，但也可以发生在面部其他部位。日光暴露较多的中、老年患者，可伴有光化性皮肤损伤的特征，如弹力纤维病、日光性黑头粉刺和日光性皮肤病。

3. 肥大增生型（Ⅲ期） 病情继续发展时，炎症更加严重，皮肤红色加深，毛细血管扩张增多，受累部位皮肤增厚。病情长久时，鼻部结缔组织增生（图 52-15），伴大量胶原沉积、以及弥漫性皮脂腺异常增大，致使鼻尖部肥大，形成大小不等的结节状隆起，最终出现皮肤炎性水肿、增厚、毛孔扩大及肿块形成（如鼻赘），前者使皮肤呈橘皮样外观。肥大性软组织增生可累及鼻外部如颏、前额、面颊或耳郭，粗糙的容貌可酷似麻风或白血病的狮面外观。

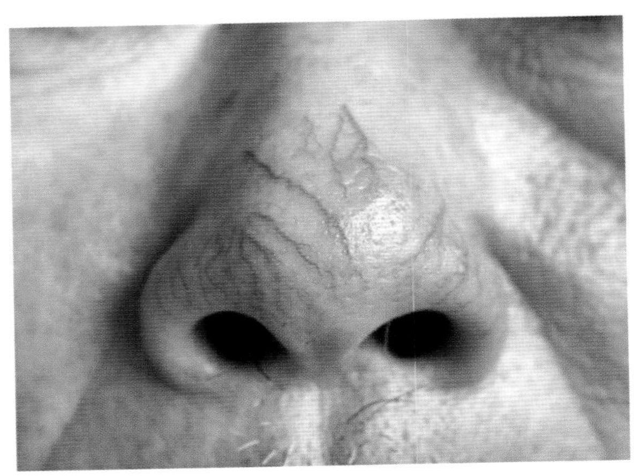

图 52-12 玫瑰痤疮（毛细血管扩张）

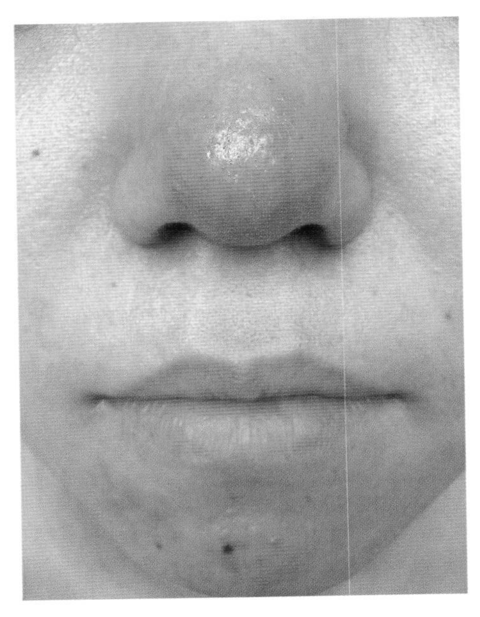

图 52-13 玫瑰痤疮
红斑期（东莞市常平人民医院 曾文军惠赠）。

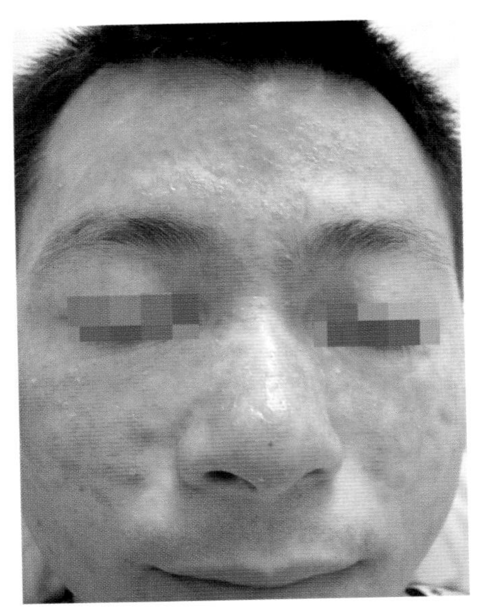

图 52-14 玫瑰痤疮
丘疹脓疱型［华中科技大学协和深圳医院（南山医院） 陆原惠赠］。

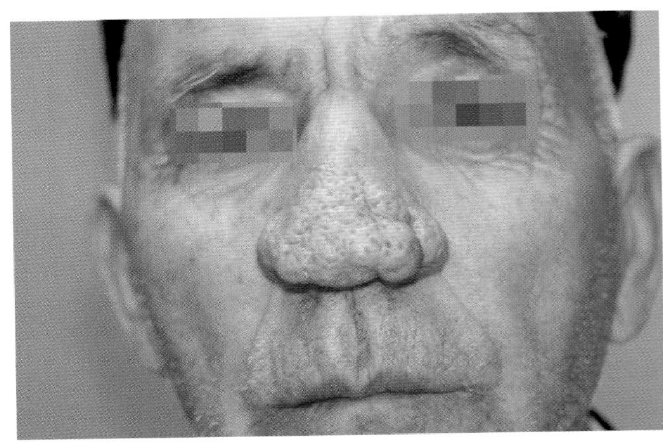

图 52-15 玫瑰痤疮
鼻赘形成（新疆维吾尔自治区人民医院 普雄明惠赠）。

4. 眼型玫瑰痤疮（ocular rosacea） 3%~5% 出现发红、水肿、流泪、干燥、瘙痒、疼痛、异物感、畏光和视力下降、睑腺炎、结膜炎、眼板囊肿，角膜损害、有角膜炎、血管新生角膜溃疡等症状。眼科报告发病率占 50%。可与眼部痤疮鉴别（表 52-12）。

5. 玫瑰痤疮变异型

（1）肉芽肿型玫瑰痤疮：变异型：肉芽肿型酒渣鼻：以质硬的棕褐色丘疹或结节为特征，主要发生于面颊和下眼睑等部位。组织学上显示为肉芽肿性炎症反应，偶尔可见到发生于

表 52-12　眼部玫瑰痤疮：症状和体征

眼睑结膜充血 / 分泌物	结膜 / 睑缘毛细血管扩张
异物感	眼睑 / 眼周红斑
灼热感或刺痛	睑缘炎、结膜炎、睑缘不规则
干燥	睑板腺囊肿（霰粒肿）
瘙痒	睑腺炎（麦粒肿）
光敏感	视敏度下降
边缘结膜炎	点状角膜炎

面部以外的皮损。

（2）聚合性玫瑰痤疮（rosacea conglobata）：好发于妇女，罕见，临床表现酷似聚合性痤疮，面部出现出血性结节性脓肿和坚实的斑块，病程为慢性进行性。诊断依赖于酒渣鼻病史，损害局限于面部，以及背、肩、胸或四肢上无聚合性痤疮的其他体征。

（3）暴发性玫瑰痤疮：又称面部脓皮病（pyoderma faciale）；表现为突然发作的脓丘疹、囊肿和大量球形结节性损害，有时有窦道形成。皮损常含有淡绿色或淡黄色的脓性物质，没有粉刺，好发于青年女性，几乎都没有酒渣鼻病史，且眼部不受累，而有迟发性痤疮史，常误诊为慢性皮肤感染（如脓皮病、利什曼病、芽生菌病），患者常有低热，可有白细胞计数、红细胞沉降率升高以及肌痛。本病有局限性，愈后有瘢痕形成。治疗可口服糖皮质激素加用异维 A 酸，而抗生素或抗真菌药均无效。

（4）革兰氏阴性菌性玫瑰痤疮：本病类似于革兰氏阴性菌性毛囊炎，是长期使用广谱抗生素治疗痤疮或酒渣鼻后的并发症。临床表现类似于Ⅱ期或Ⅲ期酒渣鼻。有化脓性毛囊炎，即前鼻部的散在丘疹和脓疱或是较少见的痤疮球状结节。患者可有血清 IgM 和 α1- 抗胰蛋白酶降低，血清 IgE 升高，这提示免疫异常也可能是发病原因之一。

（5）类固醇性玫瑰痤疮（steroid rosacea）：长期局部或系统使用糖皮质激素所致，如皮肤变薄、持续性毛细血管扩张。皮肤呈深红色或火红色，密布上唇部及鼻翼周围酒渣鼻样皮损提示可能与局部使用皮质激素有关。氟化的或其他强效皮质激素更容易引起本病。有毛囊性丘疹性脓疱、坚实的结节，甚或继发性黑头粉刺，伴有明显不适、疼痛和脱屑。应以激素依赖性皮炎治疗方法进行治疗。

（6）口周和眼周皮炎：口周皮炎和眼周皮炎常常出现于血管型酒渣鼻，其与酒渣鼻的联系不肯定，但很可能是有关的：其组织病理学表现与酒渣鼻相似，有些学者认为口周皮炎和皮质激素酒渣鼻属于同一个临床疾病谱。

有学者认为玫瑰痤疮是一个阶段发展的疾病，即总是从某一期发展到另一期，但事实并非如此。因此分型有利于临床采用不同方案。

（三）组织病理

红斑期（1 期）　为小静脉和淋巴管扩张、轻度水肿以及血管周围少许淋巴细胞浸润；弹力组织中度增生，表现为弹力纤维增粗、卷曲增多（弹力纤维溶解）

2 期　中有非特异性的淋巴组织细胞炎症性浸润，分布在血管周围和毛囊周围，伴水肿和毛细血管扩张。丘疹或脓疱可见毛囊中中性粒细胞聚集，周围有非特异性慢性炎症性浸润。一些丘疹可见到毛囊蠕形螨。

3 期　非常明显的小叶皮脂腺增生（颗粒型）和 / 或伴明显结缔组织增加（纤维素型）伴有较大扩张静脉（纤维血管瘤型）。

（四）诊断标准

诊断玫瑰痤疮的必备条件：面颊或口周或鼻部无明显诱因出现阵发性潮红，且潮红明显受温度、情绪及紫外线等因素影响，或出现持久性红斑。次要条件：①灼热、刺痛、干燥或瘙痒等皮肤敏感症状；②面颊或口周或鼻部毛细血管扩张；③面颊或口周或鼻部丘疹或丘脓疱疹；④鼻部或面颊、口周肥大增生改变；⑤眼部症状。排除明显诱因例如口服异维 A 酸胶囊或化学换肤或局部外用糖皮质激素引起皮肤屏障受损而导致的阵发性潮红或持久性红斑，必备条件加 1 条及以上次要条件即可诊断为玫瑰痤疮。

（五）鉴别诊断

寻常痤疮：好发于青春期男女。皮损多在面部外侧缘，躯干上部亦可受累。有黑头粉刺，鼻部常不受侵犯。酒渣鼻没有粉刺。

口周皮炎：好发于 20~35 岁妇女。可有长期用含氟皮质类固醇或含氟牙膏史。损害对称分布于鼻唇沟、唇周及颊部等处，鼻部不受累。

其他应与脓癣、感染性毛囊炎（葡萄球菌、G^- 痤疮）、红斑狼疮面部红斑疾病、红色毛发角化病，面部萎缩性毛发角化病（眉部瘢痕性红斑）鉴别。

（六）治疗

1. 一般治疗　修复皮肤屏障　选用对皮肤屏障具有修复作用的医学护肤品，以缓解干燥、刺痛、灼热等敏感症状，减轻阵发性潮红。

局部冷敷或冷喷　适用于红肿灼热难受的红斑毛细血管扩张型患者。

除常规使用防晒剂和避免刺激因素外的治疗方案应根据亚型进行选择，如屏障保护对于毛细血管扩张性红斑型酒渣鼻患者尤为重要。

玫瑰痤疮的治疗（表 52-13~ 表 52-17）。

2. 系统治疗

（1）口服抗生素：丘疹脓疱型玫瑰痤疮的一线治疗。多西环素 0.1g/d 或米诺环素 50mg/d。疗程 8 周左右。美国 FDA 批准了 40mg/d 亚抗微生物剂量多西环素（subantimicrobial dose of doxycycline，SDD）用于治疗玫瑰痤疮。多西环素每天 1 次 40mg 或每天 2 次，每次 20mg，血药浓度为 <0.5μg/ml。该剂量被证明有抗炎而无抗生素作用，长期服用不会引起细菌耐药及菌群失调。SDD 对于仅有红斑而无丘疹脓疱的玫瑰痤疮并未推荐服用，但有研究证实，SDD 治疗红斑有效。SDD 治疗的作用机制：①抑制炎症反应；②抑制血管扩张及新血管的生成。次选克拉霉素、甲硝唑或替硝唑、异维 A 酸胶囊、羟氯喹。对于 16 岁以下可选用大环内酯类抗生素如克拉霉素 0.5g/d，或阿奇霉素 0.25g/d。

（2）甲硝唑：甲硝唑 0.2g，每天 2 次，6 周为一疗程，可持续 3 个月。可作为一线治疗药物，或替硝唑 0.5g 每天 2 次，疗程 4 周左右。

（3）氯喹：0.25g，每天 1~2 次，共 6 周，或用羟氯喹。羟氯

表 52-13 玫瑰痤疮的治疗

靶向治疗	调节血管舒缩神经功能,降低血管扩张阈值,抑制血管高反应性和神经功能高反应,杀灭蠕形螨,幽门螺杆菌、用遮光剂,不外用糖皮质激素,避免局部刺激,避免使用血管扩张剂。
监测系统疾病	帕金森病(神经源性疾病,改变面部血管反应),炎症综合征(多见于肥大细胞增生症及嗜铬细胞病)
避光及其他诱发因素	用遮光剂,不外用糖皮质激素,不饮热咖啡、茶、酒及热水洗面,避免局部刺激
系统治疗	抗生素(四环素、红霉素、氨苄西林、阿奇霉素),甲硝唑、异维 A 酸、羟氯喹、根治幽门螺杆菌(奥美拉唑、克拉霉素、阿莫西林)
鼻部损害	
红斑期	局部冷敷、冷喷,口服羟氯喹,卡维地洛,外用壬二酸、过氧化苯甲酰、外用他克莫司、吡美莫司、毛细血管扩张选用激光和强脉冲光治疗、α- 肾上腺素能受体激动剂、FDA 批准 0.03% 酒石酸溴莫尼定凝胶、β 受体阻滞剂、肉毒素 A
丘疹脓疱期	外用 1% 克林霉素、2% 红霉素、外用甲硝唑凝胶,维 A 酸霜,硫磺洗剂,10% 磺胺醋酸钠 -5% 硫磺溶液、壬二酸、口服亚抗生素剂量多西环素(SDD)、米诺环素、异维 A 酸胶囊、菊酯乳膏、1% 伊维菌素乳膏、LED(蓝光)、IPL
肥大增生 / 鼻赘期	同Ⅱ期,加外科磨削术、冷冻、氩激光、CO_2 激光、ND:YAG 激光、铒:YAG 激光、电外科手术治疗
手术治疗	
切割法	用于毛细血管扩张,鼻赘,局麻下,多刃切割刀片纵向、横向反复切割,油纱布换药
磨削法 / 切除法	前者用于毛孔粗大者,后者鼻尖肉赘,油纱布换药
眼部损害	保湿剂、人工泪液,需系统治疗,选用异维 A 酸,治疗皮肤炎症后眼损害改善

表 52-14 各国玫瑰痤疮患者阵发性潮红 / 暂时性红斑、持续性红斑以及毛细血管扩张的治疗

表现	2016 中国共识	2016 加拿大指南	2017 瑞士指南	2017 全球共识
阵发性潮红 / 暂时性红斑	1. 局部治疗:首选冷喷冷敷;备选溴莫尼定 2. 系统治疗:无	1. 局部治疗:轻者可用壬二酸、溴莫尼定、甲硝唑;8~12 周无效,联合激光 /IPL;中 / 重度表现者可用壬二酸、溴莫尼定、甲硝唑,8~12 周无效,联合激光 /IPL 2. 系统治疗:多西环素	1. 局部治疗:(+++)[a],溴莫尼定、IPL、PDL、Nd:YAG;(+)[a],壬二酸、甲硝唑、他克莫司、吡美莫司 2. 系统治疗:(+)[a],卡维地洛	1. 局部治疗:α 肾上腺素能受体激动剂 2. 系统治疗:β 肾上腺素能受体阻滞剂
持续性红斑	1. 局部治疗:首选壬二酸、溴莫尼定,备选他克莫司、吡美莫司 2. 系统治疗:首选羟氯喹 + 亚抗菌剂量多西环素,备选大环内脂类抗生素、卡维地洛			1. 局部治疗:溴莫尼定、IPL、PDL 2. 系统治疗:无
毛细血管扩张	局部治疗:PDL、IPL、Nd:YAG、双波长激光	无	局部治疗:(+++)[a],PDL、IPL、Nd:YAG	局部治疗:电灼、IPL、激光

注:[a] 治疗方案的推荐等级;IPL= 强脉冲光;PDL= 脉冲染料激光;瑞士与加拿大指南对阵发性潮红 / 暂时性红斑及持久性红斑合并处理。

表 52-15 各国玫瑰痤疮患者丘疹脓疱的治疗

2016 中国共识	2016 加拿大指南	2017 瑞士指南	2017 全球共识
1. 首选甲硝唑、壬二酸;备选硫磺洗剂、过氧化苯甲酰、红霉素、克林霉素、伊维菌素 2. 系统:首选多西环素;备选异维 A 酸、甲硝唑或替硝唑	1. 轻度;局部伊维菌素、甲硝唑、壬二酸 2. 中重度:局部用伊维菌素、甲硝唑、壬二酸;系统用多西环素或四环素,8~12 周后若疗效不佳,换为低剂量异维 A 酸	1. 局部:(+++)[a] 壬二酸、伊维菌素、甲硝唑;(++)过氧化苯甲酰 / 克林霉素、红霉素、吡美莫司、维 A 酸;(+)[a] 除虫菊脂、强脉冲光、脉冲染料激光、Nd:YAG 激光 2. 系统:(+++)[a] 小剂量多西环素、常规剂量多西环素 / 四环素;(++)[a] 异维 A 酸;(+)[a] 氨苄西林、阿奇霉素、伊维菌素、甲硝唑、硫酸锌	1. 轻度:局部用壬二酸、伊维菌素、甲硝唑;系统用多西环素 2. 中度;局部用壬二酸、伊维菌素、甲硝唑;系统用多西环素 3. 重度:局部用伊维菌素;系统用多西环素、异维 A 酸

注:[a] 治疗方案的推荐等级。

表 52-16　各国肥大增生型玫瑰痤疮的治疗

2016 中国共识	2016 加拿大指南	2017 瑞士指南	2017 全球共识
1. 局部治疗：首选 CO_2 激光、Er 激光或外科切削术及切除术 2. 系统治疗：首选异维 A 酸	1. 轻中度：①局部治疗，维 A 酸；②系统治疗，多西环素或四环素，疗效不佳时改为口服异维 A 酸 2. 重度：①局部治疗：手术、激光；②系统治疗，如局部治疗疗效不佳，改为口服异维 A 酸	1. 局部治疗：(+++)[a]，外科手术、剥脱性激光 2. 系统治疗：(+++)[a]，小剂量多西环素；(++)[a]，常规剂量多西环素 / 四环素、异维 A 酸	1. 无炎症：物理治疗 2. 有炎症：口服多西环素、异维 A 酸

注：[a] 治疗方案的推荐等级。

表 52-17　各国眼型玫瑰痤疮的治疗

2016 中国共识	2016 加拿大指南	2017 瑞士指南	2017 全球共识
1. 局部治疗：甲硝唑、红霉素、他克莫司、人工泪液 2. 系统治疗：首选多西环素，备选：甲硝唑、阿奇霉素	1. 轻度：①局部，眼睑卫生 + 人工泪液，环孢素；②系统，多西环素或四环素 2. 中重度：①局部，眼睑卫生 + 人工泪液；②系统，多西环素或四环素	1. 局部治疗：(+++)[a]·人工泪液、环孢素滴眼液、物理疗法；(++)[a]，阿奇霉素、四环素滴眼液；(+)[a]，外科手术 / 眼睑成形术 2. 系统治疗：(+++)[a]，小剂量多西环素、常规剂量多西环素、四环素；(++)[a]，阿奇霉素	1. 轻度：①局部，眼睑卫生；②系统，膳食补充剂（如高比例 Ω3：Ω6 脂肪酸）+ 多西环素 2. ①中度：局部，眼睑卫生 + 环孢素；②系统：多西环素 3. 重度：①局部，眼睑卫生 + 糖皮质激素；②系统：多西环素

注：[a] 治疗方案的推荐等级。

唑具有抗炎、抗免疫及抗紫外线损伤作用。

(4) 异维 A 酸：适用于各种类型的严重或顽固性病例及狼疮样酒渣鼻和持久性酒渣鼻性水肿。研究表明，85% 病例在停药后 1 年内无复发。有三种治疗方案：①标准剂量，0.5~1mg/(kg·d)，仅用于暴发性酒渣鼻或鼻赘手术之前（服用数月可使鼻赘缩小）；许多患者出现眼部副作用，并随酒渣鼻加重而加重，表现为眼部干燥、睑炎；②小剂量，0.1~0.2mg/(kg·d)，严重酒渣鼻常有效，但疗程可能较长；③小剂量，2.5~5mg/d，疗程约为 6 个月（比其他剂量者长）。

(5) 血管活性抑制剂：具有抗炎作用，可激活小动脉平滑肌上 β_2 腺上素受体以收缩毛细血管，缓解一过性红斑的症状。

(6) 雌激素：对绝经期妇女有效。螺内酯，抑制雄性激素生成酶活性，减少雄激素的产生，抑制皮脂腺分泌。Messikh 等对 13 例男性患者治疗，每天 50mg，4 周后瘢痕及红斑明显减少。

(7) β 肾上腺素受体拮抗剂：卡维地洛，剂量 3.125~6.250mg，每天 2~3 次。用于难治性阵发性潮红和持久性红斑明显的患者。需警惕低血压和心动过缓。口服普萘洛尔 30~120mg/d 可以减轻患者的玫瑰痤疮红斑，与多西环素联合服用，可以改善的红斑和丘疹状。

3. 局部治疗　①抗生素　1% 克林霉素或 0.5%-2% 红霉素外用。②甲硝唑　0.75% 甲硝唑凝胶、乳膏或水剂每天两次外用对丘疹、脓疱极为有效，而对红斑、毛细血管扩张或潮红无益。③异维 A 酸　0.2% 异维 A 酸霜可抑制Ⅱ、Ⅲ期酒渣鼻的炎性损害。④过氧化苯甲酰　5%~10% 过氧化苯甲酰凝胶每天两次有效；而 5% 过氧化苯甲酰和 2% 硫磺乳特别适用于毛囊蠕形螨感染的病例。⑤遮光剂　最好选用光保护指数（SPF）≥15 的 UVA+UVB 型遮光剂。⑥糖皮质激素　除了暴发性酒渣鼻之外，其余类型者不应使用。⑦壬二酸　15% 凝胶，每天 2 次，改善玫瑰痤疮炎性皮损。⑧钙调磷酸酶抑制剂　红斑效果好，丘疹脓疱效果差，对血管扩张无效。常用 1% 吡美莫司乳膏和 0.03% 他克莫司软膏。⑨外用缩血管药物 α 肾上腺受体激动剂：FDA 批准 0.03% 酒石酸溴莫尼定凝胶，每天 1 次，维持时间 6~12 小时，能收缩血管，减少持久性红斑，对已扩张的毛细血管及炎性无效。⑩其他　5%~10% 硫磺洗剂对玫瑰痤疮炎性皮损有效。1% 菊酯乳膏及 1% 伊维菌素乳膏杀灭毛囊蠕形螨。肉毒素 A 注射，可收缩血管，改善红斑。于颈部及前胸壁红斑患者进行肉毒素 A 注射，90.9% 的患者红斑得到即刻改善。

4. 暴发性玫瑰痤疮的治疗　开始时口服泼尼松[1mg/(kg·d)]1 周，随后加用异维 A 酸[0.2~0.5mg/(kg·d)]，最大量为 1mg/(kg·d))，接着在 2~3 周内逐渐将泼尼松减量并停用；异维 A 酸持续至炎性损害完全消退，可能需要 3~4 个月。

5. 物理治疗　①强脉冲光（IPL，520~1 200mm）可改善红斑和毛细血管扩张等症状，抑制皮脂分泌。②染料激光（PDL，585nm/595nm）　可以改善红斑和毛细血管扩张以及瘙痒、刺痛等不适。抑制血管增生及皮赘的形成和增长。③Nd：YAG 激光（KTP，523nm/1 064nm）　对于较粗的静脉扩张或较深的血管优势明显。④CO_2 激光或 Er 激光　祛除皮赘等增生组织，软化瘢痕。⑤光动力疗法（PDT）　PDT 对丘疹脓疱型患者的疗效优于红斑毛细血管扩张型。⑥LED 光（红光、黄光、蓝光）　蓝光对丘疹脓疱有显著的改善作用；黄光可改善红斑和毛细血管扩张；红光更多结合光敏剂行光动力治疗。

6. 手术疗法

(1) 毛细血管扩张：对鼻尖鼻翼部毛细血管扩张显著者，可采用外科方格划切法治疗，即局部消毒麻醉后以手术刀片，按纵、横方面浅划局部切断毛细血管网；也可用 KTP532 激光治疗。

(2) 肥大增生和鼻赘：手术切除、电切除、激光（氩、CO_2 和脉冲染料激光）等，也可通过磨削术削去过厚的肥大增生和鼻赘。治疗之前可服用异维 A 酸使之缩小，术后继续服用。

（七）病程与预后

本病治疗困难，一般经过 3 个月的治疗可基本控制或明显好转；多数患者在数年或数十年内有反复发作。

二、脂溢性皮炎

内容提要

- 本病与皮脂腺活跃，皮脂成分异常、卵圆形马拉色菌相关。
- 该菌可产生具有活性的吲哚，治疗有效时该菌减少，卵圆形糠秕孢子菌为共生菌，其可能仅仅对易感个体致病。
- 具有特征性的湿疹样或银屑病样皮疹，表现头皮脂溢性皮炎、摇篮帽。

脂溢性皮炎（seborrheic dermatitis）是发生在皮脂溢出基础上的一种慢性炎症性皮肤病，表现为暗红色或黄红色斑片上覆有油腻性鳞屑或痂皮。常发生于皮脂腺丰富部位。头皮屑（头皮表面明显可见的皮屑）常为脂溢性皮炎的先兆，经过红斑、刺激，及逐渐增多的头皮鳞屑，逐渐进展为真实的脂溢性皮炎。

流行病学发病率：在一般美国人中，脂溢性皮炎的发病率为 1%~3%，成年人的发病率为 3%~5%，尽管在很多普通人中，轻微的头皮屑是一个过程。而且，早期 HIV 病人中，脂溢性皮炎的发病率更高。155 个在 WR1A-2A 感染阶段的 HIV 病人（具有正常数量的辅助 T 细胞和迟发型超敏反应），有 36% 合并脂溢性皮炎。在 2009 年我国广州市调查 12~20 岁中学生总发病率为 50.7%，男为 52.3%，女为 49.2%。

（一）病因与发病机制

皮脂及皮脂溢出、饮食习惯、维生素 B_6 缺乏、锌缺乏、烟酸缺乏、嗜酒和慢性酒糟中毒等可能与发病有关。此外，本病好发于神经系统疾病的患者，如精神障碍、帕金森病、脑血管意外、癫痫、中枢神经创伤、面神经瘫痪、脊髓空洞症、四肢瘫痪以及服用抗精神病药物者；免疫抑制者、艾滋病、内分泌疾病引起的肥胖、嗜酒者也容易患本病（图 52-16）。

1. 婴儿脂溢性皮炎　其发病是否与皮脂溢出有关还不确定，也无足够的证据证明本病与成人脂溢性皮炎相同。然而，部分学者认为婴儿脂溢性皮炎是一种独立的疾病。

(1) 与特应性皮炎的关系：一些学者观察到许多典型的婴儿脂溢性皮炎最后转化成为典型的特应性皮炎，所以他们认为婴儿脂溢性皮炎仅是特应性皮炎的一个特殊表现形式，而非一个独立的疾病。流行病学调查发现，在婴儿期诊断为脂溢性皮炎的患儿，在随后的 5~13 年中 27.5% 发生特应性皮炎。另一项回顾性研究发现，在出生后诊断为婴儿脂溢性皮炎的患儿，19% 最后患特应性皮炎。两疾病临床表现的重叠，特别是在早期阶段临床表现相似，支持上述两病为独立疾病的理由是：第一，婴儿脂溢性皮炎和婴儿特应性体质间无明确相关性；第二，婴儿脂溢性皮炎的早期治疗预后更佳。

(2) 与成人脂溢性皮炎的关系：前者发生在 3 个月内的婴儿，后者发生在成人。婴儿可以分泌一些皮脂，特别是在开始的数月内，而皮脂是否为婴儿脂溢性皮炎的唯一病因仍有争论。目前暂无证据表明曾患有婴儿脂溢性皮炎的患儿成年后患成人脂溢性皮炎的概率增加。

(3) 与马拉色菌的关系 / 马拉色菌的免疫反应：成人脂溢性皮炎的病因之一是糠秕孢子菌感染。在体外已证实该菌可通过旁路途径激活补体。马拉色菌激活补体、产生白介素（IL）和调控 Th1、Th2 细胞使机体对马拉色菌引起体液（产生特异性 IgG、IgM 及 IgA 抗体）和细胞免疫反应。而该菌从婴儿脂溢性皮炎的患儿皮肤上分离出的概率也明显增高。外用酮康唑治疗有效支持糠秕孢子菌为本病的病因。

(4) 与营养因素的关系：国外有报道称，在食物短缺的二战后，婴儿脂溢性皮炎的发生率明显增高。在缺乏必需脂肪酸喂养的婴儿可出现类似于婴儿脂溢性皮炎样表现，但并无证据证明婴儿缺乏必需脂肪酸可引起脂溢性皮炎。然而有数据表明，这些患儿 δ-6- 脱氢酶的活性暂时性受损。当给予母亲注射生物素后，婴儿症状可得到改善。给予脂溢性皮炎患儿经口或胃肠道外的生物素治疗后皮肤症状也可有一定缓解。后来用生物素治疗脂溢性皮炎的对照实验并不支持这一观点，婴儿生物素的缺乏并不能导致脂溢性皮炎。

2. 成人脂溢性皮炎

(1) 马拉色菌及其他相关因素：虽然可以从 97% 的正常人皮肤上分离到糠秕孢子菌，但不是所有人都患 SD，可能某

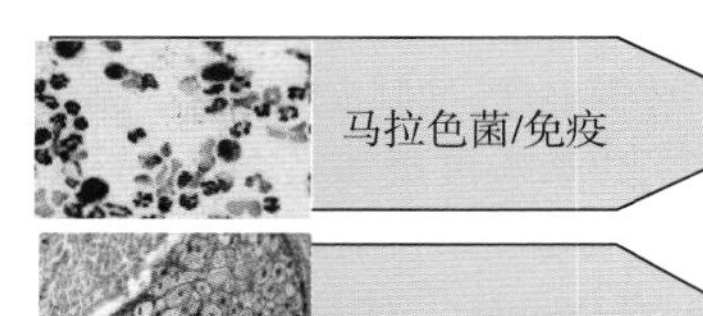

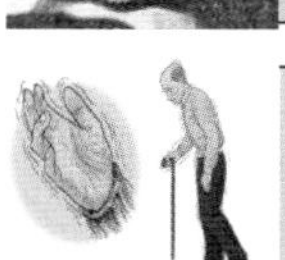

主要归纳为马拉色菌的定植、皮脂和个体易感性。其他营养、药物、物理因素、神经传导异常皆加重病情。

图 52-16　脂溢性皮炎的发病机制

些条件起了作用，脂溢性皮炎在免疫缺陷患者中更为常见，在HIV感染者则高达30%~55%，提示SD的发病与机体免疫功能缺陷有关。全基因组和部分基因组分析研究发现某些种的马拉色菌具有编码脂肪酶和磷脂酶的基因。有认为培养鉴定的优势菌种为糠秕和合轴马拉色菌，而非培养方法鉴定菌种以球形和限制马拉色菌为主。在遗传易感基础上马拉色菌过度增殖，其分泌的脂酶和蛋白酶通过分解皮肤的甘油三酯、破坏皮肤角质层的屏障功能，使游离脂肪酸增多和化学成分改变、刺激角质形成细胞分泌细胞因子等引起皮肤炎症和鳞屑。促发因素包括宿主免疫功能紊乱、精神因素、紫外线照射、高脂高糖饮食、B族维生素缺乏、嗜烟酒等。

目前认为脂肪酶和磷脂酶参与了马拉色菌的致病机制，马拉色菌产生的代谢产物亦可激活免疫反应，刺激炎症的产生并诱发脂溢性皮炎。

(2) 皮屑过多增生学说：两性霉素B治疗SD头皮屑无效而角质剥脱剂和抗炎症药物如水杨酸、糖皮质激素治疗有效有力地支持了该学说。

(3) 神经递质的异常与帕金森病：SD常发生于神经系统疾病，如帕金森病、癫痫、面神经瘫、脊髓空洞症、四肢麻痹和脊髓灰质炎等。如帕金森病时，患者多伴有脂溢性皮炎，脂溢性皮炎可能是帕金森的合并症。治疗帕金森的药物左旋多巴可以降低皮脂分泌，但对正常的皮脂分泌无影响。脂溢性皮炎曾被报道发生在颜面发生单侧面神经麻痹的患者单侧颜面部，也有发生在单侧躯干麻痹后，精神紧张也可以加重脂溢性皮炎。

(4) 免疫抑制：脂溢性皮炎作为HIV感染早期的可能标记，也可作为HIV感染进展期的恶化情况，推测是由于免疫抑制，导致机会致病菌酵母生长。人们认为，局部的皮肤免疫抑制可能增加脂溢性皮炎的发生。

(5) 皮脂和皮脂溢出：婴儿期脂溢性皮炎通常局限于出生一个月的婴儿。在青春期之前，本病很少发生；而在18~40岁达到顶峰，偶然在老年人中可看到一些病例。在所有年龄段的脂溢性皮炎中，男性均多于女性。皮脂溢出是本病的促发因子，但是在发病机制中存在争议。许多年轻人在油腻皮肤的条件下，测定具有典型脂溢性皮炎的患者其前额部皮肤的皮脂排出速率，男性病人的排出速率正常，而女性病人的排出速率明显降低。

(二) 临床表现

大多数脂溢性皮炎的病人有一些显著的特征。通常发生于有毛发的皮肤，包括头皮、颜面、胸骨柄和肩胛间区，还有皱褶部位。皮损趋向于暗红色或黄红色，上覆油腻鳞屑。

1. 婴儿脂溢性皮炎　婴儿脂溢性皮炎是指婴儿期发生的具有特征性的湿疹样或银屑病样皮疹，好发于头皮及近端屈侧皮肤，较特应性皮炎预后好。婴儿脂溢性皮炎常常被用于描述下述疾病，如摇篮帽(见第十八章图18-32)、间擦疹、刺激性尿布皮炎、特应性皮炎、婴儿银屑病、多种羧化酶缺乏症和原发性免疫功能缺陷引起的皮疹。

(1) 发病情况：本病皮疹多在出生后1周左右发生，可能持续几个月。一些开始于面部及头皮，一些病例首发于尿布区。偶有先始于尿布区之外的皮肤，如躯干。皮疹开始时常同时发生于面部、头皮及尿布区，迅速泛发至头皮、面、颈、尿布区及腋下。发生于头皮时以头顶及额部为重。躯干四肢近端可能出现泛发性皮损。发生面部时，以前额、眉毛区、眼睑及鼻唇沟皱褶处为重(图52-17)。皮疹常融合成片，环绕颈部并向上蔓延至面部及两鬓，耳后常最为严重。尿布区的皱褶处常累及。躯干皮疹以脐周为重。

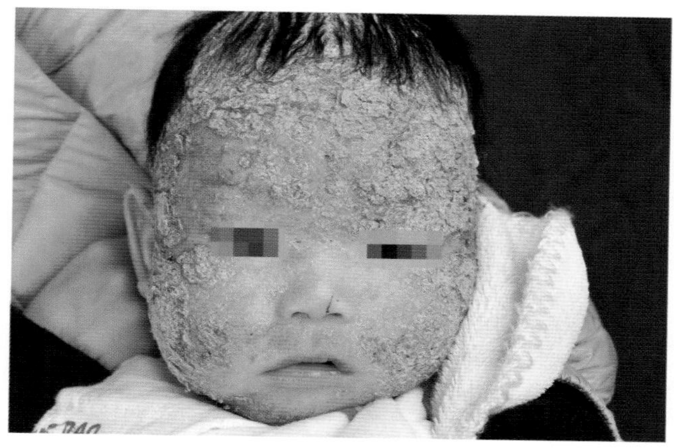

图52-17　脂溢性皮炎(广东医科大学附属医院　陈秋霞惠赠)

(2) 基本损害：皮疹主要由边界清楚的红斑及细小微水疱组成的痂屑构成。在头皮及皱褶区，皮疹常融合成片，但在其他部位，通常先表现为单个小的、圆形或类圆形皮疹，随后蔓延并融合。上覆黏着性鳞屑。头皮鳞屑表现为棕黄色，大片而油腻，但在其他部位表现为小、白而干燥的鳞屑。

与特应性皮炎相比，婴儿脂溢性皮炎的瘙痒程度相对较轻。因此，通常饮食及睡眠不受大的影响。

(3) 亚型或特征表现：①头皮脂溢性皮炎(摇篮帽)，婴儿头皮上可出现黄色或棕色的鳞屑性损害，伴有黏着性上皮碎屑堆积，称为“摇篮帽”；②尿布区脂溢性皮炎，可为最先发生部位，或伴有假丝酵母菌感染；③银屑病样脂溢性皮炎，许多患者在腹股沟和头皮处可同时患有银屑病样脂溢性皮炎(脂溢性银屑病)。该病也可呈全身性，特别是在婴儿，可进展为泛发性剥脱性红屑病(脱屑性红皮病)。少部分病例中，婴儿脂溢性皮炎是银屑病的早期表现；④腋窝及腹股沟脂溢性皮炎，呈急性炎症性，有渗出，也可见卫星病灶；⑤婴儿脂溢性皮炎可进展为泛发性脱屑性红皮病；⑥婴儿脂溢性皮炎的组织病理学研究非常少。表现为非均匀性角化不全，表皮轻度海绵水肿伴少许淋巴细胞浸润，中度棘层肥厚，呈银屑病样改变，颗粒层减少。真皮血管周围不同程度淋巴细胞浸润，血管周围明显水肿。直接免疫荧光阴性。

2. 成人脂溢性皮炎　基本损害：皮损为边界不清的黄红色斑、斑片或斑丘疹，大部分表面干燥、脱屑，少部分表面被覆油腻性鳞屑或痂皮。

(1) 头皮脂溢性皮炎：头皮屑通常是脂溢性皮炎的最早的表现。头皮屑(干性糠疹)是脂溢性皮炎的一种轻型。而油性类型，即油性糠疹，伴有红斑和厚痂堆积。头皮上其他类型的脂溢性皮炎包括弓形、多环形或花瓣状斑片，以及银屑病样、渗出性或结痂性斑块。

在慢性病例中，某些程度的脱发是可能的，当炎症控制时，脱发是可逆的。头皮的脂溢性皮炎是否促进男型脱发(雄激素源性)的发病目前也未明确。

(2) 耳后脂溢性皮炎：可能是红色和油腻性剥脱的鳞屑，陈年的裂缝常产生折痕(图 52-18)。大量附着的黏性鳞屑和痂皮可能扩大到毗邻的鳞屑。耳郭、耳郭周边区域的两边，颈部边缘都可能涉及。在其他的部位，外耳道炎(过敏的和难治疗的)可能附加有脂溢性皮炎，或者单独发生。

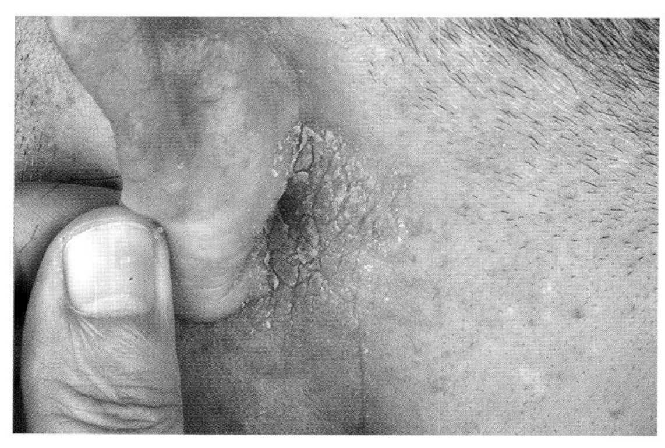

图 52-18 脂溢性皮炎
耳后皱褶处是本病的好发部位之一。

(3) 面部脂溢性皮炎：在面部，面部蝶形红斑，典型地脂溢性皮炎涉及眉毛、眉间、鼻唇沟、鼻部红斑(图 52-19)，有时，年轻的妇女鼻旁红斑与脸部潮红有关。这是酒渣鼻还是轻度的脂溢性皮炎，那总是不清楚，但是过度用强效外用皮质类固醇治疗可能转变为口周皮炎。

胡须(毛囊口)的部分。红斑和剥脱的区域常见于胡须区。在男人长胡须的早期阶段，脂溢性皮炎常见于颏部。

(4) 睑缘炎：最常见。眼皮的边缘是红色，被小片白色鳞屑覆盖。黄色痂皮可形成或分离导致留下小溃疡，康复后形成瘢痕，同时眼睫毛的毛囊破坏。

(5) 躯干脂溢性皮炎：在躯干发生的脂溢性皮炎有以下几种形式：

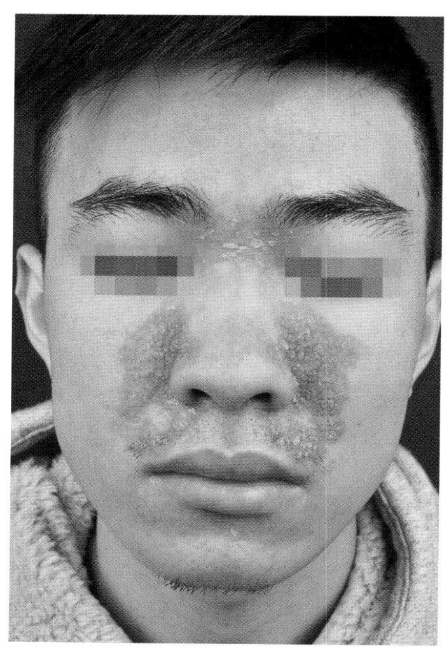

图 52-19 脂溢性皮炎

1) 花瓣状脂溢性皮炎：最常见是似花瓣形式(因为皮损似花瓣状而被称谓)。这形式在男性的胸前和肩胛间的区域常见。最初的皮损是小的棕红色滤泡样丘疹，被油腻性鳞屑覆盖。有些患者有扩大和汇合的滤泡样丘疹爆发，由复杂漩涡状的斑组成，在中央是一个精致的似糠的定标，在边缘是暗红色丘疹，附有油腻性鳞屑。

2) 糠疹样 / 玫瑰糠疹样脂溢性皮炎：躯干和四肢发生，罕见。这是一种广泛的红斑鳞屑性发疹，与玫瑰糠疹相似。

3) 其他：银屑病样、渗出性结痂性斑块。

(6) 皮肤皱褶脂溢性皮炎：在弯曲部分，腋窝特别显著；脂溢性皮炎作为间擦疹出现在腹股沟、肛门与生殖器和乳腺下区域、脐，间擦疹具有弥漫性，明确的红斑边缘，油腻性鳞屑。

(7) 发病的特征：脂溢性发疹的严重性和经过是有很多变化的。所有的表现都趋向于慢性长期性和复发性。

脂溢性皮炎的临床分型(表 52-18)。

表 52-18 脂溢性皮炎的临床分型

脂溢性皮炎的临床分型
1. 婴儿
头皮(摇篮帽)
躯干(屈侧及使用尿布的部位)
Leiner 氏病
非家族性的
家族性的 C5 功能缺失
2. 成人
头皮屑
面部(可能包括睑炎)
躯干
花瓣状的
糠疹样的
屈侧的
湿疹性斑块
毛囊性的
全身性(可发展为红皮病)

脂溢性皮炎的临床特点见表 52-19。

(8) 伴发疾病：AIDS，面神经单侧损伤，帕金森病，精神障碍，脑血管意外，癫痫，脊髓空洞症，四肢瘫痪。

(三) 组织病理

1. 婴儿脂溢性皮炎 婴儿脂溢性皮炎的组织病理学研究非常少。表现为非均匀性角化不全，表皮轻度海绵水肿伴少许淋巴细胞浸润，中度棘层肥厚，呈银屑病样改变，颗粒层减少。真皮血管周围不同程度淋巴细胞浸润，血管周围明显水肿。直接免疫荧光阴性。

2. 成人脂溢性皮炎 组织学不可诊断脂溢性皮炎，但是脂溢性皮炎通常都有银屑病及慢性皮炎两者的特征。大多数角质层通常是在细胞固定的过程中丢失，并且大多数细胞角化不全。轻度到中度的棘层肥厚，具有轻度的海绵层水肿。海绵层水肿是其区别于银屑病的主要特征。真皮表现为轻度、慢性炎症浸润。

炎症细胞通过血管壁迁移到表皮，接着真皮乳头部的毛细血管扩张，促使海绵层水肿。这个类似于炎症爆发，偶尔也发生于银屑病。

表 52-19　脂溢性皮炎的临床特点

成人型	
干性糠疹（头皮屑）	头皮轻度脂溢性皮炎，头皮屑并非脂溢性皮炎的特有，它是任何产生细小鳞屑的头皮疾病的一种表现形式
睑缘炎	睑缘鳞屑和红斑，有可能与结膜炎有关；脂溢性皮炎是最常见的原因
糠疹形成性脂溢性皮炎	罕见，累及躯干和四肢，伴广泛红斑鳞样皮疹
皱褶脂溢性皮炎	累及皱褶部位，尤其是耳后、大腿内侧、外生殖器、乳房皱褶，对磨区，可有渗出
马拉色菌性毛囊炎	红斑滤泡性丘疹，可有脓疱、瘙痒，受累是在富含皮脂腺的部位；有可能作为脂溢性皮炎的并发症出现，常见于免疫功能受损的宿主
红皮症（剥脱性皮炎）	大面积皮肤发红和脱屑伴全身性临床表现，是脂溢性皮炎极为罕见的并发症，常是不正确地使用接触性刺激剂治疗局限的脂溢性皮炎所致
婴儿型	
头皮脂溢性皮炎（乳痂摇篮帽）	婴儿头皮上有鳞屑覆盖的红黄色斑块，于出生后数周出现
脱屑性红皮病	定义还不完善的疾病，包括原发性免疫缺陷综合征的病例，与脂溢性皮炎无关
石棉状糠疹	厚的石棉状鳞屑，附着于头皮发丛中，有可能与银屑病、特应性皮炎或头癣有关
HIV 相关性脂溢性皮炎	比健康人的病变更具暴发性、更具弥散性和更具炎症性
药物相关性皮脂溢性皮炎	常见于接受厄洛替尼或索拉非尼治疗的患者；亦见于接受重组白介素 -2、补骨脂素加紫外线照射和异维 A 酸治疗的患者中

随着炎症的消退，角质细胞产生增加。

超微结构研究表明，与过敏性或刺激性接触性皮炎相比，脂溢性皮炎更接近盘状湿疹。

患有 AIDS 的脂溢性皮炎病人的组织学倾向表现为更多滤泡牵连和更多浆细胞、中性粒细胞和核碎片出现在角化不全的表皮细胞中。与不合并 AIDS 的脂溢性皮炎病人比较，合并 AIDS 的脂溢性皮炎病人皮肤中的马拉色菌属酵母感染更明显。

（四）诊断

①发生于皮脂溢出的部位，头面、胸前、肩胛区、皱褶部位；②典型的损害为油腻性鳞屑性黄红色斑片，暗红色丘疹或红色毛囊丘疹；③伴不同程度的瘙痒。

（五）鉴别诊断

1. 婴儿脂溢性皮炎

(1) 尿布皮炎：原发性刺激性尿布皮炎误诊为婴儿脂溢性皮炎，一些婴儿具有典型的原发性刺激性尿布皮炎，其皮损超过了尿布覆盖区。这通常仅发生于尿布刺激性相对强烈时。这种皮疹的分布模式类似于婴儿脂溢性皮炎的特征。

(2) 婴儿银屑病：与银屑病样脂溢性皮炎在临床及组织学上都不易区分。一般认为，银屑病样尿布皮炎是银屑病的一个早期表现，但多数银屑病样尿布皮炎患儿并不会发展成银屑病。

(3) 特应性皮炎：婴儿脂溢性皮炎与特应性皮炎的区别在于，前者发病早、分布模式不同，鼻唇沟处、头皮和眉部皮损红斑、油脂性鳞屑，炎症较轻，最重要的是不瘙痒。不可否认，一些具有婴儿脂溢性皮炎的临床特征性皮疹逐渐转换为婴儿特应性皮炎的典型表现，其发病年龄及是否具有特应性的家族史对区别两者无意义。

(4) 朗格汉斯细胞性组织细胞增多症：可表现为类似于婴儿脂溢性皮炎的皮疹，特别在分布特点上相似，好发于头皮、腹股沟及腋窝。但朗格汉斯细胞性组织增多症的皮疹典型的表现为黄棕色毛囊周围的丘疹。

2. 成人脂溢性皮炎

(1) 银屑病：银屑病可能被脂溢性皮炎混淆。银屑病的皮损常更多被限制在局部和易觉察地增厚，具有光亮的粉红色和银白色鳞屑。机体的其余部位必须检查，特别是指甲，还有银屑病的家族史。

(2) 玫瑰糠疹：玫瑰糠疹必须与脂溢性皮炎的糠疹样型鉴别。脂溢性皮炎的皮损分布更广泛，因为它没有前驱斑。用显微镜检查从皮损先行的边缘刮除的皮屑，并且在 Wood's 灯下检查可排除癣菌感染、念珠菌病、红癣。

(3) 花斑癣：花斑癣的褐色鳞片状皮损比躯干花瓣状的脂溢性皮炎的皮损使显得更漂亮，更广泛，而且很少对称性。皮损做显微镜检查可以做出诊断。

(4) 落叶型天疱疮鉴别：面部或胸、背中线潮湿结痂发生在红斑型天疱疮、落叶型天疱疮。假如这些条件值得怀疑，那就需要活组织检查。

(5) 药疹：药物性皮炎临床表现与脂溢性皮炎相似，尤其是由甲基多巴、氯丙嗪、西咪替丁引起。

(6) 其他：应与面癣、皮肤型狼疮、酒渣鼻相鉴别。

（六）治疗

1. 一般治疗　限制多脂饮食，忌食刺激性食物。避免用碱性强的肥皂洗头、洗脸、局部避免搔抓。不宜过勤洗头，洗头以温水为宜；应选用抗敏保湿的医学护肤品，选择合适的洗发、护发产品。

一线治疗：外用酮康唑（A）、外用氢化可的松（A）。

二线治疗：琥珀酸锂 / 葡萄糖酸锂（A）、外用环吡酮胺乳膏（A）、0.1% 他克莫司软膏（C）、吡美莫司乳膏（B）。

三线治疗：口服伊曲康唑（B）、光疗（E）、过氧化苯甲酰（C）、口服特比萘芬（A）、外用特比萘芬（D）、甲硝唑凝胶（B）。

2. 系统治疗　维生素 B6、B_2 或复合维生物 B。酌情补充锌、烟酸。

瘙痒者用抗组胺药物。炎症明显者可用抗生素（如四环素或红霉素口服）。

顽固性病例选用伊曲康唑(200mg/d,连用3~4周),特比萘芬250mg/d,3~4周。严重者短期试用糖皮质激素,泼尼松(30mg/d)、异维A酸(1mg/kg)非常有效,亦可选用UVB。

基础疾病治疗 帕金森病、糖尿病、面部单侧神经损害、HIV感染。

3. 局部治疗 外用1%吡美莫司乳膏、0.03%他克莫司乳膏有效。钙调磷酸酶抑制剂可抑制T细胞活化,抑制肥大细胞释放炎性介质,抑制马拉色菌,恢复皮肤屏障功能,从而使临床症状缓解。

抗真菌药物:酮康唑(2%洗发香波),联苯苄唑(1%洗发香波或霜剂),环吡酮胺(1.0%或1.5%洗发香波成霜剂)。

皮质类固醇:氢化可的松(1%霜剂),二丙酸倍他米松(0.05%洗剂),氯倍他索17-丁酸盐(0.05%,霜剂),地奈德(0.05%洗剂)。

其他:琥珀酸锂加硫酸锌(含8%琥珀酸锂加0.05%硫酸锌的软膏),葡萄糖酸锂(8%的凝胶剂),二硫化硒(2.5%的洗发香波),吡硫翁锌(1%的洗发香波)。

三、口周皮炎

内容提要

- 口周皮炎与酒渣鼻可能相关,两者组织病理相似。
- 口周皮疹在红斑鳞屑基础上的散在丘疹和脓疱性损害。
- 几乎只发生于20~35岁的女性。

口周皮炎(perioral dermatitis)是一种主要累及育龄期妇女的面部皮肤病,典型皮损为红丘疹和丘脓疱疹。发生于下颌、口周和鼻唇沟等处,有学者认为可能是玫瑰痤疮的一种亚型。而眶周(眼周)皮炎又是口周皮炎的变异型。1957年由Frumess等提出,1964年Mihan等确认这是一种独立的疾病。

(一)病因与发病机制

与蠕形螨感染、化妆品、白色念珠菌、细菌(特别是梭形杆菌)、含氟牙膏、牙科填充树脂、口服避孕药、外用含氟糖皮质激素(但许多女性并未用过此乳膏)、情感应激、物理因素(紫外线或高法温或强风)以及系统性疾病有关。也有报导本病发生在肾移植患者接受系统性糖皮质激素和硫唑嘌呤过程中,至少8%病例为特发性。此处化妆品阻塞机制也有一定作用。

(二)临床表现

物理因素(紫外线或高温或强风),内分泌或情绪因素,口服避孕药及胃肠道功能紊乱。90%患者为女性,好发于19~40岁的妇女,男性和儿童亦可发病。与痤疮类似,丘疹和脓疱有时在颏部和鼻唇沟有鳞屑,周围有明显的红色边界区,好发于鼻唇沟、颏和上唇。不累及唇红缘周围的狭窄皮肤区。在唇线与受累皮肤之间有约5mm宽的清晰带(图52-20)。眉间、眼睑和额部亦可受累,眼睑病变可为孤立性或伴有广泛性病变。

皮损类似痤疮,但无粉刺,为红斑、丘疹和鳞屑,丘疱疹或丘疹性脓疱疹;红斑常为持久性,丘疹分批发生。轻度刺激、瘙痒或烧灼感,一般持续数年,最长者可达10年,可自发性消退。

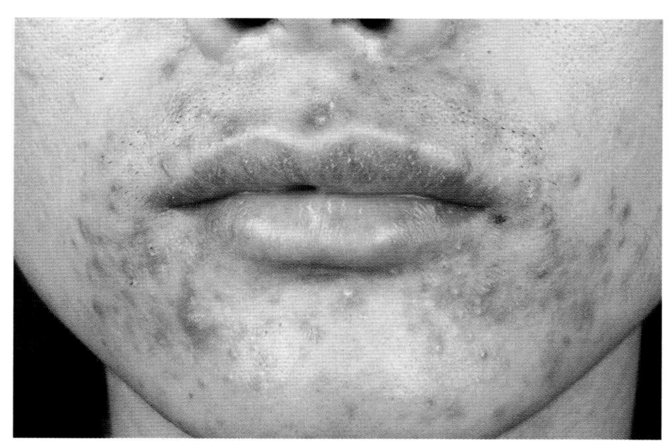

图52-20 口周皮炎
口周炎性丘疹,近唇红缘处皮肤未受累。

口周皮炎分型(Steigleder根据皮疹的分布将本病分为3型)(表52-20)。

表52-20 口周炎分型(Steigleder根据皮疹的分布将本病分为3型)

Ⅰ型(口围型)	局限于口围特别是鼻唇沟之间最明显。唇红部有一较狭窄的带状健康皮肤
Ⅱ型(面中型)	主要侵犯颜面中央的颊部、下眼睑、眉间等处,但口围正常
Ⅲ型(泛发型)	上下眼睑、眉间、颊部及口围。患者80%~90%为女性,年龄为30岁前后

也称眶周(眼周)皮炎(periorbital dermatitis),为口周皮炎异型发生于下眼睑和上下眼睑相邻皮肤。

(三)诊断与鉴别诊断

①皮损分布于口周、鼻唇沟、颏部;②基本损害为红斑、丘疹、丘疱疹,群集,间有脓疱;③环绕唇红缘有一狭窄的"无皮损圈"。

本病应与酒渣鼻鉴别,酒渣鼻皮损在颌面中部,有潮红和毛细血管扩张,而口周皮炎以口周为主,红斑不显著,丘疹小而群集,不以毛细血管扩张为基本表现。其他需要鉴别的有痤疮、脂溢性皮炎、酒渣鼻、脓疱疮鉴别。

(四)治疗

1. 病因治疗 针对各种因素治疗,白色念珠菌、细菌(特别是梭形杆菌)、蠕形螨感染、刺激性或变应性接触物(化妆品、含氟牙膏)、激光、口服避孕药、外用糖皮质激素、情感应激以及系统性疾病。

2. 系统治疗 突然停用糖皮质激素药者,可能发生严重潮红,此时首选大剂量四环素(1~1.5g/d)控制。顽固者可用米诺环素(50mg,每天2次)或多西环素(0.1g,每天2次)。

四环素,0.25g,每天2次,持续6周左右,重症者可每天4次,然后在数周内改为每天1次并停药。亦可试用异维A酸口服。

3. 局部治疗 红霉素、甲硝唑和低浓度氢化可的松联合外用有较好疗效,过氧化苯甲酰洗剂含硫化硒或吡硫锌的洗发香波、壬二酸、硫磺炉甘石洗剂可有效消除皮脂溢出和防止复发,每周应用2次。外用阿达帕林,他克莫司乳膏、吡美莫司乳膏，以及光动力学治疗亦有效。

4. 循证治疗　已有6项随机对照试验用于决定治疗口周皮炎的合适治疗方案。3项随机对照试验的结果显示，四环素作为治疗成人口周皮炎的一项标准方案，有一定的疗效。1项随机对照试验的结果显示，1%甲硝唑乳膏治疗口周皮炎有效。最近，有两项随机对照试验的结果显示，1%匹美莫司乳膏治疗口周皮炎有效。大多数支持这些治疗方法以及其他治疗方法的证据，来源于病例系列分析（表52-21）。

（五）预后

通过避免致病因素，以及合理的治疗，口周皮炎可在短短几周内消退。因此，口周皮炎的预后很好。

表52-21　口周皮炎循证治疗

治疗	方法	疗效	证据等级
观察	避免使用化妆品、糖皮质激素	2~3个月消退，4周效果明显	A
外用甲硝唑	1%乳膏/0.75%凝胶	4周丘疹中位数减少原来的33%，8周减少8%	A
系统四环素	0.25g~0.5g，每天2次	多数丘疹2个月消退 口服四环素疗效不优于"零治疗"	A
系统二甲胺四环素、多西环素、土霉素	非对照组	比较疗效困难、缺乏高组证据支持	D
局部四环素		没有对照试验，治疗1~4周，有所改善或趋消退	D
外用红霉素	2%红霉素，每天2次	丘疹减少优于安慰剂，丘疹消退平均为7周	A
1%丁酸氢化可的松			D
光动力治疗			C
20%壬二酸乳膏			C
外用1%吡美莫司		诱导快速缓解，1周后见效。似比外用糖皮质激素治疗更有效	A

（何玉清　李莉　叶巧园　许阳　骆丹）

第五十三章

小汗腺与大汗腺疾病

第一节　小汗腺疾病

一、概述

外泌汗腺（eccrine gland）以往称小汗腺，遍布身体大部分皮肤，仅唇缘、鼓膜、甲床、乳头、包皮内侧、龟头、小阴唇和阴蒂等部位无此腺体（图 53-1）。掌跖和腋窝密度最高，其次为头皮、躯干和四肢皮肤。

小汗腺疾病通常可分为原发性和继发性。有的分类系统还根据支配其神经冲动的来源将其分为：皮质性（情绪性）、下丘脑性（体温调节）、髓质性（味觉）、脊髓性和局部轴突反射性。

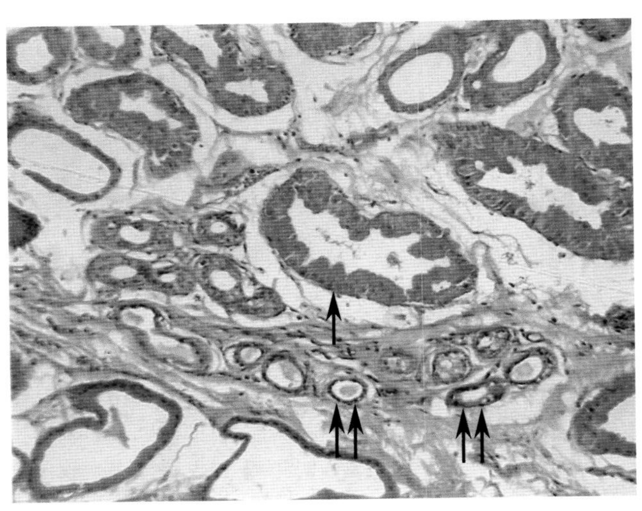

图 53-1　大、小汗腺（HE 染色）
上方为大汗腺（一个箭头所指），可见顶浆分泌，下方为小汗腺（两个箭头所指）。

小汗腺疾病的病因复杂，包括体温调节中枢功能障碍（中枢自主神经系统水平）、脊髓交感神经节节前神经元病变、交感神经元病变、交感神经节节后神经元 / 轴突病变以及汗腺毒蕈碱样能突触病变。另外，分泌堵塞或汗管细胞异常、汗管破坏导致小汗腺结构异常，亦可使汗液传输至皮肤表面发生障碍。

二、多汗症

内容提要

- 外泌汗腺（小汗腺）功能亢进致多汗症，精神和温度的刺激可使皮肤交感神经冲动增强而诱发多汗。
- 有些潜在疾病也刺激外泌汗腺而致多汗，包括绝经后低雌激素血症、甲状腺功能亢进、嗜铬细胞瘤、糖尿病、淋巴瘤、类癌综合征以及某些药物。
- 原发性局部多汗症治疗包括局部用药、注射肉毒毒素，经胸廓内镜行交感神经切除术。

出汗是一项重要的生理活动，汗液蒸发降低机体温度，保护器官避免过热。多汗症（hyperhidrosis，HH）是指外泌汗腺分泌亢进，自发性出汗增多，在无炎热、运动量大或服用发汗药的情况下出汗过多，超出了体温调节的需要。

按照病因不同可将多汗症分为原发性（特发性）和继发性多汗症两类，前者仅限于自主神经系统功能异常，后者则由脑、脊髓、周围神经或其他系统疾病引起。按照解剖部位，可进一步将多汗症分类为局部、区域、对称、不对称或全身性多汗症。

（一）原发性多汗症

原发性多汗症（Primary hyperhidrosis）是最常见的多汗症类型，占所有多汗症病例的90%以上，是一种特发性双侧对称的过度出汗，通常为局部多汗，累及腋窝、掌跖、颅面部和腹股沟，持续或阵发性发作，患者一般仅在清醒时多汗而夜间不发病，情绪紧张可诱发，被认为源于大脑皮质到外泌汗腺的神经冲动增多，因此也被称为皮质性多汗症（Cortical hyperhidrosis）或情绪性多汗症。

1. 流行病学　全球有超过600万人患有原发性（局部）多汗症，多见于年轻人。

2. 发病机制　原发性多汗症患者的汗腺在大小、数量和组织病理学方面无异常，也不存在引起多汗的任何疾病或用药史。目前认为原发性HH与交感和副交感神经系统复杂的功能障碍有关，导致反射弧出现神经源性过度兴奋，使正常的汗腺受到过度刺激；中枢情绪控制异常也可能参与了HH的发病，情绪性出汗受到边缘系统、前扣带回皮质和下丘脑调节，主要影响腋窝、掌跖、前额和头皮。

另外，遗传因素、自主神经器质性改变、酶或代谢障碍也可能参与了发病，流行病学研究显示34%~65%的患者有家族史，全基因组连锁分析显示染色体14q可能与多汗症相关；患者的交感神经节结构和组织化学发生了改变，神经节体积增大、细胞数量增加、轴突髓质厚度增加；氧自由基产生过多和抗氧化能力不足所致的氧化应激参与了原发性多汗症的发病机制，患者血浆一氧化氮（NO）水平升高。

3. 临床表现　原发性多汗症通常为局部多汗，好发于掌跖和腋下，其次为颅面部和腹股沟区。通常在儿童或25岁之前发病，手掌多汗通常在青春期前发病。出汗与温度无关、无法预测。可累及一个或多个好发部位，呈双侧和对称发病，也可单侧腋窝或头面出汗，但较罕见。睡眠时不会出现显性出汗。本病可持续数年，少部分在35岁后可自行改善。尽管本病为良性疾病，但手掌出汗过多会影响许多日常活动，甚至引起社交回避行为。

（1）掌跖多汗症（Palmoplantar hyperhidrosis）：始于儿童或青春期，无性别差异。患者也可伴有腋窝多汗，但仅25%的腋窝多汗症患者有掌跖多汗（见图53-2，图53-3）。出汗可为持续性，在夏季加重，受情绪影响小；也可呈间歇性，在轻微情绪或精神活动时诱发。患者双手发凉、或伴有手足潮冷或发绀现象。轻症患者的掌跖间歇性轻度潮湿，重者甚至可滴下，需频繁使用毛巾拭干，皮肤可浸渍发白。足底潮湿可并发窝状角质层松解症，散发出恶臭气味。

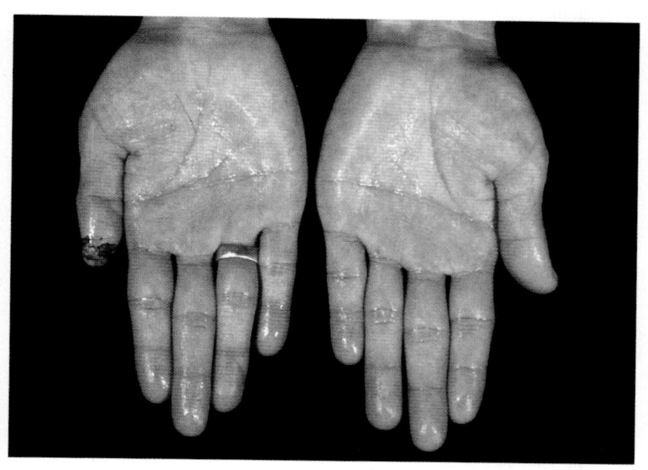

图53-2　手掌多汗症

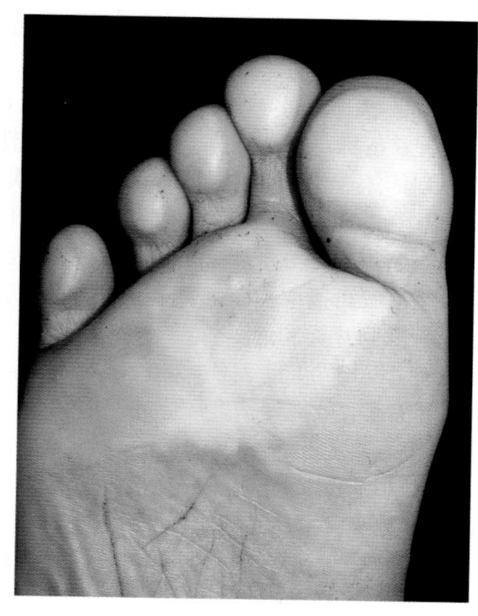

图53-3　掌跖多汗症
足底见汗液浸渍引起的红斑。

（2）腋窝多汗症（axillary hyperhidrosis）：通常在青春期腋毛开始生长时发病，很少在青春期前发病，许多患者伴发掌跖多汗症。腋窝出汗范围超出腋毛范围。患者通常无腋窝臭汗症，可能是大量的小汗液冲洗掉有臭味的大汗液之故。每侧腋窝在5分钟内可产生汗液150~2 000mg，大量出汗常使患者的衣服在15~30分钟内湿透，患者常被迫每日多次换衣服。

（3）颅面部多汗症（cranio-facial hyperhidrosis）：发病年龄更晚，常在中年起病，男性更常见，呈间歇性发作，运动、饮酒和进食可诱发，累及头发覆盖的整个头皮和前额，程度可湿透头发，状如淋浴。

（4）并发症：由于皮肤持续过度潮湿，患者容易并发汗疱疹、变应性接触性皮炎、窝状角质松解症、真菌感染和红癣。

4. 实验室检查

（1）静态汗液定量分析：可采用特定部位放置滤纸一定时间后称重的方法计算单位时间的出汗量，适用于腋窝和掌跖部位，尚无明确的定量标准，通常认为腋窝超过50mg/min，手部超过20mg/min为病理性出汗。

（2）动态汗液定量法：以干燥的空气流经放置患者手部的测量仓，然后测量基线、热激发和其他刺激后从皮肤表面吸收的水分量。例如，可采用乙酰胆碱粒子透入法进行刺激，此时称为定量催汗轴突反射试验（quantitative sudomotor axon reflex test）。

（3）Minor淀粉碘试验：患者在21~25℃室温下休息15分钟以上，用毛巾擦干出汗部位，将干燥的碘结晶粉末和淀粉喷洒到被测部位，或先涂上2%碘酊，待干燥后再均匀地撒上淀粉，观察碘-淀粉显色反应，出汗范围呈现紫色，测量变色范围纵横直径计算出汗面积。该试验可作为腋窝、手足和头部等有限区域的半定量试验，也可用于全身定位出汗分布模式，从而探索异常出汗的病因。

5. 诊断与鉴别诊断 最重要的诊断依据是患者的病史，可结合上述实验室检查，容易作出诊断：

(1) 临床标准：肉眼观察到局部汗流如注，持续6个月以上，并符合以下6条标准中2条即可确诊：①双侧性或相对对称性出汗；②影响正常活动；③每周至少发作一次；④发病年龄在25岁以下；⑤阳性家族史；⑥入睡时局部多汗即停止。同时排除可能导致多汗症的药物影响，包括抗胆碱酯酶抑制剂、选择性5-羟色胺再摄取抑制剂、三环类抗抑郁药、青光眼用药、膀胱兴奋药、阿片类和催涎剂。

(2) 多汗症严重程度量表(hyperhidrosis disease severity scale，HDSS)：可快速有效地评估多汗症的严重度，患者在4个选项中选择最符合自己出汗情况的选项，1分为出汗从未影响，2分为出汗可以忍受，3分为出汗几乎不能忍受，4分为出汗不能忍受。3~4分表示严重多汗症，2分为中度多汗症，1分为正常。HDSS评分相对于基线下降1分以上被认为治疗成功，治疗1个月后评分无改变则被认为治疗失败。

(3) 鉴别诊断：除了与色汗症、臭汗症相鉴别外，尚需与继发性多汗症和某些遗传综合征鉴别，如Spanlang-Tappeiner综合征，Riley-Day综合征、Schafer综合征等，在这些疾病中，除多汗症外还有其他相应的病变。

6. 治疗 原发性多汗症的治疗目标是对症治疗，应避免精神刺激、注意清洁和保持干燥。现有的很多方法可使患者获得不同程度的缓解或痊愈。

(1) 外用药治疗：下列药物具有收敛、收缩汗孔和减少出汗的作用：

1) 含铝化合物：为一线治疗，作用机制为阻塞远端汗腺导管，长期使用则导致腺泡分泌细胞萎缩而达到抑汗作用，常用20%~25%氯化铝酒精溶液，睡前涂于干燥的腋下、掌跖，用聚乙烯薄膜紧密覆盖过夜，次日早晨揭去薄膜，用水洗净，用药2次，疗效可维持1周，或使用5%明矾溶液每日浸泡一次，每次10~15分钟。

2) 2%格隆溴铵：也作为一线治疗，通过竞争性结合毒蕈碱乙酰胆碱受体，发挥抗胆碱能作用而止汗。

3) 3%~5%福尔马林溶液：外涂治疗掌跖多汗症有效，但存在皮肤刺激、过敏反应和中枢神经系统毒性风险。

4) 其他：还可使用0.5%醋酸铝溶液、4%~5%鞣酸溶液、5%乌洛托品溶液、茶叶浴或外扑足粉(樟脑、水杨酸、氧化锌、薄荷、滑石粉)。

(2) 口服药治疗

1) 抗胆碱能药物：包括格隆溴铵、溴甲胺太林、奥昔布宁、阿托品、颠茄、普鲁苯辛等，可阻止乙酰胆碱释放，止汗。有暂时性疗效，但口干、视力模糊等副作用限制了其应用。

2) 其他：包括β受体阻滞剂(普萘洛尔)、镇静剂(地西泮)、地尔硫䓬、溴剂、谷维素等，疗效证据有限。

(3) 肉毒毒素：受累区皮内注射A型肉毒毒素已获批作为原发性腋窝多汗症的二线治疗，用于不适合外用止汗剂的患者。随机对照试验证实疗效和耐受性良好，排汗量减少50%以上，疗效可维持6个月，对肌肉无副作用，患者对重复治疗的接受度好。开始针对腋窝的治疗应以4mL稀释液稀释100单位毒素，每侧注射50单位，分20个注射点注入发汗区皮下，发汗区的面积可以用腋毛区来估计。

(4) 物理治疗

1) 自来水离子透入：作用机制可能与抑制交感神经传输、离子沉积于汗腺和局部pH改变有关，适用于掌跖多汗症。用自来水离子透入，每侧掌/跖用20mA直流电，皮肤外涂硅油可增加疗效，1次/d，每次30分钟，直至出汗停止。有报告在28天内治疗8次使出汗减少81%，需维持治疗。加入格隆溴铵也可增强疗效。

2) 浅层X线放射：对局部性多汗有一定疗效。可使汗腺萎缩，减少出汗，但存在诱发皮肤癌的风险。

3) 微波热解：用于治疗腋窝多汗症，在局部麻醉下实施，效果持久，副作用包括水肿、疼痛、神经损伤等。

4) 超声治疗：主要用于腋窝多汗症，采用高强度可视化微聚焦超声(MFU-V)，即所谓的“超声刀”，可在真皮特定深度产生热凝固点，该技术已获批用于紧肤和皮肤提升治疗。有人尝试采用超声治疗治疗腋窝多汗症并取得了初步疗效。

5) 激光治疗：近年来有人尝试采用激光破坏小汗腺治疗腋窝多汗症，并取得了一定的疗效，包括1 064nm Nd：YAG激光、长脉冲800nm二极管激光等。

(5) 手术治疗：主要有腋窝汗腺切除术、腋下吸脂术和交感神经切除术。前两种术式针对腋窝多汗症，而腋下吸脂术比单纯汗腺切除术更安全有效。

1) 根治性切除：在局麻下根治性切除腋窝含有汗腺的皮肤，由于该方法可引起广泛性瘢痕形成甚至挛缩，很少采用。

2) 皮下刮除术：适用于腋窝多汗症，已取代了根治性切除，可配合抽吸或激光治疗。

3) 交感神经切除术：通过切除、夹断、消融等不同方式解除T2~T4交感神经对汗腺的神经支配刺激作用，彻底减少出汗，其主要用于面部、手掌或腋窝多汗症，治愈率高，疗效持久，但可能出现感染、气胸、血胸、胸膜粘连、肺不张，甚至Horner综合征等并发症。多数患者术后会出现累及躯干、四肢的代偿性出汗，大多可忍受，不影响日常生活。

7. 病程与预后 不影响健康，但给患者造成一定的心理负担和生活工作不便。病程常有自限性，通常在青春期后或成人早期自行缓解。

(二) 继发性多汗症

继发性多汗症(secondary hyperhidrosis)远少于原发性多汗症，通常与潜在性疾病有关，可在清醒或睡眠时发病，通常为全身性，但可也表现为局部或区域性多汗。继发性全身多汗症通常与生理条件有关，例如过热、妊娠、绝经等，也可由潜在的疾病如恶性肿瘤、感染、内分泌代谢、心血管疾病等引起。

1. 继发性全身多汗症 各种原因包括感染、淋巴瘤、其他肿瘤、周围神经病、脑部病变、甲状腺功能亢进、垂体功能亢进、低血糖症、肥胖、更年期可导致体温调节中枢设定发生改变而产生全身性多汗症(generalized hyperhidrosis)(见表53-1)。

(1) 中枢自主神经系统疾病

1) 全身性多汗症伴低体温：可见于Shapiro综合征，也称为低体温-多汗-胼胝体发育不全综合征，偶发性低体温<35℃，伴多汗，低体温可能由于中枢视叶前低体温区域功能不全所致，产生弥漫性出汗导致低体温，此病也可发生于无明确大脑损害或系统性疾病的患者，可累及儿童和成人。治疗采用抗惊厥类药、奥昔布宁、可乐定和格隆溴铵。

2) 全身性多汗症不伴低体温：发生于伴有间歇性高血压、脑外伤、脑梗死或下丘脑区域肿瘤后引起下丘脑-脑垂体

表 53-1 继发性全身多汗症的病因

中枢神经系统疾病	阵发性低体温伴多汗(Hines-Bannick 或 Shapiro 综合征)、创伤后或出血后间脑癫痫、致死性家族性失眠症和帕金森病
周围神经系统疾病	家族性自主神经异常(Riley-Day)、舞蹈病、冷诱发出汗综合征
感染性疾病	急性病毒或细菌感染、结核、疟疾、布鲁氏菌病、艾滋病、感染性心内膜炎
下丘脑性多汗	温度性
内分泌 / 代谢性疾病	甲状腺功能亢进、糖尿病、低血糖症、皮质醇增多症、肢端肥大症、肥胖
心肺疾病	充血性心力衰竭、心血管性休克、呼吸衰竭
肿瘤	淋巴瘤、白血病、嗜铬细胞瘤、类癌、肾细胞癌、Castleman 病
药物 / 毒素	抗精神病药恶性综合征、5- 羟色胺综合征、氟西汀、酒精、阿片类撤药反应、三环类抗抑郁药、胆碱酯酶抑制剂
生理因素	过热、妊娠、绝经后

功能不全的患者。

(2) 发热和慢性感染:疟疾、结核病、布鲁氏菌病和亚急性细菌性心内膜炎可表现为发热和全身性多汗症。由于外源性细菌性致热原刺激吞噬细胞产生内源性致热原(IL-1、IL-6、TNF、γ- 干扰素),提高体温设定点,当退热机制被激活时,最终产生出汗湿透全身。

(3) 代谢性疾病:目前有报道糖尿病、低血糖症、充血性心力衰竭、甲状腺功能亢进、垂体机能亢进、倾泻综合征、类癌综合征、戒酒、撤药反应的患者可出现排汗增多。出汗增多也见于肢端肥大症和生长激素缺乏的患者。

(4) 恶性肿瘤:霍奇金病的特征为发热、出汗、体重减轻三联症。霍奇金淋巴细胞过多地产生 IL-6 也是引起发热以及后续盗汗的原因,肿瘤可通过与 TNF-α 和白介素有关的免疫机制作用于中枢体温调节系统而引起出汗;过度的阵发性出汗、心动过速和头痛(与血压升高有关)三联症应考虑嗜铬细胞瘤为引起多汗症的病因,抗 α 和 β 肾上腺素治疗是本病的主要治疗措施。少数病人出现汗腺坏死需要手术治疗。

(5) 药物 / 毒素:多汗症常与 5- 羟色胺再摄取抑制剂、阿片类、前列腺素抑制剂(萘普生)有关。5- 羟色胺综合征和抗精神病药恶性综合征的表现相似,包括高热、血压不稳定、多汗、僵硬、焦虑、精神错乱。

多汗症可发生于急性和长期阿片类摄入者,由于肥大细胞脱颗粒引起多汗症。服用美沙酮的患者有 45% 发生大量出汗。多汗症也是经皮输入芬太尼的副作用之一。出汗伴高血压、恶心、瞳孔散大是戒毒和戒酒的急性表现。胆碱能拮抗剂如毛果芸香碱、卡巴胆碱和可逆性胆碱酯酶抑制剂如溴吡斯的明可作用于汗腺的 M3 胆碱能受体而引起出汗增加。

(6) 中枢和周围神经系统异常:家族性自主神经异常(FD),也称为 Riley-Day 综合征,由位于 9 号染色体上的 *IKAP* 基因突变所致,呈常染色体隐性遗传,表现为自主神经功能失调伴偶发性低血压、动脉性高血压、大量出汗、皮肤斑点、手肿胀、行为异常。Morvan 肌阵挛的特征为神经性肌强直、疼痛、多汗、体重减轻、严重失眠、幻觉。

2. 继发性局部多汗症 许多神经系统疾病、损伤、皮肤病可引起继发性局部多汗症(secondary focal hyperhidrosis)(见表 53-2),对此重在确定多汗症的病因,进行病因治疗。

表 53-2 继发性局部多汗症的病因

脑梗死	皮质、脑桥、小脑、脑干损伤
脊髓损伤	自主神经反射异常、创伤后脊髓空洞症
其他中枢神经系统损伤	Chiari Ⅰ型和Ⅱ型畸形,由梗死、脊髓空洞症和肿瘤引起的脊髓病变,冷诱发出汗综合征、嗅觉性多汗症
周围神经系统损伤	周围神经病变伴自主功能障碍,刺激神经干引起皮区或局部多汗症,代偿性多汗症(交感神经切除术后,Ross 综合征,单纯性自主神经紊乱)
味觉性(髓性)多汗	生理性、特发性、疱疹病毒感染后、神经损伤后(手术后、糖尿病自主神经炎、传染病后、肿瘤侵犯)
泪腺发汗	促汗神经纤维损伤
丑角综合征	脊髓空洞症、颈动脉夹层、脑腔隙性梗死、手术或外伤
特发性局限性多汗症	特发性单向性局限性多汗症,绝经后局限性多汗症
局部皮肤病	蓝色橡皮大疱样痣、小汗腺血管错构瘤、血管球瘤、灼热足综合征、原发性骨膜炎、厚皮性骨膜病、鼻红粒病、胫前黏液性水肿、POEMS 综合征、功能性或真性汗腺痣

(1) 脑梗死 / 半身多汗:脑半球卒中,尤其是影响脑岛和鳃盖皮质时,可产生对侧半身多汗,主要影响面部和上肢。单侧下丘脑、脑、脑桥和延髓梗死也可同样累及。双边脑桥和小脑梗死可产生面部多汗症。其机制为控制对侧出汗的抑制途径中断。多汗症急性而短暂。

(2) 脊髓损伤和自主神经反射异常:脊髓损伤患者伤后历经大量出汗期,持续数周、数月或数年。多汗区由躯体交感神经反射过度所致,脊髓损伤的最低段通常为 T6 以上,节段性多汗症累及面颈部,而躯干上部最常见,症状包括面部潮红、鼻塞、头痛、毛发直立、高血压和心动过缓,可引起肠或膀胱膨胀、皮肤和内脏器官炎症、体位性低血压。去除应激是最有效的治疗,有时需抗高血压药(如可乐定)和抗胆碱能药物(如普鲁苯辛、格隆溴铵)治疗。

Chiari Ⅰ型和Ⅱ型畸形、自发性脊髓空洞症、不完全或不对称脊髓病,可能会产生节段性多汗,代偿性或病灶周围的高发多汗是最有代表性的例子。

(3) 其他中枢神经系统疾病

1) 冷诱发出汗综合征:患者在婴儿期喂养困难,成年后出现冷诱发出汗和热时无汗的矛盾现象,累及上半身。患者还伴有轻度神经病、脊柱后侧凸、高腭穹、肘外翻和并趾畸形。

2）嗅觉性多汗症：面部大量出汗有香水气味，而非由味觉或精神刺激引起，可能对阿米替林有反应。

(4) 周围神经系统疾病

1）胸内肿瘤：交感神经干或节后纤维的占位性病变（肺上沟瘤、间皮瘤、淋巴瘤、骨瘤、颈肋）引起胸交感神经异常活动可引起节段性多汗。出汗通常为自发性，并沿交感神经干或节段性脊髓神经根分布。紧邻多汗区或在病灶对侧可有无汗区。

2）非肿瘤原因：相同的现象还可见于其他非恶性肿瘤原因，包括糖尿病和原发性免疫介导的躯干神经病变。

(5) 代偿性多汗症：某一部位的无汗症可能会引起另一部位多汗。痱子、糖尿病性神经病变和交感神经切除术是最常见的原因。

1）粟粒疹：广泛的红痱或深在性痱使大量汗腺功能活动明显减弱，常导致面部代偿性热性多汗症。

2）糖尿病：继发于糖尿病性周围神经病的下半身无汗或少汗症患者可出现 2 种类型的代偿性多汗症：①上半身（躯干为主）的热刺激多汗症；②糖尿病性味觉性多汗症，面、颈部汗腺试图代偿下半身出汗减少而使生理性味觉性多汗症更为明显。

3）交感神经切除术后：在颈胸或腰交感神经切除术后，可出现泌汗缺失，常伴有躯干部位的体温调节性多汗。切除交感神经的患者也可出现病理性的髓性味觉性多汗。

(6) 泪腺出汗：见于眶上区域中央部位持续出汗，与 Raeder 综合征有关（在偏头痛发作后出现 Horner 综合征）。额中部促汗神经纤维（与颈动脉走向一致）可能受损，泪腺副交感神经纤维向汗腺异常再生。

(7) 丑角综合征（Harlequin syndrome）：表现为突然发病的单侧面部或上肢异常潮红和出汗，是面部自主神经功能障碍的表现，可为特发性，也可继发于脊髓空洞症、颈动脉夹层、脑腔隙性梗死、手术或外伤、免疫介导的神经节病等。如果患者除了有单侧潮红和出汗发作，同时还有其他神经系统症状时，应称之为“丑角征”。

(8) 与皮肤病相关的局限性多汗症：有报道局限性多汗症可发生于蓝色橡皮大疱样痣、血管球瘤、血管瘤损害周围皮肤、以及 POEMS 综合征、烧灼足综合征、复杂性区域疼痛综合征、厚皮性骨膜病和瘤性胫前黏液性水肿。小汗腺血管瘤性错构瘤也可伴有多汗症。

(9) 味觉性（髓性）多汗症：味觉性（髓性）多汗（gustatory hyperhidrosis）　有些人常在吃辛辣食物、番茄酱、巧克力、咖啡、茶或热汤后立刻在前额、上唇、口周或胸骨区等处发生出汗增多。

1）生理性味觉性多汗症：在进食热和辛辣、刺激性食物或饮料后数分钟会通过三叉神经血管反射在唇、前额、头皮和鼻部发生生理性出汗。出汗部位局部血管舒张导致红斑。有家族遗传倾向。

2）病理性味觉性多汗症：表现为不对称的出汗性斑片。典型疾病为 Frey 综合征，是腮腺手术的常见并发症，也可见于面部外伤、颈动脉内膜剥离术、甲状腺切除术、带状疱疹和神经纤维瘤病，支配腮腺的副交感神经纤维与支配汗腺、皮肤血管的交感神经纤维被切断，两种类型的神经断端在恢复过程中错位愈合，在味觉刺激和咀嚼运动时，患侧皮肤同时出汗和潮红。味觉性出汗可发生于上胸部和颈交感神经切除术后。

(10) 特发性单侧局限性多汗症：单侧局限性多汗症的受累部位分界清楚，面积 <10×10cm^2，主要发生于其他方面健康的患者面部和上肢。闷热时引起弥漫性出汗，持续 15~60 分钟。精神因素、味觉性刺激也可引起出汗。不伴发感觉或运动神经病变，可出现面红、头痛、大量唾液分泌、流泪、血管扩张或竖毛反应。

三、无汗症与少汗症

中枢或周围神经冲动传导障碍、汗腺异常或药物作用等原因所致的排汗缺如或减少称为无汗症（anhidrosis）或少汗症（hypohidrosis）。

（一）病因与发病机制

无汗是在适当刺激时的出汗功能缺失，可由毛孔闭塞、先天或后天性汗腺缺如、皮肤炎症破坏汗腺功能或任何水平的体温调节神经通路功能障碍所致。少汗或无汗可能为外胚层发育不良的表现，与汗腺发育异常、表皮分化异常、毛孔闭塞有关。无汗可导致体温升高，因此在不明原因发热时应把无汗症作为潜在的病因。引起无汗症的 3 种主要疾病包括：①干扰从下丘脑前部至外泌汗腺神经刺激的中枢及外周神经病或药物（见表 53-3）；②外泌汗腺本身病变（表 53-4）；③先天性疾病。

表 53-3　系统疾病导致的无汗症

原发性自主神经紊乱	进行性分离性节段性无汗症、原发性单纯性自主神经紊乱、慢性原发性无汗症、Ross 综合征、自身免疫性自主神经炎
中枢神经系统损伤	下丘脑、脑干、脊髓器质性损害、系统萎缩、弥漫性路易体病、帕金森病 - 自主神经紊乱、Shy-Drager 综合征
周围神经系统病变	遗传性感觉神经和自主神经疾病Ⅰ型、Ⅱ型和Ⅳ型（先天性疼痛不敏感伴无汗症）、吉兰 - 巴雷综合征、糖尿病自主神经炎、系统性淀粉样变、麻风、Lambert-Eaton 肌无力综合征、Fabry 病、特发性小纤维神经炎、红斑肢痛症、交感神经切除术和其他手术损伤、丑角综合征
毒素和药物	食物中毒、神经节阻滞剂、抗胆碱能药、钙通道阻滞剂、含碳的脱水酶抑制剂、α 肾上腺素能受体阻滞剂、酒精性神经炎
高热和热休克	急性期

表 53-4　汗腺病变导致的无汗症

遗传性疾病	Bazex 综合征、先天性外胚叶发育不良、Fabry 病和其他先天性代谢性疾病、鱼鳞病、色素失禁症
汗腺萎缩 / 破坏	系统性硬化症、创伤、烧伤、压力、瘢痕组织、放疗、干燥综合征、慢性萎缩性肢端皮炎、囊性纤维化
汗管阻塞	痱、特应性皮炎、湿疹、银屑病、掌跖脓疱病、扁平苔藓、汗孔角化症
药物	含铝化合物、5- 氟尿嘧啶、米帕林、托吡酯
特发性	获得性特发性全身无汗症

（二）临床表现

无汗/少汗症患者的皮肤可无明显异常，但无汗，可导致体温升高。

1. 原发性自主神经功能紊乱和获得性特发性无汗　广泛的出汗功能缺失可能由系统性促汗活动障碍所致，也被称为慢性特发性无汗或获得性特发性全身性无汗，主要临床特征为怕热，当环境温度高或运动时，感觉热、满脸通红、呼吸困难、头晕和虚弱。

(1) 特发性节段性无汗：获得性特发性节段性无汗的发展不对称，缓慢渐进性出汗水减少，与交感神经皮区体节一致。运动和怕热症状也逐渐恶化，可能是一个节前神经元的退化过程。

(2) 特发性单纯性催汗功能衰竭：出汗障碍可由体液和/或细胞介导的自身免疫反应所致，过敏机制可能参与其中。临床特征包括突然发作、伴剧烈疼痛、全身胆碱能性荨麻疹，无自主神经功能紊乱，血清 IgE 水平升高，对注射糖皮质激素有显著反应。

(3) 慢性特发性无汗：口服糖皮质激素、注射氨甲蝶呤、外用吡美莫司乳膏不能改善此型无汗。

(4) Ross 综合征：又名进行性选择性去催汗神经综合征（progressive selective sudomotor denervation syndrome）或 Adie 综合征伴节段性少汗（Holmes-Adie syndrome with segmented hypohidrosis），可能由胆碱能促汗神经元的选择性退化所致。临床特征为在 Adie 综合征（患侧瞳孔散大、对光反射减弱或消失、辐辏反射和调节反射消失、四肢腱反射消失）基础上出现自主神经功能紊乱包括节段性无汗或多汗、直立性低血压、感觉异常、头痛、头晕等。Ross 综合征患者怕热，节段性无汗，未受累部位代偿性节段性多汗。局限性少汗呈皮节型分布，进行性进展直到无汗。毛果芸香碱试验显示局部少汗。

2. 继发性神经病变无汗症

(1) 中枢神经系统病变：卒中、肿瘤、感染、外伤等因素影响体温出汗通路的任何水平均能引起单侧少汗或不对称的节段性无汗。多系统萎缩、帕金森病、弥漫性路易体病等退行性疾病也可引起无汗症。

(2) 周围神经系统病变

1) 遗传性感觉和自主神经病：遗传性感觉和自主神经病（hereditary sensory and autonomic neuropathy）包括 5 型，其中，Ⅰ、Ⅱ、Ⅳ和Ⅴ型伴有远端或更广泛的无汗症，具有与Ⅲ型有不同的基因突变和表型。Ⅱ型的特点是远端毁损性肢病和无汗，而Ⅳ型的特征是先天性或婴幼儿发病，反复高热和全身无汗，普遍对疼痛不敏感。皮肤活检免疫组化分析显示表皮细胞和汗腺缺乏神经支配。

2) 吉兰-巴雷综合征：吉兰-巴雷综合征又称为急性炎症性脱髓鞘性多发性神经病变，10%~20% 的患者有腿部局限性无汗，但这种病变常被感觉和运动障碍所掩盖。

3) 糖尿病性神经病变：糖尿病性神经病变通常包括远端感觉神经病变、疼痛性胸腰单发神经根病变、多发性神经根病变。糖尿病患者可有各种多汗症表现，也可为少汗（如腿部）。

4) 淀粉样神经病变：家族性和原发性系统性淀粉样神经病变影响自主神经，可引起远端和/或节段性无汗，后者影响头部和颈部。部分患者即使接受肝移植后催汗神经病变仍可进展。

5) 麻风病：结核样麻风皮损出现感觉丧失和无汗。

6) Lambert-Eaton 肌无力综合征：特征为近端肌无力、深腱反射减弱和自主神经症状（口干、便秘和勃起功能障碍），本病是一种以神经末梢电压门控钙通道蛋白为靶点的自身免疫病，引起运动和自主神经末梢释放乙酰胆碱减少而致病。

7) 酒精性神经病变：酒精性神经病变通常会影响小神经纤维。无髓鞘自主神经纤维也受累，无汗和皮肤营养不良性改变在足部常见。在病程早期，有可能出现肢端出汗过多的阶段。

8) 红斑性肢痛病：有小纤维神经病变，皮肤活检显示小神经纤维密度相对减少。因此，在原发性红斑性肢痛病中缺乏体温调节和轴突反射出汗。

9) 后交感神经切除术：交感神经切除术已被用于治疗手部多汗症。造成无汗的程度于交感神经链切除的程度有关，从原来的 35% 到术后仅有 1%~2% 不等。

10) 丑角综合征：丑角综合征患者通常有单侧无汗和瞳孔失神经支配，并出现对侧代偿性多汗和血管扩张。

3. 毒素和药物所致的无汗

(1) 肉毒毒素：当皮内和皮下注射时，A 和 B 型肉毒毒素均表现出剂量比例性出汗抑制。

(2) 药物：许多药物可引起无汗，包括抗胆碱能药和 α 肾上腺素能受体阻滞剂、含铝化合物、5-氟尿嘧啶、米帕林、托吡酯等。巴比妥类、美沙酮、地西泮、一氧化碳、阿米替林等中毒期间出现汗腺坏死致水疱形成。

4. 汗腺病变所致的无汗

(1) 汗腺破坏：局部无汗症可因局部汗腺破坏所致，如手术、外伤、烧伤、瘢痕形成、皮肤肿瘤、放射治疗、硬皮病、移植物抗宿主病、皮肤感染、血管炎、肉芽肿等可引起汗腺破坏。低血糖和其他神经性因素所致昏迷也可出现同样的改变。

(2) 汗腺先天性异常：主要见于先天性外胚叶发育不良。

(3) 汗管阻塞：粟粒疹（痱）、鱼鳞病、银屑病、湿疹样皮炎、特应性皮炎可引起汗管阻塞而影响出汗。

(4) 其他

1) 干燥综合征：可出现不同程度的无汗症，通常位于躯干和/或四肢远端，可并发小纤维神经病变。有报道在无汗区皮肤注射乙酰胆碱/毛果芸香碱无反应，表明抗毒蕈碱受体自身抗体可干扰汗腺功能，而毒蕈碱受体主要分布在小涎腺和小汗腺，进一步支持它们之间的相关性。

2) 节段型白癜风：节段性白癜风也可见少汗症，而不见于泛发型和肢端型。

3) 遗传性代谢病：黏多糖病、肾上腺脑白质营养不良、麦芽糖缺乏症、Lafora 型肌阵挛性癫痫等遗传性代谢病可伴有无汗或少汗症，可通过皮肤活检分析汗腺细胞内容物的成分。

4) 色素失禁症：色素失禁症患者的条纹、斑块性色素减退处可有少汗症。皮肤活检显示该部位的汗腺和毛囊缺失。

（三）诊断

详细询问病史可以提供诊断依据。需特别关注有无新的用药史、近期疾病史、有无糖尿病史或其他慢性病史以及家族史。可通过隔热箱、加温室或电热毯来给予温度刺激诱导出汗，也可让患者在加温室内运动，然后采用淀粉-碘技术证实出汗减少或无汗。

(四) 治疗

1. 对症治疗 对于原发性无汗症患者,应保持环境凉爽以避免体温过高。

2. 病因治疗 对于继发性无汗症患者,应停用可疑诱发药物,治疗各种原发病,例如角化性疾病应当积极治疗,以最终恢复少量泌汗功能。

四、其他小汗腺疾病

(一) 小汗腺色汗症

1. 外泌汗腺色汗症 为外源性,无色的外泌汗腺汗液被色原体如衣物染料、涂料、微生物产生的色素(如毛孢子菌属或棒状杆菌属)或皮肤表面的其他有色化合物染色。铜矿工人的皮肤常呈蓝色或蓝绿色,系铜盐沉着在表面染色汗液所致;使用含二羟基丙酮的防晒产品者或褐黄病患者可出现棕色汗;接受氯法齐明和利福平治疗的患者可出现红色汗。

2. 血汗症(hematidrosis) 血汗症属于汗腺疾病,极为罕见,由于汗腺通过腺管开口与外界相通,汗腺及腺管周围有较多的毛细血管伴行,在某些特定情况下,毛细血管壁通透性增加,红细胞进入汗腺、腺管而溢出体外,形成血汗(图 53-4,图 53-5)。

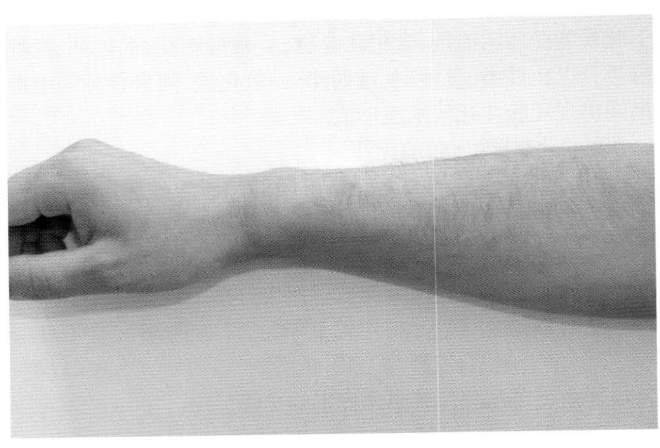

图 53-4 血汗症(新疆维吾尔自治区人民医院 普雄明惠赠)

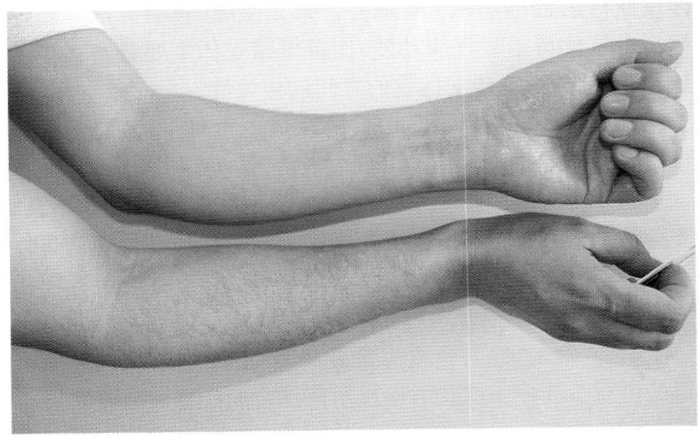

图 53-5 血汗症(新疆维吾尔自治区人民医院 普雄明惠赠)

(1) 病因:血汗症按病因不同大致分为伴发系统性疾病、代偿性月经、过度劳累、精神性及特发性 5 种类型。精神因素在血汗症发病中占重要地位。也可并发于鼠疫、血友病、月经异常或出血性疾病患者,系统性疾病如坏血症、癫痫、疟疾、破伤风等可伴有血汗症状。

(2) 临床表现:本病具有两个重要特征:①皮肤无破损,完整性好;②自发性皮肤分泌物中含有红细胞、白细胞等,与外周血成分基本一致。好发部位为面、额、胸和生殖器等部位多见。另一种罕见类型,即面部、手臂、胸及腋窝等生殖器官以外的部位与月经周期相关的皮肤出血称之为代偿性月经型血汗症。

(3) 实验室检查:除凝血因子 X 略有减少,束臂试验阳性提示毛细血管脆性增加外,其余各项检查结果均在正常范围内。组织病理及电镜检查,真皮浅层和胶原纤维层中夹杂红细胞以及网状层部分毛细血管管腔完全闭塞,多在精神紧张时出现。

(4) 治疗:应积极治疗原发病。可用维生素 C、复方芦丁片、谷维素等调节自主神经功能紊乱,采用镇静剂以抑制或减少精神性出汗,但效果不满意。

(二) 外泌汗腺成分改变

1. 外泌汗腺汗液异常 外泌汗腺中电解质成分改变或出现其他异常成分,应被视作外泌汗腺功能异常。

(1) 钠和氯分泌改变:除了囊性纤维变性(见下述),还包括汗液中钠 / 氯丢失导致的其他疾病。

(2) 汗液钙排出增多:大面积特发性皮肤钙质沉着症患者可通过外泌汗腺排泄钙离子,但其血清和尿液中的钙离子和磷酸水平正常。

(3) 尿素分泌增多:尿毒症患者外泌汗液的成分显著,汗液中尿素含量增加,但其他溶质浓度无改变;同时,患者的汗腺体积亦变小,称为尿汗症(Uridrosis)。晚期尿毒症患者由于高浓度尿素在皮肤上出现小片状白色尿素沉积,称为“尿毒症霜”,此种体征提示预后不良。

(4) 异常氨基酸排出:有些罕见的遗传代谢性疾病如苯丙酮尿症(霉味或“鼠尿味”)和枫糖尿症(甜味)患者的汗液内可排出大量异常氨基酸或其降解产物,并产生奇特的气味。氨基酸及其类似物或降解产物的异常分泌也可产生汗臭,患者的唾液和尿液中也可测出产气味化合物。有些食物如大蒜和芦笋也可引起外泌性汗臭。

(5) 汗腺中药物和金属排出:许多药物如阿片类(如美沙酮、吗啡)、苯异丙胺、抗惊厥药、抗微生物制剂(如唑类抗真菌药、灰黄霉素、喹诺酮类、头孢菌素)、化疗药物(如阿糖胞苷、环磷酰胺、三胺硫磷),以及有些金属如铜和汞均可通过汗腺分泌。

2. 囊性纤维化病 囊性纤维化病(Cystic fibrosis)患儿的营养缺乏性皮疹包括肠病性肢端皮炎、加西卡病(小儿恶性营养不良症)等,环状红斑常出现于 2 周到 6 月龄,最初累及尿布区、口周、眶周,可扩展至四肢,进行发展成广泛的大片斑块。

患儿在新生儿期出现胎粪性肠梗阻,婴幼儿期生长滞后,儿童阶段有反复呼吸道感染等。汗液中钠含量增多是最可靠的诊断指标,出生即有,终生存在,不随病变严重程度而改变。患者明显不耐热,可致低钠血症、虚脱和死亡。除小汗腺出汗异常之外,呼吸道和胃肠道外分泌腺,以及泪腺和涎腺分泌障碍亦可出现。可能出现糖耐量试验异常和糖尿病发生率增高。

汗 Cl- 试验显示汗液中钠和氯离子浓度增高，是囊性纤维化病最常见改变之一，应由经验丰富的实验室，以毛果芸香碱离子透入法测定，并应复查。汗氯离子浓度 >60mEq/L，结合临床症状，足以诊断。

应由内科治疗本病，可选抗生素、糖皮质激素、胰酶和营养剂，炎热季节注意补充盐。基因治疗成功可望成为现实。

（三）鼻红粒病

鼻红粒病(granulosis rubra nasi)由 Luithlen 在 1900 年首次报道，是发生于儿童的少见家族性疾病，呈常染色体显性遗传。有人认为本病是血管舒缩神经功能障碍所致的多汗症。

常出现于儿童早期，发病高峰期为 7~12 岁，但也可在青春期或成年期发病。开始表现为鼻尖多汗，可持续数年，之后出现特征性鼻部红斑(图 53-6，图 53-7)；红斑可蔓延至面颊、下颌和上唇，特征为弥漫性发红，持续多汗以及深红色小丘疹，玻片压之可消失。红斑上不规则地散布针尖至针头大小的暗红色丘疹，可伴有面中央多汗。鼻尖呈红色或紫红色，触之发凉，可有少许小脓疱。患者常有掌跖多汗和外周循环障碍(如发绀和冻疮)。通常在青春期后自愈，不留任何痕迹。

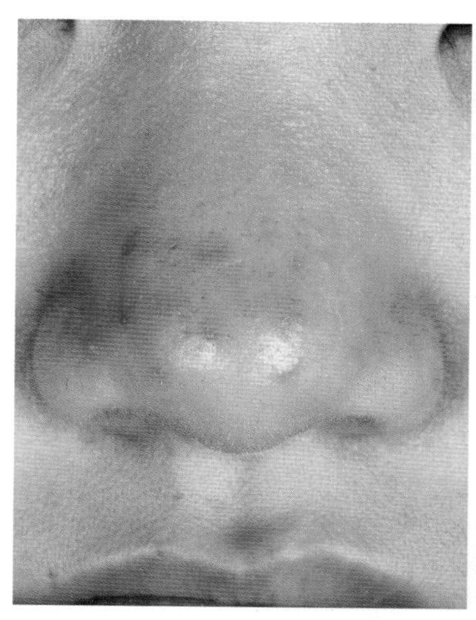

图 53-6　鼻红粒病

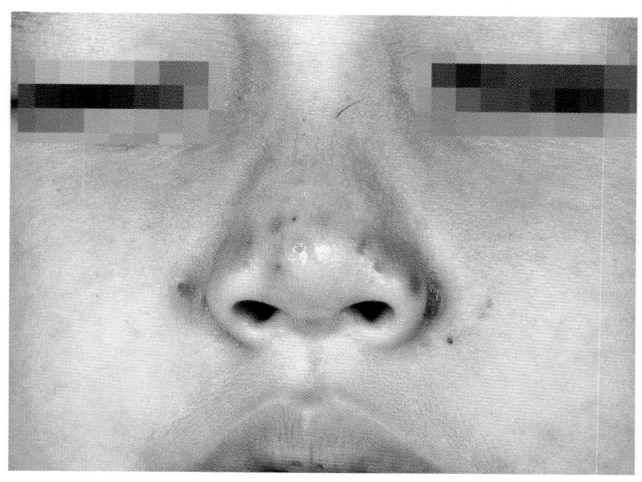

图 53-7　鼻红粒病

组织病理示真皮血管和淋巴血管扩张，血管周围淋巴细胞浸润，以及汗管扩张。

根据本病好发于儿童，典型的皮损伴局部多汗，诊断不难。鉴别诊断包括酒渣鼻、寻常痤疮、口周皮炎、冻疮样狼疮和红斑狼疮。酒渣鼻好发于成年人的面颊和鼻部，有毛细血管扩张，但无多汗。

局部治疗仅为对症治疗，可外用有收敛作用的洗剂和干燥剂。本病有自限性，常在青春期缓解。

（四）中性粒细胞性小汗腺炎

中性粒细胞性小汗腺炎(neutrophilic eccrine hydradenitis)以汗管分泌部和相关表皮细胞坏死及周围有致密中性粒细胞浸润为特征，可出现伴有或不伴有炎性浸润的汗腺坏死。本病分为两型：

1. 药物毒性反应　汗腺分泌药物并形成局灶性损伤反应。化疗药物如阿糖胞苷、甲氨蝶呤、环磷酰胺和 5- 氟尿嘧啶应用后数天发生广泛的红色斑块、丘疱疹或丘脓疱疹。皮损在停药后数天内开始消退。

典型皮损为四肢、躯干、面部(眶周)和手掌处的红斑水肿性丘疹及斑块，皮损为多形性如线性、环状、多形红斑样，部分为紫癜或脓疱，自觉疼痛或瘙痒。常出现发热和中性粒细胞减少。

2. 感染及其他　细菌感染可产生另一类型的嗜中性小汗腺炎。活检组织培养可有沙雷氏菌、葡萄球菌、肠球菌、假单胞菌、诺卡氏菌生长。已有报道称白塞氏病和 HIV 感染有关，少数艾滋病患者使用齐多夫定及粒细胞集落刺激因子治疗后出现本病。

诊断依据组织学特征和感染部位组织培养。皮疹可在停用化疗药物后数天至数周内消退，病程中可用糖皮质激素和氨苯砜治疗。

（五）复发性掌跖汗腺炎

复发性掌跖汗腺炎(recurrent palmoplantar hydradenitis)常见于健康儿童，通常数天至数周可完全自行缓解，不过约半数患儿会有复发。

发病机制可能为机械和温度创伤导致外泌汗腺破裂，发病前常有剧烈体育活动。主要病变为跖部出现类似于结节性红斑的疼痛性皮下结节。组织病理切片可见汗腺卷曲部的分泌细胞和导管周围有中性粒细胞浸润。

治疗可口服或外用糖皮质激素。

第二节　大汗腺疾病

一、概述

顶泌汗腺(apocrine gland)是皮肤中的一种特别腺体，又称大汗腺。大汗腺包括分布在腋窝、乳晕、生殖器区域的腺体，眼睑 Moll 腺、外耳道耵聍腺及乳腺亦属顶泌汗腺。颜面部与躯干也会发现少量的大汗腺。大汗腺在青春期前不分泌。在发育遗传学方面，大汗腺是在妊娠四个月末由毛囊顶端膨凸而形成的，随着毛囊生长而发育。大汗腺由 3 部分组成：上皮内导管、真皮内导管和分泌部。本章节介绍 4 种大汗腺病：臭汗症、色汗症、顶泌汗腺粟粒疹和化脓性汗腺炎。

二、臭汗症

内容提要

- 分为小汗腺和大汗腺臭汗症，真正的臭汗症通常却不被患者本人所觉察。
- 若患者主诉有臭味时，应考虑鱼腥味综合征，三甲胺代谢紊乱为其病因。
- 抗菌肥皂和许多市售除臭剂对控制腋臭相当有效。

臭汗症（bromhidrosis）包括顶泌汗腺臭汗症和外泌汗腺臭汗症，是指皮肤汗液中的成分经细菌分解散发出难闻的气味，是青春期人群的一种常见病。

1. 病因与发病机制

(1) 顶泌汗腺臭汗症：大汗腺密集分布在腋窝和生殖器区域，在胸部、耳及眶周也可发现。汗腺分泌物在局部细菌，主要为革兰氏阳性菌（尤其是需氧棒状杆菌）的作用下产生氨和短链脂肪酸，最具特色的短链脂肪酸是 3- 反 -2- 甲基己酸，散发出不良气味。大汗腺表达 5α- 还原酶 1，臭汗症患者大汗腺处 5α- 还原酶水平增高，由于该酶催化睾酮向二氢睾酮转化，患者皮肤中二氢睾酮水平可能比睾酮更高，从而刺激大汗腺分泌。

(2) 外泌汗腺臭汗症：可分为 3 型：①角蛋白源性，由细菌降解被过量汗液浸渍的角质层所致；②代谢性，在遗传性代谢性疾病中异常分泌的氨基酸或分解产物所产生，例如苯丙酮尿症的鼠臭味和枫糖尿症的甜味；③外源性，例如食用大蒜、大葱、咖喱、芦笋后产生的气味。

2. 临床表现　患者苦恼这种难闻的气味，可由于担心他人的负面评价而有自卑心理。腋下是最主要的受累部位，生殖器区域或足部也可受累。气味在不同的个体、人种和种族间变异很大，对亚洲人群而言，轻微的体味即经常被认为具有临床意义。

3. 组织病理　虽然患者大汗腺处未表现出任何的异常，但也有大汗腺数目增多和体积变大的报道。

4. 诊断与鉴别诊断　诊断通常依据临床表现，大汗腺臭汗症应与小汗腺臭汗症区别。小汗腺分泌物遍及全身，通常无气味。小汗腺臭汗症是由细菌分解皮肤角质层所致，足部多汗所致的臭汗症在小汗腺臭汗症中最常见。

其他鉴别诊断包括臭鱼症、苯丙酮尿症、汗足综合征、猫味症、异戊酸血症、高蛋氨酸血症、某些食物、药物或毒物入侵、晚期肝肾疾病、牙龈炎、儿童鼻腔异物、卫生习惯差、幻觉、畸形、细菌性阴道病、尿路感染等。其中，臭鱼症也称为三甲基胺尿症或鱼腥味综合征（Fish odor syndrome，FOS）是一种少见而极具特点的常染色体隐性遗传性代谢病，由于黄素单加氧酶 3 缺陷，患者的尿液、汗液、呼出气和其他体液中含有高浓度三甲胺而具有腐败的臭鱼气味。

5. 治疗

(1) 一般治疗：经常清洗腋窝，局部应用体香剂、氯化铝或香水，勤换衣。剔除腋毛，使用抑菌肥皂或局部抗菌剂也有帮助。

(2) 非手术治疗：注射 A 型肉毒毒素已成功治疗生殖器及腋窝处汗臭症，也可采用。也有报道称 Q 开关 YAG 激光对腋窝汗臭症是一种有效的非侵入性治疗。

(3) 手术治疗：上胸交感神经切断术已成功治疗臭汗症，或伴手掌多汗的臭汗症。顶泌汗腺臭汗症外科切除术有效，手术切除腋窝皮下组织治疗顶泌汗腺臭汗症有效，也可采取抽脂术、超声吸脂术、激光消融、无水酒精注射治疗。手术风险包括术后瘢痕形成、感染、复发等。

三、大汗腺粟粒疹

大汗腺粟粒疹（apocrine miliaria）又称大汗腺痒疹或 Fox-Fordyce 病，系大汗腺导管阻塞和破裂所致的慢性瘙痒性疾病，主要累及腋窝、乳晕和耻骨区。

1. 病因与发病机制　病因是顶泌汗腺口有角质栓塞，顶泌汗液不能排出。不断分泌的汗液导致导管破裂，继而上皮内形成顶泌汗腺扩张性囊肿，角栓形成可能与激素有关。本病在妊娠期间，特别是内源性雌激素和皮质类固醇水平最高的妊娠后三个月可明显缓解，提示激素对本病有调节作用。

2. 临床表现　90% 以上的病例为 13~35 岁的女性，很少在青春期前和绝经后发病。好发部位为顶泌汗腺部位，如腋窝和乳晕、脐凹、阴唇、阴阜、会阴和躯干，以前二者最多见，少见部位有股内侧、脐周和胸骨前区。皮损为针头到绿豆大小的半球形毛囊性丘疹，彼此孤立、坚实，颜色鲜艳或有色素沉着（见图 53-8，图 53-9），剧烈瘙痒。皮损处常伴有毛发缺失或稀少，偶伴有化脓性汗腺炎。除妊娠期间消退和绝经期后部分缓解之外，本病可长期存在。

3. 组织病理　毛囊壁海绵水肿或大汗腺潴留性水疱，毛囊漏斗部棘层肥厚、角栓、真皮炎性细胞浸润、大汗腺管扩张。

4. 诊断与鉴别诊断　诊断依据为特征性临床表现，组织病理改变可资证实。应与局限性神经性皮炎、外阴汗管瘤、外阴淋巴管瘤、扁平苔藓相鉴别，然而这几种病罕见于腋窝，临床及组织学可鉴别。

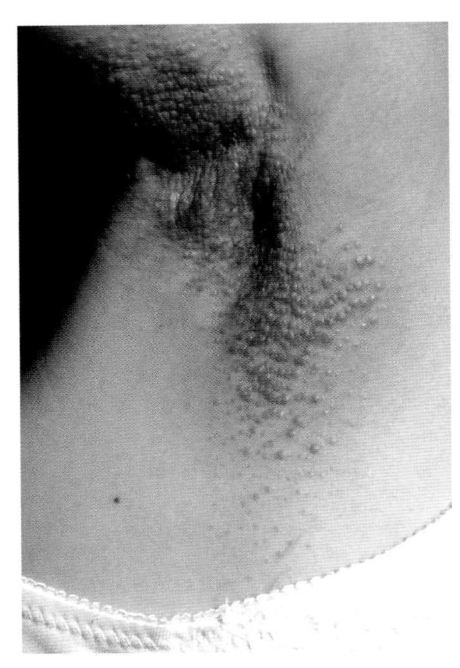

图 53-8　大汗腺痒疹
腋窝部毛囊性丘疹，瘙痒明显。

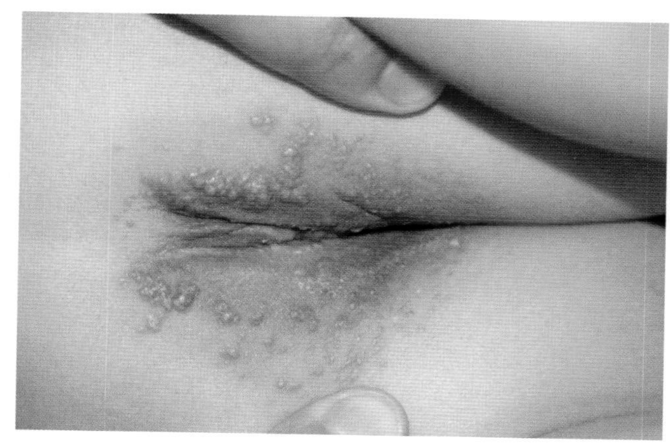

图 53-9　大汗腺痒疹
女阴部损害(新疆维吾尔自治区人民医院　普雄明惠赠)。

5. 治疗

(1) 治疗选择:一线治疗包括外用和皮损内注射糖皮质激素、外用克林霉素、口服避孕药、外用维 A 酸类药物、UVB 光疗、外用吡美莫司;二线治疗有口服异维 A 酸、电烙术、手术切除、显微套管抽脂术去除顶泌汗腺。

(2) 局部治疗:一线治疗为外用糖皮质激素洗剂或霜剂。皮损内注射曲安奈德(5~15mg/mL)可使病情缓解 6~8 个月。局部外用钙调磷酸酶抑制剂可减轻瘙痒并改善皮肤外观。外用维 A 酸、克林霉素洗剂可减轻瘙痒。UVB 照射可使症状缓解。

(3) 系统治疗:口服异维 A 酸 10mg,2 次 /d 可缓解症状。口服避孕药可能最有效,剂量及用法按避孕方法,避孕药的治疗作用可能主要系雌激素所致,亦可用己烯雌酚 1mg,1 次 /d。

(4) 物理手术治疗:包括光疗、电灼,可行浅层 X 线治疗,或试行皮肤切除或乳晕周围切除或皮肤移植。

四、化脓性汗腺炎

详见第 52 章。

五、大汗腺色汗症

大汗腺性色汗症(apocrine chromhidrosis)又名顶泌汗腺色汗症,是指大汗腺分泌有色汗液。10% 的人群大汗腺汗液可被染成黄、绿或蓝色,但很少达到色汗症的程度。本病最常见的颜色是蓝黑、黄或绿色,由大汗腺汗液中脂褐素导致,脂褐素氧化程度越深,颜色越深,较浅的色素可发出荧光。荧光显微镜下在大汗腺分泌细胞中发现可发出荧光的脂褐素颗粒可以确诊本病。

1. 临床表现　分泌色汗起始于青春期,直到老年汗腺功能逐渐退化。色汗常在运动、精神刺激以及皮肤推拿等后分泌。

(1) 腋窝色汗症:除了腋部衣服染色外,无其他不适,黄色、绿色、蓝色或蓝黑色均可出现,以黄色最常见。

(2) 褐黄病型:内源性褐黄病又称黑尿病(alkaptomeria),呈常染色体隐性遗传,由尿黑酸氧化酶缺乏所致,可致腋窝色汗症,色汗症可作为该病的首发症状,表现为患者的衣衫被排出的色素污染。

(3) 面部色汗症:色汗区域位于颊、额和眼睑,特别是颧部。

(4) 假色汗症:是指无色汗液排泄到皮肤表面由于染料染色或者产色素、卟啉的细菌所引起的色汗。有报道职业暴露于铜盐的工人发生蓝色假色汗症。有一组空乘人员因新制服红色标签褪色而集体发生红色色汗症。

2. 治疗　外用辣椒碱对于减轻面部和乳头色汗症有满意效果。肉毒毒素也可有效抑制面部色汗症。一例年轻女性面部细菌性假色汗症应用红霉素后根除。

(吴江　吴丽峰　陈蕾　郑炘凯　吴大兴　林立航)

第五十四章

毛发及相关疾病

第一节　概述

一、毛发的发生和生理

(一) 毛发的发生和类型

毛发发生：在胚胎第 8 周末，眼睑、唇与颏等处开始有毛囊发生，是由表皮下陷生成的一种上皮性结构（图 54-1），形成一个向下突入间充质的上皮细胞柱，称毛胚芽（hair germ）。毛胚芽最深部的细胞形成一膨大部，称为毛球。4~5 个月期间，毛球下方的间充质突入毛球，称为毛乳头。围绕毛乳头四周的毛球上皮称毛母质（hair matrix）。

毛发可分为胎毛（细、软、无色素）、毳毛（短、细、色素少或无色素）和终毛（长、粗、有色素）。人的一生中毛囊数量不变，但毛囊大小和类型会受诸多因素，尤其是雄激素的影响而发生变化。

1. 胎毛（lanugo）　约在第 6 月末或 7 月初，毛遍布于胎儿体表，但这种毛细小、密集而色浅，称为胎毛。胎毛呈白色，柔软而纤细，覆盖全身，所有毛发因生长速度一致，故长度相同。正常情况下，它们在胎儿出生前 4 周会全部自然脱落，出生后被毳毛或终毛所取代，但在早产儿和内脏恶性肿瘤成人患者中亦可见到。

2. 毳毛（villus hair）　毳毛的出现，代替了脱落的胎毛。毳毛仍较细、无色、柔软，长度常小于 2cm，毳毛通常无髓，有的含有黑色素，有的只含极少量黑色素。毳毛的毛囊无皮脂腺，也不能产生任何其他类型的毛发。除了掌跖、指 / 趾侧、口唇、乳头、脐、龟头、包皮内侧、阴蒂、小阴唇和大阴唇内侧等部位以外，毳毛几乎存在于所有皮肤上。毳毛在儿童期也周期性地脱落与新生。

3. 终毛（terminal hair）　是出生后形成的一种又长又黑又粗的毛发。终毛有颜色、粗大和长短不等，头发、眉毛和睫毛在出生时即为终毛。同一毛囊在一生中可间歇性产生毳毛或终毛。终毛含有大量黑色素，有髓质。在身体某些部位，如手臂和下肢也会生长终毛，它们由毛囊皮脂腺单位产生。有

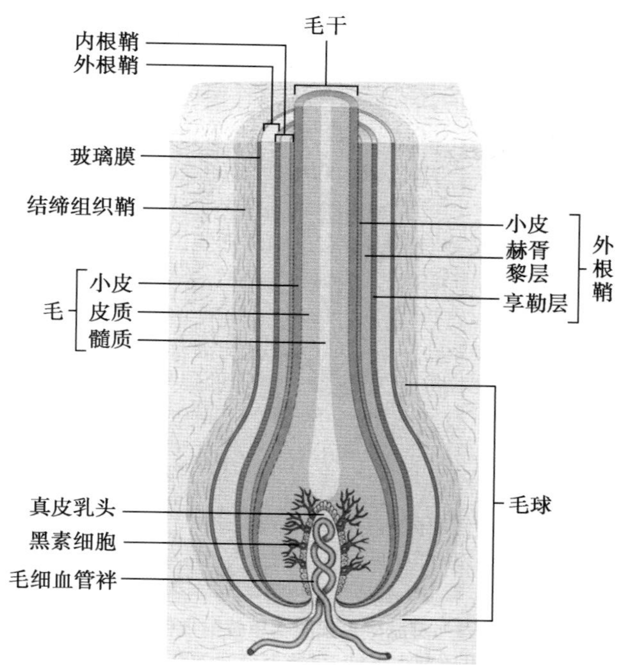

图 54-1　毛囊基底部结构特点

毛及其周围鞘的层次结构，周围鞘来源于毛球。真皮乳头进入毛球。黑素细胞的突起沿着表皮的基底层，分布在真皮-表皮界面形成毛干的角层形成细胞间。

雄激素性脱发遗传倾向的人，头发会随年龄增长而逐渐变细变少（小型化），直到看上去像毳毛。在青春期时，在性激素作用下，男女两性的特殊部位各自出现粗大的毛发，亦为终毛，如男性的唇部、上肢伸侧和躯干腹侧，以及两性的腋窝与外阴，而身体其余部位仍保持毳毛状态。

二、毛囊生长与分化

人头皮平均约有 10 万个毛囊，多的可达 15 万个。头皮毛囊密度在婴儿为 500~700 个 /cm²，随着头部发育长大，至成人时降至 250~350 个 /cm²，至老年其毛囊密度仅稍微减少。有人统计不同年龄头皮毛囊密度也不同，按每平方厘米头皮计算，毛囊个数在新生儿为 1 135 个；3 月 ~1 岁为 795 个；成人后，20~30 岁为 615 个；30~50 岁为 485 个；50~70 岁为 465 个；70~80 岁为 465 个；在秃头患者中，45~70 岁为 330 个；70~85 岁为 280 个。每根终毛可生长 2~7 年，到休止期时，其长度可达 1m 以上。

1. 小儿头发特征　足月新生儿身上有两种毛发，头皮和眉部为终毛，其他部位均为毳毛。当婴儿 2~3 个月龄时，第一批头发自然地从枕部开始脱落，这种现象常被误认为是头部摩擦所致。事实上，摩擦只会引起头发断裂。到 1 岁时，所有头发的生长速度趋于基本一致，这时就出现了满头头发，每根头发开始以各自不同的速度和不同的毛发周期独立生长，此时称为“马赛克”生长。儿童的头发特征还包括难梳理、笔直向上竖起和自然卷曲，初为无色素或少色素头发，随着生长、发育逐渐变黑。

2. 成人头发特征　在青春期前，毛发及整个头皮上的头发由短的毳毛、长的终毛以及介于两者之间的中间类型头发混合组成。到了青春期后，绝大多数头发都是终毛。此时，腋窝、外阴部、四肢以及男性颏部和胸前也开始出现终毛。遗传因素决定每个人究竟能长多少毛发。

3. 老年人头发特征　尽管有些老年人的头发仍生长较快、较粗壮，甚至在 80 岁时，头发还像 50 岁一样多。但大多数老年人的头发会变得越来越稀疏。退化首先是终毛变小为毳毛，头发变细、变短、色泽变淡。灰发者成熟的黑素小体部分或全部丧失，而白发者则是黑素细胞全部丧失。

（一）毛发生长的生物学

1. 毛发生长周期　人类头发平均在 10 万根以上。头发的生长期大约 1 000 天（2~6 年）。身体其他部位的头发，如眉毛、睫毛的生长期较短（1~6 个月）。头发每天生长 0.3~0.4mm，1 年大约生长 12cm（表 54-1，表 54-2）。

表 54-1　正常头发生长动力学

头发平均数量	10 万根
最快生长	15~30 岁
慢速生长	婴儿和老年
生长速度	平均 0.35mm/d
生长期	平均 3 年
退行期	平均 3 周
休止期	平均 3 月
生长期毛囊	夏末约占 80%，春季占 90% 以上
平均每天脱发数量	25~100 根
生长期与休止期头发比例	约为 90：10
性别差异	男性生长较女性快
种族差异	头发直径和形状随种族和毛发类型而异

表 54-2　不同部位毛生长周期的时间

毛的部位	生长期	休止期
头皮	2~7 年	3~4 个月
眉	4~8 周	3 个月
耳	4~8 周	3 个月
胡须	1 年	10 周
腋	数月	3 个月
阴部	数月	2 周
手	10 周	7 周

（1）生长期（anagen）：生长期为正常活跃生长阶段，毛球及真皮毛乳头有丝分裂能力恢复是毛发生长期的开始。平均生长速度为每天 0.35mm，即每 28 天 1cm，这一速度随着年龄增长而逐渐下降。毛发的平均生长期是 2~6 年，在任一时刻，大约 85%~90% 的头发处于生长期。

（2）退行期（catagen）：退行期处于生长期与休止期之间，此时毛发停止生长。通过凋亡使 2/3 的毛囊退化。退行期毛囊横切面有大量凋亡细胞，而有丝分裂消失。毛囊下部的有丝分裂最后停止，内毛根鞘分解、消失。随着毛囊的缩短，真皮乳头向上移动。杵状毛发由部分角化的囊所包绕，这一过渡阶段持续 2~3 周，在任一时刻，少于 1% 的头发处于退行期。

(3) 休止期(telogen):在休止期,10%~15% 的毛囊活动停止,处于休眠状态。毛囊在休眠 2~3 个月后,重新进入生长期,开始新的毛发生长周期。

(4) 脱落期(exogen):有人提出将毛发脱落阶段作为单独一期,称为"脱落期",它取决于休止期毛囊与真皮毛乳头之间的关系。脱落期是一个受控制的主动过程,这一点在哺乳动物季节性脱毛中表现得最明显。在休止期脱发的亚型——即刻休止期释放(immediate telogen release)中,杵状发脱落在诱发事件如外用米诺地尔后数周显著增多,而提前由休止期进入生长期的毛囊不太可能引起如此快的脱落速度,提示正常保留在毛囊中的杵状发可主动脱落。

三、毛囊生长与调控

毛囊生长周期主要受皮内的"毛发周期钟"所调控,同时,生长周期也受大量毛囊外因素的调节(如内分泌、神经、血管、营养),并与影响皮肤整体(如免疫功能、皮肤结构、屏障功能和细胞增殖)的神经和血管的重塑有关。

雄激素是人类毛发生长的主要调节因子,对调节躯体不同部位毛发的生长起了重要作用。例如,眉毛、睫毛和毳毛对雄激素不敏感,腋毛和阴毛对低水平雄激素敏感,面、胸、上腹和背部毛发生长需要高水平雄激素,因此男性有更多典型的毛发特征。女性高雄激素会使雄激素敏感部位毛发增生,而雄激素会使头发生长期缩短,因此头发反而减少。在正常毛囊的发育和生长周期中,多个生长因子的调节作用至关重要,但没有哪一种生长因子能控制毛发周期的整个过程。

(一) 雄激素

雄激素为终毛和皮脂腺发育所必需,它调节毛囊皮脂腺单位分化为终毛毛囊或皮脂腺。在终毛毛囊中,雄激素使毳毛变为终毛;在皮脂腺中,雄激素使皮脂腺增生。

雄激素(同样还有雌激素和甲状腺素)主要通过改变脑源性神经营养因子、神经生长因子、胶质细胞源性神经营养因子、神经营养因子 3、γ 干扰素、维 A 酸类 X 受体 α、胰岛素样生长因子 1、白细胞介素 1、维生素 D 受体、泌乳素受体、促肾上腺皮质激素和角质形成细胞生长因子等一系列重要调节因子的毛囊内信号转导环境来改变毛发生长和周期。

男性和女性头皮毛囊在雄激素刺激反应方面的显著区别很重要,反映了不仅雌激素受体分布存在差异,在基因调控上也存在不同。当然,雄激素并非毛发生长唯一重要的调节因子。

1. 毛囊雄激素代谢 男性循环中主要雄激素为睾丸分泌的睾酮,女性为肾上腺和卵巢分泌的雄烯二酮。雄激素在毛囊中的代谢由两种酶催化,即 5α- 还原酶和芳香化酶。

在 5α- 还原催化下,睾酮转化为更高效的 5α- 双氢睾酮,雄烯二酮转化为睾酮,然后部分再转化为 5α- 双氢睾酮。雄激素对毛发生长的作用主要通过 5α- 双氢睾酮介导。5α- 还原酶有 3 种同工酶,分别由不同的基因编码,其中,Ⅱ型 5α- 还原酶局限于雄激素的靶组织如头皮、毛囊及毛囊周围组织,在调节雄激素依赖性毛发生长中起重要作用,雄激素性脱发患者前额毛囊中 5α- 脱氢酶活性高于枕部毛囊。

芳香化酶属于细胞色素 P450 酶系,位于毛囊外毛根鞘,可将睾酮和雄烯二酮分别转化为雌二醇和雌酮。女性前额头皮中该酶含量较男性高 2~5 倍,这可能是女性较少发生雄激素性脱发,即使发病通常也能保留前额发际线的原因。

2. 毛囊雄激素受体 雄激素对毛囊的作用是通过与细胞内雄激素受体结合而介导的,临床上发现在遗传性雄激素不敏感综合征男性患者中,尽管循环雄激素水平可正常甚至升高,但不会长出阴毛、腋毛和胡须,也不会发生雄激素性脱发。雄激素受体是一种细胞核激素受体,分布在真皮乳头细胞、毛球上皮细胞、外毛根鞘、皮脂腺细胞,其中真皮乳头是雄激素作用于毛囊的主要靶点。雄激素受体在与配体雄激素结合后发挥基因转录因子的作用,影响 RNA 聚合酶水平,调节细胞蛋白合成。不同部位毛囊中雄激素受体的数量、类型和亲和力不同,从而导致它们对雄激素刺激的反应不同,阴毛和腋毛发育最早,其次为胡须和胸毛。枕部头皮的毛囊对雄激素无反应,即使将其移植至额部头皮时仍保留该特性。

3. 雄激素作用机制

(1) 雄激素影响毛囊生长:脱氢表雄酮能够代谢成雄烯二酮,而后者被进一步代谢为睾酮,这一过程是可逆的。在许多雄激素敏感部位如毛囊中,睾酮经 5α- 还原酶代谢成 5α- 双氢睾酮,这一步十分关键。

(2) 调节毛囊生长周期:雄激素不仅能改变毛囊大小和毛干粗细,还能调节毛囊的生长周期。它可通过作用于毛乳头来调节毛发生长。

(3) 对第二性征的作用:青春期雄激素对诱导雄激素依赖毛囊(即胡须、腋毛、阴毛)从毳毛转化为终毛起重要作用。腋毛和阴毛的毛囊对雄激素的反应并不依赖于 5α- 双氢睾酮,但 5α- 还原酶对反映第二性征的体表毛发、胡须以及头发的生长必不可少。

4. 临床意义 ①雄激素对毛囊和毛干的作用,男性如果缺少 5α- 还原酶,尽管仍具有睾丸,睾酮水平也正常或升高,但是其外生殖器却呈现假两性畸形,青春期以后表现为男性型骨骼肌和女性型腋毛及阴毛,胡须稀疏,前额发际不后移,不发生雄激素性脱发。②毛囊的体积受雄激素影响,雄激素可增大须部、胸部、小腿、手臂的毛囊,而缩小颞部毛囊,这种作用的结果决定了男性和多数女性的发际形状。③对睾酮和 5α- 双氢睾酮反应的遗传控制,5α- 双氢睾酮可促进前列腺和终毛生长,还能引起雄激素性脱发和痤疮。睾酮可以引起腋窝毛发和耻骨下方阴毛的生长,提高性欲,促进阴茎、阴囊的生长和精子发生。④雄激素在多毛症和雄激素性脱发中发挥关键作用。

(二) 甲状腺激素

甲状腺激素能加速休止期头发的生长。甲状腺功能减退患者的毛发直径可变细,表现类似于女性的雄激素性脱发。甲状腺激素缺乏可使头发和体表的毛发稀疏。甲状腺激素水平低下患者枕部和顶部的休止期毛发比例明显增加,应用甲状腺激素替代治疗 8 周后,该比例恢复正常。

(三) 基因调控

遗传基因对雄激素依赖性毛囊生长的影响显而易见,大多数雄激素性脱发患者有家族史。遗传因素还导致头发的色泽、粗细和卷曲程度在不同的人种之间存在差异,胡须和体毛的数量、分布在不同的家族和种族之间存在差异。事实上,毛囊形态从生长期、退行期至休止期节律性变化过程的每一环节无不严格受到基因表达的直接和间接控制。

（四）免疫机制

免疫系统可调控毛发生长。①毛囊内不同部位 MHC-Ⅰ类抗原的表达并不一致。毛囊上段恒定区的外毛根鞘与表皮一样，能够高效地表达 MHC-Ⅰ类抗原。②毛囊下段不表达 MHC-Ⅰ类抗原，使其易受自然杀伤细胞的攻击，但是富含蛋白聚糖的结缔组织鞘和毛乳头能够作为强有力的免疫防御屏障。③两种强效免疫抑制剂—糖皮质激素（降低头发生长速度）和环孢素，能刺激毛发生长。④肥大细胞和巨噬细胞具有显著的毛发生长调节特性，在鼠类尤其明显，但也可能在秃发患者的头皮终毛—毳毛转化过程中发挥作用。

（五）营养

严重贫血和饥饿会影响头发生长。严格节食的人会在 6~10 周后开始脱落头发。饮食中缺锌，头发会变细、稀疏和脱落。缺铁性贫血可发生节段性灰发。

（六）药物

抗肿瘤化疗药物会引起头发脱落，这是因为化疗药在杀灭肿瘤细胞时，也杀死其他分裂生长快的细胞，包括毛囊细胞，停止化疗后头发可以重新恢复正常生长。而使用苯妥英钠、米诺地尔、糖皮质激素和某些抗生素类药物可导致医源性多毛症。

四、毛发疾病的诊断

1. 病史　全面采集病史可为毛发疾病的诊断和鉴别诊断提供重要线索，包括现病史、既往史、家族史，例如发病年龄、起病情况、持续时间、进展速度，以及用药、手术、甲状腺疾病史、躯体或情绪应急事件、全身健康状况、妊娠、月经、饮食、头发护理等可能的诱因。遗传性疾病通常出生即有，头癣、斑秃和拔毛癖常见于儿童，起病迅速的多毛症提示分泌雄激素的肿瘤，额颞部毛发逐渐变稀多为雄激素性脱发。

2. 体格检查

(1) 一般检查：肉眼评估脱发的分布、程度和模式，局部是否有脱屑、红斑、糜烂、结痂或脓疱，毛囊口是否仍存在，是否有甲改变（常见于斑秃、毛发扁平苔藓或外胚层发育不良）。

(2) 脱发计数：当临床上出现明显的毛发稀疏时，表明毛发密度已减少了 50%。每天脱发 100 根，使用香波洗头时每天脱发 200~250 根属于正常范围。计数每天脱发量有助于评估是否有脱发、病情是否稳定以及治疗是否有效。嘱患者收集连续 7 天的脱发，计算每天平均脱发量。正常情况下，每天平均脱落 50~100 根。

(3) 拉发试验：用于了解脱发活动性。方法为以中等力度握住 50~60 根头发根部，缓慢向末端拉，在不同部位重复 6~8 次。若有 6 根以上头发被拔出，或在不同部位每次轻拉都有 3 根以上头发被拔出，则认为拉发试验阳性。同时检查拔出毛发的近端，近端变钝提示毛发断裂，逐渐变细可能是再生或小型化毛发，杵状为休止期毛发。

(4) 拔发试验：用于了解生长期与休止期毛发比例。方法是在头皮处用持针器拔除 50 根以上毛发，计数生长期毛发（包绕长的发鞘）或休止期毛发（杵状发、棒状有一个内毛根鞘，毛根在基底部最大）（图 54-2）。正常情况下，80%~90% 为生长期毛发。Kligman（1961）提出，休止期毛发计数 >25% 是休止期秃发的诊断指标，>20% 可能存在异常。

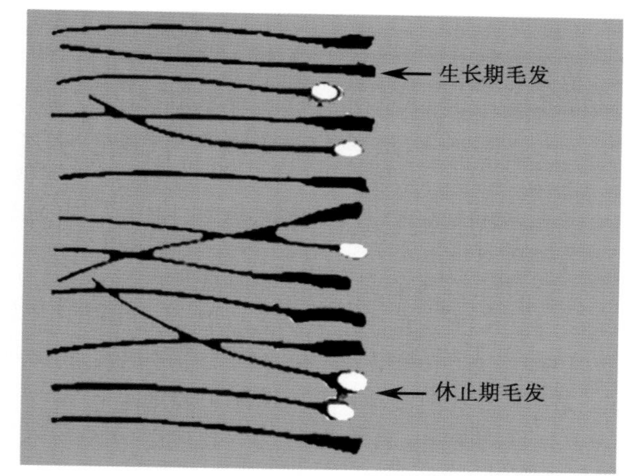

图 54-2　拔毛试验
显示生长期及休止期毛发。

3. 病理检查　头皮活检纵向切片可以清楚地分辨皮肤的所有组成部分，尤其是真 - 表皮交界，对诊断界面皮炎尤为有用。横断面可以看到活检标本中的所有毛囊，并可在连续切片中进行定性和定量分析。弹力蛋白、黏蛋白和 PAS 染色可提供更多信息。

4. 实验室检查　最常做的检查包括血常规、铁蛋白、血清铁或总铁结合力、促甲状腺激素和甲状腺素。有些情况下还需进行血糖、硫、铜、锌水平、肾功能、抗核抗体、梅毒血清学、真菌学、肾上腺和性腺功能如睾酮、雄烯二酮、硫酸脱氢表雄酮等检查。

第二节　脱发

一、概述

先天性脱发是由于发育缺陷所致的毛发完全或部分缺失，可为孤立缺陷或合并其他畸形。无毛是先天性毛发缺乏，临床上极少有真正的无毛。毛发稀疏是弥漫性的毛发减少，可以泛发，也可局限。

脱发有许多分类方法。分类依据有疾病进展、毛发学、临床病理和病因等（表 54-3）。

二、先天性无毛 / 少毛症

内容提要

- 先天性无毛 / 少毛症是一组罕见的异质性疾病，可单独发病，也可作为其他遗传病或综合征的组成表现。
- 本病通常为单基因遗传病，常染色体显性遗传、常染色体隐性遗传、X 连锁显性遗传和 X 连锁隐性遗传 4 种遗传方式均有报告。
- 临床表现为先天性毛发局限性或弥漫性缺如或稀少，也可伴有其他系统缺陷。
- 先天性无毛 / 少毛症通常无有效治疗方法。

先天性无毛症 / 少毛症（congenital atrichia/hypotrichosis）是指发育性缺陷所引起的头发完全缺如或稀疏。真正先天性

表 54-3 脱发的分类

一、按进展分类

1. 瘢痕性秃发
   a. 原发性　主要累及毛囊的疾病，如毛发扁平苔藓、盘状红斑狼疮、假性斑秃、秃发性毛囊炎、黏蛋白性脱发
   b. 继发性　毛囊不是炎症过程的主要靶点，而是被继发性破坏，如放射、肿瘤、硬斑病、瘢痕性大疱性类天疱疮、移植物抗宿主病、结节病、遗传病（如 KID 综合征、色素失禁症）、真菌感染
2. 非瘢痕性秃发
   a. 可逆性秃发：无毛囊破坏，如斑秃
   b. 弥漫性秃发：病因常为休止期脱毛、雄激素性脱发、斑秃、药物性脱发、甲状腺功能亢进 / 低下脱发、拔毛癖、老年性脱发、生长期脱发、生长期发疏松综合征、休止期脱发、梅毒性脱发

二、按毛发学分类（毛发学、拉发试验和毛发图）

1. 生长期脱发　肿瘤化疗、中毒（铊、鼠药、砷）、放疗、系统性红斑狼疮脱发、严重慢性病、营养障碍、药物（秋水仙碱、左旋多巴、环孢素、铋剂）、内分泌疾病、创伤 / 压力、二期梅毒脱发（片状或弥漫性虫蚀样）
2. 休止期脱发　新生儿生理性脱发、产后脱发、术后脱发、发热后脱发（极度高热，如疟疾）、严重感染脱发（包括 HIV）、严重慢性病、过度节食和 / 或体重下降、雄激素脱发早期阶段、药物（维 A 酸类、β 受体阻滞剂、抗惊厥药、抗甲状腺药、溴隐亭、卡托普利、达那唑、左旋多巴药物）所致秃发

三、按临床病理学分类

1. 先天性脱发
   a. 先天性非瘢痕性脱发（无毛或少毛发）
   b. 先天性瘢痕性脱发，包括弥漫性先天性瘢痕性脱发（如瘢痕性毛囊角化病）
   c. 局限性先天性瘢痕性脱发（如先天性皮肤发育不良、进行性面部偏侧萎缩、局限性毛囊发育不良、皮脂腺痣、表皮痣）
2. 获得性脱发
3. 肿瘤性脱发

四、按病因分类

1. 毛囊发育不全（先天性）
2. 毛囊破坏（外伤、感染、肿瘤）
3. 弥漫性休止期脱发
   a. 弥漫性斑秃
   b. 雄激素性脱发
   c. 产后脱发
4. 弥漫性生长期脱发
   a. 肿瘤化疗
   b. 甲状腺功能减退

五、按秃发范围

1. 弥漫性脱发（非瘢痕性）　休止期脱发、弥漫性斑秃、雄激素性脱发、系统性疾病；
2. 斑片状脱发（瘢痕性）　毛发扁平苔藓、盘状红斑狼疮、脱发性毛囊炎、假性斑秃、毛囊退化综合征
3. 斑片状脱发（非瘢痕性）　斑秃、头癣、牵拉性脱发、黄癣、拔毛癖、梅毒、断发

无毛者极罕见，较常见者为头发稀疏而细小，或出生时头发正常，出生后不久即脱落而不再长。可单独发病，也可作为其他遗传性肌病或综合征的表现之一。

（一）无毛症（atrichia）

无毛症是一组非常罕见的疾病，表现为头皮和体毛全部或接近全部缺如，常见的有以下两种疾病：

1. 无毛伴丘疹性损害　由 HR 基因突变所致，呈常染色体隐性遗传。患儿出生时毛发正常，但在 1 个月内脱落而不再长出。在 10~20 岁时，患者出现弥漫性丘疹，特别是面颊和头皮，也可累及全身。

2. 先天性普秃　由 HR 基因突变所致，呈常染色体隐性遗传。患儿出生时头发正常，眉毛和睫毛缺如，1 周后头发开始脱落并不再生长，腋毛和阴毛也不能长出。

（二）少毛症（hypotrichosis）

少毛症是以毛囊密度降低为特征的一大类罕见的异质性毛发病，包括：

1. 常染色体显性遗传单纯性少毛症　也称为 1 型少毛症，是一种具有毛囊小型化特征的常染色体显性遗传病，由 APCDD1 和 RPL21 基因突变所致。患儿出生时和婴幼儿期毛发正常，从儿童期开始出现进行性脱发、毛发生长缓慢，全身体毛不同程度受累，但眉毛、睫毛和胡须正常。

2. 先天性头皮单纯性少毛症　也称为 2 型少毛症，由 CDSN 基因突变所致，呈常染色体显性遗传。与 1 型相比，本型患儿脱发仅限于头皮，通常出生时和婴幼儿期头发正常，从

5~6岁开始出现缓慢地进行性脱发，到20~30岁时基本全秃，眉毛、睫毛、胡须和体毛均正常，牙齿和指甲也正常。

3. Marie Unna型遗传性少毛症　是一种罕见的常染色体显性遗传病，由EPS8L3基因突变所致。患儿出生时毛发稀少或缺如，幼年时缓慢长出粗糙、不规则扭曲的金属丝样毛发，青春期时从头顶开始出现弥漫性进行性脱发，严重者全秃。多数患者睫毛、眉毛、体毛、阴毛和腋毛也稀少或缺如。

4. 常染色体显性遗传性羊毛状发　由KRT74和KRT71基因突变所致。在2岁前发病，毛发生长缓慢、颜色灰白、纤细易断、紧密卷曲、弥漫性稀少，外观似羊毛。

5. 生长期毛发松动综合征　由K6HF基因突变所致，呈常染色显性遗传。本病以头发容易拔出且不痛为特征，主要原因是生长期头发毛小皮与内毛根鞘之间黏附异常。

6. 常染色体隐性遗传单纯性少毛症　可由3种基因DSG4、LIPH和LPAR6突变所致。表现为不同程度的毛发稀少，有时毛发颜色变浅，可出现羊毛状发。脱发进行性加重，可局限于头皮，或累及全身包括眉毛、睫毛和面部毛发。

7. 短生长期引起的少毛　这种常染色体显性遗传的特点是出生时头发就细而短。虽然头发的生长速度是正常的，但是生长期的缩短限制了头发只能长到几厘米。

8. 少汗性外胚叶发育不良　可呈X-连锁或常染色体显性遗传。男性患者表现出少毛、牙齿畸形和汗腺减少。

9. 少毛症伴毛周角化病　出生时毛发正常，但2~6个月内脱落后不能恢复，变得稀少、质脆、色素减少及较短。眉毛和睫毛可正常或稀疏。毛周角化病的损害位于枕部和颈部，有时出现在躯干和四肢。甲、牙齿和身体发育正常。毛发无串珠或其他明显异常。

10. 少毛症伴毛周角化病和雀斑样痣　曾有报道一家三代(3名男性，13名女性)中，有7位女性在青春期或之后不久发生少毛症，进行性发展直至绝经期。腋毛和阴毛完全缺失。头皮，腋下可见毛发性角化丘疹，指甲脆性增加，出现裂纹，面中部有雀斑样痣。

11. 先天性局限性少毛症　是指头发、眉毛、睫毛或体毛等局限性稀少，出生时或出生后不久即发生。

(三)伴综合征的先天性秃发

先天性秃发也可能是某些综合征的组成成分，此时患者还伴有其他系统缺陷，这类疾病包括出汗性外胚叶发育不良、早老症、moynahan综合征、tricho-rhino-phalangeal综合征、连接蛋白病、少毛伴幼年黄斑萎缩、常染色体隐性遗传鱼鳞病伴少毛等。

三、斑秃

内容提要

- 斑秃是一种常见的自身免疫性非瘢痕性脱发，由T细胞介导，遗传、免疫和环境因素均参与发病。
- 临床表现为头皮或身体其他部位境界清楚的圆形或椭圆形脱发斑，5%可发展为全秃，1%可发展为普秃。
- 患者可伴有甲凹点或糙甲症，部分患者可合并其他自身免疫病如桥本氏甲状腺炎或白癜风。
- 本病尚无特效疗法，糖皮质激素、免疫抑制剂、光疗等均被推荐使用。

斑秃(alopecia areata)是一种T细胞介导的针对毛囊组织的自身免疫性疾病，表现为突然发生于任何被毛部位的局限性斑状脱发，脱发区周边毛发呈“感叹号”样外观。局部皮肤正常，脱发为非瘢痕性。全秃是指头发全部脱落，普秃则为全身毛发均脱落。易感基因、免疫紊乱和环境因素相互作用决定了斑秃的发病。

(一)流行病学

斑秃的患病率和程度存在种族和地区差异，欧美国家患病率为0.5%~1%。在我国6个省各一个城市进行的社区斑秃流行病学调查显示患病率为0.27%，其中男性患病率为0.38%，女性为0.18%。

(二)病因与发病机制

斑秃是由多基因遗传和环境因素相互作用引起的疾病，T细胞介导的细胞免疫反应是主要机制。在细胞免疫的同时又有继发性自身抗体产生，自身抗体包括抗平滑肌细胞、胃壁细胞、甲状腺细胞和生长期毛囊成分的抗体。

1. 病因分型　①遗传过敏型，发病年龄早，易发展成全秃；②自身过敏型，40岁以后发病，不易发展成全秃；③高血压前型，青年期发病，高血压家族史，易发展成全秃；④寻常型，不易发展成全秃，可自然缓解。

2. 发病机制　斑秃是在遗传易感性基础上，多种因素相互作用、T细胞介导的器官特异性自身免疫病。两种机制阐述毛发的免疫反应：针对毛囊免疫系统的主要攻击；生长期毛囊免疫豁免丧失后导致免疫系统的继发攻击(图54-3)。

(1)遗传易感性：斑秃与人类白细胞抗原(HLA)抗原相关。最具相关项的是HLA Ⅱ类抗原(HLA-DR、HLA-DQ、HLA-DP)，超过80%DQB1*03抗原(DQ3)阳性，其为标记易感性抗原。全秃，普秃中DRB1*0401和DQB1*0301抗原出现频率(DR4和DQ7)明显增加。HLA-DR5与早发斑秃及严重斑秃相关，细胞毒性T淋巴细胞相关抗原(CTLA)-4，UL16结合蛋白(ULBP)，调节性T细胞(Treg)，以及Ⅰ/Ⅱ型细胞因子和细胞因子受体等相关。HLA结合自身和外源蛋白性抗原，识别后结合，并活化免疫系统。ULBP基因与NKG2D活化有关配体，NKG2D可损伤毛囊。

(2)免疫系统自发攻击毛囊：T细胞介导的过程包括$CD8^+$T细胞首先出现在毛囊内，损伤毛囊，$CD4^+$T细胞促使$CD8^+$细胞发挥效应。干扰素γ和γ-链细胞因子通过JAK(Janus激酶途径参与下游信号传导)，Th1/Th2细胞失衡，干扰素(IFN)-γ，Th17细胞及Treg表达异常等多种免疫细胞和免疫分子失衡参加了斑秃发生。

(3)生长期毛囊免疫豁免丧失，免疫系统继发攻击毛囊：生长期的毛囊维持为相对免疫豁免，由于毛发基质的免疫豁免主要限于生长期，常常认为生长期活跃的黑素细胞自身抗原，与针对毛囊免疫应答启始相关。精神应激因素，P物质和神经生长因子和感染也参与免疫豁免，上述因素引起IFN-γ和TNF-α释放，MHC类上调，自身抗原进入免疫系统，CD8+T细胞和NK细胞在毛囊中聚集，致毛囊过早进入退行期，此为毛囊豁免丧失，损伤毛囊，毛球萎缩，出现大量微小和休止期毛囊。

(三)临床表现

1. 一般特征　表现为非瘢痕性秃发，最常为圆形秃发区域。可导致头发全部脱落(全秃)或头皮及躯体毛发完全脱落

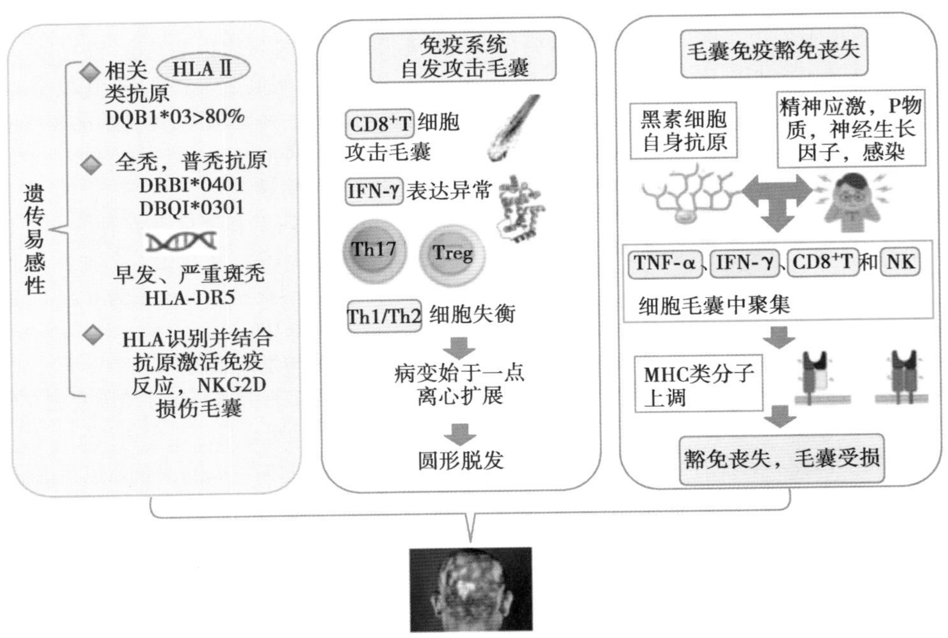

图 54-3　斑秃发病机制

免疫豁免：指机体可耐受抗原进入而不引发免疫应答；免疫豁免器官包括：毛囊、睾丸、大脑、胎盘。MHC：主要组织相容性复合体物；HLA：人类白细胞抗原；NKG2D：自然杀伤细胞活化受体；NK：自然杀伤细胞；TNF-α：肿瘤坏死因子 -α；IFN-γ：干扰素 -γ；Treg：t 调节性 T 细胞。

(普秃)(图 54-4)。在儿童和年轻人中比较常见。患者诉头部有一片或数片直径 1~4cm 的秃发区，为圆形或椭圆形斑片状脱发，脱发区皮肤光滑、正常，边缘毛发松动，很容易拔出(拉发试验阳性)，并在近头皮处折断，留下短的残端，拔下这些残端后可见向一端逐渐变细变尖的毛球，称为“感叹号发”(图 54-5)。秃斑多发生于头发，也可累及所有被毛部位，如眉毛、

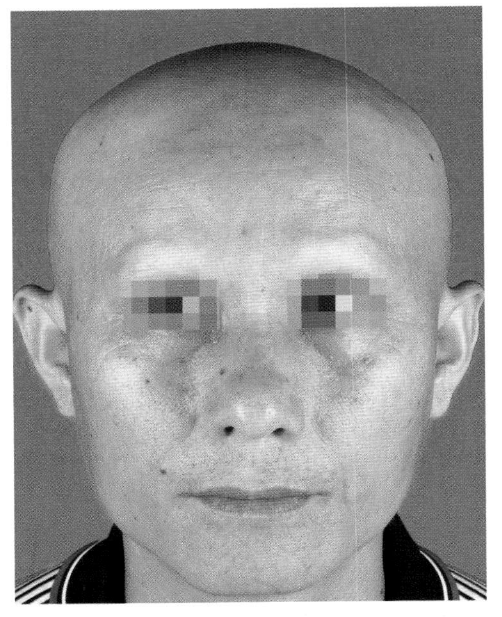

图 54-4　普秃

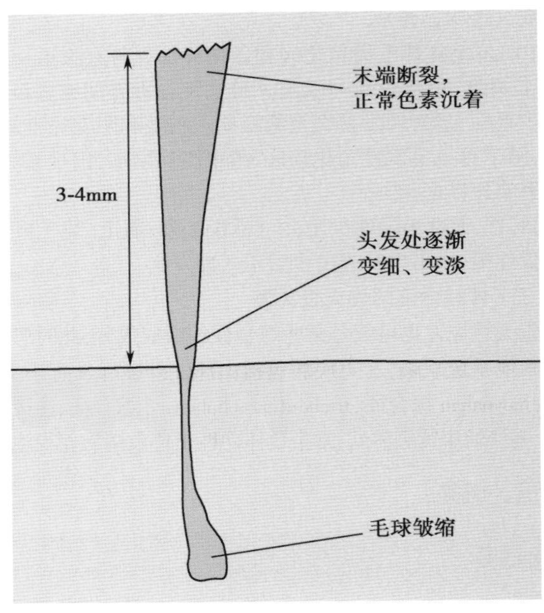

图 54-5　感叹号头发

睫毛、胡须、腋毛和阴毛等。本病通常无自觉症状。多数病例数月后自行缓解。

2. 秃发分期　可分为活动期、静止期和恢复期，少数病例在活动期可有轻微瘙痒或灼热、刺痛感，秃发边缘，甚至全头皮拉发试验阳性；静止期拉发试验阴性，但无毛发再生，或秃发处仅有毳毛；恢复期秃斑开始出现毛发再生，毛发从白色

或黄白色细小毳毛渐变成粗黑的终毛，毛发恢复正常。初发的秃发斑可在数月内再生，或在间隔 3~6 周后周期性出现更多的秃发斑。毛发再生开始常为无色纤细的毛发，一般 3~6 个月可逐渐恢复至其正常的直径和色泽，但皮损区或其他区可能还会出现新的脱发。

3. 秃发类型　病情进展，新的脱发斑不断出现，可出现：①重度斑秃：秃发面积超过头皮 1/3 或病程超过一年者为重度斑秃；②全秃（alopecia totalis）：斑秃严重可使整个头皮头发脱落，见于 5% 的患者；③普秃（alopecia universalis）：斑秃可致全身毳毛、眉毛、睫毛、胡须、腋毛、阴毛全部脱落，见于 1% 的患者。

4. 匐行性秃发和秃顶　脱发可发生在颞部与枕部头发，并汇合（匐行性脱发），一般呈横行，匐行性脱发（ophiasis）好发于儿童，但也可见于成人，好发于发际处，特别是颞部或枕部，或称枕秃（图 54-6），也可能发生于头顶部，尤其是后顶部。呈横行，很少呈纵行，呈条状、带状。它单独发生，也可伴有斑秃，脱发斑蜿蜒呈蛇形，故也称蛇形斑秃（alopecia serpiginosa）。本型应与拔毛癖、假性斑秃鉴别。斑秃也可发生于除枕部以外的全部头发（秃顶）。

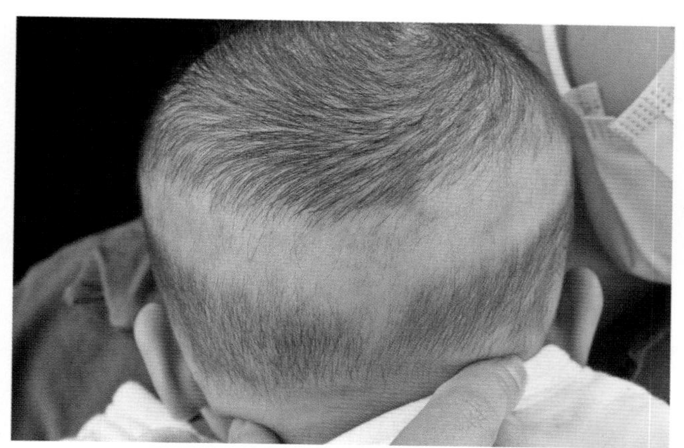

图 54-6　枕秃

5. 甲损害　约有 10% 的患者指甲可出现横向或纵向线状凹点、白点、横沟、甲粗糙、甲板剥离、脆甲、匙状甲、甲营养不良性甲床炎、甲缺失、红色或点状甲半月等表现（表 54-4）。

表 54-4　斑秃的临床表现

秃发分期	活动期、静止期、恢复期
秃发类型	单灶型（图 54-7）、多灶型（图 54-8）、网状型（图 54-9）、马蹄型、泛发型（图 54-10）、眼眉型、重度亚全秃斑秃、全秃、普秃、匐行性秃发
甲损害	凹点、白点、横沟、甲粗糙、甲板剥离、脆甲、匙甲、甲营养不良、甲床炎、白色或点状甲半月
病因分型	①遗传过敏型，发病年龄早，易发展成全秃；②自身过敏型，40 岁以后发病，不易成全秃；③高血压前型，青年期发病，高血压家族史，易成全秃；④寻常型，不易成全秃，可自然缓解

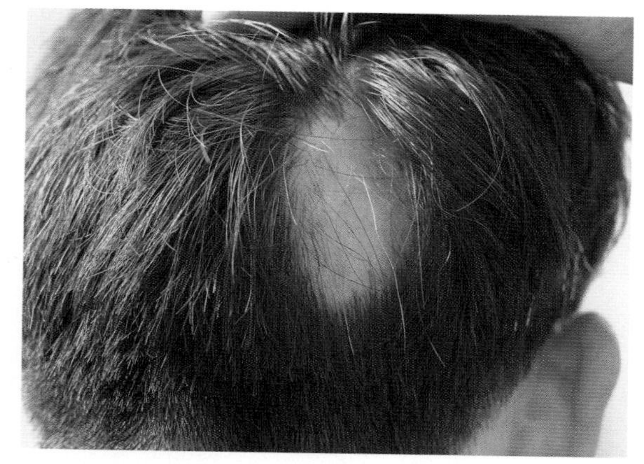

图 54-7　斑秃
斑片型，单个。

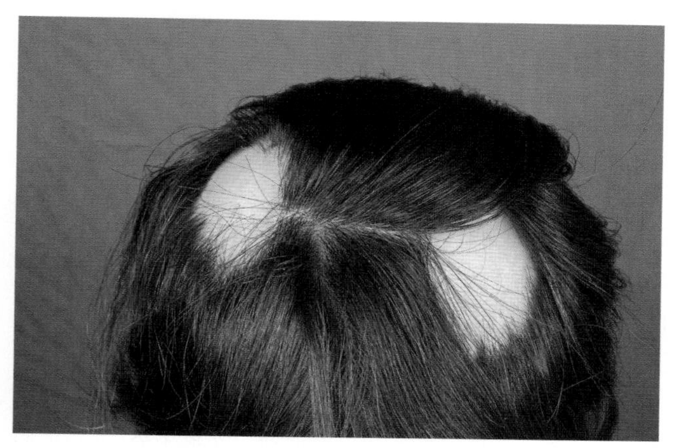

图 54-8　斑秃
斑片型，多个。

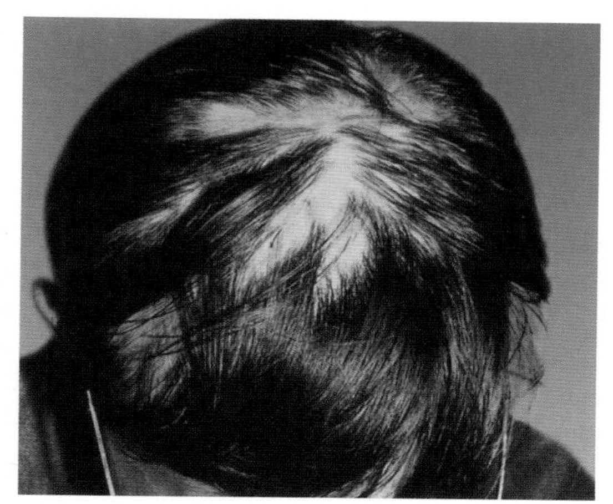

图 54-9　网状型斑秃（广州医科大学　侯显曾惠赠）

（四）伴发疾病

1. 自身免疫性疾病　桥本氏甲状腺炎、白癜风、系统性红斑狼疮、艾迪生病、自身免疫性胃炎、复发性多软骨炎。

2. 其他　肾上腺疾病、特应性皮炎、糖尿病、21- 三体综合征、扁平苔藓、恶性贫血、甲营养不良、过敏性鼻炎、哮喘和

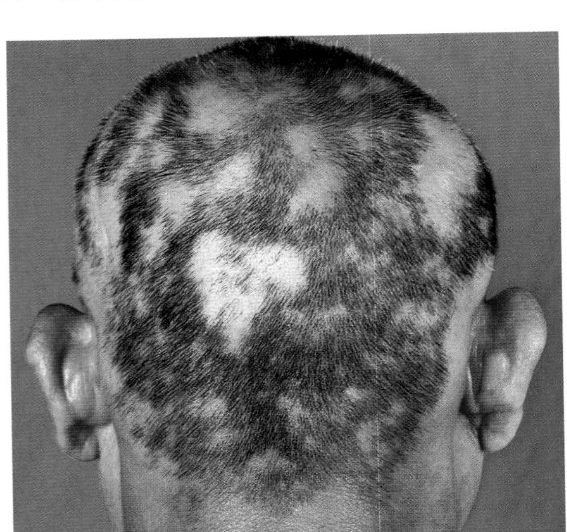

图 54-10　斑秃
泛发。

荨麻疹、溃疡性结肠炎、类风湿关节炎、硬皮病、重症肌无力、胸腺瘤、低丙种球蛋白血症、硬化萎缩性苔藓、白内障、HIV感染。

（五）诊断

①突发的无症状性圆形或椭圆形斑片状脱发；②脱发区边缘拉发试验阳性；③皮损边缘毛发显微镜下呈上粗下细的“感叹号”样；④脱发区内皮肤外观正常。

（六）鉴别诊断

斑秃应与拔毛癖、头癣、梅毒、休止期秃发、雄激素性秃发、生长期头发松动综合征以及颞部三角形秃发、牵拉性脱发、瘢痕性脱发、Brocq 假性斑秃、压力性相关性秃发、盘状红斑狼疮脱发、毛发扁平苔藓脱发相鉴别。

（七）治疗（表 54-5）

调整免疫，阻断和抑制异常细胞介导的免疫因子和毛小球周围辅助 T 淋巴细胞为主的炎性细胞浸润，恢复正常神经功能，改善微循环，刺激毛发生长、中西医综合治疗改善临床症状。治疗应遵循个体化原则。

1. 局部治疗

（1）糖皮质激素：糖皮质激素是斑秃治疗的基石，外用、皮损内注射和系统给药均有效，国外指南推荐皮损内注射为一线疗法，但外用给药具有方便、不良反应少的优点，可使用 0.05% 倍他米松或 0.1% 曲安奈德乳膏，联用米诺地尔效果较好。皮损内注射多选用长效激素，如曲安奈德混悬液或复方倍他米松注射液，每 3~4 周一次，连续用 4 次为一疗程。激素皮损内注射有皮下组织萎缩的副作用。

（2）米诺地尔：米诺地尔延长毛囊生长期的机制不明，可能与对钙通道的作用有关。早期研究评价了不同浓度的米诺地尔治疗斑秃的疗效，部分试验证实了米诺地尔对局限性斑秃的疗效，也有研究认为其疗效并不优于安慰剂，尤其对于泛发性斑秃，英国指南指出米诺地尔治疗全秃 / 普秃无效。

（3）氮芥：盐酸氮芥水溶液（0.2mg/ml）每天外涂。1~2 个月毛发再生时减为 3 次 / 周，毛发再生良好时维持治疗（1 次 / 周）2 个月。

表 54-5　斑秃的治疗

方法选择	①毛发脱落 <50%，依次选用皮损内注射糖皮质激素、米诺地尔、蒽林、米诺地尔 + 蒽林、米诺地尔 + 强效糖皮质激素霜、其他接触性皮炎诱导剂；②毛发脱落 >50%，可选用接触性皮炎诱导剂、PUVA、米诺地尔、高效糖皮质激素霜、糖皮质激素口服等
治疗疗程	治疗必须至少 3 个月，因 3 个月内可无早期毛发再生
循证治疗	
一线治疗	外用或皮损内应用糖皮质激素（A）、局部免疫治疗（B）
二线治疗	局部使用糖皮质激素（B）、蒽林（短时间接触）（B）、他扎罗汀（B）、外用米诺地尔（B）、外用免疫治疗（二苯莎莫酮、斯夸酸二丁酯）（A）
三线治疗	PUVA、口服糖皮质激素（A）、口服环孢素（C）、局部环孢素（E） 口服米诺地尔（B）、异丙肌苷（B）、氮芥（C）、准分子激光（C）、光动力治疗（E）、皮肤摩擦法（B）、芳香疗法（外用洋葱汁、精油如百里香、薰衣草）（B）

（4）局部致敏剂：外用致敏剂二苯基环丙烯酮和斯夸酸二丁酯作为半抗原可激发迟发型超敏反应，表现为过敏性接触性皮炎，该过程可改变免疫应答，促进毛发再生，常用于难治性或泛发性斑秃。以 2% 的致敏剂丙酮溶液外敷于一侧头皮的 4cm^2 区域内，在初始化致敏后，每周在同侧头皮外敷稀释溶液，患者应在 48 小时后洗去致敏剂，根据每周的反应情况调整浓度，致敏剂浓度从 0.000 1% 到 0.001%、0.01%、0.025%、0.1%、0.25%、0.5%、1.0% 及 2.0%。经过单侧治疗局部头发生长后（一般需要 3~12 个月），可以进行双侧头皮治疗。该疗法成功率为 60%。

（5）蒽林：接触刺激剂蒽林（地蒽酚）产生的刺激性接触性皮炎可诱导毛发再生。可使用 0.5%~1% 蒽林霜外用。开始每天 30 分钟，以后逐渐延长涂药时间，接下来 2 周每次 45 分钟，最长每次 1 小时，3 个月内毛发再生，有效率 20%~25%；也可夜间使用蒽林霜，加 5% 米诺地尔，每天 2 次，对顽固病例有协同作用。该药对皮肤黏膜均有刺激性。

（6）维 A 酸：维 A 酸可诱导细胞分化恢复正常，另外它诱发的皮炎也有助于斑秃毛发再生。一项队列研究（n=80）显示外用倍他米松洗剂、0.05% 维 A 酸乳膏、0.25% 蒽林糊和白凡士林治疗 3 个月后，毛发再生的患者比例分别为 70%、55%、35% 和 20%，作者认为外用糖皮质激素和维 A 酸治疗局限性斑秃效果良好。

（7）前列腺素 F2α 类似物：在使用前列腺素 F2α 类似物比马前列素和拉坦前列素治疗青光眼时观察到了睫毛增多。一项随机对照试验（n=30）显示 0.03% 比马前列素溶液（每天 2 次）治疗 3 个月的疗效优于 0.1% 糠酸莫米松乳膏（每天 1 次）。

（8）其他：有研究表明外用卡泊三醇、壬二酸、辣椒碱、贝沙罗汀治疗斑秃有效。

2. 系统治疗

(1) 糖皮质激素：用于泛发性进展期患者，对体重超过60kg者，建议开始1周口服泼尼松40mg/d，接下来以35mg/d用1周、30mg/d用1周、25mg/d用1周、20mg/d用3天、15mg/d用3天、10mg/d用3天、5mg/d用3天，可有效诱导毛发再生，但停药后会复发。

有人采用了3种方案治疗38例全秃/普秃：①口服地塞米松0.5mg/d，共6个月；②肌内注射曲安奈德40mg，每月一次共6个月，然后每1.5月一次共1年；③连续3天口服泼尼松80mg，每3个月一次。肌内注射曲安奈德的成功率最高(67%)，其次为口服泼尼松龙冲击疗法(59%)，长期口服地塞米松疗效最差(33%)且复发率最高，75%在3个月内复发。

(2) 环孢素：每天6mg/kg口服，2~4周见效，但停药后可复发。有2项研究检验了环孢素联合甲泼尼龙治疗全秃/普秃的疗效，获得毛发再生的比例为33%~57%。其中较大的一项研究(n=18)采用甲泼尼龙500mg/d静脉冲击联合口服环孢素2.5mg/kg，每月用药3天，25%的普秃和50%的全秃患者获得毛发再生>70%。

(3) 其他：有人使用胸腺喷丁、氨甲蝶呤、柳氮磺吡啶、氨苯砜等治疗取得成功。另外，地西泮、谷维素、胱氨酸、维生素E、锌、B族维生素亦可选用。

3. 物理疗法

(1) 光疗：现有证据表明光化学疗法(PUVA)、长波紫外线A1(UVA1)、308nm准分子激光和308nm单频准分子光、红外线以及低能量激光如氦氖激光治疗斑秃安全有效，点阵二氧化碳激光辅助经表皮递药可作为皮损内注射激素的替代方法。

有人采用PUVA疗法(0.1%浓度甲氧沙林溶液联合UVA照射)治疗25例全秃/普秃，56%的患者毛发再生>50%。不良反应包括轻度红斑至疼痛灼热感。还有人采用口服甲氧沙林20mg/d联合UVA光疗治疗9例全秃/普秃，77.7%的患者获得终毛再生>75%。

(2) 液氮冷冻：喷雾或棉签直接按压，以局部发红，连续2~3次，1次/周，4周为一个疗程。97.2%的患者达到毛发再生≥60%。

(3) 梅花针、按摩治疗可能有一定疗效。

4. 中医中药　以滋补肝肾、养血安神、活血祛风为原则。

(八) 病程与预后

病变范围小于25%的患者有很高的自愈率；多数患者不经治疗在1年内头发完全再生。病变广泛、匐行性脱发、病程超过5年、有免疫系统疾病、特应性体质的患者，预后较差。

四、弥漫性脱发

内容提要

- 弥漫性脱发是指各种原因所致弥漫性毛发脱落，多数为休止期脱发，少数为生长期脱发。
- 弥漫性脱发的病因可为生理性，也可由于内分泌疾病、系统性疾病、激素、营养不良、药物、毒物、辐射等原因所致。

弥漫性秃发(diffuse alopecia)是指各种原因所致的弥漫性毛发脱落，发生在整个头皮，一般为休止期毛发(杵状发)脱落过多，少数可出现生长期秃发。

(一) 病因与发病机制

本病的病因复杂，大致可分为下述9类(表54-6)。

表54-6　弥漫性脱发的病因分类

病因分类
1. 内分泌疾病
• 垂体功能减退(西蒙病、席汉综合征)
• 甲状腺功能亢进或低下
2. 系统性疾病
• 嗜酸性粒细胞增多-肌痛综合征
• 肝病、炎症性肠病
• 白血病或淋巴组织增生病
• 系统性红斑狼疮
• 癌症晚期
• 系统性淀粉样变
3. 激素
• 产后(生理性)
• 老年性秃发
4. 营养不良
• 节食(蛋白质不足)
• 必需脂肪酸缺乏
• 铁、锌、生物素缺乏
5. 药物
• 维A酸类(阿维A、异维A酸)
• 抗凝剂(肝素、肝素样药物、华法林)
• 抗甲状腺药物(丙硫氧嘧啶、甲巯咪唑)
• 抗惊厥药物(苯妥英钠、丙戊酸、卡马西平)
• 口服避孕药
• 抗痛风药
• β-受体阻滞剂(如普萘洛尔)
• 别嘌醇
• 雄激素(如达那唑)
• ACE抑制剂(卡托普利、依那普利)
• 降胆固醇药(曲帕拉醇)
• 抗肿瘤药物
6. 毒性制剂
• 醋酸铊、汞、砷、铅、铋
7. 生理应激
• 急性失血、发热后、手术后、新生儿脱发(生理性)、精神压力
8. 感染
• 艾滋病、梅毒、结核病
9. 电离辐射

1. 内分泌疾病　内分泌源性弥漫性脱发(diffuse alopecia of endocrine origin)有：

(1) 垂体功能减退：垂体功能减退性侏儒症常全身无毛发，青春期后发生的垂体功能减退如席汉综合征，头发可变纤细，眉毛外1/3脱落，阴毛和腋毛全部消失，皮肤干瘪而色黄。

(2) 甲状腺功能异常：①甲状腺功能减退：常有弥漫性脱发，有时渐进性弥漫性脱发是甲状腺功能低下的唯一症状。眉毛稀疏，体毛脱落，约半数有腋毛减少。毛发图显示休止期毛根比例异常增高，提示休止期延长或退行期毛发早熟或二者皆有。②甲状腺功能亢进：约 40%~50% 的患者有弥漫性脱发(图 54-11，图 54-12)，但很少严重，且为可逆性。患者毛发细而易碎，早期变灰白，其中约半数病例出现头发稀少、短或变细，合并斑秃和白癜风相对较多。③甲状旁腺功能减退：头发粗、稀而干燥，轻微损伤即易脱落，有秃斑。

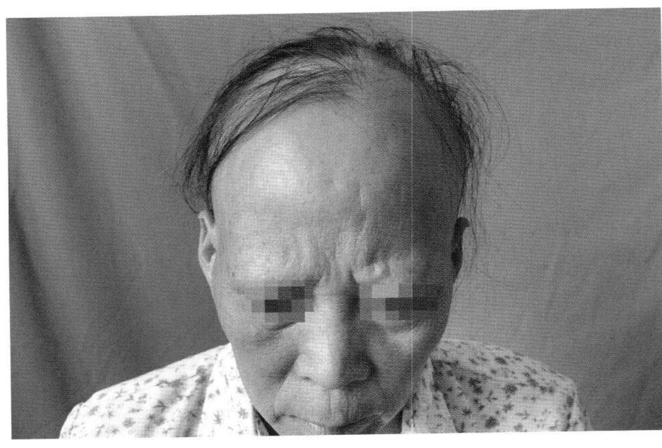

图 54-11　甲亢秃发(1)

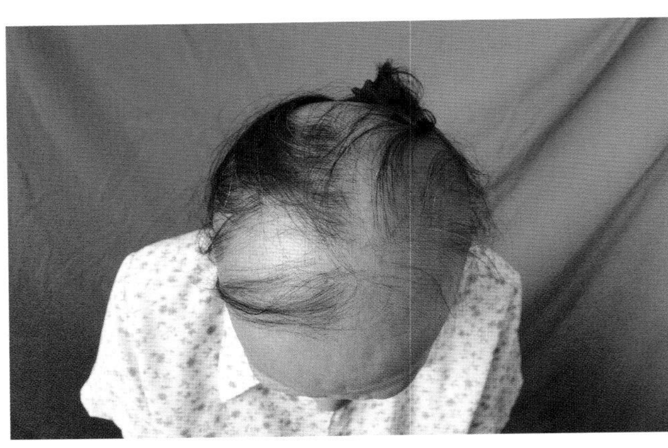

图 54-12　甲亢秃发(2)

(3) 糖尿病：可发生弥漫性脱发，通常是休止期脱发型。

(4) 卵巢疾病：卵巢肿瘤可产生雄激素，如雄烯二酮，多囊卵巢综合征可引起雄激素性脱发和妇女多毛症。

(5) 肾上腺皮质疾病：阿狄森病患者，女性毛发减少，男性也轻度减少，毛发变黑。肾上腺皮质功能亢进，根据遗传体质不同，可引起雄激素性脱发或妇女多毛症，通常出现颊、前额侧面毛发增多。

2. 系统疾病

(1) 结缔组织病：50% 以上的系统性红斑狼疮患者有脱发，可以是弥漫性头发脱落。皮肌炎、干燥综合征和硬皮病患者也可出现弥漫性脱发。

(2) 恶性肿瘤：由于肿瘤和淋巴瘤可引起缺铁性贫血、恶病质、甚至内分泌紊乱，以致继发性生长期头发脱落，甚至胡须和体毛也脱落。

(3) 肝脏和肾脏疾病：有严重肝肾疾病的患者，腋毛、阴毛和胸毛也脱落。

(4) 中枢神经系统疾病：脑膜炎和脑炎等中枢神经系统疾病患者可出现弥漫性脱发。

(5) 嗜酸性血管炎引起的脱发：坏死血管炎可有全秃。

3. 激素

(1) 产后脱发：产后脱发因为妊娠后期雌激素生理性增加，引起毛囊雌 / 雄激素失衡。妊娠期间毛囊长时间停止在生长期，而不像正常情况一样进入休止期。分娩后，这些毛囊同时进入休止期，3~5 个月后毛发脱落。但妊娠期间也可出现休止期延长，其结果是分娩后头发很快脱落。产后脱发的其他有关因素包括应激、失血和其他激素(如泌乳素)。

(2) 口服避孕药：少数妇女在停药 3~4 周后可发生弥漫性脱发，常有产后脱发的病史。这种间断应用阻止排卵的雌激素可引起休止期脱发，病程和机制类似产后脱发。服用以雄激素为主的避孕药出现脱发，换用以雌激素为主的避孕药后很容易缓解。

(3) 雄激素性脱发：为休止期脱发，组织学上呈现生长期毛囊减少和休止期毛囊增多。毛囊变小，毛发粗细不等。这些特征在组织横断面特别明显。

4. 营养不良

(1) 蛋白质缺乏：毛发结构和周期改变导致弥漫性脱发。毛发干燥、稀疏，颜色变淡，纤细而易碎。休止期毛囊数目增加，生长期毛球直径减小、色素减退，毛干较细。

(2) 必需脂肪酸缺乏：烟酰胺腺嘌呤二核苷酸和 α- 烟酰胺腺嘌呤二核苷酸是人体必需的脂肪酸，常见于儿童由于胆道闭锁、囊性纤维化和其他肠道疾患引起的脂肪吸收改变。

(3) 铁缺乏：铁缺乏影响角质蛋白的产生，以致生长期毛发结构异常，如毛干较细，毛发干燥而脆。

(4) 锌缺乏：锌是许多代谢酶的必需辅助因子。锌缺乏往往伴随吸收障碍综合征，肠病性肢端皮炎。遗传性或后天性锌缺乏症患者可出现毛发稀疏，片状或弥漫性脱发。

(5) 生物素缺乏：生物素是水溶性维生素，是线粒体羧化酶的必需辅助因子。获得性生物素缺乏的较罕见，是由于生鸡蛋清摄入过多，生鸡蛋含丰富的卵白素，可以与生物素结合。先天性生物素缺乏的新生儿和婴儿，表现有皮炎、秃发、癫痫发作、肌张力减退、共济失调，弥漫性秃发甚至全秃或普秃。

5. 药物与毒性制剂

(1) 降胆固醇药：如曲帕拉醇通过抑制胆固醇合成而干扰毛发角化，导致脱发。维生素 A 过量时可产生脱发，因其抑制有丝分裂和抗角化作用。药物导致的休止期脱发，尚有苯丙胺、氨基水杨酸、溴隐亭、卡托普利、香豆素、卡马西平等。

(2) 抗凝剂：抗凝药物肝素、华法林、香豆素引起脱发的研究最多。

(3) β 受体阻滞剂：普萘洛尔和美托洛尔等 β 受体阻滞剂也引起脱发。

(4) 抗肿瘤药：抗有丝分裂药物作用于毛囊活性细胞和毛母质细胞抑制毛发生长，引起生长期脱发，包括细胞增殖抑制剂：秋水仙碱、长春碱、放线菌素 D、阿霉素、阿糖胞苷；烷化剂：环磷酰胺、苯丁酸氮芥、噻替哌；抗代谢药：氨甲蝶呤、6- 硫基嘌呤和氟尿嘧啶。

(5) 毒性物质：铊中毒性脱发是因为铊直接作用于毛囊，而砷、铋和铅可通过干扰铁代谢引起生长期脱发。

(6) 干扰素：干扰素具有抗增殖作用，也引起生长期脱发。

6. 生理/应激　婴儿期生理性休止期脱可发生在刚出生至4个月龄时，通常6个月龄时毛发重新长出。产后脱发系生理性休止期脱发。手术、失血、精神应激后脱发属于休止期脱发。老年性秃发为生理过程，大多数老年人都会发生头发弥漫性减少，组织学上出现休止期毛囊增加，毛囊变小和程度不等的毛囊密度减少。

7. 发热/严重感染　发热引起休止期脱发，可能是因为损害了毛母质细胞的正常增殖能力，发热后脱发患者的头皮活检示正常休止期毛囊数量增加。感染如流感、猩红热、伤寒、二期梅毒可致脱发。HIV 感染和艾滋病患者如 T 细胞水平低于 150 个 $/mm^3$ 时可出现休止期脱发。

8. 电离辐射　脱毛剂量的 X 线照射使生长期毛囊转变为休止期，亚脱毛剂量引起毛囊合成延缓，类似使用抗有丝分裂药。X 线照射 300R 可引起暂时性脱发，500R 以上可引起永久性脱发。照射后毛发基质变少，毛根逐渐萎缩，少数毛发基质可以恢复。

五、休止期脱发

内容提要

- 休止期脱发是最常见的弥漫性非瘢痕性脱发类型，表现为弥漫性杵状毛发脱落过多，产后脱发为其代表。
- 本病病因为各种内外因素导致的毛囊生长周期紊乱，手术、发热、药物、节食或牵拉等诱因均可引起。
- 主要是病因治疗，详细追问病史，寻找可能的诱因，并进行病因治疗。补锌和外用米诺地尔有助于本病恢复。

休止期脱发(telogen effluvium)以大量休止期头发同步脱落为特征，常继发于生长期毛发加速向退行期和休止期转化，每天脱发量增加，严重者头发弥漫性稀疏。

(一) 病因与发病机制

急性失血、分娩、节食(蛋白不足)、药物(香豆素类、肝素、普萘洛尔、维生素 A)、高热、甲状腺功能减退或亢进、躯体应激(如手术)、生理性原因(如新生儿)、精神应激、严重疾病(如系统性红斑狼疮)等因素可导致休止期脱发(表 54-7)。

在上述病理或生理因素影响下，生长期毛囊过早地进入休止期，导致正常杵状发后续脱落，产后脱发为常见类型。休止期头发每天脱落不超过 100 根是正常的生理现象。

(二) 临床表现

1. 特征　头发弥漫性脱落，轻轻牵拉毛发即有数根至很多根杵状(休止期)毛发脱落。包括头皮两侧和枕部。如果脱发非常显著以致于出现头发变稀，秃发会弥漫整个头皮。

2. 生理性休止期脱发　主要包括婴儿和女性产后脱发。婴儿休止期脱发可发生在刚出生至4个月龄时，通常在6个月龄时毛发可重新长出。产后脱发因妊娠后期雌激素生理性增加引起毛囊雌/雄激素失衡，毛囊长时间停止在生长期，分娩后大量进入休止期所致。产后脱发通常发生在分娩后 1~4 个月，常在 6 个月后停止，有时可持续 1 年。

表 54-7　休止期脱发的病因

病因
内分泌
甲状腺功能低下或亢进
产后
月经前后
营养
生物素缺乏
热量丢失
原发性脂肪缺乏
缺铁
蛋白丢失
缺锌
药物(发生率 >1%)
血管紧张素转换酶抑制剂(ACEI)
抗凝剂(香豆素类、肝素)
抗有丝分裂剂(剂量依赖性)
抗甲状腺药(丙硫氧嘧啶、甲巯咪唑)
β- 受体阻滞剂
抗癫痫药(苯妥英钠、丙戊酸、卡马西平)
重金属(铅、镉)
干扰素
锂剂
口服避孕药
维 A 酸类(芳香族维 A 酸、异维 A 酸)
维生素 A 过量
物理因素
心理压力
外科手术
系统性疾病(严重疾病、慢性消耗性疾病)

3. 病理性休止期脱发　常见于精神紧张、压抑的患者。其他原因还包括毛发牙齿综合征、发热性疾病、甲状腺功能减退、低热量饮食、炎症性皮肤病等。

4. 病程　按病程不同，休止期脱发可分为急性和慢性休止期脱发。急性休止期脱发起病急，在诱因发生后 2~3 个月出现，表现为大量杵状发弥漫性脱落，一般持续 6 个月，有自限性；慢性休止期脱发持续半年以上，甚至数年，多见于 40~50 岁女性，可原发起病或继发于各种诱因，也可由急性休止期脱发发展而来，临床上早期密度接近正常，但额颞区有一些稀疏的短发，日久整头毛发弥漫性稀疏，但脱落毛发不超过 50%。

(三) 辅助检查

休止期脱发时，生长期毛发显著减少，比例失调的程度随脱发的轻重而变化。

1. 拉发试验　以中等力度握住 50~60 根头发根部，缓慢向末端拉，在不同部位重复 6~8 次。若有 6 根以上头发被拔出，或在不同部位每次轻拉都有 3 根以上头发被拔出，则认为拉发试验阳性。患者在近期梳头或洗头后，此试验可出现假阴性。

2. 拔发试验　可精确计算生长期 - 休止期比例，但常导致生长期毛发的明显变形；休止期毛发计数在正常成人占

4%~37%(平均 13%~15%),这种差异主要是性别和年龄的不同所致;Kligman(1961)提出,休止期毛发计数 >25% 是休止期秃发的诊断指标,>20% 可能存在异常;此试验能引起不适,一般并无必要施行。

3. 实验室检查 包括血常规、尿常规、血清铁蛋白、血清锌、甲状腺功能和抗核抗体等。

(四) 诊断与鉴别诊断

休止期脱发的主要诊断依据:①脱落的休止期头发(杵状发)计数 >25%;②活动期拉发试验阳性;③存在手术、分娩、应激、发热、慢性病、特殊用药、月经过多和节食等诱因,诱因与发病间隔 2~3 个月。

休止期脱发需与下列疾病进行鉴别:

1. 梅毒 梅毒性脱发呈虫蚀状或弥漫性,有不洁性生活史,可能伴有梅毒的其它皮疹,梅毒血清学阳性。

2. 雄激素性脱发 渐进性脱发,无明显诱因,但多有遗传因素,主要累及男性额顶部,而非弥漫性毛发稀疏。

3. 斑秃 多为斑状脱发,少数为弥漫性脱发,脱落的头发呈"感叹号"样。

4. 假性斑秃 假性斑秃脱发部位皮肤萎缩凹陷,毛发不能再生。

5. 头癣 为断发所构成的不完全性脱发或瘢痕性秃斑,基底有红斑、脱屑,枕后淋巴结可肿大,真菌镜检和培养为阳性。

6. 拔毛癖 断发参差不齐,脱发区边缘清楚,非弥漫性脱发,拉发试验阴性。

(五) 治疗

细致询问病史,寻找诱因并去除之,是本病最好的治疗。心理治疗,停止和避免致病因素,外用米诺地尔。

1. 心理治疗 向患者解释病因,绝大部分休止期脱发能完全恢复。

2. 病因治疗 将手术、分娩、发热、药物或牵拉等诱因的影响降低至最低限度,停用导致休止期脱发的药物,解救重金属中毒。

3. 系统治疗 支持疗法,摄入充足营养,适当补充氨基酸、锌。

4. 外用米诺地尔 米诺地尔溶液可延长生长期,可试用治疗休止期脱发。

(六) 病程与预后

大多数病例可在数月内自行停止脱发,且头发会重新长出。

六、生长期脱发

内容提要

- 生长期脱发是一种急性弥漫性脱发,累及生长期毛囊,导致 90% 的头发在短时间内脱落。
- 常由化疗、中毒等事件诱发,在事件发生后 7~14 天起病,去除诱因后约 120 天恢复。
- 脱落毛发的镜下特征为毛干近端无毛球或有扫帚状毛球。

生长期脱发,或称中毒性脱发由于生长期毛发遭到损伤或生长受到迅速抑制,毛发越过退行期和休止期直接脱落。

(一) 病因与发病机制

生长期脱发由各种原因引起的毛囊基质细胞紊乱所致,毛发生长期中断,越过退行期和休止期直接脱落。常见的诱发事件包括:

1. 抗肿瘤药 是最常见的诱因,导致毛母质细胞暂时受抑制,毛干变细、断裂,仅累及生长期毛发,引起重度脱发甚至全秃。此类药物抗增殖药物如秋水仙碱、长春碱、长春新碱、多柔比星、阿糖胞苷;烷化剂如环磷酰胺、苯丁酸氮芥;抗代谢药如氨甲蝶呤、6- 巯基嘌呤、5- 氟尿嘧啶。

2. 系统疾病 包括西蒙病、席汉综合征、甲状腺功能减退、难以控制的糖尿病、蛋白质 - 热量缺乏、肿瘤、系统性红斑狼疮、嗜酸性血管炎。

3. 毒性物质 铊、铋、铅、砷、含羞草毒素、硼酸盐。

4. 其他 电离辐射、化学损伤、机械损伤。

(二) 临床表现

生长期脱发累及大多数生长期毛囊,在诱因出现后 7~14 天发生,去除诱因后 120 天再生。可致 80%~90% 以上的头发急性脱落,常引起毛发营养不良,如感叹号形发。头发在头皮处折断或脱落,伴头发、眉毛、睫毛和胡须等广泛脱落。因连续多次化疗,可见甲横沟或嵴,化疗停止后毛发迅速再生。本病可分为两种不同类型:一种为营养不良性生长期脱发,可由放化疗、毒素所致,头发在头皮处折断,显微镜检查可见末端逐渐变细的脆弱毛发在毛球上方断裂;另一种为即刻生长期逸出,通常由长春碱、长春新碱、氨甲蝶呤、多柔比星和氟尿嘧啶等化疗药所致,头发轻拉即可拔出,显微镜检查可见有色素的扫帚状毛球。

(三) 实验室检查

同休止期脱发。

(四) 诊断与鉴别诊断

生长期脱发的诊断依据包括在化疗等诱发事件后 7~14 天发病,80%~90% 的头发急性脱落,毛干近端无毛球或有扫帚状毛球。本病主要与急性休止期毛发相鉴别(表 54-8)。

表 54-8 生长期脱发与休止期脱发鉴别

临床表现	生长期	休止期
损伤后脱发发生时间	1~2 周	2~4 个月
秃发百分比	80%~90%	20%~50%
脱落头发类型	生长期头发(含色素毛球)	正常杵状发(白色毛球)
毛干	变细或破碎	正常

(五) 治疗

同休止期脱发。停用常致脱发的药物,如抗代谢药、烷化剂和有丝分裂抑制剂时。

(六) 病程与预后

绝大多数急性生长期秃发可完全恢复。大剂量放射引起广泛的真皮改变则为例外,秃发不易恢复。

七、雄激素性脱发

内容提要

- 雄激素性脱发是最常见的脱发类型，与雄激素受体基因有关。
- 临床特征为非瘢痕性脱发，男性表现为额顶部秃发、前发际后退，男性表现为额顶部秃发、前发际后退，女性患者在20~30岁时出现头皮中央脱发。
- 分类方法因性别而异，男性常用Norwood-Hamilton分类法，女性常用Ludwig分类法。
- 本病基本治疗包括外用2%（女性）或5%浓度（男性）的米诺地尔、口服非那雄胺（男性）、毛发移植和低能量激光。

雄激素性脱发（androgenetic alopecia，AGA）为毛发小型化，生长期缩短，终毛转化为毳毛，又称男性型秃发（male pattern hair loss）、女性型秃发（female pattern hair loss），男女皆可发病，而以男性多见，是临床上最常见的脱发类型。雄激素在女性发病中所起作用不完全等同于男性AGA，“女性雄激素性脱发”这一名称受到相关学者的质疑，并提出以女性型脱发替代。

（一）病因与发病机制

国外资料显示：男性发生雄激素性脱发时，30岁以下的发生率大约为30%，到50岁时约为50%，70岁时约为70%。女性绝经期前雄激素性脱发的发生率为5%~10%，绝经期后发生率上升到20%~30%。雄激素性脱发发病机制（图54-13）

1. 多基因遗传　AGA具有遗传倾向，53.3%~63.9%的男性AGA患者有家族史。第一个被发现的AGA易感基因——雄激素受体基因位于X染色体上；另外，位于Y染色体的性别决定基因、常染色体的脱发基因也与AGA发病有关。最近，全基因扫描分析发现了新的易感位点3q26和20p11，为研究AGA的遗传机制提供了新线索。此外，5α-还原酶缺陷者不会发生AGA，提示5号染色体SRD5A1基因和2号染色体SRD5A2基因也与AGA相关。

2. 雄激素　男性阉割者和遗传性雄激素不敏感综合征患者不发生AGA，使用抗雄激素药治疗AGA有效，表明AGA与雄激素有关。男性循环中的雄激素主要为来自睾丸的睾酮，女性主要为肾上腺皮质合成的雄烯二酮，睾酮和雄烯二酮在5α-还原酶催化下转化为作用更强的双氢睾酮（DHT）。男性AGA患者前额头顶脱发区毛囊内Ⅱ型5α-还原酶的活性明显高于枕部，睾酮转化为DHT的能力更加明显。

3. 毛囊小型化　DHT与毛囊细胞上的雄激素受体结合，影响毛囊的结构和毛发生长周期，毛囊小型化、毛母质细胞体积变小，生长期毛发逐渐变细，毛发生长期缩短，粗黑的终毛转变为短小色浅的毳毛，最终毛囊萎缩消失，毳毛也脱落，造成额顶部和冠状区秃发。

（二）临床表现

本病可发生于青春期后，男、女性发病年龄分别为17岁和25~30岁。国外报告年龄为12~40岁开始，初起头发变细。随年龄而逐渐加重。该病的患病率在不同种族有明显不同，白种人的发生率较高，黑人和黄种人较低。国内流行病学调查显示，我国男性患病率为15.73%~19.75%，女性患病率为2.73%~4.69%。

AGA是遗传易感性男性对雄激素的生理性反应，持续性或发作性休止期脱发常为本病的先兆。雄性激素促使毛发进入休止期，使毛囊萎缩，发生秃发。生长期毛发减少，休止期毛发增加。

1. 男性型秃发　毛发变稀或脱落。头顶部为雄激素敏感性毛囊，而两颞及枕部为非雄激素依赖性毛囊。男性表现为对称性及渐进性前发际线后退，尤其是头顶区，呈M形（图54-14、图54-15）。随后，头顶出现一个秃发区。脱发速度有个

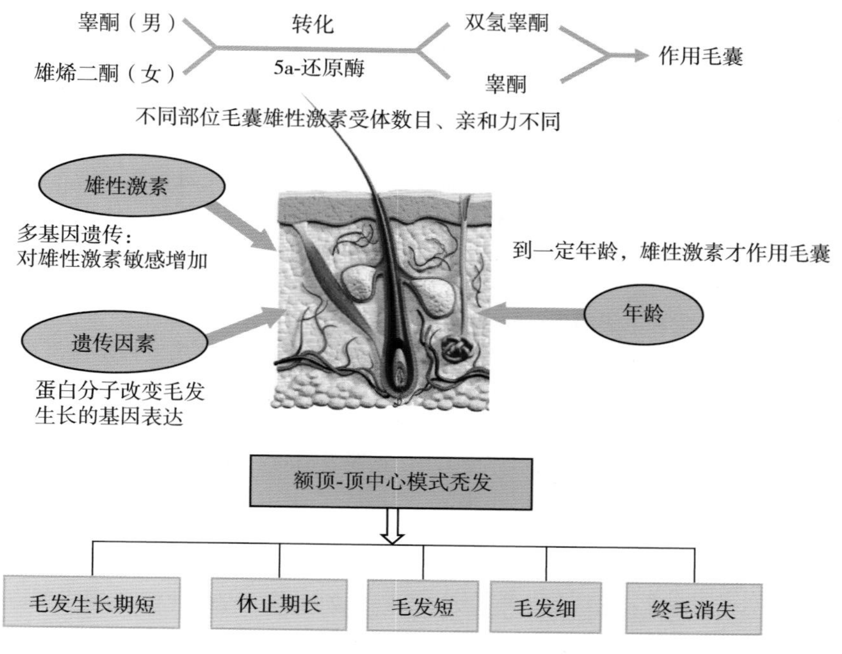

图54-13　雄激素性脱发发病机制

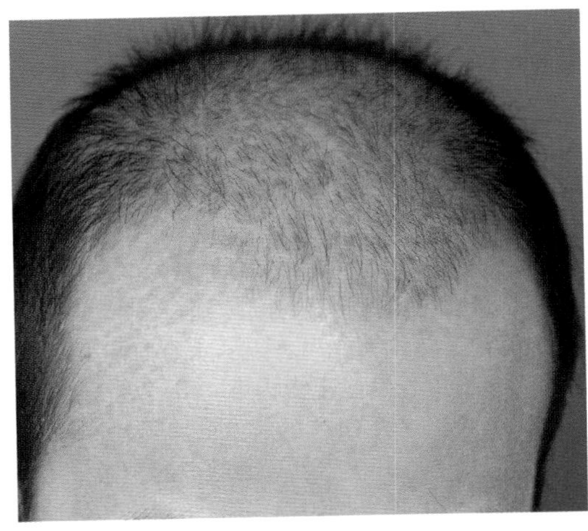

图 54-14 雄激素性秃发(1)

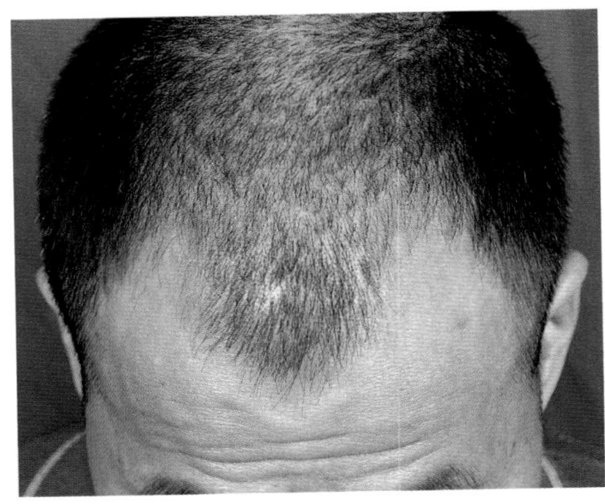

图 54-15 雄激素性秃发(2)

体差异，突然发生的脱发可见于20多岁的患者，此后脱发可呈慢性，并持续几年。脱发区头皮光滑或遗留少数稀疏细软短发。

2. 女性型秃发 女性AGA症状较轻，女性的秃发方式可能在青春期或青春期后、围绝经期以及绝经后才形成。在女性，颞顶部发际线的后退不是主要特征，其脱发通常为头顶部弥漫性脱发(图54-16)。最常见的类型是冠状区中央弥漫性稀疏，前额部发际线并不后退，颞部头发很少脱落。但部分女性也可呈现颞部发际线后退的男性型脱发。AGA区毛发变细(长度变短，直径缩小)。毛发逐渐变成毳毛，最终完全萎缩。

3. 秃发形态分类 ①特征为毛发和毛囊的进行性变小，秃发，具有明显的额顶-顶中心模式Hamilton分级(图54-17)，即脱发从前额和顶部开始；②前额秃发向上扩展，与顶部秃发融合成片，仅枕部和两颞保留剩余的头发；③额部(特别是颞部和顶部)前发际退缩的秃发模式常见于男性，但亦可见于女性；④顶部中心性秃发(图54-18)，常见于女性，但亦偶见于男性；⑤汉密尔顿于1951年提出了头发模式(发式)分型。(图54-19)

(三) 伴发疾病

冠状动脉病(心肌梗死)、代谢综合征、前列腺肥大和前列腺癌、卵巢或肾上腺疾病或肿瘤(常伴高雄激素血症)。

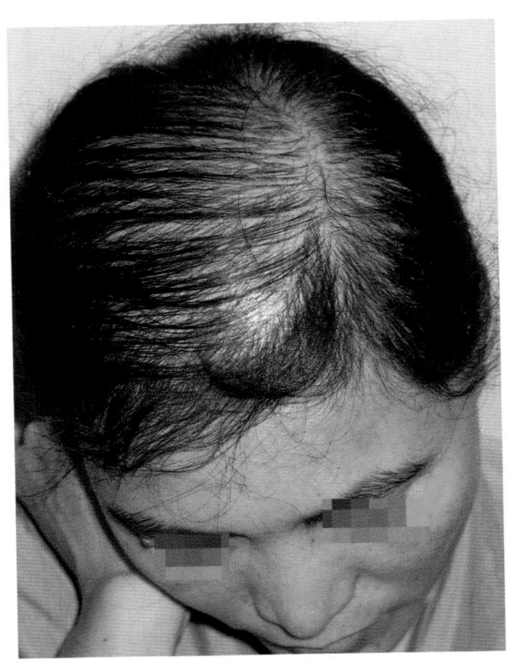

图 54-16 雄激素性秃发(女)

女性AGA严重度分级：Ludwig将女性AGA分为3级，称之为Ludwig分类法。

(四) 实验室检查

年轻女性AGA患者应该寻找男性化体征(阴蒂肥大、痤疮、面部多毛)，如果这些体征存在，还应排除内分泌功能障碍。

1. 毛发检查 可见大量休止期毛囊，体积缩小，最终几乎完全萎缩。

2. 激素检测 对于伴有雄性激素过多表现(月经紊乱、不育、多毛症、重度囊肿性痤疮、男性化体征)的女性脱发患者，应该检测下列项目：睾酮(睾酮总浓度和游离睾酮浓度)、硫酸脱氢表雄酮(DHEAS)、泌乳素、17-羟孕酮、雄烯二酮、卵巢超声和肾上腺影像学。

3. 其他检查 测定促甲状腺激素(TSH)，甲状腺素(T4)、血清铁、血清铁蛋白和/或总铁结合力(TIBC)、血常规、抗核抗体水平，以排除导致秃发的可治愈疾病。

组织学上终毛进行性转化为毳毛。毛囊总数是正常的，毛囊周期中生长期缩短。休止期和退行期毛囊的数量增加。毛囊周围轻-中度淋巴组织细胞浸润。

(五) 诊断与鉴别诊断

AGA的诊断依据主要为脱发的特殊模式和家族史，包括男性双颞和顶部头发稀疏甚至完全脱落，前发际后退；女性多表现为头顶部弥漫性头发稀疏，而前发际保留。年轻女性可进行性激素和卵巢检查排除多囊卵巢综合征，有弥漫性脱发时可行铁蛋白和甲状腺功能检查。AGA的鉴别诊断包括：

1. 弥漫性斑秃 斑秃起病突然，拉发试验阳性，可见感叹号发。

2. 头癣 呈斑片状，为断发所构成的不完全性脱发或瘢痕性脱发斑，基底有红斑、脱屑，枕后淋巴结可出现肿大。

3. 内分泌疾病脱发 女性高雄激素血症、甲状腺功能亢

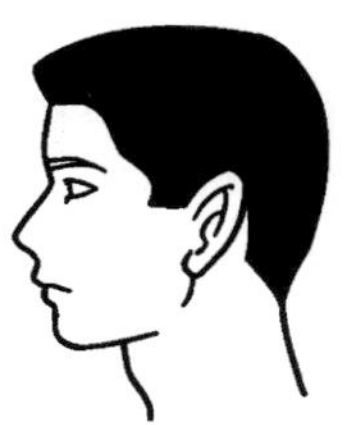
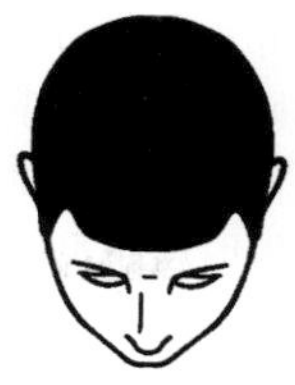

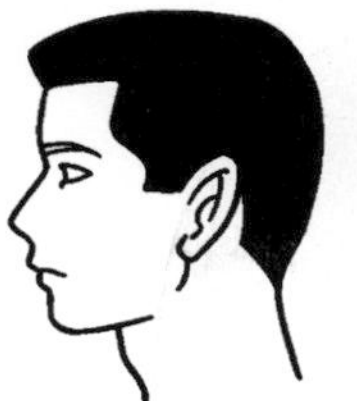
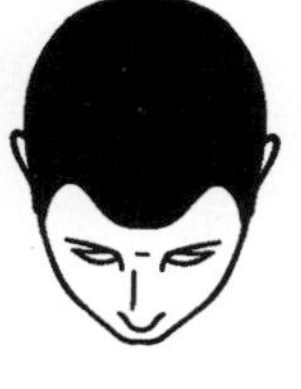

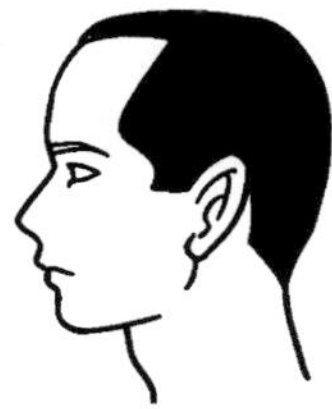

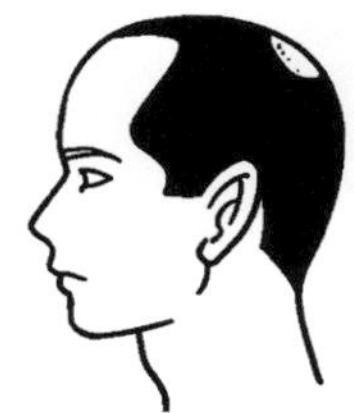
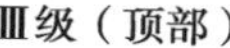

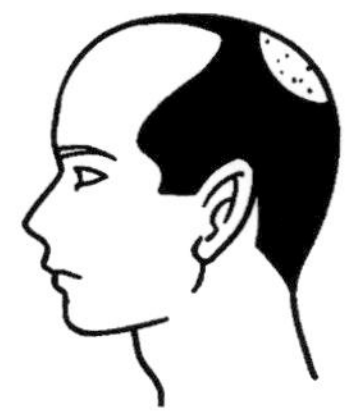
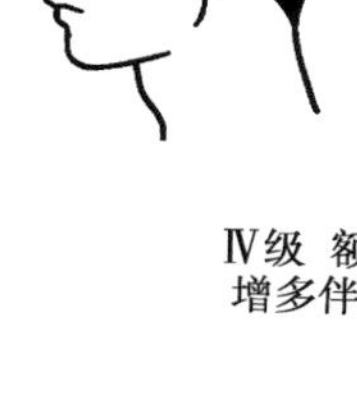

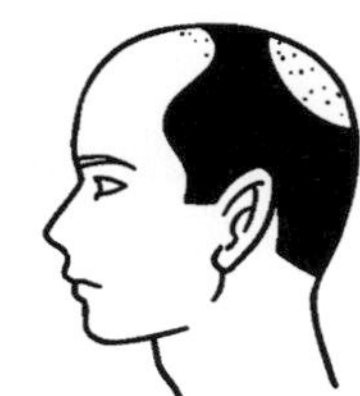

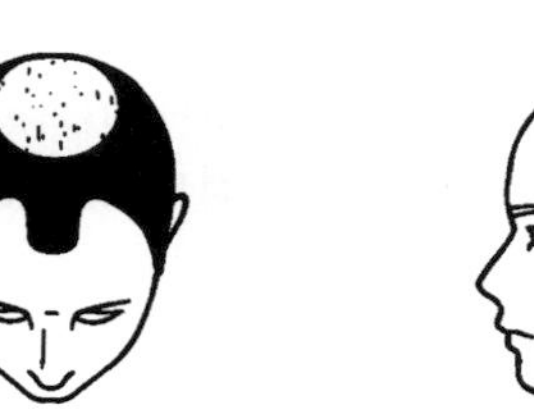

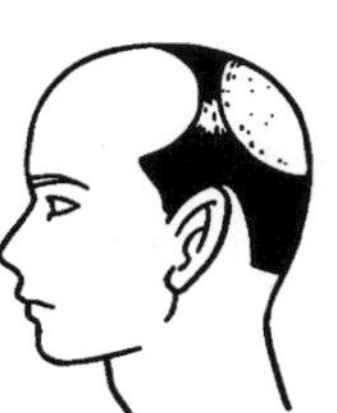
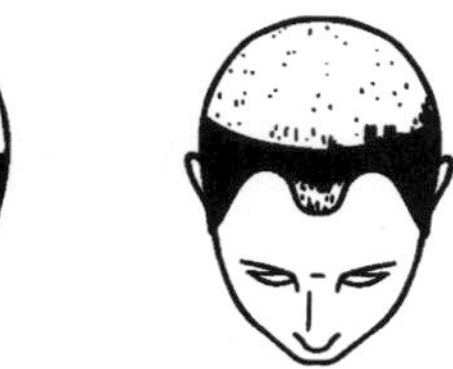

图 54-17　男性 AGA 的汉密尔顿分级（Ⅷ级未显示，即额颞部至顶部之间全秃发）

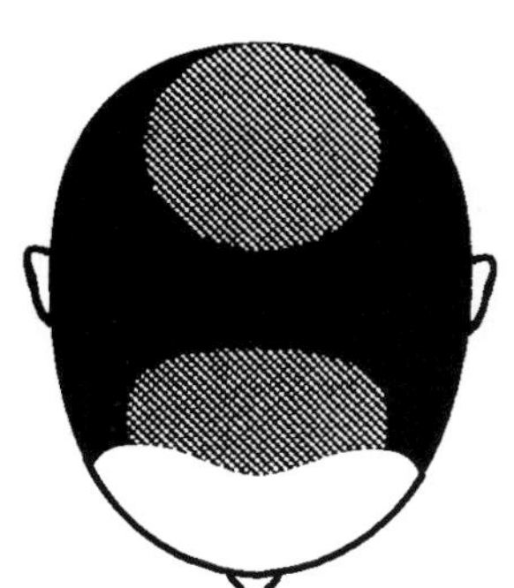
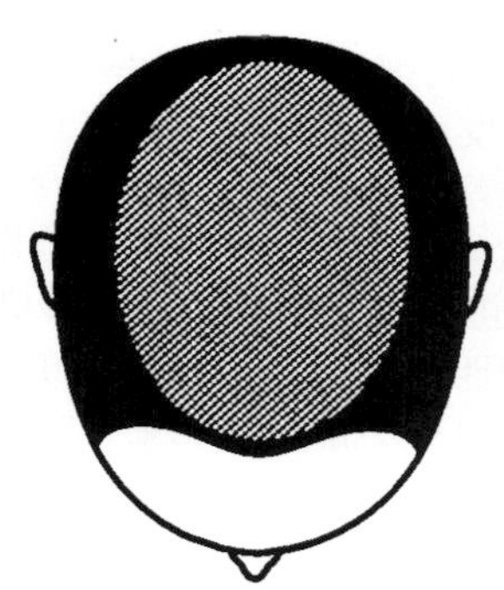
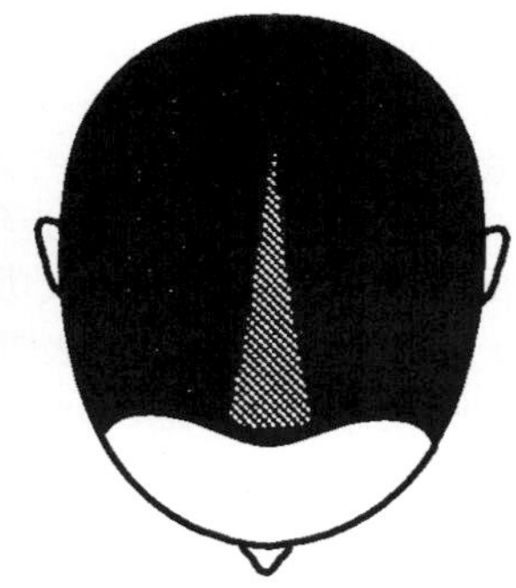

图 54-18　女性型脱发

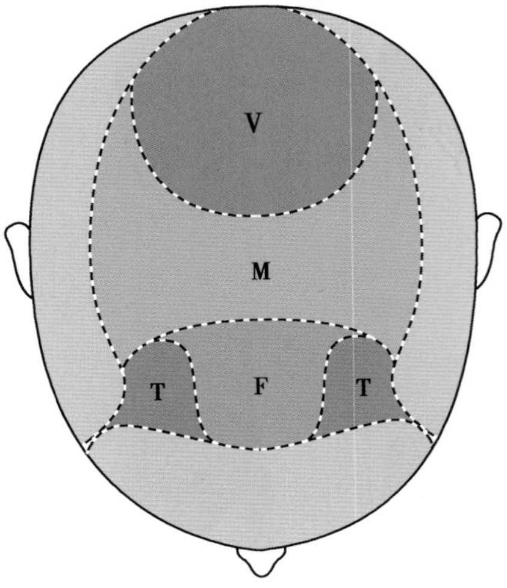

图 54-19 脱发分类法中涉及的头皮部位

F. 额部；M. 冠状区中部；T. 颞部；V. 头顶部。

进 / 低下、甲状旁腺功能低下、垂体功能低下、女性更年期后均可发生弥漫性脱发，但有相应的伴随表现，如多囊卵巢综合征患者合并闭经、多毛等男性化体征。

4. 生长期 / 休止期脱发　表现为弥漫性脱发，起病前多有应激因素或使用细胞毒性药物等病史，去除病因后头发可在短期内再生。

5. 前额纤维化脱发　常见于绝经后女性，前额发际线后退，被形象地称为“玩偶发际线”，类似男性 AGA，但本质上是一种瘢痕性脱发，有人认为它是扁平苔藓的变型。

（六）治疗

AGA 是一个进行性加重的过程，治疗越早疗效越好。主要治疗手段包括抗雄激素治疗、外用药和毛发移植，通常采用联合方案。局部外用 2% 或 5% 的米诺地尔溶液，每天 2 次，能够安全有效缓解男性型雄激素性脱发。但是，治疗中断后，可再次脱发。随机对照研究报道例数太少，因而无法评估成功抑制脱发的百分比和可见头发再生频率。一线治疗有外用米诺地尔（A）、男性口服非那雄胺（A）、女性口服螺内酯（B）、环丙孕酮（B）和口服避孕药（B）；二线治疗有毛发移植（A）、织发、假发和头皮缩减术。除了非那雄胺片和米诺地尔溶液以外，其他药物目前均属超说明书用药。

1. 抗雄激素治疗

(1) 非那雄胺：非那雄胺是唯一获批用于男性 AGA 的系统用药，它抑制Ⅱ型 5α- 还原酶，从而抑制睾酮还原为 DHT，降低毛囊和血清中的 DHT 浓度。适用于男性患者，剂量为 1mg/d，通常服药 3 个月后脱发减少，6~9 个月毛发再生，1~2 年达到较好疗效，需长期用药才能维持疗效。推荐至少服药 1 年，如治疗 1 年仍无疗效，建议停药。近年来欧美有用较大剂量（2~3mg）非那雄胺治疗女性 AGA 成功的报道，但对绝经后女性无效。大样本的随机对照研究表明，系统性使用非那雄胺每天 1mg，90% 的患者停止脱发，48% 的患者可见发密度增加。然而，停止治疗脱发复出现。在 90% 的男性型脱发患者治疗中，口服 1mg 非那雄胺（至少持续 5 年）就可以有效阻止脱发。而降低性欲和勃起功能障碍等系统性不良反应的发生较罕见（1%~2%），而且，持续时间短。

非那雄胺安全性良好，少数患者出现性欲减退、勃起功能障碍和射精减少，停药后消失，1/3 的患者不停药也可缓解。该药可降低血清前列腺特异性抗原水平，在通过 PSA 筛查前列腺癌时应将 PSA 数值加倍，以便造成假阴性。

(2) 环丙孕酮：适用于女性患者，特别是合并痤疮和多毛者。在月经周期第 5~15 天服用 100mg/d，同时在第 5~25 天服用炔雌醇 50μg/d。也可服用避孕药达英 -35（含环丙孕酮 2mg 和炔雌醇 35μg），在月经来潮第 1~5 天开始服用，每天 1 片，连服 21 天，停药 7 天，再开始下一疗程。有静脉血栓、血脂代谢障碍、肝功能不全者不宜使用。主要不良反应为性欲减退、月经紊乱、体重增加、乳房触痛、恶心和抑郁等。

(3) 螺内酯：螺内酯可抑制肾上腺产生睾酮，与 DHT 竞争雄激素受体，发挥抗雄激素作用。适用于女性患者，剂量为 40~200mg/d，建议疗程为 1 年。主要副作用有月经紊乱、性欲减退、乳房胀痛、头晕、乏力、高钾血症等。

(4) 度他雄胺：度他雄胺对Ⅰ型和Ⅱ型 5α- 还原酶均有拮抗作用，可呈剂量依赖性降低血清和头皮 DHT 水平，在刺激男性 AGA 患者毛发再生方面较非那雄胺更有效。目前用于治疗良性前列腺增生症的剂量为 0.5mg/d，在国外也被广泛地超说明书用于治疗 AGA。度他雄胺对性功能的副作用与剂量相关，较非那雄胺更大。

2. 外用药治疗

(1) 米诺地尔：米诺地尔溶液是唯一获批用于治疗 AGA 的外用药，推荐女性用 2% 浓度，男性用 5% 浓度。米诺地尔可刺激真皮毛乳头细胞表达血管内皮生长因子，扩张头皮血管，改善微循环而促进毛发生长。用法为 1.0~1.5ml，每天 2 次，平均起效时间 3 个月，推荐疗程 6~12 个月以上，有效率为 50%~85%，应轻中度脱发疗效更好。常见副作用为接触性皮炎和多毛，多毛常见于女性，停药 1~6 个月可完全消退。局部外用 2% 或 5% 的米诺地尔溶液，每天 2 次，能够安全有效缓解男性型雄激素性脱发。但是，治疗中断后，可再次脱发。随机对照研究报道例数太少，因而无法评估成功抑制脱发的百分比和可见头发再生频率。一项使用现代方法评估头发生长的随机对照试验表明，外用 2% 米诺地尔溶液的疗效优于系统使用抗雄激素药物醋酸环丙孕酮的疗效。

(2) 前列腺素 F2α 类似物：研究显示前列腺素类似物拉坦前列素和比马前列素可增加 AGA 脱发区的终毛密度。

(3) 抗雄激素药：研究显示外用抗雄激素药如非那雄胺凝胶 / 溶液、非那雄胺米诺地尔复方溶液、氟罗地尔溶液、酮康唑洗剂治疗 AGA 有一定疗效。

(4) 其他：还有研究显示丙戊酸喷雾剂、香草酸甲酯（methyl vanillate）喷雾剂、腺苷溶液、褪黑素溶液和 Gly-Pro-Ile-Gly-Ser 五肽溶液（由 5 种氨基酸“甘氨酸 - 脯氨酸 - 异亮氨酸 - 甘氨酸 - 丝氨酸”组成的短肽）也有一定疗效。

3. 毛发移植　包括自体毛发移植和人工毛发移植。自体毛发移植是分离雄激素不敏感部位（通常为枕部）的毛囊，将其移植到脱发部位，移植后的毛囊可长期存活。常用技术为毛囊单位切取移植术（FUT）和毛囊单位抽取移植术（FUE）。一般术后 10~14 天拆线，2~3 个月后毛发再生，移植后可暂时性脱发。毛发移植的适应证为 4 级以下 AGA，经治疗脱发已趋于稳定，枕部毛发较密的患者。禁忌证包括严重内脏疾病、供区毛发质量差。

4. 其他　药物或手术治疗无效的患者可使用发片、假发。有人尝试采用基因疗法，将生长因子/细胞因子基因转入毛囊细胞。

（七）病程与预后

AGA是一种进行性疾病，受到遗传和雄激素双重影响，药物治疗仅能控制或延缓病情发展。自体毛发移植疗效持久。如果不进行治疗，脱发逐渐发展，直至那些由遗传基因决定的对雄激素敏感的所有毛囊萎缩变小。雄激素性脱发的程度取决于对雄激素敏感的毛囊数量，以及这些毛囊对雄激素的敏感程度。在男性和女性AGA患者中枕部毛囊不会对雄激素产生敏感，因此也不会发生脱发。

八、多囊卵巢综合征

内容提要

- 多囊卵巢综合征有卵巢分泌雄性激素过多所致。
- 临床特征为高雄激素血症的系列症状如痤疮、多毛、月经紊乱、不孕、女性男性化等。
- 女性型脱发是本病的重要体征。

多囊卵巢综合征（polycystic ovary syndrome，PCOS），又名Stein-Leventhal综合征。卵巢分泌的雄性激素可引起雄激素性脱发和妇女多毛症。在美国，至少6%~7%的育龄期女性患有PCOS，这是导致少排卵性不育症和多毛症最常见的原因之一。PCOS具有强烈的家族遗传性，表现为复杂遗传性状。

多囊卵巢综合征患者的脱氢表雄酮和雄烯二酮水平增高。卵巢肿瘤可产生雄性激素，如雄烯二酮。由于分泌大量的雄激素，出现高雄激素血症。

高雄激素血症的系列症状有：痤疮、多毛、女性型秃发、皮脂溢出、皮肤男性化、肌肉粗壮、声音低沉、乳房平小、溢乳、肥胖、良性黑棘皮病、月经不调直至闭经、性欲亢进，阴蒂增大、不孕、胰岛素依赖性糖尿病和卵巢肿大等。

女性型秃发是本病的一个重要体征。年轻妇女发生脱发，其中的1/3可能由PCOS引起，主要表现为全头部弥漫性脱发，头顶部显露出头皮，毛发变细，发辫变小，不会侵犯发际部，也不会发展至男性雄激素性脱发的秃顶。由于毛囊在雄激素作用下小型化，毛发生长周期发生颠倒，生长期缩短，休止期延长，因而毛发变得纤细。

虽然本病是由雄激素分泌过多引起，但服用5α-还原酶抑制剂非那雄胺治疗无效。而服用达英-35或外用2%~5%米诺地尔溶液有效。

诊断PCOS需要下列几个方面条件：高雄激素排卵稀少，除外雄激素过多或排卵稀少的其他原因，诸如非典型肾上腺皮质增生（NCAH）；高泌乳素血症和甲状腺功能异常。

九、牵拉性脱发

牵拉性脱发（traction alopecia），本病因长期拉紧头发所致。如编辫、扎马尾辫过紧、反复拉直头发、强迫行为（拔毛癖）、长期佩戴护士帽、反复用力按摩。可造成脱发，头皮可能凹陷，也可有炎性反应或瘢痕。

十、瘢痕性脱发

内容提要

- 广义的瘢痕性脱发包括了因毛囊永久性丧失所致的所有类型脱发。
- 按照组织病理学，可将该组疾病分为淋巴细胞性、中性粒细胞性、混合型和非特异性4类。

瘢痕性脱发（scarring alopecia）有毛囊破坏，广义的瘢痕性脱发可能包括了因毛囊永久丧失所致的所有类型秃发。在原发性瘢痕性脱发中，组织病理的要点在于毛囊为炎症的靶点。而继发性瘢痕性脱发的毛囊被非特异破坏，包括深度烧伤、放射性皮炎、皮肤恶性肿瘤、皮肤结节病、硬斑病、类脂质渐进性坏死，以及一些慢性感染如皮肤结核等。不同原因的继发性瘢痕性脱发的临床和组织学表现会具有潜在疾病的典型特征。

此类疾病有些显示双相性，在疾病早期可见非瘢痕性脱发，而在晚期永久性脱发则很明显。例如雄激素性脱发、斑秃和牵拉性脱发。这些类型的脱发通常被认为是非瘢痕性，但若疾病活动多年，将发生毛囊的永久性脱落。

目前，瘢痕性脱发的分类较混乱。最常用的是北美毛发研究协会提出的分类法案，按照脱发的病理特点进行分类，包括淋巴细胞性、中性粒细胞性、混合型和非特异性4类。虽然，病理分类方法有时与临床联系不紧密，但这种分类方法有利于指导临床治疗。

十一、Brocq假性斑秃

内容提要

- Brocq假性斑秃是一种进行性、特发性、非炎症性瘢痕性脱发，临床上以不规则几何图形的永久性秃发斑为特征。组织病理学特征为毛囊萎缩，无炎症性改变，或炎症浸润轻微。
- 本病的诊断是一种排除性诊断，即除外其他原因所致的瘢痕性脱发。
- 本病无特效治疗，常在数年后停止发展，很少引起全秃。

Brocq假性斑秃（pseudopelade of brocq，PB）又称萎缩性秃发，为一种进行性、特发性、非炎性瘢痕性脱发，其毛囊萎缩、秃发为永久性。由Brocq在1888年报告，特征为散在非对称性分布的圆形或椭圆形光滑脱发斑。本病存在争议，现在认为系一独立疾病，分类上属瘢痕性脱发。

（一）病因与发病机制

本病是一种原因不明的独立疾病，以往很多描述的假性斑秃是多种瘢痕性脱发的终末阶段，包括盘状红斑狼疮、毛发扁平苔藓和中央离心性瘢痕性脱发。

1. Brocq假性斑秃的概念　应该是指排除那些经过充分的临床、组织学和相关实验室检查证实的其他瘢痕性脱发的患者，例如排除扁平苔藓、盘状红斑狼疮、局限性硬皮病、脱发性毛囊炎等所致的秃发。

2. 自身免疫　本病可能与局限性自身免疫机制有关，通过免疫诱导干细胞凋亡而引发永久性脱发。研究表明过氧化物酶体增殖物激活受体(PPAR)-γ在瘢痕性脱发毛囊皮脂腺单位中的表达降低，脂质代谢下调，产生脂毒性物质，促使炎性细胞因子表达增加，诱导隆突部位干细胞凋亡，从而导致毛发永久性脱落。有报告患者免疫组化染色显示，皮损边缘毛囊结构近似正常处有CD8阳性T细胞在皮脂腺周围及小叶间隔内浸润，提示经典型PB早期杀伤性T细胞首先攻击皮脂腺，通过诱导干细胞凋亡引发永久性脱发。

(二) 临床表现

最初头皮有一个或数个圆形、椭圆形或不规则形的秃发斑，以后扩展和增多。秃发区头皮发亮萎缩，略显凹陷，毛囊口不清，境界清楚，边缘头发不松动。已脱掉的毛发永不再生。本病秃发斑数目多而小，不像斑秃大而少。

病情稳定时可见到融合的脱发斑，表面瓷白色、有光泽。脱发区中毛囊口消失，仅有少数毛囊残存。可见轻度红斑，一般无炎症浸润。一些皮损处色素减退甚至凹陷。皮损常不规则，呈几何图形样。这些病灶被描述为“雪地上的脚印。

病情经过数月或数年以后不再发展，因此，头发不至于全部脱光。

(三) 组织病理

PB的特征为毛囊漏斗水平有轻度单一核炎症细胞浸润，皮脂腺减少或消失，毛囊上皮萎缩，可以减至一层或两层细胞。在晚期出现广泛的纤维化，毛囊被含弹力纤维的纤维组织所替代。

(四) 诊断标准

其他类型的瘢痕性脱发也可以有相同的临床表现，因此假性斑秃的诊断是一种排除性诊断。本病通常炎症浸润轻微，如果炎症浸润显著，就不像假性斑秃。诊断要点是有瘢痕性脱发表现的同时，缺乏其他可行特异性诊断的特征。

Braun-Falco等在1986年提出了PB的诊断标准(表54-9)。

表54-9 Brocq假性斑秃的诊断标准

临床标准	组织学标准
边界不规则和融合性脱发斑	缺乏明显的炎症
轻度萎缩(晚期)	缺乏广泛的瘢痕形成(最好在弹力纤维染色中观察)
轻度毛囊周围红斑(早期)	缺乏明显的毛囊角栓
男女比为1:3	皮脂腺缺乏(至少有所减少)
病程长(>2年)	表皮正常(仅偶有轻度萎缩)
进展缓慢，有自发终止可能	真皮纤维束 直接免疫荧光：阴性(或仅有曝光部位极少量IgM沉积)

(五) 鉴别诊断

主要与斑秃鉴别，后者为突发的斑状秃发，头皮不萎缩，能逐渐恢复，秃发区边缘头发松动。其他需鉴别的疾病还有盘状红斑狼疮、扁平苔藓、脱发性毛囊炎。

(六) 治疗

本病毛囊破坏萎缩，不能恢复，治疗只能延缓脱发。有学者在脱发区外或皮损内注射糖皮质激素，10%松节油可能有效。同时长期服用抗炎剂量的四环素，但常无效。若患者曾用过热梳(用热梳拉直头发)，则应停止使用。对已经形成的秃发，而病情稳定者，可考虑植发。

(七) 病程与预后

本病多在2~18年后，停止发展，常趋向于稳定状态。

十二、盘状红斑狼疮脱发

内容提要

- 盘状红斑狼疮脱发是最常见的瘢痕性脱发类型之一，好发于中年女性。
- 本病皮损除了瘢痕性脱发以外，还有盘状红斑狼疮的其他特征如红斑、毛囊角栓、毛细血管扩张等。
- 治疗以口服羟氯喹和使用糖皮质激素为主。

盘状红斑狼疮(discoid lupus erythematosus，DLE)与毛发扁平苔藓所致的脱发是最常见的两种炎症性瘢痕性脱发，多见于中年妇女。

(一) 临床表现

本病表现为头皮的一处或多处秃发斑，有时可广泛性脱发，秃发斑基底头皮见红斑、萎缩、瘢痕形成、毛囊角栓、毛细血管扩张和色素沉着/减退。活动性损害可有瘙痒，日晒加重。皮损可类似斑秃、毛发扁平苔藓、线状硬斑病、中央离心性瘢痕性脱发或Brocq假性斑秃。

(二) 组织病理

早期活动性DLE损害的特征为淋巴细胞浸润性界面皮炎，基底层空泡变性，角质形成细胞坏死，基底膜增厚和皮脂腺破坏。毛囊上部淋巴细胞浸润明显，毛囊口扩张和角栓。直接免疫荧光(DIF)检查示真-表皮交界处IgG和C3颗粒状沉积。

(三) 治疗

羟氯喹200~400mg/d(成人)或4~6mg/kg(儿童)有效。治疗开始前应行血常规和眼底检查。病情进展迅速的患者可加服泼尼松1mg/kg并在8周内减量。局限性或进展缓慢的病例可皮损内注射或外用糖皮质激素治疗。

十三、毛发扁平苔藓脱发

内容提要

- 毛发扁平苔藓是扁平苔藓的毛囊变型，是导致炎症性瘢痕性脱发的常见病因之一。
- 本病分为3个亚型，即经典型毛囊扁平苔藓、前额纤维化脱发和Graham-Little综合征，3型的基本病理学改变相似。
- 可采用皮损内注射曲安奈德、外用他克莫司治疗。

毛发扁平苔藓(lichen planopilaris，LPP)是扁平苔藓的毛囊变型，可分为3个亚型，即经典型LPP、前额纤维化脱发和Graham-Little综合征。可引起瘢痕性脱发，特征是片状脱发伴毛囊性炎症。

(一) 临床表现

1. 经典型LPP 典型发病年龄约50岁，女性多见，28%

的患者存在头皮外扁平苔藓损害。皮损表现为毛囊角化性丘疹、脱屑和毛囊周围红斑、瘢痕形成，产生网状模式脱发、毛囊口扩张，内含角化碎屑，可有多根毛干从扩展的毛囊口冒出（丛状毛囊炎）。晚期损害与其他瘢痕性脱发相似，尤其是Brocq 假性斑秃。

2. Graham-Little 综合征　罕见，又称为假性斑秃 - 毛周角化综合征，特征为①头皮多灶性瘢痕性脱发；②耻区和腋窝部位非瘢痕性脱发；③躯干和四肢毛囊苔藓样角化性丘疹三联症。

3. 前额纤维化脱发　多见于 50 岁以上女性，前额带状或环状瘢痕性脱发，前发际后退，外观似玩偶洋娃娃（玩偶发际线）或男性雄激素性脱发，有时原发际线处可由残存的少量毛发。在前发际带状脱发区内可见毛囊角化过度和毛囊周围红斑。眉毛也常受累。

（二）组织病理

3 种亚型具有相似的组织病理学特征，毛囊上部和周围淋巴细胞浸润和界面皮炎，有时可见胶样小体。与盘状红斑狼疮不同，血管丛不受影响，也无黏蛋白沉积。直接免疫荧光（DIF）显示毛囊漏斗周围真皮内 IgM 沉积。

（三）治疗

活动性经典型 LPP 的一线治疗为皮损内注射曲安奈德，每 4~6 周一次，同时外用强效糖皮质激素。口服环孢素、维 A 酸类、灰黄霉素或抗疟药有一定作用。Graham-Little 综合征的治疗与经典型 LPP 相似。前额纤维化脱发可采用小剂量皮损内注射曲安奈德、外用米诺地尔溶液或他克莫司软膏。

十四、脱发性毛囊炎

内容提要

- 脱发性毛囊炎是一种原发性瘢痕性脱发，可能与金黄色葡萄球菌超抗原和宿主细胞免疫功能缺陷有关。
- 临床特征为头皮脱发性红斑、毛囊性脓疱和毛囊角化过度，进行性瘢痕形成，可迁延多年。
- 本病治疗困难，可使用抗生素根除金黄色葡萄球菌，必要时小剂量维持治疗。

脱发性毛囊炎（folliculitis decalvans）又名脱发性痤疮和Quinquaud 病，是一种引起进行性瘢痕性秃发的慢性毛囊炎，可累及任何长毛部位，由 Quinquaud 于 1888 年首次报道。

（一）病因与发病机制

病因未明。Shitara 在 1974 年发现兄弟二人有严重的脱发性毛囊炎伴慢性假丝酵母菌病，同时存在细胞免疫缺陷，故推测免疫反应或白细胞功能缺陷可能是本病的根本原因。目前认为本病可能与金黄色葡萄球菌超抗原和宿主细胞免疫缺陷有关。

（二）临床表现

男性发生于青春期至老年期，女性则为 30~60 岁。可累及任何长毛部位，其中以头皮多见。初期，毛囊周围出现红斑、丘疹，继之出现毛囊性脓疱，愈合后遗留不规则或卵圆形萎缩性瘢痕，毛发永久性脱落（图 54-20）。瘢痕周围不断出现脓疱和瘢痕，离心性向外扩展，致使头皮出现很多大小不等、形状不规则的秃发区。自觉瘙痒或无自觉症状。病程缓慢，可经过数年或数十年，炎症变化的严重性起伏不定。

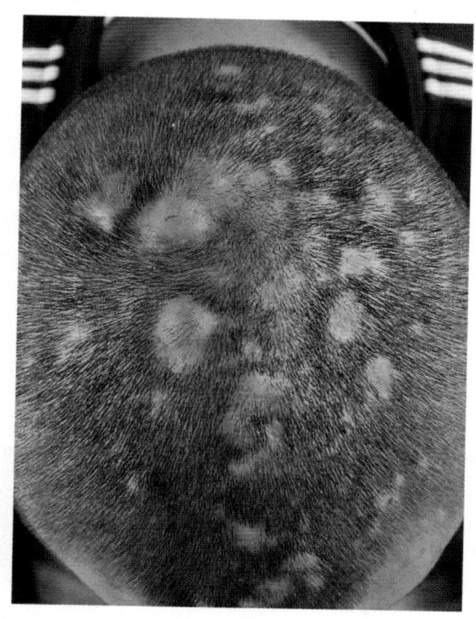

图 54-20　脱发性毛囊炎

光滑皮肤脱毛性毛囊炎（epilating folliculitis of glabrous skin）是本病的一种变型，累及头皮之外的大部分光滑皮肤，导致永久性毛发脱落和毛囊周围萎缩。

（三）组织病理

最早期变化是黑头粉刺样毛囊漏斗扩张，毛囊及其周围有中性粒细胞为主的浸润。晚期损害出现毛囊的明显破坏，病变毛囊周围有大量的淋巴细胞和浆细胞浸润，真皮浅层的残留毛囊纤维化，裸露的毛干周围常有肉芽肿性炎症。

（四）诊断

根据本病的典型临床表现，即瘢痕性脱发斑伴周围毛囊性脓疱，一般可作出诊断。应与其他原因所致的瘢痕性脱发鉴别，如黄癣、须部寻常狼疮、黏蛋白性脱发和假性斑秃等。

（五）治疗

本病治疗困难，可口服米诺环素、红霉素、头孢菌素和复方新诺明根除金黄色葡萄球菌，停药复发者可能需小剂量维持治疗。可联用外用抗生素如莫匹罗星、夫西地酸和红霉素等。鼻腔内外用抗生素根除金黄色葡萄球菌有益。皮损内注射曲安奈德有助于减轻炎症和症状如瘙痒、灼热和疼痛感。

第三节　毛发红斑角化萎缩性疾病

一、面颈毛囊性红斑黑变病

内容提要

- 面颈部毛囊性红斑黑变病可能是毛发角化病的变型之一，多见于年轻男性。
- 临床特征为境界清楚的红斑、色素沉着和毛囊性丘疹，对称累及耳前和上颌区，部分可扩展至颞部、颈侧和躯干。

面颈毛囊性红斑黑变病（erythromelanosis follicularis faciei

et colli）面颈部毛囊性红斑黑变病（EFFC）由Kitamura等于1960年首次报道，临床表现为典型的红斑、色素沉着及毛囊性皮疹三联症。可能是毛发角化病的一种变型。它主要见于成年人和青年，特别是男性。病变呈棕红色，有境界清晰的红斑、色素沉着，皮损对称，分布双侧耳前区。耳前至上颌区的毛囊性丘疹及点状色素沉着（图54-21），红棕色病变区有毛细血管扩张。通常呈散在、均匀分布，有些病例可达颞部、颈侧和躯干。一般无萎缩。组织病理无特异性，仅显示不同程度的毛囊角化过度、毛囊口在真皮上部膨大扩张，真皮浅层血管扩张，血管周围炎症细胞浸润，以及基底层色素沉着。

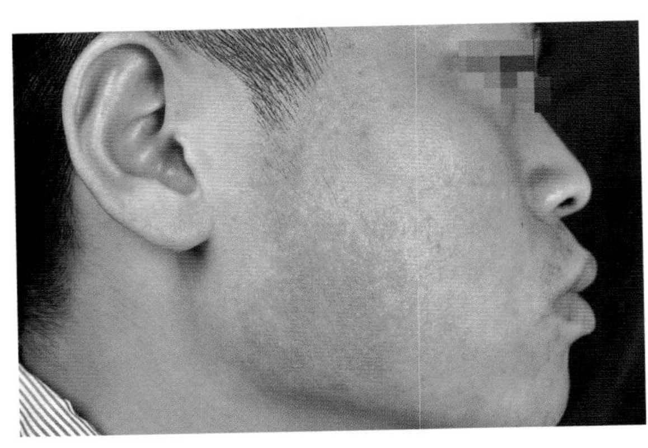

图54-21 面颈毛囊红斑黑变病

根据本病的发病部位及典型的三联症可明确诊断，应与下列疾病鉴别：

（1）萎缩性红色毛周角化病，皮损为耳前毛囊性丘疹，周围绕以红晕，愈后留有网状色沉。

（2）眉部瘢痕性红斑，皮损特征性表现为网状红斑及细小的角化性丘疹，消退后留有萎缩性瘢痕及脱发。

（3）虫蚀状皮肤萎缩，幼年期发病，表现为毛囊性丘疹，顶部有角质栓，脱落后形成虫蚀状萎缩性小凹，可延及耳部、前额，呈蜂窝状或筛孔状外观。

（4）Civatte皮肤异色病，多见于绝经期妇女，表现为面颈部等曝光部位红褐色网状色素沉着，伴有毛细血管扩张、轻度萎缩性白斑，缺乏毛囊性丘疹的改变。

治疗参照萎缩性毛发角化病，使用角质溶解剂和氢醌霜，红斑和色素沉着可用激光治疗。

二、萎缩性毛发角化病

内容提要

- 萎缩性毛发角化病是一组罕见的毛囊角化性疾病，伴有不同程度的炎症、继发性萎缩性瘢痕或脱发。
- 本病分为3种主要亚型：眉部瘢痕性红斑主要累及眉毛，导致瘢痕性脱发；虫蚀状皮肤萎缩主要累及颊部，导致蜂窝状萎缩；脱发性小棘毛囊角化病主要累及头皮，导致重度瘢痕性脱发。

萎缩性毛发角化病（keratosis pilaris atrophicans）是一组罕见的毛囊角化性疾病，伴有毛囊萎缩和/或脱发。婴儿期发病，一些学者认为其是一个独立疾病，另一些学者则把它分为若干亚型，主要包括眉部瘢痕性红斑、虫蚀样皮肤萎缩和脱发性棘状毛发角化病。该病存在不同的遗传模式。

（一）发病机制

萎缩性毛发角化病发病机制不清，为先天性缺陷的遗传性疾病，其角栓堵塞了毛囊口。

（二）临床表现

1. 眉部瘢痕性红斑　又称面部萎缩性毛发角化病，为常染色体显性遗传，基因位点18p11.2。毳毛角化萎缩显著影响眉弓、眉毛，尤其外侧1/3，伴中央角栓的红斑毛囊性丘疹，丘疹中央有纤细的眉毛穿过，易于折断，最终导致毛囊萎缩。可致外侧眉毛瘢痕性秃发。可累及面颊、前额、颞部、颈部，见于各种综合征，包括Noonan综合征和心-面-皮肤综合征。

2. 虫蚀状皮肤萎缩　又称虫蚀状痤疮，呈常染色体显性遗传，发病在儿童期，常见于5~12岁，主要累及颊部并引起蜂窝状萎缩性凹陷；或者被描述为虫蚀状或蜂窝状，呈网状分布的萎缩性凹陷。典型损害呈无数虫蚀状萎缩性小凹，直径1~3mm，深约1mm，形状不规则，对称分布，密集存在，小凹之间有狭窄的正常皮肤相隔，使局部呈蜂窝或筛孔外观。皮损依次为颊部、耳前和上唇。萎缩处皮肤略硬，有蜡样光泽，局部颜色不均匀，有时出现毛细血管扩张和境界不清的红斑，边缘处可见稀少的黑头粉刺及粟丘疹样损害。

3. 脱发性小棘毛囊角化病　呈X连锁隐性遗传，基因位点xp22.2;-p22.13。主要累及头皮、四肢、躯干，伴中央丝状角栓的红斑毛囊性丘疹，角栓脱落后出现萎缩，最终导致头皮、毛囊弥漫萎缩性毛发角化伴瘢痕性秃发。头皮、眉毛和睫毛的瘢痕性脱落，也与掌跖角化过度和角膜炎畏光等特征相关。

4. 脱发性小棘毛囊炎　是脱发性小棘毛囊角化病的变型，呈常染色体显性遗传，青春期发病或加重，好发于头皮，炎症反应较脱发性小棘毛囊角化病更严重，在青春期后进行性发展而不趋于稳定或消退。偶伴发掌跖角化病。

（三）组织病理

本病特征为表皮萎缩、毛囊角化过度伴毛囊口扩张伴角栓、皮脂腺萎缩、毛囊和血管周围稀疏的淋巴与组织细胞浸润以及胶原纤维肿胀嗜碱性变。

（四）治疗

外用角质溶解剂，如尿素霜、12%乳酸铵乳液、维A酸软膏、皮肤磨削、激光和真皮内填充，系统治疗可用维A酸类药物。

第四节　毛干异常或缺陷

毛干异常又称为毛发营养不良。由遗传等因素引起的毛干异常也是导致脱发的主要原因之一。常见的有以下几种（表54-10）与多种系统性疾病相关，一些皮肤综合征以毛干缺陷为主要特点。

一、毛干断裂

1. 结节性脆发病　又称结节性脆皮症，先天性结节性脆发病可能为常染色体隐性遗传，后天性者可分为伴有其他毛发营养不良和代谢性疾病，以及源于物理和化学损伤。临床表现为沿毛干发生小结节，该处毛干皮质破裂，镜下似一对扫

表 54-10　毛干异常或缺陷的分类

一、毛干断裂
　发横折裂
　　结节性脆发症，包括先天性及获得性
　　脆发症
　　裂发症，即毛发硫营养不良
　　套叠性脆发症，即竹节状发
　斜折裂
　　锥形折裂
　纵折裂
　　羽状脆发症
二、毛干卷曲及扭曲
　扭曲发包括螺旋形发及 Menkes 卷发综合征
　羊毛状发包括获得性进行性发缠结及络腮胡状发
　结毛症
三、毛干形状不规则
　毛干纵嵴及沟
　　生长期头发松动综合征
　　先天性少毛症
　　蓬发或三角形及沟状发或玻璃丝发。包括直发痣
　　多生发：发从毛球生长时发生分叉，以及叉状发（毛干节段性分叉）
　环纹发
　假性环纹发：一种螺旋形发由于纵轴扭曲而形成的光学效果。
　锥形发包括 Pohl-Pinkus 标记、枪刺毛发
　间隙性毛发——毛囊发育不良
四、有毛干异常的系统性疾病

Menkes 卷发综合征	Crandall 综合征
精胺琥珀酸尿症	Beare 综合征
毛发硫营养不良	HIV 感染
Pohl-Pinkus 症	维生素 C 缺乏病
Bjornstad 综合征	

帚相对嵌接而形成结节，毛干可在此处断裂。毛干上出现一个或数个灰白色或灰褐色小结节，呈球形或梭形，多发于毛发的末梢部位，主要累及头发，但其他部位的毛发亦可受累。本病有三种类型：①近端结节性脆发症；②远端结节性脆皮症；③局限性结节性脆皮症。

2. 小棘毛壅病　又称为毳毛黑头粉刺，其特点是多根毳毛滞留在同一个扩张的毛囊口中。由 Nobl 在 1915 年首次报道。本病为同一毛基质中多根休止期毛发滞留而引起。

本病常见，好发于青年男性，临床上看似黑头粉刺角栓内有一串卷毛，用放大镜可见成簇的细毛。治疗可用脱毛蜡脱毛，外用 0.1% 维 A 酸乳膏。

3. 羽状脆发病　又称发纵裂病，其特征是毛发末端的纵向裂开，似羽毛样（图 54-22）。发病机制是毛干远端部分的小皮细胞由于磨损而脱落，使其下方的皮质暴露最终导致分叉。延伸 2~3cm，偶见更长。主要见于青年妇女和儿童，偶尔发生于胡须、眉毛、腋毛和阴毛。毛发常干燥、质脆，易于折断。本病应与分叉发进行鉴别。后者的每根头发都分裂成 2 个独立平行的分支，随后又融合形成 1 根发干，前者分叉发中每个分支都有毛小皮覆盖。治疗采用剪去裂发端，外搽发油。

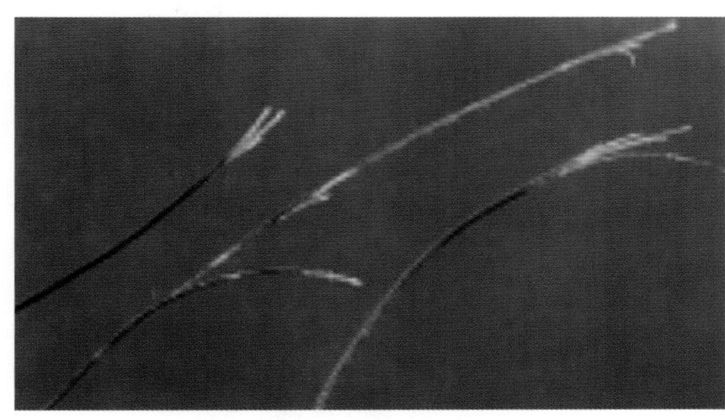

图 54-22　羽状脆发病

4. 裂发症和脆发症　裂发症指的是横贯小皮和皮质的整齐横向断裂，是小皮细胞缺失的结果。本病由 Brown 等在 1970 年首次报道，头发极脆，易于横断，导致明显秃发，显微镜下有异常的双折射现象。发干中硫、胱氨酸和半胱氨酸浓度降低。脆发症是指毛干的青枝断裂，为一斜行或横向不完全断裂，累及皮质但小皮完整。小皮和皮质硫含量正常。在多种毛干疾病中均有出现。

5. 套叠性脆发病　又称竹节状毛发，本病呈常染色体隐性遗传，Netherton 在 1958 年首次描述该病由 SPINK5 基因的致病性突变导致，其编码称为 LEKTI 的丝氨酸蛋白酶抑制物。本病很可能由于皮质和内毛根鞘内角化缺陷所致。最常见于女性婴儿和儿童，表现为毛干皮质变软而形成套叠，沿毛干发生多处结节（由球状部分和凹陷畸形组成），呈竹节状（图 54-23），凹陷在近端，球状部分在远端。本病与先天性鱼鳞病性红皮病或迂回线状鱼鳞病组成 Netherton 综合征，是该综合征的诊断标志之一。竹节发可于数年内恢复正常。

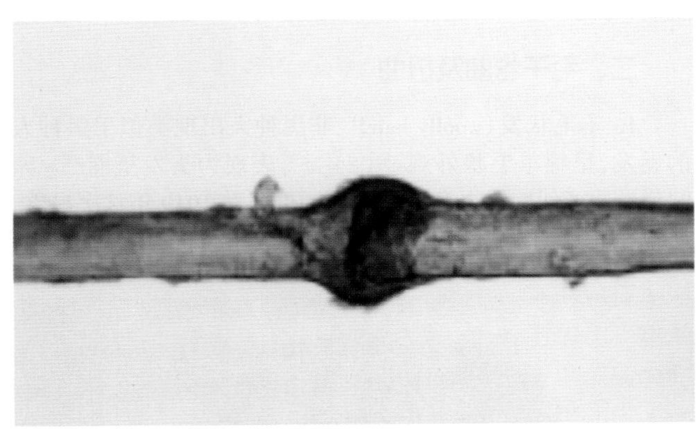

图 54-23　套叠性脆发病

6. 毛发硫营养不良　为常染色体隐性遗传疾病，由 Pollit 在 1968 年描述，基因缺陷包括 XPB 或 XPD 基因突变，包括 TFIIH/XPB 复合体。患者毛发含硫量低，因硫和氨基酸减少而脆弱，容易断裂形成脆发结节（图 54-24）。临床表现差异大，可以从单纯的毛发异常到大的症候群。所有类型的毛发硫营养不良的共同特征为头发、眉毛和睫毛短而杂乱脆弱。毛发短而脆，形状扁平。到青春期后，也可累及身体其他部位的毛发，如阴毛、腋毛和胡须等。Tay 综合征与其相似，但没有光敏

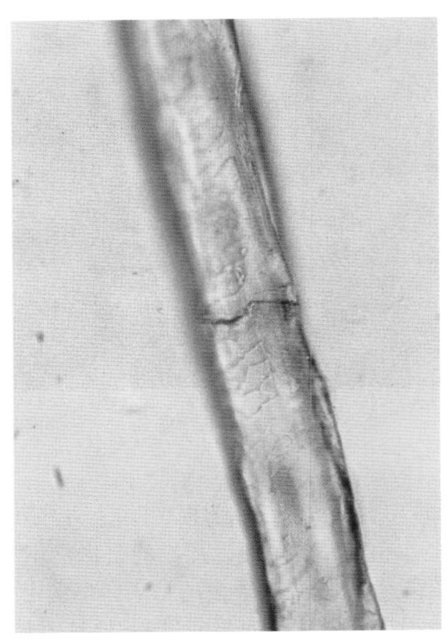

图 54-24 毛发硫营养不良症（毛发显示横裂缝、裂发）

感。约 50% 的毛发硫营养不良患者有紫外线损伤后的 DNA 核苷酸切除修复异常，这种紫外线敏感和切除修复缺陷与着色性干皮病患者相似，但皮肤癌发病率并不增高。有报道同时患有着色性干皮病和毛发硫营养不良的复合型。头发的硫含量明显减少，只有正常的 50%，偏振光显微镜下头发呈明暗交替的带状，有明显的条纹，形似虎尾。

本病可与多种疾病相关，如 Tay 综合征（鱼鳞病样红皮病、毛干异常、智力和身材发育迟缓）；PIBIDS 综合征，即光敏感（photosensitivity）、鱼鳞病（ichthyosis）、脆发（brittle hair）、智力障碍（intellectual impairment）、生育力下降和身材矮小（short stature），PIBIDS 常在出生或新生儿期就出现红皮病和泛发的脱屑，与先天性鱼鳞病样红皮病相似。

二、毛干卷曲及扭曲

1. 羊毛状发（woolly hair） 非黑种人出现类似于黑种人的卷发，呈绵羊毛状外观（图 54-25），表现为头发呈椭圆 - 卵圆形卷曲或纠缠和自身扭转，由 Gottlieb 在 1919 年首次报道。通常在儿童期最严重，常无法梳理。成年时常有不同程度的改善。本病可单独发病，也可以见于某些遗传综合征。

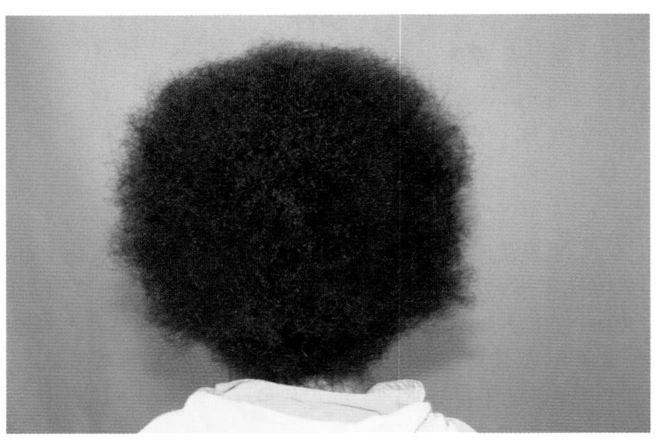

图 54-25 羊毛状发（新疆维吾尔自治区人民医院 普雄明惠赠）

羊毛状发的遗传模式可分为 ADWH 和 ARWH。已证实 KRT74 和 KRT71 基因突变与 ADWH 发病有关，其编码蛋白 2 型上皮角蛋白 K74 在内毛根鞘赫胥黎层大量表达，对维持毛发生长和稳定毛发形态起着重要作用。

目前已证实与 ARWH 发病相关的基因包括 LPAR6 基因、LIPH 基因和 KRT 25 基因。LIPH 基因突变有 20 多种，包括错义突变、无义突变、插入突变、剪接位点突变和大片段缺失突变等。

本病分 4 型，即①常染色体显性遗传、②常染色体隐性遗传、③局限（痣样）型，以及④Naxos 病，局限型为羊毛状发痣，只有部分头皮上的发为羊毛状。

分型	
非综合征	① 羊毛状发痣，为头皮边界清楚的斑状损害。头发卷曲、细软、色素减退，无家族史 ② 遗传性羊毛状发（ADWH）：头发生后或幼儿时期即出现卷曲，成年后可有不同程度的改善 ③ 家族性羊毛状发（ARWH），临床表现与常染色体显性遗传型类似
综合征	① Naxos 综合征，Protonotarios 等在 1986 年报道，由斑珠蛋白的两个碱基对缺失所致，呈常染色体隐性遗传。两型出生时即发生，为全头发松软、螺旋状卷曲，毛干断面为椭圆形。毛发纤细而脆弱，伴有结节性脆发症时，更易断裂。头发生长到 2~3cm 时，即发生断裂。家族中可有扭曲发、环纹发或结节性脆发症患者。临床特征为羊毛状发、掌跖角皮症和致心律失常性右心室发育不良 / 心肌病 ② Carvajal 综合征，特征为羊毛状发，掌跖角皮症和扩张型心肌病 ③ 皮肤脆性 - 羊毛状发综合征，包括羊毛状发、掌跖角皮症、反复脱发、甲营养不良和轻度机械创伤后出现的水疱、无心脏受累

显微镜及扫描电镜下所见：①毛发扁平；②毛干近端可见纵向及横向沟槽，但游离缘磨损；③毛干近端和远端呈不规则的扭转；④远端毛皮质细胞可能缺乏，毛皮质损伤导致毛发折断，出现结节性脆发症、结毛症、裂毛症等。

本病无特殊治疗，一些病例年长后，病发可有改善。

2. Menkes 卷发综合征 为 X 连锁隐性遗传病，它又称为“钢丝发”病，因为毛发如同钢丝一样。由于 ATP7A 基因突变，患者的血清铜和铜依赖性酶缺乏。该基因编码转运 P 型 ATP 酶的转移高尔基体膜结合铜，该蛋白活性丧失，从消化道吸收的铜运出到血液受阻而引起铜缺陷。患儿常为早产儿，均为女婴，新生儿期可有暂时性黄疸、喂养困难、周期性低体温。常见骨质疏松、牙齿和眼部异常。皮肤苍白，脸微胖，上唇呈过大的弓形唇。表现为头发稀疏、粗细不匀、卷曲、质脆、色淡。毛干不规则卷曲，类似于扭曲发、念珠状发和结节状脆发症，可伴有精神发育迟缓和运动功能紊乱。血清和组织铜水平均低下。多数未经治疗的患者存活不到两岁。补充铜可能有帮助。氨羟磷酸二钠治疗可提高 Menkes 病患儿的骨矿物密度。

3. 获得性进行性发扭结　为一种羊毛状发型的卷发，发为黑色，短、干燥、无光泽，常发生于头顶及耳后。螺旋状发与正常发之间无清楚的界限，可见于拔发后及拔毛癖者。

4. 环纹发　又称环状发、带状发(banded hair)、环状白发。本病亦称黑白段发，为一少见常染色体显性遗传病。临床可见毛干正常颜色与白色交替呈环纹状，颜色的改变是由于气泡在毛皮质和髓质内蓄积所致，造成髓质断裂，环纹间隔约 1~2mm，在反射光下可清楚见到环纹。毛发生长一般正常，不脱落，也不伴有身体其他异常。

5. 锥形断裂　是由于在生长期发根中核酸及蛋白质合成受到抑制，使生长出的毛发逐渐变细，导致生长出皮肤表面后即折断，其形状如铅笔尖，广泛的锥形断裂可见于细胞毒药物所致的生长期脱发、以及严重营养不良者。局部锥形断裂可见于斑秃和放疗区域脱落的毛发。

6. 结毛症　又称打结发、绳结发。毛干中段或末端打结成结节状，呈单个打结或双结，此处毛小皮及毛皮质受损轻拉可断裂，可有毛发干燥、纵裂和脆性增加，结毛症发生于头部，常于双颞侧、顶部及前额，也波及耻区或其他部位的体毛。有多发巨大结的报道，电镜示小皮内有纵向裂隙和断裂。

7. 扭曲发　也称为捻转发，为一种头发变形，特征为毛干沿自身纵轴扭曲 90~360°。本病呈常染色体显性遗传，可为先天性、家族性和散发性发病，亦可能为一种后天性疾病，如炎性皮肤病用维 A 酸治疗后可产生扭曲发。扭曲发在婴儿期开始发病，临床表现为发干燥，失去光泽，由于毛囊弯曲，毛干沿纵轴扭转 4~5 圈，卷曲成螺旋状，形成折断的短发(长 4~5cm)或秃发(枕部多见)，眉、睫和体毛亦可受累。典型的扭曲是狭窄的，间隔长度不等的直发，以 3~10 圈螺旋为一组，毛发纤维闪烁反光。光镜检查显示扁平毛发的成簇扭曲(图 54-26)。部分患者至青春期可恢复正常。

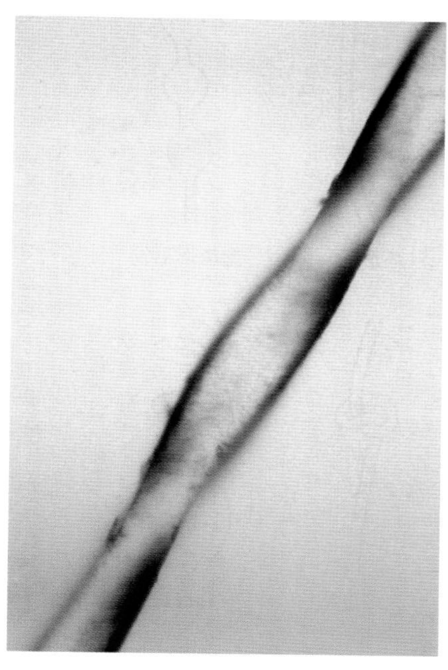

图 54-26　扭发

本病可见于 Menkes 卷发综合征。如合并先天性耳聋，则为 Bjornstad 综合征。Bjornstad 综合征由 BCS1L 基因突变所致，呈常染色体隐性遗传，可出现扭曲发伴感音神经性耳聋。

三、毛干形状不规则

1. 念珠状毛发　念珠状发(monilethrix)也称串珠状发(beaded hairs)，为常染色体显性遗传的先天性毛干角化异常，与编码 II 型毛发角蛋白的 KRT81、KRT83 或 KRT86 基因突变有关。少数呈常染色体隐性遗传，与编码桥粒芯蛋白 4 的基因(DSG4)突变有关。临床表现为毛囊口角化过度，毛干干燥，无光泽，粗细不均，质脆、稀少，毛干呈串珠状，狭窄部分和椭圆形结节部分交替出现(图 54-27)。结节间毛干中间萎缩狭窄变细，头发易在此处折断，因而毛发显得短，病发累及全头或一部分，眉毛、睫毛、阴毛及身体毳毛也可受侵犯。常伴有伸侧面皮肤、颞部、颈后毛发角化。患者可伴有甲及齿畸形、白内障和精神发育迟缓。一些病例在儿童期病情逐渐加重，青年期或妊娠期有自发缓解的趋势。显微镜观察结节处毛发正常，而结节间狭窄。

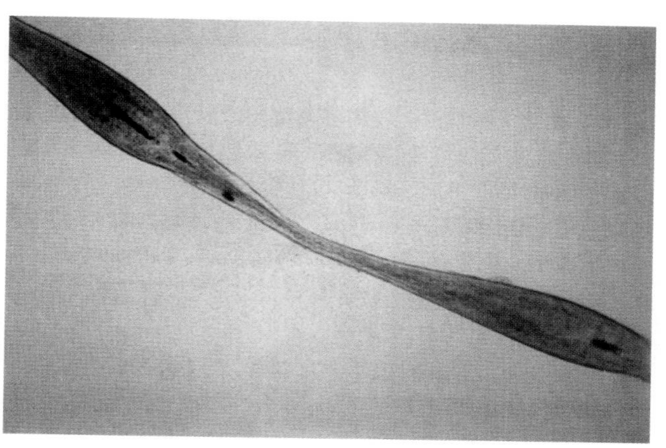

图 54-27　念珠样发

2. 假性念珠状毛发　假性念珠状毛发呈常染色体显性遗传，见于青少年。毛干有不规则的肿胀，长 0.75~1.0mm，结节性肿胀处为异常区域，而结节间区则为正常，这一点与念珠形毛发者相反，病发在结节处发生横折(图 54-28)，与结节性脆发病者类似。电镜下结节处实为凹陷，而边缘突起。

3. 蓬发综合征　蓬松发又称玻璃丝发、不可梳理发，由 Stroud 和 Dupre 在 1973 年首先报道，本综合征可呈常染色体显性遗传、隐性遗传和散发性。幼年发病，头发弥漫性稀疏，发干扭曲，生长方向紊乱，僵硬，无法梳理。发质干燥，呈淡黄色，在日光照射下呈半透明玻璃丝状，脆弱而易折断。头发横断面形状不规则，呈三角形、肾形、扁平或不规则形。发干形状不规则是由毛根鞘角化异常所致，扫描电镜下容易观察到纵沟。这些凹陷有时也见于正常人，检测到 50% 的毛发出现异常才能诊断本病。本病可伴有指 / 趾骨骺发育不良、视网膜萎缩、青少年白内障和短指 / 趾。据报道生物素(维生素 H)治疗有效，有些患者随着年龄增大而改善。

4. 管型毛发　又称毛周角质管型，本病指毛发上有数毫米长的白色半透明聚积物环绕，可沿毛干自由移动，由 Kligman 首次报道。临床可见毛干为黄白色管状物所包绕，很

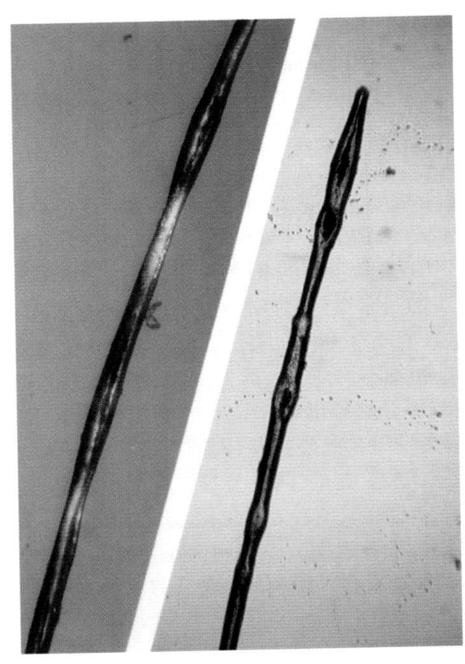

图 54-28 假性念珠状发

像蚤卵，此管状物系由上皮细胞及角质碎屑团块组成，为毛囊内毛根鞘在皮脂腺导管以上部位未与毛干分离，而脱出头皮以上 1~3cm，沿毛干上下滑动，可从发梢滑出。原发性患者中相当一部分是因为梳有马尾辫，头发受到反复牵拉。继发性患者来源于外毛根鞘的角化不全碎屑组成，很可能起源于毛囊漏斗部。有时毛囊旁表皮脱屑也可形成管型毛发。本病需与虱病、结节性脆发病、腋毛癣鉴别。

5. 多生发 是一种毛干发育异常，表现为多根毛干从同一个毛囊口中出现。多根毛发仍共用同一外毛根鞘，可见于头皮和胡须区。在某些病例中该异常表现沿 Blaschko 线分布。本病应与小棘毛壅病、丛状毛囊炎鉴别。

6. 叉状发 叉状发的特征是毛干局限性分叉，在很短距离后又相互融合形成一根毛干。可为先天性、后天性和散发性。叉状发由 Weary 在 1973 年首先描述，毛干叉发一般发生在头发，而不发生在胡须。在毛发内多个接界处，毛发分叉或分离而形成互相平行的毛发支，每个分叉有独立的毛小皮，各沿其护膜排列，可再融合。后天性者可能继发于毛发的理化性损伤。毛发纵裂病的特征是发远端分叉，但不围绕完整的角质层。8- 三体综合征中可见叉状发。

7. 感叹号形发 是毛发的近侧狭窄，远端较近端更宽，毛发呈感叹号形发。源自生长期毛球内的急性或渐进性角化中断。本病见于急性泛发性斑秃，亦可为许多类型的化疗所致。也可见于斑秃、拔毛癖。

8. 泡沫状发 由 Brown 等在 1986 年描述其主要原因是发定型时的加热处理，如用烫发钳、热卷发器、热吹风或其他直接加热，使毛发中因角蛋白变软，部分毛发结构形成泡状发。受累头发脆性增加，可以弯曲或很直，僵硬。在光镜下，可见毛干含有不规则的间隔分布的“泡沫”，扩张并压扁毛发皮质。较大的泡沫处毛发可发生断裂。但在显微镜下观察时发现脱落的毛干中有成排的小气泡，没有明显的毛小皮异常。

四、毛发结构异常

常见毛发结构异常是由于遗传或某些因素作用于毛母质，使毛发生长受到干扰，引起各种缺陷。常见的几种见图 54-29。

五、小棘毛壅病

小棘毛壅病又称毳毛黑头粉刺，由 Nobl 在 1915 年首次

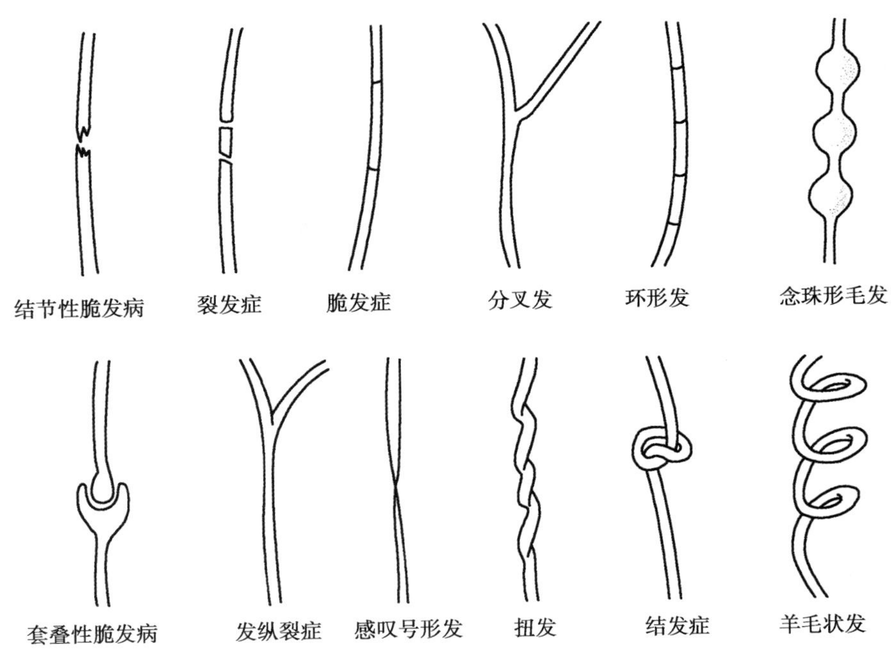

图 54-29 毛干异常

报道。可能为先天性毛乳头发育异常或休止期毛发发育停顿所致。临床表现为毛囊角化，毛囊角栓形成，角栓中包含有一束毳毛；毛发根部近端被包绕，远端断裂。本病好发于面部、背部和颈部。由于毛囊漏斗部角化过度导致毛囊口闭塞，阻止休止期细小毛发脱落。栓塞物直接镜检可见数根至数十根无髓的毳毛。

治疗用拔毛蜡或镊子拔去栓塞物，外用0.1%维A酸软膏。

（叶萍　马萍萍　刘栋　冯进云　周琛　吴志华）

六、内生性毛发

内生性毛发（ingrowing hair）是一种罕见的皮肤病，病因和发病机制不明。不良习惯如喜欢拔胡须等可能起到一定的作用。此外，所报道的病例均为亚洲人，推测可能与亚洲人的毛发特性有关。

临床表现为逐渐延长的皮下黑色线状物，其近段固定而远端逐渐延伸（延伸速度与毛发生长速度相似），部分患者的远端最终可以穿出皮肤而见毛干。黑线长短与其存在时间密切相关。可发生于颈部、颏、颊部以及睑缘。多无明显临床症状。部分伴有皮疹周围炎症。检查可见皮下黑色线状物（图54-30），远端穿破皮肤者可以直接拔出，没有穿破者用锐器刺破皮肤后可拔出，显微镜下观察证实为有毛囊的毛发。本病可以多发，也可以复发。

本病需要与皮肤毛发移行疹鉴别。后者表现为移行的毛发，皮疹移行速度多与运动有关，但黑色线状皮疹的长度是固定的。当内生性毛发的毛干从毛囊脱落后，可表现为皮肤毛发移行疹。

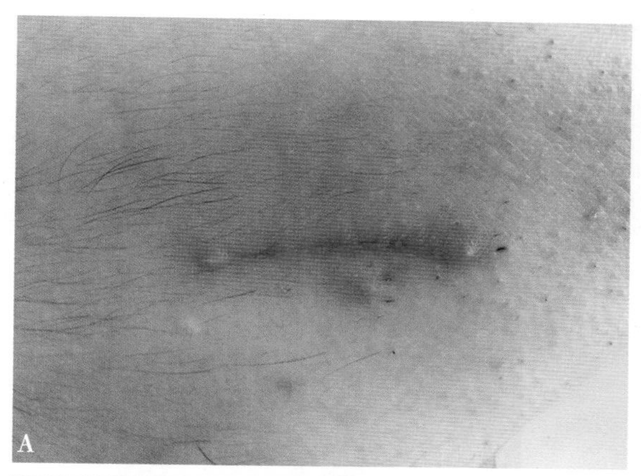

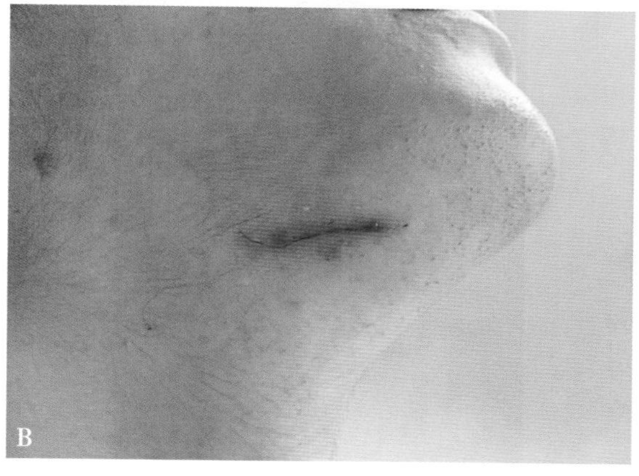

图54-30　内生性毛发（中山大学　罗迪青惠赠）

直接拔出毛发为其治疗手段。对有喜欢拔毛等不良习惯者，纠正习惯有助于治疗。鉴于报道较少，是否需要手术切除毛囊，尚无定论。

（罗迪青）

七、皮肤毛发移行疹

皮肤毛发移行疹（cutaneous pili migrans）是一种少见的皮肤病，为毛发或其片断在皮肤内移动。由Yaffee在1957首次报道，至今约30余例。先后被称为移行性毛发、挖掘性毛发、皮肤内残留毛发、匐行毛发、皮内阴毛移行、移动性毛发、匐形疹、皮肤毛发移行疹及迁移性毛发等。罗迪青等在国外文献报道了我国的首例，此后中文文献已有报道。

（一）临床表现

主要是头发和阴毛的毛干以及毳毛，尤其是末端尖锐的毛发片段，多没有毛囊结构。

多数认为，外力使外源性毛干陷入或刺入表皮内，导致毛发进入表皮。此外，毛小皮的结构可能对毛发进入皮肤也有促进作用。而肌肉舒张和收缩引起该区域皮肤的舒张皱缩，是毛发在皮肤内移行的动力。

至今为止，所报道的病例均为散发。患者分布在多个国家，但以亚洲尤其是日本比较多，中国也有零星报道。本病好发于亚洲人，可能与亚洲人的毛发比欧美人更粗、更圆、更直和更硬，从而有利于毛发进入皮肤并移行有关。

皮疹为蜿蜒前进、略隆起皮面的线状红斑性损害（图54-31）；在其最远端，可见与线状红斑走向相同并处于红斑轴心的黑线（即毛发），其长短不一，但长度是固定的。如果毛发位置较深时，皮疹可能不典型。皮疹的发展速度不一，运动时皮疹延伸加速。可伴有轻重不一的疼痛，也可无不适。好发部位为颊或颈部、胸部、腹部、踝部、足部，其中以下腹部、足部最常见。

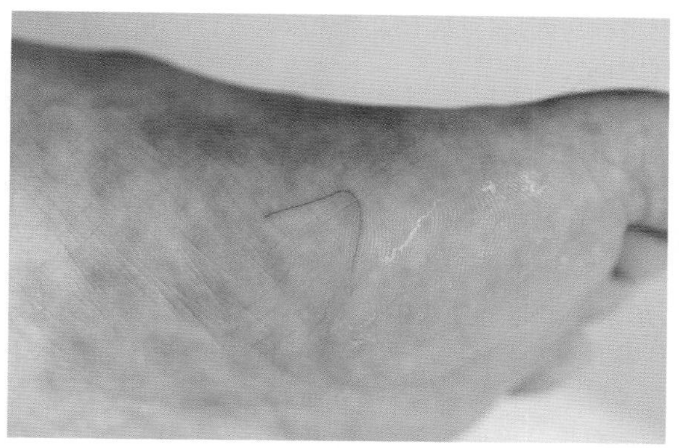

图54-31　皮肤毛发移行疹（中山大学　罗迪青惠赠）

在靠近黑线处切一小孔，可以拔出黑线。显微镜下观察，可证实为毛发。多数没有毛囊结构。

（二）诊断与鉴别诊断

根据蜿蜒前进、略隆起皮面的线状红斑性损害，皮疹的最前端有黑线，伴有轻重不一的疼痛，拔出的黑线在显微镜下可见毛发结构，即可确诊。

鉴别诊断包括皮肤幼虫移行症、理发师指间藏毛窦及内生性毛发。

（三）治疗

在黑线的一端切一小口，将毛发拔出即可。

（罗迪青）

八、毛增多症

毛增多症（hypertrichosis）是指非激素敏感部位的毛发生长，即身体任何部位毛发数量过度增长。长毛部位的毛发密度增加、毛发变粗、变长。可为全身性或局限性，包括毳毛、胎毛或终毛增多。

毛增多症指的是与雄激素无关、分布无性别差异的毛发过度生长，可有家族史，可为皮肤遗传病、错构瘤或与反复损伤有关，也可继发于药物或系统性疾病。（表 54-11）

表 54-11　毛增多症分类表（Camacho，1997）

全身性毛增多症	局部毛增多症	症状性毛增多症
先天性胎毛增多症	先天性局部毛增多症	先天性遗传性疾病毛增多症
后天性胎毛增多症	后天性局部毛增多症	获得性疾病毛增多症
获得性泛发性毛增多症		医源性毛增多症

（一）全身性毛增多症

1. 先天性胎毛增多症（congenital hypertrichosis lanuginosa）又称 Ambras 综合征，最早由德国的 Virchow 在 1873 年首先描述，罕见，在胎儿的发生率为十亿分之一。

(1) 发病机制：在已报道的先天性胎毛增多症病例中，其发病机制早期学者多称属返祖现象，目前认为是由基因突变所致，多数患者是常染色体显性遗传，具有家族性，但是也有散发病例，也有报道与母体疾病相关，先天性胎毛增多症可能有多种病因，在对具有家系的患者进行研究发现，患者的 8p11.2，8q22 存在异常。

正常胎儿在孕 7~8 月时胎毛褪去，但是先天性胎毛增多症患儿出生时仍存在胎毛。一些研究者对患儿胎毛进行了显微镜下的观察，认为过多的毛发是毳毛而不是没有髓质的胎毛。

(2) 临床表现：先天性胎毛增多症主要表现为出生时除掌、跖和黏膜外全身外被胎毛，毛呈细丝状，可长达 10cm，无色素。头发与体毛一样，其直径和质地达不到成人毛发程度。眉毛浓而长，两眉常可连接起来。前额、面部、颈部毛均密而长。根据面部毛发的分布情况，通常分犬面型和猴面型，亦有狼样人和猸狗样人。患者的眉毛和头发较正常人更黑更密。有报道先天性胎毛增多症可伴有牙齿发育异常，也有伴发青光眼的报道。有些患儿在儿童时部分胎毛可以褪去，但仍留有过多的毛发，也有患者毛发进行性增加。患儿智力发育正常。有些患儿或其家族中可有牙齿发育不良、恒齿稀少或缺如、外耳畸形等异常。猴脸型常在婴儿期死亡。

(3) 治疗：机械脱毛可有一定疗效，并能达到美容效果。1987 年 Partridge 报道的一例患者，通过剪除毛发，至第 9 个月时，毛发自发性消退，但是值得考虑的是多毛自发性消退并不一定由修剪引起。

现在多采用激光脱毛，每天能脱 200~300 根，每周或 2 周做 1 次，全身毛发脱掉约需 1 年左右。国内上海、北京和广州多次为全身性多毛症的女孩作过激光脱毛获得成功。

2. 获得性胎毛增多症（hypertrichosis lanuginosa acquisita）表现为面部长出丝稠状柔软的胎毛，继续生长可遍及全身（掌跖除外）。大部分病例伴有内脏恶性肿瘤。毛发生长迅速，每周生长 2.5cm，长度可达 10cm 以上。此种病变是一种副肿瘤性皮肤病，应及时寻找潜在的内脏恶性肿瘤。

伴发疾病包括：①内脏恶性肿瘤，如结肠癌、直肠癌、膀胱癌、肺癌、乳癌、子宫癌；②卟啉病、皮肌炎。

3. 获得性泛发性毛增多症　最常与药物有关，药物引起的多毛一般在用药后 6 月至 1 年左右才开始出现，亦有少数可在较短时间内出现（图 54-32，图 54-33）。医源性多毛常呈暂时性，停药后可逐渐恢复，但有些药物所致者亦可持久存在。苯妥英钠可在服药 2~3 个月后出现多毛症，始于四肢伸侧，以后发展至躯干和面部，部分病例在停药后持续不退。其他获得性胎毛增多症包括大脑紊乱、肢痛症、感染、营养不良等系统性疾病引起的毛增多症。

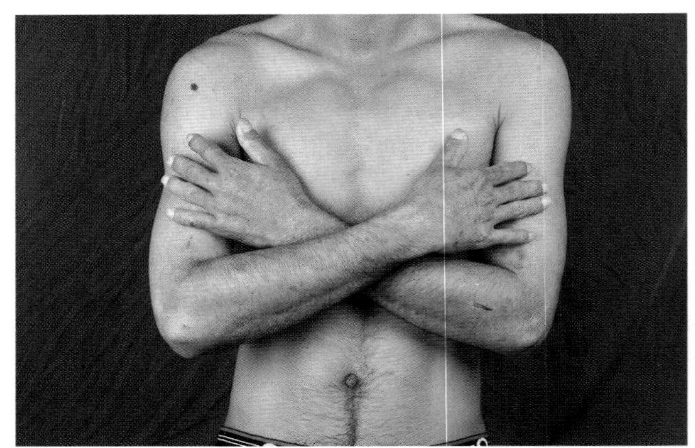

图 54-32　获得性泛发性毛增多症(1)

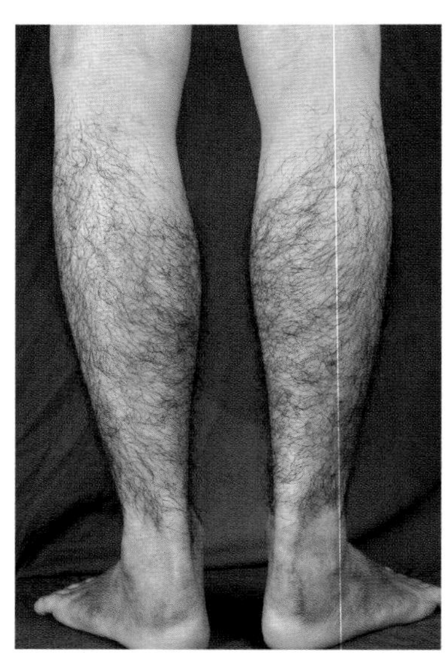

图 54-33　获得性泛发性毛增多症(2)

（二）局部毛增多症

1. 先天性局部毛增多症

(1) 先天性黑素细胞性毛痣：与后天性色素痣不同，存在较高的恶变倾向，本病无遗传倾向。出生时即存在的先天性黑素细胞痣临床较多见。早期即有黑色粗毛，外形奇特，兽皮样外观。皮损面积随身体长大而扩大。按其面积大小，先天性黑素细胞痣通常可分为巨大毛痣、中等毛痣、小毛痣。先天性巨大毛痣是指直径大于 20cm 或面积大于 $10cm^2$ 的毛痣。先天性小毛痣是指直径小于 1.5cm 的毛痣。另外，先天性小毛痣的临床发病率远高于先天性巨大毛痣，因此在临床上有更重要的意义，有证据表明在 60 岁以上老年人中，该病的恶变率为 1/20。先天性中等毛痣是指直径为 1.5~19.9cm 的毛痣。

(2) 痣样多毛症（naevoid hypertrichosis）：表现为特定部位的局限性终毛过度生长，可单发或多发，可作为局部发育缺陷单独存在，或与其他痣样异常并存。一般不伴有系统性损害，组织病理检查示局部毛囊数量增多。

1）原发性痣样多毛症：有以下不同的表现：①肘部多毛症：婴儿期开始的围绕肘部的多毛性损害，5 岁左右开始变长，卷曲如羊毛，至青春期逐渐消退；②耳廓多毛症：好发于老年人，舟状窝（耳轮沟）长出较长毛发（图 54-34）；③眼眉多毛症：表现为眉弓和眉间毛发增多；④颈前多毛症：颈前喉部的小片状终毛增多。

2）继发性痣样多毛症：如局部多毛系周围病变所致，则称为继发性痣样多毛症。好发于皮脂腺旺盛的区域如肩胛间区、后背中部等。有时可与皮内痣或其他皮肤病如 Darier 病伴发。色素性毛表皮痣（Becker 痣）患者在色素沉着斑基础上出现多毛。

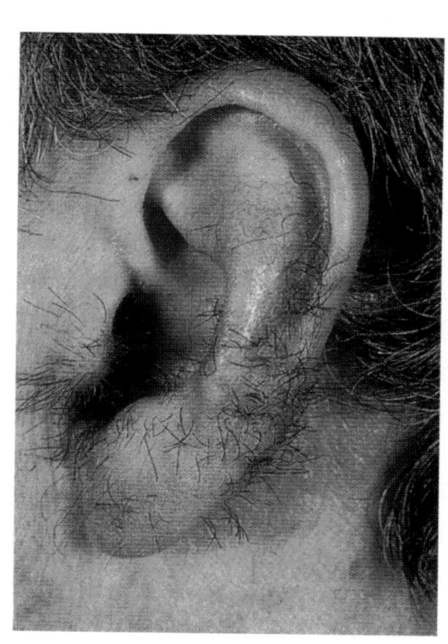

图 54-34　局部多毛症

(3) 隐性脊柱裂局限性多毛痣：属先天性畸形，多在出生后即已发病。到 5~6 岁后腰部正中有境界清楚的局限性多毛、色深、毛粗、而且越长越长，形态颇似山羊尾巴（faun tail）（图 54-35），绝大多数患者伴有隐性脊柱裂，个别患者脊柱裂较大，可在多毛症的上或下正中有脊膜膨出。在 X 线片上很容易看到脊柱裂。脊柱裂较大时需行脊柱裂修补术，有脊柱膜膨出时更需进行修补，隐性脊柱裂如不影响功能可不作治疗。多毛可行激光治疗。

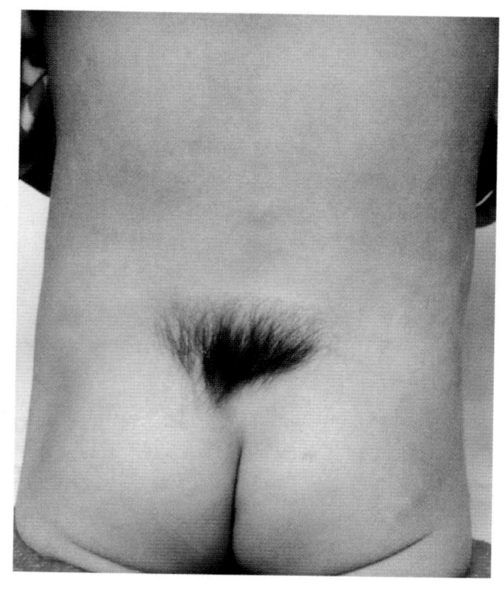

图 54-35　局部多毛症

2. 后天性局部多毛症　获得性局限性多毛可由直接外伤、反复擦伤、外界刺激、炎症反应、全身用药等引起，去除病因后可逐渐恢复。

临床表现为受刺激部位的毛发变长、浓密。扛麻袋的工人背部多有多毛现象；骨折后经过石膏和夹板固定的皮肤常发生毛发增多现象。

有些瘙痒性皮肤病如特应性皮炎、慢性单纯性苔藓经反复搔抓可导致局部毛发增多、变长。医源性、获得性局限性多毛常见于长期外用补骨脂素长波紫外线（PUVA 疗法）治疗的患者，也可见于长期外搽含有依托度酸、汞、碘或糖皮质激素软膏的患者。

（三）症状性毛增多症

1. 先天性遗传性疾病毛增多症　如营养不良型大疱表皮松解症、卟啉症、骨软骨发育不良、斑驳病、Ito 型色素失禁症。

2. 获得性疾病毛增多症　症状性迟发性皮肤卟啉症、大脑紊乱、皮肌炎、甲状腺功能减退症、胫前黏液性水肿。

3. 医源性毛增多症　医源性毛增多症指某些治疗药物引起的躯干、四肢或面部毛发生长，此种毛发比胎毛粗，但比终毛细，直径介于胎毛和终毛之间，可长达 3cm，停药后 6 月至 1 年内偶尔可恢复正常。医源性多毛症应与医源性妇女多毛症相区别，后者全部或部分呈男子第二性征型毛发分布，通常不可逆，停药后不复原。常见的致病药物包括：①米诺地尔可致多毛症，直接用于皮肤也刺激毛发生长，与增加皮肤血流有关；②接受环孢素治疗的肾移植患者可出现多毛症；③长期接受可的松治疗的患者可发生多毛症；④青霉胺可致毳毛增长、变粗；⑤PUVA 疗法治疗可引起色素沉着和多毛；⑥二氮嗪用于治疗幼儿特发性低血糖症，50% 以上的儿童可发生多毛症；⑦苯妥英钠，停药后可消退，但有时持续不退。

九、妇女多毛症

内容提要

- 妇女多毛症定义为女性身体终毛呈男性型分布生长，Ferriman-Gallwey 评分 8 分以上。
- 对于轻中度妇女多毛症患者，如月经周期规律则很可能是特发性妇女多毛症，无需检测性激素水平；对于中重度患者、伴有月经紊乱或男性化体征者，应检测性激素水平。
- 治疗主要为脱毛，和/或联合病因或抗雄激素治疗。

妇女多毛症（hirsutism）是指女性在典型的雄激素依赖区域如下颏、上唇、胸背及腹部的体毛过度生长（图 54-36、图 54-37）。妇女多毛症与激素因素有关，主要是雄激素水平升高。雄激素过多的情况包括多囊卵巢综合征、先天性肾上腺增生等。多毛症常为特发性，雄激素水平正常，而终末器官对雄激素的敏感性过高。

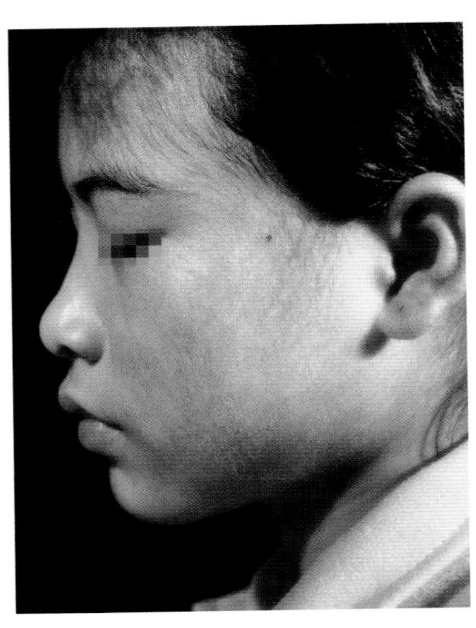

图 54-36　妇女多毛症

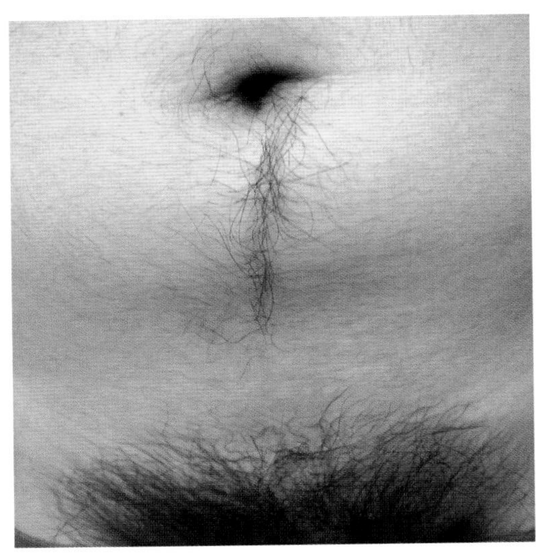

图 54-37　妇女多毛症
一位妇女阴毛过度生长，呈男性分布，所谓盾牌样，向上达脐部。

（一）分类

1. 高雄激素性多毛症　也可在雄激素水平正常的情况下，因毛囊对雄激素敏感性增高而引起。常见疾病包括：①多囊卵巢综合征，本病是女性多毛的最主要病因，约占 70%~80%；②卵巢肿瘤；③卵巢卵泡膜细胞增生症；④先天性肾上腺皮质增生症；⑤皮质醇增多症；⑥胰岛素抵抗 - 黑棘皮病综合征，为一遗传性疾病，体内高水平的胰岛素直接作用于卵巢泡膜细胞增加雄激素合成。

2. 药物性多毛症　药物可能导致妇女多毛症的发生。常见致病药物包括睾酮、达那唑、糖皮质激素、蛋白同化激素、乙酰唑胺、苯妥英钠、氨苯蝶啶、氢氯噻嗪、米诺地尔等。

3. 特发性多毛症　占女性多毛症的 10% 左右，又称家族性或体质性多毛症。多毛开始于青春期，以后数十年持续发展。

（二）发病机制

毛发生长周期分为 3 期：毛发生长初期（生长期）、毛发生长中期（退行期）、毛发生长终期（休止期）。激素调节在不同躯体部位毛发的生长起了重要作用。例如，睫毛、眉毛、毫毛对雄激素不敏感，腋毛和阴毛区域对低水平雄激素敏感，面部、胸部、上腹部、背部毛发生长需要高水平雄激素，因此男性有更过典型的毛发特征。女性高雄激素会使雄激素敏感部位毛发增生，而雄激素会使头发生长初期缩短，因此头发反而减少。

1. 雄激素依赖性多毛症（图 54-38）

（1）雄激素来源：女性体内的雄激素主要来源于肾上腺和卵巢，小部分来自医源性雄激素，这两个器官的多种病变均会导致循环中雄激素升高，作用于雄激素敏感部位的皮肤，使终毛生长增多，4 种主要的循环雄激素是：脱氢表雄酮、硫酸脱氢表雄酮、雄烯二酮和睾酮，最常见的两大病因为多囊卵巢综合征（polycystic ovary syndrome，PCOS）及特发性多毛症。其他病因相对少见，如内分泌疾病、非经典型先天性肾上腺增生及肿瘤。

（2）睾酮 / 双氢睾酮：睾酮是循环中的主要雄激素，需经 5α- 还原酶转化为双氢睾酮才能对毛囊起作用。活化的激素刺激毛囊细胞增殖，导致终毛生长。过剩的雄激素可以将这些区域的毳毛转化为终毛，导致多毛症。多毛症妇女皮肤 5α- 还原酶活力比无多毛症的妇女高。

（3）雄性素分泌升高：多毛症妇女肾上腺和卵巢产生的雄激素也可能增多。分泌的可能是睾酮本身，也可能是雄激素前体如雄烯二酮，再在皮肤或肝内转化为活性雄激素。由于 99% 的睾酮与载体分子结合，而只有非结合的睾酮才有活性，故应以游离睾酮而非总睾酮作为雄激素过多的证据。血浆睾酮水平不能准确地反映睾酮的产生率，血浆游离睾酮水平较总睾酮水平更敏感。

2. 正常雄激素性多毛症　即特发性妇女多毛症，占 20%，目前认为本病的发生主要是毛囊和皮脂腺对雄激素敏感性增高或局部 5α- 还原酶活性升高使双氢睾酮增多所致。患者无其他内分泌异常，月经正常、循环中雄激素水平正常。

这些妇女可能雄激素受体数目增多，对抗雄激素治疗或 5α- 还原酶抑制剂（非那雄胺）治疗有反应。（泛发性妇女多毛症原因见表 54-12）

（三）临床表现

1. 妇女多毛症的特征　大部分妇女多毛症是全身疾病

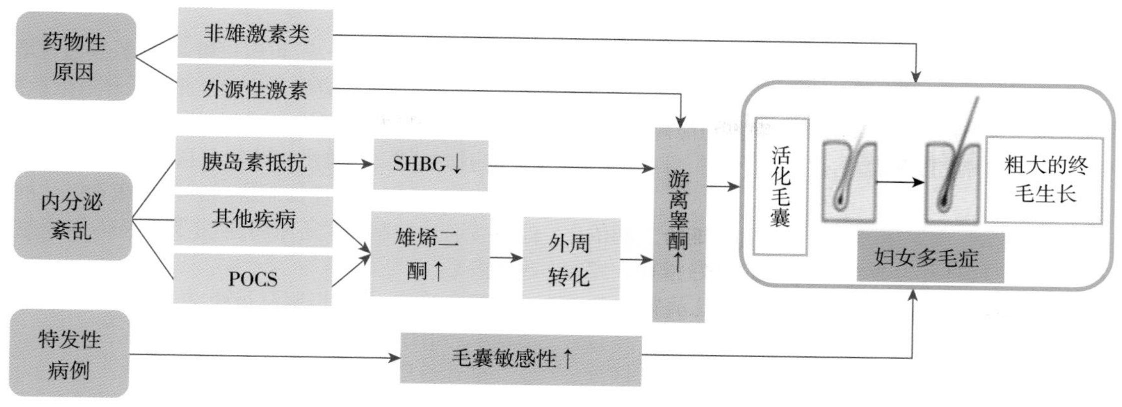

图 54-38 妇女多毛症的发病机制

(1)药物,包括糖皮质激素、环孢素、苯妥英、二氮嗪、米诺地尔、外源性性激素等;(2)内分泌紊乱包括多囊卵巢综合征(POCS,最常见)、绝经、先天性肾上腺皮质增生症、Cushing综合征、雄激素分泌性肿瘤等疾病导致雄激素前体雄烯二酮分泌增多,雄烯二酮在皮肤等处经外周转化后,血清游离睾酮水平升高;(3)特发性病例的毛囊对雄激素的敏感性升高,部分患者有家族性。上述因素导致毛囊活化增加,产生妇女多毛症;胰岛素抵抗(超高胰岛素血症)、甲状腺功能减退、性激素结合球蛋白(SHBG)先天性缺乏等疾病导致SHBG水平降低,从而使血清游离睾酮水平升高。

表 54-12 泛发性妇女多毛症原因

泛发性妇女多毛症原因
性腺来源雄激素过多
卵巢雄激素过多
多囊卵巢综合征
卵巢甾体激素阻断
胰岛素抵抗综合征
卵巢肿瘤
肾上腺来源的雄激素过多
肾上腺功能早现
功能性肾上腺雄激素过多
先天性肾上腺增生(非典型性和典型性)
皮质醇代谢异常
肾上腺肿瘤
其他内分泌紊乱
皮质醇增多症
高泌乳素血症
肢端肥大症
外周雄激素生成过多
肥胖
特发性
妊娠相关的雄激素过多
黄体过多反应
卵泡膜细胞瘤
药物
雄激素
含黄体酮的口服避孕药
米诺地尔
苯妥英钠
二氮嗪
环孢素
真两性畸形

的一种表现,是女性体内雄激素升高的标志,不同来源的雄激素引起的多毛症有不同的临床特点。

(1)多囊卵巢综合征:一项873例妇女多毛患者研究表明:多囊卵巢综合征占82%,原发性多毛占4.7%,雄激素水平升高、女性多毛症伴正常排卵者占6.75%。特点是不育、继发性闭经或月经紊乱。70%患者有结节囊肿性痤疮;90%患者有多毛症,常为侧面型,特别在胸部、面部和喉部侧面、腹部。

(2)卵巢肿瘤性多毛症:卵巢肿瘤包括单侧良性微腺瘤、卵巢雄性细胞瘤。这些与多毛症相关的肿瘤发病常很快,伴有男性化体征,于20~40岁时发病。雄激素分泌量更高,特别是睾酮。雌酮水平也大大升高。

(3)卵巢卵泡膜细胞增殖症:它与多囊卵巢综合征相似,患者表现为明显男性化,男性声调、阴蒂增大、肌肉强度增加、多毛症、雄激素性脱发。乳房和侧面部多毛,血清黄体生成素和卵泡刺激素正常。

(4)先天性肾上腺皮质增生症:为常染色体显性遗传病,童年发病,有两性外生殖器、早熟和男性化体征。非典型先天性肾上腺皮质增生症(成年发病)可有女性多毛。

(5)皮质醇增多症:可伴有雄激素分泌增多,导致多毛症,伴痤疮、皮脂溢出、脱发及其他皮肤症状如皮肤萎缩纹。

(6)药源性多毛症:多毛症见于局限于侧面多毛和背部,羊毛状。蛋白同化激素(如达那唑)和口服非甾体孕激素避孕药均可致多毛症。停药后多毛可消失。胸腹部很难见到毛发,合并SAHA综合征(皮脂溢出、痤疮、多毛和雄激素性脱发)的频率很高。

(7)特发性多毛症:患者有正常的排卵功能,循环雄激素水平正常。有规则的排卵月经,无卵巢增大及卵巢、肾上腺肿瘤病史,20%~50%的患者有家族史。患者面部多毛少于乳房多毛,不伴SAHA综合征及其他改变,生化检查完全正常。

(8)肝源性多毛症:性激素结合球蛋白主要由肝脏产生,性激素结合球蛋白减少使游离睾酮增加,引起多毛症。

2. 男性化特征 多毛症可伴有或不伴有其他男性化体

征,男性化是指女性出现声音低沉、肌肉增多、男性型脱发、乳房萎缩、阴蒂增大、闭经、性欲增强等高雄激素血症引起的体征和症状。痤疮是雄激素过多的另一征象。

3. 伴发疾病 肾上腺增生、边缘性肾上腺功能障碍、多囊卵巢综合征、卵巢和肾上腺肿瘤。

（四）实验室检查

测定尿 17- 羟孕酮、血睾酮、脱氢表雄酮和雄烯二酮浓度,其中游离睾酮是判断女性雄激素分泌的最好指标。睾酮 >6.9nmol/L 和硫酸脱氢表雄酮 >18.9nmol/L 提示肾上腺或卵巢存在分泌雄激素的肿瘤。肾上腺产生的雄激素易被小剂量糖皮质激素抑制,因此常用地塞米松抑制试验来区分卵巢来源和肾上腺来源的雄激素过多,方法为口服地塞米松 0.5mg/6h × 4 天,测定给药前后的激素水平。游离睾酮能被抑制到正常水平提示为肾上腺来源,不完全抑制则提示卵巢来源。在疑有多囊卵巢综合征、卵巢功能低下时,应同时测定黄体生成素和卵泡刺激素及月经周期第 20~22 天的孕酮水平,多囊卵巢综合征常以黄体生成素升高、卵泡刺激素降低、黄体生成素与卵泡刺激素比值为 3 : 1 以上有诊断意义。超声检查,有 8 个以上直径小于 10mm 的卵泡。

（五）诊断与鉴别诊断

依据病史、临床表现和实验室检查可以确诊。

对多毛症评价的方法多采用改良的 Ferriman-Gallwey 分级法,此法观察患者的上唇、颏部、前胸、上背部、下背部(包括骶尾部)、上腹部(腹中线)、下腹部(包括耻区)、上臂、股部等九个部位,每个部位根据终毛范围及密度分为 4 级:浓密分布为 4 分、中度 3 分、轻度 2 分、无多毛为 1 分。累计积分超过 8 分即可认为存在多毛症。始发于儿童或青春期后的发展迅速的严重多毛症,提示为分泌雄激素的肿瘤,这类肿瘤能引起男性化征,阴蒂显著增大。大多数重度多毛症妇女由多囊卵巢综合征所致,或只是单独多毛症。

轻至中度的多毛症常见于肾上腺增生、边缘性肾上腺功能障碍,中至重度者则以卵巢和肾上腺肿瘤、肾上腺增生以及皮质醇增多症多见。

应对雄激素过多症和内分泌异常作出诊断,并区分药物或肿瘤诱发的多毛症。须排除卵巢、肾上腺及垂体肿瘤。特发性多毛症须排除引起卵巢异常、高雄激素血症的其他疾病以及卵巢功能正常、雄激素水平升高疾病(表 54-13)。

表 54-13 多毛症的鉴别诊断

多毛症继发于	药物引起(环孢素、米诺地尔),恶性肿瘤,代谢性疾病(卟啉病、甲状腺功能减退、黏多糖增多症、神经性厌食症、饥饿)
妇女多毛症(有男性化体征)	多囊卵巢综合征、卵巢肿瘤、库欣综合征、肢端肥大症、高泌乳素血症、先天性肾上腺皮质增生症(21- 羟化酶缺乏, 11β- 羟化酶缺乏)、肾上腺肿瘤、药物治疗(雄激素、促同化激素类、二氮嗪、苯妥英钠、达那唑、黄体酮)

（六）治疗

多毛症的治疗包括药物治疗和非药物治疗。所有患者都应考虑给予非药物治疗,可以单独使用或作为药物治疗的辅助治疗。

抑制雄激素的合成:可以口服避孕药、胰岛素增敏剂以抑制雄激素合成,偶尔应用长效促性腺激素释放激素类似物。

雄激素活性阻断剂:这类药物包含抗雄激素药物和 5α- 还原酶抑制剂。抗雄激素药物包括螺内酯、氟他胺和环丙氯地黄体酮,他们竞争性抑制雄激素与雄激素受体的结合。非他雄胺通过抑制 5α- 还原酶,阻止睾酮向双氢睾酮的转化以改善多毛。

联合治疗:包括口服避孕药,抗雄激素药,和二甲双胍可能比单药治疗更有效。

推荐治疗:

一线治疗有:如有可能(病因明确)应治疗原发病(B)、肥胖的多囊卵巢综合征患者应减肥(B)、暂时性除去毛发、电解脱毛、激光治疗(翠绿宝石,Nd:YAG 和二极管)(B)、15% 依氟鸟氨酸霜(A)。二线治疗有:口服避孕药(B)、螺内酯(A)、环丙孕酮(B)。三线治疗有:氟他胺(A)、促性腺激素释放激素激动剂类(B)、非那雄胺(A)、西咪替丁(D)。

(1) 美容疗法:①漂白;②从皮肤表面进行脱毛,如剔除或化学脱毛;③从毛发根部进行脱毛,如拔毛、涂蜡、电针除毛、激光脱毛。减肥能改善部分高雄激素妇女多毛症;④依氟鸟氨酸乳膏:外用治疗多毛症,近年来已获 FDA 批准。15% 依氟鸟氨酸霜剂,每天 2 次,用于面部多毛症。本品抑制毛发生长必需的鸟氨酸脱羧酶,有轻度疗效,但停药后迅速复发;⑤孕酮软膏:1.5% 孕酮软膏和 7% 甲基纤维素水溶液为基质加入 4% 二甲亚砜透皮剂,每天二次涂搽于多毛区。

(2) 药物治疗:药物治疗能直接阻断雄激素生成和作用中的一个或多个环节:①抑制肾上腺和 / 或卵巢产生雄激素;②增强雄激素与血浆蛋白,尤其是性激素结合球蛋白结合;③减少外周雄激素生成;④抑制雄激素作用于靶组织。

妇女多毛症无法根治,但能缓解,治疗前应排除卵巢及肾上腺疾病。药物治疗有潜在的副作用,患者常无法忍受,药物治疗要持续终生,以防复发。判定所用药物治疗是否有效一般约需 6 个月,而且大部分患者仅中度减轻。

1) 抗雄激素剂:抗雄激素剂如螺内酯、环丙孕酮、氟他胺等,因能阻断雄激素受体,故为治疗多毛症的首选药物。

环丙孕酮为 17α- 羟孕酮衍生物,能竞争性与雄激素结合而抑制雄性激素作用。还可以诱导肝酶,增加睾酮清除率。不同剂量的环丙孕酮和雌激素联合对多毛症的总有效率达 70%。经典的周期性治疗为在月经周期 1~15 天服用环丙孕酮 50~100mg/d,在月经周期 5~26 天服用炔雌醇 35μg/d,持续服药 4~9 个月后显效。副反应有乏力、体重增加、性欲减退、乳房胀痛、头痛。此外,环丙孕酮具有肝毒性,应每 3~6 个月复查肝功能。本药不宜长期服用。因有致畸性,应避孕。

螺内酯常被用做盐皮质激素拮抗剂,同时有微弱的抗雄激素作用。螺内酯一般始量 50mg,每天 2 次。副作用有月经次数增加,如与一种口服避孕药合用,即可控制。肾功能障碍者,不应使用螺内酯治疗,以防发生严重高钾血症。用药期间应避孕,它可使男性胎儿女性化。

氟他胺 通过阻断雄激素受体而拮抗雄激素的外周作用,对多毛症的疗效优于螺内酯,疗程为 6~24 个月。剂量为 125~250mg,每天 2 次。副作用有一过性头痛、皮肤干燥、性欲下降。氟他胺和环丙孕酮均可引起药物性肝炎。所有抗雄激素剂，孕妇皆不可用。

屈螺酮有抗雄激素作用，3mg/d，疗程 21 天，同时服用 30mg 乙炔基雌二醇。

2）5α- 还原酶抑制剂：非那雄胺为一种 5α- 还原酶抑制剂，可阻断睾酮生成双氢睾酮，可有效治疗女性多毛症。其剂量为 5mg/d 时，疗效和氟他胺相同，如果胎儿为男性，则服用该药可引起胎儿女性化。

3）糖皮质激素：可抑制肾上腺分泌皮质醇和雄激素，所以糖皮质激素是治疗先天性肾上腺皮质增生症的主要药物。有报道称糖皮质激素还可恢复多囊卵巢综合征的卵巢功能，但疗效尚不明确。泼尼松 2.5~5.0mg/d 或地塞米松 0.25~0.75mg/d，睡前口服，应用小剂量治疗；可以抑制促肾上腺皮质激素夜间高峰而达到最大疗效。连服 1 年，可抑制垂体 - 肾上腺轴，部分病例可恢复正常。

(3) 外科治疗：卵巢、肾上腺肿瘤、垂体肿瘤可能需要接受手术治疗。

（七）病程与预后

本病病因不同，亦可预后不同。总的说来，妇女多毛症尚无特殊治疗方法。

十、毛发颜色改变

头发颜色由毛发中黑素颗粒所决定，黑素分为优黑素和褐黑素。优黑素是一种真黑素，主要存在于黑发和浅黑发中。头发内含有这两种色素的混合物，优黑素比例越高，则头发越黑。在混合物中色素的组合取决于遗传基因，黑发者的发色差异主要由于头发中黑素数量有多有少。发色主要包括黄色、棕色、红色和黑色。灰发只含少量黑素分布于整个头发。白发不含任何黑素，由头发反射光线所引起。

1. 白发　花白头发的出现时间，取决于遗传因素。头发变白一般开始于 50 岁。白发的毛囊球中黑素产生量逐渐减少，白发常从在颞部开始，随后扩展到整个头顶，再逐渐发展到枕部。由黑发到花白发，最后变为银白发。

毛发变白的生物学机制：确定了基因 MCIR 突变在决定红色头发表型中的作用，还特别揭示了黑素母细胞库的作用及其对内源性和外源性氧化应激的敏感性。在全球范围内开展的研究验证了著名的 50/50/50 经验法则，即“在 50 岁时，50% 的人群拥有至少 50% 的灰发”。

头发变白是黑素母细胞库和毛球黑素单位随时间而逐渐衰退的结果。该进程可能与毛囊黑素细胞中酪氨酸酶相关蛋白 2（TRP-2）表达缺失和过氧化氢酶活性降低有关，导致毛囊黑素细胞对内源性和外源性氧化应激的特殊敏感性。

中年人群头发变白：在 45~65 岁的人群中，白发率达 74%，平均强度为 27%。白发的发生率有性别差异，男性高于女性。男性白发通常先出现在两鬓，随后蔓延至头颅，再影响至枕部；而女性的头顶部和两鬓白发没有显著性差异，枕部最迟变白。

头发变白的起始年龄及其随年龄的发展过程有明显的种族 / 地区差异。研究证实，亚洲和非洲人的白发少于同龄的白种人。

2. 少年白发　少年白发非常少见，黄种人和白种人可能在 20 岁以前，黑种人可能在 30 岁以前发生，部分由于健康原因如恶性贫血，更多由于遗传基因。

3. 先天性白发　白化病患者的全身毛发均为白色。一些综合征如 Waardenburg 综合征为额部白发；Vogt-Koyanagi-Harad 综合征出现头发、眉毛、睫毛和体毛变白；Alezzandrini 综合征的白发为偏侧性，伴有同侧面部白癜风和视网膜炎。

4. 其他因素所致白发　头发变白不能排除人类日常生活及环境的影响，例如压力、生活条件、环境污染、饮食和寿命延长等。白癜风的白斑上毛发可变白；斑秃皮损再生的细毛最初呈白色；结节性硬化症、神经纤维瘤和头皮带状疱疹的皮损上可有灰白色毛发；X 线及同位素照射后局部毛发可变白。这些疾病痊愈后，白发可能逐渐恢复至正常颜色（表 54-14）。

表 54-14　头皮白发的鉴别诊断

炎症或自身免疫
白癜风
晕痣
斑秃（最初为环状生长）
炎症后（如盘状红斑狼疮，外伤）
Vogt-Koyanagi-Harad 综合征综合征
Alezzandrini 综合征（眼 - 皮肤 - 耳综合征）
遗传
结节性硬化症
白化病
斑驳病（前面中线）
Waardenburg 综合征（开始于前面中线）
银发综合征
孤立的白色额发
孤立的枕部白发（X 连锁隐性遗传）
白色额发伴枕部条纹（常染色体或 X 连锁显性遗传）
白色额发伴多处畸形（常染色体或 X 连锁隐性遗传）

5. 红发　黑素颗粒有两种，即优黑素（eumelanin）和褐黑素（phaeomelanin）。前者为深色素，多见于黑发者；后者为淡色素，多见于红发及黄发者。红发中几乎全部为褐黑素。

十一、疾病与药物所致头发颜色改变

1. 系统疾病　苯丙酮尿症患者和高胱氨酸尿症患者毛发呈浅黄色；蛋氨酸吸收不良病（家族性蛋氨酸吸收不良）患者，毛发呈银色；恶性营养不良症中毛发呈红黄色；缺铁贫血也可出现伴有黑白相间的条带；Chédiak-Higashi 综合征、Griscelli 综合征和 Elejalde 综合征统称银发综合征，患者出现特征性的银灰色毛发，同时还伴有免疫缺陷、神经系统疾病等系统性异常；有黑素瘤导致患者白发斑片状复色的报告。

2. 内服药物　米诺环素可引起炎性皮疹和痤疮部位蓝黑色色素沉着，还可沉积于巩膜、结膜、口腔黏膜、牙齿及甲床等处；降压药二氮嗪可使毛发变为淡红；拉坦前列素可出现睫毛和虹膜的色素沉着；卡比多巴和溴隐亭治疗帕金森病可使白发变黑；使用甲苯丙醇治疗肌肉麻痹时可致黑发色素脱失。

3. 外用药物　焦油可将浅色或灰色头发染成红棕色；间苯二酚可将黑色或白色头发染成黄色或浅黄棕色；环境致头发颜色变化，浸泡在含铜的游泳池中，可使毛发变绿，但仅见于金发或浅色发者；接触靛蓝的工人头发可变为深蓝色；接触钴者头发可变为浅蓝色；长期使用二硫化硒洗剂可产生毛发脱色。

（吴大兴　叶巧园　李莉　吴丽峰）

第五十五章

甲　　病

第一节 概述

一、甲的解剖和生理

1. 甲器官 甲器官由甲板、近端、和两侧的甲襞，甲母质、甲床和甲下皮组成。指(趾)甲(nail)是由多层紧密的角化细胞构成，外露部分称甲板，覆盖甲板周围的皮肤称甲皱襞，伸入近端皮肤中的部分称甲根，甲板下的皮肤称甲床，甲根之下的甲床称为甲母质，是甲的生长区，近甲根处新月状淡色区称甲半月(甲弧影)。指甲每日生长约 0.1mm，趾甲生长速度更慢，为指甲生长速度的 1/3~1/4(图 55-1)。

甲由坚硬、紧密黏连的角蛋白构成，使甲板具有明显的弹性结构。甲与一般表皮角质层同源，由致密无核充满角蛋白丝的鳞屑平行排列而成，细胞水平排列 2~3 层不等。电镜观察，鳞屑内含有密集的细丝，细胞排列与甲从近端向远端生长的方向垂直，细胞浸埋在致密的蛋白基质中。甲中存在包括钙离子在内的多种矿物质。甲坚硬程度取决于鳞屑的排列方式和层间的黏着程度以及鳞屑内的纤维。甲含水量低，但其对水的通透性是一般表皮的 10 倍。甲的柔韧性和弹性与水的含量有关。

2. 甲板 甲板固定在近端和两侧的甲襞。甲板近似矩形，在纵轴和横轴上均呈凸形。甲板的厚度由近及远增加，从 0.7mm 至 1.6mm 厚。甲板表面有细的纵嵴，其下表面为纵行沟与甲床的嵴相对应。甲板生长不正常可出现横嵴或横沟，甲内微小的气泡可导致白色的斑点。这些缺损随着甲板生长向远端移动。甲板紧密地贴附于其下表面的基质，超过甲皮带后，甲板成为游离的结构。

游离缘 远端甲。其自然形状和远端甲半月的轮廓相同。

3. 甲皱襞及甲小皮 甲皱襞和甲小皮是甲周围表皮的延续。甲板的两面以侧甲皱襞为界，后者与近端甲皱襞相延续。侧甲皱襞包绕甲板的外侧游离缘，且以远节指骨的外侧缘和外侧甲缘所附着的皮肤为界。近端甲皱襞以甲器官的可见近端为界，由浅、深两层表皮组成，中间有真皮。浅层表皮无毛囊和表皮嵴。其角化的远端边缘超出甲板一小段距离，称为甲小皮或甲上皮。深层与甲母质融合在一起，甲小皮附着于甲板的背面且位于甲根的上方。

4. 甲母质 甲母质产生甲板。甲母质可分为背侧母质、中间母质和腹侧母质三部分。

甲母质上皮由典型的基底层和棘层角质形成细胞组成，不含颗粒层。甲母质含有黑素细胞，它们通常处于休眠状态。但是，它们可以活化形成黑素，转运至周围的角质形成细胞。含有黑素的角质形成细胞向远端迁移形成带色素的甲板。

5. 甲弧影 甲弧影，远端甲母质透过甲板可见，为白色，远端凸出半月形。白色不透明，向前凸。拇指的甲弧影较其他指明显。与更远端半透明的粉色甲床相比，甲弧影苍白的原因仍然不十分清楚。颜色苍白可能是甲弧影区表皮较厚和/或甲弧影真皮中的血管缺乏的反映。

6. 甲床 甲床，位于甲板下，从甲半月的远端边缘到甲皮带。甲床表面沟嵴纵行排列，与甲板下面相似的沟嵴模式相对应，这种结构使甲板和甲床紧密嵌合，可以防止微生物的入侵和甲下碎片的嵌入。甲床的表皮很薄且缺少颗粒层，由 2~3 层有核细胞，以及随甲板生长而向远端移动的一薄层角质层组成，细胞中有无色透明角质蛋白颗粒，其远端偶见汗腺。

甲床的真皮直接与远节指骨的骨膜结合在一起，中间没有皮下组织层。这形成一个边界清楚的小腔隙，意味着当甲床感染或其他引起局部压力升高的因素，如血肿等可引起剧烈的疼痛。真皮中血管非常丰富，血管沿甲床长轴纵向排列并形成许多血管球，它们是结缔组织包裹的动静脉吻合，在生理条件下调控外周血流量从而调节指端温度。真皮中神经支配发达，也含有丰富的感觉神经末梢，包括梅尔克尔末梢和迈斯纳小体。

甲床细胞向甲板细胞方向分化，参与甲板腹侧部形成。

7. 甲下皮 甲下皮是甲皱襞侧缘远端的延伸，在甲板远端下生长。甲下皮代表表皮与甲床上皮的连接部位。甲下皮是甲板游离缘下面的表皮，位于甲皮带近端和远端沟之间。

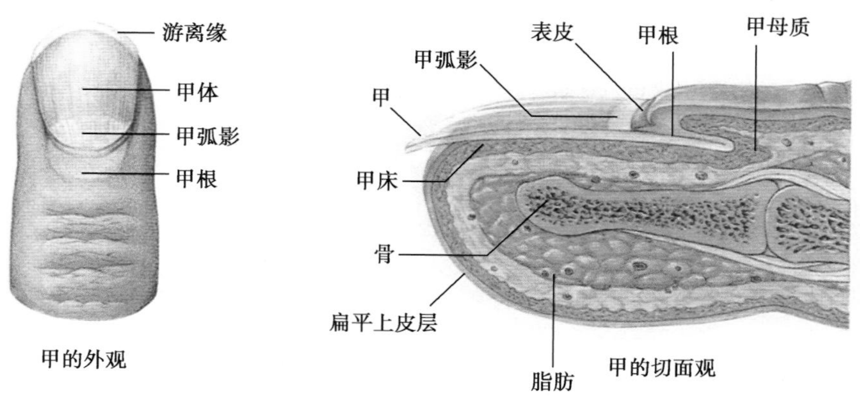

图 55-1 甲的结构

甲下皮是一个表皮嵴，是指腹和指甲下结构连接部的分界线。

8. 甲的生长 自胚胎的第15周开始，甲板生成从不间断，甲的生长是由甲母质细胞的更新速率决定的，一般来说，甲每天平均生长0.1~1.0mm，甲的生长速度和手指的长度有关，中指的甲生长速度最快，小指的甲生长速度最慢。手指甲的生长速度比脚趾甲快3~4倍，夏天比冬天长得快，年轻人比老年人长得快。正常情况下，手指甲平均生长率为每月3mm，足趾甲平均生长率为每月1mm。一个手指甲完全长成需6个月，而一个脚趾甲完全替换平均需18个月。

遗传性角蛋白紊乱可以导致甲营养不良，如指甲肥厚的指甲变灰变厚。

二、甲病的诊断及鉴别诊断

1. 病史 主诉及现病史，创伤史，用药史，系统病史及皮肤病史。

2. 体检 要观察甲的形态、大小、厚度，甲各部分病变及范围，详细评估之。

(1) 甲活检：甲活检可用来诊断甲肿瘤、炎症和感染性甲病。理想的甲活检术应在分离甲板后实施。这样能够清楚地看到甲母质和甲床。可以选择钻取活检术或进行切除术，取足量的组织。

(2) 分离甲板：用30号注射器抽取1%~2%的利多卡因，注入甲皱襞侧缘和近端，或者要切除的远端甲区。注射后等待至少3~5分钟，直到甲周围完全麻醉。可应用宽的烟卷或引流条作为止血带结扎，时间不要超过10分钟。用2~3mm的甲剥离器、2~3mm的牙科铲或蚊式钳将甲皱襞与甲板分离。使用同样的器械从远端甲板下由远而近轻推，以分离甲板和其下的甲床。前后摇动器械，以使甲板和甲床分离，用止血钳或者取甲钳夹紧甲板，并轻轻分离。

(3) 甲沟活检术：甲沟(近端甲皱襞和甲侧襞)的皮疹可以采用刮取活检术、钻取活检术或者钝性分离得到组织。以近端甲皱襞为椭圆形的长轴，沿水平方向进行切除活检术。注意避免损伤伸侧肌腱。以甲侧壁为椭圆形长轴进行切除活检术。

(4) 甲母活检术：甲母活检最常见于患有甲纵向色素带的患者，以排除黑素瘤。甲母活检可能引起永久性的甲萎缩，要尽可能地予以避免。宽度小于3mm的皮疹可采用深达甲母层的钻取活检术即可。宽度大于3mm的皮疹活检时最好由皮肤外科医生操作，应相当细心。

3. 鉴别诊断 甲病的鉴别诊断(表55-1)。

表55-1 甲病的鉴别简表

无甲畸形	先天性外胚层缺损、鱼鳞病、扁平苔藓、雷诺现象、严重的表皮脱落性疾病、严重感染、外伤
无甲	周期性自发性甲脱落，从甲邻近末端开始、毛囊角化病、大疱性表皮松解、点状掌跖角化病、麻风、扁平苔藓、多中心网状组织细胞瘤病、青霉素过敏、血管畸形
甲床停止生长	肠病性肢端皮炎、釉质发育不全、抗生素、细胞毒性因子、高热、甲状旁腺功能减退、川崎病、放射治疗、视黄醛衍生物治疗、Stevens-Johnson综合征、梅毒
博氏线(Beau线)	是始于甲母质的甲上的横沟、创伤细胞毒药物反应、发热性及心肺疾病、冠状动脉血栓，肺动脉血栓
指甲颜色的改变	**黑色：**环磷酰胺、多柔比星、坏疽、金盐、出血、恶性黑色素瘤、细胞痣 **蓝色：血管性：**发绀、Lippel-Trenaunay综合征、血管球瘤 **药物性：**抗疟药、博来霉素、盐酸二甲胺四环素、酚酞、吩噻嗪 **特发性：**银质沉着病、Wilson病 **先天性：**先天性恶性贫血 **棕色：感染性：**梅毒 **创伤性：**甲釉质、甲硬化剂、创伤后、放射治疗 **药物性：**促肾上腺皮质激素、放线菌素D、蒽林、砷、博来霉素、白消安、环磷酰胺、碘、酮康唑、左旋苯丙氨酸氮芥、氨甲蝶呤、氮芥、补骨脂素、磺胺、四环素类 **代谢性：**肾上腺疾病、营养不良、妊娠、维生素B_{12}缺乏症 **特发性：**正常的种族性色素沉着、Peutz-Jeghers综合征 **肿瘤性：**恶性黑色素瘤、转移性胸部恶性肿瘤、痣 **绿色：**曲霉属、絮状表皮癣菌、假单胞菌属 **黄褐色：创伤性：**甲硬化剂、指甲油 **药物性：**羟基奎宁、汞、氯碘喹啉 **代谢性：**Addison病、血色病、甲状腺功能亢进 **苍白：**贫血 **红色：**血管瘤、一氧化碳中毒、心力衰竭、血管球瘤、红细胞增多、类风湿关节炎 **橘红色：**银屑病 **白色：**肝硬化、麻风、点状白甲、线状白甲、噻嗪类药 **黄色：**两性霉素B、胡萝卜素、糖尿病、黄疸、淋巴水肿、尼古丁、甲癣、青霉胺、四环素 **棕黄色：**假丝酵母菌

续表

杵状指 （多见于心肺疾病）	**双侧性：**系统性疾病 **单侧性：**血管畸形、外伤、支气管肺癌、支气管肺疾病、结肠癌、食管癌、胃癌、慢性活动性肝炎、先天性心脏病、充血性心力衰竭、心内膜炎、维生素 A 过多症、营养不良、红细胞增多、肉样瘤病、亚急性细菌性心内膜炎、SLE、溃疡性结肠炎
甲营养不良	**获得性：**斑秃、毛囊角化病、湿疹样皮炎、扁平苔藓、甲癣、甲沟炎、银屑病、外伤、肿瘤、二十甲综合征 **先天性：**先天性外胚层发育不良、先天性角化不良、大疱性表皮松解症、甲 - 髌骨综合征、先天性甲肥厚
对半甲	慢性肾衰竭
软甲	药物（全反视黄酸盐）、麻风、营养不良、黏液水肿、放射性皮炎、雷诺现象
甲小皮角化过度 / 甲周毛细血管扩张	皮肌炎、重叠综合征、系统性硬皮病、SLE
匙状甲	黑棘皮病、冠状动脉疾病、血色病、缺铁性贫血、红细胞增多、梅毒
Mees 线	甲板的白色横沟、急性及慢性肾衰竭、砷、主动脉窦动脉瘤破裂、败血症、铊中毒
黑甲	**感染性：** 真菌：芽生菌病、假丝酵母菌病 细菌：奇异变形杆菌感染 螺旋体：品他病、二期梅毒 病毒：HIV/AIDS、寻常疣 **药物性：**抗疟疾药、砷、齐多夫定、博来霉素、环磷酰胺、金、酮康唑、氨甲蝶呤、米诺环素、酚酞、吩噻嗪、补骨脂素、磺胺、四环素、噻吗洛尔 **代谢性：**Addison 病、皮质醇增多症、含铁血黄素沉着症、高胆红素血症、甲状腺功能亢进、营养不良、卟啉症、妊娠、维生素 B_{12} 缺乏症 **特发性：**黑棘皮病、Laugier-Hunziker 综合征、扁平苔藓、条纹状苔藓、Peutz-Jeghers 综合征、种族性（黑种人，西班牙人，印度人） **肿瘤性：**基底细胞癌、鲍温病、着色斑、恶性黑色素瘤、转移黑素瘤、黏液囊肿、痣、甲底纤维组织细胞瘤
Muehrcke 线	甲床狭窄的白色横沟、化学治疗、血白蛋白减少
甲肥厚	单纯甲肥大、肢端肥大症、毛囊角化病、毛发红糠疹、银屑病、外伤
甲剥离 （甲板与甲床分离）	**感染性：**皮真菌病、甲沟炎 **创伤性：**外伤（化学性或机械性） **药物性：**多西环霉素、米诺环素、四环素、噻嗪类 **代谢性：**甲状腺功能亢进 / 功能减低、多汗症 **特发性：**尿粪卟啉症、银屑病、硬甲综合征、黄甲综合征
疼痛甲	**先天性：**多汗性外胚叶发育不全 **血管性：**雷诺现象 **感染性：**疱疹性瘭疽、急性骨髓炎、急性甲沟炎、甲下疣 **创伤性：**冻伤、挤压伤 **成瘤性：**鸡眼、内生软骨瘤、纤维瘤、血管球瘤、角化棘皮瘤、平滑肌瘤、恶性黑色素瘤、神经瘤、骨样骨瘤、鳞状细胞癌
甲的凹点和凹沟	斑秃、毛囊角化病、扁平苔藓、正中甲营养不良、甲沟炎、玫瑰糠疹、银屑病、Reiter 综合征、类风湿关节炎、肉样瘤病、二期梅毒、外伤
翼状胬肉	营养不良性大疱性表皮松解症、感染、扁平苔藓、外周血管疾病、外伤
红色弧影	心力衰竭、一氧化碳中毒、类风湿关节炎、SLE
裂片状出血	**血管性：**Burger 病、栓子、高血压、雷诺现象、血管炎 **感染性：**脑膜炎球菌血症、风湿热、亚急性细菌性心内膜炎 **创伤性：**外伤 **代谢性：**肝硬化、血液 / 腹膜透析、血色病、甲状旁腺功能减低、肾脏疾病、肺脏疾病、二尖瓣狭窄、维生素 C 缺乏病、甲状腺毒症 **特发性：**白塞病、胶原血管疾病、组织细胞增多症 X、银屑病 **血液性：**冷球蛋白血症

续表

Terry's nail	整个甲床或甲床末端部分变白，而距 1~2mm 处的甲呈现正常粉红色。
甲粗糙脆裂 / 易碎	见于非胰岛素依赖型糖尿病，慢性充血性心力衰竭，肝硬化，斑秃，慢性湿疹，寻常型鱼鳞病，IgA 缺乏，银屑病、二十甲营养不良
三角形弧影	甲 - 髌骨综合征
甲周肿瘤	良性：皮肤纤维瘤、内生软骨瘤、表皮囊肿、外生骨疣、纤维角化瘤、肌腱鞘巨细胞瘤、血管球瘤、肉芽肿、角化棘皮瘤、甲周纤维瘤、黏液囊肿、神经纤维瘤、神经瘤、痣、骨软骨瘤 癌前期病变：光化性角化病、鲍温病 恶性：黑素瘤、无黑素性黑素瘤、基底细胞癌、纤维肉瘤、Kaposi 肉瘤、淋巴瘤、转移癌、肉瘤、鳞状细胞癌

第二节　甲的正常变异

1. 新生儿甲 / 幼儿甲　小儿甲薄，透明易弯曲，甲表面光滑有光泽。可以没有甲半月，偶尔踇趾甲可呈反甲（凹甲）属于生理性。

2. 老年甲　老年甲灰暗不透明，甲板呈黄色或灰色，甲半月逐渐消失。甲板的厚度可以正常、增加或减少。指甲常常变软易碎，易形成纵向裂纹和分层。趾甲常增厚变硬。甲串珠纵嵴常见，但正常人也可有甲纵嵴。串珠覆盖部分或绝大部分甲表面，纵向排列。

3. 衰老甲　衰老趾甲甲板凸面增大，甲板增厚，甲床肥厚和呈淡黄色；而指甲易出现干燥、变薄、无光泽、纵嵴和裂开。

4. 黑人甲色素带　90% 以上的黑人常常存在甲色素带，白种人如果突然出现这样的色素带则需要进一步检查。

5. 甲点状凹陷　甲点状凹陷也可作为正常变异而单独存在。

第三节　甲母质功能异常

一、Beau 线

Beau 线（Beau's line）是始于甲母质甲上的横沟，此沟首先出现于护皮处，横贯整个甲板，并随着甲生长而向前移动（图 55-2），是暂时性甲母质分裂功能受抑制所致。许多病例可发生全部甲受累。通常出现于双侧，但也可见于单侧。各种全身性损伤和肺部损伤均可致 Beau 线的出现，包括分娩、麻疹、甲沟炎、急性发热性疾病和药物反应。病情严重的疾病，如冠状动脉血栓形成、麻疹、腮腺炎和肺炎可形成 Beau 线，当疾病的进展呈间歇性时，甲板可呈灯心绒条纹状，疾病康复甲可恢复正常，Beau 线可源于几乎所有的全身性疾病或大的损伤，如股骨骨折。所谓 Shelley "海岸线" 甲是这种暂时性生长抑制所造成的严重表现，已报道一名新生儿有 20 个甲均出现此改变。临床上有时可见到局部甲皱创伤所致的横向沟槽，类似于 Beau 线，称为假 Beau 线（pseudo-Beau's line），但其不累及全部甲和不横贯整个甲板。

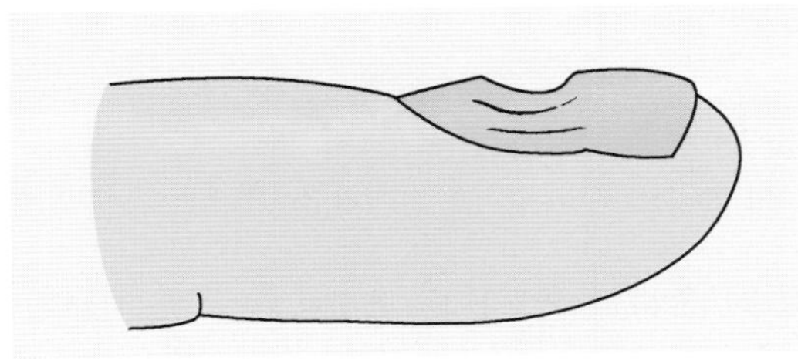

图 55-2　Beau 线
严重疾病致甲生长缓慢形成的甲横沟。

二、甲脱落

甲脱落（shedding of the nails）暂时性甲母质功能抑制、甲母质损伤也可以是甲脱落的原因。赛跑运动员可出现周期性的甲脱落。

三、儿童期 20 个甲营养不良

儿童期 20 个甲营养不良，指甲粗糙脆裂，甲粗糙、甲变薄、甲纵嵴，变脆，不透明，无光泽（图 55-3），也可以原因不明。本病散发，有人报道多数家族可通过染色体遗传。获得性原因不明，主要特征是 20 个甲均有过多的甲嵴，也可由多种疾病包括斑秃、银屑病、扁平苔藓以及其他炎症性皮肤病等引起，不一定伴发甲凹陷点，12% 儿童和 3.3% 成人斑秃患者可出现。病变可非常缓慢地恢复至正常。

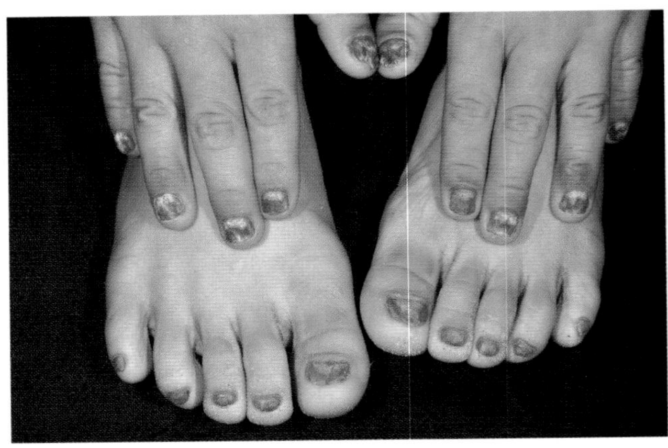

图 55-3　20 个甲营养不良

四、匙状甲

匙状甲（spoon nails）的遗传由单个常染色体显性基因所限定。甲板侧缘抬高，中央凹陷，形成匙状，即所谓的匙状甲。正常儿童可见匙状甲为生理性，严重者凹陷处可容纳 1~2 滴液体,甲一般变薄和变脆(图 55-4,图 55-5)。人为创伤加上遇冷也可引起季节性匙状甲。喜马拉雅山脉的民族,由于长期受冻和缺氧,他们中匙状甲发病率较高,并可能伴其终生。亦有与任何疾病无关。有报道自发性匙状甲见于缺铁性贫血患者和 50% 的特发性血色素沉积症患者。患甲的胱氨酸含量低于正常。治疗潜在性疾病,纠正贫血后,匙状甲可恢复正常,但需较长时间。

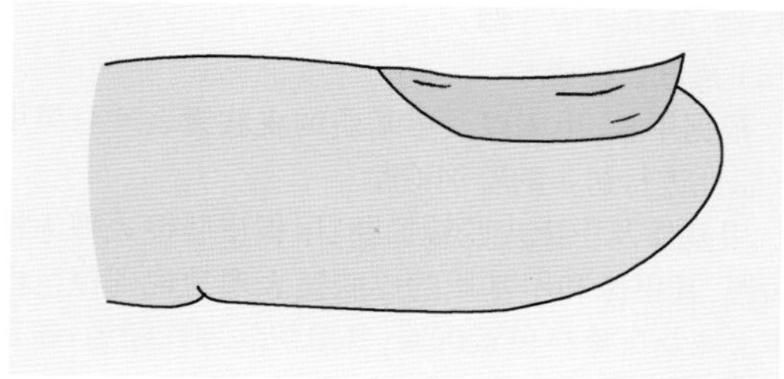

图 55-4　反甲
甲呈匙形,可见于体内铁元素缺乏。

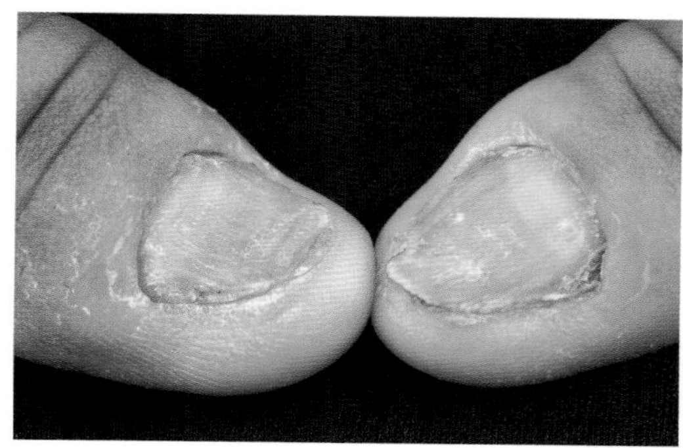

图 55-5　匙状甲

第四节　甲床疾病的甲病

一、甲剥离

甲剥离即无痛性甲板甲床分离。甲分离部位甲板不透明,呈白色(图 55-6)。病因包括创伤、感染、银屑病、扁平苔藓、湿疹、甲真菌病等皮肤病以及药物反应和 PUVA 光化学治疗,过长指甲撞碰也可使甲床分离。

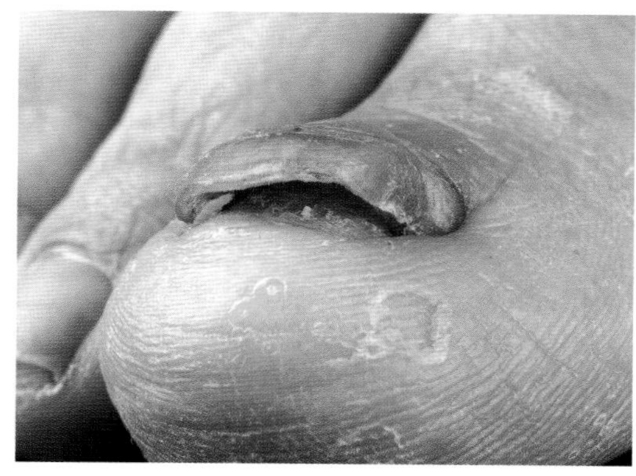

图 55-6　甲剥离

二、钩甲与甲肥大

甲肥大(nail hypertrophy)是指甲增厚和增长,而钩甲还有曲率的增加(腹侧弯曲),其并非全部由创伤所致一些病例的甲肥大表现为甲增厚和在横断面上呈圆形而非扁平形,类似于爪,多见于拇趾以外的趾甲,可能系近端甲皱覆盖的甲母质不足以产生扁平效应(flattening effect)和甲床形成大量的角蛋白所致;另一些病例可出现皮脂囊肿。指甲肥大常源于创伤,一般为单发创伤所致。

钩甲和甲肥大的治疗包括根治性和姑息性治疗。根治性治疗是指手术切除甲板和甲母质;姑息性者则为定期修剪患甲,因甲板常为甲床的肉芽组织所侵犯,故修剪时可引起疼痛和出血。

第五节　色素沉着甲病

一、黑甲

黑甲(melanonychia)　甲板变成黑色(图 55-7),可因甲母质、甲床黑素细胞产生黑素过多所致,甲母质内的良性色素痣、恶性黑素瘤、辐射治疗、奇异变形杆菌感染和重金属沉着均可引起黑甲。

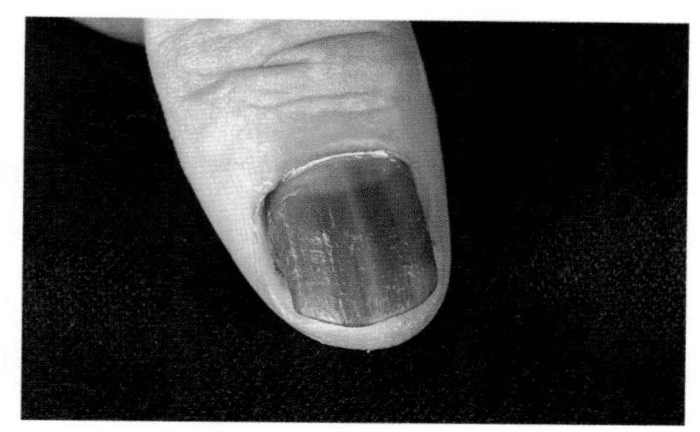

图 55-7　黑甲

二、纵向黑甲及相关疾病

纵向黑甲(longitudinal melanonychia,LM)或纵向棕黑带(图 55-8,图 55-9),是从甲母质延伸到远端甲板的纵向色素沉

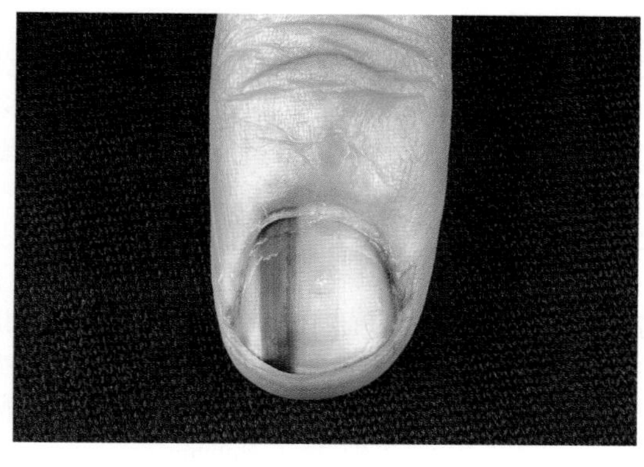

图 55-8　纵向黑甲

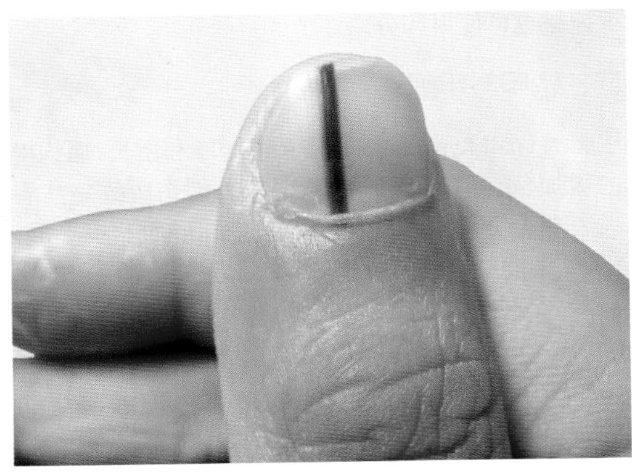

图 55-9　甲母痣[华中科技大学协和深圳医院(南山医院)陆原惠赠]

着条带,一般源于远端甲母质,此处的黑色素最丰富。在全黑甲中,整个甲板均有色素沉着,它和创伤所致裂片状出血不同。黑素小体由甲母质中的黑素细胞生成,通过树突运输到即将并入甲板的分化中的基质细胞。纵向黑甲可能是黑素瘤的第一体征。

(一)病因

常见于深肤色者,高达 90% 的成年非洲裔美国人有一个或多个色素带。

1. 单个色素带常由正常或异常黑素细胞局限性生长引起的;多条色素带可能是药物和系统性疾病引起的,可能为甲母痣、雀斑样痣、黑素颗粒增多、嗜黑素颗粒增多、甲下恶黑等。

2. 药物　包括抗凝药物、抗疟药、水银等、其他药物如肿瘤化疗药物:多柔比星、5- 氟尿嘧啶、补骨脂、齐多夫定。

3. 甲外伤史、修甲、咬甲、剔甲癖、摩擦。

4. 非特异性炎症、炎症后的改变。

5. 全身疾病　系统性疾病和皮肤病可引起多发性色素带;Addison 病、皮质醇增多症、Laugier-Hunziker 综合征、肢端肥大症。

6. 其他　妊娠、Bowen 病、甲真菌感染(红色毛癣菌、小孢子菌)、HIV 感染、扁平苔藓、脓疱型银屑病、慢性放射性皮炎。

(二)临床表现

1. 纵向黑甲的临床特点为一个或三个正常指(趾)出现规则或者不规则纵向线状条带状、三角状或者斑片状色素斑。色素斑可呈灰色、棕褐色以及黑色,颜色均匀或者深浅不一,可见甲开裂毁损。

2. 甲下雀斑样痣以及甲母痣　多为形状规整,颜色均匀的灰色、棕褐色纵向色素斑;而在临床上,色素斑宽度 >3mm 或者指甲的 1/3、色素斑边界不清、颜色深浅不一或呈深黑色、甲营养不良、开裂均可为恶性病变的征象。

3. Hutchinson 征　1886 年,Hutchinson 首先报道。它是指纵向黑甲患者可在黑甲局部甲襞、指尖、侧边甲廓出现青色、棕色、黑色外延性色素斑。Hutchinson 征是黑素瘤细胞沿肿瘤的水平生长而产生,为恶性纵向黑甲的高危表现,然而,有时此征需与假 Hutchinson 征(由于甲小皮透明黑带生成“幻影”近端甲皱褶的色素)鉴别,甲下 Hutchinson 征也常发现伴有黑素细胞痣,应注意鉴别,皮肤镜可有帮助。

4. 儿童 Hutchinson 征阳性纵向黑甲　儿童期纵向黑甲多为黑素细胞良性增殖性病变。如甲母痣、甲下雀斑样痣,其中甲母痣比例最高。亦有恶性黑色素瘤者,尽管罕见。

虽然单个纵向色素带不一定系黑素瘤所致,但必须鉴别之,常依赖于活检。黑甲宽度越大,恶性的可能性也越大。皮肤镜的应用有一定价值。随访纵向黑甲短期内有明显变化和甲周皮肤受累可行活检或切除。有报道儿童 Hutchinson 征阳性纵向黑甲 32 例,根据皮肤镜及组织病理学特点,诊断为甲母痣 27 例,雀斑样痣 5 例。

(三)皮肤镜检查

1. 根据甲板、甲床以及甲基质的皮肤镜表现对黑甲的良性或者恶性进行初步的鉴别诊断。

2. 甲基质及甲床皮肤镜诊断:甲板皮肤镜表现为棕色模式的病例,其甲床和甲基质的皮肤镜表现为规则棕色模式伴或不伴水珠及斑疹样色素沉着,其组织病理诊断为:雀斑样痣以及甲母痣。

3. 良性肿瘤、交界痣、复合痣皮肤镜易于区别。

4. 恶性黑素瘤(MM)皮肤镜结构包括　①不典型色素网;②不规则条纹;③不规则点和球;④不规则污斑;⑤蓝白幕;⑥不典型的血管结构。在掌跖部位形成皮嵴平行模式。应与色素痣、脂溢性角化病、角层内出血、色素性基底细胞癌鉴别。

(四)组织活检指征及组织活检方式

1. Braun 等提出出现组织活检指征

(1) 40~60 岁单独的一个指(趾)突然出现的孤立性甲下色素斑。

(2) 既往有纵向黑甲病史,突然有新发黑甲。

(3) 纵向黑甲颜色加深,色素斑增宽,靠近甲基质色素斑浸润生长,边界不清。

(4) 拇指、示指和后天性纵向黑甲。

(5) 指甲外伤后出现,并以排除甲下出血的纵向黑甲。

(6) 既往有黑色素瘤病史的患者出现新发黑甲。

(7) 甲营养不良合并纵向黑甲,包括指甲部分或完全与甲板分离。

(8) 甲周出现 Hutchinson 征。

2. 活检术方式　组织活检时,应当选择检出率高并损伤尽量小的术式。

(1) Jellinek 选择方案:宽度未超过 1/2 甲的纵向黑甲可行局部甲床及甲基质组织活检;当色素斑宽度 <3mm 时,可用环钻切除,当色素斑宽 >3mm,行甲基质切削活检;对于面积较大高度怀疑侵袭性黑色素瘤的纵向黑甲彻底切除皮损。

(2) Nilton 等则认为甲基质切削活检检出率高,可避免术后营养不良,是多数有明确组织活检指征病例的最佳选择。

(五)组织病理

1. 黑素细胞活化　可见上皮甲母质内黑色素沉着,但黑素细胞密度没有增加,只能观察到有些黑素细胞伴有着色的树突和着色的角质形成细胞。

2. 甲下雀斑及雀斑样痣　特点是甲母质内黑素细胞轻度向中度增多(每毫米 10~31 个)。黑素细胞以独立的单元存在,没有聚集。表皮内表皮突没有皮肤雀斑样痣明显。无或有轻度细胞异型性。

3. 甲下黑色素痣　大多为交界痣,亦可见复合痣、蓝痣以及 Spitz 痣,为儿童黑甲最常见。甲下黑素细胞巢位于甲母质内，有时也存在于近端甲皱襞和/或甲下皮内。后者只有在纵行活检中看到。甲床内很少观察到痣的细胞巢，绝大多数甲的痣是交界痣。复合痣的真皮内痣细胞巢大多见于甲下皮。

雀斑样痣　特点是甲母质内黑素细胞轻度向中度增多（每毫米 10~31 个）。黑素细胞以独立的单元存在，没有聚集。表皮内表皮突没有皮肤雀斑样痣明显。无或有轻度细胞异型性。

4. 甲下黑素瘤　纵向黑甲和黑素瘤可以在 6% 的成人单个指（趾）纵向黑甲病例中观察到。这在儿童中极其罕见。黑素瘤导致的纵向黑甲皮肤镜检查显示褐色背景和非平行的、不规则的褐色纵行线条。

甲下黑素瘤的诊断比较困难，早期易误诊，诊断标准包括：色素斑浸润生长，界限不清；表皮内黑素细胞数量增多（1mm 间隔内可达 39~136 个）；黑素细胞分布不均，痣细胞巢相互融合：黑色素细胞向基底层上部浸润，进入甲板；异形黑色素细胞以及淋巴细胞浸润。部分黑素瘤患者活检取下的甲板下发现大小形态不一的上皮细胞，并在其中找到异型性细胞，活检取下的甲板行病理检查有助于甲下黑素瘤的诊断。

（1）甲无色素性黑素性黑素瘤：可达 20%~30%。而其他皮肤黑素瘤中则 <7%、常表现为慢性甲沟炎、肉芽肿性溃疡、疣状角化性肿物。无色素性黑素瘤的临床容易误诊。

（2）原位黑色素瘤：通常发生在甲母质内，随后可发展到腹侧的近端甲皱襞或者甲床。基底层内黑素细胞增多是其特点。在原位黑色素瘤，绝大多数范围内单个黑素细胞较细胞巢占优势，但通常可见非常小的色素细胞巢，核异型性明显，呈佩吉特样播散，损害进一步发展，核异型性更加明显，可被诊断为肢端雀斑样痣黑素瘤。

（3）Hutchinson 征：虽然为恶性表现，但黑素瘤外侧部分的组织学改变常常只有轻度非典型性黑素细胞增生。

（4）侵袭性黑素瘤。

（六）诊断

1. Levit 等 2000 年提出了甲下恶黑 ABCDEF 诊断方案

A. 年龄 50~79 岁、非洲人、美洲土著人及亚洲人。

B. 宽度 >3mm、边界不清。

C. 累及部位拇指 > 踇趾 > 其他指趾。

D. 黑甲动态随访有变化。

E. Hutchinson 征：甲周受累。

F. 阳性家族史或者个人史。

2. 甲黑素瘤与甲母痣的诊断——高天文教授 2019 年临床实践的观点　①早期的甲黑素瘤与甲母痣在临床上无法区别；②皮肤镜检查也无法鉴别；③与年龄密切相关；④30 岁后发生的黑素细胞增生性纵行黑甲都是黑素瘤；⑤16 岁前极少出现甲黑素瘤；⑥16~29 岁发生的黑素细胞增生性黑甲至少半数为黑素瘤。

3. 甲黑色素瘤诊断金标准为组织病理。

（七）随访与治疗

黑素细胞活化导致黑甲常不需治疗。甲母痣和雀斑样痣因会逐渐增宽，有恶变潜在风险。动态观察变化以决定治疗方法。随诊推荐每 6 个月进行一次皮肤镜检查，以评估是否需进一步活检或手术切除。

甲下雀斑样痣、甲下色素痣导致的纵向黑甲有转变为甲下黑色素瘤的风险，除等待观察外，外科手术切削治疗可以尽可能地切除皮损以及最小程度破坏甲板，可作为甲下雀斑样痣以及甲下色素痣比较好的治疗方案。

甲下黑色素瘤，外科手术治疗应当更加彻底激进，需要全层扩大切除病植皮，截肢是治疗的最后手段。

三、黄甲

黄甲　口服米帕林、四环素，外用雷琐辛、蒽林、柯桠素等，以及食物中胡萝卜素过多和一些疾病（如梅毒、脓疱型银屑病、红皮病、甲真菌病、糖尿病、黄甲综合征等）均可引起黄甲。

四、绿甲

绿甲和绿带甲，甲下片状或全部变绿而不伴有甲分离者称为绿甲（图 55-10），也称绿甲综合征，是由绿脓菌素将指甲染成墨绿色或蓝绿色所致。甲内有平行的绿色条纹称为绿带甲，系间歇性甲沟铜绿假单胞菌（铜绿假单胞菌）感染所致。绿甲综合征是指甲板远端分离和分离区明显的绿色变，常伴有甲沟炎；一般认为是甲下铜绿假单胞菌感染所致，但亦有人认为铜绿假单胞菌感染可能是继发的，原发感染为假丝酵母菌或表皮癣菌。

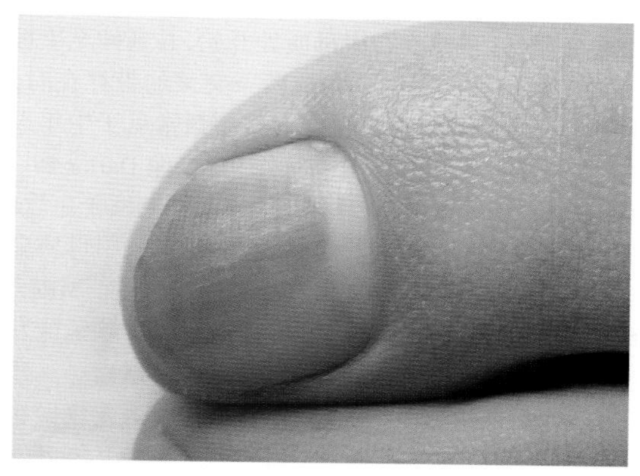

图 55-10　绿甲［华中科技大学协和深圳医院（南山医院）　陆原惠赠］

皮肤镜征象：墨绿色色素沉着。

五、褐甲

褐甲　发生于高锰酸钾液浸泡、炎症后黑变病、汞中毒、黑棘皮病、Addison 病、药物反应（抗疟药、金制剂和酚酞）。也见于高胆红素血症、交界痣、营养不良、促黑素细胞激素过度分泌（Addison 病、Cushing 病、垂体肿瘤）、黑素瘤、冲洗相片者、抗疟药、癌症化疗药物。

六、蓝甲

1. 蓝色甲弧影　甲弧影呈蓝色及整个甲床呈现蓝色，可由某些化疗药物尤其是氟尿嘧啶、米诺环素、丙米嗪、米帕林、抗疟药、羟基脲、酚肽和齐多夫定等所致。在黑种人中，蓝甲为正常变异。蓝甲可见于一些疾病，如银质沉着病和肝豆状核变性（Wilson 病），后者的蓝色可能与患者体内铜代谢异常有关。这也见于 M 血红蛋白病和遗传性肢端 - 唇毛细血管扩张症。

2. 蓝甲 甲下血肿、黑变性瘭疽、银质沉着病、黑酸尿症、肝豆状核变性和口服阿的平均可引起。

3. 天蓝半月 见于肝豆状核变性,可能与铜代谢改变有关。

七、红甲

红色甲半月 红色甲半月是甲半月呈红色,可能是由于局部血流量增加、血管扩张或其甲半月处光学特性改变,使正常血管变得更清楚。红色甲半月可见于许多疾病,如充血性心力衰竭、类风湿性关节炎、慢性阻塞性肺病、真性红细胞增多症、霍奇金病、药物引起的红斑狼疮、长期用皮质类固醇激素、成人非胰岛素依赖性糖尿病、酗酒、银屑病、斑秃等。

暗红色甲半月可伴发于斑秃。20% 的 SLE 患者患本病。它还可见于口服泼尼松以治疗严重的类风湿关节炎或皮肌炎的患者。也可见于心力衰竭、肝硬化、性病淋巴肉芽肿、银屑病、白癜风、慢性荨麻疹、硬化性萎缩性苔藓、二氧化碳中毒、慢性阻塞性肺病、全甲营养不良及网状细胞肉瘤,这是由于静脉充血所致。

八、纵向红甲

纵向红甲(longitudinal erythronychia,LE) 多个甲可出现纵行红色条带,这种改变在甲母质处开始,并延伸至甲板和甲床分离处。当仅有局限的一条或两条交叉的带存在时,标志着甲母质有良性或恶性肿瘤。纵向红甲最常见于中年人的指甲,其中拇指甲最常累及。可有远端角化(像 Darier 病一样)、人乳头瘤病毒(HPV)感染或鳞状细胞癌。可继发于血管球瘤、鲍恩病、疣状角化不良瘤和无色素性黑素瘤等;甲母质扁平苔藓、盘状红斑狼疮、银屑病、朗格汉斯细胞增多症。MRI、B 超或组织病理检查等有助于查明其发生病因。皮肤镜能发现甲床完整性的细微改变。MRI 检查能发现血管球瘤等。建议先观察,当红色条带像黑甲一样随时间增宽时,再建议做切除性活检。

第六节 白甲

一、真性白甲

1. 白甲(leukonychia) 白甲可分为两种类型:①真性白甲源于甲母质,甲母质中部起源的甲细胞仍在角化,甲板中部(背侧或腹侧)的未成熟有核甲细胞对光线的衍射使甲呈白色;②假性白甲的颜色变化不源于甲母质,而是由于甲床结缔组织和脉管系统的变化所致,Lindsay 甲、Terry 甲及 Muehrcke 线是典型的假性白甲(表 55-2)。

表 55-2 白甲相关疾病与或甲床改变

疾病	临床表现
贫血	弥漫白甲
砷中毒	Mees 线:横行的白线
肝硬化	Terry 甲:多数甲远端粉色带
先天性白甲(常染色体显性遗传;多种模式)	白甲,指节垫,耳聋;仅有白甲;部分甲变白
毛囊角化病	纵行白色带
对半甲	近端白色,远端粉色;氮质血症
高热(某些疾病)	横行白线
低蛋白血病	Muehrcke 线
低钙血症	多种白色
营养不良	弥漫白色
陪拉格	弥漫乳白色
甲癣和酵母菌感染	多种模式
铊中毒(鼠药中毒)	多种白色
锌缺乏症	弥漫白色

(1) 点状白甲:常见,外伤、真菌感染、梅毒和系统性疾病(如伤寒、肾炎和旋毛虫病)均可引起,但亦可见于正常人。多发生于 8~12 岁儿童,甲板上出现大小不等、数目不定的白点,一般为一至数个,排列不规则(图 55-11)。

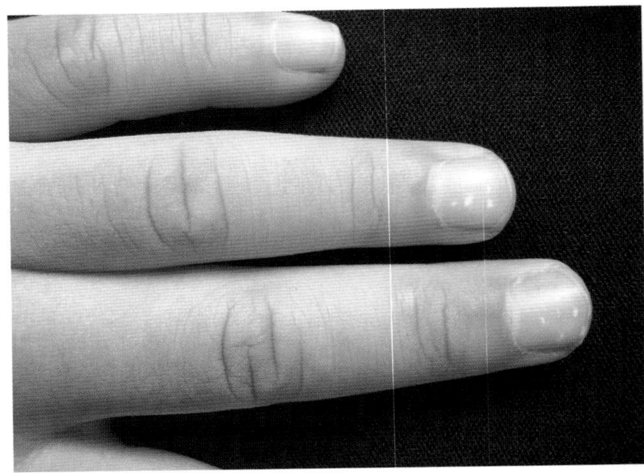

图 55-11 点状白甲(儿童)(东莞市常平人民医院 曾文军惠赠)

(2) 线状白甲:可为遗传性或外伤、烟酸缺乏病等引起。白线可为横行或纵行,一条或数条,宽窄不一(图 55-12)。横行者称为 Mees 线,见于慢性砷中毒、肾衰、心力衰竭、HodgKRTin 病、镰状红细胞贫血和疟疾等。

(3) 部分白甲:甲板部分变白,见于结核病、肾炎、冻疮、转移性肿瘤、麻风和外伤。

(4) 对半甲:表现为近端半甲为白色,远端半甲呈红色、粉红色或褐色,两者间有清楚的界限,此见于部分肾病患者。

(5) 遗传性完全白甲:甲板全部变白(图 55-13),亦称泛发性白甲。可为常染色体显性遗传,或伴发伤寒、麻风、肝硬化、溃疡性结肠炎、咬甲癖、旋毛虫病。先天性白甲可单独存在或伴有匙形甲、指节垫、耳聋、白甲综合征或 Bart-Pumphrey 综合征(指完全白甲伴耳聋和指节垫)。

本病于 1968 年被 Osterbye 和 Leukonychia 首次提出。1975 年 Gorlin 和 Bushkell 报道了完全白甲病的一个 4 代遗传的家系,患者临床表现为全白甲、多发性皮脂腺囊肿及肾结石。

国内马逸聪和郑耀和首次报道了一个遗传性完全白甲家

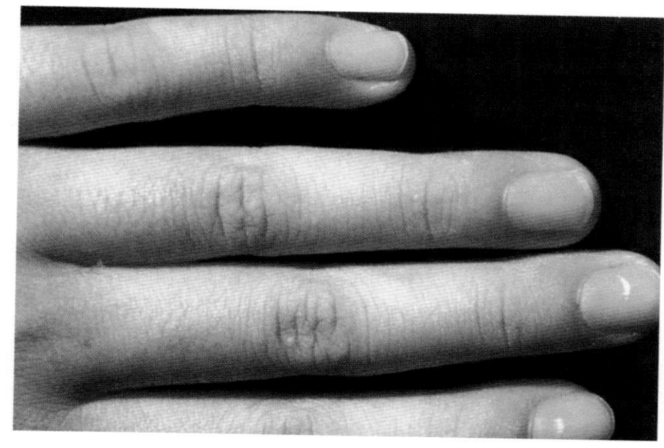

图 55-12 线状白甲
甲板上可见白色水平条纹。

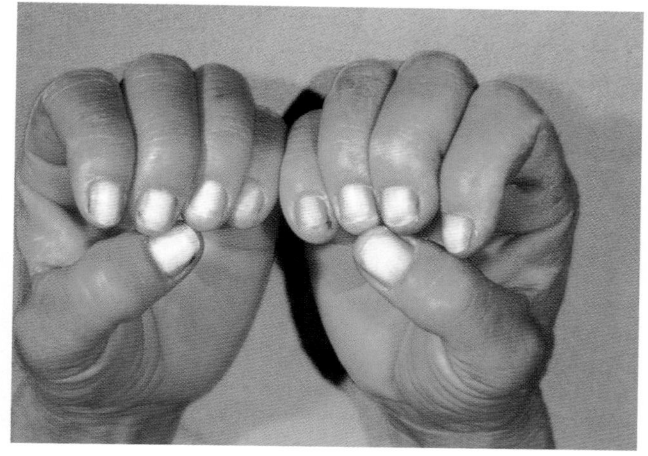

图 55-13 全白甲
全部甲板呈白色。

系，3 代 10 人中 8 人患病。确定为常染色体显性遗传。李恒进等报道了遗传性全白甲一大家系，4 代 58 人中 19 人发病，其中男性患者 10 例，女性患者 9 例。患者中 13 例并发反甲和皮脂腺囊肿。

二、假性白甲

1. Terry 甲 为白色或者淡粉色，不过远端有 0.5~3mm 的粉色。本病与肝硬化、慢性充血性心力衰竭、成人发病的糖尿病和衰老有关。本病与低蛋白血症或者贫血无关。近端甲床的结缔组织生长过度伴血管减少可能是其发病机制。

2. Muehrcke 线 由 Muehrcke 1956 首次描述，狭窄的双白色带平行于弧影、互相分开、横贯整个甲板，呈半透明状，中间有正常的粉红色甲床，甲床加压时白色带消失；因其不随甲板的生长向前移动，故非源于甲板，甲床水肿可能是其原因。为严重的低白蛋白血症的特征性表现，但亦见于细胞抑制剂治疗时。血清白蛋白水平恢复正常时可以消失。

3. Lindsay 对半甲 由 Lindsay（1967）首次报道，近端甲床呈白色，弧影模糊，而远端 1/4 以上的甲床常呈褐色。见于肾病和尿毒症患者（占 20%~40%）。甲床可能是正常的，远端的颜色可能是黑素沉积所致。

第七节 遗传性和先天性甲

遗传性甲：由于大部分疾病一般为显性遗传，故需仔细询问家族史和检查其亲属。此外，发现甲畸形的同时，应特别注意听力、牙、毛发、黏膜、眼、骨骼及神经系统有无病变。

一、甲髌综合征

甲髌综合征（nail-patella syndrome），又名甲髌肘综合征、遗传性骨 - 甲发育不良，包括多种异常，为常染色体显性遗传性疾病，变异基因定位于染色体 9q34.1。LIM 等位蛋白 LMX1B 突变鼠的肢体和肾脏缺陷与甲髌综合征患者的表现相似。本病源于人类 LMX1B 基因突变。

1. 甲损害 典型者有严重甲畸形，最常见是拇指，也可见于其他手指。病甲仅为正常的 1/3 或 1/2 大小，不能到达甲的游离缘；其特征为髌骨缺如或发育不良，以及先天性甲营养不良。也有特征性的三角形甲弧影。

2. 髌骨缺如及其他骨异常 包括髌骨缺如或髌骨发育不全、桡骨头发育不良、髌骨外生骨疣（“角”）。其他骨骼改变还包括肩胛增厚、关节伸展过度、桡骨头异常和出现髌后角。

3. 肾损害 可有肾小球肾炎表现。这有可能发展为溶血性尿毒症综合征的倾向。40% 的患者肾脏发育异常，25% 的患者有肾衰。

4. 眼损害 眼部改变如白内障、虹膜异色症。半数病例有特征性瞳孔周边虹膜着色过度（“Lester 虹膜”）。

5. 皮肤改变还包括蹼肘。

6. 本病应与先天性外胚叶缺陷和先天性厚甲症鉴别。

二、先天性厚甲症

先天性厚甲症是一种罕见的常染色体显性遗传性皮肤病。本病首先由 Jadassohn 和 Lewandowski 于 1906 年报道并命名，其发病机制与角蛋白（KRT）基因突变有关，致病突变多发基因为 KRT6a，占总突变数的 47.0%，其次为 KRT17、KRT16 和 KRT6b。KRT 致病突变以错义突变为主，约占 75.9%，其次为碱基缺失、剪接位点突变、无义突变和碱基插入。角蛋白是角质形成细胞形成表皮及其相关附属器的主要结构蛋白，角蛋白 6、16 或 17 特异表达在甲、毛囊、掌趾和舌等部位。由于角蛋白基因的错义突变、碱基缺失等改变妨碍了角蛋白丝的形成，并且影响其稳定性，导致角蛋白空间构象发生改变，影响角质形成细胞的功能，最终形成本病的临床表现。常伴有外显不全，临床上分为两型，影响指（趾）甲、皮肤、口腔黏膜、喉、头发和牙齿，以指（趾）甲过度增厚伴营养不良（图 55-14，图 55-15）为主要特征。

通过研究基因突变可以得到如下结论：KRT6A、KRT16 的基因突变与Ⅰ型厚甲症有关，KRT6B、KRT17 的基因突变与Ⅱ型厚甲症有关。

由 4 个特异分化的角蛋白基因发生突变引起的，可依此分子水平诊断此病，并能进行遗传咨询和产前诊断。

典型表现为初生后不久指（趾）甲肥厚、掌跖角化过度、掌跖痛性水疱、声音嘶哑并伴发口腔黏膜白斑、角膜角化不良、白内障等症状。甲的异常表现主要有三方面：甲床过度角化、

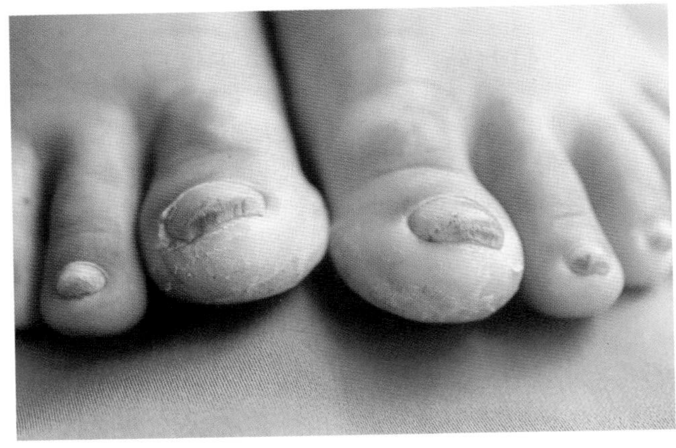

图 55-14 厚甲症

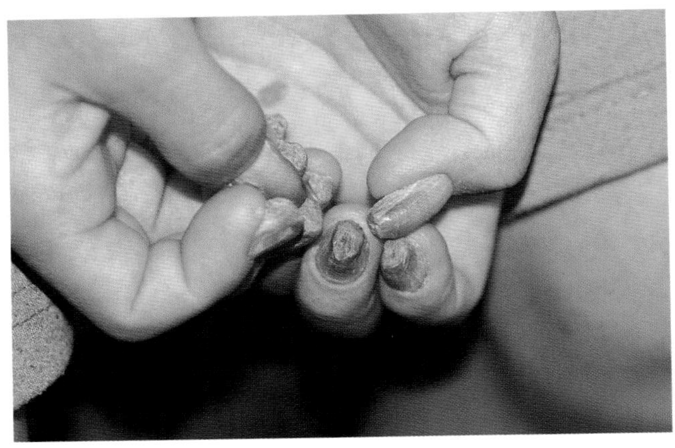

图 55-15 先天性厚甲症Ⅰ型(中山大学附属第一医院 罗迪青惠赠)

甲板增厚和甲板弯曲变形。

根据遗传学和临床研究分为四个亚型,Ⅰ型(OMIM 167200),Ⅱ型(OMIM 167210)。其中Ⅰ型或称 Jadassohn—Lewandowsky 综合征(PC-1 型),此型最常见,出生时或婴儿期所有指趾甲对称性变硬增厚,变为黄白色,肘膝伸侧、臀部和腰部毛囊角化,毛发异常,掌跖角化伴多汗,也可出现口腔或喉黏膜白斑伴声音嘶哑。Ⅱ型或称 Jackson-Lawler 综合征(PC-2 型),除Ⅰ型症状外,尚有胎生齿和多发性脂囊瘤及表皮囊肿,而无口腔黏膜白斑表现。Ⅲ型或称 Schäfer-Brünauer 综合征,除了具有Ⅰ、Ⅱ型的临床表现外,检查还可发现角膜白斑和口角干燥等。Ⅳ型,由 Tidman 等于 1987 年报道,除具有甲增厚和掌跖角化外,常伴有皮肤过度色素沉着及皮肤淀粉样变。另有一些少见患者在成人期(多见于 40~50 岁)发病,称为迟发型厚甲症。

甲损害治疗 将甲、甲床、甲母质全部切除,再移植皮肤组织至切除部位,或者将病甲拔除,阻止病甲生长。角化过度皮损用角质松解剂及糖皮质激素软膏封包治疗。应用尿素软膏和水杨酸治疗亦有效。脂囊瘤目前行切除、引流、热透或电热疗法。

基因治疗可以抑制缺陷蛋白的产生,纠正染色体上的基因遗传缺陷。一些学者尝试应用 RNA-DNA 寡核苷酸、单链 DNA 寡核苷酸、三倍体寡核苷酸、单链腺病毒等进行治疗,取得一定疗效。目前在应用小干扰 RNA(siRNA)治疗先天性厚甲症的研究方面取很大进展。

三、无甲

无甲(anonychia)指全部甲或数个甲缺损,近端甲皱皮肤与甲床相连(图 55-16)。本症往往为先天性外胚叶缺陷引起,已经发现 R-spondin 4 基因的一种突变可以引起无甲症。出生时即缺乏甲是一种罕见的先天性畸形,其可为孤立的症状或伴发指(趾)及其他结构的缺陷,大多数疾病的遗传方式尚未确定,推测是隐性遗传。后天性因素见于严重感染、雷诺征、扁平苔藓、严重剥脱性皮炎、Steven-Johnson 综合征。无甲可为暂时性或永久性,暂时性无甲可发生于用阿维 A 酯治疗的病人。

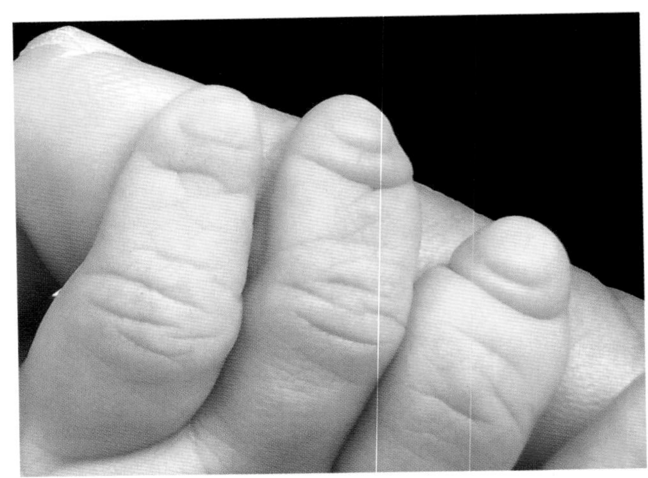

图 55-16 无甲(东莞市常平人民医院 曾文军惠赠)

四、甲萎缩

甲萎缩,甲发育不良可为先天性或获得性,甲薄而小(图 55-17)。先天性萎缩见于许多先天性综合征,如先天性角化不良、软骨毛发发育不全、色素失禁症等。

获得性甲萎缩可见于血管疾病、大疱性表皮松解症、扁平苔藓、Darier 病、多中心网状组织细胞增多症和麻风及异维 A 酸治疗的副作用。

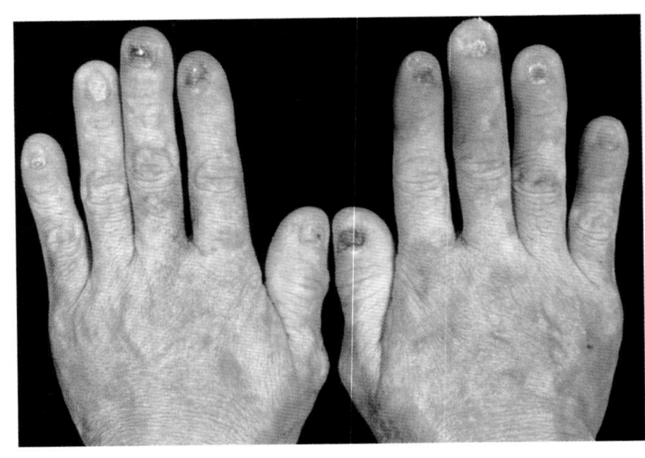

图 55-17 甲萎缩
甲板变薄、缩小甚至完全缺乏。

五、扁平甲

扁平甲，甲异常扁平而宽。可作为某种常染色体显性遗传病的一部分，该病表现为一个大家族中的许多成员出现多个甲异常。

六、网球拍状甲

网球拍状甲，实际上是一种拇指的畸形，甲板扁平宽短，指骨可变短或正常，指末端变宽、变平、甲沟肿胀、甲正常弯曲度消失，甲表面有交叉线纹，似网球拍上的网线(图 55-18)。可单侧发生或两侧。女性多于男性，与遗传有关，也可由外伤引起。本病需与二种类似的病变鉴别：一种是所有的手指均呈球拍状，另一种是指甲变短而无相应的远端指骨缝短。Ⅲ期甲状旁腺功能亢进可产生球拍状指甲表现，系基底的骨侵蚀所致。

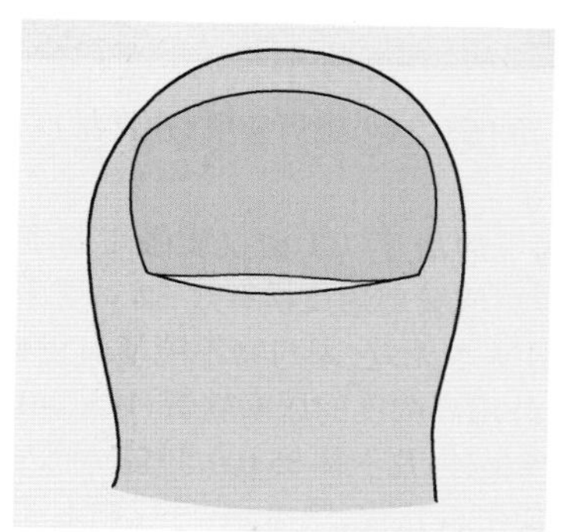

图 55-18　网球拍状指甲

七、先天性甲凹陷点

先天性甲凹陷点，因甲母质近侧的甲形成缺陷，造成甲板表面顶针状凹陷点，数目、大小、深度、形态不一。部分病例原因不明，由于在一些家庭中有多个成员患病，故可能是一种先天性畸形。甲凹陷点可在幼年时出现或在数年后变得明显。甲凹点的排列可无规律性或以一定的形式排列，可沿数条纵形线排列或以十字形排列或类似于顶针箍，也可以呈波纹状排列。

有点状凹陷的甲生长较外观正常的甲快。本征是风湿热、银屑病、Reiter 病的特征表现，银屑病、慢性湿疹、皮炎、斑秃、早期扁平苔藓、毛发红糠疹、真菌感染、糖尿病也可有此表现。银屑病和 Reiter 病凹点较深而宽，而斑秃、湿疹、皮炎或职业性损伤的甲凹点较浅。二期梅毒、玫瑰糠疹罕见有甲凹点，正常人也可产生甲凹点。

糖皮质激素的早期治疗常能消除甲母质炎症，防止破坏和瘢痕形成。近端甲皱皮肤内注射醋酸去炎松(1.5mg/ml)，注射量不超过 0.1ml 即可使皮肤变白和母质内充盈皮质激素。泼尼松(每日 1mg/kg)口服亦可应用。

八、甲中线营养不良

甲中线营养不良，本病甲板改变明显，病因不清。甲板中心出现纵行裂口，在裂口两侧发出细小裂纹，外观类似冷杉树。最常见于大拇指(图 55-19)。无有效治疗方法，数月或者数年后甲可能恢复正常。本病可能复发。

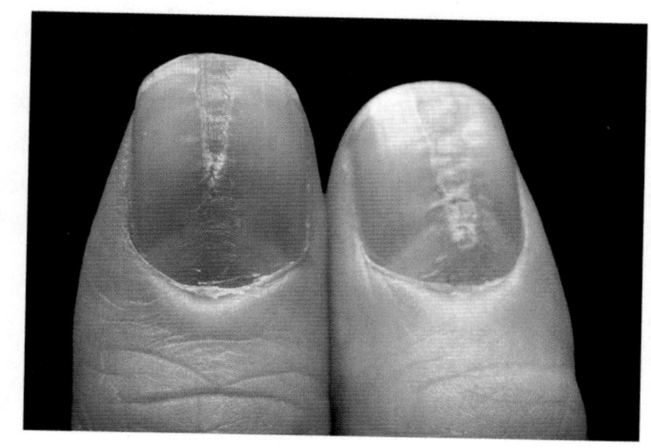

图 55-19　甲中线营养不良［华中科技大学协和深圳医院(南山医院)　陆原　何雯　翁翊惠赠］

九、甲翼状胬肉

甲翼状胬肉(pterygium unguis，PU)，甲母质因炎症或外伤被破坏，引起对应部位的甲板缺失，使近端甲皱、甲护皮直接与甲母质、甲床相连，形成甲翼状胬肉(图 55-20)，甲逐渐缩小，以致完成消失，最后以瘢痕组织代替。该征多发生于指甲，先发生于一个甲，此后累及其他甲。

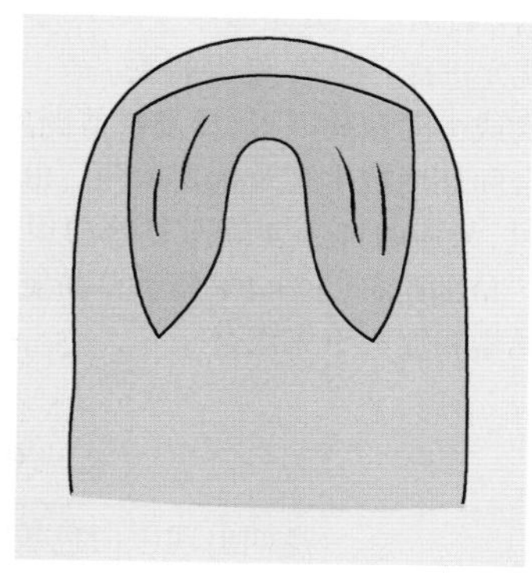

图 55-20　甲翼状胬肉
甲护皮与甲板粘连，并随甲板生长，向外移动。

PU 是扁平苔藓的特征，较少见于外周血管性缺血，也见于严重大疱性皮肤病、放疗后及放射科工作者、糖尿病、甲卫生不良、结节病、麻风、外伤。先天性者罕见。

十、甲反向胬肉

甲反向胬肉又称先天性甲下胬肉和腹侧胬肉，发病原因为正常情况下形成甲板的那部分甲床过度延伸所致。指甲床和甲下皮与甲板腹侧融合，瘢痕形成使甲下皮沟消失；可为先天性或获得性，当手指抓取细小物体、打字或修甲时可出现疼痛。获得性多见，如 Raynaud 病、进行性系统性硬化症，其中前二者所致的缺氧可引起甲下胬肉坏死和瘢痕形成。如果仅仅先天性第 4 趾甲出现先天性弯曲，则是一种独立的疾病，为常染色体隐性遗传。

十一、甲周期性脱落

甲周期性脱落，又名甲脱落，可能是一种常染色体遗传的发育性畸形，反复甲脱落亦可由创伤引起。曾有一个家庭中的三个成员发生甲脱落，有时可能部分系解剖异常所致，如拇趾太长而难以获得合适的鞋，此外，尚由多种全身性疾病引起。暂时性甲母质功能抑制也可以是甲脱落的原因，如系统疾病、腹膜透析、皮肤T细胞淋巴瘤、Kawasaki病、寻常型天疱疮、药物过敏和掌跖点状角化。脱落为暂时性，新甲可以替代之。大部分病例无需特殊治疗。

第八节 皮肤病中的甲病

常见皮肤病中的相关甲病（表55-3）。

一、皮肤病及药物所致甲剥离

甲剥离（onycholysis）即无痛性甲板甲床分离，是常见病。分离通常起始于远端甲沟，不规则的向近端进展，形成部分或者大部分甲分离。一般只累及甲板的1/3，使之松弛而不发生脱落，甲分离部位甲板不透明，呈白色、黄色或绿色。

甲剥离的病因包括银屑病、创伤、假丝酵母菌或者假单胞菌感染、多汗症、特应性皮炎、黄甲综合征、Bowen病、扁平苔藓、PUVA光化学治疗、抗癌药物、依曲替酯、避孕药、接触化学试剂、长期浸水导致的浸渍和变态反应性接触性皮炎（如甲硬化剂和黏合剂）。目前已经知道有些甲剥离与甲状腺疾病（尤其是甲状腺功能亢进症）、梅毒、妊娠相关。

治疗原发病或去除致病因素、反复修剪剥离的甲板、纠正甲床的过度水合和外用抗生素及抗真菌药。由于病变的消失可能需3~4个月，故应每隔3~4周重复修剪甲板。碘化物与70%异丙醇（1∶1）的酊剂、2%~4%麝香草酚氯仿溶液反复涂搽甲床可预防感染和促进甲床水合。

二、银屑病甲

1. 临床表现 见三十二章银屑病（图55-21）。

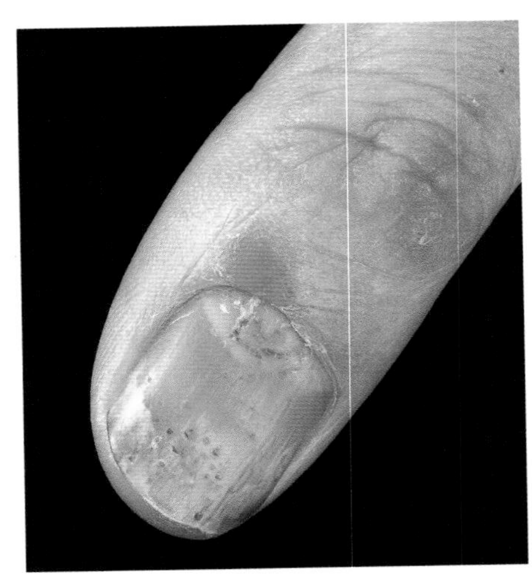

图55-21 银屑病甲（顶针状）

2. 银屑病甲的治疗 ①糖皮质激素和维生素D_3类似物：外用对治疗甲皱襞部的皮损有效；而对甲床病变（如甲剥离和甲床角化）基本无效，因药物不能通过甲板吸收。②如剪去前甲板或外用高浓度的尿素软膏（尿素40.0g，无水羊毛脂20.0g，白蜡5.0g，白凡士林35.0g），封包1周左右（用胶布保护甲周皮肤），使甲板软化、脱落，然后应用上述药物则有效。③氟尿嘧啶：1%的氟尿嘧啶溶液治疗银屑病甲（甲凹点、甲床角化或甲剥离），用药于病甲边缘，2次/d，按摩使入甲皱襞部，疗程6个月，甲凹点和甲床角化改善。④地蒽酚：0.4%~2.0%地蒽酚软膏疗效最好的是甲剥离和甲床角化，而对甲凹点效果稍逊。⑤他扎罗汀：对甲剥离和甲凹点的疗效明显。⑥环孢素：10%的环孢素油状溶液外用于甲床和近端甲褶部治疗

表55-3 常见皮肤病中的相关甲病

Darier病	晚期出现甲白色条纹沿甲纵间伸展，并与甲弧影交叉，条纹与甲游离缘会合处可出现V形切迹，其他有白甲、甲嵴、甲表面粗糙、甲板增厚
斑秃	10%斑秃患者，指甲出现横向或纵向的线性凹点、大小一致，点状凹陷较小，呈几何圆形分布。也可有甲面粗糙脆裂，甲板变薄，以至全甲脱落及红色或点状甲半月，大多数指（趾）甲受累
连续性肢端皮炎	甲板失去光泽，呈灰白色、污秽色，有纵沟。病变持续存在或较严重时则出现甲脱落
毛发红糠疹	中度甲床增厚、裂片状出血、纵嵴，偶尔可见甲凹点。甲呈灰色或淡褐色
湿疹	甲板增厚、粗糙、凹点、横嵴和沟，甚至甲脱失
特应性皮炎	甲板增厚、粗糙、凹点、横嵴和沟，甚至甲脱失
天疱疮	甲变色、甲下出血、甲凹点、横线和慢性甲沟炎甚至甲脱落
红斑狼疮	盘状红斑狼疮甲病变为无端或局部的碎裂和纵嵴，甲床弥漫为青红色。指（趾）甲毁形的红斑狼疮患者表现为甲板呈青紫色，附着鳞屑，甲板只见碎屑，有些甲完全破坏。慢性持续型冻疮样红斑狼疮，见于女性，指尖和甲板完全变形。红斑狼疮也可出现杵状指
米贝尼汗孔角化症	甲板增厚、浑浊、嵴和裂及部分甲破坏。甲脱落后，甲床有疣状碎屑
中毒性表皮坏死松解症	急性发作期，指（趾）甲脱落并不再生，也可见多数甲翼状胬肉形成

甲凹点和甲剥离。⑦小剂量糖皮质激素直接注入引起甲营养不良的甲结构中。局麻下近端甲皱襞部注射，对甲母质银屑病最有效。⑧光化学疗法（PUVA）PUVA 对甲剥离的效果比对甲凹点要好。⑨激光：脉冲染料激光、准分子激光、强脉冲光治疗。⑩浅层 X 线治疗。⑪全身治疗（口服环孢素或阿维 A 酯），口服环孢素或阿维 A 酯和外用卡泊三醇的联合疗法。

三、扁平苔藓甲

扁平苔藓甲，25% 的扁平苔藓患者在甲损害前或在甲损害后身体的其他部位可有扁平苔藓皮损。全甲破坏：可发生甲板全部破坏和病变护皮与基底的甲床黏连（图 55-22）。

（详见三十五章扁平苔藓）

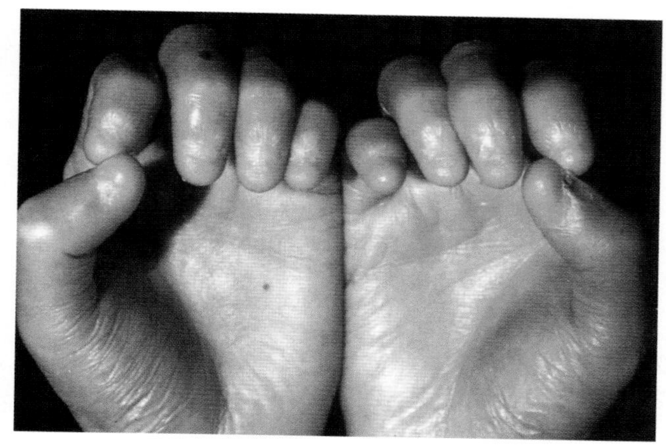

图 55-22　扁平苔藓甲
甲板全部破坏。

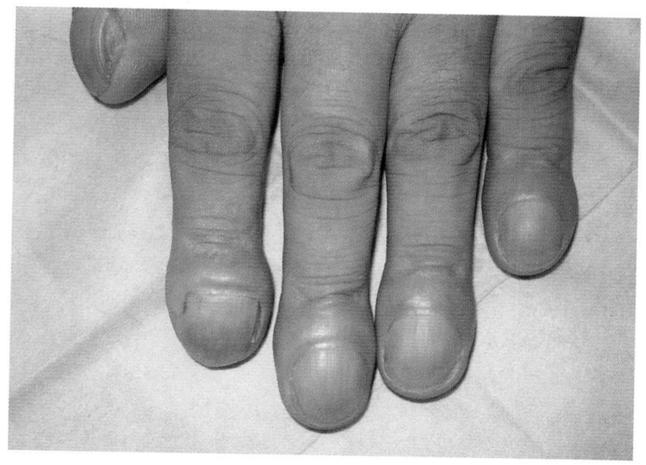

图 55-23　杵状指［华中科技大学协和深圳医院（南山医院）陆原　何雯惠赠］

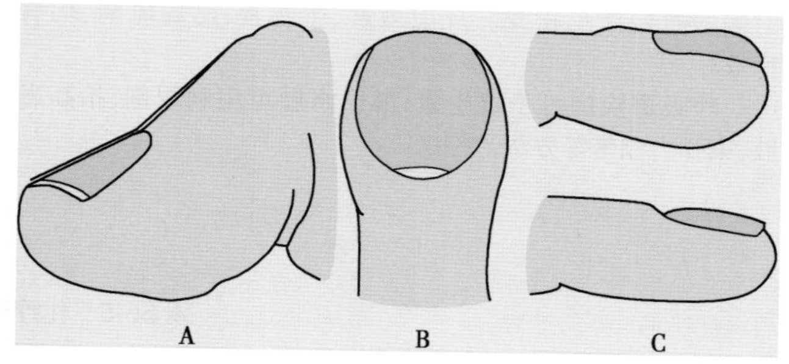

图 55-24　杵状指

A. Lovibond 角是远端指骨背面与甲板之同的角度，正常人 <180°；B. 指尖呈球状；C. Lovibond 角 >180°。

第九节　系统疾病中甲病

一、软甲

软甲，甲变薄、变软并易弯曲，是由于甲母质缺陷所致。本病为营养不良和身体衰弱所致。黏液性水肿、类风湿关节炎、厌食症、麻风病，口服维 A 酸治疗或放射性皮炎亦可引起。

二、杵状指

杵状指是由指节软组织膨大，指（趾）远端成球形，有如鼓槌（图 55-23，图 55-24）。杵状甲可为遗传性单纯性杵状甲，或为综合征的一种表现。前者在幼年时常不明显，青春期开始发病，为性联显性或常染色体显性遗传。正常指（趾）末节指骨背面与甲板形成的角约 160°（Lovibond 角），杵状指可形成 180°甚至更大的角度，末段指节软组织呈球状，有如鼓槌。杵状指与多种疾病相关，也见于正常变异个体。一项研究显示，发现 1/3 的肺癌患者有杵状指。这种病变是永久性的（表 55-4）。

家族性杵状指为常染色体显性遗传，起病缓慢，常在青春期后发病，可累及全部指、趾甲，不伴发其他疾病。

表 55-4　杵状指分型与相关疾病

分类	疾病
特发性	是另一种孤立的显性遗传病或有相关改变的厚皮性骨膜病
继发性	
肺部疾病	支气管肺癌，支气管扩张，肺脓肿，脓胸，肺气肿
心脏疾病	发绀型先天性心脏，肺动静脉瘘
消化道疾病	肝硬化，溃疡性结肠炎
其他	血红蛋白病，甲状腺功能亢进症
双侧杵状指	无基础疾病，提示遗传性
单个杵状指	指（趾）黏液性囊肿

三、黄甲综合征

1. 黄甲综合征（yellow nail syndrome）　其典型表现为黄甲，淋巴水肿及呼吸道症状三联症。发病机制：可能与炎症、遗传有关。淋巴系统造影可显示有淋巴结缺如、淋巴管阻塞或发育不全，致发生淋巴液循环障碍，淤积于多个器官组织，组织淋巴水肿，甲生长缓慢、增厚变黄，胸膜腔及心包积液等。

(1) 甲病:甲生长速度明显降低,呈淡黄或浅黄绿色,轻度增厚,质地坚硬并沿长轴极度弯曲;护皮缺失,甲剥离,广泛的甲剥离可导致甲板脱落,甲再生极为缓慢。

(2) 淋巴水肿:水肿常累及小腿。仅有少数患者伴发先天性淋巴管畸形;一些无淋巴管畸形的病例,可能存在功能缺陷或仅少数的淋巴管缺陷。

(3) 呼吸病症状及其他:伴发的系统性疾病有胸腔积液、肺气肿、支气管扩张、鼻窦炎、恶性肿瘤、肾病综合征和AIDS。

2. 诊断及鉴别诊断 虽然三联征并不都出现于每位患者,但典型的甲变化却是诊断本病的必备条件。本病也应与银屑病、甲真菌病、先天性厚甲、老人甲鉴别。

3. 治疗 慢性肺部感染及慢性鼻窦炎通常在甲改变之前发生,可口服维生素E和局部涂擦维生素E溶液,可使指甲恢复正常生长速度及颜色,减轻淋巴水肿。使用伊曲康唑(联合维生素E)和口服锌剂也取得很好疗效。局部注射醋酸氟羟泼尼松龙。皮质激素、生物素、己烯雌酚、均有疗效。

呼吸道疾病可予抗生素,淋巴水肿可用利尿剂、抬高患肢、束弹力绷带等方法治疗。

第十节 药物致甲病

药物反应,影响甲器官的药物反应可分为全身性和局限性反应,这些反应可进一步分为甲器官某一部分的单纯颜色改变和甲板畸形或母质、甲床及甲沟的改变伴发原发性刺激性或变应性接触性皮炎。

(一) 全身性药物反应

四环素及其相关抗生素加日光暴露所致的光—甲剥离,PUVA亦可引起同类型的反应。砜类治疗可引起甲床发绀,而红斑狼疮的抗疟药治疗可使甲床出现弥散或带状的蓝色。癌症化疗可引起甲床和甲板的许多种色素性改变,放疗可产生弥散或带状色素沉着,或氯丙嗪治疗恶心可使甲床呈蓝黑色。化疗药物引起Beau线、脱甲病。真性白甲用氯苯磺胺、苯妥英钠、巴比妥酸盐等治疗后可出现甲板畸形和完全性脱落伴瘢痕形成。

维A酸、印地那韦、拉米夫定、氨甲蝶呤、西妥昔单抗、吉非替尼引起甲沟炎和甲周化脓性肉芽肿。β-受体阻断剂、博来霉素引起局部缺血。

口服维A酸导致脆甲、甲沟炎和化脓性肉芽肿。抗反转录病毒药物常导致甲色素、甲沟炎和化脓性肉芽肿。

(二) 药物诱发的甲病(表55-5)

表55-5 化疗药物诱发的甲改变

药物	明显改变	部位及机制
多柔比星	甲剥离;色素沉着;横行色素带;纵行灰色、褐色和黑色色素带;蓝甲	对甲床和甲母质的毒性
博来霉素	甲剥离;"营养不良";纵行色素带;甲脱落;甲床增厚;甲小皮变黑	对甲床和甲母质的毒性
一般癌症化疗药物	生长缓慢;有时有Beau线 白色横行线(Mees线)	对甲母质的毒性 联合化疗(多柔比星,环磷酰胺,长春新碱)——甲板
环磷酰胺	色素沉着;横行色素带	甲床甲板颜色改变 对甲母质和甲床的毒性
氮烯米胺(DTIC)	色素沉着	对甲母质的毒性
柔红霉素	横行褐色-黑色带	可能对甲母质有毒性
氟尿嘧啶(外用和系统应用)	弥漫浅表蓝色色素;色素沉着;甲剥离;"营养不良";甲沟炎;疼痛和甲床增厚;横行带,对半甲样改变	浅表的蓝色色素可被刮落
化疗后甲色素的遗传倾向	褐色	可能是对甲母质的毒性
羟基脲	甲萎缩,脆甲	对甲母质的毒性
美法仑(爱克兰)	纵行色素带	甲床——增加基底层黑素细胞,对甲母质的毒性
6巯基嘌呤	甲脱落	可能对甲床和甲母质有细胞毒作用和光敏作用
氨甲蝶呤	色素沉着,急性甲沟炎	可能对甲母质有毒性
氮芥	色素沉着	可能对甲母质有毒性
亚硝基脲	色素沉着	可能对甲母质有毒性

第十一节 感染所致甲病

细菌、真菌、病毒感染和螺旋体、假丝酵母菌所致的甲病(表 55-6)是最常见的甲病,其中又以皮肤癣菌和细菌感染多见。

表 55-6 感染性甲病

感染性甲病	
细菌性	
金黄色葡萄球菌	急性甲沟炎(图 55-25)
链球菌	急性甲沟炎
铜绿假单胞菌	急性甲沟炎
病毒性	
单纯疱疹病毒	急性甲沟炎
	甲分离
	甲疱疹性瘭疽
	甲周水疱
疣	甲周 / 甲下丘疹
真菌性	
皮肤癣菌	远端甲下甲真菌病
	近端甲下甲真菌病
	白色浅表甲真菌病
非皮肤癣菌	近端甲下甲真菌病 + 甲周炎
	深部远端甲下甲真菌病
假丝酵母菌(图 55-26)	远端甲下甲真菌病 + 甲沟炎

一、假单胞菌感染

又称绿甲综合征,临床上为甲板变成绿色,常与甲沟炎及铜绿假单胞菌感染有关。黑色甲沟炎则与变形杆菌感染有关。

是由于绿脓菌素,一种铜绿假单细胞菌产生的蓝绿色色素,将指甲染成黑绿色(图 55-10)或蓝绿色。易感因素包括长时间暴露于水、洗涤剂和肥皂,甲创伤和其他原因引起的甲分离。

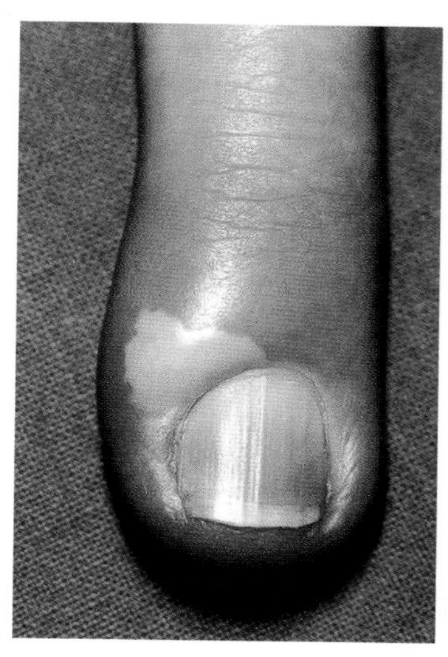

图 55-25 急性甲沟炎
出现脓液及红斑。

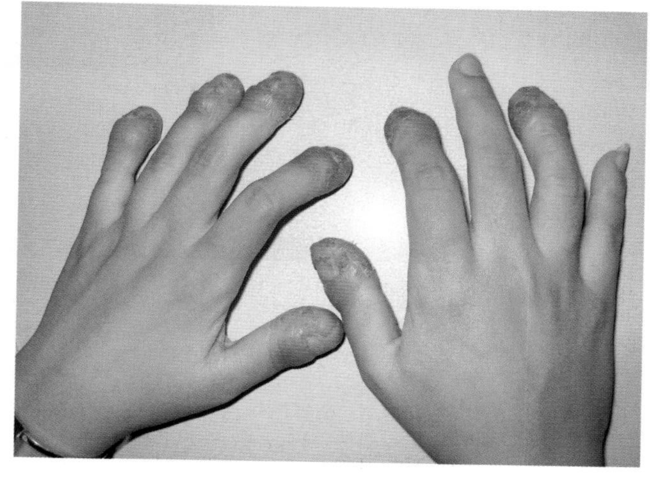

图 55-26 假丝酵母菌甲沟炎

本综合征严重型包括足底深、厚壁大疱,常误诊为炎症严重的足癣,真菌检查为阴性。如疱液作革兰氏染色,则可见大量革兰氏阴性菌团。培养和药敏试验有助于选用敏感抗生素治疗。局部治疗(包括硝酸银溶液、碳酸品红液和硫酸庆大霉素霜)。

二、甲疱疹性瘭疽

手指的 HSV 感染是原发性口或生殖器疱疹的并发症,指尖部群集水疱和脓疱,融合成蜂窝状,伴红肿、压痛。

第十二节 创伤性甲病

创伤可引起许多甲病,可分为下述二类。①单发或偶然性创伤引起的甲病:此类创伤可引起血肿、裂开,严重者使甲完全丧失。②反复性创伤引起的甲病:此类创伤常较轻微,可不为患者所注意,包括咬甲癖、习惯性抽搐畸形、剔甲癖、人工甲病、甲刺、甲层裂、异位甲、化妆品所致的甲损伤、甲微波损伤和鞋类创伤(钩甲、甲肥大、嵌甲、甲过度弯曲、甲脱落),其中前四种疾病见精神性皮肤病,化妆品所致者见免疫性甲病。

一、裂片型出血

甲下裂片型出血常见,局限于附着在甲板的甲床纵行表皮嵴之间的细沟内,随着时间延长向外移动,表现为 1~2mm 长的黑色细线位于甲床远端 1/3(图 55-27)。多为轻微创伤所致,亦常见于许多内科疾病(如亚急性细菌性心内膜炎、胶原性血管病、维生素 C 缺乏病、消化性溃疡、高血压、旋毛虫病和恶性肿瘤)和皮肤病(银屑病、湿疹、剥脱性皮炎、皮肤 T 细胞淋巴瘤和 Dafter 病)(表 55-7)。

皮肤镜下征象特点:均质模式;球形模式;条纹模式;外周色素减退;甲周出血。

皮肤镜下各种征象的意义:均质模式为最常见模式,表现为弥漫的颜色均一的污斑,代表干燥的血液颜色;球形模式和条纹模式代表聚集的血液;外周色素减退表现为色素在由中心向外扩展时颜色逐渐变淡。

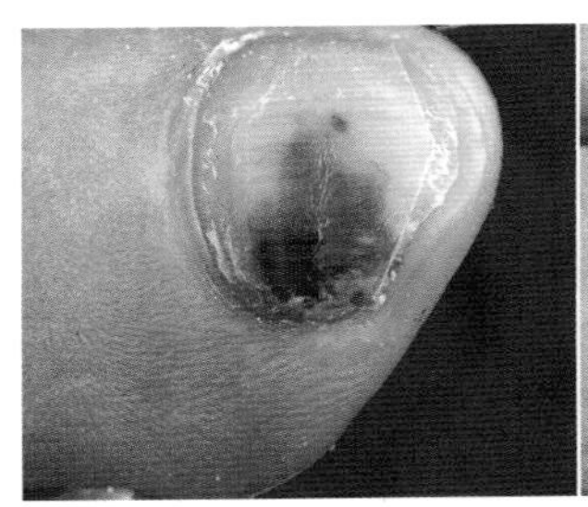
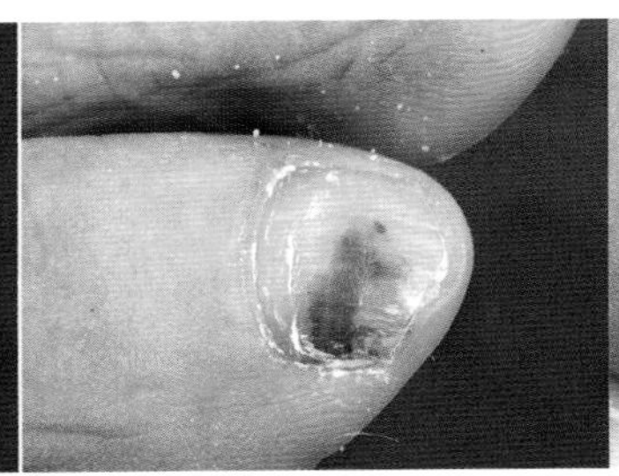
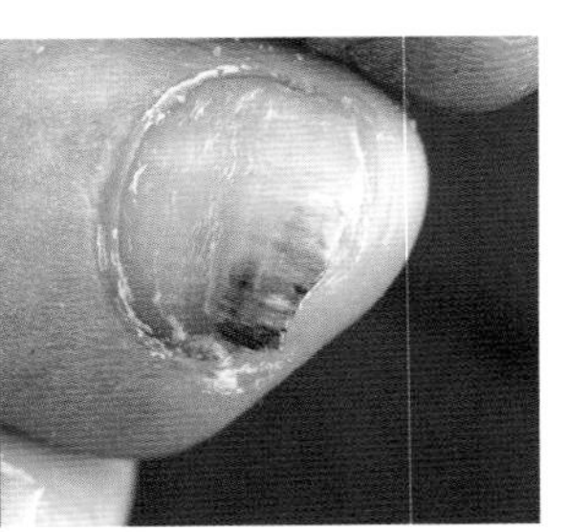

图 55-27　甲下出血
随时间延长向外移动。

表 55-7　裂片型出血

血管性：Burger 病、栓子、高血压、雷诺现象、血管炎
感染性：脑膜炎球菌血症、甲癣、风湿热、亚急性细菌性心内膜炎、旋毛虫病
创伤性：外伤
过敏性：湿疹性皮炎
药物性：四环素
代谢性：肝硬化、血液透析 / 腹膜透析、血色病、甲状旁腺功能降低、肾脏疾病、肺脏疾病、二尖瓣狭窄、消化性溃疡、维生素 C 缺乏病、甲状腺毒症
特发性：白塞病、胶原血管疾病、组织细胞增多症 X、银屑病、类风湿关节炎、肉样瘤病
肿瘤性：各种恶性肿瘤
血液性：冷沉淀球蛋白血症
先天性：毛囊角化病

甲部无结构的污斑，多为出血表现。

二、甲刺

甲刺（hangnail）又名逆剥或甲缘逆剥，甲侧壁的三角带容易分离是指甲小皮的过度伸展，造成分裂，向近端或两侧甲缘剥离（图 55-28）。可引起疼痛，常由咬甲所致，其他轻微创伤亦可引起。甲刺应使用锐利的剪刀去除修剪，局部可用护肤霜，如羊毛脂软膏或润滑油。

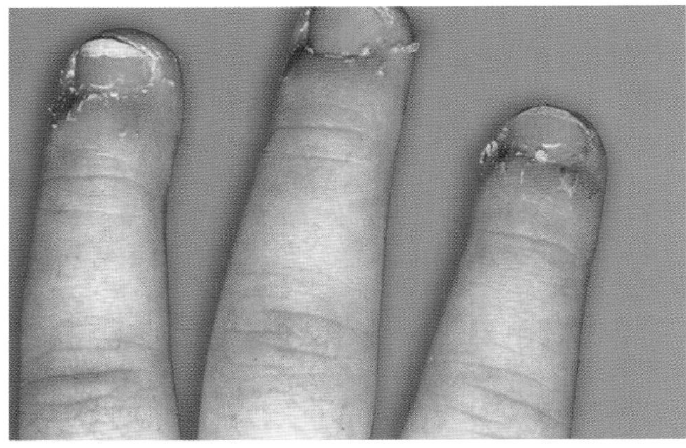

图 55-28　甲周剥刺（逆剥）近端甲皱表皮撕裂，表皮浅层仍与皮肤粘连

三、甲层裂

甲层裂，甲板远端游离缘分裂成多层，这在女性中非常常见，是角质层内聚力丧失的表现，可能是脱水所致，也可见纵向裂开（图 55-29，图 55-30）。

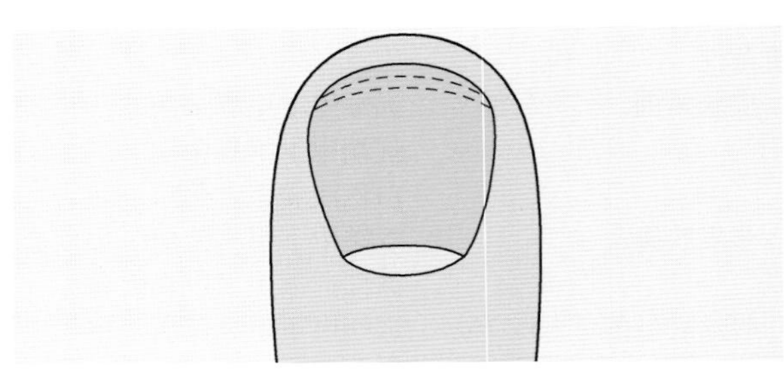

图 55-29　甲层分裂

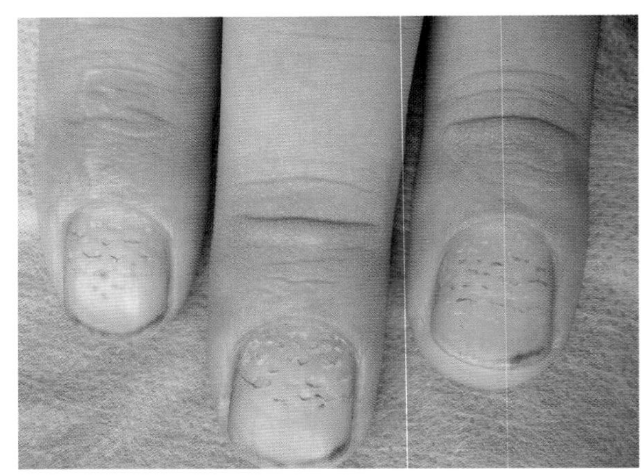

图 55-30　甲病
甲层裂（东莞市常平人民医院　曾文军惠赠）。

四、光线性甲剥离

光线性甲剥离，紫外线照射可能促使甲剥离。使用四环素和细胞毒药物可能会发生光照性甲剥离。

五、脆甲与脆甲症

脆甲常见于妇女，甲变脆是由于甲板脱水所致。表现为层状剥脱(甲分裂),指甲受累。

脆甲症 通常导致脆甲症的疾病有扁平苔藓、血管受损、创伤和肿瘤压迫甲母质。甲变薄、纵嵴、纵裂隙、扁平苔藓导致弥散性甲母质破坏,轻症疾病常是衰老的表现。

六、钩甲

钩甲 甲肥大过度而卷曲可使甲板呈爪状,常单发,易累及拇指甲或小指甲(图 55-31)。本病最常见于老年人。严重者可出现趾甲游离缘压迫甚或嵌入软组织内。卫生不良、循环障碍、鱼鳞病、银屑病和甲真菌病均可引起钩甲。

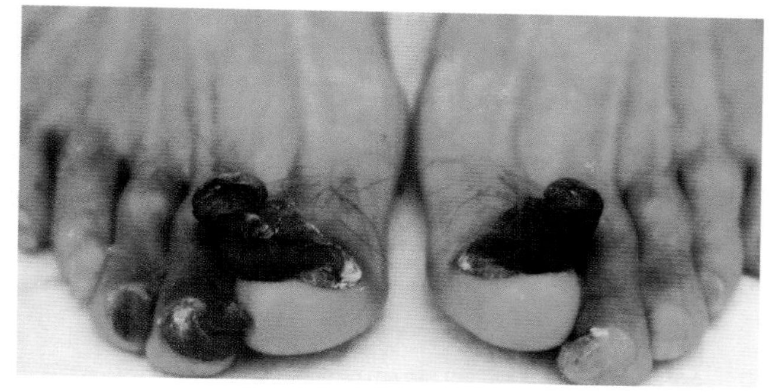

图 55-31 老年性钩甲(山西医科大学 叶培明惠赠)

七、钳形甲

钳形甲又称喇叭形甲。该病为甲的两侧边缘逐渐向对侧靠近,过度的横向弧形弯曲,尤其远侧部分,致使甲床挤压痛。挤压甲床和下面的真皮。可为常染色体显性遗传或在外伤、Kawasaki 病或用 β 受体阻滞剂后出现。

最常见于大蹋趾甲。指(趾)甲刺入甲侧襞,进入真皮并导致异物反应。最初的体征是局部疼痛和肿胀。刺入区水化脓肿,然后沿着嵌甲边缘出现高度增生的肉芽组织。

一些治疗措施有效,如使甲变平后绑上商售的支架,再使用尿素霜封包,或用苯酚行化学甲床切除术和外科甲床修补术也有用。

八、嵌甲

嵌甲(onychocryptosis)主要见于大拇指,甲侧缘过度生长嵌入甲皱襞,引起疼痛和炎症反应。指(趾)甲刺入甲侧襞,进入真皮并导致异物反应。最初的体征是局部疼痛和肿胀。刺入区水化脓肿,然后沿着嵌甲边缘出现高度增生的肉芽组织(图 55-32)。穿不合脚的鞋或侧甲板修剪不当、过度修剪或外伤可使甲在向远端生长时,前缘部分嵌入肉中。药物如异维 A 酸、拉米夫定和印地那韦可引起像嵌甲(内生甲)一样的甲周肉芽组织增生。

病情较轻时可用棉垫、牙科丝棉或弹性塑料管塞入患甲远端角下,可免去做手术。如感染严重和有局部蜂窝织炎,则应全身使用抗生素。肉芽组织可用电灼破坏。如保守治疗失败,则需行肉芽组织切除的同时可能需要切除甲皱襞,部分病例需拔甲。另一种简单的手术为切除伸出的侧甲皱襞以免甲嵌入。在局麻下,在甲皱襞侧缘垂直于甲板作一直切口。平

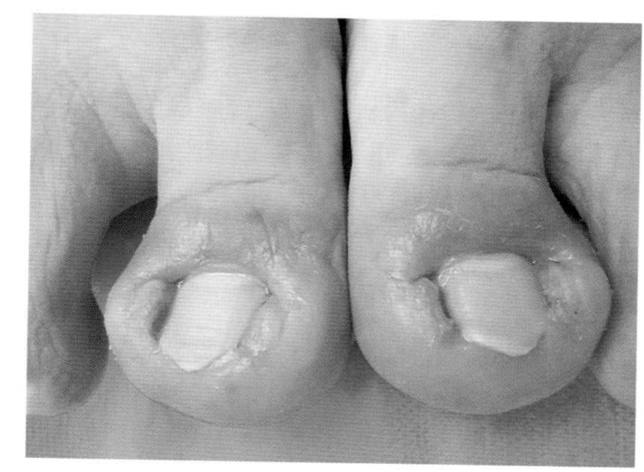

图 55-32 嵌甲
甲板侧缘嵌入甲沟,其上肉芽组织增生。

行于甲床作一弧形切口与第一次切口汇合,切除嵌入的组织。边缘组织应缝合一至两针,使两处组织合拢,并用凡士林纱条包扎。10~14 天后可完全愈合。

第十三节 甲肿瘤

一、甲周及甲下疣

甲周疣是最常见的甲周良性肿瘤,表现为甲缘表面粗糙的隆起性损害,常无明显甲改变,但有时甲表面可粗糙,可有纵嵴和横嵴,较少见的还可有线状凹陷。一般无疼痛感觉,仅发生皲裂时有疼痛。甲下疣较少见,开始侵及甲床,生长缓慢。最终可将甲板抬起,也有致骨溶解的报道。甲下疣可有疼痛,有时类似于血管球瘤,甲板常不受累。

二、甲下外生骨疣

是正常骨组织的生长过度,最常见于大蹋趾。表现为甲下的甲下硬结、坚实肿块、甲剥离,常使趾尖移位和误诊为疣。这种病变并非真正的外生骨疣,而是正常骨组织的生长过度(图 55-33)。创伤和(或)感染可能在其发病中起作用。X 线检查可明确诊断。

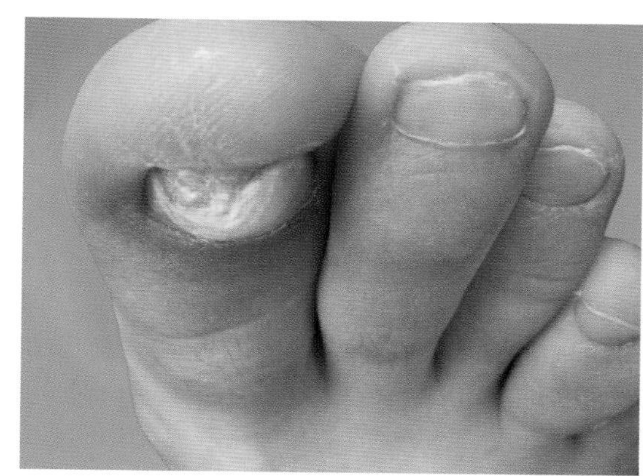

图 55-33 甲下外生骨疣
脚蹋趾(东莞市常平人民医院 曾文军惠赠)。

三、血管球瘤

为一种罕见的甲床内血管瘤，起源于甲床真皮的神经肌肉动脉血管球细胞。直接压迫或冷、热刺激可引起严重疼痛，透过甲板常见到紫蓝色斑点，可扩展至甲板或侵蚀远端指骨。X线检查有助于诊断，血管球瘤可予外科手术治疗。

四、甲母质黑素细胞痣

甲母质的交界痣极为罕见，其表现为纵向黑甲。在大多数病例中，条带色素沉着明显，且表现为近端甲皱襞的“虚幻性”色素沉着（假性Hutchinson征），有色人种的甲板色素带极为常见，但白人的单条色素带可能表明黑素细胞活性增加或母质的交界痣，若病变位于拇指和示指，以密切观察为宜，有学者建议在青春期前后彻底切除皮损。

五、鳞状细胞癌

发生于指，尤其是拇指及示指，引起疼痛、肿胀、炎症、甲抬高、溃疡、肿块、嵌甲、出血等。骨受累少且发生迟（表55-8）。

表55-8 甲良性赘生物及甲周肿瘤

感染性：传染性软疣、寻常疣
创伤性：异物肉芽肿、瘢痕疙瘩
特发性：持久隆起性红斑、Gottron丘疹
肿瘤性： 良性：皮肤纤维瘤、化脓性肉芽肿、内生软骨瘤、表皮囊肿、外生骨疣、纤维角化瘤、肌腱鞘巨细胞瘤、血管球瘤、肉芽肿、角化棘皮瘤、甲周纤维瘤、黏液样囊肿、神经纤维瘤、神经瘤、痣、骨软骨瘤、甲床瘤 癌前期病变：光化性角化病、鲍温病 恶性：疣状癌、无黑素性恶性黑色素瘤、黑素瘤、基底细胞癌、纤维肉瘤、Kaposi肉瘤、淋巴瘤、转移癌、肉瘤、鳞状细胞癌

六、甲Kaposi肉瘤

本病可累及甲组织，致甲板抬高或变形。

七、甲恶性黑素瘤

甲下部位的黑素瘤罕见。

大部分发生于拇指或拇趾。罕有疼痛或不适。甲畸形、突然颜色改变、自然破溃、出血或肿块穿破甲板更少见。甲下恶性黑素瘤有以下特征：

1. 甲母质、甲床或甲板棕色-黑色斑点，均匀或不规则。

2. 纵向黑甲　黑色素皮损纵形宽度不一的棕色至黑色带，贯穿整个甲。

3. Hutchinson征　Hutchinson征阳性是指纵向黑甲伴随甲皱襞或甲下皮的色素沉着。从甲下或近端甲床到周围皮肤有棕色至黑色色素，为有诊断价值的线索，少数病例如色素痣也可发生此征。Hutchinson征是1866年首先由Hutchinson报道，成人患者中，当出现该征时应进行活检以排除甲黑素瘤。常常被认为与甲黑素瘤相关，但儿童LM中也可见到Hutchinson征。假性Hutchinson征是指甲板下色带透过甲小皮生成的“幻影”或其他原因导致的甲周异常黑素沉积；

4. 恶黑　可表现出顽固性、慢性甲沟炎的表现，累及单个甲产生疣状增生物，伴有甲脱落，甲板也可增厚或裂开；

5. 无色素性恶黑，无黑素性结节，常破溃、出血，与化脓性肉芽肿相似。约25%的恶性黑素瘤是无色素性的，肉芽组织增生或嵌甲，易被误诊。

皮肤镜下征象特点：棕色背景；厚度、间隔、颜色、平行程度均不规则的棕色至黑色纵行条纹；Hutchinson征（即甲周组织色素沉着）。研究发现，不具有棕色背景及不规则条纹的甲黑色素瘤，Hutchinson征均为阳性。而将棕色背景、不规则条纹及Hutchinson征三者综合考虑时，甲黑色素瘤的诊断准确率达到了100%。

八、甲转移性肿瘤

先转移至软组织的肿瘤如肾癌的转移可与某些良性肿瘤如血管球瘤很相似。指（趾）端的转移性肿瘤表现为疼痛或无痛、暗红色肿胀、膨胀性搏动、假性杵状指、甲营养不良及类似于急性、慢性甲沟炎的现象。X线检查常示溶骨灶。

第十四节　甲黑素细胞疾病诊断和治疗

一、诊断

1. 黑甲多数是由于黑素或含铁血黄素在甲板内沉积引起。甲母痣、甲雀斑样痣、黑素瘤等甲黑素细胞疾病以及甲下出血、外伤、种族、真菌感染等多种原因均可造成黑甲。甲黑素细胞疾病又可分为良性甲黑素细胞疾病（甲母痣、甲雀斑样痣、色素痣等）和甲黑素瘤。良性甲黑素细胞疾病无明显不良预后。

2. 甲黑素细胞疾病的诊断　提出的ABCDEF标准。

A. 指发病年龄（age）20~90岁（高峰50~80岁）。

B. 色带、宽度和边界（band，breadth and border），指棕色或黑色的纵行色素带且宽度≥3mm，边缘模糊或不规则；

C. 变化（change），指条带迅速变宽或变黑，按甲营养不良治疗无效；

D. 指（趾）端（digit），指受累部位拇指>蹋趾>示指，单指（趾）>多指（趾），优势手多见；

E. 拓展（extension），指色素侵犯近端和外侧甲皱襞或甲游离缘皮肤；

F. 家族史（family history），指有发育不良痣综合征或黑素瘤的家族史或个人史。该评价体系中甲色素向甲周皱襞扩散（Hutchinson征）是诊断甲黑素瘤的重要线索。值得注意的是，在先天性色素痣、种族型黑甲和外伤所致黑甲等甲良性病变以及儿童黑甲病例中会出现伪Hutchinson征。

3. 活组织检查　对于任何皮肤镜下表现为不规则模式的甲黑素细胞疾病来说，活检排除甲黑素瘤是必要的。

4. 甲黑素细胞疾病合理诊疗的目的是达到黑素瘤不漏诊，同时良性病变不过度医疗导致指（趾）甲损毁。皮肤镜的运用可有助于疾病的诊断和评估，但是对于不能完全排除恶性的甲黑素细胞疾病，组织病理学检查仍然是诊断甲黑素瘤的金标准。

5. 甲黑素细胞疾病的治疗主要是针对病因治疗。良性黑素细胞活化或增生引起的黑甲，一般不需要特殊治疗，只需定期随访即可。一旦黑素瘤诊断成立，应根据其临床表现、病理结果进行分期，从而制订最佳的治疗方案。

6. 多项回顾性研究均表明，截肢手术与保守性手术两者之间的生存率没有明显差异。但是对于浸润深度较深的甲黑素瘤，截肢手术仍然是最佳的选择。

二、治疗

1. 病因治疗　针对病因进行治疗，对原发性甲病可酌情给予改善肢端微循环的药物。先天性甲病目前尚无有效疗法。而其中先天性厚甲中角化过度的皮肤损害可外用各种角质松解剂及皮质类固醇软膏封包治疗。治疗潜在疾病如贫血、扁平苔藓、银屑病、湿疹。

2. 外科治疗　嵌甲、钩甲可外科治疗。甲损害常采用的治疗方法是将甲、甲床、甲母质全部切除，移植皮肤组织至切除部位，或拔甲后将甲母质和甲床完全刮除以阻止病甲再生长。但新长出的甲仍有复发的可能。

3. 药物治疗　原发性甲病应用改善微循环的药物，厚甲可用角质松解剂、糖皮质激素、维A酸。

4. 甲营养不良　无特殊治疗，部分病例随着年龄增长可逐渐好转。

5. 甲周疣治疗　外用咪喹莫特；局部免疫疗法；冷冻疗法；局部外用斑蝥素；病灶内注射抗假丝酵母菌属、毛癣菌属或流行性腮腺炎皮肤试验抗原；病灶内注射博来霉素；激光；CO_2或铒激光；YAG。

6. 扁平苔藓　治疗需要系统使用糖皮质激素以避免形成翼状胬肉。氨甲蝶呤或维A酸以替代糖皮质激素治疗。

治疗详见各种甲病。

三、甲病的病程与预后

随基础疾病改善而改善，如扁平苔藓、银屑病，一些疾病有自然病程，如全甲营养不良。儿童患者到20~25岁时可自行恢复。一些感染性甲病，治疗感染后很快痊愈，如真菌、细菌所致的甲病。甲凹陷点部分病例仅短时存在，而余者则持续数年。杵状指患者若患支气管癌则预后不良。

（叶巧园　李莉　郑炘凯　赖俊东）

第五十六章

口腔和肛门外生殖器皮肤病

第一节　口腔黏膜疾病

一、唇部病变

（一）接触性唇炎

接触性唇炎（contact cheilitis）指唇部因接触外界化学物质而发生的局部刺激性或变应性反应。

1. 病因　这些物质包括口红、护唇油膏、漱口剂、洁齿剂、牙科制剂（汞、丁香酚）、食物（薄荷、留兰香、柠檬、胡桃、菠萝、芒果、芦笋和桂皮油等）、乐器的金属吹口、指甲油、金属笔和铅笔上的涂料。

2. 临床表现　本病多见于妇女。口红唇炎有时局限于唇红，一般扩展至唇红之外；其他原因引起的唇炎表现各异，其中食物所致者常累及口周皮肤。红肿、水疱、糜烂、结痂为急性接触性唇炎的特点，而干燥、脱屑、增厚、皲裂为慢性接触性唇炎的特征，后者可发展为白斑、疣样结节、甚至癌变。

疑为接触性唇炎应作斑贴试验，此前应仔细审查唇部化妆品的成分，以保证所有致敏原皆受到检测。

3. 治疗　去除任何可疑的刺激物或致敏原，外用糖皮质激素制剂，但长期使用强效制剂可导致唇部萎缩。

（二）光化性唇炎

内容提要

- 光化性唇炎，典型病变局限于下唇唇红区，普遍认为是癌前病变。
- 角化过度性脱屑预示着光化性唇炎向癌前病变演变。最终可见裂隙和溃疡。
- 表现为轻度角化不良至原位鳞癌。

光化性唇炎（actinic cheilitis），又称日光性唇炎（solar cheilitis），是一种癌前病变，常发生于下唇。

1. 病因与发病机制　病因与可能紫外线辐射、慢性刺激和吸烟有关。另一可能是由于体内卟啉代谢障碍而引起光敏感，从而导致唇黏膜的炎症性反应。影响卟啉代谢的因素有过食某些草药和蔬菜（如灰菜、当归）、某些药物（如四环素、磺胺）、肝脏疾病等。

2. 临床表现　损害常仅累及下唇，①急性期　唇红区充血水肿（图 56-1），水疱、糜烂；②慢性期　唇红黏膜增厚，干燥、皲裂、结痂，常有灰白色变和萎缩，唇红缘因正常黏膜皮肤分界线丧失而结构不清。有刺激或不适感的出现。

3. 实验室检查　进行血、尿、粪卟啉测定，作尿卟啉测定，较简便易行。阳性者诊断可以确立。组织病理示程度不等的角化过度、角化不全、棘层肥厚及上皮发育异常，后者表现为轻度角化不良至原位鳞癌。

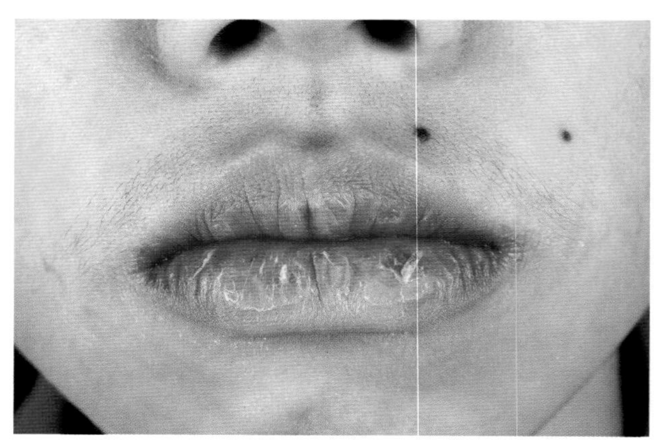

图 56-1　光化性唇炎
下唇水肿。

4. 伴发疾病 卟啉代谢障碍、肝脏疾病、日光湿疹、结膜炎、角膜炎。

5. 诊断与鉴别诊断

(1) 急性光化性唇炎：日光照射后发病，下唇部的急性肿胀充血，糜烂或溃疡。

(2) 慢性光化性唇炎：下唇部反复脱屑，唇部组织逐渐增厚增粗变硬，失去正常的弹性。

(3) 需与对光线有激发作用的扁平苔藓、盘状红斑狼疮、卟啉病、多形红斑、慢性接触性唇炎、腺性唇炎、黏膜扁平苔藓等鉴别。

6. 治疗 纠正卟啉代谢异常，阻断紫外线照射，避免其他激发因素，治疗其所造成的损伤，改善临床症状。

病因治疗 先天性卟啉病目前尚无特效治疗。停服有关光敏性药物及食品，如芹菜、青菜、无花果等；停用依沙吖啶局部湿敷及某些化妆品等。平时应避免服用强力光敏性药物，如苯巴比妥、苯妥英钠、磺胺类、灰黄霉素等。发病后限制患者在室内 5~7 天，症状常可消退。

防晒，避光，涂防晒霜，外涂遮光剂，如 5% 二氧化肽霜。

系统治疗：口服防光敏药物，羟氯喹、对氨基苯甲酸，促进体内卟啉代谢。烟酰胺、复合维生素 B、小剂量泼尼松有一定疗效。

局部使用皮质类固醇霜、新霉素、维 A 酸霜、奎宁软膏、冷冻、激光，氟尿嘧啶外涂。

7. 监测癌变 慢性灰白斑块、结节与溃疡，应警惕癌变、活检证实则手术切除。

8. 病程与预后 有明显的季节因素，春末起病，夏天加重，秋天减轻或消退。慢性光化性唇炎，部分黏膜白斑病可进一步发展成鳞状上皮细胞癌。

(三) 剥脱性唇炎

剥脱性唇炎(cheilitis exfoliativa)是以唇红缘持续性脱屑为特征的浅表性炎症性疾病。病因不明，多见于年轻女性，特别是神经质者。

1. 病因与发病机制 多见年轻女性。有咬唇或用舌舐唇习惯，或有特应性体质及精神因素及用维 A 酸类治疗、长期日光暴露。唇膏、洁牙剂和漱口液中的刺激性或过敏性物质可能为致病因素。唇炎可能是 Plummer-Vinson 综合征或 Sjögren 综合征的部分表现。

2. 临床表现

(1) 黏膜损害：唇部肿胀、干燥，有灰白色糠状脱屑，结痂，鳞屑脱落后露出鲜红发亮面(图 56-2)。唇红缘常干燥、皲裂、出血、伴有灼热、疼痛及触痛。损害始发于下唇中部，随后至整个下唇，有时可波及上唇或面部。病程常持续数月至数年。

(2) 临床类型

1) 原发性剥脱性唇炎：为持久性、复发性损害，可引起鳞屑，有时结痂，最常累及上唇，反复发生的表皮脱落可留下暂时性红斑和表面触痛。

2) 继发性剥脱性唇炎：下唇较常受累，炎症常局限于唇红。可继发于脂溢性皮炎、特应性皮炎、银屑病。

3. 伴发疾病 脂溢性皮炎、皮脂腺异位症、齿槽脓肿、神经质。

4. 诊断与鉴别诊断 皮疹仅发于唇红部，以下唇红部多见。损害为口唇干燥、肿胀、皲裂、结痂、脱屑，显露鲜红光滑面。自觉灼热疼痛，或触痛感。缓慢经过。

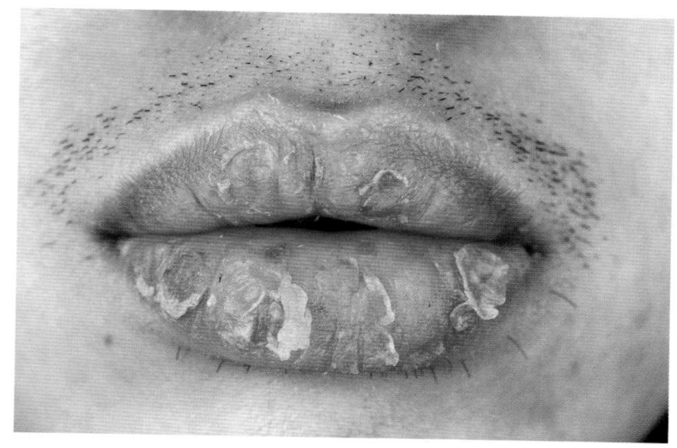

图 56-2 剥脱性唇炎

唇红处红斑及弥漫性脱屑(广东医科大学 李文惠赠)。

需与接触性唇炎、光化性唇炎、腺性唇炎、盘状红斑狼疮、黏膜扁平苔藓、黏膜良性淋巴细胞增生症及黏膜浆细胞增生症鉴别。

5. 治疗 抑制唇口炎症，减少真皮炎性细胞浸润，恢复正常的上皮角化。避免各种致病和刺激因素。

(1) 系统治疗：口服维生素类和抗组胺药物，试用氨苯砜，50mg，每天 2 次，氯喹 250mg，每天 1~2 次。

(2) 局部治疗：外用糖皮质激素制剂或抗生素软膏、1% 硝酸银溶液或皮质类固醇加普鲁卡因局部封闭。

(3) 物理治疗：必要时浅层 X 线照射。药物离子透入，如 5%~10% 碘化钾或 5% 普鲁卡因导入唇部。

6. 病程与预后 经过缓慢，病情持续数月至数年不等。

(四) 腺性唇炎

内容提要

- 下唇最常受累，该病有发展成鳞状细胞癌的危险。
- 保守治疗：局部糖皮质激素，他克莫司软膏。
- 治疗包括下唇的唇红切除术，可用或不用美容性斑块切除术。

腺性唇炎(cheilitis glandularis)又称腺样口炎、脓肿性腺性唇炎，是一种主要累及唇部小涎腺的炎症性疾病。以下唇肿胀、外翻、黏液腺导管口扩大、囊肿和整个唇部肿大为特征。

1. 病因与发病机制 病因不明。与日光照射、吸烟、感染、遗传、过敏有关。该病可能是对各种局部刺激物的一种炎症反应。癌变的病例发生于有户外职业和吸烟的老年男性；下唇外翻增加了光损伤。人工损伤如唇部反复湿敷和干燥可能是一种致病因素。已有家族病例发生的报道。

2. 临床表现 本病上下唇皆可罹患，常发生在下唇小唾液腺。本病是 Crohn 病的一种表现，至少与胃肠道疾病的关系甚为密切。

单纯型腺性唇炎：唇呈弥漫性肥厚肿大、外翻，唇内侧黏膜有散在数量不等的紫色斑点，中心为腺导管开口，挤压时有透明黏液溢出，露出腺口，像筛孔样散布在黏膜表面，扪诊可及多个散在小结节，为肿大的腺体(图 56-3)。

化脓型腺性唇炎：继发感染时，有脓性分泌物，称为脓肿

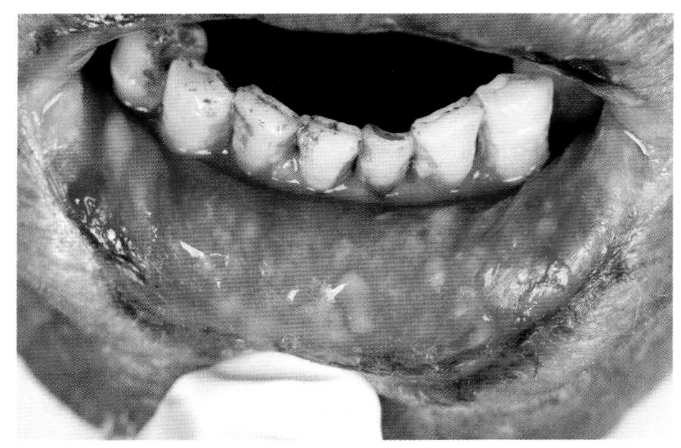

图 56-3　腺性唇炎

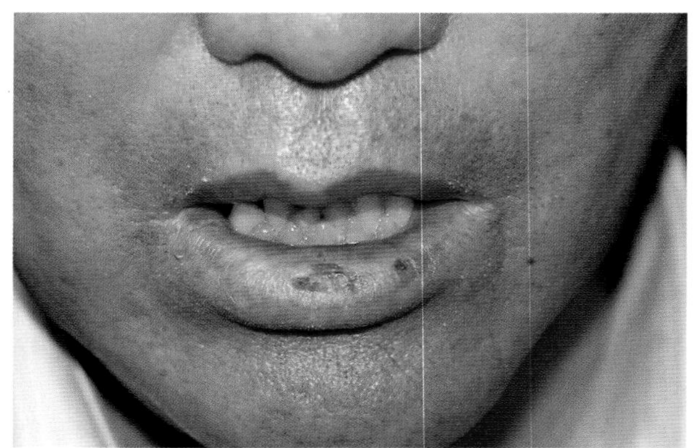

图 56-4　浆细胞性唇炎（新疆维吾尔自治区人民医院　普雄明惠赠）

性腺性唇炎，被认为是癌前病变。

3. 实验室检查　病理变化为非特异性腺体增生、肿大、导管扩大，腺管内和周围有中度的组织细胞、淋巴细胞和浆细胞浸润，有时腔内化脓。

4. 伴发疾病　Crohn 病。

5. 诊断与鉴别诊断　①唇部特别是下唇红缘伴有肥厚性黏液的炎症性改变；②扪诊可及多个小结节，为肿大的腺体；③组织病理象，确定诊断。

光化性唇炎、剥脱性唇炎、黏膜扁平苔藓、盘状红斑狼疮、鳞癌。

6. 治疗　避免刺激，保持口腔卫生。抑制黏液腺体、腺管的增生肥大，减轻其炎性细胞浸润，改善临床症状。

(1) 系统治疗：全身使用抗生素和替硝唑。10% 碘化钾 2 次 / 日，每次 10ml，有减轻肿胀的可能。亦可口服皮质激素。感染时应给予足量的抗生素。

(2) 局部治疗：局部注射倍他米松（得宝松注射液）、外用糖皮质激素、抗生素激素软膏、金霉素甘油、鱼肝油软膏，亦可考虑放射治疗。可用 ^{32}P 贴敷。

(3) 手术治疗：疗效不佳者，或唇肿胀外翻明显者可作唇整形术。有恶变迹象者，可行手术切除。

7. 病程与预后　皮损内注射曲安西龙对部分病例有效。本病可癌变。其癌变率在 18%~35% 之间。对单纯型腺性唇炎可局部使用糖皮质激素软膏与内服碘化钾 1~2 个月，或可见效。

（五）浆细胞性唇炎

浆细胞性唇炎（plasma cell cheilitis）亦称“浆细胞性口腔黏膜炎”，当牙龈受累时，称为“浆细胞性牙龈炎”。病因尚不清楚，可能是对一些未明刺激（如机械创伤、光化性损伤）的免疫反应或接触性致敏。表现为唇部发亮、发红的水肿性斑块（图 56-4），后期有萎缩性改变，常持续存在。组织学检查显示致密的成熟浆细胞聚集。一些病人有广泛的浆细胞性口腔黏膜炎。诊断时应排除骨髓瘤或浆细胞恶病质。

应去除任何潜在刺激，外用或皮损内注射糖皮质激素有助于控制病变。亦可选用他克莫司软膏外涂。

（六）肉芽肿性唇炎

肉芽肿性唇炎（granulomatous cheilitis，GC）是 Melkerssoll-Roselltha l综合征（MRS）或 Miescher 综合征的一个症状。1945 年 Miescher 报道 6 例患者，表现为口唇进行性肿胀，并导致持久性口唇肥大。MRS 以口面部复发性肿胀、沟纹舌、面神经麻痹三联症为特征，由于本病在组织病理学上与 Melkersson-Rosenthal 综合征（表现为巨唇、面瘫、皱襞舌）相同，病变仅局限于唇部，有人认为本病是 Melkersson-Rosenthal 综合征的不完全型。

1. 病因与发病机制　病因不肯定，曾提出了多种假设，包括感染、自身免疫和遗传因素，对慢性感染灶的免疫反应可能解释口面部肿胀及肉芽肿样表现（图 56-5）。

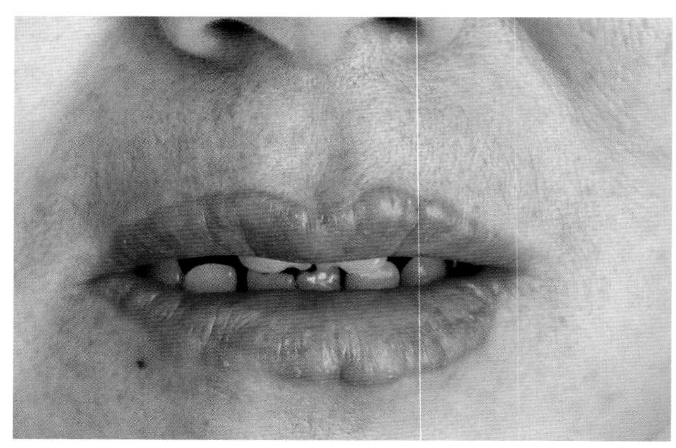

图 56-5　肉芽肿性唇炎（新疆维吾尔自治区人民医院　普雄明惠赠）

2. 临床表现　肉芽肿性唇炎通常在中年发病，无性别差异，疾病持续数月至数年。MRS 最突出的症状是复发性、无痛性、无发红的口面肿胀，通常首先出现于上唇和 / 或下唇，但眼睑、鼻及颊部也可累及。加重可能持续数天到数月，可在数天到数年后复发，偶尔在多次复发后肿胀可变成持续性。常有由于肿胀、皲裂而致的不适，以及由水肿所继发的语言及进食困难。

3. 组织病理　其特点为伴有淋巴细胞及浆细胞的非干酪性上皮样细胞肉芽肿。

4. 鉴别诊断　口面肿胀的鉴别诊断包括肉样瘤病、血管性水肿、放线菌病及鼻硬结病。

5. 治疗　首选抗组胺药、病变内注射糖皮质激素、可用 10~40mg/kg 糖皮质激素皮损内注射。由于要注射大容量低浓度的糖皮质激素，因此需要行神经阻滞以减轻患者的不适。

短期应用泼尼松能缓解组织水肿，但停药后常复发。系统治疗有糖皮质激素、氨苯砜、羟氯喹、沙利度胺、氯法齐明（氯法齐明100~200mg/d，口服3~6个月）、羟氯喹和达那唑，生物制剂如英利昔单抗、阿达木单抗皆有不同的效果。亦有唇成形术加术后皮损内注射糖皮质激素方案备用。慢性牙源性感染病灶必须根除。

（七）口角唇炎

口角唇炎（angular cheilitis）又称传染性口角炎，它是一种由于过度潮湿或干燥引起的擦烂性皮炎。可因白色假丝酵母菌和/或金黄色葡萄球菌感染，核黄素缺乏而发病。易感因素包括无牙患者口裂加深、假牙修复体所致垂直距离缩短伴随口角处皱褶加深、多涎症所致之流涎、舔唇、特应性及局部刺激。

1. 病因与发病机制

(1) 唾液与机械损伤：口角唾液的存在是最重要的刺激因素。使用牙线会引起口角的机械性损伤。

(2) 口角皱襞过多：年老、先天性口角皮肤皱襞过多、体重减轻后的皮肤下垂或由于牙齿缺失和牙槽骨吸收引起的面部异常。

(3) 浸渍病变与感染：毛细作用将唾液由口腔引到皱襞内，引起浸渍、皲裂、红斑、渗液，并可继发白念珠菌和/或葡萄球菌感染。

2. 临床表现　两侧口角部位红斑、水肿、渗液、结痂和皲裂，裂隙自口角处向下、向外辐射。长期可能呈肉芽肿样（图56-6）。自觉轻微烧灼感及干燥感。一般数周可愈，易于复发。如同时有舌炎、阴囊炎，应考虑核黄素缺乏病。

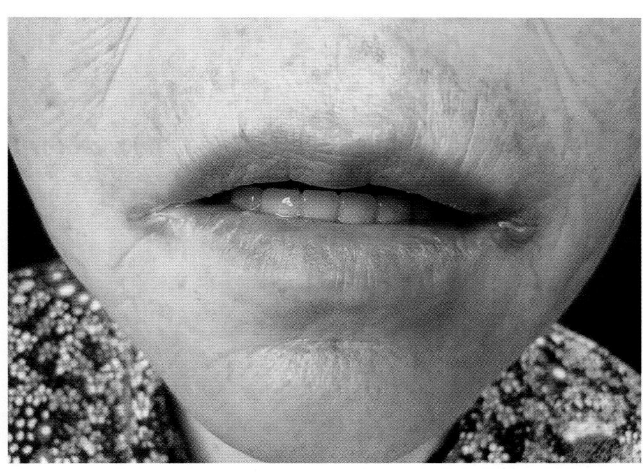

图56-6　口角唇炎

临床分型　①维生素缺乏或营养不良性口角炎，如同时有舌炎、阴囊炎，应考虑核黄素缺乏病；②细菌性口角炎；③真菌性口角炎；④皱褶性口角炎（颌间垂直距离过短性口角炎）；⑤创伤性口角炎；⑥变态反应性口角炎。

3. 伴发疾病　Down综合征、口腔内假丝酵母菌病、糖尿病患者、艾滋病患者、慢性皮肤黏膜假丝酵母菌感染者、Sjögren综合征、特应性皮炎。

4. 实验室检查　亦可进行细菌、真菌检查，斑贴试验及HIV检测。

5. 诊断与鉴别诊断

急性期　口角部位皮肤起红斑、水肿、渗液和结痂；对称分布；张口时裂痛；

慢性期　皮肤粗糙，浸润，皲裂脱屑；放射状皱纹从口角向外向下分布。

单纯疱疹、假丝酵母菌病、核黄素缺乏。

6. 治疗　去除刺激因素，纠正不良习惯，修复缺失牙，矫正牙合间距离。使用抗真菌和氯碘喹啉，氢化可的松软膏。

病因治疗　去除局部刺激，如营养不良、维生素缺乏、感染创伤、接触药物或化学物质、牙齿磨耗或缺牙过多而造成颌间垂直距离过短、口角流涎。

纠正不良习惯，修复缺失牙，矫正牙合间距离。口服复合维生素B。合并假丝酵母菌感染，可用抗真菌药外用或内服。细菌感染外用莫匹罗星软膏。1∶5 000呋喃西林湿敷。

使用保护性唇膏。将Zyplast胶原注射到口角能减少沟纹的深度和充填常发生在下唇两侧下方的凹陷，从而校正引起本病的解剖学缺陷。

皱褶性口角炎　矫正颌间垂直距离过短。

7. 病程与预后　寻找致病原因，针对病因进行治疗后一般都能很快恢复。

二、口炎

（一）复发性阿弗他口炎

内容提要

- 是一种疼痛性、复发性口腔黏膜疾病。感染或免疫机制为其主因。
- 初以红色、散在或簇状的小丘疹，数小时形成坏死性溃疡。
- 分为①轻型阿弗他溃疡；②重型阿弗他溃疡；③疱疹样溃疡；④复合性口疮病。
- 损害在1~2周后趋于消退，但常复发。
- 局部或系统使用糖皮质激素、口服秋水仙碱、氨苯砜、沙利度胺。

复发性阿弗他口炎（recurrent aphthous stomatitis，RAS）或口疮性溃疡（aphthous ulcer）。而复发性坏死性黏膜腺周围炎是复发性口疮的一种变型。特点为局部溃疡反复发作，伴有剧烈的烧灼痛，病程为自限性。

1. 病因与发病机制　病因不清，易感因素包括感染、创伤、应激、营养不良、激素变化及全身性疾病。突变链球菌的交叉反应抗原和一种线粒体热休克蛋白可能在发病机制中起重要作用。上皮细胞表达的HLA Ⅰ和HLA Ⅱ抗原可能是细胞毒素攻击的靶部位。溃疡的产生是由T细胞活化造成的。早期损害中以T辅助细胞为主，溃疡期T抑制细胞增加，恢复期T辅助细胞再度出现。外周γ/δ细胞数量增加，提示抗原依赖细胞介导细胞毒性反应在本病免疫病理机制中起重要作用。细胞溶解可能是由肿瘤坏死因子α（TNF-α）介导的（图56-7）。

2. 临床表现　复发性阿弗他口炎发生于15%~20%的成年人，患者多小于40岁。常有家族史，在儿童患者中，阿弗他口炎可能是综合征的一种表现，与发热、淋巴结病和咽炎（FAPA综合征、周期发热综合征）伴发。

溃疡最常发生于颊黏膜，亦见于唇黏膜、龈颊沟、舌、软腭及口咽（图56-8，图56-9）。亦可见于肛门、生殖器及胃肠道。

多种因素影响，免疫介导的上皮损害

复发性阿弗他口腔溃疡

1. 遗传

单基因，多基因，
HLA-1，HLA-2，HLA-DRWq

2. 感染

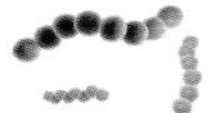

口腔黏膜与链球菌抗原交叉反应

3. 免疫

① 细胞毒性T细胞（CTL）
TNF-α溶解破坏靶细胞

CTL

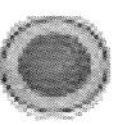

② B 细胞产生特异性抗体对
口腔黏膜抗原免疫反应

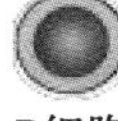

B细胞

4.黏膜上皮破坏溃疡

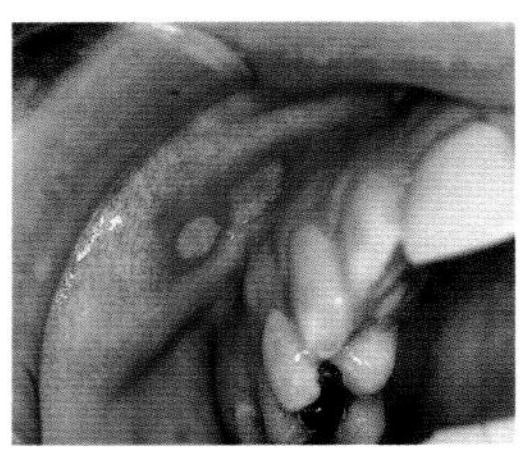

图 56-7　复发性阿弗他口炎发病机制

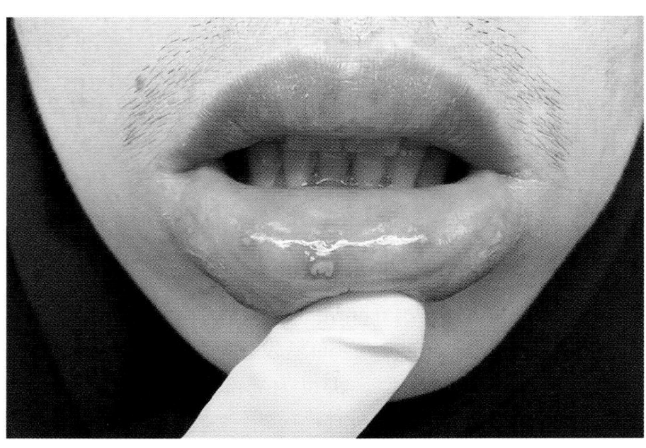

图 56-8　复发性阿弗他口炎

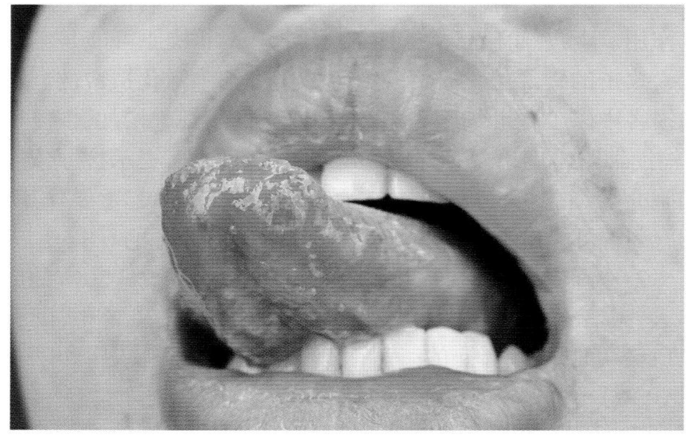

图 56-9　复发性阿弗他口炎

病损经历斑疹、丘疹、丘疱疹、溃疡，其上有淡黄色纤维素膜覆盖，周围红晕。自觉不适或疼痛。

临床分型　①轻型阿弗他溃疡：直径为 2~10mm，最常见，可能有一个或多个病损，7~10 天后愈合，愈后不留瘢痕。②重型阿弗他溃疡：其直径大于 10mm，10~30 天愈合，愈后留瘢痕。③疱疹样溃疡：类似单纯疱疹性口炎，一次发作出现 10~100 个小溃疡，直径 1~2mm，7~30 天愈合。④复合性口疮病；发生于口咽和肛门外生殖器部位（表 56-1）。

表 56-1　三种类型的复发性阿弗他口炎特点

特点	轻型 RAS	重型 RAS	疱疹样 RAS
女：男	1.3：1	0.8：1	2.6：1
病损			
大小	<10mm	>10mm	1~2mm
部位	唇、颊、舌	唇、颊、舌、腭、咽	全部口腔黏膜
数量	1~5	1~3	2~100
瘢痕愈合	10%	65%	30%
构成比	80%	10%	10%

3. 实验室检查　组织学表现无特异性。可见黏膜溃疡伴厚纤维蛋白凝块，其中有中性粒细胞。溃疡基底有肉芽肿组织伴急、慢性炎症细胞浸润。

4. 伴发疾病　脂肪粒、慢性溃疡性结肠炎、习惯性便秘、Behcet 病、贫血、谷胶敏感性肠病、食物过敏和中性粒细胞减少症。

5. 诊断　反复发作口炎病史。溃疡发生于颊黏膜、唇黏膜、舌、软腭和口咽。

口腔溃疡特点有黄色假膜、炎性红晕、溃疡面凹陷、明显灼痛。

6. 鉴别诊断（表 56-2）　复发性阿弗他病常有三处以上阿弗他溃疡性口炎或同时有口腔和生殖器阿弗他溃疡。诊断本病需要排除白塞病、炎性肠病、周期性中性粒细胞减少、维生素缺乏（如维生素 B_{12}、叶酸）和 HIV 感染。

疱疹性口炎、疱疹性咽峡炎、手足口病。

7. 治疗　避免激发因素，口腔创伤、化学物质刺激、牙膏中的月桂硫酸钠、精神紧张或病毒感染因素。多数局部用药可以缓解、减轻疼痛和临床痊愈，而频繁发作，重症者需系统用药治疗（表 56-3）。

（1）局部治疗

1）局麻：0.5% 达克罗宁涂搽，溃疡处注射利多卡因，硝酸银棒烧灼可暂时解除疼痛。

2）消炎：复方硼酸液、温盐水漱口，0.2% 葡萄糖酸洗必泰漱口，0.5% 氯己定贴片，或用冰硼散。5% 氨来占诺贴片促进溃疡愈合、减轻疼痛。

3）局部糖皮质激素：氢化可的松、强效的氟化糖皮质激素在发病时或前驱期每 1~2 小时使用一次，可避免其发作或消除早期病损，但溃疡发生时应停止使用。局部外用他克莫司亦可选用。

4）环孢素：漂洗 500mg/5ml，3 次 /d，或低剂量干扰素 α-2a（200IU/d，每次 1 分钟浸洗和吞咽）。

表 56-2　复发性阿弗他口炎鉴别诊断

疾病	形态	部位	注释
唇单纯疱疹	成簇水疱	唇红	不在黏膜表面
急性疱疹性龈口炎	成簇水疱	牙龈及口腔黏膜	发热、疼痛、中毒症状，急性发作
疱疹性咽峡炎	个别水疱变成溃疡	后部黏膜表面	严重口咽疼痛、发热、腹痛，呈流行性
手足口病	个别水疱	软腭、颊、舌、牙龈	典型的手、足、口病损，呈流行性
Wagener 肉芽肿病	大的，慢性溃疡	口咽	全身性疾病，累及耳、鼻、喉、肺、肾
复发性单纯疱疹性口炎	成簇水疱	角化黏膜	Tzanck 涂片、培养

表 56-3　复发性阿弗他口炎的循证治疗

一线药物	外用糖皮质激素（A）皮损内注射糖皮质激素（B）5% 氨来占诺（口腔贴片）（A）四环素（A）抗微生物的漱口剂（A）局部麻醉剂（利多卡因、达卡罗宁）（B）局部他克莫司（C）
二线药物	硫糖铅（A）羟丙烯纤维素（羧酸甲基纤维素）（C）口服糖皮质激素（C）秋水仙碱（B）沙利度胺（沙利度胺）（A）泼尼松“冲击疗法”指服用泼尼松 40mg/ 天，共 5 天，然后 20mg/2 天，共一周，并合用，表面曲安西龙 0.1% 或 0.2% 每天 4 次（B）
三线药物	氨苯砜（B）氨苯砜和秋水仙碱联用（B）己酮可可碱（C）左旋咪唑（A）局部环孢素（C）口服干扰素 α-2a（A）色甘酸钠（A）硫唑嘌呤（E）局部应用 5- 氨基水杨酸（A）局部应用溶解于透明质酸的双氯芬酸（A）表面前列腺素 E2（A）三氯生，二氯苯氧氯酚（A）氮草司汀（B）Longo Vital®（A）硫酸苯乙肼（E）阿昔洛韦，无环乌苷（HSV 感染）（C）低强度超声（B）CO_2 激光（C）依那西普（E）阿达木单抗（E）

（2）系统治疗

1）己酮可可碱：400mg，3 次 /d。左旋咪唑 50mg，3 次 /d，每两周 3 次，可抑制口疮。

2）糖皮质激素：用于严重病例，泼尼松，1m/（kg·d）。

3）其他：沙利度胺、氨苯砜、秋水仙碱和氨苯砜联用。秋水仙碱可从 0.6mg，每天 1 次，连用 1 周，然后每天 2 次，连用 1 周，接着每天 3 次直到病情缓解，然后减至维持剂量。

4）中医：辨证施治。分清虚实与寒热。脾胃伏火型宜清热泻火，凉血通便，方用凉膈散、清胃散、玉女煎等加减。

8. 病程与预后　本病一般轻症经 7~10 天愈合，而重症则可长达 1 个月。各种治疗有效，加速愈合，甚至可延长复发的间隔时间，但不能阻止其复发。

（二）增殖性化脓性口炎

增殖性化脓性口炎，又名增殖性脓皮病（pyoderma vegetans），是一种少见的、良性、慢性化脓性及增殖性皮肤病，由 Hallopeau 于 1898 年首次描述。McCarthy（1949）报道了 3 例具有类似病变的患者，因病变局限于口腔黏膜，故称之为增殖性化脓性口炎（pyostomatitis vegetans）。口腔病变常伴发炎性肠病，最常见者为慢性溃疡性结肠炎。

1. 临床表现　口腔黏膜出现红斑及水肿，质软的肥大性皱褶、裂纹伴粟粒状脓肿在颊、唇区更明显；基本损害为 1~2mm 的丘疹、脓疱，可融合成斑块，进而出现糜烂或溃疡，溃疡上覆纤维脓性膜。可发现皮肤病损，包括脱屑或增殖性病变，常位于头、颈、腋窝和腹股沟；也可发现坏疽性脓皮病样病变。

2. 组织病理　黏膜损害表现为角化过度、棘层肥厚，伴有嗜酸性粒细胞及中性粒细胞密集浸润，常聚集形成小脓肿。

3. 鉴别诊断　需与增殖型天疱疮鉴别。

4. 治疗　治疗较为困难。涂抹麻醉剂、应用抗生素或制霉菌素及过氧化氢漱口可控制症状，氨苯砜、磺胺吡啶及糖皮质激素有一定治疗效果。

（三）烟碱性口炎

烟碱性口炎（nicotimic stomatitis）与吸烟的烟斗有关，该病由烟斗的热引起，而非尼古丁所致。早期皮损表现为小的红色点状区域，有时腭的后半部周围黏膜变白，腭呈鹅卵石样外观，伴隆起的白色丘疹，有轻微的中央点状脐凹。其为发炎的腭黏膜唾液腺开口。

治疗　停止吸烟，1~2 周后病变消退。

（四）坏疽性口炎

坏疽性口炎（gangrenous stomatitis），又称走马疳（noma），或称奋森口炎（vincent stomatitis），梭螺菌性坏疽性口炎，病灶可检出梭螺菌和奋森包柔螺旋体及其他微生物。在口内前两种细菌共生，单独一般不易感染致病。局部或全身抵抗力下降时，则可使这两种细菌大量繁殖而发病。

1. 临床表现

（1）基本损害：为坏疽，颊黏膜上出现溃疡，很快出现坏疽，并扩散累及皮肤和骨，并引起坏死。可致患者死亡。病损多发生在牙龈边缘或牙龈乳头之间，病情常很快蔓延，并破坏牙龈软组织或骨质。坏死部位覆盖由坏死组织形成的黄白色假膜。顽固性疼痛和反复出血。

（2）发病特征：它发生于抵抗力低和营养不良的儿童。病程长短不定，症状有轻有重，重者可伴发热等全身症状，急性期近一步发展时可扩散到口腔黏膜的其他部位。

2. 诊断　牙龈坏死溃疡，牙间乳头消失，有特殊腐败臭味，唇、颊、舌、腭、咽、口底等处黏膜，可有不规则形状坏死性溃疡。涂片有大量梭状杆菌和螺旋体。

3. 鉴别诊断

（1）急性疱疹性口炎：病原为单纯疱疹病毒，口腔黏膜表现有散在或成簇小疱疹，疱破裂呈小圆形溃疡。

(2) 球菌性口炎：口腔黏膜广泛充血，牙龈也可充血，但龈缘无坏死，可见表浅平坦的糜烂面，上覆黄色假膜。

4. 治疗

(1) 支持疗法：提高免疫功能，加强营养，包括小量多次输新鲜血。

(2) 治疗潜在疾病：全身极度衰弱的小儿(如在患麻疹、猩红热、黑热病及流行性斑疹伤寒后期)，成人的重症消耗性疾病(如白血病、糖尿病、结核病等)以及HIV感染均要积极处理。

(3) 全身使用抗生素：青霉素、头孢类抗生素、红霉素、甲硝唑 0.2g，1 天 4 次口服或 0.2% 溶液 250ml (5~150mg/kg)，每天 1 次静脉滴注。如确定 HIV 感染则应用抗反转录病毒药物。

(4) 补充维生素：维生素 B、C 大剂量口服或静脉滴注。

(5) IVIG：必要时静脉滴注丙种免疫球蛋白。

(6) 局部治疗：改善牙及口腔卫生。局部清创术，应用 3% 过氧化氢漱口。

三、舌病变

(一) 舌痛症

舌痛症(glossalgia，painful tongue)，又称舌热症(glossopyrosis)、舌灼痛(burning tongue，glossodynia)，均是一种主观症状，只是感觉的性质和程度不同而已。病人常诉麻刺感、烧灼痛、刺痛、瘙痒或麻木，最常发生于中老年妇女。

舌痛症的病因很多(表 56-4)，口腔检查常无异常。精神性疼痛的诊断应在排除器质性病因后作出。

表 56-4 舌痛症的病因

代谢	物理
缺铁，叶酸缺乏	牙列缺陷
维生素 B_{12} 缺乏，糖尿病	牙病，创伤
内分泌	感染
甲状腺功能减退	白色假丝酵母菌病
雌激素减少	其他
药物	精神性
锂，灰黄霉素	接触性口炎
抗肿瘤药	口腔干燥
血管紧张素转化酶抑制剂	抑郁症
	恐癌症

治疗措施包括矫正潜在的内科疾病、保持口腔卫生、安装合适的假牙。对那些不能找到潜在病因的病人，精神分析及情感疾病的治疗可使症状解除(表 56-4)。

(二) 巨舌症

巨舌症(macroglossia)指舌体积的增大。依其发病原因，巨舌症可为急性或慢性疾病。血管神经性水肿能引起复发性、突发性舌肿胀，其可能在数小时后消退。淀粉样变性导致慢性巨舌症。增大可为双侧或单侧，以中缝为界。巨舌症必须与假性巨舌相鉴别，后者指正常大小的舌位于小的口腔内。大小确定需将年龄、性别及体格相近的人比较得出。一些患者可有轻度的进食、呼吸或语言障碍，急性功能障碍需外科手术。

巨舌症可见于许多不同的疾病中(表 56-5)，大部分病例需作临床及病理检查以决定其病因。

表 56-5 巨舌症的病因

先天性疾病
淋巴管瘤，血管瘤，特发性肌肥大，Beckwith-Wiedemann 综合征
代谢性疾病
淀粉样变性，糖原累积病ⅡA 型，黏多糖病Ⅰ-H 型 (Hurler 综合征)
内分泌疾病
甲状腺功能亢进症，肢端肥大症
肿瘤
良性：神经纤维瘤，颗粒细胞性成肌细胞瘤，横纹肌瘤，球体瘤
恶性：鳞状细胞癌，腺癌，多发性骨髓瘤，肉瘤，转移癌
其他疾病
感染(结核、梅毒、放线菌病)，血管神经性水肿，营养缺乏(缺铁、烟酸缺乏病、恶性贫血)，创伤

(三) 黑毛舌

黑毛舌(black hairy tongue)舌背有黑色毛状覆盖物。毛舌(hairy tongue)是舌背人字沟前方丝状乳头密集区域，丝状乳头过度伸长形成丝毛状改变，呈黑色或黑褐色称黑毛舌，如为白色称为白毛舌。

1. 病因与发病机制 病因可能与卫生不良、真菌、细菌繁殖、使用抗生素或抽烟有关。亦可与某些全身疾病(如高热、慢性炎症、贫血、糖尿病、放线菌病)、放射治疗等。一般认为是由于口腔环境的改变，影响角蛋白酶的功能，使丝状乳头角化上皮细胞脱落延缓，从而导致丝状乳头伸长成毛状。丝状乳头环境或唾液 pH 值降低时，有利于黑根霉菌的生长繁殖并产生黑色素，将丝状乳头染成黑色。

2. 临床表现

(1) 毛状乳头：丝状乳头的良性过度生长而成毛状，有时长达 2cm。

(2) 黑毛舌与白毛舌：产色素细菌的色素产生过量或真菌加速繁殖。发生于舌背，少部分毛舌呈黑(图 56-10)、白、黄、

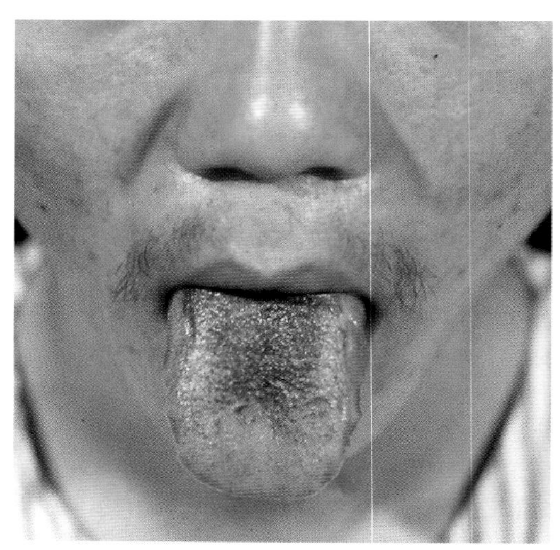

图 56-10 黑毛舌
舌背呈黑色绒毛状(广东医科大学 唐志鹏惠赠)。

绿等颜色。黑毛舌早期在舌中央的两侧出现两条长形的病灶，逐渐向前后蔓延，但不累及舌缘，整个病变由绒毛状的丝状乳头所布满，呈黑色、灰黑色，有时亦成黄绿色或褐色。有时仅见舌面变黑而不长“毛”的，这种情况可见于长期使用抗生素而继发真菌生长者。若只是丝状乳头过度生长而无色素沉着者称为假性黑毛舌。一般无自觉症状，可有味觉改变。

3. 伴发疾病　糖尿病、贫血、真菌细菌感染、放线菌病。

4. 诊断与鉴别诊断

(1) 黑毛舌：过分长大的丝状乳头，形成黑色或褐色。

(2) 白毛舌：过分长大的丝状乳头，形成白色。

需鉴别的疾病有假性黑毛舌（真菌感染、细菌感染）、口腔毛状黏膜白斑、外源性着色性舌病病变药物、吸烟过度。

5. 治疗　预防一些诱发因素如抽烟，使用抗生素和氧化物，少喝浓茶与咖啡。

(1) 一般治疗：注意口腔卫生，用软毛牙刷清洗，停用可疑药物。维 A 酸凝胶外用，可选用角质溶解剂（如 5% 水杨酸酒精液）、0.5% 黄连素液、三氯醋酸、40% 尿素水溶液及鬼臼脂或 1% 过氧化氢漂白黑色。对较长的毛可剪除或刮除毛状物。

(2) 内服药物：内服维生素 B、维生素 C 及烟酰胺等。

(3) 真菌感染：有真菌感染者用 2% 碳酸氢钠溶液含漱或用 1∶10 万 U 的制霉菌素混悬液涂抹，以抑制真菌生长，消退黑毛。

6. 病程与预后　病程长短不一。约经 1~2 周或数月以后，患处渐渐脱屑，颜色随之变淡，损害消失后不遗留痕迹，预后可能复发。预防应注意口腔清洁卫生，不要滥用抗生素及免疫抑制剂等。

（四）正中菱形舌炎

正中菱形舌炎（median rhomboid glossitis）又名正中乳头萎缩，指舌背后部正中菱形或卵圆形区域的炎症。

1. 病因　正中菱形舌炎的病因不明。一些人认为是由于胚胎发育过程中侧结节未能完全覆盖奇结节而出现的发育异常；另有作者指出可能为慢性增生性假丝酵母菌病，或者是糖尿病、佩戴假牙等促进了假丝酵母菌在该区域的生长所致。

2. 临床表现　该处缺乏乳头，表现为边界清晰、凹陷或轻度突起的红色区域，或为高起的粉红色或粉红 - 白色瘤样肿块，表面坚实、平滑、结节状或沟纹状，伴有局部疼痛。

3. 鉴别诊断　包括甲状舌管囊肿、舌癌及光面舌，必要时作活检以除外癌症。

4. 治疗　除非证实有假丝酵母菌感染，否则无须治疗。

（五）地图舌

地图舌（geographic tongue）又名良性游走性舌炎，是一种地图状浅表性炎症。某些患者是一种特应性表现，而另一些患者则可能是银屑病的表现。然而，大多数病例是一种独立的表现。

1. 病因与发病机制　病因不明，可能与感染、神经营养障碍有关。50% 的地图舌伴有沟纹舌而提示有遗传易感性。在乳牙出龈期、月经期、过度疲劳及胃肠功能紊乱时易发生。

2. 临床表现　发病率约为 2%，儿童多见。

(1) 地图舌：皮损发生于舌背，为一个或数个不规则的红色环状斑，带有灰白色角化边界。地图舌开始时是在舌的侧缘或舌尖处出现小凹，光滑。损害向四周扩展，形成境界清楚的环状或回状红斑，每个损害都有狭窄的黄白色边缘，而使舌面类似于地图（图 56-11，图 56-12）。

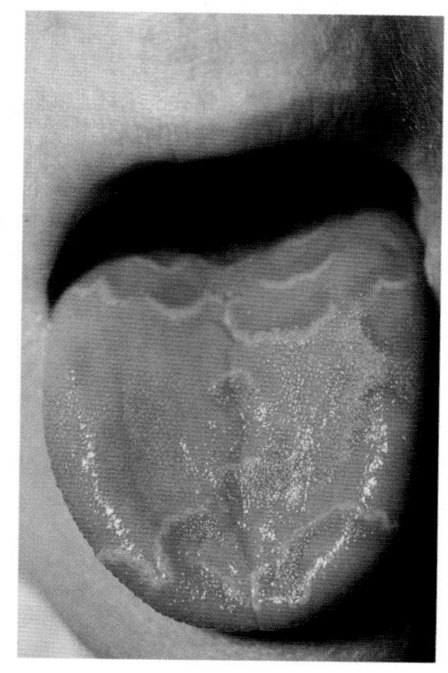

图 56-11　地图舌

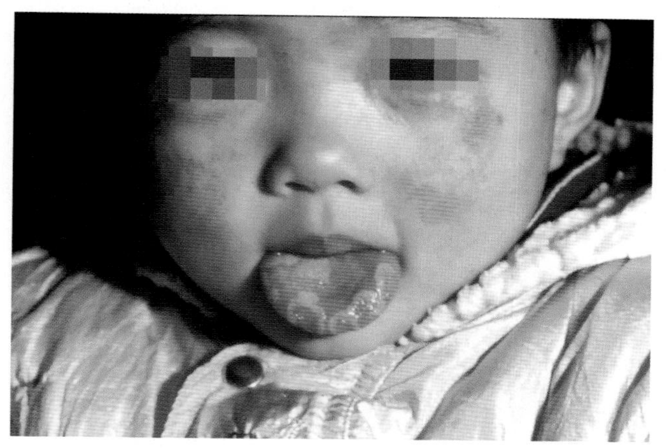

图 56-12　地图舌

舌部灰白色环状损害，其外观可逐日变化。

(2) 迁徙性斑状口炎：亦可出现在口腔的其他部位，此时称为迁徙性斑状口炎。偶有触痛或热及辛辣食物所致麻刺感。在乳头再生及萎缩过程中形态可在数小时内发生变化。

3. 伴发疾病　地图舌常伴有 Reiter 病、脂溢性皮炎、疱疹样脓疱病、胃肠功能紊乱、脓疱型银屑病等。

4. 诊断与鉴别诊断　①舌背有特征性地图状斑疹；②边缘略高起，中央有红色乳头丝状剥脱区；③损害具有明显的游走性。

需与下列疾病鉴别：扁平苔藓、黏膜白斑、梅毒性黏膜斑、沟纹舌、口腔假丝酵母菌病、银屑病。

5. 治疗　去除慢性病灶，纠正消化道功能紊乱及内分泌失调，发现和治疗潜在疾病。

避免辛辣食物。用漱口液漱口。外搽糖皮质激素、他克莫司乳膏、抗真菌药或 0.5% 甲紫、0.1% 维 A 酸溶液。

进食后常用 2%~4% 碳酸氢钠溶液、复方硼砂溶液等含漱。亦可每天晨起及入睡前用软牙刷在舌背上自内向外轻轻洗刷 1~2 次，若有疼痛不适等感觉可外用表面麻醉剂；消炎止痛漱口剂，亦可涂 5% 碳酸品红液等。

6. 病程与预后　病程可持续数月到数年，有时能自然缓解。病程大多有自限性。

（六）沟纹舌

沟纹舌（fissured tongue）又名阴囊舌（scrotal tongue），或皱襞舌。

1. 病因与发病机制　可为先天性，是一种解剖变异。舌的纵肌发育不正常，舌黏膜随舌肌的裂隙成沟纹。后天性凡可使舌水肿、充血、肌肉萎缩均可导致本病。也可继发于营养不良、感染、创伤。

本病显示多基因症状，或常染色体显性伴不全外显或完全外显。与地图舌伴发，可能与其有相同的基因，亦可为一些综合征的一部分。

2. 临床表现　是一种常见的解剖变异，无种族和性别差异。随年龄增长而发病率增加，婴儿发病率为 1%，儿童为 2.5%，年轻人则为 4%。

舌体比一般正常的舌大，舌背有许多皱褶及深沟或裂纹，形成沿正中缝分布，常有一中心裂，从其分出副沟，类似叶脉状扩展（图 56-13），颇似阴囊皱褶。这些裂在数量、长度、深度及方向上可不相同，可使舌背呈卵石状或皱纹状。常无症状，偶因食物碎屑贮留于沟中使细菌和真菌过度增长，产生刺激、炎症和口臭。

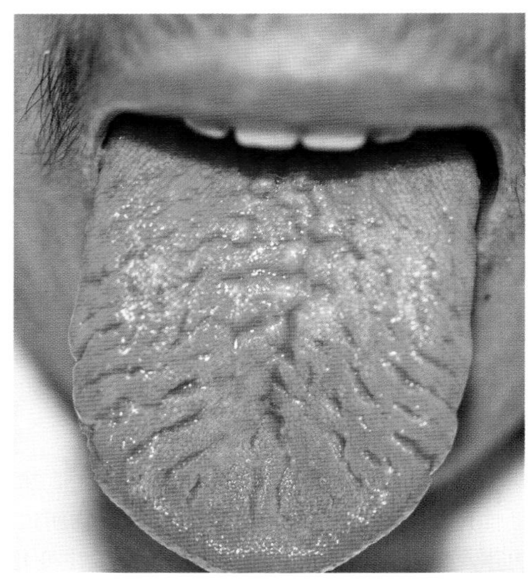

图 56-13　沟纹舌（北京京城皮肤医院　朱宝国惠赠）

临床分型　①脑纹型或阴囊型；②叶脉纹型，较脑纹型更深，主沟可达 10mm 左右。

3. 伴发疾病　脓疱型银屑病、连续性肢端皮炎、掌跖脓疱病、VitB$_2$ 缺乏、烟酸缺乏症、梅毒、真菌感染、地图舌、先天性厚甲症、增殖型天疱疮、Melkersson-Rosenthal 综合征、Down 综合征、Cowden 综合征。

4. 诊断与鉴别诊断　沟纹舌的主要特征：①舌背有沟纹扩张成脑纹状；②对称性叶脉状皮损。

应注意肉芽肿性舌炎亦可发生舌裂纹。沟纹舌必须与梅毒所致的“鹅卵石”舌相鉴别。其他有 Cowden 综合征、Down 综合征、巨唇面瘫皱襞舌综合征。

5. 治疗　治疗潜在疾病，如脓疱型银屑病、连续性肢端皮炎、掌跖脓疱病、维生素 B 缺乏、黏液性水肿。症状对症处理。

（1）一般治疗：平时应保持口腔卫生，以避免裂沟内存在食物残屑和细菌滋生感染。

采用软毛牙刷、牙膏及漱口液做仔细的机械清洗。

（2）局部处理：清洁口腔和舌面，外涂抗菌消炎液。有炎症感染可用 1% 过氧化氢、0.1% 氯己定液冲洗或含漱。饭后漱口，常用防腐剂含漱以防感染。补充维生素 B。

（3）手术治疗：切除沟纹缝合。

6. 病程与预后　该病不会引起不良后果。

（七）口干症

口干症（xerostomia）口干症可为轻度暂时性或严重持续性，轻度口干不伴有黏膜萎缩，重者可有舌及黏膜干燥、烧灼感、发红及萎缩，可致语言及吞咽障碍。

口干症有许多病因，最常见的是年龄及药物因素。治疗应尽量去除病因，频繁啜水有助于克服干燥，应用甘油或无糖催兴涎剂有益。由于口干症患者龋齿发病率增加，故应定期做牙科检查。

（八）口腔色素沉着

口腔色素沉着（pigmented lesions of oral）　口腔黏膜出现褐色或灰黑色斑相对常见，可能由于局部黑素生成增多，产黑素细胞增生，或为局部或系统分布的色素性物质沉积所致（表 56-6）。长期应用氯喹、米诺环素（minocycline）、酮康唑及环磷酰胺，可能发生黏膜色素沉着。恶性黑素瘤可见于口腔黏膜的任何部位，但以上腭处黏膜和牙龈最为常见。诊断以上损害，一般须作活检，并对损害发生的有关基础病变，亦有相当了解。

表 56-6　口腔黏膜色素沉着

口腔黏膜色素沉着
黑素生成增多（扁平损害）
口腔黑素斑
雀斑（唇红缘）
系统性性疾病：Addison 病，皮肤 Von Reckling-hausen 病，Albright 综合征，Peutz-Jeghers 综合征
产黑素细胞增生（扁平或隆起性损害）
色素性细胞痣（良性及癌前型）
非典型黑素细胞增生，原位黑素瘤，黑素瘤放射性生长期
恶性黑色瘤
非黑素性色素沉着
汞合金文身
系统性分布的金属（铅、铋、汞等）局灶性沉积（常见于慢性炎症部位）
系统性用药（氯喹、米诺环素、酮康唑、环磷酰胺）

（九）福代斯颗粒

内容提要

- 位于口唇唇红和颊黏膜处的皮脂腺，亦可见于眼睑（睑板腺）、乳晕、小阴唇和包皮（Tyson 腺）部。
- Fordyce 颗粒目前被认为是正常解剖结构的变异，可不需治疗。

福代斯颗粒(fordyce granulaes),又称 Fordyce 颗粒、皮脂腺异位(ectopia of sebaceous gland)是位于口唇唇红和颊黏膜处的皮脂腺。曾被认为是异位的。福代斯颗粒应被看作是正常解剖结构的变异。

1. 临床表现　损害表现为小黄色或淡白色的丘疹或斑点,小于 1~2mm 皮脂腺常在颊或唇黏膜上沿唇红缘密集、成簇分布(图 56-14、图 56-15),好发于眼睑(睑板腺),乳晕(蒙哥马利管)(图 56-16),小阴唇和包皮(Tyson 腺)(图 56-17),也发生于食管、胃食管连接处、宫颈、足底或舌部。损害多少不定,可单个发生,亦可稀疏分布,数目多时可密集融合成不规则斑片,触之有粗糙感。发病率随年龄增长而增加,儿童罕见,青春期发疹,逐渐增多。

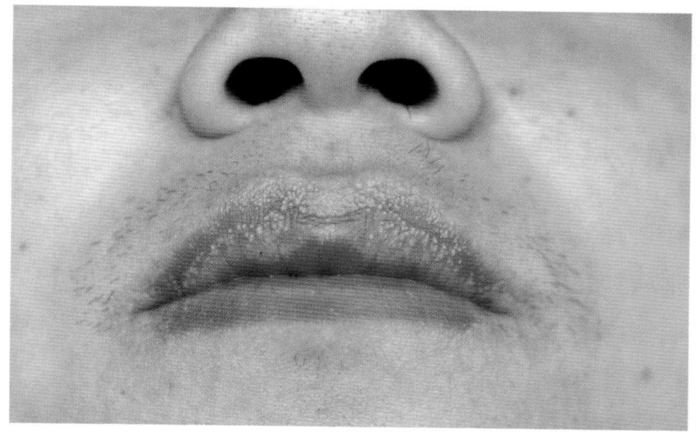

图 56-14　皮脂腺异位(中山大学附属第一医院　罗迪青惠赠)

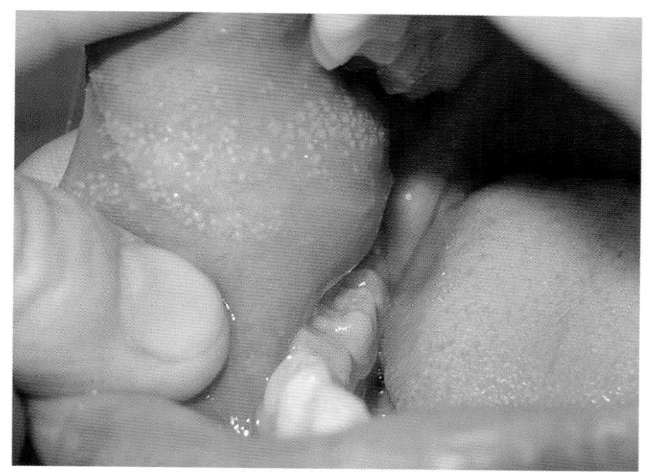

图 56-15　皮脂腺异位[华中科技大学协和深圳医院(南山医院)　陆原惠赠]

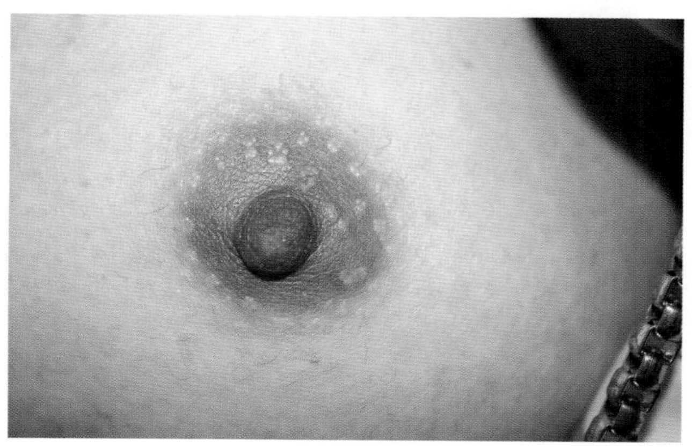

图 56-16　乳晕皮脂腺异位(蒙哥马利管)

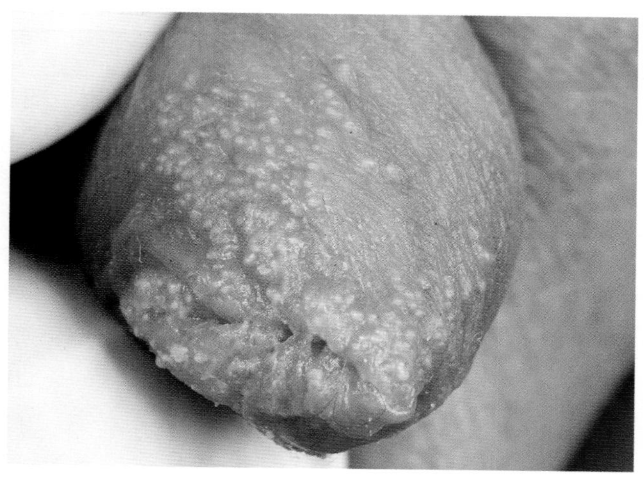

图 56-17　皮脂腺异位症

2. 组织学检查　为正常皮脂腺,单个或成簇分布于口到口腔黏膜的皮脂腺管周围。

3. 诊断　好发于唇、颊及龈黏膜或阴唇、龟头黏膜上。损害为淡黄色或淡白色球形隆起或扁平丘疹,其上覆以薄的黏膜。

4. 鉴别诊断　应与生殖器疣、黏膜扁平苔藓、光泽苔藓、粟丘疹等鉴别。

5. 治疗　目前认为 Fordyce 颗粒是正常解剖结构的变异,无需治疗。

四、感染性疾病

许多细菌、病毒、真菌、放线菌及螺旋体感染可累及口腔,细菌、真菌、放线菌及螺旋体感染的口腔表现(表 56-7),病毒感染的口腔表现(表 56-8),AIDS 的口腔病变(表 56-9)。

(一) 口腔毛状黏膜白斑

内容提要

- 与 EB 病毒相关,见于 1/3 以上的 AIDS 患者。
- 舌侧面的边界不清的、有皱纹的白色斑块。口腔黏膜其他部位为单纯白色斑块,而无典型的皱纹。
- 用刮舌的刀片不能将 OHL 用力刮去,凭此可与鹅口疮相鉴别。

口腔毛状黏膜白斑(oral hairy leukoplakia,OHL)是与 EB 病毒感染明显相关的一种独特性疾病。本病仅见于免疫抑制和缺陷的病人,为 AIDS 中常见的一种疾病。

1. 临床表现

(1) 发病特征:毛状黏膜白斑主要发生于舌的侧缘,病变多为双侧性,有时可扩展到整个舌背面或舌腹部。1/3 以上的 AIDS 患者有 OHL,也发生于其他的免疫抑制宿主。本病仅有轻度不适、疼痛或烧灼感,或有棉花样感觉。

表 56-7　细菌、真菌、放线菌及螺旋体感染的口腔表现

病名	病原体	口腔表现
急性坏死性溃疡性龈炎	奋森梭形杆菌，奋森螺旋体	牙间乳头坏死、溃疡，牙龈肿胀、出血
梅毒	梅毒螺旋体	一期：口腔内下疳为硬结性溃疡；二期：黏膜扁平湿疣，口角处“裂缝丘疹”；三期：慢性间质性舌炎及树胶肿；先天性梅毒：口周皲裂性瘢痕，可扩展至下颌、颈
结核	结核杆菌	口腔内病损少见，表现为慢性非特异性溃疡或结节，常见于舌、颊黏膜及牙龈
假丝酵母菌病	假丝酵母菌	鹅口疮，假丝酵母菌性舌炎，口角炎，慢性皮肤黏膜假丝酵母菌病
放线菌病	以色列放线菌等	口内肿胀，可形成脓肿及窦道，硫磺颗粒排出
牙源性脓肿及瘘道（图 56-18~ 图 56-22）	放线菌等	牙源性瘘，皮肤囊肿性结节、血管性损害
走马疳（坏疽性口炎）	奋森梭形杆菌，奋森螺旋体	口腔黏膜浅溃疡，迅速发展成坏疽并蔓延、扩大；虚弱患者可致死
麻风	麻风杆菌	粉红色带黄色之溃疡性结节
土拉伦斯菌病（兔热病）	土拉伦斯菌	疼痛性坏死性溃疡及口腔炎
淋病	淋球菌	与口腔多形红斑及疱疹性口炎类似的溃疡
腹股沟肉芽肿	肉芽肿荚膜杆菌	口腔内溃疡，可伴有或不伴有生殖器病变，可形成弥漫散性瘢痕

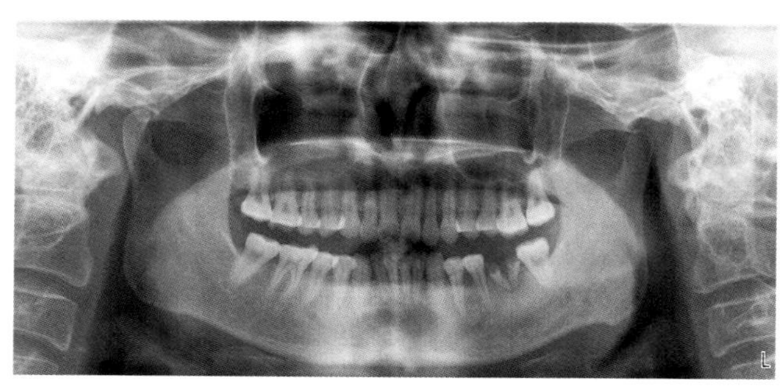

图 56-18　牙源性皮瘘

牙片［华中科技大学协和深圳医院（南山医院）　陆原惠赠］。

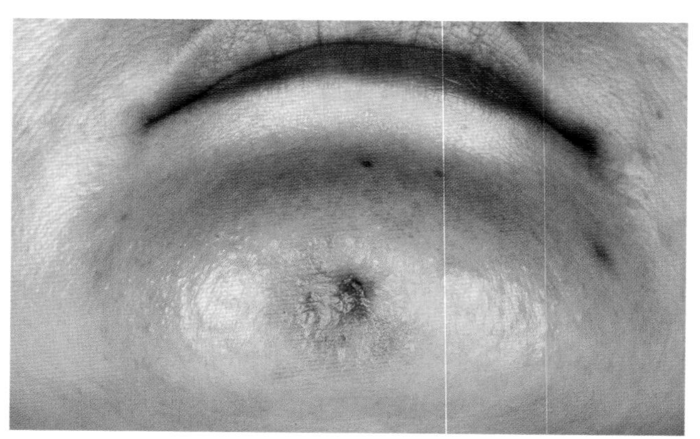

图 56-20　牙瘘

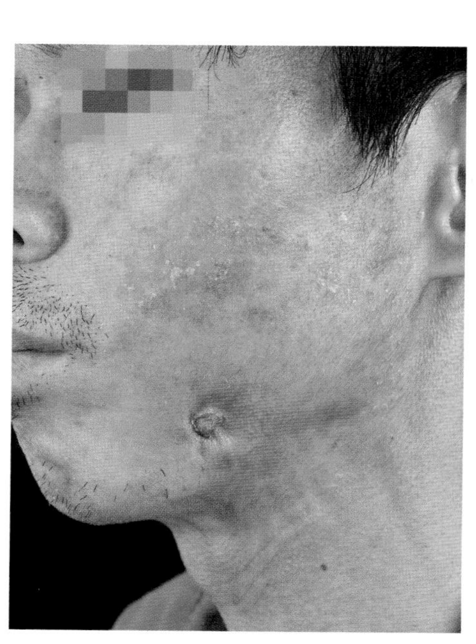

图 56-19　牙瘘

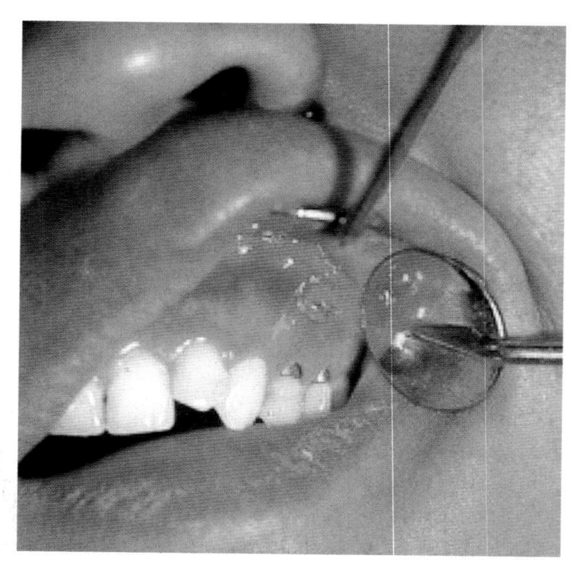

图 56-21　牙瘘（广东医科大学　赖汉标惠赠）

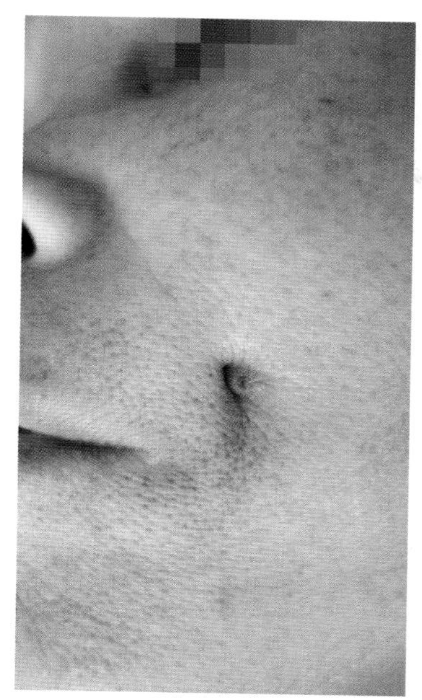

图 56-22　牙源性皮瘘[华中科技大学协和深圳医院(南山医院)　陆原惠赠]

(2) 皮损形态:白色斑块由细小的白色线条组成,平行排列在舌侧缘,呈肋条状或碎片状分布,表面有皱褶或突起,似毛发状或地毯状,不能擦掉。用刮舌的刀片不能将 OHL 用力刮去,凭此可与鹅口疮相鉴别。

2. 治疗

(1) 皮损处理可在损害处涂足叶草脂 30~60s,每月 1 次。局部应用维 A 酸凝胶每天 2 次,或口服阿昔洛韦 400mg 5 次 / d。当治疗中断时,损害会复发。

(2) 相关疾病如 HIV 感染等应予治疗。

(二) 牙源性皮肤窦道

牙源性皮肤窦道(cutaneous sinus of dental origin),又称牙窦,牙源性皮瘘。多为慢性根尖尖周脓肿,形成通向皮肤的窦道,以尖牙及下凳磨牙为多,常见的皮肤引流部位为下颌和下颏,少见于下颌下区、下颌角、鼻翼、内眦和眶周。皮瘘表面局部凹陷,炎性红色小结节、脓肿及囊肿。临床可无症状。有些病灶牙和瘘管口不一定相对应,判别瘘口来源,应用 X 线片,牙髓活力检查及瘘管探查可确定病灶牙。

明确诊断,本病应与真菌感染、皮肤肿瘤、下颌骨髓炎、化脓性肉芽肿及异物性肉芽肿鉴别。

治疗:彻底治疗局部病灶,需拔除受累牙,或牙根管治疗

表 56-8　病毒感染的口腔表现

病名	病原体	口腔病变	好发部位
急性疱疹性龈口炎	单纯疱疹病毒	红斑、水肿及出血	首发牙间乳突,迅速扩展,引起弥漫性口炎
疱疹性咽峡炎	柯萨奇病毒 A	多发性 1~2mm 浅溃疡	软腭、腭垂、扁桃体、咽部
手足口病	柯萨奇病毒 A16、A5、A10	1~3mm 丘疱疹,散在者有红晕	软腭、口咽
水痘	水痘病毒	疼痛性水疱,很快形成溃疡	软腭、舌、牙龈、颊黏膜
带状疱疹	水痘病毒	单侧发病之疼痛性溃疡	溃疡沿三叉神经的下颌支或上颌支分布
风疹	风疹病毒	针头状红斑	软腭
麻疹	麻疹病毒	Koplik 斑	正对第二磨牙的颊黏膜及腭部
巨细胞病毒感染	巨细胞病毒	非特异性口腔溃疡、牙龈增生	胃肠道任何部位,常见于口腔及食管
传染性软疣	传染性软疣病毒	中央凹陷的小丘疹	口腔黏膜
传染性单核细胞增多症	EB 病毒	瘀点、丘疹、水疱	腭
口腔毛状黏膜白斑	EB 病毒和 / 或 HPV	白色突起,伴有波纹状“毛状”表面	舌缘
川崎病	反转录病毒	杨梅舌(见第二十四章图 24-19)	舌体

表 56-9　AIDS 的口腔病变

假丝酵母菌病	约 90% 的早期 AIDS 患者有口腔病变,可表现为假膜、红斑、增生或口角炎
严重牙周病	严重牙龈红肿,广泛软组织坏死及牙槽骨破坏
阿弗他口炎	疱疹样及重型阿弗他溃疡,常见于软腭及口咽部
恶性病变	口腔 Kaposi 肉瘤,浸润性、高分化非霍奇金淋巴瘤,鳞状细胞癌
病毒感染	原发性疱疹性龈口炎,带状疱疹,巨细胞病毒感染,人类乳头瘤病毒感染以及传染性软疣
其他真菌感染	口腔隐球菌病、地丝菌病等
其他	腮腺肿胀,口干,口腔色素加深,口腔瘀点等

根尖周围脓肿。面部凹陷可手术矫正。

第二节 肛门外生殖器皮肤病

在生殖器部位的一些疾病，常需与性传播疾病相鉴别，有关生殖器部位的非性传播疾病（表 56-10）。

表 56-10 生殖器部位非性传播疾病

1. 非感染性疾病
特应性皮炎
闭塞性干燥性龟头炎
硬化萎缩性苔藓
白塞病
大汗腺痒疹（Fox-Fordyce 病）
白癜风
天疱疮
女阴痛
Crohn 病
接触性皮炎
多形红斑
固定性药疹
特发性阴囊钙质沉着症
光泽苔藓
扁平苔藓
复发性坏死性黏膜腺周围炎
淋巴水肿
阴茎硬化性淋巴管炎
银屑病
Reiter 病（环状龟头炎）
结节病
脂溢性皮炎
神经性皮炎
Zoon（浆细胞）龟头炎
浆细胞外阴炎
2. 感染性疾病
包皮龟头炎
坏疽性龟头炎
急性女阴溃疡
下疳样脓皮病
前庭大腺炎
疥疮结节
阿米巴病
皮肤癣菌病
结核病
3. 先天异常
皮脂腺异位病
中线囊肿
阴茎珍珠样丘疹
女阴假性湿疣
4. 良性肿瘤
汗管瘤
血管瘤
阴囊型血管角化瘤
淋巴管瘤
痣细胞痣
5. 癌前期病变和恶性肿瘤
鲍温病样丘疹病
增殖性红斑（图 56-23，图 56-24）
乳房 Paget 病
Bowen 病
平滑肌肉瘤
基底细胞癌
鳞状细胞癌
恶性黑素瘤

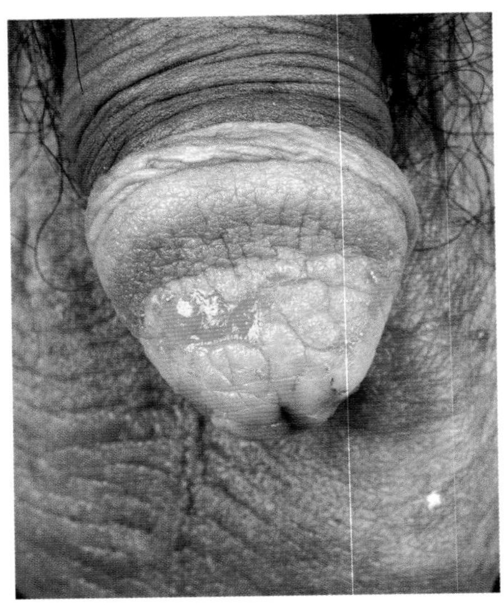

图 56-23 增殖性红斑(1)

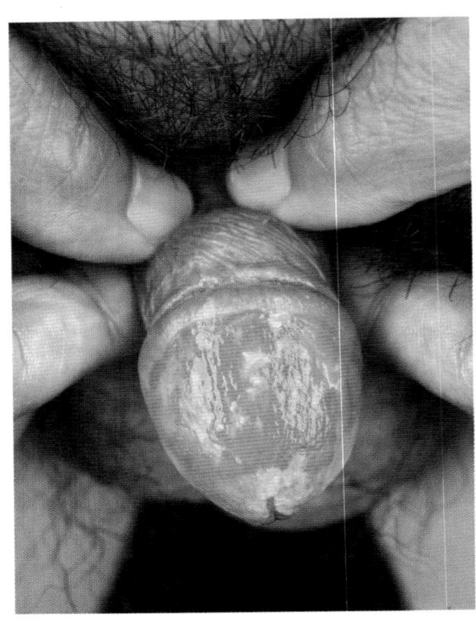

图 56-24 增殖性红斑(2)

现择其部分简介如下：

一、非感染性疾病

（一）女阴痛

系指在无肉眼可见异常的情况下女阴有持续性疼痛、不适或烧灼感，而瘙痒缺乏，亦称为外阴前庭炎综合征（vulvar vestibulitis syndrome）。本病可能为一种感觉异常，类似于舌痛症，成年女性均可受累。长期服用阿米替林（50~75mg/d）疗效较好，外用辣椒素及局麻药亦有效。

（二）Crohn 病

据报道 Crohn 病患者 20%~30% 发生皮损，可在肠道症状出现之前发生。女阴 Crohn 病的表现是水肿、溃疡、硬结、瘘管和脓肿。组织学上必须有肉芽肿存在才能确定诊断。皮损内注射氟羟泼尼松龙常对减轻女阴 Crohn 病有效。

（三）复发性坏死性黏膜腺周围炎

病因不明，有认为属白塞病或血管炎，或为阿弗他口炎相似的疾病。好发于唇、颊黏膜，偶可发生在阴茎龟头或女阴黏膜上。基本损害为 2~5mm 红色小结节，数日后结节增大、变硬、溃烂成漏斗状溃疡，边缘不齐。经 1~2 周愈合，留下瘢痕，易复发，有者迁延数年。治疗可外用抗生素、糖皮质激素软膏，亦可试用激光或 X 线照射。

（四）阴茎硬化性淋巴管炎

病因不明，局部刺激或创伤、感染可能是发病因素。好发于青壮年，可于性交后 24~48 小时发生。在阴茎冠状沟或阴茎背部，出现弯曲、硬如软骨的索状物（图 56-25），多呈紫色，有轻度疼痛，不与皮肤粘连，可活动，偶尔形成溃疡。1 周或数周自愈，不需治疗。

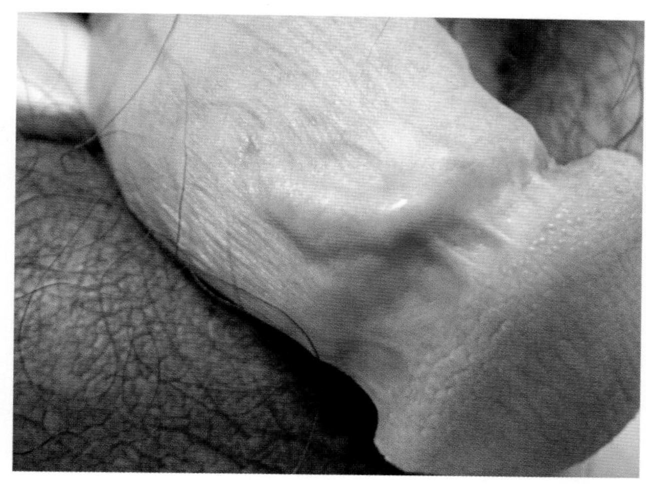

图 56-25　阴茎硬化性淋巴管炎
阴茎见弯曲形蚯蚓样软骨硬度条索状物，不与皮肤粘连，紧贴皮下，半透明［华中科技大学协和深圳医院（南山医院）皮肤性病科　陆原　翁翊惠赠］。

（五）尿道肉阜

又称尿道肉芽肿或血管性息肉，是女性尿道末端良性息肉状赘生物，常位于尿道口的后方（图 56-26）。多发生绝经后女性，而绝经前及青春期很少见，但也曾有 2 岁大女童发生尿道肉阜的报道。

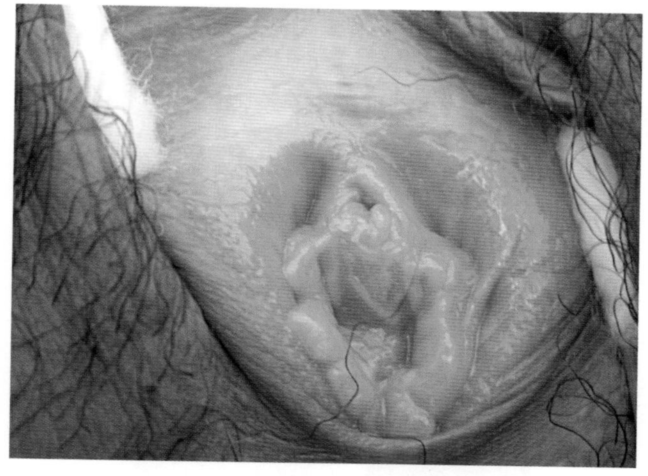

图 56-26　尿道肉阜［华中科技大学协和深圳医院（南山医院）　陆原惠赠］

1. 病因和发病机制　发生可能与外阴慢性炎症刺激、雌激素水平严重降低、局部黏膜下静脉曲张及尿道黏膜脱垂外翻有关。

2. 临床表现　可有尿道口疼痛、接触性出血，常有下坠感，性交疼痛，排尿分散及尿道刺激症状，局部有触痛，尿道感染、阴道炎等。临床亚型可分为乳头状疣型（上皮增生为主）、血管瘤型（血管增生为主）、肉芽肿型（肉芽肿增生为主）。

3. 治疗　根据肉阜大小、有无蒂决定手术切除、烧灼或扭除法。

二、感染性疾病

（一）包皮龟头炎

龟头炎与包皮炎常同时存在，故也称龟头包皮炎。可因外伤、包皮过长、包皮垢刺激和各种感染（细菌、酵母菌、梭菌螺旋体）引起。

1. 龟头炎　龟头炎与包皮炎常同时存在，故也称龟头包皮炎。可因外伤、包皮过长、包皮垢刺激和各种感染引起。要注意局部清洁卫生，针对病因分别处理。

2. 糜烂性龟头包皮炎　表现为龟头和包皮内侧红肿，有黄色、乳酪样分泌物，龟头表面有小圆形表浅糜烂，冠状沟处损害可融合成环状龟头炎（图 56-27），病损处可找到奋森氏杆菌和螺旋体，后者要与梅毒螺旋体鉴别。要注意局部卫生，酌情使用抗生素，外用 0.1% 依沙吖啶浸洗。包皮过长行包皮环切术。

3. 急性包皮龟头炎　龟头和包皮内侧红斑、水肿，常有浆液性分泌物，可引起包茎、糜烂（图 56-28）。

临床分型　①创伤性；②刺激性；③变态反应性；④感染性；⑤特殊损害，浆细胞龟头炎。

4. Zoon 浆细胞龟头炎　有认为本病可能与包皮和龟头的各种非特异性感染有关。是指浆细胞浸润性良性炎性损害，皮损为红斑、潮湿、有光泽，直径 2~3cm。多为单发性损害，亦可融合成斑片，最常见于 24~85 岁未行包皮环切的男性，组织病理见大量浆细胞浸润及上管增生，诊断需依据活检。

本病与红斑增生症鉴别较困难，有报道 1 例红斑增生症发生在浆细胞性龟头炎病灶基础上，Bunker 报道 1 例本病基

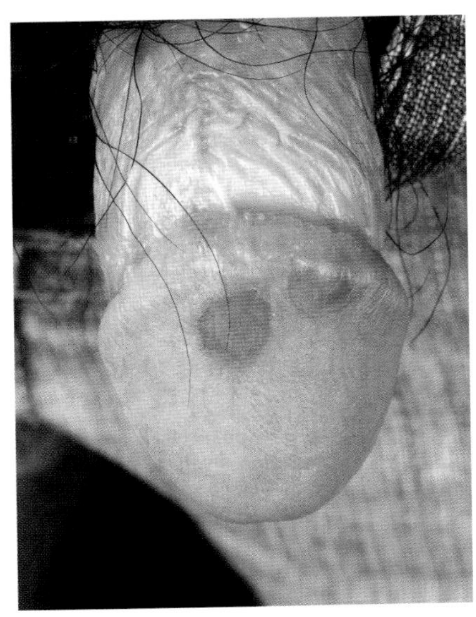

图 56-27　环状龟头炎

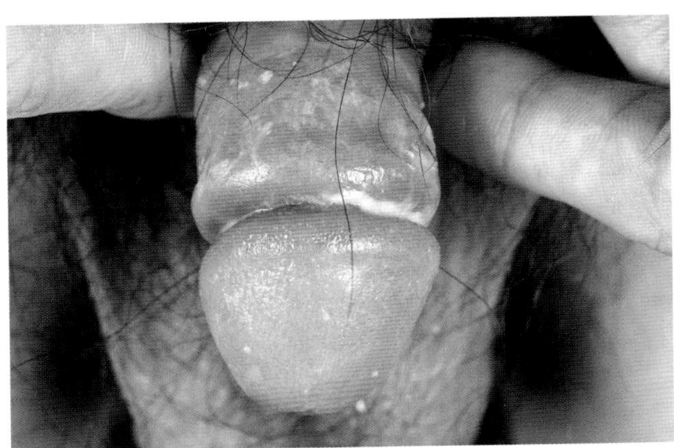

图 56-28　急性包皮龟头炎

础上发生阴茎癌，因而应注意随访。治疗用包皮环切，外用 0.03% 或 1% 他克莫司乳膏有效，疗程一般 2 周 ~2 个月。

5. 坏疽性龟头炎　指龟头和包皮处的一种崩蚀性溃疡性病变。病因有动脉栓塞、继发感染或偶为性病硬下疳、软下疳的并发症。龟头包皮溃疡逐渐蔓延至阴茎体、阴囊、耻骨处，可使阴茎残毁，疼痛性坏死性溃疡，边缘高起，质稍硬（图 56-29），基底为肉芽组织，容易出血，溃疡面有脓性分泌物和坏死组织，周围皮肤呈暗红色，伴有水肿，溃疡有脓性分泌物和坏死组织，剧痛，局部淋巴结肿大。患者可有糖尿病、免疫功能低下。

6. 治疗　健全免疫功能，杀灭病原体，减轻水肿和炎性浸润，改善微循环，促进溃疡愈合，减少残毁，治愈疾病。

应积极治疗，全身静脉使用广谱抗生素，如头孢菌素类或大环内酯类；最好根据细菌培养选择敏感的抗生素。清洁创面，外用抗菌剂清洗或湿敷或 2% 莫匹罗星软膏、聚维酮碘液（原液含 5%，一般用 10% 湿敷或清洗）。保守治疗失败且长期不愈者，可考虑从坏疽部位的近心端作根治性的切除。监测和处理潜在疾病如糖尿病，动脉硬化。

重症可致龟头、阴茎坏死和脱落。经治疗基础疾病好转，

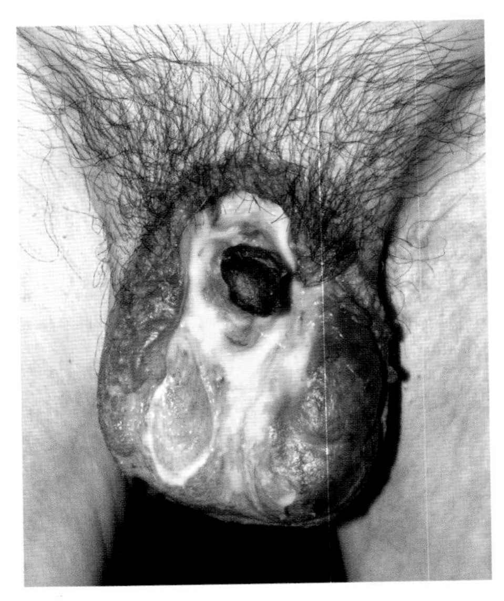

图 56-29　坏疽性龟头炎

广谱抗生素使用有效，预后较好。

（二）急性女阴溃疡

病因不清，病变处可找到革兰阳性粗大杆菌，但不能肯定其为本病病原体，在很多病例它是 EB 病毒感染（传染性单核细胞增多症）的表现。溃疡数目不定，粟粒大至直径 1~2cm 不等（图 56-30）。严重者溃疡大而深，表面覆盖坏死物，常有发热、乏力、阴部灼热、疼痛，附近淋巴结肿大。此外可伴有结节性红斑，口腔阿弗他溃疡。

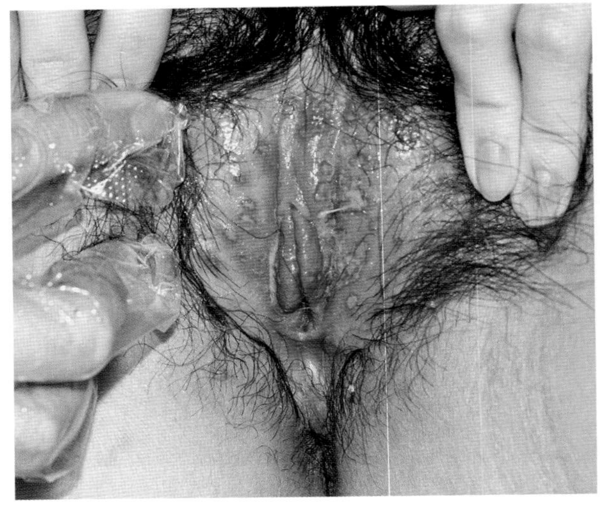

图 56-30　急性女阴溃疡（北京京城医院　朱宝国惠赠）

主要见于女青年，好发于大、小阴唇内侧和前庭黏膜。通常伴有传染性单核细胞增多症的其他症状，如发热、颈淋巴结肿大。病程 3~4 周，预后留瘢痕，易复发。

1. 分型　①坏疽型；②软下疳样型，外观似软下疳，易被误诊；③粟粒型。

2. 伴发疾病　可伴有结节性红斑、口腔阿弗他溃疡。

3. 诊断与鉴别诊断　诊断依据：①突然起病、发热、寒

战；②女阴出现溃疡、疼痛；③排除梅毒、软下疳、生殖器疱疹；④溃疡分泌物中查出肥大杆菌。需与硬下疳、软下疳、生殖器疱疹、性病性淋巴肉芽肿、白塞病、Reiter 病鉴别。

4. 治疗　本病可能是其他疾病的女阴部位的表现，要排除其他疾病的存在。有的患者病程有自限性。坏疽型需全身使用糖皮质激素和抗生素。局部用 1∶8 000 高锰酸钾溶液坐浴，莫匹罗星软膏、聚维酮碘液或黏膜溃疡膏（地塞米松 0.025g，新霉素 0.5g，丁卡因 1.0g，霜加至 100g）外涂，亦可试用紫外线、氦氖激光照射。

（三）下疳样脓皮病

为出现在儿童或成人面部或生殖器的硬下疳样损害。多为金黄色葡萄球菌、副大肠埃希菌、不典型核酸杆菌引起。

皮疹为丘疹、脓疱或结节，破溃成表浅溃疡，边缘卷起，周围红晕，基底有浆液性或脓性分泌物（图 56-31），质硬如软骨，外观颇似硬下疳。

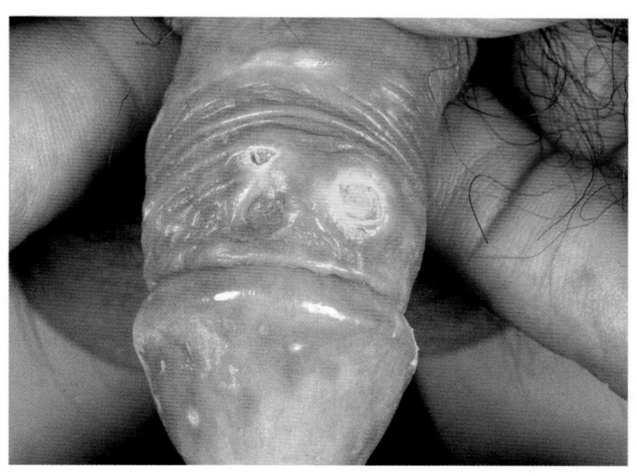

图 56-31　下疳样脓皮病

1. 发病特征　好发于颜面和阴茎冠状沟，损害常为单发，自觉症状不明显，一般 4~8 周而愈，留表浅瘢痕。

2. 诊断与鉴别诊断　①酷似硬下疳的纽扣状表浅溃疡，②病损分泌物培养出金黄色葡萄球菌、大肠埃希菌等细菌，③排除梅毒和软下疳。鉴别诊断见表 56-11。

3. 治疗　可选用抗生素。可全身和局部使用抗生素。如 2% 莫匹罗星软膏，聚维酮碘液，全身可试用对金黄色葡萄球菌敏感的抗生素，如头孢或喹诺酮类，或依据培养选用敏感的抗生素。

三、先天异常

（一）阴茎珍珠状丘疹

阴茎珍珠状丘疹可能是生理发育上的变异，又称血管纤维瘤，是纤维组织形成和真皮上部血管不同程度增生所致，如鼻部纤维丘疹，阴茎珍珠状丘疹。

1. 临床表现　多见于青壮年 20~50 岁为主，为肤色或淡红色小丘疹，形似小珍珠（图 56-32，图 56-33），直径约为 1~3mm，表面光滑，也可呈毛状或丝状，皮疹不融合，沿龟头后缘冠状沟处排列一行或数行，可部分或完全环绕龟头，亦可见于系带两旁。偶可出现在阴茎干。无自觉症状。皮疹大小长期无变化，可持续十几年。

2. 组织病理　可见一个被致密结缔组织包绕的血管网，有轻度淋巴细胞浸润。Ackerman 等认为本病是血管纤维瘤。

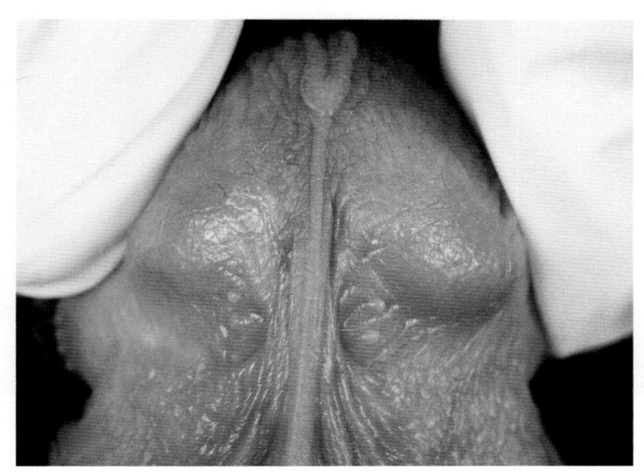

图 56-32　阴茎珍珠状丘疹（1）

表 56-11　硬下疳、生殖器疱疹、软下疳及下疳样脓皮病鉴别

	坏疽性龟头炎	软下疳	硬下疳	下疳样脓皮病
病因	动脉栓塞，继发感染	杜克雷嗜血杆菌	梅毒螺旋体	金黄色葡萄球菌、副大肠埃希菌等细菌
病史	有引起动脉栓塞的原因，可无不洁性接触	有不洁性接触	有不洁性接触	可无不洁性接触
溃疡性质	基底硬，表面有脓性分泌物和坏死组织，坏疽性	基底软，表面污秽，分泌物多，脓性，无坏疽	基底硬，表面清洁，分泌物少，浆液性，无坏疽	溃疡稍硬，分泌物浆液性或黄色脓性痂，无坏疽
疼痛	剧痛	显著	无	无
局部淋巴结	肿大，痛	肿大，软，痛，化脓，易破溃	肿大，硬，不痛，不化脓	肿大，痛
实验室检查	分泌物细菌培养可有细菌生长	分泌物细菌培养杜克雷嗜血杆菌阳性	血清 RPR 阳性（感染 6 周后）	分泌物细菌培养可有细菌生长
病程及预后	病程不定，可毁损阴茎	1~2 个月溃疡可愈合	不经治疗 3~8 周溃疡可消失	病程 4~8 周，可自限

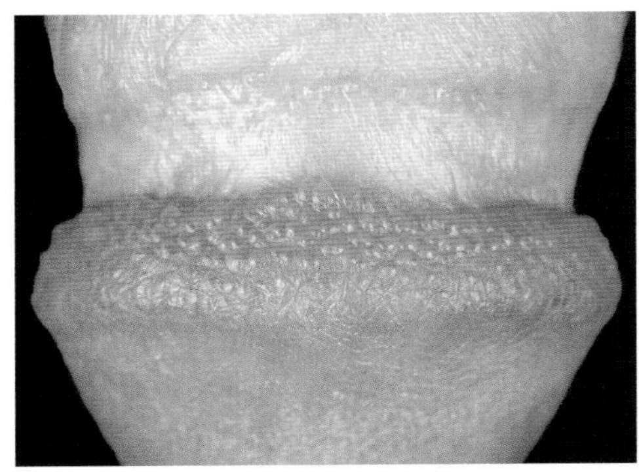

图 56-33　阴茎珍珠状丘疹(2)

3. 鉴别疾病　①尖锐湿疣：皮疹呈鸡冠花或菜花状；②皮脂腺异位症：为黄色小丘疹，组织学检查示成熟的皮脂腺小叶。③梅毒扁平湿疣：表面潮湿、梅毒血清学试验阳性。④鲍恩样丘疹病(图 56-34，图 56-35)：棕红色大小不一丘疹，也可呈疣，组织病理可鉴别。⑤肥大皮脂腺。

4. 治疗　本病不需治疗，若患者坚持要治疗，可用激光除去。包皮过长者行包皮环切术。

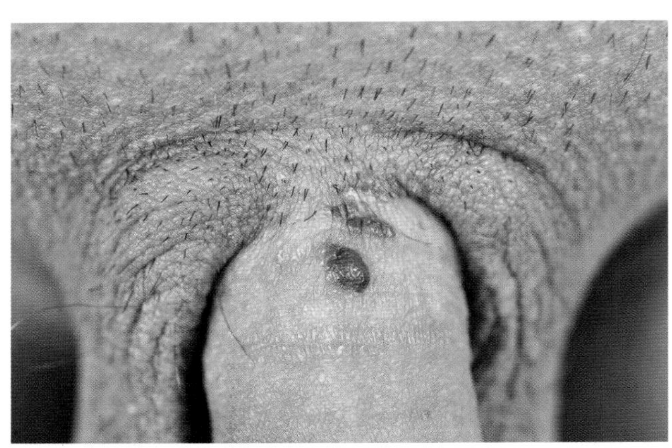

图 56-34　鲍恩样丘疹病

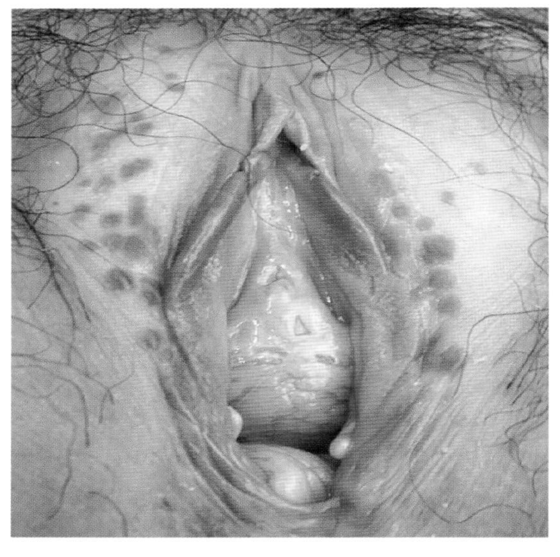

图 56-35　鲍恩样丘疹病［华中科技大学协和深圳医院(南山医院)　陆原　何雯　翁翊惠赠］

（二）女阴假性湿疣

又名绒毛状小阴唇，是发生在阴唇黏膜的一种良性乳头瘤，损害与早期的尖锐湿疣相似。本病似属女阴黏膜的异常增生，病因不明，有认为本病的发生与假丝酵母菌感染有关。多见于青年女性，典型损害为 1~2mm 直径的淡红色或白色丘疹，表面光滑，排列密集而不融合，对称分布于小阴唇内侧，呈绒毛状或鱼籽状外观，有时可见息肉状小丘疹，阴道前庭亦可累及(图 56-36)。自觉症状缺如或有微痒，多数患者不清楚何时起病，部分患者伴有阴部假丝酵母菌感染。

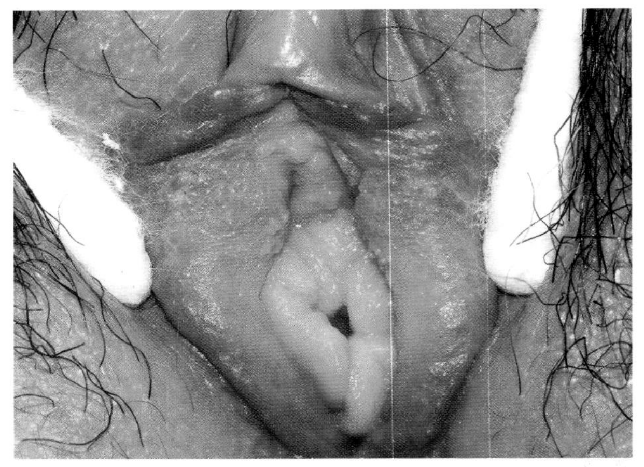

图 56-36　女性假性湿疣

组织病理可表皮乳头瘤样增生，真皮血管扩张，周围有以淋巴细胞为主的炎症细胞浸润。

根据特征性的鱼籽状小丘疹，对称分布于小阴唇内侧，一般可以诊断。主要与尖锐湿疣相鉴别，后者多有不洁性交史，损害发展较快，典型为菜花状、鸡冠状。

（三）阴茎中线囊肿

常见于青年人，囊肿系先天性发育异常所致，发生于龟头和阴茎的腹面。囊肿为单个，直径仅数毫米(图 56-37)，有时呈线状，则长达数厘米。囊壁衬以 1~4 层假复层柱状上皮，有些上皮细胞胞质透明，仅少数病例含有黏液细胞。治疗，必要时手术切除。

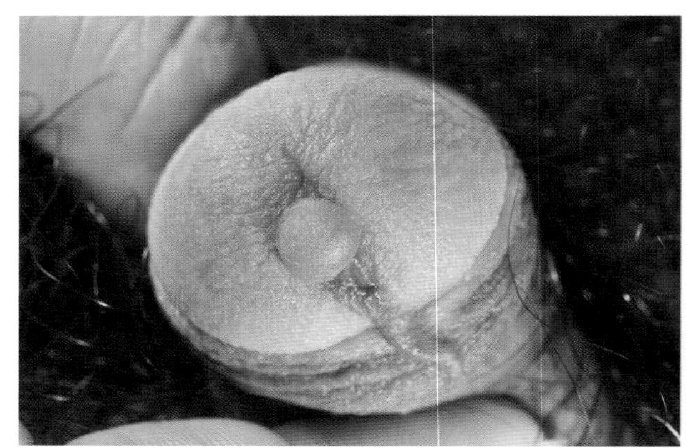

图 56-37　阴茎中线囊肿(广东医科大学附属医院　赖俊东惠赠)

（吴江　李莉　陈佳玲　叶萍）

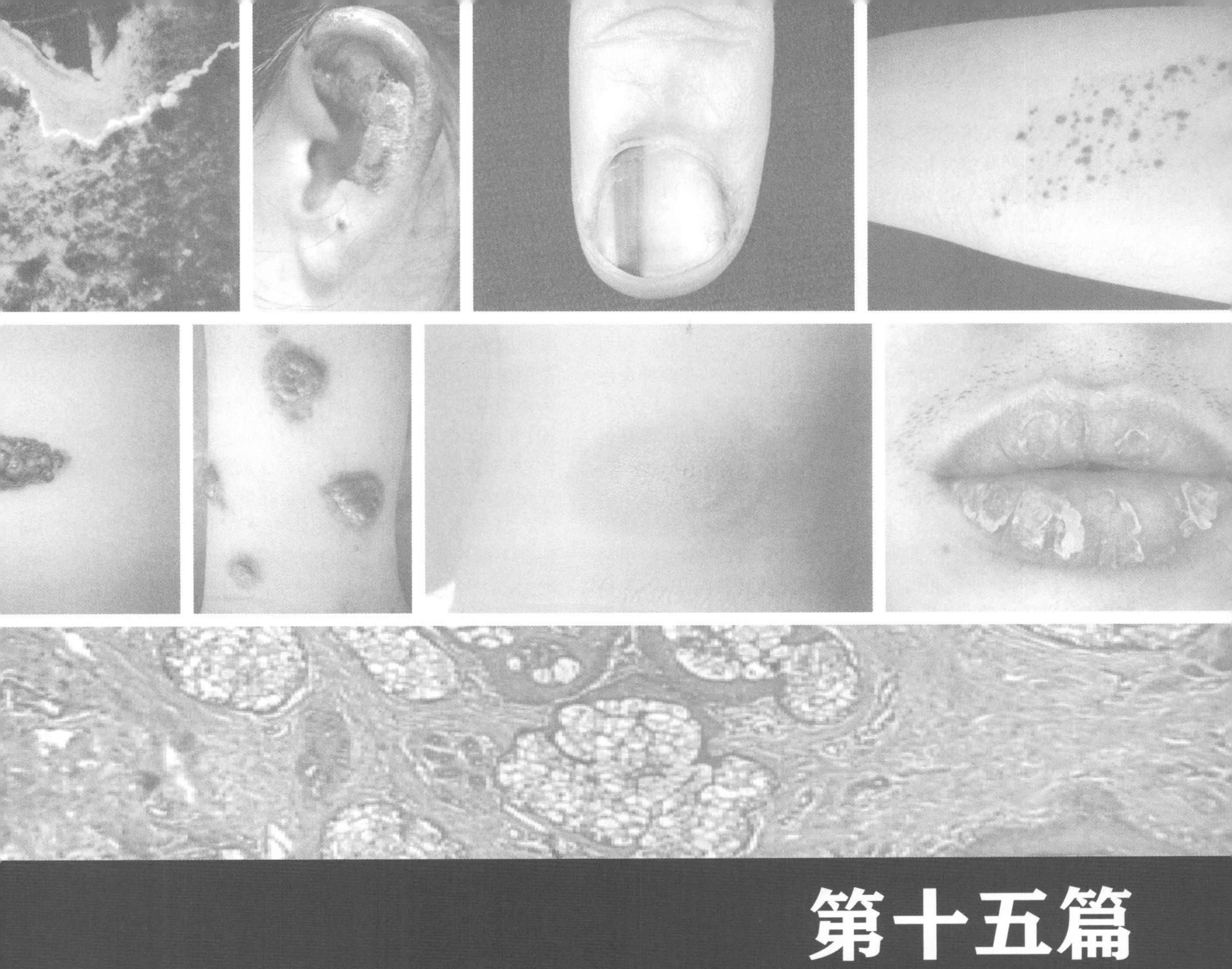

第十五篇

色素障碍性疾病

1. 概述 人体肤色存在人种和个体差异，主要分为白、黄、棕、黑等，对肤色变化起决定作用的有以下四个方面：①皮肤中各种色素的含量，包括黑素、类黑素、胡萝卜素以及血液中氧合血红蛋白与还原血红蛋白的相对含量，色素含量越高，皮肤颜色越深；②皮肤解剖学差异，主要是皮肤厚度（特别是角质层和颗粒层），例如菲薄的下睑皮肤可显现出真皮乳头的颜色而发紫，厚的掌跖皮肤透光度低而发黄；③皮肤病理改变，如黑素细胞破坏时发白、皮肤坏死时发黑、急性炎症和血管扩张时发红、铜绿假单胞菌感染时发绿、出血和苔藓样炎症时发紫；④外源性因素的影响，如药物（米诺环素、氯法齐明、抗疟药等）、重金属（如金、银、铋、铊）、异物（如文身）以及其他代谢产物（如含铁血黄素、胆红素、脂质）沉积引起的肤色改变。

2. 黑素的形成与代谢

(1) 黑素细胞的起源和功能：黑素细胞来源于神经嵴细胞，在胚胎发育过程中，前体细胞（黑素母细胞）在中胚层与外胚层之间沿背外侧和腹侧途径经间充质迁移至皮肤、毛囊以及耳蜗、脉络膜、睫状体、虹膜和软脑膜等部位（图 1）。黑素细胞产生的黑素是决定肤色的主要因素，它保护角质形成细胞免受紫外线辐射的危害，特别是 DNA 损伤。另外，黑素细胞还是皮肤免疫系统的组成部分，不仅可作为免疫应答的靶点，还能调控固有和适应性局部免疫应答，促进抗原吞噬，产生 IL-1β、IL-6、TNFα 和趋化因子等细胞因子。在临床上，Vogt-小柳-原田综合征患者的软脑膜、内耳和皮肤黑素细胞死亡引起了无菌性脑膜炎、听觉障碍和皮肤白癜风样损害。Waardenburg 综合征患者的内耳、虹膜、前额中部和肢端黑素细胞的迁移和存活障碍引起了先天性耳聋、虹膜异色症和皮肤白斑等表现。

(2) 黑素的代谢（图 2）：在皮肤中，黑素细胞位于表皮基底层内，与邻近的 30~40 个（平均 36 个）角质形成细胞建立突触连接，组成一个功能单位，称为表皮黑素单位（epidermal melanin unit），黑素细胞将合成的黑素以黑素小体的形式不断输送给角质形成细胞。黑素代谢包括黑素的生成、转运和降解三个环节，由黑素细胞与角质形成细胞共同完成。

1) 黑素的生成：黑素的合成场所为胞质内的黑素小体，它是一种特化的细胞器，内含黑素合成所需的各种酶类（关键酶为酪氨酸酶）以及黑素沉积所需的纤维丝骨架。酪氨酸经酪氨酸酶催化被氧化为多巴（DOPA），是黑素合成的限速步骤，多巴可正反馈催化酪氨酸和酪氨酸酶的作用，同时多巴又在酪氨酸酶的作用下再被氧化为多巴醌，多巴醌后续经过一系列非酶促反应进一步被氧化，最终与蛋白质结合形成黑素。按照成熟程度，可将黑素小体的形态分为 4 期：Ⅰ期黑素小体为称为前黑素小体，呈圆形，内含大量囊泡结构和少量纤维结构；Ⅱ期黑素小体变为椭圆形，内含少量沿长轴排列的纤维丝；Ⅲ期黑素小体的纤维丝上有少量黑素沉积；Ⅳ期黑素小体完全黑素化，大量沉积的黑素将纤维丝全部遮盖。

2) 黑素的转运：黑素小体在成熟过程中沿微管由核周向树突不断迁移，驱动蛋白和动力蛋白分别提供了正向和反向动力，紫外线照射可提高驱动蛋白活性并降低动力蛋白活性而加快黑素小体迁移，到达树突末端后，黑素小体被肌球蛋白Va 捕捉并积聚，最终以胞吐作用、细胞吞噬、胞膜融合、膜泡转运等方式转移到邻近的角质形成细胞。

3) 黑素的降解：黑素小体进入角质形成细胞后，随着角质形成细胞的成熟而弥散到表皮各层，并随角质层的脱落而消耗。部分黑素小体在角质形成细胞内直接受溶酶体作用而降解，在病理情况下，滴落真皮的黑素小体部分被巨噬细胞吞噬后沉着于真皮上层或在细胞内降解，部分则经淋巴转移。

黑素的生成、转运、降解过程的任何环节异常都可能影响黑素代谢，导致肤色异常。例如：①维生素 C 会抑制多巴醌进一步氧化，并使已合成的多巴醌还原为多巴，从而抑制黑素合成；②皮肤炎症后色素脱失是由于角质形成细胞受损，黑素小体不能通畅转运而滞留在黑素细胞内，继发黑素细胞功能减退；③某些青色色素异常症如褐青色痣、蒙古斑、太田痣等除由于丁铎尔效应外，还可能与真皮黑素细胞内黑素体的生成、降解进行缓慢有关。

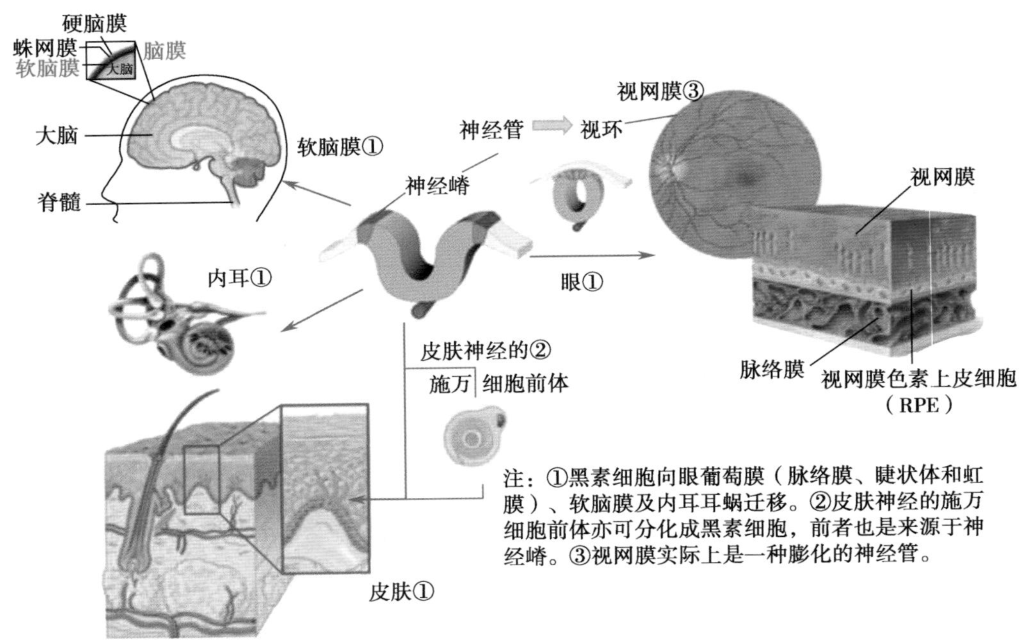

图 1 黑素细胞从神经嵴的迁移

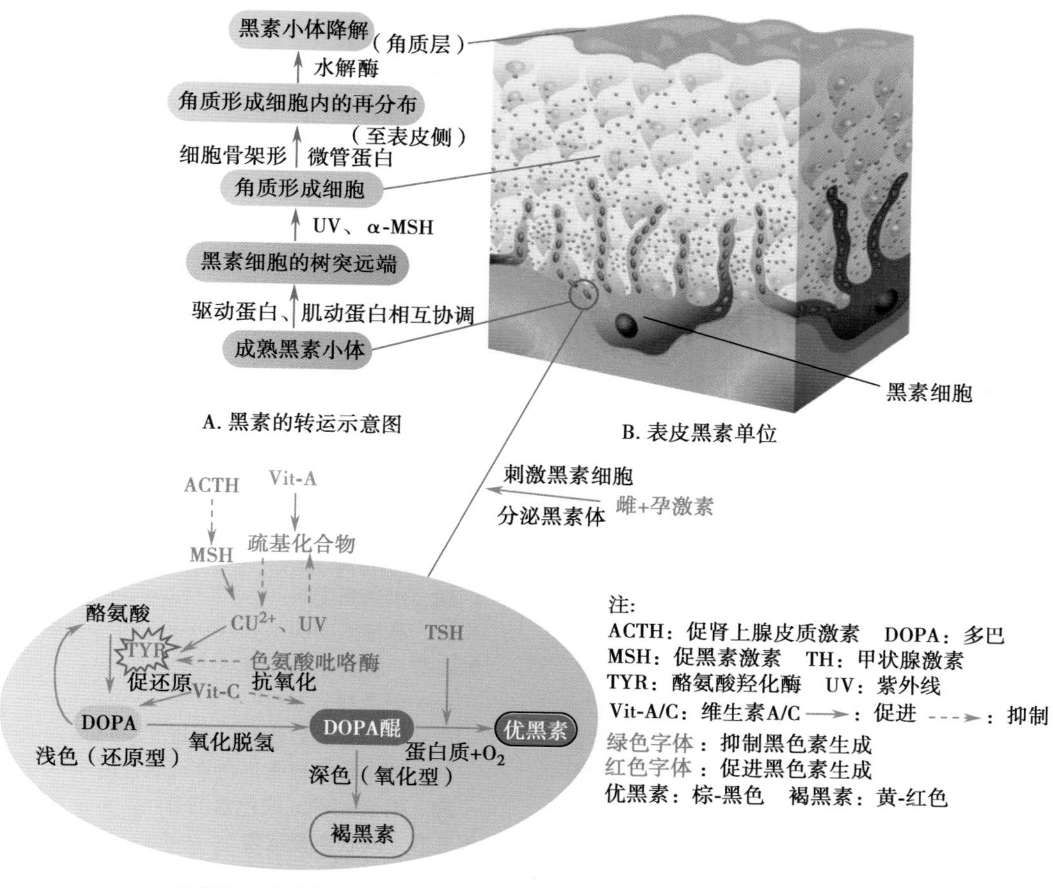

图 2　黑素的代谢

3. 黑素代谢的影响因素　黑素代谢过程的有序进行是维持正常肤色的前提，该过程的受到邻近角质形成细胞、自分泌信号和环境因素的调节：

(1) 角质形成细胞：促肾上腺皮质激素（ACTH）和 α 促黑素（αMSH）是黑素合成的强力刺激剂，它们是阿黑皮素原（POMC）的衍生物，垂体和表皮角质形成细胞均可合成 POMC，已知紫外线、佛波酯和白介素类可刺激角质形成细胞合成 POMC。

(2) 紫外线：紫外线辐射对黑素代谢的影响包括直接影响黑素细胞的增殖、存活和分化功能，或通过影响角质形成细胞的旁分泌因子合成和分泌而间接影响黑素合成。紫外线辐射在数分钟内即可引起黑素小体重新分布，它的迟发效应包括促进黑素细胞增殖和角质形成细胞产生黑素生成因子、提高酪氨酸酶水平和活性、增加黑素细胞树突和黑素小体数量、加快黑素小体转运。已知波长 290~380nm 的紫外线活化酪氨酸酶的能力最强。

(3) 微量元素、维生素和氨基酸：微量元素可作为黑素合成的辅酶，酪氨酸酶即以铜离子为辅基，铜离子不足可致酪氨酸酶活性降低。锌也参与了黑素合成调节，但机制不明，动物实验发现大剂量锌可使鼠类毛干中真黑素含量降低。砷、铋、银、金等重金属通过与巯基结合，间接增强了酪氨酸酶的活性。维生素 A 缺乏引起巯基减少而致色素沉着。烟酸缺乏可因光敏感而出现色素沉着。维生素 C 通过抑制多巴醌氧化和促进其还原而抑制黑素合成。酪氨酸、色氨酸和赖氨酸等为黑素合成所必需，泛酸、叶酸、生物素、对氨基苯甲酸等也可参与黑素合成。

(4) 谷胱甘肽：谷胱甘肽是表皮中正常存在的含巯基低分子三肽化合物，可通过螯合铜离子而抑制酪氨酸酶活性，另外，它还具有干扰酪氨酸酶运输至前黑素小体、清除自由基和过氧化物、将皮肤色素沉着途径由真黑素转变为褐黑素的作用。表皮细胞内的酪氨酸酶与抑制因子巯基相互制约，维持肤色稳定。紫外线辐射、炎症等因素可导致巯基被氧化而显著减少，提高酪氨酸 - 酪氨酸酶反应水平，导致黑素合成增加。

(5) 内分泌因素：松果体分泌的褪黑素能调节生物节律和低等脊椎动物的皮肤色素，具有光保护、抗氧化和调节黑素沉着的作用；垂体产生的促黑素可提高血铜离子水平而提高酪氨酸酶活性；肾上腺皮质激素则通过反馈抑制垂体分泌促黑素而减少黑素合成，阿狄森病患者由于肾上腺皮质激素不足，导致弥漫性皮肤黏膜色素沉着；性激素可使皮肤色素加深，雌激素刺激黑素小体形成，孕激素则加快其转运，两者协同作用更强；甲状腺素可作为氧化剂而使黑素形成增多。

(6) 免疫因素：白癜风的发病机制涉及 $CD8^+$ 细胞毒性 T 细胞介导的细胞免疫反应，以及抗酪氨酸羟化酶（TH）、黑色素聚集受体 1（MCHR1）、酪氨酸酶和黑素细胞膜表面抗原的自身抗体介导的体液免疫。

第五十七章

色素增加性皮肤病

第一节　局限性色素沉着

一、黄褐斑

内容提要

- 常发生于深肤色人种。
- 用伍德灯检查，在 30% 的中年亚裔妇女可发现轻微的黄褐斑。
- 患者皮肤紫外线最小红斑量较低，紫外线照射后易产生皮肤色沉。大量观察结果强烈提示日光照射是主要的激发因素。黄褐斑累及面部、日光照射部位，并在夏季加重。
- 男女黄褐斑的发病率都随年龄增长而增加。
- 日光诱发黄褐斑是上调了一氧化氮合成酶的水平，其激活黑素细胞内的酪氨酸酶活性，增加黑素合成。
- 常发生于妊娠期、口服避孕药、绝经期激素替代疗法的女性。雌激素能刺激黑素细胞分泌黑素颗粒，而孕激素能促进黑素颗粒的转运和扩散。
- 皮损为淡褐色到深褐色或灰褐色斑片，边缘不规则，主要见于面部。
- 避孕药所致色素沉着可持续至停用药物后数年。而妊娠期黄褐斑常在分娩后数月消退。
- 依皮损分布临床分为：面部中央型、颧骨型、下颌型。依 Wood 灯下皮损分为表皮型、真皮型、混合型、不确定型。皮肤 CT 将黄褐斑分为表皮型和混合型。

黄褐斑（chloasma）是发生在面部的常见淡或深褐色色素沉着病。

主要见于女性（90%），最常见的部位是面部，然后是前臂，为表皮和 / 或真皮色素增加引起的对称性色素沉着斑，边界不规则。

（一）病因与发病机制

1. 激素　与雌激素、孕酮相关。雌激素使黄褐斑发生率增加，而孕酮在不孕或服用避孕药时使黄褐斑发生或加重。黄褐斑与高雌激素状态有肯定的联系，如妊娠（50%~70% 的孕妇受累）和使用避孕药。激素替代治疗亦可能促进黄褐斑的形成。而男性血中黄体生成素（luteinizing hormone，LH）水平升高，睾酮水平降低，激素因素在男性患者中似不起主要作用。黄体酮和雌激素可刺激黑素生成，并涉及妊娠和口服避孕药时出现的色素沉着，但其作用方式未明。血浆 β- 黑色素细胞刺激素（melanocyte-stimulating hormone，MSH）和 α-MSH、血清皮质醇、卵泡刺激素（follicle-stimulating hormone，FSH）和促肾上腺皮质激素（adrenocorticotropic hormone，ACTH），以及尿 17- 羟和 17- 酮类固醇在本病患者中无异常，而黄体生成素和雌二醇则分别增加和减少，可能表明卵巢功能轻度障碍。

2. 紫外线　黄褐斑患者皮肤显示较低的紫外线最小红斑量，且紫外线照射后较易产生皮肤色沉。曝光于 290~400mm UV 可增强黑素细胞活性，导致色素沉着，应用广谱（UVA 和 UVB）遮光剂可改善本病的病情，而再次日光下暴露可出现色素沉着的复发。紫外线促使黑素细胞的增殖，数量增加；促使黑素细胞胞体变大，提高酪氨酸酶的催化活性，促使黑素的合成；黄褐斑患者皮损区黑素细胞的数目没有改变，但黑素细胞胞体变大、树突明显。紫外线通过促进角质形成细胞分泌 IL-1a、内皮素 -1、碱性成纤维细胞生长因子、干细胞因子以及促黑素细胞刺激素等因子，促进黑素细胞的黑素合成。黄褐斑发病除与黑素相关外，还与炎症因素及毛细血管扩张相关。

3. 药物　口服避孕药（约有 20% 服药者发生），光毒性药物和抗癫痫药物如氯丙嗪、苯妥英钠、异维 A 酸、抗惊厥药。

4. 遗传因素　由于部分病例有阳性家族史，且孪生姐妹均可发生本病，故本病可能与遗传素质有关。

5. 其他　甲状腺功能紊乱、不恰当使用化妆品，可能通过光毒机制发病，其他因素包括内分泌、种族、营养和代谢等。

在肤色较浅的患者中，“妊娠斑”常在分娩后缩小或消失，然而在肤色较深的患者中则可持续存在。

（二）临床表现

好发于女性，50%~70% 孕妇和 8%~29% 口服避孕药妇女可发生本病，妊娠和避孕药相关的黄褐斑较常见于夏季和南纬地区。

皮损为淡褐色至深褐色斑点，斑片，边界不规则，以颧部、前额和颊部最明显，鼻及颧部皮损常融合成蝶形（图 57-1），可累及上颌、颏部、颈、眉及口周皮处。本病亦可发生在前臂或颏部，与面部黄褐斑同时伴发或单独发生，Fitzpatrick Ⅲ型或Ⅲ型以上的皮肤最常受累，男性很少发生。

亚型：按皮损发生部位分为 4 型。

①蝶形型：皮损主要分布在两侧面颊部，呈蝶形对称性分布。②面上部型：皮损主要分布在前额、颞部、鼻部和颊部。③面下部型：皮损主要分布在颊下部、口周。④泛发型：皮损泛发在面部大部区域。

按病因分为 2 型：

①特发型：无明显诱因引起。②继发型：因妊娠、绝经、口服避孕药、日光等引起。

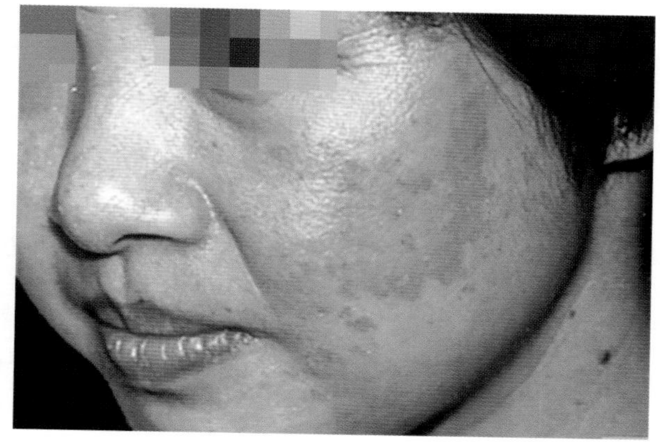

图 57-1　黄褐斑

根据 Wood 灯（320~400nm）检查结果，可将其分为四型，表皮型占 70%；白皮肤者易于明确色素沉着的深浅，而深褐色或黑皮肤者则不可靠。①表皮型：呈褐色，基层或其上方表皮内黑素增多，Wood 灯照射使色素沉着更明显；②真皮型：呈蓝灰色，浅层和深层真皮内噬黑素细胞增多，照射时色泽无增强；③混合型：呈灰褐色，表皮、真皮内均有黑素增多，照射时色泽轻度增强或无增强；④未定型：见于Ⅵ型皮肤患者（皮肤类型分类见三十四章光敏性皮肤病），在 Wood 灯下不能辨认损害类型。

组织病理：组织学上可见表皮各层角质形成细胞中黑素增加，表皮黑素细胞数量也有所增加。真皮乳头层有散在的噬黑素细胞。电镜检查证实角质形成细胞中黑素小体数量增多，黑素细胞中线粒体、高尔基体、粗面内质网和核糖体增多。①表皮型：黑素主要沉积在基层和棘层。②真皮型：真皮上部可见游离的黑素颗粒或被黑素细胞所吞噬。何黎、朱丽萍等进行黄褐斑组织病理研究，证实黄褐斑仅存在表皮型和混合型 2 种，尚未发现单纯真皮型黄褐斑。③混合型：Liu 等依据组织病理及共聚焦显微镜观察发现黄褐斑仅有表皮型与混合型（表皮真皮型）。

（三）实验室检查

电镜检查表皮型和真皮型黄褐斑在结构上无实质性差别，显示黑素细胞数量正常但黑素细胞活性增加，黑素细胞树突明显增大，黑素形成活跃。

Wood 灯检查常可帮助定位表皮或真皮的色素，在很多病例中，色素在这两个部位中均可存在。

（四）伴发疾病

月经失调、痛经、子宫附件炎、不孕症、肝病、慢性乙醇中毒、甲亢、结核病、内脏肿瘤。

（五）鉴别诊断

1. Riehl 黑变病　好发于前额、颧部和颈侧，色素斑上有粉状鳞屑。

2. LE 蝶形红斑　炎症消退后，有色素沉着，黄褐色酷似黄褐斑。

3. 其他　Civatte 皮肤异色病、香料皮炎、药物色素沉着、炎症后色素沉着、光敏反应、太田痣、颧部褐青色痣、色素性扁平苔藓、面部毛囊性红斑、黑变病、雀斑、面颈部毛囊性红斑黑变病（表 57-1）。

表 57-1 黄褐斑、颧部褐青色痣和太田痣的比较

病名	好发部位	分布	形态	颜色	病程	组织病理
黄褐斑	双侧颊、额、眉、鼻、上唇	对称或不对称	不规则斑片，融合成片，中央无正常皮肤	黄褐色	中青年发病，病情时好时坏，反复发生，有或无自限性	表皮基底细胞层黑素增多，真皮浅层见噬黑素细胞分布
颧部褐青色痣	双侧颧部、颞部、双面颊部双上睑外侧、下眼睑	对称	圆形、椭圆形、粟粒至黄豆大、孤立、不融合的斑点，中央有正常皮肤	淡灰青色	青年发病，病情稳定，40岁后有自限性	梭形含色素细胞位于真皮浅层，数量较少，散在分布
太田痣	单侧颧、颞、上下眼睑、眼部、巩膜蓝染	不对称	不规则斑片，融合成片，中央无正常皮肤	深青灰色	多数出生后发病，病情逐渐加重，无自限性	梭形含色素细胞位于真皮中深层，数量较多，密集分布

（六）治疗（表 57-2）

表 57-2 黄褐斑的治疗

局部治疗	• 避光防晒 • 酪氨酸酶抑制剂：氢醌、2% 曲酸、3% 熊果酸、10%~20% 壬二酸 • 化学剥脱：水杨酸、乙醇酸 • 激光：脉冲激光、中等光斑、点阵红宝石激光 • 二联 / 三联：20%-30% 水杨酸 +4% 氢醌，4% 氢醌 +0.05% 维 A 酸 +0.01% 氟轻松醋酸酯 • 其他：0.05% 维 A 酸、0.1% 阿达帕林外涂
系统治疗	• 多种药物：氨甲环酸、原花青素 *、茶多酚 + 抗氧化剂：维生素 A、C、E、Q10、谷胱甘肽
联合治疗	• 多种激光：1 064nm QS-Nd：YAG 激光 +1 550nm 非剥脱性点阵激光 • 双波长（578nm+511nm）溴化铜激光联合 • 激光 + 药物：氨甲环酸 +1 064nm QS-Nd：YAG 激光 • 2% 氢醌 +1 064nm QS-Nd：YAG 激光 • Jessner 溶液 **+1 064nm-Nd：YAG 激光
中药 + 针灸	• 中医辨证施治，肝气郁结、脾胃虚弱、肝肾虚者辩证法施治 • 选取部分穴位进行针灸治疗

* 原青花素为黄酮类化合物的聚合物，具有抗氧化抗炎特性。
**Jessner 溶液：14% 水杨酸、14% 乳液、14% 间苯二酚的酊剂。

除去诱因，治疗慢性疾病，监测治疗盆腔炎、肝病、结核、肿瘤、甲状腺病，避孕药物致病者。

1. 局部治疗

（1）广谱遮光剂：必须尽量减少日晒，防晒和使用遮光剂。Parsol 1789 化合物吸收 UVA 光谱，而含有二氧化钛和氧化锌配方者可有效阻止 UVA 和 UVB 辐射。

（2）三联疗法：①局部外用药物为一线治疗，主要是三联疗法。0.05% 维 A 酸、0.01% 氟轻松和 4% 氢醌联合外用，治疗 8 周，有效率 77%，不良反应有红斑、脱屑、烧灼感及瘙痒。②4% 氢醌、0.05% 维 A 酸、0.01% 曲安奈德乳膏，是经典方案，为预防复发，需要坚持足够的疗程。

（3）氢醌：通过抑制酪氨酸酶和黑素细胞毒作用来阻止黑素合成，选择破坏黑素小体及黑素细胞。为 2%~5%、0.1% 地塞米松和维生素 C 组成的配方，与维 A 酸合用收效亦佳。

氢醌治疗的副作用包括刺激性接触性皮炎、假褐黄病（外源性褐黄病，氢醌所致，其能抑制尿黑酸氧化酶，产生颧区出现灰褐色或蓝黑素斑），刺激性反应与氢醌浓度和维 A 酸联用有关。维 A 酸可为 0.05%~0.1%。每天 2 次（清晨和睡前）外搽，维 A 酸增强氢醌的表皮穿透和降低黑素细胞的活性。

（4）N- 乙酰 -4，5- 半胱氨酚霜：有黑素细胞毒作用，仅影响活性黑素细胞；其比氢醌更稳定，刺激性较小。

（5）壬二酸及曲酸：壬二酸作为二线治疗，10%~20% 壬二酸，选择性作用于高度活化及异常的黑素细胞，可逆性抑制酪氨酸酶，联用 2% 氢醌霜的有效率达 73%。2% 曲酸，亦为酪氨酸酶抑制剂，使皮肤褪色，但要注意曲酸有高致敏性。

（6）木质素过氧化物酶：黄孢原毛平革菌中提取出的活性酶，具有降解黑素的能力。面部外用木质素过氧化物酶洗剂 + 外用激活剂，每天 2 次，治疗 8 周。

（7）苯丙氨酸：可作为促黑素及 β 肾上腺素受体的拮抗剂而发挥治疗作用，外用 2% 苯丙氨酸乳膏，每天 2 次，治疗 12 周。

（8）锌：通过抑制铜离子的吸收，使酪氨酸酶缺乏铜离子而丧失活性。局部外用 10% 硫酸锌溶液，较氢醌更加安全。

（9）西酸模精华：是常青石竹目蓼科植物提取物，可抑制酪氨酸酶的活性。比较 3% 西酸模软膏与 4% 氢醌软膏的疗效，前者优于氢醌组。

（10）氟他胺：非甾体类抗雄激素药物，可能通过影响 α 黑素细胞刺激素及激活更多的环磷腺苷，最终减少黑素的生成。外用 1% 氟他胺软膏，疗效优于氢醌。

（11）其他脱色剂：①4- 异丙基邻苯二酚外用 有效率为 66%。②5-FU 外用 5-FU 外用 2 周后，继续应用漂白霜。③超氧化物歧化酶（SOD）霜 通过抑制和清除氧自由基而减少黑素合成。

（12）化学剥脱术：25% 三氯醋酸或 95% 酚溶液可有暂时性疗效。92% 乳酸溶液亦可选用。

果酸化学剥脱术：浓度 <35%。治疗频率为 2 周 1 次，4~6 次为 1 个疗程。

外用左旋维 C、熊果苷、谷胱甘肽、木质素过氧化物酶、氨甲环酸等均能抑制表皮黑素合成，均可作为外用制剂。

（13）激光：主要有：①无创非剥脱式激光：Q 开关激光和

强脉冲光；②有创剥脱式激光：二氧化碳激光和铒激光；③介于有创和无创之间的点阵激光。点阵激光：既有剥脱式激光疗效显著的优势，又有非剥脱式激光愈合快，色素沉着少的特点。

Q-开关红宝石激光、Q-开关Nd：YAG激光和510nm脉冲染料激光可破坏色素组织，红宝石激光对表皮型有效。建议首先用脉冲CO_2激光破坏异常黑素细胞，而后使用翠绿宝石激光选择性去除真皮内黑色素。

(14) 倒模面膜治疗：促进皮肤血液循环，促进脱色药物吸收。每周治疗1次，4次为1个疗程。

(15) 其他：冷冻、微晶换肤、皮肤磨削术、化妆品遮盖等。

2. 系统治疗

(1) 氨甲环酸：化学结构与酪氨酸相似，可能通过竞争抑制使酪氨酸酶失活。还具有抑制血管形成、减轻红斑的作用。可口服或静脉给药，小剂量即有效，用法为250~500mg/次，每天2~3次，用药1~2个月起效，建议连续使用6个月以上。常见不良反应包括胃肠道反应、月经量减少等。

吴溯帆等用口服氨甲环酸250mg，每天2次，治疗256例患者取得了较好的效果。亦可用氨甲环酸+1 064nm QS-Nd：YAG激光治疗。

(2) 茶多酚：抑制长期UVB或UVA照射鼠皮肤MMP表达亢进及Ⅰ，Ⅲ型胶原纤维的降解。外涂可抑制UVB引起的红斑反应，抑制UV照射下NHEK MAPK通路的活化。外用异黄酮可抑制UVB照射鼠表达c-fos及c-jun，减少UVB造成的氧化性损伤。

(3) 抗氧化剂：维生素C、E、辅酶Q10、谷胱甘肽及植物提取物（如绿茶、大豆、桃类、桑椹等）具有抑制黑色素生成的作用。谷胱甘肽400mg/次加维生素C1.0g/次，静注，每周2次；系统使用维生素C和E可减少日光灼伤反应，单独使用维生素C或E效果不佳。维生素C能阻止多巴氧化，抑制黑素合成，维生素E具有较强的抗脂质氧化作用。

中医中药　治则为疏肝理气，滋阴补肾，化瘀消斑，可用逍遥丸、六味地黄丸、桃红四物汤、当归芍药散、桂枝茯苓丸、八珍汤及血府逐瘀汤等。

（七）病程与预后

本病仅有黄褐颜色的色素沉着，对心理压力较大，治疗疗效较差。妊娠期黄褐斑通常在分娩后数月内消退，而停止使用避孕药或停止替代疗法，色素沉着很少消退，其色素沉着至停药后数年。

二、外源性褐黄病

内容提要

- 本病皮肤表现及组织病理类似于内源性褐黄病，但无系统受累
- 系外用酚制剂如氢醌所致。

外源性褐黄病（exogenous ochronosis）罕见，特征性表现为无症状的色素过度沉着，常累及面、颈部。

（一）病因与发病机制

系长期外用酚制剂如氢醌（对苯二酚）、苯酚、苦味酸、间苯二酚、汞等所致，其中以氢醌最常见。酚制剂可特异性抑制皮肤局部尿黑酸氧化酶（HGD）活性，导致尿黑酸沉积于使用部位的胶原。

（二）临床表现

皮损为蓝灰色、褐黄色色素过度沉着，与使用酚制剂部位一致，无自觉症状。

（三）组织病理

早期表现为胶原嗜碱性变、胶原束增厚，弹力纤维轻度排列紊乱。与内源性褐黄病相似，典型病理表现为真皮乳头及网状层粗大的境界清楚的黄褐色纤维样团块，可呈香蕉形，新月形或蠕虫样。可类似于胶样粟丘疹的病理改变。

（四）诊断与鉴别诊断

本病应与内源性褐黄病、黄褐斑、重金属沉着病、药物诱发的色素沉着等鉴别。

（五）治疗

皮肤磨削联合Q开关激光治疗有效。

（刘宇）

三、咖啡牛奶斑

咖啡牛奶斑为淡褐色斑或像咖啡和牛奶以不同比例混合而成的色素斑。边界清楚，表面光滑，形状不一，大小自数毫米至数厘米，乃至数十厘米不等（图27-2）。可发生于身体任何部位；出生时即有或在较大年龄时出现。组织学表现类似于正常皮肤，有一定程度的基底层色素增加。由于约10%的正常人有1~3个咖啡牛奶斑，本病多数伴发于下列疾病中：神经纤维瘤病、先天性家族性咖啡牛奶斑（致病基因位于2p22-p21）；环状染色体综合征、沃森氏综合征、巨大咖啡牛奶斑可能伴有麦-奥尔布特综合征，结节性硬化、Bloom综合征、基底细胞痣综合征、Albright综合征、Watson综合征。咖啡牛奶斑可用染料脉冲激光治疗。

四、持久性色素异常性红斑

持久性色素异常性红斑（erythema dyschromicum perstants）又名灰皮病（ashy dermatosis），是一种以广泛性蓝灰色斑伴早期隆起的红色边缘为特征的皮肤病，由在萨尔瓦多Ramirez于1957年首次报道。

（一）病因与发病机制

被认为是一种食入性或接触性导致的细胞介导的免疫反应，造成局限性色素失禁。在少数患者中，疾病可能与摄入硝酸铵、口服X射线对比剂和一些药物（苯二氮卓类、青霉素类），接触各种杀虫剂、杀菌剂或毒素类，内分泌疾病，包括甲状腺疾病等有关。

（二）临床表现

最常见于皮肤光反应类型Ⅲ~Ⅳ的个体，特别是拉丁美洲人种。基本损害为灰色、灰棕色、蓝灰色斑疹或斑片，对称分布，皮损好发于颈部（图57-2）、躯干、和四肢近端，直径0.5~3cm，卵圆形损害易于融合成多环型；以后向周围进行性扩大，晚期损害边界不清，呈暗蓝灰色。掌跖、头皮、甲和黏膜不受累。病程慢性，常无自觉症状。红斑将在数月后消失。并且皮损长轴与皮纹线一致，陈旧皮损的周边有色素减退。

（三）组织病理

活动性红色边缘活检示基层内空泡形成、角朊细胞坏死。真皮上部有血管周围稀疏的淋巴细胞浸润和许多噬黑素

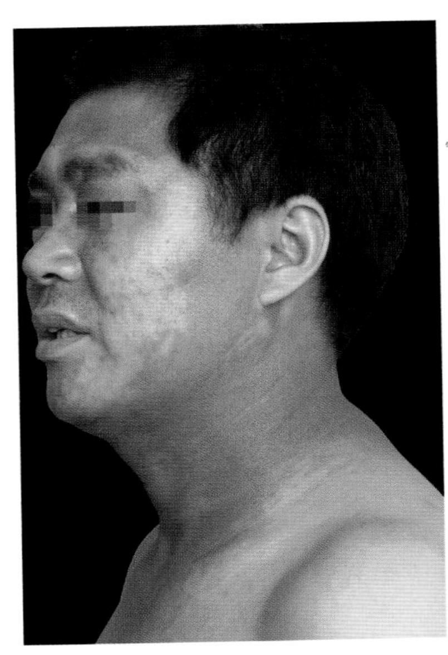

图 57-2 持久性色素异常性红斑（灰皮病）（中山大学附属第一医院 罗迪青惠赠）

细胞。免疫组化发现细胞黏附分子和淋巴细胞活化分子（如 CD36、ICAM-1、CD69、CD94）表达。

（四）鉴别诊断

晚期阶段需与色素性扁平苔藓、固定性药疹、麻风病和晚期品他鉴别。

（五）治疗

口服皮质类固醇、抗生素、抗疟药、异烟肼、灰黄霉素以及 UV 光疗可以有不同的结果。少数患者用氨苯砜和氯法齐明获得治疗成功。在青春期前有很高的自发性缓解率。

五、家族性进行性色素沉着症

家族性进行性色素沉着症（familial progressive hyperpigmentation），本病系常染色体显性遗传。Chemosky 等于 1971 年首次报道一个黑人家族的二代人中有 4 例发病。国内首次于 1986 年发现山东某县一家族中有 18 人发病。典型皮损为弥漫褐色、深褐色斑，有类似雀斑样斑点，间有点状、岛屿状正常皮肤。好发于额、颊、眼、口周、颈、躯干、四肢、手足背等处，口腔、外阴黏膜及眼结合膜均可累及。组织病理示角朊细胞有明显的黑素化，无黑素细胞增生；本病在临床上类似于色素失禁症，但无黑素失禁。本病一般不需治疗。

第二节 弥漫性色素沉着

弥漫性色素沉着过度，疾病的范围广泛，涉及内分泌、遗传、代谢、营养和化学物质或药物因素（表 57-3）。

一、黑化病

黑化病（melanism）为常染色体显性遗传，罕见，不止一个基因型，在同一家族中可有一些变异型。其临床表现为弥漫性色素沉着，出生时即有，在儿童早期内色泽逐渐加深，直到 5 岁或 6 岁为止，类似于 Addison 黑变病。

表 57-3 引起黑皮病的常见疾病

物理性	营养障碍
晒黑，热激红斑	烟酸缺乏病，Kwashiorkor 病，维生素 B_{12} 缺乏症
摩擦黑变病	
化学性	可能涉及炎症反应的皮肤病
焦油黑变病	扁平苔藓，红斑狼疮，斑疹型淀粉样变性，玫瑰糠疹，疱疹样皮炎，神经性皮炎，丘疹性荨麻疹，色素失禁症，持久性色素异常性红斑，Mendes Da Costa 综合征，Ffanceschetti-Jadassohn 综合征，POEMS 综合征，Zinsser-Cole-Engman 综合征，肥大细胞病，Civatte 皮肤异色病，Riehl 黑变病，Brocq 色素性口周红斑
植物日光性皮炎	
香料皮炎	
固定性药疹	
虫咬皮炎	
感染性	
脓皮病，脓疱病	
二期梅毒	
带状疱疹	

二、Addison 病

Addison 病（Addison's disease），亦名原发性肾上腺皮质功能不全，是引起弥漫性黑变病的最常见内分泌原因。纯化 ACTH 亦可产生类似的黑变病。表现为弥漫性色素沉着，以曝光部位、屈侧面和掌跖纹处较为显著，颊黏膜恒定受累。

三、妊娠

妊娠（pregnancy）时发生的乳头、生殖器、白线和色素痣的生理性变黑以及黄褐斑的形成均表明色素沉着过多。循环中 MSH、雌激素和黄体酮水平增加起主要作用。

四、恶病质性黑变病

伴发严重恶病质状态的弥漫性色素沉着称为恶病质性黑变病，极度饥饿、吸收不良综合征、慢性肾功能和肝功能衰竭、淋巴瘤以及其他恶性疾病均可引起本病。

五、营养缺乏

营养缺乏（nutritional deficiency），维生素 A、维生素 B_{12}、维生素 C 和叶酸、烟酸缺乏均可导致 Addison 型色素性改变。

六、炎症后色素沉着

炎症后色素沉着（postinflammatory hyperpigmentation），又称黑皮病（melanoderma），指皮肤炎症反应之后出现的局限于炎症部位的深浅不一褐色斑。无症状的色素沉着过度的斑疹和斑块，颜色从褐色到黑褐色（表皮黑色素）或蓝灰色到褐灰色（真皮黑色素）。本病炎性刺激包括物理因素（创伤、摩擦、热、放射线）、化学因素（药物、原发性刺激物、变应性致敏物、光敏物）、感染、营养障碍和可能涉及炎症反应的皮肤病。色素增加可有两种机制：①黑素细胞活性增加导致的表皮黑素沉着；②黑素细胞破坏，使黑素从表皮脱落至真皮产生真皮黑变。组织学上，黑素沉积于真皮浅层和真皮血管周围，主要在巨噬细胞内（嗜黑素细胞）。真皮黑变模式并不能预测由于前期炎症导致皮损颜色加深或变浅。治疗应用广谱遮光剂，局部使用氢醌或由氢醌、维A酸以及皮质类固醇组成的联合治疗比单一疗法更有效，而壬二酸、α-羟酸和激光治疗可以试用。

七、药物或化学物质诱发的色素沉着

许多药物和化学药品可以引起皮肤色素沉着过度或脱色。发生机制不尽相同，包括诱导黑色素的产生，药物复合物或重金属在皮肤中的沉积。

1. 博来霉素　博来霉素在皮肤中聚积，导致不同的皮肤反应，从硬皮病样改变到黑素过度沉着；色素沉着过度可能出现在压力点或关节处皮肤及指甲色素沉着。色素沉着为棕色、呈斑片、线状。

2. 重金属（铁、银、金、铋、汞）　铁盐作为注射剂穿透表皮屏障进入真皮可以诱导棕色色素沉着过度。银，其诱导的皮肤变色或银质沉着病是由于职业暴露或用磺胺嘧啶银治疗大范围烧伤或创伤。铋，泛发性蓝灰色变色发生于面部、颈和手背口腔黏膜，齿龈黏膜亦可累及。金，曝光区域永久性的蓝灰色变色，多在眼周特别是血管和小汗腺周围。汞，经皮吸收，表现为暗蓝灰色的色素障碍，尤其在皮肤皱褶处。

3. 促皮质素　弥漫性褐色和青铜色色素沉着，曝光区尤重。

4. 胺碘酮（石棉灰）　胺碘酮被用于治疗心律失常，常常在曝光部位尤其是脸部，出现灰石色至紫罗兰色变色。

5. 氯法齐明　是一种亚胺基吩嗪染料，用于治疗各型麻风病、其他分枝杆菌感染，呈弥漫性红色到红褐色皮肤变色，或紫褐色至浅蓝色的变色，尤其在先前的皮损处发生。

6. 米诺环素　皮肤变色呈斑片或弥漫性蓝黑色，可伴指甲、巩膜、口腔黏膜、甲状腺、骨头以及牙齿色素沉着。

7. 补骨脂素　弥漫性色素沉着过度是系统PUVA治疗的一个副作用。局限性线状的色素沉着过度则可见于局部PUVA治疗及暴露于含补骨脂类的植物（如酸橙树）加日光照射后形成（植物光照性皮炎）。

8. 白消安，广泛色素沉着类似Addison病。

9. 环磷酰胺　弥漫性皮肤和黏膜色素沉着，甲（横向、纵向或弥漫性黑甲）、掌跖或牙齿色素沉着。

10. 多柔比星（指甲）。

11. 抗疟药　蓝灰色或黄色色素沉着。

12. 砷　弥漫性棕色斑疹。

13. 氯丙嗪　在阳光暴露部位呈石棉灰色。

14. 其他　马来酸盐（红色）、口服避孕药（棕黄色）、利福平（红人综合征）。

八、特发性发疹性斑状色素沉着症

特发性发疹性斑状色素沉着症（idiopathic eruptive macular pigmentation，IEMP）是一种以颈部、躯干及四肢近端对称性色素沉着斑为特征少见的色素异常性皮肤病。

（一）病因

非遗传相关性，由于皮损多发生于非暴光部位，提示该病可能与日光照射关系不大。由于此病好发于儿童和青少年，有人认为其可能与激素分泌有关。

（二）临床特点

好发于儿童及青少年，起病年龄为1~31岁不等，男女发病比例相当。皮损特点为圆形或椭圆形、界限清楚、颜色均匀的棕色斑疹和斑片，常累及颈部、躯干及四肢近端，亦可累及面部，皮损对称分布，与色素异常性红斑类似，却以色素沉着为主，直径3~25cm不等，其上无鳞屑，Diare征阴性。发病前无红斑、丘疹或色素减少等改变，通常无自觉症状。IEMP皮损常突然发生，经数月至数年可逐渐自行消退，通常病程为2个月至6年不等（图57-3，图57-4）。

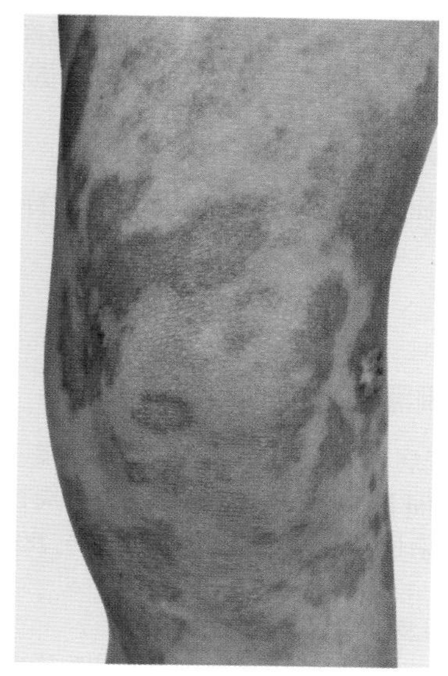

图57-3　特发性发疹性斑状色素沉着症（1）

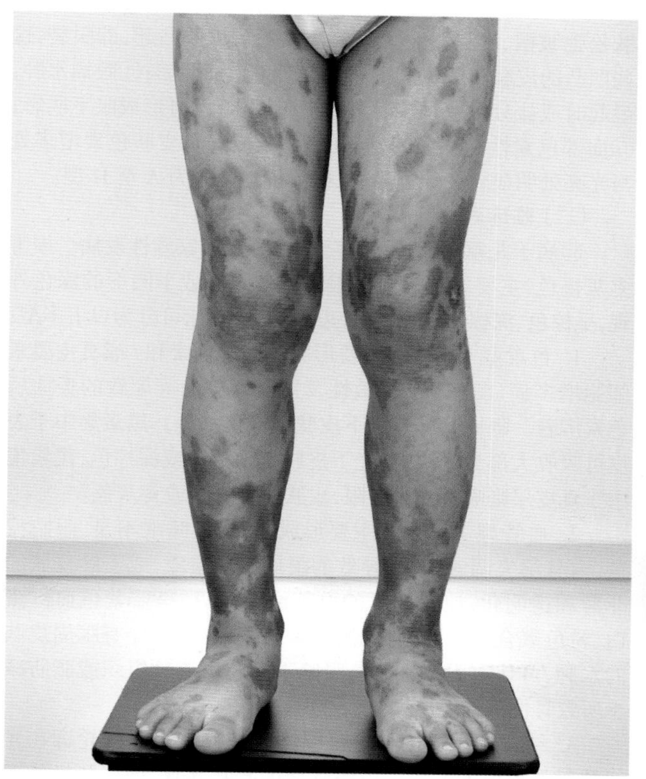

图57-4　特发性发疹性斑状色素沉着症（2）

（三）组织病理学特点

表皮增厚或正常，基底细胞层色素增加，分布不均匀，但黑素细胞及郎格汉斯细胞数目及分布均正常。但基底细胞层无空泡变性。真皮浅层可见大量噬色素细胞,伴有轻度灶性苔藓样炎症浸润。

（四）诊断

Sanz de Galdeano 于 1996 年报道了 5 例 IEMP 患者并且建立了该病的诊断标准:①儿童或青少年发生于颈部、躯干或四肢近端的非融合性的褐色斑,无自觉症状;②发病前无炎症性皮损;③发病前无相关用药史;④ 组织病理学表现为表皮基底细胞层色素增加,真皮内可见大量噬色素细胞,无明显的基底细胞层破坏或苔藓样炎症浸润;⑤肥大细胞计数正常。

（五）治疗

IEMP 皮损经数月至数年可以自愈,无需特殊治疗。

第三节 黑变病

一、眶周黑变病

眶周黑变病(periorbital melanosis),又称眶周过度反应沉着症(periorbital hyperpigmentation),为眼眶周围色素沉着过度,可能为常染色体遗传,常为家族性发病,皮损可扩展及眉毛和颧骨部。

（一）病因及发病机制

①皮肤内色素增多:包括真皮色素细胞增多;②血管表浅性分布:下睑处皮肤菲薄,仅有少量或无脂肪覆盖,使得皮下血管丛显露形成阴影,特别在睑内侧区;③眼周皮肤松弛:皮肤松弛皱褶、眶隔脂肪膨出等形成眶下皮肤凸起,即眼袋,这些凹凸的皮肤轮廓在非正面光照时可形成阴影;④眼周水肿:晨起时或盐分摄取过多时可出现眼周水肿,可形成眼下阴影;⑤面部色素性分界线的延长:色素延长线是皮肤色素增多处与光亮处明显转变的边界,根据部位不同分为 A 至 H 型。

（二）临床表现

起病于儿童时期,女性多于男性,常多家族性发病。损害多灰褐色,主要表现为两侧眼周区域圆形或半圆形的深色外观,呈棕色、深棕色或青紫色,边界不清。临床可分为以下多型:

1. 色素型 黑眼圈主要形成于表皮色素和 / 或真皮黑素细胞增多症(图 57-5),过敏性及接触性皮炎等导致的炎症后色素沉着。眶周尤其是眶下皮肤呈棕色外观。黑素集中于表皮可吸收大部分光线,日光下皮肤呈现棕色或深棕色,黑素集中于真皮层则吸收光线有限,皮肤呈现灰色或青灰色。

2. 血管型 黑眼圈主要形成于鼻炎、睡眠不足、眼睛疲劳、内分泌失调、贫血等导致的眼周循环淤滞,或下睑皮肤的菲薄和透明化,使得其下的血管清晰可见,呈蓝紫色血红蛋白、粉色氧合血红蛋白,无黑色素沉着,有些会伴有眶周皮肤的水肿,可伴有眼袋、泪沟、眼睑下垂及由于软组织或脂肪减少所致骨性结构突出。

3. 结构型 结构型黑眼圈由面部皮肤表面的轮廓在光线照射下形成的阴影。由眼眶周围异常导致,如皮肤松弛褶皱、眶隔脂肪膨出、眼轮匝肌透过菲薄的下睑皮肤等形成眶下皮肤表面凸起。皮下脂肪的流失、超过眶缘韧带上的皮肤变薄和面颊下垂,造成眼窝周边外观部分留下凹形。

4. 混合型 在眶周黑变病中混合型占第一位(78% 或 54%)。混合型黑眼圈包括四种亚类型,色素 - 血管型,色素 - 结构型,血管 - 结构型及三者均有型。其中又以色素 - 血管 - 结构兼有型为多,提示大多数黑眼圈非单一病因引起。

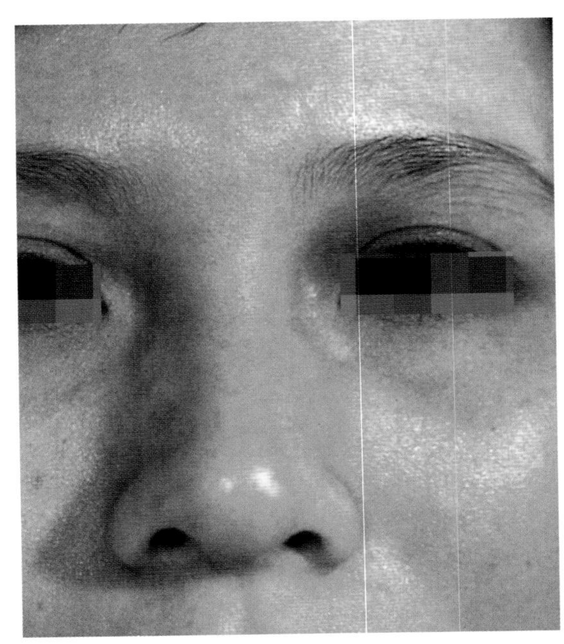

图 57-5 眶周黑变病

（三）组织病理

真皮内黑色素增加。

诊断:依据病史和肉眼观察可作出基本诊断。实验室检查:如伍德灯、共聚焦纤维成像、超声波仪等可协助或更精准得出鉴别,且可对眶周黑变病做出严重程度和疗效评估。严重程度和疗效评估方面,视觉评估简单易行,过去仅参考皮肤颜色进行分级评估,现在应在详细的分型前提下,列入更多影响因子进行综合评分。

（四）治疗

眶周黑变病治疗选择	
色素型	外用美白药物(氢醌、维 A 酸、维生素 C、维生素 E 等), 或化学剥脱, 真皮色素型调 Q-1 064nm 激光
血管型	染料激光、强脉冲光
结构型	局部注射充填剂、手术
混合型	联合治疗

(1) 外用药物治疗:氢醌、维 A 酸制剂及维生素制剂等。氢醌一般要使用 5~7 周后才显效。可用于治疗色素型黑眼圈,维 A 酸制剂一般要使用 24 周后才显效,主要作用机制是阻止酪氨酸酶转录,对色素型黑眼圈有效。维生素 K_1 可以治疗微血管病变,而维生素 E 因为可降低脂质氧化,对心血管系统及眼部都很有益处,它也有减少细纹的作用。有学者对 57 例患者外用含 2% 维生素 K_1,0.1% 维生素 A,0.1% 维生素 C 和维生素 E 的凝胶制剂,8 周后 47% 的患者眼周细纹有改善,少数患者眼周细纹有改善,对于色素型黑眼圈无明显改善。维生素

C 钠是一种维生素 C 衍生物，可能通过促进胶原产生增加眼睑真皮厚度、改善血液淤堵状态来治疗黑眼圈。Hiroshi 等给 14 例黑眼圈患者一侧外用溶于基质的 10% 的维生素 C 钠制品。

（2）化学剥脱治疗：常用的有三氯乙酸，浓度多选用 15%、25%、50% 甚至 75%，果酸也很常用。

（3）激光治疗

1）靶向作用于黑色素的激光：用于治疗色素型黑眼圈，包括 Q- 开关翠绿宝石激光（755nm），以及 Q- 开关 ND:YAG 激光（1 064nm）等。

2）血管选择性激光：针对眶周血管扩张，增生导致的血管型黑眼圈可用血管选择性治疗。长脉冲 1 064nm Nd:YAG 激光，但 Brain 认为这种治疗或对眼部有潜在伤害，是否为眼部的副作用，仍需进一步评估。

3）剥脱性激光：点阵 CO_2 激光可以直接对老化的皮肤进行微剥脱，对色素型及皮肤松弛导致的黑眼圈有良好的治疗。

4）非剥脱性激光：1 550nm 点阵掺铒光纤维光治疗。

（4）强脉冲光：强脉冲光不仅可以祛除黑素，而且可以消除增生的毛细血管网、收紧眼睑下皮肤，对各型黑眼圈均有治疗。

（5）微针疗法：微针疗法对色素型黑眼圈及皮肤松弛所致结构型黑眼圈有治疗作用

（6）局部注射治疗

1）自体脂肪及玻尿酸注射填充：用于血管型黑眼圈，凹陷的结构型黑眼圈。

2）CO_2 注射：CO_2 眶周皮肤注射对于色素型、血管型黑眼圈有一定的改善。

（7）手术治疗：手术主要用于治疗结构型黑眼圈。手术方式有下睑成形术。治疗泪槽相关性黑眼圈可通过松解泪槽韧带，并将眶隔脂肪重置来改善这一外观的凹陷。

二、进行性肢端黑变病

进行性肢端黑变病，又称进行性肢端色素沉着，为常染色体显性遗传。1923 年 Thomas 首次报道 1 例色素斑从指趾甲周围扩展并进行性加深的婴儿病例，称之为进行性肢端色素沉着，而 Domonkos 等又称之为进行性肢端黑变病。该病在日本报道较多，多见于肤色较深的种族。基本损害为暗褐色色素沉着斑，起始于婴儿或儿童，常见于出生后 2~6 个月龄。皮损起初对称性局限于手指、足趾甲部周围，手指关节及较大的关节屈侧也可见色素性条纹，其远端关节常呈弥漫性。黑褐色色素沉着斑似墨汁状。随后色素沉着扩展至大腿、臀部、腹股沟、会阴、下腹、腋窝、颈和胸部。组织病理示增生的黑素细胞在基层呈栅栏样排列，表皮角化过度，上部真皮内有少数炎症细胞和噬黑素细胞。治疗可使用激光。

三、Riehl 黑变病

内容提要

- Riehl 黑变病是指发生在光变应性接触性皮炎之后的色素沉着。
- 常由化妆品中的香料和油性基质引起。

Riehl 黑变病（Riehl's melanosis），病因不明，可能是一种光敏性炎症反应。与多种因素有关，如粗制化妆品成分或使某些香水或霜剂后日晒所致（光接触性皮炎）。有报道患者对柠檬油、香叶醇和羟基香茅醇斑贴试验阳性。

1. 临床表现　好发于成年女性。皮损常累及面、颈部，特别是额、颞部，而口周和下颏常不受累。皮肤损害为网状排列的色素沉着斑，灰紫色到紫褐色。

临床分期：

①炎症期：轻度炎症，略肿，少许糠状脱屑，可有瘙痒、灼热感。②色素沉着期：紫灰、紫褐至褐黑色网状色素沉着斑，局限在毛孔周围，以后融合成大小不一的斑片，边界不清，上有微细屑覆盖，呈粉尘样外观，可伴有毛囊角栓（图 57-6，图 57-7）。③萎缩期：色素沉着部位皮肤轻度凹陷。

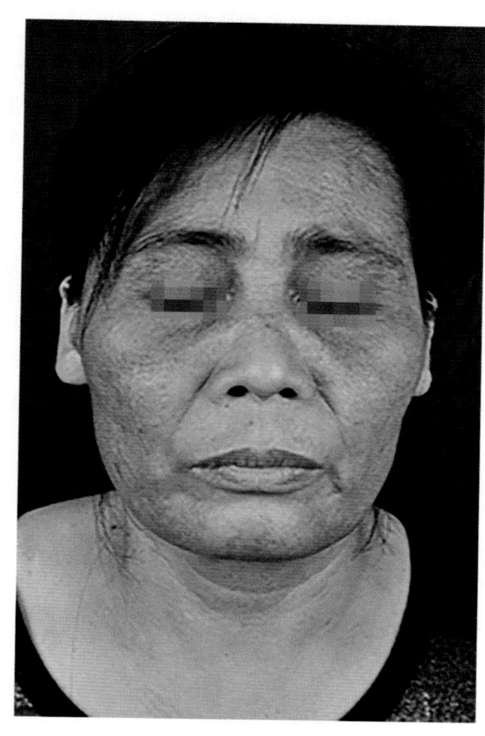

图 57-6　Riehl 黑变病（东莞市常平人民医院　曾文军惠赠）

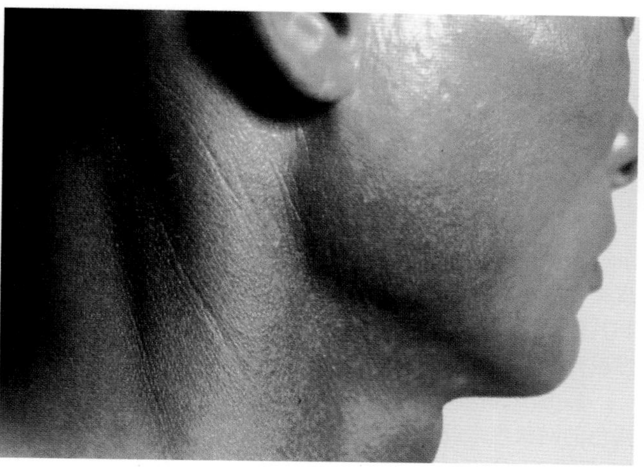

图 57-7　Riehl 黑变病

2. 组织病理 示表皮轻度角化过度,基层液化变性;真皮血管周围炎性细胞浸润,噬黑素细胞内外有大量黑素颗粒。

3. 伴发疾病 Hurler 综合征、晕痣。

4. 诊断 典型皮损为弥漫性或网状灰褐色或紫褐色斑片,表面有弥漫细薄的鳞屑,粉尘样外观,皮损分布部位和组织学特征易于诊断。

5. 鉴别诊断 Civatte 皮肤异色病 可在面颊、颈、前胸出现网状色素沉着斑,为红褐至青铜色损害,夹杂淡白色斑点状的皮肤萎缩,伴毛细血管扩张。无自觉症状,与季节、日晒无关。而 Riehl 黑变病是前额、颧部、耳前、耳后及颈部两侧色素沉着,表面有细薄的鳞屑。

其他 黄褐斑、Addison 病、砷剂黑变病、色素性扁平苔藓(表 57-4)。

表 57-4 Riehi 黑变病与焦油黑变病鉴别诊断

	Riehi 黑变病	焦油黑变病
病因	光敏或光毒性皮炎,外用粗制化妆品、食物不合适及维生素缺乏	焦油职业病,长期暴露于焦油及其衍生物,及使用粗制化妆品,日光病史
皮疹特点	片状色素沉着,网状排列,轻度角化和粉状鳞屑	网状色素沉着斑,毛细血管扩张,黑色苔藓样毛囊小丘疹,黑头粉刺,皮损呈肉色外观
好发部位	额、颧、耳前、后面中部色较淡	面颈、背部及上肢出现
年龄	中年妇女较多	中年妇女

6. 治疗 阻断皮肤光敏性炎症反应。寻找并除去病因,局部对症处理。避光,避免接触可疑致敏物。口服维 A 酸、维生素 E、维生素 C,外用氢醌、壬二酸、激光。参照黄褐斑的治疗。

7. 病程与预后 除非能找到光敏原因,否则所有的治疗都不会十分有效。但过度角化和色素沉着最终会逐步自行消失。

四、焦油黑变病

内容提要

- 长期暴露于焦油及其衍生物的职业性皮炎。
- 光敏性与光毒性反应是其发病机制。

焦油黑变病(tar melanosis),亦名中毒性黑素皮炎(melanodermatitis toxica),是指不同的焦油制剂所致的接触性皮炎和随后出现的皮肤色素沉着,这些焦油制剂含有蒽、吖啶和其他复杂的芳香族化学物质。本病为焦油诱发的一种光敏性或光毒性反应。

1. 临床表现 初起有瘙痒,炎症,后发展成为青灰到暗褐色的网状色素沉着。可有毛囊丘疹和黑头粉刺。分布于眶周、颧颞部、手及前臂(图 57-8,图 57-9)。少数于腰部或呈全身性。若脱离接触,炎症数周消退,色素沉着在 1~2 年消退。

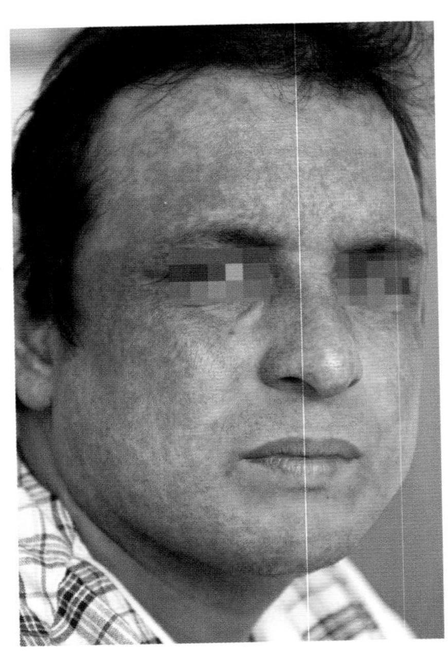

图 57-8 焦油黑变病(马来西亚海员,柴油机修工)(中山大学 罗迪青惠赠)

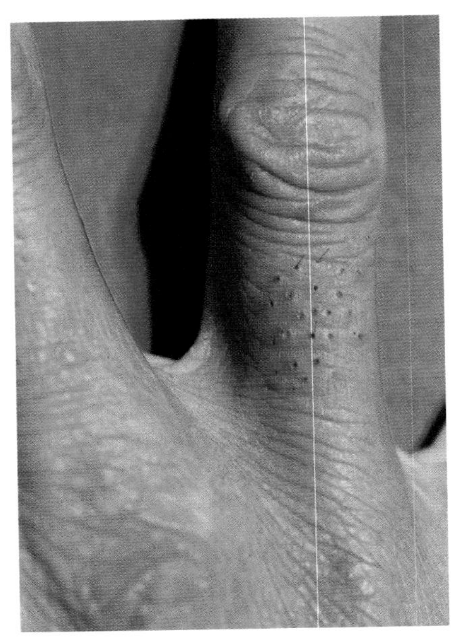

图 57-9 焦油黑变病
中指伸侧黑头粉刺。

长期受累可引起皮肤萎缩、毛细血管扩张和毛囊角化病,甚或癌前期变化和恶性变。

2. 组织病理 毛囊性角化过度,表皮下层细胞水肿变性,真皮上部噬黑素细胞内充满黑素颗粒,毛细血管扩张并有较多淋巴细胞浸润。

3. 诊断 ①有数年以上的职业接触史,烃化合物和日晒史;②皮损易发生在面颈、背部及上肢等暴露部位;③皮损为弥漫性或网状色素沉着斑,呈青灰到暗褐色,伴有毛细血管扩张,痤疮样损害。

4. 鉴别诊断 Riehl 黑变病、Civatte 皮肤异色病、黄褐斑、色素性口周红色病、Addison 病、色素性化妆品皮炎。

5. 治疗　避免接触焦油类物质，色素沉着对症处理。治疗方法参照黄褐斑。

6. 病程与预后　若脱离接触，炎症数周消退，色素沉着在1~2年消退。

五、摩擦黑变病

摩擦黑变病(friction melanosis)，日本武藤等于1980年首先描述本病，肥田野信于1984年提出摩擦黑变病的名称。病因是局部皮肤受到反复强力摩擦和压迫等机械性刺激。基本损害为淡褐至暗褐色带状或斑状色素沉着呈网状弥漫分布于锁骨、肋弓、肩胛、脊柱、胫前、肘和膝等骨隆起处，边界常较为清楚；色素沉着主要位于皮嵴处、毛囊口，偶有轻度瘙痒。

组织病理示真皮上部噬黑素细胞很多，一般位于血管周围；表皮棘层和基层黑素颗粒增多。

治疗：减少或避免摩擦刺激，禁止强力使用浴巾摩擦皮肤，皮损可逐渐减轻。

第四节　线状色素沉着

一、色素性分界线

色素性分界线(pigmentary demarcation line，PDL)，又称Futcher线或Voigt线，1913年由Matzumoto首次描述，在非洲和日本报道较多。指皮肤较深与较浅色泽之间的界线，即皮肤色素沉着的突然转变处，在背侧和腹侧的分界线，背侧的色素更深；是人类色素正常的变异，更多见于肤色深的个体，而Maleville和Taiheb认为，PDL的分布与Blaschko线的分布基本一致，认为是神经发育的一种标志。也有人认为与种族、遗传和激素影响有关，因为色素性分界线更常见于女性。

(一) 临床表现

最常见于前臂的前外侧和大腿的后中部，在婴儿期出现，持续终生。PDL常呈双侧性和对称性，单侧性仅占16%。诊断主要依靠色素线的特征性分布。应与黑棘皮病、结节性硬化症和炎症后色素沉着、色素性玫瑰糠疹等相鉴别。本病无特殊治疗，部分可能自行消退。损害有时清晰可见，有时模糊不清，好发于深肤色人种，约75%的黑人至少有1条色素性分界线，而白人中仅25%的人有色素性分界线。色素性分界线反映了黑素分布的自然差异，色素较深部位的皮肤基底层细胞色素增加，而黑素细胞数正常，可分为8种类型(表57-5)。其特征是在正常皮肤上出现色素沉着或色素减退性线、带、斑或斑片。色素性分界线所有分型中以A型和C型最常见，B型多在妊娠早期和后期出现，产后消退，也有报道在绝经期出现色素性分界线的B型线。

(二) 诊断

诊断主要依靠色素线的特征性分布。应与黑棘皮病、结节性硬化症和炎症后色素沉着、色素性玫瑰糠疹等相鉴别。本病无特殊治疗，部分可能自行消退。

(三) 治疗

大部分妊娠妇女色素性分界线在产后自行消退，因此不需要治疗，对于持续不退的色素性分界线可采用Q开关绿宝石激光治疗。

表57-5　色素性分界线的8种临床类型

类型	描述
A型	上臂至肘的伸侧，近端延及胸部，远端可达第1掌骨底部的色素沉着线
B型	下肢屈侧沿中线分布的色素沉着带
C型	剑突至胸骨中线的色素减退线或带
D型	脊柱后中线分布的色素沉着线
E型	对称性倾斜的色素减退斑、带或细线，从锁骨中线至乳晕
F型	颧骨和颞部之间V形分布的色素沉着线
G型	颧骨和颞部之间W形分布的色素沉着线
H型	口角至下颌两侧线状色素沉着带

二、线性炎症后色素沉着过度

本病发病前患者患有线性炎症性皮肤病，线性外伤(如烧伤、摩擦伤、人为性皮炎)，化学性静脉炎或线性的接触性皮炎(如植物光照性皮炎、香料皮炎、有毒常春藤皮炎)。炎症后色素沉着过度沿着Blaschko线分布，但可随着时间缓慢地消退。色素完全消退可能在数月至数年后出现。

临床上一些色素性皮肤病表现为线状色素沉着，如线状和漩涡状痣样过度黑素沉着病、线状Becker痣、线状持久性色素异常性红斑、带状黄褐斑、线状色素性紫癜性皮病、线状色素性扁平苔藓、线状皮肤红斑狼疮、线状硬皮病、Moulin线状萎缩性皮病等。

三、博来霉素鞭索形色素沉着过度

又称博来霉素鞭挞样皮炎最早由Lindae等于1987年报道，后国外陆续有相关报道，而国内仅报道1例。博来霉素相关的色素沉着可以是局限性，弥漫或鞭索形的，博来霉素是一种多肽类化疗药物，由于皮肤和肺中缺乏代谢博来霉素的酶，故易出现皮肤、黏膜损害及肺毒性，其中皮肤损害包括色素沉着、脱发和鞭挞样皮炎。一般博来霉素累积剂量>100U可导致鞭挞样皮炎，但也有14U致病的报道，在给药后数小时至6个月均可出现皮损。鞭索形色素沉着可发生于用药后1天到9天。皮损通常发生于躯干和四肢，起初表现为条索状平行红斑，炎症消退后残留持续性色素沉着，并且可能持续6~12个月，部分患者在色素沉着条纹发生前有瘙痒(从轻度到重度)。线性的带或条纹为褐色的，最常见于胸部及背部。鞭挞样皮炎组织病理改变为真皮水肿，血管周围可见淋巴细胞和嗜酸性粒细胞浸润，真皮乳头层可见坏死的角质形成细胞以及嗜黑素细胞，表皮黑素增加而表皮黑素细胞没有增加，可有极轻微的真皮色素失禁。皮损通常在停用博来霉素后数周至数月消退，抗组胺药物及糖皮质激素能够减轻症状。

四、沿Blaschko线色素沉着

Blaschko线呈显著漩涡状或喷泉样并且有清晰的中间线分界。它在躯体后部中间线呈V形，在腹部呈S形，在头顶部呈螺旋形的特征，从而与皮片相区别。沿着Blaschko线的皮肤病是由于镶嵌现象所致。

第五节 网状色素沉着

一、网状色素性皮肤病

网状色素性皮肤病是一种罕见的遗传性皮肤病。1958年由Hauss和Oberste-Lehn首次发现，迄今为止，国外至少有十几例报道，国内报道2例。DPR是一种外胚层发育不良性疾病，为常染色体显性遗传。有报道在一个患有网状色素性皮肤病的家族中，编码角蛋白14的基因发生杂合子突变。这种疾病在2岁时显现，多发生在躯干，但也可能发生在四肢近端。包括泛发性网状色素沉着、非瘢痕性秃发和甲萎缩三联征。指甲的受累可能造成翼状胬肉形成。

本病需与先天性角化不良和X连锁网状色素病相鉴别。先天性角化不良为X连锁隐性遗传病，具有网状色素沉着、甲萎缩的表现，同时还具有黏膜白斑、持续流泪、骨髓造血功能异常和易感肿瘤的特征，而不伴有脱发。本例患者具有上述三联征，而不具有造血功能的改变等。X连锁网状色素病皮肤病理提示为淀粉样蛋白沉积，而本病病理无淀粉样物质沉积。

二、Kitamura网状肢端色素沉着症

Kitamura网状肢端色素沉着症，为常染色体显性遗传，本病由北村首先报道的3例日本男性患者。1943年Kitamura首先在日本报道，国内1989年周宝泉等首次报道。系不明原因导致活化黑素细胞增多和黑素体向角质形成细胞转运，属常染色体显性遗传。目前报道病例多发生于亚洲种族中，也有报道发生在非洲种族。可有家族史。

发病多为儿童或20岁以内，手背上出现不规则网状分布的雀斑样色素沉着斑，呈网格状，有轻度萎缩，面部和眼睑亦可受累；损害随后可能向近心端扩展；掌表面有特殊的凹点。且有光敏性，夏季明显。组织病理示表皮基底层黑素颗粒增多。

本病需与遗传性对称性色素异常症（亦称Dohi肢端色素沉着症、土肥病）、屈曲部网状着色异常（Dowling-Degos病）、进行性肢端色素沉着病、网状色素性皮病等鉴别。

患者需避光，尚无特殊治疗。少数患者应用阿达帕林、系统性应用维A酸药物及Q-开关翠绿宝石激光治疗，效果不一。有报道，外用20%壬二酸治疗取得满意效果。

三、屈侧网状色素性皮病

屈侧网状色素性皮病（reticulate pigmented dermatosis of the flexures），又称Dowling-Degos病（Dowling-Degos disease），系常染色体显性遗传或散发性发病，常在儿童期或青少年期出现症状。基本损害为深棕色网状色素性斑疹，中央有融合倾向。主要累及屈侧皱褶部，尤以腋窝、腹股沟、股内侧及女性乳房下皱襞区。口角周围出现明显的黑头粉刺样损害和小凹性瘢痕，但其他部位亦可发生。组织病理示表皮突线形向下生长，其尖端有局限性黑素增多，棘层肥厚和毛囊漏斗角化。

治疗：可选用氢醌、维A酸，有报道称使用铒:YAG激光治疗取得成功。

第六节 色素异常症

一、遗传性对称性色素异常症

遗传性对称性色素异常症，又称对称性肢端色素沉着（土肥），系常染色体显性遗传，极个别为隐性遗传。遗传性对称性色素异常症的致病基因为ADAR1，到目前为止，人类基因突变数据库已收录188种突变位点，基因突变方式主要包括错义突变、无义突变、移码突变、剪切位点突变，移码突变与错义突变多见。

（一）病因与发病机制

Miyamura等发现本病的致病基因是位于1q11-1q21区间的双链RNA特异性腺苷脱氨酶基因。我国Zhang等采取全基因组扫描对中国2个遗传性对称性色素异常症家系进行分析，首次将该病的致病基因定位于1号染色体1q11-1q21区间内。同年，Miyamura等利用4个遗传性对称性色素异常症家系将基因定位于1q21.3上约500kb的关键区域，并在这4个家系中均发现双链RNA特异性腺苷脱氨酶基因的杂合突变，从而确定该基因为遗传性对称性色素异常症的致病基因。2016年徐学刚在遗传性对称性色素异常症家系中发现了ADAR1基因的2个突变。报道了CO_2激光在遗传性对称性色素异常症治疗中的有效性及安全性。

（二）临床表现

本病有遗传倾向，婴儿、儿童多发。约73%患者6岁以前发病，男性发病较多。高琴等报道的一家3代17人共3例患者，均为男性。主要于手背、足背，基本损害为网状色素沉着和色素减退斑。对称发生0.3~0.5cm褐色斑疹。间杂有黄豆大色素减退斑。色素增加和减退斑疹排列成网状，皮损亦可累及全手、足背、前臂及小腿。泛发型，累及躯干和面部及口腔黏膜，亦可累及前臂及小腿（图57-10，图57-11）。个别患者伴发神经纤维瘤、特发性变应性肌张力障碍、特发性脑钙化和精神症状。累及掌跖和胸部亦有报道，面部可有雀斑样皮损。

（三）实验室检查

色素减退斑组织病理示黑素缺失，电镜下则可见黑素细胞状态异常。色素沉着斑组织病理示基底层黑素增加，电镜下可见黑素细胞增多。

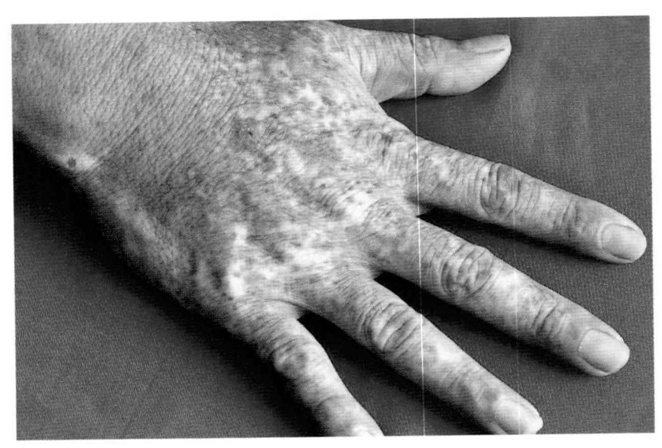

图57-10 遗传性对称性色素异常症（1）

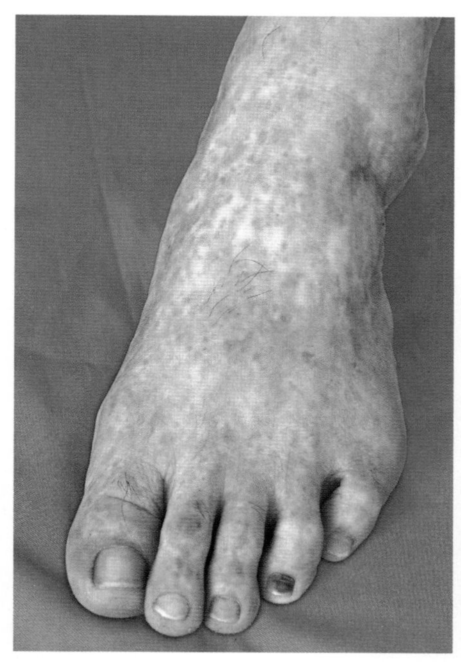

图 57-11　遗传性对称性色素异常症(2)

(四) 诊断

依据病史和四肢末端网状色素沉着和色素减退斑,易于诊断。

(五) 鉴别诊断

本病应与网状肢端色素沉着(北村)相鉴别,后者在肢端有雀斑样褐色斑,呈网状,但无白斑。着色性干皮病,除雀斑样黑色斑点外,尚有皮肤干燥、潮红、萎缩及毛细血管扩张、角化过度、疣状增生,可发展成基底或鳞状细胞癌。

(六) 治疗

本病一般不需治疗。本病仅影响美容,治疗与否及选择方法需权衡利弊。无特殊疗法,中年后白斑大部分有色素恢复。

Taki 等利用治疗白癜风的经验将皮瓣移植手术试用于该病的治疗,取得一定效果。近年来,随着激光治疗在色素性疾病中的成功报道,人们也可以试用 Q 开关红宝石激光、YAG 激光等治疗遗传性对称性色素异常症中的色素沉着性皮损。

二、遗传性泛发型色素异常症

本病以泛发型色素沉着伴色素脱失为特征。属常染色体显性遗传。自幼发病,一般在出生后一年内发病,也有晚发者。

与遗传性对称性色素异常症有相同的皮损,部位广泛,不限于肢端,但部分对称性色素异常症皮损会逐渐累及颈部和锁骨区。两者皮损和遗传性无本质区别,故认为二者是同一疾病的不同亚型。

皮损为数目众多的大小不一的色素沉着过度或色素沉着减少斑,分布在头、颈、躯干和四肢,包括手足背部。面部的色素沉着过度表现为雀斑或痣。

三、Civatte 皮肤异色病

Civatte 皮肤异色病,又称绝经期日光皮炎,1923 年由 Civatte 首先报道,本病特点是伴有皮肤异色症表现。本病可能与化妆品中的光敏物和激素失衡有关。主要发生于更年期妇女。对称发生于颈侧和上胸部或前臂等处,尤以耳后乳突及颈侧光暴露部位为主。基本损害为皮损缓慢呈现直径为 1~3mm 大的淡红褐色或青铜色斑疹或丘疹,杂有毛细血管扩张和表浅萎缩性淡色白色点,即为皮肤异色症(图 57-12,图 57-13)。偶有瘙痒和灼痛感。

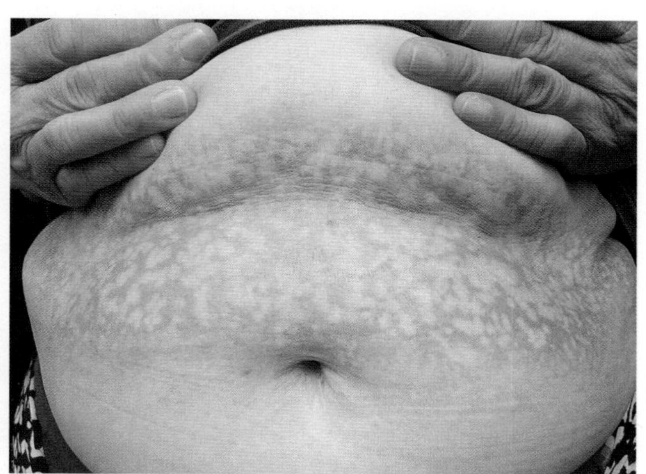

图 57-12　civatte 皮肤异色病
腹部(东莞市常平人民医院　曾文军惠赠)。

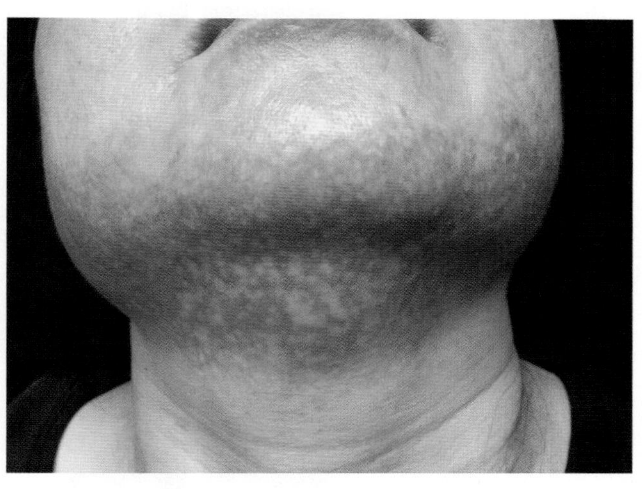

图 57-13　civatte 皮肤异色病
下颌(东莞市常平人民医院　曾文军惠赠)。

伴有皮肤异色症表现的疾病(见第六十一章第五节中的先天性皮肤异色病)。

组织病理:真皮可见吞噬黑素的噬黑素细胞,组织图像类似于多形性日光疹。超微结构显示真皮胶原纤维水肿、断裂和胶原束局灶性坏死。

鉴别诊断:临床上应与色素性化妆品皮炎、Riehl 黑变病、血管萎缩性皮肤异色病鉴别。

治疗:可试用雌激素或糖皮质激素霜,也可试用电干燥法、激光治疗。

(李莉　刘宇　叶巧园　陈蕾)

第五十八章

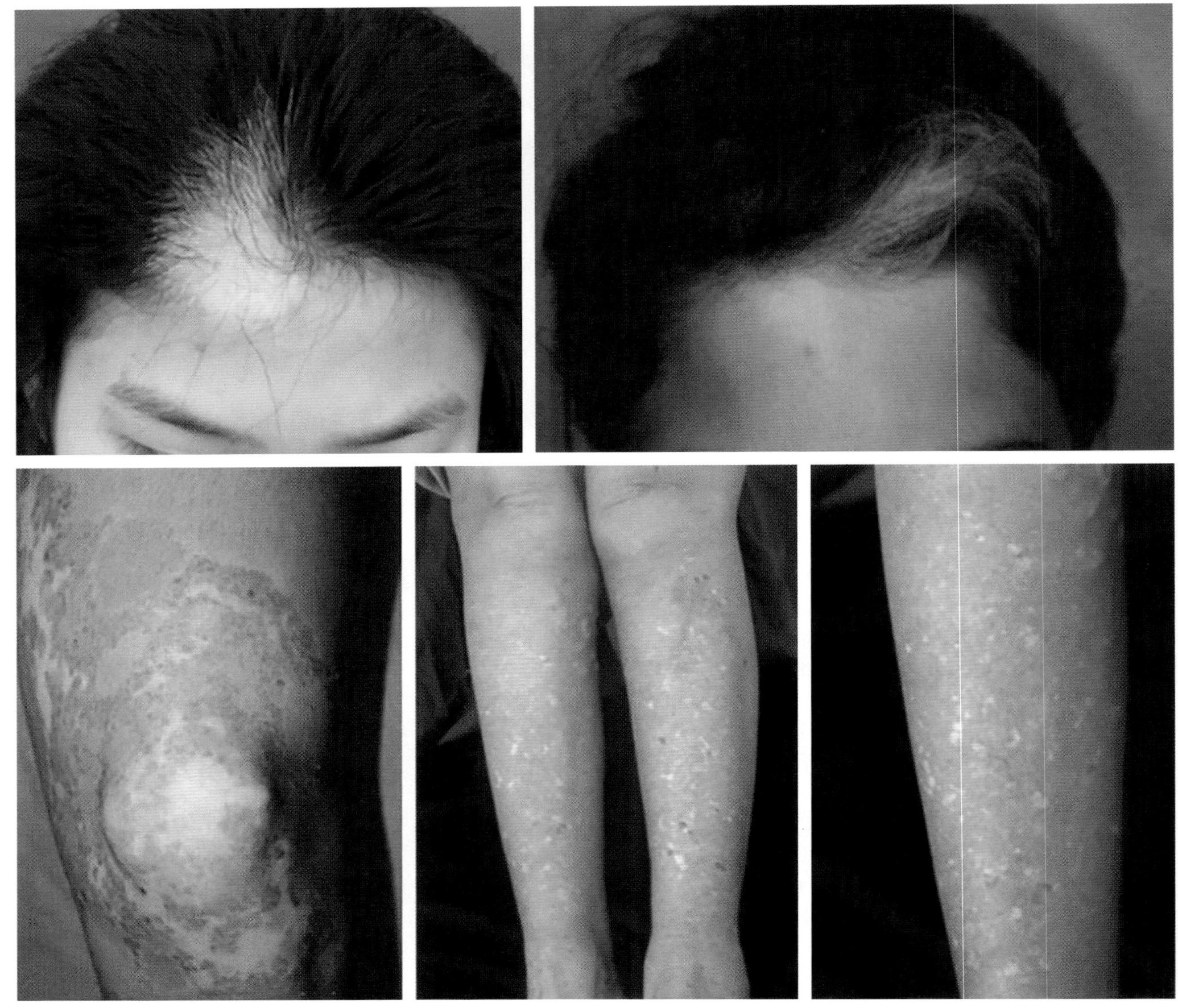

第五十八章

色素减少性皮肤病

第一节　弥漫性色素减少病

白化病

内容提要

- 眼皮肤白化病是一种常染色体隐性遗传的皮肤、毛发和眼睛色素减少或缺失的疾病。
- 眼部症状常见，包括中到重度的视力障碍、眼球震颤、斜视和畏光。
- 各种类型白化病的皮肤表现型呈多样性，但多数白化病的眼部表现却相对固定。
- 白化病最严重的后果是严重的视觉紊乱和发生皮肤癌的风险增加。
- 许多与白化病相关的综合征由于其他受累器官或系统的功能障碍可导致早夭。
- 眼皮肤白化病依照黑素合成障碍、黑素小体形成障碍、黑素小体转运障碍、成黑素细胞移行与存活障碍而分类。
- 眼病变，在眼科医生的监测下每年定期做相关检查。皮肤病变，防晒措施，定期检查、及时治疗皮肤癌前病变和恶性肿瘤。

白化病（albinism）是由黑素合成障碍所致的遗传性色素减退病。由先天性缺乏酪氨酸酶或酪氨酸酶功能减退，以致黑色素合成障碍（图 58-1~ 图 58-3）。累及皮肤、毛发和眼者称为眼皮肤白化病（oculocutaneous albinism，OCA），主要累及眼者则称为眼白化病（ocular albinism，OA）。

（一）分类

1. 眼皮肤白化病（oculocutaneous albinism，OCA），除眼色素缺乏和视力低下、畏光等症状外，病人皮肤和毛发均有明显色素缺乏，国外报道发病率为 1/20 000~1/10 000；眼皮肤白化病又可以根据致病基因的不同分为四型（OCA1~OCA4），在我国，OCA1 和 OCA2 较为常见。

2. 眼白化病（ocular albinism，OA），病人仅眼色素减少或

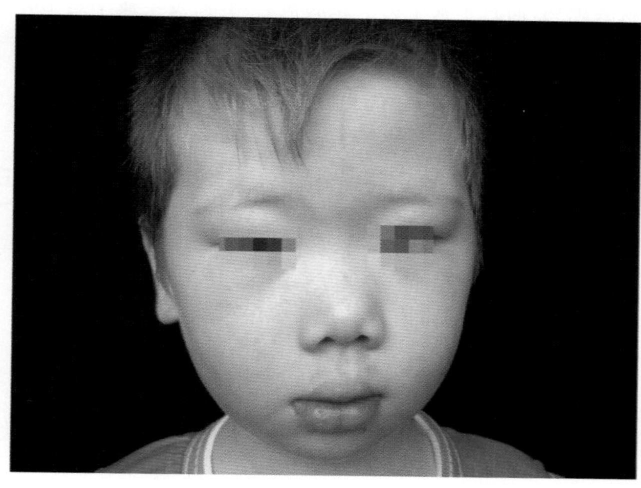

图 58-1　白化病（东莞市常平人民医院　曾文军惠赠）

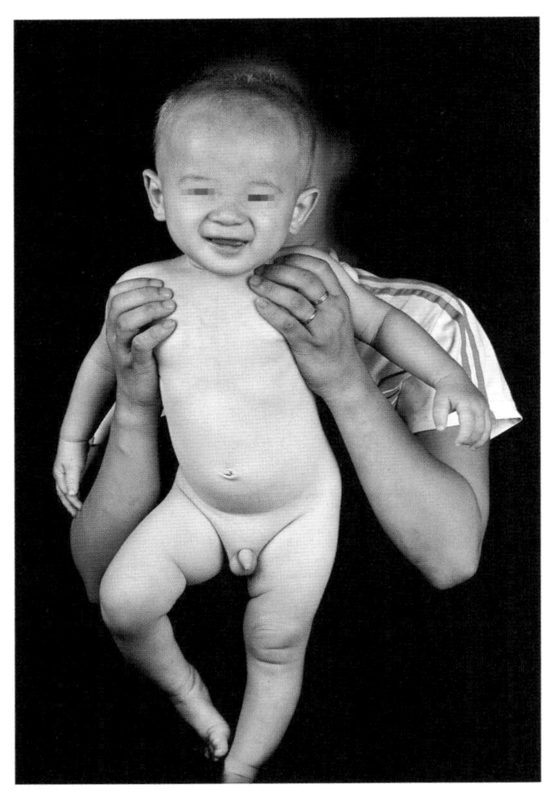

图 58-2　白化病

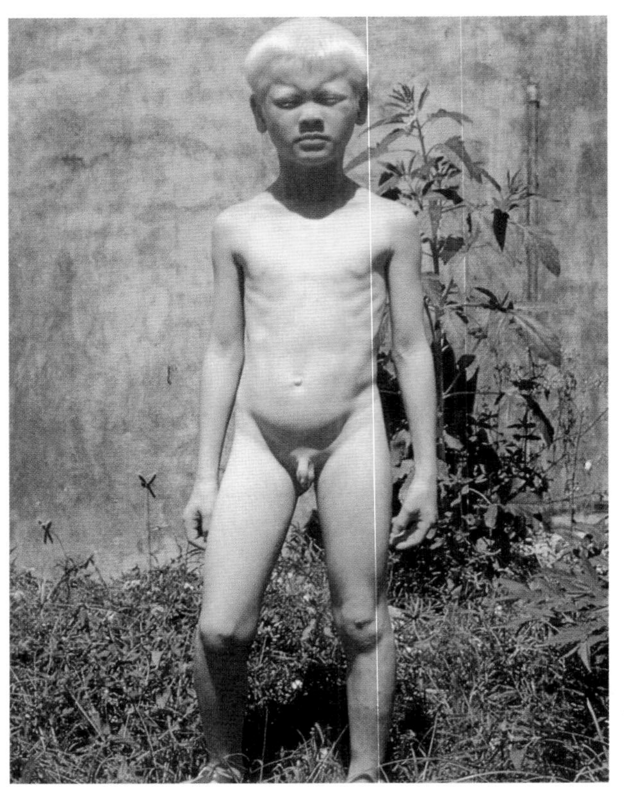

图 58-3　白化病
患者有明显畏光。

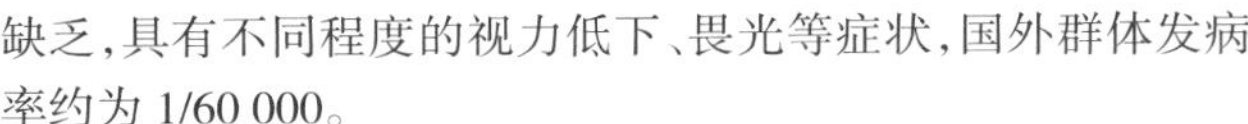

缺乏，具有不同程度的视力低下、畏光等症状，国外群体发病率约为 1/60 000。

3. 白化病相关综合征，病人除具有一定程度的眼皮肤白化病表现外，还有其他特定异常，如同时具有免疫功能低下的 Chediak-Higashi 综合征和具有出血素质的 Hermansky-Pudlak 综合征，这类疾病较为罕见。（不同类型白化病遗传学相关信息见表 58-1）

（二）白化病的病因学和发病机制

1. 遗传　白化病一般为常染色体隐性遗传（图 58-4），多由于近亲结婚所引起。患者的双亲都携带了白化病基因，本身不发病，如果夫妇双方同时将所携带的致病基因传给子女，就会患病，而且子女中男女患病机会均等，发生概率是 1/4。眼白化病为 X 连锁隐性遗传，是由母亲所携带的白化病基因传给儿子时才患病，传给女儿一般不患病，这种传递的概率是 1/2。

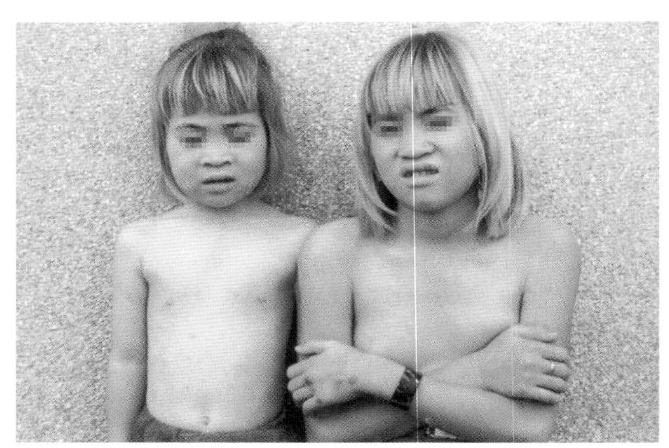

图 58-4　白化病
姐妹同时患病。

表 58-1　不同类型白化病遗传学相关信息

疾病名称	分类	OMIM	基因	遗传模式
眼皮肤白化病（OCA）	OCA1	203100	TYR	常染色体隐性
	OCA2	203200	P gene	常染色体隐性
	OCA3	203290	TYRP1	常染色体隐性
眼白化病（OA）	OA1	300500	GPR143	X 连锁隐性
	OA2	300600	CACNA1F	X 连锁隐性
Hermansky-Pudlak 综合征	HPS	203300	HPS1-HPS9	常染色体隐性
Chediak-Higashi 综合征	CHS	214500	LYST	常染色体隐性

2. 黑素合成异常 本病的黑素细胞数量及分布无明显异常，但黑素合成减少或缺乏。黑素为高分子杂聚终产物，主要分为褐黑素（红黄色）和真黑素（黑褐色）。

(1) 酪氨酸酶：是黑素合成的关键酶，编码基因位于11号染色体长臂(11q)，有5个外显子，迄今已发现100种以上的突变；基因突变使酪氨酸酶完全失活导致典型酪氨酸酶阴性(ty neg)OCA，而酶活性明显降低引起黄色OCA和部分酪氨酸酶阳性(ty pos)OCA。

(2) P肽(P peptide)：是酪氨酸通过黑素体膜转运所必需的蛋白质，编码基因（P基因）位于15号染色体长臂(15q 11.13)。

(3) 1型酪氨酸酶相关蛋白(tyrosinase-related protein type 1，TRP-1)：可催化真黑素前体转化为真黑素，编码基因位于9号染色体短臂(9p)，一个褐色白化病家庭中有这种缺陷。

(4) 其他基因缺陷：在鼠模型中，许多基因缺陷导致色素减退，其机制可能涉及到黑素细胞移行、黑素细胞刺激素、黑素体内酶（不包括酪氨酸酶和TRP-1）及黑素体转运，其中部分机制可能与人类白化病有关。

(5) 黑素体：黑素体分为4期：Ⅰ、Ⅱ期不含黑素，Ⅲ期有部分黑素化，Ⅳ期为完全黑素化。OCA的黑素体数量正常，但所含色素减少；OA的黑素体数量减少，但所含色素正常。在X连锁遗传OA的男性患者及多数女性携带者中，正常着色皮肤的组织病理显示巨黑素体的存在。

（三）眼皮肤白化病

1. 1型眼皮肤白化病(OCA1) OCA1是由酪氨酸酶基因突变导致酪氨酸酶功能缺乏而引起。根据酪氨酸酶活性是否完全丧失OCA可分为1A型(酪氨酸酶失活或缺失)和1B型(酪氨酸酶活性显著下降，但没有缺失)，1A型是最严重的类型。还有一种温度敏感型的突变使酪氨酸酶在35℃以上时失去活性。

(1) 发病机制：OCA1分为两型：

1) OCA1A：TYP基因突变，酪氨酸酶活性缺失。分析OCA1A个体的DNA显示大量的TYR基因变异。这些变异包括错义突变，无义突变，移框突变和剪切位点的突变和缺失突变。大多数OCA1的个体是混合了来自父母的等位基因的杂合子突变。TYR基因的错义突变分布在密码序列的不同区域，这表明编码的蛋白质包括大量的功能区。其中有两个区域是铜合区域，另一个在成熟蛋白质的氨基末端附近，在额外的黑素体区域的酪氨酸上，这表明酶的活化需要磷酸化。

2) OCA1B：TYP基因突变，酪氨酸酶活性下降。由于一些“遗漏的”变异导致一些酶保存了某些功能，即有一些色素的表现。在OCA1B和温度敏感的OCA(OCA1TS)病人中，一组无义突变与随年龄增加的色素累积有关，这表明存在残留的酶活性。因此，一个TYR错义突变的亚群可能导致OCA1B和OCA1TS表型，因为这两种表型的黑素细胞的酪氨酸酶活性是下降而不是缺失。

(2) 临床表现

1) OCA1A：符合经典的“酪氨酸阴性的”OCA。在OCA1A，皮肤、头发和眼睛完全无法合成黑色素，导致“白化病”的表象。1A型是最严重的类型。受累的患者一出生就是白色的头发和皮肤，随着年龄增长也无任何改变。在所有的人种和年龄段其表现都是一样。因为太阳照射或使用洗发剂使头发的蛋白质变性，患者的头发可变为淡黄色。虹膜在早年是半透明的淡红色，常经年变成灰蓝色。视力降低严重，一些患者基本为盲人。

2) OCA1B：酪氨酸酶活性下降，OCA1B的皮肤、毛发色素可由极接近色素缺失至正常。最初表型称为黄色白化病，这是因为褐黑素的形成需要较低的酪氨酸酶活性所致。OCA1B的其他临床类型包括最小色素OCA、黄色OCA、温度敏感OCA。大多数OCA1B患者出生时只有极少色素或色素完全缺失，随年龄增长(10~20岁)会有不同程度的改善。有报道在出生1年内即有色素生长。由于少量的嗜黑素细胞的残留，毛发可先变成淡黄色，淡金黄色或金黄色，最终于青少年或成年毛发可变成深金黄色或棕色。虹膜可变成淡褐色或棕色，有时变成三层颜色，而眼球是透明的。然而，用裂隙灯检查虹膜仍有不同程度的半透明。许多OCA1B的患者在日晒后变成褐色，虽然被日光灼伤更常见。那些有带色素的皮肤和毛发的患者，色素性的皮损（晕痣、雀斑、痣）会进一步发展。在一些患者，适当残留的酪氨酸酶的活性可出现近乎正常的皮肤颜色，所以临床医生可能会忽略细微的皮肤色素异常，而误诊为部分白化病（眼白化病）。

OCA1B温度敏感表型，低温有酪氨酸酶活性，高温则否。此型患者出生时即有白色的毛发、皮肤和蓝色的眼睛。在青春期，头皮和腋毛仍保持白色，但手臂的体毛变为淡红褐色，下肢体毛变为暗褐色。这是因为在身体冷的区域、残留的黑素可以合成，其突变的基因使酪氨酸酶在35℃以下有一定的活性；所以在温度较低的肢端可出现黑色毛发（肢端的皮肤和毛发都可变黑），而相对温度高的则不行，如躯干、头皮，其在35℃以上酪氨酸酶便失去活性。

2. 2型眼皮肤白化病(OCA2) P基因突变所致。由于突变基因不是酪氨酸酶基因，患者酪氨酸酶阳性。该型白化病与OCA1表型有部分交叉，故区分两者要靠基因检测。此型色素随年龄增长而增加，故又称为不完全性白化病。

(1) 发病机制

1) P基因突变：酪氨酸酶阳性，是P基因的突变所致。P基因，P为粉红色蛋白，位于染色体15q上，P基因有多种突变方式，其中2.7kb的缺失最常见，其变异导致OCA2(OMIN#203200)。OCA2全世界都有发生，在非洲人、非裔美国人和一些本地的美国人更多见。

2) 黑素合成缺失：此观点认为，OCA2的黑素合成缺失导致原始的真黑素合成减少，而对嗜黑素的合成影响较小。预测P基因的结构中一个黑素体的蛋白包括12个跨膜区域。

3) 非洲人及非裔美国人：在非洲的撒哈拉地区，60%~90%的P基因缺失是一个2.7kb的等位基因缺失，其与一种常见的单倍体有关。据估计，在非裔美国人中，这种单一的突变占到P基因突变的25%~50%。另外，非裔美国人和非洲人种中还可见不同的等位基因突变。布兰迪维因和马里兰是近亲繁殖或与高加索人、非洲人或本地土著美国人婚配的美国人，他们白化病发生广泛，同时伴有牙齿、骨骼发育不全。在这些地区，每85人就有1人患有OCA2，而且他们的P基因缺失是2.7kb的纯合子的等位基因缺失。

4) 土著美国人：在土著美国人中，OCA2的发生率相对高，达到1/28~1/6 500。在纳瓦霍人种的OCA2中发现一个 122.5kb 的纯合子等位基因缺失。这种突变导致 P 基因 10~20 个外显子缺失，对应的区域包括 7 个跨膜区，这是纳瓦霍人种 OCA2 的特定改变。与 TYR 突变不同，目前 P 基因的错义突变并不集中于某个特定的区域。

(2) 临床表现

1) 酪氨酸阳性眼皮肤白化病：OCA2 型的表型符合经典的"酪氨酸酶阳性"的眼皮肤白化病。它的临床表型多样，毛发、皮肤和虹膜由轻度至中度的色素变淡，但极少被晒黑。

在非洲和非裔美国人中，有一个单独的 OCA2 型。出生时毛发是黄色的，并一直保持黄色或变黑。年纪较大的人中，毛发的颜色会变浅，这可能是随着年龄增加毛发变灰的正常现象。皮肤是雪白色，随年龄改变不大。日晒后颜色不会变深，但晕痣、雀斑和痣会有所发展。通常发生于皮肤的曝光部位，这可能是由于遗传的易感性，因为只在一部分 OCA2 的家族中有这种情况。在南非的人群中，雀斑的存在与皮肤癌的风险较低有关。虹膜是蓝灰色、淡褐色或棕色。

2) 褐色的 OCA 型：是 OCA2 中的一个类型，常见于非洲人和非裔美国人。临床上，这种类型并不是很严重。出生时，毛发和皮肤呈浅棕色，虹膜为灰色或褐色。随年龄增大，皮肤颜色改变不大，但毛发可变黑，虹膜的色素也会增加，呈褐色。日晒后，皮肤一般不会晒伤，但会晒黑。虹膜含点状或辐射状的半透明的地方，视网膜含中等量的色素。视力精准度为 20/60 至 20/150 不等。褐色的 OCA 中，皮肤和毛发中真黑素的总量减少，但并不消失。褐色 OCA 与 P 等位基因的杂合有关，其中一个等位基因是功能缺失的，另一个只有部分功能。

3) 患 OCA2 的高加索人，毛发色素的含量自出生经年变化不一，如北欧人群（尤其是斯堪的纳维亚人）变化很小，而南欧和地中海人群变化明显。出生时毛发可仅含一点儿色素，呈淡黄或金黄色，也可呈更多的金黄色、金色甚至红色的皮肤。

4) 北欧的 OCA 人群，皮肤呈雪白色，且不会被晒黑。虹膜呈蓝灰色或含少量色素，其透明的程度与虹膜色素的发育相关。随年龄增长，色素痣和雀斑样痣可发展，经长期日晒可出现雀斑。高加索人的毛发转黑缓慢，约在 10~20 岁才有变化。

Ⅱ型眼皮肤白化病包含的疾病有巴达 - 威利综合征（Prader-Willi 综合征）和安格罗综合征（Angelman 综合征）。

Prader-Willi 综合征和 Angelman 综合征与色素减退有关。其基因缺失包括一个 P 等位基因的缺失，这说明可观察到的色素减少的类型与 OCA2 和 P 基因相关，虽然其具体的细节还不明确。

3. 3 型眼皮肤白化病（OCA3） 起因于 TYRP1（酪氨酸酶相关蛋白 -1）基因的突变。此基因由位于 9 号染色体上的酪氨酸酶相关蛋白（TRP-1）的突变所致。本型仅见于黑人。表现为红褐色的 OCA，患者临床症状较轻。

(1) 发病机制：四种不同类型的 TYRP1（酪氨酸酶相关蛋白 1）基因的突变导致 OCA3（OMIM#203290）。TYRP1 是一种黑素细胞特异基因产物，它可能通过稳定酪氨酸酶来参与真黑素的合成。

1) 第一种突变：在一对非裔美国双胞胎身上发现。被诊断为棕色 OCA，基因突变分析显示密码子 368 有一单核苷酸缺失，导致移框突变和提前终止了密码子的第 6 个外显子和去尾的 TYRP1 分子。这种突变在南非的红褐色 OCA 人群中占有大比例。红褐色 OCA 是 OCA 的一个类型，皮肤呈红褐色或棕色微红，其毛发呈深红褐色至浅棕红色。

2) 第二种突变：TYRP1 突变也在红棕色 OCA 人群中被发现，为密码子 166 的单核苷酸替换，导致丝氨酸的改变和提前终止了密码子的第 3 个外显子和去尾的 TYRP1 分子。

OCA3 发生于非洲人和非裔美国人，棕色 OCA 和红褐色 OCA 都存在。

(2) 临床表现：表型分为淡红褐色的（大多数是 OCA3）和褐色的（更常见于 OCA2）。淡红褐色的 OCA 与Ⅲ~Ⅴ型肤色的人是一致的，其表型包括红铜色皮肤、淡赤黄色毛发和蓝色或棕色虹膜。红褐色 OCA 和 TYRP1 型基因突变相关。

4. 4 型眼皮肤白化病（OCA4） OCA4（OMIM#606574）全球范围内发生率极低，较多发于东亚人群。OCA4 是日本最常见的白化病类型，占 24% 的患者。

(1) 发病机制：基因位点是 MATP（5p13.3），是由 MATP（膜相关转运蛋白）突变所致。

此型包括大量的突变，有结合受体位移突变和错义突变，被发现于染色体臂 5p 处一个 MATP 的基因上。OCA4 有很多表型，可表现为色素缺失或含一些色素和棕色的虹膜，进展常发生于 20 岁以内。

MATP 基因的蛋白产物是一种膜蛋白，可生成膜 12 次，包括一个转运体的识别序列，这是它的一个重要功能。另外，黑素体异常在 OCA4 的鳉和鼠源生物中被发现。这些数据提示，MATP/Matp 在脊椎动物的色素性疾病中起到重要的作用，它可能是黑素细胞膜上的组分，在协调分子的转运、促进黑素生成或另一个黑素体发挥作用。

(2) 临床表现：2001 年报道的第一例 OCA 患者是由于 MATP 突变所致。临床表现为广泛的色素减退（皮肤和毛发）和眼睛异常。表型与 OCA2 相似。

白化病相关综合征，患者除具有一定程度的眼皮肤白化病表现外，还有其他特定异常，如同时具有免疫功能低下的 Chediak-Higashi 综合征和具有出血素质的 Hermansky-Pudlak 综合征，这类疾病较为罕见。

5. 相关综合征

(1) 黑素小体生成障碍性疾病：Hermansky-Pudlak 综合征，本病皮肤毛发类似于 OCA1A 或 OCA1B 或 OCA2。

(2) Griscelli 综合征：Griscelli 综合征（GS）（OMIM 214450）是非常少见的常染色体隐性遗传性疾病。

(3) Chediak-Higashi 综合征：Chediak-Higashi 综合征（Chediak-Higashi syndrome，CHS），又称先天性白细胞颗粒异常综合征，CHS（OMIM#214500）是一种罕见的常染色体隐性遗传性疾病。

(四) 部分白化病

部分白化病（partial albinism）又称眼白化病（ocular albinism，OA）。

常染色体隐性遗传的眼白化病（oculocutaneous albinism，AR-OA）遗传上是异质的。一些病例表现为 OCA1B 或 OCA2，但有轻微的皮肤表现。最常见的眼白化病是 X 连锁隐性遗传病，是由眼白化病 1 型基因（OA1）突变所致。

眼白化病分型（表 58-2）。

表 58-2　眼白化病（OA）的分型及其特征

	X 连锁隐性遗传 OA	X 连锁隐性遗传 OA 伴耳聋	常染色体隐性遗传 OA	常染色体显性遗传 OA 伴雀斑痣及耳聋
皮肤色泽	正常	正常	正常～淡肤色	正常，雀斑样痣
毛发色泽	正常～轻微变淡	正常～轻微变淡	正常～轻微变淡	正常
眼色泽	正常	正常	正常	正常
虹膜透照	车轮状（女），半透明（男）	车轮状（女），半透明（男）	车轮状～半透明	车轮状～半透明
视力	0.05~0.4	0.05~0.4	0.1~0.2	0.1
黑素体	患者及携带者皮肤有巨黑素体	患者及携带者皮肤有巨黑素体	正常	雀斑样痣有巨黑素体
毛球 ty	+	+	+	+
发病机制	未明	未明	多数有 P 基因或 ty 缺陷	未明
其他	女性携带者有镶嵌眼底	青春期后出现高频神经性耳聋	无巨黑素体	神经性耳聋

眼白化病 1（OA1）　临床表现：白化病均有眼解剖与功能异常，视觉重则可基本失明，轻则非常轻微，甚至不可察觉。眼呈蓝～褐色，视力下降、畏光、眼球震颤，其他有色觉异常、Axenfeld 畸形、斜视和散光等。

1）虹膜：半透明虹膜常是最显著的解剖异常。1A 型为完全半透明，余者呈车轮状（cartwheel）或椒盐样（salt and pepper）。眼色泽是虹膜基质色素沉着的表现，许多 OA 患者有正常外观的虹膜，但裂隙灯检查仍有透照缺陷，此为虹膜色素层色素缺少之故。

2）眼底：眼底常有色素减少或缺乏，许多病例的视网膜色素上皮及脉络膜缺乏色素，但 X 连锁遗传 OA 或褐色 OCA 有较多的色素。中心凹发育不全，一般缺乏黄斑色素。视网膜血管可有异常分支，脉络膜血管清晰可见，视神经发育不全。

3）视力：幼年视力常较差，特别是酪氨酸酶阴性 OCA，部分酪氨酸酶阳性 OCA 和 OA 患者的视力最终可达 0.5 以上；近视力一般优于远视力。>10% 病例发生高度屈光不正（>10 屈光度）。

4）眼球震颤：可呈摆动或跳动型，震颤方向有水平、垂直和旋转，>30% 病例有周期性眼球震颤。眼球震颤导致视力障碍。

5）其他：斜视（内、外）常见，复视罕见。

（五）白化病的并发症

白化病的并发症包括视力持续下降和色素减退的不断发展。一个重要的并发症是由于热带气候未适当防晒，早期出现皮肤肿瘤。其中皮肤鳞状细胞癌和黑色素瘤都可以导致早年死亡。

先天性色素性疾病的并发症通常表现为其他症状，如耳聋，无神经细胞的先天性巨结肠，这些都比色素缺失更严重。

（六）白化病的诊断

主要依据临床的症状与体征。各类亚型的鉴别诊断很关键。酪氨酸酶活性测定有助于其分类诊断。基因诊断是目前鉴别诊断和产前诊断中最可靠的方法。

已报道，北京协和医院妇产科开展了以胎儿镜直接观察胎儿头发颜色进行白化病产前诊断，这是国内最早的白化病产前诊断报道。

中山大学医学遗传学研究室，开展了中国大陆人群眼皮肤白化病Ⅰ型、Ⅱ型和Ⅳ型致病基因和产前基因诊断研究，迄今已检出多种导致我国眼皮肤白化病发生的突变类型，先后成功地为广东、河北、湖北、安徽、湖南、河南、山东、吉林和江苏等省份的白化病高危孕妇进行了产前基因诊断。

（七）白化病的预后和临床过程

除了 OCA1A，OCA 患者随年龄增长，其皮肤和毛发会逐渐有一些色素和色素痣。

先天性色素性疾病的预后和临床过程：只要在出生时及时发现有生命威胁的无神经细胞的先天性巨结肠，并及时行外科手术，先天性色素性疾病的预后是乐观的，少数人可以长期保持健康。有报道白色额发和白色斑点都可出现自发的复色现象。

（八）白化病的治疗

1. 眼病变　所有白化病患者都应在眼科医生的监测下每年定期做相关检查，直至成年。大多数患者有远视或近视，还有一些是严重的散光，屈光不正配戴眼镜，畏光配戴太阳镜和有色接触镜，斜视或眼球震颤可行手术治疗。

2. 皮肤病变　适当的皮肤护理、遮蔽紫外线是 OCA 患者（特别是皮肤和毛发仅有一点色素或完全没有色素的）应高度注意的。预防措施包括遮光剂，帽子，长袖衣服及其他防晒措施。定期检查、及时治疗皮肤癌前损害和恶性肿瘤。

3. 其他　甲苯吡啶酮用来临床试验治疗 HPS 中肺部的并发症。凝血酶和明胶海绵可控制局部出血。在牙科手术或活检之前静注去氨加压素（1- 去氨基 -8- 右旋 - 精氨酸加压素）可预防出血。HPS 患者禁用阿司匹林相关产品，手术之前需输入血小板悬液。CHS 患者可口服泼尼松、维生素 C（使粒细胞增多和恢复功能），及时应用抗生素控制感染，监测淋巴网状系统恶性肿瘤。

第二节 局限性色素减少病

一、白癜风

内容提要

- 白癜风是一种获得性，或特发性局限性脱色斑性白斑，皮损中具有功能的黑素细胞消失。
- 白癜风是一种多因子疾病，与遗传性和非遗传性因素均有关。
- 对于皮损中没有DOPA染色阳性黑素细胞的白癜风，称完全型。
- 黑素细胞较正常少的白癜风，称相对型白癜风，其可能是完全型的早期。
- 接受白癜风患者的骨髓移植或输入其淋巴细胞可导致受体白癜风的发生。
- 白癜风患者眼的异常增多，包括虹膜炎、视网膜色素异常。
- 常合并以下自身免疫病，1型糖尿病、恶性贫血、桥本甲状腺炎、斑秃。
- 碎纸屑样白癜风为DOPA染色阳性的特殊类型，表现为正常皮肤或着色斑上出现的细小的、不连续的点状色素脱失斑。
- 治疗主要考虑病期、面积、型别、部位、年龄、病程等。
- 推荐的治疗方案：一线为避免诱发因素，局部糖皮质激素、钙调磷酸酶抑制剂；二线为局部窄谱中波紫外线照射、单频准分子光、激光；三线为遮盖治疗、移植治疗、脱色治疗、全程中医中药治疗。
- 治疗困难且起效慢，在某些解剖部位疗效低。不超过15%~25%的患者可发生自发性的色素恢复。

白癜风（vitiligo）是一种较常见的获得性脱色素疾病，表皮、黏膜和其他组织内黑素细胞丧失为其特征。白癜风是最常见的色素脱失病，在世界人口中的患病率约为0.5%。近半数白癜风病人在20岁前发病，男女患病率相似，各种皮肤类型人群或种族的患病率无明显差异。

流行病学：人群发病率约为1%~2%，但肤色较深的人群似乎发病率更高。发病高峰为11~30岁（高达50%），儿童和老年人也可发病。儿童的平均发病年龄为6岁，女童的发病率略高。我国人群中患病率在0.1%~2.7%。据上海市11万人皮肤病调查报道，白癜风占调查人数的0.54%。

（一）病因与发病机制

本病很可能是多种因素所致，在少数患者中有遗传易感性（图58-5）。

病因未明，一般认为是具有遗传素质的个体在多种内外影响因子刺激下发生免疫功能、神经精神、内分泌及代谢功能等各方面的紊乱，导致体内色素相关酶系统抑制，使黑素生成障碍或直接破坏黑素细胞，最终使皮肤色素脱失。

1. 遗传学说　25%~30%病例有家族史，有阳性家族史的患者发病通常较早，同胞中有白癜风患者的人群其发病率是普通人群的18倍，而同卵双生同患此病的比例占此类患者的23%。但它并不具有常染色体显性或隐性遗传特征，是一种多基因疾病。HLA-DR6可能是高度免疫反应的标志，HLA-B46与阳性家族史者有明显关系。HLA的研究发现，HLA相关性的差异与种族、临床类型和临床特点有关。C4B基因与HLA的关系可能是本病的危险因素。

白癜风相关基因定位于多条染色体上：1p31（AIS1），7q（AIS2），8p（AIS3），17p（SLEV1）。已发现易感基因为HLA、PTPN22、VIT1、CAT、TAP1、ACE、GSTs。我国全基因组连锁分析发现白癜风与4q13-21有较明显的关联。

2. 神经学说　神经化学物质损伤黑素细胞。认为皮肤神经末梢产生的神经介质导致了黑素生成的抑制和黑素细胞的破坏。有人认为神经性交感神经功能紊乱是节段性白癜风的促发因素。

3. 黑素细胞自毁学说　黑素细胞被有毒性的黑素前体（如自由基）破坏。白癜风患者中黑素细胞的死亡是对氧化应激的敏感性增加所致。白癜风患者的黑素细胞可能存在细胞内部缺陷导致黑素细胞死亡。自身免疫，神经精神因素及氧化应激等病理因素可造成黑素细胞自毁或功能减退。

4. 黑素细胞脱落学说　阐述非节段型白癜风发病，认为表皮内由于上皮型钙黏素（E-cadherin，Ecad）所介导的细胞间黏附异常可引起黑素细胞与相邻角质形成细胞间的黏附力下降，受机械牵拉及其他应力作用极易自基底层逃逸而经表皮丢失。

非节段型白癜风皮损处黑素细胞在其对角质形成细胞或基底层的附着力减弱情况下，极易受机械力及其他应力影响而脱落。黑素细胞最终经表皮脱失而数目减少形成白斑。其机制还包括黑素细胞与角质形成细胞间及其基底膜与桥粒、半桥粒黏附缺陷，树突锚着作用下降等。

5. 自身免疫学说　认为体液免疫和细胞免疫的改变导致黑素细胞的破坏。15%的白癜风患者并发自身免疫性疾病。患者血清中也常发现有抗胃壁细胞、抗甲状腺球蛋白和抗肾上腺组织的自身抗体，以及抗正常黑素细胞的抗体。

细胞免疫方面，白癜风的组织病理结果示：皮损及皮损周围表皮基底层黑素细胞减少或消失，其下方真皮浅层可见淋巴细胞浸润。浸润的淋巴细胞以$CD8^+$T细胞为主，少量为$CD4^+$T细胞，且患者$CD4^+/CD8^+$T细胞比率较正常皮肤明显降低，表明该浸润是以Th1细胞为主的浸润模式。体内外研究证实白癜风黑素细胞损伤是由皮损浸润的黑素细胞特异性$CD8^+$T细胞介导毒性杀伤作用所致。

调节性T细胞（Regulatory cells，Tregs）作为维持免疫稳态的关键调控者，Tregs细胞功能丧失与白癜风的发病相关，Tregs与效应细胞共培养方式，发现白癜风患者Tregs细胞抑制功能相关的分子如Foxp3、TGF-β1、IL-10等的表达均降低，导致Tregs抑制功能减弱。

DC细胞是机体功能最强的专职抗原呈递细胞，能高效地摄取、加工处理和递呈抗原，有效激活初始型T细胞，处于启动、调控并维持免疫应答的中心环节。白癜风患者皮损周围及外周循环中CD11b+CD11c+DC细胞均明显增高，可增强抗原提呈激活适应性免疫，参与白癜风发病。研究均支持DC细胞在白癜风发病中发挥重要作用，同时提示靶向HSP70i阻断DC的抗原提呈可有效抑制白癜风的进展。

自身抗体（抗甲状腺、抗核、抗胃壁细胞、抗平滑肌和抗

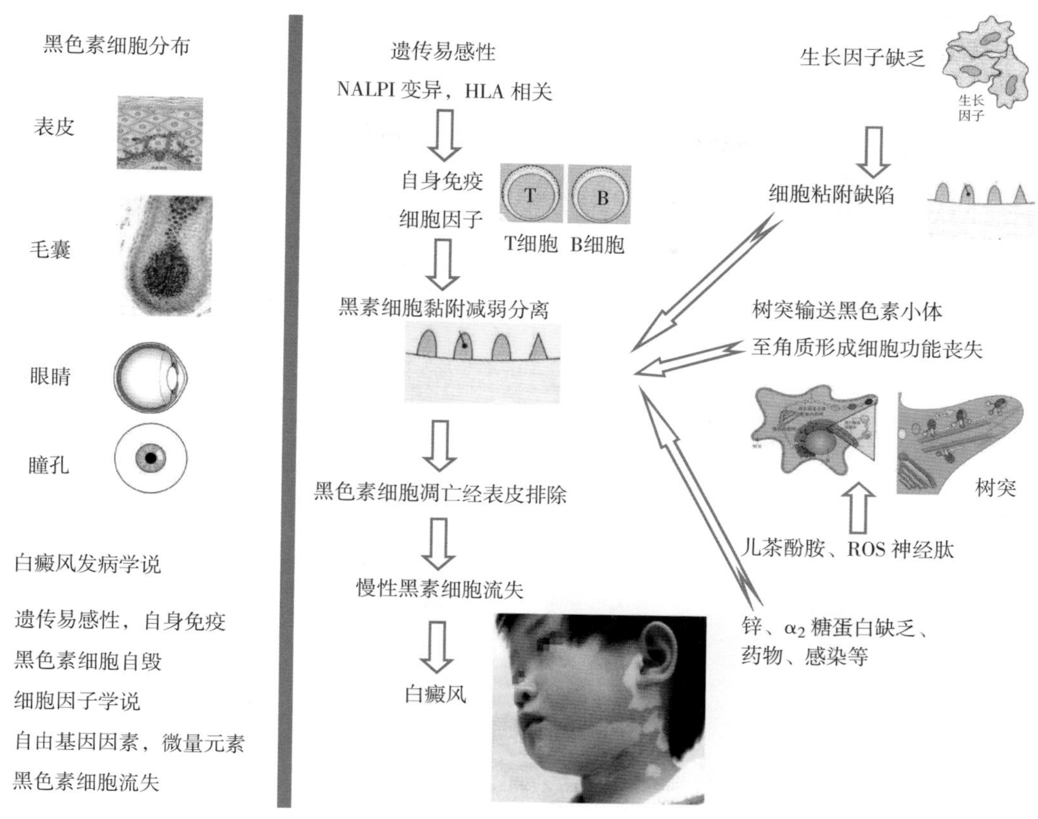

图 58-5　白癜风的发病机制

①遗传易感性；②自身免疫：CD8 细胞毒性 T 细胞介导的细胞免疫反应，抗酪氨酸羟化酶（TH）、黑色素聚集受体 1（MCHR1）、酪氨酸酶和色素细胞表面抗原自身抗体介导的体液免疫，Th1 细胞因子肿瘤坏死因子 α（TNFα）、干扰素 γ（IFNγ）、白介素 10（IL-10）表达增加介导的自身免疫反应；③生长因子缺乏所致的粘膜粘附缺陷；④儿茶酚胺、氧自由基（ROS）、神经肽类引起的树突形成丧失；⑤锌 α2 糖蛋白缺乏、药物、病毒感染其他因素的综合作用下，黑素细胞与角质形成细胞之间的粘附减弱而分离，黑素细胞凋亡并经表皮排出，最终形成临床或亚临床白癜风，该发病机制称为黑素细胞流失理论。

线粒体抗体）阳性率高于一般人群。白癜风患者皮损区周围皮肤中，存在显著的淋巴细胞特别是黑素细胞特异性的毒性 $CD8^+T$ 淋巴细胞浸润，确立了 Th1 型免疫反应在白癜风黑素细胞损伤中的重要作用。

6. 氧化应激　白癜风皮损处存在过氧化氢的显著聚集，氧化应激激活黑素细胞和角质形成细胞中的 miR-25 合成，miR-25 抑制黑素细胞 MITF 表达，促进 H_2O_2 对黑素细胞的杀伤。白癜风患者血清和皮损中已证实 miR-25 的含量升高。除直接杀伤细胞外，氧化应激也与自身免疫反应的产生有密切联系。氧化态酪氨酸酶可能是白癜风的重要自身抗原。

7. 其他　一些药物如咪喹莫特、氯喹、左旋多巴、干扰素 -α、同种骨髓移植甚至 PUVA 也可诱发白癜风或使其加重。

（二）临床表现

1. 好发年龄　可发生于任何年龄，但半数在 10~30 岁，发病率 0.5%~1%，少数在出生时即有。儿童发病率平均年龄为 6 岁，老年也可发病，但少见。节段型发病年龄比非节段型更早。发病之前常有严重的躯体或情绪应激。

2. 好发部位与分布　好发于日光暴露部位、擦烂区和骨突起处，特别是颜面部（图 58-6）腔口（如鼻、口腔）。非节段性白癜风表现为泛发的脱色素白斑，常对称，白斑见于眼周（图 58-7）、口周、指趾、肢端（图 58-8）、肘部和膝，腰部、皮肤皱褶处如腋窝、腹股沟、脐部和生殖器部位，“唇 - 肢端”型累及口和指趾远端；唇、乳头、外生殖器（龟头）（图 58-9）和肛门。白

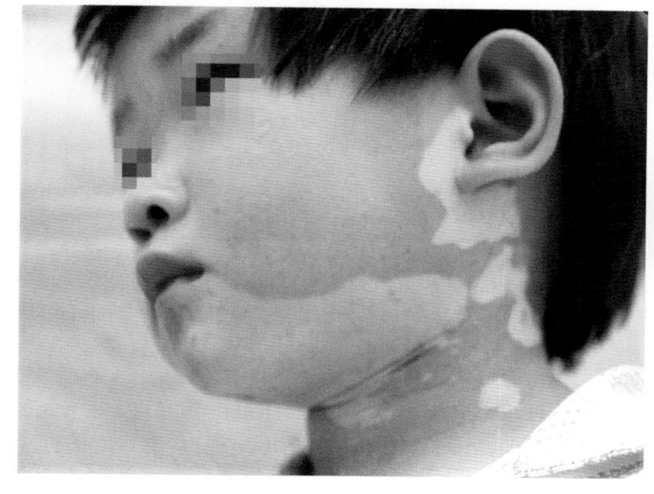

图 58-6　白癜风

节段型，单侧沿皮节分布。

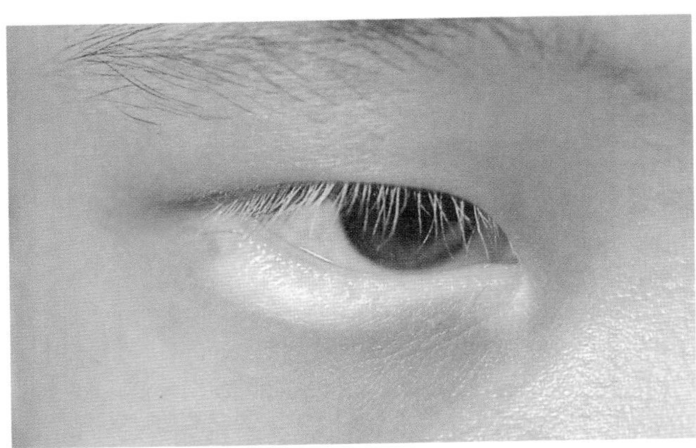

图 58-7　局限型白癜风
单发性白斑。

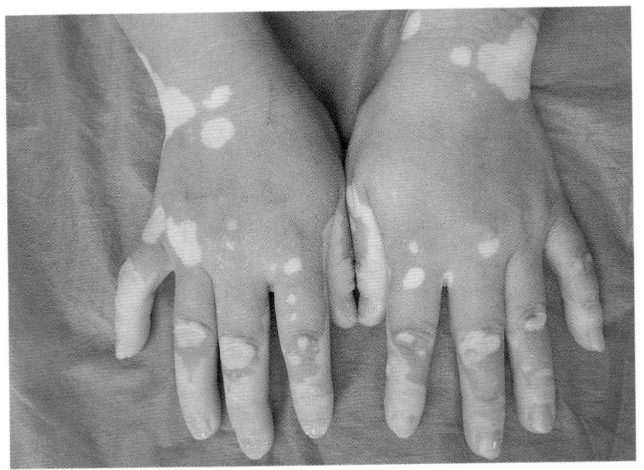

图 58-8　肢端型白癜风
手掌（东莞市常平人民医院　曾文军惠赠）。

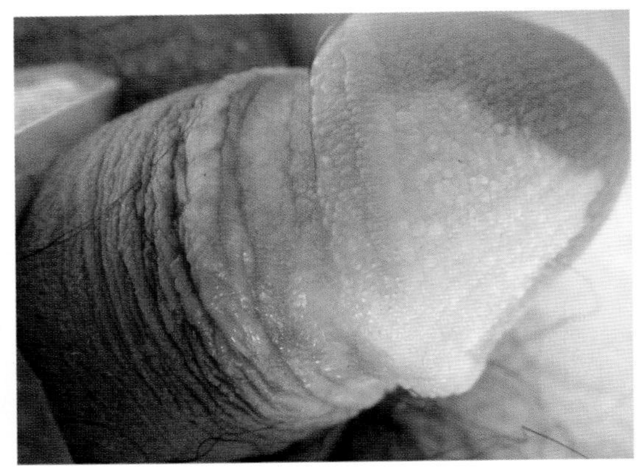

图 58-9　白癜风[华中科技大学协和深圳医院（南山医院）陆原惠赠]

癜风白斑融合形成大的白斑区，严重泛发性白癜风（图 58-10）可仅剩少许正常皮肤。节段性在身体一侧带状区发生一个或数个白斑。头面部的和甲周的白癜风，往往伴有口唇的色素减退。

3. 皮肤损害

(1) 基本损害：①白斑：初期损害常为 1~3cm 大小的色素

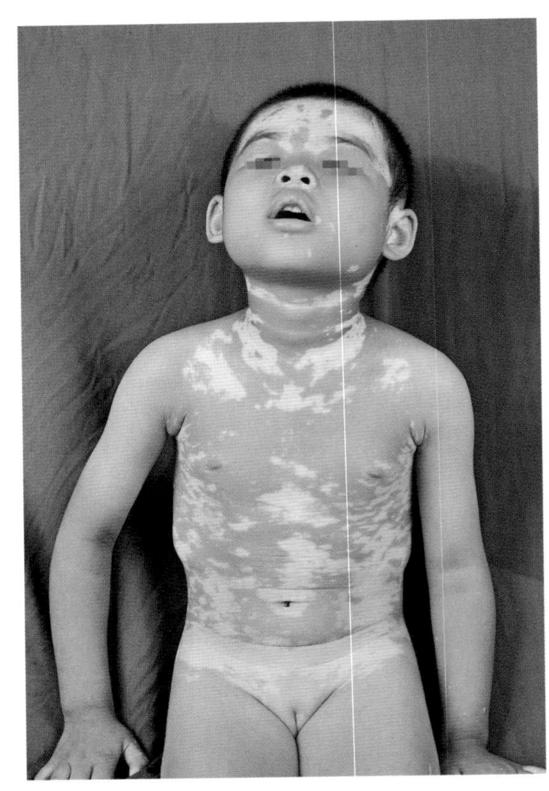

图 58-10　小儿白癜风（广州市皮肤病防治所　张锡宝惠赠）

减退或雪白色斑点或斑片，颜色为均匀的牛奶白或粉笔白、瓷白色，多为指甲至钱币大，近似圆形、椭圆形、线条状或不规则形。白斑边缘外凸，早期可为淡白色色素减退斑，边界不清；在进展期白斑不规则扩大、融合；稳定期皮损停止发展，形成境界清楚的乳白色斑，白斑边缘色素沉着。约 5.5% 病例白斑周围有色素沉着环，白斑数目不定，多数逐渐增大、增多、相邻白斑可融合，呈不规则形、地图状。泛发性完全色素脱失罕见。可见自发性色素恢复，便呈斑片状，往往集中在毛囊周围的皮肤。②毛发：早期受累部位的毛发正常，但在晚期可发生色素脱失变白。体毛变白发病率 10%~60%。30 岁之前，散在头发变灰、变白也是白癜风的一种亚型。在肤色较浅的患者中，白斑不是很明显，但在 Wood's 灯下或晒黑后可清楚辨认。白斑内毛囊周围色素沉着表示残留的色素沉着或色素的恢复。

(2) 自觉症状：本病一般无自觉不适。少数病例在发病之前晒伤或同时，在白斑累及的皮肤有痒感，尤以白癜风边缘炎症型可能有瘙痒。患处暴晒日光后，特别是浅色肤种人易出现潮红、疼痛、瘙痒和水疱。由于缺乏黑素，在皮肤脱色区发生晒伤。

4. 特殊表现

(1) 碎纸屑样白癜风：纸屑样色素脱失是白癜风快速进展的标志，在正常皮肤上出现 1~2mm 细小、不连续的色素脱失斑，随机分布或在毛囊周围，似碎纸，需与无色素性痣鉴别。

(2) 三色白癜风（trichrome vitiligo）：三种颜色。白色、淡褐色、深褐色，是指存在白癜风处的脱失斑和正常肤色的皮肤存在的均匀一致的褐色带。中间褐色色素可持续治疗有效。

(3) 四色白癜风：指在三色白癜风基础上出现的第 4 种颜色（即毛囊周围深棕色的复色），四色白癜风也指那种有皮损色素沉着边缘环绕一个中间色的三色白癜风。实际上，在大多数三色白癜风和典型的白癜风都有这种皮损边缘的色素加深。

(4) 五色白癜风：1955 年 Fargnoli 报道了一例五色白癜风(pentachrome vitiligo)，有 5 种颜色，即白色(完全性色素脱失)、褐色(色素减退)、中间棕色(正常肤色)、深棕色(色素沉着)、黑色(色素沉着)。白斑分布于面部、躯干和四肢，褐色区带位于白斑与正常皮肤之间；深棕色区出现在臀部、指趾；黑色区则在臀间皱褶和肘部。

(5) 蓝色白癜风：当白癜风进展时，炎症后色素加深区可见蓝色白癜风现象，毛囊复色或白癜风消退后，蓝色消失。其组织学缺乏黑色素细胞，但真皮内有噬黑颗粒，故皮损出现蓝色。

(6) 炎症型白癜风：少见，特征是在色素减退或色素脱失皮损中出现红斑、鳞屑和瘙痒，尤其是皮损边界处。指白癜风周围出现一条炎症暗红色隆起的边缘，可在白癜风之前，也可在出现后几个月或几年，可持续存在数周。或自发消退，或局部用类固醇治疗后消退，亦可快速引起色素脱失。

(7) 豹斑状白癜风(见下)。

(8) 眼科的表现：黑素细胞主要分布于眼、耳和一些内部器官如软脑膜。30% 的患者有脉络膜异常和 5% 的患者有虹膜炎。少数白癜风患者可有视网膜脉络膜脱色素或呈虎斑状改变、视盘萎缩或视网膜动脉狭窄等改变。与白癜风有关的眼部异常包括两类：炎症性和非炎症性。炎症性的眼部异常主要表现为葡萄膜炎。非炎症性的变化为视网膜色素紊乱。

(9) 耳部的表现：耳黑素细胞主要分布在内耳的耳蜗纹脉管中，其次，见于耳蜗的蜗轴、前庭器官及淋巴管中。很少有患者自觉听力的异常，但对白癜风患者进行听力和脑干听觉反应测定发现 13%~16% 的患者表现出异常的感觉神经性听力减退，也有伴发耳聋。

5. 伴发疾病 可出现 Addison 病、斑秃、萎缩性胃炎、念珠菌病、疱疹样皮炎、糖尿病、Down 综合征、甲状腺功能亢进(包括 Graves 病)、甲状腺功能减退症(包括桥本甲状腺炎)、恶性黑素瘤(可发性白癜风样反应)、恶性贫血、多内分泌腺性自身免疫综合征(Ⅰ、Ⅱ、Ⅲ型)、葡萄膜炎和耳聋等。额筛骨脑膜脑膨出、白癜风 - 痉挛综合征(vitiligo-spasticity syndrome)。Vogt- 小柳 - 原田综合征表现为白癜风、白发症、眼色素层炎、听觉不良和斑秃。

6. 白斑分期与受损面积

(1) 白斑病期：分为进展期和稳定期。在进展期，白斑增多，原有白斑逐渐扩大，境界模糊不清，容易产生同形反应；在稳定期，白斑停止发展，境界边缘色素加深。

1) 进展期判定参考标准：是中国白癜风治疗共识(2014 版)。进展期判定：白癜风疾病活动度评分(VIDA)积分：近 6 周内出现新皮损或原皮损扩大(+4 分)；近 3 个月内出现新皮损或原皮损扩大(+3 分)；近 6 个月内出现新皮损或原皮损扩大(+2 分)；近 1 年内出现新皮损或原皮损扩大(+1 分)；至少 1 年内稳定(0 分)；至少 1 年内稳定且有自发色素再生(–1 分)。总分 >1 分即为进展期，>4 分为快速进展期。

2) 同形反应：皮肤损伤 1 年内局部出现白斑。损伤包括物理性(创伤、切割伤、抓伤)、机械性摩擦、化学系 / 热灼伤、过敏性(接触性皮炎)或刺激性反应(接种疫苗、纹身等)、慢性压力、炎症性皮肤病、治疗性(放射治疗、光疗)。白斑发生于持续的压力或摩擦部位，或者是衣物 / 饰品的慢性摩擦部位，形状特殊，明显由损伤诱发。

3) Wood 灯：皮损颜色呈灰白色，边界欠清，Wood 灯下皮损面积大于目测面积，提示是进展期。皮损颜色是白色，边界清，Wood 灯下皮损面积≤目测面积，提示是稳定期。以上 3 条符合任何一条即可考虑病情进展。

7. 稳定期判定 ①VIDA 积分为 0 分；②临床特征：白斑呈瓷白色，边缘清晰或色素沉着；③无同形反应(≥1 年)；④Wood 灯：皮损颜色呈白色，边界清晰，Wood 灯下皮损面积≤目测面积；以上 4 条符合至少两条即可提示稳定期。可同时参考激光共聚焦扫描显微镜(简称皮肤 CT)和皮肤镜图像改变，辅助诊断。

8. 白癜风严重程度评级 1 级为轻度，白斑面积 <1%；2 级为中度，白斑面积 1%~5%；3 级为中重度，白斑面积 6%~50%；4 级为重度，白斑面积 >50%。手掌面积约为体表面积的 1%。对于 <1% 体表面积的白斑，可参与手掌指节单位评定，一个手掌面积为 32 个指节单位，掌心面积为 18 个指节单位，1 个指节单位占 0.003%。白斑面积可按白癜风面积评分指数(vitiligo area scoring index，VASI)判定，VASI=∑(身体各部占手掌单元数)× 该区域色素脱失所占百分比，VASI 值 0~100. 白斑面积还可借助白癜风严重程度评分系统在线评分或者进行图表对比判定。

白斑面积(手掌面积为体表面积的 1%)：1 级为轻度，<1%；2 级为中度，1%~5%；3 级为中重度，6%~50%；4 级为重度，>50%。

9. 临床分型(表 58-3)

表 58-3 依据白癜风诊疗共识(2018 版)

2012 年白癜风全球问题共识大会(VGICC)，将白癜风分为节段型、非节段型、混合型及未定类型(原称局限型，图 61-5)白癜风
一、节段型白癜风(图 61-6，图 61-7)：沿某一皮神经节段分布(完全或部分匹配皮肤节段)，单侧的不对称的白癜风。少数可双侧多节段分布
二、非节段型白癜风：包括散发型、泛发型、面肢端型和黏膜型
1. 散发型(指白斑≥2 片，面积为 1~3 级)
2. 泛发型[为白斑面积 4 级(>50%)]
3. 面肢端型，指白斑主要局限于头面、手足，尤其好发于指趾远端及面部腔口周围(图 61-8)，可发展为散发型、泛发型(图 61-9)
4. 黏膜型，指白斑分布于 2 个及以上黏膜部位(图 61-10)，可发展为散发型、泛发型
三、混合型白癜风：节段型和非节段型并存
四、未定类型白癜风：指非节段型分布的单片皮损，面积为 1 级

10. 节段性和非节段性白癜风比较 非节段性(或泛发性)白癜风是最常见的白癜风类型，往往对称分布，通常随着

时间推移不断增大或突然加速进展，反映了有功能的表皮黑色细胞大量丢失，有时是毛囊的黑色素细胞丢失。节段性白癜风通常发病较早，呈带状、片状、块状分布，并伴有同侧或对侧的皮损，白癜风常出现在面部。一旦出现，则较稳定。偶尔非节段性白癜风和节段性白癜风并存，但在此种病例中，节段性病变的疗效反应较差。两者的典型特点（表 58-4）。

（三）实验室检查

组织病理示黑素细胞缺乏，鉴别黑素细胞可用特殊染色。

1. 与普通光相比，伍德灯能提供明亮的白斑反射，增强色素中间色泽的细节。某些伍德灯加了 1 个放大镜，可用于评估毛发末端和毫毛的色素沉着。对于肤色较深皮肤类型的病人，伍德灯检查的用处较小。进展期：皮损颜色呈灰白色，边界欠清，Wood 灯下皮损面积大于目测面积，提示是进展期。稳定期：皮损颜色是白色，边界清，Wood 灯下皮损面积≤目测面积，提示是稳定期。

可同时参考激光共聚焦扫描显微镜（皮肤 CT）和皮肤镜的图像改变，辅以诊断。

2. 组织病理 镜检显示白癜风皮损处黑素细胞全部缺失，表皮色素完全消失。Masson-Fontana 染色和免疫组织化学染色可明确显示表皮色素和黑素细胞的缺失。为避免与朗格汉斯细胞（S-100 也为阳性）混淆，可用其他黑素细胞标记（如 Melan-A）来鉴别。白癜风皮肤边缘见苔藓样变或基层细胞水肿炎性反应可解释皮损周围的鳞屑和色素沉着现象。

3. 特殊检查 抗核抗体、全血细胞计数、辅助 T 细胞 / 抑制 T 细胞比例、血糖促甲状腺素和甲状腺自身抗体，由于非节段性白癜风与自身免疫性甲状腺疾病（特别是桥本甲状腺炎）的危险增加有关，应每年测定促甲状腺素水平，抗甲状腺球蛋白抗体，尤其是在初次筛查中有甲状腺过氧化酶抗体的病人。

（四）鉴别诊断

1. 应与下述疾病鉴别 单纯糠疹、花斑癣、盘状红斑狼疮、黏膜白斑、贫血痣、无色素痣、斑状白化病（piebaldism）、硬化萎缩性苔藓、老年性白斑、各种白癜风综合征等。

2. 非节段性白癜风的主要鉴别诊断 ①遗传性或遗传因素引发的黑色素减少症（斑驳病、结节性硬化症、伊藤黑色素减少症、瓦登伯格综合征）；②炎症后色素减少；③恶性肿瘤性黑素减少症（蕈样肉芽肿病、黑色素瘤）；黑素瘤患者伴发色素减退斑或脱失斑，部分病例的白斑可自发消退，白斑常分布在黑素瘤皮损的远隔部位，尤其是躯干，后可波及至四肢。④感染性色素减少（花斑癣、未定类麻风）；⑤获得性斑疹性黑素减少症（创伤后白斑病、黑斑病）；⑥职业和药物引起的色素脱失（职业性、药物性）。

（五）治疗

1. 治疗原则 控制皮损进展，促进白斑复色。白癜风治疗的目的是控制皮损发展，促进白斑复色。选择治疗方法前要考虑白癜风分型病期（进展期、稳定期）、VIDA 积分、同形反应、Wood 灯检测、皮肤 CT 扫描、白斑的型别、白斑的面积、部位、年龄、病程等。应尽早治疗，尽可能采取综合疗法（中西医相结合，外用、内服药物，光疗，外科手术疗法）（表 58-5）。应长期坚持，每疗程至少持续 3 个月以上。由于白斑区皮肤更易受到紫外线的伤害，因此白斑区的防晒很重要。

白癜风的循证治疗：

一线治疗：外用糖皮质激素 /PUVA（A）、308nm 准分子激光（C）、窄谱 UVB（B）、外用丙酸氟替卡松 + 窄波 UVA（C）、外用他卡西醇 + 自然光照（E）、外用他克莫司 / 吡美莫司（B）、外用卡泊三醇 +NB-UVB（C）。

二线治疗：假性过氧化氢酶和 UVA（B）、5- 甲氧补骨脂素（E）。

三线治疗：口服小剂量糖皮质激素（B）、氢醌苄醚（脱色）（C）、皮肤磨削术 + 外用氟尿嘧啶（B）、外科移植 / 美容遮盖（B）、磨削术和薄层皮肤移植（D）、红宝石激光（C）。

色素再生需要黑素细胞从贮存处移动至脱色部位并增生，其仅能从色素沉着边缘移行数毫米。毛囊是其主要贮存处，无毛部位损害内科治疗无效，而终毛明显脱色的损害同样无效（毛囊已破坏）。

稳定期白癜风的治疗需要促使毛囊中的黑素前体细胞再生。

2. 糖皮质激素

（1）系统性用药：系统口服糖皮质激素适用于进展期白癜风，但对稳定期白癜风的复色没有作用。适用于 VIDA>3

表 58-4 节段性和非节段性白癜风的典型特点

	节段性白癜风	非节段性白癜风
分布	皮损沿皮节分布 常节段性分布身体一侧，与皮节部分或完全对应，常只有 1 个色素脱失节段，极少累及≥2 个节段。	皮损不沿皮节分布 白斑对称分布 易发生在受压、创伤和摩擦部位
发病特点	占儿童白癜风 2%，成人 5% 常始于儿童期 6 个月 ~2 年内快速进展并累发变白 无同形反应，无晕痣 通常不伴其他自身免疫病 发病早期快速累及毛发，至毛发变白	常见，占 85%~90% 可始于儿童，可突然发病，数周至数月迅速发展 有同形反应，有晕痣 常伴其他自身免疫病 后期累及毛发
治疗反应	3 个月 ~3 年内应积极控制病情发展，药物治疗低，较非节段型疗效少 10% 以上，自体移植常有效，皮肤再着色过程稳定	自体移植后常在原位复发
鉴别	早期难以与无色素痣相鉴别	

表 58-5 白癜风分期治疗

分期	治疗
（一）进展期	早期糖皮质激素治疗，阻止细胞应激和自身免疫，保护黑素细胞免受损伤
未定类型	外用糖皮质激素，面积 <3% 体表面积的白斑 特殊部位眶周、黏膜、生殖器用他克莫司、吡美莫司 局部：超强效或强效糖皮质激素连续 3 个月。或强效与弱效与中效糖皮质激素交替 3~4 个月无复色，更换其他治疗 可选 308nm 准分子激光、准分子光或局部窄谱中波紫外线（NB-UVB） 系统：快速进展期可用糖皮质激素
非节段型和混合型	进展期，VIDA 积分 >3，或 BSA 超过 5% 者，口服或肌注糖皮质激素尽快趋于稳定 中医中药，NB-UVB、308nm 准分子光、准分子激光 快速进展期光疗 + 系统糖皮质激素或抗氧化剂
节段型	参考进展期未定型治疗 节段型累及面部，6 个月至 2 年快速发展，尽早早期系统糖皮质激素治疗
（二）稳定期	促进色素再生、皮损边缘黑素细胞迁移，毛囊外毛根鞘毛囊干细胞迁移分化 光疗首选，光疗和联合治疗，以毛囊周围复色为主，完成复色
未定类型（原称局限型）	外用光敏剂（如呋喃香豆素类药物 8-MOP 等）、糖皮质激素、氮芥、钙调磷酸酶抑制剂、维生素 D_3 衍生物等；自体表皮移植及黑素细胞移植；局部光疗参考进展期未定类型
非节段型和混合型	光疗（如 NB-UVB，308nm 准分子光及准分子激光等）、中医中药、自体表皮移植和黑素细胞移植（暴露部位或患者要求的部位）。局部外用药参考稳定期未定类型
节段型	自体表皮移植或黑素细胞移植（稳定 6 个月以上），包括自体表皮片移植，微小皮片移植，刃厚皮片移植，自体非培养表皮细胞悬液移植，自体培养黑素细胞移植，单株毛囊移植等。参考稳定期未定类型治疗 移植手术治疗适用于稳定期，尤其稳定期未定类型和节段型患者，及其他型别白癜风的暴露部位皮损。负压吸疱表皮片移植是最常用的移植方法

分的白癜风患者，每天口服泼尼松，5mg/ 次，每天 3 次；或 15mg，每天 1 次，连服 1~3 个月，无效中止，见效后每周递减 5mg，至隔日 5mg，维持 3~6 个月。慎用于泛发型损害者。Seiter 等对一例快速进展期泛发性 24 岁的女性白癜风患者，给予泼尼松龙 500mg 静脉滴注，每天 1 次，连用 3 次为一疗程，每月重复一个疗程，连续 6 个疗程以后，患者皮损处大部分色素恢复。尽管全身皮质激素可导致短暂的色素恢复，但当激素减量时，色素又会丢失。

口服或肌内注射糖皮质激素可以使进展期白癜风尽快趋于稳定。成人进展期白癜风，可小剂量口服泼尼松 0.3mg/(kg·d)，连服 1~3 个月，无效中止；见效后每 2~4 周递减 5mg，至隔日 5mg 维持 3~6 个月，早期白癜风患者多在 3 个月内控制；或复方倍他米松针 1ml 肌内注射，每 20~30 天 1 次，可用 1~4 次或由医生指导酌情使用。

对于快速进展期，即使面积较小也可考虑系统用糖皮质激素。临床经验证明，是否早期系统激素介入，预后不同，尤其对于初发的节段型白癜风，如不用系统糖皮质激素治疗，则白斑进展扩大极为迅速。

(2) 外用糖皮质激素：适用于白斑累及面积 <2%~3% 体表面积的进展期皮损。每天外搽 1 次糖皮质激素制剂，如三氯生、0.2% 倍他米松霜、0.1% 曲安西龙霜持续数月以上，约半数患者有明显色素再生，3 个月内未见色素再生，应停止用药，半年后重复应用或换用其他方法。皮损内注射曲安西龙混悬液（10mg/ml）亦有一定的疗效，但应注意糖皮质激素本身可能引起色素减退和局部皮肤萎缩。

局部糖皮质激素是白癜风的有效皮肤色素再生剂。建议每天外用中弱效糖皮质激素乳膏 3~4 个月。如果有效，应继续治疗；每隔 6 周用伍氏灯检测治疗进展，如无反应，则停止治疗。

在一项有 500 例患者参与的研究中，外用丙酸氯倍他索结合日晒，其中受累体表面积小于 10% 的 232 例患者中有 89% 产生了中度到极佳的皮肤再生色素。

Lepe V，Moncada B 等报道氯倍他索组有 49.3% 的患者有复色。许多国家的治疗指南显示，外用激素是儿童局限型白癜风的一线首选疗法。美国治疗指南显示，局部糖皮质激素适用于白斑累及面积 <10% 的轻度局限型；超强效或者强效激素治疗，连续外用 1~2 个月后，予以弱效或者弱中效激素治疗 1~2 个月，每天 1~2 次，需要 3~4 个月连续治疗方能获得满意疗效。如必要，再次重复超强效或者强效激素治疗。

局部皮质激素对局灶型或皮损较少的白癜风有效。面颈部较薄部位的皮肤似乎反应最好。躯干和肢端的皮损通常无效，通常需要中效到高效的糖皮质激素。出现疗效时，可逐渐降低糖皮质激素强度，治疗观察期至少 2 个月。

3. 外用钙调磷酸酶抑制剂为成人及儿童新发、扩散快的白癜风皮损有效的替代物。仅建议应用于头颈部、颜面部位每天 2 次，治疗 6 个月，每天进行适当的日光照射。若有效，则建议长期使用（>12 个月）。外用吡美莫司可能会增加窄谱 UVB（NBUVB）治疗面部白癜风疗效，但对非面部皮损无效。

Lepe V, Moncada B 报道他克莫司组有 41.3% 的患者有复色。作者得出结论：他克莫司与氯倍他索的疗效相当。

4. 维生素 D3 衍生物 卡泊三醇软膏、他卡西醇软膏，每天 2 次外涂。可与 NB-UVB、308nm 准分子激光等联合治疗。或与外用糖皮质激素和钙调磷酸酶抑制剂联合治疗。Kullavanijaya P 报道 20 例白癜风患者采用窄波 UVB 每周 3 次治疗，同时一侧皮损加卡泊三醇治疗。17 例窄波 UVB 加卡泊三醇侧的皮损的疗效更好。Amano H 报道 1 例儿童白癜风患者用他卡西醇软膏（维生素 D_3 软膏）联合日光照射治疗，完全治愈。

5. 光疗法 所有指南显示光疗是治疗白癜风最有效手段，但各国使用剂量和最小年龄存在差异。对于快速进展的白癜风，光疗往往要在进行糖皮质激素一疗程之后才能开始。所有国家白癜风治疗均推荐 NB-UVB，而不建议使用 PUVA，PUVA 必将由方法更简便、效果及安全性更好的 NB-UVB 取代。日本指南将 NB-UVB 作为成人白癜风的一线治疗，也可用于儿童，躯干和四肢疗效优于手足。经反复日晒，白癜风皮损可对附加的 UV 照射产生耐受（又称作光适应性），因此 UV 光疗时可不断增加照射剂量。Hadi S, Tinio P 报道面部皮损效果最佳，紫外线敏感部位（面部、颈部、躯干）比紫外线耐受部位（骨突部位、四肢）疗效好。

(1) 局部光化学疗法及口服光化学疗法：由于其疗效并不优于 NB-UVB，不良反应多，已被 NB-UVB 取代。白癜风常选用 NB-UVB，308nm 准分子激光及准分子等，稳定期未定类型（原称局限型），可外用光敏剂（如呋喃香豆素类药物 8-MOP 等）。

(2) 308nm 准分子（激）光：靶向性好，其主要的作用机制为 ①诱导色素脱失区中浸润的病理性 T 淋巴细胞凋亡；②调整特定的细胞因子；③刺激毛囊外毛根鞘残存黑素细胞增殖分化，刺激色素产生并促进其沿外毛根鞘表面迁移至邻近的表皮。可有效避免周围正常皮肤受损，多用于治疗儿童白癜风、局限性白癜风尤其是新发小皮损。其包括 308nm 单频准分子激光及 308nm 准分子光。308nm 准分子激光与 308nm 准分子光在治疗白癜风的疗效及安全性相当。准分子光治疗白癜风比 NB-UVB 治疗起效快、疗效好。准分子激光（308nm）：准分子激光使用的波长和 NB-UVB 使用的波长相近。局限性白癜风皮损每周接受治疗 2 次，平均约 24~48 次。准分子激光治疗的优点是将高剂量的光能直接照射在白癜风皮损上。

(3) 单频准分子光（MEL308nm）：每周治疗 1~3 次，起始剂量为 250~400mJ/cm^2，以后每次治疗增加 50mJ/cm^2，最大剂量可至 4 500mJ/cm^2，光源距照射部位 15cm，不良反应为红斑和小水疱。

许爱娥等研究发现，大部分患者在 30 次光疗前进入平台期（即光耐受），需停止治疗 2~3 个月，待白斑恢复到光敏感状态，再开始下一个疗程，这样可以最小的累积能量获得更安全的治疗。

(4) 窄波 UVB：多项试验证实窄波 UVB 作为单一疗法在治疗有效。起始剂量一般为 100~250mJ/cm^2，此后每次照射剂量增加 10%~20%，治疗时间一般为每周 2~3 次，不要连续 2 天或 3 天治疗。NB-UVB 与 PUVA 相比，治疗时间更短，少有光毒性反应，不需要治疗后光保护。NB-UVB 可用于儿童、孕妇和哺乳期妇女，已经成为成人和 6 岁以上儿童泛发型白癜风的首选治疗。

Lotti 报道对 8 例散发白癜风患者用窄谱 UVB 疗法，6 个月后 8 人中的 5 人在多于 75% 的治疗部位出现了正常的色素沉着，2 人取得 50%~75% 的恢复，仅 1 例恢复少于 50%。全身 NB-UVB 治疗适用于皮损散发或泛发的非节段型或混合型白癜风。每周 2~3 次。

6. 光疗联合治疗 ①联合疗法比单一治疗效果好。节段型、难治性及单一光疗疗效不佳者可考虑联合治疗。②外用糖皮质激素与光疗法相结合：糖皮质激素的抗炎作用可作用于新发的进展期皮损，降低总的 UV 照射剂量。其对难治部位或是骨突部位的治疗可能是有效的。可在进行光疗的初 3 个月联合有效的局部外用糖皮质激素（每天 1 次，用 3 周停 1 周）。联合治疗主要有：光疗 + 激素口服或外用；光疗 + 钙调磷酸酶抑制剂外用；③其他有光疗 + 口服中药制剂；光疗 + 维生素 D_3 衍生物外用；光疗 + 光敏剂外用；光疗 + 移植治疗；④光疗 + 口服抗氧化剂；光疗 + 点阵激光治疗；⑤术后光疗法：现有较好的证据证明在术后 3~4 周应行 NB-UVB 或 PUVA 治疗，光疗 + 皮肤磨削术等。准分子激光 + 他克莫司：准分子激光 1 周照射 3 次，一个疗程可至 10 周，外用他克莫司每天 2 次。

7. 脱色法 当病变范围超过体表面积 >95%、各种疗法无效时，用 20% 氢醌单苯甲醚每天 2 次外涂正常皮肤连续 3~6 个月，残留的色素逐渐消失。用药后 1~2 小时内，患者不应接触他人，以免引起脱色。脱色后需严格防晒，以免日光损伤及复色。也可选用 Q755nm、Q694nm、Q532nm 激光。

8. 遮盖疗法 用含染料的化妆品涂搽，使白斑染色与正常皮肤颜色相似，如皮损内注射 1% 黄色素或外涂 0.2%~5% 二羟基丙酮。因低浓度的二羟基丙酮呈金黄色或棕黄色。而高浓度则呈深棕色，需要反复涂擦（约 5~10 天 1 次）。表皮染色术如文身，对于唇部及乳头部位的脱色可能具有稳定的疗效。

9. 儿童白癜风 局限性白斑：<2 岁的儿童，可外用中效激素治疗；>2 岁的儿童，可外用中强效或强效激素。他克莫司及吡美莫司可用于局限性儿童白癜风的治疗。泛发白斑：>9 岁的儿童，皮损面积 >20% 体表面积，采用 NB-UVB 治疗。<9 岁的儿童皮损泛发也可以考虑采用 NB-UVB 治疗；快速进展期的儿童白癜风可采用小剂量激素口服治疗，推荐口服泼尼松 5~10mg/d，连用 2~3 周。如有必要，可以在 4~6 周后再重复治疗一次。Silverberg NB 报道 57 例儿童白癜风患者使用他克莫司治疗至少 3 个月。他克莫司对儿童白癜风有效，尤其头颈部（有效率 89%）。四肢部位的有效率为 63%。

10. 外科治疗

(1) 适应证与禁忌证：适用于稳定期局限型和节段型的白癜风患者，适用所有类型的稳定期白癜风患者，节段型或是肢端性白癜风。病变范围较小、病情稳定期（无新发皮损，1 年内皮损无扩大）。各国指南显示，进展期白癜风、瘢痕体质及 Koebner 现象阳性病史，炎症后色素沉着过度的患者为移植的禁忌证。出现 Koebner 现象或活动期白癜风患者，外科治疗无效。

(2) 外科治疗方法：钻孔移植术、小片移植、吸引水疱法、薄片移植、自体表皮培养移植、自体黑素细胞移植。节段型发病快于局限型发病，半数以上患者病情进展 3 年后稳定。自身黑素细胞移植治疗是稳定期节段型白癜风有效的治疗方法之一。

对光疗或药物治疗无效的稳定期白癜风患者，近年来采用毛囊单位提取法获取毛囊外毛根鞘细胞悬液移植作为一种新的外科手段，逐渐显现出其在白癜风治疗中的优势。本法主要适用于治疗大面积皮损的稳定期白癜风患者，尤其是毛发部位的白癜风患者。

最有效的是分层皮片移植和表皮吸引水疱移植（图 61-10b、图 61-10c）。

11. 治疗白癜风其他药物　①驱虫斑鸠菊丸剂或注射剂，高效激活酪氨酸 MRNA 基因表达，含有微量元素铜、锌、钴等，其在黑素合成中起重要作用。有效率 >95%，复发率 <1.5%。②malagenina（人胎盘的醇提取物）外用 + 红外线、凯林（khellin）口服（50~100mg）或外用 +UVA（5~15J/cm^2）、L- 苯丙氨酸口服（50mg/kg）+UVA（2~12J/cm^2）。③0.05% 氮芥酒精：盐酸氮芥 50mg 加 95% 酒精 100ml，即配即用可保存 1 周，外用，每天 2 次。此药可激活酪氨酸酶，显效率 50% 左右。④0.5% 硫酸铜溶液：10 滴，每天 3 次。⑤细胞氧化应激的发生是局部外用或系统口服抗氧化剂的理论基础。假性过氧化氢酶、维生素 E、维生素 C、辅酶 Q、硫辛酸、青龙骨、苯丙氨酸、过氧化氢酶 / 超氧化物歧化酶复合物、银杏叶这些主要的抗氧化剂宜单用或联合光疗用于白癜风的治疗。⑥阿法诺肽是 α 黑素细胞刺激素（α-MSH）类似物，无需光照即可诱导真黑素生成，后者为光保护剂，有抗氧化、抗自由基和抗活性氧作用。

12. 中医药治疗　分为进展期和稳定期 2 个阶段，形成与之相对应的 4 个主要证型（风湿郁热证、肝郁气滞证、肝肾不足证、瘀血阻络证）。进展期表现为风湿郁热证、肝郁气滞证，稳定期表现为肝肾不足证、瘀血阻络证。儿童常表现为脾胃虚弱。治疗进展期以驱邪为主，疏风清热利湿，疏肝解郁；稳定期以滋补肝肾、活血化瘀为主，根据部位选择相应中药。

(1) 分型：①气血不和型；②经络阻滞型；③肝郁气滞型；④肝肾不足型；⑤湿热型。依其辨证施治。

(2) 基本法则与方剂：疏肝解郁、活血祛风。方药：全当归 9g，郁金 9g，白芍 9g，八月札 15~30g，益母草 12~16g，苍耳草 12~15g，茯苓 9~12g，灵磁石（或自然铜）30g，随证加减。可依据辨证兼用滋肝补肾、调整免疫的药物，为利于恢复和加速黑素细胞合成黑素，可酌情加入白芷、独活、苍术、虎杖、沙参、补骨脂等含呋喃香豆素类物质。

* 基本方剂有常用药白蒺藜，此处已删除。高天文　李春英报道中药白癜风方剂中大多带有刺蒺藜（白蒺藜），可发生肝损害，特别是儿童患者，经反复分析，中药方中去除此成分后，再未发生肝损害。

（六）病程与预后

15%~25% 的患者可发生自发性的色素恢复。对治疗的反应较慢，有效率低。面部白癜风预后较好，手足背部有效率仅为 10%~20%，躯干部位疗效居中。某些治疗如 PUVA 由于可使周围皮肤色素加深，而使色素脱失区更加明显，实际上加重了白癜风的表现。

二、豹斑状白癜风

豹斑状白癜风（leoard vitiligo）指在典型的鱼鳞病皮损中混有广泛性斑点状色素脱失，状如豹斑，脱色斑内毛发变白，由 Bhargara 于 1986 年首次报道。患者为男性印度黑人，20 岁时在寻常性鱼鳞病皮损内出现斑点状色素脱失，2 个妹妹患同样疾病。

三、斑驳病

内容提要

- 斑驳病是由 KIT 基因突变引起的，
- 斑驳病是常染色体显性遗传综合征，白色额发、皮肤色素脱失斑。
- 色素脱失皮损能自发色素恢复，尤其是在外伤后。
- 眉毛、睫毛的中间部分可为白色。
- 白斑区的黑素细胞完全缺乏。

斑驳病（piebaldism），又称斑状白化病，属先天性常染色体显性遗传性皮肤病。是由于病变累及黑色素母细胞，影响其分化所致。本病过去称为部分性白化病，但现在认为其并非白化病的一个变异性。本病由 Morgan 于 1786 年首次报道，国内陆续有斑驳病家系或散发病例报道，检测到的基因突变包括 S862C，V6041，S850N，A621D，L595P 及 C788R 突变。

（一）病因与发病机制

斑驳病是由位于染色体 4q11-12 上的 KIT 基因突变所致。基因突变的位置不同导致家族间表型差异。轻型病例突变发生在配体结合区，重型在受体的酪氨酸激酶区。此外，SLUG（SNAI2）基因（又称锌指神经嵴转录因子）、人类黑质皮素受体 1（MC1R）基因突变与斑驳病的发生相关，但对这两个基因研究很少。

斑驳病 Kit 基因是一种原癌基因，Kit 基因编码蛋白属Ⅲ型酪氨酸激酶受体，Kit 基因突变导致受体酪氨酸激酶功能下降或失活，信号传导功能受损，成黑素细胞在胚胎发育期的增殖和迁移发生障碍，从而导致斑驳病的发生。约 75% 斑驳病患者存在 Kit 基因杂合突变。超过 60 个不同的 Kit 基因突变已被报道。近年来，又相继报道 4 个错义突变，3 个剪接位点突变，1 个缺失突变，2 个插入突变。斑驳病临床表型的严重程度与 Kit 基因突变位点密切相关，且与 Kit 受体蛋白功能缺失程度一致。

临床表现轻型　Kit 基因突变，移码突变 30dupT 使外显子 1 下游 45 位密码子平移截断，导致配体结合域 Kit 多肽缩短，50%kit 蛋白功能丢失，临床表现为轻型。

临床表现中型　1 个中国斑驳病家系中发现 Kit 外显子 13 的杂合突变 c.1900ins4（ATGA），使该家系 14 例患者白斑累及皮肤表面积从少于 5% 到大于 40% 不等，临床表型介于轻至重型之间。

临床表现重型　大多数中国斑驳病患者的突变位于 Kit 的 TK1 和 TK2 域，且导致严重的临床表型。

（二）临床表现

1. 白色额发　先天性局部性皮肤及毛发变白。出生时即有，本病无种族和性别差异。白色额发（90%），呈三角形状（图 58-11），该处头皮亦变白。白斑一般不随年龄增长而发展。

2. 斑驳病皮损　斑驳病的皮损很有特征性，即使无白色额发也会考虑到斑驳病。皮损形状不规则，局限的牛奶白色，还包括正常色素的、色素过度的斑疹和斑片，直径从几毫米至数厘米不等。眉毛和睫毛变白也很常见，犹如白癜风的白发。

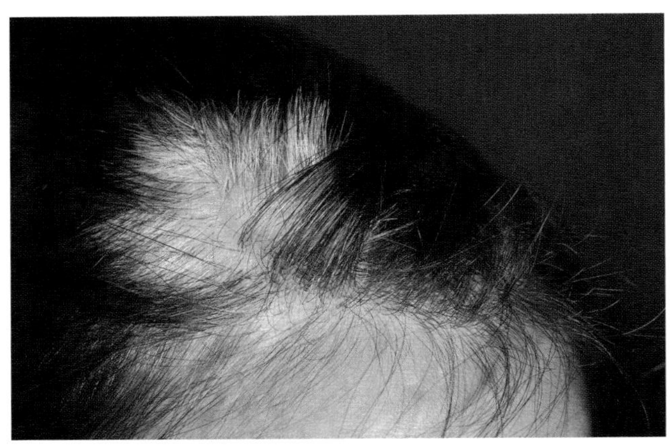

图 58-11　斑驳病
白色额发。

白斑多呈双侧而不对称分布，发生于身体任何部位；四肢（图 58-12）、腹部、局限性白斑，其中可见正常皮岛，而手足及背部皮损罕见。

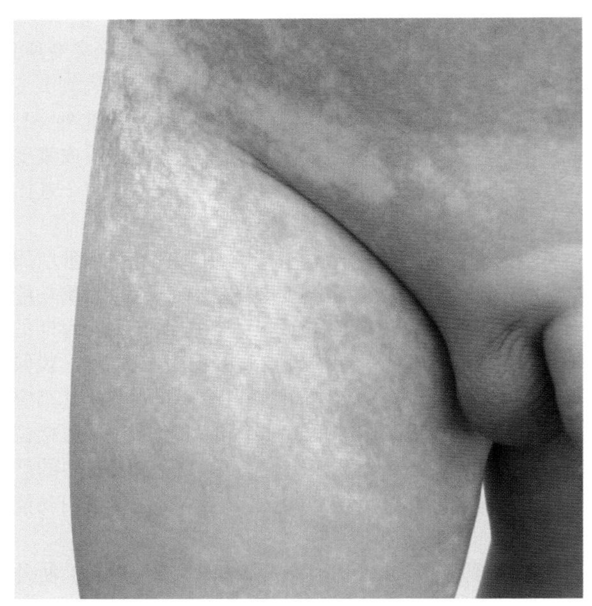

图 58-12　斑驳病

3. 伴发疾病　虹膜异常、聋哑、特应性皮炎、精神发育异常，癫痫、兔唇、耳、齿畸形、雀斑样痣等。

（三）诊断

先天发病，局限性毛发和皮肤色素缺乏。有特征性的白色额发及其下头皮色素减退。

（四）鉴别诊断

应与白癜风鉴别，后者是后天性，白斑边缘色素沉着，手足等处亦见白斑，头发虽可变白，但极少呈三角形。此外还需与双侧性无色素痣，对称性进行性白斑等进行鉴别。

1. 白癜风　后天发生，皮疹为色素完全消失的斑或斑点，周围常有色素沉着晕，皮损形态及大小可随病程的延长而增多、减少或消失。

2. 白化病　全身皮肤、毛发及眼部组织色素缺乏，有特征性眼部症状，伴有白或淡黄色的眉毛和睫毛。

此外，应与贫血痣、无色素痣、无色素性色素失禁症鉴别。

（五）治疗

一般治疗无效，物理防护及使用遮光剂，色素减退斑，需行特殊治疗，表皮移植，黑素细胞移植。

1. 外科治疗　局限性皮损可用表皮移植、自体微移植、培养的或非培养的黑素细胞移植均有效。正常色素沉着的小块自体皮片移植术已取得较好疗效。

2. 黑素细胞悬浮液　治疗表皮磨削后的白斑部位，用此法在治疗大面积的斑驳病患者取得成功。

3. 个人防护　在目前无特效治疗的情况下，个人防护、避免日晒，使用遮光剂，监测皮肤外病变，尤为重要。

4. 监测伴发病　聋哑、精神发育异常、兔唇、耳、齿畸，并适当处理。

（六）病程与预后

脱色性损害呈静止和稳定状态。目前尚无特效疗法　补骨脂无效，PUVA 疗法和培养黑素细胞移植术未达到显著的美容效果。

四、无色素性痣

无色素性痣（achromic nevus）又称脱色素痣（nevus depigmentous），是一种先天性、非家族性皮肤色素减退性疾病。白斑相对位置和分布持续终生不变。1884 年由 Lesser 首次报道。每 125 名新生儿中约有 1 名发生此病。

（一）病因与发病机制

病因不明，有学者认为可能与胚胎时期的黑素细胞发育缺陷有关，也有报道称可能是黑素小体从黑素细胞向角质形成细胞的转运中出现异常。有认为是胚胎发育体细胞突变的结果，本病存在黑素体的转运缺陷。

（二）临床表现

1. 发病时间　出生或出生不久发病。Lee 等调查 67 例无色素痣患者，92.5% 的患者在 3 岁以前发病，其中 19.4% 的患者一出生就有。而 Kim 等报道 60 例无色素痣患者中 31.7% 的患者 3 岁以后才发病，发病年龄从出生到 13 岁。

2. 皮肤损害　为局限性上有斑点的色素减退斑，圆形或矩形，0.5~10cm 大小，边界不清，色素减退斑周围无色素沉着带，单侧性，个别患者皮损沿 Blaschko 线呈节段性或序列性分布。

3. 皮损分布　好发于躯干上部及上肢。躯干是无色素痣最常受累的部位。Lee 等报道 44.8% 患者的皮损发生在躯干部，包括胸、腹、背、臀，其次是头部和颈部（图 58-13）。无色素痣可伴有毛发变白，但比例很小。无色素痣皮损的相对位置和大小持续终生不变。

4. 白斑数目与形状　Lee 的调查表明大部分无色素痣患者只有一处皮损，且绝大多数白斑的形态不规则，白斑边缘为锯齿状和泼溅状，是其与白癜风的一项区别的重要特征。但 Kim 等的调查则得出了不同的结论，在 60 例无色素痣患者中，有 45% 的患者只有一处皮损，23.3% 的患者有 10 处以上的皮损；另外，不规则的皮损仅见于 38.8% 的患者，其他皮损形态还有圆形、斑点状、多边形和直线形皮损。因此，Kim 认为，白斑的数目和形状不能作为无色素痣的诊断标准。

（三）临床分型

①孤立型：为局限的、单发的白斑，可出现在身体任一部

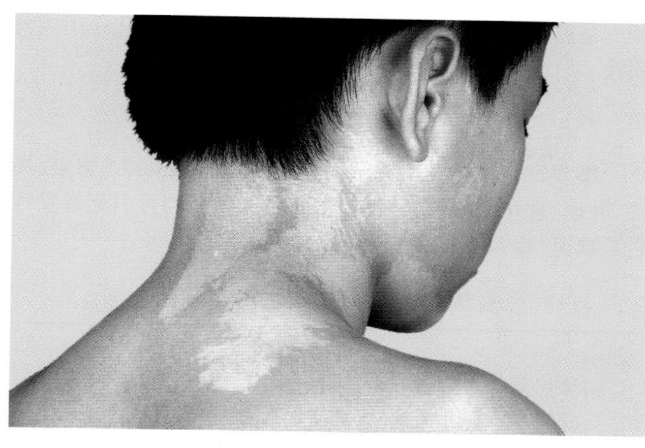

图 58-13　无色素痣

位，皮损为圆形或不规则的形状；②节段型　皮损为带状或条纹状，沿皮节或沿 Blasehko 线节段性单侧分布，可累及多个皮节；③系统型：又称涡漩型，白斑表现为多发的涡漩型或条索状。Khandpur 等曾报道过 1 例系统型无色素痣，患者 5 个月时全身出现多发的、形状不一的色素减退斑，并且在以后的 8 个月中不断出现新的皮损，此后保持稳定。系统型无色素痣的概念还存在争议，而且临床上也非常少见。

伴发疾病　有弓形足、智力低下、偏身肥大、炎性线状疣状表皮痣和单侧雀斑样痣。

（四）组织病理

可见多巴阳性黑素细胞减少。电镜观察显示可能有黑素小体运输障碍。

（五）诊断标准（表 58-6）

表 58-6　无色素性痣诊断标准（1967 年 Coupe 制定）

单侧性分布；
白斑出生即有和早年发病；
白斑的分布终身不变；
受累区域的组织无改变，局部感觉无异常；
白斑边缘无色素沉着。

此外，皮损边缘不规则，很少有毛发变白也可作为参考标准，Woods 灯检查可作为诊断的辅助方法。

（六）鉴别诊断

1. 白癜风　白癜风为后天发病，为色素完全脱失斑，损害境界清楚，边缘可有色素加深现象，而无色素痣为色素减退斑，白斑边缘无色素加深。白癜风皮损可随病程发展出现增多、扩大、减少或消失，但无色素痣持续终身不变。

临床上还可以借助 Wood 灯来鉴别无色素痣与白癜风。白癜风在 Wood 灯下是白垩色，而且可以见到亮白的荧光；而无色素痣在 Wood 灯下则是黄白色的，也没有荧光。

此外，应与斑驳病、伊藤色素失禁症鉴别。

2. 无色素性色素失禁症（incontinentia pigmenti achromicans）具有家族遗传倾向，并且常伴有系统异常，且皮损形态会发生变化。但是，由于无色素性色素失禁症与系统型无色素痣临床表现非常相似，有认为二者是同一疾病，或者是无色素痣的变型。

3. 贫血痣　多在生后或儿童时期发病。用玻片压迫皮损处，与周围变白的皮肤不易区分，用手摩擦局部，白斑不发红，而周围皮肤发红。

4. 斑驳病　为常染色体显性遗传，80%~90% 有白色额发，白斑好发于身体近中心部位，白斑中可见正常色素岛，组织学表现为黑素细胞缺失。

（七）治疗

本病无满意疗法。无色素痣一般不需治疗，药物疗效较差，可试用遮盖剂。

Raskovic 等采用自体重构表皮移植治疗 1 例大面积的无色素痣患者，皮损几乎完全复色。Gupta 等报道 1 例自体表皮片移植治疗巨大无色素痣，效果不令人满意，移植后白斑的复色仅限于表皮片的位置，而表皮片之间的部分则没有色素生成。提示无色素痣中的角质形成细胞存在某种异常，导致黑素转运功能障碍。对于自体表皮移植治疗无色素痣的疗效还有待于进一步积累临床资料。

Bardazzi 等对 1 例误诊为节段型白癜风的无色素痣患者予长期的 UVB 照射，出现色素沉着斑。可能与紫外线可以上调并活化一些蛋白分子，而这些分子可以提高黑素小体的吞噬作用有关。

五、贫血痣

贫血痣（nevus anaemicus）是一种无症状的先天性异常，特点是边界不清的局限性皮肤浅色斑。

（一）病因与发病机制

该处血管组织发育缺陷，血管对儿茶酚胺敏感性增强，血管处于收缩状态，从而使局部色素减退，但近来一项研究表明贫血痣患者的血管对促炎细胞因子的反应异常。因而不是结构而是功能异常。Lewis 三联反应消失。

（二）临床表现

皮肤损害为单个或多个圆形、卵圆形或不规则形状的浅色斑。以玻片压之，则与周围变白的皮肤不易区分；或以手摩擦局部，则周围的皮肤发红，而浅色斑不红（图 58-14）。

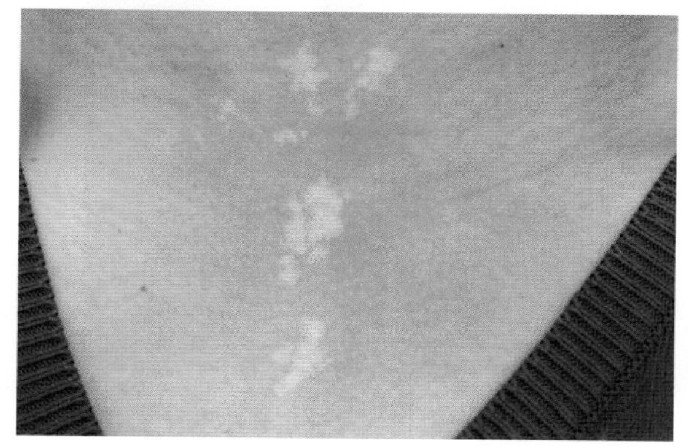

图 58-14　贫血痣（新疆维吾尔自治区人民医院　普雄明惠赠）

本病在生后或儿童时期发生，也可晚发。本病以躯干多见。终生不消退。用玻片压诊可与白癜风及其他色素减少白斑区别。用滤过紫外线（Wood's）检查，贫血症消失。

伴发疾病　葡萄酒色斑、斑痣、淋巴水肿和色素血管性斑痣性错构瘤。

（三）组织病理

变化无异常，而是血管处于收缩状态，为功能异常。

（四）诊断

①根据出生后或儿童时期发生的局限性色素减退斑；②用手摩擦局部皮损处不发红；③玻片压诊与周围皮肤不能区分。

（五）鉴别诊断

下列方法可使贫血痣与白癜风、无色素痣以及其他色素减退性皮肤病相区别：

贫血痣，用玻片压于本病皮损处周围皮肤可使损害消失，白癜风、无色素痣及色素减退斑则否。

本病患区用摩擦或冷、热等物理刺激均不能使之发生红斑反应。白癜风、无色素痣及色素减退斑则发生红斑反应。

此外，应与斑驳病、伊藤色素减少症、色素失禁症鉴别。

（六）治疗

不需治疗。可试用遮盖剂。

六、血管痉挛性斑

血管痉挛性斑（vasospastic macules），又称 Bier 斑、Bier 贫血斑（Bier spots）见马歇尔-怀特综合征（Marshall-White syndrome）。1898 年首次报道。多见于四肢，腿部更明显，为周围绕以红晕的白色斑疹，本病为血管局部收缩所致。抬高四肢皮疹消失。本病也见于怀孕低蛋白血症的患者（图 58-15）。

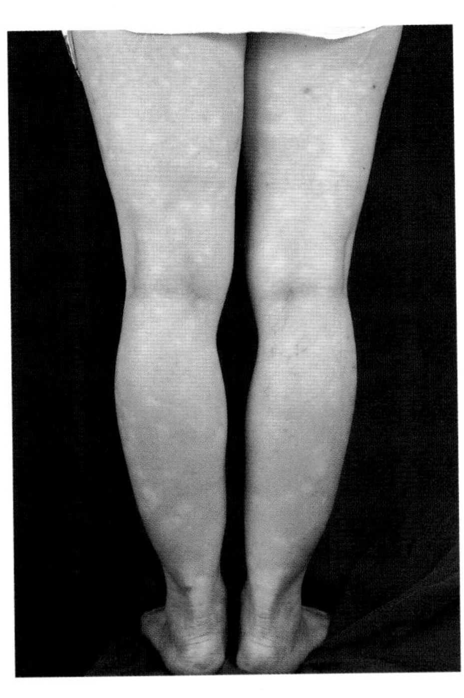

图 58-15 血管痉挛性斑

七、结节性硬化纸屑状斑

结节性硬化症（tuberous sclerosis complex，TSC）是一种常染色体显性遗传病，特征表现为发生多个器官的错构瘤。色素减退斑常见于躯干，尤其是背部。斑点和斑片呈暗白色（色素减退的），而不是白癜风的“纯白色”（无黑色素的）。常呈点滴状（纸屑状）。TSC 的局限性黑素减少不是黑素细胞数目减少而是黑素小体变小，黑素合成受损，黑素小体黑化作用减弱所致。

八、继发性色素减退

继发性色素减退（secondary hypopigmentation） 感染、炎症、肿瘤、理化因素、内分泌紊乱和营养缺乏均可引起继发性色素减退（表 58-7）。

表 58-7 继发性色素减退的病因

感染	物理因素
结核样型和未定类麻风	慢性热损伤，放射性皮炎
花斑癣	原子弹闪烁伤
Ⅲ期雅司	化学因素
晚期品他	白降汞，砷，过氧化苯甲酰，鲜湖红 R，卡氮芥，氯喹，肉桂醛，皮质类固醇（外用或皮损内注射），二硝基氯苯，毒扁豆碱，5-Fu（外用），guanonitrofuracin（眼膏），噻替派，维甲酸，烷基酚，丁基羟甲苯，邻苯二酚，二羟苯甲酚，氢醌单苯甲醚、单乙醚、单甲醚，对叔戊基酚，对叔丁基酚，对叔丁基邻苯二酚
炎症	营养缺乏
银屑病，单纯糠疹	Kwashiorkor 病，炎性肠病，铜、硒缺乏
盘状红斑狼疮	内分泌紊乱
慢性苔藓样糠疹	垂体功能减退，男子性腺功能减退
纹状苔藓	Cushing 综合征，甲状腺病
黏蛋白性秃发	
遗传过敏性皮炎	
肉样瘤病	
肿瘤	
蕈样霉菌病	

1. 感染性疾病 花斑癣的色素减退区有正常数量的黑素细胞和稀少的黑素化黑素体，黑素体发育异常和转运受阻引起色素减退，其原因可能是糠秕孢子菌降解脂肪酸形成的壬二酸抑制酪氨酸酶。结核样型麻风的色素脱失区局限于感觉丧失部位，提示系某些神经营养因子相互作用所致；电镜观察发现表皮黑素细胞数量减少、形态异常。

2. 炎性疾病 许多常见的炎性疾病可引起色素减退，炎性反应强度不一定与色素减退程度一致；其中部分疾病可能只出现色素减退，而无典型原发性损害，如特应性皮炎、单纯苔藓、肉样瘤病、硬化萎缩性苔藓和黏蛋白性秃发，皮肤活检一般能作出诊断。单纯苔藓和银屑病的色素减退可能系黑素体转运障碍所致。

3. 肿瘤 蕈样肉芽肿可出现色素减退性斑，上覆少许鳞屑；组织学上类似于无色素减退的早期蕈样肉芽肿表现，电镜观察显示黑素细胞变性、黑素体呈球形。PUVA 治疗和外用氮芥等烷化剂可逆转色素减退。

4. 物理因素 慢性热损伤和放射性皮炎可同时引起色素沉着和减退，称为白斑黑皮病（leukomelanoderma）；原子弹闪烁伤亦能导致明显的色素脱失伴黑素细胞破坏，但无显著的表浅瘢痕。

5. 化学因素 氢醌、酚、邻苯二酚及其衍生物是较常见的引起皮肤色素减少或缺失的化学物质，可竞争性抑制酪氨酸酶活性而使黑素形成减少，酚代用品也可选择性破坏黑素细胞。氢醌单苯甲醚（monobenzylether of hydroquinone）是一种橡胶抗氧化剂，可引起变应性接触性皮炎，以后出现白癜风样白斑，有时扩展至远离接触部位的区域。酚类化合物引起的色素减退在停止接触后仍可继续存在，并能扩散形成泛发性白斑；其中大多数用于工业上，如对叔丁基邻苯二酚（ρ-tertiary butylcatechol）作为聚乙烯薄膜的一种添加剂，封包后可能导致色素减退。

6. 营养缺乏 Kwashiorkor 病可引起黑素缺乏，深色毛发者的毛发呈淡红色，皮肤色素减退以面部最明显。

7. 内分泌紊乱垂体功能减退、Cushing 综合征、甲状腺疾病和男子性腺功能减退可导致弥漫性色素减退，可能与晒黑能力下降有关。

九、血管萎缩性皮肤异色病

血管萎缩性皮肤异色病（poikiloderma atrophicans vasculare）是一种慢性斑片状皮炎，临床症状为色素沉着、色素减退、皮肤萎缩和毛细血管扩张。

（一）病因与发病机制

可为特发性，亦可继发于结缔组织病、淋巴瘤（斑块状副银屑病及蕈样肉芽肿）、何杰金病和遗传性皮肤病。血管萎缩性皮肤异色病症状可先于皮肤或全身淋巴瘤数年出现。斑块状副银屑病损害并发皮肤异色病为潜在的蕈样肉芽肿的征象。

（二）临床表现

1. 皮肤异色　本病基本损害有色素沉着、色素减退、皮肤萎缩和毛细血管扩张。初为红斑，伴有少许鳞屑，偶见淡红色小丘疹；以后色素沉着和色素减退（图 58-16），呈网状，毛细血管扩张、皮肤萎缩。呈羊皮纸样细皱纹外观。疾病常持续较久。

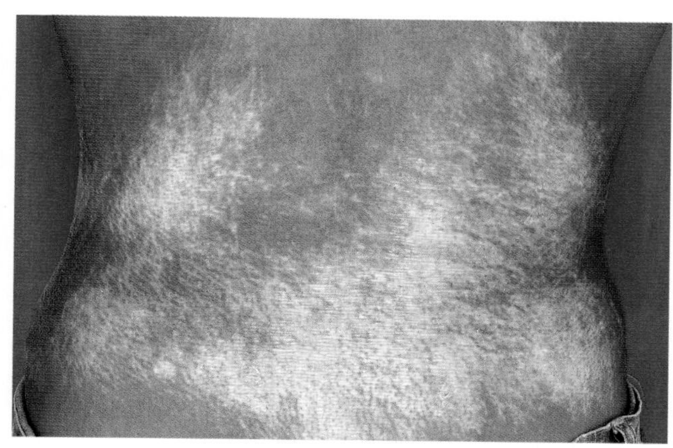

图 58-16　血管萎缩性皮肤异色病伴发硬皮病。

本病常见于中年人。皮疹可对称性分布于乳房、臀部及屈侧，黏膜极少受累，可呈泛发或局限性。

2. 伴发疾病　结缔组织病（红斑狼疮、皮肌炎、硬皮病）、淋巴瘤（斑块状副银屑病及蕈样肉芽肿）、霍奇金病和遗传性皮肤病（Rothmund-Thornson 综合征、遗传性硬化性皮肤异色病、先天性角化不良症）。

（三）组织病理

示表皮萎缩、基底细胞液化变性、真皮上部致密的炎症细胞呈带状浸润，也可侵入表皮某些区域，浸润细胞主要为淋巴细胞、组织细胞、浆细胞和巨噬细胞。

（四）诊断

多见于中年人，皮肤色素沉着和减退混杂，呈网状，毛细血管扩张，皮肤进行性萎缩。

（五）鉴别诊断

1. 先天性皮肤异色病　又称 Rothmund-Thomson 综合征，以皮肤异常和常伴有幼年型白内障及身材矮小为特征，生后 3~6 个月发病，皮肤出现网状模式的毛细血管扩张包绕色素减退和萎缩区域，周围色素沉着过度。

2. 西瓦特皮肤异色病　又称 Civatte 病，多见于绝经妇女，皮损于暴露部位如面、颈、耳后淡红褐色 1~3mm 斑疹，间杂有轻度萎缩淡白斑，色素沉着处有毛细血管扩张。

3. 斑块状类银屑病　损害并发皮肤异色病改变常为潜在的蕈样肉芽肿的征象。

4. 蕈样肉芽肿　伴蕈样肉芽肿的异色病样损害有严重瘙痒，可发生于非曝光部位，组织病理改变与蕈样肉芽肿一致。

5. 其他　还应与放射性皮炎、面部红斑侏儒症、着色性干皮病相鉴别。

（六）治疗

继发者主要是治疗原发病，如继发于结缔组织病、淋巴瘤及何杰金病等的血管萎缩性皮肤异色病。毛细血管扩张可用电灼、皮肤磨削术、硬化剂及激光治疗。色素沉着和色素减退一般不需要治疗。若美容需要者可参照黑变病或白癜风治疗方法。

（七）病程与预后

疾病可存在较久，预后取决于原发疾病，而皮肤损害属良性过程。

第三节　点滴状色素减少病

一、伊藤色素减少症

（详见第 27 章）

二、老年性白斑

老年性白斑（senile leukodelrna）是一种老年性退化现象，系皮肤内多巴阳性黑素细胞数目减少所致。多见于 45 岁以上的中老年人。针尖至绿豆大小的圆形或椭圆形白斑好发于躯干（图 58-17）、四肢（特别是大腿），边界清楚，数个至数百个不等，白斑处皮肤较周围略凹陷，边缘无色素增多。无自觉症状，随年龄增长而增多，患者常伴有其他老年性变化，如老年病、老年性雀斑样痣、灰白发等。

老年性白斑和白癜风皮损表现均呈瓷白色；超微结构均无可见黑素细胞。老年性白斑皮损一直维持在黄豆大小，但白癜风皮损数目可以不断增多。

老年性白斑是由局部因素导致的点状黑素细胞凋亡，而白癜风是有系统因素触发的大面积色素细胞凋亡。白癜风患者体内存在多种针对黑素细胞或细胞成分的自身抗体。白癜风的发生还可能与促使局部色素细胞凋亡的微环境密切相关，类似老年性白斑，先发生点状色素脱失。

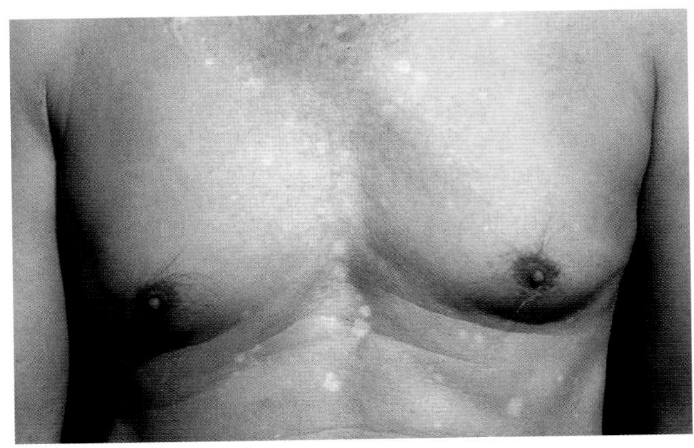

图 58-17 老年性白斑

无特效疗法。

三、对称性进行性白斑

对称性进行性白斑（symmetrical progressive teucopathy），本病首先在日本和巴西报道，好发于年青人，表现为点状白斑，对称性发生于胫前和上肢伸侧（图 58-18），偶尔累及腹部和肩胛区；可逐渐增多，持久存在。

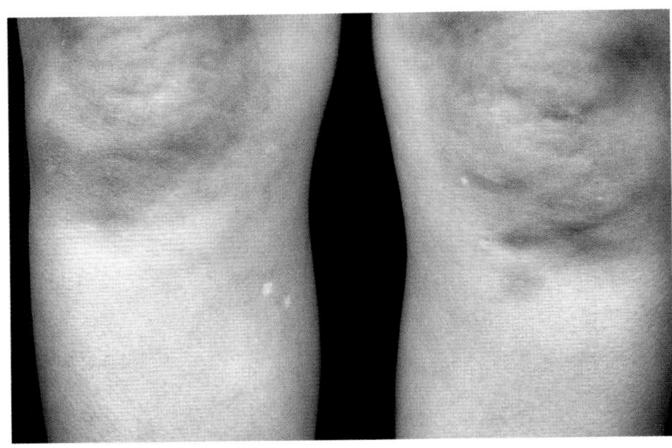

图 58-18 对称性进行性白斑

四、特发性点滴状色素减退症

特发性点滴状色素减退症（idiopathic guttate hypomelanosis，IGH）是一种常见病，40~50 岁个体中发病率约为 50%，60~70 岁者则为 70% 以上。病因不明，可能与日光暴露或体细胞突变有关。

边界清楚的角状瓷白色小斑点好发于四肢的伸侧，直径 2~6mm（图 58-19）。皮损一旦出现，其大小不会改变，不会相互融合，表面光滑且不萎缩。色素不会自发再生，皮损内的毫毛保持原有的颜色。

（一）组织病理

表皮萎缩，网篮样角化过度，表皮真皮交界处扁平，黑素含量和黑素细胞数目减少。

（二）诊断

通常依靠临床。点状白斑的鉴别诊断包括无色扁平疣、慢性苔藓样糠疹、PUVA 治疗后的播散性色素减退性角化病。

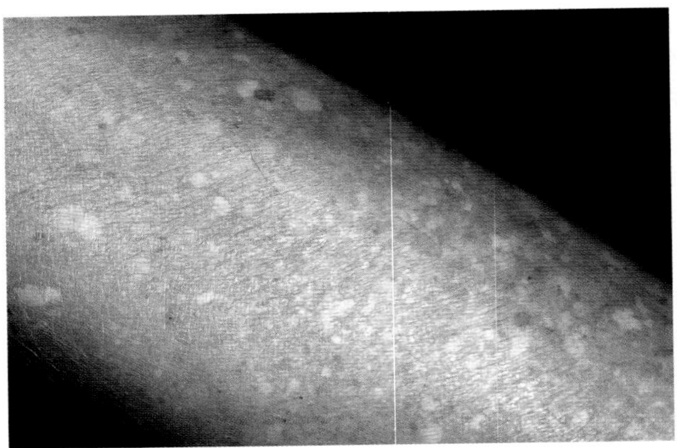

图 58-19 特发性滴状色素减退症

点状白斑（PUVA 治疗后）、硬化性苔藓、无色素性痣、点滴状白癜风、结节性硬化症的点滴状色素减退斑。

（三）治疗

避光，使用防晒霜。

皮损内注射去炎松或液氮冷冻疗法有一定的疗效。

液氮冷冻治疗可能是一种治疗 IGH 的方法。一项研究报道大约 90% 的皮损可完全色素再生。色素再生皮损的组织学检查显示有 DOPA 阳性的黑素细胞再现。但其副作用有冷冻治疗可致的白斑病及炎症后色素沉着过度。

五、进行性斑状色素减退

进行性斑状色素减退（progressive macular hypomelanosis，PMH）是常见的后天性皮肤病，其特征是边缘不清的圆形、无鳞屑的色素减退斑，主要影响躯干、背腹腰部。

（一）流行病学

各个种族人身上均可发生，较常见于混色人种，及出生或居住在热带环境中肤色较深的年轻女性中。年龄多见于男性青少年。

（二）病理生理学

有基因融合、遗传、真菌感染学说，目前较认可的是丙酸杆菌的不同亚型物种可能是造成 PMH 的致病生物。

（三）临床表现

该病通常会影响皮脂腺丰富的地区，病变常集中在中线附近。其特点为躯干上有边缘不清的圆形或椭圆形、无鳞屑的浅白色色素减退斑疹或斑片（1-5cm），可发生融合（图 58-20，图 58-21）。很少会累及近端，头部和颈部。不伴瘙痒或前驱症状，患者有时被误诊为花斑癣相关的残余色素减退。PMH 尚有另一个变异的特征是大而圆的皮损。

（四）实验室检查

真菌镜检及培养均为阴性。伍德灯检查：色素减退区散在点状橙红色荧光。病理检查，基底层色素颗粒减少。

（五）治疗

一项对 45 位患者进行的两种治疗方案对照研究中，5% 的过氧化苯甲酰水凝胶 /1% 的克林霉素洗剂与 UVA 照射相结合，而 0.05% 丙酸氟替卡松乳膏与 UVA 照射相结合，发现抗菌治疗效果更好。目前依痤疮丙酸杆菌感染学说，多局部应用抗微生物如过氧化苯甲酰，克林霉素乳膏及 NB-UVB 光疗。

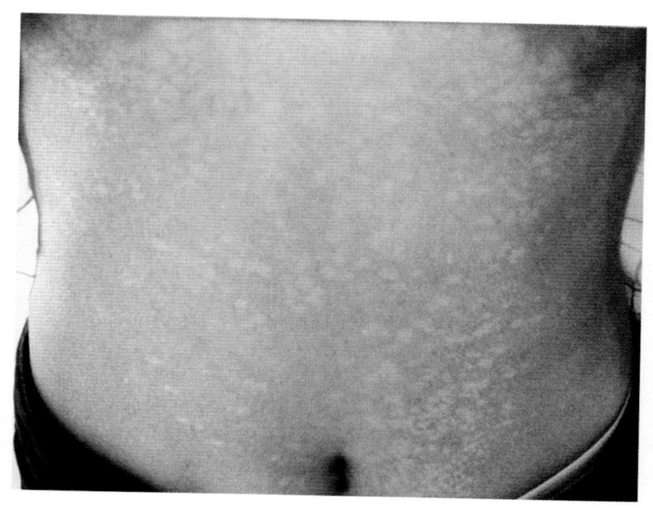

图 58-20　进行性斑状色素减退(汕头市皮肤性病防治院　吴晓瑜　李腾蛟　杨易　许敏鸿惠赠)

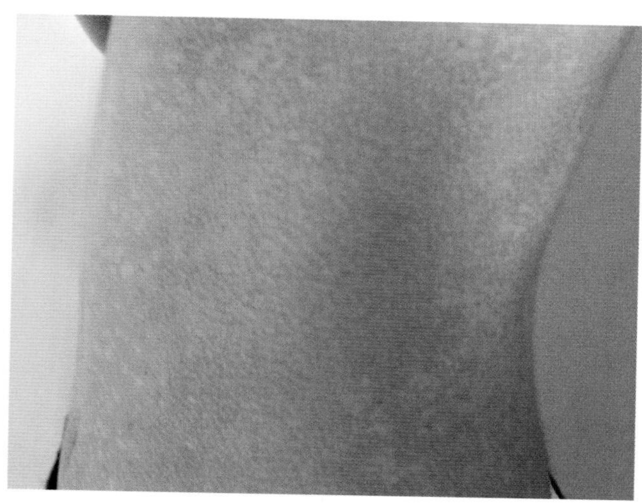

图 58-21　进行性斑状色素减退(汕头市皮肤性病防治院　吴晓瑜　李腾蛟　杨易　许敏鸿惠赠)

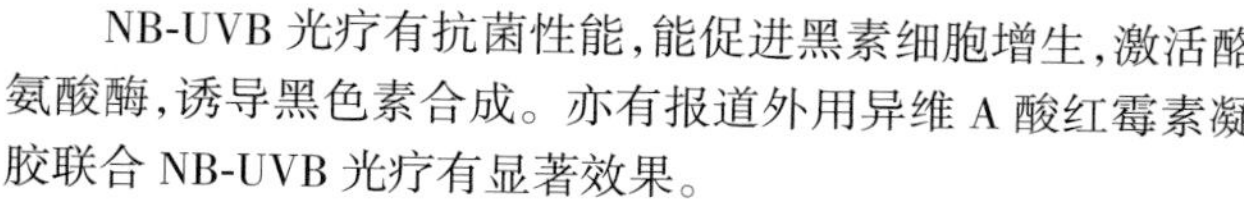

NB-UVB 光疗有抗菌性能,能促进黑素细胞增生,激活酪氨酸酶,诱导黑色素合成。亦有报道外用异维 A 酸红霉素凝胶联合 NB-UVB 光疗有显著效果。

(六) 预后

随着病情进展,PMH 可能稳定或缓慢发展。自发性消退很少见,但有可能。有研究本病可存在数年,或 2~5 年部分消退,还有报道 23% 的患者 2 年随访中色素自行恢复。

(吴大兴　高歆婧　李雪梅　陈佳玲　施歌)

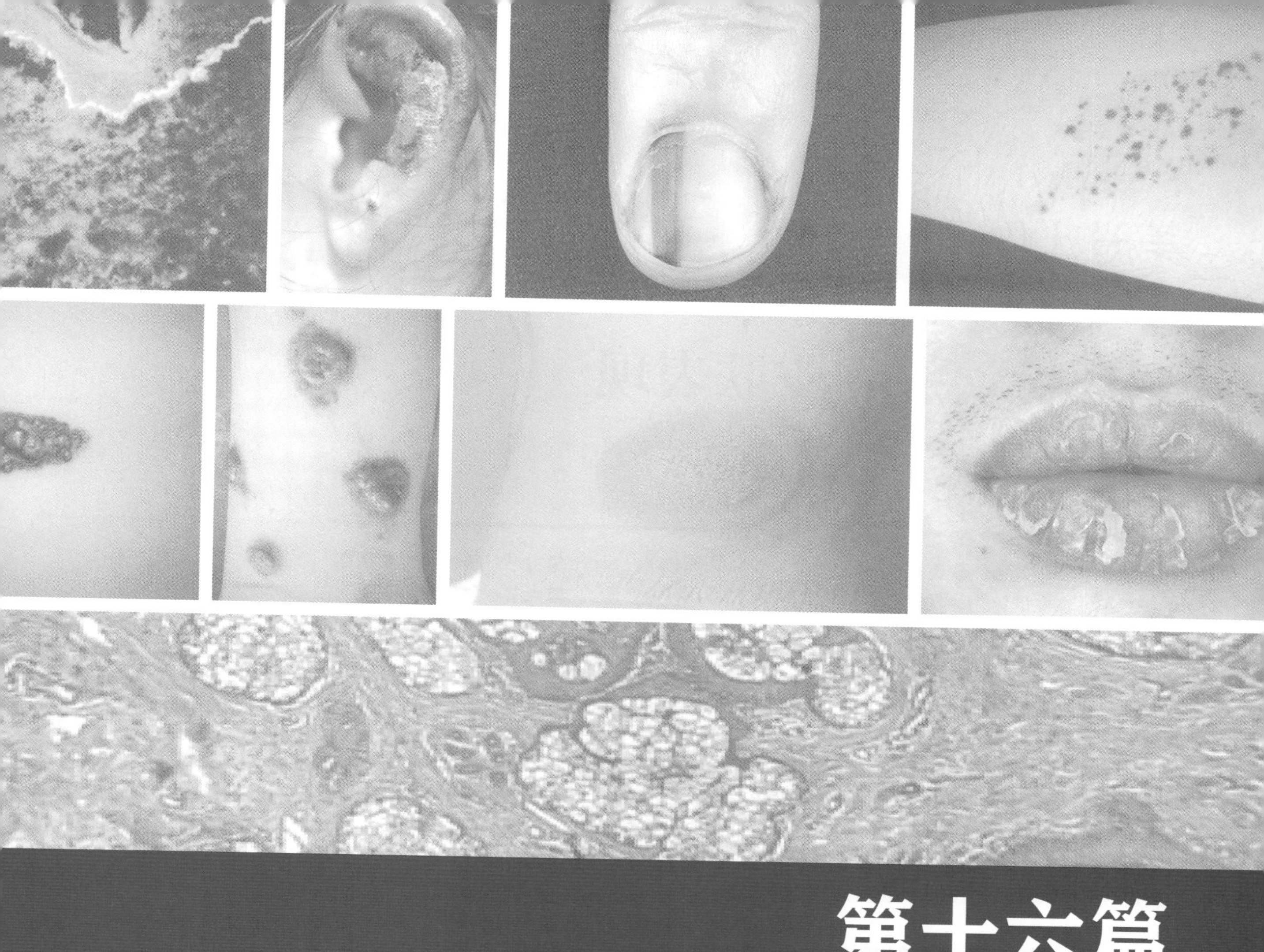

第十六篇

全身性疾病的皮肤表现

第五十九章

器质性疾病的皮肤表现

皮肤是人体最大的器官，覆盖于全身各处，许多全身性疾病通过不同的机制直接或间接地对皮肤产生影响，了解这些皮肤表现有助于对这些皮肤病进行病因解释或早期识别相应的全身性疾病。本章以表格和图解的形式列出，描述了在全身性疾病中重要组织受累的皮肤相关表现。

第一节　皮肤颜色的改变

正常皮肤的颜色由多种色基决定，其中黑素、血红蛋白和类胡萝卜素是 3 种主要色基，以黑素最为重要，它们由黑素细胞合成并传输至周围角质形成细胞，黑素小体的数量、大小、形状、分布和降解与皮肤颜色、种族及人种差异有关。

皮肤颜色的改变（cutaneous color changes）与血循环的改变或血红蛋白氧化作用的改变有关，许多外源性化学物质或药物也可引起皮肤颜色的改变（表 59-1）。例如，两种抗疟药硫酸羟氯喹和磷酸氯喹，可使皮肤呈棕色或灰蓝色。另外一种抗疟药盐酸阿的平常使皮肤颜色呈橙色至黄色。一种抗心律失常药乙胺碘呋酮可使曝光部位皮肤变为蓝色。四环素、米诺环素可使痤疮瘢痕处产生蓝色色素沉着，有时可引起牙齿变色。有些化疗药物，如博来霉素、白消安、噻替派也可使

表 59-1　常见全身性疾病所致皮肤颜色的改变

颜色	异常		相关因素	处理
黄色	胡萝卜素血症	过量摄入 β- 胡萝卜素或转化成维生素 A 减少	糖尿病、甲状腺异常、垂体异常、神经性厌食	减少摄入
	番茄红素血症	过量摄入番茄红素——胡萝卜素的一种异构体（不能转成维生素 A）		减少西红柿、浆果、红蔷薇果的摄入
	胆红素血症（黄疸）	肝病、溶血、遗传性疾病，如 Gilbert 或 Crigler-Najjar 综合征		治疗肝脏或血液系统疾病
	盐酸阿的平	抗疟治疗		撤药
蓝色	发绀			
	中央性	动脉氧化作用下降、血红蛋白异常，如：高铁血红蛋白血症	血管疾病、肺病或心脏病	治疗相关疾病
	周围性	由于心输出量减少，休克或寒冷所致血管收缩，动脉或静脉阻塞	血流减慢所致	治疗原发病
	高铁血红蛋白血症	先天性或药物所致的血红蛋白氧化	硝酸甘油、磺胺、砜类药物、亚硝基铁氰酸、苯胺染色	撤药，用美蓝治疗
	硫血红蛋白血症	药物引起	磺胺、非那西汀	撤药

续表

颜色	异常		相关因素	处理
灰蓝色	银质沉着	银质过量沉着	含有硝酸银的滴鼻剂或从事制造镜子的工作	无
	褐黄病(黑酸尿症)	缺乏尿黑酸氧化酶,血中尿黑酸多聚体堆积(黑色素沉着);巩膜和耳廓灰色样变	关节病、黑色尿、棕色或黑色耵聍或变色的汗液	减少苯丙氨酸及酪氨酸摄入,大量维生素C
	弥漫性皮肤黑变病	转移性黑素瘤,皮肤黏膜进行性蓝灰色变色	黑尿、黑痰、毛发颜色变深	预后不良
青铜色	血色素沉着病	肝脏、胰或心脏中贮存有过量的铁,皮肤黑素增加	肝硬变、糖尿病、先天性心脏病	放血治疗
	Addison 病	不清,可能与促肾上腺皮质激素的增加有关	可能由于各种肾上腺肿瘤或感染引起,出血或肿瘤转移引起	用糖皮质激素、盐皮质激素替代治疗

皮肤产生色素沉着。

第二节　皮肤的钙化和骨化

钙质沉着可分为两大类,一类为营养不良性钙化,另一类为转移性钙化(表 59-2)。营养不良性钙化发生于受损伤或发生变性的组织,而转移性钙化可发生于相对正常的皮肤上。治疗主要针对特发性钙化,这种钙化没有组织损伤和代谢改变,包括泛发性或局限性钙质沉着(图 59-1,图 59-2)、阴囊和阴茎特发性钙质沉着、褐黄病中的耳廓钙化、Addison 病、肢端肥大症、糖尿病、甲亢。皮肤钙化伴骨形成见于下述疾病:基底细胞癌、毛母质瘤、毛发上皮瘤、血管瘤、瘢痕、化脓性肉芽肿,部分正在接受或接受过四环素或米诺环素治疗的痤疮病人亦可发生此种病变。

钙化防御,又称为钙化性尿毒症性小动脉病,是一种以血管和软组织进行性钙化为特征的综合征,包括皮肤钙化性脂膜炎及皮肤坏死,见于晚期肾病患者,好发于乳房、腹部、臀部和四肢,死亡率高,患者细胞外液中钙离子和有机磷离子浓度升高,且可能有继发性甲状旁腺功能亢进。组织学表现为脂膜小动脉中层钙化和内膜纤维化,导致血栓形成和缺血性坏死。在尿毒症和正在接受透析治疗的患者中血管钙化常见,但钙化防御很少见,提示 C 蛋白功能下降可能导致血栓形成,引起皮肤坏死和指/趾坏疽。

钙化或骨化通常无需治疗。当钙磷代谢异常时,如维生素 D 过多症、肾病、肿瘤钙化等,可调节钙磷水平使其恢复到正常,如此可能阻止疾病进一步发展,甚至使病情得到部分缓解。

表 59-2　钙化和骨化的分型和鉴别诊断

分型	异常	鉴别诊断	治疗
营养不良性钙化	炎症组织或变性的组织内钙盐沉积,但钙、磷、甲状旁腺素和降钙素水平正常	局限性 炎性损害:痤疮 变性损害:血管功能不全 肿瘤:表皮囊肿、基底细胞癌、毛母质瘤 泛发性 遗传性:弹性纤维假黄瘤、Ehlers-Danlos 综合征、Werner 综合征 结缔组织病:皮肌炎、硬皮病	切除 无特殊治疗 秋水仙碱(皮肌炎),地尔硫䓬(硬皮病)
转移性钙化	钙、磷代谢异常	特发性 继发性甲状旁腺功能亢进或尿毒症,尤其是当钙磷乘积 >60 时 维生素 D 中毒 结节病	无特殊治疗 甲状旁腺切除,抗酸药或肾移植
皮肤骨化	终末器官对甲状腺激素缺乏反应	假性甲状旁腺功能减退 炎性损害:痤疮 骨化性肌炎	见正文

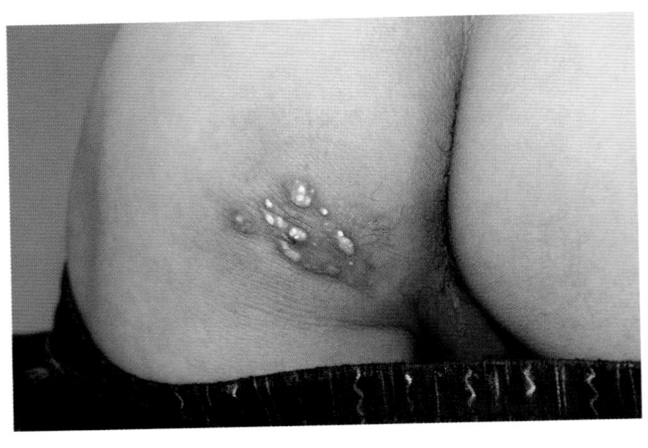

图 59-1　皮肤钙沉着症

硬性结节可排出或挤出白垩色固体物质(新疆维吾尔自治区人民医院　普雄明惠赠)。

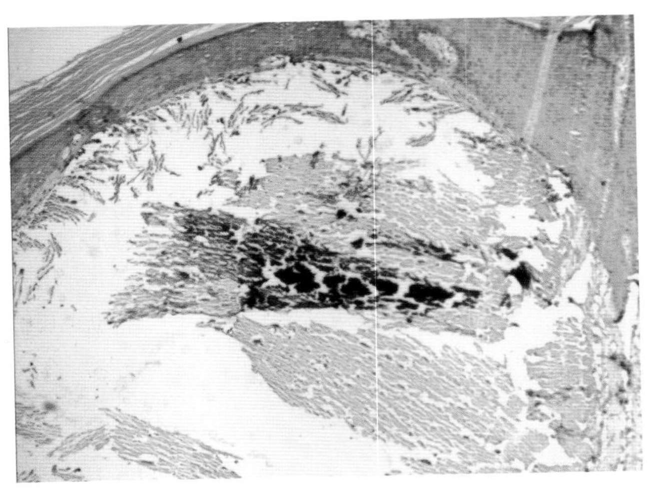

图 59-2　皮肤钙沉着症组织病理

钙盐(新疆维吾尔自治区人民医院　普雄明惠赠)。

第三节　内分泌疾病的皮肤表现

(一) 肾上腺皮质疾病

肾上腺皮质分泌糖皮质激素、醛固酮和性激素。下丘脑-垂体-肾上腺轴异常，包括 ACTH 或医源性糖皮质激素可引起不同的皮肤改变，原因包括：①ACTH 分泌性垂体腺瘤(Cushing 病)或异位 ACTH 分泌性内分泌肿瘤(如燕麦细胞癌或胸腺瘤)刺激肾上腺皮质分泌过多的皮质醇；②原发性肾上腺腺瘤或肾上腺癌分泌过多的皮质醇；③女性男性化患者有过量的雄激素分泌，引起难治性痤疮、脱发或妇女多毛症(表 59-3)。

(二) 糖尿病

随着糖尿病发病率不断升高，糖尿病性皮肤病已成为一个相当普遍的问题(表 59-4)。①糖尿病性类脂质渐进性坏死几乎总是发生于糖尿病或糖耐量试验阳性的病人，皮损为橙黄色，位于胫前，晚期可形成溃疡；类脂质渐进性坏死是由微血管病变引起，但控制糖尿病对其病程影响甚微。皮损内注射糖皮质激素偶可阻止损害扩大，但应慎用，因为可能引起萎缩和溃疡；②黑棘皮病：耐受胰岛素的患者似乎比胰岛素受体异常(如由于抗受体抗体而引起的受体缺乏)的患者更常发生黑棘皮病，此类患者需要大剂量的胰岛素；③在糖尿病患者中，感染更常见，包括红癣、疖/痈、白色念珠菌感染(传染性口角炎、正中菱形舌炎、甲沟炎、生殖器感染和间擦疹)以及其他细菌和真菌感染。

表 59-3　内分泌疾病与皮肤病

疾病	皮肤表现	病因	其他病变
肢端肥大症	粗糙面容，回状颅皮，巨舌(图 59-3，图 59-4)，体毛增多，黑棘皮病，皮赘	青春期后生长激素分泌过多，常由于垂体肿瘤引起	—
Cushing 病	肾上腺皮质功能亢进和色素沉着	ACTH 分泌过多或垂体腺瘤	—
Cushing 综合征	身体脂肪重新分布，满月脸，水牛背，皮肤萎缩，容易青肿，痤疮，多毛症	皮质醇分泌过多：①垂体腺瘤；②肾上腺肿瘤；③糖皮质激素治疗	肌肉萎缩
高泌乳素血症	溢乳，乳头增大	垂体微腺瘤	闭经
Addison 病	色素沉着(尤其是黏膜和掌纹)，白癜风	肾上腺功能减退、感染(结核)、肿瘤、医源性或自身免疫性疾病	ACTH 分泌增加，糖皮质激素或盐皮质激素分泌减少
女性男性化	男性型秃发，痤疮，多毛症，阴蒂肥大，乳房萎缩，音调低沉	肾上腺、卵巢肿瘤分泌雄激素过多	月经紊乱
甲状腺毒症	40% 患者毛发纤细，脱发	甲状腺功能亢进症、甲状腺毒症	震颤，心动过速，食欲亢进，体重下降，多汗

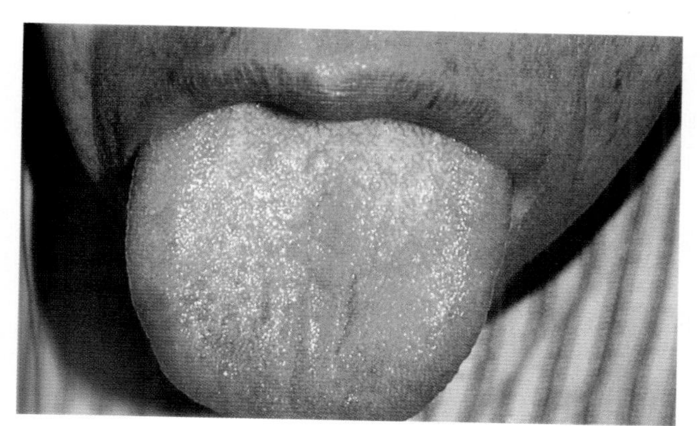

图 59-3 肢端肥大症(巨舌)

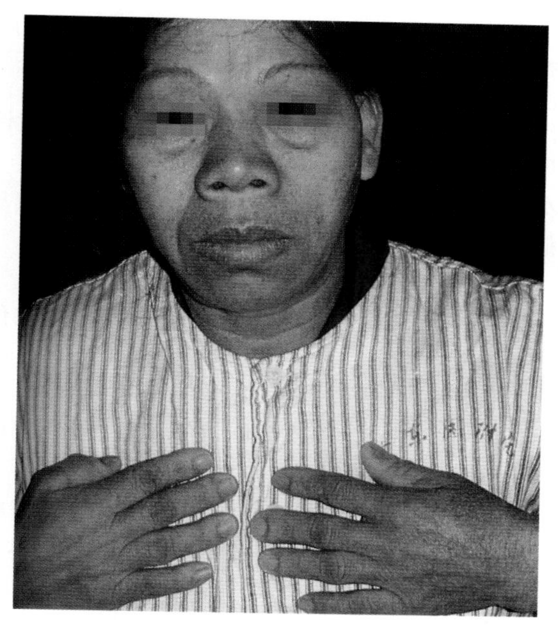

图 59-4 肢端肥大症
前额突出,眼睑水肿,鼻部宽大,下唇肥厚,手指粗大,甲半月消失。

表 59-4 糖尿病的皮肤表现

疾病	皮肤损害	有关的异常	治疗	评价
潮红	面颈部长期潮红	糖尿病未能控制,常有胰腺异常	控制糖尿病	血管扩张剂加重病情
糖尿病性皮肤病	小腿萎缩,色素沉着	可能是微血管病变的表现	—	—
糖尿病性大疱	紧张性大疱,常见于下肢	可能与基底膜带脆弱有关	—	必须排除其他疱病
糖尿病性足溃疡	指/趾远端和受力点慢性溃疡(通常深在)	神经病变和血管功能不全所致	局部处理	应排除骨髓炎
糖尿病性类脂质渐进性坏死	边界清楚的黄棕色斑,周围有红斑,常有溃疡	1/3 的患者有糖尿病,1/3 糖耐量异常,1/3 正常	皮损内注射糖皮质激素,阿司匹林,潘生丁	—
播散性环状肉芽肿	环状、红色或肤色损害	大多数环状肉芽肿患者无糖尿病	外用或皮损内注射糖皮质激素,口服氨苯砜、碘化钾	—
成人硬肿病	颈和上背部急性变硬	约 50% 有糖尿病	不清楚	黏多糖沉积
黑棘皮病	间擦部位表皮增厚,色素沉着	胰岛素抵抗性糖尿病患者中 50% 患有黑棘皮病	减肥,控制潜在疾病	—
脂肪萎缩性糖尿病	泛发性脂肪萎缩,发疹性黄瘤,多毛症,外生殖器肥大	受体结合缺陷引起的胰岛素抵抗性糖尿病(高胰岛素血症)	无可靠治疗	伴有黑棘皮病、肝脾肿大和智力迟钝
发疹性黄瘤	黄红色小丘疹,持续 1 周至 2 个月	糖尿病控制欠佳及高甘油三酯血症	控制糖尿病	可能是糖尿病的初期表现

第四节 胃肠道出血与皮肤病变

下表列出了一组具有皮肤病变,同时可伴有胃肠道出血的疾病(表 59-5)。

1. 遗传性出血性毛细血管扩张症,是一种常染色体显性遗传性疾病,患者唇、口腔黏膜和鼻黏膜、有时甚至在肢端皮肤上有簇状毛细血管扩张。另外,整个胃肠道也表现出毛细血管扩张。最常见的表现是反复鼻出血,也可发生反复胃肠道出血。

表 59-5 胃肠出血的皮肤表现及处理

疾病	皮肤表现	胃肠道出血	其他表现	处理
遗传性出血性毛细血管扩张症	面部、黏膜或肢端簇状毛细血管扩张性斑疹	复发性上消化道出血	鼻出血，动静脉畸形	输血，雌激素，激光
蓝色橡皮大疱样痣综合征（Bean 综合征）	皮肤多灶性静脉畸形，呈蓝黑色	可累及肠道，呕血、便血	累及肝脏、气管等其他内脏，引起出血、阻塞症状	—
弹力组织假黄瘤	间擦区皮肤黄色丘疹，皮肤松弛，“拔毛鸡”样皮肤	上消化道出血	视网膜上血管样条纹，高血压	无特殊治疗
Gardner 综合征	表皮囊肿，淋巴瘤，硬纤维瘤	下消化道出血，结肠息肉	骨瘤，下颌骨囊肿	全结肠切除
Peutz-Jegher 综合征	唇、口腔黏膜表面或肢端皮肤黑痣（图 59-5，图 59-6）	全胃肠道息肉，肠套叠或出血	乳腺癌和卵巢癌的发生率可能升高，少见胃肠道癌	切除病变的肠道
恶性萎缩性丘疹病（Degos 病）	淡红色丘疹，中心坏死，后为白色萎缩性瘢痕	胃肠道黏膜类似损害，出血可致死	中枢神经系统疾病，胸膜炎，心包炎	—
Kaposi 肉瘤	紫癜性斑疹、丘疹、结节	胃肠道损害可引起出血	为艾滋病的典型相关疾病	经典型 Kaposi 肉瘤可化疗
溃疡性结肠炎	结节性红斑，坏疽性脓皮病，血管炎	溃疡，出血	阿弗他溃疡，关节炎，慢性出血	柳氮磺吡啶、糖皮质激素或外科治疗
Crohn 病	结节性红斑，坏疽性脓皮病，血管炎及直肠周围瘘管	肠壁全层慢性炎症，瘘管	阿弗他溃疡，关节炎，慢性出血	柳氮磺吡啶、甲硝唑、糖皮质激素或 ACTH、免疫抑制剂

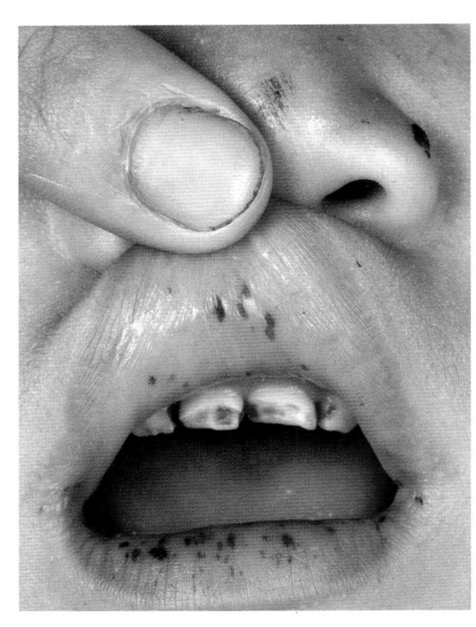

图 59-5 口周色素沉着 - 肠道息肉综合征
口唇淡褐黑色斑点。

2. 胃肠道息肉或癌症，可引起胃肠道隐匿性出血或大出血。Gardner 综合征可表现为皮肤囊肿、骨瘤和结肠多发性腺瘤样息肉。

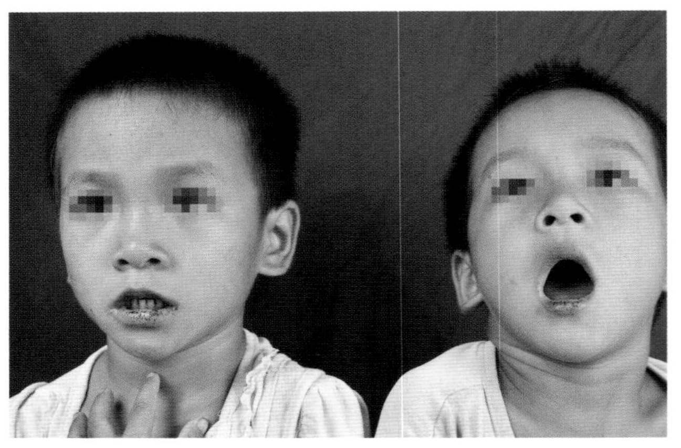

图 59-6 口周色素沉着 - 肠道息肉综合征
口唇黑色 - 淡棕色斑点簇集（亲兄弟）。

3. 血管炎，可影响胃肠静脉，导致黏膜出血和坏死。Henoch-schonlein 紫癜常有胃肠道绞痛或出血的表现，一般伴有可触性紫癜、关节炎和肾炎。

4. 炎性肠病（IBD）可分为 Crohn 病和溃疡性结肠炎，两者都有腹痛、便血和腹泻、口腔小溃疡、结节性红斑、坏疽性脓皮病和血管炎的表现。

第五节　肾病的皮肤病变

肾脏病患者常有皮肤受累的表现(表 59-6),皮肤改变的发生至少有四种可能的途径:①尿毒症;②多系统损害;③透析;④肾移植患者的免疫治疗。

表 59-6　肾病的皮肤表现及处理

疾病	皮肤表现	肾脏异常	其他表现	处理	评价
晚期肾病的皮肤改变	皮肤苍白或灰黄	各种原因所致	贫血	促红细胞生成素	
	皮肤干燥			润肤剂	
	瘙痒		组织肥大细胞数量增多	紫外线光疗	
	转移性钙化		钙磷乘积 >60,可能为继发性甲状旁腺功能亢进所致	抗酸剂	钙代谢异常
	尿素霜		严重尿毒症	透析或肾移植	
	坏疽		血管壁钙沉着	伤口管理,甲状旁腺切除,硫代硫酸钠	
结节性多动脉炎	网状青斑,可触及性紫癜,结节	肾小球肾炎,肾动脉瘤,高血压	血管炎,肌炎,发热,胸膜炎,心包炎,多发性神经炎,腹痛,胃肠出血	糖皮质激素或环磷酰胺	排除乙型肝炎和中小动脉炎
神经纤维瘤病	咖啡牛奶斑和神经纤维瘤	(恶性)高血压和嗜铬细胞瘤	癫痫发作,中枢和周围神经系统肿瘤	手术	检查家庭成员和其他内分泌器官
结节性硬化症	皮脂腺瘤,叶状白斑,鲨革样斑,甲周纤维瘤	肾错构瘤(血管肌脂瘤)	中枢神经系统肿瘤,智力迟钝,心脏横纹肌瘤和癫痫发作	手术	常染色体显性遗传
Fabry 病(α- 半乳糖苷酶缺乏症)	弥漫性躯体血管角化病	肾小球内酰基鞘氨醇己三糖苷堆积,蛋白尿及肾衰	二尖瓣脱垂,传导阻滞,充血性心力衰竭	肾移植	X 染色体隐性遗传
结节病	丘疹,结节,斑块	钙结石	淋巴结肿大,葡萄膜炎,肺纤维化	糖皮质激素对高钙血症有效	
原发性系统性淀粉样变	捏挟紫癜、浣熊眼、巨舌	蛋白尿	充血性心力衰竭,副蛋白,骨髓瘤	治疗原发病	
透析相关性皮肤改变	瘙痒	晚期肾病	无	紫外线光疗	
	甲裂片状出血		无	无	
	血液透析性大疱性皮病		无	遮光剂	排除卟啉病
	Kyrle 病		糖尿病	外用维 A 酸类	

第六节　原发性心脏疾病的皮肤表现

原发性心脏损害的皮肤表现较多(表 59-7),如栓塞现象可发生于细菌性心内膜炎、胆固醇栓子或左心房黏液瘤,与皮肤血管炎很相像。治疗心脏病或高血压的药物对皮肤有潜在的副作用,尤其是奎尼丁引起的血小板减少症,可导致死亡;噻嗪类利尿剂常引起光敏感,可引起药物诱导的亚急性皮肤红斑狼疮;钙通道阻滞剂可引起小腿水肿。

表 59-7 原发性心脏疾病的皮肤表现

心脏疾病	皮肤表现
高血压	
嗜铬细胞瘤	神经纤维瘤病，咖啡牛奶斑
肾动脉狭窄	硬皮病的表现
胆固醇栓子	可触性紫癜，蓝趾或紫趾，网状青斑，溃疡
细菌性心内膜炎	Osler 结节，Janeway 损害，瘀点，瘙痒性脓疱，甲裂片状出血
马方综合征	膨胀纹，长脸，晶状体脱位，近视，蜘蛛样指，主动脉根扩张，升主动脉夹层
心脏病用药	
β 受体阻滞剂	诱发银屑病
钙通道阻滞剂	下肢水肿
长压定	多毛症
奎尼丁	瘀点（血小板减少症），光敏感
普鲁卡因胺	药物诱导的红斑狼疮
噻嗪类利尿剂	光敏感，药物诱导的亚急性皮肤红斑狼疮

第七节 肺部疾病的皮肤表现

急性结节病以无症状性双侧肺门淋巴结肿大、结节性红斑、关节炎及葡萄膜炎为特征。感染是另一组可能同时累及皮肤和肺部的疾病，通常肺部是原发感染的部位，而皮肤损害是感染的一种反应性过程（如支原体肺炎的多形红斑）或是感染播散（如芽生菌病）（表 59-8）。

表 59-8 肺部疾病的皮肤表现

疾病	皮肤表现	肺部疾病	其他表现	治疗
结节病	丘疹、结节、斑块、冻疮样狼疮，结节性红斑	肺纤维化，肉芽肿，双侧肺门淋巴结肿大及上呼吸道病变	骨囊肿，高钙血症，关节炎，葡萄膜炎	羟氯喹治疗皮损，糖皮质激素可治疗瘢痕和进行性肺损害
结核病	寻常狼疮和皮肤结核	浸润性空洞，单侧肺门淋巴结肿大	发热，乏力	异烟肼，利福平等
支原体肺炎	多形红斑或 Stevens-Johnson 综合征	肺炎	—	红霉素
水痘肺炎	典型皮损	肺炎	多见于成人或孕妇	阿昔洛韦
AIDS	Kaposi 肉瘤及机会性感染	卡氏肺囊虫肺炎	机会感染及腹泻	抗反转录病毒治疗
Wegener 肉芽肿病	血管炎损害及皮肤肉芽肿	空洞性肺结节，肺血管炎	肾小球肾炎，上呼吸道炎症，虹膜炎，心包炎，关节炎	糖皮质激素或环磷酰胺
Churg-Strauss 综合征	荨麻疹，网状青斑，皮下结节	重度哮喘	过敏性鼻炎，心肌炎，IgE 升高	孟鲁司特
Costello 综合征	手足皮肤松弛，掌纹深，面容粗犷，低位耳，黑棘皮病	肺动脉狭窄	肥厚性心肌病，横纹肌肉瘤，移行细胞癌	—
Leopard 综合征	多发性雀斑样痣，低位耳，眼距宽	肺动脉狭窄	心电图异常，外生殖器异常	—
黄甲综合征	甲增厚、弯曲、黄色 / 黄绿色	支气管扩张，胸腔积液	淋巴水肿	
肺气肿，肺脓肿，肺肿瘤	杵状指（图 59-7）			

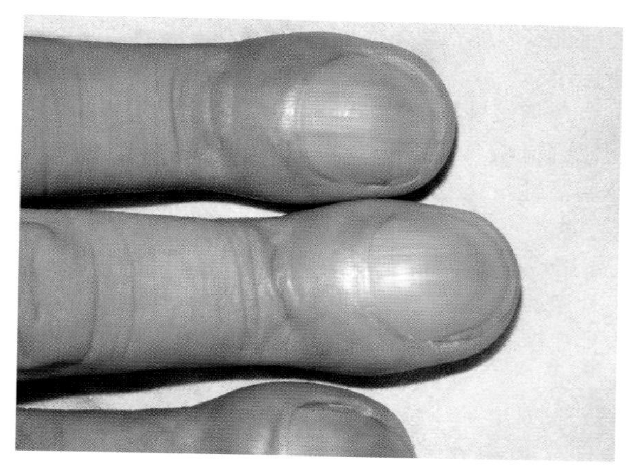

图 59-7　杵状指(室间隔缺损所致)

甲沿纵、横两个方向膨大、弯曲并呈弓状曲面,似表壳上的玻璃,甲上皮增厚[华中科技大学协和深圳医院(南山医院)　陆原　何雯惠赠]。

第八节　副肿瘤性皮肤病

Curch 于 1976 年提出了副肿瘤性皮肤病的 5 条标准,分析皮肤病与其他内脏肿瘤的关系:①皮肤病与恶性肿瘤同时发生或当皮肤病被确诊时即可诊断恶性肿瘤;②两者具有平行的病程,即如果肿瘤得以治疗,皮肤病也随之改善,或随着肿瘤复发而复发;③存在与皮肤病相关的特定肿瘤部位或细胞类型;④两者之间存在统计学关联;⑤两者之间与遗传性关联。实际上前四条标准适用于传统的相关疾病,而第五条标准适用于遗传性疾病。

按照皮肤病与内脏肿瘤的相关性强弱,可将副肿瘤性皮肤病分为 3 类,以下列出了相关皮肤病和最常合并的肿瘤,并在表 59-9 中简要总结:

1. 与内脏肿瘤强相关　包括 Bazex 综合征(副肿瘤性肢端角化症;上呼吸道和胃肠道鳞癌)、匍行性回状红斑、游走坏死松解性红斑(胰高血糖素瘤综合征)、牛肚掌(单独牛肚掌提示肺癌,牛肚掌伴黑棘皮病提示胃癌)、菜花状皮肤乳头瘤病(胃腺癌)、原发性淀粉样变性(骨髓瘤)、硬化性黏液水肿、渐进性坏死性黄色肉芽肿(副蛋白血症、骨髓瘤)、POEMS 综合征、获得性胎毛过多症(肺癌、结直肠癌)、副肿瘤性天疱疮(霍奇金淋巴瘤、淋巴细胞白血病)、类癌综合征(胃肠道类癌)、Trousseau 综合征(胰腺癌)。

2. 与内脏肿瘤中度相关　Sweet 综合征、坏疽性脓皮病(骨髓增殖性疾病)、皮肌炎(肺癌、乳腺癌、结直肠癌)、多

表 59-9　与内脏恶性肿瘤有关的疾病

疾病	皮肤表现	相关恶性肿瘤	其他相关表现	评价
转移性病变	结节,溃疡(最常见)	多样,乳腺癌最易发生皮肤转移	可有肿瘤症状	肿瘤常接近转移部位
黑棘皮病	屈侧色素沉着和角化过度(图 59-8),牛肚掌	胃肠道腺癌(常为胃腺癌)	瘙痒,体重减轻,黏膜受累	无内分泌疾病
淀粉样变	捏挟紫癜,蜡样半透明丘疹,浣熊眼	多发性骨髓瘤	巨舌和器官肿大(脾、心、肝)	预后不良,AL 蛋白沉积
类癌综合征	潮红和硬皮病样改变	类癌	支气管痉挛,体重减轻,腹泻,右心瓣膜损害	肠肿瘤常转移至肝脏,支气管肿瘤,尿 5- 羟吲哚乙酸增加
匍行性回状红斑	木纹状图形红斑	各种部位和细胞类型	体重减轻	少见
胰高血糖素瘤综合征	游走坏死松解性红斑,擦烂性口周皮炎	胰腺 α 细胞癌	舌炎,体重减轻,高血糖,血氨基酸降低	—
乳房 Paget 病	乳头片状湿疹	导管内腺癌	—	常转移至腋窝淋巴结
Sweet 综合征	触痛性红色斑块	髓性白血病	发热和贫血	病程与白血病平行
Bowen 病	鳞屑性红色斑块,花边状边缘	各种细胞类型和部位	—	统计学上可疑
皮肌炎	眶周紫罗兰色皮疹,披肩征,Gottron 丘疹,技工手	各种类型类型和部位,25% 伴发癌症	对称性近端肌无力	—
剥脱性皮炎	泛发性鳞屑性红皮病	淋巴增殖性疾病	体重减轻,淋巴结肿大	仅 5%~10% 的相关性
多发性错构瘤综合征	口周角化丘疹,外毛根鞘瘤和肢端丘疹	乳腺癌(常为双侧),甲状腺或肠癌较少	黏膜丘疹和息肉病(错构瘤)	常染色体显性遗传
神经纤维瘤病	神经纤维瘤,咖啡牛奶斑,腋窝雀斑	神经纤维肉瘤,嗜铬细胞瘤,白血病,听神经瘤	Lisch 结节,癫痫发作,智力迟钝	常染色体显性遗传

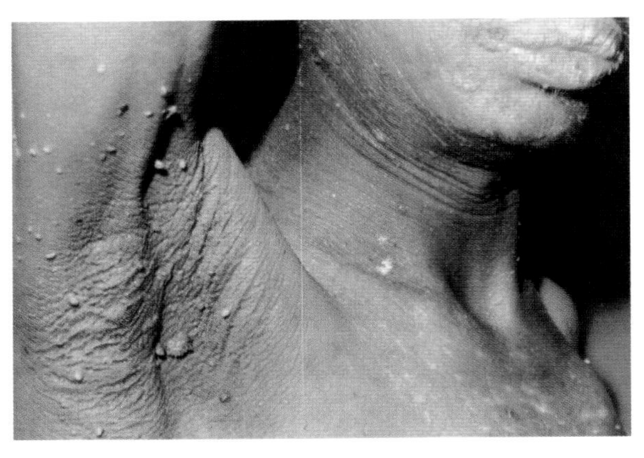

图 59-8 恶性黑棘皮病，腋窝和颈部皮肤呈天鹅绒样增厚、显著色素沉着，并伴发内脏恶性肿瘤（昆明医学院 王朝凤惠赠）

中心网状组织细胞增多症（内脏实体瘤）、连圈状糠疹（肝细胞癌）。

3. 与内脏肿瘤弱相关 孤立的黑棘皮病、获得性鱼鳞病（累及躯干伴龟裂，提示霍奇金淋巴瘤）、Leser-Trélat 征（发疹性脂溢性角化病，提示胃肠道腺癌）、硬皮病（卵巢癌、肺癌）、皮肤钙沉着症（肺及其他鳞癌）、血管炎（骨髓增殖性疾病）、雷诺现象、指端缺血、红斑肢痛症（真性红细胞增多症）、复发性多软骨炎、红皮病 / 剥脱性皮炎、杵状指（支气管癌）、泛发性瘙痒症（霍奇金淋巴瘤）、离心性环形红斑、Cushing 综合征。

下表列出了与癌症有关的皮肤病（表 59-10），但这种相关性罕见，且在临床上常不明显。获得性鱼鳞病是淋巴瘤的一种并发症，但常在肿瘤确诊后很长时间才发现皮肤病变。

表 59-10 与癌症关系较小的皮肤病

疾病	皮肤表现	相关的恶性肿瘤	特殊检查	评价
获得性鱼鳞病	寻常型鱼鳞病样损害	淋巴瘤或白血病	—	常出现于恶性肿瘤确诊后
皮肤血管炎	可触及性紫癜，网状青斑，结节，溃疡	毛细胞白血病，实体肿瘤少见	—	与肿瘤相关性小（<1%）
疱疹样皮炎	伸侧对称分布的群集性水疱，伴剧烈瘙痒	肠淋巴瘤	免疫荧光	有小肠黏膜损害
离心性环形红斑	环形红斑和鳞屑		—	是一种图形红斑
带状疱疹	成群的水疱沿皮节分布，常先有疼痛	淋巴瘤，白血病，Kaposi 肉瘤或艾滋病	泛发性病变者检查 HIV	—
天疱疮	皮肤或黏膜糜烂、结痂，偶有完整水疱尼氏征阳性	良性或恶性胸腺瘤	X 线胸片，免疫荧光	重症肌无力与天疱疮和胸腺瘤有关
瘙痒症	无原发性损害	淋巴瘤或白血病	—	很少发生
坏疽性脓皮病	溃疡，隆起的边缘呈紫罗兰色	髓性白血病或单克隆免疫球蛋白（IgA）病	骨髓穿刺，血清蛋白电泳和免疫电泳	与白血病、丙种球蛋白病有关
硬皮病	皮肤硬化，毛细血管扩张，钙质沉着和雷诺现象	肺癌	定期 X 线胸片检查	罕见，与长期病变有关

（吴江 方红 周英 孙澎彬 叶萍 杨艳平）

第六十章

妊娠性皮肤病

第一节　概述

一、妊娠期皮肤的生理性改变

妊娠期皮肤病（dermatitis of pregnancy），本章讲述妊娠期的相关疾病。妊娠期复杂的内分泌、免疫、代谢以及血管等方面的变化从多种途径影响皮肤，其中不仅包括妊娠期皮肤生理变化、原发皮肤病在妊娠期的变化、妊娠伴发的皮肤病，亦包括妊娠特异性皮肤病，后者又包括妊娠期肝内胆汁淤积症、妊娠性类天疱疮、妊娠性多形疹、妊娠特应性皮疹等。

妊娠期妇女可以发生多种生理性和病理性的皮肤改变，其原因多与妊娠期体内皮质类固醇激素、雌激素及雄激素水平改变以及相关免疫、代谢状态有关（图 60-1，表 60-1）。

（一）色素沉着

90% 以上的妇女在妊娠期间可发生色素沉着，可能与妊娠期间血清促黑素细胞激素（MSH）、雌激素及黄体酮水平升高有关。表现为原来色素较深部位（如乳晕、乳头、腋下、外阴及肛门周围、腹正中白线和大腿内侧）颜色加深。色素沉着多出现于妊娠早期并呈进行性加重直至分娩，分娩后可自然消退但多不能恢复至原来的颜色，再次妊娠或口服避孕药后可复发。黄褐斑是发生在孕妇颜面部的色素沉着，约发生于 50%~75% 的孕妇，虽然大多数可在产后 1 年内消失，但也有报告 30% 的人 10 年后仍持续存在。

（二）毛发

所有妊娠妇女均因内分泌的改变而有不同程度的多毛，多毛见于妊娠初期，以上唇、面颊最为明显，亦可见于四肢或背部，可伴有痤疮或其他男性化现象；有些妊娠妇女则表现为产后脱发，以分娩后 4-20 周内为明显，经 6-15 个月可完全恢复。

（三）甲

妊娠期指（趾）甲改变包括甲横沟、变脆和远端剥离等，其发病机制仍未明确。

（四）腺体

妊娠期间小汗腺功能增强，使痱子、多汗症等的发病率增加，皮脂腺功能增强，使许多孕妇在妊娠期首次出现痤疮或痤疮复发、乳晕腺增大。顶浆汗腺分泌功能下降，故妊娠期化脓性汗腺炎和 Fox-Fordyce 病好转，但产后可能加重。

（五）结缔组织

表现为部分妇女出现妊娠纹，约发生于 90% 以上的孕妇，主要分布于腹部，亦可见于胸、背、臀部及四肢近端，通常在妊娠 6~7 个月时出现，开始为紫红色或暗红色，以后为白色或皮肤色，稍显凹陷，终生不消退，但无明显不适症状。部分孕妇还可出现皮赘，常出现于妊娠后半期，分布于颈部两侧、腋窝和乳房下。分娩后消退或持续存在。妊娠期瘢痕疙瘩可迅速增大。

（六）血管

蜘蛛痣在妊娠后期出现，好发于颈部、眼周及上肢，75% 孕妇在分娩 2-3 个月后，其颜色可变淡，但往往不能完全消退。掌红斑出现于妊娠早期，分布在大鱼际、小鱼际或整个手掌，为弥漫红斑或斑点状，与在肝硬化中所见相同，指部常不累及，通常在产后一周消失。此外，尚可见下肢静脉曲张、痔、软纤维瘤增多等。

（七）黏膜

牙龈增生几乎发生于所有孕妇，常见于妊娠初期开始，至第 9 个月达到高峰，分娩数日至数周内消失，齿龈的变化为肿瘤样增殖，临床上呈肉芽肿样外观。

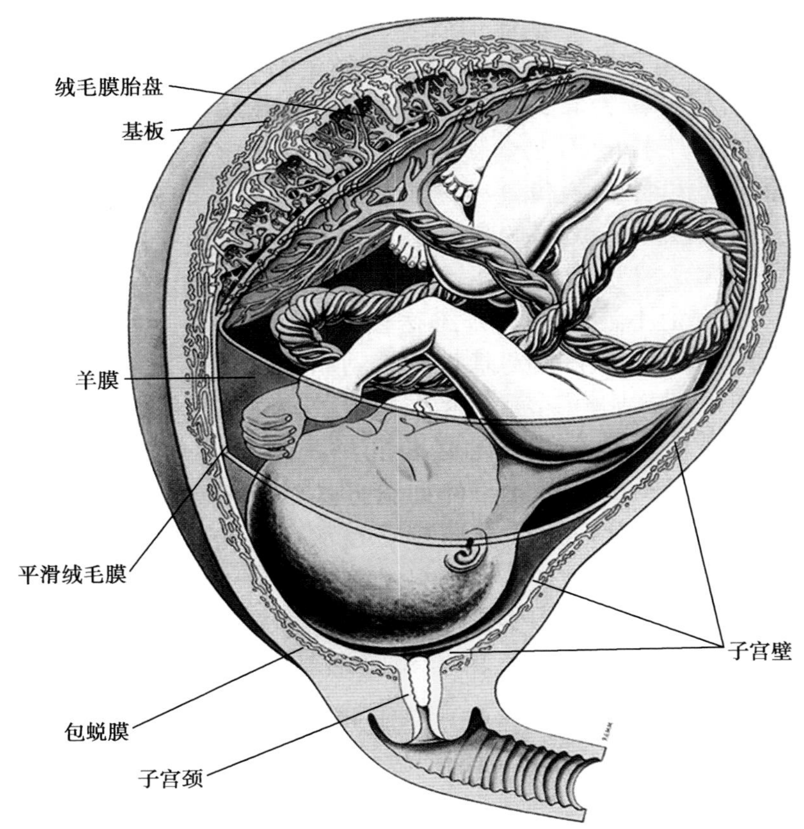

图 60-1 妊娠

表 60-1 妊娠期生理变化

临床表现	生理变化
色素	
色素沉着(如乳晕,黑质线)	可能是性激素引起的色素沉着(90% 以上患者)和黄褐斑(70% 以上患者)。
黄褐斑	暗褐色色素沉着型患者,黄褐斑持续到产后。
毛发	
多毛症	某些多毛症患者产后脱发常见、表现典型。
产后休止期脱发	休止期脱发可能持续 15 个月。
产后雄激素源性脱发	产后雄激素源性脱发可能或不能恢复至正常。
结缔组织	
膨胀纹	90% 以上妊娠妇女有妊娠纹,表明妊娠纹和妊娠期性激素变化有关。
皮赘	可能和内分泌改变有关。
瘢痕疙瘩	
血管	血管舒缩不稳定
蜘蛛痣	
手掌红斑	
非凹陷性水肿	
静脉曲张	
紫癜	
痔疮	
黏膜	
齿龈充血或增生	
化脓性肉芽肿	

二、受妊娠影响的非特异性皮肤病

（一）因妊娠而好转的疾病

1. 化脓性汗腺炎及 Fox-Fordyce 病（大汗腺痒疹）　由于顶浆汗腺的分泌功能下降，妊娠期症状可减轻而趋于好转。

2. 结节病　妊娠中期症状常有不同程度的减轻，原因不明。

3. 银屑病　大多数银屑病患者在妊娠过程中病情会有变化，63.3% 的患者妊娠期间症状减轻，87.7% 的患者分娩后症状加重，多在 4 个月内，可能是妊娠时雌激素和孕激素的变化导致了免疫监视状态的变化。

（二）因妊娠而加重的皮肤病

1. 感染性疾病　在正常妊娠期，细胞免疫普遍存在免疫抑制倾向，某些感染可更多发生或更为严重。

妊娠期假丝酵母菌性阴道炎的发生率可增加 10~20 倍，患病母亲所生新生儿假丝酵母菌培养率可高达 50%，经产道感染，通常于产后数天，口腔和尿布区出现假丝酵母菌性损害。

尖锐湿疣在孕期迅速生长。

播散性单纯疱疹病毒感染可引起肝炎、胰腺炎、心肌炎、脑炎和凝血病。

AIDS 患者妊娠期易发生条件致病菌感染，孕妇患 AIDS 对胎儿有破坏性影响，婴儿 AIDS 的发生率极高。

2. 免疫性疾病

系统性红斑狼疮（SLE）的发作与高雌激素状态有关，提示本病是受激素调节的。大约有 50% 的患者在孕期病情加重，少数可致死亡或发生持久性肾损害。孕期内首次出现 SLE 表现的发病率高，然而有 2/3 以上病例于产后病情缓解。SLE 能显著增加妊娠并发症，胎儿和新生儿疾病率和死亡率也有显著增加。

妊娠时硬皮病无明显影响，孕激素可使皮肌炎加剧，但妊娠伴有皮肌炎的患者，60% 皮肌炎无变化，20% 好转，20% 加剧。

3. 结缔组织病　Ⅰ、Ⅱ型 Ehlers-Danlos 综合征患者在妊娠期、产后常出现出血、伤口愈合延迟、子宫破裂等。弹性假黄瘤（PE）患者在妊娠期可致血管病变加重。

4. 其他疾病　可变性红斑角化性皮病、蕈样肉芽肿、神经纤维瘤与恶性黑色素瘤。妊娠期恶性黑色素瘤加重或恶化者不多。神经纤维瘤可于妊娠时发生，可使原有损害增多、扩大、有痛感或导致中枢神经系统损害。

第二节　妊娠特异性皮肤病

Ambros-Rudolph 等 2006 年对妊娠期特有的皮肤病提出新的分类，分为妊娠性类天疱疮（PG）、妊娠肝内胆汁淤积症（ICP）、妊娠性多形疹（PEP）和妊娠特应性皮疹（AEP）四类。此分类目前已被临床医生广泛接受（表 60-2）。

一、妊娠肝内胆汁淤积症

内容提要

- 胆汁淤积引起，发生于妊娠末期，分娩后症状消失。
- 无原发皮损，可继发表皮剥脱，全身性严重瘙痒和黄疸。
- 再次妊娠时 60%~70% 复发，可发生早产、死胎。

妊娠肝内胆汁淤积症（intrahepatic cholestasis of pregnancy，ICP），又称妊娠瘙痒症（pruritus gravidarum）、产科胆汁淤积症（obstetric cholestasis）、妊娠胆汁淤积症（cholestasis of pregnancy，CP）、特发性妊娠期黄疸（idiopathic jaundice of pregnancy）、妊娠期复发性黄疸（recurrent cholestasis of pregnancy）等。本病特征为妊娠晚期的可逆性胆汁淤积症。1939 年 Svanborg 和 Ohlsson 首次总结了该病的性质，以区别于其它原因造成的妊娠期黄疸。

（一）流行病学

在西方，大约每 1 500 名孕妇中就有 1 人出现黄疸。ICP 是继病毒性肝炎后引起妊娠黄疸的第二大原因，20% 的妊娠黄疸因此而起，ICP 在各国的发病率有很大差异，但最常见于

表 60-2　妊娠特异性皮肤病最新分类及同义词

Ambros-Rudolph2006 年分类	同义词或传统分类
妊娠肝内胆汁淤积症 （intrahepatic cholestasis of pregnancy，ICP）	妊娠瘙痒症（pruritus gravidarum） 产科胆汁淤积症（obstetric cholestasis） 妊娠期黄疸（jaundice of pregnancy） 妊娠胆汁淤积症（cholestasis of pregnancy）
妊娠特应性皮疹 （atopic eruption of pregnancy，AEP）	妊娠痒疹（prurigo of pregnancy，prurigo gestationis） 妊娠早期瘙痒（early onset prurigo of pregnancy） 妊娠丘疹性皮炎（papular dermatitis of pregnancy） 妊娠期瘙痒性毛囊炎（pruritic folliculitis of pregnancy） 妊娠湿疹（eczema in pregnancy）
妊娠性类天疱疮 （pemphigoid gestationis，PG）	妊娠疱疹（herpes gestationis）
妊娠性多形疹 （polymorphic eruption of pregnancy，PEP）	妊娠瘙痒性荨麻疹性丘疹斑块（pruritic urticarial papules and plaques of pregnancy，PUPPP） 妊娠中毒性红斑（toxic erythema of pregnancy） 妊娠迟发瘙痒（late-onset pmrigo of pregnancy）

斯堪的纳维亚和南美。在欧洲 ICP 的发病率为每 10 000 孕妇有 10-150 人，瑞典为 0.3-0.6%，澳大利亚为 0.2-1.5%，加拿大为 0.1%，在智利和玻利维亚则高达 15%~28%。美国发病率为 0.1-0.7%，在康涅狄格州约 0.32%，而在洛杉矶以拉丁裔为主导的人群中，发病率高达 5.6%，ICP 发病的地理分布及家族集聚现象表明其发病可能与遗传有关。一项在芬兰的回顾性研究中发现，ICP 家族史阳性的女性中，遗传模式倾向于常染色体显性遗传。

（二）病因与发病机制

激素水平、遗传、环境及饮食可能在 ICP 的发病中起着一定的作用，5% 的患者是由于妊娠期胎盘产生的内源性雌激素和孕激素大量增加引起胆红素排泄的紊乱所致。目前，已鉴定出某些胆汁分泌所需的转运蛋白编码基因（包括 ATP8B1、ABCB11、ABCB4、TJP2 和 NR1H4 等位基因）的变异和进行性家族性肝内胆汁淤积（progressive familial intrahepatic cholestasis，PFIC）有关。已确定的危险因素主要有：多胎妊娠、体外受精、高龄产妇、既往妊娠史、阳性家族史、丙肝感染。同时，患有 ICP 的妇女也更容易发展成为肝胆相关疾病，如肝纤维化、胆结石、肝炎等。实验表明激素水平在 ICP 的发病中占主导作用：雌激素尤其是雌三醇 -16α- 葡萄糖醛酸及雌二醇 -17β 葡萄糖醛酸均有引起胆汁酸淤积的作用。胆汁酸可引起孕妇剧烈瘙痒，同时胆汁酸可进入胎儿体内引起心脏抑制及急性缺氧。症状于分娩后自然缓解。

（三）临床表现

1. 发病特征　妊娠瘙痒症孕妇发病率 0.06%-0.42%，再次妊娠复发率 47%，口服避孕药也可引起瘙痒发作，5% 患者是由于妊娠期胎盘产生的内源性雌激素和孕激素大量增加引起胆红素排泄的紊乱所致，瘙痒为弥漫性，无原发疹，偶尔严重，多发生在妊娠的后 3 个月（平均为妊娠 31 周），但亦有早至妊娠 12 周者。50% 孕妇可有肝炎，表现为黑尿、淡色粪便或黄疸（图 60-2），一般持续 2 周。如果肝内胆汁淤积持续数周，

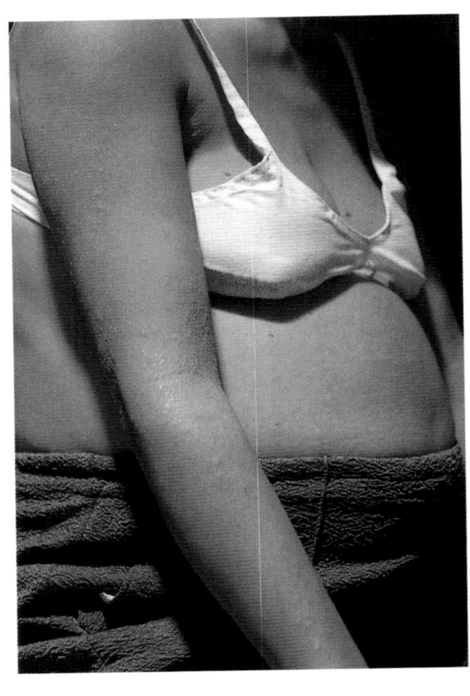

图 60-2　妊娠肝内胆汁淤积症

可影响维生素 K 的吸收，导致凝血酶原时间延长。分娩后瘙痒与黄疸迅速消失，除碱性磷酸酶与血清胆红素升高外，肝功能正常。

2. 皮肤损害　临床表现为伴或不伴黄疸的全身瘙痒，掌跖是常见部位。瘙痒发生后数日至数周出现黄疸，黄疸发生率为 20%。症状可轻可重，但贯穿整个孕期，在夜间最为严重。由于搔抓可有继发皮损存在。本病开始时突然出现严重瘙痒，先是在掌跖部很快泛发，皮损由抓痕到结节性痒疹，波及小腿、前臂，也可到臀部和腹部。瘙痒可持续至分娩，大多数在分娩后 2 天消失，少数病例 1 周左右消失，持续至 2 周以上者罕见。瘙痒严重者可发展到无法入眠而需终止妊娠。

3. 对胎儿的危害　由于有毒的胆汁酸进入母胎循环，胎盘缺氧可造成呼吸窘迫、早产和死产。胎便污染羊水以及早产发生率高达 45%，胎儿窘迫和死胎的发生率增加，死亡率有文献报道高达 13%。因而建议妊娠 30 周后需加强胎儿监测，出现胎便污染羊水或胎儿窘迫情况时予分娩。如果外源性补充维生素 K 不足，胎儿凝血酶原异常会增加颅内出血的危险。60%~70% 患者再次妊娠复发。再次复发时，胎儿并发症的发生率增加。

（四）实验室检查

血清胆汁酸升高是 ICP 敏感的指标，升幅可达正常水平的 10~100 倍。在健康妊娠中，总胆汁酸水平在妊娠晚期可达 11.0μmol/L，在患有 ICP 的女性中总胆汁酸水平超过 40.0μmol/L 提示胎儿或有不良的预后。

（五）诊断与鉴别诊断

诊断主要根据以下几点：①妊娠期泛发性瘙痒伴或不伴有黄疸，无肝炎病史及接触肝毒性药物史，无原发皮疹，血清胆汁酸水平增高；②妊娠结束后症状体征消失，再次妊娠复发；③组织病理无特殊，直接及间接免疫荧光均为阴性。胆汁酸水平增高是诊断必需条件，通常为正常值的 3~100 倍。确诊主要依据是血清总胆汁酸水平高于 10μmol/L。

由于 ICP 中瘙痒的发生会先于胆汁酸升高平均 3 周左右，因此，如果孕妇出现典型症状，胆汁酸在最初是正常的，且症状持续，建议每 1~2 周监测一次胆汁酸。

需与胆石症、急性肝炎、妊娠期急性脂肪肝、先兆子痫、原发胆汁性肝硬化等鉴别。应注意的是，ICP 是一种排除性诊断，应该考虑瘙痒和 LFTs 升高的其他潜在原因，特别是在出现非典型症状的情况下。其中，非典型症状包括腹痛、腹水、腹膜炎或者黄疸。如果患者有非酒精性脂肪肝的危险因素（如肥胖、2 型糖尿病、血脂异常），自身免疫性疾病病史或家族史，肝脏疾病家族史，或接触会导致肝损伤的药物或毒素，应该考虑进行其他辅助检查，确认是否有其他疾病。

（六）治疗

治疗的目的是减低血清胆汁酸水平，推荐治疗选择，一线治疗有：熊脱氧胆酸。二线治疗有：S- 腺苷 -L- 蛋氨酸，考来烯胺。

1. 熊脱氧胆酸（Ursodeoxycholic Acid，UDCA）　为首选治疗方法。其为一种亲水胆汁酸，可促进疏水胆汁酸、肝毒性化合物、硫酸化孕酮代谢物等的排泄。UDCA 不仅能降低母亲瘙痒，还能降低脐带血、羊膜液和初乳中的胆酸水平，可能改善胎儿预后。目前暂无明确证据表明，该治疗可降低胎儿死亡率。FDA 对本药的妊娠安全性分级为 B 级。推荐剂量：

15mg/(kg·d)或每日 1g 连续服用至分娩。推荐剂量:起始剂量为每日 10~15mg/kg,分 2~3 次给药。

2. S- 腺嘌呤 -L- 蛋氨酸(S-adenyl-L-methionine,SAMe) 800mg/d 静脉滴注或 1.6g/d 口服,连用 2 周,对 ICP 瘙痒症状有明显缓解作用,当 UDCA 与 S- 腺苷甲硫氨酸共同使用时,UDCA 的疗效则明显提高。UDCA 对孕妇及胎儿均比较安全,并能减少 ICP 的胎儿死亡率。病程长者应监测凝血酶原时间,必要时可肌注维生素 K。

3. 考来烯胺(cholestyramine) 4g,每日 2-3 次,可缓解一部分患者的瘙痒症状。FDA 对本药的妊娠安全性分级为 B 级。用此药后可进一步减少脂溶性维生素,尤其是维生素 K 的吸收,会使凝血功能障碍更加严重,产后出血增多,甚至引起新生儿出血和新生儿颅内出血。因此使用此药应定期补偿维生素 K 并监测凝血功能。

4. 抗组胺药 氯苯那敏、苯海拉明(FDA 对两者的妊娠安全性分级为 B 级)可缓解瘙痒症状。

5. 地塞米松 地塞米松抑制胎盘雌激素的产生,理论上可以改善 ICP 的症状。但尚需进一步临床研究证明其疗效。

6. 消胆胺 消胆胺能结合胆酸,降低其在肝内循环,可能对 50% 的轻度 ICP 有疗效。

7. 维生素 K 分娩前给予维生素 K 治疗可减少产后出血的危险。

8. 其他 对症治疗也可以考虑冰敷,薄荷膏,局部使用润滑止痒剂对轻度 ICP 有疗效;中药、UVB 或 UVA 光疗可一定程度上改善 ICP 的临床症状。

(七) 病程与预后

ICP 对围产儿的不良影响主要包括因胎盘缺氧引起的胎儿宫内窘迫、早产、死胎、死产,使围产儿死亡率增加。早产率高达 30%,胎儿死亡率可为 0%-59%,胎儿未成熟率为 29%~33%,新生儿体重小于 2 500g 者占 30%,可能因为 ICP 时,在胎盘绒毛间隙狭窄致胎盘氧化储备力降低的基础上,由于宫缩、羊水胎粪污染等应激因素的作用,而致胎儿急性血氧灌注不足,发生严重缺氧而死亡。近期也有小样本量回顾研究发现,严重的 ICP 女性(胆汁酸水平≥100μmol/L)围产期死亡风险约为 9.5%(n=2/21)。

二、妊娠特应性皮疹

内容提要

- 患者或 / 和其家属可有遗传过敏病史。
- 发生于妊娠末期的剧烈瘙痒性皮肤病。表现为瘙痒性和湿疹样皮疹,丘疹样皮疹
- 分为早发型、迟发型和重症型,部分高水平血清 IgE。
- 约 20% 表现为原发特应性皮炎恶化。

妊娠特应性皮疹(atopic eruption of pregnancy,AEP)是一种发生于妊娠末期的剧烈瘙痒性皮肤病。Ambros-Rudolph 等研究表明,特应性皮炎、妊娠痒疹、妊娠期瘙痒性毛囊炎在临床表现及组织病理上具有明显的重叠现象(约 50%),因此建议将上述疾病统称为 AEP。

(一) 流行病学

AEP 为最常见的妊娠期瘙痒性皮肤病,1904 年由 Besnier 首先报告,发病率约 1 : 300。

(二) 病因与发病机制

病因不明,可能有特应性背景,其血清 IgE 水平升高。可能与体液免疫增强、Th2 细胞因子分泌增加及细胞免疫下降、Th1 细胞因子分泌减少有关。

(三) 临床表现

1. 发病特征 AEP 为最常见的妊娠期瘙痒性皮肤病,以湿疹样皮疹或丘疹为主,患者和 / 或其家属可有遗传过敏病史,与其它妊娠特异性皮肤病相比,其临床症状出现较早(通常出现在妊娠 4~6 个月)。

2. 皮肤损害 约 2/3 的患者皮疹表现为湿疹样皮损即 E-type AEP,主要累及面颈部及四肢屈侧。1/3 表现为丘疹样皮损即 P-type AEP,表现为典型的结节性痒疹或播散性、红斑性丘疹(图 60-3)。约 20% 的病例表现为特应性皮炎恶化,80% 表现为较长缓解期后在妊娠期出现特应性皮炎(儿童期患特应性皮炎)。

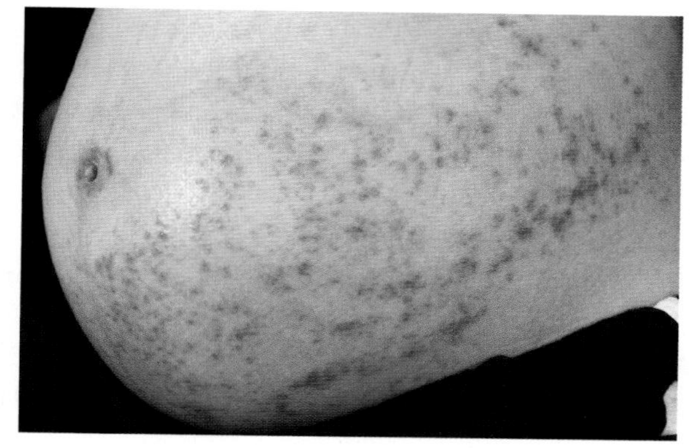

图 60-3 妊娠特应性皮炎

腹部散在或群集的瘙痒性丘疹,多发生于妊娠晚期。

3. 临床分型 可分为早发型(发生于妊娠第 3~4 个月)、迟发型(出现于妊娠晚期)和重症型(Spangler 称为妊娠丘疹性皮炎)。

(四) 实验室检查

组织病理无特异性,表现类似于急性毛囊炎,伴中性粒细胞、淋巴细胞、巨噬细胞,偶见嗜酸性粒细胞浸润。真皮上部水肿,血管周围淋巴细胞浸润,嗜酸性粒细胞增多。随临床类型而变化,直接及间接免疫荧光检查皆为阴性,部分患者有高水平血清 IgE。

(五) 诊断和鉴别诊断

根据病史、临床表现可作出诊断。应与 PEP、ICP 相鉴别。此外,必须排除与妊娠非相关的瘙痒性皮肤病,如疥疮、药疹等。

(六) 治疗及预后

治疗主要使用含有尿素或止痒剂的润肤产品,应避免接触羊毛和粗糙的涤纶纺织品。局部使用弱效糖皮质激素是一线治疗药物,全身使用抗组胺药物,严重病例可考虑短期系统使用糖皮质激素,UVB 为有用的辅助治疗。皮损对治疗反应较快,大部分患者在妊娠期可有明显缓解。再次妊娠复发较常见,胎儿无危险。该病一般预后良好,产后可消退,而重症型胎儿的死亡率可达 12.5%。

三、妊娠性类天疱疮

内容提要

- 本病初发为剧痒的荨麻疹样皮损，很快进展至类天疱疮的损害，是发生于妊娠期或产后的自身免疫炎症性大疱疾病。
- 紧张的水疱和大疱，常形成环状或多环状图案。
- 产后缓解，再次妊娠常复发。

妊娠性类天疱疮(pemphigoid gestationis，PG)，又称妊娠疱疹(hepes gestationis)，是一种罕见的剧烈瘙痒的自身免疫性大疱疾病，发生于妊娠中期或产后，伴荨麻疹斑块和丘疹。以形成抗真皮表皮交界处的自身抗体为特征，仅发生于妊娠时或伴有滋养层细胞恶性细胞的病人。多数学者认为本病是大疱性类天疱疮的亚型。

(一) 流行病学

妊娠疱疹(PG)是一种罕见(发病率为1/4 000)的发生在妊娠期和产后的红斑、丘疱疹样皮疹，好发于中年，最早可于妊娠头3个月发病，通常在妊娠4~9个月发病。分娩后缓解，于产褥期消失者居多，最晚于产后8个月消失，再次妊娠可复发。

(二) 病因与发病机制

1. 抗原抗体复合物形成　抗原XⅦ胶原蛋白(又名BPAG2或BP180)是一种180kDa的跨膜蛋白，存在于皮肤基膜带(BMZ)以及胎盘和脐带的羊膜上皮[7-9]。抗体结合的主要抗原表位被限制在XⅦ胶原蛋白的非胶原性16A(NC16A)区域内。

1973年，Provost和Tomasi首次描述了血清PG抗体的存在，并将其命名为HG因子，这个术语现在已经过时，但仍存在于文献中。

PG抗体是主要来自IgG1和IgG3亚类的IgG免疫球蛋白，但也检测到其他亚类。

通过与抗原结合，IgG1和IgG3通过激活C1激活经典的补体途径，从而触发补体级联，进一步造成组织损伤和水疱形成。补体在PG中的致病作用通过PG患者的直接免疫荧光法中C3组分在真皮-表皮交界处的线性沉积的存在而得到证实。

2. 免疫遗传学　PG的发生是由MHCⅡ类分子HLA抗原DR3和DR4基因决定的。准确地说，PG主要与DRB1*0301(DR3)相关，其次与DRB1*0401/040X(DR4)相关。在不同种族背景的患者中，携带PG易感性的HLA单倍型很可能是相似的。

在正常妊娠的情况下，滋养层细胞不表达MHCⅡ类抗原，这种“沉默”是一种保护胎儿免受母体免疫系统识别的机制。当滋养层细胞局灶性缺陷，其MHCⅡ类抗原暴露是可能的。因此，母亲胎盘中MHCⅡ类分子的异常表达，在父亲MHC分子的背景下，将胎盘XⅦ胶原呈递给母亲的免疫细胞引起同种异源性反应。这种疾病的皮肤表现是该种胎盘抗原形成的抗体与皮肤基膜带(BMZ)中的同源抗原发生交叉反应的结果。

在PG妇女中的另一个发现是，几乎所有的患者都存在针对父亲HLA分子的抗HLA抗体，而在健康的经产妇女中，这一比例为25%。

3. 激素决定因素　除了与怀孕期与激素的明确联系外，在月经期间或口服避孕药后也会加重或发作。PG的这些变化伴随着女性性激素水平的变化，提示雌激素和孕激素在疾病中起着调节作用。黄体酮抑制抗体的产生，表现出与糖皮质激素类似的免疫抑制作用，可能是PG的抑制因子[25]。孕酮水平在最后几个孕周内水平很高，分娩后立即下降。这与PG的自然病程是一致的：在妊娠的最后三个月相对缓解，然后产后再次活动。血清孕酮水平在月经前也会下降，这可能是该疾病月经前活动的原因。

4. 生化异常　PG也可偶见于患滋养层肿瘤(葡萄胎及妊娠期绒毛膜癌，但不发生非妊娠期绒毛膜癌)者。有趣的是，尽管男性绒癌与女性非妊娠期绒癌有相似的生化特点，但并没有类天疱疮样疾病的报道。

PG是一种自身免疫性疾病，是由于有母体同源性识别特性的胎儿-胎盘单位的保护性免疫赦免功能被破坏所致。PG的主要抗原决定簇是XⅦ胶原蛋白，它是皮肤和胎盘的均表达的蛋白分子，胎盘中不表达或者低表达的MHCII类分子异常表达或者表达升高，递呈胎盘的XⅦ胶原蛋白为自身抗原，自身抗原诱导产生自身抗体来触发免疫反应。自身抗体与皮肤中的XⅦ胶原蛋白发生交叉反应，在表皮真皮交界处形成免疫复合物，激活补体并募集炎症细胞。炎性细胞浸润真表皮交界处释放炎性介质，导致组织损伤及水疱形成。

皮肤和胎盘表达的抗原XⅦ型抗原及特异性HLA基因型遗传易感性以及性激素调节(妊娠、月经和口服避孕药)促发了本病(图60-4A)。

(三) 临床表现

1. 发病特征　本病最早可于妊娠头3个月发病，但多数发生在妊娠4个月之后至足月，分娩后缓解，产后数周或数月的月经期可能出现复发，有时在排卵期出现瘙痒复发，但这极罕见。于产褥期消失者居多，最晚于产后8个月消失。再次妊娠常见复发，且疾病可由于下次月经期或口服避孕药而加重。有报道某些病例呈持续性。

2. 皮肤损害　表现为荨麻疹样、水疸、大疱或多形性皮疹。可有乏力、恶心、头痛和剧烈瘙痒的前驱症状。约50%的患者首发表现为突发剧痒及腹部荨麻疹样皮疹，迅速发展为泛发性紧张的水疱，分布于腹部、脐周、四肢、臀部等部位，面部、黏膜部位、手掌及足底极少受累(图60-4B)。皮损呈多形性，早期皮损为瘙痒性丘疹、斑块、靶形损害、环状风团，直至形成疱壁紧张，排列成环形的大疱，常伴有严重的烧灼感或瘙痒，致使孕妇坐卧不安，大疱破溃后结痂，愈后遗留色素沉着。皮损常新旧并存，妊娠后期病情可自然缓解。

3. 对胎儿的影响　10%的新生儿皮肤受累，妊娠疱疹与早产的增加有关。妊娠疱疹因只能通过胎盘，造成新生儿一过性的类天疱疮样皮损。5%以下的病例其婴儿可表现有荨麻疹损害或大疱，这些损害常常是局限性，不经治疗可自发性消退。5%的婴儿会有暂时性水疱性皮疹，可能是因为致病的抗体经胎盘传输到婴儿体内所致。与正常妊娠相比，早产儿和低体重儿比例增加，但原发流产和胎儿死亡的机会并未增加，所以应该对孕妇进行密切监测。

(四) 实验室检查

皮肤组织病理真皮血管周围有多量嗜酸性粒细胞和单

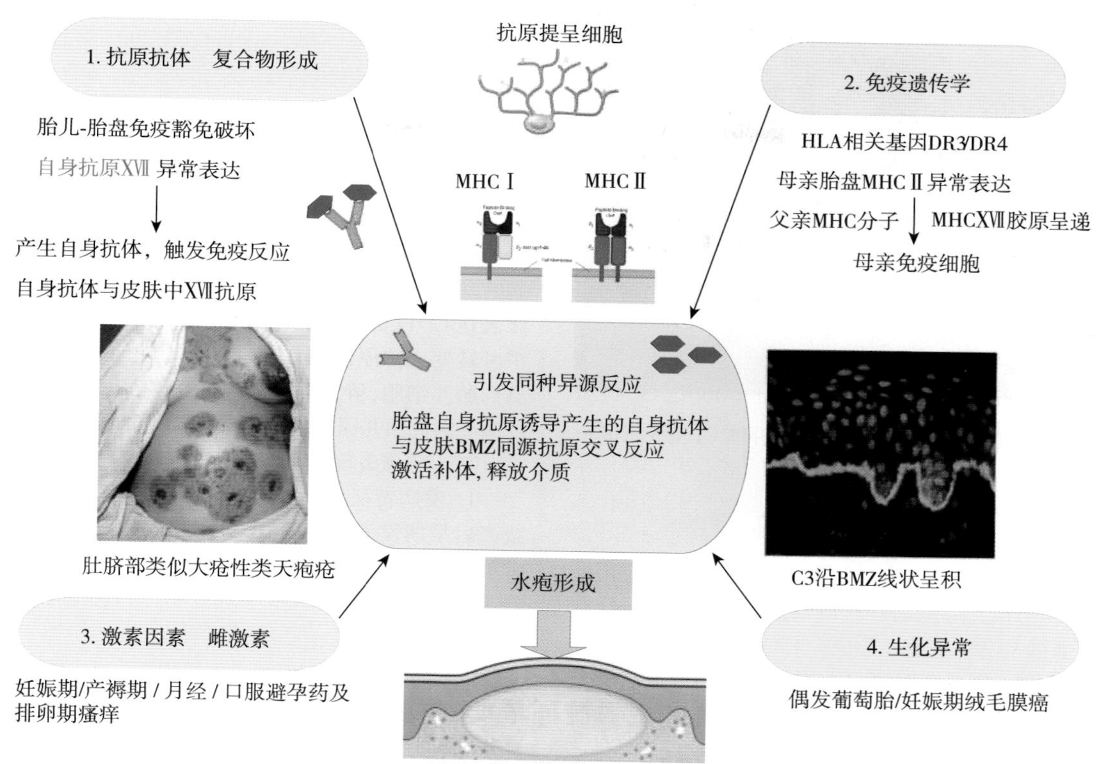

图 60-4A 妊娠期类天疱疮发病机制

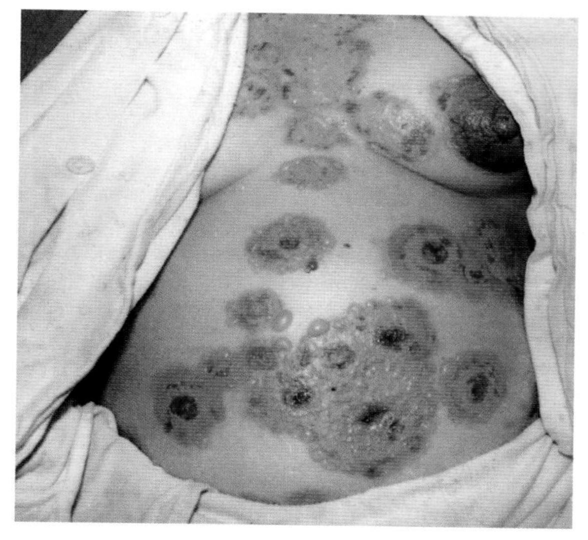

图 60-4B 妊娠类天疱疮 腹部张力性水疱，类似大疱性类天疱疮（广东省人民医院 卢植生惠赠）

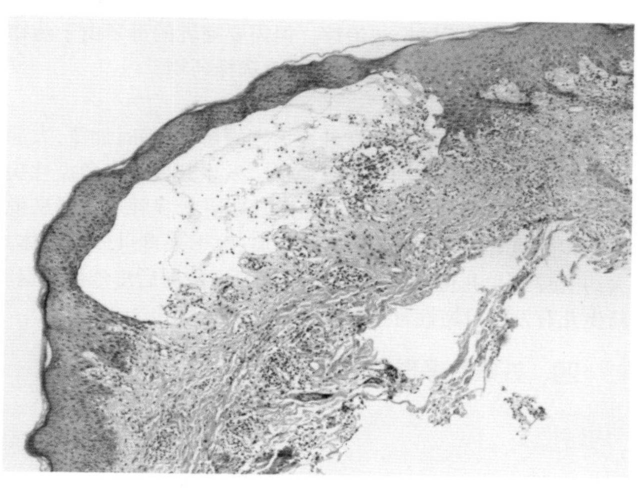

图 60-5 妊娠类天疱疮组织病理（新疆维吾尔自治区人民医院 普雄明惠赠）

核细胞浸润，真皮乳头明显水肿，表皮内可见嗜酸粒细胞，细胞水肿和海绵形成，基底细胞局灶坏死，表皮下大疱形成（图 60-5），大疱内及其周围有明显炎细胞浸润，主要为嗜酸性粒细胞。真皮表皮交界处有补体 C3 呈线状沉积（图 60-6），皮损周围 IIF 约 25%~40% 的病人 IgG 类抗基底膜抗体呈阳性。用过氧化物酶标记的免疫电镜显示补体 C3 的局部位置以及 IgG 出现的位置是在基底膜透明板内（图 60-6）。病理生理学，具有抗多种蛋白的自身抗体，包括 BPAg2 和 BPAg1。免疫遗传学：HLA-DR3 有 65%~85% 阳性，HLA-DR4 杂合子约为 45%。

（五）诊断与鉴别诊断

诊断依据 妊娠期发病，多形皮疹，有剧烈难以缓解的瘙痒，一般产后可自行缓解。病理活检和免疫荧光检测可明确诊断。主要与妊娠多形疹相鉴别，尤其是在早期形成紧张水疱之前。需要鉴别的还包括多形红斑、药物反应和大疱性疥疮。也有报道肠病性肢端皮炎可在每次妊娠期间发作，并有大疱性皮疹。此时可通过皮肤组织病理活检、直接免疫荧光

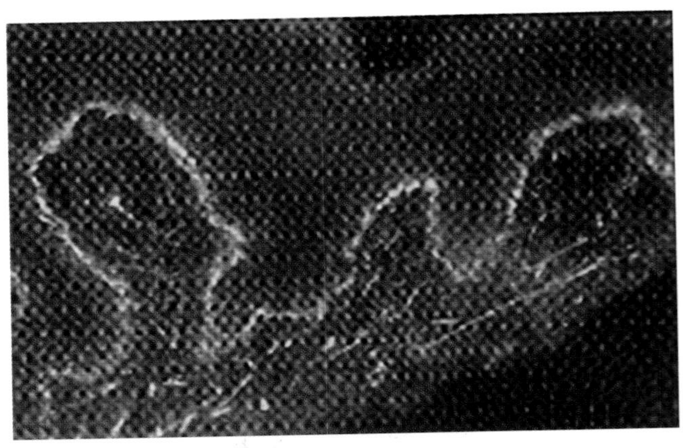

图 60-6 免疫荧光检测真皮表皮交界处有补体 C_3 呈线状沉积

检测和间接免疫荧光检测鉴别诊断。

（六）治疗

推荐治疗选择一线治疗有外用糖皮质激素、系统应用糖皮质激素、抗组胺药。二线治疗有血浆置换法。三线治疗有静脉滴注大剂量人免疫球蛋白。

1. 局部治疗 主要减轻瘙痒及阻止水疱的形成。皮损局部可涂擦外用药，糖皮质激素及抗组胺药物或炉甘石洗剂等，糜烂面可涂 1% 龙胆紫液。

2. 系统治疗 病情较轻，瘙痒重者，可选用对胎儿无害的抗组胺药如镇静药氯苯那敏、无镇静氯雷他定，严重者可给予泼尼松每天 0.5-1mg/kg，产后用量递减。分娩后持久性的 PG 可用其他药物辅助糖皮质激素治疗，以及大剂量静脉滴注免疫球蛋白或血浆置换法治疗。但需要哺乳的母亲由于药物可通过乳汁到孩子体内，因此需慎重选择药物。

（七）病程与预后

PG 具有自限性，通常在妊娠后期缓解，分娩时加重，大部分病例皮疹在产后数周或数月消退。发生其他自身免疫性疾病的风险也会增加，尤其是毒性弥漫性甲状腺肿。一般来说胎儿预后良好，小月儿出生有所增加；由于来自母体的抗体，大约 10% 新生儿可有轻微皮损，在数日或数周后皮疹可消退。新生儿有发生可逆性肾上腺功能不全的危险。

四、妊娠性多形疹

内容提要

- 90% 的患者皮损初发于腹部，近半数发生在妊娠纹上。
- 皮疹多形，包括红斑性斑片、丘疹、丘疱疹，荨麻疹性斑块、靶形红斑及多环形皮疹。
- 母亲和胎儿不受本病影响。

妊娠性多形疹（polymorphic eruption of pregnancy，PEP），又称妊娠瘙痒性荨麻疹性丘疹和斑块（PUPPP）、妊娠迟发瘙痒、妊娠中毒性红斑。为妊娠期良性、自限性瘙痒性皮肤病。

（一）流行病学

最常见的妊娠性皮肤病，大部分在初产妇，发生率在 1/300~1/160。PEP 在双胎或多胎妊娠孕妇的发病率明显增加，是本病发生的高危因素。在双胎组中，PEP 的发生率为 9%~16% 不等，Vaughan 等 1999 年报告的 44 例 PEP 病人中，有 6 例为双胎妊娠，1 例为 3 胎妊娠，而在 200 例单胎妊娠中仅发生 PEP 1 例（0.5%）。Kroumpouzos 等 2003 年报告在多胎妊娠孕妇中 PEP 的发生率为 1.7%，其中大多数为双胎妊娠者（9.92%）。Regnier 等对 40 例 PEP 进行回顾性病例对照研究（对照组 160 例），并做多因素分析，结果发现 PEP 和多次妊娠、男性胎儿和剖宫产有关，和母亲与胎儿体重增加无关。

（二）病因与发病机制

其病因未明，但 PEP 以腹部妊娠纹为首发表现，显示该病的发病可能与结缔组织过度牵拉受到破坏有关。炎症浸润区表达 CD1a 的细胞增加可证实该理论，受到破坏的结缔组织可转变成抗原，从而诱发皮疹。有报道称孕妇外周血中检测到胎儿细胞，猜想胎儿细胞可迁移到母体皮肤而导致炎症反应。因此胎儿因素也可能参与 PEP 的发病。

（三）临床表现

1. 发病特征 于妊娠晚期 3 个月（平均为妊娠第 35 周）或产后早期发病，病程有自限性，通常为 6 周，但一周后皮损常不严重。PEP 的首发表现为腹部突然出现妊娠纹，瘙痒剧烈，可转变成红斑及荨麻疹样皮损，与 HG 相比，PEP 皮疹不累及脐周。

2. 皮肤损害 90% 的患者皮损初发于腹部，约 50% 的患者发生在妊娠纹上，伴剧烈瘙痒，常影响睡眠。起初为腹线内瘙痒，脐周可不受累。皮疹呈多形性，包括红斑性斑片、丘疹、丘疱疹（图 60-7、图 60-8）、可融合成水肿性荨麻疹性斑块或多形红斑样靶形损害及多环形皮疹，类似妊娠疱疹样皮损。随

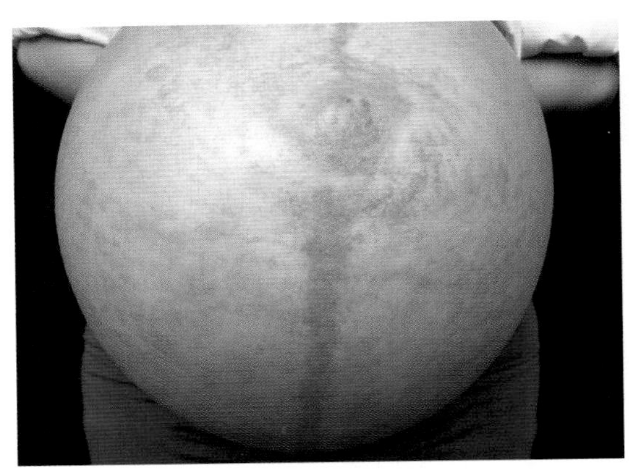

图 60-7 妊娠多形疹 水肿性丘疹或斑块，沿妊娠纹分布，脐部未受累（东莞市常平人民医院 曾文军惠赠）

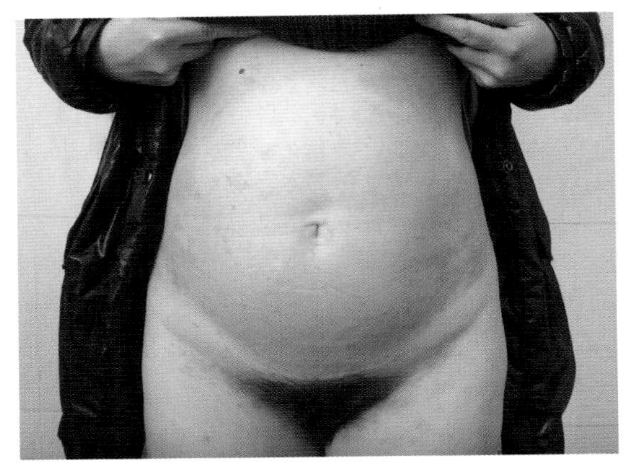

图 60-8 妊娠多形疹（东莞市常平人民医院 曾文军惠赠）

表 60-3 妊娠期皮肤病各型鉴别特征

	病因	临床特点	实验室	治疗
妊娠肝内胆汁淤积症(ICP)	胆汁淤积	无原发皮损,剧烈全身瘙痒,再次妊娠会再发	血清总胆汁酸水平升高	熊脱氧胆酸、S-腺嘌呤-L-蛋氨酸、考来烯胺
妊娠特应性皮疹(AEP)	特应性背景	瘙痒性湿疹样皮疹、丘疹、结节性痒疹	血清 IgE 升高	对症治疗,抗组胺药,糖皮质激素
妊娠性类天疱疮(PG)	自身免疫介导类似 BP	皮疹多形,剧痒,大疱性类天疱疮亚型	组织病理与类天疱疮相似,DIF 阳性	抗组胺药,糖皮质激素外用或口服
妊娠性多形疹(PEP)	特发性,病因不明	皮疹首发于妊娠纹区域,再次妊娠不再发生	无异常	对症治疗,抗组胺药物、糖皮质激素
疱疹样脓疱病(IP)	妊娠高水平孕激素等	红斑基础上广泛分布脓疱	低钙血症	糖皮质激素

后波及乳房、大腿上部、臀部、背部和四肢。一般不波及头面部、手掌和足跖,也不波及口腔和生殖器黏膜。70% 患者发疹类似中毒性红斑样损害,40% 患者为发生在妊娠纹上的丘疹,顶尖有小水疱,20% 患者出现靶样损害,18% 患者有环形或多环形风团,也有报告皮损为无菌性脓疱。

3. 临床分型 Arnson 等(1998)根据长期的临床观察,将 PEP 分为三种类型:

Ⅰ型:主要为荨麻疹性丘疹和斑块。

Ⅱ型:非荨麻疹性红斑、丘疹和水疱。

Ⅲ型:以上两型的皮疹都有。

(四) 实验室检查

本病组织病理无特异性,表皮有海绵形成、棘层肥厚、角化不全、角化过度,真皮乳头水肿导致表皮下出现小水疱,血管周围淋巴细胞浸润和嗜酸性粒细胞增加。直接和间接免疫荧光检查多为阴性。

(五) 诊断与鉴别诊断

由于妊娠性多形疹无特征性标记,诊断依靠临床表现,并除外其他诊断。主要与病毒性皮疹和妊娠性类天疱疮鉴别,而免疫荧光是妊娠性类天疱疮诊断的关键。

4 种妊娠特有的瘙痒性皮肤病临床鉴别要点(表 60-3):

瘙痒是这 4 类病的主要症状,对妊娠期的瘙痒需认真检查,初诊时病史的特点和临床指标能帮助诊断,特异免疫荧光和实验室检查能确诊 PG 和 ICP。

1. PEP 腹部有明显妊娠纹,组织病理可见真皮上部水肿,血管周围浸润,有少量的嗜酸粒细胞。且 PEP 对胎儿无危险。

2. PG 皮损可波及脐周,可有紧张大水疱,组织病理可见表皮下水疱包含很多嗜酸粒细胞,DIF 检查有线性 C3 和 IgG 沿基底膜带沉积,IIF 检查可见低滴度抗基底膜带 IgG 抗体,且本病与 HLA 相关,DR3、DR4 可阳性。但 PG 对胎儿可有轻微的影响。

3. AEP 可有特应性家族史,妊娠早期发病,血清常有高水平 IgE。AEP 对胎儿无危险。

4. ICP 临床以单一瘙痒为主,可有继发皮损,也可伴有分娩时的胎儿危险,增加早产和死胎的发生。实验室检查可有血清胆汁酸升高。

(六) 治疗

考虑到本病为自限性疾病,只需对症治疗即可。即局部酌情使用冷敷、炉甘石洗剂;局部使用弱效至强效的糖皮质激素及系统用抗组胺药物足以控制症状,一般情况下在 24 小时至 72 小时便可起效,少数患者需系统使用糖皮质激素。保湿剂的使用也同样能够缓解瘙痒症状。0.05% 氟替卡松洗剂、UVB 光疗也有治疗成功的报道。

(七) 病程与预后

PEP 为自限性疾病,经适当治疗后症状多在数天内得到缓解。大多数皮损在产后 1 周内消退,不会出现胎儿或母亲的并发症。产后无复发倾向,口服避孕药后也不会复发,多产妇除外。

第三节 妊娠期皮肤病的用药

(一) 药物在妊娠期妇女体内的代谢特点

1. 游离药量多 妊娠期血容量增加,血清白蛋白降低,使妊娠期用药效率增高。

2. 肝脏解毒功能低 妊娠期肝脏生物转化能力有所下降,加上雌激素水平升高,使胆汁在肝脏中淤积,容易产生药物蓄积中毒。

3. 肾脏排泄药物加快 妊娠期肾血流量增加,药物从肾脏排出加速。但当并发高血压或存在肾功能不全时,以及妊娠晚期仰卧位时肾血流减少,易导致肾脏排出药物延缓。

4. 不同用药途径药物吸收的改变

(1) 口服:口服吸收更完全,妊娠期妇女体内孕、雌激素增加。消化液分泌减少和胃肠道平滑肌松弛,排空延迟,因而吸收更完全。

(2) 肌肉注射:肌肉注射药物比口服吸收得快而全,但孕期由于下肢血液循环减慢,延缓了对药物的吸收。

(3) 雾化吸入:妊娠期由于心排血量及每分钟通气量均增加,所以对雾化剂的吸收大大增加。

(4) 外用:妊娠时因皮肤、黏膜的血供增加,吸收速度会加快,吸收量也有不同程度的提高。

(二) 药物进入胎体的途径

1. 药物作用于母体而影响胎儿 如过敏性休克、麻醉意外等,均可以引起胚胎、胎儿死亡。

2. 药物作用于子宫间接影响胎儿 如不恰当地应用宫缩剂,引起强直性子宫收缩,可致胎儿缺氧而死亡。

3. 药物作用于胎盘而影响胎儿 一般相对分子质量<1 000、高脂溶性、解离度低、蛋白结合率低的物质易透过胎盘进入胎体。药物还可通过胎儿吞噬羊水自胃肠道少量吸收，药物主要分布于胎儿肝脏、脑、心脏等器官。由于胎儿的肝脏发育不完善，药物代谢酶缺乏，对药物的解毒能力较低，胎儿的肾小球滤过率低，药物及降解产物排泄延缓，且排出的部分代谢产物，可因“羊水肠道循环”被胎儿重吸收，易在胎儿体内蓄积。另一方面，胎儿的血液循环特点造成药物分布不均匀，药物易在富含血液的器官如肝脏中蓄积，而在含血量少的器官如肺，当肺感染时则难以达到局部发挥作用。

（三）药物对妊娠各期的影响

1. 孕早期 这是胎儿各器官的分化形成期．也是最易遭到致畸因素损害的敏感时期。人的致畸敏感期是在孕 12 周内，应尽量避免使用不必要的药物。

2. 受精后 2 周内 孕卵着床后，药物对胚胎是“全”或“无”的影响。“全”：有害药物全部或部分破坏胚胎细胞，使胚胎早期死亡导致流产；“无”：有害药物并未损害胚胎或仅损害少量细胞，胚胎仍可以继续发育而不出现异常。

3. 受精后 3~8 周 此阶段为神经、肌肉、骨骼系统分化的时期。尤其是 8 周内为高分化期，即为药物的高敏感期，致畸危险最大。

4. 受精后 9 周至足月 是胎儿生长、器官发育、功能完善阶段，当受到有害药物作用后，由于肝酶结合功能差和高血 - 脑通透性，造成胎儿功能发育迟缓、低出生体重、功能行为异常、早产率增加等。

（四）孕妇用药的美国食品药物管理局（FDA）分类

孕妇用药的 FDA 分类：

A 类 动物实验和临床观察未见对胎儿有损害，是最安全的一类。

B 类 动物实验显示对胎儿有危害，但临床研究未能证实，或动物实验未发现有致畸作用。

C 类 仅在动物实验证实对胎儿有致畸或杀胚胎作用，但在人类缺乏研究资料证实。

D 类 临床有一定资料表明对胎儿有危害但疗效肯定，如孕妇有严重疾病或受死亡威胁急需用药时又无替代药物，可以考虑但应慎重应用。

X 类 证实对胎儿有危害，为禁用药物。

孕妇出现临床必须用药指征时，以选择 A、B 类为佳，妊娠 3 个月内，最好不要用 C、D 类，X 类药物禁止使用。

（五）妊娠期药物使用的适应证和禁忌证

1. 抗组胺药物在妊娠期的使用

(1) H_1 受体拮抗剂

1) 西替利嗪为 B 类药，妊娠期使用羟嗪或西替利嗪对胎儿未增加任何危险性。最保守的情况是避免在妊娠早期使用。除了在妊娠的最后 2 周可出现先兆流产外，妊娠中期和晚期使用均无禁忌。

2) 氯雷他定为 B 类药，文献报道其对妊娠期的不良反应有腭裂、耳郭发育不全、小眼球、耳聋、畸形和膈疝，虽然与药物的关系不明显，但安全性尚未确定。

3) 赛庚啶为 B 类药，妊娠各期使用均无禁忌。

4) 溴苯那敏为 B 类药，妊娠早期使用时与先天缺陷有关。妊娠中晚期使用无禁忌。

5) 氯苯那敏为 B 类药，妊娠各期使用均无禁忌。

6) 苯海拉明为 B 类药，但苯海拉明有使婴儿腭裂、腹股沟疝和泌尿生殖器官畸形发生率增加的可能，孕妇应慎用。

(2) H_2 受体拮抗剂

1) 西咪替丁为 C 类药，是抗雄激素药，尤其是大剂量使用时。妊娠期应避免使用西咪替丁，以排除理论上男性胎儿女性化的危险。

2) 多塞平在 FDA 分类中未分类，系统使用多塞平与胎儿肠梗阻、心脏异常、胎儿过敏、呼吸窘迫、肌肉痉挛和婴儿癫痫发作有关，应避免使用。

2. 激素在妊娠期的使用 激素为 C 类药。

(1) 系统使用激素可致胎儿宫内生长停滞。循证医学显示对唇裂伴或不伴腭裂有促发作用。但是若病情需要，短期疗程可以使用。妊娠期用药多选用不易通过胎盘的泼尼松，对胎儿的影响较小。常规用量 10mg/d（泼尼松），根据病情调整用量至能控制症状维持到分娩。妊娠期间如出现病情活动，泼尼松用量可增加至≤30mg/d，有研究认为，此剂量对胎儿影响不大。如病情加重。必须加大剂量才能控制急性发作或恶化，可短期内应用大剂量激素冲击治疗，控制病情后再恢复到初始剂量。但必须密切监测孕妇及胎儿的生命体征。

地塞米松和倍他米松可以通过胎盘屏障影响胎儿，故不宜使用。甲泼尼龙经胎盘代谢失活比例不详。

(2) 由于激素类外用药缺乏可供参考的孕妇临床试验，且多数外用药动物实验均证明可能有潜在致畸性。故为安全起见，在可以选择不用激素的情况下，尽量限制使用或不用激素。

3. 抗生素在妊娠期的使用 红霉素（B 类药）、克林霉素（B 类药）、阿奇霉素（B 类药）是推荐用药。红霉素用于治疗妊娠期支原体感染，可降低流产并且减少出生低体重婴儿。瑞典有研究报道，早期妊娠时口服红霉素可增加心血管畸形的危险性。

无味红霉素（依托红霉素）虽属 B 类，但可导致肝内胆汁淤积和肝脏受损，是妊娠期禁忌的药物。其他有交沙霉素、罗红霉素、麦迪霉素尚缺乏分类资料，应慎用。

局部使用甲硝唑（B 类药）和壬二酸（B 类药）只能被少量吸收，因此在妊娠期使用相对安全。

四环素类（D 类药）在妊娠期禁用，可使胎儿和幼儿的骨发育受到抑制。四环素类还能引起肝损害，对孕妇及胎儿的肝脏均有毒性作用。患有肾盂肾炎或肾功能不全的孕妇，尤其容易导致肝中毒。

青霉素类和头孢菌素类除孕妇可能发生过敏以外，青霉素类、头孢菌素类在临床上都属于相对比较安全的妊娠期用药（B 类药），对胎儿影响极小，毒性低微，安全性高，可用于妊娠各期感染患者。氟喹诺酮类在动物实验中发现可引起软骨破坏。

4. 抗病毒药在妊娠期的使用 阿昔洛韦、泛昔洛韦、伐昔洛韦是 C 类药，用于治疗单纯 - 带状疱疹病毒。由于既往阿昔洛韦在使用方面循证医学证据比较多，认为是最佳选择。

咪喹莫特外用治疗生殖器疣，属于 B 类药物，对妊娠妇女缺乏充分的对照研究，在鼠或兔的致畸研究中未发现咪喹莫特有致畸作用。

5. 抗真菌在妊娠期的使用　特比萘芬(B类药)无论是口服还是外用,在胎儿毒性及生育能力动物实验研究中均显示无不良反应,但在孕妇中尚未经过对照试验研究。

伊曲康唑(C类药)动物实验研究显示其有生殖毒性。有先天性畸形的病例报告,包括骨骼、泌尿生殖器、心血管和眼部畸形以及染色体异常和多发性畸形,只是这些病例与伊曲康唑的相关性尚未确定。妊娠早期3个月内使用伊曲康唑(多为短期治疗外阴阴道假丝酵母菌病)的流行病学资料显示,未增加畸形的概率。

口服氟康唑(C类药)对孕期实验动物的不良反应只有在大剂量用药并产生母体毒性时才会发生。

灰黄霉素(C类药)有报告可导致联体双胎、动物实验子代神经系统、骨骼系统异常等。咪康唑、克霉唑和制霉菌素均可在孕期作阴道局部用药。

6. 维甲酸类药在妊娠期的使用　维A酸(C类药)在妊娠前3个月使用会引起胎儿先天畸形,阿达帕林(C类药)和他扎罗汀(X类药)亦然。服异维A酸可以致畸胎,故育龄期妇女慎用。他扎罗汀有致畸性,禁用于孕妇。孕妇、哺乳期妇女及近期有生育愿望的妇女均禁用。阿维A是X类药物,对有生育要求的妇女禁止使用。

卡泊三醇(C类药)外用时吸收约6%,可以考虑用于孕妇的局部银屑病皮损。

钙调磷酸酶抑制剂他克莫司、吡美莫司属于C类药,对大鼠和家兔进行他克莫司的生殖毒性研究表明有毒性反应。他克莫司可通过胎盘,在妊娠期口服他克莫司会导致新生儿高血钾和肾功能紊乱。故在妊娠期只有在治疗对孕妇的益处大于对胎儿的潜在危害时,才能使用本品。已知他克莫司可随乳汁排出,可能会对母乳喂养的婴儿造成严重不良反应,因此应根据药物治疗对母亲的重要性来决定是停止哺乳还是停止用药。

局部应用他克莫司的全身吸收量相对于全身性用药来说极少,因此对人体的潜在危险性比较小。哺乳期妇女避免用于乳房部位,以免新生儿无意中经口摄入。

(温炬　何玉清　秦思　黄锦萍　陈秋霞　郭红卫)

第六十一章

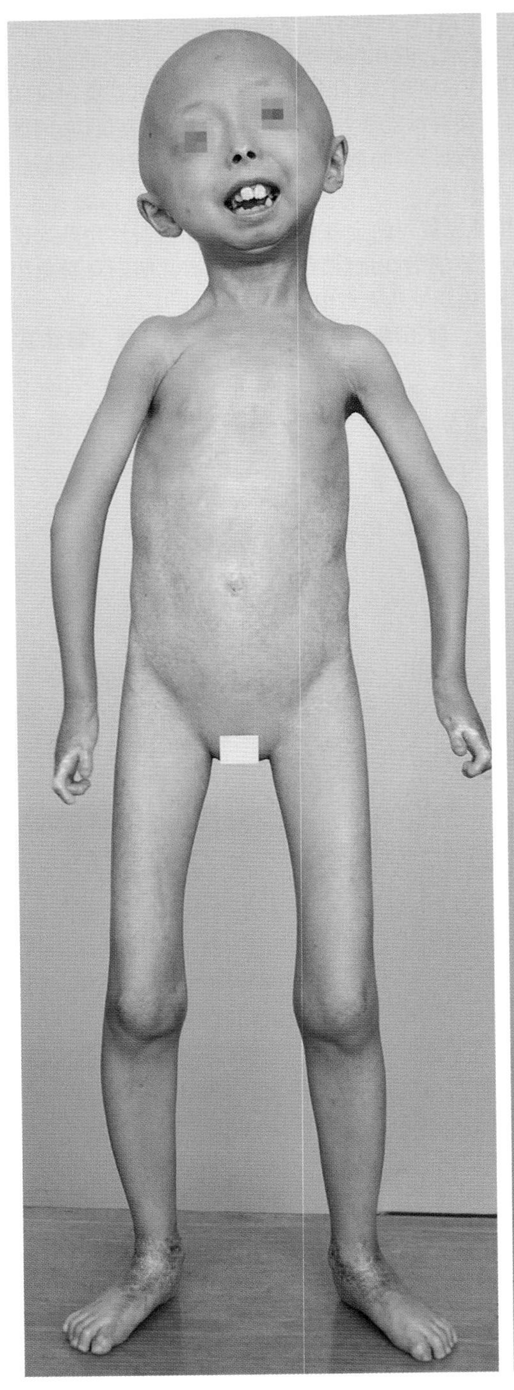
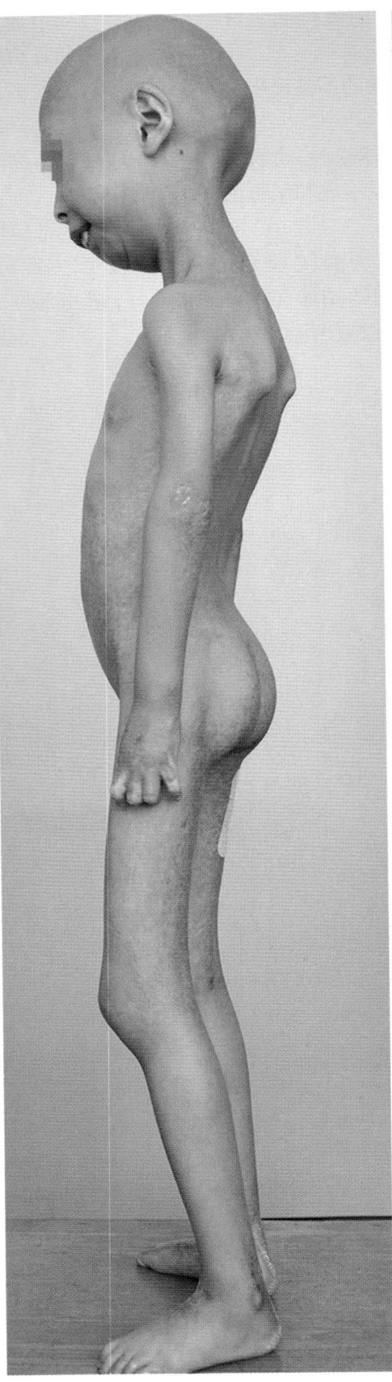
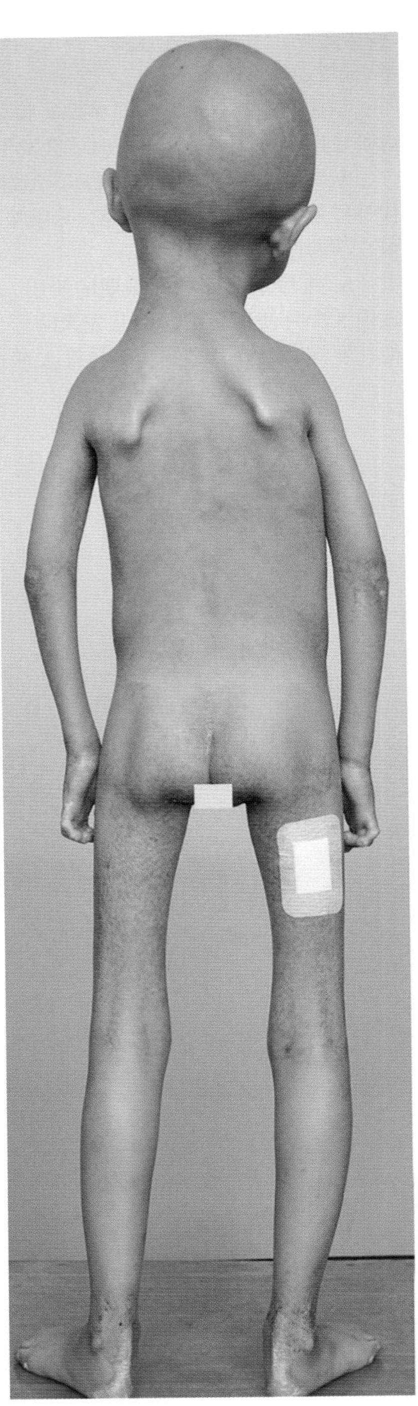

第六十一章

皮肤病相关综合征

第一节　伴毛细血管扩张或潮红的综合征

一、Bloom 综合征

Bloom 综合征（Bloom syndrome）又名侏儒先天性毛细血管扩张性红斑，呈常染色体隐性遗传，以面部毛细血管扩张、光敏和侏儒为特征，由 Bloom 在 1954 年首先报道。

（一）发病机制

本病致病基因 BLM 位于染色体 15q26.1，存在插入 / 缺失突变，其编码的蛋白参与 DNA 解螺旋和保持染色体组的稳定性，BLM 突变导致自发性姊妹染色单体互换、染色体断裂和重排频率增加。

（二）临床表现

在 3 岁内发病，有时在出生后 1 个月内发病，有以下特征：

1. 面部红斑毛细血管扩张　始于颊部，以后扩展至鼻、额、耳和眼睑，似红斑狼疮（图 61-1）。唇部可发生水疱、出血和结痂，面部可出现水疱和湿疹，引起皮肤萎缩，此外还可出现咖啡斑、鱼鳞病和黑棘皮病。

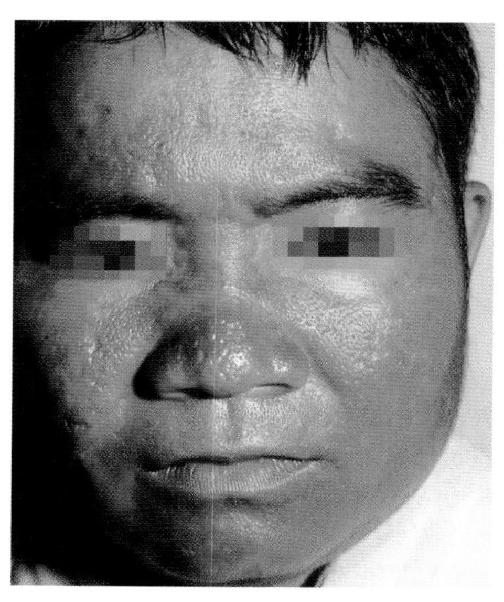

图 61-1　Bloom 综合征（1）
患者年龄为 20 岁。

2. 光敏感　日光暴露可促进病变扩展，有时累及前臂和手背。致病光谱位于晒斑光谱范围内。

3. 侏儒　生长迟缓，但年龄增大时生长恢复正常。其侏儒为垂体型（图 61-2），身体比例相称，但体格瘦小，骨架小。

4. 其他　包括智力正常、糖尿病、免疫缺陷导致的慢性呼吸道和消化道感染。循环 IgA 和 IgM 水平降低，有时可伴

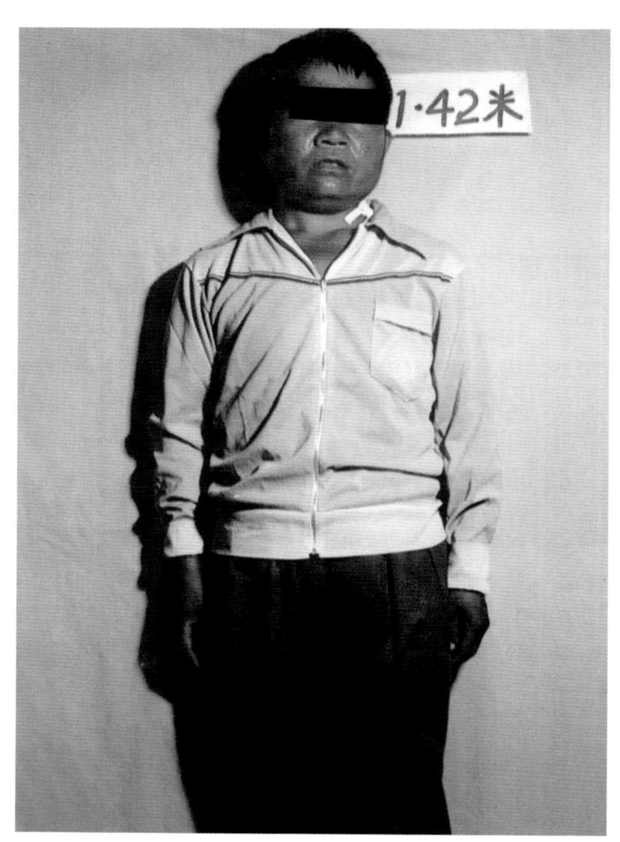

图 61-2　Bloom 综合征（2）
患者年龄为 20 岁。

IgG 降低。男性因精子缺陷导致不育，而女性生育能力降低。并指 / 趾、大耳、牙列不齐、尿道下裂、隐睾、白血病、恶性肿瘤等。由于染色体不稳定，患者罹患恶性肿瘤的风险升高了 150~300 倍，包括白血病、淋巴瘤和消化道腺癌，白血病平均发病年龄为 22 岁。患者还容易出现反复感染，细胞和体液免疫功能低下。

（三）鉴别诊断

包括红斑狼疮、遗传性出血性毛细血管扩张症、毛细血管扩张性共济失调和光敏感长肢侏儒综合征。

（四）治疗

主要为光防护和对症治疗，避免日晒及应用遮光剂，水疱损害可口服糖皮质激素，侏儒可试用生长激素。

二、Osler-Weber-Rendu 综合征

Osler-Weber-Rendu 综合征以 Osler W 医生的名字命名，是一种常染色体显性遗传病，描述了口腔及口周小的毛细血管扩张，患者的内脏也有类似的血管性损害，可发生破裂而导致胃肠道出血、脑卒中、肺出血和其他疾病。

三、侏儒-视网膜萎缩-耳聋综合征

侏儒-视网膜萎缩-耳聋综合征，又称Cockayne综合征，呈常染色体隐性遗传，成纤维细胞培养发现植烷酸的代谢酶活性下降。患者呈明显的早老面貌，两耳大而高耸，如米老鼠样面容，常伴侏儒及智力低下。

（一）临床表现

患儿出生时正常，在1~2岁前即有明显身材矮小，但四肢较长、手足增大，头围变小、鼻端削尖、两耳大而突出、两眼下陷呈老人貌，智力迟钝，侏儒。10岁内仍保持18~24个月龄时的行为，最后发展为痴呆。

眼病为视网膜色素沉着、视神经萎缩、眼内斜、白内障及瞳孔对散瞳药反应迟缓；骨骼病变有驼背和脊柱后凸、长骨疏松、颅骨增厚和颅内钙化；神经系统异常包括摇摆步态伴共济失调、周围神经病变、进行性听力减退，甚至耳聋。

皮下脂肪减少，皮肤萎缩出现皱纹，头发和体毛变细。对光敏感，光暴露部位皮肤有毛细血管扩张、鳞屑形成和色素沉着。

（二）治疗与预后

无有效疗法。避免日晒及应用遮光剂，忌食含叶绿素、植物醇、植烷酸及其前体的食物。本病病程为进行性，大多在青春期死亡，罕有超过20岁者，动脉粥样硬化是常见死因。

四、类癌综合征

类癌综合征（carcinoid syndrome）也称嗜铬细胞瘤，肿瘤起源于Lieberkühn隐窝的嗜银性Kulchistky嗜铬细胞，为多脏器综合征。类癌综合征系胃肠道或其他器官的内分泌细胞肿瘤分泌大量的血管活性物质所致，皮肤潮红、肠蠕动亢进、支气管痉挛和心瓣膜病变是其主要表现。类癌是英文翻译的术语，该术语“karzinoide”是由德国病理学家在20世纪早期首次使用，用来形容其生物学行为类似于恶性肿瘤的一组惰性行为肿瘤。其发病率为5.25例/10万（表61-1）。

（一）病因与发病机制

肿瘤细胞位于阑尾或回肠末端，或胃肠道其他部位，或来自肺的支气管腺瘤，极少数来自卵巢或睾丸畸胎瘤，产生5-羟色胺、组胺、儿茶酚胺、激肽、P物质、神经降压素和前列腺素而致病，切除肿瘤即可治愈本病（表61-2，图61-3）。

（二）临床表现

类癌的特点是生长徐缓，许多患者诊断后尚能存活10余年。已有远处转移的类癌会出现类癌综合征，肝脏是类癌常见的转移部位，许多转移性类癌的患者表现有激素分泌异常的征象和症状—恶性类癌综合征。类癌通常按照组织胚胎学分为前肠段（肺和上胃肠道和较少出现的胰腺），空肠和中肠端（包括回肠和阑尾）和后肠端（结肠和直肠）。研究统计，胃肠系统类癌约占66.9%、支气管约占25.3%，在胃肠道系统，其中小肠原发者约占41.8%、直肠原发者约占27.4%、胃原发者占8.7%。女性发病率略高（55.1%）。旧的命名法使用“良性”与“恶性”，或者“典型”与“非典型”类癌，这种命名方式被认为并不准确，因为所有的类癌均有恶性潜质。世界卫生组织

表61-1 类癌

名称与起源	类癌是由德国病理学家首次提出，指生物学行为类似于恶性肿瘤的一组惰性肿瘤。 类癌是起源于肠嗜铬细胞的神经内分泌肿瘤，肠嗜铬细胞分布于全身
性质与发生部位	类癌均有恶性潜质。世界卫生组织分类中，将NET分为分化良好的内分泌肿瘤、分化良好的内分泌癌和分化差的内分泌癌 类癌可发生于任何组织器官，2/3以上发生于胃肠道。其他有膀胱、乳腺、卵巢、睾丸和胸腺 类癌按照组织胚胎学分为前肠段（肺和上胃肠道和较少出现的胰腺），空肠和中肠段（包括回肠和阑尾）和后肠段（结肠和直肠）
分泌	类癌综合征分泌的神经内分泌颗粒中含有5-羟色胺及速激肽如P物质、胃源性类癌释放组胺。

表61-2 类癌综合征病理生理

1. 类癌→类癌综合征	类癌综合征是指类癌释放神经内分泌介质引起的全身体征和症状。皮肤潮红、腹泻、心脏瓣膜病变。类癌综合征由不同胚胎起源，有不同的生化、病理及临床表现。肿瘤释放入门脉循环的体液介质，大多数被肝脏代谢，只有发生肝脏转移后才产生症状
2. 血清素（5-羟色胺，5-HT）	类癌最恒定的生化特点是5-HT及其代谢产物5-羟吲哚乙酸（5-HIAA）的过量生成，该酸迅速进入尿液，故可作为诊断和监测类癌的病程，但5-HIAA不导致面部潮红
3. 速激肽	速激肽引起潮红，速激肽家族的肽类存在类癌中，其可来自一个共同的前体β前速激肽原，其中有神经肽κ、神经激肽α、β及ρ物质。速激肽，特别是神经肽κ，导致潮红
4. 儿茶酚胺	回肠类癌释放儿茶酚胺，引起潮红，此外，血管活性物质、运动、乙醇和情绪也可致潮红，注射异丙肾上腺素0.5mg或胃泌素0.25μg，也可致潮红。持久性潮红可致静脉扩张和面部紫纹
5. 血清素	5-HT的代谢产物5-HIAA分泌过量，引起肠运动增强和腹泻；尿5-HIAA超过100mg/d，可发生血浆色氨酸水平降低和烟酸缺乏症；血清素与血小板和心脏内皮细胞相互作用是类癌患者的发生心脏瓣膜病原因
6. 其他生物活性物质	胃类癌释放过量组胺，可致面部潮红，荨麻疹；类癌分泌ACTH致库欣综合征，分泌促生长激素致肢端肥大症

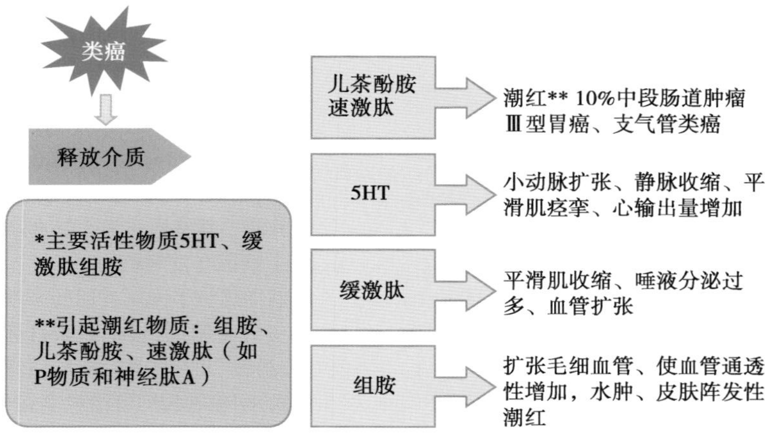

图 61-3 类癌综合征发病机制

(WTO)分类中，将NET分为分化良好的内分泌肿瘤，分化良好的内分泌癌(WDECs)和分泌差的内分泌癌(PDECs)。病程经过主要由肿瘤的内分泌功能所致，而死亡则常由心脏或肝衰竭以及肿瘤生长引起的并发症所致(表61-3)。

表 61-3 类癌综合征的临床特征

皮肤	潮红、毛细血管扩张、酒渣鼻样、硬皮病样或烟酸样缺乏病样皮损、皮肤瘙痒
胃肠症状	腹泻、腹痛、呕吐、消化性溃疡
呼吸道症状	支气管痉挛、哮喘
低血压	
心脏	心内腔纤维化，充血性心力衰竭
类癌危象	
尿5-HIAA	阳性

1. 皮肤损害

(1) 皮肤潮红：是最常见的体征，典型潮红出现于头颈部(脸红区)，通常持续5~10分钟，呈阵发性，兴奋、用力、进食和饮酒可诱发，见于95%的患者，表现为深红、青紫、苍白三期变化。早期偶尔发作，随病情进展发作变频繁，持续时间长，潮红发作时间长可伴有流泪和眶周水肿。潮红还可伴心动过速、血压下降或无改变，潮红发作时血压升高罕见，类癌综合征不是持续性高血压的病因。支气管类癌引起的潮红可泛发全身，胃类癌的潮红以颈周为著。

(2) 毛细血管扩张：复发性潮红可致永久性毛细血管扩张和面、颈部青紫。

2. 类癌危象 低血压或高血压、持久潮红、精神错乱和昏迷，是本综合征的致命并发症，推测其系大量的肿瘤性血管活性物质突然释放所致。生长抑素八肽可用于预防和治疗此种危象。

3. 内脏病变 包括胃肠道症状、支气管痉挛和心瓣膜病。

(1) 胃肠症状：潮红发作时，可能出现肠活动亢进，而有腹鸣、痉挛性腹痛和爆发性水泻。慢性腹泻更常见，可带分泌性腹泻成分，如腹泻甚重可致吸收不良。

(2) 心脏征象：瓣叶和心内膜斑块性增厚主要见于右心，左心亦可轻度受累。心内膜纤维化可致三尖瓣关闭不全、心房和心室顺应性降低，有时发生的心排出量增高可加重心功能障碍。

(3) 肺、支气管痉挛：虽不常见，但可甚为严重，常在潮红发作时最显著。

(4) 其他：烟酸缺乏病样/糙皮病样改变，小腿、前臂和躯干角化过度、干燥脱屑呈糙皮病样、硬病样改变，小腿和足部皮肤硬化、表皮萎缩、色素沉着。

（三）实验室检查

尿5-羟吲哚醋酸(5-HIAA)测定值超过30mg/d即为阳性，胃类癌仅达15mg/d。肿瘤表达相关特异性免疫组化标志物NSE染色或嗜铬粒蛋白A。另外，血液嗜铬粒蛋白A为特异性肿瘤学标志物。

（四）伴发疾病

类癌可伴发多种其他肿瘤或疾病如胰腺肿瘤(Zollinger-Ellison综合征)、甲状旁腺腺瘤、肢端肥大症、神经纤维瘤病和Cushing综合征(异位ACTH产生所致)。

（五）诊断

临床出现典型皮肤潮红、酸痛、腹泻、哮喘、右心瓣膜病变及肝脏肿大等症状时应考虑类癌综合征。静脉滴注肾上腺素2~20μg能引起皮肤潮红，24小时尿5-HIAA测定超过58μmol(15mg)均有助于诊断(表61-4)。最终确诊是依据组织病理学诊断，肿瘤标志物包括尿5-HIAA、血清NSE和血清嗜铬粒蛋白A。CT/MRI检查可确定肿瘤部位，另外，由于肿瘤生长抑素受体表达，因此可选择全身奥曲肽PET-CT扫描检查。

表 61-4 类癌综合征的诊断依据

临床主征	不同程度的皮肤潮红、瘙痒、硬皮病样或烟酸缺乏病样皮损、内脏病变、胃肠道症状如腹痛、恶心、呕吐、心内膜纤维化、肝脏肿大
实验室检查	尿5-HIAA阳性

（六）鉴别诊断

包括：①皮肤肥大细胞增多症，因释放组胺出现皮肤潮红和瘙痒，但患者年龄通常大于3岁，尿5-HIAA正常；②倾倒综合征，因进食后突然释放5-羟色胺而产生类似症状，但患者有胃切除史，每于进餐后发病则与本征不同。

（七）治疗

避免摄入含 5-HT 食物，如香蕉、胡桃、菠萝、鳄梨、番茄等，尤其香蕉中含有较多 5- 羟色氨（每根香蕉 4mg）和儿茶酚胺，故食用后数小时内尿 5-HIAA 水平就会升高。补充烟酸及维生素避免接触已知的刺激物，短期内限制含色氨酸食物摄入可减少 5-HT 产生。治疗总结见表 61-5。

表 61-5　类癌综合征的治疗

针对肿瘤	切除原发肿瘤 肿瘤发展甚慢，即使已发生转移，有效肿瘤减容也能减少发作，提高生活质量，如单叶转移时的半肝切除术、肝脏大量浅表转移切除及介入治疗、转移淋巴结切除；化疗用于无法切除者；钴放疗可用作姑息疗法
生长抑素同类物	奥曲肽微球能使多数患者的潮红及其他内分泌症候大为改善，并能防止和治疗类癌危象
其他药物治疗	
皮肤潮红	5-HT 拮抗剂，糖皮质激素
哮喘	氨茶碱，糖皮质激素
腹泻	对氯苯丙氨酸，甲基多巴，奥曲肽微球
针对类癌介质	α 受体阻滞剂，H_1/H_2 受体阻滞剂，5-HT 拮抗剂，干扰素
内脏疾病治疗	心瓣膜病、心衰、中枢神经系统紊乱
伴发病治疗	肢端肥大症、Cushing 综合征、腹泻、胰腺瘤肿，甲状旁腺腺瘤
联合治疗	切除原发肿瘤，肿瘤减容，应用奥曲肽（必要时佐以 α- 干扰素）的联合治疗可使症状大大减轻，提高生活质量
转移性病变	可采用靶向药物治疗或新型放射性核素治疗

1. 手术治疗　原发肿瘤切除联合转移淋巴结切除术为其首选治疗；减瘤术或转移瘤切除术有助于由于肝转移和大肿块肿瘤所致的类癌综合征的控制。转移性病变也可采用靶向药物治疗或新型放射性核素治疗。

2. 药物治疗

（1）奥曲肽：发现生长抑素能防止类癌综合征的潮红和其他内分泌征象是本病治疗的重大进步。奥曲肽皮下注射，通常从 75~150μg 开始，逐渐增量，使潮红及其他症状获得最大抑制，潮红及其他内分泌症状大为改，此外，尿中 5-HIAA 排出量中激肽水平减低。微粒型长效奥曲肽每月只需用 1 次。

（2）化疗：可采用氟尿嘧啶（5-FU）、环磷酰胺联合化疗。

（3）对症治疗：烟酸可使烟酸缺乏病样皮损消失；α 受体阻滞剂如苯氧苄胺和糖皮质激素用于血管舒缓素分泌性肿瘤；H_1、H_2 受体阻滞剂用于组胺和 5-HT 产生性肿瘤；皮肤潮红应用 5-HT 拮抗剂如二甲麦角新碱、赛庚啶；腹泻、腹绞痛应用能抑制 5-HT 合成的药物，对氯苯丙氨酸有良效。

（八）病程与预后

类癌综合征的预后取决于原发肿瘤的疗效。类癌瘤生长缓慢，在出现症状后仍可存活 5~20 年，因此即使发现较晚亦应尽量切除。

五、家族性酒糟鼻样疹 - 表皮内上皮瘤综合征

家族性酒糟鼻样疹 - 表皮内上皮瘤综合征（familial rosacea-like eruption with intraepidermal epithelioma syndrome）又称 Habar 综合征，呈常染色体显性遗传，有家族史，儿童期即可发病。特征性表现为鼻部酒渣样皮疹，鼻、颊、眉间和下颌部出现持久性潮红，红斑上可有毛细血管扩张、毛囊性小丘疹，愈后留有萎缩性凹窝。红斑在日光照射后加重。躯干和股部可见疣状皮疹，有鳞屑和角化的扁平斑块，约 1cm 大小。面部皮疹可用硫黄炉甘石洗剂，疣状皮疹可应用放疗、电灼或手术切除。

六、Goltz 综合征

Goltz 综合征由 Goltz 等（1962）和 Gorlin 等（1963）先后报道，由 POCRN 基因的镶嵌突变所导致，为外胚层和中胚层发育异常，有可能为 X 连锁显性遗传。女性发病率 9 倍于男性，可能与男性半合子在宫内即死亡有关。出生后就有，损害为不规则的线条状毛细血管扩张、筛状萎缩和色素沉着，发生于躯干和肢体时似皮肤异色症。由于真皮的缺陷而出现黄红色皮下脂肪疝，质地软，唇、脐部有多发性乳头状瘤，也可在肛门和女阴外周、腹股沟出现。甲小而薄，呈营养不良改变。毛发稀而脆，在头皮和阴部可有脱毛发斑，少汗。患者身材短细，智力正常或稍迟钝。颅骨圆小而颏尖，呈三角形外貌，面、躯干和肢体可不完全对称，其他骨骼畸形如有并指 / 趾、多指 / 趾、无指 / 趾、脊柱侧凸、脊柱裂等。还可出现缺牙、牙釉质发育不良及虹膜和脉络膜缺损、小眼、斜视、晶状体半脱位、畏光等缺陷。组织病理示脂肪疝处皮肤胶原纤维碎裂，无胶原束，弹力纤维减少。治疗可采取整形外科对症治疗。

七、耳颞综合征

耳颞综合征（auriculotemporal syndrome）又称 Frey 综合征，是腮腺手术常见的并发症，也可继发于面部外伤、颈动脉内膜剥离术、甲状腺切除术、带状疱疹、神经纤维瘤病和耳下腺肿瘤，系支配腮腺的副交感神经与支配汗腺和血管的交感神经纤维在损伤后断端错位愈合所致。临床特征为进食刺激性食物（如酸味、热汤）、咀嚼运动或因情绪激动时出现局部多汗，在出汗之前，常先有皮肤潮红、灼热感，局部多汗主要发生于额、颞、口周、耳下腺等处，有些患者仅有味觉性潮红而无出汗，称为“不完全性 Frey 综合征”。治疗可用普鲁卡因局部封闭、副交感神经切除，部分患者随年龄增长而自行减轻或痊愈。

第二节　伴血管瘤或血管畸形的综合征

一、小脑视网膜血管瘤综合征

小脑视网膜血管瘤综合征（angiomatosis retinae et cerebelli syndrome）又名 Von Hippel-Lindau 综合征（Von Hippel-Lindau syndrome）或 Lindau 病，呈常染色体显性遗传，基因连锁分析

示3号染色体短臂异常，常20~30岁时发病。本病主要特点为视网膜血管瘤和中枢神经系统良性成血管细胞瘤，有时可伴肾和胰腺肿瘤、嗜铬细胞瘤和表皮囊肿，患者有头痛、头晕、单侧共济失调、精神改变。

二、蓝色橡皮大疱性痣综合征

蓝色橡皮大疱性痣综合征（blue rubber bleb nevus syndrome），由Bean在1958年首先描述，故也称Bean综合征。主要特征为皮肤和胃肠道多发性静脉畸形，出生时即存在，多为散发性，有报道在部分家庭呈常染色体显性遗传，与9号染色体短臂点突变有关。Mogler等发现患者的c-kit表达显著上调，并提出c-kit特异性抑制剂可能会成为本病的有效治疗方法，Nobuhara等发现本病与TIE2基因的突变有关。

（一）临床表现

皮损大小为1cm至数厘米不等，数量可从1个到超过100个，这些皮损为蓝色，呈皱缩、柔软外观，易压缩，解除压迫后迅速充盈，有囊性感（图61-4）。可有疼痛或触痛。大部分患者同时伴有胃肠道静脉畸形，常见于小肠，易出血，导致慢性缺铁性贫血。也可有广泛的系统性静脉畸形如中枢神经系统受累。

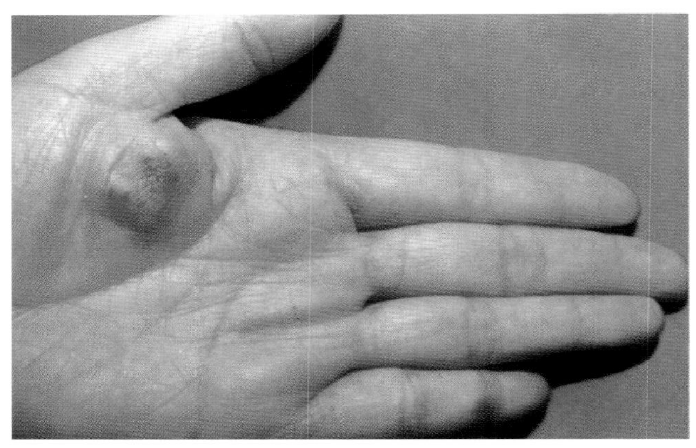

图61-4　蓝色橡皮大疱性痣综合征（陆军军医大学　刘荣卿惠赠）

（二）组织病理

示静脉畸形，皮下组织小的管腔可有裂隙和纤维组织包埋，而大的浅表皮损则可有似血管角皮瘤的表浅血管湖形成。

（三）鉴别诊断

应与以下疾病相鉴别：①毛细血管炎；②遗传性出血性毛细血管扩张症（Osler病）；③Maffucci综合征，有软骨发育障碍；④Klippel-Trenaunay-Weber综合征。

（四）治疗

外科治疗仅切除出血的肠血管瘤；皮肤损害可选用CO_2激光治疗、脉冲染料激光治疗。

三、Kasabach-Merritt综合征

Kasabach-Merritt综合征（Kasabach-Merritt syndrome）又称巨大血管瘤血小板减少综合征（giant hemangioma-thrombocytopenia syndrome），主要特征为皮肤巨大血管瘤（图61-5）和血小板减少性出血。多数患者在生后第一年发病。血管瘤迅速扩大，伴受累区域肿胀和皮损内出血，出血由血小板减少所致，在血管瘤的管腔内有大量的血小板血栓形成。血小板的存活期也明显缩短。脾可肿大。血红蛋白、血小板、纤维蛋白原以及凝血因子Ⅱ、Ⅴ和Ⅲ均减少。凝血酶原时间（PT）和部分凝血活酶时间（APTT）延长，纤维蛋白分解产物增加。过去报道本病死亡率超过30%，患者常死于出血、脓毒症或血管瘤压迫所致的呼吸道梗阻。由于本病危及生命，应及早治疗。治疗的措施包括放射、肝素、五氨基己酸、阿司匹林和潘生丁，伴出血的快速增大的婴儿血管瘤可采用系统性糖皮质激素治疗。

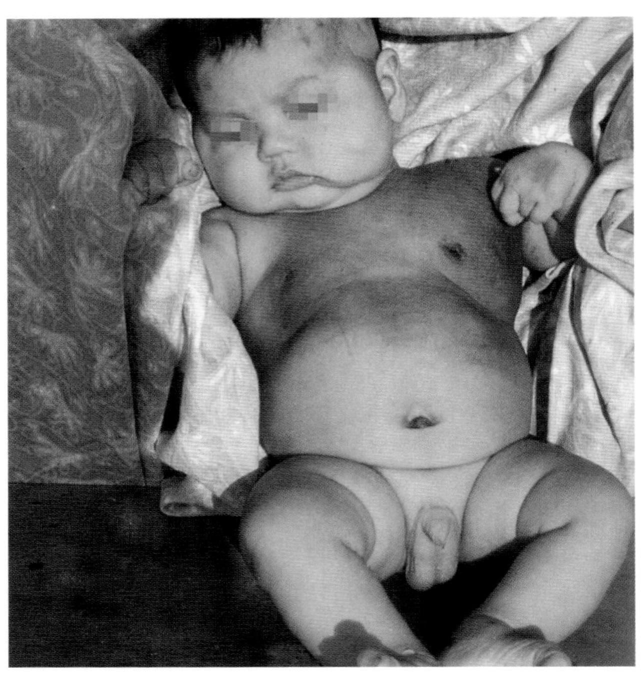

图61-5　巨大血管瘤-血小板减少综合征（胸部巨大血管瘤，头部及额部紫癜性损害）

四、骨肥大静脉曲张性痣综合征

骨肥大静脉曲张性痣综合征，又称Klippel-Trenaunay-Weber综合征，由Klippel和Trenaunay在1890年首先描述，本病有三大特征，即皮肤血管痣、静脉曲张和患侧组织特别是骨组织增长、增粗。

本病最常累及下肢，少数亦可累及上肢，2个以上肢体发病罕见。静脉曲张在出生时或出生后不久即可出现，而不仅限于大隐静脉分布区，静脉曲张可缓慢进展或保持稳定。毛细血管畸形主要表现为鲜红斑痣，呈斑片状分布，除受累下肢以外，还可扩展到臀部和躯干，偶在患肢远端出现其他血管畸形。骨和软组织肥大可致肢体变长和增粗，骨肥大可能由动静脉瘘引起静脉压升高所致，偶可出现萎缩改变。部分患者可有其他的先天畸形，如并指/趾和多指/趾。本病可分为3型：①Klippel-Trenauay型，患肢骨粗大、延长，仅有静脉畸形，即浅静脉扩张；②Weber型，患肢骨粗大、延长，有动静脉瘘和血管分流杂音；③Sepvelle-Martorell型，患肢骨萎缩、变短，无动静脉瘘。Servelle（1985）发现本病可伴淋巴管畸形，由于深

静脉阻塞或乳糜管畸形所致。静脉造影可发现深静脉通道畸形，导致阻塞部分以下的静脉淤积。

治疗方面，外科手术修复重要的动静脉瘘。弹力绷带包扎可改善局部血液循环，常能取得满意疗效。

五、Maffucci 综合征

Maffucci 综合征（Maffucci's syndrome）又称软骨发育不良并血管畸形（dyschondroplasia with vascular malformation），由 Maffucci 于 1881 年首先描述，主要特征为软骨和骨畸形伴多发性海绵状血管瘤。

1. 血管畸形　患儿皮下出现多发性血管瘤，可伴发白癜风或咖啡牛奶斑，也可发生内脏血管畸形。约 25% 的患者出现静脉扩张，其他血管畸形和淋巴管瘤少见。

2. 软骨发育不良　较血管畸形出现晚，表现为沿着长骨出现硬的软骨结节，非对称性生长，或出现变形。是由于软骨内骨化的先天缺陷所致，受累骨出现变形、变短、易于发生病理性骨折，也可发生内生软骨瘤和外生骨疣。这些改变常导致畸形。偶尔可累及神经。

3. 恶性肿瘤　占 20%，其中 15% 发生软骨肉瘤，其他肿瘤包括纤维肉瘤、血管肉瘤、恶性淋巴瘤、神经胶质瘤、卵巢畸胎瘤和胰腺腺癌。

约 90% 患者可相对正常地生活。治疗主要为整形手术完成骨的重建。

六、Sturge-Weber 综合征

Sturge-Weber 综合征（Sturge-Weber syndrome）又称脑 - 三叉神经血管瘤病综合征、脑面血管瘤病综合征（encephal facial angiomatosis syndrome），出生时即有广泛的痣样扩张血管畸形，至少覆盖一侧面部三叉神经眼支支配区，可向同侧或对侧面部邻近区域扩展、或位于颈、躯干和四肢。面部痣同侧的软脑膜血管瘤常延伸至皮质顶枕区，甚至累及整个大脑半球，单侧皮肤痣伴双侧半球累及和双侧皮肤痣伴单侧半球累及均可出现。颅内钙化表浅皮质区的特征性“车轨样钙化（Tram-line calcification）”发生较晚。在神经并发症中，癫痫发作（75%）和表现为精神发育迟滞的精神障碍（轻度占 27%；中至重度占 19%）最为常见，注意力不集中、健忘、语言障碍、行为异常及不同程度的智力发育不全。亦可发生眼球突出、青光眼、晶状体浑浊、视力障碍、视神经炎、偏盲、偏瘫或轻偏瘫、偏侧萎缩。

第三节　其他血管异常综合征

一、Marshall-White 综合征

Marshall-White 综合征又称 Bier 贫血斑（Bier spots），由 Bier 在 1898 年首先报道，多见于神经质的中年男子，系皮肤血管痉挛产生的缺血性白色斑疹。损害好发于四肢末端，皮肤因血管痉挛而导致的缺血性苍白色斑疹（图 61-6），呈豆状、圆形或类圆形，境界清楚，亦可能在暗红色或淡红色斑上出现白色斑点。肢体下垂时更为明显，抬高患肢时皮损消失或减轻。常伴有失眠及心动过速。治疗方面，对症处理，可试用血管扩张剂。

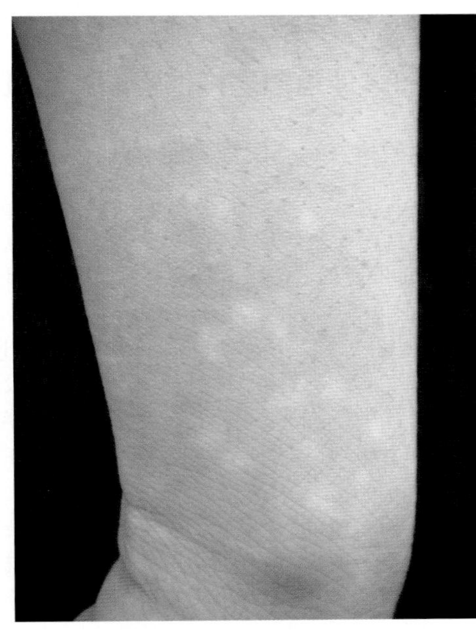

图 61-6　Marshall-White 综合征（Bier 贫血斑）［华中科技大学协和深圳医院（南山医院）　陆原惠赠］

二、精神性紫癜综合征

精神性紫癜综合征（psychogenic purpura syndrome），又称 Gardener-Diamond 综合征，描述了常为应激因素诱发的，以精神障碍和紫癜性损害为特征的一组疾病，包括自身红细胞和自身 DNA 致敏性紫癜、癔症性紫癜和人工性紫癜。

（一）病因与发病机制

本病最初被认为是自身血液致敏所致。在具有遗传或发育素质的个体中，情绪应激可启动免疫和非免疫炎症反应，癔症机制和暗示感受性在某些患者的发病中起到一定作用。

（二）临床表现

本病女性多见，男女之比为 1∶20，14~40 岁者占 80%，发病前常有精神性创伤。前驱症状为皮肤疼痛或烧灼感，1~2 小时后出现急性发作的局限性炎症，疼痛剧烈者需用麻醉剂止痛，明显的肿胀区可在数天内继发深部紫癜或皮肤出血。皮损可较小并局限于一个部位或扩展至很大范围，以四肢及躯干腹侧最常见。在出现青肿后，疼痛逐渐消失，全部皮损在 1~2 周内消退。可伴发的全身性症状有发热、不适、恶心和呕吐。每次发作常有诱发性应激因素存在。

（三）实验室检查

实验室检查结果无明显异常。

（四）治疗

1. 躯体治疗　应尽早施行，以维持活动性、缓解焦虑和避免挛缩。具体措施有温水浴、止痛药、受累肢体夹板固定等，应避免使用麻醉剂。

2. 精神治疗　在诊断明确后立即进行，大多数患者应给予抗抑郁药和支持疗法，严重者行认识领悟疗法。

（五）预后

本病反复发作，缓解和加重持续时间不等，病程可达数月至数十年，在此期间常伴其他器官系统疾病的发作。精神治疗可改善预后，特别是年轻患者。

第四节　伴鱼鳞病样损害的综合征

一、点状软骨发育不良综合征

点状软骨发育不良综合征(chondrodysplasia punctata syndrome)是一组在婴儿和儿童期出现暂时性骨骺点刻状钙化(calcified stippling)的遗传病,有 3 种亚型,共同特征为过氧化物酶体缺陷和鱼鳞病。

1. 肢根型点状软骨发育不良(rhizomelic chondrodysplasia punctata)　罕见,呈常染色体隐性遗传,肱骨和/或股骨明显短缩引起侏儒,常伴有头围变小,1/3 患者有鱼鳞病,半数有特殊面容,70% 患者出现白内障,精神发育迟滞,一般在婴儿期因呼吸道并发症而死亡。

2. Conradi-Hunermann 综合征　呈 X 连锁或常染色体显性遗传,管状骨可轻度短缩(有时不对称),常发生脊柱侧凸,白内障和鱼鳞病;半数患者有特殊面容,表现为颧骨发育不全、额突起、眼距过宽、鼻梁扁平和轻度鼻孔前倾;精神发育迟滞罕见,仅少数婴儿死亡,婴儿早期存活者预后良好。

3. CHILD 综合征　“CHILD”是先天性偏侧发育不良伴鱼鳞病样红皮病和肢体缺陷的首字母,由 Happle 等在 1980 年首次报道,呈 X 连锁显性遗传,由位于 Xq28 的固醇生物合成基因 NSDHL 突变所致,该基因编码 3-β- 羟类固醇脱氢酶。患者在出生时或生后发病,男女之比为 1∶26,一侧身体局限性缺陷是最显著的特征。骨骼畸形包括下肢发育不全或先天萎缩,上肢或下肢和手足指/趾变短或缺损。同侧皮肤有鳞屑和红斑,常以中线为明显分界,沿布氏线分布,偶尔双侧受累,面部不受累;鱼鳞病样红皮病可随时间延长而消退。此外,还可出现病侧甲角化过度和畸形、骨骺点状钙化以及毛发生长减慢和秃发。患侧内脏和神经系统有时亦可伴发育畸形。

二、Dorfman-Chaharin 综合征

Dorfman-Chaharin 综合征(Dorfman-Chaharin syndrome)由 Dorfman 和 Chaharin 首先报道,呈常染色体隐性遗传,主要特征为先天性鱼鳞病伴脂质小滴在皮肤、肌肉、肝和粒细胞等多脏器内沉积,并有细胞内甘油三酯代谢异。患儿出生时即全身皮肤发红,覆有灰白色鳞屑、弥漫性掌跖角化过度、指/趾甲营养不良、褐色。头皮可有瘢痕性秃发。患者头小、智力发育稍迟缓,可出现眼球震颤、共济失调、反射消失、弥漫性张力减退、眼睑下垂和脑神经麻痹等神经系统表现,可有神经性耳聋。肌肉骨骼系统表现为四肢近端肌力减弱,呈肌病性步态,下蹲后站起困难,膝外翻,可有并趾畸形。实验检查显示血清钙及无机盐含量偏低,转氨酶(ALT、AST)升高,血清肌酶升高,肝脂肪变性。本病尚无特效疗法。

三、毛囊鱼鳞病 - 秃发 - 畏光综合征

毛囊鱼鳞病 - 秃发 - 畏光综合征是一种罕见的 X 连锁隐性或常染色体显性遗传病,患儿出生时可有轻度火棉胶婴儿表现,全身角化过度伴广泛性小棘状毛囊角化、先天性非瘢痕性秃发和明显畏光是其特征。眼病变有角膜浑浊、糜烂和角膜炎;其他系统表现差异很大,包括生长迟缓、精神发育迟滞、癫痫、反复皮肤和呼吸道感染、脊椎缺陷、肾畸形和疝。肢端皮肤可出现银屑病样斑块,有甲营养不良。相似的毛囊突起可见于 KID 综合征,耳聋和特殊的皮革样掌跖角化过度是其特征;秃发性小棘毛囊角化病(keratosis follicularis spinulosa decalvans)为一种 X 连锁遗传病,瘢痕性秃发、指背毛囊角化小棘和掌跖角化为其特征,虽可出现畏光,但无本病的全身性角化过度和其他体征。

四、角膜炎 - 鱼鳞病 - 耳聋综合征

角膜炎 - 鱼鳞病 - 耳聋综合征,又称 KID 综合征,鱼鳞病样红皮病和先天性感觉神经性耳聋是本病的固定特征,而角膜炎则否。本病具有遗传倾向,可能由位于染色体 13q12.11 上的 2 个密切相关的连接蛋白基因突变所致,多数为 GJB2 基因。

(一)临床表现

1. 皮肤表现　角化性斑块位于面部和四肢,呈鱼鳞病样,柔软,如地毯样或象皮样。患儿在出生时或婴儿期出现短暂性红皮病,在红斑基础上出现对称分布、境界清楚的棘状或疣状外观的角化过度斑块(即红斑角化病),易发生皮肤慢性感染,可能是潜在性致肿瘤的因素。

2. 耳眼损害　绝大多数表现为神经性耳聋,听觉常完全丧失,通常在出生时即消失。出生时或出生不久出现畏光、血管性角膜炎、慢性眼睑炎及结膜炎,视力进行性受损,最终可永久性失明。

3. 其他　眉毛、睫毛、胡须、腋毛、阴毛和头发常稀少。白甲和厚甲常见,部分患者出现多发性龋齿、牙营养不良或缺失。多数患者智力正常,其他合并畸形包括神经肌肉缺陷(如跟腱缩短、周围神经病和深腱反射消失)、生长缺陷、少汗、颊黏膜白斑、小脑发育不全和异常糖原贮积伴发小脑萎缩。

(二)治疗

无特效治疗方法。角膜炎、角化过度及皮肤感染可对症治疗。润肤剂、角质剥脱剂、维 A 酸类药物治疗有效。角膜移植是唯一可能改善视力的方法,但常由于新生血管生成异常而导致移植失败。

五、Netherton 综合征

Netherton 综合征又称鱼鳞病样红皮病 - 遗传过敏 - 发干异常综合征,由 Netherton 在 1958 年首先报道,呈常染色体隐性遗传,仅发生于女性。主要特征为鱼鳞病(板层状或迂回性线状鱼鳞病)(图 61-7)、结节性脆发症(竹节样头发)和特应性素质。患儿出生后不久出现皮肤弥漫性红斑、鳞屑和屈侧角化过度、特征性竹节样毛发。许多患者有毛发异常,常为套叠状脆发,也可见结节性脆发和磨损的扭发(图 61-8),头毛易脱落,晨起枕头上有很多毛发(枕征)。患者常有遗传过敏性素质如过敏性鼻炎、哮喘等。本病应与遗传过敏性皮炎伴有皮肤干燥或鱼鳞病表现相鉴别,后者伴发寻常性鱼鳞病,而非鱼鳞病样红皮病或迂回线状鱼鳞病,头发正常。

六、侏儒 - 鱼鳞病样红皮病 - 智力缺陷综合征

侏儒 - 鱼鳞病样红皮病 - 智力缺陷综合征,又称 Rud 综合征(Rud syndrome),由 Rud 在 1927 年首先报道,是先天性神经外胚叶发育不良和内分泌障碍所致的少见疾病,原因不明,可能为常染色体隐性遗传,主要包括先天性鱼鳞病、智力发育

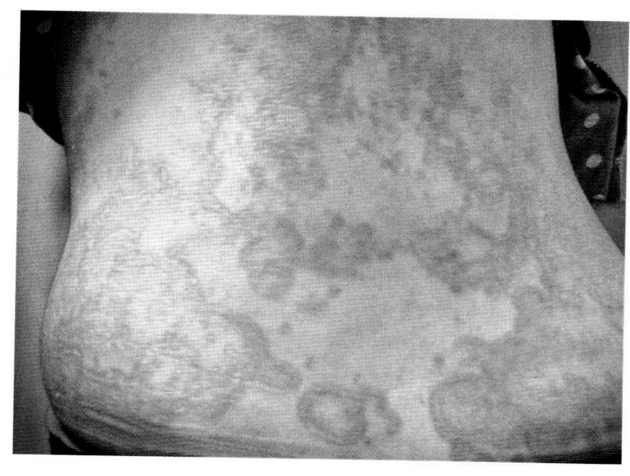

图 61-7　迂回鱼鳞病
成环形或匍形增厚，鳞屑呈双边状排列［华中科技大学协和深圳医院（南山医院）　陆原惠赠］。

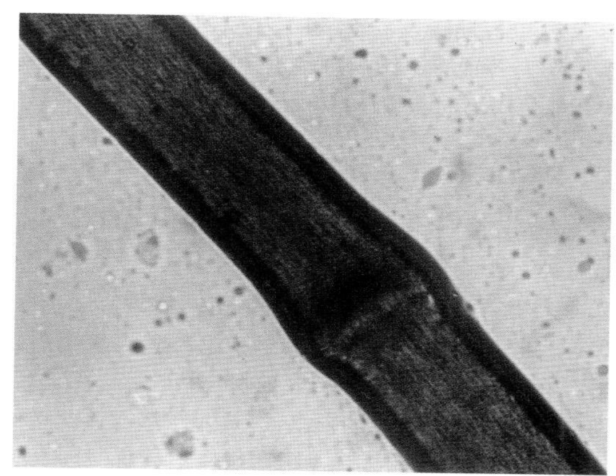

图 61-8　迂回线状鱼鳞病
竹节状发（复旦大学上海医学院　王侠生　方丽惠赠）。

低下、癫痫和幼稚型疾病。

（一）临床表现

婴儿期发病，表现为鱼鳞病样红皮病、侏儒、智力发育不良。性腺功能减退、外生殖器发育不全、生育能力下降、隐睾、闭经、腋毛和阴毛稀少。以及癫痫、多发性神经炎、神经性耳聋、眼球震颤、斜视、上睑下垂、脸痉挛、白内障、色素性视网膜炎。肌萎缩、蜘蛛脚样指/趾、牙齿发育不全，以及糖尿病和慢性巨细胞性贫血。

（二）诊断

先天性鱼鳞病、智力发育低下、癫痫、侏儒，患者不一定具备本病的全部症状，但结合主要症状以及 3 种以上更多表现即足以确诊。

（三）鉴别诊断

本病与 Sjogren-Larsson 综合征的区别是后者有鱼鳞病、智力发育低下和痉挛性两侧瘫痪，而本病则无痉挛状态和瘫痪表现。

（四）治疗

对症治疗。对鱼鳞病可试用维 A 酸类、外用角质剥离剂如乳酸乳膏、异维 A 酸乳膏等。控制癫痫可内服抗癫痫剂。预后差。

七、Sjögren-Larsson 综合征

Sjögren-Larsson 综合征（Sjögren-Larsson syndrome）又称鱼鳞病样红皮病 - 痉挛性双侧瘫痪 - 智力发育不全综合征，由 Sjogren 和 Larsson 在 1957 年首次报道，呈常染色体隐性遗传，致病基因为位于 17q11.2 的编码微粒体脂肪醛脱氢酶（FALDH）的 ALDH3A2 基因突变，目前已发现 70 余种 ALDH3A2 基因突变。FALDH 主要催化中长链脂肪醛氧化成脂肪酸，ALDH3A2 基因突变导致 FALDH 活性丧失，导致脂肪醛和脂肪醇在皮肤和大脑髓磷脂内贮积，从而产生临床症状。患者的成纤维细胞和白细胞中存在 FALDH 缺陷。

本病临床特征为痉挛性瘫痪、智力发育不全和板层样鱼鳞病三联症：①鱼鳞病在出生后即可发生，为中度的泛发性鳞屑形成伴掌跖角化过度，婴儿期后红皮病逐渐消退；②痉挛性瘫痪在 2~3 岁内出现，四肢僵硬，行动笨拙，可呈现锥体束征阳性，多数患者有癫痫发作；③智力发育不全，语言障碍，脑白质病变，可呈痴呆或白痴状态；④其他表现包括骨骼畸形（如脊柱后弯）、指/趾长短不齐、乳牙发育不全、皮纹异常、退行性视网膜炎、角膜溃疡、黄斑病变、眼距增宽等。本病需与 Refsum 综合征相鉴别。

第五节　伴皮肤角化异常的综合征

一、Olmsted 综合征

Olmsted 综合征又称先天性掌跖和腔口周围角化病（congenital palmoplantar and periorificial keratoderma）。在 5~6 月龄时发病，表现为掌跖角化过度、手指弯曲畸形、手指缩窄或自行脱落、甲营养不良，可伴甲沟炎，有的右手有皮角。口、鼻、耳、肛门周围，甚至颈前、腹股沟、股内侧等处可有境界清楚的疣状增厚的角化过度斑块（图 61-9~ 图 61-12），角化性损害对称，可伴瘙痒。部分患者有舌黏膜白斑。患儿发育正常，可伴皮肤附属器异常，如普秃、口周角化、掌跖无汗、前磨牙缺如等。皮损夏季较轻，但逐渐加重，至成年而不减轻。尚无有效疗法。而有文献报道：维 A 酸治疗可缓解病情。

二、Papillon-Lefevre 综合征

Papillon-Lefevre 综合征（Papillon-Lefevre syndrome）是一

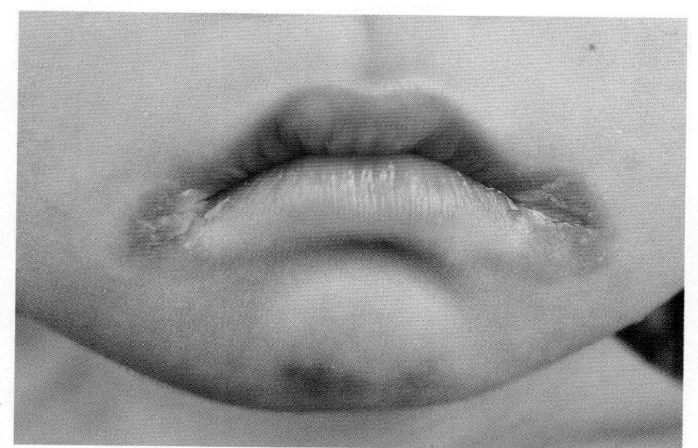

图 61-9　Olmsted 综合征
口角对称角化斑。

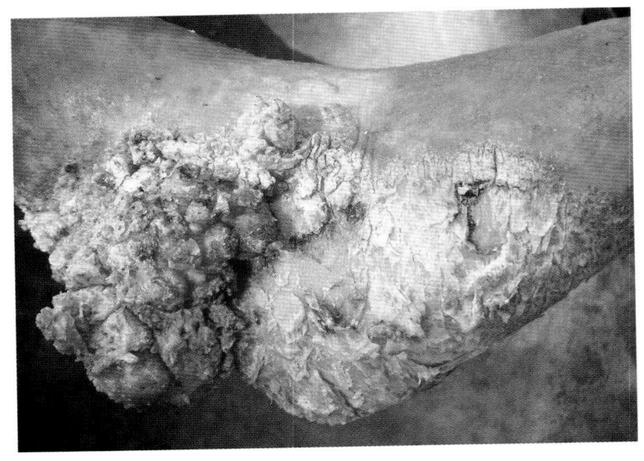

图 61-10　Olmsted 综合征
四肢疣状增生[华中科技大学协和深圳医院(南山医院)　陆原惠赠]。

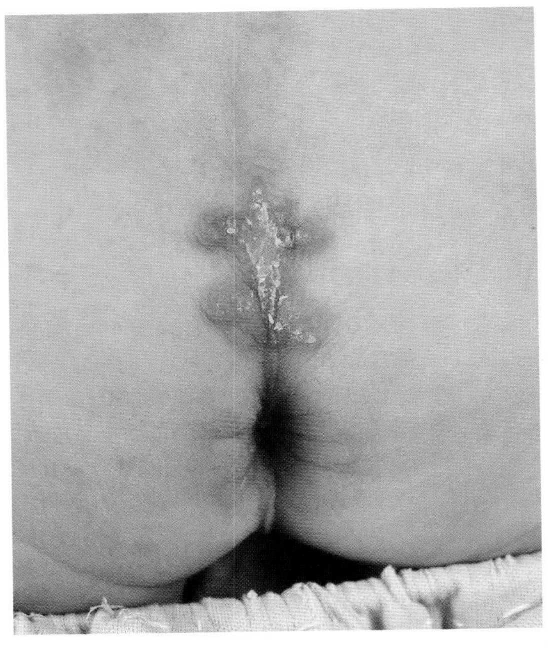

图 61-11　Olmsted 综合征
肛周及骶尾部边界清楚角化斑,其上有厚痂,边有红斑环绕。

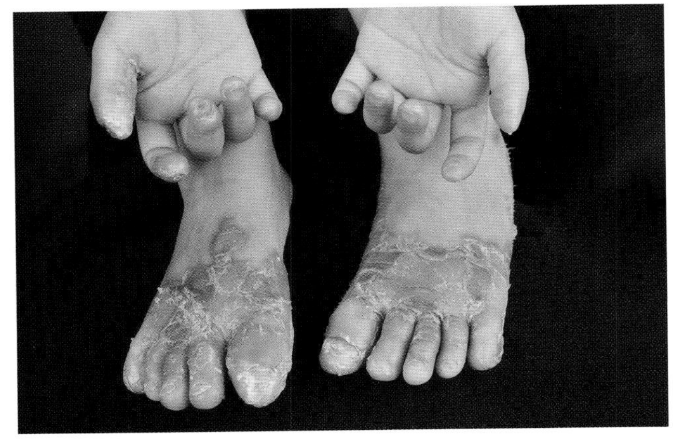

图 61-12　Olmsted 综合征
掌跖进行性出现对称、坚硬、肥厚角化,周边环绕红斑。

种罕见的常染色体隐性遗传病,由位于 11q14 的组织蛋白酶 C 基因突变所致。银屑病样角化过度累及掌跖、胫前、外踝等处;龈炎破坏牙周韧带而使牙齿几乎全部脱落,部分杂合子同样可出现牙周炎和牙早期脱落;颅内异位钙化、脆甲、秃发和睑囊肿亦可出现。皮损常在伴发乳牙性牙周病期内的儿童出现,乳牙脱落可使皮损好转,整个病程中可反复出现皮损和恒牙脱落;一些患者出现 T 细胞和 / 或 B 细胞功能异常、白细胞趋化障碍或细胞内杀伤力损害。部分患者反复发生感染,迟发型超敏反应减弱。口服维 A 酸类有助于防止牙脱落。

三、脱皮综合征

脱皮综合征(peeling skin syndrome)又称家族性持续性皮肤脱落,呈常染色体隐性遗传,由 Udo Wile 在 1924 年首次报道,表现为周期性自发性较厚的片状角质层脱落,儿童期发病。泛发性角化过度伴有基底红斑和弥漫性掌跖角化,边缘呈匐行性,角层和粒层的边缘处裂开,角层易于剥离,常伴发明显瘙痒。生长期头发易于拔出,但无头发折断和 Netherton 病的毛发形态特征。组织病理示银屑病样棘层肥厚伴角化不全和粒层 - 角层界面裂隙。

四、掌跖角皮症伴牙周病

掌跖角皮症伴牙周病(palmopalntar keratoderma with periodontosis)又名 Papollin-Lèfèvre 综合征,是由编码组织蛋白酶基因突变引起,呈常染色体隐性遗传,出现掌跖皮肤角化过度(图 61-13)、牙周病和牙齿过早脱落。乳齿长出后发病,牙齿发育异常(图 61-14),牙龈充血肿胀、萎缩。在掌跖发生境界清楚的红斑性角化过度损害,并逐步扩展至手足侧缘、手足背、足跟、踝、肘膝部,可出现严重的银屑病样损害,常伴手足多汗和臭汗症,毛发正常或稀疏,甲改变。

五、Richner-Hanhart 综合征

Richner-Hanhart 综合征又称Ⅱ型高酪氨酸血症或眼皮肤型酪氨酸血症,是一种罕见的酪氨酸代谢异常疾病,呈常染色体隐性遗传,由 16 号染色体长臂上编码肝酪氨酸转氨酶的基因突变所致,至今已发现 15 个不同的突变。酪氨酸水平明显增高导致眼和皮肤损害。皮损在儿童期开始出现,可为间歇性,掌跖出现斑点状糜烂和角化过度,有水疱和多汗。眼部病

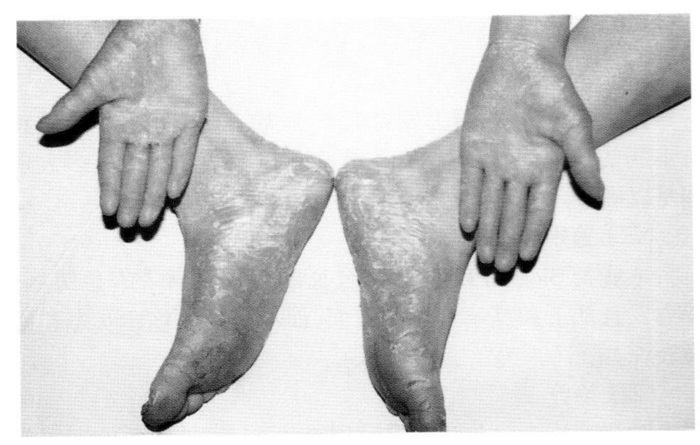

图 61-13　掌跖角化 - 牙周综合征
掌跖红斑、角化过度、皲裂、病涉及足侧缘(空军军医大学　车乃增惠赠)。

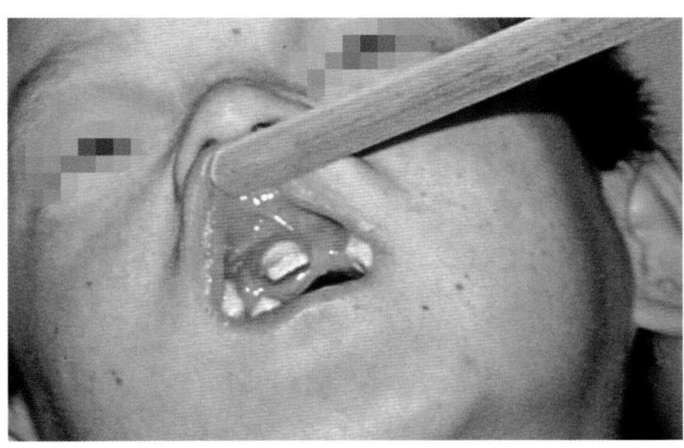

图 61-14　掌跖角化 - 牙周综合征
牙龈红斑、出血、部分牙齿脱落(空军军医大学　车乃增惠赠)。

变包括畏光、树枝状角膜炎、角膜溃疡。可伴有精神发育不全。限制酪氨酸和苯丙氨酸的摄入是有效的治疗方法。

第六节　伴皮肤色素沉着的综合征

一、Albright 综合征

Albright 综合征(Albright's syndrome)又名 McCune-Albright 病和 Albright 多发性骨纤维性发育异常,是一种罕见的散发性疾病,由 Albright 在 1937 年首次报道。典型的三联症包括多发性骨纤维性发育异常(长骨和骨盆的囊肿性损害最为常见)、性早熟和咖啡牛奶型色素增多。色素斑在出生时即有或出生不久后出现,一般较大并局限于躯干和四肢,面部不受累,边缘常不规则,数目不超过 10 个。并发症与骨折和性早熟有关,后者发生于女性,第二性征过早出现。血中促卵泡激素(FSH)和黄体生成素(LH)降低,而雌二醇和雌酮明显增高。芳香酶抑制剂睾酮内酯已成功地用于治疗本病的性早熟。应避免骨折,纠正畸形。

二、胃肠道息肉 - 色素沉着 - 秃发 - 甲营养不良综合征

胃肠道息肉 - 色素沉着 - 秃发 - 甲营养不良综合征,又称 Cronkhite-Canada 综合征,由 Cronkhite 和 Canada 在 1955 年首次报道,无家族史,为获得性息肉改变。本病罕见,主要特征为弥漫性色素沉着、秃发、甲营养不良以及肠道息肉引起的腹部症状。一般在 30 岁以后发病,男性多见。患者有腹泻、蛋白质丢失和体重减轻。皮肤损害比全身症状迟数月出现,可能是营养不良的继发性改变,淡褐色至深褐色斑点常见于面部和四肢(包括掌跖),泛发性色素增多亦可出现。肠道黏膜有弥漫性微小结节和较大的多发性带蒂息肉,部分为腺瘤性。息肉引起并发症时予以手术治疗。

三、先天性全血细胞减少综合征

先天性全血细胞减少综合征(congenital pancytopenia syndrome)又称 Fanconi 再生障碍性贫血(Fanconi aplastic anemia),呈常染色体隐性遗传,特征为全血细胞减少、发育畸形和色素性改变(由 Fanconi 发于 1927 年报道),男性多见,常在 10 岁以内发病。多数患者出现泛发性色素沉着,咖啡牛奶斑亦可见到。淋巴细胞中的染色体异常增多,急性白血病的发病风险增高。其他的发育畸形有手及指骨畸形,特殊面容为小头畸形、小眼、耳畸形或耳聋,性腺发育不全和精神发育迟滞,白血病、肺癌发生率高。患儿常因全血细胞减少的并发症而早期死亡。

四、Nageli 型色素失禁症

Nageli 型色素失禁症又称 Franceschetti-Jadassohn 综合征(Franceschetti-Jadassohn syndrome),呈常染色体显性遗传,仅见于一个瑞士家族。婴儿期之后,在躯干上出现淡蓝灰色至褐色网状色素沉着,无明显炎症,色素沉着可扩展至四肢。其他表现包括牙釉质发黄、掌跖角化过度、出汗障碍和热耐受不良。除此之外,未合并其他畸形。

五、Laugier-Hunziker 综合征

Laugier-Hunziker 综合征是一种良性获得性口唇、颊黏膜和甲色素性疾患,由 Laugier 和 Hunziker 在 1970 年首先报道,至 1990 年共报道 26 例,均不伴潜在系统性疾病。本病隐匿性起病,男女之比为 1∶2,所有患者的下唇和颊黏膜和舌有多发性散在的棕黑色圆形或线条状色素沉着斑,直径 3~5mm(图 61-15,图 61-16)。个别患者牙龈也有色素沉着斑,但腭及外生殖器无色素沉着。指 / 趾甲受累者占 60%,表现为纵行黑色条纹,最初单甲受累,逐渐波及余甲,色素条纹可为 1 条或 2 条不等(图 61-17),有时半侧指 / 趾甲色素沉着。病程慢性,未见报道色素有自然消退者。甲纵行黑色条纹尚可见于争光霉素、环磷酰胺、氨甲蝶呤等药物治疗时,或 X 线治疗时以及营养不良的情况下,去除致病因素后黑色条纹即可消退。孤立性甲纵行黑色条纹可见于单纯雀斑样痣或黑素瘤。

六、Mendes Da Costa 综合征

Mendes Da Costa 综合征(Mendes Da Costa Syndrome)罕见,呈 X 连锁隐性遗传。均为男性受累,出生时正常,在 3 岁前发病,表现为躯干和四肢紧张性大疱,沿面部和四肢斑状萎缩有粗筛孔状网状色素沉着,随后受累部位出现毛发脱落。患儿常有智力和身体发育迟缓。预后不良。

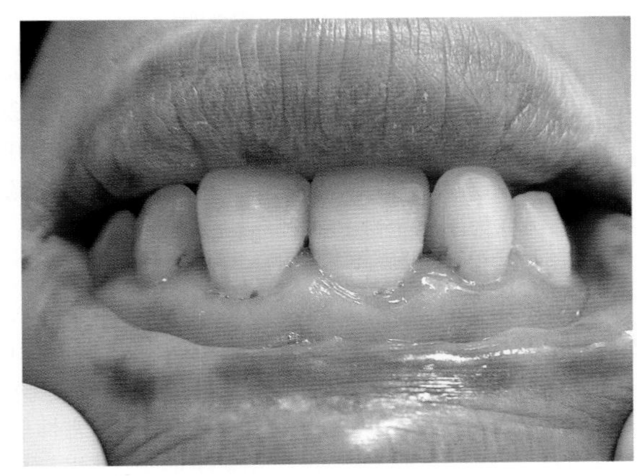

图 61-15　Laugier-Hunziker 综合征[华中科技大学协和深圳医院(南山医院)　陆原　翁翊　李清　何雯　金丽惠赠;广州中医药大学第二附属医院　陈达灿　禤国维惠赠]

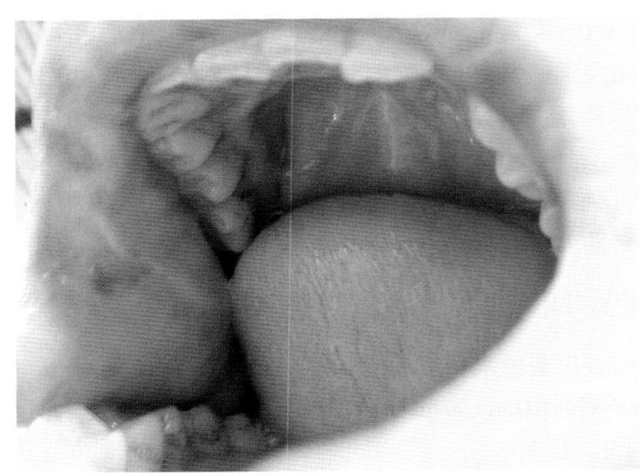

图 61-16　Laugier-Hunziker 综合征［华中科技大学协和深圳医院（南山医院）　陆原　翁翊　李清　何雯　金丽惠赠；广州中医药大学第二附属医院　陈达灿　禤国维惠赠］

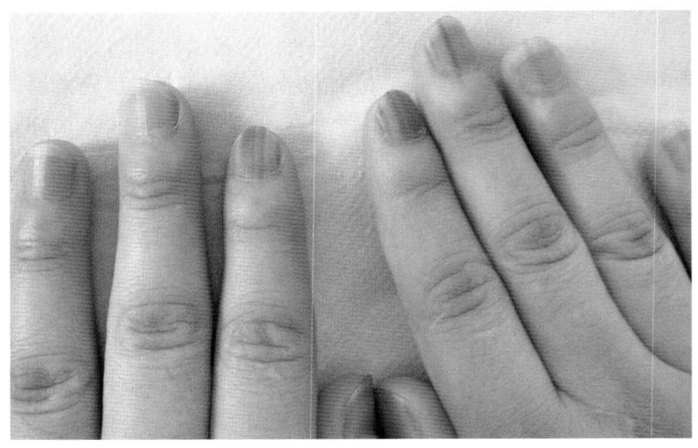

图 61-17　Laugier-Hunziker 综合征［华中科技大学协和深圳医院（南山医院）　陆原　翁翊　李清　何雯　金丽惠赠；广州中医药大学第二附属医院　陈达灿　禤国维惠赠］

七、Moynahan 综合征

Moynahan 综合征（Moynahan's syndrome），由 Moynahan 在 1962 年报道，呈常染色体隐性遗传，特点为多发性对称性雀斑、先天性二尖瓣狭窄、侏儒、生殖器发育不良和智力缺陷。

八、口周色素沉着 - 肠道息肉病综合征

口周色素沉着 - 肠道息肉病综合征（perioral pigmentation, intestinal polyposis syndrome）又称 Peutz-Jeghers 综合征，是一种家族性息肉病，典型的色素沉着斑、胃肠道多发性息肉和遗传因素是本病的三大特征，仅有典型的色素沉着斑或胃肠道错构瘤性息肉称为不完全性 Peutz-Jeghers 综合征。

（一）病因与发病机制

本病呈常染色体显性遗传，致病基因 STK11/LKB1 位于染色体 19p13 上，其编码蛋白参与细胞增殖及凋亡过程，具有抑制肿瘤生长的特性。国内外文献报道仅 50%~70% 的 Peutz-Jeghers 综合征患者存在 STK11 的突变，合并恶性肿瘤的 Peutz-Jeghers 综合征也仅部分有 STK11 的突变，提示可能还存在其他基因参与息肉的发生、发展及恶变过程。

（二）临床表现

本病是一种具有高度外显率和自发性突变率的常染色体显性遗传病，有明显家族遗传史者占 30%~63%。

1. 皮肤黏膜色素沉着斑　几乎所有病例在口、唇周围和颊黏膜有色素沉着斑（图 61-18），牙龈、软腭、舌、眼睑、耳周、鼻、指 / 趾、掌跖亦常见色素斑，色素斑为针头至黄豆大小不等。亦可见纵行黑甲。色素沉着斑的部位、数量、色泽与肠道息肉的部位及严重程度不相关。唇部斑疹可随时间消退，而口腔黏膜的色素性斑疹可持续存在。

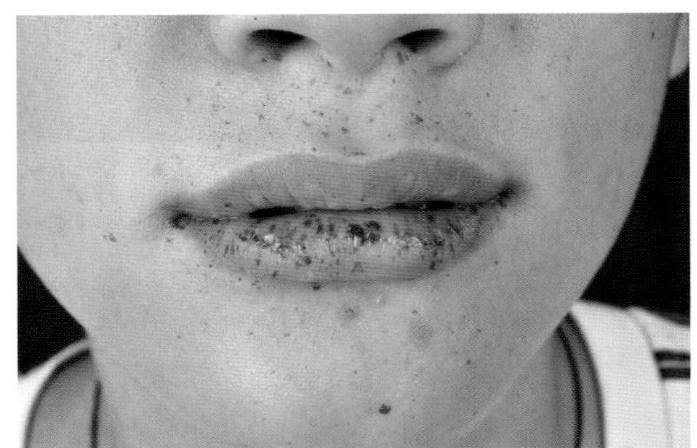

图 61-18　Peutz-Jeghers 综合征
口唇部位、口周及面中部棕黑色或黑色斑。

2. 胃肠道息肉　可累及胃（38%~49%）、小肠（64%~78%）、结肠（42%~53%）、直肠（28%~32%），可有腹痛、肠道出血。多发性息肉可继发腺癌，恶变率约为 2%~3%。

3. 其他　并发胰腺癌、卵巢恶腺瘤、睾丸肿瘤。

（三）伴发疾病

尽管胃肠道恶性肿瘤的发生率很低，但患者发生其他类型恶性肿瘤的危险性较高，如卵巢良性肿瘤、乳腺癌、宫颈癌、卵巢癌、家族性软组织肿瘤、毛细血管扩张、甲营养不良、甲状腺肿、先天性心脏病。肠道息肉癌变率为 2%，肠外癌肿发病率达 10%~35%，本病患者罹患肿瘤的风险较正常人高 15 倍。

（四）治疗

息肉恶变，胃癌，十二指肠腺癌的监测和治疗以及其他癌肿的监测和治疗。色素痣酌情处理。

九、先天性皮肤异色病

先天性皮肤异色病（poikiloderma congenitale）又名 Rothmund-Thomson 综合征或家族性遗传性皮肤异色病，呈常染色体隐性遗传，由德国的 Rothmund（1868）和英国的 Thomson（1923 年）先后描述，可能与 trisomy8 和 RECQL4 基因突变有关。多数患者存在 RECAL4 基因突变，该基因编码 DNA 螺旋酶，可展开 DNA 和保持基因组稳定性。

（一）临床表现

本病罕见，表现为从幼时即在曝光部位皮肤上发生红斑、萎缩、血管扩张、色素沉着和色素减退，在 4~7 岁时发生双侧白内障等症状复杂的进行性综合征。女性发病为男性的 2 倍。

1. 皮肤异色　出生后 3~6 个月内开始出现皮肤光敏感表现，但也可能出生即有或 2 年后出现。颊、额、颏、耳、躯干、臀、臂和胫前出现弥漫性红斑、水肿、水疱。随着红斑的消退，皮肤上出现网状色素沉着、毛细血管扩张和点状皮肤萎缩。

网状毛细血管扩张包绕色素减退和萎缩区域，周围有色素沉着过度。约 1/3 患者对光过敏，可出现水疱，光敏发于在躯干上部，不局限于曝光部位，有别于其他光敏性疾病。

2. 疣状角化增生　多数患者在青春期后于手、足、手腕、足踝等曝光部位出现疣状角化增生。

3. 身材矮小　有鞍状鼻，约 1/2 患者的四肢细小（小手、小足）的匀称性侏儒症，智力可正常，亦可障碍。可伴有性腺发育不全、性发育迟缓或不成熟。

4. 白内障　1/4~1/3 患儿在 2~3 岁时发生，常为双侧性。晶状体浑浊，且常见角膜变性。大部分患者在青春期出现白内障，也有少数患者无此症状，因此根据有无白内障分为 Rothmund 型 RTS（有白内障）和 Thomson 型 RTS（无白内障）。

5. 毛发受累　头发变稀细、额部宽广、眉毛和睫毛可脱落，腋毛、阴毛变稀。

6. 恶性肿瘤　包括鲍温病、基底细胞癌、恶性汗腺汗孔瘤、鳞状细胞癌、纤维肉瘤、甲状腺旁腺癌、胃癌以及骨肉瘤。

7. 伴有皮肤异色症的相关疾病　皮肤异色症既可以是独立的疾病，也可以是某些皮肤病的并发表现。伴有此病的疾病和综合征有：Kindler 综合征又称伴水疱的先天性皮肤异色症；Rothmund-Thomson 综合征又称白内障 - 毛细血管扩张色素沉着综合征、皮肤异色病 - 幼年白内障综合征；先天性角化不良又称 Zinsser-Cole-Engman 综合征；持久性发疹性毛细血管扩张；皮肌炎；红斑狼疮；皮肤异色病样皮肤淀粉样变性；蕈样肉芽肿。

（二）组织病理

皮肤异色症的组织病理学特征包括真皮浅层毛细血管扩张，基底液化和色素失禁。

（三）鉴别诊断

本病应与 Bloom 综合征、Werner 综合征（早老性）、侏儒、视网膜萎缩、耳聋综合征（Cockayne 综合征）、着色性干皮病和其他毛细血管扩张性疾病相鉴别。

（四）治疗

治疗定期行眼科检查及注意皮肤癌变监测。无特效治疗。防止日晒及应用遮光剂，白内障可行手术治疗。

十、POEMS 综合征

POEMS 综合征（POEMS syndrome）是多发性神经病（polyneuropathy）、器官肿大、内分泌病（endocrinopathy）、M 蛋白质和皮肤改变的首字母缩略词。多神经病为严重进行性感觉运动多神经病；器官肿大表现为肝脾、淋巴结肿大；内分泌功能障碍包括糖尿病、闭经、男性乳房增生症、阳痿，以及较少见的原发性甲状腺功能减退和肾上腺功能不全；皮肤过度色素沉着和硬皮病样改变、多毛、杵状指、白甲、疣状血管瘤；以及视乳头水肿伴脑脊液蛋白增加和全身性水肿。

第七节　肿瘤相关综合征

一、痣样基底细胞癌综合征

痣样基底细胞癌综合征（nevoid basal cell carcinoma syndrome，NBCCS，MIM #109400）又称 Gorlin 综合征，对某些肿瘤高度易感，相关症状可达 100 余种。本病呈染色体显性遗传，主要致病基因为编码 Patched 蛋白的 PTCH1 和 PTCH2 基因，系 PTCH 基因胚系突变所致，特征是出现多发性皮肤基底细胞癌和表皮囊肿、颌骨牙源性角化囊肿以及掌跖点状凹陷等其他众多病变。

（一）病因与发病机制

本病可能由含有数个基因的 DNA 区缺失所致，UV 辐射后发生的散发性基底细胞癌可能系抑癌基因二次复制中的突变所致，UV 辐射后发生的 BCNS 可能由基因失活引起，目前被证实此病的致病基因有 3 个：分别为位于 9q22 的 PTCH1 基因，位于 1p32 的 PTCH2 基因和位于 10q24-q25 的 SUFU 基因，其中 PTCH1 突变最为常见。我国学者赵嘉惠等在 2016 年报道了 1 例 NBCCS 患者，发现 PTCH1 基因 p.W197X 突变很可能是该例患者的病因。

（二）临床表现

NBCCS 的报道发病率不一，约占基底细胞癌病例的 0.4%，Evan 等提出其发病率至少为 1/57 000。虽然该综合征的病变部位多变，但最稳定的表现是牙源性角化囊肿和大量基底细胞癌，其中仅小部分肿瘤有侵袭性（表 61-6）。

1. 基底细胞癌　基底细胞癌的发病年龄可早至 2 岁，但多在青春期到 35 岁之间发病。好发于面部特别是眼睑、鼻、颊和颈部，甚至累及整个体表，常对称、散在分布，也可呈单侧或线状排列。损害为 0.5~5mm 大小的多发性丘疹，颜色从珍珠白到肉色到浅褐色，数个至数百个不等，个别损害在成年后破溃。有报道在 84 例患者中，20 岁前发生基底细胞癌和颌骨囊肿者分别占 73% 和 82%，而在 40 岁时均为 91%。

2. 粟丘疹　30%~50% 的患者表现为基底细胞癌与小的粟丘疹（角质囊肿）混杂，35%~50% 的白人患者肢体和躯干可见体积较大的多发性表皮囊肿，约 40% 的病例有多发性睑结膜囊肿。

3. 掌跖小凹　有特殊诊断意义。65%~80% 的患者在 11~20 岁之间出现，损害为不对称，为 1~3mm 大小的红色角层凿冰样凹陷。

4. 角质囊肿性牙源性肿瘤　从 7 岁后开始出现多发性牙源性角化囊肿（1~30 个不等，平均为 6 个），现称为角质囊肿性牙源性肿瘤，见于上颌或下颌，下颌更常见，可致牙明显移位，总发生率为 65%。术后复发率超过 60%。

5. 系统损害　眦异位、先天性失明、性腺发育不全、智力低下、颌骨囊肿、硬脑膜钙化、骨骼异常、脑肿瘤可合并脂肪瘤、卵巢纤维瘤。颅骨异常（头大，相对巨头）、心脏纤维瘤、髓母细胞瘤。髓母细胞瘤出现早（平均 2.5 岁），放疗后可致放疗部位发生浸润性基底细胞癌（从颈背部到脊柱基底部）。心脏纤维瘤见于 3% 的患者，但仅 5% 的心脏纤维瘤患者为 NBCCS，多数为偶然发现。卵巢纤维瘤见于 2% 的患者，伴发于 NBCCS 的卵巢纤维瘤常为双侧性（75%）。

6. 组织病理　病变同寻常性基底细胞癌，病理亚型有实性、浅表性、纤维化、角化性、腺样和囊性等。

7. 伴发疾病　与内脏恶性肿瘤关系密切，有黑素瘤、唇癌、非霍奇金淋巴瘤、乳腺癌、睾丸癌。

（三）诊断标准

Evans 等（1993）提出了本病的诊断标准（表 61-7），符合 2 个主要特征，或 1 个主要特征 2 个次要特征即可诊断。

（四）治疗

防晒，监测病情变化，控制癌症（变）或除去肿物，治疗过程中注意美容，尽量减少毁形。

表 61-6 成人痣样基底细胞癌综合征临床表现

(一) 发生率≥50%
头围增大(巨头,额顶骨突出)
多发性基底细胞癌
颌骨牙源性角化囊肿
皮肤表皮囊肿
颚弓高
掌和/或跖点状凹陷
肋骨畸形(外翻、融合、部分缺失、分叉等)
大脑镰钙化
鞍隔钙化(蝶鞍桥接,蝶骨床突融合)
融鼻窦气化过度
(二) 发生率为 15%~49%
脑室不对称
小脑镰钙化和岩床韧带钙化
钙化性卵巢纤维瘤
第四掌骨短
脊柱侧凸或其它脊柱畸形
骶骨腰椎化
窄垂肩
凸颌
漏斗胸或鸡胸
假囊肿性溶骨性病变(错构瘤)
斜视(外斜视)
并指
连眉(一字眉)
(三) 发生率≤14% 但非随机性
真性眼距过远髓母细胞瘤
脑膜瘤
肠系膜淋巴囊肿
心脏纤维瘤
胚胎性横纹肌瘤
卵巢纤维肉瘤
马方样体格
嗅觉丧失
胼胝体发育不全
透明隔囊肿
唇裂/腭裂
女性嗓音粗
多指/趾畸形,轴后手/足
先天性翼状肩胛
椎体融合
先天性白内障、青光眼以及虹膜、视网膜、视神经或视网膜有髓神经纤维缺损
小肾畸形
皮肤皮下钙化(发生率可能被低估)
性腺功能低下
智力低下

表 61-7 痣样基底细胞癌综合征的诊断标准

主要特征	多发性基底细胞癌(30 岁之前) 牙源性角质囊肿或多发性骨囊肿 3 个以上的掌/跖小凹 早期(20 岁之前)大脑镰钙化 BCNS 家族史
次要特征	头颅增大 心脏或卵巢纤维瘤 成髓细胞瘤 肠系膜囊肿 骨骼畸形 先天性畸形,如唇、腭裂及多指/趾

1. 基底细胞癌 ①手术切除,Mohs 显微手术;②液氮冷冻或激光及刮除疗法;③维 A 酸类口服;④其他:5-FU 和/或维 A 酸乳膏外用、光动力学疗法均可使减少肿瘤数量。

2. 颌骨囊肿 采用手术切除,但术后复发常见。

(五) 病程与预后

本病为慢性病程,在整个病程中有新结节形成、结痂、脱落和溃疡扩大。BCNS 患者一生中不断有新的角质囊肿性牙源性肿瘤(牙源性角化囊肿)和基底细胞癌,髓母细胞瘤出现于 4 岁以前,卵巢纤维瘤发生于青春期后。要尽可能避免放疗,因为放疗区基底细胞癌的发生率很高。一些损害在蔓延的同时,原发部位倾向自愈并在扩展过程中形成瘢痕。损害向周围扩展,形成匐行性斑片。潜在性溃疡可深达皮下组织,甚至达软骨和骨组织。这种溃疡称为侵蚀性溃疡,但它倾向于局部侵袭性生长,很少发生转移。

二、Bazex 综合征

Bazex 综合征又称副肿瘤性肢端角化病(paraneoplastic acrokeratosis),呈常染色体显性遗传,患者绝大多数为男性,常在手、足、鼻及双耳出现银屑病样角化过度性斑片,多对称,面部损害似脂溢性皮炎或红斑狼疮。有时皮损可扩展累及四肢近端及躯干,患处毛囊口可形成直径 1~2mm 的虫蚀状点状凹陷,有毳毛生长。掌跖弥漫性角化过度,指甲常有改变,包括甲营养不良伴甲下角化过度和甲分离,直至甲板完全毁损。青春期患者面部可生长上皮癌(基底细胞或鳞状细胞癌),也有伴发鼻咽或上呼吸道、食管、舌、下唇等肿瘤或无原发灶的报道。治疗采取对症处理,去除肿瘤可使皮疹好转或消退,肿瘤复发时皮损又可复发。

三、多发性错构瘤综合征

多发性错构瘤综合征(multiple hamartoma syndrome)又称 Cowden 综合征,呈常染色体显性遗传,突变基因为 PTEN 基因,临床特点为皮肤黏膜损害,包括面部毛发上皮瘤,其他毛囊错构瘤,肢端角化病和口腔乳头状瘤。本症与乳腺癌、甲状腺癌和其他癌症,以及胃肠道息肉和甲状腺异常(甲状腺肿和腺瘤)密切相关。

四、家族性结肠息肉综合征

家族性结肠息肉综合征(familial polyposis of the colon)又称 Gardner 综合征,呈常染色体显性遗传,由结肠腺瘤性息肉病(APC)基因突变所致。临床表现为家族性结肠息肉病伴结肠外皮肤表现，皮肤表现最常见为多发性表皮囊肿、皮脂腺囊肿、硬纤维瘤和纤维瘤，其他表现包括多发性骨瘤、甲状腺癌。本病不常见，结肠切除可预防结肠腺癌的发生，如不处理，几乎所有患者在中年后发展为结肠癌。

五、伴食管癌的角皮病

伴食管癌的角皮病又称 Howel-Evans 综合征，呈常染色体显性遗传，在 5~15 岁时发病。弥漫性毛囊角化过度是其最早期体征，弥漫性掌跖角化病常在受压部位较明显，掌跖角化病一般在出现食管癌之前 10~20 年发生。食管癌约在 30~50 岁时发病，多位于食管下段，食管癌出现之前有食管发育异常。应密切随访，每年行食管镜检查。

六、Muir-Torre 综合征

Muir-Torre 综合征以英国外科医生 Muir EG 和美国皮肤病学家 Torre DP 的名字命名，是一种呈部分外显率的常染色体显性遗传病，与参与 DNA 错配修复途径的蛋白缺陷有关。患者出现皮脂腺肿瘤或多发性角化棘皮瘤和内脏恶性肿瘤。在出现多发性面部皮脂腺瘤，尤其是发疹性面部丘疹时应考虑 Muir-Torre 综合征的可能，并行癌症筛查。

七、皮肤副肿瘤性综合征

副肿瘤性综合征（paraneoplastic syndrome）的确立必须满足下列 2 个条件：①皮肤病在恶性肿瘤发生之前或之后出现；②皮肤病与恶性肿瘤呈平行关系，切除肿瘤后皮肤病即消退，肿瘤复发时皮肤病也会再次出现。

目前广泛认可的是 Curth 关于皮肤副肿瘤综合征的假说，这一假说包括以下几点：①恶性肿瘤的诊断与皮肤损害同时发生；②两者的病情相平行，皮损随肿瘤的缓解而消退，随肿瘤的复发而再现；③皮肤损害与恶性肿瘤的关系一致，特定部位或类型的肿瘤往往伴发某种特异性皮损；④恶性肿瘤与特定皮损之间存在统计学显著性关联；⑤恶性肿瘤与特定皮损之间存在遗传联系。

按照发病机制，可将副肿瘤皮损分为以下 3 类：①增生或炎症性损害，包括获得性多毛症、恶性黑棘皮病、Leser-trélat 综合征、副肿瘤性肢端角化病、Sweet 综合征、皮肌炎和自身免疫性疱病等；②代谢相关性皮肤损害，如异位内分泌综合征、类癌综合征、多发性内分泌肿瘤综合征、胰高糖素综合征等；③伴肿瘤遗传性综合征，如 Cowden 综合征、Cardner 综合征、Muir-torre 综合征、Birt-Hogg-Dubé 综合征、Ⅰ型神经纤维瘤病、遗传性免疫缺陷综合征等。以下为常见的几种皮肤副肿瘤综合征：

1. 坏死松解游走性红斑（necrolytic migratory erythema）　本病又称胰高血糖素瘤综合征（gluoagonoma syndrome），由 Becker 在 1942 年首先报道，Wilkinson 在 1971 年首先将其命名为坏死松懈性游走性红斑，表现为红斑、水疱、脓疱、大疱及糜烂，可呈环状或脑回状，常累及面部及间擦部位如腹股沟。受累皮肤表面常散在分布有暗红色丘疹。皮损向四周扩大时，可伴发贫血及糖尿病。大多数坏死松解游走性红斑伴有可分泌胰高血糖素的胰岛细胞肿瘤。切除胰腺肿瘤后，皮损迅速消失，有时甚至可在 48 小时内消退。

2. 获得性胎毛增多症（hypertrichosis lanuginosa acquisita）　又称恶性毳毛（malignant down），典型的获得性胎毛增多症常继发于恶性肿瘤，常见有结肠癌、直肠癌、膀胱癌、胰腺癌、胆囊癌、子宫肿瘤、乳腺癌及淋巴瘤。但毳毛过多也可能由神经性厌食症及某些药物（糖皮质激素、苯妥英钠、链霉素、青霉素、米诺地尔及利尿剂）引起。

3. Sweet 综合征（Sweet's syndrome）　常伴发白血病，以急性髓细胞性白血病为多，还可伴发如睾丸癌、卵巢癌、胃癌、前列腺癌等肿瘤。

4. 皮下脂肪坏死（subcutaneous fat necrosis）　主要发生于胰腺腺泡细胞腺癌，而非副肿瘤性皮下脂肪坏死则多伴发于胰腺炎及胰腺假性囊肿。

5. 匐形性回状红斑（erythema gyratum repens）　几乎均为副肿瘤性，常伴发于乳腺癌、肺癌、膀胱癌、前列腺癌、子宫颈癌、胃癌、食管癌及多发性骨髓瘤。

6. 瘙痒症（Pruritus）　副肿瘤性瘙痒症最常伴发的肿瘤是白血病和淋巴瘤，夜间剧烈瘙痒还是真性红细胞增多症较为特异的皮肤症状。瘙痒症也可伴发胰腺癌与胃癌。

7. 胶原病 - 血管性疾病（collagen-vascular disease）　成人皮肌炎常伴发支气管癌，其次为乳房、卵巢、宫颈及胃肠道等部位的肿瘤。

8. 副肿瘤性肢端角化（paraneoplastic acrokeratosis of Bazex）　Bazex 综合征常伴发有上呼吸道肿瘤，包括舌、咽、食管及肺等部位的肿瘤，皮损常发生于肿瘤之前。

9. 红皮病（erythroderma）　T 细胞白血病和淋巴瘤的肿瘤细胞直接浸润皮肤可产生。真正的副肿瘤性红皮病常与肺、肝脏、前列腺、甲状腺、结肠、胰腺及胃等部位肿瘤共存。

10. 获得性鱼鳞病（acquired ichthyosis）　主要见于淋巴瘤患者，包括 Hodgkin 淋巴瘤、非 Hodgkin 淋巴瘤及蕈样肉芽肿，偶见于内脏肿瘤和 Kaposi 肉瘤。

11. 黑棘皮病（acanthosis nigricans）　恶性黑棘皮病常伴有腹腔脏器肿瘤，最常见的有胃腺癌，其次为胆囊癌、肝癌、肺癌、Hodgkin 淋巴瘤及蕈样肉芽肿。

12. 血栓性静脉炎（thrombophlebitis）　常与胃癌有关联，此外，还可伴发于其他肿瘤如胰腺、前列腺、肺、肝、肠、胆囊、卵巢等部位的肿瘤及淋巴瘤和白血病。血栓性静脉炎的游走性可能与全身高凝状态有关。

13. 黄瘤（xanthomas）　扁平黄瘤常伴发于多发性骨髓瘤，其他造血系统肿瘤也可伴发黄瘤，如白血病、白血病性淋巴细胞性网状内皮细胞增多，弥漫性组织细胞淋巴瘤及皮肤 T 细胞淋巴瘤等。幼年黄色肉芽肿亦可伴发于青少年期慢性髓细胞性白血病。

14. 皮肤缺血（cutaneous ischemia）　如雷诺现象和坏疽，可见于胰腺、胃、小肠、卵巢、肾脏等部位的肿瘤，骨髓瘤、淋巴瘤、白血病及真性红细胞增多症。

15. 获得性多毛症（acquired universal hypertrichosis）　与胃肠道腺癌有关，男性还见于肺癌。

第八节　表皮痣相关综合征

一、皮脂腺痣综合征

皮脂腺痣综合征（nevus sebaceous syndrome）又称线形皮

脂腺痣，常累及面部，范围广，并发癫痫、精神发育迟缓和眼异常如内斜视、虹膜或晶状体缺损、角膜浑浊，结膜皮样囊肿。可伴有骨骼缺损。治疗主要是对症处理。

二、变形综合征

变形综合征（proteus syndrome）是一种可累及各种结构的先天性错构瘤性疾病，它的最大特点是只累及一侧躯体，以偏侧肥大、巨指/趾、皮下团块、掌跖团块、骨过度生长、表皮痣和脊柱侧凸为特征。由 Cohen 和 Hayden 在 1979 年报道，1983 年德国儿科医师 Wiedemamm 等针对本病症状的多变性而将其命名为变形综合征。

（一）病因与发病机制

由内抑癌基因 PTEN 突变所致，可能系显性致死基因通过嵌合现象而存活的结果。表皮生长因子（EGF）受体表达正常或增多；跖部皮损处Ⅰ型胶原沉积过度，胶原纤维厚度比正常皮肤者厚 8 倍。

（二）临床表现

1. 皮肤损害

（1）皮肤和掌跖脑回样团块：以跖部多见（图 61-19），常对称性发病。

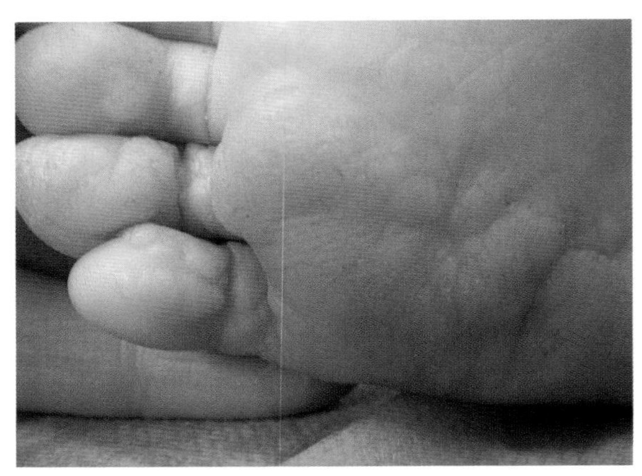

图 61-19 变形综合征
脑回状团块。

（2）皮下团块：团块的组织学表现差异极大，多数为错构瘤。

（3）线状损害：见于半数以上的病例，可为色素痣或无色素痣，亦可有螺旋状表皮痣。

（4）其他：静脉曲张、血管角皮瘤、神经纤维瘤、纤维瘤、咖啡牛奶斑、色素减退亦可出现。

2. 骨损害　偏侧肥大和巨指/趾最多见，指/趾常无规律地向中间或侧面偏离。外生骨疣、脊柱侧凸可能是病情严重的标志。此外，膝外翻、长颈、肘关节强直、肋骨肥大、扁平足和髋关节脱位等亦可出现。

3. 头面部畸形　斜视、咬合错位、眼畸形、弓形腭、低位耳、喙状鼻、小环状枕额等。

4. 其他　婴幼儿期可有生长发育过快或迟缓，智力一般正常，肌萎缩、肺囊性变、声带结节和阴茎肥大等。

（三）组织病理

跖部团块多为结缔组织痣；表皮痣示角化过度和乳头瘤样增生；皮下团块可为错构瘤、脂肪瘤或血管瘤，可见乳头瘤样增生。

（四）诊断与鉴别诊断

Samlaska 等（1989）总结了 34 例变形综合征，主要临床表现为偏侧肥大、巨指/趾、皮下团块、掌跖团块、骨过度生长、表皮痣和脊柱侧凸，患者具有上述 4 种以上体征，并排除了 Klippel-Trenauney-Weber 综合征（骨肥大-静脉曲张综合征）和神经纤维瘤病之后，即可诊断。Hotamisligil（1990）提出了一个评分标准，Darmstadt 等（1994）对其进行了修订（表 61-8），6 项分值合计≥13 分者方可诊断。无论患者出现何种表现，都必须满足必要标准，包括皮损与正常皮肤镶嵌分布、进行性发展和散发。

表 61-8 变形综合征的评分标准

临床表现	分值（分）
巨指/趾，和/或偏侧肥大	5.0
足跖和/或手掌脑回状增生	4.0
脂肪瘤和皮下肿瘤	4.0
疣状痣	3.0
巨颅或颅骨多发性外生骨疣	2.5
其他细小的异常	1.0

本病需与下列疾病鉴别：骨肥大静脉曲张性痣综合征、多发性神经纤维瘤病、Albright 遗传性骨营养不良症、Bannayan 综合征、表皮痣或皮脂腺痣综合征、Maffucci 综合征、皮肤骨膜增厚症（肥大性骨关节病）。

（五）治疗与预后

无特殊治疗。儿童期末和青春期初常有缓解，正常组织和过度生长组织之间的差异变小；畸形出现愈早，病情愈严重，但缓解亦迅速；尚无完全缓解的报道。

第九节 伴脓疱疹的综合征

一、Reiter 综合征

Reiter 综合征（Reiter's syndrome）也称反应性关节炎（reactive arthritis），是遗传易感个体在感染诱因作用下发生的系统炎症，许多细菌可诱发本病，其中沙眼衣原体最常见，解脲脲原体和淋球菌也常报道。临床特征为关节炎、尿道炎和结膜炎三联症：骨关节表现有大关节寡关节炎、轻度多关节炎伴指炎（腊肠指）、骶髂关节炎、起止点炎；关节外表现有眼部症状（结膜炎、葡萄膜炎、虹膜炎）、泌尿生殖道症状（尿道炎、宫颈炎、前列腺炎、膀胱炎）、心脏症状（主动脉病变、心律失常、心包炎）、胃肠道症状（腹泻）；皮肤表现有脓溢性皮肤角化病、环状龟头炎、阿弗他溃疡和结节性红斑，手足部皮疹常与银屑病无法区分。非甾体抗炎药是脊椎关节病和反应性关节炎的一线治疗，皮损可外用糖皮质激素。

二、肠相关皮炎-关节炎综合征

肠相关皮炎-关节炎综合征（bowel-associated dermatitis-arthritis syndrome）曾被称为肠旁路综合征（bowel bypass syndrome),是由肠盲袢或其他原因所致肠内容物滞留引发的脓疱性血管炎损害,诱因包括手术(胃切除术、空肠回肠旁路术、肠盲袢、胆胰分流术)和炎症性疾病(炎症性肠病、憩室炎、消化性溃疡),肠盲袢和微生物过度生长产生的细菌抗原诱发了免疫复合物性炎症。典型表现为多关节痛、多关节炎、肌痛、肠道症状如腹泻和吸收障碍,以及皮肤表现包括脂膜炎、瘀斑、脓疱性血管炎和结节性红斑。早期损害的组织学改变与Sweet综合征相似,晚期损害见真皮乳头水肿加重形成水疱。手术纠正肠解剖学异常可消除本病症状和体征;系统使用四环素、甲硝唑、环丙沙星或红霉素为一线用药,常可控制症状。

三、PAPASH综合征

PAPASH综合征由Marzano等在2013年首次描述,临床特征为化脓性关节炎(pyogenic arthritis)、坏疽性脓皮病(pyoderma gangrenosum)、痤疮(acne)和化脓性汗腺炎(hidradenitis suppurativa),患者存在PSTPIP1基因突变。组织学特征与坏疽性脓皮病一致,表现为坏死性化脓性和局灶性纤维化性皮炎伴重度中性粒细胞浸润。报道的首例患者为16岁女性,有轻度痤疮史,腋窝、乳房间、腹股沟和肛门生殖器部位有大片炎性溃疡性斑块伴引流窦道、脓肿和瘢痕疙瘩,背部后续出现坏疽性脓皮病损害。

四、PASH综合征

PASH综合征是一种自身炎症综合征,由Braun-Falco等在2012年首次描述。临床特征为坏疽性脓皮病(pyoderma gangrenosum)、痤疮(acne)和化脓性汗腺炎(hidradenitis suppurativa),与PAPASH综合征相比,本病不伴关节炎和PSTPIP1基因突变。组织学特征与PAPASH综合征一致。

五、Sonozaki综合征

Sonozaki综合征又称为脓疱性关节-骨炎(pustulotic arthro-osteitis),由Sonozaki等在1981年首次报道,临床特征为无菌性掌跖脓疱性损害和胸廓前部关节炎,HLA-B27阴性,胸锁、胸肋关节、骨盆、椎骨和长骨均可受累,其中胸锁关节炎最常见。掌跖脓疱性损害可认为是脓疱型银屑病的变型,但有学者认为它与掌跖脓疱病是两种不同的疾病,另外本病与银屑病性关节炎的关节受累模式也不同,后者以外周关节受累为特征。治疗药物包括糖皮质激素、阿维A、非甾体抗炎药、免疫抑制剂[环孢素2.5~5mg/(kg·d)]、抗生素、延胡索酸、秋水仙碱(500~1 000mg/d)、氯法齐明(200~300mg/d)和氨苯砜(50~150mg/d)。

六、SAPHO综合征

滑膜炎(synovitis)、痤疮(acne)、脓疱病(pustulosis)、骨肥大(hyperostosis)和骨炎(osteitis)综合征(SAPHO综合征)是在同一患者中出现的一组不同的骨关节和皮肤表现,由Chamot在1987年首次描述,被认为是在遗传易感个体由某些传染性病原体诱发的自身免疫反应所致。临床表现包括骨关节症状如骨炎、骨肥大、滑膜炎、关节病和肌腱端炎伴疼痛、触痛、肿胀和发热;典型的皮肤损害包括掌跖脓疱病和重度痤疮如聚合性痤疮、暴发性痤疮或化脓性汗腺炎,也可出现坏疽性脓皮病、银屑病、Sweet综合征和角层下脓疱病。符合Kahn(2003)提出的任一条诊断标准,排除感染性骨炎、骨肿瘤、非炎症性致密性骨损害即可诊断本病:①骨关节受累伴掌跖脓疱病和寻常型银屑病;②骨关节受累伴重度痤疮;③孤立的无菌性骨肥大/骨炎(成人);④慢性复发性多病灶性骨髓炎(儿童);⑤骨关节受累伴慢性肠病。

七、Chédiak-Higashi综合征

Chédiak-Higashi综合征是一种免疫缺陷病,呈常染色隐性遗传,由LYST基因突变所致。临床特征为轻度色素减退(部分性眼皮肤白化病)、银灰色发、重度吞噬细胞免疫缺陷、出血倾向、反复化脓菌感染、进行性感觉或运动神经缺陷。在新生儿期出现感染并持续终生,最常累及皮肤、肺和呼吸道,以金黄色葡萄球菌、化脓性链球菌和肺炎链球菌为主,可发生表浅脓皮病和类似坏疽性脓皮病的深溃疡。

八、Job综合征

Job综合征也称高免疫球蛋白E综合征、Buckley综合征,临床上以血清IgE水平升高、反复葡萄球菌性皮肤脓肿以及肺炎伴肺大泡形成三联症为特征。本病皮肤损害复杂,新生儿或婴儿皮疹为头面、颈、腋和尿布区丘脓疱疹伴结痂,也可出现皮肤和黏膜白色念珠菌感染或特应性皮炎。皮炎合并金黄色葡萄球菌感染常见,患者有高水平的抗葡萄球菌IgE抗体,皮肤葡萄球菌感染包括脓疱疮、疖病、甲沟炎、蜂窝织炎以及冷脓肿(无预期程度的红肿热痛),脓肿最常见于头颈部和间擦部位。

第十节 伴特殊面容的综合征

一、头-颌-眼-面发育不良综合征

头-颌-眼-面发育不良综合征(Hallermann-Streiff syndrome)罕见,可能为常染色体隐性遗传,也可能与致畸物质或病毒有关,或胎儿在第5~7周时额叶发育障碍所致。男女发病率相等。临床特征为鸟头样面孔、鹰嘴、钩鼻、小眼、颌部短小、先天性白内障、毛发稀少、皮肤萎缩、面孔小、显得头大不相称、侏儒、牙齿缺损、眼球震颤、斜视、青光眼以及其他眼的不正常,视力极为低下。曾有报道,头前部毛发完全脱落,后部毛发正常。

二、心-面-皮肤综合征

心-面-皮肤综合征(cardio-facio-cutaneous syndrome),是一种罕见的多发性畸形和精神发育迟滞综合征,由Navaratnam和Hodgson在1973年首次报道,呈常染色体显性遗传。患者有特殊面容,即前额高、双颞缩窄、睑裂下倾、鼻梁凹陷和耳后旋。亦常见心脏畸形、生长迟缓、脾大和疝。皮肤表现有毛发短、稀、卷曲,甲、齿发育不良、鱼鳞病、毛周角化、湿疹、掌跖角化,手背皮肤可增厚,可能为胎儿淋巴水肿的残迹,血管瘤和咖啡牛奶斑亦可出现。

三、猫叫综合征

猫叫综合征是极罕见的先天性异常,由B组第5号染色体短臂缺失(5p)或环化(5r)所致。由Lejeune在1963年报道。在临床上,多见于女婴,婴儿哭声奇特,为高音调哀鸣,类

似“猫叫”。患儿生长迟缓、智力发育迟钝、头小、眼裂斜行、近视、弱视、白内障、满月睑、内眦赘皮、低位耳、掌纹异常，偶有颌小、斜视、喉小、会厌小。常各种先天性心脏病，以室间隔缺损、动脉导管未闭为多见。

四、面肿 - 面轻瘫 - 沟纹舌综合征

面肿 - 面轻瘫 - 沟纹舌综合征，以反复面部肿胀（特别是唇部）、面神经麻痹和沟纹舌三联症为典型表现：①沟纹舌，为深浅不一的舌面沟纹，舌肿胀和灼痛；②面瘫，常为单侧面神经麻痹，短期内恢复；③反复面部肿胀，尤其为唇部突然发生非凹陷性水肿，类似于血管性水肿，反复发作可导致唇部永久性肿大（图 61-20）。舌部肿胀需与复发性丹毒、血管性水肿、上腔静脉综合征、接触性皮炎、面部水肿伴嗜酸性粒细胞增多相鉴别。皮损内注射糖皮质激素、内服氨苯砜（100~150mg/d）和氯法齐明可阻止肉芽组织的发生，唇增大时行唇整形术，长期面神经麻痹应行面神经减压术。

五、面部偏侧肥大综合征

面部偏侧肥大综合征（facial hemihypertrophy syndrome），可分为先天性与后天性两大类，先天性的原因可能与受精卵分裂不同大小的两部分所致，后天性原因考虑局部有血管瘤或血液循环和淋巴系统的局部变化导致血流量变化所致。本病以男童多见，在出生后即见，进行性加重至发育期，也可停止发展。典型特征是一侧颜面肥大伴同侧脊柱弯曲（图 61-21），颧骨、颅骨、上下颌骨、耳朵、颊部、口唇、舌肌（图 61-22）等均增生肥大，患侧有时伴皮肤色素沉着、毛发增生和血管异常以及牙槽扩大、牙齿发育过早、巨齿和错位咬合等。临床以观察对症治疗为主。在自然停止发展后，可对受累部位行面部矫形术。

六、Hurler 综合征

Hurler 综合征（Hurler's syndrome）呈常染色体隐性遗传，与酸性黏多糖代谢紊乱有关。患儿可出生时或 1 周岁发病。最先出现的是脐疝或腹股沟疝和鼻溢液。面部特征被称为承溜口病（gargoylism），包括头围增大、前额突起、鼻呈马鞍状、眼距宽、唇厚、舌大和面容粗笨，牙齿呈钉状、齿间距稀疏、牙龈厚。短小侏儒、手宽、手指粗短、肌肉挛缩，腹部隆凸。聋哑，角膜浑浊；视网膜病变发展可致盲。约 20% 患者有皮肤损害，为象牙白色结节，约 1~10mm 大小，位于肩背部等处，皮损在儿童期出现，但亦可自主消退。常伴心肺异常，多数患者在 20 岁前死于心力衰竭。应用柱色谱法可对黏多糖进行分型，尿斑点试验可对本病作出诊断。组织病理的主要发现包括汗腺和外毛根鞘细胞空泡变性，真皮乳头也可见大的空泡细胞，在皮肤发硬区域，可见胶原的断裂和玻璃样变以及组织中黏蛋白增多，黏蛋白增多在深部网状真皮最为明显。输血可使病情获得改善。

七、下颌骨肢端发育不良

下颌骨肢端发育不良（mandibuloacral dysplasia，MAD）是一种罕见的常染色体隐性遗传病，我国已有报道。临床特征为出生后生长发育迟缓、伴有骨骼畸形如下颌骨、锁骨发育不良，肢端甚至锁骨、肋骨骨质溶解，头颅骨缝闭合延迟，关节挛缩，脱发，头皮静脉显露（图 61-23）。进行性皮肤变硬及色素沉着，类似硬皮病样改变（图 61-24）。下颌骨发育不全导致牙齿拥挤，使面容呈“小鸟”样。患者智力不受影响，思维和认知状况正常。本病可分为 A 型（MADA）及 B 型（MADB），MADA 由 LMNA 基因突变引起，表现为四肢、躯干皮下脂肪减少，而面部和 / 或颈部皮下脂肪正常或相对增加；MADB 则

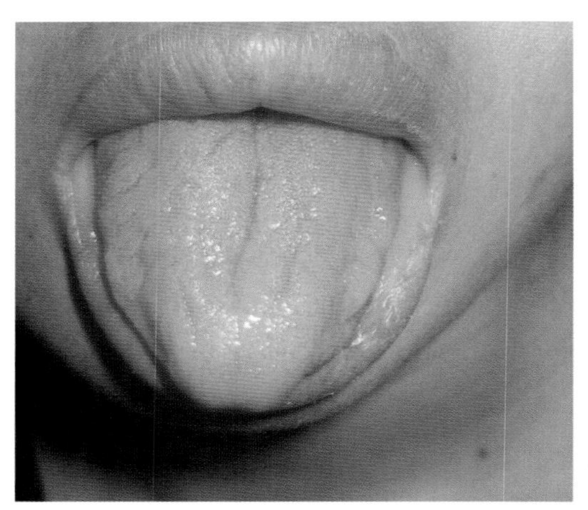

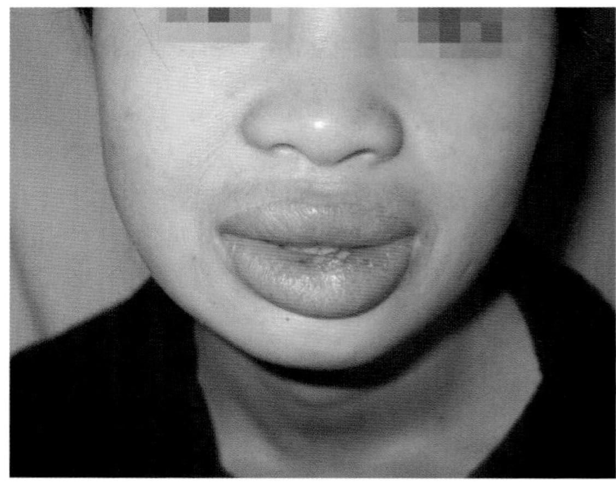

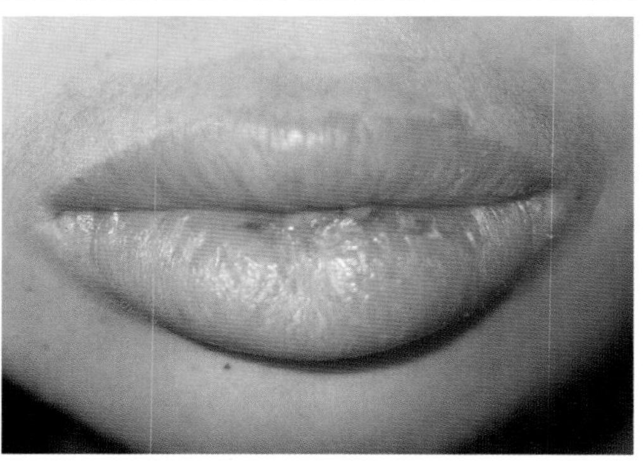

图 61-20　面肿 - 面轻瘫 - 沟纹舌综合征

是由于 ZMPSTE24 突变所致，患者出现临床表现的时间较早，表现为全身包括面颈部皮下脂肪减少，同时伴有肾脏疾病、皮肤钙化小结等并发症。本病与 Hutchinson-Gilford 早老综合征（HGPS）极为相似，且 HGPS 也由 LMNA 基因突变所致，但 MADA 的骨骼异常更严重，而心血管并发症、脱发、代谢异常表现较 HGPS 轻。有学者认为 MADA 和 HGPS 属于严重程度不同的同一疾病。

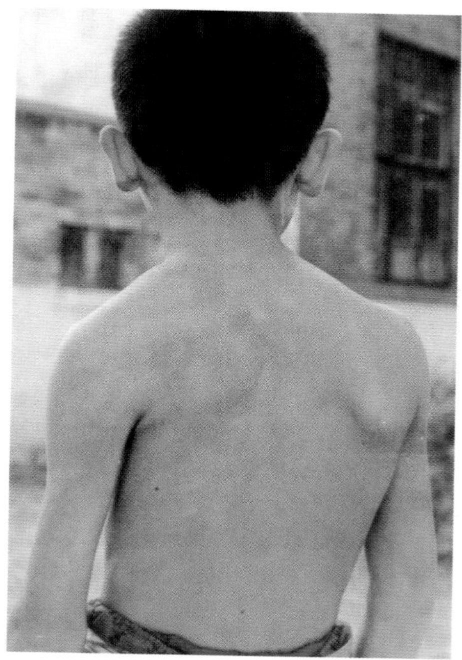

图 61-21　偏侧面部肥大综合征
脊柱侧弯（河北工程大学附属医院　姚贵申惠赠）。

八、回状颅皮综合征

回状颅皮综合征（cutis verticis gyrata syndrome）又名类肢端肥大症或角膜白斑综合征，呈常染色体显性遗传，主要特征

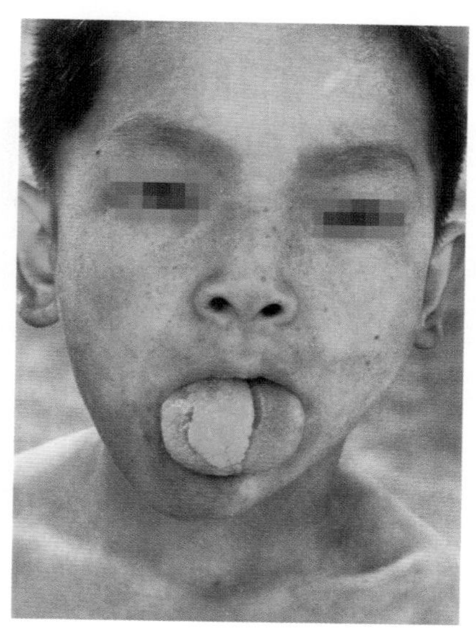

图 61-22　偏侧面部肥大综合征
舌右侧明显肥厚（河北工程大学附属医院　姚贵申惠赠）。

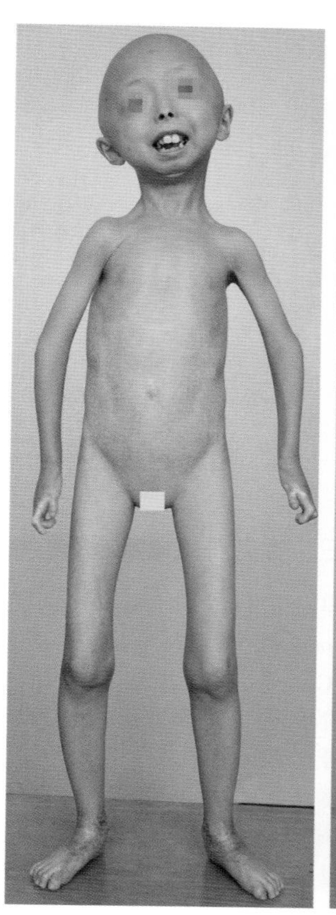
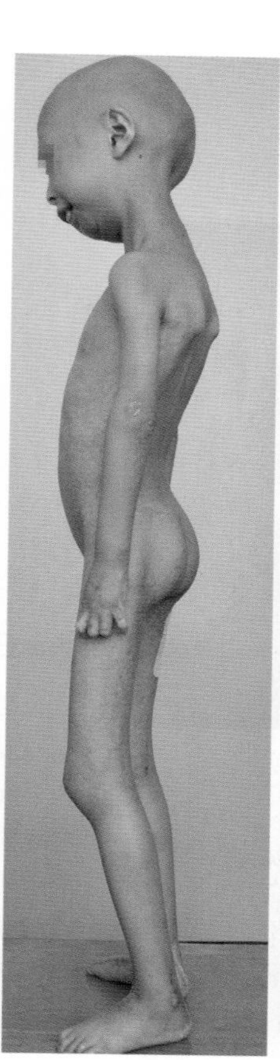
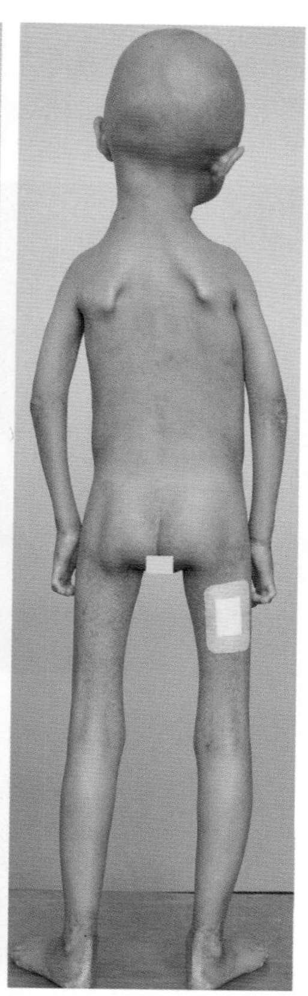

图 61-23　下颌骨肢端发育不良（躯干）（中山大学附属第一医院　罗迪青惠赠）

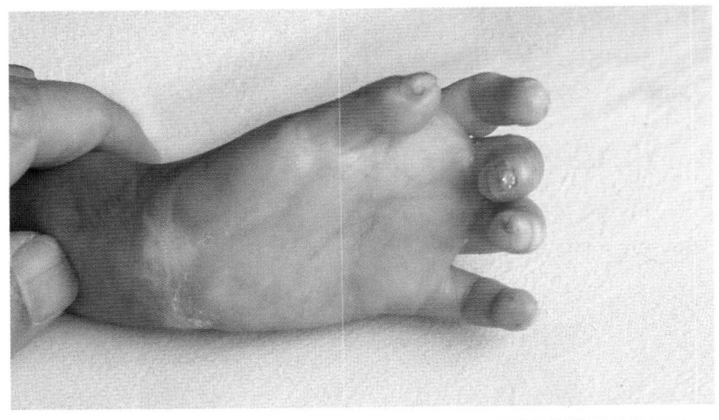

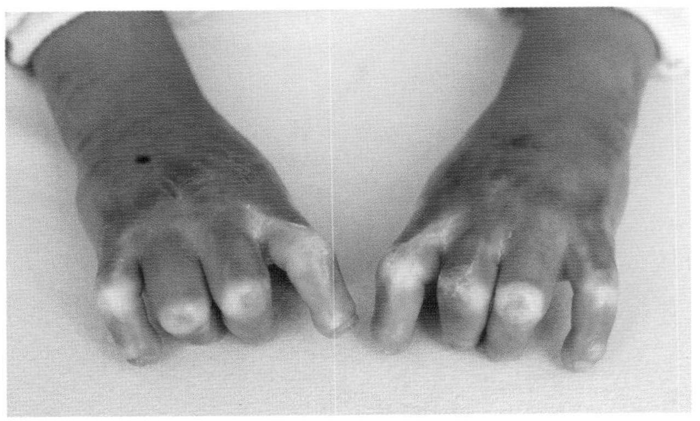

图 61-24 下颌骨肢端发育不良（手）（中山大学第一附属医院 罗迪青惠赠）

为回状颅皮、肢端肥大症及角膜白斑。在婴幼儿期起病，表现有回状颅皮（图 61-25）、颅骨增生、下颌突出、掌纹出现纵向裂口、额部眶弓的外半侧过分突出等。眼初起为角膜表层出现灰白色浸润，以后出现肥厚的角膜白斑，导致视力下降。自幼即有肢端肥大。局部损害严重者可手术切除、植皮。

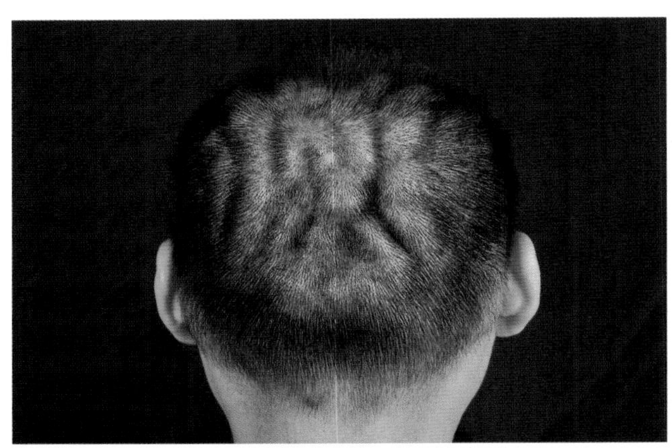

图 61-25 回状颅皮

九、Melkersson-Rosenthal 综合征

Melkersson-Rosenthal 综合征又称为面肿 - 阴囊舌综合征或肉芽肿性唇炎，原因不明，典型三联症为皱襞舌、肉芽肿性唇炎和面瘫 / 上睑下垂。在 1/3~1/2 的患者中，肉芽肿性唇炎是唯一的表现。

第十一节 伴弹力纤维变性的综合征

一、Curth 综合征

Curth 综合征又称播散性豆状皮肤纤维病（dermatofibrosis lenticularis disseminata），是一种罕见的皮肤纤维性变和脆弱性骨硬化综合征，呈常染色体显性遗传。皮损特点为躯干下部和下肢对称或不对称分布结实黄色小丘疹或斑块，直径 0.3~1cm，排列成条状或网状，大致对称。骨骼损害主要是肩胛及上臂疼痛，全身脆性骨硬化。组织病理示真皮交织的弹力纤维广泛积聚。

二、日光性弹力纤维综合征

日光性弹力纤维综合征（solar elastotic syndrome）又名结节性类弹力纤维病（nodular elastoidosis），由 Favre 在 1932 年首先报道，为伴有囊肿和粉刺的皮肤结节性类弹力纤维病（图 61-26），是皮肤组织长期日光照射后的反应。多见于 50 岁以上男性，常累及眶周和颞部，开始表现为皮脂腺开口扩大，充满角质碎屑，类似于痤疮的粉刺，但上述部位皮肤有日光损伤的背景。严重受累患者，囊肿性结节可继续扩大，最终互相融合，形成增厚的黄色斑块。组织病理可见皮肤胶原呈弹性组织变性伴明显毛囊口角栓。

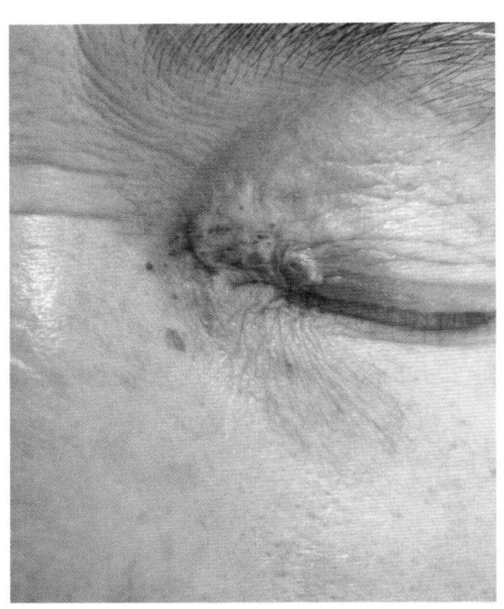

图 61-26 结节性类弹性纤维病

三、弹力纤维假黄瘤

弹力纤维假黄瘤（pseudoxanthoma elasticum）又称 Grönblad-Strandberg 综合征，呈常染色体隐性遗传，由位于 16p13.1 上的 ABCC6 基因突变所致。本病最初累及皮肤，常在儿童期或更晚阶段发病，表现为黄色小丘疹、斑块和皮肤松弛，外观似摩洛哥皮革或橘皮，主要累及颈部、腋窝、腹股沟和肘膝屈侧。还可累及其他系统，导致诸如视网膜血管样条纹、胃肠道出血、间歇性跛行，晚期可出现冠心病，导致心绞痛和心肌梗死。部分患者出现神经系统并发症如颅内动脉瘤、蛛网膜下腔出血、进行性智力衰退和癫痫发作。

（罗迪青 吴大兴 吴丽峰 杨桂兰 叶萍）

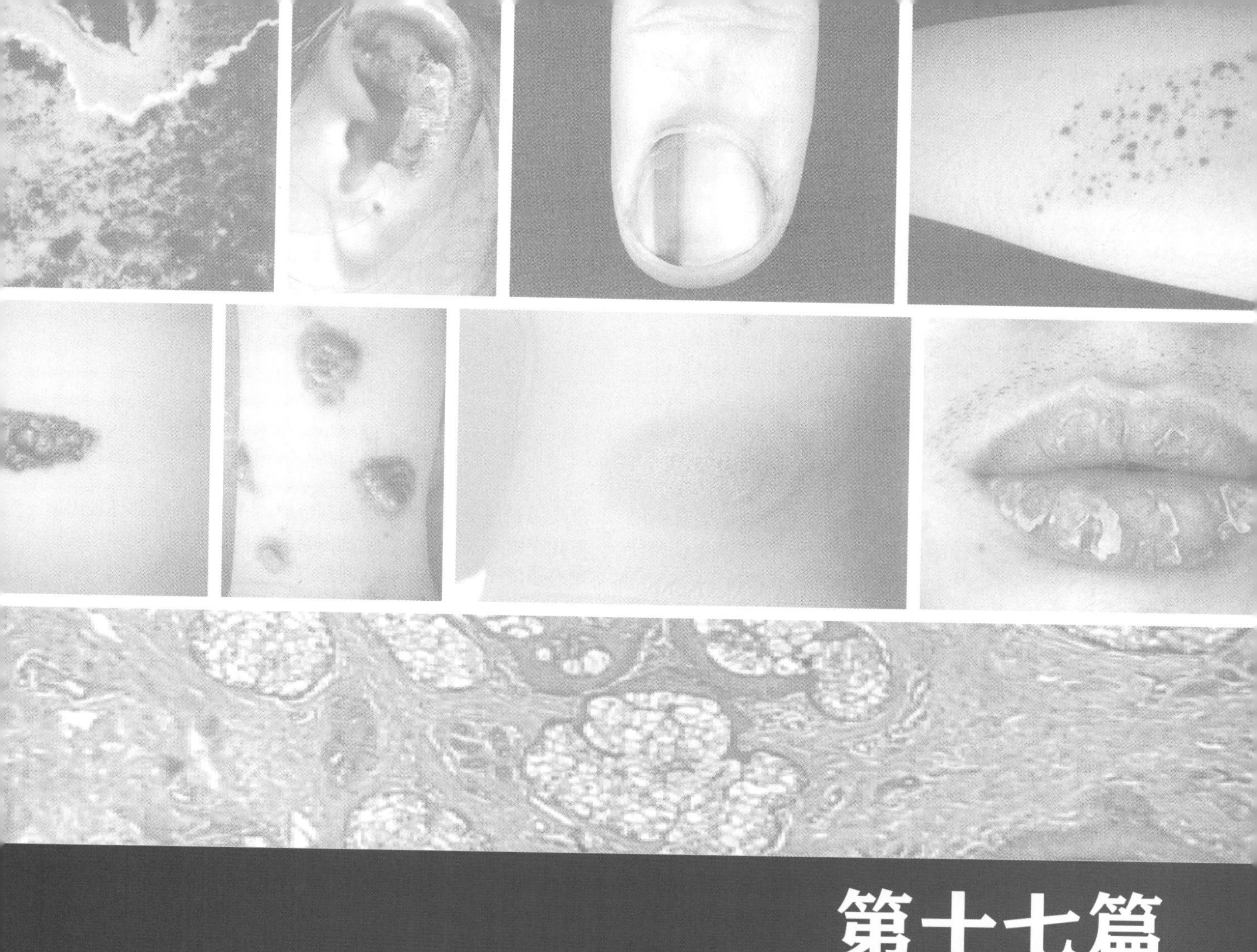

第十七篇

皮肤肿瘤

概述

内容提要

- 肿瘤易感基因包括:DNA 损伤修复基因、免疫反应相关基因、细胞生长及增殖相关的癌基因、抑癌基因等。
- 肿瘤相关基因研究只部分解释肿瘤发生发展。其除了细胞自身的基因突变外,还与其"微环境"即周围的间质细胞、免疫细胞及相关内皮细胞等的功能密切相关。
- 恶性肿瘤一旦形成,便不受机体的控制而自主性生长,侵犯邻近正常组织,经淋巴、血行转移,引起患者死亡。

肿瘤(tumor/neoplasm)是机体在内外各种致瘤因素作用下,局部组织的某一个细胞在基因水平上失去对其生长和分化的正常调控,导致其克隆性异常增生而形成的新生物。

研究表明,肿瘤从本质上来说是基因病。依据其生物学特性以及对身体的危害程度,分为良性肿瘤、恶性肿瘤以及界于良性和恶性之间的交界性肿瘤三大类型(表 1)。

表 1 致癌作用关键观点及主要理论

克隆扩增理论	所有肿瘤细胞都可追溯到原始细胞,原始细胞的突变可使这些细胞具有生存优势或劣势
多步骤理论	致癌过程是包含启动、促进和进化的多步骤过程
突变机制	癌症的发生是因为遗传信息的改变
表观遗传学	某些因素不改变 DNA 的结构,但是会改变 DNA 转录和翻译蛋白质方法,从而引发癌症
肿瘤形成假说	所有细胞都有控制细胞生长和增殖信号的基因,这些基因的突变会导致癌症生成
抑癌基因	若减慢和控制细胞生长的基因发生丢失或突变,则会使细胞发生癌变
免疫监视理论	免疫系统的细胞通过毁灭癌症细胞和癌前细胞监视着机体

尽管目前已发现了 100 余种恶性肿瘤,但是仅有 6 种最基本的细胞生理学变化决定了这些肿瘤的恶性表型:促进生长信号的自给自足、对抑制生长信号的不敏感、凋亡(程序性细胞死亡)逃逸、无限增殖的潜能、促血管生成能力、侵袭和转移(图 1)。

促进生长信号的自给自足

对抑制生长信号的不敏感

凋亡逃逸

无限增殖的潜能

促血管生成能力

侵袭和转移

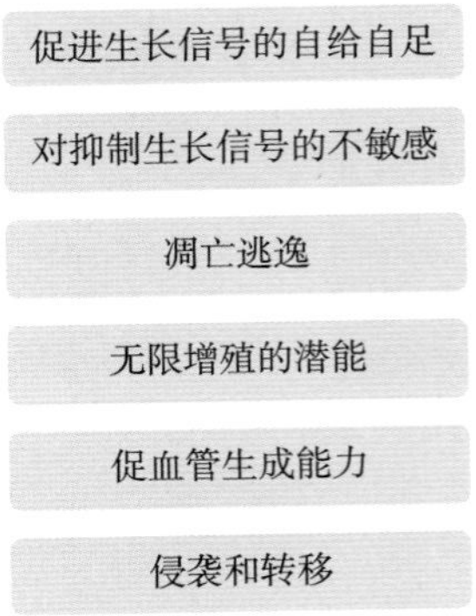

图 1 恶性肿瘤特性

- 全基因组关联分析(genome-wide association study,GWAS),可以检测全基因组范围内数万个单核苷酸多态性(single-nucleotide polymorphism,SNPs)。
- 评价 SNPs 与肿瘤的关联性,将个体的遗传信息和临床表型成功对接,为肿瘤的精准治疗、个体化预防、诊断和治疗提供了新的契机(参阅第十章循证医学和精准医学)。

(一) 肿瘤发生的环境因素

1. 化学致癌物 肿瘤的发生是多因素参与的病理过程,危险因素包括外部环境因素和机体内在因素。外部环境因素有化学因素、物理因素、生物因素和生活方式等。机体内在因素有遗传因素、免疫因素、营养因素和激素水平等。

(1) 间接作用的致癌物:①多环芳烃:存在于石油、煤焦油中。②芳香胺类与氨基偶氮染料:致癌的芳香胺类,如乙萘胺、联苯胺、4- 氨基联苯等,与膀胱癌发生相关。

(2) 直接作用的致癌物:①烷化剂与酰化剂:使用抗癌药物环磷酰胺、氮芥、苯丁酸氮芥、亚硝基脲等。可在痊愈或白血病、霍奇金淋巴瘤和卵巢癌的患者,数年后发生第二种恶性肿瘤。②其他直接致癌物:金属元素如镍、铬、镉、铍。某些非金属元素和有机化合物也有致癌性,如砷诱发皮肤癌。

2. 物理致癌物 已证实的物理性致癌因素主要是离子辐射,包括 X 射线、亚原子微粒的辐射以及紫外线照射。辐射能使染色体断裂、易位和发生点突变,因而激活癌基因或者灭活肿瘤抑制基因。紫外线可致皮肤鳞状、基底细胞癌和恶性黑色素瘤。着色性干皮病的患者,由于先天性缺乏修复 DNA 所需的酶,不能将紫外线所致的 DNA 损害修复,因此皮肤癌的发生率很高。

3. 致癌微生物 现已知有上百种病毒可引起肿瘤,其中 1/3 为 DNA 病毒,2/3 为 RNA 病毒,人乳头瘤病毒与口腔癌、喉癌及宫颈癌等有关。细菌,如幽门螺杆菌也与胃癌、胃淋巴瘤相关。

(二) 肿瘤发病的遗传学

遗传因素 与肿瘤发生有关的遗传因素包括:①癌变通路上关键基因(肿瘤抑癌基因和癌基因等)的种系突变;②影响个体对环境致癌因素敏感性的遗传多态性或遗传变异。

(1) 常染色体显性遗传的肿瘤:一些癌前病变,如 Peutz-Jeghers 综合征(色素沉着—息肉综合征)、神经纤维瘤病Ⅰ型和Ⅱ型等,本身不是恶性肿瘤,但恶变率高。已知发生遗传性基因突变或缺失的都是肿瘤抑制基因,例如 RB、p53、APC 等。

(2) 常染色体隐性遗传的肿瘤:如患 Bloom 综合征(先天性毛细血管扩张性红斑侏儒症)时易发生白血病及其他恶性肿瘤;毛细血管扩张性共济失调症患者多发生急性白血病和淋巴瘤。以上疾病均累及 DNA 修复基因。

(3) 端粒酶:肿瘤遗传学在对数个恶性黑素瘤家族系的基因分析后,发现端粒酶 1 基因保护因子(POT1)缺失可能是家族性恶性黑素瘤的关键基因。Heidenreich 等对 287 例原发性黑素瘤患者的基因进行检测,发现 109 例患者中的端粒酶反转录酶(telomerase reverse transcriptase,TERT)基因启动子发生突变。

（三）肿瘤相关基因的失调

肿瘤从本质上来说是基因病。基因 - 环境交互作用是肿瘤发生发展的基本原因。

1. 癌基因　癌基因（oncogene）是肿瘤细胞中能够促进细胞自主生长的基因。癌基因在正常细胞内的非突变的对应基因称为原癌基因（proto-oncogene）。

（1）原癌基因激活：原癌基因是细胞中广泛存在的一类基因，其在受到某些生物、理化等因素作用下，在数量、结构或位置发生异常时则可成为癌基因，导致肿瘤的发生。

（2）癌基因产物抗细胞凋亡：Bcl-2（B 细胞淋巴瘤 / 白血病 -2 基因）是一个癌基因，同时又是一个重要的抗凋亡基因。凋亡是一种细胞内在的程序性自杀机制，导致细胞可控地崩解为凋亡小体，随后被周围细胞和吞噬细胞识别并吞噬。凋亡不足可引起肿瘤及自身免疫疾病的发生。凋亡是限制肿瘤发生的一种机制。

2. 抑癌基因及其失活

（1）抑癌基因（tumor suppressor gene）：其编码的蛋白质能限制或抑制细胞增殖，被称作肿瘤抑制基因，抑癌基因的失活或丢失能促进肿瘤的形成，抑癌基因失活的方式以突变、杂合性缺失和启动子区甲基化异常三种方式最为常见。

（2）常见的抑癌基因 Rp 与 p53：Rp 和 p53 是两个最重要的抑癌基因（图 2）。p53 基因位于 17 号染色体长臂，含有 11 个外显子，大约 20 000bp 碱基序列。p53 基因编码 393 个氨基酸组成的 53kDa 细胞核磷酸化蛋白质。一旦 p53 基因发生突变，p53 蛋白失活，细胞分裂失去节制，将发生癌变。

与 p53 的相关疾病及其他抑制基因失活与肿瘤的发生（见图 2，表 2，表 3）

在生理条件下，HDM2 调控 p53 蛋白水平，p53 蛋白对细胞凋亡调控，其机制主要是通过 p53 和启动子结合，诱导凋亡相关基因的转录和过表达，发挥促进细胞凋亡的功能。

HDM2 是一种 E3 泛素连接酶，促进 p53 多聚泛素化介导蛋白的降解。应答多种应激（如 DNA 损伤和癌基因激活），p53 通过翻译后修饰，降低了与 HDM2 的亲和力。在应激条件下，HDM2 抑制子 $p14^{ARF}$ 上调，胞浆 p53 水平升高，促进 p53 自组装形成四聚体入核，调控大量靶基因的转录。单泛素化

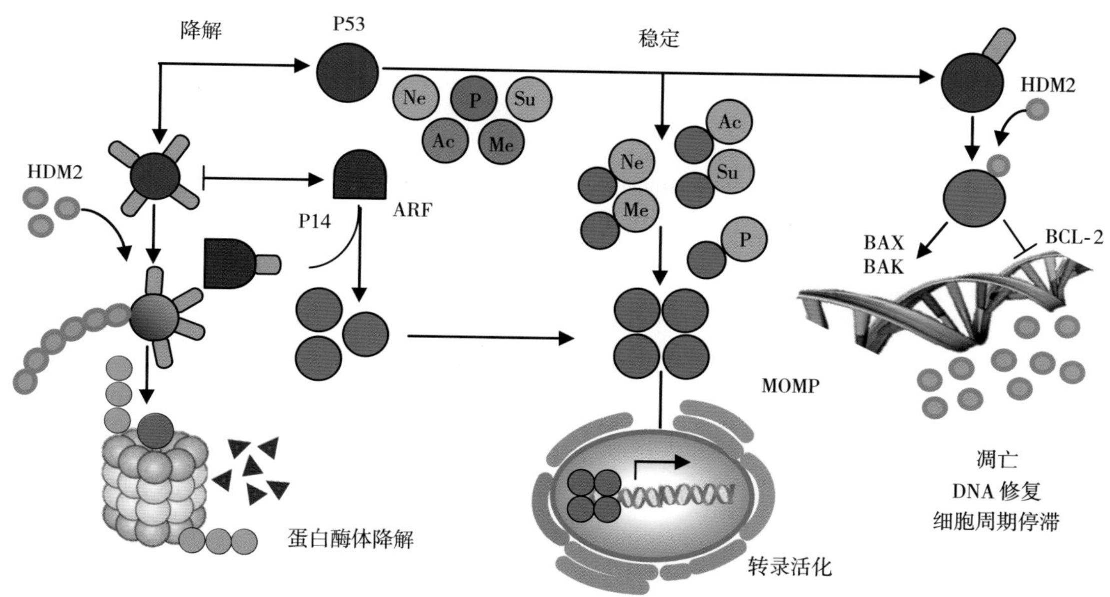

图 2　抑癌基因 P53 系统

p53 为重要抑癌基因，超过 50% 肿瘤与其相关，p53 启动细胞凋亡，阻止细胞向恶性转化。

注：Ac= 乙酰；Me= 甲基；MOMP= 线粒体外膜通透性；Ne=Nedd8；P= 磷酸；Su=SUMO。

表 2　与抑癌基因 p53 的相关疾病

基底细胞癌	在基底细胞癌中。p53 基因突变出现在早期癌变过程中，至少有 50% 的基底细胞癌有 p53 基因突变。绝大多数的 p53 基因突变是错义突变，其中携带紫外线特征。
光化性角化病	光化性角化病中常见 p53 基因异常。在原位和侵袭性生长的鳞状细胞癌中发现，p53 通路的下调发生在鳞状细胞癌形成的早期。利用 p53 基因突变克隆的标记研究发现，光化性角化病与侵袭性鳞状细胞癌和原位鳞状细胞癌有直接关系。
鳞状细胞癌	在鳞状细胞癌中 p53 基因突变的早期作用可能是抗细胞凋亡，使含有这种基因的细胞克隆向周边扩增，使含有正常（野生型）p53 基因克隆的角质形成细胞死亡。
角化棘皮瘤	角化棘皮瘤散发病例中存在 p53 基因突变和 / 或 p53 蛋白的过量表达。

表3 其他抑癌基因失活与肿瘤发生

NF1与神经纤维瘤	该病的一个亚型可发展成神经纤维肉瘤，与其发生相关的基因是NF1的突变失活。
P16与家族性黑色素瘤	抑制基因P16/MTS1的缺失，是皮肤恶性黑色素瘤发生的基因改变。在家族性黑色素瘤中，P16/MTS1常处于失活状态。

p53可持续进入细胞质，通过直接活化促凋亡蛋白BAX，抑制抗凋亡蛋白BCL-2家族的成员，促进细胞凋亡。

3. 癌基因与抑癌基因的共同作用 在肿瘤发生、发展过程中，癌基因与抑癌基因常常是共同发生作用的。

（四）细胞信号转导通路与肿瘤

信号转导是通过细胞膜或胞内受体感受细胞外各类信号的刺激，经复杂的细胞内信号转导系统的转换引起细胞基因表达改变，从而影响细胞生物学功能的过程。

细胞信号转导系统由细胞外信息分子（即配体）、能接受信号的特定受体、细胞内信号转导分子及细胞核内转录因子所组成。配体主要包括生长因子、细胞因子、激素、神经递质、肿瘤坏死因子及黏附因子等。受体是一类大分子物质，能识别和选择性结合配体，从而引起细胞反应。

1. 主要的细胞信号转导通路

(1) MAPK转导通路：是蛋白激酶转导通路，该通路可由生长因子、激素、细胞因子、应激等多种方式激活，干扰细胞的正常生命活动过程，可导致肿瘤形成。

(2) PI3K转导通路：磷脂酰肌醇3-激酶（phosphatidylinositol-3-kinase，PI3K）信号通路参与细胞生长、增殖、黏附、分化等多种重要的细胞功能。促使P1P2转化为P1P3，P1P3作为第二信使激活下游，导致肿瘤发生。

(3) TNF受体介导的转导通路：肿瘤坏死因子（tumor necrosis factor，TNF）具有多种生物学效应，如促进细胞增生、分化、凋亡，诱发炎症及调节免疫等。TNF激活的下游信号转导蛋白，其中，Caspase蛋白酶激活后可产生级联激活反应，最终引起细胞凋亡；而NF-κB和JNK激活后，则抑制细胞凋亡。

(4) TGF-β受体介导的转导通路：TGF-β受体介导的信号转导通路在肿瘤发生发展中起到致癌和抑癌的双重作用。在肿瘤发生早期，TGF-β可起到抑癌因子的作用，而在肿瘤发展后期，该信号通路中SMAD基因突变等，可促进肿瘤内血管形成。

2. 信号转导异常与肿瘤 肿瘤的细胞信号转导异常可涉及配体、受体、细胞内信号转导分子和细胞核内转录因子等多个环节和多个水平，最终均导致细胞增殖失控和播散生长。

3. 小结 随着对肿瘤相关基因和细胞信号转导通路的认识不断地深入，从而推动部分靶向治疗药物成功应用于肿瘤临床。基因和信号转导途径将有助于深刻理解肿瘤的发生、发展和转归，并有望带来抗肿瘤药物研发理念的重大转变。

肿瘤发生发展的过程纷繁复杂，绝大部分肿瘤并非单纯依赖某一条信号转导通路来维持其生长和存活，信号通路之间存在着交叉和代偿。不同信号可以激活同一条转导通路，而同一信号又往往可激活多条转导通路。因此，多靶点联合阻断信号转导将成为未来靶向药物研究的新方向。

（五）肿瘤与免疫

1. 肿瘤抗原 肿瘤细胞尽管来源于宿主细胞，仍能诱发机体产生免疫应答反应，将细胞癌变过程中出现的新抗原、异常肿瘤细胞或过度表达的抗原物质总称为肿瘤抗原。

(1) 肿瘤特异性抗原（tumor specific antigen，TSA）：指肿瘤细胞特有的或只存在某种肿瘤细胞而不存在于正常细胞的新抗原。

(2) 肿瘤相关抗原（tumor-associated antigen，TAA）：是指肿瘤细胞和正常细胞组织均可表达，此类抗原只表现出量的变化而无严格的肿瘤特异性。

2. 抗肿瘤免疫效应

(1) 免疫效应细胞对肿瘤的杀伤作用：T细胞介导的特异性抗肿瘤免疫（图3）。

$CD4^+T$细胞和CTL活化或增殖机制：CTL是特异性抗肿瘤免疫的主要效应细胞。机体内突变的细胞凋亡或死亡后释放抗原，被树突状细胞（DC）等抗原呈递细胞（APC）摄取后加工处理和呈递给$CD4^+T$细胞或$CD8^+T$细胞。导致这两类T细胞的活化和增殖。

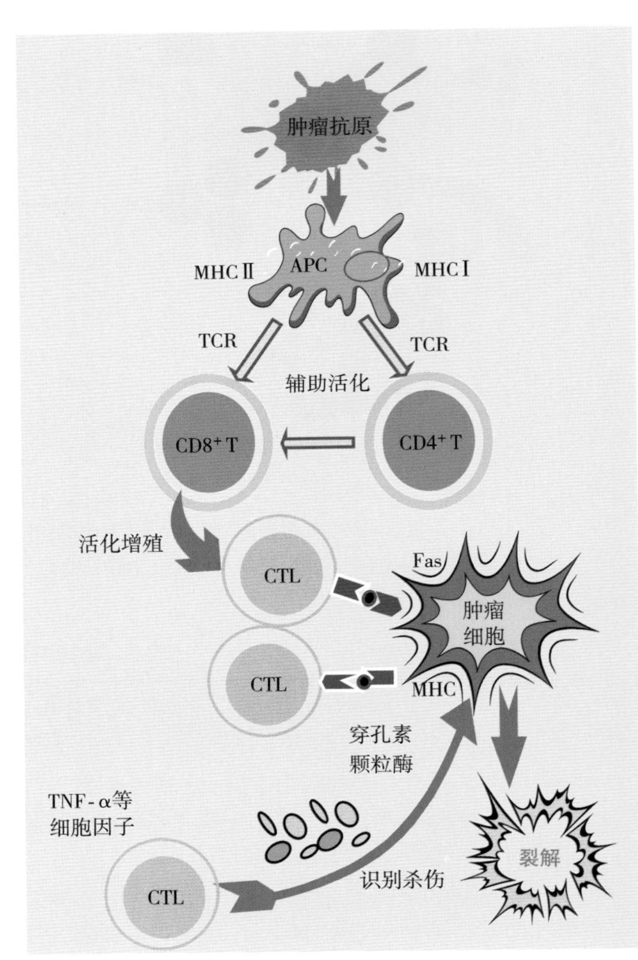

图3 CTL活化和杀伤机制图

CTL 识别和杀伤肿瘤细胞的机制：CTL 能高效、特异性地杀死肿瘤细胞，CTL 的效应过程包括识别与结合肿瘤细胞、胞内细胞器重新定向、颗粒胞吐和靶细胞崩解。

CTL 主要通过两条途径发挥作用，一是脱颗粒途径，即 CTL 与肿瘤细胞特异性结合，启动脱颗粒程序，释放出具有细胞毒效应的颗粒物质(包括穿孔素和颗粒酶)，快速杀伤表达有肿瘤抗原的肿瘤细胞；二是死亡受体途径，CTL 可表达 FASL，并分泌 TNF-a，它们与肿瘤细胞表面的死亡受体(Fas、TNF 受体)结合，启用凋亡相关的信号，导致肿瘤细胞凋亡。

(2) 非特异性免疫效应细胞的抗肿瘤作用

非特异性免疫效应细胞也是抗肿瘤的重要效应细胞，这些细胞主要包括 NK 细胞和巨噬细胞。此外，γδT 细胞和 NKT 细胞等也参与机体的抗肿瘤免疫效应。

1) NK 细胞可通过 4 种方式杀伤靶细胞：通过抗体依赖性细胞介导的细胞毒作用杀伤靶细胞；通过 Fas/ 非 FasL 途径引起靶细胞凋亡；可通过黏附分子结合靶细胞，再释放细胞因子杀伤靶细胞；通过释放穿孔素在靶细胞上穿孔及颗粒酶 B 释放酶类物质杀伤靶细胞。

2) 巨噬细胞在肿瘤免疫中的双重作用：一方面，巨噬细胞作为专职性抗原呈递细胞和非特异性免疫细胞具有抗肿瘤作用。另一方面，巨噬细胞还可被肿瘤细胞分泌的某些物质驯化，成为免疫抑制性巨噬细胞，能促进肿瘤的发展。

3. 肿瘤的免疫逃逸

细胞免疫治疗旨在激活抗肿瘤的 T 细胞杀伤肿瘤，直到过去的 5 年临床试验的结果都不尽人意。肿瘤通过免疫耐受通路通过多种方式形成了复杂的肿瘤微环境用以抵消抗肿瘤免疫反应。

肿瘤细胞的抗原缺失或抗原调变　肿瘤细胞表达的抗原与正常蛋白差别很小，肿瘤细胞表达抗原减少或丢失即发生抗原调变，从而使肿瘤细胞逃逸免疫细胞的识别和杀伤。

肿瘤抗原的封闭　肿瘤细胞可高表达黏多糖等覆盖肿瘤抗原，导致肿瘤细胞外纤维蛋白的产生，隔离肿瘤抗原，从而干扰免疫效应细胞的识别与攻击。

肿瘤细胞大多是 MHC Ⅰ类分子表达缺陷或低下，致使肿瘤细胞不递呈或弱递呈肿瘤抗原，无法诱导 CTL 活化和杀伤肿瘤细胞。

肿瘤细胞的抗凋亡作用　肿瘤细胞可高表达多种凋亡分子，不表达或弱表达 Fas 等凋亡诱导分子，从而抵抗 CTL 等诱导的凋亡，逃避杀伤效应。

4. 综上所述，肿瘤抗原能诱导机体产生抗肿瘤免疫应答反应，是肿瘤免疫诊断和免疫防治的分子基础。细胞免疫特别是特异性 $CD8^+$CTL 是机体抗肿瘤免疫效应的主要机制，此外，NK 细胞、巨噬细胞等也参与了机体的抗肿瘤免疫效应。在肿瘤微环境内，肿瘤细胞通过抗原缺失、MHC Ⅰ类分子表达减少、共刺激信号缺乏，以及分泌免疫抑制性物质和诱导机体产生免疫抑制性细胞等方式、并利用宿主免疫系统存在的缺陷，逃避免疫系统的攻击。

肿瘤免疫学领域存在诸多值得关注和重点研究的地方，比如新的特异性肿瘤抗原的发现常常能为肿瘤诊断、预防和治疗提供新的思路。

(六) 恶性肿瘤病因和发病机制

1. 各种环境和遗传的致癌因素可能以协同或序贯的方式引起细胞 DNA 损害中心环节(图 4)。

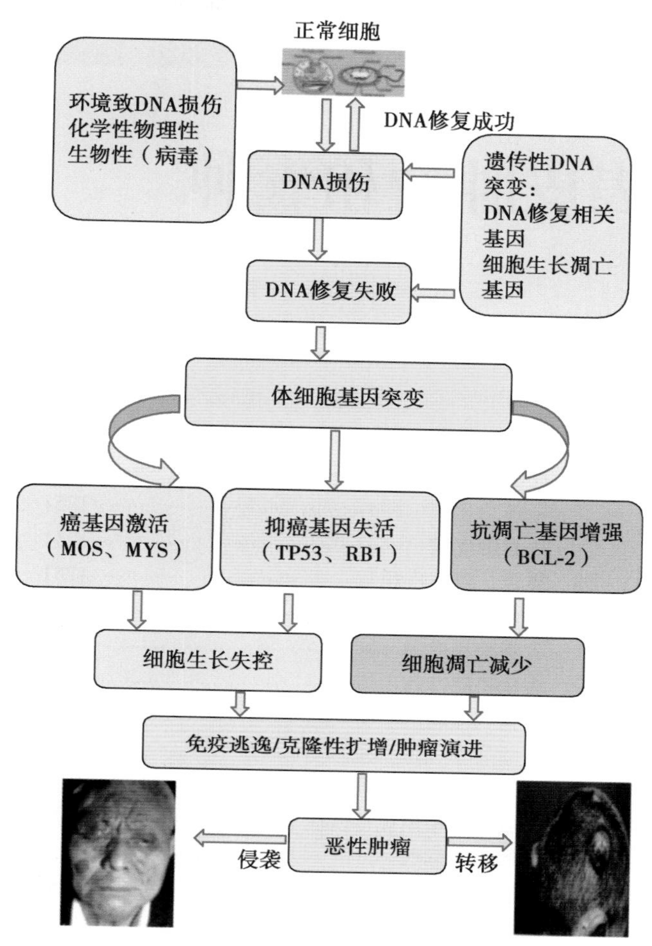

图 4　恶性肿瘤发病机制

2. DNA 损害可引起以下四种正常调节基因的改变；原癌基因(MOS、MYS)激活，抑癌基因失活(TP53、RB1)，引起凋亡调节基因和 DNA 修复基因的改变，继而导致表达水平的异常，使靶细胞发生转化。促进凋亡基因减弱(BAX、BAK)，抗凋亡基因表达过度，导致细胞生长失控，细胞凋亡减少被转化的细胞可先呈多克隆性的增生，其中一个克隆相对无限制的扩增，从而获得侵袭和转移的能力，形成恶性肿瘤。

3. 细胞癌变四个阶段：始于单个细胞肿瘤，细胞为单克隆性，肿瘤中瘤细胞皆为一个突变的细胞后代。

4. 免疫监控和抗肿瘤免疫在防止肿瘤发生形成上起着重要作用。

(七) 癌症发病新说

多数癌症发病要怪“坏运气”，如 2/3 的癌症基因突变可归咎于复制随机错误，而不是遗传基因或环境因素。

福格尔斯坦等人 2015 年 1 月、3 月两次在《科学》杂志上发表文章称，66% 的突变由 DNA 复制随机错误造成，29% 可归因于生活方式或环境因素，剩下的 5% 源于遗传因素。这一结论引起极大争议。

(吴志华　范敏　苏禧　段先飞　吴玮)

第六十二章

表皮肿瘤和囊肿

第一节　概述

上皮细胞肿瘤（keratinocytic tumors）来源于表皮和附属器角质形成细胞，由一系列的病变组成，从良性增生的一端良性脂溢性角化病到光化性角化病到鳞状细胞癌另一端。介于其间的是表皮异型增生和表皮内鳞癌（鲍恩病）。

原位癌，细胞呈有形，但未侵犯基底膜，生物行为仍属良性。基底细胞癌是一种惰性生物行为的肿瘤，来源于未分化的多能表皮干细胞。这些细胞起源于毛囊间的基底细胞或毛囊或皮脂腺中的干细胞，免疫组化和超微结构与毛母质细胞有许多共同特点。基底细胞癌可向皮肤任何附属器分化。鳞状细胞癌起源于表皮或附属器角质形成细胞。皮肤囊肿定义为发生于真皮及少数发生于皮下的囊性结构。

一些医生将表皮囊肿或毛发囊肿称为“皮脂腺囊肿（sebaceous cyst）”，错误地认为这些有上皮性囊壁的囊肿所含的水合性白色角蛋白性内容物来源于皮脂腺。而唯一的真性皮脂腺囊肿是脂囊瘤（steatocystoma）。

第二节　表皮良性肿瘤

一、脂溢性角化病

内容提要

- 临床表现为斑疹、丘疹或斑块，肉色、粉红色、红色或棕色，可呈疣状或贴附于皮面上。

- 年龄和紫外线暴露是本病独立的危险因素。
- 临床亚型：①寻常型；②网状型；③菌落型；④灰泥角化病，灰白色疣状丘疹；⑤刺激型。

脂溢性角化病(seborrheic keratosis，SK)又名老年疣(senile wart)，SK是一种因角质形成细胞成熟迟缓所致的良性增生性表皮内瘤。主要由单形性基底细胞样角化细胞构成的良性表皮肿瘤。病因与遗传、日晒、慢性刺激有关。Bowen等研究发现，细胞凋亡抑制因子生存素在SK表皮中的表达持续性增加。

（一）病因与发病机制（图62-1）

SK发病可能与年龄、日光照射、基因遗传、人乳头瘤病毒感染等因素相关。

发生机制与细胞周期调控因子以及其他相关因子表达异常和细胞染色体异常所致的角质形成细胞增殖加快、凋亡受抑、角化过度、色素异常等因素有关。部分周期调控因子的作用下使表皮细胞停滞于G_1期，抑制了表皮细胞的凋亡，导致表皮细胞过度增殖及角化异常等。

（二）临床表现

1. 基本损害　初始常为境界清楚的圆形或椭圆形、一个或多个扁平的淡褐色斑，以后损害逐渐扩大增厚，皮色或棕黑色疣状斑块，质地油腻。有时呈圆顶状、表面光滑或呈细疣状，有时有炎性的晕或呈湿疹样表现。直径一般小于1cm，偶尔达5cm。有些损害表面光滑，圆顶形，上嵌直径1mm白色或黑色角囊肿。用放大镜很容易观察到这些角囊肿，多数脂溢性角化病表面粗糙，无光泽，颗粒状或有不规则裂纹。病变取决于角化物质的数量，质软至较硬，易误认为疣。损害有毛囊角栓；晚期损害常有明显色素沉着和油腻鳞屑覆盖。

2. 发病特征　本病好发于中年人，30岁以下罕见，男性多见，或无性别差异。皮损发生于有毛的任何体表部位，常为多发性。以头颈、面部(图62-2，图62-3)和躯干多见；少数发生于生殖器，极少发生于口腔，几乎从不发生于手掌和足底。

皮损可为一个或数百个，一般为20~40个，躯干的多发性皮损可呈"圣诞树"样，长轴平行于皮纹或Blaschko线。不常见的临床表现有沿皮肤裂隙或区域分布，或出现于老年人背部呈雨滴状的SK。外生性病变具有油滑的、犹如"贴上去"的外观。自发性消退罕见，亦可能于消退后又突然大量出现。一般无自觉症状，偶有痒感。病程可长达30年以上。

边界不规则并有切迹的SK类似恶黑，称为"黑素棘皮瘤"，病变的临床表现和部位类似于SK。通常为多发。(图62-4，图62-5)

3. 临床亚型

(1) 寻常型SK：典型的SK通常初起损害为斑疹，后可演变为丘疹或疣状。表皮粗糙，失去光泽，渐成黄褐至黑色，可形成一层油脂性厚痂。

(2) 炎性SK：皮损发炎时可轻微肿胀并变的不规则，周围皮肤发红。皮损周围出现湿疹晕轮，且炎症边界发红，有鳞屑，可呈钱币状。病理示大量的炎细胞浸润，此外尚有一些单核细胞、嗜黑色素细胞浸润。

(3) "刺激型"SK：原因未明，创伤可能起一定的作用，但大多数病例无明显外伤史，常常由于患者抠挖造成。刺激性SK可以含有角质及假性角质囊肿，呈一系列角化表现，从完全正常的角化到混合性，直至角化不全。棘层松解相对常见。可以见到鳞状"漩涡"，可有许多核分裂象。这些病变有时很难与高分化鳞状细胞癌区分。

(4) 内翻性毛囊角化病：是刺激性SK的内生性良性变异型，一般为对称性的成熟鳞状细胞内陷性(内翻性)增生，可以是外生性的，也可以是内生性的。常为孤立性病变，直径不足1cm，一般累及中年人，发生于有毛发的皮肤。最多见于面部，

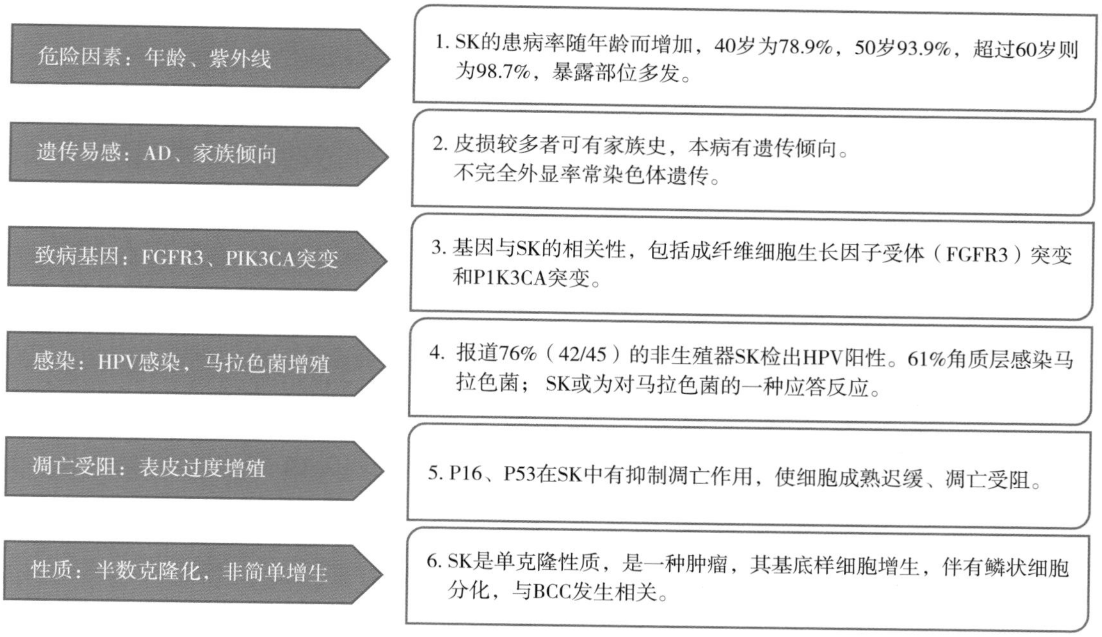

危险因素：年龄、紫外线	1. SK的患病率随年龄而增加，40岁为78.9%，50岁93.9%，超过60岁则为98.7%，暴露部位多发。
遗传易感：AD、家族倾向	2. 皮损较多者可有家族史，本病有遗传倾向。不完全外显率常染色体遗传。
致病基因：FGFR3、PIK3CA突变	3. 基因与SK的相关性，包括成纤维细胞生长因子受体（FGFR3）突变和P1K3CA突变。
感染：HPV感染，马拉色菌增殖	4. 报道76%（42/45）的非生殖器SK检出HPV阳性。61%角质层感染马拉色菌；SK或为对马拉色菌的一种应答反应。
凋亡受阻：表皮过度增殖	5. P16、P53在SK中有抑制凋亡作用，使细胞成熟迟缓、凋亡受阻。
性质：半数克隆化，非简单增生	6. SK是单克隆性质，是一种肿瘤，其基底样细胞增生，伴有鳞状细胞分化，与BCC发生相关。

图62-1　脂溢性角化病病因与发病机制

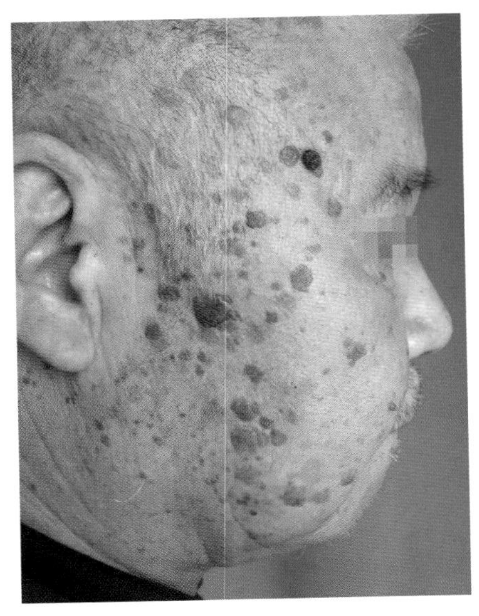

图 62-2　脂溢性角化病
面部多发性棕色 - 黑色丘疹或斑块，境界清楚，表面粗糙。

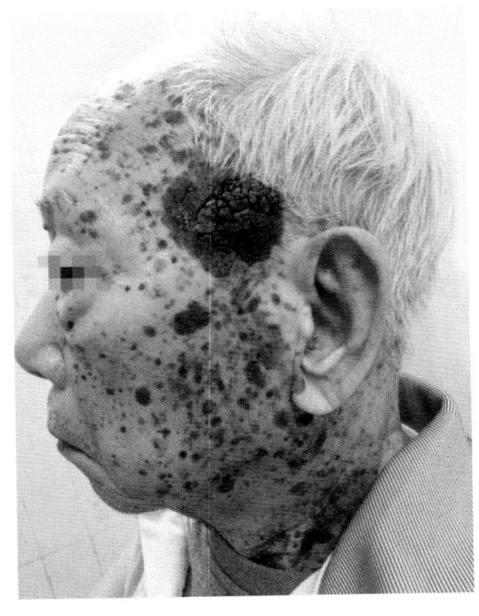

图 62-3　脂溢性角化病

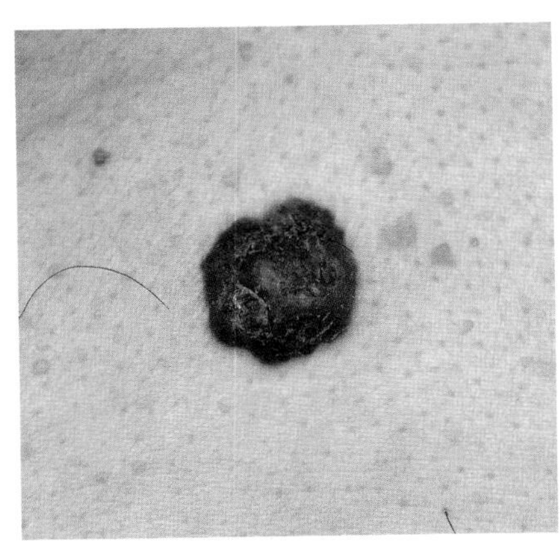

图 62-4　脂溢性角化病
黑色斑块类似恶性黑色素瘤，但表面粗糙并呈“粘贴”状外观，边缘规则，可资鉴别。

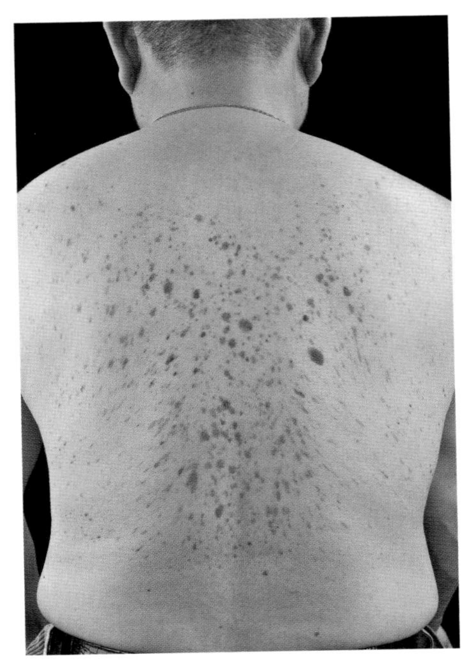

图 62-5　多发性发疹性脂溢性角化病

包括眼睑和唇部，但是也可见于肢体或躯干。病变各异，可从光滑、丘疹至疣状，从皮肤颜色正常至色素沉着，以及从正常角化至角化过度。组织病理学上，为密集排列的同心圆形层状鳞状细胞漩涡。鉴别诊断包括寻常疣、脂溢性角化症以及其他各种丘疹或角化病变。

(5) 其他类型：灰泥角化病、黑色素棘皮瘤、黑色丘疹性皮肤病和浅色 SK 见后述。

（三）SK 与恶性肿瘤

(1) SK 皮损及周围出现恶性肿瘤：有 Bowen 病、角化棘皮瘤、基底细胞癌、鳞状细胞癌以及皮肤黑素瘤。理论上讲，基底样细胞可发展成基底细胞癌，棘细胞可发展为鳞状细胞癌，黑色素细胞最终发展为黑色素瘤。在一项有 100 例 SK 切除的病例的研究中，伴有非黑色素瘤性恶性肿瘤的发生率为 4.6%。

(2) Leser-Trelat 征：又名多发性发疹性脂溢性角化病，有认为成年人突然出现大量脂溢性角化病皮损是合并内脏恶性肿瘤的征象。表现为 SK 的皮损数目迅速增多，受累范围扩大。可呈泼墨状分布，常伴有明显瘙痒。突发的多数脂溢性角化症（Leser-Trelat 征）已发现与内脏恶性肿瘤，尤其是胃腺癌有关。其他肿瘤包括淋巴瘤（特别是蕈样肉芽肿和 Sezary 综合征）、白血病、支气管和乳腺癌、胆管癌、法特壶腹癌、胰腺癌、食管癌、直肠腺癌、肾细胞癌、过渡细胞癌和间变室管膜瘤。还有认为该征可能是一种副肿瘤皮肤综合征，特征性地表现为当内脏肿瘤发生时或发生后，突然出现 SK 且皮损数目 / 体积迅速增加。超过 40% 的病例伴有瘙痒，且绝大多数皮损累及背部，其次是肢端、面部和腹部。

然而，有学者认为其作为诊断内脏恶性肿瘤标志不可靠。少有的几个研究 SK 及其与内脏恶性肿瘤的报道大多缺乏说服力。为了证明此征是一种副肿瘤过程，皮肤表现需与恶性肿瘤同时发生，当原发肿瘤切除或有效治疗后此征消失，当肿瘤复发或转移时再次出现。

（四）组织病理

Hafner 等将 SK 分为棘层肥厚型、角化过度型、腺样型、巢状型、鲍温样型、刺激型及黑素棘皮瘤型 7 型。SK 的共同特征是角化过度、棘层肥厚和乳头瘤样增生，肿瘤向上生长引起棘层肥厚，而其下缘平坦，一般位于肿瘤两端正常表皮的连线上。SK 的病理各型之间无截然分界，可以将其病理表现看作是一个谱系，不同的个体可有一项或几项变化。

特点是基底样细胞增生，伴有不同程度的鳞状细胞分化。这些生长方式包括单一形态、多形性、克隆性、成束以及棘层松解等表现。可出现角质及假性角质囊肿。有一系列组织学类型。角化（乳头瘤）型：有疣状表现，伴有不同程度的基底样和鳞状细胞增生。腺样型：典型表现为基底样细胞自表皮呈细条索状增生。棘层增厚型：表皮呈圆形平滑的角化过度。其他有菌落型（表皮内出现圆形细胞巢），SK 伴鳞状上皮异形性（出现细胞异形性和角化不良，酷似 Bowen 病或侵袭性鳞状细胞癌）。许多脂溢性角化症表现为上述几种类型的混合型。

皮肤镜检查：SK 的特点包括指纹状结构、假皮丘网状结构、虫蚀状皮周、粟丘疹样囊肿、粉刺样开口、脑回状结构、发卡样血管等，具有重要的诊断价值。

（五）鉴别诊断

本病需与痣细胞痣、光化性角化病、寻常疣和恶性黑素瘤鉴别。临床上最困难的是如何将黑、硬的脂溢性角化病与黑素瘤鉴别开来，本病外形规则的疣状损害不同于黑素瘤的光滑表面和轻微的炎症浸润。

（六）治疗

早期可用 0.1% 维 A 酸乳膏，亦可用 0.1% 他扎罗汀软膏治疗。亦可依据美容、病人意愿选择治疗方法。目前 SK 的治疗多采用局部刮除术、烧灼术、冷冻或激光（脉冲、CO_2 激光、铒:YAG 激光），化学剥脱术用于治疗浅表、较小的皮损，外用氟尿嘧啶，较大的皮损则多需手术治疗。

损害限制在表皮，刮除和电干燥法进行浅表性的治疗，或用化学物质如液氮、石炭酸、二氯乙酸或 15%、20%、35% 三氯乙酸治疗。用氟尿嘧啶（5-Fu）霜剂消灭微小损害。

系统治疗　阿维 A，25mg/d 可使皮损消退。

监测癌变　有关 Leser-Trelat 征可能伴有内脏癌的说法尚有争议但 SK 具有潜在癌变的倾向。

二、灰泥角化病

灰泥角化病（stucco keratosis），又称白色角化病（keratosis alba）、疣状脂溢性角化病（verrucous seborrheic keratosis），由 Kocsard 和 Ofner 于 1966 年首先报道，是脂溢性角化病的一种变型，可能与长期日光暴露有关。

灰泥角化病大多发生于 40 岁以上男性，典型皮损为灰白色丘疹或小斑块。比脂溢性角化皮损小，直径 1~4mm，皮损可表现为灰色棕色，疣状丘疹，丘疹表面呈灰泥状。皮损呈黏着性，刮除后，可出现真皮乳头毛细血管小的出血点，偶尔出现色素沉着，损害可为数个、甚或百个。皮损一般对称分布在膝关节以下，特别是足背、足侧缘及踝关节。

组织病理角化过度，呈塔尖状改变，增厚角层下方有疣状表皮增生，常有棘层肥厚，粒层略增厚，有透明角质颗粒。可出现角囊肿。

本病需与脂溢性角化、扁平疣、疣状表皮发育不良鉴别。

治疗同脂溢性角化，可外用维 A 酸乳膏、5% 咪喹莫特乳膏、维生素 D_3 衍生物、角质溶解剂等，冷冻、激光亦可选用。

三、黑素棘皮瘤

黑素棘皮瘤（melanoacanthoma）有认为是脂溢性角化病的亚型，罕见。边界清楚的角化性丘疹，呈乳头瘤样，常为单个，直径 0.5~10cm，深褐色或黑色，有“黏着”外观。主要发生于老年人，头、颈部多见，躯干和四肢少见。其组织学表现不同于脂溢性角化症谱系中的其他病变；其特征为无色素的角化细胞与黑色素细胞的散在分布。单个病变中的角化细胞常常类似于激惹性或克隆性脂溢性角化症的细胞。一般缺乏微小角质囊腔。

可选用冷冻、激光、手术切除。

四、黑色丘疹性皮病

黑色丘疹性皮病（dermatosis papulosa nigra）以面部多发性黑色丘疹为特征，可能是脂溢性角化的一种变型。于中青年黑人多见，亚洲人也常见。也有 3 岁儿童发病的报道。有明显的家族聚集性。皮损为多发性黑色或棕黑色丘疹位于眶周，面、颈部及胸背部，平均 30~50 个皮损，直径 2~3mm，表面光滑，质软，随着年龄增长而增大。组织病理类似于脂溢性角化病，大量色素沉积于增生的表皮中，棘层肥厚，角层轻度角化过度，基底样细胞可见，有假性角质囊肿。

治疗参考脂溢性角化病。

五、浅色脂溢性角化病

浅色脂溢性角化病（hypochromic seborrheic keratosis）认为其为脂溢性角化病的亚型。好发于老年人、上背、颈、上臂、胸和腹部，皮损为白色角化状丘疹，直径 2~6mm，3~15 个不等。有小圆石样表面。罕见恶变，组织病理呈乳头状瘤样增长，表皮角化过度，棘层肥厚，由棘细胞和基底样细胞组成，基层色素明显减少，治疗可用激光、电灼或手术切除。

六、大细胞棘皮瘤

大细胞棘皮瘤（large cell acanthoma）可能是鲍恩（Bowen）病或日光性角化病的一种异型。发生于暴露于阳光的皮肤部位的孤立的丘疹或斑块，上附鳞屑，直径一般为 0.5~1.0cm，多位于面部，但也可发生于肢体或躯干。少数情况下可以多发。生物学上呈惰性，诊断之前可以存在数十年。其组织学特征为大而境界清楚的、相对一致的多倍体性角化细胞，颗粒层增厚，角化正常，分化成熟，瘤细胞胞体和胞核比正常角质形成细胞大 2 倍。这些细胞可以穿过病变。其中一些病变类似于脂溢性角化症，而另一些具有原位癌的特征。临床鉴别诊断包括日光性雀斑、脂溢性角化症、日光性角化症以及基底细胞癌，可通过手术或冷冻疗法治疗。

七、表皮松解性棘皮瘤

表皮松解性棘皮瘤（epidermolytic acanthoma，EA）是一种罕见的皮肤良性肿瘤，1969 年由 Shapiro 等首先提出表皮松解性棘皮瘤的命名，1991 年 Leomardi 建议将本病直接命名为“表皮松解性棘皮瘤”。目前认为是角蛋白 1 和 10 基因突变所致。创伤、日光照射、PUVA 可能引起播散性表皮松解性棘皮瘤。

临床表现 本病可发生于任何年龄，男性多于女性。临床上表现为疣状丘疹或斑块，直径大约 1.0cm，有时像一个病毒疣、痣或脂溢性角化。表面粗糙，彼此孤立互不融合，颜色为褐色或肤色，伴有不同程度的瘙痒。无其他系统症状。皮损好发于生殖器部位、阴囊、大阴唇、口腔或女性生殖道、上下肢、躯干、腹部。表皮松解性棘皮瘤，棘层松解性棘皮瘤，棘层松解性角化不良棘皮瘤这三种都是良性的病变，通常为孤立的，但是偶尔为多发的丘疹。

孤立型表皮松解性棘皮瘤常见，表现为疣状丘疹或斑块，直径大约 1.0cm，有时像病毒疣、痣或脂溢性角化。播散型偶见，为多发散在的扁平淡棕色丘疹或斑丘疹。

临床亚型 孤立型、播散型。孤立型好发于阴囊、头颈和下肢，后者好发于躯干上部，尤其背部。

鉴别诊断 尖锐湿疣、寻常疣、鲍恩样丘疹病、股癣、传染性软疣、脂溢性角化病、疣状角化不良瘤、汗管瘤。

组织病理 病变特征为角化过度、角化不全、棘层肥厚和乳头瘤样增生。表皮上部棘细胞和颗粒细胞层显示表皮松解性角化过度的病理表现(核周空泡变性、网状变性伴嗜酸性角质包涵体)。

治疗 本病尚无特殊治疗方法，皮疹可行激光或手术切除治疗，有外用维 A 酸乳膏联合氯雷他定治疗多发的瘙痒性丘疹，疗效显著，瘙痒减轻，外用咪喹莫特治疗亦有成功的报道。外用 0.1% 他克莫司软膏对 EA 患者的顽固性瘙痒也有较好的疗效。

八、角化棘皮瘤

内容提要

- 角化棘皮瘤是良性、恶性还是中间型的鳞状上皮增生性病变，其生物学行为存在争议。
- 1~2cm 的坚实性半球状结节，中央凹陷有角栓，呈火山口样鳞状上皮增生。
- 角化棘皮瘤病程大致分为增殖期 2~8 周，稳定期 2~8 周，吸收期 2~3 周。角化棘皮瘤可自行消退。
- 即使活检阴性，也不能排除一级鳞癌，应早日除去或切除肿物。

角化棘皮瘤(keratoacanthoma，KA)又称为高分化鳞状细胞癌或称鳞状细胞癌角化棘皮型，肿物生长迅速，并可自行消退。是一种在临床和病理上类似于鳞癌的上皮肿瘤，是一种起源于毛囊上皮的肿瘤。主要发生在具有毛发的皮肤。有学者将本病视为鳞状细胞癌的一种亚型。

组织发生 角化棘皮瘤的组织发生。源于毛囊的理论。口腔内罕见毛囊皮脂腺(如牙龈)。然而，有些病例报道在颊黏膜发生角化棘皮瘤，这一部位最常有异位的皮脂腺(Fordyce 斑)。另外，毛囊皮脂腺最表面部分(上皮内)的前体细胞可能是口内角化棘皮瘤的来源。

角化棘皮瘤的性质 其形态学表现类似于鳞状细胞癌，而且实际上可能为顿挫性鳞癌。

角化棘皮瘤与鳞状细胞癌的区分 少数病例中，组织学检查病变为典型的角化棘皮瘤，但可能会出现侵袭性的临床经过，提示最初病变的诊断并不正确，或者警示通过常规显微镜和临床病例关系并不是总能将其与一些鳞状细胞癌鉴别开来。曾尝试应用现代技术找到一种鉴别角化棘皮瘤和鳞状细胞癌的方法，但未取得进展。

角化棘皮瘤是鳞状细胞癌亚型 有的病例在临床表现和组织病理诊断标准上完全符合角化棘皮瘤的诊断，却呈恶性行为。因而将其认为是鳞状细胞癌亚型，而不是良性或假恶性肿瘤似乎更合适。

角化棘皮瘤可以通过切除来治疗，也可以在确定组织学诊断后进行密切的临床随访。

(一) 流行病学

高发年龄在 50~70 岁之间，男性发病是女性的两倍，白种人常见。虽然婴儿可发病，但 20 岁以下患者罕见。

(二) 病因与发病机制

病因未明，与遗传因素、日光照射及化学致癌剂、创伤、病毒感染、免疫有关。

1. 紫外线 慢性紫外线的暴露在角化棘皮瘤发生中的作用可通过皮损多发于曝光部位，以及着色性干皮病患者及长期进行 PUVA 治疗的患者易发而得以证实。多发性角化棘皮瘤患者接受 PUVA 治疗可加速肿瘤的发生，但是以 PUVA 治疗后发生角化棘皮瘤的风险似乎低于鳞癌和基底细胞癌。关于光照有关的致病性在小鼠实验中亦得到证实。

2. 化学致癌剂 角化棘皮瘤与化学致癌物之间的关系在人及一些动物身上得到证实。事实上，角化棘皮瘤的发生率在工业化城市及那些接触沥青、矿物油及焦油的工人中发生率较高。化学致癌物联合紫外线可诱导角化棘皮瘤的发生。吸烟者较不吸烟者更易感染。

3. 外伤及其他皮肤病 有报道角化棘皮瘤可在外伤部位发生。角化棘皮瘤偶可发生在外伤瘢痕上，或某些炎性皮肤病如扁平苔藓、特应性皮炎、红斑狼疮、带状疱疹、聚合性痤疮以及落叶型天疱疮和银屑病的基础上。这种外伤与角化棘皮瘤的相关性在皮肤移植后供体、受体取材移植部位，动脉穿刺部位以及接种部位发生角化棘皮瘤得以验证。

4. HPV 20% 的病例可检出 HPV DNA 序列，关于 HPV 参与角化棘皮瘤一直存在争议。近来，HPV 感染的证据通过高敏感的 PCR 检测得到证实，但是其他研究未能在角化棘皮瘤部位检测到病毒。一些研究发现在皮损中分离得到的 HPV-25、HPV-19 及 HPV-48 与 HIV 患者有关联。一些其他型别的 HPV 如 6、9、14、16、19、35、58 及 61 与角化棘皮瘤相关。

5. 遗传因素 经过克隆研究确定本病有很多染色体异常，包括 7 号三体获得 1p、8q 和 9q，缺失 3p、9p、19p 和 19q，2 号与 8 号染色体易位。遗传因素在家族性的角化棘皮瘤中发挥重要作用。似乎遗传因素与其他病因(紫外线、外伤或感染)相互作用使肿瘤得以形成。角化棘皮瘤在 Muir-Torre 综合征患者中多见，表明此综合征的遗传缺陷亦在疾病的发生中发挥作用。Ferguson-Smith 型多型角化棘皮瘤显示了家族分布并以常染色体的方式遗传。这一综合征相关的基因定位于染色体 9q。相关病例已经在 Scottish 家族中予以描述，在这些患者中，此综合征被认为是由 1790 年所报道的一个单基因突变导致的。

6. 免疫抑制 / 免疫介导 多数患者损害在数个月内消

退，这种消退部分归因于免疫介导，而有些特别是多发性损害可持续3年或更久。在着色性干皮病和慢性免疫抑制患者，肾移植患者中发病率升高。角化棘皮瘤也可由于骨髓移植、环孢素治疗或感染HIV后处于免疫抑制状态的患者中发生，这表明在一些情况下免疫抑制作为发病因素发挥作用。在这些患者中，大部分角化棘皮瘤皮损处HPV的检测为阳性，表明免疫抑制降低对可疑物质的免疫应答。同样，紫外线不仅直接起致癌作用，同时亦借助于暴露于日晒所引起局部免疫抑制而发挥作用。

7. 基因突变 已报道，散发病例中存在p53基因突变和/或p53蛋白的过量表达。角化棘皮瘤的发病机理以及未予任何治疗下的自行消退的精确机制知之尚少，通过检测p53癌蛋白表达及基因突变揭示了p53癌蛋白在大多数检测病例中有表达，在超过10%病例中有相关的p53基因点突变，表明p53基因在一些角化棘皮瘤发生中起一定的作用。

黑素瘤的治疗药物维罗非尼的不良反应之一是诱发皮肤鳞状细胞癌或角化棘皮瘤，其中多达60%的肿瘤是由于维罗非尼活化丝裂原活化蛋白激酶途径刺激RAS基因突变细胞的增殖所致。

（三）临床表现

1. 分布 多见于中老年男性，多发性见于青少年，偶见儿童或婴儿。好发于面、颈部和手背、前臂。有时候表现为单侧。曾有报道肿瘤可持续存在、复发侵犯外周神经、累及血管和广泛转移。

2. 临床亚型 主要发病于阳光暴露的有毛发的皮肤。因此，常发生于皮肤表面，包括唇部(8%)，无毛发的部位非常罕见。口腔黏膜是否存生真正意义上的角化棘皮瘤还存在争议。然而，在口内有发生孤立性病变的报道。普通类型也可以累及黏膜。

以最初的迅速生长以及以后持续数月的缓慢自发性消退为特征。成熟的病损通常为蕾状或圆顶状，浅棕色或微红。一段时间后，由于周边较软的肿瘤组织的膨胀而使中心区域表现为充满角质的弹坑样，直至最终形成杯状或腊肠状的病损，表现为溃疡。

(1) 单发型角化棘皮瘤

1) 经典型角化棘皮瘤：单发多见，其具有典型的特征。在2~6周内迅速生长，接着是另2~6周的稳定期，最后是另2~6周自行退行期。损害开始为坚硬的红色丘疹，类似于传染性软疣，直径常达1~2cm。成熟的损害呈半球形脐样结节，表面正常色皮或粉红色，可见纤细的血管和扩大的毛囊孔。呈火山口状，中央充满角质（图62-6~图62-8）。在消退期间，肿瘤逐渐收缩，干燥的角栓整块或零碎地分离、脱落，形成类似溃疡的杯状或碟形损害，创伤或感染后，可能会出现真正的溃疡，尤其在唇部，可能由于反复受到刮擦或咬伤，愈合后遗留小皱缩瘢痕。

2) 巨大型角化棘皮瘤：单发性肿瘤好发于鼻及眼睑，直径可达5cm或更大，具有局部破坏性，常在数月内消退。聚合性角化棘皮瘤为几个损害融合形成的一个大斑块，可持续6个月，开始消退。

3) 边缘离心型角化棘皮瘤：直径可达20cm，中央萎缩，最常见于手背或小腿，无自发性消退倾向；具有明显的破坏性。

(2) 多发型角化棘皮瘤：其皮损特点及病程经过如同单发性型，唯数目较多，一般为3~10个，很少超过12个。皮损常局限于身体某处，如面、颈与外生殖器，也可见于黏膜或甲下。患者多为青年男性，有时有家族遗传倾向。

(3) 发疹型角化棘皮瘤：全身发生多数半圆形丘疹，中央角化，正常皮肤颜色，2~7mm直径大小，有的呈条索状排列，掌跖很少受累。可有剧烈瘙痒。

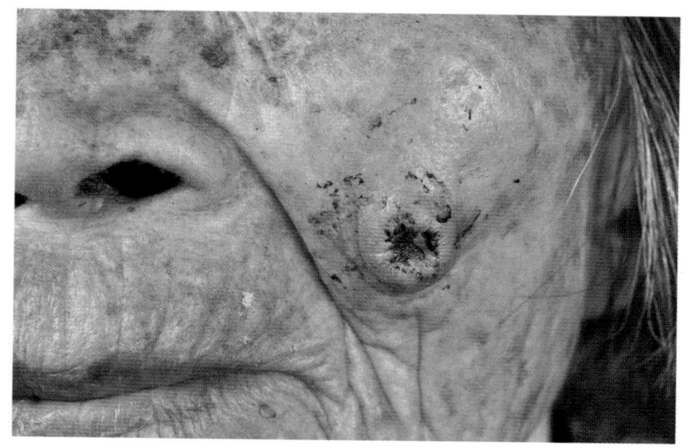

图62-6 角化棘皮瘤
典型火山口样损害。

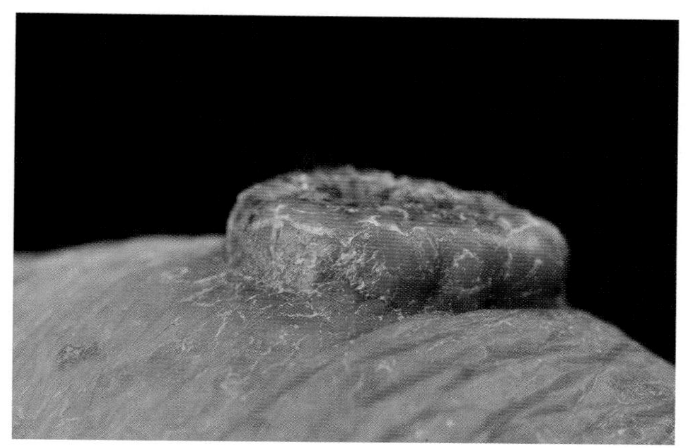

图62-7 角化棘皮瘤（广东医科大学 李文惠赠）

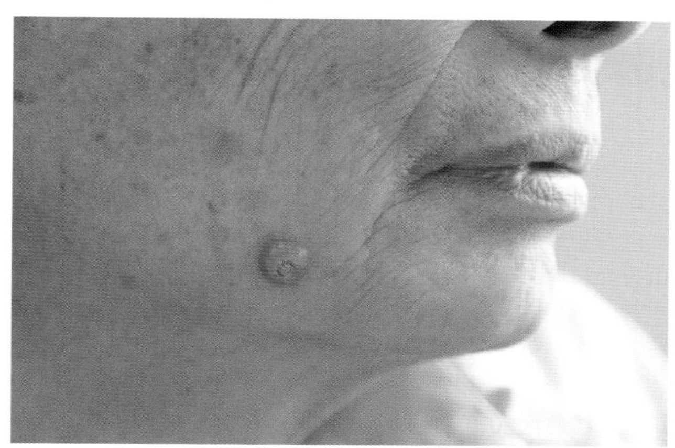

图62-8 角化棘皮瘤（新疆维吾尔自治区人民医院 普雄明惠赠）

发疹型与多发型和综合征型有重叠。

(4) 特殊型角化棘皮瘤

1) 甲下角化棘皮瘤:是一种常染色体显性遗传性疾病。来源于甲母质,表现为甲下疼痛性结节,常累及拇指或示指节,类似慢性甲沟炎,数周内迅速生长。与皮肤角化棘皮瘤相比,甲下角化棘皮瘤不会自行消退,早期会引起骨骼破坏,指(趾)骨远端产生压力性侵蚀,放射检查可显示骨溶解,很少自愈。

2) 口腔内角化棘皮瘤:很少见。事实上,与阴道和肛门内角化棘皮瘤一样,口腔角化棘皮瘤表现为疣状、颗粒状或者甚至溃疡。

3) 免疫性抑的角化棘皮瘤:免疫抑制剂的应用不仅导致角化棘皮瘤的发生,易发生多发性角化棘皮瘤损害,而且可使其转化为侵袭性鳞状细胞癌。

(5) 综合征型角化棘皮瘤

1) Grzybowski 综合征:又称发疹型角化棘皮瘤,丘疹样的亚型多为多发性病灶,但是通常缺乏中心的角质栓。发疹性多发性或暴发型角化棘皮瘤可出现成百上千个类似于粟粒疹的丘疹,发展迅速,可持续数月缓慢消退。

2) Ferguson-Smith 综合征:又称家族性原发性自愈性鳞状上皮瘤,是 9q22-q31 异常引起的常染色体显性遗传病)。在儿童或成年人早期出现多发的(有时数百个),全身性分布,以面、四肢多见,皮损消退更慢,组织破坏性更大,瘢痕更明显。

3) 混合综合征(Witter 和 Zak 综合征)为上述两类特征并存。

4) Muir-Torre 综合征相关型:是少见的常染色体显性遗传病,角化棘皮瘤发生在皮脂腺痣之上。其中 23% 的病例患角化棘皮瘤,且最常伴发结直肠(61%)和泌尿生殖系统(22%)肿瘤。

5) 角化棘皮瘤内脏肿瘤综合征:为一种少见的肿瘤综合征。只有少数病例被报道。

(四) 组织病理

角化棘皮瘤和高分化的鳞状细胞癌在病理学上非常类似,因此单独通过病理明确诊断很困难。

各型角化棘皮瘤的组织象基本相同,只是多发型和发疹型的病变不如单发型明显。早期损害表皮凹陷如火山口样,其中充满角质物。含有不典型细胞、核丝分裂以及角珠。真皮内有相当显著的炎症浸润,发展成熟时,表皮凹陷扩大如火山口样,其中充满了角蛋白,两侧的表皮如拱壁状,基底部表皮可向上与向下增生。增生的表皮内仍可出现某种程度的不典型改变。角珠则增多,其中心大都显示完全角化。消退时,表皮停止增生,火山口逐渐变平,角质物质消失,底部大多数细胞已经角化,在角质内有与胶样小体相似的嗜伊红物质。

一般皮肤镜表现:表面角化以及鳞屑;扭曲的血管以及瘀点;白色无结构区和白色圆圈。

特征性皮肤镜表现:中心角化珍珠样结构:一个被白色光晕环绕的黄白色结构,似"珍珠样";组织病理学上对应于角珠;该表现也可见于高分化鳞癌。

角化棘皮瘤与结节性鳞状细胞癌的皮肤镜表现相似。

(五) 鉴别诊断

本病应与鳞状细胞癌鉴别(表 62-1)。角化棘皮瘤与鳞状细胞癌两者细胞学特征相似,活组织病理检查有时难以区分。很多常用鉴别诊断标准并不可靠。因此对于不典型或难以鉴别的病例要考虑鳞状细胞癌并积极治疗。

表 62-1 角化棘皮瘤与鳞状细胞癌鉴别

标准	角化棘皮瘤	鳞状细胞癌
生长速度	生长迅速(数周至数月)	生长缓慢(数月至数年)
对称性	对称性隆起,伴有突出的"唇"	非对称性,轻度隆起或溃疡
角质栓	中心,常见	罕见
移行区	肿瘤和表皮之间突然转化	正常表皮逐步移行至多形性鳞状细胞乃至肿瘤
细胞学多形性	不定,有些病变多形性非常显著	比较常见
弹力纤维	常见于周围肿瘤巢	周围肿瘤巢中比常见
吞噬弹力纤维	常见	罕见
嗜酸性粒细胞	常见	罕见
浆细胞	罕见	常见
消退	自行	不进行治疗,不会消退
转移	从不,如果出现,就不是角化棘皮瘤	罕见,如有深部浸润,就可以发生

(六) 治疗

本病可自行消退。但因在消退过程中会发生局部组织破坏,自愈后大都留有瘢痕。通常提倡早期积极治疗。而且,即使活检阴性,也不能排除一级鳞状细胞癌。尤其担心皮损不会自然消退,必须进行治疗。

局部治疗 ①手术切除:尽早采用手术 /Mohs 显微手术。外科切除后复发率 8%。②电干燥法、激光、液氮冷冻和刮除。③X 线照射:6~10Gy 剂量照射有较好疗效。④5-FU:50mg/ml,皮损内注射 0.2~0.3ml,每周 1 次。⑤咪喹莫特:隔日外涂咪喹莫特乳膏 4~12 周。⑥氨甲蝶呤:将 12.5mg/ml MTX 表面穿刺后直接注射皮损内,每 2 周 1 次。注射后 5~8 天开始坏死,如注射 2 次后仍无反应,则予切除。⑦干扰素 α-2a:6 例巨大角化棘皮瘤患者应用干扰素 α-2a 皮损内注射后,5 例于 3~7 天内消退。

系统治疗 多发性角化棘皮瘤可口服异维 A 酸、阿维 A、氨甲喋呤和环磷酰胺。

较大角化棘皮瘤患者,在手术治疗可致明显畸形的情况下,可选择口服异维 A 酸为初始治疗代替直接手术切除。

九、表皮痣

内容提要

- 表皮痣包括角质形成细胞性表皮痣、皮脂腺痣和粉刺痣。也包括一些综合征。
- 最常见的皮损为沿 Blaschko 线呈线状排列的有色素沉着的乳头瘤样丘疹或斑块。

表皮痣(epidermal nevus)又称线状表皮痣(linear epidermal nevus)、疣状痣(nevus verrucous)。通常用于描述一组具有共同临床及组织学特征的皮肤错构瘤。增生细胞起源于表皮细胞如鳞状细胞及皮脂腺细胞,同时也常用来表示部分主要由角质形成细胞形成的先天性赘生物,最常见的皮损表现为沿 Blaschko 线呈线状排列的有色素沉着的乳头瘤样丘疹或斑块。可伴有其他器官缺陷,皮损内无痣细胞增生。

"痣"这一术语,有三种含义:先天性皮损(胎记)或出生后早期发病的皮损;良性黑色素细胞肿瘤;错构瘤。后者是一种受累部位(如表皮、结缔组织、附属器等)出现的正常组织结构过多或缺乏引起的良性畸形。

根据错构瘤的主要成分进行分类,包括皮脂腺、顶泌汗腺(大汗腺)、小汗腺、毛囊或角质形成细胞。根据皮损形态、累及范围和皮损内的主要表皮结构,广义的表皮痣可分为七种类型(表 62-2),这些类型之间可有部分重迭。约有 1/3 的表皮痣患者合并其他内脏系统受累,这时可称为表皮痣综合征。还有棘层松解性痣或 Darier 样痣,或表现为表皮松解型以及线状汗孔角化的表皮痣。

表 62-2　表皮痣的分型及其特点

类型	主要结构	累及范围	皮损形态
① 疣状表皮痣	表皮		疣状
局限型		局限	
系统型		广泛	
单侧痣		广泛,单侧	
高起鱼鳞病		广泛,双侧	
炎性线状型		局限	炎症
② 皮脂腺痣	皮脂腺	局限,弥漫(罕见)	黄色疣状
③ 黑头粉刺痣	毛囊	局限,弥漫(罕见)	群集粉刺
④ 小汗腺痣	小汗腺	局限	结节或斑块
⑤ 大汗腺痣	大汗腺	局限	丘疹、小结节、斑块
⑥ Becker 痣	表皮,毛囊,平滑肌,黑素化	局限	色素沉着,多毛
⑦ 白色海绵状痣	黏膜上皮	局限或弥漫	灰白色斑块

(一) 病因与发病机制

有家族史者,为常染色体显性遗传。表皮痣起源于胚胎时期表皮基底层的多能干细胞,该细胞将分化为角质形成细胞及皮肤附属器。皮损曾被认为是患处体细胞基因镶嵌的现象,组织学特征显然是患处的基因突变的结果,皮损沿 Blaschko 线发生,而不沿着皮区,表明突变发生在出生前发育过程中某个合子后时期。

(二) 临床表现

好发于头颈部,约 13% 患者皮损泛发。Blaschko 描述线状表皮痣沿之分布的皮肤纹路,表明皮肤生长发育的模式,表皮痣可扩增而超出原有范围,但青春期后不再进展,出生时即有及发生于头部的皮损亦很少扩展,本病常无症状,偶感瘙痒。少数皮损巨大并可致毁容。

皮损为密集的疣状丘疹或斑块,可融合成乳头瘤样,呈肤色、灰褐色、褐色。损害常呈线形,尤在四肢者,沿皮肤张力线或 Blaschko 线分布,躯干皮损成波纹状或其他几何形状(图 62-9,图 62-10,图 62-11)。皮损在儿童期缓慢增大,至青少年期稳定。

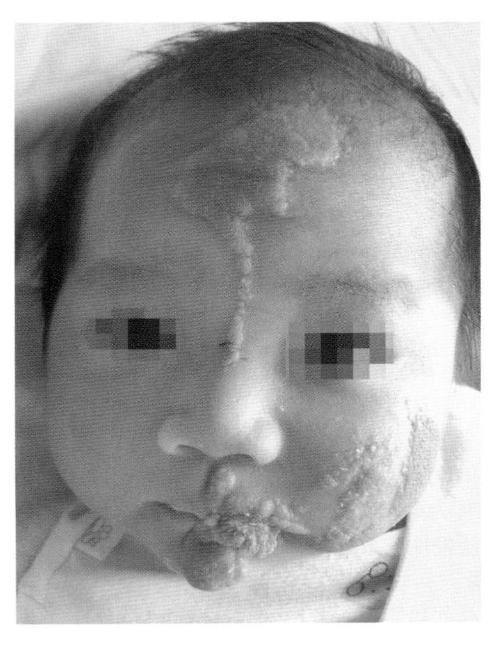

图 62-9　疣状表皮痣
单侧痣型(广州市皮肤病防治所　张锡宝惠赠)。

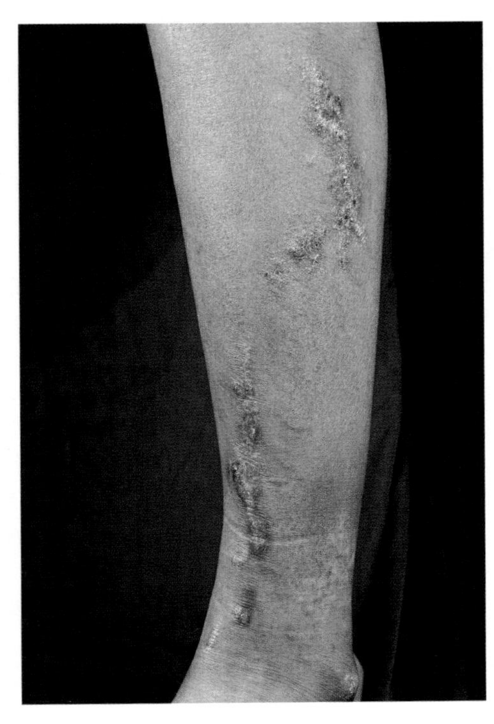

图 62-10　炎性线状疣状表皮痣
瘙痒性暗褐色疣状丘疹呈线状排列。

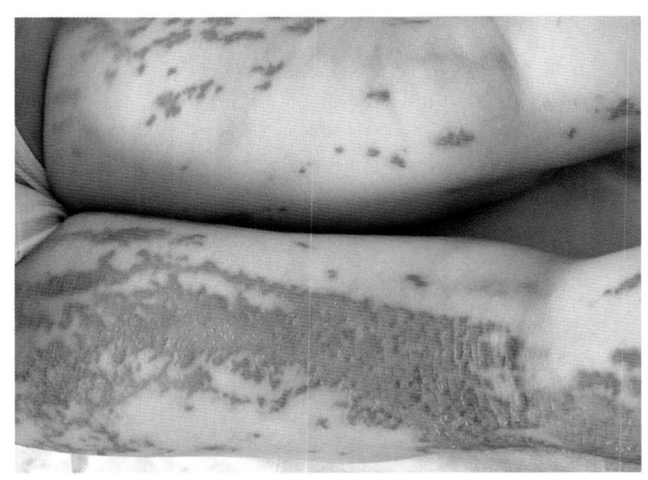

图 62-11　泛发型表皮痣

棕色疣状增生，呈线状、带状，沿 Blaschko 线分布[华中科技大学协和深圳医院（南山医院）　陆原惠赠]。

（三）临床亚型（表 62-3）

1. 局限性，孤立或多发局限性皮损，皮损局限于一处，位于头皮、躯干或四肢。

2. 单侧痣，为更严重的线状，常只一条，如只位于身体的一侧，则称为单侧表皮痣（unilateral epidermal nevus）。

3. 泛发性或系统性，损害多发或泛发，单侧或双侧，甚至波及全身。

4. 高起鱼鳞病（ichthyosis hystrix）：与鱼鳞病无关。又称豪猪状鱼鳞病，皮损沿布氏线分布。皮损广泛性双侧分布或泛发，成不规则的几何形。偶可发生透明细胞棘皮瘤、基底细胞癌、鳞状细胞癌。

5. 炎症性或苔藓样型，常见于下肢，单侧性，皮损为红斑，鳞屑形成和结痂。

（四）组织病理

角化过度、棘层肥厚、乳头瘤样增生和表皮突延长。伴有不同程度的角化不全。其他表现，系统型患者如表皮松解性角化过度、或表皮颗粒性变性，局灶性皮肤棘层松解性角化不良等。

（五）鉴别诊断

本病应与色素失禁症（疣状期）、纹状苔藓、线状汗孔角化症、线状扁平苔藓和线状银屑病鉴别。有线状皮损的疾病（表 62-3）。

（六）治疗

本病罕见发生癌变，治疗依据病损面积、美容需要、功能障碍情况、患者意愿等选择治疗措施。广泛性病变者口服维 A 酸类有暂时疗效。亦可外用 0.1% 维 A 酸乳膏、5% 5-FU 软膏。激光（红宝石激光、铒：YAG 激光）、电灼、液氮冷冻、皮肤磨削或化学剥脱术（三氯醋酸、酚）。

手术切除：对较大的损害，手术切除应达深部真皮，因为错构瘤变至少也累及真皮的一部分，否则皮损会复发。

监测癌变：罕见有发生基底细胞癌和鳞状细胞癌，但仍应予监测处理。

表 62-3　有线状色素沉着表现的皮肤病

线状和漩涡状痣样过度黑素沉着病
线状 Becker 痣
线状持久性色素异常性红斑
带状黄褐斑
单侧线状色素性紫癜性皮肤病
线状色素性扁平苔藓
线状皮肤红斑狼疮
线状硬皮病
Moulin 线状萎缩性皮肤病

十、炎性线状疣状表皮痣

炎性线状疣状表皮痣（inflammatory linear verrucous epidermal nevus，ILVEN）是在儿童时期发疾病，皮损表现为线状、银屑病样斑块。

皮损沿 Blaschko 线分布，患处的单个皮损为红斑丘疹和覆有细鳞屑的斑块。自觉瘙痒，慢性经过。

炎性表皮痣至少有三种亚型，包括苔藓样表皮痣（线状扁平苔藓）、表皮痣上银屑病和先天性偏侧发育不良伴鱼鳞病样痣及四肢畸形（CHILD 综合征）。

（一）组织病理

痣的典型组织学表现是边界清楚的交替出现的角化不全和角化过度。表皮可见伴有银屑病样增生的乳头瘤样改变，角化不全灶下颗粒层缺失，水肿的棘细胞层常见淋巴细胞和中性粒细胞浸润，偶可见 Munro 微脓肿。

（二）治疗

治疗 ILVEN，局部使用卡泊三醇、他卡西醇和蒽林有效，外科治疗包括切除、冷冻和脉冲染料激光。

十一、乳头乳晕角化过度症

乳头乳晕角化过度症（hyperkeratosis of nipple and areola，HNA）是一种罕见的良性、无症状的、发病机制不明的获得性疾病。1923 年 Tauber 首次报道本病。

（一）临床表现

女性病例占 80%，多发于 11~30 岁时。男性的发病年龄不固定。多呈双侧性，但也可出现单侧的病例。乳头、乳晕疣状增厚和呈褐色改变（图 62-12）。80% 的 HNA 属于特发型，发生于女性青春期或哺乳期，乳头受累占 17%、乳晕受累占 25%、乳头乳晕同时受累占 58%。

Mehregan 分本病为 3 型：Ⅰ型继发于表皮痣；Ⅱ型伴有鱼鳞病，可双侧对称发生；Ⅲ型为痣样型。通常所称的 HNA 即为此型，又称为痣样角化过度症。

Izquierdo 等根据病因，将 HNA 分为两型：特发型（或痣样型）和继发型。后者又分为局限性和系统性，局限继发性皮损单侧或双侧分布，可并发黑棘皮病、疣状痣和脂溢性角化；系统继发性常为单侧，可由鱼鳞病、恶性淋巴瘤、毛囊角化病、慢性湿疹和药物引起。

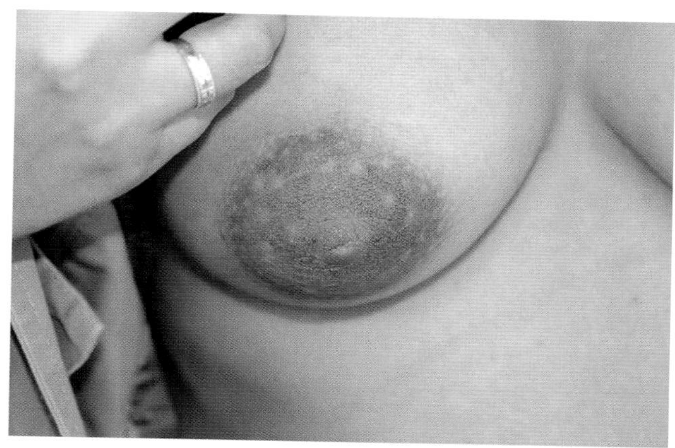

图 62-12　乳头乳晕角化过度症（新疆维吾尔自治区人民医院　普雄明惠赠）

（二）组织病理

皮损组织病理表现为角化过度，偶见角栓形成，表皮突延长，不同程度乳头瘤样增生。基底层黑素增加，黑素细胞并不增多；真皮血管周围轻度淋巴细胞浸润。在丝状棘层增厚的表皮中有角化过度，偶伴角质囊肿。

（三）诊断与鉴别诊断

本病需与黑棘皮病、乳头伴苔藓化的湿疹和 Darier 病、脂溢性角化、乳晕黑变病相鉴别。恶性棘皮病、乳头念珠菌病伴皮肤黏膜念珠菌病中可见到有类似的临床表现。

（四）治疗

可外用 6% 水杨酸凝胶和维 A 酸，也可行外科手术切除、冷冻等，但疗效不确定。电外科浅表去除角化过度、低剂量的阿维 A 和卡泊三醇对部分患者有效。

十二、黑头粉刺痣

内容提要

- 常为密集成群的、呈线性的、微隆起性的丘疹，中央有粉刺样的角质栓。
- 常单侧沿皮肤 Blaschko 线分布。

黑头粉刺痣（nevus comedonicus，NC）又名痤疮样痣（nevus acneiformis），系一种毛囊皮脂腺单位的错构瘤，有家族性病例的报道，但大多数属偶发。皮损以簇集的黑头粉刺样丘疹为特征。

本病是由于毛囊皮脂腺单位中胚层部分的生长失调引起。皮损中存在 FGFR2 突变，而邻近正常皮损无突变，提示本病可能由基因镶嵌引起。

（一）临床表现

多在发育期以前或出生时即有，呈线状或带状，常沿皮肤 Blaschko 线分布，多呈单侧分布，偶有双侧分布者，酷似寻常型痤疮。无自觉症状。

皮损为密集的黑头粉刺样丘疹，扩张毛囊口位于丘疹中央，其内充满坚实深色的角栓，可有炎症，并有窦道、瘘管及瘢痕。可局限于面、颈、上臂和胸部（图 62-13~ 图 62-15）。偶发于生殖器、手掌及腕部，极少泛发于全身。伴发疾病有鱼鳞病、

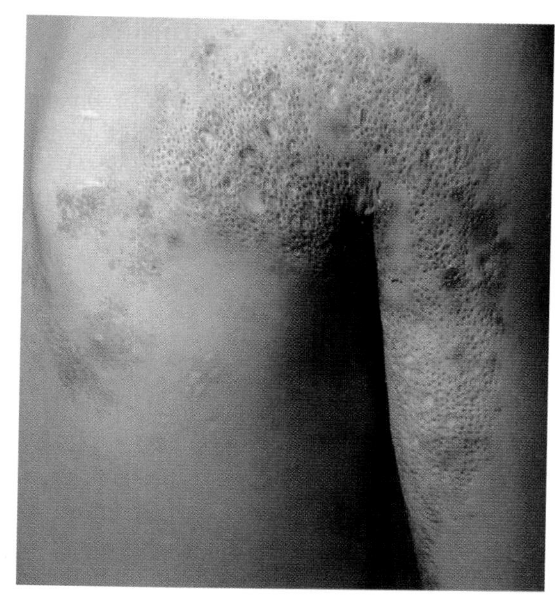

图 62-13　黑头粉刺痣
黑头粉刺样损害呈带状分布。

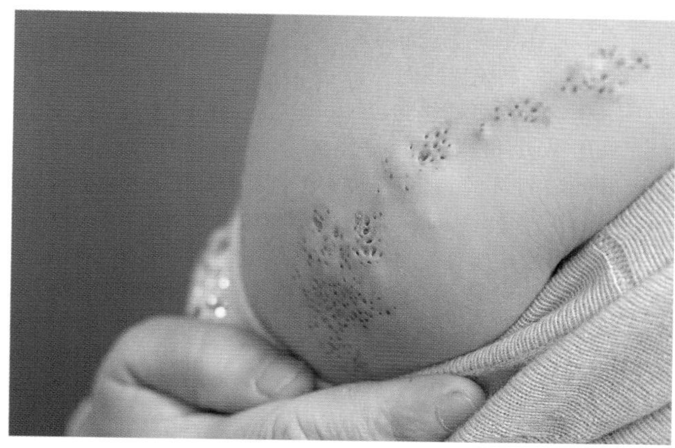

图 62-14　黑头粉刺痣（新疆维吾尔自治区人民医院　普雄明惠赠）

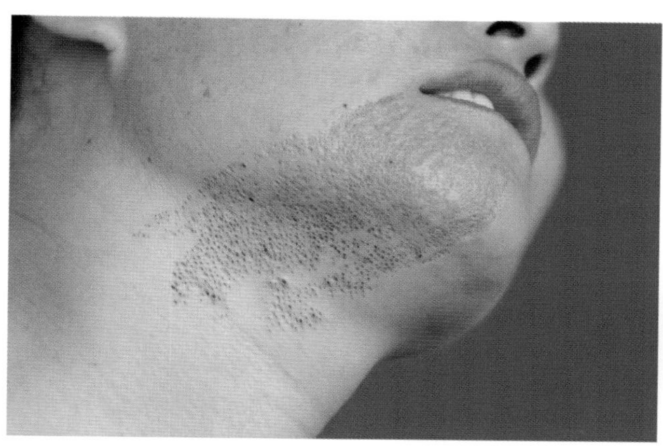

图 62-15　黑头粉刺痣（中山大学附属第一医院　罗迪青惠赠）

痣样基底细胞癌、表皮痣、白内障、中枢神经系统、骨骼及皮肤发育畸形。

黑头粉刺样痣综合征：泛发黑头粉刺痣包括脊柱侧凸、隐性脊柱裂、指畸形、多指(趾)畸形和并指(趾)、白内障、癫痫等。

（二）组织病理

表皮角化过度、棘层增厚或表皮萎缩变薄，表皮向真皮形成囊性扩张的毛囊，其内充满角质碎屑，表皮松解性角化过度是该病的另一特征。

（三）鉴别诊断

本病应与鉴别的有痤疮、外源性痤疮、婴儿寻常痤疮、萎缩性毛周角化病、家族性角化不良性黑头粉刺、扩张孔，汗孔角化性小汗腺孔痣。

（四）治疗

毛孔清除美容贴和粉刺挤压术，异维A酸可使炎症明显减轻。抑制囊肿和炎性结节的形成，可外用维A酸乳膏、12%乳酸铵洗剂。亦可选用冷冻、激光或大片者手术切除。

十三、表皮痣综合征

表皮痣综合征(epidermal nevus syndrome，ENS)是一组临床异质性神经皮肤疾病，并且很可能伴有遗传异质性。表皮痣常伴随大量的系统性异常。表皮痣综合征是1968年由Solomon和Esterly提出的概念。因此也称solomon综合征。

当表皮痣与其他发育异常并发时即可诊断。常见的发育异常累及神经系统或肌肉骨骼系统。

（一）病因与发病机制

病因不明，推测可能与胚胎组织移动，发育错误有关，也由于外胚层自神经管分离过程中发育不良所致。ENS中各种皮肤和器官异常表明在细胞生长和分化过程中存在基本缺陷。已知与表皮痣有关的特定基因突变。

ENS少数病例为常染色体显性遗传。发现PTEN基因的种系突变，在表皮痣中有杂合性丢失。在Rogers等(1989)报道的119例表皮痣中，皮肤外畸形≥2、3及5种者分别占16%、10%及5%。

（二）临床表现

1. 皮肤损害　皮损往往在出生时即有，有些未引起重视，直到入学时才发现。包括疣状表皮痣，皮脂腺痣和羊毛状发痣。其他皮肤表现为色素减退或色沉，咖啡牛奶斑，血管瘤和畸形，先天性表皮发育不全，以及痣细胞痣。皮损分布以头顶最常见，其次为面部、颈部等处。

其他较少见的畸形包括毛发异常、牙畸形、皮肤癌和皮肤增厚、皮温增高和多毛。

本病的诊断年龄可从出生~40岁，无性别差异；其皮肤损害及伴发的畸形多种多样，分述如下(表62-4)。

表62-4 表皮综合征皮肤表现

表皮痣	皮肤肥大
血管瘤	皮肤肿瘤
色素变化	角化棘皮瘤
牛奶咖啡斑	基底细胞癌/鳞状细胞癌
色素减退斑	乳头状汗管囊腺瘤
黑素细胞痣	其他附体肿瘤

2. 系统损害

(1) 最常见于表皮痣综合征骨骼异常：骨囊肿、骨质增生或肥大、成软骨细胞瘤、头颅不对称、身材矮小、短指畸形、脊柱后凸、脊柱侧弯、脊柱裂、并指畸形、多趾(指)、抗维生素D佝偻病。

(2) 表皮痣综合征神经异常：脑部结构异常(68%)，脑血管异常、脑血管畸形及肿瘤、皮层萎缩、颅神经麻痹、脑膨出、脑积水、轻偏瘫、智力发育迟缓、癫痫、脊髓狭窄。

(3) 表皮痣综合征眼畸形(占59%)：散光、双侧白内障、泪管闭塞、迷芽瘤、眼睑虹膜/脉络膜/视网膜缺损、角膜浑浊，血管翳形成、皮质盲、泪腺异位、表皮痣扩展至眼睑，结膜及虹膜、小眼或巨眼、眼球震颤、眼球运动功能障碍、视神经发育不全、上睑下垂、斜视。

（三）相关综合征

至少有5种表皮痣综合征有关。

1. Schimmelpenning综合征　单侧性头颈部皮脂腺痣，伴有脑、眼、心脏和骨骼异常。这是一种致死性常染色体遗传性疾病。

2. 粉刺样痣综合征　包括粉刺样痣、白内障、脊柱侧凸和神经系统异常。

3. 色素性毛表皮痣综合征　Becker痣、同侧乳房发育不全和骨骼缺陷如脊柱侧凸。

4. 变形综合征　发现PTEN基因的种系突变。临床表现复杂，除表皮痣外，患者有畸形和多种组织的过度生长。表皮痣表现为扁平、柔软及非器官样型，伴有其他皮肤异常，如结缔组织痣。

5. 先天性半侧发育不良伴鱼鳞病样痣和肢体线状综合征　CHILD综合征。表皮痣出生就有，特征是累及身体一侧的表皮痣和同侧性肢体和内脏器官缺损。其他包括肢体和其他骨骼结构发育不良或不发育。

（四）诊断

表皮痣综合征患者除皮肤表现外，常有其他异常，尤其是肌肉、骨骼系统和神经系统，不难诊断。

（五）治疗

治疗取决于皮肤及其他系统损害程度和性质进行评估而选择治疗方法。

十四、白色海绵状痣

白色海绵状痣(white Sponge Nevus)，为口腔、阴道或直肠的黏膜可发生海绵状白色增生，由Cannon于1935年首次报道。是一种罕见的常染色体显性遗传病，特异性表达于口腔角质形成细胞的K4和K13编码基因突变是导致该病的原因。突变均位于角蛋白的螺旋边缘基序。

出生即有或稍后几年发病。损害为黏膜的白色斑块，受累黏膜弥漫性发白、增厚、皱褶，质软、触之如海绵状硬度。口腔颊黏膜最多见，口底、软腭和口唇黏膜次之。鼻黏膜、食管、生殖器和直肠黏膜均可受累，皮损为良性，缓慢增大，青春期后停止发展。斑块增大也可消退。

组织病理示黏膜上皮增厚，棘层明显肥厚，棘细胞空泡化，核固缩或消失，呈嗜酸性。组织学特征是基底上层细胞液化和角蛋白聚集。

治疗可用抗生素，尤其四环素可以改善本病。

十五、透明细胞棘皮瘤

透明细胞棘皮瘤（clear cell acanthoma，CCA），苍白细胞棘皮瘤或 Degos 棘皮瘤（Degos' acanthoma），1921 年 Degos 首先描述。其病因不明。结合角质形成细胞生长因子（keratinocyte growth factor，KGF）在本病中的高表达，近期有研究发现，本病的免疫组化染色表达角蛋白标志物，与银屑病、扁平苔藓、盘状红斑狼疮等慢性炎症性疾病类似。最近报道 1 例泛发性透明细胞棘皮瘤，皮损可自行消退，进一步提示可能存在的炎症性病因。而有学者则认为本病是一种良性上皮肿瘤，但其细胞来源尚存争议。

本病可能来源于表皮、皮脂腺和汗腺上皮。由于它富含糖原，角蛋白、外皮蛋白呈阳性，胞内角蛋白、外皮蛋白和丝聚蛋白的免疫组织化学研究支持表皮来源说，CCA 可能是一种炎症性皮肤病，或脂溢性角化症的亚型，而不是真性肿瘤。

（一）临床表现

始发于中老年人，罕见于年轻人。典型损害为红色至褐色的圆顶形丘疹或结节，表面湿润，结痂，周边有鳞屑，直径约 1~4cm 或至 6cm。为息肉状（图 62-16），或化脓性肉芽肿样，偶可出现数个甚或暴发性损害可达 400 个以上损害；皮损常为单个，多发性 / 播散型罕见，好发于胫部，腓肠肌处，偶见于大腿，腹部和阴囊处。

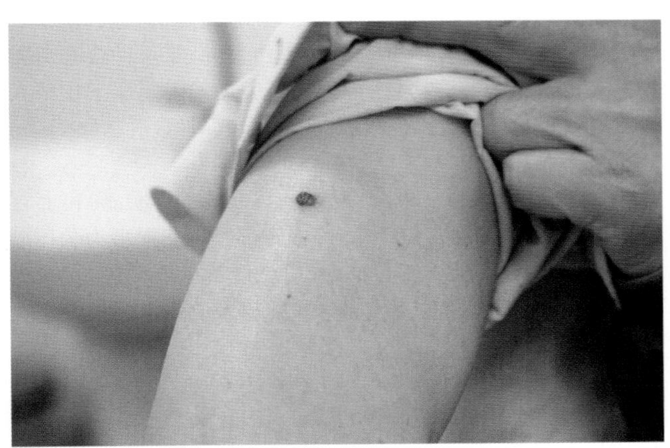

图 62-16　透明细胞棘皮瘤（新疆维吾尔自治区人民医院　普雄明惠赠）

本病可以与静脉曲张、淤积性皮炎、脂溢性皮炎、病毒疣、鱼鳞病、特应性皮炎、昆虫叮咬等疾病伴发。

临床亚型：巨大型、息肉状 / 蒂状形、色素型、发疹型、不典型和囊肿型。

（二）组织病理

棘层肥厚，棘层由透明水肿样细胞组成，透明角质细胞富含糖原，过碘酸 - 希夫 PAS 染色阳性；可见银屑病样的组织病理，表皮内常有大量中性粒细胞浸润，表皮突延长，可在角化不全的角层内形成微脓肿。电镜下可见透明细胞中存在大量的糖原颗粒（图 62-17）。

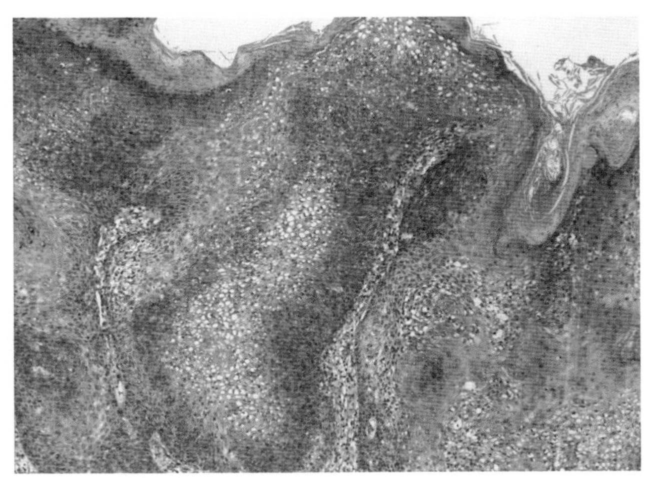

图 62-17　透明细胞棘皮瘤组织病理（新疆维吾尔自治区人民医院　普雄明惠赠）

（三）鉴别诊断

与无色素性黑素瘤、炎症性脂溢性角化病、透明细胞汗腺瘤、化脓性肉芽肿、银屑病、汗孔瘤、皮肤纤维瘤、寻常疣、大细胞棘皮病、基底细胞癌、鳞状细胞癌等相鉴别。

（四）治疗

可选者电灼术、二氧化碳激光、冷冻、手术切除、刮除。

十六、疣状角化不良瘤

疣状角化不良瘤（warty dyskeratoma）是一种罕见的上皮良性肿瘤，特征为单发疣状，丘疹和或结节，中央孔含有黑头粉刺样角质栓，1954 年 Helwing 首先描述了疣状角化不良瘤，由 Szymanski 于 1957 年首次报道。本病可能来源于毛囊。瘤体中针对毛囊髓质和内毛根鞘的抗体染色阳性，证明其毛囊来源。而黏膜和甲下的皮损来源于其他部位。

（一）临床表现

多见于中老年人，无遗传倾向，男性多见。皮损常为角化过度单个丘疹或结节，直径 1~2cm，中央有角栓和火山口状凹陷，常有结痂，皮肤色至红褐色；边界清楚，部分损害流出恶臭乳酪样物质，或者可在创伤后发生出血；好发于日光暴露部位，头颈部占 70%、躯干占 20%，或四肢，少见于甲板和口腔黏膜。

组织结构可将本病分为：①杯状类型表现为范围相对较大的表皮内陷；②囊状类型表现为 1 个或多个大的囊状结构；③结节状类型表现为范围相对较小的表皮细胞实性增生。

（二）组织病理

棘层松解性角化不良是其特征。组织病理与毛囊角化病极为相似，中央为棘层肥厚的表皮呈杯状凹陷，里面充满了角蛋白碎片。角蛋白碎片里有许多棘层松解性角化不良细胞圆体和谷粒，相邻和深层表皮伴有棘层松解和基底层上绒毛。真皮内常有淋巴细胞和组织细胞浸润，有时也可见浆细胞。

（三）鉴别诊断

临床需与寻常疣、脂溢性角化病和鳞状细胞癌鉴别；组织病理上需与毛囊角化病、角化棘皮瘤和棘层松解型鳞状细胞癌鉴别。

（四）治疗

多数可能需活检排除恶性病变，手术切除可治愈，复发罕见。也可局部使用他扎罗汀凝胶治疗。

十七、裂纹性棘皮瘤和裂纹状肉芽肿

（一）裂纹性棘皮瘤

裂纹性棘皮瘤（acanthoma fissuratum）又称眼镜架性棘皮瘤（spectacle frame acanthoma），是眼镜架压迫所致的一种局限性皮肤增厚。1965 年 Epstein 首次描述。

皮损可发生于眼镜架压迫的部位，如鼻梁或耳后。皮损为淡红至暗红色小结节，表面潮红，坚硬，逐渐发展至直径 1~2cm 或更大，损害中央有线状沟；沟槽可发生裂纹、溃疡和结痂，可能伴有触痛。

（二）裂纹状肉芽肿（granuloma fissuratum）

口腔中不合适的牙托可引起同类损害，呈盘状，光滑，轻度隆起，直径 1cm，称为裂纹状肉芽肿（裂纹性龈瘤）。

组织病理　棘层肥厚，有时可出现假性上皮瘤样增生；角化过度，灶性角化不全，中央表皮可发生萎缩或变性，真皮胶原纤维出现玻璃样变及炎性浸润。

更换适当的镜架后和牙托皮损可数月消退，也可皮损内注射糖皮质激素、或手术切除。

第三节　上皮源性囊肿

一、皮肤囊肿概述

囊肿可以根据解剖部位（因囊肿实际上可发生于身体的任何器官）、胚胎起源或组织学特征进行分类。其组织学特征决定了囊肿的确切诊断。

真性囊肿有一上皮性的囊壁，囊壁可由复层鳞状上皮或其他类型的上皮构成。有些“囊肿”则根本无上皮性囊壁。一般将直径大于 2mm 的囊肿与粟丘疹分开。创伤种植性囊肿的内衬几乎总是类似于表皮，除此以外的皮肤囊肿被认为是特发性囊性畸形，即错构瘤，一般依照出现在囊肿壁上的主要上皮类型来命名。根据其于囊壁的存在与否和囊壁的构成，皮肤囊肿可分为三种主要类型（表 62-5）。

表 62-5　囊肿的分类

复层鳞状上皮	非复层鳞状上皮	无上皮性囊壁
表皮囊肿	小汗腺囊肿	黏液样囊肿（图 62-18）*
毛根鞘囊肿	顶泌汗腺囊肿	腱鞘囊肿
皮样囊肿	中缝囊肿	指黏液囊肿
粟丘疹		
脂囊瘤		

* 黏液样囊肿（myxoid cyst），是发生在指（趾）末端或末节指（趾）关节背面或侧面含黏液的囊肿。

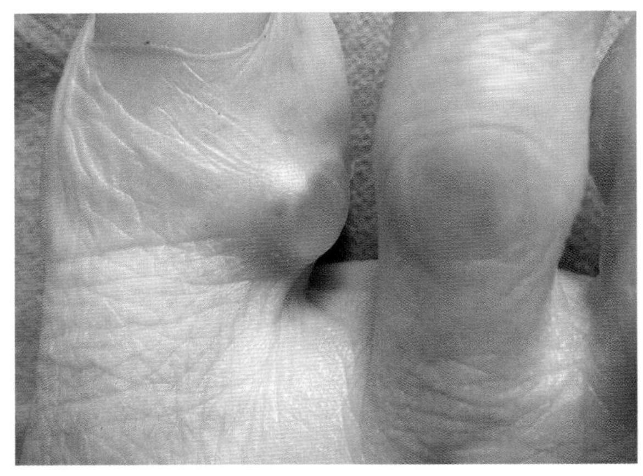

图 62-18　黏液囊肿[华中科技大学协和深圳医院（南山医院）陆原惠赠]

二、表皮样囊肿

内容提要

- 皮损为界限清楚的真皮结节，可见有一中央孔，代表了该囊肿所起源的毛囊。
- 微小表浅的表皮样囊肿被视为粟丘疹。
- 多发性囊肿可见于 Gardner 综合征（家族性腺样息肉病）和痣样基底细胞癌综合征。

表皮样囊肿（epidermoid cyst），又称表皮囊肿、因起源于毛囊漏斗部，故又称漏斗部囊肿、角蛋白囊肿，是一种含有角质物的表皮衬里囊肿，继发者因外伤将表皮或附属器上皮植入真皮所致者，称外伤性表皮囊肿或表皮包涵性囊肿。

（一）临床表现

1. 表皮样囊肿　单个或数个；多见于面、颈、胸和上背部，创伤所致的囊肿常位于掌、跖或臀部。皮肤损害为圆顶形隆起的囊肿（图 62-19、图 62-20），皮色淡黄色或白色，直径为 2mm~5cm；坚硬，表面光滑；部分囊肿与表皮固定。中央小点

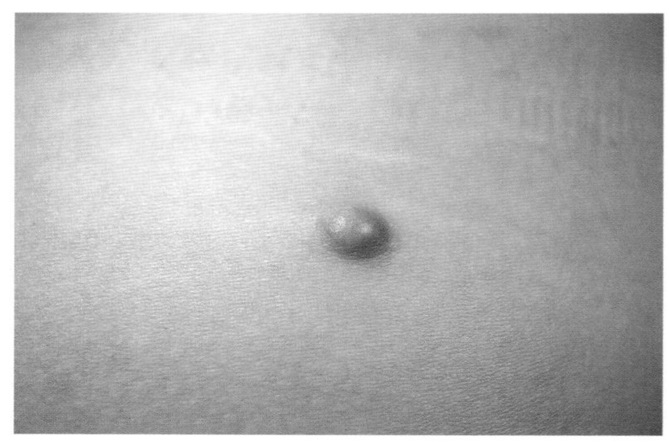

图 62-19　表皮囊肿（广东医科大学附属医院　赖俊东惠赠）

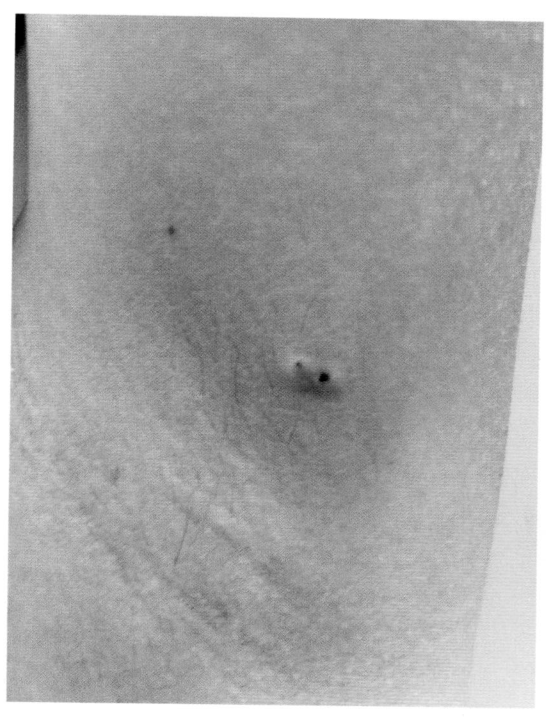

图 62-20　表皮样囊肿

为栓塞的毛囊皮脂腺开口，大阴唇和阴囊部为好发部位，挤压时流出干酪样角质物。皮样囊肿的囊壁偶可发生基底细胞癌、原位鳞状细胞癌、paget 病和皮肤神经内分泌癌。

2. Cardner 综合征（家族性腺样息肉病）/ 痣样基底细胞综合征　多个皮损常提示 Cardner 综合征的，该征除表皮样囊肿外，还有结肠息肉病、颌骨骨瘤和小肠纤维瘤病。表皮样囊肿也见于痣样基底细胞癌综合征中。

（二）组织病理

囊肿内衬成熟有颗粒层的复层鳞状上皮，并形成网篮状以及角化正常的层状鳞片，类似于表皮。囊腔内含有板层样角质物。可出现诸如原位癌、传染性软疣、棘层松解性角化不良以及 HPV 诱导的疣状改变。囊肿壁破裂可出现异物肉芽肿性反应。

（三）鉴别诊断

本病应与多发性脂囊瘤、毛母质瘤，皮样囊肿或 Cardner 综合征及神经纤维瘤鉴别。

（四）治疗

可于囊肿内注射曲安西龙或手术切除，若未能去除囊肿壁，囊肿可复发。发炎的损害可切开引流并用抗生素。

三、藏毛窦

藏毛窦（pilonidal sinus）为一种毛发分布密集区域的慢性窦道，可能与胚胎期毛囊被包裹在组织中有关，或局部外伤使毛发植入皮下组织，皮肤组织损伤、毛发松动、导致吸入毛发所致。在我国本病发病率呈逐渐上升趋势，报导本病慢性炎症可发生鳞状细胞癌。

（一）发病机制

藏毛窦有先天性和后天获得性，前者认为由于骶管残留或骶尾缝发育畸形导致骶尾部皮肤出现包涵物；后者认为本病由于毛发刺入皮肤或皮下组织，形成窦道并引起感染。发病机制包括：毛发松动、皮肤损伤、导致毛发进入皮肤的吸力。

（二）临床表现

藏毛囊肿发生于骶骨中线、骶尾部、臀沟上端（图 62-21），青春期前可以仅仅见到一个凹坑。极少数藏毛窦可发生于腋下（图 62-22）、外阴、脐部或头皮，常伴多毛症或肥胖，痛性结节，脓性分泌物，疼痛或压痛。

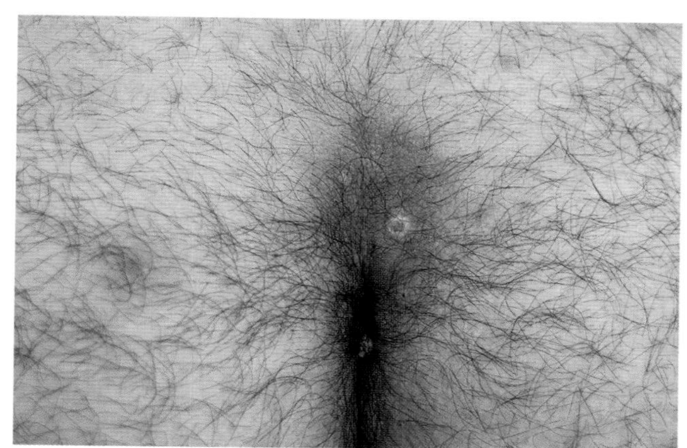

图 62-21　藏毛窦（四川省医学科学院·四川省人民医院陈明懿惠赠）

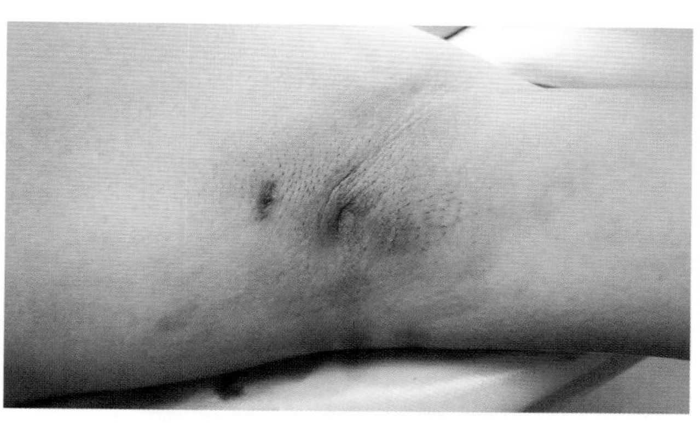

图 62-22　藏毛窦（四川省医学科学院·四川省人民医院陈明懿惠赠）

（三）组织病理

组织学上本病衬以来源于正常表皮或毛囊漏斗部的复层鳞状上皮细胞。特征包括囊性或管状结构延伸到真皮深部和/或皮下组织。发于腋窝和腹股沟的藏毛窦在临床表现和组织病理上与化脓性汗腺炎有相似之处，容易将两者混淆。组织病理检查提示窦道组织内有许多毛干碎片，两者可以籍此相鉴别。

（四）诊断

不应将窦道内是否存在毛发为本病的唯一依据，应根据组织病理检查进行最终确诊。组织病理呈慢性肉芽肿性改变，伴有毛干异常堆集或残留（图 62-23），对本病诊断有提示意义。

（五）鉴别诊断

本病需与疖肿、化脓性汗腺炎、Crohn 病、肛周脓肿及肛瘘等相鉴别。

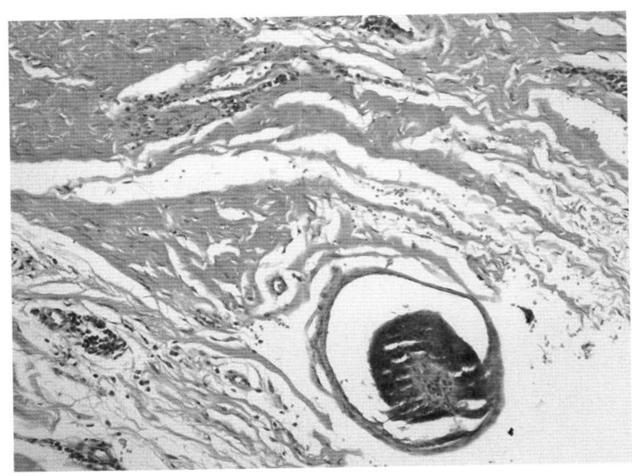

图 62-23 藏毛窦(四川省医学科学院·四川省人民医院 陈明懿惠赠)

(六) 治疗

对于早期的面积较小的藏毛窦,也可采用苯酚溶液、注射疗法、激光治疗、纤维蛋白黏堵术等微创治疗方式,其优点在于创伤小、术后恢复迅速,但存在一定的术后复发率。手术完整切除窦道并修复创面是目前治疗本病的金标准((图 62-24, 图 62-25)。术前可通过 B 超、美蓝染色等方式确定窦道范围。术中需要充分暴露并清除窦道组织。根据切除范围、深度、和部位,修复方式大致有皮瓣修复和二期愈合两种。

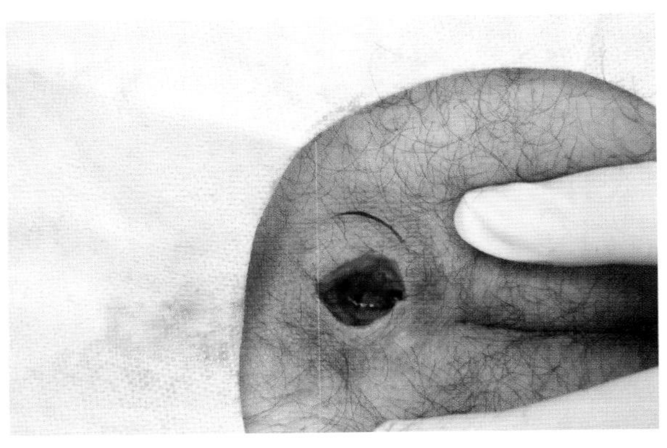

图 62-24 藏毛窦(四川省医学科学院·四川省人民医院 陈明懿惠赠)

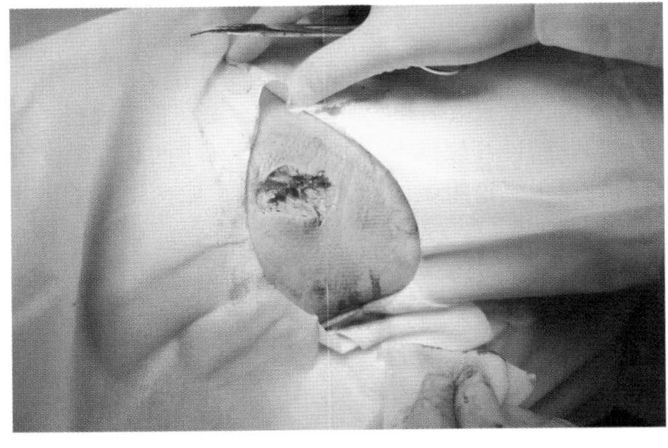

图 62-25 藏毛窦(四川省医学科学院·四川省人民医院 陈明懿惠赠)

四、外毛根鞘囊肿

外毛根鞘囊肿(trichilemmal cyst)又称毛发囊肿(pilar cyst),曾称为皮脂腺囊肿。是一种含有无定形角质物的囊肿。有报道 75% 的患者呈家族发病,多是常染色体显性遗传。

(一) 临床表现

1. 外毛鞘囊肿　占 10%~15% 的病例。90% 发生于头皮、面、颈和躯干。女性更常见。基本损害为光滑的、坚硬真皮结节,可活动(图 62-26);常为多发性,数个至 10 个以上。

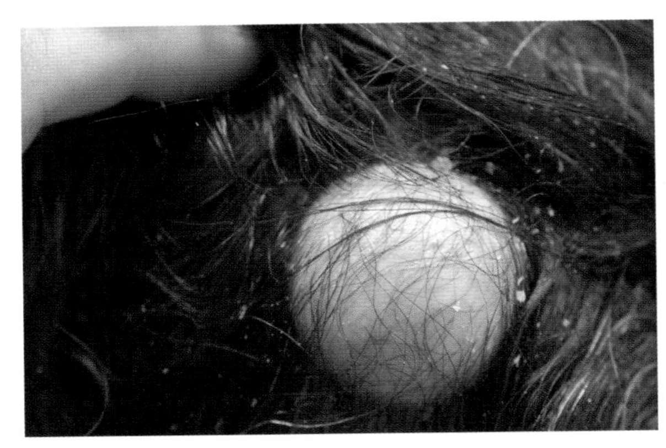

图 62-26 外毛根鞘囊肿
新疆维吾尔自治区人民医院　普雄明惠赠。

2. 增殖性外毛根鞘囊肿(proliferating trichilemmal cyst)表现为进行性增大的分叶状肿块,直径数毫米至 25cm,可发生溃疡,类似于鳞状细胞癌,常见于老年妇女。90% 发生于头皮。一般为良性,极罕见的是在增生性外毛根鞘囊肿内发生梭形细胞癌。

(二) 组织病理

1. 外毛根鞘囊肿　囊壁为复层鳞状上皮细胞,随着细胞的成熟,其高度增加,并突然转变为嗜伊红染色的角蛋白,而不形成颗粒层。囊内容物为均质的嗜酸性角质物(图 62-27),

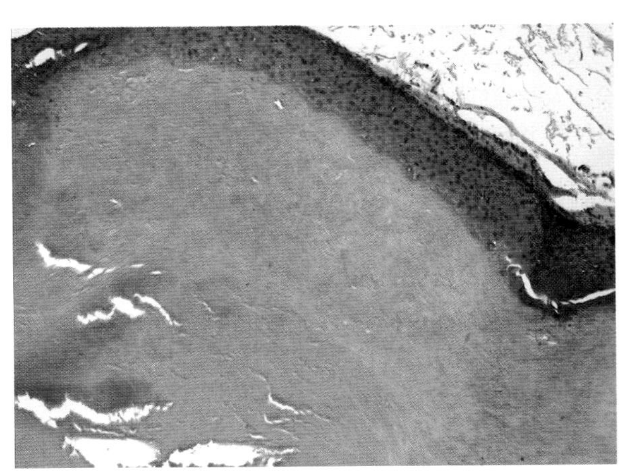

图 62-27 外毛根鞘囊肿病理
囊内容物为均质嗜酸性角质物(新疆维吾尔自治区人民医院　普雄明惠赠)。

可出现钙化灶和胆固醇碎片。

2. 增殖性外毛根鞘囊肿，肿瘤位于真皮内，由鳞状上皮细胞团块构成，呈分叶状，类似鳞状细胞癌，但肿瘤团块小叶间有特征性的边界清楚、规则的无浸润带。

（三）治疗

治疗同表皮囊肿，应该完整地手术切除。

五、粟丘疹

粟丘疹（milia）又称白色痤疮（ance alba），是小的表皮样囊肿，一种表浅角蛋白潴留性小囊肿。Miescher 于 1957 年首先报道 1 例泛发性粟丘疹并发毛发上皮瘤 。1961 年 Thies 和 Schwartz 报道 1 例粟丘疹泛发于面部 、颈部、肩部和上胸部，以后陆续有少量病例报道。

（一）病因与发病机制

原发性粟丘疹的病因未明，可能起源于毛囊皮脂腺。继发性粟丘疹可能来源于小汗腺导管或来源于毛囊，病因有皮肤创伤，也见于大疱性、水疱性皮肤病水疱形成过程中。

（二）临床表现

皮肤损害为表浅的珍珠白色球形丘疹，直径 1~2mm，皮内小囊肿，甚似米粒埋于皮内，常多发（图 62-28）。罕见有斑块粟丘疹，发于耳后区，或耳朵上或耳前。

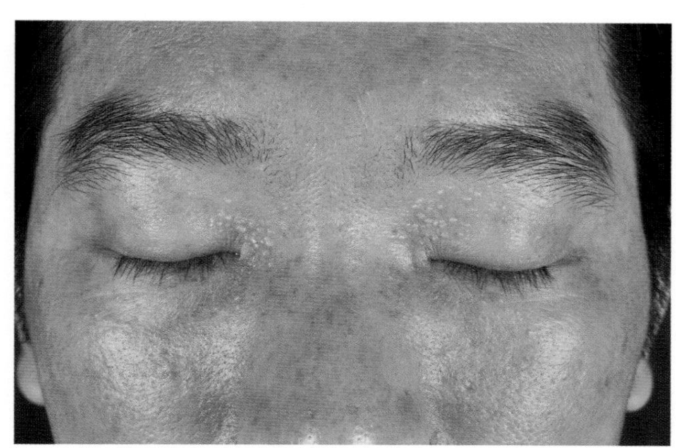

图 62-28　粟丘疹

（三）临床亚型

新近的分类将粟丘疹分为以下几种类型（如表 62-6），每种类型其发病、临床表现和疾病转归均有不同。其中，与遗传相关的粟丘疹分类有：巴泽杜普雷克里斯托尔综合征、布鲁克 - 施皮格勒综合征、口面指综合征Ⅰ型、无毛伴有丘疹性病变、遗传性维生素 D、依赖性佝偻病ⅡA 型、先天性厚甲Ⅱ型、基底细胞痣综合征、泛发基底细胞滤泡性错构瘤综合征、皮纹缺失伴家族性粟丘疹、全身性巨细胞 - 组织细胞瘤、浅色细毛伴面部粟丘疹、角膜炎 - 耳聋 - 鱼鳞病综合征、大疱性表皮松解症和遗传性卟啉病。

Langley 等将多发性发疹性粟丘疹分为 3 类：①自发性粟丘疹：不明原因；②家族性：家族中有同样患者，为常染色体显性遗传；③基因性皮肤病的一种表现，如 Rombo 综合征 、Bazek 综合征等均可发生粟丘疹。

表 62-6　粟丘疹的分类

分类
原发性粟丘疹
先天性粟丘疹
儿童或成人的良性原发性粟丘疹
斑块状粟丘疹
多发性发疹性粟丘疹
与遗传相关的粟丘疹
继发性粟丘疹
药物相关的粟丘疹
创伤相关的粟丘疹
其他疾病相关的粟丘疹
其他

1. 原发性粟丘疹　包括先天性粟丘疹、儿童或成人的良性原发性粟丘疹、斑块状粟丘疹、多发性发疹性粟丘疹、与遗传相关的粟丘疹。原发性粟丘疹见于多达 50% 的新生儿，好发于面部、眼睑、颊、鼻部和外生殖器，儿童和成人也可受累，可自发性消退。

2. 继发性粟丘疹　包括药物相关的粟丘疹、创伤相关的粟丘疹、其他疾病相关的粟丘疹。继发性粟丘疹发生于如皮肤外伤，放射治疗、皮肤磨削术后，长期局部应用糖皮质激素治疗和保湿剂封包。继发于许多疾病，如毛囊黏蛋白病、硬化性苔藓、带状疱疹、严重烧伤、接触性皮炎、营养不良大疱性表皮松解症、获得性大疱性表皮松解症、迟发性皮肤卟啉病、大疱性皮肤病、大疱性扁平苔藓等，数年后自然脱落。

3. 发疹性粟丘疹　分为自发性和常染色体显性家族性遗传两种。多发性粟丘疹与许多遗传性皮肤病有关，如先天性外胚叶缺损、有粟丘疹表现的网状色素沉着性遗传性皮肤病 Naegeli-Franceschetti-Jzdzssohn 综合征等。

4. 斑块状粟丘疹　成群的粟丘疹融合成斑块。水肿性红色斑块，斑块中含有许多粟丘疹。

（四）综合征

除上述外，还包括痣样基底细胞癌综合征、Rombo 综合征和 Bazex 综合征。

（五）组织病理

粟丘疹为一微型表皮囊肿，内含复层鳞状上皮囊壁和成层角蛋白性囊内容物，原发性粟丘疹可与毛囊相连，继发性者则与毛囊或小汗腺等有关。

（六）鉴别诊断

与汗管瘤、扁平疣、黄瘤，毛发上皮瘤，粟粒样特发性皮肤钙质沉着病鉴别。

（七）治疗

用针头或小刀切开表面皮肤，挤出角蛋白核心（白色颗粒）；损害数目较多时，电干燥法烧焦表皮，挤出角蛋白核心。或低功能 YAG 激光治疗予以除去。局部维 A 酸乳膏，口服米诺环素有效。

六、皮样囊肿

皮样囊肿（dermoid cyst）又称先天性包涵体皮样囊肿，在发育过程中由外胚层组织沿胚胎闭合线分离而形成。鼻部和眉毛外部皮样囊肿可见于同一家庭的数名成员，提示与基因有关。

（一）临床表现

发病特征　典型的见于婴儿，出生时即有或儿童早期发生。表现为出生时在上眼睑侧面的单个、小的、无压痛的皮下结节。囊肿沿胚胎闭合平面分布，沿头皮中线从前额到枕部的任何部位。眉外侧 1/3、鼻和头皮最常见、其他可累及颈、胸骨部、阴囊、会阴缝和骶部（图 62-29）。

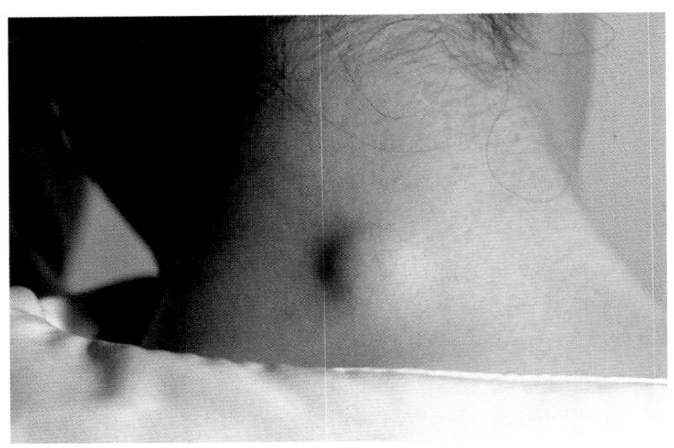

图 62-29　皮样囊肿

囊肿位于皮下，一般为单发性，活动，质硬，直径 1~4cm。皮肤表面可见到斑点或囊肿的开口，大部分不与表面皮肤相连。鼻部皮样囊肿可有开口于鼻部皮肤的窦道，可挤出干酪样物质。

感染和癌变　在鼻部或头皮正中线比位于眼周更有可能向颅内蔓延，感染中枢神经系统或肺部，成人期在囊壁上罕见发生鳞状细胞癌。

（二）组织病理

其内衬在组织学上类似皮肤。囊肿由表皮衬里，囊壁由逐渐角化的复层鳞状上皮构成，有颗粒层，囊腔内含角质细胞，排列成网状或板层状。囊内含有各种成熟的皮肤附属器，即毛囊、汗腺和皮脂腺。皮样囊肿不同于畸胎瘤，后者含有由三个胚层衍化而来的组织。

（三）鉴别诊断

需与真性畸胎瘤鉴别，后者可累及皮肤，其组织系由多胚叶发育而来，而本病仅由外胚叶发育而来。

（四）治疗

手术治疗不能遗留囊壁，否则易复发。潜在的窦道亦应切除。术前应明确有无颅内延伸，术前应进行影像学检查。

七、脂囊瘤

脂囊瘤（steatocystoma）包括单发性脂囊瘤和多发性脂囊瘤。是一种以含有皮脂的多发性真皮囊肿和衬里上皮含有皮脂腺为特征的疾病。

（一）病因与发病机制

多发性病例为常染色体显性遗传，但散发性也不少见。单发性脂囊瘤无遗传倾向。雄激素和环境因素亦可能参与多发性脂囊瘤的发病。有研究发现家族性多发性脂囊瘤的家族（非散发性）中存在角蛋白 17 的突变，单发性皮脂腺腺囊瘤则否。

（二）临床表现

1. 典型损害　皮损为光滑的囊性丘疹和结节，柔软或橡皮样硬度，可活动；较深的损害呈皮色，表浅者为淡蓝或带黄色；穿刺时可抽出奶油样液体。

2. 单发性脂囊瘤　多见于成年男女，好发生于面部、躯干或四肢，及口腔黏膜。囊肿直径为 0.5~1.5cm。中央有一凹陷，可挤压出囊肿为黄色油状内容物，也可含有毫毛。

3. 多发性脂囊瘤　好发于前胸部、腹部、前额、头皮、阴囊。数目不等，可多达数百个；发生于青春期或成年早期。为 2~6mm 直径的多发性、均匀的、浅黄色的囊性丘疹，偶有自行吸收。阴囊皮损可发生钙化。重者可播散性分布于除掌跖以外的全身皮肤。化脓性多发性脂囊瘤，类似于聚合性痤疮（图 62-30，图 62-31）。

4. 伴发疾病　有先天性外胚叶发育异常，如鱼鳞病、匙状甲和多毛等。

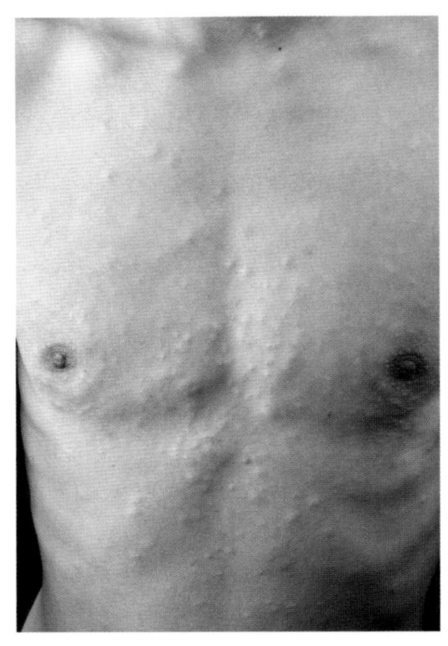

图 62-30　多发性脂囊瘤
胸部多数囊性丘疹或小结节，淡蓝色或带黄色。

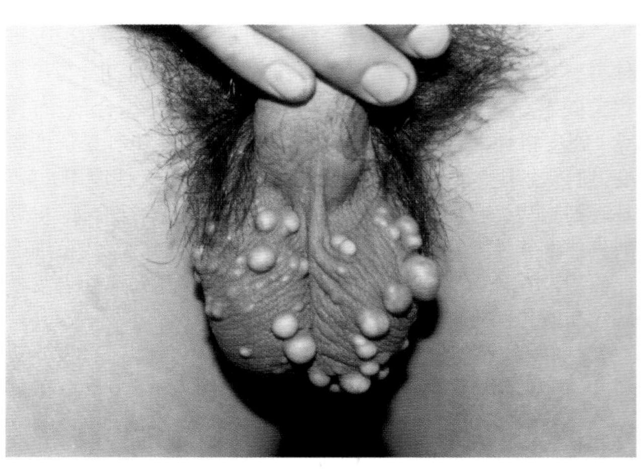

图 62-31　多发性脂囊瘤

（三）组织病理

匐行的囊壁衬以薄层鳞状上皮。几乎没有颗粒层。可见发育不全的上皮从囊肿延续至表皮表面。皮脂腺常常与之相邻或与囊肿壁直接延续。囊壁内有附属器结构，皮脂腺或发育不全毛囊，偶见毳毛。囊腔含有无定形油状物。

（四）鉴别诊断

应与毛发上皮瘤、表皮囊肿、皮样囊肿、多发性平滑肌瘤、皮肤纤维瘤鉴别。多发性病变，鉴别诊断包括发疹性毫毛囊肿。Gardner 综合征以及聚合性痤疮。

（五）治疗

穿刺抽吸内容物、激光、冷冻，皮损内注射糖皮质激素。口服异维 A 酸对炎症性皮疹有效，但对非炎性囊肿无效，四环素或米诺环素也可试用。手术切除或切开挤出囊肿内容物。单个皮损切除治疗，但易复发。

第四节　表皮癌前病变和原位癌

一、上皮性癌前病变概述

上皮性癌前病变　指有可能演变成鳞状细胞癌的上皮病变，包括癌前病变、非典型性增生及原位癌。

1. 癌前病变　是指某些具有潜在癌变可能性的病变或疾病（表 62-7），如长期存在有可能转变为癌。癌前病变可分为遗传性和获得性两类。后者常常与慢性炎症有关。

表 62-7　角化细胞癌前病变

• 光化性角化病
• 砷角化病
• 热角化病
• 烃（焦油）角化病
• 慢性放射性皮炎
• 放射性角化病
• PUVA 角化病
• 病毒性角化病
鲍恩样丘疹病
疣状表皮发育不良
• 鲍温病和原位鳞癌
• 增殖性红斑
• 黏膜白斑
• 黏膜红斑病
• PUVA= 补骨脂素联合紫外线 A 照射疗法

2. 非典型性增生　指增生上皮细胞出现一定程度的异型性，但还不足以诊断为癌。镜下可表现为增生的细胞排列紊乱，极向紊乱。细胞大小不一，形态多样，核大而浓染，核浆比增大，核分裂增多，并且出现在基底层以上，但多属正常核分裂象。

轻度和中度的非典型性增生（分别累及上皮层下部的 1/3 和 2/3），在病因消除后可恢复正常。而累及上皮 2/3 以上尚未达到的全层的重度非典型性增生则可在数年后转变为原位癌。

3. 原位癌　指黏膜或皮肤鳞状上皮层内的重度非典型增生已累及上皮的全层，但尚未突破基底膜者。突破基底膜，则成为浸润癌。

二、光化性角化病

光化性角化病（actinic keratosis，AK）又称日光性角化病（solar keratosis）、老年性角化病（senile keratosis），为一种多形性角化细胞病变，出现于表皮中的一层或多层，是日光损害的皮肤发生的一种常见表皮内瘤，以上皮细胞不同程度的非典型增生为特征。光化性角化病在组织学上被认为是癌前病变或恶变前的皮损，有向鳞状细胞癌分化的潜能。

流行病学　数据显示，1990 到 1999 年诊断为光化性角化病的患者超过 4 700 万，约占就诊人数的 14%。在北半球，11%~25% 成年人有单个或多个光化性角化病皮损。在澳大利亚，这个比率高达 40%~60%。

（一）病因与发病机制（图 62-32）

1. 光化性角化病发生的危险因素

(1) 光化性角化病的发生有多种危险因素：个体易感性和 UV 射线暴露累积量。个体易感性包括皮肤表型如易晒伤和出现雀斑。光化性角化病随年龄增长发生率升高，白种人 20~29 岁发生率为小于 10%，60~69 岁发生率达 80%。高龄男性、皮肤易晒伤和出现雀斑、棕色或红色头发、淡色眼睛为其易感因素；另一个危险因素是免疫抑制，器官移植的患者更易出现光化性角化病和鳞状细胞癌；光化性角化病或其他皮肤癌病史；遗传性综合征（着色性干皮病、Bloom 综合征、白化病、Rothmund-Thomson 综合征）更易并发生光化性角化病。

(2) 紫外线 /DNA 突变 / 肿瘤凋亡障碍：虽然光化性角化病发展为鳞状细胞癌的过程中遗传和环境因素有很大的影响，最重要的因素为 UV 射线暴露。日光暴露在光化性角化病的发展中起着重要的作用，超过 80% 的光化性角化病发生于曝光部位，例如头皮、头、颈、前臂和手背。日光、放射线、PUVA 和砷剂均可引起本病。累积性和间断性阳光暴露与发病有关。

紫外线 B（UVB）最有害，而紫外线 A（UVA）有补充效应。PUVA 治疗后光化性角化病增加。紫外线对光化性角化病和鳞状细胞癌的影响通过 2 条途径：首先导致细胞 DNA 突变，无法修复时，导致不受限制的生长和肿瘤形成；其次为免疫抑制的作用阻碍肿瘤凋亡。

2. 基因突变　紫外线导致肿瘤抑癌基因 P53 突变。大量的紫外线导致的细胞损伤导致光化性损伤的皮肤有向鳞状细胞癌转变的趋势，即向光化性角化病发展或导致更多的鳞状细胞癌。大多数光化性角化病显示 TP53 突变和细胞周期蛋白 D1 过度表达，而光化性角化病的 HRAS 基因独立激活为 16%。UVB 针对 TP53 导致 DNA 诱导 DNA 胸苷二聚体形成，TP53 二次突变可以逃避受损上皮细胞的凋亡和免疫监督。这些细胞克隆性增生形成光化性角化病。光化性损伤的皮肤出现光化性角化病表现为基因突变细胞的扩大克隆，这些细胞可逃避凋亡和免疫监督，从而继续增生演变为临床明

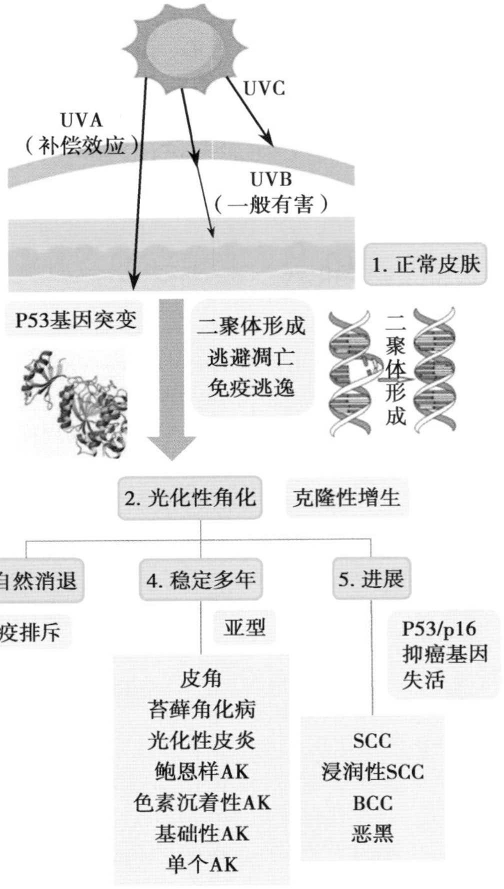

图 62-32　光化性角化病发病机制图

显的癌前病变。

3. 癌变　光化性角化病进展成浸润性鳞状细胞癌涉及9p21 区 p16（CDKN2A）肿瘤抑制基因缺失，UVB 照射而发生侵袭性癌。

■ 癌前病变是一个病谱，从光损伤皮肤到鳞状细胞癌。

■ 是预测随后出现黑素瘤或非黑素肿瘤的标志。

■ 危险因素包括个体易感性、UV 射线累积暴露、免疫抑制、皮肤癌病史、某些遗传性综合征。

■ 长期的紫外线暴露是形成光化性角化病最重要的原因。

■ 已报道的由光化性角化病转化为鳞状细胞癌的风险变异较大，从 <1% 到 20%。

（二）临床表现

1. 惰性进展　光化性角化病在生物学上属于惰性或进展缓慢的病变，是原位鳞状细胞癌的一种类型。光化性角化病不经治疗完全能够发展成鳞状细胞癌。本病进展为浸润性鳞状细胞癌概率为 8%~20%，本病还是基底细胞癌和黑素瘤的危险因素。个别病例可稳定多年，防护日光后可消退。

2. 基本损害　皮损为单发或多发，即表现为局限性单个皮损或是成批大面积皮损，甚至在皮损间的正常皮肤中出现临床检测不到的亚临床损害。皮损可表现为边界不清的红斑，或鳞屑性斑疹或丘疹，局限性鳞屑斑块或角质增生。肥厚性病变常见于手部。皮损呈皮色至淡红褐色或淡黄、黑色，表面有不易剥离黏着性鳞屑。针头至数 cm 大，多数小于1cm（图 62-33，图 62-34）。

3. 发病特征　常见于肤色白皙的中年或老年人，40%~60% 的 40 岁以上个体发病，皮损随年龄增长而增多，到 60~70 岁，升高到 80%，男性多见。皮损位于曝光部位，如面部、秃发头皮、颈侧、手背、前臂、下唇（光化性唇炎为下唇光化性角化病）。如果光损伤足够严重，身体任何部位均可受累。不常见的临床表现常见于面部播散性色素沉着，可能与恶性雀斑或脂溢性角化症混淆。在手指和前臂的病变，呈角化过度或疣状，可产生皮角。肾移植的光化性角化病患者可以发现疣状表皮非典型增生相。增厚和触痛应警惕发生了浸润性癌。60% 的浸润性鳞状细胞癌被认为发生在光化性角化病基础上，新近研究发现 82.4%~97% 的鳞状细胞癌伴有光化性角化病，36% 的肥厚性病变提示有浸润性鳞状细胞癌。

4. 自发消退与恶变　光化性角化病有 3 种不同的形式，

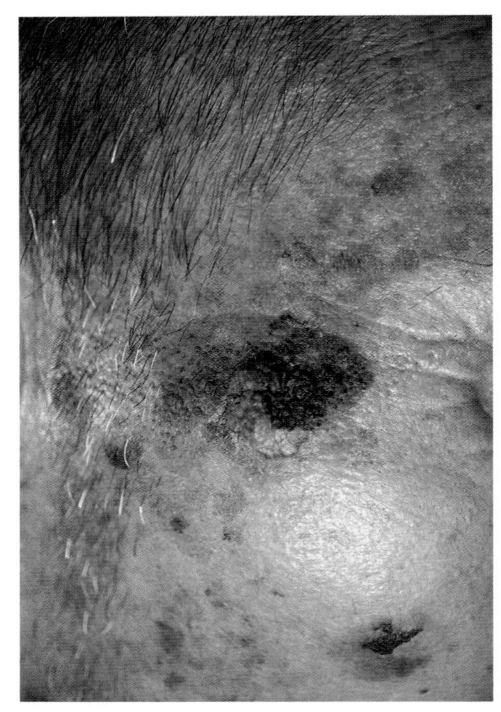

图 62-33　光化性角化病（广东医科大学附属医院　陈佳玲惠赠）

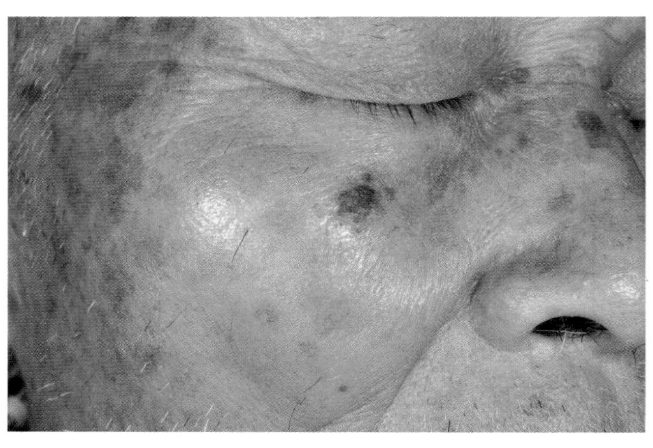

图 62-34　光化性角化病

自行消退，稳定多年不变，进展为鳞状细胞癌。有时可有轻微局部触痛。伴有Rothmund-Thompson、Cockayne和Bloom综合征和着色性干皮病的患者，风险增加。由于免疫排斥作用，本病25%自发性消退，12%~13%可发展为侵袭性鳞状细胞癌，偶可发生基底细胞癌。损害出现硬结、糜烂、红斑或增大，应怀疑恶变。

（三）临床异型

①皮角，角化过度型光化性角化病表现为红斑基础上伴鳞屑或鳞屑-结痂的丘疹和斑块，可发展为皮角，表现为高出皮肤的角化性柱状突起。②苔藓样角化病（lichenoid keratosis），部分患者发生单个或多发性苔藓样角化丘疹，淡红色至紫罗兰色或褐色，无自觉症状，类似于扁平苔藓。③光化性唇炎（actinic cheilitis）为界限清楚的红斑鳞屑性丘疹和斑片，唇部粗糙、皲裂，角化过度，黏膜白斑。④鲍温样光化性角化病。⑤色素沉着性（浅表色素型）光化性角化病，有色素沉着过度或网状外观，类似有鳞屑的雀斑、脂溢性角化病或黑素瘤。⑥萎缩性光化性角化病，红斑和轻微鳞屑性斑片，组织学示表皮萎缩。⑦单个光化性角化病/区域性光化性角化病。

（四）组织病理

组织学变异多样，多种组织学结构常常共存于一个病变中。变化可从轻微细胞异型性直至全层异型性（原位癌）。表面角质角化不全反映了角化细胞成熟异常。

在HE切片中，光化性角化病的典型组织学特征为保留皮肤附件。普通的基底细胞结构被增大或被多形性鳞状细胞所替代。角质形成细胞的变化范围从单形性至多形性，嗜酸性至透明细胞，以及有色素型至无色素型，许多角质形成细胞具有丰富的嗜酸性胞浆，一些可为多核细胞，而另一些可呈凋亡改变。病变有色素时，表皮下部角质形成细胞、黑素细胞及真皮内噬黑素细胞中黑素颗粒增加。此型曾被称为播散色素型日光性角化病。有时与原位黑素瘤（恶性雀斑样痣）难以鉴别。

病变范围可从萎缩性到肥大性（增生性）。可出现角质形成细胞单层乃至全层（Bowen）多形性改变。与原位性癌相似，但不侵犯毛囊和汗管导管。其生长方式可能不同，从均一性到非均一性和表皮松解性、Paget样、腺性（棘层松解性或"Darier样"；假腺样）。典型病例的特征为角质形成细胞成熟杂乱，多数病变显示角化不全和颗粒层过少。上皮细胞成熟紊乱和细胞非典型性，包括核增大、深染、多形性、核仁突出、核分裂象、角化不良和胞浆浅染，颗粒层缺失，角化过度型以及出芽样扩展至真皮乳头。

病理可分为六型：肥厚型、萎缩型、色素型（或播散色素型）、原位癌-Bowen病样型、棘层松解型和扁平苔藓样型。

皮肤镜表现：红色背景或红色假网状结构/"草莓样"外观；鳞屑附着；靶样结构：黄白色毛囊角栓；毛囊周围白晕；外围波纹状或螺旋状、扭曲状血管。

（五）诊断

表面疣状增殖的丘疹、结节、或斑块，淡红、褐色、淡黄、黑色，表面有黏着鳞屑。多数单发，无自觉症状，病程进展缓慢。组织病理示细胞异形性。

（六）鉴别诊断

本病鉴别诊断有脂溢性角化症，盘状红斑狼疮，Bowen病，萎缩性或色素性扁平苔藓，恶性雀斑样痣。

（七）治疗

避免日光暴晒，使用遮光剂，低脂饮食。儿童期减少日光暴露可明显降低日后光化性角化病和鳞癌的发生。

光化性角化病的治疗可分为针对单个皮损治疗及针对区域的治疗。目前针对皮损的治疗包括：冷冻疗法、冷冻联合切除术。由于皮损间的正常皮肤中会出现临床检测不到的亚临床损害，需采用区域性治疗。区域性治疗包括外用氟尿嘧啶（5-FU）、咪喹莫特、双氯芬酸、巨大戟醇甲基丁烯酸酯、维A酸及光动力治疗（PDT）。

双氯芬酸：属于非甾体类抗炎药，通过抑制环氧合酶的合成，尤其是环氧合酶2，减少前列腺素生成，从而减少血管形成及细胞增生；还可上调凋亡，通过促进凋亡使增生的角质形成细胞饥饿死亡。临床上将3%双氯酚酸溶于2.5%透明质酸凝胶中，2次/d，疗程为60~90天。

巨大戟醇甲基丁烯酸酯：FDA批准治疗本病。是一种能够激活蛋白激酶C的细胞凋亡诱导剂，0.15%凝胶：治疗头面部损害，每日1次，连用2天。

维A酸：临床上常用0.1%浓度治疗本病，每天2次，连用6个月。

PDT：氨基酮戊酸（ALA）-PDT和氨基酮戊酸甲脂-PDT治疗本病有效。

此外，新型ALA贴剂已被批准治疗本病。另一种ALA与纳米乳剂结合的凝胶已被批准用于治疗轻中度头部损害。

免疫治疗有二硝基氯苯（DNCB）（因其有诱变，目前已不用）、α-干扰素皮损内注射。外用咪喹莫特，每周2次，共16周，外用5-FU。其他可外用维A酸类或口服阿维A和异维A酸。物理及手术治疗包括化学剥脱、电干燥法、液氮冷冻、激光、光动力治疗、皮肤磨削术。疑有恶变原位癌应手术切除。

三、皮角

皮角（cutaneous horn）指锥形突出的角质增生，呈动物角状。20%的病例在本病基础上发生鳞状细胞癌。

日光暴露部位最常累及，源于角化过度型日光角化病。亦有许多疾病可引起皮角。

（一）临床表现

好发于40岁以上，尤其常受日晒的老年人，男性多发。单发或多发性锥形角化性损害见于曝光部位，呈动物角状，直径数毫米至数厘米，笔直或弯曲，白色或淡黄色，基底常有红斑和浸润（图62-35~图62-37）。

这些损害通常是良性的，60%是在脂溢性角化病、寻常疣、血管角质瘤、传染性软疣或毛根鞘瘤皮损上重叠发生角化过度。超过1cm的角化过度性斑块发生恶性肿瘤的比例高达50%。

伴发疾病有脂溢性角化病、倒置性毛囊角化病、光化性角化病、侵袭性鳞状细胞癌、角化棘皮瘤、皮肤原位癌、外毛根鞘瘤、良性血管瘤、Kaposi肉瘤、皮脂腺腺瘤、表皮囊肿、疣状痣、病毒疣。

（二）组织病理

示高度致密角化过度、间有角化不全，表皮呈山峰状隆起，颗粒层存在，棘层肥厚，基底部之组织依原发病变及有无恶变而异。20%的本病患者发生原位癌或侵袭性鳞状细胞癌。若基底部出现潮红、充血、有浸润时，应考虑有癌变的可能。

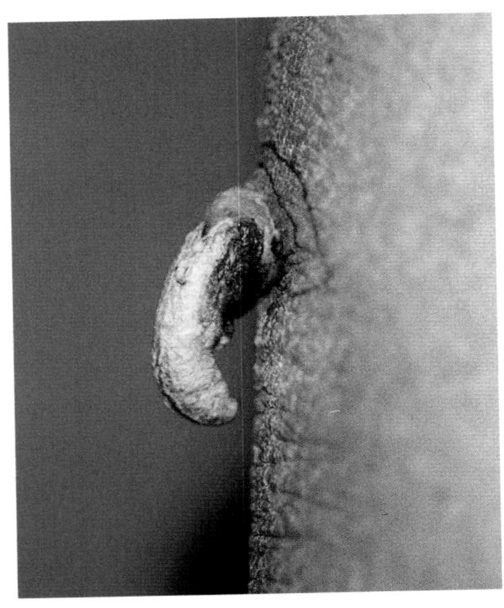

图 62-35　皮角
角化性增生物呈羊角状。

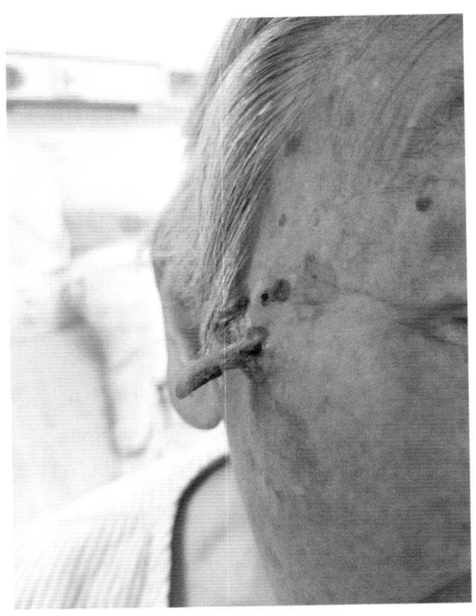

图 62-36　皮角(暨南大学附属第一医院　郑炘凯惠赠)

(三) 治疗

切除深度需达真皮以下，如疑有恶变，则需切到脂肪层。

四、砷剂角化病

砷剂角化病(arsenical keratosis)指砷剂接触所致的角化病，是一种癌前病变，发生在治疗性、环境性或职业性砷暴露后的患者。慢性砷中毒可引起组织和器官的损害，砷中毒的途径主要有 3 种：职业性、医源性、水源性。

(一) 病因与发病机制

砷元素以微量的形式广泛分布于食物和水中，其三价砷是一种人体致癌剂，如果无机砷在体内蓄积过多或一次性接触较大剂量的砷制剂均有可能引起皮肤角化和皮肤癌。病因

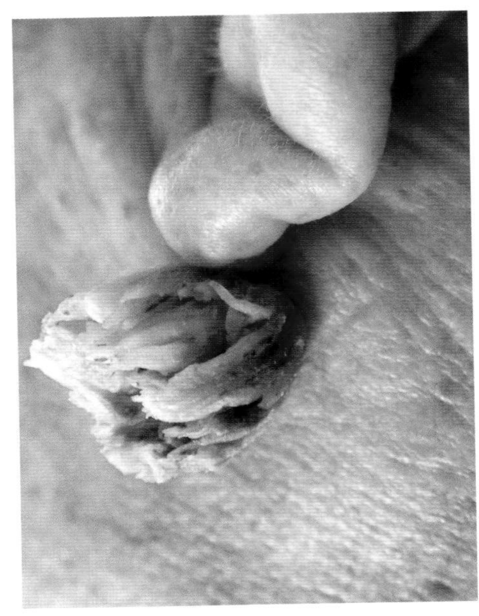

图 62-37　皮角［华中科技大学协和深圳医院(南山医院)　陆原　何雯　翁翊　金丽惠赠］

可分三类，职业因素如电镀、采矿、冶炼、使用杀虫剂、除草剂、处理木材、生产砷化镓、计算机微芯片；饮用高砷水，天然的饮水砷污染见于开采银、金、砷等矿所致；医源性因素，长期接触砷剂或服用医用无机砷所致，如用亚砷酸钠(钾)Flowlor 溶液、三氧化二砷治疗银屑病、白血病、癫痫、哮喘、梅毒等疾病。中药含有无机砷，如砒霜、雄黄。安宫牛黄丸主要成分有雄黄、朱砂，其中雄黄主要成分有二硫化二砷。含有砷的中成药还有：七珍丸、小儿化毒散、小儿至宝丸、小儿惊风散、小儿清热片、牙痛一粒丸、牛黄至宝丸、牛黄抱龙丸、牛黄消炎片、牛黄清心丸、牛黄解毒丸(片)、牛黄镇惊丸、六应丸、安宫牛黄丸(散)。

发病机制与体内砷的过度吸收和积累有关。砷进入人体后与含巯基较多的表皮角蛋白结合，沉积于角质层形成角化，同时砷剂可抑制巯基的活性而使酪氨酸酶的活性增加产生较多黑素，形成色素沉着。砷可使染色体改变及基因扩增，导致姐妹染色单体互换，抑制 DNA 修复，砷诱发肿瘤可能与其可以调节肿瘤抑制因子 p53、NF-KB 和活化蛋白 -1 的表达有关。皮肤是慢性砷中毒的主要靶器官。砷角化病是慢性砷中毒的皮肤症状之一。

(二) 临床表现

砷沉积多种组织中，包括皮肤、毛发、指甲。造成对人体的危害是多系统损害，轻者引起皮肤病变，重者可引起内脏恶性肿瘤。潜伏 2 年发病，通常在 20~30 年才明显。

1. 皮肤损害(图 62-38)

(1) 角化：点状角化，鸡眼状角化，疣状角化，皮角，角化性皮疹，多发性斑点状鸡眼样丘疹位于摩擦和创伤部位，特别是掌、跖、跟、趾(图 62-39~ 图 62-42)，质硬，罕见于躯干、下肢近端、眼睑、生殖器等部位(图 62-43)。淡黄色，直径一般为 2~10mm，常对称分布；可融合成疣状斑块或皮革样斑块，伴有多汗。

(2) 色素沉着：轻微隆起的鳞屑性红斑或色素异常　表现

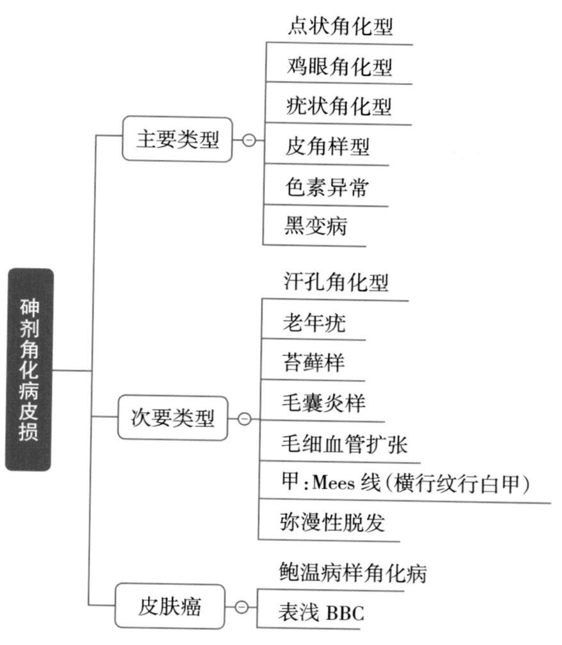

图 62-38　砷剂角化病皮损

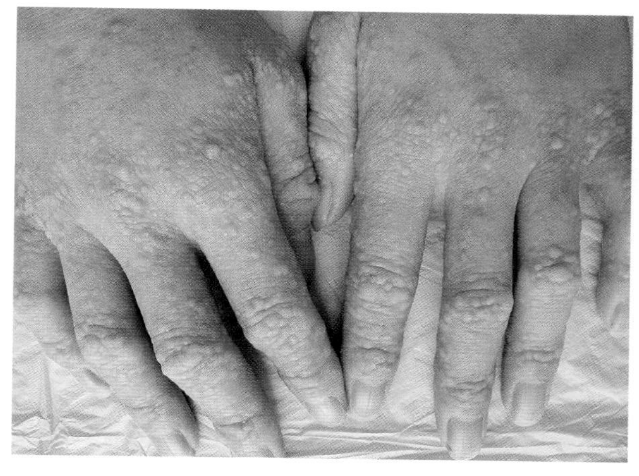

图 62-39　砷角化病[华中科技大学协和深圳医院(南山医院)陆原　何雯　翁翊　金丽惠赠]

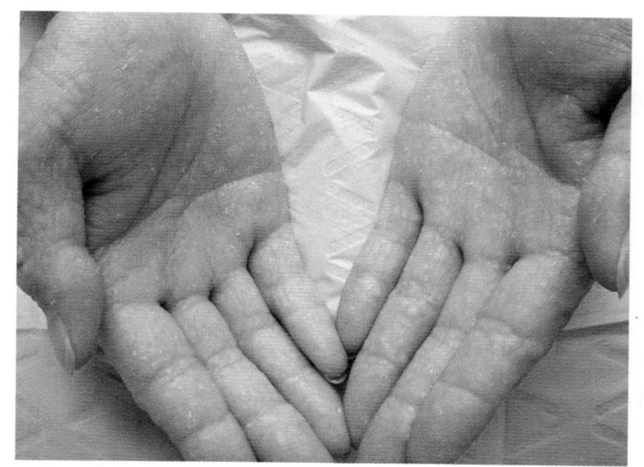

图 62-40　砷角化病[华中科技大学协和深圳医院(南山医院)陆原　何雯　翁翊　金丽惠赠]

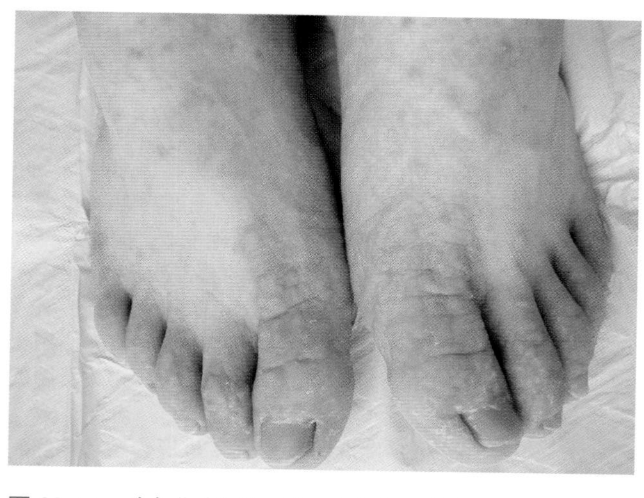

图 62-41　砷角化病[华中科技大学协和深圳医院(南山医院)陆原　何雯　翁翊　金丽惠赠]

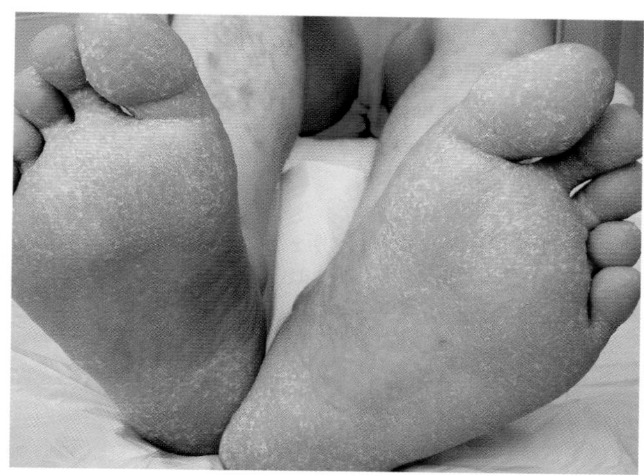

图 62-42　砷角化病[华中科技大学协和深圳医院(南山医院)陆原　何雯　翁翊　金丽惠赠]

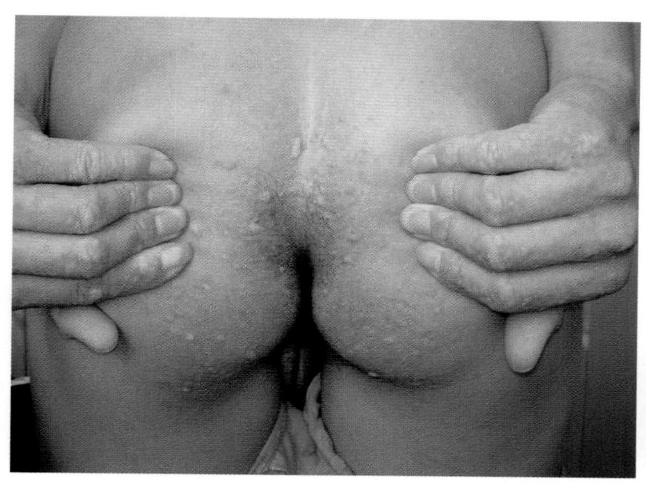

图 62-43　砷角化病[华中科技大学协和深圳医院(南山医院)陆原　何雯　翁翊　金丽惠赠]

为鳞屑性红斑，广泛的色素沉着，主要发生在躯干，为特征性“雨点”状色素沉着，并间杂点滴状色素减退斑。最常见于非暴露部位，一些患者仅有掌跖受累。

2. 与癌相关性　砷角化病有一定癌变率，最常见砷诱导的皮肤肿瘤包括鲍温病，基底细胞癌及鳞状细胞癌。角化病和砷诱导的鲍温病通常持续多年，进展为侵袭性鳞状细胞癌的概率较低，但侵袭性鳞状细胞癌恶性程度较高。几种砷诱导肿瘤的机制，包括染色体的异常变化、氧化应激的产生、DNA 修复的异常改变、p53 基因突变、基因扩增及生长因子的改变。砷可影响细胞的信号转导通路并作用于转录因子，从而调节细胞的增殖、分化以及凋亡相关基因的表达。

(1) 鲍恩病，常见多发皮损，5%~20% 进展为鳞状细胞癌发生于砷角化病的基础上。

(2) 基底细胞癌，多发浅表，可类似鲍恩病。

(3) 皮肤外肿瘤，泌尿生殖器尤其膀胱肿瘤，肝，肺肿瘤。

3. 砷中毒

(1) 急性砷中毒：皮肤面部红斑、水肿、荨麻疹、肢端痛、毛发指甲脱落，呼吸有金属味、有消化道和神经系统症状。

(2) 慢性砷中毒：可出现色素变化、Mees 线（横行纹状白甲）、弥漫性秃发、鼻中隔穿孔、多神经炎、骨髓再生不良、贫血、白细胞减少、腹泻、Dupuytrem 痉挛、肺和泌尿生殖道肿瘤、心电图异常、心律不齐等。

（三）组织病理

早期酷似日光角化病，晚期表皮角质形成细胞空泡化明显，核小而深染，核分裂象多见，似皮肤原位癌，最后可发展成鳞状细胞癌（图 62-44，图 62-45）。

（四）诊断及鉴别诊断

诊断要点：①有不同形式的接触砷及砷化合物史；②掌跖角化过度及躯干、四肢色素异常；③尿、毛发和皮肤组织内砷含量增高。临床上应与斑点状掌跖角化病和寻常疣鉴别；斑点状掌跖角化病去除角栓后，易形成小火山口状凹陷，而砷剂角化病不遗留凹陷。

（五）治疗

治疗原则为停止接触砷剂，驱砷，对症治疗。螯合疗法是

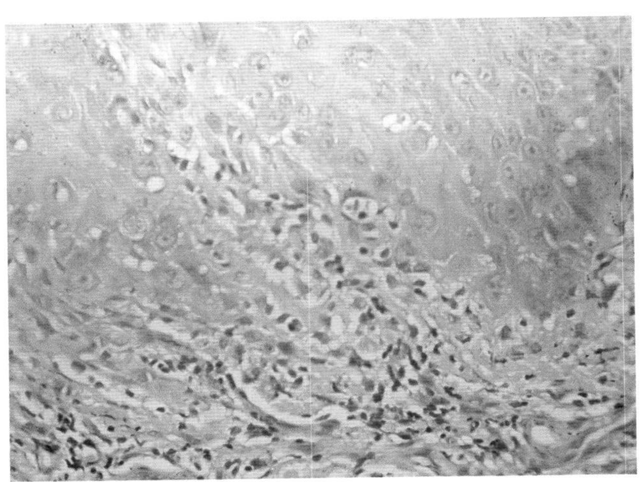

图 62-44　砷角化病［华中科技大学协和深圳医院（南山医院）陆原　何雯　翁翊　金丽惠赠］

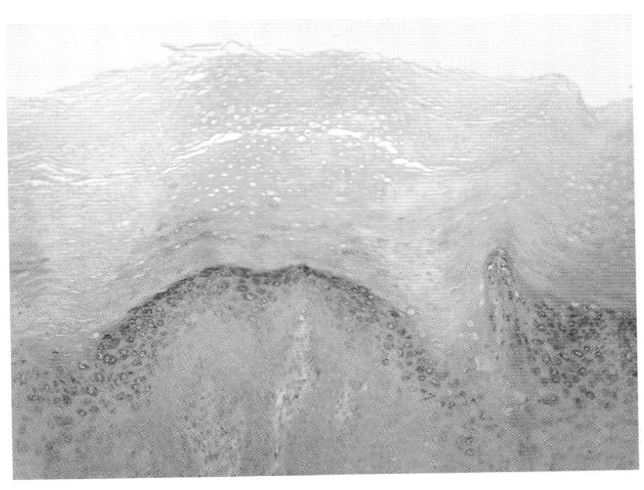

图 62-45　砷角化病［华中科技大学协和深圳医院（南山医院）陆原　何雯　翁翊　金丽惠赠］

急性砷中毒主要方法，可使用二巯基丙醇（BAL）。而慢性砷中毒，体内可能已无砷剂残留，故不需使用。慢性砷中毒者口服维 A 酸类可能降低内脏癌症的风险。

皮肤损害可选手术切除、冷冻、光动力治疗，局部治疗可用 5-Fu 软膏，二硫丙醇软膏，糖皮质激素软膏。

五、其他癌前角化病

焦油角化病、热力角化病、慢性放射性角化病，慢性瘢痕性角化病（表 62-8）。

六、鲍恩病

内容提要

- 是一种鳞状细胞原位癌，常常累及表皮全层，未侵犯真皮。
- 长期日光暴露，无机砷，芥子气吸入、HPV 感染可能与本病有关。
- 肿瘤抑制基因蛋白（TP53）突变，导致上皮细胞非典型性的发生。

鲍恩病（Bowen disease，BD）是一种鳞状细胞原位癌，又称为皮肤原位癌，表现为一系列的类似于鳞状细胞癌的病变，常常累及表皮全层，但没有侵犯真皮。

（一）病因与发病机制（图 62-46）

1. 相关因素　长期日光暴露，无机砷，芥子气吸入、HPV（16 型是最常见的类型，其他亚型 2，18，13，33，56，58，61，62 和 73 也曾被提出。）局部和系统免疫异常、创伤、慢性刺激、突变诱导因素和吸烟是鲍恩病可能的其他病因。早期研究鲍恩病与内脏恶性肿瘤有关，新近大规模研究没有证实这种联系。然而，本病是由于系统致癌物如砷剂所致，应考虑潜在恶性肿瘤的可能。

2. 肿瘤抑制基因突变　慢性日光损害破坏了正常角化上皮成熟，引起肿瘤抑制基因蛋白（TP53）突变，导致鲍恩病中所见的上皮细胞非典型性的发生。鲍恩病患者多有 PUVA 和 UVB 治疗史，证明 UV 损伤和鲍恩病之间有病因关系。

表 62-8　其他癌前角化病

病名	病因	临床表现	组织病理	治疗
焦油角化病	长期接触焦油、沥青、烟灰、煤球等所致	面、前臂、踝内侧、手背、足背和阴囊，卵圆形扁平浅灰色小丘疹，渐成疣状结节或斑块鳞状细胞癌	组织象类似于日光角化病的 Bowen 病样型	首选手术切除及其他治疗
热力角化病	红外线长期刺激，壁炉旁取暖或使用热水袋者	数毫米至数厘米的角化性丘疹、结节或斑块，网状毛细血管扩张、色素沉着和减退	原位或侵袭性鳞状细胞癌。组织象类似于日光角化病	手术切除效果良好
慢性放射性角化病	X 线照射、放射线污染的金戒指后诱发	散在的角化性斑块；好发于掌、跖和黏膜，可发展为侵袭性鳞状细胞癌	角质形成细胞角化不良，核深染，有丝分裂活性增加	单纯切除疗效良好
慢性瘢痕性角化病	慢性溃疡、窦道、慢性骨髓炎、烧伤瘢痕；皮肤红斑狼疮瘢痕	丘疹或糜烂，烧伤瘢痕癌变平均 44 年	原位鳞状细胞癌；组织病理可从发育异常、Bowen 病直至侵袭性鳞癌	单纯切除效果良好

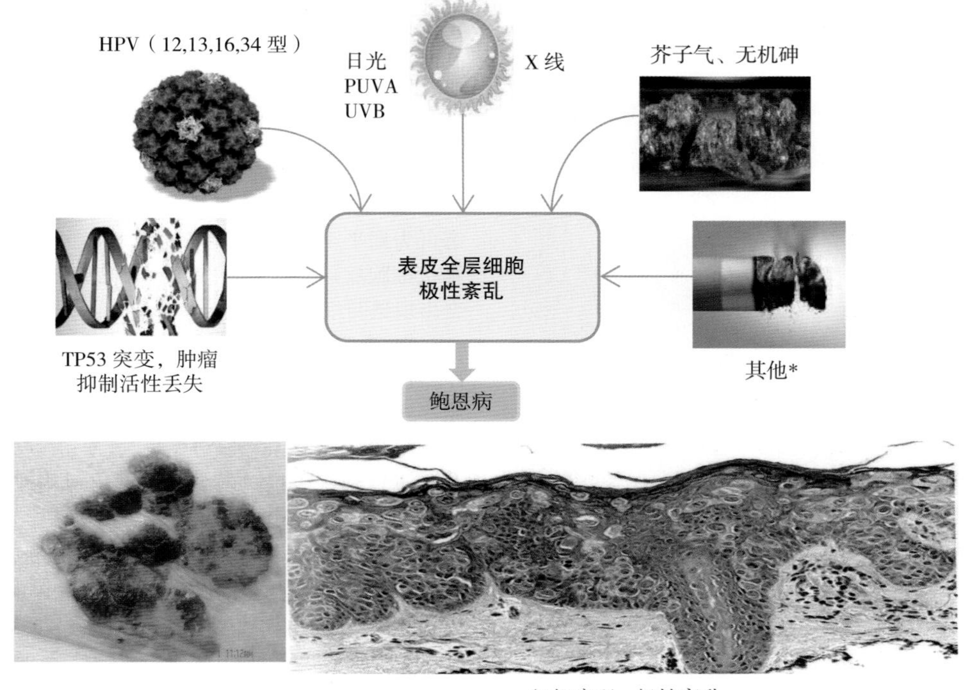

图 62-46　鲍恩病发病机制

（二）临床表现

本病可发生于身体的任何部位，在光滑皮肤，约 1/3 在头、颈部，四肢（约占 1/3），但可见于其他部位，如耳、颈、下腹、下背、臀、下肢伸侧、手指伸面。累及黏膜皮肤交界处如肛门与生殖器、口腔、女阴、龟头、泌尿道和眼黏膜等。损害一般为单发，少数多发。

1. 皮肤损害　典型损害是轻度隆起的红色鳞屑性斑块，表面有裂隙。特征是单发或多发红斑，圆形或不规则型（图 62-47），环形或多环形、扁豆状、鳞状、角化型、裂隙状、硬壳状、结节状、疣状、侵蚀型、色素型斑块或斑片。皮损边界清楚。外观可类似银屑病、慢性湿疹、光化性角化病、浅表基底细胞癌、脂溢性角化病以及恶性黑素瘤。累及光滑皮肤的 BD，生长非常缓慢，为无痛性鳞屑性斑块或斑片，向侧面扩展，平均病期 6.4 年。有时达数十年。数月或数年后侵袭真皮，质地变硬，形成溃疡。直径 1~5cm。除头、颈部外，甲床、掌、跖和黏膜亦可受累。2/3 病例为单个皮损（图 62-48，图 62-49）。

累及黏膜皮肤交界处和邻近黏膜的肛门与生殖器 BD，表现与光滑皮肤上的不同，为息肉状或疣状，常有色素异常。

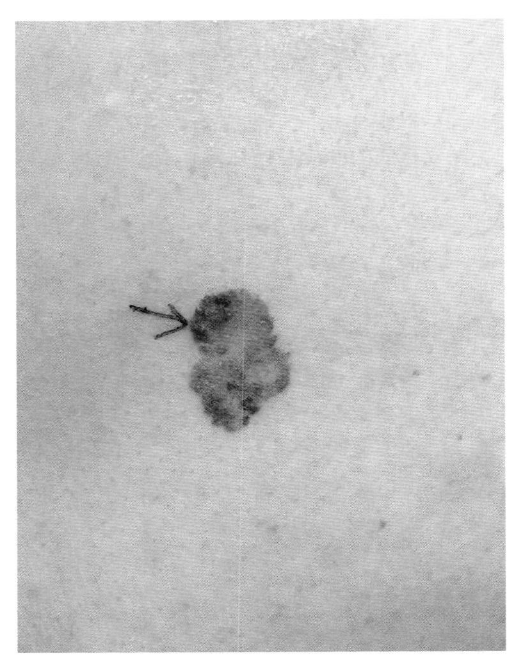

图 62-47 鲍恩病（暨南大学附属第一医院 郑炘凯惠赠）

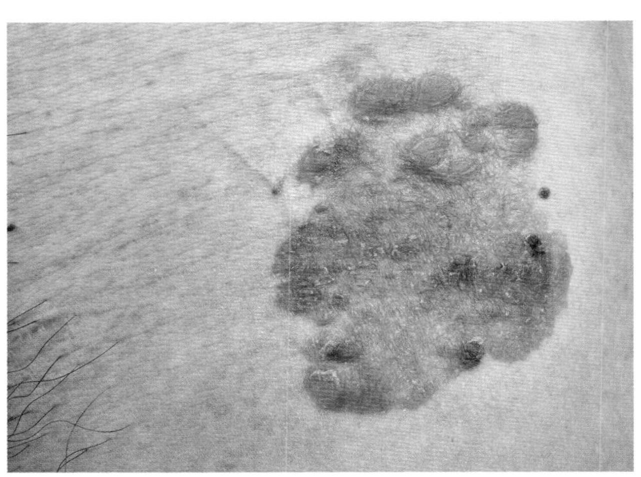

图 62-48 鲍恩病

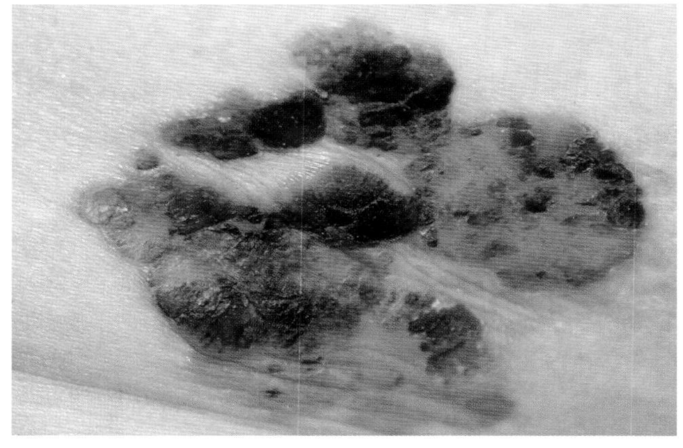

图 62-49 鲍恩病（新疆维吾尔自治区人民医院 普雄明惠赠）

5%~8% 的病人可以发生浸润性癌。浸润癌体积较大(可达 15cm)，生长迅速，有报道部分或全部可自行消退，但很少见。

2. 特殊部位 Bowen 病

(1) 甲床 Bowen 病：少见，损害可为甲周鳞屑、糜烂。有鳞状或疣状红斑或溃疡、结痂和甲变色、甲营养不良、甲下角化过度、甲分离和甲破坏、患者也可表现为黑甲、红甲或蓝黑色颜色改变，类似血肿或黑素瘤。

(2) 间擦部位的 Bowen 病：在受摩擦区域，鲍温病表现为湿润的斑片，而无结痂，亦可表现为急性渗出和红斑性皮炎、慢性非特异性皮炎或黑色斑块。

3. 相似疾病

(1) Bowen 样光化性角化病：当具有类似组织学改变的病变发生于暴露于日光的部位时，称为 Bowen 样日光性角化症。

(2) Bowen 样丘疹病：发生于年轻人肛门生殖器部位的散在性色素丘疹，称为 Bowen 样丘疹病，后者常常伴有多株 HPV 感染，进展为癌的并不多见。

4. 癌变　多数 BD 处于原位癌阶段，一旦出现真皮浸润，就可能发生局部和内脏转移。本病转移率是 18%，病死率是 10%。至少 5% Bowen 病发展为侵袭性鳞状细胞癌，可合并内脏肿瘤。有学者对 100 例患者分析显示，22% 复发，8% 发展成侵袭性肿瘤，2% 转移。肛周 BD 女性多见，发展成侵袭性鳞癌少见。

（三）组织病理

组织学上，鳞状细胞原位癌的范围较广。低倍镜下的形态可为扁平至疣状，从萎缩性到增生性。所有病变均有全层鳞状细胞成熟异常。有些病变有巢状(克隆性)结构；有些病变出现透明细胞改变。

BD 典型的特征是角化过度，角化不全，颗粒层减少或增厚，真皮浅层慢性炎细胞浸润。常常出现显著的角质形成细胞多形性。全层细胞排列紊乱，大小形态不一，可见瘤巨细胞、空泡细胞和不典型核分裂象，胞质呈嗜酸性，核固缩，偶见角化不良细胞或癌珠。少数病例出现从深部至浅部的有序成熟。

在某些病变，明显的空泡状非典型细胞类似病毒感染挖空细胞改变，并显示 Paget 样形态或恶性黑素瘤的典型表皮内结构。BD 超微结构改变包括张力微丝 - 桥粒连接减少，张力微丝和核物质集聚，缺少透明角质颗粒。

泛角蛋白阳性，EMA 阳性，CAM5.2、CEA、S-100 和 HMB-45 阳性。

皮肤镜表现：非色素型 Bowen 病：表面鳞屑；小球状血管(glomerular vessels)；色素型 Bowen 病：无结构的均一性色素沉着；褐色或青灰色、点状或小球状结构。

（四）诊断

具有鳞屑和结痂、边缘清楚、并略高起的暗红色持久性斑片。特异性组织学为表皮内鳞状细胞癌，基底膜完整。

（五）鉴别诊断

1. 鲍恩病样丘疹病，临床表现为肛门生殖器区域多发丘疹样或融合病变，显微镜下见受累皮肤和黏膜病变中零散分布的非典型上皮细胞和核分裂，常有 HPV 阳性挖空细胞。

2. 银屑病，红色丘疹或斑块，上附云母状鳞屑，有薄膜现象及点状出血现象。

3. 副银屑病，有丘疹、红斑，伴有脱屑，病理变化无特异性。

4. 扁平苔藓，损害为紫红色多角型扁平丘疹，鳞屑少而紧贴，可以累及黏膜，组织学示基底细胞液化变性以及真皮上部淋巴细胞为主的带状浸润。

5. 其他，浅表性基底细胞癌、砷剂角化病、钱币状湿疹。

（六）治疗

一线治疗为手术切除。国外研究报道，对器官移植后服用免疫制剂的鲍恩病患者，手术切除范围超出皮损边缘5mm时，其完全清除率为100%，提示鲍恩病的手术治疗中应适当扩大切除范围。有报道对于不能耐受手术的患者进行冷冻术或光动力治疗，仍有相当比例的患者复发，表明手术切除治疗目前仍是普遍、有效的方法，特别是Mohs显微手术；二线包括冷冻治疗、电干燥法和刮除术；三线治疗包括外用5-氟尿嘧啶（FU）、光动力治疗（PDT）、5%咪喹莫特、放疗、激光消融、口服异维A酸和皮下注射α干扰素。

手术切除范围应超过病变边缘3~5mm。物理治疗适用于较小损害，慎重选用冷冻、刮除、电灼、激光、微波、高频电以及放射线照射。

药物治疗：可外用细胞毒药物鬼臼毒素、5-FU软膏，或免疫调节剂咪喹莫特外用。有报道5%咪喹莫特乳膏治疗皮肤原位癌，73%获得缓解，9个月内无复发。

七、黏膜白斑

黏膜白斑（leukoplakia），指黏膜的角化白色病变，病因局部慢性刺激，如牙位不正，长期大量吸烟和过冷或热食物，阴道分泌物刺激和慢性炎症刺激等。

从病理角度，白斑可分两型：①无不典型增生型白斑；②有不典型增生性白斑。

（一）临床表现

①口腔黏膜白斑：发生于颊、唇、舌、硬腭、牙龈处，呈点、片状、条状。②阴部黏膜白斑：好发于阴蒂、大小阴唇、龟头、包皮等处。③临床类型：均质性斑块型，颗粒型、疣状型、溃疡型。多数为良性病变，癌前期改变仅占少数。

（二）诊断

为评估不典型增生及排除鳞状细胞癌，应进行活组织检查。

（三）治疗

去除局部刺激因素，治疗牙病，一般对症处理，有不典型增生或恶变，按肿瘤原则处理。

八、增殖性红斑

增殖性红斑（erythroplasia）常表示口腔黏膜的原位或侵袭性鳞癌，类似的损害亦可发生于其他黏膜。龟头的原位或侵袭性鳞癌称为Queyrat增殖性红斑，1911年由Queyrat描述。

（一）临床表现

本病可能是口腔癌的最早期损害，69%的损害直径≤2cm，23%者<1cm。男性的最常见部位为口底、龟头，女性则以舌和颊黏膜较多见；口底、舌腹外侧和软腭是其好发部位。本病主要发生于包皮过长者，部分与人乳头瘤病毒感染有关。发病年龄多在20-60岁。鳞屑性红斑，单个境界清楚的鲜红或淡红色斑片，有的稍隆起，边界清楚，皮损边缘发硬，呈圆形或不出现多发皮损。

增殖性红斑尚可发生于结膜、尿道和女阴。结膜损害的表现酷似慢性结膜炎。

黏膜表现为无痛性天鹅绒样红色丘疹或斑块。它比黏膜白斑少见得多。69%~91%的病例活检有增生不良、原位癌或侵袭性癌。Queyrat增殖性红斑指龟头鲍恩病，表现为轻度鳞屑、红斑、绒状斑块。比光滑皮肤的鲍恩病更易发展为浸润性癌，其导致的鳞状细胞癌更具侵袭性和更易发生早期转移。对100例患者分析显示，22%复发，8%发展成侵蚀性肿瘤，2%转移。

有学者认为本病系鲍恩病亚型，不同之处为本病有特殊好发部位及临床表现，如皮损只限于黏膜或黏膜皮肤交界处，而鲍恩病可发于各处皮肤，本病组织病理与鲍恩病类似，但组织病理角化不良细胞及多核巨细胞少见，真皮浆细胞较多，据此可以与鲍恩病区分。

（二）组织病理

类似于Bowen病，其特征为真皮乳头表皮棘细胞增厚，角质形成细胞排列紊乱，失去极性，且有异型性，基膜完整，真皮内有血管扩张，淋巴细胞和浆细胞呈带状浸润，随机活检可能遗漏较小的侵袭性鳞状细胞癌病灶，故应在活检之前作甲苯胺蓝试验以选择最佳部位。

（三）鉴别诊断（表62-9）

本病需与银屑病、扁平苔藓、Zoon浆细胞性龟头炎、梅毒等鉴别。

表62-9 三种不同异型增生性病变的鉴别特征

特征	Queyrat增殖性红斑	Bowen病	Bowen样丘疹病
部位	龟头、包皮	阴茎体	阴茎体
年龄	40~60岁	30~50岁	20~40岁
病变	红斑	鳞屑状斑块	斑块、丘疹
角化过度	—	+	+
汗腺受累	—	—	+
毛囊皮脂腺受累	—	+	—
进展成癌	5%~10%	5%~10%	—
与内脏肿瘤的联系	—	10%	—
自行消退	—	—	+

（四）治疗

应早期治疗，避免局部刺激。冷冻、Nd:YAG或二氧化碳激光治疗。增殖性红斑累及尿道周围远端阴茎体，并扩展至尿道口，需行Mohs显微外科手术治疗。

Queyrat增殖性红斑用光动力治疗，获得了较好的功能和美容上的效果。有报道Queyrat增殖性红斑用5%咪喹莫特，获得临床和组织学完全治愈。

九、乳房和乳外 Paget 病

乳房 Paget 病（mammary Paget's disease）又称乳房湿疹样癌，几乎都与潜在的乳腺导管癌有关。乳外 Paget 病（extramammary Paget's disease）又称为乳房外湿疹样癌，见于顶泌汗腺丰富的区域。

（一）病因与发病机制

1. 乳房 Paget 病与乳腺癌　乳房 Paget 病是导管原位癌，累及乳晕下导管时，沿着导管浸润表皮的一种表现。原发性乳房 Paget 病的触发因素未知，继发性乳房 Paget 病与乳腺癌密切相关，本病几乎总伴有深部乳腺癌。皮肤病变是由于肿瘤细胞经乳腺导管扩散至表面上皮，呈亲表皮性。

2. 乳房外 Paget 病与原位或远处肿瘤　大多数病例表现为原位恶性肿瘤，主要源于表皮内汗腺导管，少数与汗腺癌向表皮转移或扩散有关。有些病变可能是来自远处恶性肿瘤向表皮转移，如直肠癌、膀胱癌、尿道癌、前列腺癌或子宫颈内膜癌。在肛周病变中有超过 1/3 的病例合并直肠腺癌。乳外 Paget 病约有 15% 合并内脏癌。眼睑部 Paget 病与 Moll 腺癌有关，而外耳道 Paget 病与耵聍腺癌有关。

（二）临床表现

1. 乳房 Paget 病（mammary Paget's disease，MPD）　多见于 41~60 岁女性患者，男性罕见。

1%~2% 女性乳腺癌患者会发生 Paget 病，35%~50% 的患者伴有浸润癌。

发生于单侧乳头和乳晕，皮损为乳头无痛性红色斑片斑块或湿疹样皮疹，边界清楚，常有糜烂、渗液，血性液体溢出（图 62-50）。乳头可回缩或不回缩。损害触之呈硬结样，近一半病例可扪及乳腺肿物。一旦 MPD 伴有可以扪及的乳腺肿物，则 90% 以上为浸润癌；如果临床上未发现肿物，则浸润癌的比例不到 40%。病程呈慢性，皮损逐渐扩大，边缘略隆起，累及乳晕周围的皮肤。有瘙痒或轻微灼痛。

并非所有患者都有症状，有 10%~28% 的病例只是在乳腺切除标本作组织学检查时才被发现。可伴有乳腺癌、乳腺导管癌。

2. 乳房外 Paget 病（extramammary Paget's disease，EMPD）　51~80 岁妇女较常见，患病年龄比乳房 Paget 病者约大 10 岁。

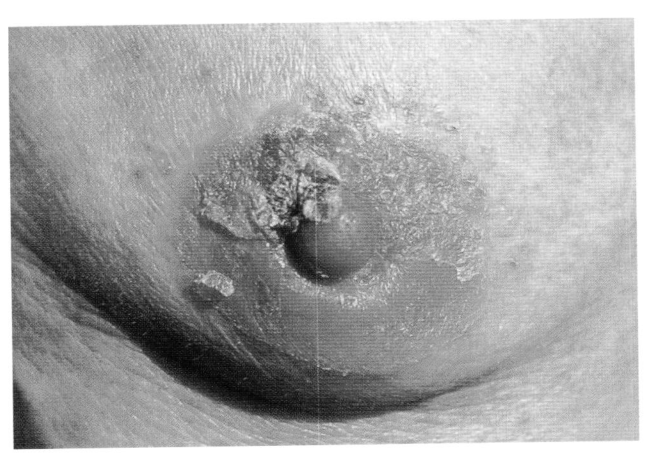

图 62-50　乳房 Paget 病
乳头、乳晕浸润性红斑，糜烂，边界清楚，伴有结痂。

主要累及大汗腺分布区，如外生殖器、腹股沟、阴囊、会阴、肛周区域、腋窝、眼睑及外耳道。少数情况下，可同时在外阴和腋窝出现多发性损害。（图 62-51，图 62-52）

损害为边界清楚的红斑、斑块、糜烂、结痂，瘙痒、烧灼感或疼痛，可形成溃疡，多为单发。

乳房外 Paget 临床亚型　①乳房外 Paget 病；②原发性乳房外 Paget 病；③潜在大汗腺癌；④潜在胃肠道癌；⑤潜在泌尿生殖道癌；⑥脱色素性乳房外 Paget 病最早在 1979 年由 Hautarzt 报道，初发症状为脱色素性病变的十分罕见，曾有台湾医学者研究过 19 例 EMPD 患者，发现其中有 6 例患者的

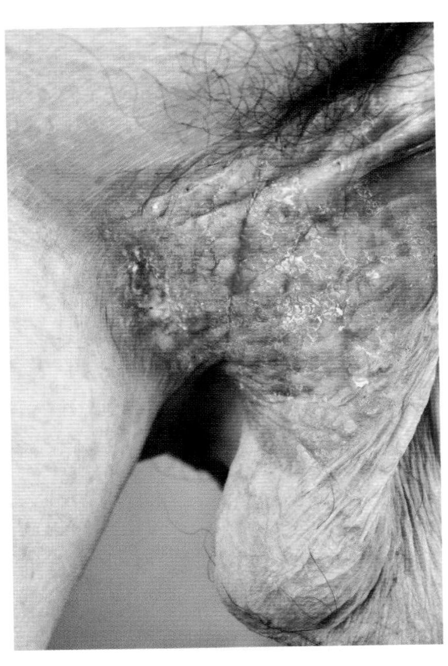

图 62-51　乳房外 Paget 病
阴茎部浸润性斑块，表面细颗粒状。

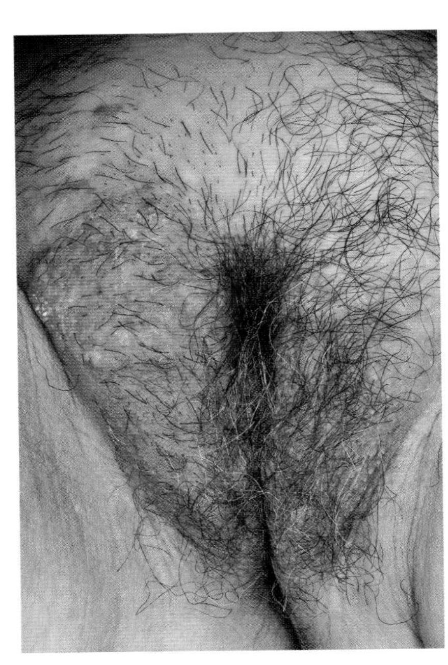

图 62-52　乳房外 Paget 病（广东医科大学　李文惠赠）

皮损均有脱色表现(包括初发和治疗后复发的患者),我国蒋洁瑶、张美华于2014年报道一例,本病红斑处出现色素脱失,表明皮肤特别是生殖器处的色素脱失可视为EMPD的早期病变或复发的征兆;⑦异位性乳房外Paget病2016年王明等报道本病,为发生于非大汗腺分布区域,即发生于乳房、腋下及肛门生殖器之外的EMPD。本例患者女性47岁,右侧锁骨下淡红色斑逐渐增大增厚,表面粗糙2年,经病理检查诊断为本型。

（三）组织病理

乳房Paget病　有特征性的Paget细胞,此细胞大而圆,核大,胞质丰富,淡染,缺乏细胞间桥;成群的细胞偶可形成腺泡结构。常伴随小的成熟淋巴细胞浸润病累及表皮层;表皮可增生或表现为角化不良。肿瘤细胞可表现为抗淀粉酶的PAS阳性染色。但免疫组织化学是更有价值的确诊手段。采用正常角化细胞不表达的低分子量角蛋白CK8、18、19(即CAM5.2)以及见于90%以上乳腺Paget病的HER2免疫组化染色,在疑难病例中意义重大。

乳房Paget病的皮肤镜表现:白-粉色区域。不规则分布的浅棕色点状及蓝-灰色点状色素沉着("胡椒粉样");不规则分布的线状分枝状血管;平行排列的亮白色条纹/"茧样"结构。皮肤镜表现与组织病理的对应关系:白色区域对应于组织纤维化;"胡椒粉样"色沉对应真皮浅层噬色素细胞;白色亮条纹可能对应于真皮胶原束重塑。

乳房外Paget病　除了表皮内细胞显示顶泌汗腺腺癌改变等基本组织学特征以外,附件上皮也可出现Paget样细胞。少数区域可出现小管结构,这不同于乳腺Paget病,后者上皮内小管罕见。乳腺外Paget病的免疫表型包括CK7呈阳性、CK20呈阴性以及GCDFP-15呈阳性。

（四）鉴别诊断

本病应与湿疹、Bowen病、乳头糜烂性腺瘤、浅表型恶性黑素瘤、浅表基底细胞癌、乳头乳晕角化病鉴别。

（五）治疗

乳房Paget病应根据乳癌存在与否来选择手术方式,如单纯乳房切除、改良乳癌根治术等。乳房外Paget病亦可试用Mohs手术。

对于泛发性病例,不能完成手术切除者,可用光动力学治疗、二氧化碳激光治疗。患者伴有淋巴结转移时可选择化疗。

第五节　表皮恶性肿瘤

一、鳞状细胞癌

内容提要

- p53基因突变及失活在UVB引起鳞状细胞癌中是一个重要因素。
- 皮损形态分为菜花样型和溃疡型,临床表现可分为8个亚型。
- 鳞状细胞癌皮损可类似于基底细胞癌、非典型纤维黄瘤、神经内分泌癌、无色素性黑色素瘤、附属器肿瘤、结节性痒疹、疣状和激惹性脂溢性角化病。
- 首选手术治疗。

鳞状细胞癌(squamous cell carcinoma,SCC),简称鳞癌,是表皮或黏膜上皮细胞的一种恶性肿瘤。鳞状细胞癌起源于表皮角质形成细胞。虽然通常较基底细胞癌少见,但鳞状细胞癌由于具有更高的侵袭力和转移倾向,而更具破坏性。局部浸润之前,原位鳞状细胞癌被称为Bowen病。阴茎的原位鳞状细胞癌被称为Queyrat病。其病因和分化水平不同,而且有不同的侵袭性。在正常人大多数不转移,而免疫抑制的人群具有较高的转移率。

多数病例发生在老年人日晒部位,可以发生在任何皮肤和黏膜。澳洲的研究显示发病率为166/10万人,是世界最高的。在黑人中相对少见。鳞状细胞癌主要好发于年长者,40岁以后者发病率剧增。白种人发生鳞状细胞癌的风险约为15%。我国皮肤癌发病率与亚洲和非洲相似,主要为鳞癌,而鳞状细胞癌与基底细胞癌比例为5~10∶1。高天文的报道,我国皮肤鳞状细胞癌约占约占所有皮肤恶性肿瘤的29.4%,略高于基底细胞癌的28.0%,其中皮肤鳞状细胞癌的确诊病例数以每年2.6%的比例逐年上升。

（一）病因与发病机制

鳞状细胞癌男女比例为2∶1,肤色与鳞状细胞癌的发生率呈负相关。与白人相比,美国黑人鳞状细胞癌的发病率降低30倍。黑色素相关的编码黑皮素1受体的基因(MC1R基因)呈高度多肽性,与发生鳞状细胞癌风险增加有关。(图62-53)

1. 诱发因素　有众多因素可能导致鳞状细胞癌的发生,包括获得性和先天性皮肤状况(表62-10)。

(1) 癌前病变:大多数鳞状细胞癌是由癌前病变皮损如日光角化病或鲍温病发展而来。

(2) 紫外线辐射:实验动物中UVB可引起皮肤癌。UVB主要作用是抑制DNA修复机制和细胞介导免疫和功能。紫外线辐射也削弱了宿主抗外界肿瘤抗原的保护性免疫反应的能力。

紫外线放射被认为是鳞状细胞癌的主要危险因素。鳞状细胞癌的发病率在赤道上最高,过量的紫外线照射后发展成鳞状细胞癌的似乎比基底细胞癌要多。且紫外线辐射诱导的小鼠皮肤肿瘤几乎完全是鳞状细胞癌而非基底细胞癌。此外,长时间接受补骨脂加UVA照射治疗的银屑病患者发生非黑素瘤性皮肤癌的风险将升高30倍,且大部分为鳞状细胞癌。

(3) 电离辐射/热辐射:鳞状细胞癌与电离辐射间存在很强的关联性。与辐射治疗相关的仅仅发生于那些皮肤容易晒伤的患者。

常见的热辐射包括在冬天用暖炉。取暖炉取暖导致的热激红斑可增加鳞状细胞癌的发病率。

(4) 环境中致癌物质的暴露:众多职业和环境致癌物,如砷和芳香烃类可导致鳞状细胞癌的发生。除3-甲基胆蒽和氨基蒽以外,化学致癌物通常可导致鳞状细胞癌,而非基底细胞癌。杀虫剂和除草剂的暴露亦与鳞状细胞癌相关。此外,吸烟和酗酒亦与口腔黏膜鳞状细胞癌密切相关。

(5) 免疫抑制:肾移植患者鳞状细胞癌的发生率将增加18倍;且常出现于长期应用免疫抑制剂治疗3至7年后,包括糖皮质激素,硫唑嘌呤,环孢素。随着器官移植的鳞状细胞癌患者总人数增加。在白血病和淋巴瘤患者中,鳞状细胞癌

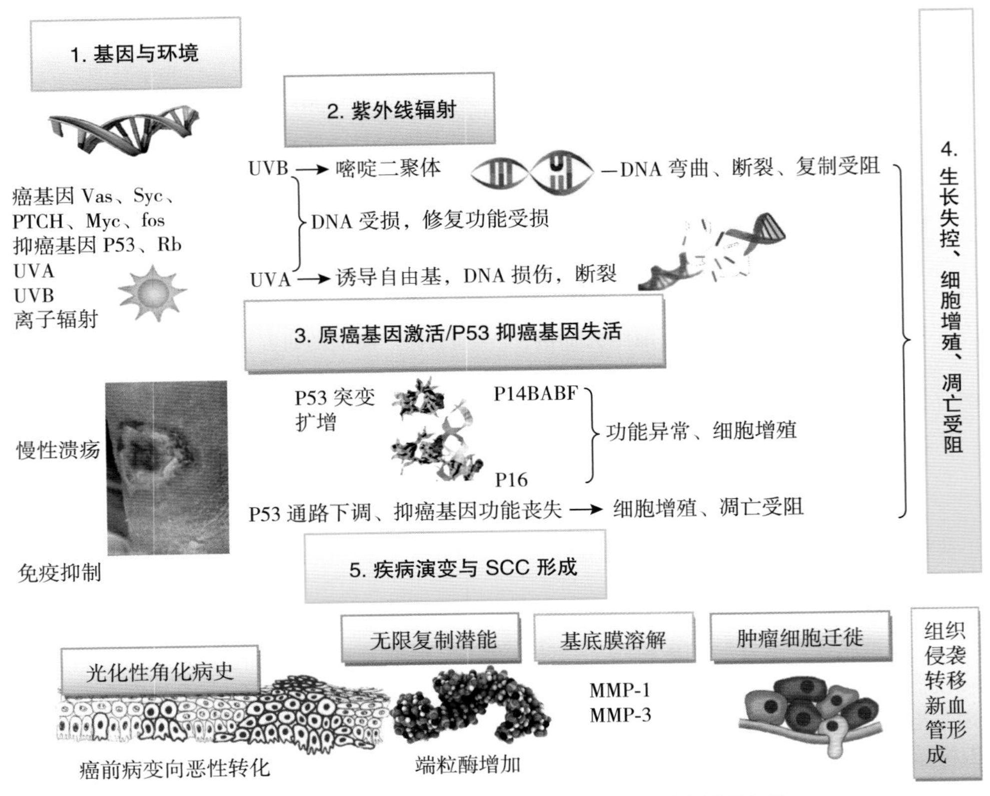

注：MMP-3 基质金属蛋白酶3基质金属蛋白酶；MMP-1 基质金属蛋白酶1

图 62-53 鳞状细胞癌发病机制

DNA 损伤可导致原癌基因激活，使肿瘤抑制基因失活，原癌基因与肿瘤抑制基因表达或活性失衡是细胞癌变的重要机制。

1. 遗传易感性与环境
   紫外线、电离辐射、化学致癌物、HPV 感染、其他危险因素、热烫伤和慢性溃疡。
2. 紫外线辐射，日光和人工紫外光源。
   紫外线引起 DNA 损害和修复不足，导致细胞凋亡、受损 DNA 的核苷酸切除修复（NER），UVA 诱导自由基形成，UVB 引起嘧啶二聚体。
3. 原癌基因激活 /P53 抑癌基因失活
   P53 突变：P53 通路下调，抑癌功能丧失，细胞克隆性扩增，P14BaBF，P16 功能异常。
4. 上述过程使生长失调，细胞增殖，凋亡受阻。
5. 疾病的演变与 SCC 形成，SCC 先存在光化性角化病的癌前病变，缓慢进展。
   其间促进血管内皮生长因子（VEGFS）上调，而抑制血管生成因素（血管抑素）下调，新生血管形成。基底溶解，肿瘤突破基底膜转移。

表 62-10 鳞状细胞癌的诱发因素

诱发因素
癌前病变（日光性角化，鲍恩病）
紫外线放射的暴露
电离辐射的暴露
环境中致癌物质的暴露
免疫抑制
瘢痕
烧伤或长时间的热暴露
慢性瘢痕增生或炎症性皮肤病
人类乳头瘤病毒感染
遗传性皮肤病（如白化病、着色性干皮病、汗孔角化病及大疱性表皮松解症）
其他因子

发生率增加且更具侵袭性。

(6) 瘢痕和潜在性疾病：有少数报道报道在慢性感染的基础上发展为鳞状细胞癌，尤其是窦道和瘢痕，比如肛周脓皮病、骨髓炎、着色真菌病，透明丝孢霉病，腹股沟肉芽肿，寻常狼疮，麻风病。慢性炎症过程，特别是瘢痕，均可能发展成为鳞状细胞癌。

(7) 人类乳头瘤病毒感染：人类乳头瘤病毒（HPV）所导致的肿瘤抑制基因的失活与鳞状细胞癌的发生有关。HPV16 和 HPV18 的原癌蛋白 E6/E7 与 p53 和 RB1 结合后使其失活。

HPV 感染在某些类型的鳞状细胞癌发生中起一定的作用。头部、颈部和甲周的鳞状细胞癌的发生常与 HPV-16 相关联。疣状表皮发育不良患者长期感染 HPV，最常见的类型为 HPV5 型，并且 1/3 的患者最终发展鳞状细胞癌。

(8) 遗传性皮肤病：眼皮肤不完全白化病患者早期可出现的主要是鳞状细胞癌。着色性干皮病，在受损的 DNA 修复的过程中，早期也可发展为鳞状细胞癌。鳞状细胞癌也可见于汗孔角化病，疣状表皮发育不良，营养不良型大疱性表皮松解症的患者。

(9) 其他因素：紫外线 B 辐射是最重要的病因学因素。其次是放射治疗、烧伤、砷、煤焦油、工业致癌剂、免疫抑制、HPV 感染、炎症性病变和长期溃疡。器官移植接受者尤其倾向于发生这种肿瘤。多数致死性病例报道来自澳洲，提示阳光对皮肤免疫系统具有深远影响。

（二）分子发病机制

SCC 涉及多个基因和通路驱动基因突变。抑癌基因及原癌基因突变是导致皮肤癌的两大基本类别突变。这些基因突变引起病理生理学改变，如维持增殖信号传导、回避生长抑制因子、抗细胞凋亡、持续复制、诱导血管生成、激活浸润及转移，这些均是癌症的标志。肿瘤抑制基因（其功能丧失可致瘤）突变的例子包括碎片蛋白基因（PTCH1 及 PTCH2）导致（BCC，p53 基因导致鳞状细胞癌，着色性干皮病基因导致 BCC、鳞状细胞癌及黑色素瘤）。

1. 细胞 DNA 突变 / 细胞凋亡受阻　鳞状细胞癌是由于正常的角化细胞发生细胞 DNA 的突变和基因组不稳定性。基因表达的改变导致生长失去控制，凋亡受阻。细胞增生和死亡之间的平衡为正常稳态所必需，打破这种平衡均可使细胞异常增生。p53 蛋白在调节 DNA 合成、DNA 修复和细胞凋亡的复杂通路中是一种关键的因素。

2. 基因改变　对口腔或头颈部的鳞状细胞癌。染色体的缺失（损失的杂合性）通常涉及最常见的包括 9 p21 和 17 p13，尤其是其上的 INK4A（p16/Arf）和 p53 分别抑制肿瘤的发生。P53 基因突变及失活是 UVB 引起鳞状细胞癌的重要因素。电离辐射与不同基因异常有关，包括点突变、染色体畸变、DNA 链断裂、缺失和基因重排。

紫外线辐射造成的 DNA 损伤，需要 p53 肿瘤抑制基因和防护机制来移除癌变前的突变细胞。紫外线的辐射推迟了角化细胞中 p53 基因调节细胞周期的进程。可能会破坏 p53 所建立的凋亡防御机制，导致抗凋亡作用，增加增殖，并最终发展为鳞状细胞癌。

3. ras 基因家族突变，其他信号转导基因突变也在鳞状细胞癌的发生发展中起重要作用。

（三）临床表现

病变表现不同，损害从皮色或色素沉着性斑块到带有鳞屑的结节或溃疡性肿瘤，病变初期，多呈疣状肿块，质地坚实，暗红色且有毛细血管扩张，在数个月内皮损变大、深的结节和溃疡，损害迅速增大，这种早期肿瘤局限性隆起、活动，以后逐渐分散，程度不同地凹陷并固定。可侵入皮下组织。高出皮面的肿瘤呈圆顶形，常中央破溃形成溃疡，有宽而高起的边缘，外翻如菜花状，上覆污灰色痂，有腥臭的脓性分泌物排出，去痂后基底凹凸不平，易于出血。有时，损害也可不形成溃疡而成蕈状或乳头瘤状。（图 62-54~ 图 62-56）

鳞状细胞癌形态有结节、溃疡、乳头或菜花状，呈内生性、多称性增长。临床可分为①原位鳞状细胞癌：原位鳞状细胞癌通常被称为鲍恩病，最常表现为红斑鳞屑性斑块或轻度隆起性斑块。定义为较宽范围内出现全层不典型表皮角质形成细胞。②侵袭性鳞状细胞癌：最常表现为红斑性角化性丘疹和结节，发生于日光损伤部位。通常都有触痛。侵袭性生长

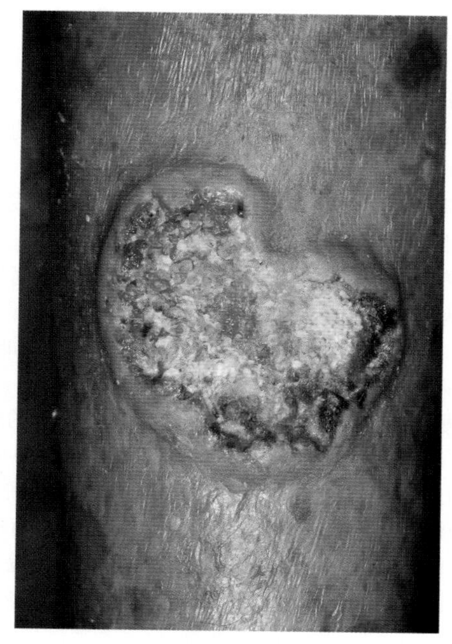

图 62-54　鳞状细胞癌
下肢菜花状肿物，边缘翻转，质硬。

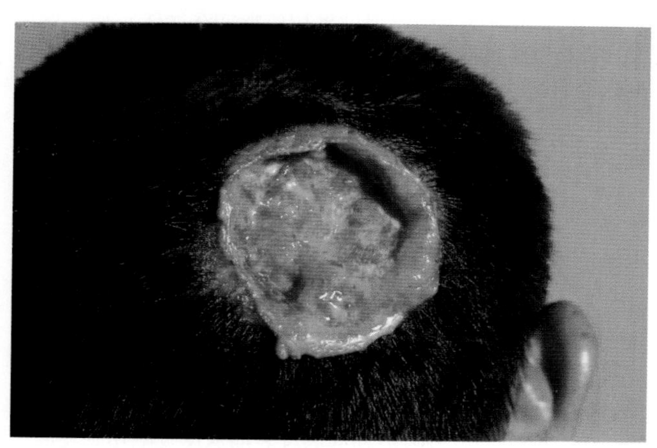

图 62-55　鳞状细胞癌
形成溃疡，边缘外翻，质硬。

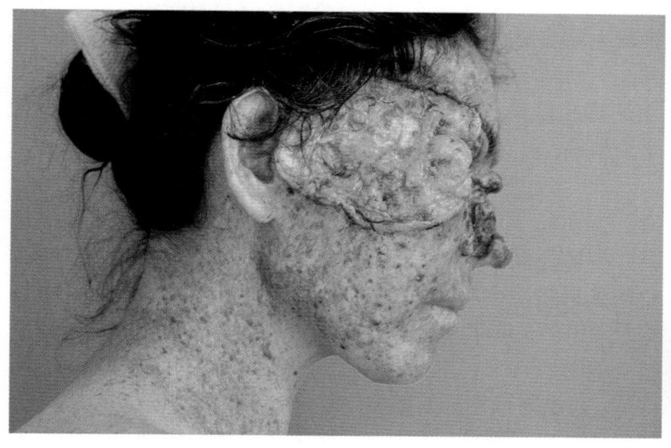

图 62-56　皮肤鳞状细胞癌（溃疡）（新疆维吾尔自治区人民医院　普雄明惠赠）

表现为在真皮的不同深度出现孤立的肿瘤岛。③其他亚型包括疣状癌、角化棘皮病。

1. 鳞状细胞癌病因分型

(1) 日光诱发的鳞状细胞癌：开始于曝光部位的光化性角化病，如面部和手臂。

(2) 砷剂诱发的鳞状细胞癌：砷剂角化病，可发生 Bowen 病和侵袭性砷剂鳞癌，其潜伏期为 10~20 年不等。

(3) 热力鳞状细胞癌：热力可致热激红斑或烘烤皮肤综合征，表现为局部淤血后形成斑驳色，并出现网状红斑，继而留下色素沉着。热激红斑极少发生可导致 Bowen 病和鳞状细胞癌的上皮不典型增生。

(4) 慢性放射性鳞状细胞癌：各种放射线引起的皮肤损伤均可发生癌症。有时为多发性，在经过平均 20~40 年的潜伏期后，可出现各种恶性肿瘤。最常见的是基底细胞癌，然后是鳞状细胞癌。可在先前照射部位出现，甚至是没有明显慢性放射性损伤的部位。发生于放疗部位的鳞状细胞癌比单纯的日光诱发性鳞状细胞癌更易发生转移。鳞状细胞癌更常见于臂部、手部，而基底细胞癌见于头部、颈部和腰骶部。

(5) Marjolin 溃疡(瘢痕)鳞状细胞癌：指在皮肤慢性溃疡、创伤部位、窦道和既往烧伤基础上出现鳞状细胞癌。大部分皮损发生在四肢。有报道烧伤瘢痕癌发生时间超过 30 年。日本，印度北部及中国报道的烧伤瘢痕癌发生率很高。慢性炎症部位发生的鳞状细胞癌侵袭性更强。鳞状细胞癌可能被炎症性的肥厚组织所掩盖。

(6) 嗜神经性鳞状细胞癌：表现更强的侵袭性，局部复发近 50%。

(7) 免疫抑制型鳞状细胞癌：肿瘤常为多发性，发生在日光暴露部位，更多见于手和前臂。肿瘤的行为各异：有些是非侵袭类型，而有些有强的侵袭性，转移率高，甚至导致死亡。

2. 鳞状细胞癌部位分型

(1) 鼻腔鳞状细胞癌：能扩散到鼻腔和筛窦的邻近组织，也可扩散到对侧鼻腔、骨、上颌窦、腭部、皮肤、鼻的软组织、口唇、面颊、筛盘和颅腔。

(2) 下唇鳞状细胞癌：初起唇红表面从反复晒伤到发展为干燥、起鳞屑、裂开及发展为光化性唇炎。表现为粗糙的丘疹或角化性黏膜白斑，逐渐增大；可外生性生长为呈蕈样生长，也可内生性生长为破坏性溃疡。常为单个的溃疡性结节，多发性溃疡或广泛的增厚偶见。吸烟常为其易感因素。下唇损害较上唇多见，男性多于女性(12∶1)，平均发病年龄为 60 余岁。下唇鳞癌发生的转移率为 10%~15%，唇部鳞癌还可发生于盘状红斑狼疮皮损上，唇部 DLE 的患者有 0.3%~3% 可转化为鳞癌。

(3) 口腔鳞状细胞癌：主要发生在 40~70 岁的烟酒嗜好者，占 75%。印度妇女口腔内癌的发生率高，源于她们咀嚼烟草。槟榔壳被 IARC 专家组宣布为公认的人类致癌物。烟草中的致癌物质会增加 TP53 突变。人类乳头瘤病毒(HPV)特别是 HPV-16 是非常重要的病因学因素。超过 50% 的口咽癌整合有 HPV DNA。口腔鳞状细胞癌发生在口腔内多个不同部位。口底是最常见的部位。另一个最常见的部位是由软腭、咽门前柱以后磨牙区构成的“软腭复合体”，多数口腔癌发生在黏膜白斑病的区域。表现有黏膜增生和溃疡、疼痛、耳部也常见牵涉性疼痛、口臭、吞咽困难和出血。而消瘦、颈部肿大是晚期癌的症状。

(4) 女阴鳞状细胞癌：国外发病率从 1∶10 万到 20∶10 万不等，高峰年龄在 70~80 岁，发病机制有两个途径：①癌的发生与 HPV 感染和典型性 VIN(外阴上皮内肿瘤形成)有关；②癌发生于或与分化性 VIN、硬化性苔藓有关，或没有明显的癌前病变。吸烟也是危险因素。表现为一孤立性肿瘤，分为外生性(结节状、疣状、蕈状)、内生性(溃疡伴有隆起质硬的边缘)。症状包括局部不适、疼痛、瘙痒和烧灼感。

(5) 阴囊鳞状细胞癌：黑人阴囊恶性肿瘤少，阴囊鳞状细胞癌发病率远低于阴茎。好发年龄为 50~70 岁，阴囊癌是第一个公认的与职业暴露因素有关的肿瘤，在十八世纪，Percival Pott 发现，接触煤烟和粉尘的人(例如扫烟囱的人和棉织厂工人)患阴囊癌的概率较高。后来发现 3′,4′- 苯并芘为致癌物质。此后发现了很多有关的工业和职业致癌物质。其他的危险因素包括 HPV 感染，以及补骨脂素和紫外线照射协同作用。表现为结节，常为疣状，蕈样肿块、常有溃疡形成，阴囊癌倾向于局部生长，向深部浸润。半数病人可发生腹股沟淋巴结转移。组织学上，多数肿瘤为中至高分化鳞状细胞癌。

(6) 阴茎鳞状细胞癌：危险因素包括未进行包皮环切、卫生差、包茎和病毒感染。犹太人在出生时做包皮环切术，其发病率极低。北欧国家阴茎癌的发生率很低，其男性并不常规做包皮环切术，但个人卫生良好。几乎半数的阴茎癌患者与包茎共存。实验研究包皮垢及其衍生物在阴茎癌的发生中可能起重要作用。大约半数阴茎癌病例发现 HPV16 和 HPV18。其他罕见的原因包括烟草、放射线、补骨脂素和紫外线(PUVA)治疗。阴茎癌发生于老年男性。40 岁以下的男性罕见。病变多数位于龟头和包皮，也可位于包皮囊或冠状沟，发生在阴茎体和尿道口的癌罕见。生长方式可以为表面播散、纵向生长或疣状生长。

(7) 甲周鳞状细胞癌：通常表现为甲周肿胀、红斑和局部疼痛。皮损常发起于手指甲皱襞，似甲周疣。50% 的患者 X 线检查显示末端指骨变化。

3. 形态分型

(1) 疣状癌：疣状癌为一种非转移性的高分化鳞癌的亚型，以外生性、疣状缓慢生长和边缘推压为特征。此外尚有溃疡型、菜花型。

(2) 巨大型尖锐湿疣：是疣状癌的一个亚型。

鳞状细胞癌转移 生物学上，鳞状细胞癌一般呈惰性表现，除非病变深达汗腺螺管水平以及病变持续时间较长；厚度小于 2mm 的病变统计学上没有转移的危险，而厚度大于 4mm 或有深度浸润的病变则有明显转移的危险性(表 62-11)。

表 62-11 高危型鳞状细胞癌

直径 >2cm	肿瘤发生于瘢痕上
厚度 >4mm，clark Ⅳ或Ⅴ	Broders 分级Ⅲ或Ⅳ级
肿瘤累及骨、肌肉、神经	患者免疫抑制
位于耳、唇	缺乏炎性浸润

(四) 组织病理

鳞状细胞癌由来自表皮的成巢、成片、成条的鳞状上皮细胞组成(图 62-57)。最常见的结构为伴有明显角化的浸润性鳞状细胞小叶。常常有中度至重度的细胞学多形性,其特征不仅是核/浆比例较高,而且还有凋亡细胞以及具有典型性及非典型性核分裂象的细胞。

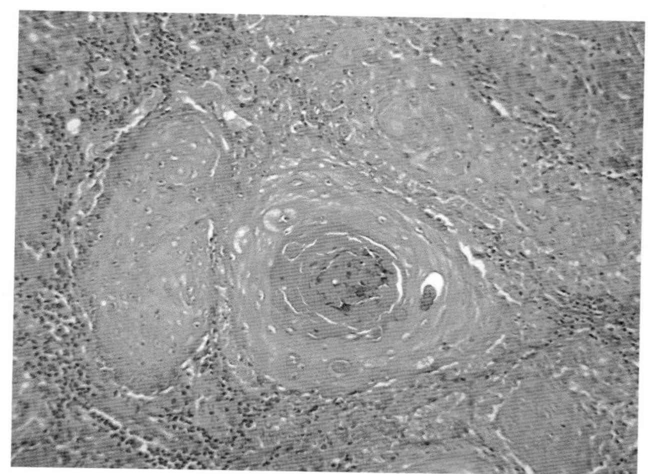

图 62-57　鳞状细胞癌 HE 染色

瘤细胞突破基底膜侵入真皮,癌团由正常的鳞状细胞和异形或间变的鳞状细胞组成。有丝分裂相常见,许多为异形分裂,细胞间桥缺乏。癌细胞朝角化方向分化,而角化常以角珠的方式存在;后者由同心排列的鳞状细胞组成,愈近中心角化愈明显,但其中心常为不全角化。

鳞状细胞癌不常见的细胞类型包括鲍温样、透明细胞、印戒细胞、基底细胞样细胞以及梭形细胞,分别可与腺体肿瘤、基底细胞癌以及其他梭形细胞肿瘤混淆。

免疫组织化学染色,鳞状细胞癌一般 AE1/AE3 细胞角蛋白和上皮膜抗原(EMA)为阳性,但 CAM5.2 和 BER-EP4 一般为阴性。通常情况下,这些病变 S-100 蛋白和间叶性标记物为阴性。

通常采用 Broders 倡议,以未分化癌细胞所占的百分比来作鳞状细胞癌的分级法,即以每 25% 未分化癌细胞为一组,共分 4 级。凡未分化癌细胞小于 25% 者为Ⅰ级,25~50% 为Ⅱ级别,50%~75% 为Ⅲ级,大于 75% 为Ⅳ级。此外,分级法除观察未分化细胞外,尚须结合癌细胞的不典型程度与损害的侵袭程度。如同一肿瘤内在不同区域的恶性程度不一,则以分化程度最低的部分进行分级,亦为 4 级。

Ⅰ级鳞状细胞癌的癌团不侵犯汗腺水平以下组织。在某些部位其周围的基底层仍完整,但其他处基底层结构紊乱或消失,癌团与周围间质分界不清。侵袭细胞团块中,大多数细胞有发育良好的细胞间桥,而有些细胞的细胞核显示不典型,角珠较多,近中心处可充分角化或仅轻度角化,此外,尚见较多角化不良细胞。真皮内炎细胞浸润明显。

Ⅱ级鳞状细胞癌侵犯真皮深层的侵袭性细胞团与周围间质分界不清,非典型鳞状细胞较Ⅰ级多,为 25%~50%。角化程度较Ⅰ级为轻,仅有少数角珠,中心角化较差,鳞状细胞显示不典型。

Ⅲ级鳞状细胞癌多处无角化,不见角珠,代之以小团细胞角化,胞质淡嗜伊红性,只有少数细胞间桥,可见个别角化不良细胞,绝大多数癌细胞的胞核不典型,为 50%~70%,核分裂象明显且多为不典型。

Ⅳ级鳞癌完全没有角化,几乎所有癌细胞都不典型且无细胞间桥。有的分裂象多,如为梭形细胞,常排列成漩涡状,并有多形性巨细胞。

(五) 诊断

损害为结节、溃疡或菜花样或乳头状,呈外生或内生性增长,有浸润性,可伴有特征性的恶臭味。好发于头皮、面、颈和手背。组织病理可确诊。

(六) 鉴别诊断

日光暴露部位病变的鉴别诊断仅仅限于角化棘皮瘤和基底细胞癌,但有些病变可与脂溢性角化症混淆,对于色素性病变,需要与恶性黑色素瘤鉴别。疣状癌需要与跖疣鉴别。

本病应与角化棘皮瘤鉴别,后者生长迅速,并可自愈,但基底细胞癌也可似角化棘皮瘤。其他需与本病鉴别的疾病包括:日光角化病,基底细胞癌,Bowen 病,黑素细胞痣,恶性黑素瘤,Page 病,硬化性萎缩性苔藓和化脓性肉芽肿。

(七) 治疗

鳞状细胞癌的治疗取决于组织病理学分级及临床表现及损害大小选择治疗,除去肿物。手术、放疗是标准的疗法(表 62-12)。

鳞状细胞癌治疗取决于组织病理学分级和临床表现,可供选择的一线治疗有经典切除,Mohs 显微手术,刮除术和电干燥法,冷冻;二线治疗有外用咪喹莫特,外用 5-Fu,博来霉素,电化学疗法,肿瘤内注射 α 干扰素;三线治疗有光动力学疗法,口服异维 A 酸,阿维 A,α 干扰素全身治疗,蛋白激酶抑制剂,同步放化疗等。

1. 手术治疗　标准切除手术:小而简单的鳞状细胞癌(<1cm)经常使用手术治疗。冷冻治疗也是另一种可供选装

表 62-12　鳞状细胞癌的治疗

非侵袭/侵袭性鳞癌	侵袭性鳞癌可转移全身,治疗失败有致命后果,应予绝对根治
标准手术切除	高危鳞状细胞癌手术切口距肿瘤边缘需要 6mm,大于 2cm 者扩散风险升高,鳞状细胞癌标准手术切除切缘距肿瘤为 0.5~2cm
Mohs 显微外科手术联合治疗	Mohs 显微手术是鳞状细胞癌治疗金标准,肿瘤直径超过 2cm 者,术后应放射治疗
物理治疗	小的表浅鳞癌:冷冻、激光、刮除、电干燥
放射治疗	<10cm 损害,适用于老年患者、较小非复杂性肿瘤。副作用:附属器萎缩、放射皮炎,远期复发
光动力治疗	有报道只对部分患者有效,治愈率 8%,复发率 82%
联合治疗	适用于不能手术或放疗者:①皮损内注射治疗博来霉素、5-FU 或干扰素;②外用咪喹莫特或 5-FU;③系统治疗:维 A 酸或干扰素、单克隆抗体、蛋白激酶抑制剂

的方法。单纯手术联合切缘控制通常用于较小的和位于躯干和四肢的肿瘤。根据最新的NCCN指南，推荐低风险的鳞状细胞癌切缘是4~6mm，对于高风险肿瘤则为10mm。切除应包括皮下脂肪。高危鳞状细胞癌需要6mm边缘的切除范围，大于2cm，分化差，有脂肪浸润更应如此。Mohs显微镜检查手术最常见于治疗鳞状细胞癌和基底细胞癌，治愈率高(94%~99%)和组织保存量大是其主要优点。Mohs手术是一种用显微镜检查来控制皮肤癌切除的手术方法。特别是在对美容和功能保存非常重要的区域。

淋巴结清扫：淋巴结转移者应该清扫，缺乏证据者一般不用清扫。

2. 物理治疗

(1) 放射治疗：适用于直径>1cm的肿瘤，如鼻、唇、眼睑和眦部肿瘤。小肿瘤周围0.5cm的正常皮肤应包括在照射范围内。较大、较厚损害常用电子束治疗，其可使剂量均匀分布于肿瘤而到达深部的剂量很少。

(2) 刮除和电干燥法：用于治疗直径<1cm、位于平坦表面(如额、颊和躯干)和深度不超过皮肤或皮下浅层的鳞癌，治愈率达到90%。另有报道皮损直径大于2cm的鳞状细胞癌病例，经刮除手术后复发者。

(3) 冷冻疗法：治愈率达到95%以上。严格掌握指征，选择表浅而直径小的鳞状细胞癌，且应密切随访观察。

(4) 二氧化碳激光：治疗表浅侵袭性和原位鳞癌。

(5) 光动力治疗(photodynamic therapy，PDT)：效果良好。

3. 药物治疗

(1) 维A酸类：用于晚期病例、多发性损害和高危人群的预防。异维A酸(1mg/kg，至少4周)治疗晚期鳞癌，总有效率70%。

(2) 干扰素：同基底细胞癌，与维A酸类联用。

(3) 联合治疗：晚期或转移性皮肤癌应采用系统性化疗(5-FU、丝裂霉素或顺铂、博来霉素和多柔比星)、手术或放疗联合治疗。

4. 新靶向药物非常具有前景，包括表皮生长因子受体拮抗药、小分子酪氨酸激酶抑制药和蛋白酶体抑制药。

(八) 病程与预后

与基底细胞癌相比，鳞状细胞癌发展较快，免疫抑制的人群易发生转移。具有深层侵犯、分化差、神经周侵犯和棘层溶解特征的肿瘤更容易复发或转移。手术边缘过窄是另一个复发危险因素。发生在日晒部位皮肤的肿瘤，转移风险最低，不足0.5%，发生在非日晒部位的肿瘤，风险是2%~3%。转移风险更高的情况见于伴发鲍恩病，发生在唇部、外阴、肛周和阴茎皮肤，放射瘢痕或烧伤基础上。肿瘤厚度是一个预后指标，厚度<2mm者，很少转移，厚度介于2mm~5mm者，转移风险居中(大约5%)；厚度>5mm者，转移风险大约20%。

二、疣状癌

疣状癌(verrucous carcinoma)是一种低度恶性的鳞癌，又称高分化的表皮样鳞状细胞癌、Buschke-Löwenstein瘤巨大尖锐湿疣(生殖器部位)，结构上类似于寻常疣，具有局灶性破坏性生长方式，可侵犯骨骼。Ackerman于1948年首次报道。

(一) 病因与发病机制

多与HPV感染，尤其是HPV-6和HPV-11有关。许多疣状癌是在原有病毒疣中发生的，局部HPV基因的存在支持病毒病原学，瘢痕和慢性炎症亦为病因。如骨髓炎的窦道和皮肤结核病损处，阴茎疣状癌的发生前有慢性感染、包茎。

(二) 临床表现

常累及50岁以上的男性。疣状癌为缓慢增大的花椰菜样肿块，具有局部侵袭性，转移罕见。肿瘤表现为角化疣状增生，常伴有充满角质的窦道，向深部发展，穿掘而形成不规则裂隙和窦道，可排出恶臭的油状物；肿瘤最终穿透基底软组织和邻近的骨骼。

疣状癌亚型

1. 跖部疣状癌　称为隧道癌，初期类似于跖疣，位于跖的负重区，逐渐增大成为质软、易碎的球状肿物。

2. 口腔疣状癌　口腔菜花样乳头瘤病(florid oral papillomatosis)，最常累及口腔黏膜，尤其是腭、颊黏膜和牙槽。见于年长者，好发于颊黏膜和齿龈，肿瘤呈白色、菌样、菜花样肿物，一般为几厘米大小。

3. 肛门生殖器疣状癌　或称巨大尖锐湿疣、或Busehke-Lowenstein瘤。常发生在原有尖锐湿疣的基础上，溃疡形成常伴瘘管。发生于肛门会阴黏膜表面的，外观上类似尖锐湿疣，通常见于未进行包皮环切术的男性龟头和包皮处，女性阴道口、阴道、子宫颈和肛门黏膜处。有转变为侵袭性癌的报道。

4. 甲下疣状癌　甲下损害表现为特征性溃疡和甲板破坏，可累及指(趾)骨(溶骨性破坏)。

(三) 诊断

组织学上显示顶端为波浪形角质团块的球状表皮突的特征。鳞状上皮细胞分化良好，细胞学异型性很轻微。

(四) 治疗

手术切除是最好的治疗，口腔疣状癌可用咪喹莫特，口服维A酸类治疗。

三、基底细胞癌

内容提要

- 基底细胞癌是呈惰性生物学行为的皮肤上皮性肿瘤，转移极为罕见。
- 间歇性的强光暴露、放疗、有基底细胞癌家族史、免疫抑制、易晒伤，是发生基底细胞癌的危险因素。
- 基底细胞癌类型包括结节型(60%)、浅表型、硬斑病型、囊肿型、基底鳞癌型、微结节型和Pinkus纤维上皮瘤。

基底细胞癌(basal cell carcinoma，BCC)又称基底细胞上皮瘤、毛母细胞癌，是来源于上皮基底非角化细胞，发生于含有毛囊的皮肤，朝向表皮或附属器特别是毛囊分化的一种肿瘤，无前驱的癌前病变。基底细胞癌是指一系列呈惰性生物学行为的皮肤上皮性肿瘤，可持续局部浸润侵袭且损伤重要脏器组织功能及形态。其转移极为罕见。

(一) 流行病学

基底细胞癌是最常见的肿瘤。估计在美国每年新发病例超过一百万人。基底细胞癌在年长者中较多见。肿瘤好发于浅肤色个体皮肤的曝光部位，57% 为男性患者。60 岁以上老人较多发。鼻部为最易累及部位（占 20.9%），其次为面部其他部位（占 17.7%）。

基底细胞癌发病的高危因素包括暴露于紫外线、浅色头发及瞳孔颜色、北欧后裔以及不耐日晒的个体。基底细胞癌患者对黑素瘤高危易感，但其他恶性肿瘤则不易发生。Bower 等报道患有基底细胞癌的患者患黑素瘤风险为三倍，但对患其他类型的肿瘤危险性并不增加。

（二）病因与发病机制

基底细胞癌的发生与个体易感性即基因因素和环境因素相关，基因突变导致 DNA 损伤修复能力缺陷和光保护性黑素缺乏，导致机体对 UV 辐射和 X 线的敏感性增强，引起基底细胞癌的发生（图 62-58）。

1. 紫外线 暴露于紫外线，尤其是 UVB（290-320nm 光谱范围）导致肿瘤抑制基因的突变。一些研究表明周期性的短期暴露于紫外线的患者比职业暴露者有更大的风险。这表明几个月或几年的强紫外线照射或许有长期损害效应。其他参与发病的因素包括调节基因的突变、暴露于电离辐射及免疫监视的改变。

紫外线诱导基底细胞癌表达 Fas 配体（CD95L），进一步表明这些细胞在凋亡程序下与 CD95 耐受 T 细胞相关。这表明一潜在机制即紫外线或许帮助肿瘤细胞逃避毒性 T 淋巴细胞杀伤。

2. 遗传性 可遗传的发展为上皮癌疾病包括痣样基底细胞癌综合征，Bazex 综合征及 Rombo 综合征。痣样基底细胞癌综合征患者有多达上千个基底细胞癌，是由于肿瘤抑制基因 PTCH 的突变。

Bazex 综合征以 X 连锁方式遗传。患者有多种基底细胞癌，毛囊性皮肤萎缩，扩张的毛囊有冰锥样瘢痕，稀毛症及少汗症。相反，Rombo 综合征是以常染色体遗传。表现为虫蚀状皮肤萎缩、粟粒疹、多毛症、毛发上皮瘤、基底细胞癌及外周血管舒张症。

3. 免疫 有免疫抑制的淋巴瘤或白血病患者和接受器官移植的患者其鳞状细胞癌的发病率显著增加，但是基底细胞癌的发生率仅轻微增加。免疫缺陷病毒感染的患者与免疫正常个体基于同样的危险因素下基底细胞癌发病率相同。长期酗酒的免疫抑制患者发展为浸润性基底细胞癌的风险升高。

4. 基因突变 累及的基因为 sonic hedgehog、patched1 和 smoothend（SMO）基因。研究已发现基底细胞癌系与人类同源的果蝇属基因 patched（PTCH1）的突变所致，该基因仅次于染色体 9q22.3。PTCH1 是一种肿瘤抑制基因。在 30% 的散发性基底细胞癌中发现有 PTCH1 突变。参与基底细胞癌发生的其他途径还有肿瘤抑制基因 p53 的突变。近来，也报道了基底细胞癌中 BAX（bcl-2 相关 X- 蛋白）的基因突变。基底细胞癌的发展机制还包括 Hedgehog 信号转导通路突变。ras 基因突变与散发基底细胞癌相关。

5. 其他相关因素 其他致癌因素包括无机砷的长期摄入、X 线、烧伤和接种。接触煤焦油制剂、文身和其他物理损伤也与基底细胞癌有关。免疫抑制患者发生基底细胞癌的概率更高。环境因素会增加发病危险性或为发病所必需，如着色性干皮病和白化病的光敏性增加，容易发生 BBC26。

（三）临床表现

基底细胞癌是很常见的肿瘤，尤其是居住在低纬度国家的白色皮肤个体。在澳洲昆士兰，所记载的发病率是 2 000/10 万。我国基底细胞癌较鳞状细胞癌少见，两者比例为 1∶5~1∶10。

基底细胞癌多发生于暴露曝光的部位，尤其是在白种成人的面部。发病率在老年组较高，老年男性比老年女性高。该肿瘤也可以发生在儿童。

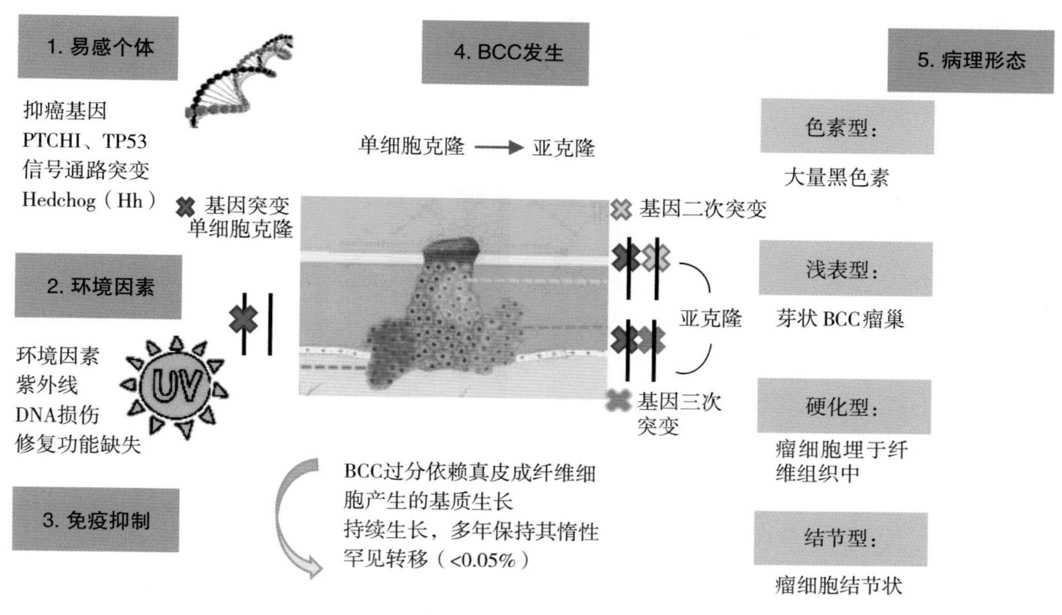

图 62-58 基底细胞癌病理生理

注：单细胞克隆是由单个细胞进行分裂、增殖，形成具有相同遗传性状的细胞群体。
亚克隆是从原有的克隆的成果中再筛选特性的过程。两者区别在于亚克隆为克隆的再选择过程。

基底细胞癌发展缓慢，可在 20~30 年内处于较稳定状态。基底细胞癌一般发生于 30~40 岁个体，男性多见。损害呈隋性最常见于面部，特别是鼻部。

1. 基底细胞癌的 5 种主要临床亚型

(1) 结节溃疡型基底细胞癌：占 45%~60%，此型较常见，皮损一般为单个，可为一个或几个蜡样光泽、半透明的小结节，中央凹陷，中心易破溃（图 62-59），有棕色结痂，痂被剥离后，易出血。溃疡呈扁平，边缘卷起。皮损表面有毛细血管扩张。该溃疡呈慢性经过，并逐渐增大，出血可以是唯一症状。本病皮损大部分位于面部（85%~90% 位于头和颈部），尤其是鼻部（25%~30%）。前额、耳、眼周和双颊也常受累。事实上身体的任何部位均可受累。结节型基底细胞癌可以很大、很深、毁损眼睑、鼻或耳。

(2) 浅表型基底细胞癌（superficial type）：又称浅表型多中心性基底细胞癌，占 15%~35%，浅表型基底细胞癌好发生在躯干、四肢远端（14%），40% 发生于头颈部，损害为缓慢扩大的鳞屑性红斑，表现为片状红斑（图 62-60，图 62-61），一片或数片。触之有轻度浸润，外周有线状蜡样边缘，可部分破溃、结痂。直径可以从数 mm 到超过 10cm。常表现为干燥、银屑病样鳞屑性损害。生长模式主要是水平生长，很少有浸润和溃疡倾向。当发生向真皮深部浸润性生长，可导致真皮纤维变性和多处溃疡，有时皮损中央以留有白色萎缩性瘢痕而痊愈，而皮损向周围扩展。有时同时或在一段时间内发生几处皮损，见于感染 HIV 的患者。

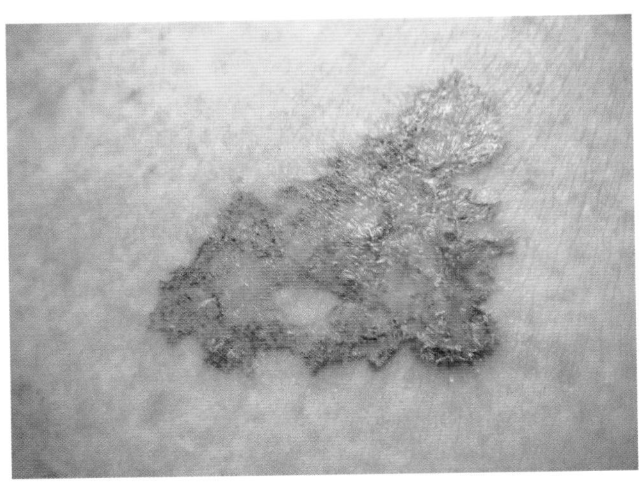

图 62-61 浅表型基底细胞癌
鳞屑性斑片，稍有浸润，绕以狭窄的蜡样光泽边缘（东莞市常平人民医院 曾文军惠赠）。

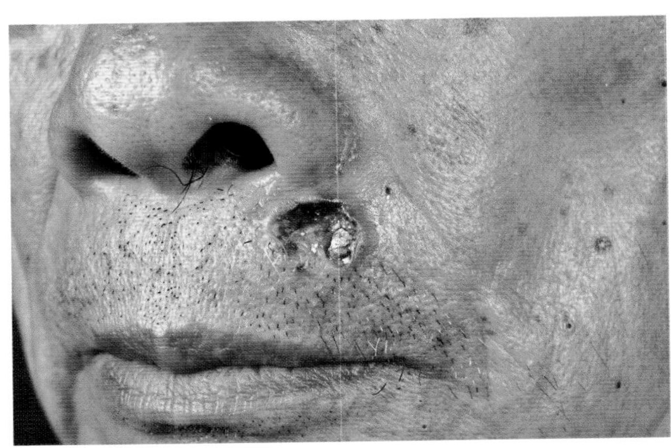

图 62-59 基底细胞癌
溃疡型。

(3) 色素型基底细胞癌（pigmented type)）：占 1%~7%，是结节型 BBC 的一个变型，无论浅表型还是局限性基底细胞癌都可含有色素，色素可呈片状或均匀分布，与肿瘤内黑素细胞有关，呈黑褐色，或蓝 - 黑色，临床上酷似黑素瘤（图 62-62）。

(4) 硬斑病样型基底细胞癌（morphea-like type）：占 4%~17%，位于前额、面颊、鼻部、眼睑、颈胸部，表现为扁平、轻度萎缩性皮损或界限不清的浸润性斑块，少有破溃。典型的皮损质硬，颜色为红色或略带白色。表面干燥光滑，可有毛细血管扩张，类似于瘢痕、局限性硬皮病（图 62-63）。

(5) Pinkus 纤维上皮瘤：罕见，Pinkus 纤维上皮瘤首次由 Pinkus 于 1953 年描述，是毛发上皮瘤或毛细胞的一个类型。Katona 等研究发现 77% 的 Pinkus 纤维上皮瘤激素受体，

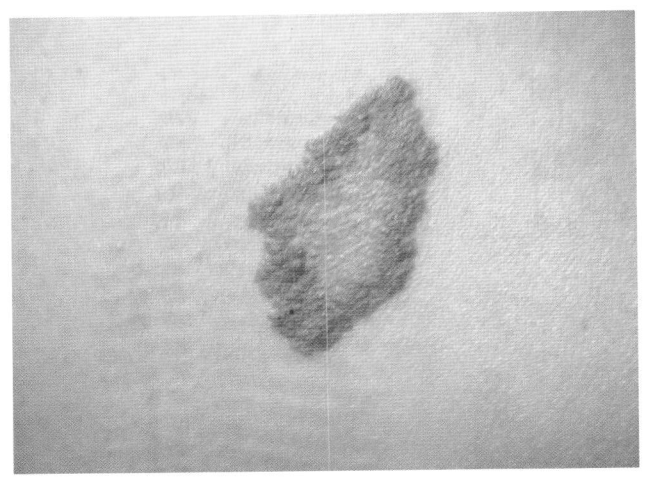

图 62-60 浅表基底细胞癌（东莞市常平人民医院 曾文军惠赠）

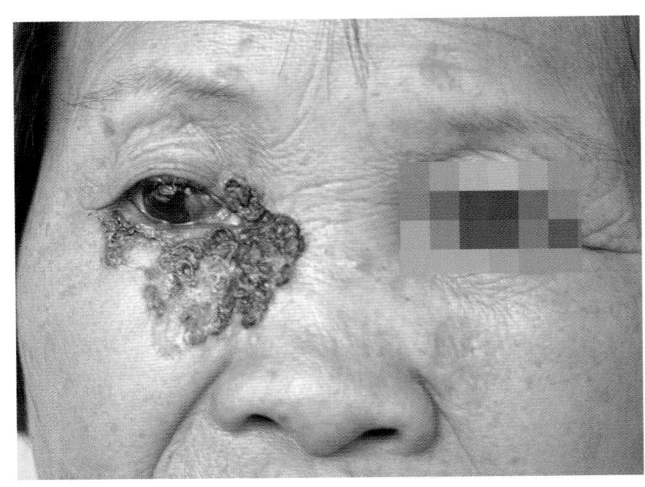

图 62-62 基底细胞癌
色素型（脸部）。

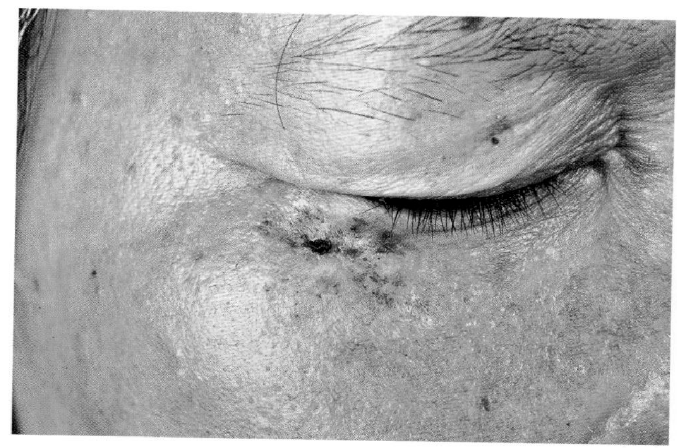

图 62-63　基底细胞癌 - 硬斑病样

85%Pinkus 纤维上皮瘤在瘤体内有细胞。肿瘤起源于未成熟的间质依赖性多潜能基底样细胞，典型的皮损是光滑的、粉红色结节或斑块，可能有蒂。好发于成人躯干，特别是下背部。损害为单发或多发，类似于纤维瘤或乳头瘤，较大的皮损中央可萎缩或破溃。低度恶性，极少发生转移。是罕见的基底细胞癌变型，也有学者认为是毛母细胞的一种。也可以作为一个独立的疾病。(图 62-64)

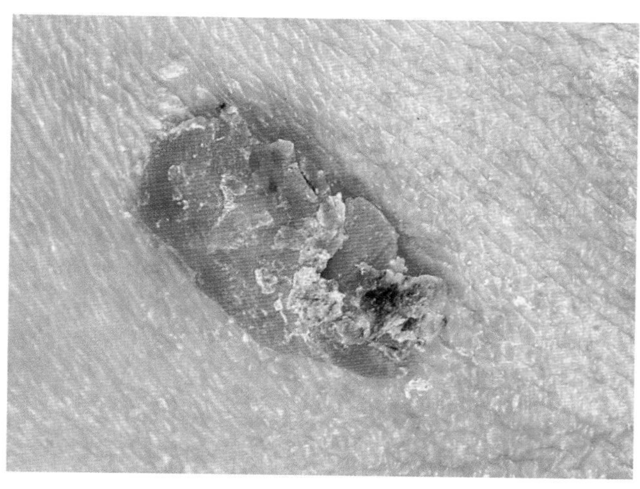

图 62-64　基底细胞癌
纤维上皮瘤型。

2. 其他类型

(1) 阴茎 / 阴囊基底细胞癌：非常少见。本病可以累及龟头、包皮或阴茎体。为小的不规则形溃疡型肿物。镜下可见由小而一致的基底细胞样细胞组成的细胞巢，边缘呈栅栏状排列。其临床病程具有惰性。

(2) 微结节型基底细胞癌：表现为斑疹、丘疹或轻度隆起的斑块。最常见的部位是背部。本亚型具有弥漫的真皮层内小结节。小结节之间是正常胶原。肿瘤结节大小近似毛囊球，以细微的形式延伸到深层组织。

(3) 囊肿型基底细胞癌：结节型基底细胞癌的异型表现为光滑的、圆形囊性肿物。囊肿型基底细胞癌与结节型基底细胞癌的表现相似。

(4) 基底鳞状细胞癌：伴有鳞状细胞分化的基底细胞癌。轮廓不清，浸润性生长(图 62-65，图 62-66)，基底样鳞状细胞癌由两部分组成，更具侵袭性和破坏性，更易于转移复发。

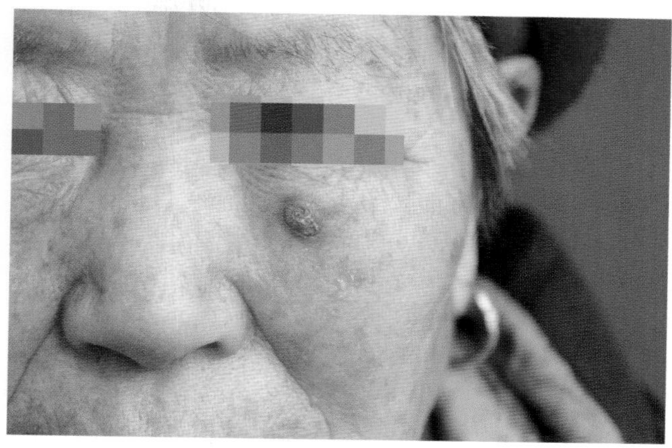

图 62-65　基底鳞状细胞(新疆维吾尔自治区人民医院　普雄明惠赠)

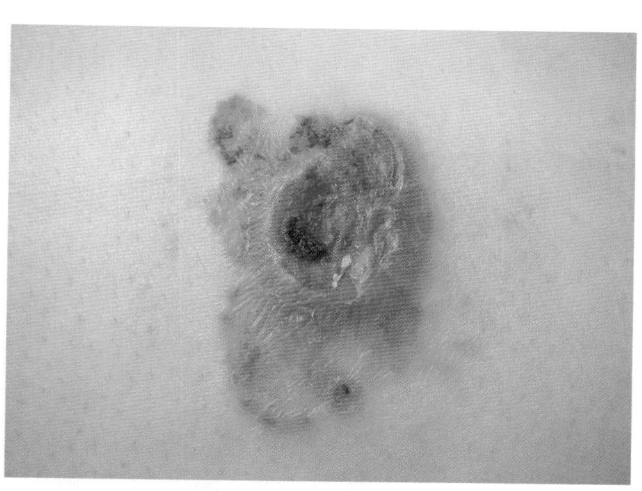

图 62-66　基底鳞状细胞癌[华中科技大学协和深圳医院(南山医院)　陆原惠赠]

(5) 巨大型基底细胞癌：定义为直径 10cm 或 10cm 以上，好发于躯干，为高度变异的基底细胞癌，转移率 30%。

3. 罕见型

(1) 线性基底细胞癌：好发于老年人的颈、眼睑和眼角中央，为不明显的线状损害。

(2) 息肉状基底细胞癌：老年人头发和耳部，外生性有蒂的息肉状损害。

(3) 浸润型基底细胞癌：表现为苍白、坚硬、界限不清的斑片。这种肿瘤常见于躯体上部或面部。

(4) 角化型基底细胞癌：特征是呈珍珠形，可以散布小的角质囊肿(粟粒疹)。

(5) 腺性基底细胞癌：细线状排列的基底细胞构成网状形态。常出现间质黏液。

4. 系统性播散型基底细胞癌　罕见，发病率为 0.002 8%~0.55%，有明显的局部破坏能力，转移率可能略低于 0.1%。全世界文献报道仅100例发生远处转移。首发转移体征的平均年龄为59岁，平均存活时间为8个月，转移发生在淋巴结、肺和骨。

（四）皮肤镜检查

血管结构是基底细胞癌皮肤镜下最具特征性的表现，树枝状、大直径、扭曲的血管是基底细胞癌皮肤镜下的特异性表现，尤其是结节状基底细胞癌，不同类型的基底细胞癌可以有所差异。

经典诊断模式：1个阴性标准：不含色素网。6个阳性特点：①大的蓝灰色卵圆形巢；②多发的蓝灰色小球；③枫叶样区域；④轮辐状区域；⑤溃疡；⑥树枝状毛细血管扩张。满足1个阴性标准，6个阳性特点至少具备其一诊断为基底细胞癌。

（五）组织病理

由具有不同的基底细胞样细胞构成，分布于基底细胞癌特征性纤维黏液样间质中。癌细胞为基底样细胞，这些细胞发生于表皮内使表皮增厚或紧接表皮下向下生长。充填于真皮组织内，细胞呈卵圆或梭形，胞核深染，胞浆少，胞界不清楚，细胞间桥常不明显。瘤实质与间质之间有对PAS染色呈阳性反应的基底带（图62-67，图62-68）。

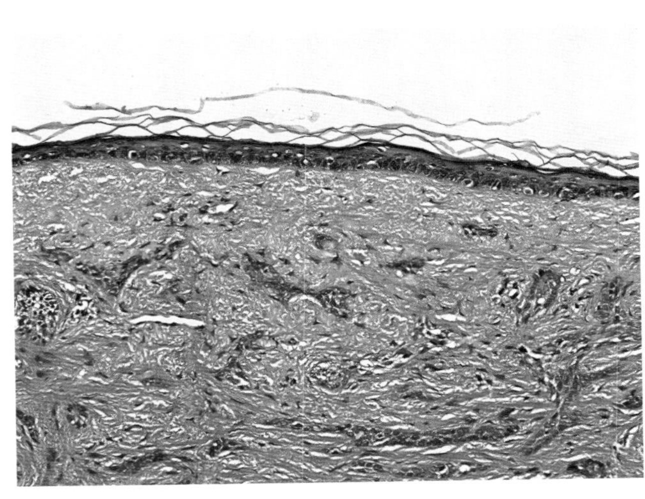

图62-67 基底细胞癌 硬斑病样型 HE ×200

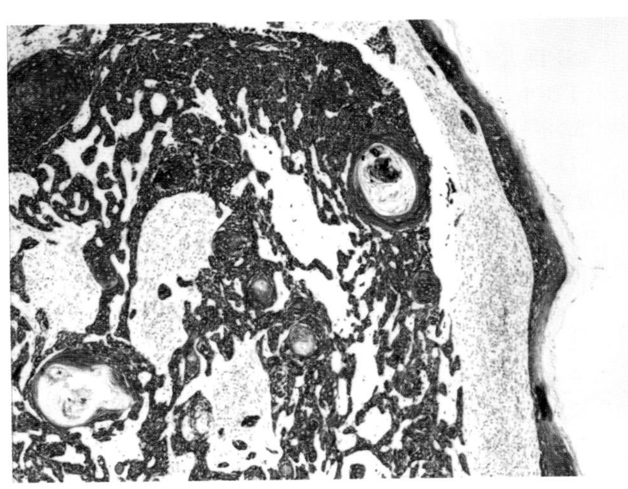

图62-68 基底鳞状细胞癌组织病理（新疆维吾尔自治区人民医院 普雄明惠赠）

基底细胞癌可分为未分化型和分化型两类 前者有结节型、色素型、浅表型和硬化型，后者有囊肿型、腺样型，大多数肿瘤中，表现常不止一种。

基底细胞癌的组织学亚型和其生物学特征有关。结节型是一种低危型。高危型基底细胞癌包括浸润型、硬化型和微结节型。浅表型基底细胞癌若切除的不充分易复发。

1. 结节型基底细胞癌 岛屿状结构最具特征性，占临床结节性表现的大多数。镜下可见大小不一的散在性或融合性、囊性或实性基底细胞样细胞岛，周围常常有栅栏状排列的外层细胞，可能与间质分隔开。

2. 浅表型基底细胞癌 基底细胞样细胞岛为不连续的半岛状，自表皮呈出牙状扩展，仅仅延伸到真皮浅层。浅表性基底细胞癌可出现分叶状浸润性成分。因此有学者认为，浅表性变型为原位性病变。

3. 硬化型基底细胞癌 硬化性结构在临床上为扁平瘢痕样斑片。胶原性间质占据50%以上肿瘤成分。细胞一般排列成细线条索状，间质一般致密。

4. 色素型基底细胞癌 此型有大量黑素，Dopa反应示癌细胞间散布树突状黑素细胞；色素沉积可发生在几种亚型中，包括结节型、微结节型、多灶表浅型和角化型、黑素细胞分散贯穿在肿瘤巢中，而噬黑素细胞存在于间质中。

5. Pinkus纤维上皮瘤 表现为嗜碱性粒细胞交织成多索状从表皮向下延伸，深入纤维基质间，其组织形成树枝状网状，具有特征。

6. 腺样型基底细胞癌 基底样细胞排列呈网状，基底几乎完全为黏液，有时类似腺体形成。

7. 角化形基底细胞癌 表现为角质囊肿形成，角化型基底细胞癌很难与家族性毛发上皮瘤鉴别。

8. 免疫组织化学染色 应与鳞状细胞癌鉴别。可以应用抗Ber-EP4抗体，因为它可标记基底细胞癌中的基底细胞，而鳞状细胞癌不被标记。然而Ber-EP4是非特异性，主要用于缩小诊断范围。CD34可能有助于鉴别毛囊肿瘤和基底细胞癌的间质，多数毛囊肿瘤间质CD34呈阳性，而基底细胞癌间质为阴性。

（六）诊断

多为单个发生的浸润性斑块、结节性溃疡、浅表性斑疹或斑块，色素性或局限硬皮病样损害等。好发于老年人，多见于颜面部。组织病理可确定诊断。

延误诊断的情况包括位于非日照部位的肿瘤，例如肛周区或脚趾间；发病年龄小；肿瘤生长非常缓慢；表浅红斑状斑块，类似皮炎；或合并有瘢痕、肥大性酒渣鼻、静脉溃疡。

（七）鉴别诊断（表62-13）

结节溃疡型：需与鳞癌，无色素性黑素细胞痣，化脓性肉芽肿，恶性黑素瘤，脂溢性角化病和Merkel细胞癌鉴别。浅表型：需与日光性角化病，慢性皮肤型红斑狼疮，鲍恩病，银屑病和脂溢性皮炎鉴别。

（八）治疗

由于多数基底细胞癌为惰性的，90%的病例可通过局部切除而得到长期治愈（表62-14）。

可供选择的治疗方法一线治疗有刮除术和切除术、冷冻、外科切除术、Mohs显微手术；二线治疗有放疗；三线治疗有皮损内干扰素注射、口服维A酸类、外用咪喹莫特或5-FU、光动

表 62-13　鳞状细胞癌与基底细胞癌的鉴别

	鳞状细胞癌	基底细胞癌
好发部位	头皮、面部、下唇、龟头	眼眶，鼻周围及颊部
生长速度	较快	缓慢
肿瘤大小	较大	较小
皮损边缘	不甚清楚	珍珠状隆起
恶性程度	较大，可发生淋巴及内脏转移	小，很少转移
瘤细胞及核分裂	鳞状细胞可有核分裂，可有间桥，瘤细胞周边无栅栏状	嗜碱性染色基底样细胞排列成团块状或条索状，周边为栅栏状，无核分裂或很少分裂
瘤实质与间质交界处	无人工裂隙	有人工裂隙

表 62-14　基底细胞癌的治疗

标准手术切除	低危部位直径小于 1cm 基底细胞癌，手术切除距肿瘤边缘 4mm，而硬斑病样基底细胞癌切缘 4mm 不够大，需将切缘扩大，直径更大的肿瘤需要扩大切缘
Mohs 外科手术	适于深部浸润和硬斑病类型、复发性、界限不清、高危型（早期）基底细胞癌，Mohs 对所有类型肿瘤有最高的治愈率，Mohs 手术的复发率低于手术切除，但尚未达到统计学差异
物理治疗	刮除术、电凝术，只适用于浅表性较小的、不深的基底细胞癌；冷冻或二氧化碳激光消融
放射治疗	适用于较小的重建困难的解剖部位，如眼睑泪管、鼻尖等处，特殊部位如耳、耳听管等处，放射治疗比手术治疗基底细胞癌有更高的复发率，过量致放射性皮炎、毛发区脱落
光动力治疗	与手术切除相比，治愈率低但美容效果好
药物治疗	①外用咪喹莫特：结节型治愈率 53%~75%；表浅型治愈率 80% 更高；②皮损内注射干扰素 -α-2b；③5-FU 软膏；④靶向药物治疗：特异 SHH 道路抑制剂，环巴胺（cyclopamime）、CUR61414、GDC-0449、及 HHIP 等在临床中的应用

力学治疗、二氧化碳激光治疗、皮损内白介素治疗、电化素治疗、系统性化疗。

1. 手术治疗

（1）标准切除手术：是首选，直径 1cm 肿瘤，标准切除边缘为 4mm，治愈率达 90%。侵袭性生长的肿瘤，切除边缘应增加至 6~9mm。标准切除术对基底细胞癌是有效的治疗方法，但对复发性基底细胞癌、浸润性基底细胞癌和高危解剖部位基底细胞癌治愈率低于 Mohs 手术。

（2）Mohs 显微外科手术：其早期复发率为 5.6%，低于其他所有治疗方法，Mohs 手术有最高的治愈率。

2. 物理治疗

（1）放疗：手术禁忌或不愿手术的人，老年患者，直径 <10cm 的基底细胞癌可选用。5 100cGyX 线在 21~23 天内分 17 次照射，骨和软骨受累者剂量增加至 7 000cGy(200cGy/ 次)，每日剂量≤300cGy 可达到良好的治疗效果。

（2）冷冻疗法和刮除、电干燥法应选择较小的不深的皮损：原发肿瘤的治愈率可达 90% 左右，直径 >2cm 及复发肿瘤不宜采用。

（3）光动力治疗：可治疗基底细胞癌、鳞状细胞癌、转移性腺癌和 Kaposi 肉瘤。治疗非黑色素瘤性皮肤癌（NMSC）有较高的复发率（表 62-15）。

表 62-15　各种方式治疗原发基底细胞癌和鳞状细胞癌的远期（5 年）治愈率

治疗方式	基底细胞癌	鳞状细胞癌
外科切除	90	92
点干燥法和刮除	92	96
放疗	91	90
冷冻疗法	92	N/A
所有非 Mohs 手术的方式	91	92
Mohs 手术	99	97

3. 药物治疗

（1）干扰素：皮损内注射重组 α-2b 干扰素（150 万 U/ 次，3 次 / 周，连续 3 周），浅表型或结节溃疡型基底细胞癌患者治愈率为 80%。

（2）5-FU 软膏、咪喹莫特乳膏：用于浅表基底细胞癌，亦有认为局部不能使用氟尿嘧啶，因虽可使损害表皮愈合，但在其下会有广泛转移。咪喹莫特是 Toll 样受体 -7（TLR-7）兴奋剂，诱导干扰素 -α（IFN-α）和其他细胞因子，激活 Th1 型细胞因子对结节型基底细胞癌治愈率是 53%~75%，对浅表型基底细胞癌有更高的治愈率。

（九）病程与预后

肿瘤的部位与复发率明显相关，复发危险性按降序依次为鼻、耳、眼部、躯干和指、臂、手部的损害，面中部区域为高危部位。基底细胞癌生长缓慢很少引起淋巴结转移。曾报道转移死亡的病例，有转移者实属罕见。西方报道转移发生率 <1/ 万。

（李莉　陈蕾　朱团员　吴大兴　王柳苑）

第六十三章

皮肤附属器肿瘤

大多数附属器肿瘤的起源不明，尽管有多种良性附属器肿瘤可以起源于皮脂腺痣，少数大汗腺癌起源于皮脂腺痣，少数汗孔癌、螺旋腺癌或汗腺癌分别起源于既往存在的汗孔瘤、螺旋腺瘤或汗腺瘤。

附属器肿瘤的病变可为单发性或多发性。有些可以是某一综合征的成分，既可以是散发的，也可以有家族遗传背景，少数已发现与基因突变相关。

分类中大汗腺瘤和小汗腺瘤并非完全符合，汗腺瘤既有顶泌汗腺来源也有小汗腺来源的，大多数情况，汗腺瘤可能是顶泌汗腺来源的。

任何一种病变都可以出现一种或多种分化系列，一般依照主要成分来进行肿瘤分类。WHO 工作组已经意识到，基底细胞癌应该归在附属器肿瘤的毛母细胞癌名下，它一种是呈惰性生物学行为的皮肤肿瘤。

第一节　毛囊肿瘤

一、毛囊瘤

内容提要

- 毛囊瘤是一种毛鞘错构瘤，好发于男性面部，特别是鼻部和耳垂。
- 临床特征为单个肤色半球形结节，中央有脐凹，充满角化物质，可有成簇白色毳毛发出，有时可排出皮脂样物质。

毛囊瘤（trichofolliculoma），又称毛囊上皮瘤，是一种毛鞘错构瘤，起源于毛囊的毛球部分，肿瘤由小的毛囊组成，在其中央可发出完全成形的毛囊结构，有时有毛囊的囊性扩张。

（一）临床表现

可发生于任何年龄，男性多见。好发于面部特别是鼻侧、耳垂，少数见于头颈、躯干、鼻内和外阴。通常为单个肤色或淡红色半球形结节（图 63-1），直径 5~10mm；中央有特征性脐凹，充满角化物质，可有成簇的羊毛或绒毛状毛发或白色毳毛发出，可排出皮脂样物质，少数情况下，整个表面可以长出较粗大的毛发。

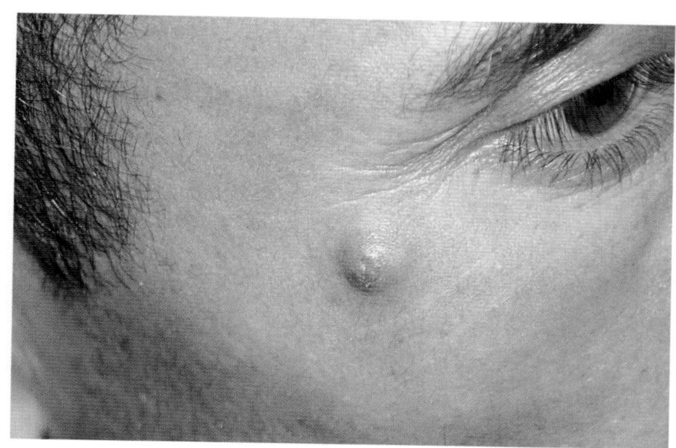

图 63-1　毛囊瘤（新疆维吾尔自治区人民医院　普雄明惠赠）

（二）组织病理

多数毛囊瘤由内衬鳞状上皮的囊肿构成，中心扩张。中心囊腔含有正常角化的层状角质（图 63-2），内衬上皮颗粒层明显。囊腔内常见毛发，多数仅有一个囊腔，但也有多房性，其周围有放射状排列的毳毛。有时扩大的毛囊与皮脂腺相连，称为皮脂毛囊瘤。

（三）鉴别诊断

无毛的毛囊瘤应与毛发上皮瘤、基底细胞癌、毛囊痣、表皮囊肿、皮脂腺瘤和毛鞘棘皮瘤相鉴别。

（四）治疗

本病可不治疗，也可手术切除，活检可证实本病为良性错构瘤。

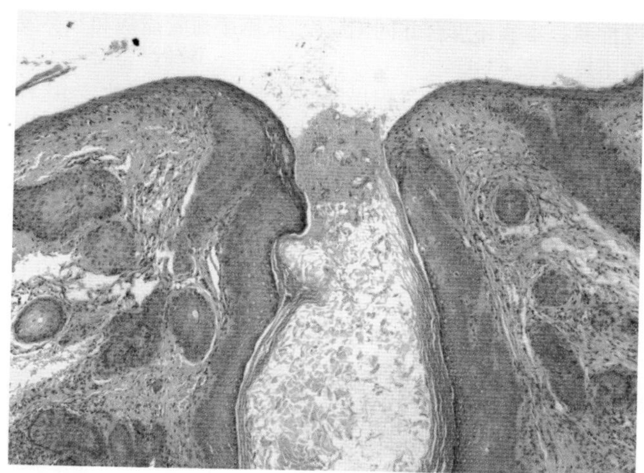

图 63-2　毛囊瘤病理

囊腔内见正常角化的角质（新疆维吾尔自治区人民医院　普雄明惠赠）。

二、毛囊痣

内容提要

- 毛囊痣是一种向毛囊分化的皮肤附属器错构瘤，好发于儿童头颈部。
- 多数为单发损害，表现为圆顶状或有蒂丘疹，或局部多毛；少数为多发损害，可沿 Blaschko 线分布。

毛囊痣（hair follicle nevus）又称为先天性毳毛错构瘤，极为罕见，是一种向毛囊分化的良性皮肤附属器错构瘤。

（一）临床表现

多在出生时即有，少数在儿童或成人期发病。好发于头颈、面部（图 63-3）、耳前区及耳部，多表现为直径小于 1cm 的单发圆顶状或有蒂丘疹，或表现为局部多毛。偶尔为多发性，沿 Blaschko 线呈线状排列或表现为表皮痣样损害。一般无自

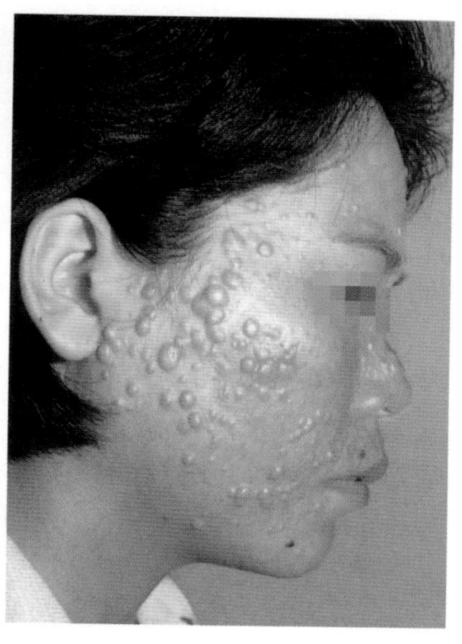

图 63-3　毛发上皮瘤

觉症状。本病还可合并同侧脱发、软脑膜血管瘤病和额鼻发育不良。(图 63-4)

本病为毛发生长过程局限性异常或毛囊数目改变,这种改变通过肉眼即可观察到,终毛增多可见于脊柱裂、多毛的先天性黑素细胞痣及 Becker 痣。

(二) 组织病理

毛囊痣的组织学特征为真皮内成熟的毳毛毛囊明显增生,部分毛囊周围可见小的皮脂腺结构(图 63-5)。增生的毛囊多处于同一分化阶段。

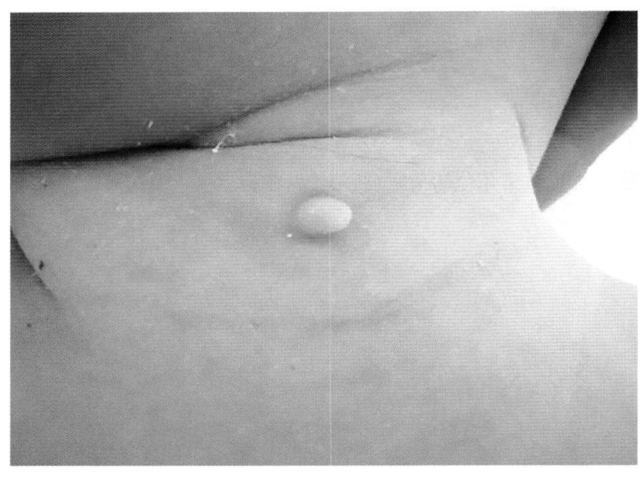

图 63-4　毛囊痣(西南医科大学附属医院　艾君　徐基祥惠赠)

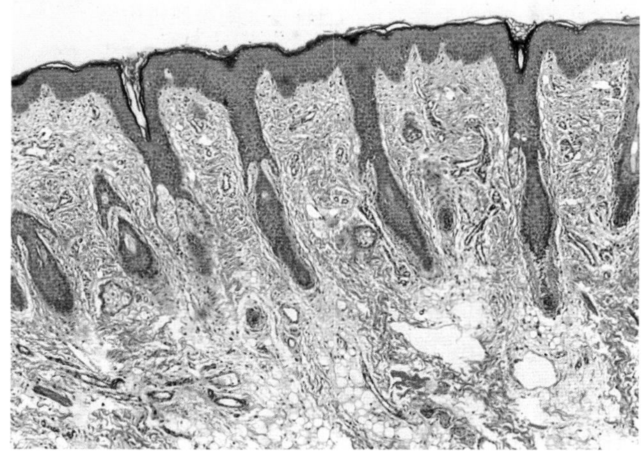

图 63-5　毛囊痣病理(西南医科大学附属医院　艾君　徐基祥惠赠)

(三) 鉴别诊断

本病临床上应与毛囊瘤、软纤维瘤、神经纤维瘤和色素痣鉴别。在组织病理上要与副耳相鉴别,后者除了在真皮有毛囊增生,还会有小汗腺、脂肪组织和软骨。

(四) 治疗

本病可不治疗,也可手术切除。

三、毛发上皮瘤

内容提要

- 毛发上皮瘤是一种比毛囊瘤分化差的错构瘤,可为孤立性损害、家族性多发性病变或某些综合征的组分。
- 损害初起为半透明肤色丘疹,表面轻度毛细血管扩张,随年龄增长而缓慢扩大、增多。

毛发上皮瘤(trichoepithelioma),又名囊性腺样上皮瘤,系源于毛源性上皮的肿瘤,可单发或多发。家族性多发性毛发上皮瘤由 Brooke 在 1892 年首次描述,呈常染色体显性遗传,青春期时发病,女性多见。

(一) 发病机制

毛发上皮瘤和毛母质细胞瘤指主要向毛囊生发部分化的良性肿瘤。而“毛母细胞瘤”这个名称逐渐演变为描述所有向毛囊生发部分化的良性增生。因此,毛发上皮瘤被认为是毛母细胞瘤的变型。

家族性多发性毛发上皮瘤基因连锁分析显示,染色体 9p21 可能与本病的发病机制有关,但尚未筛选出候选基因。张学军等确定其致病基因为抑癌基因 CYLD,该基因也是家族性圆柱瘤、Brooke-Spiegler 综合征的致病基因。汪丹等对一个多发性毛发上皮瘤家系 CYLD 基因进行了突变分析,发现了无义突变 c.2272C>T,推测可能是 CYLD 基因突变的位点,该突变在家族性圆柱瘤和 Brooke-Spiegler 综合征中均有报道。CYLD 基因突变越靠近羧基端,患者的发病年龄越大,皮损数目越多、越大,分布亦越广泛。孤立性毛发上皮瘤为散发病例,与遗传无关。

(二) 临床表现

1. 家族性多发性毛发上皮瘤　为常染色体显性遗传,女性多见,在儿童早期或青春期发病。皮损好发于面部中央,特别是鼻唇沟、颊和额部,偶见于头皮、颈和躯干上部;基本损害为半透明的肤色或粉红色半球形或圆锥形丘疹或结节(图 63-6),有的中央稍凹陷、质硬,直径 0.2~3cm,较大损害表面有毛细血管扩张。损害数目和大小随年龄增长而增多,皮损数量变异很大,可从十几个至数千个,可融合呈狮面状,合并基底细胞癌罕见。

2. 孤立性毛发上皮瘤　呈散发发病,较多发性毛发上皮瘤常见。好发于成人面部,亦可见于头皮、颈、背、上臂、大腿、外阴及阴阜。表现一个或数个无症状的苍白色或肤色丘疹或结节,质硬,直径可达 0.5~2cm。巨大孤立性毛发上皮瘤损害直径可达数厘米。应与基底细胞癌鉴别。

3. 伴有毛发上皮瘤的综合征

(1) Brook-Spiegler 综合征(家族性圆柱瘤或头巾瘤综合征):包括多发性螺旋腺瘤、毛发上皮瘤、圆柱瘤、粟丘疹,好发于头颈部,尤其是头皮、面部和耳周,累及头皮的多发性融合性损害被称为“头巾瘤”。少数患者的损害可沿 Blaschko 线分布。

(2) Rombo 综合征:罕见,可能为常染色体显性遗传。损害有多发性毛发上皮瘤、粟丘疹、虫蚀样萎缩、基底细胞癌、毳毛囊肿、外周血管扩张和发绀。

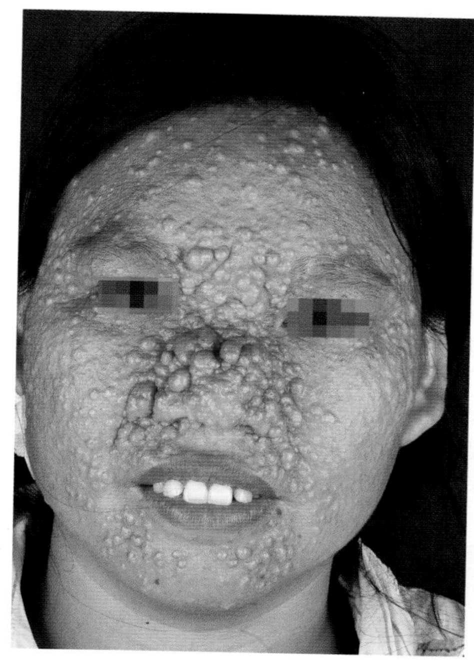

图 63-6　毛发上皮瘤

面中部特别是沿鼻唇沟排列的丘疹或小结节，呈皮色，有蜡样光泽。

（三）组织病理

组织病理示角质囊肿和顿挫性毛囊乳头，有基底样细胞团。所有的毛发上皮瘤和毛母细胞瘤都是由显著的毛囊生发细胞（基底样）与外围的纤维细胞性基质相连（图 63-7），只是在程度上有差异。经典性毛发上皮瘤为对称性病变，含有混合性上皮成分，包括伴有间叶性乳头状小体（毛囊乳头）的毛胚芽到小的角质囊肿，乃至花边样网状基底细胞样结构，以及成熟的毛发。边界清楚的角质囊肿内壳完全角化，外壳由扁平的嗜碱性细胞组成，此种细胞类似于基底细胞癌细胞。角质囊肿破裂可发生异物肉芽肿，极少病变伴有基底细胞癌。

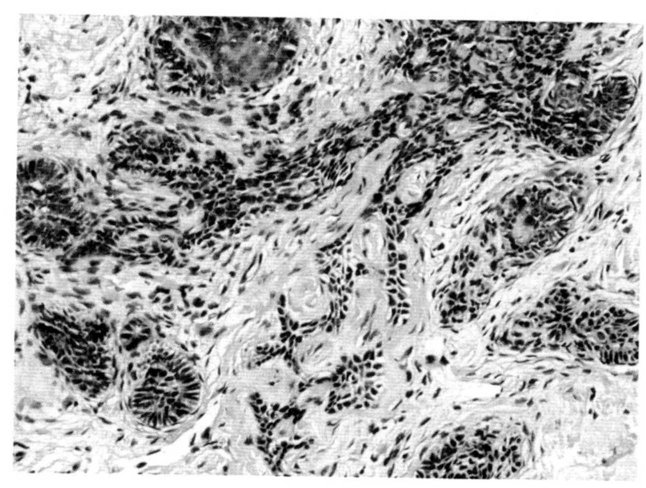

图 63-7　毛发上皮瘤组织病理

HE 染色肿瘤由嗜碱性小叶组成，小叶外周细胞核呈栅栏状排列，可见致密的结缔组织鞘包绕（新疆维吾尔自治区人民医院　普雄明惠赠）。

（四）鉴别诊断

临床上单个损害与基底细胞癌不易区分，色素深的损害容易被误诊为黑素瘤；多发性损害有时需与汗管瘤、面部血管纤维瘤或胶样粟丘疹等鉴别；具有狮面外观的家族性多发性毛发上皮瘤应与结节性硬化症、皮肤黑热病、瘤型麻风相鉴别；在组织病理学上需与角化型基底细胞癌、毛母细胞瘤相鉴别。

（五）治疗

依美容需要，选择物理治疗或手术治疗。激光、电灼及电干燥，孤立的皮损可行二氧化碳激光或手术切除。恶变者采用 Mohs 手术。

四、毛囊扩张孔

内容提要

- 毛囊扩张孔是毛囊漏斗部囊肿的异型，好发于男性面部，外观似巨大的黑头粉刺。

（一）临床表现

毛囊扩张孔（dilated pore）实为毛囊漏斗囊肿的一种异型，由 Winer 在 1954 年首次报道，可能为炎症反应引起囊肿破裂形成，或由漏斗部囊肿发展而来。病变为大小不一的孤立性毛囊孔扩张性病变，类似一个大的黑头粉刺，通常发生于成人面和颈部、上唇，但亦可见于其他部位。

（二）组织病理

组织学示毛囊具有特征性的单一的锥形漏斗形结构，深达真皮内，开口于表面。病变内衬漏斗上皮，其内充满致密层状角质。

（三）鉴别诊断

临床鉴别诊断包括粉刺和基底细胞癌；组织学上要与粉刺鉴别。

（四）治疗

必要时可选择激光、光动力治疗，手术切除。

五、毛母质瘤

内容提要

- 毛母质瘤又称为钙化上皮瘤，是一种向毛母质分化的良性肿瘤，由编码 β- 连环蛋白的 CTNNB1 基因突变所致。
- 皮损表现为单发的肤色至淡蓝色结节或囊肿，少数可为多发性，并有若干变型如大疱型。
- 本病治疗首选手术治疗，小切口刮除囊内容物。

毛母质瘤（pilomatricoma），又称 Malherbe 钙化上皮瘤（calcifying epithelioma of Malherbe）或毛基质瘤（pilomatrixoma），由 Malherbe 在 1880 年首次描述，是一种常见的附属器肿瘤，它来源于毛母质细胞，向毛母质、正常毛囊内根鞘和毛皮质分化。可呈常染色体显性遗传。毛源性肿瘤首次由 Headington 报道，根据上皮间与间质成分比例，分为毛母细胞瘤与毛源性纤维瘤。如果以上皮成分为主称为毛母细胞瘤（trichoblastoma），如果以间质成分为主称为毛源性纤维瘤（trichogenic fibroma）。Ackerman 认为毛发上皮瘤是毛母细胞瘤的变型之一。另外，皮肤淋巴腺瘤(cutaneous lymphadenoma)也是毛母细胞瘤的变型。

(一) 病因与发病机制

本病由编码β-连环蛋白的CTNNB1基因突变所致，β-连环蛋白普遍存在于包括毛母质瘤在内的毛母质肿瘤中，是细胞分化增殖信号途径的效应蛋白，本病发病机制不十分明确，认为可能与瘤块细胞中不成熟基底细胞的细胞质和细胞核中β-环链蛋白增加有关，该蛋白刺激了细胞增殖和抑制细胞死亡。

(二) 临床表现

常为单发，多发者罕见。损害为深在的囊性或质硬的实质性结节，略隆起，基底可活动，皮色为红色或蓝黑色，直径0.5~5cm，触之呈分叶状。少数病例生长迅速或瘤体巨大(直径达15cm)(图63-8、图63-9)，出现萎缩纹或皮肤松弛，或为多发性。

青少年发病多见，少数有家族性。好发于被毛皮肤，多见于面部和上肢，其余部位亦可出现。部分常染色体显性遗传患者可表现为多发性皮损。有少数自发消退的病例报道，毛母质瘤亦可恶变。

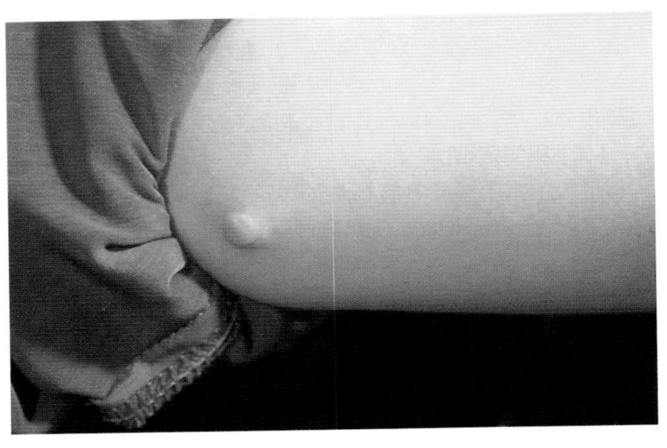

图63-8 毛母质瘤
真皮内坚实结节，表面呈淡红色，可移动。

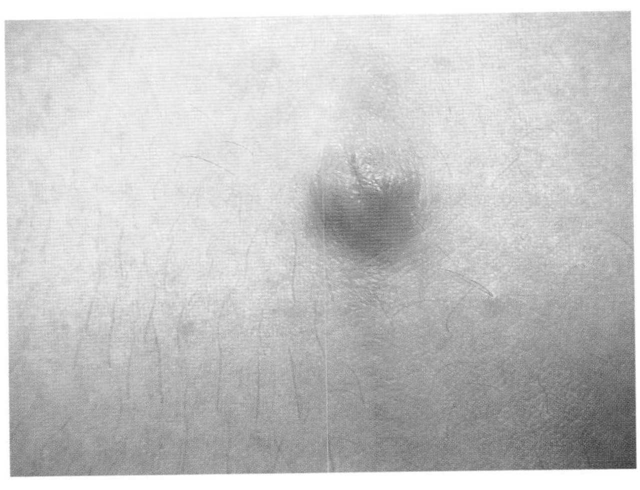

图63-9 毛母质瘤
水疱型[华中科技大学协和深圳医院(南山医院) 陆原惠赠]。

临床亚型包括：①单发性；②多发性：少见，常伴有肌强直性营养不良—Steinert综合征；③皮肤松弛型：肿瘤上方为萎缩的粉红色半透明皮肤，表现为萎缩纹和皮肤松弛；④大疱型：浅表淋巴管扩张产生的大疱型损害；⑤色素沉着型：肿瘤内有大量黑色素；⑥穿通型；⑦外生型；⑧巨大型：直径达15~20cm。

伴发疾病：本病可伴有胸骨裂缺损、凝血障碍、结节病；也可见于Rubinstein-Taybi综合征、Turner综合征、Sotos综合征和Gardner综合征。Goldenhar综合征亦有多发性毛母质瘤但无相关遗传方式。

(三) 组织病理

肿瘤常位于真皮内深部或扩散至皮下脂肪，为境界相对清楚的囊性肿瘤(图63-10)，周围包绕多少不等的结缔组织间质。不同发展阶段的病变在组织学上有不同特点。

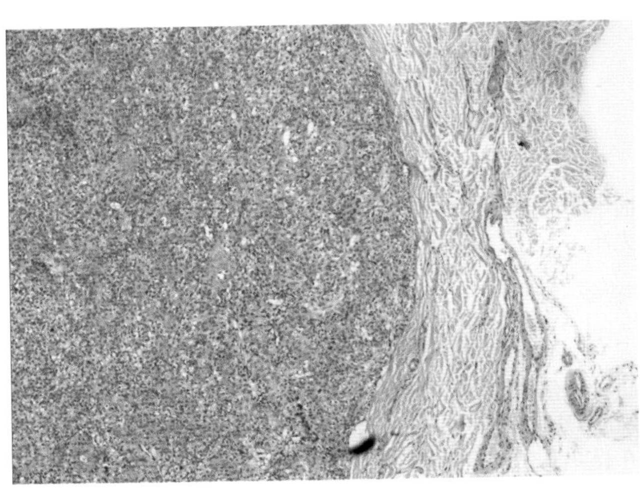

图63-10 毛母质瘤组织病理(HE染色)(新疆维吾尔自治区人民医院 普雄明惠赠)

瘤实质内主要为具有相当低度的朝内毛皮质分化的毛母质细胞，瘤细胞常聚集成不规则多叶状，嵌于富含成纤维细胞的间质内，单个肿瘤小叶团块由基底样细胞和影子细胞混杂构成，皮损处于发展阶段时以基底样细胞为主，成熟皮损以影子细胞为主。故主要有2型细胞，1型为基底样细胞，即嗜碱性粒细胞，位于瘤细胞团的一侧或周边，不排列成栅状，系未成熟的毛皮质细胞，胞核小，嗜碱性，胞质少，胞界不清楚，彼此密集，好似嵌于合浆团块内，在晚期肿瘤中缺乏此种细胞系其全部发育成影子细胞之故。另一型为影子细胞(shadow cell)，由基底样细胞经胞核逐渐溶解消失或骤变而成的衰老细胞。这种细胞的胞界清楚，中央胞核消失，不着色，系已角化的成熟毛发细胞。细胞凋亡可能是影子细胞形成的主要机制，另有介于上述两型细胞之间的过度型细胞(transitional cell)，亦常见，较嗜碱性粒细胞大，嗜酸性。较成熟细胞，偏向于肿瘤岛中心，核逐渐丧失。某些肿瘤存在另一特征改变，其基底样细胞及间质内组织细胞内常见黑素颗粒。病变中常见影子细胞的嗜碱性颗粒。作为一种继发性现象，通常还可以出现巨细胞浸润和营养不良性钙化，据推测是宿主对影子细胞和角质的反应。80%的皮损区域有钙盐沉积，成熟区域中更为常见。偶见钙化大团块，20%的患者会发生骨化现象。含有大量基底细胞样细胞的病变可为囊性；无基底细胞样细胞的病变一般为由影子细胞、钙化以及巨细胞反应组成的实性肿瘤。

本病在组织病理上应该与基底细胞癌进行鉴别。基底细胞癌与毛母细胞瘤都是由基底样细胞组成的肿瘤团块，团块周围细胞均可呈栅栏状排列。但是基底细胞癌团块周围多有收缩间隙，肿瘤内可见异型细胞，可见有丝核分裂象。

皮肤镜特点，可见均匀红色区域和不规则白色结构、多形性血管等特殊皮肤镜模式。

（四）诊断与鉴别诊断

需结合临床表现和病理检查方可确诊。本病需与表皮囊肿、皮脂腺瘤、毛发上皮瘤、结节型基底细胞癌、鳞癌及其他附属器肿瘤相鉴别。血管瘤、纤维瘤、钙质沉着症在临床上可以通过B超、针吸活检等辅助检查提高确诊率。

（五）治疗

首选手术切除。小切口刮除囊内容物。术后复发率为3%，预后一般良好。

六、毛母质癌

内容提要

- 毛母质癌多由毛母质瘤恶变而来，表现为孤立的结节，质硬，偶可形成溃疡或呈蕈样。
- 治疗首选手术治疗，但易复发，联合放疗可减少复发。

毛母质癌（pilomatrix carcinoma）又称毛癌、浸润性毛母质瘤，来源于毛球的毛母质细胞，多由毛母质瘤恶变而来。

（一）发病机制

毛母质癌可能起源于毛母质，极为罕见。毛母质癌常有CTNNB1基因突变。提示毛母质瘤与毛母质癌有共同的起始病因，毛母质瘤有发展为毛母质癌的风险。

（二）临床表现

多数见于成年人，好发于头颈部、背部头皮及耳后，及其他部位。皮损为孤立性结节，直径为1~10cm，质地较硬，可活动，偶尔形成溃疡或呈蕈样。可缓慢生长数月到数年，少数为新发呈迅速生长。转移见于区域淋巴结、骨和肺。

（三）组织病理

组织学特征是基底细胞团内有灶状含有角化物的影子细胞。基底细胞样细胞团周围有纤维增生性间质。局部侵袭性和细胞坏死、基底细胞样细胞核染色质深，有1个或以上核仁，细胞具有异型性及非典型有丝分裂象。

（四）治疗

广泛手术切除或Mohs显微外科手术，切除不净易复发。对不能彻底切除的患者可给予放疗。

七、毛鞘棘皮瘤

内容提要

- 毛鞘棘皮瘤好发于中年人上唇部，为单个肤色丘疹或结节，中央有孔，内含角蛋白栓。
- 在组织学上含有两种主要成分，中央为充满角蛋白的漏斗部，周围为放射状排列的小叶。

毛鞘棘皮瘤（pilar sheath acanthoma）由Mehregan在1978年首次描述，是一种罕见的毛囊附属器肿瘤。

（一）临床表现

通常位于成人的面部，尤其唇部。损害为孤立的肤色丘疹，直径5~10mm，中央有孔，并充以角蛋白栓（图69-8）。类似巨大的黑头粉刺。

（二）组织病理

病变可透过膨胀的开口与表面相连，并且可含有成片的类似于漏斗和峡部的上皮，由中心孔向外呈放射状排列。切面可有小囊肿。可有导管结构，但多数为实性。极少见到毛囊的其他部分甚或皮脂腺。

（三）鉴别诊断

临床上的鉴别诊断包括粉刺、毛囊扩张孔、角化棘皮瘤以及毛囊瘤，组织学上要与毛囊孔扩张、毛囊瘤以及肢端汗腺瘤鉴别。

（四）治疗

必要时手术切除。

八、增殖性外毛根鞘瘤

内容提要

- 常见于老年妇女头皮，初为皮下结节，可发展为斑块或破溃似鳞癌。
- 组织学特征为外毛根鞘角化，即由有核上皮细胞突然变为无核细胞而不形成颗粒层。

增殖性外毛根鞘瘤（proliferating trichilemmal tumor）是一种显示有相似于毛囊峡部外毛根鞘分化的囊实体肿瘤，由Jones在1966年首次描述。该肿瘤是由于毛鞘囊肿局灶性上皮增生所致，也可能由外伤或慢性炎症引起。

（一）临床表现

老年女性常见，90%位于头皮，其余依次为面部、躯干、背部和前额。肿瘤为孤立性、分叶状、大的外生性皮下结节或斑块，直径0.4~1cm。可以起源于皮脂腺痣，多发罕见。可伴脱发和溃疡。通常为良性经过，少数发生恶变，淋巴结转移。

（二）组织病理

肿瘤位于真皮或皮下组织，边界清楚。主要由外毛根鞘细胞组成，呈外毛根鞘角化，即由有核上皮细胞突然变为无核细胞而不形成颗粒层。瘤体呈分叶状、囊状或蜂窝状。瘤细胞可轻度不典型和个别角化，部分瘤小叶内见鳞状漩涡、表皮样角化和角珠，瘤细胞团周边可基底样细胞栅栏状排列。

（三）鉴别诊断

本病的临床鉴别诊断包括表皮样囊肿、角化棘皮瘤、鳞癌、毛母质瘤、汗腺肿瘤、圆柱瘤、基底细胞癌和血管肉瘤。

（四）治疗

手术切除，由于有局部浸润性、复发和转移，本病应按鳞癌切除治疗。

九、外毛根鞘瘤

内容提要

- 孤立性外毛根鞘瘤好发于面部中央，为单个疣状丘疹，似寻常疣；多发性损害是Cowden综合征的皮肤特征之一，与疣状肢端角化症和口腔黏膜纤维瘤伴发。
- 本病的组织学特征为漏斗部球状增生伴毛根鞘分化。
- 孤立性肿瘤可行手术切除；Cowden综合征患者还应筛查内脏肿瘤。

外毛根鞘瘤（trichilemmoma）是一种常见的良性病变，可能起源于毛囊漏斗部，并向外毛根鞘分化，临床上以孤立性或多发性丘疹为特征。

（一）发病机制

外毛根鞘瘤的发病机制有争议，尚不清楚它是一种真性肿瘤，或是一种错构瘤，亦或是病毒性疣的变型。Ackerman认为它是一种向毛根鞘分化的寻常疣，Requena认为外毛根鞘瘤和倒置性毛囊角化病均为与毛根鞘瘤密切相关的寻常疣变型。

（二）临床表现

本病一般发生于老年人，但年龄范围可从11~20岁到81~90岁不等。

1. 孤立性外毛根鞘瘤（solitary trichilemmoma） 常发生于成人男性，好发于头颈部，特别是面部中央，损害为单个疣状或圆顶丘疹，直径3~8mm，表面光滑，肤色，易误诊为寻常疣。

2. 多发性外毛根鞘瘤（multiple trichilemmoma） 多发性外毛根鞘瘤、疣状肢端角化症和口腔黏膜纤维瘤三联征是Cowden综合征的皮肤标志，该综合征也称为多发性错构瘤综合征，呈常染色体显性遗传，由PTEN基因突变所致，可累及多器官，导致恶性肿瘤尤其是乳腺癌、甲状腺癌、子宫内膜癌以及其他癌症，以及乳房、甲状腺、子宫和皮肤的良性病变。其中，口腔黏膜纤维瘤和乳头瘤（唇部呈鹅卵石样），群集于口腔、鼻和耳周围，酷似小疣。

（三）组织病理

组织学特征是漏斗部球状增生伴毛根鞘分化。瘤体内可见一个或多个与表皮相连的球状小叶，小叶由大量淡染的透明细胞构成，其大多为PAS阳性，小叶周边基底样细胞呈栅栏状排列，有基底膜包绕，小叶中央呈表皮型或毛囊漏斗部角化，偶见小的鳞状上皮漩涡，微小角质囊肿，有丝分裂并不罕见，但细胞异型性和异型分裂极少见。

瘤体的细胞和毛球的外鞘部分一般CD34呈阳性。间质含有波形蛋白，细胞外基质含有肌腱蛋白和Ⅰ型胶原。

（四）诊断及鉴别诊断

临床鉴别诊断包括病毒性疣、倒置性毛囊角化病和基底细胞癌。

在Cowden综合征中，面部病变的临床鉴别诊断包括病毒性疣、毛囊角化病、结节性硬化症、毛发上皮瘤、神经纤维瘤病、痣样基底细胞癌综合征、汗腺腺瘤以及圆柱瘤；肢端病变的鉴别诊断包括疣状表皮发育不良、扁平疣、疣状肢端角化病、灰泥角化病和点状皮肤角化病。

（五）治疗

孤立性肿瘤可行手术切除；Cowden综合征者应筛查内脏肿瘤，其皮损可电外科、冷冻、激光治疗。

十、毛囊漏斗肿瘤

内容提要

- 临床特征为面颊部扁平小丘疹或斑片，通常为单发，易误诊为脂溢性角化或基底细胞癌。
- 在组织学上，瘤体位于真皮浅层，并与上方表皮和相邻的毳毛毛囊漏斗部相连，呈薄板样增生。

毛囊漏斗肿瘤（tumor of follicular infundibulum），又名漏斗瘤（infundibuloma），是一种罕见的良性浅表性肿瘤。

（一）临床表现

本病好发于老年女性的头颈部，特别是面颊部，也可见于躯干。皮损表现为扁平的小丘疹或斑片，表面光滑或少量脱屑，可为单发或多发，多发性病变可伴有综合征或其他肿瘤。

（二）组织病理

在组织学上，肿瘤位于真皮浅层，与皮面平行，呈对称性、片状模式生长，细胞含有均匀一致细胞核和淡染的胞浆，类似于峡部上皮细胞。病变周围有增厚的PAS阳性基底膜围绕，其下真皮内可见致密的弹性纤维网。病变中可见小的角化正常的微腔或导管，并有多数孔隙与表皮相连。

（三）鉴别诊断

临床鉴别诊断包括浅表型基底细胞癌、脂溢性角化病、花斑癣、毛鞘棘皮瘤和播散性浅表日光性汗孔角化病。

（四）治疗

治疗采用电外科毁损、冷冻、激光消融术。

十一、纤维毛囊瘤/毛盘瘤

内容提要

- 毛盘瘤与纤维毛囊瘤在组织学上为连续的形态变化谱，有人主张统称为外套瘤。
- 临床特征为孤立的肤色小丘疹，好发于面部；多发性损害提示Birt-Hogg-Dubé综合征。

纤维毛囊瘤（fibrofolliculoma）与毛盘瘤（trichodiscoma）均为向毛囊外套层分化的良性附属器错构瘤，纤维毛囊瘤代表病变早期阶段，而毛盘瘤为病变发展的晚期阶段，两者在临床上无法区分，Ackerman主张将其统称为外套瘤（mantleoma），但目前仍多称其为"毛盘瘤"。

（一）临床表现

1. 纤维毛囊瘤 临床表现为黄白色或白色圆顶形丘疹，表面光滑，直径2~4mm，好发于30~40岁成人的头皮、前额、面颈部，丘疹可有脐凹，中央有角栓或成簇毳毛而有诊断价值。

2. 毛盘瘤 好发于成人，损害一般为多发性圆顶形小丘疹，单发性损害罕见，可伴发纤维毛囊瘤和皮赘。

3. Birt-Hogg-Dubé综合征 多发性纤维毛囊瘤/毛盘瘤强烈提示Birt-Hogg-Dubé综合征，该综合征呈常染色体显性遗传，由抑癌基因 FLCN 突变所致，累及皮肤、肺和肾，皮肤表现为纤维毛囊瘤、毛盘瘤和皮赘，主要见于面颈部和躯干上部，肺囊肿是肺部受累的标志，肾细胞癌是最严重的表现。

（二）组织病理

1. 纤维毛囊瘤　纤维毛囊瘤与毛盘瘤之间有一个连续的组织形态学变化谱。肿瘤中央有扭曲毛囊，漏斗部扩大和充以角栓，中央有未完全形成的毛发；毛囊有许多彼此吻合的基底样细胞组成的细索延伸至基质内。有些丘疹兼具纤维毛囊瘤和毛盘瘤组织学特征。

2. 毛盘瘤　肿瘤上方表皮变平，两侧表皮呈领巾样，肿瘤无包膜，由疏松排列成细网状的胶原纤维束及梭形成纤维细胞组成，其中酸性黏多糖增加。

（三）治疗

必要时采用激光治疗。

十二、皮肤淋巴腺瘤

内容提要

- 本病是一种罕见的上皮细胞肿瘤，组织学特征为上皮性小叶内显著的淋巴样细胞浸润。
- 临床特征为面部缓慢生长的肤色质硬丘疹、结节，无红斑或其他肿瘤相关性炎症征象。

皮肤淋巴腺瘤（cutaneous lymphadenoma）是伴有淋巴细胞和其他单核细胞浸润的基底细胞样细胞良性肿瘤，由 Cruz 在 1991 年首次描述。有人将本病归类于毛母细胞瘤的变型。

（一）临床表现

本病最常见于年轻成人的面部、头部，下肢受累少见。皮损为肤色、坚硬的丘疹、结节或斑块，生长缓慢，直径可达 1cm。有些病例可能有超过 20 年，具有良性的生物学行为和自限性。

（二）组织病理

肿瘤边界清楚，但无包膜，真皮内出现多发性上皮性小叶，上皮小叶外周可见一层或多层基底样小细胞，或呈栅栏样排列。上皮性小叶中央的细胞较大，细胞核大，核仁明显，并且有多量嗜双色性胞浆，混有多量小淋巴细胞。偶见中心角化灶和少量孤立的皮脂腺细胞。小叶内有时可见到小管样结构。

（三）鉴别诊断

临床易误诊为基底细胞癌、皮肤纤维瘤、皮脂腺增生、淋巴上皮样瘤等，特别是基底细胞癌，应加以鉴别。

（四）治疗

局部切除。

十三、毛母细胞瘤

内容提要

- 临床特征为境界清楚的孤立性丘疹或结节，好发于头皮。毛发上皮瘤和皮肤淋巴腺瘤是本病的变型。
- 组织学特征类似基底细胞癌，为基底样细胞组成的肿瘤团块，但收缩间隙不明显，无异型性。

毛母细胞瘤（trichoblastoma）是一种由具有发育能力的毛球及其相关间叶细胞形成的新生物，属于毛源性肿瘤的类型之一。本病命名相当混乱，根据上皮与间质成分的比例，可分为毛母细胞瘤与毛源性纤维瘤（trichogenic fibroma），前者以上皮成分为主，后者以间质成分为主。

（一）临床表现

本病好发于成年人，41~70 岁，好发于头面部，特别是头皮，其他部位包括躯干、四肢近端、肛门周围和生殖器。临床特征为界限清楚的孤立性丘疹或结节，直径多小于 1cm，生长缓慢，很少呈浸润性斑块，也有皮损多发的报道。本病通常为良性，很少恶变。毛发上皮瘤和皮肤淋巴腺瘤均被认为是毛母细胞瘤的变型。

（二）组织病理

瘤体为界限清楚、无包膜的结节，位于整个真皮，并特征性地延伸至皮下组织。肿瘤细胞由大小不一、类似基底细胞癌的上皮细胞巢组成，缺乏表皮或毛囊分化，周边细胞栅栏状排列，肿瘤小叶周围间质致密，收缩间隙不明显。

本病在组织病理上应该与基底细胞癌相鉴别。基底细胞癌与毛母细胞瘤都是由基底样细胞组成的肿瘤团块，团块周围细胞均可呈栅栏状排列。但是基底细胞癌团块周围多有收缩间隙，肿瘤内可见异型性细胞和有丝核分裂象。

免疫组织化学研究显示，毛母细胞瘤、毛发上皮瘤和基底细胞癌肿瘤细胞表达 CK6、CK8、CK14、CK17 和 CK19，不表达毛角蛋白，从而提示毛囊外毛根鞘分化。

（三）治疗

完全切除，但切除后可能复发。

第二节　皮脂腺肿瘤

一、皮脂腺痣

内容提要

- 临床特征为头皮或面部孤立性橘黄色斑块，呈乳头状或鹅卵石样外观。
- 因影响美观且有继发性肿瘤的风险，建议在青春期前完整手术切除。

皮脂腺痣（nevus sebaceous）是一种由多种皮肤成分组成的器官样痣，由 Jadassohn 在 1895 年首次报道，故也被称为 Jadassohn 皮脂腺痣。绝大多数病例为散发性，家族性发病者极为罕见。

（一）病因与发病机制

本病可能受某些激素的调控，皮损在出生时隆起，儿童期变平，青春期时再次隆起，青春期后一般不再扩大。研究发现皮脂腺痣患者中存在抑癌基因 PTCH 基因缺失，并与遗传镶嵌现象和母体传播的人乳头瘤病毒（HPV）有关。

（二）临床表现

儿童期皮损为稍隆起的淡黄色斑块，表面较光滑；在青春期时，皮损增厚，边界清楚，圆形或带状，黄色或黄褐色，蜡样光泽，表面呈颗粒状或结节状、乳头瘤样（图 63-11）。成年由于皮脂腺增生，皮损变得隆起呈脑回状。

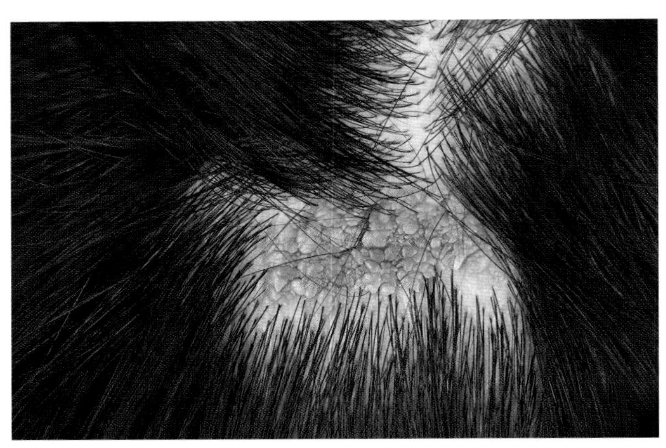

图 63-11 皮脂腺痣
淡黄色斑块，有蜡样光泽，表面颗粒状，无毛发生长。

本病单个皮损常在出生时即有或儿童早期出现。皮损好发于头皮（占 50%），偶可见于面、颈或躯干（5%）。

（三）组织病理

皮脂腺痣是一种错构瘤，含有表皮、真皮和附属器成分，以皮脂腺增生为主。表现为表皮角化过度、棘层肥厚呈乳头瘤样增生和真皮皮脂腺增生。皮脂腺痣的发育过程可分为 3 期：Ⅰ期（幼儿期）：皮脂腺和毛囊发育不全，表现为脱发斑；Ⅱ期（青春期）：毛囊仍未发育，皮脂腺增生明显，数量增多；Ⅲ期（成人期）：可继发或合并各种良恶性肿瘤。

（四）伴发疾病

本病可继发多种良恶性肿瘤，其中最常见的基底细胞癌（6.5%~50%），其他还包括乳头状汗管囊腺瘤、皮脂腺上皮瘤、汗腺瘤、汗管瘤、软骨样汗管瘤、外毛根鞘瘤、角化棘皮瘤、毛囊漏斗肿瘤和鳞癌等。此外，本病还可伴发系统性畸形（见表皮痣综合征），多发性或广泛性皮脂腺痣者较多见。

（五）诊断

好发于头皮或面部。典型皮损为略隆起的淡黄色斑块，有蜡样光泽，表面平滑或呈颗粒状。

（六）鉴别诊断

本病需与寻常疣、线状表皮痣、幼年性黄色肉芽肿、孤立性肥大细胞增生症、幼年黄色肉芽肿、乳头状汗管囊腺瘤、皮脂腺腺瘤、皮脂腺增生等疾病相鉴别。

（七）治疗

推荐所有患者早期接受手术切除。由于皮损在出生时隆起，儿童期变平，可在青春期增大，并在青春期后发生恶变，故应在青春期之前切除。可选择外科切除，刮除或电灼，物理治疗。头皮部位损害应手术切除，或头皮移植。

CO_2 激光可用于治疗鼻部皮损。然而，由于本病常向深处发展，所以病程较长的皮损恶变风险较高。对于大的皮损可能要用组织膨胀器。长在头皮部位的病损最好手术切除缝合，而烧灼、冷冻、激光治疗在创面愈合后不长头发。大的损害可切除，再移植头皮。

（八）病程与预后

治疗反应好，预后良好。

二、皮脂腺增生症

内容提要

- 临床特征为老年人面部淡黄色丘疹，表面呈分叶状或中央脐形凹陷。
- 组织学特征为各种形状的成熟皮脂腺小叶数量和大小增加，与中央的毛囊相连接。

皮脂腺增生症（sebaceous hyperplasia，SH）相对常见，表现为毛囊漏斗部皮脂腺小叶的良性增生。由于损害倾向于持续存在，推测它可能是一种良性肿瘤而非增生性疾病。

（一）临床表现

发生于中老年人面部（图 63-12）、泪阜、阴茎和女阴。损害为 1 个或数个隆起的丘疹，质软，淡黄色，表面呈分叶状或中央脐凹，直径 1~4mm。

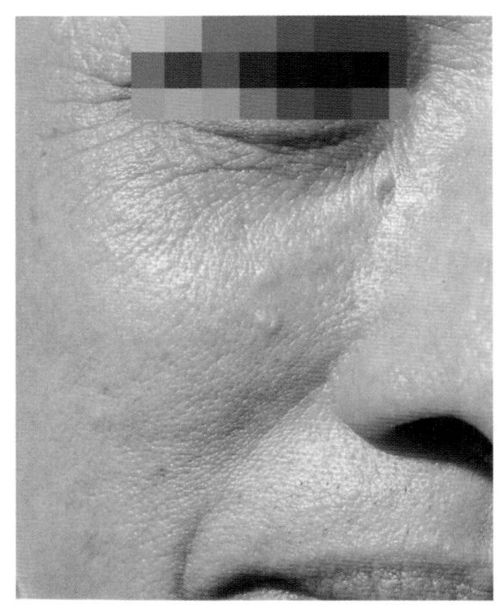

图 63-12 皮脂腺增生

皮脂腺增生症的临床亚型包括：①青春期后皮脂腺增生症，可特发或合并无汗性外胚叶发育不良；②家族性皮脂腺增生症，发病往往比较早；③器官移植后皮脂腺增生症；④药物相关性皮脂腺增生症，如免疫抑制剂环孢素、抗逆转录病毒药；⑤巨大孤立老年皮脂腺增生症，指直径 1cm 甚至更大的皮损；⑥呈线状或带状疱疹样分布的皮脂腺增生症；⑦异位性皮脂腺增生症，包括口腔或唇部（Fordyce 点）、女性乳晕（蒙氏结节）、阴茎（Tyson 腺）和宫颈等处。

（二）组织病理

损害由正常成熟皮脂腺细胞构成，特征为各种形状（圆形、卵圆形、梨形）的成熟皮脂腺小叶数量和大小增加，与中央的毛囊相连接。毛囊漏斗部常扩张，含有碎屑、细菌，偶有毳毛。

（三）鉴别诊断

本病需与鼻赘、基底细胞癌、皮脂腺腺瘤和皮脂腺痣鉴别。

（四）治疗

保守疗法，物理治疗或手术治疗均有效。亦可口服和外用异维A酸。

三、皮脂腺瘤

内容提要

- 典型损害为头颈部孤立的直径0.5~5cm的肤色、黄色或红色丘疹，表面光滑。
- 在Muir-Torre综合征患者中损害可为多发性，此时发生内脏肿瘤风险升高。

皮脂腺瘤（sebaceoma）定义为皮脂腺生发层细胞占优势的皮脂腺肿瘤。曾称皮脂腺上皮瘤（sebaceous epithelioma），系皮脂腺腺瘤的异型。

（一）临床表现

皮脂腺瘤是一种大部分由基底样（生发）皮脂腺细胞和小部分成熟皮脂腺细胞组成的良性皮肤附属器肿瘤。该肿瘤是向皮脂腺分化的肿瘤谱系中的一种，介于皮脂腺腺瘤和皮脂腺癌之间，多见于中老年人，好发于女性，各个年龄均可发生，也有生后不久即发生者。面部较其他部位更为好发，其次为头皮，少数位于躯干和四肢，损害为肤色、黄色或红色孤立性丘疹，结节直径0.5~5cm，表面光滑或分叶，皮脂腺可发生在脂溢性角化或皮脂腺痣的皮损中。它可以是Muir-Torre综合征的标志，此时为多发性损害。

（二）组织病理学

肿瘤位于真皮中部，特点是由多个边缘光滑的小叶和囊腔构成，其中主要成分为未成熟的皮脂腺细胞，并杂乱散布有成熟的皮脂腺细胞。在分化程度上，皮脂腺瘤介于皮脂腺腺瘤和基底细胞癌之间。上皮团周围间质为致密的嗜酸性结缔组织，上皮与间质之间无基底细胞癌中所见的裂隙。组织学亚型有网状型、筛状型和腺样型。发生于Muir-Torre综合征的病变可呈角化棘皮瘤样。免疫组化显示肿瘤为高分子量CK阳性。伴有Muir-Torre综合征的患者，有标志基因hMSH2的杂合性缺失和微卫星不稳定性。

（三）鉴别诊断

皮脂腺瘤需要和皮脂腺腺瘤鉴别，区别在于皮脂腺腺瘤的小叶结构类似于正常的皮脂腺，肿瘤细胞的排列顺序从基底样细胞到成熟的皮脂腺细胞很有规律性。皮脂腺腺瘤的肿瘤结节是孤立的，位于真皮很表浅的位置，常常部分或全部取代其上方的表皮。有时在典型的皮脂腺瘤的背景下可以见到局部有皮脂腺腺瘤样结构，此时可诊断皮脂腺腺瘤或皮脂腺瘤。皮脂腺瘤和向皮脂腺分化的基底细胞癌容易混淆，区别在于后者必须具备基底细胞癌的特征，比如栅栏状排列和收缩间隙，肿瘤内只是偶尔可见到向皮脂腺分化的结构。免疫组化有助于鉴别，皮脂腺瘤表达EMA和D2-40，而基底细胞癌标记Ber-EP4阳性。不过，完整切片的形态分析有助于鉴别。此处还要向高分化皮脂腺癌、向皮脂腺分化的毛母细胞瘤相鉴别。

（四）治疗

手术切除。

四、皮脂腺腺瘤

内容提要

- 典型损害为老年患者面部孤立的肤色或黄色小丘疹，表面光滑，可出血、溃疡或疼痛。
- 多发性损害提示Muir-Torre综合征，需筛查内脏肿瘤。

皮脂腺腺瘤（sebaceous adenoma）是由基底细胞样细胞核高度分化的皮脂腺细胞构成的一种小肿瘤。有时可在皮脂腺痣内发生。

（一）发病机制

皮脂腺腺瘤的损害显示微卫星不稳定以及DNA错配修复基因MSH2、MLH1和MSH6突变。

（二）临床表现

常见于40岁以上个体，好发于头部（70%），尤其是鼻部和面颊，其次为颈部、躯干和小腿（30%）。皮损多为孤立性，少数为多发性，此时应想到Muir-Torre综合征的可能。皮损为直径小于0.5cm的质硬丘疹或小结节，表面光滑，呈粉红色、肤色或黄色，有时带蒂，可出血、溃疡和疼痛。

Muir-Torre综合征包括面部多发性皮脂腺腺瘤、皮脂腺瘤、皮脂腺癌、角化棘皮瘤和多发性内脏癌，特别是结肠腺癌，皮肤损害常在儿童期出现。

（三）组织病理

主要由成熟皮脂腺以及1~2层生发上皮构成的小肿瘤到主要由多数基底细胞样生发层细胞和极少数成熟皮脂腺细胞构成的肿瘤。

肿瘤细胞有2种类型，两型细胞之间见过渡型细胞。一类为嗜碱性粒细胞较小，相当于正常皮脂腺周围细胞的未分化生发层细胞，即基底样皮脂腺生发层细胞；另一为成熟的空泡化皮脂腺细胞，相当于正常皮脂腺小叶中央的细胞。

（四）鉴别诊断

诊断依赖于活检，临床上需与老年性皮脂腺增生症、基底细胞癌和皮脂腺上皮瘤鉴别；有家族史者应注意Muir-Torre综合征的可能。

在组织学上，皮脂腺腺瘤需要与皮脂腺增生症相鉴别，后者皮脂腺小叶围绕于病变中央一个扩张的毛囊斗部周围，漏斗部与表面相连，表皮可呈脂溢性角化病样改变。

（五）治疗

手术切除即可。

五、皮脂腺癌

内容提要

- 典型损害为缓慢增大的无痛性皮下结节，可发生溃疡。
- 按照发病部位可分为眼周型和眼外型皮脂腺癌，眼周型常见于上睑，恶性度相对较高。

皮脂腺癌（sebaceous carcinoma）极为罕见，可能起源于变异的皮脂腺；临床上按部位分为眼周型和眼外型两类，前者更常见、恶性度更高。

(一) 临床表现

1. 眼外型皮脂腺癌 占25%,多见于成年人,平均62岁,肿瘤表现为粉红至黄红色坚实的结节(图63-13),有时溃疡,直径1~5cm或更大。好发于头颈部,少数发生于四肢、腋窝、乳头、外阴和外耳道,偶可继发于皮脂腺痣,还有发生于口腔黏膜、乳腺和肺部的报道。

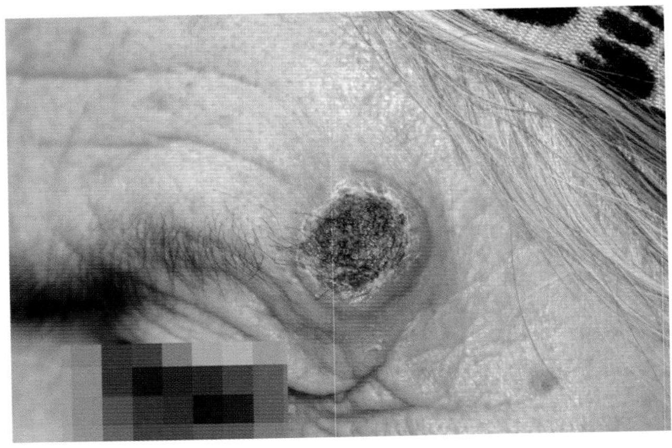

图63-13 皮脂腺癌(新疆维吾尔自治区人民医院 普雄明惠赠)

2. 眼周型皮脂腺癌 常发生于上眼睑的睑板区域(75%),为无症状性坚硬结节或斑块,生长缓慢,常有溃疡形成,酷似睑板腺囊肿或眼睑炎,可继发于放射治疗。本病占眼睑恶性肿瘤的1%以上,高达30%眼睑部位皮损发生致死性转移,5年生存率为80%。

3. Muir-Torre综合征 此型皮脂腺癌发病年龄更小,皮损生长更迅速,应注意有无结肠癌的可能。

(二) 组织病理

1. 眼外型皮脂腺癌 肿瘤在真皮内呈不规则的小叶状模式。皮脂腺分化程度及核不典型性程度差异很大。有些明显地向皮脂腺分化,而有些主要由鳞状细胞样或基底细胞样肿瘤细胞构成,只有局灶的皮脂腺分化。瘤细胞有两种类型:一种为未分化癌细胞,与基底细胞相比,胞浆较多,嗜酸性,细胞和胞核的大小和形状不一,核分裂象多见;另一种为较分化癌细胞,胞浆丰富,有小空泡,胞核明显异型。

2. 眼周型皮脂腺癌 和眼外皮脂腺癌类似,只是肿瘤上方的结膜上皮或表皮更倾向于Paget样或Bowen样原位癌的改变。Paget样播散有时为眼部肿瘤的特征,此种Paget样细胞具有丰富的泡沫样透明胞质和非典型核。

(三) 鉴别诊断

发生在眼外的皮脂腺癌常与基底细胞癌和鳞状细胞癌相混淆。眼附属器的皮脂腺癌有可能被误诊为霰粒肿、眼睑炎、瘢痕样类天疱疮或结膜炎。

(四) 治疗

完整切除或Mohs手术。对转移者可采用颈部或区域淋巴清扫术和化疗。发生在眼部的病例,特别是当眼结膜受累,应摘除眼球。

第三节 大汗腺肿瘤

一、大汗腺痣

大汗腺痣(apocrine nevus)由成熟的大汗腺组成,单纯的大汗腺痣罕见,但在皮脂腺痣和乳头状汗管囊腺瘤内常见大汗腺结构。本病临床表现不一,可为头皮局限性结节、腋窝柔软的肿块或胸骨区多发性坚硬丘疹,更常作为皮脂腺痣的组分。组织病理学示成熟的大汗腺,一般位于真皮深部并扩展至皮下组织,上方表皮可有基底样细胞增生。必要时手术切除。

二、黏蛋白性汗管化生

(一) 临床表现

黏蛋白性汗管化生(mucinous syringometaplasia),由Kwittken在1974年首次描述。可发生于指/趾屈侧,为0.5~1.5cm大小的丘疹、疣状结节,临床常误诊为病毒疣,有时中央有小凹或窦道,压迫时常有浆液溢出,损害亦可累及其他部位。

(二) 组织病理

示鳞状上皮向下凹入真皮,1个或多个小汗腺导管进入凹陷的上皮,导管内衬细胞部分为含有黏蛋白的杯状细胞;下方的小汗腺袢管可有黏蛋白性化生。含黏液的细胞对淀粉酶PAS染色,阿辛蓝染色呈阳性反应。提示其系唾液黏蛋白。免疫组织化学显示含黏液细胞表达角蛋白、CAM5.2、CEA和EMA等。

(三) 治疗

手术切除。

三、汗腺瘤

内容提要

- 汗腺瘤又称为透明细胞汗腺瘤,通常来源于大汗腺,少数可来源于小汗腺。
- 典型损害为老年女性头皮无症状性结节,其上皮肤为红褐色或蓝色。

汗腺瘤(hidradenoma)通常来源于大汗腺,相对少见。由于组织来源不确定,根据病理学主要组分,本病又被称为透明细胞汗腺瘤(clear cell hidradenoma)、透明细胞肌上皮瘤(clear cell myoepithelioma)、小汗腺末端汗管瘤(eccrine acrospiroma)和结节性汗腺瘤(nodular hidradenoma)等。

(一) 发病机制

本病分为两类:外分泌腺来源和顶泌汗腺来源。与毛囊相连、顶质分泌、产生黏蛋白和表达GCDPF-15提示顶泌汗腺起源,此型占95%。其余由汗孔样和立方样细胞组成的肿瘤则是小汗腺起源,如汗孔样汗腺瘤。

(二) 临床表现

老年女性多见,常为单发,偶可数个,常见头颈和四肢。损害为结节,单叶或多叶状实性或囊性结节,质硬,直径1~2cm或达12cm,皮色或红色或蓝色;部分肿瘤可排出浆液性物质,或形成溃疡。伴有出汗、出血、触痛、瘙痒、灼热。(图63-14)

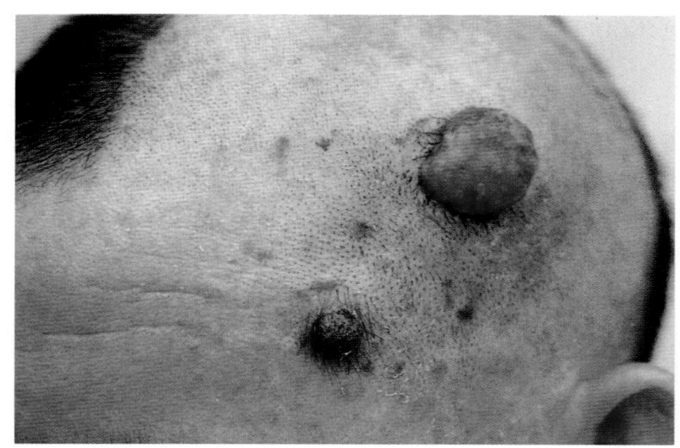

图 63-14　透明细胞汗腺瘤
头部红色圆顶结节（广东医科大学　李顺凡惠赠）。

（三）组织病理

肿瘤局限，无包膜，位于真皮的上中部，由分叶状或囊性细胞团组成；肿瘤结节内散在汗腺导管；有显著的真皮硬化和瘢痕疙瘩样胶原。肿瘤结节由 3 种主要细胞类型组成：鳞状细胞、汗孔样细胞和透明细胞，它们在个体患者中的比例不同。

（四）鉴别诊断

本病应与基底细胞癌、转移癌、皮肤淋巴瘤和其他皮肤附属器肿瘤相鉴别。

（五）治疗

由于本病可恶变，治疗上应完整切除。术后复发率达 10%，可能与切除不彻底或肿瘤侵入皮下脂肪组织有关。

四、透明细胞汗腺癌

（一）临床表现

透明细胞汗腺癌（clear cell hidradenocarcinoma），又名恶性透明细胞汗腺瘤（malignant clear cell hidradenoma），病因不清楚，偶可继发于透明细胞汗腺瘤，但常为新发肿瘤，易发生转移。

各年龄组皆可发生，但好发于老年人。常表现为单个皮肤结节，直径 1~5cm，手、足为最常见部位，头皮和面部、胸背亦可发生，侵袭性高，骨骼、淋巴结和肺转移常见，复发率高。

（二）组织病理

肿瘤呈分叶状，或弥漫生长或形成囊腔，上皮细胞主要是透明细胞，可见有丝分裂和核多形性，带状坏死并向血管间隙或沿神经鞘侵犯。透明细胞汗腺癌非表皮起源且不累及表皮，这点可与小汗腺汗孔瘤（特别是透明细胞型）相鉴别。

（三）治疗

应作广泛切除。Mohs 手术效果更佳。

五、乳头状汗腺瘤

内容提要

- 典型皮损为年轻女性大阴唇孤立的肤色丘疹或小结节。
- 组织学特征为真皮内境界清楚的囊性增生，大量乳头样突起陷入中央间隙，呈迷宫样。

乳头状汗腺瘤（hidradenoma papilliferum）是一种来源于肛门生殖器部位大汗腺的良性肿瘤。

（一）临床表现

发生于成年女性的女阴（图 63-15）、会阴或肛周，损害为肤色结节，直径为 1cm 或更小，质地坚硬、柔软或呈囊性，极少数可开口于表面。乳头、眼睑和外耳发病者罕见。发生于眼睑和外耳道可能分别来源于 Moll 腺和耵聍腺。

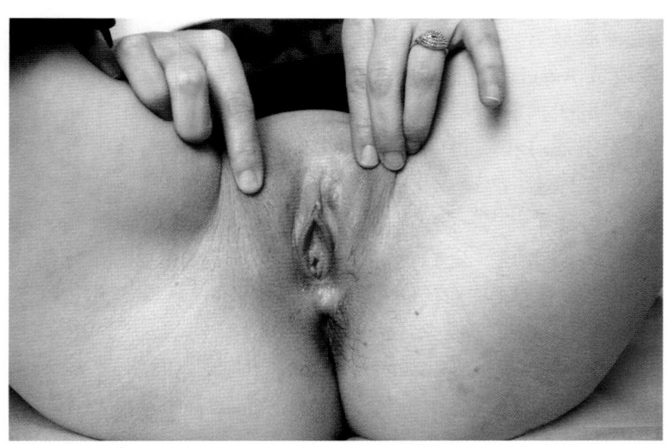

图 63-15　乳头状汗腺腺瘤（新疆维吾尔自治区人民医院　普雄明惠赠）

（二）组织病理

多数肿瘤境界清楚，为实性或囊性。生长方式为由小管以及被覆两层细胞的乳头状丛混合而成，两层细胞为顶部的立方细胞和深部的肌上皮细胞，部分肿瘤内可见顶泌汗腺改变。大量乳头状突起陷入中央的囊样空隙，呈现迷宫样外观。

免疫组化示腔上皮细胞表达低分子量蛋白、癌胚抗原（CEA）、膜上皮抗原（EMA）、巨囊性病液体蛋白（GCDFP）-15，肌上皮细胞表达 S-100 蛋白平滑肌肌动蛋白（SMA）。

（三）鉴别诊断

本病需与乳头状汗管囊腺瘤（syringocystadenoma papilliferum）鉴别，组织病理上肿瘤常有一至数个囊状凹陷，从表皮向下延伸，凹陷的囊壁由 2 层细胞构成，可形成乳头状结构，但间质明显水肿，有很多浆细胞浸润。发生于会阴部位者需与外阴腺癌鉴别，组织病理上细胞异型性明显，核分裂象易见，排列不规则并有浸润生长等特点。

（四）治疗

手术切除治疗。

六、螺旋腺瘤

内容提要

- 临床特征为孤立的圆形 / 卵圆形坚实性丘疹或结节，其上皮肤呈淡蓝色。
- 显著的阵发性疼痛 / 触痛是本病的重要诊断线索。

螺旋腺瘤（spiradenoma）为未分化或很少分化的良性附属器肿瘤，由 Kersting 等在 1956 年首次描述，以前命名为小汗腺螺旋腺瘤（eccrine spiradenoma），但目前认为其来源于大汗腺。恶变极为罕见。

（一）临床表现

螺旋腺瘤好发于躯干上部，少数见于掌跖，通常为单发，圆形或卵圆形，略高出皮面的真皮或皮下结节，质地坚硬，境界清楚，直径 0.3~5.0cm，偶见巨大型，其上皮肤正常或呈淡蓝色。多发性螺旋腺瘤有家族史，为常染色体显性遗传，呈带状疱疹模式或散在分布。与多发性圆柱瘤和毛母细胞瘤同时出现时，提示 Brooke-Spiegler 综合征。

显著的阵发性疼痛 / 触痛是本病的重要特征。在临床上，伴有显著疼痛的皮肤肿瘤主要有 5 种，其英文名称首字母可组成 Angel（天使）一词：血管脂肪瘤（angiolipoma）、神经瘤（neuroma）、血管球瘤（glomus tumor）、小汗腺螺旋腺瘤（eccrine spiradenoma）和皮肤平滑肌瘤（leiomyoma）。

（二）组织病理

位于真皮内，呈单叶状或多叶状分布，有时累及皮下脂肪。呈多结节状结构，与表皮不相连。结节由无明显分化的基底细胞样细胞组成，偶可见局灶性管状顶汗腺分化。瘤细胞有两型，胞质均很少，无或极少糖原。一型胞核小而深染，系未分化细胞，多在小叶周围；另一型胞核大而淡染，系未成熟的过渡型细胞，位于小叶中央，部分围绕着不规则形小的囊状管腔，腔内常含有少量嗜酸性颗粒状物质，对 PAS 呈阳性并耐淀粉酶。

肿瘤细胞 CK7、CK8、CK18、EMA 及 CEA 表达也为阳性。SMA 和 S-100 阳性表达说明其向肌上皮细胞分化。

（三）治疗

单纯削除术或手术切除肿瘤而不会复发。

七、大汗腺囊腺瘤

内容提要

- 本病由大汗腺囊性扩张所致，典型损害为眶周孤立的淡蓝色半透明的囊性结节。
- 可作为 Schöpf-Schulz-Passarge 综合征的组成成分。

大汗腺囊腺瘤（apocrine cystadenoma），又称大汗腺囊瘤（apocrine hidrocystoma），由大汗腺囊性扩张所致。如果囊腔被乳头或腺瘤样增生所取代时则称为大汗腺乳头状囊腺瘤（apocrine papillary cystadenoma）。

（一）临床表现

多见于老年人头颈部，特别是眶周，其他部位如胸、肩、腋、脐、包皮、外阴和耳廓偶见。病变通常为孤立的半透明囊性结节，圆形，直径一般不足 2cm，巨大型可达 7cm，常呈肤色、淡蓝色或紫色，酷似蓝痣，偶尔出现多发性淡蓝色小丘疹。淡蓝色可能系脂褐素、黑素和 / 或含铁血黄素所致。

双侧睑缘多发性损害可见于 Schöpf-Schulz-Passarge 综合征，系外胚层发育不良，还包括掌跖角化病、少毛、缺齿和甲营养不良。

（二）组织病理

组织学上，囊肿内衬一层高柱状分泌细胞，常出现“断头式”分泌。如果出现乳头状结构，则被覆顶泌汗腺上皮。多数肿瘤的分泌细胞周围出现肌上皮细胞。顶泌汗腺细胞常含有 PAS 阳性的抗淀粉酶颗粒，可能是脂褐素。免疫组织化学染色，GCDFP-15 为阳性。

（三）诊断

诊断依靠组织病理学检查。虽然大汗腺囊腺瘤与大汗腺囊瘤均用于描述大汗腺的囊性增生，人们对二者的诊断和理解常有混淆。有学者认为，大汗腺囊瘤是一种潴留性囊肿，而大汗腺囊腺瘤为大汗腺腺瘤样囊性增生，而非单纯的潴留性囊肿。

（四）鉴别诊断

临床鉴别诊断包括基底细胞癌以及某些黑色素细胞病变，如蓝痣和黑素瘤。

（五）治疗

孤立性损害可通过手术切除。多发性损害可采用电灼、刮除、二氧化碳激光、外涂三氯醋酸等方法。

八、管状大汗腺腺瘤

管状大汗腺腺瘤（tubular apocrine adenoma）是一种向大汗腺分化的罕见良性肿瘤，由 Landry 在 1972 年首次报道。

（一）临床表现

头皮损害常并发皮脂腺痣或乳头状汗管囊腺瘤。女性较男性多发（2∶1），皮损为边界清楚的结节，或有蒂的皮损，表面光滑，直径 1~2cm，缓慢增大，偶至 7cm，常位于头皮、面部、腋窝、小腿和外生殖器等处。

（二）组织病理

由大小不一的管状结构组成，衬以两层或多层上皮细胞，外层细胞呈立方形或柱状，胞浆丰富，嗜酸性，核圆形或卵圆形。核有丝分裂极少见，无细胞异型性。小管扩张，其内有乳头状突起。内层细胞可见顶质分泌，管腔内可见细胞碎片。免疫组化示管腔内层细胞癌胚抗原（CEA）、上皮膜抗原（EMA）呈阳性反应，外层肌上皮细胞平滑肌肌动蛋白（SMA）、S-100 蛋白阳性。在组织病理学上需与以下肿瘤鉴别：①乳头状汗管囊腺瘤；②乳头状小汗腺腺瘤；③乳头状大汗腺腺癌。

（三）治疗

单纯切除即可治疗。本病呈良性经过，切除后不复发。

九、大汗腺癌

大汗腺癌（apocrine carcinoma）为起源于正常大汗腺的恶性肿瘤，有些大汗腺癌起源于皮脂腺痣。罕见，发病年龄 25~91 岁，平均 60 岁。

（一）临床表现

肿瘤常为单发，偶为多发，发生于大汗腺分布的区域如腋下、乳晕、会阴、肛门生殖器，以及头皮耳道、眼睑，为红色至紫红色结节状或菜花样斑块，直径 2cm 以上，甚至达 20cm，偶发生溃疡。缓慢增大，有时肿瘤已存在 30 年，40% 病例可向淋巴结、骨、肺等部位转移。发生于腋窝者不易与乳腺癌转移相鉴别。

（二）组织病理

病变由含有顶泌汗腺（“断头式分泌”）分泌上皮的小管组成。生长结构可呈乳头状、实性或混合性表现。极少数病例可含有成片的印戒细胞。核分裂指数变化可能很大。组织化学和免疫组化，肿瘤细胞 GCD-FP15 一般呈阳性。S-100 蛋白仅有极少数呈阳性。

（三）治疗

采用广泛性手术切除。局部肿瘤切除及淋巴结清除可以治愈，即使是在已有转移的患者。虽然切除后复发（28%）和淋巴结转移（50%）常见。

十、黏液样癌

（一）临床表现

黏液样癌（mucinous carcinoma）是一种低级别的癌，较罕见，常累及老年人，好发于眼睑或头皮，常为缓慢生长的单个皮内结节，表面光滑、隆起或溃疡、结痂，肤色、粉红色（图 63-16）或淡蓝色；有局部侵袭性，复发常见，但转移罕见。来源为小汗腺，但一小部分提示来源于大汗腺。本病偶可来源于乳腺、胃肠、结肠、直肠和胰腺癌的皮肤转移，因而，本病必须排除转移性胃肠道黏液癌。

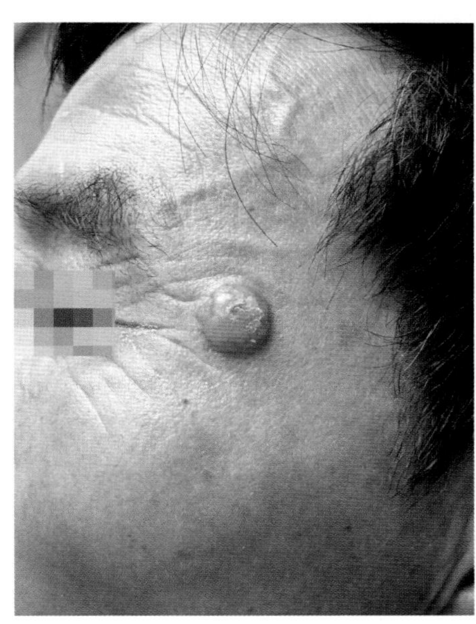

图 63-16 原发性黏液样癌

左侧眼角外侧 1cm 半球形斑块，皮损中央可见少许鳞屑附着，淡红色，半透明（盐城市第一人民医院 刘润秋 吕东 李星汇 秦萍萍，苏州大学附属第二医院 施辛惠赠）。

（二）组织病理

与乳腺黏液癌相似，大面积的黏蛋白，其内有嗜碱性上皮细胞形成的小岛（漂浮在淡染的黏蛋白中），无核分裂象，具有筛状分布的基底样细胞组成的导管样结构（图 63-17）。黏液 PAS 阳性，耐淀粉酶。

黏蛋白类型有助于区分原发皮肤黏液样癌和原发胃肠道的皮肤转移癌。原发皮肤的黏液样癌，其黏蛋白含有丰富的唾液黏蛋白，因此 pH2.5 时阿辛蓝染色阳性，但 pH 1.0 或 0.4 时为阴性。而在胃肠道黏液样癌皮肤转移中的黏蛋白，其包含硫酸黏蛋白，因此 pH 1.0 和 0.4 时阿辛蓝染色为阳性。

（三）治疗

采用广泛性切除或 Mohs 手术。

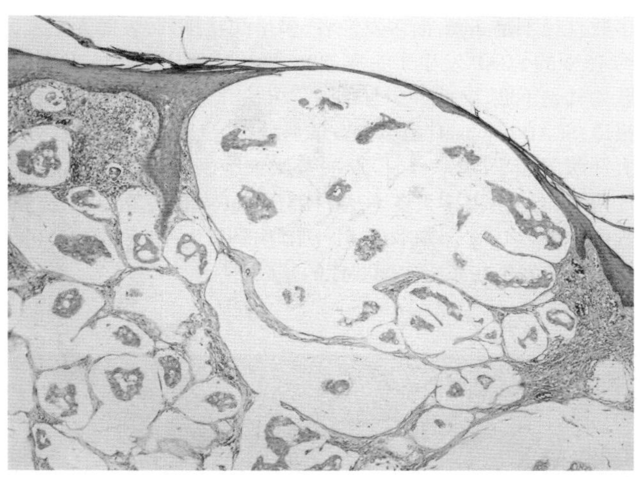

图 63-17 皮损病理部分表皮萎缩变薄，真皮内可见散在的上皮样细胞团块漂浮在淡染的黏液湖中，部分上皮样排列成腺样结构，周围被粗细不等的纤维分隔（盐城市第一人民医院 刘润秋 吕东 李星汇 秦萍萍，苏州大学附属第二医院 施辛惠赠）

第四节 小汗腺肿瘤

一、小汗腺痣

小汗腺痣（eccrine nevus）是一种罕见的小汗腺错构瘤，好发于儿童和青少年。

（一）临床表现

可有下述三种表现：①局部区域多汗；②单个小孔排出黏液样物质；③常呈线形的肤色小斑块。

小汗腺血管瘤样错构瘤（eccrine angiomatous hamartoma）是本病的一种变型，出现皮肤色或紫罗兰色结节或斑块，可伴疼痛或多汗，组织学上有小汗腺结构和毛细血管增多。

（二）组织病理

小汗腺分泌袢管增生和 / 或增大，部分病例可有汗管增生（管壁增厚和管腔扩大），损害上方的表皮可能出现基底样细胞增生。

（三）治疗

必要时手术切除。氯化铝溶液、抗胆碱能类药、交感神经切除术有助于控制多汗。

二、乳头状汗管囊腺瘤

乳头状汗管囊腺瘤（syringocystadenoma papilliferum）是一种罕见的良性附属器肿瘤，又称乳头状汗管囊腺痣、生乳头状汗管囊腺瘤，由 Peterson 在 1982 年首次提出。

（一）发病机制

本病来源不明，有支持小汗腺或大汗腺来源的证据。部分乳头状汗管囊腺瘤证实存在 9q22（PTCH）和 9p21（p16）基因缺失。

（二）临床表现

好发于儿童和青少年，大多数位于头皮或颈部，少见部位包括躯干、上肢和女阴。损害为单个疣状丘疹或斑块，表面呈颗粒状，灰色或棕黑色，偶尔中央有脐凹，排出浆液可有血性。

多数直径不足 2cm，而多发性者，多呈线状排列，表面无毛发；约 75% 的 SCAP 发生于头皮，20% 发生于躯干部，5% 发生四肢尤其是下肢，除此外少见部位如乳头、眼睑、阴囊、口唇也有报道；SCAP 可同时伴有其他皮肤肿瘤，如皮脂腺痣（图 63-18）、大汗腺腺瘤、导管状小汗腺癌、基底细胞癌、毛发上皮瘤以及皮角等，有报道 1/3 头皮 SCAP 伴有 Judassohn 皮脂腺痣，皮脂腺痣中 5%~19% 合并本病；约 1/10 病例发生基底细胞癌。头皮损害常发生在原有皮脂腺痣的基础上。

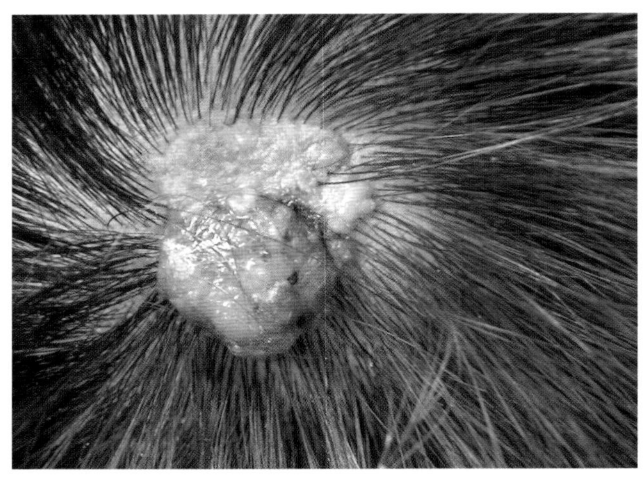

图 63-18 皮脂腺痣合并乳头状汗管囊腺瘤［华中科技大学协和深圳医院（南山医院） 陆原惠赠］

（三）组织病理

肿瘤具有特征性，成熟损害表皮内陷或外生性，病变中央可见表浅的乳头结构和深部的导管样结构相连，典型者浅层为鳞状上皮，逐渐过渡为深部的双层细胞，外层为立方形细胞，核呈强嗜碱性，系不成熟的分泌细胞；内层为高柱状细胞，突至腔内，显示大汗腺分泌特征（顶质分泌），可出现 / 不出现断头分泌。间质内有大量浆细胞，具有特征性。

（四）治疗

早期手术切除治疗。无法切除时可采用二氧化碳激光治疗。

三、乳头状小汗腺腺瘤

乳头状小汗腺腺瘤（papillary eccrine adenoma）是一种罕见的良性附属器肿瘤，最常见于黑人妇女。

（一）临床特征

好发于四肢，表现为红斑、黄色或棕色结节（图 63-19），直径约 0.5~4.0cm。大部分肿瘤生长缓慢。

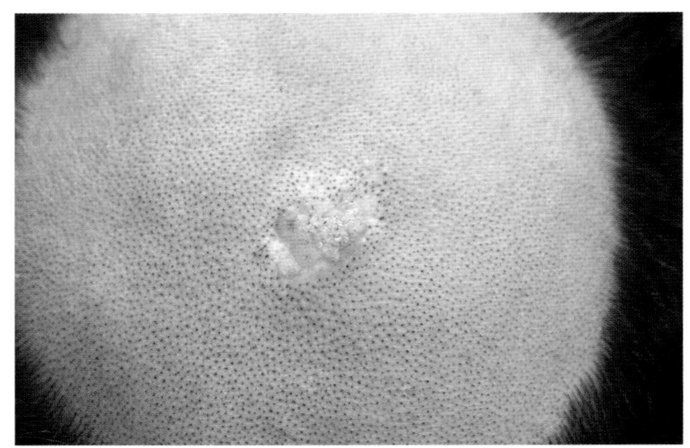

图 63-19 乳头状小汗腺腺瘤

（二）组织病理

肿瘤常位于真皮中下部，无包膜，有扩张的分支状管腔和囊腔组成，周围有致密、均质、环状的间质包裹，腔壁上皮有两层或以上小的嗜酸性粒细胞组成，核规则，圆形或卵圆形，常见核仁（图 63-20）。管腔内物质耐淀粉酶、PAS 和阿辛蓝染色阳性，肿瘤周围常伴淋巴细胞和浆细胞浸润。

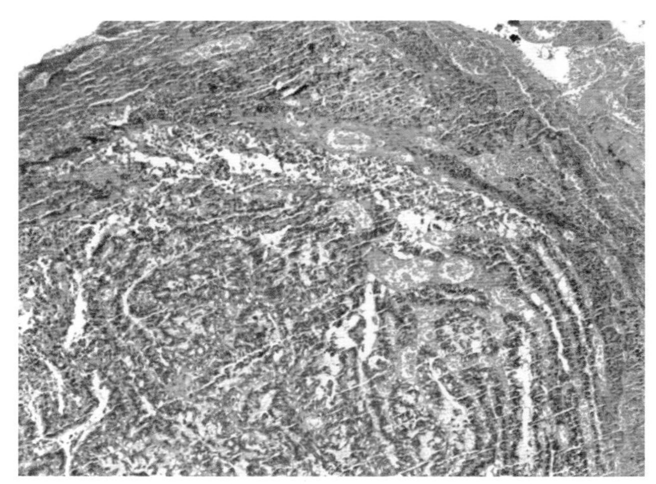

图 63-20 乳头状小汗腺腺瘤
错综的腺状、管状结构和乳头状突起，形成迷宫样改变（新疆维吾尔自治区人民医院 普雄明惠赠）。

免疫组织化学示上皮细胞角蛋白（CK8 和 CK14）、EMA 和 CEA 阳性，S-100 蛋白和 SMA 有时阳性，IKH-4（一种小汗腺腺体分化的标记）也为阳性。组织化学标记麦蛋白磷酸化酶阳性，超微结构也证实其向汗腺导管分化。

（三）治疗

因为存在局部复发可能，推荐完全切除，包括阴性切缘。

四、小汗腺汗囊瘤

小汗腺汗囊瘤（eccrine hidrocystoma），又称汗腺囊腺瘤（cystadenoma），为来源于小汗腺的皮肤良性肿瘤。可能是由于小汗腺导管畸形而致汗液暂时或永久性潴留引起真皮内直行导管扩张，本病罕见。

（一）临床表现

囊肿较小，如针头、豌豆大（图 63-21）。直径 1~3mm，半透明至蓝色。多发性见于中年妇女面部，可达数百个，特别是眶周和颊部，称为 Robinson 型。单发性可见于颈、胸及躯干，称为 Smith 型，皮损大，穿刺有液体流出或可消退。损害通常单发，偶有多发，大量皮损者极为罕见。皮损随环境变化和汗腺分泌而变大或缩小，如夏季增多，冬季减少。

本病应注意与痱、汗管瘤、大汗腺汗囊瘤、囊性腺样上皮瘤等疾病鉴别。

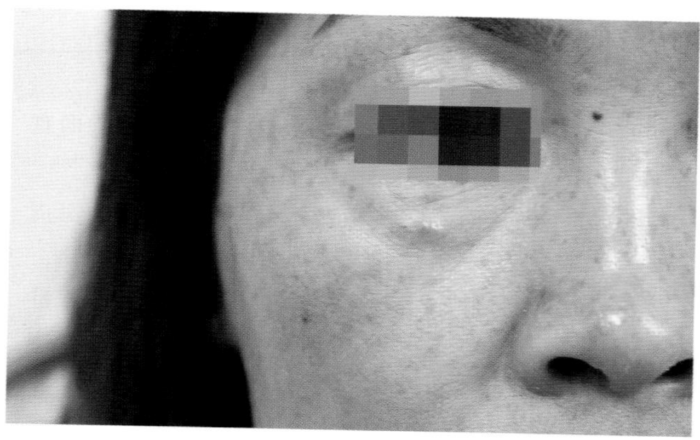

图 63-21　小汗腺汗囊瘤(新疆维吾尔自治区人民医院　普雄明惠赠)

（二）组织病理

囊肿为单房，内衬单层立方细胞，无肌上皮层(图 63-22)。小汗腺小叶排列紧密，偶尔可见导管进入囊肿。有些病变为顶泌汗腺囊瘤变性。无断头式分泌或胞浆内 PAS 阳性颗粒，不同于顶泌汗腺囊腺瘤。有些病例 S-100 蛋白和 CEA 呈阳性，但 GCDFP-15 为阴性。超微结构，内衬细胞类似小汗腺或顶泌汗腺导管上皮细胞。

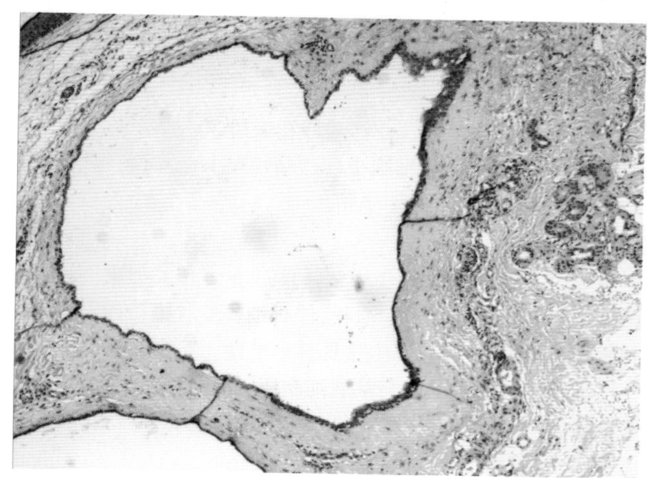

图 63-22　小汗腺汗囊瘤组织病理

囊壁由单叶性的囊肿组成囊壁有两层立方细胞组成，胞浆呈嗜酸性，无肌上皮细胞和顶质分泌(新疆维吾尔自治区人民医院　普雄明惠赠)。

（三）治疗

Smith 型可考虑针刺、手术切除、电灼或电干燥。Robinson 型应用二氧化碳激光和脉冲染料激光有一定的疗效，国外有成功外用阿托品或山莨菪碱治疗的报道，亦可用肉毒毒素治疗。

五、汗孔瘤

内容提要

- 典型损害为掌跖部孤立的半球形丘疹或结节，质硬，周围皮肤呈领圈状或杯状。

汗孔瘤(poroma)或小汗腺汗孔瘤(eccrine poroma)对称顶端汗管病(acrospiroma)为向终末导管分化的良性附属器肿瘤，可来源于大汗腺或小汗腺，两者发生概率相等。小汗腺汗孔瘤于 1956 年首次被 Goldman 等报道。

1990 年 Abenoza 和 Ackerman 提出小汗腺汗孔瘤、单纯汗腺棘皮瘤、汗腺汗孔瘤、真皮内导管瘤可统称为汗孔瘤，是良性汗孔肿瘤的不同变异型。

病因发病机制：小汗腺汗孔瘤(eccrine poroma)是一种少见的皮肤良性肿瘤，起源于表皮内的汗腺导管。目前病因尚不明确，可能与瘢痕、创伤、辐射及人类乳头瘤病毒(HPV)感染有关。2001 年 Akalin 等通过临床试验发现 P53 蛋白在大部分 EP 患者中有高表达；Chen 等发现 P53、P63 及 P73 过表达参与 EP 的形成，同时有磷酸化的激活转录因子 2(ATF2)及信号转导与转录激活因子 3(STAT3)的过高表达，提示 EP 起病可能与 P53 等蛋白及部分转录因子的表达异常关系密切。

（一）临床表现

汗孔瘤“家族”从孤立性斑块(汗腺棘皮瘤类)到外生性丘疹(“小汗腺”汗孔瘤类)乃至真皮结节(真皮顶端汗管瘤类)。典型表现为孤立、无蒂或略带蒂、肤色黑褐色到红色的半球形丘疹或乳头状隆起性结节、斑块，皮损直径数毫米 ~2cm，可达 3cm，质硬，表面光滑或呈分叶状，结痂或糜烂，周围皮肤呈领圈状或杯状。可有少许鳞屑，少数患者有瘙痒和疼痛。小汗腺汗孔瘤类由于小汗腺密度大，掌跖最好发，其次为四肢、胸背部、头颈，偶发于会阴部。伴有渗出类，也有播散性或肢端发疹性汗孔瘤的报道，称为汗孔瘤病(图 63-23~ 图 63-26)。

分型：根据向小汗腺分化部位不同，小汗腺导管肿瘤可分为 4 型(表 63-1)。

（二）组织病理

汗孔瘤境界清楚，由增生一致的基底细胞样立方形细胞构成，伴灶状导管分化，偶尔形成囊肿。典型者上皮呈宽柱状，从表皮下层向下延伸至真皮内(图 63-27)。很多汗孔瘤导管结构壁衬覆一层耐淀粉酶的 PAS 阳性膜。间质由纤细的胶原纤维组成，较具特征性的是嗜酸性玻璃样胶原成分。肿瘤小叶周边有炎症浸润。有些肿瘤中央含有小的坏死区，可见

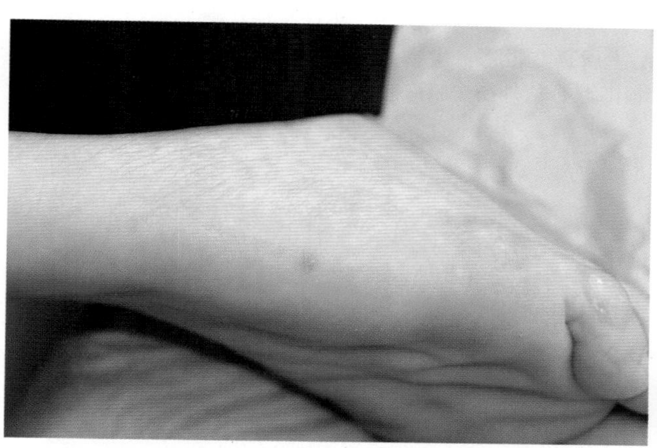

图 63-23　小汗腺汗孔瘤

淡红色扁平损害，周围有领口状角化(新疆维吾尔自治区人民医院　普雄明惠赠)。

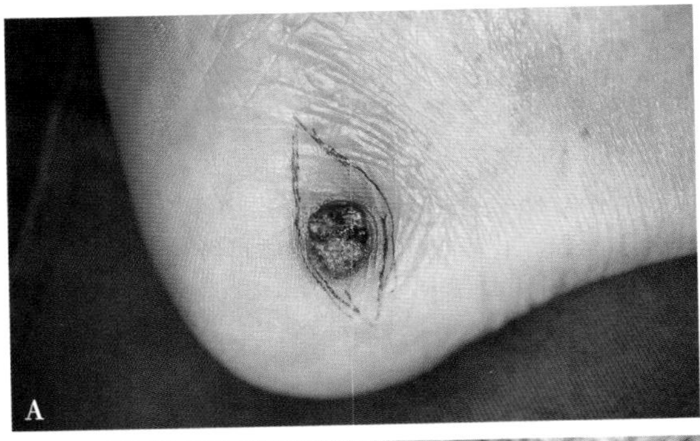

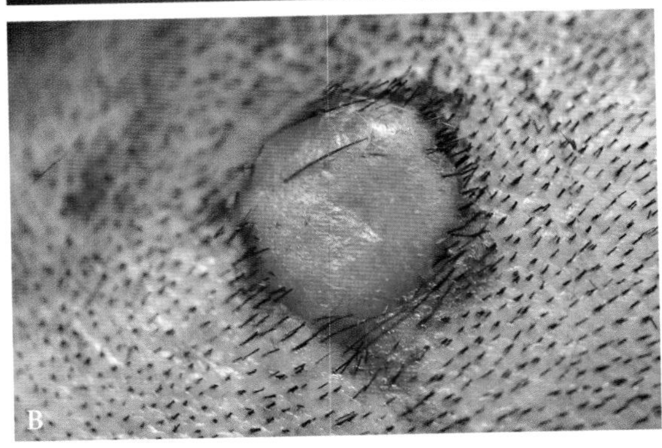

图 63-24　小汗腺汗孔瘤

A. 右脚腓侧疣状圆形肿物；B. 头皮红色隆起性斑块（广东医科大学附属医院　李芳谷惠赠）。

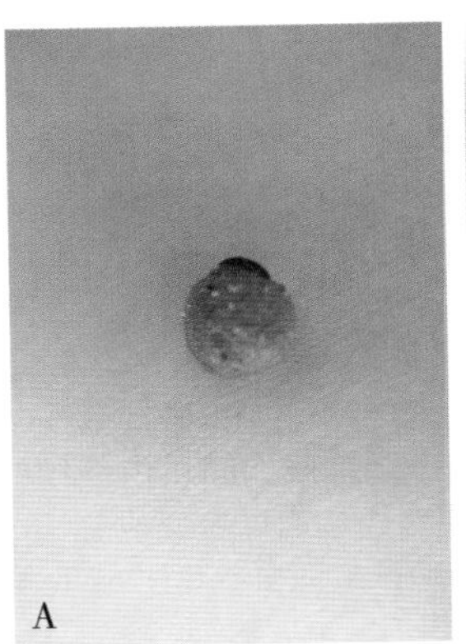

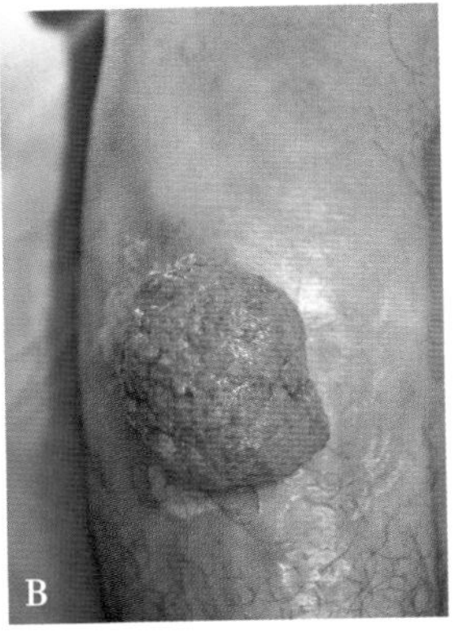

图 63-25　小汗腺汗孔瘤

A. 上臂孤立带蒂赘生物；B. 右小腿圆形肿物，脆而湿润，触之易出血（否认外伤史）（广东医科大学附属医院　李芳谷惠赠）。

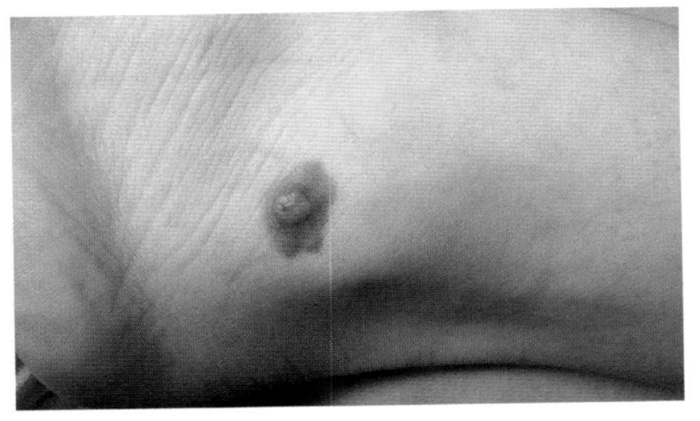

图 63-26　小汗腺汗孔瘤［华中科技大学协和深圳医院（南山医院）陆原惠赠］

表 63-1　小汗腺导管肿瘤分型

Ⅰ型	单纯性汗腺棘皮瘤	瘤体局限表层
Ⅱ型	小汗腺汗孔瘤	瘤体突破基底层细胞向真皮浅层延伸
Ⅲ型	真皮导管瘤	瘤体无表性结构，位于真皮不与表皮相连
Ⅳ型	汗孔样汗腺瘤	瘤体位于真皮，实性和表性结构并存，甚至以表性结构为主

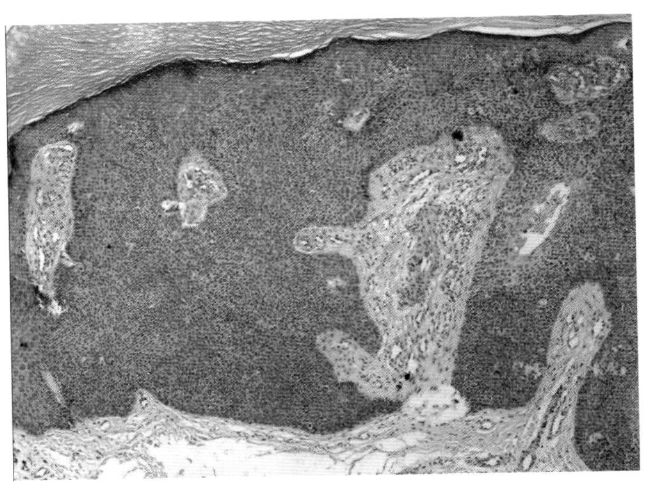

图 63-27　小汗腺汗孔瘤组织病理

肿瘤呈宽的吻合带，瘤细胞小，立方形，大小一致（新疆维吾尔自治区人民医院　普雄明惠赠）。

核固缩以及嗜酸性颗粒状胞浆。核分裂象并不少见，尽管细胞核一般极其规则且为空泡状，伴有细颗粒状染色质，但有些肿瘤含有少数大细胞，细胞核具有多形性。

汗孔瘤在病理上应与基底细胞癌、脂溢性角化病、汗孔癌等鉴别。

（三）治疗

主要手术切除肿瘤，其他削除、电外科治疗，均可选择。本病损害为良性病变，但如果切除不充分常会复发，有时会发生恶变，约有 18% 的汗孔瘤可转变为汗孔癌，表现为自发性出血、溃疡、突发的瘙痒或疼痛，且在短期内快速生长。

六、小汗腺汗孔癌

内容提要

- 小汗腺汗孔癌是最常见的汗腺恶性肿瘤，常发生转移，死亡率为 10%。
- 典型损害为老年患者下肢硬结或疣状斑块，可原发起病，或继发于汗孔瘤或皮脂腺痣。

小汗腺汗孔癌（eccrine porocarcinoma），又称恶性小汗腺汗管瘤（malignant eccrine poroma），由 Pinkus 在 1963 年首次以“亲表皮性小汗腺癌”为病名报道，是最常见的汗腺恶性肿瘤，它包括一组罕见的表皮、近表皮以及真皮导管癌，可来源于大汗腺或小汗腺，通常不能确定。病因不很明确，与良性外泌汗腺汗孔瘤共存的概率为 11%，也有与色素性单纯性汗腺棘皮瘤或脂溢性角化并存的报道。另有报道发现 9 例的外泌汗腺汗孔癌均高表达 p16 而不表达 RB 蛋白，但未发现 p16 基因突变。

（一）临床表现

汗孔瘤样（近表皮）病变表现为硬结性或疣状斑块，极个别病例覆盖大片表面。顶端汗管瘤样（真皮）病变可以表现为境界清楚的息肉、斑块或结节，直径 1~20cm。本病主要见于 60 岁以上的老年人，约 50% 的患者皮损发生于下肢，其中 40% 发生膝部下方，5% 发生于头皮，也见于外阴、乳房、甲床。表现为境界清楚的单发结节或斑块，颜色红色或粉红，表面皮肤正常，可发生溃破；淋巴结侵犯常见，可转移至皮肤或内脏。它可以发生于病程较长的良性汗孔瘤或皮脂腺痣，也可以起病即为恶性（图 63-28~ 图 63-30）。

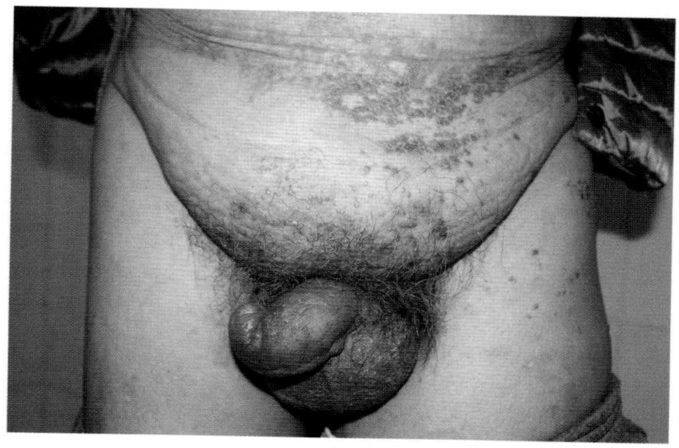

图 63-28 汗孔癌（1）

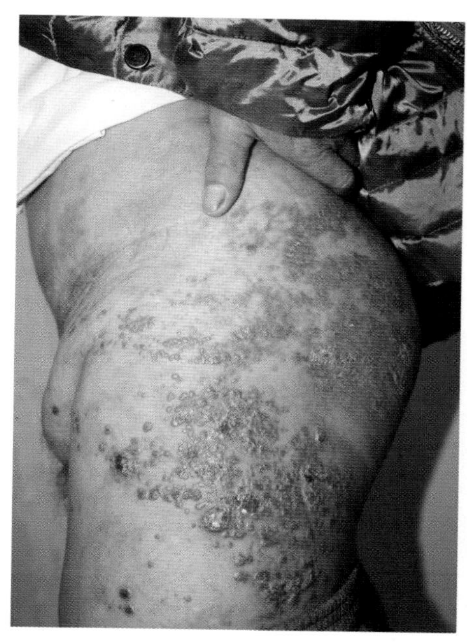

图 63-29 汗孔癌（2）

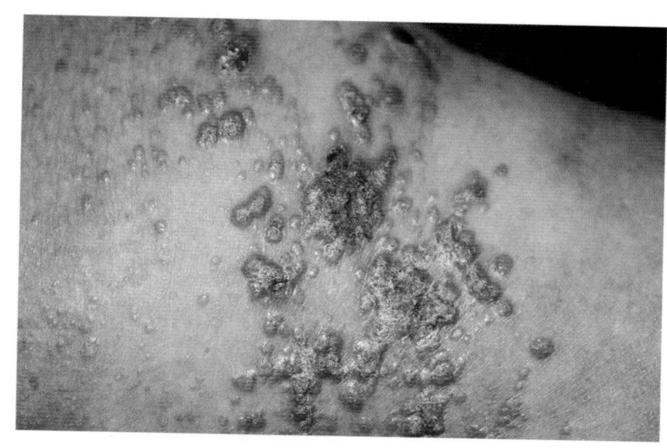

图 63-30 汗孔癌（3）

（二）组织病理

肿瘤灶可原发亦可继发于汗孔瘤处及其邻近，瘤体局限于表面也可蔓延至真皮。肿瘤内形成多个境界清楚的圆形结节，结节由多角形细胞构成，细胞有多形性，核形不规则，核仁显著，分裂象多。广泛的透明细胞改变，癌巢内可见充分发育的导管及正在形成导管的空泡化细胞。可见单个或巢状肿瘤细胞在表皮内呈 Paget 样浸润。15% 以上的病例可见真皮深部淋巴管癌栓。

免疫组化显示一系列细胞角蛋白染色阳性。病变导管腔 CEA 阳性。可以检测出雌激素和孕激素受体。DNA 分析显示病变为多倍体。

（三）鉴别诊断

汗孔癌可与基底细胞癌和鳞癌混淆，而其皮肤转移癌应与 Paget 病、Bowen 病和无色素性黑素瘤鉴别。

（四）治疗

本病应单纯扩大手术切除，Mohs 显微外科手术。预后的指标包括有丝分裂的活性、淋巴血管浸润和肿瘤厚度。前哨淋巴结活检对确定肿瘤分期有一定意义，有丝分裂象每高倍视野 >14 个、侵及淋巴管或血管及浸润深度 >7mm 提示预后较差。

七、皮肤混合瘤

内容提要

- 混合瘤为缓慢生长的孤立性结节，好发于鼻部和面颊，常被误诊为囊肿。
- 肿瘤由大致各占一半的上皮（外胚层）和间质（中胚层）成分组成，并因此而得名。

皮肤混合瘤（mixed tumor）又称软骨样汗管瘤（chondroid syringoma）、汗腺混合瘤（mixed tumor of sweat gland）、多形性汗腺腺瘤（pleomorphic sweat gland adenoma）、黏液性汗腺瘤（mucinous hidradenoma），由 Nasse 在 1892 年首次报道，并分为“管状分支腔隙的软骨样汗管瘤”及“小管腔的软骨样汗管瘤”两个亚型，这是一类伴有复杂小管状上皮成分以及黏液样或软骨样间质的良性汗管肿瘤。可显示小汗腺或大汗腺分化。大多数混合瘤归类于顶泌汗腺型。

(一) 临床表现

皮损为皮内或皮下孤立的坚硬分叶状结节(图 63-31~ 图 63-33),直径 0.5~3cm,表面皮肤正常,好发于成人的鼻、颊、上唇和面部其他部位,少数发生于腋窝、躯干或四肢。男性多见。

恶性软骨样汗管瘤(malignant chondroid syringoma)罕见,临床表现与良性者相同,但较常见于四肢。可引起局部复发、局部淋巴结转移或远处转移。

(二) 组织病理

病变境界清楚,位于真皮或皮下组织。肿瘤由上皮和间质成分组成。上皮成分显示两种基本结构,主要构成管状、腺状或实心团块(图 63-34~ 图 63-36),大汗腺分化较常见。分支小管内衬细胞显示大汗腺型顶质分泌,而圆形小管是小汗腺型的标志,二者均衬以两层细胞。在极少数情况下,可见影子细胞、毛囊其他成分以及皮脂腺细胞。极少见许多胶原小体。

间质为成纤维细胞性、黏液样、黏液软骨样,或为骨样组织,并有类似于肋软骨的特征。软骨样基质中可见梭形肌上皮细胞,钙化灶。电镜可见导管和分泌结构。常含有软骨细胞和肌上皮细胞,有丝分裂相罕见,无细胞异型性。免疫组化,肌上皮细胞 S-100 以及多种角蛋白标记物呈阳性(图 63-37),包括 CAM5.2。顶泌汗腺上皮 GCDFP-15 和 EMA 也常阳性。

(三) 鉴别诊断

诊断依赖于活检。本病临床表现缺乏特征,极易误诊,需与表皮囊肿、毛母质瘤、钙化性外毛根鞘囊肿(calcified trichilemmal cyst)、脂囊瘤、其他附属器肿瘤、皮内痣等多种表现为皮肤结节的疾病相鉴别。

(四) 治疗

良性软骨样汗管瘤可手术切除;恶性型可能局部复发或转移,应较广泛切除。

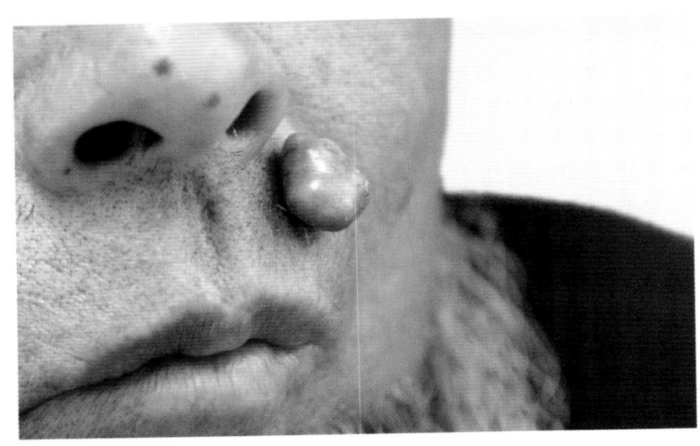

图 63-31 皮肤混合瘤(新疆维吾尔自治区人民医院普雄明惠赠)

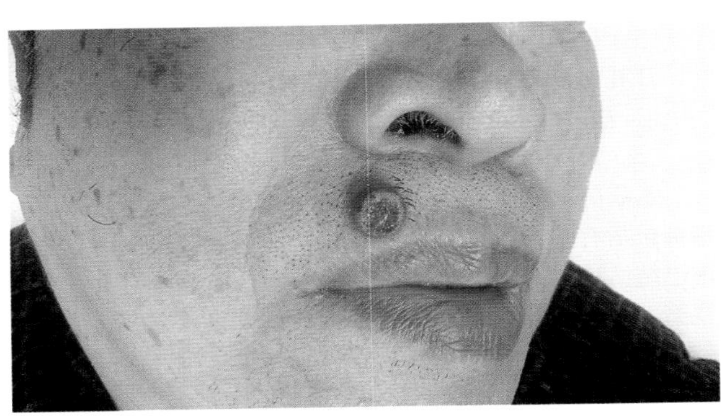

图 63-32 皮肤混合瘤(黑龙江省人民医院 柳曦光 赵文军惠赠)

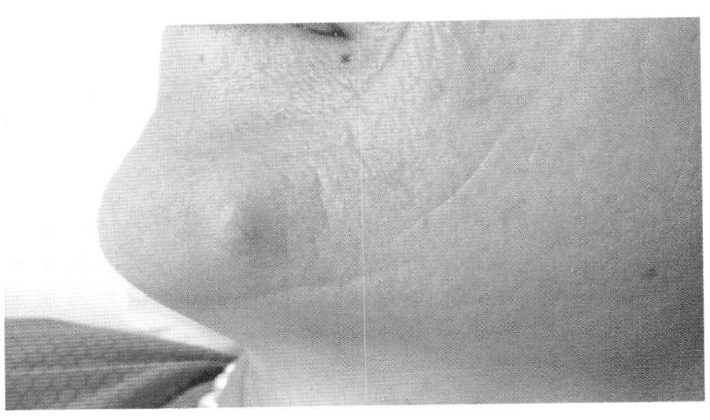

图 63-33 皮肤混合瘤(黑龙江省人民医院 柳曦光 赵文军惠赠)

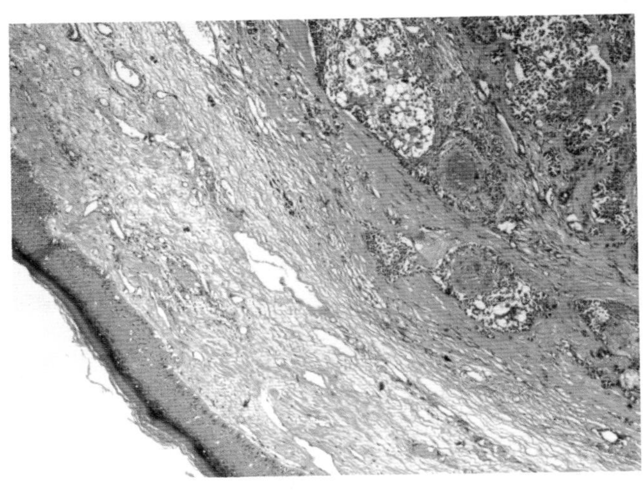

图 63-34 皮肤混合瘤病理(新疆维吾尔自治区人民医院 普雄明惠赠)

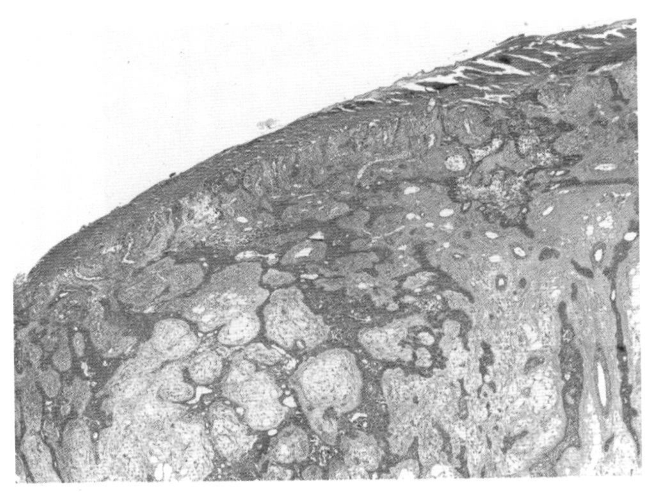

图 63-35 皮肤混合瘤(HE 染色 ×40)(黑龙江省人民医院 柳曦光 赵文军惠赠)

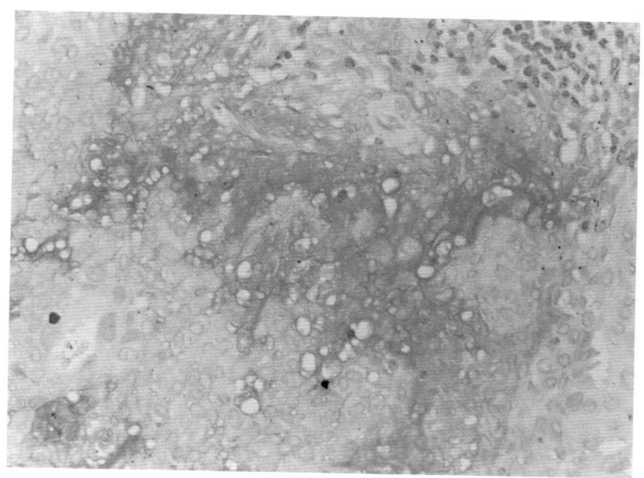

图 63-36　皮肤混合瘤（阿辛蓝染色 ×400）（黑龙江省人民医院　柳曦光　赵文军惠赠）

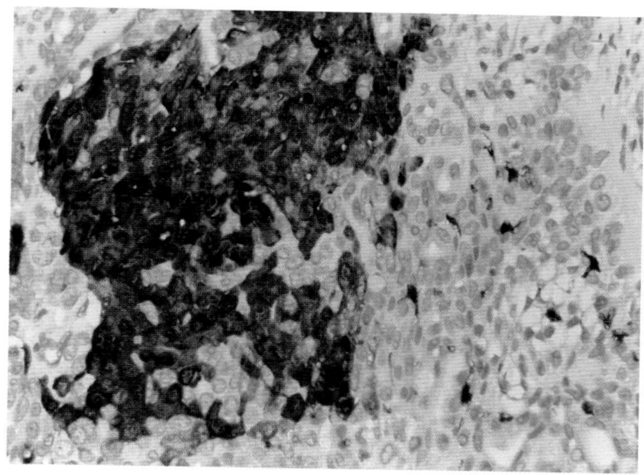

图 63-37　皮肤混合瘤（S-100 染色 ×400）（黑龙江省人民医院　柳曦光　赵文军惠赠）

八、混合性小汗腺毛囊错构瘤

混合性小汗腺毛囊错构瘤（hybrid eccrine gland and hair follicle hamartoma）由我国罗迪青等首先报道并命名。患者是一名 10 月龄女婴，表现为进行性增大的皮下肿块，边界清楚，质地较硬，表面皮肤有轻微色素沉着。患者无不适。病理检查发现毛囊及小汗腺组织形态正常，但二者的数目均明显增多；真皮有少许炎细胞浸润；汗腺周围及毛囊周围纤维组织增多。扩大范围手术切除后未复发。并认为水平组织切片对诊断有重要意义。

九、乳头糜烂性腺瘤病

内容提要

- 典型表现为单侧乳头糜烂、结痂、溃疡，排出浆液血性液体，后期乳头有结节形成。
- 本病应在临床上与乳房 Paget 病，在病理上与导管内腺癌相鉴别。

乳头糜烂性腺瘤病（erosive adenomatosis of the nipple）又称为乳头腺瘤（adenoma of the nipple），是乳头输乳管的腺瘤，较罕见。

（一）临床表现

常见于 50~60 岁女性，初期表现为单侧乳头糜烂、结痂、溃疡，可排出浆液血性液体，呈湿疹样。后期乳头有结节形成。皮损多无症状，也可瘙痒、灼热和疼痛。

（二）组织病理

组织象由不同比例的腺瘤和乳头成分组成，病变处不规则性扩大的空腔导管自表皮伸入真皮内，小管内层衬以柱状细胞，外层为致密的立方形细胞，腔细胞示顶浆分泌。部分导管的囊状腔内可见增生的细胞形成乳头状突起，细胞增生有时极为显著，几乎充满管腔。靠近表皮处导管腔衬以鳞状上皮。

（三）鉴别诊断

在临床上应与乳房 Paget 病、过敏性接触性皮炎、感染鉴别。病理上应与乳腺导管内腺癌相鉴别。

（四）治疗

手术切除。

十、汗管样小汗腺癌

内容提要

- 皮损类似硬皮病样型基底细胞癌，好发于头颈部，侵袭性和局部破坏性大。

汗管样小汗腺癌（syringoid eccrine carcinoma）由 Freeman 在 1969 年首次报道，又称为小汗腺导管癌（eccrine ductal carcinoma）、汗管瘤样癌（syringomatous carcinoma）和恶性汗管瘤（malignant syringoma），向小汗腺分化的基底细胞癌。

（一）临床表现

最常见于老人头皮，也可见于面、颈、腿、前臂、手背和手掌，皮损表现多样，伴斑秃，常类似硬皮病样型基底细胞癌，为缓慢生长的肉色结节或斑块，直径 0.5~3.0cm，边界不清，有细小的毛细血管扩张。肿瘤侵袭性和局部破坏性大，累及皮下脂肪、筋膜或骨骼肌，切除后常复发。部分患者有局部淋巴结转移，但极少出现全身广泛转移。

（二）组织病理

肿瘤由不典型的基底样细胞构成的导管和细管组成。瘤细胞较小，有卵圆形深染的核，胞浆淡染，胞膜边界不清。细胞排列成窄的条索状，伴管腔和囊腔形成。腔内常有耐淀粉酶的 PAS 阳性物质。细胞异型性不明显，有丝分裂象少见。有时可见明显的蝌蚪样肿瘤团块形成。肿瘤侵犯神经周围鞘为其特点。免疫组化示肿瘤表达 CK、EMA、CEA，管腔表达 EMA 或 CEA，偶尔表达 S-100 蛋白。

（三）鉴别诊断

本病缺乏角囊肿、向毛囊分化及多形性筛状结构，故可与微囊肿附属器癌和腺样囊性癌相鉴别。肿瘤 EMA 及 CEA 阳性，肿瘤团块周围细胞不呈栅栏状排列，无收缩间隙，可与基底细胞癌相鉴别。本病镜下可见管腔分化的基底样细胞嵌于纤维基质中，与汗管瘤相似，可根据其临床表现、细胞结构和浸润生长等特征与汗管瘤鉴别。

（四）治疗

应予广泛切除，头颈部可选用Mohs手术治疗。

十一、汗管瘤

内容提要

- 典型损害呈皮色、淡棕黄色或黄褐色，表面似蜡样光泽的丘疹，最常见于下睑。
- 病理学上，瘤细胞巢最特征表现是一端呈导管状，另一端为实体条索，形如逗号或蝌蚪。

汗管瘤（syringoma）指主要向导管（管状）分化的一组良性附属器肿瘤，肿瘤以复杂的扭曲导管为特征。以前，汗管瘤被认为是小汗腺来源的肿瘤。而汗管瘤可用于描述顶泌汗腺和小汗腺肿瘤。

（一）病因与发病机制

对小汗腺特异性单克隆抗体（如EKH6）有阳性染色。组织化学和电镜研究证明汗管瘤是末端汗管、真皮小汗腺导管的腺瘤。39%的唐氏综合征患者可发生本病，家族性病例亦有报道。

（二）临床表现

常起于青少年或青年期，多为散发性，很少单发，一些发疹性、弥漫性病变可能为家族性。汗管瘤在唐氏综合征患者中似乎更常见。多家报道显示透明细胞型汗管瘤与糖尿病有关。

皮损为皮色或淡黄色半球形丘疹，略带蜡样光泽，直径常为1~3mm，质中（图63-38）。女性多见，最常见于下睑、面颊上半部，亦可见于腋窝、脐、会阴、外阴、阴蒂、阴茎、手、头皮、胸、肢端，包括掌跖等部位。一般无自觉症状，女阴受累者常有瘙痒。病程缓慢，皮损为数个至数百个不等，密集而不融合。皮损可呈单侧线状分布，发疹性汗管瘤多累及躯干，可以分批出现。多发性汗管瘤还可见于Brooke-Spiegler综合征。

临床亚型包括：①眼睑型；②生殖器型；③肢端型，大多来自小汗腺；④发疹性汗管瘤，大量皮损突然出现于颈前、胸和腋下；⑤家族性；⑥巨大型，可达1cm。

（三）组织病理

汗管瘤为交错排列的巢状、条索状及小囊状结构，位于真皮上半部分。病变很少与表皮相连，而是包埋于致密的胶原性间质中。汗管瘤的导管由一层或两层立方细胞构成，极少数病变出现透明细胞改变。（图63-39）

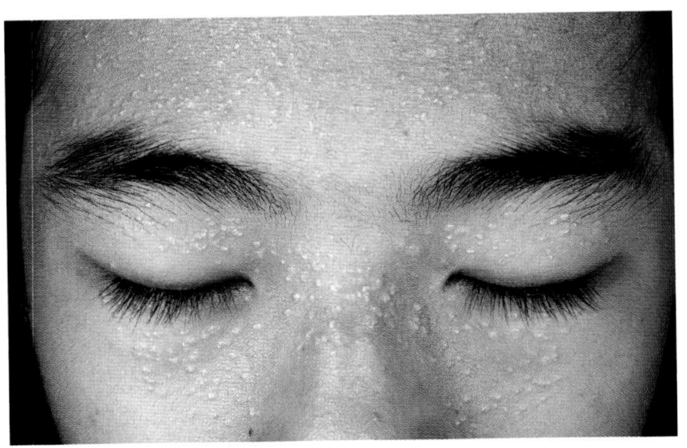

图63-38　汗管瘤
面部大量散在或密集分布的淡黄至淡红色小丘疹。

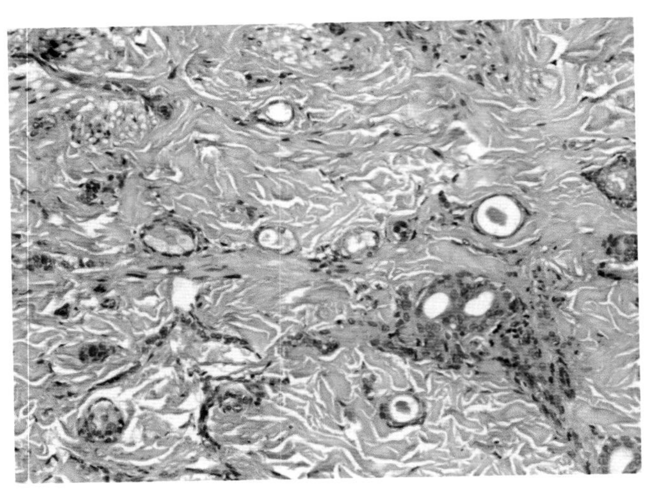

图63-39　汗管瘤组织病理
导管有逗点状尾部，形成蝌蚪状外观。

在真皮网状层上部，可见大量的小囊状导管和实心上皮索，部分导管的外壁细胞突出而形成小逗号样赘生物——蝌蚪样导管。

免疫组化上，EMA阳性见于导管外周细胞，CK10表达见于中间细胞，CK6、CK19和CEA表达见于腔面细胞。

（四）鉴别诊断

临床上需与粟丘疹、痣细胞痣、黄瘤、皮肤纤维病、扁平疣、毛发上皮瘤等相鉴别。

病理上应与微囊肿性附属器癌、结缔组织增生性毛发上皮瘤和硬化型基底细胞癌鉴别。

（五）治疗

必要时采用环钻活检。手术切除、激光治疗、电干燥法、高频电灼法、皮肤磨削、眼科剪剪除和三氯醋酸化学烧灼均被用于去除皮损，但常有瘢痕形成和复发，应注意避免。

还有有报道外用1%阿托品，口服和外用维甲酸类治疗可改善症状。

第五节　未分类附属器肿瘤

一、微囊性附属器癌

微囊性附属器癌（microcystic adnexal carcinoma）又称硬化性汗腺导管癌，由Goidstein等在1982年首先报道，是一种具有局部侵袭性的低度恶性附属器肿瘤，既向汗管又向毛囊分化。

（一）临床表现

本病多见于中年人，好发面头部，尤其鼻唇部及眶周，常表现为缓慢生长的硬化性斑块和结节，斑块呈肉色、淡黄色、红色，坚实，直径0.5~2.0cm，表面皮肤正常或萎缩，可有脱屑。中央可见明显小凹，边界不清。肿瘤可向深部侵犯并沿神经鞘扩散。可无症状，或有疼痛和感觉异常。

（二）组织病理

肿瘤有大量浅表的、小至中等大小的角囊肿，也可见实性条索状细胞及管腔形成。可见蝌蚪状形态的团块，类似于汗管瘤的改变，偶见囊内容物钙化。细胞学上，多数病变含有大小相对一致的细胞；极少有细胞出现核分裂象。超微结构显示肿瘤向导管分化。免疫组织化学肿瘤细胞表达 AE1/AE3 和 EMA。PAS 淀粉酶染色也有价值，硬角蛋白（AE13 和 AE14）阳性，支持向毛囊分化。

（三）鉴别诊断

本病易误诊，应与硬皮病样型基底细胞癌、皮肤转移癌、结缔组织增生性毛发上皮瘤、结缔组织增生性鳞癌和汗管瘤鉴别。

（四）治疗

手术切除，复发率达 30%~40%，Mohs 手术使复发率较低。

二、圆柱瘤

内容提要

- 本病好发于女性头颈部，为表面光滑的红色或淡红色结节，生长缓慢，通常无症状。
- 多发性圆柱瘤可在头皮融合成巨大斑块，称为头巾瘤。多发性损害应考虑 Brooke-Spiegler 综合征的可能。

圆柱瘤（cylindroma）是一种未分化或很少分化的附属器肿瘤，又名头巾瘤（turban tumor）、番茄瘤（tomato tumor）。自然病史为惰性，家族性病例为常染色体显性遗传。

（一）发病机制

通常认为本病来源于大汗腺，也有人认为其来源于小汗腺或毛囊。多发性圆柱瘤应考虑 Brooke-Spiegler 综合征，后者由染色体 16q 上的抑癌基因 CYLD 突变所致。在散发病例中也发现该基因体细胞突变。另外，紫外线照射可能与本病相关。

（二）临床表现

1. 单发性圆柱瘤　多见于成人。好发于头皮、头颈部或躯干。皮损为坚硬的皮内或皮下结节，表面光滑，有时呈蒂状，淡红色至红色，溃疡罕见。直径一般小于 1cm。

2. 多发性圆柱瘤　被形象地称为头巾瘤，可覆盖整个头皮。病变表面毛细血管扩张，呈红色、肉色（图 63-40）。或有疼痛。极少伴发 Brooke-Spiegler 综合征（也称为家族性圆柱瘤病和头巾瘤综合征），呈常染色体遗传，伴有多发性圆柱瘤、毛发上皮瘤、小汗腺螺旋腺瘤和粟丘疹。

（三）组织病理

组织学上，肿瘤为境界清楚、无包膜的真皮内结节，由基底细胞样细胞组成的细胞岛及条索构成，周围绕以增厚、玻璃样变的基底膜，PAS 染色阳性。细胞排列成连锁的“拼图样”结构。肿瘤细胞岛可有腔隙或假腔隙形成。肿瘤有 2 种细胞：一种是小而深染的细胞，胞浆空，这些小细胞围绕大细胞，常位于肿瘤结节外周；另一种是大而淡染的细胞，核卵圆形空泡状，构成细胞索的中央部分。

（四）诊断与鉴别诊断

临床典型者可作出初步诊断，但需活检才能确诊。

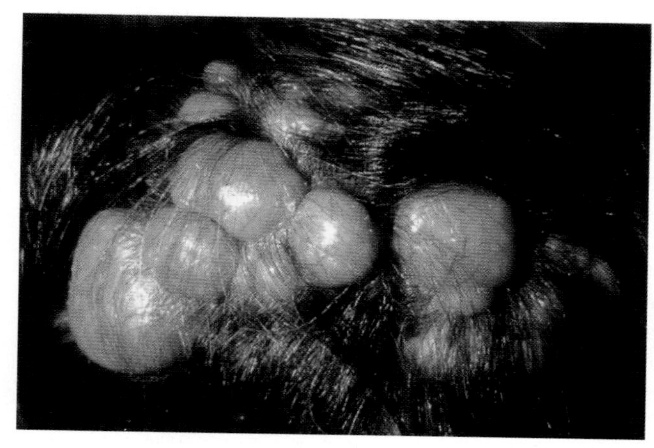

图 63-40　圆柱瘤

（五）治疗

手术切除，极少复发，恶变者需作广泛切除，以防复发。

三、侵袭性肢端乳头状腺癌

侵袭性肢端乳头状腺癌（aggressive digital papillary adenocarcinoma）可显示小汗腺分化，是一种高度侵袭性的恶性肿瘤。

（一）临床表现

本病少见，好发于成人，男性多见。损害发生在指 / 趾及掌跖，最好发甲床下和中间指间关节的掌侧、末端指 / 趾关节，为单个无痛性肿块，逐渐增大，溃疡、出血少见。易出现深层局部浸润和复发，约 15% 的患者发生转移，特别是肺转移。

（二）组织病理

肿瘤由管泡状和导管状结构及乳头状突起组成。在相对良性的区域，有多个腺样和乳头状囊性上皮结节。腺体由 1~2 层立方形或柱状上皮组成，胞质嗜伊红，核圆形或卵圆形，核呈空泡状。在腺癌区瘤细胞较多且呈多形性，核分裂象多见。可有鳞状化生、透明细胞和梭形细胞。免疫组织化学染色，肿瘤细胞角蛋白、CEA 和 S-100 蛋白呈阳性。

（三）治疗

腺瘤切除后的复发率高达 50%，故切除范围应较广泛。腺癌最好采用广泛切除或远端指间关节处截指 / 趾术，但其在原发性肿瘤切除后数年仍可发生转移。

四、结缔组织增生性毛发上皮瘤

结缔组织增生性毛发上皮瘤（desmoplastic trichoepithelioma）又称硬化型上皮错构瘤（sclerosing epithelial hamartoma），本病在组织上很难与硬皮病样基底细胞癌区别开来，它可能被误诊为硬化性基底细胞癌。

（一）临床表现

常见于年轻女性。损害常为单发性，多发者少见，好发于面或颈部，特别是口周、颊、颏和前额，表现为淡黄白色丘疹，簇集形成环状斑块，质硬，直径 0.3~0.8cm，许多损害的中央凹陷或萎缩，边缘高起。

（二）组织病理

肿瘤由 3 种成分组成狭窄的瘤细胞束、结缔组织基质和角质囊肿组成。细胞束由 1~3 层立方形基底样细胞组成，有丝分裂常见，无多形性。束间有许多角状突起，伴或不伴有角质囊肿及囊肿破裂所致异物肉芽肿。

（三）治疗

属良性，不会癌变，必要时可手术切除。

五、倒置性毛囊角化病

倒置性毛囊角化病（inverted follicular keratosis），也被称为内生性脂溢性角化病（endophytic seborrheic keratosis），它究竟是脂溢性角化病的变型，还是人乳头瘤病毒（HPV）感染毛囊漏斗部所致陈旧性寻常疣，亦或是一种独立的肿瘤，尚无定论。

（一）临床表现

好发于中老年男性，表现为孤立的无症状性白色 - 粉红色丘疹或结节，直径 3~10mm 大小，多发生在颊部和上唇，也可以发生在眼睑。局部可有炎症或瘙痒。

（二）组织病理

病变处乳头状瘤向内、外增生。末端毛囊呈指状，其壁部为倒置的正常表皮所覆盖。底部界限清楚，下方与毛囊连接。周边为基底样细胞，中央为外毛根鞘细胞。瘤细胞在顶部中央表皮样角化，形成有角质栓的隐窝。

组织病变类型有 4 种：乳头状瘤或疣样、角化棘皮瘤样、实性结节型、囊肿型。

（三）治疗

肿瘤可行手术切除。

第六节 毛发腺瘤

毛发腺瘤（trichoadenoma）是一种罕见的毛囊肿瘤，是介于毛囊瘤与毛发上皮瘤之间的病谱性疾病，由 Nikolowski 在 1958 年报道。

（一）临床表现

毛发腺瘤最常见于成人面部，其次为臀部，表现为孤立的结节状或疣状损害，缓慢生长，直径 3~50mm，透明状或呈黄色，常误诊为囊肿或基底细胞癌。

（二）病理组织

肿瘤位于真皮内，具有混合性的角囊肿，囊壁主要由向毛囊漏斗部分化的鳞状上皮构成，可以通过基底细胞样细胞条索彼此相连，也可以不相连。角质囊肿破裂可形成异物肉芽肿。

（三）治疗

手术切除。

（叶巧园　朱团员　李文　陈蕾）

第六十四章

成纤维组织增生和肿瘤

皮肤和肌腱的纤维和纤维组织细胞增生是常见的疾病，包括肿瘤和“反应性”增生两种形式。这些肿瘤由成纤维细胞、肌纤维母细胞、组织细胞、真皮树突状细胞、胶原纤维、弹力纤维和结缔组织黏蛋白组成，根据质地损害的不同，其组成比例不同。成纤维细胞(fibroblast)是一个异质性细胞群，曾被译为成纤维细胞。静息状态下偶被称为纤维细胞(fibrocyte)。表达 α- 平滑肌肌动蛋白(α-SMA)时称肌纤维细胞(myofibroblast)。具有组织细胞样吞噬能力时称纤维组织细胞(fibrohistiocyte)。由于成纤维细胞形态上、功能上的异质性，造成对此类增生性疾病的认知非常混乱，本章参考学者高天文教授分类方法(参见《实用皮肤组织病理学》)，对分类的名称略加简化，如将“纤维细胞、成纤维细胞和纤维组织增生性疾病”直接用成纤维细胞增生性疾病代替。

第一节　良性成纤维细胞 / 肌成纤维细胞增生

一、颈部纤维瘤病

颈部纤维瘤病(fibromatosis colli)也称为胸锁乳突肌瘤或先天性肌性斜颈，是一种发生于新生儿胸锁乳突肌内的纤维组织良性增生性疾病，导致该肌肉局部或弥漫性肿大。

（一）病因与发病机制

确切原因不明，最常发生在臀位和产钳分娩之后，因此推测可能系产伤引起的肌肉缺血所致。

（二）临床表现

患儿一侧胸锁乳突肌下 1/3 段被弥漫性纤维组织取代，以右侧最常见，双侧病变罕见，损害为质硬的皮下肿块，直径 <3cm，通常在出生后数周内显现，患儿颈部不对称、绷紧和活动受限。肿瘤可导致斜颈。许多病例可自行缓解或经物理治疗后缓解，仅有 15%~20% 的病例发展成为真性斜颈(斜颈畸形)。

(三) 治疗与预后

有报道部分病例在1~2岁内自然消退,对于>1岁的儿童,可采取手术治疗。

二、韧带样瘤

韧带样瘤(desmoid tumor)又名侵袭性纤维瘤病(aggressive fibromatosis),是一种由成纤维细胞克隆性增生所致的间叶肿瘤,位于深部软组织,具有局部侵袭性但不发生转移。

(一) 临床表现

好发于妇女,少数病例有家族史。1/4的病例局部有外伤或手术史。常发生于产后或腹壁瘢痕处、肩胛带区,也可见于腹内、躯干或四肢,发生于乳房者可能与手术或植入物有关。损害多为单发性肿块,少数为多发性,质硬,部位较深,与肌腱膜相连,大小不等,直径可达25cm,表面皮肤正常。肿瘤无症状或轻微疼痛,生长缓慢,侵袭邻近结构,在压迫邻近器官或神经时可引发相应的症状。

(二) 组织病理

病变界限不清,以一致性长形纤细的梭形细胞增生为特征,周围有胶原性间质和数量不等的血管。细胞核无异型性,核小浅染,有1~3个小核仁。细胞常排列成连续的束状结构,病变内细胞波纹蛋白强阳性。

(三) 治疗

首选手术切除,术后常有复发,腹腔内或复发性病变酌情处理。

三、多形性纤维瘤

多形性纤维瘤(pleomorphic fibromas)是一种良性息肉样或圆顶形皮肤肿瘤,组织学特征为含有不典型的纤维组织细胞,由Kamino等在1989年首次报道。

(一) 临床表现

女性多见,发病高峰为40~50岁。最常发生于肢端,其次是躯干、头顶部和指/趾甲下。损害表现为非溃疡性肤色圆顶状丘疹,直径0.5~2.0cm。

(二) 组织病理

损害位于真皮,由粗大的胶原束组成,出现散在的特征性梭形或星形细胞,包括核多形、浓染且核仁细小的多核巨细胞。核分裂稀少,偶见非典型核分裂象。有人认为本病是硬纤维瘤的变型,也有人将其称为多形性硬纤维瘤。

(三) 鉴别诊断

临床上常被误诊为痣、神经纤维瘤或血管瘤。组织学应与以多形性细胞为特征的其他皮肤肿瘤,如非典型纤维黄瘤、巨细胞成纤维细胞瘤相鉴别。

(四) 治疗

本病经单纯切除可治愈,很少局部复发。

四、瘢痕疙瘩

内容提要

- 瘢痕疙瘩由伤口愈合紊乱所致,好发于深肤色个体,部分呈常染色体显性或隐性遗传。
- 瘢痕疙瘩最好发于胸骨区,常超过原发损害的范围,呈蟹足状向外伸展。
- 本病治疗困难,一线治疗为皮损内注射糖皮质激素,顽固者可采用手术联合放疗。

瘢痕疙瘩(keloid)是指皮肤在外伤或炎症后纤维组织过度增生,形成超出原有损害范围的界限清楚的隆起性瘢痕,它是一种特殊类型的瘢痕,本质上是良性肿瘤。

(一) 流行病学

可发生于任何人种,但深肤色者多见,黑人发生率最高,黄种人次之,白人最少。黑人与白人的发病比率为3.5∶1,深肤色人群的患病率约为4.5%~16%,所有种族的白化病患者未见发病。主要发生在30岁以下个体,男女发病率相近,青春期发病率高,老人和儿童罕见。有报道A型血型者易于发病。

(二) 病因与发病机制

瘢痕疙瘩发病与种族、遗传、免疫、基因突变、细胞凋亡和细胞异质性等有关(图64-1)。易患个体可在任何程度的皮肤外伤后形成瘢痕疙瘩,包括手术、穿孔、痤疮、文身、烧伤、蚊虫叮咬、疫苗接种或其他炎症过程,有时轻微损伤如划痕也会产生针尖大小的损害。在女性妊娠期间,瘢痕疙瘩明显增大,绝经期女性瘢痕疙瘩可发生自发缓解。创伤初期发生真皮炎症反应、白细胞浸润、成纤维细胞过度增殖、活化和迁移、细胞外

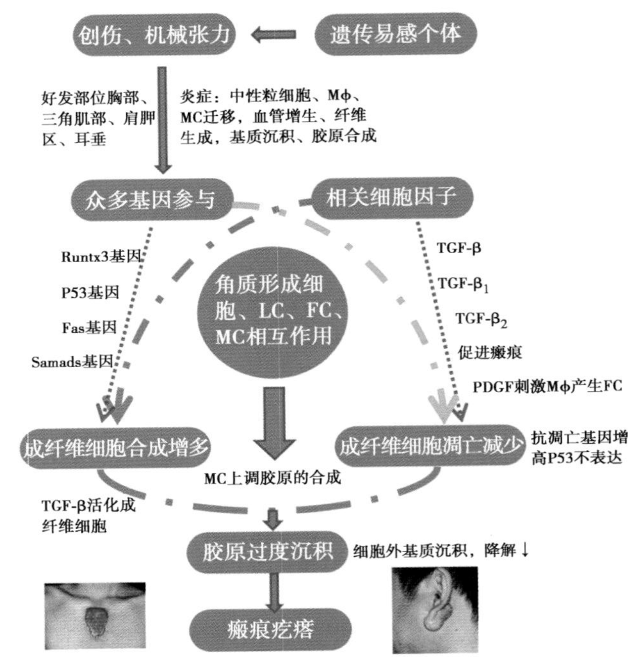

MC:肥大细胞;FC:成纤维细胞;LC:朗格汉斯细胞;TGF-β:转化生长因子;FGF:成纤维细胞生长因子;PDGF:血小板源性生长因子;Mϕ:巨噬细胞;Runtx3:RUNT相关转录因子3;P53:抑癌基因;Fas:凋亡基因

瘢痕疙瘩的发病机制:遗传易感个体受到创伤和张力作用,众多基因和细胞因子参与发病,血小板生长因子PDGF刺激巨噬细胞产生成纤维细胞,P53基因突变,失去抑制功能,凋亡基因Fas不表达,抗凋亡基因表达增高,从而使成纤维细胞大量增生,胶原纤维过度沉积,瘢痕疙瘩形成。

图64-1 瘢痕疙瘩与增生性瘢痕的发病机制示意图

基质中胶原纤维过度沉积和排列紊乱是瘢痕疙瘩形成的病理基础。

诱因有创伤、感染、皮肤张力、自身免疫反应以及激素水平变化等。其病理机制主要包括5个步骤：血管形成，炎症反应，在上皮化，肉芽组织和胶原重塑，以及瘢痕形成。它是一种创伤组织的过度修复。

1. 外伤或力学因素　瘢痕疙瘩常发生于皮肤张力较高的部位如胸骨前区，而松弛部位如阴囊和眼睑很少发生。有报道瘢痕疙瘩移植至低张力部位后消退。有些患者并无明确外伤史，而易受创伤的掌跖部位却不发病，提示本病的发生尚涉及其他因素。

2. 激素与免疫　瘢痕疙瘩常发生于青春期，孕期趋于增大，可能与激素有关。瘢痕疙瘩中有较多的巨噬细胞和淋巴细胞，CD4/CD8比率增大，提示与炎细胞亚群失衡以及免疫细胞尤其是巨噬细胞、T淋巴细胞或肥大细胞的作用有关。

3. 遗传与基因突变　本病具有遗传易感性。50%的患者有家族史，部分呈常染色体显性或隐性遗传，患者中HLA-B14、-B21、-BW35、-DR5、-DQW3等位基因频率明显增高。

RUNX3基因：RUNX3基因是一种新的抑癌基因，RUNX3基因表达失活，RUNX3基因可能作为TGF-β传导通路中的一个重要环节，参与TGF-β上皮细胞生长的负调控作用。RUNX3基因缺失导致瘢痕疙瘩组织中的成纤维细胞过度增殖。

p53基因：p53基因突变，可使成纤维细胞的凋亡减弱，成纤维细胞持续增长，大量胶原积聚。

Fas基因：Fas介导的死亡信号传递是介导病理性瘢痕成纤维细胞凋亡的最主要通道之一。外显子6,8,9突变可以造成Fas蛋白不表达或表达的蛋白无功能。Fas基因调控细胞凋亡异常从而使得成纤维细胞大量增生。

细胞凋亡又称程序性细胞死亡，抗凋亡基因Bcl-2、c-jun和c-fos的蛋白表达明显增高，而凋亡基因p53不表达，细胞凋亡降低。

4. 细胞因子　成纤维细胞生长因子（FGF）包括酸性成纤维细胞生长因子（aFGF）和碱性成纤维细胞生长因子（bFGF）。抑制Ⅰ型胶原的aFGF对其体外培养的瘢痕疙瘩及正常皮肤成纤维细胞具有促进增殖作用。

TGF-β：TGF-β1是目前已知的与瘢痕过度形成关系最为密切的细胞因子。TGF-β几乎参与所有与瘢痕形成有关的过程，近年研究认为TGF-β1、TGF-β2有促进瘢痕形成的作用，而TGF-β3抑制瘢痕形成。

5. 其他相关细胞　角质形成细胞、朗格汉斯细胞、成纤维细胞和肥大细胞等的相互作用。角质形成细胞可能刺激成纤维细胞增生或产生过多细胞外基质。肥大细胞来源于髓系细胞，是个各种前炎症介质的重要来源，组胺、肝素和一些细胞因子促进了成纤维细胞增生，刺激胶原合成。有报道瘢痕增生期，肥大细胞数量增加，临床上组胺的释放可能与患者局部瘙痒不适有关，其血管扩张效应可能促进血浆蛋白渗出，产生红斑。

综上所述，瘢痕疙瘩是成纤维细胞合成增多。瘢痕疙瘩主要由Ⅰ型胶原组成。正常皮肤中Ⅰ型胶原占75%，而在瘢痕疙瘩中可高达95%。

而成纤维细胞凋亡减少，调节凋亡的基因改变可促使纤维增生。瘢痕疙瘩中的成纤维细胞较正常成纤维细胞凋亡率低。

（三）临床表现

瘢痕疙瘩可在外伤后1~3个月甚至1年后发生，有些患者诉局部无外伤史，但也可能由于时间久远或损伤轻微而被遗忘。

1. 皮肤损害　单发或多发的圆凸肿块，质地坚实似橡皮，边界清楚而不规则，有时呈蟹足样（图64-2，图64-3），粉红色。表皮变薄，表面光滑，可有毛细血管扩张。持续或间断向外周扩展，超出原先瘢痕范围，陈旧性损害可出现色素沉着、质地变硬和症状消失。部分病例可自发性消退。损害伴有不同程度的瘙痒、疼痛和感觉过敏，妨碍邻近组织运动。

2. 好发部位　依次为胸骨前区、肩三角肌区、上肢、下肢、耳廓及耳垂（图64-4）、颈面区、乳房等。少见部位包括生殖器、眼睑和掌跖。因此处皮肤张力较大。约一半的“自发性”瘢痕疙瘩发生于胸骨前区，呈横带状，可能是该部位轻微感染或皮肤张力增加所致。在有些患者中，瘢痕疙瘩限于身体局部，例如耳垂钻孔后发病，而在阑尾手术后却不发病。

3. 临床亚型　按照不同的分类依据，瘢痕疙瘩可分为以下临床亚型：①病因分型：原发性瘢痕疙瘩、继发性瘢痕疙瘩（如炎症、外伤）和手术性瘢痕疙瘩；②形态分型：结节状（60.3%）、条索状（18.3%）、疣状（16.7%）、混合性（4.7%）；③实物取象分型：蘑菇形、蟹足形、蝴蝶形。

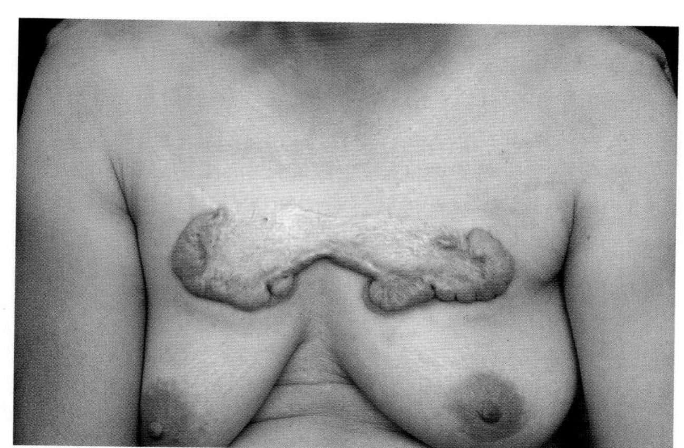

图64-2　瘢痕疙瘩（1）

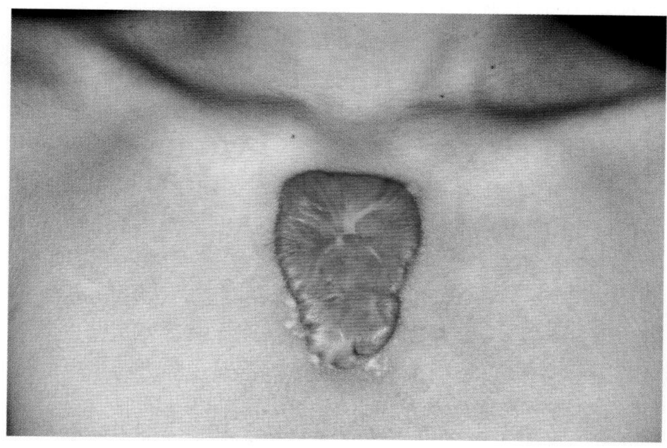

图64-3　瘢痕疙瘩（2）

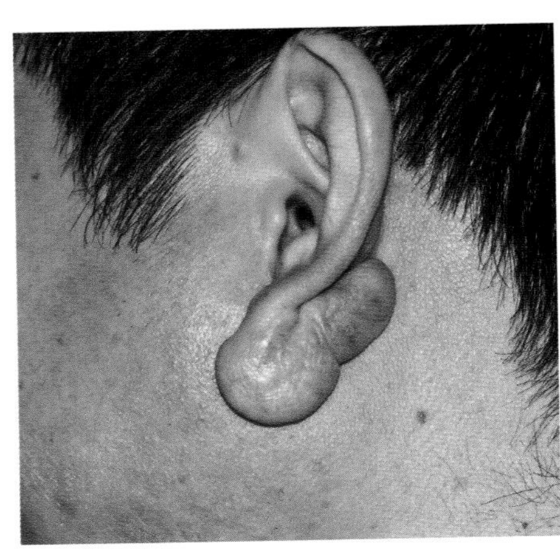

图 64-4 耳部瘢痕疙瘩(北京京城医院 朱宝国惠赠)

4. 合并疾病 瘢痕疙瘩与某些疾病伴发,例如寻常痤疮、某些结缔组织疾病(包括 Ehlers-Danlos 综合征、胶原沉积病以及 Rubinstein-Taybi 综合征)、掌跖及阴茎纤维瘤病。

（四）组织病理

典型的组织学表现为真皮内成纤维细胞呈结节状增生,尚可见细胞成分较少的透明变性的嗜酸性胶原纤维。早期为增殖期,成纤维细胞较多,局部可有黏液样基质。偶可见正常有丝分裂象;中期为纤维化期,胶原纤维和胶原束均增粗,嗜酸性增加,排列更紧密;晚期为硬化期,胶原纤维透明化。

（五）诊断与鉴别诊断

本病的诊断依据包括:瘢痕组织超过原有损伤范围,并侵犯周围正常组织;病程超过 9 个月而无自发消退迹象;手术切除后复发。

瘢痕疙瘩应与肥大性瘢痕、胶原瘤、局限型席纹状胶原瘤(硬化性纤维瘤)、隆突性皮肤纤维肉瘤、面部纤维性丘疹(血管纤维瘤)、瘢痕疙瘩型皮肤纤维瘤、瘢痕疙瘩性芽生菌病、播散性黄瘤病鉴别。

（六）预防与治疗

1. 预防措施 瘢痕疙瘩治疗困难,不适当的治疗甚至可加重病情,因此一级预防很重要。易患个体应避免不必要的手术如打耳孔和文身;如果发生外伤或必须手术,降低伤口张力很重要,对无张力伤口应迅速一期缝合和充分止血;长期使用硅酮凝胶贴稳定伤口可减轻伤口张力,也可采用压迫治疗,每天 23 小时至少半年。

2. 治疗方法 缺乏理想方法,联合治疗效果较好(表 64-1)。一线治疗为皮损内注射糖皮质激素(B)、加压(B)、封包疗法(B)、皮损内注射 α-2b 干扰素(B);二线治疗为冷冻(A)、放射治疗(B);三线治疗为激光治疗(Nd:YAG 激光和 585nm 脉冲染料激光)(C)、外用咪喹莫特(A)、皮损内注射 5-FU(B)、皮损内注射 γ- 干扰素(C)、外用维 A 酸(B)、皮损内注射博来霉素(B)、维拉帕米(B)、手术(B)。

(1) 糖皮质激素:皮损内注射曲安奈德(10~40mg/ml),每隔 1~2 周一次。可联合其他治疗如外用疗法。外用糖皮质激素可减轻瘙痒和灼热症状。无针注射器通过动力源产生高压气体,使药液形成较细的液体流,瞬间穿透皮肤到达皮下,药液在皮下弥散分布,起效更快,药物吸收率更高。研究发现可使药剂以雾状扩散形式进入注射部位。无针注射器的使用可改善传统注射器药物作用不均匀,治疗时的疼痛感。

(2) 手术切除:单纯手术切除的复发率高达 45%~100%,故应在术后即刻(24~48 小时)放疗,在联合损害边缘注射糖皮质激素、皮肤移植和加压包扎。

(3) 抑制成纤维细胞:口服或外用维 A 酸类,皮损内注射干扰素 α-2b;口服或外用积雪苷可能有助于抑制成纤维细胞增生和胶原合成。

(4) 水合剂:硅酮凝胶片的水合作用和局部闭合作用有软化瘢痕、抑制其增生的作用。在术后 48h 开始每日外用 12~24h,并每日用中性清洁剂清洗该片。术后 48h 开始使用硅酮凝胶片 3 个月以上可预防瘢痕形成。

(5) 压迫疗法:局部压力升高会造成组织缺血、缺氧而抑制瘢痕增生。压力至少需 24mmHg 以超过毛细血管压力,但应低于 30mmHg,以免影响外周血液循环。可采用珠罗纱立体织物或运动员护腿用的弹力布制成的弹力绷带、弹力套、弹力服等。

(6) 物理治疗:包括:①激光治疗,如 585nm 脉冲燃料激光、1 065nm Nd:YAG 激光可使瘢痕疙瘩变平和消退;②浅层 X 线或接触放射治疗有效,由于存在致癌风险,放疗慎用于年龄 <10 岁者、头颈和乳房部位;③冷冻治疗,推荐的冻 - 融循环为 10~20 秒,有治疗后色素沉着的风险。

(7) 其他:包括:①切除后外用咪喹莫特;②皮损内注射肉毒毒素、博来霉素、氟尿嘧啶(5-FU);③基因疗法,包括导入自杀基因或者抑癌基因、调节胶原代谢、基因免疫治疗、导入相关增殖 - 凋亡调控基因等。

五、肥厚性瘢痕

肥厚性瘢痕(hypertrophic scar)定义为肉眼可见的隆起性瘢痕,局限于原损伤部位而不会扩展至周围组织,常自发性消退。肥厚性瘢痕与瘢痕疙瘩具有相同的生物化学和病理异常,皆为纤维组织过度增生,唯一的区别在于胶原合成和胶原酶活性增加的程度不同。

（一）临床表现

肥厚性瘢痕的发生率在手术后为 39%~68%,在烧伤后为 33%~91%。皮损常呈线状(手术瘢痕)、丘疹或结节状(炎症或溃疡瘢痕),亦可伴有瘙痒,但无疼痛和感觉过敏。瘢痕疙瘩与肥厚性瘢痕最突出的区别是前者有蟹足样突出物,而肥厚性瘢痕则无;肥厚性瘢痕不会超过原发损伤的范围,而瘢痕疙瘩则会;其他鉴别特征包括肥厚性瘢痕出现早(通常在损伤后 4 周内,而瘢痕疙瘩的出现要晚数月),可以退化,发生挛缩,手术后复发趋势小(肥厚性瘢痕的复发率为 10%,而瘢痕疙瘩为 45%~100%)。

（二）组织病理

肥厚性瘢痕与正常瘢痕的主要区别,在于前者出现胶原和纤维细胞结节状集聚。与瘢痕疙瘩的主要区别是缺少瘢痕疙瘩样(粗大、强嗜酸性)胶原束。

（三）鉴别诊断

早期与瘢痕疙瘩无法鉴别。肥大性瘢痕出现较早(常于 4 周以内),瘢痕增生仅限于受伤部位,且有消退趋势。而瘢痕疙瘩出现较迟,甚至数年后才发生,范围可超出创伤部位,无消退趋势。二者组织学表现不同,瘢痕疙瘩皮损中含大量胶原束,而肥大性瘢痕则无。瘢痕疙瘩常有触痛、疼痛、感觉过

表 64-1 几种瘢痕疙瘩治疗方法的疗效

治疗种类	机制	方法	疗效
物理治疗 压迫治疗	局部缺血，内皮细胞退变	弹力套用海绵、塑料片、硅酮凝胶或硅酮片。佩戴 18~24h/d，4~6 个月	有效率为 60%~85%。过早撤去弹力套会反弹。压迫数月至 2 年，可能永久性抑制瘢痕
浅层 X 线照射	抑制毛细血管芽增生和炎细胞趋化，减少成纤维细胞增殖及胶原合成	放疗、化疗加手术。或钴 60、电子束。术后 1 周内照射，7Gy/d × 3d，或 1 次 / 周 ×3	单独放疗的有效率为 10%~94%，平均 56%
冷冻和激光治疗	损伤细胞，使细胞缺氧，组织坏死、脱落	二氧化碳激光或 585nm 脉冲染料激光	两者相当，约 51%~76%。冷冻对早期增生性瘢痕的疗效优于瘢痕疙瘩
硅胶膜治疗	具有良好的亲水性、亲肤性，软化瘢痕并抑制其生长	手术拆线后使用，开始每天使用 2h，逐增至 12~24h	有效率 75%~85%。手术后或激素局部注射后联用硅胶膜
药物治疗 局部注射 糖皮质激素	对生长期增生性瘢痕效果最好，对陈旧性瘢痕或瘢痕疙瘩仅使其变软变平	单独或联合，常与手术切除联合使用	单用有效率 50%~100%，复发率 9%~50%； 激素与手术联合治疗复发率 0~100%，平均 50%
局部注射 5-FU 博来霉素	竞争作用于 DNA 和 RNA 合成，从而抑制成纤维细胞的增殖	5-FU 国外为 40~50mg/ml 加利多卡因注射治疗	疗效显著，复发率低，不良反应少
曲尼斯特	抑制肥大细胞释放组胺和前列腺素，抑制成纤维细胞产生胶原	连续半年口服或电子渗入瘢痕内，外用较口服效果好	治疗肥厚性瘢痕和瘢痕疙瘩，止痒和止痛
钙通道阻滞剂 维拉帕米 尼卡地平	对成纤维细胞产生抑制作用，降低瘢痕内胶原含量，减少细胞外基质合成	维拉帕米(2.5mg/ml)，注射量 0.5~2.0ml，总量不超过 10mg，每 4 周注射 1 次	维拉帕米由于曲安奈德，不良反应有疼痛，传导阻滞，孕妇应禁用
A 型肉毒毒素	作用于神经 - 肌肉接头，抑制乙酰胆碱释放，减低皮肤的张力，影响细胞增殖和凋亡	50U/ml 以间隔 1cm、5U/ 点、每人总量不超过 100U	顽固性瘢痕疙瘩痛痒效果显著
生物制剂	干扰素，γ- 干扰素有抗纤维形成作用	外用干扰素 α-2b 霜；皮损内注射 γ 干扰素 0.05mg，1 次 / 周 ×10	皮损内注射 γ- 干扰素 10 位患者有 5 位皮损减少 50%
咪喹莫特	干扰素诱导剂	切除后，当晚切口处外用 5% 咪喹莫特乳膏，连续 8 周	随访 24 周后无复发
维 A 酸	干扰成纤维细胞 DNA 合成、抑制其增殖、阻止胶原合成	局部应用 0.05% 维 A 酸治疗	28 例瘢痕疙瘩，随访 3~22 个月，77% 患者瘙痒减轻，瘢痕缩小
联合应用		曲安奈德和 5-FU	有效率为 50%~90%
手术治疗	① 切除加缝合。适合皮肤张力小且周围有正常皮肤者 ② 切除加全厚植皮、适合面积较大者，术后放疗 ③ 切除加局部皮瓣转移术；适合面积不大且周围有正常皮肤者 ④ 切除部分瘢痕加瘢痕疙瘩表皮回植术；术后加压包扎		单纯手术复发率 45%~100%，少用拆线后即浅层 X 线治疗 ×3d：总量 21Gy；照射后外用硅胶膜贴敷

敏等症状。(见表 64-2)其他鉴别诊断包括：铠甲样癌、隆突性皮肤纤维肉瘤、泛发性黄色瘤硬化型、瘢痕疙瘩样芽生菌病、硬化性神经纤维瘤、持久性隆起性红斑。

(四) 治疗

治疗原则同瘢痕疙瘩。

六、腱鞘纤维瘤

腱鞘纤维瘤(fibroma of tendon sheath)是一种附着于腱鞘的境界清楚的成纤维细胞性肿瘤，9% 的病例有外伤史。

(一) 临床表现

好发于 21~50 岁的男性。常发生于肢端，特别是指、掌和腕部。皮损为单发的皮下结节，实性，坚硬，附于肌腱和腱鞘。逐渐缓慢增大，直径通常小于 2cm，轻度触痛(图 64-5)。少数损害可表现为腕管综合征。

(二) 组织病理

腱鞘纤维瘤具有包膜呈小叶状分布，肿瘤由细胞成分相对少的纤维组织和灶状黏液样变构成，纤维组织间散在形态一致的梭形细胞(图 64-6)。

表 64-2 肥厚性瘢痕与瘢痕疙瘩比较

	肥厚性瘢痕	瘢痕疙瘩
外伤	是	不一定
人种关系	无	有，发病率随肤色加深而升高
遗传易感性	无	有
起病	立即	延迟
好发部位	无	耳垂、胸骨前区、三角肌区
皮损范围	限于外伤处	扩展至周围正常组织
自发消退	有时，逐渐	不会
术后复发	少	大多会
组织病理		
肌成纤维细胞	有	无
增厚透明胶原束	不显著	显著

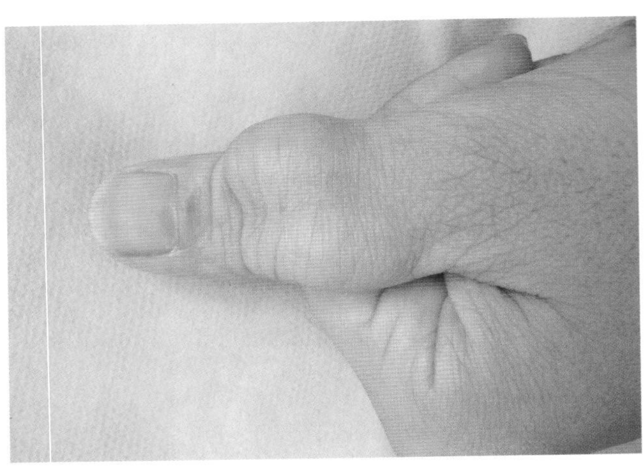

图 64-5 腱鞘巨细胞瘤
双半球囊状肿物，可随手指曲伸而移动(东莞市常平人民医院 曾文军惠赠)。

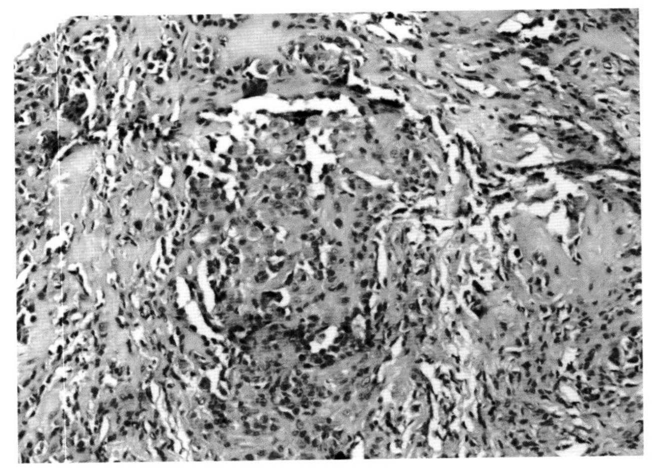

图 64-6 腱鞘巨细胞瘤组织病理
肿瘤界限清楚，损害内细胞丰富，见嗜酸性胞浆的单核细胞和散在多核巨细胞(新疆维吾尔自治区人民医院 普雄明惠赠)。

(三) 治疗

手术切除为首选，但可复发，大多为切除不干净或边缘复发。

七、软纤维瘤

软纤维瘤(soft fibroma)又称皮赘(skin tag)、纤维上皮性息肉(fibroepithelial polyp)或软垂疣(acrochordon)，是一种好发于颈部等皱褶部位的常见良性肿瘤。

(一) 临床表现

发于中老年人、绝经期妇女，皮损好发于眼睑、颈部、腋部和腹股沟等处。损害为质地柔软，肤色或轻度色素沉着性，丘疹状、有蒂或袋样肿瘤。

1. 皮损分型 按照皮损形态可分为以下类型：

(1) 丘疹状：多发性沟纹状小丘疹，眼睑部多为 1~2mm 大小的丘疹。

(2) 丝状：单个或多发性丝状损害，呈丝状突起，宽约 2mm，长约 5mm。

(3) 有蒂型：单发性有蒂的软纤维瘤(图 64-7，图 64-8)。

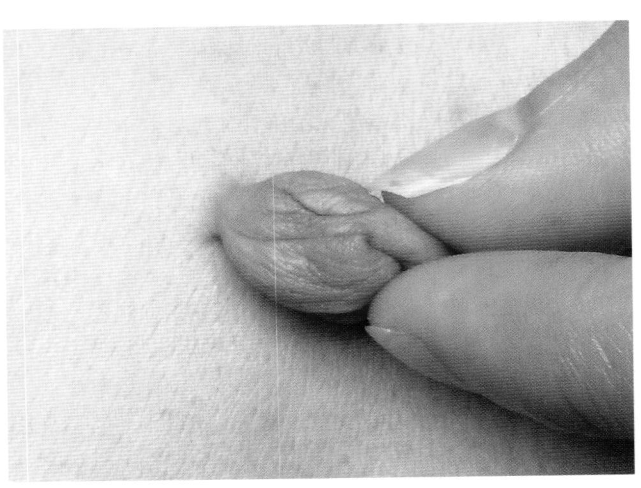

图 64-7 软纤维瘤(东莞市常平人民医院 曾文军惠赠)

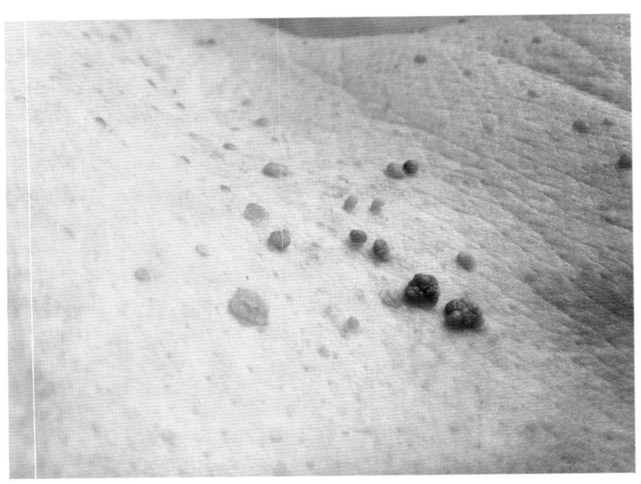

图 64-8 软纤维瘤
悬垂性肿物表面有沟纹，带有长蒂(东莞市常平人民医院 曾文军惠赠)。

（4）袋状：多见于躯干下部，损害表面光滑，躯干部多为1~2mm的袋状息肉常有蒂（图64-9），可合并纤维毛囊瘤或毛盘瘤。

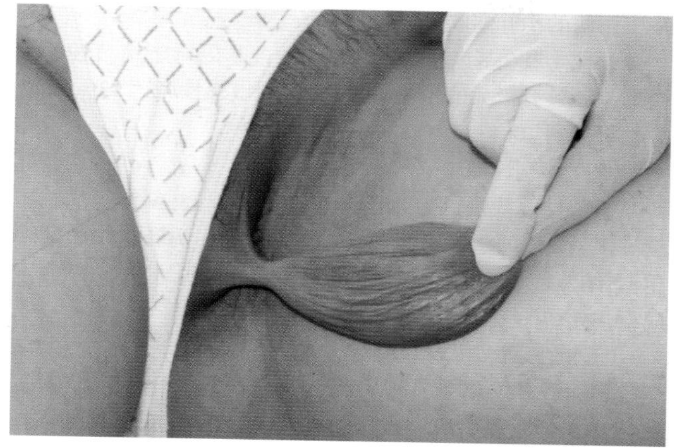

图64-9　腹股沟软纤维瘤（广东医科大学　林木生惠赠）

2. 相关疾病

（1）代谢综合征：皮赘可作为胰岛素抵抗的皮肤症状，患者可合并血脂异常、2型糖尿病、心血管疾病和肥胖。

（2）其他综合征：儿童皮赘可能是痣样基底细胞癌综合征的体征之一。皮赘也可作为Birt-Hogg-Dube综合征的和Cowden综合征（多发性错构瘤综合征）的体征之一。1997年首次报道了多发性毛盘瘤、纤维毛囊瘤和软垂疣的相关性，现在称之为Birt-Hogg-Dube综合征。

（二）组织病理

病变由疏松结缔组织、纤维细胞、胶原纤维和成熟脂肪细胞组成。有蒂型示表皮变平，真皮很薄，以致脂肪细胞成为主要成分，此型可认为是脂肪纤维瘤；丝状型的表皮乳头瘤样增生，真皮内有疏松胶原纤维和扩张的毛细血管；丘疹型示表皮乳头瘤样增生，可见角质囊肿，类似有蒂的脂溢性角化病。

（三）鉴别诊断

HPV感染病毒所致丝状疣也常位于颈、腋部，呈疣状，棘细胞的灶状空泡样变性，归类于寻常疣；多发性微指状角化过度症表现为正常皮肤上散在分布的大量非毛囊性指状、钉状或棒状角化过度，呈白、黄、褐色或肤色，触之粗糙；孤立型浅表脂肪瘤样痣可能为皮赘的变型。

（四）治疗

冷冻、电干燥法、三氯醋酸外涂或手术切除。部分未经治疗也可自行坏死脱落而不留瘢痕。

八、指节垫

指节垫（knuckle pads）又称皮下纤维瘤（subcutaneous fibroma），系关节伸面或近端指间关节背面局限性皮肤纤维化增厚所致。本病为常染色体显性遗传病，儿童早期发病。

（一）临床表现

主要累及15~30岁的患者，男性更常见。好发于近端指/趾间关节或掌指关节伸面，多累及第二至五指，拇指少见。膝盖和足背亦可发生。皮肤损害为扁平或隆起的角化性斑块，直径3~10mm，椭圆形或圆形，肤色、淡黄色或棕色，表面粗糙

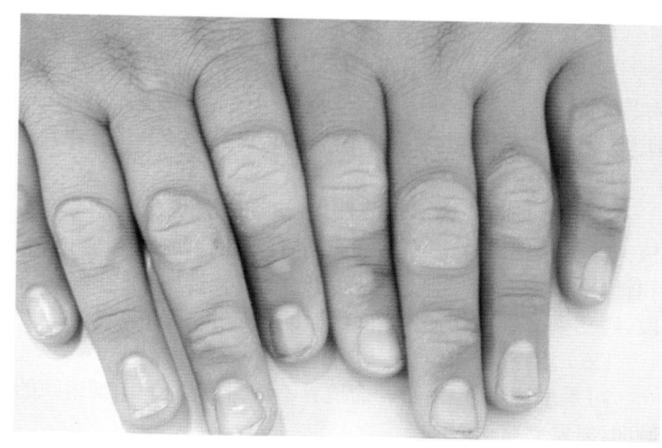

图64-10　指节垫
指关节背侧皮肤扁平隆起损害，表面光滑。

（图64-10）、干燥无鳞屑，可自由移动。本病常伴发于掌跖纤维瘤病、代谢综合征。指节垫亦见于Bart-Pumphrey综合征（指节垫、耳聋、白甲病）。指厚皮症（pachydermodactyly）是一种少见的变型，主要发生于青春期男性。

（二）组织病理

表皮角化过度、棘层肥厚，表皮突延长。真皮结缔组织增生，晚期纤维化，胶原纤维明显增粗，不规则成束排列。

（三）鉴别诊断

应与皮肌炎的Gottron征、职业性摩擦（如理发师）、儿童咬指所致的胼胝相鉴别。

（四）治疗

切除后可能继发瘢痕疙瘩。损害内注射糖皮质激素和冷冻治疗通常无效。皮损内注射5-氟尿嘧啶抑制成纤维细胞增生，可能有效。

九、婴儿纤维性错构瘤

婴儿纤维性错构瘤（fibrous hamartoma of infancy）是一种良性纤维组织增生性疾病，由Reye在1956年首次描述。

（一）临床表现

多见于2岁以内的男婴，约20%为先天性损害，也有大龄儿童发病的报道。皮损好发于腋窝、背部、上肢近端、肩部、腹股沟，偶见于手足、阴囊和头皮，表现为生长迅速的皮下肿块，多为单发，坚实，直径3~5cm，可达17cm。

（二）组织病理

主要累及真皮深层和皮下脂肪，由3种比例不等的成分组成，包括纵横交错的纤维组织；规则分布的束状肌成纤维细胞，胞浆嗜酸性，胞核扭曲，细胞肌动蛋白阳性；成熟的脂肪组织；大的未分化的充质细胞在原始的黏液样变基质中排列成漩涡状。

（三）治疗

手术切除，切除不完全，易局部复发。

十、钙化性腱膜纤维瘤

钙化性腱膜纤维瘤（calcifying aponeurotic fibroma）是一种发生于儿童和青少年肢体远端的罕见软组织肿瘤，曾被称为幼年腱膜纤维瘤（juvenile aponeurotic fibroma），由Keasbey在1953年首次报道。

（一）临床表现

多见于16岁以下的青少年及儿童，好发于手指、足、腕部和踝部腱膜、筋膜或腱鞘上。皮损为缓慢生长的孤立性结节，质硬，无症状或有轻微触痛。X线检查可见包块和钙化条纹。

（二）组织病理

本病生长模式为多结节性，肿瘤细胞狭长，胞浆少，泡状核，有丝分裂象罕见。在疾病初期阶段成纤维细胞丰富，软骨和钙化灶较少，瘤细胞弥漫，生长快，侵袭性明显；在晚期阶段，病变呈结节状，钙化灶和软骨灶明显，生长放慢。

（三）治疗

可手术切除，但由于肿瘤境界不清，具有浸润周围组织的倾向，复发率高达50%。

第二节 细胞成分为主的成纤维组织增生性疾病

一、结节性筋膜炎

内容提要

- 发生在深筋膜的孤立肿块或结节，皮损表面光滑，质硬，有酸痛、触痛。
- 皮损近1~2周快速生长，结节生长迅速压迫周围神经时出现麻木感觉异常的症状。

结节性筋膜炎（nodular fasciitis）也称为假肉瘤样筋膜炎（pseudosarcomatous fasciitis），是一种由成纤维细胞和肌成纤维细胞组成的假肉瘤样反应性自限性软组织病变，由Kornwaler等在1955年首先报道。

（一）病因与发病机制

患者有外伤史，组织学上与机化的肉芽组织极为相似，支持本病是对创伤的反应性增生。少数结节性筋膜炎有克隆性增生，支持病变性质为肿瘤性而非反应性。最近Erickson-Johnson及Amary等报道约90%的结节性筋膜炎存在USP6基因重排，并证实65%的结节性筋膜炎存在t(17p13;22q12.3)MYH9-USP6染色体易位，因此认为本病可能是一种一过性肿瘤。

（二）临床表现

可发生于任何年龄，最常见于20~40岁，男女发病率相似。由于生长迅速，患者常在3个月内即就诊。最常见于上肢，特别是前臂掌侧；其次为躯干，尤其是胸壁和后背。婴儿和儿童最常见的发生部位为头颈部。

皮损常为近1~2周出现的快速生长的孤立性肿块或结节。相同部位出现两个或多个结节。尚未报道过多部位发病的结节性筋膜炎。直径2~3cm。皮损表面光滑，质硬。半数病例有酸痛、触痛或轻微疼痛，麻木、感觉异常或放射痛罕见，仅在结节生长迅速压迫周围神经时出现。

（三）组织病理

结节性筋膜炎由丰满、不成熟的肌成纤维细胞组成，成纤维细胞的大小和形状通常很少变化，核呈卵圆形、淡染，核仁明显。核分裂象相当常见，但无非典型核分裂象。成纤维细胞呈特有的短束状、不规则排列，伴有致密的网状蛋白和少量成熟的双折光性胶原。基质富于黏多糖，阿辛蓝染色阳性。

根据与筋膜的关系，本病可分：皮下型，为边界清楚的圆形结节，附着于筋膜，向上长入皮下组织；肌肉内型，稍微附着于筋膜，表现为肌肉内卵圆形肿块；筋膜型，以筋膜为中心，沿皮下脂肪的小叶间隔呈放射状生长。

检测USP6基因重排及USP6融合基因对于结节性筋膜炎的诊断具有极大的帮助，这项检测的敏感性可达93%，而特异性可达到100%。

（四）鉴别诊断

结节性筋膜炎的鉴别诊断包括纤维肉瘤、纤维组织细胞瘤。多达2/3的患者被误诊为软组织肉瘤，两者组织学改变相似，结节性筋膜炎为丰满不成熟外观的成纤维细胞，不规则成束，SMA染色阳性，Desmin阴性。

（五）治疗

切除后复发非常罕见，切除不完全通常也可消退，偶有复发（<2%），但复发时应考虑诊断有无错误，并应对最初的病理诊断重新评定。

二、缺血性筋膜炎

缺血性筋膜炎（ischemic fascitis）是一种特殊的反应性成纤维细胞性病变，最常发生在骨隆突部位。本病主要发生于体格衰弱或行动不便、长期卧床、坐轮椅的老年人。多数患者表现为短期内出现无痛性肿块。肩部软组织最常受累，其次为胸壁以及骶尾区或大转子附近的软组织。手术切除但可局部复发。

三、增生性筋膜炎

增生性筋膜炎（proliferative fascitis）是结节性筋膜炎的亚型之一，可能是外伤或感染诱发的反应性或炎症性病变，由Chung等在1975年首次命名。好发生于四肢和躯干，近一半的损害发生于上肢，尤其是前臂屈侧，儿童最常见的部位为头颈部。损害表现为质硬的可触及性皮下结节、软组织肿块，固定于邻近结构，但其上皮肤活动度良好。多数最大直径<5cm，平均2.5cm。2/3的患者出现疼痛或触痛。损害生长迅速，边界不清，无包膜，约1/3的病例有创伤史。组织病理与结节性筋膜炎相似。局部切除罕见复发，不转移。

四、幼年透明性纤维瘤病

幼年透明性纤维瘤病（juvenile hyaline fibromatosis）是一种罕见的间叶组织发育不良，呈常染色体隐性遗传，组织学特征为均质的嗜酸性无定形物质和纤维组织，主要发生于婴幼儿。

（一）临床表现

损害常见于头皮、耳、鼻、下唇、颈部和肛周，表现为进行性发展的多发性丘疹、结节和肿瘤，呈肤色或珍珠白色，肛周损害似生殖器疣。患者可伴有溶骨性损害、关节屈侧挛缩、牙龈增生、智力发育迟缓等损害。牙龈增生可导致营养不良、反复感染、甚至死亡。

（二）组织病理

真皮增厚伴玻璃样变的嗜酸性物质沉积，真皮胶原减少，胶原纤维较正常皮肤更少、更细。肿瘤由透明、深嗜酸性、类似于胶原的物质构成，有数量不等的成纤维细胞和梭形细胞，并可见散在的吞噬细胞和多核巨细胞。成纤维细胞波纹蛋白阳性。

（三）鉴别诊断

本病鉴别诊断包括婴儿系统性透明变性、神经纤维瘤病、牙龈纤维瘤病、结节性淀粉样变性、先天性泛发性纤维瘤病、婴儿多中心纤维瘤病、类脂蛋白沉积症和Winchester综合征。婴儿系统性透明变性与幼年透明性纤维瘤病同为透明性纤维瘤病的变型，但婴儿系统性透明变性更严重，在出生后数周即出现皮肤弥漫性增厚和变硬。

（四）治疗

本病无特效疗法，治疗目的为改善外观和减轻关节挛缩。可手术切除，切除后复发率高。关节挛缩早期阶段可能对系统性糖皮质激素有反应。

五、皮肤纤维瘤

内容提要

- 表现为坚实、微隆起的圆形丘疹，直径从数毫米至1厘米不等。
- 轻捏皮损时肿瘤常部分下陷，称为酒窝征。

皮肤纤维瘤（dermatofibroma）又名良性纤维组织细胞瘤（benign fibrous histiocytoma）或普通纤维组织细胞瘤（common fibrous histiocytoma），由成纤维细胞（或组织细胞）灶性增生所致，是最常见的皮肤软组织良性肿瘤之一，发病率仅次于脂肪瘤和血管瘤。

（一）病因与发病机制

对于皮肤纤维瘤属于反应性或肿瘤性病变，仍存在争议。约1/5的患者有局部外伤史如创伤、虫咬、注射、毛囊炎等，病变内存在炎症成分，提示为反应性过程。更多的病例无诱发事件或外伤，损害自发性出现，难以自行消退，甚至有远处转移的现象，X染色体失活分析发现皮肤纤维瘤细胞中存在克隆性标记物，这些均支持肿瘤性过程。也有学者认为两个过程并存，肿瘤的组织细胞样成分可能为肿瘤性，而纤维成分则为反应性成纤维细胞增殖所致。

（二）临床表现

中青年多见，女性好发，可累及身体任何部位，以四肢多见（约80%），特别是下肢，少数有局限性掌跖受累。损害通常为孤立性，20%病例为多发性。损害为圆形或卵圆形皮肤结节，质硬，直径0.5~1cm，表面光滑或粗糙，其上皮肤可为肤色、深褐色、紫红色或黄色，高出皮面。损害与皮肤粘连，但不与深部组织粘连。侧向压迫可使损害中心产生"小凹"，称为酒窝征（图64-11，图64-12），偶有压痛。

多发性皮肤纤维瘤被视为免疫受抑制的表现，见于系统性红斑狼疮以及使用免疫抑制剂的自身免疫病患者，如Sjögren综合征、寻常型天疱疮、重症肌无力和溃疡性结肠炎，偶见于肾移植或艾滋病患者。

（三）组织病理

多数皮肤纤维瘤由真皮内交错的短束状成纤维细胞构成，梭形细胞核细长，胞质少、淡蓝色，可见有丝分裂但无异型性。这些细胞束常表现为疏松的十字叉或略呈席纹状结构。无包膜，由漩涡状梭形细胞束和胶原束组成。其间散布有泡沫状组织细胞、多核巨细胞和薄壁血管。常见慢性炎细胞如

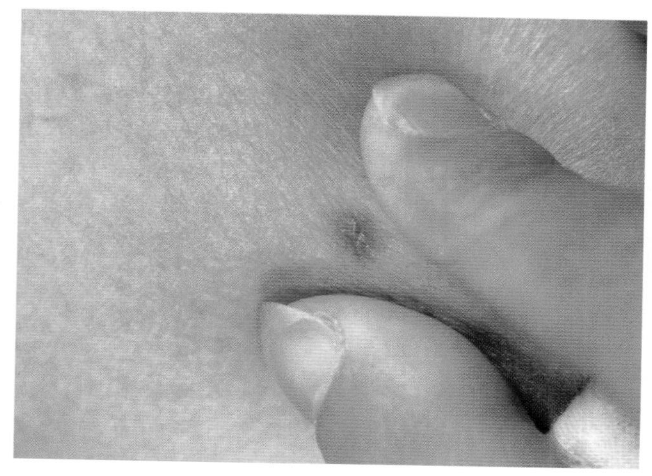

图64-11　皮肤纤维瘤
用手指从两侧加压时，皮损呈酒窝状凹陷，即酒窝征。

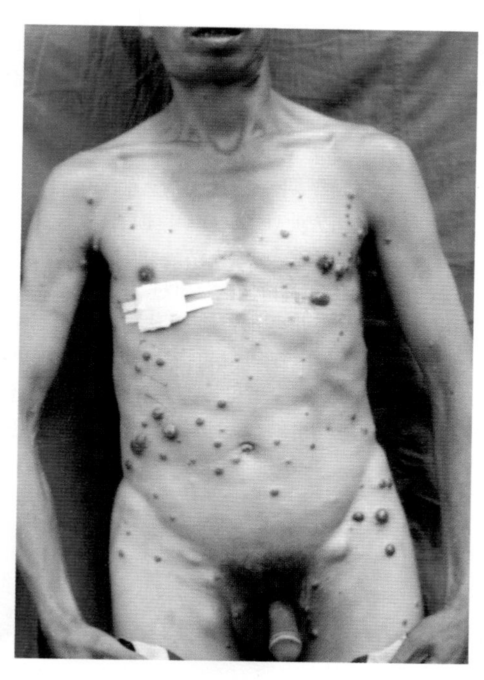

图64-12　皮肤纤维瘤（华中科技大学同济医学院附属同济医院　陈映玲惠赠）

淋巴细胞和浆细胞灶状浸润，以及含铁血黄素沉积。表皮角化过度常见，表皮与真皮损害之间常有境界清楚的未受累区域，称为境界带，是最常见（89%）的组织学改变。免疫组化研究显示，大多数细胞为ⅩⅢa因子及CD10阳性。

皮肤纤维瘤有多种组织病理类型，最常见的为胶原纤维型、硬化型、组织细胞型和细胞型，其他还有动脉瘤型、奇异型、栅栏型、瘢痕疙瘩型等。细胞型纤维组织细胞瘤由相对单形性的肥胖梭形细胞排列成长束状，炎细胞及巨细胞相对较少，核分裂活性相对较高；上皮样纤维组织细胞瘤指的是超过半数的细胞具有圆形上皮样形态的病变。

（四）鉴别诊断

除了皮肤纤维瘤本身的亚型之间的鉴别以外，最重要的是区分良性皮肤纤维瘤与其他更具侵袭性的肿瘤，例如隆突

性皮肤纤维肉瘤、Kaposi 肉瘤、基底细胞癌等。

(五) 治疗与预后

皮肤纤维瘤为良性损害，预后良好，通常经手术切除后可痊愈，转移极为罕见。对于细胞型或不典型组织学亚型者，建议再次切除以确保切缘阴性以防复发。

六、婴儿指(趾)纤维瘤病

内容提要

- 本病好发于婴儿指/趾部位，损害为质硬的红色结节，不发生转移，但可浸润较深。
- 损害可自发性消退，手术切除复发率高，故主要处理措施为观察期待其自愈。

婴儿指(趾)纤维瘤病(infantile digital fibromatosis)也称为包涵体纤维瘤病(inclusion body fibromatosis)、复发性婴儿指(趾)纤维瘤(recurring digital fibrous tumour of childhood)或 Reye 肿瘤，是一种发生于婴儿指/趾远端的成纤维细胞或肌成纤维细胞增生性良性肿瘤，由 Reye 在 1965 年首次命名。

(一) 临床表现

多数病变发生于 3 岁以内，少数出生时即有，也可发生于较大儿童、青少年或成年期。好发于指/趾关节伸侧及外侧，特别是第三、四和五指/趾(图 64-13)。损害为单发或多发性广基的半球形结节，质硬，与皮肤粘连，可移动。表面光滑，有光泽，呈肤色或淡红色，直径很少超过 2cm，多发者可融合。邻近关节出现侧偏或弯曲变形。曹元华等报道 11 例患儿中 7 例因肿瘤组织牵拉致关节挛缩和指/趾活动受限并影响功能。皮损一般经 14 个月 ~3 年可自行消退。该肿瘤还可见于末端骨异常增殖症和色素缺失病患者，可能与 X 染色体连锁显性遗传有关。

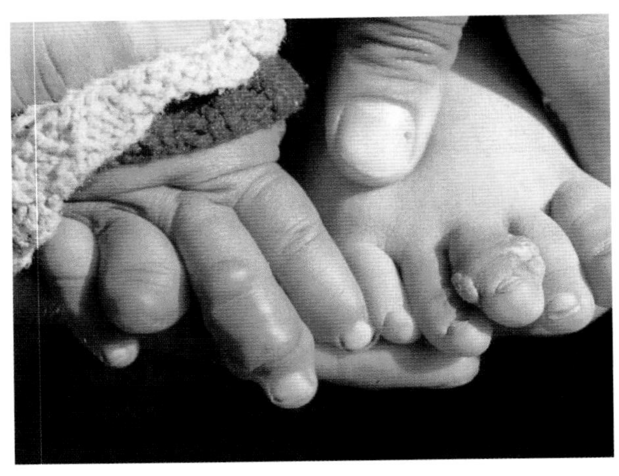

图 64-13 婴儿趾纤维瘤

足趾远端多发性粉红色结节，质地坚硬(中国医学科学院皮肤病研究所 顾恒 常宝珠惠赠)。

(二) 组织病理

由形态一致的成纤维细胞组成，特征是成纤维细胞胞浆内出现小圆形包涵体。包涵体呈嗜酸性，形似红细胞，大小变异较大(3~15μm)，位于胞浆内，缺乏折光性。

(三) 鉴别诊断

本病根据其特殊的临床特点以及组织病理上具有嗜酸性包涵体可以与其他类型的肿瘤相鉴别。本病需与残留性多指症、获得性指/趾纤维角化瘤、纤维瘤、神经瘤、瘢痕疙瘩、增生性瘢痕、青少年腱膜纤维瘤等进行鉴别。

(四) 治疗

由于本病可自行消退，对于组织学确诊的病例，除非损害影响功能，应避免手术治疗，仅予以观察。单纯手术切除后局部复发率高达 75%，采用 Mohs 显微外科手术可减少复发。亦可尝试外用咪喹莫特、外用/皮损内注射糖皮质激素治疗。

七、婴儿肌纤维瘤病

婴儿肌纤维瘤病(infantile myofibromatosis，IM)是一种以皮肤、骨骼、肌肉和内脏纤维增生为特征的间叶组织疾病，由 Chung 和 Enzinger 在 1981 年报道，是儿童最常见的纤维组织肿瘤。

(一) 临床表现

可在宫内发生或出生后数周内出现，也可见于成人。多数为散发病例，少数有家族性。好发于头颈、躯干，少数累及四肢。多数病例的损害局限于皮肤，表现为坚实的孤立或多灶性皮下组织结节，直径为 0.5~7cm，无痛，表面呈肤色或紫色，也可表现为溃疡、有蒂或类似血管瘤的损害。本病可累及肌肉、骨和内脏。孤立性损害常自发性消退，内脏受累可有相应功能障碍。根据临床表现可分为孤立性 IM、多中心 IM 不伴内脏受累和多中心 IM 伴内脏受累。

(二) 组织病理

IM 因肿瘤细胞显示成纤维细胞和平滑肌细胞的特征(肌成纤维细胞)而得名。结节界限比较清楚，由肥胖或拉长的梭形细胞(肌成纤维细胞)聚集成短束，胶原束将其分隔或包绕。核分裂数目不确定，但无异常核分裂象。肿瘤细胞免疫组化染色波形蛋白和 a- 平滑肌肌动蛋白阳性。

(三) 治疗与预后

手术切除，通常不复发。有内脏受累时可能需要手术或化疗(α 干扰素、长春新碱 - 放线菌素 D- 环磷酰胺、长春碱 - 氨甲蝶呤)。IM 的预后取决于类型，无内脏受累者预后良好，病变可在 1~2 年内自发消退，有内脏受累者预后不良。

第三节 低度恶性及局部侵袭的成纤维细胞肿瘤

一、掌部纤维瘤病

掌部纤维瘤病(palmar fibromatosis)又称为 Dupuytren 挛缩(Dupuytren's contracture)，为发生于手掌腱膜的纤维瘤病，由 Baron Guillaime Dupuytren 在 1831 年命名。

(一) 病因与发病机制

本病可能与遗传因素有关，约 10% 的病例有克隆性染色体畸变。仅报道 3 例存在细胞遗传学异常，包括 2 例 8 号染色体三体性和 1 例 8 号染色体三体性及 X 染色体丢失。也有人报道本病与糖尿病、癫痫、酒精性肝硬化、吸烟等因素相关。

(二) 临床表现

本病是一种掌部腱膜纤维瘤性过度增生性疾病，家族中发病率增多。主要影响第四、五指，拇指和食指很少受累。双侧掌部受累，但一般不同时出现。皮损最初为3~5个直径1cm左右的坚实性结节，无明显自觉症状，通常发生于远端掌横纹与无名指纵轴相交处，局部皮肤增厚，逐渐增大融合，形成条索状或带状斑块，扩展至第四、五指，导致掌指关节屈曲性挛缩，手功能受损。

（三）组织病理

通常由细胞较多、有核分裂及胶原较少的增生性结节期进展为成纤维细胞分化增加、增殖活性下降及胶原沉积增加的退化期，最终发展为细胞较少、胶原较多的终末期。成纤维细胞较细小，结节间筋膜或腱膜束由类似肌腱的致密纤维胶原组织组成。

（四）治疗

对于有严重屈曲性挛缩者，应选择手术治疗。非手术治疗的疗效不确定，包括放疗、皮损内注射曲安奈德。

二、跖部纤维瘤病

跖部纤维瘤病（palantar fibromatosis）又称Ledderhose病，发生于足底中央，由Madelung在1875年首次报道，Ledderhose在1897年详细描述。

（一）病因与发病机制

具有多因素性和遗传易感性。存在细胞遗传学异常，包括8号和14号染色体三体性。浅表型和深在型的遗传学各不相同，外伤是重要因素。

（二）临床表现

发生于跖部，与掌部纤维瘤病相对应，但屈曲畸形少见。常双侧发生，跖部近中央处，沿足弓前缘跖腱膜的前1/3处可及大小不等的结节，症状相对较少，但久站或长时间行走时不适。

（三）组织病理

与掌部纤维瘤病相似，较少出现多结节和粗大纤维胶原束，细胞缺失，核深染或多形性，核仁小。

（四）治疗

可非手术治疗，病损内注射糖皮质激素对有些病例有效，严重者行手术治疗。

三、阴茎纤维瘤病

阴茎纤维瘤病（penile fibromatosis）又称Peyronie病、阴茎纤维性硬化（fibrous sclerosis of the penis），为发生于阴茎体的浅表型纤维瘤，可引起阴茎畸形和性功能障碍。

（一）病因与发病机制

可能是遗传易感个体的阴茎白膜在慢性炎症、阻塞性静脉功能障碍、外伤或勃起时轻微创伤作用下产生的一种纤维化反应。本病自然病程分两个阶段，急性期为活动性炎症和勃起的阴茎进行性畸形，可伴疼痛，持续6~18个月，约10%的患者在急性期后自发性消退；慢性期特征为纤维化、营养不良性钙化、甚至骨化。

（二）临床表现

损害表现为阴茎靠近海绵体部位的单发或多发性纤维化斑块，直径通常<2cm，常位于阴茎的背面或侧面。斑块下方的海绵勃起组织纤维化可导致阴茎体缩窄。勃起时畸形可导致性交时插入困难，并可能由于疼痛和焦虑而产生继发性阳痿。部分患者合并抑郁症、糖尿病、高血压、血脂异常、肥胖、瘢痕疙瘩、指节垫和掌部纤维瘤病。

（三）治疗

主要治疗方法为手术矫形。有采用维生素E、放疗、超声疗法和皮损内注射糖皮质激素治疗本病的报道，但疗效证据有限。

四、隆突性皮肤纤维肉瘤

内容提要

- 初为孤立或多发的隆起性坚实的红色结节、斑块或肿块，伴有脓性渗出物或溃疡，无痛，缓慢增大达数年。
- 未经治疗的患者可导致严重的疼痛和挛缩。
- 有病灶广泛播散的报道，但本病转移的可能性很小。

隆突性皮肤纤维肉瘤（dermatofibrosarcoma protuberan，DFSP）是一种具有复发倾向的低度恶性软组织肿瘤，具有局部浸润性，累及真皮和皮下脂肪，甚至肌肉和筋膜，极少数病例发生转移。由Darier等在1924年首先报道。

（一）病因与发病机制

本病起源于组织细胞、神经内膜或束膜细胞，可能起源于真皮$CD34^+$树突状细胞的低度恶性纤维组织细胞性肿瘤，已报道的危险因素有烧伤、手术瘢痕、创伤、文身，也有卡介苗接种部位发病的报道。研究表明DFSP存在遗传学异常，最常见的是染色体易位t(17;22)，导致血小板衍生生长因子β多肽基因（PDGFB）与1A1型胶原基因融合，该基因重排导致PDGFB上调，PDGF产生过多，刺激细胞增殖和肿瘤形成。在成人患者中还可见环状染色体。

（二）临床表现

通常发生于成人，主要在20~50岁，病变常始于儿童期，到青壮年阶段才表现明显，也有先天性发病的报道。实际上，在儿童期确诊的病例少见。好发部位为躯干（50%~60%）和肢体近端（20%~30%），次为头颈部（10%~15%）和肢体远端，掌跖不受累。典型临床表现为在萎缩性斑块基础上出现直径大小不一的多发性粉红色质硬结节。临床表现取决于疾病所处阶段：

1. 盘状损害　初期为质硬的盘状损害，类似于硬皮病的硬斑或硬斑病样基底细胞癌，常被误诊为瘢痕疙瘩或皮肤纤维瘤。少数病例表现为局部萎缩。

2. 结节状斑块（肿块）　由盘状皮损发展而来，初期为暗色质硬斑块（图64-14），其上发生多个结节，质硬，呈肤色、暗红色或红褐色（图64-15）。

3. 肿瘤　直径从数厘米乃至巨大的带蒂肿瘤，直径>20cm。具有缓慢而持续生长的病史，常持续数年。有些病变可有色素减退或沉着，损害逐渐融合，可破溃（图64-16）。20%的病例有疼痛或触痛。肿瘤可长至很大，可出现多发卫星结节。

4. 隆突样外观　仅充分发展的病变才表现出经典的“隆突样”外观，隆突样生长的肿瘤结节外观为多发性皮肤隆起。

5. 相关异常　包括慢性砷中毒、黑棘皮病、肠病性肢端皮炎。妊娠期肿瘤可迅速增大。

临床和组织学亚型主要由6种，即色素型、黏液型、萎缩

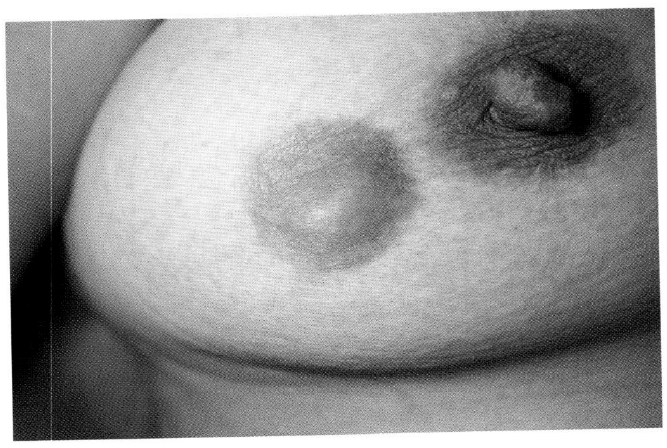

图 64-14 隆突性皮肤纤维肉瘤（广东医科大学附属医院 赖俊东惠赠）

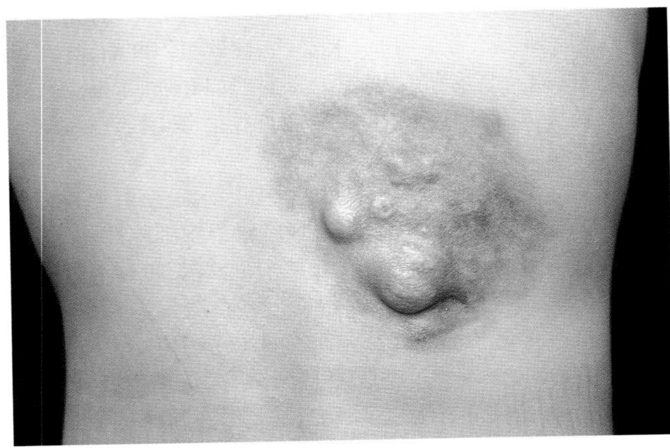

图 64-15 隆突性皮肤纤维肉瘤

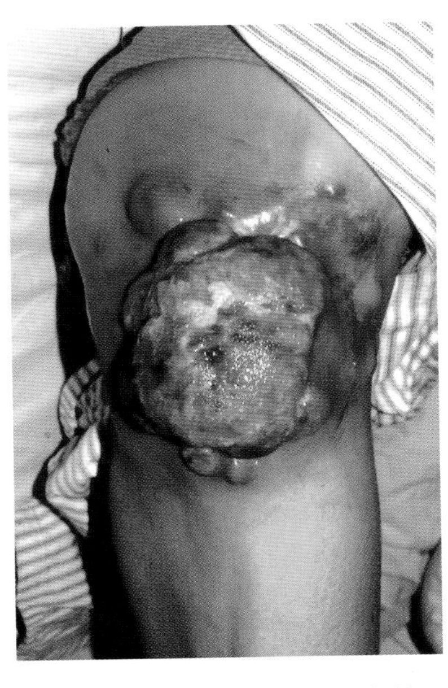

图 64-16 隆突性皮肤纤维肉瘤（广东医科大学 李顺凡惠赠）

型、纤维肉瘤型、颗粒细胞型和伴有巨噬细胞成纤维细胞瘤样区域的 DFSP。肌样 / 肌成纤维细胞性分化的 DFSP 和伴有脑膜上皮样旋涡的 DFSP。

（三）组织病理

组织学上与良性纤维组织细胞瘤相似，归类为纤维组织细胞瘤。可分为典型 / 普通型、色素型、黏液型、颗粒细胞型、萎缩型、纤维肉瘤型、硬化型、伴有巨细胞成纤维细胞瘤样区域的 DP 以及灶性肌样 / 肌成纤维细胞样分化的 DP 等。肿瘤无完整包膜，主体部分由单一席纹样或辐辏状排列的梭形细胞组成，环绕在模糊的脉管样结构周围，细胞浓染，异型性低，核多形性不明显，仅有低至中度核分裂活性。极少数情况下可见泡沫细胞、Touton 细胞和 / 或颗粒细胞。核分裂指数较低，每 10 个高倍视野极少超过 5 个核分裂象。除了波形蛋白和 CD34 以外，多数 DP 病例免疫组织化学染色均为阴性。P53 蛋白表达可见。超微结构上，细胞类似于成纤维细胞。

（四）诊断与鉴别诊断

组织病理确定诊断。免疫组化检查证实肿瘤细胞来源于成纤维细胞。电镜下确定肿瘤细胞为成纤维细胞。

与皮肤纤维组织细胞瘤，神经纤维瘤，黏液样脂肪肉瘤，纤维肉瘤鉴别。

（五）治疗与预后

1. 手术切除　因切除不彻底，术后复发率为 11%~54%，常在术后 3 年内局部复发，切除范围应包括肿瘤边缘 3cm 或以上和深达深筋膜。Mohs 手术尤为适用，但术后复发率为 2%。由于淋巴结转移极为罕见，不建议行区域淋巴结清扫。

2. 放射治疗　DFSP 对放射治疗敏感。适用于手术切除范围不够、显微镜下有残留且再次手术有困难者。

3. 靶向治疗　由于 90% 的患者存在染色体易位 t(17;22)，PDGFB 受体可被酪氨酸激酶抑制剂伊马替尼阻滞，目前该药已获批用于治疗无法切除的、转移性或复发性病例。伊马替尼，一种选择性的血小板衍生生长因子（PDGF）β 链 α 和 PDGF 受体 β 蛋白酪氨酸激酶活性的抑制剂，改变了失调 PDGF 受体信号的生物效应。口服剂量为 400~800mg/d，疗程 2~24 个月（中位 4 个月），缓解率约为 65%。伊马替尼耐药或复发后的替代药物有索拉非尼等。

尽管肿瘤很大，但患者健康状况良好，无恶性肿瘤的相关表现。1%~4% 的患者发生远处转移，通常在多次局部复发后出现，最常经血液扩散至肺部。10- 年生存率为 99%，发生转移的患者平均生存期为 2 年。

五、皮肤血管纤维瘤

皮肤血管纤维瘤（cutaneous angiofibroma）是一组具有相同的组织学特征而临床表现和预后不同的疾病，发生于身体不同部位的损害被冠以不同的名称。

（一）临床表现

1. 阴茎珍珠样丘疹（pearly pnile papules）　表现为肤色或淡红色圆顶丘疹，形似小珍珠，直径 1~3mm，沿龟头后缘冠状沟处排列成一行或数行（见第 56 章图 56-28，图 56-34），部分或完全环绕龟头。

2. 面部血管纤维瘤（facial angiofibroma）　又称为纤维性丘疹，是结节性硬化症最明显的临床表现之一，在儿童或成人早期发病，血管纤维瘤常对称分布于面颊、鼻唇沟、颏部及鼻部，表现为肤色或红色圆顶丘疹，可融合成斑块，丘疹表面可见纤细的毛细血管扩张。多发性面部血管纤维瘤还见于 1 型多发性内分泌瘤病（MEN-1）和 Birt-Hogg-Dube 综合征。

3. 甲周纤维瘤(periungual angiofibroma) 又称为Koenen瘤,约75%的结节性硬化症患者存在该体征,该体征与面部血管纤维瘤是结节性硬化症的两条主要标准,在儿童后期至成年早期发病,最常见于足趾,位于甲皱襞侧面和近端,可产生疼痛和甲变形。

4. 口腔纤维瘤(oral fibromas) 最常发生于牙龈,也可发生于颊或唇黏膜,偶可累及舌。

(二) 组织病理

真皮胶原基质中成纤维细胞增生,伴有薄壁、扩张的血管增多。胶原纤维沿毛囊和血管呈同心圆排列。可伴有弹力纤维减少,表皮萎缩。有些成纤维细胞呈星状、多核,免疫组化显示这些细胞ⅩⅢa因子阳性。

(三) 诊断与鉴别诊断

结合病史、特征性临床表现和组织病理改变诊断不难,如怀疑结节性硬化症、MNE-1或Birt-Hogg-Dube综合征,应进行基因检测和相应的肿瘤筛查。在临床上,面部血管纤维瘤应与痤疮、皮赘、皮内痣、基底细胞癌、黑素瘤和附属器肿瘤相鉴别;甲周纤维瘤应与寻常疣和甲下外生骨疣相鉴别;阴茎珍珠样丘疹应与尖锐湿疣和传染性软疣相鉴别。组织学上应与隆突性皮肤纤维肉瘤、Kaposi肉瘤相鉴别。

(四) 治疗

血管纤维瘤的治疗选择包括手术切除、冷冻、电灼、射频消融、皮肤磨削、激光(剥脱性点阵激光、脉冲燃料激光)和外用鬼臼毒素,但存在瘢痕形成、炎症后色素沉着和疼痛等副作用,复发率高达80%。外用西罗莫司据报道安全有效,但尚需长期研究证实。

六、血管瘤样纤维组织细胞瘤

血管瘤样纤维组织细胞瘤(angiomatoid fibrous histiocytoma)又称血管瘤样恶性纤维组织细胞瘤(angiomatoid malignant fibrous histiocytoma),是一种罕见的低度恶性的软组织肿瘤,由Enzinger在1979年首先报道。

(一) 病因与发病机制

尚未完全明确,但遗传学研究显示,本病可能由染色体12q13和16p11易位,使FUS与ATF-1基因融合所致。

(二) 临床表现

主要发生于儿童及年轻人,最常发生于四肢,部分患者局部有外伤史。损害表现为皮下缓慢生长的结节性、多结节性或囊性包块,直径0.7~10cm,平均2.5cm。疼痛和压痛等局部症状少见。有些患者可伴全身症状如发热、体重减轻、贫血和多克隆副球蛋白血症,由肿瘤产生的细胞因子所致。

(三) 组织病理

病变有三个特征:由组织细胞样细胞构成的不规则实性肿物、伴囊性出血区及慢性炎症。免疫组化染色示所有患者的肿瘤细胞表达波形蛋白和α-1抗胰蛋白酶;60%以上的患者肿瘤细胞表达结蛋白、EMA和CD68;50%表达SMA。肿瘤细胞不表达CD31、CD34、Ⅷ因子相关抗原、S-100蛋白和角蛋白。

(四) 治疗

本病为低度恶性的软组织肿瘤,仅有1%~2%的患者发生转移,且多数转移至局部淋巴结,在切除转移灶后仍可长期存活。治疗主要采取广泛手术切除,并定期随访。10%~15%的患者可有局部复发。

七、非典型性纤维黄瘤

内容提要

- 日光或放射治疗等相关辐射是强致病因素。
- 通常发生在日光损伤的皮肤,尤其是老年人的日光暴露处,如鼻、面颊和耳廓。
- 初期损害为半透明至粉红色丘疹或结节,常在6个月成迅速生长的溃疡。

非典型性纤维黄瘤(atypical fibroxanthoma)是一种罕见的低度恶性肉瘤,由Elwig在1963年首次描述,被认为是恶性纤维组织细胞瘤的浅表性亚型,两者的组织学特征相似,但本病侵袭性更低。

(一) 病因与发病机制

本病来源于肌成纤维细胞或成纤维细胞样细胞。潜在的危险因素包括日光照射、放射治疗、皮肤外伤和免疫抑制(如糖尿病、艾滋病、器官移植等)。近来,通过紫外线诱导P53突变(C-T和C-G转换)研究证实了紫外线在发病中的作用。遗传学研究发现染色体9p和13q缺失等改变可能与本病相关。

(二) 临床表现

发生在老年人头颈部光曝露部位,尤其是鼻、面颊和耳廓。初期损害为半透明至粉红色丘疹或结节,单个损害坚硬,无疼痛或瘙痒,直径通常小于1cm,偶见数厘米者,常在6个月内迅速生长,可继发溃疡、结痂或脱屑。少数年轻患者的损害发生于躯干、四肢,生长缓慢。

(三) 组织病理

肿瘤类似多形性恶性纤维组织细胞瘤,多数由特征性的奇异细胞排列成杂乱或不规则的束状外观。极少数病变出现明显的席纹状外观。细胞呈梭形或圆形,出现多核和核多形性,并可见大量典型和非典型核分裂象。极少数病例可有破骨样巨细胞或骨样基质。也曾有透明细胞型和颗粒细胞型非典型纤维黄色瘤的报道。免疫组化显示S-100蛋白、细胞角蛋白以及多种与黑素瘤相关标志物均为阴性,但由于局灶肌成纤维细胞分化,可表达肌动蛋白和Calponin。

(四) 鉴别诊断

本病需与梭形细胞鳞癌、梭形细胞黑素瘤、基底细胞癌、无色素性黑素瘤、平滑肌肉瘤、皮肤纤维肉瘤、Merkel细胞癌以及其他内脏转移癌相鉴别。

(五) 治疗与预后

完全切除,可以治愈,采用Mohs手术效果更佳。亦有经保守治疗预后良好的报道。本病很少发生转移(6%~10%),最常见的转移部位为腮腺、淋巴结和皮下组织,通常发生于诊断后1~2年。

八、非典型性纤维组织细胞瘤

非典型性纤维组织细胞瘤(atypical fibrous histiocytoma)是皮肤纤维瘤的亚型之一,因肿瘤细胞存在交界性组织学特征,异型性和核分裂活性比较显著而得名,由Fukamizu等在1983年首次描述。

（一）临床表现

与经典的皮肤纤维瘤相似，好发于中青年人四肢，表现为略隆起于皮肤的坚实性结节，直径约为1.5cm，呈肤色、暗红或灰黑色。与良性皮肤纤维瘤相比，本病局部复发率高，少数可发生远处转移，甚至致死。

（二）组织病理

肿瘤位于真皮层，特征为在经典的纤维组织细胞瘤背景中梭形细胞增生，这些细胞主要由不典型组织细胞组成，具有显著的核多形性和异型性。

（三）鉴别诊断

由于肿瘤细胞具有异型性，应与其他交界性恶性肿瘤相鉴别，如隆突性皮肤纤维肉瘤、非典型性纤维黄瘤、恶性纤维组织细胞瘤等。本病与非典型性纤维黄瘤和表浅型恶性纤维组织细胞瘤的区别在于：发病年龄小（平均38岁），好发于四肢而非光暴露的头颈部；平均直径 <2cm；多数病例局限于真皮，约1/3的病例出现表浅皮下浸润。

（四）治疗

局部广泛性切除，边缘应充分，确保边缘和基底部均为阴性，并在术后定期随访。

第四节　恶性成纤维细胞肿瘤

一、纤维肉瘤

纤维肉瘤（fibrosarcoma）是一种间质细胞来源的罕见高度恶性肿瘤，按照WHO软组织肉瘤分类，纤维肉瘤被定义为成纤维细胞/肌成纤维细胞肉瘤。

（一）病因与发病机制

纤维肉瘤的确切原因不明，遗传突变和某些易患因素似乎与纤维肉瘤的发病有关。已知可能诱发肿瘤生长情形包括既往烧伤、瘢痕、放疗区域、人造血管、关节内假体、既往放疗等。

（二）临床表现

纤维肉瘤分为婴儿（先天性）型和成人型。可发生于任何年龄，最常见于21~50岁。可发生于任何软组织部位，最常见于下肢深部软组织，尤其是股和膝部，其次为上肢和躯干，有许多关于头颈部纤维肉瘤的报道，包括鼻腔、鼻窦和鼻咽。肿瘤通常表现为孤立的可触及性包块，质地坚实，与周围软组织分界清楚，直径为3~8cm，生长缓慢且常无痛感。在肿瘤浸润压迫周围组织、器官时可引发症状，如疼痛、循环障碍和活动受限，晚期出现厌食、体重下降和体能下降。病程差异很大，从数周到20年不等，平均为3年，有时肿瘤位置深在，可能很长时间未被觉察。

（三）组织病理

组织学差异较小，多数纤维肉瘤由大小和形状一致的纺锤形或梭形细胞构成，呈束状排列，胞浆稀少且边界不清，被相互交织的胶原纤维隔开。核分裂活性不一，在缺乏核分裂象的情况下诊断纤维肉瘤应慎重。肿瘤很少出现多核巨细胞和奇异形巨细胞。低级别纤维肉瘤的特征为一致、整齐排列的梭形细胞和丰富的胶原组成；高级别纤维肉瘤的特征为细胞致密排列，极性较差，肿瘤细胞呈小圆形或卵圆形，胶原成分较小。束状或鲱鱼骨样形态不明显，核多形性显著，核分裂象多见，出现坏死和出血区。

（四）鉴别诊断

需与隆突性皮肤纤维肉瘤、恶性纤维组织细胞瘤、平滑肌肉瘤、梭形细胞鳞癌等鉴别。

（五）治疗

外科广泛切除为主，切缘不充分者5年总复发率高达79%，而扩大或根治性切除者复发率仅18%。本病对化疗和放疗不敏感，晚期病变的一线化疗药物为蒽环类，特别是多柔比星。与辅助化疗相比，新辅助化疗更有效，患者可从术前MAID方案（美司钠、多柔比星、异环磷酰胺和达卡巴嗪）获益。鉴于肿瘤细胞与周围间质组织之间的相互作用在癌症进展、浸润、转移和化疗敏感性中起重要作用，针对肿瘤微环境的治疗成为研究重点，例如肿瘤内注射基质金属蛋白酶抑制剂。

二、上皮样肉瘤

内容提要

- 肿瘤生长于筋膜和肌腱之间，常伴有中心坏死和其上皮肤溃疡。
- 临床常误诊为环状肉芽肿、类风湿结节、腱鞘囊肿。

上皮样肉瘤（epithelioid sarcoma）是一种少见的软组织恶性肿瘤，生长缓慢，多见于年轻人，由Enzinger于1970年首次报道。

（一）病因与发病机制

上皮样肉瘤病因尚不清楚，可能与局部外伤史有关。细胞遗传学异常为染色体22q杂合性缺失（图64-17），此外还有8q的异常和21单体。还有报道一例转移性上皮样肉瘤存在N-ras癌基因突变。

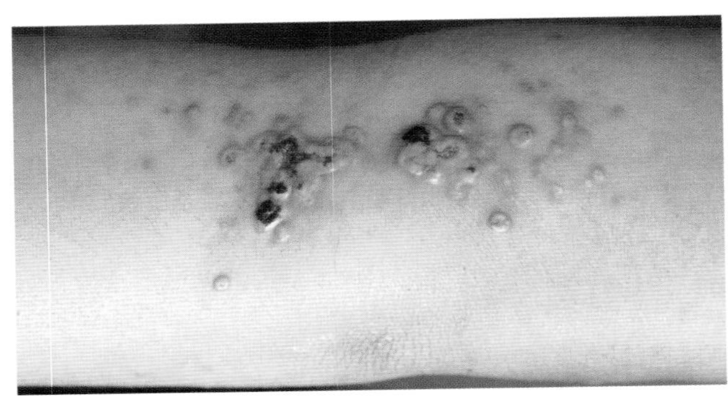

图64-17　上皮样肉瘤（新疆维吾尔自治区人民医院　普雄明惠赠）

（二）临床表现

好发于青少年和年轻成人，以男性为主。多数病例发生在肢体远端浅表及深部软组织，特别是指、掌及前臂屈侧，其次为膝及小腿（尤其是胫前）、股、肩、踝和足部。损害表现为生长缓慢的结节和斑块，质硬，具有胼胝样密度，直径不超过5cm。常在首次发现后数周或数月形成溃疡或窦道。病变沿筋膜、滑膜或神经血管结构进行性扩散，常形成卫星结节。

（三）组织病理

肿瘤由多角形、上皮样或梭形细胞组成多个结节，胞浆嗜酸性，有不同程度的多形性（图 64-18）。有丝分裂像极少。偶可见到巨细胞形成。50% 的患者在结节中心出现灶性坏死，周围细胞呈栅栏样排列呈肉芽肿样，坏死灶内可见残留的“鬼影”瘤细胞。肿瘤细胞也可散在分布于致密的玻璃样变间质中。免疫组化染色显示，90% 以上的病例波形蛋白、细胞角蛋白和 EMA 阳性，接近 60% 的患者 CD34 阳性。

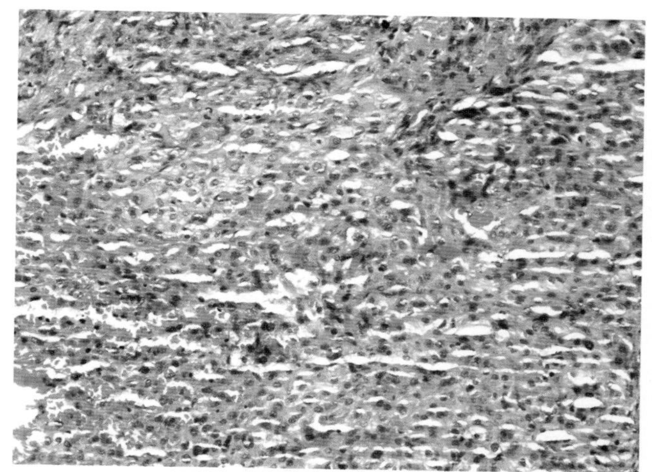

图 64-18　上皮样肉瘤组织病理
由上皮样细胞组成，胞浆呈嗜酸性，可见核分裂象（新疆维吾尔自治区人民医院　普雄明惠赠）。

（四）鉴别诊断

本病需与坏死性感染肉芽肿、类脂质渐近性坏死、环状肉芽肿、类风湿结节、纤维瘤、滑膜肉瘤、上皮样恶性周围神经瘤相鉴别。

（五）治疗

应做广泛切除，即使在截肢后亦有复发。近年来倾向于采取保守性外科治疗联合放疗。尽管本病恶性度较低，但易复发、转移，淋巴结转移常扩散至肺。5- 年生存率为 50%~60% 以上，总死亡率接近 80%。

三、恶性纤维组织细胞瘤

内容提要

- 发生于各种肿瘤放疗后数年。有些 MFH 有苯氧酸接触史。
- MFH 发病年龄为 50~70 岁。与非典型性纤维黄瘤相似。
- 当肿瘤发生于四肢时，表现为无痛性包块。

恶性纤维组织细胞瘤（malignant fibrous histiocytoma，MFH）是一组异质性肿瘤，具有中度侵袭性，能够浸润软组织、骨骼和腹膜后结构，由 O’Brien 和 Stout 在 1964 年首次报道。

（一）分类的演化

MFH 最初包括 5 种临床病理亚型，即多形性、黏液样、巨细胞、炎症性及血管瘤样 MFH，但现在逐渐认识到，该组中的“最初成员”多形性 MFH 并非为一种独立病变，并且所有亚型之间的关系很小。

由于定义的涵盖范围一度不断扩大，在 1980 年代末，MFH 已成为最常诊断软组织肉瘤。然而，在 1990 年代，随着免疫组化技术的进步，原有的亚型不断被重新分类。在最新的 WHO 分类中，所谓的多形性 MFH 已不再被认为是明确的肿瘤类型，代之以同义的未分化多形性肉瘤；所谓黏液样 MFH 已被命名为黏液纤维肉瘤（图 64-19），被视为一种成纤维细胞性病变；所谓血管瘤样 MFH 是一种独立性病变，现在被划分为不能确定细胞系类别的病变。对于这些病例，应继续充分研究，但目前只能称其为未分化多形性肉瘤。MFH 这一名称在未来或许会完全消失。

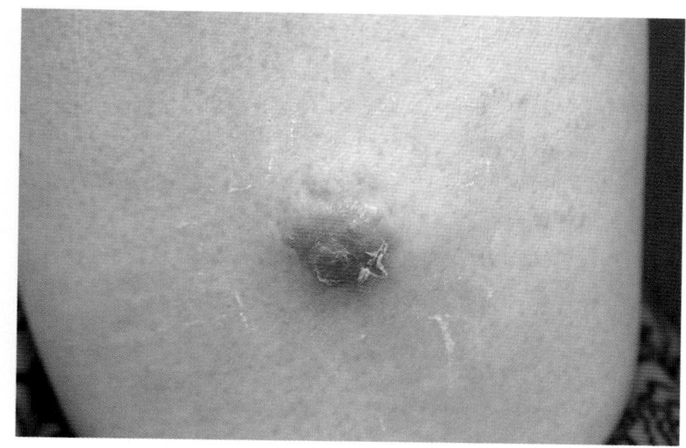

图 64-19　黏液样纤维肉瘤（新疆维吾尔自治区人民医院　普雄明惠赠）

（二）病因与发病机制

有些肿瘤由辐射所致，发生于各种肿瘤放疗后数年。有些 MFH 有苯氧酸接触史。比较基因组杂交研究发现超过 80% 的 MFH 涉及 1p31、1q21-22、17q23qter、20q9q31、5p14-pter 和 7q32 扩增，约 50% 可见 9p21、10q、11q23qter 以及 13q10-q31 缺失。q16（INK4A）和 RB1 位点的高频缺失支持抑癌基因失活在肿瘤发生中起重要作用。

（三）临床表现

本病好发于老年人，发病年龄为 50~70 岁。与非典型性纤维黄色瘤相似（图 70-23），肿瘤最常发生在下肢，尤其是股部，其次是上肢和后腹膜。当肿瘤发生于四肢时，表现为无痛性包块。

1. 多形性 MFH/ 未分化多形性肉瘤（pleomorphic MFH/undiffentiated pleomorphic sarcoma）　已不再被视为一个病变实体，它代表着一大类同有大的间变性形态表现的其他肿瘤，发生于成人，皮肤多形性肉瘤很罕见，绝大多数“肉瘤样”皮肤损害并非真正的肉瘤，而是梭形细胞黑素瘤和癌，真正的皮肤的多形性肉瘤大多源于深部软组织肿瘤。

2. 巨细胞性 MFH/ 伴巨细胞的未分化多形性肉瘤（giant cell MFH/undifferentiated pleomorphic sarcoma with giant cells）　不能准确定义的异源性病变。每一种病变常表现为多结节性生长方式，并出现大量良性破骨细胞样巨细胞成分。老年人受累常见，主要在四肢，通常位于浅表软组织内。发生在深部（筋膜下）组织的肿瘤具有侵袭性，而浅表性病变预后较好。

3. 炎性 MFH/ 未分化的多形性肉瘤伴明显炎症（inflammatory MFH/undifferentiated pleomorphic sarcoma with

prominent inflammation） 极为少见。主要累及成人，以腹膜后或其他内脏软组织为主，可伴有白细胞增多症。

（四）组织病理

从形态学观点来看，所有命名为多形性 MFH 的病变一般较大，常伴有坏死区。无论其特殊分化如何，它们几乎均有显著的细胞学多形性，出现奇异的多核细胞，常见席纹状结构，并有含有数量不等的慢性炎细胞的胶原性间质，且常伴有泡沫状巨噬细胞。需全面取材，结合免疫组化和/或电镜方可准确分类（图 64-20）。

1. 席纹状-多形性型　席纹状区域由钝圆型梭形细胞构成，呈短束状、车辐状或席纹状，排列在裂隙状脉管周围。梭形细胞分化良好，类似成纤维细胞。多形性区域含有杂乱排列的、肥胖的成纤维细胞或类圆形组织细胞，无围绕血管生长的趋势。多形性和核分裂活性通常更为显著。

2. 巨细胞型　通常为多结节的生长方式，可见大量的破骨细胞样多核巨细胞。

3. 炎症型　肿瘤组织内可见显著淡染的或非典型的黄瘤细胞以及少量的多形和多核细胞，可见大量的多形中性粒细胞。

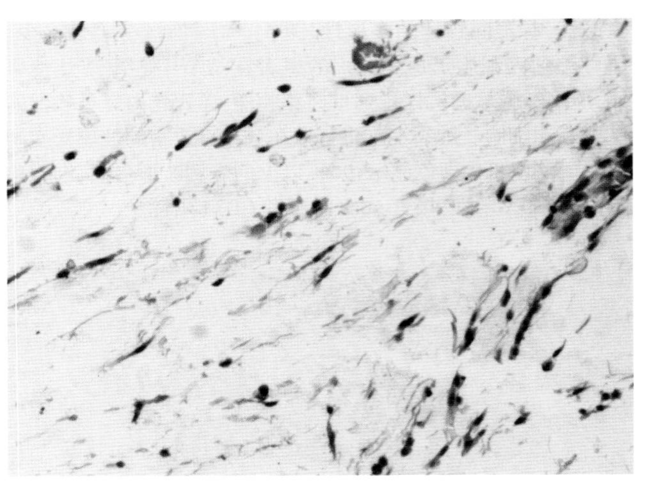

图 64-20　黏液样纤维肉瘤组织病理

可见大量黏液，黏液上可见稀疏的梭形肿瘤细胞（新疆维吾尔自治区人民医院　普雄明惠赠）。

（五）鉴别诊断

1. 席纹状-多形性型　与其他多形性恶性肿瘤的鉴别，例如间变性癌、多形性脂肪。

2. 巨细胞型　很多不同表型的损害中也会存在大量的破骨细胞样巨细胞，免疫组织化学技术对鉴别诊断很有帮助。

3. 炎症型　主要与非肿瘤性黄瘤样病变，炎症型恶性纤维组织细胞瘤与黄色肉芽肿炎症的鉴别。与本型混淆的恶性肿瘤是淋巴瘤，应用免疫组化染色确立诊断与鉴别。LCA、Leu-M1 以及其他白细胞系标志物阴性有助于鉴别诊断。

（六）治疗

转移与复发都较常见，应予广泛切除防止复发，还需要联合化疗。

（邓列华　郑炘凯　李莉　吴丽峰）

第六十五章

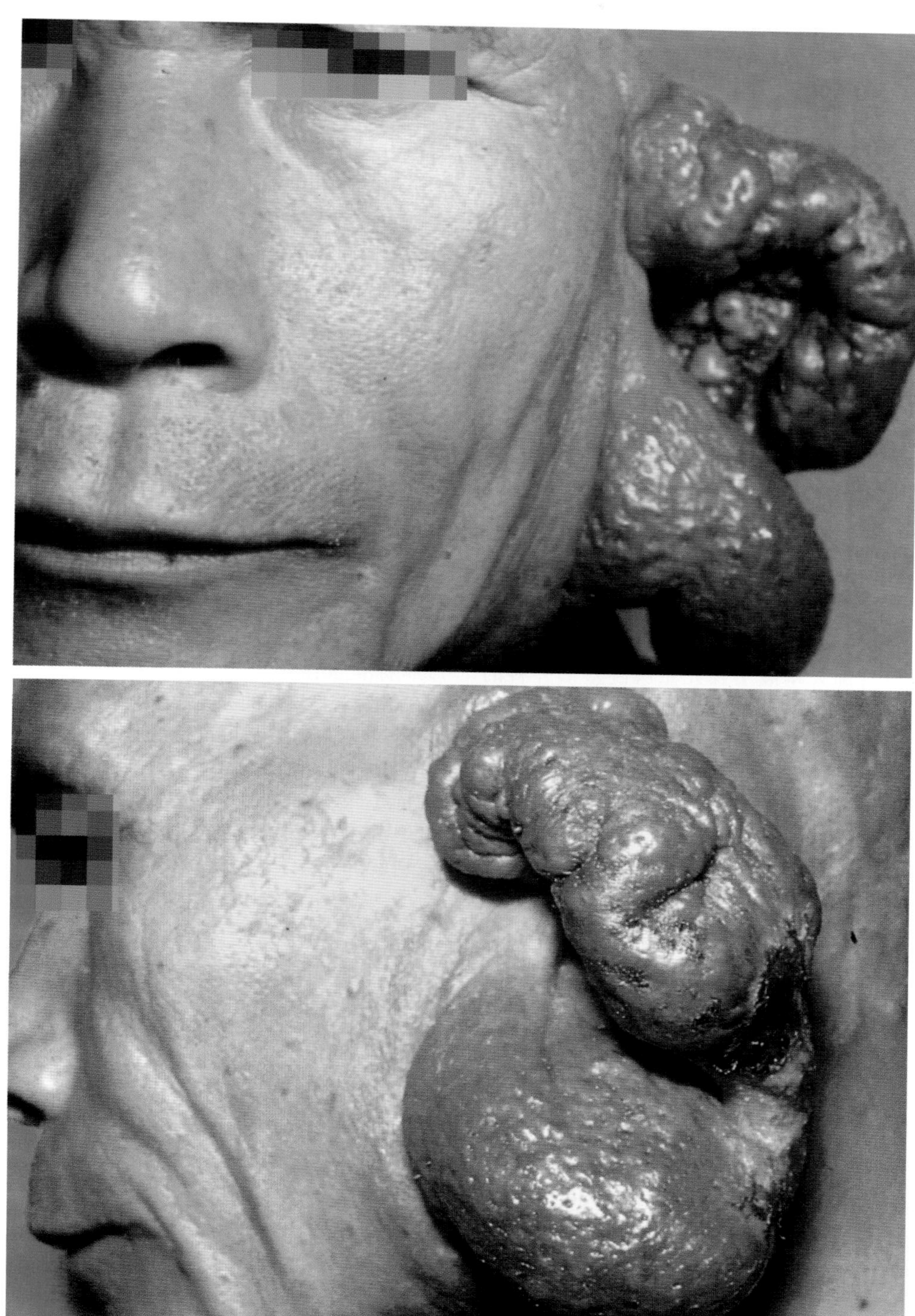

第六十五章

血管瘤与血管畸形

概述

1982 年，美国哈佛大学波士顿儿童医院整形外科的 Mulliken 和 Glowacki 提出了基于血管内皮细胞生物学特性的分类方法，将脉管性病变的组织学和自然病程分为血管瘤和血管畸形两大类，两者的根本区别在于是否存在血管内皮细胞异常增殖，血管瘤的内皮细胞存在异常增殖，而脉管畸形的内皮更新正常，该分类成为现代分类标准的基础。

国际脉管性疾病研究学会（The International Society for the Study of Vascular Anomalies，ISSVA）在 1996 年制订了一套分类系统，获得广泛认同，成为全球不同学科的研究者交流的共同标准，2018 年对该分类系统进行了更新（表 65-1~ 表 65-4）。ISSVA 脉管性疾病的分类依据是病变的生物学研究进展。血管瘤内皮细胞增生，可自行消退；血管畸形内皮细胞更新正常，无法自行消退。血管畸形中部分病例具有内皮细胞增生的特点。反应性血管增生是血管机化所致的血管内皮细胞过度增殖。脉管性病变的新旧名称对照，血管瘤与脉管畸形的区别（表 65-5~ 表 65-6）。

表 65-1　ISSVA 脉管性疾病分类（2018 年）

脉管肿瘤
良性脉管肿瘤：婴儿血管瘤、先天性血管瘤（RICH、NICH、PICH）、丛状血管瘤（有些伴有血小板减少症和 / 或消耗性凝血病）、梭形细胞血管瘤、上皮样血管瘤、化脓性肉芽肿（分叶状毛细血管瘤）、其他（靴钉样血管瘤、微静脉血管瘤、交织状血管瘤、肾小球样血管瘤、乳头状血管瘤、血管内乳头状内皮增生、皮肤上皮样血管瘤样结节、获得性弹力组织变性血管瘤、脾窦岸细胞血管瘤）、相关性病变（小汗腺血管瘤样错构瘤、反应性血管内皮细胞瘤病、杆菌性血管瘤病）
局部侵袭性或交界性脉管肿瘤：Kaposi 样血管内皮瘤、网状血管内皮瘤、乳头状淋巴管内血管内皮瘤（Dabska 瘤）、混合性血管内皮瘤、假肌源性血管内皮瘤、多型性血管内皮瘤、其他为特殊指明的血管内皮瘤、Kaposi 肉瘤、其他
恶性脉管肿瘤：血管肉瘤、上皮样血管内皮瘤、其他
脉管畸形
单纯性：毛细血管畸形、淋巴管畸形、静脉畸形、动静脉畸形、动静脉瘘

续表

混合性(高流量):同一损害中包含两种或以上畸形(表 65-2) 知名大血管畸形:按累及脉管种类分类(淋巴管、静脉或动脉);按病变脉管特征分类(脉管起源、走行、累及数量、长度、口径、存在瓣膜病变、存在异常沟通、存在原始胚胎脉管未退化)
已命名的主要脉管畸形
脉管畸形伴其他畸形(表 65-3)
暂未归类的脉管性病变:肌间血管瘤、角化性血管瘤、窦状血管瘤、肢端动静脉"瘤"、多发性淋巴管内皮瘤合并血小板减少 / 皮肤内脏血管瘤合并血小板减少、PTEN 型软组织错构瘤 / 软组织"血管瘤病"、纤维脂肪血管异常
PIK3CA 相关的过度增殖性疾病谱:纤维脂肪增生或过度生长、偏侧发育过度性多发性脂肪瘤病、先天性脂肪瘤过度生长、血管畸形、表皮痣、CLOVES 综合征、巨指畸形、纤维脂肪浸润性脂肪瘤病 / 面部浸润性脂肪瘤病、巨头畸形 - 毛细血管畸形、发育异常的巨头畸形、Klipppel-Trenaunay 综合征

缩略语:RICH,快速消退型(rapidly involuting);NICH,不消退型(non-involuting);PICH,部分消退型(partially involuting)。

表 65-2　ISSVA 单纯性脉管畸形分类(2018 年)

毛细血管畸形(CM)	● 单纯性血管痣 / 鲑鱼斑(也称为"天使之吻"、"鹳啄伤") ● 皮肤和 / 或黏膜毛细血管畸形(又称葡萄酒色斑):单纯型毛细血管畸形(非综合征型)、毛细血管畸形伴骨和 / 或软组织增生、毛细血管畸形伴中枢神经系统和 / 或眼部畸形(Sturge-Weber 综合征)、弥散型毛细血管畸形伴组织增生(DCMO) ● 网状毛细血管畸形:小头畸形 - 毛细血管畸形(MCAP)中的 CM、巨头畸形 - 毛细血管畸形 - 多小脑回(MCAP)中的毛细血管畸形 ● 毛细血管畸形 - 动静脉畸形(CM-AVM)中的毛细血管畸形 ● 先天性毛细血管扩张性大理石样皮肤 ● 其他 ● 毛细血管扩张症:遗传性出血性毛细血管扩张症
淋巴管畸形(LM)	● 普通(囊性)淋巴管畸形:巨囊型、微囊型、混合囊型淋巴管畸形 ● 泛发性淋巴管异常:Kaposi 样淋巴管瘤病 ● Gorhanm-Stout 综合征中的淋巴管畸形 ● 管道型淋巴管畸形 ● "获得性"进行性淋巴管病变(旧称获得性进行性淋巴管瘤) ● 原发性淋巴水肿:Nonne-Milory 综合征,原发性遗传性淋巴水肿,淋巴水肿 - 双睫症,稀毛症 - 淋巴水肿 - 毛细血管扩张,原发性淋巴水肿伴脊髓发育不良,原发性泛发性淋巴管畸形(Hennekam 淋巴管扩张 - 淋巴水肿综合征),小头畸形伴 / 不伴脉络膜视网膜病变、淋巴水肿或智力发育迟缓综合征,淋巴水肿 - 鼻后孔闭锁 ● 其他
静脉畸形(VM)	● 普通静脉畸形 ● 家族性皮肤黏膜静脉畸形(VMCM) ● 蓝色橡皮大疱性痣(Bean)综合征中的静脉畸形 ● 球形细胞静脉畸形(GVM)(旧称血管球瘤) ● 脑海绵状畸形(CCM):CCM1、CCM2、CCM3 ● 家族性骨内血管畸形(VMOS)(旧称骨内血管瘤) ● 疣状静脉畸形(旧称为疣状血管瘤) ● 其他
动静脉畸形(AVM)	● 散发性动静脉畸形 ● 遗传性出血性毛细血管扩张症中的动静脉畸形:HHT1、HHT2、HHT3、JPHT ● 毛细血管畸形 - 动静脉畸形中的动静脉畸形 ● 其他
先天性动静脉瘘(AVF)	● 散发型动静脉瘘 ● 遗传性出血性毛细血管扩张症中的动静脉瘘:HHT1、HHT2、HHT3、JPHT ● 毛细血管畸形 - 动静脉畸形中的动静脉瘘 ● 其他

表 65-3 ISSVA 混合性脉管畸形分类(2018 年)

名称	畸形组成
CVM	毛细血管 - 静脉畸形
CLM	毛细血管 - 淋巴管畸形
CAVM	毛细血管 - 动静脉畸形
LVM	淋巴管 - 静脉畸形
CLVM	毛细血管 - 淋巴管 - 静脉畸形
CLAVM	毛细血管 - 淋巴管 - 动静脉畸形
CVAVM	毛细血管 - 静脉 - 动静脉畸形
CLVAVM	毛细血管 - 淋巴管 - 静脉 - 动静脉畸形

表 65-4 合并其他畸形的脉管畸形(2018 年)

名称	畸形
Klippel-Trenaunay 综合征	CM+VM ± LM+ 肢体生长过度
Parkes Weber 综合征	CM+AVF+ 肢体生长过度
Servelle-Martorell 综合征	肢体 VM+ 骨骼生长不足
Sturge-Weber 综合征	面部和软脑膜 CM+ 眼部畸形 ± 骨骼和 / 或软组织生长过度
肢体 CM+ 先天性非进行性肢体肥大	
Maffucci 综合征	VM ± 梭形细胞血管瘤 + 内生软骨瘤
巨头畸形 -CM	巨头畸形 +CM
小头畸形 -CM	小头畸形 +CM
CLOVES 综合征	LM+VM+CM ± AVM+ 脂肪瘤生长过度
Proteus 综合征	CM、VM 和 / 或 LM+ 不对称性躯体过度生长
Bannavan-Rilev-Ruvalcaba 综合征	AVM+VM+ 巨头畸形、脂肪瘤生长过度
CLAPO 综合征	下唇 CM+ 面颈部 LM+ 不对称部分或广泛过度生长

缩略语:C,毛细血管;A,动脉;V,静脉;L,淋巴管;M,畸形。

表 65-5 脉管性病变的新旧名称对照

新名称	旧名称
婴儿血管瘤(infantile hemangioma)	草莓状血管瘤
葡萄酒色斑(port-wine stains) 先天性毛细血管和微静脉畸形	鲜红斑痣、红胎记
静脉畸形(venous malformation) 低流量脉管畸形	海绵状血管瘤
动静脉畸形(arteriovenous malformation)	蔓状血管瘤
淋巴管畸形 巨囊型 微囊型	淋巴管瘤
先天性血管瘤(congenital hemangioma)* 迅速消退型(RICH) 不消退型(NICH)	
血管球静脉畸形(glomuvenous malformations)	血管球瘤

表 65-6 血管瘤与脉管畸形的区别

	血管瘤	脉管畸形
出生时临床表现	30% 在出生时出现症状	100% 在出生时出现,症状可能不明显
男女之比	1:3~1:5	1:1
发病率	出生时发病率 1%~2.6% 一年内发病率 10%~12%	0.3%~0.5%(葡萄酒色斑)
自然病程	增生期、退行期及消退期	随年龄成比例生长
细胞学	内皮细胞增生	内皮细胞更新正常
骨骼改变	偶有邻近骨骼"肿块效应"	慢流速:变异,肥大或发育不全 快流速:毁损,变异或肥大

第一节 良性血管肿瘤 / 畸形

一、先天性血管瘤 / 畸形

(一) 鲜红斑痣

内容提要

- 鲜红斑痣是一种常见的先天性毛细血管发育畸形,包括橙红色斑、葡萄酒色斑两型。
- 橙红色斑多在 3 岁前自行消退,葡萄酒色斑进行性发展,并可作为某些综合征的组成部分。

鲜红斑痣(nevus flammeus)是一种先天性血管发育畸形,由皮肤毛细血管扩张及畸形组成,在新生儿中的发病率为 0.3%~0.5%,组织学特征为真皮乳头层和网状层浅部的毛细血管扩张,无内皮细胞增生。

1. 病因与发病机制

(1) 遗传因素:部分病例的家族聚集性提示本病具有遗传易感性,易感基因定位在染色体 5q。合并动静脉畸形者可能与染色体 5q 的 RASA1 基因突变有关。目前研究的主要是与神经相关的基因,引起家族性鲜红斑痣的基因中包含一系列神经相关性基因,这些基因缺陷导致血管周围的神经分布减少。但 RASA1 基因突变并非鲜红斑痣所特有,其突变会导致一个血管相关性疾病谱,包括动静脉瘘、动脉畸形等,对此基因缺陷所致的鲜红斑痣还需更多探讨。

(2) 神经因素:鲜红斑痣易出现在三叉神经、颈神经和脊神经的分布区域，且分布在三叉神经眼支的鲜红斑痣更易合并神经和眼部症状，提示其发病原因可能与神经相关。皮损为血管扩张性，而非增殖性。伴有与血管扩张相关的神经纤维数量下降，因此推论认为鲜红斑痣由支配血管的交感神经缺乏所致。鲜红斑痣皮损区的神经密度显著低于非皮损区，并且皮损区的血管直径大于非皮损区。神经支配减少导致神经对血管的调节功能下降，在灌注压作用下，血管逐渐扩张。而神经因素使血管壁异常可导致血管扩张。

2. 临床表现　根据临床表现，鲜红斑痣可分为鲑鱼斑和葡萄酒色斑两型。获得性鲜红斑痣患者在出生时正常，在儿童期或成年后发病，临床病理表现与先天性鲜红斑痣一致，但发生较晚，也较少见，外伤是最常见的诱因，可能由于创伤引起交感神经缺失导致局部血管扩张。

(1) 橙红色斑：又名中线毛细血管扩张痣，国外还称之为“鹤啄伤”(stork bite)或“天使之吻”(angel's kiss)，具有如下特征：①极为常见，好发于前额、眉间、眼睑和项部等部位中央，以项部最多见；②损害为淡粉红色至橙红色斑片，不高出皮面，压之部分或完全褪色，剧烈活动、发热、哭闹色泽加深；③绝大多数在3岁前完全消退，而项部和眉间损害可持续至成年期；④极少数3岁时仍未消退。

(2) 葡萄酒色斑：又称侧位鲜红斑痣，系真皮乳头和网状层血管的先天性畸形，出生时即有。可见于身体任何部位，最常见于面部沿三叉神经分布(图65-1，图65-2)，包括3个区域：V1(眼支：前额与上眼睑)、V2(上颌支：下眼睑、颊、上唇)和V3(下颌支：下唇、颏、下颌)。损害表现为边缘清楚的不规则形红斑，压之褪色或不完全褪色。倾向于随身体成比例持续生长，而不自发性消退，位于头面部的病灶成年后常出现增厚和结节。本型可伴发其他血管畸形，或作为某些综合征的组成部分：

1) Klippel-Trenaunay综合征：也称骨肥大性鲜红斑痣，特征为葡萄酒色斑合并静脉曲张、静脉发育不全、肢体肥大(图65-3)。

2) Sturge-Weber综合征：也称为脑三叉神经血管瘤病，特征为累及三叉神经V1和V2区域的毛细血管畸形合并同侧脑、脑膜或眼血管畸形，患者常并发癫痫和青光眼。如皮损累及双侧V1区域则发生癫痫和发育迟缓的风险更高，预后更差。

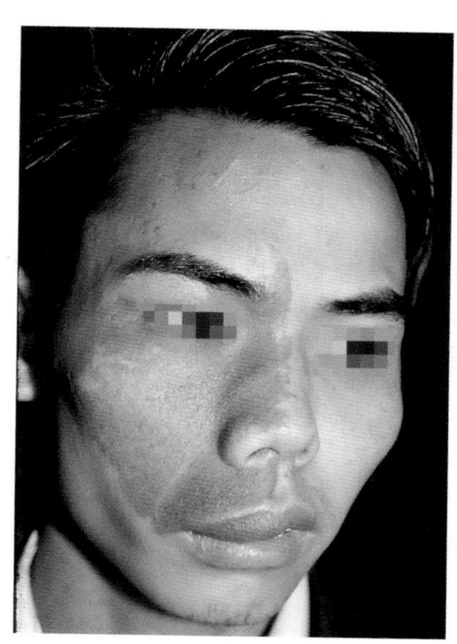

图65-1　鲜红斑痣葡萄酒样痣沿三叉神经分布，该患者有同侧青光眼(广东医科大学　王映芬惠赠)

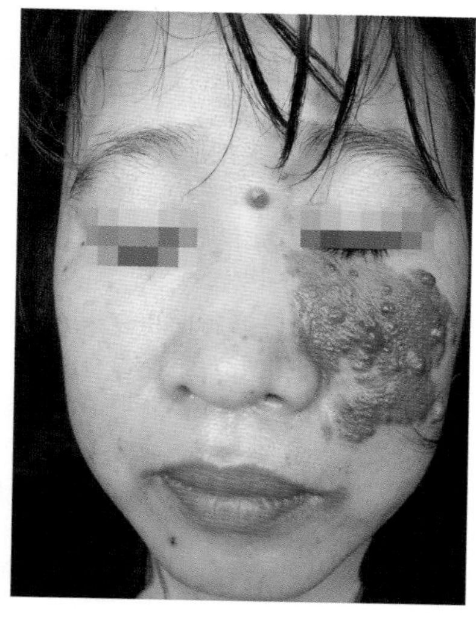

图65-2　鲜红斑痣葡萄酒样痣(东莞市常平人民医院　曾文军惠赠)

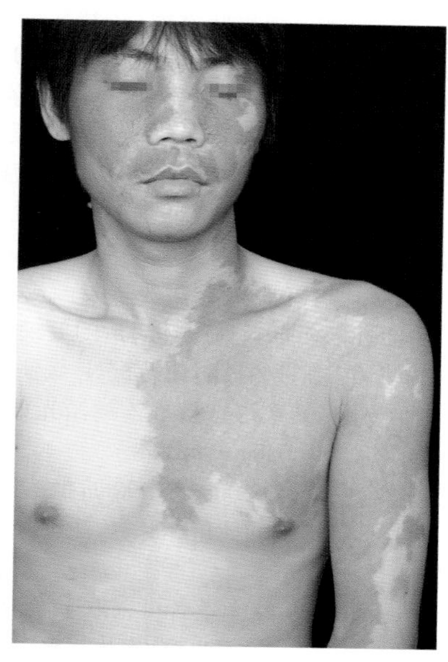

图65-3　Klippel-Trenaunay综合征
单侧鲜红斑痣伴骨肥大(新疆维吾尔自治区人民医院　普雄明惠赠)。

3) Cohn综合征：葡萄酒色斑发生于背部中线，其下的脊髓有血管畸形、化脓性肉芽肿、丛状血管瘤，偶尔在葡萄酒色斑上继发基底细胞癌。

4) Beckwith-Wiedemann综合征：特征为眉间、前额和上睑毛细血管畸形合并巨人症、偏侧发育过度、巨舌、脐膨出、内脏肥大和新生儿低血糖症等异常，患儿发生胚胎组织肿瘤如Wilms瘤、横纹肌肉瘤、神经母细胞瘤和肝母细胞瘤的风险升高。

5) 巨头畸形-毛细血管畸形-多小脑回综合征(megalencephaly-capillary malformation-polymicrogyria syndrome)也称为巨头畸形-毛细血管畸形综合征，临床特征为面部中央泛发性网状毛细血管畸形伴巨头畸形和额部隆起、对侧身体偏侧肥大、并指/多指畸形、关节松弛、皮肤肥厚、进行性神经功能障碍如发育迟缓、癫痫和张力过低等。

3. 组织病理　真皮浅层毛细血管网和小静脉扩张畸形，但数量正常，管壁由单层内皮细胞构成，无内皮细胞增殖，系血管畸形而非真性肿瘤。表皮和周围组织正常。成人患者可见血管周围纤维化和血管扩张。

4. 诊断与鉴别诊断　根据病史和临床表现通常可作出诊断，出生时或出生后发生，淡红色、暗红色、紫红色斑疹，压之部分或完全褪色。婴儿病例需与婴儿血管瘤鉴别，后者早期也表现为红斑，但逐渐增生、隆起；发生于面部三叉神经区域的鲜红斑痣应排除 Sturge-Weber 综合征；发生于肢体者应排除 Klippel-Trenaunay 综合征。

5. 治疗　橙红色斑通常可自行消退。葡萄酒色斑可采用激光/强脉冲光、光动力疗法、手术治疗（表 65-7）。

（1）激光治疗：利用血红蛋白的吸收波段（532~1 064nm）进行治疗，可选择的激光包括：①首选 595nm 或 585nm 脉冲染料激光，治疗后即刻出现皮肤紫癜；②脉冲倍频 Nd:YAG 激光（532nm），由低能量开始，损害变为灰紫色即可，更易发生色素沉着；③长脉冲 Nd:YAG 激光（1 064nm），穿透深度大，可用于增厚的损害，更易出现瘢痕；④长脉冲翠绿宝石激光（755nm），可用于增厚的损害，色素沉着和瘢痕形成风险高于脉冲染料激光。

（2）光动力治疗：血管靶向光动力疗法（Vascular-target photodynamic therapy，V-PDT）利用激光激发内皮细胞中富集的光敏剂，产生活性氧而选择性破坏畸形的毛细血管网。常用光敏剂有血啉甲醚、血卟啉注射液，首选连续激光如 532nm 半导体激光作为光源，其次可选择准连续激光如 511/578nm 铜蒸汽激光，再次可选择 630nm 半导体激光。

（3）强脉冲光：可选择 560nm 或 590nm 滤光片的强脉冲光，根据皮肤类型选择适当的能量和脉宽，注意避免热损伤所致的瘢痕和疼痛。

（4）手术治疗：保守治疗无效者可采取手术治疗，选择适当的术式如直接切除缝合、局部皮瓣、皮片移植、组织扩张、预构扩张皮瓣和正畸正颌手术。

（二）婴儿血管瘤

- 婴儿血管瘤包括表浅型婴幼儿血管瘤（草莓状血管瘤）、深部婴幼儿血管瘤、混合型血管瘤和微小增殖性血管瘤。
- 婴儿血管瘤的消极不干预治疗策略受到挑战，目前已有许多新的疗法可供选择。

婴儿血管瘤（infantile hemangioma，IH）又称婴儿血管内皮瘤，旧称草莓状血管瘤，是毛细血管内皮细胞及支持细胞良性增生所致。

1. 病因与发病机制　IH 的发病受到多种因素影响，目前认为与血管发生失衡、细胞因子调节通路突变、基因发生错义突变、免疫学以及缺氧等外源性因素有关。

（1）血管瘤的发生与增生

1）血管瘤细胞的来源：IH 发展中涉及的血管增生有两种形式，一种是由祖细胞和干细胞发育而来的新生血管（也称血管新生）；另一种是从成熟的血管发出新血管（血管发生）。

2）IH 并非来源于胚胎滋养层细胞：如上所述，曾经认为血管瘤细胞与人胎盘内皮细胞相同的免疫组化表型说明，血管瘤细胞可能是胚胎起源或向胎盘微血管细胞分化。Bree 等为了证实 IH 是否是来源于胎盘滋养层细胞，选取出生 5 天至 2 岁患儿的 12 个组织样本进行选择性滋养层细胞标记免疫组织化学分析（包括人胎盘催乳素，胎盘碱性磷酸酶及角蛋白 7，8，17）结果均为阴性。故认为 IH 并非来源于胚胎滋养层细胞，目前已不再认为血管瘤来源于胎盘内皮细胞栓塞。

3）血管生成与抑制失衡：Folkman 提出 IH 发生是血管生成失调或血管生成和抑制因子间的失衡。许多研究发现，在增生期 IH 中，血管内皮细胞生长因子（VEGF）、碱性成纤维细胞生长因子（bFGF）、TIE2、IGF-2 的表达均上调。同时血清学也检测到 VEGF、bFGF、雌二醇 -17β 显著升高，这些都促进 IH 的快速增生。

4）细胞因子调节通路突变：研究证实 VEGF 信号转导的重要性。在正常内皮细胞中，β1 整合蛋白可形成肿瘤内皮细胞标志物 8（tumor endothelial marker 8，TEM8）和 VEGF 受体

表 65-7　先天性血管瘤与血管畸形的演变及治疗时机

名称	演变	治疗时机
鲜红斑痣 鲑鱼斑	3 岁前完全消退，极少不消退	3 岁以后，亦可依生长部位、瘤体大小，以及对美容和功能的影响，择机治疗
葡萄酒色斑	不会自发消退	早期优选治疗方法，或择机或对发展较快者治疗
婴儿血管瘤（草莓状血管瘤）	消退期 5~7 岁 6 岁左右无消退则可能不会消退	6~7 岁后进行治疗，亦可依生长部位、瘤体大小、对美容和功能影响，择机治疗，增殖期可早期干预治疗，以抑制快速生长，使之转向稳定期和消退期
静脉畸形（海绵状静脉畸形）	大多数持续存在和增大，血管畸形不能消退	躯干及会阴部：一旦确诊宜尽早治疗或择机治疗 头颈部及四肢：请整形外科相关科室共同诊治

2(VEGF receptors-2, VEGFR-2), 通过激活活化T细胞核因子(nuclear factor of active T cells, NFAT), 促使VEGFR-1的表达增加。VEGFR-1更易与VEGF结合, 却结合后几乎不传导信号。而VEGFR-2与VEGF结合可强烈刺激内皮细胞的增生。另一研究也发现VEGF和bFGF通路的异常上调可引起IH的增生。

(2) 血管瘤的消退

1) 细胞成分改变: 在IH消退过程中, 肥大细胞数量最多。肥大细胞的作用, 既可促进血管生成又可抑制血管生成。肥大细胞在IH各期发挥了主要作用, 但目前对其在消退期中的作用较为肯定。在激素治疗后, 肥大细胞数量增加4倍, 此时肥大细胞生成凋亡相关蛋白clusterin/apolipopotein J以及其他因子, IFN-α、IFN-β、IFN-γ和TGF-β等。

2) 细胞因子的表达改变与凋亡: 细胞凋亡是正常组织存在的细胞程序性死亡。IH消退过程中凋亡较增生期和消退后期增加5倍。而且1/3的凋亡细胞是内皮细胞。在这一自发消退过程中, cyt b基因转录增强, 促进凋亡。同时, 增生期IH局部应用激素后, 也发现线粒体cyt b基因表达上调, 导致增生期IH加速消退。

金属蛋白酶-1组织抑制因子为血管生成抑制因子, 在血管瘤消退期表达升高; 凋亡抑制因子在增生期上调, 而凋亡促进因子在消退期升高, 对婴儿血管瘤消退发挥作用。

(3) 遗传因素: 多种遗传因素与血管瘤的发生、发展有关。血管瘤内皮细胞是细胞的一种克隆性扩增, 细胞内编码与血管生长或其调节途径有关的一个或几个基因发生了体细胞突变。有文献报道, 如血管瘤组织中基因发生错义突变, 这些基因编码VEGF信号通路以及其他影响血管发育的信号通路中的蛋白质。此外, 在部分IH患儿中发现编码TEM8和VEGFR2的基因存在错义突变, 突变导致整合蛋白-NFAT信号通路抑制, VEGFR1表达下降, NFAT活性降低。此外, 还有发现, 部分家族性婴儿血管瘤与5q染色体变异相关。

(4) 免疫学: 免疫细胞功能不完善, 细胞凋亡与增殖失衡, 血管内皮细胞增殖; IH内聚集CD8+细胞毒性T淋巴细胞, 可能通过释放细胞因子促进血管内皮细胞的增殖。增生期高水平的吲哚胺-2-3-双加氧酶(imdoleamine 2.3-dioxygenase, IDO), 色氨酸降解增加, 抑制T细胞功能, 使IH逃脱免疫监视。

随着患儿免疫系统功能完善, 在消退期IDO活性下降, 细胞毒性T淋巴细胞(CTL)、Th1细胞、NK细胞、树突状细胞增多, 产生FasL增多, FasL-Fas结合产生凋亡信号, 激活半胱氨酰天冬氨酸特异性蛋白酶-3(caspase-3), 酶切聚ADP核糖聚合酶(PARP), 使DNA碎片化, 导致血管瘤细胞凋亡, 最终瘤体消退。

(5) 缺氧和其他外源性因素: 母体黄体酮使用、早产、多胎、妊娠高血压、先兆子痫及妊娠糖尿病均为IHs的高风险因素, 研究进一步证实宫内缺氧环境可诱发血管瘤发生。先兆子痫、妊娠高血压疾病和妊娠糖尿病均可导致宫内缺氧环境, 缺氧促进血管瘤生长因子(如VEGF)的分泌。婴儿血管瘤的发生与消退机制示意图见(图65-4), 婴儿血管瘤的病理生理见(表65-8)。

2. 临床表现　婴儿患病率为1%~4%。最常为先天性或婴儿期发病, 88%的病例在出生后4周内出现, 25%出生时即有。典型表现为单发或多发的鲜红色突起的包块, 表现呈草莓状分叶, 压之不易褪色, 但部分深部血管瘤表面皮肤几乎完全正常。少部分患者可伴发其他畸形(表71-6, 表71-7)。

(1) 血管瘤前体(hemangioma precursor): 表现为苍白色斑块或线状毛细血管扩张, 易误诊为贫血痣、鲜红斑痣或青肿。

(2) 皮肤损害: 表浅型血管瘤为鲜红色隆起的丘疹、扁平损害或结节, 表面呈分叶状、质硬, 边界清楚。深在型血管瘤一般为质软的较大团块, 表面皮肤呈蓝色, 大小不一, 一般为

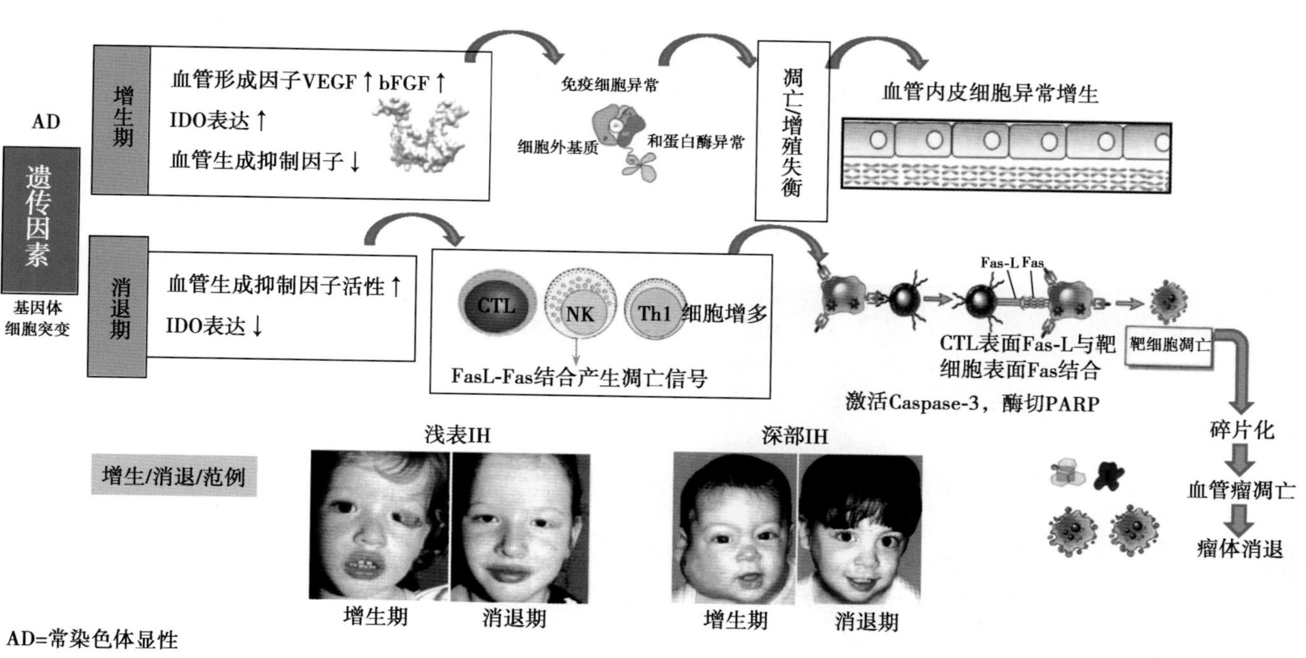

图65-4　婴儿血管瘤的发生与消退机制示意图

表 65-8 婴儿血管瘤的病理生理

增生期	消退期
血管生长因子 VEGF/bFGF 表达↑ IDO 表达↑ 免疫细胞功能不完善 细胞凋亡失衡 血管内皮细胞增殖 CD8⁺ 细胞毒性 T 淋巴细胞释放细胞因子，促进内皮细胞增殖	血管生成抑制因子活性↑ IDO 表达↓ 免疫细胞功能完善 CTL，Th1 细胞，NK 细胞，树突细胞增多 Fasl-Fas 结合产生凋亡信号使血管细胞凋亡

注：VEGF= 血管内皮生长因子；
bFGF= 碱性成纤维细胞生长因子；
IDO= 吲哚胺 2.3. 双加氧酶；
血管生成抑制因子 = 金属蛋白酶 -1 组织抑制因子。

单发，可从数毫米直至整个面部、大部分肢体和躯干，任何部位均可发生，常见于头颈部。

(3) 进展分期：婴儿血管瘤具有明确的增生、稳定到消退的自然病程。①增生期：多数患儿出生后 8~12 个月迅速持续增长，前 6 个月为早期增生期，瘤体迅速增大，隆起形成草莓样肿瘤，80% 的损害体积在该期形成，6~9 个月为晚期增生期；②稳定期：持续数月至数年；③消退期：5 岁内消退率为 50%~60%，7 岁内 75%，9 岁内 90% 完全消退，最迟消退可持续至 12 岁，最终有 20%~40% 的患者残留皮肤损害包括瘢痕、萎缩、色素减退、毛细血管扩张和皮肤松弛等。

(4) 临床亚型：包括：①表浅型婴幼儿血管瘤（草莓状），位于乳突状真皮层或网状真皮层（图 65-5，图 65-6），刘学健将浅表型血管瘤再分为小血管扩张型、丘疹型和肥厚型；②深部婴幼儿血管瘤（海绵状），由真皮层和皮下组织扩张的血管聚集而成，限局性和浅表性静脉损害可与深部静脉扩张和静脉畸形共存（图 65-7），深部婴幼儿血管瘤过去曾被认为是"海绵状血管瘤"，但大量临床、组织病理和免疫组化研究证实它与浅表皮肤血管瘤性质相同。与浅性血管瘤一样，深部婴儿血管瘤会持续增长数月，然后长期静止，最后自发性消退；③混合型血管瘤，两种病变并存（图 65-8，图 65-9）；④微小增殖性血

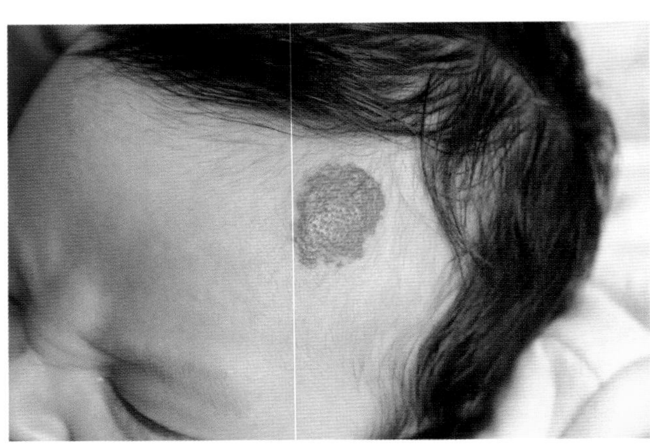

图 65-5 婴儿血管瘤表浅型草莓状

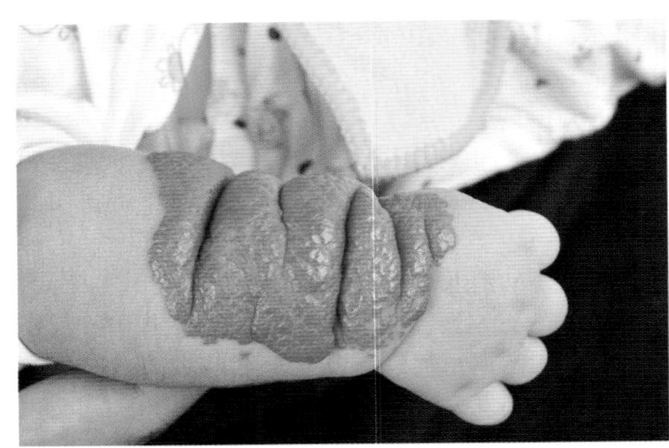

图 65-6 婴儿血管瘤深在型

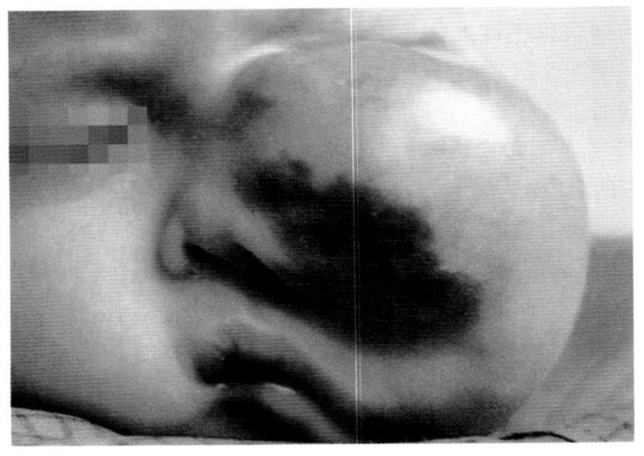

图 65-7 婴儿血管瘤深在型海绵状（同济医科大学 刘少亨惠赠）

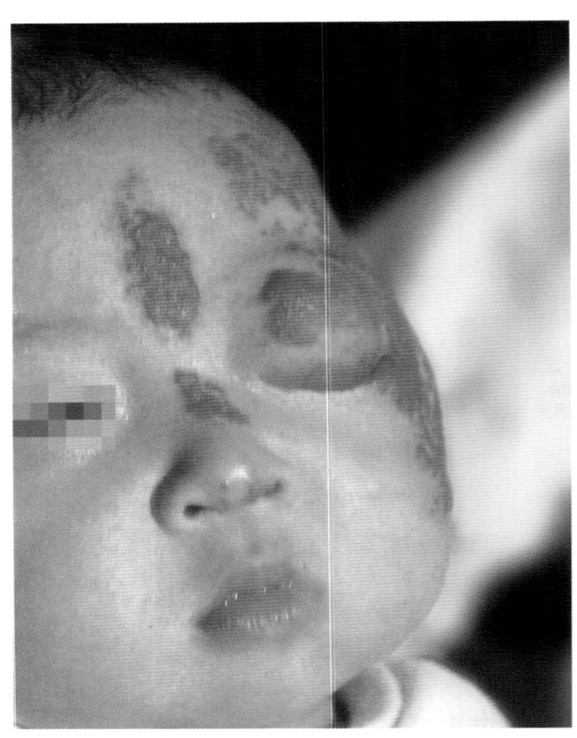

图 65-8 混合性血管瘤（浅表型、深在型同时并存）（广东医科大学 刘永义惠赠）

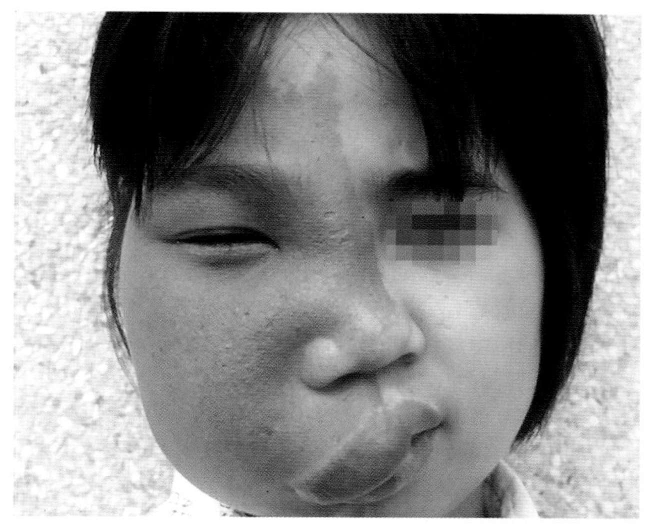

图 65-9　鲜红斑痣与静脉畸形共存（混合性血管瘤）

管瘤表现为微小增殖或不增殖。

3. 组织病理　组织学特征包括：①早期毛细血管内皮细胞显著增生，大多聚集成实性条索或团块，仅有少数小的毛细血管腔；②分化成熟的损害，部分毛细血管明显扩张（图 65-10）；③退变期管腔变窄，甚至闭塞，代之以水肿性胶原纤维。

4. 诊断与鉴别诊断　根据临床损害及其动态演化过程易诊断。增生期婴儿血管瘤应与其他细胞丰富的血管增生鉴别，包括先天性非进展性血管瘤、Kaposi 样血管内皮瘤、丛状血管瘤、化脓性肉芽肿和肌间血管瘤；血管瘤前体或消退期婴儿血管瘤可类似血管畸形；深部婴儿血管瘤与静脉畸形鉴别，通过临床、组织病理、免疫组化予以鉴别，前者免疫组化 GLUT1、Lewis γ 抗原、merosin、FcγRII 阳性，后者皆阴性。本病在组织学上还应与平滑肌瘤、血管纤维瘤和血管脂肪瘤等鉴别。

5. 治疗

（1）治疗原则

1）正确诊断和分型：由于婴儿血管瘤（可消退型、不消退型）的预后不同，故治疗时机和方法也不同（表 71-8）。对于许多患儿而言，不干预是最好的手段，因为自行消退在美观方面的效果最好。多数皮损（80%）愈后不留痕迹；少数残余萎缩、色素减退、毛细血管扩张和瘢痕。仅 1/4 的婴儿血管瘤有治疗指征，包括溃疡（5%）、阻塞重要结构如眼、耳、喉头（20%），并且 <1% 的患者有生命危险。

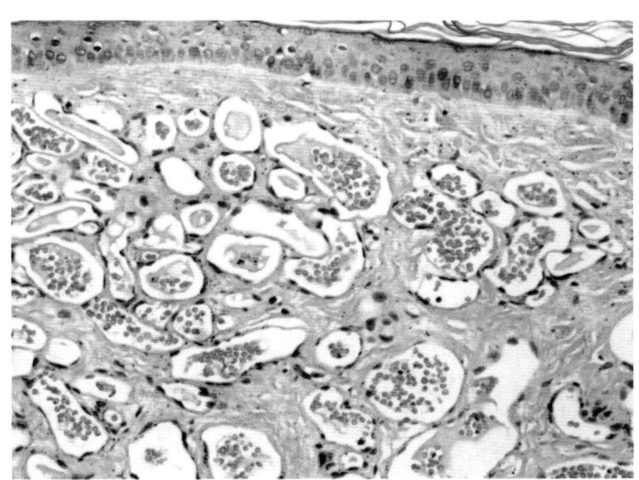

图 65-10　婴儿血管内皮瘤毛细血管内皮细胞显著增生（新疆维吾尔自治区人民医院　普雄明惠赠）

2）不干预原则受到动摇：随着泼尼松、普萘洛尔、伊曲康唑以及外用 β 受体阻滞剂等治疗方法的成熟，选择干预或不干预时应权衡利弊，以最好的结果和预后来确定。

（2）治疗时机与方法：包括药物、激光和手术，以药物治疗为主，抑制内皮细胞增生，促进瘤体消退（表 71-9）。原则上，高危病例应尽快治疗，首选普萘洛尔，如有禁忌则系统使用糖皮质激素；中危病例也应尽快治疗，早期外用 β 受体阻滞剂或联用脉冲染料激光，如控制欠佳则采取高危病例的方案；低危病例可观察或外用药；消退期或消退后的损害采用手术整复，最佳年龄 3~4 岁，此时自发消退已经结束。高危病例特征：①面部、会阴和腰骶部节段型损害（>5cm）；②面部厚度达真皮或皮下或明显隆起的非节段型大面积损害；③早期有白色色素减退；④面中部损害；⑤眼、鼻和口周损害。中危病例特征：①面部两侧、头皮、手、足部损害；②颈、腋或会阴等皱褶部位；③躯干四肢节段型损害（>5cm）。低危病例特征：躯干、四肢的不明显损害。

（3）局部治疗

1）外用药物：包括 β 受体阻滞剂和 5% 咪喹莫特软膏，适用于浅表型婴儿血管瘤。

①β 受体阻滞剂包括 0.5% 噻吗洛尔滴眼液、0.2% 溴莫尼定 +0.5% 噻吗洛尔复方滴眼溶液、0.1% 噻吗洛尔凝胶、普萘洛尔纳米水溶胶。瘤体外涂，2~4 次 /d，用 3~6 个月或至瘤体颜色完全消失，用药 2~3 个月时疗效最明显。1% 普萘洛尔软膏可用于较表浅的婴儿血管瘤，59% 的患者明显消退，26% 无明显进展，15% 无效；噻吗洛尔凝胶的作用强度较普萘洛尔高 8 倍；0.5% 噻吗洛尔滴眼液治疗本病，特别是表浅型安全有效；噻吗洛尔疗效优于卡替洛尔，但由于卡替洛尔有内在拟交感活性，故治疗早产儿婴儿时，相对更安全。②5% 咪喹莫特软膏疗效与 0.5% 噻吗洛尔相当。它通过调节体内多种细胞因子及基质金属蛋白酶而抑制血管形成和瘤体增生。睡前外涂，8 小时后以温和肥皂水洗去，隔日 1 次，疗程为 4 个月。主要副作用有红斑、糜烂、水肿，甚至瘢痕形成。

2）局部注射治疗：①糖皮质激素诱导内皮细胞凋亡和抑制其增殖，使间质纤维化，纤维隔增厚，毛细血管腔最后完全闭塞。新生儿血管瘤剂量为醋酸泼尼松龙 15~20mg/ 次，瘤体中心和边缘分点注射，每处 0.2ml，注射后压迫数分钟；5~7 天重复一次，一般 3 次即可治愈，适用于直径 <1cm 的头顶、面颊、唇及大阴唇血管瘤。醋酸缩丙酮曲安西龙 20~50mg/ 次 + 倍他米松磷酸钠 5.26mg/ 次，直接注入瘤体间质，应注意回抽无血后再缓慢多方向推药，间隔 6~8 周可重复注射，一般注射 3~4 次。②抗肿瘤药用于口服或局部注射糖皮质激素疗效不佳者。瘤体内注射平阳霉素用于体积较小的局限性表浅型婴儿血管瘤，或糖皮质激素疗效不佳的肥厚型病变，用注射用水配制成 1mg/ml 注射液，自瘤体内注射药物，直至瘤体呈苍白色为止，每次用量不超过 8mg，病变较大者可重复注射。也可注射博来霉素。

3）激光治疗：有 585/595nm 脉冲染料激光、532nm 倍频

Nd:YAG(掺钕钇铝石榴石)激光(KTP激光)、长脉冲1 064nm Nd:YAG激光等。常用于治疗早期、浅表、扁平的损害,以及消退期遗留的红斑和毛细血管扩张。血管瘤深度<4mm时,推荐使用脉冲染科激光或KTP激光,>4mm时,首选长脉冲Nd:YAG激光。

4) 选择性动脉插管注射:参见海绵状血管瘤。

(4) 系统治疗

1) 糖皮质激素:糖皮质激素可抑制间充质细胞由休止期转入增殖期,引起血管收缩、血栓形成和血管闭塞,诱导内皮细胞凋亡和抑制其增殖,对浅表型(草莓状)和深部婴儿血管瘤皆有疗效。目前国内比较认同的方案是口服泼尼松3~5mg/kg(总量≤50mg),隔日晨起顿服,共8周,在第9周减量1/2,第10周服10mg/次,第11周服5mg/次,第12周停服,上述为一个疗程。必要时可间隔4~6周重复第二或第三个疗程。通常在用药数天至数周内即有明显效果,约1/3的血管瘤明显皱缩,1/3停止生长而无明显皱缩,1/3无反应。

2) 普萘洛尔:普萘洛尔为β受体阻滞剂,用于治疗各种心律失常、心绞痛、高血压,它对血管瘤的疗效由法国医生Leatue-Labreze等在2008年发现,作用机制可能为:引起血管收缩,使瘤体颜色变暗,质地变软;抑制增生期的碱性成纤维细胞生长因子(bFGF)和血管内皮细胞生长因子上调,促进血管瘤的消退;促进增生的内皮细胞凋亡。普萘洛尔对增殖期和稳定期的婴儿血管瘤均有良好而迅速的疗效,即使是巨大、复杂、伴溃疡或对糖皮质激素抵抗的血管瘤。

推荐剂量为1.5~2mg/(kg·d),分2次服用,以0.5mg/kg起始,如无精神萎靡、呼吸困难、烦躁、肢端湿冷等反应,12h后再服0.5mg/kg,如仍无异常,次日加量至1.5mg/(kg·d),第3天加量至2.0mg/(kg·d),并维持治疗。多数婴儿对2~3mg/(kg·d)剂量耐受良好,但出于安全,对首次接受治疗的患儿,应在给药6h内密切监测血压、心率和心电图,如无异常,可回家治疗,对1周龄的患儿应避免使用普萘洛尔。通常在用药后1~3天起效,疗程为1~1.5年,位于眼、口、鼻周的瘤体消退缓慢,部分患儿需服药>2年。需逐步减量,一般需历时2~3周,切忌突然停药导致反弹。停药后出现复发或反弹可再次使用。

国内李丽、马琳等研究(n=235)显示多数患儿服药24~48小时即起效,半年瘤体明显缩小、颜色变浅,部分患儿仅遗留毛细血管扩张。停药半年内复发率约为28%(66例),其中15例为严重复发,复发的危险因素包括服药剂量为1.5mg/(kg·d)、首次服药年龄>8周、疗程≤0.5年和停药年龄<1岁。普萘洛尔剂量越大,复发率越低;服药较晚者瘤体已较大,疗效降低。疗程过短或停药年龄过小的患儿,复发风险亦升高,如无严重不良反应,停药年龄应>15个月。消退的颜色在停药后可再次出现,可能由于药物缩血管作用消失所致的血管扩张,如果在4岁时还存在毛细血管扩张,可行脉冲染料激光治疗,如瘤体再次增大或颜色明显加深,需再次服药。

3) 阿替洛尔:为选择性β1受体阻滞剂。国内王琦等报道阿替洛尔治疗本病的疗效与普萘洛尔相仿,但不良反应更少。治疗方案为第1周服用0.5mg/(kg·d),第2~24周服用1mg/(kg·d),1次/d。每次随访时监测血糖、心电图和血压等指标。治疗24周后,75.6%消退满意。不良反应有睡眠障碍、烦躁、细支气管炎合并气道高反应性、呕吐、腹泻、便秘、食欲减退等。

4) 伊曲康唑:国内冉玉平等发现三唑类抗真菌药伊曲康唑对婴儿血管瘤有效,受到国际同行的关注。体内外研究发现伊曲康唑可抑制血管发生和肿瘤生长,对血管瘤细胞生长的抑制作用较普萘洛尔强10倍。伊曲康唑有可能作为婴儿血管瘤治疗的新选择。推荐剂量为5mg/(kg·d),疗程2~22周(平均8.8周),治疗第1个月血管瘤颜色变浅、生长速度放缓,第3个月时所有患儿皮损均明显改善,有效率约71%。

5) 干扰素:Ezekowitz等采用干扰素治疗糖皮质激素抵抗的新生儿血管瘤(n=20),有效率高达90%。作用机制可能为非特异性抑制内皮细胞增殖和血管发生,调节血管生成相关基因表达,抑制内皮细胞增殖和促进凋亡。剂量为每天皮下注射100~300万IU/m^2,持续2~4.5个月。但干扰素α-2a有神经毒性,可引起瘫痪或痉挛,故后期多改用干扰素α-2b,尽管如此仍有许多副作用,故仅限于其它治疗无效、危及生命的病变。主要适应证包括作为系统性糖皮质激素治疗无效的重症婴幼儿血管瘤二线药物,或作为Kasabach-Merritt综合征的一线治疗。

6) 新开拓的药物:有人使用醋丁洛尔(8mg/kg,2次/d)治愈1例声门下血管瘤,安全性好,无复发或严重支气管挛缩。其他药物还包括他克莫司、吡美莫司、血管内皮生长因子拮抗剂贝伐单抗、他莫昔芬和沙利度胺。

(5) 手术治疗:对于生长迅速、面积大和较肥厚的血管瘤,或影响重要器官功能时可采取手术切除。增生期手术指征包括:①影响视力发育;②阻塞呼吸道;③头皮或窄蒂损害;④出血;⑤保守治疗无效的溃疡。消退期/消退后期手术指征包括:①保守治疗无效的皮肤松弛、瘢痕、纤维脂肪组织残留;②预期术后功能和外观效果理想。

(三) 静脉畸形

静脉畸形(venous malformation)旧称海绵状血管瘤(cavernous hemangioma),是静脉发育异常导致的静脉结构畸形。

1. 临床表现　本病常在出生时或生后不久发病,少数在数年内变小甚至消退,多数持续存在和增大。好发于头颈、颌面部,其他部位亦可发生。表现为鲜红色或暗紫色圆形或不规则形结节、斑块、肿瘤。表面皮肤呈蓝红色,反映了皮损内血液量增加。损害边界不很清楚,质软有弹性,挤压后缩小,压力去除后迅速充盈。少数损害表面伴发毛细血管瘤,偶合并动静脉瘘(表71-6)。少数为综合征的组成部分(表71-7),例如Maffucci综合征(海绵状血管瘤、静脉扩张、淋巴管扩张)和蓝色橡皮大疱性痣综合征(消化道血管瘤、多发性内生软骨瘤)。

2. 辅助检查

(1) 组织病理:血管腔扩张,管壁内侧覆盖正常的单层内皮细胞,内皮下为单层基底膜,平滑肌稀少,外膜变性,周围绕以纤维组织,累及真皮深层和皮下脂肪。通常有静脉结构组成,也可混合毛细血管或淋巴管畸形。

(2) 其他:超声检查显示流速缓慢的液性暗区;磁共振(MRI)是确定病变范围的最佳影像学检查;实验室检查可出现纤维蛋白原减少和D-二聚体增加。

3. 诊断　出生后发生;表面肤色、淡紫色或紫蓝色,指压后可以缩小,如海绵状。血管造影是传统的诊断标准,但MRI将取代成为最重要的诊断依据。

4. 治疗　主要治疗手段为硬化剂治疗，其他包括激光、压迫、电化学、手术治疗等。

(1) 血管内硬化治疗：损害内注射无水酒精、博来霉素、泡沫硬化剂使病变血管纤维化闭塞和萎缩。对广泛弥散性损害疗效差，需多次治疗。副作用包括水疱、组织坏死、过敏性休克（博来霉素）、心肺危象甚至死亡。

(2) 手术治疗：由于损害周围血管丰富，与正常组织界限不清，手术切除困难。仅在必要时采用，如巨唇、眼睑肿胀、面部软组织萎缩整复，硬化治疗后残留病灶的辅助治疗等。

（四）动静脉畸形

内容提要

- 动静脉畸形是一种以先天性动静脉瘘为特征的高流量动静脉畸形，可分局限性和弥漫性 2 种。
- 局限性蔓状血管瘤的瘤体表面见扭曲呈蚯蚓状或蔓藤状的血管团，扪之有搏动感和震颤感。
- 治疗手段主要为无水酒精介入栓塞和手术治疗，可采用联合治疗。

动静脉畸形（arteriovenous malformation，AVM）又名动静脉血管瘤（arteriovenous angioma）或蔓状血管动脉瘤（plexiform angioma），是动静脉直接连通（动静脉短路）造成动静脉瘘的一种高流量血管畸形。血流动力学异常是 AVM 扩张的主要因素，除了缺血部位外，无血管新生的证据。有报道认为本病与慢性肝脏疾病有关。

1. 临床表现　好发于头颈部，其次为四肢、躯干和内脏，疾病在青春期突然发作。临床特征为皮肤红斑、皮温升高、可触及性搏动 / 震颤。临床分为两种类型：深在型和浅表型，后者仅表现为蓝色丘疹。40% 为先天性，且于出生时发现，部分患者在成年期发病，看似获得性。创伤可加重动静脉畸形。临床可疑的动静脉畸形可经超声确诊。

ISSVA 采用 Schobinger 分期标准对本病进行分期：①静止期（Ⅰ期）病变通常从出生持续至青春期，表现为斑疹或有轻度浸润，色红而温暖，似葡萄酒色斑或恢复期 / 恢复期后的婴儿血管瘤，无症状；②进展期（Ⅱ期）通常始于青春期，表现为体积增大、颜色加深的团块，触之温暖，血液流经扩张的回流静脉可有颤动和杂音，超声检查易发现动静脉瘘；③破坏期（Ⅲ期），除了有Ⅱ期的症状和体征外，此阶段还可发生自发性坏死、慢性溃疡、出血、疼痛，偶有骨质溶解（图 65-11，图 65-12）；④Ⅳ期表现为Ⅱ期或Ⅲ期临床症状合并心功能失代偿。

2. 辅助检查

(1) 组织病理：真皮内、黏膜下或皮下可见由大量血管组成的团块，界限清楚，血管壁厚（图 65-13），内衬大的内皮细胞，特征为具有肌层及厚度不一的弹力膜，部分病例可见明显的动静脉吻合。管腔内常见微血栓（图 65-14）。

(2) 影像学检查：数字减影血管造影（DSA）仍是诊断 AVM 的金标准。非侵入性检查如 CT 血管造影和 MRI 血管造影可显示病灶范围及其与周围组织之间的关系，便于病情监测和手术设计。超声可发现 AVM 的高流量特征。

3. 诊断与鉴别诊断　通常可依据临床表现作出诊断，可辅以影像学检查。与血管瘤不同，AVM 损害在婴儿期无明显增大的过程。AVM 的高流量特征可资鉴别毛细血管畸形、静脉畸形或淋巴管畸形。

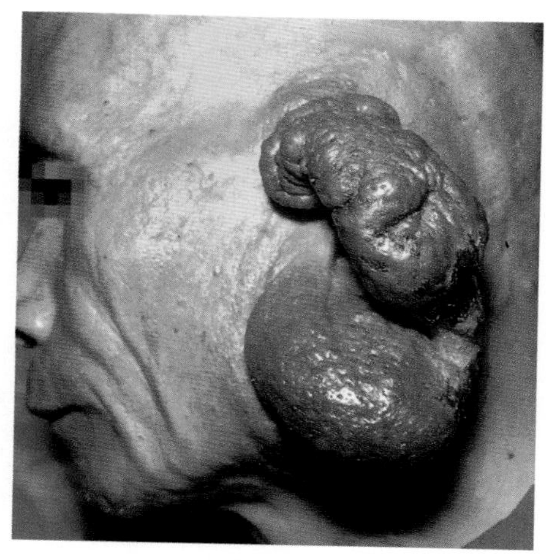

图 65-11　动静脉畸形（侧面观）（广东医科大学　郝新光　颜大胜惠赠）

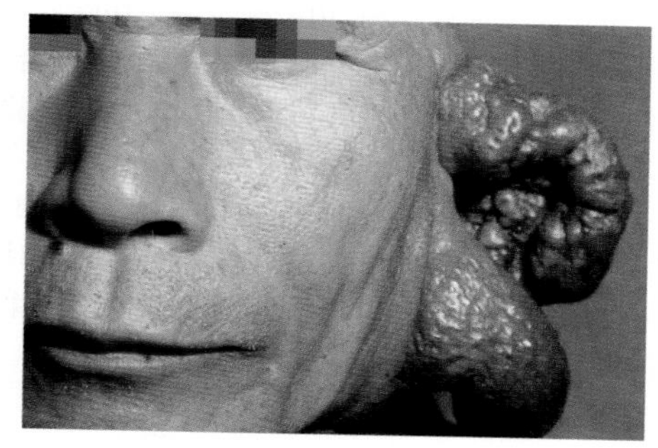

图 65-12　动静脉畸形（正面观）（广东医科大学　郝新光　颜大胜惠赠）

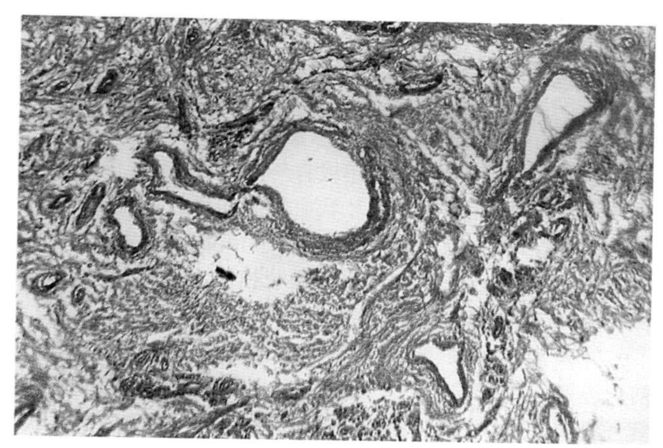

图 65-13　动静脉畸形
管腔扩大，管壁显著增厚。

4. 治疗

(1) 保守治疗：穿着压力为 30~40mmHg 的弹力袜可有效缓解下肢疼痛、肿胀和沉重感。

(2) 介入栓塞：常规介入栓塞剂如正丁基 -2- 氰基丙烯酸酯（NBCA）、明胶海绵粉、弹簧圈因无法破坏内皮细胞而致远

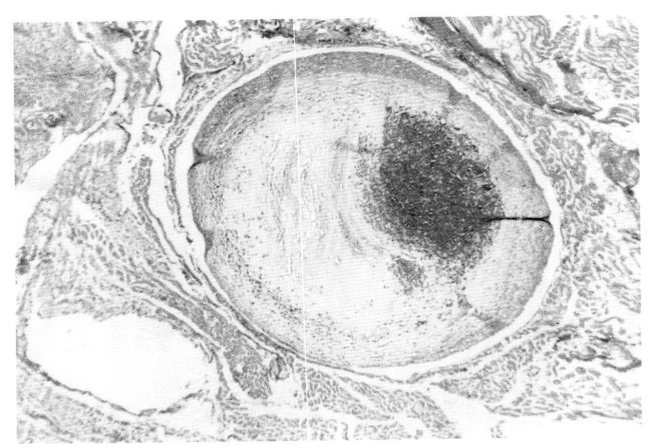

图 65-14 动静脉畸形
扩张的血管内见巨大血栓。

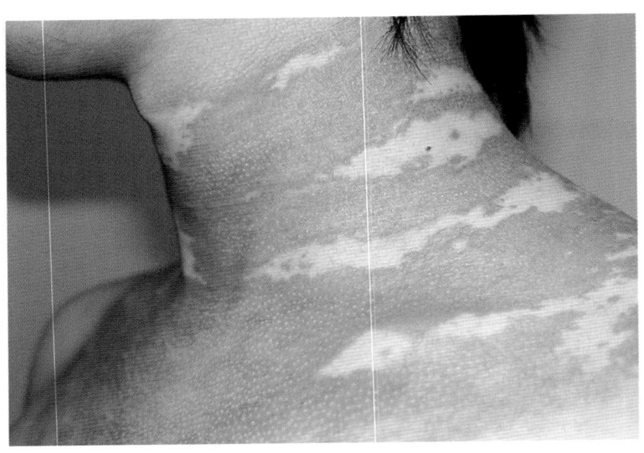

图 65-15 丛状血管瘤颈部红色斑疹，伴触痛（新疆维吾尔自治区人民医院 普雄明惠赠）

期复发，但可作为术前栓塞剂，用于确定手术切除界限。无水酒精硬化疗法能够缩小损害，可使 AVM 在早期被治愈，但误栓可致组织坏死、器官功能丧失甚至死亡，应由有经验的介入专家实施。

(3) 手术治疗：手术治疗的指征包括出血、局部缺血疼痛、充血性心力衰竭、难愈合的溃疡、器官功能障碍或肢体不等长等。对于无水酒精介入治疗风险大、无法或不愿意采用介入治疗者，手术也是必要治疗手段。

（五）丛状血管瘤

丛状血管瘤（tufted angioma）又称获得性丛状血管瘤（acquired tufted angioma），常被错误地与婴儿血管瘤混为一谈，称为“毛细血管血管瘤”。它是一种罕见的良性血管增生性疾病。由 Nakagawa 在 1949 年首次命名为母细胞血管瘤，后来根据血管组织在真皮或皮下组织内丛状分布的特异性组织病理表现命名为丛状血管瘤。

1. 临床表现 多数病例为散发性，家族中多个成员患丛状血管瘤的情况也有报道。这种家族中传递方式为常染色体显性遗传。好发于儿童、少年或青年人，甚至在出生时即有，或晚年发病，无性别差异。丛状血管瘤的粉红色斑块是一种潜在的血管畸形，以缓慢的惰性生长为特征。在大龄儿童和成人中，本病在临床上与 Kaposi 肉瘤相似。目前认为它是一种病情较轻的浅表型 Kaposi 样血管内皮瘤。

好发部位为颈、上胸和肩部（图 65-15，图 65-16）。皮损初为边界不清的红色或棕红色斑片，逐渐增厚，形成红色或蓝紫色浸润性斑块或坚实的紫色外生性结节。病变大部柔软。偶呈线状排列。某些病例表现为硬化斑。缓慢增大，时间长达 5 个月到 10 年，最终稳定在一定大小，然后可能会收缩并遗留纤维性残余，也可持续不变。罕有完全自行消退的报道。丛状血管瘤可合并鲜红斑痣等血管畸形、妊娠、腹部离心性非退化性脂肪营养不良和肝移植。某些 Kasabach-Merritt 综合征患者伴有丛状血管瘤，表现为血小板显著减少（$<50\times10^9$/L）、继发消耗性凝血功能障碍和微血管内溶血性贫血，病情凶险，患者常出现凝血功能障碍、菌血症和重要器官损害，预后不佳，死亡率高达 20%~30%。

2. 组织病理 在真皮和皮下组织浅层可见很多由毛细血管构成的圆形和卵圆形小叶，典型（小叶）以散在、互不相连的“炮弹头”形式分布（图 65-17，图 65-18）。血管内皮细胞形态大致正常，核分裂象少见。还可见 Kaposi 样血管内皮细胞瘤与丛状血管瘤重叠的现象。

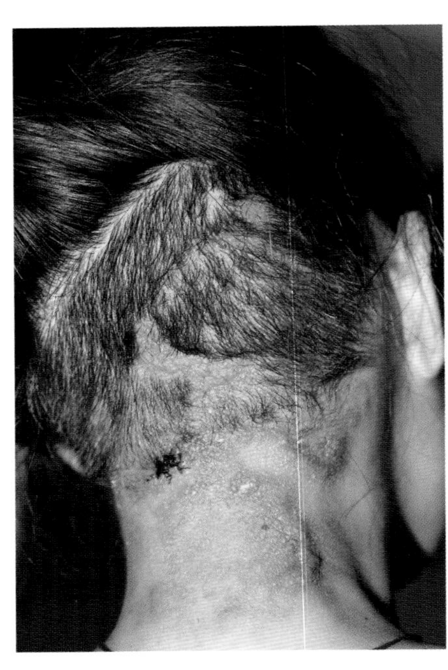

图 65-16 丛状血管瘤颈后蓝紫色浸润性斑块、结节，伴触痛（广东医科大学附属医院 黎兆军惠赠）

3. 鉴别诊断 本病须与化脓性肉芽肿、婴儿血管瘤、Kaposi 型血管内皮瘤鉴别。化脓性肉芽肿组织病理表现为大量的血管增生和炎症性细胞浸润，包含幼稚成纤维细胞组成的类似肉芽组织；婴儿草莓状血管瘤表面柔软，无结节及纤维化，组织病理表现为血管内皮细胞增殖形成规则的小叶状血管组织，聚集成实体性索团。

4. 治疗 系统性使用大剂量糖皮质激素可能有效。干扰素 α 可使部分皮损消退。阿司匹林有助于控制与 Kasabach-Merritt 现象相关的血小板减少、疼痛及血管瘤生长。小面积皮损可选择手术切除。另外，还有加压疗法、冷冻和激光治疗，但有报道脉冲染料激光无效。有学者认为部分皮肤丛状血管

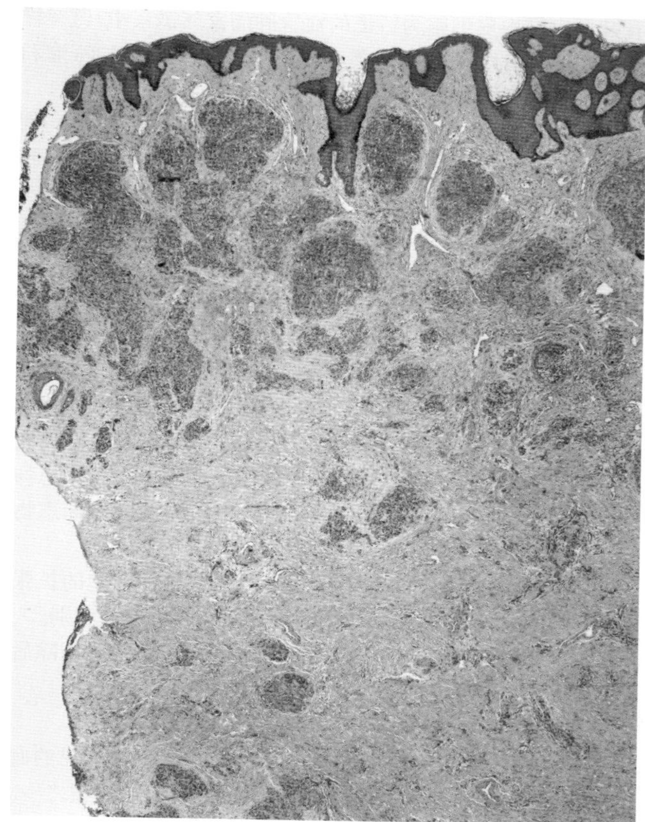

图 65-17 丛状血管瘤病理低倍镜下真皮和皮下组织见散在由紧密排列的毛细血管组成的小叶，呈典型的“炮弹样”分布。真皮内结节或团块，主要由增生的血管内皮细胞、血管周细胞和充血的毛细血管组成，可见红细胞外溢和含铁血黄素，小叶周围见半月形扩张淋巴管

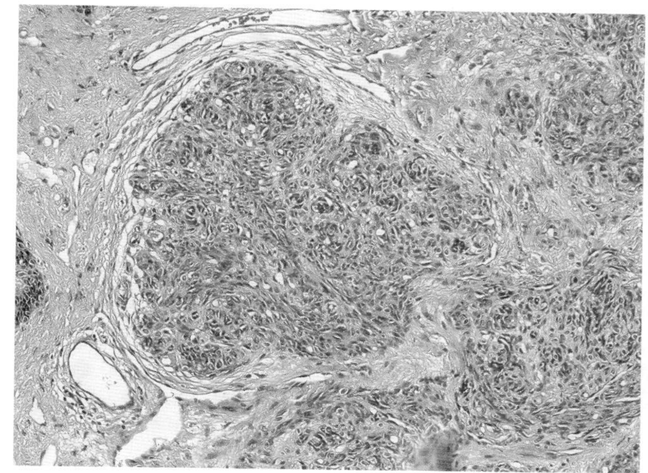

图 65-18 丛状血管瘤病理真皮内结节或团块，主要由增生的血管内皮细胞、血管周细胞和充血的毛细血管组成

瘤可自行消退，可暂不治疗，随访观察。

（六）樱桃状血管瘤

樱桃状血管瘤（cherry hemangioma）亦名老年性血管瘤（senile angiomas），是一种发生于真皮浅层的界限清楚的良性获得性毛细血管扩张和小静脉集聚。

1. 病因与发病机制 樱桃状血管瘤的发病机制尚未明确，通常认为与皮肤老化相关。暴发性病例见于接触硫磺、芥子气、溴化物等。发生在妊娠期的樱桃状血管瘤可在产后恢复，两例暴发性病例具有高水平的泌乳素，提示激素水平是潜在的病因。也有在器官移植、原发性胆汁性肝硬化、前列腺癌和慢性移植物抗宿主病患者中突发大量损害的报道。

2. 临床表现 多见于中老年人，偶可见于青少年，初发年龄约为 30 岁，数目和发生率随年龄增加。好发于躯干和上肢，偶可累及颈部及面部。损害为鲜红色至紫色圆顶形丘疹，表面光滑，质软，直径 1~3mm，受压后不褪色（图 65-19）。

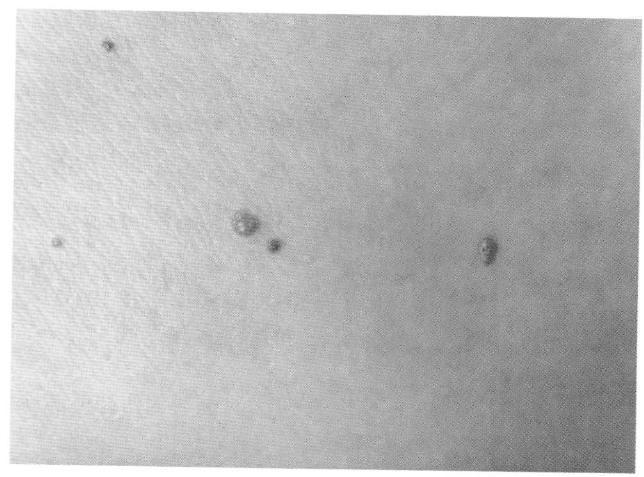

图 65-19 樱桃样血管瘤
半球形丘疹，鲜红色、质软。

3. 组织病理 真皮乳头内有半球形血管增生，毛细血管和小静脉集聚。真皮内大量中等程度扩张的毛细血管，内衬扁平的内皮细胞，表皮变薄，围绕病变区域形成领圈样外观。

皮肤镜表现典型，为界限清楚的结节内含大量颜色均匀、边缘锐利、圆形或类圆形的腔隙，颜色可为红色、紫色、棕色、蓝色或黑色，缺乏色素结构，即所谓的红蓝腔，对应真皮浅层增生、扩张的血管，有时这些腔隙被白色纤维分隔，形成窗孔模式，对应的组织病理下包裹血管腔的纤维成分。

4. 诊断与鉴别诊断 依据成人躯干部多发鲜红色或樱桃色半球状丘疹不难诊断，应与单发性血管角皮瘤、肾小球样血管瘤、化脓性肉芽肿相鉴别。

5. 治疗 多数无需治疗，仅解释本病良性，消除思想顾虑即可。可用 585 或 595nm 脉冲染料激光、1 064nm Nd：YAG 激光、电干燥法或冷冻治疗，一般不留瘢痕。

（七）微静脉血管瘤

微静脉血管瘤（microvenular hemangioma）是一种缓慢生长的获得性无症状性病变，具有血管瘤的外观，可能与激素水平（如妊娠和激素性避孕药）相关。

1. 临床表现 好发生于中青年，最常累及上肢尤其是前臂，也有发生在躯干、面部和下肢的报道。皮损表现为单发性界限清楚的亮红色、红褐色或蓝色丘疹、结节或斑块，大小为 0.5~2cm。也有多发性损害的罕见报道。

2. 组织病理 由小的分枝状毛细血管或管腔塌陷的小静脉及明显的周皮细胞组成，累及真皮网状层全层。

3. 鉴别诊断　主要鉴别诊断为斑片期 Kaposi 肉瘤，后者具有纤细的淋巴管样血管、浆细胞浸润、嗜酸性小球和较多的梭形细胞。

4. 治疗　微静脉血管瘤是一种良性肿瘤，单纯切除可治愈。

（八）窦状血管瘤

窦状血管瘤（sinusoidal hemangioma）是一种血管畸形，由 Calonje 等在 1991 年首次描述，以海绵状血管腔出现在界限清楚的小丘疹或结节中为特征，是"海绵状血管瘤"的罕见亚型。

1. 临床表现　多数报道的病例发生于成年女性。臀部和四肢是常见部位。多数窦状血管瘤位于真皮深层或皮下，表现为可移动的丘疹或小结节。位置较深时为无色或蓝色，位置表浅时为红色。

2. 组织病理　窦状血管瘤为圆形或卵圆形、界限清楚的真皮或皮下肿瘤。由薄壁血管组成，具有大的圆形管腔。一部分病例血管腔有血栓形成。

3. 治疗　参考静脉畸形治疗。

（九）靶样含铁血黄素沉积性血管瘤

靶样含铁血黄素沉积性血管瘤（targetoid hemosiderotic hemangioma）又称鞋钉样血管瘤，由 Santa Cruz 等在 1988 年首次报道，特征为真皮血管腔不规则的血管呈楔形增生，表浅部分的内皮细胞呈鞋钉样形态。

1. 病因与发病机制　病因不明，可能与创伤有关，但病例系列研究报道，多数患者局部无明显外伤史。研究发现血管活性物质雌激素和黄体酮的作用以及体内持续存在的抗原引发的慢性炎症可能是本病的病理生理基础。有学者认为，有鞋钉突样内皮细胞为特征的血管肿瘤家族谱系中，钉突样血管瘤位于良性一端，此血管瘤家族成员还包括 Dabska 瘤和网状血管内皮细胞瘤。

2. 临床表现　主要发生在中青年，男性为主。典型病例有特征性靶样外观，中央为红蓝色或棕色丘疹，周围有出血和含铁血黄素沉积形成的环状色素沉着性瘀斑或白晕（图 65-20A，图 65-21，图 65-22），无症状。直径通常 <2cm，大小增加非常缓慢。

3. 组织病理　低倍镜下最显著的特征是出现楔形血管增生，基底朝向表皮（图 65-20B 和 C）。管腔不规则、壁薄、扩张，并衬以胞核稍突出于管腔、胞浆少的内皮细胞，称鞋钉样细胞（Hobnail cell）。出血和含铁血黄素沉积很明显，Perls 染色可衬托出含铁血黄素。免疫标记示血管内生长受体 -3（VEGFR-3）阳性，提示本病来源于淋巴管。血管标志物 CD31、vonWillebrand 阳性，淋巴管内皮细胞的特征性标志物 D2-40 阳性。

4. 鉴别诊断　Kaposi 肉瘤缺少衬覆鞋钉样细胞的扩张血管。其他应与皮肤血管肉瘤、网状血管内皮细胞瘤鉴别。

5. 治疗　可采用冷冻、激光或电凝治疗。无手术切除后局部复发的报道。

（十）疣状血管瘤

疣状血管瘤（verrucous hemangioma，VH）是一种罕见的血管畸形，是毛细血管瘤、海绵状或混合型血管瘤的变型之一。95% 发生于下肢。由 Halter 在 1937 年首次报道，Imperial 等在 1967 年将其命名为疣状血管瘤，2018 年版 ISSVA 分类将其更名为"疣状静脉畸形"，本病可并发 Kasabach-Merrit 综合

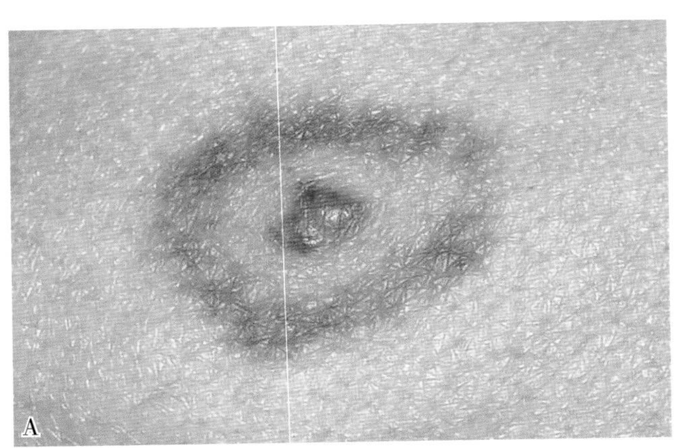

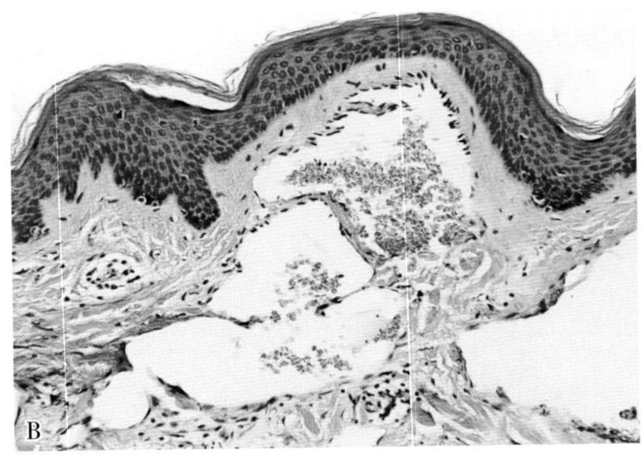

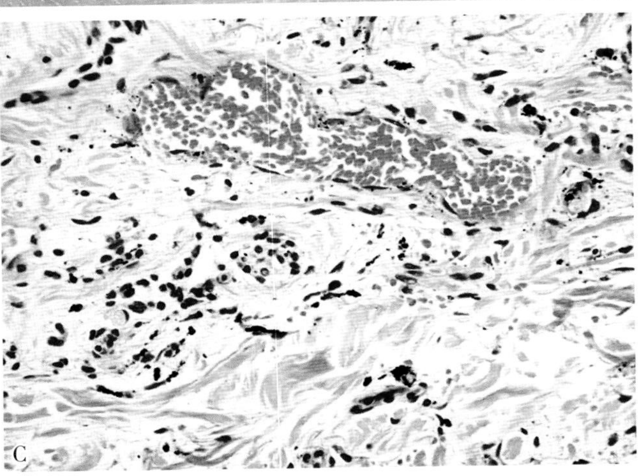

图 65-20　A. 腹部紫红色结节、质软、表面皮损光滑，分叶状，结节周围绕有 1 圈暗紫色瘀斑，结节与瘀斑间皮肤呈淡黄褐色；B. 表皮基本正常，真皮浅中层血管增生，少量淋巴细胞浸润；C. 真皮内血管壁薄，管腔不规则扩张，其中充满红细胞，周围可见红细胞外渗及含铁血黄素沉积（北京医院杨敏　常建民惠赠）

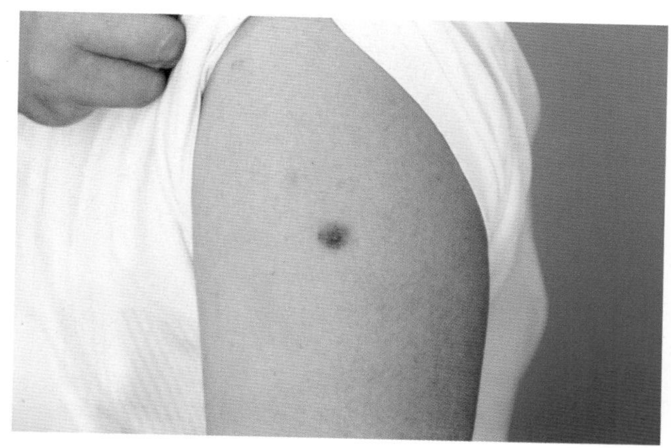

图 65-21　鞋钉样血管瘤（新疆维吾尔自治区人民医院　普雄明惠赠）

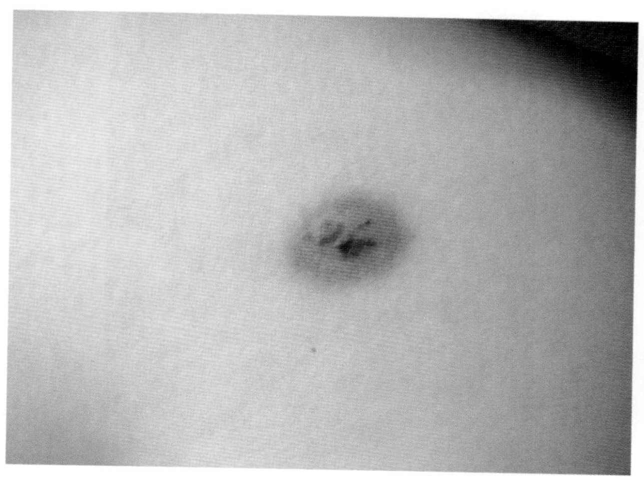

图 65-22　靶样含铁血黄素沉积性血管瘤［华中科技大学协和深圳医院（南山医院）　陆原惠赠］

征、Cobb 综合征及小汗腺血管错构瘤。

1. 临床表现　通常为单侧孤立性病变，多累及单侧下肢、足或臀部，其次是手臂，很少累及躯干。如果出现在背部，常伴有脊柱畸形，是 Cobb 综合征的组成部分之一。损害在出生时或儿童早期就很明显，以后增大伴有过度角化或不规则疣状增生，基本损害为成群、孤立或近乎融合的可压缩性质软丘疹或结节，界限清楚，颜色红中带蓝（图 65-23，65-24）。随年龄增长而增大和变成疣状，常见卫星结节，可呈线状或蜿蜒分布。

2. 组织病理　病变主要由真皮浅层大量扩张的毛细血管和偶尔可见的海绵状血管腔隙构成，并可向真皮深层和皮下组织扩展。表皮则呈明显的棘皮症和角化过度改变。

3. 治疗　皮损范围广泛，体积巨大的疣状血管瘤往往伴有皮下组织血管畸形和浅表静脉广泛畸形，手术前血管造影、磁共振成像（MRI）有助于了解皮下血管畸形的情况。本瘤常有局部复发，须扩大切除以预防之。

（十一）梭形细胞血管瘤

梭形细胞血管瘤（spindle cell hemangioma）又称梭形细胞血管内皮瘤（spindle cell hemangioendothelioma），系由血栓和不

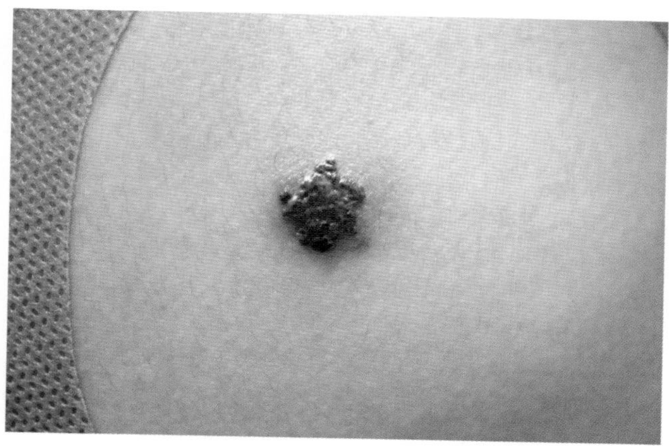

图 65-23　疣状血管瘤（广东医科大学附属医院　谢嘉豪惠赠）

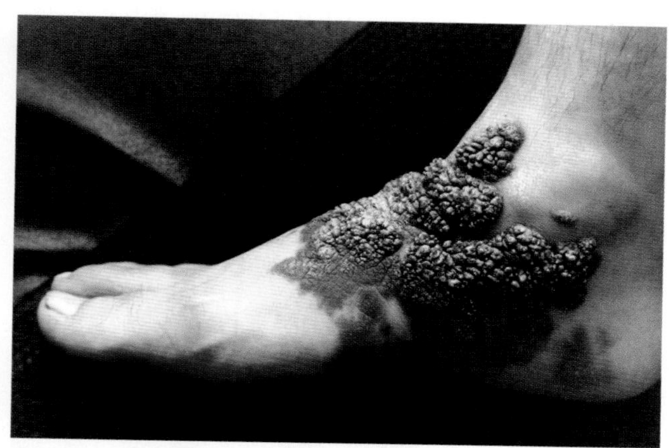

图 65-24　疣状血管瘤

规则血管塌陷而导致的血管畸形，由海绵状血管和 Kaposi 肉瘤样梭形细胞血管区密切混合组成。由 Weiss 等在 1986 年首次报道，最初认为是一种低度恶性的血管肉瘤。Perkins 等在 1996 年重新评价了其生物学行为，认为它是一种良性血管肿瘤。但最近的研究显示本病是一种非肿瘤性病变，与局部血流异常或血管畸形有关。

1. 临床表现　少见，主要累及儿童和青年。肿瘤通常位于同一解剖部位，通常为四肢远端，特别是手足部位，为表浅、质硬的孤立性紫色肿块或多发性结节，以多发者居多，生长缓慢。皮损多无症状，少数可有疼痛。多发性损害常表现为四肢远端条带状不连续分布的红褐色结节，大小从数毫米至超过 10cm，多数小于 2cm。新损害可在若干年内不断出现，系本病的多灶性而非复发所致。文献仅见 1 例报道，患者全身皮肤弥漫分布多发性结节。少部分病例合并多发性内生性软骨瘤（Maffucci 综合征）、Klippel-Trenaunay 综合征、静脉畸形、早发静脉曲张或先天性淋巴水肿。

2. 组织病理　病变界限不清。主要由两种成分构成，一是形状不规则、海绵状分布的薄壁血管腔，二是主要以梭形细胞为主的实性病变。以血管腔病变居多，40%~50% 累及中等口径静脉。免疫组化示：仅有血管腔内衬细胞和实性病灶中的上皮样细胞对内皮细胞标记物呈阳性着色；而梭形细胞大都仅呈波形蛋白阳性，少量呈肌动蛋白和 / 或结蛋白阳性。

3. 鉴别诊断　本病与Kaposi肉瘤的结节状损害相似，但后者缺乏海绵状血管腔隙和空泡状上皮样内皮细胞。

4. 治疗　手术切除治疗成功率约40%。局部切除后50%~60%的病例复发，系血管内延伸导致同一解剖部位出现新损害，但无转移潜能。

（十二）上皮样血管瘤

上皮样血管瘤（epithelioid hemangioma，EH）又称血管淋巴样增生伴嗜酸性粒细胞增多（angiolymphoid hyperplasia with eosinophilia，ALHE），是一种良性的皮肤或皮下肿瘤，是不成熟血管和慢性炎症细胞的局限性混合增生，炎症细胞中常有嗜酸性粒细胞。本病与木村病（Kimura）是完全不同的疾病。由Wells和Whismster于1969年首先提出；1983年Enzinger和Weiss在其编著的软组织肿瘤专著中首次采用上皮样血管瘤这一名称，并作为ALHE的同义词使用，以示与木村病有所区别。

先前存在的动静脉畸形见于某些病例中。创伤性血管结构中的反应性血管增生和炎症被认为是本病的病因。有研究表明该肿瘤的发生与放疗、糖皮质激素治疗及接触砷等有关。血管淋巴样增生伴嗜酸性粒细胞增多究竟是反应性病变还是肿瘤仍倍受争议。

1. 临床表现　本病发病高峰年龄为20~50岁。最常发生在头颈部，尤其是前额、头皮和耳周围的皮肤。发生在肢体远端者也不少见。其他部位还包括躯干、乳腺、口腔黏膜、眼睛（图65-25）、外阴、阴茎。

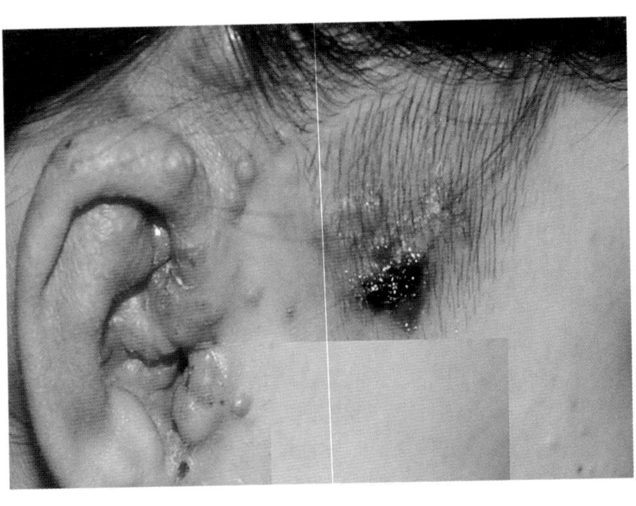

图65-25　上皮样血管瘤（新疆维吾尔自治区人民医院　普雄明惠赠）

多数患者表现为单个结节，大约50%为多发性病变，病史约1年或更短；有时病史可长达15年。皮肤损害是红色或紫罗兰色小丘疹或斑片，或结节，质硬，表面光滑，半球形，大小平均为1cm，可以达到10cm（图65-26~图65-29）。症状包括搏动感、疼痛和瘙痒，出现痂皮。病变多发时，通常成团排列或呈带状分布，可以融合。部分病例有外周血酸性粒细胞增多。

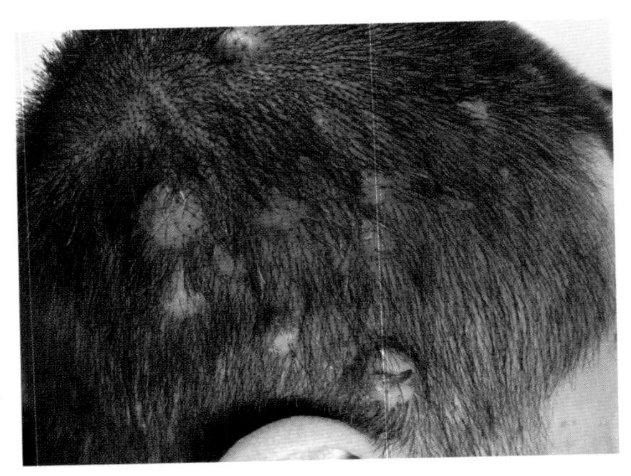

图65-26　上皮样血管瘤（天津市第三中心医院　刘勇惠赠）（1）

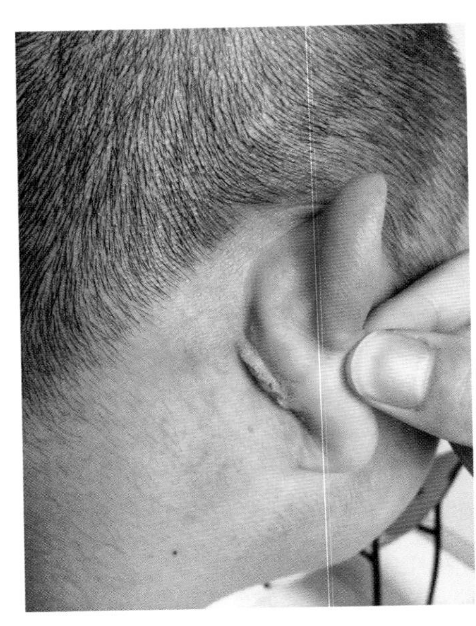

图65-27　上皮样血管瘤（天津市第三中心医院　刘勇惠赠）（2）

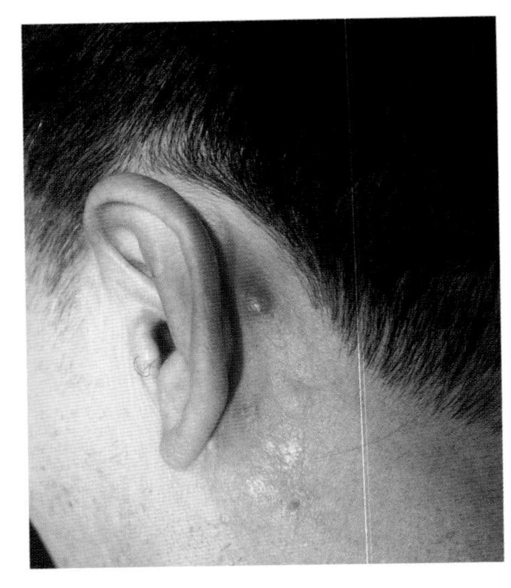

图65-28　上皮样血管瘤（天津市第三中心医院　刘勇惠赠）（3）

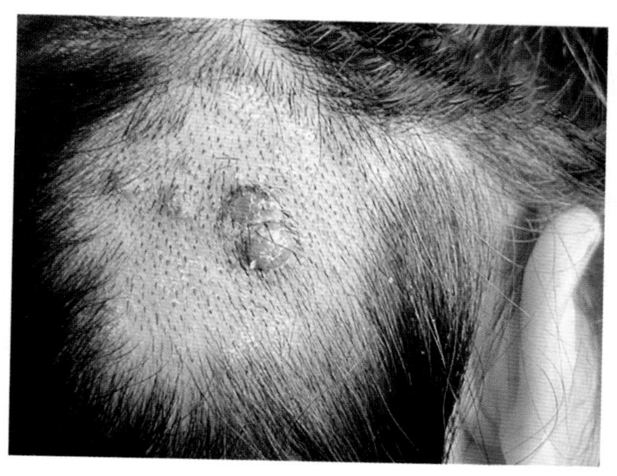

图 65-29 血管淋巴样增生伴嗜酸性粒细胞增多(金华市第五医院 许功军惠赠)

2. 组织病理 树枝状的小血管可以围绕一个较大的血管。血管壁具有平滑肌细胞或周细胞并且含有黏液(图 65-30)。内皮细胞具有独特的丰富嗜酸性(上皮样)细胞浆,或呈空泡状,突入并可以阻塞血管腔,或形成实性片块,类似血管肉瘤(图 65-31)。内皮细胞显示 CD31、CD34、VWF(Ⅷ rAg)阳性,而对角蛋白呈阴性反应。

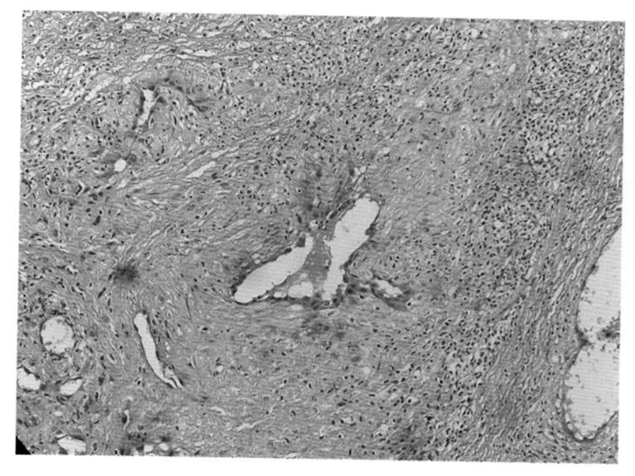

图 65-30 血管淋巴样增生伴嗜酸性粒细胞增多病理(金华市第五医院 许功军惠赠)

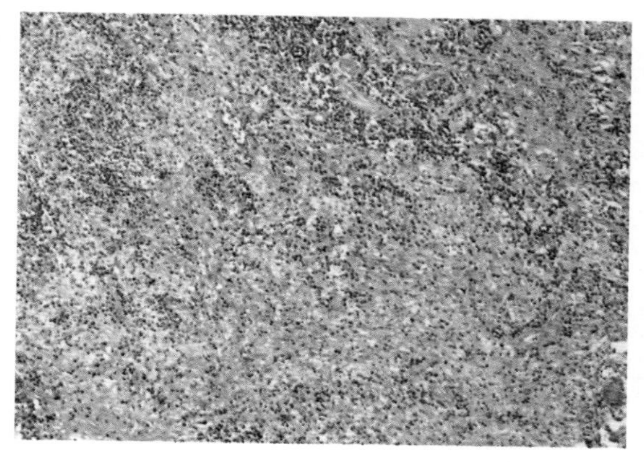

图 65-31 上皮样血管瘤组织病理(新疆维吾尔自治区人民医院 普雄明惠赠)

3. 诊断及鉴别诊断 本病的诊断依赖于活检,主要应与木村病(金显宅病)鉴别。他们共有的特征为皮损好发于头颈部,有复发倾向及嗜酸性粒细胞和淋巴细胞浸润。但木村病病变位置较深,范围广,常为弥漫性肿胀或半球形隆起的皮下肿块,且多数患者可见具有特征性组织学改变的淋巴结病、外周血嗜酸性粒细胞增多及 IgE 水平升高,某些患者并发肾病及幼年颞动脉炎。

需与本病鉴别的肿瘤有:上皮样肉瘤;上皮样血管内皮瘤;周皮性血管肉瘤。

4. 治疗 尽管有报道少数情况下皮损可自然消退,本病仍通常需要手术处理。手术切除可以局部复发,与病变下方没有完全切除的动静脉瘘有关。亦有报道局部注射维 A 酸类、激素、干扰素 α、细胞毒剂和放疗有效。另亦有局部外用 0.1% 他克莫司治疗有效的报道。

(十三) 木村病

内容提要

- 1937 年本病由我国金显宅等学者首先报道,当时被称嗜酸性粒细胞增生性淋巴肉芽肿。
- 1948 年日本 Kimura 等首先以英文形式报道了不寻常性淋巴组织增多性肉芽肿。
- 因此国际上命名为 Kimura's disease,即木村病。
- 建议本病命名为金显宅病,反映该病最早报道的真实历史。

木村病(Kimura's disease)又称嗜酸性粒细胞增生性淋巴肉芽肿(eosinophilic lymphoid granuloma)。东方人常见,是一种病因不明的、以淋巴结、泪腺、唾液腺等损害为主的慢性炎性疾病。1937 年,由我国学者金显宅等在中华医学会年会上首先报道,当时被称嗜酸性粒细胞增生性淋巴肉芽肿。1948 年,日本的 Kimura 等以英文形式报道了不寻常性淋巴组织增多性肉芽肿,因此目前国际上常采用 Kimura's disease(即木村病)。本病常与嗜酸性粒细胞增多性血管淋巴样增生(ALHE)相混淆。多数病例可见具有特征性组织学改变的淋巴结病、外周血嗜酸性粒细胞增多及 IgE 水平增高,某些患者合并肾病及幼年颞动脉炎。

1. 病因及发病机制 病因不明。IgE 水平升高,IgE 附着于滤泡树突状细胞及嗜酸性粒细胞增多均提示该病变的本质为过敏性;并且过敏反应是由白细胞介素 5 引起的。

可能与 T 细胞免疫调节紊乱及 IgE 介导的 I 型变态反应有关。活化 T 细胞释放的多种细胞因子还可增加肾小球基底膜的通透性,引起蛋白尿。

2. 临床表现 为发生于年轻的亚洲男性患者的炎性疾病,皮损发生在耳周和下颌下区的皮下肿块,亦见于眼睑、口腔、躯干、四肢、足部,肿块位置较深。木村病患者常合并如哮喘、过敏性鼻炎或湿疹此类的过敏性疾病,并常出现淋巴结肿大、外周血嗜酸性粒细胞增多及 IgE 水平增高,庄万传报道了 2000~2008 年国内报道的 51 例木村病患者的资料,其中男:女比例为 7.5:1;年龄 9~72 岁,中位发病年龄 32 岁;病程 10 日 ~38 年,中位病程 3 年;其中 80% 表现为头颈部肿物或结节,73% 以头颈部肿物或结节起病,常见部位包括耳周(图 65-32~图 65-34)、颈部、

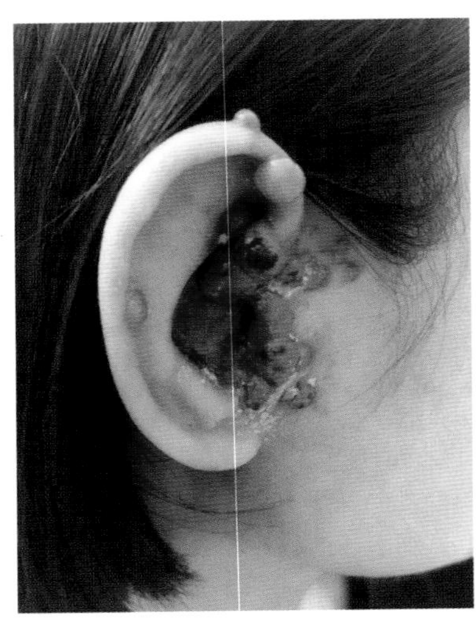

图 65-32 金显宅病或木村病(广东医科大学 陈秋霞惠赠)

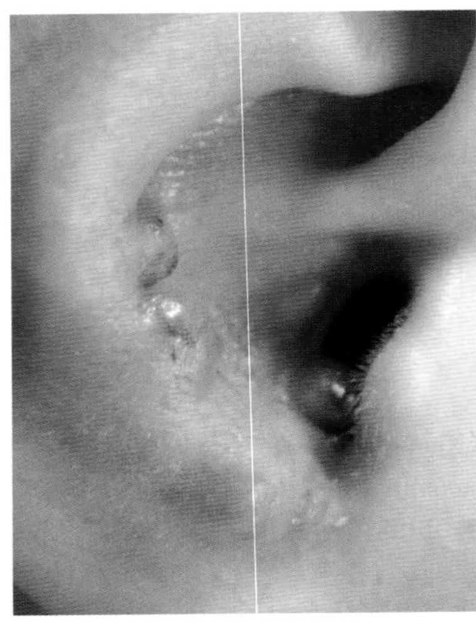

图 65-33 金显宅病或木村病[华中科技大学协和深圳医院(南山医院) 陆原惠赠]

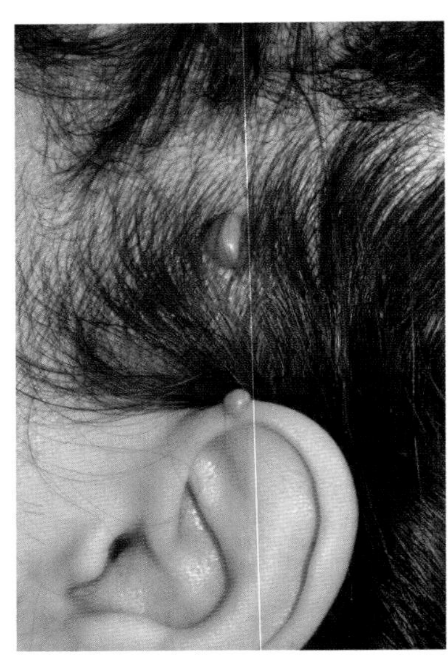

图 65-34 金显宅病或木村病(新疆维吾尔自治区人民医院 普雄明惠赠)

颌下及面颊部,常累及腮腺。59% 有局部浅表淋巴结肿大,常见于头颈部及腹股沟。

有时 ALHE 和木村病可同时出现。

肾脏表现:Rajpoot 等报道木村病患者 12%~16% 伴有蛋白尿,其中 60%~78% 为肾病综合征。肾活检为系膜增生性肾小球肾炎、膜性肾病及微小病变肾小球肾炎,或局灶节段性肾小球硬化、弥漫增生性病变、IgA 肾病及 IgM 肾病等,免疫荧光可见 IgG、C3 沉积,主要沉积于血管袢,也可有系膜区沉积,偶可合并 IgM、IgA 的沉积。有报道木村病的肾活检病理镜下可见肾间质嗜酸性粒细胞浸润,为本病诊断的线索之一。

3. 组织病理 本病病变位于皮下深处,侵犯真皮层和肌肉,广泛的淋巴滤泡样结构、嗜酸性微脓肿(图 65-35,图 65-36);血管增生反应,不同程度的纤维化。

4. 实验室检测 本病主要有为外周血嗜酸性粒细胞比例增高和血清 IgE 升高,国内文献报道,患者中 69% 外周血嗜酸性粒细胞比例升高(0.05~0.58),29% 患者的血清 IgE 升高(210~22 100kU/L)。

5. 与 ALHE 鉴别 本病在临床表现及病理特点上与 ALHE

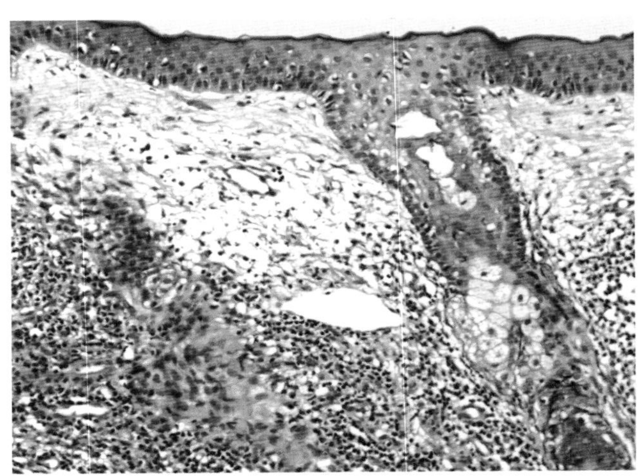

图 65-35 木村病病理表皮萎缩,真皮下部形成淋巴滤泡样结构(新疆维吾尔自治区人民医院 普雄明惠赠)

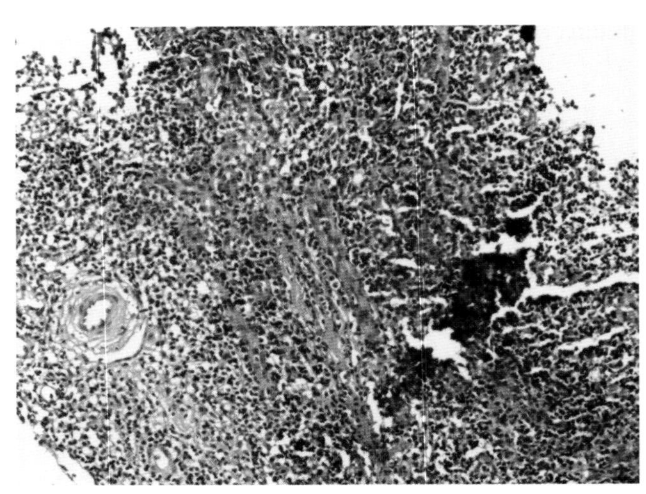

图 65-36 木村病病理真皮下部大量嗜酸性粒细胞浸润(新疆维吾尔自治区人民医院 普雄明惠赠)

有许多相似之处。组织病理方面，AHE 病变位于表皮下浅处，可侵及真皮层；血管显著增生，为从毛细血管到肌样血管呈血管瘤样增生；淋巴滤泡增生，生发中心坏死和血管形成少见，嗜酸性微脓肿少见（表 65-9）。

虽然木村病皮损的血管也非常丰富，但与 ALHE 相比，其血管改变并不明显。

6. 诊断与鉴别诊断 临床上对于头颈部无痛性肿物及局部淋巴结肿大，外周血嗜酸性粒细胞升高及血清 IgE 显著升高时应考虑到本病的可能。进一步对肿物或淋巴结活检以明确诊断。

本病的误诊率为 55%，应与肿瘤淋巴结转移、淋巴结炎、嗜酸性粒细胞增多症、淋巴结结核、淋巴组织增生性疾病、结节病、原发性肾小球肾炎鉴别。

7. 治疗与预后 常用小剂量放射治疗、激光、手术切除及加用皮质激素。本病对放射治疗敏感。手术切除不彻底易复发，可考虑术后辅以小剂量放射和激素治疗。本病对激素治疗也较敏感，亦易复发，推荐使用糖皮质激素加免疫抑制剂，如吗替麦考酚酯、硫唑嘌呤、环磷酰胺。合并肾损害时可全身或局部应用激素。有用免疫抑制药如环孢素及化学治疗药物长春新碱成功治疗本病的报道。

木村病进展缓慢，预后较好，但较易复发。

二、反应性血管增生

（一）血管内乳头状内皮细胞增生

血管内乳头状内皮细胞增生（intravascular papillary endothelial hyperplasia）又称 Masson 假性血管肉瘤（masson pseudoangiosarcoma），是一种内皮细胞良性增生性疾病，由 Masson 在 1923 年首次报道。

1. 病因与发病机制 本病是机化性血栓所致的反应性内皮细胞增生。可有 3 种不同类型：①原发性，仅累及某孤立扩张血管的单纯型病变；②继发性，在原有病变如血管瘤、痔疮和静脉曲张基础上发生的局灶性病变（继发性）；③与血肿并发的血管外病变，少见。各型病变与外伤并无确定的相关性。

2. 临床表现 好发于头面部和四肢，女性多见。通常为单发性，典型损害为孤立的红色、紫色或蓝色结节（图 65-37），直径通常小于 2cm，可位于皮下或隆起高出皮面，深在的损害表面皮肤颜色正常。损害生长缓慢，可表现为血管瘤样，也可无血管瘤样改变。无症状，或有轻度疼痛或压痛。

3. 组织病理 原发性病变多为边界清楚的出血性病变，见原有的扩张血管腔，继发性病变的形态取决于此前原发病变的性质。诊断性特征是多发性小乳头状结构，被覆单层、扁平、无明显异型性的内皮细胞，多无核分裂象；乳头芯由无定

表 65-9 AHE 及木村病的比较

	ALHE	木村病
好发性别、年龄	女，20~40 岁	男，青～中年
地理分布	全世界	大多在远东，偶在欧洲
皮肤 / 皮下	红褐色丘疹	大的影响面容的肿块
常见部位	前额、头皮、耳部	颌下腺、腮腺、耳前
局部淋巴结	无受累	经常受累
嗜酸性粒细胞	少见	显著增高
IgE 升高	少见、从不	显著增高
肾脏受累	无	20% 肾病综合征
预后	极好，可复发	极好，常再发
病理变化部位	表皮浅层、可侵及真皮	皮下深层、侵及真皮和肌肉
小血管	大量，幼稚 可缺乏管腔或表现为实性团 可与较大血管相关	大量，薄壁，类似 HEVs，与大血管无关
内皮	组织细胞样 / 上皮样 可呈空泡状	无特异
血管增生	显著	不明显
结缔组织	嗜酸性粒细胞、淋巴细胞数量不等 大量肥大细胞	水肿，富含嗜酸性粒细胞浆细胞 大量肥大细胞
嗜酸性微脓肿	少见	广泛
淋巴滤泡	少见	广泛
生发中心	正常，活跃 FDCs 上无 IgE	常见多核细胞，可含嗜酸性粒细胞，可有滤泡融解，FDCs 上有 IgE 沉积

HEVs：高内皮静脉 FDCs：滤泡树突状细胞

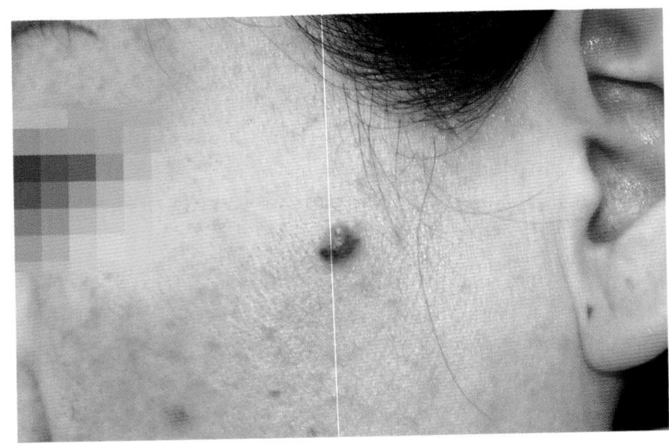

图 65-37 血管内乳头状内皮细胞增生(新疆维吾尔自治区人民医院 普雄明惠赠)

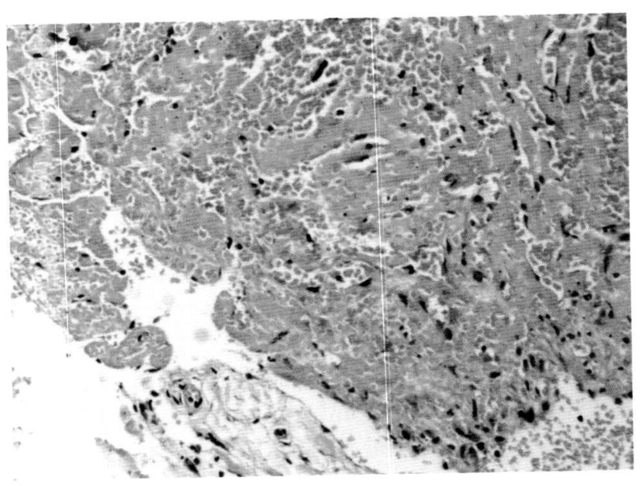

图 65-39 血管内乳头状内皮细胞增生组织病理
管腔内可见大量小乳头状结构,由嗜酸性透明物质组成,表面附有内皮细胞(HE 染色)(新疆维吾尔自治区人民医院 普雄明惠赠)。

形的玻璃样变胶原构成(图 65-38、图 65-39),其间偶有细小的毛细血管。乳头周围聚有大量红细胞,大多伴有血栓形成,并可见有不同程度的机化。

4. 治疗 治疗主要采用手术切除,切除后偶有复发。也可采用放射治疗。

(二) 肾小球样血管瘤

肾小球样血管瘤(glomeruloid haemangioma)由 Chan 等在 1990 年首次报道,是一种在组织学上具有特征性肾小球样改变的反应性血管增生性疾病,常见于 POEMS 综合征,少数合并多中心 Castleman 病,也有作为独立疾病的报道。

1. 病因与发病机制 尚不明确。POEMS 综合征患者血管内皮生长因子(VEGF)血清水平升高,可能与本病的血管增生有关。患者血清中 IL-1β、TNFα、IL-6 等促炎细胞因子水平也显著升高。在部分患者皮损中发现了人疱疹病毒 8(HHV-8)的 DNA 序列,提示 HHV-8 感染可能与本病有关。

2. 临床表现 多见于 50~70 岁者,无性别差异,皮损好发于躯干和四肢近端,常为多发性红色或紫红色丘疹或结节,直径数毫米至 1.5cm。它们可发生在确诊的 POEMS 综合征患者,或作为该综合征的早期征象,是 POEMS 综合征的特异性表现。POEMS 综合征(多发性神经病变、器官巨大症、内分泌病、单克隆性丙种球蛋白病和皮肤改变)的皮肤表现包括色素沉着、多毛症、多汗症、硬皮病样表现、杵状指、获得性鱼鳞病、多发性脂溢性角化、网状青斑和紫癜。肾小球样血管瘤的发生可能由循环的血管内皮生长因子介导,在 POEMS 综合征患者血中滴度很高。

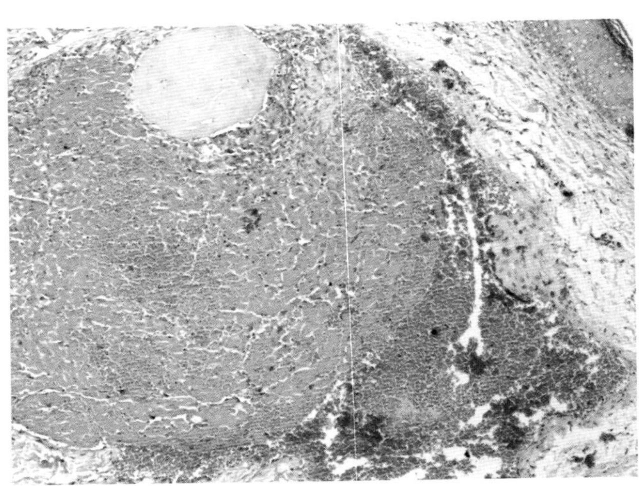

图 65-38 血管内乳头状内皮细胞增生组织病理
可见巨大血栓(HE 染色)(新疆维吾尔自治区人民医院 普雄明惠赠)。

3. 组织病理 特征为真皮内较多扩张的血管腔,其中有增生的毛细血管袢,形成肾小球样毛细血管巢。免疫组化染色显示扩张的血管腔和毛细血管袢内皮细胞 CD31 和 CD34 阳性。

4. 鉴别诊断 应与化脓性肉芽肿、Dabska 瘤、丛状血管瘤和血管内乳头状内皮增生相鉴别。

5. 治疗 可以手术切除或冷冻、激光去除肿瘤。肾小球样血管瘤本身是一种良性病变。患者预后取决于合并的 POEMS 综合征。

(三) 杆菌性血管瘤病

杆菌性血管瘤病(bacillary angiomatosis)又称上皮样血管瘤(epithelioid angiomatosis),是由革兰阴性杆菌汉赛巴尔通体和五日热巴尔通体感染引起的一种反应性血管增生,最初在人免疫缺陷病毒(HIV)感染者中报道。

1. 病因与发病机制 本病最常发生在重度免疫抑制者特别是 HIV 感染者,也可见于其他免疫抑制患者如慢性乙型肝炎、白血病、接受器官移植或化疗的患者。妊娠妇女为确保母体对胎儿的免疫耐受,常伴有免疫应答下调,故偶可发病。近年来,发生于免疫正常者的报道也不少见,儿童和成人皆可受累。猫是汉赛巴尔通体的储存宿主,通过猫蚤、蜱传播致病;人是五日热巴尔通体的唯一宿主,可通过体虱传播。两种病原体均可产生皮损,其中,由汉赛巴尔通体所致者常导致肝脾紫癜,由五日热巴尔通体所致者更常出现皮下和骨损害(图 65-40)。

2. 临床表现 可发生于任何部位,常见于上肢,少数可累及黏膜表面和深部软组织。皮损表现为针头大小的丘疹,逐渐发展为红色或紫色结节,大者直径可达 10cm。随着结节增大,中央可出现溃疡和出血。损害常成批出现,因此患者可

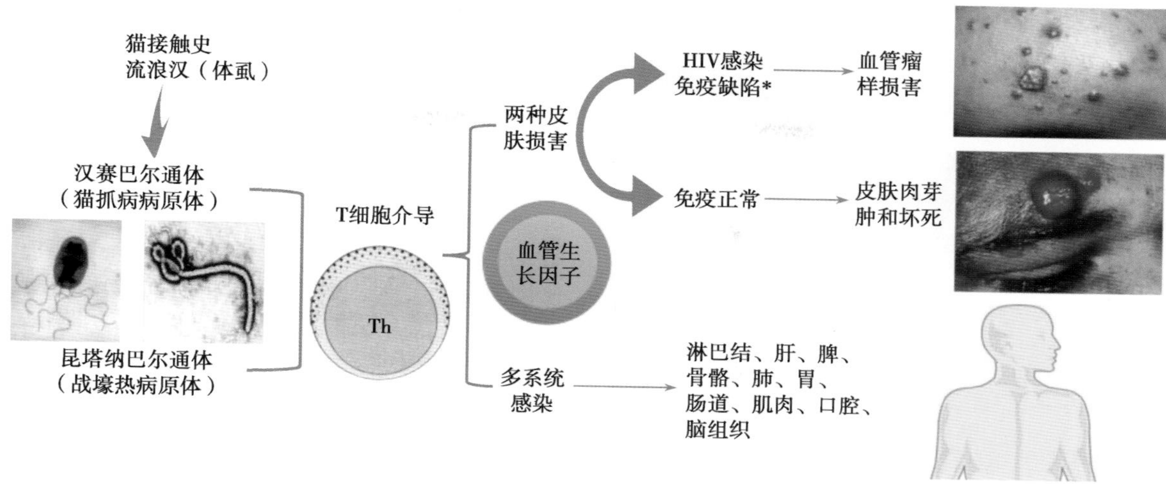

图 65-40　杆菌性血管瘤病发病机制

*$CD4^+$ 淋巴细胞计数低于 200 个 /ml，血液播散、局部细菌繁殖。

出现多发性丘疹和结节，免疫正常的患者结节数量较少。口腔黏膜、舌、鼻、阴茎、肛门可出现相似损害。胃肠道黏膜损害可引起出血。其他内脏杆菌性血管瘤病的症状还包括神经精神症状、心内膜炎、体重下降、发热、腹痛。

3. 组织病理　成熟的血管呈小叶状增生，偶尔为上皮样的血管内皮细胞。间质水肿或纤维化，伴有不同程度的中性粒细胞和核碎片。诊断依靠 Warthin-Starry 或 Giemsa 染色识别出特征性的球杆菌。

4. 诊断与鉴别诊断　本病损害无特征性，患者也不一定有猫接触史，因此诊断困难。应与所有原因所致的结节相鉴别，在 HIV 患者中主要鉴别诊断为 Kaposi 肉瘤，在免疫正常者中主要为化脓性肉芽肿。

5. 治疗　口服大环内酯类抗生素如阿奇霉素、克拉霉素或红霉素有效，对红霉素过敏者可使用多西环素。冷冻、电灼和手术切除孤立性皮损可作为抗生素治疗的辅助疗法。轻度皮肤杆菌性血管瘤病需治疗 12 周，在 3~4 周后起效，如疗效不满意可延长疗程。使用抗生素可以清除感染和解除病变。预后取决于患者的免疫状态和受累部位。

（四）化脓性肉芽肿

内容提要

- 常由轻微创伤诱发，表现为获得性红色丘疹或结节，并非一种化脓性疾病。
- 妊娠妇女好发于口腔黏膜（妊娠性肉芽肿），也常见于新生儿脐部。
- 本病可类似无色素性黑色瘤，应提高警惕。

化脓性肉芽肿（pyogenic granuloma）又称为分叶状毛细血管瘤（lobular capillary haemangioma）或毛细血管扩张性肉芽肿（granuloma telangiectaticum），是一种由轻微创伤诱发的毛细血管和小静脉分叶状增生。

1. 病因与发病机制　为反应性新生血管形成。多发生于轻微创伤，尤其是刺伤部位，也可见于激素或药物刺激之后，如口服或外用维 A 酸类治疗痤疮、妊娠和口服避孕药、系统应用抗逆转录病毒药、表皮生长因子抑制剂、5- 氟尿嘧啶治疗。

2. 临床表现　男性多于女性，好发于儿童和青年，发病高峰为 10~20 岁。86% 的病变累及皮肤（图 65-41），12% 累及黏膜。可累及所有部位的皮肤和黏膜，包括外阴、阴囊、阴茎和龟头。好发部位包括齿龈、唇、鼻黏膜、手指（图 65-42）和面部。

皮损初起常为无症状的单个鲜红或棕红色小丘疹，表面有光泽和细小分叶，迅速增大成息肉状或蒂状结节，呈黄色、褐色或黑色，直径很少超过 1cm。损害表面糜烂，亦可坏死、溃疡、结痂，质脆，轻微创伤可出血，边缘有少许领圈状脱屑。偶可呈树莓或疣状。损害迅速进展数周后达到最大体积，之后收缩被纤维组织取代，但很少能自行消退。

化脓性肉芽肿的临床亚型包括：①妊娠性肉芽肿（granuloma gravidarum）发生于妊娠中晚期，可能系雌激素作用引起新生血管形成的结果。尚有肉芽肿性牙龈瘤，多数发生在口腔黏膜如牙龈、唇、颊黏膜和舌部，结节呈暗红色，易出血；②多发性化脓性肉芽肿出现暴发和播散性皮损，多见于青少年和年轻成人，常发生于采用电切或手术试图去除单个原发病变之后，也可发生在切除其他病变如黑素细胞肿瘤或烧

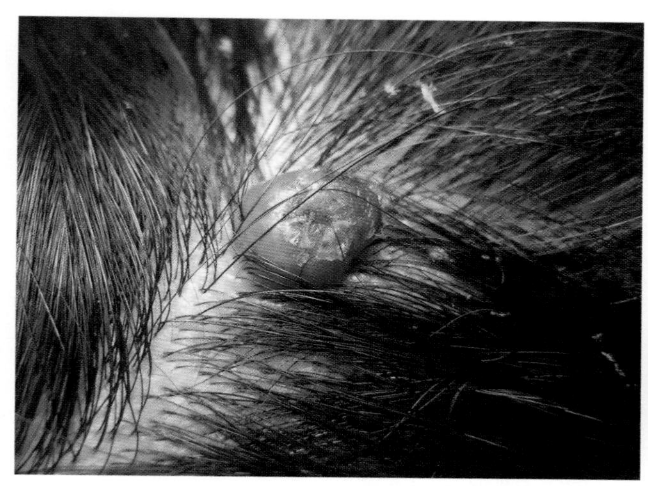

图 65-41　化脓性肉芽肿（东莞市常平人民医院　曾文军惠赠）

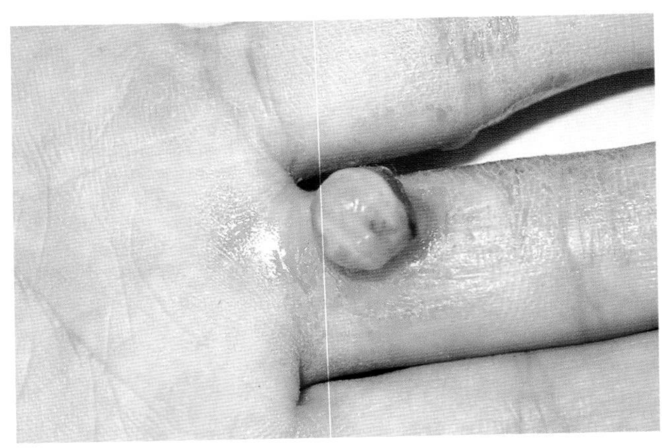

图 65-42 化脓性肉芽肿[华中科技大学协和深圳医院(南山医院) 陆原惠赠]

伤之后，广泛播散的暴发性化脓性肉芽肿可能是一种副肿瘤现象；③少见亚型包括皮下型和静脉内型。

3. 组织病理 真皮内含许多新生毛细血管，血管扩张，内皮细胞增生，间质水肿继发炎症。可呈息肉、分叶状，晚期纤维组织增加而成纤维瘤(图 65-43)。

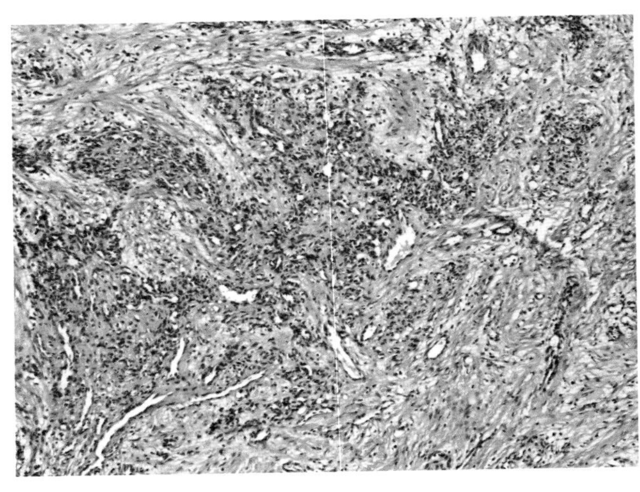

图 65-43 化脓性肉芽肿组织病理
可见内皮细胞呈小叶状增生(HE 染色)(新疆维吾尔自治区人民医院 普雄明惠赠)。

4. 诊断与鉴别 依据临床表现和特征性组织病理改变诊断不难。本病应与毛细血管瘤(先天性)、无色素性黑素瘤、Kaposi 肉瘤和杆菌性血管瘤病相鉴别。

5. 治疗 治疗原则为去除诱因，防止创伤，避免应用相关药物。一线治疗有单纯切除/基底部电灼治疗(A)、皮肤全层切除(A)、冷冻疗法(A)、硝酸银烧灼(D)；二线治疗有脉冲染料激光(B)、二氧化碳激光(B)、Nd:YAG 激光(E)；三线治疗有结扎术(E)、5% 咪喹莫特(E)、硬化疗法(D)、皮损内注射糖皮质激素(E)。根据损害大小和部位利用硬化疗法治愈率较高。应用 5% 咪喹莫特乳膏治疗该病有效，可能归因于该药的抗血管生成作用。

(五) 假性 Kaposi 肉瘤

假性 Kaposi 肉瘤(pseudo-Kaposi's sarcoma)是一种临床和组织学表现均与 Kaposi 肉瘤非常相似的良性反应性血管增生。

1. 病因与发病机制 本病由先天性或获得性动静脉畸形或慢性静脉功能不全，血液逆流致使静脉、毛细血管压力增加和水肿，刺激内皮细胞和成纤维细胞增生所致。按照诱因可将本病分为 2 种类型，即 Stewart-Bluefarb 型和 Mali 型，两型在临床和组织学上相似，但 Stewart-Bluefarb 型在幼年发病，常继发于先天性动静脉畸形，Klippel-Trenaunay 综合征(骨肥大静脉曲张综合征)常见，其他还包括 Parkes-Weber 综合征、动静脉瘘或畸形以及获得性原因如血液透析所致的医源性动静脉瘘、静脉药物滥用等；Mali 型也称为肢端血管皮炎(acroangiodermatitis)，常继发于淤积性皮炎。

2. 临床表现 Stewart-Bluefarb 型常在幼年发病，呈单侧分布，通常发生于趾、足背或小腿，可有青紫色结节或斑块，可发生痛性溃疡。累及肢体的动静脉畸形可有持续性疼痛、皮温增高、震颤、杂音、血液淤积、水肿、溃疡形成、静脉曲张、肢体增粗、多汗、多毛和感觉异常。Mali 型发病迟，由于长期淤积性皮炎所致，通常为双侧性，损害与前者极相似(图 65-44，图65-45)，皮损附近有曲张的静脉。也有膝关节上截肢者使用负压假肢后发病的报道。

3. 组织病理 真皮内可见毛细血管或成纤维细胞增生，红细胞外溢及真皮内含铁血黄素沉积。无细胞核异型性和血管裂隙。Stewart-Bluefarb 型可并发动、静脉瘘。

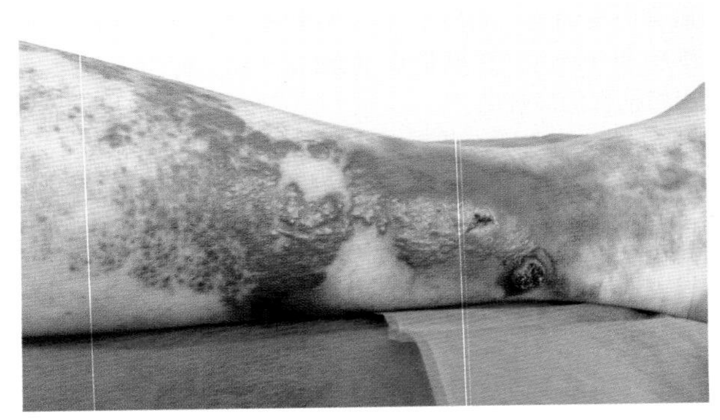

图 65-44 假性 Kaposi 肉瘤(新疆维吾尔自治区人民医院 普雄明惠赠)

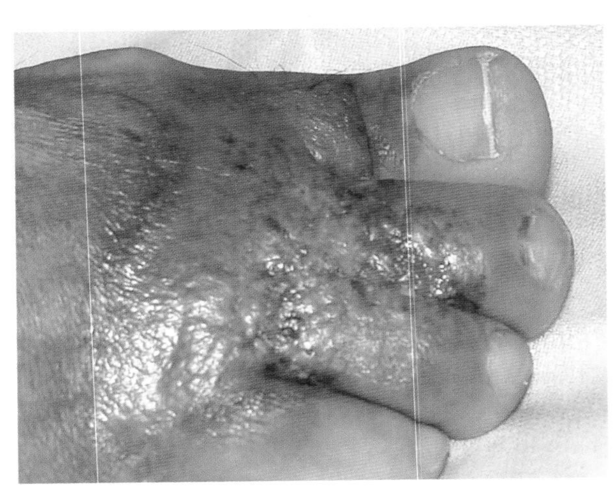

图 65-45 假性 Kaposi 肉瘤(新疆维吾尔自治区人民医院 普雄明惠赠)

4. 治疗 以治疗原发病为主，如有溃疡或感染予以对症治疗。Mali 型的治疗手段包括抬高患肢、弹力绷带或手术治疗慢性静脉功能不全。Stewart-Bluefarb 型尤其是继发于 Klippel-Trenaunay 综合征者治疗困难。

三、血管扩张性病变

(一) 匐行性血管瘤

匐行性血管瘤(angioma serpiginosum)是一种以表浅真皮毛细血管和小静脉进行性扩张为特征的血管畸形，由 Hutchinson 在 1889 年首次描述。

1. 临床表现 通常在儿童期发病，尤其是女童下肢和臀部，多为单侧分布。基本损害为直径 1mm 左右的多发性鲜红到紫红色斑点或丘疹，紧密群集，形成斑片。损害向周围扩展，而中央部分消退，从而形成匐行性、漩涡状或环状边缘(图 65-46)，少数可呈线状、节段性、广泛性或沿 Blaschko 线分布。本病有时可类似紫癜，压之不褪色或不完全褪色，但无出血的证据。偶有眼和神经系统受累。

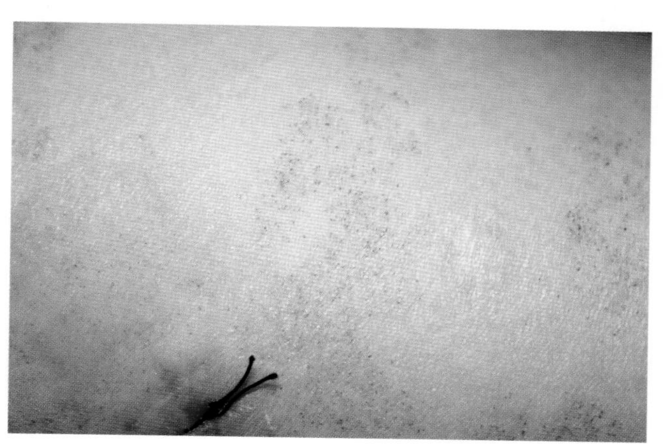

图 65-46 匐行性血管瘤，多发紧密鲜红或紫红色斑点

2. 组织病理 每个损害均为一簇管壁较厚、明显扩张的毛细血管，内皮细胞增生，位于真皮乳头内，可为孤立的团块或成群出现(图 65-47)。围绕受累血管有 PAS 阳性物质沉积，无红细胞外溢、含铁血黄素沉积或炎细胞浸润。

3. 鉴别诊断 应与进行性色素性紫癜性皮病、单侧痣样毛细血管扩张、鲜红斑痣、血管角皮瘤、血管淋巴管瘤等疾病相鉴别。进行性色素性紫癜性皮病在组织学上有红细胞外溢、含铁血黄素沉积和炎细胞浸润；单侧痣样毛细血管扩张的组织学特征与匐行性血管瘤相似，但前者毛细血管扩张呈皮区分布，通常为 C3~C4 或三叉神经支配区。

4. 治疗 可采用电灼和激光治疗(脉冲染料、铜蒸汽激光)。

(二) 蜘蛛痣(详见第二十三章)

蜘蛛痣(nevus araneus)是一种皮肤表浅小动脉扩张，由 Bateman 于 1824 年首次报道。发病年龄跨度很宽，病变形态表现为红色针头样小丘疹，由此，有曲折血管向其四周发散(图 65-48)。蜘蛛痣常并发于妊娠、慢性肝病和甲亢、口服避孕药人群。故推测循环雌激素水平增高有关。典型的组织学形态是：在真皮浅层可见一扩张的、并与许多互相吻合的毛细血管沟通的厚壁动脉。可采用激光、电灼治疗。

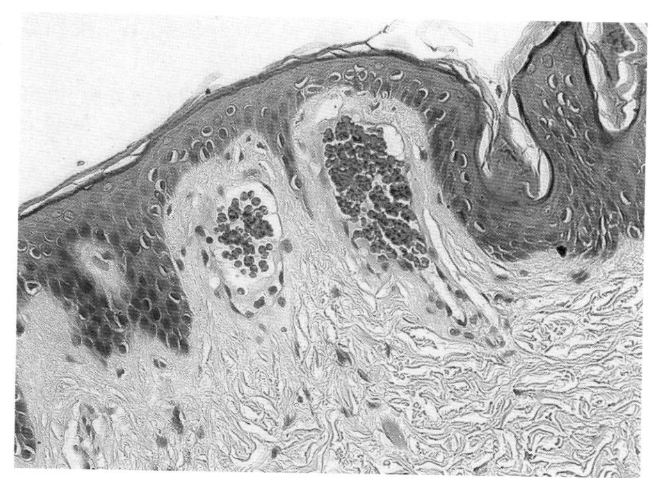

图 65-47 匐行性血管瘤病理，真皮乳头内扩张的毛细血管，成簇状分布

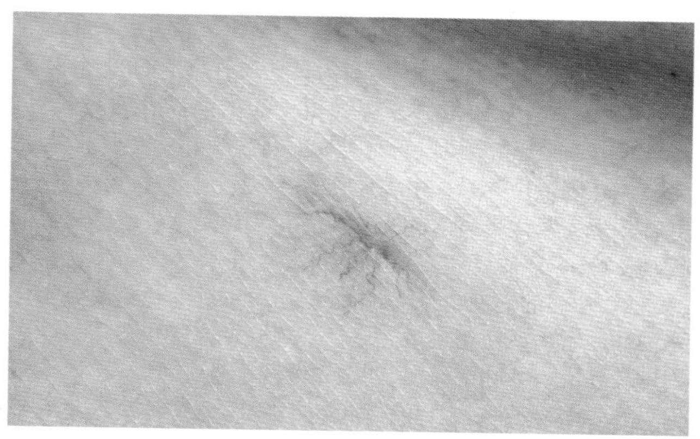

图 65-48 蜘蛛状毛细血管扩张(蜘蛛痣)，中央有一根小动脉，周围为放射状排列的扩张毛细血管

(三) 静脉湖

静脉湖(venous lake)是老年人常见的真皮浅层和中层静脉扩张性病变，由 Walsh 等在 1956 年首次描述。

1. 临床表现 本病好发于光暴露部位尤其是面部，其中以唇(图 65-49)和耳部最为常见，也可见于口腔黏膜、眼睑和

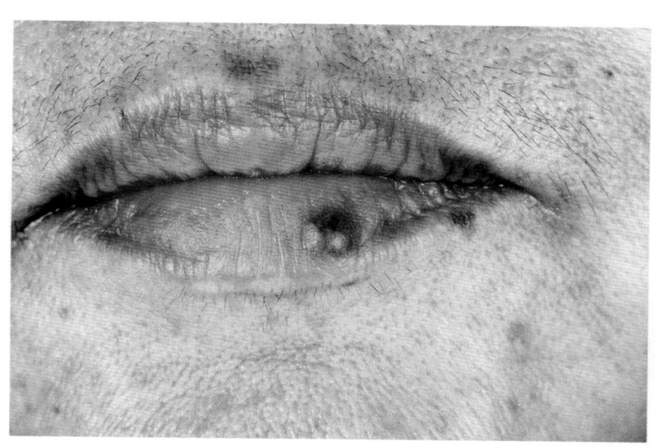

图 65-49 静脉湖，唇部深蓝色丘疹，持续加压可排空

鼻部。损害为圆形或椭圆形蓝紫色质软丘疹或结节，境界清楚，表面光滑，略隆起。压之可变平或凹陷。

2. 组织病理 真皮浅层可见高度扩张的充血静脉，也可见充满红细胞、相互交通的扩张管腔，周围环绕数层、厚薄不等的平滑肌组织。

3. 治疗 本病为良性，通常无症状，可不治疗。如有美观需要或反复出血，可行手术切除、冷冻、硬化或激光治疗。

（四）血管角皮瘤

内容提要

- 血管角皮瘤是一组在毛细血管扩张的上方覆以角化过度的良性血管畸形。
- 血管角皮瘤可分为5型，从局限性到弥漫性躯体性角化瘤。

血管角皮瘤（angiokeratoma）或称血管角化瘤，是一组获得性血管病变，以明显扩张的薄壁血管伴上方表皮增生和一定程度的角化过度为特征，本质为良性血管畸形而非肿瘤。

1. 病因与发病机制 血管角皮瘤的病因存在异质性。Fabry病的弥漫性躯体血管角皮瘤短暂出现在青春期前，呈X染色体连锁遗传，由α-半乳糖苷酶A缺乏所致，仅男性发病，女性为无症状携带者。Mibelli血管角皮瘤是常染色体显性遗传病。Fordyce血管角皮瘤病变可发生在手术损伤生殖器静脉之后，相似的病变也可发生在年轻女性外阴，认为是妊娠导致静脉压增加或使用避孕药之后。孤立性血管角皮瘤可能由真皮乳头层小静脉壁受损、创伤和慢性刺激所致。

2. 临床表现 血管角皮瘤的生物学影响差别很大，从几乎无影响到广泛暴发的致命的系统性代谢病。可分为五个亚型：

（1）丘疹型血管角皮瘤：好发于年轻人下肢，可累及任何部位，包括口腔。损害为边界清楚的鳞屑性疣状小丘疹，红蓝色、深红色或黑色，直径>0.5mm，有时孤立性血管角皮瘤发生血栓和再通。因其颜色临床可误认为为黑素瘤。有时可发生多发性损害。

（2）局限型血管角皮瘤：又名角化性血管瘤（keratotichemangioma），由Fabry于1915年首次描述，非常罕见。多见儿童四肢，女性较多见。表现为群集的丘疹（图65-50）或单发性斑块（图65-51），或融合的角化过度性丘疹和结节，此型血管角皮瘤可与阴囊型血管角皮瘤、海绵状血管瘤、鲜红斑痣等并发。Cobb综合征（脊柱节段性血管瘤病）是指特定脊髓皮节内有两种以上血管畸形，皮损可包括局限性血管角皮瘤或鲜红斑痣，还可累及脊髓、硬膜外间隙、椎体、脊柱旁软组织、肌肉、皮下组织等，出现脊髓出血、蛛网膜下腔出血、脊髓占位、静脉高压和盗血综合征等表现。

（3）阴囊和女阴血管角皮瘤：阴囊型又称Fordyce血管角皮瘤，由Fordyce在1896年首次报道，皮损为直径3~4mm的深红色或黑色丘疹，表面光滑或呈轻度疣状，散布于阴囊（图65-52）和女阴，有时累及阴茎、腹股沟，偶有轻度瘙痒。Fordyce型累及老年患者，也有先天性病例。相似的病变也可发生在年轻女性外阴，可能是妊娠导致静脉压增加或使用避孕药所致。

（4）肢端型血管角皮瘤：又称Mibelli血管角皮瘤，由Bazin在1862年首次报道，Mibelli在1889年进一步描述。常出现于儿童和青春期，更常见于女性。为常染色体显性遗传，可伴肢端发绀症、手足发绀、冻伤或冻疮史，损害多发，对称分布于肘、膝、指、趾和手背（图65-53）、耳廓和鼻尖等处。早期损害为粉红色或紫色丘疹，此后，变成深红色，呈疣状和角化性结节。

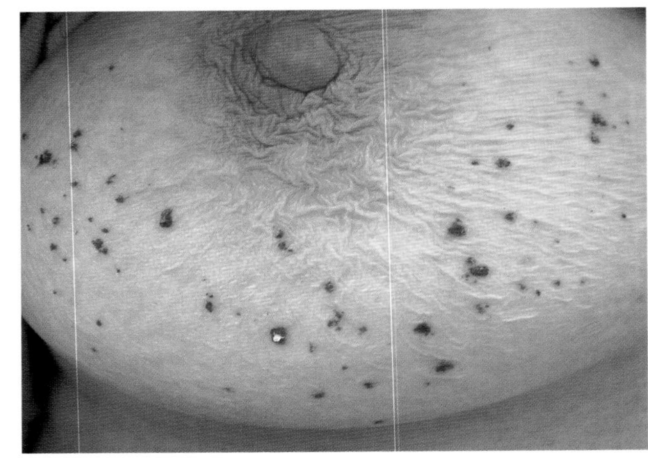

图65-50 乳房部位血管角皮瘤[华中科技大学协和深圳医院（南山医院） 陆原惠赠]

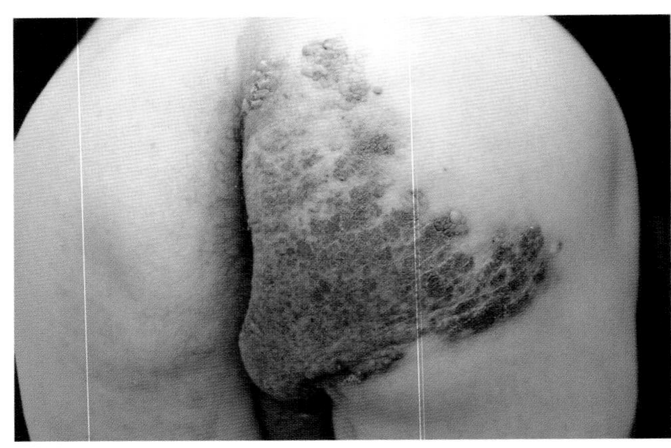

图65-51 局限型血管角皮瘤（新疆维吾尔自治区人民医院普雄明惠赠）

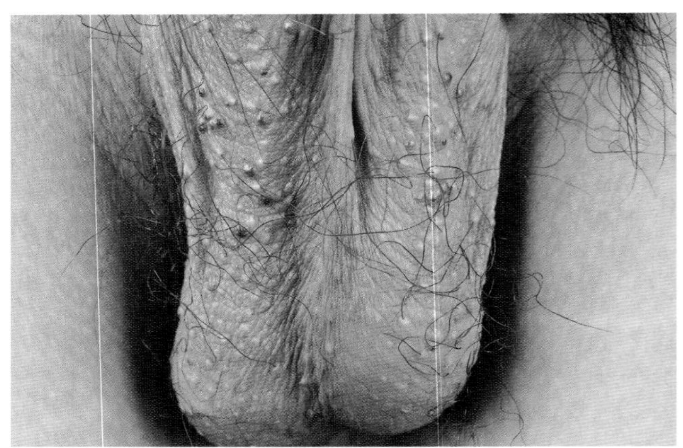

图65-52 阴囊型血管角皮瘤

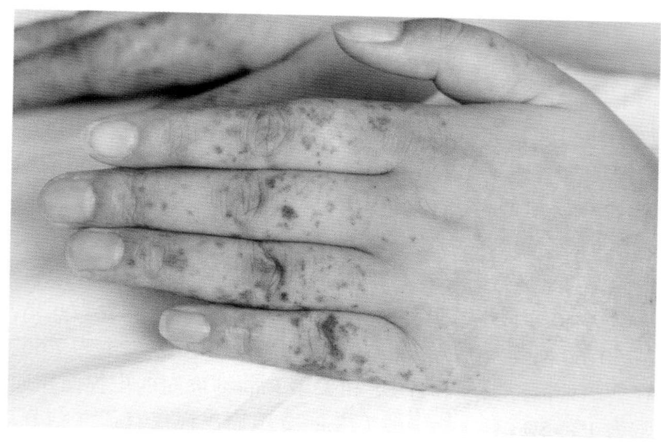

图 65-53　肢端型血管角皮瘤(中山大学附属第一医院　罗迪青惠赠)

(5) 弥漫性躯体血管角皮瘤:主要见于 Fabry 病(详见第三十一章),在青春期前发病。皮损可从针头至数毫米大小(图 65-54,图 65-55),深红色至蓝黑色斑点状,扁平或略隆起,压之不褪色,皮损表面角化过度。呈双侧对称分布,脐至膝区域密度最大,口腔黏膜、舌、龈和唇至指 / 趾均可出现皮损。部分患者仅有内脏损害而无皮损。可伴有肾功能衰竭、心脑血管、胃肠道、中枢神经系统或眼病变、肢端疼痛和感觉异常、间歇性发热以及少汗症等改变。疼痛典型表现为掌跖发作性痉挛性烧灼性剧烈疼痛,并常伴肢体远端感觉异常,四肢持续性麻刺感。疼痛危象由糖脂在自主神经系统和血管内皮沉积造成。少数 Fabry 病患者合并 Klippel-Trenaunay-Weber 综合征。典型损害的组织病理可见细胞中有糖脂积聚,PAS 染色强阳性。

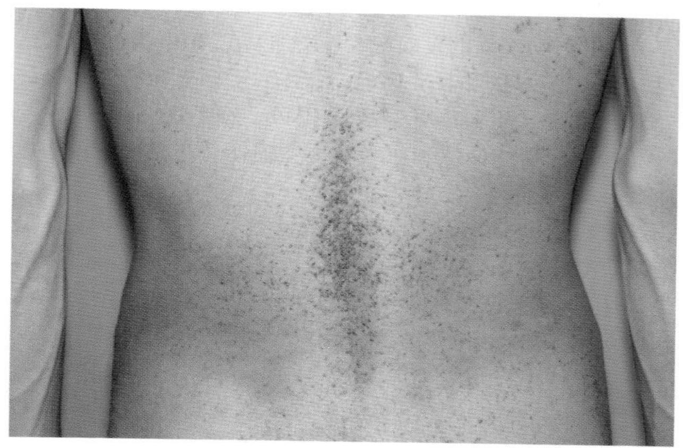

图 65-54　躯体弥漫型血管角皮瘤(新疆维吾尔自治区人民医院　普雄明惠赠)(1)

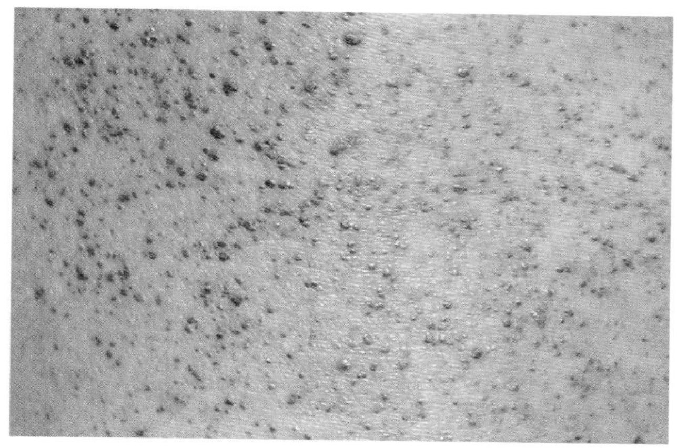

图 65-55　躯体弥漫型血管角皮瘤(新疆维吾尔自治区人民医院　普雄明惠赠)(2)

3. 组织病理　各型组织学特征相似,真皮乳头层可见大量扩张充血的毛细血管,其上方表皮棘层肥厚及角化过度(图 65-56)。偶尔,血管角皮瘤覆盖在深层血管畸形之上。在 Fordyce 血管角皮瘤和弥漫型血管角皮瘤,通常缺少角化过度。

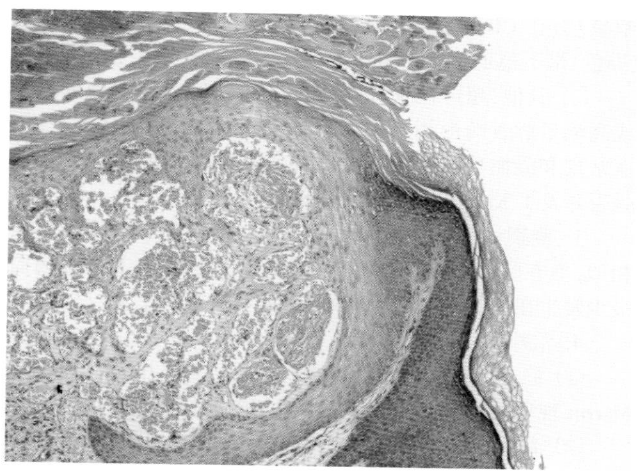

图 65-56　血管角皮瘤(局限型)

表皮增生角化过度,真皮乳头层见大量高度扩张的毛细血管腔(新疆维吾尔自治区人民医院　普雄明惠赠)。

4. 诊断与鉴别诊断　依据临床表现和组织病理特点不难诊断。孤立的血管角皮瘤应与黑素瘤、Kaposi 肉瘤、化脓性肉芽肿、色素性基底细胞癌和鳞状细胞癌相鉴别,肢端型应与冻疮、冷球蛋白血症相鉴别。

5. 治疗　物理或手术方法除去肿瘤。铜蒸汽激光器较氩激光更有优势,因其波长对血红蛋白有特异性。Fabry 病的治疗详见第 31 章。

6. 病程与预后　本病除系统损害外,一般预后良好。

第二节　中间恶性血管肿瘤

(一) Kaposi 样血管内皮瘤

Kaposi 样血管内皮瘤(kaposiform hemangioendothelioma)由 Zukerberg 在 1993 年首次报道,兼具血管瘤与 Kaposi 肉瘤的特征,被 ISSVA 分类为"局部侵袭性或交界性脉管肿瘤"。

1. 临床表现　常见于婴儿,60% 在出生后 1 个月内发病,患者大多在 10 岁以下,但成人病例亦有报道。可累及腹膜后、四肢、胸壁、头颈部的皮下或深部软组织。无特征性临床表现。皮损表现为边界不清的粉红、青紫或瘀斑样斑片、结节或斑块,生长较快,颜色呈离心性变化,中央深、边缘淡。仅累及皮下者亦有发生。

该肿瘤常引起 Kasabach-Merritt 现象，即在脉管性疾病基础上并发血小板减少、微血管溶血性贫血和消耗性凝血功能障碍，引起凝血功能障碍、败血症和重要脏器损害，病程凶险。个别患者可合并骨和软组织的淋巴管瘤病包括弥漫浸润生长的淋巴管瘤、累及肺和纵隔的多灶性淋巴管瘤，躯干和四肢近端淋巴管瘤病并发 Kasabach-Merritt 现象的风险升高。

2. 辅助检查

(1) 组织病理：Kaposi 样血管内皮瘤兼具婴儿血管瘤与结节期 Kaposi 肉瘤的组织学特征。损害由大小不等的小叶构成，这些小叶以不规则形式向周围组织浸润，小叶间有纤维性间隔。肿瘤小叶由比例不等的短束状排列的高分化梭形细胞、裂隙状血管腔、充血毛细血管和散在其中的纤维素性血栓构成。偶可见小的上皮样细胞巢。免疫组化染色示肿瘤内皮细胞呈 CD31、CD34 和 FLI-1 阳性；梭形细胞对内皮细胞标记物（染色）呈不稳定阳性。HHV-8 至今未获证实。

(2) 其他：超声检查可检测病变内血流量，与其他低流量或高流量脉管畸形相鉴别。磁共振（MRI）可明确病灶范围。血常规和凝血功能检查可了解血小板计数和凝血功能，判断是否并发了 Kasabach-Merritt 现象。

3. 鉴别诊断　其组织学形态与结节期 Kaposi 肉瘤颇为相似，但在临床上，除淋巴结型好发于淋巴结外，Kaposi 肉瘤极少发生在儿童，且有多中心倾向。

4. 治疗

(1) 稳定期：损害稳定，无临床症状，也未并发 Kasabach-Merritt 现象时，可观察随访，或手术切除局限性浅表损害。

(2) 活动期：损害增大或伴有临床症状，但未并发 Kasabach-Merritt 现象时，可口服泼尼松龙 3mg/kg/d，3~4 周后评估疗效决定是否停药。

(3) 并发 Kasabach-Merritt 现象：一线治疗为口服泼尼松龙 2~3mg/(kg·d)，或静脉用甲泼尼龙 1.6mg/(kg·d)、长春新碱 0.05mg/kg/w；二线治疗为环磷酰胺或雷帕霉素。

（二）Kaposi 肉瘤

内容提要

- Kaposi 肉瘤是由血管内皮细胞异常增生所致，各型均伴有 HHV-8 感染。
- 皮损为多发性红色、淡紫色至淡褐色斑片、斑块或结节。
- 经典型 Kaposi 肉瘤在东欧和我国新疆多见，皮损常位于四肢末端，非洲型和 AIDS 相关型病变可发生任何部位。

Kaposi 肉瘤（Kaposi sarcoma，KS）又称多发性特发性出血性肉瘤（multiple idiopathic hemorrhagic sarcoma），由匈牙利医生 Kaposi 在 1872 年首先报道，现已成为艾滋病（AIDS）的标志性肿瘤，发生率为 11%~15%。

免疫组化和超微结构研究均证实 Kaposi 肉瘤系内皮来源，但到底是血管内皮还是淋巴管内皮或两者混合来源尚存在争议。Kaposi 肉瘤本质上究竟是增生还是肿瘤目前仍不是很清楚。X 染色体失活（甲基化）模型研究支持单克隆性增生，而在另一些病例中则显示多样的独立发展的多克隆特点。

1. 流行病学　经典型 Kaposi 肉瘤主要见于地中海地区或德裔犹太人。在我国，Kaposi 肉瘤的报道和研究大部分来自新疆。1975 年石得仁等在新疆首次报道 Kaposi 肉瘤，国内近 30 年有关 Kaposi 肉瘤的文献，80% 以上来自新疆，以经典型 Kaposi 肉瘤为主，其次为艾滋病相关型 Kaposi 肉瘤，主要见于新疆维吾尔和哈萨克族，其他地区和民族罕见。2014 年普雄明等报道了 105 例新疆 Kaposi 肉瘤患者的临床特征，包括 77 例经典型和 28 例艾滋病相关型 Kaposi 肉瘤，其中，维吾尔族 91 例（男 80 例）、哈萨克族 11 例（男 8 例）、回族 1 例（男）、锡伯族 1 例（男）、汉族 1 例（男）。本病通常在 40 岁后发病，多数为 60 岁以上。男 / 女相对患病风险，在 40~50 岁为 0.35，在 50~60 岁为 1.05，在 60~70 岁为 2.50，在 70 岁以上为 7.66。在新疆地区经典型和 AIDS 相关型 Kaposi 肉瘤的皮损面积通常为 1%~5%，有 2 例经典型 Kaposi 肉瘤皮损仅有孤立结节，其余患者均为多发性损害；经典型 Kaposi 肉瘤常伴发水肿和糜烂，但 AIDS 相关型较少出现；经典型 Kaposi 肉瘤好发部位为足部，AIDS 相关型好发躯干、面颈部和下肢。少数病例累及淋巴结、胸膜和肺间质。

2. 病因与发病机制　Kaposi 肉瘤的发生与人疱疹病毒 8（HHV-8）感染相关，证据包括：在所有临床亚型的所有 Kaposi 肉瘤损害中检出了 HHV-8 病毒基因组；所有肿瘤细胞中均存在潜伏的 HHV-8；在肿瘤细胞中发现了寡克隆或单克隆整合的病毒 DNA；HHV-8 的流行区与 Kaposi 肉瘤的高发区一致。同时，还受到机体免疫功能的影响，患者中 EB 病毒的感染率也升高。在 HIV 感染率高的非洲人口，甚至是儿童中，AIDS 相关型 Kaposi 肉瘤的发病率明显增加。在 AIDS 流行高峰时，约 30% 病例发生 Kaposi 肉瘤，曾经有一个时期多达 40% 的同性恋患者发生 Kaposi 肉瘤，HHV-8 与 HIV 可能共同参与了 Kaposi 肉瘤的炎性和血管增生性损伤。在血液中可检出 HHV-8，故可通过输血传播。

国内普雄明、万学峰研究团队长期致力于新疆地区 Kaposi 肉瘤与 HHV-8 感染的相关性研究。新疆 Kaposi 肉瘤皮损中梭形细胞 HHV-8 抗体阳性率 100%，而 DNA 检出率超过 93%。新疆不同民族自然人群的 HHV-8 血清流行病学调查显示，在南疆维吾尔族中为 30.4%，阿勒泰地区哈萨克族中为 12.5%、汉族中为 16.9%，总阳性率为 24.4%。还发现新疆 Kaposi 肉瘤感染的 HHV-8 亚型主要有 K1-C、ORF26-A、ORF75-A 亚型以及 K15/K14.1P 等位基因型，以 C2/P 嵌合型为主，也存在部分 K1-A、ORF26-C、ORF75-C 亚型以及 K15 M 等位基因型感染者，但 HHV-8 的不同亚型与 Kaposi 肉瘤临床亚型之间无明显相关性；K1-A 亚型比 C 亚型 HHV-8 对黏膜更具有侵袭性。他们还初步筛选出了 170 个与 Kaposi 肉瘤相关的 miRNA，不同 miRNA 的上调（69 个）或下调（101 个）与 Kaposi 肉瘤的发病密切相关，在疾病进程中发挥着重要作用。其中，miR-126-3p 可抑制细胞增殖、侵袭和迁移，促进细胞凋亡，诱导 SLK 细胞产生 G2/M 期阻滞，缩短 S 期细胞比率，故推测 miR-126-3p 在 Kaposi 肉瘤中可能起类似抑癌基因的作用，负性调控 Kaposi 肉瘤的生物学行为。

3. 临床表现　皮肤损害包括紫色小丘疹、大斑块或结节、溃疡，鼻黏膜、口腔、牙龈和硬腭均可受累，最易受侵犯的是胃肠道和淋巴管。采用 Brambilla 分期系统将 Kaposi 肉瘤分为以下 4 期：①斑状结节期：皮损局限于肢体远端；②浸润期：皮损在四肢远端广泛分布；③生长旺盛期：常有溃烂，皮损累及一个或多个肢体；④播散期：肿瘤范围扩大到四肢以外的皮肤部位和其他器官。

(1) 经典型 Kaposi 肉瘤：我国新疆所见者多为此型。病变为无痛性肿物，好发于四肢远端（图 65-57~ 图 65-60），最常见的受累部位由高到低依次为足、手、股和小腿、上臂和前臂、躯干。患者多为老年男性，女性患者很少。偶有家族性病例的报道。病变常呈稳定静止的过程，仅个别报道存在侵袭性过程。仅极少数致死。但是患者发生网状淋巴系统肿瘤的风险较高，尤其是非霍奇金淋巴瘤。患者合并免疫功能失调的可能性也升高。

对新疆地区 Kaposi 肉瘤患者的研究发现，除 HHV-8 感染外，个体因素如种族起源、年龄、性别和患者的免疫状态似乎对 Kaposi 肉瘤的发展产生影响。与 AIDS 相关型 Kaposi 肉瘤相比，经典型和医源性 Kaposi 肉瘤少有侵袭性，预后良好，大多仅限于皮肤，少有内脏器官受累，对局部或系统治疗的反应较好。

(2) 非洲地方病型 Kaposi 肉瘤：发病率最高的地区是扎伊尔西部（卢旺达和布隆迪）和乌干达，近赤道非洲的 Kaposi 肉瘤高发区与疟疾和伯基特淋巴瘤的高发区具有很大程度的一致性。远在艾滋病成为流行之前很多年，非洲地方病型 Kaposi 肉瘤在撒哈拉以南的非洲中部地区就已流行；可分为两种类型：一为发生在低龄儿童（平均 3 岁），伴全身淋巴受累，

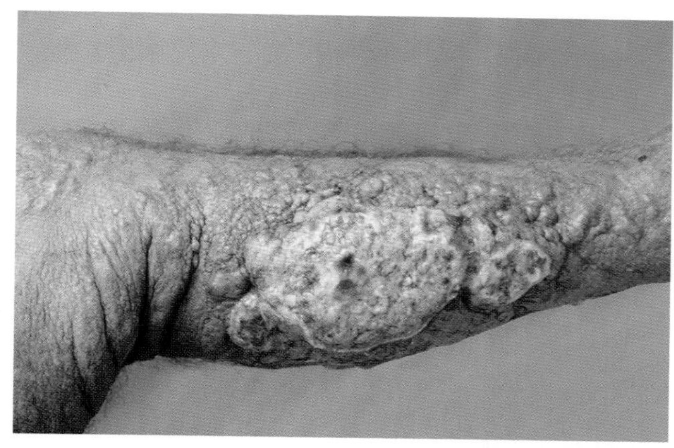

图 65-57　经典型 Kaposi 肉瘤（新疆维吾尔自治区人民医院普雄明惠赠）

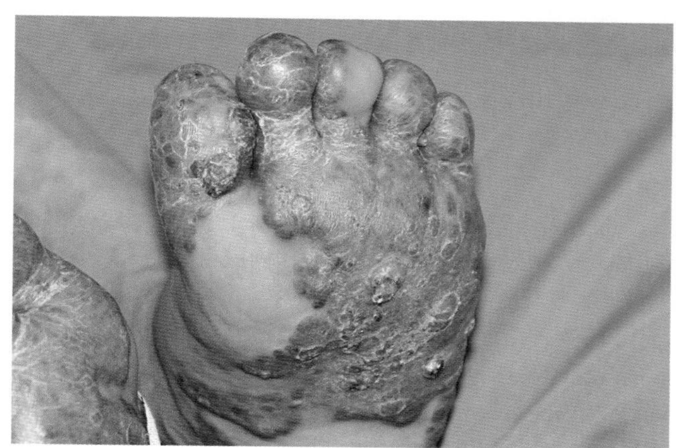

图 65-58　经典型 Kaposi 肉瘤（新疆维吾尔自治区人民医院普雄明惠赠）

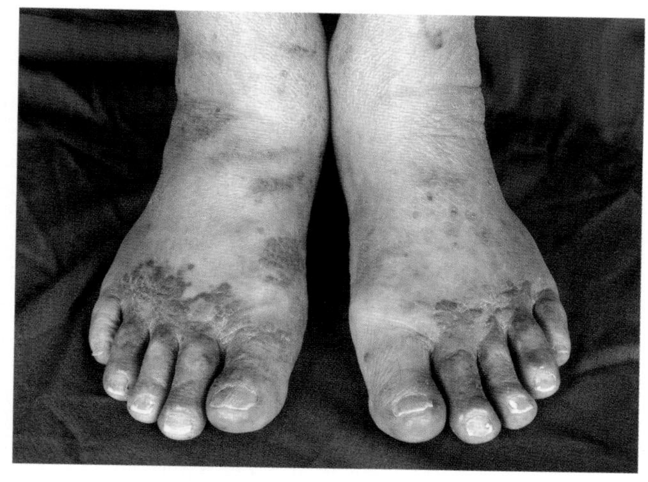

图 65-59　经典型 Kaposi 肉瘤

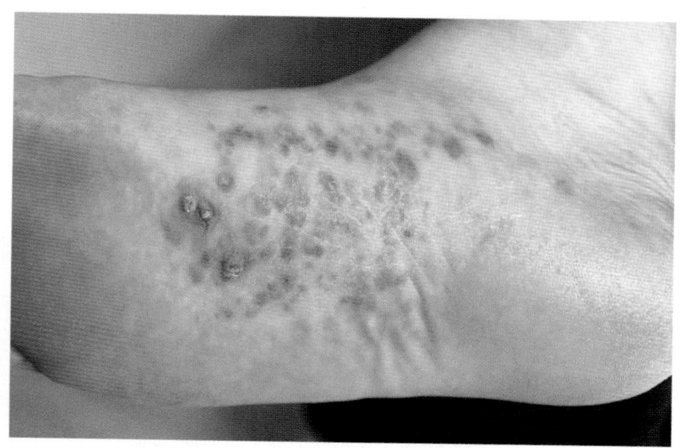

图 65-60　经典型 Kaposi 肉瘤（新疆维吾尔自治区人民医院普雄明惠赠）

常致死；二为发生在中年男性（平均 35 岁），病情进展相对缓慢，好发于下肢。过去报道的浸润型病例中，部分可能与 HIV 感染有关；现在见于撒哈拉以南非洲的 Kaposi 肉瘤病例中最常见的类型可能就是 AIDS 相关性 Kaposi 肉瘤。

(3) 免疫抑制相关型 Kaposi 肉瘤：主要发生在接受免疫抑制如环孢素治疗，尤其是肾移植相关治疗的患者。移植患者中 Kaposi 肉瘤患病率较普通人群高 400~5 000 倍。临床表现为无痛性，偶为浸润性病变。多数患者进展缓慢，但偶尔呈侵袭性。有时在免疫抑制剂停药或减量后，病变消退。

(4) AIDS 相关型 Kaposi 肉瘤：最常见的皮损部位依次是躯干、下肢（除外足部）和上肢（除外手部）、头面部、足部及口腔黏膜、颈部和手部。此外，淋巴结及内脏器官也可受累。男性患者皮损多发、平坦、粉色小斑片，随后形成经典的紫色丘疹。皮损分斑片型、斑块型、结节型，病变可发生于全身任何部位，皮肤（特别是躯干和四肢）和黏膜经常广泛累及（AIDS 相关型 Kaposi 肉瘤见第十七章图 17-29~ 图 17-31）。肿瘤进展迅速，广泛分布，且可致死。

4. 组织病理　所有 Kaposi 肉瘤的组织学表现大致相似，可见由梭形细胞组成的实性区域（主要为内皮细胞）以及裂隙性血管腔。细胞异型性轻微，有丝分裂象少。病理分期为

斑片期、斑块期和结节期，在多数病例中，三期共同存在。早期斑片期主要由炎细胞和新生血管组成，无梭形细胞浸润；斑块期可见散在的梭形细胞和血管结构；晚期结节期见较多肿瘤性结节，由梭形细胞和血管裂隙组成。免疫组化 CD34 和 CD31 呈稳定而广泛的阳性。抗 HHV-8 潜伏核抗原 -1 的单克隆抗体标记物在 Kaposi 肉瘤所有临床类型中都呈稳定阳性；而其他血管肿瘤则仅对 HHV-8 呈阳性表达。

（1）斑片期：在真皮浅层及网状层血管、皮肤附属器周围可见有参差不齐的小血管增生，这些血管多与表皮平行排列（图 65-61）。梭型细胞仅偶见于血管周围。斑片期组织病理表现为肉芽组织类似，鉴别困难。

（2）斑块期：可见更广泛的真皮血管增生，嗜酸性梭形细胞明显增多是其特点，这些细胞的胞核两端细、深染，含铁血黄素沉积也更为显著，嗜酸性透明小体随处可见（图 65-62）。

（3）结节型：主要累及真皮。肿瘤由交织状排列、形态单一的梭形细胞束构成，瘤细胞仅呈轻度异型性，但核分裂象却较常见，结节周围血管扩张明显（图 65-63）。梭型细胞内、外常可见嗜酸性透明小体。

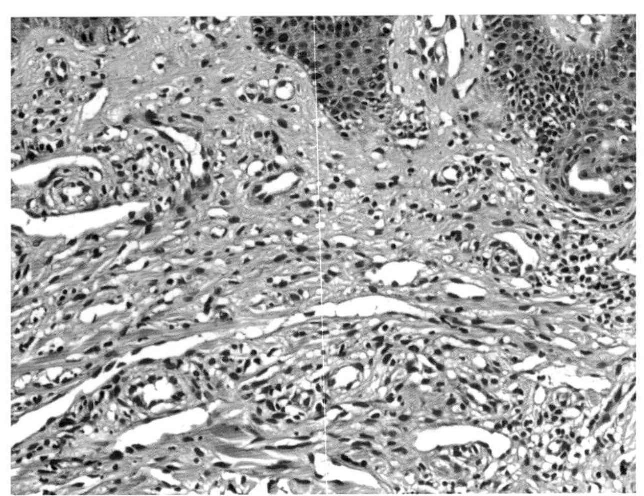

图 65-61　Kaposi 肉瘤斑片期（新疆维吾尔自治区人民医院普雄明惠赠）

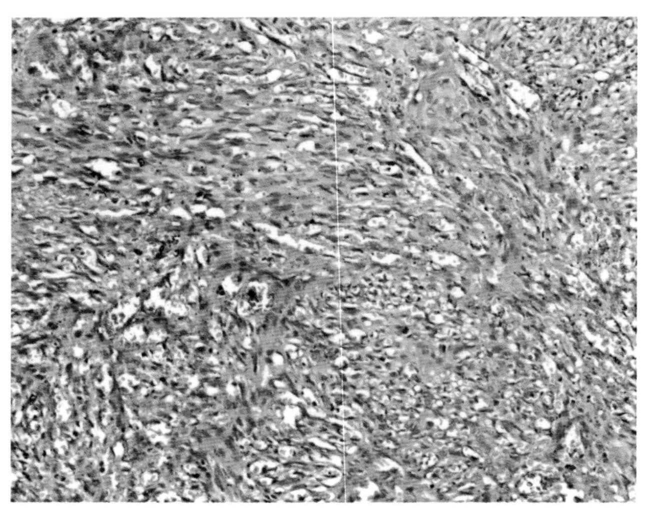

图 65-62　Kaposi 肉瘤斑块期（新疆维吾尔自治区人民医院普雄明惠赠）

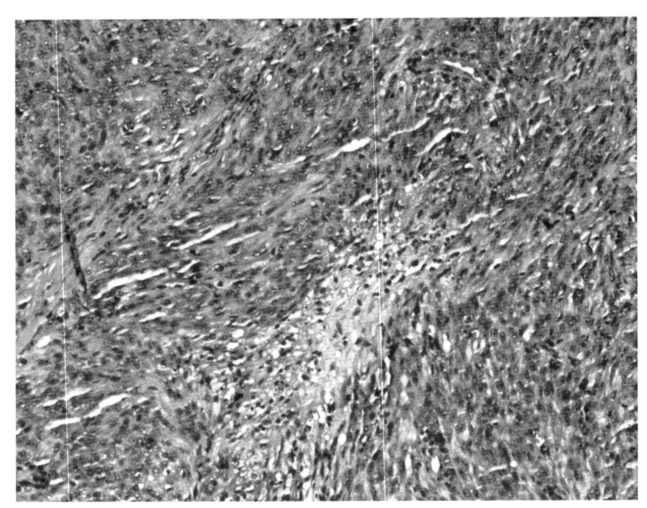

图 65-63　Kaposi 肉瘤结节期（新疆维吾尔自治区人民医院普雄明惠赠）

5. 实验室检查　在中东地区，HHV-8 检测的阳性率为 5%~20%。潜伏相关核抗原（LANA-1）免疫组化核染色在 Kaposi 肉瘤中的敏感性和特异性接近 100%，普雄明等采用免疫组化检测 LANA 抗体的阳性率为 96.43%（图 65-64），可作为 Kapos 肉瘤的辅助诊断依据。

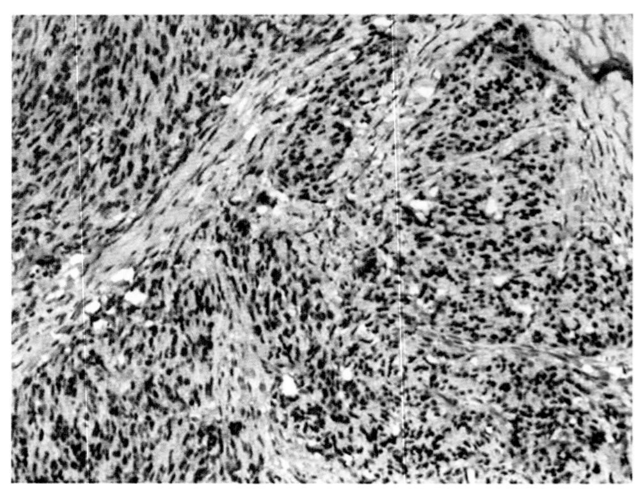

图 65-64　HHV-8 免疫组化染色（新疆维吾尔自治区人民医院普雄明惠赠）

6. 治疗　治疗手段包括冷冻、激光、光动力疗法、外用阿利维 A 酸和放疗。对于快速进展伴内脏受累的 Kaposi 肉瘤可采用系统化疗（表 65-10）。

（1）局部治疗：发生于免疫功能较正常者的经典型或慢性 Kaposi 肉瘤表现为局限性皮损，局部治疗通常已足够，包括冷冻、皮损内注射长春碱（0.1mg/ml）、放疗、光动力治疗等。手术主要用于提供诊断性活检组织和去除孤立皮损。各型 Kaposi 肉瘤均对放疗敏感，或通过电子束辐射治疗也可取得了良效。还可使用冷冻、阿利维 A 酸凝胶、干扰素、激光治疗。

表 65-10　Kaposi 肉瘤的循证治疗

项目	内容	证据强度
一线治疗	冷冻治疗 / 放疗	B
	皮损内注射长春碱	C
	阿利维 A 酸(9- 顺式维 A 酸)凝胶	A
	聚乙二醇多柔比星脂质体联合高效抗逆转录病毒治疗(HARRT)	B
二线治疗	皮损内注射干扰素	C
	皮下或肌内注射干扰素	B
	干扰素联合 HARRT	B
	蒽环类脂质体单药疗法	B
	紫杉醇	B
三线治疗	沙利度胺 / 全反式维 A 酸	B
	光动力治疗 / 膦甲酸	B
	TNF-α/ 苯丙氨酸氮芥	D
	白细胞介素 2	E
	西多福韦 / 激光治疗 / 手术切除	E

(2) 系统治疗：干扰素 3 000 万单位 /d 治疗有效，可单独使用或联合长春新碱、多柔比星和博来霉素治疗。发生于 AIDS 患者的 Kaposi 肉瘤更具侵袭性，该人群的死亡率过去高达 90%，采用高效抗逆转录病毒治疗(HARRT)后，死亡率已降低至 50% 以下。

普雄明等治疗 Kaposi 肉瘤的经验表明，局限性皮损可采用手术切除治疗，泛发型可采用局部放疗和干扰素系统治疗，干扰素是主要治疗药物。经随访，约 10% 的经典型 Kaposi 肉瘤患者的皮损完全缓解，约 70% 的患者皮损、水肿获得部分缓解，约 20% 的患者疗效不佳，但未见到因 Kaposi 肉瘤疾病本身死亡的病例。在 28 例 AIDS 相关型 Kaposi 肉瘤中，所有患者均接受了抗病毒治疗和化疗，除 10 例新发病例以外，所有患者均死亡。

(三) 网状血管内皮瘤

网状血管内皮瘤(retiform hemangioendothelioma)又称靴钉血管内皮瘤(hobnail haemangioendothelioma)，是一种低级别血管肉瘤的罕见变型。本病与 Dabska 瘤同属鞋钉内皮细胞瘤家族，但比 Dabska 瘤常见，二者均以鞋钉样细胞或立方形细胞为特征。

1. 临床表现　网状血管内皮瘤是一种生长缓慢的血管肿瘤，多见于年轻成人，无性别差异，好发于四肢(图 65-65)，尤其是下肢远端。在极个别情况下，可发生在放疗后或慢性淋巴水肿基础之上。多发性网状血管内皮瘤病例已有报道。表现为无症状性皮肤和皮下斑块或结节，极少数情况下表现为青紫。

2. 组织病理　是一种皮肤和 / 或皮下组织肿瘤，边界不清，组织形态酷似正常睾丸网(图 65-66)；该结构特征系因病变血管细长、并呈分支状而使然，其中，内皮细胞呈单形性、钉突样突入管腔。血管内皮细胞的胞浆量少，大多位于基底部，

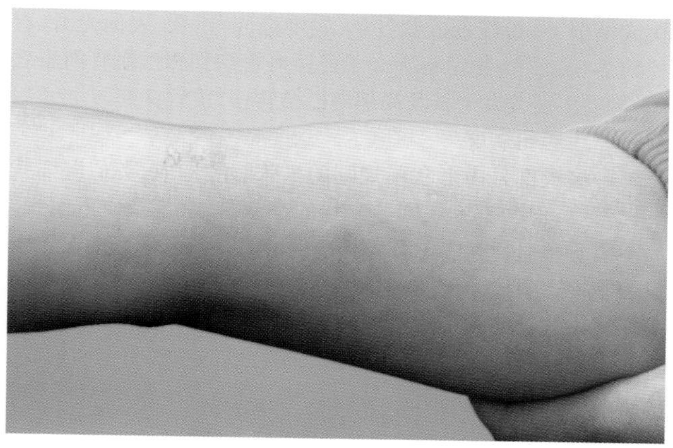

图 65-65　网状血管内皮瘤(新疆维吾尔自治区人民医院　普雄明惠赠)

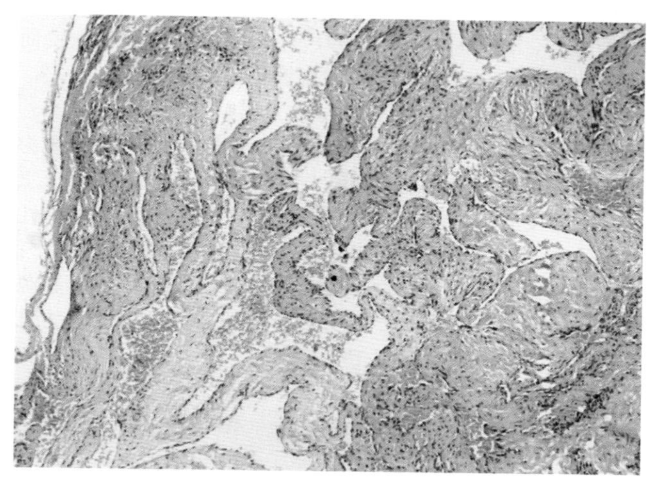

图 65-66　网状血管内皮瘤组织病理
血管内皮细胞呈"鞋钉"样向管腔内突起(新疆维吾尔自治区人民医院　普雄明惠赠)。

鲜有空泡形成。大多数肿瘤中均可见由内皮细胞标记物染色阳性的单形性梭形细胞或上皮样细胞构成的实性细胞巢。

3. 治疗　治疗选择为广泛局部切除。持续性局部复发常见，高达 60% 的病例局部复发。仅有转移至局部淋巴结或播散至原发灶附近的软组织个案报道。

第三节　恶性血管瘤

一、乳头状淋巴管内血管内皮瘤

乳头状淋巴管内乳状血管内皮瘤(papillary intralymphatic angioendothelioma)又称血管内乳头状血管内皮瘤(endovascular papillary angioendothelioma)，由 Dabska 在 1969 年首次描述，故又称为 Dabska 瘤(Dabska tumor)，是一种具有局部侵袭性的血管肿瘤，以淋巴管样腔隙和乳头状内皮增生为特征。

(一) 临床表现

主要发生在婴儿和儿童，约 25% 为成人。身体各部位均可发病，但以四肢和躯干略多见。损害为皮肤弥漫性肿胀、斑

块或结节，呈粉红色或蓝红色，轻度隆起，质软，表面光滑，直径约 2~3cm。生物学行为介于良性血管瘤和恶性血管肉瘤之间，可发生侵袭性生长及局部淋巴结转移，预后良好。

（二）组织病理

肿瘤大都是由形状不规则的扩张管腔构成，类似海绵状淋巴管瘤，但含有不规则分支状的小血管，常累及皮下组织。周围间质和血管腔内含有大量淋巴细胞。部分病变的血管内皮细胞核有明显异型性，但胞浆量很少，故形似典型钉突或向腔面突出的火柴头。最具特征性者应属管腔内丛状内皮细胞乳头，乳头的透明轴心似由肿瘤细胞合成的基底膜物质构成，周围有淋巴细胞浸润。

（三）治疗

应予手术完全切除。

二、上皮样血管肉瘤

上皮样血管肉瘤（epithelioid angiosarcoma）是血管肉瘤的变型之一，由 Fletcher 等在 1991 年首次报道，是一种独特而少见的肿瘤，代表了上皮样细胞血管肿瘤形态谱的恶性一端。

（一）临床表现

好发于中老年人，男性尤为多见，四肢常见。肿瘤表现为孤立或罕见的多发性丘疹或结节，无症状，生长迅速，部分患者可见有皮肤出血性卫星病灶（图 65-67），很少有其他特异性临床表现。部分血管肉瘤表现为神经鞘瘤的恶变形态之一；个别病变的发生还与异物、动静脉瘘或前期放疗有关。起源于内脏的上皮样血管肉瘤偶可转移至皮肤。本病易误诊为上皮样肉瘤、恶黑和转移瘤。

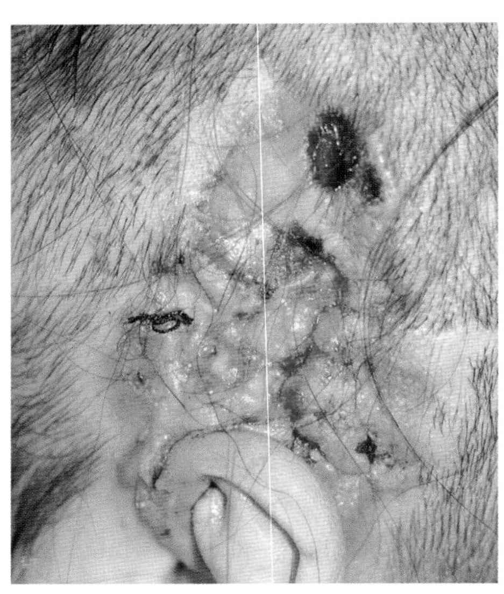

图 65-67　上皮样血管肉瘤（新疆维吾尔自治区人民医院普雄明惠赠）

（二）组织病理

上皮样血管肉瘤常见有坏死、出血。由大片状不典型上皮样瘤细胞组成，瘤细胞胞体大，呈圆形或卵圆形；胞浆丰富，嗜酸或双染；核大、染色淡、空泡状，并有一明显的嗜酸性核仁。瘤细胞多形性虽不明显，但核分裂象多见（图 65-68）。网状纤维染色可突显管状的血管构型。免疫组化染色显示几乎

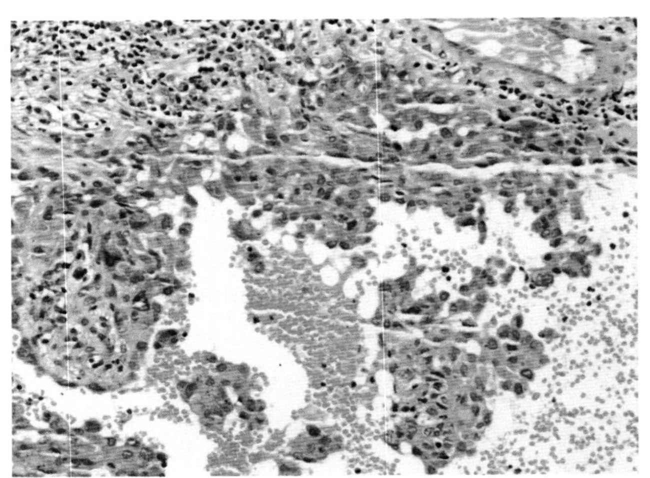

图 65-68　上皮样血管肉瘤组织病理：肿瘤细胞见丰富的嗜酸性胞浆和多形性空泡状核（新疆维吾尔自治区人民医院普雄明惠赠）

所有病变中的瘤细胞均表达 F-Ⅷ相关抗原和 CD31；CK 阳性者约为 50%。

（三）治疗与预后

手术切除病密切随访。绝大多数上皮样血管肉瘤的临床经过极具侵袭性，伴全身转移，患者大多在确诊后 2~3 年内死亡。

三、皮肤血管肉瘤

皮肤血管肉瘤（cutis angiosarcoma）是来源于血管和淋巴管内皮细胞的高度恶性肿瘤，也称为恶性血管内皮瘤（malignant haemangioendothelioma）或淋巴管肉瘤（lymphangiosarcoma），它们可从与血管瘤相似的高分化肿瘤形态，变化到与癌或黑素瘤难以区分的间变形态。

（一）病因与发病机制

慢性淋巴水肿是皮肤与软组织血管肉瘤的公认易感因素，但仅约 10% 的病例与此相关，发生于先天性、特发性、外伤性、感染性基础上的慢性淋巴水肿也有致血管肉瘤倾向。很难评价放射对血管肉瘤的致病作用，因为许多患者本身伴有慢性淋巴水肿。血管内皮生长因子（VEGF）是一种促血管生成细胞因子，该因子为分子量 45 000Dka 的糖蛋白，可刺激内皮生长并增加内皮细胞的通透性，VEGF 也可由多种肿瘤产生，包括血管肉瘤，后者表达 VEGF 及其受体，提示血管肉瘤可通过自分泌和旁分泌回路生长。

已报道的发现包括：血管内皮生长因子（VEGF）及其受体的过表达，TP53 突变，Wilms tumor-1 和 galectin-3 的过表达，RAS 和 PI3-kinase 信号通路激活，转录因子 ETSI 的过表达。

血管肉瘤很少发生于儿童。偶有合并着色性干皮病的个案。个别患者还合并大疱性表皮松解症、慢性静脉性溃疡、病理性肥胖和痛风。器官移植患者发生血管肉瘤可能与其免疫功能抑制有关。

（二）临床表现

血管肉瘤可分为头颈部特发性血管肉瘤、Stewart-Treves 综合征和放疗后血管肉瘤三大类。

1. 头颈部特发性血管肉瘤　约占 50% 的病例。多见于

老年人，尤其好发于头皮和面部中央。表现为单发或多灶性瘀伤样红色略带紫色的皮损，逐渐变成边界不清的紫色海绵状斑块和结节，易出血。肿瘤水平播散可累及大片皮肤。预后极差，5年存活率仅在12%~33%。

2. 淋巴水肿相关性血管肉瘤　又称Stewart-Treves综合征，以前归类为淋巴管肉瘤。临床表现为浸润性出血性斑块或紫色结节。典型病变发生在乳房切除并腋窝淋巴结清扫术后1~30年，接受或未接受过放疗的女性手臂。但淋巴水肿不一定出现，或在Stewart-Treves综合征发病后一段时间才出现。少数患者发生于上肢或下肢淋巴水肿的非乳腺癌患者。

3. 放疗后血管肉瘤　在接受放疗后多年发病。最常见见于皮肤病变，其次发生于乳腺癌保乳手术后的乳腺实质。发生在乳房皮肤的放疗后血管肉瘤一般不伴淋巴水肿。

（三）组织病理

各种临床类型的血管肉瘤组织学特征非常相似。典型改变为一种浸润型真皮肿瘤，由大量形状不整、互相吻合、散在分布于胶原束间的裂隙状血管腔构成，并可见皮下组织、骨骼肌甚至骨膜浸润。上述血管腔被覆的内皮细胞呈不同程度的多形性、核深染，并呈多层化、乳头状生长。正常和病理性核分裂象易见。实性病灶不少见，低分化病变多以实性瘤细胞巢结构居多，血管结构分化很少。

在低分化血管肉瘤中，免疫组化染色或可有助于鉴别诊断，因其对各种内皮细胞标记物呈不同程度的阳性反应。对CD31、von Willebrand因子（单克隆抗体）或CD34（特异性稍差）染色的阳性率却很高。最近有报道在血管肿瘤诊断方面，Ewing肉瘤标记物Fli-1的敏感性、特异性与CD31相当。

（四）治疗

推荐扩大手术切除治疗，推荐切除3~6cm或更广泛的切缘。Mohs显微手术联合辅助放疗已被证实有效。对于无法切除可采取姑息性放疗或化疗如使用聚乙二醇脂质体多柔比星、紫杉醇、酪氨酸激酶抑制剂索拉非尼。有个案报导用沙利度胺成功治疗本病。血管肉瘤对放疗敏感，术后可辅以放疗。单纯放疗往往是不够的，为了避免放疗导致的血管肉瘤，通常不会形进一步的放疗。本病预后不良，5-年生存率仅15%。

第四节　血管周围细胞肿瘤

一、婴儿血管外皮细胞瘤

婴儿血管外皮细胞瘤（infantile hemangiopericytoma）较罕见，由Stout等在1942年首次报道。本病和婴儿肌纤维瘤病可能同属肌纤维母细胞起源的病谱性疾病。临床病理特征酷似婴儿肌纤维瘤病。本病与成人血管外皮细胞瘤是两种完全不同的疾病，经典的成人血管外皮细胞瘤很少发生于皮肤。

（一）临床表现

在出生时即有，或在出生后1周内发病，好发于头颅、四肢，表现为孤立的皮内或皮下结节，表面呈肤色、红色或蓝色，质地坚硬，直径1~4cm。约25%的患者表现为多发性损害。局部复发常见，远隔部位扩散可能为本病多中心性进展所致而非真性转移。

（二）组织病理

婴儿血管外皮细胞瘤为多结节性，有双相生长模式：①由不成熟的小圆形深染细胞组成的区域，肿瘤细胞胞浆极少，沿小血管排列，显示血管外皮细胞瘤样模式（珊瑚样）；②由较成熟梭形肌成纤维细胞束组成的区域，胞质嗜酸性，空泡核。这种分区现象与婴儿肌纤维瘤病相同，但不如后者明显。有丝分裂、坏死和血管侵犯为常见的特征。

（三）鉴别诊断

需与本病鉴别的疾病很多，包括血管肿瘤、神经肿瘤、平滑肌肿瘤、滑膜肉瘤、脂肪肉瘤和间质性软骨肉瘤。

（四）治疗

本病可自然消退，可待其自发消退，亦可选择手术切除。

二、血管球瘤

血管球瘤（glomus tumor）也称为球状细胞静脉畸形（glomuvenous malformation）或血管球肌瘤（glomangiomyoma），来源于血管球，由不等量的球细胞、血管和平滑肌构成，临床特征为孤立的丘疹或结节伴阵发性剧痛。

（一）病因与发病机制

血管球细胞可表达结蛋白（desmin）和肌特异性肌动蛋白（actin）。家族性血管球瘤的基因定位于染色体1p21-22，个别多发性血管球瘤患者有碱性成纤维细胞生长因子表达，提示该细胞因子在发病机制中起一定作用。

（二）临床表现

1. 孤立性　通常发生于成人。损害为红色、紫红色或蓝色结节，质软或坚实，直径常不超过1cm。好发于四肢，特别是手指，25%发生于甲下（图65-69~图65-71），其次为头颈和阴茎。甲下损害可侵蚀指/趾骨或导致甲营养不良。皮损常伴有阵发性剧痛，持续时间不等，一般为数分钟，偶可长达3天，轻触或冷暴露常可诱发，也可自发性出现。

2. 多发性　可分为局限型和泛发型。较常见于儿童，可为常染色体显性遗传，可伴有血小板减少。损害广泛分布而不局限于四肢，可呈节段性分布，但不累及甲床。可群集并形成斑块。损害更大，呈蓝黑色，通常无疼痛，群集性损害可伴有触痛和阵发性疼痛。有报道有I型神经纤维病中可见多发性血管球瘤。

3. 系统损害　少数损害还可发生于黏膜和内脏器官，包括胃、肺、气管、骨、小肠、翼窝、纵隔、肝、胰腺和卵巢。

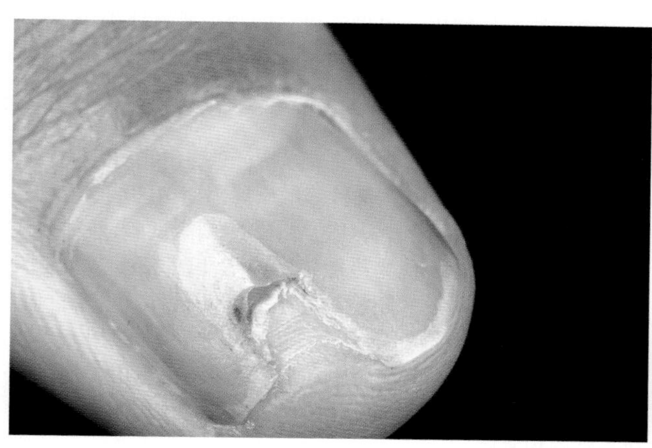

图65-69　甲下血管球瘤甲板下紫红色小结节，有触痛和自发性痛（广东医科大学　李文惠赠）

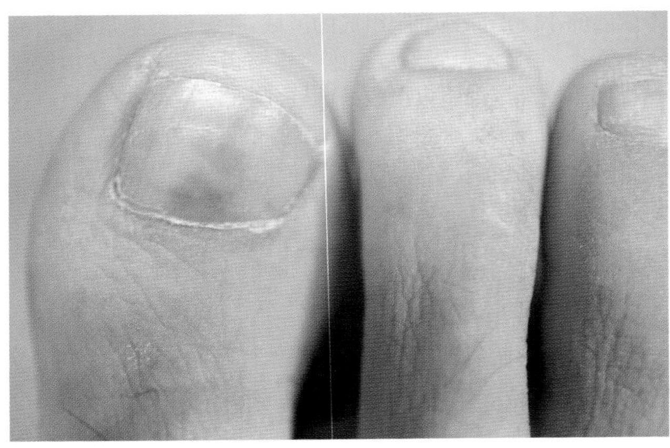

图 65-70 血管球瘤(广东医科大学附属医院 陈佳玲惠赠)

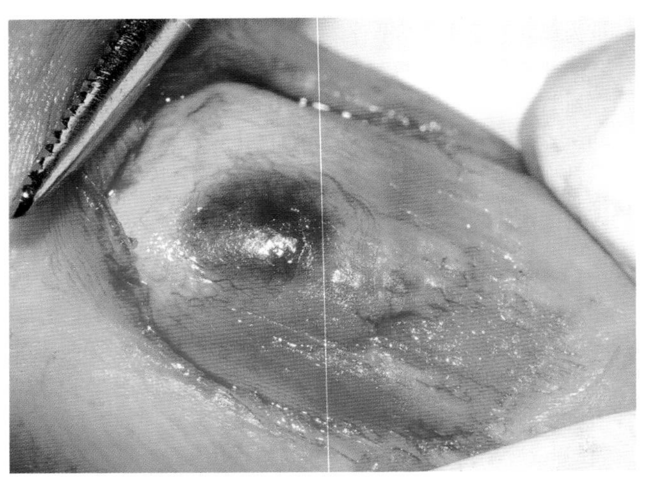

图 65-71 血管球瘤
手术拔甲后见甲下紫红色结节(已拔甲)。

(三) 组织病理

血管球瘤可分为 3 型:①实体型血管球瘤(solid glomus tumor),占 25%;②血管球血管瘤(glomangioma),占 60%;③血管球肌血管瘤(glomangiomyoma),占 15%。组织学由不同比例的血管球细胞、血管、平滑肌构成。多数瘤体边界清楚,典型的实体性血管球瘤由大量形态单一的圆形血管球细胞构成,胞浆嗜酸性,着色浅淡;且形态一致;瘤细胞边界清楚,PAS 强阳性。周围间质呈水肿样,亦可表现为广泛粘液变性。

(四) 诊断与鉴别诊断

本病的临床诊断除典型的皮损特征外,还可行以下检查:①Love 试验,以铅笔尖、大头针等触压局部疼痛区域诱发剧烈触痛,甚至可据此标记出病灶边界;②冷刺激试验,肢体表浅部位的血管球瘤还表现为冷敏感试验阳性,即冷刺激可诱发血管球瘤疼痛。高频 B 超检查对本病诊断也具有重要价值。鉴别诊断包括神经瘤、小汗腺螺旋腺瘤、神经鞘瘤、甲下黑素瘤;多发性血管球瘤需与海绵状血管瘤和蓝色橡皮大疱性痣相鉴别;组织病理需与血管平滑肌瘤、血管外皮细胞瘤和海绵状血管瘤相鉴别。

(五) 治疗

手术切除,如切除不完全容易复发。另外也可采用电解、局部注射硬化剂、电子束照射、二氧化碳激光和脉冲红宝石激光等进行治疗。

第五节 淋巴管畸形及淋巴管瘤病

一、淋巴管畸形

内容提要

- 淋巴管畸形在临床上可分 3 型:单纯性淋巴管畸形、海绵状淋巴管畸形和囊性淋巴管畸形。

淋巴管畸形(lymphatic malformation)是一种常见的脉管畸形,多在出生时或生后早期发病。

(一) 临床表现

淋巴管畸形可分为局限性淋巴管畸形、海绵状淋巴管畸形和囊状水瘤、获得性进行性淋巴管畸形。另外,按照囊腔大小还可分为巨囊型(体积≥2cm^3)、微囊型(<2cm^3)和混合型。

1. 局限性淋巴管畸形 又称表浅淋巴管畸形。通常在出生时或早年出现。好发生于腹部、腋窝和口腔、生殖器、眼睑、结膜,更多见于舌部(图 65-72)。表现为成群的厚壁水疱,常呈疣状,疱内充满淋巴液,形似蛙卵,混有血液或血栓形成,呈淡紫色、紫色。病变直径可从数毫米至数厘米(图 65-73)。损害下方的皮下组织可弥漫性肿胀。少数情况下,表浅淋巴管畸形可伴有内脏淋巴管畸形,累及纵膈或膀胱壁,其他相关病变还包括色素性毛表皮痣,表浅淋巴管畸形也见于 Maffucci 综合征和 Cobb 综合征患者。组织病理示真皮上部有许多扩张淋巴管(图 65-74),腔内含淋巴液和红细胞。

2. 海绵状淋巴管畸形和囊状水瘤畸形 海绵状淋巴管畸形常见于上肢、腋窝、肩胛部、面部(图 65-75,图 65-76)等处,表现为皮下组织肿块,表面皮肤无异常,质软,有波动感,

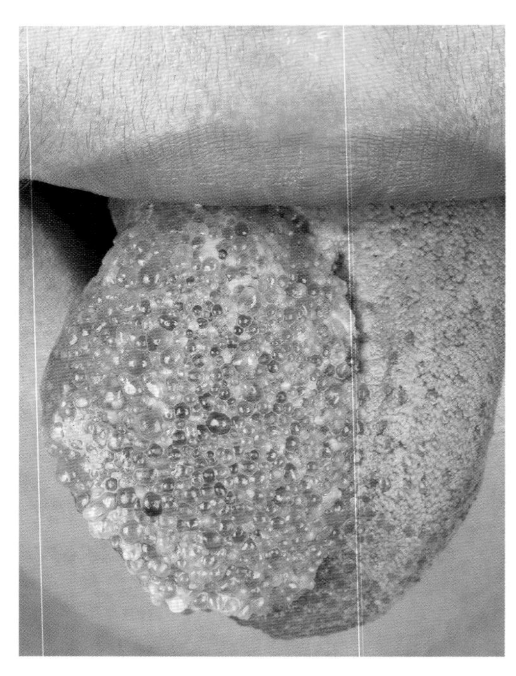

图 65-72 舌淋巴管瘤

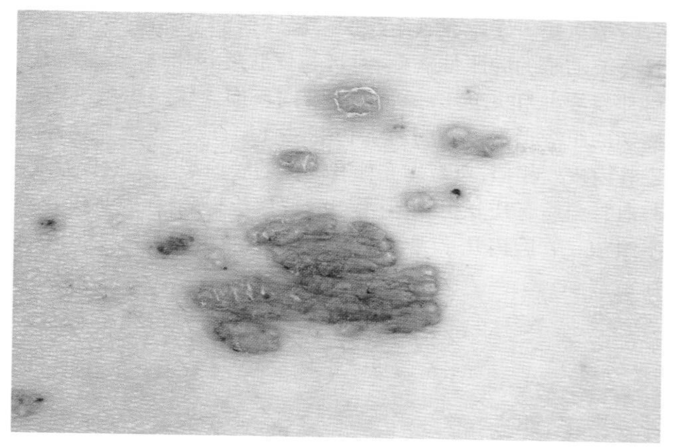

图 65-73　淋巴管畸形（单纯性淋巴管瘤）

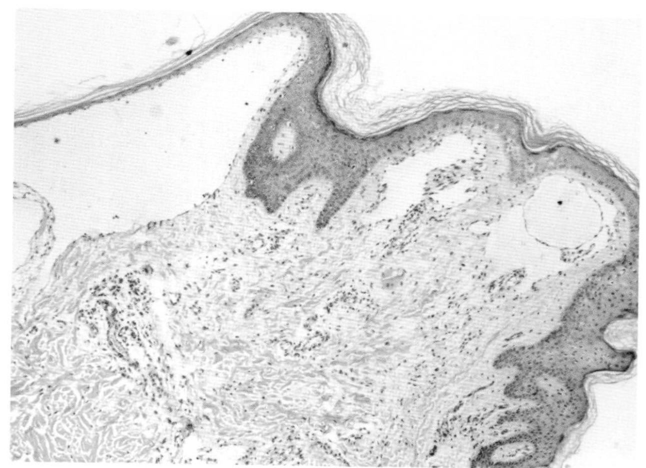

图 65-74　淋巴管瘤病理，真皮上部扩张淋巴管（新疆维吾尔自治区人民医院　普雄明惠赠）

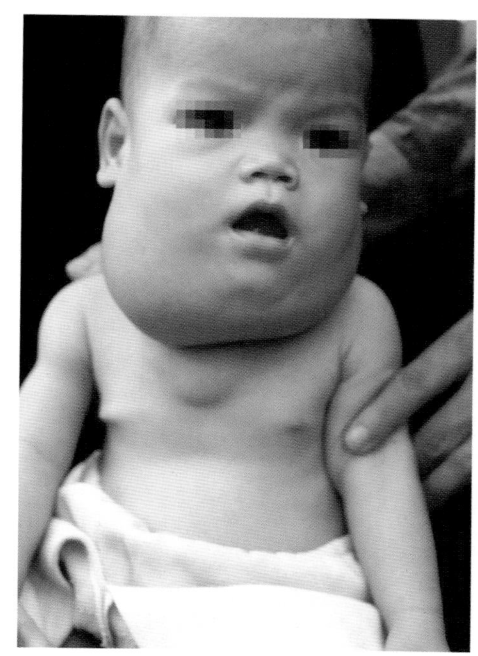

图 65-75　淋巴管畸形（囊状水瘤）（广东医科大学　吴江惠赠）

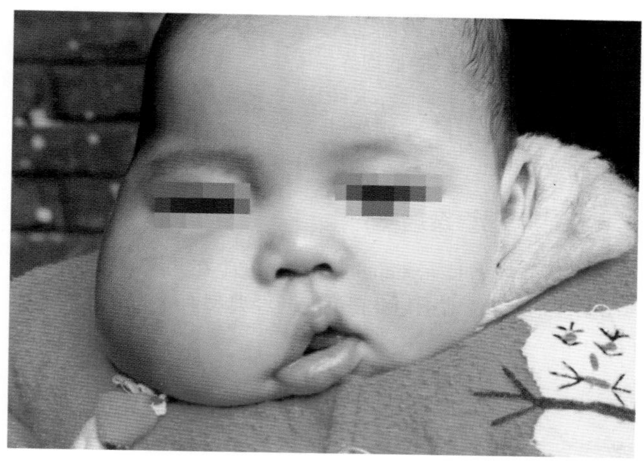

图 65-76　淋巴管畸形（囊状水瘤）

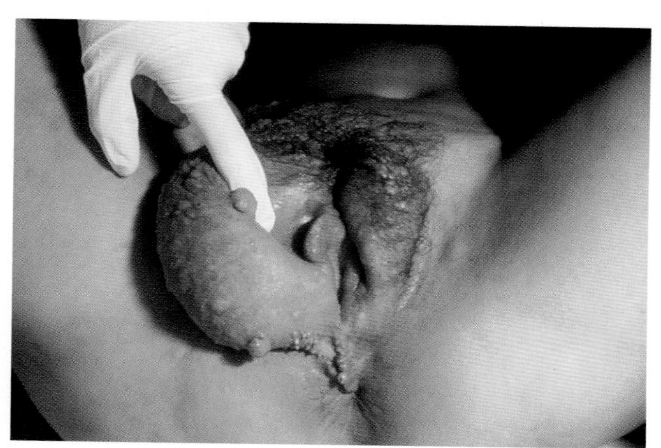

图 65-77　外阴淋巴管畸形（海绵状淋巴管瘤）

直径为 1 厘米至数厘米，甚或弥漫性肿胀（图 65-77）。组织病理示皮下组织内不规则形大淋巴管腔，内衬单层扁平内皮细胞。囊状水瘤常位于口腔和四肢并被描述为 Maffucci 综合征。表现为多房性、张力性皮下组织肿块和囊肿，直径常达 10cm 或更大，透光试验阳性。个别病例合并葡萄酒色斑。组织病理示皮下有大的囊腔。

3. 获得性进行性淋巴管畸形　又称良性淋巴管内皮瘤（benigh lymphangioendothelioma），主要发生在中老年人，最常累及下肢，但任何部位的皮肤均可受累，是一种良性、局限性、生长缓慢的肿瘤，由真皮和皮下相互连接的薄壁管腔组成。损害表现为单个暗红色斑疹或红色斑块，边界清楚。常无症状，偶有触痛、疼痛或瘙痒。肿瘤缓慢生长多年，病变直径可达数厘米。组织病理示真皮有内衬单层内皮细胞的不规则、薄壁管腔，含有淋巴液或有红细胞。

（二）治疗

1. 手术治疗　为主要疗法，但复发率高。因囊壁较薄、范围不清，故应切除较大范围，避免切除不彻底而复发。不强求完整切除肿瘤，而应将囊腔剖开，逐步切除，以利于显露和保护重要结构，残留部分涂以 2.5% 碘酊或注射博来霉素。

2. 局部注射　①硬化剂：将淋巴液抽净后注射博来霉素、多西环素、无水酒精、泡沫硬化剂、OK-432 等，硬化剂治疗适用于巨囊型和混合型淋巴管畸形，对微囊型效果较差；②泼尼松龙 2~10mg 注入肿瘤边缘。

3. 物理治疗 氩、氪、KTP、二氧化碳、铜蒸汽和连续波长染料激光均可选用。应用低温冷冻法治疗局限性淋巴管瘤有一定疗效。

二、淋巴管瘤病

淋巴管瘤病（lymphangiomatosis）发生在儿童，有时出生即有，无性别差异。临床上，它可能与经典型血管瘤病或其他血管畸形重叠。发生在软组织的淋巴管瘤病呈弥漫性、潮湿状且有波动感的肿胀性病变，它可与皮肤瘘管相通。少数病例可伴发婴儿和儿童 Kaposi 样血管内皮瘤。软组织型淋巴管瘤病的组织形态可能与海绵状淋巴管瘤，或更多地与良性淋巴管内皮瘤相似，典型病变伴有广泛的胶原裂隙状生长方式，与血管肉瘤有几分相似；但淋巴管要广泛得多，累及真皮和皮下组织。管腔内几乎无红细胞，但在间质中却可见大量含铁血黄素。

（普雄明　李莉　叶巧园　于世荣）

第六十六章

神经组织肿瘤

周围神经最外层为神经外膜，包绕整个神经干。神经干由很多神经束组成。每根神经纤维中央为轴突，全长由神经鞘细胞，即施万细胞（Schwann cell）及其产生的髓鞘包裹。神经鞘细胞来源于神经外胚层。

反应性病变的代表是创伤性神经瘤，发生在周围神经被切断而未能正常愈合的情形，表现为轴突、施万细胞及纤维组织增生。错构瘤性病变从发病年龄或形态学结构上看似某种发育异常的病变。

良性肿瘤用肿瘤（Tumor）而不用新生物（Neoplasm）进行描述，原因是这些病变的生物学本质仍不明确或尚有争议。恶性肿瘤描述了恶性周围神经鞘肿瘤和周围（骨外）原始神经外胚层肿瘤。异位脑膜病变其生物学行为属良性。神经鞘瘤或多或少地再现了分化型施万细胞的形态，而神经纤维瘤则显示了从施万细胞到成纤维细胞的一系列细胞形态。神经束膜瘤是新近认识的肿瘤，再现了正常神经束膜细胞，具有特征性超微结构和免疫表型。Merkel 细胞癌是呈上皮和神经内分泌化的原发性皮肤肿瘤。

第一节　反应性疾病

一、创伤性神经瘤

创伤性神经瘤（traumatic neuroma）或断肢性神经瘤由Odier 在 1811 年首次发现并描述，是对外伤或手术的反应，属于神经的非肿瘤性过度增生。

（一）病因与发病机制

发病原因主要是创伤（包括撕裂伤或穿透伤）和手术，尤其是截肢术，还包括其他手术如拔牙、包皮环切术和胆囊切除术。在理想条件下，被切断的神经沿着增生的施万细胞所形成的管道，从轴突近端残基向远端生长而获得重建。然而，如果神经对合不齐，或无远端残基，近端神经就会因增生紊乱而形成神经瘤。

（二）临床表现

通常为孤立的肤色或淡紫红色丘疹或结节，质硬，直径 0.5~2.0cm，很少大于 5cm，位于伤口、手术瘢痕或截肢处，下肢损害常为多发性。早期无自觉症状，数月后逐渐出现针刺感、瘙痒、触痛、压痛或撕裂痛，疼痛为神经源性，局部加压可诱发或加重疼痛，局部麻醉可减轻疼痛。高频超声检查能准确定位创伤性神经瘤，显示其大小、形状及与周围组织的毗邻关系，有利于指导手术后康复或再次手术。

残留性多指亚型是其变型，见于新生儿和年幼婴儿，常为无症状的光滑或疣状丘疹，位于小指基部尺侧，类似于完整的多指。可能为多指宫内自截或产后破坏所致的截肢性神经瘤。

（三）组织病理

瘤体由正常神经束成分构成的赘疣，包括成纤维细胞、神经鞘细胞、神经束膜细胞以及许多小的神经纤维。赘疣界限不清，排列紊乱。轴索再生扭曲、施万细胞及成纤维细胞增生，形成由纤维细胞分隔成的小团块状组织。

（四）鉴别诊断

本病需与肥大性瘢痕、皮肤纤维瘤、异物肉芽肿、颗粒细胞瘤等疾病鉴别。

（五）预防与治疗

在神经损伤后，尽量使神经断端对接，确保神经有序再生，防止本病发生。可手术切除瘤体并将近侧神经残端包埋在远离陈旧瘢痕的区域。也可采用经皮神经电刺激、皮损内注射糖皮质激素、神经松解术治疗。局部麻醉可暂时性止痛。

二、Marton 神经瘤

Marton 神经瘤（Marton's neuroma）并非真性肿瘤，是跖趾神经纤维化所致的足底阵发性撕裂样疼痛。

（一）病因与发病机制

可能与跖趾神经受到刺激、压迫或外伤所致。诱因包括穿高跟鞋、过紧或不合脚的鞋子，对足趾或跖骨球产生额外的压力；某些运动如跑步使足部受到反复创伤，或用于滑雪、攀岩的过紧鞋子产生压迫；足部畸形如高足弓、槌状趾。

（二）临床表现

女性较男性多见。通常发生于第三、四跖骨头间，偶见于第二、三跖骨间。疼痛常于运动后出现，似立于砂砾之上，灼痛、刺痛或麻木，并可向足趾和腿部放射，休息后缓解。尽管无可触及的肿块，某些病例有触痛点。

（三）组织病理

以明显的神经内膜、神经束膜、神经外膜的纤维化和透明变性为特征，伴有轴突消失。

（四）治疗

局部注射糖皮质激素或手术切除。

三、神经鞘腱鞘囊肿

神经鞘腱鞘囊肿（nerve sheath ganglion）指的是腱鞘囊肿发生于神经部位，它是一种退行性病变而非真性肿瘤，可能与特殊的外伤或刺激有关。病变多数位于腓骨头的腘神经外侧，偶见于神经内。损害最常见于腘窝，表现为局部质软肿块，可伴有疼痛、麻木、感觉异常、运动障碍。组织病理表现为一侧神经鞘无内衬囊肿，将原有神经束挤向一侧，有黏液样变性和继发性囊肿形成。主要采取局部切除治疗，但常无法避免损伤神经。也可采用切开囊壁引流减压并注射糖皮质激素防止复发。

四、环层小体神经瘤

环层小体神经瘤（pacinian neuroma）是指环层小体的局灶性增生或肥大，发生在局部创伤后。通常好发于指趾，形成局部肿块，疼痛。环层小体神经瘤可表现为以细蒂附着于神经干上的小结节，或表现为一个或多个神经弓突下结节。组织病理示病变由数目增多、体积肥大或二者兼备的成熟环层小体构成，且常伴有邻近神经的退行性变或纤维化。本病应与环层小体神经纤维瘤鉴别，后者是指包括神经纤维瘤、先天性痣、神经束膜瘤和神经鞘黏液瘤在内的一组异质性病变。治疗采取手术切除。

第二节 错构瘤性病变

一、栅栏状包被性神经瘤

栅栏状包被性神经瘤（palisaded encapsulated neuroma）又名孤立性局限性神经瘤，是一种神经纤维错构瘤样增生，可由微小创伤引起，系皮肤神经瘤的变型，由 Reed 等在 1972 年首次描述。

（一）临床表现

患者无神经纤维瘤病或 2B 型多发性内分泌肿瘤综合征的临床表现。发病年龄在 30~60 岁之间。约 90% 位于面部，特别是鼻周，其余发生于身体任何部位。皮损通常单发，为肤色或粉红色橡胶样坚实的丘疹和结节，直径 0.2~0.6cm，硬如橡皮（图 66-1），无自觉症状。极少数患者表现为多发性病变。

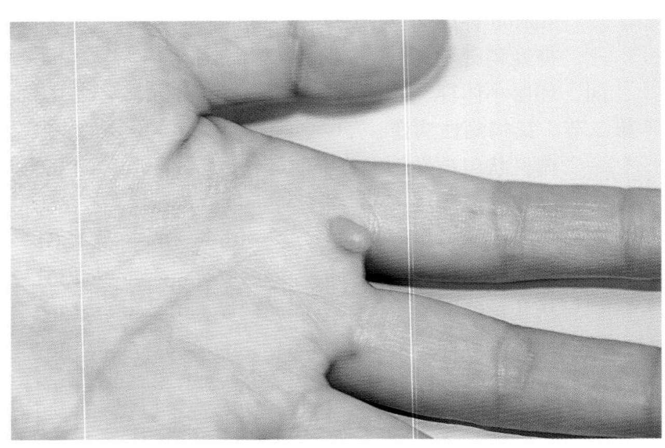

图 66-1 孤立性局限性神经瘤（新疆维吾尔自治区人民医院普雄明惠赠）

（二）组织病理

瘤体位于真皮深部或皮下，边界清楚，有神经束膜包裹，圆形或卵圆形（图 66-2），形成一个或多个结节。病变由实性增生的施万细胞（99%）构成，不伴有间质改变，大量神经纤维（轴突）常并排排列。梭形细胞的胞质呈嗜酸性，深染，胞膜模糊；核细长，波纹状均一嗜碱性，偶可平行排列，真正呈栅栏状排列的核少见，免疫组化神经鞘细胞 S-100 染色呈阳性，包膜细胞神经束膜上皮膜抗原（EMA）染色几乎均呈阳性，证明其属于神经束膜。

（三）鉴别诊断

皮肤色素痣、基底细胞癌、神经纤维瘤。

（四）治疗

可行手术切除。

二、黏膜神经瘤

黏膜神经瘤（mucosal neuroma）几乎均为多发性，并作为 2B 型多发性内分泌肿瘤综合征（MEN2B）特征性病变之一。MEN2B 是一种常染色体显性遗传性疾病，特点是发生双侧嗜铬细胞瘤、甲状腺滤泡旁细胞（C 细胞）增生、甲状腺髓样癌以

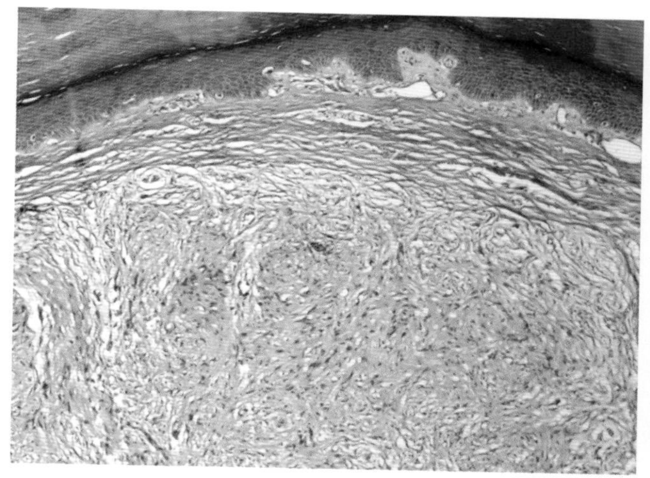

图 66-2　孤立性局限性神经瘤的组织病理(新疆维吾尔自治区人民医院　普雄明惠赠)

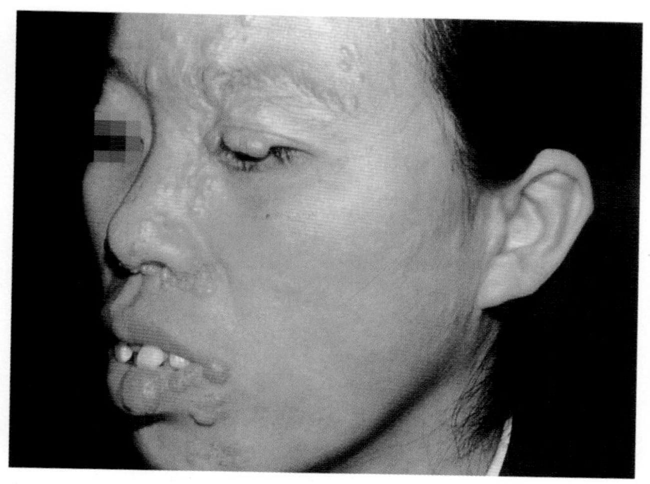

图 66-3　神经鞘瘤(中国医科大学　何春涤　王雅坤惠赠)

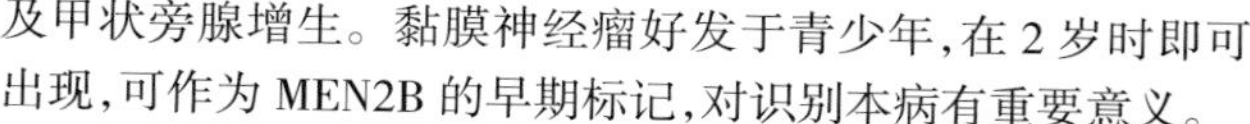

及甲状旁腺增生。黏膜神经瘤好发于青少年,在 2 岁时即可出现,可作为 MEN2B 的早期标记,对识别本病有重要意义。

黏膜神经瘤十分罕见,可累及唇、口腔、舌、眼睑、结膜和肠黏膜表面,在黏膜皮肤交界附近区域,尤其是口腔,成簇分布,亦有少数可在其他部位发生皮损,表现为大小不等的多发性结节,可致受累区弥漫增大。在非 MEN2B 患者中,罕见累及口腔和喉部。

组织病理上,瘤体在真皮层或黏膜下层,由增生的神经纤维组成,境界不清,神经纤维排列紊乱,并有不规则的分支。增生的神经束常被神经束膜包裹,EMA 染色呈阳性。

几乎所有患者在成年早期罹患甲状腺髓样癌,具有高度侵袭性。在 5 岁前发现并预防性切除甲状腺对预后至关重要。

第三节　良性肿瘤

一、神经鞘瘤

神经鞘瘤(neurilemmoma)也称施万细胞瘤(Schwannoma),是一种主要由施万(神经鞘)细胞组成有包膜的神经鞘肿瘤。

(一) 病因与发病机制

肿瘤源自神经鞘,起源于轴突周围或神经内膜施万细胞增生。遗传学研究发现本病 22 号染色体上 NF2 基因突变或缺失可能与本病的发病相关。可有家族发病倾向,或具有 2 型神经纤维瘤病(NF2)的特征。

(二) 临床表现

以 20~50 岁最多见。好发于头颈部(90%)、眼及眶部(图 66-3)以及四肢屈侧。多数孤立性神经鞘瘤无症状,但有疼痛和麻木。可有家族发病倾向或 2 型神经纤维瘤病的特征。

多数神经鞘瘤病变为颅内、脊髓内或深部软组织病变。皮肤损害为单个粉红色至黄色皮内或皮下结节或肿块,质地常柔软,表面光滑,直径 0.5~3cm(图 66-4)。神经鞘瘤生长缓慢,确诊前常已存在多年。本病的临床亚型包括:

1. 多发性　多发性皮肤神经鞘瘤又称为神经鞘瘤病(schwannonmatosis)。表现为多发,疼痛性皮肤或软组织神经鞘瘤。可有中枢神经系统肿瘤,或听力减退,耳鸣,肌肉萎缩,

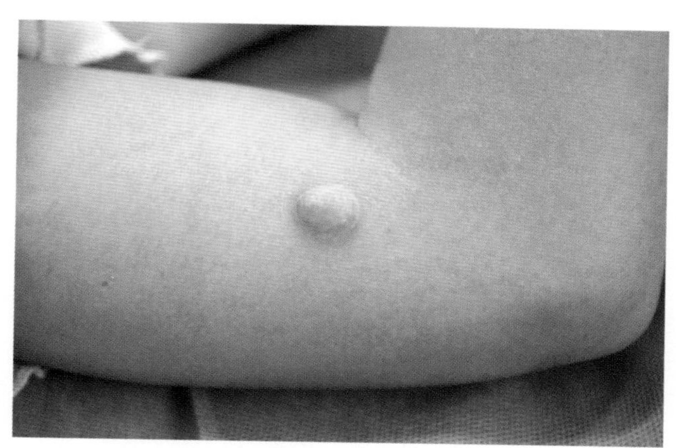

图 66-4　神经鞘瘤

上臂屈侧单个肉色结节,质地柔软光滑(广东医科大学附属医院　赖俊东惠赠)。

骨和胃肠道等部位损害。

2. 孤立性　孤立性神经鞘瘤可为神经纤维瘤病的一种表现或伴有许多中枢神经系统肿瘤。

3. 伴随疾病　有 3% 发生于 NF2 患者,2% 发生于神经鞘瘤病患者,还有 5% 伴发多发性脑膜瘤,此时患者可伴或不伴 NF2。神经鞘瘤还可作为 NF1 的组成部分。

(三) 组织病理

神经鞘瘤的标志是交替出现 Antoni A 和 Antoni B 区域。Antoni A 区多由排列紧密的梭形细胞构成,细胞核常扭曲,胞浆界限不清,偶见透明核内空泡。细胞排列成捆或束状。在高度分化的 Antoni A 区域,细胞核可排列成栅栏状,细胞呈漩涡状排列(图 66-5,图 66-6),并可见 Verocay 小体,后者由两排排列整齐的细胞核构成,其间由纤维性细胞突起分隔开来。可见到核分裂象。

Antoni B 区为相对疏松的黏液样区,细胞排列较不规则,且细胞成分较少。在疏松的基质中,随机散布着梭形或卵圆形细胞。可有不同程度的变性,如囊性变、水肿、黏液样变性、纤维化和血管变化,可伴细胞异型性。

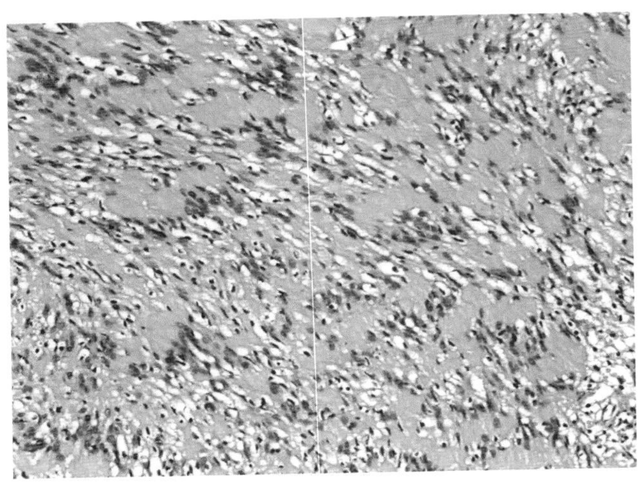

图 66-5 神经鞘瘤
可见两排平行的细胞核呈栅栏状排列(新疆维吾尔自治区人民医院 普雄明惠赠)。

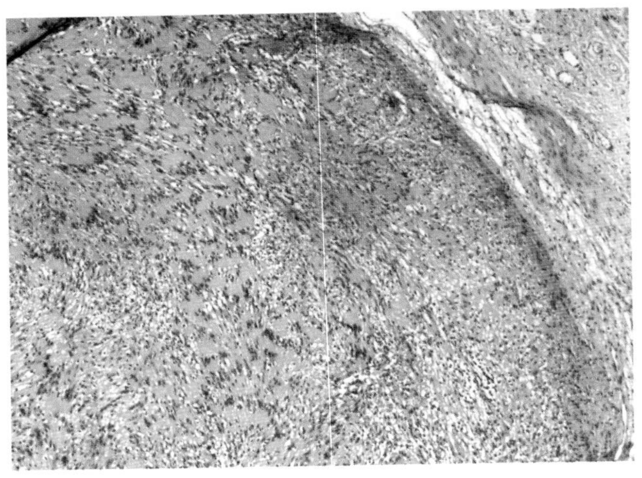

图 66-6 神经鞘瘤
肿瘤界限清楚,可见包膜,由密集的梭形细胞组成,可见 Verocay 小体(新疆维吾尔自治区人民医院 普雄明惠赠)。

神经鞘瘤还有一些少见的亚型,如丛状型(与神经纤维瘤病无关系)、细胞型、色素型、上皮样型及腺样型。

(四) 鉴别诊断

临床上本病应与纤维瘤、神经纤维瘤(表 66-1)、脂肪瘤、表皮囊肿、皮样囊肿、平滑肌瘤、腱鞘囊肿等鉴别。

(五) 治疗

神经鞘瘤属生物学行为良性肿瘤。Stout 对 50 例患者的观察研究表明,肿瘤单纯切除或全切之后,无一例复发。本病很少发生恶变。

二、丛状神经鞘瘤

丛状神经鞘瘤(plexiform schwannoma)累及的患者常比普通神经鞘瘤患者年轻。好发于躯干部位,2/3 的患者病变起源于真皮。它与 NF1 或 NF2 的关系不明显。已报道 50 个病例中,仅个别与 NF1 或 NF2 有关。皮损由许多丛状多结节状(图 66-7)和条索组成肿块,可有口腔黏膜损害。也有先天性

表 66-1 神经鞘瘤与神经纤维瘤的比较

	神经鞘瘤	神经纤维瘤
年龄	20~50 岁	20~40 岁;NF1 患者较年轻
好发部位	头颈部,四肢屈侧,偶可发生于腹膜后和纵隔	皮神经;NF1 患者可发生于深在部位
包膜	常有	常无
生长模式	具有 Antoni A 和 B 区的有包膜肿瘤;丛状型少见	局限性,弥散性或丛状
相关综合征	大多数为散发,有些伴发 NF2,偶尔伴发 NF1	大多数为散发,有些伴发 NF1
S-100 染色	一致的强阳性	染色强度不均
恶变	特别罕见	散发性病例很少恶化,但可见于 2%~3% 的 NF1 患者

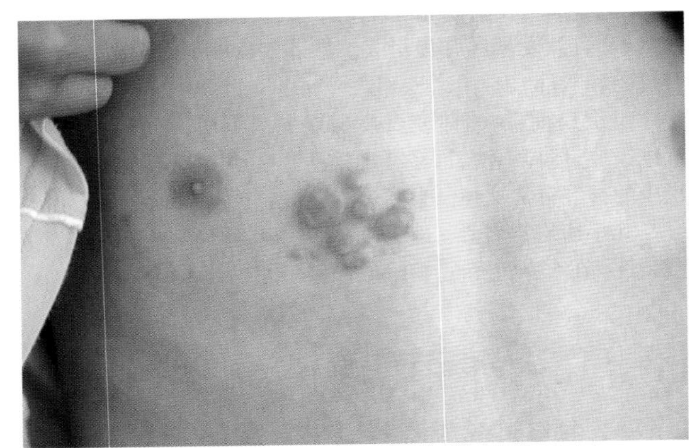

图 66-7 丛状神经鞘瘤(新疆维吾尔自治区人民医院 普雄明惠赠)

发病者。部分病例为孤立性损害,不伴发神经纤维瘤病;多发性损害者可伴发其他病变,如神经鞘瘤(周围神经、软组织、脑神经、内脏)和中枢神经系统肿瘤(脑膜瘤、星形细胞瘤、神经胶质瘤)。尚无恶变的报道。组织学上表现为主要由 Antoni A 型组织构成的结节。每个结节都有包膜,可见核分裂(图 66-8)。免疫组化,S-100 蛋白强阳性。

三、神经纤维瘤

神经纤维瘤(neurofibroma)是最常见的神经鞘起源的肿瘤。有多种类型的细胞参与了其组织发生。所有神经间叶组织均增生,包括施万细胞、神经内膜成纤维细胞、神经束膜细胞、肥大细胞以及各类中间细胞。由于各类细胞增生程度不一,因此组织学组成和结构也存在较大差异。

(一) 临床表现

神经纤维瘤主要有三种生长模式:局限性、弥漫性或丛

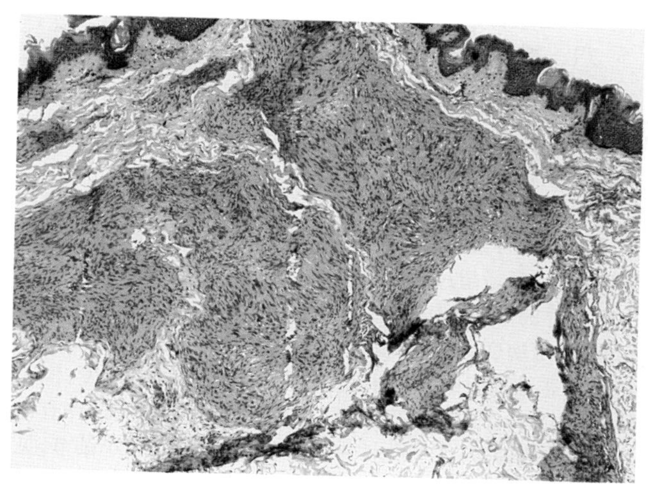

图 66-8 丛状神经鞘瘤组织病理（HE 染色）
由多个散在的结节状神经鞘瘤样组织构成，呈栅栏样排列（新疆维吾尔自治区人民医院 普雄明惠赠）。

状。弥漫性和丛状神经纤维瘤则与Ⅰ型神经纤维瘤（NF1）密切相关。

1. 孤立性神经纤维瘤 较常见于成人；为孤立性皮肤色丘疹或结节，质软或橡皮样硬，一般呈蒂状，常有“纽孔征”，即按压时肿瘤易内陷。多发于躯干和头部；约 10% 病例有多发性损害，其中部分患者有神经纤维瘤病。

2. 弥漫性神经纤维瘤 较为罕见，主要发生于儿童及青少年。约 20%~30% 的患者与Ⅰ型神经纤维瘤病相关，好发于头皮（图 66-9，图 66-10）、颈部和躯干部。肿瘤最常发生于头颈部，为皮肤斑块样隆起。

3. 色素性神经纤维瘤 少见，临床常看不到色素，组织学检查可发现。色素细胞通常呈树突状或上皮样，与周围的非色素性细胞比较，此类细胞可同时表达 S-100 蛋白和黑色素标记物，而前者则仅表达 S-100 蛋白。

4. 丛状型神经纤维瘤 累及整个神经及其分支，形成袋状或带蒂的套索样皮内和皮下肿块，神经纤维瘤性象皮病。皮肤偶有色素沉着。丛状神经纤维瘤为 NF1 的诊断特征性病变。

5. 恶变 神经纤维瘤，特别是发生在 NF1 的丛状神经纤维瘤，偶有恶变倾向，而且仅发生于皮肤神经纤维瘤。

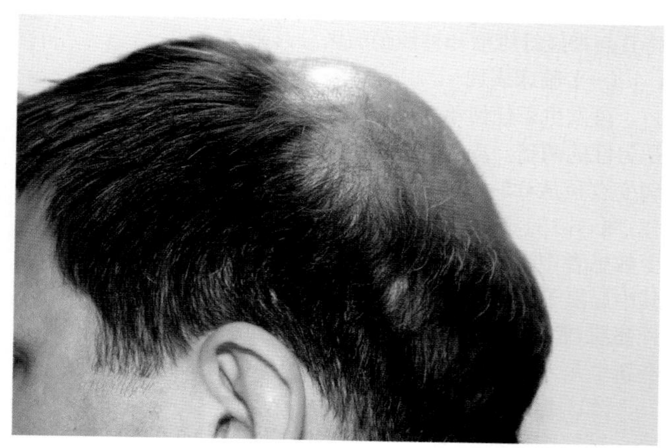

图 66-9 神经纤维瘤（新疆维吾尔自治区人民医院 普雄明惠赠）

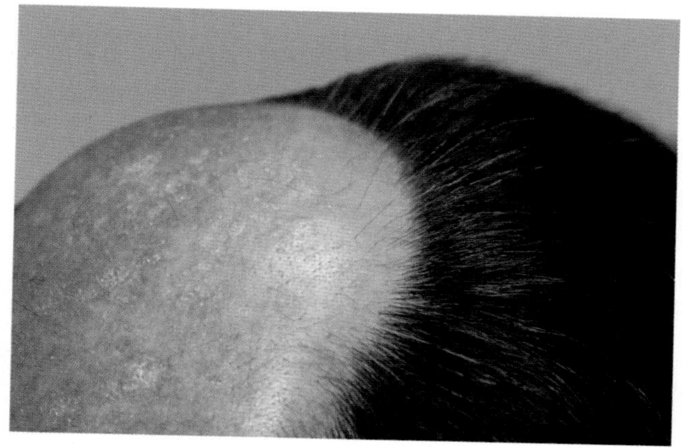

图 66-10 神经纤维瘤（新疆维吾尔自治区人民医院 普雄明惠赠）

6. 神经纤维瘤病 NF1 占 90% 以上，可有神经纤维瘤和神经鞘瘤，表现有神经纤维瘤、咖啡牛奶斑、腋窝雀斑、Lisch 结节、视神经胶质瘤、嗜酸细胞瘤等；2 型神经纤维瘤（NF2）仅有中枢或听神经瘤病，无皮肤损害；3 型（混合型）和 4 型（变异型）与 2 型相似，但有皮肤神经纤维瘤（详见二十七章神经皮肤综合征）。

（二）组织病理

①肿瘤位于真皮下，无胞膜，但境界清楚，含有大量小的神经纤维；②肿瘤内细长的梭形细胞散乱排列成纤细的格状结构（图 66-11）。有时在黏液样的基质中可见散在的炎症细胞特别是肥大细胞，是本病的一个特点。除施万细胞和神经束膜细胞外，可见丰满的成纤维细胞和肥大细胞。细胞核呈栅栏样排列，而真正的 Verocay 小体罕见；③很少见到退形性变的核多形性和核深染散发的神经纤维瘤，偶尔见到少量的有丝分裂活动；④真皮深部、皮下组织和深部软组织的神经纤维瘤常有神经束膜或神经外膜包绕，可呈丛状生长。S-100 染色阳性仅见于 30%~50% 的细胞。有时可见 CD34 阳性，但阳性率不等。

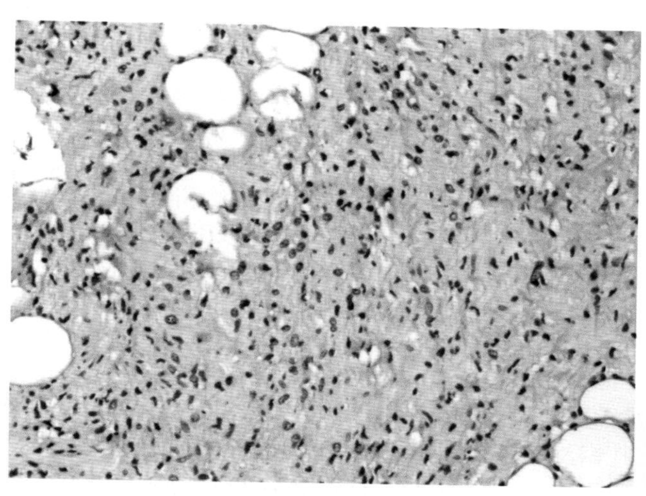

图 66-11 神经纤维瘤组织病理（HE 染色）：肿瘤由小的梭形细胞组成，细胞核呈波浪状或细长，可见到嗜酸性胞浆的肥大细胞（新疆维吾尔自治区人民医院 普雄明惠赠）

（三）鉴别诊断

临床上应与神经瘤、皮肤纤维瘤和软纤维瘤、色素痣鉴别。丛状神经纤维瘤在病理上要与各类丛状肿瘤相鉴别，包括丛状神经鞘瘤。

（四）治疗

孤立性损害手术切除，多发性损害者可切除疼痛性、妨碍功能或生长迅速的损害。酮替芬可减慢神经纤维瘤的生长速度，可抑制肥大细胞脱颗粒。其他类型需多学科综合治疗。

四、经典型神经鞘黏液瘤

神经鞘黏液瘤（nerve sheath myxoma）是指一系列神经间叶组织肿瘤，其特征是在黏液性基质中有增生的神经鞘细胞，依据组织学结构和免疫表型可分为经典型和细胞型。经典型神经鞘黏液瘤（classic neurothekeoma）由 Gallagher 与 Helwig 首次描述。有学者推测本病可能为具有明显黏液样变性的神经纤维瘤的一种变型。

（一）临床表现

常发生于 20 岁以前，女性多见，皮损为孤立质软的皮色丘疹或结节，一般位于头部和颈、肩等部位，直径小于 3cm，通常为 0.5~1cm。肿瘤多位于真皮或皮下组织，个别发生于深部软组织，黏膜很少受累。

（二）组织病理

纤维组织将病变分隔成不规则的小叶，呈现明显网格状外观。每个小叶均由多种细胞成分和黏液样基质（透明质酸或硫酸黏液）混合而成，呈黏液样或实性。细胞呈圆形至梭形，通常无异型性或核分裂活性。小叶中有时可见巨细胞，肿瘤细胞间偶见轴突。虽然大多数肿瘤有黏液样变，但某些肿瘤仍以细胞成分为主，可伴有明显的核异型、少量核分裂。通常表达 S-100 蛋白和 PGP9.5，后者是一种广谱神经标记物。

（三）鉴别诊断

本病在临床上应与黏液样囊肿、皮内痣、纤维脂肪瘤和附属器肿瘤鉴别。组织病理鉴别诊断包括局灶性黏蛋白增多症、黏液样恶性纤维组织细胞瘤以及黏液样神经纤维瘤。

（四）治疗

应该彻底手术切除。

五、细胞型神经鞘黏液瘤

细胞型神经鞘黏液瘤（cellular neurothekenoma）由 Barnhill 与 Mihm 在 1990 年首先命名，与经典型神经鞘黏液瘤不同，此类病变不表达 S-100 蛋白。

1. 临床表现　与经典型神经鞘黏液瘤不同。常累及儿童和年轻人，平均年龄 24 岁，女性多见。好发于头颈和躯干上部，损害为粉红色、红色或褐色丘疹或结节，质地坚实，直径一般小于 1cm。有潜在的恶变可能，但肿瘤的生物学行为良性。

2. 组织病理　肿瘤由巢状或束状、上皮样和短梭形嗜酸性粒细胞组成，细胞常有丰富的嗜酸性胞质和深染核，许多细胞有明显核仁，核空泡状。正常的有丝分裂象很常见，偶见巨细胞。这点与经典型神经鞘黏液瘤不同，但个别病例可见明显的黏液样变。在 S-100 蛋白阴性，而肌动蛋白灶状阳性的细胞性神经鞘黏液瘤中，可见 MITF 和 NK1/3（黑色素细胞标志物）强阳性表达。

3. 鉴别诊断及治疗　同经典型神经鞘黏液瘤。

六、神经束膜瘤

神经束膜瘤（perineurioma）由 Lazarus 等在 1978 年首次描述，是由类似正常神经束膜的细胞构成的软组织肿瘤，也称为席纹状神经束膜纤维瘤。

（一）临床表现

①皮肤神经束膜瘤：相对常见，表现为小的丘疹，少数病变较大，直径超过 5cm，位于皮下。好发于中年人，尤其是中年女性的下肢；②软组织神经束膜瘤：与皮肤神经束膜瘤相似，只是病变更大，为皮下无痛性肿块，直径 1~20cm，平均 4cm；③恶性软组织神经束膜瘤：很少见。可局部复发，但罕见转移；④神经内神经束膜瘤：有主干神经梭形肿胀，伴有运动神经功能障碍；⑤硬化性神经束膜瘤：为孤立性小结节，见于青年人，好发于手指和手掌。

有人主张将神经束膜瘤分为两类，即软组织神经束膜瘤和神经内神经束膜瘤，将皮肤神经束膜瘤和硬化性神经束膜瘤作为软组织神经束膜瘤的亚型。

（二）组织病理

皮肤神经束膜瘤常呈哑铃状，由短的淡染梭形细胞排列成束而成，局部排列成涡纹状和席纹状结构；软组织神经束膜瘤类似于皮肤神经束膜瘤，肿瘤境界清楚，由均一的双极细胞组成，排列成束状、涡纹状或席纹状；恶性软组织神经束膜瘤出现异型性，核分裂；神经内神经束膜瘤的肿瘤细胞围绕单个轴突增殖，形成特征性的洋葱皮样环状外观；硬化性神经束膜瘤的肿瘤细胞排列成条索状、束状和涡纹状，周围胶原显著透明样变性。

（三）诊断

神经束膜瘤的诊断条件相当严格，原因是单凭光镜无法诊断。结合肿瘤特点和免疫组化标记能够识别神经束膜分化，获得诊断。

（四）治疗

手术切除。

七、颗粒细胞瘤

颗粒细胞瘤（granular cell tumor）又名颗粒细胞神经鞘瘤，由 Abrikossogg 在 1926 年首次报告，特点是出现较大的具有颗粒外观的良性细胞。本病与神经密切相关，免疫组化证实其具有向神经嵴来源的周围神经相关细胞分化的特点，并能将其与神经纤维瘤和神经鞘瘤区分开来。

（一）临床表现

可发生于任何年龄，但好发于 30~60 岁人群，女性发病率是男性的两倍。皮损表现为肤色或棕红色丘疹 - 结节，质硬，病变直径从 0.5~3.0cm，一般无症状，偶有疼痛或瘙痒（图 66-12，图 66-13）。损害通常单发，10%~15% 的病例为多发。在少数患者中可出现多达 50 个肿瘤结节。头颈部多见（70%），其中局限于舌部者占 30%，还可累及口腔黏膜、胃肠道、胆管、骨骼肌、膀胱、女阴、唾液腺、乳腺、前列腺和垂体。临床亚型有新生儿牙龈颗粒细胞瘤、原始息肉样颗粒细胞瘤。

（二）组织病理

颗粒细胞瘤多为边界不清的结节，约 2/3 的病变位于真皮和皮下。瘤体由大的圆形或椭圆形细胞排列成巢状或条索状，胞浆内有亮的嗜酸性颗粒（图 66-14），颗粒经淀粉酶消化

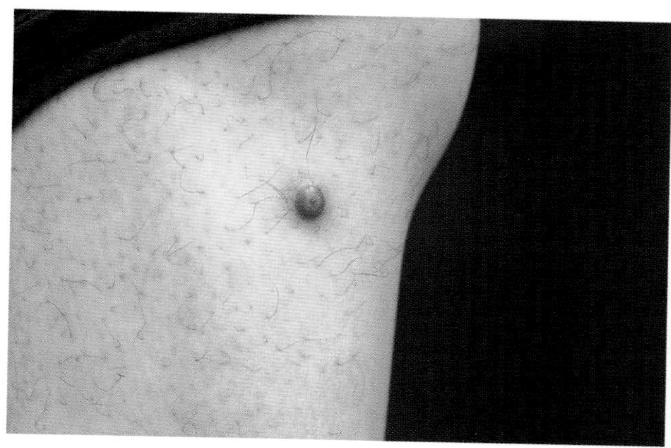

图 66-12　颗粒细胞瘤(新疆维吾尔自治区人民医院　普雄明惠赠)(1)

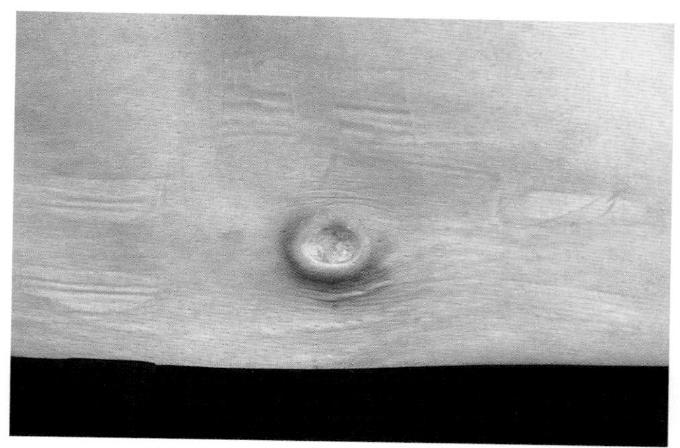

图 66-13　颗粒细胞瘤(新疆维吾尔自治区人民医院　普雄明惠赠)(2)

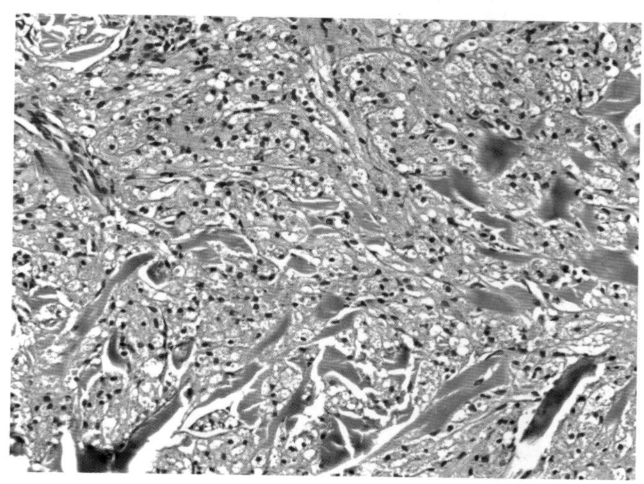

图 66-14　颗粒细胞瘤组织病理(HE 染色)
肿瘤细胞位于横纹肌间,肿瘤由胞浆含有嗜酸性颗粒的大细胞组成(新疆维吾尔自治区人民医院　普雄明惠赠)。

后 PAS 染色阳性。细胞边界不清,呈合胞体状,核形态一致,小而圆,常位于中央,有丝分裂活动数量不等。颗粒细胞与周围神经关系密切。颗粒细胞包绕甚至完全取代小神经,通过 Bodian 染色或银染能够识别残存的轴突。免疫组化染色 S-100、神经元特异性烯醇化酶、层黏连蛋白以及各种髓磷脂蛋白均为阳性。

(三) 鉴别诊断

本病应与皮肤纤维瘤、附属器肿瘤、真皮痣和疣状角化病、基底细胞癌及平滑肌瘤鉴别。

(四) 治疗

本病常为良性,约 3% 病例可出现恶变。治疗采取局部完整切除,切除不彻底复发率高。

第四节　恶性肿瘤

一、恶性周围神经鞘瘤

恶性周围神经鞘瘤(malignant peripheral nerve sheath tumor)又称恶性神经鞘瘤或神经纤维肉瘤,是一种侵袭性深部软组织肉瘤。

本病包括两种形式,即伴 NF1 病变或家族史的病例(30%~50%)以及散发病例。四肢屈侧较躯干(包括腹膜后)更常见,发生于头颈部者很少见。NF1 病变患者此前稳定的肿瘤出现增大或疼痛时应怀疑本病,疼痛可表现为神经根痛。

常有相对非特异性的“恶性梭形细胞肉瘤”的组织病理表现,多数病例表现为梭形细胞,呈束状分布。免疫组化显示不超过 50% 的病例 S-100 染色阳性。本病发生于神经或神经纤维瘤内,二者大致各占半数。

本病预后很差,5 年生存率约为 15%~35%。大多死于肺转移。

二、Merkel 细胞癌

Merkel 细胞癌(merkel cell carcinoma,MCC)是一种罕见的侵袭性高,原发皮肤病的神经内分泌肿瘤(primary neuroendocrine carcinoma of skin),是一种罕见的好发于日光损伤部位的高度侵袭性肿瘤,Toker 在 1972 年首先将本病描述为皮肤柱状细胞癌,后来电镜研究证实肿瘤细胞与正常 Merkel 细胞具有共同的特征性超微结构,故于 1980 年更名为“Merkel 细胞癌”。近年来 MCC 的发病率不断上升,逐渐引起人们的重视。

(一) 病因与发病机制

MCC 中含有高密度神经内分泌颗粒的细胞即为 Merkel 细胞,这是一种特殊的位于表皮基底层的触觉感受细胞,也是最可能的起源细胞。然而,MCC 表现出的上皮及肉瘤样特征也提示 MCC 可能起源于表皮原始全能干细胞。

本病的组织发生可能起源于皮肤神经内分泌细胞或向其分化。

MCC 的病因尚不完全清楚,自 2008 年 feng 等克隆出 Merkel 细胞多瘤病毒 MCPyV 后,诸多研究发现,MCPyV(80% 阳性)在 MCC 发生发展过程中起到重要作用,MCPyV 可以整合到 Merkel 细胞基因组,并在 MCC 中克隆性扩增,说明 MCPyV 感染早于 MCC 发生。敲除 MCPyV 能够使 MCC 表型

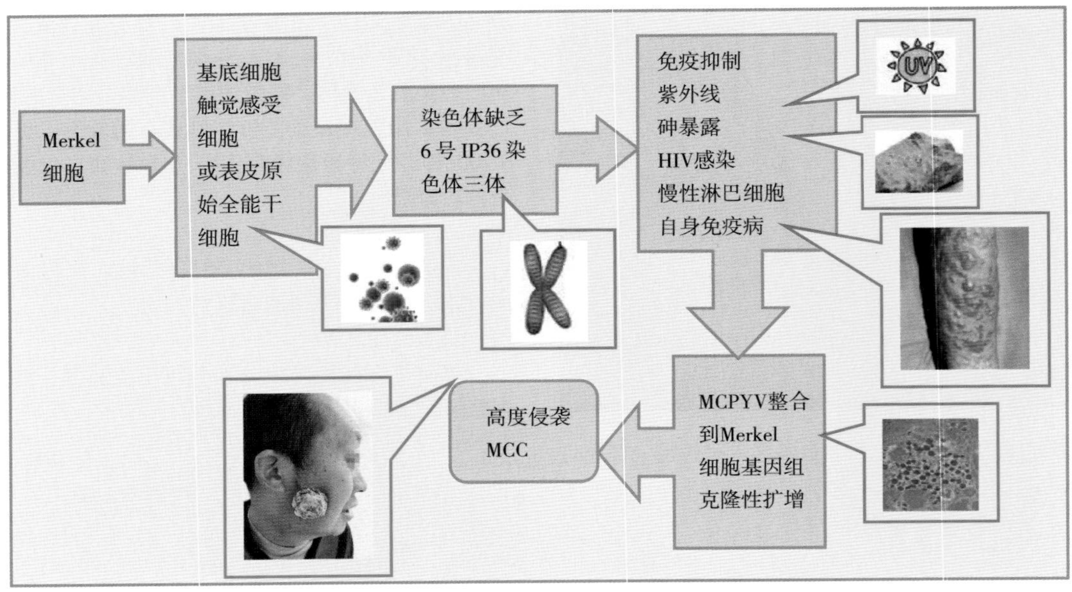

图 66-15　Merkel 细胞癌的病理生理

逆转。

最近的证据表明多瘤病毒可能是致病原因。其他诱因老龄(>65 岁)、过度紫外线暴露如日晒和光化学疗法(90% 发生在曝光区)、砷剂暴露、免疫抑制、HIV 感染。Merkel 细胞癌染色体 1p36 缺失很常见,还可见许多其他类型的染色体异常,其中最常见的是 6 号染色体三体,几乎见于 50% 的肿瘤。尽管已发现上述多种染色体异常,但迄今仍未发现 Merkel 细胞癌相关的原癌基因或肿瘤抑制基因。Merkel 细胞癌的病理生理见图 66-15。

(二) 临床表现

Heath 等采用 5 个英文元音字母组合“AEIOU”总结了 MCC 的临床特征:A(asymptomatic)即指无症状,仅有局部无痛性包块;E(expanding rapidly)即指病情进展迅速,侵袭性强;I(immune suppression)即患者常伴有免疫抑制;O(old than 50 years)即指发病年龄 >50 岁,且发病风险与年龄正相关;U(ultraviolet-exposed)即指病变多位于紫外线暴露部位。可将“AEIOU”法则作为诊断本病的临床参考指标。

1. 一般特征　发病年龄为 15~97 岁,中位年龄 69 岁。50% 以上的病变发生于头颈部(图 66-16、图 66-17、图 66-22、图 66-23),其次为四肢(40%),位于躯干和外阴者不足 10%。累及黏膜罕见。临床为恶性,有侵袭性表现。易复发,多数病例最终出现转移。

2. 基本损害　多数病例为孤立性损害,少数为多灶性、甚或播散性。皮损表现为无痛性坚实的丘疹、结节或肿瘤(直径 0.5~5cm),常表现为囊肿样外观,呈肤色、粉红、红色至紫色或赤褐色,圆顶形,表面有光泽并有毛细血管扩张。肿瘤表面皮肤完整,但大的损害可有溃疡。肿瘤生长迅速,在数周或数月内快速增长,多数小于 2cm。

3. 恶性程度　本病为高度恶性肿瘤,常见局部复发和转移。40% 病例在术后出现局部复发,发生于手术瘢痕内或其周围。50%~60% 患者发生局部淋巴结转移,30%~40% 出现远处转移(内脏和中枢神经系统)。1 年、2 年和 3 年总存活率分别约为 88%、72% 和 55%。

4. 肿瘤扩散和分期　作出组织病理学诊断后的临床分期必需至少包括 X 线胸片和胸腹 CT,以除外其他部位可能存在的原发及转移性。除了眼睑、外阴和阴茎以外,其他部位发生的 MCC,分期参考非黑色素瘤性皮肤癌的 TNM 分期系统。

2010 年,AJCC 根据肿瘤 - 结节 - 转移(TNM)标准发布了第一个 MCC 共识分析系统。

(三) 组织病理

MCC 为真皮肿瘤,可以延伸至皮下组织、筋膜和肌肉。生长模式以片状生长最常见,其次是巢状及小梁状。MCC 是

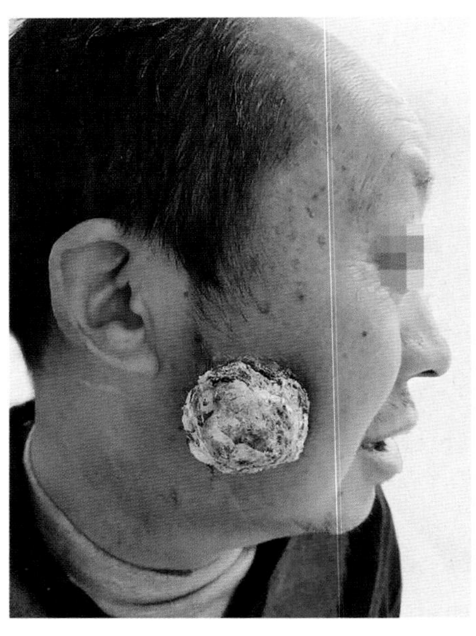

图 66-16　Merkel 细胞癌(浙江省人民医院　潘卫利　陶小华　丁杨惠赠)

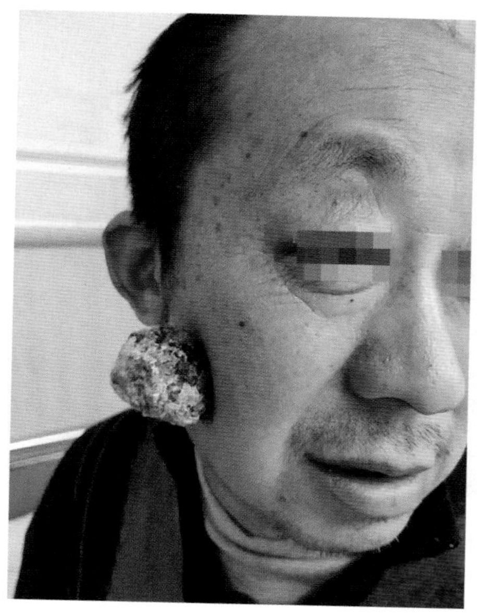

图66-17 Merkel细胞癌（浙江省人民医院 潘卫利 陶小华 丁杨惠赠）

一种小蓝细胞肿瘤，肿瘤细胞大小一致，直径约15μm，胞浆很少，核呈圆形或卵圆形，核膜清晰，染色质细而散布，核仁一般不明显，可见大量有丝分裂细胞和凋亡细胞，细胞呈片状和束状排列。可见灶状梭形细胞分化。细胞有不同程度的细胞间黏附。常见坏死区、致密淋巴细胞浸润、散在的固缩核，偶见假玫瑰花结构（见图66-18~图66-21，图66-24~图66-26）。

免疫组化染色结果：CK（Pan）（+），CK7（-），CK5/6（-），CK20（+），CD56（+），SYN（+），CgA（+），Ki67（+90%），P63（-），P40（-）。

Collard等根据瘤细胞形态将MCC分为3型：①梁状型，占25%，从圆形到多边形，呈器官样排列或梁状排列，泡状核，核仁不明显；②中间型，大于50%，由单一的细胞组成，实性、弥漫生长、核质比倒置，可见突出的核、核仁，核分裂象及核碎片多见；③小细胞型，罕见，预后差。

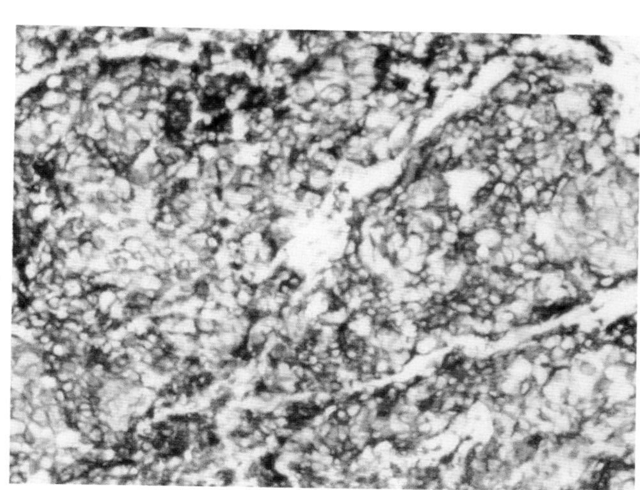

图66-18 Merkel细胞癌组织病理（浙江省人民医院 潘卫利 陶小华 丁杨惠赠）（1）

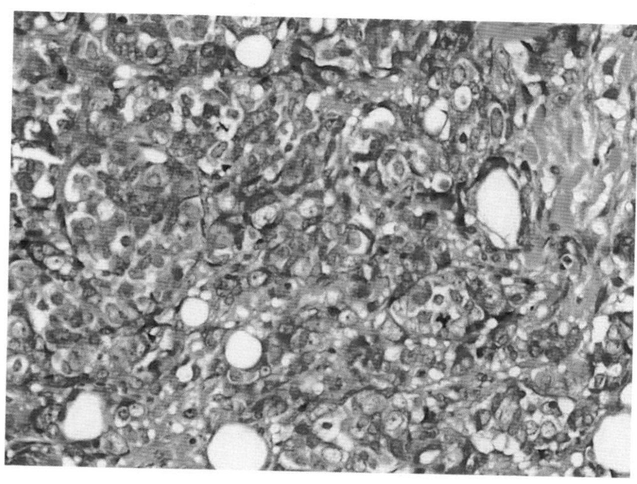

图66-19 Merkel细胞癌组织病理（浙江省人民医院 潘卫利 陶小华 丁杨惠赠）（2）

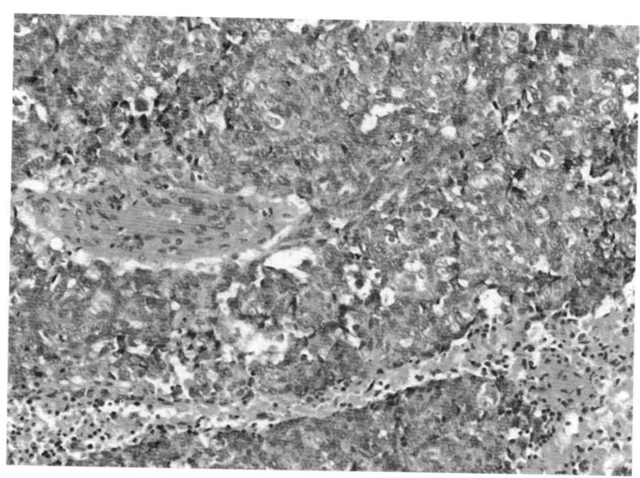

图66-20 Merkel细胞癌组织病理（浙江省人民医院皮肤科 潘卫利 陶小华 丁杨惠赠）（3）

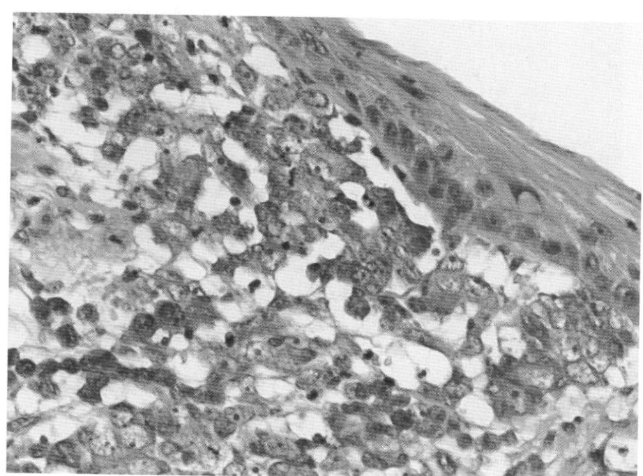

图66-21 Merkel细胞癌组织病理（浙江省人民医院 潘卫利 陶小华 丁杨惠赠）（4）

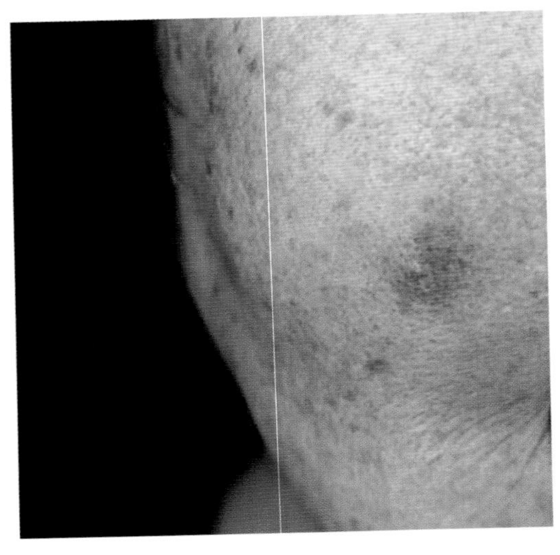

图 66-22　Merkel 细胞癌
右面部暗红色肿物，术前（韶关市第一人民医院　李珍惠赠）。

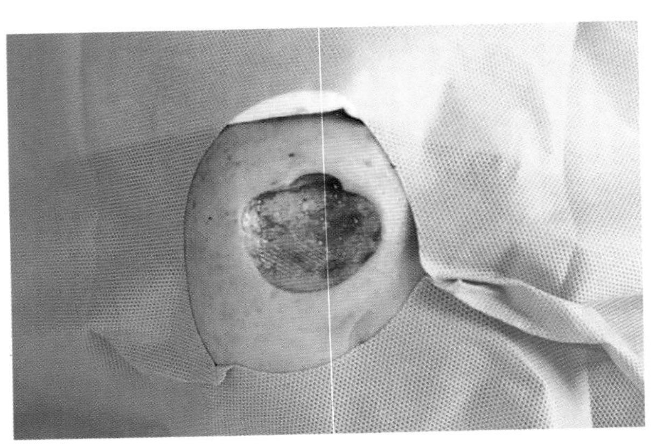

图 66-23　Merkel 细胞癌
右面部皮损第二次扩大切除后（韶关市第一人民医院　李珍惠赠）。

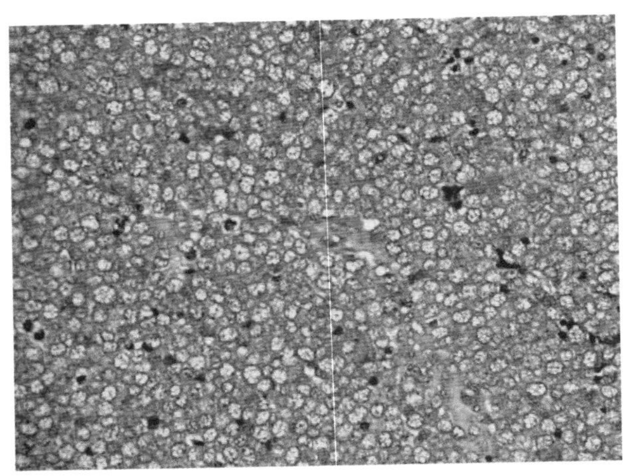

图 66-24　Merkel 细胞癌组织病理（HE 染色 ×20）：真皮及皮下脂肪组织内大量肿瘤细胞增生浸润，细胞排列呈巢团状、片状生长，细胞核空泡状，胞浆稀少，核分裂像丰富。免疫组化示：AE1、AE3++，Ck20+++，NSE++，CgA++，Ki67 80%，CK19+，CK7-，LCA-。综上，高级别神经内分泌癌，考虑为 Merkel 细胞癌（韶关市第一人民医院　李珍惠赠）

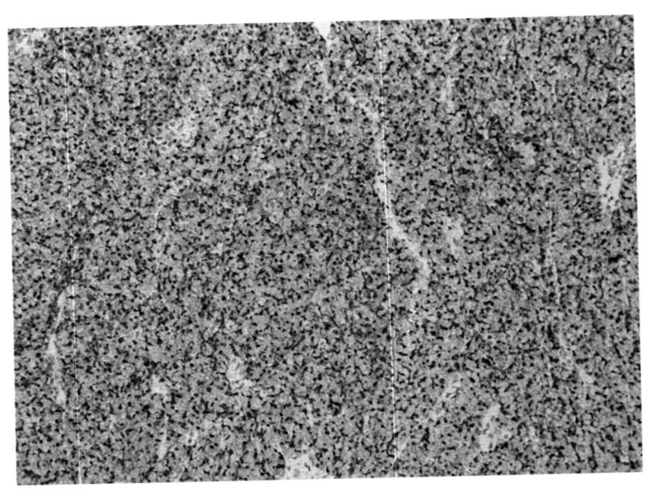

图 66-25　Merkel 细胞癌免疫组化示：AE、AE3 核旁 +，CK20 核 旁 +++，CD56+++，NSE+++，LCA-，CD43-，CgA 个 -，EMA 灶 +，CD99-（韶关市第一人民医院　李珍惠赠）

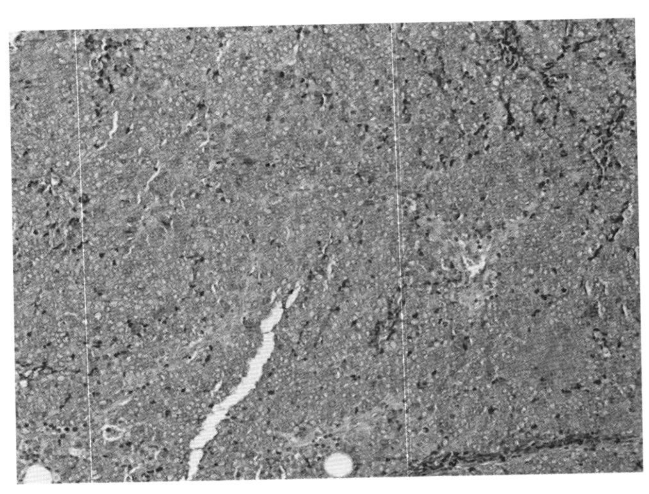

图 66-26　Merkel 细胞癌组织病理（HE 染色 ×20）：真皮深层及皮下脂肪层可见密集单一核细胞浸润的巢团，细胞核大，胞浆稀少，染色质较密集，核丝分裂像易见，伴灶状淋巴细胞浸润（韶关市第一人民医院　李珍惠赠）

免疫组化用低分子角蛋白染色如 CK20 和 CK8/18/19（CAM5.2），可见特征性的核周球状体。此外，许多神经内分泌标志物均为阳性，包括嗜铬颗粒蛋白、突触素、促生长素抑制素、降钙素、血管活性肠肽等。S-100 和白细胞共同抗原（LCA）阴性。

MCPyV 在 MCC 中检出率高达 80% 以上，而在 MCC 边缘组织、上皮和黑素等来源的恶性肿瘤几乎检测不到，因此病变中是否检测出 MCPyV 对于诊断 MCC 具有重要的参考价值。

（四）鉴别诊断

应于下列疾病鉴别：囊肿、血管瘤、脓肿、基底细胞癌、低分化鳞状细胞癌、血管肉瘤、淋巴瘤、无色素性黑素瘤、神经母细胞瘤、附属器肿瘤和皮肤淋巴上皮样癌。

MCC 在组织学上需要与以下疾病鉴别：①皮肤转移性肺小细胞癌：小细胞肺癌亦属于神经内分泌癌，表达神经内分泌相关分子，且细胞形态与 MCC 不易区分，皮肤转移性肺小细胞癌 CK7 和 TTF-1 阳性，CK20 阴性，PCR 检测 MCPyV 阴性；②皮肤 B、T 细胞淋巴瘤：亦可表现出小的圆形细胞结节性浸润，但淋巴细胞表达 LCA 阳性，不表达角蛋白及神经内分泌相关蛋白，PCR 检测不到 MCPyV。③恶性黑素瘤：结节性恶性黑素瘤亦可表现为好发于四肢的结节、肿瘤，但肿瘤异型性明显，核分裂像易见，核仁明显，胞质内可出现色素颗粒，通常表达 HMB45 和 S100。

（五）治疗

对于 MCC 的最佳治疗尚未形成广泛共识，由有经验的治疗团队进行多学科治疗可获得最佳治疗结局。手术切除是无器官转移患者的基本治疗。与黑色素瘤不同，MCC 对放疗、化疗都敏感，如不能手术，应主要采用放疗。手术加放疗与单纯手术治疗相比局部复发率降低且总生存期延长，应广泛切除边缘距肿物 2~5cm 加引流区淋巴结清扫，再行放化疗效果较佳。推荐的一线治疗为手术（B）、手术与辅助放疗（B）、放疗（D）；二线治疗为化疗（B）；三线治疗为同步辅助化疗 - 放疗（C）、辅助化疗（D）。

本病预后差，远处转移、局部淋巴结浸润和局部复发的发生率高。

三、恶性颗粒细胞瘤

恶性颗粒细胞瘤（malignant granular cell tumor）由 Ravich 等首次证实，极为罕见。

（一）临床表现

与良性颗粒细胞瘤好发于头颈和口腔相反，恶性型更常见于四肢，尤其是股部。有长期颗粒细胞瘤病史的患者，近期肿瘤迅速增大，则提示可能出现了恶变。本病生长迅速，常形成溃疡，可局部浸润并可广泛转移而扩散。

（二）组织病理

肿瘤细胞排列成巢状、带状或条索状，可见纤维结缔组织间隔。有些区域的瘤细胞呈圆形、卵圆或多边形，胞浆丰富，内含 PAS 染色阳性、耐淀粉酶的颗粒，与良性颗粒细胞瘤相似；有些区域的瘤细胞呈梭形，胞浆内颗粒少，部分瘤细胞核增大呈空泡状、核仁明显，出现多形性瘤细胞，核浆比增大，可见核分裂象。

（三）鉴别诊断

主要鉴别诊断为良性颗粒细胞瘤，应根据肿瘤生物学行为综合考虑，细胞异型性或分裂象均非可靠指标，需结合组织学特点（坏死、梭形成分和淋巴管血管浸润）和临床表现（体积大、生长快、形成溃疡）进行诊断。下列特征提示为恶性：①肿瘤细胞坏死；②梭形变；③多形性；④空泡状细胞核伴有明显核仁；⑤核分裂活性增高（>2 个核分裂 /10HPE）；⑥核浆比增大（>2∶1）。上述特征≥3 条者属于恶性细胞瘤，若上述特征不足 3 条者（即为“非典型颗粒细胞瘤”）。恶性者的表型与良性型相似，单细胞增生相关抗原（Ki-67）标记率较高，p53 表达较显著。

另外，本病还需与其他表现为颗粒状变性的肿瘤相鉴别，包括颗粒细胞基底细胞癌、颗粒细胞平滑肌瘤和平滑肌肉瘤、黑素瘤、横纹肌肉瘤、Kaposi 肉瘤、恶性纤维组织细胞瘤。

（四）治疗

手术切除加化疗。

第五节　其他软组织神经外胚层肿瘤

一、异位脑膜病变

Lopez 等在 1974 年将皮肤（或颅外）脑膜病变，即异位脑膜病变（heterotopic meningeal lesions）分为 3 型，Ⅰ型为异位脑膜上皮错构瘤，Ⅱ型为皮肤脑膜瘤，Ⅲ型为脑膜瘤局部浸润或转移。

1. Ⅰ型　异位脑（脊）膜错构瘤为先天性疾病，也称为闭锁性脑膜膨出，为头皮（尤其枕部）或整个脊柱的错构瘤。常位于头皮尤其是枕部，也可位于前额中线或脊椎旁区域，其次为背部中线。为先天性的，多数在儿童期发病。其发病机制类似于脑脊膜膨出。损害表现为肤色丘疹、结节、斑块或囊肿，常伴皮肤发育不全或斑秃。某些病变可见脑膜瘤细胞巢，另外一些含有残余的蒂或囊腔。治疗采用手术切除，与中枢神经系统相连者可导致术后脑膜炎或神经功能缺损。

2. Ⅱ型　为皮肤脑膜瘤，较少见，主要发生于成人。肿瘤细胞可能起源于硬脑膜并沿着脑神经管道扩展，故损害主要位于头部。表现为由脑膜上皮细胞组成的散在结节（或肿块），有时也可伴有沙粒体。病程为良性。损害中存在少量实性脑膜细胞巢。对于深部肿瘤，要除外颅内成分才能进行手术治疗。

3. Ⅲ型　脑膜瘤局部浸润或转移，为局部侵袭或转移，是中枢神经系统脑膜瘤在原来手术部位或通过颅骨缝播散到被覆皮肤和皮下组织而形成的。好发性于头皮，常沿着骨的解剖缺陷生长。肿瘤由梭形和卵圆形脑膜细胞组成。治疗可参考Ⅰ型和Ⅱ型疗法。

二、异位胶质结节

异位胶质结节（heterotopic glial nodules）与脑膨出有关，最常发生在鼻部故又称鼻神经胶质瘤（nasal glioma），其他部位包括面、头皮、唇、舌、腭、鼻咽或眼眶。常在出生后即有，病变发生在鼻附近的皮下组织或鼻内。婴儿鼻根部或一侧鼻梁有息肉样肿块，而鼻外损害（占 60%）为肤色结节或斑块，孤立，质地坚实，直径 1~3cm。鼻内损害（40%）为红色至紫色突起，表面光滑，质地坚实，直径 2~3cm，类似血管瘤，可伴发鼻漏。

组织病理示病变界限清晰，无包膜，为具有原纤维背景的成熟神经胶质组成的多叶状肿块，组成神经胶质组织 GFAP 阳性。

本病应与血管瘤、鼻息肉、幼年黄色肉芽肿、皮样囊肿相鉴别。活检或手术之前应通过颅内造影了解其是否与颅内存在交通，活检可引起脑脊液漏、脑膜炎和其他神经组织损伤。

三、软组织室管膜病变

软组织室管膜病变（soft tissue ependymal lesions）是由室管膜细胞组成的损害。

（一）临床表现

1. 异位室管膜残余　发生在婴儿早期的良性异位病变，临床表现为尾骨表面皮肤小孔（无明显肿块）。

2. 皮下黏液乳头状室管膜瘤　软组织室管膜瘤可能起

源于临床上隐性的异位室管膜细胞残余。主要发生在21~40岁的成年人。表现为骶尾部或臀部软组织分散的腊肠形皮下结节和肿块，直径可达10cm以上。肿瘤具有局部侵袭性。20%可发生转移。

（二）组织病理

1. 异位室管膜残余 婴幼儿的异位性病变由排列成巢或小梁状的室管膜细胞组成，细胞为立方形或多边形，核小，嗜碱性，胞浆呈不同程度嗜酸性或透明状。

2. 皮下黏液乳头状室管膜瘤 肿瘤体积更大，呈分叶状，肿瘤通常形成具有纤维血管轴心的乳头状结构，核分裂活跃。两类病变GFAP均呈阳性反应，应与脊索瘤、软骨肉瘤或转移癌鉴别。

（三）治疗

可选择局部完整切除。

四、神经节瘤

神经节瘤（ganglioneuroma）是完全分化的肿瘤，无不成熟成分，由成熟神经元和施万细胞基质组成的良性肿瘤，常见于自主神经系统，在诊断时大多数患者年龄大于10岁。肿瘤最常见于后纵隔，其次为腹膜后，也可见于皮肤、咽后或咽周、睾丸周围区和胃肠道。皮损表现为孤立性小结节或呈分叶状，直径为10cm以上。组织病理示瘤体由纵向及横向的施万细胞束不规则交叉排列构成。治疗采用手术切除。

（叶萍 吴大兴 吴丽峰 叶巧园）

第六十七章

脂肪肌肉骨组织肿瘤

脂肪有白色脂肪和棕色脂肪，白色脂肪发育相对较晚，棕色脂肪的主要功能是产生热量，其过程由交感神经释放的去甲肾上腺素调控。脂肪瘤和血管脂肪瘤的发病率明显高于其他间叶性肿瘤，脂肪细胞性肿瘤构成了间叶性肿瘤中最大的一组。脂肪肉瘤是最常见的软组织肉瘤，其各主要组织学亚型（高分化、黏液样和多形性）均为完全独立的疾病，各有不同的形态特点、遗传特征和自然病程。1994 年 WHO 分类认为非典型性脂肪瘤与高分化脂肪肉瘤基本上是同义词，肿瘤所在部位不同所致的生物学行为差异仅在于能否再次手术切除。

在与皮肤相关的软骨肿瘤中，原发性骨瘤是胚胎发生过程中正常间充质细胞异位分化成骨细胞。而软组织软骨瘤细胞有时核大而深染，提示恶性，部分患者有克隆性染色体异常，包括 6 号染色体单体性、5 号染色体三体性和 11 号染色体重排。

成熟横纹肌由紧密排列并浸于肌浆内的肌原纤维平行排列构成，外被薄层肌（细胞）膜。每条肌原纤维可见明显的横纹。横纹肌瘤罕见，可发生于成人和儿童，临床行为良性，骨骼肌恶性肿瘤极罕见，但在婴儿和儿童中却多见，婴儿、儿童胚胎性和腺泡状横纹肌肉瘤预后存在明显差异，应予区分。随着免疫染色法的应用，成人横纹肌肉瘤不再是一种罕见肿瘤，该年龄组最常见的是多形性横纹肌肉瘤。

皮肤平滑肌瘤分 3 种类型：发生于皮肤立毛肌的肿瘤，常多发，伴有明显疼痛；发生于阴囊（肉膜肌）、大阴唇和乳头真皮深层的肿瘤大部分为孤立性，统称为生殖器平滑肌瘤；血管平滑肌瘤是一种伴疼痛的皮下肿瘤，由厚壁血管和平滑肌组织混合构成。

第一节　脂肪组织肿瘤

一、脂肪瘤

内容提要

- 脂肪瘤是由脂肪组织构成的，可单发或多发，伴或不伴有家族史。
- 治疗艾滋病所用的蛋白酶抑制剂可诱发脂肪瘤、血管脂肪瘤或良性对称性脂肪过多症以及脂肪营养不良。

脂肪瘤（lipoma）是一种良性肿瘤，完全由成熟的白色脂肪瘤细胞构成，是最常见的软组织肿瘤。

（一）病因与发病机制

2/3 的患者有克隆性染色体畸变，该畸变存在异质性，最常见的为 12q13-15 和其他不同的染色体之间的染色体易位。HMBA2 基因位于 12q13-15 区域，可能在发病中起作用。

（二）临床表现

肥胖者好发，女性常见，中年人多见。好发于颈部和躯干（图 67-1），典型的脂肪瘤起源于皮下，深在型可能起源于肌

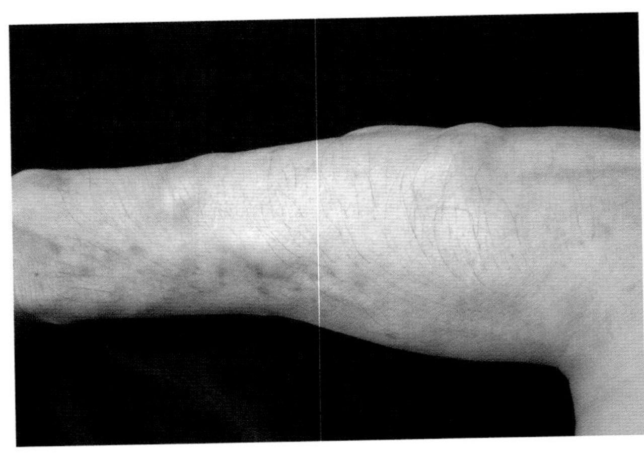

图 67-1 脂肪瘤

肉，或与腱膜或神经相连。

损害一般为单发性边界不清楚的肿块，圆盘形、圆形或分叶状，质软，表面皮肤正常，可移动。有时多发，生长缓慢，大小可从数毫米至 5cm（平均 3cm），超过 10cm 者不常见，如压迫神经可引起疼痛。

本病的临床亚型包括：①血管脂肪瘤（血管较多）；②纤维脂肪瘤（主要为间质成分）；③综合征型；④皮下（浅表）脂肪瘤型；⑤深部脂肪瘤或筋膜下脂肪瘤，临床有时容易和皮赘混淆，位于四肢者常发生于手部和足部的筋膜下组织，易被误认为是腱鞘囊肿；⑥疝脂肪瘤；⑦切口脂肪瘤。

（三）组织病理

脂肪瘤由大小一致的成熟脂肪细胞组成。皮下脂肪瘤通常具有薄层包膜以及明显的小叶结构。肿瘤切面为成熟脂肪组织，个别混有纤维或黏液样区域或脂肪坏死区域。脂肪细胞的胞核和胞浆因挤压偏向一侧，瘤体由纤细的纤维间隔分隔成分叶状，间隔内有薄壁血管。脂肪瘤中偶尔会混杂其他类型的间叶性肿瘤成分，最常见的是纤维结缔组织。脂肪瘤细胞的环状胞浆 S-100 染色呈阳性。

（四）鉴别诊断

本病应与血管脂肪瘤、表皮囊肿、皮肤纤维瘤、皮肤猪囊尾蚴病和冬眠瘤相鉴别。

（五）治疗

现有的治疗手段包括：①手术切除，孤立性脂肪瘤完整切除即可治愈，无包膜者不易彻底切除。手术治疗的缺点是创伤大，遗留瘢痕影响美观；②较大的脂肪瘤可用脂吸术；③硬化剂注射，如注射乙醇等，但有损伤局部血管、神经的风险；④尝试皮损中心注射曲安奈德，成功诱导脂肪溶解退化；⑤通过戒酒和纠正营养缺乏可使堆积的脂肪消退；⑥多发性或无症状的脂肪瘤可不作处理。

二、多发性脂肪瘤

多发性脂肪瘤（multiple lipoma）又称脂肪瘤病（lipomatosis），少见，特征是脂肪组织呈弥漫性过度生长，浸润正常组织，主要累及成年男性。

（一）临床表现

多发性脂肪瘤的肿瘤数目可从数个到数百个不等，主要发生于躯体上部，多见于背部、肩部和上臂。对称分布不多见，肢体伸侧稍多见。男女之比为 3∶1，大多在 41~60 岁发病，偶尔发生于青春期。

1. 家族性多发性脂肪瘤病（familial multiple lipomatosis） 系常染色体显性遗传，约 1/3 的患者有家族遗传背景。有报道一例先证者的同一家族连续三代均有成员患多发性脂肪瘤。线粒体 DNA 的 tRNA 基因突变与这种综合征有关。常在 30 多岁出现明显脂肪瘤，缓慢生长，可达数百个，脂肪瘤亦可发生于腹腔和肌肉内。

2. 良性对称性脂肪瘤病（benign symmetric lipomatosis） 又称马德隆病（Madelung disease）或 Launois-Bensaude 综合征，为大量成熟脂肪组织在颈部对称性堆积，形成颈部环状脂肪瘤（图 67-2），将头部挤推向前，如在喉和纵隔处堆积可致吞咽困难、喘鸣和呼吸困难以及腔静脉压迫症状。也可累及枕下区、近端肢体和躯干上部。90% 的患者有酗酒史，常合并肝功能异常、多发性神经病、糖尿病、高血脂、高尿酸血症等。无特殊治疗，可采取手术、吸脂、溶脂术消融过多的脂肪，常复发。

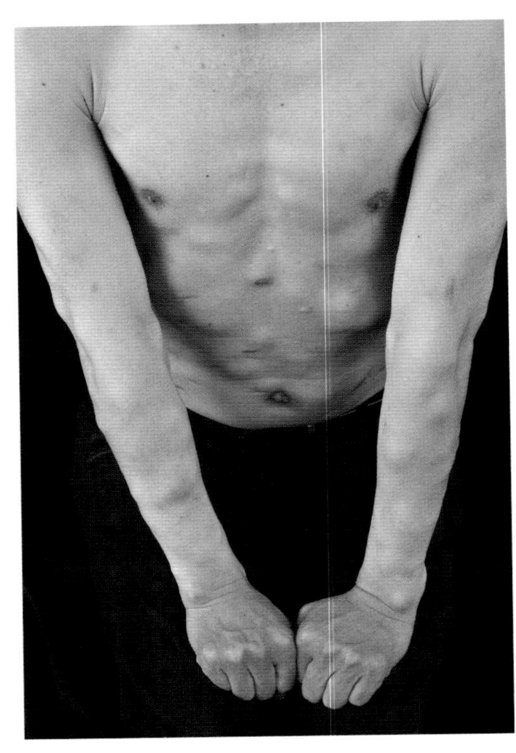

图 67-2 多发性脂肪瘤呈高度对称分布（广东医科大学朱荷根惠赠）

3. 多发性疼痛性脂肪瘤（multiple painful lipoma） 又称为痛性肥胖病（adiposis dolorosa）或 Dercum 病，多见于绝经后妇女。表现为肥胖伴慢性皮下组织疼痛。脂肪瘤生长缓慢，脂肪沉积，累及臂部、躯干和关节周围软组织，伴有阵发性剧烈疼痛。有 4 种类型：全身结节型、全身弥漫型、局部结节型和关节旁型。

4. 先天性脂肪瘤病（congenital lipomatosis） 生后数月即发病。

5. 相关综合征 多发性脂肪瘤综合征（multiple lipoma

syndrome)在组织学上不能与单个脂肪瘤区别。有几种综合征伴有多发性脂肪瘤性病变:①Bannayan-Zonana综合征表现为先天性多发性脂肪瘤、血管瘤以及巨头畸形;②Cowden综合征为多发性脂肪瘤和血管瘤,伴有甲状腺以及皮肤和黏膜部位的苔藓样、丘疹样和乳头状瘤样病变,患者存在PTEN基因突变;③Frohlich综合征亦称为黑樱桃腹综合征,为多发性脂肪瘤、肥胖以及性腺发育不全;④Proteus综合征(变形综合征)表现为多发性脂肪瘤性病变,包括盆腔脂肪瘤病、手足纤维增生症、骨骼肥大、外生骨疣、脊柱侧凸和皮肤色素异常。

三、血管脂肪瘤

血管脂肪瘤(angiolipoma)是一种良性肿瘤,由成熟的白色脂肪组织混杂数量不等的薄壁血管组成,好发于年青人,主要表现为皮下结节。

(一)病因与发病机制

与普通型脂肪瘤常存在12q、6p和13q核型异常不同,尽管约5%的血管脂肪瘤病例有家族史,细胞遗传学研究显示本病细胞核型完全正常,其发病机制可能与脂肪瘤不同。这种正常核型特征支持其为一种非肿瘤性病变,或为一种错构瘤。肿瘤的主要异常也可能是血管增生,有些病例几乎仅由血管组成,称为细胞性血管脂肪瘤(cellular angiolipoma)。有人更是认为本病应分类为血管性肿瘤,称之为脂肪血管瘤(lipoangioma)为妥。

(二)临床表现

好发生于年青人,男性较常见。前臂为好发部位,其次是躯干和上臂。5%的病例为多发性,基本损害为边界清楚的黄色至红色皮下结节(图67-3),常呈条索状,好发于前臂和躯干,质坚韧,直径一般小于2cm。约一半以上患者诉有疼痛或压痛,特别是在生长初期,当肿瘤生长到一定大小时,疼痛常减轻或完全消失。

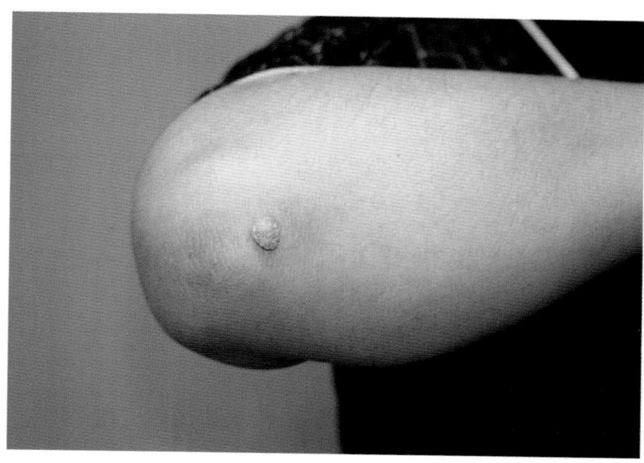

图67-3　血管脂肪瘤(新疆维吾尔自治区人民医院　普雄明惠赠)

(三)组织病理

肿瘤由分支小血管网分隔开的成熟脂肪细胞构成。脂肪组织和血管的比例不一,但在肿瘤周边,血管成分常较显著(图67-4)。在肿瘤后期,血管周和间质中发生纤维化。血管腔内形成纤维素性血栓。血管脂肪瘤中肥大细胞较多。

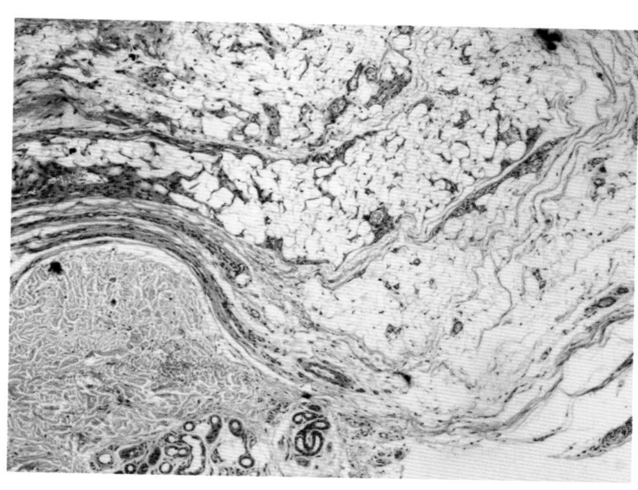

图67-4　血管脂肪瘤组织病理(新疆维吾尔自治区人民医院普雄明惠赠)

(四)鉴别诊断

应与神经瘤、血管球瘤、小汗腺螺旋瘤和皮肤平滑肌瘤鉴别。

(五)治疗

本病常为多发性,治疗相对困难。对疼痛剧烈者,可选择手术切除。

四、平滑肌脂肪瘤

平滑肌脂肪瘤(myolipoma)由成熟脂肪组织和成熟平滑肌组织增生组成,常发生于41~46岁,女性多见。大部分发生于后腹膜、腹腔、盆腔、腹股沟或腹壁,四肢也可受累,为累及浅筋膜的无痛性皮下肿物,深部肿瘤平均直径15cm。皮下病变则较小。组织病理显示平滑肌脂肪瘤由比例不等的成熟脂肪组织和分化良好的平滑肌构成,Masson三色染色能很好地显示平滑肌成分。本病应与平滑肌瘤、血管脂肪瘤、梭形细胞脂肪瘤、脂肪肉瘤鉴别。可采取手术治疗。

五、软骨样脂肪瘤

软骨样脂肪瘤(chondroid lipoma)是一种独特的良性假肉瘤样脂肪肿瘤,有软骨样改变,常模仿脂肪肉瘤和黏液样软骨肉瘤,是脂肪瘤的罕见变型。现有证据支持其为肿瘤性而非反应性病变。

(一)临床表现

多数患者在21~40岁之间发病,女性常见,好发于四肢近端和肢带肌部位及肢体远端、躯干、头颈部及口腔。肿瘤直径1~11cm,平均4cm,主要发生于深部软组织,少数位于皮下,累及浅筋膜或骨骼肌者甚少。

(二)组织病理

在黏液透明变性的假软骨样基质中混有成熟脂肪细胞,细胞核呈良性表现的脂肪母细胞,以及冬眠瘤样细胞。细胞遗传学检测显示11q13异常,不同于冬眠瘤。应与软骨瘤、黏液样型脂肪瘤病相鉴别。

(三)治疗

可行手术切除。

六、梭形细胞和多形性脂肪瘤

梭形细胞和多形性脂肪瘤（spindle cell and pleomorphic lipoma）是一种由成熟的脂肪细胞和不等量的短梭形细胞组成的罕见良性肿瘤，由 Enzinger 等在 1975 年首次报道。1981 年，Shmookler 等报道了 48 例多形性脂肪瘤。梭形细胞和多形性脂肪瘤具有相同的细胞遗传学异常，大部分病例表现为 16q 遗传物质的丢失，少部分表现为 13q 丢失，两者在临床、组织学、免疫组化和细胞遗传学方面有非常明确的共性，有学者将两者视为一种疾病。

（一）临床表现

主要发生于 45~60 岁男性，大约 80% 发生于颈后、肩和背部皮下组织。20% 的发生于口腔、下咽、腮腺、精索以及女性生殖道。多为单发，个别为多发，可能为家族性。表现为单个无痛性皮下结节，一般直径小于 5cm，质地坚硬。

（二）组织病理

典型的梭形细胞脂肪瘤由大致相等的成熟脂肪组织和梭形细胞构成。两者比例差异极大。梭形脂肪瘤的特征是成熟性脂肪细胞和短梭形未分化细胞混合，细胞核呈均一性，胞浆淡染，边界不清。细胞核可呈栅栏状，与良性施万细胞瘤极为相似。

经典型多形性脂肪瘤由成熟脂肪细胞混以数量不等的奇异型（奇型巨细胞）深染的且常为多核的间质细胞构成。多核细胞常表现为细胞核分布于外周，呈花环状围绕嗜酸性胞浆排列。

免疫组化显示，梭形细胞和多形性脂肪瘤 CD34 染色呈强阳性，BCL-2 也常呈阳性表达。

（三）治疗

梭形细胞和多形性脂肪瘤是一种良性病变。即使切除不完全，也很少复发。

七、冬眠瘤

冬眠瘤（hibernoma）又称棕色脂肪瘤（lipoma of brown fat），由不同比例的棕色脂肪和白色脂肪混合物构成，临床类似脂肪瘤。棕色脂肪存在于冬眠动物中，也可见于人类。冬眠瘤一词由 Gery 在 1914 年提出，目前认为冬眠瘤细胞与未成熟脂肪细胞有关，而与棕色脂肪无关，并非所有的冬眠瘤均发生在人体棕色脂肪聚积部位。

（一）病因与发病机制

冬眠瘤存在细胞遗传学异常，11q13-21 的结构性重排最常见，最近的研究提示该基因可能是 11q13.5 上的 GARP 基因。

（二）临床表现

本病罕见，占良性脂肪性肿瘤的 1%~6%，主要发生于成年人，发病高峰为 21~30 岁。好发于股部，其次为肩胛间区、颈胸部、腋窝，偶可发生于腹腔、腹膜后。损害主要位于皮下，也有 10% 的病例位于肌肉内，表现为生长缓慢的无痛性肿瘤，境界清，质中，可移动，直径为 5~15cm（平均为 9.3cm），颜色从棕色到深红褐色。

（三）组织病理

肿瘤境界清，分叶，由多少不等的以下成分混合而成：①大圆形细小空泡细胞，胞浆嗜酸性，呈颗粒状；②同样的大细胞，稍呈嗜酸性，但有较大的(脂肪母细胞样)脂肪空泡；③成熟的单一空泡的脂肪细胞，占所有细胞的 40%~50%。有些病例以成熟脂肪细胞或多个空泡的脂肪母细胞样细胞为主。免疫组化检查，S-100 蛋白强阳性。少数情况下肿瘤细胞表达 CD34。

（四）治疗

手术切除即可治愈。即使其中很多肿瘤未完全切除，也没有发现局部复发或侵袭性生物学行为的证据。

八、良性脂肪母细胞瘤和脂肪母细胞瘤病

良性脂肪母细胞瘤（benign lipoblastoma）和脂肪母细胞瘤病（lipoblastomatosis）分别代表同一肿瘤的局限型和弥漫型，几乎全部发生于婴儿和年幼儿童。脂肪母细胞瘤病由 Vellios 等在 1958 年首次命名。

（一）病因与发病机制

细胞遗传学异常为 8q11-13 重排。肿瘤中涉及 PLAGI 基因的 8q12 重排，因 PLAGI 重排而形成的融合基因包括 HAS2/PLAGI 和 COLIA2/PLAGI。HAS2 基因位于 8q24，而 COLIA2 基因位于 7q22。脂肪母细胞瘤内存在 PLAGI 异常，包括原始间叶细胞，提示肿瘤发生于一种原始间叶前体细胞。8 号染色体多体性可能表明存在另一种癌变机制。

（二）临床表现

单个皮下肿块最常累及四肢（特别是下肢），生长缓慢，直径有时可达 15cm 以上。可分为两种类型：①局限型，常见，位置表浅，边界清楚，临床上类似于脂肪瘤，完整切除即可治愈；②弥漫浸润型，少见，易于浸润皮下组织和肌肉组织，表现为侵袭性生长方式，复发的可能性较大。多数肿瘤直径为 3~5cm，有些病例体积较大，有时可重达 1kg。

（三）组织病理

肿瘤由不成熟脂肪细胞组成，形成不规则脂肪小叶，每个小叶由不同发育阶段的脂肪母细胞组成，从原始、星形和梭形的间质细胞（前脂肪细胞）到接近成熟的单空泡“印戒样”脂肪母细胞。

（四）鉴别诊断

病理最主要的鉴别诊断是黏液样脂肪肉瘤，临床应与脂肪肉瘤鉴别。

（五）治疗

手术切除疗效良好。对于弥漫型或侵袭性脂肪母细胞瘤病，最好采取局部广泛切除。

九、浅表脂肪瘤样痣

内容提要

- 肿瘤的特征为柔软的淡黄色丘疹或脑回形斑块，好发于臀部或股部，其次为耳部或头皮，表面呈皱纹状而非疣状。可分为多发型（经典型）和孤立型。
- 组织特征为真皮浅层成熟脂肪组织的异位沉积。

浅表脂肪瘤样痣（nevus lipomatosussuperficialis）是一种罕见的皮肤结缔组织疾病，由 Hoffman 和 Zurhelle 在 1921 首次描述，系真皮内脂肪组织沉积所致，本质是一种发育异常或错构瘤性增生。

（一）病因与发病机制

确切发病机制尚不清楚，多数学者认为是在真皮结缔组

织退行性变的过程中发生了脂肪化生。也有人认为系胚胎发育阶段脂肪细胞沉积所致。电镜检查提示脂肪组织起源于真皮血管前体细胞。

（二）临床表现

1. 经典型　也称为多发型。出生后不久或20岁之前发生，表现为多发性柔软的无痛性肤色或黄色丘疹、结节或斑块，群集，表面光滑或呈脑回状（图67-5，图67-6，图67-7），分布于骨盆部或腰臀部，皮损不超过中线，可沿Blaschko线分布。可伴有毛囊扩张和多种附属器肿瘤，包括圆柱瘤、毛囊皮脂腺囊性错构瘤和纤维毛囊瘤。

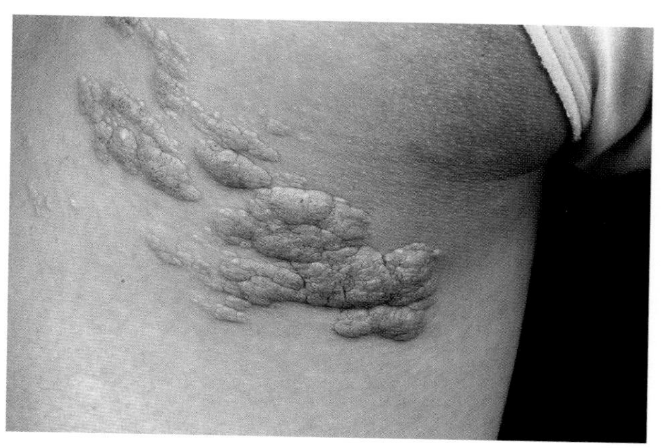

图67-5　浅表脂肪瘤样痣

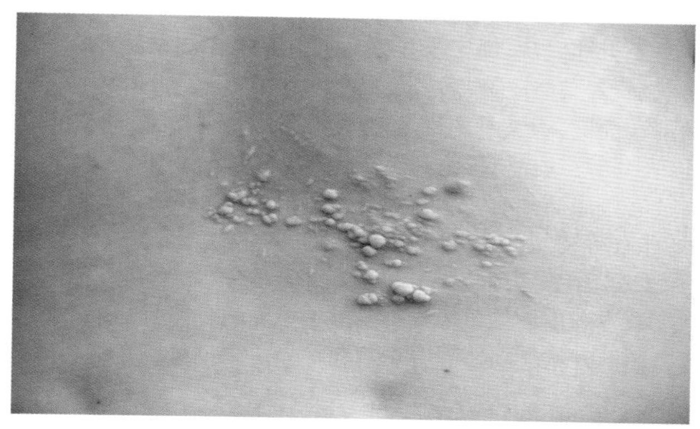

图67-6　浅表脂肪瘤样痣（新疆维吾尔自治区人民医院　普雄明惠赠）

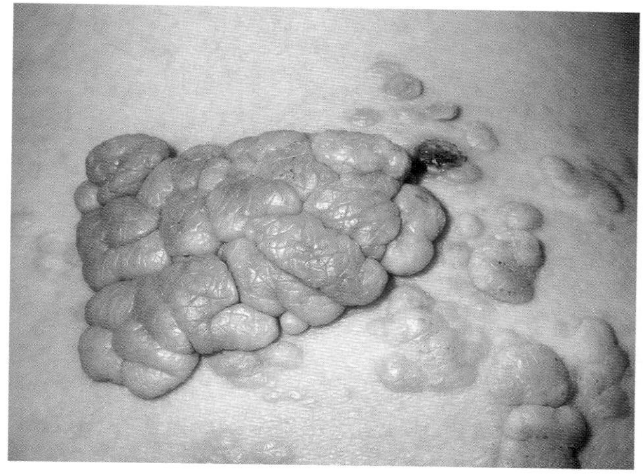

图67-7　浅表脂肪瘤样痣（深圳市第三人民医院　李永双惠赠）

2. 孤立型　较少见，更像含脂肪的软垂疣，或为纤维上皮性息肉或皮赘的变异型，或为有蒂的纤维脂肪瘤。常在20岁以后发生。发生部位包括头皮、前额、背部、肢体（见图67-8）和面部。

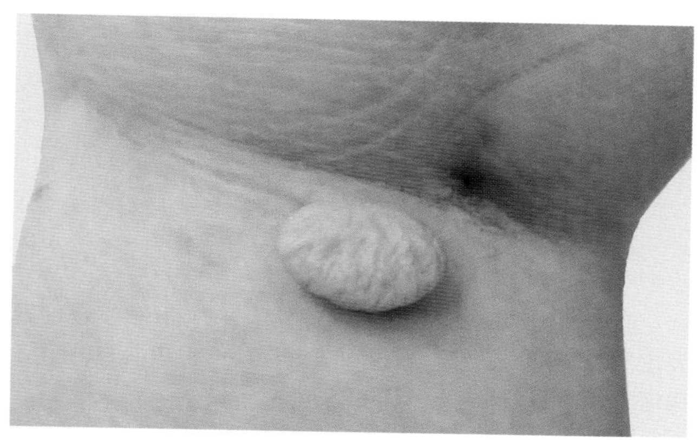

图67-8　孤立型浅表脂肪瘤样痣（桐乡市皮肤病防治院　吴大兴惠赠）

3. 米其林轮胎婴儿综合征　是本病的特殊亚型。呈常染色体显性遗传，患儿存在11号染色体短臂缺失。表现为颈部、前臂和小腿出现过多的对称性分布的环形皮肤皱褶，其下为脂肪瘤样痣成分，在儿童期可以自行消退，这种皮肤皱褶酷似米其林（Michelin）轮胎广告吉祥物的形象，故此得名。患者可伴有多种面部畸形、发育迟缓、癫痫、先天性心脏病，本病可作为其综合征的组成部分。

（三）组织病理

真皮内有成熟脂肪细胞增生，血管增多以及散在的淋巴细胞、肥大细胞和组织细胞（图67-9）。本病特征表现为真皮浅层成熟脂肪组织的异位沉积，不规则地穿插于胶原束间和

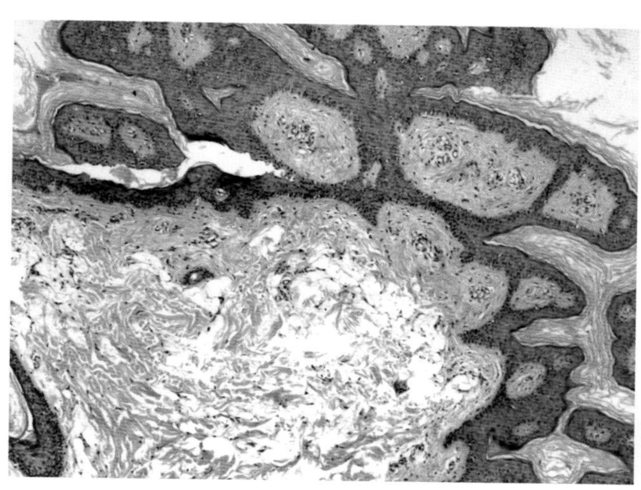

图67-9　浅表脂肪瘤样痣组织病理

表皮乳头瘤样增生，真皮浅层见大量成熟的脂肪细胞（新疆维吾尔自治区人民医院　普雄明惠赠）。

血管周围，并伴有弹力纤维和皮肤附属器减少。真皮网状层成熟脂肪细胞增殖并且延伸至真皮乳头层，通常不与皮下组织的脂肪相连。临床上本病需与软纤维瘤、神经纤维瘤病、皮脂腺痣、咖啡斑及结缔组织痣等相鉴别。

（四）治疗

一般不需治疗，亦可选用激光，单纯切除，一般不复发。

十、脂肪肉瘤

内容提要

- 脂肪肉瘤常起源于肌肉间的筋膜、皮下脂肪组织。
- 肿瘤初起为软组织出现不明显的肿胀，逐渐增大，当脂肪性肿瘤直径大于10cm时，应高度怀疑脂肪肉瘤的可能。

脂肪肉瘤(liposarcoma)是深部软组织肉瘤，很少数仅累及皮肤，如有皮肤受累，需排除从更深部位扩散而来的脂肪肉瘤。

（一）病因与发病机制

脂肪肉瘤具有特征性染色体环或标记来源于12号染色体长臂13-14区。90%的黏液样型和圆形细胞型脂肪肉瘤出现特异性的染色体易位t(12;16)，部分病例可出现染色体易位t(12;22)(q13;q12)。

（二）临床表现

脂肪肉瘤包括若干亚型，其组织学、生物学、细胞遗传学以及分子生物学检测结果各不相同。

1. 高分化型　占40%~50%，中老年人最常见。好发于四肢深部肌肉(75%)，后腹膜(20%)，以及腹股沟、精索和其他部位。表现为缓慢生长的粗大的分叶状结节，无痛，很少发生于皮下和实质脏器。发生于深部腹膜后的肿瘤常巨大。

2. 黏液样型　占30%~35%，包括圆形细胞型黏液样脂肪肉瘤，发生于较年轻的患者，发病高峰为41~50岁。好发于下肢(75%)，特别是股中部和腘窝。肿瘤为多结节状，大多数发生在深部软组织，发生于皮下者少见。易复发，大约有1/3会发生转移。

3. 多形性型　最少见，占5%，发生于老年人，发生于后腹膜和躯体四肢深部软组织的病例相当。大约1/4发生于皮肤或皮下组织。易局部复发和远处转移。

（三）组织病理

1. 脂肪母细胞　脂肪肉瘤的诊断强调脂肪母细胞的辨认。脂肪母细胞是不成熟的脂肪细胞，需要存在于相应的组织病理学背景下。脂肪母细胞的判别标准是：①深染的锯齿状或清晰的扇贝形细胞核；②胞浆内富含脂质(中性脂肪)滴；③相应的组织学背景。着重强调最后一条标准，因为许多病变可出现脂肪母细胞样细胞，否则会误诊为脂肪肉瘤。

2. 脂肪肉瘤亚型　均有异型的脂肪母细胞，部分病例可有混合模式。

(1) 高分化型：有脂肪细胞型、硬化型和混合类型。脂肪细胞型主要由相对成熟的单泡脂肪细胞构成。至少有部分细胞含有非典型的、浓染细胞核。硬化型主要由胶原纤维组织构成，可有纤细的纤维样表现。

(2) 黏液样型：黏液样型失去分化能力，形成圆形细胞，称圆细胞脂肪肉瘤，表现为细胞稀少的多结节状肿物，而周边细胞成分较丰富。结节由形态温和的梭形或圆形细胞构成，其间充满透明质酸黏液样基质，核分裂象罕见或缺如。圆形细胞区域见有分枝条带状和条索排列的原始小圆细胞，或类似恶性棕色脂肪细胞的嗜酸性颗粒状、多泡状大细胞。

(3) 多形性型：由高度多形性的梭形细胞、脂肪母细胞和大量多核多空泡的巨细胞组成。

（四）诊断与鉴别诊断

诊断脂肪肉瘤的必要条件为存在脂肪母细胞。皮下脂肪肉瘤非常少见，在临床上可能难以与良性脂肪瘤和其他肉瘤鉴别，诊断依赖于病理检查。脂肪肉瘤应与多形性脂肪瘤鉴别，其中黏液样脂肪肉瘤在组织学上应与脂肪母细胞瘤区分。

（五）治疗

应作广泛切除，骨转移者需截肢。本病对放射线较敏感，可行局部放疗。

第二节　横纹肌肿瘤

一、横纹肌间质错构瘤

横纹肌间质错构瘤(rhabomyomamatous mesenchymal hamartoma)由Hendrick等在1986年报道，命名为横纹肌间质错构瘤，报道病例不足30例。

（一）临床表现

先天性发病，损害为孤立性或多发性小圆顶状丘疹或息肉状损害，类似皮赘，病变从数毫米到1~2cm。好发于新生儿面部或前胸，最常见的部位是颌部，其次是眼眶周、耳周和颈前正中区及口腔和鼻孔。

有些患者伴有先天异常，伴发有鼻额脑膜膨出和皮样囊肿，伴有唇裂、齿龈裂、视网膜发育不良。

（二）组织病理

真皮和皮下见单个或小团形态成熟的骨骼肌纤维。成熟的骨骼肌纤维之间还混有血管和神经。罕见有病变中心部钙化或骨化。

（三）鉴别诊断

本病应与浅表脂肪瘤样痣、婴儿纤维性错构瘤、神经肌肉迷芽瘤(良性蝾螈瘤)鉴别。

（四）治疗

局部切除已足够，未见有复发报道。

二、横纹肌瘤

横纹肌瘤(rhabdomyoma)总体上较罕见，可分为成人、胎儿和生殖器型，其中以成人型最常见。Gibas等发现患者存在15号与17号染色体易位及10号染色体长臂异常。

（一）临床表现

心脏外横纹肌瘤可分为以下3型，所谓的成人型或胎儿型指的是肿瘤细胞类似成人或胎儿骨骼肌细胞，而与患者的年龄无关：

1. 成人型　主要发生于中老年人头颈部，表现为孤立性圆形或息肉状肿块，质硬，无痛。10%病例为多发，多数病例小于5cm。

2. 胎儿型　非常罕见，发生于3岁以内的男孩，通常小于 5cm，发生于头颈部，眼眶、舌、鼻咽和软腭。胎儿型横纹肌瘤常伴有痣样基底细胞癌综合征。

3. 生殖器型　呈孤立性息肉样病变，多数病损小于 3cm，发生于中年妇女的宫颈、阴道和外阴及男性泌尿生殖道，如前列腺、睾丸鞘膜、附睾和精索。

（二）组织病理

1. 成人型　几乎完全由横纹肌母细胞组成，细胞大，圆形、多角形或带状，胞浆丰富，嗜酸性。瘤细胞中结蛋白和肌肉特异性肌动蛋白呈阳性；而较少表达波形蛋白、S-100 蛋白和 Leu-7。

2. 胎儿型　病变带状分布，较成熟的嗜酸性横纹肌母细胞位于周边，伴有不成熟骨骼肌细胞成分的原始间叶细胞。瘤细胞结蛋白和肌肉特异性肌动蛋白染色呈阳性，而波形蛋白、S-100 蛋白、Leu-7、GFAP 和 SMA 阳性则非常罕见。

3. 生殖器型　黏膜下出现细长、梭形或带状嗜酸性横纹肌母细胞增生，细胞核呈卵圆或细长。容易见到横纹，结蛋白和肌红蛋白呈强阳性。

（三）治疗

手术切除，成人型、胎儿型去除后皆有复发。

三、横纹肌肉瘤

横纹肌肉瘤（rhabdomyosarcoma）是一种来源于骨骼肌的侵袭性软组织和内脏肉瘤，最常见于 15 岁以下儿童，是儿童中最常见的软组织肉瘤。

（一）病因与发病机制

横纹肌肉瘤来源于骨骼肌前体细胞，原发性皮肤损害罕见，皮损通常由软组织病变局部蔓延或转移所致。胚胎性横纹肌瘤具有染色体 11p15.5 多位点杂合性缺失，该杂合性缺失可造成一个或多个肿瘤基因激活；腺泡状横纹肌肉瘤含有 t（2；13）q（35；14）易位，从而产生两个衍生染色体，缩短的 13 号染色体及延长的 2 号染色体；目前仅报道 6 例多形性横纹肌肉瘤具有染色体畸变，核型均非常复杂，其中无一例存在 t（1：13）或 t（2：13）易位。

（二）临床表现

高发年龄为 10~25 岁，40 岁以上罕见。常见部位是头颈部，其次是生殖道、四肢及躯干、腹膜后，仅少数横纹肌肉瘤表现为皮肤结节或皮下硬块，常呈局部浸润性生长或转移，可发生溃疡。根据组织学特征，本病可分为下列亚型：

1. 胚胎性　约占 49%。主要发生于儿童，儿童横纹肌肉瘤主要发生在 10 岁以前，最常见于头颈尤其是眼眶及脑膜旁，其次泌尿生殖道、四肢软组织及盆腔和腹膜后。

2. 腺泡状　约占 31%。为迅速生长的肿物。发病高峰在 10~25 岁。好发于四肢深部软组织，也可发生于头颈部、躯干、会阴、盆腔及腹膜后。先天性腺泡状横纹肌肉瘤可出现多发性皮肤和皮下转移，形成散在的蓝色结节，是蓝莓松饼婴儿（blueberry muffin baby）的罕见病因之一。

蓝莓松饼婴儿是一组病因具有异质性的新生儿疾病，最初用来描述在感染风疹的新生儿中观察到的全身出血性紫色皮疹，外观似蓝莓松饼。后来发现其他先天性感染（弓形虫、巨细胞病毒、疱疹等）、血液病（新生儿溶血、遗传性球形红细胞增多症等）、肿瘤（神经母细胞瘤、急性髓细胞性白血病、多发性血管瘤、多灶性淋巴管内皮肉瘤、横纹肌肉瘤、多发性血管球瘤、蓝色橡皮大疱样痣）等许多不同性质的良恶性疾病也可产生蓝莓松饼样损害。

3. 多形性或成人横纹肌肉瘤　主要发生在四肢，以快速进展的疼痛性肿胀为特征，是具有高度侵袭性的恶性肿瘤，未见发生于皮肤的报道。

（三）组织病理

1. 胚胎性　由小圆形或梭形未分化（嗜碱性）细胞构成，在黏液性间质中混有数量不等的圆形、带状或蝌蚪状嗜酸性横纹肌母细胞。

2. 腺泡状　特征为肿瘤细胞成巢分布，由纤维性间隔分开，在细胞巢的中央肿瘤细胞彼此分离，形成腺泡状模式。

3. 多形性　主要由无排列结构的奇异形大多角或梭形横纹肌母细胞构成，背景为数量不等的胶原性间质。可呈明显的席纹状。

（四）治疗

采用多学科综合治疗模式，外科手术切除联合多药物联合化疗，必要时放疗，这一治疗模式使横纹肌肉瘤患者的生存率明显提高。治疗方式的选择主要取决于疾病分期或临床分组以及肿瘤部位。

第三节　平滑肌肿瘤

一、平滑肌错构瘤

内容提要

- 典型的先天性平滑肌错构瘤表现为肤色或轻度色素沉着性斑片或斑块，伴多毛症。

平滑肌错构瘤（smooth muscle hamartoma）是成熟的平滑肌纤维在真皮内聚集产生的良性病变，可分为先天性或获得性平滑肌错构瘤，以先天性者更常见，由 Stokes 于 1923 年首次报道。少数平滑肌错构瘤病例见于同胞和母子间。

（一）临床表现

常为先天性，见于新生儿，以男婴为主，仅少数病例在青春期或成年起病，好发于躯干和四肢，尤其是腰骶部。临床亚型包括经典型、毛囊型、多发型和弥漫型。

经典型表现为孤立的柔软或稍硬的色素沉着性斑片和斑块（图 67-10），直径 1~10cm，被覆盖的毛发通常比正常的厚，可伴有毛囊性丘疹，皮损大小随患者年龄的增长而增大。多数病例呈现假 Darier 体征，即皮损受到摩擦后变硬、隆起或呈蠕虫样收缩。皮损偶呈萎缩状。其他三型少见，其中，毛囊型表现为毛囊性丘疹，可融合形成斑块；多发型可呈线状排列；弥漫型可形成“米其林轮胎婴儿”的表型。

临床上如出现多毛和色素沉着，提示与 Becker 痣重叠，有人认为平滑肌错构瘤与 Becker 痣损害处于同一病谱中。

（二）组织病理

真皮内分化成熟的平滑肌束数量增多，肌纤维束粗大，边界不清（图 67-11）。排列杂乱。毛发的数量实际上并未增加，但被覆上皮有角化过度和色素沉着。

（三）鉴别诊断

包括先天性痣、Becker 痣、咖啡斑、平滑肌瘤、神经纤维瘤

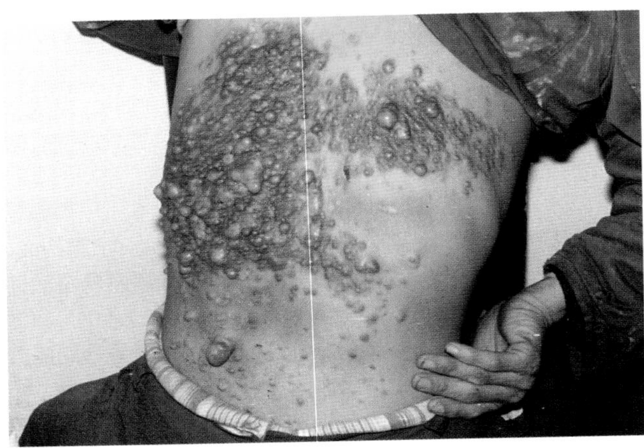

图 67-10 平滑肌瘤

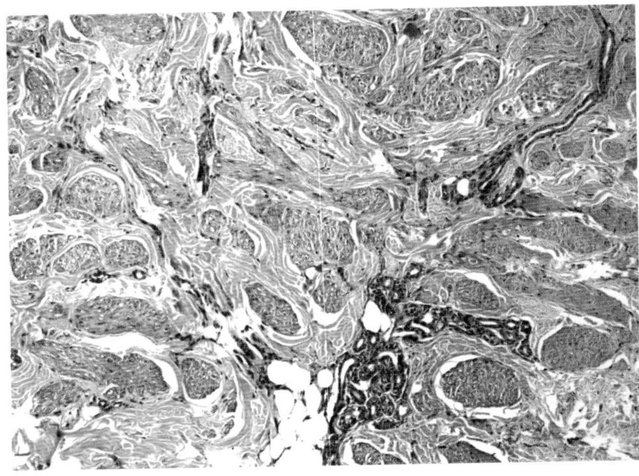

图 67-11 先天性平滑肌错构瘤组织病理肌纤维增多、粗大，排列杂乱(新疆维吾尔自治区人民医院 普雄明惠赠)

和肥大细胞瘤鉴别。在病理下，本病为独立成束的平滑肌纤维而未掺入真皮胶原纤维，可资与毛发平滑肌瘤相鉴别。

(四) 治疗

通常无需治疗，如影响美观可考虑手术切除。

二、皮肤平滑肌瘤

内容提要

- 皮肤平滑肌瘤表现为单发或多发的疼痛性结节，少数女性患者伴有子宫肌瘤。
- 分为三类：起源于立毛肌的单发性或多发性毛发平滑肌瘤；起源于阴囊肉膜、女阴或乳头平滑肌的单发性生殖器平滑肌瘤；起源于静脉平滑肌的孤立性血管平滑肌瘤。

皮肤平滑肌瘤(cuteneous leiomyoma)是来源于皮肤中平滑肌细胞的良性肿瘤，按照来源可分为毛发平滑肌瘤、血管平滑肌瘤、肉膜平滑肌瘤。

(一) 病因与发病机制

皮肤平滑肌瘤通常为获得性。少数多发性病变患者有家族史，呈常染色体显性遗传，常伴有子宫平滑肌瘤，致病基因位于染色体 1q42.3-q43，是一种肿瘤抑制基因，该基因突变引起了延胡索酸水合酶缺陷，延胡索酸水合酶参与了三羧酸循环。血管平滑肌瘤细胞遗传学研究揭示其存在染色体不平衡，最常见的缺失位于 22 号染色体上。

(二) 临床表现

三种类型的皮肤平滑肌瘤均表现为大小不等的丘疹、结节。伴有阵发性疼痛，尤其在寒冷或压迫等刺激下易诱发。

1. 毛发平滑肌瘤(pilar leiomyoma) 来源于立毛肌，曾被认为最常见，但目前报道显示其发生率低于生殖器平滑肌瘤。本病多见于青春期或年轻人，而出生时或幼儿期即有，可有家族遗传背景。皮损有丘疹、结节，可融合成斑块，直径为 1~2cm，质硬，表面淡红色、深红色或红褐色(图 67-12)。四肢伸侧最常受累，亦可累及躯干、面及颈部两侧。常引起明显疼痛和触痛，寒冷即可触发。疼痛是由平滑肌组织收缩或肿瘤压迫周围神经所致。单发或多发，甚至多达数百个，可以群集或呈线状、带状分布。孤立性病变可达 2cm 或更大，多发病变则较小。

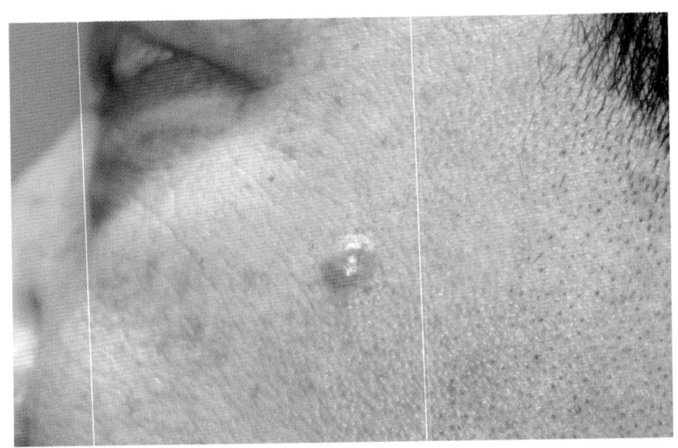

图 67-12 毛发平滑肌瘤(新疆维吾尔自治区人民医院 普雄明惠赠)

2. 生殖器平滑肌瘤(genital leiomyoma) 又称肉膜平滑肌瘤，来源于生殖器官真皮深层弥漫分布的平滑肌组织(如阴囊、乳头、乳晕、大阴唇)。在阴囊，它们起源于肉膜肌(肉膜平滑肌瘤)，而在乳头则起源于乳头和乳晕肌层。生殖器平滑肌瘤与毛发平滑肌瘤的比例为 2∶1，常为单个，偶呈蒂状，很少超过 2cm，表面皮肤正常或呈红色、青色，通常不伴疼痛。

3. 血管平滑肌瘤(angioleiomyoma) 来源于真皮深层或皮下组织的血管壁平滑肌。好发于妇女，四肢特别是小腿多见。表现为质硬皮下结节，大部分直径小于 2cm，常为单发性，可移动，肤色或淡紫红色，常有阵发性刺痛或烧灼感。疼痛因压迫、温度变化、妊娠或月经期加剧。血管平滑肌瘤与毛发平滑肌瘤可因导致疼痛而被统称为痛性小结。

4. Reed 综合征 以皮肤平滑肌瘤和子宫肌瘤为特征，患者伴有 FH 基因突变，呈常染色体显性遗传。与一般人群相比，本病患者的子宫肌瘤发病更早，瘤体更大、更多，可致疼痛、月经过多和不育。患者发生乳头状肾细胞癌的风险升高，好发年龄为 30~40 岁，应注意筛查和随访。

（三）组织病理

毛发平滑肌瘤由分化良好的平滑肌细胞束构成（图 67-13），胞浆丰富、嗜酸性，细胞核尾端圆钝，雪茄样，平滑肌束和毛囊的关系密切，形成界限不清，无包膜的肿物，生殖器平滑肌瘤类似于毛发平滑肌瘤。血管平滑肌瘤为由平滑肌构成的界限清楚的结节，其中有管腔明显的厚壁血管（图 67-14）。血管内层的平滑肌排列成规则的同心圆状，而外侧肌层则呈纺锤状或漩涡状。

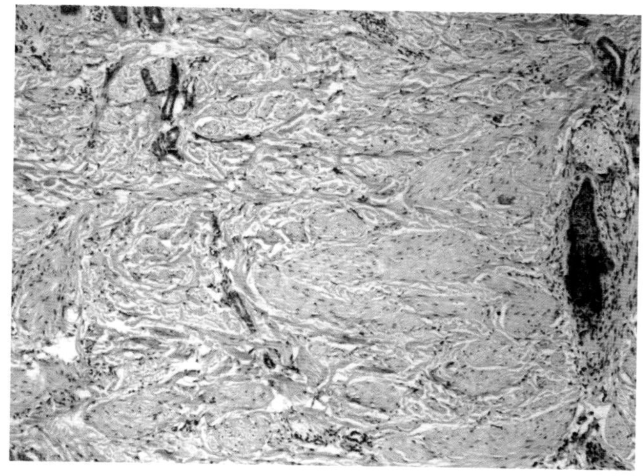

图 67-13　平滑肌瘤病理

互相交织的平滑肌纤维束构成（新疆维吾尔自治区人民医院　普雄明惠赠）。

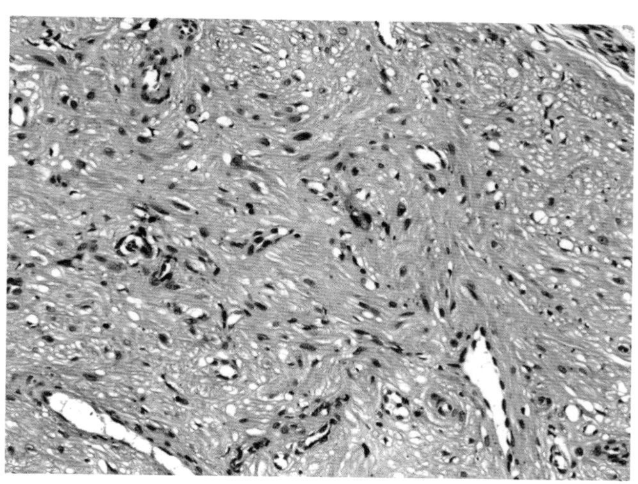

图 67-14　血管平滑肌瘤组织病理

肿瘤界限清楚，由平滑肌细胞束及厚壁血管混合组成（新疆维吾尔自治区人民医院　普雄明惠赠）。

（四）鉴别诊断

本病应与神经瘤、神经纤维瘤、血管球瘤、皮肤纤维瘤、神经鞘瘤、小汗腺螺旋腺瘤等相鉴别。

（五）治疗

治疗取决于损害数量及是否有症状。口服抑制平滑肌收缩的药物如硝酸甘油、硝苯地平、多沙唑嗪和酚苄明，或降低神经活性的药物加巴喷丁，外用麻醉剂或皮损内注射肉毒毒素可缓解疼痛，但效果有限。当损害较少时可考虑手术切除，但有复发。对有丝分裂象活跃的皮肤平滑肌瘤应谨慎地予以完全切除。也可试用液氮冷冻、电凝和二氧化碳激光治疗。

三、平滑肌肉瘤

内容提要

- 皮肤平滑肌肉瘤表现为皮肤结节，常单发，可能源于立毛肌或生殖器肉膜肌，预后良好。
- 皮下平滑肌肉瘤则预后不良，35% 的患者可发生血源性转移。

平滑肌肉瘤（leiomyosarcoma）是向平滑肌细胞分化的恶性肿瘤，分别起源于立毛肌、生殖器平滑肌或血管平滑肌，多发生于深部软组织如子宫、胃肠道等。原发性皮肤平滑肌肉瘤（primary cutaneous leiomyosarcoma）罕见，约占所有浅表组织肉瘤的 3%。

（一）病因与发病机制

本病与免疫抑制有关，主要见于艾滋病、EB 病毒感染、器官移植后患者，在少量散发性平滑肌肉瘤中可观察到 Rbl 位点缺失或突变。创伤、电离辐射和寻常狼疮均为其诱因。根据其起源部位不同，分为真皮型和皮下型，真皮型起源于立毛肌或外阴的肉膜肌，而皮下型起源于血管壁平滑肌。

（二）临床表现

平滑肌肉瘤占软组织肉瘤的 5%~10%，更常见于女性。多表现为逐渐增大的单发结节或肿块，常感疼痛。Kaddu 等将本病分为两种不同的生长模式：结节型和弥漫性。结节型恶性程度较高，核不典型性显著，核分裂象多见，常见坏死；而弥漫型恶性程度低，瘤细胞分化良好，核分裂象少见，且与附属器关系密切。

1. 皮肤平滑肌肉瘤　占 15%~20%，起源自真皮，皮下组织病变则为继发性。好发年龄为 41~70 岁，常见于四肢和躯体伸侧。皮损大多为孤立性，通常较小，多数平均不到 2cm，疼痛，表面变色、脐状和溃疡。局限于真皮的肿瘤无转移，累及皮下组织者 30%~40% 发生转移。

2. 四肢皮下或深部软组织平滑肌肉瘤　占 30%~35%，5% 发生转移。

3. 外生殖器平滑肌肉瘤　外阴或阴囊肿瘤尽管在组织学上类似于皮肤病变，但预后相对较好。

4. 其他　血管平滑肌肉瘤占 5%，极少见，常见于下腔静脉或下肢大静脉；腹膜后 / 腹腔平滑肌肉瘤占 40%~45%，易转移至皮肤，表现为多发性浅表平滑肌肉瘤。儿童平滑肌肉瘤极少见，可发生于内脏或躯干软组织。

（三）组织病理

肿瘤位于真皮，由交叉的梭形细胞束组成，具有嗜酸性胞浆和两端钝圆的细胞核，细胞核可呈栅栏状。肿瘤内核分裂象多见，包括病理性核分裂。80% 的肿瘤核分裂象超过 2/10 个高倍镜视野（HPF）。最低组织学恶性标准是：至少局部存在轻度嗜酸性梭形细胞束，细胞核呈空泡状、圆形或雪茄形，SMA 和 / 或结蛋白一致呈强阳性，或超微结构上出现确切的平滑肌分化证据。所有平滑肌肉瘤中，30%~40% 的免疫染色 CK 和 EMA 呈阳性。

(四) 鉴别诊断

梭形细胞黑素瘤有时与平滑肌肉瘤表现相似，但前者的生长模式更具浸润性，多形性更显著，S-100 阳性而肌肉标记阴性。免疫组织化学也可将上皮样平滑肌肉瘤与恶性黑素瘤及其他癌区别开来。

(五) 治疗

皮肤平滑肌肉瘤多可治愈，应尽早广泛切除病变。复发病变的转移风险高，复发病变体积较大且易累及深在结构。采用 Mohs 手术时复发率为 14%。

第四节 软骨肿瘤

一、皮肤骨化

皮肤骨化(cutaneous ossification)包括皮肤骨瘤(osteoma cutis)和化生性骨化(metaplastic ossification)，可发生于各种无关疾病，可为原发性损害也可为局部(如皮肤肿瘤)或系统性疾病(如 Albright 遗传性骨营养不良症、进行性骨发育不良、进行性肌肉骨化症)的继发性损害。

(一) 原发性皮肤骨化(primary cutaneous offification)

皮肤骨瘤可发生于任何年龄，好发于头皮、前额、面颊和颏部，表现为多发的播散性结节，或大的孤立性板状骨瘤，直径 0.1~5cm，质硬，压痛，表面皮肤正常或红斑、蓝色、色素沉着、萎缩或破溃。从这些丘疹可取出小的鹅卵石样骨片。

1. 临床亚型

(1) 孤立性皮肤骨瘤：发生在头皮或其他部位，为单个硬结或斑块。

(2) 泛发性皮肤骨瘤：发生于新生儿，多发性皮下硬结节。

(3) 先天性板层状骨瘤：出生时即有或在 1 岁内发病，骨质偶尔穿通皮肤。患者不伴有代谢性改变，也无外伤、感染或其他诱因。

(4) 多发性粟粒样皮肤骨瘤：女性多见，通常见于面部，偶见于头皮。特征为真皮内出现多发的成熟骨片。皮疹为肤色或肉色丘疹、结节，质硬，类似粟丘疹。一半患者的损害部位曾患痤疮，可能是寻常痤疮的迟发性后遗症。

2. 组织病理 骨碎片大小形状不一，常出现在皮肤和皮下组织，由膜内成骨产生，这种类型的骨不出现软骨前体，被称为不完全骨。成骨细胞嵌入骨内部，也有称在骨的外围有非防御性致密胶原存在。伴随血管的连接组织包裹在骨内，形成哈弗氏管(haversian canals)。然而，观察发现破骨细胞以及与多核巨细胞相似的异常巨细胞很少出现。骨髓中偶尔出现造血现象。

(二) 继发性皮肤骨化(secondary cutaneous ossification)

也称为化生性皮肤骨化(metaplastic cutaneous ossification)，继发于某些疾病，先有皮损而后出现骨质形成，从病理学角度属于化生，报道的原发病包括皮肤附属器肿瘤特别是钙化上皮瘤和软骨样汗管瘤；胶原血管疾病尤其是 CREST 综合征，也见于皮肌炎；儿童皮肤病或外伤；慢性纤维化如瘢痕和硬皮病；其他包括基底细胞癌、表皮囊肿、静脉淤滞。

二、软组织软骨瘤

软组织软骨瘤(soft tissue chondroma)是一种发生在骨外和滑膜外部位的良性软组织肿瘤，由透明软骨组成，可伴有局灶或弥漫性钙化。

(一) 临床表现

多数患者为中年人，但从婴儿至老年均可发病，男性略多见。好发于手指(64%)，其次为手、趾和足，躯干和头颈部罕见，也有发生于皮肤、上呼吸道 - 消化道、硬脑膜、甚至输卵管的病例报道。多数肿瘤为孤立性病变，表现为腱鞘和关节附近的无痛性结节肿块，直径 20~30mm，可随皮肤移动，肿瘤与关节内滑膜和骨膜不连续。

(二) 组织病理

典型软骨瘤由成熟的成人型透明软骨小叶构成，软骨细胞位于陷窝内，常呈簇状。细胞丰富的亚型可称为软骨母细胞性软骨瘤，有显著纤维化的肿瘤可称为纤维软骨瘤。

肿瘤细胞一般小，核染色正常。某些肿瘤细胞的大小和形态存在差异，伴有核明显深染和巨核。可见少数核分裂象，但无异常分裂象。

免疫表型：软组织软骨瘤的细胞波形蛋白、S-100 阳性。

影像学上，肿瘤界限清楚，不累及骨组织。

(三) 治疗

局部切除可治愈骨外软骨瘤，尽管有 15%~20% 的病例可能局部复发。

(郑炘凯 叶巧园 李莉 陈蕾 吴志华)

第六十八章

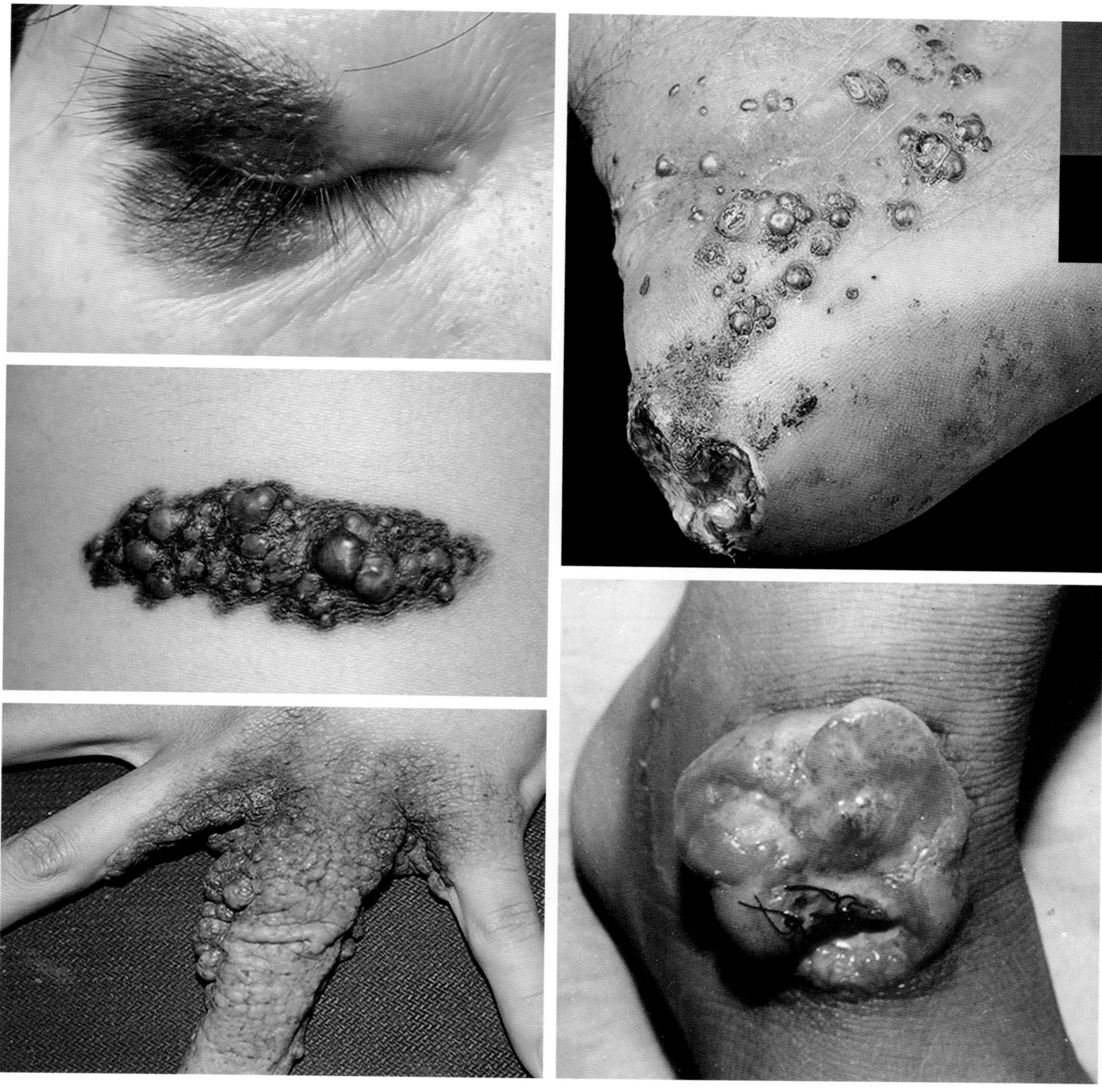

第六十八章

黑素细胞痣和肿瘤

第一节　表皮良性黑素细胞肿瘤

一、概述

黑素细胞起源于胚胎神经嵴，移行至表皮、真皮、软脑膜、视网膜、黏膜、内耳、耳蜗和前庭系统。黑素细胞病变包含一大类疾病，从小的雀斑到先天性或获得性黑素细胞痣乃至黑素瘤，是具有各自独特临床、病理和遗传学特点的一系列良恶性病变。黑素细胞痣为生物学稳定的斑点、丘疹、斑块或息肉，组织学上为对称的表皮、真皮或两者内黑素细胞数量增加，诊断名称依据黑素细胞在皮肤中所处的部位。

黑素细胞痣可为先天性或获得性，前者可从直径不足1cm 的小病变到累及大部分皮肤区域的广泛性病变。不常见的临床表现有眼睑先天性分裂痣(congenital divided nevi)或不规则性色素性病变"斑痣"(nevus spilus)。获得性黑素细胞痣可发生于任何年龄，表现为明显的小斑点、丘疹、斑块或息肉。色素沉着程度差异很大；可从肤色到褐色、棕色至黑色。获得性黑素细胞痣可类似或伴有脂溢性角化，而有些病变可呈分叶状或有蒂。

二、雀斑

内容提要

- 雀斑多见于浅肤色个体暴露部位，皮损为边界清楚的色素沉着斑点，直径约 1~3mm。
- 雀斑不会直接导致黑素瘤，但提示有紫外线损伤及存在紫外线引起恶性肿瘤的风险。
- 雀斑需与单纯性黑子(单纯雀斑样痣)、日光性黑子(老年性雀斑样痣)、咖啡斑和交界痣鉴别。

雀斑(freckles)表现为边界清楚的点状色素沉着斑，见于浅肤色患者的日光暴露部位。

(一) 病因与发病机制

由正常数量的黑素细胞产生过多的黑素，输送至角质形成细胞造成。日晒或 X 线、紫外线照射过多皆可促发并加重本病，窗玻璃或常用的遮光剂不能滤过导致雀斑变深的紫外线，甚至室内照明用的荧光灯也可使其激发。本病与黑素皮质素受体 1(MC1R)基因的某些多态性相关，呈常染色体显性遗传。

（二）临床表现

1. 皮肤损害　雀斑多在 5 岁时出现，女性好发，特别是浅肤色者，随年龄增长有逐渐消失的趋势。皮损好发于面部，特别是鼻部及眶下，重者可累及颈、肩、上背等部位，表现为日光暴露区直径小于 5mm 的淡褐色斑点，通常为 1~3mm，均匀一致，密集而不融合（图 68-1，图 68-2）。皮损与日晒关系明显，其大小、数量和色素沉着程度在夏季加重，冬季明显减轻，甚至完全消退。遗传对称性色素异常症、着色性干皮病、神经纤维瘤病和早老症可伴有雀斑。

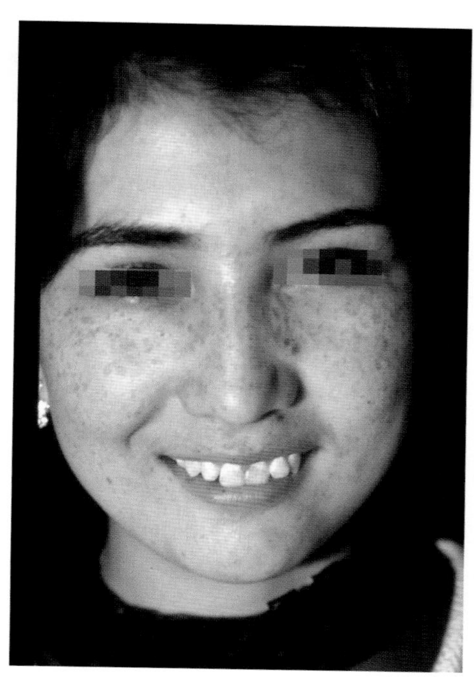

图 68-1　雀斑，常发生于肤色较白的人种或个体

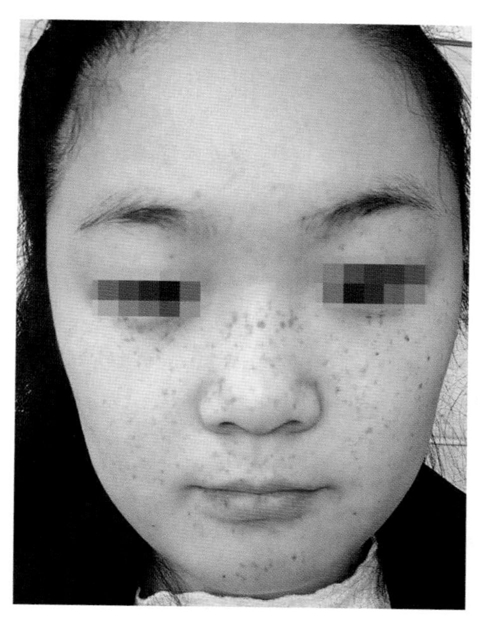

图 68-2　雀斑，常发生于浅肤色个体（桐乡市第一人民医院吴丽峰惠赠）

2. 恶性肿瘤风险　雀斑是良性病变，无恶变倾向，不会直接导致黑素瘤，但提示存在紫外线损伤及紫外线所致恶性肿瘤的风险。有大量雀斑的个体发生黑素瘤的风险升高，同样，雀斑数量越多，患者也越易发生获得性黑素细胞痣。面部及前臂雀斑数量与黑素瘤发病风险相关，其相关程度较色素痣数量与黑素瘤之间的相关性更强。有些雀斑可以表现为日光性雀斑的亚型。

（三）组织病理

基底层色素增加，黑素细胞数目并不增多，甚至减少，超微结构显示黑素细胞含有增大的球形、颗粒状黑素小体。

（四）诊断

雀斑的诊断依据包括：①有家族史，多在 5 岁左右发病；②好发于面部，特别是鼻梁及周围皮肤；③典型皮损为 1~3mm 左右的淡褐色斑疹；④日晒后加重，冬轻夏重；⑤组织病理检查明确诊断。

（五）鉴别诊断

1. 单纯雀斑样痣　皮损表现为圆形或椭圆形黑褐色斑点，与雀斑极为相似。但单纯雀斑样痣可以分布在皮肤的任何部位，以及皮肤黏膜交界处或眼结合膜，损害不倾向于曝光的部位，数目较少，分布亦比较稀疏和分散，颜色较雀斑深，呈黑褐色至黑色，与日晒无关。基底层黑素细胞数目较多，真皮浅层常见噬黑素细胞（图 68-3）。

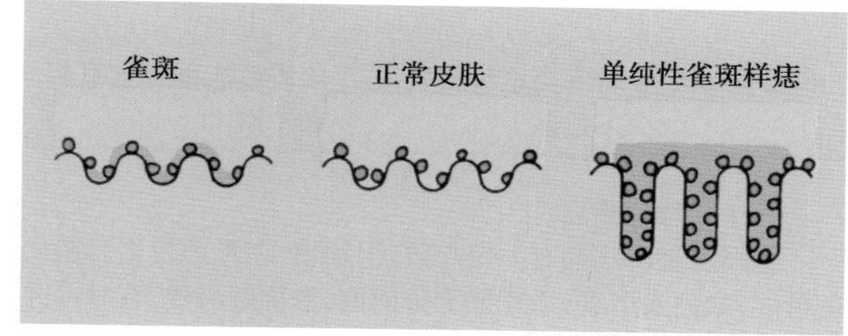

图 68-3　雀斑和雀斑样痣组织学示意图

2. 日光性雀斑样痣　出现于年龄较大者，且绝大多数是长期日晒者。手背和面部（尤其是前额）为好发部位。黑子的组织病理示表皮突延长，形如棒状，基底层黑素细胞密度增加（见表 68-1）。

3. 其他　应与咖啡斑和交界痣鉴别。冬季持续存在的广泛性雀斑应考虑着色性干皮病。

（六）治疗

可根据病变程度及患者的美容要求决定治疗方案。

1. 一般治疗　防晒，使用遮光防护用品，如戴宽沿帽，用防紫外线伞，或选用遮光剂，如 5% 二氧化钛霜、5% 对氨基苯甲酸乳膏，禁用含有雌激素的软膏或化妆品。

2. 局部治疗　脱色剂如 3% 过氧化氢溶液、10% 白降汞软膏或 3% 氢醌霜每日外涂 1~2 次，有暂时疗效。5% 水杨酸软膏、0.1% 维 A 酸乳膏等可加快有色素皮肤的剥脱。25% 石炭酸乙醚点涂剥脱、30%~50% 三氯醋酸点涂或液氮喷雾应慎用，有炎症后色素沉着或瘢痕形成风险。

3. 外科　严重者可用皮肤磨削术。

4. 物理治疗　Q 开关脉冲红宝石激光、510nm 脉冲染料激光有效。

表 68-1 雀斑与日光性雀斑样痣的临床特征比较

	雀斑	日光雀斑样痣（日光性黑子）
发病年龄	幼童	20~30 岁
促发因素	曝晒后突发，使潜在的黑素细胞转化为持久的雀斑	反复超长时间日晒使黑素细胞聚集成簇
持续时间	避光后变淡	终生存在
季节性	夏天加深，冬天变淡	夏季可能加深，但冬季不变淡
遗传	常染色体显性遗传	无相关资料
形态	斑疹	斑疹
大小	1~3mm	5~15mm 或更大
颜色	轻度或中度褐色	中度或深褐色
形状	圆形，椭圆形	椭圆形，星状
边界	光滑，参差不齐	光滑，参差不齐
分布	好发于面部、前臂和背部；少见于手背	长期日光暴露部位，尤其面部、上臂、手背和躯干上部
电镜学	雀斑间黑素细胞含有淡黑色素	角质形成细胞含有粗大黑素

（七）病程与预后

选择各种治疗均有一定疗效，但须慎重，考虑发生后遗症的可能，如色素沉着，治疗要十分谨慎，掌握好深浅，有时可因操作造成的浅表性瘢痕。

三、斑痣

斑痣（nevus spilus）或称斑点状雀斑样痣（speckled lentiginous nevus），特点是褐色斑片上出现斑点，发生于任何年龄，任何皮肤或黏膜部位，与日光暴露无关。

（一）临床表现

皮损特征为咖啡牛奶斑背景上出现 1~3mm 大小、扁平或略隆起的较深色点状色素沉着（图 68-4，图 68-5）；单发或多发性咖啡牛奶斑在 Wood 灯下更为清晰，大小和形状变异较大，节段性分布亦可出现。

皮损常位于躯干及肢端。可为单侧性、局限性或沿 Blaschko 线分布，可累及整个肢体或半侧躯干。通过连续照相可发现斑点逐渐发展。斑痣中可出现黑素瘤。

（二）组织病理

浅棕色斑色素加深的斑点与单纯性黑子类似。小斑疹的有些表皮突最末端也偶可见有痣细胞巢，真-表皮交界处和真皮内痣细胞甚至呈弥漫性聚集。而丘疹样损害可为交界痣、混合痣、蓝痣、Spitz 痣和非典型痣。

（三）治疗

皮损一般为良性，无需治疗；极少数转变为黑素瘤，因此，定期拍照，持续观察，切除活检可排除恶变。

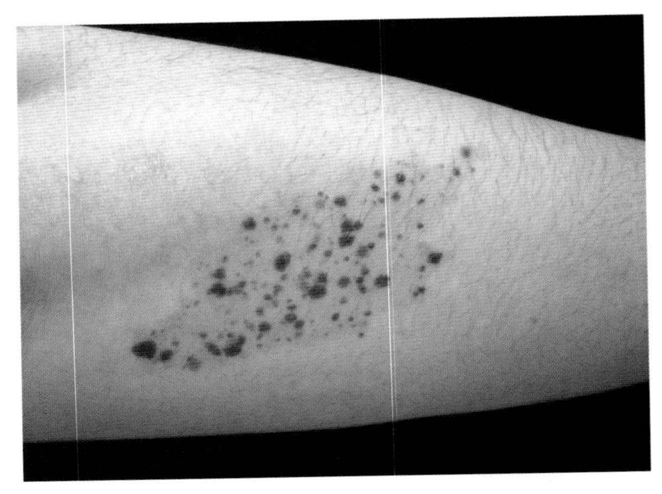

图 68-4 斑痣上肢不规则淡棕色斑中有色泽较深的斑点（东莞市常平人民医院 曾文军惠赠）

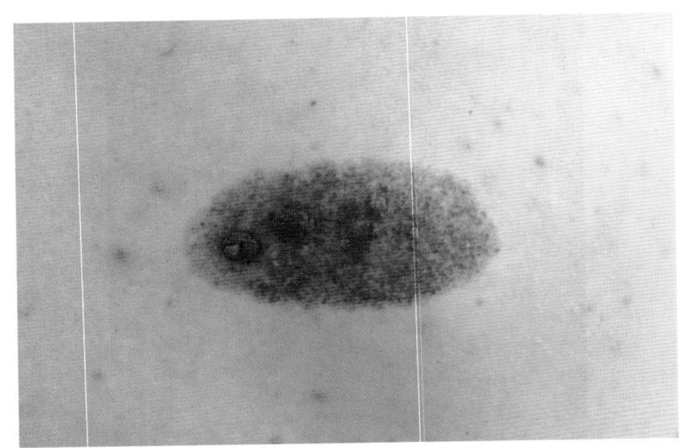

图 68-5 斑痣较大的咖啡牛奶斑背景中均匀分布的黑色小丘疹

四、雀斑样痣（黑子）

内容提要

- 雀斑样痣又称黑子，表现为边界清楚的褐色斑点，与雀斑的主要区别为颜色更深，且与日晒无关。
- 本病可单发、散在、泛发，也可作为某些综合征的组分而伴有其他系统异常。

雀斑样痣（lentigo）在我国古代称为黑子或黑子痣，可发生于任何皮肤黏膜部位。本病常见，可单独发生，也可作为某些综合征的组分。基本损害为边界清楚的浅褐色或深褐色斑，表面光滑或轻度脱屑，直径一般为 2~5mm，散发、单发或多发。本病自婴儿至成年人均可发生，不受日晒影响，日晒后颜色不加深，冬季亦不消失；组织病理示表皮黑素增加沿表皮真皮交界处分布的正常外观黑素细胞数量增多，真皮乳头及表皮突延长，真皮上都有噬黑素细胞。

（一）单纯雀斑样痣（lentigo simplex，单纯性黑子）

发病年龄较小，皮损表现为圆形或椭圆形黑褐色斑点，直径 1~5mm，与雀斑极为相似。但单纯雀斑样痣可分布在任何皮肤、黏膜部位，包括皮肤黏膜交界处、眼结膜或甲，甚至掌跖部位，数目较少，可以单发或多发（图 68-6，图 68-7），分布比较稀疏和分散，也可单侧分布或呈发疹样，颜色较雀斑深，呈黑褐色至黑色，颜色均匀，与日晒无关，损害不限于曝光部位。

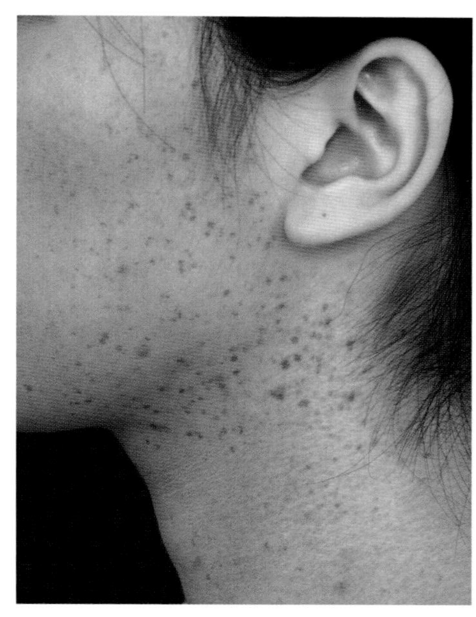

图 68-6　单纯性雀斑样痣

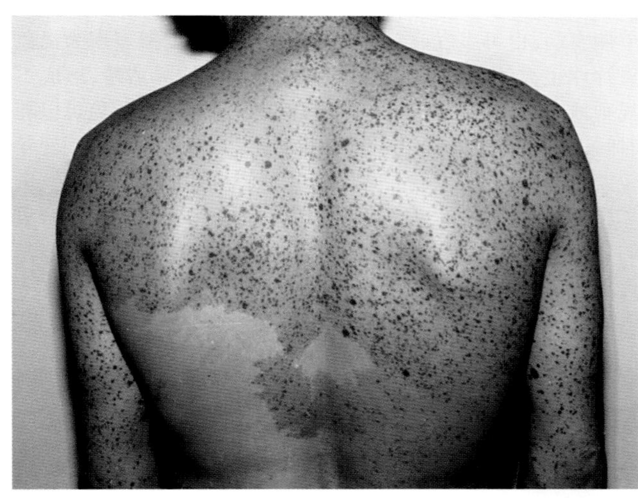

图 68-7　泛发性斑痣 / 巨型斑痣（中国医科大学　何春涤　王亚坤惠赠）

组织病理示基底层局灶性黑素细胞数目增多，真皮浅层常见噬黑素细胞。表皮突稍延长，不呈杵状，真 - 表皮交界处偶见痣细胞巢，有时黑子与交界痣共存，称为黑子交界痣。皮肤镜下可见上部分为曲线形色素线，下部为网状模式，可见深色及浅色两种色素形态。

（二）日光性雀斑样痣（solar lentigo actinic lentigo）

又称老年性雀斑样痣（senile lentigo）或日光性黑子。

1. 临床表现　多发于老年人，通常为浅肤色者，着色性干皮病患儿可在出生后 6 个月内发生日光性雀斑样痣。好发于曝光部位，如面部、前臂和手背，也可发生于肩部和上胸部中央，以及接受过 PUVA 疗法的非曝光部位如阴茎和臀部，不发生在掌跖。皮损为单个或多发性圆形、椭圆形或不规则形斑疹，边界清楚，呈浅褐色、深褐色或黑色。可融合成片，直径 0.1~1.0cm。

日光性黑子边界不规则，通过放大镜观察可发现色素呈网状，皮肤镜下特征包括弥漫性浅棕色斑片，边界清楚和 / 或呈虫蚀状、指纹状或网状。

2. 组织病理　表皮突明显延长，呈杵状或弯曲如芽状，或细长，并吻合成网状，相邻的表皮突发生融合，在延长的表皮突，特别是下部的基底细胞内，黑素及黑素细胞明显增多，亦可少量增多甚至不增多，但功能亢进，黑素合成增加。真皮上部结缔组织嗜碱性变，少量淋巴细胞浸润，真皮乳头见明显色素失禁，有噬黑素细胞。

3. 治疗　通常无需治疗。如果确定为良性病变，可选用冷冻或各种激光。氢醌治疗无效。

（三）家族性泛发性雀斑样痣（Familial generalized lentiginosis）

呈常染色体显性遗传，幼年发病，青春期前后增多，持续终生，但随年龄增长而逐渐变淡。表现为黑褐色斑点或斑片，数毫米至 1cm 不等，累及面部、四肢、躯干、掌跖，曝光部位较明显，但不累及口腔黏膜，也无系统受累。

（四）家族性雀斑样痣综合征（familial lentiginosis syndromes）

家族性雀斑样痣综合征为一组泛发性雀斑样痣合并心脏、神经系统、胃肠道等多系统受累的异质性疾病，特别是大阴唇、掌跖、眼结膜、口唇等特殊部位的雀斑样痣提示可能有潜在的系统受累。这组疾病包括：

1. 面正中雀斑样痣病（centrofacial lentiginosis）　又称面正中黑子病，是一种常染色体显性遗传综合征。基本损害为褐色或黑色小斑点，黑子成群分布于颜面中部、鼻和眶下区，呈蝶形；在婴儿期发病，整个儿童期内数量不断增加，直至 8~10 岁。本病可伴有神经精神及骨组织异常，中线结构融合的发育障碍常见，如前额宽凸、高弓形上腭、上门齿缺损、鸡胸、剑突缺如、脐疝、颈椎后凸、脊柱裂、骶部多毛症。此外，还有诸如智力发育不全、情绪不稳定和癫痫等症状。

2. 多发性雀斑样痣综合征（multiple lentigines syndrome）又名 LEOPARD 综合征或豹皮综合征（moynahan syndrome），罕见，呈常染色体显性遗传，系 PTPN11 基因错义突变所致，发生于婴儿及儿童早期，字母 LEOPARD 概括了本病的主要特征：①雀斑样痣（L），在出生时或婴儿早期出现，随年龄而增多，位于曝光和非曝光部位，包括生殖器和掌跖；②心电图异常，即心脏传导异常（E）；③眼距过宽（O）；④肺动脉瓣狭窄（P）；⑤生殖器异常，如性腺或卵巢发育不全（A）；⑥生长迟缓，智力低下（R）；⑦神经性耳聋（D）。

本病诊断标准为有多发性黑子并符合下列 11 项中的 2 项，或无多发性黑子但有家族史并符合下列 11 项中的 3 项：①其他皮肤异常；②心脏结构异常；③心电图异常；④心脏病症状；⑤泌尿生殖系统异常；⑥内分泌异常；⑦神经系统异常；⑧头面部异常；⑨身材矮小；⑩骨骼异常；⑪有家族史。

3. Peutz-Jeghers 综合征　呈常染色体显性遗传，系 STK11 基因突变所致。临床特征为多发性雀斑样痣、胃肠道错构瘤（胃肠道息肉）和早发肿瘤风险。黑子常位于口唇和颊黏膜、指/趾远端屈侧、纵行黑甲，也见于掌跖、眼、鼻孔和肛周。患者终生患癌概率达 90%，可累及胃肠道、泌尿系统、甲状腺、乳房和生殖系统。

4. Laugier-Hunziker 综合征　本病是一种罕见的良性获得性色素沉着性疾病，又称为特发性豆状皮肤黏膜色素沉着，皮疹与 Peutz-Jeghers 综合征相似，包括口唇、颊黏膜、食道、掌跖、外阴和肛周多发性点状色素沉着，50% 的患者有纵行黑甲。但本病常在中年后发病，无系统受累尤其是不伴肠息肉病，无癌症家族史和 STK11 基因突变。

5. Carney 综合征　本病呈常染色体显性遗传，系 PRKAR1A 基因突变所致，临床特征心脏和皮肤黏液瘤、乳房黏液瘤、多发性雀斑样痣、原发性色素性结节样肾上腺病、睾丸支持细胞瘤和生长激素分泌性垂体瘤。雀斑样痣典型地累及口唇、结膜、内外眦和外阴黏膜。本病可能与以前报道的 NAME 综合征（痣、心房黏液瘤、黏液样神经纤维瘤、雀斑）和 LAMB 综合征（雀斑样痣、心房黏液瘤、皮肤黏膜黏液瘤、蓝痣）系同一种疾病。

6. 其他　伴有多发性雀斑样痣的其他综合征还包括 Bannayan-Zonnana 综合征（乳腺癌、甲状腺癌、巨头畸形和小脑发育不良性神经节细胞瘤病等）、Cowden 病（口腔皮肤错构瘤、甲状腺病和胃肠道弥漫性息肉病）和雀斑样痣伴动脉夹层综合征。

（五）PUVA 雀斑样痣（PUVA lentigines）

又称 PUVA 黑子，10%~40% 的 PUVA 治疗者发生局限性色素斑，呈弥漫性雀斑样痣、痣样雀斑样痣。基本损害为大的不规则形斑点或持久性灰色斑点。其皮损颜色更深，更易形成星状外观。此外，单独应用 UVA 日光床作美容治疗后亦可发生类似的雀斑样痣。PUVA 雀斑样痣在中止治疗后持续数年。皮损活检示黑素细胞增多、增大和活性增强，偶见核形态不规则。这些黑素细胞有恶变风险。

（六）生殖器黑子病（genital lentiginosis）

阴唇、阴茎和女阴黑变病，或称黑素细胞斑、黏膜雀斑样痣。女阴黑子及色素沉着斑大多位于小阴唇，也可发生于大阴唇、阴道口、宫颈、尿道口及会阴，女阴及周围皮肤可有许多不规则的色素斑，一般是良性病变。组织病理示基底层角质形成细胞和黑素细胞中黑素增多，而黑素细胞数目并未增多。真皮浅层可见明显的噬黑素细胞，异型性不常见。极少数报道在黑变区发生了黑素瘤，但只发生在阴茎，女阴极少，可能因为女阴黑变病无黑素细胞数目增加，仅有基底层色素沉着。

（七）口腔黑素斑（oral melanotic macule）

口腔黑子最初见于 40 岁以上成人。与生殖器有类似的皮损，最常见于唇红缘，好发于下唇、其次为上腭、齿龈及颊黏膜，境界清，为褐色至黑色斑点，直径小于 1cm，多为孤立性损害，在深肤色患者中也可表现为多发性斑点。口腔黑素斑也伴有与 Laugier-Hunziker 综合征相似的纵行黑甲，以及生殖器和其他黏膜色素沉着。组织病理为上皮基底层黑素增加或仅有轻度黑素细胞增生。

（八）恶性雀斑样痣（lentigo malignant）

原位黑素瘤，损害色素分布不均匀，褐色斑，类似日光性雀斑样痣，组织病理：表皮突变平甚至消失，黑素细胞有不典型增生，真皮内炎症细胞浸润明显。

五、色素性毛表皮痣

内容提要

- 色素性毛表皮痣是一种雄激素依赖性错构瘤，基本损害为色素沉着斑片伴多毛，病理下无痣细胞。
- 本病还可伴有痤疮样疹、皮脂腺肥大，甚至其他系统畸形，此时称为 Becker 痣综合征。
- 可行激光脱毛、祛斑。

色素性毛表皮痣（pigmented hairy epidermal nevus）又称 Becker 痣（Becker's nevus）、Becker 色素性毛痣（Becker's pigmented hairy nevus），以获得性色素沉着斑伴多毛为主要特征，患病率约为 0.52%，由美国皮肤科医生 Samnel willian 在 1949 年首次报道。

（一）发病机制

Becker 痣在组织学上无痣细胞，是一种错构瘤，可能是表皮痣的特殊类型。有人发现本病损害中雄激素受体表达水平升高，认为它是一种雄激素依赖性疾病，有报道表明其发病与患者体内雄激素受体 mRNA 表达增加有关。在雄激素刺激下，皮肤出现多毛、真皮增厚、痤疮样疹、皮脂腺肥大及局部平滑肌增生。偶有家族遗传倾向，偶有先天性。尚无恶变的报道。

（二）临床表现

男性好发，男女比为 5∶1，多在青春期前发病，青春期后逐渐明显。肩、胸、上臂为好发部位，亦可见于任何部位，多为单侧发病，也可多发或对称或呈线状分布。皮损表现为褐色斑片伴粗大的黑色毛发（图 68-8、图 68-9），边界清楚，形成不规则地图形，直径为数厘米至数十厘米，部分皮损颜色可以随时间逐渐减淡，但多毛会持续存在。Becker 痣的临床表现变异较大，面积可巨大也可很小，颜色可为浓黑色也可为淡褐色，斑片可显著多毛也可无明显多毛，还可合并痤疮样疹，可有密集的毛囊性丘疹，局部皮肤粗糙增厚。Becker 痣皮损质地偏韧提示存在平滑肌错构瘤。某些毛周丘疹系立毛肌增生所致。

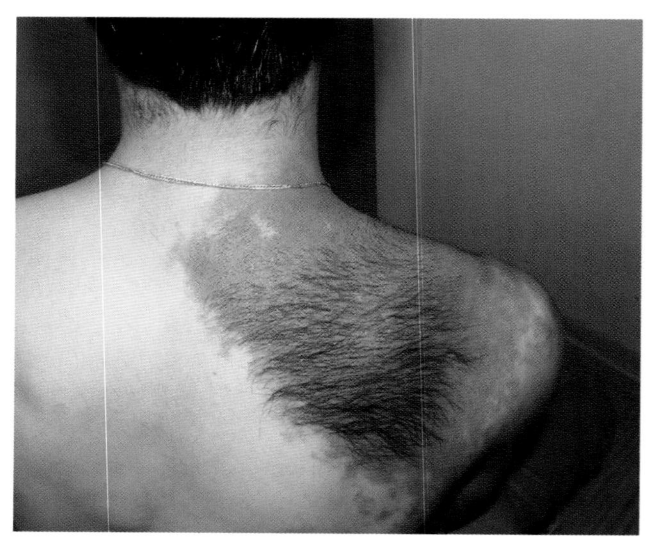

图 68-8　Becker 痣
边界清楚的黑褐色斑，上有粗毛。

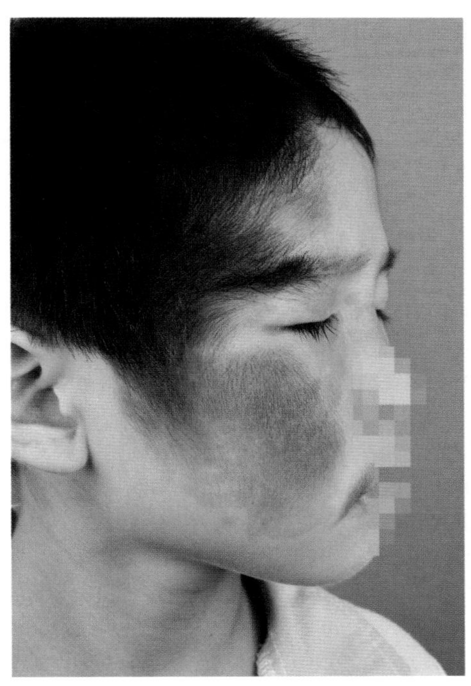

图 68-9 Becker 痣
淡褐色斑片，多毛不明显。

在典型的 Becker 痣皮损基础上合并其他系统畸形时称为“Becker 痣综合征”，例如同侧乳房发育不良和骨骼畸形，皮下脂肪发育不全，包括漏斗胸脊柱侧弯、隐性脊柱裂或同侧肢体发育不良。

色素性毛表皮痣的皮肤镜表现：

(1) 网格状（蜂窝状）色素沉着。

(2) 灶性色素减退。

(3) 皮纹色素减退。

(4) 毛囊周围色素减退。

(5) 可见血管结构及毛囊。

（三）组织病理

轻度角化过度和棘层肥厚，角质形成细胞中黑素小体增加，而黑素细胞数目正常或轻度增加，但无活性增加，不呈巢状分布，真皮浅层可见噬黑素细胞。真皮网状层偶见错构性平滑肌纤维。伴有真皮纤维化、皮脂腺增生。

（四）鉴别诊断

应与咖啡斑、先天性色素痣、丛状神经纤维瘤、先天性平滑肌错构瘤等鉴别。

（五）治疗

Becker 痣的治疗通常出于美观需要，可采用电解、蜡脱、激光脱毛，采用遮瑕或 Q 开关红宝石激光及倍频 Nd：YAG 激光治疗色素沉着。考虑到 Becker 痣存在雄激素依赖性，国外学者曾尝试外用抗雄激素制剂氟他胺进行病因治疗，取得了一定的祛斑疗效。

第二节 真皮良性黑素细胞肿瘤

一、蒙古斑

内容提要

- 蒙古斑系黑素细胞向表皮移行障碍，停留在真皮所产生的灰蓝色斑，好发于婴儿腰骶部，可自行消退。
- 大面积蒙古斑可能提示存在其他系统异常，如色素血管性斑痣性错构瘤病。

蒙古斑（mongolian spots），又称真皮黑素细胞增多症（dermal melanocytosis）为婴儿腰骶及臀部不同形状和大小的灰青或蓝色色素斑。常在儿童期消退。

（一）病因与发病机制

系真皮黑素细胞向表皮移动时，未能穿过真 - 表皮交界，停留在真皮而延迟消失所致。蓝色外观的产生机制为丁达尔效应（Tyndall effect），即黑素细胞位置较深，对长波段光的反射低于周围皮肤，导致肉眼观察呈特殊的灰青色或蓝色。

（二）临床表现

出生时即有，或生后不久发病，为蓝色或暗蓝灰色斑，圆形或椭圆形，直径从数毫米至数厘米不等，甚至达 10~20cm，边界不清，可单发或多发，绝大多数位于腰骶部中央和臀部，其次为背部（图 68-10）。亚洲人和黑人中极为常见。数年后自然消退。Leung（1988）检查了 1 700 名加拿大籍华人婴儿和儿童，发现所有婴儿均有蒙古斑，但 10 岁以上儿童均无蒙古斑，骶尾部位以外皮损多持续存在。

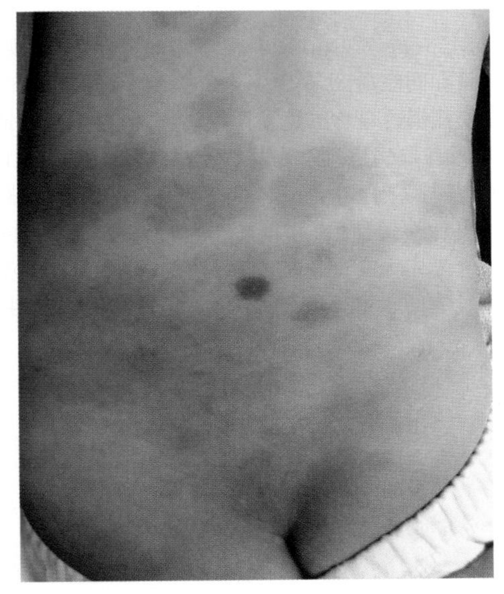

图 68-10 蒙古斑
婴儿腰骶部蓝灰色斑片。

大面积蒙古斑可能提示色素血管性斑痣性错构瘤病(phakomatosis pigmentovascularis)的Ⅱ型(鲜红斑痣合并蒙古斑和/或贫血痣)、Ⅳ型(鲜红斑痣合并斑痣和蒙古斑和/或贫血痣)及Ⅴ型(泛发性先天性毛细血管扩张性大理石样皮肤合并异位性蒙古斑)。

少数广泛性损害可能伴有黏多糖贮积症(mucopolysaccharidosis),系分解氨基葡聚糖的溶酶体异常所致,目前发现了7个亚型,其中与蒙古斑相关的有Hurler综合征(Ⅰ型)、Hunter综合征(Ⅱ型)和Maroteaux-Lamy综合征(Ⅵ型)。此外,在伴有遗传性溶酶体病如Ⅰ型CM1神经节苷脂沉积病(GM1 gangliosidosis)时,也伴有广泛的蒙古斑(表68-2)。

(三)组织病理

真皮网状层有散在色素性树突状黑素细胞,广泛散布于真皮网状层的胶原束间,常平行于表皮排列,无纤维化和噬色素细胞。

(四)诊断与鉴别诊断

出生时即有,通常表现为腰骶和臀部蓝色或灰蓝色斑,边界不清。应与太田痣、伊藤痣、斑片状蓝痣、先天性色素痣相鉴别。

(五)治疗

一般不需处理,大多数病例在5岁之前自发性消退。持久性蒙古斑可参考太田痣用激光治疗,如Q开关激光、强脉冲光。

二、太田痣

内容提要

- 太田痣为分布于三叉神经眼支和上颌支支配区域的境界不清的蓝灰色斑,可累及同侧巩膜。
- 可行激光治疗。应筛查患者有无合并青光眼。

太田痣(nevus of Ota)又名眼上腭褐青色痣,表现为是一种波及巩膜和同侧沿三叉神经眼支和上颌支分布的单侧或双侧皮肤黏膜蓝褐色斑片的色素性疾病,有时可累及其他脏器。

1. 病因与发病机制 发病机制尚不完全清楚,目前存在以下三种假说:①胚胎时期黑素细胞凋亡异常;②黑素细胞由真皮向表皮迁移受到阻碍;③真皮内的黑素细胞产生活化的黑色素。可为先天性,6%的患者存在GNAQ基因突变,尽管有家族性发病的报道,但一般不认为该病具有遗传性。目前各位学者公认太田痣的发病与遗传因素、雌激素调节紊乱和神经精神因素相关。Agero等的研究证实太田痣是一种由多基因突变引起的常染色体显性遗传病,遗传因素在太田痣的发病过程中起了重要作用,但目前尚不能确定相应染色体或基因。本病是真皮黑素细胞错构瘤,可能系黑素母细胞移行缺陷所致。还有研究发现部分患者的真皮黑素细胞中存在雌激素、孕激素、雄激素受体,与太田痣的发生和加重有关。

2. 临床表现 太田痣有两个发病高峰期,约60%的患者在出生时即有皮肤损害,余者大多数在10~20岁内出现。女性多见(80%),双侧病变者少见(5%~10%)。汪治中等人报道太田痣患者存在3个发作高峰:(0~1岁)、(10~15)岁和(20~25)岁,日本较为常见。

皮损表现为界限不清的蓝灰色斑,好发于三叉神经眼支、上颌支的支配区域,鼻及口腔黏膜受累偶见(图68-11~图68-13)。太田痣分为浅在型(色素细胞位于真皮浅层,临床多呈褐色)、深在型(色素细胞位于真皮深层,多呈青紫色)、弥漫型(色素细胞位于真皮全层,多呈褐色、紫青色)。在临床上常常采用Tanino分型,其标准如下:Ⅰa:上睑或下睑、颞部;Ⅰb:鼻区;Ⅱ:上、下眼睑、颧、颊、颞;Ⅲ:头皮、额、眉、鼻;Ⅳ:双侧。太田痣可分为四型:轻度(1型)、中度(2型)、重度(3型)和双侧(4型)。

(1)皮肤损害:基本损害为斑片,有时有轻度隆起,边缘不清,呈褐色、青灰色至青色、紫褐色或青黑不等,斑片周围有大小不等斑点。太田痣中的蓝色/蓝灰色是由于真皮内黑素细胞产生的黑素所致。损害范围随时间扩大,颜色深浅可发生变化,特别与激素水平周期变化有关,例如月经期、青春期或绝经期。

(2)黏膜损害:眼、耳、鼻、口、咽喉黏膜常累及。患者巩膜和结膜受累5%,眼色素沉着累及巩膜、结膜、虹膜、角膜、视网膜、视神经乳头,甚至球后脂肪组织及眼眶骨膜。偶见鼻部及口腔黏膜受累,少见情况下脑脊膜发生类似颜色变化。受累侧常有巩膜的蓝色斑点,若见丘疹和结节,说明皮损含蓝痣和细胞性蓝痣的成分。

(3)恶变及其他:太田痣很少恶变,很少发展为皮肤黑素瘤,眼受累时,有发展为脉络膜、眼、虹膜、视交叉及脑膜原发性黑素瘤的报道。另外,10%患者会伴发青光眼,与Kippel-Trenaunay综合征相关。

3. 组织病理 表现类似于蒙古斑,黑素细胞数量增多、树突增加、外形伸长,弥散分布于整个真皮内。真皮中上部可

表68-2 伴有蒙古斑的遗传性代谢病

	酶缺陷	基因定位	临床表现
Ⅰ型黏多糖贮积症(Hurler综合征)	α-L-艾杜糖苷酸酶	4p16.3	智力低下,角膜浑浊,侏儒,关节僵硬,常在14岁前死亡
Ⅱ型黏多糖贮积症(Hunter综合征)	硫酸艾杜糖醛酸硫酸酯酶	Xq28	重型(Ⅱ-A)与Ⅰ-H相似,但无角膜浑浊;轻型(Ⅱ-B)症状较轻
Ⅵ型黏多糖贮积症(Maroteaux-Lamy综合征)	N-乙酰-半乳糖胺-α-4-硫酸酯酶(芳基硫酸酯酶B)	5q13.3	Hurler征伴明显角膜浑浊,但智力正常
Ⅰ型CM1神经节苷脂沉积病(假性Hurler病)	β-半乳糖苷酶		严重的脑变性,多于2岁内死亡。神经元、肝、脾和其他组织细胞及肾小球上皮细胞中神经节糖苷贮积。Hurler病的骨骼畸形

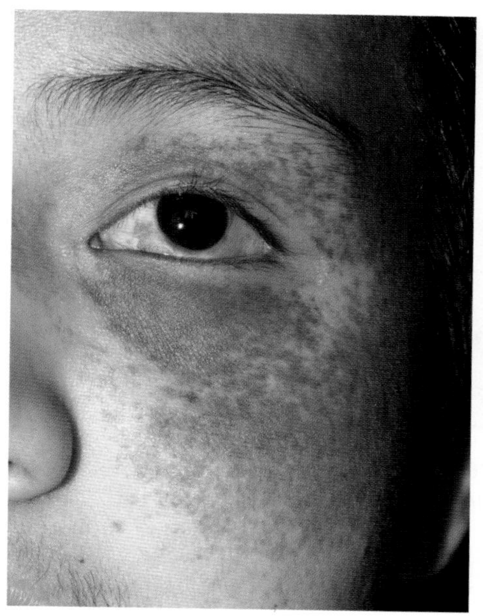

图 68-11　太田痣
左眼周蓝灰色斑伴巩膜受累。

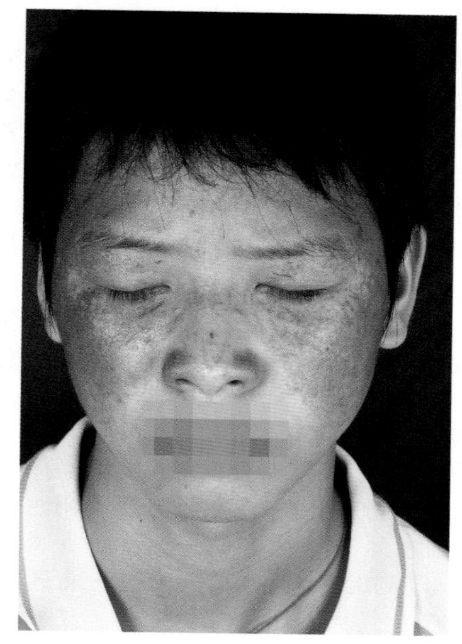

图 68-12　累及双侧面部的太田痣

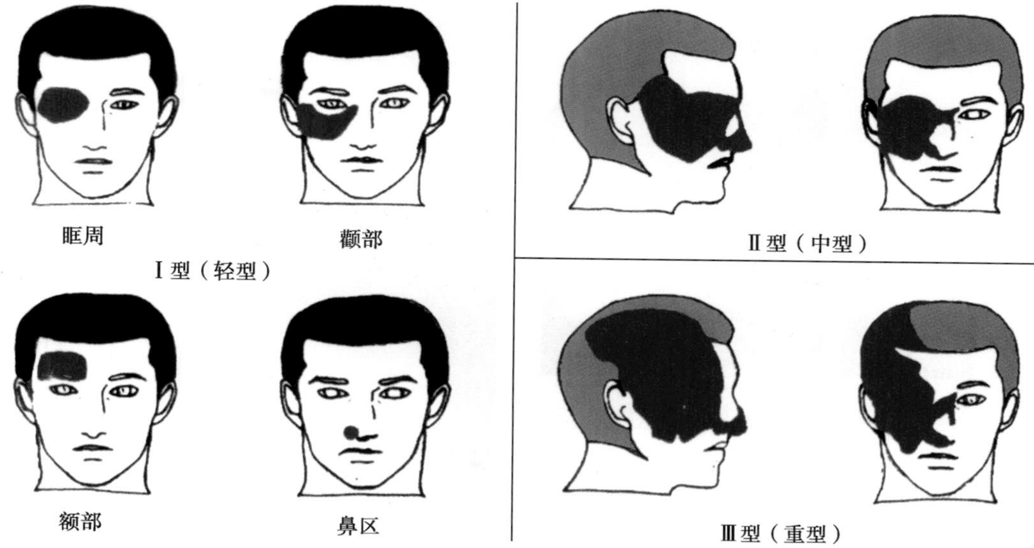

图 68-13　太田痣分型（Ⅰ、Ⅱ、Ⅲ型见图，Ⅳ为双侧累及）

见含重度色素的梭形、双极或树突状黑素细胞。多与皮面平行，有时包绕表皮附属器，成纤维细胞较少。

4. 诊断与鉴别诊断　皮损为褐色、青灰色、蓝、黑或紫色斑片，呈点状、网状或地图状，约 2/3 患者同侧巩膜也有蓝色斑点。多发于单侧，偶或两侧的颜面、上下眼睑、颧部和颞部。组织病理具有特征性。

本病主要与 Hori 痣、颧部褐青色痣相鉴别，尤其是双侧发病者。Hori 痣为获得性，不累及黏膜，色素沉着相对更淡。另外，还应与蓝痣、伊藤痣、蒙古斑相鉴别。

5. 治疗　本损害为良性，但也有继发黑素瘤的报道，应密切观察。另外，还应筛查有无青光眼。黑素细胞分布于真皮内，治疗选择不破坏表皮，仅针对真皮内损害的激光，如 Q 开关翠绿宝石激光，可以选择性破坏太田痣真皮黑素细胞而不损伤相邻皮肤组织；Q 开关 Nd:YAG 激光；Q 开关脉冲红宝石激光；Q 开关 Nd:YAG 染料 700nm 激光。目前用于光子嫩肤的强脉冲光也可治疗太田痣。皮秒激光：脉宽更短至皮秒级，2012 年美国 FDA 批准皮秒激光翠绿宝石（755mm）商业应用于治疗纹身。2015 年用翠绿宝石（755mm）皮秒激光治疗 3 例太田痣患者，获得显著的疗效。

三、颧部褐青色痣

颧部褐青色痣（nevus fuscocaeruleus zygomaticus）又称为 Hori 痣，多见于中青年女性，以双侧颧部对称分布的散在性灰黑色斑点为特征。曾有人认为是太田痣亚型，但损害与三叉神经支配区无关,巩膜不受累,因而不同于太田痣和雀斑。本病易误诊为黄褐斑。

（一）临床表现

患者可能存在遗传易感性,与长期使用化妆品、紫外线暴露有关。本病多见于女性,占97%,发病较晚,多在25~45岁。皮损大多对称发生于双侧颧部(图68-14~图68-16)、下睑、上睑外侧部、颞部、鼻根,较少分布于前额及鼻翼。皮损为散在的圆形、卵圆形褐青色、黄褐色、黑褐色斑疹。直径1~5mm不等,以颧部皮损较大,斑疹数目不等,病程长者皮疹增多。女性患者可在怀孕和产后出现皮损,个别精神紧张后色素沉着加重。

（二）组织病理

表皮正常,真皮上部胶原纤维间散布细长的梭形色素细胞,常呈带状散在分布于真皮浅层。多巴染色阳性,提示色素细胞为黑素细胞。

本病应与下列疾病鉴别:太田痣、黄褐斑、雀斑。

（三）治疗

目前主要可选用下列几种类型激光:532nmQSNYL、1 064nmQSNYL、QSRL、QSAL,各种激光对该病的治疗均有效。其中755nm翠绿宝石皮秒激光(PSAL)与传统纳秒激光相比疗效更显著。

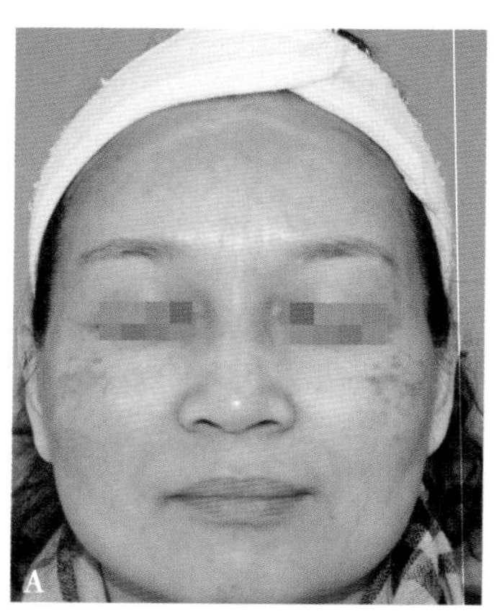

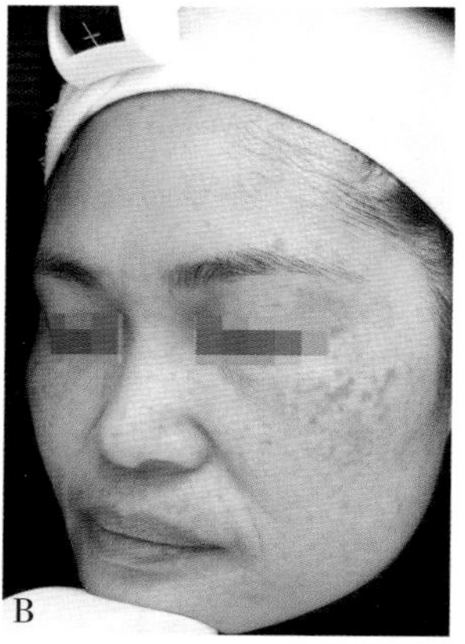

图68-14 颧部褐青色痣(深圳瑞敏皮肤科医院 范敏 苏禧惠赠)

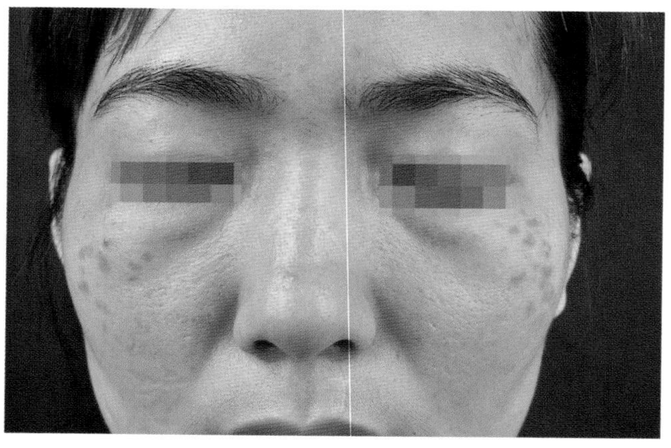

图68-15 颧部褐青色痣(广东医科大学 李文 施歌 蔡川川惠赠)(1)

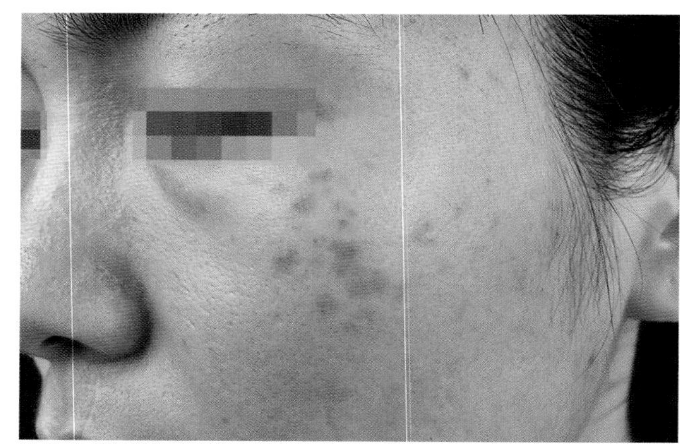

图68-16 颧部褐青色痣(广东医科大学 李文 施歌 蔡川川惠赠)(2)

四、伊藤痣

伊藤痣(nevus of Ito)又名肩峰三角肌褐青色痣,由Ito在1954年报道。

本病位于锁骨上神经和臂外侧皮神经分布区域内,如肩、锁骨上区、颈侧面和上臂,表现为淡青色、蓝灰色、青褐色斑片或斑点(图68-17),偶尔在色素斑的部分区域出现粟粒大小的蓝痣样丘疹或隆起性结节。皮损颜色可因日晒而加重。

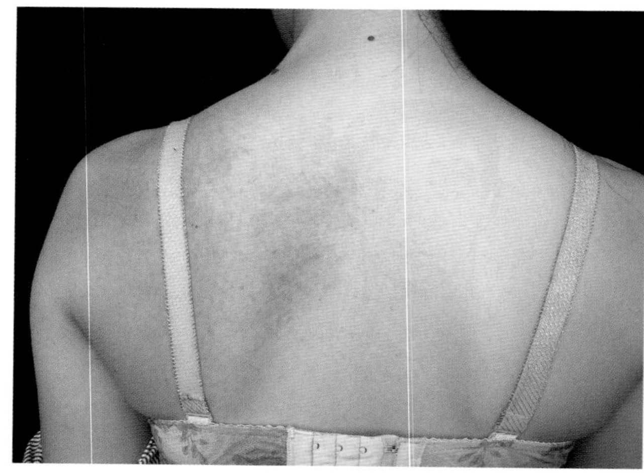

图68-17 伊藤痣(东莞市常平人民医院 曾文军惠赠)

本病与太田痣的组织学相似,皆为真皮黑素细胞增多,区别在于临床特点、好发部位不同。太田痣和伊藤痣在儿童期内可有轻微褪色,但一般在青春期后色素沉着更明显,不会自发性消退。伊藤痣可为单独皮损,也可伴有单侧或双侧太田痣。

治疗参照太田痣,采用针对色素的Q开关激光系统进行治疗。

五、蓝痣

内容提要

- 普通蓝痣的典型表现为手足背境界清楚的半球形蓝色或蓝黑色丘疹。
- 细胞型蓝痣为臀部和骶尾部蓝色结节和斑块，与普通蓝痣相比更大、更隆起、局部侵犯性更强。
- 本病存在恶变风险，应密切观察。

蓝痣(blue nevus)表现蓝色或蓝黑色坚实的丘疹、结节或斑片，常出现于儿童期或青春期。病理表现为真皮内聚集的梭形或上皮样黑素细胞，充满黑素颗粒。与蒙古斑、太田痣及伊藤痣一样，代表黑素细胞迁移停止。蓝痣患者伴有 GNAQ 基因突变。

(一) 临床表现

蓝痣常为获得性，一般出现于儿童期及青春期，但 1/4 的病例可出现于中年人。先天性普通蓝痣较为少见，约 25% 细胞型蓝痣是先天性。蓝痣除见于皮肤外，极少数可发生于口腔、阴道等处。

1. 普通蓝痣　女性多见，常自幼发生，好发于面及四肢伸侧，约 50% 发生于手足背，常为单个，偶为多个境界相对清楚的半球形蓝色或蓝黑色丘疹(图 68-18)，直径小于 1cm。损害偶尔表现为斑块，发疹性、色素减退性、巨大型或靶样病变也偶有报道，有时可出现卫星损害而被误诊为黑素瘤转移。本病特征性蓝色由丁达尔效应所致。

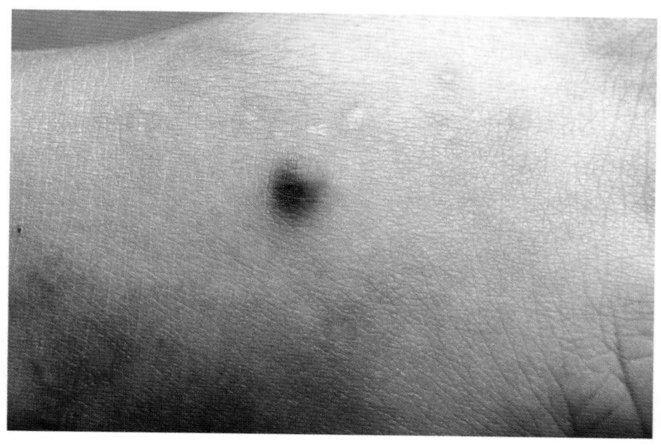

图 68-18　结节性蓝痣灰蓝色圆顶结节

2. 细胞型蓝痣　分布广泛，但常见于臀部和骶尾部(50% 的病例)，为直径一至数厘米的浅蓝棕色到深蓝色结节和斑块，表面光滑，结节质硬，不形成溃疡。少数为大的斑块，头皮肿瘤可以侵犯深部颅骨甚至脑。偶可恶变。与普通型相比，细胞型蓝痣更大、更隆起、局部侵犯性更强，偶伴有淋巴结“良性转移”。

3. 联合痣　指蓝痣表面并发黑素细胞痣，通常颜色很深。

(二) 组织病理

普通蓝痣的黑素细胞主要位于真皮中、下部，多巴反应阳性，长梭形，末端有长而带波形的树枝状突，排列成束，或弥漫性分布，其长轴大多与表皮平行。

细胞型蓝痣除了具有树枝状突的黑素细胞外，尚常见梭形细胞，其胞体较大，胞核呈椭圆形，胞质丰富，淡染，内含极少黑素，偶或缺如，常致密排列成大小不等的岛屿状。

联合痣中蓝痣本身为普通型或细胞型，并发的黑素细胞痣多为交界痣、皮内痣或混合痣，很少为 Spitz 痣。

在皮肤镜下，典型蓝痣损害表现为边界清楚，呈均质模式，边缘色素逐渐变淡。

(三) 诊断与鉴别诊断

1. 皮肤纤维瘤　陈旧性蓝痣因黑素细胞减少而纤维组织相对增多时，需与皮肤纤维瘤鉴别，但后者无黑素细胞，且对多巴反应呈阴性。

2. 蒙古斑　多见于骶骨部，真皮内黑素细胞不多，也较分散(表 68-3)。

3. 蓝痣恶变　除黑素细胞不典型外，常见坏死灶，并可见残留的黑素细胞。

4. 其他　色素性梭形细胞痣、外伤性文身、黑素瘤、血管球瘤、褐黄病等。

(四) 治疗

成人中稳定多年的普通蓝痣可不治疗。突然出现者或有损害变大者、先天性发病者、相对较大的结节、或直径大于 10cm 的斑片应考虑切除作病理检查。

六、良性黑素细胞痣

内容提要

- 痣细胞痣是黑素细胞由神经嵴向表皮的迁移过程异常所致，是最常见的黑素细胞良性肿瘤。
- 按痣细胞巢的位置可分为交界痣、混合痣和皮内痣，三者是一个连续的演化过程，其中皮内痣最常见。
- 交界痣突然增大、颜色加深、有炎症反应、破溃或出血、疼痛时，应警惕恶变。

良性黑素细胞痣，又称痣细胞痣、色素痣、黑素细胞痣，是由痣细胞组成的良性新生物。

痣可以分为获得性和先天性两种，临床分类多依据外观，本书采用传统命名方式。出生 6 个月以后出现的痣称为普通获得性痣，它们常在随后 30~40 年内增大、增多，之后又逐渐消退，多数直径小于 5mm。55% 的成人有 10~45 个直径大于 2mm 的痣。痣常发生在暴露部位。

(一) 发病机制

获得性黑素细胞痣是由于黑素细胞从神经嵴到表皮的迁移过程发生了异常所引起，可能与黑素前体细胞突变累积所致，也有人认为与紫外线照射有关。色素痣形成的诱因包括多发或严重的晒伤；皮肤损伤，包括皮肤病所致的损伤，如大疱性表皮松解症、硬化性萎缩性苔藓、中毒性表皮松解坏死；系统使用免疫抑制、化疗、骨髓移植；艾滋病；激素水平升高如妊娠、艾迪生病等。

通常认为遗传因素在早期起作用，多数获得性痣存在 BRAF 基因突变；随后以紫外线为主的环境因素发挥作用。表皮内发生轻度变化的黑素细胞或痣细胞增生，形成了交界

表 68-3　五种常见的良性黑素细胞肿瘤鉴别要点

鉴别要点	痣细胞痣	蒙古斑	太田痣	伊藤痣	蓝痣
发病年龄	儿童早期，20 到 29 岁者多	在出生时或生后不久	50% 在出生时，其他在青春期	多在出生时	常为先天，儿童、青春期，1/4 为老年人
损害	斑疹或丘疹(半球形，疣状、有蒂或无蒂等)	斑疹	斑疹，很少为分散的丘疹	蓝灰色斑状色素沉着	坚实丘疹或结节
大小	通常数毫米，有时较大	通常 10cm	通常 5cm 以上	通常 5cm 以上	普通蓝痣 0.5~1cm，细胞型蓝痣 1~3cm
颜色	褐黑，很少发蓝	青灰、褐或蓝	青灰、褐或蓝	青灰、褐或蓝	蓝色至蓝黑色
分布	双侧	通常居中	单侧，偶双侧	单侧	单侧
部位	任何部位	通常在腰骶区	通常在面、眼周、三叉神经区、眼(角膜、巩膜)	锁骨上、肩胛、三角肌区	四肢伸侧(特别是手足背)、臀、面部
病理	有 3 种类型，各有分布特点	真皮内有色素含量不同的树突状黑素细胞，上部表皮正常	表皮色素增加，黑素细胞数量增多，真皮中上部可见含重度色素的梭形细胞	与太田痣相同	真皮内聚集的树突状黑素细胞，充满黑色颗粒
发展	中年退化，老年可消失	通常生后可消失	很少消失，通常不变	很少消失，通常不变	一般不发展
恶变	少数恶变	无	很少	很少	可恶变

痣。随后这些痣细胞迁移至真皮内，形成混合痣，当表皮内无残留的痣细胞时最终形成了皮内痣。

根据痣细胞的位置，获得性黑色素细胞痣可分为交界痣、混合痣、皮内痣。这种分类方法并非表示痣的不同类型，而是表示痣在成熟过程中的不同时期。最初，痣细胞在表皮内(交界痣)聚集，随着逐渐成熟，痣细胞部分迁入真皮层(混合痣)，最终全部位于真皮层(皮内痣)。所有的病变最终会发生退化。先天性痣比较少见，在新生儿的发病率低于 1%。这类病变通常较大并含有毛发。先天性痣和获得性痣的组织学特征相似。巨大先天性痣(巨大毛痣)常呈泳衣状分布及位于胸、背部。

（二）临床表现

痣细胞痣婴儿期少见，在儿童早期开始出现，随年龄增长而增多，往往在青春发育期明显增多，在 20~29 岁数量达到高峰。损害直径常小于 6mm，很少为 1cm，扁平或稍隆起呈结节状或乳头瘤样，底部可有蒂，常左右对称，边界清楚，边缘光滑，色泽均匀。由于痣细胞内色素含量不同，故临床上可呈棕褐色、蓝黑或黑色，但也可呈正常肤色、淡黄或暗红色。有些损害处可贯穿着短而粗的黑色毛发。

自发性同时出现较多外观相似的散在分布的痣细胞痣称为发疹性痣(eruptive nevi)，常见的诱因包括大疱性疾病、免疫抑制、接受生物制剂治疗、化疗等。

有些痣可出现突发性改变，如形状、颜色改变、瘙痒、出血或溃疡，常见原因有毛囊囊性扩张、表皮囊肿形成、毛囊炎、脓肿形成、外伤、出血、有蒂损害或血栓形成，需与黑素瘤相鉴别。

根据痣细胞巢的部位将其分为交界痣、混合痣和皮内痣三种，国内学者对 2 929 例色素痣进行临床病理学检查显示混合痣占 18.50%、交界痣占 7.95%、皮内痣占 73.54%，皮内痣所占的比例最高。三种类型的痣表现为一个连续的发展阶段，其演化过程见示意图(图 68-19)。

1. 交界痣(junctional nevus)　交界痣是一种“活动痣”，多在出生后发生，为直径常少于 6mm 的斑点状病变，表面光滑，无毛，扁平或略高出皮面，呈淡棕、深褐或黑色(图 68-20)。发生于掌跖或外阴的痣细胞痣往往为交界痣。

交界痣与皮内痣相比较，交界痣多发生于掌跖等无毛皮肤，而皮内痣多发生于被毛皮肤；交界痣在肢端发生率高，而皮内痣在近心端发生率高；交界痣在儿童中发生率高，而皮内痣在成人发生率高。

交界痣恶变时，局部常有疼痛、灼热或刺痛，边缘处出现卫星小点，如损害突然增大，颜色加深，有炎症反应、破溃或出血时，应提高警惕。

2. 混合痣(compound nevus)　混合痣是交界痣与皮内痣的混合存在，临床特征为常有色素沉着的丘疹及息肉样损害(图 68-21)，轻度隆起，半球形(图 68-22)，肤色或褐色。外观似交界痣，但较高起，多见于儿童和青少年。具有交界性黑素细胞性痣细胞团以及真皮内黑素细胞团。

3. 皮内痣(intradermal nevus)　皮内痣又称真皮黑素细胞痣(dermal melanocytic nevus)，是一种“静息痣”，成人常见。损害多见于头、颈部，不发生掌跖或外生殖器部位，呈半球状隆起的丘疹或结节，颜色为淡棕褐色、黑色、肤色或粉红色，直径数毫米至数厘米，表面光滑或呈乳头状，或有蒂，可含有毛发(图 68-23)。儿童随着年龄增长，交界痣比例逐渐下降，皮内痣所占比例逐渐升高，因此，可能存在交界痣随时间延长转化为皮内痣的现象。皮内痣多发生于近心端被毛皮肤，且皮内痣可长有毛发，因此部分皮内痣的痣细胞可能来源毛囊干细胞。然而儿童掌跖等无毛皮肤也会出现皮内痣，因此推测

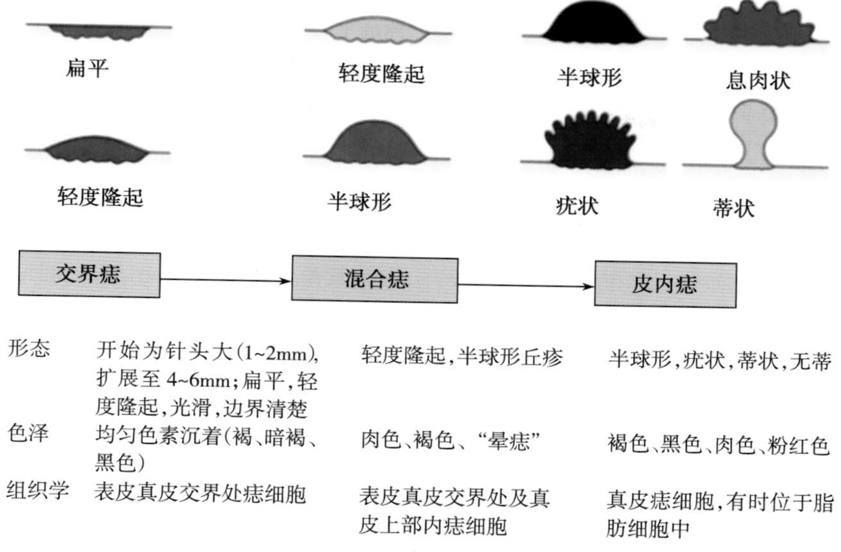

	交界痣	混合痣	皮内痣
形态	开始为针头大(1~2mm),扩展至4~6mm;扁平,轻度隆起,光滑,边界清楚	轻度隆起,半球形丘疹	半球形,疣状,蒂状,无蒂
色泽	均匀色素沉着(褐、暗褐、黑色)	肉色、褐色、"晕痣"	褐色、黑色、肉色、粉红色
组织学	表皮真皮交界处痣细胞	表皮真皮交界处及真皮上部内痣细胞	真皮痣细胞,有时位于脂肪细胞中

数十年内按顺序发展,可在任何时期停止,新损害在中年期持续出现

图 68-19　痣的演化情况示意图

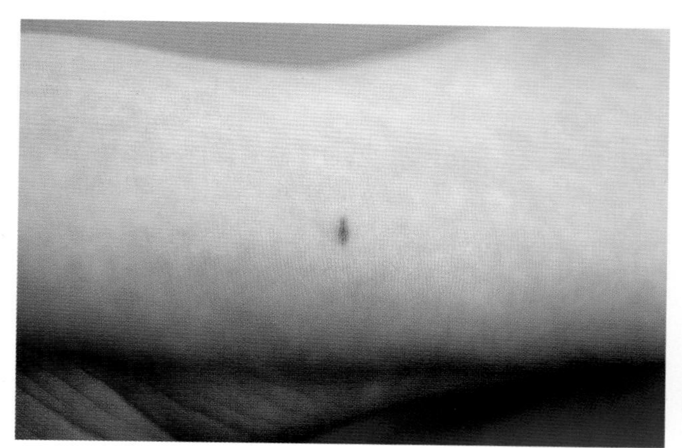

图 68-20　交界痣

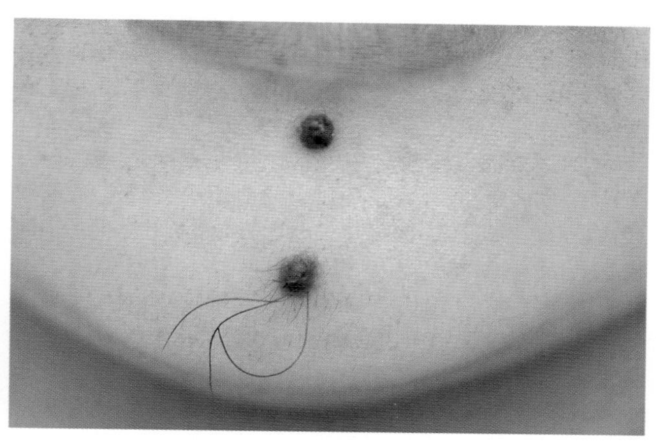

图 68-21　混合痣

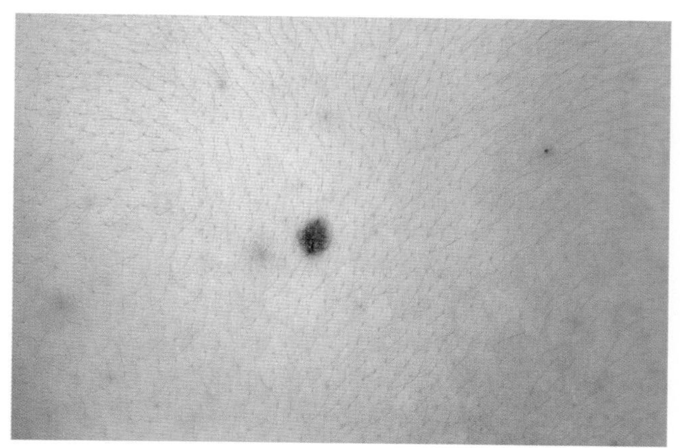

图 68-22　混合痣(新疆维吾尔自治区人民医院　普雄明惠赠)

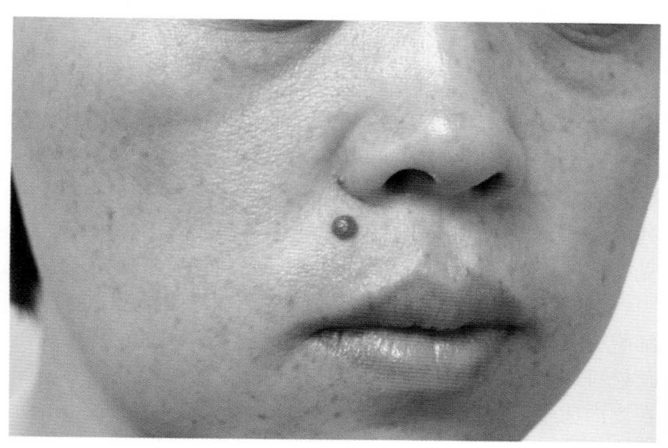

图 68-23　皮内痣(新疆维吾尔自治区人民医院　普雄明惠赠)

痣细胞也可来源于真皮非毛囊干细胞，如施万细胞。

（三）组织病理

色素痣由痣细胞构成，痣细胞与黑素细胞基本相同，但有其特点：①聚集成巢，痣细胞巢的边界清楚，常因制片过程中人工原因而与周围组织部分分离；②痣细胞内含有黑素，黑素量多时，可使细胞核看不清楚；③在痣细胞巢中，痣细胞胞质看不到树枝状突；④痣细胞自上向下，体积由大变小，胞核也逐渐变小，趋向成熟，最后退化；⑤有向神经分化的倾向。

痣细胞的形态按其成熟的演变过程依次可分为：①透明痣细胞，似正常表皮黑素细胞而略大，胞质透明，圆形或卵圆形，染色质和核仁清楚，一般位于真-表皮交界处；②上皮细胞样痣细胞，形似上皮细胞，胞体较大，边界清楚，多边形或立方形，不见树枝状突。胞质较丰富，HE染色呈淡伊红色，多巴反应阳性。含较多黑素，黑素颗粒细小，呈弥漫性分布。核大，圆或卵圆形，核仁清楚。此种痣细胞位于真-表皮交界处或真皮上部，偶见于外毛根鞘深层或小汗腺导管壁内；③淋巴细胞样痣细胞，似淋巴细胞，胞浆少，胞界不清楚。核小而深染，呈卵圆形，核仁不明显。多巴反应阴性。细胞内含有少量黑素，较分散。位于真皮中部；④梭形痣细胞，核呈卵圆形或杆状，染色质致密。核仁不明显。仅少数细胞含有黑素。黑素颗粒较粗，分布亦较集中。此种细胞常排列成束条状；⑤纤维样痣细胞，胞体伸长，两端尖，胞质少，胞突长，呈纤维样。核呈梭形，极少细胞含有黑素。常排列成索状或细条状，位于真皮深层。

痣细胞痣按其不同发育阶段所形成的组织结构可分为：交界痣、皮内痣和混合痣。除上述3种组织类型外，有时尚可见处于交界痣与混合痣，以及混合痣与皮内痣之间的中间状态。

1. 交界痣　痣细胞痣的早期发育阶段，病变处边界清楚。痣细胞主要为透明痣细胞，有时也见上皮细胞样痣细胞，偶见梭形痣细胞。除个别散在，或偶在基底层呈弥漫性分布外，痣细胞大都聚集成巢。痣细胞巢和痣细胞的大小、形态一致，边缘整齐，极少融合，呈等距离均匀排列。痣细胞一般不侵入表皮上部。胞核随细胞向下往真皮内增生而变小，即痣细胞趋向成熟。胞质内含有不等量的黑素。真皮上部常见噬黑素细胞和单核细胞浸润。良性交界痣合并皮突球状增生称为交界痣斑样痣。恶性雀斑样痣也是巢状分布，与良性交界性雀斑样痣类似。

2. 皮内痣　痣细胞完全位于真皮内。在表皮或附属器上皮与真皮内痣细胞之间相隔一薄层胶原纤维。痣细胞较成熟，上部者大多为上皮细胞样痣细胞，内含中等量黑素，排列成巢或条索状，其周围有胶原纤维。在成熟的痣内有时可见多核巨细胞，核小而深染，大小不一致，排列成堆或花簇样。中、下部痣细胞大都为淋巴细胞样、梭形或纤维样痣细胞。痣细胞有时排列成同心圆形，形成类似触觉小体的痣小体，或在疏松排列的波浪状纤维组织内排列成束，形成神经样管。如在皮内痣中仅见神经样管结构，则称为神经痣（neural nevus）。在皮内痣的痣细胞巢或索内偶见散在大的脂肪细胞，因大多见于50岁以上者，故可视退行现象。

3. 混合痣　具有交界痣和皮内痣的双重特点，即皮内痣与残留的交界痣并存。早期混合痣主要由透明痣细胞和上皮细胞样痣细胞组成，也常有一些淋巴细胞样痣细胞。真皮上部的上皮细胞样痣细胞较多形，呈梭形或卵圆形，有时胞质中含细尘状黑素颗粒。有时可有炎细胞浸润，其中有噬黑素细胞。“成熟”的混合痣常有大量淋巴细胞样、梭形或纤维样痣细胞。有时，痣细胞可扩展至真皮下部乃至皮下脂肪组织。

4. 皮肤镜检查　痣细胞痣的皮肤镜表现有4种模式：①网状模式：最为常见，皮损内大部分为蜂房样色素网格；②球状模式：皮损有大小不一、圆形或椭圆形的球状结构构成；③星爆状模式：皮损边缘有放射状分布的色素性条纹、小点和小球；④均质模式：皮损内为弥漫的均质无结构颜色。

（四）诊断与鉴别诊断

本病诊断不难，重要的是应注意有无恶变。应与雀斑、雀斑样痣、脂溢性角化病、黑素瘤、色素性基底细胞癌、蓝痣、甚至化脓性肉芽肿或组织细胞瘤等鉴别，它们的组织象不同。

与黑素瘤的鉴别点：黑素瘤常不对称，边界不清，边缘不光滑，颜色不均匀；发展迅速，易破溃、出血，组织学上瘤细胞有异型性（表68-4）。

表68-4　交界痣与原位黑素瘤鉴别要点

	交界痣	原位黑素瘤
病变性质	良性	恶性
皮损特点	褐色，黑色，色泽较一致，边界清楚，略隆起	褐色，尤其为杂色斑，色泽不均，边界不清
黑素细胞	大小形态，染色一致	较大，深染，多形
不典型细胞向表皮上部移动	无	有
真皮上部炎细胞浸润	无	有
HMB-45染色	阴性	阳性

（五）治疗处理

1. 治疗原则　一般无需治疗，发生在掌跖、腰、腋、腹股沟或肩部等易受摩擦部位，或出现恶变症状时，应及早完全切除。所有切除的痣均应行组织学检查。

2. 治疗措施

（1）手术切除：为最佳选择，较大或有待病理确诊的色素痣，可沿痣边缘外2~3mm的正常皮肤处切除，直至皮下，以防复发。

（2）其他方法：采用激光、电灼等其他方法祛痣后，残留的痣细胞容易复发，反复发作或刺激可以诱发恶变，同时这些方法也无法进行组织病理学检查，因此不推荐使用。

（六）病程与预后

大多数获得性痣无害。新痣在一生中可不断产生和消失，但多发生于儿童和年轻人。老年人新发或增大的痣应警惕恶变。黑素瘤风险与痣的数量和大小相关。

第三节　特殊类型黑素细胞痣

一、气球状细胞痣

（一）临床表现

气球状细胞痣（balloon cell nevus）罕见，多发生在 30 岁以前，但也可见于中、老年人。损害为淡棕色结节，略高出皮面，直径一般不超过 5mm。

（二）组织病理

组织学可分为混合痣或皮内痣。只有当气球状细胞占 50%，才称为气球状细胞痣。气球状细胞在真皮内排列成大小不等的小叶，由细胞原纤维分隔。在表皮内可单个散在或排列成簇。

气球状细胞较痣细胞大，直径为 20~40μm，胞浆丰富，呈空泡或细颗粒状。胞核一致，小而圆，常位于细胞的中央，偶或位于边缘。位于表皮下的气球状细胞常含有少量黑素细颗粒，经银染色时尤为明显，偶可密集成粗块状。有时尚见紧密排列的噬黑素细胞。

（三）诊断与鉴别诊断

①气球状细胞黑素瘤瘤细胞明显不典型，核分裂相多见；②退化性皮内痣脂肪细胞核扁平，常位于细胞边缘，对脂肪染色呈阳性反应；③透明细胞汗腺瘤及其他透明细胞肿瘤，气球状细胞痣的气球状细胞对 S-100 蛋白染色呈阳性反应。

（四）治疗

与通常的痣细胞痣治疗相同。

二、晕痣

内容提要

- 晕痣的典型临床表现为混合痣周围绕以色素脱失性晕环，部分患者合并或继发白癜风。
- 可观察随访，也可手术切除中心痣，仍有继发白癜风的风险，尤其是术后半年内。

晕痣（halo nevus）又称 Sutton 痣、离心性后天性白斑，以色素痣周围绕以 0.5~5cm 宽的色素脱色环为特征，酷似“光晕”，与白癜风同属色素脱失性疾病，二者可同时或先后发生。晕痣的中心痣多为普通的混合痣、交界痣或皮内痣。本病在 30 岁前发病，白癜风患者常见，也可为白癜风先兆，或在转移性黑素瘤中发生。

（一）病因与发病机制

可能是白癜风的一种变型，约 1/5 的病例合并白癜风，白癜风可与晕痣同时发生，也可发生于晕痣之后，但两者的发病机制可能不同，国外研究发现白癜风皮损处有高浓度 H_2O_2 聚集，而晕痣脱色区 H_2O_2 缺失；白癜风患者倾向于与 HLA-DR4、DR53、HLA-DR53 相关联，而并发晕痣的白癜风患者与 HLA-DR11 具相关性。

晕痣本质上是一种自身免疫反应，T 细胞对黑素细胞和痣细胞产生了破坏。紫外线照射也是一项重要的诱因。另外，临床上还发现晕痣可合并特纳综合征、艾迪生病、甲状腺炎和乳糜泻等疾病，药物如干扰素、英夫利昔单抗、伊马替尼治疗也可诱发晕痣。

（二）临床表现

1. 皮肤损害　皮损中心有斑点状色素痣（图 68-24），周围绕以色素减退或白色晕环，边界清楚，边缘无色素沉着，以躯干多见。多数晕痣患者的中心痣为自幼即存在，而痣周突然发生白斑，也可在色素痣受到外伤或冷冻、激光治疗后诱发。晕痣的中心大多为色素痣，也可为毛痣、蓝痣、Spitz 痣、蒙古斑、先天性巨大痣、乳头状痣、纤维瘤、神经纤维瘤、脂溢性角化、扁平苔藓，或为原发性或继发性黑素瘤。半数病例的中心痣在 5 月 ~8 年内自然消退，部分白晕随后亦消退。

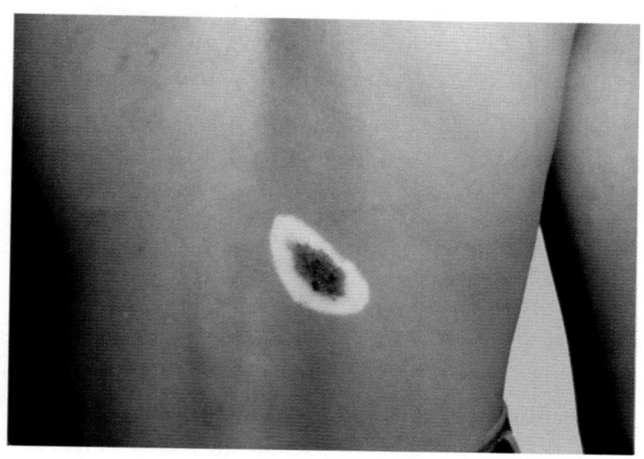

图 68-24　晕痣

国内学者观察了 277 例接受切除治疗的晕痣患者，发现单发皮损占 79.06%、多发者占 20.94%，好发于面颈部（54.86%）和躯干（37.03%）。38.27% 的患者合并白癜风，发病年龄小、多发性损害是并发白癜风的危险因素。在 110 例不合并白癜风的患者中，17 例在术后继发白癜风，其中 11 例发生在半年内，提示术后半年可能是高危期，应密切随访。

2. 多发性晕痣　提示可能存在眼睛或皮肤其他部位的黑素瘤，特别是老年人。

3. 孤立性晕痣　也可发生于老年人，但不常见，此时要注意在组织学上除外黑素瘤，尤其是当位于中央的色素性病变有临床不典型性或者为偏心性或轮廓不对称时。

4. 病程演变　晕痣的演变有 4 个阶段：第一期：中心痣周围出现脱色晕环；第二期：中心痣色素变淡；第三期：中心痣变平、消失，但晕环持续存在；第四期：晕环持续存在或在数年后消失。有报道显示，至少 50% 的晕痣患者中心痣在数月或者数年后消退，少数患者白晕也随之消失，但绝大多数白晕持续存在。

（三）组织病理

中心痣以混合痣多见，少数为皮内痣或交界痣，痣细胞有受损迹象，可出现异型性或有丝分裂（图 68-25）。晕环处病理改变同白癜风。

（四）鉴别诊断

1. 黑素瘤　与结节性黑素瘤或浅表扩散性黑素瘤的成瘤性（垂直生长期）成分相比，晕痣常体积较小（中心痣直径常小于 4mm，而多数黑素瘤常大于 6mm）。

2. 痣周围白癜风　由白癜风偶然波及到痣周围或靠近

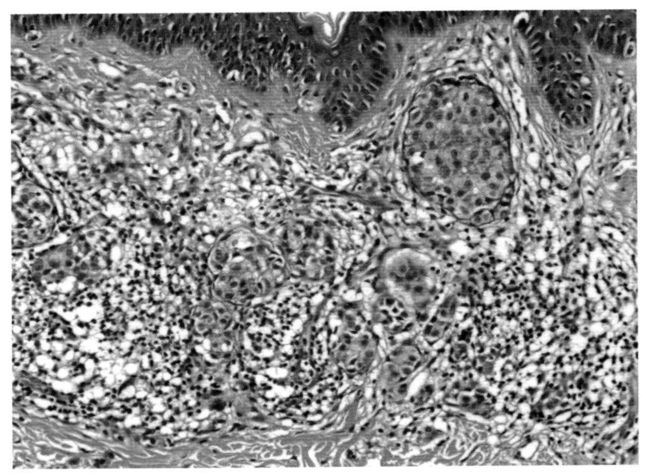

图 68-25 晕痣的组织病理(新疆维吾尔自治区人民医院 普雄明惠赠)

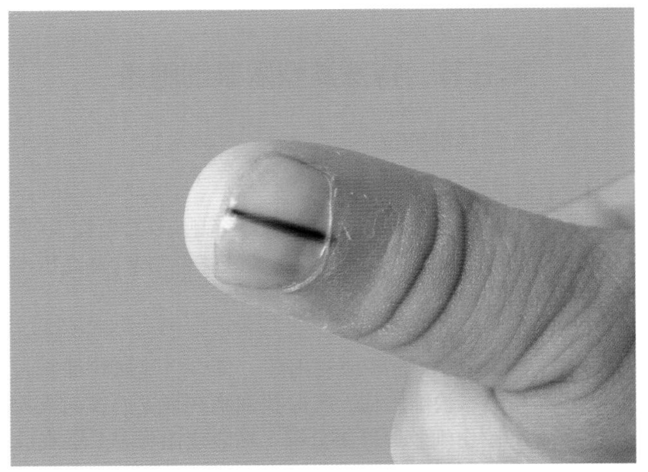

图 68-26 甲母痣(东莞市常平人民医院 曾文军惠赠)

痣的皮肤应用脱色剂造成。皮损形态与晕痣相似,但白斑周围可有色素加深现象。

(五) 治疗

一般不需治疗。但如果中央痣的特点不典型,出现多种颜色,边缘不规则需切除并送组织学检查。随访是最好的治疗策略,但手术切除有助于平息晕痣异常的免疫活动,因此对于单发皮损,手术切除也许更为合适。由于晕痣与白癜风的发病机制上均与细胞毒 T 细胞介导的免疫相关,手术切除结合治疗白癜风的药物或者光疗对于晕痣治疗可能更有效。

三、甲母质痣

内容提要

- 甲母质痣的表现为纵向黑甲,存在恶变风险。
- 儿童与成人损害特征有差异,儿童常有甲板变形,色素条纹更宽、颜色不均匀,甚至出现 Hutchinson 征。

(一) 临床表现

甲母质痣(nail matrix nevus)表现为甲板下面呈稍高起的黑褐色纵向条纹(图 68-26),常持久存在,存在恶变风险。纵向黑甲也见于甲下黑素瘤或其他良性疾病如甲下雀斑。在有些病例,特别是儿童患者中,甲母质痣可出现甲下黑素瘤的典型改变如甲板变形、Hutchinson 征、色素条纹较宽和色素不规则等。而在成年患者中,甲母质痣通常较小,纵向条纹较窄,无周围结构改变。

(二) 组织病理

甲母质痣的黑素细胞巢主要位于甲母质的真表皮交界处,以巢式模式生长为主。

(三) 鉴别诊断

甲母质痣与纵行黑甲、甲母质瘤的鉴别诊断见第 55 章甲病。

(四) 治疗

是否需要外科治疗取决于甲损害的程度,应避免外伤。如无恶变迹象,以密切随访为妥,如有恶变迹象则需手术治疗。

四、色素性梭形细胞痣

内容提要

- 临床表现为境界清楚的烟黑色丘疹,可较快出现而后稳定,肿瘤由主要局限于表皮的含有大量色素的梭形黑素细胞巢构成。

色素性梭形细胞痣(pigmented spindle cell nevus),又称为 Reed 痣或色素性 Spitz 痣,是一种由富含色素的梭形黑素细胞组成的良性获得性肿瘤,其下方几乎总是伴有明显的噬黑素细胞聚集。

(一) 临床表现

临床表现多见于青年女性,好发于下肢。损害为境界清楚的色素均匀的丘疹,对称性或轮廓不规则,呈暗褐色到黑色。直径为 3~6mm,偶达 9mm。患者常能觉察到损害增大较快。

(二) 组织病理

病变为交界性或混合性,局限于表皮和真皮乳头层,对称,边界清楚。表皮增生。病变由黑素细胞构成,伴有梭形或偏心性的细胞核,类似于 Spitz 痣的梭形细胞区域。在多数色素性梭形细胞痣,核分裂象少见。但极少或无单个细胞呈湿疹样癌样方式侵入。黑素细胞常排列成巢或束,含有大量黑素,由伸长的表皮突隔开,或向上累及表皮,甚至扩展到整个表皮。真皮血管周围有少量成片的淋巴细胞浸润,间有多数灶性聚集的噬黑素细胞。在真 - 表皮交界处可见 Kamino 小体。免疫组织化学特征类似于 Spitz 痣。

(三) 鉴别诊断

①黑素瘤:色素性梭形细胞痣边缘清楚,瘤细胞一致;②Spitz 痣:痣细胞为弥漫性分布;③其他如痣细胞痣、蓝痣、血肿、发育不良性交界痣、纤维组织细胞瘤。

(四) 治疗

单纯切除治愈,当非典型性时,应扩大切除,切除边缘 5~10mm。

五、先天性色素痣

内容提要

- 先天性黑素细胞痣按直径可分为小型、中型和巨型先天性痣，并有斑痣、分裂痣等特殊变型。
- 病变越大恶变概率越高，应尽量早期切除，如无法切除应密切随访，及时对结节性损害进行活检。

先天性色素痣（congenital pigmented nevus）又称先天性黑素细胞痣、巨大色素痣、色素性毛痣、巨大毛痣或兽皮痣，是一种特殊类型的先天性痣细胞痣，与普通痣细胞痣不同，出生时即见皮损。另一迟发性先天性黑色细胞痣，并不是出生时即有。虽为先天性，但不遗传。

（一）发病机制

先天性色素痣为正常黑素细胞发育异常，可能由于前体细胞突变导致黑素细胞在正常发育过程中沿迁移途径过度聚集所致，多数病例存在 NRAS 基因突变，其次为 BRAF 突变。导致黑素细胞聚集的事件还对周围组织产生了影响，诱导毛发变长、变黑。黑素细胞起源于胚胎神经脊，在怀孕后的前 40 天出现于胎儿的皮肤。

（二）临床表现

多数出生时即存在，少数在出生后 1 个月至 2 年出现，称为迟发性先天性痣。先天性痣随儿童身体生长而相对成比例地增大，一般大于获得性痣。通常按照损害直径进行分类：直径小于 1.5cm 为小型先天性痣；1.5~19.9cm 为中型先天性痣；≥20cm 为巨型先天性痣（图 68-27）。

1. 小型先天性痣　常略高起（图 68-28），多少不等，一般直径可达数厘米，恶变率非常低，因此没有必要预防性切除。去除小型先天性痣选择在青春期前进行较为合适，因为小型先天性痣在该年龄段不会恶变。其特殊类型有：①脑回状先天性痣（cerebriform congenital nevus），位于头皮，正常肤色，有脑回状沟纹；②斑点状集簇性色素痣（spotted grouped pigmented nevi），表现为密集排列的褐色至黑色丘疹；③先天性肢端黑素细胞痣（congenital acral melanocytic nevus），位于足跟或指端，呈蓝黑色斑片。这类痣继发黑素瘤的概率约为 1%，高于一般人群（0.4%）。

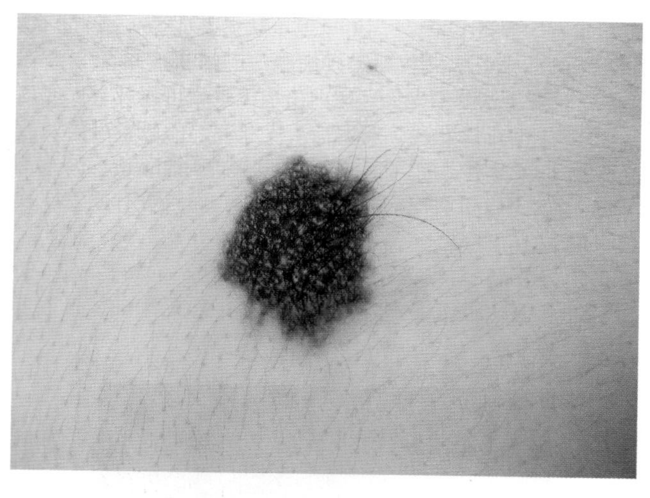

图 68-28　先天性色素痣
背部（东莞市常平人民医院　曾文军惠赠）。

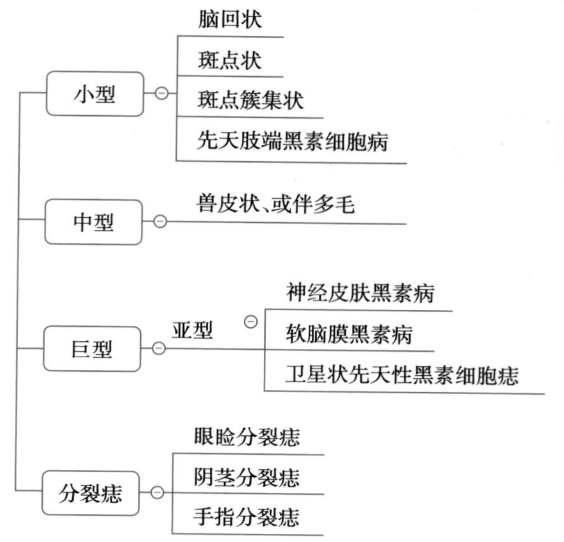

图 68-27　先天性黑素细胞痣分型

2. 中型先天性痣　常有粗黑毛，如兽皮状（图 68-29），可伴或不伴多毛，发生恶性黑素瘤的概率并不增加，可能需要终生随访，应建议早期进行预防性切除。

3. 巨型先天性痣　直径超过 20cm 者，损害可覆盖整个头皮、肩部、肢体或躯干的大部分，形如帽、靴、肩垫、浴袍、泳衣或袜套状，色素较深，质地柔软，多数结节在 2 岁前出

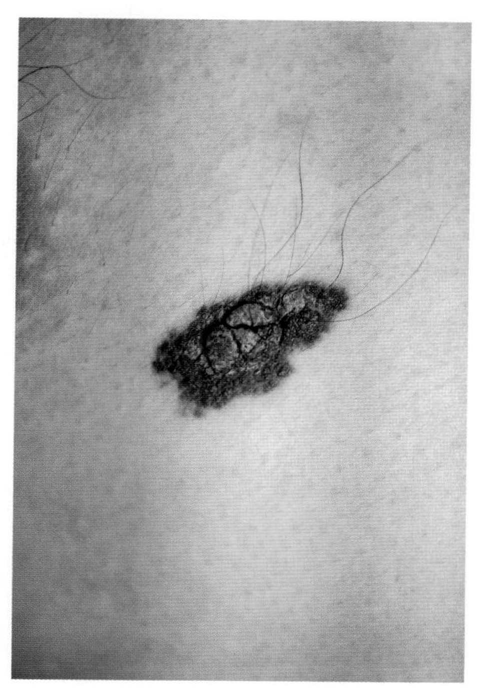

图 68-29　先天性色素痣

现。常有中等量毛发，外周可见卫星状损害（图 68-30~ 图 68-34），类似小或中型先天性黑素细胞痣。约 50% 的黑素瘤在 3~5 岁时发生。巨型先天性痣内出现黑素瘤可侵及真皮或皮下组织，早期难以发现。发生于头皮和颈部的患者可伴发软脑膜黑素细胞增生症，称为神经皮肤黑变病（neurocutaneous melanosis），不仅可有癫痫、精神发育障碍，而且可有原发性软脑膜黑素瘤。

4. 分裂痣 / 对吻痣（divided nevus/kissing nevus） Micheal 在 1908 年首次报道了 1 例位于眼睑分裂痣，后来陆续报道了

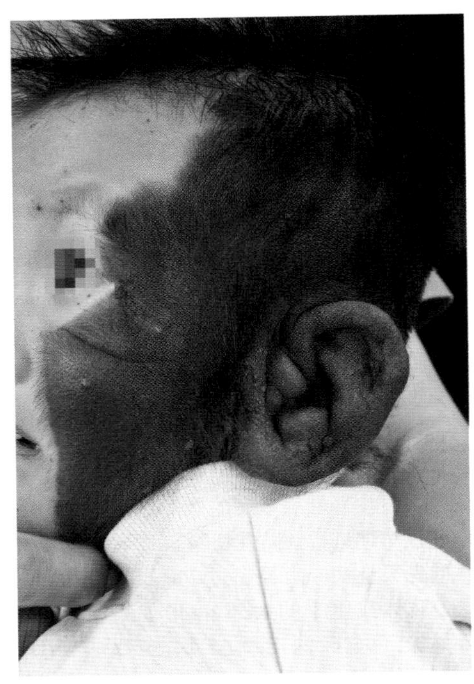

图 68-30 先天性色素痣、兽皮痣

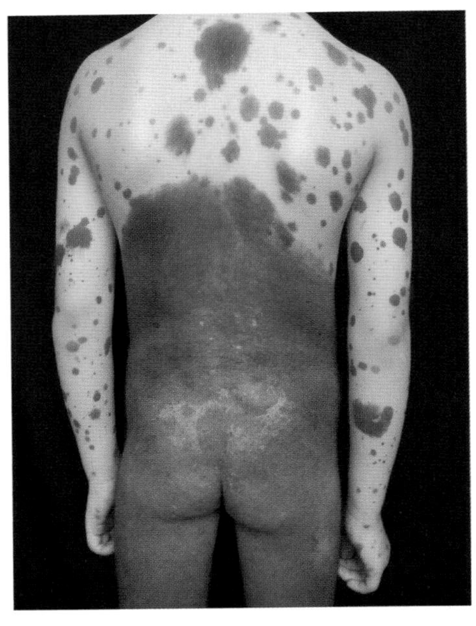

图 68-31 巨型先天性色素痣 兽皮痣（东莞市常平人民医院 曾文军惠赠）。

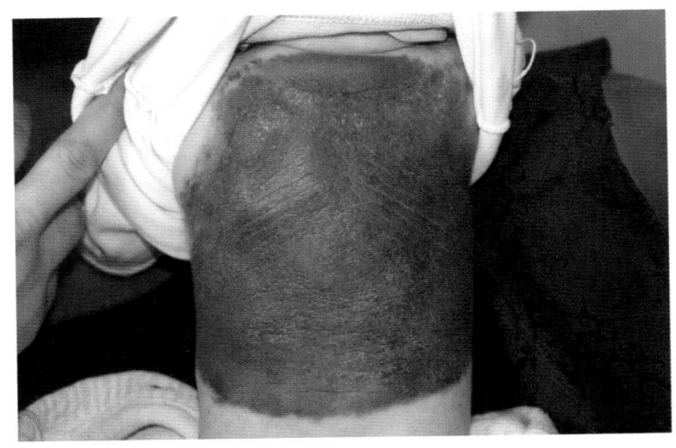

图 68-32 巨型先天性色素痣（新疆维吾尔自治区人民医院 普雄明惠赠）

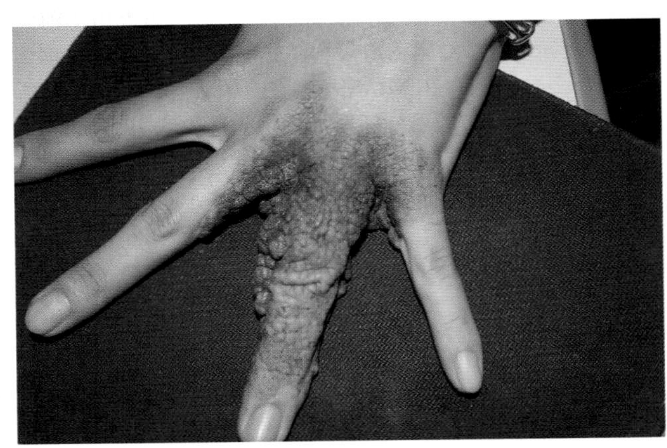

图 68-33 先天性色素痣、兽皮痣、手指分裂痣（广东医科大学附属医院 吴玮惠赠）

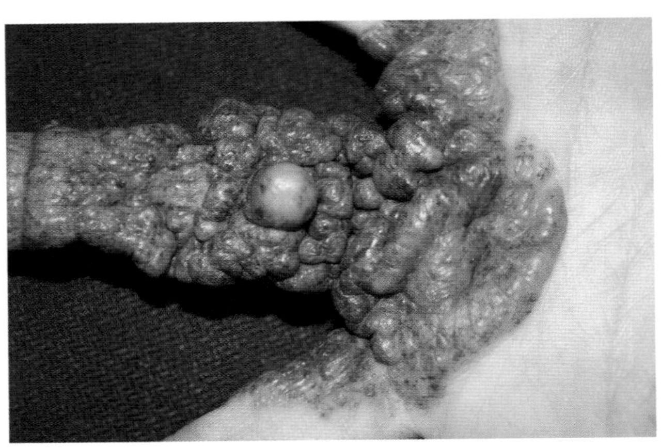

图 68-34 先天性色素痣、兽皮痣、手指分裂痣（广东医科大学附属医院 吴玮惠赠）

位于手指、阴茎等处的分裂痣。①眼睑分裂痣在胚胎时期上下睑尚未分开前形成，一般出生时即存在，少数病例青春期增大。上下睑均有色素痣，闭目时融为一整块者称为睑缘分裂痣（图 68-35）。发病部位以上下眼睑内眦处为主，大多数仅累及眼睑皮肤，也有部分累及结膜及睑板者；②阴茎分裂痣是一

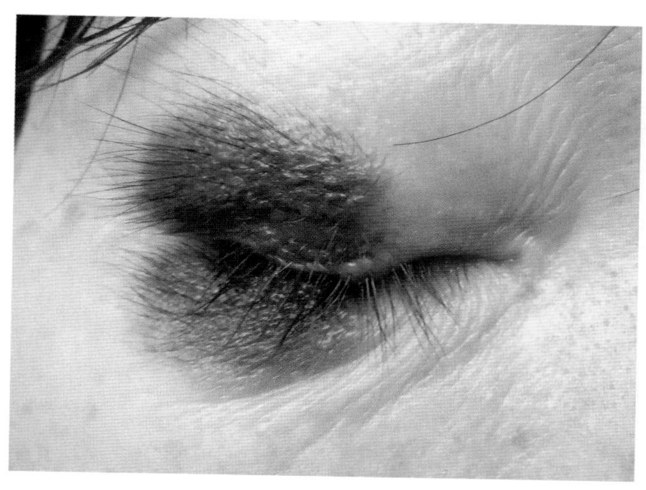

图 68-35　先天性色素痣
眼睑分裂痣。

种发生于阴茎包皮及龟头的先天性痣。此外躯体的其他部位也可发生分裂痣，组织学变化为皮内痣、交界痣、混合痣。

（三）组织病理

小型先天性痣与普通获得性痣细胞痣的病理变化大致相同，痣细胞有成熟现象，可为混合痣或皮内痣，但有以下一或数个不同点：①病变广泛；②痣细胞在真皮下 2/3 呈宽带状浸润，可扩展至皮下脂肪组织，可围绕小血管（特别是细静脉），以及上皮等组织结构（如毛囊、小汗腺导管、皮脂腺、皮肤神经和肌肉等）周围；③痣细胞在真皮网状层常呈单个、单行或双行穿插于胶原束间；④痣细胞可见于附属器上皮结构（如毛囊上部、小汗腺导管与腺体），甚至皮肤神经束膜、血管壁和立毛肌内，有时亦见于皮脂腺内。

特殊类型先天性黑素细胞痣：①脑回状先天性痣：通常为皮内痣，并有类似神经纤维瘤中所见的神经样改变；②斑点状集簇性色素痣：为皮内痣，痣细胞可主要围绕在毛囊或小汗腺周围；③肢端黑素细胞痣：为混合痣，真皮上部色素明显增多，深部血管和小汗腺周围可见无色素性痣细胞的聚集。

巨型先天性痣的病理变化常较小型先天性痣复杂，可有 3 种成分相互混合，但常以一种成分为主：①混合痣或皮内痣；②神经痣，有神经样管或痣小体；③蓝痣，少见，常为次要成分，极少数为主要成分，曾有报道累及硬脑膜或脑者。

皮肤镜检查：可见球状、网状、网状 - 球状结构；弥漫性色素沉着；粟粒样囊肿；多毛症；菌丝样结构；毛囊周围色素改变。

（四）诊断与鉴别诊断

本病具有临床特征，不难诊断。但确定是否有早期恶变比较困难。小型先天性痣应与先天性平滑肌错构瘤、非典型痣和黑素瘤鉴别；中型先天性痣应与 Becker 痣鉴别；巨型先天性痣应与丛状神经纤维瘤鉴别。

（五）治疗

本病约 6.3%~12% 患者在痣或卫星状损害处发生恶变，甚至可发生于出生时、婴儿期或之后的任何时间，故应密切观察，除了直径小于 10cm 的损害可推迟在发育期后手术切除外，应根据具体情况尽早手术切除。如果病变无法切除或仅能部分切除，应密切监测，早期对结节性损害进行活检。也有人认为小型或中型发生恶变的概率较低，可终生随访。对于后中线部位的巨型先天性痣或多发性卫星灶，建议行磁共振检查，排除神经皮肤黑变病。

六、Spitz 痣

内容提要

- Spitz 痣又称为良性幼年黑素瘤，临床表现变异大，最常表现为孤立的粉红色坚实性圆顶丘疹。
- 与皮肤黑素瘤鉴别困难，建议所有的 Spitz 痣均应超出皮损边缘完整切除。

Spitz 痣（Spitz nevus）又称为 Spitz 瘤（Spitz tumor）、假性黑素瘤（pseudomelanoma）、良性幼年黑素瘤（benign juvenile melanoma）或梭形似上皮样细胞痣，首次有 Sophie Spitz 于 1948 年报道，是一种良性黑素细胞肿瘤，临床表现变异大，不典型性 Spitz 痣的组织病理与 Spitz 样黑素瘤不易鉴别，故在临床上快速筛查显得尤为重要。

主要发生于白种人群，有关的研究大多数集中在西方国家，仅有少数黑种人和亚洲人的病例报道。

（一）病因与发病机制

Spitz 痣起源于与表皮黑素细胞和痣细胞相同的祖细胞，但与先天性 / 获得性痣不同，本病无 BRAF 基因突变，在部分 Spitz 痣中存在染色体 11p 和 HRAS 扩增以及 HRAS 活化突变。外伤可能在其发病中起作用。在晒伤或活检后可出现发疹性改变。泛发性 Spitz 痣与人免疫缺陷病毒感染、化疗、怀孕有关。怀孕及青春期为主，提示激素激活了痣细胞。

（二）临床表现

儿童期间男女比例无明显差别，但在成人女性比例则明显大于男性。偶尔出生时即有，约半数以上大于 14 岁，1/4 大于 30 岁，国内文献报道儿童 Spitz 痣好发于头面部，这与国外文献报道的无论成人或儿童 Spitz 痣最易发生在下肢有所不同。其通常在童年时出现，发生年龄范围很广，从出生至成年均可发病。以往的报道中，各年龄组的患病差异较大。20 岁以上患者比例为 19%~66%。有文献指出，儿童 Spitz 的发生没有性别偏好，而在 15~30 岁的个体中，女性与男性的比例大约为 3 : 1。

好发于下肢和面部。两个主要的临床表现：头颈部快速生长的粉红色或红色丘疹（儿童典型的临床症状）以及躯干或下肢棕色 / 黑色的丘疹或结节（成人中比较常见）。可发生于身体任何部位，如生殖器黏膜、口腔黏膜、阴茎、甲下、足底。损害为圆顶状丘疹，常单发，息肉状或疣状，偶见多个集簇于一处，甚至泛发。直径常小于 6mm，一般不超过 1cm。半球形，表面光滑，粉红色、暗红色、棕褐色、紫色甚至黑色（图 68-36~图 68-41），Spitz 痣的颜色主要由血管增加所致，无毛发，生长较快。Spitz 痣起始阶段有一快速生长期，然后趋于稳定，而黑素瘤病变的大小很少能保持稳定。

临床分型：①单发性 Spitz 痣多数为单发性病变；②群集性 Spitz 痣表现为局部有多个 Spitz 痣聚集；③发疹性 Spitz 痣为数周或数月内一侧肢体或全身出现大量 Spitz 痣结节，这种表现可被误认为黑素瘤转移；④恶性 Spitz 痣（Spitz 痣样黑素

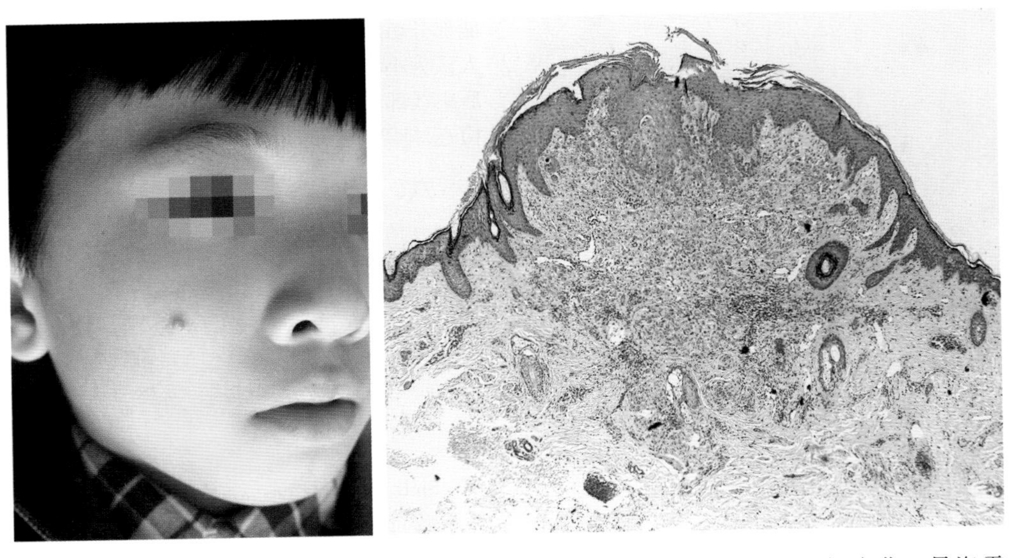

图 68-36　良性幼年性黑素瘤(Spitz 痣)(湖北医药学院附属医院　喻标　杨庆华　景海霞　陈少秀,西安交通大学第二附属医院　赵强　冯义国　耿松梅惠赠)(1)

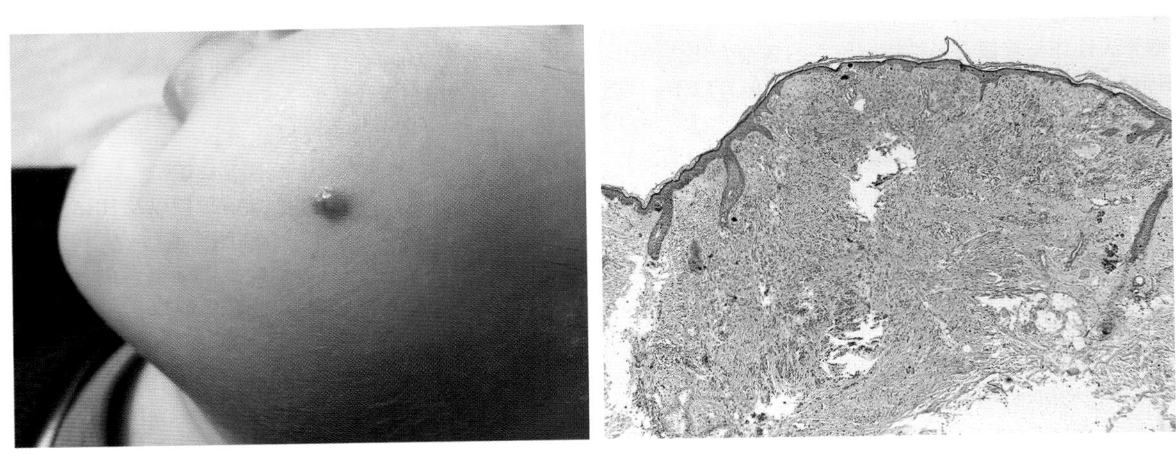

图 68-37　良性幼年性黑素瘤(Spitz 痣)(湖北医药学院附属医院　喻标　杨庆华　景海霞　陈少秀,西安交通大学第二医院　赵强　冯义国　耿松梅惠赠)(2)

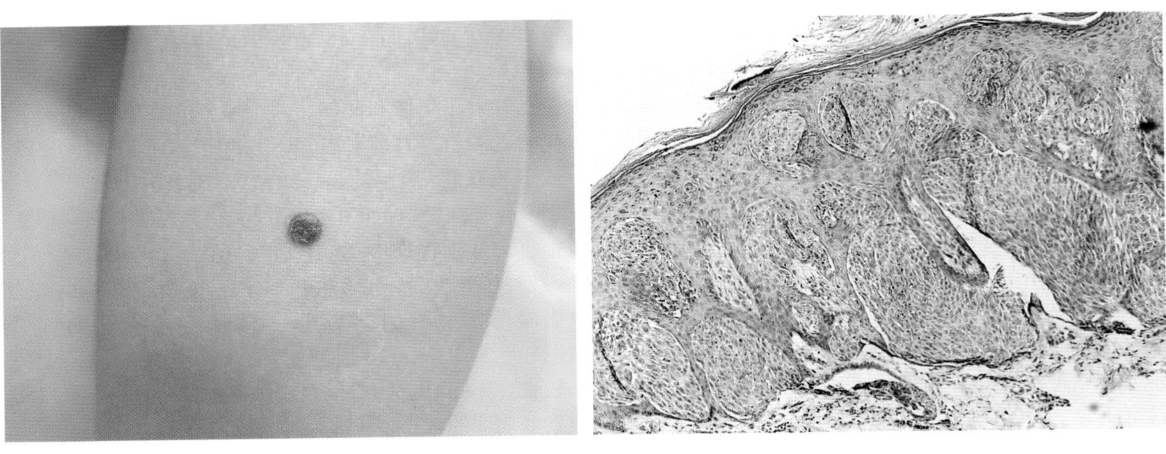

图 68-38　良性幼年性黑素瘤(Spitz 痣)(湖北医药学院附属医院　喻标　杨庆华　景海霞　陈少秀,西安交通大学第二医院　赵强　冯义国　耿松梅惠赠)(3)

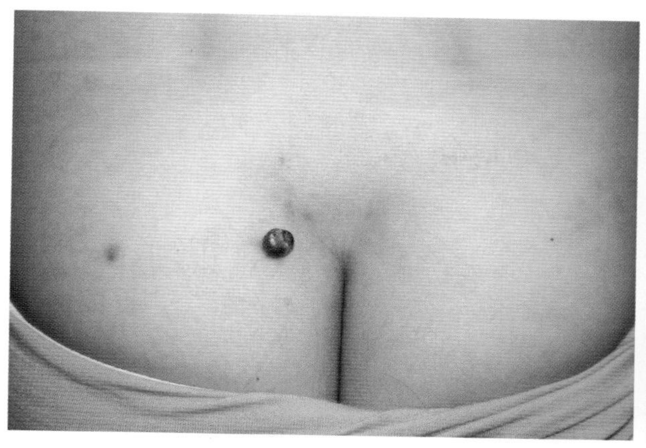
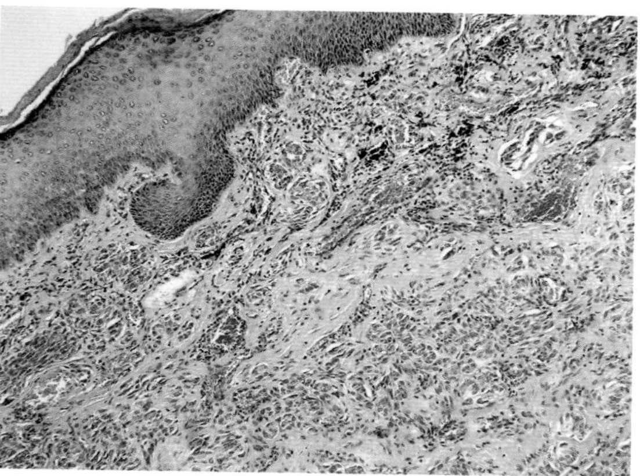

图 68-39　良性幼年性黑素瘤(Spitz 痣)(湖北医药学院附属医院　喻标　杨庆华　景海霞　陈少秀,西安交通大学第二医院　赵强　冯义国　耿松梅惠赠)(4)

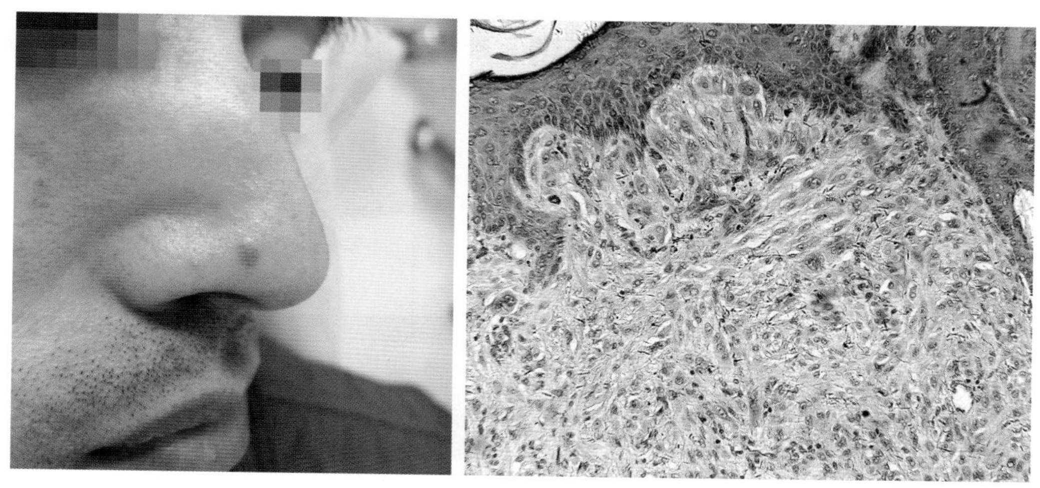

图 68-40　良性幼年性黑素瘤(Spitz 痣)(湖北医药学院附属太和医院　喻标　杨庆华　景海霞　陈少秀,西安交通大学第二医院　赵强　冯义国　耿松梅惠赠)(5)

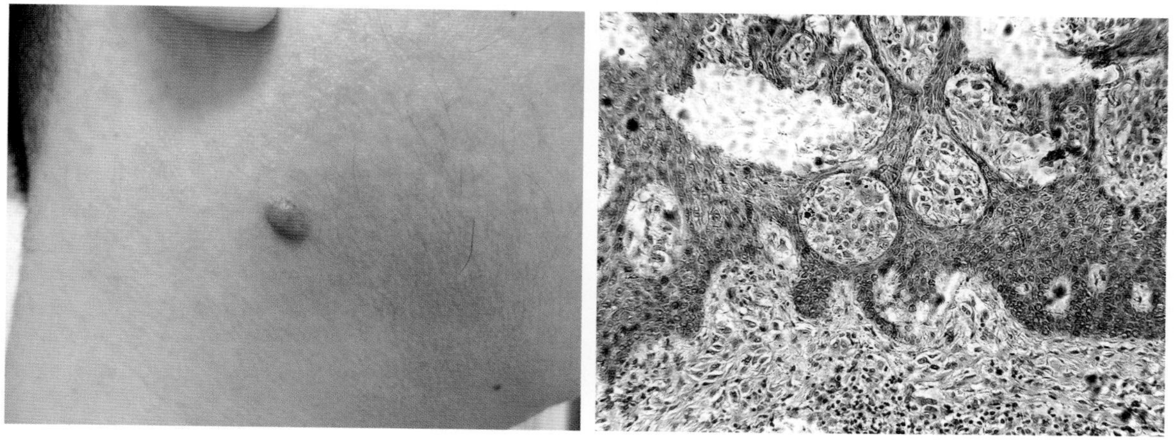

图 68-41　良性幼年性黑素瘤(Spitz 痣)(湖北医药学院附属太和医院　喻标　杨庆华　景海霞　陈少秀,西安交通大学第二医院　赵强　冯义国　耿松梅惠赠)(6)

瘤)(图 68-42)。Spitz 样黑素瘤没有特征性的临床表现,在成人中更普遍,病变呈结节状,可增大至 1cm 以上,可有溃疡形成。组织学上通常具有以下特征:不对称,界限不清;深部缺乏成熟;深部有非典型有丝分裂、坏死;Paget 样扩散;细胞多形性;细胞核浆比高,胞浆内有黑素粉尘;大核仁及带状炎性浸润。

(三) 组织病理

肿瘤由大的上皮样细胞(20%)和梭形黑素细胞组成

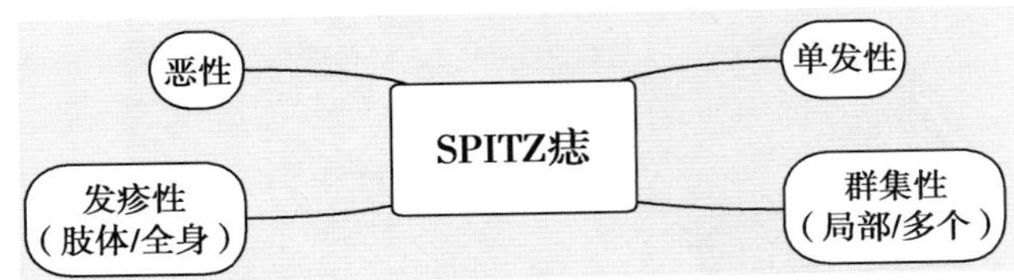

图 68-42　良性幼年黑素瘤临床分型

(45%),或两种细胞混合呈巢状分布(35%)。大多为混合痣,也可为皮内痣,甚至交界痣。典型的 Spitz 混合痣呈圆顶状,痣细胞常呈楔形外观,基底朝上。大细胞巢从表皮("水滴状")延伸到真皮网状层,细胞簇形成一"倒三角",其底部位于真-表皮交界处,尖部位于真皮网状层。Spitz 痣几乎总呈对称性,而且境界清楚,此特征可用来与黑素瘤相鉴别。

梭形痣细胞呈长梭形,胞浆大部分呈纤维状,核呈椭圆形或圆形,核仁较大,界限清楚,细胞多排列成束,也可呈涡纹状,常与表皮方向垂直。

上皮细胞样痣细胞大而呈多边形,胞质丰富,均匀或细颗粒状,其中可见少量或多少不等的黑素,核大而深染,核仁较大。两种类型的细胞均可出现核分裂象,多见于病变的浅表区域;但核分裂象一般稀少,通常为正常核分裂象。也常见多核巨细胞,其核可呈环状或半月形排列。

皮肤镜检查:表现典型,大量放射性条纹在皮损周边排列,形成典型的进展期良性 Spitz 痣。Spitz 痣在皮肤镜下的特征有:球状模式-星爆模式-均质模式-退化的周期,镜下需要与痣细胞痣、发育不良痣和原位黑素瘤进行鉴别。

（四）诊断与鉴别诊断

根据不同的作者,Spitz 痣的临床诊断准确率不足 60%,因为 spitz 痣可模仿许多不同的皮肤肿瘤。通常需要活检,并要结合临床表现作诊断,Spitz 痣与结节性黑素瘤难以鉴别,因为 Spitz 痣的所有病理变化均可见于黑素瘤(图 68-43)。Spitz 痣的诊断依赖对多种形态特征的评价,包括临床表现。对于界线类病例,如有:①不典型核分裂象;②瘤细胞明显地向上方表皮扩散;③瘤底部细胞无成熟现象;④单核瘤细胞的核染色质过多,则宁可诊断为黑素瘤,而不要诊断为 Spitz 痣。

西安交通大学第二医院临床及组织病理资料数据库为 2011—2017 年确诊为 Spitz 痣的患者,具有完整的临床及组织病理资料。其临床诊断为色素痣 10 例,血管瘤 3 例,病毒疣 2 例,化脓性肉芽肿 1 例,幼年黄色肉芽肿 1 例,皮肤纤维瘤 1 例,瘢痕 1 例,脂溢性角化 1 例,待查 4 例,仅 1 例确诊为 Spitz 痣。

无色素/红色 Sptiz 痣还应与幼年黄色肉芽肿、血管瘤、传染性软疣、皮内痣、孤立性肥大细胞瘤、皮肤纤维瘤、瘢痕疙瘩等鉴别;色素性 Spitz 痣应与黑素瘤鉴别,其他应与蓝痣、血肿、色素性皮内痣相鉴别;疣状变型应与寻常疣、脂溢性角化、表皮痣和表皮松解性棘皮瘤相鉴别。

（五）治疗

一般而言,Spitz 应切除进行病理检查。如切除不彻底,复发率可达 7%~16%,建议所有的 Spitz 痣均应超出皮损边缘完整切除。显著异型的 Spitz 痣切除边界约需 1cm。有异型性的 Spitz 痣患者需每 6~12 个月随访 1 次。Spitz 痣的治疗应考虑年龄及皮损大小等,对于 12 岁前出现,直径 < 1cm 的皮损,可以保守观察。对于 12 岁以上或皮损直径 >1cm,伴有生长迅速或溃疡、结节等不典型表现时,即使在儿童期间也应手术切除。

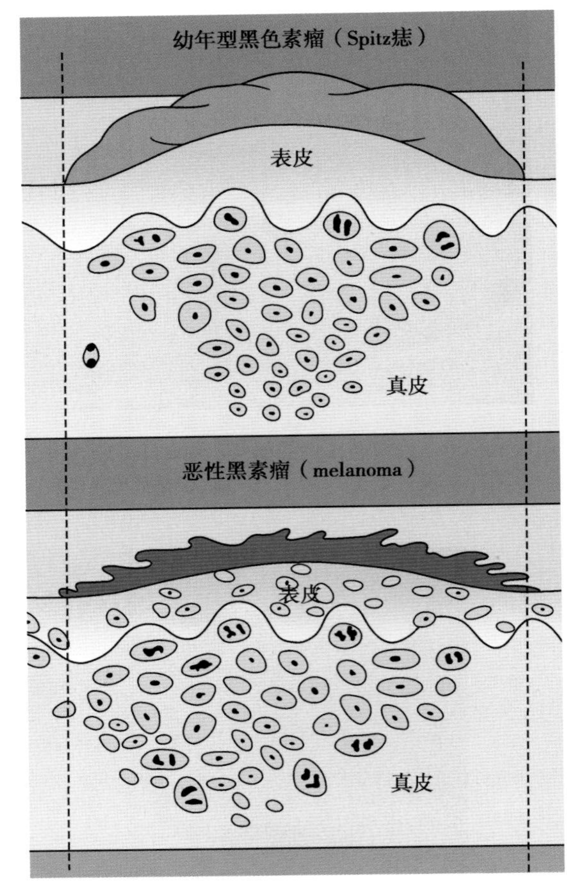

图 68-43　Spitz 痣与恶性黑素瘤的比较示意

Spitz 痣不累及表皮,色素细胞增殖局限于病变边缘;核分裂仅见于肿瘤表浅部分,而且随着病变的深度增加细胞趋于成熟(即变小)。Spitz 痣并非恶性,手术即可治愈。

七、非典型痣

内容提要

- 非典型痣为不对称、颜色改变多样的孤立性或多发性痣。
- 典型表现是"煎蛋样损害",即色素丘疹周围环绕领圈状色素斑,基底发红。
- 存在非典型痣是黑素瘤的危险因素之一,患者可新发或在非典型痣基础上继发黑素瘤。

非典型痣(atypical nevus)又称发育不良痣(dysplastic nevus),由 Clark 在 1978 年首先提出,又被称为 Clark 痣、B-K 痣(B-K nevus)、发育不良性痣综合征(dysplastic nevus syndrome),定义为色泽、边界和大小不定的孤立性或多发性痣,常位于躯干上部和四肢,可呈散发或家族性,可进展为黑素瘤。

本病尚存在争议,因对其疾病的本质仍未定论,单发性损害和发育不良痣综合征的诊断标准尚未取得一致同意。非典型痣的组织病理变化缺乏特异性,据美国皮肤病协会调查,

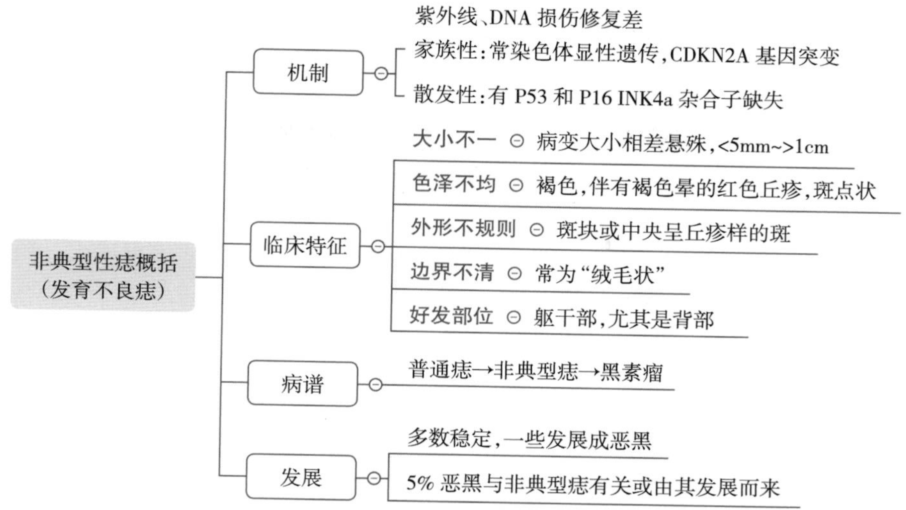

图 68-44　非典型痣发生机制、临床特征、病谱、发展

98% 的人认为非典型痣是一种独立疾病,但亦有不认为是独特的临床病理病种,而这些非典型痣临床表现与黑素瘤相似,不仅包括"不典型"或"发育不良"痣,也包括 Spitz/ 色素性梭形细胞痣及一些先天性和复合黑素细胞痣(图 68-44)。

（一）发病机制

紫外线照射与非典型痣和黑素瘤的发生有关,最近的一项研究发现,体外 DNA 损伤修复能力差的非典型痣发生黑素瘤的危险性升高。家族性皮肤黑素瘤为常见染色体显性遗传,可伴发 9 号染色体短臂 21-22 位点 CDKN2A 基因的突变,该基因编码抑癌基因产物 $p14^{ARF}$ 和 $p16^{INK4a}$ 蛋白。散发性发育不良痣有 p53 和 $p16^{INK4a}$ 杂合子的缺失。

（二）临床表现

非典型痣的发病率为 5%。散发性非典型痣可出现于任何年龄,而有非典型痣和 / 或黑素瘤家族史的患者,常出现于 20 岁前。

1. 皮损形态　非典型痣损害可单发或多发,常为斑疹和丘疹,有些为斑块,无毛,大小不一,常大于 5mm,比普通痣大。有多种颜色,色素不均匀加深,色素沉着不规则,从棕褐色、棕色到黑色,常有部分区域呈粉红色,边界不规则或模糊(图 68-45),逐渐淡入周围皮肤。表面皮纹加深,常呈砂砾状或鹅卵石花纹状。具有典型的表现是色素性丘疹周围环绕领圈状色素斑,即所谓煎蛋样损害,基底发红。有些病变无黑色素。如皮损中心出现结节,则恶变可能性增大。

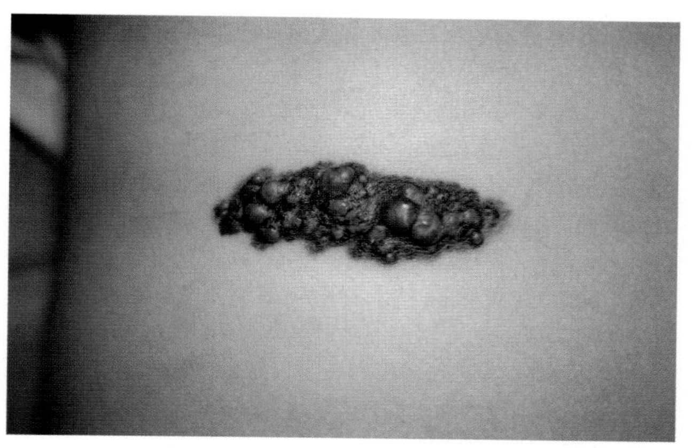

图 68-45　非典型痣(广东医科大学附属医院　赖俊东惠赠)

2. 发病特征　非典型痣为不对称、颜色改变多样的痣。患者出生时正常,幼儿期出现大量形态正常的痣,而在青春期或青春期前后,皮损数目更多并出现非典型临床特征。新发皮损终生持续发展,数目从几个到数百个。无家族性黑素瘤背景者平均每人只有 10 个痣。如果到 20 岁时病变还不显著,则该患者就不具有家族性黑素瘤 / 非典型性痣体质。

家族发病者称为家族性非典型多发性痣 - 黑素瘤综合征(familial atypical multiple mole melanoma syndrome,FAMMM),特征为多发性黑素细胞痣(50 个以上)、黑素瘤家族史和 CDKN2A 基因突变,呈常染色体显性遗传。

非典型痣可发生于身体任何部位,但常见于躯干尤其是背部,其次为肢体、面部。有的损害隐藏在头皮、外阴、臀部和女性乳房。位于头皮、外阴和上背部的病变,因不便观察,应该考虑切除。

3. 与恶性黑色瘤的关系　非典型痣位于从普通痣到黑素瘤连续谱的中间位置,在病谱的一端与普通痣重叠,在另一端与黑素瘤重叠。

(1) 绝大多数非典型痣稳定,一些皮损最终发展为皮肤黑素瘤。

(2) 非典型痣可发展为浅表播散性黑素瘤。90% 的遗传性黑素瘤患者皮肤上可发现非典型痣,其中 50% 以上的黑素瘤在组织学上与非典型痣有关或由非典型性痣发展而来。无家族史的非典型痣患者发生黑素瘤的风险为 6%。有非典型痣及黑素瘤病史的患者再次患黑素瘤的风险为 10%;有黑素瘤家族史的非典型痣患者患黑素瘤的风险为 15%。

（三）组织病理

各型非典型痣组织病理学表现相同。显示黑素细胞增生,有不典型表现但达不到原位黑素瘤的程度。组织病理学包括组织结构异型性和细胞学异常。

1. 发育不良痣可为交界痣或复合性痣。复合性病变中表皮痣细胞常向两侧延伸,超过真皮痣细胞侧缘,此现象称为

表 68-5 非典型痣、普通痣和黑素瘤的鉴别

	非典型痣	普通获得性痣	黑素瘤
分布	背部最常见，四肢，身体遮盖部如头皮、臀部、腹股沟、女性乳房。	任何部位，常在暴露区，腰部以上多见	任何皮肤表面
对称性	轻度不对称	对称	不对称
数量	少于 10~100 个	10~40 个	单个，转移多个
发病年龄	2~6 岁、青春期时数目和大小增加；有新的痣发生，持续终生增长	出生 6 个月后，2~6 岁出现；儿童期或成人期发展，之后逐渐消退	50~55 岁
大小	超过普通痣，通常大于 5mm，大于 10mm 也常见	通常小于 6mm	>6mm
形状和轮廓	外形不规则，边界不清；扁平（斑疹）；边缘逐渐淡入周围皮肤，有煎蛋样损害	圆形、斑疹或丘疹，边缘光滑，无“煎蛋样损害”	边界不清
颜色	斑驳样，颜色轻度不均匀；褐色、黑色、红色、粉红色、白色	均一的黄褐色至深褐色、肤色；妊娠期或青春期加深；随年龄增长变浅	不一致，黑色、棕褐、棕黑、淡白、灰白
组织学特征	特征性雀斑样痣样增生，黑素细胞过度增生， 黑素细胞核异型，肩带现象	痣细胞在真表皮交界处和 / 或真皮内，大多数混合痣不见肩带现象，不出现细胞异型性	黑素瘤各亚型皆有特异型组织病理表现

“肩带现象”。

2. 依据表皮内黑素细胞异型性分为 3 个等级：

(1) 轻度，黑素细胞胞质极少，胞核多形深染，胞核小于角质形成细胞核。

(2) 中度，黑素细胞含丰富的颗粒性胞质，胞核多形深染，胞核大小与角质形成细胞核相等。

(3) 重度，黑素细胞极少，或富含颗粒性胞质，胞核多形深染，胞核大于角质形成细胞胞核。

3. 可分为 6 组 ①非典型性痣；②非典型性痣伴先天性痣特点；③非典型性 Spitz 痣；④非典型性复合性蓝痣；⑤非典型性晕痣；⑥非典型性神经痣。

（四）诊断与鉴别诊断

检查应包括头皮在内的全身检查；询问家族史，特别注意痣、皮肤癌和黑素瘤的发病情况（表 68-5）。

（五）治疗

明确非典型痣的诊断，是否有恶变，定期全身检查，皮损拍照随访，对于恶性痣选择手术切除，如果不确定是否为恶性或不排除也可以选择手术切除。由于非典型痣只是危险标志而非黑素瘤前体，切除所有非典型痣并不能阻止黑素瘤的发生，因此，去除所有外观为不典型痣样的皮损并非必须。应教会患者如何自我检查和有效避光。对于皮损较少、较大者，手术切除并行组织病理检查为首选治疗方法。应避免激光、冷冻等治疗手段，以免诊断不明及治疗不彻底。

第四节 恶性黑素细胞肿瘤

一、概述

1. 黑素瘤（melanoma） 又称恶性黑素瘤（malignant melanoma，MM）是起源于黑素细胞的一种高度侵袭性肿瘤。MM 的发病率及致死率在最近数十年逐渐增高。早期诊断和切除，可使低危黑素瘤（Breslow 深度 <1mm）治愈率达 90% 以上。与 MM 相关的表型危险因素包括黑素细胞痣、皮肤颜色及皮肤类型。大量普通的痣和出现不典型痣是黑素瘤重要的危险因素。

2. 黑素瘤 来源于真皮表皮交界处的黑素细胞。尽管 ABCDE 形态学法则诊断黑素瘤有缺陷，但有助于普通民众早期发现。黑素瘤好发于浅肤色人种，最常见于生命活跃期。亚洲人发病率最低。青春期后发病率升高。儿童黑素瘤至少有半数来源于正常的皮肤。妊娠期间，色素痣经常均匀地变黑并且可能对称性增大。黑素细胞上出现雌激素和孕激素受体，这些变化可能为激素所诱导。

3. 黑素瘤 发生在皮肤、眼、耳、胃肠道、软脑膜、口腔及生殖器黏膜。能转移到任何器官，包括脑和心脏。黑素瘤的早期征象：颜色改变、出现红斑或色素沉着晕、直径增大、高度增加、边缘不对称或表面特征改变、瘙痒、疼痛、出血、溃疡或触痛都提示可能演变成 MM。溃疡和出血是晚期的体征。获得性黑素细胞痣、非典型痣、先天性痣认为是 MM 的前驱皮损。良性黑素细胞痣数量不断增加的人群发生 MM 的风险升高。痣数目超过 100 个可能是患者发生 MM 的临界值。

4. 黑素瘤 主要危险因素是遗传和光暴露史。现认为一级亲属有黑素瘤病史，显著间歇性的日光暴露而成年早期日光暴露尤其重要。

5. 正常黑素细胞对紫外光及多种激素制剂产生反应，如黑素细胞刺激激素（MSH）、促肾上腺皮质激素（ACTH）（阿狄森病）、雌激素（妊娠期色素沉着增加）以及孕激素（口服避孕药者发生的恶性黑素瘤）。

6. 黑素瘤 一旦转移超出局部区域则很难治疗，几乎全为致死性。有利的预后因素包括女性及位于肢端的原发灶。决定 MM 总体预后最重要的因素是原发灶的浸润深度和淋巴结状态。前者可由 Clark 技术或 Breslow 微测量技术自动测定。用分级或病变厚度来判定 MM 的 5 年生存率，可将其分为两大基本类别：①早期或表浅的病变（Clark Ⅱ级或 Breslow 厚度 <0.75mm），单纯切除即可治愈。②晚期或深在的病变（Ⅲ级或厚度 >0.75），其生存率在 25% 以下到 70% 间波动。不良预后因素包括年龄偏大、男性、原发于头颈部、核分裂象多。新技

术如 PET 扫描提高了检测水平。

7. 黑素瘤的分子生物学研究已经取得很大进展，包括生长因子的作用并鉴定出 60 多个不同的细胞表面抗原。随着精准医疗概念的提出，靶向治疗及免疫治疗在肿瘤治疗中的作用及肿瘤基因突变之间联系的研究得到了越来越多的关注，成为治疗 MM 独特的优势。研究的首要焦点是免疫治疗，尤其是疫苗研究。黑素瘤预防措施有一级、二级、三级预防措施。

二、恶性黑素瘤

内容提要

- 黑素瘤在全球范围内的发病率迅速增长，主要发病危险因素包括严重晒伤、浅肤色、遗传、局部刺激、免疫抑制、大量普通痣、有不典型性痣和黑素瘤既往史／家族史。
- 黑素瘤有 4 种亚型：浅表扩散型、结节型、恶性雀斑样和肢端雀斑痣样黑素瘤，在我国以肢端型为主。另外，还有无色素性黑素瘤、黏膜黑素瘤、甲下黑素瘤、疣状黑素瘤等少见变型。
- 早期病变以手术治疗为主，可辅助干扰素或靶向药物治疗。
- BRAF 和 MEK 抑制剂的联合用药已成为治疗携带 BRAF 突变患者的一线治疗。
- 与传统化疗相比，免疫靶向治疗大大提高了晚期患者的生存率，基于新抗原的个体化疫苗有望为 MM 治疗带来新的曙光。

恶性黑素瘤简称黑素瘤，是起源于黑素细胞和痣细胞的恶性肿瘤。黑素细胞源于外胚叶神经嵴，胚胎期定位至皮肤、眼色素膜、软脑膜及内耳，在其经间充质迁移时，可残留于真皮及各内脏组织，包括脑和心脏。所以黑素瘤可发生于身体的各个部位。

（一）流行病学

近年来，MM 已成为发病率增长最快的恶性肿瘤，每年增长约 3%~5%，尽管只占皮肤癌的 4%，但在皮肤癌相关死亡中占 80%~90%。2012 年全球 MM 新发病例 232 000 例，死亡 55 000 例。澳大利亚和美国为本病高发区，2011 年澳大利亚男女发病率分别为每 10 万人 58.2 和 39 例，死亡率为 9.6 和 3.5 例；2008—2012 年美国男女发病率分别为每 10 万人 28.2 和 16.8 例，死亡率为 4.1 和 1.7 例。亚洲国家的发病率明显低于欧美国家，但增长较快。

我国 MM 发病率在东亚国家位列第 5 位，每年新发病例约 2 万例。2011 年，我国皮肤 MM 新发病例为 6 505 例，发病率为 0.48/10 万，其中男性 3 478 例，女性 3 027 例；城市发病率为 0.58/10 万，农村为 0.38/10 万。2011 年全国 MM 死亡病例为 2 660 例，死亡率为 0.20/10 万。

在亚洲人和有色人种中，原发于皮肤的 MM 占 50%~70%，最常见的部位为肢端（即足底、足趾、指端及甲下等处），占 41.8%；其次为黏膜型（如直肠、肛门、外阴、眼、口和鼻咽等），占 22.6%；原发灶不明型者约占 10%。

人口学因素：年龄是黑素瘤的危险因素之一，黑素瘤的发病率随着年龄增长逐渐增加，诊断黑素瘤的中位年龄是 61 岁。大多数病例在诊断时均在 45 岁以后，然而确诊的年轻人也占到了所有患者的 20%。

约 20%~30% 的黑素瘤起源于黑色素痣，大部分的黑素瘤起源于正常皮肤。

黑素瘤可起源于既存的色素痣，也可以起源于无色素痣的皮肤，很可能由痣恶变为黑素瘤，或由表皮组织内黑色素细胞恶性转化形成黑素瘤，二者均为黑素瘤的发生机制。

（二）病因与发病机制

MM 由环境与遗传因素共同作用所致。紫外线暴露、种族和遗传、基因突变、外伤和刺激、内分泌、免疫抑制、某些皮肤表型、大量普通痣、存在不典型性痣和皮肤癌家族史皆为 MM 的危险因素（表 68-6）。

表 68-6 黑素瘤的危险因素

全身痣的数目（数目多 = 风险高）	皮肤／毛皮／眼睛颜色深
非典型痣（风险增加 10 倍）	日光承受能力低下
家族史或个人史	雀斑
紫外线暴露／阳光灼伤／日光浴	CDKN2A、cdk4、MITF 突变
	MC1R 变异

1. 危险因素

（1）紫外线暴露：日光中的长波紫外线（ultraviolet A，UVA）和中波紫外线（ultraviolet B，UVB）均能灼伤皮肤和诱导 DNA 突变，从而诱发 MM。在白人中，间歇性强烈日晒（标志为起疱和脱屑）是 MM 最重要的原因，已观察到年轻男性躯干部（尤其是上背部）和女性小腿部（其次为躯干部）是最常见的部位，该现象被称为“间歇性暴露”假说。童年期晒伤事件使成年后 MM 的患病风险升高了 2 倍；老年人 MM 最常见的部位为面部，其次为颈部、头皮和耳部，与长期日晒的累积效应关系更大。低纬度地区紫外线强烈，MM 发病和死亡风险均升高，赤道地区 MM 发病率最高，称为纬度梯度。然而，在亚洲人和有色人种中，原发灶多位于肢端，即足底、足趾、手指末端和甲下等极少暴露于紫外线的部位，我国资料显示肢端 MM 占 41.8%，造成这一人种差异的原因不明，紫外线与中国人的黑素瘤关系不密切。

有些人造光源与 MM 发病相关，尤其是补骨脂素 UVA 疗法（PUVA）和人工日光浴。接受大剂量（≥200 次）PUVA 疗法的患者 MM 发病率为接受小剂量者的 2 倍，而且该风险随时间经过而升高，首次治疗后 15 年以上的发病率与 15 年内相比约升高了 5 倍。尚未发现窄谱中波紫外线（NBUVB）治疗后 MM 风险升高。人工日光浴增加了 MM 发生的风险，尤其在 35 岁前间歇性接受人工紫外线照射。

（2）外伤与刺激：采用不恰当的方法进行治疗可能会诱发色素痣恶变（图 68-46），比如刀割、绳勒、盐腌、激光和冷冻等局部刺激。尚不清楚内分泌、化学、物理因素是否影响 MM 的发病。

（3）皮肤表型：伴有高加索人皮肤特征如浅色皮肤、金发碧眼、易长雀斑、容易晒伤以及 Fitzpatrick 光皮肤类型Ⅰ~Ⅱ型的个体发生 MM 的风险升高。MM 很少发生在Ⅴ~Ⅵ型皮肤，这表明皮肤色素具有保护作用。

（4）黑素细胞痣—非典型痣 MM：发生风险与黑素细胞痣

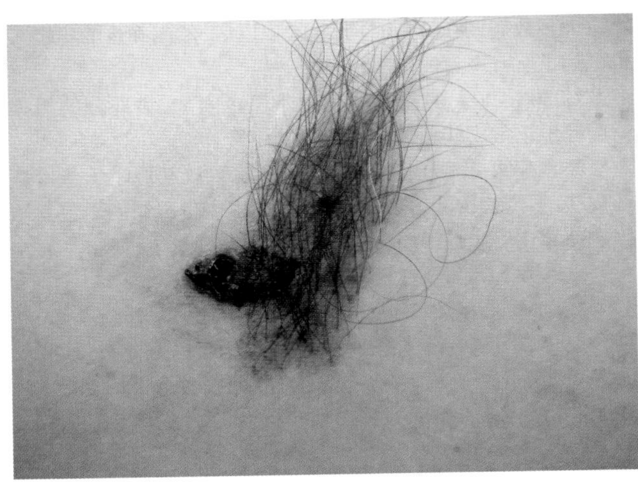

图 68-46 色素痣恶变[华中科技大学协和深圳医院(南山医院) 陆原惠赠]

存在质(普通痣和非典型痣)和量(痣的数量)的相关性。临床上,成人超过100个普通痣,儿童超过50个典型痣,任何人存在非典型痣都有发生MM的风险:①超过100个普通痣,相对危险度增加8~10倍;②存在1个非典型痣风险增加1倍,超过5个非典型痣,风险增加4~6倍;③多发性日光性雀斑,风险增加3~4倍;④巨型先天性痣(直径大于20cm)被认为是MM的前体,危险程度与损害大小有关,终生恶变风险为5%~10%,70%的恶变发生于10岁前。小型和中型先天性痣的恶变风险与其他部位皮肤相似。

通常而言,痣更常作为一种遗传标记而非癌前病变,因为大多数MM是新发的。在一项1 606例MM研究中,发现仅26%的MM在组织学上与痣相关(43%为非典型痣,57%为其他类型的痣)。

(5) 雀斑:有大量雀斑或日光性雀斑者发生MM的风险升高,这种关联性在年轻人中更明显。

(6) 年龄:年龄<35岁的人群MM发生率低,有大量痣细胞痣的年轻人群躯干部易发生MM,老年人群曝光部位,特别是日光性弹性组织变性部位易发生MM。早期的MM史增加了患原发性MM的风险,5%到15%的人会出现原发性的MM。

(7) 种族:美国白种人皮肤MM发病率明显高于黑人,日本人MM低于白种人,但是却高于亚洲其他地区,均提示MM与种族相关。决定种族与MM的发生相关的主要基因是黑素形成相关基因如TYR、TYRP1、OCA2、SLC24A5、SLC45A2、MCIR、ASIP及ATRN基因。MCIR基因是影响不同皮肤类型及MM发生率的重要决定基因。决定人瞳孔颜色的OCA2基因多态性也与MM相关。决定褐色毛发的基因TYRP1及决定淡色肤色的SLC45A2也是MM的高危基因。

2. 分子机制(图 68-47)

(1) 基因突变学说与非整倍体学说

1) 基因突变学说:肿瘤是体细胞遗传物质发生"突变"的结果,肿瘤发生与原癌基因激活和抑癌基因失活有关。

2) 非整倍体学说:非整倍体指染色体结构和数目的改变,认为产生特定染色体组合(核型)是癌变的重要原因,非整倍体学说本质上是染色体不平衡学说的继承和发展,非整倍体学说与基因突变学说之间存在密切的联系,基因突变和非整倍体协同作用而导致最终癌变的发生。

(2) 遗传与基因突变

1) 家族性MM:占MM患者的10%~15%。有1名一级亲属患MM则其后代患病风险翻倍,3名以上一级亲属患病则风险升高35~70倍。这些风险可能由共同的危险因素所致如皮肤表型、多发性痣和过度日晒。

2) 国外MM基因突变情况:在美国,位于染色体9p21上的抑癌基因CDKN2A(周期素依赖性蛋白激酶抑制剂2)突变,约占遗传性MM病例的40%。资料显示28%的MM患者发生KIT基因突变或拷贝数增多,10%发生BRAF变异,5%发生NRAS变异;肢端型和黏膜型发生KIT基因变异较多,其次为BRAF突变;非慢性日光损伤型,如躯干MM,大部分发生BRAF基因V600E突变(60%)或NRAS突变(20%)。

3) 中国MM基因突变情况:BRAF突变率为25.9%,其中87.3%为V600E突变。CKIT突变率为10.8%,扩增率为7.4%。对502例原发性MM标本的KIT基因进行检测显示,总突变率为10.8%,基因扩增率为7.4%,其中肢端型、黏膜型、慢性日光损伤型、非慢性日光损伤型和原发灶不明的突变率和基因扩增率分别为11.9%和7.3%、9.6%和10.2%、20.7%和3.4%、8.1%和3.2%及7.8%和5.9%,为我国患者使用KIT抑制剂提供了理论基础。对468例原发性MM标本进行检测发现,BRAF突变率为25.9%,其中肢端型和黏膜型的突变率分别为17.9%和12.5%,其中BRAF-V600E是最常见的突变位点(87.3%),为我国患者使用BRAF-V600E抑制剂维莫非尼(vemurafenib)提供了理论基础。

(3) 重要信号途径:多种癌基因、抑癌基因、细胞周期调节蛋白、凋亡调节蛋白和转录因子异常与MM的发生发展相关,如RAS、RAF、INK4A、CDK、RB、ARF、p53、PTEN、AKT、MSH、小眼畸形相关转录因子(microphthalmia-associated transcription factor,MITF)、WNT等。

1) 丝裂原活化蛋白激酶(MAPK)途径:MAPK途径又称为RAS/RAF/MEK/ERK途径,通过一系列磷酸化将胞外信号传递到胞核,在MM细胞生存、增殖和侵袭中发挥重要作用,其中ERK高度磷酸化通常由BRAF基因突变(V600E)所致(90%),也可由NRAS突变所致。在MM和良性痣中BRAF突变的概率分别为66%和82%。

2) 磷酸肌醇3激酶(PI3K)途径:又称为PI3K/AKT途径,PI3K调节细胞生长、增殖、分化、运动和生存。该途径在MM中活化的原因包括PTEN突变失活、NRAS活化突变和AKT过度表达。

3) WNT途径:WNT信号蛋白参与了分化、迁移、增殖和干细胞维持等细胞过程,在MM中的作用复杂,它通过活化增殖和细胞迁移促进肿瘤生长,又通过诱导细胞分化而抑制肿瘤生长。

4) MC1R-MITF途径:MITF是一种组织限制性转录因子,对黑素细胞的发育和存活至关重要。MITF调节黑素细胞的分化,但在MM中MITF的作用类似于转位的癌基因,MITF基因扩增者预后较差,对化疗敏感性低。

5) Rb1信号通路:Rb1是Go/G1期检查点的控制蛋白。P16是常见的突变基因。

(4) 一项全基因组分析证实,在黑素瘤的发展过程中存在完全不同的基因通路。根据发生部位和阳光暴露程度，大致可以分为四类：慢性日光损伤性皮肤黑素瘤、非慢性日光损伤性皮肤黑素瘤、黏膜黑素瘤和肢端黑素瘤。

3. 免疫学　MM 可完全/不完全消退，使用免疫抑制剂患者发生率更高，移植后 MM 的发病率升高了 2~5 倍，均提示免疫机制参与 MM 的发生。非典型痣及痣数目多的患者往往存在免疫缺陷，容易发展为 MM。MM 的预后与患者免疫状况关系密切，有的迅速转移死亡，有的不加治疗也可存活十多年。

MM 具有免疫原性，能被自身 T 细胞或抗原所识别的肿瘤抗原包括：①突变肿瘤抗原如 CDKN2A；②肿瘤特异性癌/睾丸抗原如 MAGE-1、MAGE-3、NY-ESO-1；③基因过表达形成的肿瘤抗原；④细胞类型特异性分化抗原，即肿瘤抗原包括 gp100、Melan-A、酪氨酸酶等。

在 MM 组织中有大量浸润性淋巴细胞。大多数 MM 患者可自发或在接受主动免疫治疗后检测到肿瘤抗原特异性 T 细胞免疫应答，尽管如此，肿瘤细胞仍能通过某些免疫逃逸机制得以继续生长，例如丧失肿瘤特异性抗原、丧失 MHC Ⅰ类分子、分泌免疫抑制细胞因子如白介素 -10（IL-10）和转化生长因子 β（TGF-β）等。

4. 肿瘤发生和肿瘤恶化　根据临床、病理、细胞遗传学、体外特性，将黑素细胞恶变和肿瘤进展划分为 5 个阶段，多种癌基因和抑癌基因变化出现在黑素细胞恶性转化的各个阶段：①良性黑素细胞痣；②非典型痣；③放射状生长阶段的原发性 MM；④垂直生长阶段的原发性 MM；⑤转移性 MM。

（三）临床表现

根据发病方式、来源、病程与预后不同，将 MM 分为两大类或两个阶段，即原位 MM 及侵袭性 MM。现分述如下：

1. 原位 MM（malignant melanoma in situ）　又称表皮内 MM，指病变仅局限于表皮及附属器上皮内，处于原位阶段（图 68-48，图 68-49），通常发生于 30 岁以上的成年或老年人，有色人种多见于肢端、甲下、特别是足。皮损多为黑色、褐色斑疹，

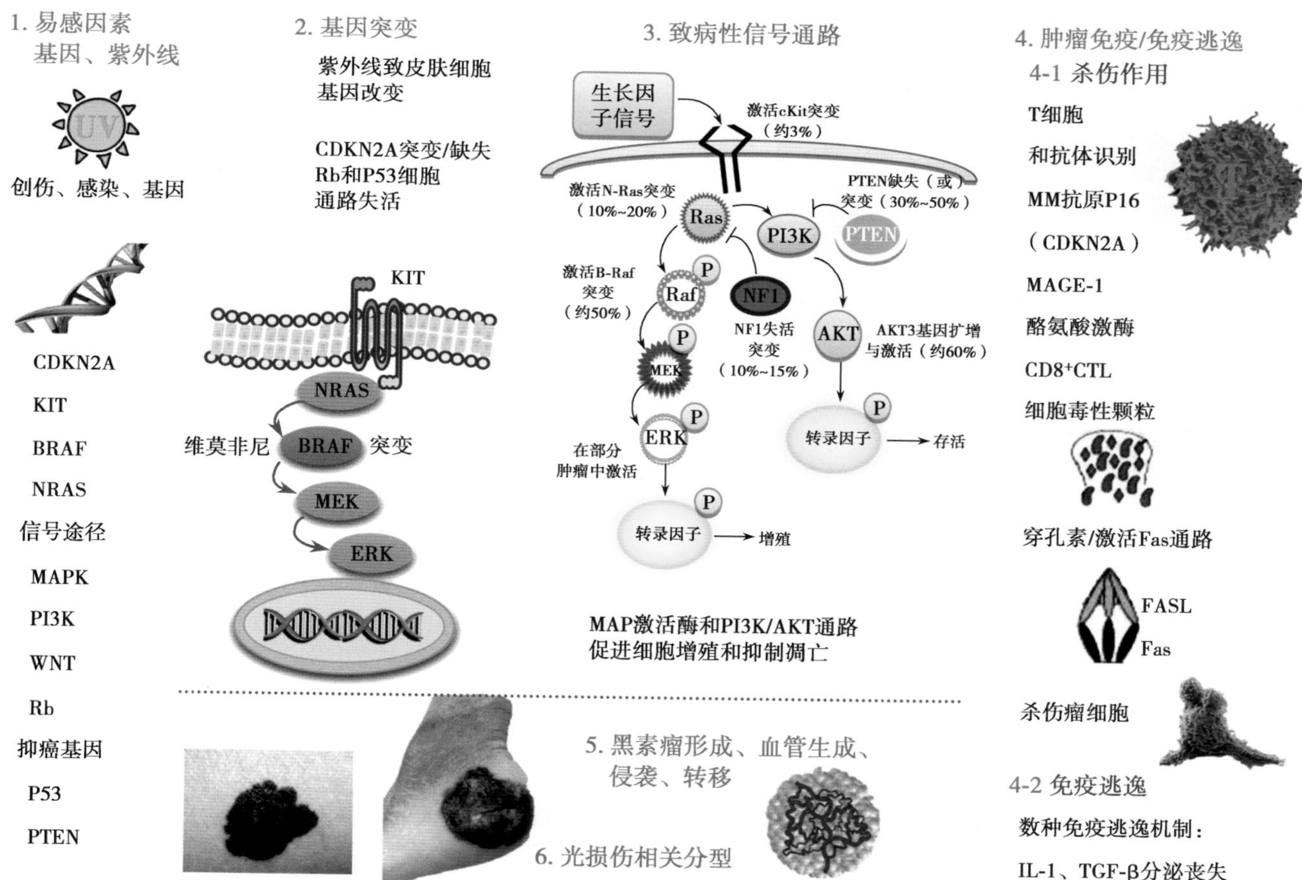

①易感因素和基因　遗传性黑素瘤具有细胞周期调节，基因 - 细胞周期依赖性激酶抑制因子 2A（CDKN2A）基因的突变，黑色皮质素 1 受体（MCTF）基因是黑素瘤的一个遗传易感性基因。②紫外线导致皮肤细胞基因突变，损害角质细胞和引发黑素细胞 DNA 的活性氧，CDKN2A 突变/缺失，Rb 和 P53 细胞通路失活，BRAF 突变。③致病性通路　皮肤黑色素发生过程存在多个致病通路，主要信号通路有 MAP 激酶和 PBK/AKT 通路，能分别促进细胞增殖和抑制细胞凋亡，易发生黑素瘤。④肿瘤免疫/免疫逃逸　a. 宿主免疫系统对肿瘤的识别和排斥黑素瘤患者自体 T 细胞和抗体识别黑素瘤抗原成分（P16（CDKN2A）MAGE-1，酪氨酸激酶）。CD8⁺ 细胞毒性 T 细胞（CD8⁺CTL）识别这些抗原，释放穿孔素及颗粒酶 B，或激活 Fas/TNF 通路来杀伤肿瘤细胞。b. 免疫逃逸机制，许多逃逸机制如肿瘤特异性抗原和白细胞介素 -1（IL-1）及 TGF-β 的丧失，导致黑素瘤特异性免疫反应下调。⑤黑素瘤形成上述系列反应，使凋亡受阻，细胞增殖、免疫逃逸、血管生成、肿瘤形成，发展、侵袭、转移成许多亚型。⑥依据曝光损伤，可分 4 类：1. 慢性日光损伤 MM　2. 非慢性日光损伤 MM　3. 皮肤 MM　4. 黏膜 MM

注：ERK= 细胞对信号调节激酶；MEK= 增蛋白激活激酶；NF-1= 神经纤维瘤病Ⅰ型基因；PTEN= 磷酸激酶和张力蛋白同族体；MAP= 增殖作用；MM= 恶性黑素瘤

图 68-47　恶性黑素瘤的发病机制

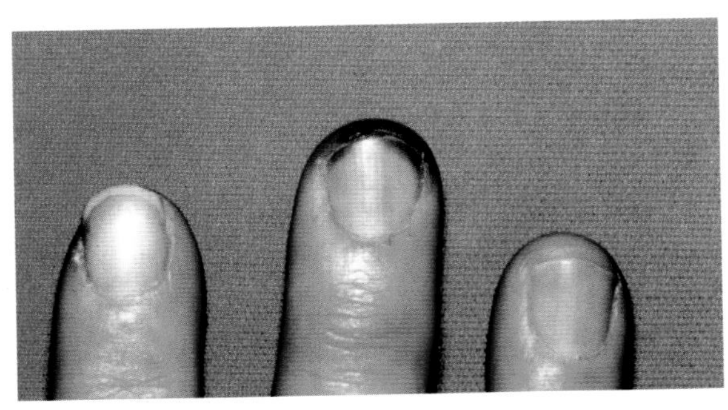

图 68-48 原位恶性黑素瘤，左中指黑斑 2 年，皮损缓慢扩张，无自觉症状，病理证实为原位恶性黑素瘤（第四军医大学 高天文惠赠）

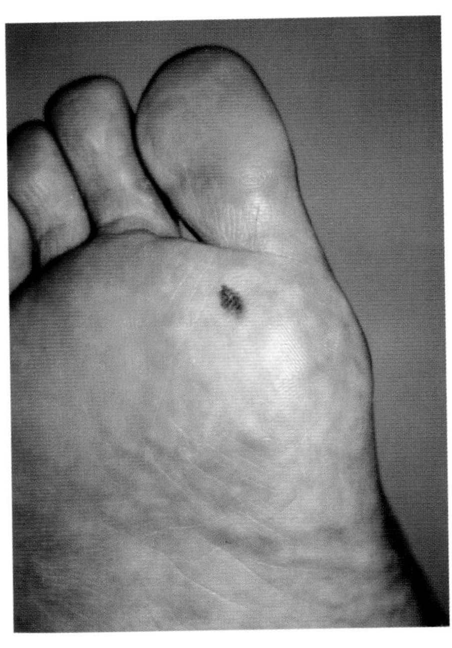

图 68-49 原位黑素瘤，足底黑色斑，外形不规则，色素不均匀

斑驳不均，直径多大于 0.6cm，病理表现有①表皮内黑素细胞增生，有结构及细胞异型性；②黑素细胞散布于表皮各层、呈 Paget 样增生模型；③黑素细胞坏死；④瘤细胞限于表皮内，未突破真表皮交界；⑤真皮浅层常有淋巴细胞夹杂嗜黑素细胞的苔藓样炎性浸润。手术切缘离肿瘤 0.5cm 切除则几乎能终身治愈。

2. 侵袭性 MM 定义为瘤细胞突破基底膜向下侵入真皮，累及表皮和真皮或单独累及真皮。所有原发性皮肤 MM 的进展至少通过放射状和垂直生长。在临床上，前者对应着大小不等的斑点，后者为结节。

在多数病例中，斑点状（放射状）生长阶段发生在结节性（垂直性）生长阶段之前。有些恶黑细胞伴有"消退"。但部分有消退性表现的患者随后可能出现转移性病变。良性黑素细胞病变也可含有淋巴细胞浸润伴消退性表现，这些病变包括晕痣、Spitz 痣以及获得性痣。其临床分型见表 68-7。

（1）恶性雀斑样 MM（lentigo maligna melanoma，LMM）：损害初为扁平的褐色斑，向周围扩展，逐渐不均匀地变黑，时间长达数年。经 5~20 年放射状生长期后，侵袭性 MM 出现垂直生长。一旦恶性雀斑样痣侵犯真皮则为 LMM 或称 Hutchinson 雀斑，占 15%~30%，常发生于年龄较大者。LMM 一般不隆起，边缘不规则，逐渐向周围扩大，直径可达数厘米，往往一边扩大，而另一边自行消退。损害呈淡褐色、褐色，其中可伴有暗褐色至黑色小斑点。在自行消退区域内，可见色素减退。放射状生长期称为恶性雀斑样痣。一般恶性雀斑样痣面积达 4~6cm 后才发生侵袭性生长。几乎均见于暴露部位，尤其是面颊和鼻部、男性头颈和耳部，约 10% 出现在其他暴露部位，如上肢和小腿。

进入肿瘤期，肿瘤常发生在原有损害中央，出现一或数个蓝黑色结节。LMM 可能发生溃疡或者出现类似于其他皮损的改变。恶性雀斑样痣发展成 LMM 的风险因年龄而不同，临床观察到一位患有恶性雀斑样痣的 45 岁患者，到 75 岁时发展成 LMM 的预测风险为 3.3%。估计其终生转变为 MM 的风险为 4.7%。LMM 生长缓慢，转移较晚，转移多倾向于局部淋巴结。5 年存活率可达 80%~90%。

（2）浅表扩散性 MM（superficial spreading melanoma，SSM）：又称 Paget 样恶性 MM。占 60%~70%，SSM 最常见于 30~50 岁的中年人，主要发生于普通皮肤，常来源于非典型痣，以放射状生长为特点。原位 SSM 开始时表现不规则、色素性、有边界的斑片状病变。前驱放射状生长期可持续数月或 10 年以上。当皮损垂直生长时，在原有稍隆起的斑片基础上，出现局部浸润、结节、溃疡（图 68-50）、出血。直径约 2.5cm 时形成结节。可发生于身体的任何部位，但最常见于上背部

表 68-7 侵袭性黑素瘤的临床分型

类型	部位	平均年龄	发现持续时间	颜色
恶性雀斑样黑素瘤	日光暴露的部位，尤其是脸颊部和颧骨表面	70 岁	5~20 年或更长 *	平坦的部分多呈棕褐色、偶尔灰白色；结节的部分多呈红棕色、蓝灰色或蓝黑色
表浅扩散性黑素瘤	任何部位（更常见于后背，女性常见于小腿）	40~50 岁	1~7 年	棕色混合蓝红色（紫罗兰色）、蓝黑色、红棕色或白粉色、部分边界清晰（或）明显隆起
肢端雀斑痣样黑素瘤	手掌、足底、甲床、黏膜	60 岁	1~10 年	平坦的部位多呈深棕色；隆起性部分（斑块）多呈棕黑色或蓝黑色
结节性黑素瘤	任何部位	40~50 岁	数月 ~5 年	红蓝色（紫色）或蓝黑色；颜色单一或混合棕色或黑色

* 在这段时间内，在前兆阶段，恶性雀斑样痣仅限于表皮。

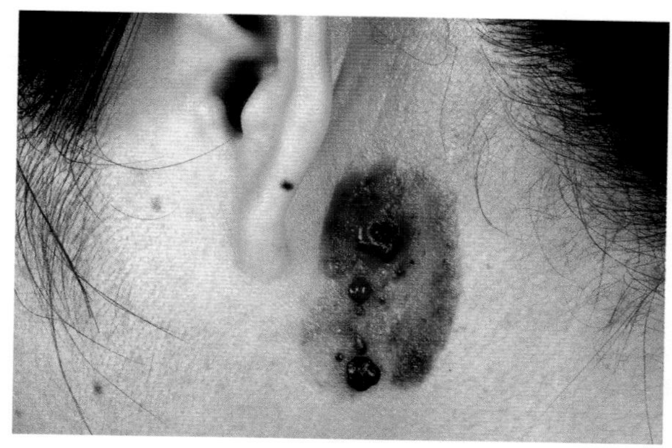

图 68-50　恶性黑素瘤

和女性的腿部。SSM 开始无特异性，然后通过放射状扩展和退化而改变形状，导致皮损的形状和大小变化很大。数年后，皮损的形状可变得很奇特。SSM 的标志是皮损颜色多种多样，但也可以表现为均一褐色或黑色。暗红色较为常见，颜色随时间进展而变化多样，可呈棕黑色、粉色、白色、灰色甚至脱色素，边缘可伴瘙痒，直径多 >0.5cm，发生于垂直生长期之前，预后相对较好。5 年存活率为 70%。

(3) 肢端雀斑痣样 MM（acral lentiginous melanoma，ALM）：或称肢端黑素瘤，主要见于有色人种，常见于足底（图 68-51，图 68-52）、手掌和甲下（图 68-53），足底为最常见的发病部位，

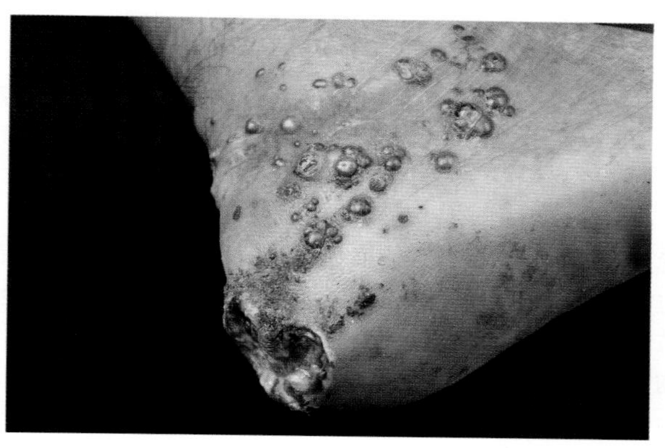

图 68-51　恶性黑素瘤

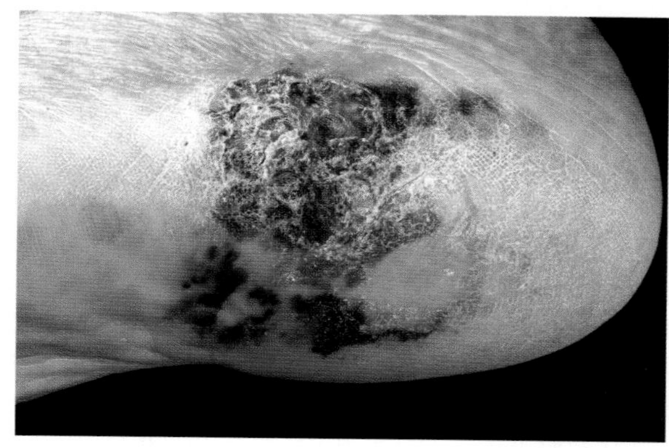

图 68-52　恶性黑素瘤（肢端雀斑样痣性黑素瘤），足底后部黑色斑块，有糜烂、少量渗液和结痂，周围可见卫星病灶

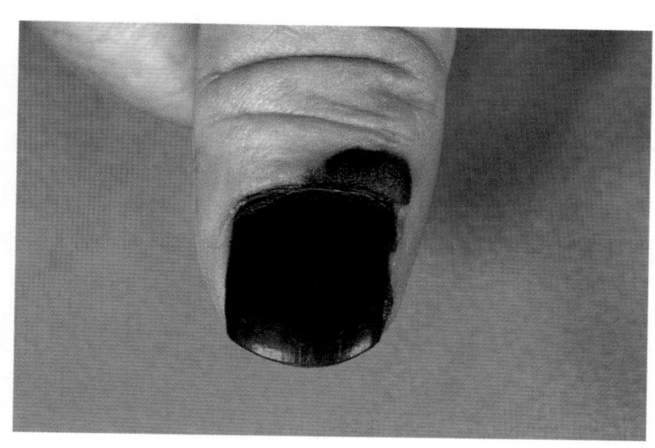

图 68-53　恶性黑素瘤

约占 68%，其次为甲下和手掌。肢端黑素瘤有着独特的临床病理特征以及基因突变特点，其预后更差，死亡风险更高。

肢端雀斑样黑素瘤在临床上常呈双相生长特点，水平生长期的特点是呈斑状色素性病变，边缘高度不规则、呈锯齿状，色素沉着不均。在色斑的背景下，常演进为临床显性垂直生长期，表现为隆起性丘疹或结节，有时表面呈疣状。足底远处转移发现更高，最常见转移部位是肺和非区域淋巴结。热点基因检测结果显示，足底 NRAS 突变率较高，足底亚型预后更差，中位 MSS 仅为 65.0 个月（95% 可信区间：59.0~47.1）明显短于甲下组（112 个月，95% 可信区间：86.0~184.0）和手掌组。

(4) 结节性 MM（nodular melanoma，NM）：约占 15%~30%，是一种垂直生长的 MM 亚型，是四种亚型中侵袭性最强的一型。NM 常发生于 60 岁之后，男女比率为 2∶1，发生于身体任何部位，不伴有临床上明显的放射性生长。损害为快速生长的膨胀性丘疹、结节或斑块，就诊时直径常已约 1cm，常为黑褐色、红褐色或者红黑色，半球形（图 68-54），表面可光滑或蕈样改变，质脆，可发生溃疡出血，较早转移。早期接受治疗者，5 年存活率为 50%~60%。NM 最容易误诊。

(5) 其他临床变型（表 68-8）

1) Spitz 痣样 MM（spitzoid melanoma）：临床及病理类似于 Spitz 痣，较大，直径 >1cm，浸润深度超过 2mm，不规则及颜色不均匀，大量的有丝分裂，非典型性，这些有助于诊断。

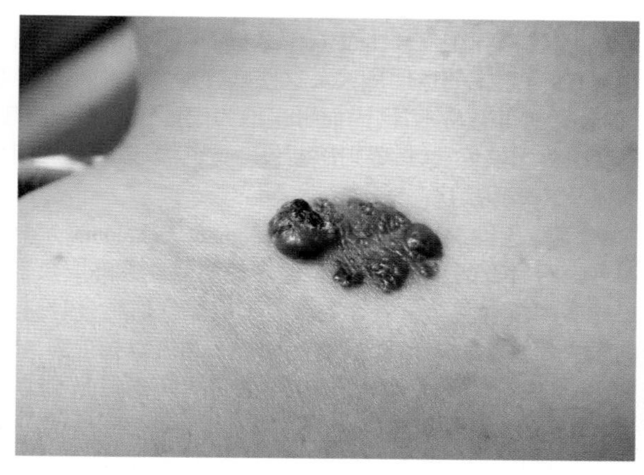

图 68-54　恶性黑素瘤［华中科技大学协和深圳医院（南山医院）陆原惠赠］

表 68-8 黑素瘤临床变异型

变型	临床表现
无色素性 MM	不同程度色素沉着，偶尔色素可以完全缺损（见无色素性 MM 一节）
黏膜 MM	起于黏膜（口腔、生殖器黏膜），呈多灶性，深色不均匀色素沉着
甲下 MM（见肢端雀斑痣样 MM）	境界清楚的色素性纵纹（纵行 MM），所谓的 Hutchinson 征（累及甲后襞和侧襞的甲周色素播散）
溃疡形成型 MM	快速生长的溃疡性 MM 可以被临床误诊为化脓性肉芽肿，这类病变的色素沉着很少
疣状 MM	少数病变表面呈疣状，相似于脂溢性角化病或寻常疣

2）妊娠 MM：影响 MM 潜在的激素如雌激素和黑素细胞刺激素升高。妊娠 MM 应接受与非孕期 MM 同样的手术治疗，包括淋巴结活检；然而，孕期禁用化疗及免疫疗法。对于渴望怀孕者通常建议等待 5 年以上。

3）儿童青少年 MM：罕见，新诊断的 MM 病例中，1%~4% 的患者年龄小于 20 岁，仅 0.3%~0.4% 发生在青春期前。常见于家族性 MM、先天性痣、混合性痣和着色性干皮症等有存在前驱因素者。

4）结缔组织增生性 MM（desmoplastic melanoma）：损害质地坚实、硬化或硬结，常无色素。约一半继发于恶性雀斑样痣。肿瘤细胞主要为梭形细胞，均匀一致，周围有丰富的胶原性基质。可见核分裂象。其生长方式可为杂乱、束状或席纹状排列，非常类似于多种软组织肿瘤。黑色素沉积一般较少。几乎所有病变 S-100 蛋白染色均为阳性，Melan 在表皮内及真皮浅层部分呈局灶阳性，鉴别诊断包括神经纤维瘤、纤维组织细胞瘤、瘢痕组织以及纤维组织增生性痣。

5）亲神经性 MM（neurotropic melanoma）：此型与结缔组织增生性 MM 关系密切；常常出现混合型结构。发生在头顶部。组织学上，肿瘤细胞排列呈束状生长方式，类似于外周神经鞘肿瘤。细胞学异型性极少出现，但可见核分裂象。肿瘤细胞常侵入或围绕神经束，因而称为亲神经性 MM。神经受累可能轻微；有时少数增大的或异型的细胞核是正确诊断的唯一线索。

6）印戒细胞 MM（signet-cell melanoma）：这是一种细胞学亚型，肿瘤细胞具有多量嗜酸性乃至透明的胞浆，伴有偏位的细胞核。这种类型的 MM 极易与其他伴有印戒细胞表现的肿瘤混淆，主要为产生黏液的腺癌。

7）气球样细胞 MM（balloon cell melanoma）：特征为黑素细胞大，伴有丰富的透明胞浆。这些病变通常无细胞学异型性，核分裂数可忽略不计，因而可误诊为气球样黑素细胞痣。当病变也为无黑色素时，鉴别诊断包括黄色瘤、透明细胞附件肿瘤以及转移性疾病。

8）无色素性 MM（amelanotic malignant melanoma，AMM）：为一种退行发育的恶黑，可能与酪氨酸酶活性下降或黑素运转障碍等因素有关。组成细胞来源于成黑素细胞，却没有成形的黑素颗粒（图 68-55）。所有四型 MM 均可以表现为 AMM 变型。AMM 临床表现多样，无特异性，可为疾病的原发灶，也可是 AMM 的复发灶或转移灶。

皮损可位于趾甲下、足背、前额、躯干、口腔、呼吸道、眶周、女阴、阴茎等皮肤黏膜部位，早期皮损常为不对称的粉红色、红色或肤色斑疹，颜色均匀，直径 3~60mm，不超过 8cm。

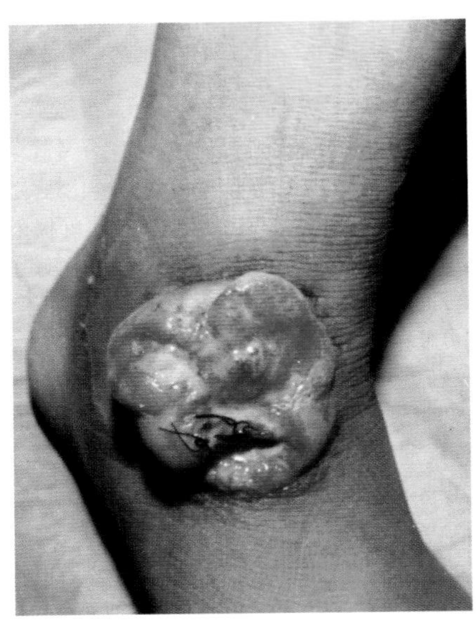

图 68-55 无色素性恶性黑素瘤，肿瘤周边仍可见少许色素，提示恶性黑素瘤（陆军军医大学 刘荣卿惠赠）

晚期为红色斑块、结节，表面易破溃。边缘有轻微色素沉着，边界不清。白化病患者也可合并无色素性 MM。临床上经常被首先误诊为基底细胞癌、鳞癌、鲍温病、Spitz 痣、病毒疣、甲沟炎、化脓性肉芽肿、血管球瘤和甲下血管瘤，确诊时往往已为晚期。

本病组织病理表现变异大，细胞形态多样，肿瘤细胞可由上皮样、梭形、小痣样、浆细胞样或印戒细胞样细胞等组成，免疫组化有助于确诊，标志物有 S-100 蛋白、HMB-45 和 Melan-A 等。因 S-100 蛋白除表达于黑素细胞外，亦可表达于神经组织和树突状细胞，敏感性虽高，特异性较低，而 HMB-45 虽然特异性较高，但敏感性较低，有可能呈假阴性，临床上常联合应用上述标志物进行判断。Melan-A 的敏感性和特异性均最高。

电镜发现肿瘤内存在黑素颗粒是诊断的金标准。

9）直肠肛管 MM：黑素细胞常见于肛门鳞状细胞区，散在分布于齿状线附近，与痔疮症状相似，直肠肛管 MM 的主要表现为便血（43.5%）、肛管直肠刺激症状（39.5%）、排便时有息肉样肿物脱出（31.2%）。

10）口腔 MM：头颈部黏膜 MM 约有 40% 来自于口腔，其中 70% 位于上腭和牙龈。与鼻和鼻旁窦 MM 不同，口腔 MM 容易出现区域淋巴结转移，高达 25%~50%，肿瘤厚度 >5mm

时更容易出现淋巴结转移。

11）外阴 MM：在所有外阴恶性肿瘤中所占比例 <10%。主要见于 50 岁以上人群，症状为外阴肿物、出血、瘙痒和疼痛，25% 患者初诊时即有腹股沟淋巴结肿大。几种类型：黏膜雀斑样 MM（57%）、结节型 MM（22%）、浅表扩散型 MM（4%）和其他。几乎所有外阴 MM 都有垂直生长期，超过 80% 病例伴有溃疡形成。

12）阴道 MM：极为罕见，是一种侵袭性非常强的肿瘤，来源于阴道黏膜的黑素细胞，或阴道蓝痣和阴道黑色素沉着病。阴道 MM 大部分是无色素的，呈息肉样，溃疡少见，常见卫星病灶。

13）息肉状 MM（polypoid melanoma）：是结节性 MM 的变异型，表现为带蒂的肿瘤。

（四）组织病理

皮肤 MM 的组织学分类以放射（水平）生长期与垂直（侵袭）生长期为基础，放射生长期还包括向真皮乳头层微浸润的阶段，常伴特征性的自行消退。处于微浸润放射生长期的 MM 很少发生明显的远处转移，因此预后良好。垂直生长期的 MM 由比表皮中更大的聚合性瘤巢、结节或团块构成，瘤细胞在细胞学形态上也与放射生长期瘤细胞有所不同。垂直生长期的肿瘤细胞呈多形性，常可见凋亡现象。此期可能向淋巴脉管浸润及转移播散。

肿瘤由四种细胞组成：①上皮样细胞：可分为大上皮样细胞，常比交界痣细胞大，呈多边形；小上皮样细胞，比上皮样痣细胞大，核大而不典型；②梭形细胞：胞浆呈原纤维样，核大深染，排列成束或无排列方式；③奇形细胞：表现为单核或多核瘤巨细胞；④树枝状突细胞：比正常黑素细胞大，胞核异形。

MM 皮肤镜检测：有不典型色素网；不规则条纹；不规则点和球；不规则污斑；蓝白结构。MM 的血管征象：点状不规则血管；不规则发夹状血管；粉红色区域。

1. 恶性雀斑样痣和恶性雀斑样 MM　恶性雀斑样痣的组织学特征是真 - 表皮交界处有异型黑素细胞增生。①早期恶性雀斑样痣可仅见表皮突变平，基底层色素增加。但有些区域的色素增加可扩展至表皮较上层，甚至角质层。真皮上部可有少量噬黑素细胞及轻度炎症浸润。在比较成熟的损害中，则可见萎缩的表皮内基底层黑素细胞密度明显增高。很多黑素细胞沿真 - 表皮交界处任意排列，细胞伸长呈梭形；其核呈显著异型性，有的皱缩。②浸润性肿瘤（即恶性雀斑样 MM）的表现为多个病灶，瘤细胞多呈梭形。结缔组织增生，且多具有亲神经性。偶尔可见到席纹状生长模式。表皮基底层色素增多，整个基底层中可见奇形怪状的长或梭形黑素细胞，其核有显著异型性。严重者这些异型细胞几乎全部代替了基底层，同时可见成簇的瘤细胞。瘤细胞自表皮如流水状向下侵入真皮，形成瘤细胞结节。③梭形细胞的表现，细胞胞体狭长、尖端逐渐变细，有胞质变，沿表皮基底层分布。黑素细胞倾向于沿毛囊上部生长，直到皮脂腺导管水平为止。黑素细胞较小，伴有少量胞浆和不明显的细胞核。树突状突起和细胞周围由于固定而引起的收缩人工假象为其特征性表现。黑素细胞和周围的角质形成细胞通常均有明显的色素沉着。少数黑素细胞可呈上皮样表现，可能有巢状生长方式。恶性雀斑样 MM 的真皮部分常出现梭形细胞形态。S-100 蛋白和 Melan-A 在鉴别这些病变和伴有类似特征的鳞状细胞癌非常有用。

2. 浅表播散性 MM　特征为非典型性黑素细胞增生伴有成巢生长倾向，细胞学上呈上皮样表现，上皮样细胞胞体较大，呈圆形，胞质丰富、常呈嗜酸性，胞核呈多形囊泡状，核仁明显，呈嗜酸性。核分裂象有时很少，有时极多，有时形态异常。黑素沉积多少不等，呈“粉末状”表现。典型病理表现是非树突状异型黑素细胞不对称增生，多为单个或呈簇状散布于上皮各层，与 Paget 病表现相似。炎症浸润一般沿真皮浅层呈带状分布。纤维化程度不一但呈融合性。肿瘤也可出现结节状成分，常保留上皮样和成巢的细胞学特征。鉴别诊断包括乳房外和乳房 Paget 病、伴有表皮内 Paget 样结构的鳞状细胞癌以及极少数伴有亲表皮性神经内分泌癌。这些 MM 的 S-100 蛋白和 Melan-A 几乎均呈阳性，而其他病变一般为阴性。

3. 肢端雀斑样 MM　肿瘤生长方式具有上皮样和雀斑性 MM 的混合特征。水平放射状生长病变的表皮内可见大而异型的黑素细胞，在增生肥厚区域下方常见垂直侵袭性生长。成熟的病损表现为棘层肥厚、皮嵴明显延长和黑素细胞显著异型性。表皮下层有大量异型黑素细胞浸润，胞质呈现人工固缩现象，胞核深染、形状多样，核仁明显、可见核分裂象，细长的树突状黑素细胞为特征性表现，且常见于梭形细胞结构。此型 MM 细胞常沿汗腺上皮向深部浸润。与传统的 Paget 样（浅表播散性）MM 相比，其间质及炎症反应不甚明显。形态不好的病变可能难以与肢端黑素细胞痣鉴别。极少数肢端雀斑样 MM 病例的原发性病变或淋巴结转移中可能有肿瘤性骨结构。少数肢端 MM 显示活化的 KIT 突变。

4. 结节性 MM　此型初始即为垂直方向发展，并很快向真皮内侵袭性生长。几乎无明显的斑点状生长阶段。肿瘤团块边缘的表皮内黑素细胞增殖不超过 3 个表皮嵴，此型往往看不到表皮内变化。真皮可见细胞黏附松散的结节或小巢，呈“推进式”或“膨胀性”生长。上皮样细胞的胞浆常为嗜酸性颗粒状，可含有不同大小的黑素颗粒或细的粉尘状黑素。也可有其他类型如梭形细胞、似痣样细胞的小上皮样细胞、单核或多核巨细胞为主要成分或各种类型互相混合。最为常见的细胞学特征为上皮样表现，类似于 Paget 样（浅表播散性）MM。结节性 MM 是较厚的病变，预后较差。

（五）活组织检查及分级

对可疑的色素病灶应行切除活检，获取准确的 T 分期，切缘 0.3~0.5cm。切缘不宜过大，以免干扰后续治疗。除颜面部等特殊部位可考虑全层钻取活检外，尽量避免局部活检或针吸活检。如果肿瘤巨大破溃，或已经明确发生转移，可进行病灶穿刺或切取活检。

根据美国肿瘤联合会（American Joint Committee on Cancer Melanoma Staging，AJCC）分期修订版，MM 被分为下列三类：局限性无转移 MM（Ⅰ~Ⅱ期），区域转移 MM（Ⅲ期）和远处转移 MM（Ⅳ期）。

1. 恶性 MM 分期及组织学分型　MM 有更为详细的分期，目的在于可以针对不同期的 MM 进行相应的治疗。较为通用的分期方法包括 Clark 分期法（Clark level）、厚度分期法（Breslow thickness）以及 AJCC 制定的第 8 版（2017 年）临床 TNM（厚度 thickness，淋巴结 nodes status，转移 metastasis）分期法（表 68-9）。

2. 侵袭深度

（1）Clark 分级：Clark（1967）将侵袭深度分为下列 5 级（表 68-10）。Clark 分级从解剖学上测量肿瘤的侵袭。

表 68-9 皮肤 MM 的 TNM(厚度、淋巴结、转移)分期(2017 年)

分类		
T	**厚度(mm)**	**溃疡情况**
T_X	不适用	不适用
T_0	不适用	不适用
T_{is}	不适用	不适用
T_1	≤1.0mm	不明或未说明
T_{1a}	<0.8mm	无溃疡
T_{1b}	<0.8mm 或 0.8~1.0mm	有溃疡 无或有溃疡
T_2	>1.0~2.0mm	不明或未说明
T_{2a}		无溃疡
T_{2b}		有溃疡
T_3	>2.0~4.0mm	不明或未说明
T_{3a}		无溃疡
T_{3b}		有溃疡
T_4	>4.0mm	不明或未说明
T_{4a}		无溃疡
T_{4b}		有溃疡
N	**转移性淋巴结数量**	**存在移行、卫星和/或镜下卫星转移灶**
N_X	未评估区域淋巴结	否
N_0	未发现区域转移灶	否
N_1	1 处转移性淋巴结,或任何数量的移行、卫星和/或镜下卫星转移灶而无转移性淋巴结	
N_{1a}	1 处临床隐匿性转移性淋巴结(即通过 SLN 活检发现)	否
N_{1b}	1 处临床检出的转移性淋巴结	否
N_{1c}	无区域淋巴结病变	是
N_2	2~3 处转移性淋巴结,或任何数量的移行、卫星和/或镜下卫星转移灶伴 1 处转移性淋巴结	
N_{2a}	2~3 处临床隐匿性(即通过 SLN 活检发现)	否
N_{2b}	2~3 处转移性淋巴结,至少 1 处为临床检出的	否
N_{2c}	1 处临床隐匿性或临床检出的转移性淋巴结	是
N_3	≥4 处转移性淋巴结,或任何数量的移行、卫星和/或镜下卫星转移灶伴≥2 处转移性淋巴结,或任何数量的表面粗糙的淋巴结不伴或伴有移行、卫星和/或镜下卫星转移灶	
N_{3a}	≥4 处临床隐匿性(即通过 SLN 活检发现)	否
N_{3b}	≥4 处转移性淋巴结,至少 1 处为临床检出的,或存在任何数量的融合的淋巴结	否
N_{3c}	≥2 处临床隐匿性或临床检出的和/或出现任何数量的融合的淋巴结	是
M	**部位**	**血清乳酸脱氢酶(LDH)**
M_0	无远处转移的证据	不适用
M_1	有远处转移的证据	
M_{1a}	远处转移至皮肤、软组织包括肌肉,和/或非区域淋巴结	未记录或未说明
$M_{1a}(0)$		未升高

续表

分类		
M_{1a}(1)		升高
M_{1b}	远处转移至肺伴或不伴 M1a 病变部位	未记录或未说明
M_{1b}(0)		未升高
M_{1b}(1)		升高
M_{1c}	远处转移至肺 CNS 内脏部位伴或不伴 M1a 或 M1b 病变部位	未记录或未说明
M_{1c}(0)		未升高
M_{1c}(1)		升高
M_{1d}	远处转移至 CNS 伴或不伴 M1a、M1b 或 M1c 病变部位	未记录或未说明
M_{1d}(0)		未升高
M_{1d}(1)		升高

注：SLN：哨兵淋巴结；T_X：原发肿瘤厚度无法评估（例如，通过刮除诊断）；T_0：无原发肿瘤的证据（例如，原发灶不明或完全消退的 MM）；T_{is}：原位 MM；N_X：未评估区域淋巴结（例如未实施哨兵淋巴结活检，区域淋巴结此前因其他原因已被切除）；N_0：未发现区域淋巴结转移；CNS：中枢神经系统。

表 68-10　Clark 浸润深度分级

Ⅰ级	原位癌；所有肿瘤细胞均位于基底膜之上的表皮内
Ⅱ级	真皮乳头受累，包括附件周围受累，但并未充满真皮乳头。个别细胞条索或小巢可扩展至网状真皮
Ⅲ级	肿瘤占据真皮乳头和网状真皮之间的交界面。孤立性的细胞条索可侵入网状真皮。
Ⅳ级	明确浸润网状真皮
Ⅴ级	皮下脂肪或更深部组织受累

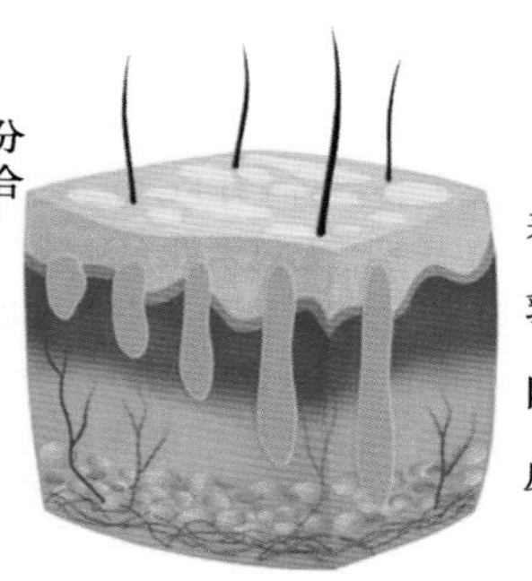

图 68-56　传统根据黑素瘤的浸润深度和用 Breslow 厚度来预测临床预后，而本图是 AJCC 制定的更新的分期方法是目前的标准

(2) Breslow 法：基于公制计量的 Breslow 深度系统为更加可靠的方法和最重要的组织学预后因素。通过测量从肿瘤颗粒细胞层顶部（或浅表溃疡基底部）至肿瘤最深部位的毫米数来测量肿瘤的厚度。MM 厚度小于 0.75mm 时预后极好。

来自美国癌症分期划分联合委员会（AJCC）的目前最流行的分期系统，包含解读此类疾病关于预后的临床信息的最好方法（图 68-56）。组织学上，原发病灶的垂直厚度（Breslow 厚度））和解剖学侵犯深度（Clark 水平）代表了 T 分期的主要因素（图 68-57）。T 分期来自 Clark 最初观察发现黑素瘤的预后与皮肤侵犯深度直接相关。Clark 利用组织学水平进行分级（Ⅰ级：基底膜表层（原位 MM）；Ⅱ级：乳头层；Ⅲ级：乳头层 / 网状层连接部；Ⅳ：级网状层；Ⅴ级：皮下脂肪），而 Breslow 利用目镜测微尺改进了该方法，以获得一种更具重复性的判断侵犯深度的方法。病变的测量从表皮的颗粒层或溃疡的基底部至肿瘤最深的部位（Ⅰ级小于 0.75mm，Ⅱ级 0.76~1.5mm，Ⅲ级 1.51~4mm，Ⅳ级大于 4mm）。之后 AJCC 将这些侵犯程度的标准进行了调整和合并。新的分期系统在分析 AJCC 黑素瘤委员会获得的大量数据的基题上，通过另一种组织学和溃疡特征很大程度上替代了 Clark 标准。

（六）诊断与鉴别诊断

1. 诊断　典型的临床表现及其在数月或数年内的变化（颜色、形状或大小）是 MM 诊断的重要依据，病理学检查是确诊甚至分期的金标准。“ABCDE”形态法则有助于识别 MM（表

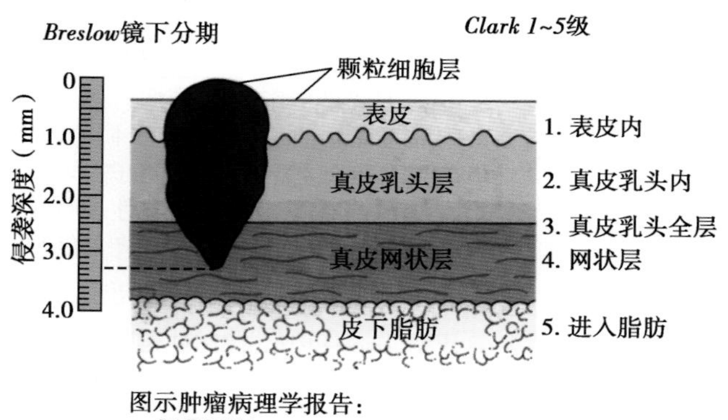

图 68-57　恶性 MM 的病理分级示意

此图代表 Clark（浸润水平）和 Breslow（垂直厚度）综合性镜下分期方法。Clark 系统的浸润级别是根据解剖，而 Breslow 则依赖于从真皮颗粒层到肿瘤细胞最深处的浸润深度（以毫米计）。

68-11)，但它与良性非典型痣的定义存在较大重叠。为了强调损害动态变化的重要性，将E理解为"演化过程"而非"隆起"更有价值。早期皮肤MM进一步发展可出现卫星灶、溃疡、反复不愈、区域淋巴结转移和远处转移。

表 68-11 恶性黑素瘤临床诊断"ABCDE"法则

A(asymmetry)	损害不对称，色素斑的一半与另一半看起来不对称
B(border irregularity)	肿瘤边缘不整而有切迹，色素"溢出"边界
C(color variegation)	杂色斑驳，包括褐、黑、蓝褐色，甚至红、白色调。颜色不一反映色素细胞侵入浓度不一，以及对癌细胞的炎症和免疫反应
D(diameter)	损害直径大于5mm
E(elevation/evolving)	隆起/损害的演化

有些特殊征象可作为MM的诊断线索，"丑小鸭"征(ugly ducking)强调了单个显著性损害与周围良性"签名痣"(signatrue nevi)之间的形态学差异；"小红帽"征指的围绕皮肤MM有时可出现红斑或炎症；而"EFG"法则提醒医生，对于隆起、坚实或增大损害需考虑无色素性MM或结节性MM的可能。

免疫组织化学染色是鉴别MM的主要辅助手段。S-100、HMB-45和波形蛋白(vimentin)是诊断MM的较特异性指标。另外，HMB-45在诊断恶性黑素瘤方面比S-100更具特异性。有条件者，可检测相关的分子标志物。

据2006年美国国家临床生物化学协会(NACB)肿瘤标志应用指南建议，对MM的诊断可采用LDH及TA90-IC(90KD糖蛋白肿瘤相关抗原免疫复合物)，对于分期和预后可使采用MIA(MM抑制活性)、S100和TA90-IC，对于复发检查可使用MIA和TA90-IC。其他方法有影像学检查(包括超声、CT、MRI和PET-CT)。

2. 鉴别诊断 MM有时容易与下列疾病混淆，如痣细胞痣、蓝痣、Spitz痣等(表68-12A)。

表 68-12A 恶性黑素瘤(MM)鉴别诊断

色素性	色素痣、日光性雀斑样痣、蓝痣、黑斑(melanotic macules)(包括外阴黑斑、阴茎黑斑、口唇黑斑)，单纯雀斑样痣、Spitz痣、晕痣、非典型痣、色素性基底细胞癌、脂溢性角化病、色素性日光角化病
出血性	表皮(黑踵)、甲床或甲板角层内出血
血管性	血管瘤、Kaposi肉瘤、化脓性肉芽肿
微生物	掌黑癣
外源性色素	碳文身
非黑素性(无色素性MM)	基底细胞癌、皮肤T细胞淋巴瘤、Merkel细胞癌、鲍温病、着色性干皮病、炎性肉芽肿、鳞状细胞癌
纵行黑甲	甲母质痣与纵行黑甲、甲母质瘤的鉴别诊断见五十五章甲病

(七) 治疗

1. 手术治疗

(1) 手术/淋巴结清扫：早期治疗以手术为主，手术方式为扩大切除，扩切范围根据T分期(浸润深度)决定。原位MM的切除范围为皮损边缘旁开0.5~1cm的正常皮肤及皮下脂肪，整块切除后做病理检查。

(2) 扩大切除：扩大切除的安全切缘是根据病理报道中的肿瘤浸润深度来决定的，具体如下：Breslow厚度<1mm时，安全切缘为1cm；厚度为1~2mm时，安全切缘为1~2cm；厚度在>2mm时，安全切缘为2cm。更宽的切缘并不能降低复发率和死亡率。结节性恶黑手术切除则需要深达筋膜。肢端型恶黑有时还需截肢或关节离断术。另外，切除范围还应考虑解剖部位、是否能一期缝合或需要植皮，是否有不良预后因素。

一旦诊断成立，黑素瘤的治疗包括单纯切除以及更复杂的淋巴结切除或免疫治疗。无论肿瘤的深度和范围，手术切除都是治疗的首选。厚度在1mm及以下病变的切缘应距肿瘤1cm，厚度为1-4mm病变的切缘应距肿瘤2cm，4mm以上病变的切缘应达到3cm，周围组织切缘范围应该深至筋膜以去除所有淋巴通道。如果深筋膜未受肿瘤侵犯。切除后不会影响复发及存活率，则应完整保留深筋膜。根据肿瘤的深度设计合适的切缘(表68-12B)。

(3) 前哨淋巴结活检(sentinel lymph node biopsy, SLNB)：对于Breslow厚度≥1mm，或厚度0.75~1mm同时有溃疡、Clark分级Ⅳ级、有丝分裂率升高或年龄<40岁者，推荐做前哨淋巴结活检，如果前哨淋巴结阳性，应进行完全清扫，但鹿特丹Erasmus大学肿瘤中心的前瞻性研究发现，如果前哨淋巴结的转移灶直径<0.1mm，其长期生存与前哨淋巴结阴性患者无区别，因此建议这部分患者不需要进一步行淋巴结清扫。也有研究显示淋巴结清扫并未延长生存期。

(4) 局部淋巴结切除：淋巴结切除的指征有：①原发肿瘤邻近的淋巴结；②原发肿瘤位于预后较差的部位；③原发肿瘤大而隆起或发生破溃者；④原发肿瘤侵袭真皮深部。

2. 辅助治疗

(1) 干扰素：多项Ⅲ期随机对照试验证实了术后大剂量干扰素(α-2b)能延长患者的无复发生存期和总生存期，FDA在1995年批准了连用1年的大剂量干扰素α-2b作为复发高危患者的辅助治疗。主要毒性为流感样症状、抑郁、肝毒性和骨髓抑制。

国内患者接受干扰素治疗可采用上述标准剂量；对ⅢB~ⅢC期和转移淋巴结≥3个的极高危肢端MM患者可采用减小的剂量治疗1年；对于ⅡB~ⅡA期的高危肢端患者也可使用1月方案。

2011年，FDA批准了长效干扰素-α(治疗5年)作为高危MM患者的推荐。

(2) 伊匹单抗(ipilimumab)：伊匹单抗是一种抗CTLA-4抗体，在Ⅲ期临床试验(EORTC 18071)中，伊匹单抗10mg/kg方案改善了Ⅲ期黑素瘤的无复发生存期和总生存期，但半数以上患者发生了3~4级不良事件。

(3) 其他免疫疗法：评价在辅助治疗背景中应用抗PD-1抗体纳武单抗(nivolumab)或派姆单抗(pembrolizumab)以及BRAF/MEK抑制剂的试验正在开展。

(4) 辅助放疗：MM对放疗不敏感，放疗分为辅助放疗和

表 68-12B 空军军医大学第一附属医院皮肤科各期黑素瘤的治疗措施

临床分期	主要治疗措施
0 期	扩大 0.5~1cm 切除，深度达皮下组织
ⅠA 期	扩大 1cm 切除，深度达皮下组织
ⅠB 期	扩大 1cm 切除，深度达皮下组织，术前预防性口服抗生素
ⅡA 期	扩大 1~2cm 切除，深度达皮下组织。IFN-α1b：3 000 万 U×3 个月，2 000 万 U×3 个月，隔日 1 次皮下或肌内注射；首月口服赛来昔布 0.2g，每日 2 次
ⅡB 期	扩大 1~3cm 切除，达皮下或更深。IFN-α1b：3 000 万 U×3 个月，2 000 万 U×6 个月，隔日 1 次皮下或肌内注射；首月口服赛来昔布 0.2g，每日 2 次
ⅡC 期	手术同ⅡB 期。IFN-α1b：(3 000 万 U~6 000 万 U)×3 个月，2 000 万 U×9 个月，用法同ⅡB 期；前 6 月口服赛来昔布 0.2g，每日 2 次
Ⅲ期	手术同ⅡA 期，2~3 周后行淋巴结清扫。IFN-α1b、赛来昔布用法同ⅡC 期。停 3 月再用 IFN-α1b 2 000 万 U×6 个月。肢体非淋巴结转移可辅以氮烯咪胺动脉灌注
Ⅲ期不能切除、Ⅳ期	切除易切之肿瘤，IFN-α1b、赛来昔布治疗参照Ⅲ期，若有效，持续至肿瘤消失后 1 年。基因检测阳性可选择相应的靶向药物。可试用化疗药

注：①ⅡC 期若血管 / 淋巴管内有瘤细胞、Ki-67 指数 >30%、溃疡较深且大者，IFN-α1b 治疗量尽可能大；②目前未开展前哨淋巴结活检，淋巴结清扫依据 B 超或 Pet/CT 提示进行；③高血压、心脑血管病患者慎用赛来昔布。

姑息放疗，前者主要用于淋巴结清扫和某些头颈部 MM 的术后补充治疗，可提高局部控制率，但对总生存期或无复发生存期无影响；后者主要用于骨转移和脑转移。

2011 年 4 月美国癌症综合网络（NCCN）指出放疗指征包括：①手术无法切除的特殊部位；②淋巴结囊外侵犯，转移淋巴结 >4 个，转移淋巴结直径 >3cm，颈部转移淋巴结 >2 枚且直径 >2cm；③脑转移灶；④骨转移灶。

（5）细胞毒性化疗：在辅助治疗背景中使用细胞毒性药物无治疗获益，因此不推荐使用。

3. 系统治疗　病变无法切除的Ⅲ期或转移性 MM 患者可选用下列药物的单药或联合治疗方案，或寻求参加某些正在开发的药物临床试验。

（1）药物选择

1）化疗：烷化剂达卡巴嗪（dacarbazine，DTIC）是唯一获得 FDA 批准用于治疗转移性 MM 的化疗药，缓解率为 10%~20%，中位缓解时间为 4~6 个月，主要副作用为恶心和呕吐。替莫唑胺（temozolomide，TMZ）也是一种烷化剂，疗效与 DTIC 相似，可通过血脑屏障，口服可吸收。

2）抗 CTLA4 抗体：伊匹单抗在 2011 年 3 月获美国 FDA 批准用于晚期 MM 一线和二线治疗方案，在欧洲则为二线治疗方案。目前推荐剂量为 10mg/kg。

3）BRAF 抑制剂：在白种人中 BRAF（V600E）基因突变的患者约占 50%，在我国该比例接近 26%。维莫非尼（vemurafenib）和达拉非尼（dabrafenib）是最常用的两种 BRAF 抑制剂，在 BRAF 突变的晚期患者中显示了显著的抗肿瘤活性。

4）MEK 抑制剂：活化的 BRAF 磷酸化和活化下游 MEK1/2 蛋白，导致 ERK1 和 ERK2 MAPK 磷酸化以及控制细胞生长和增殖的基因转录增加。MEK 抑制剂曲美替尼（trametinib）可选择性抑制 MEK1 和 MEK2。其他 MEK 抑制剂正在临床开发阶段，包括 binimetibib 和 selumetinib 等。

5）抗 PD-1 抗体：主要包含纳武单抗和派姆单抗，两种抗体的疗效优于伊匹单抗，有效率达 30%~50%。其中帕博丽珠单抗（pembrolizumab）/ 可瑞达（Keytruda），FDA 批准用于一线治疗失败的不可切除或转移性黑素瘤。帕博丽珠单抗可与 PD-1 受体结合，阻断 PD-1 的信息通路（表 68-13）。

表 68-13 PD-1 抗体的作用机制主要论点

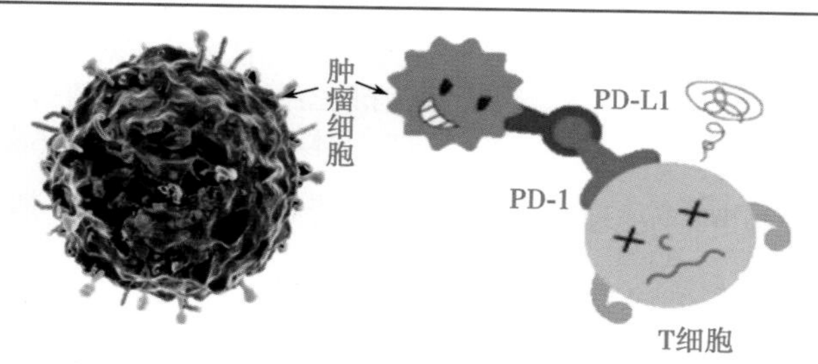

- PD-1，全称程序性死亡受体，广泛作用于免疫细胞的免疫抑制分子
- PD-1，配体是 PD-L1，两者结合，即可抑制免疫系统
- 如果控制 PD-1 或 PD-L1 中的一个，不让两者结合，就可发挥免疫作用，控制肿瘤
- 人体内存在 PD-L1 蛋白，一旦出现在肿瘤细胞膜上，淋巴免疫细胞就不再把癌细胞当做外来细胞，而使癌细胞免疫逃逸
- PD-1 抗体药与 PD-L1 结合，阻止 PD-L1 与癌细胞结合，则使免疫细胞对癌细胞的攻击发挥杀伤作用

6）KIT 抑制剂：伊马替尼（imatinib），我国 MM 大多为黏膜和肢端型，可检测到 c-kit 基因突变。中国黑素瘤诊治指南（2015 版）将伊马替尼作为 KIT 突变或扩增的晚期 MM 患者的Ⅱ类证据推荐。

7）肿瘤疫苗：多项Ⅲ期临床试验在晚期 MM 中检验了采

用一系列肿瘤抗原如gp100、不同的载体和佐剂制备的肿瘤疫苗，但均显示缺乏疗效。目前肿瘤疫苗的研究策略转向基于新抗原的个体化疫苗，这种疫苗表达从患者肿瘤标本中分离出的多种新抗原，相关临床试验正在开展，有望为MM治疗带来新的曙光。

(2) 推荐方案：参照《2017版SEOM恶性黑素瘤治疗临床指南》以及《2016版基于欧洲共识的黑素瘤诊断与治疗多学科指南》，晚期MM系统治疗的推荐方案如下：

1) BRAF突变的晚期MM：一线治疗包括：①标准治疗是联用BRAF抑制剂与MEK抑制剂，联合治疗较BRAF抑制剂单药疗法更有效，2/3以上的患者获得客观缓解，至进展时间为10~12个月，中位总生存期约25个月；②如无法获得MEK抑制剂，也可考虑BRAF抑制剂维罗非尼或达拉非尼单药疗法，客观缓解率为50%，至进展时间为6~8个月，中位总生存期16~18个月；③BRAF抑制剂对脑转移患者也有效，缓解率30%~39%，总生存期为8个月；④纳武单抗和派姆单抗也有效，但不如在BRAF野生型人群中好。

二线治疗包括：①如果患者此前接受过其他免疫疗法作为一线治疗，联合使用BRAF与MEK抑制剂作为二线治疗仍有益；②如果患者此前接受过BRAF/MEK抑制剂一线治疗，抗PD1抗体纳武单抗和派姆单抗的疗效优于化疗；③抗PD-1抗体治疗失败后可考虑使用伊匹单抗；④体能状态良好并对靶向治疗抵抗的患者可考虑化疗。

2) BRAF野生型晚期MM：①一线治疗为纳武单抗和派姆单抗，缓解率均为44%~37%，2-年生存率约50%，优于化疗或伊匹单抗；②伊匹单抗可作为二线治疗，用于抗PD1抗体治疗后进展的患者；③化疗（如达卡巴嗪、替莫唑胺、福莫司汀、卡铂、顺铂、紫杉醇等）的价值有限。

下表简要总结了MM的基本治疗（表68-14）：

(八) 病程与预后

MM患者的预后与肿瘤的分型、病期、发病部位及病变深度溃疡等均有关。

肢端和黏膜MM厚度为中国MM患者的预后不良因素，皮肤MM预后好于黏膜MM。KIT基因和BRAF基因突变为

表68-14 恶性黑素瘤的治疗

一、手术治疗	活检：切缘0.3~0.5cm，切口应沿皮纹走行方向 根据肿瘤厚度决定合适的手术切缘 肿瘤厚度推荐手术边缘：	
	原位MM	0.5cm
	<1.0mm	1.0cm
	1.01~2mm	1~2cm
	2.01~4mm	2.0cm
	>4mm	2.0cm
	考虑个体解剖及功能的需要，手术切缘可能会调整 扩大切除：循证医学证据支持安全切缘为2cm，Mohs显微外科 前哨淋巴结活检、淋巴结清扫 Ⅲ期肢体移行转移：用隔离热灌注化疗或隔离热输注治疗	
1. 辅助干扰素治疗	将术后患者分为四类：①ⅠA期(低危)；②ⅠB~ⅡA期(中危)；③ⅡB~ⅢA期(高危)；④ⅢB~Ⅳ期(极高危)	
低危	观察	
中高危	1995年批准了1年大剂量干扰素α-2b辅助治疗高危复发的MM患者。2011年FDA批准长效干扰素α（治疗5年）	
极高危	大剂量干扰素α-2b治疗为主，同中高危患者治疗	
2. 辅助放疗	放疗不敏感，用于淋巴结清扫和某些头颈部MM	
二、不能手术切除的Ⅲ期或转移MM全身治疗		
1. 化疗药物	曾用达卡巴嗪、替莫唑胺等治疗 化疗：疗效不佳，不能延长生存期，相对冷门的治疗方法	
2. 靶向治疗 联合靶向治疗	KIT抑制剂(伊马替尼)、BRAF抑制剂(维莫非尼、达拉非尼、恩考芬尼)和MEK抑制剂(曲美替尼) BRAF抑制剂+MEK抑制剂	
3. 免疫/免疫靶向治疗	①抗CTLA-4抗体；②抗PDL-1抗体；③不建议使用白介素-2(不良反应严重而疗效差)	
4. 抗血管生成靶向治疗	重组人血管内皮抑制剂 贝伐单抗、恩度与DTIC联合治疗	
5. 其他及特殊转移治疗	眼葡萄膜MM治疗、肝转移、脑转移、骨转移治疗	

皮肤 MM 的独立预后不良因素，KIT 基因为黏膜 MM 的独立预后不良因素。

发生于肢端的黑素瘤较头部、面部和躯干的黑素瘤预后更好（肢端局限性病变的 10 年生存率为 82%，面部病变为 78%），而不依赖于组织学类型和侵犯深度，形成溃疡的病变预后更差。无溃疡的局限性病变（Ⅰ期）病人和溃疡性黑素瘤病人的 10 年生存率分别为 78% 和 50%。最近的研究证据表明，肿瘤溃疡是血管生成增加的结果。性别也是重要的预后因素。大量的研究表明，女性比男性预后更好。消除了厚度、年龄、部位等因素的差异，女性病人比男性病人的生存率更高（Ⅰ期病变女性 10 年生存率 80%，男性 61%）。

一般而言，对于肿瘤厚度相同者，年龄较大者比较年轻者预后差，男性比女性预后差。表浅扩散性 MM 常比其他组织学类型的 MM 预后好（表 68-15）。

表 68-15　皮肤 MM 患者的远期生存率

分期	5 年生存率	10 年生存率
Ⅰ期	93%	85%
Ⅱ期	68%	55%
Ⅲ期	45%	36%
Ⅳ期	11%	6%

三、恶性蓝痣

恶性蓝痣（malignant blue nevus）可由细胞性蓝痣发生恶变而形成，临床上表现为原有蓝痣突然增大，表面可发生破溃；也可以一开始即为恶性蓝痣；还有个别病例的恶性蓝痣损害由太田痣发展而来。可发生局部淋巴结或全身广泛转移。病理切片中可见核异型性、有丝分裂，肿瘤细胞成簇，侵犯真皮深部及皮下组织，但仍看不到交界活跃现象，此点与黑素瘤不同。治疗可参考恶性黑素瘤。

（吴志华　吴玮　叶巧园　李莉　陈嵘祎）

第六十九章

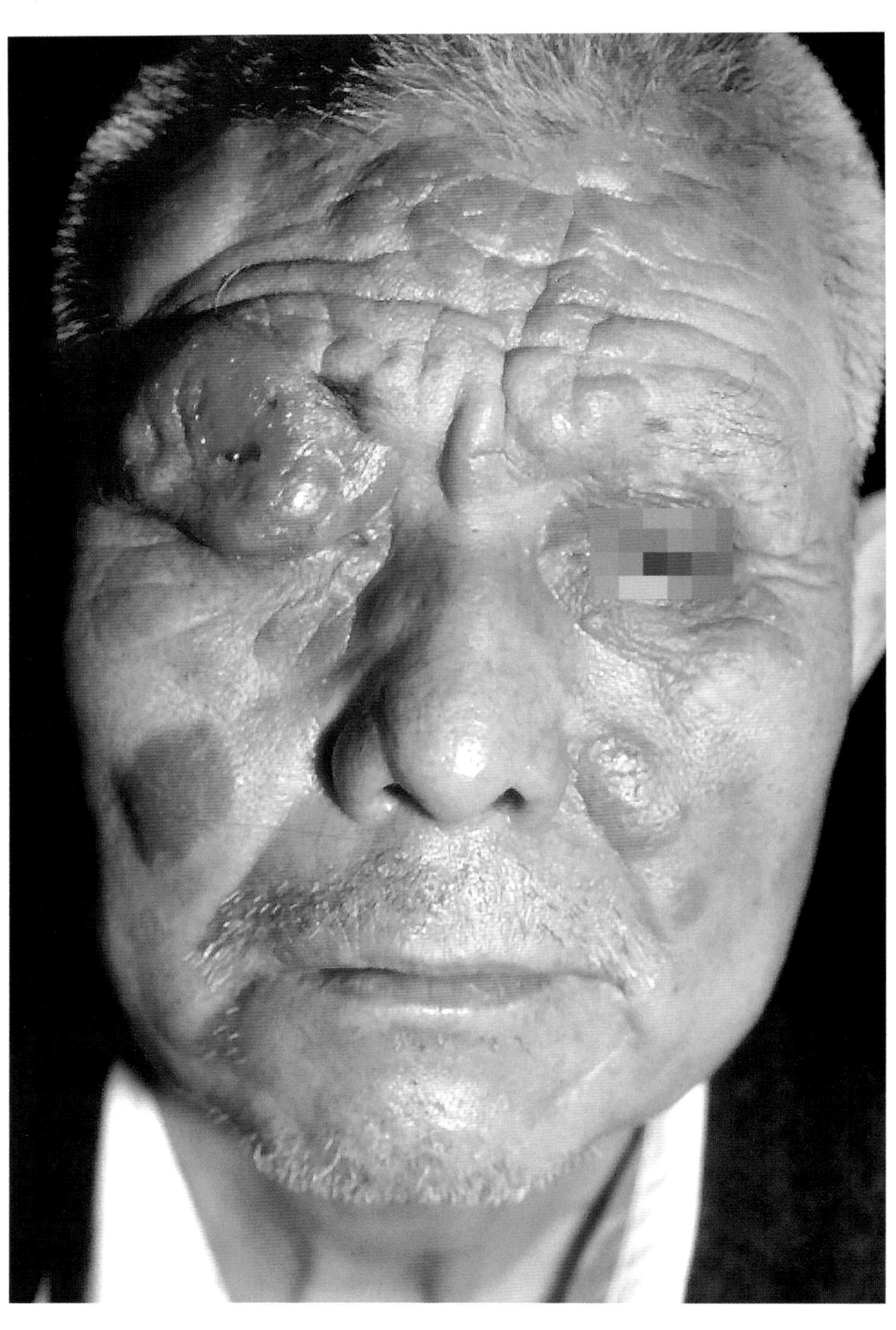

第六十九章

皮肤淋巴组织系统肿瘤

原发性皮肤淋巴瘤是指以皮肤损害为首发症状，在明确诊断时，未累及皮肤以外器官的皮肤淋巴瘤，包括皮肤 T 细胞淋巴瘤（CTCL）和皮肤 B 细胞淋巴瘤（CBCL），属于非霍奇金淋巴瘤的范畴，占结外恶性淋巴瘤的第二位，仅次于胃肠道淋巴瘤，其中 90% 为 T 细胞来源。其年发病率约为 0.5/100 000~1.0/100 000，但随着诊断水平的不断改进，有报道其发病率可高达 4/100 000。

对皮肤淋巴瘤的分类具有重要意义的 3 种分类法分别为 1994 年修订的欧美淋巴瘤分类（REAL）、1997 年制定的欧洲癌症研究与治疗组织（EORTC）皮肤淋巴瘤分类和 2001 年制定的世界卫生组织（WHO）分类。WHO 分类法是由 REAL 分类法衍生而来。EORTC 的皮肤淋巴瘤分类法提出了 CTCL 和 CBCL 的新类型。EORTC 皮肤淋巴瘤研究学组认为，这组疾病都表现出：①淋巴细胞的形态学、免疫学、基因和临床上的肿瘤性生长；②结外淋巴瘤与结内淋巴瘤不相对应。

EORTC 分类法和 WHO 分类法各有优缺点，引起相当多的争议。2004 年，WHO 与 EORTC 的专家举行了多次协调会议并达成共识，新的分类方法于 2005 年发表在 *Blood* 杂志，称为 WHO-EORTC 皮肤淋巴瘤分类，该分类调整了上述两个分类法的优缺点（表 69-1）。皮肤淋巴瘤的分类根据是细胞来源、临床、病理特征以及治疗反应。依据恶性程度及疾病进展再进行亚分类，即懒惰型、中间型和进行型，皮肤病理对其诊断非常重要。检测浸润细胞的克隆性、免疫标记、T 细胞受体（TCR）和免疫球蛋白（Ig）基因重排可确定肿瘤的起源。

表 69-1 WHO-EORTC 皮肤淋巴瘤分类(2005 年)

皮肤 T 细胞和 NK 细胞淋巴瘤
蕈样肉芽肿(mycosis fungoides,MF)
蕈样肉芽肿的变型或亚型
亲毛囊性蕈样肉芽肿
Paget 样网状细胞增多症
肉芽肿性皮肤松弛症
Sézary 综合征
成人 T 细胞白血病 / 淋巴瘤
原发性皮肤 $CD30^+$ 淋巴增生性疾病
原发性皮肤间变性大细胞淋巴瘤
淋巴瘤样丘疹病
皮下脂膜炎样 T 细胞淋巴瘤
结外 NK/T 细胞淋巴瘤,鼻型
原发性皮肤外周 T 细胞淋巴瘤,未定类
原发性皮肤侵袭性嗜表皮性 $CD8^+$ T 细胞淋巴瘤
皮肤 γ/δT 细胞淋巴瘤
原发性皮肤 $CD4^+$ 多形性小 / 中 T 细胞淋巴瘤
皮肤 B 细胞淋巴瘤
原发性皮肤边缘带 B 细胞淋巴瘤
原发性皮肤滤泡中心淋巴瘤
原发性皮肤弥漫大 B 细胞淋巴瘤,腿型
原发性皮肤弥漫大 B 细胞淋巴瘤,其他类型(包括血管内大 B 细胞淋巴瘤)
前体血源性肿瘤
$CD4^+/CD56^+$ 血源皮肤肿瘤(母细胞性 NK 细胞淋巴瘤)

第一节 皮肤 T 细胞淋巴瘤

一、概述

皮肤淋巴瘤占非霍奇金淋巴瘤的 3.9%,皮肤 T 细胞淋巴瘤(cutaneous T-cell lymphoma,CTCL)占所有皮肤淋巴瘤的 71%,而皮肤 B 细胞淋巴瘤(cutaneous B-cell lymphomas,CBCL)占到 29%。皮肤 T 细胞淋巴瘤可以是惰性,如蕈样肉芽肿病(mycosis fungoides,MF),或侵袭性,如 Sézary 综合征(Sézary syndrome,SS),蕈样肉芽肿和 Sézary 综合征进展过程中存在免疫生物学的改变及细胞遗传学异常的累积,进展期以 Th2 分泌的细胞因子谱为主。分期:①所有皮肤淋巴瘤患者都应由多学科组成的皮肤淋巴瘤团队来协作诊治,其中包括皮肤病学及肿瘤学专家,并需其他医疗专家如放射肿瘤学、病理学及临床心理学专家的协作;②常规评价应包括全身体格检查、全血细胞分类计数及包括乳酸脱氢酶(LDH)水平的生化检查、皮肤组织活检、免疫表型及基因重排检查,并需对肿大淋巴结进行活检;③对于临床和实验室检查提示系统性疾病和 / 或存在明显淋巴结肿大时,需行影像学及外周血流式细胞学检查。进展期疾病需考虑行骨髓活检。组织病理学及分子学检查结果应结合患者临床表现,并按照世界卫生组织 / 欧洲癌症研究及治疗协作组(WHO/EORTC)共识进行分类。

原发性皮肤 T 细胞淋巴瘤是一组 T 淋巴细胞来源的,以皮肤为宿主的异质性恶性肿瘤,约占所有原发性皮肤淋巴瘤的 75%~80%。原发性皮肤 B 细胞淋巴瘤约占 20%~25%。人们熟知 CTCL 的代表性疾病—蕈样肉芽肿和 Sézary 综合征,它们约占 CTCL 的 65%,其次是原发性皮肤 $CD30^+$ 淋巴增生性疾病,约占 27%。近年发现了临床、病理和免疫表型与经典蕈样肉芽肿或 Sézary 综合征不同的 CTCL,命名其亚型,并制定新的分类概念。

在 WHO/EORTC 分类基础上,皮肤淋巴瘤分为惰性、中间性、侵袭性。其中最常见的两种是蕈样肉芽肿和 Sézary 综合征。前者属惰性疾病,后者是侵袭性和白血病性疾病(表 107-1)。蕈样肉芽肿和 Sézary 综合征共占所有皮肤淋巴瘤的 53%,统称为皮肤 T 细胞淋巴瘤。

按照 1986—2002 年在荷兰和奥地利皮肤淋巴瘤研究组登记的 1905 例原发性皮肤淋巴瘤数据,各型 CTCL 的发生频率和 5 年生存率分布(表 69-2)。

二、蕈样肉芽肿

内容提要

- 蕈样肉芽肿是 CTCL 中发病率最高的皮肤淋巴瘤。
- 临床进展缓慢,分为斑片期、斑块期和肿瘤期及其他临床亚型,可侵犯内脏。
- 表皮内非典型淋巴样细胞浸润,Pautrier 微脓疡是特征性皮肤病理改变。
- 早期蕈样肉芽肿病通常对皮肤局部直接治疗方法反应较好,如光疗、放疗、外用氮芥、维 A 酸或糖皮质激素皮肤霜剂;进展期蕈样肉芽肿病或 Sézary 综合征一般需系统治疗,包括生物或免疫治疗,组蛋白脱乙酰酶抑制剂、化疗或联合治疗。

蕈样肉芽肿(granuloma fungoides)又称蕈样霉菌病(mycosis fungoides),是 CTCL 中发病率最高的皮肤淋巴瘤,约占其 50%,蕈样肉芽肿一般为惰性病程,经数年或数十年缓慢进展。具有以下特征:①原发于皮肤中的记忆 T 细胞,具有特征性的皮肤表现;②临床进展缓慢,典型病例呈现斑片期、斑块期和肿瘤期三期改变,也可表现为其他临床亚型,可侵犯内脏;③表皮内有非典型淋巴样细胞浸润,Pautrier 微脓疡是特征性皮肤病理改变;④PUVA 疗法是一线治疗,肿瘤期可考虑联合化疗。

(一) 流行病学

蕈样肉芽肿是一种少见病,却是 CTCL 中最常见的类型。全球发病率每年约递增 0.3/10 万 ~0.4/10 万,多发生于黑种人,欧洲发病率较低。本病可发生于任何年龄段,但以老年人多见,平均发病年龄约为 55~60 岁。蕈样肉芽肿好发于男性,男女之比为 1.6∶1~2.0∶1。

表 69-2　皮肤 T 细胞淋巴瘤 WHO-EORTC 分类

WHO-EORTC 分类	生物学行为	发生频率 /%	5 年生存率 /%
蕈样肉芽肿	惰性	44	88
蕈样肉芽肿变异型			
亲毛囊性蕈样肉芽肿	惰性	4	80
Paget 样网状细胞增多症	惰性	<1	100
肉芽肿性皮肤松弛症	惰性	<1	100
Sézary 综合征	侵袭性	3	24
成人 T 细胞白血病 / 淋巴瘤	—	—	—
原发性皮肤 CD30⁺ 淋巴增生性疾病			
原发性皮肤间变性大细胞淋巴瘤	惰性	8	95
淋巴瘤样丘疹病	惰性	12	100
皮下脂膜炎样 T 细胞淋巴瘤	惰性	1	75
结外 NK/T 细胞淋巴瘤，鼻型	侵袭性	<1	未报道
原发性皮肤外周 T 细胞淋巴瘤，未定类	侵袭性	2	16
原发性皮肤侵袭性嗜表皮性 CD8+ T 细胞淋巴瘤	侵袭性	<1	18
原发性皮肤 $CD4^+$ 多形性小 / 中 T 细胞淋巴瘤	惰性	2	75
皮肤 γ/δT 细胞淋巴瘤	侵袭性	<1	未报道

（二）病因与发病机制

蕈样肉芽肿的病因学和发病机制还不清楚。一般认为与遗传、环境因素和机体免疫功能有关（图 69-1）。

1. 遗传因素　蕈样肉芽肿是多因素、多基因的变化过程。在淋巴细胞发生、发展的过程中出现多基因变异，导致细胞克隆性增生和恶性转化，最终发展为广泛播散的肿瘤性疾病。曾有蕈样肉芽肿遗传学异常的报道，蕈样肉芽肿进行期有 10q 染色体丢失以及 p53 和 cdkn2A 基因变异，但在早期并未发现这些异常。HLA 类型可能与蕈样肉芽肿发病有关。其中，HLA-DQBI*03 和 HLA-DRBI*11 在犹太人中升高，具有统计学意义。

2. 环境因素　居住地感染、HIV 感染、职业生活方式、药物与维生素 D 缺乏等都是环境因素。已证明持续抗原刺激与各种恶性淋巴瘤有关，包括 MALT 淋巴瘤与幽门螺杆菌感染，CBCL 与博氏疏螺旋体感染，肠型 T 细胞淋巴瘤（Celiac 病）与幽门螺杆菌感染，成人 T 细胞白血病 / 淋巴瘤（ATLL）与人 T 细胞白血病病毒 -1（HTLV-1）感染，结外 NK/T 细胞淋巴瘤（鼻型）与 EB 病毒（EBV）感染。流行病学资料提示，蕈样肉芽肿发病与工业和环境因素的长期慢性刺激有关，例如氢氯噻嗪与蕈样肉芽肿相关，可能由于氯原子被 UVA 解离而产生自由基所致，但蕈样肉芽肿与病毒感染的相关性证据仍不足。

3. 免疫学因素　研究提示 $CD8^+$ 细胞毒性 T 细胞在蕈样肉芽肿的抗肿瘤反应中发挥重要作用，蕈样肉芽肿的真皮内浸润细胞中 $CD8^+$ 细胞比例高者预后好，生存时间长。$CD8^+$ 细胞通过细胞毒作用和释放细胞因子发挥抗肿瘤功能，主要释放的是干扰素（IFN）-γ 和细胞毒颗粒，内含穿孔素、颗粒酶和 T 细胞限制细胞内抗原（T-cell-restricted intracellular antigen，TIA-1），三者共同作用，导致肿瘤细胞溶解。$CD8^+$ T 细胞也通过表达 FasL 与恶性 T 细胞表面的 Fas（CD95；APO-1）相互作用而发挥抗肿瘤作用。$CD8^+$ 细胞的上述生物学行为导致 Caspase 3 激活，肿瘤细胞死亡或凋亡。另外，在蕈样肉芽肿发生中，T 肿瘤细胞表面 Fas 基因丢失，使肿瘤细胞逃脱免疫反应，也是其发病机制之一。

肿瘤期蕈样肉芽肿和 Sézary 综合征均源于 $CD4^+$T 细胞，它们产生、释放 Th2 型细胞因子（IL-4、IL-5 和 IL-10）。蕈样肉芽肿和 Sézary 综合征病变组织中 $CD8^+$T 细胞分泌 IFN-γ，增强了 T 细胞和 NK 细胞介导的杀伤作用。斑块期蕈样肉芽肿主要释放 Th1 型细胞因子，肿瘤期以释放 Th2 型细胞因子为主。随着蕈样肉芽肿进展，免疫抑制增强，Th1 细胞因子的抗肿瘤作用逐渐减弱，Th2 细胞因子水平增高，促进蕈样肉芽肿进展。

（三）临床表现

本病可惰性病程或迅速进展。经典型蕈样肉芽肿的临床表现为斑片期→斑块期→肿瘤期 3 期改变，可经历数年或数十年。早期常表现亚临床阶段，皮肤损害呈非特异性湿疹样或银屑病样，皮肤病理诊断依据也不充分，常需多次活检。该时期常历经多年，皮肤损害缓慢发展。一般从开始发病到本病确诊，需要 4~6 年，也有短至数月或长达 50 年才确诊者。患者生存期也为数月至数十年不等。

1. 斑片期　表现为大小不等、形状各异的红斑或斑片，表面有少许细小鳞屑（图 69-2，图 69-3），或不同程度的皮肤萎缩和皮肤异色症样改变，即色素沉着、色素减退（图 69-4，图 69-5）以及皮肤萎缩伴毛细血管扩张呈花斑状。常有中度瘙痒，也可剧痒或无症状。皮肤损害常首先发生在臀部、躯干、四肢等有衣服遮盖的区域，或间擦部位。皮损偶可暂时性自行消退。

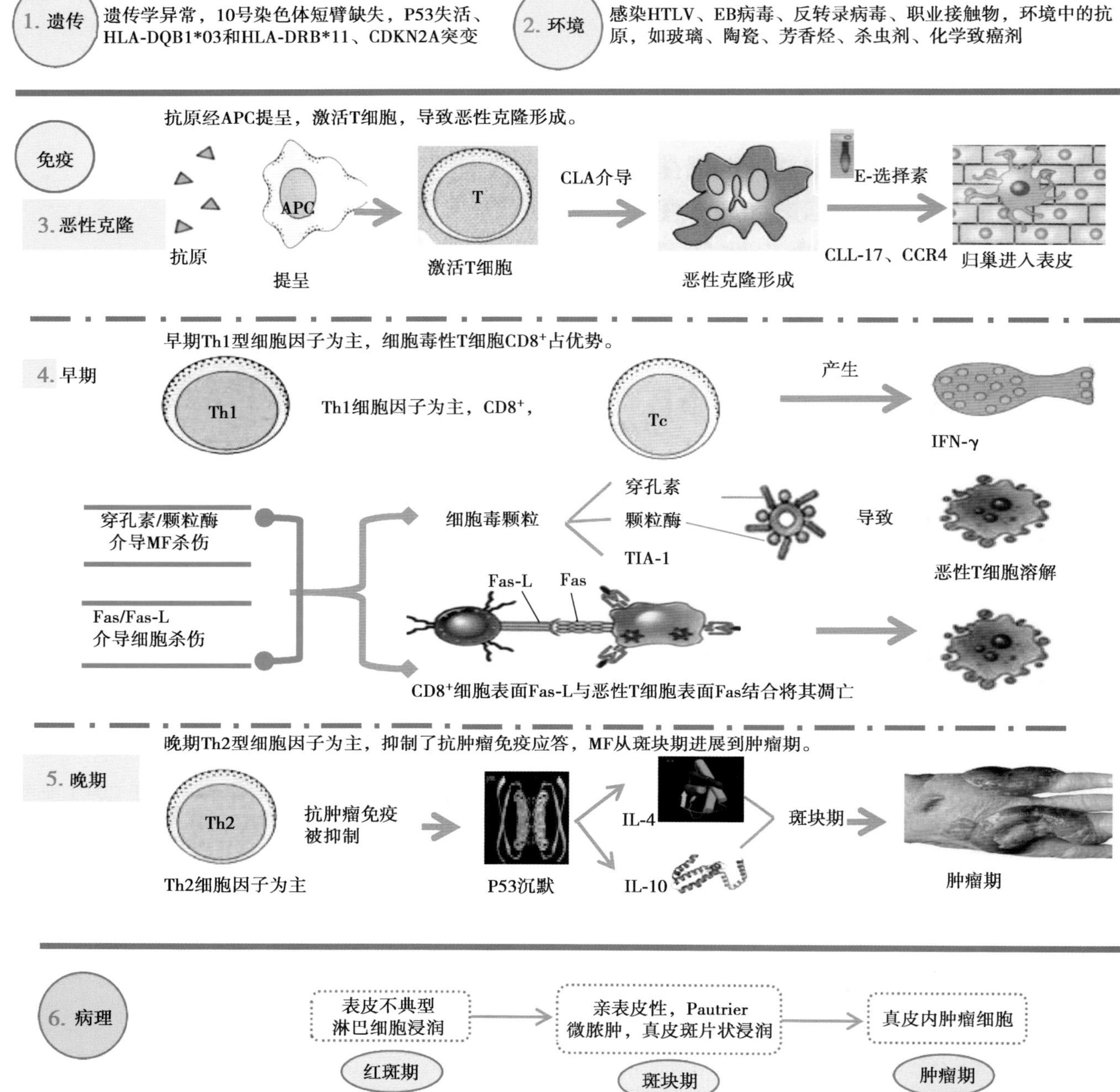

图 69-1　蕈样肉芽肿发病机制

MF 斑块期分泌 Th1 型细胞因子，而肿瘤期主要分泌 Th2 型细胞因子，Th2 型细胞因子可削弱 Th1 型细胞因子的抗肿瘤效应。CLA= 皮肤淋巴细胞抗原；CLL17= 基底细胞分泌的趋化因子；CCR4= 趋化因子受体 4；E- 选择素 = 血管内皮细胞表达；TIA-1=T 细胞限制细胞内抗原 1。P53= 抑癌基因；IFN= 干扰素；HLA= 人类白细胞抗原；Fas= 死亡受体；Fas-L=Fas 配体；Fas 和 Fas-L 结合介导肿瘤细胞凋亡。

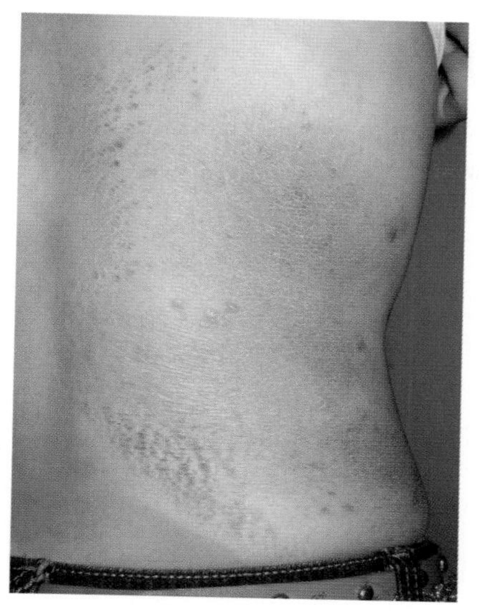

图 69-2　蕈样肉芽肿（深圳市福田区慢性病防治院　许宗严惠赠）

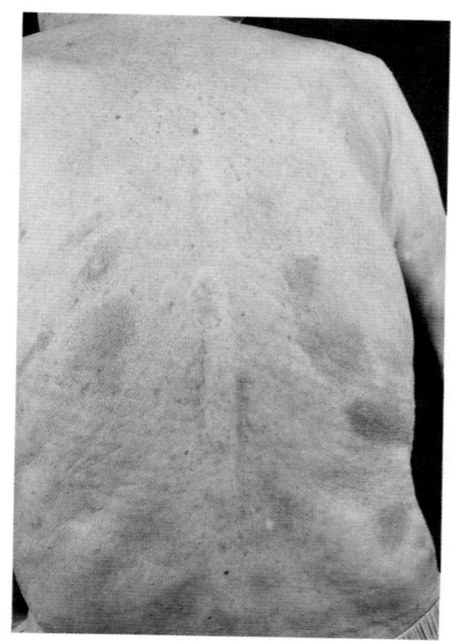

图 69-3　蕈样肉芽肿（广东医科大学　李文惠赠）

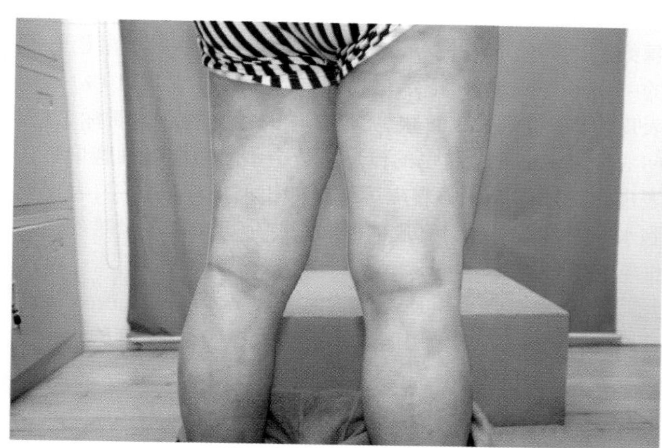

图 69-4　色素减退型蕈样肉芽肿（新疆维吾尔自治区人民医院　普雄明惠赠）

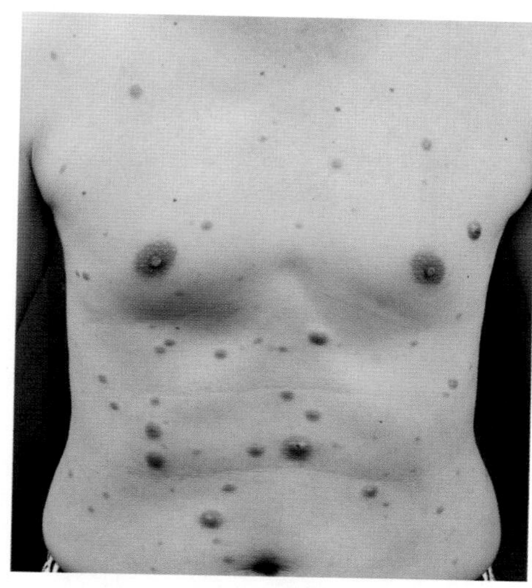

图 69-5　蕈样肉芽肿

浸润期向肿瘤期发展　暗红色浸润斑片，境界不明显，其上有暗红色结节。

2. 斑块期　随着病情进展，斑片浸润增厚，形成红棕色浸润性斑块（图 69-6），增大且表面少许脱屑，呈环状、多环状、或典型的马蹄形，部分患者停留在斑块期，大多数患者进展至肿瘤期。

3. 肿瘤期　同时存在斑片、斑块和肿瘤等多种损害，在陈旧的浸润性损害边缘或中央发生肿瘤，隆起如蕈样，表面溃疡；或半球状，基底部浸润较宽。肿瘤迅速增大、增多，大者达数厘米。其颜色灰白、黄红乃至棕红色（图 69-7~ 图 69-10）。也有患者未经斑片和斑块期，直接进入肿瘤期，与经典蕈样肉芽肿不同，肿瘤先于斑片或斑块发生，或与之同时出现。皮损

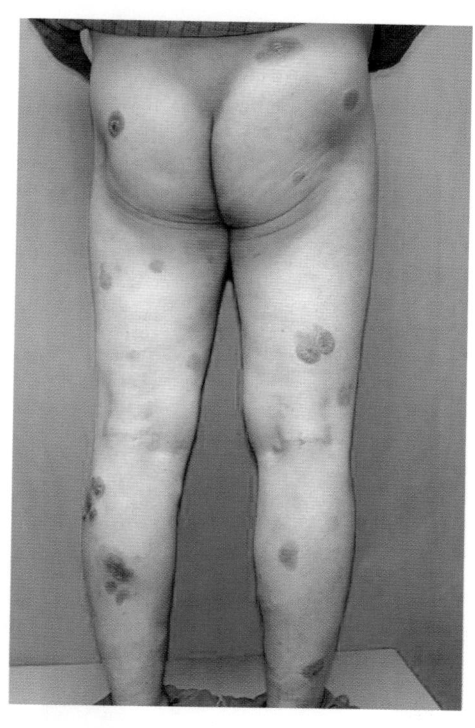

图 69-6　蕈样肉芽肿斑块期（新疆维吾尔自治区人民医院　普雄明惠赠）

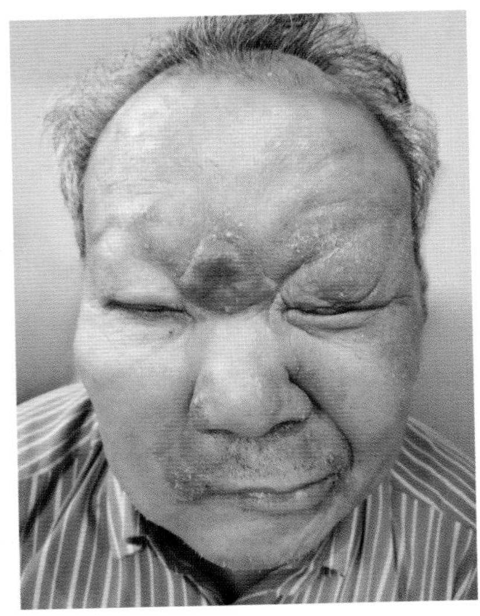

图 69-7 蕈样肉芽肿(肿瘤期)(暨南大学附属第一医院郑炘凯惠赠)

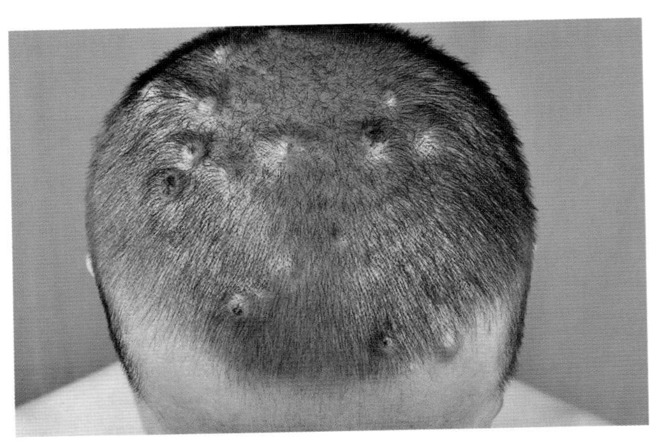

图 69-8 蕈样肉芽肿(肿瘤期)
眼睑处紫红色结节或斑块常提示本病的诊断。

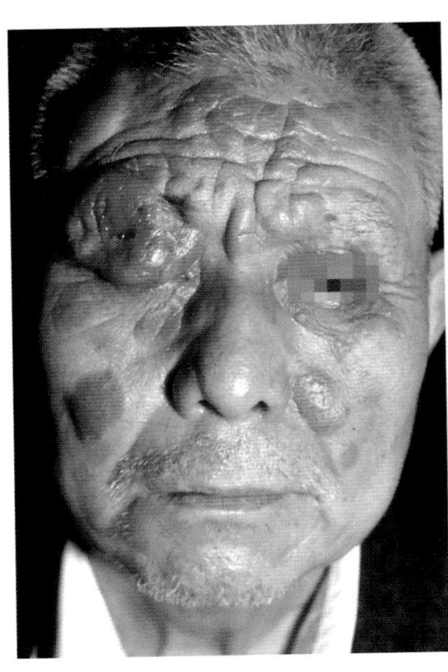

图 69-9 肿瘤期蕈样肉芽肿(肿瘤期)

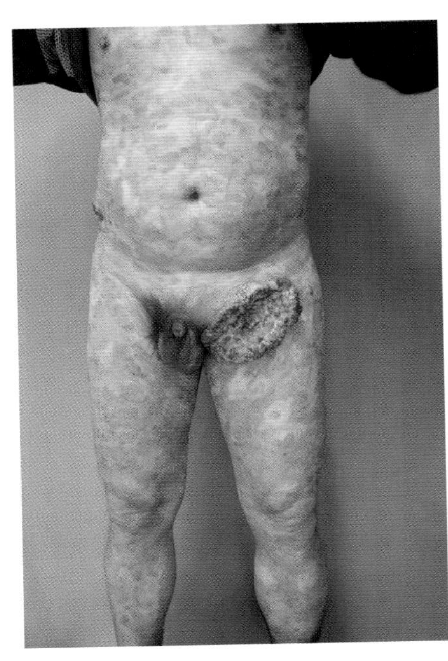

图 69-10 肿瘤期蕈样肉芽肿(新疆维吾尔自治区人民医院普雄明惠赠)

进行性进展,并迅速向其他脏器转移。少数初起局限性斑片或斑块,缓慢发展成结节、肿瘤或红皮病。皮肤外脏器转移首先为局部淋巴结,其次是其他脏器,骨髓转移罕见。

病程与转归不定,是一种局限性、持续性、相对良性的疾病。患者表现为皮肤异色病样变异型(血管萎缩性异色病、大斑块副银屑病)或红皮病。

4. 其他 患者可出现发热、体重下降、不适、失眠等全身症状。还可出现掌跖角化过度、脱屑、皲裂和行走疼痛、脱发、甲营养不良。因剧痒搔抓而继发表皮剥脱、渗出和感染。

(四) 组织病理

皮肤病理对诊断蕈样肉芽肿非常重要,本病早期与非特异性皮炎鉴别困难。

1. 斑片期 真皮浅层带状、苔藓样、血管周围或弥漫淋巴细胞浸润,并向表皮游走(亲表皮性)。浸润以小或中等大小的不典型淋巴细胞为主,细胞核高度不规则、扭曲或脑回状,核染色质丰富,镜下核深染,有丝分裂相少见,细胞与周围棘细胞之间常有苍白晕。表皮基底层下见不典型淋巴细胞的一字形排队现象,提示早期蕈样肉芽肿。少数(10%)病例表皮内出现 Pautrier 微脓疡,是蕈样肉芽肿病理诊断标志(图 69-11)。Pautrier 微脓疡的概念是数个不典型淋巴细胞聚集在表皮内。蕈样肉芽肿表皮可增厚如银屑病样或萎缩,表皮细胞水肿通常不明显。真皮内浸润细胞中可杂有少量嗜酸性粒细胞和浆细胞。

2. 斑块早期 淋巴细胞向表皮游走,形成 Pautrier 微脓疡(图 69-12)。表皮棘层肥厚和银屑病样或萎缩,细胞水肿少见或缺如。真皮异型细胞浸润更广泛,大量浸润细胞核呈脑回状,杂有母细胞,核丝分裂相少见。其中常杂有嗜酸性粒细胞和浆细胞。

3. 斑块晚期 表皮呈银屑病样或无变化或萎缩。大量异型淋巴细胞侵入表皮,并于真 - 表皮交界处致密或排队样

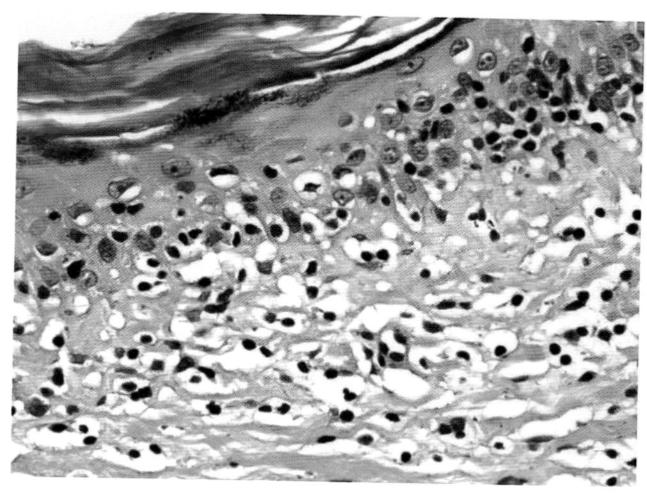

图 69-11　色素减退型蕈样肉芽肿(HE 染色 ×200)
角化过度表皮萎缩,明显基底液化变性,可见不典型的淋巴细胞浸润表皮,可见核周空晕(新疆维吾尔自治区人民医院　普雄明惠赠)。

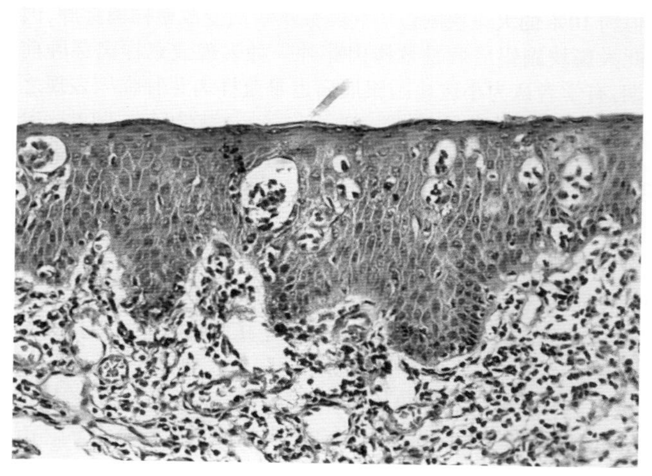

图 69-12　蕈样肉芽肿(HE 染色)
表皮内有 Pautrier 微脓疡,真皮内见淋巴样细胞浸润和蕈样肉芽肿细胞。

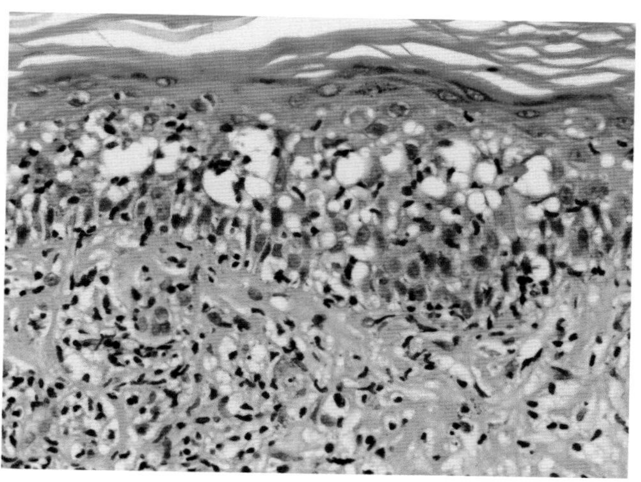

图 69-13　丘疹性蕈样肉芽肿组织病理(HE 染色)(新疆维吾尔自治区人民医院　普雄明惠赠)

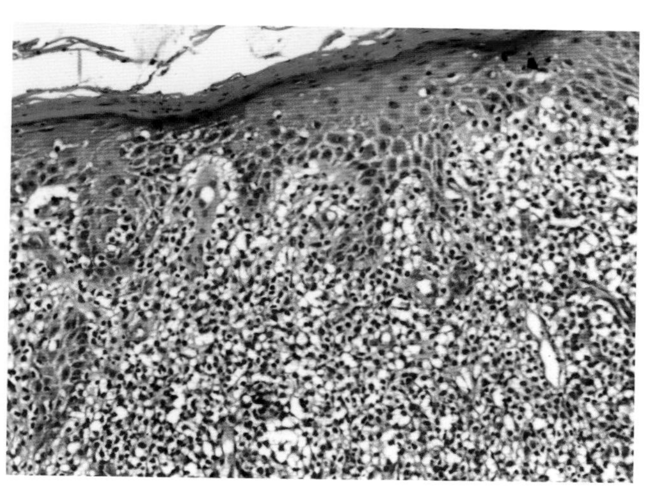

图 69-14　蕈样肉芽肿肿瘤期组织病理(新疆维吾尔自治区人民医院　普雄明惠赠)

分布,核周晕常见(图 69-13)。

4. 肿瘤期　整个真皮内弥漫细胞浸润,并深达皮下脂肪层。亲表皮性可消失。大量肿瘤细胞呈明显异型性,细胞大小不等,大细胞增多;脑回状细胞核大深染,有些大而奇形怪状细胞核呈母细胞样或中间型(图 69-14)。部分转变为 $CD30^-$ 或 $CD30^+$ 弥漫大细胞淋巴瘤,常提示预后不良。

(五)免疫表型

蕈样肉芽肿的肿瘤细胞以表达 CD3、CD45RO 表型为主,属于 T 细胞性肿瘤。

1. 早期蕈样肉芽肿　表达成熟 T 细胞免疫表型,如 CD2,CD3,和 CD5;辅助 T 细胞(Th)[CD4(OKT4,Leu3)]与抑制/细胞毒 T 细胞(Ts)[CD8(OKT8,Leu2)]的混合性 T 细胞浸润。蕈样肉芽肿是辅助 T 细胞(Th)[CD4(OKT4,Leu3)+]、$CD45RO^+$ 的辅助/记忆 T 淋巴细胞的聚集和增生。Pautrier 微脓疡表达 $CD4^+$T 淋巴细胞,占真皮浸润细胞的 50%~90%,常杂有不同数量和无规律分布的 $CD8^+$ 抑制型 T 淋巴细胞。病变早期发生在真-表皮交界处,以 $CD8^+$ T 淋巴细胞浸润为特征,约 2/3 患者真皮内有 10%~30% 的淋巴细胞表达 $CD8^+$。随着疾病进展,表达 CD8 的 T 淋巴细胞趋于减少。CD1(T6)是抗原呈递细胞[朗格汉斯细胞(LC)和未定性树突状细胞]的免疫学标记,与 Pautrier 微脓疡内 $CD4^+$ 细胞密切相关,约占真皮浸润细胞的 5%~20%。

2. 斑块和肿瘤期蕈样肉芽肿　肿瘤细胞常表现抗原丢失,如 CD3、CD5、CD2、CD7 抗原丢失,或抗原双表达,蕈样肉芽肿早期少见。约 15% 斑块或肿瘤期真皮内浸润细胞中大量(高达 90%)$CD8^+$T 细胞、50% 左右 $CD4^+$T 细胞。约 50% 病例 CD25(IL-2 受体)阳性。CD30 表达与转化有关。

3. T 细胞受体基因重排　蕈样肉芽肿与其他淋巴瘤一样,也是单克隆性疾病。多数病例采用 Southern 印迹或 PCR 方法均可检测出 TCR 基因克隆性重排(TCR-gene clonal rearrangments)。研究显示,100% 的肿瘤期、50%~100% 的斑块期及 50%~78% 的斑片期蕈样肉芽肿可检测到 TCR 基因克隆性重排。由于 TCR 基因克隆性重排也可见于某些炎性皮肤病(如前所述),对该结果的解释必须结合临床和皮肤病理。

（六）诊断与分期

表 69-3 蕈样肉芽肿病和 Sézary 综合征主要诊断标准

标准	主要(2分)	次要(1分)
临床		
持续性和/或进展性		
斑片/斑块	任意 2 条	任意 1 条
免日晒部位		
大小/形状多样		
皮肤异色病		
组织病理		
表皮淋巴细胞浸润 +	同时满足	任意 1 条
亲表皮性且无海绵状病变		
异型淋巴细胞		
分子		存在
克隆性 TCR 重排		
免疫表型		任意 1 条
CD2,CD3,CD5<50%		
T 细胞		
CD7<10%T 细胞		
与真皮 T 细胞 CD2,CD3,CD5		
CD7 免疫表型差异		

注:TCR=T 细胞受体。

可疑蕈样肉芽肿患者应详细体检,尤其是皮损和淋巴结。皮肤活检,不同形态或不同时期皮损多次皮肤病理检查。定期行血常规、血生化等实验室检查。淋巴结肿大及时活检。如淋巴结病理为皮病性淋巴结炎,结合临床考虑早期蕈样肉芽肿伴皮病性淋巴结炎(TNM 的Ⅰ期或Ⅱ期);如淋巴结病理示局部或广泛性肿瘤细胞(Ⅲ期),进一步检查,确定 CTCL 类型,了解预后。

有些ⅠA~B 期蕈样肉芽肿患者,无需进一步检查,若怀疑有皮肤外脏器病变,应常规进一步行胸和腹部 CT 扫描、骨髓检查等,除外脏器侵犯。另外,TCR 基因重排分析不应作为唯一的诊断依据,一定要结合临床和病理结果综合分析(见表 69-3)。

蕈样肉芽肿分期系统和蕈样肉芽肿分期程序　1979 年蕈样肉芽肿研究小组根据 TNM(肿瘤 - 淋巴结 - 转移)对 CTCL 进行分期,称为蕈样肉芽肿的 TNM 分期(表 69-4)。最常用的 CTCL 分期系统,即 TNMB 临床分期系统(表 69-5,表 69-6)更适合蕈样肉芽肿和 Sézary 综合征(血液型蕈样肉芽肿)。

（七）鉴别诊断　蕈样肉芽肿必须与 3 组疾病鉴别:

1. 炎性皮肤病　早期蕈样肉芽肿皮损与多种炎性皮肤病类似,如湿疹、特应性皮炎、接触性皮炎、银屑病、浅部真菌病和药物性皮炎等,要结合皮肤病理和/或其他相关检查。大斑块副银屑病皮损常局限在躯干和臀部,为表面轻度脱屑、轻度萎缩/或无萎缩的浸润性红色斑片或斑块,与斑片期或斑块期蕈样肉芽肿难以鉴别,皮肤病理常不证实蕈样肉芽肿。但约 10% 的大斑块副银屑病经数年后演变成蕈样肉芽肿,因此大斑块副银屑病是蕈样肉芽肿一种表现或蕈样肉芽肿前期,有学者认为小斑块副银屑病也是蕈样肉芽肿临床表现之一,但未获一致意见。

2. 良性疾病　病理改变与蕈样肉芽肿极为类似,如淋巴瘤样接触性皮炎、淋巴瘤样药物性皮炎和光化性类网织细胞增生症。皮肤病理除了细微的不同以外(以非典型淋巴细胞为主的浸润主要在真皮,而不是向表皮游走),鉴别要点是临床特征,依据临床经过和临床表现鉴别不难。

3. 其他类型的亲表皮性 CTCL　其皮肤病理与蕈样肉芽肿类似。

（八）治疗

根据患者年龄、疾病时期和全身情况选择治疗方案。由于疾病的罕见性和个体差异,目前尚无充分的研究作为循证治疗的基础。常规治疗能有效控制本病,但不延长患者生存期。治疗主要分为三大方面:①皮肤局部治疗,局部外用糖皮质激素、化疗药物和放射治疗;②系统化疗;③生物制剂。临床常联合治疗,增加疗效、减少副作用。

表 69-4 蕈样肉芽肿的临床和病理分期

分期	描述	肿瘤 - 淋巴结 - 转移(TNM)分类
ⅠA	斑块 <10% 的体表面积,无淋巴结肿大或淋巴组织学改变或内脏受累	$T_1N_0M_0$
ⅠB	泛发性斑块,≥10% 的体表面积,无淋巴结肿大或淋巴结蕈样肉芽肿病变或内脏受累	$T_2N_0M_0$
ⅡA	局限或泛发性斑块伴淋巴结肿大,但淋巴结无蕈样肉芽肿病变,无内脏受累	$T_1N_1M_0$ 或 $T_2N_1M_0$
ⅡB	皮肤肿瘤不伴或伴淋巴结肿大,但淋巴结无蕈样肉芽肿病变,无内脏受累	$T_3N_0M_0$ 或 $T_3N_1M_0$
ⅡC	泛发性红皮病无淋巴结肿大或伴淋巴结组织学改变,无内脏受累	$T_4N_0M_0$
Ⅲ	泛发性红皮病伴淋巴结肿大,但淋巴结无蕈样肉芽肿病变,无内脏受累	$T_4N_1M_0$
ⅣA	组织学上淋巴结受累,任何阶段的皮损,伴或不伴淋巴结肿大	$T_{1-4}N_{2-3}M_0$
ⅣB	组织学上内脏累及,任何阶段的皮损,伴或不伴淋巴结肿大	$T_{1-4}N_{0-3}M_1$

表 69-5　皮肤 T 细胞淋巴瘤（CTCL）的 TNMB 临床分期

T 皮肤	
T_1	局限性斑片或斑块，皮肤损害 <10% 体表面积
T_2	广泛的斑片或斑块，皮肤损害 ≥10% 体表面积
T_3	肿瘤
T_4	红皮病
N 淋巴结	
N_0	无淋巴结肿大
N_1	有淋巴结肿大，但淋巴结病理为淋巴结炎
N_2	有淋巴结肿大，淋巴结病理示肿瘤性（但淋巴结结构正常）
N_3	有淋巴结肿大，病理为肿瘤性（淋巴结结构被破坏）
M 内脏	
M_0	无脏器转移
M_1	有脏器转移
B 血液	
B_0	外周血未见异型淋巴细胞（或 <5% 的异型淋巴细胞）
B_1	外周血少量肿瘤细胞（≥5% 异型淋巴细胞或 Sézary 细胞）
B_2	外周血大量肿瘤细胞（≥1 000/μl Sézary 细胞，并呈克隆性）

表 69-6　皮肤 T 细胞淋巴瘤（CTCL）的临床分期

临床分期	分级			
	T	N	M	B
ⅠA	1	0	0	0~1
ⅠB	2	0	0	0~1
ⅡA	1~2	1~2	0	0~1
ⅡB	3	0~2	0	0~1
Ⅲ	4	0~2	0	0~1
ⅣA_1	1~4	0~2	0	2
ⅣA_2	1~4	3	0	0~2
ⅣB	1~4	0~3	1	0~2

蕈样肉芽肿的病程非常“惰性”，与其他“癌症”不同，应尽可能选择温和的治疗方案。早期蕈样肉芽肿主要为针对皮肤损害的局部治疗，即皮肤定向治疗（skin-directed therapy，SDT），系统化疗只适用于淋巴结和脏器转移的进行期蕈样肉芽肿（表 69-7），如早期蕈样肉芽肿患者采用联合化疗，反而增加不必要的副作用和缩短患者生存期。

表 69-7　蕈样肉芽肿病和 Sézary 综合征的治疗

分期	一线治疗	二线治疗	试验性治疗
ⅠA～ⅡA（低危）	期待疗法或 SDT	SDT	
ⅠA～ⅡA（中危）	SDT PUVA+ 干扰素 α PUVA+ 贝沙罗汀 TSEBT	HDACI 地尼白介素 参加临床试验	
Ⅲ（红皮病）	氨甲蝶呤 ECP/ 干扰素 α/ 贝沙罗汀 参加临床试验	阿仑单抗 化疗 TSEB HDACI 地尼白介素 参加临床试验	RicAlloSCT
ⅠB/Ⅳ（高危）	放疗（包括 TSEBT） 化疗 参加临床试验	HDACI 地尼白介素 参加临床试验 姑息治疗	RicAlloSCT

注：ECP= 体外光分离置换法；HDACI= 组蛋白脱乙酰酶抑制剂；PUVA= 光化学疗法；RicAlloSCT= 降低预处理强度的异基因干细胞移植；SDT= 皮肤定向治疗；TSEBT= 全身皮肤电子束照射。

1. 皮肤定向治疗

（1）外用糖皮质激素：外用糖皮质激素治疗早期蕈样肉芽肿有效。据报道，广泛的斑片或轻度浸润斑块，仅外用糖皮质激素，完全缓解率可达 60% 以上。进展期蕈样肉芽肿，长期外用糖皮质激素，也是重要的治疗方法（表 69-8）。

（2）外用贝沙罗汀：贝沙罗汀凝胶与皮肤中的维 A 酸 X 受体（RXR）结合发挥抗肿瘤作用，可用于治疗早期 CTCL。主要副作用为局部、瘙痒、疼痛和炎症。

（3）外用化疗药：局部外用化疗药物如盐酸氮芥或卡氮芥（BCNU）治疗早期蕈样肉芽肿有效。盐酸氮芥可配成水溶液（在 50ml 水中加 10mg 氮芥）或软膏剂型，ⅠA~B 期蕈样肉芽肿的完全缓解率约 60%~80%。大多数早期蕈样肉芽肿长期维持治疗，疗效满意。有些患者出现局部刺激或接触性皮炎，个别发生非黑素瘤性皮肤癌。BCNU 的完全缓解率与盐酸氮芥类似，其副作用有毛细血管扩张和骨髓抑制，应每 2 周一次检查血常规。

（4）放射线治疗：全身皮肤电子束照射（total skin electron beam irradiation，TSEB）治疗各期蕈样肉芽肿有效。每次剂量 1.5~2Gy，共 8~10 周，总剂量 36Gy。TSEB 治疗ⅠA~B 期，完全缓解率高达 80%。但多数 CTCL 治疗研究中心对早期蕈样肉芽肿常采用局部化疗或 PUVA 疗法。TSEB 治疗肿瘤期蕈样肉芽肿，完全缓解率为 40%，副作用轻微，常见红皮病、脱屑、一过性脱发、指甲脱落和汗腺功能障碍。

局部放射线或电子束治疗适用于斑块期蕈样肉芽肿或单发肿瘤，一般剂量 10~20Gy。也可联合其他治疗如 PUVA 疗法或 TSEB 治疗复发性单发性肿瘤。对单发性蕈样肉芽肿局部放疗可有效治愈。

（5）光疗：光疗适合各期蕈样肉芽肿，包括口服光敏剂（8-甲氧沙林）后照射 UVA（PUVA 疗法），以及宽谱或窄谱 UVB

表 69-8 蕈样肉芽肿病和 Sézary 综合征的治疗方法

早期蕈样肉芽肿病	联合治疗
局部	IFN-α+ 光疗
糖皮质激素	IFN-α+ 维 A 酸
光疗	维 A 酸 + 光疗
氮芥	ECP+INF-α
贝沙罗汀	ECP+ 维 A 酸
放疗 /TSEBT	全身化疗
难治性早期蕈样肉芽肿病	单药
联合治疗	脂质体多柔比星
PUVA 或 NB-UVB 和 IFN-α	嘌呤 / 嘧啶类似物
PUVA 或 NB-UVB 和倍克罗汀（低剂量）	喷司他汀
	吉西他滨
进展期蕈样肉芽肿病 / 赛塞里综合征	替莫唑胺
	多药化疗
生物治疗	CHOP 和 CHOP 样方案
干扰素	干细胞移植
维 A 酸类（贝沙罗汀）	自体
体外光照	异基因
阿仑单抗	非清髓性异基因
HDACi（罗米地辛，伏立诺他）	研究性治疗
	来那度胺
硼替佐米	CCR4 抗体
抗叶酸治疗（氨甲蝶呤、普拉曲沙）	

CHOP= 环磷酰胺、多柔比星、长春新碱、泼尼松；ECP= 体外光疗；HDACi= 组蛋白脱乙酰酶抑制剂；IFN= 干扰素；NB-UVB= 窄谱中波紫外线光疗法；PUVA= 补骨脂素和紫外线 A 光疗法；TSEBT= 全皮肤电子线照射

以及 UVA1。早期蕈样肉芽肿常规 PUVA 治疗，ⅠA~ⅡA 期完全缓解率达 80%~90%。连续治疗 2~4 周，皮损缓解时间延长。但有些患者在 PUVA 治疗中或治疗后皮损反复发作，以股内侧和臀裂区域多见。PUVA 疗法不能完全缓解蕈样肉芽肿肿瘤，联合局部放疗或生物制剂治疗可获得理想效果。UVB 治疗斑片期蕈样肉芽肿完全缓解率达 75%。窄谱 UVB（311nm）和 UVA1 治疗早期蕈样肉芽肿疗效满意。

(6) 体外光分离置换法（ECP）：患者口服甲氧沙林后接受白细胞分离术，在体外接受 UVA 照射，诱导 DNA 交联和细胞凋亡。蕈样肉芽肿 /Sézary 综合征患者（n=43）接受 ECP 后，55.7% 获得显著缓解；44 例红皮病性蕈样肉芽肿患者接受 ECP 联合 TSEBT 治疗后 73% 获得完全缓解，3- 年无病变生存率为 63%。

2. 系统治疗

(1) 系统化疗：由于肿瘤细胞增殖速率较低以及导致凋亡抵抗的 P53 突变，蕈样肉芽肿和 Sézary 综合征对化疗相对抵抗，故化疗适用于各种局部治疗难以控制的、已有淋巴结或脏器广泛转移的、肿瘤进行期蕈样肉芽肿。常用 CHOP 方案（环磷酰胺、多柔比星、长春新碱和泼尼松）治疗广泛转移的肿瘤进行期蕈样肉芽肿，6 个疗程，可取得疗效，完全缓解率为 38%。但复发性斑片或斑块对 CHOP 方案常不敏感，需联合 PUVA 疗法或外用盐酸氮芥。

氨甲蝶呤 5~125mg/ 周对 T3 期患者有效，对进展期蕈样肉芽肿患者，大剂量氨甲蝶呤加甲酰四氢叶酸解毒治疗可使病情缓解，然后以小剂量氨甲蝶呤维持，此时无需进行解毒处理。氨甲蝶呤以外的其他系统化疗，尤其是多药物化疗，最好由肿瘤专科医师实施。全身化疗只适用于经以上各种免疫增强治疗无效的Ⅲ期和ⅣA 期患者。嘌呤类似物（如喷司他丁）、吉西他滨、氟达拉滨和 2- 氯脱氧腺苷和多柔比星脂质体治疗进展期蕈样肉芽肿均有效。

(2) 干扰素：干扰素 -α（IFN-α）是治疗蕈样肉芽肿最常用的一种生物制剂，剂量为 300 万 ~900 万单位，3 次 / 周，皮下注射。副作用轻微且可逆，常见的包括流感样症状、脱发、恶心、抑郁和骨髓抑制。IFN-α 单药疗法的有效率约为 50%，痊愈率为 17%。PUVA 联合 IFN-α 治疗早期蕈样肉芽肿疗效更佳，弥补了单用 PUVA 疗法的不足。建议长期维持 PUVA 联合 IFN-α 的治疗。

(3) 贝沙罗汀：口服贝沙罗汀对蕈样肉芽肿斑片或轻度浸润斑块有效，最有效的口服耐受剂量为 300mg/(m^2·d)，总有效率和完全缓解率似 IFN-α。采用该剂量，早期病变（ⅠA、ⅠB、ⅡA 期）的总缓解率为 54%，晚期（ⅡB~ⅣB 期）中位总缓解率为 45%。常见的副作用包括高脂血症和中枢性甲状腺功能低下、骨髓抑制、感染和高脂血症。

(4) 组蛋白脱乙酰酶抑制剂：组蛋白脱乙酰酶抑制剂（HDACI）类包括罗米地辛（romidepsin）和伏立诺他（vorinostat），有诱导癌细胞凋亡和调节肿瘤微环境的作用。一项静脉滴注罗米地辛治疗难治 / 复发性Ⅰ~Ⅳ期 CTCL 的研究显示总缓解率为 34%。

(5) 其他新型药物：包括：①阿仑单抗（alemtuzumab）在 $CD52^+$ 的Ⅱ~Ⅳ期蕈样肉芽肿 /Sézary 综合征（n=22）中的总缓解率为 55%，完全缓解率为 32%；②贝伦妥单抗维多汀（brentuximab vedotin）在既往治疗失败的 $CD30^+$ 蕈样肉芽肿 /Sézary 综合征患者中的总缓解率为 70%；③地尼白介素毒素连接物（denileukin diftitox）是白喉毒素与人白介素 -2 的融合蛋白，在难治性 / 复发性ⅠB~Ⅳ期 CTCL（n=71）中的总缓解率为 30%，完全缓解率为 10%；④莫利珠单抗（mogamulizumab）是表达 CCR4 的恶性 T 细胞靶向药，在难治性 / 复发性ⅠB~ⅣB 期蕈样肉芽肿 /Sézary 综合征中的总缓解率为 36.8%。

3. 同种异体干细胞移植　在一项研究中，60 例 TNM 分期 IIB 期以上的晚期蕈样肉芽肿 /Sézary 综合征患者接受了首次同种异体干细胞移植，结果显示 5 年总生存率为 46%，无进展生存率为 32%。

（九）预后

蕈样肉芽肿预后不良的因素包括疾病分期晚、高龄（>60 岁）、亲毛囊性消失、大细胞转化、白细胞增多、乳酸脱氢酶（LDH）升高。任何年龄、性别和种族的局限性斑片期 / 斑块期蕈样肉芽肿患者均可长期生存。荷兰 309 例蕈样肉芽肿患者调查显示无淋巴结受累的局限性斑片期 / 斑块期、泛发性斑片期 / 斑块期、伴有肿瘤性损害的患者 10 年生存率分别为 97%、83% 和 42%。如病理证实淋巴结受累，10 年存活率仅为 20%，患者常死于系统侵犯或感染。

三、蕈样肉芽肿变异型

除了经典蕈样肉芽肿以外，还有变异蕈样肉芽肿亚型，如

大疱型蕈样肉芽肿、色素增加或减退型蕈样肉芽肿，其生物行为与经典蕈样肉芽肿类似，只是具有特殊的皮肤表现。亲毛囊性蕈样肉芽肿（蕈样肉芽肿相关的毛囊黏蛋白病）、Paget 样网状细胞增多症和肉芽肿性皮肤松弛症均有各自临床病理特征，WHO-EORTC 分类将其定为蕈样肉芽肿变异型或亚型。

（一）亲毛囊性蕈样肉芽肿

亲毛囊性蕈样肉芽肿也称为蕈样肉芽肿相关性毛囊黏蛋白病、毛囊中心型蕈样肉芽肿或嗜毛囊性蕈样肉芽肿（向毛性蕈样肉芽肿、毛囊蕈样肉芽肿），是蕈样肉芽肿的变异型，皮损常见于头颈部。特征性病理变化是肿瘤细胞浸润毛囊上皮而不侵犯表皮。多数有毛囊上皮黏蛋白变性，类似经典蕈样肉芽肿伴毛囊黏蛋白变性。也有皮损似亲毛囊性蕈样肉芽肿，但病理无毛囊黏蛋白变性，为毛囊中心型或皮脂腺萎缩型蕈样肉芽肿，后者的病理特点为真皮中下层毛囊和毛囊周围肿瘤细胞浸润，伴或不伴有毛囊黏蛋白变性。

1. 流行病学　该亚型占蕈样肉芽肿患者的 10% 左右，多发生于成人，儿童和青年少见，男性常多于女性。

2. 临床表现　皮损为群集的毛囊性丘疹和 / 或痤疮样皮疹（图 69-15），渐增大形成斑块甚至肿瘤，时伴有黏蛋白沉积，头颈部皮损多见。眉毛或头皮的浸润性斑块引起斑秃，是该亚型最常见的特征性损害。患者全身有不同程度的瘙痒，或烧灼感，与其他类型蕈样肉芽肿相比，本病最突出的是瘙痒感更剧烈，剧痒是疾病活动、进展的重要指标。皮损常继发细菌感染，罕见的不愈合性结节溃疡提示头皮毛囊炎伴亲毛囊性蕈样肉芽肿，溃疡可在外观正常皮肤或斑片或斑块基础上发生。

本病初起皮损见于头面部，侵犯真皮深部毛囊，即便早期或前蕈样肉芽肿的ⅠA 期就表现为斑块或肿瘤，其预后类似肿瘤期蕈样肉芽肿。

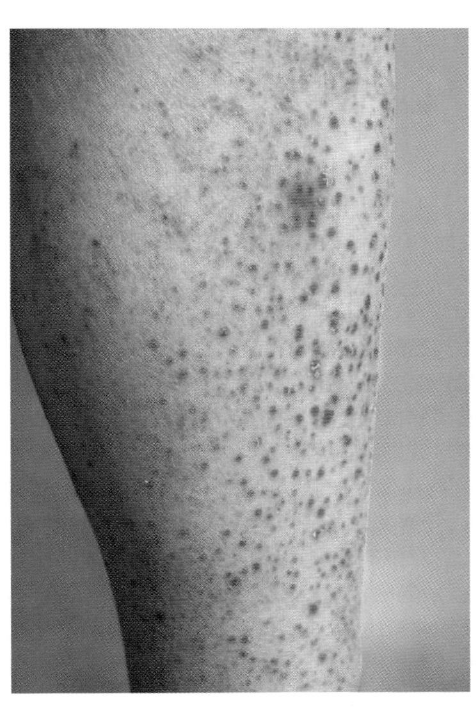

图 69-15　亲毛囊性蕈样肉芽肿（新疆维吾尔自治区人民医院普雄明惠赠）

3. 组织病理　其特征是真皮血管附属器周围及毛囊上皮小、中或大 T 淋巴细胞浸润，脑回状细胞核伴染色质丰富，不侵犯表皮（亲毛囊上皮取代了蕈样肉芽肿亲表皮性）（图 69-16）。肿瘤细胞常示 $CD3^+$、$CD4^+$，$CD8^-$，或 $CD30^+$。毛囊上皮黏蛋白变性，阿新蓝或胶体铁染色阳性。嗜酸性粒细胞和浆细胞常见。

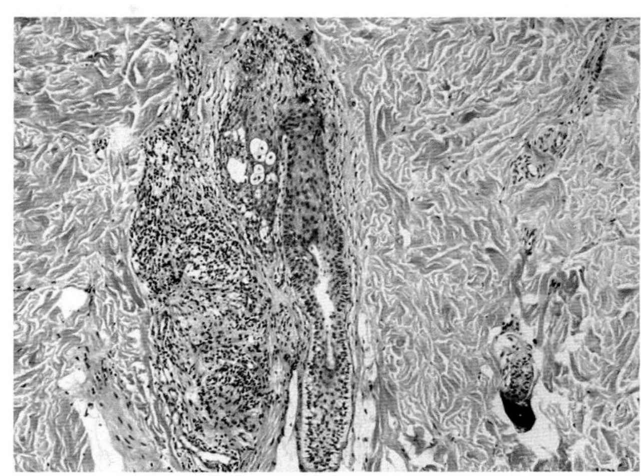

图 69-16　亲毛囊性蕈样肉芽肿组织病理（HE 染色）
不典型淋巴细胞浸润毛囊上皮（新疆维吾尔自治区人民医院普雄明惠赠）。

4. 鉴别诊断　特征性皮损结合典型皮肤病理容易诊断。但由于皮损常见于头颈部，缺少躯干和臀部斑片或斑块，尤其皮肤病理缺少非典型淋巴细胞亲表皮性，临床医生很难想到蕈样肉芽肿或 CTCL，易误诊为脂溢性皮炎或特应性皮炎。亲毛囊性蕈样肉芽肿还需要与其他类型的 CTCL 鉴别。本病与良性或特发性毛囊黏蛋白病或黏蛋白沉积性斑秃之间关系，类似经典蕈样肉芽肿与大斑块副银屑病之间的关系。对于长期不消退的皮损，应密切观察。有的患者随着病情进展，发展成经典型蕈样肉芽肿。

5. 治疗　由于亲毛囊性蕈样肉芽肿是不典型淋巴细胞的毛囊浸润，局部用药、PUVA 疗法和化疗的疗效均不如斑块期蕈样肉芽肿。局部放疗或电子束治疗，不能完全缓解，但有一定疗效。

（二）Paget 样网状细胞增多症

Paget 样网状细胞增多症（Pagetoid reticulosis）也称 Woringer-Kolopp 病或单发性蕈样肉芽肿，它是蕈样肉芽肿的一种罕见变型，表现为局限性斑片或斑块，伴肿瘤性 T 淋巴细胞亲表皮性。本病是指局限型（Woringer-Kolopp 型），而不包括以前所涵盖的播散型（Ketron-Goodman 型），后者是 $CD8^+$ 亲表皮的进行性 CTCL 或经典型肿瘤期蕈样肉芽肿。

1. 流行病学　本病非常罕见，发病率不到 CTCL 的 1%。男性好发，各年龄均可发病，成人和老年人常见。

2. 临床表现　皮损为单发红色至红棕色斑片，缓慢增大，数年后呈肥厚性银屑病样或高度角化性斑块，多限于四肢。斑块不规则或多环状，附鳞屑，边界清楚，大小不等，有时直径达 10 余厘米。常并发溃疡、疣和肿瘤（图 69-17~ 图 69-19）。极易误诊为 Bowen 病或浅表型基底细胞癌。与经典蕈样肉芽肿不同，本病一般不会转移到其他器官或致死。

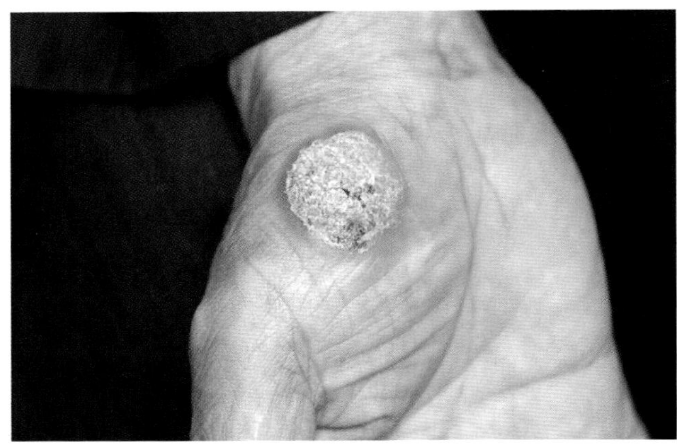

图 69-17 Paget 样网状细胞增多症（新疆维吾尔自治区人民医院 普雄明惠赠）

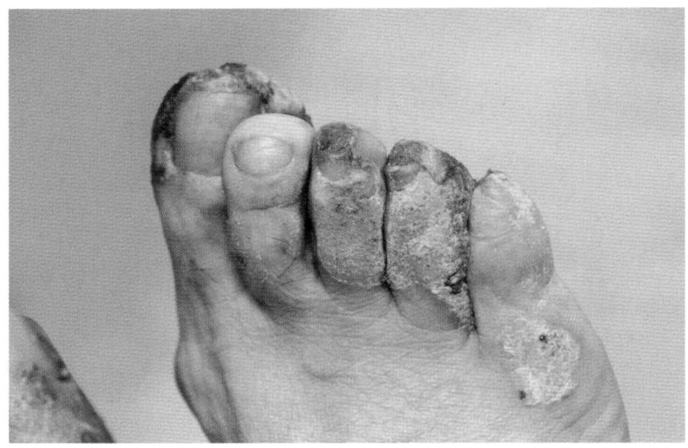

图 69-18 Paget 样网状细胞增多症（新疆维吾尔自治区人民医院 普雄明惠赠）

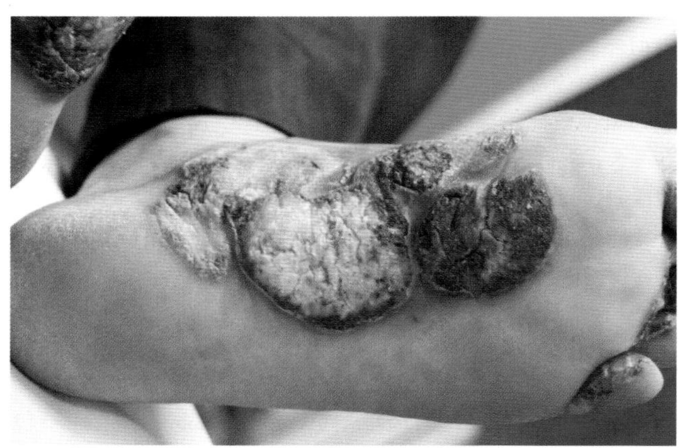

图 69-19 Paget 样网状细胞增多症（新疆维吾尔自治区人民医院 普雄明惠赠）

3. 组织病理 高度增厚的表皮内有大而不典型的 Paget 样淋巴细胞浸润，散在或线状、巢状、簇集，染色质丰富和脑回状核，胞浆内有大量空泡。真皮浅层大量小淋巴细胞浸润，肿瘤性 T 细胞少见。

4. 免疫表型 肿瘤细胞常示 $CD3^+$ 和 $CD4^+$，$CD8^-$；或 $CD3^+$ 和 $CD8^+$，$CD4^-$。还常表达 CD30（图 69-20，图 69-21）。

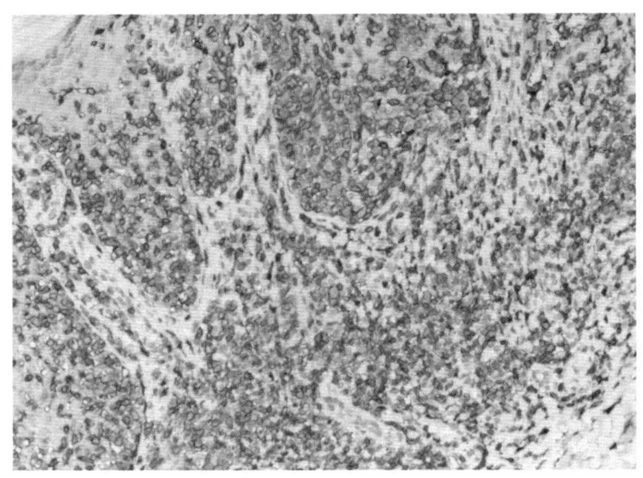

图 69-20 paget 样网状细胞增多症 CD3（阳性）（新疆维吾尔自治区人民医院 普雄明惠赠）

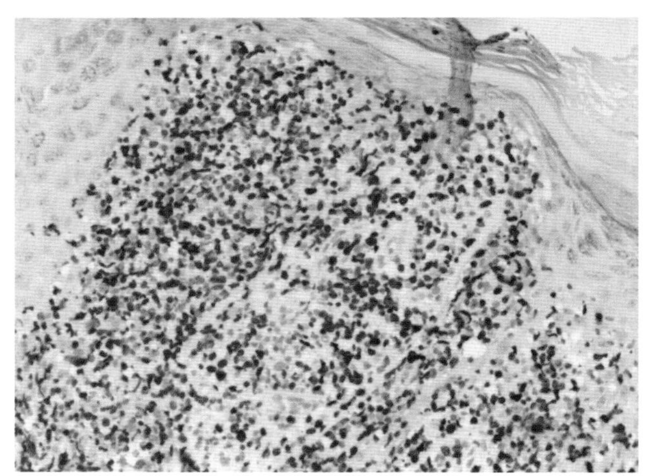

图 69-21 Paget 样网状细胞增多症 Ki-67（阳性表达 90%）（新疆维吾尔自治区人民医院 普雄明惠赠）

5. 鉴别诊断 Paget 样网状细胞增多症应与其他亲表皮性 CTCL 鉴别，如蕈样肉芽肿、淋巴瘤样丘疹病（B 型）和侵袭性亲表皮性 $CD8^+$ CTCL。依据特征性皮损和表皮内肿瘤细胞局灶性浸润，诊断不难。

6. 治疗 首选局部放疗或手术切除。

（三）肉芽肿性皮肤松弛症

肉芽肿性皮肤松弛症（granulomatous slack skin）的特征性皮损为皱褶部位缓慢进展的指样松弛性皮肤，组织学上有克隆性 T 细胞肉芽肿样浸润。

1. 流行病学 非常罕见。多见于 21~50 岁年龄段的青年和成人，儿童少见，白种人和男性多见，男女之比约 2.3:1。

2. 临床表现 特征性皮损是腋窝和腹股沟等皮肤皱褶区域多发性、局限性下垂的皮肤松弛。最初为无症状红斑或紫红色丘疹或斑块，皮肤缓慢变软、松弛、下垂。随其进展，萎缩的浅表弹力组织消失，冗余的皮肤皱褶悬垂类似皮肤松弛。损害可原发或继发于蕈样肉芽肿的斑片或斑块皮损基础上。

本病易继发淋巴瘤，危险率达 50%，1/3 的患者伴霍奇金病，但还属于蕈样肉芽肿范畴，多数患者进展隐匿。

3. 组织病理 进行期真皮致密的肉芽肿性浸润，有异型性大T淋巴细胞、吞噬细胞和大量多核巨细胞；破坏的弹力组织被多核巨细胞吞噬。其中有脑回状细胞核的异型性小T淋巴细胞向表皮游走，属于蕈样肉芽肿。

以Th细胞亚群占优势，表达CD3、CD4和CD45-RO，少数表达CD5、CD7，CD30⁺(Ki-1)极少。不表达CD8，表达MAC-387和CD68，提示巨噬/单核细胞。周围许多CD1a(+)细胞，提示朗格汉斯细胞或未定类细胞。

4. 治疗 放射线治疗可能有效，但经验仍不足。据报道外科手术后皮肤损害常很快复发。

（四）其他

1. 色素减退性蕈样肉芽肿 为斑片期蕈样肉芽肿的罕见变型，以$CD8^+$细胞亲表皮性为特征，临床表现为大小不等的色素减退至色素脱失性斑点或斑片，有时似白癜风，可伴有萎缩和毛细血管扩张。好发于儿童患者，主要见于躯干和四肢近端，尤其是臀、腰部和下肢。患者可有不同程度的瘙痒，也可无症状。

2. 肉芽肿性蕈样肉芽肿 为蕈样肉芽肿的组织学变型，以结节病样肉芽肿为特征。临床损害与经典蕈样肉芽肿相似，无肉芽肿性皮肤松弛症的大块皱褶。

3. 大疱性蕈样肉芽肿 临床表现为多发性松弛或紧张性水疱/大疱性损害，伴有或不伴典型的斑片、斑块和肿瘤。组织学特征为表皮内或表皮下水疱伴异型淋巴细胞、亲表皮性和Pautrier微脓疡。

4. 皮肤异色病样蕈样肉芽肿 也称为血管萎缩性皮肤异色症(poikiloderma atrophicans vasculare)，表现为躯干和皱褶部位的大片暗红或褐色斑块伴脱屑、色素沉着、色素减退、萎缩和毛细血管扩张(图69-22，图69-23)。组织学特征为表皮萎缩，真-表皮交界处空泡变性和肿瘤性淋巴细胞苔藓样浸润伴亲表皮现象，色素失禁和毛细血管扩张(图69-24)。

5. 掌跖蕈样肉芽肿 蕈样肉芽肿损害局限于手掌或跖部，可扩展至足、腕和手指，表现为环状色素沉着性斑片和斑块、肿瘤、脓疱、疣状改变、溃疡和甲萎缩。该型临床经过呈惰性，常局限于首发部位。临床上需与接触性皮炎、掌跖银屑病、病毒性疣、肥厚性扁平苔藓相鉴别。组织学显示典型的蕈样肉芽肿特征。

6. 鱼鳞病样蕈样肉芽肿 好发于四肢，表现为泛发鱼鳞病样损害伴粉刺样和毛囊角化型丘疹，常与毛囊性蕈样肉芽肿伴发。

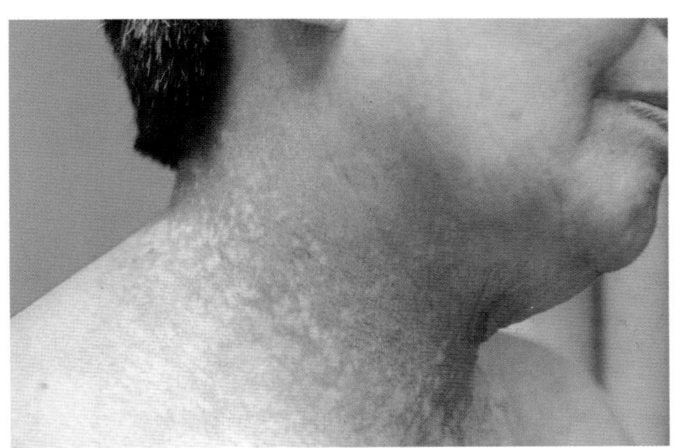

图69-22 皮肤异色病样蕈样肉芽肿(新疆维吾尔自治区人民医院 普雄明惠赠)

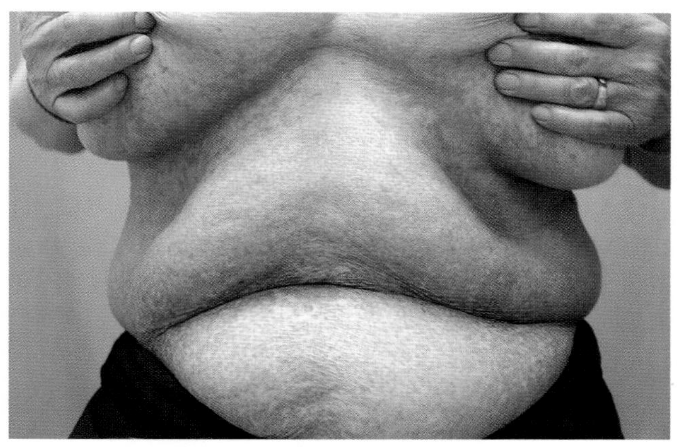

图69-23 皮肤异色病样蕈样肉芽肿(新疆维吾尔自治区人民医院 普雄明惠赠)

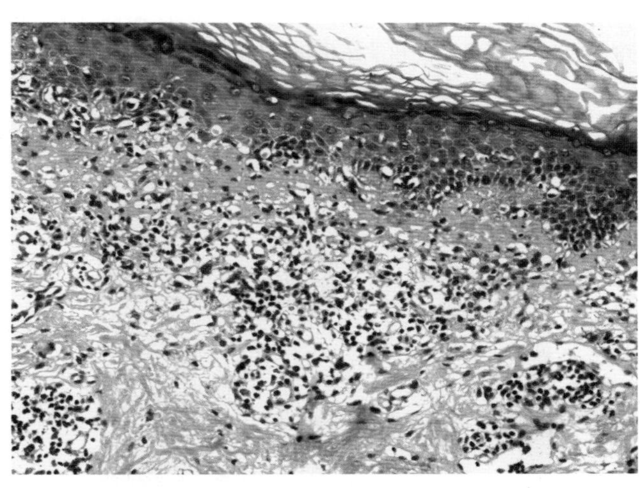

图69-24 皮肤异色病样蕈样肉芽肿组织病理(新疆维吾尔自治区人民医院 普雄明惠赠)

7. 脓疱性蕈样肉芽肿 非常罕见。报道的病例包括水疱或脓疱数年，后进展为典型蕈样肉芽肿的浸润性斑块；或掌跖表面脓疱疹；或泛发性脓疱而不局限于掌跖。组织学表现为角层下脓疱和不典型单一核细胞带状浸润，胞核深染卷曲，可见Pautrier微脓疡和亲表皮性。

四、Sézary综合征

内容提要

- Sézary综合征是蕈样肉芽肿的白血病期。
- 有三大特点：红皮病、全身淋巴结肿大和Sézary细胞(一种存在于皮肤、淋巴结和外周血中的恶性T细胞)。
- 外观为鲜红色的红皮病，脱屑、伴有狮面、眼睑水肿和外翻、弥漫性脱发、掌跖角化过度与甲营养不良、白癜风样损害，严重瘙痒。
- 小剂量氨甲蝶呤治疗对半数患者有效。患者预后不佳，5年生存期仅25%。

Sézary 综合征(Sézary syndrome,SS)是蕈样肉芽肿的白血病期,临床特征为三联症:红皮病损害、全身淋巴结肿大以及皮肤、淋巴结和外周血中广泛存在肿瘤性 T 细胞(Sézary 细胞),系血液型蕈样肉芽肿,侵袭性更强。

(一)发病机制

本病发病机制尚不明确。可能与人 T 细胞白血病病毒 1(HTLV-1)有关。未发现染色体转位,但常见复合核型。研究表明 Sézary 综合征染色体异常与蕈样肉芽肿类似,提示它们属于同一疾病不同谱系,发病机制类似。

(二)流行病学

Sézary 综合征罕见,不足 CTCL 的 5%。仅发生于成年人,男性多发,黑种人是白种人的 2 倍。

(三)临床表现

许多患者有长期"皮炎"病史。典型皮损为剧烈瘙痒的浸润性红皮病(图 69-25~图 69-27),外观呈鲜红,病程稍长者有皮肤浸润肥厚和苔藓化,伴明显脱屑、狮面、眼睑水肿、斑秃、指/趾甲营养不良和掌跖角化过度。常伴有淋巴结肿大,

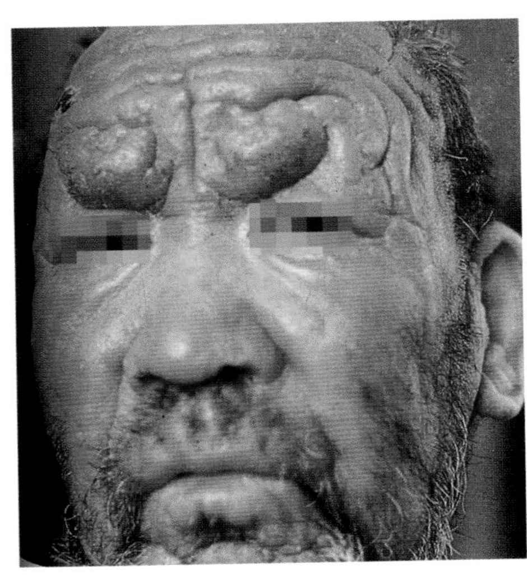

图 69-25 Sézary 综合征 面部皮肤高度浸润形成狮面(河北工程大学 姚贵申惠赠)

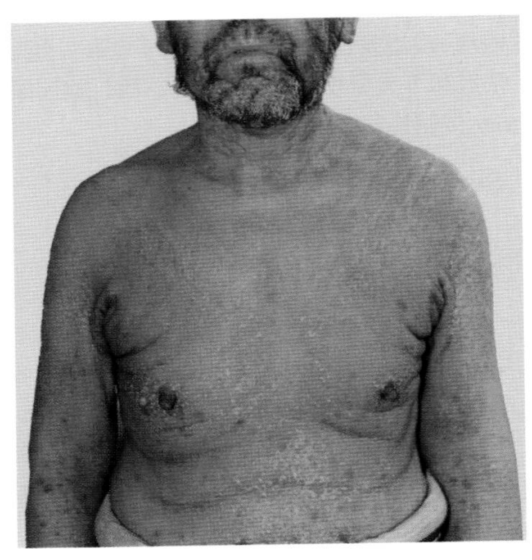

图 69-26 Sézary 综合征 全身泛发型红斑伴有鳞屑(河北工程大学 姚贵申惠赠)

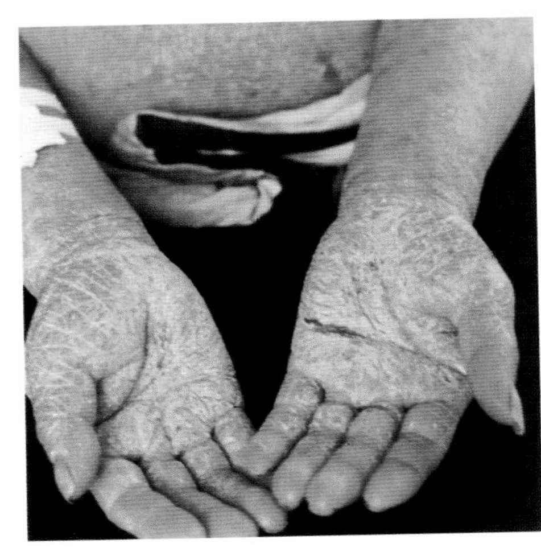

图 69-27 Sézary 综合征 掌跖显著鳞屑性增厚、伴有皲裂(河北工程大学 姚贵申惠赠)

浅表淋巴结肿大多位于颈部、腋窝和腹股沟。由于血液通过扩张的皮肤血管被分流,可并发高排出量性心力衰竭。

(四)组织病理

皮肤病理类似蕈样肉芽肿,但浸润细胞的单克隆性更明显,亲表皮性常缺如。受累淋巴结结构部分或全部被破坏,由致密、均一的 Sézary 细胞单克隆性浸润取代。肿瘤细胞表达 CD3 和 CD4,不表达 CD8。由于 Sézary 综合征活检标本常无法提供特异性诊断信息,可能需多次活检才能证实。在电镜下,Sézary 细胞有特征性高度卷曲的(脑回状)细胞核(图 69-28,图 69-29)。根据外周血涂片可分为 3 个亚型:小 Sézary 细胞(Lutzner 细胞),直径为 8~11μm;中 Sézary 细胞,直径为 11~14μm;大 Sézary 细胞,直径 >14μm。

某些炎症性疾病,包括接触性皮炎、特应性皮炎、红皮病型银屑病、红皮病型湿疹和假淋巴瘤样药疹以及老年人外周血中也可见到 Sézary 细胞,但通常为少量小 Sézary 细胞,而大 Sézary 细胞罕见。

Sézary 综合征以 Th 细胞恶性增生为特征,肿瘤细胞通常表达 CD3 和 CD4,不表达 CD8,但也有 CD7、CD8 和 CD26 阳性的报道。Southern 印迹和 PCR 技术证实,Sézary 综合征患者外周血、皮肤和淋巴结中的肿瘤细胞均为同一单克隆性

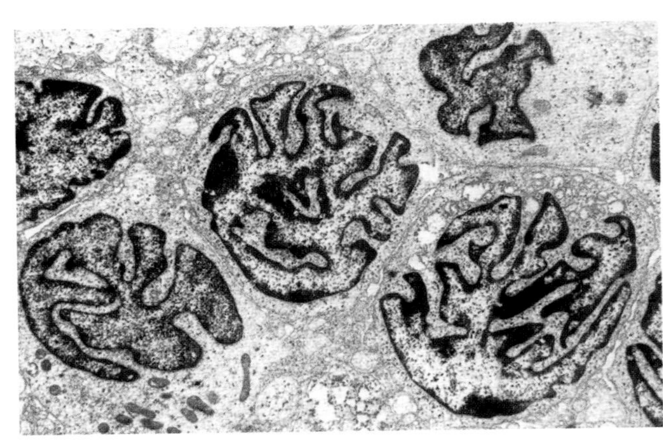

图 69-28 Sézary 综合征 皮损活检标本的电子显微镜照片示特征性的 Sézary 细胞

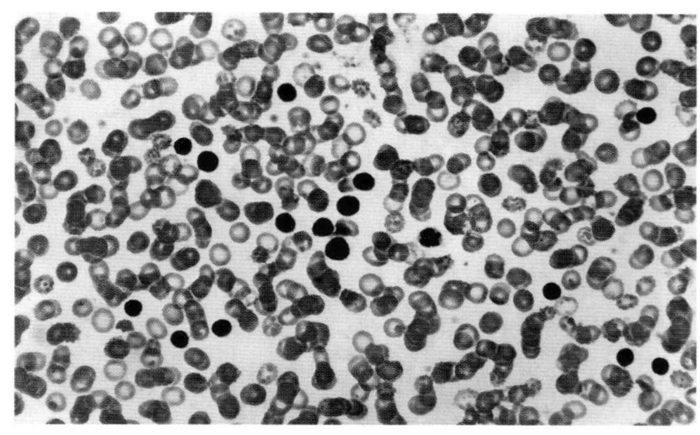

图 69-29　Sézary 综合征　外周血涂片示大量 Sézary 细胞

TCR 基因重排，对鉴别其他类型 CTCL 和各种 T 细胞假性增生性疾病有重要意义。至今为止，尚未发现 Sézary 综合征的特异性染色体异常。

（五）诊断与鉴别诊断

1. 诊断　国际皮肤淋巴瘤协会（ISCL）提出的 Sézary 综合征诊断标准综合了临床、组织病理学、免疫表型和分子学检查，除了“红皮病”以外，该标准还要求：①外周血 Sézary 细胞绝对计数≥1 000/μl；②免疫表型异常，$CD4^+$ 细胞克隆性扩张所致 CD4/CD8 比值≥10、异常表达的全 T 细胞抗原；③Southern 印迹、PCR 或细胞遗传学检测证实了 T 淋巴细胞异常克隆。

最新的 WHO 分类要求具备：①红皮病（除外炎症性疾病所致）；②全身淋巴结肿大；③皮肤、外周血和淋巴结中存在克隆性 T 细胞（Sézary 细胞），即可高度可疑或诊断 Sézary 综合征。

2. 鉴别诊断

(1) 炎症性红皮病：Sézary 综合征与炎症性红皮病鉴别较困难，后者包括红皮病型银屑病、特应性皮炎或湿疹、药疹和特发性红皮病。外周血 T 细胞单克隆性是 Sézary 综合征重要诊断依据，如皮肤和外周血浸润 T 细胞群表达 CD3 和 CD8，而不表达 CD4，则高度提示光化性类网织细胞增生症。

(2) 蕈样肉芽肿：Sézary 综合征与蕈样肉芽肿很难区分，Sézary 综合征通常会有银屑病样海绵水肿伴不同程度的淋巴细胞带状浸润，亲表皮性往往不如蕈样肉芽肿显著，但可见典型的 Daries 巢（Pautrier 微脓疡），以小至中等大小的多形性（脑回状）淋巴细胞为主，即所谓的“Sézary 细胞”。在少见情况下，Sézary 综合征患者既往有经典蕈样肉芽肿病史，此时称为“以蕈样肉芽肿为前驱表现的 Sézary 综合征”；相反地，有些蕈样肉芽肿患者符合 Sézary 综合征的血液学标准但无红皮病，则称为“伴白血病性累及的蕈样肉芽肿”。

（六）治疗

见表 69-7、表 69-8，Sézary 综合征的治疗仍不满意，全身电子束照射和光化学疗法（PUVA）或苯丁酸氮芥与泼尼松合用对患者有效。Sézary 综合征系白血病型 CTCL，必须系统治疗。小剂量氨甲蝶呤治疗对约 50% 的患者有效，可延长患者生存期，生存期可达 101 个月。PUVA 或外用糖皮质激素为辅助治疗。体外光化学疗法（ECP）可单独或结合其他治疗 Sézary 综合征或红皮病性蕈样肉芽肿，总有效率约 30%~80%，完全缓解率 14%~25%。IFN-α 治疗 Sézary 综合征有效（单独或联合 PUVA 疗法），控制症状后予小剂量苯丁酸氮芥联合泼尼松，完全缓解率不清。CHOP 或类似 CHOP 方案可迅速获得良好效果，新型维 A 酸类药物贝沙罗汀或抗 -CD52 抗体治疗 Sézary 综合征有效，远期效果不详。

（七）预后

患者预后很差，5- 年生存率仅 25%，大多数患者死于机会性感染。有报道称外周血 $CD4^+$T 细胞的 $CD60^+$ 数量增加和 $CD49d^+$ 数量减少与低生存率相关。另外，乳酸脱氢酶（LDH）升高、既往诊断为蕈样肉芽肿以及皮肤或血液中存在 T 细胞受体基因重排是 Sézary 综合征预后不良的因素。

五、成人 T 细胞白血病 / 淋巴瘤

成人 T 细胞白血病 / 淋巴瘤（adult T-cell leukemia/lymphoma，ATLL）是由人类 T 细胞白血病病毒 1（Human T-cell leukemia virus，HTLV-1）感染引起的 T 细胞肿瘤，又名逆转录病毒相关成人 T 细胞白血病 / 淋巴瘤。以淋巴细胞白血病、肿瘤细胞呈花瓣样、血清乳酸脱氢酶（LDH）和白介素 2 受体异常升高及高钙血症为特征。半数以上患者有皮肤损害，尤其是蕈样肉芽肿或 Sézary 综合征样。皮损广泛，病程缓慢，仅有皮损者为冒烟型。

（一）流行病学

1977 年 Uchiyama 等首先描述了 HTLV-1 感染引起的成人 T 细胞白血病 / 淋巴瘤，它是一种 HTLV-1 流行区域性疾病，如日本西南部、加勒比岛和亚洲中部，在美国和世界其他地区也有散发病例，我国有少数报道。多数 HTLV-1 感染者并未演变成 ATLL，为无症状携带者，仅少数发展成本病。ATLL 传播方式：①母婴垂直传播；②性传播；③血液制品传播；④静脉吸毒传播。大部分通过垂直传播，少部分通过水平传播（性接触、血液制品、吸毒），但大部分（>90%）感染患者并不转变成为 ATLL。本病好发于成人，也有儿童发病，平均年龄 52 岁。男多于女，男女之比为 1.5∶1。

（二）临床表现

典型 ATLL 表现为白血病、淋巴结肿大、器官巨大症、高钙血症和皮肤损害，预后差。冒烟型皮损为斑片、斑块和丘疹样，似蕈样肉芽肿，外周血肿瘤性 T 细胞少见或缺如。本病分为白血病前期和隐匿型（冒烟型）、慢性型、淋巴瘤型和急性型（表 69-9），HTLV-1 血清学检测阳性、肿瘤细胞中 HTLV-1 克隆性整合、肿瘤细胞表达 CD25 和 HLA-II 抗原是各型的共同特征。

1. 白血病前期　占 5%，患者常因外周血白细胞增多和少量异型淋巴细胞而就诊，伴皮疹，少数淋巴结肿大。约 50% 的患者自行缓解，其余长期处于亚临床状态，少数发展成急性型。

2. 隐匿型（冒烟型）　占 50%，以皮肤损害为主，如红斑、丘疹和结节（图 69-30），可有肺部浸润损害，无其他内脏受累，无淋巴结肿大。外周血淋巴细胞计数正常，肿瘤细胞少（占 1%~5%）。血清 LDH 可升高至正常上限的 1.5 倍，无高钙血症。

3. 慢性型　占 20%，淋巴结肿大，脾脏受累比例高，皮损常见。可累及骨髓，外周血淋巴细胞增多（$>4\times10^9/L$），其中的肿瘤细胞 >5%。血清 LDH 超过正常上限 2 倍，无高钙血症。

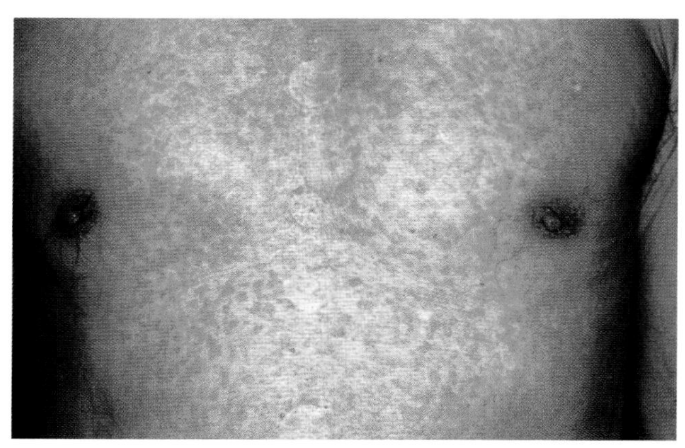

图 69-30 成人 T 细胞白血病 / 淋巴瘤
胸部广泛红色斑丘疹。

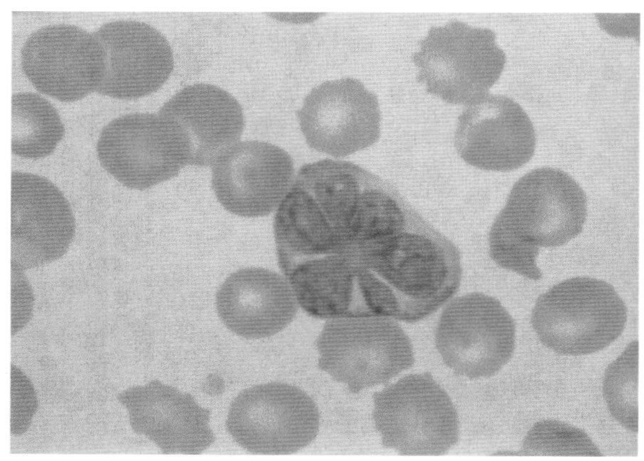

图 69-31 成人 T 细胞白血病 / 淋巴瘤
显示外周血中花瓣细胞。

本型可演变为急性发作型。

4. 淋巴瘤型 占 20%，有显著的淋巴结肿大，可累及多个脏器，但未达到白血病型。外周血淋巴细胞计数正常，其中肿瘤细胞占 1% 以下。血清 LDH 水平显著升高，可出现高钙血症。

5. 急性型 占 55%，突然发病，皮损广泛，表现为红皮病、斑丘疹、斑块和肿瘤。患者伴有疲劳、发热、嗜睡、多尿、体重减轻和全身淋巴结肿大。白血病细胞浸润不同器官产生相应的症状，例如中枢神经系统受累出现意识状态改变；肝脏受累导致肝功能障碍和黄疸；肺部受累出现呼吸困难和发绀；溶骨性损害类似多发性骨髓瘤，伴有碱性磷酸酶升高。

外周血淋巴细胞增多（$>10\times10^9$/L），其中有大量肿瘤细胞。血清 LDH 和 IL-2 受体异常升高，高钙血症常见而顽固(肿瘤细胞分泌大量 1,25 二羟基维生素 D3，合成甲状旁腺激素样因子、IL-1)，后者与破骨细胞介导的骨质再吸收有关。由于 T 细胞免疫缺陷，患者常发生机会性感染如卡氏肺囊虫肺炎、白念珠菌、巨细胞病毒和隐球菌感染。

（三）皮肤病理

皮肤组织病理改变酷似蕈样肉芽肿或 Sézary 综合征，真皮浅层弥漫的小、中、大的多形 T 淋巴细胞浸润，亲表皮性和表皮内 Pautrier 微脓疡常见。分为多形型、小细胞型、中细胞型和大细胞型，以中等大淋巴细胞浸润为主，细胞高度不规则、染色质致密、胞质少。可见胞浆丰富、泡状核、核膜清晰、有多个核仁或多叶核的大细胞（图 69-31）。有时见脑回状巨细胞、R-S 样巨细胞，核丝分裂相常见。冒烟型 ATLL 真皮浸润细胞中，只有少量异型 T 淋巴细胞。肿瘤细胞表达 CD2、CD3、CD4、CD5 和 CD25，不表达 CD8。

（四）诊断与鉴别诊断

确诊 HTLV-1 相关性需满足下列 4 条标准：①血清抗 HTLV-1 抗体阳性；②证实存在 HTLV-1 前病毒 DNA 克隆；③外周血中检出异常 T 淋巴细胞（淋巴瘤型除外）；④组织学或细胞学证实肿瘤细胞表达 T 细胞表面抗原。

慢性型或冒烟型 ATLL 与蕈样肉芽肿鉴别非常困难。本病有地区流行性，HTLV-1 感染的证据，流式细胞计数或免疫组化方法证明异常 T 淋巴细胞群表达 CD25，高度提示 ATLL。

（五）治疗

40% 的患者经联合化疗获得完全缓解，但多数在数周或数月内复发。化疗联合 α 干扰素和齐多夫定抗病毒治疗对急性型和淋巴瘤型 ATLL 有一定疗效。慢性型或冒烟型主要侵犯皮肤，因此，建议参考蕈样肉芽肿的治疗原则进行皮肤局部治疗。同种异体造血干细胞移植、以白血病细胞表面分子为靶点的单克隆抗体、三氧化二砷、蛋白酶抑制剂、血管生成抑制剂均在试验阶段。

（六）预后

ATLL 的预后取决于亚型，淋巴瘤型和急性型进展快，预后差，死亡率高，平均生存 3.7~6.0 个月；冒烟型和慢性型预后

表 69-9 各型成人 T 细胞白血病 / 淋巴瘤的临床特征

亚型	冒烟型	慢性型	淋巴瘤型	急性型
异常 T 细胞	1%~5%	>5%	<1%	大量
淋巴细胞计数	正常	增多	正常	增多
乳酸脱氢酶（LDH）	>1.5 倍正常上限	>2 倍正常上限	>2 倍正常上限	>3 倍正常上限
高钙血症	无	无	可出现	50% 出现
器官受累	罕见，皮肤和肺	肝、脾、皮肤和肺	有 / 无	有
2 年生存率	77.7%	52.4%	21.3%	16.7%
4 年生存率	62.8%	26.9%	5.7%	5%

好，生存常 >2 年。年龄大于 40 岁、高钙血症、LDH 升高、白细胞显著增多者预后不良。

六、原发性皮肤 CD30⁺ 淋巴增生性疾病

内容提要

- 原发性皮肤 CD30⁺ 淋巴增生性疾病为病谱性疾病，包括位于病谱两端的原发性皮肤间变性大细胞淋巴瘤和淋巴瘤样丘疹病，以及介于两者之间的中间界限类型。
- 原发性皮肤间变性大细胞淋巴瘤的临床特征为孤立或局限性结节或肿瘤伴溃疡，少数累及区域淋巴结。
- 淋巴瘤样丘疹病的皮损具有多形性，表现为红棕色丘疹、结节，中央出血 / 坏死，类似急性痘疮样糠疹，少数可演变为淋巴瘤

原发性皮肤 CD30⁺ 淋巴增生性疾病（primary cutaneous CD30⁺ lymphoproliferative disorders）占所有 CTCL 的 25%，包括原发性皮肤间变性大细胞淋巴瘤、淋巴瘤样丘疹病和中间界限类型。该组疾病的临床、病理和免疫表型特征呈现病谱性，原发性皮肤间变性大细胞淋巴瘤和淋巴瘤样丘疹病分别位于该病谱两端，中间界限类型介于两者之间，临床行为可偏向两者之一。退行性非典型性组织细胞增多症和原发皮肤的霍奇金病也在该病谱中，临床经过均为惰性。

原发性皮肤 CD30⁺ 淋巴增生性疾病应与①伴皮损的系统性 ALCL；②转化为 CD30⁺ 大细胞淋巴瘤的蕈样肉芽肿；③其他 CD30⁺ 的 CTCL 相鉴别。

（一）原发性皮肤间变性大细胞淋巴瘤

原发性皮肤间变性大细胞淋巴瘤（primary cutaneous anaplastic large cell lymphoma，PCALCL）是一种大细胞淋巴瘤，肿瘤细胞多形，类似免疫母细胞，75% 以上的肿瘤细胞表达 CD30。临床上需要与淋巴瘤样丘疹病、蕈样肉芽肿或其他类型 CTCL 鉴别。EORTC 分类将其命名为原发于皮肤 CD30⁺ 大 T 细胞淋巴瘤。

1. 流行病学　PCALCL 约占 CTCL 的 10%。好发于成人男性，儿童或青年少见。男女之比为 2 : 1。

2. 临床表现　皮损多形性，初为孤立的红色或紫红色丘疹、结节或肿瘤，破溃后形成溃疡。肢端最易受累。约 20% 患者多发，极少数泛发，提示疾病进展。

约 42% 的患者部分或完全缓解（曾称退行性不典型组织细胞增生病）；42% 的患者皮损反复发作。另约 10% 患者累及其他器官，主要累及区域淋巴结。

本病预后好，原发皮肤者 5- 年生存率为 91%~96%（依据淋巴结受累情况），10- 年生存率在 85% 以上。继发淋巴结病变者 5- 年生存率为 24%。

3. 组织病理　PCALCL 的皮肤病理为非亲表皮的弥漫性细胞浸润，其中杂有 CD30⁺ 肿瘤细胞。肿瘤细胞胞体大，胞浆丰富，常空泡状，含圆形、椭圆形或不规则细胞核，异染色质成团及嗜酸性核仁。常见形态奇异、免疫母细胞或 Reed-Sternberg 细胞样细胞核。有丝分裂指数通常高于正常。肿瘤细胞团周围有反应性淋巴细胞、组织细胞、嗜酸性粒细胞、中性粒细胞浸润，杂有少量 CD30⁺ 细胞。部分表皮肥厚。

4. 免疫表型　多数 CD4⁺T 细胞亚群，常丢失 CD2、CD5 和 / 或 CD3，少数（<5%）CD8⁺T 细胞。肿瘤细胞 CD30⁺。约 70% 病例表达细胞毒蛋白（如颗粒酶 B，TIA-1 和穿孔素）。与系统 CD30⁺ 淋巴瘤不同，大多数 PCALCL 表达皮肤淋巴细胞抗原（CLA），不表达上皮膜抗原（EMA）或间变性淋巴瘤激酶（ALK）；后者提示 t（2;5）染色体易位。与霍奇金病的 R-S 细胞不同，CD15⁻。少数表达 CD56，预后好。

表 69-10　原发性皮肤 CD30⁺ 淋巴增生性疾病的治疗选择

亚型	治疗	缓解率
原发性皮肤间变性大细胞淋巴瘤		
孤立或局限性病变	手术	CRR 100%
	局部放疗	CRR 100%
多灶性皮肤病变	氨甲蝶呤（5~30mg/ 周）	CRR 100%（个案报道）
皮肤外受累	基于多柔比星的化疗	CRR 90%
	贝伦妥单抗维多汀	CRR 75%；ORR 100%
淋巴瘤样丘疹病		
局限性皮肤病变	观察	—
	Ⅰ级强效糖皮质激素	CRR 12%；PRR 88%
	皮损内注射糖皮质激素	—
	外用氮芥	CRR 18.2%；PRR 40.9%
	1% 贝沙罗汀凝胶	CRR 2.6%；PRR 33.3%
	局部放疗	CRR 69%
播散性皮肤病变或复发	PUVA 疗法	CRR 26%；PRR 68%
	氨甲蝶呤（5~30mg/ 周）	CRR 34%；PRR 66%
	贝伦妥单抗维多汀	CRR 75%；ORR 100%

注：CRR. 完全缓解率；PRR. 部分缓解率；ORR. 总缓解率。

5. 遗传学特征 儿童系统性 ALCL 的 t(2;5) 染色体易位常见，而 PCALCL 罕见。

6. 治疗 早期单发结节或肿瘤，首选局部放疗或切除，个别损害自行消退。多发性损害是否可采用以阿霉素为基础的联合化疗尚有争议。CHOP 化疗方案不仅使皮损复发，还可使其进行性发展，公认的还是采用局部放疗，或与淋巴瘤样丘疹病相似，采用小剂量甲氨蝶呤(MTX)口服。累及其他脏器的推荐联合化疗(见表 69-10)。

(二) 淋巴瘤样丘疹病

淋巴瘤样丘疹病(lymphomatoid papulosis，LyP)是一种慢性复发性自愈性坏死性丘疹或丘疹结节性皮肤病，处于皮肤 $CD30^+$ 淋巴增生性疾病病谱中，由 Macaulay 在 1968 年首次命名，描述本病的良性临床经过和恶性病理改变。自发性消退趋势是本病的特征和确立临床诊断的重要条件。

1. 病因与发病机制 病因不明。研究表明 HTLV-1、EB 病毒、疱疹病毒(单纯疱疹病毒 1 型或 2 型、疱疹病毒 6 型)与 LyP 无关。有人推测 $CD30^+$ 与其配体(CD30L)之间的相互作用使肿瘤 T 细胞凋亡，皮损消退，但未获证实。$CD30^+$ 肿瘤细胞表面 TGF-β Ⅰ型受体突变，抑制 TGF-β 生长可能是肿瘤进展的机制之一。

2. 流行病学 LyP 发病率约占 CTCL 的 15%。可见于任何年龄，35~45 岁多见，男女之比为 1.5∶1~2∶1。

3. 临床表现 损害具有多形性，分批出现无症状的红斑、红棕色丘疹和结节，直径小于 2cm，3~4 周后演变为中央出血和坏死性皮疹，类似急性痘疮样苔藓样糠疹，自行消退，遗留色素减退或色素沉着，或浅表萎缩性瘢痕，有些消退而无坏死和溃疡。各种形态或不同时期皮损同时存在，数个至数百个不等(图 69-32~ 图 69-36)。皮疹可局限或群集或泛发，躯干和四肢多见。口腔常受累，表现为可自行缓解的复发性质硬溃疡，也有口腔黏膜、回肠和结肠的克隆性 LyP。

病程数月或数十年，预后良好。美国 MD 安德森癌症中心报道 180 例 LyP 患者中 93 例(52%)在 LyP 诊断之前、同时或之后被证实患有淋巴瘤，其中最常见的为蕈样肉芽肿(61.4%)。在 LyP 诊断时不伴淋巴瘤的患者中，26% 后来发生了淋巴瘤。

4. 组织病理 LyP 的组织病理改变存在异质性，表现为 A~F 共 6 种病理模式，其中以 A、B 和 C 型常见。

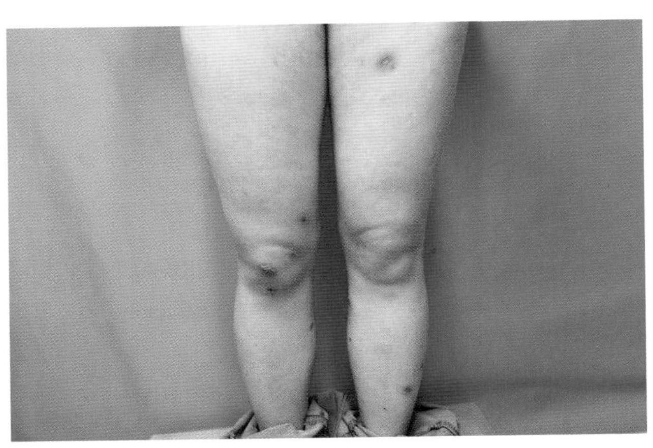

图 69-32 淋巴瘤样丘疹病(新疆维吾尔自治区人民医院 普雄明惠赠)

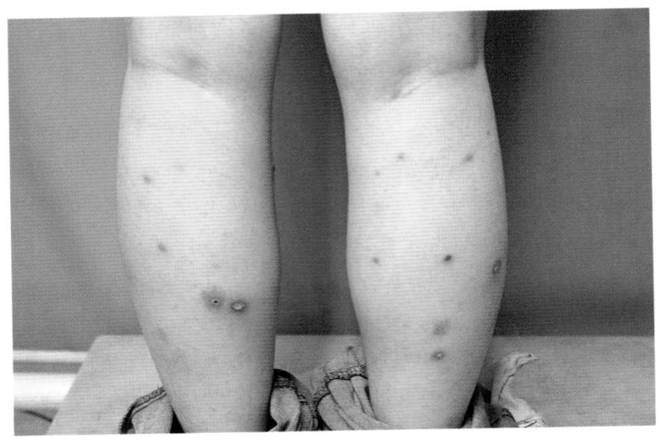

图 69-33 淋巴瘤样丘疹病(新疆维吾尔自治区人民医院 普雄明惠赠)

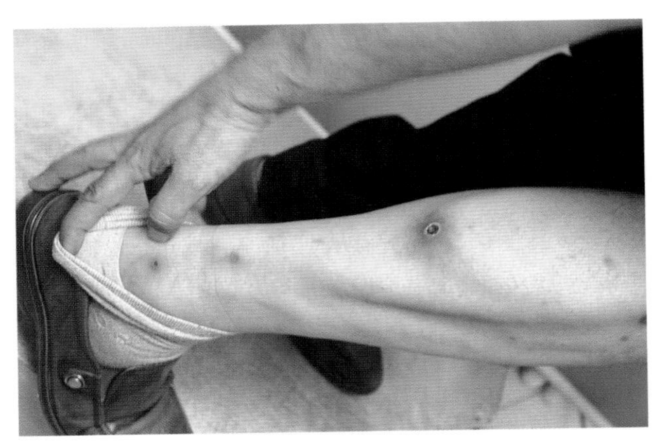

图 69-34 淋巴瘤样丘疹病(新疆维吾尔自治区人民医院 普雄明惠赠)

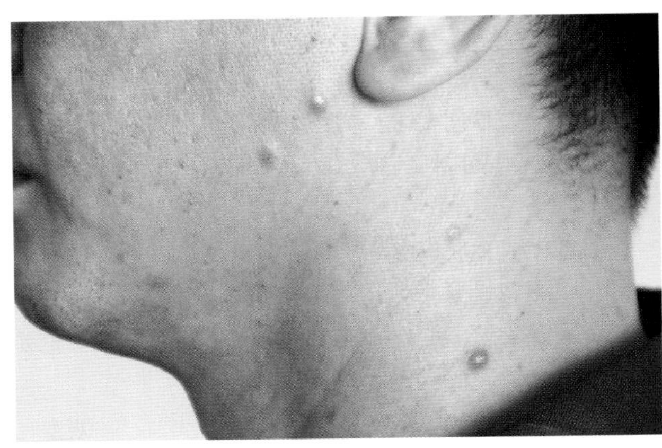

图 69-35 淋巴瘤样丘疹病(广州市皮肤病防治所 张锡宝惠赠)

(1) A 型：又称为组织细胞型，开始不侵犯表皮，以小淋巴细胞为主，杂有中性粒细胞和 / 或嗜酸性粒细胞的弥漫楔形浸润，其中异型大细胞、Reed-Sternberg 样多核细胞或 $CD30^+$ 细胞灶状或散在分布。异型大细胞呈多形性，表达 PCALCL 肿瘤细胞的免疫标记。早期损害中异型大细胞少，随着疾病进展而增多，皮损消退时，这些细胞也消失。中性粒细胞散在分布于肥厚的棘层和角化不全的表皮中(图 69-37)。

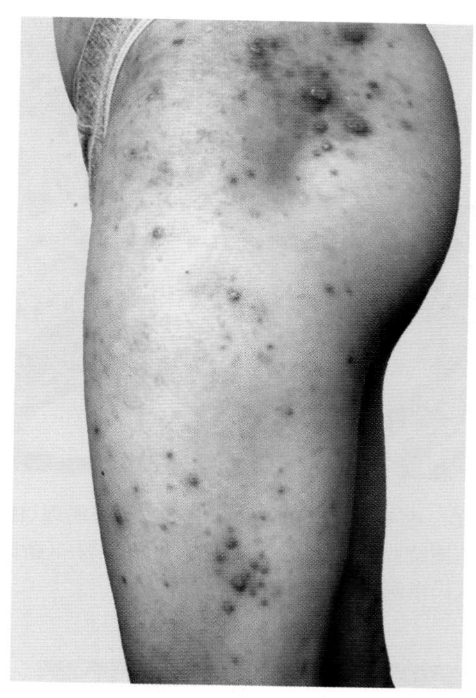

图 69-36　淋巴瘤样丘疹病（广州鸿业皮肤病专科医院　陈忠业惠赠）

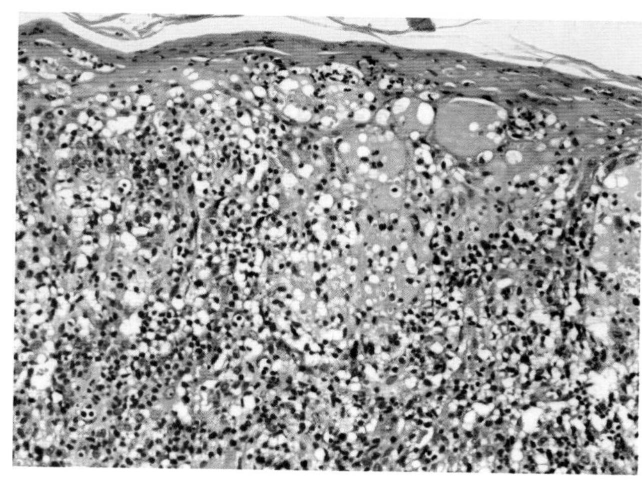

图 69-37　淋巴瘤样丘疹病组织病理（HE 染色）
表皮内见不典型的淋巴细胞浸润，真皮内见致密的淋巴细胞样浸润（新疆维吾尔自治区人民医院　普雄明惠赠）。

（2）B 型：又称蕈样肉芽肿样型，较少见（<10%），病理特征为真皮浅层血管周围灶状淋巴细胞浸润，逐渐演变为带状浸润，早期浸润细胞在表皮基底层或其周围。偶见于真皮深层血管周围。以小或中等大小的非典型脑回状核的淋巴细胞浸润为主，它们表达 CD3、CD4 和 CD30，其余免疫表型类似蕈样肉芽肿。

同一患者的不同疹型或同样的皮疹可同时表现上述两种病理模式。

（3）C 型：又称为间变性大细胞淋巴样型，皮肤病理为单一或群集 $CD30^+$ 大 T 淋巴细胞片状浸润，混有少量组织细胞，与 PCALCL 难以区分。

（4）D 型：大量中等大小的非典型性淋巴细胞在表皮内呈 Paget 样浸润，血管周围致密淋巴细胞浸润伴显著的血管病变。这些细胞表达 CD30、CD8 和细胞毒分子，CD4 阴性，CD5 常缺失。

（5）E 型：小到中等大小的淋巴细胞侵犯真皮血管和皮下脂肪血管，呈血管中心性和破坏性浸润，部分有血管内血栓及血管炎性改变。淋巴细胞 CD30、CD8 阳性，通常表达 CD3、CD5，但不表达 CD56，EB 病毒原位杂交阴性。

（6）F 型：中等到大的非典型 $CD30^+$ T 淋巴细胞亲毛囊浸润。

5. 鉴别诊断　其他应与下列疾病鉴别。病毒感染（副痘病毒、疱疹病毒和传染性软疣病毒）、疥疮结节、药物性假阳性淋巴瘤、急性痘疮样苔藓样糠疹、原发性皮肤间变大细胞淋巴瘤、原发性皮肤侵袭性亲表皮性 CD8 阳性细胞毒性 T 细胞淋巴瘤、Paget 样网状细胞增多症、结外 NK/T 细胞淋巴瘤。

6. 治疗　治疗仅能缓解症状而不能预防演变为淋巴瘤，由于本病具有自行缓解趋势，多数患者无需特殊治疗，但治疗可缓解症状和加快愈合（见表 75-8）。不应考虑使用化疗治疗本病。

（1）局部治疗：病变局限者可采用外用药治疗，如糖皮质激素、贝沙罗汀、咪喹莫特、氮芥或卡氮芥（BCNU），有溃疡时可外用抗生素预防感染。强效糖皮质激素可作为一线治疗。

（2）系统治疗：仅用于剧烈瘙痒、瘢痕形成、多数活动性损害者。①氨甲蝶呤（MTX）可快速诱导顽固皮损缓解，有减少复发的倾向，临床常用小剂量 MTX（≤25mg/ 次，间隔 1~4 周）联合叶酸安全有效；②由于疱疹暴发可能诱发 LyP，有病毒暴露者可口服阿昔洛韦或伐昔洛韦；③受体选择性维 A 酸类药物（贝沙罗汀）、广谱抗病毒剂（α 干扰素）、抗 CD30 单克隆抗体（SGN-30）疗效同 MTX 相似；④皮损广泛者（伴有瘢痕形成或大量丘疹结节性损害），小剂量盐酸氮芥（5~20mg/ 周）口服有效；

（3）物理治疗：还可应用 PUVA 疗法。不消退的损害可手术切除联合放疗。

7. 预后　LyP 的 5- 年生存率达 100%，10- 年生存率 92%。TCR 基因重排阳性、混合类型的 LyP 可能进展为恶性淋巴瘤。

七、皮下脂膜炎样 T 细胞淋巴瘤

皮下脂膜炎样 T 细胞淋巴瘤（subcutaneous panniculitis-like T-cell lymphoma，SPTL）也称皮下脂膜炎性 T 细胞淋巴瘤，是一种罕见的原发于皮肤的淋巴瘤，有时病理误诊为慢性脂膜炎。皮损多侵犯小腿，并且常伴有嗜血综合征。

SPTL 被归为细胞毒性 T 细胞淋巴瘤，其中 75% 的病例为 α/β T 细胞亚型，25% 为 γ/δ T 细胞亚型。研究表明，两种亚型的临床、病理和免疫表型不同，可能为不同的疾病。α/βT 细胞亚型的临床行为相当惰性，而 γ/δT 细胞亚型的临床过程与其他类型的 γ/δT 细胞淋巴瘤类似，进展常迅速。WHO-EORTC 分类中的 SPTL 是指 α/βT 细胞亚型，而 γ/δT 细胞亚型已归类为皮肤 γ/δT 细胞淋巴瘤中。

（一）流行病学

SPTL 罕见，约占 CTCL 的 1%，可见于任何年龄，成人或青年多发，女性略多于男性。

（二）临床表现

典型皮损为孤立或多发性肉色、红色或紫色无症状皮下结节和斑块，偶有紫癜，溃疡少见。皮损无特异性，类似狼疮性脂膜炎、结节性红斑或其他脂膜炎。皮损可发生于任何部位，尤其四肢和躯干，或面、颈、腋窝、腹股沟和臀部（图 69-38，图 69-39）。可累及黏膜，淋巴结受累少见。多数 SPTL 表现为一个病程迁延的复发性皮下结节或斑块。

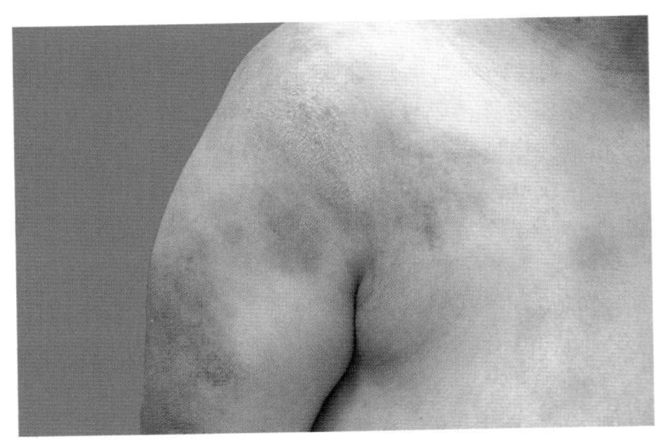

图 69-38 皮下脂膜炎样 T 细胞淋巴瘤（新疆维吾尔自治区人民医院 普雄明惠赠）

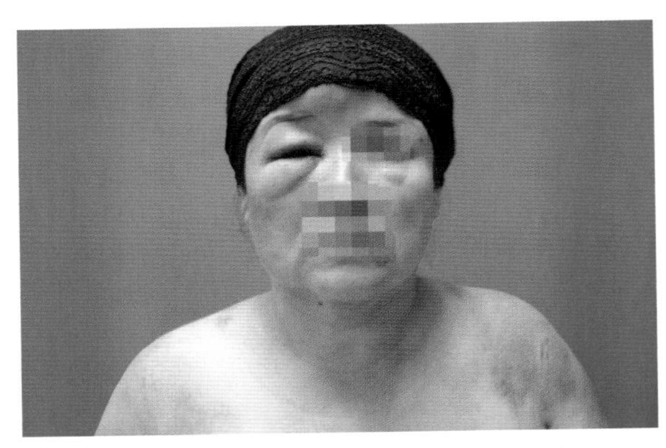

图 69-39 皮下脂膜炎样 T 细胞淋巴瘤（新疆维吾尔自治区人民医院 普雄明惠赠）

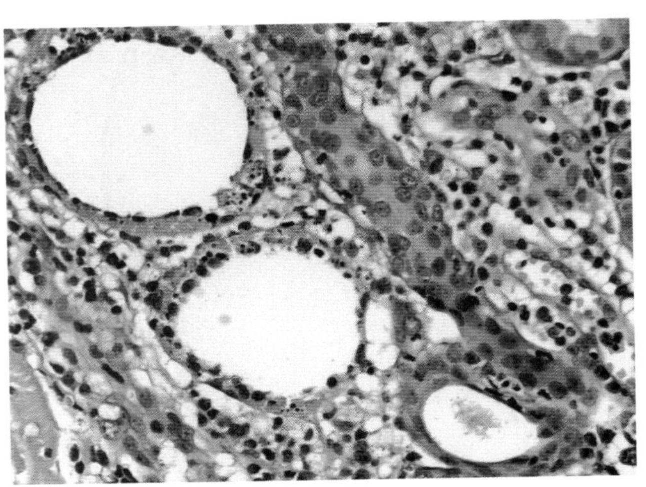

图 69-40 皮下脂膜炎样 T 细胞淋巴瘤组织病理（HE 染色）淋巴细胞围绕脂肪细胞排列，可见大量核碎裂。（新疆维吾尔自治区人民医院 普雄明惠赠）。

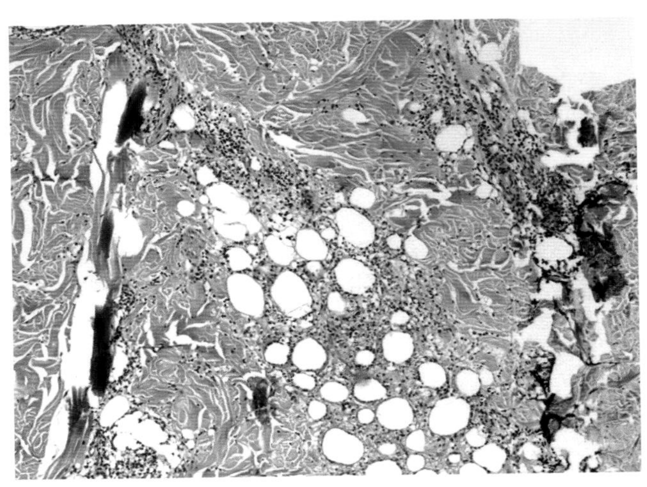

图 69-41 皮下脂膜炎样 T 细胞淋巴瘤组织病理（HE 染色）皮下脂肪淋巴细胞弥漫性浸润（新疆维吾尔自治区人民医院 普雄明惠赠）。

常见的全身症状有发热、乏力和消瘦。约 28% 的患者在病情进展中突然恶化，出现嗜血综合征，表现为肝脾肿大、广泛性出血、凝血障碍、体重减轻、发热和肌痛，死亡率高达 81%。实验室检查示血沉加快、贫血、白细胞减少、血小板减少或全血细胞减少。本病极少累及内脏。

（三）组织病理

表皮和真皮浅层通常不受累。真皮网状层到皮下脂肪小叶和/或间隔内小、中、大多形性肿瘤细胞杂有吞噬细胞呈密集结节或弥漫性浸润，类似脂膜炎，肿瘤细胞均在皮下，成簇或孤立分布。早期炎性细胞为主，肿瘤细胞少；后逐渐肿瘤细胞为主，炎性细胞减少。

浸润细胞有多形性，包括胞核不规则、染色质深、核仁不明显的小淋巴细胞，以及胞浆丰富、透明或双染色泡状核、核仁嗜酸性的大淋巴细胞。核有丝分裂明显，组织坏死、核碎裂和吞噬现象常见（图 69-40，图 69-41）。血管中心型常见，血管破坏少见。肿瘤性 T 细胞围绕单个脂肪细胞形成花瓣样，即所谓的“噬脂细胞环”，有诊断意义，常见脂肪细胞坏死伴泡沫细胞和出血。浸润细胞中可见浆细胞，但无嗜酸性粒细胞。

（四）免疫表型

SPTL 多表达 TCR-αβ 表型：CD45-RO，CD3 和 CD8，CD43（图 69-42）。表达细胞毒蛋白：TIA-1、颗粒酶和穿孔素。有时表达 CD25 和 CD30，很少 CD56，可能与嗜血综合征，尤其肿瘤侵袭有关。组织细胞表达 CD68 和溶菌酶。TCR 基因克隆性重排常见。

（五）治疗

长期系统性糖皮质激素治疗可控制本病。也有氨甲蝶呤、环孢素、地尼白介素毒素连接物、贝沙罗汀、罗米地辛治疗成功的报道。联合化疗如 CHOP 方案（环磷酰胺、多柔比星、长春新碱和泼尼松）用于出现皮肤外病变包括嗜血综合征的患者。单个或局限性损害可采用浅表放疗。

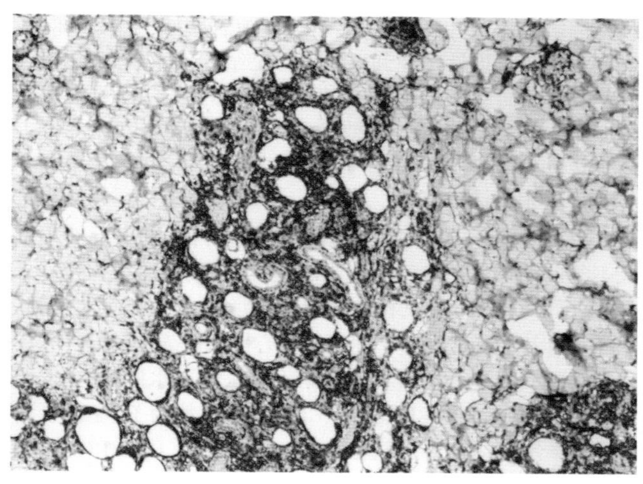

图 69-42 皮下脂膜炎样 T 细胞淋巴瘤 CD43（阳性）（新疆维吾尔自治区人民医院 普雄明惠赠）

（六）预后

病程缓慢，可多年无系统侵犯或嗜血综合征。治疗反应好，5- 年存活率约 80%。

八、鼻型结外 NK/T 细胞淋巴瘤

鼻型结外 NK/T 细胞淋巴瘤（extranodal NK/T-cell lymphoma, nasal type）也被称为致死性中线肉芽肿（lethal midline granuloma）、多形性网状细胞增生病（polymorphic reticuloses）和血管中心性 T 细胞淋巴瘤。本病为与 EB 病毒感染相关的 NK 细胞肿瘤，少部分细胞为毒性 T 淋巴细胞。皮肤是鼻腔 / 鼻咽部肿瘤之外最常受累的脏器，皮损可为原发或继发病变。

（一）流行病学

罕见，尤其欧洲或美国，亚洲、美洲中部和南美常见。多见男性成人。发病年龄广，多数在 41~50 年龄段。

（二）临床表现

最初的病灶为鼻部和鼻咽部（所谓面部中线部位）的破坏性肿瘤，以前称为致死性中线肉芽肿。皮肤表现极少见，主要分布在躯干和四肢，一般是多发性红色斑块、皮下肿瘤、溃疡和血管炎或脂膜炎（图 69-43~ 图 69-46），嗜血综合征伴全血细胞减少常使临床经过恶化。有的患者仅有皮肤损害，该类型比皮肤伴其他脏器均受累的预后好。本病恶性度高，呈进行性进展的临床经过。

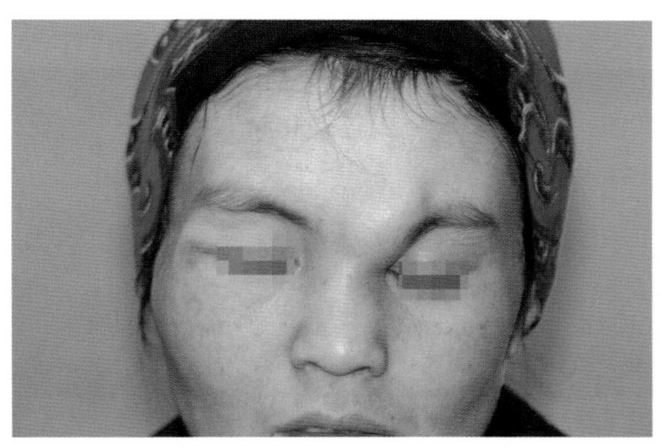

图 69-43 鼻型结外 NK/T 细胞淋巴瘤（新疆维吾尔自治区人民医院 普雄明惠赠）

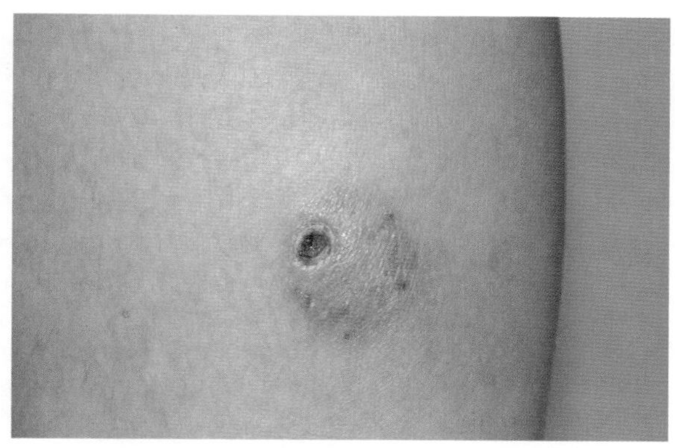

图 69-44 鼻型结外 NK/T 细胞淋巴瘤（新疆维吾尔自治区人民医院 普雄明惠赠）

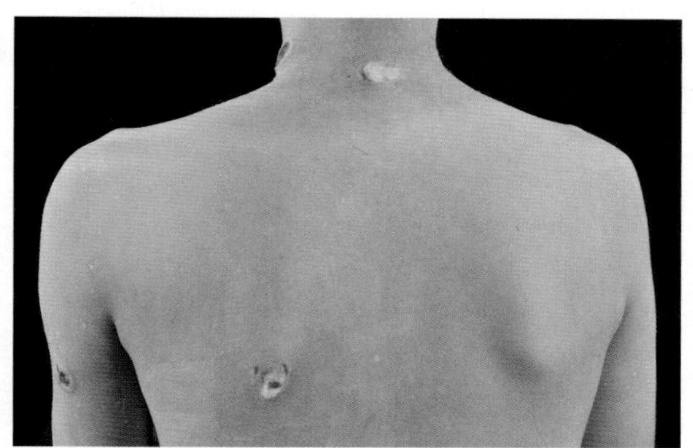

图 69-45 鼻型结外 NK/T 细胞淋巴瘤

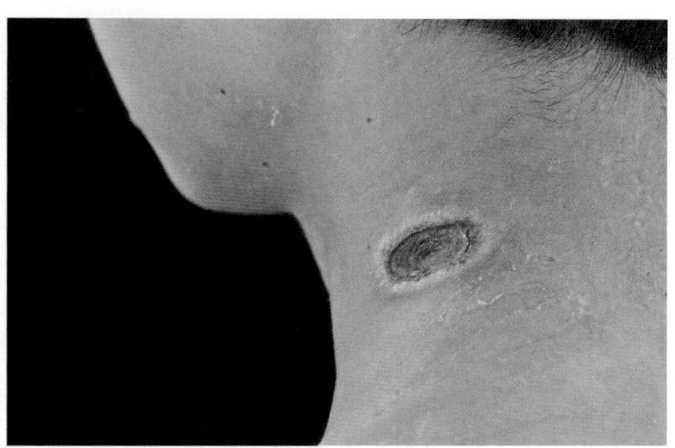

图 69-46 鼻型结外 NK/T 细胞淋巴瘤

（三）组织病理

真皮深层和皮下组织致密的细胞浸润，脂膜炎样。典型的以血管为中心，血管破坏伴广泛的组织坏死（图 69-47，图 69-48）。亲表皮少见。肿瘤细胞呈小、中、大细胞的细胞谱，多数是中等大细胞。细胞核不规则或椭圆形，染色质深或空泡样，核仁不明显，胞浆淡染或透明。常伴混合炎性细胞浸润，早期以炎性细胞为主：小淋巴细胞，组织细胞，浆细胞和嗜酸性粒细胞。

（四）免疫表型

肿瘤细胞表达 CD2、CD56、胞浆性 CD3ε 和细胞毒蛋白

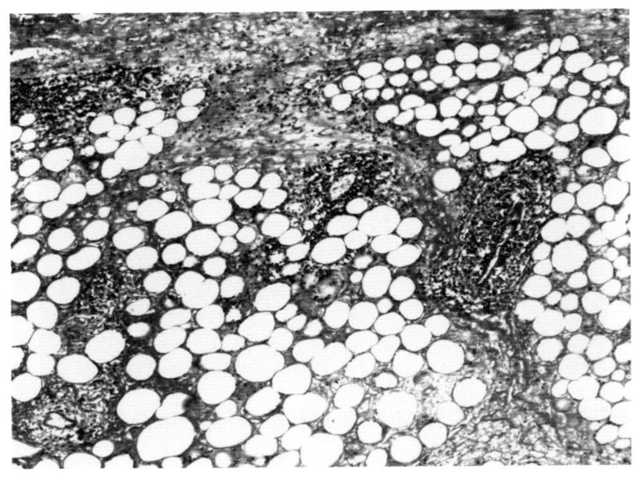

图 69-47 NK/T 细胞淋巴瘤组织病理（HE 染色）
不典型的淋巴细胞浸润皮下脂肪组织，以血管为中心分布（新疆维吾尔自治区人民医院 普雄明惠赠）。

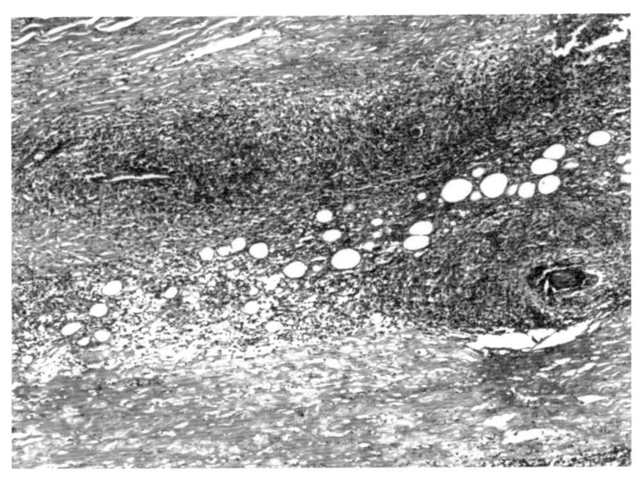

图 69-48 NK/T 细胞淋巴瘤组织病理（HE 染色）
可见大面积的坏死灶（新疆维吾尔自治区人民医院 普雄明惠赠）。

（TIA-1、颗粒酶 B、穿孔素），膜 CD3 常丢失。CD56 阴性者罕见，原位杂交方法检测出 EB 病毒和细胞毒蛋白即可确诊。

（五）治疗

治疗推荐系统化疗，CHOP 方案无效，有人推荐 SMILE 方案（地塞米松、氨甲蝶呤、异环磷酰胺、L- 门冬酰胺酶、依托泊苷），总缓解率为 59%，完全缓解率为 33%。EORTC 皮肤淋巴瘤学组推荐采用骨髓移植。

九、原发性皮肤侵袭性亲表皮 $CD8^+$ 细胞毒性 T 细胞淋巴瘤

原发性皮肤侵袭性亲表皮 $CD8^+$ 细胞毒性 T 细胞淋巴瘤（primary cutaneous aggressive epidermotropic $CD8^+$ cytotoxic T-cell lymphoma）的特征是 $CD8^+$ 细胞毒性细胞亲表皮和侵袭性生物学行为。

（一）临床表现

临床表现多种多样，类似蕈样肉芽肿、Paget 样网状细胞增多症、LyP、SPTL，PCALCL 和 NK/T 细胞淋巴瘤等。典型皮损是局限或播散性红色丘疹、结节和肿瘤，中央溃疡和坏死，或表浅角化过度性斑片和斑块。淋巴结常不受累，易转移到其他脏器（肺、睾丸、中枢神经系统、口腔黏膜）。死亡率高，平均存活 32 个月。少数儿童蕈样肉芽肿变异也表现 $CD8^+$ 亲表皮。与成人不同，预后与蕈样肉芽肿类似。

（二）组织病理

以 $CD8^+$ 不典型淋巴细胞亲表皮为特征，真皮上部小到大不等的多形性 T 淋巴细胞带状或弥漫浸润，混杂有免疫母细胞、反应性组织细胞、树突状细胞、嗜酸性粒细胞和浆细胞。偶有汗管和毛囊浸润。个别血管中心性和侵袭性浸润。表皮棘层肥厚或萎缩，角质形成细胞坏死和海绵及水疱形成。

肿瘤细胞表达 CD3、CD8、CD45RA、颗粒酶 B、穿孔素和 TIA-I，部分表达 CD7，不表达 CD2、CD4、CD5、CD45RO、CD56 和 CD30。

（三）治疗与预后

本病临床呈进行性进展，预后差，5 年生存率仅 18%。放疗和化疗的缓解率有限，可采用基于多柔比星的化疗，并考虑以同种异体干细胞移植进行巩固。

十、种痘样皮肤 T 细胞淋巴瘤

种痘样皮肤 T 细胞淋巴瘤（hydroa-like cutaneous T-cell lymphoma）由 Oono 等在 1986 年首次报道，曾被称为水肿性瘢痕样血管炎性脂膜炎、水疱病样淋巴瘤及儿童血管中心性 T 细胞淋巴瘤，其皮损类似种痘样水疱病，而病理酷似 LyP 或恶性淋巴样组织增生性疾病，是一种与 EB 病毒感染相关的 $CD8^+$ T 细胞淋巴瘤。

（一）流行病学

本病多发生于儿童，近年来，有主要来自亚洲（日本和韩国）及墨西哥的陆续报道。

（二）临床表现

面部、四肢等曝光部位水肿性红斑、水疱、溃疡及残毁性瘢痕（图 69-49~ 图 69-51），似种痘样水疱病（图 69-52）。但皮损也见于非曝光部位，并伴有高热、发育停滞、肝脾肿大、肝功能异常、淋巴结肿大、贫血和白细胞减少等全身症状。UVB 最小红斑量正常，皮损不会因光照而诱发或加重。可典型发病，也可开始像种痘样水疱病样，数年后缓慢发展为种痘样 CTCL。

（三）组织病理

不典型淋巴细胞弥漫浸润（表皮、真皮甚至皮下组织），亲表皮，以中等大小淋巴细胞为主（直径约 10~20μm），偶有小或

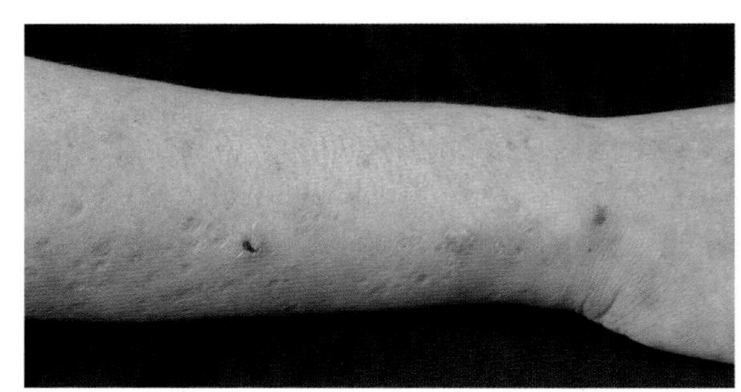

图 69-49 种痘样皮肤 T 细胞淋巴瘤
前臂见红斑、水疱及较多残毁性瘢痕（广东医科大学附属医院 吴玮惠赠）。

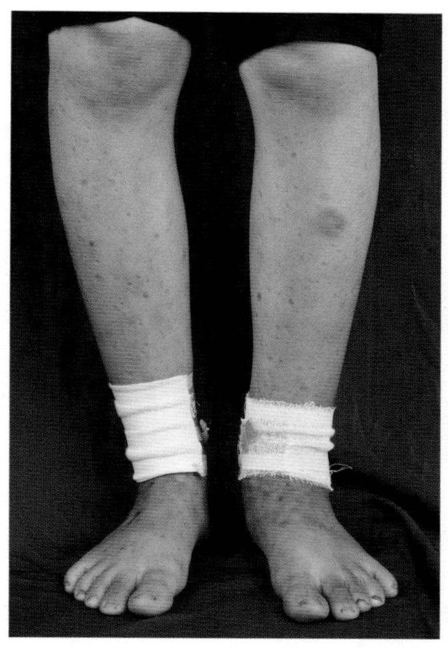

图 69-50 种痘样皮肤 T 细胞淋巴瘤
双下肢瘢痕（广东医科大学附属医院 吴玮惠赠）。

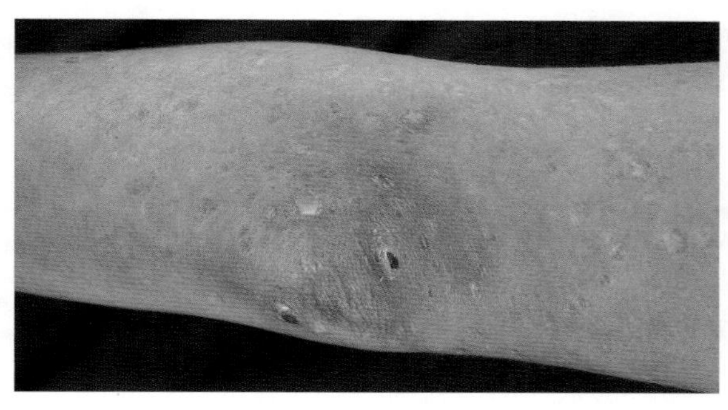

图 69-51 种痘样皮肤 T 细胞淋巴瘤
上臂密集萎缩性瘢痕（广东医科大学附属医院 吴玮惠赠）。

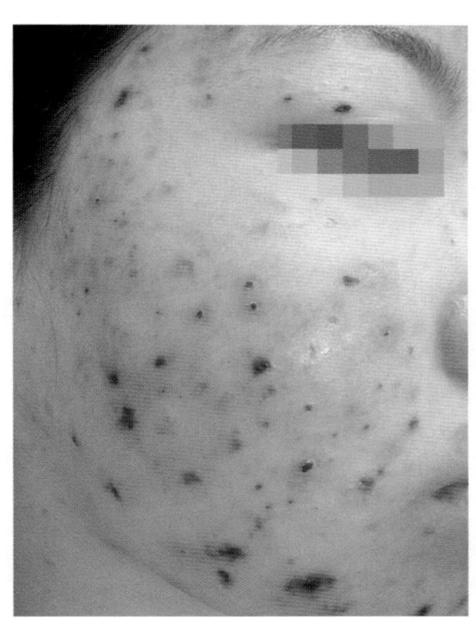

图 69-52 EB 病毒相关性种痘样水疱病样 T 细胞淋巴瘤［华中科技大学协和深圳医院（南山医院） 陆原惠赠］

大淋巴细胞，杂有嗜酸性粒细胞。还侵犯附属器、神经、立毛肌周围和血管，各种类型血管炎，血管及神经周围浸润具有特征性。表皮海绵形成、角化不全、溃疡和坏死。

肿瘤细胞表达 CD2、CD3、CD8 和 CD45-RO；不表达 CD4、CD5、CD56，亦无 $CD20^+$ B 细胞。原位杂交证实这些淋巴细胞携带 EB 病毒；TCRγ 基因克隆性重排。

（四）鉴别诊断

本病应与种痘样水疱病鉴别，后者见于儿童，为罕见的慢性光敏性皮肤病，表现为曝光部位自限性丘疱疹，多在青春期后缓解，病理为表皮网状变性、坏死或形成水疱，真皮血管周围淋巴细胞浸润，不累及皮下脂肪，无异型淋巴细胞浸润。而种痘样 CTCL 的皮损可发生于非曝光部位，皮损较种痘样水疱病严重，有系统受累，无自发缓解趋势。另外，本病还应与卟啉病、血管炎、脂膜炎相鉴别。

（五）治疗

本病对化疗和放疗均不敏感，预后差。

十一、皮肤 γ/δT 细胞淋巴瘤

皮肤 γ/δ T 细胞淋巴瘤（cutaneous gamma/delta T-cell lymphoma，CGDTCL）罕见，高度恶性，是成熟活跃的细胞毒性 γ/δT 细胞克隆性增殖所致的一种罕见的皮肤淋巴瘤。本病所占比例不超过外周 T 细胞淋巴瘤的 10%，主要在结外，包括肝脾、皮肤 / 皮下和肠道。该组疾病还包括以往分类的 γ/δT 细胞型皮下脂膜炎样 T 细胞淋巴瘤。

（一）临床表现

本病发病年龄跨度很大，平均 52 岁。男性多发。皮损全身分布，为广泛的斑块、溃疡性结节或肿瘤，四肢多见（图 69-53~图 69-55）。常侵犯黏膜和结外其他器官，不常侵犯淋巴结、脾脏或骨髓。可见脂膜炎样肿瘤、嗜血综合征。

（二）组织病理

有 3 种组织学模式：亲表皮型、真皮型和皮下型。同一患

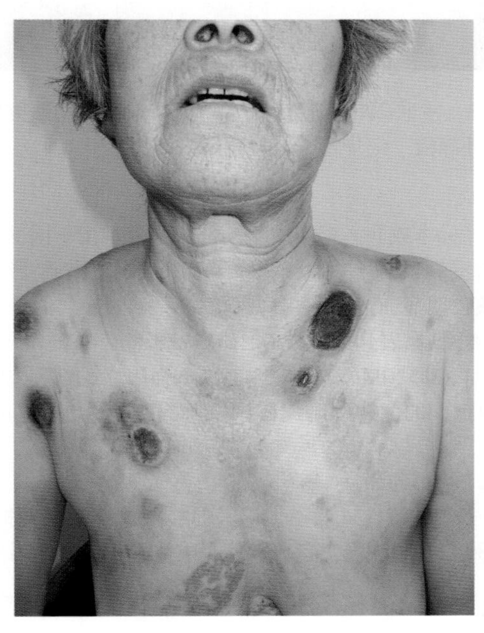

图 69-53 皮肤 γ/δT 细胞淋巴瘤（天津市中医药研究院附属医院 韩静倩 纪华安 肖尹惠赠）

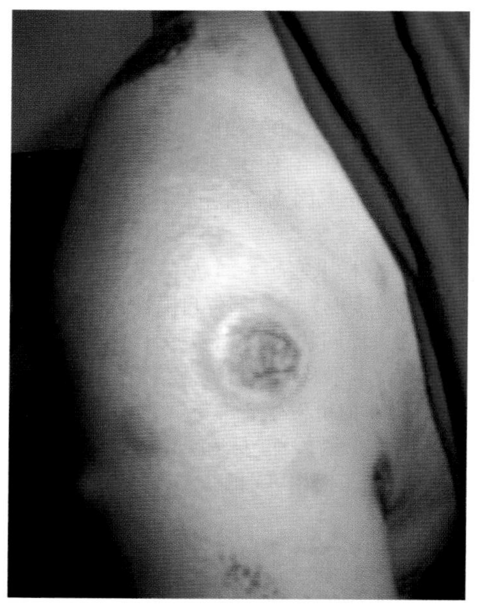

图 69-54 皮肤 γ/δT 细胞淋巴瘤（天津市中医药研究院附属医院 韩静倩 纪华安 肖尹惠赠）

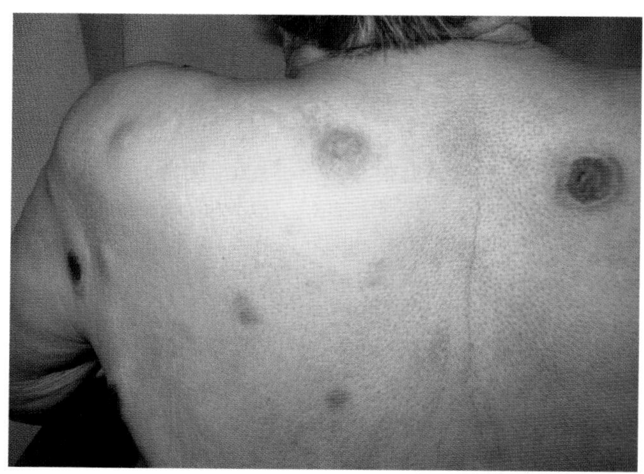

图 69-55 皮肤 γ/δT 细胞淋巴瘤（天津市中医药研究院附属医院 韩静倩 纪华安 肖尹惠赠）

者的不同标本或同一标本的不同部位可表现出不同的病理模式，细胞浸润致密。肿瘤细胞为中等到大淋巴细胞，核染色质粗大，核仁明显，有丝分裂常见（图 69-56~ 图 69-59）。

肿瘤细胞表达 CD3、CD2、CD56 和细胞毒蛋白，不表达 βF1、CD4、CD5，CD7 表达不定，TCR-δ 强阳性。血管侵犯常见。γ/δT 细胞型的脂肪细胞周围围绕肿瘤细胞，类似其 α/βT 细胞型。

（三）病程与预后

大多数进行性进展，对多药物化疗、放疗和氮芥抵抗，常迅速致死。有脂膜侵犯者比仅侵犯表皮和真皮者预后更差。

十二、原发性皮肤 CD4⁺ 小 / 中多形性 T 细胞淋巴瘤

原发性皮肤 CD4⁺ 小 / 中多形性 T 细胞淋巴瘤（primary

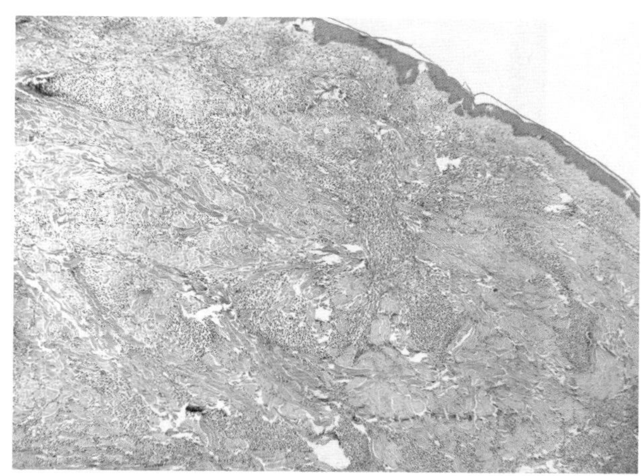

图 69-56 皮肤 γ/δT 细胞淋巴瘤（天津市中医药研究院附属医院 韩静倩 纪华安 肖尹惠赠）

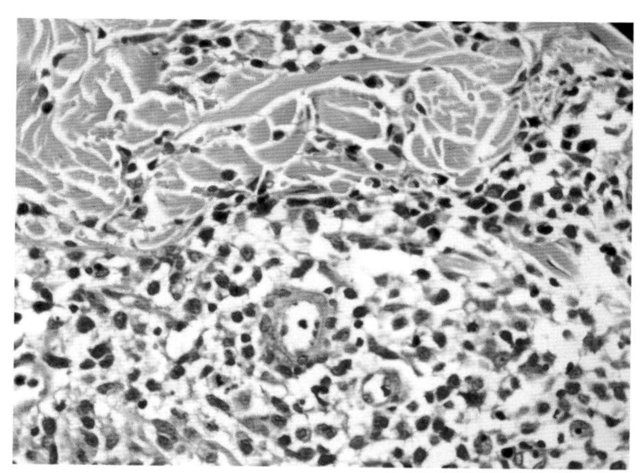

图 69-57 皮肤 γ/δT 细胞淋巴瘤（天津市中医药研究院附属医院 韩静倩 纪华安 肖尹惠赠）

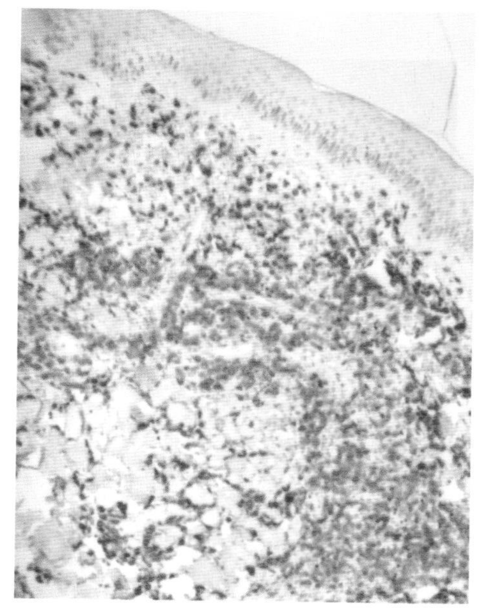

图 69-58 皮肤 γ/δT 细胞淋巴瘤（天津市中医药研究院附属医院 韩静倩 纪华安 肖尹惠赠）

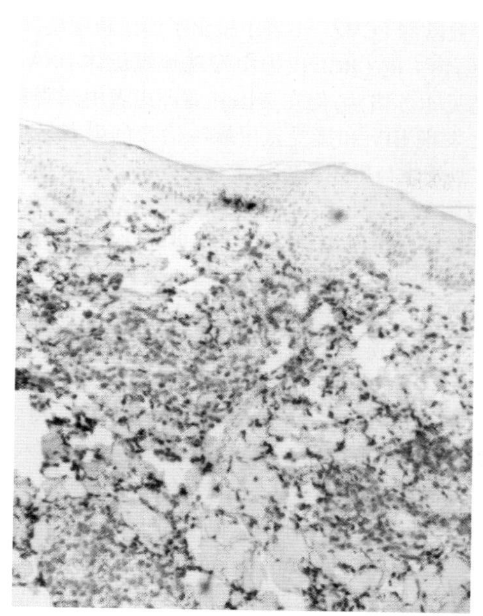

图 69-59　皮肤 γ/δT 细胞淋巴瘤（天津市中医药研究院附属医院　韩静倩　纪华安　肖尹惠赠）

cutaneous CD4$^+$ small/medium-sized pleomorphic T-cell lymphoma）以小 / 中等大 CD4$^+$ 多形性 T 细胞浸润为主，临床上无经典蕈样肉芽肿的斑片和斑块损害，多数临床经过良好。WHO-EORTC 分类的小 / 中等多形性 CTCL 只限定 CD4$^+$T 细胞亚群。而表达 CD3、CD8，不表达 CD4 的 CTCL 被归于亲表皮性 CD8$^+$ 细胞毒性 T 细胞淋巴瘤。

（一）临床表现

孤立的小斑块、结节或肿瘤，好发于面、颈和躯干上部，偶见多发性损害。生物学行为惰性，很少有系统受累。预后良好，尤其单发或局限损害。

（二）组织病理

真皮致密的淋巴细胞弥漫或结节状浸润，并有向脂肪层侵犯的趋势，及灶状亲表皮。以多形性 T 淋巴细胞浸润为主，表达 CD3 和 CD4，不表达 CD30 和 CD8。少数可见大的多形性 T 淋巴细胞（少于 30%）。部分浸润中可见炎性小 T 淋巴细胞和组织细胞。本病需与表现为单发的结节或斑块的假性 T 细胞淋巴瘤鉴别，要点是异型 T 淋巴细胞的免疫表型和克隆性增殖。

（三）治疗

单发、局限性皮损，首选手术切除或局部放疗。广泛的皮肤损害，环磷酰胺和干扰素 -α 有效。

十三、原发性皮肤外周 T 细胞淋巴瘤（非定类）

非定类型原发性皮肤外周 T 细胞淋巴瘤（primary cutaneous peripheral T-cell lymphoma，unspecified）指的是还未被归类到适当的 CTCL 亚型的一组异质性 T 细胞恶性肿瘤，保留在 CTCL 范畴，包括 3 个临时的病种。EOPTC 分类将本病多归类为原发性皮肤 CD30$^-$ 大 T 细胞淋巴瘤，尤其是 CD4$^+$T 细胞表型。

（一）临床表现

通常见于成人患者，表现为单发或局限性结节或肿瘤，广泛分布更常见。在作出诊断前，应依据临床表现仔细排除蕈样肉芽肿。

（二）组织病理

真皮内数量不等中 / 大 T 淋巴细胞灶状或弥漫浸润，细胞多形或免疫母细胞样。亲表皮性轻微或缺如。肿瘤细胞主要表达 CD4，常丢失各种全 T 抗原。不表达 CD30 或者少数表达 CD30。CD30 和 CD56 双表达者罕见。

（三）治疗与预后

推荐多药物系统化疗，但预后差，5 年生存率不到 20%。

十四、CD4$^+$/CD56$^+$ 血源性恶性肿瘤

CD4$^+$/CD56$^+$ 血源性恶性肿瘤（CD4$^+$/CD56$^+$ hematodermic neoplasm）也被称为母细胞性 NK 细胞淋巴瘤（blastic NK-cell lymphoma）或母细胞浆细胞样树突状细胞肿瘤（blastic plasmacytoid dendritic cell neoplasm），由 Adachi 在 1994 年首次描述，是一种高度侵袭性肿瘤，通常累及淋巴结和骨髓，最终发展为白血病期。

（一）临床表现

皮损常表现孤立性、局限性或多发性红斑、斑块、结节或肿瘤，可呈挫伤样或形成溃疡，可伴发皮肤外器官病变，也有仅累及骨髓和外周血而无皮损的罕见病例报道。多数患者首先侵犯皮肤，表现为皮肤红斑，逐渐发展为结节，播散全身，迅速向骨髓、外周血、淋巴结和结外其他脏器转移。10%~20% 的患者发展为髓系白血病，主要为粒 - 单核细胞白血病。

（二）组织病理

非亲表皮的中等大小均质性细胞浸润，有散在纤细的染色质，核缺如或不明显。类似淋巴母细胞或髓母细胞，表达 CD4、CD56、CD45RA，不表达 CD8、膜和胞浆性 CD3 以及细胞毒蛋白，CD7 和 CD2 表达与否不确定。末端脱氧核糖核酸转移酶（TDT）和 CD68 染色可能阳性。CD3 和髓细胞样标记物检测有助于与其他 CTCL 鉴别。肿瘤细胞也表达 CD123（IL-3 受体 α 链）和 T 细胞白血病 1（TCL1）抗原，上述 2 个抗原的表达，支持了本病是浆细胞样树突状细胞来源。TCL1 对于 CD4$^+$/CD56$^+$ 的血源性恶性肿瘤与急性髓性白血病的鉴别有重要意义。

本病是一种进行性进展的疾病，预后差（平均生存期 14 个月）。系统化疗可完全缓解，但很快复发，继续化疗通常疗效不佳。最近研究提示同种异体干细胞移植可能是一种较好的治疗方法。

第二节　皮肤 B 细胞淋巴瘤

内容提要

- 是一组来源于皮肤的，分化在不同阶段的 B 淋巴细胞恶性增殖性肿瘤。
- 原发皮肤 B 细胞淋巴瘤是指初诊时表现为皮肤病变，而无皮肤外侵犯的 B 细胞淋巴瘤。
- 该组疾病也包括皮肤以外器官（通常是淋巴结）的 B 细胞淋巴瘤转移到皮肤。

- 原发皮肤 B 细胞淋巴瘤如皮肤滤泡中心淋巴瘤，与对应的以淋巴结起源的淋巴瘤有所不同。原发皮肤滤泡中心淋巴瘤和皮肤边缘带淋巴瘤的预后均较好。
- 原发皮肤大 B 细胞淋巴瘤腿型和起源于淋巴结生发中心或生发中心后活化 B 细胞的弥漫性大 B 细胞淋巴瘤(DLBCL)基因表达谱类似，核转录因子 -κB(NF-κB)信号通路活化，IRF4/MUM1 转录因子强表达，预后较差。
- 本病大部分是低度恶性肿瘤，其特征是惰性临床行为和比较好的预后。

原发性皮肤 B 细胞淋巴瘤(primary cutaneous B-cell lymphomas, PCBCL)是一组来源于皮肤的，在诊断时无内脏受累，分化在不同阶段的 B 淋巴细胞恶性增殖性肿瘤，占所有原发性皮肤淋巴瘤的 1/4。无明显的皮肤外病变是诊断 PCBCL 的必要条件，以排除结内非霍奇金淋巴瘤继发性累及皮肤。多数 CBCL 为低分化恶性肿瘤，它们的特征是惰性生物学行为和较好的预后。

免疫组化和分子基因学技术的广泛应用，提示以往的皮肤 B 细胞假性淋巴瘤实际上是皮肤低度恶性 B 细胞淋巴瘤。通过临床、组织病理、免疫表型和分子生物学特征综合考虑明确诊断。WHO-EORTC 分类系统提供了一个合理分类的基础(表 69-11)，其中，原发性皮肤 B 细胞淋巴瘤主要有 3 种类型：原发性皮肤边缘区 B 细胞淋巴瘤、原发性皮肤滤泡中心型淋巴瘤和原发性皮肤弥漫大 B 细胞淋巴瘤(腿型)，累计占 CBCL 的 97%。

表 69-11 原发性皮肤 B 细胞淋巴瘤的 WHO-EORTC 分类

原发性皮肤 B 细胞淋巴瘤的 WHO-EORTC 分类
原发性皮肤边缘区 B 细胞淋巴瘤(primary cutaneous marginal zone lymphoma, PCMZL)
原发性皮肤滤泡中心型淋巴瘤(primary cutaneous follicle centre cell lymphoma, PCFCL)
原发性皮肤弥漫大 B 细胞淋巴瘤，腿型(primary cutaneous diffuse large B-cell lymphoma, leg type, PCDLBCL-LT)
原发性皮肤弥漫大 B 细胞淋巴瘤，其他型(primary cutaneous diffuse large B-cell lymphoma, other)
血管内大 B 细胞淋巴瘤(intravascular large B-cell lymphoma)

注：包括以前命名的原发皮肤免疫细胞瘤和原发皮肤浆细胞瘤。

(一) 病因与发病机制

CBCL 的发病机制不明。皮肤 B 细胞淋巴瘤的主要特点是皮肤内 B 细胞增殖，一般认为皮肤 B 细胞淋巴瘤是由于慢性抗原刺激引起的皮肤相关淋巴组织(SALT)B 细胞淋巴瘤。有些亚型基因异常(例如，结节型滤泡样淋巴瘤的染色体 14；18 转位)但未见其余 CBCL 遗传学异常的资料。

少数病例的病因为嗜人 T 淋巴细胞病毒 I 型、单纯疱疹病毒、EB 病毒和丙肝病毒感染，但大部分病因仍未知。已知源于胃黏膜的 B 细胞淋巴瘤，即所谓的黏膜相关淋巴样组织(mucosa-associated lymphoid tissue, MALT)淋巴瘤与幽门螺杆菌感染所致长期慢性抗原刺激相关。人们曾设想 CBCL 与其发病机制一样，也与长期抗原刺激或特殊微生物慢性感染相关。在少数欧洲 PCMZL 患者中检出了博氏疏螺旋体，在奥地利流行区，18% 的 CBCL 皮损中发现疏螺旋体 DNA 序列，类似结果还见于苏格兰，但在美国和亚洲患者中未观察到该关联。继之发现 HIV 和接受氨甲蝶呤治疗的患者易患 CBCL，提示 CBCL 发生与机体免疫异常有关。

B 细胞趋化因子 1［BCA-1(CXCL13)］及 BCA-1 受体(CXCR5)在正常淋巴组织中发挥归巢趋化作用，近期研究发现其在皮肤 B 细胞增殖性疾病中持续表达，但在正常皮肤中不表达，表明可能与淋巴瘤的发生相关。

(二) 临床表现

皮肤 B 细胞淋巴瘤临床表现常为孤立病灶，少数为多发、成簇、惰性、红斑或紫罗兰色丘疹、斑块或结节。与皮肤 T 细胞淋巴瘤不同，镜下主要浸润真皮层，而表皮区并不受累，称跨界区。亲表皮现象较罕见。

1. 原发性皮肤边缘区 B 细胞淋巴瘤 原发性皮肤边缘区 B 细胞淋巴瘤(primary cutaneous marginal zone B-cell lymphoma, PCMZL)是第二常见的皮肤 B 细胞淋巴瘤亚型，是一种低度恶性的 CBCL，与 MALT 淋巴瘤密切相关，约占 CBCL 的 30%，包含了曾被诊断为原发于皮肤的免疫细胞瘤、浆细胞瘤、MALT 型 B 细胞淋巴瘤或皮肤相关淋巴组织(skin associated lymphoid tissue, SALT)相关 B 细胞淋巴瘤，分别与淋巴浆细胞或浆细胞分化有关，新的 WHO-EORTC 分类系统中无皮肤免疫细胞瘤或浆细胞瘤。以前的伴有浆细胞的皮肤非典型淋巴样增生可能也是 PCMZL。

本病男性多见，常见于年轻成人(中位年龄 39~55 岁)，皮损常局限在四肢(上肢多于下肢)或躯干，为孤立或群集的红色、红褐色丘疹、斑块和结节(图 69-60)，少数泛发，溃疡罕见。患者通常无系统症状。血清乳酸脱氢酶(LDH)正常。消退期损害可伴有继发性皮肤松垂，可能是由于肿瘤细胞浸润过程中导致弹性组织丢失。临床上需与节肢动物叮咬、荨麻疹、药物诱发的假性淋巴瘤和基底细胞癌鉴别。

PCMZL 预后好，5 年生存率接近 100%。曾报道 32 例

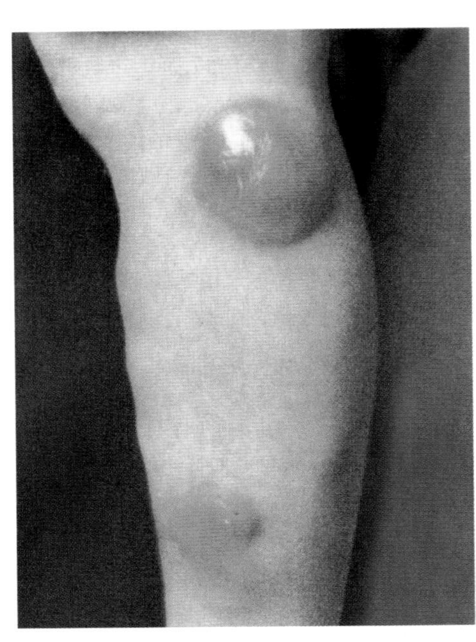

图 69-60 皮肤 B 细胞淋巴瘤(贵州医科大学 李思奉惠赠)

PCMZL 患者，平均存活 4 年以上，无一例淋巴结或内脏转移。在 PCMZL 流行病区，本病可由慢性萎缩性肢端皮炎演变而来，发病可能与疏螺旋体感染相关。PCR 已经证明了 PCMZL 皮肤损害中的疏螺旋体 DNA 序列。

2. 原发性皮肤滤泡中心型淋巴瘤　原发性皮肤滤泡中心型淋巴瘤（primary cutaneous follicle center lymphoma，PCFCL）是生发中心分化、增生的皮肤 B 细胞淋巴瘤，是 CBCL 的最常见类型，占其 40%。

本病好发于中老年人，儿童极少发病。任何部位均可受累，但主要分布于躯干（图 69-61，图 69-62），先发生于头皮、前额或背部。皮损为孤立或群集的粉红色、紫红色丘疹、斑块或肿瘤，周围绕以红斑或斑片，溃疡少见。过去将局限于背部者称为 Crosti 淋巴瘤或背部网状组织细胞淋巴瘤。患者常无自觉症状，或轻微瘙痒。血清乳酸脱氢酶（LDH）常是诊断系统性淋巴瘤重要依据。

PCFCL 预后良好。经治疗 5 年存活率 100%，约 50% 患者复发，但播散到淋巴结和内脏的少见。系统性滤泡性淋巴瘤继发皮肤受累则预后差。

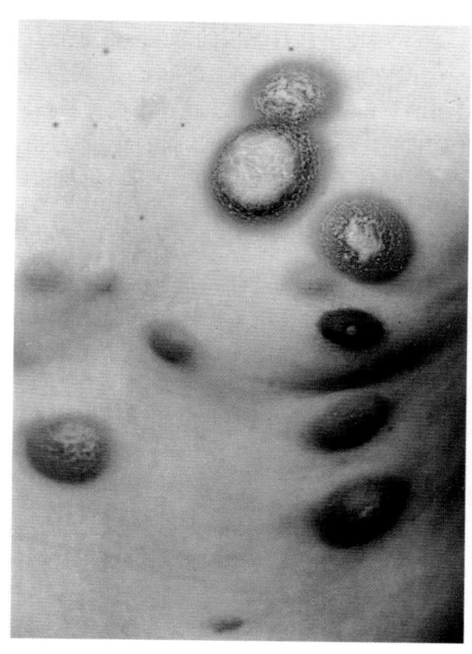

图 69-61　皮肤 B 细胞淋巴瘤（杭州第三人民医院　诸慕兰惠赠）

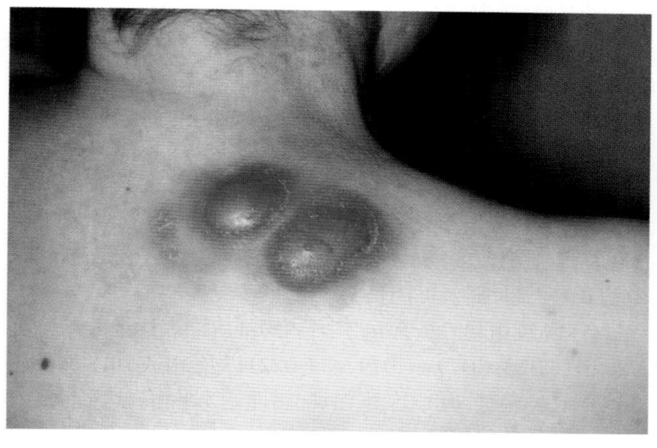

图 69-62　皮肤 B 细胞淋巴瘤

3. 原发性皮肤弥漫大 B 细胞淋巴瘤（腿型）　原发性皮肤弥漫大 B 细胞淋巴瘤（腿型）是一种以表达 Bcl-2 的大圆细胞（中心母细胞，免疫母细胞）浸润为主的 CBCL。本病生物行为居于中间型，几乎全部发生在老年人，女性多见。是侵袭性更强的类型，预后较差。

皮损开始常发生在单侧小腿（图 69-63，图 69-64），也可发生两侧，局限在小腿的远端，表现为孤立或群集或成串的红色到棕红色红斑、结节（图 69-65），小的红色丘疹融合成大的结节，结节周围有红色小丘疹围绕，损害迅速增大，可破溃，溃疡常见。约 20% 的患者并发于下肢，但是具有相似的形态和免疫表型，仍称作 PCDLBCL-LT。其他部位也可发生与本病形态和免疫表型类似的肿瘤。

PCDLBCL-LT 预后较其他类型的 CBCL 差，5 年生存率约为 50%，多数患者复发，高达 40% 的患者发生皮肤外进展，包括中枢神经系统。曾认为本病预后与很多因素有关，如肿瘤

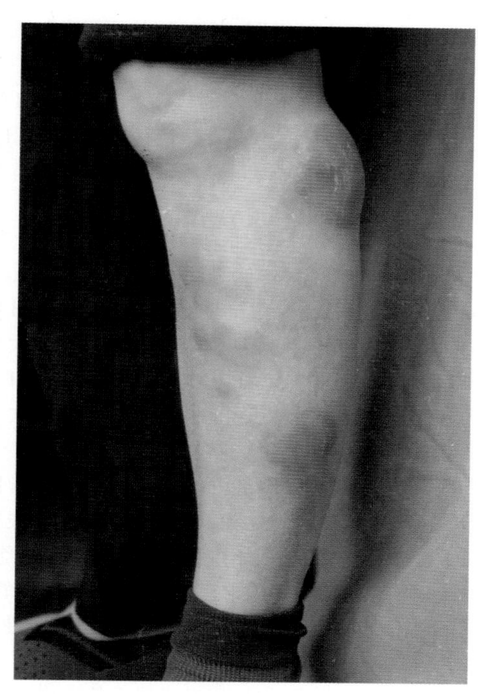

图 69-63　皮肤 B 细胞淋巴瘤（腿型）（贵州医科大学　李思奉惠赠）

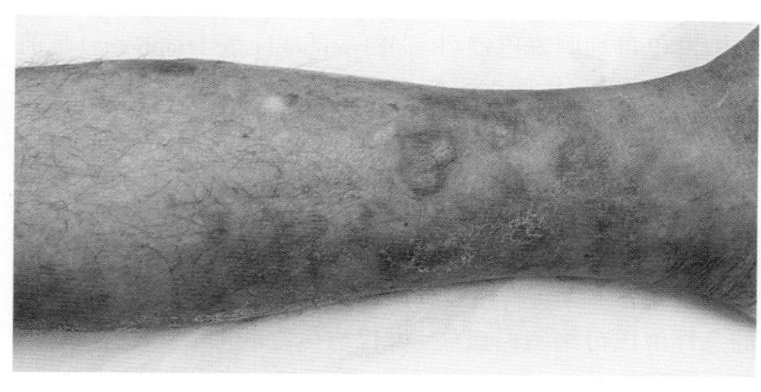

图 69-64　弥漫大 B 细胞淋巴瘤（腿型）（广东医科大学附属医院　赖俊东惠赠）

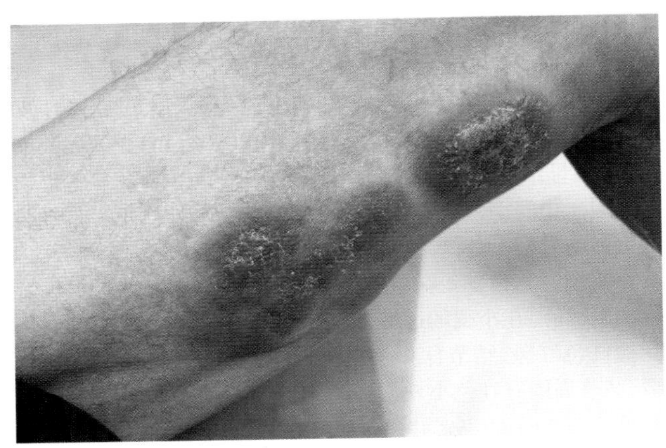

图 69-65 弥漫大 B 细胞淋巴瘤（腿型）（广东医科大学附属医院 赖俊东惠赠）

细胞是否表达 Bcl-2、细胞形态、皮损数目以及肿瘤是否位于小腿等。目前认为新 WHO-EORTC 分类系统的标准分类是预测肿瘤预后的重要依据，明确诊断后，其他因素与预后无关或关系很小。

PCDLBCL-LT 也可以是继发的（继发于结内大 B 细胞淋巴瘤）。为了明确是否原发于皮肤，建议诊断 PCDLBCL-LT 之前，应全身检查如 PET 扫描和 CT 等，为除外系统病变寻找证据。

4. 原发性皮肤弥漫大 B 细胞淋巴瘤（其他型） 原发性皮肤弥漫大细胞淋巴瘤（其他型）（primary cutaneous diffuse B-cell lymphoma，Other）是一组罕见的原发性皮肤大 B 细胞淋巴瘤。包括以 Bcl-2 阴性大圆细胞浸润为主的弥漫大 B 细胞淋巴瘤（临床病理介于弥漫型 PCFCL 与 PCDLBCL-LT 之间）、血管内大 B 细胞淋巴瘤和免疫抑制状态时罕见的大 B 细胞淋巴瘤（例如浆母细胞淋巴瘤）。

血管内大 B 细胞淋巴瘤是大 B 淋巴细胞在血管内恶性增殖所致，多数表达 B 细胞标记，也有变异 T 细胞表型的报道。肿瘤常开始就侵犯内脏，出现系统损害（包括神经系统），少数只累及皮肤。临床上不像淋巴瘤，似脂膜炎或血管肿瘤。损害多见于躯干和股部，为红色或紫色斑片、斑块或硬结。局限在皮肤者通常较系统型（弥漫型）预后好。

浆母细胞淋巴瘤非常罕见，好发于严重免疫功能低下者，尤其是 HIV 阳性患者的口腔，这些患者常伴有人单纯疱疹病毒 -8（HSV-8）感染。

5. 皮肤大 B 细胞淋巴瘤（B 细胞淋巴母细胞淋巴瘤） B 细胞淋巴母细胞淋巴瘤（B-cell lymphoblastic lymphoma）是前 B 淋巴细胞的恶性增生所致，原发于皮肤的肿瘤罕见。

儿童和青年多发。头和颈部孤立的大的红色肿瘤。数周后出现系统症状，如体重减轻、发热、乏力、皮疹和盗汗。血清 LDH 常升高，反映肿瘤进展迅速以及本病为系统性疾病。

本病进行性进展，预后差。肿瘤细胞表达 CD34（正常造血母细胞和不成熟胸腺后细胞表面抗原）。$CD34^+$ 者比 $CD34^-$ 的急性淋巴母细胞白血病 / 淋巴瘤生存时间长，提示该抗原与预后有关。

（三）组织病理

1. 原发性皮肤边缘区 B 细胞淋巴瘤 表皮大致正常。真皮内片状、结节状或弥漫的，深达脂肪层的细胞浸润，一般不侵犯表皮。

（1）典型病理模式：结节状浸润，常有反应性滤泡增生，滤泡周围有小或中等大肿瘤细胞浸润，即边缘区细胞（又称为中心细胞样细胞或单核细胞样 B 细胞），胞浆丰富淡染，核呈锯齿状，核仁不清楚。还常杂有淋巴浆细胞样细胞、小淋巴细胞、嗜酸性粒细胞及浆细胞，偶见大的母细胞。有的以淋巴浆细胞样细胞浸润为主，混杂有上皮样细胞和多核巨细胞的肉芽肿样反应。当肿瘤细胞以淋巴浆细胞样细胞浸润为主时，即为过去诊断的皮肤免疫母细胞瘤，细胞核内常见 PAS 染色阳性的包涵体（有时可见 Dutcher 小体），具有诊断意义。少数患者的肿瘤细胞以浆细胞为主，即为过去诊断的原发皮肤浆细胞瘤（或皮肤免疫细胞瘤），现在认为它们是 PCMZL 的亚型。

（2）免疫组化 / 分子生物学：肿瘤细胞表达 CD20、CD79a 和 Bcl-2，而不表达 CD5、CD10 和 Bcl-6。所有患者，肿瘤细胞的胞浆内都表达单克隆免疫球蛋白轻链（κ 或 λ，但不是同时表达）。这些表达单克隆性的 B 淋巴细胞常分布在浸润团块周围，60%~80% 可检出 IGH 基因的单克隆性重排。

最近发现在 PCMZL 及 MALT 淋巴瘤均存在 IGH 和 MALT1 基因的 t（14；18）（q32；q21）易位，这种易位在内脏淋巴瘤比原发于皮肤的多见。其他基因的变异，包括 3 和 / 或 18 染色体的三倍体及 t（11；18）q（12；21）易位与边缘区淋巴瘤发病有关。50% 以上的 PCMZL 无基因异常。

（3）鉴别诊断：PCMZL 的鉴别诊断取决于浸润模式，在有明显的淋巴样滤泡时，鉴别诊断包括皮肤淋巴组织增生和滤泡中心型淋巴瘤；在结节性或弥漫性浸润而无明显淋巴样滤泡时，鉴别诊断包括原发性皮肤 $CD4^+$ 小 / 中 T 细胞淋巴增生性疾病和 T 细胞假性淋巴瘤。

2. 原发性皮肤滤泡中心型淋巴瘤 表皮正常。真皮至皮下弥漫或结节状细胞浸润。浸润与表皮之间以无细胞浸润的境界带间隔。

（1）早期：体积小和较早期的皮损（约 25% 的标本）常见滤泡样结构，或沿血管和 / 或附属器周围呈片状或团块状细胞浸润。

（2）晚期：弥漫型，常见两型兼有（混合型）。浸润细胞不一，常以某种细胞浸润为主，中心母细胞（核仁明显、大的、不裂的滤泡中心细胞）和中心细胞（大或小的、有裂的滤泡中心细胞）多见，混有不同数量的免疫母细胞、小淋巴细胞、组织细胞，嗜酸性粒细胞和浆细胞。

（3）大淋巴细胞亚型：有些 PCFCL 呈弥漫浸润生长，其肿瘤细胞群中可见大淋巴细胞，类似大细胞淋巴瘤，预后与典型的 PCFCL 类似。浸润中还常见数量不等的小 T 淋巴细胞和组织细胞 / 吞噬细胞，有些甚至以这些细胞浸润为主。

（4）其他组织学亚型：以梭形细胞浸润为主的梭形细胞型，组织学上易误诊为肉瘤或其他梭形细胞肿瘤。原发于皮肤的富 T 细胞性 B 细胞淋巴瘤，浸润中有大量 T 淋巴细胞和少量 B 淋巴母细胞，可能是 PCFCL 的少见类型。

（5）免疫组化 / 分子生物学：肿瘤细胞除表达全 B 细胞抗原标记（CD20，CD79a，CD19，和 CD22）以及 HLA-DR 以外，还表达 κ 或 λ 轻链，但 CD5 和 CD43 阴性。几乎均表达 Bcl-6（中心母细胞和其他母细胞的免疫标记），$CD21^+$ 的滤泡树突细胞形成不规则网状，呈滤泡结构。结构周围群集的 Bcl-6 阳性细胞高度提示滤泡状淋巴瘤。无论滤泡样或弥漫性浸润，肿瘤细胞常表达 CD10。

多数 PCFCL 的 Bcl-2 蛋白阴性，是与结内滤泡型淋巴瘤鉴别的依据之一。肿瘤性滤泡低表达 MIB-1 抗体（MIB-1 显示增殖细胞表达的 Ki67 抗原），而反应性滤泡则高表达。大细胞亚型（肿瘤细胞以大裂细胞为主）多不表达或少数细胞表达 MUM-1（多发性骨髓瘤原癌基因 1 或干扰素调节因子 4，主要由生发中心 B 细胞和浆细胞表达）；PCDLBCL-LT 表达 MUM-1。

约 40% 的 PCFCL 存在染色体 t(14;18)(q32;q21) 易位（该易位是结内滤泡淋巴瘤的特点）和表达 Bcl-2 为特征，提示可能是结内淋巴瘤累及皮肤。60%~70% 的 PCFCL 有 Ig 的结合区（JH）和重链区（IGH）基因的单克隆性重排。PCR 证明 PCFCL 滤泡中增殖细胞的 JH 基因单克隆性重排。

分析细胞形态学、免疫组织化学和分子生物学，提示滤泡性淋巴瘤可以发生在淋巴结内和皮肤，形成结内或皮肤型滤泡性淋巴瘤，尽管二者组织病理学模型类似，但发病机制不同。

（6）鉴别诊断：PCFCL 的鉴别诊断包括反应性皮肤淋巴组织增生、边缘区淋巴瘤和原发性皮肤弥漫大 B 细胞淋巴瘤（腿型）。

3. 原发性皮肤弥漫大 B 细胞淋巴瘤（腿型）

（1）细胞形态学：真皮和皮下脂肪层弥漫致密的细胞浸润，达真 - 表皮交界，大的非典型细胞侵入表皮，有时在表皮内成串排列，类似 CTCL 的 Pautrier 微脓疡。浸润以免疫母细胞（大的、圆形，胞浆丰富，核深染）和中心母细胞为主。核分裂相常见，反应性小淋巴细胞少量或缺如。由大量大裂隙细胞构成的弥漫大 B 细胞淋巴瘤是 PCFCL。本病 Ig 基因高度变异，提示肿瘤细胞源于生发中心。

（2）免疫组化：肿瘤细胞的膜型和 / 或胞浆型单克隆性免疫球蛋白，表达 CD20 和 CD79a，但多数丢失抗原。大多数强表达 MUM-1 抗原，弥漫浸润型 PCFCL 不表达或少数细胞表达 MUM-1，有助于二者鉴别。本病肿瘤细胞 IGH 基因单克隆性重排，但无 t(14;18) 易位。

在 WHO-EORTC 分类中，Bcl-2 阳性者为原发于皮肤的 PCDLBCL-LT，Bcl-2 阴性者为原发于皮肤弥漫大细胞淋巴瘤。其他型见（表 75-10）。

少数患者的肿瘤细胞表达 CD30，是 PCDLBCL-LT 的变异型，少见。极易误诊为皮肤 $CD30^+$ 间变大细胞淋巴瘤。PCDLBCL-LT 无论是皮肤或皮肤以外型，预后与 CD30 表达无关。

荧光原位杂交（FISH）或微点阵芯片研究证明，PCDLBCL-LT 与弥漫浸润型 PCFCL 的基因变化不同。皮肤型和结内弥漫大 B 细胞淋巴瘤基因变化类似。

4. 原发性皮肤弥漫大 B 细胞淋巴瘤（其他型）　肿瘤细胞是大圆形细胞，不表达 Bcl-2。其病理和免疫组化与 PCDLBCL-LT 或弥漫型 PCFCL（临床病理介于 PCFCL 弥漫型与 PCDLBCL-LT 之间）类似，是后两者的组织学或免疫表型的变异型。

病理特征是真皮和皮下组织中扩张血管内充满了大量增殖的异型淋巴细胞，有的血管周围也可见异型淋巴细胞。肿瘤细胞核大，胞浆少，核仁明显。表达 B 细胞相关抗原标记和免疫球蛋白单克隆性，内皮细胞相关抗原标记（CD31，CD34）。本病存在 IGH 基因的单克隆性重排。

浆母细胞淋巴瘤是浆母细胞（核偏向一侧的大细胞，胞浆丰富和核仁明显）的肿瘤性增殖。表达 CD38 和 CD138 及单克隆性免疫球蛋白轻链。

5. 皮肤大 B 细胞淋巴瘤（B 细胞淋巴母细胞淋巴瘤）　肿瘤为均一的中等细胞增生、浸润为主，胞浆少、淡染，卷曲、圆形或脑回状细胞核，核仁染色质纤细。常见含有包涵体（易染小体）的吞噬细胞，低倍镜下呈“星空现象”。肿瘤细胞排列如马赛克样是本病的另一特点，可见大量的有丝分裂和细胞坏死。本病需要与 T 细胞淋巴母细胞淋巴瘤鉴别。免疫组化证明肿瘤细胞表达末端脱氧核糖核酸转移酶（TdT；它表达于前 T 和 B 细胞）和 CD10 以及免疫球蛋白胞浆型 μ 链，大多数表达 CD20、CD79a 和 CD99，部分表达 CD43。前 B 细胞亚型不表达 CD20，但 CD34 阳性。分子生物学分析发现 IGH 基因单克隆性重排，但 TCR 呈多克隆性。少数缺少 IGH 基因单克隆性重排，或 IGH 和 TCR 两个基因同时单克隆性重排。

（四）诊断与鉴别诊断

1. 诊断　早期未明确诊断的患者，可先归为皮肤异型 B 细胞淋巴样增生，定期复查。在未确定 CBCL 诊断之前，详细分析各阶段的临床和病理资料，排除皮肤以外脏器病变。一旦明确诊断，就要确定分期和分型，根据其临床病理特征，要与继发性 CBCL 鉴别。

WHO-EORTC 分类系统发布前，由于不同淋巴瘤研究中心的不同分类方法，导致 CBCL 的诊断、资料缺乏一致性和可比性，使鉴别低度恶性的原发于皮肤的 B 细胞淋巴瘤（PCFCL 和 PCMZL）非常困难。不同的研究者对相同临床病理改变可能得出不同诊断。

2. 鉴别诊断　皮肤 B 细胞淋巴瘤的主要鉴别诊断包括：

（1）其他恶性淋巴瘤：CBCL 需要与各种不同类型的恶性淋巴瘤鉴别，甚至包括以反应性炎性为突出表现的早期恶性淋巴瘤，有的只需要临床或病理鉴别，有的临床和病理均需鉴别（所谓假性淋巴瘤）。CBCL 的诊断一定要建立在详细的临床、病理、免疫组化和分子生物学检查基础上。有些患者可能需多次重复皮肤活检才能明确诊断。

（2）B 细胞假性淋巴瘤：PCFCL 的滤泡生长病理模型应与伴有生发中心的 B 细胞假性淋巴瘤鉴别，如有些疏螺旋体引起的皮肤淋巴细胞瘤（皮肤淋巴瘤样增生）。后者常见于儿童，多发生于特殊部位，如耳郭、乳头和阴囊。皮损孤立，相对较小，组织学呈反应性滤泡增生，以小淋巴细胞、浆细胞和嗜伊红细胞为主。生发中心常缺乏轮廓清楚的外套，并含有许多吞噬小体的巨噬细胞，形成“明区”和“暗区”，体现正常（高）增殖率，但没有明显的套区。

（3）PCFCL：少数原发于皮肤 PCMZL，典型的反应性生发中心，需与滤泡型 PCFCL 鉴别。滤泡型 PCFCL，边缘区肿瘤细胞的克隆性是其病理学的重要依据，类似 MALT（黏膜相关淋巴组织）型 B 细胞淋巴瘤。根据 PCMZL 的浸润模式，肿瘤性浆细胞的单克隆性增生和不表达 CD10 和 Bcl-6，可以明确皮肤 PCMZL 的诊断。

继发性与原发性皮肤滤泡型淋巴瘤鉴别，继发性除了 $Bcl-2^+$ 以外，二者细胞形态和免疫表型类似。皮肤滤泡型淋巴瘤的滤泡强表达 Bcl-2 时，高度提示皮损是继发于淋巴结内的滤泡型淋巴瘤。

（4）低度恶性原发性皮肤 B 细胞淋巴瘤：PCMZL 要与早期反应性和其他低度恶性原发性皮肤 B 细胞淋巴瘤相鉴别。

良性病变的细胞常表达两种免疫球蛋白轻链，PCMZL 则与之相反。Jessner-Kanof 淋巴细胞浸润症，临床病理上类似某些 PCMZL，但浸润细胞是以 T 淋巴细胞为主，呈多克隆性。

(5) PCMZL：PCFCL，弥漫型，组织学模式和细胞形态应与 PCMZL 鉴别，前者以中心细胞和中心母细胞为主弥漫的 B 淋巴细胞浸润，肿瘤细胞表达 Bcl-6。伴有生发中心的 PCMZL 还需与滤泡型 PCFCL 鉴别。前者生发中心是反应性的，后者的滤泡呈不典型性。应仔细观察，避免将边缘区细胞的克隆性滤泡误认为肿瘤性生发中心。

(6) B-CLL：PCMZL 还需与 B 细胞慢性淋巴细胞白血病(B-CLL)的皮损鉴别，B-CLL 表达 CD20 、CD43 和 CD5。鉴别要点：①B-CLL 中无肿瘤性浆细胞；②大多数 B-CLL 累及皮肤都表达 CD5，PCMZL 不表达。过去诊断的伴单克隆浆细胞浸润的皮肤淋巴样增生，实际是以浆细胞分化为主的特殊类型的 PCMZL。

(7) 反应性浆性细胞增殖和炎性假瘤：以浆细胞分化为主的 PCMZL 应与反应性浆细胞增殖和炎性假瘤(浆细胞肉芽肿)鉴别。炎性反应中浆细胞无异型性，免疫球蛋白轻链多克隆性。除了炎性假瘤、黏膜疾病和梅毒以外，以浆细胞为主的反应性皮肤病罕见。银染色(Warthin-Starry)和针对梅毒螺旋体的免疫组织化学染色可排除梅毒。

(8) PCDLBCL-LT：PCDLBCL-LT 需与很多疾病鉴别，包括系统淋巴瘤的皮损，急性髓性白血病和非淋巴网状系统的肿瘤(实体肿瘤器官转移)。大多数结合临床、病理模式、免疫表型和分子生物学特征可区分。为避免误诊，对皮肤淋巴瘤进行详细地免疫分型十分必要，尤其是中等到大细胞的肿瘤。

(9) 血管内组织细胞增多症：典型皮肤血管内大 B 细胞淋巴瘤的鉴别诊断比较容易。病理显示大量非典型细胞浸润在血管内，从形态学上很难区分浸润细胞是 T 还是 B 淋巴细胞。血管内大 B 细胞淋巴瘤应该与血管内组织细胞增多症鉴别，后者的血管内有组织细胞聚集。具有组织细胞形态学、免疫表型和分子生物学特征。血管内组织细胞增多症临床表现多样，包括慢性丹毒样改变。

(10) 其他：B 细胞淋巴母细胞淋巴瘤应与其他皮肤淋巴瘤和非淋巴网状系统肿瘤鉴别，后者如 Ewing 肉瘤和小细胞肺癌，TdT 阳性是诊断皮肤淋巴母细胞淋巴瘤重要的免疫组化指征。肿瘤细胞只表达或同时表达 CD99，TdT 和 CD34。可以是其中之一，或全部阳性，都强烈支持了淋巴母细胞淋巴瘤或白血病的诊断，并可与无裂小细胞淋巴瘤(如 Burkitt 淋巴瘤)鉴别。病理学不能区分的 T 或 B 细胞来源，需依赖系列免疫组化和分子生物学明确诊断。

(五) 治疗

CBCL 的治疗都是建立在明确诊断、分类和分期基础上，继发性皮肤 B 细胞淋巴瘤的治疗应归属于血液肿瘤科。皮肤 B 细胞淋巴瘤预后较好，较少全身播撒。治疗包括单纯观察、局部放疗和 / 或手术切除。对于侵袭性更高的皮肤 B 细胞淋巴瘤，还可以选择多药化疗和免疫治疗。

PCBCL 的治疗选择及其疗效(见表 69-12)。

1. 观察　许多低度恶性的 CBCL，疾病前期需密切观察病情变化，类似皮肤以外的惰性 B 细胞淋巴瘤和白血病，采取

表 69-12　原发性皮肤 B 细胞淋巴瘤(PCBCL)的治疗和缓解率的治疗和缓解率

亚型	治疗	缓解率
惰性亚型		
PCFCL 和 PCMZL		
孤立或局限性皮损	观察	—
	皮损内注射糖皮质激素	ORR 100%；CRR 44%
	局部放疗	CRR 100%
	手术切除	CRR 100%
	皮损内注射干扰素 α	CRR 100%
	皮损内注射利妥昔单抗	CRR 71%，PRR 23%
播散性皮损	观察	—
	静脉滴注利妥昔单抗	ORR 87%，CRR 60%
	化学免疫疗法(R- 苯达莫司汀)	CRR 85%
莱姆病相关病例	多西环素、头孢噻肟	CRR 100%(个案报道)
侵袭性亚型		
PCDLBCL-LT	化学免疫疗法(R-CHOP)	CRR 92%
	化学免疫疗法 + 放疗(局限性病变)	—
	姑息性放疗(局限性病变)	—
	自体干细胞移植(复发 / 难治性)	CRR 100%(个案报道)
	来那度胺	ORR 20%
	临床试验：Aurora 激酶抑制剂	—

注：CRR. 完全缓解率；ORR. 总缓解率；PCFCL. 原发性皮肤滤泡中心型淋巴瘤；PCMZL. 原发性皮肤边缘区 B 细胞淋巴瘤；PCDLBCL-LT. 原发性皮肤弥漫大 B 细胞淋巴瘤(腿型)；PRR. 部分缓解率；R-CHOP. 利妥昔单抗 -CHOP 方案。

观察等待的策略，保守治疗。通过密切观察病情变化，制定合适方案，可延长患者的病程和生存时间。为了不耽误治疗，患者至少每6个月或出现新的损害和/或新的症状时，及时就诊，及时治疗。

早期常局部放疗，损害很少时手术切除。有些需系统使用或皮损内注射CD20抗体，仅少数需要系统化疗。

2. 局部治疗　大多数CBCL为低度恶性(PCFCL，PCMZL)，对于孤立或少量皮肤损害，可局部放疗，单纯外科手术切除或外科切除联合局部放疗。据报道，发生在背部的PCFCL，即Crosti淋巴瘤的肿瘤性损害周围有细胞浸润所致的大面积红斑结节、丘疹和斑片，应扩大放疗范围(距临床损害周围10~20cm)，以降低复发率。其他肿瘤的放疗范围通常在皮损边缘扩大3~5cm。外科切除对孤立的边缘清楚的损害非常有效，复发率也低于放疗。

手术治疗争议：小病变手术不是最佳选择，面部病变影响美容。目前有希望的治疗选择主要是免疫治疗，包括利妥昔单抗、IFN-α和咪喹莫特。对于病变数目较少的，可局部应用干扰素。

3. 抗生素　近年有报道系统用抗生素治疗低度恶性CBCL，部分患者获得完全缓解，尤其适用于幽门螺杆菌引起的胃MATL淋巴瘤，肿瘤早期随着幽门螺杆菌根除而治愈。最近有用抗生素治疗疏螺旋体感染相关性CBCL的报道，也获得满意疗效。欧洲疏螺旋体感染流行病学研究表明，抗生素治疗CBCL是淋巴瘤治疗学的重要进步。系统使用抗生素最重要的是早期治疗，因为随着病情进展，后期可能对抗生素不再敏感。PCR分析表明，流行病区所有CBCL的皮损均可检出博氏疏螺旋体属DNA，建议早期给予这类患者抗生素治疗。

4. 干扰素　治疗低度恶性CBCL有效，适用于皮损广泛，不适合局部放疗的患者。皮下或皮损内IFN注射，首选IFNα-2a，完全缓解率约为50%。

5. 生物制剂　最近，已成功采用系统或皮损内注射抗CD20单克隆抗体利妥昔单抗治疗惰性CBCL，使肿瘤缩小。损害内注射适用于皮损较少或局限性损害。静脉滴注利妥昔单抗增强疗效，尤其适用于皮损广泛或放疗后复发者。还可采用利妥昔单抗联合其他疗法治疗进行期、恶性度高的CBCL(如PCDLBCL-LT)。

6. 系统化疗　需积极治疗的有皮损泛发的PEFCC、弥漫型/特殊类型PCDLBCL-LT。治疗方案为系统化疗联合利妥昔单抗，最常用的是CHOP方案(环磷酰胺、多柔比星、长春新碱和泼尼松)联合利妥昔单抗(R-CHOP方案)，有时还可联合局部放疗。如完成联合治疗并疗效满意后出现并发症，可单用利妥昔单抗继续治疗。

7. 其他类型　血管内B细胞淋巴瘤，不论任何时期，均应采用系统化疗联合利妥昔单抗治疗。B细胞淋巴母细胞淋巴瘤，均应血液科治疗。即使在早期仅有皮损或肿瘤的稳定期，也应积极化疗联合利妥昔单抗治疗。

第三节　浆细胞肿瘤

一、多发性骨髓瘤

多发性骨髓瘤(multiple myeloma，MM)是一种骨髓浆细胞增殖性肿瘤，是第二常见的血液系统恶性肿瘤，本病很少累及皮肤，但与多发性骨髓瘤相关的单克隆γ球蛋白血症常伴有皮损。

(一) 临床表现

1. 全身症状　MM的特征性症状包括骨骼受累所致的疼痛、贫血、疲乏、肾功能衰竭、高钙血症、体重下降、病理性骨折。仅10%的患者在就诊时有髓外或骨外症状，但随着病情进展和克隆性负荷增加，异常浆细胞浸润器官，并出现单克隆轻链引起的损害。

2. 皮肤损害　MM累及皮肤很少见，但也有以皮损为首发症状的患者。MM的皮损包括特异性和非特异性损害。特异性损害为MM浸润皮肤形成的转移性肿瘤，或皮肤浆细胞增殖(皮肤浆细胞瘤、皮肤Waldenström巨球蛋白血症)，而非特异性损害由继发于MM的单克隆γ球蛋白血症所致，包括原发性系统性淀粉样变、Ⅰ型冷球蛋白血症、硬化性黏液水肿、POEMS综合征、Schnizler综合征、渐进坏死性黄色肉芽肿、Ⅱ型硬肿病、持久性隆起性红斑、角层下脓疱病和SPD型IgA天疱疮、坏疽性脓皮病、Sweet综合征、皮肤小血管炎、播散性黄瘤、获得性大疱性表皮松解症、副肿瘤性天疱疮、不典型硬皮病等。

(二) 组织病理

真皮层异型浆细胞或淋巴浆细胞弥漫浸润，核丝分裂常见，可见多核浆细胞。有时细胞形态不像浆细胞，但细胞不表达CD45和CD20，而表达CD38和CD138，单克隆性免疫球蛋白是其特征。一种被称为Mott细胞，该细胞胞浆及核内可见很多呈葡萄样簇集嗜伊红染的包涵体(Russell小体和Dutcher小体)，是免疫球蛋白或糖蛋白的聚集。这种现象也见于其他浆细胞大量增殖时(见浆细胞增殖性疾病一章)。

(三) 诊断与鉴别诊断

MM的诊断依据包括实验室检查、尿液分析、骨髓活检和放射学检查。蛋白电泳证实血清中单克隆性γ球蛋白提示MM，尤其是当单克隆蛋白水平>1g/dl时，骨髓活检非常必要。其他如明确免疫球蛋白类型的血清免疫固定电泳，分析免疫球蛋白(IgG>IgA>IgD)的分类，尿本周蛋白检查明确Bence-Jones轻链；椎骨和长骨放射学检查，寻找溶骨性损害(POEMS)对诊断本病都非常有意义。

本病需与伴有大量浆细胞的原发性皮肤边缘区B细胞淋巴瘤(PCMZL)鉴别，后者不累及骨髓。Waldenström巨球蛋白血症的病理似PCMZL，PCMZL是以分化不同时期的淋巴浆细胞浸润为主(也称之为皮肤免疫细胞瘤)，直接免疫荧光检查见前者浸润细胞内及周围有IgM单克隆性沉积。血清免疫固定电泳示循环的IgM单克隆蛋白。

二、原发性皮肤浆细胞瘤

原发性皮肤浆细胞瘤(primary cutaneous plasmacytoma)是一种原发于皮肤的B细胞淋巴瘤，来源于克隆性扩张的浆细胞，是髓外浆细胞瘤的罕见类型，由Stout等于1949年首次报道。本病好发于老年男性，临床表现为孤立或多发性肤色或紫红色无痛性结节，可出血。组织病理示不同程度异型性的浆细胞呈弥漫或团块状浸润，免疫组化CD79a、CD38和CD138阳性。有些原发性皮肤浆细胞瘤是多发性骨髓瘤的早期表现，应密切排查和监测。

第四节　其他淋巴组织增生和骨髓及外骨髓增生性疾病

一、皮肤假性淋巴瘤概述

皮肤假性淋巴瘤（cutaneous pseudolymphoma）系指在临床和/或组织病理上类似皮肤真性淋巴瘤的一组异质性皮肤淋巴细胞浸润性疾病，具有以下特点：①以淋巴细胞致密浸润为特征的一系列皮肤病，其浸润模式类似不同类型的皮肤淋巴瘤；②可分为两大组免疫类型，即混合性T和B细胞（皮肤淋巴样增生、木村病、血管淋巴样增生伴嗜酸性粒细胞浸润和Castleman病）以及T细胞（假性蕈样肉芽肿、淋巴瘤样接触性皮炎、皮肤Jessner淋巴细胞浸润症）；③大多数为特发性，或为机体对外来抗原的局部或系统性反应；④通常为孤立、单发或局限性丘疹、斑块或结节；⑤有的具有潜在的淋巴样克隆性增生，个别可发展为皮肤淋巴瘤。

本组疾病包括：①淋巴细胞浸润症（Jessner）；②节肢动物叮咬和持久性疥疮结节；③Borrelial淋巴细胞瘤；④苯妥英钠药疹；⑤血管免疫母细胞淋巴结病；⑥木村病；⑦血管淋巴样增生伴嗜酸性粒细胞增多；⑧Castleman病；⑨假性蕈样肉芽肿（假性蕈样肉芽肿）；⑩淋巴瘤样丘疹病；⑪光化性网状细胞增生症；⑫淋巴细胞瘤；⑬淋巴瘤样接触性皮炎；⑭淋巴瘤样肉芽肿病（表69-13）。

表69-13　皮肤假性淋巴瘤分类

临床病理亚型	主要浸润细胞	皮肤浸润部位	主要伴随情况
皮肤淋巴样增生	B、T细胞	真皮网状层	—
木村病	B、T细胞	皮下组织	淋巴结肿大
血管淋巴样增生伴嗜酸性粒细胞增多	B、T细胞	真皮网状层	嗜酸性粒细胞增多
Castleman病	B、T细胞	皮下组织	淋巴结肿大、POEM综合征
假性蕈样肉芽肿	T细胞	真皮乳头层、表皮	—
淋巴瘤样接触性皮炎	T细胞	真皮乳头层、表皮	有接触性变应原
皮肤淋巴细胞浸润症	T细胞	真皮血管和附属器周围	—

上述疾病初起为良性，经过一段时间部分可发展成皮肤恶性淋巴瘤、部分与皮肤恶性淋巴瘤同时存在或发生在其后。

二、皮肤浆细胞浸润症

皮肤浆细胞浸润症（cutaneous plasmacytosis），本病由皮损、浅表淋巴结肿大和多克隆性高丙种球蛋白血症三联症组成。1976年Yashiro首次报道，Kitamura等于1980年详细地描述了这一类疾病，其后多以“浆细胞浸润症”报道本病，本病是一种罕见的良性成熟浆细胞增生性疾病。

流行病学：主要报道于日裔。本病男性高发（1：0.6），累及年龄段较广（20~62岁，平均37岁），儿童罕见。近几年在日本以外的国家也发现了本病，我国亦相继有10多例本病。

发病机制：病因尚不明确。本病是一种反应性的浆细胞疾病，可能与骨髓造血微环境中的白介素（IL）-2、IL-10、IL-6浓度增加有关。介导活化B细胞向浆细胞分化的细胞因子IL-6被认为牵涉其中。患者血清中IL-6增高，病灶内细胞也可检出IL-6。糖皮质激素治疗有效的本病病例血清及病灶内IL-6水平均降低。此外还可能与变态反应性疾病、结缔组织疾病、结核病及其他慢性感染性疾病、恶性肿瘤以及再生障碍性贫血、粒细胞缺乏症、骨髓增生异常综合征等造血系统疾病有关。

皮肤损害：

1. 皮肤浆细胞浸润症　患者只累及皮肤，但患者可以出现淋巴结肿大、发热和不适等系统症状。皮损常为瘙痒性的、泛发的红棕色斑片、丘疹、结节和斑块，好累及躯干（图69-66、图69-67）。累及头皮时可引起脱发。好发于躯干和四肢，亦有报道仅发生于面部，以红斑、肿胀、水疱、渗出等表现为主的病理。

2. 系统性浆细胞浸润症　累及两个或两个以上器官系统，通常除皮肤以外累及肺、骨髓和肝，肺受累致间质性肺炎可引起呼吸困难。有1例系统性浆细胞增多症患者发展成T细胞淋巴瘤。组织病理　表现为真皮深浅血管周围和附属器周围成熟浆细胞浸润，病变可深达皮下。可伴有少量淋巴细胞和组织细胞，部分病例可有淋巴滤泡形成。免疫组织化学检测显示浆细胞为多克隆性。HHV8染色阴性。骨髓和淋巴结检查见成熟的多克隆性无异型性的浆细胞浸润。

诊断：本病确诊需依靠组织病理检查见到真皮内成熟浆细胞浸润，免疫组化检查浆细胞同时表达κ和λ轻链，伴有多克隆的高球蛋白血症，此外无淋巴结和肺脏等其他器官受累，并且排除了其他常见的单克隆或多克隆浆细胞增生性疾病后可诊断。

鉴别诊断：需与单克隆浆细胞增生性疾病和多克隆增生

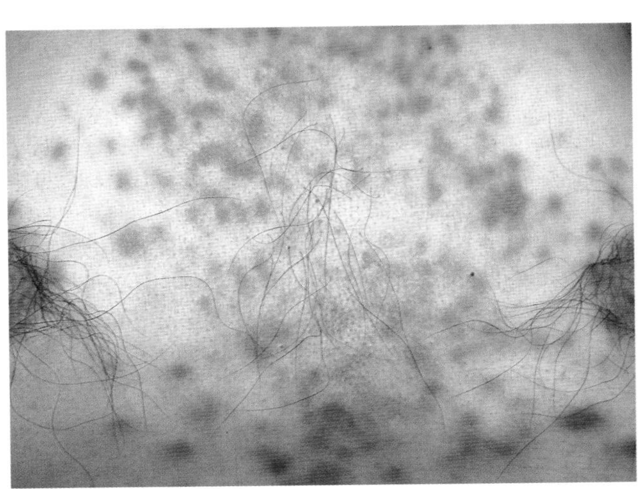

图69-66　皮肤浆细胞浸润症［华中科技大学协和深圳医院（南山医院）　陆原惠赠］

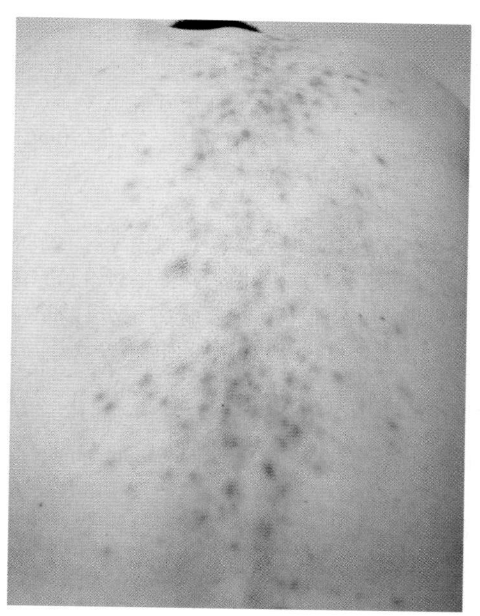

图 69-67　皮肤浆细胞浸润症［华中科技大学协和深圳医院（南山医院）　陆原惠赠］

性疾病相鉴别。

治疗：有相关 PUVA 和外用他克莫司治疗皮损有效。国外曾报道应用干扰素联合糖皮质激素及阿维 A、光疗、光动力疗法及外用他克莫司乳膏治疗本病，取得了比较满意的效果。病程慢性，良性经过，对各种细胞增殖抑制剂和免疫抑制剂疗效差。

三、Castleman 病

Castleman 病（Castleman disease，CD）是一组病理学改变相似而临床表现具有异质性的疾病，又称为血管滤泡淋巴样增生（angiofollicular lymphoid hyperplasia）或巨大淋巴结增生（giant lymph node hyperplasia），由 Castleman 在 1954 年首次描述，按照病理改变可分为透明血管型、浆细胞型和混合型，青年患者多见血管玻璃样变，老年患者常见不同程度的浆细胞增多。

（一）病因和发病机制

CD 为一个多克隆淋巴增生性疾病。透明血管型 CD 与滤泡树突状细胞或血管内皮细胞生长因子（VEGF）异常有关；多中心型 CD 患者的损害和循环中 IL-1β 和 IL-6 水平升高，表明细胞因子异常与本病相关，并介导了 POEMS 综合征的系统表现；在免疫缺陷包括 HIV 感染患者中发生的 CD 与人疱疹病毒 8 型（HHV8）感染相关。

（二）临床表现

纵隔肿块最常见，损害可以结内和 / 或结外，可有单发或多发性的皮肤或皮下肿瘤。按照临床表现，CD 可分为单中心 CD 和多中心 CD。

1. 单中心 CD　通常见于年轻成人或儿童，表现为局部淋巴结肿大或孤立性肿块，通常无症状（60%），常无意中发现肉眼可见或可触及的肿块（肿大的淋巴结）或实验室检查异常，少数患者有系统症状或肿块压迫症状如肾脏梗阻、呼吸困难、咳嗽、腹痛等。

2. HHV8 相关性多中心 CD　是最常见类型的多中心 CD，通常发生在 HIV 感染的背景中，其发病率随着抗逆转录病毒药治疗的应用而升高。系统症状包括发热、乏力、脾大、淋巴结肿大、水肿和咳嗽，可合并 Kaposi 肉瘤和浆母细胞淋巴瘤。

3. 特发性多中心 CD　特征为系统症状（发热、盗汗、疲乏无力、食欲减退和体重下降等）、多部位淋巴结肿大和典型的组织病理学改变。与单中心 CD 和 HHV8 相关性多中心 CD 相比，特发性多中心 CD 更常出现自身免疫相关症状，包括关节炎、肾功能障碍伴蛋白尿。

4. CD 的特殊表现

（1）副肿瘤性天疱疮：系在恶性肿瘤（主要为 B 细胞恶性肿瘤）包括 CD 患者中出现的寻常型天疱疮表现，尤其是口腔溃疡。

（2）POEMS 综合征：包括周围多神经病、器官巨大症、内分泌疾病、单克隆丙种球蛋白病、皮肤色素沉着和多毛，另外，还可见视乳头水肿、胸腔积液、腹水、硬化性骨损害和血小板增多症。

（3）TAFRO 综合征：见于特发性多中心 CD，包括血小板减少、全身性水肿、发热、网状纤维化和器官巨大症。

（4）嗜血细胞性淋巴组织细胞增生症：可见于多中心 CD 尤其是 HHV8 相关者，除了 MCD 的典型表现外，患者还出现低纤维蛋白原症、低密度脂蛋白和甘油三酯升高、血液动力学和多器官衰竭。

（5）其他：多中心 CD 患者还可发生自身免疫性血细胞减少症、淋巴瘤、滤泡树突细胞肉瘤、血管炎、扁平黄瘤、周围神经病和肾损害。

（三）辅助检查

1. 实验室检查　放射学检查包括颈、胸、腹和盆腔 PET-CT（首选）或 CT 可鉴别单中心与多中心 CD，评估疾病活动性；多中心 CD 常见贫血、血小板增多 / 减少、低白蛋白血症、乳酸脱氢酶（LDH）升高、CRP 水平升高、血沉加快、IL-6 升高，HHV8 病毒载量与病情活动度相关。

2. 组织病理　CD 有 3 种不同的病理变化：①透明血管型的特征为各种血管玻璃样变，呈同心样旋涡状，继发性淋巴样滤泡增生，滤泡周围小淋巴细胞向心性排列，呈洋葱样，该型主要见于单中心 CD；②浆细胞型的滤泡间有广泛增生毛细血管，大量浆细胞片状浸润，血管与浆细胞在滤泡间形成带，浆细胞亚型最常见于多中心 CD（75%）；③透明血管型与浆细胞型同时存在时称为混合型，该型常见于 HHV-8 相关性多中心 CD（见表 69-14）。

表 69-14　Castleman 病（CD）的临床病理联系

组织学亚型	单中心 CD	HHV8 相关性多中心 CD	特发性多中心 CD
透明血管型	++++	+/−	+
浆细胞型	+	+++	++
混合型	+/−	++	++

（四）鉴别诊断

单中心 CD 的主要鉴别诊断包括淋巴瘤、实体瘤、滤泡增生症和弓形虫淋巴结炎。皮肤和皮下的 CD 需要与嗜酸性粒细胞缺如的 ALHE、金显宅病、浆细胞瘤、骨髓瘤、窦性组织细胞增多症伴巨大淋巴结病、皮肤淋巴样增生、血管免疫母细胞 T 细胞淋巴瘤和滤泡型 CBCL 鉴别。这些疾病都缺少淋巴样滤泡。除金显宅病和 ALHE 以外,其他还缺少血管增生。

(五) 治疗

一线治疗为手术切除;二线治疗包括放疗、化疗、利妥昔单抗 ± 化疗或沙利度胺、抗 IL-6 或抗 IL-6R 抗体、硼替佐米。单中心 CD 首选手术切除,多中心 CD 一般采取放疗或化疗,多数患者对利妥昔单抗和依托泊苷反应良好。

四、假性蕈样肉芽肿

假性蕈样肉芽肿(pseudomycosis fungoides,PMF)是一种临床和组织病理学改变类似蕈样肉芽肿的良性疾病,常由某些药物诱发,在诱因去除后可完全消退。

(一) 病因与发病机制

PMF 的发病机制不明,常与某些药物暴露有关,例如苯妥英钠、卡马西平、丙戊酸钠、氟西汀、妥因类、血管转换酶抑制剂、阿米洛利、阿替洛尔、伊马替尼、马来酸右氯苯那敏或其他抗组胺药等,可能是药物引起的一种迟发型异常免疫反应,可能与抑制性 T 淋巴细胞功能下降有关。也可自发出现或与 B 细胞慢性淋巴细胞白血病同时出现。

(二) 临床表现

好发于成人,无性别差异,患者常有其他疾病或用药史。皮损与蕈样肉芽肿非常相似,表现为躯干或四肢的孤立或少数斑块,可伴瘙痒或无自觉症状。偶见 Sézary 综合征样皮疹。

(三) 组织病理

真皮乳头层有小和中等大小的非典型淋巴细胞带状浸润,细胞呈切迹和脑回状核,伴中等数量的组织细胞浸润,浆细胞和嗜酸性粒细胞罕见。上方表皮增生和 / 或表皮内有非典型淋巴细胞浸润,亲表皮性和 Pautrier 微脓疡均不如蕈样肉芽肿。多数 T 细胞为多克隆性,偶见 T 细胞克隆性增生。

(四) 诊断与鉴别诊断

最初描述的特征为剥脱性红皮病样皮炎、全身淋巴结肿大和表皮 Pautrier 微脓疡,目前认为出现相应的组织病理改变即可诊断。PMF 需与下列疾病相鉴别:

1. 蕈样肉芽肿 PMF 的亲表皮性需与蕈样肉芽肿鉴别,但本病皮损单发或数量很少,浸润细胞为多克隆性,发病前有用药史或局部治疗史,停药消退可鉴别。

2. 苔藓样药疹 某些药物如金制剂、甲氯噻嗪和抗疟药引起苔藓样药疹,真皮内有淋巴样细胞带状浸润,类似萎缩性大斑块型副银屑病,但苔藓样药疹无 T 细胞非典型性和典型的临床表现。

3. 皮肤异色症样皮损 本病还要与结缔组织病和遗传性皮肤病的皮肤异色症样皮损鉴别:

(1) 结缔组织病:结缔组织病真皮黏蛋白沉积,基底膜增厚和表皮变化可鉴别。

(2) 放射性皮炎:放射性皮炎的浸润细胞稀少,角质形成细胞的不典型性,真皮纤维化,附属器减少或消失和放射史可资鉴别。

(3) 二期梅毒:有些二期梅毒有时也与 PMF 类似,二期梅毒的皮肤病理表现为真皮浅层致密的带状浆细胞为主,杂有少量淋巴细胞浸润,导致真 - 表皮带模糊,并有细胞侵入无海绵形成的表皮。

4. 其他 临床或病理与蕈样肉芽肿或 Sézary 类似的疾病如毛囊黏蛋白沉积症、淋巴瘤样接触性皮炎和光化性类网织细胞增生症,也应予以鉴别。

(五) 治疗和预后

如本病为药物诱发,应按照药物性皮炎的治疗原则治疗,可选择糖皮质激素和光疗;如由于其他疾病引起的,应治疗原发病。PMF 的预后取决于原发病和治疗反应,如原发病皮损好转缓慢,即使是苔藓样细胞浸润,也需治疗数月。

五、淋巴瘤样接触性皮炎

淋巴瘤样接触性皮炎(lymphomatoid contact dermatitis, LCD)是一种罕见的慢性非湿疹样变应性接触性皮炎,临床和组织学表现类似副银屑病或早期蕈样肉芽肿,由 Orbaneja 在 1976 年首次报道。

(一) 病因与发病机制

LCD 的发病机制不明,发生在慢性接触性皮炎的基础上,可能是长期炎症刺激所致,通过斑贴试验可证实潜在的变应原,例如金、镍、钴、对苯二胺、二氨基二苯基甲烷、二盐酸乙二胺、织物染料等。

(二) 临床表现

多发生于成人,无性别差异,患者有变应原接触史。皮损为泛发性红色鳞屑性丘疹和斑块,甚至融合成红皮病,伴瘙痒。极少数患者发展为真性淋巴瘤或白血病。

(三) 组织病理

LCD 的组织病理改变类似蕈样肉芽肿,为 T 细胞假性淋巴瘤(B 细胞性 LCD 很罕见),表现为 T 细胞浅表带状浸润伴亲表皮性,但可出现表皮棘层水肿或棘层水肿性小水疱形成,这一点有助于鉴别蕈样肉芽肿。但在多数病例中,无法区分表皮内聚集的单核细胞与蕈样肉芽肿的 Pautrier 微脓疡。免疫组化染色示 LCD 为 T 细胞假性淋巴瘤,电镜见非典型性的脑回状核,类似蕈样肉芽肿。

(四) 诊断与鉴别诊断

LCD 的诊断应结合病史、皮损、斑贴试验、组织病理、免疫组化和克隆性分析。

LCD 主要需与蕈样肉芽肿鉴别,LCD 的表皮变化常见,真皮乳头水肿,而蕈样肉芽肿表皮内非典型淋巴细胞聚集形成 Pautrier 微脓疡,真皮乳头常无水肿。另外,还应与普通的接触性皮炎、药疹、银屑病、体癣、大斑块型副银屑病相鉴别。

(五) 治疗

通过斑贴试验,明确变应原,并予以去除。局部外用糖皮质激素有效。

六、皮肤淋巴细胞浸润症

内容提要

- 本病临床表现为持续性丘疹和斑块样损害,对日光敏感,好发于面部。皮损持续数周至数月,无系统受累。
- 血管周围及附属器周围淋巴细胞浸润以 $CD8^+$ 抑制性 T 细胞为主,直接免疫荧光结果为阴性。

- 本病需与皮肤红斑狼疮、多形性日光疹相鉴别。
- 治疗需避光，口服羟氯喹、沙利度胺，外用糖皮质激素、他克莫司治疗均有效。

皮肤淋巴细胞浸润症(lymphocytic infiltration of the skin，LIS)是一种慢性良性T细胞浸润性疾病，通常表现为面、颈和背部红色丘疹或斑块。由Jessner和Kanof在1953年首次报道，故又称为Jessner淋巴细胞浸润症或Jessner-Kanof综合征。皮肤病学界对该诊断尚有争议，有人认为它并非一种独立疾病，可能是盘状红斑狼疮、多形性日光疹或恶性淋巴瘤的早期阶段或变型。

（一）病因与发病机制

本病的病因和发病机制仍未阐明，可能与下列因素有关：①感染：有人在LIS皮损中检出了博氏疏螺旋体，给予四环素治疗损害消失，推测本病与慢性游走性红斑、皮肤假性淋巴瘤、慢性萎缩性肢端皮炎同属疏螺旋体感染病谱；②紫外线暴露：观察到部分患者发病与日晒有关，或光激发试验阳性，皮损亦多见于曝光部位；③免疫缺陷：有LIS患者的自然杀伤细胞溶解功能和抗体依赖细胞介导的细胞毒反应降低，外周血免疫复合物水平升高，部分患者治疗后免疫复合物恢复正常，但复发时又升高；④药物：少数患者与某些药物相关，如血管紧张素转换酶抑制剂(ACEI)和氢醌；⑤遗传因素：有家族性发病的报道，提示本病可能与遗传因素有关。

（二）临床表现

本病好发于中青年(20~50岁)，无明显性别差异，通常累及面部和躯干上部等曝光部位，特别是面颊、鼻部和眼睑(图69-68，图69-69)。皮损数目不等，可单发或多发，表现为紫红色或淡褐色丘疹、结节或浸润性斑块，直径1~2cm，表面光滑，无明显角化过度和毛囊角栓。有发生于头皮引起脱发的病例报道。有时皮损向周围扩展，中央消退形成盘状或环状。多数无任何症状，约半数自觉瘙痒，偶有触痛。情绪波动时、日晒后皮损加重。

皮损病程迁延，时好时坏，可持续数周、数月或数年，常在5~10年后自然消退，最长者可达24年之久。消退后不留痕迹，有时可在同一部位或其他部位再发。

（三）组织病理

表皮通常无明显变化，可有少数淋巴细胞侵入表皮，或轻

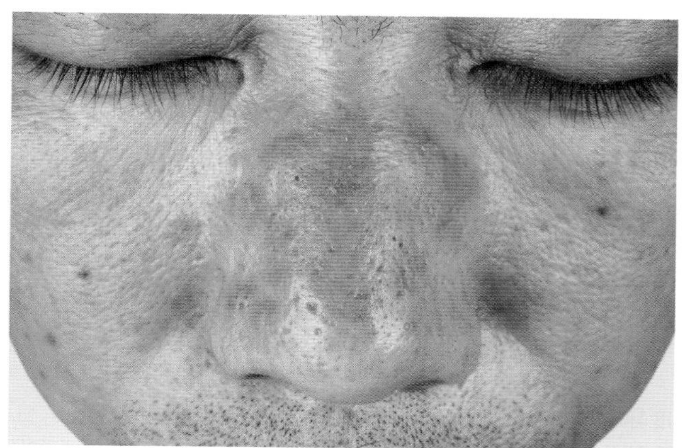

图69-68　皮肤淋巴细胞浸润症

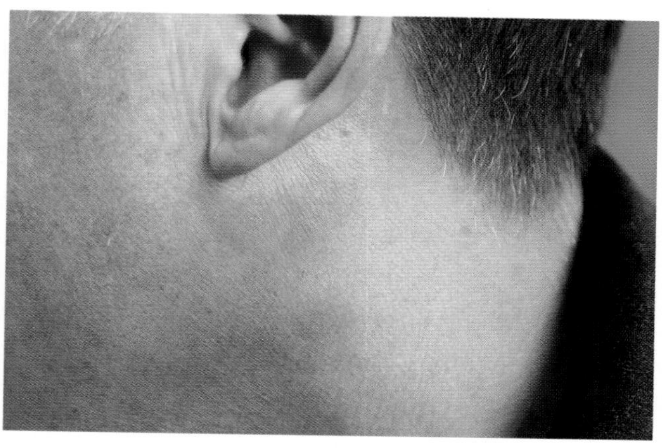

图69-69　皮肤淋巴细胞浸润(新疆维吾尔自治区人民医院普雄明惠赠)

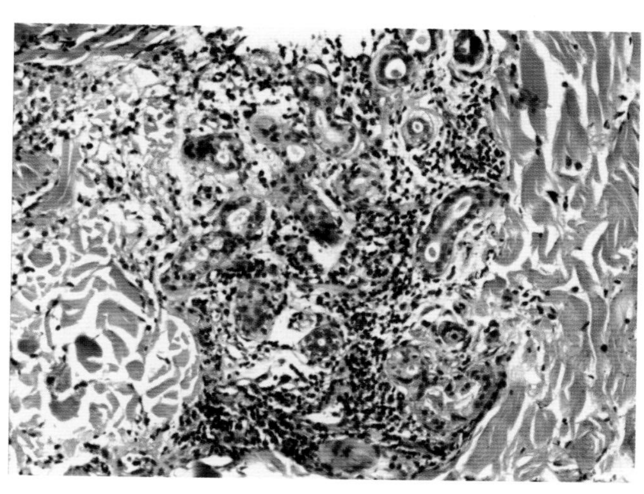

图69-70　皮肤淋巴细胞浸润组织病理(HE染色)
汗腺周围见大量淋巴细胞浸润(新疆维吾尔自治区人民医院普雄明惠赠)。

微淋巴细胞界面皮炎。真皮全层有血管周围淋巴细胞浸润(图69-70)，有时还见于毛囊周围。大多数细胞表达CD4。浆细胞样单核细胞散在或群集于小静脉周围，有助于诊断。真皮网状层轻度黏液沉积。

（四）鉴别诊断

LIS应与多形性日光疹、慢性皮肤红斑狼疮、皮肤淋巴组织增生、面部肉芽肿、感染性和炎症性肉芽肿、慢性游走性红斑、网状红斑性黏蛋白病、皮肤B细胞淋巴瘤、皮肤白血病等疾病相鉴别(表69-15)。

1. 亚急性和慢性红斑狼疮　红斑狼疮皮损有脱屑、毛囊角栓和皮损中心色素脱失。LIS的另一病理特征是界面炎症伴有基底细胞空泡变性和角质形成细胞坏死，而肿胀型红斑狼疮的界面炎症轻微，如比较明显，则鉴别困难，需借助光敏感试验。

2. 多形性日光疹　皮损在光暴露部位，有自限性，易与LIS鉴别。前者病理呈真皮乳头层高度水肿，而LIS则无。鉴别困难的，光敏感试验有时可有帮助。

3. 皮肤淋巴瘤　可与LIS存在重叠。二者真皮层均有广

表 69-15 淋巴细胞浸润症的鉴别诊断

	临床特征	组织病理	实验室检查
斑块型轻度多形性日光疹	有季节性，多见于前臂伸侧等曝光部位，多数患者有自限性	真皮水肿，真皮全层血管周围淋巴细胞浸润，浸润细胞主要是T淋巴细胞	光敏感试验
肿胀型红斑狼疮	日光诱发，面、躯干上部 > 前臂，各种形状水肿性红斑，风团，无表皮变化，不留瘢痕，皮损反复	真皮全层血管附属器周围淋巴细胞浸润，胶原束之间黏蛋白沉积	系统损害少见
皮肤淋巴瘤样增生	常见于节肢动物叮咬后，常有多发的结节	真皮全层淋巴细胞为主的细胞浸润，杂有组织细胞、浆细胞和嗜酸性粒细胞可见生发中心	免疫组化分型，分子基因检查呈多克隆性

泛、弥漫的淋巴细胞浸润，前者单克隆性细胞浸润，后者呈混合细胞浸润，免疫表型和分子生物学有助于鉴别诊断。

4. 游走性环形红斑 罕见，主要为分布在躯干、股部和上肢的逐渐扩大的不规则形斑块，数天或数周后呈周期性反复或消退，LIS则需数周或数月才消退。前者皮肤病理为真皮层淋巴细胞浸润，无黏蛋白沉积，而LIS可见浆细胞，真皮内偶见黏蛋白沉积。

（五）治疗

目前尚未发现特效疗法，抗疟药、外用或皮损内注射糖皮质激素有一定疗效，多为暂时，沙利度胺疗效极好，但有致畸等副作用。普罗奎宗是一种强效前列腺素合成抑制剂，已用于治疗LIS，有效但停药后复发。还有报道阿维A酯有效，因缺乏对照研究，故其疗效有待评价。应尽量避免内服糖皮质激素，因为减量过程中多复发。由于本病良性经过，大多数学者主张间歇外用中效糖皮质激素或他克莫司软膏。对于光过敏者可给予遮光剂，局部皮损则可外用遮盖剂。

第五节 恶性造血细胞肿瘤

一、皮肤白血病

内容提要

- 皮肤白血病主要特征包括红色到紫色丘疹或结节、出血性溃疡、真皮内肿瘤性白细胞弥漫浸润。
- 白血病可引起非特异性、反应性和感染性皮损或白血病细胞侵犯皮肤呈特异性皮肤白血病损害。

皮肤白血病（leukemia cutis）指的是白血病播散至皮肤并在局部增殖，临床表现存在变异，主要特征为红色到紫色丘疹或结节、出血性溃疡，真皮内肿瘤性白细胞弥漫浸润，某些类型还呈现不成熟前体细胞。本病通常对治疗抵抗，预后不良。

（一）流行病学

白血病有多种类型，每一种类型都有其流行病学特征。急性淋巴母细胞白血病（ALL）多见于儿童，急性粒细胞性白血病（AML）和慢性粒细胞性白血病（CML）多发生于成人，而慢性淋巴细胞白血病（CLL）和毛细胞白血病常见于老年人。

（二）临床表现

白血病可引起非特异性、反应性皮损，或白血病细胞侵犯皮肤呈特异性皮肤白血病损害。

1. 特异性皮损 最常见的为坚实的红色丘疹和结节，出血常见，有紫癜、溃疡，大疱少见，可能是由于血小板减少引起。少数患者还可表现为浸润性出血性斑块、毛囊周围痤疮样丘疹、点滴状银屑病或淋巴瘤样丘疹病样损害（图 69-71）。皮损可累及任何部位，最常见于身体上部如头颈和躯干，还可见外伤后或瘢痕上。粒细胞白血病还有真皮浸润性结节，称为绿色（肉）瘤或粒细胞类肉瘤，原因是肿瘤性白细胞内有髓过氧化物酶颗粒，结节被切开暴露在空气中后显示蓝 - 绿色。数月后，粒细胞类肉瘤发展成系统性白血病。某些急性单核细胞白血病和急性粒 - 单核细胞白血病，肿瘤细胞侵犯牙龈，使牙龈增生。

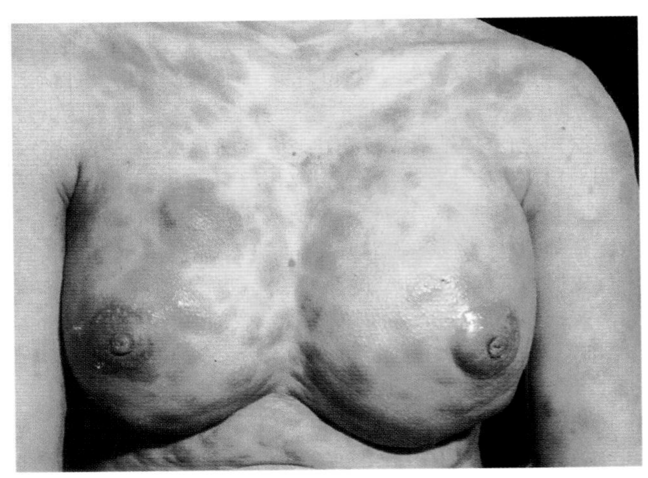

图 69-71 皮肤白血病（单核细胞型）
浸润性丘疹，结节和斑块，波及整个体表皮肤。

与CLL和CML相比，AML和ALL累及皮肤更少，尽管超过60%的白血病患者为AML，据统计，所有白血病皮损活检，约30%为白血病损害，其他常见的还有移植物抗宿主病（GVHD）、药疹、感染、紫癜和小血管炎。

2. 继发皮损 大多数急性白血病皮损为继发性损害，常在明确诊断或本病反复时才出现。有些皮肤损害为与急/慢性白血病相关的“炎性”疾病（表 69-16）。

3. 与白血病关系 少数皮疹先于白血病，外周血仅有轻度异常时即出现皮疹，是白细胞减少的皮肤白血病表现。还有部分患者，皮损数月后出现骨髓异常。复发性AML可致白血病髓外浸润，包括皮肤，称为髓外骨髓细胞肿瘤。

表 69-16　急性或慢性白血病相关的炎性疾病

炎性疾病	伴随的白血病
嗜中性皮病	
Sweet 综合征	AML>CML，毛细胞白血病，CNL>ALL，CLL
坏疽性脓皮病（尤其是大疱性损害）	AML，CML，毛细胞白血病>ALL，CLL
嗜中性小汗腺炎	AML>>ALL，CML，CLL
反应性红斑	
节肢动物叮咬的超敏反应	CLL
红皮病（多见于 Sézary 综合征）	CLL
血管炎	
结节性多动脉炎	毛细胞白血病 >>CMML
白细胞碎裂性血管炎	毛细胞白血病，CLL>AMML，ALL
持久性隆起性红斑	毛细胞白血病，AML，CMML
脂膜炎	
结节性红斑（常伴有 Sweet 综合征）	AML，CML，CMML
其他类型脂膜炎	毛细胞白血病，CLL
其他	
多形红斑	CLL
荨麻疹	CLL，毛细胞白血病
副肿瘤性天疱疮	CLL
顽固性成人湿疹	CLL（T 细胞）
伴有紫绀的肢端缺血（白细胞增多综合征）	CML

（三）组织病理

不同类型的皮肤白血病组织病理不同，典型表现为真皮全层白血病细胞浸润，围绕血管周围，或单个肿瘤细胞浸润于胶原束之间，弥漫、广泛浸润形成肿瘤结节，也常在小汗腺周围致密浸润。

1. AML 病理特征为骨髓来源的不成熟细胞浸润（图 69-72）。这些不成熟的骨髓前体细胞，多数可见细胞浆颗粒。氯醋酸酯酶染色有助于判断骨髓细胞的分化，但许多极不成熟的前体细胞内可能无髓样颗粒。AML 皮肤活检常大片出血。

2. ALL 病理特征为不成熟的淋巴样细胞浸润，无胞浆颗粒，常规染色很难辨认时，需借助于末端脱氧核糖核酸转移酶（TDT）免疫组化染色来辨认。

3. CML 在组织学上为骨髓来源的前体细胞浸润，包括早幼粒细胞、晚幼粒细胞、带状中性粒细胞和成熟中性粒细胞。除了最不成熟的细胞，几乎所有肿瘤细胞的醋酸氯染色均为阳性。

4. CLL 的浸润细胞特点为密集均一的小圆淋巴细胞（成熟细胞）浸润，形态单一，缺乏其他类型细胞提示白血病。

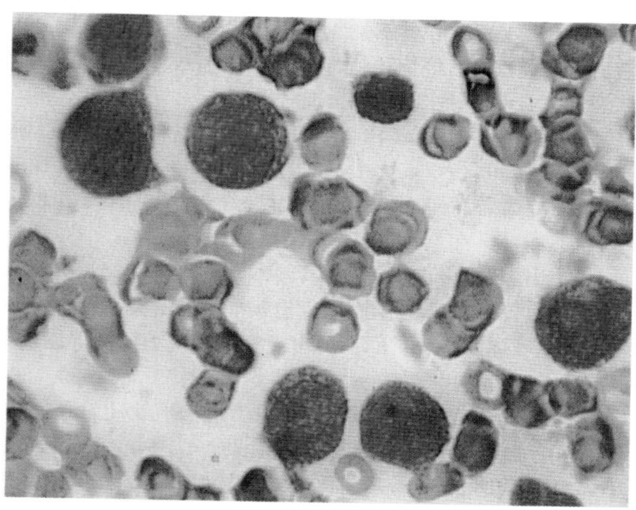

图 69-72　皮肤白血病
骨髓涂片，Giemsa 染色，单核细胞型。

（四）鉴别诊断

皮肤白血病临床表现非常不典型，需与很多疾病相鉴别，包括皮肤淋巴瘤、感染性栓子、血管炎和药疹，组织学鉴别依皮肤白血病的类型而定。

白血病与淋巴瘤的鉴别依据骨髓和淋巴结是否受累，有时某些皮肤白血病与淋巴瘤皮损的组织学几乎无法区分；髓外造血、Sweet 综合征、皮肤小血管炎和其他嗜中性皮病需与粒细胞白血病相鉴别；在白细胞浸润中，辨认未成熟和不典型前白细胞有助于与反应性嗜中性粒细胞炎性浸润相鉴别。

（五）治疗

目前，对于皮肤白血病尚无特效疗法。皮肤损害通常在系统白血病获得控制后自行消退。

二、真性红细胞增多症

真性红细胞增多症（polycythemia vera，PV）是一种以红细胞异常增生为主要表现的慢性骨髓增殖性肿瘤。所有病例均有 JAK2 V617F 或其他功能相似 JAK2 基因突变。

（一）病因与发病机制

PV 的发病基础为红细胞过度增生引起全血容量增多和血黏滞度增高，导致全身血管扩张和血流缓慢，可引起血管栓塞，以静脉血栓较多见。出血系血管扩张充血、血管内皮损伤和血小板功能异常所致。本病嗜碱性粒细胞也增多，嗜碱颗粒富含组胺，大量释放可刺激皮肤引起明显瘙痒。

（二）临床表现

PV 的病程可分为三期：①PV 前期：仅有轻度红细胞增多；②显性 PV：红细胞显著增多；③衰竭期或 PV 后骨髓纤维化期：血细胞减少，无效造血，骨髓纤维化，髓外造血，脾功能亢进，少数可向骨髓增生异常综合征（MDS）和急性粒细胞白血病（AML）发展。

1. 皮肤损害　PV 晚期可出现皮肤损害，常见症状包括：

（1）充血：皮肤黏膜充血呈紫红色，类似高原红面容或醉酒样，以面颈、唇、舌、耳、鼻尖、结膜、指趾末端和大小鱼际为著。

（2）瘙痒：患者血液和皮肤中的组胺增多，皮肤瘙痒常见，

10% 可伴荨麻疹，50% 有水源性瘙痒症。瘙痒常在洗澡或淋浴后诱发，有瘙痒、烧灼和刺痛感，症状多持续 30~60 分钟，与水温无关。不接触水时亦可出现瘙痒。

(3) 出血：常见有鼻出血、牙龈出血和皮肤黏膜瘀点、瘀斑等。

(4) 红斑肢痛症：部分患者可合并红斑性肢痛症，多见于下肢。

2. 系统损害

(1) 血管神经系统损害：早期有头痛、头晕、头胀、耳鸣、眩晕、健忘、肢体麻木、出汗等；可出现复视和视力模糊等症状；也可有心绞痛、间歇性跛行。

(2) 血栓形成和栓塞：可发生在脑动脉、冠状动脉和外周动脉，引起脑血栓、心肌梗死的严重后果。

(3) 高代谢表现：易并发高尿酸血症、痛风。

（三）实验室检查

1. 血象 红细胞计数多为 $(7\sim10)\times10^{12}$/L，血红蛋白为 180~240g/L，血细胞比容为 55%~80%，白细胞数轻度升高。

2. 骨髓象 增生活跃或明显活跃，粒、红、巨核细胞显著增生，尤其以幼红细胞为甚。

3. 血容量及理化特征 全血容量增加，血浆容量正常。血黏滞度为正常值的 5~8 倍。

4. 染色体及基因 染色体异常发生率 30%~40%，包括 9pLOH、del(20q)及 8 号和 9 号染色体三体、del(13q)及 dup(1q)、del(5q)等。JAK2 V617F 点突变对 PV 有极高的诊断价值。

（四）诊断标准

2016 年修订的 WHO 诊断标准包括：主要标准：①血红蛋白 >16.5g/dl（男）或 16.0g/dl（女），或红细胞压积 >49%（男）或 48%（女），或红细胞总量（RCM）增加超过平均正常预测值的 25%；②存在 JAK2 V617F 或 JAK2 外显子 12 突变；③骨髓活检显示年龄校正的三系血细胞增生（全骨髓增生），包括显著的红系、粒系和巨核系增生伴成熟的多形性巨核细胞（大小不一）。次要标准：血清促红细胞生成素低于正常参考范围。

符合所有 3 条主要标准，或前 2 条主要标准和次要标准即可诊断。在伴有持续性红细胞绝对增多，即男性血红蛋白 >18.5g/dl（红细胞压积 55.5%）或女性 >16.5g/dl（红细胞压积 49.5%）的情况下，仅符合主要标准②和次要标准时即可诊断，而无需符合主要标准③（骨髓活检），这种情形预示着更快进展至骨髓纤维化。

（五）治疗

本病治疗应尽快使血容量和红细胞容量接近正常，抑制骨髓造血。静脉放血可在短时间内使血容量降至正常，症状减轻。红细胞单采术可弥补静脉放血缺点，适用于老年和伴有心血管疾病的患者。化疗以羟基脲为首选。阿那格雷用于伴血小板增多而用羟基脲无法控制的患者（表 69-17）。

三、肥大细胞增生病

内容提要

- 局限于皮肤的肥大细胞增生症患者，预后良好，儿童患者，青春期自动消退。
- 少数患者具有系统性肥大细胞增生症，累及多个系统，生存期短，可伴发非肥大细胞性的造血系统恶性肿瘤。
- 存在酶位点型 KIT 活化突变的患者，病变会持续存在。
- 治疗：①对症治疗；②避免触发因素；③孤立肥大细胞瘤切除；④系统治疗：抗组胺药、色甘酸钠或酮替芬、糖皮质激素、免疫抑制剂。
- 系统性肥大细胞症伴高嗜酸性粒细胞综合征具有 FIP1L1-PDGFRA 易位、缺少 c-KIT 突变患者对甲磺酸伊马替尼反应较好。

肥大细胞增生症（mastocytosis）是一组病谱性疾病，由 Nettleship 等于 1869 年首次描述，特征为肿瘤性肥大细胞在一个或多个器官内扩张和聚集，通过释放生物介质而引起不同的临床症状，肥大细胞源于造血细胞，因此增生症也是一种造血系统疾病。世界卫生组织（WHO）将其分为皮肤型和系统型。

（一）病因与发病机制

1. 遗传与基因突变 本病可与遗传有关。特别是色素性荨麻疹有家族性，呈常染色体显性或隐性遗传。家族性肥大细胞增生症发病与 HLA 无关，系统者常合并骨髓细胞发育不良。80% 以上的系统性肥大细胞增生症患者存在原癌基因 KIT D816V 突变，该突变导致肥大细胞增生，另外还发现了其他 20 余种 KIT 突变如 V560G、D815K、D816Y、VI816_816、D816F、D816H 等。约 80% 的儿童皮肤肥大细胞增生症患者

表 69-17 真性红细胞增多症（PV）的并发症及其治疗

并发症	治疗方法
红细胞增多	静脉放血
瘙痒	抗组胺药、利妥昔单抗、聚乙二醇干扰素、PUVA 疗法、羟基脲
眼性偏头痛、短暂性缺血发作（TIA）、红斑肢痛症	阿司匹林、利妥昔单抗、阿那格雷、聚乙二醇干扰素；羟基脲（仅 TIA）
血栓形成（动脉 / 静脉）	抗凝治疗
血小板增多	利妥昔单抗、聚乙二醇干扰素、阿那格雷、羟基脲
血小板增多所致的出血	氨甲环酸、氨基己酸、阿那格雷、聚乙二醇干扰素
白细胞增多	利妥昔单抗、聚乙二醇干扰素、羟基脲
高尿酸血症	别嘌醇
脾肿大	利妥昔单抗、聚乙二醇干扰素、沙利度胺、羟基脲、放疗、伊马替尼、脾切除

伴有 KIT 突变，其中一半为外显子 17 突变。

2. 肥大细胞活性物质　肥大细胞中含多种活性物质（表 69-18），如组胺（荨麻疹、胃肠道症状）、前列腺素 D_2（潮红、支气管痉挛、心血管和胃肠道症状）、肝素（引起出血、骨质疏松）和中性蛋白酶 / 酸性水解酶（不规则肝纤维化、骨损害）。酒精、右旋糖酐、多黏菌素 B、吗啡、可待因、东莨菪碱、D- 筒箭毒碱和非甾体抗炎药（NSAID）可使肥大细胞脱颗粒，释放活性物质，加重皮损（风团、瘙痒）和潮红。冷、热刺激可诱发阵发性潮红、头痛、恶心、呕吐、腹泻、呼吸 / 喘鸣和晕厥。系统受累表现吸收不良、门静脉高压、骨痛及神经精神症状（不适、易激惹）。

表 69-18　肥大细胞的主要产物及其生物学效应

产物	效应
颗粒相关性	
组胺	瘙痒、血管渗透性增加、胃分泌亢进、支气管痉挛
肝素	局部抗凝
类胰蛋白酶、糜蛋白酶	局部结缔组织降解
脂类衍生性	
硫肽白三烯	血管通透性增加、支气管痉挛、血管收缩（LTC4）；血管通透性增加、支气管痉挛、血管舒张（LTD4 和 LTE4）
前列腺素 D_2	血管舒张、支气管痉挛
血小板活化因子	血管通透性增加、血管舒张、支气管痉挛
细胞因子	
促炎因子	纤维化（TGF-β）；血管内皮活化，恶病质（TGF-α；IL-6），IgE 合成（IL-4）
促生长性	集落刺激因子（IL-3），嗜酸性粒细胞增多（IL-5）

（二）临床表现

按照世界卫生组织（WHO）分类系统（2016 年修订），肥大细胞增生症被分为皮肤肥大细胞增生症、系统性肥大细胞增生症和肥大细胞肉瘤三大类（见表 69-19）。其中，皮肤肥大细胞增生症和惰性系统性肥大细胞增生症占本病的大多数。在儿童中，最常见的为色素性荨麻疹，其次为肥大细胞瘤和弥漫性皮肤肥大细胞增生症。系统性肥大细胞增生症多见于成人，其中以惰性系统性肥大细胞增生症最常见。

根据临床和预后，本病可分为：Ⅰ型：病变较顽固，呈局限于皮肤和伴全身受累两种；Ⅱ型：伴血液异常（骨髓增生性或骨髓发育不良性），预后取决于血液病；Ⅲ型：侵袭型病变；Ⅳ型：肥大细胞白血病，后两型虽予治疗但预后仍差。

皮肤肥大细胞增生症的亚类（表 69-20）：

1. 色素性荨麻疹　又称为斑丘疹性皮肤肥大细胞增生症，是最常见的类型，儿童多见。依据发病时间和临床表现可分为幼年型（早发型）和成人型（迟发型），幼年型色素性荨麻疹有自发消退倾向，成人型皮损往往持续终生（见表 69-21）。最常见于躯干，四肢和头颈部少见，黏膜罕见，亦有发生于掌跖部的报道，表现为多发的圆形或椭圆形红褐色斑疹或略隆起的丘疹（图 69-73，图 69-74），损害数可达 25~100 个，直径 0.5~1.5cm，结节和斑块少见。也出现水疱和大疱，称为“大疱性色素性荨麻疹”。部分出生时患病，大多数在 1 岁内明显。约半数至青少年期自行消退（通常为多形态），也可持续到成年（通常为单形态），成人早期常扩大融合。与儿童型相比，25% 的成人患者可合并系统性损害（尤其是骨髓），偶尔成年才出现病变，这些皮损不易自行消退。

表 69-19　肥大细胞增生症 WHO 分类（2016 版）

1. 皮肤肥大细胞增生症（cutaneous mastocytosis）
   a. 斑丘疹性肥大细胞增生症（色素性荨麻疹）
   b. 弥漫性肥大细胞增生症
   c. 皮肤肥大细胞瘤
2. 系统性肥大细胞增生症（systemic mastocytosis，SM）
   a. 惰性 SM（indolent SM，ISM）
   b. 冒烟型 SM（smoldering SM，SSM）
   c. SM 伴造血系统肿瘤（SM with an associated hematologic neoplasm，SM-AHN）
   d. 侵袭性 SM（aggressive SM，ASM）
   e. 肥大细胞白血病（MCL）
3. 肥大细胞肉瘤（MCS）

表 69-20　皮肤肥大细胞增生症的亚类

- 色素性荨麻疹 / 斑丘疹性肥大细胞增生症
  - 经典型
  - 斑块型
  - 结节型
  - 持久性发疹性斑状毛细血管扩张症（TMEP）
- 弥漫性皮肤肥大细胞增生症
- 孤立性皮肤肥大细胞增生症

搔抓或摩擦皮损可诱发红斑、风团和瘙痒，常局限于摩擦部位，称为 Darier 征，系肥大细胞脱颗粒释放组胺、白三烯等炎性介质所致，具有特征性，常见于儿童色素性荨麻疹和肥大细胞瘤，但在成人色素性荨麻疹中常不明显。另外，温度变化、洗热水澡、情绪刺激、辛辣饮食、发热、运动和某些药物也可诱发瘙痒和潮红。

2. 肥大细胞瘤　约占肥大细胞增生症的 10%，在出生时或婴儿期发病，通常单发，也可多发达 3~4 个，损害为直径 2~5cm 的卵圆形斑块或结节，边界清楚，棕色或黄褐色，躯干、颈及前臂近腕处常见。Darier 征阳性，损害可发展成水疱和脓疱，部分以后发展为典型的色素性荨麻疹。肥大细胞瘤受到外伤后可引起系统症状如潮红和低血压。

3. 持久性发疹性斑状毛细血管扩张症　是一种罕见的

表 69-21 成人与儿童发病的肥大细胞增生症的特征比较

	成人发病	儿童发病
最常见类型	惰性系统性肥大细胞增生症	皮肤肥大细胞增生症
典型病程	慢性	一过性
严重过敏反应发生频率	50%	<10%
类胰蛋白酶的典型水平(μg/L)	>20	<20
KIT 突变典型位点	外显子 17,多为 D816V	外显子 8、9、11 或 17,或不存在
常见皮肤类型	斑丘疹	斑丘疹
斑丘疹形态	单形态	多形态
斑丘疹大小	小	大
斑丘疹分布	股部、躯干	躯干、头部、四肢

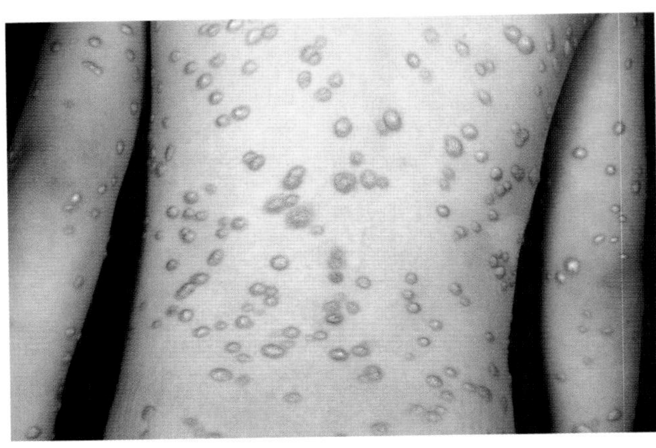

图 69-73 肥大细胞增生症
躯干椭圆形或圆形棕色丘疹,散在对称分布。

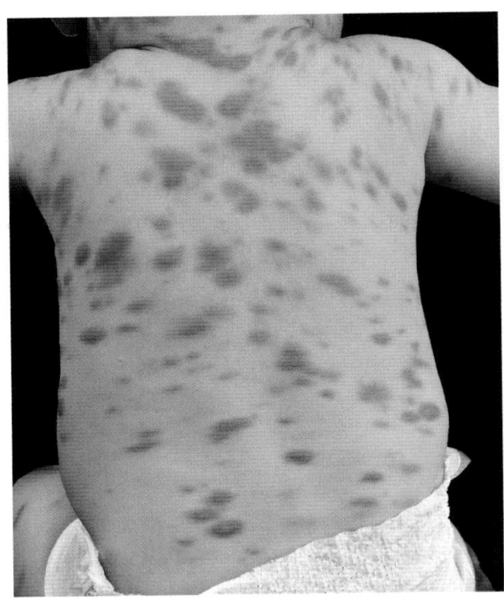

图 69-74 肥大细胞增生症,色素性荨麻疹

肥大细胞增生症,成人常见,儿童少见。大量色素性毛细血管扩张斑点,躯干多见,四肢少见。Darier 征和皮肤划痕征常较明显,瘙痒为常见症状。有些患者伴有骨损害,也有报道消化性溃疡发病率较高。

4. 弥漫性肥大细胞增生症 该型罕见,几乎仅见于婴儿,可持续至成年。患儿全身弥漫性肥大细胞浸润,皮肤增厚、苍白、湿润,苔藓样或橘皮样外观。红皮病常见,在轻微外伤后出现水疱、大疱或血疱,剧烈瘙痒。儿童弥漫性皮肤肥大细胞增生症常伴有系统性肥大细胞增生症。

5. 系统性肥大细胞增生症 除中枢神经系统以外,任何组织皆可受累,最常见于骨、肝、脾和胃肠道。10%~30% 有骨损害,X 线示骨质疏松(中轴骨)和骨硬化(中轴骨、盆骨、椎骨、肋骨及颅骨)。约 1/4 的骨损害为肥大细胞瘤,儿童肥大细胞增生症患者骨浸润少见。肝损害表现无痛性浸润和肝大、肝硬化。脾肿大,无脾破裂。小肠肥大细胞浸润可致吸收不良或无症状,放射学检查示小肠规则性增厚。

半数以上无症状(许多为色素性荨麻疹患者),约 1/3 的患者有瘙痒或皮肤发红。皮肤发红可由运动、热水浴或用力摩擦皮肤而激发,也可由辛辣食物、乳酪或酒精以及某些药物(如可待因、吗啡、阿司匹林、阿托品)激发。

15% 的患者表现为皮损、骨损害和肝脾肿大,称肥大细胞增生症综合征(mastocytosis syndrome),可能与组胺释放有关。肥大细胞增生症综合征呈发作性,特征为严重瘙痒、头痛、皮肤发红、心动过速、低血压和晕厥,有时可发生肠痉挛和腹泻(表 69-22)。

表 69-22 系统性肥大细胞增生症的临床特征

全身症状	乏力,体重减轻,发热,出汗
皮肤表现	瘙痒,风团
介质释放症状	腹痛,胃肠不适,面部潮红,晕厥,高血压,头痛,低血压,心动过速,呼吸道症状
骨骼症状	骨痛、骨折和关节痛
体格检查	脾肿大,而淋巴结肿大和肝大少见

(三)辅助检查

1. 实验室检查 本病通常需要皮肤活检确诊。对于儿童肥大细胞瘤和色素性荨麻疹患者,如果一般情况良好,无需接受广泛检查,仅采集病史、检查有无肝脾肿大、血常规、肝功能、类胰蛋白酶和皮肤活检即可。成人患者在就诊时,以及疑似或证实有系统病变时应每年一次检查血常规、肝功能和类胰蛋白酶,并根据临床表现实施其他检查(表 69-23)。

2. 组织病理 各类型的皮损中均有肥大细胞浸润,通常为卵圆形或梭形,可采用甲苯胺蓝、吉姆萨、类胰蛋白酶或氯醋酸酯酶染色证实。取材时须避免形成荨麻疹样损害。斑疹和丘疹型:真皮上部血管周围稀疏的肥大细胞浸润,可见巨噬细胞,表皮色素增多;结节型:真皮致密的肥大细胞浸润;大疱型见表皮下大疱;弥漫型示表皮下密集的带状肥大细胞浸润。

(四)诊断与鉴别诊断

本病诊断主要依据临床表现和 Darier 征,Darier 征具有特异性,在肥大细胞增生症患者中的阳性率为 88%~92%。皮肤活检吉姆萨或甲苯胺蓝染色有特异性。系统性肥大细胞增

表 69-23　临床疑似肥大细胞增多症时的诊断检查

常规检查
皮肤检查——肉眼和镜下
血浆类胰蛋白酶及 IL-6 水平
骨髓活检和抽吸术
24 小时尿液成分，尿组胺、尿组胺代谢产物及尿前列腺素代谢产物
骨扫描 / 骨手术
胃肠检查——上消化道系列、小肠 X 线检查、CT 扫描、内镜、脑电图、神经精神检查

生症可行血浆类胰蛋白酶、骨髓涂片等检查（表 69-24）。

表 69-24　肥大细胞增多症的 WHO 诊断标准

皮肤肥大细胞增生症
① 主要标准：肥大细胞增生症的典型皮损，Darier 征阳性
② 次要标准：皮损活检见肥大细胞数量增多，皮损组织中（活化）KIT 突变
系统性肥大细胞增生症
① 主要标准：在骨髓活检或其他皮肤外器官切片中见致密的多灶性肥大细胞浸润（≥15 个肥大细胞聚集）
② 次要证据
a）在骨髓活检或其他内脏器官切片中，>25% 的浸润肥大细胞为梭形细胞；或在骨髓穿刺涂片中 >25% 的肥大细胞为幼稚或非典型细胞（Ⅰ型或Ⅱ型）
b）可查及骨髓、血液或其他皮肤外器官的外显子 816 的 KIT 基因点突变
c）骨髓、血液或其他皮肤外器官中的肥大细胞显示表达 CD2 或 / 和 CD25
d）血清基线类胰蛋白酶水平 >20μg/L（有不相关的骨髓肿瘤时，本条无效）
符合 1 条主要标准与 1 条次要标准，或符合 3 条次要标准时，即可诊断

肥大细胞增生症的鉴别诊断包括：①色素性斑疹应与色素痣、咖啡斑、雀斑样痣、炎症后色素沉着相鉴别；②丘疹和结节应与黄瘤、疥疮结节、丘疹性荨麻疹、荨麻疹、假性淋巴瘤和幼年黄色肉芽肿鉴别；③大疱性色素性荨麻疹应与大疱性虫咬皮炎、大疱性荨麻疹、线状 IgA 大疱性皮病、大疱性表皮松解症、天疱疮、色素失禁症、中毒性表皮松解坏死症相鉴别；④肥大细胞增生症综合征须与类癌综合征相鉴别，后者予肾上腺素会出现皮肤发红，而本综合征则否；⑤朗格汉斯组织细胞增生症中的 Letterer-Siwe 病常发生于婴儿，典型的皮损为黄棕色鳞屑性斑丘疹，广泛分布，可呈紫癜状，组织病理可与色素性荨麻疹鉴别。

（五）治疗

本病治疗原则为避免肥大细胞脱颗粒的诱因，应用抗肥大细胞介质的药物缓解症状，早期发现引起骨骼或血液并发症的系统病变（表 69-25）。

表 69-25　肥大细胞增生症的治疗

治疗方法	适用范围
治疗目标	控制肥大细胞介质引起的症候群
避免触发因素	所有各期
药物	
抗组胺药	
H_1 拮抗剂	瘙痒，皮肤潮红，心动过速和预防过敏症
H_2 拮抗剂	胃肠道症状
白三烯受体阻滞剂	
色甘酸钠，酮替芬	胃肠道症状（抑制肥大细胞脱颗粒）
阿司匹林	潮红和晕厥。应小心应用，因可引起肥大细胞脱颗粒
抗胆碱能药物	腹部痉挛
α- 干扰素	侵袭性重症病例
2- 氯脱氧腺苷	重症病例
糖皮质激素	
皮损内注射或强效糖皮质激素封包	皮肤病变：瘙痒和大疱
口服糖皮质激素	严重皮肤病变和起疱性吸收障碍
化疗，克拉屈滨	Ⅱ型和Ⅳ型病变
肾上腺素	危及生命的低血压
外科治疗	
外科手术	孤立的肥大细胞瘤
脾切除	Ⅱ型和Ⅳ型病变
物理治疗	
PUVA 疗法，UVA1 光疗	皮肤和全身病变
放射治疗	骨损害，骨骼疼痛
监测恶性肿瘤	系统性肥大细胞增生症可能伴发恶性肿瘤

1. 对症治疗　多数患者，尤其是儿童和病变限于皮肤者预后良好，一般是保守和对症治疗。约 50% 患者因无症状而无需治疗，1/3 有瘙痒和潮红的应避免触发因素和抗组胺药治疗。许多惰性肥大细胞增多症很少有症状，也无需治疗。

2. 避免诱因　是本病第一线的治疗。患者应避免理化及食物刺激，如冷、热、摩擦、运动、辛辣食物、乙醇；避免服用潜在的肥大细胞脱颗粒药物，如吗啡、多黏菌素 B、全身麻醉剂等；有些细菌毒素、昆虫螯剂也可能触发本病发病（见表 69-26）。

3. 系统治疗

（1）抗组胺药：为首选药物，H_1 与 H_2 受体拮抗剂联用效果更佳，防止肥大细胞脱颗粒，以减轻潮红、瘙痒、荨麻疹等症状。

1）H_1 受体拮抗剂：赛庚啶、羟嗪、氯苯那敏、西替利嗪、非

表 69-26 肥大细胞脱颗粒的诱因

物理因素	冷、热、运动、光照、摩擦、外伤、热水浴、X线照射
食物	虾、水生贝壳类、辛辣食物、酒精、某些干酪
药物	
全身麻醉剂	肌松药(阿曲库铵、米库氯铵、筒箭毒碱、琥珀胆碱等)、阿片类(吗啡、可待因)、容量扩张剂(右旋糖酐)、抗胆碱能药(东莨菪碱、阿托品)、普鲁卡因、利多卡因、依托咪酯、硫喷妥钠、恩氟烷、异氟烷
非甾体类抗炎药(NASID)	阿司匹林、布洛芬、双氯芬酸、水杨酸盐
放射造影剂	电离子造影剂、^{131}I
其他	奎宁、多黏菌素B、氮芥、ACTH
其他过敏原	昆虫和蛇类毒素、细菌毒素、乳胶

索非那定和多塞平均可选用。羟嗪特别有助于缓解瘙痒、大疱、潮红和腹痛;多塞平除了有抗组胺作用外,对神经精神症状也有效。氮卓斯汀兼具抗组胺和稳定肥大细胞膜的双重作用,减轻瘙痒较好。

2) H_2 受体拮抗剂:西咪替丁 0.1g,3 次 /d。西咪替丁或雷尼替丁联合 H_1 拮抗剂治疗本病有效,可预防消化性溃疡和胃酸过高。可单独应用 H_2 拮抗剂控制腹泻。

(2) 肥大细胞稳定剂:防止肥大细胞脱颗粒,可减轻皮肤、胃肠和中枢神经系统症状。色甘酸钠,成人为 0.1g,4 次 /d,儿童为 20~40mg,4 次 /d;酮替芬 lmg,2 次 /d,可部分阻滞白三烯和血小板活化因子,并稳定肥大细胞膜。

(3) 非甾体类抗炎药(NASID):阿司匹林可抑制肥大细胞合成前列腺素 D_2,用于治疗严重潮红、心动过速、晕厥,以及抗组胺药无效者,起始剂量为 50mg/d,逐渐增加至 750mg/d,以后小剂量维持。但 NASID 本身有诱发肥大细胞脱颗粒的作用,故使用此类药物应极为慎重,在服用抗组胺药的条件下引入,并密切观察。

(4) 硝苯地平:对寒冷诱发的皮损疗效好,剂量为 10mg,3 次 /d。

(5) 糖皮质激素:系统糖皮质激素不常用,幼儿可间歇口服泼尼松控制严重性水疱。有报道泼尼松 40~60mg/d 可缓解皮肤和胃肠道症状,亦可联合应用泼尼松与环孢素。

(6) 免疫抑制剂:α- 干扰素、沙利度胺、酪氨酸激酶抑制剂(如甲磺酸伊马替尼)、细胞毒性药物及奥马珠单抗,用于治疗系统性肥大细胞增生症有效。

(7) 肾上腺素:用于治疗严重过敏反应。有反复严重过敏反应发作史的患者应长期服用 H_1 和 H_2 拮抗剂减轻发作的严重程度。

4. 局部治疗

(1) 糖皮质激素:强效或超强效糖皮质激素封包治疗 2 周,或非封包外用 6 周,或皮损内注射糖皮质激素可清除皮损内的肥大细胞和减轻色素沉着至少 1 年。外用糖皮质激素可使 Darier 征转阴。有报道 0.05% 二丙酸倍他米松软膏封包(面部除外)6 周,每晚 1 次,每周用 45g,首次封包体表面积一半,缓解后每周 1 次维持,治疗后 6~9 个月后皮损复发,但再用仍有效。

(2) 钙调磷酸酶抑制剂:钙调磷酸酶抑制剂如他克莫司软膏可抑制皮肤肥大细胞释放介质。

(3) 光疗:PUVA 疗法对泛发性病变有效,瘙痒减轻和皮损消退平均需行 27 次治疗,治疗中断后数周至数月复发;对 PUVA 疗法不耐受者可采用 NBUVB 治疗;有报道 12 例色素性荨麻疹患者接受 UVA1 照射,瘙痒缓解,肥大细胞数量及皮损数量减少;脉冲染料激光可用于持久性发疹性斑状毛细血管扩张症。

5. 手术治疗

(1) 局部切除:局部切除适用于皮肤肥大细胞瘤。外科和激光治疗,术前必须用 H_1 和 H_2 拮抗剂,预防术中肥大细胞介质释放的效应。

(2) 脾切除:"侵袭性"系统性肥大细胞增生症可采用脾切除术。

(六) 病程与预后

(1) 预后和临床类型有关:大细胞增生症常可自行消退。50% 的儿童色素性荨麻疹成年前自行消退,但成年发病者预后不良,15%~30% 的儿童期后多发性皮损的患者发展成系统性肥大细胞增生症。单发的肥大细胞瘤,通常 3 年内自行消退。

(2) 系统性肥大细胞增生症:各类型皮肤肥大细胞增生病而无系统性受累时,预后好。儿童为自限性疾病,大多数完全清除。少数改善,或长期存在。单发的,一般 3 年内自行消退。系统性肥大细胞增生症与恶性肿瘤有关。如有相关血液系统恶性肿瘤,与相关血液疾病类似。

第六节 非 B 非 T 细胞淋巴瘤

一、霍奇金病

霍奇金病(hodgkin disease,HD)也称霍奇金淋巴瘤。1832 年,Hodgkin 报道了一组死于淋巴结肿大、脾肿大和体重减轻的患者。1885 年,Wilks 也报道了一组类似疾病患者,并将其命名为霍奇金病。本病在进展阶段,大多数患者都有皮肤损害,表现为真皮内的浸润性斑块或结节,有时形成溃疡,真皮内致密的淋巴细胞和嗜酸性粒细胞浸润,可见非典型细胞(Reed-Sternberg 细胞)。

(一) 流行病学

霍奇金病大多原发于淋巴结,仅有 5%~9% 原发于淋巴结外器官,仅有皮损的霍奇金病非常罕见。本病常由相应的病变淋巴结逆行播散或直接蔓延所致,因此,多数皮损继发于进展期淋巴结霍奇金病。仅有皮损的霍奇金病与系统型不同,病程发展呈惰性,淋巴结病变出现在皮疹之后,但 HIV 感染活动期的患者,即使皮损为霍奇金病的首发症状,其临床经过也呈进行性进展。本病无明显性别差异。青壮年高发,其次是 50 岁左右者。

(二) 病因与发病机制

霍奇金病的发病机制仍不清楚,少数与 EB 病毒感染有关。最近证实Reed-Sternberg细胞(R-S细胞)是恶性B淋巴细胞。然而,某些仅有皮肤受累的病例,其肿瘤细胞来源于T细胞。

(三)临床表现

仅有皮肤受累的霍奇金病为单个或多个溃疡性结节,可发生于任何部位。全身症状可有发热,但无寒战和盗汗,也无肝脾肿大或淋巴结肿大,曾有皮损自行消退的报道。

进展期霍奇金病最常见的皮损是突然出现广泛性丘疹、结节和斑块。皮损常发生于远离受累淋巴结的部位,最常累及躯干。非特异性损害较多见,发生于30%~50%患者,常见的包括皮肤瘙痒、色素沉着、剥脱性皮炎、红斑、苔藓样变、痒疹样、荨麻疹样、获得性鱼鳞病样损害、结节性红斑、毛囊黏蛋白病、带状疱疹、红皮病等。

(四)组织病理

皮肤霍奇金病(原发或继发)的组织病理特征与受累淋巴结相似。真皮内致密的淋巴细胞浸润,伴有嗜酸性粒细胞和浆细胞。一般无亲表皮性。部分亚型,可见Reed-Sternberg细胞(或单核变异体),或陷窝细胞,后者最常见于硬化结节型霍奇金病,是一种含有大量嗜酸性胞浆的大细胞。制片过程中,这些大细胞胞浆收缩,与周围细胞分离使细胞周围出现一空晕。有时可见真皮硬化并延伸到皮下脂肪层。

R-S细胞表达CD30(Ki-1)、fascin和CD15,但不表达CD45RB(白细胞共同抗原)。真皮背景中浸润的淋巴细胞主要是T淋巴细胞,肿瘤细胞表达CD20。

(五)鉴别诊断

组织病理方面,霍奇金病需要与大细胞间变性淋巴瘤和淋巴瘤样丘疹病鉴别。大细胞间变性淋巴瘤和淋巴瘤样丘疹病临床上均表现为散在丘疹和结节,淋巴瘤样丘疹病无系统损害(除非伴发淋巴瘤),皮损成批出现并有自限性;大细胞间变性淋巴瘤有时累及淋巴结;相反地,原发于皮肤的霍奇金病非常罕见,实际上,几乎所有皮损均出现于进展期霍奇金病。

组织病理学上,三种疾病均表现为在混合性细胞浸润中杂有数量不等的异型$CD30^+$大的不典型细胞,而霍奇金病还表达CD15。大细胞间变性淋巴瘤主要由恶性肿瘤细胞组成,只有少量反应性炎细胞。淋巴瘤样丘疹病是以混合性细胞浸润为主,仅杂有少数大的异型细胞。

(六)治疗

霍奇金病报道很少,原发于皮肤的霍奇金病预后好,一般不发展系统病变。约60%的Ⅳ期霍奇金病患者经联合化疗而治愈。

第七节 儿童皮肤淋巴瘤

儿童皮肤淋巴瘤是原发于皮肤的有明显异质性的一组罕见淋巴增殖性疾病。

一、皮肤T细胞淋巴瘤(CTCL)

(一)惰性生物学特征的皮肤T细胞淋巴瘤

1. 蕈样肉芽肿　儿童最常见的皮肤淋巴瘤,发病年龄常<10岁。儿童蕈样肉芽肿临床表现多样,色素减退型及孤立性病变最常见。患者多数为早期(ⅠA期/ⅠB期),仅有3例ⅡB期的报道。治疗主要为局部治疗,包括光疗、局部糖皮质激素、贝扎罗汀、卡莫司汀软膏、氮芥、局部放疗及皮损切除术,可单独或联合应用。

2. 原发性皮肤$CD30^+$淋巴增殖性疾病

(1)淋巴瘤样丘疹病(LyP):较成人少见,可出现3种不同发病模式:①初次疾病暴发后,发病频率及每次发作时的皮损数目逐渐减少,直至痊愈;②病变在广泛分布前,可数年局限于同一部位;③可出现数百个皮损。皮肤靶向治疗主要用于缓解症状,口服药物系统治疗用于症状严重且病变较多者。

(2)原发性皮肤间变性大细胞淋巴瘤(PCALCL):C-ALTL占儿童原发性皮肤T细胞淋巴瘤的1/3,临床病理特征及预后与成人类似。通常表现为单发或局限性丘疹、结节或肿块,部分患者可表达ALK。儿童PCALCL不论接受何种治疗方式,均预后良好,两年存活率可达100%。多数患者仅接受手术切除或局部放疗,累及系统时才推荐使用化疗。

3. 皮下脂膜炎样T细胞淋巴瘤(SPTL)　预后优于成人,治疗反应率差异大,尚无标准治疗方案。对于惰性表现的患者,随访观察,口服激素可作为一线治疗。BFM-NHL-90化疗方案[诱导缓解Ⅰ(长春新碱,柔红霉素,左旋门冬酰胺酶,泼尼松)+CAM(环磷酰胺、阿糖胞苷、6巯基嘌呤),巩固方案M(6巯基嘌呤、氨甲蝶呤)]结合自体干细胞移植,可有效治疗发生噬血综合征的难治性SPTL。

(二)具有侵袭性生物学特征的皮肤T细胞淋巴瘤

1. 结外NK/T细胞淋巴瘤,鼻型(ENTNT)　与成人患者相比,儿童皮肤侵袭性淋巴瘤的比例高。一般采取多药化疗,但疗效不满意,预后差。

2. 种痘水疱病样淋巴增殖性疾病　本病与EB病毒感染有明确相关。多发生在中南美洲及亚洲儿童,成人罕见。尚无治疗标准,治疗包括化疗、放疗及免疫治疗等,易复发,预后差,需重视系统评估与随访。

3. 原发性皮肤侵袭性亲表皮$CD8^+$细胞毒性T细胞淋巴瘤($CD8^+$ AECTCL)　该病临床进展迅速,即使早期放化疗,预后仍较差。

二、皮肤B细胞淋巴瘤

因皮肤B细胞淋巴瘤(PCBCL)疾病多为惰性,治疗不应过于积极,除糖皮质激素、氮芥、贝扎罗汀等局部治疗外,还可用手术切除、放疗、化疗、干扰素α、单克隆抗体。疾病呈侵袭性表现时多采取化疗。

(一)原发皮肤边缘区B细胞淋巴瘤(PCMZL)

与成人相似,生物学惰性,预后佳。对于局部病灶或多发小病灶患者,可观察随访、手术或局部放疗,频繁复发者可局部使用糖皮质激素。

(二)原发皮肤滤泡中心B细胞淋巴瘤(PCFCL)

儿童患者报道少,尚不清楚其治疗方法及预后是否与成人相同。

儿童皮肤淋巴瘤的治疗仍具有挑战性。大多数皮肤惰性淋巴瘤经保守治疗可获得满意疗效。

(吴志华　汪晨　刘业强　普雄明　李莉　叶萍)

第七十章

皮肤转移癌

第一节　恶性肿瘤转移至皮肤

恶性肿瘤转移至皮肤(malignancies metastatic to skin)又称皮肤转移癌(metastatic carcinoma of the skin)是人体内脏癌症通过血道或淋巴道转移、组织间隙直接扩散或外科手术时意外种植而产生的继发性癌肿。

恶性肿瘤的皮肤转移较其他脏器转移少见,通常是其终末期的表现,提示预后不佳。

一、流行病学

1970 年以前的研究显示,癌症患者发生皮肤转移的概率大约在 0.7%~4.4% 之间,Lookingbill 等在 1990 年对 7 316 例癌症患者(不包括黑素瘤)的研究发现皮肤转移发生率不到 5%。其中以乳腺癌皮肤转移(BCCM)的发生率最高(25%)。2007 年一项对 1 287 例内脏恶性肿瘤的研究发现,转移率达 27.4%,皮肤转移仅为 1.2%,最常见为前胸部的皮肤转移性结节。只有 1 例以皮肤转移为首发症状。黑素瘤、乳腺癌以及上呼吸道癌症最容易发生皮肤转移,其转移率大于 10%。与此相反,肺癌和大肠癌发生皮肤转移的概率非常低。

Lookingbill 在 1993 年对皮肤转移癌患者潜在原发恶性肿瘤的排位研究中,男性皮肤转移癌患者(n=127)中原发性恶性肿瘤发生的概率分别为恶性黑素瘤 32%,头颈部鳞癌 16.5%,肺癌 12%,结 / 直肠癌 11%,未知癌 8.5%,肾癌 4.5%,上胃肠道癌 4%,乳腺癌、膀胱癌、食管癌 2.5%,内分泌腺癌 1.5%,胃癌胰腺癌肝癌 1%,女性(n=300)分别为乳腺癌 70%,恶性黑素瘤 12%,卵巢癌 3.5%,未知癌 3%,头颈部鳞癌 2.5%,肺癌 2%,结 / 直肠癌、子宫内膜癌、膀胱癌 1.5%,宫颈癌、胃癌、胆管癌 0.7%,胰腺癌、内分泌腺癌 0.3%。

在儿童,除了白血病和淋巴瘤,皮肤转移癌极为罕见,与成人不同,有 84% 的儿童皮肤转移癌为疾病首发表现。儿童期转移到皮肤的最常见肿瘤是横纹肌肉瘤和神经母细胞瘤。

二、发病机制

转移为一复杂的、动态的、相对低效的过程,仅少数癌可完成此过程。

1. 肿瘤细胞获得自主性　转移早期,癌细胞获得自主性,才能开始转移历程。

一些癌细胞产生自分泌活动因子,刺激自身运动。正常细胞间黏附力主要由钙黏素介导瘤细胞丧失此黏附力后癌侵袭性增强。

2. 肿瘤细胞血管内侵袭　一旦癌细胞自主生长,血管成为转移的直接途径。

肿瘤细胞必须依次突破多个关键步骤才能发生转移。如上皮性肿瘤首先需通过上皮基底膜,侵入细胞外环境,一个或多个细胞必须跨越不同血管组成的基底膜,插入内皮细胞之间,进入循环系统,这一过程被称为血管内侵袭。

3. 肿瘤细胞浮逸、逃避宿主细胞凋亡在血液循环内,肿瘤细胞暂时会以悬浮状态存活一段时间。一旦进入循环系统,肿瘤细胞很少能逃脱宿主机械与免疫防御系统的攻击。研究表明,很多细胞都可以进入循环,但这其中的绝大多数细胞未能在一个完全不同的细胞外环境中存活下来,逃避宿主细胞的凋亡是肿瘤细胞在外周循环中长时间存活的关键,逃避得以成功的肿瘤细胞才能继续发生转移,包括黏附至远处的毛细血管床,以及通过内皮细胞向外渗透,并穿越血管壁。肿瘤细胞侵入靶组织。

4. 穿越血管侵入细胞　癌细胞必须增殖,并重新建立血供。新血管的生成是癌生长和转移必需的。在靶器官中能否定植是肿瘤转移中关键的一步。

5. 增殖与存在,转移灶形成。癌细胞完成定植,新生血管的建立,就可能增殖成转移病灶。

6. 其他转移机制　直接蔓延,如口腔鳞癌、乳腺癌;医源

表 70-1　皮肤转移癌常见组织病理学及免疫组化特征

恶性肿瘤	组织病理学特征	免疫组化特征
皮肤转移癌	多不累及表皮，可见无浸润带。肿瘤细胞散在穿插在胶原束之间，有明显的细胞异型性和核分裂相。肿瘤细胞常堵塞小血管和淋巴管。	CK（如广谱细胞角蛋白，AE1/AE3）
乳腺癌：结节状癌：真皮内大小不等肿瘤团块，周围纤维化；毛细血管扩张癌：浅表毛细血管内充满癌细胞，管腔表达 CD31；炎性癌：浅表淋巴管内癌细胞呈团或条索状，管腔表达 CD31		CK7，CEA，雌 / 孕激素受体（ER/PR），巨囊病性液体蛋白 -15（GCDFP-15），EMA（上皮膜抗原），人表皮生长因子受体 -2（Her2/neu）*，S100*
黑色素瘤	含色素瘤细胞呈巢状	S100，HMB45，Melan-A/MART-1，Mel-5
鳞癌	真皮深层或皮下脂肪鳞状细胞分化，嗜酸性胞质及角化现象	CK5/6，CK14
肺癌： 鳞癌：有明显嗜酸性胞质，上皮细胞岛中多含角化珠，细胞间桥明显； 腺癌：高度异型性，核深染伴核分裂象，腺管样结构，伴黏液分泌		CK20*（Merkel 细胞癌），甲状腺转录因子（TTF1），CK5/6（鳞状细胞癌），CK7、CEA（腺癌），CAM5.2（CK8/18）（小细胞癌），Ber-EP4（腺癌与部分小细胞癌）
胃癌：印戒细胞，富含黏蛋白		CK7，CK20，HIK1083
大肠癌：大细胞，胞质少，形成粗大腺体，伴细胞核尘		CK20，CK7，CEA
卵巢癌	乳头状结构，沙样瘤小体	CA-125
肾癌	腺泡状透明多角形细胞呈束状或条索状，富含血管	RCC--Ma，Vimentin，CD10，PAX-2，EMA
胰腺癌	肿瘤细胞柱状单层排列，呈腺管样或乳头状突起，可见黏液分泌	CK7，CK19，CA19.9
前列腺癌	癌细胞呈簇状或片状，腺样结构浸润到真皮的胶原束间	前列腺特异抗原（PSA）
甲状腺癌		
甲状腺滤泡状癌：增生的小结节，肿瘤细胞中央嗜酸性胶质，周围嗜酸性胞质		甲状腺球蛋白（Tg）
甲状腺髓样癌		降钙素（CT）
膀胱癌	大而卵圆的细胞呈片状、结节状或条索样分布	CK7，CK20
肝癌	圆柱形与小管样癌巢，分泌胆汁	AFP，HepPar1，GPC3，pCEA，CD10
绒毛膜癌	滋养层组织肿瘤，无绒毛结构	人绒毛膜促性腺激素（hCG）
神经内分泌癌	核小、深染，胞质极少，血管周围丰富嗜碱性核碎片	CK20，CAM5.2，神经元特异性烯醇酶（NSE），嗜铬素 A（CgA），突触素（Syn），CD56，PGP9.5，铃蟾肽

* 为少数阳性。

性种植，淋巴转移等血管外转移机制（图 70-1）。皮肤转移癌常见组织病理学及免疫组化特征（表 70-1）。

三、临床表现

1. 转移特征　肿瘤可能从皮肤下方直接扩散到皮肤，也可通过淋巴管道到达皮肤，或通过淋巴管或血管转移和栓塞。最常见的皮肤转移表现为单个或成簇的肉色或微红色结节（图 70-2）。由于癌症类型、血管分布、色素形成的差异，病灶可以是紫色、粉红色、褐色、黑色或白色。大多数皮肤转移为多发结节。头皮结节导致的脱发被称为肿瘤性脱发，淋巴管阻塞，可能导致非凹陷性真皮水肿和头皮部毛囊凹陷，形成皮肤橘皮样表现。大面积的炎性乳腺癌阻塞淋巴管，可表现为癌性丹毒，其症状类似丹毒，出现胸壁皮肤皮温升高以及红斑、水肿和触痛。有时会与乳腺炎混淆。

2. 转移癌分类　鳞癌、腺癌、黏液样癌、腺样囊性癌、绒毛膜癌、透明细胞癌、神经内分泌癌、间皮癌、类癌、转移性黑素癌。

3. 各种来源的皮肤转移癌

(1) 乳腺癌的皮肤转移：BCCM 好发于原发肿瘤附近，常见部位为胸壁，但也可通过直接转移或经血流及淋巴扩散至腹部、腋下、背部、头部、及颈部。主要由淋巴道转移（图 70-3，图 70-4），另一种是跳跃式的转移，即转移至对面的乳房和上肢，其间可见正常皮肤。BCCM 最常见者为结节，其次为肿瘤性脱发、毛细血管扩张性癌、恶性黑素瘤转移（图 70-5）。包括：①丹毒样癌，炎症性皮肤转移癌或炎性癌　表现为乳腺表面

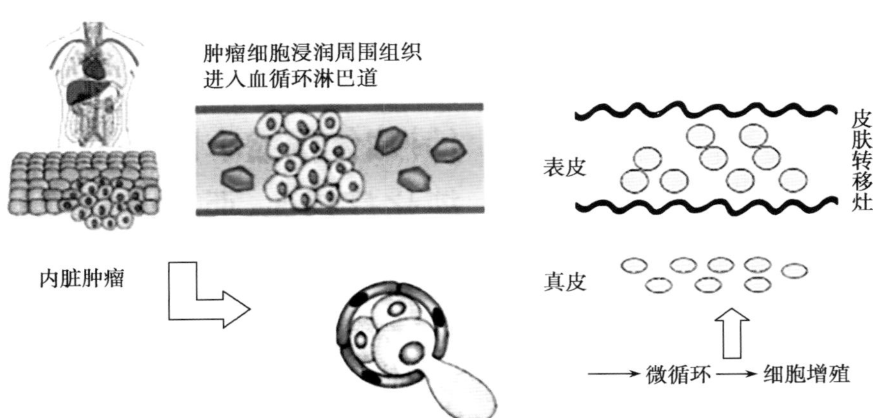

图 70-1　内脏肿瘤皮肤转移癌示意图

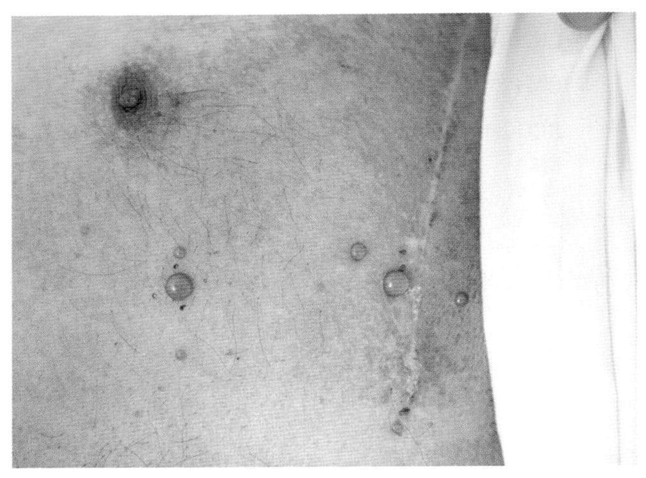

图 70-2　多发性骨髓瘤皮肤转移（浙江大学医学院附属邵逸夫医院　周强惠赠）

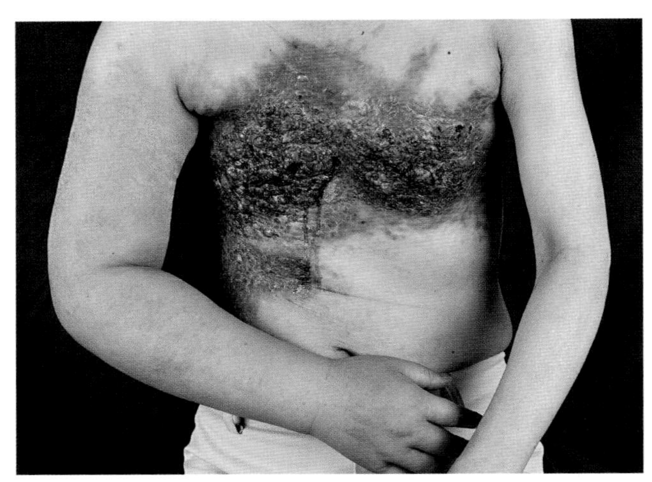

图 70-3　皮肤转移癌（乳腺癌）并淋巴管堵塞。

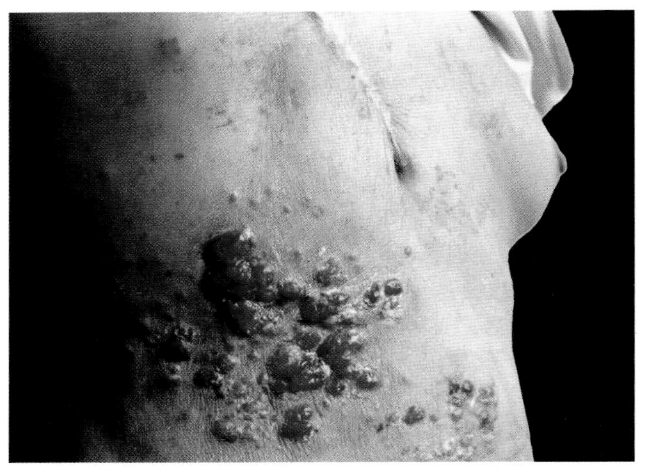

图 70-4　乳癌皮肤转移。

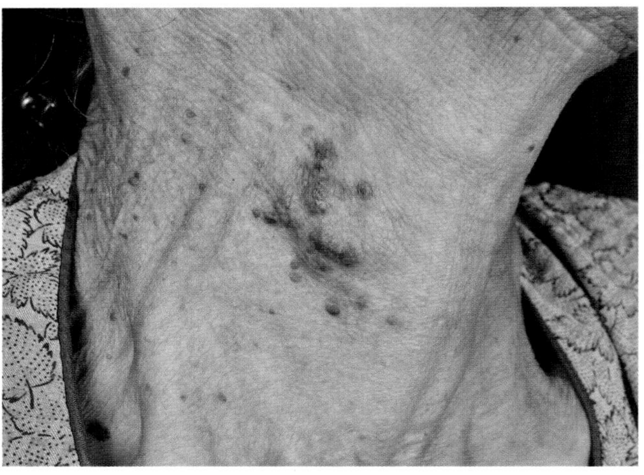

图 70-5　恶性黑素瘤颈部转移结节。

或邻近皮肤出现红斑或斑块，边缘可迅速扩大，类似丹毒，其表面呈炎症外观。②铠甲转移癌　表现为硬斑病样斑块。或称铠甲癌、铠甲胸及硬癌等。发病机制有认为是多效生长因子，作为一个细胞外信号因子承担着多种启动子功能，能导致肿瘤快速增长，促进侵袭性转移癌的皮损发展。中位生存率为 13.8 个月，10 年存活率仅 3.1%。③毛细血管扩张性转移癌　表现为紫红色丘、疱疹，类似局限性淋巴管瘤。④结节状转移癌　常为多发硬固结节。⑤乳房下皱褶部癌　常表现硬性结节。⑥乳腺癌转移引起的肿瘤性瘢痕性斑秃，粉红至红色，表面光滑，为血行转移。⑦Paget 病。⑧眼睑部位转移性乳腺癌，为无痛性眼睑肿胀，伴有硬结或结节。

(2) 肺癌的皮肤转移：可发生于皮肤各处，最常见于胸壁及腹部皮肤，来源于支气管的燕麦细胞癌的转移好发于背部皮肤，最多见为局限性成簇丘疹或结节，或单发的结节（图 70-6）。燕麦细胞癌也可来自胃肠道。

(3) 胃肠道癌的皮肤转移：皮肤转移癌常见于腹部或会阴部，有时也见于头颈部（图 70-7）；来源于胃癌的皮肤转移灶可见于各处，但脐部可能最常见（图 70-8，图 70-9）。肠道癌皮肤转移（图 70-10）。

(4) 口腔癌的皮肤转移：口腔癌通常由淋巴道转移到皮肤，多见于面、颈部。常为多发或单发结节，有时破溃。

(5) 肾癌的皮肤转移：此型皮肤转移癌最常见于头、颈部，

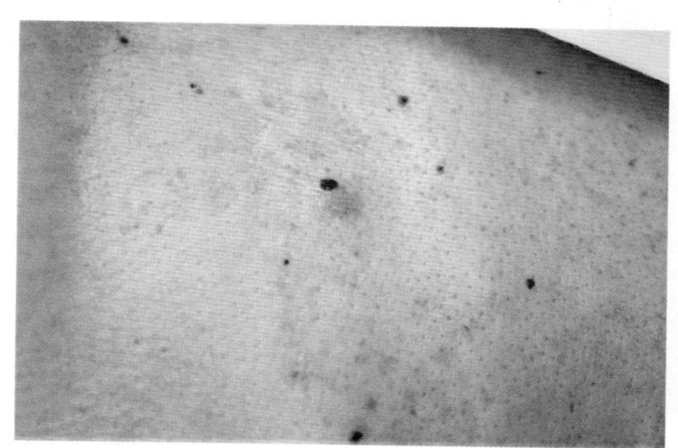

图 70-6　肺大细胞癌皮肤转移（广东医科大学附属医院　赖俊东惠赠）

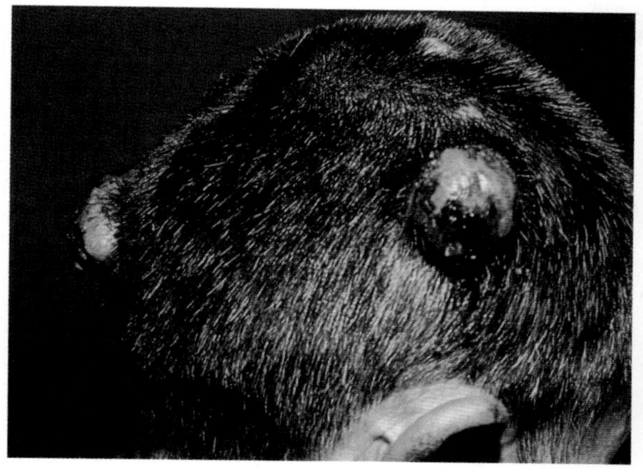

图 70-7　贲门腺癌皮肤转移
头皮多发性坚实结节（陆军军医大学　刘荣卿惠赠）。

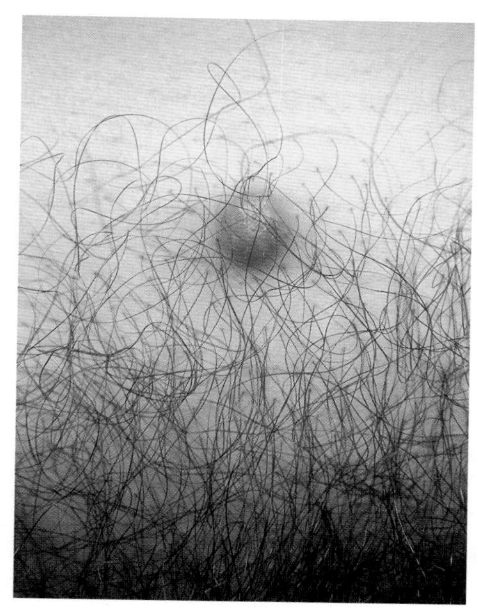

图 70-8　皮肤转移癌（胃窦腺癌）
小腹部有 1 个 0.9cm × 1.1cm 大小红色结节［华中科技大学协和深圳医院（南山医院）　陆原　李清惠赠］。

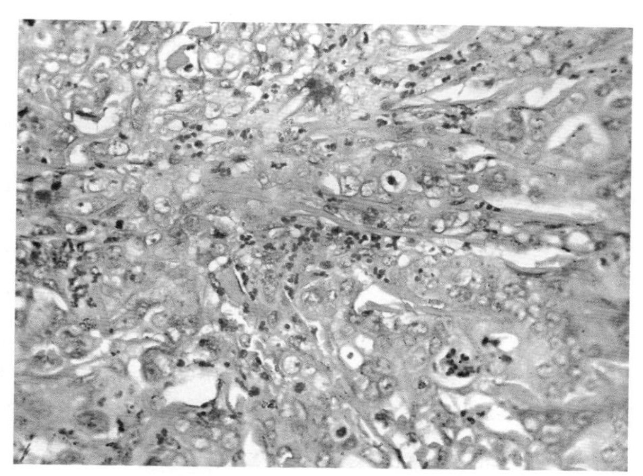

图 70-9　真皮内可见大量密集分布的癌细胞，呈巢状分布（HE 染色 ×200）［华中科技大学协和深圳医院（南山医院）　陆原　李清惠赠］

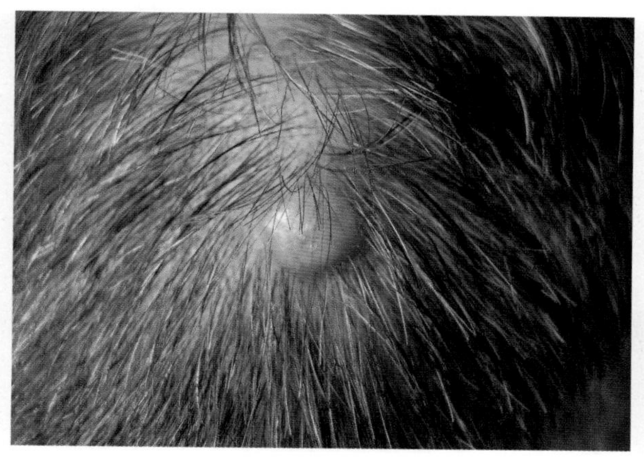

图 70-10　结肠癌转移

其他部位也可发生。常为单发或少数结节，呈正常皮色、淡红色或紫色，可为首发症状。

(6) 卵巢癌的皮肤转移：皮肤转移癌常发生于腹部（包括脐部）、女阴及背部，腹部者可发生于外科手术瘢痕上或其他诊断穿刺部位。

(7) 类癌和神经内分泌癌的皮肤转移：这些肿瘤推测来源于神经嵴组织，其表现为单发或多发丘疹或结节。

4. 皮肤转移癌患者潜在原发性恶性肿瘤的排位（表 70-2）。

其他 阴茎鳞状细胞癌，阴茎癌转移（图 70-11，图 70-12），鼻腔恶性淋巴瘤（图 70-13，图 70-14）可转移至邻近皮肤。恶性黑色素瘤大腿转移性损害（图 70-15），宫颈癌皮肤转移（图 70-16），皮肤转移性腺癌，原发病灶不明（图 70-17）。

常见皮肤转移癌的发病部位见表 70-2。

四、组织病理

转移性病变可以类似原发性肿瘤，或可能有明显的多形性，一些肿瘤的生长结构比其他肿瘤更具特征性，如绒毛膜癌、肝细胞癌、精原细胞瘤、Leydig 细胞瘤以及肾细胞癌。转移癌组织学表现可能与原发癌相同，但更常见的情况是转移癌分化更低。有时皮肤转移癌分化程度太低，采用任何技术均不能确定原发肿瘤源。免疫组织化学对于鉴别黑色素瘤（S-100 蛋白和 melanA 呈阳性）和癌（细胞角蛋白一般为阳性）十分有用，有些病变具有特征性的抗原，如前列腺癌（PSA）和

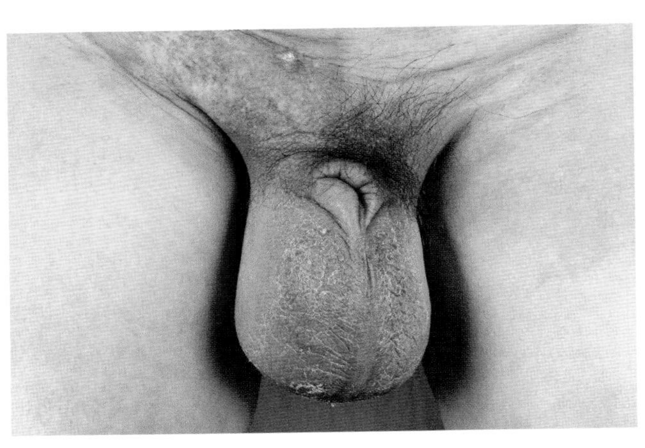

图 70-11 皮肤转移癌，阴茎鳞癌伴局部转移

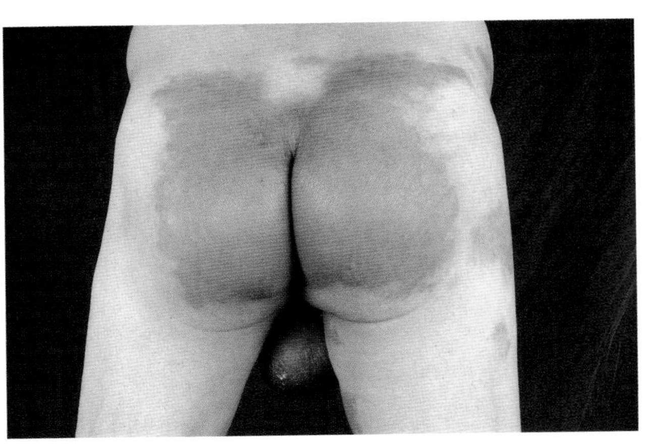

图 70-12 皮肤转移癌，阴茎鳞癌伴臀部转移

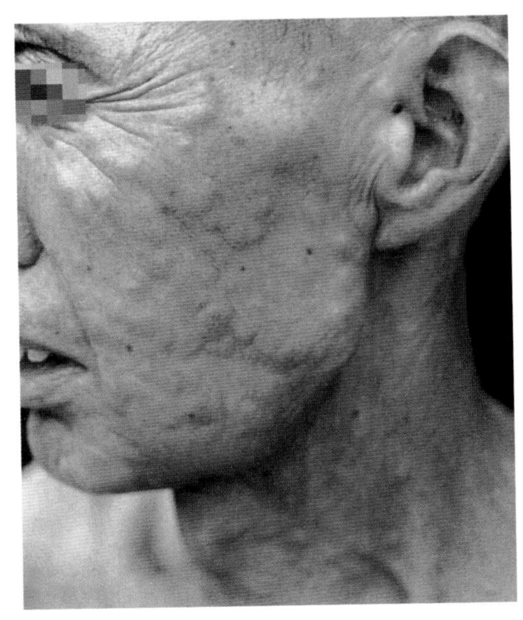

图 70-13 鼻腔恶性淋巴瘤皮肤癌转移（中国医学科学院皮肤研究所 顾恒 常宝珠惠赠）

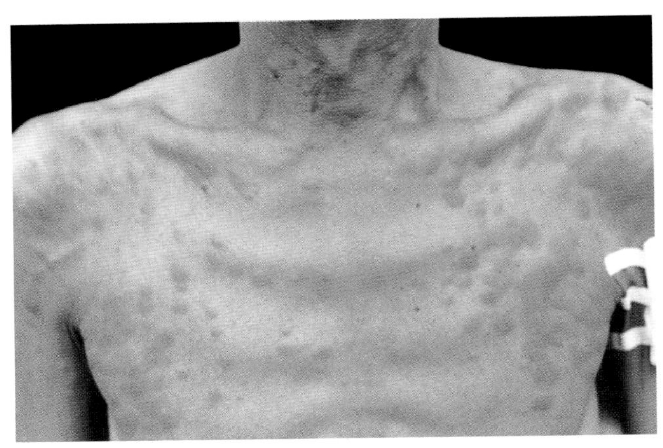

图 70-14 鼻腔恶性淋巴瘤皮肤癌转移（中国医学科学院皮肤研究所 顾恒 常宝珠惠赠）

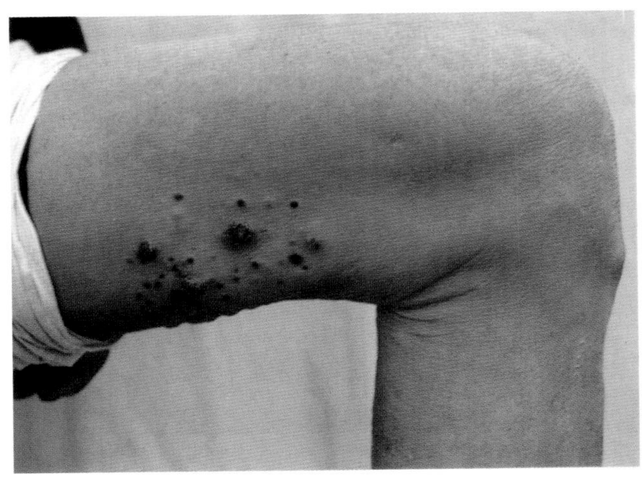

图 70-15 恶性黑色素瘤，大腿转移性损害

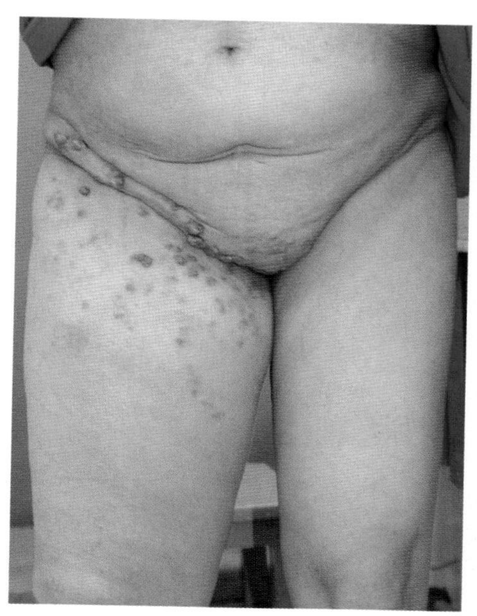

图 70-16　宫颈癌转移(新疆维吾尔自治区人民医院　普雄明惠赠)

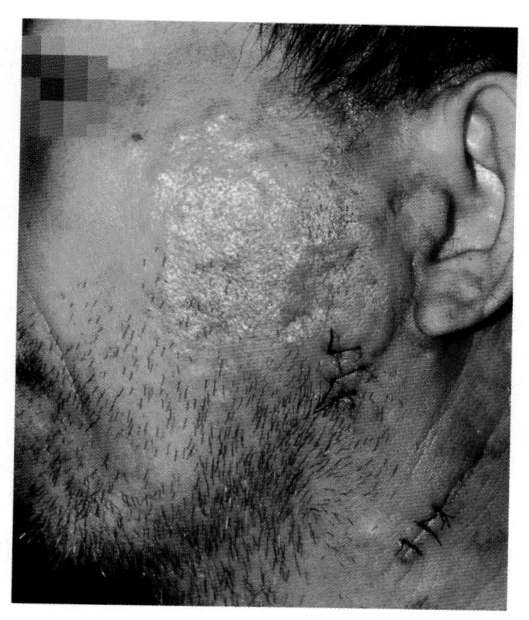

图 70-17　皮肤转移性腺癌,原发灶不明

表 70-2　皮肤转移癌患者潜在原发恶性肿瘤的排位(1993)

男性		女性	
原发恶性肿瘤	皮肤转移癌患者(n=127)	原发恶性肿瘤	皮肤转移癌患者(n=300)
恶性黑素瘤	41(32%)	乳腺癌	212(70%)
头颈部鳞癌	21(16.5%)	恶性黑素瘤	36(12%)
肺癌	15(12%)	卵巢癌	10(3.5%)
结肠癌 / 直肠癌	14(11%)	未知癌	9(3%)
未知癌	11(8.5%)	头颈部鳞癌	7(2.5%)
肾癌	6(4.5%)	肺癌	6(2%)
上胃肠道癌	5(4%)	结肠癌 / 直肠癌	4(1.5%)
乳腺癌	3(2.5%)	子宫内膜癌	4(1.5%)
膀胱癌	3(2.5%)	膀胱癌	4(1.5%)
食管癌	3(2.5%)	宫颈癌	2(0.7%)
内分泌腺癌	2(1.5%)	胃癌	2(0.7%)
胃癌	1(1%)	胆管癌	2(0.7%)
胰腺癌	1(1%)	胰腺癌	1(0.3%)
肝癌	1(1%)	内分泌腺癌	1(0.3%)
总计	127(100%)	总计	300(100%)

甲状腺癌(甲状腺球蛋白、TTF-1 和降钙素),有助于鉴别诊断(图 70-18)。

五、病程与预后

皮肤转移癌的出现通常是预后不良的预兆。恶性肿瘤一旦发生皮肤转移预示肿瘤细胞的广泛浸润和机体免疫功能的严重低下,预后较差。Schoenlaub 等研究 200 例有皮肤转移的肿瘤患者,皮肤转移后中位生存时间是 6.5 个月,其中乳腺癌为 13.8 个月,肺癌为 2.9 个月。原发于肺、食管、肝、胰腺等部位肿瘤患者的生存时间要明显短于原发于乳腺、肾脏及恶性黑素瘤者。肺癌发生皮肤转移的中位生存时间最短,预后最差。

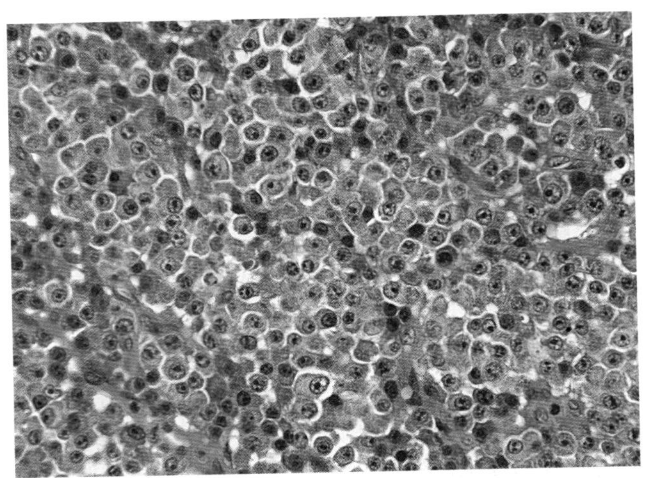

图 70-18 多发性骨髓瘤皮肤转移

病理大量肿瘤细胞(浙江大学医学院附属邵逸夫医院周强惠赠)。

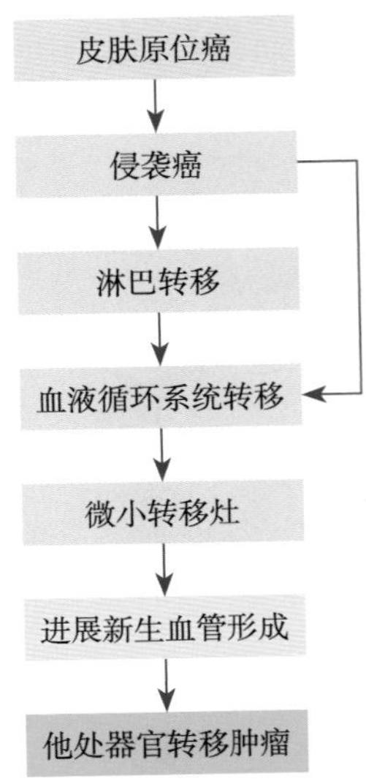

图 70-19 皮肤恶性肿瘤转移至其他部位

第二节 皮肤恶性肿瘤转移至其他部位

皮肤恶性肿瘤转移至其他部位(malignamcies of the skin metastatic to other sites)(图 70-19)基底细胞癌发展呈惰性,几乎从不转移,除非病变存在多年且较大出现深部浸润;鳞状细胞癌容易出现转移,在广泛播散之前病变常常沿局部淋巴管引流部位转移,如果出现播散,可累及骨和内脏器官,如肺等。

附件癌容易出现局部深层浸润,但极少发生转移性病变。容易出现转移的病变的恶性顶端汗管瘤(顶端汗腺癌)、乳头状指(趾)部腺癌、皮肤腺癌以及 Merkel 细胞癌。黑色素瘤向局部以外播散有大量报道。切除黑色素瘤的前哨淋巴结可以预测多数黑色素瘤发生局部淋巴结播散。

间叶型恶性肿瘤常常只出现局部浸润。诸如皮肤纤维肉瘤或皮肤平滑肌肉瘤等极少出现继发性病变。然而,皮肤血管肉瘤常常发生转移。皮肤血管肉瘤,好发于老年人群,通常癌表现为边界不清的暗红色到深蓝色结节和斑块,通常位于头皮和面部。这一型血管肉瘤一般认为来源于皮肤。通常情况下,由于直接侵犯和远处皮肤转移,确诊时其累及的范围常远远超出临床所见范围。

治疗方面:原发癌和转移癌联合治疗。

(何玉清 陈佳玲 吴大兴 周英 吴丽峰 吴玮)

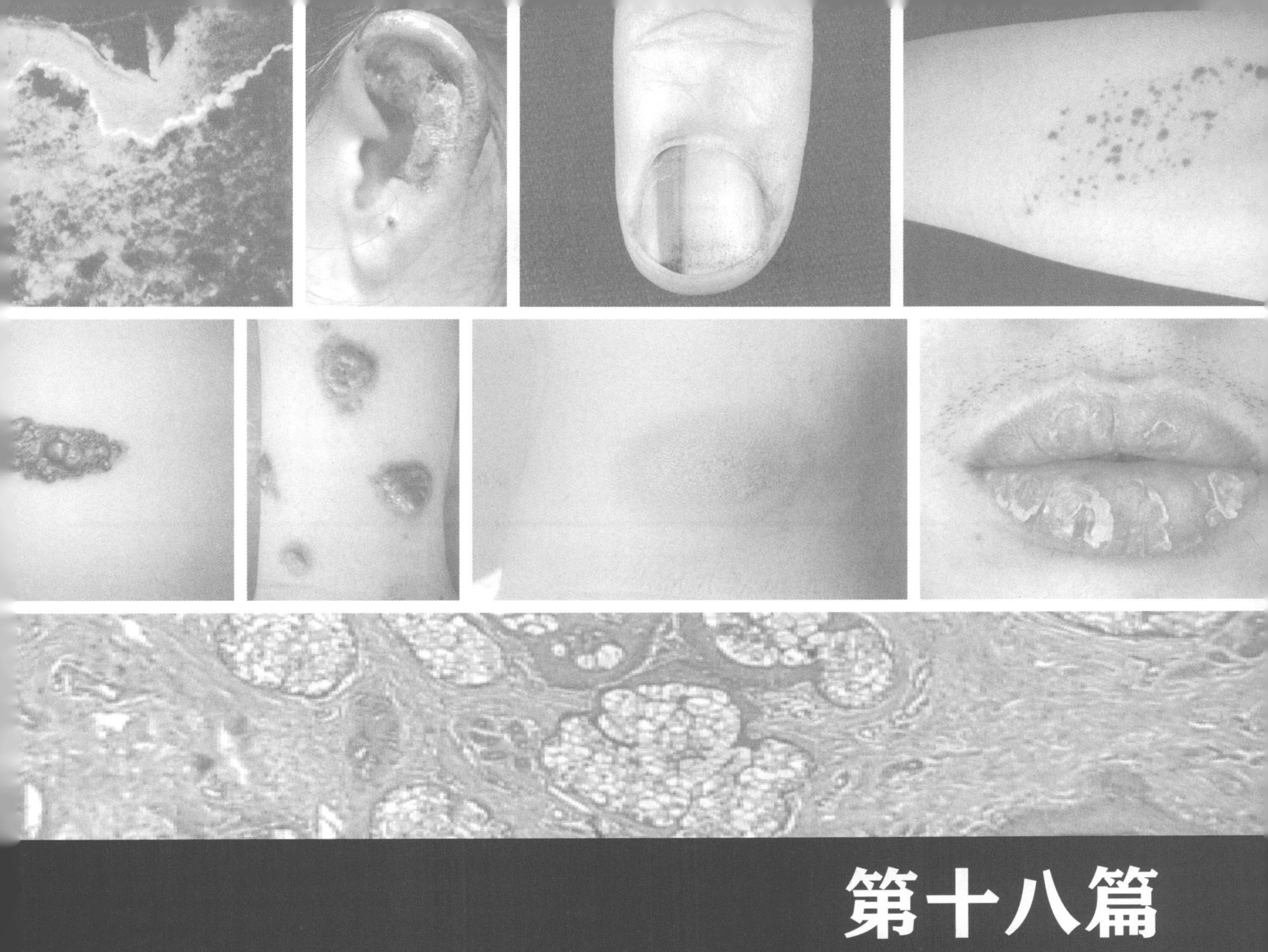

第十八篇

治 疗 学

第七十一章

皮肤病药物治疗

第一节　内服药物治疗

一、糖皮质激素（glucocorticoid，GC）

肾上腺皮质类固醇激素分为三种：①糖类激素，主要以氢化可的松和可的松为代表，主要作用是调节糖、脂肪和蛋白质代谢。②盐类激素，以醛固酮为代表，主要调节水盐代谢。③性激素，主要分泌去氢异雄酮（DHEA），每天分泌量约 20mg。其次为少量雄烯二酮和睾酮，前者作用弱。临床常用的皮质激素是指糖皮质激素。

糖皮质激素类药物的作用：

1. 代谢作用　①糖代谢：能增加肝、肌糖原含量和升高血糖；②蛋白质代谢：分解蛋白质，增高血清氨基酸和尿中氮的排泄量，造成负氮平衡；大剂量抑制蛋白质合成；③脂质代谢：增高血浆胆固醇，促使皮下脂肪分解，重新分布形成向心性肥胖；④水和电解质代谢：保钠排钾，减少肾小管对水的重吸收，有利尿作用。

2. 抑制免疫作用小剂量主要抑制细胞免疫，大剂量时则能抑制 B 细胞转化为浆细胞，使抗体生成减少，抑制免疫反应所致的炎性反应。GC 能解除许多过敏性疾病的症状，抑制因过敏反应而产生的病理变化，能抑制组织器官的移植排异反应，对于自身免疫性疾病也能发挥一定的近期疗效。

3. 抗过敏作用　GC 能抑制 PAF、白三烯、前列腺素、组胺、缓激肽炎性介质的产生。

4. 抗炎作用　①抑制中性粒细胞趋化及吞噬和消化病原体的功能；②稳定溶酶体膜，阻止水解酶的释放；③抑制前列腺素、血小板激活因子、肿瘤坏死因子和白介素 -1 等促炎因子的释放；④抑制成纤维细胞 DNA 的合成，减少胶原纤维和间质增生，延缓肉芽组织生成。

5. 抗毒素作用　能提高机体的应激能力，减轻细菌内毒素对机体的损害，缓解毒血症症状，也能减少内热原的释放，对感染毒血症的高热有退热作用。

6. 抗休克作用　①大剂量可稳定溶酶体膜，阻止蛋白酶释放及心肌抑制因子的形成，阻断休克的恶性循环；②降低血管对收缩血管物质的敏感性，改善微循环；③保护细胞间基质，维持血管壁的完整性；④防止血小板聚集和微血栓形成，减少 DIC 的发生；⑤纠正休克的代谢紊乱；⑥降低心肌耗氧量，改善心功能。

7. 对血液与造血系统的作用　能刺激骨髓造血功能，使红细胞和血红蛋白含量增加，大剂量可使血小板增多并提高纤维蛋白原浓度，缩短凝血时间；促使中性粒细胞数增多，但却降低其游走、吞噬、消化及糖酵解等功能，因而减弱对炎症区的浸润与吞噬。

8. 对消化系统的作用　能使胃酸和胃蛋白酶分泌增多，提高食欲，促进消化，但大剂量应用可诱发或加重溃疡病。

9. 对骨骼的作用　长期大量应用本类药物时可出现骨质疏松，特别是脊椎骨，故可有腰背痛，甚至发生压缩性骨折、鱼骨样及楔形畸形。

10. 对中枢神经系统的作用　氢化可的松可减少脑中 γ-氨基丁酸的浓度，提高中枢的兴奋性，可引起欣快、激动、失眠，偶可诱发精神失常，促使癫痫发作。

11. 对下丘脑 - 垂体 - 肾上腺（HPA）轴的影响　GC 分泌有昼夜节律变化，每日上午 8~10 时为分泌高峰，以后逐渐下降，到午夜 12 时最低，这是由 ACTH 昼夜节律所引起，临床用药可随这种节律进行，即长期疗法中对某些慢性病采用隔日一次给药法，将一日或两日的总药量在隔日早晨6~8时一次给予，此时正值激素正常分泌高峰，对肾上腺皮质功能的抑制性影响较小。

（一）制剂

根据GC对下丘脑-垂体-肾上腺（HPA）轴的作用及抗炎效价，可将全身应用的GC分为短效、中效和长效。常用的GC制剂（表71-1）。

（二）用法

GC的疗程和剂量应根据疾病种类、病情轻重、治疗效果和个体差异而有所不同，一般将疗程分为阶段性。

1. 短、中、长程疗法

(1) 短程用药（不超过1个月）：用较大剂量在较短的时间内治疗较严重的、急性、一过性皮肤病，如急性荨麻疹、血管性水肿伴喉头水肿、心脏症状或胃肠道症状等，可选用氢化可的松、地塞米松等。

(2) 中程用药(2~3个月)：可分为治疗和减量阶段，适用于病程较长、伴多器官受累，皮损广泛且严重的皮肤病，如某些剥脱性皮炎、皮肤变应性血管炎、急性风湿热等。常选用泼尼松等。

(3) 长程用药(6个月以上)：适用于反复发作，累及多器官严重的需长期治疗的疾病，如天疱疮、系统性红斑狼疮、皮肌炎、类风湿关节炎、肾病综合征、血小板减少性紫癜等。一般选用泼尼松（表71-2）。

糖皮质激素给药方法（表71-3）。

表71-1 常用糖皮质激素类药物的比较

药物	半效期/h	药理活性（比值）			等效剂量（mg）
		抗炎作用	糖代谢	水盐代谢	
短效类					
氢化可的松	8~12	1.0	1.0	1.0	20
可的松	8~12	0.8	0.8	0.8	25
中效类					
泼尼松	12~36	4	3.5	0.3	5
泼尼松龙	12~36	5	4.0	0.3	5
甲泼尼龙	12~36	5	—	0	4
曲安西龙	12~36	5	5.0	0	4
长效类					
倍他米松	36~54	25~40	30~35	0	0.6
地塞米松	36~54	30	30	0	0.75

表71-2 糖皮质激素长程用药方法

治疗阶段	用量要足，以泼尼松为例，病情轻者用小剂量(20~30mg/d)，或中等剂量(40~80mg/d)，重者用大剂量(100~200mg/d)。当病情控制后，转入减量阶段
减量阶段	病程较短、症状容易控制者，减药速度可以快一些，每3~5天减少1次，每次按20%递减；如病程长、症状难以控制，减药速度宜慢，每7~10天减少1次，每次减少10%。减量过程中病情反复者应重新加大剂量至病情控制
维持阶段	当糖皮质激素减至很小剂量（如泼尼松5~10mg/d)，可维持很长时期（数月至1~2年）。如维持量已很小（如泼尼松5mg/d)，可考虑逐渐停药

表71-3 糖皮质激素给药方法

分次给药法	每日剂量平均分3~4次给药，用于各种皮肤病，尤其系统性红斑狼疮和天疱疮，效果最好，但毒副作用也最大
一次给药法	每日总药量于早晨6:00~8:00时一次给予。常用半衰期短的泼尼松。早晨机体分泌GC水平最高，此时给药对HPA轴功能的抑制作用比午后给药小2倍多
不等量二次给药法	一日剂量分两次给药，第一次用全量的3/4，于早晨8:00给药，第二次用全量的1/4，于15:30给药。效果好，副作用也小
隔日疗法	将两天药量并为1次，于隔日早晨6:00~8:00给予。能更有效地减少毒副作用和对HPA轴功能的抑制。只适用半衰期短的泼尼松。半衰期长的难以达到隔日给药的效果

2. 糖皮质激素冲击疗法

(1) 作用：大剂量冲击疗法，能抑制粒细胞聚集和T细胞白介素-2受体的表达，并能长期抑制NK细胞活性。

(2) 适应证：主要用于抢救危重症，如过敏性休克、感染性休克、SLE伴脑损害或严重肾脏损害，以求迅速控制病情。对常规治疗效果不佳的皮肤病，如SLE、皮肌炎、结节性多动脉炎、寻常型天疱疮、大疱性类天疱疮、顽固性坏疽性脓皮病、角层下脓疱病、重症多形红斑、中毒性表皮松解症等，也可采用。

(3) 方法：甲泼尼龙琥珀酸钠0.5~1.0g加入5%葡萄糖液150ml静脉点滴，点滴时间应在1小时以上，勿与利尿剂合用，每日1次，连续3~5天。也可用地塞米松(150~300mg/d)静脉滴注。冲击疗法结束后，可直接停药或口服小于原剂量的泼尼松。

(4) 测护：一般冲击疗法副作用较少，但有引起过敏反应、癫痫、急性精神病和心搏骤停的报道，因此应密切进行心脏监护和监测电解质。肾功能不全及电解质紊乱者禁用。

(三) 适应证

全身性应用GC的皮肤科适应证(表71-4)。

(四) 副作用及其防治 (表71-5)

医源性肾上腺皮质功能亢进库欣综合征一般应用相当于

表71-4 全身性应用糖皮质激素的皮肤科适应证

常见皮肤病	过敏性休克和血管性水肿、重型药疹、严重的蜜蜂或黄蜂蜇伤 结缔组织病：红斑狼疮(所有各亚型)，皮肌炎，混合性结缔组织病，复发性多软骨炎，嗜酸性筋膜炎 免疫性大疱性疾病：天疱疮，类天疱疮(大疱性，瘢痕性和妊娠性)，获得性大疱性表皮松解症，线状IgA大疱性皮病 血管炎：结节性多动脉炎，Wergener肉芽肿病，超敏性血管炎 皮炎：慢性光化性皮炎，急性接触性皮炎，特应性皮炎，剥脱性皮炎型药疹 嗜中性皮肤病：Sweet综合征，坏疽性脓皮病，白塞病 妊娠疱疹 淋巴瘤(皮肤T细胞和B细胞淋巴瘤) 雄性激素过多症候群(女性)：多毛症，痤疮等
其他皮肤病	泛发性扁平苔藓，结节病，急性重型荨麻疹，血管性水肿，血管瘤，脓疱型银屑病，严重痤疮(特别是囊肿性或聚合性痤疮)，斑秃(特别是全秃和普秃)，Reiter病，结节性红斑(不常用)，红皮病型或关节病型银屑病
有争议皮肤病	用于其他类皮肤病如多形红斑及中毒性表皮坏死松解症

表71-5 长期糖皮质激素使用的副作用的预防

副作用	预防措施
高血压	血压(测基线及每次就诊时)
体重增加	称重(测基线及每次就诊时)
激活感染	检查开始时PPD(结核菌素试验)和无反应性测试(开始泼尼松治疗12天内) 肝炎筛查 预防卡氏肺囊虫肺炎感染(复方新诺明)
代谢异常	检测电解质，脂质，血糖(基线；治疗后早点复查；每年1次；如果有糖尿病、高脂血症等高危因素则应加强监控)
骨质疏松	骨密度测量(基线；如果早期已做过骨预防可每年一次) 指导饮食、锻炼和其他措施 补充钙和维生素D 男人及经绝后的妇女开始补充二磷酸盐 考虑绝经后妇女激素代替疗法 男性治疗后测血清睾酮含量，如果偏低(<300ng/ml)，在用睾酮代替疗法前检测PSA(前列腺特异性抗原)和行前列腺检查
眼	
白内障	裂隙灯检查(每6~12个月)
青光眼	眼内压测量(在1月和每6个月)。
消化性溃疡	危险度系数≥2的患者，可考虑给予H_2受体拮抗药或质子泵抑制剂治疗。
HPA抑制	早上1次服用，最好隔日1次 泼尼松低于3 mg/d减量时测血清氢化可的松含量。如果<10ug/dl，每1~2个月重复测量并保持低剂量泼尼松治疗直到基线氢化可的松量恢复正常

泼尼松 20mg/d，持续时间在 1 个月以上即可引起库欣综合征的临床表现，如向心性肥胖、满月脸、痤疮、多毛、皮肤变薄、高血压和糖皮质激素性糖尿病。

诱发和加重感染 可诱发感染（包括细菌、病毒、真菌）或体内潜伏的感染病灶（如结核病）活动，甚至播散全身。

消化系统并发症 可并发或加重胃、十二指肠溃疡甚至导致穿孔和出血。因此在应用该药时加服胃黏膜保护剂和/或 H_2 受体阻滞制，同时注意不要与阿司匹林同服。少数可诱发胰腺炎或脂肪肝。

GC 性肌病 特别是氟化糖皮质激素，如地塞米松，可诱发肌病，主要累及肢体近端肌肉及肩和骨盆肌肉。

骨质疏松、骨缺血性坏死和伤口愈合迟缓 糖皮质激素可抑制肠道对钙的吸收和成骨作用，还可促进甲状旁腺素破骨作用，长期服用可引起骨质疏松甚至骨折，骨缺血性坏死。

精神异常 诱发精神症状可引起行为和精神异常，其表现多样，如失眠、神经质、情绪异常、甚至抑郁、狂躁、或精神分裂症或有自杀倾向。

心血管系统并发症 长期应用，由于钠、水潴留和血脂升高可引起高血压和动脉粥样硬化。

皮肤 可出现痤疮、伤口延迟愈合、膨胀纹、多毛症，局部注射可引起皮下脂肪萎缩。

其他 抑制下丘脑 - 垂体 - 肾上腺（HPA）轴的功能、抑制小儿生长发育，以及引起白内障、脂膜炎、乳汁滞留等。

（五）停药反应

肾上腺每日的生理分泌量氢化可的松约 20mg（约相当于 5mg 泼尼松）。短期大剂量泼尼松（小于或等于两周）不要求逐渐减量，下丘脑 - 垂体 - 肾上腺（HPA）轴功能可迅速恢复。长期治疗的患者，一旦剂量减至每日 7.5mg，减量要缓慢，以让下丘脑 - 垂体 - 肾上腺轴恢复，如：每月递减 1.0~2.5mg。

1. 医源性肾上腺皮质功能不全长期应用的病人，减量过快或突然停药时，可引起肾上腺皮质萎缩和功能不全。这是由于反馈性抑制垂体 - 肾上腺皮质轴所致。

2. 反跳现象其发生原因可能是病人对激素产生了依赖性或病情尚未完全控制，突然停药或减量过快而致原病复发或恶化。

二、性激素及拮抗剂

雄激素来源男性的雄激素由睾丸和肾上腺产生，女性体内的雄激素则主要来自肾上腺，卵巢也可生成少部分。体内雄激素中生物活性最强、生成量最多的为睾丸产生的睾酮。临床常用的雄激素主要是睾酮的衍生物。其中甲基睾酮、丙酸睾酮、苯乙酸睾酮、环戊丙酮睾酮和庚酸睾酮、十一酸睾酮、氟甲睾酮、醋酸氯睾酮等，既具有强大的雄激素活性，还有显著的蛋白同化作用。

而有些睾酮衍生物如苯丙酸诺龙、去氢睾酮、司坦唑醇、羟甲烯龙、癸酸诺龙等，则性激素作用大为减弱，而同化作用仍保留或有所增强，如增加骨骼肌质量，增加骨骼有机物含量以及保持正氮平衡，这些激素亦称为同化激素。

雄激素应用雄激素具有蛋白同化作用，能促进钙磷的再吸收，促进皮脂腺分泌，可用于皮肌炎、老年性皮肤瘙痒症、硬化性萎缩性苔藓的治疗。同化激素系睾酮的衍生物，其雄激素活性较弱，而蛋白同化作用得以保留或加强，主要用于皮肌炎、长期应用糖皮质激素者、遗传性血管性水肿等。

雌激素来源天然雌激素主要由卵巢中颗粒细胞分泌，另外，胎盘、肾上腺及睾丸亦可分泌少量。天然雌激素在体内以雌二醇、雌三醇和雌酮 3 种形式存在。雌二醇是活性最强的雌激素，雌三醇是雌酮和雌二醇的代谢产物。临床常用其人工合成的衍生物，如苯甲酸雌二醇、戊酸雌二醇、炔雌醇等。己烯雌酚、氯烯雌醚是全合成的非甾体化合物，具有雌激素活性。

雌激素应用雌激素主要用于女性雌激素分泌不足的替代治疗，如原发性和继发性闭经、更年期综合征、绝经期骨质疏松症等。雌激素还是避孕药的主要成分。雌激素可对抗雄激素的作用，能抑制皮脂腺的分泌，雌激素分泌减少或活性降低可能与更年期角化病、老年性阴道炎、女阴干枯等有关。某些皮肤病的发生与雄激素分泌过多或其活性增高有关，这些疾病包括痤疮、女性多毛症、雄激素源性脱发、皮脂溢出等，可用抗雄激素药物或雌激素进行治疗。雄激素作用机制、用量及合成雄激素的推荐疗法（表 71-6）。

（一）雄激素

丙酸睾酮

丙酸睾酮（testosterone propionate），又名丙酸睾丸酮。

【药理作用】①促进组织蛋白质的合成；②影响大脑皮质和皮脂腺活动；③影响黑素形成。

不良反应：①男性化改变；②月经紊乱；③皮脂腺活动亢进。

【适应证】临床适用于无睾症、隐睾症、男性性腺机能减退症；妇科疾病如月经过多、子宫肌瘤；老年性骨质疏松以及再生障碍性贫血等。①纠正皮质类固醇引起的负氮平衡。②老年瘙痒症、更年期角化病、萎缩硬化性苔藓。

【用法】肌内注射 25~50mg/ 次，2~3 天 1 次。2.5% 丙酸睾酮乳膏外用对硬化性萎缩性苔藓有效。

【注意事项】①大剂量可引起女性男性化、水肿、肝损害、黄疸、头晕等。②有过敏反应者立即停药。③肝、肾功能不全、前列腺癌患者及孕妇忌用。④本品局部注射可引起刺激性疼痛，长期注射吸收不良，易形成硬块，故应注意更换注射部位并避开神经走向部位。

【制剂】注射剂（油溶液），每支 10mg（1ml）、25mg（1ml）、50mg（1ml）。25% 丙酸睾酮霜。

苯丙酸诺龙

【药理作用】本品蛋白同化作用为丙酸睾酮的 12 倍，雄激素活性则较小，其肌内注射作用可维持 1~2 周。临床用于慢性消耗性疾病，骨折不易愈合和骨质疏松症。

【适应证】同丙酸睾酮。

【用法】肌内注射，成人每次 25mg，每 1~2 周 1 次。

【注意事项】

1. 妇女使用后，可有轻微男性化作用，如痤疮、多毛症、声音变粗、阴蒂肥大、闭经或月经紊乱等反应，应立即停药。

2. 前列腺癌、男子乳腺癌、高血压者及孕妇禁用。

3. 肝、肾疾病，充血性心力衰竭及良性前列腺肥大的患者慎用。

【制剂】注射液（油溶液），每支 10mg（1ml）、25mg（1ml）。

达那唑(danazol)

【药理作用】

1. 本品为弱雄激素,兼有蛋白同化作用和抗孕激素作用。

2. 达那唑具有明显的纤维蛋白溶解作用。

3. 免疫调节作用 抑制淋巴细胞增生,诱导TS细胞活化,来抑制B细胞的活性,直接作用于吞噬细胞,抑制IL-1和IFN-α的分泌。

达那唑增加血浆中游离睾酮比例和浓度。达那唑在肝脏中代谢,服药时高脂饮食,吸收量可能比空腹时增加3倍。

【适应证】临床主要用于治疗子宫内膜异位症。尚用于纤维性乳腺炎、男性乳房发育、乳腺痛、痛经、腹痛、自身免疫性黄体酮皮炎等,还用于性早熟、自发性血小板减少性紫癜、网状青斑病、血友病和Christmas病(凝血因子Ⅸ缺乏)、遗传性血管性水肿、胆碱能性荨麻疹、慢性荨麻疹、系统性红斑狼疮、盘状红斑狼疮等。

【用法】

1. 遗传性血管性水肿(HAE) 达那唑能增加C1酯酶抑制物(C1INH)在肝脏中合成,使HAE患者的血清C1INH和C4水平显著增高而获临床效果。达那唑能预防HAE的黏膜皮肤水肿的发作。但达那唑对HAE急性发作的治疗无效。用法:口服,开始200mg/次,2~3次/d,6~12周后逐日下降100~200mg,直至控制症状。

2. 慢性荨麻疹、胆碱能荨麻疹。用于顽固的胆碱能性荨麻疹,每天60mg。

3. 系统性红斑狼疮 雄激素能调节淋巴细胞功能而使SLE症状改善,雌激素则使SLE加剧。经与安慰剂对照研究,证明达那唑对轻度活动的SLE有良好的临床效果。口服,400~600mg/d。

4. 血小板减少性紫癜,口服,200mg/次,2~4次/d。

5. 网状青斑 已报道低剂量对小部分网状青斑有效,可能是达那唑增强纤维蛋白溶解作用。

【注意事项】达那唑的副作用常较轻,且停药后可消失。

1. 雄激素性副作用 高剂量达那唑能产生雄激素过多表现,如多毛、体重增加、声粗、脂溢、痤疮。

2. 抗雌激素作用所致不良反应,如乳房缩小、血管舒缩症状、不规则阴道出血、性欲减退。

3. 一般副作用 疲乏、嗜睡、头痛、兴奋和抑制、恶心、肌痉挛、皮疹(常为泛发性斑丘疹,亦见多形红斑、SCLE)、秃发、显微镜下血尿、水潴留致水肿和体重增加、高糖原血症、Guillain-Barre综合征。

4. 对肝功能的影响,主要是SGPT增高。

5. 禁忌证 怀孕和哺乳期,肝、肾、心功能严重损害,卟啉症、血栓栓塞、雄激素依赖性肿瘤、异常阴道出血。达那唑能通过胎盘,可引起胎儿生殖器官等的畸形,如分娩出女性假两性畸形婴儿,故孕妇禁用。

【制剂】胶囊剂,每粒100mg、200mg。

司坦唑醇(stanozolol)

【药理作用】是人工合成的睾酮衍生物,它抑制垂体的促性腺功能。

蛋白同化作用较强,为甲睾酮的30倍,雄激素活性为后者的1/4。具有促进蛋白质合成、抑制蛋白质异生、降低血胆固醇和甘油三酯、促使钙磷沉积和减轻骨髓抑制等作用,而男性化副作用甚微。

司坦唑醇口服后迅速吸收,在血浆中与蛋白高度结合,主要在肝脏中代谢,代谢产物通过胆汁排泄。由于其雄激素作用,有些人反对使用司坦唑醇来治疗绝经前妇女的遗传性血管性水肿(表71-6)。

【适应证】遗传性血管性水肿、白塞病。司坦唑醇通过减少纤维蛋白原,增强天然纤维蛋白溶解作用。已表明司坦唑醇对雷诺现象治疗有效,已报道辅助治疗能缓解难以控制的慢性荨麻疹。

【用法】口服,成人2mg/次,2~3次/d,儿童1~4mg/d,分1~3次服。

【制剂】片剂每片2mg。

【注意事项】儿童和青少年长期使用可能导致骨骺过早闭合。

【禁忌证】①怀孕和哺乳期(没证据表明在乳汁中有排泄);②男性乳腺癌以及与女性相关联的高钙血症;③卟啉症;④如出现痤疮等男性化反应,应停药;⑤严重肝病、心脏病、前列腺肥大、前列腺癌患者及孕妇禁用。

(二)雄激素拮抗剂

分类及作用模型雄激素拮抗剂是用于阻断雄激素作用的化合物。

分类:雄激素拮抗剂包括几种药物。

1. 甾体雄激素拮抗剂,螺内酯、醋酸环丙孕酮。

2. 非甾体雄激素拮抗剂,氟他胺。H_2受体拮抗剂西咪替丁是一种弱雄激素拮抗剂。醋酸环丙孕酮和氟他胺是最有效

表71-6 雄激素作用机制、用量及合成雄激素的推荐疗法

药物	皮肤科运用	作用机制	用量及推荐疗法
达那唑(未经许可的适用证)	遗传性血管性水肿(预防)	增加补体C1酯酶抑制因子的血浆水平,可能通过增加肝脏的合成	开始400~600mg/d,每隔两日减少30%至维持量,比如每天200mg或隔天200mg,也可在拔牙前预防性地用200mg
司坦唑醇	遗传性血管性水肿(预防)	见上	开始2.5~10mg/d,减至隔天2mg维持,或每周3次,一次2.5mg。可每隔2或3周肌内注射50mg,长期使用仅限于严重发作病例,不能用于绝经前妇女,除非有生命危险时,这归因于雄激素的副作用
	白塞病血管表现	溶解纤维蛋白性能	10mg/d

的雄激素拮抗剂。

3. 其他，有抗雄性激素作用的药物包括糖皮质激素、泼尼松龙、地塞米松，它们抑制肾上腺分泌雄激素，特别当夜间给药时。西咪替丁由于竞争性抑制双氢睾酮与外周雄激素受体结合，具有弱的抗雄激素作用。GnPH 增强剂抑制垂体促性腺激素释放，是最有效的睾酮抑制剂。雄激素在外周靶细胞中有 4 种代谢途径（图 71-1）。

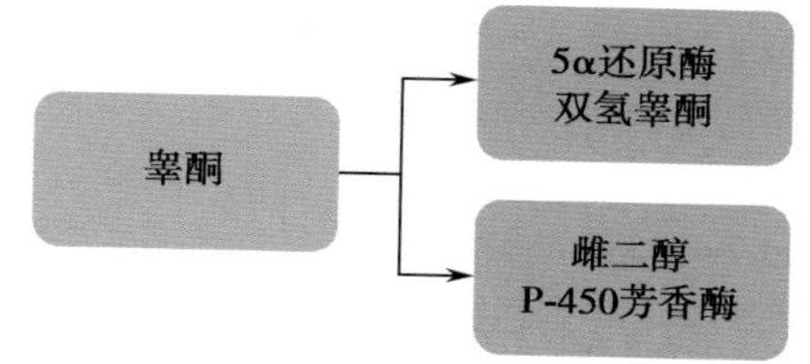

图 71-1　雄激素在外周靶细胞中有 4 种代谢途径

非那雄胺（finasteride）

本品为白色至灰白色结晶，易溶于氯仿、二甲亚砜、乙醇、甲醇，部分溶于丙二醇、聚乙二醇 -400，微溶于水。

【药理作用】本品是一种 4- 氮甾体激素化合物。这是一类 5α- 还原酶特异抑制剂。5α- 还原酶能将睾酮代谢成更强效的雄激素双氢睾酮，双氢睾酮是前列腺生长所依赖的物质。本品抑制双氢睾酮的合成而使前列腺消肿。

【适应证】FDA 批准的可用于治疗男性型脱发的口服药物、良性前列腺增生。

【用法】口服 1mg 非那雄胺，24 小时后，血清 DHT 浓度下降 65%。用此药曾成功地治疗妇女多毛症。口服，1mg/ 次，1 次 /d，可长期服用。男性雄激素性脱发的推荐疗法是 1mg/d。治疗 4 个月后才可能有反应，然而在有些病例，要到治疗 12 个月或更长时间才显效。

对伴有轻到中度脱发的 18~41 岁男子进行随机双盲试验，试验表明，与安慰剂比较，非那雄胺能明显地增加头发数量及覆盖。用非那雄胺治疗 2 年后，大约 2/3 男子头发覆盖率改善，大约 1/3 男子头发覆盖没改变，大约 1% 出现脱发。如果停止治疗，已取得的疗效将消失。它可能对年龄超过 60 岁老人的男性型脱发，无治疗效果，因为与青年男性相比，年龄超过 60 岁男性其体内Ⅱ型 5α- 还原酶活性已消失。已证明非那雄胺对绝经后女性的雄激素性脱发无效。

【注意事项】不良反应有乳房增大和压痛。偶见性功能障碍，阳痿。偶有皮疹、口唇肿胀等过敏反应。儿童、孕妇及哺乳妇女禁用。

【制剂】片剂 1mg，片剂 5mg，用于治疗良性前列腺增生。

螺内酯（spironolactone）

螺内酯又名安体舒通，螺旋内酯固醇。

【药理作用】

1. 本药为人工合成的抗激素型利尿药，雄激素受体阻断剂，与醛固酮有类似的化学结构，促进 Na^+ 和 Cl^- 的排出而产生利尿。

2. 由于 Na^+-K^+ 交换机制受抑制，使钾的排出减少。

3. 本品具有抗雄激素性质，可选择性破坏睾丸及肾上腺微粒体细胞色素 P-450，从而抑制性腺产生雄激素，并能在皮肤雄激素受体处竞争性阻滞双氢睾酮的细胞受体，减少雄激素对皮脂腺的刺激。

【适应证】临床上用于治疗醛固酮升高的有关顽固性水肿。

螺内酯治疗痤疮、多毛症和男性型脱发效果很好。

螺内酯可减少多毛症妇女的毛囊生长率和平均直径。

【用法】

1. 口服　成人：40~80mg/d，分 2~4 次，至少连服 5 日。小儿：开始按 1~3mg/(kg·d) 或按 30~90mg/m²，单次或分 2~4 次服用，连服 5 日后酌情调整剂量。最大剂量为 3~9mg/(kg·d) 或 90~270mg/m²。

2. 外用　5% 的螺内酯溶液和霜剂治疗Ⅱ级痤疮，5% 的螺内酯凝胶可以减少皮脂分泌。

【注意事项】

1. 长期服用可有嗜睡、困倦、头痛、皮疹，女性面部多毛、月经紊乱、乳房触痛，男性乳房发育、阳痿等，停药后即消失。

2. 因有高钾血症出现，故在无尿、急性肾功能衰竭高钾血症的患者忌用。

【制剂】片剂，每片 20mg（微粒片，相当于普通片剂 100mg 的疗效）。胶囊剂，每粒 20mg（微粒）。螺内酯 - 噻嗪片：每片含螺内酯 25mg，氢氯噻嗪 25mg，一次 1 片，1~2 次 /d。

环丙孕酮（cyproterone）

【药理作用】具有很强的抗雄激素作用，也有孕激素活性。能抑制垂体促性腺激素的分泌，使体内睾酮水平降低。

【适应证】治疗男性性欲异常、妇女多毛症、痤疮、青春期早熟及前列腺癌等。醋酸环丙孕酮已广泛用于治疗女性雄激素过多症。它对痤疮及多毛症很有效，但对妇女雄激素性脱发疗效较差，尽管它看起来可稳定脱发进程。

【用法】口服，50mg/ 次，2 次 /d，对痤疮，可外用 1% 乳膏，2 次 /d，连用 12 周。

【制剂】片剂，每片 50mg，乳膏剂 1%，注射液每支 20mg。

氟他胺（flutamide）

氟他胺，属于非甾体化合物。

【药理作用】本品具有抗雄激素作用，通过抑制靶组织中雄激素的摄取和(或)结合而起作用。

【适应证】前列腺癌、多毛症。

【用法】多毛症，一次 250mg，一天 1~2 次，较高剂量用于前列腺癌。

【注意事项】妊娠和哺乳期禁用。氟他胺由于它与肝衰竭以及罕见的死亡病例有关联，因此使用并不广泛。大约有一半的报道病例在治疗中前 3 个月发生，快速停止治疗后，肝损害可逆转。

制剂：胶囊剂，250mg。

西咪替丁（cimetidine）

西咪替丁又名甲氰咪胍，泰胃美。

【药理作用】本品为 H_2 受体拮抗剂。

【适应证】临床用于治疗十二指肠溃疡、胃溃疡、反流性食管炎及上消化道出血等。本品有干扰皮肤雄激素受体，具有抗雄性激素作用，使皮脂分泌明显降低。适用于寻常痤疮、多毛症。

【用法】口服200mg/次,3次/d。

【注意事项】用药每日在1.6g以上,可引起女性溢乳、男性乳房发育等,停药后即可消失。此外可引起皮肤干燥、脱发、诱发剥脱性皮炎等。

【制剂】片剂,每片0.2g,0.8g;注射剂,每支0.2g(2ml)。

己烯雌酚(diethylstilbestrol)

【药理作用】为人工合成的非甾体雌激素,口服作用为雌二醇的2~3倍,主要作用有:①促使女性性器官及副性征正常发育。②抗雄激素作用。口服吸收良好,经肝缓慢灭活,代谢物从尿和粪便排出。

【适应证】临床用于卵巢功能不全或垂体功能异常引起的各种疾病、闭经、子宫发育不全、功能性子宫出血、绝经期综合征、老年性阴道炎及退奶等。也用于前列腺癌。抗雄激素作用,抑制皮脂腺活动。适用于顽固性痤疮、皮脂溢出症、老年性瘙痒症、更年期角化症。

【用法】月经最后1天开始服,每晚1mg,3周为1个疗程。

【注意事项】可有恶心、呕吐、厌食、头痛等。长期应用可使子宫内膜增生过度而导致子宫出血与子宫肥大。肝、肾病患者及孕妇禁用。可有早孕反应,月经紊乱,黄褐斑,男性乳房女性化。

绒毛膜促性腺激素(chorionic gonadotrophin)

【药理作用】主要与促黄体生成素(LH)相似,对雌性能促卵泡成熟及排卵,并使破裂卵泡转变为黄体,促使其分泌孕激素。对雄性则具有促间质细胞激素(ICSH)的作用,使其产生雄激素。

【适应证】临床用于不孕症、黄体功能不足、功能性子宫出血、先兆流产或习惯性流产、隐睾症、男性性腺功能减退症等。

因可抑制皮脂腺活动。适用于痤疮、脂溢性皮炎、疱疹样脓疱病。

【用法】500~1 000U/次,肌内注射,每周1次。女性患者避免于月经来潮前5~10天内使用。

【注意事项】本品不宜长期应用,以免产生抗体和抑制垂体促性腺功能。如连用8周尚不见效,应即停药;又若性征早熟或亢进也应停用。

【制剂】注射剂,每支500U、1 000U、5 000U。

三、免疫抑制及免疫增强剂

(一)免疫抑制剂

内容提要

- 硫唑嘌呤片剂量一般为最高每天100mg,现在需要根据治疗前基因型检测巯基嘌呤甲基转移酶(TMPT)的检测结果确定。同时提出治疗中检测酶产物6-TC核苷酸、6-甲硫基嘌呤来进一步评估TPMT的活性及调整用药剂量。硫唑嘌呤可引起严重的骨髓抑制(与低TPMT活性相关),包括发生在TPMT活性低或缺乏的患者在使用相对低剂量的硫唑嘌呤时。骨髓抑制可以呈现急性或慢性,所以治疗前TPMT活性的测定以及监测全血细胞计数需贯穿整个治疗过程。
- CsA不是细胞毒性药物,无骨髓抑制,无致畸性。治疗银屑病,CsA是所有系统性治疗药物中起效最快的,对于严重的银屑病发作,CsA仍然是理想的快速控制药物。CsA,C级相对禁忌。
- 细胞毒性制剂环磷酰胺、苯丁酸氮芥可致闭经、精子缺乏、卵巢衰竭,男性可用睾酮减少其风险,女性使用促性腺激素亮丙瑞林有部分保护卵巢作用。环磷酰胺,D级绝对禁忌。
- MMF FDA批准其用于抑制本体器官移植后的排异反应。MMF不断显示出长期的安全性和耐受性。MMF对多种炎症性皮肤疾病有效。因为缺乏大量随机对照试验,目前这些应用均为超适应证用药。MMF,D级绝对禁忌。
- 妊娠期前3个月至妊娠期应用大多数免疫抑制剂均可能影响胎儿的发育,故必须停用半年以上方能妊娠。

硫唑嘌呤(azathioprine)

【药理作用】系巯嘌呤(6-MP)的衍生物,在体内分解为巯嘌呤而起作用。由于免疫活性细胞在抗原刺激后的增殖期需要嘌呤类物质,此时给以嘌呤拮抗剂即能抑制DNA的合成,从而抑制淋巴细胞的增殖,即阻止抗原敏感淋巴细胞转化为免疫母细胞,产生免疫抑制作用。能直接作用于B细胞,抑制其功能,并能耗竭T细胞,阻止淋巴细胞释放巨噬细胞制动因子,抑制局部组织的炎症反应。本品对T淋巴细胞的抑制作用较强,较小剂量即可抑制细胞免疫,抑制B细胞的剂量要比抑制T细胞的剂量大得多。

【适应证】主要用于天疱疮、类天疱疮、皮肌炎、多发性肌炎、全身性红斑狼疮、白塞病、光化性类网织细胞增生症、血管炎、慢性湿疹,还可治疗银屑病、多形红斑、暴发性痤疮、复发性多软骨炎、毛发红糠疹、硬皮病、结节病、妊娠疱疹。

对慢性肾炎及肾病综合征,其疗效不及环磷酰胺。

【用法】常用剂量为2~3mg/(kg·d),用药12~16周仍无效者应停药,一旦病情稳定,每周可减量0.5mg/kg,直至最低有效维持量。在治疗自身免疫性疾病(如SLE、多发性肌炎/皮肌炎、天疱疮和类天疱疮)时,可作为糖皮质激素的减量剂。

口服1~5mg/(kg·d),一般100mg/d可连服数月。用于器官移植:2~5mg/(kg·d),维持量0.5~3mg/(kg·d)。

【注意事项】

1. 大剂量及用药过久时可有严重骨髓抑制,可导致粒细胞减少,甚至再生障碍性贫血,一般在6~10天后出现。也可有中毒性肝炎、胰腺炎、脱发、黏膜溃疡、腹膜出血、视网膜出血、肺水肿以及厌食、恶心、口腔炎等。肾功能不全病人应适当减量,肝功能损伤者禁用。

用药前应检查全血细胞计数,以后每周1次,共8次,稳定后每月1次,如低于正常应减量,严重者应停药;还应检查血尿素氮、肌酐、电解质、肝功能和尿常规,异常者减量,持续异常者停药。

2. 对妊娠期为D级药物,是相对禁忌证,可能致畸胎,孕妇慎用。此外尚可诱发癌瘤。

3. 与别嘌醇、奥昔嘌醇或巯嘌呤合用时，应将硫唑嘌呤的剂量减少 3/4。

【制剂】片剂，每片 50mg；100mg；注射剂，每支 5mg。

环磷酰胺（cyclophosphamide，CTX）

【药理作用】环磷酰胺有明显的免疫抑制作用，特别是抑制体液免疫，即主要影响 B 淋巴细胞的增殖。环磷酰胺口服易吸收。在肝脏经肝微粒酶催化形成一些活性代谢物，环磷酰胺原形和代谢产物一并从尿中排泄。其代谢产物中的丙烯醛，被认为有膀胱毒性。

【适应证】恶性肿瘤是唯一适应证，主要被用于治疗恶性血液疾病和实体恶性肿瘤。环磷酰胺在皮肤科被较为广泛应用，但都未正式批准。

血管炎　严重的系统性血管炎、Wegener 肉芽肿病、淋巴瘤样肉芽肿病、类风湿性血管炎、结节性多动脉炎和其他坏死性血管炎。

结缔组织病　难治性盘状红斑狼疮、急性或亚急性红斑狼疮、顽固性皮肌炎、多发性肌炎和复发性多软骨炎。

免疫性大疱病　天疱疮和顽固性大疱性类天疱疮和瘢痕性类天疱疮，早期应用环磷酰胺可延长缓解期。

其他　坏疽性脓皮病、白塞病、硬化性黏液性水肿、黏液性水肿性苔藓、组织细胞增生症 X、多中心网状细胞增生症、组织细胞性细胞吞噬性脂膜炎。

【用法】

口服：0.5~1.0mg/(kg·d)，或相当于每周 2~6mg/kg(50~100mg/d)。

为减少对膀胱的毒性，应大量饮水和早晨服药。可单独使用，与糖皮质激素联用可减少后者的用量，减少其副作用。环磷酰胺总量为 6~8g。

环磷酰胺较其他如硫唑嘌呤起效快、效力强。

冲击疗法：主要用于一些严重的皮肤病，如狼疮性肾炎、狼疮脑病、红斑狼疮伴发再生障碍性贫血、顽固性皮肌炎、多发性肌炎、顽固性天疱疮、白塞病、系统性血管炎、恶性淋巴瘤等。对用大量糖皮质激素和硫唑嘌呤治疗仍有活动的 SLE，采用环磷酰胺冲击治疗可有效。具体用法有三种：

1. 环磷酰胺 8~12mg/kg 加入 10% 葡萄糖液或生理盐水中静脉滴注，每周一次或连用 2 天，每 2 周一次，累积总量不超过 150mg/kg。初次量从 8mg/kg 开始。

2. 环磷酰胺 1 000mg 加入液体中静滴，每 3~4 周一次，共 6~8 次。

3. 环磷酰胺 0.5~1.0g/m^2，加入 5% 糖盐水 500ml 中静滴，每月 1 次，连续 3~6 次，同时合用泼尼松 0.5mg/(kg·d)。

以上三种方法滴注时间均应超过 1 小时，冲击疗法可单独使用，或与糖皮质激素或其他免疫抑制剂联用。

【注意事项】环磷酰胺的主要副作用为骨髓抑制、恶心、呕吐、脱发，还可出现出血性膀胱炎、迟发性膀胱纤维化、膀胱癌、肺炎、不育、致畸。

长期服用环磷酰胺可诱导肝酶活性，因此与其他影响肝酶活性的药物（如丙咪嗪、维生素 A 类、氯喹、吩噻嗪、别嘌醇等）合用时应特别小心。糖皮质激素、西咪替丁、巴比妥酸盐或酮康唑有增强环磷酰胺作用，利福平和苯妥英钠能降低环磷酰胺作用。

①经常复查血象，对粒细胞减少者应加强监护，必要时可输新鲜血或白细胞成分，白细胞低于 3×10^9/L 应立即停药；②冲击前静推氯苯安定 1~4mg；③冲击前和冲击后 24 小时内应大量饮水或补液，摄入液量要达 3 000ml，保持 24 小时尿量 >2 000ml，以防止出血性膀胱炎；④高度警惕感染征象，注意避免感染；⑤定期复查肝功能（0.5~1 个月 1 次），防止发生中毒性肝炎；⑥有肾衰时冲击治疗应适当减少剂量，并定期监测血尿素氮和肌酐（0.5~1 个月 1 次）；⑦治疗期间，每月查尿常规，治疗后由于延长疗程后患膀胱癌的风险增加，推荐每 6 个月复查尿常规，维持终身；⑧对该药过敏者禁用；⑨环磷酰胺对妊娠期为 D 级药物，可致畸，因此并导致哺乳期的免疫抑制，妊娠期与哺乳期妇女禁用。

【制剂】注射剂，100mg，200mg；片剂，每片 50mg。

氨甲蝶呤（methotrexate，MTX）

氨甲蝶呤是皮肤科最常用的细胞毒性药物之一，1971 年美国 FDA 批准用于治疗银屑病。

【药理作用】该药是一种叶酸代谢拮抗剂，在细胞内与二氢叶酸还原酶结合，抑制叶酸和二氢叶酸转变为四氢叶酸及脱氧尿嘧啶核苷甲基化成胸腺嘧啶核苷，导致 DNA 和 RNA 合成障碍，达到抗细胞增殖的目的。而且还有免疫调节和抗炎作用。

氨甲蝶呤在皮肤病治疗中的可能机制：叶酸拮抗作用，减少细胞增殖；抑制炎症细胞趋化作用；抑制单核 / 巨噬细胞激活；抑制淋巴细胞功能。

【适应证】银屑病（难治性、红皮病型、脓疱型和关节病型）、Reiter 病、毛发红糠疹、鱼鳞病、红皮病、角化棘皮瘤、蕈样肉芽肿、Sézary 综合征、淋巴瘤样丘疹病、寻常型天疱疮、落叶型天疱疮、皮肌炎、皮肤结节性多动脉炎、糖皮质激素耐药性结节病、急性痘疮样苔藓样糠疹、类风湿性或白细胞破碎性血管炎、白塞病、Wegener 肉芽肿病、慢性荨麻疹。

【用法】

1. 治疗银屑常采用下列两种方案。

(1) 每周连服 3 次法：采用该方案之前，先给予 5~10mg 试验剂量，1 周后查全血细胞计数和肝功能，如病人能耐受，即开始治疗。第 1 周每隔 12 小时服药 1 片（2.5mg），在 36 小时内共服 3 次。第 2 周第 1 次增加 1 片。隔数周后每周增加或减少 1 片，直至获得最佳效果和最佳耐受剂量。大多数病人每周服用 15mg，病情即可控制，并能耐受。一旦达到满意的缓解，就每隔几周减少 1 片，直至达到维持治疗剂量，即每周 2.5~5mg。

(2) 单次口服或胃肠道外给药法：每周 1 次，口服 7.5~25mg 或肌内注射 7.5~25mg。在静脉滴注本药前，必须大量补充水分，并碱化尿液，同时避免摄入含酸性成分的饮食，以免引起肾中毒。

美国皮肤病专家马丁比较推崇第 1 种方案，因其副作用较小，而且疗效与第二种方案相当。治疗银屑病，均应根据每个病人的反应不断调整剂量。用氨甲蝶呤治疗银屑病不是要求全部损害消退，而是控制银屑病，使其回到常规的局部治疗。

2. 氨甲蝶呤治疗其他皮肤病时可每周服 10~15mg。①白塞病：15~20mg/ 周；②多发性肌炎和皮肌炎：25~75mg 静脉滴注，50天1次；③淋巴细胞增生性疾病（淋巴瘤样丘疹病，Ki-1淋巴瘤，蕈样肉芽肿病）；④局限性硬皮病；⑤氨甲蝶呤与糖皮质激素联合应用，主要用于多发性肌炎、皮肌炎、银屑病性关节炎和Reiter病；⑥对较大的和涉及美容部位的角化棘皮瘤，可采用皮损内注射，每次用12.5~25mg/ml的氨甲蝶呤0.4~1.5ml。

治疗应旨在控制病情，而不应以完全治愈加以衡量，因为氨甲蝶呤是起效慢的药物，要6~8周才有明显的临床表现。

【注意事项】

1. 肝毒性　据统计长期应用氨甲蝶呤的患者中，有3%~25%发生肝纤维化，甚至可进一步转变为肝硬化。因此，在用药前要检查肝功能，用药中定期监测肝功能或总量超过1.5g时应做肝活检，并应禁酒和减肥。维持剂量可根据病人的反应灵活调整且应尽可能低，只要每周剂量不超过15mg，肝细胞毒性危险就不大。

2. 骨髓抑制　长期使用氨甲蝶呤患者，已证实的有白细胞减少症、血小板减少症及各类血细胞减少症。CSM报道的1965—1995年氨甲蝶呤治疗银屑病病人中，死亡26例，骨髓抑制22例。白细胞和血小板减少及口腔黏膜溃疡在银屑病的治疗方案中并不常见，推迟或减少下次剂量可很快好转。也可引起少见的光敏反应和肝肾功能异常。

3. 消化道反应　可有恶心和不适，止吐剂可减轻其副作用。

4. 其他副作用　有报道认为氨甲蝶呤可引起间质性肺炎、肺纤维化、肺癌及其他肿瘤，主要为鼻咽部鳞状上皮癌。

5. 致命的毒性症状　如厌食、进行性体重减轻、血性腹泻、白细胞减少、抑郁和昏迷。

6. 氨甲蝶呤解毒剂　甲酰四氢叶酸（亚叶酸）是最有效的解毒剂，氨甲蝶呤过量的病例，可在12小时内静脉滴注该药，剂量最高可至75mg，以后每6小时1次肌内注射12mg，共给药4次。当氨甲蝶呤的平均剂量似已产生不良反应时，可给甲酰四氢叶酸6~12mg，每6小时肌内注射1次，给药4次（表71-7）。

表71-7　氨甲蝶呤的药物相互作用

	药物
降低氨甲蝶呤的肾排泄率药物有	肾毒素（如氨基糖苷类、环孢素A）、许多非类固醇抗炎药、磺胺类药物*、丙磺舒、水杨酸盐、青霉素类、秋水仙素、顺铂和所有肾毒性药物*
添加或协同毒性药物有	复方新诺明* 乙醇 乙胺嘧啶
替换氨甲蝶呤蛋白结合药物有	水杨酸盐、丙磺舒、巴比妥类、苯妥英钠、维A酸类、磺胺类药物、磺脲类、四环素类
氨甲蝶呤细胞内累积药物有	双嘧达莫
肝毒性药物有	维A酸类、乙醇*
其他	别嘌醇

*近似绝对禁忌证。

【制剂】片剂，每片2.5mg，5mg，10mg；注射剂，每瓶5mg，10mg，25mg，100mg，1 000mg。

环孢素

环孢素又称为环孢素A（cyclosporine A，CSA，环孢菌素），是一种选择性作用于T细胞的免疫抑制剂，主要用于器官移植，现已用于治疗自身免疫性疾病和一些难治性皮肤病。

【药理作用】研究表明至少有以下几方面作用：影响T细胞活化的早期过程；抑制IL-1的合成和释放，从而抑制抗原提呈细胞和Th细胞之间的相互作用；选择性抑制Th细胞IL-2基因的转录、IL-2的释放和IL-2受体的表达；阻止原始T细胞的活化、γ干扰素的生成和活化及T细胞（如细胞毒性T细胞）的克隆性扩增；阻止细胞因子（如游走因子）所引起的吞噬聚集。CSA对非T细胞依赖性抗体的产生、TS细胞或细胞毒性T细胞的活化无作用。

【适应证】

1. 银屑病　对斑块型、红皮病型、脓疱型、关节病型银屑病和银屑病性甲病变均有效，其有效程度与剂量有关。为减少潜在毒副作用，一般主张用较小剂量，初次剂量为3~5mg/(kg·d)，慢性斑块型皮损内注射CSA有效。

2. 白塞病细胞毒性药或系统性糖皮质激素治疗无效时，用5~10mg/(kg·d) CSA可有效。为避免其全身毒性，应以5mg/(kg·d)开始，缓慢增加剂量，也可小剂量CSA与泼尼松[0.2~0.4mg/(kg·d)]联用。

3. 坏疽性脓皮病　主要用于难治性病例，6~10mg/(kg·d)，数周内可明显改善病情，1~3个月内可完全治愈。

4. 获得性大疱性表皮松解症　单用[6~9mg/(kg·d)]或与糖皮质激素联用，可减少后者用量。

5. 扁平苔藓　主要用于顽固性泛发性扁平苔藓，剂量为6mg/(kg·d)，小剂量[1~2.5mg/(kg·d)]也有效。糜烂性口腔扁平苔藓可用10%CSA溶液外用。

6. 特应性皮炎　常规治疗（包括糖皮质激素）无效者，口服CSA 2~6mg/(kg·d)，或外用10%CSA。

7. 自身免疫性疾病　大疱性类天疱疮、寻常型天疱疮、皮肌炎、多发性肌炎和红斑狼疮对单用CSA治疗效果难以预测，用量为5~10mg/(kg·d)，一般主张较小剂量CSA[2.5~5mg/(kg·d)]与糖皮质激素联用，可减少后者的用量。硬皮病时即使用较小剂量CSA也可引起肾功能衰竭，尤应注意。

8. 其他斑秃、普秃、雄激素源性脱发、蕈样肉芽肿、Sézary综合征、鱼鳞病、Sweet病、复发性多软骨炎、慢性光化性皮炎，用量为2.5mg/(kg·d)。

【注意事项】

1. 与CSA发生相互作用的药物

(1) 引起CSA水平升高的药物：CSA是在肝脏中通过细胞色素P450酶进行代谢的，故许多能抑制该酶活性的药物（如红霉素、唑类抗真菌药、诺氟沙星、糖皮质激素、口服避孕药、雄激素、钙通道阻滞剂、西咪替丁、达那唑等）均可引起血浆CSA水平升高。

(2) 引起CSA降低的药物：许多增高细胞色素P450酶活性的药物（如苯妥英钠、巴比妥、卡马西平、利福平、TMP和磺胺二甲嘧啶等）可降低血中CSA水平。

(3) 增加CSA肾毒性的药物：增加CSA肾毒性的药物有

利尿剂、非甾体抗炎药、氨基糖苷类抗生素、复方新诺明、两性霉素B、美法仑。

(4) 其他：CSA和洛伐他丁(lovastatin)联用可引起横纹肌溶解，CSA可增加洋地黄的毒性。

2. 副作用　血尿素氮、肌酐和尿酸升高，肾小球滤过率和血镁降低，高血压、高血脂，牙龈增生，恶心、呕吐、腹泻，转氨酶和碱性磷酸酶升高。

3. 随访评估　第一个月每周测血压、血尿素氮、肌酐一次，以后每2周测血压一次。如肌酐高于治疗前30%，CSA应减量，1个月后持续异常应停药。每三个月检查一次全血细胞计数。

用药应有完整的病史和全面检查(血压和体重，全血细胞计数和分类，血清电解质、尿素氮、尿酸和镁，尿液分析，肌酐清除率，肝功能)。

【制剂】胶囊剂，每胶囊25mg；100mg。微乳化胶囊，每胶囊10mg；25mg；100mg 口服液：100mg/ml(50ml)。微乳化口服液，100mg/ml(50ml)。静脉滴注浓缩液，50mg/ml(5ml)。

霉酚酸酯(mycophenolate mofetil，MMF)

又称吗替麦考酚酯。

【药理作用】本品为霉酚酸(MPA)的2-乙基酯类衍生物，MPA是高效、选择性、非竞争性、可逆性的次黄嘌呤单核苷酸脱氢酶(IMPDH)抑制剂。可阻断T和B淋巴细胞鸟嘌呤核苷酸的经典合成，从而高选择性地抑制T和B淋巴细胞增殖。口服后迅速吸收并被水解为具有免疫抑制活性的MPA，其平均生物利用度为94%。由肾排泄，87%以葡萄糖苷酸酚(MPAG)形式从尿排出。故肾移植后肾功能延迟恢复的病人，无需调整剂量。

【适应证】对肾移植后排斥反应的预防和难治性排斥的治疗以及狼疮性肾炎均显示很好的效果。

【用法】本品应空腹口服。

预防排斥剂量，1g/次，2次/d；狼疮性肾炎，口服0.75g/次，2次/d；寻常型天疱疮，1g/次，2次/d，与糖皮质激素等其他药联用；落叶型天疱疮，1g/次，2次/d；大疱性类天疱疮，银屑病，坏疽性脓皮病，出汗障碍性湿疹，特应性皮炎。

大量随机对照试验表明对难治性大疱性疾病极为有效，尤其是天疱疮(寻常型、落叶型和类癌变异型)和获得大疱性表皮松解症和坏疽性脓皮病。并对治疗银屑病有效。在控制重症时，小型开放研究表明MMF不及环孢素。亦有研究报道MMF在特应性皮炎中有确切疗效，亦有零星报道，其成功治疗了湿疹、扁平苔藓、皮肌炎、渐进性坏死、盘状红斑狼疮、皮肤克罗恩病。

建议方案：皮肤病治疗中MMF常与口服糖皮质激素或另一种免疫抑制剂联合应用，起始时最低有效剂量250~500mg每天两次。接下来的1~2个月逐渐加至1g，每天两次。一旦病情得以控制，维持剂量应降至最低需要量。

【注意事项】

1. 不良反应　主要有恶心、呕吐、腹泻、白细胞减少、败血症、尿频。偶有高血尿酸、高钾血症、肌痛和嗜睡，亦可见机会性感染。

2. 药物相互作用　用阿昔洛韦(aciclovir)时由于二者竞争性通过肾小管排出，二者合用时可能会增加两种药物血药浓度。同时服用氢氧化镁及氢氧化铝时MMF的吸收减少。应空腹服用。进食后服用血中MPA峰值将降低40%。

3. 禁用与避免使用　妊娠期为C级药物，对孕妇和哺乳期妇女未做充分对照研究。但大鼠及兔子试验有致胎儿畸形可能，禁止用于妊娠期，治疗前应排除妊娠，停药后6个月内避免怀孕。哺乳期禁用，初期研究表明MMF经乳汁排泄，对哺乳期婴儿有免疫抑制风险和致癌可能。儿童用药：避免，尚无安全有效的用法。

【制剂】片剂，每片500mg。胶囊，每粒250mg。

他克莫司(tacrolimus)

他克莫司，又称FK506，是一种强效免疫抑制剂，是一种具有免疫活性的大环内酯类抗生素，其效力比环孢素强10~100倍，由日本学者于1984年从筑波山土壤链霉菌属分离而得，其化学结构属23元大环内酯类抗生素。

【药理作用】①抑制淋巴细胞增殖。②抑制Ca^{2+}依赖性T和B淋巴细胞的活化。③抑制T细胞依赖的B细胞产生免疫球蛋白的能力。④预防及治疗器官移植时的免疫排斥反应。⑤对多种实验性自身免疫性疾病具有治疗作用。

他克莫司口服吸收很快，血药浓度达峰所需时间(T_{max})为0.5~3小时，$t_{1/2}$为5~8小时，有效浓度持续达12小时。在体内经肝细胞色素P450 3A4异构酶代谢后，进入肠道，由粪便排泄。

【适应证】肝脏移植、银屑病、白塞病、坏疽性脓皮病等(表71-8)。

【用法】

表71-8　他克莫司适应证

系统治疗	
银屑病	欧洲他克莫司多中心银屑病研究小组采用双盲安慰剂对照，治疗50例中、重度寻常型银屑病患者，口服剂量0.05~0.15mg/(kg·d)，分别评价银屑病面积和严重度指数(PASI)下降情况，3周末时两组疗效相当，但6周末和9周末时，治疗组明显高于对照组
白塞病	他克莫司为0.10~0.15mg/(kg·d)，能明显缓解白塞病的皮肤黏膜和眼部损害，治疗肺部并发症。
坏疽性脓皮病(PG)	Abu-Elmagd等采用他克莫司治疗4例顽固性男性PG患者，0.30mg/(kg·d)，分两次口服，3例躯干和下肢溃疡获得治愈或缓解
移植物抗宿主病(GVHD)	他克莫司可单独用于急性GVHD，也可与PUVA联合治疗顽固性GVHD

【注意事项】主要不良反应为：①静脉滴注他克莫司最常发生的是神经毒性，轻者可出现头痛、震颤、失眠、畏光、感觉迟钝等，重者可出现运动不能、缄默症、癫痫发作、脑病等，大多在减量或停用他克莫司后消失；②由于他克莫司可直接或间接地影响肾小球滤过率与肾小管对电解质的转运，在临床上可发生急性和慢性肾毒性；③他克莫司对胰岛细胞具有毒性作用，可导致高血糖；④大剂量时还对生殖系统产生毒性。

【制剂】胶囊,每粒 1mg,5mg。注射液,每支 5mg(1ml),用时稀释在 5% 葡萄糖或生理盐水中缓慢静脉滴注。

来氟米特(Leflunomide)

【药理作用】是一种具有抗炎、抗病毒及免疫抑制作用的新型异噁唑衍生物。来氟米特为前体药物,口服可完全吸收并迅速在肠壁、血浆(不需酶的参与)及肝脏中(需经过首过效应)通过开放异恶唑环而几乎 100% 转化为主要活性代谢产物 A77 1726 发挥作用。具有:

1. 抗炎作用 ①抑制炎症介质的合成及释放;②抑制酪氨酸激酶活性;③抑制环氧合酶的产生;④抑制一氧化氮(NO)的生成;⑤抑制与血管生成相关的内皮细胞功能;⑥抑制中性粒细胞的趋化。

2. 免疫抑制作用 ①抑制淋巴细胞的活化、增殖及分化;②抑制抗体产生。

【适应证】1998 年 9 月被美国食品与药品管理局(FDA)批准用于治疗类风湿关节炎。现已用于多种自身免疫性、炎症性及病毒性皮肤病的治疗。如系统性红斑狼疮、银屑病、大疱性类天疱疮、病毒性皮肤病、Wegener 肉芽肿、类风湿关节炎、Sjogren 综合征、Takayasu 动脉炎(又名无脉病)。

【用法】治疗自身免疫性疾病时一般用量为 100mg/d 的负荷量,共 3 天,之后给予 20mg/d 的维持量,给药方法为 1 次 /d 口服。治疗炎症性皮肤病时用 20mg,1 次 /d 口服。

【注意事项】不良反应有乏力、头晕、胃肠道反应(厌食、恶心、呕吐、腹泻)、过敏反应(皮肤瘙痒及皮疹)、可逆性脱发、一过性转氨酶升高和白细胞下降、体重减轻等。

【制剂】片剂,每片 10mg,20mg,100mg。

秋水仙碱(colchicine)

【药理作用】该药能抑制多形核白细胞多种活性,特别是趋化性,并能抑制肥大细胞释放组胺。

【适应证】痛风、坏死性血管炎、荨麻疹性血管炎、Sweet 病、Behcet 病、掌跖脓疱病、复发性多软骨炎、原发性或继发性淀粉样变性、顽固性阿弗他口炎。

【用法】治疗痛风急性发作,首次剂量 1mg,以后每隔 2 小时 0.5mg,直至症状缓解或出现恶心、呕吐、腹泻等症状时停药,24 小时内总量不超过 6mg。治疗其他皮肤病推荐剂量为 0.5mg,2~3 次 /d,连用 5 周。

【注意事项】主要是胃肠道反应和脱发,长期应用治疗剂量有骨髓抑制作用。该药毒性较大,应小心应用,老年人、体弱者、有心血管疾病或肝肾功能不良者慎用或不用,孕妇禁用。

【制剂】片剂,每片 0.5mg,1.0mg。

抗疟药

用于皮肤病的抗疟药仅指喹啉类化合物,如氯喹、羟氯喹和吖啶类化合物(如米帕林),不包括乙胺嘧啶和长效磺胺等抗疟药。

【药理作用】抗疟药可增加迟发性皮肤卟啉病患者的卟啉排泄,但治疗其他皮肤病的作用机制尚不十分明确,可能包括:①药物与皮肤内的 DNA 结合产生遮光作用;②稳定溶酶体膜和抑制溶酶体酶的释放;③降低包括磷酯酶在内的多种酶的活性,减少前列腺素的合成和抑制白三烯释放;④抑制中性粒细胞的趋化性和吞噬功能;⑤通过抑制抗原 - 抗体互相作用和干扰吞噬细胞及淋巴细胞的功能,发挥免疫抑制作用。

【适应证】主要用于皮肤型红斑狼疮、慢性盘状红斑狼疮、迟发性皮肤卟啉病、日光性荨麻疹、多形性日光疹,其他还有皮肌炎、干燥综合征、Jessner 淋巴细胞浸润、网状青斑、黏蛋白沉积症、结节病、扁平苔藓(包括口腔扁平苔藓)。

【用法】开始治疗尽量选用羟氯喹,其安全性较氯喹好。剂量为 6.5mg/(kg·d)或 400mg/d,分 2 次给予,病情改善后减量;若 2~3 个月临床症状无改善,改用氯喹,3.5mg/(kg·d)或 250m/d,分 2 次给予,或米帕林 100mg/d。治疗迟发性皮肤卟啉病,应从小剂量开始(以羟氯喹为例,200mg/ 次,每周用 2 次),以免因快速动员肝卟啉而损害肝脏。

【注意事项】视网膜病变是最严重的毒性作用,药物可缓慢地沉积于视网膜色素上皮,可引起视力减退,甚至失明。氯喹危险性最大,羟氯喹次之。可能与每日剂量有关。只要氯喹低于 3.5mg/(kg·d)或 250mg/d,羟氯喹低于 6.5mg/(kg·d)或 400mg/d,很少发生视网膜病变。其他副作用有皮肤黏膜色素沉着、毛发变白、苔藓样疹、银屑病加重、胃肠道反应、白细胞减少、肌病(对称性肌无力,主要累及下肢)、再生障碍性贫血;偶尔累及心肌,可引起心律失常,甚至突然死亡。米帕林不引起视网膜病变,但可发生皮肤黄染或中毒性精神病。

妊娠、色素性视网膜炎、重症肌无力、葡萄糖 6- 磷酸脱氢酶缺乏等均为禁忌。

为防止上述毒副作用,服药期间应做好安全监测。治疗前进行全血细胞计数、尿常规、肝功能、心电图和眼科检查;治疗中每半年做 1 次眼科检查;每 2 月复查一次全血细胞计数,如稳定可改为 4~6 个月复查 1 次;每 3~4 个月复查一次肝功能;定期监测心电图。

【制剂】片剂,氯喹,每片 0.25g;羟氯喹,每片 0.1g。

雷公藤总苷

雷公藤属于三茅科植物,主要成分包括:①倍半萜类,有 6 个生物碱,即雷公藤次碱、雷公藤晋碱、雷公藤增碱、雷公藤定碱、雷公藤春碱和去甲酰雷公藤植碱;②二萜类;③三萜类。雷公藤的根、茎、皮、叶均有毒性,药用部分为去皮的根木质部,有抗炎、抑制体液和细胞免疫、扩张血管、改善微循环和类激素样作用。

【药理作用】

1. 免疫调节作用 雷公藤可抑制 T 细胞增殖反应,且可明显降低小鼠脾细胞产生白介素 -2(IL-2)的水平,抑制脾细胞活化;对体液免疫则能明显抑制胸腺依赖性抗原诱发的抗体反应,还可抑制胸腺和网状内皮系统吞噬功能。

2. 抗炎作用 雷公藤对炎症早期血管通透性增高、渗出、水肿有明显抑制作用,可减少炎症介质的产生和释放,还可减少 SLE 患者体内补体活化。雷公藤不仅能抑制补体经典途径的激活,也能抑制补体旁路的激活。雷公藤甲素对细菌内毒素诱导的人外周血单核细胞产生 IL-6 和 TNF 具有显著抑制作用。此外,雷公藤可以抑制巨噬细胞的免疫活性。体外实验表明其能显著抑制刀豆素 A 与 LPS 诱导的 T、B 淋巴细胞增殖反应。

【适应证】

1. 结缔组织病如各型红斑狼疮、皮肌炎、硬皮病、混合结缔组织病、干燥综合征等。

2. 大疱及疱疹性皮肤病如天疱疮、类天疱疮、疱疹样脓皮病、连续性肢端皮炎等。

3. 红斑鳞屑性皮肤病如各型银屑病、副银屑病、红皮病及扁平苔藓。

4. 血管炎类如结节性红斑、Sweet 综合征、变应性血管炎、白塞病、坏疽性脓皮病等。

5. 其他泛发性湿疹、日光性皮炎、麻风反应等。

【用法】口服，0.3~0.5mg/kg，分 3~4 次口服。雷公藤总苷每片 30mg、50mg、100mg，皆参照说明书使用。

【注意事项】雷公藤有毒，其毒性与含生物碱及三萜环氧化物有关。①最常见的有消化道症状，食欲减退、恶心、呕吐、腹泻、腹部不适、腹痛等。②骨髓抑制，可逆性中性粒细胞减少。③生殖系统症状，可逆性精原细胞减少、精子活力降低、月经量减少及闭经。④神经系统症状，头晕、乏力、嗜睡等。一般认为有严重肝损害病例，雷公藤应禁用。

（二）免疫增强药

1. 常用药物依其来源不同可分为五类：

(1) 微生物来源的药物有卡介苗(BCG)、短小棒状杆菌苗、溶血性链球菌制剂(OK432)、辅酶 Q10 等。

(2) 人或动物免疫系统的产物有胸腺素、转移因子、免疫核糖核酸、干扰素、白介素等。

(3) 化学合成药物有左旋咪唑、异丙肌苷、羟壬嘌呤(NPT-15392)、聚肌胞苷酸(poly I:C)、聚肌尿苷酸(poly A:U)等。

(4) 真菌多糖类有香菇多糖、灵芝多糖等。

(5) 中药及其他类有人参、黄芪、枸杞、白芍、淫羊霍等中药有效成分，植物血凝素(PHA)、刀豆素 A(ConA)、胎盘脂多糖等。

2. 免疫增强药临床应用

(1) 治疗免疫缺陷性疾病。

(2) 治疗慢性难治性感染。

(3) 肿瘤。

干扰素(interferon，IFN)

已用于临床的干扰素有三类：干扰素 α 是病毒诱导白细胞产生的干扰素，β 是病毒诱导成纤维细胞产生的干扰素，γ 是病毒诱导淋巴样细胞产生的干扰素。目前大都是基因工程 DNA 重组制备的产品。

【药理作用】干扰素的药理作用是多方面的，包括抑制病毒繁殖、免疫调节和抗肿瘤效应。通过调动机体细胞免疫功能、促分化、抑制增殖及调控某些致癌基因表达，干扰素对迅速分裂的肿瘤细胞有选择性抑制作用。具体机制还包括防止病毒整合到细胞 DNA 中，阻止肿瘤细胞生长、转移及除去封闭抗体，促进自然杀伤(NK)和巨噬细胞的功能等。

【适应证】单纯疱疹，生殖器疱疹，水痘，带状疱疹，巨细胞病毒感染，艾滋病，恶性黑素瘤，淋巴瘤，Kaposi 肉瘤，基底细胞癌，Behcet 病，尖锐湿疣，寻常疣，DLE(表 71-9)。

美国 FDA 已批准 IFNα-2β 和 IFNα-n3 用于治疗尖锐湿疣，也批准了用 IFNα-2β 治疗 AIDS 相关性 Kaposi 肉瘤。

表 71-9 干扰素的适应证

FDA 批准的适应证
尖锐湿疣(α)
AIDS 相关的卡波西肉瘤(α、γ)
慢性肉芽肿性疾病(γ)
恶性黑色素瘤(辅助)(α、γ)
皮肤科超适应证应用
肿瘤——恶性及癌前改变
基底细胞癌(α、β、γ)
鳞状细胞癌(α)
鳞状细胞癌的角化棘皮瘤亚型(α)
巨大尖锐湿疣(α)
皮肤 T 细胞淋巴瘤(α、β、γ)
急性 T 细胞白血病淋巴瘤(ATLL)(α)
肉芽肿性皮肤松弛症(α、γ)
光线性角化病(α)
肿瘤——良性
瘢痕疙瘩(α、γ)
血管瘤(α)
匐行性血管瘤(α)
病毒感染
寻常疣(α、β、γ)
疣状表皮发育不良(α)
带状疱疹(α)
单纯疱疹(α)
坏死性肢端红斑(与丙肝伴发)(α)
其他
特应性皮炎(α、γ)
白塞病(α)
进行性系统性硬化病(γ)

【注意事项】副作用有发热、流感样症状、肾脏损害、转氨酶和肌酶升高、血小板和粒细胞减少、皮疹加重或诱发银屑病，大剂量应用可致低血压、心律不齐、心动过速，可通过减量、间断给药及对症治疗来处理。严重心肺疾病、糖尿病酮症酸中毒、凝血障碍、严重骨髓抑制者慎用。

【制剂】注射剂，每支 100 万 U、300 万 U、500 万 U。

转移因子(transfer factor)

【药理作用】转移因子是免疫活性淋巴细胞在抗原刺激下，释放出来的一种多肽物质，能使未致敏的淋巴细胞转化为具有免疫活性的淋巴细胞，并能增强巨噬细胞的功能，以利于杀灭细胞内感染的病原体(病毒、细菌、寄生虫和真菌)。本品无抗原性，不引起过敏反应。

【适应证】先天性免疫缺陷病(Wiskott-Aldrich 综合征的首选药)、带状疱疹、念珠菌病、麻疹、皮肤结核、麻风、白塞病、SLE、硬皮病、结节病、特应性皮炎、口腔炎及皮肤恶性肿瘤的辅助治疗。

【用法】常用量为 1~2U/ 次，每周 1~2 次，4 周为一个疗程；慢性病例，每周 1 次，3 个月为一个疗程。用灭菌生理盐水按标量溶解后一次注射，常用皮下注射，在淋巴回流较丰富的上臂内侧或腹股沟下端区域注射效果更好。

【注意事项】偶有一过性皮疹或暂时性肝肾功能损害。

胸腺素(thymosin)

【药理作用】胸腺素是一种具有免疫活性的多肽。国产猪胸腺素(猪胸腺素 F5)是由胸腺素纯化而得。胸腺素 F5 是从胸腺素 R 中分离而得的酸性多肽,其活性比前者高 100~1 000 倍。胸腺因子 D 是从胸腺提取的多肽,生物活性强,对机体免疫功能有调节作用。

【适应证】适用于免疫缺陷病、SLE、干燥综合征、Behcet 综合征、复发性顽固性口腔溃疡、病毒感染及恶性肿瘤。

【用法】胸腺素 F5 的用法为每日或隔日肌内注射一次,5~20mg/ 次,需先做皮试;胸腺素 α-1 为肌内注射或皮下注射 2ml(5mg)/ 次,1 次 /d 或隔日 1 次,不必皮试;胸腺因子 D 为肌内注射或皮下注射 1 次 /d,5mg/ 次,免做皮试。疗程根据病种及病情而定。

【注意事项】副作用可有注射部位红肿、硬结和瘙痒,偶有全身发热、头痛、眩晕和肌痛等。

【制剂】注射液(猪胸腺素),每支 2mg(2ml);5mg(2ml)。注射用胸腺肽,每支 2mg;4mg。注射用胸腺肽 α1,每支 1.6mg。注射用胸腺五肽,每支 1mg。

白细胞介素Ⅱ(interleukin-2,IL-2)

【药理作用】白细胞介素现已发现至少有 13 种,分别由单核 - 巨噬细胞、淋巴细胞及其他多种细胞产生。投放市场的有基因工程方法人工合成的白细胞介素 -2,其与反应细胞的白细胞介素 -2 受体结合后,可诱导 Th 细胞和 Tc 细胞增殖,激活 B 细胞产生抗体,活化巨噬细胞,增加 NK 细胞和淋巴因子活化的杀伤细胞(LAK)的活性,诱导干扰素产生。

【适应证】皮肤科试用于免疫缺陷病,艾滋病、恶性肿瘤(如晚期恶性黑色瘤)、麻风及自身免疫性疾病。

【用法】常用量每日皮下注射 20 万 ~40 万 U/m^2,每周连用 4 天,4 周为 1 个疗程,静脉滴注,20 万 ~40 万 U/m^2,加入生理盐水 500ml,每天 1 次,每周连用 4 天,4 周为 1 个疗程。瘤内注射,10 万 ~30 万 U 单位,每周 2 次,连用 2 周为 1 个疗程。

【注意事项】副作用有发热、恶心、呕吐、关节痛、皮疹、向心性水肿和症状性高血压。

【制剂】注射剂,白细胞介素 -2,每支 5 万 U,10 万 U。

丙种球蛋白(γ-globulin)

按其来源可分为两种,一为健康人静脉血来源的人血丙种球蛋白,按蛋白质含量有 10%,16%,16.5% 等数种(国内制品浓度在 10% 以上),其中丙种球蛋白占 90% 以上。另一种为胎盘血来源的丙种球蛋白(人胎盘血丙种球蛋白),即胎盘球蛋白,含蛋白质 5%,其中丙种球蛋白占 90% 以上。胎盘球蛋白因丙种球蛋白含量以及纯度均较低,其用量应相应增大。

【药理作用】含有健康人群血清具有的各种抗体,因而有增强机体抵抗力以及预防感染的作用。

【适应证】主要用于免疫缺陷病以及传染性肝炎、麻疹、水痘、腮腺炎、带状疱疹等病毒感染和细菌感染的防治,也可用于哮喘、过敏性鼻炎、湿疹等内源性过敏性疾病。

【用法】

肌内注射:人血丙种球蛋白,预防麻疹,0.05~0.15ml/kg,预防甲型肝炎,0.05~0.1ml/kg。用于内源性过敏性疾病,每次 10ml(含量 10% 者),3 周内注射 2 次。人胎盘球蛋白每次 6~9ml。

【注意事项】

1. 除专供静脉滴注用的制剂外,一般制剂不可静脉滴注。

2. 注射大量时可见局部疼痛和暂时性体温升高。

【制剂】注射剂,每支 0.3g/3ml、0.5g/5ml。

静脉滴注人免疫球蛋白(IVIg)

1970 年,伴随血浆分离技术的发展出现静脉用免疫球蛋白制剂。

【药理作用】静脉滴注免疫球蛋白从 3 000~50 000 名供者的混合血浆标本中制备,以达到最广谱的抗体,它包含高水平的 IgG(>95%),IgA 和 IgM 很少,健康者 IgG 的半衰期为 18~23 天。静脉用免疫球蛋白近年来被广泛地用于多种皮肤病的治疗,并取得良好的疗效。其作用机制与抑制抗体产生、加速抗体代谢、自身抗体的中和作用、中和补体、干扰抗体依赖性细胞介导的细胞毒作用以及影响 T 细胞活化、恢复 Th1/Th2 细胞的平衡、抑制细胞黏附、细胞增殖和凋亡的调节及影响糖皮质激素受体敏感性有关。

【适应证】

1. 红斑狼疮

(1) 危重红斑狼疮:狼疮危象、狼疮性血小板减少性紫癜、急性进行性狼疮性肾炎、神经精神性狼疮、急性狼疮性肺炎等。

(2) 红斑狼疮合并症:严重感染、消化道出血、昏迷等危重并发症。

(3) SLE 合并妊娠,伴有抗磷脂抗体综合征。

(4) 激素或免疫抑制剂治疗无效。

2. 皮肌炎和多发性肌炎激素或免疫抑制剂治疗无效。

3. 天疱疮、大疱性类天疱疮、线状 IgA 大疱皮病对激素治疗无效或依赖,或对免疫抑制剂及其他治疗无效,可加用大剂量静脉滴注免疫球蛋白。

4. 获得性大疱性表皮松解症对糖皮质激素、氨苯砜、环孢素无效,且对环磷酰胺及地塞米松冲击治疗亦无效,可联用静脉滴注免疫球蛋白与糖皮质激素。

5. 川崎病和 Guillain-Barre 综合征。

6. 自身免疫性慢性荨麻疹。

7. 中毒性表皮坏死松解症(TEN)能阻滞由 Fas-FasL 交互作用所引起的角质形成细胞死亡。早期的预备试验报道使用静脉滴注免疫球蛋白能将 TEN 的病情发展迅速逆转,得到满意的治疗效果。

8. 严重特应性皮炎小规模病例报道使用大剂量静脉滴注免疫球蛋白(每月 2g/kg)辅助治疗有效。

9. 其他 皮肤病有报道能使病情改善的包括坏疽性脓皮病和硬化性黏液水肿。

【用法】0.4g/(kg·d),静脉滴注,连用 3~5 天,必要时 2~4 周重复 1 次。

【制剂】粉针剂,0.5g;注射剂,5ml(12%)。

四、生物免疫抑制剂

生物工程免疫调节剂，又称生物制剂。基因工程和生物技术的发展使得我们能够生产出特定的生物分子来治疗一些免疫功能介导的疾病。

主要制剂有：

（一）肿瘤坏死因子抑制剂

1. 英夫利昔单抗（infliximab）　是抗 TNF-α 的单抗，与 TNF-α 有较高的亲和力，与之结合后，TNF-α 便不能与 T 细胞上的 TNF-α 受体结合，从而阻抑 T 细胞尤其 Th1 细胞的活化。对寻常型和关节型银屑病均有效，有报道在治疗的第 0 周、第 2 周和第 6 周静脉滴注英夫利昔 5mg/kg，在治疗第 2 次后，所有银屑病患者（8 例关节型，2 例斑块型）的 PASI 值均降低 75% 以上。有人认为英夫利昔与氨甲蝶呤并用其效果更好。在应用英夫利昔之前先静脉滴注氨甲蝶呤 5mg，可防止抗 TNF-α 抗体产生。有人报告亦可用于治疗坏疽性脓皮病。目前报告的不良反应较少，但可出现发热、头晕、头痛、皮疹和结核病复发等。

已被批准用于治疗中至重度银屑病、银屑病关节炎、克罗恩病、类风湿关节炎、溃疡性结肠炎和强直性脊柱炎。它还用于结节病、肉芽肿性唇炎、白塞病、各种血管炎、毛发红糠疹、反应性关节炎（原 Reiter 病）、角层下脓疱病、移植物抗宿主病、干燥综合征和多中心网状组织细胞增多症、化脓性汗腺炎。

2. 依那西普（etanercept）　是人源性 TNF-α 受体和 IgG 1Fc 片段的重组体。它与 TNF-α 结合后，使后者不能与 Th1 细胞上的 TNF-α 受体结合，从而阻断 Th 细胞活化。

已被批准用于治疗类风湿关节炎、强直性脊柱炎及幼儿特发性关节炎。此外，它还被用于治疗一些皮肤黏膜疾病，包括皮肌炎、嗜中性皮肤病、皮肤红斑狼疮、自身免疫性大疱病、扁平苔藓、坏疽性脓皮病、化脓性汗腺炎、结节病、多中心网状组织细胞增多症、复发性多软骨炎和移植物抗宿主病。

3. 阿达木单抗（adalimumab）　是一个人源化重组人 IgG1 单克隆抗体，其能够特异性地针对人类 TNF-α 起作用。被批准用于治疗类风湿关节炎、银屑病关节炎、强直性脊柱炎和克罗恩病。可用于治疗化脓性结节、脓疱型银屑病、结节病、坏疽性脓皮病、嗜中性皮肤病、皮肌炎和白塞病。

（二）白介素抑制剂

1. 司库奇尤单抗（secukinumab）/依奇珠单抗（ixekizumab）是人源化单克隆抗体，选择性结合人白介素 -17A（IL-17A）并中和其生物活性。IL-17A 主要由 Th-17 细胞产生，白细胞、吞噬细胞等亦可产生，是银屑病发病中最主要的致病细胞因子。被批准用于治疗成人中重度斑块型银屑病和强直性脊柱炎，亦可用于红皮病型银屑病、脓疱型银屑病、关节病型银屑病、银屑病甲病等。

2. 度普利尤单抗（dupilumab）　是人源化单克隆抗体，选择性抑制白介素 4（IL-4）和白介素 13（IL-13），阻断 Th2 型炎症通路。被批准用于治疗成人中重度特应性皮炎，亦可用于治疗结节性痒疹、慢性光化性皮炎、大疱性类天疱疮等疾病。

（三）其他

1. 利妥昔单抗（rituximab）　是一种嵌合的单克隆抗体，可直接作用于成熟 B 细胞表面的 CD20 抗原。被批准用于治疗非霍奇金 B 细胞淋巴瘤、类风湿关节炎、自身免疫性大疱性皮肤病（天疱疮、大疱性类天疱疮和副肿瘤性天疱疮）、SLE 和皮肤型红斑狼疮、慢性的移植物抗宿主病、抗体相关血管炎、小血管炎、皮肤 B 细胞淋巴瘤和皮肌炎。

2. 奥马珠单抗（omalizumab）　是一种结合肥大细胞表面 IgE 的重组人源化单克隆抗体，用于治疗大于 12 岁儿童特应性荨麻疹、特应性皮炎、天疱疮和肥大细胞增生症。

五、抗变态反应及相关药物

（一）抗组胺药物

1. 概念　抗组胺药专指通过与组胺受体结合而拮抗组胺病理作用的药物，即组胺受体拮抗剂。抗组胺药并非与组胺受体简单结合，而是将被激活的受体下调至未激活的状态，故又称为组胺受体反向激动剂。H_1 受体拮抗剂并非仅拮抗组胺，还具有某些抗炎作用。如氯雷他定可以减少肥大细胞释放组胺、白三烯等炎症分子，通过 NF-κB 通过抑制细胞黏附分子、IL-5 等炎症相关分子的表达；西替利嗪、左西替利嗪可以抑制嗜酸性粒细胞的游走、活化；咪唑斯汀兼有抗白三烯作用。卢帕他定兼有抗血小板活化因子作用，奥洛他定可以拮抗神经源性瘙痒、降低抗原提呈细胞的功能等。

2. 抗组胺药的作用机制　①抑制血管渗出和减少组织水肿：对于一些由组织水肿渗出为特征的变态反应病如血管神经性水肿、荨麻疹、湿疹等效果较好。②抑制平滑肌收缩：抗组胺药用于支气管哮喘、过敏性胃肠痉挛等效果较差。但这与肾上腺素有一定的协同作用。近年来合成的哌啶及羟嗪类药物兼有抗 5- 羟色胺的作用，亦有一定解痉作用。③止痛麻醉作用：抗组胺药与某些麻醉剂结构相似，有些能够止痛，有些能够止痒，故近年来有将抗组胺药物制成外用药，用于表面麻醉或止痒均有一定疗效。用 2% 的苯海拉明配成油膏或霜剂治疗痒症亦有效。④抗胆碱作用：与东莨菪碱及阿托品相似，它除有制止分泌、扩张支气管、弛缓胃肠平滑肌作用外，有时亦可加速心率，部分病人用后有口干等不良反应。

3. 用药原则　抗组胺药对已经发生的临床症状不起作用，因此在症状出现前给药并规律用药。常见一些慢性荨麻疹患者在症状消失后即停药，症状再次出现后再用药，这种用药的方式效果差，应连续、规律用药，完全控制症状直至痊愈。由于多数皮肤病需要长期用药，应首选中枢抑制作用小的二代抗组胺药。此外，在症状完全控制前提下，小剂量用药，采用间歇性维持，如逐渐减药或延长给药间隔时间，直至停用。

4. 抗组胺药物分类　人们把 H_1 拮抗剂分为一代和二代产品。大部分一代药物镇静作用相对较强，也很可能同时阻断了自主受体；而二代 H_1 阻断剂进入中枢神经系统较少，镇静作用相对较弱。此外，尚有第三代 H_1 受体拮抗剂。第三代或新型抗组胺药目前尚未得到公认。

5. 抗组胺药临床应用

（1）变态反应：最佳适应证是Ⅰ型变态反应引起的荨麻疹、血管性水肿、特应性皮炎、速发型接触性反应、严重全身过敏反应及药物变态反应等。Ⅱ、Ⅲ型变态反应由于有 C3a、C5a 等过敏毒素参与，可以导致肥大细胞脱颗粒，释放组胺，因此也有一定疗效。对Ⅳ型变态反应的疗效上有争议。对于假性变态反应（如有组胺释放剂引起的荨麻疹）、可诱发荨麻疹、肥大细胞增多症以及虫咬反应也有明显疗效。常用于多种皮肤病的止痒，但对于组胺不是主要介质的瘙痒疗效不佳。对遗传性血管性水肿无效。Ⅰ型变态反应性疾病，如变态反应性机制引发的荨麻疹、血管性水肿、特应性皮炎、过敏性休克、药疹等。Ⅱ、Ⅲ、Ⅳ型变态反应疗效及确切机制不明。

(2) 皮炎湿疹皮肤病：某些湿疹如特应性皮肤炎可能有Ⅰ型变态反应参与，因此适合抗组胺药治疗，但单纯应用效果不好，多需要联合其他药物。治疗原则及方法同荨麻疹。抗组胺药可以有效控制特应性皮肤炎的瘙痒。二代药物如氯雷他定的疗效优于一代药如氯苯那敏。对于瘙痒明显或伴有睡眠障碍、荨麻疹、过敏性鼻炎等的患者，首选二代抗组胺药，症状重者同时在睡前短期(1~2 周)加用有镇静作用的抗组胺药。抗组胺药治疗皮炎湿疹尚缺乏循证医学证据，国外有些指南不推荐常规使用抗组胺药治疗特应性皮炎，但也有相反意见。抗组胺药对皮炎湿疹的疗效需要进一步研究。

(3) 非变态反应：①由组胺释放剂引起的荨麻疹、血管性水肿、药疹等；②物理性荨麻疹及其他非变态反应原因引起的荨麻疹；③非变态反应性虫咬反应。

(4) 止痒：减轻急性接触性皮炎和虫咬皮炎的瘙痒、水肿和灼热感。减轻或缓解瘙痒性皮肤病和伴有瘙痒的各种皮肤病的瘙痒症状。对 5 806 例瘙痒性皮肤病患者的研究发现，大部分患者在服用 10mg 氯雷他定 1 小时后瘙痒症状得到显著缓解。各种瘙痒性皮肤病止痒确切机制及疗效不明，或为镇静或嗜睡作用，或为抗 5- 羟色胺等炎症介质作用。全身用药以缓解瘙痒时，其作用有限。

(5) 治疗其他疾病：赛庚啶(12mg/d)治疗胆汁淤积型肝炎的严重瘙痒，改善类癌综合征患者的皮肤潮红和腹泻等症状；曲尼斯特预防和治疗瘢痕疙瘩和肥大性瘢痕(成人 60mg/d，儿童酌减)，还可治疗肉芽肿性唇炎和皮肤结节病(300mg/d，连服 3 个月)。

抗组胺药对缓解扁平苔藓、丘疹性荨麻疹、药物性皮炎、玫瑰糠疹、日光相关性皮肤病、皮肌炎、银屑病等的瘙痒有些有效。咪唑斯汀对光线相关性皮炎有更好的疗效。

(6) 晕动症和前庭神经失衡：东莨菪碱和某些一代 H_1 拮抗剂是最有效的预防晕动症的药物，如果与麻黄碱或安非他明合用，可增强此作用。在这一用法中，最有效的抗组胺药是苯海拉明和异丙嗪。六氢吡啶类(赛克力嗪和美可洛嗪)对晕动症的预防也有重要作用，且对大多数病人镇静较轻，用量与过敏紊乱介绍的量一样。

6. 特殊人群用药

(1) 妊娠期及哺乳期妇女：妊娠期首选二代抗组胺药。妊娠妇女限制使用 H_1 型抗组胺药，尽管 Meta 分析显示，妊娠妇女使用 H_1 型抗组胺药致先天畸形的优势比只有 0.76，且低于对照组；仍建议妊娠妇女，尤其早期禁止使用任何 H_1 型抗组胺药，只有全面衡量，对孕妇利大于弊时方可使用。FDA 将氯雷他定、西替利嗪、左西替利嗪、阿伐斯汀、苯海拉明及氯苯那敏归于 B 类，目前没有属于 A 类的抗组胺药。在权衡风险后应首选氯雷他定及西替利嗪。非索非那定、氮卓斯汀、奥洛他定和地氯雷他定则为 C 类，孕期不用。氯雷他定、西替利嗪、氯苯那敏在哺乳期妇女可以酌情用药。

(2) 老年人：应首选二代 H_1 抗组胺药，第一代 H_1 抗组胺药较差受体选择特异性，同时有抗胆碱、抗 5- 羟色胺、抗多巴胺等作用，一般不推荐使用；一代 H_1 抗组胺药其抗胆碱作用会加重老年人容易出现的青光眼、排尿困难、便秘、心律失常等不良反应。

(3) 儿童：首选二代 H_1 抗组胺药中儿童合适的剂型，如口服液、滴剂、干混悬剂等。需注意年龄限制。多数二代 H_1 抗组胺药药品说明书提示只能适用于≥2 岁的儿童。西替利嗪滴剂及氯雷他定干混悬剂可以用于 1~2 岁幼儿。有研究显示，1~2 岁幼儿应用氯雷他定糖浆，>6 个月幼儿使用西替利嗪及氯雷他定是安全的。<6 个月婴儿则缺乏循证医学证据。一代抗组胺药如氯苯那敏[0.35mg/(kg·d)，分 3~4 次]或苯海拉明[2~4mg/(kg·d)，分 3~4 次]的说明书中无年龄限定，充分评估风险后可在儿童使用。

(4) 肝、肾功能受损者：一代 H_1 抗组胺药和部分二代抗组胺药如依巴斯汀、咪唑斯汀、氯雷他定、地氯雷他定通过肝脏代谢，肝功能受损应减低剂量。阿伐斯汀、西替利嗪、左西替利嗪、非索非那定不经肝脏代谢，肝肾功能异常时不必调整剂量，可以作为肝功能异常患者的首选药。严重肾功能损害患者禁用西替利嗪。

7. 副作用

(1) 第一代抗组胺药：此类抗组胺药组胺受体特异性不强，镇静作用主要不良反应是嗜睡、疲倦、乏力，司机慎用，老年人易摔倒，也应慎用。乙醇、镇痛药、催眠药等会加重其中枢抑制作用。抗胆碱作用，会使眼压升高，导致视物模糊，因此青光眼患者慎用(尤其是苯海拉明、赛庚啶及异丙嗪)。抗胆碱作用会导致口干、便秘、阳痿及排尿困难(老年人前列腺增生及前列腺肥大者容易发生)，体重增加。长期服用某些药物可以导致食欲增加致增加体重。以赛庚啶和酮替芬较为常见。阿司咪唑、特非那定和奥沙米特亦有引起体重增加的报道。一代抗组胺药还会引起过度兴奋(主要见于儿童)、内脏损害甚至心脏毒性。超量使用一代 H_1 抗组胺药有可能增加眼压升高、尿潴留甚至内脏损害风险，不建议一代抗组胺药超量服用。组胺和 H_1 受体对于正常的觉醒功能和认知功能有影响，对于需要工作、学习的人群，应尽量选择具有无镇静作用的药物。

(2) 第二代抗组胺药物：二代抗组胺药组胺受体特异性强，较少有一代药物的不良反应中的心脏毒性。并非绝对无嗜睡，二代抗组胺药部分药物，如西替利嗪在个别患者仍会有轻微的嗜睡。二代 H_1 抗组胺药的镇静作用略有差别，西替利嗪较氯雷他定和非索非那定稍高。加量使用二代抗组胺药可以提高疗效。也有引发排尿困难、升高眼压和口干、肝酶升高伴发胆红素升高的报道。H_2 受体拮抗剂西咪替丁亦可引起中枢神经系统兴奋的症状、类似帕金森病样的、四肢远端肌无力及定向障碍等症状。二代抗组胺药长期使用安全，如 817 例 1~2 岁婴幼儿服用西替利嗪(0.25mg/kg，2 次 /d)18 个月，安全性良好，不良事件与安慰剂相比差别无统计学意义，对儿童的认知学习、行为能力及生长发育均无影响。目前国外研究已证实，用到 4 倍剂量治疗慢性荨麻疹安全的药物有西替利嗪、地氯雷他定、左西替利嗪、非索非那定、比拉斯汀及卢帕他定。研究表明，加量使用某些二代抗组胺药是安全的，如 50 例健康成人服用氯雷他定 40mg/d，890 天，心电图 Q-T 间期无明显改变，未觉察到头晕、晕厥和室性心律失常等不良事件。

(3) 其他：不常见的副作用有头痛、喉头发紧、针刺感和麻木感。静脉用药可出现暂时性低血压，尤其是药物滴注速度较快时。皮肤反应很少见，有湿疹样皮炎、荨麻疹、瘀斑、固定性药疹和光敏性。也可发生急性中毒，尤其是儿童，主要表现有幻觉、共济失调、运动失调、手足徐动症和惊厥。有报道不良反应还可致过敏性休克，诱发急性胰腺炎、脱发和口腔溃疡。西咪替丁可致男性乳腺发育、性欲减退、阳痿、精子数量减少，女性溢乳伴催乳素升高。

8. 注意事项

(1) 致敏：如被 H_1 受体拮抗剂致敏，再次用药或相关的化合物可产生湿疹样皮炎，有些 H_1 受体拮抗剂外用可引起接触性皮炎。

(2) 其他：肝、肾功能障碍者慎用，高空作业、驾驶员、飞行员禁用。老年人服用后发生痴呆或头晕的概率较成年人高。此外，具有乙二胺结构的抗组胺药，如赛庚啶，容易引起接触性过敏，应尽量避免外用。长期服用某些药物可以导致食欲增加而增加体重。

9. 药物相互作用　当 H_1 受体拮抗剂与具有中枢神经系统抑制作用的乙醇或其他药物联用时，可加重其抑制作用。饮酒或中枢抑制药合用时，可增强抗组胺类药物的作用，故应调整剂量。吩噻嗪类抗组胺药可阻止肾上腺素的血管加压作用。服用单胺氧化酶抑制剂的患者，禁用 H_1 受体拮抗剂。本类药物与糖皮质激素同时使用，可降低后者的疗效。

(二) 第一代 H_1 受体拮抗剂(有中枢镇静抗组胺药)

竞争性阻断组胺 H_1 受体的化合物在临床上已应用多年，既可单独使用，也可作为化合物如"冬眠灵"和催眠剂的联合用药。

1. 作用和用法　所有的 H_1 拮抗剂都是稳定的胺类。

第一代 H_1 受体拮抗剂除了抗组胺作用外，还有镇静、抗胆碱能活性、局部麻醉、止吐和抗运动病的作用。有些 H_1 受体拮抗剂，如阿扎他定可抑制肥大细胞释放炎性介质。

2. 药代动力学　H_1 受体拮抗剂口服后通过胃肠吸收，服药后 30 分钟可起效，1~2 小时达最大效果，持续 4~6 小时，有的能持续较长时间。如成人口服溴苯吡胺、氯苯那敏和安泰乐，作用可超过 20 小时。在儿童，氯苯那敏的血清半衰期较短，但在老年人其半衰期较长。在原发性胆汁性肝硬化患者，安泰乐的半衰期延长，提示肝病患者中，药代动力学可能有改变。H_1 受体拮抗剂是通过肝脏细胞色素 P_{450} 系统代谢的，在肝脏被结合形成葡糖醛酸。H_1 受体拮抗剂也可诱导产生肝微粒体酶，从而有利于其本身的代谢。服药后 24 小时内由尿完全排泄。

3. 常用 H_1 受体阻断剂

苯海拉明

【药理作用】有与组胺类似的乙胺基团，通过竞争性结合效应细胞上的 H_1 受体，起阻断组胺的作用。此外尚有镇静、镇吐及抗胆碱作用。

【适应证】①各种皮肤黏膜的变态反应性疾病，包括各种皮炎、湿疹、荨麻疹、药疹、过敏性鼻炎等。②不能耐受左旋多巴的老年帕金森病，或和中枢性抗胆碱药合用治疗其他类型的帕金森病。

【用法】

1. 口服　成人 25~50mg/ 次，3~4 次 /d。儿童(体重 >10kg) 12.5~25mg/(kg·d)，分 3 次 ~4 次口服。

2. 外用　1%~2% 苯海拉明霜，2 次 /d。

【注意事项】①中枢抑制作用：偶见中枢兴奋作用，表现为困倦、眩晕、疲劳、失眠、肌震颤、精神错乱。②消化系统：可有口苦、口干、食欲减退、呕吐、腹泻、便秘。③其他：罕见表现有药疹、痰液变稠、胸闷、排尿困难，甚至过敏性休克。

【禁忌证】①禁用于车船飞机驾驶人员、高空作业者及对本类药物过敏者。②不宜用于早产儿、新生儿、孕妇及老人。③与酒精及其他中枢抑制药合用有相加作用，与单胺氧化酶抑制药同用时，使本品抗胆碱作用增强及延长。④闭角性青光眼患者、狭窄性消化性溃疡患者、幽门梗阻患者、有症状之前列腺肥大患者、膀胱颈狭窄患者禁用。

【制剂】片剂，12.5mg、25mg、50mg；注射剂，10mg/ml、20mg/ml；糖浆，0.2%；霜剂：1%、2%。

氯苯那敏

【药理作用】其特点是抗组胺作用较强，用量小，副作用少，适用于各种过敏性疾病、虫咬、药物过敏反应等。与解热镇痛药配伍用于治疗感冒。

【用法】口服，成人一次量 4mg，3 次 /d。小儿 0.35mg/(kg·d)，分 3~4 次。肌内注射，一次 5~20mg。

【注意事项】可有胸闷、咽喉痛、疲劳、虚弱感、心悸或皮肤瘀斑、出血倾向，但皆很少见。交叉过敏，孕期及哺乳期妇女慎用本品。新生儿及早产儿不宜用本品。老年人对常用剂量的反应较敏感，应注意适当减量。服药期间不得驾驶车、船或操纵危险的机器。本品可增强金刚烷胺、抗胆碱药、氟哌啶醇、吩噻嗪类及拟交感神经药等的作用。同时饮酒或服用中枢神经抑制药，可使本品药效增强。

【制剂】片剂，每片 4mg；注射液，每支 10mg、20mg。

去氯羟嗪

【药理作用】属于中长效的抗组胺药物。口服后约 30 分钟至 1 小时起效，T_{max} 为 2 小时，可维持药效 6~12 小时，经肝脏首过代谢降解，由尿、大便及汗液排出。

为哌嗪类抗组胺药。有抗组胺及抗 5- 羟色胺作用，也有镇静和镇咳作用，可解除支气管痉挛，有平喘作用及一定的抗胆碱作用。

【适应证】可用于慢性荨麻疹、皮肤划痕症、血管性水肿等。大量临床试验证实本品有平喘作用，且无茶碱类药物的兴奋、烦躁等副作用及异丙基肾上腺素的心慌、肌肉震颤等副作用。

【用法】口服，25~50mg/ 次，3 次 /d；儿童，用药剂量不超过 2mg/(kg·d)，3 岁以下婴儿可用氯苯那敏代替本品。

【注意事项】偶有嗜睡、口干、痰液变稠、大便秘结、失眠等反应，停药后可消失。哺乳妇女应慎用。

【制剂】片剂，25mg、50mg。

异丙嗪

【药理作用】本品能竞争性阻断组胺 H_1 受体而产生抗组胺作用。本品能透过血脑屏障，中枢神经抑制作用明显。异丙嗪能增强麻醉药、催眠药、镇痛药和局部麻醉药的作用，尚具有镇吐、降低体温、抗胆碱、抗 5- 羟色胺的作用。

【适应证】

1. 治疗荨麻疹等过敏性疾病。如荨麻疹、血管性水肿、支气管哮喘、过敏性鼻炎等。

2. 预防和治疗输液、输血反应。

3. 晕动病。对前庭神经和迷走神经有显著的抑制作用，能抑制迷走神经对速度刺激的敏感性。

4. 其他，人工冬眠，麻醉前给药及局部麻醉。

【用法】口服，成人25mg/d，每晚顿服，或分2~3次；晕动病，旅行前0.5小时口服25mg；小儿0.5~1.0mg/(kg·d)。

静滴或肌内注射：25~50mg/次，最大注射速度为25mg/min。

【注意事项】嗜睡、困倦、乏力、头晕、注意力分散等。亦有口干、厌食、视力模糊、耳鸣、运动失调、头痛等。静注可使血压下降，肌内注射对局部有刺激性。偶有腹痛、腹泻、恶心、呕吐等胃肠道刺激症状和白细胞减少、黄疸、锥体外系反应、惊厥及癫痫发作，并可引起皮肤过敏及光敏反应。

肝、肾功能减退者及有癫痫病史者、闭角青光眼患者慎用。服药期间不可驾驶车辆及操作机器。值勤及运动员临场、学生考试前禁用。早期妊娠妇女及哺乳妇女慎用。

【制剂】片剂，12.5mg、25mg；注射剂，25mg、50mg。

（三）第二代 H_1 受体拮抗剂

第二代 H_1 受体拮抗剂的结构和药代动力学特征使得其副作用较轻，患者可较好地耐受。

1. 此类药物优点　与第一代 H_1 受体拮抗剂相比，主要优点是：①口服后很快吸收，非索非那定、氯雷他定和西替利嗪胃肠道吸收很好，口服药物后1~2小时内血药浓度即可达峰值。多在肝脏内代谢，由肾或消化道排泄。②不易透过血脑屏障，因其为非亲脂活性防止其透过血脑屏障，所以，它们对 H_1 受体的作用仅限于外周神经。而且对非 H_1 受体的亲和力非常低。不产生或仅轻微产生嗜睡作用，对神经系统的影响较小。③仅有很小或无抗胆碱能作用。④作用时间较长。阿司咪唑是独特的，因为其清除很慢，半衰期长达18~20天。⑤服用方便，一日一次或一日两次服用。由于它们的化学结构互不相同，其药代动力学和临床效果也不完全相同。

2. 特非那定与阿司咪唑有心脏毒性。

3. 第二代 H_1 受体拮抗剂（表71-10）。

表71-10　第二代 H_1 受体拮抗剂

药物	剂量	起效	禁忌	体重增加	严重副作用
西替利嗪	10mg/d	数小时	—	有	低镇静性而不是真正的无嗜睡性抗组胺药
氯雷他定	10mg/d	数小时	—	有	—
地氯雷他定	5mg/d				
咪唑斯汀	10mg/d	双向活性，抗 H_1 受体/5-氧脂合酶	—		—

4. 常用第二代 H_1 受体阻断剂

非索非那定

【药理作用】本品为特非那定的代谢产物。盐酸非索非那定保留了特非那定所有的优点，却没有其引起心脏Q-T间期延长所带来的危险性。口服吸收迅速，到达血药浓度峰值时间为1~3小时。是一广谱高效的外周 H_1 受体拮抗剂，可显著抑制组胺诱发的风团，无抗5-羟色胺、抗胆碱能及 α_1 受体阻滞作用。本品不能透过血脑屏障，所以对中枢神经系统无明显影响。由于它几乎不在肝中进行代谢，因此不会与那些由肝细胞色素 P_{450} 酶系统代谢的药物发生相互作用。起效时间较氯雷他定更快、更有效。

【适应证】可用于季节性过敏性鼻炎和慢性特发性荨麻疹。

【用法】用于过敏性鼻炎，口服成人60mg/次，2次/d，或120mg/次，1次/d。用于慢性特发性荨麻疹，180mg/次，1次/d。

【注意事项】无心脏毒性，无药物间相互作用，孕妇及哺乳妇女避免使用。

【制剂】片剂，60mg、120mg。

西替利嗪

【药理作用】是安泰乐的羟基衍生物，有轻微的镇静作用。既能抑制组胺介导的早期过敏反应，又能抑制酸性粒细胞及碱性粒细胞引起的晚期过敏反应，但不引起酸性粒细胞脱颗粒。

【适应证】对慢性特发性荨麻疹、皮肤划痕症、冷性荨麻疹、迟发性压力性荨麻疹和日光性荨麻疹有良好疗效，也可用于治疗特应性皮炎和嗜酸性脓疱性毛囊炎。

【用法】用量为10mg，1次/d。迟发性压力性荨麻疹和特应性皮炎可分别用至30mg/d和40mg/d。

【注意事项】有嗜睡、疲乏、注意力不集中，多为轻度或中度，不需停药。目前未见发生心脏反应的报道。孕妇及哺乳期应尽量避免使用。

【制剂】片剂，每片10mg。

氯雷他定

【药理作用】起效快，作用强。属强效和专一性外周 H_1 受体拮抗剂，并能稳定肥大细胞膜，抑制酸性粒细胞趋化和黏附分子的表达，还可抑制白细胞介素和白三烯的形成。

【适应证】适用于急性或慢性荨麻疹、冷性荨麻疹、迟发性压力性荨麻疹(30mg/d)、皮肤划痕症、瘙痒性皮肤病及其他过敏性皮肤病（如特应性皮炎）。

【用法】成人10mg，1次/d。2~6岁儿童：体重>30kg，10mg，1次/d；体重<30kg，5mg，1次/d。

【注意事项】无明显的中枢性镇静作用和抗胆碱能作用，偶有乏力、镇静、头痛和口干，孕妇及哺乳期慎用。

咪唑斯汀

【药理作用】它具有高度选择性，拮抗 H_1 受体和5-氧脂合酶的双重活性，从而抑制组胺、缓激肽、白三烯等炎症介质。在抗组胺的剂量下，没有抗胆碱能作用和镇静作用。没有发现严重的心脏毒性作用。

【适应证】适用于慢性荨麻疹、过敏性鼻炎。

【用法】成人和12岁以上儿童10mg/d。

【注意事项】不良反应轻微，个别患者有头痛、口干、困意、乏力和胃肠功能紊乱。严重肝病和心脏病、心律失常、心电图异常、低钾血症时禁用。不宜和唑类抗真菌药或大环内酯类药物同时使用。

【制剂】片剂，每片10mg。

左西替利嗪

左西替利嗪是西替利嗪的左旋体。它具有口服吸收快、起效快、作用持久，不良发应低等优点。有研究表明，用于治疗荨麻疹和季节性过敏性鼻炎优于常用的第二代组胺类药物。

【药理作用】左西替利嗪可阻断 H_1 受体，抑制过敏反应的速发相；也可抑制嗜酸性粒细胞聚集、黏附，抑制中性白细胞产生的白三烯（LTB_4），从而抑制过敏反应的迟发相。盐酸西替利嗪的剂量一半时，对皮肤、鼻腔过敏反应抑制作用与盐酸西替利嗪相当。左西替利嗪与西替利嗪一样，口服吸收达峰时间0.5~1小时，生物利用度>96%。

【适应证】荨麻疹、过敏性鼻炎、湿疹、皮炎、皮肤瘙痒症等。

【用法】空腹服用。成人及6岁以上儿童，1片/次，1次/d；2~6岁儿童，0.5片/次，1次/d；2周岁以下儿童使用本品的有效性和安全性尚未确定。

【注意事项】本品耐受性好，不良反应轻微，多可自愈。不良反应主要有嗜睡、疲乏、注意力不集中。左西替利嗪单次或多次给药都有明显的抑制风团和红斑的作用，不影响受试者识别功能和智力。

【制剂】片剂，5mg。

地氯雷他定

【药理作用】药效学与其母体氯雷他定相似，在体外其作用比氯雷他定至少强50倍，在体内作用至少强10倍。其作用有：①抗组胺作用，作用时间可长达24h；②抗过敏作用；③抗炎作用，可抑制细胞黏附分子的表达，抑制炎症介质与细胞因子的产生与释放，降低嗜酸性粒细胞的趋化性、黏附及超氧化物的产生。④无中枢神经系统与心血管系统的不良反应。

地氯雷他定5mg/d连服10d，结果用药第7天达稳态血浆浓度。其半衰期为27h，对老年人不需调整剂量。2~5岁儿童可耐受5mg地氯雷他定。

【适应证】用于慢性特发性荨麻疹、季节性过敏性鼻炎及常年性过敏性鼻炎。

【用法】成人及12岁以上的青少年，口服5mg/次，1次/d。

【注意事项】本品主要不良反应为恶心、头晕、头痛、困倦、口干、乏力、偶见嗜睡，健忘及晨起面部肢端水肿。

1. 肝损伤、膀胱颈阻塞、尿道张力过强、前列腺肥大、青光眼患者应遵医嘱用药。

2. 孕妇使用地氯雷他定的安全性尚未确定，12岁以下的儿童患者的疗效和安全性尚未确定。

3. 地氯雷他定和细胞色素 P_{450} 抑制剂酮康唑及红霉素合用未见心血管方面的毒副作用。

【制剂】片剂，每片5mg。

（四）第三代 H_1 受体抗组胺药

有人把第二代组胺受体拮抗药中常用药特非那定的活性代谢产物非索非那定称为新型组胺受体拮抗药（于1997年经FDA批准问世）或称为第三代组胺受体拮抗药，它与红霉素、酮康唑等合用不会产生心脏毒性。

（五）作用于 H_2 受体抗组胺药

1. 作用机制目前应用的 H_2 受体阻断药与组胺可逆性竞争 H_2 受体位点，这一作用选择性高，不影响 H_1 受体介导的作用。

此类药物与 H_2 受体有较强的亲和力，使组胺不能与该受体相结合，从而对抗组胺的作用。抑制组胺引起的血管扩张、血压下降和胃酸分泌增多等效应。

H_2 受体拮抗剂的作用主要是竞争性地与 H_2 受体结合，但法莫替丁是例外，其作用机制是非竞争性的。H_2 受体拮抗剂在治疗变应原所致的或组胺介导的疾病中的作用有限。但也有例外，就是 H_2 受体拮抗剂联合 H_1 受体拮抗剂用于治疗慢性特发性荨麻疹。

2. 皮肤科应用　H_2 受体拮抗剂与 H_1 受体拮抗剂联用治疗人工性荨麻疹、慢性荨麻疹和血管性水肿效果较好，该类药物对全身性疾病、恶性淋巴瘤引起的皮肤瘙痒亦有明显的止痒效果。此外，西咪替丁还有增强细胞免疫功能及抗雄激素样作用，能减少皮脂分泌，可用于治疗带状疱疹、妇女多毛症和痤疮。孕妇及哺乳妇女慎用，男性长期大量应用西咪替丁可致阳痿及精子减少。

3. 毒性　H_2 受体阻断剂耐受性很好，仅1%~2%的病例报道发生副反应。

（1）中枢神经系统功能失常：老年患者最常见语言不清、谵妄和精神错乱。

（2）内分泌影响：西咪替丁与雄激素受体结合后，引起抗雄激素作用，有报道见男性病人乳房女性化，女性病人发生溢乳等。某些男性病人发生精子数量减少及可复性阳痿，而疗程在8周以下者很少发生这些反应。雷尼替丁、法莫替丁、尼扎替丁似乎不影响内分泌。

（3）血恶液质：使用西咪替丁治疗，极少数病人可伴发粒细胞减少、血小板减少、中性粒细胞减少，甚至再生障碍性贫血。

（4）肝毒性：西咪替丁会引起胆汁淤积，雷尼替丁引起伴有或不伴黄疸的肝炎，法莫替丁和尼扎替丁引起肝酶异常。

（5）孕妇和哺乳期妇女：未发现对胎儿有何毒性反应。但是，因为 H_2 受体阻断剂能通过胎盘，只有当绝对需要时才可以给孕妇用此类药物。

4. 药物的相互作用西咪替丁可抑制细胞色素P450催化的药物氧化代谢途径，并使肝脏血流减少，药物的清除减少，与以下药物合用，会使药物效应或毒性增强：华法林、苯妥英钠、普萘洛尔、拉贝洛尔、奎尼丁、咖啡因、利多卡因、茶碱、阿普唑仑、安定、氟西泮、三唑仑、氯氮卓、卡马西平、乙醇、三环类抗抑郁药、甲硝唑、钙通道阻断剂、磺酰脲类等。因此与上述药物合用时，剂量需作调整。

5. 常用 H_2 受体拮抗剂用量、用法（表71-11）。

表 71-11 常用 H_2 受体拮抗剂

药物	剂量	用法	抗雄性激素	副作用及注意事项
西咪替丁	0.2g,4 次 /d	口服	有	头痛、胃肠道反应、肝损害等,孕妇及哺乳妇女慎用,男性勿长期大量应用
雷尼替丁	150mg,2 次 /d	口服	无	孕妇小儿禁用
法莫替丁	20mg,2 次 /d	口服	无	孕妇小儿慎用
尼扎替丁	150mg,2 次 /d	口服	无	孕妇小儿慎用

雷尼替丁

【药理作用】为一选择性的 H_2 受体拮抗剂,能有效地抑制组胺、五肽胃泌素及食物刺激后引起的胃肠分泌,降低胃酸和胃酶的活性,但对胃泌素及性激素的分泌无影响。作用比西咪替丁强 5~8 倍,对胃及十二指肠溃疡的疗效高。

【适应证】皮肤科用于慢性荨麻疹(常与 H_1 受体阻断剂合用),也可用于特应性皮炎、银屑病等。

【用法】成人口服 0.15g,2 次 /d。

【注意事项】对肝有一定的毒性,停药后可恢复。其他有头痛、腹泻、便秘等,偶有男性乳房女性比。

1. 静脉滴注后部分病人出现面热感、头晕、恶心、出汗及胃刺激,持续 10 分钟可自行消失。有时在静脉滴注部位出现瘙痒、发红,1 小时后消失。有时还可产生焦虑、兴奋、健忘等。

2. 孕妇及哺乳期妇女禁用,8 岁以下儿童禁用。

3. 肝肾功能障碍者慎用。

【制剂】片剂,150mg;胶囊剂,150mg;注射剂,50mg(2ml)、50mg(5ml)。

西咪替丁

【药理作用】为一种 H_2 受体拮抗剂,能明显地抑制食物、组胺或五肽胃泌素等刺激引起的胃酸分泌,并使其酸度降低。对应激性胃溃疡和上消化道出血也有明显疗效。本品有抗雄性激素作用。

西咪替丁有免疫调节作用,阻断 T 抑制细胞的作用,增强细胞介导的免疫反应。此药可用于治疗细胞免疫缺陷所致的系统性及皮肤疾病。

【适应证】内科用于治疗胃、十二指肠溃疡、上消化道出血,皮肤科用于慢性荨麻疹、急性荨麻疹、色素性荨麻疹(常与 H_1 受体阻断剂合用,但应避免与阿司咪唑、特非那定等合用)。也可用于肥大细胞增多症、女性雄激素性脱发、痤疮、妇女多毛症、带状疱疹等(表 71-12)。

【用法】成人口服 0.2~0.4g,4 次 /d,静脉滴注用 0.4g,加入 5% 葡萄糖溶液 500ml 中,1 次 /d。

表 71-12 西咪替丁治疗感染性疾病

疾病	治疗量及疗程	作用靶位
带状疱疹	西咪替丁 300mg,4 次 /d×7 天	抗病毒,抑制 T 抑制细胞的作用
带状疱疹、口唇疱疹、疱疹样角膜炎	西咪替丁 400mg,4 次 /d×2 天,然后 1g/d×5 天	抗病毒,增强被抑制的细胞介导的免疫反应
伴耐阿昔洛韦 HSV 感染的多形红斑	西咪替丁 400mg,3 次 /d	增强被抑制的细胞介导的免疫反应
高免疫球蛋白 E 血症	西咪替丁 200mg,4 次 /d×21 天	阻断组胺对白细胞趋化的抑制作用
慢性黏膜皮肤念珠菌病	西咪替丁 300mg,4 次 /d×4 周	阻断 T 抑制细胞的 H_2 受体,加强细胞介导的免疫反应
低 γ 球蛋白血症	西咪替丁 1 200mg/d×1 个月	降低 T 抑制细胞的活性,使内源性免疫球蛋白生成

【注意事项】

(1) 消化系统反应:较常见的有腹泻、腹胀、口苦、口干、血清氨基转移酶轻度升高等,偶见严重肝炎、肝坏死、肝脂肪性变等。孕妇和哺乳期妇女禁用。

(2) 造血系统反应:本品对骨髓有一定的抑制作用,少数病人可发生可逆性中等程度的白细胞或粒细胞减少,血小板减少、自身免疫性溶血性贫血。

(3) 对内分泌和皮肤的影响:由于具有抗雄性激素作用,用药剂量较大(每日在 1.6g 以上)时可引起男性乳房发育、女性溢乳、性欲减退、阳痿、精子计数减少等,停药后即可消失。可抑制皮脂分泌,诱发剥脱性皮炎、皮肤干燥、皮脂缺乏性皮炎、脱发、口腔溃疡等。皮疹、巨型荨麻疹、药疹等也有发生。

【制剂】片剂,每片 0.2g;0.8g;胶囊,每粒 0.2g;注射液,每支 0.2g(2ml)。

(六) 抗 5- 羟色胺药

5- 羟色胺

5- 羟色胺(5-hydroxytryptamine,serotonin,5-HT,血清素)的作用是通过多种受体介导的,已发现 7 种 5-HT 受体亚型。

【药理作用】与组胺一样,5- 羟色胺可发挥多种作用,它的作用通过细胞膜上的许多受体来介导。

1. 心血管系统的作用 5-HT 可使心脏血管和骨骼肌血管扩张。给人 5- 羟色胺可观察到面部潮红现象,这是由于 5- 羟色胺可收缩静脉,静脉收缩后引起毛细血管灌注增加而引起的。

2. 兴奋平滑肌胃肠道张力增加,肠蠕动加快;类癌瘤患者,5- 羟色胺(和其他物质)生成过量,可伴发严重的腹泻。

3. 呼吸 5-HT 可兴奋支气管平滑肌,哮喘病人对其特别敏感。类癌综合征患者,促使支气管狭窄发作。

4. 促进血小板聚集 5-HT 激动血小板 $5\text{-}HT_2$ 受体,引起血小板聚集。

5. 神经系统 5-HT 刺激感觉神经末梢，引起瘙痒。虫咬和某些植物的刺可刺激 5-HT 释放，引起痒、痛。与昆虫叮咬或植物刺扎引起的某些症状有关。

5- 羟色胺拮抗剂

在临床药物中，H_1 受体拮抗剂中皆有一定的抗 5- 羟色胺作用。如抗组胺药物苯噻啶、赛庚啶、桂利嗪、去氯羟嗪、利血平、多塞平，并无专司 5- 羟色胺阻断剂。其中，H_1 受体拮抗剂中以苯噻啶抗 5- 羟色胺作用较强。此类药物只介绍如下几种，其余见他处介绍。

赛庚啶和苯噻啶

【药理作用】赛庚啶化学结构与吩噻嗪类抗组胺药相似，有强大的 H_1 受体阻断作用。赛庚啶的作用可由它的 H_1 组胺受体与 5- 羟色胺受体的类同关系中推测出来：它可阻止组胺、5- 羟色胺的平滑肌效应，有重要的抗 M 胆碱作用，引起镇静。

【适应证】主要用来治疗类癌的平滑肌兴奋和胃部分切除术后倾倒综合征，成人常用量 12~16mg/d，分 3~4 次给。对冷性荨麻疹，赛庚啶也是一个很好的药物。

赛庚啶、苯噻啶均有抗 5-HT 作用，选择性阻断 $5\text{-}HT_2$ 受体，并可阻断 H_1 受体和具有较弱的抗胆碱作用。均可用于荨麻疹、湿疹、接触性皮炎、皮肤瘙痒和过敏性鼻炎。也可用于预防偏头痛发作，机制尚不清楚。两药不良反应相似。

【用法】口服，2~4mg，3 次 /d。作为食欲增进剂应用时，用药时间不超过 6 个月。

【注意事项】可致口干、恶心、乏力、嗜睡。由于兴奋下丘脑摄食中枢，使食欲增加，体重增加。青光眼、前列腺肥大及尿闭患者忌用。驾驶员及高空作者慎用。

【制剂】片剂，每片 2mg。

酮色林

【药理作用】选择性阻断 $5\text{-}HT_2$ 受体，对 $5\text{-}HT_{2A}$ 受体作用强；此外，还有较弱的阻断 α 肾上腺素能受体和 H_1 受体作用。酮色林可对抗 5-HT 引起的血管收缩、支气管收缩和血小板聚集。酮色林扩张阻力血管和毛细血管，降低血压，主要是因为阻断 α- 肾上腺素能受体。

【适应证】酮色林口服主要用于治疗高血压病；皮肤科作用与赛庚啶、苯噻啶相同。亦可用于雷诺病及间歇性跛行。

【用法】口服，开始剂量 20mg，2 次 /d。1 个月后如疗效不满意，可将剂量增至 40mg，2 次 /d，剂量超过 40mg 时，降压作用不再增强。肝功能不全时，一次剂量勿超过 20mg。

静脉滴注的开始剂量为 10mg，最大剂量为 30mg，以每分钟 3mg 的速度注射。也可静脉滴注，滴速 2~6mg/ 小时。

【注意事项】不良反应是镇静、头昏、眩晕、口干、胃肠功能紊乱和体重增加。

【制剂】片剂，每片 20mg、40mg；注射液，5mg（1ml）、10mg（2ml）、25mg（5ml）。

昂丹司琼

【药理作用】选择性阻断 $5\text{-}HT_3$ 受体，具有强大的镇吐作用。

【适应证】主要用于癌症病人手术和化疗伴发的严重恶心、呕吐、胆汁淤积性瘙痒。静脉给药有效剂量为 0.1~0.2mg/kg，格雷司琼具有同样特征。

【用法】治疗由化疗和放疗引起的恶心呕吐。剂量一般为 8~32mg，对可引起中度呕吐的化疗和放疗，应在病人接受治疗前，缓慢静脉滴注 8mg；或在治疗前 1~2 小时口服 8mg，之后间隔 12 小时口服 8mg。对可引起严重呕吐的化疗和放疗，可于治疗前缓慢静脉滴注本品 8mg，之后间隔 2~4 小时再缓慢静脉滴注 8mg，共 2 次。对于上述疗法，为避免治疗后 24 小时出现恶心呕吐，均应持续让病人服药，8mg/ 次，2 次 /d，连服 5 天。

【注意事项】本品对动物无致畸作用，但对人类无此经验，故应十分谨慎。怀孕期间尤其头 3 个月除非用药的益处大大超过可能引起的危险，否则不宜使用本品。由于本品可经乳汁分泌，故哺乳妇女服用本品时应停止哺乳。有过敏史或对本品过敏者不得使用。

制剂：注射液，每支 4mg（1ml）、8mg（2ml）；片剂，每片 4mg、8mg。

（七）白三烯受体拮抗剂和 5- 脂氧化酶活性抑制剂

抗白三烯药物分两种：白三烯受体拮抗剂和合成抑制剂，作为一种抗炎制剂，对哮喘、过敏性鼻炎、炎症性肠病等疾病有确切的疗效，在皮肤科也早有应用。

白三烯与皮肤病 特应性皮炎病人白细胞释放 LTB_4 及 LTC_4 增加，LTA_4 水解酶活性增加。在特应性体质者皮内注射 LTD_4 引起风团及红斑反应，可被 LTD_4 拮抗剂抑制。此外，皮肤检测技术还发现：AD 病人嗜碱性粒细胞活化并释放 LTC_4 增加；AD 中 LTE_4 在尿中分泌量增加。

研究表明白三烯在特应性皮炎、银屑病、湿疹、大疱性皮肤病、结缔组织病、鱼鳞病样红皮病、川崎病等皮肤病的发生发展中有一定的作用。

抗白三烯药物：白三烯是哮喘、皮肤病发病中的重要介质，抗白三烯药物能阻断白三烯的各种生物作用，从而达到控制哮喘、皮肤病的效果，并有止痒作用。

按其作用机制不同，可分为两大类：①白三烯受体阻断药，主要是半胱氨酰白三烯受体阻断药，包括扎鲁司特与孟鲁司特钠；②白三烯合成抑制药，按作用环节不同又可分为 5- 脂加氧酶抑制药及 5- 脂加氧酶活化蛋白抑制药。临床上可用半胱氨酰白三烯受体阻断药、5- 脂加氧酶抑制药或 FLAP 抑制药。

实际上常用的药物只有几种，即白三烯受体阻断药中的扎鲁司特、孟鲁司特、普仑司特以及 5- 脂加氧酶抑制药中的齐留通。此外，咪唑斯汀及其他第二代 H_1 受体拮抗剂亦有此种作用（表 71-13）。

表 71-13 白三烯受体拮抗剂

白三烯受体阻断药	扎鲁司特、孟鲁司特钠、普仑司特
白三烯合成抑制药	5- 脂加氧酶抑制剂（齐留通），5- 脂加氧酶活化蛋白抑制药
其他白三烯拮抗剂	皿治林、西替利嗪、地雷他定，均有抑制白三烯生成作用

抗白三烯药物：

扎鲁司特

【药理作用】选择性与半胱氨酰 LTC_4、LTD_4 和 LTE_4 受体结合而发挥其拮抗作用。

【适应证】同孟鲁司特，但作用较强。

【用法】成人口服 20mg，2 次 /d。

【注意事项】茶碱或红霉素与扎鲁司特合用，可使扎鲁司特的血药浓度降低 30%~40%。而阿司匹林可增加扎鲁司特的血药浓度约 45%。用药时应加以注意。扎鲁司特较安全，并易耐受。不良反应为暂时性，为轻度消化道反应，头痛，咽炎等。本品上市后，发现有极少数人出现。Churg-Strauss 综合征是一种罕见的系统性血管炎，其特征为结节性脉管炎伴有血管外嗜酸性粒细胞浸润、周围血嗜酸性粒细胞增多和哮喘等。一旦综合征发生，应停药，必要时可应用免疫抑制药(如环磷酰胺、氨甲蝶呤等)。

【制剂】片剂，20mg。

孟鲁司特钠

【药理作用】是半胱氨酰白三烯 D4 受体(CysLTD4R)拮抗剂，从而使炎症介质白三烯 D_4(LTD_4)失去生物活性，内科用于预防和治疗哮喘。

【适应证】用于特应性皮炎，慢性荨麻疹、银屑病等。

【用法】成人口服 10mg，2 次 /d。

【注意事项】孟鲁司特钠吸收较完全，易耐受。此药可有轻度胃肠道反应、腹泻、腹部不适、面部潮红、右季肋部触痛、头痛等，程度较轻，一般能自愈。可发生 Churg-Strauss 综合征。不能与影响肝脏 P450 同工酶的药物(如红霉素，伊曲康唑等)合用。

【制剂】片剂，10mg。

普仑司特

系白三烯 LTC_4、LTD_4 和 LTE_4 受体拮抗剂，其适应证和不良反应同孟鲁司特，成人 450mg/d，口服，2 次 /d。

齐留通

齐留通是唯一上市的 5- 脂加氧酶抑制药。本品是抑制 5- 脂氧合酶，能阻断白三烯的合成。

【药理作用】为选择性 5-LOX 抑制剂，通过抑制该酶活性阻断花生四烯酸代谢为 LTB_4，从而发挥其抗过敏和抗炎作用。

【适应证】用于治疗特应性皮炎、慢性荨麻疹等。

【用法】成人 400~600mg/次，4 次 /d，小儿酌减，疗程 4~6 周。

【注意事项】本品的主要问题是安全性差。有 4%~5% 患者发生肝脏毒性反应。血清转氨酶升高，一般可 3 倍于正常值，严重者可 8 倍于正常值。主观症状有怠倦、消化不良、皮肤瘙痒等。此外，要注意齐留通与其他药物的相互作用。如齐留通可减少茶碱的清除，使茶碱的血药浓度升高。也能使华法林的血药浓度升高，导致凝血酶原时间延长，引起出血。还能增高普萘洛尔的血浓度，引起血压下降、传导抑制、心动过缓等不良反应。齐留通与以上药物合用时，必须将这些药物的剂量调整。齐留通与泼尼松、口服避孕药、地高辛及萘普生合用，没有发现相互作用。

【制剂】片剂，200mg、400mg。

过敏反应介质阻释剂

【药理作用】这些药物的作用不在竞争性地与组胺受体结合，而是阻止组胺释放，称为组胺阻滞剂，如色甘酸钠、色羟丙钠、酮替芬、噻拉米特、扎普司特、曲尼司特。

本类药物是通过主要有稳定肥大细胞膜，阻止组胺、慢反应物质(SRS-A)、缓激肽等生物活性物质的释放，此外尚有抗前列腺素剂、抗纤溶酶剂阻止相应的介质释放，而达到抗过敏的作用(表 71-14)。

肥大细胞膜保护剂

肥大细胞膜稳定剂也是非常有效的抗变态反应性炎症药物，可阻止肥大细胞释放炎症介质，因此可以有效阻断肥大细胞释放的炎症介质引发的炎症。

表 71-14　过敏介质阻滞剂

类别	药物名称	药物学效应
肥大细胞膜保护剂	色甘酸钠、酮替芬、曲尼司特	阻止肥大细胞脱颗粒或嗜碱性粒细胞释放组胺、5- 羟色胺等
交感神经兴奋剂或拟交感神经兴奋剂	肾上腺素、麻黄素	对抗组胺外周作用
抗胆碱药	阿托品、东莨菪碱 异丙托溴铵 氧托溴铵 噻托溴铵	阻滞胆碱能受体，使介质乙酰胆碱不能与受体结合而呈现抗胆碱作用，阻滞肥大细胞和嗜碱性粒细胞释放组胺
抗炎症药	泼尼松	稳定溶酶体膜，减少组胺，其他炎症介质释放
组胺酶(体内)	组胺甲基转移酶	分解代谢局部组织中的组胺
抗前列腺素剂	吲哚美辛、布洛芬	阻断环氧合酶活性抑制前列腺素形成
抗纤溶剂	抑肽酶、氨基己酸、氨甲苯酸	抑制纤维蛋白溶解、减少炎症介质释放

1. 色甘酸钠 色甘酸钠本身无抗组胺的作用，但它可阻止致敏的肥大细胞释放组胺、白三烯等。可能通过抑制细胞内环磷腺苷酸二酯酶，使细胞内环磷腺苷(cAMP)的浓度增加，阻止钙离子进入细胞内，从而稳定肥大细胞膜，阻止肥大细胞脱颗粒。抑制鼻、肠、肺部的肥大细胞释放组胺和其他炎症介质，对皮肤肥大细胞的作用可能很小。可用于控制特应性皮炎伴有的呼吸道和肠道症状，对控制肥大细胞所引起的胃肠道症状也有帮助。用法为粉末喷雾吸入，20mg/次，4次/d，重症可增至5~6次/d，但最多不超过8次。效果良好者可减为2~3次/d，缓解后停用。

2. 酮替芬(ketotifen) 是一种新的抗变态反应药物，可抑制肥大细胞和嗜碱性粒细胞释放组胺和慢反应物质，有很强的抗过敏作用。具备稳定肥大细胞膜及组胺 H_1 受体拮抗双重作用。药效强于氯苯那敏口服1mg，2次/d，用于Ⅰ型及Ⅱ型变态反应。主要副作用是嗜睡。用于治疗难治性荨麻疹、慢性荨麻疹和支气管哮喘。用法：成人及3岁以上儿童，初始剂量为每晚1mg，数天后改为早、晚各1mg；6个月~3岁婴幼儿，初始剂量为每晚0.5mg，数天后改为早、晚各0.5mg；6月龄以下者禁用。

酮替芬用于治疗哮喘、AD、季节性鼻炎、过敏性结膜炎、食物过敏和荨麻疹。用于治疗慢性、人工、胆碱能性、寒冷性荨麻疹。

有人报道酮替芬，6mg/d，连服14个月~2年，可使早期弥漫性硬皮病消退，稳定或改善系统性硬皮病病情。酮替芬还可明显减轻尿毒症瘙痒，酮替芬还用于治疗肥大细胞介导的其他的皮肤病。神经纤维瘤中包含了大量的肥大细胞，酮替芬可缓解该病所致的瘙痒、疼痛、触痛。并能减慢神经纤维瘤生长速度，减轻瘤体疼痛或瘙痒。

3. 曲尼司特，又称肉桂氨茴酸。本品为新型抗变态反应药，通过抑制肥大细胞脱颗粒，阻止组胺和其他化学介质释放，起到抗过敏作用。对Arthus反应亦有效。本品口服吸收迅速，T_{max} 2小时时，$T_{1/2}$ 5小时，大部分随尿于24小时内排出。临床应用于治疗支气管哮喘，过敏性鼻炎、荨麻疹、湿疹。亦用于瘢痕疙瘩、局限性硬皮病、肥大细胞增生症、肉芽肿性唇炎。

口服，0.1g，3次/d；小儿5mg/(kg·d)，分3次服用。

不良反应：①胃肠道反应，轻而少见；②偶见皮疹、瘙痒等过敏反应；③偶见肝功能损害，主要为ALT、AST升高；④偶见膀胱炎，出现尿频、尿痛、血尿。

注意事项：①孕妇慎用；②肝病者慎用；③本品起效较慢，哮喘大发作时应先用其他药物；④长期应用注意肝功能、血象。

制剂片剂每片120mg，胶囊每粒100mg，细粒剂每克含本品100mg。

其他类三环类抗抑郁药：多塞平有较强的拮抗 H_1 受体和一定的拮抗 H_2 受体的作用，治疗慢性荨麻疹、物理性荨麻疹有较好效果；成人口服25mg，3次/d，儿童用量酌减；2%多塞平外用有良好的止痒作用。

六、维A酸类药物

维A酸类药物是一类天然或合成的具有维生素A活性的视黄醇的衍生物，维生素A是正常上皮增殖和分化所必需的，自20世纪40年代开始用于治疗某些角化异常性皮肤病，但其不良反应很大，治疗剂量极易引起急性中毒。一些学者对维生素A的分子结构进行改良，获得了多种维生素A结构的类似物，统称为维A酸，它是一组与维生素A结构相似的化合物。因其不能治疗维生素A缺乏症，故实际上不属于维生素的范围。

在哺乳动物，维生素A的活性成分包括三种主要化合物——视黄醇、视黄醛和视黄酸，维A酸是包括视黄醇及其天然和合成衍生物在内的一组化合物。根据其分子中环状终末基团、聚烯侧链和极性终末基团的不同变化，已生产出三代维A酸(表71-15)。

表71-15 维A酸分类

第一代维A酸类(非芳族维A酸或天然维A酸)	维A酸、异维A酸、维胺酯等，它们属维生素A在体内代谢后的衍生物
第二代维A酸类(单芳族维A酸或合成维A酸)	阿维A酯、依曲替酸、维A酸乙酰胺。它们是合成的维A酸的衍生物
第三代芳香维A酸	芳香维A酸乙酯、甲磺基芳香维A酸、他扎罗汀、阿达帕林、贝沙罗汀等。本类药物系受体选择性维A酸，只能与维A酸受体(RARs)结合，而不能与维A酸X受体(RXRs)结合

(一) 化学结构

维生素A的分子由三部分组成：环状终末基团、聚烯侧链和极性终末基团。这3个构成部分的不同变化产生了三代维A酸。

(二) 药理作用

维A酸类有一系列的生物作用：①调节上皮细胞和其他细胞的生长和分化；②在实验肿瘤形成中抑制肿瘤形成；③对恶性细胞生长的抑制作用；④影响免疫系统和炎症过程；⑤改变靶细胞之间的黏附；⑥抑脂作用：通过动物皮脂腺模型发现，异维A酸使基底细胞成熟过程延长，而使皮脂腺细胞数目减少，皮脂合成减少；⑦减少表皮黑素：减少黑素体输入表皮细胞，并抑制酪氨酸活性，减少黑素形成。

(三) 用法

鉴于RA类药物生物学作用的多样性，因此可用于多种疾病的治疗，如痤疮、创伤愈合、脱色素作用、萎缩纹、病毒感染、干眼病、毛发生长、抗肿瘤、黏膜的角化性疾病、慢性角化过度性疾病、酒渣鼻、增生性瘢痕、鱼鳞病等遗传性皮肤病以及光老化等的治疗(表71-16)。

表71-16 维A酸类的临床适应证

维A酸的局部使用	经FDA批准的适应证	寻常痤疮
		光老化(皱纹，斑状色素沉着，面部粗糙)
		银屑病(<20%体表面积)
		皮肤T细胞淋巴瘤(贝沙罗汀)
		Kaposi肉瘤(阿维A酸)

续表

维A酸的局部使用	未经FDA批准的适应证	某些角化性皮肤病 (毛囊角化病,鱼鳞病,毛发红糠疹)
		酒渣鼻
		色素性皮肤病 (黄褐斑,色素痣,炎症后色素沉着)
		光化性角化病
		条纹
		创伤愈合
		扁平苔藓(口腔和皮肤)
		扁平疣
		皮质激素性皮肤萎缩
		皮肤癌的防治(基底细胞癌,着色性干皮病)
维A酸的全身用药	经FDA批准的适应证	银屑病(阿维A) 脓疱型银屑病(局限性和急性泛发性) 红皮型银屑病 重症和难治性银屑病
		痤疮(异维A酸) 囊肿性痤疮 瘢痕倾向的难治性痤疮
		皮肤T细胞淋巴瘤(贝沙罗汀) 对至少一种系统治疗耐药的
	未经FDA批准的适应证	酒渣鼻、痤疮相关性皮肤病 化脓性汗腺炎 嗜酸性脓疱性毛囊炎(Ofuji病) 艾滋病相关性嗜酸性毛囊炎 面部脓皮病(暴发型酒渣鼻) 伴有颜面硬肿的痤疮 头皮切割性蜂窝组织炎
		角化性皮肤病 鱼鳞病,各型(见第五十六章) 毛囊角化病 毛发红糠疹 角皮病 Papillon-Lefèvre综合征
		化疗预防肿瘤 着色性干皮病 痣样基底细胞癌综合征 实体器官移植患者的皮肤癌
		治疗肿瘤 皮肤癌前病变 基底细胞癌 高分化鳞癌 角化棘皮瘤 Kaposi肉瘤 皮脂腺增生 Muir-Torre综合征 黏膜白斑 朗格汉斯细胞增生症

续表

维A酸的全身用药	未经FDA批准的适应证	其他杂症 虫蚀状皮肤萎缩 眉部瘢痕性红斑 融合性网状乳头瘤病 副肿瘤性肢端角化症 毛囊黏蛋白病 红斑狼疮 结节病 环状肉芽肿 扁平苔藓 硬化性萎缩苔藓 角层下脓疱病

(四)副作用

1. 皮肤黏膜症状 与剂量相关,剂量越大、疗程越长,这方面的不良反应越大,第一代维A酸对皮肤黏膜的不良反应比第二、三代重。

(1)皮肤症状:可有皮肤干燥、皮肤萎缩、荨麻疹、结节性红斑样疹、多形红斑样疹、色素沉着斑、瘀斑、掌跖脱皮、指尖脱皮、皮肤瘙痒、烧灼感及固定型药疹。局部外用可引起刺激性红斑,一般继续用药3~4周后即自行消退,无需停药。

(2)黏膜症状:有黏膜干燥、痛性剥脱性唇炎、结膜炎、结膜干燥、龟头渗出性病变、尿道炎、包皮炎、口腔糜烂、牙龈炎、眼、鼻、口腔、阴道干燥等。

(3)指甲毛发症状:甲沟炎、甲分离、甲脆性增加、甲萎缩、甲色素沉着、脱发、毛囊炎、毛发卷曲等。

2. 中枢神经系统症状 表现为严重头痛眩晕、戒酒样反应及假性脑瘤症状(如视乳头水肿、脑脊液压力增高等),此外还可发生严重抑郁症、自杀意图、头痛、眩晕、性格改变、听力减退等。

3. 致畸作用 系统性维A酸有强致畸性,目前临床上应用的几种维A酸类药物均可致先天畸形,包括小耳、无耳、面骨发育异常、肋弓缺陷、胸腺异位或发育不全、脑积水等。约1/3的孕妇在服药期间发生自发性流产和畸胎,因此,服用维A酸类药物的女性在治疗前、治疗中和停药后短期内均不宜妊娠。13-顺维A酸有致畸作用,在服药期间和服药后4~8周应避孕。迄今为止还没有典型的因受孕时男方服用阿维A或维A酸引起胚胎病变畸形的报道。由于资料有限,一般建议打算近期妊娠的女性禁止系统服用维A类药物。

4. 血脂的影响 维A酸类药物可引起血浆中甘油三酯升高,且常伴有胆固醇和低密度脂蛋白的升高及高密度脂蛋白的降低。因此服药期间应定期检查血脂。

5. 肌肉骨骼影响 长期服用维A酸类药物可引起肌肉、骨骼疼痛和关节疼痛,有时可伴有骨骺早期闭合、骨质疏松、骨膜与肌腱钙化、弥漫性特发性骨肥厚,并伴有血清肌酸磷酸激酶升高。儿童长期应用每6~12个月应作X线检查腰部及长骨。

6. 其他 可引起血清转氨酶升高、疲劳、乏力、恶心、胃肠功能紊乱、视力模糊、角膜溃疡、屈光不正、视力下降、白内障、高血钙、牙龈炎、皮肤葡萄球菌和其他感染发生率增高、贫血、鼻出血、耳炎、耳痛。

（五）常用维A酸药物

全反式维A酸

【药理作用】本品系体内维生素A（维甲醇）代谢中间产物，主要影响骨的生长和上皮代谢，可能具有促进上皮细胞增生分化、角质溶解等作用。

【用法】由于其治疗指数低，目前在皮肤科主要作局部外用，而外用的刺激现象也较明显。

【适应证】痤疮、毛发红糠疹、日光性角化病、扁平苔藓、毛囊角化病、鱼鳞病、掌跖角化病、黄褐斑、炎症后色素沉着、光老化、萎缩纹、单纯糠疹。

【制剂】乳膏或软膏：低浓度0.025%；高浓度0.1%。乙醇溶液：0.05%~0.1%。

异维A酸

异维A酸是继全反式维A酸之后又一种第一代维A酸。

【药理作用】为维生素A代谢的中间产物，临床上用于治疗囊肿性痤疮可减少皮脂腺分泌，引起皮脂腺体积变小及抑制皮脂腺分化。其作用为暂时性。

口服80mg后血药浓度峰值为167~459ng/ml，到达平均峰值时间为3.2小时，半衰期为10~20小时。经胆汁及肾排出体外。

口服异维A酸治疗痤疮是有效的，因为它能使角化过程正常化，减少皮脂分泌，以及抗炎作用，杀灭痤疮丙酸杆菌。

维A酸对于细胞正常分化具强大的作用，它可抑制瘤细胞发育。维A酸对结节囊肿性痤疮最有效。

【适应证】

1. 用于常规治疗无效的囊肿性痤疮最有效。

2. 痤疮与玫瑰痤疮 治疗无效或复发性痤疮、瘢痕性痤疮、暴发性痤疮、玫瑰痤疮。

3. 毛囊炎 革兰阴性毛囊炎、毛囊炎、毛囊周围炎、头皮脓肿性穿掘性毛囊周围炎、播散性复发性漏斗状毛囊炎。

4. 角化异常疾病 Darier's病、鱼鳞病、掌跖角化症、播散性掌跖汗孔角化症、银屑病、毛发红糠疹、光线性角化病、着色性干皮病。

5. 增生和肿瘤 先天性厚甲、骨膜增生厚皮症、多发性脂囊瘤、皮脂腺增生、皮脂腺异位病、汗管瘤、口腔白斑、鳞癌、基底细胞癌。

6. 其他 如化脓性汗腺炎、单纯型大疱性表皮松解症、疱疹样脓疱病、扁平苔藓。

【用法】开始量为0.5mg/(kg·d)，4周后改用维持量，按0.1~1mg/(kg·d)计，视病人耐受情况决定，但最高也不得超过1mg/(kg·d)，饭间或饭后服用，用量大时分次服，一般16周为一个疗程。如需要，停药8周后，再进行下一疗程。

【剂量及建议治疗方案】

1. 痤疮

(1) 最佳剂量：已经证实在4个月内服用1mg/(kg·d)，要比0.5mg/(kg·d)治疗效果好。但它也引起一些不可耐受的副作用。

(2) 累积剂量：累积剂量对于防止复发起重要作用，因此，累积剂量120~150mg/kg可减少复发率。

(3) 非寻常痤疮：对非寻常型的痤疮治疗建议。专家建议治疗痤疮的初始剂量是0.5mg/(kg·d)，作为单剂或均分剂量与食物服用。应用小剂量（0.5mg/kg或更少）可减少痤疮复发的可能。根据副作用和临床反应药物剂量逐渐增加，例如，初始剂量是0.5mg/(kg·d)，应用4~8周后治疗调整到最大量1mg/(kg·d)，16~20周为一疗程，在治疗6~8周后临床症状改善，症状持续改善超过数月。对于严重的结节囊肿性痤疮或男性躯干痤疮需要延长治疗时间，并且剂量高于1mg/(kg·d)（表71-17）。

表71-17 对非寻常型痤疮的治疗建议一览表

暴发性痤疮	口服，泼尼松龙，0.5~1mg/(kg·d)，持续4~6周，在3~4周后，应用异维A酸0.5mg/(kg·d)，继续用异维A酸6~8个月达到累积剂量120mg/kg
面部脓皮病	口服泼尼松龙1mg/(kg·d)持续4~6周，局部每天应用极强效糖皮质激素，持续1周，在治疗一周后，应用异维A酸0.5mg/(kg·d)，继续用异维A酸4~6个月
革兰阴性毛囊炎	异维A酸0.5~1.0mg/(kg·d)，持续4~8个月

2. 酒渣鼻 初量为0.5~1.0mg/(kg·d)，共2~6月。①暴发性酒渣鼻（颜面脓皮病） 以20岁妇女为主，特征为突发的融合性结节和瘘管窦道，它不是脓皮病和感染，可能是聚合性痤疮的变型，用异维A酸＋激素（全身和局部）有效。②肥大性酒渣鼻 异维A酸已经被应用于治疗严重的炎症性疾病，包括肥大性酒渣鼻，应从小剂量开始治疗，因为如果大剂量可引起黏膜皮肤病的副作用，如眼的刺激作用和红斑，在治疗痤疮时病情加重。

3. 化脓性汗腺炎 用异维A酸0.5~1.0mg/(kg·d)×4~6个月可能有效。

4. 银屑病 主要应用阿维A治疗，有时异维A酸对本病也有效，用异维A酸1~2mg/(kg·d)治疗泛发性脓疱性银屑病数天后即见效；用异维A酸和PUVA联合治疗也有效。

5. 毛发红糠疹（PRP） 用异维A酸治疗所有各型PRP均有效，45例用异维A酸治疗，4周内潮红程度和鳞屑明显改善，在大多数病人停药后能持续缓解或维持改善，Dicken报告10例用异维A酸平均1.1mg/(kg·d)×16~24周获良效。有些作者已指出阿维A酯治疗成人PRP比异维A酸更好些。

【注意事项】

1. 致畸 畸形发生在怀孕早期全身应用维A酸治疗与引起胎儿异常包括颅面、心脏、胸腺以及中枢神经系统结构的异常有关。许多研究显示应用维A酸的患者有30%新生儿有严重的畸形。对于育龄妇女使用本药的建议如下：详细告诉所有育龄妇女，确保她们意识到该药潜在的副作用，患者必须明白治疗的危险性并采取有效的避孕措施。签完同意书作为医疗记录确保证实患者不怀孕。治疗前的妊娠试验：在月经期的第二和第三天开始治疗。所有的育龄妇女应采取可靠的避孕措施。

2. 眼损害 可有暗视野下降、角膜浑浊。服用异维A酸的患者中20%~50%可发生睑结膜炎，金黄色葡萄球菌在结膜囊的定植数也显著增加。白内障发生率很低。

3. 骨骼及肌肉的影响　骨肥厚、关节痛、肌酸磷酸激酶增加、肌痛。

4. 高脂血症　甘油三酯升高。

5. 肝脏损害　严重不良反应有中毒性肝炎。

6. 皮肤黏膜副反应　包括皮肤和黏膜的干燥，并在患者中普遍存在，在20例病人中就有1例发生，但它与剂量有关，早期用润滑剂和滴眼液可预防。

7. 妊娠期及哺乳期　异维A酸是否通过人乳排泄还不知道，但由于其潜在的副作用而禁用。

8. 儿童期　儿童期严重结节性痤疮，如果对常规治疗效果不好，可应用异维A酸。

9. 其他　与食物及牛奶同服可增加药物浓度。避免与维生素A同服。

10. 安全性评价　除了致畸作用外，其他不良反应均是轻微、少见或无妨的。为了提高疗效和减少不良反应，进一步的趋向是主张用小剂量、长疗程的异维A酸疗法和发展新的微粒化的异A酸制剂。

11. 药物相互作用

(1) 异维A酸与抗生素：异维A酸和四环素类药物同时应用是禁忌的，因为可增加假性脑瘤的发生率。但与其他类型的抗生素合用安全。

(2) 异维A酸和免疫抑制剂：异维A酸和环孢素联用是安全的，甚至可以减少环孢素的用量。

(3) 异维A酸和非甾体抗炎药：异维A酸与大剂量的水杨酸、吲哚美辛等合用可导致异维A酸中毒。

【制剂】胶囊，20mg、40mg、80mg。

维胺脂

【药理作用】为我国自行研制的维A酸类药物，其化学结构相当于全反式维A酸。化学名N-(4-乙氧羰基苯基)维A酰胺。口服有促进上皮分化与生长，抑制角化过程等作用。本品能减少皮脂分泌达80%~95%，有抗炎作用及抑制痤疮丙酸杆菌的作用。一般认为维胺脂对上述皮肤病的疗效比同代产品差些，但其不良反应也远低于同代产品。

【适应证】用于治疗痤疮、角化异常性皮肤病。对鱼鳞病、银屑病等有一定疗效。毛发红糠疹，掌跖角化症，黏膜白斑，蕈样肉芽肿亦有效。

【用法】1~2mg/(kg·d)，分次口服。成人1~2粒(25~50mg)，3次/d。

【注意事项】可有轻微的口干、唇炎、头晕、恶心、面部干燥、食欲不振等，偶有肝功异常及高甘油三酯血症，但一般都能耐受不影响治疗。育龄妇女在服药期间及停药半年内应避孕。

【制剂】胶囊剂，25mg。

阿维A

【药理作用】为阿维A酯在体内的活性代谢产物，疗效与阿维A酯相当，半衰期49小时，体内蓄积作用小，停药3周后，完全排出体外(表71-18)。

阿维A酯太长的半衰期妨碍其在女性婚育年龄期的应用，这是阿维A酸得以发展的原因。然而，阿维A酯在乙醇中通过酶降解形成阿维A排出。

阿维A口服后1~6小时在血浆达最高峰浓度。通过血液其生物利用度增加。它与血浆蛋白结合转运至肝脏代谢，其代谢产物在相等程度上通过肝肾排泄。父母药物全反式维A酸可以可逆相互转变其顺式异构体，两者血浆半衰期大约是2~3天。

阿维A的效应包括脱屑，减慢表皮生长率和增加角质细胞成熟及角质层分离。阿维A还可能有调节B-淋巴细胞功能的作用。

表71-18　阿维A和阿维A酯药代动力学参数

药代动力学参数	阿维A	阿维A酯
消除半衰期	33~96h	84~168d
生物利用率	36%~95%	30%~70%
血浆峰浓度	97~786μg/ml	45~292μg/ml
达峰时间	2~4h	2~7h

【适应证】重度泛发性银屑病对其他治疗无反应者；掌跖脓疱型银屑病对局部治疗无反应者；重度毛囊角化病；重度先天性鱼鳞病。

阿维A治疗各型银屑病都有效，但特别对红皮病型、脓疱型银屑病及老年性银屑病有效，由于它的致畸性和潜在毒性，它被作为局部用药的二线药物。单独应用阿维A治疗重度慢性斑块型银屑病疗效有限。

文献报道阿维A还对以下疾病有治疗作用：盘状红斑狼疮、硬化性苔藓、环形肉芽肿、皮肤角化病、扁平苔藓、毛发红糠疹及预防阳光对皮肤的恶性破坏。阿维A酸的说明书尚未注明有以上用途。

【用法】口服，开始剂量为0.6mg/(kg·d)，根据临床治疗效果调整治疗剂量。

阿维A与食物或牛奶同服较好，剂量为0.5~1.0mg/(kg·d)。由于个体吸收差异很大，所以用量根据治疗反应而定。阿维A开始以0.5mg/(kg·d)用药4周，很少出现严重副作用。此时剂量应增加至75mg/d或1.0mg/(kg·d)，因为小剂量阿维A与安慰剂效果无明显差异。临床用阿维A治疗银屑病时，开始以小剂量用药3~4周，继后用最大量用药3~6个月。

对Darier病的治疗采用低剂量，如0.25mg/kg，之后慢慢增加剂量以防发生同形反应。

银屑病患者用药4~6个月后停药，病情得到改善，但易复发。阿维A有关治疗银屑病的疗程的文献不多，都推荐用药6个月以上疗效确切。

联合应用补骨脂素光化学疗法或PUVA可增加阿维A的治疗效果。具体方案应用是根据银屑病的治疗反应而定，一般采用小剂量紫外线即治疗量的80%，阿维A也可加强UVB的作用而减少放射线总量。

【注意事项】

1. 致畸作用明显，孕妇、哺乳妇女禁用，治疗期间及2年内严格避孕。

2. 本药在疗效和安全性上，都与阿维A酯极为相似，而半衰期(50小时)则比其母药(治疗6个月后为120天，甚至2年后尚可检出微量)短得多。阿维A的亲脂性也不如阿维A酯，故脂肪组织中滞留量亦较少。因此1个月后血清中已不能检出阿维A，但其代谢物则可检出，并有致畸性。

3. 阿维A虽亦有致畸性，但估计停药后妊娠安全性的恢复，要比停用阿维A酯后快得多。

4. 慎用于肝损害、肾损害、糖尿病、高脂血症、动脉粥样硬化、胰腺炎、炎性肠病，以及年龄小于16岁者。

5. 监测　禁食高胆固醇和甘油三酯。避免妊娠，如果用药持续6个月以上，成人应予放射照相评价，如骨盆、肱桡骨、尺骨、手腕和手的X线平片，以及颈椎、腰椎侧位片。

6. 副作用及其监护

(1) 致畸：致畸副作用包括心脏缺陷、小头、脊柱裂、肢体缺陷。阿维A治疗期间和治疗后至少两年内禁止怀孕，即使有时治疗时间很短也可发生致畸。

(2) 高脂血症：接受治疗的1/3患者甘油三酯、总胆固醇及低密度脂蛋白与高密度脂蛋白比率（LDL/HDL）升高。

(3) 肝炎：阿维A酸可引起肝脏转氨酶暂时性升高，导致急性肝炎和黄疸病的概率很小。如果肝脏酶类值高于正常值2倍以上应停止治疗。

(4) 黏膜与皮肤的影响：常见皮肤黏膜干燥或皮肤黏膜剥脱，但这种情况容易处理，可以局部用润滑剂、唇部可用唇膏。

(5) 毛发脱落：2%患者突然出现散在的毛发脱落，这种现象过一段时间后可以消失，一般在停药6个月内是可逆的。

(6) 肌肉与骨骼的影响：包括关节疼痛、肌痛。散在骨肥厚和肌腱、韧带硬化。儿童可发生骨骺过早闭合。如果有骨骼症状出现，应停止治疗。

(7) 神经系统的影响：头痛、嗜睡、良性颅内高压偶有报道。治疗1个月后监测感觉神经纤维的亚临床功能障碍。

患者在治疗期间及停药后1年内不能献血。患者避免使用四环素、角质层剥脱剂、过度暴晒和服用大剂量维生素A（>4 000~5 000U/d）。

【制剂】胶囊剂，每粒10mg、25mg。

阿维A酯

【适应证】本品对重型银屑病如全身性脓疱型银屑病、掌跖脓疱型银屑病和红皮病型银屑病等，尤为有效。

对角化类病变（如扁平苔藓、毛发红糠疹、Darier病、鱼鳞病）疗效极为满意。而对某些癌前病损如口腔黏膜白斑、光化性角化病、着色性干皮病、砷剂角化病、疣状表皮发育不良、角化棘皮瘤、蕈样肉芽肿等则皆有效。

【用法】口服治疗重型银屑病，成人0.75~1mg/(kg·d)，分次口服，视病人收效如何而定[最大剂量1.5mg/(kg·d)]。对本品敏感的病人，可能须将日量减至0.3~0.5mg/kg。红皮病性银屑病，起始给予较小剂量，即可收效[初始剂量0.25mg/(kg·d)，必要时以0.25mg/(kg·d)幅度缓渐增加，至达理想效果]。很多病人经2~4周即可收效，但有些病人可能要持续用药6个月，才能收到明显效果。还有些病人须长期维持治疗。阿维A酯应随同食物服用。

【副作用及注意事项同阿维A】阿维A酯与阿维A的比较：阿维A酯是阿维A的前体，而阿维A是阿维A酯的游离酸及活性代谢物。两者结构基本相似，阿维A的药理活性即为阿维A酯。临床疗效、适应证均相似。但阿维A的亲脂性比阿维A酯要小得多，阿维A酯停药后3周，血药浓度仍可维持在30μg/ml，而停服阿维A 3周后，血中该药及其代谢产物已基本排尽，故其血浆清除率明显提高，消除半衰期显著缩短（仅为阿维A酯的1/50，约50~60小时），在体内不蓄积。长期服药停药后的36天内99%的药物可被排泄，故潜在性的致畸危险性明显低于阿维A酯，大大地提高了使用的安全性，因此用酸替代酯主要用于其药代动力学的优势。最近发现，在内源性酯酶的作用下，有少量阿维A能转化阿维A酯，乙醇能促进这种反应，故目前有些国家，阿维A酯仍未退出市场。与阿维A酯相比，阿维A的药代动力学特点是生物利用度高（平均达72%）、半衰期短（平均50~60小时）、不易在组织内蓄积。

阿维A酯也是一种强烈的致畸变剂（FDA妊娠分类X）。故生育年龄妇女除非已除外妊娠，切不可应用本品。用药前1个月（最好2个月）必须开始避孕，整个治疗期间皆须如此。又因本品在体内滞留时间甚长，故在治疗结束后，仍应建议继续避孕至少2年，也许更长时间。

【制剂】胶囊，10mg、25mg。

七、抗感染药物

抗微生物药物的常用术语：

抗菌药（antibacterial drugs）对细菌有抑制和杀灭作用的药物，包括抗生素和人工合成药物（磺胺类和喹诺酮类等）。

抗生素（antibiotics）由微生物（包括细菌、真菌、放线菌属）产生、能抑制或杀灭其他微生物的物质。抗生素分为天然品和人工部分合成品，前者由微生物产生，后者是对天然抗生素进行结构改造获得的部分合成产品。

抗菌谱（antibacterial spectrum）抗菌药物的抗菌范围。广谱抗菌药指对多种病原微生物有效的抗菌药，如四环素（tetracycline）、氯霉素（chloramphenicol）、第三代及四代氟喹诺酮类（fluoroquinolones）、广谱青霉素和广谱头孢菌素。窄谱抗菌药指仅对一种细菌或局限于某类细菌有抗菌作用的药物，如异烟肼（isoniazid）仅对结核杆菌有作用，而对其他细菌无效。

化疗指数（chemotherapeutic index，CI）是评价化学治疗药物安全性及应用价值的指标，常以化疗药物的半数动物致死量LD_{50}与治疗感染动物的半数有效量ED_{50}之比来表示：LD_{50}/ED_{50}，或者用5%的致死量LD_5与95%的有效量ED_{95}之比来表示：LD_5/ED_{95}。化疗指数越大，表明该药物的毒性越小，临床应用价值越高。但应注意，青霉素类药物化疗指数大，几乎对机体无毒性，但可能发生过敏性休克这种严重不良反应。

抑菌药（bacteriostatic drugs）是指仅具有抑制细菌生长繁殖而无杀灭细菌作用的抗菌药物，如四环素类、红霉素类、磺胺类等。

杀菌药（bactericidal drugs）是指不但具有抑制细菌生长繁殖的作用，而且具有杀灭细菌作用的抗菌药物，如青霉素类、头孢菌素类、氨基糖苷类等。

最低抑菌浓度（minimum inhibitory concentration，MIC）是测定抗菌药物抗菌活性大小的指标。指在体外培养细菌18~24h后能抑制培养基内病原菌生长的最低药物浓度。

最低杀菌浓度（minimum bactericidal concentration，MBC）

是衡量抗菌药物抗菌活性大小的指标。能够杀灭培养基内细菌或使细菌数减少 99.9% 的最低药物浓度称为最低杀菌浓度。有些药物的 MIC 和 MBC 很接近，如氨基糖苷类抗生素；有些药物的 MBC 比 MIC 大，如 β 内酰胺类抗生素。

耐药性（resistance）是指在长期应用化疗药物后，病原体包括微生物、寄生虫、甚至肿瘤细胞对化疗药物产生的耐受性。

抗生素后效应（post antibiotic effect，PAE）指细菌与抗生素短暂接触，当抗生素浓度下降，低于 MIC 或消失后，细菌生长仍受到持续抑制的效应。

抗微生物药物的作用机制：

抗微生物药物的作用机制主要是通过干扰病原体的生化代谢过程，影响其结构和功能，使其失去正常生长繁殖的能力而达到抑制或杀灭病原体的作用。

（一）抗菌药物应用的基本原则

1. 抗菌药物的合理应用

（1）滥用抗菌药物主要表现：①无指征地用于预防或治疗感染；②选用对病原体无效的抗菌药物；③剂量不足或过大；④过早停药或延期停药；⑤给药方法、途径不正确；⑥出现严重二重感染或毒副反应时仍继续用药；⑦不合理联合用药。

（2）合理使用抗菌药物：在明确适应证和用药指征下选用有效的抗菌药物，采取适宜的剂量、给药方法和疗程。

（二）抗菌药物的联合应用

1. 联合应用的原则　①仅适用于少数情况。多数感染用一种抗菌药物即可；②一般用二联即可；③要选择高效、低毒、价廉，且作用相同、无拮抗的药物；④不宜长期采用固定组分的联合用药；⑤联合用药要尽量短期使用，以减少耐药菌株的发生。

2. 联合应用的选择和结果　两种抗菌药物联合应用以相加和无关占多数，约为 60%~70%；协同约占 25%；拮抗约占 5%~10%。

抗生素的作用及皮肤科常用抗生素：

可供系统性应用的抗生素很多，常用于：①皮肤或软组织球菌感染性疾病，如脓疱疮、毛囊炎、疖、丹毒、蜂窝织炎；②杆菌感染性疾病，如结核、麻风和非典型分枝杆菌感染；③性传播疾病，如淋病、梅毒、软下疳和非淋菌性尿道炎；④正常菌群过度生长引起的疾病，如寻常痤疮。皮肤科常用抗生素的抗菌谱、作用机制、主要适应证和副作用（表 71-19）。

表 71-19　抗生素在皮肤科的应用简表

	作用机制	常用药物	抗菌谱	适应证	副作用
青霉素类	抑制细胞壁合成（杀菌）	青霉素 G 氨苄西林 阿莫西林 苯唑西林（新青霉素Ⅱ） 长效青霉素	G^+ 菌，螺旋体 G^-（淋球菌）、放线菌	原发性或继发性皮肤感染，淋病，梅毒，雅司，炭疽，放线菌病，丹毒，蜂窝织炎	过敏反应
头孢菌素类	抑制细胞壁合成（杀菌）	头孢氨苄（1 代） 头孢呋辛（2 代） 头孢曲松（3 代） 头孢克肟（3 代） 头孢吡肟（4 代）	G^+ 菌，部分 G^- 菌，螺旋体	原发性或继发性皮肤感染，淋病，梅毒，雅司，炭疽，阿弗他溃疡	过敏反应
氨基糖苷类	阻碍细菌蛋白合成，杀菌药，对静止期细菌亦有较强作用	链霉素	结核杆菌 G^-，G^+	皮肤结核 皮肤腹股沟肉芽肿 放线菌病	第 8 对颅神经损害（耳鸣、耳聋）
		庆大霉素	G^- 杆菌（包括铜绿假单胞菌，金葡菌	金葡菌感染 铜绿假单胞菌感染	耳、肾毒性
		妥布霉素	G^-，尤其铜绿假单胞菌		耳、肾毒性
		阿米卡星	同庆大霉素，活性相对高，对铜绿假单胞菌更强		耳、肾毒性
		大观霉素	淋球菌	淋病	罕见，眩晕，发热
大环内酯类	抑制细菌蛋白质合成，抑制白细胞趋化	红霉素 罗红霉素 克拉霉素 阿奇霉素	G^+ 菌，支原体，衣原体，淋球菌，杜克雷嗜血杆菌	脓皮病，痤疮，支原体、衣原体感染，软下疳，腹股沟肉芽肿，红癣，淋病，前列腺炎	胆汁淤积性黄疸，胃部不适

续表

	作用机制	常用药物	抗菌谱	适应证	副作用
四环素类	抑制细菌蛋白质合成，抑制中性粒细胞趋化，抑制痤疮杆菌和抗炎	四环素 米诺环素 多西环素	G^+ 和 G^- 菌，支原体，衣原体，立克次体，螺旋体，放线菌，海鱼分枝杆菌	痤疮，支原体、衣原体、立克次体感染，放线菌 海鱼分杆杆菌病、莱姆病、酒渣鼻、口周皮炎、大疱性类天疱疮、瘢痕性类天疱疮、掌跖脓疱病、坏疽性脓皮病、嗜酸性脓疱性毛囊炎、颜面播散性粟粒性狼疮 色素性痒疹、结节性脂膜炎、急性苔藓样痘疮样糠疹	光敏，色素沉着，眩晕（米诺环素），致畸（孕妇禁用），抑制儿童骨生长，致黄牙，8 岁以下儿童禁用
磺胺类	干扰细菌 叶酸代谢	复方新诺明 柳氮磺吡啶	G^+ 和 G^- 菌衣原体，奴卡菌	脓皮病，痤疮，软下疳，奴卡菌感染，角层下脓疱病，白色萎缩，坏疽性脓皮病，关节病型银屑病，疱疹样皮炎，系统性硬皮病	过敏反应 光敏感 肝损害，肾损害，药疹，孕妇禁用
喹诺酮类	抑制细菌 DNA 螺旋酶	环丙沙星 氧氟沙星 司巴沙星 莫西沙星	G^+ 和 G^- 菌，衣原体，支原体，厌氧菌（莫西沙星）	脓皮病，衣原体、支原体感染	胃肠不适

磺胺吡啶和磺胺甲氧嗪

【药理作用】化学结构与对氨基苯甲酸很接近。作为细菌二氢叶酸还原酶的竞争性抑制剂，从而抑制对氨基苯甲酸转化为叶酸来发挥抑制细菌的作用。哺乳动物细胞和抗药菌不合成叶酸，这样就不会受到磺胺类药物代谢作用的伤害。磺胺吡啶和磺胺甲氧嗪的副作用和细菌抗药性的发生频率现在已经限制了它们在抗菌药方面的应用。

磺胺吡啶在 1938 年由英国 M&B（May and Baker）公司研发（编号 M&B 693），随后出现了大量的其他磺胺类药物。后来不久就注意到磺胺类药物在非感染性皮肤病中的潜在治疗作用。现在磺胺吡啶和磺胺甲氧嗪主要应用于由活化的中性粒细胞介导的炎症性皮肤病。有证据提示它们抑制了中性粒细胞诱导的髓过氧化物酶作用，因此通过阻止活化的氧化产物的形成来抑制中性粒细胞的细胞毒功能。一些体外研究的证据证明磺胺类药物也影响葡萄糖胺聚糖的蛋白部分，结果减少了组织的黏合度，因此减少了水肿，急性炎症反应和水疱形成。

系统应用磺胺类药物能迅速从消化道吸收，在血液中与蛋白不同程度的结合。未结合的磺胺类药物很好的平稳扩散到身体各处，特别是炎症部位。磺胺类药物通过乙酰化作用代谢，随后经肾脏排泄。部分通过肾小管重吸收，表现出长效作用。

【适应证】这些药物主要应用于免疫性大疱性疾病的治疗：①疱疹样皮炎；②线状 IgA 大疱性皮病和儿童慢性大疱性皮肤病；③瘢痕性类天疱疮。

少数情况下这些磺胺类药物被用于治疗脓疱性疾病：①角层下脓疱病；②坏疽性脓皮病；③脓疱型银屑病；④囊肿性或聚合性痤疮。

【用法】见表 71-20。

表 71-20　治疗疱疹样皮炎的剂量一览表

剂量 / 天	磺胺吡啶	磺胺甲氧嗪
初始剂量	2g	0.5g
如果病情控制良好，减量至：*	1g	0.5g，隔日疗法
如果未控制，加量至：	3g	1g
可接受的最大剂量	4g	1.5g

* 如果病情控制得到维持，间隔 2~3 天后进一步减量直至临界点出现，维持该剂量，防止突破临界点出现复发。

1. 磺胺吡啶半衰期是 10~14 小时，通常将一天的剂量分成 2 或 3 次给药。

在成人疱疹样皮炎的治疗中，初始剂量应该是 2g/d，不能超过 4g/d。大部分患者的皮疹在这个剂量范围内都得到控制。2g 的初始剂量应该观察 2 周，通过临床反应来增减量。对维持剂量的要求至少应该是防止皮疹复发。在长期治疗应用中，剂量要求可以降低。在严格的无谷蛋白膳食下，平均在开始治疗后 8 个月进行减量。然而，在严格的无谷蛋白膳食下，平均要 2 年时间药物才能完全有效并停药。不完全的无谷蛋白膳食通常要求持续的维持治疗。

推荐采用 1~2g/d 的低剂量开始治疗角层下脓疱病，瘢痕性类天疱疮和坏疽性脓皮病。

2. 磺胺甲氧嗪半衰期 22 小时的长效磺胺类药物。1 天给药 1 次。

治疗成人的免疫性大疱性疾病，考虑的初始剂量是

0.5g/d。观察2周后，如果皮疹得到控制，剂量可以减为0.5g，隔日一次，如果未被控制，可以增加到最大日剂量，不超过1.5g。

对于儿童，制造厂家推荐采用成人剂量的半量（表71-21）：

表71-21 制造厂家推荐儿童采用成人剂量的半量

	磺胺甲氧嗪的初始剂量	磺胺甲氧嗪的维持剂量
1~3岁（体重约9kg）	250mg/d	125mg/d
4~6岁（体重约18kg）	500mg/d	250mg/d
6~10岁（体重约27kg）	750mg/d	375mg/d

【剂量】磺胺吡啶为压制的片剂，内含500mg磺胺吡啶，其中一面有'693'字样，避免暴露于日光下。长效磺胺为含500mg磺胺甲氧嗪的片剂，其中一面有'Lederle 3945'字样，避免暴露于日光下。

抗寄生虫药

甲硝唑（metronidazole）

【药理作用】分裂DNA和抑制核酸合成。治疗期间如饮酒，可产生"戒酒硫反应"（disulfiram reaction）。症状为恶心、面色潮红、心悸及心动过速。此反应是甲硝唑抑制了乙醇和乙醛的代谢。因此病人在用药期间及停药一天内避免饮酒。

1. 抗菌活性 用于抗滴虫，抗阿米巴原虫，和广泛应用抗厌氧菌感染。

2. 吸收与分布 口服可很快完全吸收。广泛分布体内，例如唾液、乳汁、脑脊液、胆汁和脓液。骨、精液、胚胎组织及胎盘的浓度较低。

3. 代谢和排出 主要在肝脏代谢，代谢物主要经尿液排出(60%~80%)。6%~15%（主要是羟基代谢物）从粪便中排出。仅有8%以原形经肾脏排出。其清除半衰期为7~9小时。

【适应证】广谱杀原虫药用于滴虫性阴道炎、细菌性阴道病、贾第虫病和阿米巴病，厌氧菌或混合感染、酒渣鼻等。

【用法】系统用药，甲硝唑可口服、注射或栓剂塞肛给药。重复治疗必须间隔4~6周。

系统用药：

1. 阴道滴虫病 0.2g/次，3次/d，7天为一疗程；或2.0g一剂顿服。配偶亦应同时接受治疗。孕妇治疗必须延至妊娠3个月后。

2. 厌氧菌或混合感染 甲硝唑口服或静滴，500mg/次，1天3次。

3. 贾第虫病 成人0.2g/次（儿童每次5mg/kg），3次/d，5天为1个疗程，可连续用2~3个疗程。

4. 结肠小袋纤毛虫病 剂量同贾第虫病。

5. 酒渣鼻 0.2g/次，3次/d，连用3周为1个疗程。

局部用药：可用于寻常痤疮、儿童肉芽肿性口周皮炎、蠕形螨毛囊炎、口周皮炎、酒渣鼻、脂溢性皮炎、皮肤溃疡。

【注意事项】

1. 副作用 包括恶心、金属味、胃炎、共济失调、眩晕、头痛、嗜睡和抑郁。可发生荨麻疹和皮肤瘙痒。有癫痫或中枢神经系统异常史的病人要慎用甲硝唑。长期大剂量可引起周围神经病、阴道及尿道烧灼感。尿液可因偶氮基代谢物的排出而呈红棕色。

2. 致畸作用 甲硝唑对某些细菌有诱变性，但对人致癌，致癌性危险性很小，哺乳期妇女及孕妇，特别头三个月禁用甲硝唑。

【制剂】片剂，200mg；注射液，0.5g/250ml；阴道栓剂，0.5g。

替硝唑（tinidazole）

【药理作用】本品为硝基咪唑衍生物，其杀灭阿米巴原虫作用及对肠内、肠外阿米巴病的疗效与甲硝唑相似且毒性略低，并具有长效的优点。血浆半衰期为12~24小时。口服1次有效血药浓度可维持72小时。对阴道滴虫病与贾第鞭毛虫病亦有效。

【用法】

1. 治疗急性阿米巴痢疾，成人1次口服600mg，2次/d，连服5日。

2. 治疗贾弟鞭毛虫病，成人150mg，2次/d，连服7日；或1次顿服2g。

3. 阴道滴虫病和细菌性阴道炎，口服150mg，2次/d，连服7日。

【制剂】片剂，0.25g、0.5g。

伊维菌素（ivermectin）

【药理作用】伊维菌素与虫体内神经细胞与肌细胞中谷氨酸门控的氯离子通道（该通道只在无脊椎动物体内表达）结合后，造成寄生虫的强直性麻痹乃至死亡。

【适应证】新近用来治疗人类疥疮。在20世纪80年代至90年代曾广泛用于治疗牲畜的寄生虫（如原虫）及节肢动物（如昆虫、蜱、螨虫包括疥螨）的寄生，主要用来控制和治疗盘尾丝虫病、原虫病等。1996年FDA批准在人体内使用伊维菌素。

【用法】单剂量口服伊维菌素150~200μg/kg可以治愈大多数普通的或不复杂的疥疮。而对挪威疥和伴有免疫紊乱的病例，单次给药治愈率从70%~100%不等。两次给药治愈率可达100%。尽管动物实验提示给药时间间隔应为7天，但多数文献中给药间隔为14天，这样可以最有效地干扰疥螨的生活周期。

【注意事项】有一过性轻微副作用，如厌食、无力、头疼、关节痛、肌痛、发热、瘙痒等，亦有报道嗜酸性粒细胞增多，出现皮疹者。

由于伊维菌素可作用于中枢神经系统的GABA受体，因此在血脑屏障受损的患者禁用，如非洲锥虫病和脑膜炎。伊维菌素不宜与具有抑制中枢神经系统活性的药物共同使用，不宜与P-糖蛋白抑制剂共同使用；年龄小于5岁或体重小于15kg的儿童不建议使用；老年人、孕妇不宜应用；哺乳期妇女故不宜应用。

伊维菌素在治疗疥疮是有效、安全、依从性好的药物。对于在集体中流行的疥疮、挪威疥、免疫低下宿主及外用药物疗法很难控制，尤其适用。有关于伊维菌素外用治疗人寄生虫病（如疥疮、头虱等）及口服治疗玫瑰痤疮的报道，但仍有待进一步证实。

【制剂】片剂，6mg。

抗病毒药物

病毒专性寄生于细胞内，其复制主要依赖于宿主细胞的合成过程。病毒的复制主要包括以下几个步骤：①吸附和穿入敏感的宿主细胞；②病毒核酸脱衣壳；③早期合成，调控蛋白的合成，如核酸聚合酶；④ RNA 或 DNA 的合成；⑤晚期合成，结构蛋白的合成；⑥病毒颗粒的组装；⑦从细胞中释放。抗病毒药可以作用于这些步骤中的任何一步。

1. 作用机制　①阻止病毒吸附于细胞表面的受体，使病毒不能侵入细胞内。②阻止病毒进入细胞内。③抑制病毒生物合成，如阿昔洛韦，竞争 DNA 多聚酶，抑制病毒 DNA 的合成。④抑制病毒的释放或增强机体的抗病毒作用，如干扰素等。

2. 常用抗病毒药物

阿昔洛韦（acyclovir，ACV）

是无环鸟嘌呤的衍生物，又称无环鸟苷，是抗病毒类药物的标准药物。

【药理作用】口服给药吸收较差，生物利用度为 15%~30%。阿昔洛韦在体内转化为三磷酸化合物，干扰单纯疱疹病毒 DNA 聚合酶的作用，抑制病毒 DNA 的复制。对细胞 α-DNA 聚合酶也有抑制作用，但程度较轻。

【适应证】主要用于治疗原发性或复发性单纯疱疹病毒感染（Ⅰ型和Ⅱ型）、带状疱疹、疱疹样湿疹和单纯疱疹所致的多形红斑。

【用法】

1. 口服　①单纯疱疹：200mg/ 次，5 次 /d，连服 5~10 天；②带状疱疹：因为 ACV 口服后吸收较慢且不完全，口服后生物利用度只有 10%~20%，因此必需加大剂量至 800mg/ 次，5 次 /d，才能维持抗带状疱疹病毒所需的血浆浓度。

2. 静脉滴注　主要用于严重的原发性生殖器疱疹、新生儿单纯疱疹、免疫功能受损者的单纯疱疹和带状疱疹。用量为 5~7.5mg/kg，每 8 小时 1 次，先用注射用水配成 2% 溶液，再用平衡液或生理盐水稀释至 250ml，匀速静滴 1~2 小时，并充分饮水。

【注意事项】可引起注射部位静脉炎或因外渗引起软组织炎症、坏死和暂时性血清肌酐水平升高，肾功能不全者慎用或减量。因可集聚于乳汁中，哺乳期妇女用药时应停止哺乳。因致畸、致突变作用尚未研究清楚，儿童和孕妇应慎用。

警惕阿昔洛韦导致急性肾功能损害，不合理用药是导致急性肾功能损害（肌酐 >2mg/dl）的主要原因。用法用量不当，阿昔洛韦成人常用量，按体重每次 5~10mg/kg，隔 8 小时滴注 1 次，共 5~10 天，成人最大剂量按体重为 30mg/（kg·d），每 8 小时不可超过 20mg/kg；小儿常用量，按体表面积 1 次 250~500mg/m^2 或按体重 1 次 10mg/kg，5 次 /d，隔 8 小时滴注 1 次，共 5~10 天，小儿最高剂量为每 8 小时按体表面积 500mg/m^2。避免给药浓度过高，阿昔洛韦配制后的药物终浓度不超过 7g/L。避免给药速度过快，仅供静脉缓慢滴注，每次滴注时间要求在 1 小时以上。预防急性肾功能损害，老年人、儿童、肾功能不全等高危、特殊人群应慎用或在监测下使用。

应仔细观测肾功能损害症状，如少尿、无尿、血尿、腰痛、腹胀、恶心、呕吐等，监测尿常规和肾功能变化

【制剂】胶囊，每胶囊 200mg；注射剂，每瓶 500mg；滴眼液 0.1%，霜剂，5%。

伐昔洛韦（valaciclovir）

亦称万乃洛韦，商品名为明竹欣。

【药理作用】是阿昔洛韦的 L- 缬氨酸酯。口服吸收良好，并在体内迅速转化为阿昔洛韦，血中浓度比口服阿昔洛韦高 3~5 倍，显著提高了生物利用度，从而可提高疗效。

【适应证】用于带状疱疹、HSV1 和 HSV2 感染。

【用法】常用剂量为 0.3g/ 次，2 次 /d，单纯疱疹疗程为 7 天，带状疱疹为 10 天。

【注意事项】①不良反应与阿昔洛韦类同，但较轻。②对阿昔洛韦和更昔洛韦过敏者禁用。③孕妇禁用。④2 岁以下儿童不宜用本品。

【制剂】片剂，每片 300mg。

泛昔洛韦（famciclovir）

【药理作用】是一种最新的口服抗疱疹病毒药，对 EB 病毒感染亦有效。口服吸收完全，在小肠和肝脏迅速转化为喷昔洛韦（penciclovir，PCV），具有活性的三磷酸 PCV 在感染细胞内抗病毒的半衰期长达 10~20 小时，故可减少用药次数。用法：250mg，3 次 /d，连续 7 天。

【适应证】同阿昔洛韦。

【注意事项】①本品是否排入乳汁还不清楚，因此，应视情况决定或者停止哺乳，或者不服用本品。②本品大部分由尿中排泄，肾功能不全患者应减量。③肾功能不全患者，肌酐清除率为 40~59μg/min 者，500mg/ 次，2 次 /d；肌酐清除率为 20~39μg/min 者，1 次 500mg/d。

【制剂】胶囊剂，125mg/ 粒、500mg/ 粒。

利巴韦林（ribavirin）

又称病毒唑。

【药理作用】是一种广谱抗病毒药。主要通过干扰病毒核酸合成而阻止病毒复制。

【适应证】对多种 DNA 病毒和 RNA 病毒有效，对艾滋病患者也有一定帮助。

【用法】10~15mg/（kg·d），用 5% 葡萄糖液或生理盐水稀释，分 2 次静滴，也可肌内注射。治疗疱疹性口炎可用 200mg 口含片，含服，每 2 小时一次。

【注意事项】副作用有口渴、腹泻、白细胞减少症等，妊娠早期忌用。

【制剂】片剂，100mg/ 片；注射剂，100mg/ 支；滴眼液，8mg/8ml（0.1%）；滴鼻液，50mg/10ml（0.5%）。

膦甲酸钠（foscarnet sodium）

【药理作用】本品为无机焦磷酸盐的有机同系物。在体外有抑制疱疹病毒 DNA 聚合酶的作用，包括细胞肥大病毒、单纯疱疹病毒 HSV-1 和 HSV-2、人疱疹病毒 HHV-6、EB 病毒（EBV）和水痘 - 带状疱疹病毒（VZV）。

【适应证】疱疹病毒感染，用于抗阿昔洛韦 HSV 耐药株的治疗，以及由于免疫力下降引起的巨细胞病毒感染。

【注意事项】肾功能障碍、恶心、呕吐、头痛、疲乏、痉挛、

可逆性低或高钙血症、高或低磷酸盐血症和贫血等。因其全身毒性而限制了它的使用。

对本品过敏者、妊娠妇女和哺乳妇女禁用。

【用法】①静脉滴注：初始剂量 60mg/kg，1 次 /8h，连用 2~3 周；维持剂量 120mg/（kg·d）；②外用：3% 的乳膏或胶冻。

【制剂】输液，每瓶 600mg（250ml）；1 200mg（500ml）。

抗真菌药（antifungals）

真菌一般分为皮肤癣菌和酵母菌两类。皮肤癣菌由菌丝构成，这些菌丝可能有或没有被隔膜隔开，可通过顶端继续生长。酵母菌是单个的真菌细胞，通常是卵圆形或圆形，通过出芽方式复制，很少通过裂殖。

1. 真菌特性。

2. 抗真菌药物特性　实验测试表明绝大多数抗真菌药物是通过在感染部位达到一定浓度来抑制真菌生长的（抑制真菌的），而少数能破坏生物体（杀菌的）。宿主抵抗力减弱时这一不同点在临床上可能就比较重要了（图 71-2）。杀菌药治疗感染所需疗程也比抑制药短。

3. 抗真菌药物分类　主要抗真菌药包括多烯类，唑类（咪唑类和三唑类）和丙烯胺类，还有一组由多种成分构成的药物如灰黄霉素和氟胞嘧啶。这些药物可系统应用的比较少。它们的分类和作用模式总结在（表 71-22）中。

4. 常用抗真菌药物。

灰黄霉素（griseofulvin）

【药理作用】其是一种窄谱抗真菌药，干扰真菌 DNA 的合成而抑制真菌生长。对皮肤癣菌有抑制作用。口服吸收后，经汗腺入角质层。在皮肤角质层、毛发和指（趾）甲等处保持较高浓度并与角蛋白相结合，阻止皮肤癣菌继续侵入而保护新生细胞，待病变组织完全脱落，由新生的正常组织取代而痊愈。

血药浓度在给药后 4 小时达高峰，48~72 小时后可在角质层检测到药物。灰黄霉素通过汗液和经表皮液体丢失被带到皮肤。

【适应证】对各种皮肤癣菌如小孢子菌属、红色癣菌、黄癣菌等都有抑制作用。

灰黄霉素对皮肤真菌有特殊的效用。已证明它对头皮和指甲感染有治疗效果。它一个最大的优点是安全性高且久，包括在儿童中使用。灰黄霉素是唯一被 FDA 批准用于儿童头癣的药物。然而，在治疗指甲感染，灰黄霉素现已被特比萘芬、伊曲康唑和氟康唑取代了。

【用法】该药对皮肤癣菌病有效，为治疗头癣的首选药。一般剂量为儿童 15~20mg/（kg·d），成人 0.6~0.8g/d，分 3 次口服，连续服用 3~4 周，并配合外用药治疗。也可用于治疗泛发性体癣，但对花斑癣和深部真菌病无效。超微粒制剂吸收好，300mg 超微粒制剂相当于 500mg 微粒制剂。与高脂肪饮食同

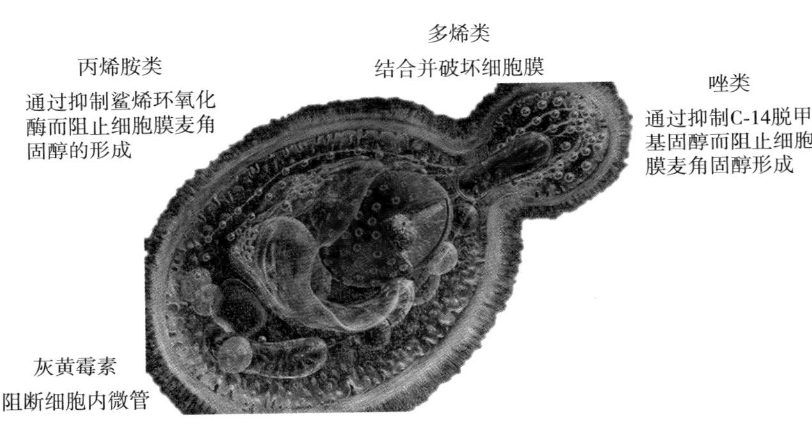

图 71-2　抗真菌药作用机制示意

表 71-22　主要抗真菌药物的分类和作用模式

类别	药物	作用模式
多烯类	两性霉素 B，制霉菌素，纳曲霉素	与真菌细胞壁中的麦角固醇结合，破坏细胞膜结构
唑类	咪唑类：联苯苄唑，克霉唑，益康唑，酮康唑，咪康唑，硫康唑，噻康唑	通过细胞色素 P450 抑制 C-14 脱甲基固醇，消耗麦角固醇
丙烯胺类	三唑类：伊曲康唑，氟康唑，特比萘芬，萘替芬	抑制鲨烯环氧化酶，引起角鲨烯堆积
吗啉类	阿莫昔芬，灰黄霉素	抑制 14- 还原酶和 7-8- 异构酶。
多种成分的药物		通过干扰细胞内微管抑制核酸合成和细胞有丝分裂
	氟胞嘧啶（5-FU）	抑制 DNA 和 RNA 合成

时服用，可增加其吸收率。

【注意事项】可有胃肠道反应、头晕、光敏性药疹、多形红斑、中毒性表皮坏死松解症、白细胞减少症及肝损害，孕妇禁用。可增加易感人群患急性间歇性叶啉病的机会，偶可诱发药物性红斑狼疮。

【制剂】片剂，每片 0.1g、0.25g。外用霜膏，每支 10g。

两性霉素 B（amphotericin B）

【药理作用】本品能与真菌细胞膜的麦角固醇相结合，在膜上形成微孔而改变膜的通透性，引起细胞内容物外漏，导致真菌死亡。

【适应证】为抗深部真菌感染药。用于隐球菌、球孢子菌、荚膜组织胞浆菌、芽生菌、孢子丝菌、白色念珠菌、毛霉、曲霉等引起的内脏或全身治疗。

【用法】该药对多种深部真菌如隐球菌、白色念珠菌、皮炎芽生菌、着色真菌、荚膜组织胞浆菌等均有强抑制作用，为治疗镰刀菌或接合菌纲真菌感染的首选药，但对皮肤癣菌无效。具体用药方法（表 71-23）。

【注意事项】毒性较大，可有寒战、发热、胃肠道反应、心率加快、心室颤动、血栓性静脉炎、眩晕、白细胞下降、肾损害和低钾血症等，需定期检查肾功能、尿常规及血 K^+。

【制剂】注射用两性霉素 B（脱氧胆酸钠复合物），每支 5mg、25mg、50mg。

两性霉素 B 脂质体（AMBC）

【药理作用】是一种双层脂质体内含有两性霉素 B 的新型制剂，其毒性仅为两性霉素 B 的 1/7。

【用法】①用注射用水以 4mg/ml 的浓度稀释，反复振荡使两性霉素 B 脂质体全部成为分散相；②将稀释的两性霉素 B 脂质体加入 5% 葡萄糖液进一步稀释至 0.1mg/ml 后，使用输血过滤器避光静脉滴注，6 小时内滴完。用量可从 0.3mg/(kg·d) 开始，逐渐增量至 1~2mg/(kg·d)。隐球菌性脑膜炎时，总量可达 5~8g，8~12 周为一个疗程。

制霉菌素（nystatin）

【药理作用】与两性霉素 B 相同。

【适应证】对白念珠菌和隐球菌有抑制作用。因毒性强，不能注射。口服难吸收，可用于治疗消化道念珠菌病。对隐球菌和滴虫有抑制作用，用于治疗口腔、消化道、阴道和体表的真菌或滴虫感染。

【用法】成人 200 万单位 /d，分 3~4 次服用，儿童 5 万 ~10 万单位 /(kg·d)。制霉菌素混悬剂（每 ml 含 10 万单位）和软膏（每克含 10 万 ~20 万单位）可外用治疗皮肤、黏膜念珠菌病。

【注意事项】副作用可有轻微胃肠道反应。对深部真菌无效，阴道体表感染外用有效。

【制剂】片剂，50 万 U；软膏，每克 10 万 U；栓剂，10 万 U。

氟胞嘧啶（5-flucytosin）

【药理作用】该药能选择性进入真菌细胞内，在胞嘧啶脱氨酶的作用下转化为氟尿嘧啶，干扰真菌核酸合成而发挥抗真菌作用。

【用法】临床上本品用于白色念珠菌和隐球菌感染，单用效果不如两性霉素 B，可与两性霉素 B 合用以增疗效（协同作用）。常用剂量为 50~150mg/(kg·d)，分 3 次口服，疗程为数周至数月。主要用于念珠菌病、隐球菌病、着色真菌病。该药与两性霉素 B 联合应用可减少耐药性的发生率。

【注意事项】可有恶心、食欲减退、白细胞及血小板减少和肾损害。可致畸，孕妇禁用。

【制剂】片剂，每片 100、150 或 200mg；注射剂，每瓶 200mg/100ml。

唑类药物

是人工合成的广谱抗真菌药，对酵母菌及丝状真菌如白色念珠菌、隐球菌、曲霉菌及皮肤癣菌等均有抑制作用。通过抑制细胞色素 P450 依赖酶（羊毛固醇 14- 去甲基酶），从而干扰真菌细胞的麦角固醇合成，导致麦角固醇缺乏，真菌细胞生长受到抑制。

克霉唑（clotrimazole）

成人 40~50mg/(kg·d)，分 3 次服用。副作用有胃肠道反应（如恶心、呕吐、食欲不振等）、粒细胞减少和转氨酶升高等。内服后被肝微粒体酶分解，可影响疗效，故只适用于消化道白色念珠菌感染或 3% 霜剂、软膏外用治疗皮肤癣菌病和皮肤念珠菌病。

表 71-23　两性霉素 B 的用药方法

用药方式	剂量	注意事项
静脉滴注	首次剂量 1~5mg/d，每日增加 2.5~5.0mg 至 0.5~lmg/(kg·d) 维持	用 5% 葡萄糖液稀释为 0.1mg/ml，4~6 小时内缓慢滴注
皮损内注射	25mg/ 次，隔日 1 次	需加局部麻醉药
鞘内注射	首次剂量 0.1mg，后增至 0.5~lmg/ 次，每周 2~3 次	需联用地塞米松或氢化可的松
空洞或气管内滴入	首次剂量 lmg，后增至 10~20mg/ 次，每周 2~3 次	
关节腔内注射	10~20mg/ 次	
膀胱内灌注	15~20mg/ 次	用 100ml 无菌生理盐水稀释
气溶吸入	每次 2.5~5mg/ml，2~5 次 /d（20~50mg/d）	主要用于过敏型曲霉病
口服	1 200~3 600mg/d，4 次 /d	含化后咽下，治疗食管或消化道念珠菌病

咪康唑(miconazole)

疗效优于克霉唑。成人口服0.5g,2次/d。静脉滴注,可用于治疗深部真菌病。成人每8小时1次,400~1 200mg/次;将每次剂量稀释于5%葡萄糖液或生理盐水200ml中,30~60分钟内滴完,疗程3~12周。仅作二线药物,用于两性霉素B治疗无效者。副作用有发冷、发热、恶心、呕吐等。

益康唑(econazole)

为苯乙基咪唑衍生物,对皮肤癣菌、酵母菌、双相真菌及革兰氏阳性菌等均有杀菌和抑菌作用。目前主要外用治疗皮肤癣菌病和阴道白色念珠菌感染。

酮康唑(ketoconazole)

【药理作用】其作用机制除干扰麦角固醇的合成外,还能影响真菌细胞的三酸甘油酯和磷脂的合成,抑制真菌细胞氧化和氧化酶系统的活性。

【适应证】是一种广谱抗真菌药,对白念珠菌属、新型隐球菌、球孢子菌、组织胞浆菌、小孢子菌属、毛癣菌属及絮状表皮癣菌等有抑制作用。因其毒性大,目前很少全身应用,已被更新更安全的三唑代替了。

【用法】口服200~400mg/d,疗程随疾病而异。

【注意事项】主要缺点是有巨大的潜在药物相互作用和肝毒性。长期较大剂量服用可引起血中雄激素水平下降,导致男性乳房增生或阳痿;酮康唑使用中最受关注的是其肝损害,从无症状的转氨酶和碱性磷酸酶一过性增高到严重紊乱和死亡。即使停止用药后,其肝损害也将继续。酮康唑在动物中可致畸,禁用于妊娠和哺乳期。其肝毒性使儿童不能使用,儿童对其肝毒性更易感。卟啉症应避免使用。酮康唑通过阻断慢钾通道中的快成分而延长心脏Q-T间期。这可引起潜在致命的室性心律失常。

【制剂】2%霜剂,洗发液。

伊曲康唑(itraconazole)

内容提要

- 伊曲康唑具有抗肿瘤等新作用,其临床应用效果吸引了医学界的广泛关注。
- 伊曲康唑抑制Hedgehog通路:抗基底细胞癌和髓母细胞瘤作用。
- 伊曲康唑抑制血管生成:抗非小细胞癌和血管瘤作用。
- 伊曲康唑抗恶性胶质瘤、抗前列腺癌作用。对横纹肌肉瘤的抑制作用。
- 伊曲康唑有免疫调节作用。

1992年2月被美国FDA批准用于治疗真菌病。

【药理作用】是一种三唑类高效广谱抗真菌药,有高度亲脂性、亲角质性的特点,口服吸收好,在组织中分布广泛。

能高度选择性作用于真菌细胞色素P450依赖酶,致使真菌细胞内14-甲基固醇聚积、麦角固醇合成障碍,导致真菌细胞膜破裂而死亡。

有抗皮肤癣菌(毛癣菌、小孢子菌、絮状表皮癣菌)、酵母菌(新型隐球菌、白色念珠菌、糠秕孢子菌)、曲霉、青霉菌、组织胞浆菌、巴西副球孢子菌、申克孢子丝菌、暗色丝孢霉菌、某些镰刀菌、分枝孢子菌、皮炎芽生菌的活性。

【适应证】用于治疗皮肤黏膜和内脏真菌感染。

伊曲康唑隔周交替疗法和连续治疗也用于治疗儿童头癣。

抗肿瘤作用,抑制血管瘤作用。我国学者冉玉平用于治疗婴儿血管瘤,受到国际同行认同,详见六十五章伊曲康唑治疗婴儿血管瘤。

免疫调节作用,用于掌跖脓疱病、扁平苔藓、脂溢性皮炎、特异性皮炎、接触性皮炎,可参阅相关文献。

【用法】伊曲康唑甲真菌病及皮肤/黏膜真菌感染常用方法(表71-24)。

表71-24 伊曲康唑在甲真菌病及皮肤/黏膜真菌感染用法

病种	用法
指甲真菌感染	200mg,2次/d,服药1周、停药3周为一个疗程,共2个疗程(即第1周、第5周服药)
趾甲真菌感染	200mg,2次/d,服药1周、停药3周为一个疗程,共3个疗程(即第1周、第5周、第9周服药)
皮肤癣菌病	200mg,1次/d,连服7天。高度角化区和掌跖部癣需采用200mg,2次/d,连服7天
皮肤念珠菌病、糠秕孢子菌性毛囊炎	100mg,2次/d,或200mg,1次/d,连服1~2周
真菌性角膜炎	200mg,1次/d,连服21天
口腔念珠菌病	200mg,1次/d,连服7天;或100mg,1次/d,连服15天
头癣	3~6mg/(kg·d),1次/d,连服6周,加局部外用5%~10%硫软膏,并配合剃头
深部真菌病	一般用量为200mg/d,疗程2~6个月

比较伊曲康唑和特比萘芬在治疗主要由头癣菌属所致头癣中的效果,结果表明两者疗效相似。用药12周后评价两种药的治愈率,分别为85.7%和77.8%。

【注意事项】常见的有恶心、头痛、胃肠道不适和转氨酶升高(1%~2%)。

伊曲康唑对肝细胞色素P450酶系统有抑制作用,这点导致许多潜在药物相互作用,其中的一些反应可能导致严重的临床后果,特比萘芬和灰黄霉素潜在的相互作用少。

伊曲康唑禁用于活动期肝病患者,应慎用于有肝损害病史的患者。

有心脏疾病或存在心力衰竭危险因素。已有报道疑为心力衰竭和水肿与口服伊曲康唑有关。大剂量和长期用药(如甲癣)的患者,年龄较大患者和心脏疾病患者风险就更高。与钙通道阻滞剂(或其他负性变力剂)同时服用风险也会增加。因此,有心衰风险的患者应慎重使用。

伊曲康唑吸收需酸性环境，因而不能与抗酸药和组胺(H_2)受体拮抗剂同时服用。

【制剂】伊曲康唑有胶囊剂、注射剂和口服液 3 种剂型。胶囊，100mg、200mg。

氟康唑(fluconazole)

【药理作用】是一种可溶于水的三唑类叔醇，其作用机制与其他三唑类抗真菌药相同。该药可供静脉滴注，不经肝脏代谢，90% 以上由肾脏排出，因此有益于治疗肾脏念珠菌病。易通过血脑屏障，作用迅速，深部真菌病及中枢神经系统真菌感染及抢救时可选用。

【适应证】对新型隐球菌、白色念珠菌、黄曲菌、烟曲菌、皮炎芽生菌、粗球孢子菌、荚膜组织胞浆菌等有抗菌作用。皮肤浅表真菌病：足癣、体癣、花斑癣和皮肤念珠菌病。

【用法】(表 71-25)。

表 71-25　氟康唑用法

系统性念珠菌病	第 1 日 400mg，以后 200mg/d，根据临床反应可增至 400mg/d；疗程取决于临床疗效
咽部念珠菌病	50mg/d，7~14d
支气管、尿道、食管念珠菌病	50mg/d，14~30d
难治黏膜念珠菌病	100mg/d
阴道念珠菌病	150mg，1 次
皮肤浅表真菌感染(手足体、股癣、皮肤念珠菌病)	150mg，每周 1 次，或 50mg/d，疗程 2~4 周，足癣 3~6 周
花斑癣	50mg/d，2~4 周，或 150mg，每周 1 次，共 4 周
甲真菌病	150mg，每周 1 次或 100mg，每周 2 次指甲真菌病疗程为 20 周，趾甲真菌病则为 24~40 周

【注意事项】副作用有胃肠道反应、中毒性皮炎、精神神经症状，但均甚轻微，少数可引起肝炎或肝功能异常。孕妇用前考虑其利弊，制造商劝告不可使用；本药经乳汁排出，哺乳妇女慎用。

允许在儿童中包括新生儿用来治疗黏膜念珠菌病、泛发性白色念珠菌感染(非浅表真菌病)，均能较好耐受，但是关于使用氟康唑治疗儿童头癣的数据资料较少。由于氟康唑绝大部分以原形由肾排出，所以肾衰病人应慎用。

【制剂】片剂，每片 100mg、150mg 或 200mg；注射剂，每瓶 200mg/100ml。

特比萘芬(terbinafine)

特比萘芬属第二代丙烯胺类抗真菌药。对皮肤癣菌、丝状菌(如曲菌、毛霉菌)、双相型真菌(如申克孢子丝菌)和暗色丝孢霉菌均有活性。口服对糠秕孢子菌无效，而外用有效。

【药理作用】抑制真菌细胞膜上麦角固醇合成步骤中所需的角鲨烯环氧化酶，从而达到杀灭和抑制真菌的双重作用。该药不影响细胞色素 P450 依赖酶，故对分泌激素或其他药物代谢无影响。口服吸收好，作用快，且有较高的亲角质活性。治疗甲癣和角化过度型手癣疗效好，对白念珠菌及酵母菌效果较差。

【适应证】适用于浅表真菌引起的皮肤、指甲感染。甲癣系统治疗后长期跟踪观察表明特比萘芬对甲癣的疗效优于灰黄霉素、酮康唑、氟康唑和伊曲康唑。

【用法】(表 71-26)。

表 71-26　特比萘芬用法

体股癣	250mg，1 次 /d，连服 1 周
手足癣	250mg，1 次 /d，连服 1~2 周
指甲真菌病	每次 250mg，1 次 /d，6~12 周
趾甲真菌病	每次 250mg，1 次 /d，疗程预计少于 3 个月
儿童头癣	体重 <20kg，62.5mg/d 体重 20~40kg，125mg/d 体重 >40kg，250mg/d；均为一次口服，连用 4~8 周，并配合剃头和 1% 特比萘芬乳膏或其他外用抗真菌药等治疗

【注意事项】特比萘芬副作用小，多为一过性，最常见的有胃肠道症状和皮疹。有一定的肝毒性，肝功和肾功能不全减量。孕妇服用安全性未定。

在哺乳期中不推荐使用。口服后特比萘芬在乳汁中的浓度与血浆中的浓度之比为 7：1。

虽然不提倡在儿童中使用，但已表明特比萘芬疗效很好，人体对其的耐受能力也很强。一项研究表明，治疗甲癣，口服特比萘芬 4 周的疗效与用灰黄霉素 8 周的疗效相似。比较药代动力学提出特比萘芬在儿童体内的清除率比在成人体内的要高，半衰期要短。

【制剂】片剂，125mg、250mg。霜剂 1%。

八、其他抗炎性药物

柳氮磺吡啶(sulfasalazine，SASP)

【药理作用】柳氮磺吡啶为水杨酸与磺胺吡啶的偶氮化合物，因而本品可分解为磺胺吡啶和 5- 氨基水杨酸(5-ASA)，其作用机制可能是柳氮磺吡啶的代谢产物 5- 氨基水杨酸能抑制 5- 脂氧化酶的活性，从而降低银屑病皮损中的白三烯含量，5-ASA 有抗炎和免疫抑制作用，能抑制溃疡性结肠炎的发作和延长缓解期，能清除氧自由基。

【适应证】治疗炎性肠病(如溃疡性结肠炎和节段性肠炎)和类风湿关节炎有效，最近发现 SASP 可作为一种比较安全的非甾体类抗炎药的替代品用于治疗重度银屑病、银屑病性关节炎和掌跖脓疱病。系统性硬皮病、疱疹样皮炎、坏疽性脓皮病、严重斑秃、角层下脓疱病、掌跖脓疱病、白色萎缩、扁平苔藓、白塞病。

【用法】推荐剂量为 0.5~2g/d。初始剂量 2~3g/d，分 3~4 次服。如无胃肠道或过敏反应，增至 4~6g/d。症状好转后，逐渐减至 1.5~2g/d，分 3 次服用。儿童用药：150mg/(kg·d)体重，维持量 40mg/(kg·d)体重，分 3~4 次服用。

【注意事项】主要副作用为头痛、恶心、呕吐、发热、皮疹，偶可引起粒细胞减少症和急性溶血(葡萄糖 6- 磷酸脱氢酶缺乏的病人)，停药后副作用可消失。男性可有可逆性生育能力降低。长期副作用较氨甲蝶呤、环孢素和维 A 酸类轻。

【制剂】肠溶片，每片 0.25g。

氯法齐明(clofazimine，B-(633))

【药理作用】氯法齐明又名氯苯酚嗪，为酚嗪的衍生物，能与麻风杆菌 DNA 结合，具有抑制 DNA 的模板功能。毒性较小，而且应用中不易发生麻风反应，在其他药物引起急性麻风反应而不能继续用药时可改用本品。近年来发现该药对皮肤病有良好的效果。其作用机制可能是增强多形核白细胞、单核细胞和巨噬细胞的吞噬作用，还能阻止多形核白细胞内的溶酶体释放溶酶体酶，使血管免受损害。

【适应证】治疗麻风、坏疽性脓皮病、掌跖脓疱病、盘状红斑狼疮、寻常狼疮。

【用法】剂量推荐剂量为 100~300mg/d。

【注意事项】副作用有皮肤黏膜棕红—灰黑色色素沉着(麻风浸润性损害部位更明显)、皮肤干燥、鱼鳞病样皮疹、腹痛、腹泻、光毒性反应和尿液、痰液或乳汁红染，长期大量服用可引起小肠炎。

【制剂】胶囊，50mg、100mg。

苯妥英钠(phenytoin)

【药理作用】苯妥英钠是成人癫痫大发作的首选药，现已证明该药可抑制胶原酶的活性，故能减少营养不良性大疱性表皮松解症患者的水疱形成。

【适应证】隐性遗传性营养不良性大疱性表皮松解症、线状硬皮病和 Fabry 病。

【用法】100~300mg/d 或 5mg/(kg·d)，分次口服。

【注意事项】副作用有眼球震颤、牙龈增生和麻疹样皮疹较常见，少数可发展为剥脱性皮炎或重型多形红斑，Nagy (1981) 报道可发生假性淋巴瘤综合征。

【制剂】片剂，每片 50mg、100mg；注射剂，每支 100mg、250mg。

沙利度胺(thalidomide)

【药理作用】沙利度胺又称反应停，能稳定溶酶体膜而使炎症反应减弱，抑制中性粒细胞的趋化的抗炎药物，且具有免疫调节和抗朗格汉斯细胞增殖作用。口服后迅速吸收，证据表明存在包括细胞色素 P450 酶的肝脏代谢和非肾脏途径占优势的排泄方式。

【适应证】麻风结节性红斑(ENL)；结节性痒疹；光化性痒疹；盘状红斑狼疮(DLE)；溃疡性口炎；白塞病；移植物抗宿主病。

【其他】有包括结节病，类风湿关节炎，朗格汉斯组织细胞增多病变，坏疽性脓皮病，Jessner's 淋巴细胞性浸润，扁平苔藓和尿毒症瘙痒。

【用法】成人用量为 100~300mg/d，分 4 次口服，后递减至 25mg/d。

剂量和建议用法开始剂量是 200mg，每晚一次。一旦临床疗效出现，维持剂量应该逐渐减少，每 2~4 周减量 50mg 直到最小要求，如 50~100mg/d。

【注意事项】准备怀孕的女性应避免与沙利度胺片表面接触，如接触区域应用香皂和清水洗净。患者不得将沙利度胺转送给其他人。

治疗前应做肌电图检查。生育年龄的女性均进行妊娠试验。

【禁忌证】妊娠期；哺乳期、儿童、神经疾病。

本品可导致倦怠和嗜睡，从事危险工作者禁用，如驾驶员、机器操纵者等。

警告：结节性痒疹外周神经病变的风险增高。

副作用和处理：

致畸性与胎儿死亡：超过 10 000 名婴儿出生时伴有与沙利度胺暴露相关的先天缺陷。这是沙利度胺在受孕后 34-55 天对胚胎的直接影响的表现。这个时期单剂量 100mg 沙利度胺足以产生畸形。

外周神经病变：表现为手、足对称性的疼痛感觉异常，通常伴随低位肢体的感觉丢失。患者可能有一种环绕低位肢体的紧缩感，肌肉无力。肌肉痉挛，锥体束牵涉征和腕管综合征恶化等。沙利度胺的外周神经病变可能是不可逆，仅有 1/4 的患者完全恢复。

皮肤病的副作用：包括脆甲，红掌，表皮剥脱和红皮病。过敏性血管炎和血小板减少性紫癜。超敏反应更多见在艾滋病患者中。

在怀孕期和孕前的使用：绝对禁止用于妇女；哺乳期禁止使用。本品有严重的致畸作用，对未出生的胎儿会引起严重的出生缺陷和死亡，即使在孕期仅服用单次剂量的本品也会引起严重的出生缺陷。

在服用本品期间，如计划怀孕，女性必须停药至少 6 个月，男性停药至少 3 个月。

服药期间及停药风险期内(女性停药 6 个月内，男性 3 个月内)，性生活必须使用安全措施，如避孕套。

女性在重新开始治疗前需确保妊娠试验阴性，特别是月经周期不规律的女性，必要时需确保两次妊娠试验阴性后才可服用药。

男性或女性在治疗期间及停药风险期内(女性停药 6 个月内，男性 3 个月内)均不得献血，男性也不得献精子。

在儿童的使用：最好在男性或青春期前的女性患者使用。

【制剂】片剂，25mg、50mg。

吲哚美辛(indomethacin)

又名消炎痛。

【药理作用】能抑制致炎致痛和致敏物质前列腺素 E2 的产生，它并能抑制其他致炎因子，如缓激肽、结缔组织激活肽、组胺、5- 羟色胺、儿茶酚胺、蛋白分解酶和白细胞趋化因子的产生能稳定溶酶体膜；抑制三磷酸腺苷酶的活性，从而阻断炎症的能量供给，给提高组织内环磷酸腺苷的浓度，以及有抑制多形核白细胞的趋化性等作用，因而有较强的抗炎功能和镇痛效果。同时，它可直接作用于间脑体温调节中枢，故有解热作用。

【皮肤科用法】

1. 结节性红斑 吲哚美辛 25mg，3 次 /d 治疗，结果获得引人注目的效果,症状迅速减轻,结节在1月内全部消失。

2. 麻风结节性红斑 剂量为初量150mg/d,以后逐渐减为25mg/d,结果7例有效,有效率为63.6%。

3. 荨麻疹性血管炎 有报告10例荨麻疹性血管炎病人,应用吲哚美辛75~200mg/d治疗,结果有6例在17天内皮损全部消退,3例部分好转。停药后48小时内复发。

4. 白塞病 有报告1例伴渗出性心包炎和冷球蛋白血症的病人,用吲哚美辛100mg/d后发热迅速消退,在1周内口腔和生殖器溃疡基本痊愈,心包积液吸收,维持治疗共1个月。

5. 银屑病型关节炎 对轻度至中度病人有效,应服用足够大的剂量(75~100mg/d,甚至150mg/d)。

6. 晒斑 在UVR照射后皮肤内前列腺素,特别是前列腺素E2和F2α明显增加,故认为是引起紫外线红斑炎症的重要介质。有研究证实单用2.5%消炎痛溶液可减少日晒后皮肤的红、热和触痛达24小时以上,并提出其疗效比外用高效的糖皮质激素好。

7. 多汗症 有报告全身多汗现象,服用吲哚美辛75mg/d治疗。在疗后第3天,多汗症改善,第4天消失,但停药后几天又发,再用药仍见效。认为此例可提示前列腺素在出汗调节中起作用。有人经测定多汗症病人汗腺中前列腺素E的浓度后提出多汗症可分两型,一型有前列腺素E2增加,另一型则不增加,前者用吲哚美辛治疗有效。

8. 单纯疱疹 单纯疱疹病毒从感觉神经节移动到皮肤过程中,前列腺素E可能起作用,故用前列腺素的拮抗剂吲哚美辛来治疗。

9. 带状疱疹 用1%吲哚美辛溶液涂于患部,2~4次/d,共观察47例,结果发现所有病例疼痛、红斑、肿胀等症状均获改善。

10. 嗜酸性脓疱性毛囊炎 用吲哚美辛50~75mg/d治疗,经1~3天后瘙痒减轻,1周后无新疹出现,红斑亦消退,2周后皮疹消退,仅留下色素沉着。

【注意事项】常见的不良反应为胃肠反应。中枢神经系统症状(头痛、眩晕等)的发生率不低(20%~50%)。可引起肝功能损害。抑制造血系统(粒细胞或血小板减少等,偶有再生障碍性贫血)。过敏反应:常见的有皮疹、哮喘。有报道,与氨苯蝶啶合用可引起肾功能损害。

【制剂】片剂,25mg;胶囊,25mg;滴眼剂,5mg/ml。

碘化钾(potassium iodide)

【药理作用】其作用机制尚未明了,可能与多形核白细胞的过氧化物酶-H_2O_2-卤化物杀伤系统或Fe^{2+}-H_2O_2-碘化物系统有关。80年代初发现该药可影响免疫系统,抑制中性粒细胞的趋化和氧自由基的产生,并可使肥大细胞释放肝素,抑制迟发型变态反应。

【适应证及用法】

1. 可作为孢子丝菌病和皮肤藻菌病的首选药,或作为脓癣、芽生菌病、着色真菌病和放线菌病的备选药。成人用量开始为1~2g/d,逐渐增加至3~6g/d,最高量9~12g/d,分3~4次饭后服用。小儿每日25~50mg/kg,临床治愈后,继续服药1~2个月。

2. 治疗血管炎性皮肤病或红斑性皮肤病,如多形红斑、结节性红斑、结节性血管炎、Sweet病、亚急性结节性游走性脂膜炎。这类疾病所需药量较小,一般为300~900mg/d。

3. 治疗环状肉芽肿(特别是播散型)、色素性痒疹和掌跖脓疱病。

【注意事项】副作用有眼睑肿胀、流泪、头痛、咽喉炎等感冒样症状、以及腮腺肿大、皮疹、胃部不适、抑郁、肌肉颤抖,可加重疱疹样皮炎和肺结核。孕妇禁用,以免引起胎儿甲状腺病。

【制剂】溶液,10%碘化钾;复方碘口服液,含碘5%。

锌制剂

葡萄糖酸锌,硫酸锌。

【药理作用】锌参与蛋白质、脂肪和糖代谢,能增强酶的活性,维持人体上皮细胞和各种屏障的正常功能,在胶原合成、成纤维细胞增生、免疫调节、感染防御和加速创伤、溃疡愈合等方面都起着重要作用。某些皮肤病血锌水平下降,补锌治疗有效。

【适应证】常用于治疗肠病性肢端皮炎、寻常性痤疮、慢性小腿溃疡、神经性皮炎和湿疹,个别脓肿性穿掘性头部毛囊周围炎亦有效。

【用法】常用锌制剂有葡萄糖酸锌、甘草锌和硫酸锌。

【注意事项】副作用有轻度胃肠道反应,如恶心、食欲减退、腹痛和腹泻等。

【制剂】葡萄糖酸锌,片剂,每片含锌10mg、35mg;胶囊,每粒含锌25mg。硫酸锌,片剂,200mg;胶囊,220mg;滴眼剂,0.25%、0.5%。

钙剂

钙离子能降低毛细血管通透性,减少渗出,具有消炎、消肿作用,有助于减轻和缓解变态反应,可用于荨麻疹、湿疹、接触性皮炎及药疹等。常用10%葡萄糖酸钙或5%溴化钙10ml静注,1次/d。注射速度应缓慢,以防发生心律失常和心跳骤停,特别是老年人更应慎用。钙剂能增强洋地黄的毒性。

硫代硫酸钠(sodium thiosulfate)

具有非特异性抗过敏和解毒作用,可用于各种变态反应性疾病及某些重金属中毒。常用10%硫代硫酸钠溶液10ml,1次/d,缓慢静脉滴注。

第二节 外用药物治疗

外用药物疗法在皮肤病的治疗中起着重要作用。因此,必须掌握常用外用药物的性能和熟悉各种剂型的作用,根据病情正确选用。

一、外用药物性能

1. 清洁剂 用于清除皮损处的浆液、脓液、鳞屑、痂皮或残留药物等。常用的有2%~4%硼酸溶液、生理盐水、植物油和液体石蜡等。

2. 保护剂 具有保护皮肤、减少摩擦和防止外来刺激的作用。常用的有植物油、氧化锌粉和滑石粉等。

3. 止痒剂 主要通过表面麻醉作用或局部皮肤有清凉感觉而止痒。常用的有5%苯唑卡因、1%盐酸达克罗宁、2%多塞平、0.5%~1%薄荷脑、2%樟脑、1%麝香草酚以及1%石炭酸等。

4. 抗菌剂 具有杀菌或抑菌作用，常用的有 2% 硼酸、0.1% 依沙吖啶、1%~2% 龙胆紫、1：5 000 高锰酸钾、0.5%~1% 新霉素、2% 莫匹罗星、1% 克林霉素、5%~10% 过氧化苯甲酰等。

5. 抗病毒药 阿昔洛韦软膏、乳膏主要用于治疗单纯疱疹和带状疱疹，均需多次用药（至少 5 次 / 日）和于疾病的早期应用，才有效果。10%~40% 足叶草酯主要用于治疗尖锐湿疣和跖疣。鬼臼毒素（podophyllotoxin）是足叶草酯的主要活性成分制剂。

6. 抗真菌剂 常用的有：①唑类：2%~3% 克霉唑（对红癣亦有效）、1% 益康唑（对某些 G+ 菌亦有效）、2% 咪康唑、2% 酮康唑（对亚硫酸盐过敏者禁用）和 1% 联苯苄唑（对花斑癣效果尤为良好）。②丙烯胺类如 1% 特比萘芬。③多烯类如制霉菌素、两性霉素 B。④合成药类如环丙酮胺（环利软膏）、10% 十一烯酸、5%~10% 水杨酸、6%~12% 苯甲酸、10%~30% 冰醋酸、2.5% 硫化硒等。

7. 杀虫剂 具有杀灭疥螨、虱、蠕形螨等寄生虫的作用。常用的有 5%~10% 硫软膏、1% 丙体 666、2% 甲硝唑、25% 苯甲酸苄酯、0.1% 苄氯菊脂和 50% 百部酊等。

8. 麻醉药物 用于皮肤，减轻注射、激光、冷冻、电灼、切除或其他治疗时所产生的疼痛，包括 3% 盐酸利多卡因乳膏、30%~40% 利多卡因的亲水软膏基质或酸性包膜霜的复合物、EMLA 乳膏(2.5% 利多卡因和 2.5% 丙胺卡因)、氯乙烷喷雾剂。麻醉药用于黏膜部位，可暂时改善黏膜病变所产生的不适，包括 2% 利多卡因溶液、Hurricaine 溶液或凝胶喷雾（20% 苯佐卡因）、用于眼部的爱尔卡因溶液（0.5% 丙美卡因）和潘妥卡因（0.5% 丁卡因）。

9. 糖皮质激素 该类药物外用能降低毛细血管的通透性，减少渗出和细胞浸润，具有抗变态反应炎症和止痒作用。常见的外用糖皮质激素（表 71-27）。

（1）作用强度分级：超强效和强效激素适用于重度、肥厚性皮损；

一般每周用药不应超过 50g；

连续用药不应超过 2~3 周；

尽量不用于 <12 岁儿童；

不应大面积长期使用；

除非特别需要，一般不用于面部、乳房、会阴部、皱褶部位。

中效：

0.1% 糠酸莫米松乳膏及洗剂；0.1% 丁酸氢化可的松软膏、乳膏及洗剂；0.05% 丙酸氟替卡松乳膏；0.1% 曲安奈德乳膏或软膏、洗剂；0.12% 戊酸倍他米松泡沫；0.025% 氟轻松乳膏或软膏；0.2% 戊酸氢化可的松乳膏等；

中效激素适用于轻中度皮损，可连续应用 4~6 周；<12 岁儿童连续使用不超过 2 周；不应大面积长期使用。

弱效：

0.05% 地奈德软膏、乳膏、凝胶、泡沫剂及洗剂；0.01% 氟轻松乳膏；0.05% 氟轻松溶液；0.025% 曲安奈德乳膏及水剂；各种剂型的氢化可的松、泼尼松龙和地塞米松外用制剂。

弱效激素适用于中度及轻度皮损；可用于儿童皮肤病、面部和皮肤柔嫩部位；可以短时较大面积使用；必要时可长期使用。

表 71-27 常用的外用糖皮质激素制剂分类

分级	药物	常用浓度	适合的皮肤病
弱效	醋酸氢化可的松	1%	眼睑皮炎
	醋酸甲基泼尼松龙	0.25%	尿布皮炎
			轻度面部皮炎
			间擦疹
中效	醋酸地塞米松	0.05%	特应性皮炎
	醋酸氢化泼尼松	0.5%	盘形湿疹
	丁氯倍他松	0.05%	干性湿疹
	曲安缩松	0.025%~0.1%	淤积性皮炎
	氟轻松	0.01%	脂溢性皮炎
	醋酸氟氢可的松	0.25%	重度面部皮炎
	去氯地塞米松	0.05%	
强效	丁酸氢化可的松	0.1%	银屑病
	双丙酸倍氯美松	0.025%	扁平苔藓
	双丙酸倍他米松	0.05%	盘状红斑狼疮
	双丙酸地塞米松	0.1%	肥厚性湿疹
	戊酸倍他米松	0.05%	神经性皮炎
	氟轻松	0.025%	手足角化性湿疹
	氯氟舒松	0.025%	硬化萎缩性苔癣
			斑秃
超强效	丙酸氯倍米松	0.02%~0.05%	
	氯氟舒松	0.1%	
	戊酸倍他米松	0.1%	
	卤米他松	0.05%	

（2）治疗指数：用来评价外用糖皮质的疗效及全身不良反应的一个指标；

治疗指数 = 治疗 21 天后症状改善 75%~100% 的患者数 / 下丘脑 - 垂体 - 肾上腺轴（HPA 轴）受抑制的患者数

治疗指数越高，全身吸收所造成的不良反应也越少。

（3）“软性”激素：软性激素是指全身吸收很少或者在皮肤内吸收后能迅速地被分解代谢为无活性的降解产物，而局部却保持高度活性；

其对 HPA 轴抑制及其他全身不良反应大为减少，治疗指数大为提高；

适合老年人、婴幼儿及较大面积使用；

国内现有的软性激素：糠酸莫米松、丙酸氟替卡松、丁酸氢化可的松、地奈德。

（4）药理作用及不良反应：抗炎、抗过敏、抑制免疫、抗增生

不良反应：

诱发或加重局部感染；

皮肤萎缩、毛细血管扩张、多毛、色素改变；

激素依赖及反跳；

脂肪或肌肉萎缩；

眼周使用：眼压升高、青光眼、白内障、加重眼部感染；

长期大面积应用：HPA 轴抑制、皮质醇增多症、发育迟缓等。

（5）外用糖皮质激素的适应证：皮炎湿疹类皮肤病、红斑鳞屑性皮肤病、自身免疫性皮肤病、皮肤血管炎、非感染性肉

芽肿、皮肤淋巴细胞浸润症、白癜风、斑秃、血管瘤、增生性瘢痕、皮肤T细胞淋巴瘤。

(6) 外用糖皮质激素的禁忌证:对糖皮质激素或其基质等成分过敏者;各种皮肤感染:真菌、细菌、病毒;相对禁忌:酒渣鼻、痤疮、口周皮炎、皮肤溃疡等;须评估风险和效益比,在充分控制原发病的基础上方可考虑使用。

(7) 不同外用糖皮质激素敏感性皮肤病

1) 高度敏感性的皮肤病有屈侧银屑病、特应性皮炎(儿童)、脂溢性皮炎、间擦疹,选用弱效制剂。

2) 中度敏感性皮肤病有银屑病、副银屑病、特应性皮炎(成人)、盘形湿疹、神经性皮炎、原发刺激性皮炎、丘疹性荨麻疹,选用中效制剂。

3) 低度敏感性皮肤病有掌跖银屑病、银屑病甲损害、汗疱疹、盘状红斑狼疮、天疱疮、扁平苔癣、结节病、环状肉芽肿、类脂质渐进性坏死、虫咬皮炎、变应性接触性皮炎急性期,选用强效制剂。

4) 不含氟的外用糖皮质激素有:糠酸莫松酸、强碳酸、丁酸氢化可的松、醋酸氢化可的松。

10. 角质促成剂 有轻度兴奋和刺激作用,促进局部小血管收缩,减轻炎症渗出和浸润,使表皮恢复正常角化。适用于角化不全的疾病如银屑病等。常用的有2%~5%焦油类药物、1%~3%水杨酸、3%~5%硫软膏、0.1%~0.5%蒽林等。

11. 角质剥脱剂 又称角质松解剂。能使过度角化的角质层细胞松解脱落。用于角化过度性皮肤病。常用的有5%~10%水杨酸、10%雷琐辛、20%~40%尿素、10%硫软膏、5%~10%乳酸、10%~30%冰醋酸、0.1%~0.2%维A酸乳膏和5%尿囊素等。

12. 收敛剂 对蛋白质有凝固沉淀作用,能使渗液减少,促进炎症消退,抑制皮脂和汗腺分泌。常用的有0.2%~0.5%醋酸铅、3%~5%醋酸铝、0.1%~0.3%硝酸银等,均配成溶液湿敷。2%明矾液和5%福尔马林用于多汗症。

13. 腐蚀剂 用于破坏和除去增生的肉芽组织及赘生物。常用的有30%~50%三氯醋酸、纯石炭酸、硝酸银棒、5%~20%乳酸等。

14. 脱色剂 3%氢醌可使皮肤脱色变白。可能与氢醌能阻断酪氨酸或酪氨酸酶合成黑色素的通路有关。

二、外用药物剂型

外用药物可配制成各种不同的剂型,以便充分发挥主药的作用。在治疗皮肤病时,应根据皮损的情况和发病部位选择合适的剂型,如剂型选择不当,即使主药应用正确,也难以取得良好的效果。常用剂型如下:

1. 溶液(solutions) 药物溶解于水中而成,主要用于湿敷。开放性冷湿敷具有散热、消炎、止痒、清洁及吸收渗液的作用。适用于急性皮炎和湿疹有糜烂渗液时。常用的有3%硼酸溶液、0.2%~0.5%醋酸铅液、0.1%雷佛奴尔液、1∶5 000高锰酸钾液。

2. 粉剂(powders) 为干燥粉末状药物。具有保护、散热、吸湿和止痒作用。适用于急性皮炎和湿疹无糜烂渗出时。常用的有滑石粉、氧化锌粉、炉甘石粉和淀粉等,可将数种药粉混合使用,撒布于患处。

3. 洗剂(lotions) 为不溶性药粉与水混合而成,洗剂的作用与粉剂相似,但黏附性较强。适应证与粉剂相似。常用的有炉甘石洗剂、复方硫磺洗剂等。使用时应充分振荡。洗剂不宜用于毛发部位。

4. 油剂(oils) 不溶性药粉与植物油或液体石蜡混合而成,其中药粉成分占30%~50%。油剂具有润滑、保护、收敛和消炎作用。适用于亚急性皮炎、湿疹有少许渗液时,常用的有40%氧化锌油剂。

5. 乳剂(emulsion) 油和水经乳化而成,分为水包油型乳剂(称为霜)和油包水型乳剂(称为脂)。乳剂具有保护、润滑皮肤的作用,渗透性能较好,适用于亚急性和慢性皮炎。常用的有皮质激素类乳剂,可直接涂搽于患处,不需包扎,易于清洗。

6. 凝胶(gel) 是一种由药物与亲水性凝胶类物质制成的胶状制剂。无油腻感,美容上易被接受,而且可以用于有毛部位。但凝胶没有任何保护和润肤作用,容易被汗液冲走。用于急性炎症或糜烂性损害,可引起刺激。

7. 软膏(ointment) 药物与油脂基质混匀而成。软膏中药物成分占25%以下。常用的基质为凡士林、动物脂肪、单软膏(植物油、蜂蜡)等。软膏具有保护、润滑、软化痂皮的作用,渗透性强。适用于慢性湿疹、神经性皮炎等。软膏可阻止局部水分蒸发,因此不适用于急性皮炎、湿疹。

8. 糊剂(paste) 药粉成分占25%~50%的软膏称为糊剂,其作用类似软膏,但因所含药粉较多,故有一定的吸湿作用。适用于亚急性皮炎和湿疹渗出甚少者。常用的有氧化锌糊剂,还可根据治疗需要加入其他药物。糊剂的穿透性比软膏差,对深部炎症作用不大,毛发处不宜使用糊剂。

9. 硬膏(plaster) 药物溶于或混合于黏着性基质中并涂布在裱褙材料如纸、布或有孔塑料薄膜上而成。黏着性基质一般由脂肪酸盐、树脂、橡胶等组成。硬膏黏贴于皮肤表面后,可阻止水分蒸发,使角质层软化,有利于药物渗透吸收,作用持久深入。可用于慢性浸润肥厚性限局性皮肤病如神经性皮炎、慢性湿疹等。常用的有绊创硬膏(氧化锌橡皮硬膏)、药物硬膏(如肤疾宁硬膏)、中药硬膏等。糜烂渗出性皮肤病禁用硬膏。

10. 酊剂(tinctures)和醑剂(spiritus) 不挥发性药物的乙醇溶液或浸出液称为酊剂,挥发性药物的乙醇溶液称为醑剂。根据所含主药的性质不同而具有杀(或)抑菌、止痒和消炎作用。适用于慢性皮炎、瘙痒性皮肤病和皮肤癣菌病等。常用的有樟脑醑、薄荷醑、碘酊、百部酊等。皮肤破损处及口腔周围忌用。

11. 二甲亚砜制剂(dimethylsulfoxide,DMSO) 是一种优良溶剂,可溶解多种水溶性和脂溶性药物,有"万能溶剂"之称,穿透力比乙醇强,可使溶解于其中的主药能更快更充分透入皮肤。制剂中DMSO的含量以40%~60%为宜。

12. 新型高效皮肤渗透促进剂 月桂氮酮可以大大地增强药物的渗透作用。1%~3%月桂氮酮可增强皮质类固醇的透皮作用2~4倍。月桂氮酮在制剂中的含量一般为1%~5%(表71-28)。

13. 涂膜剂(plastics) 系高分子化合物成膜材料溶于有机溶剂或水中,再加入作用药物而成,涂搽于皮肤可形成薄膜,使其中的作用药物与皮肤紧密接触,充分透入。适用于慢性无渗出的皮肤病如神经性皮炎、鸡眼等。涂膜剂还具有保护作用。可用于某些职业性皮肤病的预防。

14. 气雾剂(aerosol)　是在特制的容器中注入药液和压缩气体(或液化气体),当揿动阀门时,药液借助容器内压力呈雾状喷出。它可以代替涂搽而减少刺激,且药液喷射均匀,简便清洁。适用于感染性和变态反应性皮肤病。

外用药物治疗原则和注意事项:

1. 正确选择剂型　剂型的选择非常重要,主要根据皮损的性质而定,急性炎症性皮损无糜烂渗液而仅有红斑、丘疹和水疱者可选用洗剂或粉剂;如炎症较重,出现糜烂渗液时,则用溶液湿敷。亚急性炎症性皮损渗出甚少者可用糊剂或油剂;若皮损已干燥脱屑,使用乳剂比较合适。慢性期炎症性皮损,可选用软膏、硬膏、涂膜剂、乳剂、酊剂。单纯瘙痒而无皮损者,可用酊剂、醑剂或乳剂。

2. 正确选择药物　应根据不同的病因、自觉症状和病理变化,选择相应作用的药物,如真菌性皮肤病选用抗真菌剂;脓皮病选用抗菌剂;瘙痒性皮肤病选用止痒剂;角化不全性皮肤病选用角质促成剂。

3. 注意事项　外用药物的浓度要适当,特别是有刺激性的药物,应先用低浓度,然后根据病情需要和患者耐受程度,逐渐增加浓度。

用药要考虑患者年龄、性别和患病部位,刺激性强的药物不宜应用于婴幼儿、妇女,以及面部、口腔周围和黏膜(图71-3)。

注意用药方法,例如外用乳剂或软膏时,对表浅性皮损,可单纯涂搽;如皮肤浸润肥厚、苔藓化,可局部涂布加塑料薄膜封包,以促进药物渗透,提高疗效。但封包法易继发细菌和真菌感染,不宜久用。外用药的用法应向患者讲解清楚。

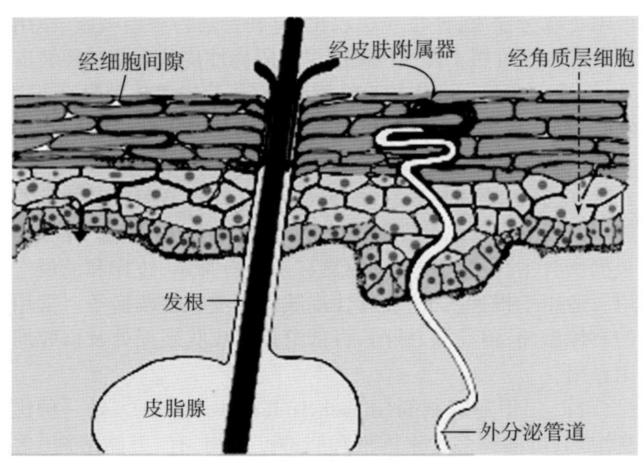

图 71-3　经皮吸收的解剖路径

表 71-28　不同部位的渗透能力 *

1. 黏膜	6. 上臂和大腿
2. 阴囊	7. 前臂和小腿
3. 眼睑	8. 手足背侧
4. 面	9. 手足掌侧
5. 胸背部	10. 指甲

* 渗透能力最高者为 1,最低者为 10。

随时注意药物不良反应的发生,如有刺激、过敏或中毒现象,应立即停药并作适当处理。

三、外用维 A 酸类

(一) 概述

皮肤中维 A 酸代谢:皮肤中维 A 酸的代谢,从维生素的构式提示,人体自身不能合成全反式视黄醇。因此,视黄醇是必需的营养成分。在食物中,视黄基酯类和β- 胡萝卜素是视黄醇的两个主要前体。从食物中吸收后,它们就在肠内转变成全反式视黄醇,再转化视黄基酯贮存在肝。从肝释放的视黄醇通过与血浆视黄醇结合蛋白结合经血循环到全身,运输至靶细胞后经被动扩散进入细胞。视黄醇是疏水分子,它和细胞表达的称为细胞视黄醇结合蛋白(CRBP)结合到人体皮肤中,CRBP 结合成全反式视黄醇(全 CRBP)至少能分解成三种重要的产物:视黄基酯类、全反式维甲酸、全反式 3,4- 双氢视黄醇(维生素 A_2)和它的酯类。维生素 A_2 的主要功能仍不清楚。

【药理作用】治疗痤疮(见痤疮局部用药)。

1. 抗光老化　本品外用,对由光老化和其他理化性外因(外因性老化)以及内因性老化过程所致修复性皮肤损害有效。

2. 防晒、除皱、退斑　维 A 酸对内因和外因性老化都有作用,此中机制是由于它促使细胞增生和表皮增厚,黑素细胞的数量和体积减低,以及促使真皮中血管扩张。由此产生的外部效果则分别是:促使纤细和一些不很粗大的皱纹消失,色素斑(日晒斑)变淡,及因血管舒张所致皮肤轻度红润。

【适应证】本品外用疗效,已对 40 种以上不同皮肤病变进行过评估,发现对角质异常性病变可有不同程度的疗效,如痤疮类、鱼鳞病类、银屑病类、感染性和其他炎症性病变,瘢痕疙瘩和肥大性瘢痕;皮肤黏膜色素沉着;癌前和癌性病变等。

【不良反应】维 A 酸即使正确使用,也可能有刺激性。开始可每晚用药 1 次或隔日用药,完全避免阳光及日光灯接触,有助于减轻刺激性。刺激严重者治疗应停止,以后恢复用药时,应减低剂量,减少用药次数。本品不可用于皮肤湿疹。与口角、鼻、眼及黏膜的接触以及洗脸(应轻柔)次数,都应限制,以减轻皮肤刺激。

不良反应有:

1. 维 A 酸皮炎　红斑、剥脱、干燥、瘙痒引起的局部皮肤刺激症状,即维 A 酸皮炎,治疗的第一个月出现,随后消失。这些反应需要暂时减少维 A 酸类频繁或外用润滑剂。

2. 光敏感性　外用维 A 酸类引起的红斑不小于 UVB 照射引起的最小红斑剂量。维 A 酸不增加晒斑反应,所以维 A 酸不是光毒性制剂。

3. 致畸及安全性　长期外用维 A 酸的潜在致畸性很小:动物和人的研究均未发现外用维 A 酸的系统性吸收,也没有外用维 A 酸致先天性疾病的证据。

【剂型】近年来,临床应用的维 A 酸只是外用的视黄醇。在 Retin-A 的商品名下,有三种不同的使用制剂用于痤疮治疗:乳膏(0.025%,0.05%,0.1%),凝胶(0.01%,0.025%),溶液(0.05%)。光敏感的治疗,Renova 乳膏含维 A 酸(0.05%,0.02%)。治疗痤疮,用 0.1% 阿达帕林凝胶和洗剂。用于治疗痤疮和银屑病的凝胶和乳膏,他扎罗汀分别是 0.05% 和 0.1%。干性或油性皮肤的治疗,不同制剂有些灵活的治疗方法。

（二）常用外用药物维 A 酸

本品主要成分为全反式维 A 酸（维 A 酸）。

【适应证】用于寻常痤疮、扁平疣、黏膜白斑、毛发红糠疹、毛囊角化病及银屑病的辅助治疗。

【用法】寻常痤疮每晚 1 次，于睡前将药轻轻涂于患处。银屑病、鱼鳞病等皮疹位于遮盖部位的可 1 天 1~3 次或遵医嘱。用毕应洗手。

【注意事项】

不良反应：外用维 A 酸类可能会引起皮肤刺激症状，如灼热感、红斑及脱屑，可能使皮损更明显，但同时表明药物正在起作用，不是病情的加重。皮肤多半可适应及耐受，刺激现象可逐步消失。若刺激现象持续或加重，可在医师指导下间歇用药，或暂停用药。

禁忌与慎用：①妊娠起初 3 个月内妇女禁用。②哺乳期妇女禁用。③对维 A 酸类任何成分过敏者禁用。④眼部禁用。⑤因维 A 酸类有引起严重刺激和脱屑的可能，开始可采取隔天用药或每 3 天用药 1 次的治疗方案；最好先采用浓度低的制剂，待耐受后再改用较高浓度的制剂。⑥哺乳期妇女禁用，以免婴儿经口摄入本制剂。儿童慎用。

应避日光：日光可加重维 A 酸类对皮肤的刺激导致维 A 酸类分解，动物实验提示维 A 酸类可增强紫外线致癌能力，因此维 A 酸类最宜在晚间及睡前应用，治疗过程应避免日晒，或采用遮光措施。

药物相互作用　与肥皂、清洁剂、含脱屑药制剂（如过氧苯甲酸、雷琐辛、水杨酸、硫软膏）、含乙醇制剂（如剃须后搽洗剂）、异维 A 酸等共用，可加剧皮肤刺激或干燥作用。

【制剂】维 A 酸乳膏：①15g∶15mg；②15g∶3.75mg；③25g∶12.5mg。

维胺酯（viaminati）

维胺酯是我国合成的维 A 酸类药物，治疗作用较维 A 酸弱，用于病情较轻或对维 A 酸不能耐受的患者。

【适应证】痤疮、光老化、角化性皮肤病、色素性皮肤病、脂溢性皮炎。

【用法】每天晚上用药 1 次，避免其光不稳定性。

【注意事项】不良反应与维 A 酸相同，妊娠妇女 3 个月内禁用，哺乳期妇女禁用，儿童慎用。

【制剂】0.3% 凝胶剂。

阿达帕林

阿达帕林（adapalene），属于第三代维 A 酸类药物，阿达帕林是一种稳定的人工合成的萘甲酸衍生物，具有维 A 酸样的药理作用。阿达帕林对皮肤的刺激性小，不易引起红斑反应，药物的稳定性好，在皮肤的角质层蓄积较多，主要保留在毛囊及皮脂腺内，故有利于痤疮的治疗。

【适应证】轻、中度寻常性痤疮。除严重的囊肿性痤疮外，阿达帕林是治疗痤疮的首选药物。单独用药、联合用药、维持治疗用药。

【用法】每日晚上涂药 1 次。阿达帕林凝胶对轻中度寻常性痤疮有较好效果，临床研究发现它能使非炎性皮损减少 69.6%~73.2%，炎症性皮损减少 68%~72.1%，治愈率 17.5%~22.2%，总有效率 75%~95%。一项研究发现，阿达帕林凝胶对粉刺的疗效与维 A 酸相同，但对炎性丘疹及脓疱的疗效优于后者。阿达帕林连续使用两年无致癌作用，局部外用剂量超过临床剂量 50 倍，亦无明显致畸作用。

【注意事项】动物实验发现口服或局部外用。局部可有红斑、干燥、脱屑及烧灼感，但比 0.025% 全反式维 A 酸乳膏轻。

【制剂】凝胶剂 0.1%。0.1% 阿达帕林凝胶患者耐受性最好。

他扎罗汀

他扎罗汀（tazarotene，乙炔维 A 酸）是第一个根据受体选择性而研制的第三代维 A 酸类药物，选择性地结合维 A 酸受体（RAR），但不结合维 A 酸 X 受体（RXR），调节银屑病的三个病理特征。他扎罗汀体内代谢迅速，系统吸收有限，无组织蓄积，可单独或联合治疗银屑病、痤疮、鱼鳞病、Darier 病等，不良反应少、小，临床应用前景广阔。

其他：如他扎罗汀用于 Darier 病、基底细胞癌、盘状红斑狼疮的治疗。

【用法】

他扎罗汀外用：浓度为 0.05% 和 0.1%，剂型为凝胶。1 次 /d 外涂，与每日多次外用相比同样有效，且使用方便、经济，患者依从性好。

联合疗法：主要用于银屑病治疗。

（1）与糖皮质激素联合：中或高效糖皮质激素早 1 次，0.05% 或 0.1% 他扎罗汀凝胶晚 1 次。减轻因刺激而出现的烧灼、刺痛、红斑等反应。二者联合可能会产生叠加或协同治疗作用。

（2）与光疗或光化学疗法联合。①与 UVA 联合。②与 PUVA 联合。③与 UVB 联合。④与窄谱（311nm）UVB 联合。联合应用有效率高且无光毒作用。

【注意事项】每晚睡前将本品适量涂于患处，涂药面积不超过体表面积的 20%，用药后洗净双手。

治疗副作用：2~4 周时发生率高，呈剂量依赖性，主要为轻至中度的皮肤刺激作用，表现为烧灼、瘙痒、刺痛和红斑。本品与外用糖皮质激素联合应用可减轻不良反应。

孕妇禁用，育龄妇女慎用。动物实验证实，他扎罗汀无致突变致癌作用，局部外用无致畸作用，但大剂量口服可致畸。

【制剂】凝胶剂 0.05%，0.1%。

四、外用钙调神经磷酸酶抑制剂及其他

他克莫司（tacrolimus）

他克莫司一种新型的非糖皮质激素局部免疫调节剂，在美国已批准用于特应性皮炎。它是一种具有大环内酯结构，有强免疫调节活性和抗炎活性的钙调磷酸酶抑制剂。

【适应证】药理机制研究表明，10%~20% 的特应性皮炎病人最初经皮肤吸收，但特应性皮炎的治愈和恢复一周后，他克莫司一般的药物浓度在血液中不能被检测出来。相对于器官移植病人的系统治疗的安全范围 5~15ng/ml，很少特应性皮炎病人的血液药物浓度超过 2ng/ml。

临床应用可能包括了几乎所有的炎症性皮炎，局部外用他克莫司对这些疾病可能有疗效。在口腔扁平苔藓、白癜风、

坏疽性脓皮病有价值，银屑病的疗效不甚理想，可能是因为影响了药物的渗透性，但面部、间擦处的皮损的治疗表明是有效的。

【用法】1~2 次 /d 外涂。

可用于下列疾病的局部治疗①特应性皮炎；②扁平苔藓；③糖皮质激素引起的玫瑰痤疮（激素依赖性皮炎）；④坏疽性脓皮病；⑤银屑病；⑥白癜风；⑦慢性皮肤型移植物抗宿主病；⑧结节病。

【注意事项】他克莫司在皮肤局部外用，特别是潮红、糜烂和浸渍部位，不良反应主要是：30%~40% 的病人有强烈的皮肤烧灼感和瘙痒。几天后，症状通常会消退，皮肤痊愈。然而，有些病人持续灼热。免疫抑制也给皮肤癌、淋巴瘤的易感性带来理论风险，但到现在，并没有发生率增加的证据。然而，他克莫司会发生持续多年的免疫抑制效应。

【剂型】0.1%~0.3% 软膏。

吡美莫司（pimecrolimus）

吡美莫司也是一种具有抗炎活性的大环内酯类药物。可抑制 T 细胞因子产生、阻止肥大细胞释放炎性介质。它比他克莫司更具亲脂性，故与皮肤有高度亲和力。

【适应证】基本同他克莫司。

皮肤：银屑病（尤其屈部）、淤积性皮炎、眼唇皮炎、大疱性疾病、皮肤红斑狼疮、斑秃、白癜风、头皮炎症性疾病、各种各样的湿疹、化脓性汗腺炎。

黏膜：阿弗他口腔溃疡、扁平苔藓、天疱疮，类天疱疮、季节性皮肤黏膜病、皮肤角化不良、肛周瘙痒症、外阴阴道炎症。

【用法】每天使用两次。现有的资料表明：药物的亲脂性能提高药物对皮肤的局部疗效和降低了药物的清除率。

【剂型】1% 吡美莫司软膏。

咪喹莫特

咪喹莫特（imiquimod，IM，咪唑醌醇氨酸）起初是用来保护豚鼠免遭疱疹病毒感染中发现的。后来动物的研究实验揭示，咪喹莫特既有抗病毒又有抗肿瘤的效应。咪喹莫特是唯一能增强获得性免疫和天然免疫功能的药物。

【药理作用】咪喹莫特有抗病毒和抗肿瘤能力，这种抗病毒和抗肿瘤能力并不是直接的，而是通过诱导机体产生诸如 IFN-α 之类的细胞因子而发挥作用。IM 可刺激单核细胞、巨噬细胞和角质形成细胞产生 TNF-α、IL-1、IL-6、IL-8 和 IFN。对 Th1/Th2 细胞因子谱亦有调节作用，诱导 IL-12、IFN-γ 产生而抑制 IL-4、IL-5 形成，从而模拟机体对 HPV 感染的 Th1 型免疫反应，最终清除病毒感染。表明 IM 可刺激细胞因子表达。增强机体对 HPV 感染的免疫反应，抑制 HPV 复制。

【适应证】①生殖器疣；②传染性软疣；③基底细胞癌；④鲍温病；⑤单纯性疱疹；⑥寻常疣和扁平疣；⑦婴儿血管瘤；⑧光线性角化病；⑨皮肤肿瘤；⑩瘢痕疙瘩。

【用法】外涂，2 次 /d。

【注意事项】

1. 局部毒性　主要为轻、中度刺激，最常见的是红斑、糜烂、水肿、剥脱和鳞屑等。此外，还可发生瘙痒、灼热感和触痛等主观症状。

2. 全身毒性　全身毒性少见，约 1%~5% 病人可能有疲劳、发热、流感样症状、头痛、腹泻和肌痛等。

3. 妇女与儿童　咪喹莫特是妊娠 B 类药物，局部应用咪喹莫特在哺乳期妇女的乳汁中是否有分泌仍不清楚。小于 18 岁的儿童没有进行系统的研究。

【剂型】5% 软膏。

（李定　吴志华　吴大兴　史建强　陈嵘祎　陈秋霞　李影　吴玮）

第七十二章

皮肤病物理治疗

物理治疗是指利用电、光、水、热、低温等物理因子来治疗疾病的方法。由于皮肤位于机体表面，可直接受到各种物理因子如电、光、水、热、低温等的直接作用而获得很好的治疗作用。因此，物理治疗成为皮肤科主要的治疗手段之一，应用十分广泛。

第一节　电疗

一、射频治疗

射频是介于调幅无线电波和调频无线电波之间的电磁波。目前皮肤科应用的射频治疗技术主要有如下几种：

1. 射频电波刀　是采用调制的射频电波，通过选择性电热作用对组织进行切割、切除、摘除、破坏、混切、止血、电灼、消融及电凝等过程，从而达到治疗疾病的目的。其作用机制为高频率射频电波在通过组织时，组织对射频电波产生阻力，使其内的水分子瞬间产生快速振荡，从而在电极之间产生一种急剧沿电力线方向的来回移动或振动，因各种离子的大小、质量、电荷和移动速度均不尽相同，在振动过程中互相摩擦或与周围的媒质相互摩擦，结果产生热能作用于靶组织，从而破坏细胞或使细胞气化或使组织收缩。与激光或传统电外科器械比较，射频电波具有选择性电热作用、微创、安全和操作方便等特点。特别是在皮肤外科进行软组织切割方面具有突出的优点，几乎使用手术刀的操作均可由射频电波刀替代。可用于去眼袋与重睑、瘢痕整复、血管病变切除及整形、痤疮和玫瑰痤疮治疗、毛发移植、甲手术以及皮肤肿瘤切除等。

2. 射频热塑治疗　是通过在皮下特定深度内产生40.66MHz 的射频电场，使皮肤和皮下组织中的极性水分子产生高速旋转振动，从而使组织快速加热。温度升高可加快局部血液和淋巴循环，改善细胞新陈代谢，促使皮下脂肪的分解和代谢，刺激胶原蛋白及弹性纤维的增生重组，达到收紧皮肤，形体重塑的作用。该疗法在美容皮肤科应用广泛，如嫩肤、除皱和塑身，特别是产后和吸脂术后皮肤收紧，提臀和乳房提升，消除橘皮症和颈部皮肤收紧等。

3. 光电同步 E 光治疗　射频与强光组合的治疗设备将强光选择性光热作用与射频的选择性电热作用相结合，主要用于嫩肤和脱毛，特别是提高了除去黄发和白发的能力并可提高皮肤年轻化治疗的效果。其原理(图 72-1)。

是先对靶目标进行预热，随后进行射频治疗。能量在皮肤下 1~2mm 处重叠并达到最好的治疗效果。

二、电化学疗法

即在患者化疗期间，对肿瘤组织进行短时电脉冲治疗，以增加细胞通透性，增强对化疗药物的渗透。有作者报道用局部皮损内注射平阳霉素的电化学疗法治疗基底细胞癌取得成功。

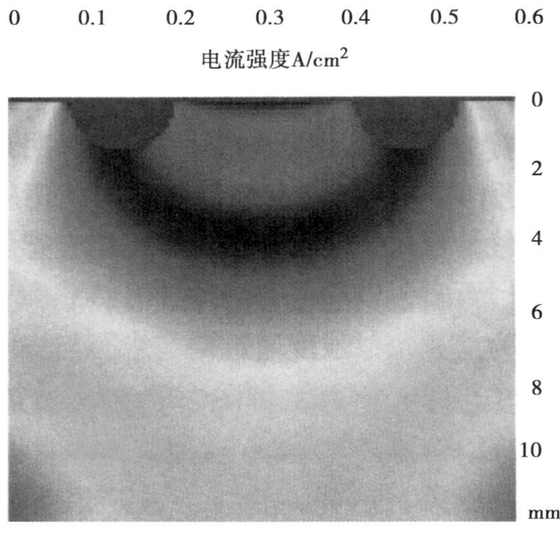

图 72-1 E 光作用原理图

第二节 光疗

光疗法即利用光线的辐射能来治疗疾病的方法,包括可见光、红外线、紫外线和光化学疗法及激光疗法等。由于激光有其独特的特性,将在第五节进行专门介绍。

一、红外线治疗

利用红外线辐射来治疗疾病的方法,称为红外线疗法。红外线主要由热光源产生,为非可见光,波长为760nm~400μm。其中760nm~1.5μm为短波红外线,对组织有较强的穿透性,可达2~3cm;1.5~400μm为长波红外线,对组织穿透力较弱,仅为0.5cm。

1. 作用机制 红外线对机体主要产生热效应。温热作用可致一系列生物效应:①局部血管扩张,血液循环改善,促进炎症吸收和加速组织再生;②促进白细胞浸润,增强网状内皮系统吞噬功能,提高人体抗感染能力;③降低末梢神经的兴奋性、松弛肌张力,具有解痉、止痛作用。

2. 治疗方法 常用碳丝红外线灯泡,另外,频谱治疗仪和特定电磁波(TDP)治疗仪也是目前临床使用较为广泛的红外线治疗仪。照射剂量可根据患者感觉和皮肤红斑反应而定,以局部有舒适的温热感和皮肤出现淡红斑为度。照射强度通过调节光源与皮肤间距离来控制,每日1~2次,每次20~30分钟。

3. 适应证 包括:①各种炎症感染,如疖、毛囊炎、汗腺炎、甲周炎等,应配合抗生素治疗;②各种慢性溃疡;③冻疮;④带状疱疹及其后遗神经痛等。

4. 注意事项 治疗时应避免烫伤,特别是对有感觉障碍者;注意保护眼睛,不可直接照射眼睛,在治疗眼周围皮损时,应用湿纱布遮盖眼部;长期红外线照射,皮肤可出现热激红斑。

二、紫外线治疗和光化学疗法

紫外线的波长为180~400nm。根据产生的生物学效应不同,可把紫外线分为:长波紫外线(UVA,波长320~400nm)、中波紫外线(UVB,波长290~320nm)和短波紫外线(UVC,波长180~290nm)。近年来,国际照明学会和世界卫生组织等将长波与中波紫外线的分界定在315nm。另外,根据皮肤红斑和黑素形成作用的差异,UVA又可分为UVA1(340~400nm)和UVA2(320~340nm)。医用紫外线由人工光源获得。

(一)紫外线的生物学效应

紫外线作用于皮肤组织可引起诸多生物学反应。而这些生物学效应正是紫外线临床治疗作用的基础。

1. 红斑反应 角质形成细胞、内皮细胞、肥大细胞等在紫外线作用下,产生多种细胞因子,如白介素、激肽、前列腺素、组胺、肿瘤坏死因子及各种水解酶等,导致血管扩张而出现红斑。红斑反应的潜伏期、强度和持续时间与照射剂量有关。一般在较大剂量紫外线照射后,经3~6小时潜伏期,照射局部出现红斑,约12小时最明显,以后逐渐减弱,4~5天消退,留有色素沉着。照射剂量越大,潜伏期越短,反应越强,持续时间越长。UVB与UVC易引起红斑反应,UVA虽可引起红斑反应,但所需剂量是UVB的1 000倍左右。根据我们对南京地区正常人群腹部最小红斑量(MED)的检测结果显示,男性:UVA为55J/cm^2,UVB为31mJ/cm^2;女性:UVA为40J/cm^2,UVB为29mJ/cm^2。但是,不同人群和(或)机体不同部位的MED存在差异。

机体对紫外线的敏感性各不相同。①身体部位:其敏感性依次为躯干、上臂和股内侧、面、颈、手足背、掌、跖部;②季节:春季敏感性高,冬季敏感性低;③工作环境:室内工作者较室外工作者敏感性高;④生理情况:青春期敏感性高,年老者敏感性低,女性月经期、妊娠期敏感性增高,淡色皮肤较深色皮肤者敏感性高;⑤疾病:光敏性皮炎、皮肌炎、红斑狼疮、烟酸缺乏病、肺结核、甲状腺功能亢进等患者敏感性增高,而慢性消耗性疾病、甲状腺功能减低者敏感性降低;⑥药物:内服或外用光敏性药物,如磺胺类、氯丙嗪、灰黄霉素、四环素和补骨脂类等,可增加敏感性,吲哚美辛外用可降低红斑反应强度。

2. 色素沉着 紫外线照射可促使黑素细胞体积增大,树状突延长,细胞内酪氨酸酶活性增强,可使黑色素合成增加。色素沉着作用以波长为300~400nm段光波作用最强。

3. 抑制表皮增生 通过干扰过度增殖表皮细胞的DNA、RNA和蛋白质的合成,抑制其增生。

4. 增强皮肤屏障作用 紫外线照射可促使皮肤角层增厚,最高可达2~3倍,这可使皮肤增强对光的反射和吸收,减轻光损害。

5. 维生素D形成 275~325nm波段的紫外线作用于皮肤中7-脱氢胆固醇,形成维生素D_3。

6. 对免疫的影响 与照射的面积、强度和机体的生理状态密切相关。其机制包括:①抑制免疫反应:紫外线可使皮肤抗原提呈细胞功能减弱,从而抑制皮肤接触过敏反应和迟发型超敏反应。组织学和免疫组化证明,紫外线照射后的皮肤中,朗格汉斯细胞的数量和功能均降低,形态也发生改变。另外,动物实验证明,紫外线可促使表皮释放"抗IL-1因子",抑制IL-1在皮肤超敏反应中的作用。亦有报道尿刊酸在紫外线作用下由反式结构转成顺式结构,从而抑制免疫活性细胞。②增加免疫反应:紫外线照射可使角质形成细胞生成多种白介素(IL-1、3、6、10)和肿瘤坏死因子-α,参与免疫细胞激活、分化和增殖。另外，紫外线照射可使免疫球蛋白形成增多，增加补体活性和网状内皮细胞的吞噬能力，改变T细胞亚群成分等。

（二）宽谱UVB治疗

1. 治疗方法　“最小红斑量”（MED）或“生物剂量”（BD）是临床用于紫外线治疗时的剂量单位，其定义为：特定的光源在一定距离照射后，皮肤产生刚可见红斑所需紫外线照射的剂量，可以功率为单位（mJ/cm^2 或 J/cm^2）或以时间（秒）为单位。理论上每个患者在紫外线治疗前应测定MED，可用6孔板或日光模拟器进行检测，临床上常于24小时观察结果。如因故不能测定MED，可根据具体光源的平均MED，结合个体情况，确定初次照射剂量，并根据照射过程中皮肤出现红斑的情况而调整照射剂量。常用照射剂量分为：亚红斑量（<1MED）、红斑量（1~3MED）和超红斑量（>3MED）。

治疗时，按皮损范围，分为全身或局部照射。全身照射首次剂量为80% MED，根据照射后皮肤反应情况，逐渐加量，一般较上次剂量增加20%~30%。局部照射应根据不同疾病，给予适当剂量，皮肤科临床常选用红斑量或超红斑量。

2. 适应证　感染性疾病如疖、痈、毛囊炎、甲沟炎和丹毒，带状疱疹，玫瑰糠疹，特应性皮炎，银屑病，慢性苔藓样糠疹，斑秃，皮肤慢性溃疡，光敏性皮炎（小剂量照射，使病人的光耐受性增加），冻疮等。

3. 注意事项　局部照射时应注意保护非照射区。照射过量可引起皮肤发红、水疱和疼痛，此时应停止治疗，外用或口服糖皮质激素，待红斑消退后可恢复治疗，但剂量应严格掌握。治疗时患者和医务人员应配戴防光眼镜。

（三）光化学疗法　1974年Prarrish首先提出了光化学疗法，其是应用光敏剂加紫外线照射引起光化学反应来治疗疾病的一种治疗方法。目前应用广泛的是补骨脂素（psoralen）加长波紫外线，称PUVA。近年来，临床上亦有应用补骨脂素加中波紫外线（PUVB）治疗皮肤病的报道，并取得较好疗效。

1. 作用机制　一般认为与下列因素有关。补骨脂素吸收UVA后，与表皮细胞中DNA双螺旋结构上的胸腺嘧啶发生光化学反应，形成光化合物，此时，细胞需对其进行切割、修复，从而使DNA复制延缓，核分裂活动减少，表皮转换周期减慢。这是PUVA治疗银屑病有效的机制。另外，PUVA可促使皮肤色素加深，角层增厚；对皮肤接触过敏反应和迟发型超敏反应具有明显抑制作用；可改变组织中和血液中淋巴细胞的组成、分布和功能；减少中性粒细胞的趋化性和抑制肥大细胞脱颗粒；补骨脂素还可以通过能量传递产生活性氧（单态氧、超氧阴离子），引起细胞膜、细胞浆的损伤等。

2. 治疗方法　目前常用的光敏剂为甲氧沙林（8-MOP）、三甲基补骨脂素（TMP）和5-甲氧补骨脂素（5-MOP），我国以使用8-MOP为主。给药一般采用口服法，0.5~0.6mg/kg，照光前2小时服用；也可于照光前1小时外涂0.1%~0.2% 8-MOP乙醇溶液。由于存在个体差异，PUVA治疗前，应测定最小光毒量（MPD）。方法为：按0.5mg/kg口服8-MOP，2小时后于腹部或背部测定生物剂量，具体操作过程如同测定紫外线MED。48小时后观察结果，以观察到最弱红斑所需的照射时间为一个MPD。目前，由于紫外线剂量设备的不断改进，临床治疗时UVA用 J/cm^2 计量，UVB用 mJ/cm^2 计量。首次照射量用80% MPD，以后根据照射后反应情况，每次增加1/2~1/4 MPD，每周治疗5次，或隔日1次。

3. 适应证　主要包括以下几类。

（1）银屑病　PUVA可使寻常型银屑病皮损完全消退率达90%；对红皮病型、脓疱型银屑病也有一定疗效，但照射剂量应小，加量应缓慢。PUVA与口服维A酸联合应用（Re-PUVA）是近十多年来临床用于治疗银屑病的有效方法之一，此法疗效优于PUVA，且可缩短疗程，减少UVA照射的累积量。

（2）蕈样肉芽肿（MF）　对红斑期或浸润较浅的浸润期MF，可首选PUVA治疗，联合治疗（氮芥外擦、干扰素、维A酸等）常可提高疗效，促进皮损消退。但对浸润较深的皮损，治疗后复发常较快。有人认为皮损消退后的巩固治疗有利于延长缓解期。

（3）特应性皮炎　特别是对糖皮质激素依赖的患者，PUVA是可选择的治疗方法之一。80%以上患者治疗后瘙痒及皮损明显改善，甚至完全缓解。停止治疗虽然复发难免，但缓解期可延长，且症状减轻。

（4）白癜风　PUVA适用于局限性皮损者的治疗，皮损泛发及手足部皮损疗效欠佳。治疗常采用局部外用8-MOP后照光。对治疗停止后复发者，再次治疗仍然有效。

（5）掌跖脓疱病和手部湿疹　选用PUVA可取得较好疗效。补骨脂素采用浸泡给药，不仅可减少胃肠道反应，而且有利于药物渗入表皮，同时水浸泡可增加角质层对光的透过性。由于掌跖部角质较厚，UVA照射量应加大。治疗20~30次后，皮损可基本消退。复发后治疗仍有效。

（6）其他　PUVA亦可用于光敏性皮炎、毛发红糠疹、斑秃、慢性移植物抗宿主病等的治疗。

4. 注意事项　口服8-MOP可有胃肠反应，部分患者可因此而无法坚持治疗。饭后或分次服药有利减轻胃肠道不良反应，并于治疗中佩戴防光目镜，以防止发生白内障。照射过量或治疗后即进行户外活动，可能发生光毒性反应，故治疗当日应避免日晒，或使用宽谱防晒霜。皮肤干燥、瘙痒常见。皮肤癌可发生于反复接受PUVA治疗后，特别是曾接受砷剂和放疗等治疗后的患者，有报道表明Re-PUVA的应用可减少皮肤癌发生。

（四）窄谱UVB（NB-UVB）

1981年Parrish和Jaenike研究发现311~313nm波长的UVB（称为窄谱UVB）治疗银屑病等皮肤疾患起效快，疗效等同甚至优于PUVA，且不良反应少，已成为目前治疗银屑病和特应性皮炎的最主要方法之一。

1. 作用机制　NB-UVB除有宽谱UVB的作用外，尚能直接诱导T细胞凋亡，使表皮、真皮中CD3细胞计数均减少；抑制表皮郎格汉斯细胞的数量和功能，降低其活性，抑制免疫反应；抑制淋巴细胞的增殖，降低IL-2、IL-10、IFN-γ的产生；使反式尿刊酸转变为顺式尿刊酸，降低NK细胞的活性，达到治疗目的。

2. 治疗方法　在治疗前应测定患者的MED，初始照射剂量为0.5~0.7 MED；也可根据患者的皮肤类型及治疗经验决定初始剂量。每周治疗3次。根据患者照射后的红斑反应，递增10%~20%或固定剂量（$0.05J/cm^2$ 或 $0.1J/cm^2$）。如出现轻度红斑，暂不加量；出现中度红斑，减前次剂量的10%~20%；出现痛性红斑或水疱，应暂停治疗，并做相应处理。

3. 适应证 与 PUVA 相同。但目前临床主要用于银屑病和特应性皮炎的治疗。

4. 安全性 治疗过程中无需使用光敏剂，因此无光敏剂引起的恶心、头晕、光毒反应等；治疗后不需要进行眼睛的特殊防护；对患者无过多的行为限制。对孕妇、哺乳期妇女、儿童相对较安全。至今虽无远期发生皮肤肿瘤的报道，但动物试验并不排除其存在致癌性。

（五）UVA1 光疗法

UVA1（波长为 340~400nm）光疗法在皮肤科临床的应用始于 1992 年。具有较深的穿透性，且无光敏剂所致的不良反应和光毒反应。经大量的临床研究证明，该疗法是治疗特应性皮炎、硬皮病等难治性皮肤病的有效方法之一。

1. 作用机制 其作用机制尚未完全明了，除具有长波紫外线的作用外，可能与其对皮肤的免疫调节效应，以及真、表皮细胞群功能的改变有关。

2. 治疗方法 治疗前，测定患者的 MED。至今为止，初次照射剂量和单次照射剂量尚无统一的标准，有报道采用的单次照射剂量分别为 20、30、60、100 和 130 J/cm^2，但对 MED 低于上述单次照射剂量者，则采用 MED 为初次照射剂量。每周连续治疗 5 天，共 2~6 周。在病情得以控制后，改为小剂量的 UVA1 或窄谱 UVB 照射，以维持疗效，避免病情复发。

3. 适应证 较多的研究证实，治疗特应性皮炎、硬皮病和蕈样肉芽肿等有较好的疗效。亦有报道，UVA1 对于瘢痕疙瘩和肥厚性瘢痕、斑块状副银屑病、泛发性肥大细胞增多症、慢性硬化性移植物抗宿主病等临床治疗困难的疾病治疗有一定的疗效。

4. 注意事项 由于该疗法仍处于临床探索阶段，故多数学者认为，本疗法仅适用于 PUVA 和 UVB 等疗法无效或不耐受的患者，且禁用于 18 岁以下的青少年、对 UVA 和 UVB 高度敏感者、HIV 感染者、服用光敏药物者或接受放疗的患者、皮肤肿瘤者、孕妇和哺乳期妇女等。

（六）高能紫外光疗法

新近美国某公司等生产出了一种新的紫外线治疗设备——Dualight 120-2 UVA/UVB 双光谱高能紫外光治疗仪，且已被美国 FDA 批准可用于银屑病、白癜风和过敏性皮炎治疗。其发出的 304nm 波长紫外光被认为是治疗白癜风和银屑病的最佳波长，治疗作用明显高于 308nm、311nm 紫外线。

该设备包含 UVA/UVB 双光谱输出，光输出强度是普通紫外光治疗设备光输出强度的数十倍，UVA 范围为 330~380nm；UVB 为 290~330nm（NB-UVB）。通过新型液体光导纤维将高能量紫外线直接传导到治疗部位，既方便对患者身体各部位的治疗，又保证紫外线只作用于病灶部位，最大限度地保护正常皮肤。治疗时，UVA 能量密度达 100~550mW/cm^2，每次治疗 2~20 秒（对应 1.0~10.0J 治疗剂量）；UVB 能量密度达 35~250mW/cm^2，每次治疗 1~12 秒（对应 0.3~3.0J 治疗剂量）。每周治疗 2 次。

适应症、禁忌证 同 PUVA 和 UVB 治疗，更适合用于皮损面积占体表 10% 以下的患者。具体操作步骤如下：①校正设备的光强度，以保证输入数值与输出能量一致；②测定初次治疗患者的 MED/MPD 值（设备自备 MPD/MED 检测功能，能在 30 秒内完成 MED 检测，为治疗剂量提供准确依据）；③可选择 1~8 倍的 MED/MPD 值作为治疗剂量。

（七）光分离置换疗法

光分离置换疗法又称体外光化学治疗（extracorporeal photochemotherapy，ECP），最早由 Edelson 等于 1987 年报道用于治疗皮肤 T 细胞淋巴瘤（CTCL）取得了良好疗效，次年即得到了美国 FDA 的临床准入。

1. 治疗原理 以提取光敏细胞为基础，通过致靶细胞凋亡、诱导体内单核 / 巨噬细胞活化增殖、改变细胞因子分泌模式以及对其他免疫细胞产生影响和对内分泌系统的调节作用等机制，对机体进行免疫调节作用。

2. 治疗方法 首先抽取已口服光敏物质如甲氧沙林（8-MOP）患者的全血，提取白细胞，再用长波紫外线（UVA）光源照射白细胞，然后回输入患者体内。也可直接静脉注射光敏物质，或将光敏物质直接加入分离后的白细胞组分中。

3. 适应证 ECP 有着广泛的适应症，文献报道可用于治疗移植物抗宿主病、硬皮病、大疱性疾病、银屑病、特应性皮炎、红斑狼疮、扁平苔癣、硬化性黏液水肿、硬肿病、皮肌炎等，特别是对糖皮质激素及其他免疫抑制剂抵抗者。此外，还可用于治疗日光性荨麻疹、皮肌炎、莱姆病性关节炎、全秃和普秃以及慢性 B 细胞淋巴细胞白血病等。

三、LED 红、蓝光疗法

LED 红、蓝光治疗仪是由多组半导体发光二极管（light emitting diode，LED）组成，可发出特定的窄谱光源——窄谱蓝光和窄谱红光，用于临床治疗。

1. 红光疗法 其波长为 600~760nm，穿透组织的能力较强，主要是热作用。高能红光波长 635nm 左右，具有纯度高、光源强、能量密度均匀的特点。临床研究显示，红光具有消炎、消肿、止痛、止痒、缓解肌肉痉挛、促进组织再生、促进伤口和溃疡愈合、促进受损神经再生以及促进毛发生长等作用。

主要用于治疗痤疮以及浅静脉炎、冻疮、软组织损伤等疾患。对皮肤感染如丹毒、带状疱疹、单纯疱疹、甲沟炎、毛囊炎、疖等也有较好的治疗效果。可促进毛发生长，用于治疗斑秃、脂溢性脱发等。

2. 蓝光治疗 治疗波长为 415nm 的蓝光。与红光相比，波长短，频率高，能量高，但穿透力差，约为 2mm。

主要用于治疗中度痤疮。其治疗机制是利用 415nm 的蓝光激活痤疮丙酸杆菌代谢产生的内源性卟啉，通过光毒性反应产生单线态氧，诱导细菌死亡，同时保护其他皮肤组织不受损伤，故近期疗效显著，且无明显不良反应。此外，还可通过光照作用刺激免疫调节系统发生变化，表现为延迟的后续治疗效果。由于其穿透力差，故不适用于治疗非炎性痤疮、严重型炎症痤疮以及囊肿型痤疮。此外，文献报道蓝光照射还可用于治疗急性湿疹和皮炎、三叉神经痛以及皮肤感觉过敏等疾病。

其他光源

（1）绿光：波长 560nm 的绿光，主要作用于控制油脂的分泌，改善敏感肌肤，紧缩粗大毛孔。

（2）紫光：是红光和绿光的双频光，其结合了两种光的功效，尤其在治疗痤疮和改善皮肤状态方面有疗效。紫光还能除去或者抑制身体各部位毛发的生长。

（3）黄光治疗 治疗波长 590nm 的黄光，与血管的光吸收峰值匹配，可以同时刺激淋巴和神经系统；强化肌肉和刺激免疫系统；舒缓和平衡的敏感皮肤；在无热效应的作用下，安全有效的改善微循环，调节细胞活性。LED 黄光采用 592nm 高效发光波长，特定黄光照射皮肤后，具有加快血液循环，活化细胞，刺激细胞兴奋性的活跃作用；可促进胶原蛋白合成，增强皮肤的胶原纤维和弹性纤维，有镇静皮肤和美白皮肤的作用。

第三节　冷冻治疗

冷冻治疗是利用低温作用于病变组织，使之坏死，以达治疗目的的治疗方法。目前皮肤科临床最常用的致冷剂是液氮，由于其具有致冷温度低（-196℃）、无毒性、应用方便、价格低廉等优点，近年来已逐渐取代了其他致冷剂。故本节仅讨论液氮冷冻治疗。

（一）作用机制

1. 使组织坏死　①机械损伤：当组织受到低温作用时，细胞内外水分形成冰晶，造成细胞机械性损伤；在组织发生缓慢冻融时，细胞间冰晶首先融化而吸收热能，使细胞内冰晶再晶化，形成更大冰晶，进一步损伤细胞。②细胞中毒死亡：细胞内外冰晶形成，可使组织中电解质浓度增高和酸碱度发生变化，引起细胞中毒死亡。③细胞膜类脂蛋白复合物变性，致细胞破裂、死亡。④血液淤滞：低温引起血管收缩，血流减慢，血栓形成，致使组织缺氧、坏死。

2. 冷冻免疫反应　有报道临床应用冷冻治疗原发性肿瘤时，转移性肿瘤可随之消失。研究显示，在大部分肿瘤患者，虽存在针对肿瘤的细胞毒 T 细胞（CTL），但因存在特殊抑制细胞以及肿瘤细胞产生的细胞因子，抑制了这些功能细胞的分化。当局部冷冻后，由于广泛组织损伤，可产生多种炎症介质和细胞因子如 TNF，从而促进 CTL 分化，并增加主要组织相容性复合体（MHC）和细胞间黏附分子（ICAM-1）在肿瘤细胞表面的表达；抗原提呈细胞（APC）吞噬大量的肿瘤细胞碎片，在其表面可出现 MHCⅡ类抗原；此外，冷冻还可使肿瘤细胞表面抗原释放；上述因素有利于激发肿瘤免疫反应、识别并消除肿瘤细胞。

3. 麻醉作用　低温可降低末梢神经的敏感性。在用 CO2 激光或高频电外科治疗小而分散的、浸润麻醉有困难的皮损时，可利用冷冻麻醉，十分方便。

（二）治疗方法

1. 接触法　①浸冷式冷刀：由金属制成的不同大小的治疗头。治疗时，将其浸入液氮中预冷数分钟，待液氮停止沸腾，表明冷刀的温度已与液氮相同，取出冷刀套上隔温保护套，将治疗头与皮损紧密接触实施冷冻。治疗过程中，冷刀温度逐渐升高，应反复浸泡。浸冷式冷刀常用于治疗表浅的或小范围深在性皮损；②封闭式接触治疗：是通过冷冻治疗机进行治疗。开机后，液氮经导管喷于金属冷冻治疗头内，将治疗头与皮损接触，由于持续的液氮制冷，使刀头保持恒定低温，适用于较为深在皮损的治疗。

2. 喷雾法　此法有利于治疗表面不平的皮损，且可达到快速冷冻的目的，是肿瘤治疗中常用的方法，因为快速冷冻所形成的组织破坏深度较慢速者大。Breitbart 报道，在同样的冷冻时间（120 秒）内，中央坏死区深度在喷雾法为 9mm，而在接触法（慢速冷冻）为 3.5mm。治疗时可用生橡胶或塑料制成的保护圈放置于皮损周边（略大于皮损），使液氮不至于溢出而损伤过多的正常皮肤。

冷冻治疗肿瘤时，必须采用快速冷冻，持续时间长，故均用液氮喷雾法或冷冻治疗机接触法治疗，冷冻后让其自然缓慢复温融化。反复冻融，待所有组织温度均复温到零度以上（有作者建议间隔 20 分钟），再做第二次冻融。治疗区应超出肿瘤 5~10mm。治疗中可用热电耦监测温度，肿瘤周边温度要低于 -60~-50℃，以彻底杀灭肿瘤细胞。

治疗中，可通过看、触或测量冰冻范围和冷冻时间来估计治疗深度，其中较为有意义的是冻结侧向距（lateral spread of freeze，LSF），即刀头边缘至冰球边缘的距离，此距离与冷冻时间呈正比，而与刀头直径大小无关，LSF 值与冰球的深度大致相等。但当冰球扩大到一定范围时，由于低温的扩散和血流带来的热处于平衡状态时，即停止扩大；因此，冷冻一定时间后，则无必要延长治疗时间。

冷冻破坏组织的能力与致冷剂温度、冷冻时间、冻融次数、冷冻时所加压力和组织特性（如组织细胞类型、含水量、血管分布等）有关。但在冷冻后形成的冰球内，各点温度是不一致的，在接触致冷剂处的温度最低，与致冷剂温度相接近（图 72-2）；由此扩展，温度逐步升高，形成同心圆状不同温度的等温线。目前认为，多数细胞致死的低温最上限为 -20℃，而冰球边缘的温度接近 0℃。因此，在冷冻治疗时，必须使冰球范围适当超出病损组织，才能取得较好的临床疗效。

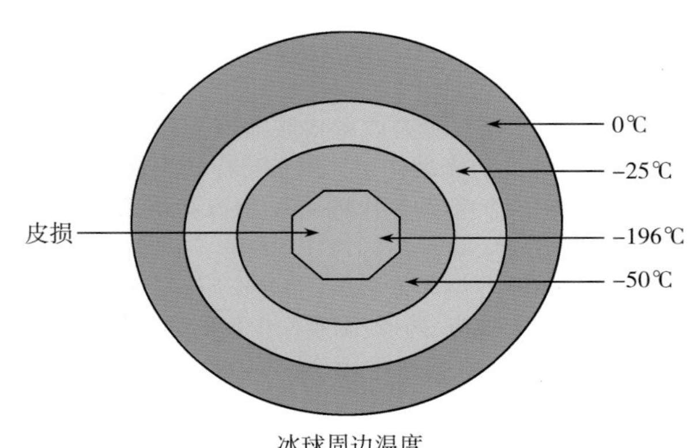

图 72-2　冷冻示意图

（三）适应证及其注意事项

冷冻治疗雀斑、较小的或耳郭等部的色素痣和疣可以起到满意的疗效。采用喷法治疗甲周疣和跖疣时，不仅疗效好，而且一般不留瘢痕及不影响甲的生长和外形，但常需反复治疗。血管角皮瘤宜用冷冻配合激光治疗。对于血管瘤，除非皮损很小，一般不主张使用冷冻治疗，因为治疗时痛苦较大，易出血，愈后易留瘢痕等。

冷冻是治疗黏膜白斑、Bowen 病、增殖性红斑等癌前期病变的有效方法之一。几乎所有类型的肿瘤都可用冷冻治疗，但临床上只用于治疗结节和溃疡型基底细胞癌和由光化性角化病发展来的鳞状细胞癌，肿瘤直径 <2cm、厚度 <4~5mm，其治愈率可达 98%。对于放疗后肿瘤复发者，冷冻是首选方法之一；但对手术后复发者，治愈率低。由于骨、软骨、结缔组织对冷冻有较好的耐受性，故该法用于治疗耳郭、鼻翼部的损害，可保留较多的正常组织，美容效果较好。

冷冻治疗后可有疼痛、水肿、水疱、出血、色素沉着、色素脱失、慢性溃疡、瘢痕形成和神经损伤等。如遇严重治疗反应，应给予及时处理。由于液氮是病毒和细菌良好的保存剂，为预防交叉感染发生，治疗时不宜多人共用液氮，治疗器具要严格消毒。

第四节 水疗

水疗是利用水的温度、清洁、以及加入水中药物的作用来治疗皮肤病的方法，是皮肤科重要的辅助治疗方法。

（一）作用机制

1. 清洁作用　清洁皮肤，提高机体抗菌能力；在外用药物和光疗之前，去除皮屑和陈旧药物，可提高皮肤对新药物的吸收，增加紫外线穿透性；对有渗出的皮肤病，水疗可起收敛及清除渗出物作用，减少渗出液分解产物对皮肤的刺激和过敏反应。

2. 温度作用　皮肤科常用的温水浴（36~38℃）和热水浴（38~40℃）分别具有镇静、安抚、止痒作用和促进新陈代谢、改善皮肤血液循环作用。

3. 药物作用　使用药物水浴，既有普通的水疗功效，又可发挥药物的作用。

（二）皮肤科常用水浴种类及其适应证

1. 淀粉浴　具有镇静、安抚和止痒作用，适用于皮肤瘙痒症、泛发性神经性皮炎、痒疹、慢性湿疹等。治疗时将淀粉加入浴水中搅匀即可。采用温水浴，使温度和药物发挥协同作用，治疗时间 20 分钟。

2. 人工海水浴　具有改善皮肤血液循环、提高代谢能力、增加对紫外线的光敏作用。用于治疗硬皮病、皮肤硬肿病和银屑病等。治疗时使用 3%~5% 的海盐浴水，水温 38~40℃，时间 20 分钟。

3. 高锰酸钾浴　具有杀菌、去臭作用。适用于有渗出的皮肤疾患，如天疱疮、药疹、剥脱性皮炎的辅助治疗。一般用 3~5g 高锰酸钾溶于浴水中，水温 37~38℃，时间以 10 分钟为宜。

4. 补骨脂素浴　常用于 PUVA。与口服法 PUVA 具有相同的疗效，却无胃肠道不良反应。治疗前，将 8-MOP 和 TMP 配制成 0.1%~0.5% 乙醇溶液。治疗时，按每升浴水中含 0.5~1mg 补骨脂素，水温 37~38℃，治疗 20 分钟，浴后即行光疗。

5. 中药浴　根据中医辨证施治的原则，选择适当药物，以治疗不同疾病。

（三）注意事项

药浴后，不宜再用清水冲洗，以延长药物作用时间。对年老体弱和有严重心脑血管疾病患者不宜用热水浴。治疗浴盆应严格消毒，以防交叉感染。

第五节 激光治疗

激光意为“受激辐射所产生的光放大”，其本质为电磁波。激光由激光器产生，各种激光器的基本组成都是相同的，主要包括激光工作物质、激发能源和光学谐振腔 3 个组成部分。自 20 世纪 50 年代美国的 Goldman 第一个尝试用激光治疗皮肤病后，激光技术在皮肤科的应用大大拓展了皮肤科医师的医疗范围。

（一）激光的生物学效应

激光为“受激辐射”发光，其具有一般光线所没有的特征。一是单色性好、光谱单一；二是相干性好、亮度高，在谐振过程中，由于光波叠加而成为高能量的光；第三个特性是方向性强。激光对组织的生物学效应，构成了其在医学上应用的基础。

1. 热效应　是指组织吸收激光的光能后，转化为热能，导致组织温度的上升。激光诱发的光热效应包括温热（热敷，38~40℃）、红斑（43~44℃）、水疱（47~48℃）、凝固（55~60℃）、汽化（>100℃）、炭化（300~400℃）、燃烧（530℃）以及热致二次压（反冲压、汽化压、超声压等）效应等，具有理疗、止血、气化、融合、切割等作用。

2. 压强效应　包括光致压强、热致压强（汽化压、超声压）、电磁场作用所致伸缩压等。主要由脉冲激光产生，激光能量转换成声能，属机械能，产生高冲击力的冲击波。这种冲击力量可用来爆裂与粉碎组织。

3. 光化学效应　当激光的能量被组织吸收并转化为化学能时，组织间的化学联结直接被激光光能破坏，或激光激发这些分子进入生物化学活跃状态，产生受激的原子、分子和自由基，引起相应的化学变化，包括光分解、光氧化、光聚合、光敏异构和光敏化间接作用（光动力学疗法）。

4. 电磁场效应　激光的本质是电磁波，有导致强磁场的作用，在细胞水平引起激励、振动、热和自由基效应，从而破坏组织。

5. 生物刺激效应　包括刺激引起兴奋反应或刺激引起抑制反应，如激光治疗银屑病等。

6. 荧光效应　如果所用的波长合适，某些组织在与激光相互作用后，会反过来发射部分它所吸收的激光能量呈现荧光。利用其原理可制造多种激光诊断设备。

（二）连续激光治疗

激光种类繁多，分类方法不一。根据激光发射的模式可分为连续激光，半连续激光和可控性脉冲激光。临床应用历史悠久的激光是连续 CO_2 激光，主要是通过热效应连续破坏组织。广泛用于激光切割、汽化和凝固等激光手术。

1. 激光切割术　是指用激光代替手术刀切割组织（包括皮肤、皮下组织、筋膜、肌肉等），也包括肿瘤组织。由于其损伤小，止血效果好，临床上已得到广泛应用，如用于重睑、眼袋成形、毛发移植和包皮环切等。

2. 激光汽化术　是指利用激光的热效应将病变组织汽化、炭化。如临床常用激光治疗各种病毒疣、脂溢性角化、汗管瘤、汗孔角化症、粟丘疹、睑黄瘤、胼胝、鸡眼、腋臭等。

3. 激光凝固术　是指利用激光的热效应，凝固血液、血管或液体组织、或用以清除病灶组织，对血管、神经等进行焊接、吻合等。

（三）弱激光治疗

弱激光是指激光作用于生物体后，不引起生物组织的不可逆损伤，只引起一系列的生理和生物化学改变，从而调节机体功能达到治疗效果。一般认为弱激光所引起的组织温度升高应在一个很小的范围内，不超过 0.1~0.5℃，输出功率密度在 $1J/cm^2$ 水平，输出功率 <50mW（表 72-1）。

表 72-1 弱激光的治疗参数

波长	典型 632.8nm、820nm、830nm 或 904nm
功率	平均功率 10~90mW，极少用百毫瓦以上
波形	连续波脉冲 1~4 000Hz，或调 Q
能量密度	1~4J/cm^2
方式	每日或隔日 1 次，每次 30 秒至几分钟
光斑	原光束照射或聚焦扫描

临床常用的弱激光器从紫外线、可见光到红外线均有。最早应用的是 He-Ne 激光器，随后有 Nd:YAG 激光器、N_2 激光器、Ar+ 激光器、He-Cd 激光器、CO_2 激光器、砷化镓（GaAs）和砷化铝镓（GaAlAs）激光器以及红外半导体激光二极管等。

弱激光有明显的抗炎、止痛作用，可调节免疫功能、自主神经功能以及肾上腺、甲状腺和前列腺功能，具有改善细胞代谢，加速伤口愈合，促进瘢痕软化的作用。临床可用于治疗各种皮肤溃疡、带状疱疹、酒渣鼻、斑秃、白癜风、肥厚性瘢痕、血管瘤以及细菌感染性皮肤病如疖、痈、蜂窝织炎、毛囊炎和丹毒等。也可通过穴位照射治疗荨麻疹。近年还以弱激光进行激光溶脂达到溶脂塑形作用。

（四）利用选择性光热作用原理治疗皮肤色素性损害

现代激光机的开发、应用与发展，是得益于 1983 年 Anderson 和 Parrish 提出的选择性光热作用原理。

光线在皮肤中的穿透深度遵循一定的规律，在一定的波长范围内，波长与其穿透深度成正比。激光透入皮肤后可被一定的色基结构优先吸收，从而产生热效应。一旦热产生后，会向周围邻近组织弥散传递，这一过程称"热弛豫"。热弛豫时间（thermal relaxation time）是指色基温度降低一半所需要的时间。激光照射后，组织的热效应和不断冷却之间的消长，决定了靶目标的热效应是怎样进行的。选择性光热作用的目标是光照能精确地破坏靶组织而不引起邻近组织的损伤。要取得选择性光热作用效应，必须具备 3 个基本条件：①激光的波长要适合，能使透入到皮肤的激光被理想的靶目标优先吸收，并能到达靶病变所在位置；②激光的脉宽时间必须短于或等于靶目标的热弛豫时间；③引起靶目标达到损伤温度和足够的能量密度。也就是只要选择了合适的激光波长、能量密度和脉宽，便可获得对显微靶目标的选择性损伤。

由于黑素对紫外线、可见光以及近红外光均能较好吸收，为"Q 开关"激光等治疗色素增加性疾病与深色文身提供了基本的靶目标。"Q 开关"真正的意义是获得的激光脉宽极短而峰值功率相当高，可在光照的瞬间使色素颗粒吸收能量、骤然受热，进而通过光热及光声动力学作用而遭破坏。

根据黑素异常沉积的部位，可将色素性皮肤病分为表皮色素增加性皮肤病（表 72-2 中以雀斑样痣表示）和真皮色素增加性皮肤病（下表中以太田痣表示）。对于前者一般采用波长较短的激光进行治疗；对于后者，则必须采用波长较长的 694nm、755nm 或 1 064nm 激光进行治疗，常用的激光器（表 72-2）。但采用激光治疗炎症后色素沉着和黄褐斑，仍需进行深入研究。

同样原理，Q 开关激光已成为目前治疗不良文饰最有效、不良反应最小的方法，但并不是所有文身都能被彻底清除，这与文身所用的材料以及颜色有密切关系。红色文身需选用 510nm、532nm 波长的绿色激光治疗，绿色文身选用 Q 开关红宝石和翠绿宝石红色激光治疗，黑色文身选用红色激光或 1 064nm 波长激光，后者尤其适合肤色较深者。

近年来，皮秒激光成为文身治疗的一种新选择。皮秒激光的脉宽较 Q 开关激光更短，可产生更强的光声动力学作用破坏色素颗粒。目前临床上应用的皮秒激光主要包括皮秒翠绿宝石激光（755nm）和皮秒 Nd:YAG 激光（532nm/1 064nm）等。除文身外，皮秒激光对多种表皮色素增加性皮肤病（如雀斑）和真皮色素增加性皮肤病（如太田痣）亦有较好的疗效。

（五）利用选择性光热作用原理治疗皮肤血管性病变

治疗皮肤血管性病变的目标是要使所有病变血管壁发生不可逆的破坏，同时又不损伤皮肤结构的完整性。新型脉冲激光治疗血管性病变的机制在于激光可被血液中的氧合血红蛋白选择性吸收，产生热量从而使血液凝固而致血管壁受破坏，从而去除病变。

鉴于血管性病变的病理学特征，在选择激光设备时，要充分考虑波长与穿透深度的关系。病变位置越深，需要光波的波长越长。另外还要考虑脉宽，血管瘤等病变是由大小不等的血管构成，所以激光的脉宽选择应小于中小血管的热弛豫时间，以达到对周围组织的损伤最小。

目前常用于血管性疾患治疗的激光器包括 585/595nm 脉

表 72-2 治疗色素性皮肤病的常用激光器及其适应证

激光设备	波长（nm）	能量（J/cm^2）	脉宽	适应证
Q 开关 Nd:YAG 倍频	532	0.4~6	5~10ns	雀斑样痣
Q 开关红宝石	694	3~12	20~40ns	雀斑样痣，太田痣
Q 开关翠绿宝石	755	0.85~12	50~100ns	雀斑样痣，太田痣
Q 开关 Nd:YAG	1 064	0.75~12	5~10ns	太田痣
二极管	800	达 100	5~400ms	雀斑样痣，太田痣
Nd:YAG	1 064	达 600	0.25~300ms	太田痣
皮秒翠绿宝石	755	0.71~6.37	550-750ps	雀斑样痣，太田痣
皮秒 Nd:YAG 倍频	532	0.13~6.25	375ps	雀斑样痣
皮秒 Nd:YAG	1 064	0.2~12.5	450ps	太田痣

表 72-3 治疗皮肤血管性病变的常用激光器及其适应证

激光设备	波长(nm)	能量(J/cm²)	脉宽(ms)	靶结构	适应证
KTP	532	达 240	1~100	毛细血管扩张,静脉扩张	毛细血管扩张,红斑期酒渣鼻,静脉畸形,樱桃状血管瘤
脉冲染料激光	585/590/595/600	达 40	0.45~40	毛细血管扩张	鲜红斑痣,毛细血管扩张,红斑期酒渣鼻,婴儿血管瘤,增生性瘢痕,红色萎缩纹,疣
长脉宽翠绿宝石激光	755	达 100	3~100	静脉扩张,毛细血管扩张	腿部蜘蛛痣样毛细血管扩张
二极管激光	800	10~100	5~400	静脉扩张,毛细血管扩张	腿部蜘蛛痣样静脉扩张和毛细血管扩张,兰色网状静脉
长脉宽 Nd:YAG	1 064	5~900	0.25~500	静脉扩张,毛细血管扩张	腿部蜘蛛痣样静脉扩张和毛细血管扩张,蓝色网状静脉,面部毛细血管扩张

冲染料激光、532nmKTP 激光和长脉宽 1 064nm Nd:YAG 激光等,对毛细血管扩张、血管痣、草莓状血管瘤治疗效果较为理想,较深较大的血管瘤效果不佳,对于鲜红斑痣因皮损深浅形状不同而有很大的差异。对毛细血管扩张,可能经 1~2 次治疗即能取得良好疗效,而对于血管瘤,常需要多次治疗,间隔时间 2~3 个月。

治疗皮肤血管性病变的常用激光器及其适应证(表 72-3)。

第六节 强脉冲光治疗

强脉冲光(intense pulsed light,IPL)简称强光或脉冲强光,属于非相干光,本质上仍属于普通光而不是激光。

强光的产生原理非常简单,即以一种强度很高的光源(如氙灯等),经过聚焦和初步滤光后形成一束波长为 400~1 200nm 的强光,再在其前方放置一种特制的滤光片将低于或高于某种波长的光滤去,最后输出的光是一特殊波段的强脉冲光(图 72-3),具有高能量、波长相对集中、脉宽可调的特点。

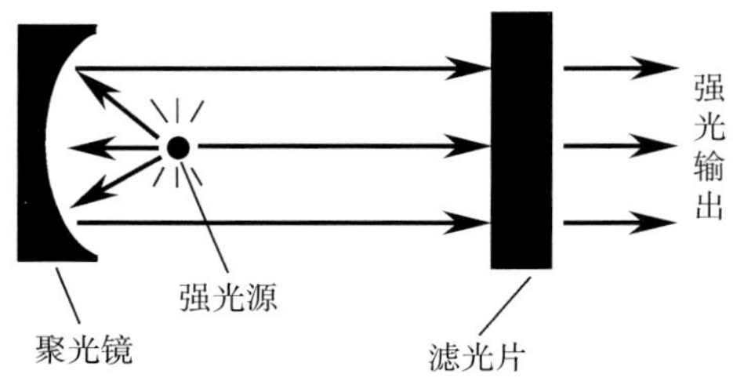

图 72-3 强脉冲光示意图

与激光类似(表 72-4),强光同样可达到选择性光热作用原理进行治疗。临床可用于治疗皮肤色素病变、血管性疾病、痤疮、妊娠纹、膨胀纹和瘢痕色素改善等,特别是嫩肤和脱毛治疗具有无创、安全、简便等优势。本节重点介绍强光嫩肤技术(表 72-4)。

强光嫩肤技术是由美国加州 Bitter 博士于 1995 年在提出强脉冲光 PhotoFacial 技术概念后,经过几年的研究于 1998 年首先开发并应用于临床的。当时被定义为使用宽光谱的强脉冲光子流进行在低能量密度下的非剥脱性、非侵入性嫩肤治疗。

表 72-4 IPL 与激光的比较

项目	IPL	激光
单色性	宽光谱,可调节	波长固定
方向性	好	好
能量	高	高
脉宽	连续可调	一般不可调
脉冲个数	每次击发可选择	
	1~3 个脉冲	单个
光斑大小	大,多为 35mm × 8mm	直径一般 2~9mm
光谱疗效	多样性	功能单一
设备故障率	相对较低	相对较高

强光嫩肤获取疗效的基本原理至少包括 2 个主要方面:一是特定光谱(如 585nm、694nm、755nm 和 1 064nm)的强脉冲光能穿透皮肤,并被组织中的色素团及其血管内的血红蛋白优先选择性吸收,在不破坏正常组织的前提下,使扩张的血管、色素基团、色素细胞等破坏、分解,从而达到治疗毛细血管扩张、色素斑的效果。其二,强脉冲光作用于皮肤组织产生光热作用和光化学作用,使深部的胶原纤维和弹力纤维重新排列,并恢复弹性,使面部皮肤皱纹消除或减轻,毛孔缩小,起到使皮肤年轻化的作用。

强光嫩肤的适应证较为广泛,并且不仅仅局限于面部,还对颈、胸(乳房)、甚至手背等多个部位均有效。目前多用于:①治疗多种皮肤色素性病变,如雀斑、日光性雀斑样痣、浅表型黄褐斑、日光性角化及其他一些继发性色素沉着等;②治疗皮肤血管性改变,如毛细血管扩张、皮肤潮红、红斑型酒渣鼻、Civatte 皮肤异色症等;③可改善早、中期光老化和衰老所引起的皮肤质地改变,如毛孔粗大、松弛、细小皱纹、皲裂等。还可与肉毒毒素注射疗法结合,用来消退动态的皱纹。此外,还可用于激光去皱术后面部除皱和化学剥脱术后红斑的治疗。

近年来精准脉冲光(delicate pulse light,DPL)是在 IPL 基础上发展起来的新技术。DPL 采用了特制 DPL 晶体仅允许很窄波段(约 100 个 nm)的光通过(如 550-650nm),这种技术不仅能滤过两端无效的光谱,获得最需要的治疗光谱波段,而且还能将两端的光谱的能量转到有效治疗光谱,使得目标波段获得最高的能量输出。该光谱在治疗血管性病变方面有很大的优势,同时可兼顾色斑的淡化,在改善光老化方面有其独特的优势。因此,窄谱光具备了类似于激光的精准性,使得其疗效大大提高。同时,应用 DPL 治疗时,由于采用窄谱光,总能量较传统 IPL 明显低,这使得安全性得以提高。因此,DPL 技术又称为准激光技术,是激光美容领域的新锐。

第七节　光动力疗法

光动力疗法(photodynamic therapy,PDT)是通过系统或外用光敏剂,事先使靶组织含有一种无毒的外源性光敏物质,并在恰当的时间内应用特定波长的光照射,使被组织吸收的光子在光敏剂的参与下产生一系列的光化学和光生物学反应,引起组织损伤,从而达到治疗疾病和美容的目的。

PDT 达到治疗作用需要 3 个条件:一是在病变组织中有足够浓度的光敏药物,二是要有激活光敏药物的光照射,三是组织中的氧。目前临床常用的光敏剂主要有血卟啉衍生物(HpD)、5- 氨基酮戊酸(5-ALA)、苯卟啉衍生物(BPD)和间四羟基苯二氢卟吩(mTHPC)等,而海姆卟吩等用于鲜红斑痣治疗的光敏剂有望在近年面世。因为不同光敏剂的激发光谱不同,所以必须按要求选择或调整不同(波长)的照射光源。用于 PDT 照射的光源必须具备以下特征:①光强度能达到一定的组织穿透性;②光照区域须有精确的边界;③光谱须明确界定;④光强度须在 100~200mW/cm^2。目前所用光源大体可分为 2 大类:即传统光源和激光。

PDT 引起组织损伤的确切机制目前尚不完全清楚。研究发现 PDT 有直接杀伤细胞、导致血管损伤、激发炎症以及免疫反应等作用。PDT 产生的单态氧及自由基可作用于细胞的 DNA、酶、蛋白,使其结构和功能受损。除了直接杀伤靶组织外,血管损伤是 PDT 引起靶组织损伤的重要因素。PDT 可导致血管内皮组织损伤,屏障功能降低,导致血小板和多形核白细胞聚集,引起血运障碍,间接导致靶组织细胞死亡。血管的损伤可激活急性蛋白、蛋白酶、过氧化酶、补体因子和细胞因子。炎症因子的产生又导致大量免疫细胞如中性粒细胞、巨噬细胞的聚集,中性粒细胞释放毒性氧自由基、溶酶体酶和趋化因子导致靶组织破坏。这些作用的综合,可能是 PDT 治疗的病理生理学基础(图 72-4)。

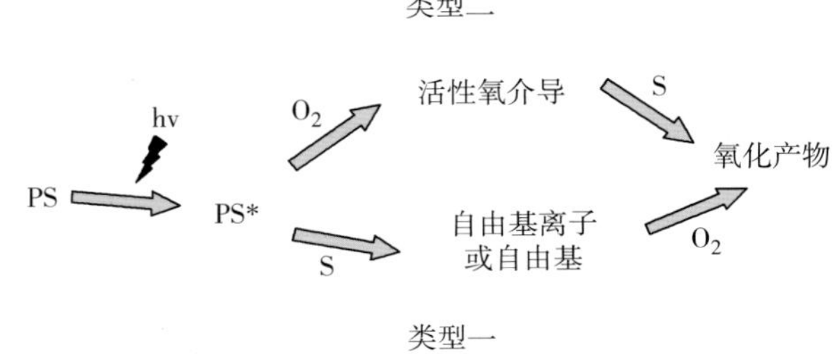

图 72-4　光动力疗法原理图
PS:光敏剂;*:激活的。

当前 PDT 主要用于治疗日光性角化、鲍恩病、Queyrat 增殖性红斑、基底细胞癌、原位和早期鳞状细胞癌、蕈样肉芽肿、银屑病、人类乳头瘤病毒感染特别是尿道内损害和亚临床病变、硬皮病、痤疮、鲜红斑痣、皱纹和膨胀纹以及毛囊周角化性疾病等(表 72-5)。

表 72-5　不同光动力疗法及其临床应用

	ALA-PDT	MLA-PDT	光卟啉 -PDT	BPD-MA-PDT	MTHPC-PDT	PDT-Inc
光敏剂	盐酸 5- 氨基酮戊酸	氨基酮戊酸甲酯	卟吩姆钠(光卟啉)	苯并卟啉衍生物单酸环 A	间四羟基苯二氢卟吩	锡乙基初紫红素
继发光产物	原卟啉Ⅸ	原卟啉Ⅸ	—	—	—	—
吸收波长	417/630	630	630	690	652	660
给药方法	局部 / 口服	局部	静脉滴注	静脉滴注	静脉滴注	静脉滴注
给药 - 光照间隔时间	24h(局)/2~4h(口)	3~4h	48~72h	1~3h	48~96h	24h
照射光源	染料激光 630,He-Ne 激光,半导体激光(红光)	染料激光 630	染料激光 630	二极管激光	染料激光 652	二极管激光
可能的适应证	AK,BCC,原位 SCC,MF,光老化,痤疮,多毛,HPV 感染	AK,BCC,原位 SCC	BCC,原位 SCC	BCC,原位 SCC,银屑病	BCC,原位 SCC	BCC,银屑病
系统光敏持续时间	0h(局)/24h(口)	0h	1~4 个月	3~5 天	1~2 周	1~3 周

第八节 放射治疗

皮肤科放射疗法主要包括X线、电子束和放射性核素治疗。放射治疗在临床上的应用已有数十年的历史，为治疗多种疾病，特别是肿瘤，发挥了其他治疗方法所不可替代的作用。虽然近年来新药物、新设备、新疗法不断出现，放射疗法的适应证已日渐减少，但对部分皮肤病而言，放射治疗仍是一种行之有效的治疗方法。

一、X线治疗

X线治疗时，既要使病变组织获得足够的照射剂量，又要使病变组织周边及以下部分所受照射量减至最小程度，就必须选择适当穿透深度的X线。X线的穿透深度常用"组织半价层"来表示，其定义为吸收X线表面量50%所需皮肤组织的厚度。其是较为实用的X线穿透性和吸收的表示方法，目前已被广泛采用，因为它较好地显示出X线的质与皮肤不同解剖学结构的真正深度之间的关系。以下3个因素可影响X线的质。①管电压：管电压大，X线的质越硬、作用越深，反之亦然，治疗皮肤病所用电压值范围在10~120kV；②滤过板：加用滤过板（在皮肤病治疗中常用铝过滤板）可滤去作用较为表浅的软X线，而使X线的穿透性增加，作用加深；③照射距离：按照距离的平方反比定律，增大焦点皮肤距离，可增加深部组织的照射剂量，加深X线的作用。

（一）分类

在皮肤科的治疗中，根据电压不同，可将X线治疗分为：

1. 超软线治疗　又称境界线治疗。电压在5~20kV，其作用深度仅达表皮和真皮上层，用于治疗表浅皮肤疾患，如鲜红斑痣等。

2. 软X线　电压在20~50kV，可根据皮损的深浅选择适当的电压和焦点皮肤距离（最大可达30cm）进行治疗，可用于较大范围的治疗。

3. 低电压近距离X线治疗　电压在20~50kV，焦点皮肤距离仅1.5~5cm。其特点为大量X线均为表浅病变组织吸收，而皮损下的正常组织所受照射量很少。但此法照射野小，仅适用于小范围皮损的治疗，如皮肤癌、血管瘤和跖疣等。

4. 表层X线治疗　电压为60~140kV，加用滤过板可增加X线的作用深度，故可适用于较大范围且深在皮损的治疗。

（二）照射剂量

近年来国际上统一用组织吸收剂量（Gray，Gy）表示放射线照射剂量。1Gy为1kg组织吸收1J的放射线能量。皮肤科放疗中1Gy大致相当于100R（伦琴）。治疗时应根据疾病的种类、病情、部位及面积确定X线的照射剂量。良性损害照射量小，恶性皮损照射量大；同种疾病面积大者照射量较面积小者减少。因为X线进入皮肤后可以产生二次射线，照射面积增大，产生的二次射线相应增多，组织放射剂量也相应增多，故治疗时应适当减少照射剂量；每次照射后，应根据分次照射量的大小，确定一间隔时间，以使组织得到恢复的机会（对良性皮损而言）。X线对组织的作用是终生存在的，在一生中，某一部位的皮肤对X线的耐受量有一定限度，超出此限度即可发生放射性损害。美国FDA建议，对良性皮损，X线的总剂量以10Gy为极限，境界线则为50Gy；对恶性皮损照射的总量，应视肿瘤的类型和皮损的消退情况而定，一般照射40~60Gy。

（三）临床应用

1. 良性皮肤病

（1）鲜红斑痣：境界线治疗本病有一定疗效，皮损颜色淡者疗效优于颜色深者，据我们的治疗经验，对于颜色较淡的皮损，经治疗后约60%的损害可基本或显著变淡。治疗量以每次8~10Gy，3~4个月照射一次，总量不超过50Gy为宜。但是随着激光仪器的发展及其在临床使用中经验的积累，放疗目前已较少用于本病的治疗。

（2）单纯性毛细血管瘤、海绵状血管瘤和混合性血管瘤：放疗只用于治疗进展期血管瘤。在半岁以内这些类型的血管瘤往往发展较快，建议尽早治疗，因小的皮损在治疗后一般不遗留明显痕迹，而大范围的损害消退后常留有浅表萎缩性瘢痕而影响美容效果。对于无扩大趋势的皮损可暂时不治疗，进行随访观察，因为绝大多数患儿的皮损在10岁前可自行消退。X线用于治疗这三类血管瘤的疗效较好，我们曾总结了应用低剂量X线治疗儿童（年龄20天~4岁）皮肤血管瘤1 008例，取得满意疗效，治愈率为95.04%。治疗时应根据皮损的厚度，选用组织半价层与之相当的X线进行照射，每次1~2Gy，每周1~2次，照射至总量6~8Gy后，进行随访观察，如皮损仍继续扩大，可追加小剂量照射。但绝大多数皮损可被控制而不再发展，并逐渐消退，皮损消退时间最短1个月，最长35个月，平均9.25个月。经统计学处理证明，2岁以前接受治疗者较2岁以后治疗的疗效为佳。经1~20年随访，所有病例均无任何放射性损害。

（3）瘢痕疙瘩和增殖性瘢痕：对早期发展中的瘢痕疙瘩和增殖性瘢痕，单用X线治疗可有一定的疗效，促使皮损消退、变软和症状改善。但对陈旧性瘢痕疙瘩则应与手术切除或冷冻治疗等联合应用。

（4）复发性单纯疱疹：应用超软线可防止复发或延长缓解期，方法为每周照射一次，每次1.5~2Gy，总量6~8Gy。

（5）其他：X线对湿疹、局限性神经性皮炎、扁平苔藓、丹毒、疖、痈、化脓性汗腺炎、须疮、连续性肢端皮炎、乳头状皮炎、慢性脓皮病、脓肿性穿掘性头皮毛囊周围炎、皮肤淋巴细胞浸润症和局限性皮肤淋细胞瘤等治疗有一定疗效。

2. 恶性皮肤肿瘤

（1）基底细胞癌和鳞状细胞癌：治疗时必须做到照射量充分，应将肿瘤周边0.5~1cm的正常皮肤包括于照野内，对肿瘤以下的正常组织（特别是骨、软骨）应尽可能减轻其放射损伤。根据肿瘤类型和范围情况，决定治疗方法，每日治疗一次，每次2~5Gy，总量40~60Gy。

（2）蕈样肉芽肿：主要用于肿瘤期皮损，根据皮损深度，选用不同硬度的X线，每次1~2Gy，隔日一次，总量10~15Gy左右。可使肿瘤迅速消退。

（3）其他：Bowen病、增殖性红斑和Paget病，这些疾病主要采用冷冻、CO_2激光和手术切除等疗法，只有对不适合或不能耐受上述疗法者，才考虑X线治疗。

3. 注意事项

（1）应严格掌握适应证，控制照射剂量，遵守操作规程，以免发生不必要的并发症。

（2）治疗中要注意对眼、睾丸、胸腺、甲状腺和乳腺等腺体的保护，以免引起放射性损伤或发育和功能障碍。

(3) 对大范围或不在同一平面上的皮损，应分野照射，但要注意避免重叠照射。

(4) 对耳郭、手部等较薄的部位进行两侧照射时，应适当减少照射量，这是因为此时 X 线由于穿透组织可致重叠照射。

(5) X 线治疗期或照射后的一段时间内，应避免各种物理因子（如日晒、热水烫洗）和化学因子（如焦油、水杨酸、碘酊等）的刺激。

二、放射性核素治疗

皮肤科常用的核素为 32P 和 90Sr，多采用体外照射法，亦有用胶体 32P 皮损内注射治疗如血管瘤等的报道。这两种放射性核素均为 β 射线放射源，具有较高的能量。

32P 在蜕变过程中放出 β 射线的最大能量达 1.70MeV，平均能量为 0.57MeV，其在软组织中的半价层为 1mm，最大穿透深度约为 3mm。临床治疗时使用敷贴器进行外照射，即用一层滤纸浸上含有一定量的 32P 化合物（多为磷酸氢二钠）溶液，烘干后外包玻璃纸即可进行敷贴治疗。其剂量以 Gy 为单位。由于 32P 的半衰期较短（14.3 天），因此临床治疗时需经常更新敷贴器或计算辐射量，而致使用较为麻烦，且常因剂量掌握不当而引起照射局部的放射性皮炎，这是放射疗法治疗良性皮肤病所不应出现的并发症。

为了避免 32P 的不足之处，临床常以 90Sr 取代。90Sr 的半衰期为 19.9 年，在释放出 0.62MeV 的 β 粒子后，转变为 90Y，90Y 的半衰期为 2 小时，在释放出能量为 2.16MeV 的 β 粒子后转变为稳定的 90Zr。其穿透软组织的深度为 1~3mm。临床治疗时采用特制的照射器进行外照射，照射器多用不锈钢制成，用于照射一侧由一定厚度的铝板作为滤过板，以滤去 90Sr 所释放的 β 射线，而仅让 90Y 释放的高能量的 β 射线通过，因此在使用 90Sr 治疗时起作用的实为 90Y 释放的 β 射线。由于 90Sr 的半衰期长，在使用过程中无需经常更换照射器及反复计算辐射量，应用较 32P 方便，但 90Sr 属于高毒性的放射性同位素，临床治疗及平时保管一定要遵守相关的使用和保管原则，以免造成不必要的人体伤害和环境污染。

32P 和 90Sr 疗法是利用其释放的 β 射线，由于作用表浅而仅适用于浅表性皮肤病的治疗，良性皮损如慢性湿疹、神经性皮炎等，恶性皮肤肿瘤如表皮内鳞癌等。对于鲜红斑痣虽有一定疗效，但远不如选择性激光的最终疗效；草莓状血管瘤的深度常超过 β 射线的有效作用深度，除非极其表浅者，一般不选择同位素治疗，而海绵状血管瘤和混合性血管瘤原则上不采用该疗法，因为照射深度不够，不仅不能抑制皮损的发展，而且给进一步的治疗带来较大的困难。

如同 X 线治疗，放射性核素治疗必须严格掌握适应证，根据不同性质的皮损选择恰当的照射剂量，按相关规定操作，并对放射源作妥善保管。

第九节　超声波治疗

当声波的频率超过 16kHz，不能引起正常人听觉的机械振动波，称为超声波。利用超声波的物理能以各种方式作用于人体达到治疗疾病和美容的目的的方法，称为超声波疗法（表 72-6）。

（一）治疗原理

超声波作用于人体，可产生机械振动作用、温热作用和化学作用。

1. 机械振动作用　当其作用于人体时，会引起组织细胞振动，产生细微而强烈的按摩作用，并改变细胞容积，促进胞浆运动和胞膜通透性，可改善血液与淋巴循环，提高组织的新陈代谢和再生修复能力。超声波的机械作用对软化硬结组织，减轻瘢痕形成及肌腱挛缩均有较好疗效。

2. 温热作用　超声波的声能可转化为热能，可使毛细血管扩张、细胞膜的通透性增加；局部组织温度升高、血液循环加快，改善组织营养，增强酶的活力，使炎症渗出物的吸收增加及机体防御能力提高。

3. 化学作用　超声波的理化作用，主要表现为聚合反应和解聚反应。

（二）临床应用

1. 超声理疗　临床应用范围广泛，如治疗炎症性皮肤病如毛囊炎、疖、痈、炎性硬结痤疮等，减轻色素性皮肤病如黄褐斑、各种炎症后以及化学剥脱术、冷冻、激光、外伤及磨削术后色素沉着等，软化瘢痕和局限性硬皮病，近年还用于除皱、去脂减肥等（表 72-6）。

表 72-6　临床超声波治疗的剂量

治疗目的	剂量（w/cm^2）
促进伤口愈合	0.1~1.0
减轻疼痛和痉挛	0.5~1.0
促进血肿吸收	0.5~1.5
增加瘢痕和结缔组织塑形（软化硬块）	1.0~1.5

2. 超声药物透入治疗　主要通过超声波的空化作用、机械作用、对流运输和热效应等机制来完成（表 72-7）。

3. 超声聚焦治疗　通过调节超声能量穿透至病变组织并聚积，使病变组织在超声波的热效应、机械效应、空化效应的作用下，对已出现了可逆性改变的细胞在微环境改善下恢

表 72-7　药物超声透入疗法与电离子导入疗法的区别

电离子导入疗法	超声透入疗法
通过同种电性相斥将药物导入组织内	通过提高细胞膜通透性使药物微粒透入组织内
药物在溶液中必须能溶解和电离	不限于能电离和溶解的药物，药源广
要求药物性质稳定，不易被电解产物破坏	超声不会破坏药物
治疗时药物配制成溶液	药物可配制成水剂、乳剂或油剂
治疗时分阴、阳极导入	不分极性
对皮肤可有刺激或灼伤	皮肤刺激少见
药物通过汗腺或毛孔进入细胞间隙	药物可透入细胞内

复正常功能；而已发生不可逆改变的组织细胞发生凝固坏死，从而去除病变组织。临床可用于治疗黏膜白斑、鸡眼、亚临床病毒疣等。

4. 超声刀，极限音波拉皮、聚焦超声刀、高能量聚集超声（high intensity focused ultrasound，HIFU）等都是超声刀的别称。超声刀是通过 HIFU 聚焦原理，将能量聚焦于筋膜层，使胶原蛋白达到较理想的变性温度（60~70℃），刺激筋膜层胶原蛋白增生和重组，构建全新的胶原蛋白纤维网，以非侵入性方式，达到紧致提升的效果，恢复皮肤弹力和年轻活力。

（孙彩虹　杨海平　陈旭　顾恒）

第七十三章

皮肤美容学

第一节　皮肤美容学概念

一、皮肤老化与光老化

皮肤老化(skin aging)可分为自然老化(natural aging)和光老化(photo aging)。

（一）自然老化

自然老化主要表现为：

1. 皮肤外观改变　表皮的萎缩，逐渐由最初的瓷质外观和粉红颜色转变为类似草纸样外观(纸样皮肤)，颜色也逐渐转为暗淡。

随着年龄的增加，皮肤皮脂腺虽无明显的萎缩，但其皮脂分泌量有显著降低，特别是在70岁以后，所以很多老人会出现“乏脂性湿疹”、“老年性瘙痒症”。

2. 皮肤皱缩　随着年龄的增长，皮肤逐渐丢失光滑的纹理，形成皱缩的外观，即皱纹。一种是持久型皱纹，好发于面颈部的深皱纹，绷紧皮肤并不能使之消失。另一种叫细纹，绷紧皮肤后会自然消失。

3. 皮肤松弛　皮肤真皮层游离水分含量逐渐增加，纤维蛋白和蛋白聚糖生物大分子含量减少，造成了皮肤弹性的改变。老年人常见颊部皮肤下坠、鼻唇沟加深和上臂内侧皮肤下垂等等。

4. 其他老化表现　如假性瘢痕、皮肤纤维瘤、脂溢性角化、结节性弹力蛋白变性等。

（二）光老化

其特征是皮肤干燥、深皱纹、皮肤暗黄、粗糙、皮革样改变、毛细血管扩张、点状色素沉着或色素减退斑。

1. 弹性组织变性　随着真皮内胶原酶类和弹性蛋白酶类物质显著增多。弹性组织样物质堆积，皮肤肿胀增厚而形成大而深的皱纹。

2. 异常的色素沉着或光化性色素　色素异常好发于色素沉着过度的区域，表现为色素增加和不均匀色调。

（三）抗老化治疗与预防

1. 全反式维A酸乳膏　应用全反式维A酸乳膏可减轻皮肤光损伤，早在1986年就有报道0.05%~0.1%的全反式维A酸软膏可逆转皮肤老化。在使用全反式维A酸乳膏的早期，会出现红斑、脱屑、烧灼感和瘙痒等，待刺激反应消失后，皮肤变成粉红色、玫瑰红色，更加光滑。

2. 生理性脂质或屏障修复剂的作用　对于皮肤干燥的中老年人，每天规则使用生理性脂质或屏障修复剂进行皮肤水分补充。这类制剂可以在皮肤表面形成生物膜，其结构接近自然表皮的生物油脂和板层状结构，能够融入皮肤进行深层修护。

3. α-羟酸对表皮的作用　主要是通过松解角质细胞之间的连接作用去除角质，对真皮可以改善弹性纤维质量和胶原纤维结构，增加胶原密度和真皮厚度。因此α-羟酸可以明显改善皮肤光老化、去除皱纹、恢复皮肤弹性、淡化色素沉着等。

4. 透明质酸是一种在皮肤组织中含量很丰富的糖胺聚糖，具有很强的水结合能力，可以维持细胞外空间结构和水合作用。研究发现透明质酸具有对皮肤的增厚作用，用来治疗皮肤萎缩。

5. 防晒剂　防晒剂通过化学或物理遮蔽的方法来防止紫外线对皮肤的损伤。

二、皮肤分型法

（一）传统皮肤分型方法

根据皮肤角质层含水量和皮肤油脂分泌量的多少，将皮肤分为四种类型：中性皮肤、干性皮肤、油性皮肤和混合性皮肤。适合对皮肤基本状况的初步描述。图 73-1 中表示了四种不同皮肤类型水油含量的差别。

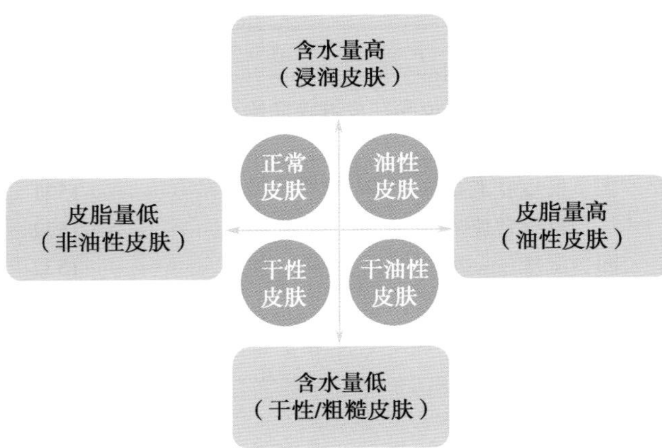

图 73-1　四种不同皮肤类型水油含量的差别

注：纵轴表示表皮含水量，从低水分含量的干性粗糙皮肤向高水分含量的湿润皮肤变化；横轴表示皮肤表面的皮脂量，由低皮脂含量的非油性皮肤向高皮脂含量的油性皮肤发展（上海市皮肤病医院　王学民等绘制）。

1. 中性皮肤（neutral skin）　是一种理想的皮肤状况，其角质层含水量在 20% 左右，皮脂分泌适中，皮肤 pH 为 4.5~6.6，皮肤紧致、光滑细腻富有弹性，毛孔细小且不油腻，对外界环境或其他不良刺激耐受性好。中性皮肤在夏季稍油，冬季稍干。

2. 干性皮肤（dry skin）　干性皮肤角质层含水量小于 10%，皮脂分泌量少，pH>6.5，面部皮纹细小，有明显的干燥脱屑，尤其是洗脸后紧绷感明显，严重时有破碎瓷器样裂纹，对不良刺激耐受性差，容易出现细纹和皱纹。很多遗传性或先天性皮肤病患者为干性皮肤，其功能的恢复可以直接通过功效性的保湿剂得到明显的改善。

3. 油性皮肤（oily skin）　油性皮肤油脂分泌旺盛，其含水量<20%，水油不平衡，pH<4.5。皮肤外观油光发亮、毛孔粗大、肤色暗淡而无清透感，但皮肤弹性良好。油性皮肤对外界不良刺激的耐受性较好，不易产生皱纹。但油性皮肤容易发生痤疮、毛囊炎及脂溢性皮炎等。

4. 混合型皮肤（mix skin）　混合性皮肤有油性皮肤和干性皮肤的特征，大多情况下面中部，如前额、鼻部、下颌等处为油性皮肤，而面颊和颞部的两侧为干性皮肤。

下表是传统皮肤分型法的判定标准（表 73-1）。依据这些方法，可以快速准确的做出判断，并有一定的重复性。

表 73-1　传统皮肤分型法的判定标准

方法	干性皮肤（D）	中性皮肤（N）	油性皮肤（O）
洁面后皮肤紧绷感消失时间	>40 分钟	30 分钟	<20 分钟
化妆后 2~3 小时皮肤状况	出现脱屑	正常	闪亮泛光，有“脱妆”“花妆”
不使用护肤品皮肤状况	紧绷、干燥、刺痛	正常	闪亮泛光
毛孔	无明显可见	无可见或 T 区少量	粗大、很多、明显

（二）Fitzpatrick-Pathak 日光分型法

Fitzpatrick-Pathak 日光分型法，即六种皮肤类型。具体的问卷（表 73-2）。

Fitzpatrick-Pathak 日光分型法有助于对光反应性的评价，对皮肤病的光化学治疗初始剂量的确定、美容激光、强光治疗和术后风险评估等有重要的参考价值。

表 73-2　根据分值判定皮肤光生物类型

皮肤类型	总分	日晒红斑	日晒黑化
Ⅰ	0~7	极易发生	从不发生
Ⅱ	8~16	容易发生	轻微晒黑
Ⅲ	17~25	有时发生	有些晒黑
Ⅳ	26~30	很少发生	中度晒黑
Ⅴ	>30	罕见发生	呈深棕色
Ⅵ	>30	从不发生	呈黑色

（三）皮肤颜色分型法

皮肤颜色分为“构成性肤色”和“选择性肤色”。构成性肤色是指非曝光部位皮肤颜色，主要由遗传因素决定，有着显著的种族差异；而选择性肤色是指曝光部位皮肤颜色，它受多种调节因素影响。

皮肤颜色分型法是通过皮肤分光光度仪测量非曝露部位的 ITA°，根据皮肤 ITA° 的大小来划分皮肤类型，它在一定程度上反映了每个被测者对阳光或紫外线的耐受性。常用的皮肤分光光度仪通常是 Chrommeter CR 300 来测量皮肤的 L*a*b* 三刺激色的基础上，再计算每个被测者的 ITA°，按其大小把皮肤分成非常白、白、中等、浅棕褐色和褐色 5 种类型（表 73-3）。

表 73-3　皮肤颜色分型法

ITA°值	皮肤类型
ITA°>55°	非常白
55°>ITA°>41°	白
41°>ITA°>28°	中等
28°>ITA°>10°	浅棕褐色
10°>ITA°>−30°	褐色

（四）多参数皮肤分型法

结合中国实际，我国学者提出多参数皮肤分型法。对个体面部皮肤，首先，皮肤的水油平衡作为主要参数，判别其为中性、油性、干性或混合性皮肤。其次，以皮肤敏感状况、色素情况和皱纹多少，按照无、轻、中、重四个等级进行判定。再次，还结合皮肤光反应性，观察皮肤是否容易出现红斑或黑化，进行综合判断。通过这种多参数的分类方法，可以更了解皮肤的健康状况，提出更加个性化的护肤方案。当然，该方法也需要在临床试验中进一步推广。皮肤多参数分型法图示见图 73-2。

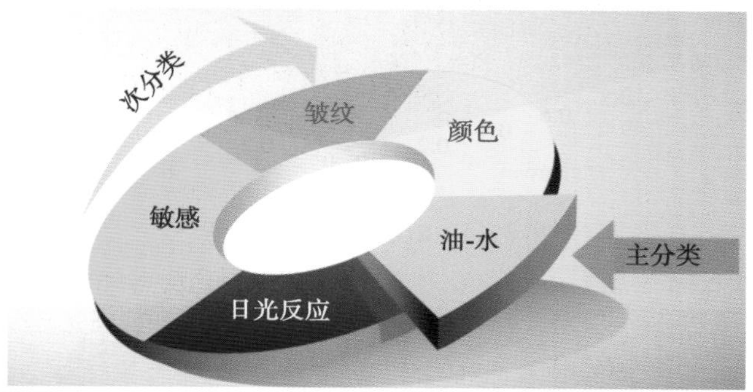

图 73-2　皮肤多参数分型法图示

皮肤分型是皮肤科的重要主题，本文中提到的五种方法均有其各自特点和适用范围，这些更需要在今后的临床工作中通过应用而发现更多的问题。

（袁超　王学民）

三、皮肤屏障

皮肤屏障（skin barrier），广义的指物理屏障、化学屏障、生物化学屏障、色素屏障、神经屏障和免疫屏障等。狭义的屏障主要是指物理屏障。

（一）物理组成

包括角质层、角质细胞、脂质、有核表皮层，有核表皮层对屏障功能也有重要作用，它能阻止皮肤水分的双向流失。

（二）细胞内外信号传递和屏障功能

1. 细胞因子 TNF、IL-1 和 IL-6 对于皮肤屏障的修复具有重要作用。

2. 钙离子在表皮中的特殊浓度梯度分布调控皮肤细胞的正常分裂、分化以及细胞间皮脂的合成。

3. 表皮角质细胞中环磷酸腺苷（CAMP）的增加会减慢表皮屏障的修复。

（三）人体不同部位皮肤屏障功能不同

手掌脚掌皮肤具有重要的屏障功能。大部分身体表面皮肤非常薄和柔软，厚度小于 30um。生殖器部位皮肤角质层细胞数量最少（6 ± 2）层，其次为面部（9 ± 2）层、颈部（10 ± 2）层、头皮（12 ± 2）层、躯干（13 ± 4）层和四肢（15 ± 4）层，手掌脚掌角质层细胞可多于 50 层。

（四）皮肤屏障功能与相关皮肤病

皮肤疾病的发生发展与皮肤屏障结构和功能的异常密切相关。两者的损害往往互为因果。如特应性皮炎、鱼鳞病、银屑病、干燥性湿疹、老年瘙痒症、多形日光疹、光老化、痤疮及激素依赖性皮炎等。

（秦鸥　王学民）

四、自我感知性敏感性皮肤

敏感性皮肤（sensitive skin）是一种常见的皮肤异常现象。

敏感性皮肤是一种对外界因素的微弱影响产生剧烈反应的皮肤，具有敏感性高、耐受性差和易反应性等三大特点。有学者根据其对周围环境或局部因素的神经反应增强的特征，将此类皮肤称为“自我感知性敏感性皮肤”（self-perceived sensitive skin，SPSS），而不单纯是敏感性皮肤。

（一）SPSS 的流行病学

在欧洲、美国及日本等地的发生率为 38%~56%。Misery 等在欧洲 8 个国家对 4 506 名人群进行调查，其中 38.4% 认为自己是敏感性皮肤。

在中国北京、哈尔滨、成都、苏州等四个城市进行敏感性皮肤调查 2 000 名年龄为 18~75 岁的中国女性，发生率为 36%。随着年龄的增加，比例逐渐降低（21~25 岁为 47%，51~55% 岁为 20.8%）。王学民等对上海地区进行调查发现，29.8% 的被调查者自我评估为敏感性皮肤。

（二）SPSS 的病因学

1. SPSS 的诱因

（1）环境因素：风、日光、较冷的天气、温度的快速变化等。

（2）局部因素：硬水、化妆品

（3）内因：生活压力、月经期、辛辣食物等。

2. SPSS 的内因对于大多数敏感性皮肤，其高反应性与个体的素质相关。Farage 发现大部分敏感性皮肤人群有相关家族史。

王学民等的研究中，女性 SPSS 比例（31.9%）显著高于男性（18.2%）。在年龄方面，年龄越大，自我评价为 SPSS 的比例越低，老年人的皮肤不仅存在感觉神经功能减退，而且存在神经分布的减少。

（三）SPSS 的发病机制

1. 皮肤屏障功能　任何角质层损伤均会使外用化学物质渗透增加。角质层细胞间脂质失衡也会导致屏障功能受损。

2. 外周神经纤维　当屏障功能受损时，神经末梢的保护作用不完整，导致感觉神经的信号输入增加。而皮肤神经末梢结构发生变化，神经纤维信号传导释放增多，感觉神经信号输入也会增加。研究表明辣椒素主要刺激表皮敏感性神经 C 纤维，敏感性皮肤的反应强度与敏感性神经直接相关。

通常认为应激是敏感性皮肤的触发点，并且敏感性皮肤的肥大细胞密度较高。当应激发生时，无髓神经纤维中的 P 物质可触发肥大细胞脱颗粒，释放组胺。

3. 中枢神经系统　用功能性核磁共振图像（fMRI）观察大脑反应，发现敏感性皮肤受试者显示出特殊的脑部活动，其大脑额叶前部扣带束反应性明显增高。

（四）SPSS 的临床表现及分型

可将敏感性皮肤分为以下 3 种亚型：

1. 环境型敏感性皮肤约 15%~20% 的女性对于环境因素，如热量或温度骤变十分敏感，对日光不耐受。

2. 重型敏感性皮肤是对各种影响因素的高度敏感状态。10%~18% 女性为重型敏感性皮肤，男性比例仅为 6%。其严重阶段被认为是化妆品严重不耐受阶段，皮肤对于所有外用产品均不能耐受，即谓“化妆品不耐受综合征”。

3. 局部型敏感性皮肤诱发因素为面部外用产品，约有 25% 的女性对局部因素敏感。其不耐受症状通常在使用产品后即刻或数分钟即出现，消费者仅对一种或数种产品不耐受。

（五）SPSS 的评判

敏感性皮肤临床特点为刺痛、烧灼和瘙痒等主观症状，并无客观临床体征。针对皮肤状况的临床问卷可能是诊断 SPSS 最为有效的手段，其他有化学探头试验，最常用有乳酸刺痛试验和辣椒素试验。

（六）SPSS 的治疗

保湿剂及优化的脂质混合物的使用可改善皮肤屏障功能；抗炎复合物如黄酮类复合物可降低炎性反应及神经血管反应性。而在护肤品选用时，敏感性皮肤应尽量选用性质较柔和、成分较单一的护肤品，尽量避免使用易产生刺激、易致敏的原料，包括乙醇、防腐剂、香料等。

（邹颖　王学民）

五、皮肤生物检测技术

（一）皮肤颜色

皮肤颜色主要由黑色素、血红蛋白、类胡萝卜素、胆红素等因素决定，常用的评价方法根据检测原理可以分为两类：一类是基于 L*a*b* 三维色彩空间（CIELAB）原理的检测仪器（图 73-3），另一类是基于光的三原色是红色、绿色和蓝色（RGB）模式进行检测的仪器（图 73-4）。无论使用哪种原理检测，检测方式均为发射固定波长并检测皮肤反射光，从而计算皮肤颜色。其中 L*（亮暗程度）a*（红色到绿色）b*（黄色到蓝色）系统能够将不同的颜色用数字的方式描述，并且通过一些数学模型用于特殊颜色的描述。

（二）皮肤纹理

无论是皱纹、鱼尾纹、细纹、眼尾纹都是因为皮肤组织内胶原蛋白和弹力纤维降解引起的。用于检测皮肤纹理的技术：一类是间接测量法，另一类是利用光学表面分析。间接测量法通常是指通过硅胶或者测试膜将皮肤的纹理状态进行复制，然后使用特定的设备对这些皮肤复制模型分析，进而得到量化的皮肤纹理数据。另一种方法是直接测量法，该方法使用先进的皮肤扫描或条纹光技术，可以将皮肤表面的纹理拍摄为 3D 图像模型（图 73-5），然后直接对皮肤皱纹的深度、长度表面积等进行测量。

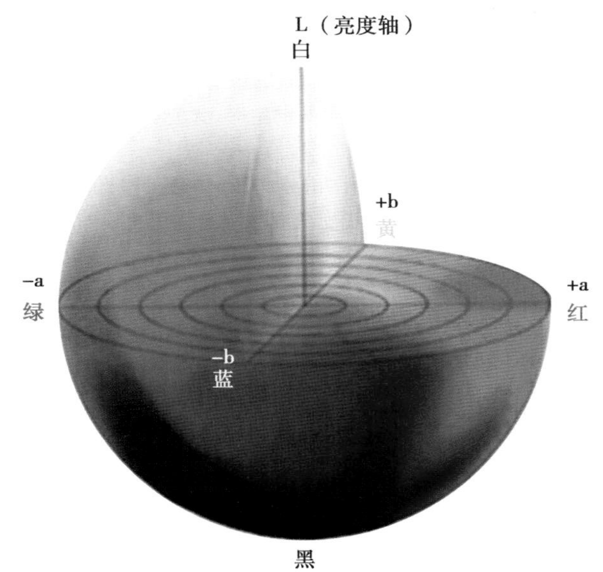

图 73-3　Lab 颜色模型示意

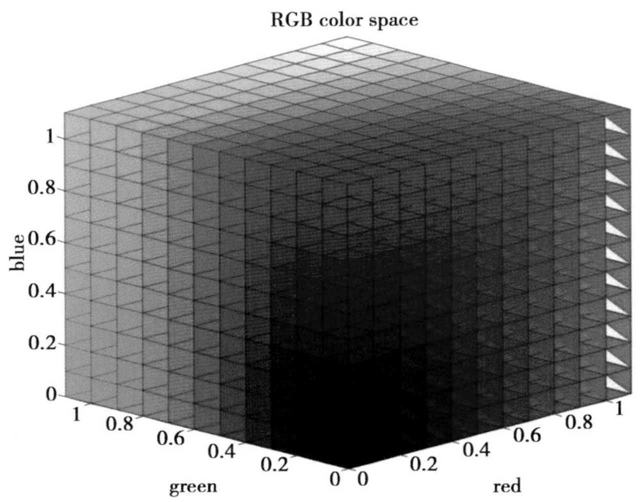

图 73-4　RGB 颜色模型示意

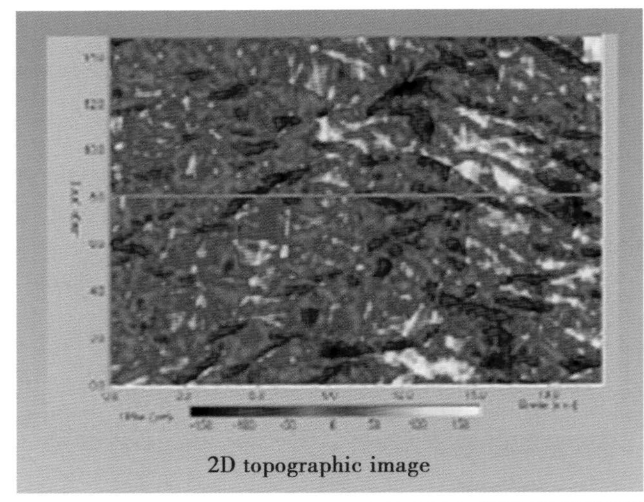

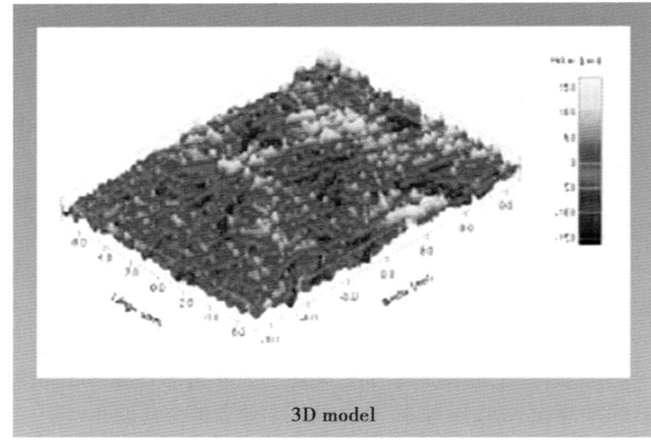

图 73-5　皮肤纹理直接法测量示意

（三）皮肤基本生理参数

1. 皮肤温度使用特殊的半导体传感器接收皮肤表面发出的红外线来测量皮肤表面的温度。

2. 皮肤水分含量　根据测量原理不同可以分为电容式和电导式测量法。目前已经有多种测量皮肤水分的仪器。

3. 皮肤油脂含量　该测量使用一种特殊胶带，胶带吸收人体皮肤的油脂后可以变成半透明状，然后比较胶带使用前后透光量的变化，计算出皮肤油脂的含量。

4. 皮肤酸碱度 酸碱度检测是通过玻璃电极和参比电极做成一个合二为一的探头进行检测，根据测定氢离子或氢氧根离子的浓度来计算皮肤 pH 值。

5. 皮肤光泽度 皮肤表面的光泽度主要是通过皮肤对光的反射及散射形成的。检测是利用一定的光源照射到皮肤表面，其中一部分光会发生直接反射，另一部分则被皮肤表面吸收后再发生反射和散射。其中反射光的量与皮肤光泽度呈正相关。通过检测皮肤反射以及散射光的量对皮肤的光泽度进行评估检测。

（四）皮肤弹性

皮肤成分中除去水分后有 70% 是胶原蛋白，真皮中胶原蛋白含量更是达到了 80%。皮肤老化后胶原蛋白会降解，弹性蛋白的结构发生变化，使得皮肤松弛失去弹性。检测方法主要是通过检测皮肤在外力作用拉伸后的恢复情况，以此评价皮肤的弹性状态。检测仪器可以准确测量在一定时间内皮肤的拉伸量以及回弹后的状态。

（五）皮肤屏障

广义的皮肤屏障包括物理屏障、色素屏障、神经屏障、免疫屏障。本非创检测技术只针对皮肤物理屏障和神经屏障。皮肤物理屏障由皮脂膜、角质层、角蛋白、脂质、真皮黏多糖类、黏多糖类等共同构成。对皮肤物理屏障功能的评价主要通过检测经皮肤表面失水率来实现。

皮肤神经屏障的评价也有多种方法，常用的有辣椒素刺痛试验、乳酸刺痛试验等主观评价方法。电流感觉神经阈值(CPT)检测仪利用微处理器控制神经选择性的电刺激，快速定量评估任何皮肤部位的粗有髓鞘神经纤维(Aβ)、细有髓鞘神经纤维(Aδ)和细无髓鞘神经纤维(C)的传导和功能的完整性，可以发现并量化早期的神经炎病变及周围感觉神经病变(见图 73-6)。

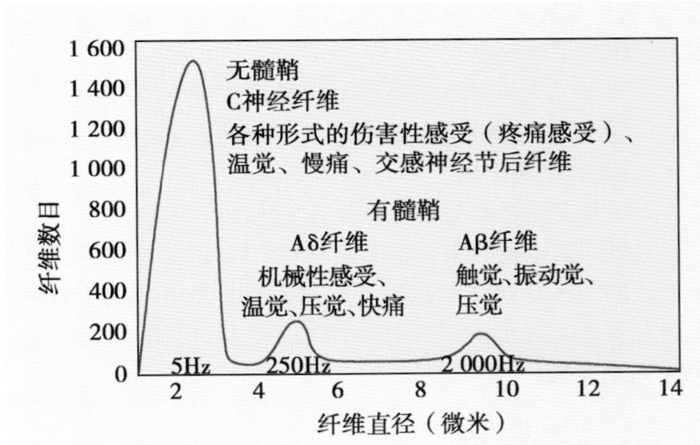

图 73-6 CPT 测试的感觉神经纤维亚群

（六）皮肤图像分析

皮肤图像采集设备有很多种，但是使用的光源以及获取的图像大致相似，常见的主要有可见光、紫外线、荧光、交叉偏振光、平行偏振光图像(图 73-7)。

偏振光源图像主要用来分析色斑、皱纹、半透明度等；紫外线源拍摄得到的是皮肤在紫外线照射下瞬间的图像，可以反映皮肤表面的色斑、毛孔以及卟啉等特定物质产生的荧光等；由于皮肤的毛囊、皮脂腺等部位发生病变时容易产生荧光，因此荧光光源相片多用来分析痤疮、皮脂、毛囊等。还有一些仪器通过后期滤镜等技术可以对面部毛细血管、黄褐斑等进行分析。

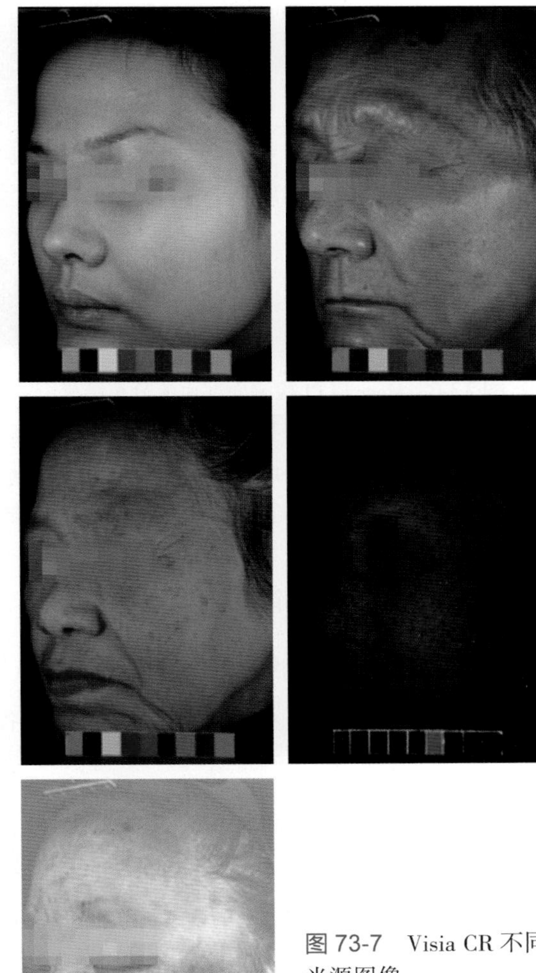

图 73-7 Visia CR 不同光源图像

（七）皮肤气血状态

激光多普勒血流仪产生激光通过光纤传输，激光束被组织散射后有部分被吸收。击中血细胞的激光波长发生了改变，而击中静止组织的激光波长没有改变。这些波长改变的强度和频率分布与监测体积内的血细胞数量和移动速度直接相关。通过接收光纤，这些信息被记录并且转换为电信号进行分析，进而监测微循环系统的血液灌注量。美国 Moor 仪器公司的 Moor FLPI 是基于多普勒血流仪原理开发的新血流监测设备，其有效采样深度为 1mm，可以对皮下组织的血流情况清晰成像(图 73-8)，更适合皮肤组织血流灌注量的研究。

（八）皮肤影像

皮肤影像学检测按照检测原理不同可以分为皮肤 B 超和皮肤 CT 技术。

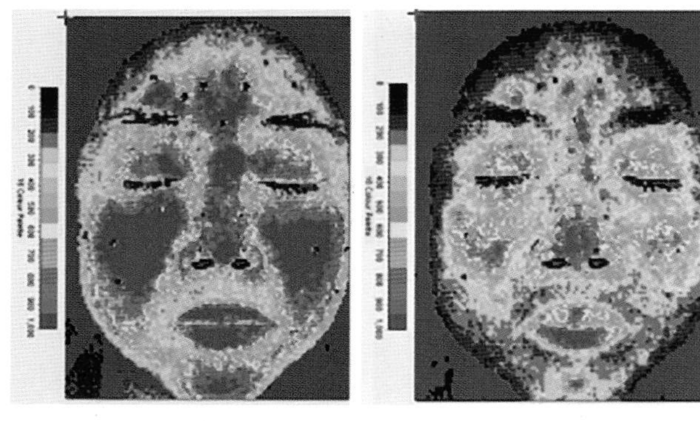

图 73-8　Moor FLPI 检测面部血流分布结果

（九）皮肤镜的应用

皮肤镜本质是一种可以放大数倍到数十倍的皮肤显微镜。

（樊国彪　王学民）

第二节　功能性化妆品

一、化妆品活性成分的经皮传递作用

化妆品已具有保湿、美白、祛斑、抗皱、控油、除臭等各类功效。其功效与化妆品中活性成分的经皮传递作用的关系密切。

（一）化妆品活性成分经皮传递的定义和重要性

活性成分的经皮传递就是通过将化妆品涂布于皮肤后，让其中的成分释放并透过皮肤，到达有效靶皮肤层并附着其上发挥作用的过程。如化妆品中深层保湿剂应可渗入皮肤表皮甚至真皮内起作用；祛斑美白产品的活性成分作用于表皮中的基底层，抑制黑素细胞内黑素的生成；抗皱产品常作用于真皮层的成纤维细胞，使皮肤富有弹性。

（二）经皮传递的途径和机制

皮肤主要通过角质层的主路途经和皮肤附属器毛囊皮脂腺和汗腺导管两条旁路途径吸收外界物质。国内学者林婕等对化妆品功效成分经皮传递的机制进行系统地分析后，归纳出扩散理论、渗透压理论、水合理论、相似相溶理论和结构变化理论五个体系。

（三）经皮传递的决定因素

1. 皮肤的生物学特征　决定于皮肤的结构、皮肤的角质层含水量、皮肤结合作用与代谢作用、皮肤的 pH 值、皮肤的温度、皮肤的部位差异和个体差异。

2. 功能性化妆品的理化性质　皮肤受着角质层的保护，正常情况下皮肤只能吸收少量脂溶性物质及一些电解质、小分子物质，所以功能性化妆品活性成分是否能经皮传递与化妆品活性成分的溶解性、在油 / 水中的分配系数、分子量大小、熔点、剂型等也密切有关。

3. 经皮传递系统

(1) 被动传递系统：即指物质依赖于膜两侧的浓度差，从高浓度向低浓度一侧扩散转运的过程。化妆品的经皮传递主要是通过皮肤表面的化妆品成分浓度与皮肤深层的化妆品成分浓度差以被动扩散的方式透过角质层。多数功能性化妆品属于被动转运。

(2) 主动传递系统：主动传递要求有外来的促进力来干扰正常的皮肤屏障，以使那些不能渗透皮肤或渗透缓慢的分子得以通过。目前此类方法有离子导入法、电穿孔法、超声促透法、激光微乳技术、射频电波和微磁针等。

二、防晒剂

（一）化学性防晒剂

防晒剂中的化学成分进入皮肤角质，经皮肤吸收后，和紫外线产生交互作用，使其转变为无害的能量，也称为紫外线吸收剂。其在皮肤上发生反应，对皮肤有一定的刺激。我国 2007 年《化妆品卫生规范》中规定，化学防晒剂可分为 8 类。分别为：樟脑类，桂皮酸盐类，水杨酸类，苯甲酸盐类，苯酮类，三嗪类，苯唑类，烷类，其中又可分为 UVA 防晒剂、UVB 防晒剂及广谱的 UVA、UVB 防晒剂。

（二）物理性防晒剂

利用防晒剂中的粒子，阻挡、反射或散射紫外线，减少到达皮肤紫外线的量。因为不发生化学反应而对皮肤较温和。能够有效屏蔽紫外线，安全性好，光稳定性好，用量不受国家限制。但如其涂得较厚，皮肤泛白，不太自然，感觉不舒服，影响皮脂腺和汗腺的分泌。常用的物理性防晒剂成分有：

1. 二氧化钛　它可完全阻隔 UVB，只能隔绝波长较短的 UVA，无法阻隔长光波，美国 FDA 在 1999 年批准使用，最高配方用量可高达 25%。

2. 氧化锌　它几乎可以阻隔所有波长的 UVA 和 UVB，安全性较高，缺点是涂起来会发白，且较为黏腻。后来有厂商研发出粒子较小的 Z-Cote（氧化锌分子），其质地更具透明感，透气性也更佳。

（三）天然防晒剂

1. 植物防晒剂是将从天然植物提取出的有效成分作为主要成分配以少量物理防晒成分，减少化学成分刺激、弥补物理防晒剂不通透性达到防晒效果。包括茶多酚、沙棘油、氯化铝、牛蒡精华、金盏花、海藻精华、芦荟胶、金缕梅、芦丁、陈皮素、葡萄籽萃取物、燕麦萃取物、红景天等。这类产品安全，适用于敏感性皮肤。

2. 矿物成分防晒剂能够滋润保护皮肤、抵抗紫外线。

3. 维生素防晒剂含有维生素 C 和维生素 E 成分，具有抗氧化，防晒和抗皱作用。

（四）防晒剂的功效评价指标

通常用防晒指数来评价防晒剂对 UVB 的防晒效果，是国际公认的用来评价防晒剂防止红斑发生性能并仅与 UVB 的作用有关。对评价防晒剂对 UVA 的作用目前比较常用的是 UVA 防晒系数。

三、皮肤清洁剂

皮肤清洁剂可通过润湿、渗透、乳化、分散等多种作用使污垢脱离皮肤进入水中，经充分的乳化增溶后，稳定分散于水中，再经清水反复漂洗而去除。市场上也有少数免洗的产品如卸妆油、清洁巾等。皮肤清洁剂主要用于洗发、洁面和沐浴等。

（一）清洁剂的主要成分

清洁类化妆品种类繁多如洗面奶、清洁霜、清洁面膜、洁面皂、沐浴露等，主要成分都是以表面活性剂，还包括保湿剂、

活性添加剂、防腐剂、香精香料、着色剂等，部分产品还含有抗菌剂。另有溶剂型清洁剂不含表面活性剂，主要成分是矿物油、植物油等油性溶剂，如卸妆油等。

（二）清洁剂的配方要求

要求去污而又不刺激皮肤。清洁类化妆品如清洁霜、清洁奶液、净面面膜、磨砂膏、清洁用化妆水、泡沫浴盐等更加着重于温和、安全性。洗浴后能保持或接近正常皮肤 pH 值，对皮肤屏障损伤少，局部菌群影响小，长期使用皮肤不干燥。

（三）清洁剂的分类和产品介绍

分为两类：皂类清洁剂和合成清洁剂（见表 73-4）。

皂类清洁剂是天然清洁剂，含有动物脂肪酸钠盐和一些植物脂肪酸钠盐（如椰油脂肪酸钠、棕榈酸钠等），形成皂盐乳化皮肤表面污物而发挥清洁作用，包括香皂、过脂皂、透明皂和药皂等；合成清洁剂含有硬脂酸甘油酯、硬脂酸钠、羟乙基磺酸钠等，加上保湿剂、黏合剂、防腐剂等清洁剂。合成清洁剂，包括了洗面奶、清洁霜、清洁面膜、清洁型化妆水、深层洁肤用磨砂膏（洁面膏）、去角质皮液等面部清洁剂和沐浴露、浴盐以及浴油等身体用沐浴用品。

表 73-4 皮肤清洁剂分类、作用机制和皮肤刺激性

清洁剂分类	有效成分	作用机制	皮肤刺激性
皂类清洁剂	皂盐	乳化	强
合成清洁剂	表面活性剂	乳化和包裹	弱

（程英 王学民）

四、保湿润肤剂

（一）皮肤保湿的作用机制

作用于角质层，增加角质层含水量，使皮肤柔软、平滑，有自然光泽。

1. 皮肤表面的封闭作用 涂抹封闭剂形成一层封闭性的疏水性薄膜保护层，减少或阻止水分从皮肤表面蒸发和流失，使角质层软化，皮肤柔润。

2. 吸收水分的作用 化妆品中的保湿剂（如尿素）具有吸水性，当周围湿度增加到 70% 时，保湿剂成分可从环境中吸取水分（“由外而内”），也可从皮肤深层（真皮）吸收水分并传输到角质层中（“由内而外”）。

（二）保湿润肤剂配方的重要成分

理想保湿剂条件为：①具有适度的保湿能力；②保湿能力能够持续；③保湿能力不受或很少受环境条件（温度、湿度和风力等）变化的影响；④赋予皮肤本身以吸湿或保湿能力；⑤和皮肤的亲和性好，使用感好；⑥安全性好等。

1. 封闭剂成分 通过在皮肤表面和内表面浅间质细胞间形成一层疏水性薄膜来阻止（延迟）水分的蒸发和流失，减少 TEWL，成分主要为油脂类（表 73-5），通常比较油，用到轻微润湿的皮肤上时效果最好。

2. 保湿剂成分 保湿剂和封闭剂共同作用，保持了角质层水分和屏障功能，主要成分（表 73-6）。

3. 润肤剂成分 润肤剂通常使皮肤表面纹理光滑、柔软（表 73-7）。

表 73-5 封闭剂成分

碳氢化合物（油状 / 蜡状） ■ 凡士林 ■ 矿物油 ■ 石蜡 ■（角）鲨烯（三十碳六烯） ■ 硅氧烷衍生物：聚二甲基硅氧烷 环状聚二甲基硅氧烷 **脂肪醇** ■ 十六（烷基）醇 ■ 十八（烷基）醇（硬脂醇） ■ 羊毛脂醇 **脂肪酸** ■ 硬脂酸（十八酸）	■ 羊毛脂酸 **蜡酯** ■ 羊毛脂 ■ 蜂蜡 ■ 十八烷醇硬脂酸盐 **植物蜡** ■ 巴西棕榈 ■ 蜡大戟 **磷脂** ■ 卵磷脂 **固醇（甾酮）类** ■ 胆固醇 **多羟（基）醇** ■ 丙二醇

表 73-6 保湿剂成分

多元醇类	天然成分	脂肪酸及其盐类和其他
■ 甘油（丙三醇）	■ 透明质酸	■ 吡咯烷酮羧酸钠（Na-PCA）
■ 山梨醇	■ 尿素	■ 乳酸钠
■ 丙二醇	■ 蜂蜜	■ 乳酸铵
■ 泛醇	■ 明胶	■ 异丁烯酸甘油酯

表 73-7 润肤剂成分

保护性润肤剂 ■ 二油酸二异丙酯 ■ 异硬脂酸异丙酯 **油脂性润肤剂** ■ 霍霍巴油 ■ 蓖麻油 ■ 丙二醇 ■ 硬脂酸辛酯	**收敛性润肤剂** ■ 聚二甲基硅氧烷 ■ 环状聚二甲基硅氧烷 ■ 肉豆蔻酸异丙酯 ■ 辛酸辛酯 **干性润肤剂** ■ 棕榈酸异丙酯 ■ 癸基油酸酯 ■ 异硬脂醇

（谈益姝 王学民）

五、祛斑美白剂

（一）皮肤颜色的生物学基础

主要取决于黑素的含量及分布。黑素在表皮基底层黑素细胞的粗面内质网合成，并运至高尔基体包装成膜状结构，成为黑素小体；经黑素细胞胞体上的树突移至角质形成细胞后，从皮肤角质层排泄。在人体皮肤中，约有 400 万个黑素细胞。黑素除可使皮肤呈现一定颜色外，还能发挥防晒、抗衰老及防癌等作用。人体中有两种不同的黑素，黄红色的褐黑色及棕褐色的优黑素。褐黑素又名脱黑素，由半胱氨酰 -5- 多巴经过若干中间反应而合成，优黑素又名真黑素，通过 5,6- 二羟吲哚氧化聚合而成，是决定皮肤颜色的主要黑素。

（二）黑素的调控机制

1. 黑素合成酶的调节　黑素的合成是一个多步骤的酶促生化反应。酪氨酸是制造黑素的主要原料，酪氨酸在酪氨酸酶的作用下产生黑素。公认的黑素合成途径为：酪氨酸在含高价铜离子（Cu^{2+}）的酪氨酸酶作用下氧化生成3，4-羟基苯丙氨酸（多巴），再由酪氨酸酶氧化为多巴醌，并继续氧化脱羧形成二羟吲哚后转变为黑素，即优黑素或真黑素，它是皮肤色素的主要组成成分。参与黑素合成主要有三种酶：酪氨酸酶，多巴色素互变酶和二羟基吲哚羧酸（DHICA）氧化酶。形成的黑素，由黑素细胞树枝突输送到表皮角质细胞内，在此被逐渐降解，最后随表皮角质细胞排出体外。

2. 黑素细胞的调节　Giuseppe等认为黑素的形成是黑素细胞胞内和胞外作用的共同结果。在黑素细胞周围存在由细胞因子、胞外基质等多种因素构成的复杂微环境。此外，包括紫外线照射在内的多种外界刺激，通过黑素细胞表面的受体将信号传导进入细胞，通过胞内的信号通路将信号级联放大。从而对黑素的代谢活动进行多层次的调节。

3. 黑素的排泄途径　黑素的排泄主要有两条途径：一是从肾内排泄，色素在皮肤内被分解、吸收后经血液循环系统排出体外；另一途径是经皮肤排出。

（1）皮肤获得性色素沉着：色素沉着可能是因为痤疮、外伤、化学剥脱或激光治疗发生炎症后出现。外因特别是紫外线，是引起如黑变病和雀斑等的重要因素（表73-8）。

表73-8　获得性色素沉着皮肤疾病及影响因素

皮肤疾病和状况 ■ 黄褐斑 ■ 瑞尔（Riehl）黑变病 ■ Civatte皮肤异色病 ■ 毛囊性红斑黑变病 ■ 炎症后色素沉着 **外在原因** ■ 紫外线照射（如黄褐斑、晒斑和雀斑） ■ 光敏剂［如由香柠檬油和呋喃香豆素类化合物引起的伯洛克皮炎（香料皮炎）］	■ 药物（如雌激素、四环素、胺碘酮、苯妥英钠、吩噻嗪类、磺胺类） ■ 化妆品 **其他原因** ■ 妊娠 ■ 肝病 ■ 阿狄森综合征 ■ 血色素沉着症 ■ 垂体肿瘤

（2）皮肤祛斑美白剂作用机制及其应用：主要通过抑制黑素细胞增殖、抑制黑素生成、阻断黑素运输，加快表皮细胞代谢速度、阻断黑素生成过程中的信号转导通路等途径。

1）黑素细胞增殖抑制剂：黑素细胞毒性剂如4-羟基苯甲醚、N-乙酰基-4-S半胱胺基酚，能够有效抑制黑素细胞的增殖。从植物提取液中发现的内皮素拮抗剂，能够竞争性地抑制内皮素与黑素细胞膜受体结合，从而达到抑制紫外线辐射引起的黑素细胞增殖和黑素生成。

2）黑素合成酶抑制剂：氢醌（对苯二酚）氢醌存在于很多天然植物中，如咖啡、茶、啤酒和葡萄酒中。氢醌通过抑制酪氨酸酶转换成黑素来减退皮肤色素，已经发现可以将酪氨酸酶活性降低90%。还可能抑制DNA和RNA的合成，使黑素体退化。氢醌罕见副反应是外源性黄褐斑。当对苯二酚使用浓度过高或者在低浓度长期使用时发生。因其有潜在的诱导突变，氢醌在我国是被禁用的。在欧盟国家和日本对苯二酚也作为一种OTC色素减褪剂禁用。

熊果苷是源于绿色植物的天然活性物质，能有效地抑制皮肤中的酪氨酸酶的活性，阻断黑素的形成，通过自身与酪氨酶直接结合，加速黑素的分解与排泄，减少皮肤色素沉积，祛除色斑和雀斑。熊果素可分为α型和β型，均具有抑制酪氨酸酶而美白，应用最多的是β型。D-Arbutin为熊果素的衍生物之一，称为D-熊果素，可有效地抑制酪氨酸酶，效力甚至是对苯二酚的10倍，是一般熊果素的350倍。

曲酸及其衍生物是一种酪氨酸酶抑制剂。曲酸的使用浓度在1%~4%之间。其美白机制是抑制酪氨酸酶的活性，同时又能抑制二羟基吲哚酸（DHICA）氧化酶活性，阻断二羟基吲哚（DHI）聚合。曲酸衍生物抑制酪氨酸酶的活性能力更强。其美白剂如Vc曲酸酯，具备很强的美白和清除自由基作用；曲酸亚麻酸酯具有美白和吸收紫外线功效。用曲酸治疗黄褐斑，曲酸在美白功效方面相当于氢醌。

壬二酸别名杜鹃花酸。20%壬二酸比2%对苯二酚更有效。壬二酸可以抑制异常色素细胞内酪氨酸酶活性，抑制色素合成；还抑制异常色素细胞DNA的合成和线粒体酶活性，降低细胞增殖活性，阻止恶性雀斑样痣发展成恶性黑素瘤。壬二酸用于玫瑰痤疮、日光性角化和灼伤、疱疹引起的色素沉着。

3）黑素运输阻断剂：维A酸、烟酰胺、丝氨酸蛋白酶抑制剂RWJ-50353和大豆胰蛋白酶抑制剂（STI）等可抑制黑素颗粒转移至角质形成细胞，减少色素沉着。

维A酸类可加速细胞的更替，减少表皮通过的时间，从而使黑素细胞的黑素体不能输送到角质形成细胞中，色素沉着减轻。用高浓度（0.25%）全反式维A酸溶液治疗50例色素沉着症、黄褐斑等患者，显示在第4周色素沉着开始减轻。在常规浓度下（0.01%~0.1%）起效非常缓慢。

烟酰胺抑制黑素颗粒的形成，抑制黑素向角质形成细胞传递。能通过加速皮肤细胞的更新从而促进黑素细胞脱落。

4）自由基清除剂：减少外源性因素（紫外线、氧自由基）等对黑素的形成。其中包括超氧化物歧化酶、生育酚、α-硫辛酸等维生素和防晒剂二苯甲酮类等。

超氧化物歧化酶（SOD）　自由基的作用是形成脂褐素沉积于皮肤上，成为多种色斑。自由基也能使表皮内胶原纤维、弹力纤维交联和变性、变脆而失去弹性。SOD是超氧阴离子游离基的有效清除剂，但效果不特别显著。

生育酚（维生素E）　具有自由基清洗剂的功效。已较普遍用于防晒、抗衰老化妆品、养发和生化制品，经常与维生素A、C一起使用。

5）皮肤剥脱剂：亚油酸、低浓度的α-羟酸（酸奶中的乳酸、甘蔗汁中的羟乙酸等）能促进角质细胞脱落减少色素沉积。

亚油酸具有抑制酪氨酸酶活性的作用。在脂质体配方中，美白功效有很大提升。

羟基乙酸在低浓度时具有表皮剥离的作用，加速角化细胞的脱落。在高浓度时，羟基乙酸会导致表皮松解。30%~70%羟基乙酸使表皮外层脱去，能提高对苯二酚等美白剂的渗透。

6）其他天然祛斑美白剂

甘草提取物最主要的活性成分是10%~40%甘草黄酮。对酪氨酸酶的抑制率可达50%，而且比对苯二酚更有效。

纸桑树提取物是一种酪氨酸酶抑制剂，具有减少黑素生成、保湿、修复等作用。达到 50% 抑制率的纸桑树浓度是 0.396%，而对苯二酚为 5.5%，曲酸为 10%。

大豆含有 Bowman-Birk 抑制剂（BBI）和 STI。大豆提取物的作用是减少黑素的转移，这种药疗的功效仅存在于新鲜的豆奶中。

维生素 C 通过和铜离子在酪氨酸酶活性部位相互作用以及减少多巴醌等多步黑素合成来干扰黑素的产生。L- 维生素 C-2- 磷酸镁是一种稳定的维生素 C 衍生物（MAP），可以减轻色素沉着。

褪黑素已经在体外试验中抑制黑素的生成。

芦荟素是从芦荟中离析出来的羟基色酮（苯并 -γ- 吡喃酮）衍生物，能抑制酪氨酸酶。

（谈益妹　王学民）

第三节　功能性化妆品在皮肤病防治中的应用

一、接触性皮炎

功能性化妆品在接触性皮炎中的防治应用主要集中在两个方面：应用防护霜进行暴露皮肤的保护，避免致病原引起的皮肤刺激或激发变态反应；采用保湿剂辅助皮肤屏障的再生，修复损伤的皮肤屏障功能（图 73-9）。

（一）防护霜

普通型防护霜的作用机制在于通过在皮肤表面形成一层隐形的保护膜，从而使接触物不能到达皮肤，减少或避免透皮吸收而起到防护效果。活性防护霜含有一定活性成分，通过与变应原接触后改变后者活性，而避免变应性接触性皮炎的发生。

防护霜对于镍接触性皮炎研究均证实，乙二胺四乙酸（EDTA）凝胶可在皮肤表面与镍形成一种可溶性、非离子化的稳定络合物，从而使镍失去抗原性，无法穿透皮肤导致变应性接触性皮炎。

（二）保湿剂

保湿剂可促进皮肤屏障功能的修复，减轻接触性皮炎炎症和症状。可修复角质细胞剥脱和细胞间间隙，使皮肤变得光滑。

在功能性化妆品中，有 3 种成分可降低经表皮失水。①封闭剂凡士林可以阻断皮肤表面 99% 的水分丢失，并通过角质层间隙的渗透达到屏障功能的重建。②吸水型保湿剂根据皮肤的需求锁住或排出水分。如甘油、蜂蜜、乳酸钠、尿素、丙二醇、山梨醇、透明质酸。③亲水基质是一类大分子物质，通过在皮肤表面形成一层膜阻止水分的蒸发，包括胶原、弹力蛋白和某些蛋白、多肽类物质等。

二、抗皮肤老化

（一）抗老化化妆品的主要作用

1. 清除自由基　主要通过抗氧化剂来实现。如超氧化物歧化酶（SOD）、谷胱甘肽过氧化物酶（GSH-PX）、过氧化氢酶（CAT）、金属硫蛋白（MT）、辅酶 Q10 等。植物提取精华原料中也有自由基清除剂，如石榴、绿茶、咖啡果提取物等。

2. 防晒　抗衰老化妆品中添加入紫外线散射剂和吸收剂等防晒成分延缓光老化。

3. 促进细胞增殖及代谢　某些原料如维生素 A、异黄酮素等，能够活化细胞再生力，促进细胞新陈代谢，改善皮肤外观。

4. 补充胶原蛋白和弹性蛋白　主动性增强细胞合成细胞外机制或抑制其降解，如中药红景天可促进成纤维细胞分裂并促使其合成和分泌胶原蛋白，具有较强的抗老化作用。被动性补充此类蛋白，如目前市场上的胶原肽、弹性蛋白肽产品。

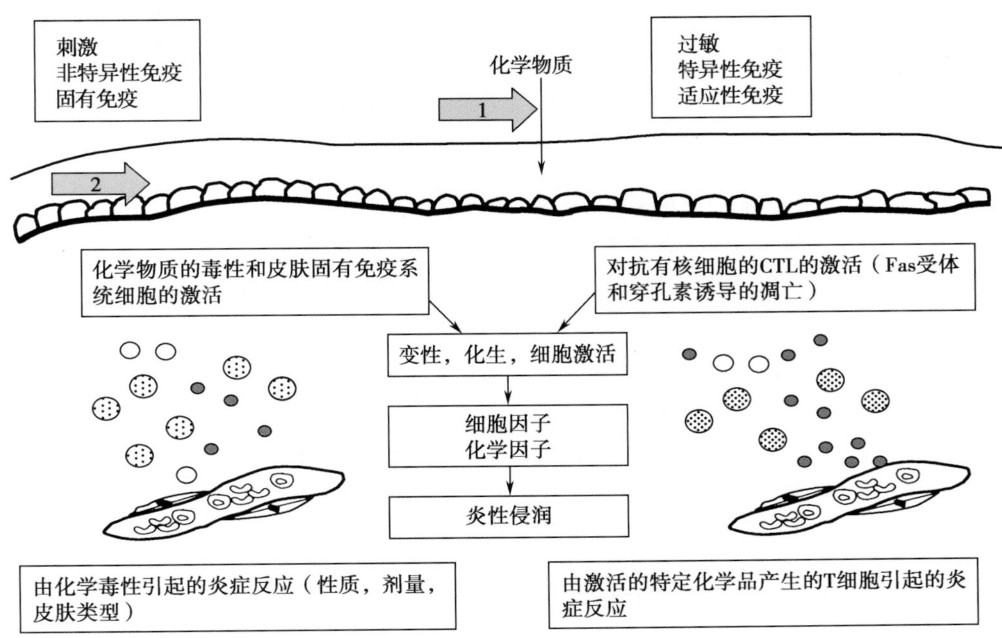

图 73-9　接触性皮炎的发病机制及功能性化妆品作用位点（上海市皮肤病医院　王学民等惠赠）
箭头 1. 防护霜作用位点箭头；2. 保湿剂作用位点。

5. 保湿和修复皮肤的屏障功能 保持皮肤中的水分，修复屏障功能皮肤衰老，抗衰老化妆品大都添加了具有保湿功效的成分。

6. 强化皮肤防御及免疫系统 一些抗衰老化妆品已经开始将修复免疫系统，提高防御能力延缓皮肤衰老。

（二）抗老化化妆品

1. 清洁类化妆品 表面活性剂是清除灰尘及油脂的有效成分，可分为阴离子、阳离子、两性及非离子表面活性剂。

2. 角质剥脱类化妆品 化学性角质剥脱剂如羟基酸、维A酸类等可去除皮肤表面衰老死亡的角质层细胞。机械性剥脱剂如清洁颗粒、蜡膏等黏附于皮肤表面，通过机械研磨剥脱角质达到。通常市面上磨面膏即为机械性去角质产品，而去死皮膏（液）则兼有化学性和生物性作用。

3. 防晒类化妆品 避免上午10点至下午4点的日晒——UVA可穿透玻璃，而云层不能吸收UVA和UVB，因此严重的晒伤常会发生在多云的天气。防晒霜需要常规并且广泛的使用（见第二节防晒剂）。

（三）功效性抗老化化妆品成分

1. 羟基酸 羟基酸的类型非常重要，如α-羟基酸（AHAs）可通过松解角质连接作用去除死亡的细胞和角质细胞，其分子量小，可迅速被吸收，具有较强的保湿作用。

其次，羟基酸浓度越高，其抗老化的功效越明显，但刺激性也越大。一般化妆品中使用的羟基乙酸浓度为2%~8%，而8%~12%通常为处方浓度，高浓度常用于医疗中的化学剥脱。

2. 维A酸类 维A酸类是抗光老化的“金标准”。维A酸通过增强表皮细胞更替，减少角质形成细胞和黑素细胞接触时间，减少黑素转运并在表皮生成中清除黑素，从而改善色素沉着。还可通过减低基质金属蛋白酶的表达，延缓胶原降解、刺激胶原和糖胺聚糖合成，从而减少皮肤皱纹与细纹。用于改善皱纹和日晒斑。

外用维A酸类也可改善自然老化，其在非光暴部位的作用可能较光暴部位显著。使用维A酸类产品后，可观察到表皮增厚，锚原纤维增多，真皮内血管生成、弹性纤维及黏多糖成分增加。

3. 抗氧化剂 维生素C则可称为“银标准”。维生素C是水相抗氧化剂，外用可抵御日光损伤，清除紫外线诱导产生的氧自由基，减少红斑及日晒伤。促进胶原纤维和弹性纤维的合成。

维生素E为重要的脂溶性抗氧化剂，自然摄入的维生素E以4种甲基化形式存在（α、β、χ和δ），合成的维生素E为8种异构体的混合物，其中d-α-生育酚异构体生物活性最强。维生素E具有光防护的功效，可减少急性皮肤反应，减少由于长期紫外线暴露导致的皮肤皱纹和皮肤肿瘤的发生。天然非酯化形式的维生素E的浓度需高于2%，以5%为最佳。

抗氧化剂还有辅酶Q_{10}、α-硫辛酸、硒及黄酮类等。辅酶Q_{10}具有逆转光老化的功效，面部涂抹0.3%的辅酶Q_{10}乳剂6个月后，可显著改善面部皱纹。α-硫辛酸已可延缓或修复皮肤及其他器官的内源性及外源性老化。外用5%的α-硫辛酸12周后，面部皱纹、皮肤粗糙度及色斑改善。而局部外用异黄酮能预防皮肤光损伤，能阻止光老化引起的胶原合成减少。

三、抗寻常痤疮

用于寻常痤疮的功能性化妆品包括清洁产品、面霜、化妆水、面膜等，这些产品一般含有抗寻常痤疮功效的成分如：水杨酸、羟基酸、维A酸衍生物、硫黄、亚油酸和脂羟酸等。

四、湿疹

使用良好的保湿润肤剂或屏障修复剂，是湿疹治疗的重要措施之一。

（一）皮肤屏障修复的脂质

1. 生理性脂质（表73-9）

表73-9 不同比例生理性脂质对皮肤屏障修复率

治疗方案	修复率（%）			
	45min	2h	4h	8h
空气曝露或赋形剂	15	25	35	55
生理性脂质（不完全）	15	20	25	35
生理性脂质（最适的）	10	55	75	90
生理性脂质（等摩尔）	15	25	35	55
矿物油	50	50	50	40
生理性脂质+矿物油	55	70	90	95

最适的：神经酰胺∶胆固醇∶游离脂肪酸=3∶1∶1

等摩尔：神经酰胺∶胆固醇∶游离脂肪酸=1∶1∶1

2. 非生理性脂质 凡士林是不进入颗粒层的脂质分泌途径。但是它们可渗入到角质层细胞外，形成一个疏水性非板层状结构。这类脂质不仅包括凡士林，还有蜂蜡、羊毛脂、角鲨烯，能够即刻减少TEWL，作用时间快于生理性脂质。

（二）屏障修复疗法在湿疹的应用

屏障修复剂可恢复患者的皮肤屏障功能，减少糖皮质激素的使用，是长期缓解的重要手段之一。下表列举了临床适应证的修复策略（表73-10）。

表73-10 屏障修复策略——临床适应证

修复策略	临床适应证
封包疗法	
水汽——渗透性	伤口愈合
水汽——非渗透性	瘢痕疙瘩
非生理性脂质	
矿物油或羊毛脂	放射性皮炎或严重的晒伤 早产儿（<34周）
生理性脂质	
胆固醇为主	老化或光老化
神经酰胺为主	特应性皮炎
游离脂肪酸为主	新生儿皮肤，尿布皮炎
三种均有	刺激性接触性皮炎 糖皮质激素治疗赋形剂

（邹颖 王学民）

第四节　皮肤美容技术

一、注射美容技术

（一）肉毒杆菌毒素注射技术

内容提要

- 肉毒杆菌毒素由肉毒梭状胞杆菌（clostridiumbotulinum）产生，A型肉毒杆菌神经毒素是用于人类的最强的神经毒素，是第一个用于医疗美容产品，肉毒杆菌毒素在皮肤科主要用于治疗面部上1/3的动力性皱纹。
- 目前在美国和加拿大，批准的肉毒杆菌神经毒素在皮肤科的应用只有上半面部皱纹和腋下多汗症。

1. 概述　肉毒杆菌毒素（botulinum toxin，BTX）是革兰氏阳性厌氧芽孢肉毒梭状杆菌在生长繁殖过程中产生的一种细菌外毒素，不同菌株肉毒梭状杆菌产生7种不同血清型的肉毒杆菌毒素：A、B、C、D、E、F和G，人类肉毒杆菌毒素中毒主要由A型、B型、E型、F型和G型引起。

A型肉毒杆菌毒素是最早被用于临床治疗的肉毒杆菌毒素，主要治疗一些以肌肉过度收缩为特征的疾病，如眼睑痉挛、斜颈、偏侧面痉挛及脑瘫。

其他血清型中只有B型血清型已上市，2000年美国批准其用于治疗颈肌张力障碍，但尚未被用于治疗皱纹。

2. 肉毒杆菌毒素作用机制　因为肉毒杆菌毒素可以抑制表情肌的过度收缩，常被皮肤科用于治疗肌肉过度收缩引起的皱纹。肉毒杆菌毒素可以阻止副交感神经末梢乙酰胆碱的释放，而副交感神经支配腺体及平滑肌，因此肉毒杆菌毒素还被用于多汗症的治疗。

3. 肉毒杆菌毒素在皮肤美容中的应用　肉毒杆菌毒素注射有部位的特殊性。美容治疗可以进行皮内、皮下及肌内注射。皮内注射被用于治疗毛孔粗大、皮肤油腻及痤疮。皮下注射后，肉毒杆菌毒素可以通过弥散进入肌纤维发挥作用。而在注射大块面部肌肉时，最有效的方法是将药液直接注射到肌腹中，通过弥散发挥作用。

（1）眉间纹

1）解剖：眉间纹由三组肌肉的收缩引起，皱眉肌、降眉肌和降眉间肌。皱眉肌位于眼轮匝肌眶部及额肌止端内侧部的深面，起自眶上缘中端，向上外斜方伸展和额肌交错插入眉中区域的皮肤。降眉间肌起自鼻骨、止于眉内侧皮下，是一块扁平、位于面部正中、垂直方向的肌肉。降眉肌位于皱眉肌始段的内侧深面，起自额骨鼻部内眦韧带上约1cm，上行止于眉头部及其相邻的眉间皮肤。皱眉肌收缩在眉毛内移的同时形成垂直皱纹，降眉肌及降眉间肌收缩使眉毛内侧下移的同时形成水平皱纹。

2）注射方法：将注射总剂量分为3~5个注射点，降眉间肌注射1点（在眉毛与对侧内眦连线的交点处）。每处皱眉肌各注射1点，（在眶上缘内上方0.5~1cm，眶上神经出口的延长线上），另2处靠外侧的注射点沿着皱眉肌走行，在前2个注射点的外上方，并且要在中瞳孔线内侧，用于治疗皱眉肌的外侧部分以及部分额肌。由于皱眉肌位置较深，应进行垂直注射，到达一定深度，降眉间肌较浅，皮下注射即可。注射总剂量女性为10~24U，男性肌肉相对发达，与女性相比通常需要更高的剂量，约为10~30U。首次治疗后随访安排在2~3周后。

3）并发症：如果肉毒杆菌毒素进入眶内引起提上睑肌麻痹，会出现眼睑下垂。眼睑下垂通常出现在2~7天，能持续几周的时间。0.5%阿普拉可乐定（apraclonidine）、0.1%或0.2%溴莫尼定滴眼液每天3次，每次1~2滴能够提升上眼睑1~3mm，减弱眼睑下垂的程度。

（2）额纹

1）解剖：额纹由额肌收缩引起。额肌起自额上中部的帽状腱膜，纤维由上而下垂直走行，至眶部走行于眼轮匝肌的浅面和皮下脂肪层的脂肪小叶间，大部分纤维止于眉区皮肤的皮下，少部分纤维止于眼轮匝肌。额肌收缩会引起眉毛上举、睑裂开大、前额水平纹形成。

2）注射方法：注射肉毒杆菌毒素时注射点沿着前额正中水平4~6点排列，总量约为5~15U。最外侧的注射点决定了眉毛的运动幅度，越接近中央，眉毛外侧抬高的幅度越大。女性患者最外侧注射点位于瞳孔中线上会使眉毛外侧向上提拉，男性患者最外侧的注射点应当位于外眦线上。额头高或期望达到额头完全无皱纹的效果，需要更高剂量。这两种情形下，均需在第一行注射点上方再增加一行注射点。对于额头窄的患者减少注射点（取4点或5点）和采用小剂量。注射需到达一定深度，但不接触骨膜。

3）并发症：如果注射部位距离眉毛太近，会出现眉下垂。过度削弱额肌力量而没有相应的对抗肌的减弱，将导致眉毛降低，出现愤怒和好斗的表情。因此在对额肌进行注射时常常联合对降眉肌的注射。某些患者当治疗部位局限在双瞳孔中线之间，额肌外侧纤维的运动会引起眉毛外上方出现更多皱纹，这时可让患者尽力抬眉，在肌肉收缩最明显处进行补充注射约2~3U肉毒杆菌毒素。

（3）鱼尾纹

1）解剖：鱼尾纹主要由眼轮匝肌的收缩引起，但皮肤的松弛及颧大肌的收缩也有不同程度的影响。因为用力闭眼时需要眼轮匝肌参与，因此治疗目的是将眼轮匝肌收缩减弱而非完全麻痹。眼轮匝肌是一块宽、扁环形肌肉，由外到内分为三部分：眶部、泪囊部、睑板前部。眼轮匝肌眶部的收缩会使眼睑用力闭合，上提颊区皮肤，眶区产生皱纹，另外，具有使眉毛外侧端下垂的作用。因此，该部分肌肉的神经阻滞可减轻鱼尾纹，并使眉轻度上提。

2）注射方法：注射点选择在眼眶外侧至少1cm处，因为越是靠近眦角，药物弥散到眶内的风险越大。注射的剂量和点数没有绝对的规定，中度鱼尾纹只需一列3~4个注射点，如果鱼尾纹延伸得更远，可能需要在其外侧标记另一列注射点，总剂量为女性单侧8~16U，男性单侧12~16U。也有文献中报道总剂量达到单侧30U。

3）并发症：注射时不要将针头对着眼睛方向，以防止突然移动刺破眼球。由于眶周皮肤很薄，应进行皮内或皮下注射，针尖方向应与皮肤接近平行，如果注射较深，造成淤青的可能性会增大。最下一点的位置不能过低，否则可导致颧大肌麻痹出现面瘫样症状，发生唇下垂和颊下垂，或加重下睑袋。建议最低点在前面不过外眦垂线，最下点的位置不超过颧骨边。设计治疗鱼尾纹的注射点时要特别注意其对称、等距、等量。所注入的剂量要准确，否则会因为双侧肌肉松弛不一而发生复视、睑下垂、下眼睑错位或出现不对称。

其他尚可用于眼轮匝肌肥大及下眼睑皱纹；Bunny 纹；鼻唇沟；口周纹；木偶纹；颏褶及砾石样下颌；颈阔肌带。

（二）软组织填充技术

1. 概述 理想的注射用软组织填充材料必须具有：(1) 生物相容性良好；(2) 无毒性，无致癌性；(3) 无过敏反应；(4) 无异物反应；(5) 保持原有体积和柔韧性；(6) 稳定性好，无游走性；(7) 不会因吞噬作用而被清除；(8) 不导致传染性疾病；(9) 易于注射，可重复注射，注射时无明显疼痛感；(10) 效果持久，(11) 储存期限较长。

2. 填充剂分类

(1) 可降解型填充剂

1) 胶原：可分为牛胶原、猪胶原和人胶原。

目前国内 SFDA 批准上市的胶原蛋白是双美Ⅰ号胶原蛋白植入剂（台湾双美生物科技股份有限公司）。双美胶原蛋白植入剂原料取自 SPF 级猪，通过免疫修饰技术使修饰后的胶原蛋白几乎无过敏反应。其胶原蛋白成分为 Atelocollagen，植入后对蛋白酶具适度抵抗力，不会马上被分解，分散的胶原蛋白会形成一个柔软具有黏性的纤维状结构，可停留于植入部位，使凹陷回复，持续修补效果。植入的胶原蛋白经过数个月后，会被人体的结缔组织同化，成为人体组织的一部分，但亦会为体内胶原蛋白酶分解，因此具有生物分解性，而不至于永久留在植入部位。

人胶原又可分为来源于人尸体的胶原、合成人胶原及来源于患者本人的胶原。

2) 透明质酸：透明质酸不使用动物源性蛋白且可被透明质酸酶降解，治疗前无需皮肤过敏测试，治疗更加安全。透明质酸填充剂取代了胶原制品成为美国市场上最流行的填充剂。

透明质酸是人和动物体内的黏多糖，生物学功能是吸附和维持水分。现在使用的透明质酸类填充剂，能达到稳定状态，从而减少其酶解、增加活性并延长作用时间。

3) 多聚左旋乳酸：FDA 于 2004 年批准多聚左旋乳酸，用于纠正继发于 HIV 感染的颜面萎缩，于 2009 年扩大了其在鼻唇沟及面部皱纹改善等方面的应用。适用于增加皮肤容积的治疗，但需要几次治疗。注射层次位于真皮和皮下组织交界处，矫正时效可维持 1~2 年或更长。

(2) 不可降解型填充剂：聚甲基丙烯酸甲酯以骨水泥、人工髋关节和义齿等形式广泛应用于临床，具有良好的生物相容性、无过敏性和化学惰性等优点。我国 SFDA 于 2002 年批准爱贝芙作为永久性去除皱纹及其他皮肤凹陷的填充剂。由于含有牛骨胶原载体，注射前必须行皮肤过敏试验。

3. 填充剂注射的准备与患者沟通 注射前应让患者签署知情同意书并进行拍照。

4. 填充剂的注射方法 填充剂注射有连续穿刺法、逆行线状 / 隧道法、扇形注射法等。连续穿刺法及逆行线状 / 隧道法是最常用的面部填充注射技术。连续穿刺法常用于浅表细纹或皮肤较薄部位，操作时以手绷紧皮肤，针尖斜角与皮肤表面成 10-30 度角，几乎平行刺入。当针头刺入真皮表层时，一边将针头回抽，一边注入少量填充剂。沿细纹或皱纹重复以上操作。注射后应立即按摩，以免出现丘疹、结节或轮廓不规则。连续穿刺法也可用于透明质酸注射鼻唇沟等部位的中至深度皱纹。此时，刺入角度应在 45~90°，刺入深度至真皮网状层或真皮 / 皮下间隙。逆行线状 / 隧道法以 30~45°斜角将针管刺入适当层次，然后减小刺入角度至于皮肤表面平行，将针管全长刺入。边缓慢回抽针头，边均匀注射。为避免渗漏、浪费和注射过浅（易导致丘疹或结节），在针管抽离皮肤时，应提请停止注射。猪胶原和多聚左旋乳酸、羟基磷灰石钙等填充剂，逆行线状 / 隧道法最常用。

5. 填充剂并发症 尽管多数安全，但仍有不良反应发生。急性不良反应包括短暂的红斑、水肿、硬结、瘙痒、淤血等；亚急性的不良反应包括感染、色素改变、局部坏死等；慢性不良反应包括肉芽肿形成、溃疡、填充剂移位等。严重的不良反应包括因血管栓塞而导致失明。

（吴琰瑜 章伟）

二、脱毛

传统的脱毛方法有剃毛法、蜜蜡脱毛、机械脱毛、化学试剂脱毛等，这些方法只能使毛发短暂的得到控制，毛发将很快再生。另外电解法和热熔解法虽然能有效地破坏毛囊，但操作繁琐副作用大。目前，利用激光和强脉冲光则能达到长久性脱毛的目的。

（一）毛发的生长周期和激光脱毛原理

要达到长久性脱毛需要在毛发的生长期时。破坏毛球内及真皮乳头处的毛囊干细胞。根据选择性光热分解理论，毛囊和毛干中有丰富的黑色素，其中的黑素可以选择性吸收激光或强脉冲光并转化为热量，在适当的脉宽下，转化的热量会传导至周围组织，从而破坏邻近的毛囊干细胞，达到长久脱毛。

（二）脱毛的常用激光器

1. 红宝石激光（ruby laser） 红宝石激光（694nm）是第一个选择性作用于毛囊的激光器。一项近 200 名患者的多中心研究表明，经过平均 4 次治疗后 6 个月随访，绝大多数患者毛发能减少 75% 以上。尽管红宝石激光脱毛有效，但由于其脉宽较短，组织穿透能力较其他波长激光小，能安全应用于 Fitzpatrick 分型Ⅰ—Ⅲ型皮肤，但对于肤色较深的患者，其应用受限应用较少。

2. 掺钕钇铝石榴石激光（Neodymium—doped Yttrium Aluminum Garnet，Nd：YAG） 一种新型长脉冲可调脉宽 1 064nm 的激光，单一波长、近红外光，且波长穿透性较强，能集中作用于深部毛囊，达 10mm。目前认为长脉宽 Nd：YAG 激光（1 064nm）对于治疗 Fitzpatrick 分型Ⅲ~Ⅳ型皮肤患者脱毛安全有效，即深肤色（黄种人）具有优越的安全性及疗效性。

3. 翠绿宝石激光（alexandrite laser） 亦称紫翠宝石和翠绿宝石激光，波长为 755nm，目前存在长脉冲、短脉冲两种激光器。是当今应用较多的激光脱毛仪之一。脱毛效果随治疗次数的增加而增加。翠绿宝石激光脱毛副反应少，对于肤色较深的患者亦安全有效，值得推广。

4. 半导体二极管激光（semiconductor diode laser） 半导体激光（800nm、810nm）是一种固体激光。半导体激光系统在皮肤组织中的穿透深度较深，为 5mm 以上，作用范围可达到真皮深层及皮下脂肪组织,能够有效穿透表皮达到真皮层毛囊组织,从而破坏人体任何部位和深度的毛发。表皮吸收的激光能量很少,因此不会产生色素沉着。临床可安全应用于Fitzpatrick分型Ⅰ~Ⅴ型患者的脱毛治疗。目前广泛用于临床脱毛治疗。

5. 强脉冲光(intense pulsed light,IPL) 强脉冲光是一种非相干性的、宽光谱的可见光,其波长包括400~1 200nm。强脉冲光的脉冲方式是把1个脉冲能量分成2~3个子脉冲进行治疗,表皮的热弛豫时间为3~10ms,毛干及毛囊的热弛豫时间为40~100ms,子脉冲的脉冲间隔可为25~40ms,子脉冲间的脉冲间隔不影响靶组织的温度上升,可使表皮在1个脉冲后有一定的冷却时间,因此强脉冲光治疗的可调脉宽能有效保护肌肤。设备的光斑面积比激光光斑大,发光频率接近,治疗速度可明显快于激光脱毛,患者疼痛时间缩短,强脉冲光的谱段宽对不同粗细和不同颜色的毛发均有效,其为显著优点。

(三)激光脱毛的适应证

激光脱毛适用于所有部位深色和浅色的毛发,但对白色的毛发无效。

(四)激光脱毛的禁忌证

①治疗区域内有感染;②在6周内,曾使用过其他方式(如蜜蜡脱毛)的脱毛患者;③有瘢痕疙瘩病史。

(五)术前准备

对于肤色较黑的Ⅲ~Ⅳ型皮肤患者,术前应尽可能避免日光照射,最好能外用防晒霜4~6周。治疗区域术前必须彻底刮除毛发。治疗一般不用麻醉,对疼痛敏感者可外涂表面麻醉剂。

(六)术后不良反应及处理

激光、强光脱毛治疗后可有轻度的烧灼感,一般2~3小时可自然消退。暂时性的水肿和红斑,24~48小时可自行消退。治疗区域无需包扎。注意术后保持清洁,避免阳光直晒。色素沉着、色素减退、水疱等少见,瘢痕罕见。

(七)激光脱毛评价

因激光对退行期、静止期的毛发无明显作用,只有等这些毛发转入生长期激光才能起作用,所以激光脱毛需进行多次治疗。基于不同部位的毛发有不同的生长周期,每次治疗间隔也有差异。如头部毛发有相对较短的静止期,故治疗间隔可短至1月;躯干和四肢毛发静止期相对较长,故治疗间隔以2个月为宜。毛囊的深度也因部位而异,如深度较深须采用较长波长的激光治疗,反之如深度较浅可采用较短波长的激光治疗。如某一部位的毛囊密度过高,则治疗时应适当减少激光的能量。

(王娜 章伟)

三、化学剥脱术

(一)定义

化学剥脱术是将化学制剂涂在皮肤表面,导致皮肤堆积的角质层可控地被破坏和剥脱,促进新的皮肤再生,使皮肤变得亮丽、光泽,并使黑素分布更均匀。当剥脱剂到达皮肤真皮层,利用创伤修复的过程,使皮肤发生重建,细小皱纹消退,使化学剥脱有抗皮肤老化的作用。

(二)作用机制

化学剥脱术的作用机制主要是利用化学药物的细胞毒性及蛋白质凝固作用造成表皮细胞破坏,促进表皮细胞更替和真皮胶原再生。高浓度的换肤溶液可导致真皮坏死、皮肤全层脱落。使角质形成细胞移行替代原有的表皮,真皮成纤维细胞活化,胶原纤维排列规则化、均一化,弹性纤维数量增加。化学剥脱术还可抑制过多皮脂分泌,改善毛孔阻塞,淡化色素沉着斑,达到改善皮肤质地、美容皮肤的目的。

(三)剥脱深度和剥脱剂种类

1. 轻度剥脱即主要作用于表皮层,最深可达真皮乳头层。主要的剥脱剂包括a羟酸(alphahy-droxy acids,AHA)、β羟酸(beta hydroxy acids,BHA)、多聚羟酸(poly hydroxy acids,PHA)、维A酸、低于35%的三氯醋酸(TCA)、间苯二酚、Jessner溶液(水杨酸、乳酸混合液)等,其中最常用的是果酸和水杨酸。

2. 中度剥脱可作用达真皮网状层上部。这类剥脱术过程相对痛苦,提议操作前使用地西泮,并在整个操作过程中采用风扇来冷却。主要剥脱剂包括干冰/果酸/Jessner溶液加35%TCA的联合剥脱换肤、中浓度(35%~50%)TCA等。其中TCA最常用;联合换肤的效果更好,常用的配方是70%羟基乙酸+35%TCA,与传统的中度换肤方法比较,该方式出现不良反应的概率低。

3. 深度剥脱能够渗透整个表皮至真皮网状层中部。过程相当痛苦,在剥脱术前需要使用一些镇静剂和止痛药。最常用的是Baker苯酚(88%的苯酚液体3ml,Septisol液体肥皂8滴,巴豆油3滴)。亚洲人群不适用。

(四)适应证

轻度剥脱适用于位于表皮或真皮浅层的皮肤疾病.如寻常痤疮、黄褐斑、炎症后色素沉着、毛周角化病、脂溢性角化病、日光性角化、毛孔粗大、轻度皮肤瘢痕等。轻度剥脱也适用于轻度的皮肤光老化。中度剥脱可以治疗中度至重度的皮肤光老化、痤疮及痤疮瘢痕、皮肤较深的色素斑。对于严重的日光性角化等亦可采用。深度剥脱适用于重度皮肤光老化及痤疮瘢痕,但是目前由于剥脱性点阵激光的出现,深度剥脱已基本被其替代。对于泛发型白癜风患者可以采用轻度剥脱,使面部仅存的正常皮岛变白。

(五)禁忌证

①对所要使用的化学试剂过敏者;②湿疹患者,尤其是异位性皮炎患者;③面部有细菌或病毒感染性皮肤病(如单纯疱疹,寻常疣)者;④有免疫缺陷性疾病的患者;⑤正在口服抗凝药或吸烟者;⑥有肥厚性瘢痕或瘢痕疙瘩病史者;⑦在6个月内局部做过冷冻治疗者;⑧孕妇,哺乳者;⑨有炎症后色素沉着或色素减退的病史。

(六)操作步骤

1. 术前准备 由于皮脂会阻碍剥脱剂的渗透,在术前须彻底清洗剥脱部位

2. 手术过程 先用凡士林保护眼角、鼻唇沟、口角等皮肤薄弱处。用棉签或刷子快速涂抹配制好的换肤液于施术区并开始计时,到时间后外喷剥脱剂的中和制剂或以干棉球吸附残余的药液。根据患者的皮肤反应如"白霜"这是因为化学制剂导致角质层角蛋白凝集而致,变红或患者感到刺痛及灼热感时调整时间并及时终止治疗。术后可用冷喷或冰敷。

3. 术后护理 术后应外涂凡士林等保护性软膏，24 小时内不宜洗脸，不能外用其他化妆品、护肤品等。24 小时以后可以正常洗脸和涂抹护肤品，要注意治疗区域需防晒和保湿。如皮肤有结痂，需让痂皮自行脱落，切勿强行撕拉。

（七）不良反应

有色素沉着或减退、或遗留瘢痕。剥脱剂浓度越高，剥脱的深度越深，出现上述不良反应的概率越大。中、重度剥脱术的治疗前、中、后期可服用抗病毒、抗细菌和真菌药物，以预防感染。其他不良反应包括：出现粟丘疹，毛细血管扩张，持久性红斑，感染，黏膜、角膜刺激，皮肤对风、紫外线和温度变化敏感性增加。

（王娜 章伟）

（王学民 袁超 秦鸥 邹颖 程英 谈益妹 吴琰瑜 王娜 章伟 樊国彪）

第七十四章

皮肤外科和毛发移植

一、文身消除

文身是指外源性不溶性色素通过机械方法进入真皮而形成的一种永久性色素斑，考古学资料显示文身至少有 8 000 年的历史。

文身消除的原因及其影响因素：

1. 医疗原因　①过敏或光变应性反应，一般由红色色素引起；②肉芽肿，最常见于朱砂反应；③色素、硫化汞和日光使盘状红斑狼疮突然发作；④文身处感染；⑤文身处肿瘤，如角化棘皮瘤、鳞癌或黑素瘤。

2. 非医疗原因　包括个人、社会或文化背景因素，如离婚或人际关系变化、就业问题、身份或法律问题等。

3. 影响因素　消除文身之前必须考虑的因素包括文身的来源（专业或业余）、患者年龄、消除文身动机、医师的技巧，以及文身的时间、部位、数目和大小。

文身消除的方法：消除文身的方法很多（表 74-1），各有其优缺点。

1. 切除缝合　如果文身较小、解剖部位合适，单纯切除缝合是最好的方法；较大的文身可分期切除，先切除中心部位。

2. 分层切除　由于大多数专业性文身的色素常位于相同的真皮平面内，0.7~1.2mm 深度，特别适用于分层切除法；本法优点是瘢痕形成很少、大部分色素随着痂皮脱落而排出、不需植皮、费用低、见效快。

3. 钻孔切除　本法适用于小点状或“爆炸性”文身，遗留孔洞沿皮纹方向缝合可减少瘢痕，价廉、快速、方便是其优点。

4. 盐磨削术　虽然此名由 Crittenden（1971）创造，但这种方法的历史悠久。各种盐的磨削效果无明显差异，晶体较大者可能利于磨削。局部刮毛、消毒，局部麻醉一般并不需要，略湿的消毒纱布蘸盐磨削文身处，直至皮肤表面去除和显露均匀反光的糜烂面，木制或塑料球形把手样装置蘸盐可促进磨削。创面敞开或敷料包扎，每天换药，敷料去除后即有色素沉着。文身较大者需分次治疗和随访。偶可引起肥厚性瘢痕形成。

表 74-1　消除文身的方法

古老方法	鞣酸和硝酸银（法国方法） 水杨酸 一氯醋酸或三氯醋酸 石炭酸（酚） 硫酸 浓硝酸 氯化锌 氯化汞 斑蝥膏 次氯酸钠 电解疗法 手术——切开和刮除色素 刷除术 皮肤环钻术 干冰冷冻 单纯切除 切除 + 皮片移植
现代方法	切除术 切除 + 缝合，分层切除，钻孔 盐磨削术 皮肤磨削术
激光	红宝石，氩，CO_2，Nd：YAG，双频 YAG，可调染料激光 紫外线激光
其他	冷冻，电灼，红外线凝固，植皮加皮瓣，腐蚀法（硝酸、鞣酸等），Mohs 技术，组织扩张术

（施歌）

二、甲病与甲外科

（一）甲的结构（图 74-1）

1. 甲板 位于甲皱襞里的长椭圆形角质板，在侧端和近端与甲皱襞分界，附着于甲板下方的是甲基质和甲床。

2. 甲廓 由皮肤软组织组成，呈“U”形包绕着甲板，包括后甲皱襞和两边侧甲皱襞。

3. 甲床 位于甲板下方的从甲半月至游离缘的软组织，甲板附着其上，无颗粒层及皮下脂肪。

4. 甲母质 与甲床近端相连续，是甲板的生发上皮，位于后甲皱襞深部，甲半月是甲表面可见的远端甲母质。

（二）常见的甲外科疾病

1. 甲沟炎和甲下脓肿 指(趾)甲的三边均与皮肤皱襞相接，甲两侧与皮肤皱襞连接部形成沟状，称为甲沟，该处发生的感染即为甲沟炎。甲下脓肿是指甲与甲床间的化脓性感染，可以累及整个甲的区域，也可以偏于一侧，临床上以一侧甲沟红肿为表现。一旦有明确的甲下脓肿形成应立即行切开引流。

根据脓肿形成的部位和范围要采用不同的切开引流方式。对于单侧甲沟脓肿，可于病变侧切开甲皱襞直至甲板基部，充分清洗引流并用凡士林纱布填塞引流。单侧甲沟炎伴甲下脓肿时还需同时拔除部分甲板以充分清洗引流，双侧甲沟炎伴甲下脓肿时需切开双侧的甲后皱襞，剪除甲板的后半部分或全部，彻底刮净脓腔后充分引流。

2. 化脓性指头炎 化脓性指头炎是指头远节指腹深部的皮下感染。由于此处神经感受器丰富，皮肤厚，皮下组织硬韧，缺乏弹性，因此一旦发生感染，指腹张力明显增高，疼痛非常剧烈。由于该部位皮下组织直接与末节指骨相连接，因此化脓性指头炎易发展为末节指骨化脓性骨髓炎。

一旦在指腹侧脓肿形成，疼痛症状明显，应立即切开引流。切开时在侧方做纵向切口引流，切口可适当大些，并切除膨出的脂肪以利引流。该切口术式操作方便，引流通畅，但在后续的换药时注意切口两侧皮缘对齐，避免发生一侧皮缘高于另一侧的畸形愈合。

3. 嵌甲 正常甲板的侧缘与甲侧皱襞是相嵌合的，因外伤、真菌感染、甲修剪不当等原因使甲板的侧缘过度嵌入甲皱襞引发疼痛症状，诊断为嵌甲。

轻度嵌甲的手术方法：指(趾)根部阻滞麻醉，在后甲廓行斜向切开，翻转后甲廓皮肤，充分暴露甲母，利用止血钳将嵌入的甲侧缘翻出，切除 3~5mm，并辅以切除外侧骨间韧带浅层及下角的甲母质，然后把翻转的甲廓缝合恢复原位。

重度嵌甲的手术方法：重度嵌甲是指(趾)甲侧缘深深陷入甲沟呈显著内卷，在甲沟侧甲廓有肉芽肿形成。治疗时可部分切除患侧的甲板、侧甲廓、浅层侧骨间韧带和相应部位甲母质。充分止血后，缝合甲床侧缘和侧甲廓处的皮肤。在指(趾)甲切除缘留出 1~2mm 的甲床表面，以便于缝合侧甲廓与甲床。

4. 甲下疣 甲下疣的病因为人乳头瘤病毒感染，是寻常疣长入甲床导致甲损害的一种特殊表现。有时甲下疣大部分疣体分布于甲周，但疣体深部在甲床，随着损害的增大，逐渐在甲床蔓延，顶起甲板，破坏甲生长，使得甲分离、甲劈裂、感染、疼痛。

甲下疣的治疗：对尚未长入甲床的疣体，可以选用冷冻、微波或激光直接清除，但常常需要数次治疗。对已经长入甲床的疣体，必须先行部分拔甲术，充分暴露疣体后，再行上述治疗或者直接刮除疣体，甲下疣治疗效果不如寻常疣，或可选择光动力治疗和放疗。

5. 甲下血管球瘤 当瘤体较为浅表时，甲板表面可以见到蓝紫色斑点，若瘤体位置较深，则只能发现显著压痛点而看不到甲板颜色变化。由于血管球瘤影响甲床甚至甲母质，所以甲板上常有纵行嵴。该病的特点是疼痛，尤其是在触压时或暴露于冷环境中更为明显，疼痛时间可持续数分钟到数天。X 线检查于指(趾)骨末端可发现弧状凹陷。B 超对于甲下血管球瘤的诊断和定位也有一定帮助。

甲下血管球瘤的治疗：全部或部分拔除甲板，暴露甲床或相应部位的甲母质，明确触痛点，切开甲床，暴露血管球瘤，钝性剥离，必要时电凝血管球瘤基底。若瘤体较小，则无须缝合甲床；若瘤体大，甲床缺损明显，就需要缝合甲床。凡士林覆盖甲床，其后将拔下的甲板回盖在甲床上，加压包扎。术后一段时间后，回盖的甲板会脱落，但不久又有新甲长出。手术的难点在于甲下瘤体的定位。如果未能完全切净血管球瘤，则复发率较高。对于位置浅表透过甲板易于观察到的血管球瘤，还可以选择局部冷冻的治疗方法。在甲侧缘皮肤组织内注射 1% 利多卡因，确认麻醉效果后，用手术刀在甲板瘤体处开窗，

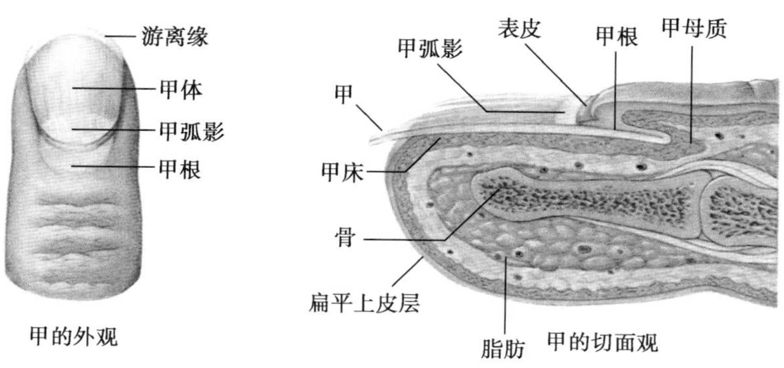

图 74-1 甲的结构

窗口大于瘤体，用棉签浸液氮反复冻融 3~5 次，最后利用可吸收性明胶海绵加压包扎。通常冷冻 2 周后血痂脱落，瘤体消失。

6. 黏液囊肿　黏液囊肿临床损害为直径 2~10mm 半球形隆起的半透明皮下囊肿，表面光滑，微红色、皮色或透明白色，质地柔软，多为单发。黏液囊肿好发于远端指(趾)关节背面与近端甲皱襞之间，常与指(趾)末端骨关节炎有关，可有疼痛，无自行消退倾向。囊肿穿刺时，溢出黏液样或果冻状透明物质。囊肿距甲根太近或发生于甲床者，甲面可呈现纵沟。

治疗：①囊肿内糖皮质激素注射。先穿刺排出囊肿内黏液，再注入曲安奈德混悬液原液，对大多数患者来说效果良好。②局麻后，在指背侧做弧形切口，排出囊肿内容物，然后电烧囊肿近关节处组织基底，最后缝合皮肤。

7. 甲母痣　甲母痣即为生发于甲母质的色素痣，临床表现为延甲板纵向长出的黑色条带。由于甲母痣发生于甲母，故而切除甲母痣会对甲的生长产生严重影响，轻则甲畸形，重则部分甲或全部甲的缺如。一般认为，儿童发生恶性黑素瘤的概率非常小，基于切除甲母痣对甲的不利影响，故而不建议积极切除儿童甲母痣。如果成人甲母痣宽度大于 3mm，甲小皮或甲游离端下方皮肤变黑，建议切除甲母痣并送病理检查。

甲母痣切除方法：首先在指趾根部两侧行阻滞麻醉，然后根据甲母痣宽度外扩 2mm 切开后甲廓皮肤和相应区域甲板，暴露甲母质和甲床。外扩 1mm 切除甲母和甲床上的黑斑，送病理检查。最后缝合切口。如果甲母和甲床缺损宽度 >4mm，电刀止血后不缝合，直接用油纱条覆盖并加压包扎。

8. 甲下外生性骨疣　甲下外生性骨疣实际上并不是疣，是正常骨骼的旁生，常见于外伤后。骨疣开始表现为甲游离缘下(趾尖部)淡红色、皮肤色肿块，其后逐渐增高，甲板被顶起。骨疣表面因摩擦常变得肥厚粗糙的疣状，质地非常坚硬，易误诊为甲下疣。临床遇到类似病例，应行 X 线照射，可以发现骨疣与趾骨相连，用冷冻、激光或高频电治疗骨疣可形成溃疡，经久不愈，甚至清除表面渗出物后可见白色蜂窝状骨质。骨疣治疗的关键在于利用骨钳将突出疣体部分彻底钳除，必要时可转请骨科治疗。

9. 甲外伤　①甲下血肿：甲下血肿多因指端被重物砸伤或挤压伤所致。如果甲下出血较多，由于局部张力故疼痛剧烈，此时可在甲后皱襞侧穿刺，将积血抽出。如果甲下血肿已经感染脓肿形成，则应按甲下脓肿进行治疗。对于较小的甲下瘀血，可以用烧红的针头穿刺局部甲板，形成孔道后清理局部瘀血。②甲床裂伤：清创时先拔除甲板，用 6-7/0 可吸收无创缝线缝合裂伤的甲床。由于甲床组织很脆，缝合时力求轻柔，以免在缝合过程中再造成新裂伤。③甲床撕脱：常见于末指挤压伤，形成甲板撕脱伴部分甲床撕脱。处理原则是将撕脱的甲床自甲板上分离，然后用 6-7/0 可吸收无创缝合线缝回原处。

(三) 甲外科治疗的基本术式

1. 拔甲术　拔甲术是为了暴露甲床和甲母，有助于甲床和甲母活检，甲真菌病、内生甲、钩甲和轻度嵌甲的治疗。拔甲不能治疗由于甲母质病变引起的甲萎缩、足内生甲或较大的甲床缺陷。拔甲术必须使甲板从两个附着部位分离——甲床和近端甲皱襞。步骤如下：①平卧位，常规消毒，铺巾；②在指(趾)两侧作神经传导阻滞麻醉；③先用刀尖将甲板近端与覆盖其上的甲小皮分离，刀尖紧贴甲板，横向滑动，纵向挺进 3mm。然后用甲铲(不得已可以选用手术刀)从甲板远端紧贴在甲板下自远向甲根部挺进到甲半月下，再向甲板两侧做分离，直到甲沟下方，使甲板两侧缘全部翻出，用止血钳夹住甲板一个侧缘向上翻卷拔除整个甲板，压迫止血数分钟后用油纱布覆盖甲床创面，再用干纱布加压包扎指(趾)端。④术后 7~10 天拆包。

2. 甲活检术(甲床活检)　甲活检术对于鉴别甲真菌病、银屑病甲、扁平苔藓甲及甲母痣均有意义。通常甲活检只切取较小区域的甲板或甲床组织，但必要时需进行纵行甲活检。纵行甲活检即纵向切取病变局部完整的"甲单位"，包括甲后皱襞、甲板、甲基质等组织，手术方法如下：①指(趾)两侧阻滞麻醉；②橡胶圈在指(趾)根部扎紧，减少术中出血。③自甲后皱襞向指端平行切除宽度 <3mm 的组织(当宽度 >3mm 时可能出现甲畸形)，深度达指(趾)骨表面。缝合甲母质、甲板和甲后皱襞，加压包扎。

(徐敏丽　马川　李航)

三、皮肤活检术

皮肤活检术是通过对病损局部取材，进行组织病理学检查，达到明确临床诊断或治疗的最终目的。皮肤活检术包括术前准备、活检取材、标本处理和运送、术后处理等基本过程。

(一) 术前准备

皮肤活检术作为小型或微型的皮肤外科手术，应该遵循皮外科手术的基本原则，即争取操作一次性成功，同时尽量减少操作中患者痛苦和术后并发症的发生。因此，虽然皮肤活检术的风险不高，医师还是应该做好充分术前准备，正确认识组织病理学在皮肤科疾病诊断中的重要性，并明确皮肤活检术的适应证。

皮肤活检术前，医师需要将病理单上要求的患者临床资料填写详细完整，包括患者姓名、年龄、性别、联系方式、病例号、病理号、初步诊断、临床表现、既往病史、用药史、过敏史、送检医师和部门、活检部位、标本数目、标本固定方法、送检目的(包括是否需要免疫组化染色或特染等)，将这些信息准确的提供给病理报告医师，才能使临床和病理更好的结合在一起，帮助疑难病例明确诊断。

皮肤活检术前，医师还要注意观察皮损的部位、性质、分布、范围、深度、新旧程度、初步诊断和活检目的，然后确定活检取材的部位、大小和深度，同时要兼顾患者的美容要求，确定切口的方向和缝合的方式。一般来说，皮肤活检术的取材部位和皮损选择有以下原则：选择充分发展且具有代表性的典型皮损；原发、继发损害并存时，尽量选择原发损害；多种原发损害并存时，尽量说服患者各取一处送检；新旧皮损并存时，尽量选择新发或活动性皮损；环形皮损和溃疡在活动性边缘取材；怀疑结缔组织病、脂膜炎、血管炎等疾病时，取材要求达脂肪深层；怀疑大疱和无菌性脓疱病时，需选择早期新鲜皮损，尽量保持疱的完整，但如果准备行免疫荧光检查，则另外在疱旁正常皮肤处取材；如为观察疗效，治疗前后活检取材部位和皮损性质应保持一致。

(二) 操作方法

皮肤活检术临床常用的取材方法包括手术切取法、环钻法、削取法和刮取法等。操作方法如下：

1. 消毒铺巾　在取材皮损局部常规外科手术消毒，可以选用碘酒酒精或安尔碘消毒，但是在黏膜或靠近黏膜的皮肤部位，如外阴、肛周、眼睑、口鼻周围，多选用碘伏或络合碘等刺激性小的消毒液。局部铺小孔巾，充分暴露取材皮损。

2. 局部麻醉　一般用 2% 利多卡因进行皮损局部浸润麻醉。注意麻醉应在皮损周围进行，尽量不要直接注射到皮损内。对于出血较多的指趾远端部位，一般不宜在麻药中加入肾上腺素，可以采用压迫止血，如在指趾根部捆绑止血带。

3. 取材方法

(1) 手术切取法：是皮肤活检术最常用的方法，包括切开性活检和切除性活检。切开性活检是只切取多发皮损中的一处或整块皮损的一部分进行送检，适用于绝大多数诊断不清的皮肤病，尤其适用于怀疑病损较为深在的皮肤病，如红斑狼疮、皮肌炎、硬皮病、脂膜炎、血管炎等。对于面积较大、浸润情况不明的皮肤肿瘤，以及其他不宜采用环钻、削取、刮除法进行活检的皮肤病，均可以采用此方法。值得注意的是，色素性皮肤病和血管瘤不建议采用此方法。切除性活检是将病损整个切除，达到诊断和治疗的双重目的，适用于单发、体积较小、容易完整切除的病损，包括常见的皮肤良恶性肿瘤，如囊肿、痣、血管瘤、基底细胞癌、Bowen 病、鳞状细胞癌等。操作时使用手术刀，做梭形切口，取材面积尽量达到 0.5cm × 1.0cm，应该包含一部分正常皮肤，切口方向一般采用顺皮纹方向，以减少瘢痕形成。手术时，手术刀片垂直下行，切入深度应至少到达脂肪层。轻柔钳夹切取的组织标本离体处理，分层缝合创面，避免死腔形成。

(2) 环钻法：是用环钻器进行活检的方法，操作简便，但取材面积小、深度浅（不易到达深部脂肪层和取得较大血管），适应证不如手术切取法广泛，一般用于对深度要求不高的普通皮肤病。操作时用左手拇指和食指将皮损左右两侧皮肤向外绷紧，外绷方向与皮纹垂直（与皮肤张力线一致）右手持环钻器垂直切入皮肤，沿一个方向旋切向下，直至环钻器深切至所需深度。轻轻提起标本，用剪刀剪断标本和其下方相连的深部皮下组织，松开左手，使切口从圆形恢复成椭圆形，垂直皮纹方向 1~2 针缝合表真皮。

(3) 削取法：是用手术刀片或专用削取刀片紧贴皮肤表面，水平方向削切病变组织的活检方法。适用于病变局限于表皮和真皮浅层的外生性皮肤病，如脂溢性角化、寻常疣、胼胝、鸡眼等。不宜用于拟诊真皮深层或皮下组织受累的皮肤病、皮肤肿瘤和炎症性皮肤病。操作时与环钻法类似，左手固定皮损周围皮肤，右手持刀片贴紧皮表水平削切，深度到达真皮乳头层，特征性表现是局部出现点状出血，必要时电凝止血，局部涂油性抗生素软膏或外敷防黏连敷料，一般不需要缝合处理。

（三）术后处理

一般来说，虽然皮肤活检术的创伤比较小，但也会出现创口出血、感染、愈合不良、瘢痕等并发症，因此应提醒患者注意保持创口清洁干燥，术后换药 1~2 次，根据活检部位、年龄、皮损进展情况和创口愈合情况等因素，确定拆线时间。

活检术取得的组织标本，应根据检查项目和要求尽快处理。如果只进行常规 HE 染色的普通病理检查，组织标本需即刻放入 10% 的福尔马林溶液中浸泡固定。如果需要进行直接免疫荧光检查，则切取一半的组织标本（大疱性皮肤病需要疱旁的正常皮肤组织），若浸入 OCT 冰冻切片包埋剂，可以在 4 度冰箱中保存 1 周，若浸入生理盐水，需要当天完成免疫荧光检查。如果需要行术中冰冻切片病理检查，则标本组织包裹在生理盐水浸润的湿纱布中，即刻快速送检。如果需要做真菌培养，新鲜的组织标本取一半细细切碎，即刻接种于真菌培养皿中。

另外，在标本后期处理和运送过程中，要特别注意患者本人、组织标本和标本瓶信息的核对与匹配，专人专职，做好严密的交接工作，以防标本遗失或错配。

（马川　徐敏丽　李航）

四、Mohs 显微描记手术

（一）历史

20 世纪 30 年代，美国著名皮肤外科医师 Frederic E. Mohs 首次提出 Mohs 显微描记手术（Mohs micrographic surgery，MMS）的概念。他在一次病理原位组织固定实验中发现，用 20% 的氯化锌溶液进行肿瘤组织内注射，显微镜下肿瘤组织完全坏死，但组织结构保留完整。这次实验启发 Mohs 医师，肿瘤区域注射氯化锌后再手术切除，可以通过显微镜下观察明确判断肿瘤是否被切除干净。于是他反复试验研究，最终确立了肿瘤外敷氯化锌糊剂后再手术切除肿瘤的方法。实践证明这种技术大大提高了皮肤肿瘤手术的精确性和完整性。1936 年，Mohs 医师在美国威斯康星总医院皮肤科成功进行了第一例实战手术，并在随后的 4 年里完成了 440 例手术，1941 年在 Archives of surgery 杂志发表了第一篇相关论文。因为皮肤肿瘤先用化学制剂固定组织以确定肿瘤范围，再进行完整手术切除，所以 Mohs 医师最初将这种技术定名为 Mohs 化学外科（Mohs chemosurgery）。

化学外科技术在美国逐渐得到推广，但实践中发现该技术仍存在一些不足，诸如从化学固定肿瘤组织到最终标本切片报告耗时耗力，患者在漫长的等待过程中容易继发感染等。为了解决这些问题，20 世纪 50 年代，Mohs 医师逐步改进手术方式，即不再使用氯化锌糊固定肿瘤组织，而是尝试采取碟形切除肿瘤组织，进而利用冰冻切片技术判断肿瘤是否切净。改良后的技术既保证了较高的治愈率，又显著提高了手术效率。1974 年 Tromovitch 和 Stegman 发表文章，详细介绍了 Mohs 化学外科的改良方法，提出新鲜组织技术（fresh tissue technique）的概念。此后新鲜组织技术逐渐全部取代了化学固定组织技术，被广为接受。

新鲜组织技术不同于化学固定组织技术（fixed tissue technique），术中无需外敷氯化锌糊，而是直接在局麻下，先刮除或切除皮肤肿瘤中心的主要瘤体，再碟形从外缘完整切除肿瘤组织，进而在显微镜下利用快速冰冻切片病理方法确定肿瘤是否切净。新鲜组织技术的诞生和推广，不仅是 Mohs 手术的革新，其推陈出新的过程也很值得后人思考，Mohs 医师不断创新、勇于自我否定的精神令人称道。新鲜组织技术建立后，Mohs 医师总结了 3 466 例非黑素瘤皮肤恶性肿瘤，5 年治愈率高达 99.8%，从而确立了 Mohs 显微描记手术在皮肤恶性肿瘤治疗领域无可取代的地位。

1967 年 Mohs 医师建立了美国化学外科学院（American College of Chemosurgery），1986 年更名为美国 Mohs 显微描记外科和皮肤肿瘤学院（American College of Mohs micrographic

Surgery），培养了大量熟练掌握 MMS 的皮肤外科医师。目前，该技术已在北美、南美、欧洲、澳洲等地广泛应用。从 2004 年起，MMS 在中国也逐渐广泛开展。

（二）适应证

MMS 主要用于单一灶性连续性侵袭性生长的皮肤恶性肿瘤，多数非恶性黑色素瘤性皮肤癌（non-melanoma skin cancer，NMSC）具有这一属性，适于 MMS 治疗。NMSC 通常不发生血行或淋巴路径转移，只易于局部复发。这类肿瘤多发生在光暴露部位，如果无谓的扩大切除肿瘤，会严重影响患者容貌，所以在切净肿瘤的前提下缺损越小越好，而 MMS 正可以满足该要求。总之，NMSC 的临床表现、解剖学部位、大小、组织学表现（包括肿瘤的浸润分级）、患者免疫状态以及以前治疗的复发情况等因素决定了如何正确选择 MMS 手术。MMS 的优势在于标本全面检测保证肿瘤切净，定向切除利于减小术后缺损。以下针对几种常见的 NMSC 详细介绍 MMS 适应证。

1. 基底细胞癌　基底细胞癌（basal cell carcinoma，BCC）是最常见的皮肤恶性肿瘤，约占全部皮肤恶性肿瘤的 80% 左右。因为基底细胞癌的发病与日光暴露密切相关，所以肿瘤最好发部位为头颈部。虽然基底细胞癌临床上多无不适症状，也很少发生转移，但是肿瘤浸润性生长可能会破坏器官功能或严重影响外观容貌。应用 MMS 治疗基底细胞癌，可以保证彻底切除肿瘤，同时最大限度保留器官的功能和外观。临床三个因素决定是否采用 MMS 治疗基底细胞癌。①发病部位：面部 H 区、面颊中央、眼睑、眼眉、眶周、唇、鼻、下颌、耳和耳周、头皮、前额、颈、外阴、指 / 趾部位的 BCC；②临床分类：临床边界不清 BCC，多发 BCC 伴有症状，巨大 BCC 伴深部穿透，硬斑病样 / 硬化型 / 微小结节型 BCC，浅表多中心型 BCC，基底鳞状细胞 BCC，瘢痕上出现的 BCC，其他皮损上出现 BCC，侵犯软骨、骨、血管和神经的 BCC；③复发情况：经治而复发的 BCC 侵袭性更强，推荐使用 MMS 彻底治疗。

2. 鳞状细胞癌　鳞状细胞癌（squamous cell carcinoma，SCC）发病率仅次于 BCC，是排名第二的常见皮肤恶性肿瘤。临床具有异常增生、快速生长、局部浸润和潜在远处转移等恶性肿瘤特征。如果 SCC 患者存在以下情况，适宜采用 MMS 治疗：面积大（直径 >2mm），深度深（>4mm），部位特殊（例如头皮、耳部、唇部等），组织病理显示细胞分化程度差或未分化、腺样型、腺鳞样型、结缔组织增生型、浸润型，神经、血管和腺体周围肿瘤浸润，既往治疗后复发，患者经常过度暴露于紫外线，器官移植接受免疫抑制治疗者。其他适宜应用 MMS 的 SCC 亚型还包括原位鳞癌（Bowen 病）、Queryrat 增生性红斑、疣状癌等。MMS 切除 SCC 的治愈率可以高达 98%，而传统手术只能达到 80% 左右，因此目前认为 MMS 是治疗原发和复发性 SCC 最有效的方法之一。

3. 其他非恶性黑色素瘤性皮肤癌　其他非恶性黑色素瘤性皮肤癌符合任何 1 条以下情况者，适宜采用 MMS 治疗：近期切除治疗后局部复发或切缘复发；手 / 腿部、外阴、甲 / 甲周肿瘤病理显示浸润性生长；面积大（直径 >2cm）；边界不清；年龄小于 40 岁；放射线诱发；免疫损伤者；陈旧性瘢痕或慢性溃疡基础上出现的肿瘤；着色干皮病患者并发皮肤肿瘤者；皮肤肿瘤浸润深或深度难以肉眼评估；活检显示神经周围肿瘤浸润。

4. 原位黑色素瘤　恶性黑素瘤易于远位转移，应用 MMS 的利弊一直存在争议。一般认为特殊类型恶性黑素瘤，诸如原位恶性黑素瘤、特殊部位不适于按照传统标准阔切的恶性黑素瘤（靠近睑缘的恶性黑素瘤等）可以选择 MMS 治疗。原位恶性黑素瘤中最常见的临床亚型是恶性雀斑样痣（lentigo maligna，LM），好发于老年患者的慢性光损伤部位，表现为不对称不规则且颜色不均匀的黑色斑片，缓慢生长，局部表皮真皮交界处可见黑素细胞呈现不典型增生，可以逐渐发展成为恶性黑色素瘤，穿过基底膜向深部浸润，并发生远处转移。多数临床边界较清楚的原位恶性黑素瘤采用外扩 5mm 传统手术切除，面积大或边界不清楚的原位恶性黑素瘤采用外扩 0.5~1.5cm 手术切除。MMS 手术方法可以用于治疗原位恶性黑素瘤，由于冰冻切片影响黑素细胞形态，比较难以判断肿瘤边界，因此研究显示 MMS 与传统手术的远期治愈率没有明显差别，只是帮助相对缩小了切除范围。然而如果在 MMS 流程中采用石蜡切片并加用免疫组化染色（S-100 和 HMB-45），将大大提高判断肿瘤边界和可疑散在浸润性非典型黑素细胞的敏感性，所以对于那些发病于特殊部位、面积大且边界不清的原位恶性黑素瘤，MMS 手术的远期治愈率会有很大提高。

5. 其他皮肤肿瘤　隆突性皮肤纤维肉瘤（dermatofibrosarcoma protuberans，DFSP）是一种深部软组织肿瘤，临床表现为形状不规则的红色斑块、结节，伴局部萎缩、毛细血管扩张和瘢痕样增生，生长缓慢，常被误诊为萎缩性瘢痕或瘢痕疙瘩、硬斑病、表皮囊肿等。该肿瘤皮下组织广泛浸润，可以出现远位转移。MMS 手术方法可以从镜下切片观察肿瘤浸润的边缘，大大降低肿瘤的复发率，尤其是对于一些特殊高危部位或无法进行广泛组织切除的部位，选用 MMS 具有很大优越性。

微囊肿腺癌（microcystic adnexal carcinoma，MAC）曾称为硬化性汗腺导管癌，病理上可见到毛囊和汗腺的分化异常，临床生长缓慢，比较隐蔽，总体上是良性肿瘤，但局部会呈侵袭性生长，一般诊断时多有真皮和皮下脂肪的浸润，因此可以选用 MMS 进行彻底治疗。

角化棘皮瘤（kerato acanthoma，KA）是一类快速生长的实体肿瘤。过去认为部分 KA 病例可以自行消退，目前更多学者则认为它是鳞状细胞癌低危亚型，建议积极彻底切除。当 KA 生长快速，体积巨大（直径 >2~3cm），位于甲周，或组织病理显示浸润性生长（尤其是神经周围肿瘤浸润）时，建议 MMS 治疗。

其他临床比较少见的肿瘤，例如血管肉瘤、非典型纤维黄瘤、恶性纤维组织细胞瘤、乳房外 Paget 病、皮脂腺癌、平滑肌肉瘤或其他皮肤梭状细胞肿瘤、皮肤腺样囊性癌、Merkel 细胞癌、皮肤大汗腺 / 小汗腺癌、基底细胞痣样综合征等，也可以选用 MMS 治疗。

（三）操作流程

1. 术前评估和准备

（1）MMS 前需要进行一系列术前评估以确定是否适宜采用 MMS 治疗。首先，也是最重要的一步，需要进行局部皮肤肿瘤的活检和病理检查，以明确皮肤肿瘤具体诊断、浸润深度、细胞分化和血管神经周围浸润等情况。在美国，许多医师在进行 BCC 和 SCC 的 MMS 治疗前，还要先刮除局部皮肤肿瘤表面脆弱碎裂的组织，这样做有助于进一步明确肿瘤切除的边界。另外，术前要对皮肤肿瘤的解剖部位、大小、既往治疗情况、手术对治疗部位功能的影响、患者个人情况(包括年龄、性别、种族、既往病史、住院史、手术史、用药史、传染病史和既往皮肤感染史、遗传病史、过敏史、假体植入史、饮酒/吸烟史、术前影像资料、患者对手术结果的预期和手术花费等)进行详细评估。对于老年人,合并高血压、冠心病、糖尿病,长期服用抗凝药物,或有饮酒吸烟习惯,有传染病史,移植术后接受免疫抑制剂治疗的患者,需要在术前给予特殊指导或处理。有些皮肤肿瘤伴有深部浸润,甚至会破坏邻近骨质或器官,所以必要时应给予术前影像学检查(包括 CT、MRI 和多普勒超声)或邀请其他科室会诊,对肿瘤浸润深度和肿瘤对周围组织的影响进行完整评估。

(2) MMS 前是否需要预防性抗生素治疗,根据患者具体情况而定。一般来说,MMS 属于清洁手术,不需要预防性使用抗生素,但是以下特殊情况建议预防性使用抗生素:皮肤肿瘤局部合并继发感染,实体器官移植术后长期免疫抑制者,HIV 感染并且 $CD4^+$ 细胞计数低者,慢性淋巴细胞白血病患者,某些特殊的心脏病患者(例如感染性心内膜炎,人工心脏瓣膜置换术后,先天性心脏病人工瓣膜或仪器植入,心脏移植等),需要在唇或鼻部执行 MMS 手术,可能累及口腔或鼻黏膜容易引起继发感染时,皮肤肿瘤位于外阴和肛周。如果确实需要在 MMS 手术前预防性使用抗生素,一般选用青霉素或头孢氨苄(2g,术前 1 小时口服),青霉素过敏者,可以选用头孢地尼 600mg 或阿奇霉素 500mg 或克林霉素 600mg 术前 1 小时口服。

(3) MMS 前需要考虑患者服用抗凝药物情况。抗凝药物或有抗凝作用的物质包括:阿司匹林,非甾体抗炎药,华法林,氯吡格雷,双嘧达莫,维生素 E,生姜,银杏等。MMS 术后出血情况受患者术前使用抗凝药物和手术部位的影响,临床研究显示阿司匹林和非甾体抗炎药对术后出血的影响不大,而其他抗凝药物可能会增加术后严重出血的危险。因此,必须在 MMS 术前准确评估患者凝血状态,权衡使用或停用抗凝血药物对术后出血和血栓形成的利弊。

2. 操作方法 MMS 流程包括以下步骤:首次 Mohs 切除,Mohs 制图,标本运送,病理冰冻切片和制片,病理结果分析,再次 Mohs 切除和皮肤缺损修复(图 74-2)。

首次 Mohs 切除是在患者进行完整手术评估后,执行 MMS 手术的第一步,即初次切除皮肤肿瘤。首先,进行手术区域局部消毒,并用手术记号笔标记初步手术切除范围,最好将重要的皮肤张力线、肿瘤附近的解剖美容亚单位和功能边缘也做一些标记。根据标记范围进行局部麻醉,一般使用 1% 利多卡因、肾上腺素(1∶100 000)和 0.9% 氯化钠混合液。其次,对肿瘤表面坏死脆裂组织进行刮除,帮助医师再次判断肿瘤的边界。手术医师持手术刀以 45° 或 90° 角入刀,切除肿瘤组织,范围一般比肿瘤的肉眼边界稍大 1~2mm,深度达皮下脂肪层。最后,进行标本分割。为了确定肿瘤方向,即肿瘤在人体上的位置关系,可以应用特殊染料标记每一块标本,也可以采用刻痕标记的方法。一般小标本只需要在 12 点和 6 点处做两个刻痕标记,而大标本可能还需要在 3 点和 9 点处再做刻痕标记。

首次 MMS 切除的皮肤肿瘤标本要与 Mohs 模式图匹配。图纸上有患者的姓名、年龄、诊断、病例号、病理号等基本信息,并画有面部、四肢或躯干的大体模式图和标本模式图,医师需要在大体模式图上详细记录肿瘤所在解剖部位、大小,并在标本模式图上记录标本刻痕标记情况,标本分割数目和编号,标本分割边缘的彩色墨水标记情况等,即完成 Mohs 模式图制作。

MMS 切除的标本冰冻病理过程不同于传统外科手术,病理技术员需要展平组织标本,让表皮完全躺倒,保持表皮和皮下脂肪在同一平面,在 −30℃~−15℃条件下快速冷冻标本。

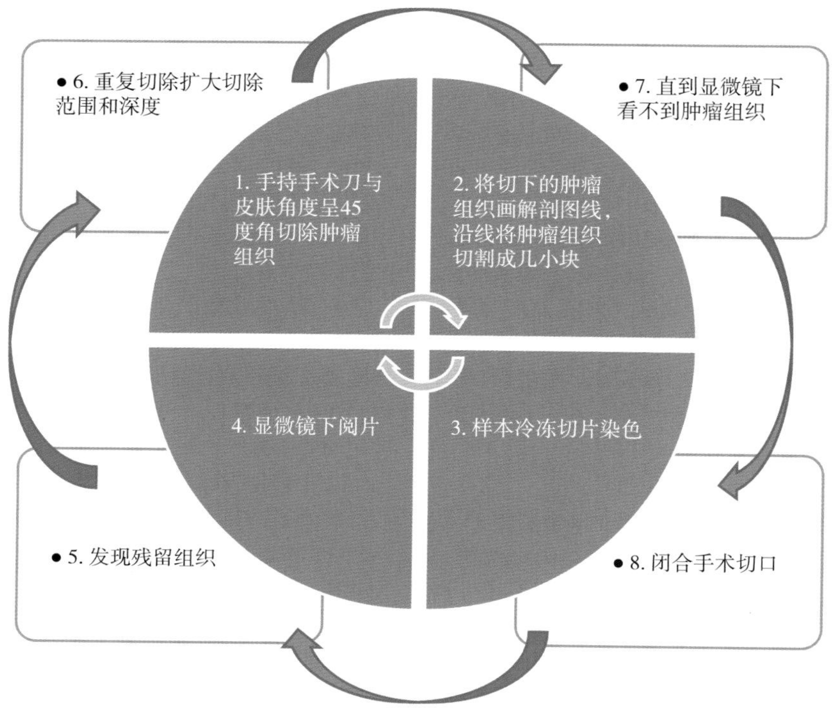

图 74-2 MMS 切除术流程

然后从标本底采用水平切片的方法（传统标本做垂直切片）检测肿瘤标本组织的侧面和底面，使医师能够100%确定肿瘤边缘。一块组织的切片数目和厚度根据具体操作人员的技术来定，切片厚度建议5~6μm。

MMS的病理结果分析，需要医师充分理解前面提到的所有手术和病理制片步骤。一块组织标本的病理切片均应包括表皮、真皮和皮下组织。医师在显微镜下读片，如果发现有肿瘤组织存在，可以根据其与表皮的关系判断是肿瘤切除宽度不够或为深度不够。最后医师与Mohs模式图进行比对，从而确定残留肿瘤组织的具体部位。

如果病理结果分析仍然有肿瘤组织残留在手术切缘，则需要进行再次Mohs切除。再次切除的重点部位根据镜下病理结果和Mohs制图墨水标记情况确定，一般在预设肿瘤组织边缘再切除1~2mm，不需要过多切除周围正常组织。再次切除的组织需要进行再次病理评估，以保证肿瘤完全清除，有时候可能会重复此过程数次。

MMS病理结果确认肿瘤组织完全切净后，需要对手术造成的皮肤局部缺损进行修复，采用直接缝合或皮瓣成形等复杂修复技术，由患者手术部位解剖特点、皮肤缺损大小、美容预期、功能影响等因素来决定。

3. 术后随访　近期随访：MMS与传统外科手术一样，患者术后局部会出现一些不适症状，如疼痛、水肿、红斑、渗出等。术后症状轻重程度不等，但多能自行缓解。术后常见并发症包括出血、感染、血肿形成、伤口裂开、瘢痕挛缩或增生、周围神经血管损伤等。如果出现严重术后并发症，需要手术医师积极处理和密切随访。患者年龄、健康状态、皮肤缺损大小、修复类型、解剖部位、局部血液供应情况、烟酒习惯、合并用药情况（如系统性应用糖皮质激素或抗凝剂，会阻碍伤口愈合）等因素，会影响术后伤口的愈合时间，因此术后近期随访的时间要根据患者个体具体情况来确定。

远期随访：不同类型皮肤肿瘤，MMS后远期随访要求不尽相同。一般来说每隔0.5~1年时间，要求患者复诊1次，检查手术部位恢复情况及有无肿瘤复发。MMS治疗原发性BCC的5年复发率大约在1%，而治疗复发性BCC的5年复发率大约是5%~6%。MMS治疗SCC的5年复发率大约为1%~4%。

（马川　徐敏丽　李航）

五、毛发移植术

（一）概述

专业的毛发重建包括药物治疗和手术治疗。现代毛发重建技术是毛囊单位移植。来自枕部的供区毛发不受雄性激素影响，对雄激素不敏感性，可移植到头皮前方和发际线的无发区域。雄激素性脱发持续终生，所以在不同时期可能需要额外的毛发补种。

1. 药物疗法　目前，通过美国FDA的用于秃发治疗的药物有两种：局部外用的米诺地尔液和口服的那非那雄胺片。

其他一些曾用来治疗男性型脱发的药物有：地塞米松、西咪替丁、环丙孕酮、螺内酯、锌制剂、外用二氮嗪溶液，5%环孢素液及他克莫司等药物等。在我国，据报道有很多中药具有生发作用，还有很多研究有待完善。很多国家都开展了毛囊干细胞的研究，目前还没有成熟的技术用于临床。

2. 秃发矫正的手术方法

（1）头皮缩减术：是切除秃发区或未来可能的脱发区而使秃发区域相对变小。仿真毛发移植术：是将仿真毛发的人工材料植入到需要毛发的部位。优点是不需要患者自己的毛囊，移植的数量不受限制。缺点是仿真毛发不会生长，可能会有排异反应。

（2）毛发移植术或毛囊单位移植术：是将自体毛囊或带有毛囊、毛发及其周围组织的综合体移植到有需要的部位。研究发现：枕部的毛囊不受雄性激素的影响，很少出现脱发现象。这个区域称为安全供发区。当把安全供发区的毛囊移植到其他部位时（如头顶，鬓角等处），这些毛囊仍然具有原来的特性，它们生长出的头发很少出现脱落。这是现代毛发移植术的理论基础。毛发移植术主要用于男性型秃发（雄激素性脱发）或女性型脱发、瘢痕性秃发等。亦可用于睫毛、眉毛、胡须、鬓角或阴毛的修复或再造。

（二）毛发移植术的历史

最早在1822年，德国的J.Dieffenbach在动物身上完成了毛发及皮肤的自体移植。在1977年，Robert Bernstein和Bill Rassman医师，首次使用了“毛囊单位”的概念。

在1995年，William Rassman医师通过毛发密度计观测到：头发是按组生长的，大部分是2根、3根一组，个别是4、5根一组。这些毛囊单位是毛发移植的基本单位。采用最新的技术，一次毛囊单位移植即可达到满意的效果。

（三）毛发移植的仪器和设备

立体显微镜：使分离的毛囊单位更加准确。一般浅色毛发如金黄色，红色或棕色毛发的毛囊分离通常要用显微镜来帮助完成，而黑色头发则不一定。

自动毛发移植机：它可以自动环形切取毛囊和制作受体区的移植孔，经过气压传输自动完成。因为价格昂贵且有缺点，目前很少使用。

钻孔器（环钻）：使用不同孔径的钻孔器来钻取带毛囊的皮瓣，再植入受体区。大孔径的钻孔器容易留下瘢痕，影响美观。在受体区植入较大的皮瓣，其外观也不自然。目前大部分医师使用改良的小孔径钻孔器或环钻。如果需要移植的毛囊数量不多，应用小孔径环钻来钻取毛囊的毛囊单位提取术（Follicular Unit Extraction，FUE），有一定的优势。目前多采用电动环钻。

高能量激光器：主要用来制作受体区的毛囊植入点。具有出血少，速度快的特点，但由于激光对周围组织的损伤以及伤口愈合缓慢的影响，目前只有少数医师使用。

专用毛囊植入器：一种半自动移植毛囊的设备，在中空的移植针头内放置待移植的毛囊，制作移植点和植入毛囊一次完成，使用方便，可以控制深度。但成本较高。该设备在睫毛移植中的优点尤为突出。

专用手术刀或针头：主要用于制作毛囊植入点。使用方便，价格低廉。

（四）毛发移植的团队成员及职责

团队要包括以下组成：①医师：医师应该先与顾客讨论手术及药物治疗的可能性。制定出一个可行的治疗方案。②咨询顾问或咨询师：一般医师都是通过咨询顾问与病人进行交流的。咨询顾问向病人解答术前指导、化验分析和术后护理等问题。好的咨询顾问可以改善病人与医师的关系。

咨询中应该重点强调以下几项：①脱发的渐进性：脱发是随着年龄增加而逐渐加重的。在人的一生中，脱发不会停止，尽管有时候脱发的进度会比较缓慢。手术不能阻止将来的秃发。②塑造面部结构：再塑自然的面部结构有助于恢复其年轻的外貌。③自然外貌：毛发移植手术后，外观应该自然。虽然不能达到完全自然的状态，但不应该有明显的手术痕迹。④持久的发际线：脱发是一个进行的过程，而移植的发际线是持久不变的。移植的发际线不同于自然的发际线也会让人不适。因而，在毛发移植时，要考虑到发际线在他年老时的影响。⑤客户的病史和目的：医师要了解客户以往是否做过毛发移植，是否做过头部手术及其他有用的医学病史。⑥毛发移植手术的局限性：让病人了解脱发过程是持续进行的，每个人的脱发速度是不可预知的。手术是否成功，与病人术后出现脱发的程度和速度有关。要让客户明白脱发是一个渐进过程，将来可能需要进一步的移植。药物治疗有助于阻止脱发。

移植的头发在术后会发生脱落。这是局部组织创伤引起的休止期毛发脱落。非那雄胺可能有助于改善这种脱发。拍摄手术前后的照片和把讨论的问题记录在咨询表中很重要。

技术人员主要有两个任务：分离毛囊和移植毛囊。分离毛囊是把供发区切割分离成小片状，然后再进一步分离成毛囊单位。目前大部分医师使用电动环钻，每次可以取出一个毛囊单位。移植毛囊是制作受体切口，植入毛囊单位。在受体部位上植入密度为35~40毛囊单位/平方厘米要比植入密度为20~25毛囊单位/平方厘米耗时多一倍。

（五）病人的选择及手术的适应证和禁忌证

评估一个病人是否适合毛发移植术，要考虑的因素主要有：

秃发等级：秃发的程度是选择顾客时最重要的参考指标。原则上，只要枕部有足够的供区毛囊，各种级别的秃发都可做毛发移植。前额部全秃的男性更易见到效果。

毛发粗细：毛发粗细是一个很重要的因素。和细小的发毛相比，粗的毛发（>80μm）具有更好的美容效果。毛发纤细（<60μm）的病人，尽管移植的密度大于25个毛囊单位/平方厘米，手术后看起来头发会稀少些，仍有“看透”的感觉。

头发的颜色：那些头发与皮肤颜色接近的患者，移植手术后外观上更自然些。

供区毛发密度：枕部毛囊密度较高的病人可以提供更多可用的毛囊单位。一般供区毛囊的密度要40个毛囊单位/平方厘米以上才好。大部分男性枕部的毛囊密度在55个毛囊单位/平方厘米以上。

病人期望：如果客户的期望很不现实，那么这个客户就不适合毛发移植了。毛发纤细（<60mm）的病人不能期望很浓密的毛发。

年龄：对于一个健康的人来说，任何年龄都可以接受毛发移植。年轻的秃发病人会要求毛发移植以恢复更年轻的状态，然而20~30年后，移植的发际线和天生的发际线可能会出现错位。在移植头发和剩余头发之间会留下不自然的脱发区域。所以，头发移植病人的年龄最好大于25岁。医师在治疗25岁以下的病人时要谨慎，这个群体的病人与大龄的成熟病人相比，要求更高。

头顶毛发状态：对于一个想在头顶和前额植满浓密头发的人，最好打消他这种念头，因为难以满足。第一是头顶部会全方位360度地持续性脱发，第二是在重力的作用下，头发垂向下方，头顶总有一部分会看得见头皮。因此，会造成头顶毛发密度不佳的错觉。

女性型秃发：在女性型脱发者中，前额发际线处的头发大都有部分保留，最初的脱发在头顶中心区。为头顶大面积的头发变纤细，变少。对于女性型脱发患者，一般不适合手术，因为很难看到效果。最理想的女性毛囊移植患者是供发区有较高的毛发密度，而头前部头发稀少者。

（六）手术前设计及毛囊数量的计算

男性型秃发移植应该考虑四个分区：①额区：从发际线到耳屏两侧垂直画向头顶的冠状线。②头顶中区：从额区的后部到头顶部。③头顶区：头顶的脱发区域。④将来脱发区：邻近前面提及的3个主要分区的部分。将来脱发区是病人的头发将来可能会掉落的区域。

一般一次移植手术可以治疗3个主要分区中的其中一个，加上相邻的将来脱发区。手术时，应用标记笔画出治疗区域。在额部画出建议的发际线，其中中线的位置要尽可能高些。然后在头外侧颞上部画出半圆形的区域。在颞上部制作弧形的种植区会显得更自然。前发际的设计很重要。好的发际线必须在年老时看起来都是自然的。自然的发际线是一个不规则的含有1~2个毛发的毛囊所构成的锯齿样曲线。

大部分病人通过一次毛发移植手术就可以获得满意的效果。21世纪初期，单次手术可以移植1 000至2 000个毛囊。Norwood分级四级或三级的中度脱发病人，大概有50平方厘米的头皮需要移植。如果按20毛囊单位/平方厘米的密度移植，病人偶尔满意。当毛囊的密度超过30毛囊单位/平方厘米时，病人通常都会满意。

一般来说，一次移植3 000个毛囊单位要5个技术人员工作7~10个小时。而移植1 500个毛囊单位要4个技术人员耗时4~5个小时。

（七）手术过程及要求

1. 供皮区麻醉及毛囊的提取　手术姿式：取毛囊时，一般病人是俯卧。植入毛囊时，病人一般仰卧或半仰卧。

局部头皮剪短头发并常规消毒。麻药准备及使用：将15ml含有1∶200 000肾上腺素的0.5%利多卡因液局部注射到供发区，有的医师喜欢再注射10ml 0.2%的罗哌卡因注射液。在切取皮瓣或提取毛囊前，再注射20ml生理盐水来增加真皮的肿胀度。一般使用2.5ml注射器来注射生理盐水。肿胀的枕部皮肤能够减少毛囊被切断的可能性。环钻或手术刀的方向应按平行毛囊。手术刀应切入头皮5mm左右，到达毛囊末端1~2mm以下的地方。皮瓣末端按弧形渐渐变细并汇合，皮瓣底部可用剪刀剪开或手术刀切开。止血可以使用电凝法，偶尔也可使用结扎法。切口可间断或连续缝合，有条件者可使用外科封口钉。

2. 毛囊单位的分离　供区皮瓣取下后，应立即放入含有冷冻等渗盐水的小盘中。技术员将皮瓣分割成小片，每个小片大约2mm宽。分离时一定要防止切断毛囊。最后将每个小片进一步分割成独立的毛囊单位。可以用10号手术刀片或外科刮胡刀片及立体显微放大系统来完成这些工作。环钻提取的独立毛囊（图74-3），也可以做些修剪，取出多余组织。

含有1、2、3或4个毛发的毛囊单位被分类后放到冷冻等渗盐水中。要保持这些毛囊单位低温和潮湿，以确保它们的

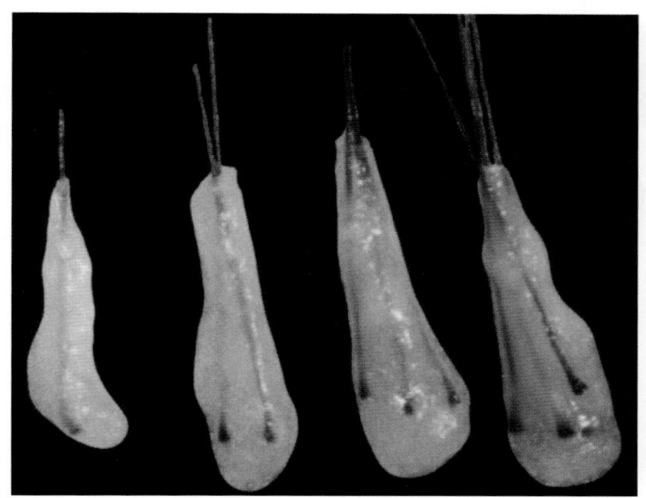

图 74-3 分离后的毛囊单位，呈梨形，可包含 1~4 根头发（新西兰留学归国博士研究生 刘海平惠赠）

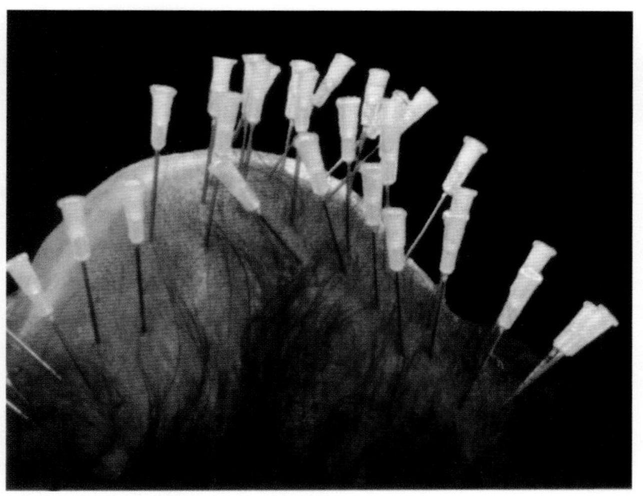

图 74-4 毛发移植点的准备（新西兰留学归国博士研究生 刘海平惠赠）

活性。要保持毛囊的完整。虽然有证据显示被切开的毛囊也可以生长头发，只是毛囊的直径会变小。

毛囊提取术是一种的新技术，医师使用电动环钻把单个毛囊从供体区直接钻取下来。通常情况下，由特制的环钻在毛发周围钻切一个 0.7~1.2mm 的圆形切口。将围绕毛囊单位的皮肤组织切开并达到真皮的深度。最后用小针挑出或钝边压板压出毛囊单位。目前大部分医师使用该技术，每次钻取一个毛囊单位，同时记录数量。

3. 受体区的麻醉及植入点的准备 受体区域的麻醉是为了准备毛囊单位的植入部位，一般可以做两侧的眶上神经阻滞麻醉来麻醉头顶的前中部。使用阻滞麻醉可以用 0.5% 的利多卡因，或加用 0.2% 罗哌卡因。移植前 15 到 30 分钟，手术区域可加注生理盐水及肾上腺素混合液（1∶800 000）以减少出血。

高密度的毛囊移植，必须使用专用的 0.7~1mm 大小的刀片，或 18 号、20 号的注射器针头（图 74-4），有条件的可使用专用的毛囊移植器。使用小的针头或刀片，做小切口而不用去除受体区的组织（钻孔法则要去除受体区的组织）。植入角度是指植入器（针，刀片）与头皮的夹角。注意不同部位需要不同的植入角度才能达到自然的效果。

4. 毛囊移植的操作技巧 针头插入皮肤作成小切口，切口成为植入毛囊的小通道。几个技术人员可以独立地在不同的部位同时进行操作。一般由医师决定移植毛囊单位的位置，间隔及方向，由技术人员完成种植。

当移植有角度的毛囊单位时，应从头皮的后部向前部移植。这样可以减少对已移植好毛囊的挤压和减少毛囊跳出。对于在有毛发部位的移植，有条件者尽力可能使用专用毛发移植器而少用手术刀片以减少对原有毛囊的损伤。

影响毛囊移植成功的重要因素为：无损伤分离毛囊；无损伤毛囊植入；保持毛囊单位的完全湿润。干燥的毛囊是导致毛囊移植后不能充分生长的最常见原因。笔者建议最好把毛囊单位完全浸泡，即使是短时间的干燥对毛囊的存活都是有影响的。双目立体显微镜对分离出完美毛囊单位有帮助。如果不用放大设备，切断毛囊的比率会高，毛囊生长也受影响。

（八）术后注意事项

毛发移植术后，有 10%~20% 的男性患者和 50% 的女性患者在受体区、供体区或两区同时出现休止期 / 生长期脱发。一般认为这种脱发与创伤、血供中断有关，是暂时性的，术后 1~3 个月会恢复生长。

一般头部红肿要 3 天的时间才会消退。对于出现的并发症要给予相应的处理。

手术后可能出现的并发症包括：①用药引起的恶心和呕吐；②手术后出血（少于 0.5%）；③感染（少于 0.5%）；④过度肿胀（5%）；⑤暂时性头痛；⑥暂时性头皮麻木；⑦移植物周围不正常瘢痕（少于 1%）；⑧移植物生长不良；⑨昏厥（少于 1%）；⑩毛囊炎；⑪瘢痕形成；⑫神经瘤；⑬持续性头皮疼痛；⑭休止期脱发；⑮动静脉瘘形成。

头发移植术后指导：术后指导很重要，病人配合对取得最佳效果尤为关键。①术后当天要休息。不要受热。2 天内不要饮酒。术后（2 天内），睡觉时头部要抬高。5 天之内不能搬重物及剧烈活动。②每天使用香波洗头后，在受体区和供体区要用无菌棉签或干净的手指涂上杆菌肽多黏菌素，莫匹罗星或红霉素软膏。③每天在供体区或受体区涂 2~3 次杆菌肽多黏菌素软膏或莫匹罗星软膏共 3~4 天。直到拆线或取出缝合钉为止。④缝线或缝合钉应在第 7 天拆除。至少要在 2 周后才能戴假发。⑤在移植部位可能有结痂形成。这些结痂将在 2 周内自行脱落，不要强行抓掉或揭去。

（九）问题毛发的修复

毛发修复手术的主要目的是解决已经做过毛发移植手术的顾客遗留的问题。由于我国毛发移植手术起步较晚，这方面的问题不多。

（刘海平）

主要参考文献及推荐阅读

[1] 王侠生，徐金华，张学军．现代皮肤病学[M]．2版．上海：上海大学出版社，2020.

[2] 赵辨．中国临床皮肤病学[M]．2版．南京：江苏科学技术出版社，2017.

[3] Firestein G S Kelley's Textbook of Rheumatology[M]．栗占国，主译．北京：北京大学医学出版社，2015.

[4] 李明，孙建方．皮肤科结缔组织病诊治[M]．北京：北京大学医学出版社，2017.

[5] 张学军．精准医学与皮肤病[J]．中华皮肤科杂志，2016，49(3)：155-157.

[6] 吴志华．皮肤科治疗学[M].3版．北京：科学出版社，2016.

[7] 吴志华．现代性病学[M]．北京：人民卫生出版社，2015.

[8] 吴志华，李顺凡．现代皮肤性病彩色图谱[M]．3版．广州：广东人民出版社，2004.

[9] 周光炎．免疫学原理[M].4版．北京：科学出版社，2017.

[10] 高天文，王雷，廖文俊．实用皮肤组织病理学[M]．2版．北京：人民卫生出版社，2018.

[11] 方红，乔建军．内科疾病的皮肤表现[M]．4版．北京：人民卫生出版社，2012.

[12] 吴志华．现代皮肤性病学[M]．广州：广东人民出版社，2000.

[13] BOLOGNIA J L，SCHAFFER J V，CERRONI L，et al. 皮肤病学[M]．4版．朱学骏，王宝玺，孙建方，项蕾红，主译．北京：北京大学医学出版社，2019.

[14] CALONJE E，BRENN T，LAZAR A，et al. 麦基皮肤病理学——与临床的联系[M].4版．孙建方，高天文，涂平，主译．北京：北京大学医学出版社，2017.

[15] KASPER D L，FAUCI A S，HAUSER S L，et al. 哈里森内科学——免疫与风湿性疾病分册[M]．19版．栗占国，主译．北京：北京大学医学出版社，2019.

[16] MOWAD C M，ANDERSON B，SCHEINMAN P，et al. Allergic contact dermatitis：Patient diagnosis and evaluation [J]. J Am Acad Dermatol，2016，74(6)：1029-1040.

[17] BERNSTEIN J A，CREMONESI P，HOFFMANN T K，et al. Angioedema in the emergency department：a practical guide to differential diagnosis and management [J]. Int J Emerg Med，2017，10(1)：15.

[18] CORNEJO C，MILLER C J. Merkel cell carcinoma：updates on staging and management [J]. Dermatol Clin，2019，37(3)：269-277.

[19] BERROCAL A，ARANCE A，CASTELLON V E，et al. SEOM clinical guideline for the management of malignant melanoma (2017) [J]. Clin Transl Oncol，2018，20(1)：69-74.

[20] VALENT P，AKIN C，METCALFE D D. Mastocytosis：2016 updated WHO classification and novel emerging treatment concepts [J]. Blood，2017，129(11)：1420-1427.

[21] Quill T E，Holloway G，Evidence，preferences，recommendations-finding the right balance in patient care，N Engl J Med. 2012，366：1653-1655.

[22] JANJUA S A，PASTAR Z，IFTIKHAR N，et al. Intertriginous eruption induced by terbinafine：a review of baboon syndrome [J]. Int J Dermatol，2017，56(1)：100-103.

[23] BOSSUYT X，COHEN TERVAERT J W，ARIMURA Y，et al. Position paper：Revised 2017 international consensus on testing of ANCAs in granulomatosis with polyangiitis and microscopic polyangiitis [J]. Nat Rev Rheumatol，2017，13(11)：683-692.

[24] SONG H，SONG J S，MEROLA M C，et al. Pigmented purpuric dermatosis：a striking but benign cutaneous entity [J]. Arch Dis Child，2017，102(12)：1157.

[25] FERRI J V V，DE ARAUJO D B. Dermatitis artefacta mimicking cutaneous vasculitis：case report and literature overview [J]. Reumatologia，2019，57(2)：106-108.

[26] LEE M Y，BYUN J Y，CHOI H Y，et al. Mucinous nevus [J]. Ann Dermatol，2018，30(4)：465-467.

[27] BELLINATO F，MAURELLI M，GISONDI P，et al. A systematic review of treatments for pityriasis lichenoides [J]. JEADV，2019，33(11)：2039-2049.

[28] ALLEN A，AHN C，SANGUEZA O P. Dermatofibrosarcoma protuberans [J]. Dermatol Clin，2019，37(4)：483-488.

中英文名词对照索引

A

B

C

D

E

F

G

H

J

K

L

M

N

O

P

Q

R

S

T

W

X

Y

Z